5

**Roche Lexikon**
Medizin

5. Auflage

# Roche Lexikon

# Medizin

Fünfte, neu bearbeitete und erweiterte Auflage

Herausgegeben von der
Hoffmann-La Roche AG und
Urban & Fischer

Bearbeitet von der
Lexikonredaktion des Urban & Fischer Verlags

URBAN & FISCHER
München · Jena

**Zuschriften und Kritik an:**
Urban & Fischer Verlag, Lexikonredaktion, Karlstraße 45, 80333 München
E-Mail: nachschlagewerke@urbanfischer.de

**Wichtiger Hinweis für den Benutzer**
Die Erkenntnisse in der Medizin unterliegen laufendem Wandel durch Forschung und klinische Erfahrungen. Herausgeber und Autoren dieses Werkes haben große Sorgfalt darauf verwendet, dass die in diesem Werk gemachten Angaben dem derzeitigen Wissensstand entsprechen. Trotzdem kann der Verlag keine Verantwortung und keine daraus folgende oder sonstige Haftung für die Informationen aus diesem Werk oder deren Nutzung übernehmen. Namen und Kennzeichen, die als Marken bekannt sind und entsprechenden Schutz genießen, sind durch das Zeichen ® geschützt. Aus dem Fehlen des Zeichens darf in Einzelfällen weder geschlossen werden, dass ein Name frei ist, noch dass nicht auch weitere Medikamente mit dem gleichen Wirkstoff auf dem Markt sind.

**Bibliografische Information Der Deutschen Bibliothek**
Die Deutsche Bibliothek verzeichnet diese Publikation in der Deutschen Nationalbibliografie; detaillierte bibliografische Daten sind im Internet über http://dnb.ddb.de abrufbar.



Um den Textfluss nicht zu stören, wurde bei Personen und Berufsbezeichnungen die grammatikalisch maskuline Form gewählt. Selbstverständlich sind in diesen Fällen immer Frauen und Männer gemeint.

Leitung: Dagmar Reiche
Planung und Redaktion: Michael Bindig, Dr. med. Norbert Boss, Dagmar Reiche, Dr. med. Günter Wangerin
Mitarbeit: Martina Braun, Silke Chavez, Elisa Imbery, Gabriele Meier, Dr. med. Andrea Schmelz
Herstellung: Birgit Dahl, Dietmar Radünz, Dagmar Reiche
Redaktionssystem und XML-Editor: Saphor GmbH, Tübingen
Satz: Mitterweger & Partner, Plankstadt
Druck: Appl Druck, Wemding
Bindung: Conzella Verlagsbuchbinderei Urban Meister, Pfarrkirchen
Umschlaggestaltung: Carsten Tschirner, München
Typographische Beratung: Bertram Schmidt-Friderichs, Verlag Hermann Schmidt Mainz
Schrift: Parable, Officina
Gedruckt auf 50 g/qm holzfrei Primalux

Printed in Germany
ISBN 3-437-15150-9 (Buch)
ISBN 3-437-15170-3 (CD-ROM)
ISBN 3-437-15180-0 (Buch mit CD-ROM)

Aktuelle Informationen finden Sie im Internet unter http://www.urbanfischer.de
Informationen zu Netzwerklizenzen: E-Mail an netzwerklizenzen@urbanfischer.de

# Vorwort zur 5. Auflage

Das medizinische Wissen wächst, verzweigt sich, lebt – riesig ist die Informationsmenge. Deshalb ist es unerlässlich, zwischen Wichtigem und Nebensächlichem, Gesichertem und Modischem zu unterscheiden.

Hier sehen wir als Lexikonredaktion unsere Aufgabe: Informationen auszuwählen, gewachsenes Wissen und neue Erkenntnisse ständig aufeinander abzustimmen und sie in einer zeitgemäßen, logischen Struktur zu vereinen. Dies geschieht unter Berücksichtigung der Bedürfnisse des Lesers. Die gesuchten Stichworteinträge müssen nicht nur leicht auffindbar, verlässlich und aktuell, sondern auch verständlich aufbereitet sein. Daneben soll unser Lexikon aber auch Freude machen, sein Gebrauch Lust und Neugier wecken weiterzublättern, Zusammenhänge zu entdecken und Neues zu lernen.

Deshalb haben wir viel Wert darauf gelegt, die Übersichtlichkeit weiter zu verbessern, die Stichwörter stärker zu gliedern, das Schriftbild noch ansprechender zu gestalten. Bekannte und neue Abbildungen ergänzen die komplett überarbeiteten und aktualisierten Texte in bewährter Form und geben dem Nutzer eine bessere Vorstellung von komplexen Sachverhalten. Zahlreiche Tabellen und Schemata bringen zusätzliche Informationen auf den Punkt.

Es ist eine Herausforderung, alle Ansprüche zu erfüllen und das aktuelle Wissen zwischen zwei Buchdeckeln zu vereinen. Dafür ist Beschränkung nötig, eine möglichst sinnvolle Auswahl aus dem großen Gebiet der Medizin und der angrenzenden Bereiche.

Unsere Leser haben uns auch dabei immer zur Seite gestanden. Konstruktive Kritik, Hinweise und Verbesserungsvorschläge waren willkommen, wurden geprüft und sind auch in Zukunft ausdrücklich erwünscht. An dieser Stelle danken wir auch unseren kompetenten, engagierten Beratern, ohne die das Werk nicht entstanden wäre, sowie der Firma Hoffmann-La Roche, die – ohne Einfluss auf den Inhalt zu nehmen – es wieder ermöglicht hat, das Preis-Leistungsverhältnis zu erhalten.

Wir sind überzeugt, dass es uns gelungen ist, Bewährtes weiter zu verbessern und Sachkompetenz mit guter Lesbarkeit und frischer Optik zu verbinden. Und wir hoffen, dass unsere Leser das ROCHE Lexikon Medizin als unentbehrlichen Begleiter immer wieder gern zur Hand nehmen.

München, im Juli 2003 *Die Lexikonredaktion*

# Ein Wort von Roche zur 1. Auflage 1984

Befragt, wie seine erste Weisung lauten werde, würde er der Herrscher des Reichs der Mitte, soll Konfuzius geantwortet haben: »…die Bezeichnungen und Überschriften prüfen«.

In der heutigen Wirklichkeit besonders des Arztes ist die Fülle der Begriffe und Termini komplex und zunehmend, der Wunsch nach Klarheit über schlüsselhaft Wesentliches dringlich.

Bemüht, neue Wirksamkeiten für die wichtigste Dimension seiner Therapie die medikamentöse aufzuschließen, bietet ein weltweit forschendes Pharmaunternehmen dem Arzt in erster Linie neues Wissen und neue Fertigkeiten an. Als »soft-ware« sind sie die eigentliche Voraussetzung zum nützlichen Einsatz neuer Wirkstoffe (»hard-ware«).

Gültig selektierte Information ist gefordert, »das Wesentliche zu wissen«, ist mehr denn je Gebot der Stunde.

Qualität und Leistung des vorliegenden Lexikons aus dem Hause Urban & Schwarzenberg motivierten uns zu seiner Patenschaft und weckten den Eindruck und Wunsch, hiermit ein wesentliches Werk zu fördern. Mit dieser Absicht widmen wir es der Ärzteschaft.

*J. C. Bally †*

# Wissenschaftlicher Beirat

Priv.-Doz. Dr. Wilhelm Schulte-Mattler
Neurologische Klinik und Poliklinik der Universität Regensburg
Universitätsstraße 84
93053 Regensburg

Prof. Dr. Dr.
Gert-Horst Schumacher
Gerhart-Hauptmann-Straße 25
18055 Rostock

Dr. Gerhard
Schwarzkopf-Steinhauser
Städtisches Krankenhaus
München Harlaching
Sanatoriumsplatz 1
81545 München

Prof. Dr. Erwin-Josef Speckmann
Institut für Physiologie
Westfälische Wilhelms-Universität
Robert-Koch-Straße 27a
48149 Münster

Prof. Dr. Wolfram Theiss
1. Medizinische Klinik des Klinikums rechts der Isar der Technischen Universität München
Ismaninger Straße 22
81675 München

Dr. Stefan Thürmer
Königstraße 23
90402 Nürnberg

Dr. Konstanze Thürmer-Schmidt
Königstraße 23
90402 Nürnberg

Dr. Juliane Wagner-Czekalla
Städtisches Krankenhaus
München Schwabing
1. Medizinische Abteilung
Kölner Platz 1
80804 München

Prof. Dr. Dr. Wolfgang Würfel
Klinik Dr. Krüsmann
Schmiedwegerl 2–6
81241 München

## Wissenschaftlicher Beirat der 4. Auflage

Dr. Siegfried Appel
Klinisch-Chemisches Institut
Städt. Krankenhaus München-Neuperlach
Oskar-Maria-Graf-Ring 51
D-81737 München

Prof. Dr. H. H. Bauer
Maximilianstr. 31
D-80539 München

Prof. Dr. Rüdiger G. H. Baumeister
Klinikum Großhadern d. Universität
Chirurgische Klinik
Marchioninistr. 15
D-81377 München

Prof. Dr. Karlheinz Beckh
Medizinische Klinik II
Stadtkrankenhaus Worms
Gabriel v. Seidel-Str. 81
D-67550 Worms

Prof. Dr. Dr. Siegfried Borelli
Klinik u. Poliklinik f. Dermatologie u. Allergologie
Am Biederstein
Technische Universität München
Biedersteiner Str. 29
D-80802 München

Dr. Benjamin F. Bowman
Arbeitsgruppe
Wiss. Informationsvermittlung
Max-Planck-Institut f. Biochemie
Am Klopferspitz 18a
D-82152 Martinsried b. München

Dr. Detlev Branscheid
Krankenhaus Großhansdorf
Abt. Thoraxchirurgie
Wöhrendamm 80
D-22927 Großhansdorf

Dr. Knut Brockow
Klinik u. Poliklinik f. Dermatologie u. Allergologie am Biederstein
Technische Universität München
Biedersteiner Str. 29
D-80802 München

Priv.-Doz. Dr. Rainer Broll
Klinik für Chirurgie
– Chirurg. Forschung –
Med. Univ. zu Lübeck
Ratzeburger Allee 160
D-23562 Lübeck

Professor Dr. Ulrich Busch
Burgstr. 7
D-80331 München

Dr. Hans-Jörg Ebell
Breisacher Str. 4
D-80469 München

Alexander Frey
Reichenbachstr. 47/49
D-80469 München

Prof. Dr. Günter Fruhmann
Pneumologische Abteilung d. I. Medizinischen Klinik
Klinikum Großhadern d. Universität
Marchioninistr. 15
D-81377 München

Dr. Arno Geis
Tulpenhofstr. 55
D-63067 Offenbach/Main

Prof. Dr. Otmar Goetz
Eduard-Thöny-Str. 51
D-86919 Utting

Prof. Dr. Klaus Golenhofen
Calvinstr. 15
D-35037 Marburg/Lahn

Prof. Dr. Helmut Gremmel
Behler Weg 21
D-24329 Grebin

Prof. Dr. Gerd Grevers
Klinikum Großhadern
Klinik u. Poliklinik f. HNO-Kranke
Marchioninistr. 15
D-81377 München

Prof. Dr. Lutz Gürtler
Max-v.-Pettenkofer-Institut f. Hygiene u. Medizinische Mikrobiologie
Pettenkoferstr. 9a
D-80336 München

Carl-Hermann Hempen
Franz-Joseph-Str. 38
D-80801 München

Prof. Dr. Helmut Hörmann
Am Schloßpark 12
D-82136 Gauting

Prof. Dr. Dr. h.c. Wildor Hollmann
Postfach 1242
D-41374 Brüggen

Prof. Dr. R. von Hugo
Frauenklinik Klinikum Bamberg
Buger Str. 80
D-96049 Bamberg

Dr. W.-D. Illner
Klinikum Großhadern d. Univ.
Abt. f. Transplantationschirurgie
Marchioninistr. 15
D-81377 München

Dr. J. Jawny
Ltd. OA d. Frauenklinik II
Klinikum Nürnberg-Süd
Breslauer Str. 201
D-90471 Nürnberg

Dr. Torsten Kamp
Städt. Krankenhaus
München-Schwabing
Kölner Platz 1
D-80804 München

Prof. Dr. Andreas Kulozik
Charité Kinderklinik
Augustenburger Platz 1
D-13353 Berlin

Prof. Dr. Hermann Kurz
Walther-Straub-Institut f. Pharmakologie u. Toxikologie d. Universität
Nußbaumstr. 25
D-80336 München

Prof. Dr. med. R.E. Lang
Physiologisches Institut der Universität Marburg
Deutschhausstr. 1–2
D-35037 Marburg

Prof. Dr. H. Mathies
Rheuma-Therapie-Zentrum
Schweinauer Hauptstr. 12
D-90441 Nürnberg

Prof. Dr. Jürgen Meixensberger
Neurochirurgische Klinik und Poliklinik der Universität Würzburg
Josef-Schneider-Str. 11
D-97080 Würzburg

Prof. Dr. Hanns-Jürgen Merté
Augenklinik u. Poliklinik d. TU München
Ismaninger Str. 22
D-81675 München

Dr. Michael Messmer
Am Zehntstadel 1
D-86199 Augsburg

Prof. Dr. Christoph Nerl
Städt. Krankenhaus München-Schwabing
1. Medizinische Abteilung
Kölner Platz 1
D-80804 München

Dr. Egbert Nolte
Schwanallee 17
D-35037 Marburg

Dr. Arnold Nordwig
Karwendelstr. 2a
D-82152 Krailling

Prof. Dr. G. Paal
Weinstr. 4
D-80333 München

Prof. Dr. Caroline Renate Pickardt
Medizinische Klinik Innenstadt d. Universität
Ziemssenstr. 1
D-80336 München

Dr. Dagmar Pillunat
Brabandstr. 78
D-22297 Hamburg

Dr. Peter Posel
Ismaninger Str. 3
D-81675 München

Prof. Dr. Gernot Rassner
Hautklinik der Universität
Liebermeisterstr. 25
D-72076 Tübingen

Dr. H. Reichle
Heiterwanger Str. 18
D-81373 München

Dr. Ulrich Renner
Burgstr. 7
D-80331 München

Prof. Dr. Dr. Johannes Ring
Klinik u. Poliklinik f. Dermatologie u. Allergologie am Biederstein
Technische Universität München
Biedersteiner Str. 29
D-80802 München

Prof. Dr. Dr. G. Ruhenstroth-Bauer
Max-Planck-Institut für Biochemie
Arbeitsgruppe für Experimentelle Medizin
Am Klopferspitz 18a
D-82152 Martinsried

Prof. Dr. Dr. Walter Samtleben
Klinikum Großhadern d. Universität
Medizinische Klinik I
Schwerpunkt Nephrologie
Marchioninistr. 15
D-81377 München

Prof. Dr. Fritz Scheler
Zentrum Innere Medizin
Abt. Nephrologie d. Universität
Robert-Koch-Str. 40
D-37077 Göttingen

Dr. Elisabeth Schneider
Hochbrückenstr. 5
D-80331 München

Dr. Norbert Schrader
Berlin-Brandenburgische Akademie der Wissenschaften
Deutsches Wörterbuch
Prenzlauer Promenade 149–152
D-13189 Berlin

Prof. Dr. G. Schröter
Institut für Hygiene und Mikrobiologie
Bismarckstraße 3
D-70176 Stuttgart

Dr. Birgit Seifert
Tegernseer Str. 43
D-83734 Hausham

Dr. Hans Ulrich Seifert
Tegernseer Str. 43
D-83734 Hausham

Dr. Dr. Siegfried Silz
Fürstenfelder Str. 5
D-82256 Fürstenfeldbruck

Prof. Dr. Siegfried Stotz
Spastikerzentrum
Garmischer Str. 241
D-81377 München

Dr. Andreas Szabados
Max-v.-Pettenkofer-Institut f. Hygiene u. Medizinische Mikrobiologie
Pettenkoferstr. 9a
D-80336 München

Prof. Dr. Wolfram Theiss
I. Medizinische Klinik u. Poliklinik d. TU München
Klinikum r.d. Isar
Ismaninger Str. 22
D-81675 München

Dr. Petra Velho-Groneberg
Städt. Krankenhaus München-Harlaching
Sanatoriumsplatz 2
D-81545 München

Prof. Dr. Thomas R. Weihrauch
Professor an der Universität Düsseldorf
Medizinische Fakultät, Gastroenterologie
Am Scheidt 16
D-40629 Düsseldorf

Dr. Barbara Weitz
Böhmerwaldplatz 18
D-81679 München

Priv.-Doz. Dr. Wolfgang Würfel
Chefarzt d. Frauenklinik
Dr. W. Krüsmann
Schmiedwegerl 2–6
D-81241 München

# Hinweise für den Benutzer

**Alphabetische Ordnung:** Umlaute werden wie die entsprechenden zwei Einzelvokale behandelt (ä wie ae, ö wie oe, ü wie ue).

Symbole, Ziffern und griechische Buchstaben werden nicht berücksichtigt (z. B. 3,4-Dihydroxy-phenyläthylamin, γ-Amino-n-buttersäure) soweit sie nicht ausgeschrieben sind (z. B. Alpharezeptoren).

Aus mehreren Wörtern zusammengesetzte Begriffe sind meist beim Substantiv eingeordnet und häufig in Stichwortblöcken mit abgekürztem Hauptstichwort zusammengefasst.

Feststehende oder durch das Adjektiv geprägte Begriffe (z. B. akutes Abdomen, multiple Sklerose) sind im Alphabet beim Adjektiv zu finden.

**Schreibweisen:** Eingedeutschte Formen der Wörter sind mit k bzw. z statt mit c und mit ä bzw. ö statt ae bzw. oe geschrieben (z. B. Zäkumfistel).

Chemische Substanzen sind meist mit c aufgeführt, wenn der Wortstamm aus dem Lateinischen ableitbar ist (z. B. Glucose, Lactose); bei griechischem Wortstamm (z. B. Glykosid, Galaktose) wird das k bevorzugt.

**Personennamen (»Eponym-Begriffe«):** sind im Text in KAPITÄLCHEN (Großbuchstaben) gesetzt. Diese zeigen die Autorenschaft an. Aus Eponymen zusammengesetzte Begriffe sind meist unter dem Personennamen als Stichwortblock zusammengefasst.

**Verweise zu anderen Stichwörtern:** ▸ (»siehe«) und s. u. ▸ (»siehe unter«) bedeuten, dass der Begriff an der verwiesenen Stelle abgehandelt wird; s. a. ▸ (»siehe auch«) weist auf bestehende Beziehungen hin.

**Englische Übersetzungen:** befinden sich am Ende des Stichworttextes, gekennzeichnet durch das Symbol **E**.

**Quellen der Abbildungen, Schemata und Tabellen:** sind durch Zahlen in eckigen Klammern genannt, die über das Quellenverzeichnis zugeordnet werden können.

# A

**A:** Kurzzeichen für *anat* Arteria (**A.**), *physik* Ampere, Anode, Atomgewicht (oder Massenzahl), *physiol* Akkommodation, *serol* Antigen **A** (des AB0-Systems), *biochem* Adenin, Alanin, *klin* Aortenton (**$A_1$, $A_2$**), *genet* Anaphase der meiotischen Teilungen (**A I, A II**). – Ferner der griech. Buchstabe Alpha (▸α).

**a:** Kurzzeichen für *anat* anterior, arteria (**a.**), axial, *physik* annus (Jahr), Atto..., *chem* Gesamtazidität, *klin* ante (**a.**).

**α; A:** der griechische Buchstabe Alpha; dient als Kurzzeichen für *chem* alpha-ständig, *physik* Alpha-Teilchen, *serol* Anti-A (= $\alpha_1$; der ▸Isoantikörper in Blutseren der Blutgruppe B oder 0 im ▸AB0-Blutgruppensystem). S. a. ▸Alpha... – Als »**α privativum**« (latein. = a.., bzw. an...) eine verneinende Vorsilbe.

**Å, ÅE:** *Physik* Kurzzeichen für ▸Ångström(-Einheit).

**Aa.:** Arteriae (Arterien), Plur. von ▸Arteria.

**āā:** *Pharmazie* ▸ana partes aequales. E āā.

**AAE** *(engl.)* Abk. für acquired angioedema: erworbenes ▸Angioödem durch C1-Inhibitor-Mangel.

**Aagenaes-Syndrom** (ØYSTEIN A., norwegischer Pädiater), Cholestase-Lymphödem-Syndrom: autosomal-rezessiv erbliche intrahepatische ▸Cholestase, die im Neugeborenenalter auftritt. Später Entwicklung von Lymphödemen aufgrund anormal angelegter Lymphgefäße. E cholestasis-lymphedema syndrome.

**A'-A-Intervall:** der Zeitraum, den die Erregungsleitung benötigt, um von ihrem Entstehungsort (Sinusknotengebiet) zum tiefen Vorhofgebiet zu gelangen; Normwert: 28 ± 17 msec.

**AAk:** Abk. für Autoantikörper.

**A-Antigen: 1)** *Bakteriologie* ein nicht hitzeempfindliches (= thermostabiles) Kapselantigen der Coli-Bakterien. E antigen a. **2)** *Serologie* das ▸Antigen A der Blutgruppe A des AB0-Systems (mit Untergruppen, z. B. $A_1$, $A_2$). E A antigen.

**AAR:** Abk. für ▸Antigen-Antikörper-Reaktion.

**Aarskog(-Scott)-Syndrom** (DAGFINN A., norweg. Kinderarzt, Bergen), fazio-genito-digitales Syndrom: geschlechtsgebunden (oder selten autosomal-dominant) vererbtes Syndrom mit im Kindesalter beginnendem Kleinwuchs u. Fehlbildung der (männlichen) Geschlechtsorgane (geteilter, um die Peniswurzel verlaufender Hodensack u. Kryptorchismus); ferner Auffälligkeiten im Gesicht (Hypertelorismus, antimongoloide Lidstellung) u. an den Fingern. E faciodigitogenital syndrome, Aarskog-Scott syndrome.

**Aase-Smith-Syndrom:** eine Form der ▸Arthrogryposis multiplex congenita mit ZNS-Anomalien u. Gaumenspalte sowie anderen Fehlbildungen.

**Aase-Syndrom:** wahrscheinlich autosomal-rezessiv erbliche Blutbildungsstörung mit Daumenfehlbildung (Triphalangie).

**AAT-Defizit:** Mangel an ▸$\alpha_1$-Antitrypsin.

**AAV:** Abk. für ▸Adeno-assoziierte Viren.

**AAZ, AaZ,** Abk. für Atemanhaltezeit: s. u. ▸Atemanhalteversuch.

**AB0:** s. u. ▸ABNull...

**Abacavir:** ein Virostatikum; ein Nukleosid-Analogon (NRTI; s. u. ▸Reverse-Transkriptase-Hemmer); *Anw.* bei HIV-Infektion. E abacavir.

**Abadie** (1) JEAN MARIE CHARLES A., 1842–1932, Augenarzt, Paris; 2) JOSEPH LOUIS IRÉNÉE JEAN A., 1873–1934, Neurologe, Bordeaux). – **A.-Rocher-Zeichen** (JOSEPH LOUIS IRÉNÉE JEAN A.): Druckunempfindlichkeit der Achillessehne bei Tabes dorsalis. E Abadie-Rocher sign. – **A.-Zeichen** (JEAN MARIE CHARLES A.): vermehrte Innervation des M. levator palpebrae sup., die zum ▸DALRYMPLE-Zeichen führt. E Abadie's sign.

**abakteriell:** nicht durch Bakterien hervorgerufen. E abacterial.

**A-Bande:** *Histologie* der optisch »anisotrope« (= doppelt lichtbrechende) Myofibrillenabschnitt der quer gestreiften Muskelfaser; bleibt bei Längenänderungen des Muskels unverändert; s. a. ▸Myofibrillen (Abb.); s. a. ▸Sarkomer. E A band.

**Abaro|gnosis,** Baragnosis: Störung des Gewichtsschätzvermögens; v. a. bei Kleinhirnerkrankung (bei einseitiger Erkrankung herdseitig). E abarognosis.

**Ab|art:** *Biologie* ▸Varietät. E variety.

**Aba|sia, Abasie:** *Neurologie* psychisch oder organisch (z. B. bei Lähmungen) bedingte Gehunfähigkeit; meist mit ▸Astasie kombiniert. E abasia.

**abatisch:** gehunfähig (▸Abasie). E abatic, abasic.

**Abbau: 1)** *Biochemie* ▸Dissimilation; s. a. ▸Glykolyse, ▸Fett-, ▸Eiweißstoffwechsel. E degradation, dissimilation. **2)** *Pathologie* ▸Atrophie, ▸Involution (1). E atrophy. **3) A. der Persönlichkeit:** die meist mit Demenz kombinierte Wesensänderung (Affekt-, Antriebs-, Triebstörungen) als weitgehend irreparables, oft auch fortschreitendes Syndrom bei chronischer Hirnerkrankung, z. B. als »hirnorganisches« **Abbausyndrom** bei Hirnatrophie. E mental deterioration.

**Abbau|intoxikation:** Vergiftung durch körpereigene Eiweißabbausubstanzen (»Autointoxikation«), z. B. nach Verbrennung, bei bösartigem Tumor mit umfänglichen Nekrosen. E endogenous autointoxication.

**Abbau|lipo|ide:** beim Abbau von Lipoiden entstehende wasserunlösliche Stoffe, z. T. als sog. Abnutzungs-, Abbaupigment (s. a. ▸Lipofuscin).

**Abbau|syndrom:** s. u. ▸Abbau (3).

**Abbau|zelle:** Zelle mit Fähigkeit zu ▸Phagozytose; ▸Phagozyt, ▸Makrophage. E scavenger cell.

**Abbé** (ERNST A., 1840–1905, Physiker, Jena). – **A.-Refraktometer:** Refraktometer zur Brechzahlmessung (u. a. an Brillengläsern) anhand des Grenzwinkels der Totalreflexion (bei weißem Licht!). E Abbé's refractometer, A.'s condenser. – **A.-Zählkammer:** *Hämatologie* ▸THOMA-ZEISS-Kammer. E A. counting chamber.

**abbildendes System des Auges:** die bei Entstehung des Netzhautbildes optisch wirksamen Teile des Auges: Hornhaut, Linse, Glaskörper u. Kammerwasser sowie die Regenbogenhaut als Blende. Die Gesamtbrechkraft beträgt 59–70 dpt (davon 43 auf die Hornhaut, 19 auf die Linse entfallend, s. a. ▸Refraktion). Der vordere Brennpunkt liegt im Blickfeld, der hintere in der Netzhautebene. Die Beziehungen zwischen Ding- u. Bildpunkten sind mittels einheitlicher

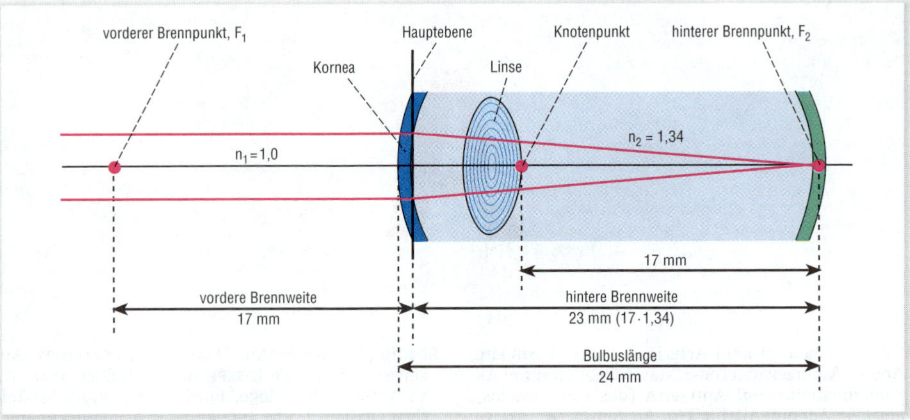


**abbildendes System des Auges:** Schema des Aufbaus mit Kardinalelementen u. den wichtigsten Maßen. [165]

▸Kardinalelemente u. geradliniger Leitstrahlen konstruierbar (▸Blick-, ▸Gesichtslinie). Zu Fehlleistungen (»Abbildungsfehler«) s.u. ▸Aberration, ▸Astigmatismus sowie Abb. E imaging system of the eye.

**Abbinden:** *Chirurgie* künstliches Drosseln der Blutzufuhr zur Peripherie (v.a. an Gliedmaßen) durch Druckverband, z.B. (maximal für 2 Std.!) als »Erste Hilfe« bei stark blutender Verletzung; s.a. ▸ESMARCH-Blutleere, ▸Tourniquet. Das straffe Umschnüren der Extremitäten gilt heute als obsolet. E constriction (by a tourniquet).

**Abblassung, temporale:** weißliche Verfärbung der schläfenseitigen Hälfte der – sonst scharf begrenzten – Sehnervpapille (▸Discus nervi optici) bei teilweiser Sehnervatrophie; tritt auf z.B. bei retrobulbärer Neuritis (v.a. bei multipler Sklerose), chronischem Alkohol- u. Tabakmissbrauch. E temporal pallor of optic disk.

**Abbott(-Rawson)-Sonde:** s.u. ▸MILLER-ABBOTT. E Abbott's tube.

**Abbruch|blutung:** leichte Blutung aus der Gebärmutterschleimhaut infolge Östrogen- oder Progesteronentzugs (z.B. nach Stopp entsprechender Hormongaben [▸Entzugsblutung]). Die Abstoßung der Schleimhaut (3–4 Tg. nach Entzug) erfolgt weniger vollständig u. langsamer als bei echter Menstruation. E withdrawal bleeding.

**ABCDE-Regel:** s.u. ▸Melanom, malignes.

**Abciximab:** Fab-Fragment eines monoklonalen Antikörpers gegen den Glykoprotein-IIb/IIIa-Rezeptor; bremst die Thrombozytenaggregation; ***Anw.*** zur Verringerung der ischämischen Komplikationsrate während perkutaner transluminaler Koronarangioplastie bei Koronarpatienten mit hohem Risiko. ***NW:*** häufig Blutungen, gel. Antikörperbildung.

**ABC-Maßnahmen** *(engl.)* Abk. für **a**irway, **b**reathing, **c**irculation: Sofortmaßnahmen zur Wiederbelebung in der Reihenfolge: Atemwege frei machen (airway), Beatmen (breathing), Herzmassage (circulation). Danach folgen: Verabreichung von Medikamenten (drugs), EKG, Fibrillationsbehandlung, Gauging (Grundkrankheit, Prognose), Hypothermie, Intensivtherapie. S.a. ▸Reanimation, dort Tab. E A-B-Cs cardiopulmonary resuscitation.

**ABC-Waffen:** Abk. für **a**tomare, **b**iologische u. **c**hemische Waffen.

**Abdeck|test:** *Ophthalmologie* objektive Bestimmung der Art u. des Ausmaßes einer Augenmuskelstörung (▸Strabismus, ▸Heterophorie, latenter Nystagmus) durch Fixierenlassen eines nahen u. eines fernen Punktes unter intermittierender oder abwechselnder Abdeckung der Augen durch ein Mattglas (oder die Hand) u. durch Beobachtung der Einstellbewegungen des Auges nach Sichtfreigabe. – s.a. ▸Aufdecktest, ▸DUANE-Parallaxentest. E cover test.

**Abderhalden-Fanconi(-Kaufmann-Lignac)-Syndrom** (EMIL A., 1877–1950, Biochemiker, Physiologe, Zürich; GUIDO F., 1892–1979, Pädiater, Zürich), A.-F.-Amin(osäuren)diabetes: infantile »maligne« ▸Cystinose. E Fanconi's syndrome, early-onset cystinosis.

**Ab|domen:** der Bauch, also der Rumpfabschnitt zwischen Brustkorb u. Becken, bestehend aus Bauchwand, -höhle (Cavitas abdominalis; s.a. ▸Bauchraum) u. ▸-eingeweiden. – s.a. ▸Epi-, ▸Meso-, ▸Hypogastrium, *chir* s.a. ▸Laparo... E abdomen. – **A., akutes:** *Chirurgie* ▸akutes Abdomen. E acute a., surgical a.

**Abdomen|übersicht(saufnahme):** Röntgenaufnahme des Bauchraums (v.a. Verdauungstrakt, Urogenitalsystem) ohne Kontrastmittel (»Leeraufnahme«). ***Anw.:*** u.a. zur Darstellung von Flüssigkeitsspiegeln u. pathologischen Gas-/Luftansammlungen (wichtige Indikation: akutes Abdomen) sowie Verkalkungen u. Konturunschärfen (z.B. Beurteilung des Psoasrandschattens). E abdominal survey radiography, abdominal plain film.

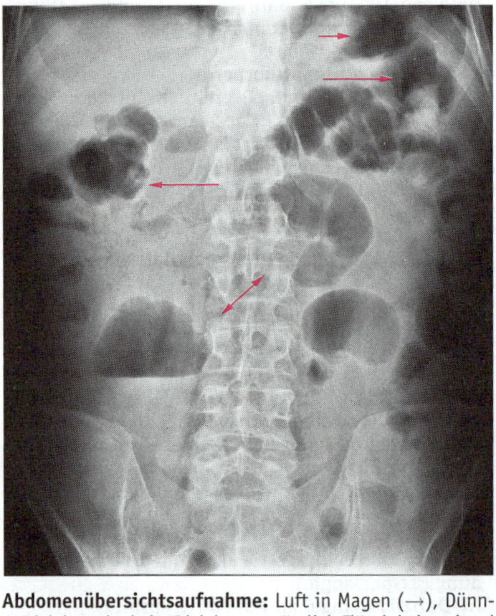

**Abdomenübersichtsaufnahme:** Luft in Magen (→), Dünn- u. Dickdarm (←); im Dickdarm zusätzlich Flüssigkeitsspiegel (↔). [260]

**ab|dominal,** abdominell: zum Bauch (▸Abdomen) gehörend, im Bauchraum (= intraabdominell); *chir* mit Zugang durch die Bauchdecke (s.a. ▸Laparotomie); s.a. ▸Bauch... E abdominal.

**Abdominal|atmung:** ▸Zwerchfellatmung.
**Abdominal|gravidität:** ▸Bauchhöhlenschwangerschaft. E abdominal pregnancy.
**Abdominal|hoden:** ▸Kryptorchismus. E (intra)abdominal testis.
**abdominalis:** ▸abdominal.
**Abdominal|syn|drom,** Pseudoperitonitis: akute Bauch-, v.a. Appendizitis-Symptome (▸Pseudoappendizitis) bei Coma diabeticum, bei Polyarthritis (meist des Kindesalters); evtl. mit Pleuritis u. Karditis kombiniert. E pseudoperitonitis.
**Abdominal|tuberkulose:** ▸Tuberkulose des Bauchraumes nach meist primärer Infektion durch die Nahrung (meist durch Typus bovinus des ▸Mycobacterium tuberculosis in Milch); v.a. als ▸Darm-, ▸Mesenteriallymphknoten-, Peritonealtuberkulose (▸Peritonitis tuberculosa). E abdominal tuberculosis.
**Abdominoplastik:** Resektion überschießender, kosmetisch als störend empfundener Bauchhautfalten.
**Abdominozentese:** Stichinzision der Bauchhöhle mit anschließender Einlage eines Peritoneallavagekatheters zu diagnostischen Zwecken, v.a. zur Diagnostik intraabdomineller Blutungen; heute weitgehend von der Sonographie verdrängt; s.a. ▸Peritoneallavage. E abdominocentesis.
**Ab|ducens:** ▸Nervus abducens; s.a. ▸Abduzens...
**ab|ducens** *(latein.)*: seitwärts wegführend (= abduzierend; ▸Abductio) als Funktion der »Abduktoren« (▸Musculus abductor).
**Ab|ductio, Abduktion:** **1)** das Seitwärtswegführen eines Körperteils von der Körper- bzw. von der Gliedmaßenlängsachse in der Frontalebene. **2)** *Ophthalmologie* das Auswärtswenden des Augapfels (durch den M. rectus lateralis; ▸Augenmuskeln). E abduction.
**Abduktions|defizit:** lähmungsbedingte Abduktionshemmung; ▸Abduzensparese; s.a. ▸Abduktorlähmung, ▸Abduktoreninsuffizienz.
**Abduktions|fraktur:** Knochenbruch mit ▸Dislocatio ad axim in die Valgusstellung (nach außen offener Winkel). E abduction fracture.
**Abduktions|kontraktur:** ▸Kontraktur (s.a. ▸Gelenkkontraktur) mit Achsenabweichung i.S. von ▸Abduktion u. eingeschränkter Adduktion. E abduction contracture.
**Abduktions|phänomen:** Schmerz- u. Muskelschwäche-Zunahme bei starker Gliedmaßenabduktion.
**Abduktions|schiene:** Schiene für Lagerung in Abduktionsstellung; ▸Schulterabduktionsschiene. E abduction splint.
**Abduktions|syndrom:** ▸Hyperabduktionssyndrom.
**Abduktoren|insuffizienz:** Funktionsschwäche abduzierender Muskeln; i.e.S. die des kleinen u. mittleren Glutealmuskels als »relative A.«, z.B. bei Hüftluxation, Coxa vara, u. zwar mit positivem ▸TRENDELENBURG-Zeichen. E insufficiency of abductors, abductor weakness.
**Abduktor|lähmung:** Lähmung abduzierender Muskeln (M. abductor), i.e.S. *laryng* die des M. cricoarytenoideus posterior (▸Postikuslähmung). E abductor paralysis, a. palsy.
**Abduzens|lähmung, -parese:** totaler bzw. teilweiser Ausfall des ▸Nervus abducens mit Ausfall des äußeren geraden Augenmuskels (M. rectus lateralis). Führt zu Ausfall/Störung der Abduktion des Augapfels u. damit zu Doppelbildern (verstärkt bei Versuch des Seitwärtsblickens) u. zu ▸Strabismus convergens bzw. Esophorie. Bei Ausfall des Nervenkernes meist beidseitiger Muskelausfall, d.h. assoziierte ▸Blicklähmung nach der geschädigten Seite bzw. assozierte ▸Augenabweichung (Déviation conjuguée) nach der gesunden Seite hin. E abducens paralysis, a. paresis.
**Abendländischer Lebensbaum,** Thuja occidentalis: Baum, der ätherische Öle enthält, deren Hauptbestandteil das giftige Thujon ist. ***Anw.:*** Thuja-haltige Fertigarzneimittel wie Lösungen, Tabletten oder Zäpfchen werden gegen Atemwegsinfekte und als Begleittherapie einer Antibiotikabehandlung eingesetzt. ***NW:*** Wegen der Toxizität des Thujons kann das gelegentlich empfohlene Trinken von Teezubereitungen zu schweren Vergiftungen führen. Beim bestimmungsgemäßen Gebrauch von Fertigarzneien ist nicht mit Nebenwirkungen zu rechnen.
**ab|errans** *(latein.)*: mit ungewöhnlichem Verlauf vom Hauptstamm eines Gefäßes abgehend, »aberrierend« (Vas aberrans), an eine atypische Stelle verlagert, atypisch gebildet (▸Aberration). E aberrant.
**Ab|erratio, Ab|erration:** Abirrung, Abweichung (zeitlich als ▸Heterochronie). **1)** *Genetik* ▸Chromosomenaberration. **2)** *Pathologie* fetale Verlagerung von Keimgewebe (= A. loci) als Entwicklungsstörung. S.a. ▸Dystopie, ▸Ektopie (z.B. ▸Hodenektopie). E aberration. – **A. mammae:** überzählige (= akzessorische) ▸Mamma an atypischer Stelle. – **A. menstruorum,** retrograde Menstruation: Menstruationsblutung nicht oder nicht nur aus dem Zervikalkanal, z.B. aus der Eileiteröffnung in die Bauchhöhle. ***Vork.:*** bei Zervix- oder Scheidenatresie, bei körperl. Anstrengungen während der Menses. ***Klinik:*** Schmerzen, Peritonismus. E menstrual a. **3)** *Physik* optischer Abbildungsfehler. – Als **sphärische A.** der Öffnungsfehler infolge rel. stärkerer Brechung in den Randpartien eines optischen Systems (Abb.). Als **chromatische A.** oder NEWTON-A. die Farbabweichung infolge unterschiedlicher Brechung der Lichtanteile (mit resultierender Myopie von 0,5 dpt im Blaulicht bzw. Hyperopie im Rotlicht). E spherical a., chromatic a.

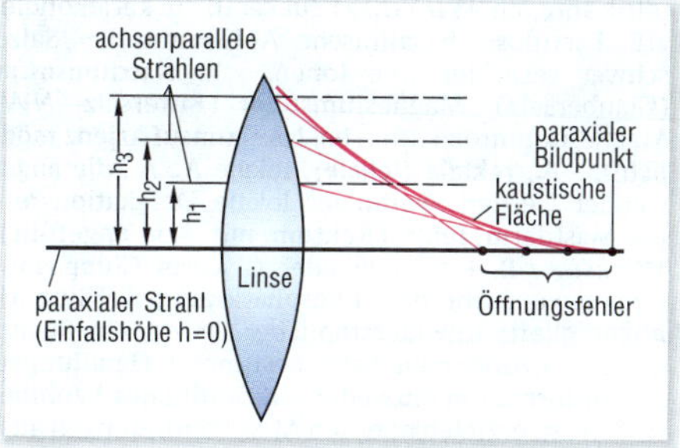


**Aberration:** Öffnungsfehler am Beispiel einer Sammellinse (sphärische Aberration). [372]

**ab|errierend:** mit ungewöhnlichem Verlauf (▸aberrans); *kard* Bez. für intermittierend abnorme intraventrikuläre ▸Erregungsleitungsstörung mit Verbreiterung u. – häufig – Schenkelblock-ähnlicher Deformierung der Kammerkomplexe; Resultat des Auftreffens v.a. vorzeitiger supraventrikulärer Erregungen auf nur teilweise repolarisierte Erregungsleitungsbahnen. – **a. Pulmonalvene,** Abk. abPV: ▸Lungenvenentransposition.
**Abeta|globulin|ämie:** ▸Defektproteinämie mit (fast) völligem Fehlen der Betaglobulin-Fraktion im Serum. E abetaglobulinemia.
**Abeta|lipoprotein|ämie,** BASSEN-KORNZWEIG-Syndrom: sehr seltene Erkrankung durch Mangel an Apolipoprotein B 48 und B 100 mit Unvermögen, Fette zur resorbieren u. VLDL zu synthetisieren. Folgen sind Malabsorptionssyndrom (einschl. fettlöslicher Vitamine), neurolog. Symptome u. ▸Retinopathia pigmentosa. E abetalipoproteinemia.
**Abfluss|index:** (MORTON 1967) Kenngröße zur Beurteilung der Unterschenkelarterien bei arterieller Verschlusskrankheit, die auf der Eineingung des Gefäßlumens begründet ist und drei verschiedene Schweregrade ausdrückt.
**Abführmittel,** Laxanzien, Laxativa: Mittel zur Beseitigung einer Stuhlverstopfung (Obstipation) durch Auslösung des Defäkationsreflexes u. durch verminderte Eindickung des Stuhles (▸Fäzes). Unterschieden werden ▸Quellmittel, Gleitmittel (z.B. Docusat

oder Paraffin; NW: Hypovitaminose, Fremdkörperreaktion), ▸rektale A., ▸osmotisch sowie ▸antiabsorptiv wirkende A. Außerdem werden Prokinetika wie ▸Metoclopramid eingesetzt, welche die Peristaltik im Magen-Darm-Trakt fördern, sowie Mittel zur Behandlung der Darmatonie: a) Ausgleich von Elektrolytstörungen. b) ▸Parasympathomimetika (Carbachol) u. ▸Acetylcholinesterase-Hemmer (Neostigmin, Pyridostigmin, Rivastigmin, Donepezil) mit entsprechenden NW. **E** laxatives, purgatives, cathartics. – **A., antiabsorptiv u. sekretagog wirkende:** A., die die Resorption von Flüssigkeit u. $Na^+$ (antiresorptiv = antiabsorptiv) hemmen u. den Einstrom von Flüssigkeit u. Elektrolyten ($Na^+$, $K^+$, $Ca^{++}$, $Cl^-$) in das Darmlumen (sekretagog = hydragog) fördern. Vermehrte Sekretion, Erweichung des Kotes u. verstärkte Peristaltik sind die Folge. *Wirkst.:* a) Anthrachinonpräparate mit Anthrachinonglykosiden (z.B. Aloe, Sennesblätter, Faulbaumrinde; s.u. ▸Anthrachinone), aus denen im Darm die wirksamen Emodine entstehen. *NW:* Reizung der Dickdarmschleimhaut, daher zur Dauerbehandlung ungeeignet. Bei langfristigem Gebrauch ist mit Elektrolytverlusten (v.a. Kalium) zu rechnen (Hypokaliämie verstärkt die Obstipation!); eine mögliche kanzerogene Wirkung wird diskutiert. b) andere diphenolische Verbindungen wie z.B. Bisacodyl u. Natriumpicosulfat (Strukturverwandtschaft mit Phenolphthalein). c) Ricinusöl (zuverlässig, aber wenig beliebt). – **A., osmotisch wirksame:** A., die osmotisch Wasser im Darm halten u. durch das damit erhöhte Füllungsvolumen die Peristaltik anregen. *Wirkst.:* a) Zucker u. Zuckeralkohole, z.B. Lactulose. b) salinische Abführmittel = Salze schwer resorbierbarer Ionen, z.B. Natriumsulfat (Glaubersalz), Magnesiumsulfat (Bittersalz; *NW:* Magnesiumintoxikation bei Niereninsuffizienz möglich!). – **A., rektale (lokale),** lokale A.: A., die angewendet werden, wenn der lokale Defäkationsreiz im Mastdarm fehlt (Rektum mit Kot angefüllt). *Wirkst.:* z.B. Bisacodyl oder Glycerin (Suppositorien) sowie Sorbit oder Phosphatlösungen (Klysma).

**Ạbhängigkeit:** unwiderstehlicher Drang, ein Suchtmittel einzunehmen bzw. bestimmte Handlungen auszuführen, um entweder ein Gefühl des Wohlbefindens zu erzielen oder um Missempfindungen auszuschalten. Die Bez. A. sollte nach Empfehlung der WHO den Begriff »Sucht« ersetzen. Außer Drogen, Alkohol oder Nikotin umfasst der Begriff z.B. auch Spiel-, Ess- u. sexuelle Abhängigkeit. – Folgende Stoffgruppen können zu einer Suchtstoff-A. führen: Morphine, Barbiturate u. Alkohol, Kokain, Cannabis, Amphetamine, Kat (Khat), Halluzinogene, Schnüffelstoffe. Es wird zwischen körperlicher (Symptome variieren je nach Droge) u. seelischer A. unterschieden. Zur A. gehören Toleranzsteigerung, verminderte Kontrollfähigkeit bezüglich des Beginns, der Beendigung u. der Menge des Konsums, körperliche Entzugssymptome beim Absetzen sowie ein gesteigertes Verlangen mit zentriertem Denken, das vorwiegend um die Droge kreist. Der Konsum wird fortgesetzt trotz Nachweises eindeutiger schädlicher Folgen. Die Übergänge zwischen Missbrauch u. A. sind fließend. **E** addiction, dependence.

**Abhängigkeitspotential:** die je nach Art des Suchtstoffes unterschiedlich ausgeprägte Eigenschaft zur Suchterzeugung; für verschiedene Substanzgruppen unterschiedlich (z.B. hoch bei Morphinen, niedriger bei Antidepressiva, s.a. ▸Abhängigkeit).

**Abhärtung:** durch klima- u. hydrotherapeutische Kaltreize ausgelöste funktionelle Adaptation, die über eine verbesserte Thermoregulation u. unspezifische Abwehr die Empfindlichkeit gegenüber Erkältungskrankheiten vermindert und die physische Leistungsfähigkeit des menschl. Organismus steigert. Ziele sind neben einer Verbesserung der Widerstandsfähigkeit die damit verbundene Vorbeugung gegen Erkältungen, Vermeidung oder Besserung von Zivilisationskrankheiten und der Ausgleich konstitutioneller Schwächen. Zu den Maßnahmen der Abhärtung gehören z.B. Sauna, wechselwarme Bäder, Trockenbürsten, körperliches Training, Kneipp-Kur.

**ABH-Substanzen:** die ▸Blutgruppensubstanzen des ▸AB0-Blutgruppensystems. **E** ABH-substances.

**ABI** *(engl.)* Abk. für **a**nkle **b**rachial **i**ndex: Druckgradient zwischen Knöchelarteriendruck u. systol. Blutdruck, gemessen über Ultraschall-Doppler-Technik. Indices unter 0,5 deuten auf eine kritische ▸Ischämie hin.

**Ạ-Bild-Methode:** A-Mode der ▸Ultraschalldiagnostik. **E** A mode, A scan.

**Abiọ|sis:** das Aufhören bzw. Fehlen der Lebensfunktionen (= Tod); ▸Abiotrophie. **E** abiosis.

**Abio|trophịe:** Vitalitätsverlust, Wachstumshemmung u. Degeneration von Geweben infolge mangelhafter oder fehlender Gewebsernährung (▸Trophik; s.a. ▸Hypotrophie). **E** abiotrophy. – **A., retinạle:** *Ophthalmologie* Degeneration in allen Netzhautschichten; v.a. bei Retinitis pigmentosa.

**Abkapselung: 1)** *Pathologie* Ausbildung einer abgrenzenden Bindegewebsschicht um einen Fremdkörper, Abszess etc. **E** encapsulation. **2)** *Psychologie* ▸Autismus.

**Ạbklatsch|geschwür,** Kontaktgeschwür: *Pathologie* Geschwür, das bei innigem Kontakt zwischen zwei gegenüberliegenden Organwänden von einer auf die andere Wand übergreift; z.B. bei ▸Ulcus pepticum des Magens, syphilitischem Primäraffekt (als Abklatschschanker). **E** kissing ulcer.

**Ạbklatsch|karzinom, -meta|stase:** Tumormetastase auf der einem Primärtumor gegenüberliegenden Organwand, u. zwar als Folge unmittelbarer Absiedlung (Inokulationskarzinom); z.B. beim ▸Vulvakarzinom der Labieninnenseite. **E** contact cancer, contact metastasis.

**Ạbklatschung:** *Hydrotherapie* Abklatschen des Rükkens, des Gesäßes u./oder der Beine (auch als Selbstbehandlung) mit dosierten Schlägen (schnell kreisende Bewegungen) mit einem ausgewrungenen oder triefend nassen, zu einem Streifen zusammengelegten Handtuch. Eine ▸Kneipp-Anwendung. **E** slapping.

**Ạbklatsch|verfahren:** *Hygiene* Gewinnung u. Nachweis von Erregern durch Abklatschen der vermutlich keimbesetzten Oberflächen von Apparaten, Wänden etc. im Rahmen der Bekämpfung des ▸Hospitalismus.

**Ạbklatsch|zytologie:** diagnostisches Verfahren, bei dem während der Operation von einem tumorverdächtigen Gewebestück durch Abklatsch Zellmaterial auf einen Objektträger übertragen, fixiert u. gefärbt wird. Kann den Schnellschnittbefund ergänzen, kontrollieren oder ersetzen.

**Ạbkling|anlage:** Einrichtung zur Zwischenlagerung radioaktiv (durch Radiopharmaka) verunreinigter Krankenhausabwässer, die erst nach ausreichendem radioaktivem Zerfall in das öffentliche Abwassersystem eingeleitet werden.

**Ạbkling|quote:** *Pharmazie* Wirkungsverlust (in %) eines verabfolgten Heilmittels, i.e.S. eines Herzglykosids, während 24 Std. durch Ausscheidung u. Verstoffwechslung (z.B. bei Digitoxin 7 %, Strophanthin 40 %!). **E** decay rate.

**Abklopfen:** Beklopfen des Brustkorbs mit der Hand. Zum Lösen fest sitzenden Sekrets in den Atemwegen, Stimulation des Flimmerepithels und damit Anregen des Selbstreinigungsmechanismus der Atemwege. Kann mit der Faust, hohlen Hand, Kleinfingerkante oder mit beiden Händen vorgenommen werden. Bei Erkrankungen mit vermehrter Sekretansammlung in den Atemwegen (z.B. ▸Mukoviszidose) und zur Pneumonieprophylaxe, z.B. bei länger bestehender Bettlägerigkeit.

**Ab|kochung:** *Pharmazie* ▸Decoctum. **E** decoction.

**Ạbkühlungs|reaktion:** Veränderung (im Allg. Verlangsamung) eines physiologischen Erregungs-

oder Stoffwechselablaufes durch Abkühlung; praktisch genutzt durch Einsatz der ▸Hypothermie. S.a. ▸Unterkühlung, ▸Kälteschaden, ▸Kältesyndrom.

**Ab|laktation,** Ablactatio, Abstillen: das meist um den 6. Monat oder später erfolgende Entwöhnen des Säuglings von der Ernährung an der Mutterbrust durch allmähliche Gewöhnung an sog. Beikost (Brei, Obst, Gemüse-, Fleischmahlzeiten), zunächst nur in kleinen Portionen, schrittweise bis zum Ende des 1. Lebensjahres Einführung der normalen Erwachsenenkost. Das Stillen kann bei Wunsch der Mutter noch über das 1. Lebensjahr hinaus beibehalten werden. – Bei gegebener Notwendigkeit ferner Unterdrückung der Milchbildung (▸Laktation) durch Prolactinantagonisten (Bromocriptin). E ablactation, weaning.

**Ab|latio** *(latein.):* **1)** operative Abtragung, Entfernung, z.B. mit Laser oder anderen physikalischen oder chemischen Methoden, z.B. als ▸Katheterablation, als **transkoronare Ablation der Septumhypertrophie** (▸TASH), bzw. als ▸PTSMA, *chir* ▸Amputation. E ablation. **2)** *Pathologie* Abhebung. E detachment, separation. – **A. chor(i)o|ideae,** Amotio choroideae: das Sichabheben der Aderhaut von der Lederhaut (Sklera); z.B. nach Augenverletzung, -operation; führt zu Vorderkammerabflachung, Bulbushypotonie, Bildung eines peripheren Netzhautbuckels; Prognose günstig. E choroidal detachment. – **A. falciformis:** s.u. ▸Ablatio retinae. E falciform d. – **A. mammae:** ▸Mammaamputation. E mastectomy. – **A. placentae,** Abruptio placentae: totale oder teilweise vorzeitige ▸Plazentalösung bei normalem Plazentasitz; z.B. bei Schwangerschaftstoxikose, nach Unfall, bei Hydramnion. ***Klinik:*** Blutung, Schock, Krampfwehen oder Wehenstille. ***Kompl.:*** Atonie, Afibrinogenämie, Nierenschädigung (totale oder subtotale Nierenrindennekrose), Verbrauchskoagulopathie (infolge Einschwemmung gerinnungsaktiver Substanzen aus dem Fruchtwasser in den mütterl. Kreislauf); hohe Sterblichkeit. E abruptio placentae. – **A. retinae,** Amotio retinae: Netzhautablösung. Teilweise oder totale Abhebung der geschädigten Netzhaut (Abb.), z.B. durch Netzhautriss bei degenerativen Veränderungen der Retina (sog. rhegmatogene A.) oder durch subretinale Flüssigkeitsansammlung, Tumor, Verletzung, bei Retinopathie u. idiopathisch (primär). Beginnt mit Photopsie u. Kamptopsie als »warnenden« Prodromalsymptomen, gefolgt von Skotom. Sonderform: A. falciformis congenita als angeborene sichelförmige Netzhautfalten bei unreifen Kindern, evtl. als Abortivform der retrolentalen ▸Fibroplasie. E retinal detachment.

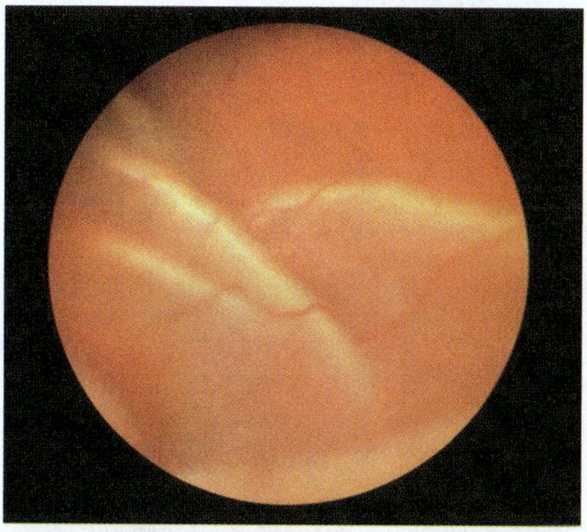

**Ablatio retinae:** typischer Befund des Augenhintergrundes mit Fältelung u. Abknickung der Gefäße (linkes Auge). [437]

**ablative Hormontherapie:** ▸Hormontherapie, ablative. E ablative hormonal therapy.

**Ablauf|pyelogramm:** *Urologie* retrogrades ▸Pyelogramm (oder ▸Pyeloskopie) mit Prüfung der Entleerungsfähigkeit des Nierenhohlsystems. Das Kontrastmittel soll – nach Katheterentfernung – in der gleichen Anzahl von Min. abgeflossen sein, wie ml eingebracht wurden. E retrograde drainage pyelogram.

**ABLB** *(engl.)* Abk. für **a**lternate **b**inaural **l**oudness **b**alance test: ▸Fowler-Test.

**Ableitung: 1)** ▸Ableitungstherapie. **2)** Abgreifen bioelektrischer, als Biosignal nutzbarer Potentiale mittels Elektroden zum Nachweis von Potentialdifferenzen an Geweben, Organen (z.B. als Elektrodermato-, -enzephalo-, -kardiographie); i.w.S. auch das Registrieren anderer physikal. Biosignale (z.B. Temperaturveränderungen) mittels spezieller Messfühler (bzw. – da registrierbare Impulse abgebend – ▸Messwandler). Die Ableitung bioelektr. ▸Potentiale erfolgt **bi|polar** (mit 2 differenten Elektroden; z.B. als ▸Extremitätenableitung für ▸EKG, als Serienschaltung in Längs- oder Querreihen für EEG = ▸Elektroenzephalographie), **mono-** oder **uni|polar** (mit nur 1 differenten Elektrode gegen eine indifferente [»Nullpunkt-« oder »Sammelelektrode«, positioniert über einem bezüglich des aufzunehmenden Biosignals praktisch stummen = inaktiven Körperbereich]; für EKG z.B. als intrakardiale, Brustwand-, ▸Goldberger-Ableitung, für EEG durch Schaltung gegen eine gemeinsame Bezugs- [z.B. in Schädelmitte] oder Sammelelektrode), **semi|uni|polar** (mit 2 differenten Elektroden, deren eine nur ein sehr geringes Potential abgreift; i.e.S. die ▸Brustwandableitung nicht gegen »central terminal«, sondern gegen eine Gliedmaßenelektrode, bezeichnet mit C [chest = Brust] sowie R [re. Arm], L [li. Arm] oder F [foot; linker Unterschenkel] u. einer Ziffer 1–6), **ortho|gonal** (Grishman u.a.; spez. für die ▸Vektorkardiographie; die einzelnen Ableitungen verlaufen parallel zu den natürlichen Koordinatenachsen des Rumpfes u. im rechten Winkel zueinander), **direkt**, **semidirekt** u. **indirekt** (Elektroden unmittelbar bzw. ziemlich nahe am bzw. fern vom zu untersuchenden Gewebe). E lead, derivation. **3)** ▸Drainage.

**Ableitungs|bronchus,** Drainagebronchus: der z.B. eine Lungenkaverne mit dem übrigen Bronchialsystem verbindende (oft selbst sekundär betroffene) ▸Bronchus. E draining bronchus.

**Ableitungs|therapie:** durch die ▸Humoralpathologie begründetes Behandlungsprinzip, durch Reizung der Ausscheidungsorgane Krankheitserreger u. -stoffe auszuscheiden. Die Ableitung erfolgt über Niere, Darm oder Haut (angeregt z.B. durch Diuretika, Abführmittel, Blutegel, Canthäridenpflaster oder Hydrotherapie).

**Able|pharie:** das angeborene oder erworbene, teilweise bis vollständige Fehlen der Augenlider. E ablepharia.

**Ablep|sie:** ▸Amaurose. E ablepsia.

**Abl-Gen:** ▸Onkogene.

**Ab|luto|manie:** Waschzwang als ▸Anankasmus. E ablutomania.

**Abmagerungs|kur:** systematische (kurmäßige) Gewichtsreduktion, z.B. bei Adipositas, Herzinsuffizienz. Erfolgt durch quantitativ u. qualitativ verminderte Ernährung (möglichst < 1000 Kal.) u./oder durch Abmagerungsmittel (z.B. Schilddrüsenhormone, Appetitzügler; auch Diuretika, Abführmittel), möglichst auch durch vermehrte körperl. Tätigkeit u. durch »Umerziehung«. E reducing diet.

**Abmagerungsmittel:** Mittel zur Gewichtsreduktion; ***Wirkst.:*** z.B. ▸Appetitzügler wie Phenylpropanolamin, Amfepramon, Ephedrin; der ▸Serotonin-Noradrenalin-Wiederaufnahme-Hemmer Sibutramin u. der Lipaseinhibitor Orlistat.

**Ab|nabelung,** Omphalotomie: die – aseptische – Durchtrennung der Nabelschnur nach der Geburt etwa handbreit über dem Hautniveau des Kindes zwischen einer plazenta- u. einer kindseitigen Unterbindung; sofort nach Entwicklung des Kindes (= Sofort-A.), oder – bevorzugt – 1–1$^1/_2$ Min. nach der Geburt (= Frühabnabelung) bzw. nach ca. 5 Min., d.h. nach Übertritt des Plazentablutes in den Neugeborenen-Kreislauf (= Spätabnabelung). E omphalotomy, cutting the cord.

**ABO-Blutgruppensystem** *(spr. a-be-null)*: (LANDSTEINER 1900) das zuerst entdeckte »klassische« System der ▸Blutgruppen des Menschen. Merkmale sind an die Erythrozytenmembran gebunden und werden nach den MENDEL-Gesetzen vererbt. »Natürliche« IgM-Antikörper (reguläre ▸Isoantikörper = Isoagglutinine) gegen die individuell fehlenden Merkmale (Antigene) des Systems sind bereits beim Neugeborenen nachweisbar. Es umfasst vier verschiedene Gruppen, nämlich A, B, AB u. 0 (z.T. mit Untergruppen [$A_1$, $A_2$; $A_1B$, $A_2B$] u. Varianten [z.B. $A_3$, $A_x$; letztere umfasst $A_0$ u. $A_4$]). Die Blutgruppen werden durch die Gene $A_1/A_2$, B u. 0 bestimmt. Die Produkte des 0-Gens sind weder an Ery noch im Serum nachweisbar (das Gen ist amorph = stumm); die Produkte der anderen Gene sind antigen wirksame Glykoproteide. Die jeweils zwei Erbanlagen sind auf dem langen Arm des Chromosoms 9 (9q34) lokalisiert. Ferner besitzen alle Erythrozyten eine sog. heterogenetische Substanz »H« (Vorläufersubstanz; Präkursor der A- u. B-Substanzen). Chemisch ist die Spezifität von A gebunden an α-N-Acetyl-D-Galactosamin, von B an D-Galactosid u. von H an L-Fucose (Anlagerung der Letzteren an das Blutgruppen-Lipoproteinskelett enzymatisch gesteuert [Glucosyltransferase] durch das H-Gen; ist Voraussetzung für Wirksamwerden der anderen Blutgruppen-Gene). Die Blutgruppensubstanzen sind auch in Zellen anderer Organsysteme nachweisbar, bei ▸Sekretoren auch im Speichel, Schweiß, Harn. Der Nachweis der Gruppen erfolgt mit Hilfe von Testseren (mit entsprechenden Antikörpern): Untergruppe $A_1$ durch Anti-$A_1$-Seren u. Anti-$A_1$-Phytagglutinine (Lectine); Untergruppe $A_2$: indirekter Nachweis (als nicht mit Anti-$A_1$-Seren reagierendes A); B: durch Anti-B-Seren; s.a. Tab., Abb. (A-Untergruppen, -Varianten unberücksichtigt). Die H-Substanz wird durch Anti-H-Phytagglutinine nachgewiesen. Die Blutgruppenbestimmung ist u.a. wichtig für ▸Bluttransfusion (▸ABO-Inkompatibilität) u. für gerichtsmedizinische Gutachten. Die A-Untergruppen wurden – wie auch »schwache« A-Varianten – später anhand der unterschiedlichen Agglutinationsstärke entdeckt ($A_1$ bis $A_5$ bzw. $A_x$, $A_0$, $A_m$ usw.; auch Zwischenformen zwischen $A_1$ u. $A_2$ = intermediäres A = $A_i$). Die schwache B-Eigenschaft bzw. B-Varianten sind selten ($B_2$, $B_3$ bzw. $B_w$, $B_x$ etc.) u. klinisch ohne Bedeutung. Die Varianten $A_m$ u. $B_m$ sind nur im Speichel u. anderen Körperflüssigkeiten nachweisbar. S.a. ▸LANDSTEINER-Regel. E AB0 blood group system.

| Blutgruppe | Genotyp | Häufigkeit in Deutschland etwa | Antigene der Erythrozyten | Antikörper im Serum |
|---|---|---|---|---|
| A | AA oder A0 | 44 % | A | Anti-B (= β) |
| B | BB oder B0 | 12 % | B | Anti-A (= α) |
| AB | AB | 6 % | A u. B | keine |
| 0 | 00 | 38 % | weder A noch B | α u. β |

**ABO-Blutgruppensystem.**

**ABO-Inkompatibilität** *(spr. a-be-null)*: *Serologie* die Unverträglichkeit im AB0-Blutgruppensystem.

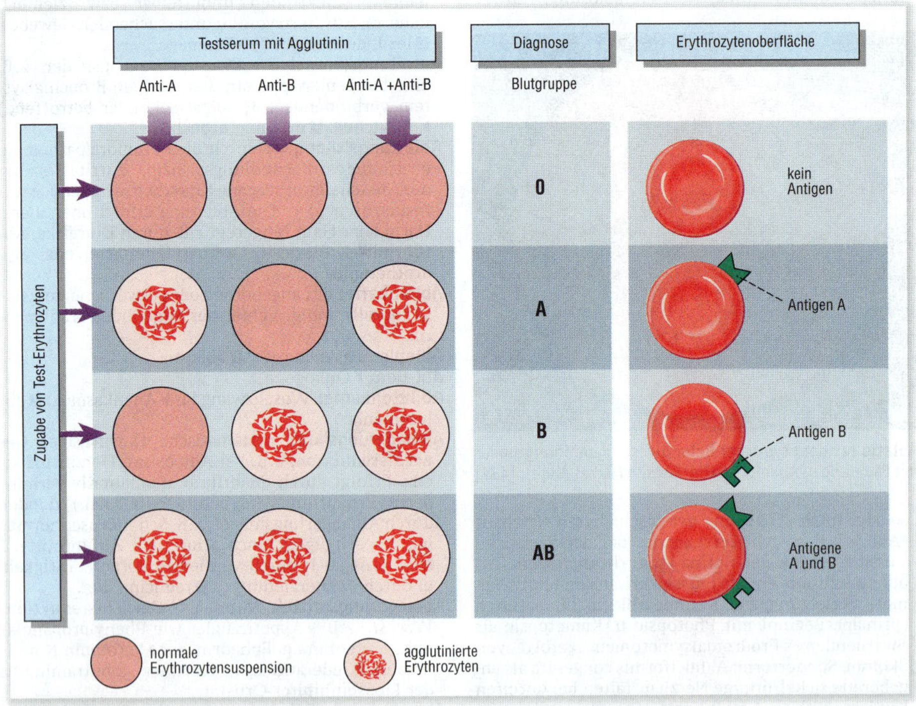


**ABO-Blutgruppensystem:** Schema zur Ermittlung der Blutgruppe im AB0-System. Auf ein Glas werden drei Testseren aufgebracht. In jedes Serum wird eine Probe des zu testenden Blutes gegeben. Aus dem Agglutinationsverhalten der Erythrozyten kann man auf die Blutgruppe schließen. [165]

Führt bei ▸Bluttransfusion zu Erythrozytenagglutination u. ▸Hämolyse. – **ABO-Inkompatibilität, fetomaternale:** bei der Elternkombination Mutter 0/Vater A, B oder AB (Kind: A, B oder AB) Blutgruppenunverträglichkeit, die zu ▸Morbus haemolyticus neonatorum (**ABO-Erythroblastose**), aber auch zu Spontanabort führen kann. E ABO incompatibility.

**Abnutzungs|pigmente:** ▸Lipofuscine. E wear and tear pigments, lipofuscins.

**ab|oral:** im Verdauungstrakt after- = analwärts. E aboral.

**Ab|ort, Ab|ortus:** die vorzeitige Beendigung einer Schwangerschaft, d.h. der Verlust des Schwangerschaftsproduktes vor Eintritt der extrauterinen Lebensfähigkeit (also vor Ende der 28. Woche; s.a. ▸Fehlgeburt); u. zwar spontan (evtl. als habitueller A.), oder aber künstlich herbeigeführt, d.h. als A. im Sinne des legalen ▸Schwangerschaftsabbruches (**A. artificialis**) oder als gesetzwidriger Akt (A. criminalis). Formen s.a. Abb. E abortion. – **A., beginnender:**

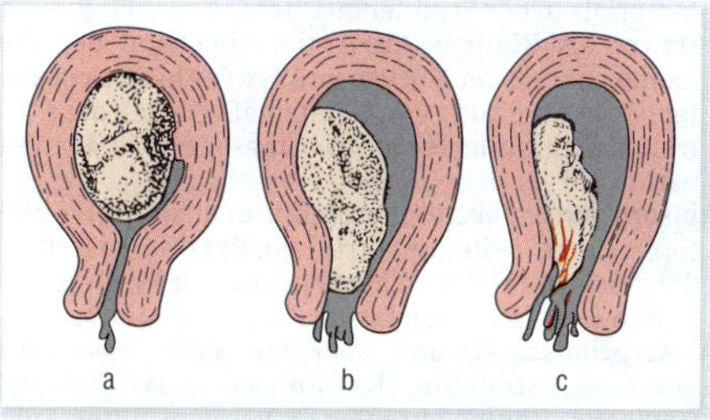


**Abort:** a) Abortus imminens, b) Abortus progrediens, c) Abortus incompletus. [161]

▸**A. incipiens.** – **A. com|pletus:** der »vollständige« A. (einzeitig, mit Fruchtausstoßung im geschlossenen Eihautsack). E complete a. – **A. complicatus:** der komplizierte, z.B. septische A. – **A. criminalis:** gesetzwidriger Schwangerschaftsabbruch. E criminal a. – **A., drohender:** ▸A. imminens. E threatening a. – **A., embryonaler:** A. vor der 13. Woche. – **A., febriler:** fieberhafter Abort, oft als septischer A. E infected a. – **A., fetaler:** A. nach der 13. Schwangerschaftswoche. – **A. im Gange:** ▸A. progrediens. – **A., habitueller:** mindestens zum dritten Mal vorkommender spontaner A. unklarer Ursache (= kryptogener A.); zumeist konstitutionsbedingt. E habitual a. – **A. imminens,** drohender A.: Abortstadium mit leichten Wehen, geringer Blutung, geschlossenem Muttermund, erhaltener Zervix; die Schwangerschaft ist unter günstigen Umständen erhaltbar. E imminent a. – **A. incipiens,** beginnender A.: Abortstadium mit unregelmäßigen Wehen, stärkerer Blutung, eröffnetem Muttermund; konservativer Therapieversuch noch indiziert. E incipient a. – **A. incompletus:** geburtsähnlich ablaufender A. nach dem 4. Monat; zweizeitig, d.h. mit Frucht- u. Plazentageburt; evtl. als protrahierter A., d.h. ärztliches Eingreifen erfordernder, verzögert verlaufender A. (z.B. bei Blut-, Fleischmole); oder aber die Ausstoßung bleibt – bei spontanem Aufhören der Blutung – aus (verhaltener A. = missed abortion), weil bei abgestorbener Frucht mit absinkendem Östrogen- u. unverändert hohem Progesteronspiegel der Uterus auf Wehenreize nicht anspricht. – Auch als zervikaler oder vaginaler A.; bei Zervixstarre (Muttermundsrigidität) bzw. bei Scheidenstenose. E incomplete a. – **A., indizierter:** aus medizinischer Ursache angezeigte ▸Schwangerschaftsunterbrechung. E therapeutic a. – **A., ovulärer:** A. als Abgang des befruchteten Eies vor oder kurz nach der Nidation; oft unbemerkt erfolgend als verspätete oder verlängerte Schmierblutung; bei ▸Abortivei u. bei zervikaler oder gestörter endometrialer ▸Nidation. – **A. pro|grediens,** Abort im Gange: Abortstadium i.S. des unvermeidbaren Fruchtabgangs; regelmäßige Wehen, starke Blutung, Zervix »verstrichen« (= abgeflacht); Schwangerschaftserhaltung unmöglich, Ausräumung erforderlich. E inevitable a., a. in progress. – **A., protrahierter:** s.u. ▸A. incompletus. – **A. retinatus:** verhaltener A.; s.u. ▸A. incompletus. E missed a. – **A., septischer:** durch Para-, Endometritis, Peritonitis etc. komplizierter Abort mit Bakteriämie; v.a. nach Verletzungen; als putrider A. mit Gasbildung (▸Physometra). Primäre Ausräumung verhaltener Teile meist kontraindiziert (erfolgt frühestens 3 Tg. nach Entfieberung). E septic a. – **A., tubarer:** ▸Tubarabort. E tubal a. – **A., verhaltener:** s.u. ▸A. incompletus. E missed a.

**Abort|ausräumung:** instrumentelles (▸Kürettage), evtl. mit Hilfe der Finger (»digital«) erfolgendes Entfernen eines nicht mehr intakten Schwangerschaftsproduktes (nach Zervixdilatation) bis Ende der 28. Woche. E pregnancy termination, dilation and evacuation (D and E).

**Abortifaciens:** ▸Abortivum [1]. E abortifacient.

**ab|ortiv, abortivus:** **1)** unfertig, abgekürzt, gemildert (z.B. abortiver Krankheitsverlauf, »Forme fruste«). **2)** einen Abort betreffend. E abortive.

**Ab|ort(iv)ei:** *Gynäkologie* entwicklungsunfähiges Schwangerschaftsprodukt; wird bis zur 8. Woche ausgestoßen (= ovulärer Abort). Ursachen: genetischer Sperma- oder Eidefekt (Letalfaktoren bei ♂ Früchten), Nidationsschwäche, Molenbildung, äußerliche Schädigung (Röntgenstrahlen, Hypoxie, diaplazentare Virusinfektionen). E blighted ovum.

**Abortivum:** *Pharmazie* **1) Abortifaciens: a)** »Abtreibemittel« (z.B. Pflanzenabsude, Mutterkorn, Chinin) als Wehen erzeugende, sicher Frucht u. Kindesmutter schädigende Mittel zur Erzielung eines kriminellen Abortes. E abortifacient. **b)** ▸Antigestagene (Antiprogesteron) oder Prostaglandine ($PGE_2$) als Mittel für den ▸Schwangerschaftsabbruch. **2)** einen Krankheitsverlauf kupierendes Mittel. E abortient.

**Ab|ortus:** ▸Abort.

**ABP:** **1)** Abk. für **A**ldosteron **b**indendes **P**rotein in $Na^+$ transportierenden Epithelzellen. **2)** Abk. für **A**ndrogen **b**indendes **P**rotein als Trägersubstanz für die Überwindung der Blut-Hoden-Schranke durch die aktiven Androgene. Nachweisbar in Spermaflüssigkeit.

**ABPM,** Abk. für **a**llergische **b**roncho**p**ulmonale **M**ykose: Kombination von Typ-I- u. Typ-III-Allergie bei intrabronchialer Besiedlung mit Schimmelpilzen auf dem Boden eines jahrzehntelang bestehenden Asthma bronchiale.

**Ab|radat:** bei der ▸Abrasion gewonnenes Material.

**Ab|räum|zellen:** *Zytologie* ▸Makrophagen; i.e.S. die im Gehirn aus HORTEGA-Zellen (Mikroglia-Z.) hervorgehenden Zellen, die Lipoide, Eisen u. Pigmente als Körnchen phagozytieren u. für den Abtransport aus Erweichungs-, Entmarkungsprozessen speichern.

**Ab|rasio, Abrasion:** Abschabung, Ausschabung. E abrasion. – **A. conjunctivae:** *Ophthalmologie* diagnostische oder therapeutische Abschabung der Lidbindehaut, z.B. bei Trachom. E conjunctival a. – **A. corneae:** *Ophthalmologie* therapeutische Abschabung des Hornhautepithels, z.B. bei rezidivierenden Erosionen. E corneal a. – **A. dentium:** physiologische oder pathologische Abkauung der Zähne. E tooth a. – **A. uteri:** die stumpfe oder scharfe ▸Kürettage der Gebärmutterschleimhaut (Funktionalis) nach vorangestellter Aufdehnung der Zervix. Diagnostisch zur Gewinnung von **Abrasionsmaterial**, z.B. bei Tumorverdacht, Blutungsanomalien; topisch-diagnostisch evtl. als **fraktionierte A.** (sequentiell, in 2 Phasen: erst A. der Zervix, dann der Lichtung des Corpus uteri); s.a. ▸Probe-, ▸Strichabrasio. – Als therapeutische A. z.B. die A. bei ▸Abortausräumung. E curettage.

**Abreibung:** nicht belastende pflegerische Maßnahme bei schwer kranken Patienten zur reflektorischen Anregung von Kreislauf u. Atmung. Es werden nacheinander Extremitäten u. Rumpf in nasskalte Tücher eingehüllt u. durch die Pflegeperson kräftig bis zur Wärmeempfindung gerieben. E attrition.

**Abrikossoff-Tumor:** ▸Myoblastenmyom.
**Abriss|fraktur:** Ausriss eines Bandes samt knöchernem Ansatz; evtl. als »Ermüdungsbruch« (z.B. ▸Schipperfraktur). E avulsion fracture.
**Ab|ruptio:** Abreißen. E abruptio. – **A. graviditatis:** ▸Schwangerschaftsabbruch. – **A. placentae:** ▸Ablatio placentae.
**abs.:** Abk. für ▸**absolut(us)**.
**Ab|sättigung:** Besetzung (u. Neutralisierung) von freien Valenzen, Rezeptoren, Antigenstrukturen etc. E saturation.
**Absaugen:** Entfernung von Flüssigkeit, Sekreten oder anderen Stoffen durch Ansaugen. Die ▸Bronchialabsaugung erfolgt über oralen, nasalen, endotrachealen oder bronchoskopischen Zugang. A. von Magen- oder Darminhalt mittels ▸Gastroduodenalsonde; A. im Brustkorb mit Pleura- oder ▸Thoraxdrainagen. E mechanical aspiration.
**Abscessus:** ▸Abszess.
**Ab|schälungs|fraktur:** *Chirurgie* Absprengung eines schalenförmigen Knorpel-Knochenstücks im Gelenkbereich. E cleavage fracture, flake fracture.
**Abscheidungs|thrombus:** trocken-brüchiger, »weißer« bis »grauer« ▸Thrombus mit geriffelter Oberfläche; das Blutgerinnsel entsteht an geschädigter Intima der Blutgefäße oder am Endokard durch Thrombozytenagglutination zu einem – auch Erythrozyten u. Fibrin enthaltenden – Maschenwerk, das von einem Leukozytenmantel umgeben wird. Typisch als Kopfteil des großen, gemischten Thrombus. E white thrombus.
**Abscher|fraktur:** *Chirurgie* Knochenbruch durch Einwirken von Scherkräften; z.B. als Knöchel-, ▸Schenkelhalsfraktur. E shearing fracture.
**Abschilferung:** *Dermatologie* ▸Desquamatio (furfuraceae). E desquamation.
**Abschlussplatte:** *Anatomie* die hyalinknorpelige »Deck-« u. »Grundplatte« als obere bzw. untere Wirbelkörperabschlussplatte. Reste der embryonalen Wirbelanlage; sind die Epiphysen für das Höhenwachstum. Die Randbereiche werden zu Randleisten. Bei Minderwertigkeit erfolgen evtl. Einbrüche von Zwischenwirbelgewebe (▸SCHMORL-Knötchen), bei Bandscheibendegeneration Sklerosierung.
**Abschuppung:** *Dermatologie* ▸Desquamation.
**Ab|sence, Absentia mentalis** *(franz.)*, Absenz: *Neurologie* sekundenlange Bewusstseinstrübung (▸Petit mal) oder -einengung (»Denkpause«) bei ▸Epilepsie. – EEG: bilateral-synchrone Spitze-Welle-Komplexe (3/Sek.). E absence of mind, petit mal absence. – **Absencen-Epilepsie des Schulalters:** ▸Pyknolepsie.
**Ab|sen|tismus:** neurotische oder durch asoziale Haltung bedingte Neigung, dem Arbeitsplatz häufig fernzubleiben. E absenteeism.
**Ab|si|dia:** eine Pilzgattung [Mucorales].
**Absiedlung:** *Pathologie* ▸Metastase.
**Absinth:** ▸Artemisia absinthium.
**Absinth|vergiftung:** Vergiftung durch Spirituosen mit Bitterstoffen aus Wermut (=▸Artemisia absinthium); im Wesentlichen hervorgerufen durch das krampferregende Thujon. Symptome des komplizierten Alkoholismus (motorische u. sensible Störungen, Nausea, Erbrechen, Stupor). – Die chronische A. = **Absinthismus** mit Abbauerscheinungen des Zentralnervensystems. E absinth poisoning, absinthism.
**ab|solut, absolutus,** Abk. abs.: losgelöst, vollkommen, unbedingt, reinst; z.B. absoluter Alkohol (s.u. ▸Äthanol), abs. ▸Arrhythmie. E absolute. – **a. Temperatur:** die ab dem abs. Nullpunkt (= –273,16 °C) in ▸Kelvin gemessene Temperatur. E a. temperature.
**Ab|sorbens:** Substanzen, welche Gase oder Flüssigkeiten bzw. Stoffe (v.a. schädliche) in Flüssigkeiten durch Absorption binden. E absorbent.
**Ab|sorber:** Vorrichtung zur ▸Absorption; z.B. *physik* Strahlen absorbierende ▸Filter, *anästh* ein mit »Atemkalk« (Absorberkalk) als Kohlendioxid-Absorbens gefülltes Behältnis an Narkose-, Beatmungsapparaten mit Rückatmungssystem (dem Kalk beigefügt ist ein graduell die $CO_2$-Sättigung anzeigender Farbindikator, welcher mit zunehmendem »Verbrauch« [zunehmender $CO_2$-Absorption] einen Farbumschlag weiß-grau-grün-lila erkennen lässt). E absorber.
**Ab|sorp|tion: 1)** *Physik* Lösung von Gasen in Flüssigkeiten u. in festen Stoffen nach physikalischen Gesetzmäßigkeiten (HENRY-DALTON-Absorptionsgesetz); s.a. ▸Absorptionsspektrophotometrie; ▸Adsorption. – Ferner ▸Schwächung von Wellen-, Korpuskularstrahlung beim Durchgang durch Materie (infolge Wechselwirkung zwischen Strahlung u. Materie verbunden mit Energieabgabe [unter Energieumwandlung] an das durchstrahlte = absorbierende Medium); in der *Atomphysik* Aufnahme eines Teilchens (Korpuskels) durch ein anderes. **2)** *Biologie* Aufnahme von Stoffen durch die Haut/Schleimhaut; ▸Resorption. E absorption.
**Ab|sorptions|kurve:** *Radiologie* Schwächungskurve als Darstellung der Beziehung zwischen dem Absorptions- = Schwächungskoeffizienten eines bestrahlten Materials u. der Strahlenqualität (Wellenlänge). Gestattet als Röntgen-Absorptionsspektrum der Elemente anhand der Kurvensprünge (»**Absorptionskanten**«) die Ableitung von Gesetzmäßigkeiten der Elektronenstruktur u. der Ionisierungsenergien. E attenuation curve.
**Ab|sorptions|spektro|photo|metrie:** quantitative photometrische (▸Photometrie) Analyse auf der Basis der Absorption des Lichtes bestimmter Wellenlänge ($\lambda$) im flüssigen oder festen Analysemedium.
**Ab|sorptions|spektrum:** Spektrum einer elektromagnetischen Strahlung (Infrarot, sichtbares Licht, Ultraviolett, Röntgenstrahlen) nach dem unter Energieverlust (▸Absorption) erfolgenden Durchdringen einer absorbierenden Schicht. Die ausgelöschten Bereiche treten als stoffcharakteristische, analytisch auswertbare dunkle Linien (= diskretes Absorptions- oder Linienspektrum; z.B. FRAUNHOFER-Linien) oder als Streifen, Bänder (= Bandenspektrum) auf; s.a. ▸Spektralanalyse, ▸Emissionsspektrum, ▸Absorptionskurve. E absorption spectrum.
**Ab|spreiz|zeichen:** s.u. ▸ORTOLANI-Phänomen.
**Ab|stammungs|lehre:** *Biologie* die von DARWIN begründete (»Entstehung der Arten durch natürliche Auslese«; 1859) Deszendenztheorie der Fortentwicklung (Evolution) der Organismen im Laufe der Erdgeschichte, insbes. die des Homo sapiens aus menschlichen, vormenschlichen (»Tier-Mensch-Übergangsfeld«) u. tierischen Arten. E theory of evolution.
**Abstammungs|untersuchung:** Diagnostik zur Ermittlung von Verwandtschaftswahrscheinlichkeiten (z.B. Vaterschaftsnachweis, -ausschluss, Geschwisterschaft). Relevant für die Klärung der familienrechtlichen Beziehung.
**Abstands|gesetz,** Quadratabstandsgesetz: *Radiologie* Die Intensitäten einer Röntgenstrahlung (u. damit die Einfallsdosen) verhalten sich umgekehrt proportional wie die Quadrate der Fokus-Objekt-Abstände. E inverse square law.
**absteigend:** ▸descendens. E descending.
**Absterbe-EKG:** das EKG des sterbenden Herzens; zeigt Lähmungs- u. Reizungsphasen der primären u. tieferen ▸Automatiezentren, Lähmung der Erregungsleitung, Deformierung der Vorhof- u. Kammerkomplexe; schließlich bleibt jede Erregung aus. E agonal electrocardiogram.
**Ab|stinentia, Abstinenz:** Enthaltung (auch die entziehungsbedingte) von gewohnten Genuss-, Heilmitteln; auch die geschlechtliche Enthaltsamkeit (= **A. sexualis**). E abstinence, sobriety.
**Abstinenzsyndrom:** ▸Entzugssyndrom. E withdrawal syndrome.
**Abstoßungsreaktion,** Host-versus-Graft-Reaktion: ▸Transplantatabstoßung. E rejection reaction.
**Abstrich:** die zu diagnostischen Zwecken (▸Zytodiagnostik; bakteriolog. Diagnostik) erfolgende Entnah-

me von Untersuchungsmaterial von der Haut-, Schleimhautoberfläche mittels Abstrichnadel, -öse (Platindraht, durch Ausglühen sterilisierbar), -spatel oder -tupfer (auf einem Watteträger oder Holzstäbchen; in Glasröhrchen steril aufzubewahren). E smear.

**Abstrichzytologie:** s.u. ▸Zytodiagnostik.

**Abstumpfung, emotionale:** Gefühlsverarmung, -verödung; emotionale Verflachung. Tritt v.a. auf bei Psychosen (eher chronifizierend) oder Depression (zumeist von gleicher Dauer wie die depressive Episode). E blunted affect.

**Ab|szedierung:** *Pathologie* die Bildung eines ▸Abszesses; das durch Gifte (z.B. Bakterientoxine) u./oder andere chemische oder physikalische Schädlichkeiten bedingte Absterben von Gewebe mit nachfolgender Verflüssigung der Nekrosen zu ▸Eiter; mit oder ohne Beteiligung von Bakterien (d.h. als bakterielle oder abakterielle ▸Entzündung). E abscess formation.

**Abszess, Abscessus:** abgekapselte Eiteransammlung als Folge großherdiger oder mehrerer kleinherdiger (Mikroabszesse) ▸Abszedierungen. Häufig bakteriell bedingt (durch Staphylo- u. Streptokokken, Coli-Bakterien). Besitzt glattwandige oder septierte (**gekammerter A.**), eitergefüllte Höhle, deren Wandung zunächst aus Granulations-, dann aus Bindegewebe besteht (Abszessmembran), die die unbegrenzte Ausbreitung verhindert (im Ggs. zur ▸Phlegmone). Evtl. mit nachfolgender innerer oder äußerer Fistel (**offener A.**). ***Klinik:*** allgemeine u. örtliche Zeichen der Entzündung, Überwärmung, Rötung, Schmerz, Weichteilschwellung (evtl. mit ▸Fluktuation), auch Druckschäden an Nachbargebilden. Nach der Intensität der Entzündung unterschieden als heißer bzw. kalter A. (**A.** bzw. **A. frigidus**); Letzterer meist tuberkulös-käsig, oft in Logen etc. absinkend (▸Senkungsabszess). E abscess. – **A., ano|rektaler:** After-Mastdarm-A.; relativ oberflächlich (subkutan-submukös) oder als paraanaler, ischio-, pelvirektaler A. E anorectal a. – **A., appendizitischer:** A. infolge ▸Appendizitis mit perityphlitischem Infiltrat. Geht einher mit ▸akutem Abdomen mit Gefahr diffuser Peritonitis. E appendiceal a., appendicular a. – **A., bartholinischer:** ▸Pseudoabszess bei ▸Bartholinitis. E Bartholin's a. – **A., biliärer, bilio|gener A., cholangitischer A.:** Leber-A. bei Cholangitis, ▸Cholestase (mit Aufsteigen von Darmkeimen). E biliary a. – **A., epiduraler, extraduraler A.:** A. des Epiduralbereiches; v.a. in der vorderen oder mittleren Schädelgrube (evtl. mit Druckschädigung der Hirnnerven V u. VI) bzw. in der hinteren Schädelgrube (evtl. mit Gleichgewichtsstörungen). Stets Gefahr diffuser Meningitis. E epidural a., extradural a. – **A., epi|nephritischer,** epinephric a.: A. des Nierenlagers, z.B. bei Nephritis apostematosa, Herdnephritis. ***Klinik:*** Flankenschwellung mit Druckschmerz, Fieber, Zwerchfellhochstand, fehlende Verschieblichkeit im Veratmungspyelogramm. – **A., epi|plo|ischer:** A. des Bauchnetzes (Epiploon); z.B. nach Pankreasapoplexie. E epiploic a. – **A., heißer:** s.u. ▸Abszess. E hot a. – **A., intra|zere|braler:** ▸Hirnabszess. E cerebral a. – **A., ischio|rektaler:** A. in der ▸Fossa ischioanalis, v.a. bei Proktitis/Kryptitis, Hämorrhoiden, CROHN-Krankheit. Neigung zu Analfistelbildung. E ischiorectal a. – **A., kalter:** s.u. ▸Abszess. E cold a. – **A., meta|pneumonischer:** im Anschluss an eine Lungenentzündung (▸Pneumonie) durch Sekundärinfektion (meist Staphylokokken) entstandener Lungenabszess. – **A., meta|statisch-pyämischer:** bei ▸Septikämie hämatogen-metastatisch entstandener A. Jeweils multipel u. in verschiedenen Organen, v.a. Lungen, Nieren, Leber, Gehirn. E metastatic a., pyemic a., septicemic a. – **A., oto|gener:** vom Ohr ausgehender A., v.a. bei Otitis media. Lokalisation um die Hirnsinus oder extra-, intra-, subdural. E otic a., otogenic a. – **A., peri|analer:** abszedierende ▸Periproktitis. E perianal a. – **A., para|me|traner:** A. bei eitriger ▸Parametritis. E parametric a., broad ligament a. – **A., para|nephritischer:** epinephritischer ▸Abszess. – **A., para|pharyngealer:** Logenabszess der seitlichen Schlundwand dorsal vom Musculus constrictor pharyngis. ***Klinik:*** Unterkieferrand nicht tastbar, Schwellung im Bereich des Jochbogens, Druckschmerz hinter dem Unterkieferwinkel, Kieferklemme. E parapharyngeal a. – **A., para|proktitischer:** abszedierende ▸Periproktitis. E perirectal a. – **A., para|tonsillärer:** ▸Peritonsillarabszess. E peritonsillar a. – **A., para|vesikaler:** abszedierende ▸Parazystitis. E perivesical a. – **A., par|odontaler:** A. bei ▸Parodontitis. E periodontal a. – **A., pelvi|rektaler:** ▸Abszess um den Mastdarm im Levatortrichter; evtl. Bildung von ▸Analfisteln. E pelvirectal a. – **A., peri|cholezystitischer:** ▸Abszess der Gallenblasenumgebung bei – perforativer – Cholezystitis. – **A., peri|nephritischer:** epinephritischer ▸Abszess. E perinephric a. – **A., peri|prokt(it)ischer:** abszedierende ▸Periproktitis. E perirectal a. – **A., peri|tonsillärer,** Peritonsillarabszess: s.u. ▸Peritonsillitis. E peritonsillar a. – **A., peri|typhlitischer:** abgekapselter appendizitischer ▸Abszess. E periappendiceal a. – **A., peri|ureteraler:** A. retroperitoneal um den Harnleiter, z.B. nach Perforation bei Katheterismus. Gefahr der Urinphlegmone. In Entwicklung u. Verlauf ähnlich ist der **peri|urethrale A.** (A. im Harnröhrenbereich). E periureteral a. – **A., post|appendizitischer:** hämato- oder lymphogener Fernabszess nach Appendizitis; z.B. als Leber-A., subphrenischer A., DOUGLAS-A., Schlingen-A. – **A., pterygo|palatiner:** A. in der Flügelgaumengrube, evtl. mit Ausbreitung unter die Zunge, den Unterkiefer, in seitliche Rachenbereiche. ***Klinik:*** Schläfen-, Lidödem, Chemosis, Protrusio bulbi, Kiefersperre, Druckschmerz am Tuber maxillae. E pterygopalatine a. – **A., pulmonaler:** ▸Lungenabszess. E pulmonary a. – **A., retro|grader:** hämatogen, jedoch gegen die gewöhnliche Strömungsrichtung entstandener A., meist multipel in der Leber via Lebervenen (Strömungsumkehr bei Druckschwankungen im Thorax). – **A., retro|pharyn|gealer:** A. zwischen HWS u. hinterer Rachenwand. Evtl. als Senkungsabszess in das Mediastinum vordringend. E retropharyngeal a. – **A., subduraler:** eitrige ▸Pachymeningitis interna. Meist traumatisch, mit Meningitissymptomen; Prognose zweifelhaft. E subdural a. – **A., subphrenischer:** A. unter dem Zwerchfell. Metastatisch, z.B. als postappendizitischer A. oder aus der Nachbarschaft fortgeleitet. ***Klinik:*** ▸akutes Abdomen, Atembehinderung, evtl. ▸Spiegelbildung. E subphrenic a., subdiaphragmatic a. – **A. sudoriparus:** ▸Schweißdrüsenabszess. E sudoriparous a. – **A., synpneumonischer:** während einer Pneumonie durch Sekundärinfektion (Staphylokokken) entstandener Lungenabszess. E synpneumonic a.

**Abt-Letterer-Siwe-Syndrom** (ARTHUR FREDERIK A., 1867–1955, Pädiater, Chicago; ERICH L., 1895–1982, dt. Pathologe; STURE S., 1897–1966, schwed. Pädiater): akute, foudroyant verlaufende Systemerkrankung im Säuglings- u. Kleinkindalter aus dem Formenkreis der ▸Histiocytosis X (Proliferation dendritischer LANGERHANS-Zellen) mit generalisierter Lymphknotenschwellung, Milz- u. Lebervergrößerung, zunehmender Anämie u. hämorrhagischer Diathese, Hautveränderungen (Exantheme, Petechien), Knochendefekten in Form von lokalisierten oder disseminierten osteolytischen Herden. E Letterer-Siwe disease.

**Abtreibung:** ▸Schwangerschaftsabbruch.

**Abtropfmetastasen:** liquogene Metastasen eines Tumors; s.u. ▸Metastase.

**Abu|lie:** krankhafte Willenlosigkeit bei Psychosen, organ. Hirnschädigungen; auch mögl. bei Depression. S.a. ▸akinetisch-abulisch... E abulia.

**ab|un|dant:** überfließend, übermäßig. E abundant.

**Ab|usus** *(latein.):* missbräuchliche Anwendung (ohne med. Indikation oder in falscher Dosierung); z.B. als ▸Arzneimittelmissbrauch, ▸Alkohol-A. S.a. ▸Sucht. E abuse.

**ABVD-Schema:** Abk. für ▸Polychemotherapie mit den Zytostatika **A**driamycin, **B**leomycin, **V**inblastin, **D**TIC (Dacarbazin).

**Abwaschung:** *Hydrotherapie* ▸Waschung.

**Ạbwehr:** **1)** *Immunologie* spezifische (▸Immunabwehr) oder unspezifische (▸Resistenz) Abwehrreaktion; s. a. ▸Infektionsabwehr. E resistance. **2)** *Psychologie* im Dienste der Selbstbehauptung erfolgende psychophysische Reaktionen auf körperliche u. seelische Leiden. Jede Abweisung von evtl. zu einer Neurose (»Abwehrpsychoneurose«) führenden Konflikten; erfolgt z. B. als Verdrängung, Isolierung, Intro-, Projektion, Regression. E defense.

**Ạbwehr|mechanismen:** **1)** bei Schwerkranken zu beobachtende Methoden der psych. Verarbeitung. Die A. helfen dem Betroffenen dabei, das Schicksal (Behinderung, Krankheit oder Tod) in seiner Endgültigkeit anzunehmen. Meist werden im Verlauf dieses Prozesses vier Stadien durchlaufen: 1: Verleugnung, 2: Aggression, 3: Hadern mit Gott oder dem Schicksal, 4: Depression. E defense mechanisms. **2)** Bezeichnung aus der Neurosenlehre; die psychoanalyt. Theorie spricht von »reifen« und »unreifen« A. Sie dienen dem Ich zur Konfliktbewältigung und zum Schutz (z. B. Projektion, Verleugnung, Verdrängung).

**Ạbwehr|phase:** *Hämatologie* die mit Monozytenvermehrung einhergehende »Überwindungsphase« als 2. Phase der ▸biologischen Leukozytenkurve.

**Ạbwehr|reflex:** Fremdreflex zum Schutz des Individuums; z. B. als Fluchtreflex. E defense reflex.

**Ạbwehr|schwäche:** s. u. ▸Immundefekt.

**Ạbwehr|spannung:** *Chirurgie* reflektorische Anspannung der Bauchdeckenmuskulatur (evtl. »bretthart«) infolge Reizung des Peritoneums der Bauchwand durch einen entzündlichen Prozess; Spannung allgemein oder umschrieben (bei flächenhafter bzw. begrenzter Peritonitis); sie kann im Schock, Rausch, spätem Peritonitis-Stadium evtl. fehlen. E muscular defense.

**Ạbwehr|system:** ▸Immunsystem; s. a. ▸Resistenz. E defense system.

**Ạbweich|tendenz:** s. u. ▸Abweichung. E tendency to deviate.

**Abweichung:** *Pathologie* ▸Aberration, ▸Deviation; *statist* ▸Standard-A.; *neur* das v. a. bei vestibulären, zerebellaren u. Stirnhirn-Erkrankungen vorkommende, meist seitliche Abweichen (»Abweichtendenz«) bei bestimmten Bewegungen (z. B. beim Blindgangversuch = Gehversuch, ▸Bárány-Zeigeversuch, ▸Romberg-Versuch, ▸Unterberger-Tretversuch). E deviation.

**Ac:** **1)** *Chemie* Abk. für **Ac**tinium. **2) Ac.:** Abk. für **Ac**idum.

**Ac...:** s. a. ▸Ak..., ▸Az...

**a.c.:** *Pharmazie* **1)** Abk. für **a**nte **c**ibos, **a**nte **c**enam (»vor dem Essen«). **2)** Abk. für **a**nni **c**urrentis (»des laufenden Jahres«).

**ACA,** Abk. für **A**nti**c**entromer-**A**ntikörper: eine Untergruppe der ▸antinukleären Faktoren. E anticentromere antibodies.

**Acamprosat:** ein Alkohol-Entwöhnungsmittel, das das Craving vermindert (s. u. ▸Entwöhnungsmittel). E acamprosate.

**Acạn|thia:** ▸Cimex.

**Acantho|cephala,** Kratz(würm)er: enteroparasitäre Eingeweidewürmer [Nemathelminthes] von Wirbeltieren. Mit getrenntgeschlechtlicher Entwicklung über 2 Larvenstadien (»**Acanthor**«- u. – infektiös – »**Acanthella**«-Stadium); der geschlechtsreife Wurm (mit dem 2. Zwischenwirt geschluckt) dringt in die Darmwand des Endwirtes ein (▸Akanthozephaliasis).

**Acantho|cheilo|nẹma,** Dipetalonema: in serösen Häuten von Karnivoren u. Primaten parasitierende Fadenwurmgattung [Nematodes]; bestimmte A.- = Filaria-Arten sind Erreger der Akanthocheilonemiasis.

**Acantho|pẹlvis:** *Pathologie* ▸Exostosebecken.

**Acanthosis nigricans:** s. u. ▸Akanthose.

**Acarbọse:** ein kompetitiver ▸Alpha-Glucosidase-Hemmer.

**Acardịacus, Acardius:** asymmetrische ▸Doppelfehlbildung mit Fehlen (= Holoacardius) oder rudimentärer Entwicklung (= Hemiacardius) des Herzens (nicht lebensfähig, wächst intrauterin mit Hilfe des Herzens des anderen Zwillings). E acardius.

**Aca|rịda:** Unterklasse ▸Milben der Spinnentiere (Arachnida). Parasiten, Lästlinge, Krankheitserreger oder -überträger (▸Acaridosis). Teilweise Blut saugend (z. B. ▸Zecken) oder sich in die Haut eingrabend. E mites.

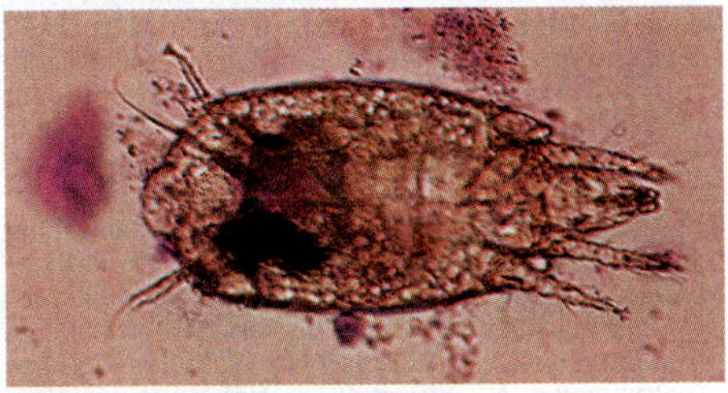

**Acarida:** Milbe. [182]

**Acaridọsis,** Acarinosis, Acariasis: *Dermatologie* Hauterkrankung durch Milben (▸Acarida) oder deren Larven (s. a. ▸Epizoonose); z. B. die Skabies, Trombidiose, verschiedene auf den Menschen übertragbare Tierräuden (durch Sarcoptidae, Gamasidae, Tryglophidae, Trombidiidae, Tarsonemidae, Eupodidae, Pycmotidae, Demodecidae). – s. a. ▸Acarodermatitis. E acariasis, acaridiasis.

**Acarịna:** ▸Acarida.

**Acaro|dermatịtis:** Milbendermatitis, i. e. S. ▸Skabies. E acarodermatitis. – **A. urticaro|ịdes,** Gerstenkrätze: Hautausschlag (urtikariell-papulös-vesikulöses Exanthem) durch Milben [Tarsonemidae] im Getreidestaub, z. B. durch Pediculoides ventricosus. E grain itch.

**Acạ|rus:** eine Milben-Gattung; ▸Acarida. – **A. scabiẹi,** Krätzmilbe: ▸Sarcoptes scabiei.

**ACB-Test** *(engl.)* Abk. für **a**ntibody-**c**oated **b**acteria: immunologischer Nachweis antikörperbeladener Bakterien im Urin.

**Acc...:** s. a. ▸Akz...; s. a. ▸Akzeler...

**accẹle|rans** *(latein.):* beschleunigend; z. B. ▸Nervus accelerans. E accelerant.

**Accelerịn:** ▸Faktor VI des Blutgerinnungssystems. E accelerin.

**accessọrius** *(latein.):* hinzutretend, ergänzend, Zusatz...; z. B. ▸Nervus accessorius. E accessory.

**Accịpiter:** Gesichtsverband mit in Form einer Habichtsklaue geschlitzten Bindenzügeln.

**AcCoA:** Abk. für ▸**Ac**etyl-**Co**enzym **A**.

**Ac|crẹtio:** *Pathologie* Verwachsung natürlich frei nebeneinander liegender Organe als Entzündungsfolge; s. a. ▸Adhäsion. – **A. peri|cạrdii, A. cor|dis:** Verwachsung des äußeren Herzbeutelblattes mit der Umgebung als narbiges Ausheilungsstadium einer akuten Perikarditis. Von Bedeutung v. a. bei gleichzeitiger ▸Concretio pericardii. ***Klinik:*** evtl. systolische Brustwandeinziehung u. frühdiastolischer Schleuderton. E accretion.

**ac|crẹtus** *(latein.):* angewachsen (▸Accretio).

**Accrochạge** *(franz. = Hängenbleiben, Anhängen):* Herzrhythmusstörung, bei der zwei voneinander unabhängige Schrittmacherzentren gleiche bzw. annähernd gleiche Frequenzen aufweisen. So können z. B. die sinusknotengesteuerten P-Wellen und die junktional getriggerten QRS-Komplexe über kürzere oder längere Strecken aneinander hängen, wenn bei AV-Dissoziation ein junktionaler Rhythmus (s. u. ▸junktionale Region) in etwa der Sinusfrequenz entspricht. E accrochage.

**ACD-Stabilisator:** gerinnungshemmende Lösung als Konservierungszusatz zu Nativblut (1+7) für Blutkonserven; enthält Acidum citricum purum 2,5 %, Dextrose 2,34 % u. Natrium citricum 2,16 %. E A.C.D. solution.

**ACẸ: 1)** Abk. für ▸Angiotensin-converting-Enzym. **2)** Kurzform für ▸ACE-Schema.

**Acebutolọl:** ein kardioselektiver ▸Betarezeptorenblocker; Klasse-II-Antiarrhythmikum (s.u. ▸Antiarrhythmika).

**Acecarbromal:** ein ▸Sedativum; Hypnotikum (Bromureid). E acecarbromal.

**Aceclofenac:** ein nichtsteroidales ▸Antiphlogistikum. E aceclofenac.

**ACẸ-Inhibitoren, -Hemmer:** kompetitive Inhibitoren des ▸Angiotensin-converting-Enzyms, das Angiotensin I in Angiotensin II überführt. Analoga der C-terminalen Peptidkette des Angiotensins I. ***Wirkst.:*** Vertreter sind z.B. ▸Captopril, Enalapril, Lisinopril, Perindopril u. Ramipril. ***Wirkung:*** senken durch Vasodilatation Vor- u. Nachlast sowie durch Verminderung des Sympathikotonus die Herzfrequenz, die Herzgröße nimmt ab. ***Anw.:*** bei Hypertonie, Herzinsuffizienz, linksventrikulärer Dysfunktion u. diabetischer Nephropathie. ***NW:*** öfter Reizhusten, bei Therapiebeginn evtl. zu starke Blutdrucksenkung mit entspr. Symptomen, selten cholestatischer Ikterus, angioneurotisches Ödem. E ACE inhibitors.

**Acemetacịn:** Analgetikum u. Antirheumatikum (Glykolsäureester des ▸Indometacins). E acemetacine.

**ACENDIO** *(engl.)* Abk. für **A**ssociation for **C**ommon **E**uropean **N**ursing **D**iagnosis, **I**nterventions and **O**utcomes: Organisation, die sich zum Ziel gesetzt hat, eine gemeinsame europäische Terminologie u. Taxonomie zur Beschreibung u. Klassifikation der Pflege in Form von Pflegediagnosen, -interventionen u. -ergebnissen zu entwickeln u. zu fördern. Zu ihren Zielen gehört es auch, Begriffe u. Kategorien, die zur Beschreibung der Pflegepraxis in Europa Anwendung finden, zu identifizieren, Pflegeterminologie zu validieren u. zu standardisieren, mit nationalen u. internationalen Organisationen in Europa, die an der Entwicklung einer gemeinsamen Pflegeterminologie beteiligt sind, zusammenzuarbeiten, die Aufnahme von Pflegeterminologie in nationale Datenbanken des Gesundheitswesens u. Informationssysteme in Europa zu fördern, einen Mindestdatenbestand für die Pflege (nursing minimum data set) zu entwickeln und die Forschung auf dem Gebiet der Pflegediagnosen, -interventionen u. -ergebnisse zu fördern.

**Acẹphalus:** Fehlbildung mit nicht vorhandenem oder nur rudimentärem Kopf; meist kombiniert mit weiteren Fehlbildungen. E acephalus. – **A. paracẹphalus:** A. mit rudimentärem Schädel ohne Hirn (▸Anenzephalie).

**Acẹr|vulus (cẹrebri):** der weißgelb-bräunliche, oft maulbeerförmige »Hirnsand« (aus Glucoproteiden, Calcium- u. Magnesiumsalzen); v.a. in der Epiphyse (▸Corpus pineale) u. im Plexus choroideus. Bedeutung unbekannt.

**ACE-Schema:** Abk. für ▸Polychemotherapie mit den Zytostatika **A**driamycin, **C**yclophosphamid, **E**toposid.

**Acẹt...:** Wortteil »Essig« (▸Acetum).

**Ace|tạbulum,** Azetabulum: **1)** *Anatomie* die napfförmige Vertiefung des Hüftbeins als »Pfanne« des »Hüftgelenks« (Articulatio coxae); s.a. ▸Pfannen... **2)** der Saugnapf des Bandwurmkopfes (Scolex). E acetabulum.

**Ace|tạl:** ein durch Kondensationsreaktion zwischen einem Alkohol u. einem Aldehyd in 2 Stufen entstehender Verbindungstyp (Halb- bzw. Vollacetal). E acetal.

**Acẹt|aldehyd,** $CH_3 \cdot CHO$, $H_3C \cdot CHO$, Äthanal: brennbare Flüssigkeit mit stechendem Geruch. Metabolit im Intermediärstoffwechsel, gebildet durch Decarboxylierung von Brenztraubensäure bei der Glykolyse. ***MAK:*** 50 ml/m$^3$ (50 ppm) bzw. 90 mg/m$^3$. E acetaldehyde. – **A., aktiver:** A., der von Thiaminpyrophosphat-Enzymen gebildet u. übertragen wird. E activated a.

**Acẹtaldehyd-Syndrom:** sekundäres Vergiftungsbild nach Verzehr der als Speisepilz geltenden Tintlinge (Coprinus atramentarius u. comatus; auch Boletus luridus) bei gleichzeitigem Alkoholgenuss (dessen Abbau gestört wird). ***Klinik:*** Vergiftungssymptome sind intensive Rötung von Gesicht u. Brustkorb, Schwindelgefühl, Kopfschmerzen, Atem-, Pulsbeschleunigung; dabei klares Sensorium; Spontanrückbildung nach 20–24 Std. – Wahrscheinlich nicht durch Acetaldehyd, sondern durch ein toxisches Reaktionsprodukt hervorgerufen. ***pharm*** Ein entsprechender Effekt wird bei ▸Disulfiram zur Alkoholentwöhnung genutzt. E acetaldehyde syndrome.

**Acetạl|phosphatide,** Plasmalogene: Lipoide, die anstelle höherer Fettsäuren (Stearin-, Palmitinsäure) deren Aldehyde enthalten (wodurch sie eine positive ▸FEULGEN-Plasmalreaktion bieten). In Gehirn, Muskelgewebe, Leber, Blut, Spermatozoen nachgewiesen. E acetal phosphatides.

**Acetaminophẹn:** ▸Paracetamol. E acetaminophen.

**Ace|tạt,** Azetat: Salz der Essigsäure; s.a. ▸Acetyl-Coenzym A. E acetate.

**Acetazolamid:** ein ▸Carboanhydrasehemmer. E acetazolamide.

**Acet|ẹssig|säure,** $CH_3 \cdot COCH_2 \cdot COOH$: eine natürliche, unbeständige (Zerfall in $CO_2$ u. Aceton) β-Carbonsäure. Entsteht im Intermediärstoffwechsel aus ketoplastischen Aminosäuren u. im Fettstoffwechsel; vermehrt u.a. bei Diabetes mellitus (zusammen mit Aceton, im Präkoma auch mit β-Hydroxybuttersäure), acetonämischem Erbrechen. E acetoacetic acid.

**Acẹto|acetat:** Salz bzw. Anion der ▸Acetessigsäure. E acetoacetate.

**Aceto|bạcter acẹ|ti:** in Essig, vergärenden Früchten vorkommende Stäbchenbakterien. E Acetobacter aceti.

**Aceto|morphịn:** ▸Diacetylmorphin (= Heroin). E diamorphine, acetomorphine.

**Acetọn,** Azeton, Dimethylketon, Propanon, $CH_3 \cdot CO \cdot CH_3 = H_3C \cdot CO \cdot CH_3$: das chemisch einfachste ▸Keton; farblos, mit Wasser mischbar, flüchtig, leicht brennbar, im Luftgemisch explosibel. Wird im Intermediärstoffwechsel aus ▸Acetoacetat gebildet u. über den Citratzyklus abgebaut. Tritt vermehrt auf z.B. bei Fasten, Hungern, Stoffwechselstörungen der Kohlenhydrate (Diabetes mellitus: »Ketosis«), acetonämischem Erbrechen, hypochlorämischem Syndrom. Vorkommen zus. mit ▸Acetessigsäure u. β-Hydroxybuttersäure (▸Ketonkörper; Formel) im Harn (▸Acetonurie), Blut (Acetonämie; stets mit Alkalireserve < 50 %) u. Atem (Obstgeruch!). Nachweis u.a. durch ▸LEGAL-Probe. ***MAK:*** 1000 ml/m$^3$ (1000 ppm) bzw. 2400 mg/m$^3$. E acetone, dimethyl ketone.

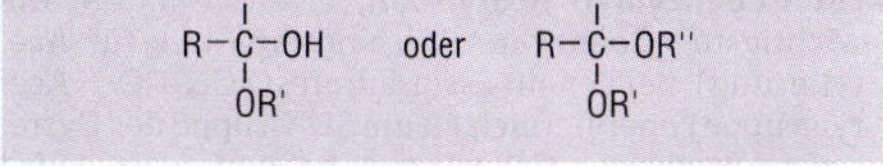


**Acetal.**

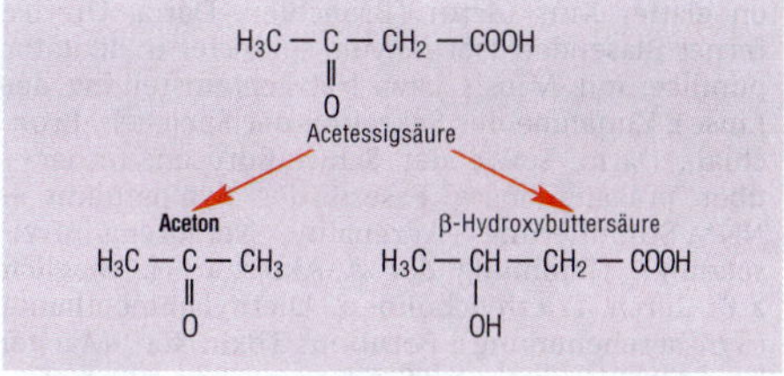


**Aceton.**

**Aceton|ämie,** Ketonämie: erhöhter Gehalt an ▸Ketonkörpern im Blut (s.u. ▸Aceton). S.a. ▸acetonämisches Erbrechen. E acetonemia, ketonemia.

**aceton|ämisches Erbrechen:** wiederholtes, anfallsweises Erbrechen mit Ketonämie. ***Ätiol.:*** Vorkommen v.a. bei psychisch u. vegetativ labilen Kleinkindern, ausgelöst u.a. durch Diätfehler, Nahrungsmittelallergie, Wurmbefall, Infekt. ***Klinik:*** Nach anfänglichen Kopfschmerzen mit Appetitlosigkeit u. Übelkeit kommt es zu Acetonausscheidung in Atemluft u. Harn u. zu heftigem, meist unstillbarem Erbrechen (evtl. ▸Hämatemesis), Apathie, vertiefter Atmung, Exsikkose; es besteht eine metabolische, mit Acetonvermehrung einhergehende Azidose infolge Überangebots u. unzureichender Verwertung des Acetyl-CoA bei gesteigerter Fettmobilisation, evtl. auch eine Hypokaliämie. Übergang in ein ketonämisches Koma ist möglich. E acetonemic vomiting.

**Aceton|körper:** ▸Ketonkörper; s.a. ▸Aceton. E ketone bodies.

**Aceton|urie,** Ketonurie: Auftreten übernormaler Mengen von ▸Ketonkörpern (s.u. ▸Aceton) im Harn, z.B. bei Diabetes mellitus. E acetonuria, ketonuria.

**Ace|tum** *(latein.): Chemie* »Essig«, ca. 5 %ige wässrige Essigsäure-Lsg. Als Gärungsessig (vergorener Sprit) oder verdünnter Kunstessig aus konzentrierter Essigsäure (Acidum aceticum). E acetum, vinegar.

**Acetyl-,** $CH_3CO$-: der Essigsäurerest. S.a. ▸Acetyl-Coenzym A.

**Acetyl|amino|nitro|prop|oxy|benzen:** ein ▸Analgetikum; ***Anw.*** als Mund- u. Rachentherapeutikum.

**Acetyl|cholin:** der leicht hydrolysierbare Essigsäureester des Cholins. Ein biogenes Amin (quartäre Ammoniumbase) in Pflanzen u. Tieren u. ein enzymatisch reguliertes Gewebshormon im menschlichen Körper. Wird im präsynaptischen Teil bestimmter Nervenfasern aus ▸Cholin u. Acetyl-CoA biosynthetisiert durch Cholinacetyltransferase; ist als ▸Neurotransmitter wirksam an cholinergen ▸Synapsen (des Parasympathikus u. aller präganglionären Sympathikusfasern; Abb.) u. an den motorischen Endplatten. Wird hierzu aus präsynaptischen Vesikeln durch das eintreffende Aktionspotential mittels Exozytose freigesetzt zur Reaktion mit Rezeptoren der postsynaptischen Membran (▸Cholinozeptoren): Es resultiert eine Änderung der Ionenpermeabilität ($Ca^{2+}$, $Na^+$, $K^+$); bei primärer Zunahme der Leitfähigkeit von $Na^+$ resultieren Depolarisation u. – bei Überschreitung der Membranschwelle – ein Aktionspotential = Erregung (an Ganglienzellen, glatter Darmmuskulatur, Endplatten) oder aber – bei primärer Zunahme der Kaliumionen-Permeabilität – Hyperpolarisation u. damit Hemmung (z.B. an Schrittmacherzellen des Herzens, Gefäßmuskulatur). – Wird durch ▸Acetylcholinesterase gespalten in Cholin (wird rückresorbiert in das Neuron) u. in Essigsäure (wird hämatogen abtransportiert). Die pharmakol. Wirkung ist **n**icotinartig an **n**-Cholinozeptoren (der Ganglienzellen des Sympathikus u. Parasympathikus; der Endplatten), **m**uscarinartig an den **m**-Rezeptoren der Zellen der Zielorgane des Parasympathikus. Effekte: Herzfrequenzverlangsamung (über Sinusknoten) mit Abnahme der Kontraktionskraft der Vorhöfe sowie der AV-Überleitung, Erschlaffung der Gefäßmuskulatur (Blutdruckabfall), Kontraktion glatter Muskulatur (Bronchien, Darm, Uterus; ferner Blasendetrusor u. Mm. sphincter u. dilatator pupillae; mit Miosis bzw. Nahsichteinstellung der Linse), Zunahme der Sekretion der Speichel-, Bronchial-, Darm- sowie der Schweißdrüsen; ferner – über präganglionäre Fasern des Sympathikus – NNM-Stimulierung (Adrenalin-, Noradrenalinfreisetzung). Hemmung der A.-Aktivität ist möglich z.B. durch Triethylcholin u. Diethylaminoethanol (Synthesehemmung), Botulinus-Toxin, $Ca^{2+}$-Mangel bzw. $Mg^{2+}$-Überschuss (Freisetzungshemmung), Curare, Hexamethonium, Atropin (Hemmung der Reaktion mit n- bzw. m-Cholinozeptoren [Letzteres als Atropin-Effekt]); durch Hemmung des natürlich freigesetzten A.; Physo- u. Neostigmin; durch ▸Phosphorsäureester Abbaustörung. Vergiftung (meist als Autointoxikation, z.B. nach suizidaler Einnahme von ▸Phosphorsäureestern, die als Hemmstoffe der ▸Acetylcholinesterase wirken) äußert sich in ▸Vagotonie mit Durchfall, Harnabgang, Speichel-, Tränenfluss (»blut. Tränen«), reichlicher Bronchialschleimabsonderung, Schweißausbrüchen, Bradykardie, Miosis, Bronchialkrämpfen u. Krampfanfällen, Atemlähmung. Gegenmittel: Atropin. E acetylcholine.

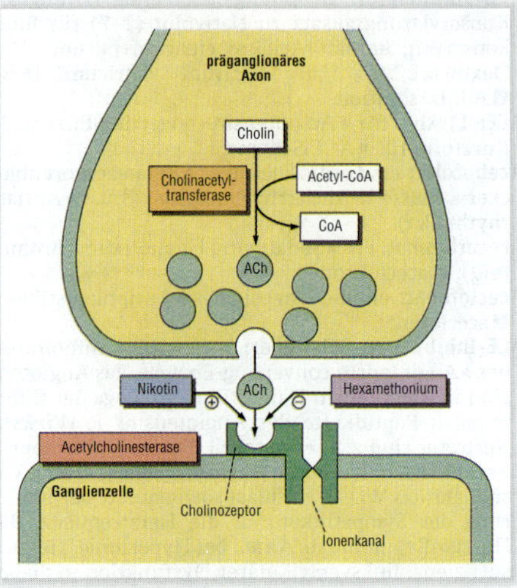


**Acetylcholin:** Schema der ganglionären Übertragung. Bei Erregung des präganglionären Axons wird Acetylcholin (ACh) aus den Vesikeln in den synaptischen Spalt freigesetzt (CoA = Coenzym A). An Ganglienzellen bindet ACh an nicotinempfindliche Cholinozeptoren, öffnet dadurch Ionenkanäle u. bewirkt eine Erregung der Ganglienzelle. Die Wirkung von ACh wird durch Acetylcholinesterase unterbrochen, die das Molekül in Acetat u. Cholin spaltet. An den Acetylcholinrezeptoren der Ganglienzelle ist Nicotin ein Agonist u. Hexamethonium ein Antagonist (Ganglienblocker). [98]

**Acetylcholin|esterase,** Abk. AChE: echte Cholinesterase; Enzym, das die Spaltung von ▸Acetylcholin zu Cholin u. Acetat katalysiert. E acetylcholinesterase.

**Acetylcholinesterase-Hemmer,** (Cholin-)Esterasehemmer, Acetylcholinesterase-Inhibitoren, Abk. AChEI: Substanzen, die die Wirkung der Acetylcholinesterase hemmen u. damit als »Blocker« des Acetylcholin-Abbaus eine Acetylcholin-Anreicherung bewirken (»indirekte Parasympathomimetika«). Als ***Typ A*** (Acetylcholin-ähnlich, reversibel) Verbindungen mit quartärem Stickstoff (Carbaminsäureester); z.B. Physostigmin (Eserin), Neostigmin (Prostigmin®), Rivastigmin, Donepezil, Tacrin; als ***Typ B*** (Phosphorsäureester, irreversibel wirkend) Insektizide, z.B. TEPP, Nitrostigmin (E 605®). E acetylcholinesterase inhibitors.

**Acetylcholino|mimetika:** ältere Bez. für ▸Parasympathomimetika. E acetylcholinomimetics.

**Acetylcholin|rezeptor-Antikörper:** Antikörper gegen **Acetylcholinrezeptoren** (▸Cholinozeptoren); Nachweis ist ein diagnost. Kriterium der ▸Myasthenia gravis. E acetylcholine receptor antibodies.

**Acetylcholin|vergiftung:** s.u. ▸Acetylcholin.

**Acetyl-Coenzym A, Acetyl-CoA,** $H_3C{\cdot}CO{\sim}S{\cdot}CoA$: die wichtigste ▸Coenzym-A-Verbindung (»A« für **A**cetylierung), bei der ein Essigsäurerest ($CH_3CO$- = Acetylgruppe) energiereich an die SH-Gruppe des Cysteamin-Anteils des Coenzyms A gebunden ist. Wird wegen des hohen Übertragungspotentials (energiereicher als ATP) auch als »aktivierte Essigsäure« = »aktiviertes Acetat« bezeichnet. Stellt – in Mitochondrien gebildet – im Intermediärstoffwechsel allgemein für Biosynthesen $C_2$-Bruchstücke (als Acetylreste) zur Verfügung u. ist Ausgangsstoff für den Citratzyklus. Ist selbst Endprodukt des Stoffwechsels der Kohlenhydrate, der Amino- u. der Fettsäuren (bei β-Oxidation); s.a. ▸Acetoacetat. Bedeutsam für die Biosynthese von ▸Acetylcholin. E acetyl-coenzyme A.

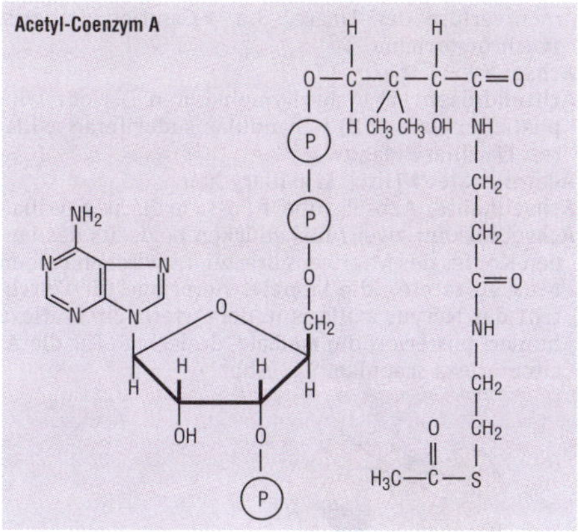


**Acetyl-Coenzym A.**

**Acetylcystein:** Expektorans, dessen aktiver Metabolit Cystein das zähe Bronchialsekret verflüssigt (Spaltung von Disulfidbrücken); ***Anw.*** auch als Antidot bei Paracetamol-Vergiftung. E (N-)acetylcysteine.

**β-Acetyldigoxin:** ein ▸Herzglykosid (Digitalis lanata). E β-acetyldigoxin.

**Ace|ty|len,** $HC\equiv CH$: ein ungesättigter Kohlenwasserstoff; brennbar, als Luftgemisch explosiv. ***Anw.*** im Sauerstoff-Gemisch für die Fremdgas-Methode zur Bestimmung des Herzminutenvolumens. E acetylene.

**Acetyl-epsilon-aminocapronsäure,** Abk. AεACA: obsoleter Hemmstoff der ▸Fibrinolyse. E acetyl-epsilon-aminocaproic acid.

**Acetylierung:** chemische oder enzymatische Einführung eines Acetylrestes; *biochem* bei ▸Entgiftung. E acetylation.

**N-Acetyl|neur|aminsäure:** s.u. ▸Sialinsäure; s.a. ▸Neuraminsäure. E N-acetyl neuraminic acid.

**Acetylsalicylsäure,** Abk. ASS: ein ▸Prostaglandinsynthesehemmer (wirkt zentral u. peripher). ***Anw.:*** Analgetikum, Antirheumatikum, -pyretikum; wirkt bereits in Dosen um 0,5 g analgetisch (Schmerztherapie: 0,5–1 g alle 4–6 Std.); zur antirheumatischen Ther. sind Dosen von 4–6 g/d erforderlich; ferner in niedriger Dauerdosierung als ▸Thrombozytenaggregationshemmer. ***Pharmakokinetik:*** ASS wird in Leber, Blut u. z.T. schon bei der Darmschleimhautpassage zu Salicylsäure hydrolysiert (s.a. ▸Salicylsäurevergiftung). ***NW*** (v.a. in hoher Dosierung u. bei gestörter Leber- oder Nierenfunktion): Schädigung der Magen- u. Darmschleimhaut, Verlängerung der Blutungszeit, Hypoprothrombinämie, Thrombozytopenie, gastrointestinale Blutungen. E acetylsalicylic acid.

**Ac-Globulin:** ▸Faktor V. E accelerator globulin.

**Achalasie:** Funktionsstörung von Hohlorganen (v.a. des Verdauungstraktes) i.S. der fehlenden Erschlaffung der glatten Muskulatur. Ursachen sind Innervationsstörung oder Aplasie bzw. Degeneration des entsprechenden Nervenplexus (z.B. des ▸Plexus myentericus; aganglionäres Segment). S.a. ▸Chalasie. E achalasia. – **A. des Ösophagus:** Ösophagusachalasie (s.u. ▸Kardiaachalasie); s.a. ▸Aperistalsis oesophagi. E esophageal a.

**ACHE, AChE:** Abk. für ▸Acetylcholinesterase. E AChE.

**Ach(e)i|lie:** angeborenes Fehlen einer oder beider Lippen. E acheilia.

**Acheirie:** angeborenes Fehlen beider Hände. E acheiria.

**Achenbach-Syndrom** (WALTER A., geb. 1921, Internist, Köln), Fingerapoplexie (MARX), paroxysmales Handhämatom: v.a. bei Frauen anfallsweise (spontan oder nach mechanischer Belastung) u. unter heftigen Schmerzen auftretende kleine Hämatome (mit Begleitödem) der Fingergreifflächen oder der Handinnenflächen; Blutgerinnung normal. Ätiologie unklar (allergisch-hyperergische Gefäßwandschädigung?). E ACHENBACH syndrome.

**Achillea millefolium,** Schafgarbe: Kraut u. Blüten (Herba bzw. Flores millefolii) enthalten ätherisches Öl, Proazulene, Sesquiterpenlacton-Bitterstoffe, Gerbstoffe, Flavonoide. Amarum mit spasmolytischen, antiphlogistischen, karminativen, cholagogen Wirkungen. E milfoil.

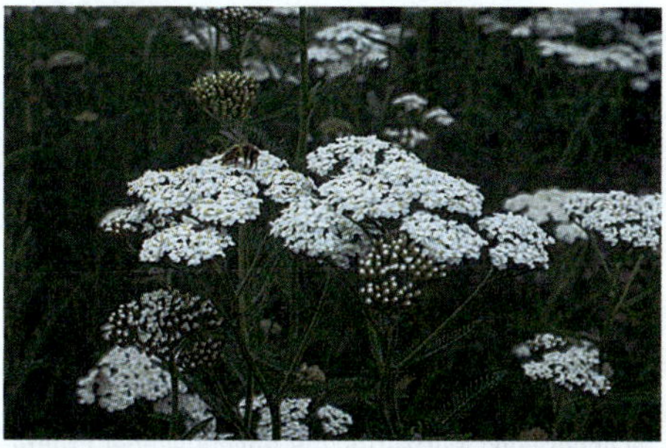

**Achillea millefolium:** Wiesen-Schafgarbe. [482]

**Achilles|sehne,** Tendo Achillis: ▸Tendo calcaneus; s.a. ▸Achillo... E Achilles tendon.

**Achillessehnenreflex,** Abk. ASR: Beugung (Plantarflexion) des Fußes durch Verkürzung der Wadenmuskulatur nach Beklopfen der – zuvor passiv angespannten – Achillessehne; (Muskeldehnungs-)Eigenreflex über die Rückenmarksegmente $L_5$–$S_2$ (v.a. $S_1$) u. den Nervus tibialis. Der gesteigerte Reflex (unerschöpflicher ▸Fußklonus) gilt als Pyramidenbahnzeichen. – Ist abgeschwächt bis aufgehoben bei Neuropathien. E Achilles tendon reflex, ankle jerk.

**Achillessehnen|riss, -ruptur:** teilweiser oder kompletter, ein- oder zweizeitiger Riss der Achillessehne, v.a. bei degenerativ vorgeschädigter Sehne, selten als direkte Unfallfolge. Typisch die Unmöglichkeit des Zehenstandes; ferner charakteristische Röntgensymptome, z.B. das KAGER-Zeichen (s.u. ▸K.-Dreieck), das ARMER-, FRANKE- u. TOYGAR-Zeichen. E Achilles tendon rupture.

**Achillo|bursitis,** ALBERT-Krankheit: die – v.a. mechanisch ausgelöste – Entzündung der Achillessehnenschleimbeutel (inkonstant oberflächlich über der Sehne u./oder konstant tief unter der Sehne [= Bursa tendinis Achillis], also als **A. externa** bzw. **interna**). ***Klinik:*** heftige Schmerzen (▸Achillodynie) beim Gehen u. Stehen. E achillobursitis.

**Achill|odynie:** v.a. bei Belastung des Beines auftretender »Fersenschmerz« (mit Beteiligung der Achillessehne u. der Schleimbeutel); z.B. bei Periostitis calcanei, Kalkaneussporn (HAGLUND-Ferse), Achillobursitis, als Unfallfolge. E achillodynia.

**Achillor|rhaphie:** Achillessehnennaht; i.e.S. als operative Verkürzung (Raffung). E achillorrhaphy.

**Achillo|tendinitis:** Entzündung der Achillessehne (u. meist auch deren Scheide), v.a. als chronischer Überlastungsschaden. Führt zu ▸Achillodynie, evtl. zu Reibegeräuschen bei Bewegung. Gefahr des Achillessehnenrisses. E achillotendinitis.

**Achillo(teno)tomie:** geschlossene oder offene, schräge oder Z-förmige Achillessehnendurchtrennung;

meist als Plastik bei Fußanomalien. E achillo(teno)-tomy.

**Achlor|hy|drie:** die absolute oder (histamin-)refraktäre Anazidität, die auch nach Pentagastringabe (früher Histamingabe) fehlende Absonderung von Salzsäure (HCl) durch die Magenschleimhaut = »pentagastrinrefraktäre Anazidität«, gekennzeichnet durch ein konstantes HCl-Defizit bei fraktionierter Magenuntersuchung (s.a. ▸Azidität). Führt zu Verdauungsstörungen (v.a. als Diarrhöen). Tritt auf z.B. bei chronischer atroph. Gastritis u. im Greisenalter; ist ein fast obligates Frühsymptom der perniziösen ▸Anämie. S.a. ▸Achylie. E achlorhydria. – **A., chemische, relative A.:** das nur scheinbare Fehlen der Salzsäure im Magensaft infolge übermäßiger Bindung von Wasserstoff-Ionen durch vorhandene Eiweißkörper (bei Gastritis, Karzinom) oder durch den alkalischen Dünndarmsaft (bei Pylorusinsuffizienz).

**Achloro|blep|sie, Achlor|op|sie:** »Grünblindheit«, ▸Deuteranopie.

**Acho|lie:** mangelhafte oder fehlende Galleausscheidung in den Darm infolge intra- oder extrahepatischen Gallestaus (▸Cholestase); führt zu Gelbsucht (▸Ikterus), tonfarbenen (»acholischen«) Stühlen, die unverdautes Nahrungsfett enthalten (▸Steatorrhö). E acholia.

**Achol|urie:** fehlende Ausscheidung von Gallenfarbstoffen im Harn. E acholuria.

**Achon|dro|genesis:** *Pathologie* rezessiv erbliche (oder autosomal-dominante Neumutation), meist bereits zu Fruchttod führende, (fast) vollständige Hemmung der Knochenbildung als Form einer Dysplasie des Skelettsystems. E achondrogenesis.

**Achon|dro|plasie,** Chondrodystrophia fetalis: autosomal-dominant erbliche generalisierte Störung der echondralen Ossifikation mit ungenügender Proliferation der Knorpelsäulen. Membranöse u. periostale Ossifikation normal. Mutation eines Gens auf Chromosom 4p, das einen Fibroblasten-Wachstumsfaktor-Rezeptor kodiert. ***Klinik:*** Kleinwuchs bei normalem Rumpf u. kurzen Extremitäten, Makrozephalus, Sattelnase, typisch verkleinertes Foramen magnum, Muskelhypotonie, Entwicklung verzögert, Streckhemmung in den Ellenbogen, Verbiegung u. Verformung der Diaphysen; Intelligenz meist normal. Endgröße ca. 120–130 cm. E achondroplasia. – **A., atypische:** ▸SILFVERSKIÖLD-Syndrom.

**Acho|rese:** vermindertes bis aufgehobenes Fassungsvermögen eines Hohlorgans. E achoresis.

**Acho|ri|on schoenleinii:** ▸Trichophyton schoenleinii.

**Achor-Smith-Syndrom** (RICHARD W. P. A., LUCIAN A. S., Internisten, Rochester/Minn.): sekundäre hypokaliämische ▸Muskeldystrophie mit Pellagra-Symptomen u. Perniziosa-ähnlicher megaloblastischer Anämie infolge chronischer ▸Unterernährung. E Achor-Smith syndrome.

**achres|tisch** *(griech. achrestos = unbrauchbar):* auf Verwertungsstörung beruhend (z.B. achr. ▸Anämie).

**Achro|ma|sie: 1)** ▸Achromatosis (2). **2)** *Ophthalmologie* (STUDNITZ) Farbenfehlsichtigkeit bei erblicher Zapfenblindheit; s.a. ▸Achromatopsie. E achromia.

**Achromat:** *Optik* ▸achromatisches Linsensystem.

**achromatisch: 1)** *Zytologie* nicht anfärbbar. – **a. Lücke:** s.u. ▸Chromosomenbruch. **2)** *Optik* ohne »Farbfehler« (= ohne chromatische ▸Aberration). E achromatic. – **a. Linsensystem,** Achromat: System von Linsen entgegengesetzter Farbabweichung. E achromat.

**Achromat|opsie,** totale Farbenblindheit: die Wahrnehmung nur farbloser Bilder (wie vom Normalsichtigen im Dämmerlicht); als Teilerscheinung der erblichen Zapfenblindheit (Achromasie) oder Folge einer erworbenen Störung im Sehapparat (Zapfen-Farbenblindheit, ▸Monochromasie). E achromatopsia.

**Achromatosis, Achromia, Achromie: 1)** fehlende oder mangelhafte Anfärbbarkeit von Zellen. E achromia. **2)** *Dermatologie* angeborener oder erworbener Pigmentmangel, z.B. ▸Albinismus, ▸Leukoderm, ▸Vitiligo. E achromasia.

**Achromo|bac|ter:** eine Gattung der Familie **Achromobacteriaceae** (zu der auch ▸Alcaligenes u. ▸Flavobacterium zählen); peritrich begeißelte, aerobe, kein Pigment bildende Bakterienstäbchen; z.B. **A. mucosus**, gelegentlich Erreger einer Harnwegsinfektion.

**Achromo|derma:** ▸Leukoderma. E achromoderma.

**Achromo(retikulo)zyt,** SCHILLING-Halbmond: hämoglobinfreier oder -armer Erythrozyt; besteht nur aus Stroma u. Membran, erscheint als Zellschatten oder ▸Halbmond. E achromocyte.

**Achromo|trichie:** angeborener oder erworbener Pigmentverlust der Haare. S.a. ▸Canities, Poliosis. E achromotrichia.

**Achse:** ▸Axis. E axis.

**Achsel|drüsen: 1)** Achsellymphknoten (= Nodi lymphatici axillares). **2)** ▸Glandulae sudoriferae axillares. E axillary glands.

**Achsel|haare:** ▸Hirci. E axillary hair.

**Achsel|höhle,** Achselgrube: ▸Fossa axillaris, ▸Axilla.

**Achsel|lücken:** zwei Muskellücken beidseits des langen Kopfes des M. triceps brachii u. zwischen beiden Musculi teretes; die **laterale**, viereckige für Durchtritt des Nervus axillaris u. der Arteria circumflexa humeri posterior, die **mediale**, dreieckige für die A. circumflexa scapulae. S.a. Abb.

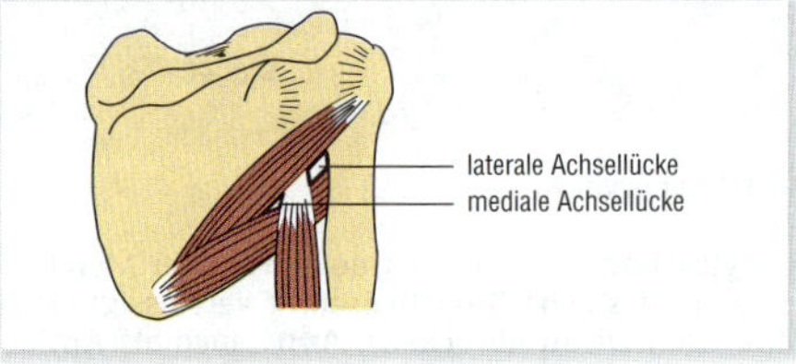


**Achsellücken.** [313]

**Achsel|lymph|knoten:** ▸Nodi lymphatici axillares.

**Achsel|venen|sperre, akute,** PAGET-V. SCHROETTER-Syndrom: durch Thrombose verursachte Abflussbehinderung in der Vena axillaris oder V. subclavia. ***Ätiol.:*** äußerer Druck auf das Gefäß-Nerven-Bündel durch Überlastung (Überanstrengungsthrombose = Thrombose par effort). V.a. bei anlagemäßiger Enge (▸Schultergürtelkompressionssyndrom), aber auch bei chronisch bedingter Hemmung des Blutrückstromes durch Narben, Kallus oder Tumor. Iatrogen durch Sondierung, zentralvenöse Zugänge, Herzschrittmachersonden. ***Klinik:*** plötzliche Armschwellung (»akuter Armstau«) mit venöser Stauung u. Zyanose, Schweregefühl, krampfartigen Schmerzen, evtl. Parästhesien, trophische Störungen. Verlauf langwierig; häufig Rezidive. E axillary vein thrombosis, Paget-von Schroetter syndrome. – **A., chronische,** Thoracic-Inlet-Syndrom: **1)** Zustand nach thrombotischer akuter ▸Achselvenensperre. **2)** chronische Stauung im Rahmen eines Thoracic-inlet-Syndroms i.e.S. durch intermittierende Venenkompression, teilweise auch mit hierdurch bedingter fibrotischer Einengung der Vene.

**Achsen|ame|tropie:** Fehlsichtigkeit durch Längenfehler des Auges, als ▸Achsenmyopie oder -hyperopie. E axial ametropia.

**Achsen|drehung:** *Pathologie* ▸Torsion, ▸Stieldrehung, *chir* ▸Dislocatio ad peripheriam. E axial rotation.

**Achsen|faden,** Axonema: im Verbindungsstück u. Schwanz des reifen ▸Spermiums (= Spermatozoon) das zentrale, aus Mikrotubuli (1 zentrales u. 9 umgebende Paare) bestehende Gebilde. – Analoge Struktur auch in Zilien. E axoneme of spermatozoon.

**Achsen|fortsatz:** *Zytologie* ▸Axon (= Neurit = Neuraxon).

**Achsen|hyper|opie:** angeborene »Übersichtigkeit« (▸Hyperopie) als Folge relativer Kürze der Augenachse im Verhältnis zur Brechkraft; evtl. mit Mikrophthalmus kombiniert. Der Brennpunkt parallel einfallender Lichtstrahlen liegt hinter der Netzhaut. – Geringgradige A. ist durch Akkommodation korrigierbar (= **latente A.**). E axial hyperopia.

**Ạchsen|my|opie:** angeborene u. bis zum 20 Lj. fortschreitende Kurzsichtigkeit, bei der die Augenachse im Verhältnis zur Brechkraft zu lang ist: Der Brennpunkt parallel einfallender Strahlen liegt vor der Netzhaut. – Die hochgradige = **maligne A.** ist mit Gefahr der Bildung eines ▸Conus, Netzhautablösung u. Macula-lutea-Schaden verbunden. E axial myopia.

**Ạchsen|organ:** die Wirbelsäule einschließlich ihrer Gelenkverbindungen, Bänder, Rückenmuskulatur u. der nervalen Elemente; mit den Schädelknochen (Ossa cranii) das **Achsenskelett** (Skeleton axiale) bildend. E axial division of skeletal system.

**Ạchsen|syndrom:** Gruppe regelhaft wiederkehrender zentraler Krankheitserscheinungen bei verschiedenen psychiatr./neurolog. Erkrankungen (im Ggs. zu den Randsymptomen). E axis syndrome. – **A., hirnorganisches, psychisches A.:** patholog. Verhaltensmuster bei hirnorganischen Störungen (angeboren; perinatal erworben; s. a. ▸Psychosyndrom). E cerebral organic a. s., psychic a. s.

**Ạchsen|zylinder:** *Zytologie* ▸Axon.

**Achy|lia, Achylie,** Apepsie: Fehlen der Verdauungssäfte. E achylia. – **A. gạst|rica:** die stark verminderte, i. e. S. die fehlende Magensekretion mit Fehlen der Salzsäure (absolute ▸Achlorhydrie), der Verdauungsenzyme des Magens u. des »Intrinsic Factor«. Vorkommen z. B. bei der chronischen Gastritis mit Schleimhautatrophie, bei agastrischem Syndrom, perniziöser Anämie (**perniziọ̈se A.**). ***Klinik:*** durch Säuremangel bedingte Durchfälle (gastrogene Diarrhöen) u. Verdauungsstörungen (▸Maldigestion), v. a. auch Resorptionsstörungen (Malresorption). E gastric a. – **A. pan|creạtica:** fehlende Bauchspeichelabsonderung (= exkretorische Pankreasinsuffizienz), z. B. bei Verlegung des Ductus pancreaticus, bei Mukoviszidose; typisch mit Steatorrhö u. Kreatorrhö. E pancreatic a.

**Aciclovịr,** 2-Amino-6-hydroxy-9-[(2-hydroxyethoxy)-methyl]-9H-purin: ein Virostatikum; wirkt hemmend auf die Virusvermehrung in den infizierten Körperzellen, ohne die Zellen selbst zu beeinflussen. ***Anw.*** v. a. bei Herpes-simplex- u. Herpes-zoster-Infektionen; auch zur Infektionsprophylaxe bei ▸AIDS. E acyclovir.

**Ạcid** *(engl. = sauer, Säure):* Süchtigenjargon für LSD (▸Lysergid).

**Acid...:** s. a. ▸Azid...

**Ạcidum** *(latein.)* Abk. Acid., Abk. Ac.: *Chemie* Säure (s. a. unter dem – substantivierten – Adjektiv, z. B. Ac. carbamicum s. u. ▸Carbaminsäure). E acid. – **Ac. acẹ|ticum:** ▸Essigsäure. E acetic a. – **Ac. acetyl(o)salicylicum:** ▸Acetylsalicylsäure. E acetyl(o)salicylic a. – **Ac. agaricinịcum, Ac. agạricum:** Agaricinsäure (im – aus dem Lärchenschwamm [Fomes officin.] extrahierten – Agaricin); wirkt schweißhemmend. E agaric a., agaricic a., agaricinic a. – **Ac. p-amino|salicylicum:** ▸p-Aminosalicylsäure. E p-aminosalicylic a. (PAS). – **Ac. ascorbi(ni)cum:** ▸Ascorbinsäure. E ascorbic acid. – **Ac. barbitụricum:** ▸Barbitursäure. E barbituric a. – **Ac. benzọ|icum:** ▸Benzoesäure. E benzoic a. – **Ac. bor(ac)icum:** ▸Borsäure. E boric a. – **Ac. car|bọlicum:** ▸Phenolum. E phenol, carbolic a. – **Ac. carbọnicum:** ▸Kohlensäure. – **Ac. chola|licum s. cholạcicum s. chọlicum:** ▸Cholsäure. E cholalic a., cholic a. – **Ac. cị|tricum:** ▸Citronensäure; Salze: Citrate. E citric a. – **Ac. cyclo|hexenyl-aethyl-barbitụricum:** das ▸Barbiturat »Cyclobarbital«. E cyclobarbital. – **Ac. di|aethyl|barbitụricum:** das ▸Barbiturat »Barbital«. E barbital. – **Ac. fọlicum:** ▸Folsäure. E folic acid. – **Ac. formịcicum:** ▸Ameisensäure. E formic a. – **Ac. gạllicum:** ▸Gallussäure. E gallic a. – **Ac. hydrochlọricum:** ▸Salzsäure. E hydrochloric a. – **Ac. hydro|cyạnicum s. hy|drocyanạtum:** ▸Blausäure. E hydrocyanic a., hydrogen cyanide. – **Ac. hy|dro-flu|ọricum:** ▸Fluorwasserstoffsäure. E hydrofluoric a. – **Ac. lạcticum:** ▸Milchsäure. E lactic a. – **Ac. mạlicum:** ▸Äpfelsäure. E malic a. – **Ac. nịtricum:** ▸Salpetersäure; als **Ac. ni. crụdum** (= »rohe S.«) 61–65 %ig, als **Ac. ni. fụmans** (= »rauchende S.«) 90 %ig. E nitric a. (e.g. fuming). – **Ac. ni|trọsum:** ▸salpetrige Säure. E nitrous a. – **Ac. oxạlicum:** ▸Oxalsäure. E oxalic a. – **Ac. phenyl|aethyl|barbi|tụricum:** das lang wirkende ▸Barbiturat »Phenobarbital«. E phenobarbital. – **Ac. phos|phọricum:** (Ortho-)Phosphorsäure, $H_3PO_4$. – Salze: Phosphate. E phosphoric a. – **Ac. picrịnicum:** ▸Pikrinsäure. E picric a. – **Ac. pyr(o)ụvicum:** ▸Brenztraubensäure. E pyruvic a. – **Ac. sali|cylicum:** ▸Salicylsäure. E salicylic a. – **Ac. silịcicum:** ▸Kieselsäure. E silicic a. – **Ac. stea|rịnicum:** ▸Stearin(säure). E stearic a. – **Ac. suc|cịnicum:** ▸Bernsteinsäure. E succinic a. – **Ac. sulf|anịlicum:** ▸Sulfanilsäure. E sulfanilic a. – **Ac. sul|fụricum:** ▸Schwefelsäure. E sulfuric a. – **Ac. sul|furọsum:** ▸schweflige Säure. E sulfurous a. – **Ac. tạnnicum:** ▸Tannin. E tannic a. – **Ac. tar|tạricum:** ▸Weinsäure. E tartaric a. – **Ac. ụricum:** ▸Harnsäure. E uric a.

**Aci|ne|to|bạcter:** Gattung gramnegativer, der Gattung Neisseria ähnlicher, oxidasenegativer, aerober Erreger; bei Sepsis (z. B. nach ▸Verbrennung) u. Meningitis isoliert; ▸Mimeae. E Acinetobacter.

**Ạci|nus:** das beerenförm. Endstück von Drüsen; mit großen Epithelzellen u. enger Lichtung; z. B. der ▸Lungen-, ▸Leberazinus; ferner in der Bauchspeichel-, Ohrspeicheldrüse. – s. a. ▸Azinus... E acinus.

**Acipimọx:** ein Nicotinsäure-Analogon; ▸Lipidsenker zur Ther. schwerer Fettstoffwechselstörungen.

**Acitretin:** ein ▸Retinoid; ***Anw.*** als Antipsoriatikum. E acitretin.

**Ackermann-Tumor:** verruköses Karzinom im Bereich der Mundhöhle; Variante des Plattenepithelkarzinoms; niedriger Malignitätsgrad.

**Aclạ|di|um castellạnii (Pinoy):** ein Pilz (Hyphomyzet); Erreger der Akladiose, einer tropischen Hauterkrankung.

**Aclarubicin,** Abk. ACLA, Abk. ACM: zytostatisch wirkendes ▸Antibiotikum (obsolet); ***NW:*** u. a. Knochenmarktoxizität (Myelosuppression), Nausea, Erbrechen.

**Ạcne:** ▸Akne.

**ACNU:** Abk. für ▸Nimustin.

**Aco|lyse:** ▸Ultraschall-Therapie zur Auflösung arterieller u. venöser Gefäßverschlüsse mit einem Ultraschallkatheter.

**Aco|ni|tịn:** das giftige (▸Aconitinvergiftung) Hauptalkaloid des »Eisenhutes« (Aconitum napellus). ***Anw.*** in der Homöopathie als Antipyretikum, Antineuralgikum. E aconitine.

**Aco|ni|tin|ver|giftung:** Vergiftung durch ▸Aconitin. Letale Dosis: 1–5 mg; Symptome: Empfindungsstörungen (Parästhesien, Anästhesie), Temperatur- u. Pulsabfall (Hypothermie; Bradykardie), Polyurie, Koliken, Atemstillstand, Herzlähmung. V. a. als akzidentelle Vergiftung bei Kindern durch Blätter u. Samen des Eisenhuts oder durch Verwechslung der Wurzelknollen mit Meerrettich oder Sellerie. E aconitine poisoning.

**Aconịt|säure:** eine Tricarbonsäure; in der *cis*-Form ein wichtiges Glied des ▸Citratzyklus. E aconitic acid.

**(D')Acosta-Krankheit** (José d'A., 1539–1599, span. Missionar): die nach Selbstbeobachtung erstmals beschriebene ▸Höhenkrankheit. E Acosta's disease.

**acP** *(engl.)* Abk. für **acid phosphatase:** saure ▸Phosphatase.

**ACPA,** Abk. für **anticytoplasmatische Antikörper:** ▸ANCA.

**acquired immunodeficiency syndrome:** ▸AIDS.

**ac|quisịtus** *(latein.):* erworben. E acquired.

**Acremọnium:** eine Pilzgattung [Sporophorae]; verwandt (identisch?) mit ▸Cephalosporium.

**Acri|dịn-Farbstoffe:** Abkömmlinge des **Acridins** (einer trizyklischen, stickstoffhaltigen Verbindung in Steinkohlenteer); dienen v. a. als histologische Farbstoffe (z. B. **Acridingelb, -orange**) sowie als Desinfektionsmittel u. Chemotherapeutika. E acridine dyes.

**Acriflavinium|chlorid:** ein ▸Antiseptikum; ***Anw.*** bei Pharyngitis. E acriflaviniumchloride.

**Acro...:** s. a. ▸Akro... (z. B. Acrodermatitis = ▸Akrodermatitis).

**Acro|le|in,** Acrylaldehyd, Allylaldehyd, $CH_2$=CH–CHO: stechend riechende Flüssigkeit; toxisch (> 100 ppm in der Atemluft tödlich). Entsteht bei Erhitzen von Glycerin in Anwesenheit Wasser abspaltender Mittel wie $NaHSO_4$ oder $KHSO_4$ (= **Acroleinprobe**; als Fettnachweis). E acrolein.

**acro|mia|lis,** akromial: das ▸Acromion betreffend. E acromial.

**Acro|mi|on,** Akromion: der platte Ausläufer der Schulterblattgräte, das Dach des Schultergelenks (»Schulterhöhe«). Ursprung oder Ansatz von Muskeln (z. B. Ursprung von Teilen des Deltamuskels). E acromion.

**Acryl|amid,** $H_2$C=CH–CO–$NH_2$: Produkt der Säurehydrolyse von Acrylnitril; Ausgangsprodukt für Herstellung von ▸Polyacrylamid; entsteht auch als Nebenprodukt aus Asparagin u. Glucose bei sehr starker Erhitzung (> 200 °C beim Backen, Braten, Frittieren, Grillen oder Rösten) stärkehaltiger Produkte (MAILLARD-Reaktion); toxisch (Haut u. Augen reizend) u. neurotoxisch (Polyneuropathie, Lähmungen), wahrscheinlich karzinogen. E acrylamide.

**Acryl|nitril,** $CH_2$=CHCN: Ausgangsprodukt für ▸Acrylamid. In reiner Form nicht haltbar, da explosionsartig polymerisierend. – Atemgift. E acrylonitrile.

**Acrylsäure,** $CH_2$=CH–COOH: eine stechend riechende Flüssigkeit; auf der Haut Blasen bildend u. ätzend. E acrylic acid.

**ACTH,** Abk. für **a**dreno**c**orticotropes **H**ormon: ▸Corticotropin. E ACTH.

**ACTH-Test:** Prüfung der Nebennierenrindenfunktion durch Stimulation der Kortikoidsekretion mit ACTH (▸Corticotropin). **ACTH-Kurztest:** Gabe von 25 IE (0,25 mg) i. v. ***a)*** bei Verdacht auf primäre ▸Nebennierenrindeninsuffizienz Cortisol-Bestimmung vor und 30 Min. nach ACTH; normal: Cortisol-Anstieg auf > 20 µg/dl (550 nmol/l). ***b)*** bei Verdacht auf heterozygotes ▸adrenogenitales Syndrom (AGS) Durchführung in den ersten Zyklustagen, 17-OH-Progesteron und Cortisol vor u. 60 Min. nach ACTH; normal: 17-OH-Progersteron-Anstieg < 2,5 ng/ml; ein höherer Anstieg spricht für einen 21-Hydroxylase-Mangel (AGS Typ 3). **ACTH-8-Std.-Test** historisch. E ACTH (stimulation) test.

**ACTH-Unempfindlichkeit:** autosomal-rezessiv erbliche Unterempfindlichkeit des Rezeptors für ▸Corticotropin durch Punktmutation auf Chromosom 18 (18p11.2) mit Symptomen der ▸Nebennierenrindeninsuffizienz. E adrenocortical nonresponsiveness.

**Ac|tin:** Eiweißkörper des Protoplasmas; als G-Actin globulär als Monomer, aus dem durch Selbstaggregation fibrilläre Proteinmoleküle (F-Actin) = Actinfilamente entstehen. Diese durchspannen – die Zellform bestimmend – die Zelle (tragen zur Stabilität bei; fixieren selektiv-positionierend Membranproteine); in Assoziation mit Myosin (▸Actomyosin) bilden sie die dünnen ▸Myofilamente (u. beteiligen sich an Zellbewegungen, speziellen Oberflächenbewegungen u. Protoplasmaströmungen); ihre nicht mit Myosin assoziierte Form (mit differenten Unterklassen in verschiedenen Zellen) als Mikrofilamente. E actin.

**Actin bindende Proteine:** Proteine, die beim Auf- u. Abbau der Actinfilamente in der Zelle regulierend wirken. E actin-binding proteins.

**Actin|filamente:** s. u. ▸Actin.

**actinicus,** aktinisch: strahlenbedingt, Strahlungen betreffend. E actinic.

**Ac|ti|nin:** zwei in Myofilamenten der Skelettmuskulatur vorkommende Proteine (α- u. β-A.; Ersteres im Z-Streifen). E actinin.

**Actinium,** Aktinium, Abk. Ac: radioaktives metallisches Element mit Atomgewicht 227 u. OZ 89. A. entsteht beim Zerfall des Uran-Isotops Actinouran, emittiert β- u. α-Strahlung und geht stufenweise in das stabile Ac-Blei ($^{207}$Pb; auch: »AcD«) über. Bildet das Anfangsglied der ▸Actinoide. E actinium.

**Actino|bacillus:** eine Bakteriengattung unklarer Zugehörigkeit; polymorphe, gramnegative (fakultativ) anaerobe Stäbchen. Darunter – mit unklarer Zuordnung – **A. actinomycetem comitans:** ein Begleitkeim bei ▸Aktinomykose. – **A. mallei:** Pseudomonas mallei, der Erreger von Rotz (▸Malleus).

**Actinoide,** Aktinoide: die radioaktiven Elemente 89–103 (Actinium bis Lawrencium). E actinoids.

**Ac|tino|myces:** Gattung unregelmäßig geformter, asporogener grampositiver Stäbchenbakterien; anaerobe oder mikroaerophile »Strahlenpilze« (mit strahlenartigem Myzelgeflecht in ▸Drusen); auf Nährböden ein Luftmyzel, in nekrotischem Gewebe keulenförmige Hyphen bildend. Häufige Kommensalen der Mundhöhle; Aktinomykose-Erreger, jedoch nur unter anaeroben Bedingungen u. bei Mischinfektion (z. B. mit Actinobacillus actinomycetem comitans, Staphylokokken, E. coli, deren gewebsaufschließende Enzyme obligat sind für die Pathogenese). – **A. bovis:** grampositiv, unbeweglich; Erreger der Rinder-Aktinomykose. – **A. israelii:** anaerob mit azidophilen Hyphen (s. Abb.); v. a. als ▸Kommensale in Mund u. Rachen. Ist Erreger der ▸Aktinomykose beim Menschen und bildet blumenkohlartige Drusen.

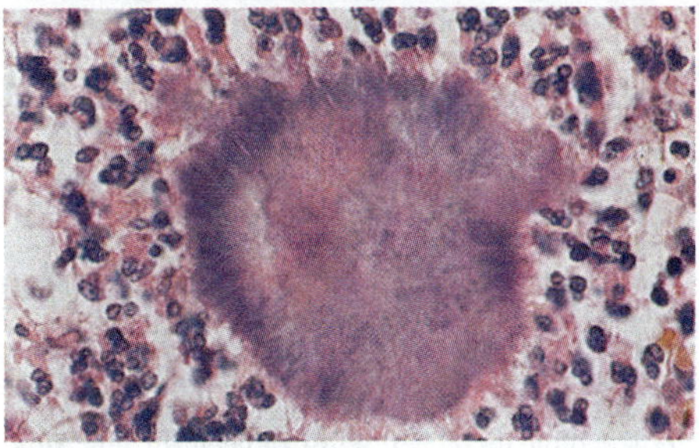

**Actinomyces israelii:** histologisches Bild einer von Granulozyten umgebenen Actinomyces-Druse aus aktinomykotischem Eiter. [178]

**Actino|myce|taceae:** *Bakteriologie* frühere Familie der ▸Actinomycetales; u. a. mit den Gattungen ▸Actinomyces, Bifidobacterium, Bacterionema; unbeweglich, grampositiv, ohne proteolytische Enzyme.

**Actino|mycetales:** *Bakteriologie* frühere Ordnung I der ▸Actinomycetes. Umfasste die Familien Actinomycetaceae, ▸Mycobacteriaceae, ▸Frankiaceae, ▸Dermatophilaceae, ▸Nocardiaceae, ▸Streptomycetaceae, ▸Micromonosporaceae.

**Actino|mycetes,** Aktinomyzeten: Bakterien, die früher (8. Aufl.) im Teil 17 der ▸BERGEY-Klassifikation (zusammen mit der koryneformen Gruppe) aufgeführt wurden. S. a. ▸Actinomycetales.

**Actinomycine:** zytostatisch (u. immunsuppressiv) wirksame Antibiotika aus Streptomyces-Stämmen; z. B. **Actinomycin D** (▸Dactinomycin). E actinomycins, e.g. actinomycin D.

**Actino|mycosis:** *Mykologie* ▸Aktinomykose.

**Actinomyosin:** ▸Actomyosin.

**Actinoquinol:** ein ▸Lichtschutzmittel (Chinolin-Derivat). E actinoquinol.

**Active-Can-System** *(engl. can = Büchse, Dose, Kanne)*, Hot-Can-System: elektrisches System, bei dem das Metallgehäuse eine der Elektroden bildet. S. a. ▸Kardioverter-Defibrillator, implantierbarer.

**activities of daily living** *(engl.)*: ▸ATL.

**Acto...:** s. a. ▸Akto...

**Acto|myosin:** der kontraktionsfähige Muskeleiweißkörper der ▸Myofibrille der quer gestreiften Muskulatur als Assoziat (»Actomyosin-System«) aus Actinfilamenten u. Myosinfilamenten (dünne bzw. dicke ▸Myofilamente) in Gegenwart von SH-Gruppen. Grundlage der Kontraktion ist offenbar die durch Calcium- u. Magnesiumionen aktivierbare ATPase-Wirkung. E actomyosin.

**acuminatus** *(latein.):* spitz; z.B. ▸Condyloma acuminatum. E acuminate, acute.

**acus|ticus** *(latein.):* das Hören bzw. Gehör betreffend; z.B. ▸Nervus acusticus (»Acusticus«; s.a. ▸Akustikus...). E acoustic, acustic.

**Acute-Respiratory-Disease-Virus** *(engl.)* Abk. ARD-Virus: die Serotypen 3 u. 7 der ▸Adenoviren. Erreger von ▸Pharyngokonjunktivalfieber.

**acutus** *(latein.):* scharf, spitz; *klinisch* ▸akut.

**ACVB** *(engl.)* Abk. für **a**orto**c**oronary **v**enous **b**ypass: ▸aortokoronarer Venen-Bypass.

**Acy...:** s.u. ▸Azy...

**Acyl...,** R-CO-: *Biochemie* das organische Säureradikal, die bei der ▸Acylierung übertragene Gruppe. Die Bezeichnung des jeweil. Stoffes erfolgt durch das Suffix »-yl« am Wortstamm der Carbonsäure, z.B. Acetyl- ($CH_3CO$-) als Acylrest der ▸Essigsäure.

**Acylaminopenicilline:** v.a. bei Infektionen mit gramnegativen »Problemkeimen« (z.B. Pseudomonas aeruginosa) angewandte Penicillinderivate mit erweitertem Wirkungsspektrum (»Breitspektrum-Penicilline«; s.u. ▸Penicillin). ***Wirkst.:*** Azlocillin (außer Handel), Mezlocillin, Piperacillin.

**Acyl-CoA,** Acyl-Coenzym A: *Biochemie* der Acylthioester des Coenzyms A; Sammelbezeichnung für aktivierte Fettsäuren einschließlich der Essigsäure (▸Acetyl-CoA). E acyl-CoA.

**Acyl(-CoA)-dehydrogenase:** ein ▸Flavin-Adenin-Dinucleotid (FAD) enthaltender Enzymkomplex für den Fettsäureabbau (β-Oxidation) in Mitochondrien. E acyl-CoA dehydrogenase.

**Acyl|glycerine:** wasserunlösliche ▸Lipide, bestehend aus dem 3-wertigen Alkohol ▸Glycerin u. aus den Fettsäuren in Form ihres Säureradikals (s.a. ▸Acyl...). Je nach Zahl der Fettsäureradikale bezeichnet als Mono-, Di- oder Triacylglycerine (▸Triglyceride).

**Acylierung:** s.u. ▸Acyl...

**Acylure|idopenicilline:** Untergruppe der ▸Acylaminopenicilline: Azlocillin (außer Handel) u. Mezlocillin.

**ad** *(latein.):* zu, nach. **1)** *pharm* **ad 100** bzw. **ad plenum** (»bis 100 ml« bzw. »bis zur vollen Flasche ergänzen«), **ad libitum** (»nach Belieben«), **ad manus medici** (»zu Händen des Arztes«), **ad usum proprium** (»zum eigenen Gebrauch des Arztes«). **2)** *otol* **ad concham** (»in Ohrmuschelnähe«).

**ADA:** Abk. für **A**denosin-**d**es**a**minase.

**ad|äquat:** angemessen, entsprechend, spezifisch zugehörig; z.B. **a. Reiz** (der für den ▸Rezeptor eines Sinnesorgans spezifische, d.h. natürliche Reiz, der über den Rezeptor mit relativ geringem Energieaufwand die spezifische Erregung hervorruft). E adequate.

**Adak|tylie:** *Pathologie* das angeborene Fehlen von Fingern, Zehen. E adactylia, adactyly.

**Adalimumab:** ein ▸Tumor-Nekrose-Faktor-α-Antikörper. E adalimumab.

**Ada|man|tin,** Enamelum: ▸Zahnschmelz. E adamantine, enamel.

**Adamanti|nom:** **1)** ▸Ameloblastom (des Kiefers). **2) A. der langen Röhrenknochen:** ▸Knochentumor unbekannten Ursprungsgewebes (mit unsicherer Dignität), vorwiegend an der Tibia (bei Jugendlichen u. jungen Erwachsenen) lokalisiert; bei unvollständiger Entfernung Rezidiv. E adamantinoma of long bones.

**Adamanto|blast,** Ameloblastus, Enameloblastus: die den Zahnschmelz (Adamantin) bildende Zelle ektodermalen Ursprungs; regelmäßig palisadenförmig angeordnet als inneres ▸Schmelzepithel. E ameloblast.

**ADAM-Komplex** *(engl.)* Abk. für **a**mniotic **d**eformity **a**dhesions **m**utilations: ▸amniotische Schnürfurchen.

**Adams** **(1)** James Alex A., 1818–1899, Frauenarzt, Liverpool/Glasgow; **2)** Robert A., 1791–1875, Chirurg, Dublin; **3)** William A., 1820–1900, Chirurg, London). – **A.-Bogen** (William A.): *Röntgenologie* die innere-untere Begrenzungslinie des Schenkelhalses; Teil der ▸Ménard-Shenton-Linie. – **A.-Operation** (James Alex A.): *Gynäkologie* ▸Alexander-Adams-Operation. – **A.-Stokes(-Morgagni)-Syndrom** (Robert A.; William St.), A.-St.-Anfall, Abk. ASA: herzbedingte, lebensbedrohliche Anfälle von Bewusstlosigkeit (Synkope; evtl. mit Krämpfen) durch Hirnanämie infolge länger dauernder Minderung der Herzleistung durch Herzrhythmusstörungen wie Asystolie, extreme Bradykardie (z.B. bei AV-Block), Kammerflimmern. E Adam-Stokes syndrome.

**Adapalen:** ▸Aknemittel zur Lokalther. E adapalene.

**Ad|aptatio,** Adaptation: Anpassung. **1)** *Physiologie* die physische oder psychische, aktive oder passive, vorübergehende oder dauernde Anpassung eines Organismus/Organs an veränderte Bedingungen oder Reize (z.B. Stress); auch die Anpassung i.S. der »Gewöhnung«. In der *Neurophysiologie* das Abklingen einer Erregung bei Dauerreizung (mit Abnahme der Frequenz der ▸Spikes) als Anpassung (i.S. einer »Neueinstellung«) des betreffenden Sinnessystems an veränderte Reizqualitäten; ein komplexes Geschehen unter Beteiligung von Rezeptoren u. zentralen Neuronenkreisen; z.B. als ▸A. des Auges. – Die A. peripherer Nerven u. Muskeln an Dauerreize durch Erhöhung der Reizschwelle wird als Akkommodation bezeichnet (Nernst). E adaptation. – **A. des Auges:** die Anpassung des Gesichtssinnes an verschiedene Leuchtdichteverhältnisse (als Sofort- u. als Dauer-A.), vollzogen durch Änderung der Pupillenweite, Übergang vom ▸Zapfensehen auf das Stäbchensehen u. umgekehrt (»Empfindlichkeitsänderung der Netzhaut«); die Hell-A. sehr schnell, die Dunkel-A. langsamer (frühestens nach 25 Min.); der Adaptationsbereich umfasst Leuchtdichten von $10^{-10}$–$10^{-7}$ (Dämmerung), $10^{-7}$–$10^{-4}$ (Zwielicht), $10^{-4}$–$10^{-1}$ (Tageslicht) bzw. $10^{-1}$–$10^{-2}$ cd/cm² (Blendung); die Adaptabilität ist u.a. vom Vitaminhaushalt (β-Carotin, A, $B_2$) abhängig. – Die sog. **chromatische A.** (»Farbstimmung« des Auges) bewirkt, dass bei farbiger Beleuchtung u. bei Anw. farbiger Augengläser die Farben richtig erkannt werden (»physiologische Farbenkonstanz«). E light a. – **A., postnatale:** die Anpassung der Organfunktionen des Neugeborenen an die An-

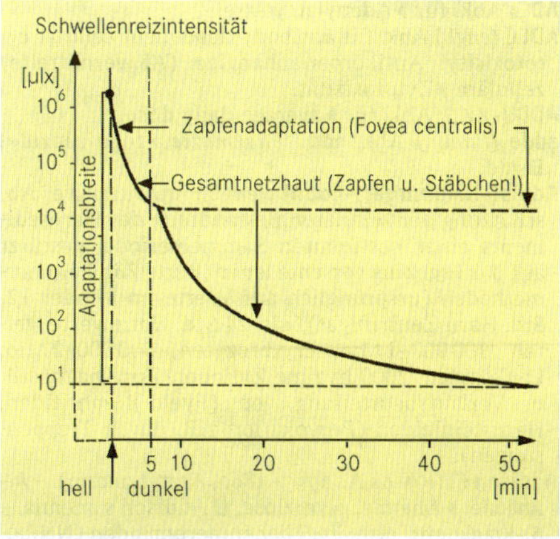


**Adaptation des Auges:** Verlauf der Dunkeladaptation der Netzhaut in Bezug auf die Empfindlichkeitssteigerung des Zapfen- und Stäbchensehens. Ordinate: Beleuchtungsstärke einer angeblickten Fläche (in µlx). Abszisse: Zeit seit Übergang in dunklere Umgebung (in min). Die Kurve zeigt die Abnahme der zur Schwellenempfindung erforderlichen Beleuchtungsstärke. [554]

forderungen des extrauterinen Lebens, erstrangig die unter Umstellung vom fetalen Kreislauf auf extrauterine Verhältnisse erfolgende Aufnahme der Atmung. E postnatal a. **2)** *Chirurgie* das anpassend-ausgleichende Aneinanderbringen von Wundrändern als Voraussetzung eines guten Nahtverschlusses; auch das anatomiegerechte Aneinanderlagern von Knochenfragmenten bei der stabilen ▸Osteosynthese (»Adaptationsosteosynthese«).

**Ad|aptations|krankheit,** Adaptinose: Krankheit, die im Anschluss an eine Stress-Situation als Folge einer »Entgleisung« der Vorgänge der Anpassung (▸Adaptationssyndrom) auftritt (z. B. ADDISON-, SIMMONDS-Syndrom). E adaptation disease.

**Ad|aptations|syndrom,** SELYE-Syndrom, allgemeines Anpassungssyndrom, Abk. AAS: Bez. für die reaktiven Anpassungsvorgänge des Organismus auf starke Reizeinwirkungen (▸Stressor). Die Anpassung geschieht über Regelungsmechanismen des Zwischenhirns, des Hypophysenvorderlappens u. der Nebennierenrinde durch Hormonausschüttung: »adaptive Hormone« des Zwischenhirn-Hypophysen-Systems (CRF bzw. ACTH u. STH u. Prolactin), antiphlogistische u. prophlogistische Corticoide der NNR. Allgemeinreaktionen v. a. bestimmt durch Nebennierenrindenaktivität, Ablauf erfolgt in drei Stadien: ***1) Alarmreaktion:*** mit Schocksymptomen u. deren teilweiser Rückbildung in der »Gegenschock-Phase« (= beginnende Adaptation); ***2) Stadium der Resistenz:*** Abwehrstadium mit voller Adaptation, gekennzeichnet durch Eosinopenie, polymorphkernige Leukozytose, thymolymphatische Involution u. Anpassung der Bindegewebsreaktion; ***3) Stadium der Erschöpfung:*** das (evtl. tödliche) Zusammenbrechen der Adaptation durch Versagen der Nebennierenrinde bei fehlender Heilung in Stadium 2 infolge zu schwerer oder zu lange anhaltender Reizeinwirkung. Abgrenzung zu ▸Stress ist fließend. E general adaptation syndrome.

**ad|aptiert:** durch ▸Adaptation bewirkt; angepasst (auch qualitativ; z. B. adapt. ▸Milch).

**Ad|aptinose:** ▸Adaptationskrankheit.

**ad|aptiv:** zu Anpassung = Adap(ta)tion führend. E adapted, modified.

**Ad|apto|metrie,** Nyktometrie: *Ophthalmologie* apparative Messung der Dunkeladaptation der Augen (nach vorangehender Helladaptation) durch Ermittlung u. Aufzeichnung (»Adaptationskurve«) der geringsten Lichtempfindlichkeit in bestimmten Zeitabständen. E adaptometry.

**ADC:** Abk. für ▸**Ad**enylat**c**yclase.

**ADCC** *(engl.)* Abk. für **a**ntibody-**d**ependent **c**ellular **c**ytotoxicity: Antikörper-abhängige (AK-vermittelte) zelluläre ▸Zytotoxizität.

**ADD** *(engl.):* Abk. für ▸**a**verage **d**aily **d**ose.

**adde** *(latein.)* Abk. add.: *Pharmazie* »füge hinzu!«. E add.

**Addis(-Hamburger)-Count** *(engl.):* quantitative Abschätzung der zellulären Bestandteile des Harnsediments einer bestimmten Sammelperiode, gestützt auf das Ergebnis verschiedener (Blut-)Zählkammermethoden (ursprünglich auf Werte im 8- oder 12-Std.-Harn-Zentrifugat); als 24-Std.-Normwerte gelten: 100 000–1 Mio. Erythrozyten, 500 000–2 Mio. Leukozyten, 2000 hyaline Zylinder. Zur Diagnostik u. Verlaufsbeurteilung von (Pyelo-)Nephritiden, Harnsteinleiden (Provokation z. B. durch Treppensteigen).

**Addison** (THOMAS A., 1793–1860, Arzt, London). – **A.-Anämie:** ▸Anämie, perniziöse. E Addison's anemia. – **A.-Krankheit:** primäre Niebennierenrinden-(NNR-)Insuffizienz mit Ausfall der Cortisol- u. Aldosteronsekretion u. resultierender Hypersekretion von ACTH, verbunden mit einer Aktivierung des Renin-Angiotensin-Systems. ***Ätiol.:*** meist durch Autoimmunadrenalitis, auch im Rahmen der ▸Autoimmunopathie Typ I und II, bei erworbenem Immundefektsyndrom ▸AIDS, Tumoren, Hämochromatose u. a. Ursachen. ***Klinik:*** meist schleichende Ausbildung der NNR-Insuffizienz, welche durch zusätzliche Erkrankungen oder Stress dekompensiert (A.-Krise). Symptome der chron. NNR-Insuffizienz sind Schwäche, Müdigkeit, Leistungsinsuffizienz, gastrointestinale Beschwerden, Gewichtsverlust, Dehydratation, Hyperpigmentation von Haut u. Schleimhäuten (induziert durch das ACTH-kosezernierte Peptid alpha-MSH; »Bronzehaut-Krankheit«), Hypotonie (syst. ≦ 100 mmHg), Hypovolämie (Tachykardie, Arrhythmien), Hypoglykämien, Azidose, Salzhunger. Die akute NNR-Insuffizienz (A.-Krise) bei totalem Ausfall der NNR-Funktion stellt eine lebensbedrohliche Situation mit Dehydratation, Hypotonie u. Schock auch als Folge des akuten Mineralocorticoidmangels dar. ***Diagn.:*** Hyponatriämie, Hypochloridämie, Hyperkaliämie, Hypermagnesiämie, Hypovolämie, metab. Azidose; erniedrigter Cortisolspiegel im Blut, erniedrigte Ausscheidung des freien Cortisols im Urin, erniedrigter Androgenspiegel bei Frauen, erhöhter ACTH-Spiegel, fehlender oder verminderter Cortisolanstieg im ▸ACTH-Test. ***DD:*** Es müssen v. a. andere Ursachen der NNR-Insuff., der Muskelschwäche u. der Hyperpigmentierung ausgeschlossen werden. ***Ther.:*** bei der chron. NNR-Insuffizienz lebenslange Substitution von Cortisol u. evtl. Mineralocorticoiden; Anpassung der Dosierung in Belastungssituationen. Die A.-Krise erfordert intensivmed. Überwachung mit raschem Ausgleich der Dehydratation u. Glucocorticoidsubstitution. E A.'s disease. – **A.-Krise:** s. u. ▸ADDISON-Krankheit. E addisonian crisis.

**Addiso|nismus:** veraltet für konstitutionelle Schwäche. Kann heute durch exakte Analytik von der ▸Nebennierenrindeninsuffizienz unterschieden werden. E addisonism.

**ad|ditiv:** auf Addition (Summation) beruhend. E additive. – **add. Hormontherapie:** s. u. ▸Hormontherapie. – **add. Synergismus:** *Pharmazie* Wirkungsintensivierung durch Summation der Einzeleffekte; s. a. ▸Potenzierung. E a. synergism.

**Ad|ductor,** Adduktor: ▸Adduktion bewirkender Muskel, ▸Musculus adductor; v. a. die Muskeln der »Adduktorengruppe des Beines« (s. Abb.). E adductor.

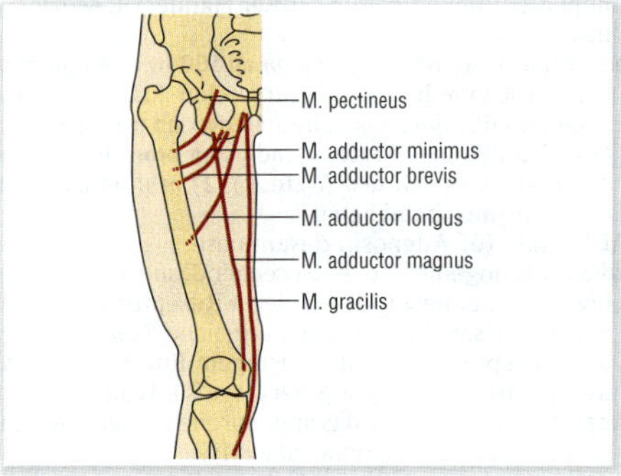


**Adductor:** Adduktorengruppe des Beines. [470]

**Ad|duktion:** Heranführen eines Körperteils an die Körper- bzw. Gliedmaßenachse (an den 3-achsigen Kugelgelenken die Hauptbewegung um die sagittale = dorsoventrale Hauptachse); *ophth* Einwärtsdrehen des Augapfels aus der Grundstellung (durch den M. rectus medialis). E adduction.

**Ad|duktions|fraktur:** Knochenbruch mit Verschiebung des distalen Fragments i. S. der ▸Dislocatio ad axim in Adduktionsstellung; z. B. als Knöchelbruch. E adduction fracture.

**Ad|duktions|kon|traktur:** ▸Kontraktur (s. a. ▸Gelenkkontraktur) mit Achsenabweichung i. S. von ▸Adduktion u. eingeschränkter Abduktion. E adduction contracture.

**Ad|duktoren|kanal:** ▸Canalis adductorius.
**Ad|duktoren|lähmung:** Lähmung adduzierender Muskeln (▸Adductor); *laryng* Ausfall der Stimmritzen- = Glottisschließmuskeln (M. arytenoideus obliquus u. M. a. transversus, M. cricoarytenoideus lateralis). Führt zu anhaltender Inspirationsstellung der Stimmritze u. Stimmschwäche. E paralysis of the adductor muscles, adductor paralysis.
**Adduktoren-Outlet|syndrom:** Einengung im Adduktorenkanal durch den Musculus adductor magnus, die die Arterie (A. femoralis), die Vene und den Nerv betrifft u. zu Intimaverletzungen führen kann, wodurch Thrombosen ausgelöst werden können.
**Ad|duktoren|reflex:** ▸Adduktion nach Schlag gegen den medialen Epikondylus des Femurs bzw. Humerus; am Bein evtl. auch »gekreuzt« (BALDUZZI-Reflex; ein Pyramidenbahnzeichen). E adductor reflex.
**Ad|duktoren|spasmus:** vermehrte anhaltende Spannung der Beinadduktoren (▸Musculus adductor), meist als Folge perinataler Hirnschädigung (▸LITTLE-Syndrom); aneinander gepresste Knie u. Oberschenkel (evtl. sogar Überkreuzung), Innenrotation der Beine. E adductor spasm.
**Ade:** Symbol für ▸Adenin.
**Adefovir-Dipivoxil:** ein ursprünglich für die HIV-Ther. entwickeltes ▸Nukleotid-Analogon; ***Wirkung:*** hemmt die HBV-DNA-Polymerase (wichtig für die Replikation des Hepatitis-B-Virus im Körper) u. senkt dadurch die Viruslast; ***Anw.*** bei chronischer Hepatitis B; ***NW:*** Kopfschmerzen, Asthenie, Pharyngitis u. Bauchschmerzen, in hoher Dosierung (zur HIV-Ther.) Nierenfunktionsstörungen. E adefovir dipivoxil.
**Adelmann-Operation** (GEORG FR. BL. A., 1811–1888, Chirurg, Dorpat): Entfernung des Metakarpalköpfchens I oder Amputation eines Fingers im distalen Matacarpale zum Lückenschluss nach Verlust eines der Finger II–IV mit dem Resultat einer »Handverschmälerung«.
**Ade|lo|myzeten:** ▸Fungi imperfecti.
**Ademetionin:** ein ▸Antirheumatikum; ▸Antiphlogistikum. E ademetionine.
**Adenin,** Abk. Ade, A: die natürliche Purinbase »6-Aminopurin«; Baustein des Nucleosids Adenosin (u. damit der ▸Nucleinsäuren), in Adenosinphosphaten u. -antibiotika; auch frei vorkommend (in Pflanzen, Sekreten, Exkreten). Wird durch Adenin-desaminase (= Adenase) zu Hypoxanthin u. Ammoniak hydrolysiert. E adenine.
**Adenitis:** »Drüsenentzündung«, z.B. als Sialoadenitis (Speicheldrüsenentzündung). – s.a. ▸Lymphadenitis. E adenitis.
**Adeno|akanthom:** ein Adenokarzinom (z.B. des Endometriums) mit soliden, plattenepithelartigen Zellinseln, die selbst keine Anaplasie zeigen (im Unterschied zum adenosquamösen Karzinom, ▸Adenokankroid). E adenoacanthoma.
**Adeno-assoziierte Viren,** Abk. AAV: DNA-haltige Viren, die mit Adenoviren zusammen fieberhafte Infektionen verursachen können. Ohne die Helferfunktion der Adenoviren (oder Herpesviren) bleibt die Infektion latent.
**Adeno|fi|brom(a):** gutartiger Mischtumor mit epithelialem (meist drüsigem) u. mesenchymalem (fibromatösem) Anteil, ▸Fibroadenom. E adenofibroma.
**Adeno|fibromatosis:** multiples Vorkommen von ▸Adenofibromen. E adenofibromatosis.
**Adeno|graphie:** Röntgenkontrastdarstellung von Drüsen (z.B. Mammographie), Drüsengängen (z.B. Pankreatographie). E adenography.
**Adeno|hypo|physe, Adenohypophysis:** der ▸Hypophysenvorderlappen (Lobus anterior = der ektodermale, der Mundbucht entstammende, hormonaktive Teil der ▸Hypophyse). E adenohypophysis, anterior pituitary.
**adeno|id,** adenoides: drüsenähnlich; i.w.S. lymphknotenähnlich, ▸lymphoid. E adenoid.
**Adeno|ide:** ▸Tonsilla pharyngea. E adenoids.
**adenoides Syndrom, Adenoidismus:** der »adenoide ▸Habitus« bei Rachenmandelhyperplasie: »stumpfer« Gesichtsausdruck (Facies adenoidea) mit krankhafter Mundatmung, spröden Lippen, Zahnfleischentzündung, Neigung zu Katarrhen der Atemwege. E adenoidism.
**Adeno|iditis,** Angina retronasalis: s.u. ▸Angina tonsillaris. E adenoiditis.
**Adeno|kan|kro|id,** adenosquamöses Karzinom: Karzinom (z.B. des Endometriums) mit zylinderzelligen (drüsigen) u. plattenepithelialen (manchmal verhornenden) Tumoranteilen; s.a. ▸Adenoakanthom. E adenosquamous carcinoma.
**Adeno|karzinom,** Carcinoma adenomatosum, Adenocarcinoma: Karzinom des drüsenbildenden Gewebes; u.a. A. des Gastrointestinaltraktes (z.B. ▸Magen-, ▸Pankreas-, ▸Gallengangs▸-, ▸Darmkarzinome), Korpuskarzinom; je nach vorherrschenden Strukturen als alveoläres, papilläres, tubuläres, Schleim bildendes, anaplastisches Ca.; als Lungenkarzinom das ▸Alveolarzellenkarzinom. E adenocarcinoma. – **A. der Lider:** seltener, maligner Tumor, von den Drüsen des Lidapparates ausgehend. Bevorzugter Sitz am Oberlid wegen größerer Anzahl MEIBOM-Drüsen; mittleres bis höheres Alter. ***Klinik:*** intratarsaler Knoten (***DD:*** ▸Chalazion). Bei fortschreitendem Wachstum höckriger Knoten, selten ulzeröser Zerfall der Lidhaut. Metastasierung in die regionären Lymphknoten, Fernmetastasen selten.
**Adeno|kys|tom:** ▸Cystadenoma. E adenocystoma.
**Adeno|lymphom(a):** ▸Cystadenolymphoma.
**Adenom(a):** gutartiger Tumor mit Ursprung in drüsenbildendem Epithel. Das Neoplasma wird je nach vorherrschenden Strukturen bezeichnet als ***trabekulär*** (A. solidum; mit Bälkchenstrukturen), ***tubulär*** (mit Bildung von Drüsenschläuchen), ***follikulär*** (= azinös = alveolär; mit schwammartiger Struktur), ***glandulär*** (drüsig; ▸Cystadenoma), ***papillär*** (▸Papillom), ***fibrös*** (▸Fibroadenom, ▸Adenofibrom). E adenoma. – **A., autonomes:** s.u. ▸Hyperthyreose. – **A., hepatozelluläres,** Leberzelladenom: seltener benigner Tumor; wird mit der jahrelangen Einnahme von Östrogenen oder Anabolica in Verbindung gebracht; tritt verstärkt in der Schwangerschaft auf. – **A., kaltes,** kalter Knoten: hormonell inaktiver Schilddrüsenknoten, der im Szintigramm »kalt« imponiert. – **A., kolorektales,** Dickdarmadenom: benigne Neoplasie des Dickdarmdrüsenepithels mit Atypien verschiedenen Grades. Von besonderer Bedeutung ist das maligne Entartungspotential (▸Adenom-Karzinom-Sequenz). In der WHO-Klassifikation (1989) werden drei histologische Typen unterschieden: 1) tubuläres A.; 2) villöses A.; 3) tubulovillöses A. – **A. lymphomatosum:** ▸Cystadenolymphoma. – **A. malignum,** A. destruens: seltener bösartiger Tumor von adenomartiger Struktur, jedoch mit Üppigkeit der drüsigen Wucherungen. E malignant a. – **A., oxy|phi|les:** ▸HÜRTHLE-Zell-Adenom. – **A., pleo|morphes,** Speicheldrüsenmischtumor: aus unterschiedlich differenzierten Epithelien mit myxoiden Anteilen aufgebaute Geschwulst an Speicheldrüsen; v.a. an der Glandula parotidea (selten der Glandula submaxillaris). Schmerzhaft, langsam und meist nur expansiv wachsend (aber auch bösartig entartend), jedoch mit Rezidivneigung. Besteht aus verschiedenen epithelialen Formationen, eingebettet in mukoide, myxomatöse, chondromatöse, hyaline u. retikuläre Strukturen. E mixed parotis tumor. – **A. sebaceum (senile),** Naevus PRINGLE: ein in Vielzahl vorkommendes Fibroadenom mit zahlreichen Talgdrüsen. Einseitig oder beidseitig-symmetrisch im Nasen-Lippenfalten-Bereich als rötlich-gelbe Papeln (Abb.). S.a. ▸Hirnsklerose, tuberöse. – **A. solidum:** trabekuläres ▸Adenom. E solid a. – **A. sudoriparum:** ▸Hidradenom. – **A. toxicum:** verlassene Bez. für eine unifokale Autonomie der Schilddrüse. E toxic thyroid a. – **A. umbilicale:** **1)** das seltene »Enteroteratom« der Nabelwunde (Rest eines blind endenden ▸Ductus om-

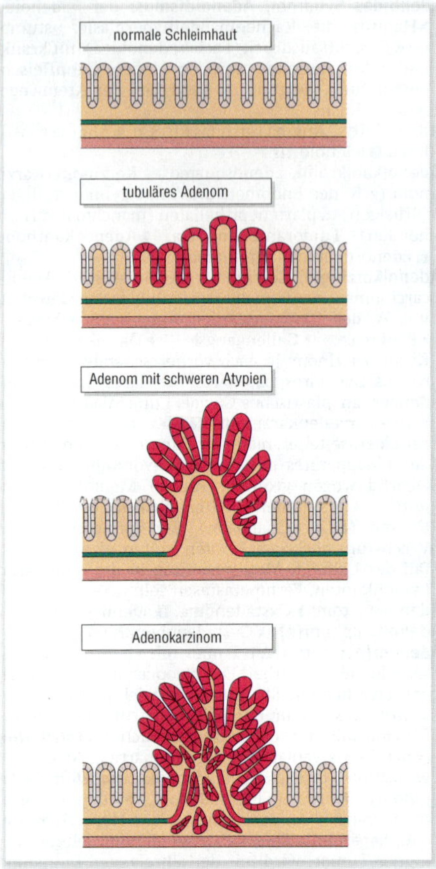


**Adenom, kolorektales:** Ausbildung eines tubulären Kolonadenoms. Unten Übergang in ein invasiv wachsendes Adenokarzinom. [53]

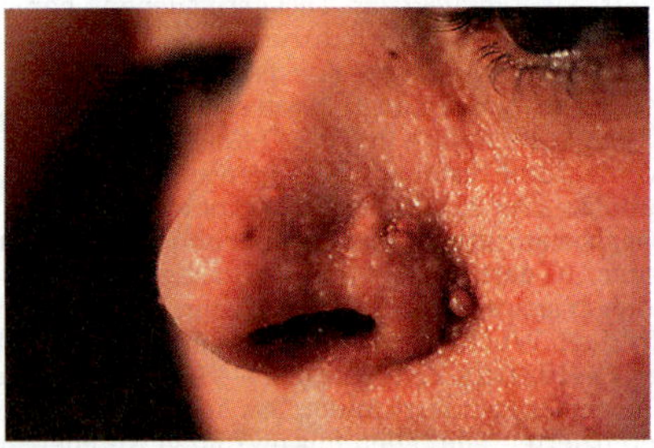

**Adenoma sebaceum (senile).** [524]

phalomesentericus). **2)** Nabeladenom bei der ▸Endometriosis externa.

**adenomatös:** drüsenepithelähnlich, z. B. a. ▸Hyperplasie. E adenomatous.

**Adenomatoid-Tumor:** gutartiger drüsenähnlicher Tumor mesothelialer Herkunft. Vorkommen: Harnblase, Nebenhoden und Prostata.

**Adeno|matọse:** das – in der Regel gutartige – krankhaft überschüssige Wachstum von Drüsengewebe; auch die Entwicklung mehrerer Adenome, z. B. als multiple endokrine A. (▸MEN) oder als hormonell inaktive Polyadenomatose (z. B. das v. HIPPEL-LINDAU-, CRONKHITE-CANADA-Syndrom) u. Neurofibromatose. – Auch Synonym zu Adenosis. E adenomatosis. – **A. der Brustwarze:** s. u. ▸Mamillenadenom(atose). – **Adenomatosis coli,** familiäre adenomatöse

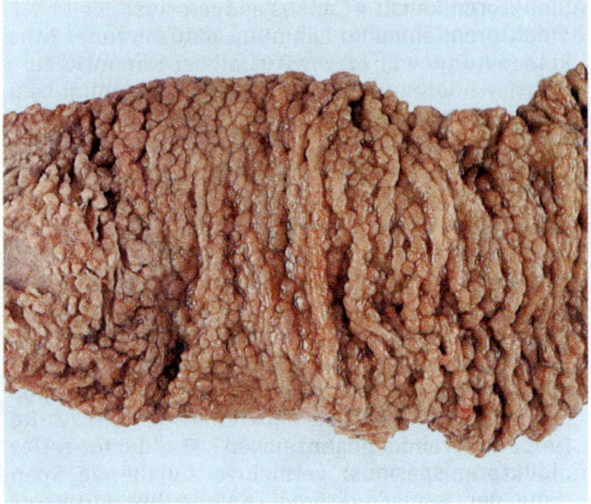

**Adenomatosis coli:** multiple Dickdarmpolypen. [178]

Polypose, Abk. FAP: neoplastisches Syndrom mit Ausbildung zahlreicher Dickdarmpolypen. Tritt familiär gehäuft auf (dominant erblich).

**Adenom-Karzinom-Sequenz:** kennzeichnet malignes Entartungsrisiko von kolorektalen ▸Adenomen abhängig vom Adenomtyp (tubuläres bzw. villöses Adenom), vom Grad der Epithelatypien u. der Adenomgröße.

**Adeno|myọm(a):** seltener, gutartiger drüsig-glattmuskulärer Mischtumor (aus Resten von Urniere, WOLFF-Gang?); z. B. als **A. der Gebärmutter** der geschlechtsreifen Frau (meist symptomlos, evtl. Dysmenorrhö, maligne Entartung) oder als **A. der Prostata** (meist Adenomyofibrom, s. u. ▸Prostatahyperplasie, benigne). E adenomyoma.

**Adeno|myọ|rhab|do|sarkom der Niere:** ▸WILMS-Tumor. E adenomyosarcoma, Wilms' tumor.

**Adeno|myọ|sis:** *Gynäkologie* (FRANKL) ▸Endometriose. E adenomyosis.

**Adeno|pathie̩:** Erkrankung endo- oder exokriner Drüsen. S. a. ▸Lymphadenopathie, ▸Lymphadenose. E adenopathy. – **A., familiär-hereditäre:** dominant erbliches Auftreten gestielter tubulärer Adenome im Magen-Darm-Trakt. – Evtl. kombiniert mit Schädel Exostosen und Haut- u. Unterhauttumoren bzw. mit Hirntumoren (GARDNER- bzw. TURCOT-Syndrom). – **A., multiple endokrine:** ▸MEN.

**Adeno|sarkọm:** **1)** fehlbildungsbedingter, bösartiger Mischtumor mit mesenchymalen u. epithelialen (drüsenartigen) Anteilen. Meist als »**embryonales A.** der Niere« = ▸WILMS-Tumor. E embryonal adenosarcoma. **2)** seltene Form eines mesodermalen MÜLLER-Mischtumors des Uterus mit benignen epithelialen (adenomatösen) u. malignen mesenchymalen (sarkomatösen) Elementen.

**Adenosịn:** Ribonucleosid aus Adenin u. Ribose. Wird durch Adenosindesaminase (ADA) der Schleimhaut unter $H_2O$-Aufnahme umgesetzt zu Inosin + $NH_3$. Seine Phosphorsäureester (= Adenosindi-, -mono- u. -triphosphat) sind Energiespeicher u. -überträger. *pharm* ▸Antiarrhythmikum der Klasse III, Vasodilatator. E adenosine.

**Adenosin-$A_2$-Rezeptor-Antagonisten:** Substanzen, die den Typ $A_2$ der Adenosinrezeptoren auf einem Protein hemmen, das an der Bewegungskontrolle beteiligt ist. Wirken über Beeinflussung der Aktivität des lateralen Pallidums. ***Anw.*** als PARKINSON-Mittel (noch experimentell).

**Adenosin|des|amịnase|mangel:** kombinierter ▸Immundefekt (Stammzellendefekt) mit nachweisbarem Mangel an **Adenosindesaminase** (= ADA; für Desaminierung von Adeninderivaten) sowie *röntg* Skelettanomalien. E adenosine deaminase deficiency.

**Adenosin-5'-dịphosphat, Adenosin|di|phosphorsäure,** Abk. ADP: Nucleotid aus Adenin, Ribose u. zwei miteinander verknüpften Phosphorsäureresten; wird gebildet aus Adenosinmono- oder -triphosphat (AMP bzw. ATP). Nimmt bei der ▸Phosphorylierung reversibel Phosphor auf, wird zu ATP umgesetzt. Stellt gemeinsam mit ATP eine Schlüsselsubstanz der biologischen Energieübertragung dar. E adenosine 5'-diphosphate.

**Adenosin|mọno|phosphat, Adenosin|mọno|phosphorsäure,** Adenylsäure, Abk. AMP: Bezeichnung mehrerer Purinribotide (Nucleotide), gebildet aus Adenin, Ribose u. Phosphorsäure. Sämtlich wichtige Substanzen im Energiestoffwechsel. E adenosine monophosphate. – **Adenosin-5-mọnophosphat:** die Muskeladenylsäure als Grundsubstanz des gesamten AMP-Systems in Muskeln, Niere, Hirn, Milz u. in Hefe; wird gebildet aus ATP u. – de novo – bei der Purinbiosynthese; wirkt durchblutungsfördernd. – **Adenosin-3',5'-mọnophosphat, zyklisches,** Abk. cyclo-AMP, Abk. 3',5'-AMP, Abk. cAMP: ein mittels ▸Adenylatcyclase (dort Abb.) aus Adenosintriphosphat gebildetes AMP (Pyrophosphatabspaltung u. Ringbildung zwischen dem 3. C-Atom der Ribose u. dem Phosphatrest). Durch eine Phosphodiesterase (PDE) zu azyklischem AMP hydrolysierbar. Besitzt als »second messenger« eine zentrale Stellung in der hormonalen Regulation u. im Stoffwechsel: Aktivierung von Proteinkinasen, die ihrerseits durch Phosphorylierung inaktive Enzyme (z. B. Phosphorylase, Cholinesterase, Triglyceridlipase) aktivieren. Beteiligung am Katabolismus der KH u. Fette sowie der Synthese von DNS, Harnstoff, Eiweiß, Glucose u. Fett. A. bewirkt ferner eine Thrombozytenaggregation. E cyclic AMP, cyclic adenylic acid, adenosine 3',5'-cyclic phosphate.

**Adenosin|rezeptoren:** ▸Purinozeptoren.

**Adenosin-5-trịphosphat, Adenosin|trị|phosphorsäure,** Abk. ATP: ein Mononucleotid aus Adenin, Ribose u. drei Molekülen ▸Phosphorsäure (davon zwei energiereich gebunden). Der wichtigste Energieüberträger des Intermediärstoffwechsels u. ein gruppenübertragendes ▸Coenzym. Entsteht aus ADP bei der ▸Atmungs- u. Substratketten-Phosphorylierung (▸Citratzyklus, Glykolyse) sowie in grünen Pflanzen u. in Photobakterien (unter Nutzung der Energie des Sonnenlichtes). Wird bei allen energiebedürftigen Prozessen verbraucht (bei der Aktivierung des Fettsäure-, Eiweiß- u. Nucleinsäure-Stoffwechsels, bei Synthesen, zellulären Abläufen). ***Anw.*** als gefäßerweiterndes Mittel. E adenosine triphosphate.

**Adenosin|trị|phos|pha|tase,** Abk. ATPase: *Enzymologie* Bez. für ATP zu ADP u. zu Phosphor hydrolysierende ▸Phosphatasen; z. B. eine an der Muskelkontraktion beteiligte (durch $Ca^{2+}$ aktivierbar, durch $Mg^{2+}$ hemmbar). E adenosine triphosphatase (ATPase).

**Ade|nọ|sis: 1)** ▸Adenopathie. **2)** ▸Endometriose. E adenosis. – **A., sklerosiẹrende,** A. Schimmelbusch, Korbzellenhyperplasie, Tumoradenosis, Adenomatosis: Sonderform der ▸Mastopathie; mit Überwiegen der Hyperplasie der Azinusepithelien, kleinen Ausführungsgänge u. Myoepithelien bei Läppchen-begrenzter Zellproliferation; Zystenbildung nur diskret oder fehlend. E sclerosing a.

**Adeno|tomiẹ:** operative Entfernung von Adenoiden der Rachenmandel mittels **Adenotọm** (eines Ring-, Fenstermessers). E adenotomy.

**adeno|trọp:** mit Affinität zu Drüsen = glandotrop.

**Adẹno|viren, Adenoviridae,** ARD-Viren, AD-V., APC-V.: weltweit verbreitete Familie geometrischer (ikosaedrischer) DNS-Viren. Derzeit über 40 Serotypen u. Genotypen A–F beim Menschen differenzierbar. Die 60–80 nm großen, ätherresistenten Viren bewirken Einschlusskörper-Bildung im Zellkern; in Zellkulturen zeigen sie oft einen typischen zytopathischen Effekt. Erreger von Krankheiten der Atmungsorgane (auch einer Pneumonie; Serotypen 1–4, 7, 14, 21) sowie des Pharyngokonjunktivalfiebers (3, 7), der epidem. Keratokonjunktivitis (3), der Gastroenteritis mit Atemwegsinfekt (1, 2, 5 u. 7; beim Kleinkind evtl. mit Appendizitis), selten auch einer Enzephalitis (3, 7); ferner Exanthemerreger u. onkogene (die Tumorbildung anregende) Typen. – Impfschutz ist möglich (für ca. 12 Mon.). E adenoviruses.

**Adenylạtcyclase:** Enzym, das in der Zellmembran (Innenseite) die Umwandlung von ATP in zyklisches AMP katalysiert. Wird aktiviert durch Bindung

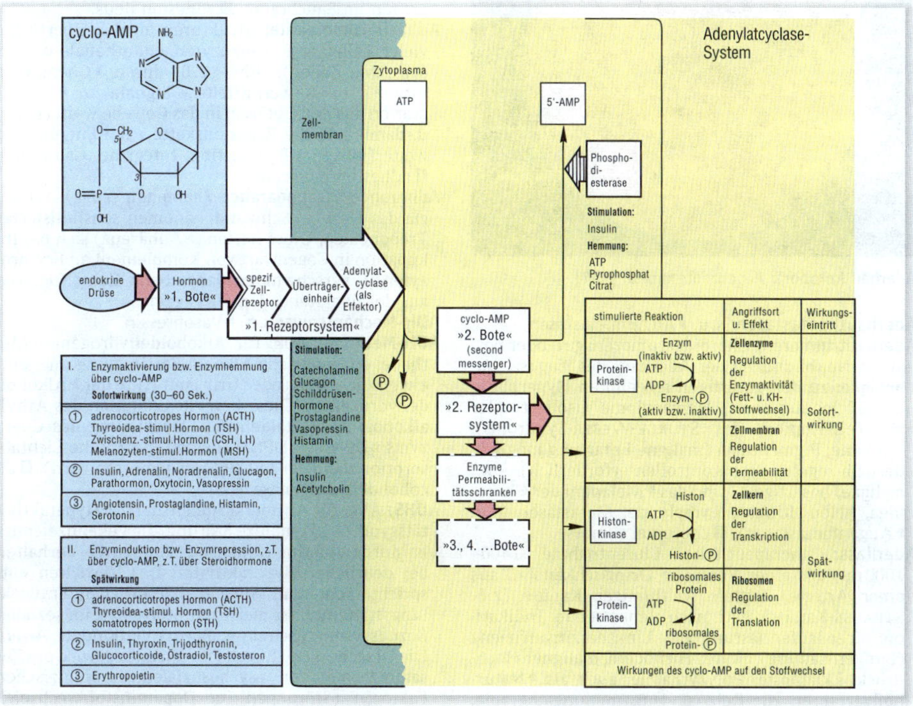


**Adenylatcyclase.**

von als »Erstbote« (first messenger) fungierenden Hormonen an den spezifischen Rezeptor u. wirkt als deren Effektor = Reizvermittler (▸second messenger) im Adenylatcyclase-System. Dieses besteht aus ATP, cyclo-AMP u. Phosphodiesterase (sowie AMP). Angeregt werden die biolog. Effekte folgender Hormone: Glucagon, Parathormon, Vasopressin, ACTH, LH/ICSH, TSH, TRH u. Catecholamine. Das System fördert auch Betarezeptorenwirkungen. Eine ▸Betarezeptorenblockade bewirkt dagegen ein Umschlagen fördernder Wirkungen. E adenylate cyclase.

**Adenylat|kinase,** Abk. AK: ein u.a. in Myofibrillen nachgewiesenes, $Mg^{2+}$-obligates Enzym (Myokinase); katalysiert die Reaktion ATP + AMP = 2 ADP. E adenylate kinase.

**Adeps** *(latein.): Pharmazie* Fett, Schmalz. S.a. ▸Adipo... E adeps, fat. – **A. lanae anhy|dricus:** »Wollfett« (aus Schafwolle); gelbbraunes Wachs (v.a. Cholesterin u. verseifbare Ester höherer Fettsäuren u. Alkohole). E anhydrous wool fat. – **A. lanae hydrosus:** ▸Lanolin. E hydrous wool fat. – **A. su|il|lus:** Schweineschmalz (Glyceride der Palmitin-, Stearin- u. Ölsäure). E lard.

**Ader:** Blutgefäß, insbes. ▸Vene (im Gegensatz zu »Schlagader« = Arterie, s.a. ▸Arteria). E blood vessel. – **A., güldene:** ▸Hämorrhoiden. E hemorrhoid.

**Ader|figur:** *Ophthalmologie* s.u. ▸Purkinje.

**Ader|geflecht:** ▸Plexus venosus, ▸Plexus choroideus.

**Ader|haut:** die ▸Choroidea; s.a. ▸Choroid...

**Aderhaut|ablösung:** ▸Ablatio choroideae.

**Aderhaut|kolobom:** angeborene Fehlbildung durch fehlenden Verschluss der fetalen Augenbecherspalte (deshalb nach innen unten ausgerichtet). Häufig in Kombination mit weiteren Fehlbildungen (s. Abb.). E choroidal coloboma.

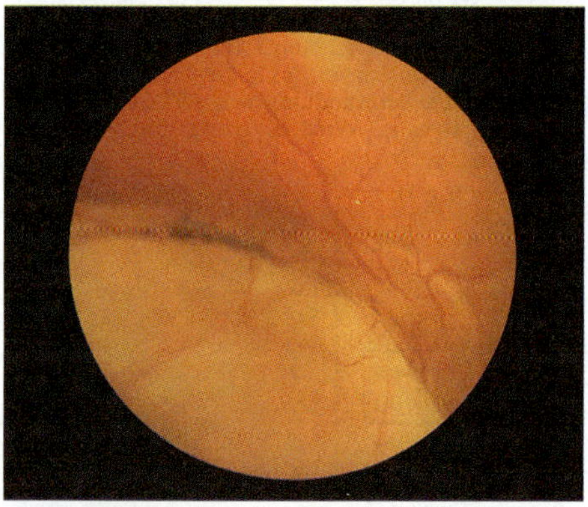

**Aderhautkolobom:** Augenhintergrund. [437]

**Aderhaut|metastasen:** s.u. ▸Augenmetastasen.

**Aderhaut|tumoren,** Choroideatumoren: gut- oder bösartige Neubildungen der Aderhaut des Auges. – **A., benigne:** zu den gutartigen A. gehören Hyperplasie des Pigmentepithels, Hämangiome (isoliert oder als Teilsymptom des Sturge-Weber-Syndroms), Osteome, Pigmentnävi (maligne Entartung möglich, deshalb regelmäßige Kontrollen erforderlich). – **A., maligne:** bösartige A. sind das ▸Melanom der Choroidea, ▸Non-Hodgkin-Lymphome, Metastasen (s.u. ▸Augenmetastasen). E choroidal tumors.

**Ader|lass:** therapeutische Blutentnahme (400–1000 ml) aus einer Vene (im Dringlichkeitsfall aus einer Arterie) mittels weitlumiger Kanüle (z.B. Strauss-Kanüle), evtl. nach Venae sectio. Indikation: Kreislaufentlastung bei Linksherzinsuffizienz (Lungenstauung), akutes Hirnödem, maligner Hochdruck, Eklampsie, Polyzythämie; auch als ▸Naturheilverfahren zur Reiz- u. Umstimmungstherapie; als Mikroaderlass im Akupunkturpunkt eine Reizart der Akupunkturbehandlung. E bloodletting. – **A., unblutiger:** therapeutische Senkung des zentralen Venendrucks (Entlastung des kleinen Kreislaufs) durch Verminderung des zirkulierenden Blutvolumens mittels venöser Stauung an den Gliedmaßen (Mitteldruck; max. Dauer 30 Min.) oder – weniger wirksam – durch heiße Fußbäder, Senfwickel; durch moderne Antidiuretika weitgehend verdrängt.

**Ader|min:** ▸Vitamin $B_6$. E adermine, pyridoxine.

**ADH:** **1)** Abk. für **a**nti**d**iuretisches **H**ormon: ▸Vasopressin. – s.a. ▸Schwartz-Bartter-Syndrom (Syndrom der inappropriaten ADH-Sekretion). E antidiuretic hormone. **2)** Abk. für ▸**A**lkohol**d**e**h**ydrogenase. E alcohol dehydrogenase.

**ad|härent:** anklebend, verwachsen. E adherent. – **a. Zellen,** A-Zellen: die ▸Makrophagen.

**Adhärenz:** das Haftenbleiben (▸Adhäsion). E adherence. **1) Immunadhärenz:** Anhaften von Antigen-Antikörper-Komplexen (▸Immunkomplexe) an Zellmembranen. **2) Margination:** *Hämatologie* das Haftenbleiben der Leukozyten u. Thrombozyten an den Gefäßwänden. **3)** *Bakteriologie* Haften von Mikroorganismen an Glykoproteinen der Oberflächenmembran von Zellen.

**Adhäsine:** bakterielle Komponenten, die das Anheften von Bakterien an Wirtszellen ermöglichen. E adhesins, adhesive factors.

**Ad|hae|sio, Adhäsion:** **1)** *Physik* das Aneinanderhaften von Molekülen an Phasengrenzflächen infolge zwischenmolekularer Anziehungskräfte; bewirkt ▸Adsorption. **2)** *Pathologie* entzündlich bedingte, flächenhafte oder strangförmige, nach Verklebung durch Fibrin entstandene bindegewebige Verwachsung aneinander liegender, Serosa-überzogener Organabschnitte. Kann Verwachsungs- = »Adhäsionsbeschwerden« u. Funktionsstörungen (z.B. Adhäsionsileus; s.a. ▸Bridenileus) bewirken. **3)** *Hämatologie* ▸Thrombozytenadhäsion. E adhesion. **4) A. interthalamica:** eine im III. Ventrikel des Gehirns zwischen beiden Thalami quer stehende Brücke grauer Substanz. E interthalamic a.

**Adhäsions|ileus:** Darmverschluss (▸Ileus) durch Verwachsungen (▸Adhäsion); v.a. nach operativen Eingriffen im Bauchraum. E adhesion ileus.

**Adhäsions|moleküle:** Strukturen an der Oberfläche vieler Zellen (z.B. Leukozyten, endotheliale u. dendritische Zellen), die – z.B. durch ▸Chemokine bzw. ▸Zytokine vermittelte – Signale zur ▸Zellmigration aus den Gefäßen in das Gewebe weiterleiten u. damit z.B. die Reaktionskette zur ▸Entzündung weiterführen; z.B. Selectine, Integrine, Cadherine. E adhesion molecules.

**Adherence-Disappearance-Phänomen** *(engl.): Serologie* das Haft- u. Schwundphänomen sensibilisierter Treponemen. Diese heften (▸Adhärenz) sich bei Inkubation in Gegenwart von Komplement an Erythrozyten u. verschwinden daher beim Zentrifugieren aus der überstehenden Flüssigkeit.

**ADH-Mechanismus:** s.u. ▸Vasopressin.

**ADH-Methode,** Abk. für **A**lkohol**d**e**h**ydrogenase-Methode: enzymatische Alkohol-Bestimmung im – enteiweißten – Blut (oder Urin) mit Hilfe der ▸Alkoholdehydrogenase. Diese bewirkt Oxidation des Äthylalkohols zu Acetaldehyd u. Hydrierung des Coenzyms »DPN« zu DPNH (dessen spezifische Lichtabsorption dann bei 340–366 nm gemessen wird). E alcohol dehydrogenase assay.

**ADHS,** Abk. für **A**ufmerksamkeits**d**efizit-**H**yperaktivitäts**s**yndrom: komplexe Störung, die gekennzeichnet ist durch unaufmerksames u. impulsives Verhalten bei deutlicher Hyperaktivität. Das Verhalten entspricht nicht dem Alter u. körperlichen Entwicklungsstand und ist meist mit Störungen im sozialen Bezugssystem (Schule u. Beruf) verbunden. ***Ätiol.:*** Die Ursache ist nicht geklärt – diskutiert wird ein Zusammenspiel von psychosozialen u. biologischen Faktoren (Störungen im Dopaminstoffwechsel?), die zu dysfunktioneller Informationsverarbeitung im Gehirn führen. ***Ther.:*** psychother. u. psychosoz. Behandlung, die auch Beratung von Eltern, Angehörigen u. Bezugspersonen mit einschließt. Evtl. medik. Ther. mit Methylphenidat.

**ADH-Sekretion, inadäquate:** ▸Schwartz-Bartter-Syndrom. E syndrome of inappropriate secretion of antidiuretic hormone, SIADH.

**Adia|docho|kinẹse,** Dysdiadochokinese: Unfähigkeit, rasch alternierende Willkürbewegungen rhythmisch schnell u. koordiniert durchzuführen; v.a. bei Kleinhirnerkrankungen. E adiadochokinesia, -kinesis.

**Ạdie-Pupillotonie, A.-Syndrom** (William J. A., 1886–1935, engl. Neurologe), konstitutionelle Areflexie, Pseudotabes pupillotonica: eine Anomalie der Pupillenreaktion i.S. einer meist einseitigen ▸Pupillotonie, kombiniert mit Reflexstörungen (Hypo- bis Areflexie) der unteren, selten der oberen Gliedmaßen u. mit vegetativen Störungen. Als Ross-Syndrom zusätzlich mit segmentaler Anhidrose. E Adie syndrome.

**Adi|po|cịre** *(franz.)*, Fettwachs: *Pathologie* das schmierig-fettige bis kreidig-körnige Leichenwachs (v.a. gesättigte Fettsäuren u. deren Ca-Mg-Salze). Gebildet 4–6 Wo. nach dem Tod bei feuchter Wärme durch hydrolytische Spaltung u. Verseifung von Fettsubstanzen unter Luftabschluss. Schnellere Bildung in Wasser, feuchtem Lehmboden. E adipocere.

**Adipo|necrọsis:** Fettgewebsuntergang; u.a. als Erfrierungs-, Kälteschaden. E adiponecrosis, fat necrosis. – **A. subcutạnea neonatọrum:** die »symmetrische Fettgewebssklerose des jungen Säuglings«. Nekrose des subkutanen Fettgewebes bei reifen (meist bei hohem Geburtsgewicht) Neugeborenen. Ab der 2.–3. Wo. entstehen an Körperstellen, die bei der Geburt hohem Druck ausgesetzt waren (oft obere Rückenpartien), plattenförmig verbackene, schmerzlose Infiltrate des Unterhautgewebes (Granulom mit Fettsäurenadeln). Spontane Rückbildung. E subcutaneous a. in infants.

**Adipos|ạlgia:** Schmerzhaftigkeit des Unterhautfettgewebes; z.B. bei ▸Adipositas dolorosa. E adiposalgia.

**Adipọ|sitas,** Obesitas, Fettleibigkeit: meist generalisierte Vermehrung des Fettgewebes u. übermäßige Körpergewichtserhöhung infolge positiver Energiebilanz. Richtwerte für das Körpergewicht orientierten sich früher an der Broca-Formel; heute am ▸Body-mass-Index (BMI): Übergewicht 25,0–29,9 $kg/m^2$; Adipositas > 29,9 $kg/m^2$. ***Ätiol.:*** multifaktoriell; kann Folge übermäßiger Nahrungsaufnahme, psychosomatisch bedingt, Symptom genetisch bedingter Stoffwechselerkrankungen sein (u.a. ▸Prader-Labhardt-Willi-Syndrom, ▸Laurence-Moon-Biedl-Syndrom). Als bevorzugte Fettablagerung der viszeralen Organe Bestandteil des metabolischen Syndroms (▸Syndrom X). ***Klinik:*** Bei übermäßiger Zufuhr von Nahrungsfett u. Fettsäuren kommt es zu Leberzellverfettung, Fettleber sowie sekundären Fettstoffwechselstörungen mit erhöhten Serumlipoproteinkonzentrationen. ***Ther.:*** zunächst Einschränkung der Kalorienzufuhr unter Sicherstellung des essentiellen Nährstoffbedarfs; langfristig Ernährungsumstellung mit Reduktion der Fettzufuhr u. Steigerung der körperl. Aktivität. Begleitend evtl. Verhaltensmodifikationstraining. Bei der sek. Form Behandlung der Grundkrankheit. ***Kompl.:*** Bei einem BMI > 37 sind Begleit- u. Folgekrankheiten häufig. Sie betreffen Stoffwechsel (Diabetes mellitus Typ 2, Dyslipidämie, Hyperurikämie), Herz-Kreislauf-System (Hypertonie, Herzinsuffizienz, chron. ischämische Herzkrankheit, Varikosis, Thrombophlebitis), Bewegungsapparat (Arthrose), Atmungsorgane (alveoläre Hypoventilation, Schlaf-Apnoesyndrom). E obesity, adiposity, adipositas. – **A. cọr|dis:** ▸Lipomatosis cordis. E fatty heart. – **A. dolo|rọsa, A. tuberọsa sịm|plex,** Dercum-Krankheit: schmerzhafte, bilateral symmetrische Fettwülste (knotenähnlich) des Unterhautfettgewebes an Stamm u. Extremitäten, einhergehend mit Adynamie, depressiven Störungen. V.a. bei Frauen in der Menopause. E Dercum's disease. – **A. e vạcuo:** ▸Vakatfettwucherung. E adipositas ex vacuo.

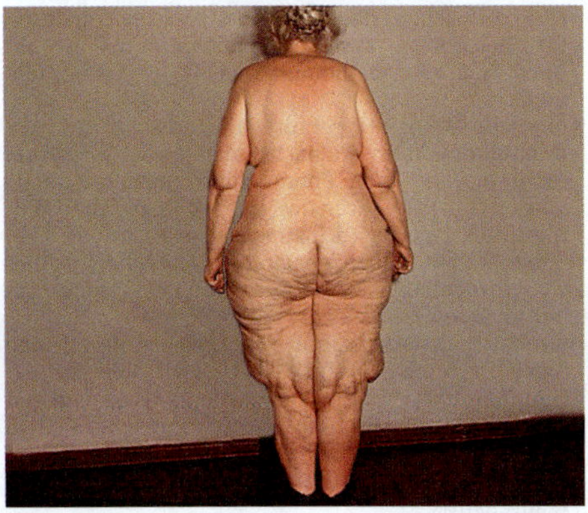

**Adipositas:** zonale Adipositas (sog. Reithosenfettsucht). [279]

**Adipositas-Gen:** s.u. ▸Leptin. E obese gene, ob gene.

**Adipositas-Hyperthermie-Oligomenorrhö-Parotis-Komplex:** in der Regio infundibularis des Hypothalamus lokalisierbare Regulationsstörung mit den durch die Bez. ausgedrückten Symptomen.

**Adipo|sọm:** ▸Liposom.

**adi|pọ|sus** *(latein.)*, adipös: fettreich, verfettet (▸Lipomatose), fettleibig (▸Adipositas). E adipose, obese.

**Adipo|zẹle:** Eingeweidebruch mit Fettgewebe als alleinigem Bruchinhalt; s.a. ▸Liparozele. E adipocele.

**Adipo|zyt:** *Zytologie* ▸Fettzelle. E adipocyte, fat cell.

**Adip|sie:** *Neurologie* »Durstlosigkeit«, fehlendes Bedürfnis nach Flüssigkeitsaufnahme. E adipsia, adipsy.

**Ạdi|tus:** Zugang. E aditus.

**Adiurẹtika:** *Pharmazie* ältere Bez. für ▸Antidiuretika; die Harnflut (z.B. bei Diabetes insipidus) hemmende Stoffe (z.B. ▸Vasopressin = Adiuretin).

**Adi|ure|tịn:** ▸Vasopressin. E antidiuretic hormone.

**ADI-Wert** *(engl.)* Abk. für **a**cceptable **d**aily **i**ntake: Menge eines Stoffes in mg/kg Körpergewicht, die gerade noch ohne ein erkennbares Gesundheitsrisiko täglich aufgenommen werden kann; Begriff aus der Umweltmedizin.

**Ạdjuvans: 1)** in Arzneimittelpräparaten ein selbst unwirksamer, aber die Wirkung der anderen Komponenten fördernder Bestandteil. **2)** eine die immunogene (sensibilisierende) Wirkung eines Antigens verstärkende Substanz; z.B. ▸Freund-Adjuvans. E adjuvant.

**adjuvạnt:** unterstützend. – **a. Therapie:** alle tumorwirksamen Maßnahmen, die zusätzlich zu den falltypischen Krebsoperationen zur Anw. kommen, v.a. die medikamentösen, systemischen Maßnahmen zytostatischer oder endokriner Art (s.u. ▸Chemo- bzw. ▸Hormontherapie), aber auch ▸Strahlentherapie; Ziel ist die Vernichtung von Mikrometastasen, die sich wegen ihrer Kleinheit der Diagnostik entziehen, jedoch bei Patienten aus Risikokollektiven statistisch wahrscheinlich sind (z.B. beim ▸Mammakarzinom).

**Adler-Theorie** (Alfred A., 1870–1937, Neurologe, Wien): ▸Individualpsychologie. E Adler's theory.

**ADM:** Abk. für **Adriam**ycin (▸Doxorubicin).

**Ad|mini|culum:** zusätzliches Sehnenband an bestimmten Muskelansätzen, z.B. zwischen Linea alba der Rektusscheide u. der Symphyse. E adminiculum.

**Ad|nektomiẹ:** *Gynäkologie* ▸Adnexektomie.

**Ad|nẹxa, Adnexe:** Anhangsgebilde. E appendages. – **A., männliche:** für Samenbläschen, Samenleiter, Prostata, Hoden, Nebenhoden. – **A. ọculi:** Augenanhangsgebilde (äußere Augenmuskeln, Lider, Tränenapparat). E ocular adnexae. – **A., weibliche:** Eileiter, Eierstock, Epoophoron einschließlich ihrer Bänder u. Peritoneumanteile.

**Ad|nex|algiẹ:** *Gynäkologie* ▸Pelipathia vegetativa.

**Ad|nex|ektomie,** Adnektomie: *Gynäkologie* die ein- oder beidseitige operative Entfernung der weiblichen Adnexe, komplett als ▸Salpingo-Oophorektomie. E adnexectomy, salpingo-oophorectomy. – **A., pelviskopische:** A. als Eingriff unter Anw. der ▸Pelviskopie.

**Ad|ne|xi|tis:** ein- oder beidseitige Entzündung der weiblichen ▸Adnexe. Meist durch aufsteigende bakterielle Infektion z.B. durch Clamydien (Abb.), als spezifische A. insbesondere die Adnextuberkulose. Die **akute A.** mit Fieber, Spontan- u. Druckschmerz, peritonealen Reizerscheinungen; die **chronische A.** mit Menorrhagien, krampfartigen Schmerzen, Ausfluss (Fluor), evtl. auch Sterilität. E adnexitis. – **A. des Mannes:** v.a. die Entzündung von Prostata und Samenblasen (Spermatozystitis).

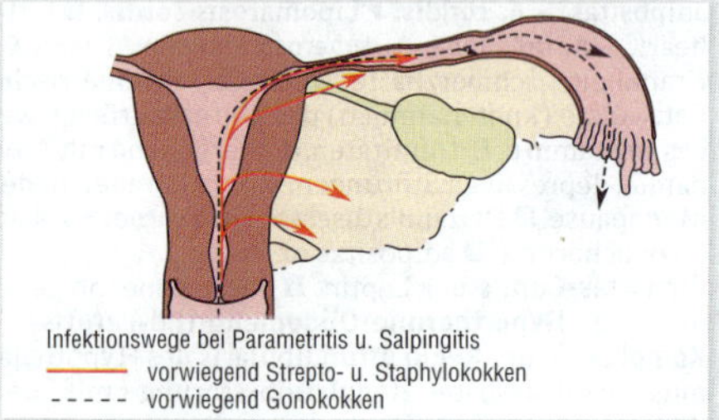


**Adnexitis:** Ausbreitungswege. [160]

**Adnex|tuberkulose:** produktive oder exsudative ▸Tuberkulose der weiblichen Adnexe (= tuberkulöse Adnexitis) als häufige Teilerscheinung der »oberen« ▸Genitaltuberkulose, meist als beidseitige ▸Endosalpingitis (tuberculosa); v.a. hämatogen (bei Lungen-Tbk), selten lymphogen (vom Darm her). – Gefahr der Sterilität. E adnexal tuberculosis.

**Adnex|tumor:** *Gynäkologie* geschwulstartige Vergrößerung der weiblichen Adnexe (z.B. als Pyo-, ▸Hämatosalpinx) mit aufgehobener Abgrenzbarkeit des Eileiters u. Eierstockes als Tastbefund; entzündlich bedingt, aber auch bei Endometriose, Neoplasma. E adnexal tumor.

**Adoles|zenten|kyphose:** *Orthopädie* ▸SCHEUERMANN-Krankheit. E juvenile kyphosis.

**Adoles|zenten|skoliose:** ▸Skoliose, die zwischen der Pubertät u. dem Ende des Skelettwachstums auftritt; wird vorwiegend bei Mädchen beobachtet.

**Adoles|zenten|struma:** in der ▸Adoleszenz auftretende euthyreote ▸Struma diffusa (parenchymatös oder mikrofollikulär) infolge Jodmangels: Manifestation als Folge der Adoleszenz. Behandlung durch Jodidsubstitution erforderlich. E juvenile goiter.

**Adoles|zenz:** Lebensphase des Heranwachsens, das »Jugendalter« zwischen Pubertätsbeginn u. Erwachsenenalter (♂ 14.–25., ♀ 12.–21. Lebensjahr). E adolescence.

**Adonis vernalis,** Frühlingsadonisröschen: Art aus der Gattung Adonisröschen, einem Hahnenkrautgewächs [Ranunculaceae]. Seine während der Blütezeit gesammelten oberirdischen Teile (**Adoniskraut** = Herba Adonidis vern.) enthalten über 20 herzwirksame Glykoside (z.B. Adonidin, Adonitoxin [mit Convallatoxin isomer], Cymarin). ***Anw.*** bei Herzinsuffizienz leichten Grades (NYHA I–II). ***Kontraind.:*** Therapie mit Digitalisglykosiden, Kaliummangel; Interaktionen mit Chinidin, Calcium, Saluretika, Laxanzien u. Glucocorticoiden. E adonis (plant).

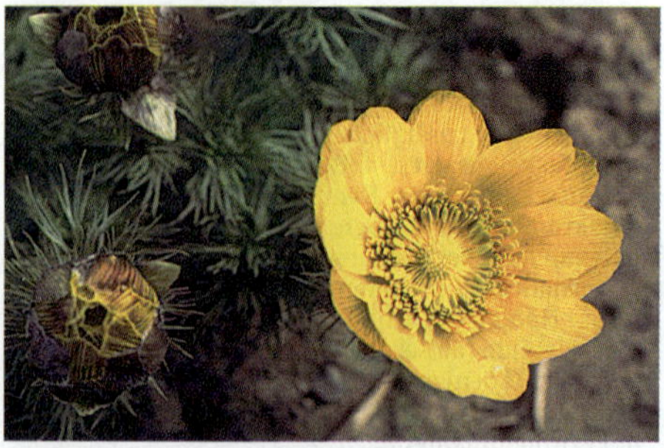

**Adonis vernalis.** [482]

**Adonis|rös|chen,** Adonis: s.u. ▸Adonis vernalis.

**ADP: 1)** *Biochemie* Abk. für ▸Adenosindiphosphat. **2)** *Endokrinologie* Abk. für antidiuretisches Prinzip (der Hypophyse).

**ad|renal:** die Nebenniere betreffend. E adrenal.

**Ad|renal|ektomie,** Epinephrektomie: ein- oder beidseitige operative Nebennierenentfernung bei Nebennierenadenom, -karzinom. **Bilaterale A.** bei ACTH-abhängigem ▸CUSHING-Syndrom, wenn die op. Sanierung des Hypophysenadenoms nicht möglich ist. – **A., chemische,** unblutige A.: die Drosselung der Nebennierenfunktion durch hoch dosierte Cortison- oder Prednisongaben (die ACTH-Hemmung u. NNR-Atrophie bewirken). E adrenalectomy.

**Ad|re|na|lin** *(latein.)*, Epinephrin: Hormon, das in chromaffinen Zellen u.a. des Nebennierenmarks gebildet wird und wie das Noradrenalin zu den Catecholaminen gehört. Bindet an adrenerge Rezeptoren (▸Alpharezeptoren, ▸Betarezeptoren) des Sympathikus und löst je nach Rezeptortyp unterschiedliche Effekte an verschiedenen Organsystemen aus, z.B. Regulation des Gefäßtonus (dosis- u. organabhängig) mit Blutdruckerhöhung, Herzfrequenz- u. Herzkraftsteigerung; Stoffwechselbeeinflussung (Beschleunigung der Glykogenolyse u. Lipolyse in Leber u. Skelettmuskel). ***Biosynthese:*** Aus L-Tyrosin entsteht über Dopa (Tyrosinhydroxylase) u. Dopamin (Dopadecarboxylase) Noradrenalin (Dopaminbetadecarboxylase), das von einer N-Methyltransferase (die von Glucocorticoiden induzierte Phenyläthanolamin-N-Methyltransferase) in Adrenalin umgesetzt wird. Die Freisetzung in das Blut (bei Stress bzw. als Notfallreaktion gesteigert) erfolgt aus dem Nebennierenmark durch Erregung von Nervenfasern. Der ***Abbau*** des in das Blut abgegebenen A. wie auch des Noradrenalins erfolgt durch Catechol-O-Methyltransferase (COMT) u. Monoaminooxidase (MAO), d.h. durch O-Methylierung bzw. Desaminierung zu Vanillinmandelsäure (3-Methoxy-4-hydroxymandelsäure), die im Harn auftritt; es wird aber auch in geringen Mengen unverändert durch die Nieren ausgeschieden. ***Pathol.:*** Beim ▸Phäochromozytom wird A. (u. Noradrenalin) in großen Mengen gebildet. ***Therapeut. Anw.:*** stark verdünnt beim Herz-Kreislauf-Stillstand sowie bei anaphylaktoiden u. anaphylaktischen Reaktionen mit Schocksymptomatik; ferner zur Vermeidung von Blutungen (Vasokonstriktion) z.B. als Zusatz zu Lokalanästhetika (v.a. im Mund-/Kieferbereich; verlangsamt durch Vasokonstriktion die Resorption des Lokalanästhetikums in das Blut). S.a. ▸Sympathomimetika. E adrenaline, epinephrine.

**Ad|renalin|ämie:** ▸Hyperadrenalinämie.

**Ad|renalin|umkehr:** die nach Gaben von Alpharezeptorenblockern (z.B. Phentolamin) ausschließliche Wirkung von ▸Adrenalin über β-Rezeptoren mit Blutdrucksenkung (d.h. im Gegensatz zu den bei hohen Adrenalinkonzentrationen vorwiegend über α-R. erfolgenden Wirkungen mit Blutdruckerhöhung). E reverse epinephrine response.

**Ad|renalitis:** Entzündung der Nebennierenrinde (NNR); z.B. als Autoimmun-A., NNR-Tuberkulose, ferner bei Zytomegalie, Infekt. mit ▸Mycobacterium avium-intracellulare und Pilzinfektionen bei ▸AIDS sowie als NNR-Mitbeteiligung bei verschiedenen Infektionskrankheiten. S.a. ▸ADDISON-Krankheit. E adrenalitis.

**Adrenalon:** Hämostyptikum zur externen Anw. (s.u. ▸Antihämorrhagica). E adrenalone.

**ad|ren(al)o|trop:** auf die Nebenniere gerichtet.

**Ad|ren|arche:** die vor der Pubertät einsetzende Steigerung der Androgenproduktion in der Nebennierenrinde (kombiniert mit vermehrter 17-Ketosteroid-Ausscheidung im Harn). Dadurch wird die Reifung des Sexualzentrums im Hypothalamus gefördert, die eine Steigerung der Gonadotropin-Ausscheidung u. damit die Anregung der Geschlechtsdrüsen zur Absonderung von Sexualsteroiden zur Folge hat (Gonadarche). Bei beiden Geschlechtern kommt es zur geschlechtsspezifischen Entwicklung der Schambehaarung (= Pubarche). Beim Mädchen führt diese als Oophorarche bezeichnete Phase zur Thelarche, d.h. zur Brustentwicklung u. – nach ca. 1 J. – zur Menarche, d.h. zur 1. Menstruationsblutung. E adrenarche.

**ad|ren|erg(isch):** **1)** durch Freisetzung des Neurotransmitters Adrenalin wirkend (entsprechende **a. Neurone** im zentralen Nervensystem nachgewiesen). S.a. ▸adrenerges System. **2)** auf die ▸Catecholamine Noradrenalin u. Adrenalin reagierend; s.a. ▸adrenerge Rezeptoren, ▸noradrenerg. E adrenergic. – **a. Rezeptoren,** Adrenozeptoren: die ▸Catecholamine Adrenalin u. Noradrenalin bindende ▸Membranrezeptoren der Erfolgsorgane des vegetativen Nervensystems, unterschieden als ▸Alpharezeptoren ($\alpha_1$ u. $\alpha_2$) u. ▸Betarezeptoren ($\beta_1$ u. $\beta_2$; dort Tab.). – Durch sie werden auch Arzneimittel gebunden, die als Agonisten den Catecholaminen analoge Wirkungen auslösen (s.a. ▸Sympathomimetika, dort Tab.) oder aber – als Antagonisten – die Rezeptoren blockieren (▸Alpha- bzw. ▸Betarezeptorenblocker; s.a. ▸Sympatholytika). E a. receptors. – **a. System:** die Gesamtheit der vegetativen Nervenfasern, die ▸Noradrenalin, ▸Adrenalin als Neurotransmitter freisetzen; im Wesentlichen die postganglionären Fasern des Sympathikus. E a. system.

**Ad|reno|chrom:** ein im Intermediärstoffwechsel gebildetes, biologisch aktives ($H_2$-Übertragung, Vasokonstriktion) rötliches Oxidationsprodukt des Adrenalins (analog das Noradrenochrom als Metabolit des Noradrenalins). Ablagerungen (auch als Polymerisate) sind Ursache der »schwarzen Hornhaut« nach Langzeitbehandlung mit adrenalinhaltigen Augentropfen. E adrenochrome.

**Adreno(cortico)|statica, -statika:** *Pharmazie* Substanzen, die die Biosynthese der Steroide der Nebennierenrinde hemmen, z.B. ▸Metyrapon. E adrenostatics.

**ad|reno|cortico|tropes Hormon:** ▸Corticotropin. E adrenocorticotropic hormone, ACTH.

**ad|reno|genital:** Nebennieren u. Keimdrüsen betreffend. E adrenogenital.

**adrenogenitales Syndrom,** Abk. AGS: Gruppe autosomal-rezessiv vererbter Störungen der Cortisolbiosynthese der Nebennierenrinde (NNR), bei denen es über eine vermehrte hypothalamisch-hypophysäre Stimulation zu einer gesteigerten Steroidproduktion vor dem jeweiligen Enzymdefekt u. zu einer NNR-Hyperplasie kommt (s. Abb.). Die Einteilung erfolgt in verschiedene Gruppen, die bei Weitem häufigste Form (> 90 %) ist Typ 3 mit fehlender oder verminderter Aktivität der 21-Hydroxylase; zweithäufigste Form Defekt der 11β-Hydroxylase. E a. syndrome. – **AGS Typ 1,** 20,22-Desmolase-Defekt: Krankheitsbild als Folge eines bereits pränatal einwirkenden Defekts der 20,22-Desmolase der NNR mit globaler Insuffizienz. Bereits im Neugeborenenalter Salzverlustsyndrom, bei Knaben Pseudohermaphroditismus masculinus; erniedrigte NNR-Steroide, erhöhtes ACTH u. Renin. – **AGS Typ 2,** 3-beta-Hydroxysteroiddehydrogenase-Defekt, 3β-HSD-Defekt: ein bereits pränatal bestehender Mangel an 3-beta-Steroiddehydrogenase in NNR u. Hoden bewirkt einen männlichen u. weiblichen Pseudohermaphroditismus mit Salzverlustsyndrom. Defekt auf Chromosom 1. – **AGS Typ 3,** 21-Hydroxylase-Defekt, hereditäres kongenitales AGS, p450c21-Mangel, CYP21B-Mangel:

| Enzymdefekt | | Klinik | | | Labor | | | Genlokus |
|---|---|---|---|---|---|---|---|---|
| | | intersexuelles Genitale | Salzverlust | postnatale Virilisierung | Plasmasteroide | | Urinsteroide | Chromosom |
| | | | | | erhöht | erniedrigt | erhöht | |
| **p450scc** | | Jungen | ja | nein | nein | alle | nein | 15 |
| **3β-HSD** | | Jungen | (ja) | ja | DHEA, Pregnenolon, 170-H-Preg | Aldo, T, 17-OHP, F | Pregnentriol, DHEA | 1q |
| **21-Hydroxylase** | mit Salzverlust | Mädchen | ja | ja | 17-OHP, 4-A, T | Aldo, F | Pregnantriol | 6p |
| | ohne Salzverlust | Mädchen | nein | ja | 17-OHP, 4-A, T | F | Pregnantriol | 6p |
| **11β-Hydroxylase** | | Mädchen | nein | ja | DOC, S | Aldo, F | TH-DOC, TH-S | 8q |
| **17α-Hydroxylase** | | Jungen | nein | nein | DOC, B | F, T | TH-DOC, TH-B | 10 |
| **Aldosteronsynthase** | Typ II | nein | ja | nein | 18-OHB, 18-OHB/Aldo | | 18-OH-TH-B, TH-B | 8q |
| | Typ I | nein | ja | nein | DOC | Aldo | TH-B | 8q |

*Abkürzungen:*
3β-HSD = 3β-Hydroxysteroiddehydrogenase;
4-A = Androstendion;
17-OHP = 17-Hydroxyprogesteron;
18-OHB = 18-Hydroxycorticosteron;
Aldo = Aldosteron;
B = Corticosteron;
DHEA = Dehydroepiandrosteron;
DOC = 11-Deoxycorticosteron;
F = Cortisol;
P450scc = Cholesterinseitenketten abspaltendes Enzym;
S = 11-Deoxycortisol;
T = Testosteron;
TH-B = Tetrahydro-B;
TH-DOC = Tetrahydro-DOC;
TH-S = Tetrahydro-S

**adrenogenitales Syndrom:** charakteristische klinische u. laborchemische Befunde bei adrenalen Enzymdefekten. [5]

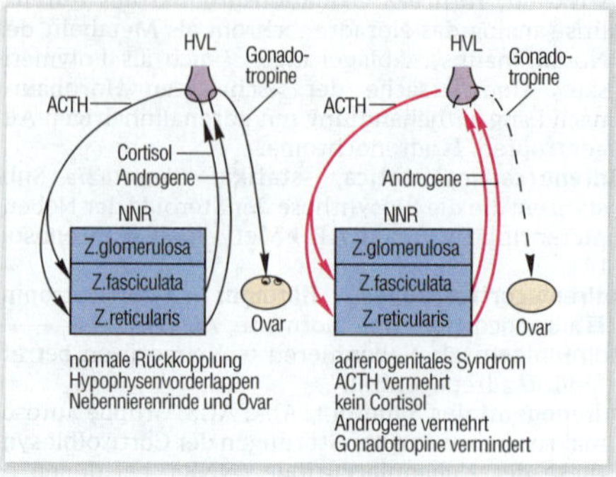


**adrenogenitales Syndrom.** [316]

autosomal-rezessiv erbliche Mutation im Gen (CYP21B) für die 21-Hydroxylase (p450c21) auf Chromosom 6. ***Einteil.:*** Die klassische Form ist homozygot u. manifestiert sich pränatal (Fehlbildungen bei neugeborenen Mädchen); nicht klassische Formen können homozygot mild ausgeprägt oder heterozygot sein (Zeichen des Androgenüberschusses manifestieren sich oft in der Pubertät). Auftreten in vier verschiedenen klinischen Erscheinungsformen: **mit Salzverlustsyndrom, ohne Salzverlustsyndrom** (»simple virilizing«); eine **spätmanifeste Form** ohne Salzverlust (»late onset«); **kryptische Form** mit biochemischen Veränderungen ohne klinische Symptome. ***Klinik:*** Knaben zeigen bei der Geburt ein unauffälliges äußeres Genitale, dann rasch fortschreitende Virilisierung ohne Hodenreifung; unbehandelt führt das AGS Typ 3 zu Pseudopubertas praecox bei vorzeitigem Epiphysenschluss (geringe Erwachsenengröße). Mädchen weisen bei Geburt eine Klitorishypertrophie bei weiblichen inneren Genitalien auf (Pseudohermaphroditismus femininus), später zunehmende Virilisierung mit primärer Amenorrhö, fehlender Brustentwicklung u. Pseudopubertas praecox. Bei zwei Drittel der Patienten besteht bereits im Neugeborenenalter ein Salzverlustsyndrom. ***Diagn.:*** klin. Bild; Nachweis vermehrter 17-OH-Progesteron- u. evtl. 11-Desoxycorticosteron-Sekretion, bei Salzverlust Sicherung durch erniedrigtes Aldosteron. Bei nicht klassischer Form Nachweis von erhöhtem 17-OH-Progesteron-Anstieg 60 Min. nach ACTH-Stimulation. Molekulargenet. Nachweis der Mutation des CYP21-B-Gens. Bei heterozygoten Merkmalsträgern sollte eine genetische Beratung stattfinden; pränatale AGS-Diagnostik u. Therapie sind mgl. ***Ther.:*** lebenslange Substitutionsbehandl. mit ▸Glucocorticoiden, bei Formen mit Salzverlust zusätzl. ▸Mineralocorticoide. – **AGS Typ 4,** 11-beta-Hydroxylase-Defekt: Mangel an 11-beta-Hydroxylase der NNR, geht einher mit Virilisierung weiblicher Feten, Pseudopubertas praecox u. Hypertonie. Cortisol ist erniedrigt, 11-Desoxycorticosteron erhöht; außerdem Hypokaliämie, Hypernatriämie, Renin niedrig. Pränatale Diagnostik möglich. – **AGS Typ 5,** 17-Hydroxylase-Defekt: Mangel an 17-alpha-Hydroxylase in der NNR führt zu ungenügender Synthese von Androgenen u. Östrogenen (mit Erhöhung von Desoxycorton u. Corticosteron); es kommt zu männlichem Pseudohermaphroditismus sowie zu ausbleibender Pubertät u. Hypertonie. Alle Neugeborenen sind phänotypisch weiblich. Defekt auf Chromosom 10 (Gen: CYP17,10q24.3). Pränataldiagnostik möglich. Ein Defekt des im Hoden aktiven Isoenzyms 3 der 17-alpha-Hydroxysteroid-Dehydrogenase führt zu isolierter Störung der Testosteronbiosynthese. Bei männl. Kindern kommt es zu weibl. Differenzierung oder imkompletter Virilisierung der äußeren Geschlechtsorgane.

**Adreno|leuko|dys|trophie,** Abk. ALD: bei ♂ Kindern auftretende, X-chromosomal-rezessiv erbliche Krankheit mit Nebennierenrindeninsuffizienz, fortschreitender Demenz u. peripherer Neuropathie; im Plasma ist die Konzentration langkettiger Fettsäuren erhöht. Eine mildere Variante, die Adrenomyeloneuropathie (AMN) tritt bei jungen Männern auf. **E** adrenoleukodystrophy.

**Ad|reno|lyse:** Aufhebung der Wirkung von Noradrenalin u. Adrenalin durch Adrenolytika (= ▸Sympatholytika).

**Adrenolytika, Adrenozeptorantagonisten:** ▸Adrenozeptorenblocker, ▸Sympatholytica. **E** adrenolytics.

**Adrenomimetika, Adrenozeptoragonisten:** ▸Sympathomimetika. **E** adrenomimetics.

**Ad|reno|myelo|neuro|pathie:** s. u. ▸Adrenoleukodystrophie. **E** adrenomyeloneuropathy.

**Ad|reno|zeptoren:** ▸adrenerge Rezeptoren. **E** adrenoreceptors.

**Adrenozeptorenblocker,** Adrenozeptorantagonisten: Substanzen, die durch Bindung an ▸adrenerge Rezeptoren die Wirkung der Catecholamine (v. a. Noradrenalin u. Adrenalin) bzw. der ▸Sympathomimetika an den Zielorganen hemmen; je nach Wirkung an den α- oder β-Adrenozeptoren unterschieden als ▸Alpha- oder ▸Betarezeptorenblocker.

**Adriamycin:** ▸Doxorubicin. **E** adriamycin

**ADS,** Abk. für Arbeitsgemeinschaft Deutscher Schwesternverbände: Interessenvertretung für Pflegende in konfessionellen Verbänden wie Caritas, Diakonie und den Schwesternschaften des Roten Kreuzes.

**Adson-Test:** Pulsausfall der Armarterien u./oder arterielles Stenosegeräusch in der Supraklavikulargrube bei Armhebung verursacht durch ein Thoracic-Outlet-Syndrom.

**Ad|sorbat-Impfstoff:** ein an ein Adsorbens (meist Aluminiumhydroxid) adsorbierter Impfstoff (Vakzine); wird langsamer resorbiert u. bewirkt stärkere Antikörperbildung. **E** adsorbate vaccine.

**Adsorbentia, Adsorbenzien,** Sing. **Adsorbens:** *Pharmazie* Stoffe, Präparate in Pulver- oder Granulatform, die Gase u. gelöste Stoffe physikalisch binden (▸Adsorption); ***Wirkstoffe:*** z. B. Kohle (▸Carbo medicinalis), Talkum, Kieselgur, Kaolin. ***Anw.*** zur Resorptionsverminderung von Pharmaka (bei Intoxikationen) und Bakterientoxinen aus dem Gastrointestinaltrakt (bei Durchfallerkrankungen). **E** adsorbents.

**Ad|sorpt:** s. u. ▸Adsorption.

**Ad|sorption:** *Physik* die Anreicherung von Gasen, Dämpfen oder gelösten Stoffen an der – äußeren u. inneren – Oberfläche (Grenzschicht) fester oder flüssiger Stoffe als rein physikalische Oberflächenerscheinung (ohne chemische Bindung der Fremdmoleküle). Die Menge des adsorbierten Stoffes (»Sorbend«, »Adsorpt«, »Adsorbendum«) pro Flächeneinheit des adsorbierenden Substrats (»Adsorbens«) hängt außer von der gegebenen Oberflächenstruktur auch von der Konzentration bzw. dem Druck des Sorbenden u. von der Temperatur ab. In der *Serologie* die A. von Antigenen bzw. Antikörpern an genormte Teilchen, z. B. Latexpartikel, Siliconpolymere (ermöglicht z. B. Standardisierung von Agglutinationsreaktionen); s. a. ▸Adsorbat-Impfstoff. In der *Labordiagn.* die A. von gelösten Stoffen oder von Gasen an feste Teilchen (z. B. Siliconpolymere) ist Grundlage der Adsorptionschromatographie bzw. ▸Gaschromatographie. S. a. ▸Absorption. **E** adsorption.

**Adstringentia, Adstringenzien:** *Pharmazie* topisch anwendbare Mittel, die an Wunden u. Schleimhäuten durch Eiweißfällung oder -fixierung Membranen bilden. ***Wirkung:*** entzündungshemmend, desinfizierend, austrocknend u. Blut stillend. ***Wirkst.:*** v. a. Metallsalz-Lösungen, verdünnte Säuren, Formaldehyd, Gerbstoffe (Tannin). ***Anw.*** bei entzündl., infizierten u. juckenden Haut- u. Schleimhauterkrankungen sowie als Antihidrotika. **E** adstringents.

**adult respiratory distress syndrome** *(engl.):* ▸ARDS.

**adult(us)** *(latein.):* erwachsen. *Parasitol.* voll entwickelt, z. B. adulter Wurm. **E** adult.

**ad usum:** s. u. ▸ad. **E** to be used.

**Ad|ven|ti|tia** *(latein. adventicius = äußerer):* **1)** die ▸Tunica adventitia (= Außenschicht der Eingeweide). **2)** die Tunica externa = Außenschicht der Blutgefäßwand; kollagenes u. elastisches Bindegewebe. Sie enthält ernährende Gefäße (Vasa vasorum) u. Gefäßnerven(plexus). E adventitia.

**Adventitia|degeneration, zystische:** zystische ▸Degeneration.

**Adventitia|zellen,** Perizyten, ROUGET-Zellen: Zellen, die die Blutkapillaren mit schlanken Fortsätzen umgreifen. Funktionen: evtl. Kontraktion, Phagozytose (beides umstritten). E adventitial cells, pericytes.

**Ad|ver|siv|epilepsie, Adversivkrämpfe:** bei Reizung oder Ausfall des präzentral im Stirnhirn gelegenen »Adversivfeldes« auftretende Zwangswendung (»Versivanfall«) von Blick, Kopf, evtl. auch Rumpf zur Gegen- oder zur gleichen Seite (Kontra- bzw. ▸Ipsiversivkrise). E adversive epilepsy.

**Ady|na|mia, Adynamie:** Kraftlosigkeit, krankhafte (Muskel-)Schwäche, z.B. bei ADDISON-Syndrom, Muskeldystrophien. E adynamia. – **A., affektive:** affektiver Tonusverlust bei ▸Narkolepsie. E affective a. – **A. episodica hereditaria:** das ▸GAMSTORP-Syndrom. E episodic hereditary a. – **A., periodische:** A. mit schlaffen Lähmungen infolge Hyper- u. ▸Hypokaliämie. E periodic a.

**ÅE:** Kurzzeichen für ▸Ångström-Einheit.

**AED,** Abk. für **a**utomatische **e**xterne **D**efibrillation: externe transthorakale ▸Elektrodefibrillation mit einem tragbaren u. einfach zu bedienenden Gerät.

**Ae|des:** Gattung der ▸Culicidae (Ordnung ▸Diptera). Sog. »Freilandmücken« mit hämatophager Ernährungsweise. A. ist die artenreichste Stechmückengattung Mitteleuropas; bei Überschwemmungen im Frühjahr u. Sommer erfolgt ein Massenschlupf mit nachfolgender Mückenplage. Medizinisch bedeutsame Art: A. aegypti. E Aedes. – **A. aegypti:** Überträger des Gelb- u. Denguefiebers sowie des Japan. Enzephalitisvirus. – **A. albopictus:** Überträger des Eastern-Equine-Encephalomyelitis-Virus u. des Denguefiebers. E Asian tiger mosquito. – **A. polynesiensis; A. togoi:** zwei Überträger von Wuchereria bancrofti u. Brugia malayi.

**AEDL,** Abk. für **A**ktivitäten und **e**xistentielle **E**rfahrungen **d**es **L**ebens: ▸Pflegemodell (dort Tab.) aus dem deutschsprachigen Raum, entwickelt von Monika Krohwinkel. Die AEDL dienen wie die ▸ATL zur Einschätzung der Pflegebedürftigkeit eines Patienten.

**Ägo|phonie,** Kompressionsatmen: »Ziegenmeckern« als ▸Bronchophonie mit hohem, näselnd-meckerndem Klang, hörbar über komprimierten, aber nicht völlig luftleeren Lungenabschnitten (z.B. oberhalb eines Pleuraergusses). E egophony.

**Ähnlichkeits|gesetz:** *Homöopathie* »Similia similibus curentur« als der Hauptlehrsatz der ▸Homöopathie. Interpretation von S. HAHNEMANN: »Eine schwächer dynamische Affektion wird im lebenden Organismus von einer stärkeren dauerhaft ausgelöscht, wenn diese – der Art nach von ihr abweichend – jener sehr ähnlich ist in ihrer Äußerung.«

**AEHP,** Abk. für **a**kustisch **e**vozierte **H**irnstamm**p**otentiale: s.u. ▸evozierte Potentiale.

**AEK-Modell:** Modell in der Pflegeforschung zur Beschreibung **a**ktionaler, **e**motional-affektiver und **k**ognitiver Bereiche pflegerischer Prozesse, wie z.B. Essenreichen, aus der Sicht von Pflegenden.

**AEL:** Abk. für akute ▸Erythroleukämie.

**A-Enzephalitis,** Encephalitis epidemica: ▸ECONOMO-Krankheit.

**ÄO-Methode:** *Hygiene* Desinfektion mit ▸Äthylenoxid.

**Äpfelsäure,** HOOC·$CH_2$·CHOH·COOH, Hydroxybernsteinsäure, Acidum malicum: verbreiteter Naturstoff u. Intermediärprodukt im ▸Citratzyklus (s.a. ▸Malat). In der *Pharmazie* Ansäuerungsmittel für Infusionslösungen. E malic acid.

**Aequa|tor bul|bi:** der größte gedachte, senkrecht auf der Augenachse stehende Umfangskreis des Augapfels in der Frontalebene; Durchtrittsbereich der Vortexvenen. E equator bulbi, equator of eyeball.

**Äquato|ri|al|platte:** *Zytologie* die Anordnung der Chromosomen in der Mitte der (Teilungs-)Spindel (s.a. ▸Spindelapparat) in der Metaphase der ▸Mitose u. ▸Meiose. E equatorial plate.

**äqui|librierte Lösung,** isotonische Lösung: s.u. ▸Isotonie. E equilibrated solution.

**äqui|mol(ekul)ar:** *Chemie* mit gleicher Molarität. E equimolar.

**Äquivalent:** das Gleichwertige, Ausreichende; s.a. ▸Grammäquivalent, ▸Äquivalent... E equivalent. – **Ä., epileptisches:** v.a. Kopfschmerzen, vegetative Erscheinungen, Episoden von ▸Poriomanie anstelle des großen Epilepsie-Anfalls. E epileptic e. – **Ä., isodynamisches:** (RUBNER) die – nur bedingt gültige – gegenseitige energetische Vertretbarkeit der Nährstoffe: 1 g Fett entspricht energetisch 2,3 g Eiweiß bzw. Kohlenhydrat. E isodynamic e.

**Äquivalent|dosis,** Abk. Dq: *Radiologie* s.u. ▸Dosisäquivalent, ▸RBW. E dose equivalent.

**Äquivalent|gewicht:** das dem einwertigen Wasserstoffatom (Atomgewicht 1,008) gleichwertige (»äquivalente«) Reaktionsgewicht chemischer Elemente, Radikale u. Verbindungen. Ä. in g = Grammäquivalent oder val. Dieses gelöst in 1 Liter ergibt die »Normallösung« (Symbol = 1 n = n); hiervon sind auch Teile oder Vielfache möglich (z.B. 0,1 n, 2 n). Als Milliäquivalentgewicht (mEq, mval) 10–3 val. E equivalent weight.

$$\frac{\text{Gewicht der Verbindung}}{\text{Wertigkeit}}$$

**Äquivalentgewicht.**

**Äquivalenz|zone:** bei der ▸Präzipitationsreaktion (2) im Bereich optimaler (äquivalenter) Konzentrationen von löslichem Antigen u. zugehörigen Antikörpern sichtbare schmale ▸Fällungszone, in der durch die ▸Antigen-Antikörper-Reaktion unlösliche ▸Immunkomplexe ausfallen u. ein ▸Immunpräzipitat bilden. E equivalence zone.

**aer...** *(sprich: a-e-r):* Wortteil »Luft«, »Gas«, »Sauerstoff«, »Luftfahrt«; s.a. ▸Pneum(o)... , Physo...

**Aer|ämie:** s.u. ▸Aeroembolismus. E aeremia.

**Aero|allergene,** Inhalationsallergene: Allergene, die über die Luft mit dem Menschen in Kontakt kommen, z.B. aus Pollen, Schimmelpilzsporen, Tierepithelien, Hausstaubmilben. Bei allergischen Personen können sie Krankheitssymptome auslösen, die sich vorwiegend als Rhinokonjunktivitis oder Asthma bronchiale, aber auch als atopisches Ekzem manifestieren.

**aerob:** *Biochemie* auf das Vorhandensein von Sauerstoff angewiesen (*bakt* ▸Aerobier). E aerobic. – **a. Phase:** im Zellstoffwechsel die Kohlenhydrat-Abbaureaktion über die Atmungskette, u. zwar der Glucoseabbau über den ▸Pentosephosphatzyklus sowie – im Anschluss an den anaeroben EMBDEN-MEYERHOF-Weg – die oxidative Decarboxylierung der entstandenen Brenztraubensäure zu ▸Acetyl-CoA u. der im Citratzyklus erfolgende Abbau der Acetyl-CoA zu $CO_2$; ferner der Milchsäure-Abbau in Leber u. Muskel. Ferner eine Phase im aktiven ▸Transport. E a. phase.

**Aero|bac|ter:** ▸Enterobacter.

**Aero|bi|er,** Oxybionten: *Bakteriologie* die tierischen u. pflanzlichen Organismen, deren Stoffwechsel Luftsauerstoff benötigt, u. zwar immer u. unbedingt oder nur unter bestimmten Bedingungen (**obligate** bzw. **fakultative A.**). Der Stoffwechsel der Letzteren mit zwei biologischen Oxidationsformen, d.h. mit aerober Form oder mit Fermentation, d.h. mit Sauerstoff ($O_2$) bzw. mit einer organischen Verbindung als endgültigem Wasserstoffakzeptor. E aerobe(s).

**Aero|biose,** Oxybiose: sauerstoffabhängige Lebensweise der ▸Aerobier. E aerobiosis.
**Aero|embolismus:** Bildung von Gasbläschen (v.a. Stickstoffbläschen) im Blut (»Aerämie«) u. in den Geweben bei der ▸Druckfallkrankheit. – s.a. ▸Ebullismus. E air embolism.
**aero|gen:** **1)** Gas bildend. **2)** aus der Luft stammend; mit der Luft übertragbar. E aerogenic, aerogenous.
**Aero|monas:** eine Gattung der Vibrionaceae; gramnegative, fakultativ anaerobe, stabförmige bis kokkoide, im Allg. bewegliche (monotrich begeißelte) Mikroorganismen; pathogen z.B. **A. hydrophila**, wird aus Wasser, Erde oder Nahrungsmitteln isoliert; selten auch aus dem Verdauungstrakt des Menschen. Man findet es bei Patienten, deren Abwehr stark geschwächt ist, gelegentlich kann es Verursacher einer Diarrhö sein.
**Aero|otitis (media),** Barotitis: durch ein ▸Barotrauma ausgelöste Ohrentzündung mit starken Ohrschmerzen, Geräuschempfindungen, Schwindelgefühl, Einziehung, Rötung u. petechialen Blutungen des Trommelfells, Verschlechterung des Hörvermögens durch Ödem u. Blutung im Innenohr. In seltenen Fällen Ruptur des Trommelfells. E aerotitis.
**Aero|phagie:** das (meist) unbewusste u. gewohnheitsmäßige »Luftschlucken«; auch als ▸Aufstoßen (bei dem mehr Luft geschluckt als aufgestoßen wird); beim Säugling während des Trinkens. Führt zu Magen-Darm-Meteorismus. E aerophagy.
**Aero|sinusitis:** akute ▸Sinusitis als Pendant der ▸Aerootitis. E aerosinusitis.
**Aero|sol:** Dispersionssystem feinst in Gas verteilter fester oder flüssiger Teilchen (Rauch, Nebel; s.a. ▸Smog) der Größe $10^{-4}$–$10^{-7}$ cm. Als **künstliches A.** ein aus Heil- oder Desinfektionsmitteln (als Dispersum) mittels eines inerten, unter Druck stehenden Gases als Treibmittel (Dispergens) erzeugtes A. ***Anw.*** für ▸Aero(sol)therapie bzw. Aerosol-Raumluftdesinfektion (Letztere z.B. mittels Butylen- u. Triäthylenglykol-Aerosols). E aerosol.
**Aerosol-Raumluft|des|infektion:** *Hygiene* s.u. ▸Aerosol.
**Aerosol|therapie:** Inhalationstherapie mit Anw. künstlicher, wirkstoffhaltiger Aerosole; z.B. bei Erkrankungen der oberen Atemwege; s.a. Tab. E aerosol therapy.

| Partikeldurchmesser | Ablagerungsort | Ablagerungsmechanismus |
|---|---|---|
| < 1 µ | werden ausgeatmet | bleiben in der Gasphase |
| 1–5 µ | peripherer Bronchialbaum | Sedimentation |
| 5–10 µ | obere Luftwege u. zentraler Bronchialbaum | Trägheitsaufprall |
| > 10 µ | obere Luftwege | |

Aerosoltherapie: Beziehung zwischen Partikeldurchmesser, Ablagerungsmechanismus u. Ablagerungsort. [431]

**Aero|trauma:** ▸Barotrauma. E barotrauma.
**Aero|zele:** lufthaltige Zyste, z.B. als Laryngozele, Pneumatozele der Nasennebenhöhlen. E aerocele.
**Ärztekammer:** Organisationsstruktur des Gesundheitswesens, der lt. Gesetz alle approbierten Ärzte angehören müssen. Ihre Aufgabe besteht u.a. in der Zulassung von Ärzten, Fort- u. Weiterbildung, Berufsgerichtsbarkeit. In jedem Bundesland existiert mindestens eine Ä., die alle unter dem Dachverband der ▸Bundesärztekammer zusammengeschlossen sind.
**Aescin:** aus Samen von ▸Aesculus hippocastanum isolierbare Triterpenglykoside; ***Anw.*** lokal oder topisch als Ödemprotektivum in Venenmitteln. E escin.
**Aesculapius, Äskulap:** latinisierter bzw. deutscher Name des griechischen Heilgottes Asklepios. – Der von der Schlange (?) umwundene Äskulapstab ist Symbol des Arztes u. Arzttums.
**Aesculin:** aus den Samen von ▸Aesculus hippocastanum isolierbares Cumarin; ***Anw.*** als ▸Venentherapeutikum. E aesculine.
**Aesculus hippo|castanum,** Rosskastanie: Pflanze, deren Samen u. Blätter als Hauptwirkstoff das Saponingemisch Aescin enthalten. ***Anw.*** bei chronisch venöser Insuffizienz, Varikosis u. posttraumatischer Weichteilschwellung. E aesculus, buckeye (plant).

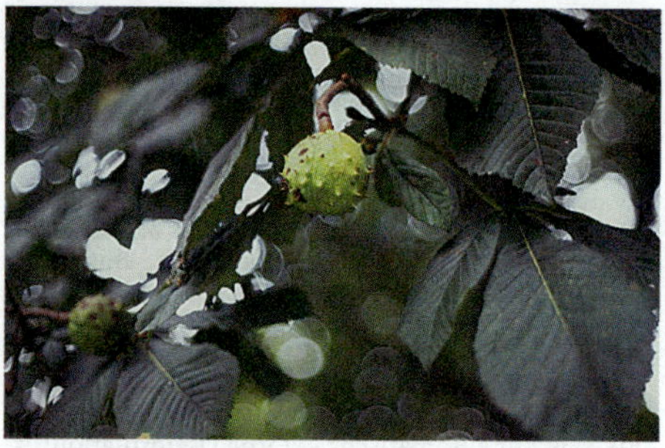

**Aesculus hippocastanum.** [482]

**...äs|thesie:** Wortteil »Gefühl«, »Wahrnehmung«.
**Äs|thesio|neuro|blastom:** langsam wachsender bösartiger Tumor der Riechregion der Nase; mit in (Pseudo-)Rosetten angeordneten Neurozyten u. -blasten. ***Klinik:*** Nasengangverlegung, Nasenbluten, Tränenfluss, Geruchsverlust. E olfactory neuroblastoma.
**aestivalis** *(latein.)*, aestivus: sommerlich, Sommer...
**Ästivo-Autumnal|fieber,** Sommer-Herbstfieber: die ▸Malaria tropica. E estivo-autumnal fever.
**Äth...:** s.a. ▸Eth...
**Äthal|nol,** Ethanol, Äthylalkohol, Alcohol, Spiritus aethylicus, $C_2H_5OH$, $CH_3$-$CH_2OH$: als ▸Alkohol, ▸Spiritus im gebräuchlichen Sinne des Wortes ein ca. 96-volumprozentiges Gemisch mit Wasser. Wird gewonnen durch alkoholische Gärung oder synthetisch aus Acetylen bzw. Äthylen; kommt auch in geringer Konzentration als Intermediärprodukt der Pyruvatdecarboxylierung vor. Ist als »**absoluter Alkohol**« (dehydriert = wasserarm; Konzentration ca. 99,5 Vol.-%) sehr hygroskopisch. – Mit Wasser u. den meisten Lösungsmitteln mischbar, flüchtig, brennbar (Dämpfe im Luftgemisch explosiv!). Die tödliche Dosis (getrunken) beträgt für Erwachsene > 100 ml. ***Anw.*** *med* äußerlich für Einreibungen, Umschläge, Händedesinfektion, selten für ▸Alkoholblockade (als Gefäßverödungsmittel [Hämorrhoiden, Varizen etc.], Analeptikum [s.a. ▸Spiritus aethereus]), *pharm* als hydrophiles Lösungs- u. Extraktionsmittel für Tinkturen etc., als Labor-Reagens (für Extraktionszwecke), histologisches Härtungsmittel. S.a. ▸Branntwein. E ethanol.
**Äthanol|amin:** ▸Colamin. E ethanolamine.
**Äther, Aether,** Ether: *Chemie* organisch-chemische Verbindungsklasse der allgemeinen Formel $R_1$-O-$R_2$ ($R_1$, $R_2$ = Alkylreste; sind bei »einfachen« Äthern gleich, bei »gemischten« verschieden). Die Bildung erfolgt aus zwei Molekülen Alkohol unter Wasseraustritt. Es sind dies meist flüchtige, brennb., hydrophobe Flüssigkeiten. E ether. – **Ae. aethylicus,** Ae. sulfuricus, Äthyläther, Schwefeläther, $C_2H_5$-O-$C_2H_5$: ein Diäthyläther; klare, berauschende, intensiv riechende, rasch flücht. (Kp. 36 °C), sehr entzündl. Flüssigkeit; Dämpfe schwerer als Luft; Luftgemische ab 1,85 % explosibel. ***MAK:*** 400 ppm (= 400 ml/m³) bzw. 1200 mg/m³. E diethyl e. – **Ae. chloratus:** ▸Äthylchlorid. – **Ae. pro narcosi,** Narkose-Äther: gemäß Arzneibuch gereinigter Diäthyläther (Ae. aethylicus),

d. h. frei von Aceton, Aldehyden, Peroxiden, schwefliger Säure u. anderen freien Säuren, mit Stabilisator-Zusatz. Muss trocken, lichtgeschützt, kühl u. dicht verschlossen (mit Metallfolie überzogener Korken) aufbewahrt werden. Wegen Explosionsgefahr trotz großer therapeutischer Breite (Letalität ca. 0,3‰) u. schwach muskelrelaxierender Wirkung in Industriestaaten nur noch historisch interessant (▸Äthernarkose). E anesthetic e.

**ätherische Öle,** Olea aetherea: leicht flüchtige (Pflanzen-)Aromen. E volatile oils.

**Äther|narkose:** (W. Th. G. Morton 1846) Allgemeinnarkose durch Inhalieren von Dämpfen des ▸Aether pro narcosi, zugeführt über eine mullbespannte (Tropfnarkose) oder eine geschlossene Narkosemaske (Letztere angeschlossen an einen Narkoseapparat, der ein Äther-Sauerstoff- oder Äther-Luft-Gemisch als Narkosegemisch liefert). Dosierung erfolgt nach Wirkung. Vorteile: große therapeutische Breite, gute Steuerbarkeit, zahlreiche Kombinationsmöglichkeiten (andere Narkotika, Relaxanzien usw.). Nachteile: Explosionsgefahr (bes. des Äther-Sauerstoff-Gemisches), Reizung der Atemwege (Ätherbronchitis), postnarkotisches Erbrechen. Daher heute durch ▸Inhalationsnarkotika ersetzt. E ether anesthesia.

**Äther|schwefelsäuren:** Typ der sauren Estersäuren (R-O-$SO_3$H), als »gepaarte (= »konjugierte«) Schwefelsäuren« gebildet im Intermediärstoffwechsel als Verbindung aus nicht oder nur schwer verwertbaren Alkoholen u. Sulfationen als leicht eliminierbare Entgiftungsprodukte (z. B. Indoxylschwefelsäure = ▸Indikan).

**Äthinyl|nor|testosteron:** ▸Norethisteron.

**Äthinylöstradiol:** ▸Ethinylestradiol.

**Ä|thyl-,** $CH_3CH_2$-: das Äthan-Radikal.

**Äthyl|äther:** s. u. ▸Äther. E diethylether.

**Äthyl|alkohol:** ▸Äthanol. E ethyl alcohol.

**Äthyl|chlorid,** Ethylchlorid, Aether chloratus, Monochloräthan, $C_2H_5Cl$: *Anästhesiologie* brennbares Gas mit ätherähnlichem Geruch; unter Druck verflüssigt (Kp. 12,2 °C). ***Anw.*** v. a. für örtliche Vereisung (evtl. gefährlich), früher auch für ▸Chloräthylrausch. E ethyl chloride, chloroethan.

**Äthy|len,** Ethylen, $H_2C{=}CH_2$: ein brennbares, im Luftgemisch explosives Gas (Kohlenwasserstoffverbindung). E ethylene.

**Äthylen|chlorid:** ▸1,2-Dichloräthan. E ethylene chloride.

**Äthylen|diamin|tetra|essigsäure,** Ethylendiamintetraessigsäure, Edetinsäure, Acidum edeticum: *Pharmazie* organische Säure, die mit Metallionen ▸Chelate bildet. ***Anw.*** in Theophyllin-Präparaten als Lösungs-Vermittler (▸Aminophyllin), als Gegenmittel (v. a. als Calcium-Dinatriumsalz) bei Schwermetallvergiftungen (v. a. Blei), bei Radionuclid-Inkorporation. In der *Labordiagn.* zur Hemmung der Blutgerinnung (in Blutproben, außerhalb des Körpers!); Salze u. freie Säure (z. B. Komplexon II) dienen zur (Titrations-)Analyse. E ethylene diamine tetraacetic acid, EDTA.

**Äthylen|glykol:** s. u. ▸Glykole. E ethylene glycol.

**Äthylen|oxid,** Ethylenoxid: farblose, bei > 15 °C gasförmige Substanz; als Gas-Sauerstoff-Gemisch explosiv. Genutzt als bakterizides Desinfektionsmittel (»T-Gas«) für hitzeempfindliche Produkte (»ÄO-Verfahren«), als Lösungsmittel u. Weichmacher. ***Vergift.:*** nach längerem Einatmen Schwindelgefühl, Erbrechen, Bewusstlosigkeit, Herzstörungen mit Atemnot, Reizerscheinungen an Augen- u. Atemwegen; evtl. Spätschäden (starkes Zellgift). E ethylene oxide.

**Äthylenoxid**

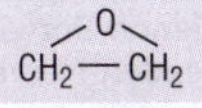

**Äthylenoxid.**

**Äthylen|tetra|chlorid:** ▸Tetrachloräthylen. E ethylene tetrachloride.

**Ätio|chola|nolon,** Ätiocholan-3α-ol-17-on: natürliches Reduktionsprodukt des Testosterons u. der Corticosteroide, das bei beiden Geschlechtern im Harn ausgeschieden wird. Kann in unkonjugierter Form über die Interleukin-1-Bildung zu ▸Fieber führen. E etiocholanolone.

**Ä|tio|logie:** Lehre von den Ursachen der Krankheiten; i. w. S. die ▸Krankheitsursache(n) selbst. E etiology.

**Ätz|gifte:** konzentrierte Säuren u. Laugen, Ammoniak u. die Ätzalkalien als Stoffe, die Zelleiweiß zerstören (fällen, lösen oder oxidieren) u. so zu flächenhaften Nekrosen führen (▸Koagulations-, ▸Kolliquationsnekrose) sowie zu Schorfbildungen; s. a. ▸Laugen-, ▸Säureverätzung. E caustic poisons.

**Ätzmittel,** Escharotika, Kaustika: *Pharmazie* Ätzalkalien, Mineralsäuren, Schwermetallsalze u. andere. ***Anw.*** als Mittel zur gezielten Zerstörung krankhaften Körpergewebes durch Eiweißdenaturierung; z. B. zur Entfernung von wucherndem Granulationsgewebe (z. B. ▸Silbernitrat), zur Blutstillung ($FeCl_3$) in Form von Ätzpaste, -stiften (Styli caustici). E caustics.

**A-Fasern:** markhaltige Nervenfasern mit hoher Leitungsgeschwindigkeit (s. a. ▸Fasergruppe, dort Tab.). E A-fibers.

**afe|bril(is):** fieberfrei. E afebrile, apyretic.

**Afer|men|tie:** erblicher Enzymdefekt (▸Enzymopathie) oder erworbener Ausfall eines Enzym(system)s; i. e. S. das Fehlen von Fermenten in den Verdauungssäften. E anenzymia.

**Affekt** *(latein. affectus = Gemütszustand):* relativ kurz dauerndes u. abgrenzbares, stark ausgeprägtes Gefühl (»Gefühlswallung«), meist begleitet von vegetativ-körperlichen Symptomen mit Ausdruckscharakter; z. B. Freude, Angst, Scham. Als qualitative u. quantitative Abweichung von der Norm der »**pathologische A.**« (Affektstörung). E affect. – **A., inadäquater:** ein nicht dem Bewusstseinsinhalt entsprechender A. (z. B. Lachen bei einer Beerdigung). Tritt auf z. B. bei Psychosen, Depression, nach traumat. Ereignissen. S. a. ▸Gefühls... E inadequate a.

**Affekt|epilepsie:** heute nicht mehr gebräuchlicher Begriff für epileptischen Anfall nach heftiger Erregung (provoziert durch Hyperventilation?). Wahrscheinlich Manifestation einer Temporallappenepilepsie. E affect-induced epilepsy, affective e.

**Affekt|handlung:** Explosiv- oder Kurzschlusshandlung als Folge einer heftigen Gemütsbewegung; allgemein bei Affektlabilität. Forensisch relevant ist, ob die Tat persönlichkeitsfremd war (Ausbleiben eigener Stellungnahme u. Verhaltenssteuerung); evtl. besteht für sie eine Erinnerungslücke. Als strafbare Handlung (»Affektdelikt«) evtl. mit eingeschränkter Verantwortlichkeit. E act of rage, impulsive action.

**Affektion:** Befall, Erkrankung, Krankheit. – s. a. ▸Affekt. E affection.

**affektiv:** affektbedingt, -betont. E affective. – **a. Tonusverlust:** als schlaffe Lähmung imponierender plötzlicher Muskeltonusverlust ohne Bewusstseinsverlust als Folge eines Affektes bei ▸Narkolepsie, z. B. als sog. ▸Lachschlag. E a. loss of tonus.

**Affektivität:** **1)** Gefühlsansprechbarkeit. **2)** Gesamtheit des Gefühlslebens. E affectivity.

**Affekt|krämpfe:** Steigerung affektiver Reaktionen zu Lach-, Wein-, Schreikrämpfen etc. – **A., respiratorische:** bei Kindern zwischen Ende des 1. Lj. u. dem 4. Lj. als »hysterischer« Anfall vorkommende Krämpfe im Gefolge einer zornigen Erregung mit Geschrei, gelegentlich aber auch nach Schreck. Dem anfänglichen »Schreiweinen« folgt ein exspiratorischer Atemstillstand, verbunden mit Zyanose, Augenverdrehen u. Um-sich-Schlagen sowie mit Nachhinten-Umfallen, kurzer Bewusstlosigkeit u. Krämpfen. Die recht bedrohlich erscheinenden Symptome schwinden jedoch rasch nach einer tiefen Inspiration. – Gefahr der psych. »Fixierung«. **E** affective respiratory spasms.

**Affẹkt|labilität:** unausgeglichene Affektivität, d.h. vermehrte seelische Ansprechbarkeit sowie rasche Stimmungswechsel. **E** emotional lability, labile affect.

**Ạffen|furche:** umgangssprachlich für ▸Vierfingerfurche. **E** simian crease.

**Ạffen|lücke:** die nur für die Milchzahnreihe physiologische »atavistische« Lücke (▸Diastema) beidseits zwischen dem seitlichen Schneide- u. dem Eckzahn bzw. (am Unterkiefer) zwischen Eckzahn u. 1. Milchzahnmolaren.

**Affen|pocken:** s.u. ▸Monkeypox-Virus.

**ạffe|rens, afferent** *(latein.)*: zuführend, dem ZNS Impulse zuleitend. Bei Impulsleitung von den Eingeweiden oder deren Schleimhäuten sowie von Endorezeptoren als viszeroafferent bezeichnet, bei Impulsherkunft von Rezeptoren der Oberflächenstrukturen des Körpers als somatoafferent. S.a. ▸Afferenz. **E** afferent.

**Ạfferent-Loop-Syndrom, Afferen|tịtis,** Afferentopathie: ▸Syndrom der zuführenden Schlinge.

**Afferẹnz:** dem ▸Zentralnervensystem (ZNS) zuströmende Erregung; auch die entsprechende Nervenleitungsbahn vom peripheren nervösen Empfindungsorgan (▸Rezeptor) zum ZNS. **E** afference.

**Affinitạ̈t** *(latein. = [durch Heirat entstandene] Verwandtschaft)*: Neigung von Stoffen, sich anzulagern oder zu verbinden, z.B. *chem* von Atomen, Molekülen, *immun* einem Antigen u. dem spezif. Antikörper, *histol* von Farbstoffen u. bestimmten Geweben, *pharm* von Arzneimitteln u. Membranrezeptoren. **E** affinity.

**Affinitäts|chromato|graphie:** s.u. ▸Chromatographie. **E** affinity chromatography.

**affịxus** *(latein.)*: angeheftet; z.B. Pars affixa = Area nuda der Leber.

**affiziẹrt:** *Pathologie* krankhaft befallen (u. verändert); *psych* emotional betroffen. **E** affected.

**AFI** *(engl.)*: *Geburtshilfe* **1)** Abk. für **a**mniotic **f**luid **i**ndex: sonographisch ermittelter Parameter zur Beurteilung der Fruchtwassersmenge. Wird im letzten Schwangerschaftsdrittel bestimmt und gibt Hinweise auf vermehrtes (▸Hydramnion) oder vermindertes Fruchwasser (Referenzbereich: 8–18 cm). **2)** Abk. für **a**mniotic **f**luid **i**nstallation: ▸Amnionauffüllung.

**Afibrinogen(äm)iẹ:** *Hämatologie* ein Eiweißbildungsfehler (▸Defektproteinämie) mit Fehlen des Fibrinogens im Blut, klinisch manifestiert als Hämophilieähnliche Blutungsneigung mit stark verzögerter bis aufgehobener Blutgerinnung (»Minuskoagulopathie«). Als **angeborene A.** (autosomal-rezessiv erbliche Störung; mit Mangel an Fibrinogen für die Plättchenaggregation u. die Fibrinbildung) oder **erworbene A.**, z.B. bei Störung der Fibrinogenbildung bei Leberparenchymschaden und Knochenmarktumoren oder bei vermehrtem peripherem Fibrinogenverbrauch, z.B. bei Blutungen, ▸Verbrauchskoagulopathien. S.a. ▸Hypofibrinogenämie. **E** afibrinogenemia.

**Afla|toxịne:** Gifte (Difuran-Cumarin-Derivate) des Pilzes Ạspergillus flavus, die in verschimmelten Speisen vorkommen, im Körper nicht abbaubar sind u. in der Leber gespeichert werden; starke potentielle ▸Kanzerogene. **E** aflatoxins.

**AFND:** Abk. für **a**kute **f**ebrile **n**eutrophile **D**ermatose (▸SWEET-Syndrom).

**AFP,** Abk. für **A**lpha-**F**eto**p**rotein: ein Eiweißkörper (Glykoprotein), der als ▸Tumormarker verwendet wird. Fetal gebildet in Dottersack, Leber, Magen-Darm-Trakt (hier auch beim Erwachsenen). Physiologische Blutspiegelerhöhung bei Schwangeren (auch im Fruchtwasser) u. Kindern im 1. Lj., pathologisch erhöht bei Tumoren, v.a. bei primärem Leberzellkarzinom u. bei Keimzelltumoren (Hoden, Ovar, extragonadal); leicht erhöhte Serumkonzentrationen bei allen Zuständen mit vermehrter Zellproliferation möglich (z.B. chron. Lebererkrankungen, Hämochromatose). **E** AFP.

**Afrikanischer Milchstern:** ▸Hypoxis rooperi.

**Ạfter:** ▸Anus; s.a. ▸Anal..., ▸Prokt... **E** anus.

**Ạfterbucht:** Einstülpung des Ektoderms am hinteren Pol der Embryonalanlage.

**Ạfter-Drop** *(engl.)*: Abfall der Körpertemperatur trotz externer Wiedererwärmungsmaßnahmen. Die daraufhin einsetzende Vasodilatation bewirkt einen erhöhten Fluss von kaltem Blut aus der Körperperipherie in den zentralen Kreislauf; kann Herzrhythmusstörungen bis zum Kammerflimmern verursachen.

**Ạfter|jucken:** ▸Pruritus ani. **E** anal itching.

**Ạfter|load** *(engl. = Nachlast, -belastung)*: *Kardiologie* die (gegen den Gefäßwiderstand) bei der Herzkammerentleerung (Austreibungsperiode) von der Ventrikelwand zu erbringende Kraft, deren Ausmaß v.a. vom diastol. Druck in der Aorta bzw. im Truncus pulmonalis abhängt, somit also vom peripheren Widerstand des großen bzw. kleinen Kreislaufs. – Ggs. ▸Preload (Füllungsdruck).

**Ạfter|loading** *(engl.)*: *Radiologie* ▸Nachladetechnik in der Strahlentherapie.

**Ạfter|schließmuskel:** ▸Musculus sphincter ani (internus et externus).

**AG,** Ag: *Serologie* Abk. für ▸**A**nti**g**en.

**Ag:** Kurzform für *chem* **A**r**g**entum (= Silber), *immun* **A**nti**g**en.

**A(ga)lak|tiẹ, Aga|la|sie:** Fehlen der Milchsekretion in der Stillperiode (▸Laktation); bei Entwicklungsstörung der Brust sowie bei Zwischenhirn-Hypophysen-Störungen. Meist nur als scheinbare A. (Hypogalaktie) infolge Fehlens des Saugreizes. **E** agalactia.

**Agalsidase:** humane ▸α-Galaktosidase A; ***Anw.*** zur Enzym-Ersatz-Ther. bei FABRY-Syndrom. **A. alfa** wird gentechnisch in einer menschlichen Zellreihe hergestellt, während **A. beta** in Hamster-Ovarialzellen hergestellt wird. **E** agalsidase.

**agạm:** ungeschlechtlich; sich asexuell vermehrend (▸Agamogenie). **E** agamic, agamogenetic.

**Agamma|globulin|ämiẹ:** teilweiser (▸Hypogammaglobulinämie) oder vollständiger Mangel an Gammaglobulin (▸Immunglobuline). Entweder erworben (sekundäre A.) oder als angeborene Störung der B-Lymphozyten- bzw. Plasmazellen-Reihe, evtl. kombiniert mit T-Zellen- bzw. Stammzellen-Defekt (dann als schwerer kombinierter ▸Immundefekt, wichtigste Form ist die A., Schweizer Typ); ferner als Hypogammaglobulinämie beim Mangel an ▸Transcobalamin II. **E** agammaglobulinemia. – **A., kongenitale (geschlechtsgebundene) (Typ Bruton):** (1952) eine X-chromosomal rezessiv erbliche A. (»plasmozytäre hereditäre Dysgenesie«); ▸Immundefekt infolge einer Bildungsstörung aller Immunglobulinklassen mit Fehlen der für die Antikörperbildung wichtigen Plasmazellen; führt zu Abwehrschwäche (Antikörpermangelsyndrom) mit schwer verlaufenden (meist bakteriellen) Infekten; T-Zellen meist normal. **E** X-linked a. – **A., Schweizer Typ:** seltener, autosomal-rezessiv erblicher schwerer kombinierter ▸Immundefekt mit völligem Fehlen der Gammaglobuline u. des lymphatischen Gewebes sowie der B- u. T-Lymphozyten; hohe Infektanfälligkeit v.a. für virale u. opportunistische Infektionen; Therapie: ▸Knochenmarktransplantation. In den Familien können ungeklärte Todesfälle im 1. Lj. einen Hinweis geben. **E** Swiss type a.

**Agamo|geniẹ,** Apomixis: »ungeschlechtliche« oder »vegetative« Fortpflanzung, die Vermehrung ohne Befruchtung, im einfachsten Fall durch Kern- u. Zellteilung. **E** agamogenesis.

**agan|glio|nạ̈r:** *Pathologie* mit Ganglienzellmangel; s.u. ▸Aganglionosis. **E** aganglionic.

**Agan|glio|nọsis:** fehlende Entwicklung der Ganglien bzw. der entsprechenden Nervenplexus einer Hohlorganwand. Vorkommen z.B. als »aganglionäres Darmsegment«, ein Darmabschnitt mit angeborenem Defekt der Ganglien des Plexus myentericus u. submucosus, das durch Erhöhung des Muskeltonus relativ eng gestellt u. ohne Peristaltik ist; z.B. im unteren Dickdarm bei aganglionärem ▸Megakolon (= HIRSCHSPRUNG-Krankheit). – Analoge Defekte auch in der Speiseröhrenwand (Aperistalsis oesophagi), Harnleiterwand (▸Megaureter) etc. E aganglionosis.

**Agar(-Agar):** (malaiisch) getrockneter, in Fäden geschnittener Schleim aus roten Meeresalgen [Rhodophyceae]; hochmolekulare Galaktoside; löst sich nach Quellen unter Erwärmen in Wasser u. erstarrt nach Abkühlen transparent noch in 0,5 %iger Lsg. zu einem Gel. ***Anw.*** als Abführ- u. Füllmittel, Arzneiträger, ▸Nährboden (Nähragar), Medium für ▸Agar-Diffusionstest. E agar (-agar).

**Agar(-Gel)-Diffusionstest:** *immun* Verfahren mit Agar-Gel oder Agarose-Gel als Diffusionsmedium, z.B. als ▸Hemmhoftest, ▸GUTHRIE-Test, als eindimensionale u. als zweidimensionale Immunodiffusion; s.a. ▸OUCHTERLONY-Technik (**Agar-Gel-Doppeldiffusion**, AGD). E agar diffusion test.

**Aga|rose:** ein gelierfähiges Polysaccharid aus Agar. E agarose.

**AGE** *(engl.)* Abk. für **a**dvanced **g**lycosylation **e**nd-products: heterogene Gruppe von Verbindungen, die unter Einwirkung reduzierender Zucker aus ▸Eiweiß oder Aminosäuren entstehen u. mit Alterungsprozessen, Niereninsuffizienz u. diabetischen Spätkomplikationen in Zusammenhang gebracht werden.

**Age|ne|sia, Agenesie,** Agenesis: völliges Fehlen eines Organs infolge nicht vorhandener Organanlage. Extreme Form der Entwicklungshemmung, liegt zeitlich vor der ▸Aplasie. Unterscheidung notwendig, da z.T. andere Fehlbildungskombinationen möglich. E agenesis. – **A. abdominalis:** ▸Bauchdeckenaplasie. – **A. corporis callosi:** ▸Balkenmangel. E callosal a. – **A. corticalis:** Hirnrinden-, insbes. Pyramidenzellenmangel; ist Ursache der infantilen zerebralen Paralyse. – **A. ovarii:** ein meist Chromatin-negativer, äußerlich weiblicher Intersextyp (s.u. ▸Intersexualität), bei dem keine Eierstöcke ausgebildet (Anovarie) und die Eileiter, Gebärmutter u. Scheide unterentwickelt sind. Beim ▸ULLRICH-TURNER-Syndrom mit Kleinwuchs u. Fehlbildungen. E ovarian a.

**Agenita|l|ismus:** Fehlen der Geschlechtsorgane. – s.a. ▸Agonadismus. E agenitalism.

**Agens:** (Pl.: Agentia, Agenzien) wirkendes Mittel, wirksames Prinzip; auch Krankheitserreger, krankheitserregender Stoff/Wirkung. E agent.

**AGEP:** ▸AGE.

**Ageusie:** Geschmackslähmung, -verlust. E ageusia.

**Ag|ger:** Schleimhautwall. E agger.

**Ag|glomeration,** Aggregation: Zusammenballung. E aggregation. – **A. der Erythrozyten:** reversible Zusammenballung der roten Blutkörperchen durch relative (Flüssigkeitsverlust) oder absolute (▸Akute-Phase-Proteine) Zunahme v.a. größerer Eiweißkörper des Blutes (Agglomerine, z.B. Fibrinogen, Haptoglobin). Führt in vivo zu beeinträchtigter Blutströmung (s.a. ▸Sludge-Phänomen). In vitro: Fehlerquelle bei der Blutgruppenbestimmung (▸Geldrollenagglutination), Mechanismus der ▸Blutkörperchensenkungsgeschwindigkeit. E red blood cell a. – **A. der Thrombozyten:** ▸Thrombozytenaggregation. E platelet a.

**Ag|glu|tination:** *Serologie* Verklebung antigentragender Teilchen (Erythrozyten, Bakterien bzw. – bei **passiver = indirekter A.** – Latex-, Polystyrolpartikel) durch entsprechende ▸Agglutinine; s.a. ▸Agglutinationsreaktion, ▸Hämagglutination. E agglutination.

**Agglutinations-Lysis-Reaktion,** Abk. ALR: *Serologie* Leptospirose-Nachweis (ab 3.Wo.) mit fallenden Verdünnungen von Probandenserum (oder unverdünntem Liquor), wobei es bei Gehalt an Antikörpern gegen Leptospiren nach Zusatz flüssiger Leptospiren-Kulturen zu Verklumpung oder Auflösung der Leptospiren kommt. E agglutination-lysis test.

**Agglutinations|reaktion, -test:** zu ▸Agglutination führende Antigen-Antikörper-Reaktion (AAR). – Auch Bez. für auf dieser Reaktion basierende Nachweismethoden für agglutinierende Antikörper anhand der Agglutination zugesetzter, das entsprechende (=homologe) Antigen tragender Partikel; s.a. ▸Bakterien-, ▸Hämagglutination. E agglutination test.

**Agglutinations|thrombus:** Abscheidungsthrombus.

**Agglutinations|titer:** die letzte Stufe der Verdünnungsreihe eines Agglutinin-haltigen Serums, die noch eine Bakterien- bzw. Erythrozyten-Agglutination erkennen lässt. – s.a. ▸Titer. E agglutination titer.

**Ag|glutinine:** Stoffe, die durch Reaktion mit bestimmten Strukturen (»Agglutinogene«, »Oberflächenantigene«, »Membranrezeptoren«) auf Zellen (z.B. Blutzellen [s.a. ▸Hämagglutinine], Bakterien) oder Partikeln ▸Agglutination hervorrufen: z.B. agglutinierende ▸Antikörper (s.a. ▸Hämagglutinine), ▸Lectine u.a. ▸Phytagglutinine. E agglutinins.

**Ag|glu(tino)gen:** s.u. ▸Agglutinine. E agglutinogen, agglutogen.

**Ag|glutino|id:** inkompletter ▸Antikörper. E incomplete antibody.

**Ag|gra|vatio, Aggravation** *(latein.):* Erschwerung, Verschlimmerung. I.e.S. *klin* die Übertreibung von Symptomen durch den Kranken. E aggravation.

**Ag|grecan:** ein ▸Proteoglykan (v.a. Knorpel). E aggrecan.

**Ag|gregat: 1)** das Produkt der Aggregation. **2)** *Technik* größere Apparate-, Maschineneinheit. E aggregate.

**Ag|gregation:** *Hämatologie* ▸Agglomeration; s.a. *virol* ▸self-assembly. E aggregation.

**Ag|gregat|zustand:** *Physik* Erscheinungsform der Materie. Wird nach klassischer Einteilung bezeichnet als fest, flüssig, gasförmig, nach der molekularkinetischen als kristallin, amorph, gasförmig. E phase.

**Ag|gres|sine:** Bakterienenzyme mit Zerstörungseffekt gegenüber Bindegewebsgrundsubstanz; rufen als Antigene später Antikörperbildung hervor. E aggressins.

**Ag|gres|sivität: 1)** *Psychologie* Angriffslust; Ausmaß der Bereitschaft zur Aggressionsäußerung. Sie ist (u.a.) von der Persönlichkeit abhängig. E aggressivity. **2)** *Infektiologie* Fähigkeit des Parasiten, in den Wirt einzudringen.

**aging male** *(engl.):* Umschreibung für ein Beschwerdebild des Mannes in mittleren Jahren, das dem von Frauen in den Wechseljahren ähnelt und mit Schlafstörungen, Hitzegefühl, Abnahme der Libido und Gewichtszunahme einhergeht. S.a. ▸Klimakterium.

**agi|tans** *(latein.):* sich heftig bewegend, hastig, unruhig (»agitiert«). S.a. ▸Agitation. E agitated.

**Agi|ta|tio, Agitation, Agitiertheit:** *Psychologie* motorische (u. affektive) Unruhe. S.a. ▸agitans. E agitation. – **A., parästhetische:** ▸WITTMAACK-EKBOM-Syndrom. E paresthetic a.

**AGK-T:** Abk. für ▸Antiglobulin-Konsumptionstest.

**Aglos|sie:** das angeborene Fehlen der Zunge, i.w.S. auch der Sprechfähigkeit. E aglossia.

**aglu|kos|urisch:** ohne ▸Glucosurie. E aglycosuric.

**Agly|kon,** Genin: der zuckerfreie Glykosidrest. E aglycon.

**Agna|thie:** angeborener (Unter-)Kiefermangel. E agnathia.

**Agni casti fructus,** Keuschlammfrüchte, Vitex agnus-castus, Mönchspfefferfrüchte: naturheilkundliches Mittel mit nachgewiesener Wirkung bei Regeltempoanomalien, prämenstruellem Syndrom, Mastodynie, klimakterischen Beschwerden, Kontraindikation während der Schwangerschaft u. Stillzeit.

**Agno|sie,** agnostische Störung: *Neurologie* die Störung des Erkennens trotz intakter Wahrnehmung; s.a. ▸Herdsymptom. E agnosia. – **A., akustische,** Amnesia, Aphasia auditoria s. acustica: »Seelentaubheit«, d.h. die Unfähigkeit, Gehörwahrnehmungen mit dem akustischen Erinnerungsgut zu identifizieren, z.B. bei bds. Schläfenhirnherden. E auditory a.

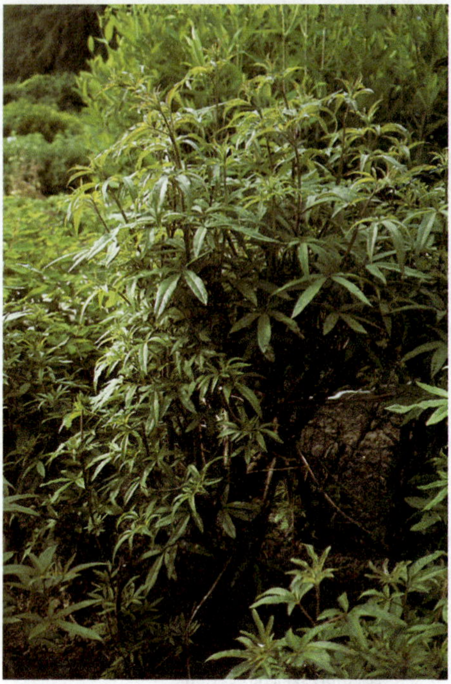

**Agni casti fructus:** Mönchspfefferpflanze. [448]

– **A., optische,** visuelle A.: »Seelenblindheit«, d.h. die Unfähigkeit, Sichtwahrnehmungen mit dem optischen Erinnerungsgut zu identifizieren, meist bei bds. Herden in der Sehrinde des Hinterhauptlappens; als Unterformen z.B. Objekt-, Vorstellungs-, Symbol-, Simultanagnosie. E optic a., visual a. – **A., pragmatische:** ▸Pragmatagnosie. – **A., taktile:** Unfähigkeit, Objekte in ihrer stofflichen Qualität oder in ihrer mehrdimensionalen räumlichen Struktur zu erkennen, s.a. ▸Astereognosie. E tactile a.

**-agogum:** Wortteil (Suffix) »treibendes Mittel«.

**Ago|na|dis|mus:** *Pathologie* der völlige Funktionsausfall, i.e.S. aber das Fehlen der Keimdrüsen (Gonaden); ▸Agenesia ovarii, ▸Eunuchismus. E agonadism. – **A., echter:** (OVERZIER, LINDEN) A. aufgrund einer Schädigung der (beider?) Geschlechtschromosomen u. dadurch fehlender Entwicklung bereits der Anlage der Keimdrüsen (infolgedessen auch der Entwicklung der WOLFF- u. MÜLLER-Gänge).

**ago|nal:** die ▸Agonie betreffend. E agonal.

**Ago|nie, Agone:** der »Todeskampf«; der Zustand zunehmender Einschränkung (Dysregulation) der lebenswichtigen Körperfunktionen (Vita reducta bzw. minima), aus dem es keine spontane Erholung gibt. Zeichen: Facies hippocratica, Bewusstseinsverlust, röchelndes Atmen, schwindender Puls. E agony.

**Agonist: 1)** Muskel, der im Zusammenspiel (Synergismus) mit seinem Gegenspieler (Antagonist) eine definierte Funktion bewirkt. Die Koordination erfolgt über Reflexe unter Einschaltung von Interneuronen. **2)** durch Besetzung eines ▸Membranrezeptors wirksame physiolog. Substanz bzw. Arzneimittel (»physiolog.« bzw. »pharmakolog. A.«); s.a. Schema. E agonist.

**μ-Agonisten:** an den μ-Rezeptoren (s.u. ▸Opioidrezeptoren) aktivierend wirkende Substanzen (▸Opioide).

**Agora|phobie,** Platzangst: zwanghafte Angst davor, allein über leere (große) Plätze, Straßen zu gehen, auch Abneigung vor Verkehrsmitteln, Menschenmengen. A. kann mit oder ohne Panik auftreten. Vorkommen v.a. bei neurotischer Fehlhaltung, als Erwartungsangst. E agoraphobia.

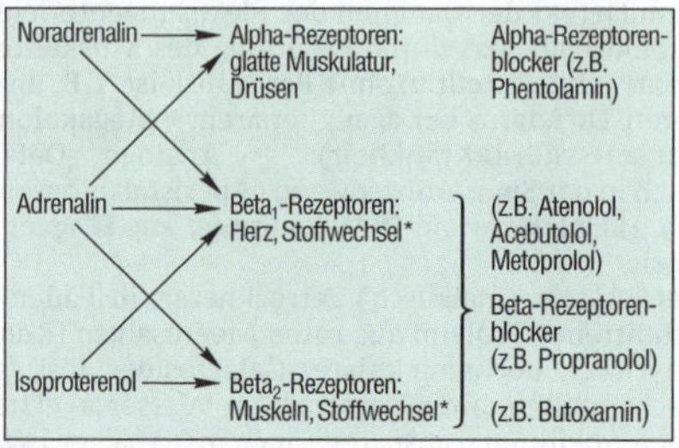


**Agonist:** Angriffspunkte der Agonisten u. Antagonisten an Alpha- u. Betarezeptoren (* = metabolische Wirkungen wie Lipolyse, Glykogenolyse). [425]

**AGP:** Abk. für saures **A**lpha-1-**G**lyko**p**rotein (▸$\alpha_1$-Glykoprotein).

**Agram|matismus:** *Neurologie* Unvermögen zur Herstellung richtiger grammatikalischer Beziehungen beim Sprechen; v.a. bei sensorischer u. abklingender motorischer Aphasie, Oligophrenie. Kann mit Perseveration, Stereotypie kombiniert sein. E agrammatism.

**agra|nu|lär:** arm an Körnchen (Granula); z.B. als körnchenarmer, Peroxidase-negativer Granulozyt (= Agranulozyt). E agranular.

**Agranulo|zytose,** Agranulosis: (SCHULTZ 1922) medikamentös induzierte Immungranulozytopenie mit plötzlicher Zerstörung aller Granulozyten im peripheren Blut (Abb.). ***Ätiol.:*** v.a. durch Analgetika, Antipyretika, Thyreostatika u. Sulfonamide (Tab.). ***Formen:*** als Typ I rasch auftretend, bedingt durch eine Immunreaktion gegen die zirkulierenden Granulozyten. Als Typ II dosisabhängig u. meist allmählich einsetzend infolge medikamentös-toxischer Knochenmarkschädigung. ***Klinik:*** zunächst Störung des Allgemeinbefindens u. Fieber, später Schleimhautgeschwüre, Hautnekrosen, regionale Lymphome, evtl. geringer Milztumor. ***Labor:*** relative Lympho- u. Monozytose (prognostisch günstig) u. fehlende bis gesteigerte Granulopoese (z.B. als »Promyelozytenmark« = »Reifungsblock«). E agranulocytosis. – **A., infantile hereditäre:** (KOSTMANN 1956) autosomal-rezessiv erbliche, familiäre A. des Säuglingsalters; mit hypoplastischem Knochenmark, Reifehemmung der Myelopoese, meist auch mit vollständigem Schwund der neutrophilen Granulozyten sowie mit entzündlichen Hauterscheinungen. E genetic infantile a. – **A., zyklische,** Neutropenie, zyklische: angeborene, in regelmäßigen Zeitabständen auftretende A., die meist 4–10 Tage andauert u. v.a. mit Fieber, Haut- u. Schleimhautinfektionen einhergeht. E cyclic neutropenia.

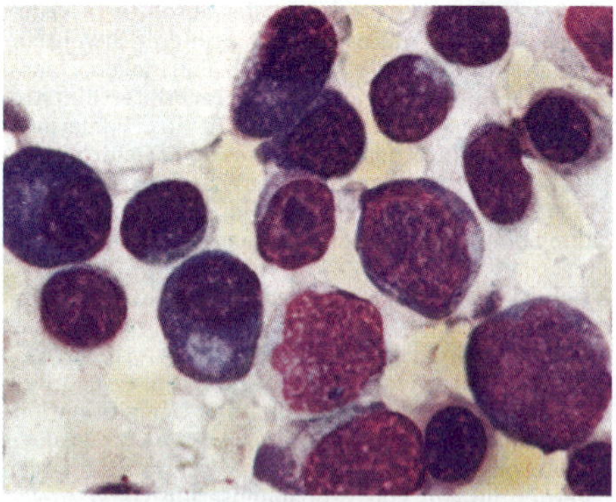

**Agranulozytose:** Im Knochenmarkspunktat findet sich »leeres Mark« mit erloschener Granulopoese. Vorwiegend Plasmazellen u. Lymphozyten, daneben Inseln von Erythropoese u. Megakaryozyten. [198]

| | |
|---|---|
| **Analgetika, Antipyretika u. Antirheumatika** | Aminopyrin, Metamizol, Phenacetin, Phenylbutazon, Indometacin, Ibuprofen, Goldsalze, Penicillamin, Acetylsalicylsäure |
| **Phenothiazine u. andere Neuroleptika** | Chlorpromazin, Promazin, Thioridazin, Imipramin, Diazepam u. a. |
| **Antiepileptika** | Carbamazepin, Phenytoin, Primidon, Trimethadion |
| **Thyreostatika** | Carbimazol, Methimazol, Thiouracil u. Derivate, Clozapin |
| **Antibiotika u. Sulfonamide** | Penicilline, Cephalosporine, Chloramphenicol, Sulfamethoxazol,Sulfasalazin, Vancomycin, Metronidazol, Norfloxacin |
| **Antidiabetika** | Chlorpropamid, Tolbutamid |
| **Antihypertensiva** | Captopril, Diazoxid, Hydralazin, Methyldopa, Propranolol |
| **PARKINSON-Mittel** | L-Dopa |
| **andere** | Cimetidin, Levamisol, Barbiturate, Antihistaminika, $H_2$-Rezeptorenblocker (Ranitidin, Cimetidin) |

**Agranulozytose:** Substanzen, die mit einer medikamentös induzierten A. in Zusammenhang gebracht werden (Auswahl; nach NERL). [517]

**Agra|phie:** *Neurologie* Schreibunfähigkeit trotz Intaktheit der Motorik u. des Intellektes. Als Herdsymptom (des Gyrus angularis) eine Sonderform der ▸Apraxie und meist mit aphasischen Störungen kombiniert. S.a. ▸Angularis-Syndrom. 🅴 agraphia. – **A., motorische:** A. infolge Lähmung oder Koordinationsstörung. 🅴 motor a.

**Agrimoniae herba,** Odermennigkraut, Agrimonia eupatoria, A. procera: Heilpflanze mit nachgewiesener Wirkung bei unspezifischen akuten Durchfallerkrankungen, Entzündungen der Mund- u. Rachenschleimhaut sowie oberflächlichen Entzündungen der Haut.

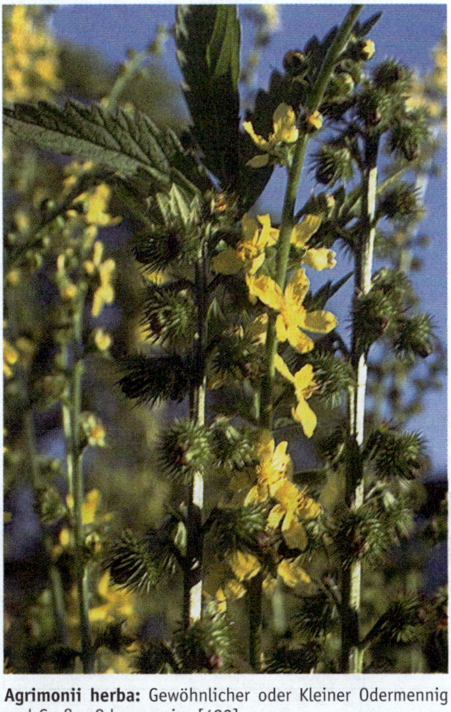

**Agrimonii herba:** Gewöhnlicher oder Kleiner Odermennig und Großer Odermennig. [482]

**Agropyron repens:** ▸Graminis rhizoma.

**Agrostemma githago:** s.u. ▸Githagin.

**Agryp|nie,** Insomnia: ▸Schlaflosigkeit. 🅴 insomnia.

**AGS:** Abk. für ▸**a**drenogenitales **S**yndrom.

**AGW:** Abk. für ▸**A**tem**g**renz**w**ert.

**Agy|rie, Agyrismus:** das Fehlen der Großhirnwindungen (▸Gyrus). 🅴 agyria.

**Ahämo|pexin|ämie:** *Hämatologie* symptomatische Zustände von – nie vollständigem – ▸Hämopexin-Mangel (Hypohämopexinämie) bei Krankheiten mit Hämolyse, bei entzündlichen Leberparenchymschäden, ▸Cholestase, bösartigen Tumoren, nephrotischem Syndrom.

**Ahapto|glob(ul)in|ämie:** das Fehlen fassbarer ▸Haptoglobin-Mengen im Serum; physiologisch z.B. bei Neugeborenen; krankhaft bei Krankheiten mit übermäßiger Bindung von Haptoglobin an Hämoglobin (bei Lebererkrankungen, hämolytischer Anämie). 🅴 ahaptoglobinemia.

**AHB:** Abk. für ▸**A**nschluss**h**eil**b**ehandlung.

**AHBDH:** Abk. für ▸**A**lpha-**H**ydroxy**b**utyrat-**D**e**h**ydrogenase.

**AHC,** Abk. für **a**nti**h**ämophiler Faktor **C**: ▸Faktor XI.

**AHD:** Abk. für ▸**A**nti**h**yaluroni**d**ase.

**AHF:** **1)** Abk. für **A**nti**h**ämophilie-**F**aktor : ▸antihämophiles Globulin. **2)** Abk. für **A**rgentinisches **h**ämorrhagisches **F**ieber: ▸JUNIN-Fieber.

**AHG:** Abk. für ▸**a**nti**h**ämophiles **G**lobulin.

**Ahlbäck-Krankheit:** Sonderform der ▸Osteochondrosis dissecans des Kniegelenks; tritt meist in der 2. Lebenshälfte auf; Beginn mit plötzlichen starken Schmerzen u. Kniegelenkerguss.

**Ahlfeld** (JOHANN FR. A., 1843–1929, Frauenarzt, Leipzig, Marburg). – **A.-Methode:** Asphyxie-Behandlung beim abgenabelten Neugeborenen: warmes Bad, Säuberung der Atemwege (Absaugen), 15 Sek. lang Kopfhängelage, leichte Schläge gegen den Thorax u. kräftiges Frottieren; dann evtl. erneutes Bad, Atemwegstoilette mittels Trachealkatheters. 🅴 Ahlfeld's method. – **A.-Zeichen:** **1)** Nabelschnurzeichen: in der Nachgeburtsperiode das Nach-unten-Rücken eines vor der Scham um die Nabelschnur geknüpften Bandes bei Druck auf den Gebärmuttergrund als Hinweis auf erfolgte Plazentalösung. 🅴 Ahlfeld sign. **2)** Konsistenzwechsel (Verhärtung durch Kontraktion) des Uterus bei der bimanuellen gynäkologischen Untersuchung als Schwangerschaftszeichen (etwa ab 3. Monat).

**Ahornrindenschäler-Krankheit:** ▸TOWEY-Krankheit. 🅴 maple bark disease.

**Ahornsirup(harn)-Krankheit,** Valin-Leucin-Isoleucinurie: autosomal-rezessiv erbliche Enzymopathie mit Störung des intermediären Valin-, Leucin-, Isoleucin-Stoffwechsels. ***Pathogen.:*** verminderte oder fehlende Aktivität von α-Ketosäuredecarboxylase (»verzweigtkettige Ketosäuredecarboxylasen« = »α-Ketoaciddecarboxylase«) führt zu Störungen des Abbaus obiger Aminosäuren. ***Klinik:*** Trinkschwäche, Muskelsteifheit, klonische Krämpfe, Ernährungs-, Entwicklungsstörung; evtl. tödlich. Ohne adäquate Behandlung schwere psychomotorische Retardierung, Krampfleiden u. zerebellare Ataxie. ***Diagn.:*** Charakteristisch ist der Geruch des Harns nach Karamel bzw. Ahornsirup als Folge der Zersetzung der ausgeschiedenen (u. auch im Blut u. anderen Körperflüssigkeiten vermehrt vorhandenen) Aminosäuren mit langen Seitenketten (Leucin, Isoleucin, Valin); im Blut u. Urin ferner Akkumulation von α-Ketosäurenderivaten dieser Säuren. Neugeborenenscreening mgl. ***Ther.:*** lebenslange Zufuhr von verzweigtkettigen Aminosäuren u. Diät. 🅴 maple sirup (urine) disease.

**AHP,** Abk. für **a**nti**h**ämophiles **P**lasma: s.u. ▸Plasmakonserve.

**AHT:** Abk. für ▸Antihyaluronidase-Test.

**Ahylo|gnosie:** Unfähigkeit, durch Betasten das Material eines Gegenstandes zu erkennen. E ahylognosia.

**AI:** Abk. für artifizielle ▸Insemination. E AI.

**Aicardi-Syndrom:** angeborene Fehlbildung des ZNS mit Balkenagenesie, Netzhautveränderungen. ***Klinik:*** geistige u. motorische Retardierung, Myoklonien, tonisch-klonische Anfälle. E Aicardi's syndrome.

**Aich|mophobie:** krankhafte Furcht, sich selbst oder andere mit spitzen Gegenständen zu verletzen. E aichmophobia.

**AID,** Abk. für artifizielle Insemination durch Donor: Samenspende durch einen Dritten zur Erfüllung des Kinderwunsches. S.u. ▸Insemination.

**Aidoi...:** Wortteil »Schamgebiet«, »Geschlecht«.

**AIDS** *(engl.)* Abk. für acquired immunodeficiency syndrome: durch Virusinfektion mit ▸HIV (Typ 1 oder 2) erworbenes »Immundefekt-Syndrom« mit Störung des zellulären Immunsystems u. ausgeprägter Verminderung (bis Fehlen) der T-Helfer-Zellen. 1981 beschriebenes Krankheitsbild (Gottlieb et al.), das durch Auftreten von persistierenden oder rezidivierenden Krankheiten, welche auf Defekte im zellulären Immunsystem hinweisen, charakterisiert ist. ***Ätiol.:*** Infektionswege des HIV: 1) Geschlechtsverkehr (homosexuell u. heterosexuell); 2) bei Drogenabhängigen (»Fixern«) Benutzung kontaminierter Injektionsbestecke (Nadeln, Spritzen); 3) über HIV-haltiges Blut bzw. Blutprodukte (durch Vorsorgemaßnahmen der Blutspendezentralen weitgehend geschützt); 4) prä- (über die Placenta auf den Feten), peri- (auf Neugeborene HIV-infizierter Mütter) u. postnatal (durch Stillen). ***Einteilung:*** Vom Vollbild AIDS können verschiedene Phasen der HIV-Infektion unterschieden werden. Die Klassifikation der CDC (Centers for Disease Control) u. der WHO beruht in der gültigen Fassung (s. Tab.) auf drei klinischen (A, B, C) u. drei immunologischen Einteilungskriterien (1, 2, 3, bezogen auf T-Helfer-Zellen, die den CD4-Marker tragen). ***Klinik:*** Der klinische Verlauf kann in 3 Phasen gegliedert werden: **A)** Nach der Infektion kommt es als Antwort auf die Zerstörung der T-Helfer-Zellen asymptomatisch oder mit Frühsymptomen ähnlich der infektiösen Mononukleose zur Proliferation des lymphatischen Systems. HIV-spezifische Antikörper sind meist 3–12 Wochen nach der Inokulation nachweisbar, in seltenen Fällen Latenz bis zu 12 Monaten. Während eines Zeitraums von Monaten bis zu 10 Jahren bleibt die HIV-Infektion klinisch stumm (klinische Latenzphase), aber infektiös (Virusträger); Lymphknoten u. Milz sind meist vergrößert (persistierende generalisierte Lymphadenopathie = PGL oder Lymphadenopathie-Syndrom = LAS). **B)** Die fortschreitende Zerstörung des zellulären Immunsystems führt zu typischen »HIV-assoziierten Erkrankungen« (Tab.) sowie unspezifischen Symptomen wie Fieber(schüben), Nachtschweiß, Diarrhöen (ARC = AIDS-related complex). **C)** Das Vollbild von AIDS ist gekennzeichnet durch »AIDS-definierende Erkrankungen« (Tab.). Das sind opportunistische Infektionen, die atypisch schwer verlaufen u. rezidivieren (z.B. Pneumocystis-carinii-Pneumonie, Abb.), Malignome (z.B. die aggressive disseminierte kutane u. viszerale Form des Kaposi-Sarkoms), HIV-Enzephalopathie u. ▸Wasting-Syndrom. Die angegebene Klassifikation gilt für Jugendliche > 13 Jahre u. Erwachsene; für Kinder wurden abweichende Richtlinien erstellt. ***Ther.:*** Behandlung u. Prophylaxe der Sekundärkrankheiten. Antiretrovirale Therapie mit Substanzen, die die reverse Transcriptase des HIV hemmen (Azidothymidin = AZT = Zidovudin, Didesoxyinosin = Didanosin = DDI, Didesoxycytidin = DDC = Zalcitabin u. Stavudin = D4T), evtl. in Kombination mit Proteaseinhibitoren (Saquinavir, Indinavir, Retronavir, Nelfinavir). Ansonsten versuchsweiser Einsatz von Immunmodulatoren sowie alternative Verfahren. ***Diagn.:*** Als Screening-Test steht heute der Anti-HIV-EIA bzw. -ELISA im Vordergrund; positive Proben bedürfen aber der Bestätigung, u. zwar über die Immunfluoreszenz oder den Immunoblot (Western-Blot) oder den Radioimmunopräzipitations-Assay = RIPA. Auch der direkte Virusnachweis ist möglich (HIV-Isolierung oder Nachweis der Nucleinsäure über die ▸Polymerase-Kettenreaktion). Weitere Diagnostik: Blutbild, Blutsenkungsreaktion, Enzymbestimmungen (alkalische Phosphatase, Transaminasen), Serumelektrophorese, quantitative Bestimmung der Immunglobuline, $\beta_2$-Mikroglobulin, Intrakutan-Tests auf zellvermittelte Immunität, Untersuchung der Lymphozyten-Subpopulationen im Frischblut: quantitative Bestimmung der T-Helfer- (CD4) u. der T-Suppressor- Zellen (CD8). T-Helfer-Zellen mit dem immunologischen Marker CD4 (»CD4-Lymphozyten«) bei Gesunden 800–1200/µl; Werte unter 500/µl sprechen bei Nachweisbarkeitsdauer über 3–6 Monate für HIV-Infektion. Die ▸Virusmenge (viral load) ergibt eine Aussage über die Aktivität des HIV u. die Kapazität des Immunsystems. Ferner Bestimmung der In-vitro-Stimulierbarkeit von Lymphozyten durch Antigene oder Mitogene; evtl. auch Lymphknotenbiopsie.

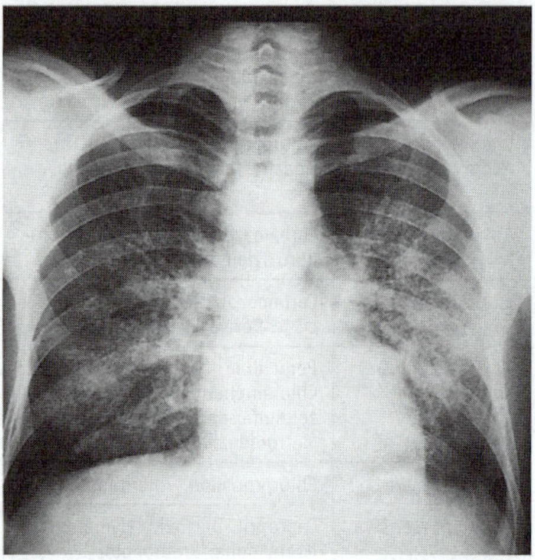

**AIDS:** Pneumocystis-carinii-Pneumonie u. Aspergillose. [163]

**AIDS-Demenz:** Verlust intellektueller Fähigkeiten bei HIV-Infektion als Folge einer ▸AIDS-Enzephalopathie; tritt in Form einer subkortikalen Demenz auf.

| | A | B | C |
|---|---|---|---|
| | (HIV-Akutkrankheit, Latenzphase, LAS) | (HIV-assoziierte Erkrankungen) | (AIDS-definierende Erkrankungen) |
| **1 (CD4 > 500)** | A1 | B1 | C1 |
| **2 (200 < CD4 < 499)** | A2 | B2 | C2 |
| **3 (CD4 < 200)** | A3 | B3 | C3 |

**AIDS:** Klassifikation der HIV-Infektion (CDC 1993).

| **HIV-assoziierte Erkrankungen** |
|---|
| oropharyngeale Candidiasis |
| vulvovaginale Candidiasis (> 4 Wochen, therapierefraktär) |
| zervikale Dysplasien u. Karzinome in situ |
| konstitutionelle Symptome: Fieber > 38,5 °C, Diarrhöen > 4 Wochen, ungewollter Gewichtsverlust von 5–10 % des Ausgangsgewichts |
| orale Haarzellleukoplakie |
| Herpes zoster (mit Befall mehrerer Dermatome oder Rezidive) |
| idiopathische thrombozytopenische Purpura (ITP) |
| Polyneuropathie (peripher-symmetrisch) |
| bazilläre Angiomatose |
| Listeriose |
| **AIDS-definierende Erkrankungen (= opportunistische Erkrankungen u. Tumoren)** |
| Pneumocystis-carinii-Pneumonie (PcP) |
| Toxoplasmose-Enzephalitis (= zerebrale Toxoplasmose) |
| Soor-Ösophagitis |
| Candida-Bronchitis, Candida-Pneumonie, Candida-Tracheitis |
| chronische Herpes-simplex-Ulzerationen bzw. Herpes-Bronchitis, -Pneumonie, -Ösophagitis |
| Zytomegalievirus(-CMV)-Retinitis |
| CMV-Infektionen (ohne Leber/Milz) |
| Salmonellen-Septikämie (rezidivierend) |
| extrapulmonale Kryptokokkose |
| rezidivierende Pneumonien (< 1 Jahr) |
| chronische intestinale Kryptosporidiose |
| chronische intestinale Isospora-belli-Infektion |
| disseminierte oder extrapulmonale Histoplasmose |
| Tuberkulose |
| atypische Mykobakteriose (M.-avium-Komplex, M. kansasii; disseminiert oder extrapulmonal) |
| Kaposi-Sarkom |
| maligne Lymphome (Burkitt-immunoblastisches, primäres zerebrales Lymphom) |
| invasives Zervixkarzinom |
| HIV-Enzephalopathie |
| progressive multifokale Leukenzephalopathie |
| Wasting-Syndrom |

**AIDS.** [163]

Beeinträchtigt sind überwiegend fundamentale Funktionen wie Antrieb, Aufmerksamkeit, Motivation, Gedächtnisleistung u. Stimmung. Instrumentelle Funktionen wie Sprache u. Koordination der Bewegungsabläufe bleiben dagegen weitgehend erhalten.

**AIDS-Embryopathie:** fragliche Embryopathie, ausgelöst durch transplazentare Übertragung von HIV auf den Fetus. Die beschriebenen Symptome sind evtl. durch andere Noxen bedingt.

**AIDS-Enzephalopathie:** subakute Enzephalitis, verursacht durch das HIV; häufigste neurologische Manifestation einer HIV-Infektion. Schleichender Beginn mit Konzentrationsstörungen, Störungen des Kurzzeitgedächtnisses u. Depressionen, manchmal mit Kopfschmerzen. Im weiteren Verlauf Verminderung der intellektuellen Leistungsfähigkeit bis zur Demenz; meist zusätzlich mit diversen neurologischen Ausfällen (Störungen der Feinmotorik, extrapyramidale Symptomatik); s.a. ▸AIDS. **E** AIDS-related dementia complex, ARDC.

**AIDS-Hilfe, deutsche:** ▸Deutsche AIDS-Hilfe.

**AIDS-related complex,** Abk. **ARC** *(engl.)*: s.u. ▸AIDS.

**AID(-System),** Abk. für **a**utomatischer **i**mplantierbarer **D**efibrillator: Gerät, mit dem die ▸Defibrillation über zwei epikardiale Flächenelektroden erfolgt.

**AION,** Abk. für **a**nteriore **i**schämische **O**ptikus**n**europathie: durch Verschluss der hinteren Ziliararterien ausgelöster Papilleninfarkt, meist mit irreversiblem Sehschärfeverlust. **Arteriitische AION:** verursacht durch eine Riesenzellarteriitis (Arteriitis temporalis Horton), unbehandelt sehr hohes Erblindungsrisiko durch Befall des zweiten Auges. **Nicht arteriitische AION:** zumeist assoziiert mit Bluthochdruck, aber auch Karotisstenosen, Vaskulitiden, Kollagenosen sowie nach Star-Op. Abklärung der Ursachen entscheidend, da unbehandelt Befall des zweiten Auges in etwa 40 %. **E** anterior ischemic optic neuropathy.

**Air-Block(-Syndrom)** *(engl. = Luftblock)*: Atemnot u. Zyanose infolge Eindringens von Luft in das interstitielle Bindegewebe von Lunge u. Mediastinum (Kompression der Hohlvene!) durch einen Lungenparenchymdefekt.

**Air-Block-Technik:** bei der Krampfadernverödung die Vorinjektion einer kleinen Menge Luft oder Schaum als »Bremspfropf« gegen unbegrenzte Ausbreitung des Verödungsmittels u. zur Verzögerung des Abflusses der sklerosierenden Substanz.

**Airtrapping** *(engl.)*, Symptom der »gefangenen Luft«: als Phänomen bei örtlicher Bronchialobstruktion das im Exspirium erfolgende Hin- u. Herpendeln der Atemluft, teils durch Cohn-Alveolarporen, ohne wirksame Teilnahme am Gasaustausch. Das »Trapping« erfolgt zu Beginn einer forcierten Exspiration als Folge des Kollapses von Bronchen, bedingt durch Abfall des endobronchialen Drucks bei gleichzeitigem Anstieg des intrapleuralen Drucks auf Werte über dem endobronchialen.

**airway closure** *(engl.)*, Atemwegsverschluss: ein v.a. in den abhängigen Lungenpartien bei Abfall des Lungenvolumens unter einen kritischen Wert erfolgender Kollaps der kleinen Atemwege (Bronchiolen, Bronchioli). Kann unter physiologischen Bedingungen auftreten, aber auch z.B. bei maschineller Beatmung in der Ausatmungsphase.

**AIS: 1)** Abk. für ▸**A**mnion**i**nfektions**s**yndrom. **2)** Abk. für **A**ndrogen-**I**nsuffizienz-**S**yndrom: testikuläre ▸Feminisierung. **3)** Abk. für ▸**A**ortenisthmusstenose.

**Aitken-Klassifikation:** Einteilung gelenknaher Knochenbrüche u. Epiphysenverletzungen im Kindes- u. Jugendalter (Abb.). **E** Aitken classification.

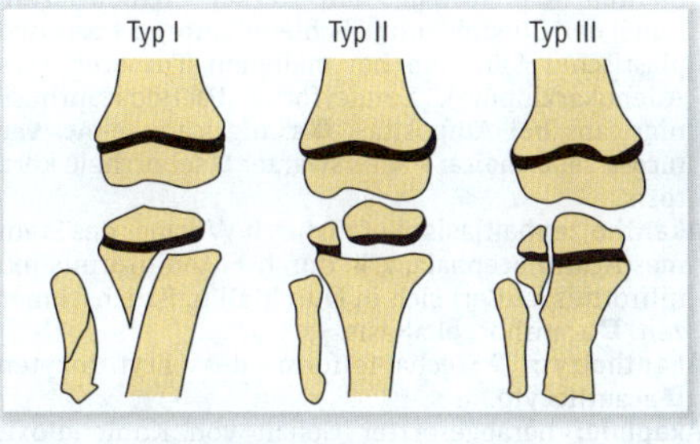


**Aitken-Klassifikation.** [193]

**Ajmalin,** Rauwolfin: *Pharmazie* Rauwolfia-Alkaloid mit antiadrenergischer, am Herzen mit chinidinähnlicher, in hohen Dosen auch sedativer Wirksamkeit. ***Anw.*** als ▸Antiarrhythmikum der Klasse IA. **E** ajmaline.

**Ajmalin-Test:** *Kardiologie* Abgrenzung des »WPW«-Syndroms gegenüber Blockformen, Infarktveränderungen etc. im EKG anhand der Beseitigung der Antesystolie durch i.v. Gabe von ▸Ajmalin. **E** ajmaline test.

**AK, Ak:** **1)** Abk. für ▸Antikörper. **E** ab. **2)** Abk. für ▸Adenylatkinase.

**Akal|ku|lie:** *Neurologie* Unfähigkeit, trotz erhaltener Intelligenz auch nur einfachste Rechenaufgaben zu lösen. Bei Alexie, Agraphie für Zahlen, als Folge einer Zählstörung; evtl. Herdsymptom (beim Rechtshänder meist der linken Scheitellappenregion). **E** acalculia.

**Akanth|ästhesie:** *Neurologie* Parästhesie in Form nadelstichartiger Empfindungen. **E** acanthesthesia.

**Akantho(kerato)lysis:** Verlust des Zusammenhaltes der Stachelzellen der Haut infolge Degeneration der Desmosomen. Führt zu Blasenbildung in der Epidermis, z.B. bei Pemphigus. **E** acantholysis.

**Akantho|keratose:** Verdickung der Stachelzell- u. Hornschicht der Haut, z.B. als senile Keratose. – **A., präkanzeröse, Akantho|keratom:** die senile ▸Keratose bzw. die sog. Land- u. Seemannshaut (▸Dermatitis actinica). **E** acanthokeratodermia, acanthosis (e.g. actinic).

**Akan|thom,** Acanthoma: umschriebener Hauttumor ohne wesentliche Beteiligung der Kutis; i.e.S. als gutartige pseudoepitheliomatöse Epithelwucherung, z.B. bei chronischen Geschwüren, nach Einwirkung von Teer, ionisierenden Strahlen; als infektiöse Akanthome (Akanthopapillome) ferner virusbedingte Epidermis- u. Papillarkörperhyperplasien, z.B. Molluscum contagiosum, Verruca vulgaris, Condyloma acuminatum. **E** acanthoma. – **Acanthoma alveolare:** ▸Kankroid. – **A. callosum, A. malignum:** das verhornende ▸Plattenepithelkarzinom. **E** squamous cell carcinoma.

**Akantho|papillom:** infektiöses ▸Akanthom.

**Akantho|pelvis:** *Gynäkologie* ▸Exostosebecken.

**Akan|those, Acanthosis:** zu Epidermisverbreiterung führende Verdickung des Stratum spinosum der Haut als Folge einer Steigerung der Mitoserate u./oder Verzögerung der Differenzierung (Proliferations- bzw. Reifungsverzögerungs-A.). **E** acanthosis. – **Ac. nigricans:** schmutzig braune bis graue papillomatös-keratotische Hautveränderungen. Meist beidseitig symmetrisch in Achselhöhlen, Gelenkbeugen, im Nacken-, Geschlechtsbereich, selten universell u. auch an Schleimhäuten. ***Formen:*** **A. n. beni|gna** unregelmäßig dominant erblich mit Beginn in der Kindheit bis Pubertät (u. danach mit Tendenz zu Regression) mit Gynäkotropie; selten an Gliedmaßen u. an Schleimhäuten. Symptom bei verschiedenen Syndromen (z.B. BERARDINELLI-SEIP-Syndrom, BLOOM-Sy., CROUZON-Sy., MIESCHER-Sy., PRADER-WILLI-Sy.); Begleitphänomen bei endokrinologischen Störungen (Hypophyse, Nebennieren, Ovarien) u. bei Einnahme von Medikamenten. **A. n. mali|gna** mit starker Pigmentierung (auch der Gliedmaßen u. Schleimhäute) als paraneoplastisches Syndrom bei malignen Tumoren (v.a. Adenokarzinome). Sonderform: Pseudoacanthosis nigricans bei Adipositas. **E** a. nigricans. – **Ac. verrucosa seborrhoica:** ▸Alterswarze. **E** seborrheic keratosis.

**Akantho|zepha|liasis:** Befall durch Würmer des Stammes Acanthocephala, z.B. durch ▸Moniliformis moniliformis; äußert sich in Durchfall u. Bauchschmerzen. **E** acanthocephaliasis.

**Akantho|zyt:** ▸Stechapfelform des Erythrozyten. **E** acanthocyte.

**Akap|nie:** herabgesetzter Gehalt von Kohlendioxid ($CO_2$) im Blut; ▸Hypokapnie. **E** acapnia.

**Akarbie:** verminderter Carbonatgehalt des Blutes. **E** acarbia.

**Aka|ri|nose:** ▸Acaridosis. **E** acariasis, acarinosis.

**Akarizide:** gegen Milben (▸Acarida) wirksame Mittel (Pestizide). ***Wirkst.:*** z.B. Lindan, Pyrethrumextrakte, Crotamiton, Benzylbenzoat. ***NW:*** Hautreizungen, bei unsachgemäßer Anw. von Lindan Vergiftungserscheinungen möglich. **E** acaricides.

**Akaro|dermatitis:** ▸Acarodermatitis. **E** acarodermatitis.

**Akatalas|ämie,** TAKAHARA-Krankheit: bisher nur in Japan und der Schweiz beobachtete Enzymopathie. ***Ätiol.:*** wird rezessiv oder unvollständig autosomal-dominant vererbt. Manifestiert sich im Kindesalter mit Fehlen der Katalase in Blut u. Geweben; dadurch Ausbleiben der Spaltung des von vergrünenden Streptokokken gebildeten Wasserstoffperoxids. ***Diagn.:*** Nachweis des Katalasemangels durch Zusatz von $H_2O_2$ zum Blut. Das Blut schäumt nicht auf, sondern verfärbt sich schwarz-braun. ***Klinik:*** Nekrosen, Geschwürsbildungen in Mund u. Rachen (»maligne ▸Alveolarpyorrhö«). ***Ther.:*** Zahnextraktion. **E** acatalasemia.

**Akata|phasie:** Unfähigkeit zu zusammenhängendem u. sinngemäß korrektem Ausdruck von Gedanken (bei sensorischer u. motorischer Aphasie, evtl. bei Schizophrenie). **E** acataphasia.

**Aka|thisie:** Unfähigkeit zu ruhigem Sitzenbleiben, wobei aber Bewegungen nur kurze Erleichterung schaffen. Ein »extrapyramidal-motorisches hyperkinetisches« (Früh-)Symptom bei ▸PARKINSON-Krankheit u. als frühe, durch ▸Neuroleptika induzierte, extrapyramidal-motorische Störungen. **E** akathisia.

**Åkerlund-Hernie** (AKE Å., 1887–1958, Röntgenologe, Stockholm): nicht reponible ▸Hiatushernie bei ▸Brachyösophagus. **E** Åkerlund's deformity.

**aketo|plastisch:** keine Ketokörper bildend, z.B. aket. ▸Aminosäuren.

**Akinese:** **1)** *Neurologie* ▸Akinesia. **2)** *Zytologie* ▸Amitose.

**Akinesia, Akinesie,** Akinese: **1)** *Neurologie* hochgradige Bewegungsarmut bis Bewegungslosigkeit; meist als extrapyramidale Störung (z.B. beim PARKINSON-Syndrom), selten *psych* bei Stupor oder bei motorischer Lähmung; häufige Nebenwirkung hochpotenter ▸Neuroleptica; evtl. als EHRET-Lähmung (= amnestische A.), akinetischer ▸Mutismus. – s.a. ▸akinetisch. **E** akinesis, akinesia. – **A. algera:** A. infolge organisch nicht begründbarer Schmerzen. **E** a. algera. – **A. intermittens angiosclerotica:** Typus DETERMANN des »intermittierenden Hinkens« (▸Claudicatio) mit Versagen der Arm-, Bein-, Zungenmuskulatur infolge organischer oder funktioneller Gefäßverengung. **E** intermittent angiosclerotic arrest of motion. **2)** das – ventrikulographisch nachweisbare – Ausbleiben der physiologisch in der Systole auftretenden aktiven Einwärtsbewegung der Wand des li. Herzventrikels. **3) fetale A.:** durch stark verminderte intrauterine Kindsbewegungen (z.B. aufgrund von Fehlbildungen [ZNS, Muskulatur], Vergiftungen, restriktiver Dermopathie) entstehende Sequenz mit Gelenkfehlstellungen u. -versteifungen, Lungenhypoplasie u. Gesichtsdysmorphien.

**aki|netisch:** bewegungslos, -arm (▸Akinesie). **E** akinetic. – **ak. Anfall:** s.u. ▸Epilepsie. **E** akinetic seizure. – **ak. Areal:** der infolge Myokardinfarktes in der Kontraktilität gehemmte Teil des Herzmuskels. – **ak.-abulisches Syndrom:** verminderte Spontanbewegungen u. Mimik sowie Antriebsschwäche bei gleichzeitiger Besserung der psychotischen Symptome. Auftreten als Nebenwirkung einer Neuroleptika-Therapie oder als Teilsymptomatik eines Residualzustandes von Psychosen. **E** akinetic-abulic syndrome. – **ak.-hypertones Syndrom:** Bewegungsarmut u. Rigor bei Erkrankungen des Pallidums (▸Globus pallidus), bei akutem Hungerschaden. **E** akinetic-hypertonic syndrome.

**Aki|urgie:** die operative Chirurgie.

**Akklimatisation:** in Tagen bis Monaten erfolgende Daueranpassung von Lebewesen an neue physikalische u. klimatische Milieu-Gegebenheiten. E acclimatization.

**Akkommodation:** *Physiologie* die funktionelle Anpassung eines Organismus oder Organs an die jeweilige Aufgabe. E accommodation. – **A. des Auges:** Anpassung des dioptrischen Apparates des Auges für das scharfe Sehen von Objekten in wechselnden Entfernungen (in der Ferne bzw. Nähe) durch Änderungen der Linsenwölbung (durch Tonuswechsel des Ziliarmuskels) u. des Linsenbrechwertes (Verschieben von Linsenfasern) = **extra-** bzw. **intrakapsuläre A.** Eine Formänderung des Bulbus durch die Augenmuskeln als äußere A. ist umstritten. – Zentrum für die A. ist der Ursprungskern des Nervus oculomotorius. Erfolgt als Nah-A. durch Kontraktion des Ziliarmuskels (= Entspannung der Zonula-Fasern u. nachfolgend Krümmungszunahme der Linse aufgrund ihrer Eigenelastizität; s.a. Abb.). Die A. ist eng gekoppelt mit Vergenzbewegungen (z.B. Konvergenz bei Blick in die Nähe; zugleich Pupillenverengung) u. erfolgt als reflektorische Grob- u. als sekundäre Fein-A. Die A. für Naheinstellung wird als positiv bezeichnet. Blick in die Ferne bedeutet Desakkommodation (**Akkommodationsentspannung** = -ruhelage). Die **Akkommodationsbreite** (Brechkraftsteigerung zwischen Fern- u. Nahpunkteinstellung) ist bei Normalsichtigen dem Kehrwert des Nahpunktabstandes in Metern proportional. Sie beträgt beim Jugendlichen bis zu 14 dpt, im Alter nimmt sie ab (▸Alterssichtigkeit). Die **Akkommodationszeit** (für die Umstellung von Fern- auf Nahsehen) beträgt etwa 0,5 Sek. Sie ist verlängert bei Ermüdung, Elastizitätsverlust der Linse oder erhöhtem Ziliarmuskeltonus (**tonische A.**; s.a. ▸Pupillotonie). E a. of eye. – **A. des Nervs:** das der ▸Adaptation der sensorischen Rezeptoren verwandte Phänomen von Nervenmembranen i.S. der Anpassung an einen elektr. Dauerreiz. Erfolgt durch langsamen Anstieg der Reizschwelle (Abnahme der Erregbarkeit; vermutlich durch Inaktivierung der Ionenträger der Membran). Ihr Maß ist die minimale Steilheit eines unendlich stetig ansteigenden Stromes, die keinerlei fortgeleitete Erregung auftreten lässt (Reizung mit Stromstößen geringer Steilheit [dA/dt]; sie ist Voraussetzung für das sog. »Einschleichen«). E a. of nerve. – **A. der Niere:** Anpassung der Ausscheidungsleistung der Niere an das Angebot harnpflichtiger Substanzen u. an die Bedürfnisse der Regulation u. Konstanterhaltung des »Milieu interne«. Ihre Breite (Differenz zwischen höchster u. niedrigster ▸Harnkonzentration) nimmt mit der Schwere einer Nierenerkrankung ab. E a. of the kidney. – **A. des Ohres:** durch lang dauernde oder intensive Schallreize ausgelöster neuronaler Ermüdungsvorgang mit Abnahme der akustischen Informationsbreite. Die entsprechenden Parameter sind die Verlängerung der Refraktärzeit u. die Höhenabnahme der Aktionspotentiale. E a. of the ear.

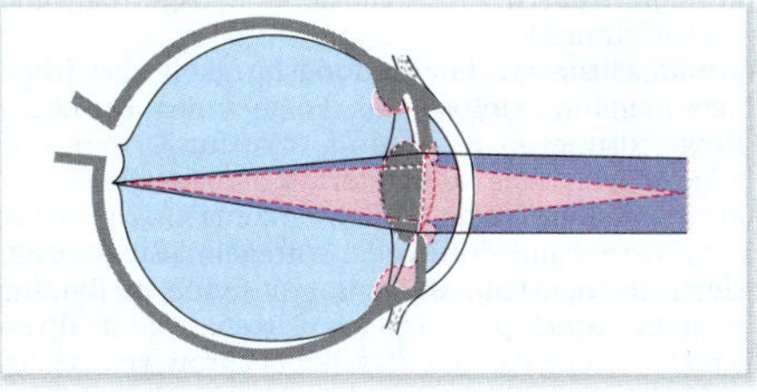

**Akkommodation:** Strahlengang im Augapfel mit Übergang von Fern-Akkommodation (durchgezogene Linie) zu Nah-Akkommodation (gestrichelte Linie). [34]

**Akkommodationskrampf:** *Ophthalmologie* Ziliarkörperkrampf mit begleitender Naheinstellungsreaktion des Auges (Myopiesierung), häufig mit Augen- u. Kopfschmerzen verbunden, evtl. auch Einwärtsschielen. E spasm of accommodation.

**Akkommodationslähmung:** durch Lähmung des Ziliarmuskels bedingte Unfähigkeit des dioptrisch normalen Auges, nahe Objekte scharf auf der Netzhaut abzubilden; z.B. nach ▸Contusio bulbi, doppelseitig bei ▸Botulismus. E accommodative iridoplegia.

**Akkumulation:** s.u. ▸Bioakkumulation. E accumulation.

**Akme:** Höhe-, Kulminationspunkt; z.B. Phase des höchsten Fiebers. E acme.

**Akne** (*A. = verballhornt griech. Akme = Spitze*), Acne, Hautfinnen(ausschlag): Sammelbezeichnung für Erkrankungen des Talgdrüsenapparates u. der Haarfollikel, die mit Knötchen- oder Knotenbildung einhergehen. ***Ätiol. u. Formen:*** Entstehung z.T. unter deutlicher Beeinflussung durch Hormone (z.B. bei CUSHING-, STEIN-LEVENTHAL-Syndrom; als Steroidakne), Heilmittel (A. medicamentosa; z.B. Halogen-, Cortisonakne) oder berufliche ▸Aknegene (A. professionalis = ▸Gewerbe-A.). ***Weitere Formen:*** u.a. die Brillantine-, Neugeborenen- u. Schwangerschaftsakne. – I.e.S. die ▸A. vulgaris. E acne. – **A. aestivalis,** Mallorca-Akne: entsteht durch Anwendung Öl-haltiger Lichtschutzmittel und UV-A-Strahlung – **A. androgenica:** häufig v.a. bei Frauen nach der Pubertät; betroffen v.a. seitliche Gesichtsteile, Hals; Knoten im Vordergrund (▸A. vulgaris conglobata); hormonabhängige Akneform; Therapie: Antiandrogene. – **A. comedonica:** s.u. ▸A. vulgaris. Analog: **A. confluens, A. con|globata, A. excoriata.** – **A. conglobata:** s.u. ▸A. vulgaris. – **A. fulminans:** akute, hochfieberhafte A. conglobata mit Arthralgien u. Leukozytose (s.a. ▸SAPHO-Syndrom). – **A. inversa:** wie A. conglobata, aber mit alleinigem oder zusätzl. Befall intertriginöser Areale. – **A., lupoide,** lupoide Sycosis: gruppierte, follikuläre Pusteln mit entzündlichem Hof u. oberflächlicher Hautinfiltration im Bart- u. Wangenbereich; im Gegensatz zur gewöhnlichen Sycosis mit roter, glatter, narbiger Atrophie abheilend. – **A. mechanica:** Verschlimmerung einer sonst leichten Akne durch mechanische Faktoren (»Hutbandakne«, »Geigermal«). – **A. necrotica (miliaris):** von Seborrhö unabhängige ▸Staphylodermie des behaarten Kopfes im mittleren Lebensalter; mit nicht unbedingt follikulär gebundenen, stark juckenden Bläschen, Pusteln; führt zu Haarverlusten (Alopecia cicatricata). – **A. necrotica(ns) Boeck**, A. rodens (BAZIN), A. varioliformis (HEBRA): Staphylodermie, v.a. bei Männern, mit entzündlichen, rasch geschwürig zerfallenden Knötchen v.a. an der Stirn-Haar-Grenze. – **A. neonatorum:** ▸Neugeborenenakne. – **A. papulo|pustulosa:** s.u. ▸A. vulgaris. – **A. professionalis:** ▸Gewerbeakne. E occupational a. – **A. scleroticans nuchae:** chronische staphylogene Dermatitis mit Papeln u. Pusteln an der Nacken-Haar-Grenze u. keloidförmiger Heilung. – **A. simplex:** ▸A. vulgaris. – **A. solaris:** chronisch-polymorpher ▸Lichtausschlag. – **A. syphilitica:** kleinpapulöses ▸Syphilid. – **A. venetata:** Auslösung der A. durch komedogen wirksame Substanzen (Kosmetika, Öle, Chlor). – **A. vulgaris,** A. simplex: eine sehr chronische, multifaktorielle Hautkrankheit des Pubertätsalters (»A. ephebica s. juvenilis«) auf der Grundlage einer Seborrhö u. einer zu Talgstau führenden Verhornungsstörung (Hyperkeratose) der Haarfollikel u. der Talgdrüsenausführungsgänge, die zu Bildung von »Mitessern« führt (A. comedonica); evtl. mit sekundärer perifollikulärer Entzündung u. Papelbildung (A. papulosa). ***Klinik:*** Tritt vorwiegend im Gesicht auf sowie an Brustkorb, Schultern, Rücken. Für die Symptomatik typisch sind entzündliche Knötchen, Pusteln u. Abheilungsstadien. ***Stadien u. Formen:*** unterschieden werden u.a. die A. agminata (Effloreszenzen dicht stehend), die A. cystica (als weißliche Retentionszysten), A. excoriata (A. mit Kratzfolgen), A. indurata sive nodularis (schmerzhafte, hartnäckige abszedierende Knoten), A. (papulosa-)pustulosa u. phlegmonosa sive confluens (mit z.T. zusammenfließenden Einschmelzungsherden), die A. colliquativa (Abszess-artig u. mit entstellenden Narben), die A. conglobata (Folliculitis et Perifolliculitis abscedens et suffodiens; eine nicht an die Pubertät gebundene A. mit der Bildung von Doppel- u. Gruppenkomedonen, großen, tief liegenden, abszedierenden u. konfluierenden Knoten, Brücken- u. Zipfelnarben). S.a. Abb. E a. vulgaris, simple a.

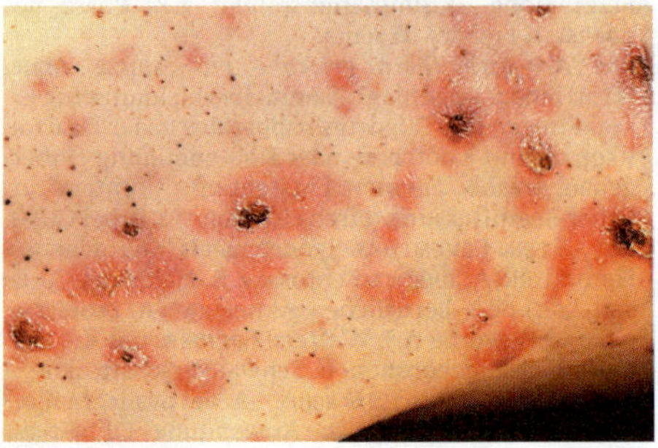

**Akne vulgaris:** Akne conglobata. [524]

**Akne|gẹne:** Stoffe, die die Entwicklung einer Akne, v.a. einer Gewerbeakne, begünstigen. E acnegens.

**Ạkne|kelo|id:** Keloid nach vorbestehender Akne, besond. Akne conglobata. E keloidal acne.

**Aknemittel:** Mittel zur Verminderung der Seborrhö u. zur Behandlung aknetypischer Hautveränderungen (s.u. ▸Akne); ***Wirkst.:*** a) systemisch: ▸Tetracycline, ▸Antiandrogene (bei Frauen), ▸Retinoide (bei schwersten Akneformen); b) lokal: z.B. Antibiotika (v.a. Erythromycin), Schälmittel (z.B. Benzoylperoxid, ▸Vitamin-A-Säure); ***NW*** der Schälmittel: Hautreizungen. E acne medicines.

**Aknepha|skopịe:** Schwäche des Dämmerungssehens. E twilight blindness.

**Ako|ạsma:** ungeformte akustische Halluzination (Dröhnen, Poltern, Donnern etc.); bei Schizophrenie, epileptischer Aura. E acousma.

**AKOD,** Abk. für **A**rbeitsgemeinschaft **k**rankenpflegender **O**rdensleute **D**eutschlands: Interessengemeinschaft in der Krankenpflege tätiger Menschen, die einem religiösen Orden angehören.

**Ako|lyse:** Acolyse.

**Akonitịn:** *Pharmazie* ▸Aconitin. E aconitine.

**Akorịe:** **1)** *Ophthalmologie* das Fehlen der Pupille (»Kore«) bei angeborenem Fehlen der Regenbogenhaut oder als Folge einer Augenverletzung bzw. einer Wundnahtsprengung nach Katarakt-Operation (mit in die Sklera eingeklemmtem Iriszipfel). E absence of pupil, acorea. **2)** *(griech. chortaino = satt werden): Psychologie* ▸Bulimie. E acoria.

**akrạl,** acralis: die Körper-, Gliedmaßenenden (▸Akren) betreffend. E acral.

**Akranịe:** *Pathologie* Fehlbildung mit vollständigem oder teilweisem Fehlen des Schädels (▸Dyszephalie) bzw. Hirnschädels (u. dann mit ▸Anenzephalie). E acrania.

**akratische Quelle:** mineralarme Quelle mit Gesamtmineralisation < 1 g/kg Wasser.

**Akrato|pẹge:** akratische Quelle mit natürlicher Temperatur < 20 °C.

**Akrato|thẹrme,** Wildwässer: mineralstoffhaltige Quellwässer mit einem Gehalt an festen gelösten Bestandteilen von weniger als 1000 mg/l und natürlicher Temperatur > 20 °C. Ihre therapeutische Wirksamkeit muss wissenschaftlich belegt sein. ***Ind.:*** v.a. Erkrankungen des Bewegungsapparats, vegetative Regulationsstörungen.

**Akremoniọse:** Hauterkrankung mit Bildung weicher Gummen durch den Schimmelpilz Acremonium potroni. E acremoniosis.

**Ạkren** *(griech. akron = äußerstes Ende)*, Acra: die Körperenden, v.a. die Enden der Gliedmaßen (i.e.S. Finger-, Zehenendglieder) sowie Nase, Kinn, Ohrmuscheln. E acra, extremities.

**Akrenzẹphalon,** Vorderhirn: ▸Telencephalon.

**Akridin:** ▸Acridin. E acridine.

**Akrinịe:** fehlende Absonderung (Sekretion) von Drüsenprodukten.

**Akro|agnosịe:** s.u. ▸Akrognosie. E acroagnosia, agnosia for pinprick.

**Akro|an|äs|thesịe:** Empfindungslosigkeit der Gliedmaßenenden; vielfach als Folge einer Durchblutungsstörung (z.B. Digitus mortuus), evtl. mit ▸Akroparästhesie kombiniert. E acroanesthesia.

**Akro|ạngio|dermatitis,** Pseudosarcoma KAPOSI: scharf begrenzte, bandförmig oder unregelmäßig konfigurierte, leicht erhabene, zentral rot-livide, im Randbereich bräunlich pigmentierte plattenartige Infiltrate am Unterschenkel u. Fuß z.B. bei chron. venöser Insuffizienz, die klinisch u. histologisch (ohne Zellatypien) an KAPOSI-Sarkom erinnern.

**Akro|asphyxịe:** anfallsweise Blässe u. Kälte der Finger u. Zehen, kombiniert mit Missempfindungen, infolge örtlicher Verkrampfung der Arteriolen; u.a. als RAYNAUD-Krankheit, als Pressluftschaden. Oft mit Übergang in ▸Akrocyanosis. E acroasphyxia, dead fingers. – **Akroasphyxia chronica (hypertrophica):** ▸CASSIRER-Syndrom.

**Akro|chondro|hyper|plasịe,** Arachnodaktylie: ▸MARFAN-Syndrom.

**Akro|chordon:** fibroepithelialer Polyp (= ▸Stielwarze), z.B. als Vulvapolyp. E acrochordon, skin tag.

**Akro|cyanọsis,** Akrozyanose: blaurote Verfärbung der ▸Akren (= Körperenden) bei allgemeiner Zyanose oder infolge örtlicher, venös-kapillärer vasomotorischer Störung; verstärkt bei Kälte u. Nässe u. mit Neigung zu Erfrierungen; häufig mit Cutis marmorata kombiniert. E acrocyanosis. – **A. anaesthẹtica:** ▸CASSIRER-Syndrom. – **A. e frịgore:** als chronische Kälteschäden blaurotfleckige Erytheme der Hände (seltener der Füße, des Gesichtes) mit polsterartiger Hautschwellung, örtlich verstärkter Schweißabsonderung (Hyperhydrosis), Hautrissigkeit, evtl. auch Parästhesien; meist bei jungen Mädchen. Evtl. mit Übergang in Perniosis. – **A., juvenile:** das ▸CURTIUS-Syndrom (II).

**Akro|dermatịtis:** entzündliche Hauterkrankung der Körperenden (▸Akren). E acrodermatitis. – **A. chrọnica atrọphicans:** (PICK-HERXHEIMER) eine die Gliedmaßenstreckseiten bevorzugende A. mit Ödem u. weinrotem Erythem (u.a. als Ulnar-, Tibiastreifen) u. mit nachfolgender Hautatrophie (Schwund des Unterhautfettgewebes), zigarettenpapierartiger Fältelung der Haut mit durchscheinendem Venenrelief, Anetodermie u. mit gelenknahen, verkalkenden Knotenbildungen. Durch Borrelia burgdorferi nach Zeckenbiss verursachtes chron. Spätstadium der ▸Lyme-Krankheit. S.a. Abb. – **A. enteropạthica:** durch Zinkmangel hervorgerufene Krankheit mit v.a. an Fingern u. Zehen sowie um Körperöffnungen lokalisierten, z.T. psoriasiformen, z.T. ekzematösen Hautveränderungen, Haarausfall u. Durchfällen. – **A. papulọsa eruptịva infạntum:**

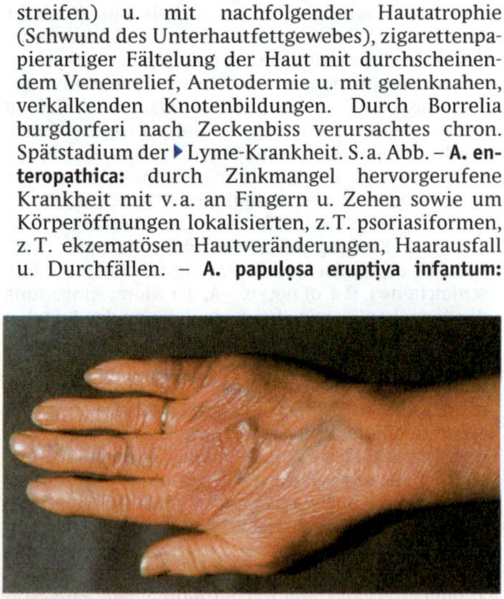

**Akrodermatitis chronica atrophicans.** [411]

▸GIANOTTI-CROSTI-Syndrom. – **A. suppurativa continua (Hallopeau):** A. mit chronisch-schubweisen herdförmigen Rötungen u. Pustelbildungen an den Finger- u. Zehenendgliedern und mit anschließender Schuppung u. Hautatrophie, meist auch mit Verlust der Nägel. Ätiol. unbekannt (evtl. eine Form der pustulösen ▸Psoriasis Typ BARBER). E Hallopeau's disease.

**Akr|odyn|nie:** ▸FEER-Krankheit. E acrodynia.

**Akro|dys|plasie, Akrodysostose:** ▸PNM-Syndrom. E acrodysplasia, acrodysostosis.

**Akro|elephantiasis:** ▸MARIE-BAMBERGER-Syndrom. E hypertrophic pulmonary osteoarthropathy.

**Akro|gerie Gottron (familiäre):** auf das Gesicht u. die Akren beschränkte ▸Progerie. ***Klinik:*** runzelig-welke Gesichtshaut, oft mit scharlachähnlichem Erythem; evtl. progressive Sklerodermie, Mikrogenie, Akromikrie. E acrogeria.

**Akro|gnosie:** die Fähigkeit, »spitz« u. »stumpf« zu unterscheiden. Aufgehoben (= Akroagnosie) bei Rückenmark- u. peripheren Nervenschäden. E acmesthesia.

**Akro|keratose, Akrokeratosis:** Verhornungsstörung der Haut i.S. abgegrenzter ▸Hyperkeratosen der ▸Akren; evtl. (BAZEX) plattenförmig als ▸Paraneoplasie. E acrokeratosis. – **A. verruciformis:** polygonale, isolierte oder sich vereinigende keratotische Papeln an Hand- u. Fußrücken.

**Akro|kranie:** »Hochschädeligkeit« als Grundlage der ▸Akrozephalie.

**Akro|megalie:** Größenzunahme der Akren nach Abschluss des Wachstumsalters infolge vermehrter Produktion von Wachstumshormon (▸Somatotropin). ***Ätiol.:*** meist verursacht durch ein somatotropes Adenom des Hypophysenvorderlappens (HVL). ***Klinik:*** Neben der Vergrößerung von Nase, Ohren, Kinn, Händen, Füßen, aber auch Jochbein, Wirbeln, knorpeligen Thorax- u. Gelenkanteilen kommt es zu Hirsutismus, Haarausfall, Amenorrhö, Potenzverlust (Gonadenatrophie), Splanchno- u. Viszeromegalie (besonders Kardiomegalie), Arthropathie, evtl. Diabetes mellitus und, bei großem Hypophysen-Tumor, bitemporaler Hemianopsie u. Stauungspapille. Zu den subjektiven Symptomen gehören Kopf- u. Gliederschmerzen, Parästhesien der Hände, vermehrte Schweißneigung, kloßige Sprache. – Bei Manifestation der Wachstumshormon-Mehrproduktion in der Kindheit resultiert zusätzlich akromegaler Hochwuchs (Gigantismus) infolge gesteigerten Längenwachstums bei offenen Epiphysenfugen in der Pubertät. E acromegaly.

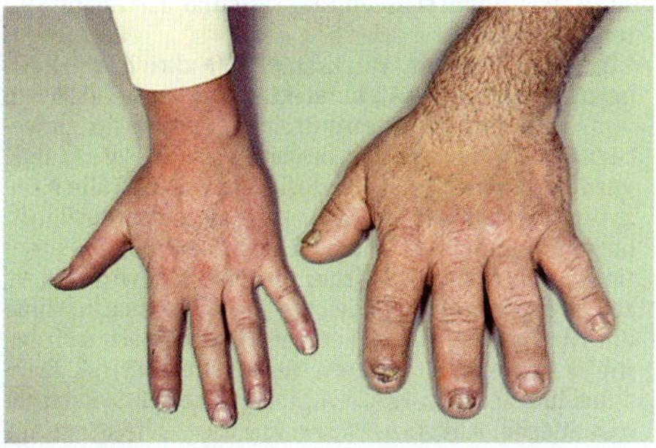

**Akromegalie:** vergrößerte neben normaler Hand. [279]

**akro|megalo|id:** mit Akromegalie-ähnlichen Merkmalen/Veränderungen. E acromegaloid.

**Akro|mel|algie:** ▸Erythromelalgie. E acromelalgia.

**Akro|mi|krie:** relative Kleinheit der Akren, insbes. der Hände u. Füße, z.B. bei Progerie, NONNE-MILROY-MEIGE-Syndrom. E acromicria.

**Akro|mi|on:** ▸Acromion.

**Akro|neurose:** vasoneurotische Durchblutungsstörungen der Akren; als ▸Akrocyanosis, -asphyxie, -trophoneurose. E acroneurosis.

**Akro|osteo|lyse, progressive (familiäre):** familiäre (dominant erbliche?) oder sporadische, schubweise verlaufende Knochenerkrankung (▸Osteopathie) im Kindes- oder frühen Erwachsenenalter. ***Klinik:*** reaktionslose Knochenauflösungen (Osteolysen) an Zehen- u. Mittelfußknochen mit nachfolgender Deformierung, Pachydermie (s.a. ▸Akropachie), schmerzfreien Sohlengeschwüren, (dissoziierten) Empfindungsstörungen. Letztere bd. Symptome fehlen bei autosomal-dominant erblicher familiärer Form ▸LAMY-MAROTEAUX. – Akroosteolysen ferner z.B. beim ▸VAN-BOGAERT-HOZAY-, ▸THÉVENARD-Syndrom sowie symptomatisch (z.B. bei Vinylchlorid-Krankheit, Hyperparathyreoidismus). E acro-osteolysis (neurogenic).

**Akro|osteo|pathia ulceromutilans nonfamiliaris:** ▸BUREAU-BARRIÈRE-Syndrom I.

**Akro|pachie:** Knochenverdickung (durch subperiostale Knochenapposition) mit gleichzeitiger Weichteilverdickung (schmerzlos; normal temperiert) an den Finger- u. Zehenendgliedern (I–III). Vorkommen: ▸Hyperthyreose, ▸MARIE-BAMBERGER-Syndrom. E acropachy.

**Akro|par|äs|thesie:** Missempfindung (Kribbeln, Taubheits-, Pelzigkeitsgefühl) an den Händen u. Füßen infolge peripherer Nervenschädigung oder infolge vasomotorischer Störungen (z.B. bei Zervikal-, ▸Skalenussyndrom). E acroparesthesia. – **A., idiopathische:** ▸WARTENBERG-Syndrom (1). E idiopathic a.

**Akro|pathia ulcero-mutilans:** ▸THÉVENARD-Syndrom.

**Akro|pigmentation:** Pigmentzunahme der Streckseiten der Finger- u. Zehenendglieder (als phylogenetischer Atavismus?). E acropigmentation.

**akro|renaler Symptomenkomplex:** Oberbegriff für Syndrome mit Extremitäten- u. Nierenfehlbildungen.

**Akro|sarkom:** *Pathologie* ▸KAPOSI-Syndrom.

**Akro|sin:** eine – trysinähnl. – Serinproteinase des ▸Akrosoms der Spermien. E acrosin.

**Akro|sklerose:** *Pathologie* milde Verlaufsform der fortschreitenden ▸Sklerodermie; mit Veränderungen an Fingern (▸Sklerodaktylie) u. Gesicht infolge gestörter Blutversorgung der Gewebe. E acrosclerosis.

**Akrosom,** Acrosoma, Galea acrosomatica: das kappenförmige, den »Apikalkörper« des Spermienkerns überdeckende Gebilde. Seine Enzyme (▸Akrosin; Hyaluronidase) bewirken das Durchbrechen der Schutzhülle der Eizelle (Zona pellucida; auch Corona radiata); genetisch bedingter Enzymdefekt kann Befruchtungsunfähigkeit zur Folge haben. E acrosome.

**Akro|teriasis congenita:** ▸HANHART-Syndrom II.

**Akrotie, Akrotismus:** ▸Pulslosigkeit. E acrotism.

**Akro|tropho|neurose:** Störung der Durchblutung u. der Gewebsernährung (Angio-, Trophoneurose) an den Gliedmaßenenden; i.e.S. die ▸RAYNAUD-Krankheit. E acrotrophoneurosis.

**Akro|ze|phalie,** Hochköpfigkeit: *Pathologie* Kurzschädel (▸Brachyzephalie) mit steilem, seitlich ausladendem Vorderkopf als Folge vorzeitiger Verknöcherung (= Synostose) der Schädelnähte (v.a. der Sutura coronaria). E acrocephaly.

**Akro|ze|phalo|syn|daktylie: 1) Apert-Syndrom:** seltenes erbliches Gesichtsfehlbildungssyndrom (▸Dysmorphie) mit Akro- u. Skaphozephalie, Hypertelorismus, Exophthalmus, Syndaktylie (evtl. als »Löffelhand«), Minderwuchs u. verzögerter geistiger Entwicklung. E acrocephalosyndactyly, Apert's syndrome. **2) Carpenter-Syndrom:** rezessiv erbliche Variante des APERT-Syndroms. Mit höhergradiger geistiger Störung, nur unvollständiger Syndaktylie, aber vermehrter Zehenzahl (Polydaktylie) = **Akrozephalopolysyndaktylie** (als dominante Form das NOACK-Syndrom). S.a. ▸CHOTZEN-SAETHRE-Syndrom (A. Typ III). E Carpenter's syndrome.

**Akrozyanose:** ▸Akrocyanosis. E acrocyanosis.

**Akryl...:** *Chemie* ▸Acryl...

**AKT:** *Serologie* Abk. für ▸Antikörpersuchtest.

**Aktin:** *Biochemie* ▸Actin. E actin.
**aktinisch:** Strahlung, d.h. Licht (insbes. UV), i.w.S. auch ionisierende Strahlung betreffend. E actinic. – **a. Elastose:** ▸Elastosis (3), Dermatitis actinica.
**Aktinium:** ▸Actinium. E actinium.
**Aktino...:** s.a. ▸Actino...
**Aktino|mykom:** s.u. ▸Aktinomykose. E actinomycoma.
**Aktino|mykose,** Actinomycosis: die sog. Strahlenpilzkrankheit; eine meist chronische Infektionskrankheit durch ▸Actinomyces israelii u. verwandte Arten, jedoch stets als Mischinfekt mit anderen aeroben u. anaeroben Krankheitskeimen. Der Actinomyces, ein normalerweise harmloser Saprophyt des Verdauungstraktes, dringt vermutlich aus endogener (unklarer) Ursache in das Gewebe ein. Bei der Krankheit handelt es sich um eine sog. Pseudomykose mit ca. 4-wöchiger Inkubationszeit. ***Diagn.*:** erfolgt durch Erregernachweis (kulturell; mikroskopisch, u.a. anhand des Nachweises von ▸Drusen), durch Intrakutanprobe. ***Einteilung*:** als klinische Formen werden unterschieden: **a)** zervikofaziale A.: mit bretthartem schmerzlosem Infiltrat (»Aktinomykom«) im Kopf-Hals-Bereich, meist am Unterkiefer, u. mit Primärsitz in den Speicheldrüsen oder der Mundschleimhaut; meist ohne Knochenbefall u. ohne Fieber; **b)** thorakale A.: als uncharakteristische Bronchitis, aber mit Übergang in Pneumonie (Pneumonitis actinomycotica), d.h. mit bronchopulmonalem Stadium; ebenfalls meist afebril u. mit hoher BSG; bei einem evtl. Übergreifen auf das Lungenfell (pleurothorakales Stadium) jedoch mit vereiternder Ergussbildung (Pleuraempyem), starkem Hustenreiz u. Auswurf u. evtl. mit Durchbruch nach außen (fistuläres Stadium); **c)** abdominale = intestinale A.: meist mit Sitz im Bereich des Dünn-Dickdarm-Übergangs (ileozäkal) u. mit uncharakteristischen Bauchbeschwerden, aber auch mit Bildung von Adhäsionstumoren u. mit Peritonealbeteiligung (mit Abszessen, die evtl. nach außen durchbrechen). Andere seltene Lokalisationen kommen nach hämatogener Aussaat vor. E actinomycosis.
**Aktino|myosin:** ▸Actomyosin. E actomyosin.
**Aktino|myzeten:** *Bakteriologie* Actinomycetes; i.e.S. die Actinomycetales. E actinomycetes.
**Aktinon:** Actinium-▸Emanation. E actinon.
**Aktionsforschung:** methodisches Vorgehen, das Forschung als einen Veränderungs- u. Interaktionsprozess innerhalb einer Gruppe (z.B. eines Pflegeteams) begreift; die Gruppe – selbst Gegenstand der Forschung – ist an der Analyse aktiv beteiligt.
**Aktions|potential,** Abk. AP: *Physiologie* die der Signalfortleitung dienende kurzzeitige Änderung des ▸Membranpotentials; nach der ▸Ionentheorie der Erregung (dort Abb.) erfolgt durch einen depolarisierenden Reiz zunächst Zunahme der $Na^+$-Leitfähigkeit, d.h. $Na^+$-Einstrom in die Zelle durch Öffnung der Natriumionen-Kanäle, wodurch das Membranpotential in der Phase der ▸Depolarisation (»Aufstrich«) vom negativen ▸Ruhemembranpotential ausgehend rasch positive Werte (ca. +30 mV; »overshoot«) erreicht; die $Na^+$-Kanäle schließen sich, $K^+$-Kanäle werden geöffnet, und es erfolgt ▸Repolarisation, der sich in der Regel eine ▸Nachhyperpolarisation anschließt, bevor das Ruhemembranpotential wieder erreicht wird. Im EMG auch (unscharfes) Synonym für ▸Muskelaktionspotential, S.a. ▸Aktionsstrom. E action potential.
**Aktions|strom:** *Physiologie* der bei Erregung von Muskel- oder Nervenfasern auftretende bioelektrische Strom. S.a. ▸Erregungsleitung; ▸Alles-oder-Nichts-Gesetz. E action current.
**aktiv:** tätig (z.B. a. Bewegung), wirksam; *patho* mit noch nachweisbarem Krankheitsgeschehen bzw. mit fortbestehender Reaktion auf die Krankheitsursache; z.B. als a. ▸Tuberkulose, a. ▸Herd; (Ggs. ▸inaktiv); *physiol* eigentätig (Gegenteil: passiv; z.B. der a. ▸Transport); *chem* in eine wirksame Form versetzt (= aktiviert), z.B. a. ▸Acetaldehyd, a. Essigsäure (= Acetyl-Coenzym A), a. ▸Glucose, a. Nucleotid (▸UDPG), aktivierter Faktor der Blutgerinnung oder des Komplementsystems. – s.a. ▸Aktivität. E active. – **a. Bindegewebe:** s.u. ▸Bindegewebe, zelliges.
**Aktivations|methode:** Maßnahme, die normale oder abnorme EEG-Aktivität auslöst oder verstärkt (uneinheitlich wird z.T. der Begriff Aktivierung i.S. einer Verstärkung vorhandener, der Begriff Provokation als Hervorrufen vorher nicht vorhandener EEG-Wellen durch die jeweilige Methode definiert). Standard-Aktivationsmethoden sind ▸Hyperventilation, ▸Photostimulation u. ▸Schlafentzug bzw. ▸Schlaf. Daneben kommen auf die Fragestellung zugeschnittene Methoden wie spezifische psychosensorielle u. taktile Reize, in Ausnahmefällen Medikamente, Kipptisch u.a.m. in Betracht. E activation method.
**Aktivator:** **1) Promotor:** *Biochemie* Stoff, der die Katalysatorwirksamkeit steigert, ohne eigene Katalysatorwirkung zu entfalten. **2) Protektor:** *Enzymologie* Stoff, der einen enzymatischen Umsatz beschleunigt oder erst auslöst (▸Aktivierung), z.B. verschiedene Ionen ($Ca^{2+}$, $Mg^{2+}$, $PO_4^{3-}$), verschiedene organische Verbindungen; s.a. ▸Coenzym, ▸Induktor. **3)** ANDRESEN-HÄUPL-Gerät: kieferorthopädisches Behandlungsgerät, das – lose den Zähnen anliegend – passiv durch Übertragung der Muskeltätigkeit Gewebsumbau auslöst. E activator.
**aktiviert:** *Biochemie* in wirksame Form versetzt (s.a. ▸aktiv). E activated.
**Aktivierung:** **1)** *Biochemie* die Förderung bzw. Beschleunigung eines Stoffwechselvorganges durch einen ▸Aktivator; auch das Überführen eines Stoffes in eine wirksame = aktivierte Form (▸aktiv); Symbol: z.B. ā. **2)** *Medizin* Anregung einer allgemeinen Leistungssteigerung; durch Energiebereitstellung erfolgende Vorbereitung auf Aktivität; auslösbar z.B. von der Formatio reticularis aus durch Emotionen (im EEG: Desynchronisation mit Schwund des Alpharhythmus u. Auftreten von Betarhythmus). **3)** *Pathologie* ▸Reaktivierung. E activation.
**Aktivierungs|analyse:** s.u. ▸Neutronenaktivierungsanalyse. E activation analysis.
**Aktivierungs|system, aszendierendes, retikuläres:** die ▸Vigilanz steuerndes Kontrollsystem der ▸Formatio reticularis des Rauten-, Mittel- u. Zwischenhirns. Reguliert die Vermittlung von Nervenimpulsen vom Thalamus zur gesamten Rindenregion, wobei diesem System Impulse sowohl von den Sinnesorganen als auch von der Großhirnrinde her zugeleitet werden. Eine Schädigung des A. führt zu Bewusstseinsstörungen. E ascending reticular activating system, ARAS.
**Aktivität:** Tätigkeit, Wirksamkeit (▸aktiv); s.a. ▸Arbeits... E activity. – **A., bioelektrische:** Vorhandensein von elektrischen Potentialschwankungen in Geweben. – **A., enzymatische:** biokatalytisches Wirkungsvermögen eines Enzyms; definierbar durch die ▸Enzymeinheit. E enzymatic a. – **A., evozierte:** ereignisbezogene bioelektr. Aktivität; s.a. ▸evozierte Potentiale. – **A., insulin|ähnliche:** Stoffwechselwirkungen, z.B. bestimmter Peptide, die die Glucoseaufnahme der Muskulatur u. des Fettgewebes steigern u. Insulin-Wirkungen simulieren; ferner die ▸NSILA. E insulin-like activity, ILA. – **A., in|trinsische β-sympathomimetische,** Abk. ISA: *Pharmazie* die partielle agonistische Aktivität (PAA = sympathomimetische Wirkung) eines ▸Betarezeptorenblockers neben seiner eigentl. sympatholytischen Wirkung. E intrinsic β-sympathomimetic a., ISA. – **A., katalytische:** s.u. ▸Enzymeinheit. E catalytic a. – **A., optische:** *Physik* die Fähigkeit bestimmter Kristalle u. Flüssigkeiten zu spezifischer ▸Drehung der Polarisationsebene polarisierten Lichtes, i.w.S. auch die lichtbrechende Eigenschaft einer ▸Linse. E optical a. – **A., partielle agonistische,** Abk. PAA: ▸A., intrinsische β-sympathomimetische. – **A., radioaktive:** physikalische Größe, proportional der Zahl der pro Zeiteinheit zerfallenden

Atomkerne eines radioaktiven Stoffes. SI-Einheit ist das ▶Becquerel (früher: Curie). E radioactive a.

**Aktivitätsindex:** ▶Karnofsky-Index.

**Aktivitäts|rhythmik:** die Rhythmik biolog. Aktivitäten; ▶zirkadianer Rhythmus.

**Akto|graphie:** die Registrierung der Bewegungsaktivität (z.B. im Schlaf). E actography.

**Akto|myosin:** ▶Actomyosin. E actomyosin.

**Aku|pressur:** die Fingerdruckmassage als Variante der Akupunktur, d.h. als Punktmassage unter Berücksichtigung der entspr. Meridiane; Variante der traditionellen chines. Massagetechnik Tuina. E acupressure, shiatsu.

**Aku|punktur** *(latein. acus = Nadel; pungere = stechen):* bekannteste Methode der ▶Traditionellen Chinesischen Medizin (TCM), bei der mit dünnen Nadeln in genau festgelegte Punkte der Körperoberfläche eingestochen wird; die genaue chines. Bez. der Methode lautet »zhenjiu« (»Stechen u. Brennen«), da man die A.-Punkte sowohl mit Nadeln (zhen) als auch mit der Erwärmung durch abbrennende Beifußkegel (jiu [s.a. ▶Moxibustion]) behandeln kann. Variationen der A. werden als ▶Mikrosystemakupunktur bezeichnet. Das System der A. besteht aus den **A.-Punkten**, den ▶Meridianen (Leitbahnen), sog. ▶Zang-Fu-Organen (Funktionsskreisen) u. ▶Lebenssubstanzen. In der Vorstellung der TCM zirkuliert in den Meridianen u. Gefäßen die funktionelle Kraft Qi (DeQi), die Körperfunktionen aufrechterhält und Leben ermöglicht. Störungen des Qi u. anderer Lebenssubstanzen äußern sich in den Krankheitssyndromen. Die Syndrommuster bilden die Grundlage des Therapieplanes mit Auswahl der A.-Punkte, Reizart u. Behandlungsfrequenz. Ziele der Therapie sind die Normalisierung gestörter Funktionen, Ausleitung pathogener Faktoren u. Regulierung der Substanzen. Um anhaltende Effekte zu erzielen, wird in Behandlungsserien behandelt. Auch in der modernen A. bilden die traditionellen, empirisch bewährten Konzepte die Grundlage zur chinesischen Differentialdiagnostik u. Therapie. Klinische Studien belegen die Wirkung bei verschiedenen Krankheitsbildern wie Migräne, Asthma bronchiale, Suchterkrankungen oder postapoplektischen Paresen. Die WHO hat einen Indikationskatalog für A. erstellt (s. Tab.). Der Wirkmechanismus ist nicht vollständig erforscht, bekannt sind Wirkungen im neuronalen System auf Rückenmarksebene, im Mittelhirn, in der Hypothalamus-Hypophysen-Achse und im Cortex, die reizabhängige Ausschüttung von Neurotransmittern (Endorphin, Enkephalin, Dynorphin, Serotonin, Noradrenalin), Anstieg des Serum-Cortisols und

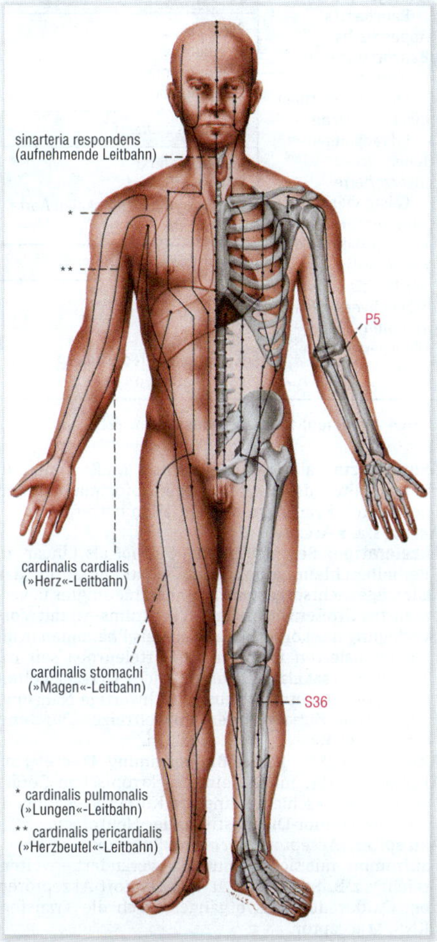


**Akupunktur:** Darstellung der Hauptleitbahnen mit zwei Beispielen von Akupunkturpunkten (foramina). P5: »Moorsee am Fußpunkt«, Leitbahn: Lungen-Meridian (cardinalis pulmonalis). S36: »Dritter Weiler am Fuß«, Leitbahn: Magen-Meridian (cardinalis stomachi). Nach HEMPEN.

| | |
|---|---|
| **Respirationstrakt:** | • akute Sinusitis<br>• akute Rhinitis<br>• allgemeine Erkältungskrankheiten<br>• akute Tonsillitis |
| **broncho-pulmonale Erkrankungen:** | • akute Bronchitis<br>• Asthma bronchiale |
| **Augenerkrankungen:** | • akute Konjunktivitis<br>• zentrale Retinitis<br>• Myopie (bei Kindern)<br>• Katarakt |
| **Erkrankungen der Mundhöhle:** | • Zahnschmerzen<br>• Schmerzen nach Zahnextraktion<br>• Gingivitis<br>• akute u. chronische Pharyngitis |
| **orthopädische Erkrankungen:** | • Schulter-Arm-Syndrom<br>• Periarthritis humeroscapularis<br>• Tennis-Ellenbogen<br>• Lumbalgie<br>• rheumatoide Arthritis |
| **gastrointestinale Erkrankungen:** | • Ösophagus- u. Kardiospasmen<br>• Singultus<br>• Gastroptose<br>• akute u. chronische Gastritis<br>• Hyperazidität des Magens<br>• chronisches Ulcus duodeni<br>• akute u. chronische Kolitis<br>• Obstipation<br>• Diarrhö<br>• paralytischer Ileus |
| **neurologische Erkrankungen:** | • Kopfschmerzen<br>• Migräne<br>• Trigeminusneuralgie<br>• Fazialisparese<br>• Lähmungen nach Schlaganfall<br>• periphere Neuropathien<br>• Poliomyelitislähmung<br>• MENIÈRE-Krankheit<br>• neurogene Blasendysfunktion<br>• Enuresis nocturna<br>• Interkostalneuralgie<br>• Ischialgie |

**Akupunktur:** Indikationskatalog der WHO. [172]

möglicher Einfluss auf den Stoffwechsel (Cholesterin). An einigen Ärztekammern ist Akupunktur als eine zertifizierte Weiterbildung des Arztes anerkannt; das Diplom A umfasst derzeit 140 Unterrichtsstunden, das Diplom B (Vollausbildung) 350 Unterrichtsstunden mit Abschlussprüfung. E acupuncture.

**Akupunkturnadeln:** meist sterile Einmalnadeln aus Stahl für die Stimulation eines Akupunkturpunktes; Nadeldicke: 0,2–0,35 mm, Nadellänge: 15–60 mm und länger; Stichtiefe: intrakutan bis intramuskulär, gelegentlich bis an Nervenwurzeln, Peritoneum oder Periost.

**Akurẹyri-Krankheit:** *Neurologie* »epidemische Neuromyasthenie«, v.a. bei weibl. Jugendlichen (1948/49 Erstbeobachtung in Island). Heftige – nach 7- bis 9-tägiger Inkubation auftretende – Muskelschmerzen. E Akureyri disease.

**Akụs|tikus:** ▸Nervus vestibulocochlearis. E acoustic (= vestibulocochlear) nerve.

**Akụstikus|neurinom:** ein vom Nervus vestibulocochlearis ausgehendes Neurinom als häufigster ▸Kleinhirnbrückenwinkeltumor, bei Neurofibromatose auch beidseitig auftretend. ***Klinik:*** Hör- u. Gleichgewichtsstörungen sowie (als »Nachbarschaftssymptome«) Störungen des Trigeminus u. Fazialis. ***Diagn.:*** Felsenbeinusuren; Eiweißvermehrung im Liquor, später Hirndruck. Nachweis mit Computer- oder Kernspinresonanztomographie. E acoustic neurinoma.

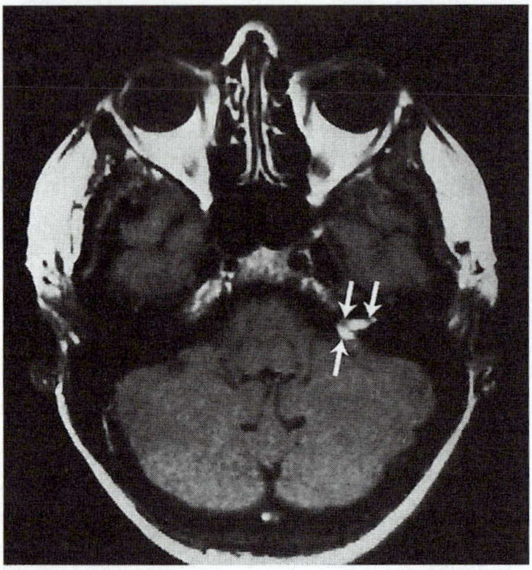

**Akustikusneurinom:** kleiner, größtenteils noch im inneren Gehörgang (Doppelpfeil) gelegener Tumor (Kernspintomogramm nach Kontrastmittelgabe). [455]

**akustisch:** das Hören (Gehör) betreffend, mit dem Gehör zusammenhängend. – s.a. ▸Hör... E acoustic. – **a. evozierte Potentiale:** ▸BERA. E auditory evoked potentials.

**akụt,** acutus: plötzlich einsetzend, heftig u. von meist kürzerer Dauer. E acute.

**akute Galle:** hochakut an der Gallenblase auftretende entzündl. Veränderungen: akute ▸Cholezystitis, Gallenblasenempyem, gedeckte bzw. freie Gallenblasenperforation. ***Klinik:*** Spontanschmerz, Druckschmerz im re. Oberbauch, lokale bzw. diffuse ▸Abwehrspannung, Peritonitiszeichen, evtl. Sepsis.

**Akute-Phase-Proteine:** *Immunologie* das in akuten Entzündungsphasen **(»Akute-Phase-Reaktion«)** diagnostisch nutzbare komplexe Spektrum von Plasmaproteinen. 3 Gruppen werden unterschieden: **1)** das Coeruloplasmin ($\alpha_2$-C.) u. die C3-Komponente des Komplementsystems (Konzentrationen beider in akuten Entzündungsphasen ansteigend), **2)** das (saure) $\alpha_1$-Glykoprotein, $\alpha_1$-Antitrypsin, $\alpha_1$-Anti-Chymotrypsin, $\alpha_2$-Haptoglobin, Fibrinogen, $\alpha_2$-Makroglobulin, $C_1$-Esterase-Inhibitor (sämtlich mit Erhöhung um das 2- bis 3fache), **3)** das C-reaktive Protein (CRP; als klassisches A.-Ph.-Pr.), die Schwangerschaftsproteine $SP_2$, $SP_3$ u. PAG sowie $\alpha_2$-HS-Glykoprotein; ferner Aktivierung fetaler Proteine. E acute phase proteins.

**akuter exogener Reaktiọns|typ:** *Psychologie* s.u. ▸BONHOEFFER. E acute exogenous reaction type.

**akutes Abdomen:** *Chirurgie* ein plötzlich einsetzendes, zunehmend bedrohliches u. eine sofortige diagnostische Abklärung erforderndes Krankheitsbild mit den Kardinalsymptomen Leibschmerz (umschrieben oder diffus; als Spontan-, Druck-, Bewegungsschmerz), Erbrechen u. Meteorismus (»großes Abdomen« infolge Darmmotilitätsstörung; s.a. ▸Ileus), Bauchdeckenspannung (▸Abwehrspannung) u. Zeichen akuter Kreislaufstörung (evtl. Schock). Meist begleitet von Leukozytose (evtl. nur ▸Linksverschiebung), Temperaturanstieg. Im Allgemeinen Zeichen einer chirurgisch zu behandelnden Grundkrankheit; Differentialdiagnose s. Tab. E acute abdomen, surgical a.

| intraabdominelle Ursachen | extraabdominelle Ursachen |
|---|---|
| Aneurysma der Bauchaorta | *pulmonal:* |
| Appendizitis | Pleuritis |
| Bauchtrauma | Pneumonie |
| Cholezysto- u. Cholangiopathien | Pneumothorax |
| gynäkologische Erkrankungen | Lungenembolie |
| Ileus | *kardiovaskulär:* |
| inkarzerierte Leistenhernie | Myokardinfarkt |
| Leberruptur | Herzinsuffizienz |
| Mesenterialinfarkt | Aneurysma der thorakalen Aorta |
| Pankreatitis | Perikarditis |
| Peritonitis | *metabolisch u. endokrin:* |
| Sigmadivertikulitis | Diabetes mellitus |
| Tumoren | Urämie |
| Ulkusperforation | Porphyrie |
| | Hyperparathyreoidismus |
| | Intoxikationen |

**akutes Abdomen:** Differentialdiagnosen. [22]

**Akutmedizin:** alle therapeutischen Maßnahmen u. Lehrinhalte, die medizinische Sofortmaßnahmen bei akuten Krankheiten u. Unfällen betreffen.

**Akz...:** s.a. ▸Acc...

**Akzeleratiọn:** Beschleunigung; *physiol* als Linear- u. Radialbeschleunigung der adäquate Reiz für das Gleichgewichtsorgan; *anthrop* beschleunigtes u. vermehrtes Größenwachstum (Wachstums-A.) mit Vorverlegung der körperlichen Reife als Phänomen in allen zivilisierten Ländern, in Mitteleuropa seit ca. 150 Jahren (**säkulare A.**); als mögliche Ursache gelten gesteigerte Lichteinwirkung, hochwertige Nahrung, allgemeine Zunahme der Umweltreize, Durchmischung der Rassen. E acceleration.

**Akzelerin:** Faktor VI der Blutgerinnung. E accelerin.

**Akzelerometrie:** mittels eines elektronischen Geräts gemessene Beschleunigung von Körperbewegungen, z.B. zur Tremor-Diagnostik in der Neurologie.

**Ak|zẹp|tor,** Acceptor: *Biochemie* Substanz, die etwas aufnimmt, mit sich vereint (u. – verändert – weiterreicht); z.B. Sauerstoff- u. Wasserstoff-Akzeptoren bei Oxidoreduktionsvorgängen; auch die Transfer-RNS. E acceptor.

**akzessọrisch,** accessorius: zusätzlich (s.a. ▸Neben...), *anat* überzählig. – **a. Bündel:** s.u. ▸JAMES, ▸KENT, ▸MAHAIM. E accessory.

**Akzessọrius|lähmung:** Lähmung des ▸Nervus accessorius; führt zu Ausfall des M. sternocleidomastoideus (Kopfneigung zur gesunden, Kinndrehung zur kranken Seite) u. – teilweise – des M. trapezius (Tiefstand der Schulter). E accessory nerve paralysis.

**akzidentell:** zufällig (hinzukommend), unbedeutend. E accidental. – **a. Geräusch:** s.u. ▸Herzgeräusch. E a. murmur.

**AL:** Abk. für akute ▸Leukämie.

**Al:** Abk. für ▸Aluminium.

**ALA** *(engl.)* Abk. für δ-aminolevulinic acid: ▸δ-Aminolävulinsäure.

**Ala: 1)** Symbol für ▸Alanin. **2)** *(latein.): Anatomie* Flügel, flügelähnliches Gebilde. E wing, ala. – **A. major ossis sphenoidalis:** der große Keilbeinflügel des Schädels; analog **Ala minor ossis sphenoidalis** (**lesser wing of sphenoid bone**) als kleiner Flügel. Jeweils beidseitig angelegt. E greater wing of sphenoid bone. – **A. ossis ilii:** die »Darmbein-« oder »Beckenschaufel« (des Hüftbeins).

**Alagille-Syndrom,** arteriohepatische Dysplasie: angeborener Mangel an interlobulären Gallengängen; häufig kombiniert mit Herz-, Gesichts-, Augen-, Skelett- u. Nierenfehlbildungen; führt zu intrahepatischer Cholestase; häufig Ikterus, Leberfibrose (meist keine Leberzirrhose). E Alagille syndrome, syndromic paucity of the interlobular bile ducts.

**ALA-induzierte Photofluoreszenz:** s.u. ▸Tumor-Fluoreszenz.

**Alajouanine-Foix-Syndrom** (Théophile A., 1890–1980, französ. Neurologe): ▸Foix-A.-Syndrom.

**Alak|tasie:** ▸Lactasemangel.

**Alak|tie:** ▸Agalaktie.

**Alalia, Alalie:** Unfähigkeit zu sprachgerechter (artikulierter) Lautbildung, i.e.S. bei Störung an den Sprechwerkzeugen. E alalia. – **A. idiopathica:** ▸Hörstummheit. E idiopathic a. – **A. organica:** A. bei Störung der Hirnnerven VII, IX, X u. XII.

**Alanin,** (S)-2-Aminopropionsäure, Abk. Ala, Abk. A: natürlich vorkommende, nichtessentielle ▸Aminosäure (Formeln). Als L- oder α-A. rechtsdrehend, glukoplastisch, in allen Eiweißen; als β-A. Baustein der Pantothensäure. E alanine, A, Ala.

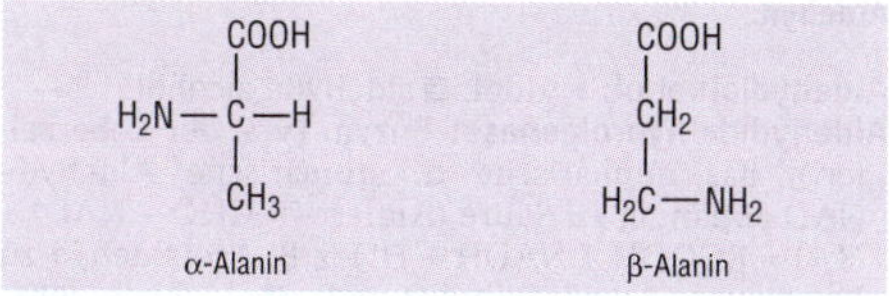


**Alanin.**

**Alanin|amino|trans|ferase,** Abk. ALAT, Glutamat-pyruvat-transaminase, Abk. GPT: *Enzymologie* in allen tierischen Geweben vorkommender, Pyridoxalphosphat enthaltender Katalysator der Reaktion: L-Alanin + α-Ketoglutarat = Pyruvat + L-Glutamat. In hoher Konzentration im Leberparenchym enthalten; im Serum (S-GPT) stark vermehrt bei akuter Hepatitis; ferner anfangs beim Myokardinfarkt. E alanine aminotransferase, Abk. ALT.

**Alanylglutamin:** Verbindung aus Alanin u. Glutamin; ***Anw.*** zur Aminosäure-Substitution. E alanylglutamine.

**alaris** *(latein.):* flügelförmig, eine ▸»Ala« betreffend. E alar, winglike.

**Alarm|reaktion:** *Pathologie* das 1. = Notfallstadium des ▸Adaptationssyndroms; mit Schock- u. Gegenschock-Phase. – Auch Bez. für das ganze Syndrom. E alarm reaction.

**Alas|trim** *(brasil. = »brennender Zunder«),* weiße Pocken, Variola minor: Infektionskrankheit, verursacht durch das gleichnamige Virus der Vaccinia-Gruppe (Mischinfektion mit Variola major möglich!). Nach ca. 14-tägiger Inkubationsphase plötzlicher Temperaturanstieg sowie Kopf- u. Kreuzschmerzen (kein Rash!); die 2. Phase meist afebril u. mit Ausschlag (2.–5. Tag) in Form von Pusteln mit weißlichem Inhalt (ohne Ödem u. ohne primären Pockennabel); evtl. tritt sekundär eine Bronchopneumonie auf. – Es resultiert eine nur kurze Immunität, hierbei aber kein Schutz gegen echte Pocken. E alastrim.

**ALAT:** Abk. für ▸Alaninaminotransferase.

**Alaun,** Alumen: Doppelsalze aus Aluminium- (oder gleichwertigem Metall-) u. aus einem Alkali-Sulfat: $Me^{I}Me^{III}(SO_4)_2 \cdot 12\,H_2O$; i.e.S. der Kali-A. (wirksam als Adstringens [äußerlich; 1–5 %ig]; als **gebrannter A.** = Alumen ustum ein mildes Ätzmittel, Hämostyptikum). E alum.

**Albendazol:** ein ▸Anthelminthikum; ***Anw.*** bei Echinokokkosen, Trichinose. E albendazole.

**Albers-Schönberg-Krankheit** (Heinrich E. A.-Sch., 1865–1921, Radiologe, Hamburg): ▸Marmorknochenkrankheit. E Albers-Schönberg disease.

**Albert-Krankheit** (Eduard A., 1841–1900, Chirurg, Wien): ▸Achillobursitis. E Albert's disease.

**albicans:** weiß schimmernd; z.B. Corpus albicans.

**Albini-Knötchen** (Giuseppe A., 1827–1911, Physiologe, Neapel), Cruveilhier-K.: graue, sagokorngroße Knötchen unklarer Bedeutung an den Segelklappenrändern des Kinderherzens. E Albini's nodules.

**Albinis|mus(-Syndrom),** Weißsucht: Mangel an Pigment aufgrund einer Enzymopathie oder (häufiger) durch nicht komplette Melanisierung trotz Tyrosinase-Aktivität. Im ersten Fall ist die Melaninbildung infolge eines erblichen Stoffwechselblocks gestört (Tyrosinase-Mangel, Fehlfunktion der Glutathion-Peroxidase, Chromosom 11). S.a. Schema. E albinism.

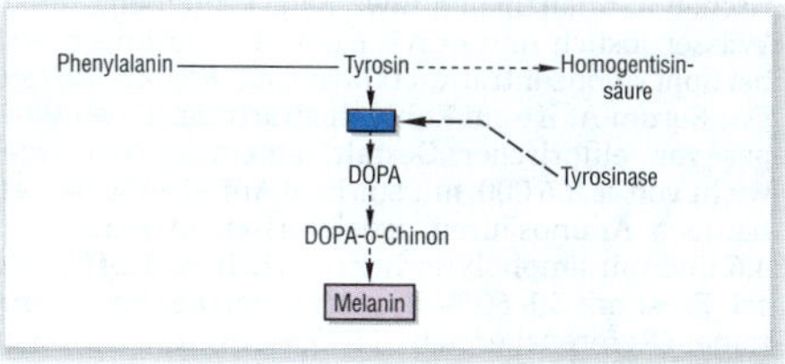


**Albinismus(-Syndrom):** Pathogenese.

– **A. partialis, A. circumscriptus,** Leukismus, Piebaldismus: einfach-dominant erbliche Form des A. mit Weißscheckung der Haut (sog. Tigermensch) u. mit Bildung einer weißen Stirnlocke (Poliosis circumscripta); als auto- oder als gonosomal-rezessiv erblicher Typ mit weißer Haarlocke am Hinterhaupt. Ferner verschiedene, auch die Augen einbeziehende = okulokutane Formen (z.B. ein Tyrosinase-negativer bzw. -positiver Typ, Yellow-Typ. S.a. ▸Klein-Waardenburg-Syndrom). E partial a. – **A. totalis, A. universalis,** Alphodermie: der autosomal-rezessiv erbliche A. mit vollständigem Fehlen des Pigments in Haut, Haaren u. Augen (rötlich aufscheinende Regenbogenhaut, Photophobie; oft auch mit Nystagmus, Amblyopie, Makula-Aplasie, Brechungsfehler); ferner eine autosomal-rezessive Sonderform mit Taubheit, Taubstummheit. Als A. totalis incompletus (= ▸Albinoidismus) ein autosomal-rezessiver Typ mit bes. ausgeprägten Augensymptomen. E total a.

**Albino** *(span. = Weißling):* Mensch mit – totalem – ▸Albinismus. E albino.

**Albino|idismus:** s.u. ▸Albinismus. E albinoidism.

**Albright-Syndrom, -Krankheit** (Fuller A., 1900–1969, Arzt, Boston): **1) McCune-A.(-Sternberg)-Krankheit:** Kombination einer polyostotischen ▸Fibroplasie mit Pigmentstörungen (Café-au-Lait-Flecken) u. endokriner Überfunktion (v.a. ▸Pubertas praecox) als konstitutionelle, nicht erbliche Erkrankung ungeklärter Ätiologie; Gynäkotropie. E Albright's disease. **2) A.-Butler-Bloomberg-Syndrom,** familiärer Phosphatdiabetes, familiäre hypophosphatämische Rachitis, Fanconi-Typ: rachitische Knochenveränderungen bis zum ossären Minderwuchs (Beschreibung 1942). ***Ätiol.:*** genetisch bedingt, heterogen X-chromosomal-rezessiver (Xp11.22) oder -dominanter (Xp22.1), autosomal-dominanter oder -rezessiver (Rq14) Erbgang. ***Klinik:*** Erstmanifestation nach dem 1. Lj. Bei Hypophosphatämie erhöhte alkalische Phosphatase, Hyperphosphaturie infolge nicht ausreichender Phosphatrückresorption in den funktionsgeminderten Nierentubuli. Albumin-, Aminoazid-, Isosthen-, Poly- oder Glukosurie nicht nachweisbar. Mit Abschluss des Wachstums Verringerung der rachitischen Symptome. Bei Frauen besteht während Schwangerschaft wegen Belastung des Phosphatstoffwechsels Gefahr der Osteomalazie. ***Ther.:*** Phosphatsubstitution. **3) A.-Osteodystrophie:** durch periphere Parathormonresistenz bewirkter familiärer Pseudohypoparathyreoidismus mit latenter oder manifester hypokalzämischer Tetanie; ferner Kleinwuchs (mit Brachydaktylie), Osteoporose, Zahnschmelzmangel (zeitiger Zahnverfall), geistige Behinderung, Hyperphosphatämie. Ähnliche Symptomatik als Pseudopseudohypoparathyreoidismus auch ohne Parathormonresistenz. E hereditary osteodystrophy.

**Al|bu|gi|nea:** *Anatomie* ▸Tunica albuginea. E albuginea.

**Albugo** *(latein. = weißer Fleck):* **1)** *Ophthalmologie* ▸Leukom, i.e.S. die leichteste Form der ▸Opakifikation. E albugo. **2)** *Dermatologie* A. unguium, ▸Leukonychie. E leucoma.

**Al|bu|men** *(latein.):* ▸Eiweiß. S.a. ▸Albumin. E albumen.

**Al|bu|min:** wichtige, formal definierte Gruppe von tierischen u. pflanzlichen Eiweißen (Proteinen), die in Wasser löslich und durch Neutralsalzlösungen erst bei hoher Konzentration fällbar sind. ***Eigenschaften:*** Das Serum-A. ist ein kohlenhydratfreier Eiweißkörper von elliptischer Gestalt, einem Molekulargewicht von ca. 66 000, mit starkem Anteil an schwefelhaltigen Aminosäuren, isoelektrischem Punkt von 4,6 und mit ampholytischem Verhalten. ***Stoffwechsel:*** Es ist mit 50–60 % Hauptfraktion der Serumproteine (Referenzbereich 3,5–5,5 g/dl) und als gut Ionen bindendes Protein Hauptträger des kolloidosmotischen (onkotischen) Druckes im Gefäßsystem u. Trägerstoff (Vehikel) für wasserunlösliche, physiolog. u. unphysiolog., endo- u. exogene Stoffe (Fettsäuren, Kationen [$Mg^{2+}$, $Ca^{2+}$], Spurenelemente, Vitamine, Metaboliten/Pharmaka u. tox. Stoffe). A. ist auch enthalten in anderen Körperflüssigkeiten, z.B. in Milch (Lactalbumin), Eiern (Ovalbumin) u. Pflanzen. *Pathol.* in Ödemen, Ex- u. Transsudaten. Serumkonzentration vermindert (Hypalbuminämie) z.B. bei Leberzirrhose, Nierenerkrankungen, Tumoren (z.B. Plasmozytom), akuten u. chron. Infektionen, exsudativer Enteropathie, Darmerkrankungen; bei starker Verminderung (< 2,5 g/dl) Gefahr der Bildung von Aszites; Konzentrationserhöhung evtl. bei Hyperbilirubinämie (v.a. MEULENGRACHT; juveniler Ikterus) u. in der Rückbildungsphase der akuten Hepatitis. Die Konzentration im Serum gilt – nach Ausschluss konsumierender Krankheiten u. solchen mit Eiweißverlust – als Parameter der Leberfunktion (Syntheseleistung der Hepatozyten). Bei bestimmten Krankheiten vermehrt im Harn nachweisbar (Albuminurie, s.u. ▸Proteinurie). ***Diagn.:*** Nachweis erfolgt durch Fällungsreaktionen (mit Neutralsalz, Alkohol, Äther; als Kochprobe, HELLER-Ringprobe u.a.), Farbproben (z.B. nach MILLON, als Biuret-, Ninhydrin- u. Xanthoprotein-Reaktion); im Liquor quantitativ immunchemisch (radiale Immundiffusion; Nephelo- u. Fluorometrie); semiquant. Nachweis im Harn z.B. mittels Tetrabromphenolblau. E albumin.

**Albumin|at:** basische (= alkalihaltige) Eiweißverbindung. – Auch allgemeine Bez. für Eiweißkörper. E albuminate.

**Albumin-Globulin-Quotient,** Eiweißquotient: *Hämatologie* Albumin-Globulin-Verhältnis im Blutserum oder Liquor; Bestimmung durch Fällungsreaktion bzw. (Immun-)Elektrophorese. E albumin-globulin ratio.

**Album(in)osen,** Proteosen: *Biochemie* amorphe, nicht mehr koagulierende, mit Salpetersäure oder Zinksulfat ausfällbare Eiweißabbauprodukte. E albuminoses.

**Albumin|urie:** ▸Proteinurie. E albuminuria.

**albus** *(latein.)* Abk. alb.: weiß. E white.

**Alcalescens:** *Bakteriologie* ▸Alkaleszens-Dispar-Gruppe.

**Alcaligenes faecalis:** bewegliches, sporenloses, gramnegatives aerobes, darmsaprophytäres, evtl. kokkoides Bakterienstäbchen; bei Harnwegsinfekten vorkommend.

**ALCAPA** *(engl.)* Abk. für **a**nomalous **l**eft **c**oronary **a**rtery from **p**ulmonary **a**rtery: Abgangsanomalie der li. Koronararterie aus der A. pulmonalis, das ▸BLAND-WHITE-GARLAND-Syndrom.

**Alclometason:** halogeniertes ▸Glucocorticoid zur lokalen Anw. E alclometasone.

**Alcock-Kanal** (THOMAS A., 1784–1833, Chirurg, London): ▸Canalis pudendalis. E Alcock's canal.

**Alcohol:** ▸Alkohol. E alcohol.

**Alcuronium,** N,N'-Diallylnortoxiferinium: peripheres ▸Muskelrelaxans. E alcuronium.

**ALD:** **1)** Abk. für ▸**Ald**olase. **2)** Abk. für ▸**A**drenoleuko**d**ystrophie.

**Al|de|hyd:** Oxidationsprodukt primärer Alkohole (»**Al**cohol **dehyd**rogenatus«) mit der charakteristischen – sehr reaktiven – »Aldehydgruppe« R-CHO. Aldehyde reduzieren u.a. FEHLING-Lösung, bilden mit Alkoholen Acetale u. polymerisieren leicht. Biochemisch wichtig sind niedrige Aldehyde als Intermediärprodukte (Aldosezucker) u. höhere als Phosphatid-Bausteine. E aldehyde.

**Aldehyd**

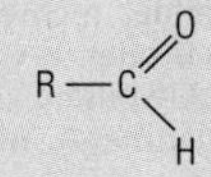


**Aldehyd.**

**Aldehyd|alkohol:** ▸Aldol. E aldehyde alcohol.

**Aldehyd|de|hydro|genase:** Enzym (v.a. der Leberzellen), das aliphatische u. aromatische Aldehyde NAD-abhängig zu Säure oxidiert (R-CHO + $NAD^+$ + $H_2O$ = RCOOH + NADH + $H^+$), z.B. Acetaldehyd zu Essigsäure (Alkohol-Entgiftung!). E aldehyde dehydrogenase.

**Aldehyd|oxidase:** unspezifisches, molybdänhaltiges Enzym in Leber-Mitochondrien, das aromatische u. aliphatische Aldehyde unter Elektronenübertragung (vermutlich auf Cytochrom c) zu entsprechenden Säuren oxidiert. E aldehydase.

**Aldehyd|probe:** *Labormedizin* **1) Ehrlich-A.:** Urobilinogen-(Ubg.-)-Nachweis mittels p-Dimethylbenzaldehyd; häufig unspezifische Reaktion. E Ehrlich's benzaldehyde reaction. **2) umgekehrte A.,** HÖSCH-Test: Nachweis von ▸Porphobilinogen durch p-Dimethylbenzaldehyd (in 6-molarer HCl); bei Positivausfall rosarote Färbung an der Oberfläche der kleinen Harnprobe (2. Tr.). **3)** Aldehydnachweis, z.B. mit ammoniakalischer Silbernitratlösung (»Silberspiegel«; ▸TOLLENS-Probe [3]).

**Aldehyd-Syndrom:** ▸Acetaldehyd-Syndrom.

**Aldehyd|zucker:** ▸Aldose. E aldehyde sugar.

**Alder(-Reilly)-Granulationsanomalie** (ALBERT A., 1888–1951, Hämatologe, Aarau): (1937/39) plumpe, azurophile Granulation der als **A.-R.-Körperchen** bezeichneten Leukozyten des Knochenmarks u. im peripheren Blut. Funktionell harmlose Anomalie dieser Zellen infolge enzymopathischer Polysaccharidspeicherung. Gehäuftes Auftreten bei Dysostosis multiplex. S.a. Abb. E Alder's anomaly.

**Aldesleukin:** ein Zytokin; ▸Immunstimulans; ***Anw.*** bei metastasierendem Nierenkarzinom. E aldesleukin.

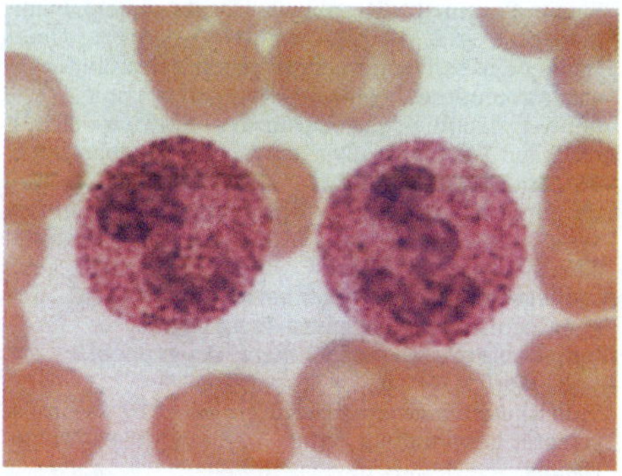

**Alder(-Reilly)-Granulationsanomalie:** Im Blutausstrich zeigt sich eine extreme azurophile Granulation der Leukozyten. [198]

**Aldioxa:** ein ▸Adstringens (Aluminium-Verbindung); Dermatikum. E aldioxa.

**Aldo|hexose:** ▸Aldose einer Hexose, z. B. der Glucose, Galaktose; die – reduzierende – Aldehydgruppe ist meist in Halbacetalform gebunden. E aldohexose.

**Al|dol,** Abk. für **Al**dehydalkoh**ol**: Verbindung aus 2 Molekülen Aldehyd (bei Alkali-Gegenwart in vitro; »Aldolkondensation«) bzw. je 1 Molekül Aldehyd u. Keton (in vivo: Aldolase-Reaktion). E aldol.

**Al|do|la|se,** Abk. ALD: eine tetramere Lyase als Schlüsselenzym der Glykolyse. Katalysiert – reversibel – die Triosephosphatbildung: Fructose-1,6-diphosphat ↔ Dihydroxyacetonphosphat + D-Glycerinaldehyd-3-phosphat. Aufgrund elektrophoretischer Eigenschaften u. durch Aktivitätsverhältnisse gegenüber Fructose-diphosphat/Fructose-1-phosphat unterschieden als Muskel- u. Leberaldolase (Erstere = »A. A« ist aktiver gegenüber Diphosphat, Letztere = »A. B« mit etwa gleich schneller Wirkung gegenüber Di- u. Monophosphat); ferner ein Typ C (in Gehirn u. anderen Geweben). – Der A.-Blutspiegel ist ein Diagnostikum für Muskel- u. Lebererkrankungen. **A.-A-Mangel** führt zu einer Störung der anaeroben Glykolyse mit chron. hämolytischer Anämie; **A.-B-Mangel** zu ▸Fructoseintoleranz. E aldolase.

**Aldo|pen|tose:** ▸Aldose einer Pentose, z. B. der Ribose. E aldopentose.

**Al|do|se,** Aldehydzucker: Kohlenhydrat mit – reduzierender – Aldehydgruppe, z. B. Aldohexose, -pentose. E aldose.

**Aldo|steron:** in der Zona glomerulosa der Nebennierenrinde produziertes Mineralocorticoid. ***Stoffwechsel:*** Seine Bildung wird v. a. durch das Renin-Angiotensin-System angeregt, vermehrt bei Hypovolämie, Blutdruckabfall, renaler Mangeldurchblutung, Hyponatriämie u. Hypokaliämie. Weniger bedeutsam für die Bildung sind ferner z. B. ACTH, Serotonin, Thyroxin, Ammoniak, Östrogene. ***Funktion:*** A. regelt zusammen mit dem Renin-Angiotensin-System den Natrium- u. Kalium-Haushalt und ist an der Steuerung des Flüssigkeits- u. Elektrolythaushaltes beteiligt. Seine Hauptwirkung besteht in einem Austausch von Kalium- u. Wasserstoffionen ($H^+$) gegen Natriumionen im distalen Tubulus, ferner geringer Glucocorticoid-Effekt. ***Diagn.:*** Bestimmung der A.-Konzentration im Serum u. 24-Std.-Sammelurin v. a. bei Verdacht auf Hyperaldosteronismus. Normalwert im Blut (im Liegen abgenommen) 2–15 ng/100 ml (55–416 pmol/l). Blutwerte **erniedrigt** bei Nebennierenrindeninsuffizienz, Schock, Hypophyseninsuffizienz, Medikamenten (z. B. β-Blocker, Antacida, Heparin, Corticosteroide); **erhöht** bei Stress, nach Operationen, bei prim. u. sek. ▸Aldosteronismus, Phäochromozytom, Hyperthyreose, Schwangerschaft, Anorexia nervosa, Medikamenten (z. B. Diuretika, Abführmittel, Ovulationshemmer, Lithium). E aldosterone.

**Aldosteron-Antagonisten:** am distalen Tubulus angreifende Substanzen, die die Wirkung von Aldosteron hemmen. ***Wirkstoffe:*** Spironolacton u. Canrenoat (bewirken Steigerung der $Na^+$- u. $Cl^-$- sowie Wasser-Elimination, Minderung der $K^+$-, $H^+$- u. $NH_4$-Ausscheidung). ***Anw.*** bei primärem u. sekund. Hyperaldosteronismus, dekompensierter Leberzirrhose oder hydropischer Herzinsuffizienz. ***NW:*** häufig Gynäkomastie. E aldosterone antagonists.

**Aldostero|nismus,** Hyperaldosteronismus: Zustand bei Überproduktion von Aldosteron als Folge verschiedener Ursachen. ***Klinik:*** Leitsymptom ist die arterielle Hypertonie, ferner Hypokaliämiesymptome (Muskelschwäche, Obstipation, EKG-Veränderungen, Diabetes insipidus renalis infolge einer hypokaliämisch bedingten vakuolären Tubulopathie der Nieren, verstärkte Kaliurie) sowie eine metabolische Alkalose mit Parästhesien. E (hyper)aldosteronism. – **A., primärer,** CONN-Syndrom: A. aufgrund einer primären Überproduktion von Aldosternon in der Nebennierenrinde (NNR). ***Ätiol.:*** Häufigste Ursache ist ein unilaterales Aldosteron produzierendes Adenom der NNR (Aldosteronom), das meist autonom, d. h. Renin-Angiotensin-II-unabhängig ist. Weitere Ursachen sind der idiopathische Hyperaldosteronismus bei bilateraler homogener oder mikronodulärer Zona-glomerulosa-Hyperplasie, die ein- oder beidseitige primäre makronoduläre Nebennierenhyperplasie (autonom), der familiäre Hyperaldosteronismus Typ I (glucocorticoidsupprimierbar) als autosomal-dominant vererbte Anomalie der Steroidbiosynthese u. extrem selten ein Aldosteron produzierendes Karzinom (z. B. das ovarielle Arrhenoblastom). – **A., sekundärer:** A. auf Grund von Störungen des Renin-Angiotensin-Aldosteron-Systems (RAAS). ***Ätiol.:*** Organische Ursachen sind renale Ischämie, z. B. bei Nierenarterienstenose, maligner Nephroangiosklerose oder Renin produzierendem Nierentumor. Funktionelle Ursachen können z. B. eine Salzverlustnephropathie, die saluretische Therapie bei Hypertonie (beide verbunden mit Hyponatriämie u. -volämie), eine autosomal-rezessiv vererbte renale Tubulusstörung mit Kaliumverlust (BARTTER-Syndrom) oder ein durch Laxanzien- u./oder Diuretikaabusus verursachter Kaliummangel (Pseudo-BARTTER-Syndrom) sein. Ein relativer Hyperaldosteronismus kann durch reduzierten Aldosteronmetabolismus z. B. bei kardialen, hepatischen oder renalen Ödemen entstehen.

**Al|do|ste|ro|nom:** s. u. ▸Nebennierenrindenadenom.

**Aldosteron stimulierendes Hormon,** Abk. ASH, Hypertensin: ▸Angiotensin II.

**Aldrich-Syndrom:** ▸WISKOTT-A.-Syndrom. E (Wiskott-)Aldrich syndrome.

**Al|drin,** Hexachlor-hexahydro-endo-exo-dimethanonaphthalin: hochgradig toxisches Insektizid. E aldrin.

**Alemtuzumab:** humanisierter monoklonaler Antikörper, der sich spezifisch an CD52, ein in hoher Dichte auf Monozyten u. Makrophagen exprimiertes Protein, bindet; Zytostatikum. ***Anw.*** bei chronischer lymphatischer Leukämie; ***NW:*** u. a. schwere Blutbildveränderungen, Infektionen. E alemtuzumab.

**Alendronsäure:** ein ▸Bisphosphonat; Osteolyse-Hemmstoff; ***Anw.*** bei Osteoporose. E alendronic acid.

**Aleppobeule:** ▸Hautleishmaniase im Vorderen Orient. E Aleppo boil.

**Aleuk|ämie:** aleukämische ▸Leukämie. E aleukemia.

**aleuk|ämisch:** zellarmer Verlauf (im peripheren Blut) akuter Leukämien; s. a. ▸Leukämie. E aleukemic.

**Aleu|kie:** obsolete Bezeichnung für Agranulozytose u. für aplastische ▸Anämie mit hämorrhagischer Diathese (FRANK-Anämie). E aleukia.

**Alexander** (1) W. CHURCHILL A., 1815–1902, Frauenarzt, Liverpool/Glasgow; **2)** FREDERICK MATTHIAS A., 1869–1955, austral. Schauspieler u. Rezitator; **3)** W. STEWART A., Neuropathologe, London). – **A.-Adams-Operation** (W. CHURCHILL A.; JAMES ALEX. AD., 1818–1899, Frauenarzt, Liverpool/Glasgow):

(1882) ▸Antefixation der Gebärmutter durch Verkürzung der Ligamenta rotunda (extraperitoneal im Leistenkanal). – **A.-Syndrom** (W. STEWART A.): eine autosomal-rezessiv erbliche, mit Fieber u. Krämpfen beginnende, fortschreitende Hirnerkrankung (Leukodystrophie mit Astrozytendegeneration) mit Hydrozephalus, Enthirnungsstarre (bei der frühkindl. Form), Krämpfen, spast. Tetraplegie. E Alexander's disease. – **A.-Technik** (FREDERICK MATTHIAS A.): physiotherapeutische Methode, die durch das bewusste Lösen verspannter Nackenmuskeln, Ausrichtung des Kopfes nach vorne oben sowie Längen u. Weiten des Rückens die optimale Funktionstüchtigkeit des Körpers u. seiner Organe einschließlich schmerzfreier u. ökonomischer Bewegungen herstellen will. Sie wird bei chron. Schmerzen wie z.B. Migräne, bei Atemfunktionsstörungen u. Depressionen eingesetzt.

**Ale|xia, Alexie:** Leseunvermögen. E alexia. – **A. literale:** Leseunfähigkeit als optische ▸Agnosie mit Unfähigkeit, trotz erhaltenen Sehvermögens Buchstaben (bzw. – als **verbale A.** – Buchstabengruppen = Wörter) zu erkennen; vermutlich infolge Herdstörung im Gyrus angularis (mit Störung der Verbindung = Diskonnexion zum Okzipitalhirn = subkortikale A.). – **A., sensorische:** »Lesestörung bei sensorischer Aphasie«; A. durch Verlust der Wortklangerinnerung; als Temporallappen-Symptom. E sensory a.

**A|lexi|thymie:** Unfähigkeit, Gefühle wahrzunehmen u. auszudrücken. V.a. bei Neurosen, aber auch bei anderen psych. Störungen sowie bei Drogenmissbrauch. E alexithymia.

**Alfacalcidol:** ein ▸Vitamin-$D_3$-Derivat; Calciumstoffwechselregulator; ***Anw.*** z.B. bei Osteoporose. E alfacalcidol.

**Alfatradiol:** ein ▸5α-Reductase-Hemmer zur topischen ***Anw.*** bei androgenetischer Alopezie. E alfatradiol.

**Alfentanil:** *Pharmakologie, Anästhesiologie* synthetisches Opioid mit rascherem Wirkungseintritt u. schnellerem Abklingen als ▸Fentanyl; starkes Analgetikum. ***Anw.*** v.a. bei kürzeren operativen Eingriffen in Kombination mit einem Neuroleptikum zur ▸Neuroleptanalgesie. E alfentanil.

**Alfuzosin:** ein ▸Alpharezeptorenblocker; ***Anw.*** als ▸Prostatamittel. E alfuzosin.

**ALG,** Abk. für **Antilymphozytenglobulin:** s.u. ▸Antilymphozytenserum. E ALG.

**Algeldrat:** pulveriges, wasserhaltiges Aluminiumhydroxid; ***Anw.*** als ▸Phosphatbinder, ▸Antacidum. E algeldrate.

**Algen|pilze:** ▸Phycomycetes.

**Alge|sia, Algesie:** Schmerzhaftigkeit, Schmerzempfindlichkeit; auch ▸Hyper-, ▸Hyp- u. ▸Analgesie. E algesia.

**Alg(es)i|metrie:** Messung der Schmerzempfindung bei dosierter mechan., chem., therm. oder elektr. Reizung mit einem Spezialgerät (Algesimeter). E algesimetry.

**Al Ghorab-Shunt:** operatives Verfahren zur Behebung eines lang anhaltenden ▸Priapismus. Dabei wird ein unphysiologischer venöser Shunt zwischen Schwellkörper u. Glans penis hergestellt.

**-algia, -algie:** Wortteil »Schmerz(haftigkeit)«.

**Alginsäure:** ein ▸Mucilaginosum; ***Anw.*** als Wundbehandlungsmittel u. bei Refluxösophagitis. E alginic acid.

**Algo|dys|trophie-Syndrom:** idiopathische oder sekundäre, evtl. mit Restschäden ausheilende neurovasotrophische Gewebsschädigung umschriebener Extremitätenabschnitte (am häufigsten Arm-Hand) mit zunächst schmerzhafter Schwellung (Stadium I), dann Atrophie der Haut u. Weichteile (Stadium II), porotische Osteodystrophie u. Pannusbildung bis Ankylose der Gelenke (Stadium II–III). Die sekundären Algodystrophien sind in erster Linie posttraumatisch u. postoperativ, aber auch organreflektorisch (z.B. Myokardinfarkt), neurogen (z.B. Hemiplegie, PARKINSON-Krankheit, Herpes zoster), medikamentös (z.B. Barbiturate, INH) bedingt. Überschneidend, z.T. synonym gebrauchte Bez. sind: neurodystrophisches Syndrom, Reflexdystrophie, Algoneurodystrophie (der oberen Extremitäten = Schulter-Hand-Syndrom), dystrophische Pseudoarthritis, ▸SUDECK-Dystrophie, transiente (transitorische) Osteoporose. E algodystrophy (syndrome), reflex sympathetic dystrophy (RSD), complex regional pain syndrome (CRPSI).

**Algo|lagnie:** »Schmerzgeilheit«; Oberbegriff für ▸Masochismus, ▸Sadismus. E algolagnia.

**Algo|phobie:** Angst vor Schmerz. E algophobia.

**Al|gor mor|tis** *(latein.)*: ▸Totenkälte.

**Algo|rithmen:** mathematisch definierte Regeln zur Parameter-Bestimmung mittels Computer. E algorithms.

**Alg|urie:** schmerzhafte Harnentleerung.

**AlGW:** *Radiologie* Abk. für ▸**Al**uminium-**G**leich**w**ert.

**Alibert-Krankheit** (JEAN-LOUIS MARC A., 1768–1837, Hautarzt, Paris): **1) A.-Bazin-Krankheit:** ▸Mycosis fungoides. **2) A.-Mentagra:** ▸Sycosis simplex barbae.

**Alice-im-Wunderland-Syndrom:** ▸Depersonalisationssyndrom. E Alice in Wonderland syndrome.

**Alie|nie:** das angeborene Fehlen der Milz (mit JOLLY-Körperchen im Blut); als Einzelfehlbildung (ohne klinische Bedeutung) oder beim ▸IVEMARK-Syndrom (2). E alienia.

**Alii cepae bulbus,** Küchenzwiebel: als naturheilkundliches Mittel in verschiedenen Darreichungsformen wirksam bei Appetitlosigkeit und zur Prophylaxe altersbedingter Gefäßerkrankungen.

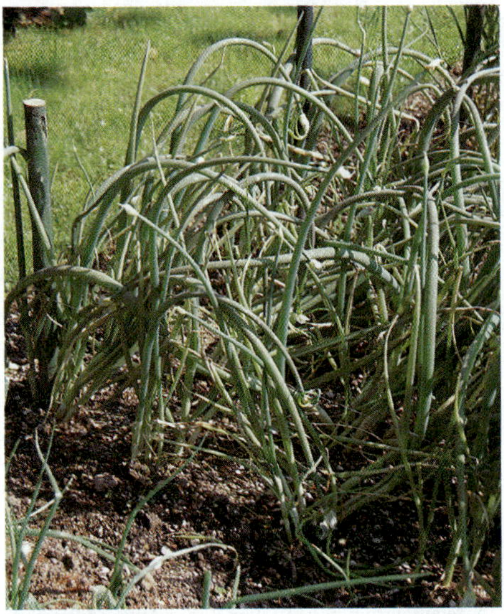

**Alii cepae bulbus.** [399]

**Alimemazin:** ein ▸Phenothiazin-Derivat; ***Anw.*** als Antihistaminikum. E alimemazine.

**a|li|men|tär, alimentarius:** mit der Ernährung zusammenhängend. E alimentary. – **a. Diabetes:** ▸Hungerdiabetes. – **a. Intoxikation:** ▸Säuglingsintoxikation. – **a. Psathyrose:** Hungerosteopathie.

**Ali|quor|rhö:** *Neurologie* mangelnde Produktion von Liquor cerebrospinalis mit resultierendem Liquorunterdruck-Syndrom. Hauptmerkmal: Bei Punktion der spinalen Liquorräume erfolgt kein Liquorausfluss! ***Ätiol.:*** unklar, spontanes Auftreten und als Sekundärgeschehen (z.B. nach Verletzungen). ***Klinik:*** Meningismus, Übelkeit, Kopfschmerz (beim Aufrichten verstärkt, bei Jugularvenenkompression vermindert), evtl. vegetative Labilität, niedriger Blutdruck. E low CSF-pressure syndrome, aliquorrhea.

**Alizaprid:** ein ▸Dopamin-Antagonist; ***Anw.*** als Antiemetikum. E alizapride.

**ALK:** Abk. für ▸Melphalan.

**Alkaleszens-Dispar-Gruppe:** *Bakteriologie* als sog. gaslose Coli-Stämme gramnegative, aerobe, sporenlose, unbewegliche, kein Gas bildende Bakterienstäbchen, die sich biochemisch wie Escherichia coli verhalten. Vorkommend im Stuhl. E alkalescence dispar group.

**Alkali** *(arab. al-qali = sich basisch lösende Asche): Chemie* jedes Oxid (Hydroxid) eines Alkali- u. Erdalkalimetalls (sowie das in wässriger Lsg. stark alkalisch [= basisch] reagierende Ammoniak). E alkali.

**Alkal(i)|ämie:** Alkalivermehrung im Blut über die Norm (arterielles pH > 7,41; ist gleichbedeutend mit Erhöhung der Alkalireserve = Säuredefizit). Sie ist atmungs- oder stoffwechselbedingt (bei respiratorischer bzw. metabolischer ▸Alkalose). E alkalemia.

**Alkali|genes:** ▸Alcaligenes. E Alcaligenes.

**Alkali|metrie:** *Chemie* maßanalytische Bestimmung von Säuren mit eingestellten Laugen, meist durch Neutralisation in Gegenwart eines Indikators (auch – umgekehrt – Bestimmung von Laugen durch Säuren [Benennung offenbar nicht einheitlich]). E alkalimetry.

**Alkali-Milch-Syndrom:** ▸Burnett-Syndrom. E alkali-milk syndrome.

**Alkali|reserve,** Standard-Bicarbonat: *Physiologie* die basische Bindungskapazität des arteriellen Blutes, die dem ionisch (überwiegend als Bicarbonat) gebundenen $CO_2$ entspricht (i.e.S. dem $CO_2$-Gehalt abzüglich des freien $CO_2$; meist gemeinsam bestimmt nach Äquilibrieren des Vollblutes an einen $pCO_2$ von 40 mm Quecksilbersäule bei 37 °C u. voller Sättigung des Hb mit Sauerstoff). Ist ein Teil des den Blut-pH-Wert konstant (arteriell ca. 7,41) haltenden Puffersystems. Die Bestimmung erfolgt a) volumetrisch-manometrisch nach van Slyke durch Errechnung aus dem nach van Slyke ermittelten Gesamt-$CO_2$ unter Berücksichtigung des pH oder aber – ohne Rechenarbeit – mit Hilfe der van Slyke-Sendroy-Tabellen, b) aus dem Blut-pH durch Berechnung aus der Hasselbalch-Henderson-Gleichung, c) photoelektrisch (mineralische A.). Die Angabe erfolgt in Volumprozent (Norm: 55–65) oder mval (22–30/l). E alkali reserve.

**Alkali|resistenz|test:** Test zur Prüfung des Puffervermögens der Hautoberfläche; dabei wird eine alkalische Substanz auf die Hautoberfläche aufgebracht u. die Hautreaktion geprüft; der A. besitzt nur wenig differentialdiagnostische Aussagekraft.

**alkalisch:** *Chemie* mit laugenhafter (»basischer«), Lackmus bläuender aktueller Reaktion (pH 7–14). – Auch ▸Alkali enthaltend, z.B. **alk. Wässer** (▸Natriumhydrogencarbonatwässer), alk. Eisenwässer (Mineralquellen mit 10 mg Fe/kg; als alk. Eisensäuerlinge mit freier $CO_2$ > 1 g/kg), alk.-erdige Wässer (s.u. ▸erdig), alk.-muriatische Wässer (mit Natriumhydrogencarbonatsulfat). E alkaline.

**alkalisierende Kost:** Diät mit basenüberschüssigen Lebensmitteln (v.a. Gemüse mit reichlichem Gehalt an Natrium- u. Kaliumionen u./oder metabolisch rasch oxidierbaren organischen Säuren). E alkalizing diet.

**Alkali|urie:** Ausscheidung alkalischen Harns; bei ammoniakalischer Harngärung, bei Zystitis, alkalisierender Diät. E alkalinuria.

**Alkaloide:** *Pharmazie* (Meissner 1818) basische (»alkaliähnliche«) Pflanzenstoffe, die Stickstoff enthalten (1 oder mehrere Atome; meist als Heterozyklen) u. die allgemein salzartig an pflanzl. Säuren gebunden sind. Allgemein mit starker, meist sehr spezifischer Wirkung auf den Organismus. ***Einteilung:*** Chemisch unterschieden als a) **Proto-A.** (biogene Amine als A.-Vorstufen); b) **Pseudo-A.** (strukturell anderen als den nachfolgend angeführten Naturstoffklassen nahe stehend, z.B. als Terpen-A.; biogenetischer Präkursor: Mevalonsäure) u. c) A. i.e.S., die Abkömmlinge bestimmter Säuren-Familien sind (Präkursoren sind z.B. Ornithin, Acetat, Lysin, Phenylalanin, Tryptophan, Anthranilsäuren). Bezeichnet z.B. als **Tropan-A.** (als Belladonna- oder Datura-A. u. als Coca-A.), **Pyrrolizidin-A.** (Senecio-A.), **Piperidin-A.** (alkylsubstituierte Piperidine sowie Conium-, Punica-, Sedum-, Lobelia-A. [▸Lobelin]), **Piper-A.** (z.B. Piperin; v.a. in schwarzem Pfeffer [Piper nigrum]), **Chinolizidin-A.** (in Lupinen), **Isochinolin-A.** (z.B. Anhalonium-A. in Kakteen; Phenylisochinolin-A. als Amaryllidazeen-A.; Benzylisochinolin-A. als Mohn- oder Papaver-A. u. einige Curare-A., Bis-Benzylisochinolin-A. als best. Curare-A.; Phenylethylisochinolin-A. als Colchicum-A.), **Indol-A.** (z.B. Physostigmin, Secale-A., Rauwolfia-A., Vinca-A., Strychnos-A., China-A. [Chinin, Chinidin], Calebassen-Curare-A.), **Rutazeen-A.** (z.B. Chinolin-A.); ferner als **Terpen-A.** (z.B. Gentiana-, Valeriana-, Aconitum-, Steroid-Alkaloide [Solanazeen-, Liliazeen-A.]). ***Nachweis:*** u.a. durch Farbreaktionen, Ausfällung mit Phosphorwolfram- oder Phosphormolybdänsäure. E alkaloids.

**Alka|lose:** Zustand krankhafter Alkalivermehrung in Blut (= Alkaliämie) u. Geweben; als Störung des Säure-Basen-Haushaltes. E alkalosis. – **A., fixe:** durch vermehrten endogenen Anfall an Basen oder durch Verlust an $H^+$-Ionen aus dem EZR (= Additions- bzw. Subtraktions-A.) bzw. durch vermehrte $CO_2$-Abatmung (bei Hyperventilation [als respirat. A.]). – **A., hypochlor|ämische:** extrarenale metabolische A. infolge starker $H^+$-Ionenverluste, z.B. bei anhaltendem Erbrechen oder Diarrhö (▸Chlorid-Diarrhö-Syndrom). – **A., metabolische:** A. im Zusammenhang mit Stoffwechselstörungen, d.h. als Folge starker Ionenausscheidung u. dadurch erhöhter Bicarbonatresorption in der Niere (renale A., z.B. bei Conn-, Bartter-, Cushing-Syndrom; ferner als Diuretika-Effekt), bei extrarenalen Säureverlusten (hypochlorämische A. durch Erbrechen); ferner bei Einnahme von Alkalisalzen (z.B. Natriumcarbonat); Merkmale: Anstieg der $HCO_3^-$-Konzentration, des pH (bei dekompensierter A. > 7,44) u. – reaktiv – der $H_2CO_3$-Konzentration u. des $pCO_2$. E metabolic a. – **A., respiratorische:** A. als Folge einer Hyperventilation, d.h. infolge Hypokapnie durch verstärktes Abatmen von $CO_2$. E respiratory a.

**Alkalosetherapeu|tica, -tika:** Mittel zur Regulierung des Säure-Basen-Haushaltes bei metabolischer ▸Alkalose; ***Wirkst.:*** ▸Salzsäure; ***NW:*** bei Paravasaten Gefahr von Nekrosen.

**Alk|ap|ton:** *Biochemie* schwarzbraunes Oxidationsprodukt der Homogentisinsäure, gebildet intermediär bei Abbaustörung des Phenylalanins sowie – im Harn – nach Kontakt des Metaboliten mit Luft. E alkapton.

**Alkapton|urie:** a) Ausscheidung von ▸Alkapton im Harn, z.B. bei chronischer Phenolzufuhr; b) die A. als definierte Krankheit: eine angeborene erbliche Enzymopathie mit Störung des Phenylalanin-Tyro-

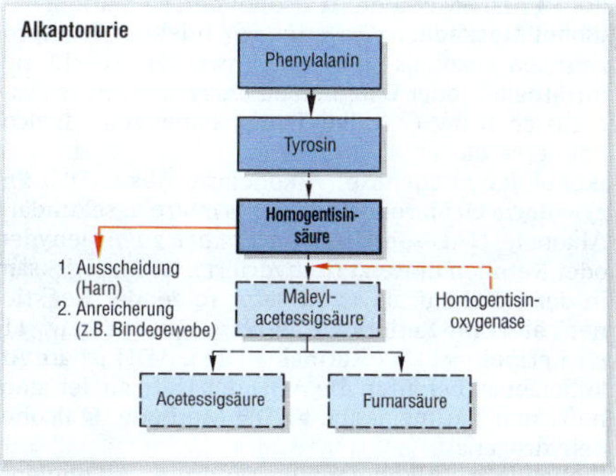


**Alkaptonurie.**

sin-Stoffwechsels (Schema) infolge Fehlens der (Vitamin-C-abhängigen) Homogentisin(säure)oxigenase u. der resultierenden Blockade des Homogentisinsäureabbaues zu Maleylacetoacetat. ***Klinik:*** Alkaptonurie, Arthritis mit gichtartigen Schmerzanfällen, degenerative Veränderung an peripheren Gelenken u. an der Wirbelsäule (»Osteoarthrosis/Osteochondrosis alcaptonurica«), Ochronose (Alkaptonablagerungen in bradytrophen Geweben wie Ohr-Nasen-Knorpel, Sklera, Bandscheiben), Neigung zu Nierensteinbildung u. Kalkablagerungen in Sehnen u. Bändern, Herzfunktionsstörungen (»Cardiopathia ochronotica«), Arteriosklerose. Ein gutartiges, auf Substitutionstherapie ansprechendes klinisches Bild ferner bei Skorbut. E alkaptonuria.

**Al|ko|hol,** Alcohol: Bezeichnung für Kohlenwasserstoffe (aliphatisch, aromatisch usw.), deren H-Atome durch Hydroxylgruppe(n) = »-OH« ersetzt sind. Nach der Anzahl der OH-Gruppen unterschieden als 1-, 2-, 3-wertig etc., nach dem Bindungstyp der »C-OH«-Gruppe als **primärer** ($-CH_2 \cdot OH$), **sekundärer** ($=CH \cdot OH$) u. **tertiärer** A. ($\equiv C \cdot OH$). – I.e.S. Bez. für den genießbaren Äthylalkohol (▸Äthanol; s.a. ▸Alkohol...). E alcohol.

**Alkohol|abhängigkeit:** Krankheit mit dem unwiderstehlichen Drang, Alkohol zu konsumieren. Nach WHO wird von einer A. gesprochen, wenn mindestens drei der folgenden sechs Kriterien im Laufe eines Jahres nachweisbar waren: **1)** starker Wunsch oder Zwang, Alkohol zu konsumieren; **2)** Minderung der Kontrolle über Beginn, Umfang u. Beendigung des Alkoholkonsums; **3)** Toleranzentwicklung; **4)** Auftreten von Entzugserscheinungen; **5)** Vernachlässigung anderer Neigungen u. Interessen zugunsten des Alkoholkonsums; **6)** Fortführung des Alkoholkonsums trotz körperlicher, psychischer oder sozialer Folgeschäden. Abzugrenzen ist der schädliche Gebrauch von Alkohol, der durch Überschreiten einer bestimmten Schwelle einer durchschnittl. tgl. Trinkmenge (»riskanter Konsum«) zu physischen u./oder psychischen Gesundheitsschädigungen führt (z.B. Pankreatitis, kognitive Störungen), ohne die obigen Kriterien für eine Abhängigkeit zu erfüllen. ***Ther.:*** Ziele sind Sicherung des Überlebens, Behandl. von Folge- u. Begleiterkrankungen, Förderung von Krankheitseinsicht u. Motivation, Aufbau alkoholfreier Phasen, Verbesserung der psychosozialen Situation, dauerhafte Abstinenz und angemessene Lebensqualität. Die Behandlung umfasst körperliche, seelische u. soziale Aspekte. Unterschiedliche Maßnahmen zur Akutbehandlung u. Rehabilitation wie ambulante, teilstationäre u. stationäre Behandlung, Betreuung durch Suchtberatungsstellen u. Psychotherapeuten werden kombiniert.

**Alkohol|abusus:** missbräuchliches Trinken, das zu Gesundheitsschäden führt (körperlich u./oder psychisch). Erfüllt nicht die Kriterien für ▸Alkoholabhängigkeit, kann aber deren Vorläufer sein. S.a. ▸Alkoholismus. E alcohol abuse.

**Alkohol|bestimmung:** Bestimmung des ▸Blutalkohols; ▸ADH-Methode. E alcohol determination.

**Alkohol|blockade:** *Anästhesiologie* Injektion hochprozentigen Alkohols an/in Nervenwurzeln (peridural, intrathekal) oder Ganglien zu deren selektiver Dauerausschaltung (z.B. bei Tumorschmerzen). E alcohol nerve block.

**Alkohol|dehydrogenase,** Alkoholase, Abk. ADH: *Enzymologie* Oxidoreductase, die primäre u. sekundäre Alkohole NAD-spezifisch reversibel zu Aldehyden oder Ketonen umsetzt (dehydriert); ist u.a. wirksam in der Netzhaut als Katalysator folgender Reaktionen: all-*trans*-Retinol ↔ all-*trans*-Retinal bzw. 11-*cis*-Retinol ↔ 11-*cis*-Retinal. – Die L-ADH ist am Alkoholabbau beteiligt, die ADH der Hefe an der alkoholischen Gärung. – s.a. ▸ADH-Methode. E alcohol dehydrogenase.

**Alkohol|delir,** Alkoholentzugssyndrom, Alkoholentzugsdelir, Delirium tremens: organische Psychose als mögliches ▸Entzugssyndrom nach chronischem Alkoholmissbrauch. ***Klinik:*** örtliche u. zeitliche Desorientiertheit, psychomotorische Unruhe (Bewegungsdrang), Halluzinose, Zittern (▸Alkoholtremor), Ataxie, vegetative Störungen (Schwitzen, Tachykardie, Temperaturerhöhung). A. ist ein lebensbedrohlicher Zustand mit Gefahr des Herz-Kreislauf-Versagens. ***Kompl. u. Progn.:*** Verlauf bei Nichtbehandlung in 15–20% letal. Möglich ist ein Übergang in ein KORSAKOW-Syndrom oder in eine alkoholbedingte Demenz. E delirium tremens, alcohol withdrawal syndrome.

**Alkohol|depravation:** Wesensänderung bei chronischem Alkoholismus (s.a. ▸Depravation); Absinken des geistigen u. ethischen Niveaus, Affektlabilität, Enthemmung. Der Spätzustand als organisches ▸Psychosyndrom. E alcoholic depravity.

**Alkohol|embryo|pathie:** Entwicklungsstörung der Leibesfrucht bei Alkoholismus der Schwangeren (betroffen ca. 1:200 Neugeborene). Klinische Zeichen sind intrauteriner Minderwuchs, Mikrozephalus, statomotorische u. geistige Retardierung, Muskelhypotonie, Epikanthus, Ptosis, Blepharophimose, antimongoloide Lidachsen, verkürzter Nasenrücken, fehlendes Philtrum u. schmales Lippenrot, Mandibulahypoplasie, hoher Gaumen, anomale Handfurchen, Herzfehler, häufig auch eine Leberfibrose. Einteilung in Schweregrade AE I–III. E alcohol embryopathy.

**Alkohol|entzugs|delirium:** ▸Alkoholdelir. E alcohol withdrawal delirium.

**Alkohol|epilepsie:** heute nicht mehr gebräuchlicher Begriff für epileptische, meist große generalisierte (Grand-Mal-)Anfälle (auch Absencen u. Temporalanfälle) bei Alkoholismus im Sinne eines Entzugsanfalls. Auch als Initialsymptom eines ▸Alkoholdelirs. E alcoholic epilepsy.

**Alkohol|halluzinose:** eine mögl. Folge von langjährigem Alkoholabusus. Die Sinneswahrnehmungen sind zumeist akustisch, v.a. als Hören dialogisierender oder kommentierender Stimmen; evtl. auch als optische Halluzination. Die A. beinhaltet keine Bewusstseinstörung. Sie besteht häufig über Monate bis Jahre mit vorwiegend bedrohlichen, oft biographisch ableitbaren Inhalten. E alcoholic hallucinosis.

**Alkoholiker,** alcoholic: alkoholkranke Person (▸Alkoholkrankheit). Typ-Einteilung nach JELLINEK: ***α-Typ:*** Konfliktbetäubungstrinker mit zeitweiser psychischer Abhängigkeit u. Fähigkeit zu Abstinenz; ***β-Typ:*** Gelegenheitstrinker (Trinken aus Gewohnheit sowie Anpassungstrinken in Gesellschaft), unregelmäßiger, übermäßiger Alkoholkonsum, körperliche Komplikationen sowie Gefahr, sich zum γ-Typ zu entwickeln; ***γ-Typ:*** mit psychischer, später auch körperl. Abhängigkeit, Toleranz erhöht, Entzugssymptome, soziale Schäden, Wesensänderung; so auch der ***δ-Typ***, zusätzlich Unfähigkeit zu Abstinenz (Spiegeltrinker); ***ε-Typ:*** episodisch zu Alkoholexzess neigend (▸Dipsomanie), dazwischen abstinent.

**Alkohol|intoxikation:** pathologischer ▸Alkoholrausch; s.a. ▸Alkoholismus. E alcohol intoxication.

**alkoholische Gärung:** der durch Hefe bewirkte enzymatisch-anoxidative Abbau von Kohlenhydraten (Hexosen) zu Äthylalkohol u. Kohlendioxid. E alcoholic fermentation.

**Alkoholismus:** Alkoholmissbrauch u. dessen Symptome. – **A., akuter:** ▸Alkoholrausch. E acute alcoholism. – **A., chronischer:** ▸Alkoholabhängigkeit. E chronic alcoholism.

**Alkoholkrankheit:** Oberbegriff für ▸Alkoholabhängigkeit u. -missbrauch (▸Alkoholabusus).

**Alkohol|leber:** Sammelbegriff für verschiedene, durch Alkoholmissbrauch verursachte Erkrankungen der Leber. **1) alkoholische Fettleber:** Leberzellverfettung (< 50% aller Hepatozyten, > 5% des Lebergesamtgewichts) oder Fettleber (> 50% aller Hepatozyten), charakterisiert durch eine Erhöhung der Serumlipoproteinkonzentration mit vermehrter Ablagerung von überwiegend Neutralfetten in den Hepatozyten. **2) alkoholische Hepatitis:** s.u. ▸Hepatitis. **3) alkoholische Leberzirrhose:** chronisch verlaufende Erkrankung mit Leberzellnekrosen, Zunahme des intrahepatischen Bindegewebes u. Zerstörung der normalen Leberläppchenarchitektur. Klinische Einteilung in latente (20–30 %) u. manifeste Zirrhosen. Die Übergänge von der Fettleber über die floride Hepatitis bis zur Leberzirrhose sind sowohl klinisch als auch histologisch fließend.

**Alkohol|polyneuropathie:** Nervenschäden bei chronischem Alkoholismus: Überempfindlichkeit oberflächlich gelegener Nerven auf Druck u. Dehnung, motorische u. sensible Lähmungen (Letztere evtl. als handschuh- oder strumpfförm. Störungen der Oberflächensensibilität), Ataxie (alkoholische ▸Pseudotabes peripherica als symmetrische, distale, beinbetonte Tiefensensibilitätsstörung), Wadenkrämpfe (v.a. nächtlich). E alcoholic polyneuropathy.

**Alkohol|psychose:** veralteter Begriff aus der Psychiatrie. Umfasst die heutigen Bezeichnungen ▸Alkohol(entzugs)delir und ▸Alkoholhalluzinose. E alcohol psychosis.

**Alkohol|rausch:** das 2. Stadium der akuten Alkoholvergiftung (zuvor Fröhlichkeit [Euphorie], Rededrang, Selbstgefühlsteigerung. Der einfache ▸Rausch als kurz dauernde symptomatische Psychose mit verminderter Schmerzempfindlichkeit, Bewegungsdrang mit Bewegungsstörungen (zerebellare Ataxie), Spracherschwernis, psychischer Enthemmung, Denkstörung, Amnesie, evtl. auch mit Hypothermie. – Das 3. Stadium des einfachen Rausches (Vollrausch) mit Störung der Ziel- u. Haltemotorik; das 4. Stadium als Koma. – **A., pathologischer,** komplizierter oder epileptoider A.: A. der Alkoholempfindlichen; mit Dämmerzustand, Enthemmung u. Sinnestäuschungen (mit persönlichkeitsfremden Handlungen, evtl. mit aus dem Erregungszustand resultierenden Gewalttaten [»agitierter A.«]). E alcohol poisoning.

**Alkohol|schäden:** durch chron. Alkoholismus bedingte Dauerschäden. **1)** als ZNS-Schäden ▸Alkoholdelir, ▸Alkoholpsychose, WERNICKE-Enzephalopathie (evtl. mit Alkoholpolyneuropathie oder alkohol. KORSAKOW-Syndrom kombiniert), Kleinhirnrinden-Atrophie (zerebellare Koordinationsstörungen, v.a. als Gang- u. Stand-Ataxie; meist auch Alkoholpolyneuropathie; die kortikale [reversible] Atrophie v.a. im Kleinhirnwurmbereich [u. durch Computertomographie nachweisbar]; Hypoxien u. Vitamin-$B_1$-Mangel als Begleitursachen), Balkendegeneration (v.a. bei Rotweintrinkern; neuropsychologisch Zeichen des Balkenmangels; Verlauf akut [mit Alkoholepilepsie; auch Koma] oder chronisch [mit progressiver Demenz]), zentrale Brücken-Myelinose (symmetrische Pons-Entmarkung; diskrete neurolog. Herdsymptome, Hirnstammzeichen; organisches ▸Psychosyndrom, Hypotonie des Kreislaufs u. Paraparesen der Beine oft als auffallende Symptome). **2)** als periphere Schäden ▸Alkoholpolyneuropathie, Myopathien (Muskelschwellungen, proximal betonte Schwäche u. Atrophie der Gliedmaßenmuskulatur; zugleich meist deutlicher tox. Leberschaden), Neuromyopathie (Kombination von Alkoholpolyneuropathie u. alkohol. Myopathie). **3)** Schäden bei Kindern von Eltern mit chronischem Alkoholismus: ▸Alkoholembryopathie.

**Alkohol|schmerz:** s.u. ▸HODGKIN-Krankheit.

**Alkohol|spiegel im Blut:** ▸Blutalkohol.

**Alkohol|tremor:** der für den chronischen Alkoholismus typische Tremor (v.a. Händezittern als Ruhe-, Intentionstremor). Ist Teilsymptom des Alkoholdelirs. E alcoholic tremor.

**Alkyl:** Bez. für aliphatische Radikale, z.B. für die Methyl-, Äthyl-Gruppe. E alkyl.

**Alkylanzien,** alkylierende Substanzen: als ▸Zytostatika eingesetzte Stoffe, die mit ihren aktiven Gruppen mit zahlreichen Makromolekülen im Zellplasma u. Zellkern reagieren (diese **alkylieren** = Alkylgruppen einführen). ***Wirkung:*** Durch Vernetzung der DNS-Stränge u. Veränderung der Purinbasen der DNS werden der Zellmetabolismus gestört u. die Verdoppelung der DNS in der S-Phase behindert. ***Wirkst.:*** u.a. Busulfan, Chlorambucil, Cyclophosphamid, Ifosfamid, Estramustin, Melphalan. ***NW:*** u.a. Myelotoxizität, Übelkeit, Erbrechen, Alopezie, Zystitis durch Cyclophosphamid, Lungenfibrose durch Busulfan u. Melphalan. E alkylating agents.

**Alkyl|dimethyl|ethyl|benzyl|ammoniumchlorid:** ▸Desinfektionsmittel zur Flächendesinfektion.

**Alkyl|phosphate:** ▸Phosphorsäureester.

**ALL:** Abk. für akute lymphatische ▸Leukämie.

**All(ach)|äs|thesie:** *Neurologie* ▸Sensibilitätsstörung mit der Unfähigkeit, Berührungs-, Schmerz- oder Temperaturreize örtlich korrekt zuzuordnen. Vorkommen z.B. bei ▸Tabes dorsalis. S.a. ▸Allocheirie. E all(ach)esthesia. – **A., akustische:** Störung des Richtungshörens durch Hördauer- oder Tonhöhendifferenzen zwischen li. u. re. Ohr. E auditory a.

**Allan-Herndon-Dudley-Syndrom:** X-gebunden-rezessiv erbliches (bei ♂ auftretendes) Krankheitsbild mit geistiger Behinderung, muskulärer Hypotonie u. Sprachverzögerung.

**Al|lan|tia|sis:** Wurstvergiftung (▸Botulismus).

**Allantoin,** 5-Ureidohydantoin: pflanzlicher Naturstoff u. Endprodukt des intermediären Purin-Abbaues (▸Urikolyse) der Säuger (außer bei Primaten; auch nicht Menschen). *pharm* ***Anw.*** als Wundbehandlungsmittel, wirkt granulationsfördernd u. keratolytisch. E allantoin.

**Al|lan|to|is:** embryonaler Harnsack, Ausstülpung des hinteren Darmendes bei den Amnioten u.a. zur Sammlung des Urnierenharns. Bei den Plazentaliern ausgeformt als in den ▸Haftstiel vorgetriebenes Bläschen, das hinter dem Dottersack angelagert ist (**A.-Divertikel**). Dieses dient der Gefäßbildung im ▸Chorion (**Allantochorion**), dem entstehenden embryonalen **A.-Kreislauf**. Er besteht aus je zwei Arterien u. Venen (von denen eine als ▸Vena umbilicalis in der Nabelschnur erhalten bleibt) und löst den Dottersackkreislauf ab (Abb.). S.a. ▸Keimblatt. E allantois.

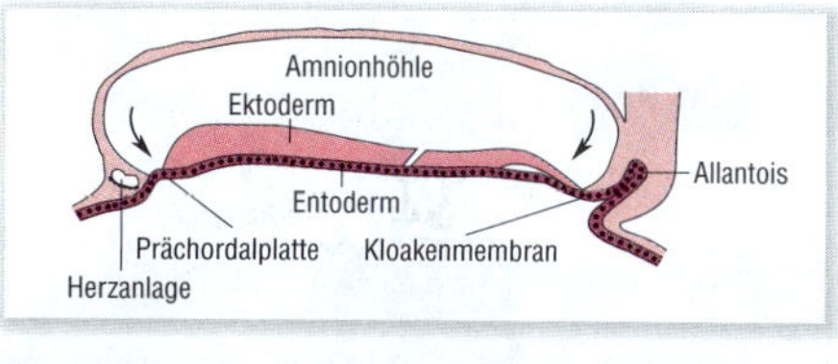


**Allantois.** [311]

**Al|lel,** Allelomorph: *Genetik* (JOHANNSEN 1909) die mutationsbedingt abweichende (= alternative) Zustandsform eines Gens (das in der zuerst bekannten Konfiguration als Wildtyp- = Normal-Allel bezeichnet wird). Es bildet – an einen typischen Genort gebunden – bei diploiden Individuen mit dem ihm zugeordneten Partnergen des identischen Genlocus des homologen Chromosoms ein gleiches oder ungleiches Allelenpaar (▸Homo-, ▸Heterozygotie). Es kommt innerhalb einer Population in vielfältiger Konfiguration vor (multiple Allele) u. führt zu identischen (= Pleiotropie) oder – z.B. als Blutgruppen-Allel – zu verschiedenen Erscheinungsformen = ▸Phänotypen (Allelomorphismus). E allele.

**Allemann-Syndrom** (RICHARD A., 1893–1958, Urologe, Zürich): Doppelniere u. Trommelschlägelfinger als seltene erbliche Bildungsstörung.

**Allen** (1) DUDLEY PETER A., 1852–1915, Cleveland; 2) WILLARD MYRON A., geb. 1904, Gynäkologe, St. Louis). – **A.-Masters-Syndrom** (WILLARD MYRON A.): ▸MASTERS-ALLEN-Syndrom. E Allen-Masters syndrome. – **A.-Test** (DUDLEY PETER A.): Untersuchungsmethode zur Diagnostik akraler Durchblutungsstörungen der Hand. Wird bei der ▸Faustschlussprobe jeweils nur die Arteria radialis oder ulnaris bei weiter bestehender Kompression der jeweils anderen Arterie freigegeben, so lässt sich zwischen akralen Durchblutungsstörungen im Gebiet der A. radialis bzw. A. ulnaris unterscheiden. Bei Verschluss des nicht komprimierten Gefäßes kommt es zum diffusen Abblassen der Handinnenfläche. Der Test sollte vor einer Gefäßkatheterisierung von der A. radialis aus durchgeführt werden, um eine ausreichende Versorgung der Hand im Falle eines Verschlusses der A. radialis zu gewährleisten. S.a. Abb.

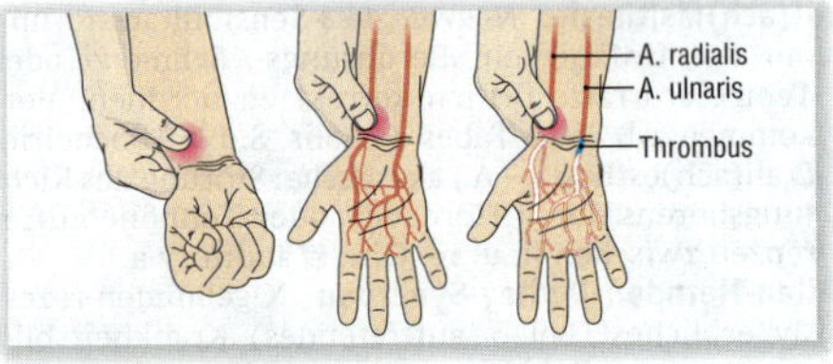


**Allen-Test:** Ergebnis bei durchgängiger u. verschlossener A. ulnaris. [366]

**(van-)Ạllen-Syndrom:** der autosomal-dominant erbliche »Ịowa-Typ« (Typ III) der ▸Amyloidpolyneuropathie; beginnt im mittleren Lebensalter an Armen u. Beinen (evtl. Tetraparese); ferner nephropathisch bedingte Hypertonie, Proteinurie u. Rest-N-Erhöhung, Hyperkaliämie, erscheinungsfreie Hepatomegalie, peptisches Duodenalulkus. E van Allen syndrome.

**Al|len|thẹse:** alloplastische ▸Endoprothese.

**Al|ler|gẹn:** ▸Allergie auslösender Stoff, der vom Immunsystem als fremd erkannt wird u. dadurch eine Überempfindlichkeit des Körpers verursacht. Je nach Herkunft unterscheidet man tierische, pflanzliche u. chemische A., wobei fast jede Umweltsubstanz eine Allergie auslösen kann. Zu den häufigsten A. gehören ▸Aeroallergene sowie Nahrungsmittel- oder Kontaktallergene. E allergen.

**Allergẹn|extrakt:** durch Extrahierung relevanter Fraktionen aus Allergenträgern gewonnene Test- u. Hyposensibilisierungssubstanzen. E allergenic extract.

**Allergẹn|karenz:** Meidung, Ausschaltung von Allergenen, z.B. Eliminationsdiät, Aufenthalt in allergenfreier Umgebung. E avoidance of allergen(s).

**Allergẹn|testung:** Diagnostik zur Allergen-Analyse u./oder zum Antikörpernachweis; erfolgt durch Exposition des Organismus gegen Allergen(e); v.a. als ▸Epikutan-, ▸Skarifizierungs-, ▸Intrakutan-, ▸Provokationstest, ▸Karenzprobe, ▸PRAUSNITZ-KÜSTNER-Reaktion. Als große Allergenprobe (HANSEN) eine Hauttestung mit 25–30 Allergen-Extrakten. Ferner Reagenzglastests, z.B. als ▸RAST, ferner als Lymphozytentransformations-, Makrophagenmigrationshemm-, Basophilen-, Mastzellendegranulationstest. E allergen test(ing).

**Al|ler|gị̣e:** (PIRQUET 1906) spezifische Änderung der Immunitätslage im Sinne einer krank machenden Überempfindlichkeit, meist gegen exogene, nicht infektiöse Stoffe. A. richten sich gegen meist unschädliche Umweltstoffe, die von außen mit dem Körper in Kontakt treten (▸Allergen). Können sich in nahezu allen Organen manifestieren, am häufigsten betroffen sind Haut u. Schleimhäute. Verschiedene klinische Zustandsbilder sind z.B. anaphylaktischer Schock, allergische Rhinokonjunktivitis, Urtikaria, Serumkrankheit, allergische Vaskulitis u. Alveolitis, Kontaktekzem, allergisches Asthma, Arzneimittelallergien. ***Formen:*** vier Typen nach COOMBS u. GELL: IgE-vermittelte Soforttypreaktion (Typ I); zytotoxische Reaktion (Typ II); Immunkomplexreaktion (Typ III); zelluläre Überempfindlichkeit (Typ IV); s. Abb.; ▸Reaktionstypen. E allergy.

**Allergịe-Diät:** gezielte Auswahl von Nahrungsmitteln in der Ernährung zur Diagnostik, Therapie oder Prophylaxe von Nahrungsmittel-Überempfindlichkeiten. Durch diagnostische Diäten kann ermittelt werden, ob sich Beschwerden durch Weglassen von Nahrungsmitteln bessern (Eliminationsdiät) u. durch langsame Zufuhr bestimmter Nahrungsmittel wieder auftreten (Suchdiät). E hypoallergenic diet.

**Allergiediagnostik:** Sicherung der Diagnose u. Aufdeckung der ursächlichen u. auslösenden Stoffe

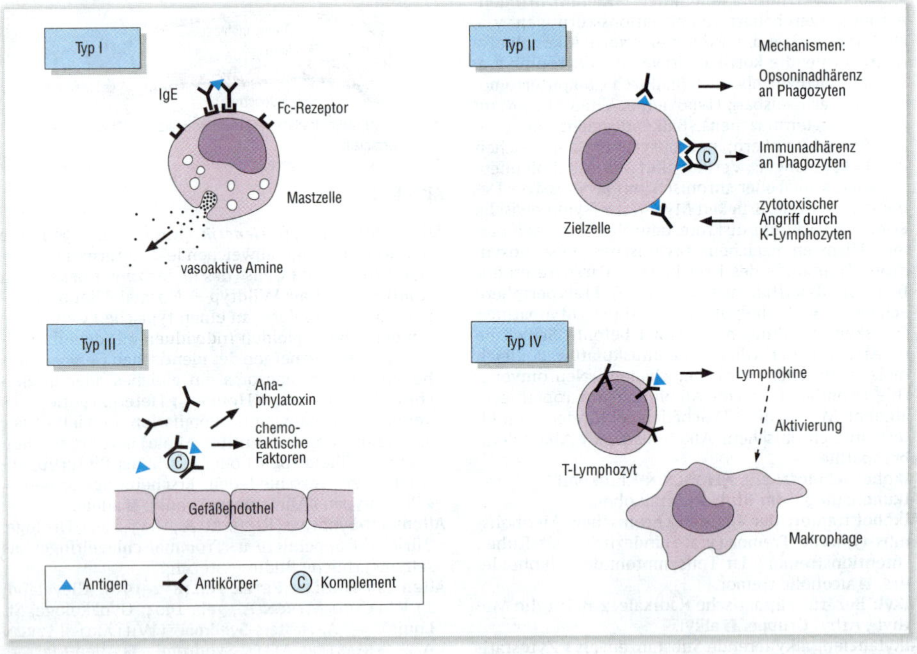


**Allergie:** Typen der Überempfindlichkeit. [294]

einer allergischen Krankheit. Die A. umfasst vier Schritte, die aufeinander aufbauen (▸Allergietestung): 1. Anamnese (Vorgeschichte); 2. Hauttestverfahren; 3. In-vitro-Allergiediagnostik (Laborverfahren an Patientenmaterial, z. B. Blut); 4. Provokationstests.

**Allergieimpfung:** ▸Hyposensibilisierung.

**Allergiepass:** Unterlage nach abgeschlossener Allergiediagnostik, z. B. zur Dokumentation von gesichert positiven Epikutantest-Reaktionen u. Arzneimittel-Unverträglichkeiten.

**Allergie-Screening:** Testverfahren zur Diagnostik von Allergien; dabei wird die Reaktion auf mehrere Allergene gleichzeitig getestet (z. B. Inhalationsallergene, Nahrungsmittelallerge).

**Allergiesyndrom, orales:** Juckreiz u. Schwellung der Lippen, in Mundhöhle oder Rachen direkt nach Einnahme von Nahrungsmitteln. Häufig bei Patienten mit Pollenallergie u. Kreuzreaktion auf Nahrungsmittel, insbesondere Früchte u. Gemüse (pollenassoziierte ▸Nahrungsmittelallergie) durch eine allergische Soforttypreaktion.

**Allergietestung:** Diagnostik zum Nachweis einer Allergie durch In-vivo- oder In-vitro-(Labor-)Methoden. Verschiedene Laborverfahren, z. B. Hauttestungen (Prick-, Intrakutan-, Epikutantest), Nachweis von IgE-Antikörpern (PRIST, RAST) u. Provokationstestungen, bauen als wichtige Nachweismethoden aufeinander auf und ergänzen sich. Alle Allergietestungen werden auf Grundlage der Anamnese durchgeführt.

**all|ẹrgisch:** i. S. der Allergie »überempfindlich«, durch ▸Allergie bedingt; z. B. a. Krankheit; a. bronchopulmonale Mykose (▸ABPM). E allergic.

**All|ergisierung:** Erzeugung einer Allergie, meist durch wiederholten Allergen- bzw. Antigenkontakt. E sensitization, allergization.

**Allergoide:** veränderte Allergene mit abgeschwächter allergieauslösender Eigenschaft u. erhaltener immunologischer Wirkung. A. werden zur Hyposensibilisierung (immunologische Umstimmung des Organismus) eingesetzt. E allergoids.

**Allergo|logie:** medizinischer Bereich, der sich mit der Entstehung, der Prävention, Diagnostik u. Behandlung von Allergien befasst und in dem Ärzte nach entsprechender Weiterbildung eine Zusatzbezeichnung erwerben können. E allergology.

**All|es|chẹ|ria boy|dii,** Petriellidium: die perfekte Form von ▸Monosporium apiospermum (= die imperfekte Form dieses Pilzes); ein saprophytärer Pilz [Aspergillaceae]; in (Sub-)Tropen gelegentlich Erreger eines (Eu-)Myzetoms.

**Alles-oder-Nichts-Gesetz:** *Physiologie* Die zur Erregungsleitung befähigten Strukturen beantworten (außer in der Refraktärphase) überschwellige (die erforderliche Reizschwelle übersteigende) Reize unabhängig von jeder weiteren Erhöhung der Reizstärke stets mit maximalen Erregungen, wohingegen bei unterschwelligen Reizen keine Erregung erfolgt, sondern nur eine lokale Antwort (z. B. als synaptischer Membranprozess). – Allgemein gültig nur an Einzelfasern von Muskeln (u. a. im Herzmuskel) u. Nerven. Am Gesamtnerv tritt ein mit der Reizstärke zunehmendes Summen-Aktionspotential auf. S. a. Abb. E all-or-none law.

**Allethrin I:** ein Insektizid (Pyrethroid); ***Anw.*** als ▸antiparasitäres Mittel. E allethrin I.

**Allgemein|arzt,** Facharzt für Allgemeinmedizin: auf dem Gebiet der ▸Allgemeinmedizin tätiger Arzt, der nach 5-jähriger Weiterbildung u. Prüfung er-

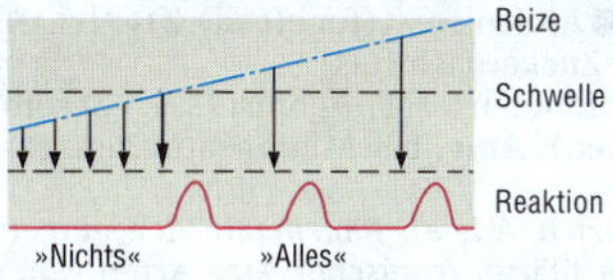


**Alles-oder-Nichts-Gesetz.** [307]

mächtigt ist, diese Facharztbezeichnung zu tragen. Das Führen weiterer Facharztbezeichnungen ist nicht statthaft. E general practitioner.

**Allgemẹin|befinden:** Ergebnis der (Selbst-)Einschätzung des (Patienten-)Befindens. S. a. ▸Allgemeinzustand. E general sensation.

**Allgemẹin|infektion:** die Sepsis. – **A., schleichende:** die ▸Fokaltoxikose.

**Allgemein|medizin:** medizinisches Fachgebiet, das sich fächerübergreifend mit der lebensbegleitenden hausärztlichen Betreuung von Menschen jeden Alters bei gesundheitlichen Leiden, Problemen oder Gefährdungen unter Berücksichtigung biologischer, psychischer u. sozialer Dimensionen befasst. Zu den Aufgaben des ▸Allgemeinarztes gehören die Betreuung von akut oder chronisch Erkrankten, die Vorsorge u. Gesundheitsberatung, die Früherkennung von Krankheiten, das Einleiten von Rehabilitationsmaßnahmen, die Zusammenarbeit mit u. das Hinzuziehen von anderen Ärzten, Angehörigen anderer Fachberufe u. Institutionen, die für die gesundheitliche Betreuung Bedeutung haben, die Unterstützung gesundheitsfördernder Aktivitäten sowie das Zusammenführen der medizinisch wichtigen Patientendaten.

**Allgemẹinname:** *Pharmazie* ▸generic name, ▸International Non-proprietary Name (INN).

**Allgemẹin|narkose:** ▸Narkose durch Anw. von Mitteln, die zur Ausschaltung des Bewusstseins führen; Ggs. ▸Lokalanästhesie. E general anesthesia.

**Allgemẹin|syndrom, zerebrales (posttraumatisches):** Hirnleistungsschwäche nach Hirnverletzung: Konzentrations- u. Gedächtnisschwäche, Denkverlangsamung, Einschränkung der assoziativen Fähigkeiten, seelische, insbes. affektive Labilität. Wird durch allgemeine Belastungen verstärkt. E posttraumatic organic brain syndrome.

**Allgemeinzustand,** Abk. AZ: Parameter zur Beurteilung des Gesamtbefindens eines Pat. Die Bewertung des Allgemeinzustands dient z. B. der Erstellung einer Prognose oder der Abschätzung des Risikos, das eine bestimmte Behandlung (z. B. eine Zytostatikatherapie im hohen Alter) für den Pat. beinhaltet. Die Eingruppierung erfolgt über Bewertungstabellen wie die ▸WHO-Skala des Allgemeinbefindens oder den ▸Karnofsky-Index. E general condition.

**Allgrove-Syndrom:** ▸Triple-A-Syndrom.

**Allicin:** wichtigster biologisch aktiver Wirkstoff des Knoblauchs, auch verantwortlich für dessen charakt. Geruch. S. a. ▸Allium sativum.

**Allii sativa bulbus:** ▸Allium sativum.

**Allium sativum,** Knoblauch: Pflanze, der seit dem Altertum als Gewürz u. Heilpflanze vielfältige Wirkungen zugesprochen werden, die mit modernen wissenschaftlichen Methoden inzwischen teilweise bestätigt werden konnten. Angewandter Pflanzenteil: Knoblauchzwiebel (Allii sativi bulbus). Inhaltstoffe: u. a. Alliin u. dessen Abbauprodukte (u. a. das bakteriostatisch wirksame Allicin), ätherisches Öl. ***Anw.*** u. a. bei altersbedingten Gefäßerkrankungen u. Fettstoffwechselstörungen. E allium, garlic.

**ạl|lo...:** Wortteil »anders«, »fremd«, »anomal«, *chem* (als Vorsilbe) »isomere Form«. – s. a. ▸dys..., ▸hetero..., ▸poikilo...

**Ạllo|antigen:** ein ▸Antigen (z. B. auf Zelloberflächen von Erythrozyten [s. a. ▸Blutgruppe], Lymphozyten [s. a. ▸HLA-System, ▸Histokompatibilitätsantigene]), welches von einem Individuum, jedoch nicht von einem anderen Individuum der gleichen Art (▸Species) produziert wird; s. a. ▸Allotypie. E alloantigen.

**Allo|antikörper:** ▸Isoantikörper. E alloantibody.

**Allo|anti|serum:** ▸Immunserum von Individuen der gleichen Art (gegen ▸Alloantigene gerichtet).

**Allo|biọse:** Normabweichungen der Lebensabläufe als Folge veränderter Milieufaktoren.

**Allo|ch(e)irịe:** *Neurologie* Sensibilitätsstörung, bei der Berührungs-, Schmerz- oder Temperaturreize am symmetrischen Punkt der anderen Hand (bzw.

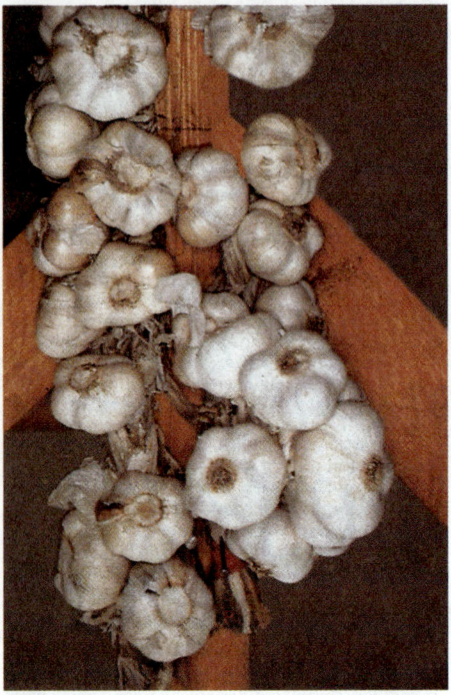

**Allium sativum.** [448]

Gliedmaße) lokalisiert werden; z. B. bei Tabes dorsalis, aber auch psychogen. E allochiria.

**Allo|chẹ|zia, Allochezie: 1)** die örtlich unphysiologische (= dystope) Stuhlentleerung, z. B. durch Anus praeter. **2)** die Entleerung anderer Massen als des Stuhls (z. B. Blut, Schleim, Urin) aus dem After. E allochezia.

**Allo|cọrtex:** die im Gegensatz zum ▸Isocortex atypisch strukturierten, phylogenetisch alten (primordialen) Hirnrindenanteile: der ▸Archi- u. ▸Palaeocortex.

**All|odyniẹ:** Schmerzempfindung bei leichter (normalerweise nicht schmerzhafter) Berührung.

**allo|gẹn, allogen(et)isch:** von einem genetisch differenten Individuum derselben ▸Art (Species); unterschiedliche Antigene des HLA-Systems. – Frühere Bez.: homogenetisch, homolog. – s. a. ▸Transplantation; s. a. ▸Alloplastik. E allogen(e)ic.

**Allo|kinẹse:** unbeabsichtigte Zielbewegung einer Gliedmaße, eines Gliedes anstelle der beabsichtigten Bewegung des symmetrisch entsprechenden Körperteils; z. B. beim GERSTMANN-Syndrom. E allokinesis.

**Allo|metriẹ, Allo|morphọse:** *Pathologie* das – positiv oder negativ – inkongruente, nicht der physiologischen Harmonie entsprechende Wachstum einzelner Organ(system)e. E allometry.

**Allo|mnesiẹ:** *Psychologie* Gedächtnisillusionen.

**Allo|morphiẹ:** *Chemie* ▸Polymorphie. E allomorphism.

**Allo|pathiẹ:** die Heilmethode(n) der Schulmedizin, i. e. S. (S. HAHNEMANN) die Anw. von Mitteln, die beim Gesunden der Krankheit entgegengesetzte Symptome hervorrufen; s. a. ▸Homöopathie. E allopathy.

**Allo|plạstik:** plastische Operation unter Einpflanzung körperfremden, aber gewebefreundlichen, nichtbiologischen Materials (Metall, Kunststoff); s. a. ▸Xenoplastik. E alloplasty.

**Allopurinọl:** Isomer des ▸Hypoxanthins, Pyrazolopyrimidin-Derivat. ***Anw.*** als ▸Xanthinoxidasehemmer zur Gichtbehandlung. E allopurinol.

**Allo(r)|rhyth|miẹ:** *Kardiologie* eine Herzrhythmusstörung (▸Arrhythmie) mit regelmäßig wiederkehrenden ▸Extrasystolen oder aber als partieller Herzblock; z. B. als Bi- u. ▸Trigeminie, 2:1-Extrasystolie. E allorhythmia.

**Allo|sọm: 1)** abnormer Bestandteil des Zytoplasmas (als Körnchen, Tröpfchen; s. a. ▸Paraplasma). **2)** *Genetik* atypisches Chromosom. – Auch Bez. für das Geschlechtschromosom (▸Gonosom). E allosome.

**Allo|steriẹ:** bei ▸Proteinen mit Quartärstruktur (z. B. Enzyme, Hb) die Änderung der Konformation dieser Eiweißkörper (u. damit Aktivierung bzw. Hemmung) unter dem Einfluss sich anlagernder niedermolekularer Verbindungen (▸Effektoren). Verändert z. B. bei Enzymen die Bindungsneigung zum Substrat (u. damit die Umsetzung). S. a. Abb. E allosterism, allostery.

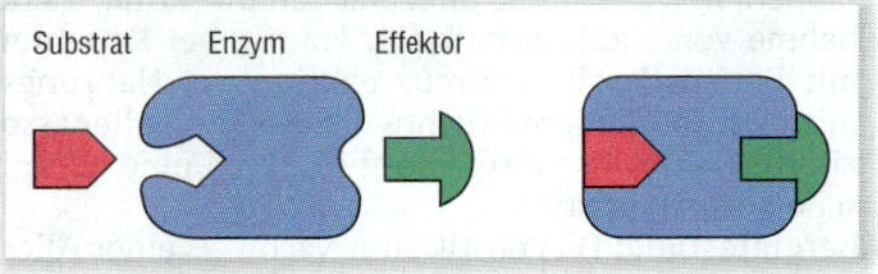


**Allosterie.** [341]

**Allo|transplantạt:** allogenes ▸Transplantat. E allograft, homograft.

**Allo|trio|phagiẹ:** *Psychologie* das Essen ungewöhnlicher Stoffe wie Erde (▸Geophagie), Steine, Glas. Symptom bei Psychosen, Psychopathie. E allotriophagy.

**Allotypiẹ:** *Serologie* genetisch festgelegte Strukturunterschiede zwischen den Klassen der Eiweißkörper der Individuen einer Art. Meist bezogen auf lösliche Serumproteine i. S. eines »genetischen Polymorphismus« innerhalb einzelner Klassen der ▸Immunglobuline (s. a. ▸Alloantigen), z. B. die Gm-Allotypen der γ-Kette des IgG (Gm 1–23 der γ-Schwerkette), die A2m-Allotypen der $IgA_2$-Subklassen (2 Typen der $IgA_2$-Schwerkette = A2m[1] u. A2m[2]; unterscheiden sich durch S-S-Gruppen), die Km- = Inv-Allotypen der Kappa-Leichtketten (Km 1, Km 1,2 u. Km 2; Unterschiede in Aminosäuren); alle co-dominant vererbt; können durch Hämagglutinationshemmtest (= inhibitionstest) nachgewiesen werden. E allotypy.

**All|oxạn-Diabetes:** tierexperimentell durch Mesoxalylharnstoff (i. v.) erzeugtes, dem ▸Diabetes mellitus des Menschen sehr ähnliches Krankheitsbild mit Hyperglykämie; *anat* selektive Koagulationsnekrose der B-Zellen des Pankreas. E alloxan diabetes.

**Allo|zephaliẹ:** *Pathologie* (W. CATEL) eine von der Norm abweichende Schädelform wie Makro-, Mikro-, Stenozephalie; s. a. ▸Dyszephalie-Syndrom. E allocephalia.

**all-trans-Retinsäure,** Abk. ATRA: ▸Tretinoin als Hemmstoff der ▸Angiogenese. ***Anw.*** versuchsweise zur Leukämiebehandlung.

**Allyl,** $H_2C{=}CH{-}CH_2{-}$: das Radikal der Substanz ▸Allicin.

**Allyl|senf|öl:** ein Hyperämikum (s. u. ▸Rubefacientia). E allyl mustard oil.

**Almasilat,** Abk. für **Al**uminium-**Ma**gnesium-**Sil**icathydrat: ein ▸Antacidum. E almasilate.

**(de-) Almẹida-Krankheit:** ▸Parakokzidioidomykose. E Almeida's disease.

**Almẹn-Probe** (AUGUST THEODOR A., 1833–1903, Physiologe, Uppsala): **1)** ▸Guajakprobe (als Blutnachweis). E Almén's test (for blood). **2)** ▸NYLANDER-Probe (als Zuckernachweis).

**Almotriptan:** ein 5-$HT_1$-Agonist (s. u. ▸Serotonin-Antagonisten); ***Anw.*** bei Migräneattacken. E almotriptan.

**Ạloe** *(sprich A-lo-e): Pharmazie* der eingetrocknete Saft der Blätter tropischer Aloe-Arten A u. B (= Barbaloin) mit abführender Wirkung; darf nicht einge-

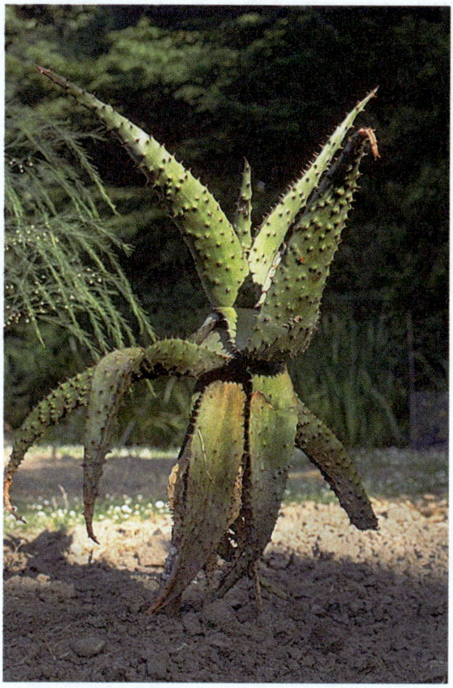

**Aloe:** Kap-Aloe. [482]

nommen werden bei Ileus, CROHN-Krankheit, Colitis ulcerosa u. in der Schwangerschaft. E aloe.

**Aloịn:** *Pharmazie* laxierender Hauptinhaltsstoff von ▸Aloe; Anthrachinon-Derivat (= Glyko-Aloe-Emodin-Antron, s.u. ▸Anthrachinon). Seine alkoholische Lösung dient in der *Labordiagn.* zum unspezifischen Blutnachweis im Harn. E aloin.

**Alonso-Operation:** horizontale Larynxteilresektion zur Behandlung supraglottischer Kehlkopftumoren. E Alonso supraglottic laryngectomy.

**Alo|pẹ|cia, Alopezie:** Zustand der Haarlosigkeit (im Gegensatz zum dynamischen Vorgang des ▸Haarausfalls). Unterschieden in herdförmige, diffuse u. totale sowie vernarbende u. nicht vernarbende A. Selten angeboren (meist als Ektodermal-Syndrom der Anhidrosis hypotrichotica SIEMENS), häufig dagegen erworben. Ursachen s. Tab. E alopecia. – **A. actịnica:** strahlenbedingte A.; s.a. ▸Strahlenepilation. E actinic a. – **A. androgenetica:** männliche Glatzenbildung aufgrund genetischer Determinierung, Alter oder androgener Hormone. A. androgen. der Frau (»female pattern«) ist häufigste Ursache für Haarausfall bei Patientinnen. – **A. areạta,** A. circumscripta, Area Celsi, Pelade: plötzlich einsetzender, ursächlich unklarer (idiopathischer) Ausfall der Kopfhaare (aber auch der Bart- u. Achselhaare u. Wimpern) in

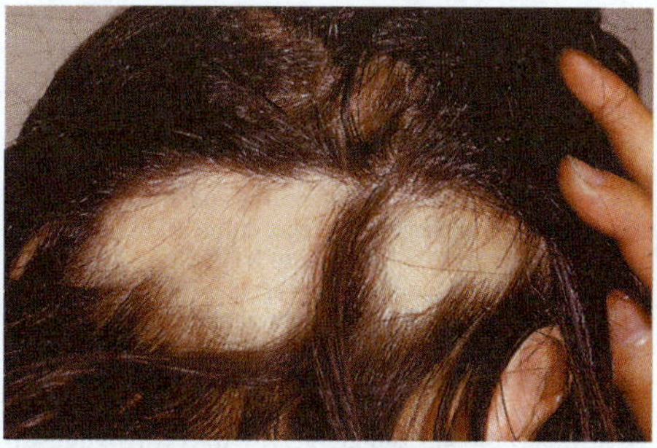

**Alopecia areata.** [524]

| **Noxen bei Alopezie vom Spättyp mit telogenem Haarwurzelmuster** |
|---|
| Alopezien bei Säuglingen u. Neugeborenen |
| postpartale Alopezien, Haarausfall durch Kontrazeptiva |
| postinfektiöse, postfebrile Alopezien |
| Alopezien bei Eisenmangel, bei Malignomen oder durch metabolische Störungen |
| Alopezien bei Endokrinopathien |
| medikamentöse Alopezien |
| Alopezien durch Röntgenstrahlen |
| Aloepecia areata mit geringer Progressionstendenz |
| »male pattern alopecia« |
| Alopecia climacterica |
| **Noxen bei Alopezie vom Frühtyp mit anagen-dystrophischem Haarwurzelmuster** |
| medikamentös u. chemisch ausgelöste Alopezien durch<br>– Zytostatika<br>– Antikoagulanzien<br>– Thallium<br>– Schwermetallintoxikation<br>– Pflanzentoxine usw. |
| physikalische Alopezien durch<br>– Röntgenstrahlen<br>– Trichotillomanie |
| Alopecia areata mit rascher Progressionstendenz |
| schwere Verlaufsformen von postpartalen, postinfektiösen oder postfebrilen Alopezien |
| »male pattern alopecia« |
| Alopecia climacterica |

**Alopecia:** Differentialdiagnose der Noxen bei akutem Haarausfall. [248]

Form kreisrunder bis ovaler, evtl. sich vereinigender Felder. Die Kahlstellen sind glatt, eingesunken, nicht schuppend, die Haarfollikel sind erhalten (Abb.). Heilt im Gegensatz zu den symptomatischen Formen (▸A. atrophicans) innerhalb einiger Monate, führt aber häufig zu Rückfällen. S.a. ▸Ophiasis. – **A. atrọphicans** (LOUIS-ANNE-JEAN B., französ. Dermatologe, 1856–1928), Pseudopelade BROCQ: eine idiopathische, bleibende A. im mittleren Lebensalter mit Atrophie der Kopfhaut u. herdförmiger Zerstörung der Haaranlagen; ähnelt den Endzuständen mancher Dermatosen (z.B. Favus, Sklerodermie, Lupus erythematodes, Lichen ruber). S.a. ▸Folliculitis decalvans. E pseudopelade of Brocq. – **A. furfurạcea:** s.u. ▸A. pityroides. E dandruff. – **A. lepromatosa:** A. bei diffuser Lepromatosis. – **A. liminạris,** A. marginalis frontalis traumatica (SABOURAUD): eine streifenförmige ▸A. mechanica im Stirnbereich als Folge der Zugwirkung (»Traktions-A.«) monströser oder straffer Haartrachten, der Anw. von Steckkämmen (»Chignon-A.«) etc. E marginal traumatic a., traction a. – **A. malị|gna totạlis:** s.u. ▸A. areata. – **A. marginạlis:** ▸A. liminaris. – **A. mechạnica:** A. durch chronische Zug-, Druck-, Reibungswirkung; ist nach evtl. eingetretener Follikelatrophie irreversibel. – Tritt z.B. auf als A. neonatorum, d.h. als »Säuglingsglatze« am Hinterkopf (bes. bei Jactatio capitis als »Kissen-A.«); ferner als postoperative Druck-A. im Scheitelbereich (obliterierende Vaskulitis). E mechanical a. – **A. mucinọsa (Pinkus):** v.a. im Kopfbereich auftretende herdförmige A. mit flach erhabenen, wenig entzündlichen u. schuppenden Herden von follikulärer Hyperkeratose infolge ▸Muzinose der Wurzelscheide. – **A. neonatorum:** Neugeborenen-A.; v.a. als ▸A. mechanica. E neonatal a. – **A. parvimaculata:** eine infektiöse kleinfleckige A.; verbreitet bei Schulkindern; in Internaten evtl. epidemisch. – **A. pityro(i)des:** eine flächenhafte, chronische, idiopathische A. mit kleieförmiger Schuppung (A. furfuracea, als Pityriasis capitis) u. mit trockener Haut; ohne Begleitfollikulitis; s.a. ▸A. seborrhoica. – **A. praematura,** A. simplex: eine idiopathische, oft familiär gehäufte A. bei männlichen Jugendlichen, meist an Vorderkopf u. Schläfen beginnend (»Geheimratsecken«, »Stirnglatze«); ohne stärkere Schuppung der – evtl. verdünnten – spiegelnden Haut; auch als vorübergehende symptomatische A. bei Allgemeinerkrankungen, Vergiftungen, endokrinen Störungen, als Mangelsymptom. E premature a. – **A. pseudoareata:** ▸A. atrophicans. – **A. seborlrhoica:** A. bei fettiger Seborrhö; bei Frauen als Schütterwerden des Haupthaares u. meist bereits in der Pubertät beginnend, u. zwar zunächst in der Scheitelgegend; später auftretend als A. climacterica. E seborrheic a. – **A. senilis:** physiologische A. des Alters; ohne wesentliche Seborrhö u. Schuppung. E senile a. – **A. simplex:** ▸A. praematura. – **A. specifica, A. syphilitica:** oft areolär begrenzte A. des 2. Syphilis-Stadiums, reversibel in < 1 J. E syphilitic a. – **A. symptomatica:** die A. als para- u. postinfektiöses Phänomen (z.B. nach Typhus, Fleckfieber, spezifischen Krankheiten) sowie als mechanisch, toxisch (Thallium) oder aktinisch bedingte Krankheit. Auch auslösbar durch Stress, Medikamente, Eisenmangel. E symptomatic a. – **A. triangularis congenitalis:** angeborene Haarlosigkeit in einem dreieckigen Bereich an den Schläfen; Ursache ist ein Mangel an Haarfollikeln in diesem Hautbezirk.

**ALP, aLP,** Abk. für **a**lkalische **L**eukozyten**p**hosphatase: s.u. ▸Leukozytenphosphatase.

**Alp(drücken):** Angstgefühl im Traum, beim Einschlafen. E nightmare.

**Alpers-Syndrom** (BERNARD J. A., 1900–1981, Neurologe, Philadelphia): (1931) erbliche, im Fetalalter beginnende, fortschreitende degenerative Hirnatrophie mit Sklerose der Hirnrinde. E Alpers disease.

**Alpha:** 1. Buchstabe des griechischen Alphabets (A, α); s.a. beim jeweiligen Hauptbegriff.

**Alpha-Adrenozeptor-Agonisten:** direkte ▸Sympathomimetica. E alpha-adrenomimetics.

**Alpha-Adrenozeptor-Antagonisten:** ▸Alpharezeptorenblocker.

**Alpha-Aktivierung:** einseitige, meist örtlich umschriebene, entweder einzeln oder in Kombination auftretende Vermehrung (= verstärkte Ausprägung) der Alphawellen im EEG, Amplitudenzu- u. Frequenzabnahme, oft mit Abnahme der ▸visuellen Blockadereaktion; örtliche Anomalie (ätiologisch unspezifisch). E alpha-activation.

**Alpha-Aktivität, α-Aktivität:** aus ▸Alphawellen bestehende EEG-Aktivität. Häufigste Form der EEG-Grundaktivität, überwiegend in Form eines ▸Alpharhythmus. E alpha-activity.

**Alpha-Amylase:** s.u. ▸Amylasen. E alpha amylase.

**Alpha-Band, α-Band:** Frequenzbereich der ▸Alphawellen im EEG (8–13/sec).

**Alphabet-Keratitis:** Keratoconjunctivitis herpetica mit buchstabenartig verzweigten Hornhautgeschwüren. E alphabet keratitis.

**Alpha|blockade:** Blockade der ▸Alpharezeptoren.

**Alphablocker:** ▸Alpharezeptorenblocker. E alpha-blockers.

**Alpha-Blockierung:** Abschwächung bis Verschwinden von ▸Alphawellen (als Grundaktivität) auf psychosensorielle Reize (visuell, akustisch, geistige Anspannung, Kopfrechnen) unter Auftreten niedriger rascher Aktivität; parietookzipital besonders häufig. S.a. ▸BERGER-Effekt. E alpha blocking response.

**Alpha|fasern:** *Physiologie* die Aα-Nervenfasergruppe (schnellstleitend [ca. 100 m/sec]); s.u. ▸Fasergruppen (dort Tab.). E alpha fibers.

**Alpha-1-Fetoprotein:** ▸AFP. E alpha-fetoprotein.

**Alpha-Glucosidase-Hemmer,** Alpha-Glukosidase-Inhibitoren: Enzym-Hemmstoffe, die die Disaccharidasen (▸Glucosidasen) im Bürstensaum der Dünndarmschleimhaut kompetitiv hemmen. ***Wirkung:*** Aufspaltung und Resorption von Kohlenhydraten u. der damit verbundene postprandiale Blutzuckeranstieg werden verzögert. ***Wirkst.:*** z.B. Acarbose, Miglitol; ***Anw.*** bei Diabetes mellitus Typ 2. ***NW:*** Flatulenz, Meteorismus, Durchfälle. E alpha-glucosidase inhibitors.

**Alpha-1-Glykoprotein:** ▸$\alpha_1$-Glykoprotein.

**Alpha|hämolyse:** die für die Streptokokken der α-Gruppe typische ▸Hämolyse auf Blutagar in Form dunkelgrüner Zonen (Umwandlung des Hb zu Met- u. Sulfhämoglobin) um die Bakterienkolonien. E alpha hemolysis.

**Alphaketten-Krankheit,** Alpha-Schwerkettenkrankheit: der α-Typ der ▸Schwerkettenkrankheit (mit Bildung α- = Schwerketten des IgA). E alpha chain disease.

**Alpha-Körperchen:** *Virologie* ▸LIPSCHÜTZ-Körperchen.

**Alpha|lipoproteine:** s.u. ▸Lipoproteine. E alpha lipoproteins.

**Alpha-2-PAG:** ▸PAG.

**alpha-Pinen:** Monoterpen; ***Anw.*** als Cholagogum u. Antiseptikum. E α-pinene.

**Alpha-Rezeptor-Agonisten:** s.u. ▸Sympathomimetica. E alpha-receptor agonists.

**Alpha|rezeptoren,** α-Adrenozeptoren, α-Rezeptoren: *Physiologie* auf ▸Adrenalin u. andere Catecholamine als physiologische Agonisten ansprechende ▸adrenerge Rezeptoren. ***Formen:*** $\alpha_1$- Adrenozeptoren befinden sich postsynaptisch an glatter Muskulatur u. Myokardzellen, α2-Adrenozeptoren präsynaptisch an ▸Noradrenalin freisetzenden postganglionären sympath. und an ▸Acetylcholin freisetzenden parasympath. Nervenfaserenden. ***Funktionen:*** Über $\alpha_1$-A. erfolgt Vasokonstriktion (Arteriolen, Venen des Körperkreislaufs); über $\alpha_2$- A. Vasodilatation, ferner Motilitäts- u. Tonusabnahme im Magen-Darm-Trakt (u. Kontraktion der zugehör. Schließmuskeln; auch des Blasensphinkters u. -trigonums), Tonuszunahme des Ureters u. – in der Schwangerschaft – des Uterus (Kontraktionen), Milzkapsel- u. Pilomotorenkontraktion (mit lokalisierter Steigerung der Schweißsekretion), Glykogenolyse u. Gluconeogenese, Sekretionsminderung der Pankreasazini u. der Betazellen der Pankreasinseln, Steigerung der $K^+$- u. $H_2O$-Sekretion aller Speicheldrüsen. Diese »α-Wirkung« lässt sich durch ▸Alpharezeptorenblocker blockieren, durch α-Adrenozeptor-Agonisten steigern (s.u. ▸Sympathomimetica). E alpha(-adrenergic) receptors.

**Alpha|rezeptorenblocker,** α-Rezeptorenblocker, α-Adrenozeptor-Antagonisten, α-Rezeptor-Antagonisten, α-Sympatholytika: ▸Alpharezeptoren blockierende Substanzen. Wirken v.a. auf Kreislauf (Vasodilatation, Blutdrucksenkung, Tachykardie, gesteigerte Reninfreisetzung) u. die Harnblase. ***NW*** (bei $\alpha_1$-Blockade): bei Therapiebeginn orthostatische Regulationsstörungen mit Schwindel u. Schwäche (daher einschleichende Dosierg.), Tachykardie, behinderte Nasenatmung durch Schleimhautschwellung. E alpha-receptor blockers. – **A. mit intrinsic activity,** partielle α-Adrenozeptor-Agonisten: Mutterkorn-(Secale)-Alkaloide vom Peptid-Typ mit komplexem Wirkungsspektrum u. Wirkung auf zentrale α-Rezeptoren. ***Wirkst.:*** z.B. ▸Ergotamin, ▸Dihydroergotamin. ***Anw.*** v.a. bei Migräne. ***NW:*** Übelkeit, Erbrechen, Schwindel, Kopfschmerzen, periphere Durchblutungsstörungen. – **A., nicht selektive:** A., die alle Alpharezeptoren blockieren. ***Wirkst.:*** z.B. Phenoxybenzamin (erzeugt irreversible Blockade); ***Anw.*** bei Phäochromozytom, neurogenen Blasenentleerungsstörungen. – **A., selektive:** A., die bevorzugt $\alpha_1$- oder $\alpha_2$-Rezeptoren blockieren. **$\alpha_1$-A.** sind Chinazolin-Derivate, die an den peripheren α-Rezeptoren angreifen. ***Anw.*** als Antihypertensiva u. bei benigner Prostatahyperplasie. ***Wirkst.:*** z. B. Doxazosin, Prazosin, Bunazosin, Terazosin, Indoramin, Tamsulosin, ferner das parenteral zu gebende Urapidil. Ein **$\alpha_2$-A.**, der an zentralnervösen Rezeptoren ansetzt, ist z. B. ▸Yohimbin.

**Alpha|rhythmus:** *Neurologie* die rhythmische Aufeinanderfolge der ▸Alphawellen im (normalen) EEG. **E** alpha rhythm.

**alpha-ständig:** *Chemie* Stellungsangabe für Substituenten in organischen Verbindungen; bezeichnet bei aliphatischen Verbindungen die Bindung am 1., nächst der charakteristischen endständigen Gruppe gelegenen C-Atom (α-Atom), z. B. bei α-Aminosäuren die $NH_2$-Gruppe am 1. der endständigen Säuregruppe benachbarten C-Atom: $H_3C\text{-}CH_2\text{-}CH(NH_2)\text{-}COOH$; in ringförmigen Verbindungen analog (aber uneinheitlich). **E** in the alpha position.

**Alpha|strahlen:** Korpuskularstrahlen mit α-Teilchen als Energieträger, diese entsprechen dem aus 2 Protonen u. 2 Neutronen bestehenden, doppelt positiv geladenen Kern des Heliumatoms. Ihre Emission ist verbunden mit Verringerung der Massenzahl des Nuclids um 4 u. der Ordnungszahl um 2. Außer der natürlichen Strahlung (< 10 MeV) auch künstliche Strahlen (gewonnen bei Kernumwandlungen oder durch Teilchenbeschleunigung bis ca. 30 000 MeV), die bei Autoradiographie u. Strahlentherapie (Kontaktbestrahlung) genutzt werden. Kennzeichnend ist eine hohe Absorptionsrate u. daher geringe Reichweite. **E** alpha rays.

**Alpha|teilchen:** s. u. ▸Alphastrahlen. **E** alpha particles.

**Alpha-Thal|lass|ämie:** Hb-H-Thalassämie (s. u. ▸Thalassämie). **E** alpha thalassemia.

**Alpha|viren:** Viren der Togaviridae (früher ARBO-A) mit Aura-, Chikungunya-, Eastern-Equine-Encephalitis-(EEE-), Western-Equine-Encephalitis-(WEE-), Venezuelan-Equine-Encephalitis-(VEE-), Getah-, Mayaro-, Middleburg-, Mucambo-, Ndumu-, O'Nyong-Nyong-, Pixuna-, Ross-River-, Semliki-Forest-, Sindbis-, Una-, Whataroa-Virus. **E** alphaviruses.

**Alpha|wellen,** Berger-Wellen: *Neurologie* die Wellenform des normalen EEG (bei entspanntem Wachzustand, reizarmer Umgebung, reduzierter visueller Aufmerksamkeit); mit der Frequenz 8–13/sec u. Spannungshöhe 50–100 µV. Deutlichste Ausprägung okzipital; s. a. ▸Alpha-Aktivierung, ▸Alpha-Blockierung. **E** alpha waves.

**Alpha|zellen:** die azidophilen (= eosinophilen) Zellen des Hypophysenvorderlappens (mit somato- u. mammotroper Aktivität) bzw. die ▸A-Zellen der Langerhans-Inseln. **E** alpha cells.

**Alpha|zerfall:** radioaktiver Zerfall unter Aussenden von ▸Alphastrahlen. **E** alpha decay.

**Alpho|dermie:** der totale ▸Albinismus.

**Alphos, Alphus** *(griech. = weißer Fleck): Dermatologie* Bez. für schuppende oder Bläschen bildende Hautkrankheiten mit Veränderungen der Hautfarbe (▸Dyschromie; z. B. **A. leuke** = Psoriasis) u. für bestimmte Pyodermieformen (z. B. **A. confertus** = Impetigo scrofulosa). **E** alphos.

**Alpinia officinarum,** Galgantwurzelstock, Galgangae rhizoma: Heilpflanze mit nachgewiesener Wirkung bei Appetitlosigkeit und dyspeptischen Beschwerden.

**Alport-Syndrom** (Arthur Cecil A., 1880–1959, südafr. Arzt), Nephropathie-Taubheits-Syndrom: progressive, familiäre Nephropathie mit Innenohrschwerhörigkeit u. Augenerscheinungen (Katarakt, Myopie durch Lenti- u. Keratokonus). ***Ätiol.:*** Die Nephropathie ist dominant erblich; Geschlechterverteilung 1:1. ***Klinik:*** Hämaturie u. geringe Proteinurie zwischen dem 4. u. 8. Lj. (selten früher); führt in der Regel beim männl. Geschlecht zu Niereninsuffizienz mit Dialysebedürftigkeit im 2.–3. Ljz. Beim weibl. Geschlecht kommt es evtl. nur zu Erythrozyt-

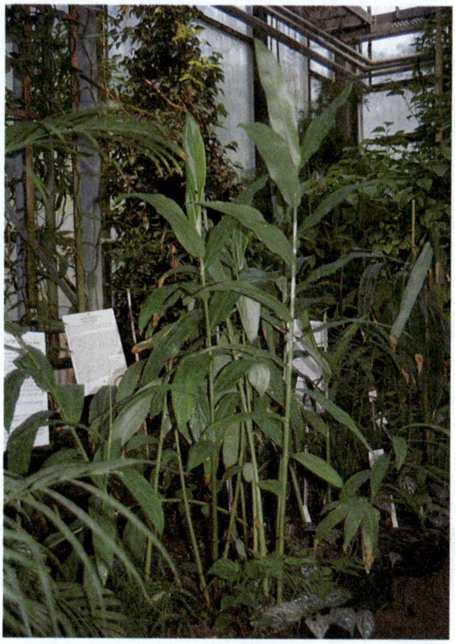

**Alpinia officinarum:** Echter Galgant. [399]

urie ohne oder mit nur geringer Hörstörung. **E** Alport's syndrome.

**Alprazolam:** ein ▸Benzodiazepin; Tranquilizer. **E** alprazolam.

**Alprenolol:** ein ▸Betarezeptorenblocker.

**Alprostadil:** Prostaglandinderivat ($PGE_1$) mit gefäßerweiternder Wirkung (▸Vasodilatanzien). ***Anw.*** bei peripheren Durchblutungsstörungen, z. B. bei arterieller Verschlusskrankheit oder erektiler Dysfunktion. **E** alprostadil.

**ALS:** **1)** Abk. für amyotrophische ▸Lateralsklerose. **2)** Abk. für ▸δ-Aminolävulinsäure. **3)** Abk. für ▸Antilymphozytenserum.

**Alström-Hallgren-Syndrom** (Carl Henry A., geb. 1907, Genetiker, Stockholm): eine autosomal-rezessiv erbliche, fortschreitende atypische Netzhautdegeneration mit Erblindung, zunehmender Innenohrtaubheit, Adipositas (evtl. Hypogenitalismus, Germinalzellenhypoplasie) sowie Diabetes mellitus. **E** Alström's syndrome.

**Altenpflege,** geriatrische Pflege: Gesamtheit aller sozialen u. pflegerischen, auf die Lebensform alter Menschen abgestimmten Aufgaben u. Tätigkeiten, in deren Mittelpunkt der pflegebedürftige alte Mensch u. seine Angehörigen stehen. Auf einem ganzheitlichen Pflegeverständnis beruhende und von professionell Pflegenden ausgeübte Dienstleistung. ***Aufgaben u. Ziele:*** Erhaltung u. Aktivierung einer eigenständigen, bedürfnisorientierten Lebensführung sowie individueller Fähigkeiten; Förderung von Gesundheit und Verhütung von Krankheit z. B. durch Aufklärung u. Beratungsgespräche einschließlich persönlicher u. sozialer Angelegenheiten sowie Einsatz prophylaktischer Maßnahmen; Wiederherstellung von Gesundheit etwa durch Mitwirkung bei der Behandlung einschließlich Ausführung ärztlicher Verordnungen sowie Versorgung, Pflege u. Rehabilitation pflegebedürftiger, kranker, behinderter u. psychisch veränderter Menschen; Begleitung Sterbender; Qualitätssicherung. ***Arbeitsfelder:*** stationäre Pflege (Tages- u. Nachtpflege) in Kliniken, Pflege- u. Altenheimen; Kurzzeitpflege in entsprechenden Einrichtungen; häusliche u. ambulante Pflege; offene Altenhilfe.

**Altenpflegegesetz,** Abk. AltPflG: Gesetz, welches das Führen von Berufsbezeichnungen in der Altenpflege, die Ausbildung sowie die Abschlussprüfungen regelt. Schwerpunkte der theoretischen Ausbildung sind das Fach Alten- u. Krankenpflege sowie die sozialwissenschaftlichen Fächer, z.B. Psychologie, Soziologie, Geragogik.

**Altenpflegehelfer(in):** Pflegekraft mit durch das ▸Altenpflegegesetz geregelter abgeschlossener 1-jähriger Ausbildung, die alte Menschen unter Anleitung einer Pflegefachkraft qualifiziert betreut u. pflegt.

**Altenpfleger(in):** professionelle Pflegefachkraft mit durch das ▸Altenpflegegesetz geregelter abgeschlossener 3-jähriger Ausbildung, die alte Menschen selbstständig u. eigenverantwortlich pflegt.

**Alteplase:** humaner rekombinanter ▸Gewebe-Plasminogenaktivator; ▸Fibrinolytikum. E alteplase.

**Alter: 1)** im allg. Sinne das Lebensalter (als **kalendarisches A.**). E age. – **A., biologisches:** das durch das Ausmaß des morphologischen (z.B. als Knochenalter) u. funktionellen Entwicklungsstandes des Organismus oder seiner Teile bestimmte – u. vom kalendarischen A. evtl. abweichende – »Leistungsalter« (s.a. ▸Ossifikations-, ▸Intelligenzalter). E biological age. **2)** das Greisenalter, ▸Senium; s.a. ▸Alter(n)s... E old age.

**Alterantia,** Alterantia remedia: *Pharmazie* durch Stoffwechselumstimmung wirksame Mittel. E alterants.

**Alteration:** *Pathologie* krankhafte Veränderung von Zellen, Geweben; *psych* Gemütserregung, Aufregung. E alteration.

**Al|ter|nans:** *Kardiologie* der regelmäßige Wechsel zwischen einem (peripher feststellbaren) kräftigen u. einem schwachen Pulsschlag (Pulsus alternans i.e.S.), begleitet von herzschlagbedingten Phänomenen über dem Herzen (= hämodynamischer A.). E alternans. – **A., elektrischer:** die bei hämodynamischem A., aber auch bei Digitalisüberdosierung, schwerer Myokardschädigung und bei großem Perikarderguss durch ▸swinging heart eintretenden EKG-Veränderungen: jeder 2. Kammerkomplex ist verschieden (bei der totalen Form einschließlich der P-Zacke). E electrical a. – **A., hämodynamischer, A. mechanischer:** als Symptom einer Linksherzschwäche (v.a. bei Hypertonie, Koronarsklerose) auftretender regelmäßiger Wechsel der Stärke von Spitzenstoß, Herztönen (PKG!), Blutdruck, Venen- u. Arterienpuls. E hemodynamic a., mechanical a.

**al|ter|nans** *(latein.):* wechselnd, abwechselnd. S.a. ▸Alternans, ▸alternierend. E alternating.

**Alternativ|medizin:** Sammelbegriff für eine nicht einheitlich definierte Richtung der Medizin (u.a. Naturheilkunde, Ganzheitsmedizin, holistische Medizin, sanfte Medizin, Erfahrungsheilkunde, biologische Medizin, Komplementärmedizin), die eine Vielzahl diagnostischer u. therapeutischer Verfahren umfasst. Zur A. gerechnet werden z.B. Naturheilverfahren, Neuraltherapie, ausleitende Verfahren (z.B. Schröpfen), Homöopathie, anthroposophische Medizin, traditionelle chinesische Medizin (Akupunktur). Die Therapieverfahren u. Denkansätze der A. als »Erfahrungsheilkunde« werden oft (je nach Standpunkt positiv oder negativ) in Gegensatz zur eher naturwissenschaftlich orientierten sog. »Schulmedizin« gestellt (Tab.), obwohl die Grenzen zwischen beiden Richtungen fließend sind, z.B. bei den seit langem in die Schulmedizin integrierten klassischen Naturheilverfahren (Wärme-, Wasser-, Bewegungstherapie etc.); zunehmend kommen weitere, ursprünglich als »alternativ« eingestufte Therapieverfahren (z.T. ergänzend) zur Anwendung (z.B. Homöopathie, Phytotherapie, Akupunktur, Chirotherapie).

| naturwissenschaftliche Medizin | alternative Medizin |
|---|---|
| orthodoxe Medizin (Orthomedizin) | unorthodoxe Medizin |
| konventionelle Medizin | unkonventionelle Medizin |
| Schulmedizin | paramedizinische Heilverfahren (Paramedizin) komplementäre Medizin |
| organorientierte, kalte Medizin | ganzheitliche, humane (holistische) Medizin |
| unnatürliche, chemische Medizin | natürliche, biologische, sanfte Medizin |
| Medikamente mit dokumentierter Wirkung | Medikamente mit nicht nachgewiesener, fraglicher Wirkung |
| Statistik von Kollektiven | Individualmedizin |

**Alternativmedizin:** Bezeichnungen, die im Kontext der Begriffe »naturwissenschaftliche Medizin« u. »alternative Medizin« verwendet werden. [275]

**alternierend:** abwechselnd, sich regelmäßig ablösend (▸alternans), beidseitig unterschiedlich (z.B. **a. Lähmung**, ▸Hemiplegia alternans). E alternating.

**Alterns|forschung, Alternslehre:** ▸Gerontologie. E gerontology, gereology.

**Alters|atrophie:** Atrophie der Organe des alten Menschen infolge Nachlassens der Stoffwechselvorgänge; eine Involutionsatrophie. – s.a. ▸Altersschwäche. E senile atrophy.

**Alters|brille:** Lesebrille bei ▸Alterssichtigkeit. E presbyopic glasses.

**Alters|demenz:** die senile ▸Demenz.

**Alters|depression:** depressive Erkrankung des geriatrischen Patienten, bei der häufig andere Symptome im Vordergrund stehen. Anstelle von Angst, Trauer, Antriebsmangel etc. dominieren somatische Beschwerden wie Schlafstörungen, Müdigkeit, Obstipation, Gewichtsverlust, abdominale Beschwerden, Kopfschmerzen, Schwitzen, Muskelverspannungen, Herzbeschwerden usw. (Symptomwandel). E involutional depression.

**Alters|diabetes:** ▸Diabetes mellitus mit Manifestation etwa im 5. Ljz. Als primär nicht insulinabhängiger Diabetes mellitus Typ 2 ohne (Typ 2a) oder mit (Typ 2b) Übergewicht. E adult-onset diabetes.

**Alters|disposition:** die für jedes Lebensalter besondere (»spezifische«) Ansprechbarkeit auf krankheitserregende Einflüsse (Pathergie) bzw. die entsprechende Neigung zu Erkrankungen.

**Alters|em|physem:** primäres substantielles (u. irreversibles) ▸Lungenemphysem des höheren Lebensalters infolge Atrophie der elastischen Lungengewebe, begünstigt durch Alterskyphose. E senile emphysema.

**Alters|flecke,** Lentigo senilis, Lentigo solaris: Pigmentvermehrung in den Basalzellen der degenerativ-atrophischen Altershaut, bevorzugt an lichtexponierten Stellen. S.a. ▸Keratosis senilis; ▸Lipofuscin. E senile lentigo.

**Alters|haut:** die physiologische (natürliche), im 4. Ljz. beginnende, einfache Atrophie aller Hautschichten. ***Klinik:*** Juckreiz (durch Trockenheit u. Fettarmut der Haut), Purpura (sklerotische Rhexis- u. Diapedeseblutungen mit Restpigmentierung). – Präsenile (pathologische) Formen s.u. ▸Gerodermia. E geroderma, senile atrophy of the skin.

**Alters|heilkunde:** ▸Geriatrie. E geriatrics.

**Alters|kyphose:** eine im höheren Alter auftretende Kyphose (als zunehmend fixierter »Rundrücken«) infolge seniler Bandscheibendegeneration u. durch Schwund der Haltemuskulatur; s.a. ▸Altersosteoporose. E senile kyphosis.

**Alters|manie:** s.u. ▸Alterspsychose. E senile mania.

**Alters|osteoporose:** die durch ▸Altersatrophie bedingte, im höheren Alter beginnende, meist subjektiv symptomarme, fortschreitende (senile) ▸Osteoporose des gesamten Skeletts, insbes. der Wirbelkörper (s.a. ▸Alterskyphose). E senile osteoporosis.

**Alters|pemphigus:** ▸Pemphigoid, bullöses.

**Alters|pigment:** ▸Lipofuscin. E lipofuscin.

A

**Alters|psychose:** geistige/seelische Störungen aufgrund altersbedingter Hirnrückbildungsvorgänge (zerebrale Involution) oder infolge Arteriosklerose; evtl. psychoreaktiv verstärkt. Als Altersmanie (zyklothyme Manie; mit Leere u. Starre bzw. Unruhe), als senile ▸Demenz – s.a. ▸Altersschizophrenie. E senile psychosis.
**Alters|schizo|phrenie:** seltene, in höherem Lebensalter erstmalig auftretende ▸Schizophrenie. – Häufig auch fälschliche Bez. für die senile ▸Demenz mit paranoiden Erscheinungen. E senile schizophrenia.
**Alters|schwäche,** Marasmus senilis: der körperliche (▸Altersatrophie) u. geistige Abbau im Alter; äußert sich in Schwund der Körpersubstanz (Herabsetzung des Gewebsstoffwechsels), allgemeiner Abwehrschwäche (Resistenzverlust), verzögerter Rekonvaleszenz, Bewegungsverarmung, Starrsinn, Verlust des Neugedächtnisses, geistiger Abstumpfung, Schlaflosigkeit. E geromarasmus.
**Alters|schwerhörigkeit:** ▸Presbyakusis.
**Alters|sichtigkeit,** Presbyopie: altersbedingter Verlust der Fähigkeit zu Nahakkommodation (▸Akkommodation des Auges) als Folge von Linsenveränderungen (Elastizitätsschwund, Sklerose u. Wasserverarmung des Linsenkernes); Korrektur erfolgt durch Konvexgläser (»Altersbrille«). E presbyopia.
**Alters|warze,** Verruca senilis s. seborrhoica, seborrhoische Warze: im späten Lebensalter, u. zwar meist an Seborrhö-Prädilektionsstellen auftretendes, gelbliches bis schwarzes, scharf begrenztes, breitbasiges, stark verhorntes, evtl. als Papillom imponierendes, harmloses Hautgebilde in Form einer Warze. E senile wart, seborrhoic keratosis.
**Alt|gedächtnis:** das ▸Langzeitgedächtnis. E remote memory.
**Al|thaea officinalis,** Eibisch: Heilpflanze mit nachweislicher Wirkung bei Erkrankungen der Luftwege, Nieren, des Darmkanals; enthält Schleimstoffe (Glukane). E althea, marshmallow.
**Althaeae radix:** ▸Althaea officinalis.
**Alt|insulin:** s.u. ▸Insulin-Präparate. E regular insulin.
**Altretamin,** Hexamethylmelamin, Abk. HEXA, Abk. HMM: obsoletes Zytostatikum; starke ***NW:*** u.a. Nausea, Erbrechen, Neurotoxizität, Myelosuppression.

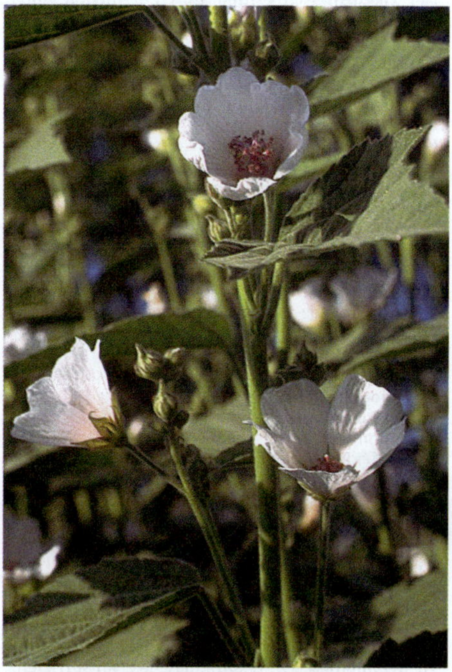

**Althaea officinalis:** Echter Eibisch. [482]

**Altschul-Uffenorde-Aufnahme** (WALTER A., 1883–1942): *Röntgenologie* eine halbaxiale Schädelaufnahme (bregmatikookzipital) zum Vergleich beider Felsenbeine.
**Alt|tuberculin:** s.u. ▸Tuberculin. E old tuberculin.
**Alumen** *(latein.):* ▸Alaun. E alum. – **A. kalicum,** Kalium-Aluminiumsulfat: Adstringens; ***Anw.*** z.B. als Ätzstift. E potassium alum.
**Alu|minium,** Abk. Al: 3-wertiges Element mit Atomgewicht 26,98; ein in Säuren u. Laugen lösliches Leichtmetall (Erdmetall). Seine Verbindungen besitzen ein großes Anlagerungsvermögen an höhermolekulare Substanzen. – Im Organismus als noch wenig erforschtes Spurenelement vorhanden. – Vergiftungen vorkommend in Al-Industrie, nach Einnahme Al-haltiger Antacida, früher nach Dauerhämodialysen (als Dialyse-Enzephalopathie). – Dient *pharm* in Pulverform als Wundbehandlungsmittel. E aluminum. – **A. aceticum,** $Al_2O(CH_3COO)_4 + 4H_2O$, basisches Aluminiumacetat: als BUROW-Lsg. das **A. ac. solutum** (= essigsaure Tonerde; mit mindestens 8,5 % des Acetats); ***Anw.*** (verdünnt) für adstringierende, antiphlogistische u. kühlende Umschläge, Spülungen u. zum Gurgeln. E a. acetate. – **A. hydroxydatum:** ▸Aluminiumhydroxid. E a. hydroxide. – **A.-Kalium sulfuricum:** ▸Alaun. E a. potassium sulfate. – **A. sulfuricum,** $Al_2(SO_4)_3 + 18H_2O$: schwefelsaure Tonerde. Die Lösung dient als Adstringens; Wundantiseptikum. E a. sulfate.
**Aluminium|acetat|tartrat:** essigsaure Tonerde (s.u. ▸Aluminium aceticum); ***Anw.*** als Adstringens, Antiseptikum.
**Aluminium|asthma:** s.u. ▸Aluminiumstaublunge.
**Aluminium|chlorid:** ▸Adstringens; ***Anw.*** als Gurgellösung. E aluminum chloride.
**Aluminium|chlorid|hydroxid|komplex:** ▸Phosphatbinder; ▸Adstringens; ▸Antiseptikum.
**Aluminium|enzephalopathie:** s.u. ▸Dialyseenzephalopathie.
**Aluminium|formiat:** ▸Adstringens; ***Anw.*** als Gurgellösung. E aluminium formiate.
**Aluminium-Formol-Toxoid:** ▸Formoltoxoid mit Aluminiumhydroxid, -phosphat u. Kalialaun.
**Aluminium-Gleichwert,** Abk. AlGW: *Radiologie* Filterwert eines Filters, angegeben als Dicke (in Millimetern) eines Aluminiumfilters von gleicher Wirkung. E aluminum equivalent.
**Aluminium|hydroxid,** Tonerdehydrat, $Al(OH)_3$: chem. Verbindung, die innerlich als Antacidum u. bei Diarrhö, äußerlich als Adstringens zur Anwendung kommt. S.a. ▸Aluminium-Formol-Toxoid, ▸Adsorbatimpfstoff.
**Aluminiumhydroxid-Gel:** Suspension amorphen Aluminiumhydroxids mit partieller Substitution von Carbonat durch Hydroxid; ***Anw.*** als ▸Antacidum. E aluminium hydroxide gel.
**Aluminium|magnesium|silicat|hydrat:** ▸Antacidum.
**Aluminium|natrium|carbonat|dihydroxid:** ▸Antacidum.
**Aluminium|osteopathie:** ▸Dialyseosteopathie.
**Aluminiumoxid:** Schleifpartikel in mechanischen Peelings; Adsorbens; ***Anw.*** als Aknetherapeutikum. E aluminum oxide.
**Aluminium|phosphat:** ▸Antacidum. E aluminum phosphate.
**Aluminium(staub)lunge, Aluminose, Aluminosis pulmonum:** durch chronisches Einatmen von Aluminiumstaub verursachte Wirkungen an den Atemwegen. Chronische, gutartige Pneumokoniose mit Lungenfibrose mit z.T. hyaliner Umwandlung, fleckförmigen histo-lymphozytären Infiltraten u. Verlegung der Lungenalveolen durch Alveolardeckzellen; evtl. auch Emphysem. ***Klinik:*** anfangs symptomarm, später Atemnot, Zyanose, Husten, evtl. asthmoide Bronchitis (Aluminiumasthma); gelegentlich Spontanpneumothorax. – In Deutschland als – seltene – entschädigungspflichtige Berufskrankheit. – Ähnlich die Veränderungen bei ▸Korundschmelzerlunge. E (pulmonary) aluminosis.

**alveolär,** alveolar(is): zu einer Alveole gehörend, ▸Alveolen betreffend; auch alveolenartig, d.h. mit kleinen Fächern; s.a. ▸Alveolar... E alveolar. – **a. Belüftung,** Abk. $V_{alv}$: der auf die Belüftung der Lungenalveolen entfallende Anteil des Atemzeitvolumens, d.h. die Gesamtbelüftung ohne ▸Totraumbelüftung; errechnet als alveoläres Luftvolumen mal Atemfrequenz. S.a. ▸Nettoventilation. E a. ventilation. – **a. Drüse:** s.u. ▸Drüse. E a. gland.

**Alveolar...:** s.a. ▸alveolär.

**Alveolar|atrophie:** *Zahnmedizin* Schwund des unbezahnten Alveolarfortsatzes des Kiefers als Altersinvolution oder bei Parodontose. E alveolar atrophy, atrophy of the alveolar bone.

**Alveolar|ektasie:** Überdehnung der Lungenalveolen als Pathomechanismus des alveolären Lungenemphysems. E alveolar ectasia.

**Alveolar|epithel:** das die Lungenalveolen auskleidende einschichtige Plattenepithel; s.a. ▸Alveolarepithelzellen. E respiratory epithelium.

**Alveolar|epithelzellen:** die zwei Zelltypen des ▸Alveolarepithels. Typ I (»Deckzellen«; Epitheliocytus respiratorius) sehr flach, mit kaum unterscheidbaren Grenzen, dem Gasaustausch dienend; Typ II (»Nischenzellen«; Epitheliocytus magnus granularis) groß; sezernieren den Antiatelektasefaktor (▸surfactant factor). – s.a. ▸Membransyndrom, ▸Alveolarphagozyten. E pneumocytes (membranous; granular).

**Alveolar|fortsatz:** ▸Processus alveolaris maxillae bzw. Pars alveolaris (des Unterkiefers). E alveolar process.

**Alveolar|kollaps:** s.u. ▸Atelektase.

**Alveolar|luft:** das Gasgemisch in den Lungenalveolen (▸Alveolen). Besteht aus ca. 13 % $O_2$, 5 % $CO_2$, 76 % $N_2$ u. aus inerten Gasen; enthält ferner 6 % Wasserdampf. Setzt sich mit den Blutgasen in den Lungenkapillaren unter Abgabe von Sauerstoff u. Aufnahme von Kohlendioxid ins Gleichgewicht. Die Analyse der Einzelgase erfolgt aus der Ausatemluft (aus vertiefter endexspiratorischer Luft). E alveolar air.

**Alveolar|phagozyten,** Macrophagocytus alveolaris: in den Lungenalveolen nachweisbare ▸Makrophagen, die Fremdpartikel (Erreger, Staub, Ruß etc.) gespeichert haben. Sie werden ausgehustet oder gelangen in das Interstitium oder in die Lymphknoten; s.a. ▸Herzfehlerzellen. E alveolar phagocytes, a. macrophages.

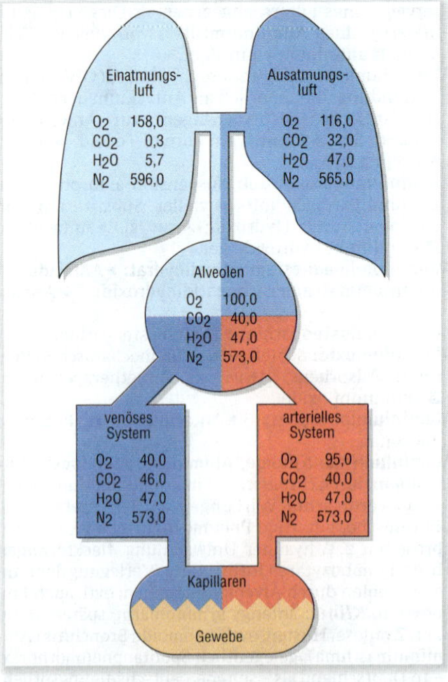


**Alveolarluft:** Zusammensetzung bei der Ein- u. Ausatmung sowie Partialdrücke von Gasen (mmHg). [39]

**Alveolar|protei|nose,** ROSEN-CASTLEMAN-LIEBOW-Syndrom: ätiologisch ungeklärte Ansammlung gekörnter, eiweiß- u. fetthaltiger Stoffe in den Alveolen größerer Lungenbezirke; führt zu Lungen- u. Herzinsuffizienz. E alveolar proteinosis.

**Alveolar|pyor|rhö:** ältere Bez. für die »eitrige« Form der ▸Parodontopathie. E alveolar pyorrhea.

**Alveolar|zellen:** ▸Alveolarepithelzellen.

**Alveolar|zellen|hyperplasie:** reaktive Vermehrung der Alveolarzellen; meist bei Lungenmetastasen eines extrapulmonalen Primärtumors (Pankreas-, Nierenzellkarzinom); kann u.U. ein ▸Alveolarzellenkarzinom vortäuschen.

**Alveolarzell(en)karzinom,** maligne Lungenadenomatose: seltener, meist kleinknotiger, manchmal diffus sich ausbreitender (pneumonische Form) Lungentumor aus Schleim produzierendem, hochdifferenziertem Zylinderepithel; mit Ursprung im Alveolarepithel, evtl. auch im Bronchiolenepithel (»bronchioloalveoläres Karzinom«; s.a. ▸Bronchialkarzinom); geringe Infiltrations- u. Metastasierungstendenz. Als miliare Form mit Tendenz zur Vereinigung der Herde, als pneumonische Form mit meist beidseitigem Lappen- oder Segmentbefall. ***Klinik:*** Luftmangel, Reizhusten, dünnflüssiger Auswurf. E alveolar cell carcinoma.

**Al|veo|len, Al|veo|li: 1) A. dentales:** die vom knöchernen Parodontium begrenzten »Zahnfächer« der ▸Alveolarfortsätze; sie sind im Zahnhals- u. Zahnwurzelbereich durch Knochenlamellen getrennt. E dental alveoli, tooth sockets. **2) A. pulmonis:** die dünnwandigen, von einschichtigem Plattenepithel mit kernlosen Zytoplasmaplatten ausgekleideten »Lungenbläschen« (∅ ca. 0,2 mm) an den Bronchioli respiratorii u. Ductuli alveolares sowie als Teile der ▸Sacculi alveolares. Sind durch interalveoläre Septen getrennt (jedoch durch deren Poren dennoch miteinander verbunden). Sie sind der Ort des Gasaustausches zwischen Atemluft (▸Alveolarluft) u. Blut (Plasmaschicht) in der Endphase der äußeren ▸Atmung. Der Gasaustausch erfolgt durch Diffusion durch die extrem ausgedünnten Zytoplasmalamellen der Zellen des Alveolarepithels u. Kapillarendothels sowie durch die zwischen beiden gelegene Basalmembran. E pulmonary alveoli, air vesicles. **3)** ferner säckchenförmige Gebilde als sekretorisches Ende alveolärer ▸Drüsen.

**Alveolitis: 1)** Entzündung der Lungenbläschen (▸Alveoli). **2)** Entzündung der ▸Alveoli dentales. E alveolitis. – **A., exogen all|ergische,** Hypersensitivitätspneumonitis: allergische Typ-III-Reaktion am Schockorgan »Lunge« aufgrund im Serum zirkulierender, präzipitierender IgG-Antikörper; manifestiert sich mit 4- bis 9-stündiger Latenz nach Allergenexposition mit Fieber u. Atemnot; chron. Verlaufsformen mit Husten u. Krankheitsgefühl; z.B. als Farmer-, Vogelzüchterlunge, Befeuchterfieber; verläuft fieberhaft u. ohne Expositionskarenz chronisch exazerbierend; führt öfter zu Fibrose. E allergic a. – **A., (idiopathische) fibrosierende:** Bez. für (idiopathische) ▸Lungenfibrose, interstitielle Pneumonie bzw. Pneumonitis nach der primären entzündl. Veränderung. E (idiopathic) fibrosing a.

**alveolo|arterieller Sauerstoffgradient,** $AaDO_2$: das Verhältnis des Sauerstoffpartialdrucks der Einatmungsluft zu dem des arteriellen Blutes.

**alveolo|kapilläres Syndrom,** Atemnotsyndrom der Erwachsenen: ▸ARDS.

**Alveolo|kapillar|block:** Beeinträchtigung der Gasdiffusion zwischen den Lungenalveolen (▸Alveoli) u. den Kapillaren infolge Fibrose der Zwischenschicht, z.B. bei diffuser interstitieller Lungenfibrose; führt zu Symptomen der respiratorischen ▸Insuffizienz. E alveolocapillary block.

**alveolo|vaskulärer Reflex:** ▸(VON-)EULER-LILJESTRAND-Reflex.

**Al|veo|lus:** *Anatomie* ▸Alveole. E alveolus.

**alvus** *(latein.)*: Unterleib mit seinen Baucheingeweiden, z. B. ▸Incontinentia alvi, »alvo adstricto« (mit Stuhlverstopfung).

**Alympho|zytose:** Fehlen der Lymphozyten im peripheren Blut. E alymphocytosis.

**Alzheimer-Krankheit** (ALOIS A., 1864–1915, Neurologe, München, Breslau), präsenile ALZHEIMER-Demenz, Demenz vom ALZHEIMER-Typ: progrediente Hirnatrophie unter Bildung seniler Plaques, sog. ALZHEIMER-Fibrillen und Amyloidablagerungen mit zunehmender dementieller Symptomatik. Nach der klassischen Beschreibung präsenil im 5. oder 6. Ljz. beginnend; als Demenz vom ALZHEIMER-Typ Sammelbez. für die mit entsprechenden pathologischen Veränderungen einhergehenden Demenzen auch des Seniums. ***Ätiol.:*** unklar, diskutiert wird neben Veränderungen auf den Chromosomen 11, 14 u. 21 eine bestimmte Form des Gens für Apolipoprotein E (APO E) auf dem Chromosom 19 (APO E4); für die häufigeren sporadischen Formen werden Störungen des Amyloidmetabolismus vermutet. ***Klinik:*** initial diskrete Gedächtnisstörungen, im weiteren Verlauf Störungen der Orientierung, des Kurz- u. Langzeitgedächtnisses sowie von Werkzeugfunktionen (insbesondere aphasische, agnostische wie Prosopagnosie u. apraktische Störungen). In den Anfangsstadien häufig auch depressive Symptomatik; paranoide Symptome treten dagegen meist erst in fortgeschrittenen Stadien auf. ***Diagn.:*** Spezifische Befunde für die Demenz vom ALZHEIMER-Typ sind zzt. nicht bekannt; die klinische Diagnose erfordert deshalb den Ausschluss anderer wichtiger dementieller Erkrankungen. In neueren Untersuchungen werden veränderte Spiegel des Betaamyloids u. des Tauproteins im Liquor sowie eine Atrophie des Amygdala-Hippocampus-Komplexes im Kernspintomogramm als charakteristische Veränderungen bei Demenz vom ALZHEIMER-Typ diskutiert. ***Ther.:*** Eine kausale Therapie ist zzt nicht bekannt. Symptomatisch: Gestaltung des Umfelds u. kognitives Training, Angehörigenberatung, Therapie möglicher depressiver oder paranoider Begleitsymptome. Nach neueren Untersuchungen beeinflussen cholinerg wirksame Substanzen, wie Cholinesteraseinhibitoren (▸Tacrin), den Krankheitsprozess bei einem Teil der Erkrankten. E Alzheimer's disease.

**Am,** $A_m$-Blutgruppe, $A_y$: eine schwache A-Eigenschaft bei Blutgruppe A oder AB.

**AMA:** Abk. für ▸**antimitochondriale Antikörper.** E AMA.

**ama|krine Zelle,** Neurocytus amacrinus, Neuronum amacrinum: kurze Fortsätze besitzende multipolare Nervenzelle in der inneren Körnerschicht der Netzhaut des Auges. Diese Zellen vermitteln – quer assoziierend – Verbindungen zwischen Bahnen von Rezeptoren zu jeweils mehreren hell- u. dunkelaktivierten Ganglienzellen (d. h. zwischen dem sog. B- u. S-System). S. a. ▸rezeptives Feld. E amacrine cell.

**Amal|gam:** *Zahnmedizin* Legierung aus Quecksilber u. anderen Metallen. E amalgam.

**Ama|ni|ta:** *Botanik* Pilz-Gattung [Amanitaceae] mit sehr giftigen Arten. E amanita. – **A. muscaria:** der Fliegenpilz; enthält neben Muscarin die hochtoxische Ibotensäure u. deren Derivat Muscimol; bewirkt 1–2 Std. nach Pilzverzehr Vergiftung: Gastroenteritis, dann Symptome seitens des Zentralnervensystems ähnlich denen der Atropin-Vergiftung. E fly agaric. – **A. pantherina:** der Pantherpilz; seine Wirkungen sind ähnlich denen des Fliegenpilzes. – s. a. ▸Pantherina-Syndrom. E panther agaric. – **A. phalloides:** der grüne Knollenblätterpilz; enthält Amanitine, Muscarin u. Phallotoxine; ruft Vergiftung hervor: nach 8–24 Std. Erbrechen, choleraartige Durchfälle, Leberschädigung, Hämolyse, Kreislaufschwäche u. metabolische ▸Azidose (> 50 % Letalität); wird mit Silibinin (s. u. ▸Silymarin) behandelt. E deadly agaric.

**Amanitine:** hochgiftige, hitzeunempfindliche Polypeptide der ▸Amanita phalloides; z. B. α-Amanitin. Wirken als Blocker der RNS-Polymerase. E amanitins.

**Amantadin:** ein Anti-PARKINSON-Mittel sowie ein Virostaticum gegen Influenza Typ A. E amantadine.

**Amara,** Amara remedia: *Pharmazie* Bittermittel; ▸Bitterstoffe enthaltende pflanzliche Drogen. E bitters.

**Amas|tie:** *Pathologie* angeborenes ein- oder beidseitiges Fehlen der Brustdrüse; evtl. kombiniert mit Brustwarzenmangel (= ▸Athelie). E amastia, amazia.

**Amau|rose, Amaurosis:** die totale Erblindung, d. h. das Fehlen jeglicher Lichtempfindung (auch Unterscheidung von Tag u. Nacht nicht möglich). Angeborene Form tritt auf z. B. bei Augenfehlbildung (auch als tapetoretinale A.), erworbene Form akut einseitig z. B. bei Glaukom, Sehnervverletzung, Embolie der Zentralarterie; beidseitig bei Methylalkohol-Vergiftung, Urämie, Eklampsie. S. a. ▸amaurotisch. E amaurosis. – **A. congenita (Leber):** autosomal-rezessiv vererbt, seltener auch autosomal-dominant. Kongenitale Variante mit fehlender Umweltorientierung, grobschlägigem Nystagmus u. leichter Photophobie sowie okulodigitalem Phänomen als typisches Zeichen angeborener oder frühkindlicher Erblindung. Pupillenreaktionen schwach auslösbar, Erweiterung der Pupillen in der Dunkelheit. Augenhintergrund unauffällig oder kleine weißliche Flecken in der Fundusperipherie, gefolgt von Pigmentierungen im Sinne des Pfeffer-und-Salz-Fundus. Später Bild der Retinopathia pigmentosa, bei fortschreitender Atrophie des Pigmentepithels Bild einer diffusen Aderhautsklerose. Makula ähnlich wie bei der STARGARDT-Dystrophie. Juvenile Variante mit fortschreitendem Verlust der zentralen Sehschärfe im 6.–7. Lj. u. Erblindung im 3. Ljz. Häufig gleichzeitig geistige Defekte, Epilepsie, Mikrozephalie, Skoliose u. Extremitätenfehlbildungen. – **A. fugax:** ein- oder beidseitige passagere Erblindung; bei Einseitigkeit v. a. bei Karotisstenose u. Herzerkrankungen sowie okulärer Migräne, bei Beidseitigkeit vorwiegend durch Migräne oder vertebrobasiläre Insuffizienz verursacht. Im Fall der psychogenen A. f. bleibt die Lichtreaktion erhalten.

**amaurotisch:** blind, erblindet (▸Amaurose). E amaurotic. – **a. Idiotie:** s. u. ▸Idiotie. E a. idiocy. – **a. Katzenauge:** weißlich-gelber oder -grüner Lichtreflex des blinden Auges mit weiter Pupille, bei ▸Retinoblastom oder bei ▸Pseudogliom der Netzhaut. – **a. Pupillenstarre:** Pupillenstarre bei ▸Amaurose. E a. (fixed) pupil.

**Ambenonium:** ein ▸Acetylcholinesterase-Hemmer; ***Anw.*** z. B. zur Therapie der Myasthenia gravis.

**Ambi|dexter:** der »Beidhänder«, Person mit gleicher Geschicklichkeit beider Hände. E ambidextrous person.

**Ambiguitätstoleranz:** die unterschiedlich ausgeprägte Fähigkeit des Individuums, Spannung u. Unsicherheit zu ertragen.

**ambiguus** *(latein.)*: zwischen zweien schwankend, zu zwei... gehörend (z. B. ▸Nucleus ambiguus).

**Ambi|sexualität:** ▸Bisexualität. E (am)bisexuality.

**Ambi|tendenz:** *Psychologie* Ambivalenz des Wollens; unvereinbare gleichzeitige Handlungstendenzen verhindern ein gerichtetes Vorgehen. Äußert sich als Abbrechen begonnener Handlungen, Entschlusslosigkeit etc.; Vorkommen v. a. bei Schizophrenie. E ambitendency.

**Ambi|valenz:** gleichzeitiges Auftreten miteinander unvereinbarer Gefühle; der Zustand ist zumeist bewusst u. quälend. E ambivalence.

**Am|blyomma:** eine Gattung der Schildzecken [Ixodidae]; Überträger der ▸Rickettsia rickettsii u. R. conori.

**Am|bly|opia, Amblyop(s)ie:** angeborene oder erworbene Schwachsichtigkeit, i. e. S. die ohne organischen Augenbefund. E amblyopia. – **A. ex an|iso|metropia:** A. bei unterschiedlichen Augapfellängen. E anisometropic a. – **A. ex an|opsia:** A. durch echte Funktionsausfälle des Auges. – **A. ex non usu:** A. infolge längeren Nichtgebrauchs des Auges, v. a. des schielenden Auges = ▸Schielamblyopie (hierbei wird das störende Doppelbild zentralnervös unterdrückt). – **A., toxische:** A. infolge Netzhaut- oder Sehnervschadens durch exo- oder endogene Gifte wie Alkohol, Methylalkohol, Nicotin, Blei, giftige Stoffwechselprodukte (s. a. ▸Amaurose). E toxic a.

**Amblyo|skop:** stereoskopisches Gerät zur Übungsbehandlung der Schielamblyopie. E amblyoscope.

**Amboss:** *Anatomie* ▸Incus; s. a. ▸Inkud... E ambos, incus.

**Ambo|zeptor:** spezifischer (hämolysierender) Antikörper mit 2 haptophoren Gruppen als Verbindungen zwischen Antigen u. Komplement; bei der ▸Komplementbindungsreaktion handelt es sich um einen Anti-Hammelerythrozyten-Antikörper. E amboceptor.

**Ambroxol:** Sekretolytikum (s. u. ▸Expectorantia). E ambroxol.

**Am|bu-Beutel:** einfaches Beatmungsgerät, bestehend aus einem Raumluft oder Sauerstoff aufnehmenden Beutel u. einem Ventil, das – bei Beutelkompression (= Überdruck) – Lufteinblasung in die Atemwege erlaubt.

**ambulant:** in der Sprechstunde, ohne stationäre Aufnahme erfolgend. – s. a. ▸Ambulanz. E outpatient...

**Ambulanz: 1)** Krankenhausabteilung für die ambulante, d. h. für nichtstationäre ärztliche Versorgung; ▸Ambulatorium. E outpatient department. **2)** Kurzform für Ambulanz- = Krankentransportwagen. E ambulance.

**Ambulatorium:** selbstständige oder krankenhausgebundene Einrichtung zur ärztlichen Untersuchung u. Behandlung Geh- u. Transportfähiger (s. a. ▸Ambulanz). E outpatient clinic.

**Am|bustio:** ▸Verbrennung. E ambustion, burn.

**Ambu-Ventil:** Ventil für ein ▸Narkosesystem für kontrollierte Narkosebeatmung (der Exspirationskanal wird bei respiratorbewirkter Inspiration durch Überdruck geschlossen). Als Ambu-E-Ventil ein auch bei Spontanatmung durch den inspirator. Unterdruck (Sogwirkung) in Bewegung gesetztes Ventil; bei zu hohem Gasdruck glatter Gasdurchfluss.

**AMC:** Abk. für ▸Arthrogryposis **m**ultiplex **c**ongenita.

**AMCHA** *(engl.)* Abk. für 4-**Amino**methyl**c**yclo**h**exancarbonacid: ▸Tranexamsäure.

**Amcinonid:** ein halogeniertes ▸Glucocorticoid zur lokalen Anw. E amcinonide.

**Ameisenlaufen:** *Neurologie* Empfindungsstörung (Par- bzw. ▸Dysästhesie) in Form von Kribbeln; bei Neuritis, vasomotorischen Störungen. E formication.

**Ameisensäure,** HCOOH: farblose ätzende Flüssigkeit, flüchtig, brennbar. ***Anw.*** als Konservierungsmittel, *therap.* als Hautreizmittel (z. B. Spiritus formicarum). – Salze: Formiate; s. a. ▸Form... E formic acid.

**amela|notisch:** *Pathologie* ohne Melanin. E amelanotic. – **a. Tumor:** *Dermatologie* ein nicht pigmentierter Tumor (Neoplasma) des pigmentbildenden Zellsystems; meist eine Variante des malignen ▸Melanoms u. dessen Metastasen. E a. tumor.

**Amelie: 1) Amelia** *(griech. melos = Glied): Pathologie* angeborenes Fehlen einer oder mehrerer Extremitäten; z. B. bei Thalidomid-Embryopathie. E amelia. **2)** *(griech. melos = Ton des Redners):* falsche Sprechgewohnheit, z. B. Diktionsamelie. **3) Ameleia** *(griech. melo = sich sorgen): Psychologie* Apathie. E apathy.

**Amelo|blast** *(altengl. amel = Schmelz):* ▸Adamantoblast. E ameloblast.

**Amelo|blas|tom,** Adamantinom: *Pathologie* fehlbildungsbedingter (dysontogenetischer), epithelialer, teilweise zystischer, rezidivfreudiger Kiefertumor, ausgehend von Resten des undifferenzierten ▸Schmelzorgans; expansives Wachstum. Eine solide, parenchymreichere Geschwulst gleichen Ursprungs ist bösartig u. ähnelt einem Spindelzellsarkom (Ameloblastosarkom). E adamantinoma, ameloblastoma.

**Amelo|blasto|sarkom:** s. u. ▸Ameloblastom. E ameloblastosarcoma.

**Amelo|genesis imperfecta:** erbliche Hypo-/Aplasie u. Unterverkalkung des Zahnschmelzes. E amelogenesis imperfecta.

**Ame|nor|rhö, Amenor|rhoea:** das Nichteintreten (primäre A.) oder Ausbleiben (sekundäre A. = Menostase) der Regelblutung bei der geschlechtsreifen Frau. Wird verursacht durch Entwicklungsstörung (Agenesie, Aplasie, Dysplasie) oder Funktionsstörung der Eierstöcke, durch Fehlen der spezifischen tropen Hypophysenhormone (bei primär örtlicher oder bei sekundärer Störung des Hypophysen-Zwischenhirn-Systems, u. a. bei endokrinen u. bei schweren Allgemeinerkrankungen, als Stress-, Behandlungsfolge) sowie – als uterine A. – durch krankhafte Prozesse der Gebärmutter (Endometritis; ferner nach Abort, Curettage; s. a. ▸ASHERMAN-Syndrom). – Wird je nach Ansprechbarkeit auf eine (diagnostische) Verabfolgung entsprechender Sexualhormone auch unterschieden als »A. I. Grades« u. »A. II. Grades«: bei der erstgradigen A. tritt nach Progesteronstoß eine Entzugsblutung ein (das Endometrium ist hier bereits durch natürlich vorhandene Östrogene verändert; die vegetative Funktion des Ovars ist zumindest partiell intakt, aber es besteht z. B. eine Follikelpersistenz); bei der zweitgradigen A. tritt eine Entzugsblutung nur nach Östrogen- oder Östrogen-Gestagen-Stoß auf (d. h., es besteht eine Störung sowohl der vegetativen als auch der generativen Funktion des Eierstocks). E amenorrhea. – **A., atretische:** traumatisch-atretische A. bei ASHERMAN-Syndrom. – **A., funktionelle:** nicht organisch, sondern hormonal bedingte A., meist als sekundäre A. E functional a. – **A., hyper|gonado|trope:** A. infolge primärer Ovarialinsuffizienz, wobei die Ausscheidung der gonadotropen Hypophysenhormone erhöht ist. E hypergonadotropic. – **A., hypo|gonado|trope:** A. infolge ungenügender Anregung der Eierstöcke durch Hypophysenhormone, also mit verminderter Gonadotropin-Ausscheidung. E hypogonadotropic a. – **A., physiologische:** A. vor der Menarche bzw. nach der Menopause sowie während der Schwangerschaft u. während der Stillzeit (= Laktationsamenorrhö). E physiologic a. – **A., primäre:** A. über das 18. Lj. hinaus, u. zwar meist aus organischer Ursache (z. B. infolge Aplasie der Eierstöcke oder der Gebärmutter, bei Gonadendysgenesie). E primary a. – **A., sekundäre:** vorwiegend funktionelle A. als Ausbleiben der Menstruation von mehr als 4-monatiger Dauer. E secondary a. – **A. spuria,** Pseudoamenorrhö: scheinbare A. bei ▸Gynatresie. – **A. traumatica:** die atretische A. E traumatic a.

**Amentia, amentielles Syndrom:** *Psychologie* als symptomatische Psychose oder als Psychosyndrom vorkommendes akutes halluzinatorisches Irresein mit Zusammenhangslosigkeit (Inkohärenz) des Denkens, Ratlosigkeit, Desorientiertheit, Illusionen, evtl. auch mit sekundären Wahnideen (= **A. paranoides**), motorischer Unruhe (= **A. agitata**) oder Stupor (= **A. attonita**); evtl. mit Übergang in ein Delir. – Ferner als alkoholische A. eine Leichtform der Alkoholpsychose (ohne wesentliche Delirsymptome). E amentia.

**Amerikanische Enzephalitis,** St.-Louis-Enzephalitis: eine in Nordamerika vorkommende ▸Virusenzephalitis durch das gleichnamige ARBO-Virus B, das v. a. durch Culex-Stechmücken übertragen wird. Inkubationszeit: 4–21 Tage. – Das Virus gibt serologische Kreuzreaktionen mit den zum St.-Louis-Komplex gehörigen Viren. E St. Louis encephalitis (SLE).

**Amerikanischer Hakenwurm:** ▸Necator americanus. E American hookworm.

**Amerikanisches Fieber:** **1)** das durch Zecken übertragene Rückfallfieber durch Borrelia hermsii. **2)** ▸Felsengebirgsfleckfieber. **3)** ▸BRILL-Krankheit.

**Ames-Test** (BRUCE N. A., geb. 1928, Molekularbiologe, Berkeley): Test zur Feststellung der mutagenen Wirkung von Substanzen; wird an Mikroorganismen (z. B. Salmonella typhimurium) bzw. Zell- u. Gewebekulturen durchgeführt; dient auch dem Nachweis der kanzerogenen Wirkung eines Stoffes. E Ames assay.

**Amethopterin:** ▸Methotrexat. E amethopterin.

**Ame|tropie:** Fehlsichtigkeit infolge Brechungsanomalie (Refraktionsanomalie) des Auges. Parallel einfallende Lichtstrahlen werden bei entspannter Akkommodation nicht punktuell auf der Netzhaut vereinigt (Abb.). Vork. als Achsen-A. (s. a. ▸Achsenmyopie, ▸Achsenhyperopie) oder als Brechungs-A. (Krümmungs-, Index-A.). S. a. ▸Astigmatismus, ▸Aphakie. E ametropia.

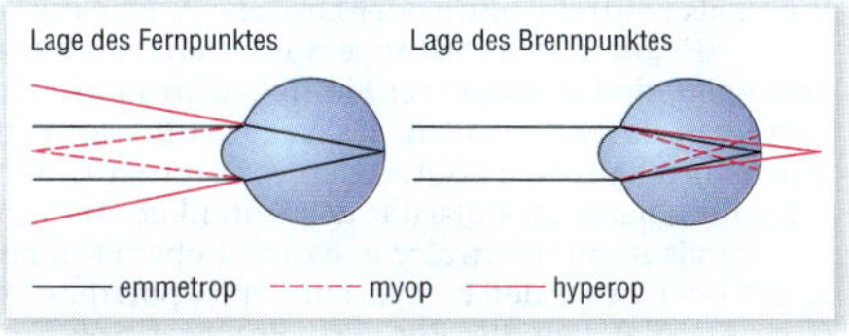


**Ametropie.** [469]

**Ameziniummetilsulfat:** ein indirektes ▸Sympathomimetikum; ***Anw.*** als Antihypotonikum. E amezinium metilsulfate.

**Amfepramon:** ein indirektes ▸Sympathomimetikum; ***Anw.*** als Appetitzügler. E amfepramone.

**Amfetaminil:** ein Psychoanaleptikum; Abkömmling des ▸Amphetamins; ***Anw.*** bei Narkolepsie. E amfetaminil.

**AMG:** Abk. für ▸Arzneimittelgesetz.

**AMH,** Abk. für Anti-MÜLLER-Hormon: s. u. ▸Geschlechtsentwicklung.

**Amid:** **1)** Derivat des Ammoniaks ($NH_3$), dessen H-Atome durch Metall oder ein Radikal einer organischen Säure ersetzt sind (= anorganisches oder Metall-A. bzw. organisches = Säure-A.). Je nach Ersatz von 1, 2 oder 3 H-Atomen als primäres, sekundäres u. tertiäres A. bezeichnet. Als therapeutisch wichtige Amide z. B. die Sulfonamide. **2)** Bez. für das freie $NH_2^-$-Ion (wird in anorganischen Verbindungen in Ligandenfunktion als »Amido-« bezeichnet). E amide.

**Ami|da|se:** *Enzymologie* eine die Säureamidbindung in Monocarbonsäureamiden spaltende Hydrolase; ▸Desamidasen. – s. a. ▸Aminase. E amidase.

**Amid|basen:** s. u. ▸Amine. E amide bases.

**Amido...:** s. u. ▸Amid (2).

**Amidotrizoesäure:** jodhaltiges Röntgenkontrastmittel; ***Anw.*** v. a. zur Darstellung des Magen-Darm-Traktes u. der Harnwege. E amidotrizoate.

**Amifostin:** ein Radioprotektor u. Zytoprotektivum; ***Anw.*** im Rahmen einer Chemother. mit Cisplatin u. Cyclophosphamid sowie bei Strahlenther. von Kopf-Hals-Tumoren. E amifostine.

**Amikacin:** ein ▸Aminoglykosid-Antibiotikum; halbsynthetisches Kanamycin-Derivat. E amikacin.

**Ami|kro|biose, intestinale:** Fehlen der normalen Darmflora nach Einnahme von Antibiotika; mit Symptomen der ▸Dysbakterie (Meteorismus, enteritische Stühle); Gefahr der Soor-Infektion u. der pseudomembranösen Colitis. E intestinal amicrobiosis.

**Ami|kro|nen:** ultramikroskopisch nicht mehr einzeln erkennbare (»amikroskopische«) Teilchen der Größe < nm. E submicroscopic corpuscles.

**Amilomer:** biologisch abbaubare verätherte Stärke; Adjuvans bei der intraarteriellen Zytostatika-Ther. von Lebertumoren; intraarterielle ***Anw.*** zur Kurzzeitokklusion, dadurch Anreicherung des Zytostatikums im Tumorgewebe. E amilomer.

**Amilorid:** ein kaliumsparendes ▸Diuretikum. E amiloride.

**Ami|mie:** *Neurologie* **1)** mimische Unbewegtheit infolge Beeinträchtigung der extrapyramidalen Motorik (= **motorische** = **ataktische A.**; z. B. als »Maskengesicht« beim PARKINSON-Syndrom meist kombiniert mit A- oder Hypokinese, s. a. ▸Hypomimie). **2)** Verlust der Mienen- u. Gebärdensprache u. deren Verständnis bei Aphasia totalis (= **sensorische A.**). E amimia.

**A|min:** ▸Amine. E amine.

**Ami|na|se:** Enzym als Katalysator für die Spaltung von Aminen. E aminase.

**Amin|diabetes:** ▸Cystinose. E amine diabetes.

**Amine:** basische, Stickstoff enthaltende Verbindungen. Ableitbar vom Ammoniak ($NH_3$) durch Ersatz von H-Atomen durch Alkyl- oder/u. Arylgruppen, d. h. als aliphatische bzw. aromatische bzw. gemischte Amine. Unterschieden als Mono- u. Diamine (mit 1 bzw. 2 Amingruppen im Molekül) sowie als primäre ($R{\cdot}NH_2$; »Amidbasen«; geben Isonitril-Reaktion), sekundäre ($R_1R_2{=}NH$; »Imidbasen«; bilden Nitrosamine) u. tertiäre Amine ($R_1R_2R_3{\equiv}N$; »Nitrilbasen«; geben keine $HNO_2$-Reaktion). Sie kommen bei Pflanzen, Tieren u. dem Menschen natürlich vor (**biogene A.**). Besitzen große physiologische Bedeutung, z. B. als Gewebshormone, Transmethylierungspartner, Transmitter. Ferner Decarboxylierungs- u. Hydroxylierungsprodukte von Aminosäuren. Ihre intermediäre Entgiftung erfolgt durch Desaminierung (v. a. mittels Aminoxidase). Wichtige Vertreter dieser Gruppe sind z. B. Catecholamine, Glycin-Betain, Histamin, Cadaverin, Carnitin, Melatonin, Mescalin, Putrescin, Serin, Serotonin, Spermin, Tryptamin, Tyramin. Synthetische oder bei starkem Erhitzen von eiweißhaltigen Lebensmitteln entstehende **aromatische A.** bzw. deren Folgeprodukte können als ▸Karzinogene wirken (s. a. ▸Aminokrebs). E amines.

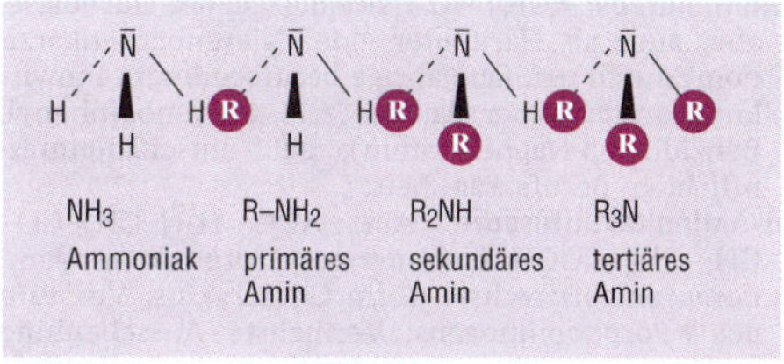


**Amine:** Darstellung der Aminbildung aus dem »Dipolmolekül Ammoniak«. [553]

**Amino...:** die Aminogruppe »-$NH_2$« in organisch-chemischen Verbindungen. S. a. ▸Amido...

**Amino|acid|urie:** ▸Hyperaminoazidurie.

**Amino|acy|lase:** eine N-Acyl-L-Aminosäuren spaltende Hydrolase (v. a. in der Niere). E aminoacylase.

**Amino|acyl-tRNS-Synthe|tasen:** zytoplasmatische Enzyme, die Aminosäuren aktivieren u. diese auf eine für sie spezifische tRNS übertragen. E aminoacyl-tRNA-synthetases.

**Amino|äthanol:** Äthanolamin (▸Colamin). E aminoethanol.

**Amino|azid|urie:** ▸Hyperaminoazidurie. E aminoaciduria.

**4-Amino|benzoe|säure,** Paraaminobenzoesäure, Abk. PAB(A): verbreiteter Naturstoff, der als Folsäurebaustein Wachstumsfaktor vieler Mikroorganismen u. intermediär durch strukturanaloge ▸Sulfonamide verdrängbar ist. Ausgangsstoff für Lokalanästhetika (z. B. Procain), Arzneimittel (aufgrund einer antifibrotischen Wirkung ***Anw.*** bei Sklerodermie u. Induratio penis plastica), Lichtschutzstoffe (Ester) u. Konservierungsmittel. E para-aminobenzoic acid.

**γ-Amino-n-buttersäure,** Gammaaminobuttersäure, $H_2N{\cdot}(CH_2)_3{\cdot}COOH$, Abk. GABA, Piperidinsäure: ein pflanzlicher Naturstoff; beim Menschen als Decarboxylierungsprodukt der Glutaminsäure; entfaltet an ZNS-Synapsen blockierende Wirkung (ist ein inhibitorischer ▸Neurotransmitter). Ihre Bildung erfolgt im γ-Aminobutyratweg, einem Nebenweg des Citratzyklus, in dem – v.a. im Gehirn – aus dem diesem Zyklus entstammenden α-Ketoglutarat Glutamat u. γ-Aminobutyrat u. schließlich Succinat gebildet werden. E gamma-aminobutyric acid.

**ε-Aminocapronsäure,** Epsilonaminokapronsäure: *Pharmazie* synthetische Aminosäure mit antifibrinolytischer Wirksamkeit (obsolet); ***Wirkung:*** hemmt die Umwandlung von Profibrinolysin in Fibrinolysin. E ε-aminocaproic acid.

**8-Amino|chinoline:** Malariamittel, z.B. ▸Primaquin.

**Amino|essig|säure:** ▸Glycin. E aminoacetic acid.

**Aminoglutethimid:** zytostatisch wirkendes ▸Antiöstrogen (Aromatasehemmer); ***Anw.*** bei metastasierendem Mammakarzinom u. Cushing-Syndrom durch Tumoren der Nebenniere. E aminoglutethimide.

**Aminoglykosid-Antibio|tica, -tika:** ▸Antibiotika mit meist breitem Wirkungsspektrum (jedoch Lücken bei Streptokokken u. Anaerobiern). ***Aufbau:*** bestehend aus Streptamin u. glykosidisch daran gebundenem Glucosamin, Ribose, Kanosamin etc. ***Wirkst.:*** z.B. Amikacin, Gentamicin, Kanamycin, Neomycin, Netilmycin, Streptomycin, Tobramycin. ***NW:*** Nephrotoxizität (meist reversibel), Ototoxizität (meist irreversibel); selten neuromuskuläre Blockade, Blutbildveränderungen. E aminoglycoside antibiotics.

**Amino|gruppe:** s.u. ▸Amino... E amino group.

**p-Amino|hippur|säure,** Paraaminohippursäure, Abk. PAH: eine in Form eines Natriumsalzes in gepufferter Lsg. (20 %ig) i.v. gut verträgliche, bei Plasmakonzentrationen von < 3 mg % vollständig mit dem Harn ausgeschiedene (u. photometrisch erfassbare) Clearance-Substanz zur funktionellen Nierendiagnostik. E para-aminohippuric acid.

**Amino|krebs:** ▸Urothelkarzinom (v.a. der Harnblase, aber auch als Harnleiter- oder Nierenbeckenkarzinom) durch ggf. langjährige berufsbedingte Einwirkung aromatischer Amine (z.B. 4-Aminobiphenyl, Benzidin, β-Naphthylamin); ggf. entschädigungspflichtige Berufskrankheit.

**δ-Amino|lävulin|säure,** Abk. ALA, $H_2N{-}CH_2{-}CO{-}CH_2{-}CH_2{-}COOH$: ein Intermediärprodukt im Aminosäurenstoffwechsel u. im Citratzyklus; Vorstufe des ▸Porphobilinogens. Vermehrte Ausscheidung im Harn (**δ-Aminolävulinazidurie**) ist empfindlichster Indikator der ▸Bleivergiftung sowie der akuten intermittierenden Porphyrie u. exzessiv bei der Porphyrie infolge A.-Dehydratase-Defekts; spielt als photodynamisch wirksame Substanz bei der ▸Tumor-Fluoreszenz eine Rolle; s.a. ▸Photofluoreszenz. E δ-aminolevulinic acid, ALA.

**p-Amino|methyl|benzoe|säure,** Abk. PAMBA: ein ▸Antifibrinolytikum. E para-aminomethylbenzoic acid.

**Aminopenicilline:** Penicillinderivate (s.u. ▸Penicillin) mit erweitertem Wirkungsspektrum (auch gegen gramnegative Bakterien wirksam). ***Wirkst.:*** z.B. Ampicillin, Amoxicillin. E amino(benzyl)penicillins.

**Amino|pepti|dase:** *Enzymologie* **1)** eine Tripeptide spaltende Hydrolase. Vermehrte Aktivität nachweisbar in der Gelenkschmiere bei Arthropathien. **2)** eine Polypeptidase, die – $Mg^{2+}$- bzw. $Mn^{2+}$-obligat – Di-, Tri- u. Polypeptide (u. Proteine) vom freien Amino-Ende her spaltet. E aminopeptidase.

**Aminophyllin:** EDTA-Salz des ▸Theophyllins. E aminophylline.

**α-Amino|propion|säure:** *Biochemie* ▸Alanin. E alpha-aminopropionic acid.

**Aminopterin:** zytostatisch wirksamer ▸Folsäure-Antagonist (obsolet). ***NW:*** kann, z.B. illegal als Abortivum angewandt, zur ▸Embryopathie (**A.-Embryopathie**) führen. E aminopterin.

**Amino|purine:** $NH_2$-Derivate der ▸Purine, z.B. ▸Adenin u. ▸Guanin. E aminopurines.

**Aminoquinurid:** ein ▸Antiseptikum; ***Anw.*** als Mund- u. Rachentherapeutikum. E aminoquinuride.

**Amino|säuren,** Abk. AS: frei oder gebunden (als Eiweißbaustein) vorkommende, mit einer Aminogruppe substituierte aliphatische Carbonsäuren u. aromatische Säuren. Die natürlichen A. tragen die Aminogruppe allgemein an dem der endständigen Carboxylgruppe nächsten C-Atom, dem »α-C-Atom« (sind also Alphaaminocarbonsäuren = α-Aminosäuren), seltener an einer weiter entfernten Position (z.B. als β-Alanin, γ-Aminobuttersäure) u. haben die L-Konfiguration (die unnatürlichen sind D-konfiguriert); s.a. Tab. (mit Symbolen der Säuren in Klammern). Die α-Aminosäuren stellen insgesamt als Peptid- u. Proteinbausteine (d.h. als proteinogene A.) eine für die Körpersubstanz, aber auch für den Intermediärstoffwechsel wichtige Stoffgruppe dar. Sie werden unterschieden z.B. nach dem isoelektrischen Punkt als neutrale, saure oder basische A. (die mit je einer $NH_2^-$- u. $COOH^-$-Gruppe sind amphoter; ihre Lösungen sind Ampholyte: Sie liegen in neutralen Lösungen als Zwitterionen, in saurem Milieu als Kationen, im alkalischen als Anionen vor); ferner Unterscheidung nach der Polarität der Seitenketten (SK), u. zwar als A. mit neutraler u. hydrophober (= unpolarer) oder neutraler u. hydrophiler (= polarer) SK (Gly, Ala, Val, Leu, Ile, Phe, Try, Pro, Met bzw. Ser, Thr, Tyr, Cys-SH, Asn, Gln [Tab., dort Code]), als A. mit saurer u. hydrophiler SK (Asp, Glu) oder mit basischer u. hydrophiler SK (Lys, Arg, His). Nach Stoffwechselbesonderheiten werden unterschieden **keto|plastische** (Ketokörper bildend; Ile, Leu, Phe, Tyr) bzw. aketoplastische A. (Try, Lys) sowie **glukoplastische**, d.h. in Zucker umwandelbare = metabolisierbare (Ala, Arg, Asp, Glu, Hypro, Pro, Ser, Val, Cys-S) bzw. aglukoplastische A. (Try, Lys); nach Biosynthese-Aspekten werden unterschieden nichtessentielle u. **essentielle A.** (Letztere sind die unentbehrlichen, da nicht durch körpereigene Biosynthese ersetzbaren; sind daher ausreichend zuzuführen; es sind dies Ile, Leu, Lys, Met, Phe, Thr, Try, Val; bedingt auch Arg, His). – Die Konzentration im Blut (Plasma) beträgt 3 mmol/l; sie werden in den Primärharn ausgeschieden, jedoch im proximalen Tubulus contortus durch – zumeist Natrium-abhängige – Aminosäuren-Transportsysteme (»Natrium-Aminosäuren-Symport«) gegen Konzentrationsgradienten rückresorbiert u. dann in das Blut zurückgebracht; ähnliches Transportsystem auch im Darm. – Bei exo- oder endogenem Mangel, also z.B. bei eiweißarmer Ernährung bzw. bei Krankheiten mit Eiweißverlusten durch Proteinurie oder durch Aminoazidurie, ist die Leber das kritische Organ (reagiert am empfindlichsten auf die Mangelsituation). Der Abbau (Katabolismus) der nicht für den Aufbau von Eiweiß

| | | | |
|---|---|---|---|
| Alanin | (Ala; A) | Leucin | (Leu; L) |
| Arginin | (Arg; R) | Lysin | (Lys; K) |
| Asparagin | (Asn; N) | Methionin | (Met; M) |
| Aspartat | (Asp; D) | Phenylalanin | (Phe; F) |
| Cystein | (Cys; C) | Prolin | (Pro; P) |
| Glutamin | (Gln; Q) | Serin | (Ser; S) |
| Glutamat | (Glu; E) | Threonin | (Thr; T) |
| Glycin | (Gly; G) | Tryptophan | (Try; Trp; W) |
| Histidin | (His; H) | Tyrosin | (Tyr; Y) |
| Isoleucin | (Ile[u]; I) | Valin | (Val; V) |

**α-Aminosäuren:** als Bausteine der Proteine (einschl. Code-Abkürzungen).

benötigten, sich im »Aminosäurenpool« der Zelle ansammelnden, dem Eiweißabbau (Proteolyse) oder der Eiweißbiosynthese entstammenden Aminosäuren erfolgt v.a. durch Transaminierung u. oxidative Desaminierung zu Ketosäuren u. durch Decarboxylierung. E amino acids.

**Amịnosäurendiabetes:** ▸Cystinose. E amino acid diabetes.

**Amịnosäurensequenz,** Primärstruktur: *Biochemie* die Aufeinanderfolge der miteinander durch Peptidbindungen verknüpften Aminosäuren (bzw. deren Reste). Diese unverzweigten Ketten (Polypeptidketten) bilden die Grundstruktur der Eiweißmoleküle. – s.a. ▸Code, genetischer, ▸Eiweißstruktur. E amino acid sequence.

**5-Aminosalicỵlsäure:** ▸Mesalazin. E 5-aminosalicylic acid.

**p-Aminosalicylsäure,** Paraaminosalicylsäure, Abk. PAS: ein perorales ▸Antituberculoticum; hemmt das Wachstum von Mycobacterium tuberculosis. E para-aminosalicylic acid.

**21-Aminosteroide:** ▸Lazaroide. E 21-aminosteroids.

**Amịno|zucker:** Monosaccharide mit einer – meist acetylierten – Aminogruppe als Ersatz einer Hydroxylgruppe, z.B. Glucosamin, Galaktosamin, Neuraminsäure. – Acetylierte A. sind Bestandteile von Glykolipiden, -proteinen u. Polysacchariden. E amino sugars.

**Amin|urịe:** ▸Hyperaminoazidurie. E aminuria.

**Amiodarọn:** ▸Antiarrhythmikum der Klasse III mit selektiv verlängernder Wirkung auf die Aktionspotentialdauer. ***Anw.:*** v.a. supraventrikuläre u. ventrikuläre Arrhythmien. ***NW:*** bei fast allen Pat. Hornhautablagerungen, gelegentlich Photosensibilität, Schilddrüsenfunktionsstörungen, Pneumonie etc., daher strenge Indikationsstellung. E amiodarone.

**Amisulpirid:** ein atypisches ▸Neuroleptikum. E amisulpride.

**A|mi|tọ|se:** (FLEMMING 1882) die direkte (= »amitotische«) Zellteilung. Erfolgt unter hantelförmiger Durchschnürung des Zellkerns in der Äquatorialebene u. – im Gegensatz zur ▸Mitose – ohne Ausbildung einer Teilungsspindel (u. ohne Sichtbarwerden der Chromosomen). Meist ohne Zellleibteilung. E amitosis.

**Amitriptylịn:** ein trizyklisches ▸Antidepressivum. E amitriptyline.

**Amitriptylinoxid:** ein trizyklisches ▸Antidepressivum. E amitriptylinoxide.

**AML:** Abk. für **a**kute **m**yeloische ▸Leukämie.

**Amlodipin:** ein ▸Calciumantagonist vom Nifedipin-Typ. E amlodipine.

**Ạmme:** Frau, die – gegen Entgelt – fremde Kinder stillt; i.w.S. jede Frauenmilchspenderin. E wetnurse.

**Ạmmen|wachstum:** *Bakteriologie* das bei Haemophilus influenzae in Mischkolonien zu beobachtende stärkere Wachstum in der Nähe bestimmter anderer Erreger (z.B. Staphylococcus aureus). E satellitism.

**AMMḶ,** Abk. für **a**kute **m**yelo**m**onozytäre **L**eukämie: Form der akuten myeloischen ▸Leukämie. E AMML.

**Am|mo|ni|ạk:** $NH_3$; farbloses, stechend riechendes, Tränenfluss u. Schleimhautreizung auslösendes, in hoher Konzentration tödliches Gas (krampfauslösendes Zellgift). Ist leicht löslich in Wasser unter Bildung von ▸Ammoniumionen (Formel) u. kommt v.a. so (97,5 %) beim Menschen in geringer Konzentration (< 95 µg/dl im Plasma; s.a. ▸Hyperammonämie) vor. Es entstammt dem Abbau der Eiweißkörper bzw. Aminosäuren, Purin- u. Pyrimidinbasen der Nucleinsäuren sowie der biogenen Amine. Wird in der Niere aus Glutaminsäure u. Glycin gebildet u. in den Harn ausgeschieden. Die Entgiftung des dem Stoffwechsel entstammenden sowie des aus dem Darm (als bakterielles Zersetzungsprodukt N-haltiger Substanzen) resorbierten Ammoniaks erfolgt in der Leber durch Bildung von ▸Harnstoff (Harnstoffzyklus). – *toxik* Bei Ammoniakvergiftung (meist gewerblich inhalativ) kommt es zu schwerer Reizung der Atemwege, Augenentzündung, Speichelfluss, evtl. auch zu blutigem Auswurf, Pneumonie u. Lungenödem, Erbrechen, aber auch zu Spätschäden (u.a. Hornhauttrübung, Katarakt, Gehörschaden); bei sehr konzentrierten Gasmengen evtl. Schocktod. – s.a. ▸ammoniakalisch. E ammonia.

**ammonia|kạlisch:** Ammoniak betreffend, nach Ammoniak riechend, basisch reagierend. E ammoniacal. – **a. Enzephalo|pathịe:** ▸hepatozerebrales Syndrom. E hyperammonemic encephalopathy. – **a. Harngärung:** bakterielle Zersetzung des Harnstoffes im Urin zu Kohlendioxid u. Ammoniak, u. zwar vorwiegend als Urease-Reaktion; sie setzt bei Zystitis etc. evtl. bereits im Körper ein (dabei wird im Harnsediment Tripelphosphat nachweisbar).

**Ammọniak|vergiftung:** s.u. ▸Ammoniak (*toxik*). E ammonia poisoning.

**Am|mo|nio|genẹse:** die Bildung von Ammoniumionen aus ▸Ammoniak. E ammoniogenesis.

**Am|mọ|nium,** Ammonium-Ion: das beim Lösen von ▸Ammoniak ($NH_3$) in Wasser entstehende $NH_4^+$-Ion (s. Formel). E ammonium. – **A. chlo|rạtum,** $NH_4Cl$: Salmiak; ***Anw.*** als schleimlösendes Expektorans in Mixtura solvens, Salmiakpastillen etc., ferner zur Harn- u. Blutsäuerung. E a. chloride.

**Ammonium**

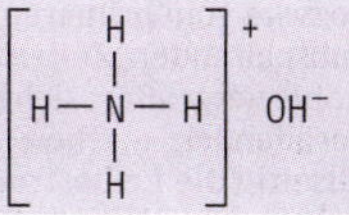

**Ammonium.**

**Ammọniumbasen, quartạ̈re:** stickstoffhaltige organische Verbindungen mit 4 Alkyl-gebundenen Stickstoff-Wertigkeiten, sog. »Oniumverbindungen«. Zahlreiche natürliche u. synthet. ***Wirkst.:*** z.B. (Acetyl-)Cholin, Muscarin, Curare-ähnliche Relaxanzien, Ganglienblocker, i.w.S. auch Betaine, synthetische oberflächenaktive quartäre bzw. tertiäre **Ammoniumverbindungen** (Invertseifen, z.B. Benzalkoniumchlorid). E quaternary ammonium bases.

**Ammonium|bitumino|sulfonat:** bei Temperaturen unter 120 °C sulfoniertes Schieferöl, das aus hochschwefelhaltigem bituminösem Schiefer gewonnen u. mit Ammoniak neutralisiert wird; ***Anw.*** als Dermatikum (10–20 %ige Zubereitung) u. Antiphlogistikum (mindestens 50 %ige Zubereitung). E sulfonated shale oil. – **A., hell:** wie A., jedoch bei Temperaturen unter 35 °C sulfoniert; ***Anw.*** als Dermatikum. E pale s. s. o.

**Ammoniumchlorid:** ▸Ammonium chloratum.

**Ạmmons|falte:** *Anatomie* ▸Uncus gyri hippocampi.

**Ạmmonshorn|sklerose:** *Pathologie* die bei idiopathischer Temporallappenepilepsie gelegentlich vorkommende ▸Sklerose des Hippocampus. Verkleinerung des Pes hippocampi (**Ammonshorn**) durch ischämiebedingte Gliawucherung. E Ammon's horn sclerosis.

**Ạm|mo|therapie:** ▸Psammotherapie.

**ẠMN,** Abk. für **A**dreno**m**yelo**n**europathie: s.u. ▸Adrenoleukodystrophie.

**A|mnẹ|sia, Amnesie:** zeitlich begrenzte, teilweise bis totale, evtl. von Konfabulationen ausgefüllte Erinnerungslücke. E amnesia. – **A., antero|grạde:** A. für die erste Zeit nach Rückkehr des Bewusstseins. E anterograde a. – **A., hysterische:** auch katathyme A.; Vergessen durch unbewusste psychische Vorgänge; betrifft gewöhnlich nur bestimmte Ereignisse oder Personen, während alles andere gut behalten wird. Der Betroffene kann sich z.B. an alle Einzelheiten eines Ereignisses erinnern, hat jedoch die Anwesenheit der für ihn wichtigsten Person vergessen. E catathyme a. – **A., kon|grạde:** A. für die Dauer der Bewusstlosigkeit. – **A., post|hypnọtische:** vom Hypnotiseur für die Hypnoseerlebnisse suggerierte A. E posthypnotic a. – **A., psycho|gẹne:** A. als »Verdrängung« bestimmter Erlebnisse ins Unterbewusste. E psychogenic a. – **A., retro|grade,** retroaktive A.: A. für einen Zeitabschnitt vor dem auslösenden Ereignis (z.B. vor Commotio u. Contusio cerebri, einem epileptischen Anfall). E retrograde a. – **A., trans|iente globale:** A. nach plötzlich auftretender Störung von Merkfähigkeit u. Kurzzeitgedächtnis; gehäuft nach körperlicher Anstrengung.

**amnes|tisch:** auf ▸Amnesie bezüglich. – **a. Attacke, a. Episode:** anfallsartig auftretende, zeitlich streng begrenzte ▸Amnesie, meist als Ausdruck einer flüchtigen Ischämie im Versorgungsbereich der A. cerebri posterior. Bisweilen schwer von psychomotorischen (komplex fokalen) Anfällen zu differenzieren. – **a. Syndrom:** ▸KORSAKOW-Syndrom. E amnestic syndrome.

**Am|nio|graphie:** *Röntgenologie* intrauterine Kontrendarstellung des Fetus u. der Plazenta nach Injektion eines Röntgenkontrastmittels in die Amnionhöhle (s.a. ▸Amniozentese). E amniography.

**Am|ni|on, Amnios,** Schafhaut: *Embryologie* die dünne, gefäßlose innere Eihaut als Teil der Fruchthülle (▸Fruchtblase) der Amnioten. Beim Menschen als Spaltamnion, entstanden aus sich am embryonalen Pol der Blastozyste vom primären Ektoderm des Embryoblasten abspaltenden Zellen. Die von ihm umschlossene Höhle vergrößert sich sehr schnell zu Lasten der – verödenden – Chorionhöhle u. umgibt schließlich allseitig die Leibesfrucht. Sein fruchtseitiges, einschichtiges Epithel sondert die Amnionflüssigkeit ab (= Fruchtwasser; eine alkalische, gelbliche, klare, später durch »Fruchtschmiere« u. Haare trübe Flüssigkeit [bis zu 2 l], die der Leibesfrucht Schutz u. freie Entfaltungsmöglichkeit in der Gebärmutter bietet u. dem extraplazentaren Kreislauf dient; s.a. ▸Fruchtwasserembolie). – Wird frühzeitig vom Ektoderm (s.a. ▸Trophoblast) überzogen; bildet als Amnionscheide den Epithelüberzug des reifen Nabelstranges, der gelegentlich auf die Nabelumgebung übergreift (= Amnionnabel als Nabelschnuranomalie). – s.a. ▸Trophoblast (Abb.). E amnion.

**Amnion|auffüllung:** Instillation einer Elektrolytlösung in die Fruchtblase bei Verminderung des Fruchtwassers. E amniotic fluid instillation.

**Amnion|flüssigkeit:** Fruchtwasser (s.u. ▸Amnion). E amniotic fluid.

**Amnion|höhle:** s.u. ▸Amnion. E amniotic cavity.

**Amnion|infektionssyndrom,** Abk. AIS: endogene prä- u. subpartale Infektion der Fruchthöhle u. ihres Inhalts ab der 24. Schwangerschaftswoche. Akuter Gefahrenzustand für Mutter u. Kind. ***Ätiol.:*** meist aszendierende Infektion durch aerobe u. anaerobe Bakterien; auch Mykoplasmen, Chlamydien. Risikofaktoren sind u.a. Zervixinsuffizienz, vorzeitiger Blasensprung, vorzeitige Wehen, protrahierter Geburtsverlauf, Urogenitalinfektionen. ***Klinik:*** Fieber, Tachykardie (Mutter u. Kind). ***Diagn.:*** C-reaktives Protein, Leukozytose im Blut, CTG, mikrobiol. Diagn. (Abstriche, Blutkultur, Amniozentese). ***Ther.:*** hoch dosierte Antibiotikagabe, baldige Entbindung. ***Kompl.:*** lokale u. systemische Ausbreitung über Plazenta (Myo- u. Endometritis, Peritonitis, septischer Schock mit Verbrauchskoagulopathie, Meningitis der Mutter) u. Übergreifen auf das Kind. E amniotic infection syndrome.

**Am|nio|ni|tis:** Amnionentzündung im Rahmen eines ▸Amnioninfektionssyndroms. E amnionitis.

**Amnion|nabel:** s.u. ▸Amnion.

**Amnion|scheide:** s.u. ▸Amnion.

**Amnio|skop:** ▸Endoskop zur ▸Amnioskopie. E amnioscope.

**Amnio|skopie:** *Gynäkologie* die Betrachtung (»Spiegelung«) der stehenden Fruchtblase in der Spätphase einer ▸Risikoschwangerschaft mittels eines durch den Zervikalkanal der Gebärmutter eingeführten Amnioskops; hierbei ist z.B. bei Anoxie Mekonium, bei Erythroblastose eine Grünfärbung erkennbar. E amnioscopy.

**amniotic fluid index** *(engl.):* ▸AFI (1).

**amniotic fluid instillation** *(engl.)* Abk. AFI: ▸Amnionauffüllung.

**amniotische Stränge,** SIMONART-Bänder: *Pathologie* bindegewebige Stränge, entstanden durch Dehnung von Verwachsungen zwischen Amnion u. der Oberfläche der Frucht (meist infolge Fruchtwassermangels). Verursachen Hautdefekte (sog. **amniotische Schnürfurchen**), evtl. sogar teilweise Gliedamputationen. E amniotic bands.

**Amnio|tomie:** *Geburtshilfe* instrumentelle ▸Blasensprengung. E amniotomy.

**Amnio|zele:** ▸Omphalozele. E amniocele.

**Amnio|zentese:** Punktion der Fruchtblase. Erfolgt unter Ultraschallkontrolle durch die Bauchdecken (Abb.) oder aber durch das hintere Scheidengewölbe (posterofornikale A.) bzw. mit Amnioskop vom Gebärmutterhalskanal aus. Dient zur Fruchtwasserentnahme für die ▸Fruchtwasserdiagnostik, v.a. zur Gewinnung kindlicher Zellen für die ▸pränatale Diagnostik. E amniocentesis.

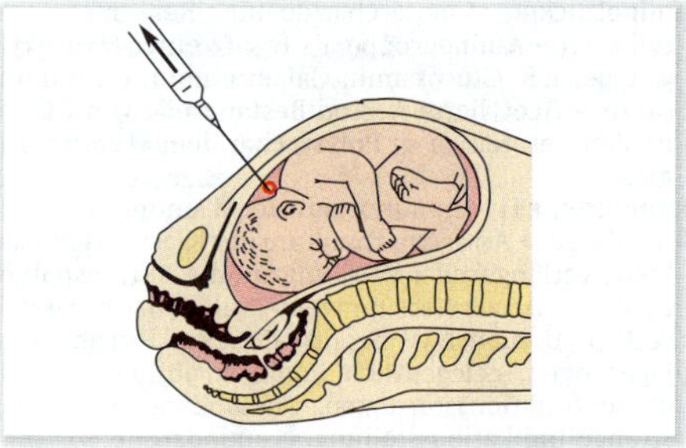

**Amniozentese.** [218]

**A-Mode:** auf der Basis der Amplitudenmodulation arbeitendes bildgebendes Verfahren der ▸Ultraschalldiagnostik. E A-mode.

**Amoe|ba, Amöbe:** einzelliger Parasit (▸Protozoen [Amoebida, Rhizopoda]), gekennzeichnet durch das Fehlen einer festen Gestalt, Fortbewegung u. Nahrungsaufnahme durch Zellplasmaausstülpungen (»Scheinfüßchen« = ▸Pseudopodien), Fortpflanzung durch Teilung (z.T. mit Bildung zystischer Dauerformen). Primärer Vermehrungsort (bei pathogenen Arten = Angriffsort) ist der Darmtrakt. Der Gattung gehören z.T. endokommensale (▸Kommensalen) u. darmparasitäre Arten an, die meist apathogen (z.B. Dientamoeba, Endolimax), z.T. aber auch krankheitserregend sind (z.B. ▸Entamoeba histolytica). E Amoeba, ameba.

**Amöben|abszess,** tropischer Abszess: meist einzelner, bei Amöbenbefall metastatisch entstandener Abszess. Häufig ist der rechte Leberlappen befallen, seltener Gehirn oder Lungen. ***Diagn.:*** Ultraschall, CT,

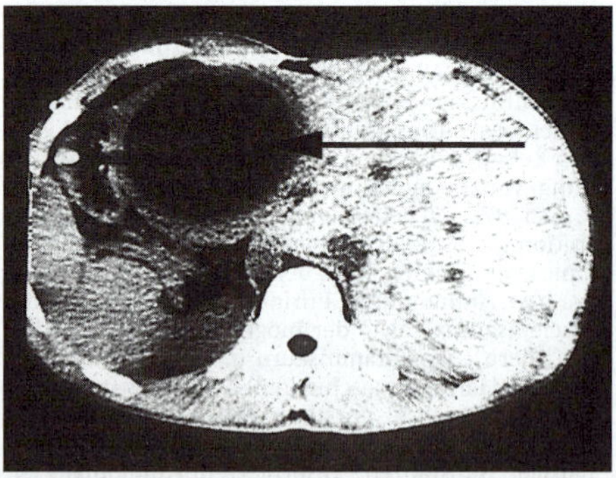

**Amöbenabszess:** Abszess (Pfeil) der Leber im Computertomogramm. [525]

Punktion. – Meist ohne Parasitennachweis. S. a. Abb. E amebic abscess.

**Amöben|dys|enterie:** ▸Amöbenruhr.

**Amöben|hepatitis:** diffuse, meist anikterische, evtl. aber subikterische Hepatitis als (enterotoxische oder allergische?) Komplikation der akuten Amöbenruhr; in ca. 20 % mit Abszessbildung. E amebic hepatitis.

**Amöben|meningo|enzephalitis, primäre:** nekrotisierende ▸Meningoenzephalitis durch Amöben der Gattung Naegleria oder Hartmannella. E primary amebic meningoencephalitis.

**Amöben|ruhr,** Amöbendysenterie: durch ▸Entamoeba histolytica verursachte Dickdarmerkrankung (als intestinale ▸Amöbiasis, s. a. Abb.). Akute bzw. subakute oder als (evtl. erst sekundär) chronisch rezidivierende Durchfallerkrankung. Ferner eine gutartige Form durch ▸Dientamoeba fragilis. ***Klinik:*** nach Inkubationszeit von wenigen Tagen bis mehreren Wochen akut blutig-schleimige Stühle (die Diarrhöen evtl. in Wechsel mit Obstipation), anhaltender Stuhldrang u. ziehende Leibschmerzen (v. a. im walzenförmig tastbaren Sigma), Lebervergrößerung (auch ohne Amöbenhepatitis), myxödematös-subikterische Haut; meist ohne Fieber u. ohne toxische Zeichen. Außerdem Exsikkose u. körperlicher Verfall (v. a. bei Kindern u. bei vorbestehenden anderen Krankheiten). ***Labor.:*** Elektrolytdefizit, Dysproteinämie, Anämie. E amebic dysentery.

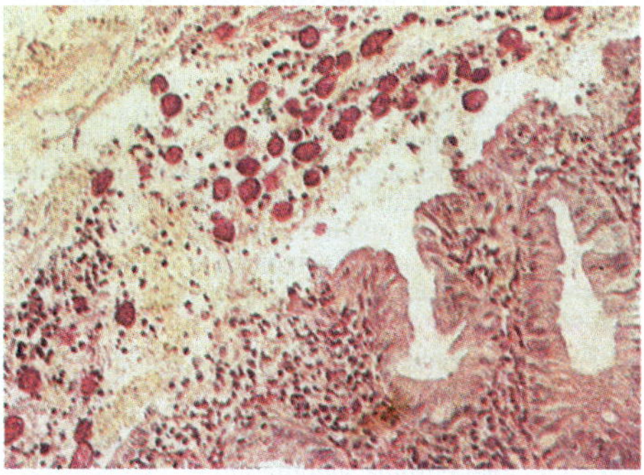

**Amöbenruhr:** Im histologischen Bild der Kolonschleimhaut imponieren die Trophozoiten der Entamoeba histolytica als rundliche, PAS-positive Gebilde. [178]

**Amö|bia|sis:** in (Sub-)Tropen vorkommende Infektion durch Entamoeba histolytica nach Aufnahme von Zystenformen des Erregers mit Trinkwasser oder – fliegenvermittelt – aus Nahrungsmitteln. Zunächst als symptomenarme Darminfektion, unter bestimmten Bedingungen (schlechter Ernährungszustand, Begleitinfektion, Resistenzschwäche) jedoch Eindringen der Minutaform des Erregers in die Darmwand u. Umwandlung in die Magnaform mit nachfolgender Entwicklung intestinaler u. – nach Verschleppung der Erreger auf dem Blutweg – extraintestinaler Krankheitsbilder (u. zwar als ▸Amöbenabszess, -hepatitis, -ruhr, Amöbom bzw. als Amöbenmeningoenzephalitis). – Auch chronisch rezidivierende Formen u. symptomlose Ausscheidung von infektiösen Zysten. E amebiasis.

**Amoe|bi|da:** Nacktamöben [Rhizopoda].

**amö|bo|id:** amöbenähnlich, von wechselnder Gestalt. E ameboid.

**Amöbom(a):** ein meist derb-höckeriges, seine Gestalt u. Größe evtl. schnell wechselndes gutartiges Granulom des Dickdarms (Kolon) bei rezidivierender intestinaler Amöbiasis; oft therapieresistent. E ameboma.

**Amoraciae rusticanae radix,** Meerrettichwurzel: als naturheilkundliches Mittel ***Anw.*** in verschiedenen Darreichungsformen bei Katarrhen der Luftwege, bei Harnwegsinfektionen, Leber- u. Gallenerkrankungen und zur Verdauungsförderung. Wird wegen seiner hyperämisierenden Wirkung auch äußerlich angewendet bei Muskelschmerzen. Kontraindiziert bei Magen-Darm-Ulcera und Nephritiden.

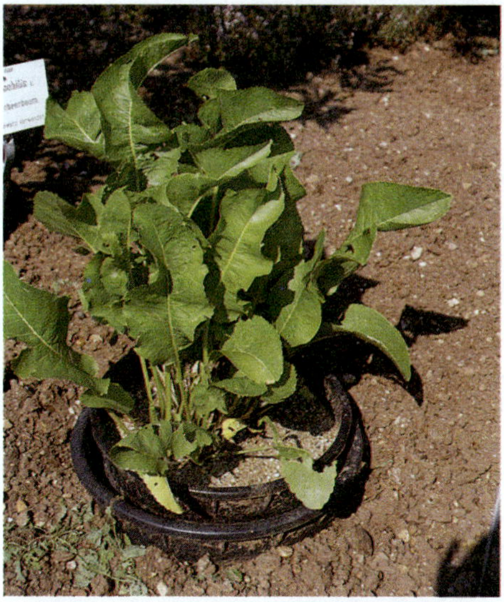

**Amoraciae rusticanae radix:** Meerrettich. [399]

**Amor|bogen,** Kupidobogen: das bogenförmig geschwungene Oberlippenrot. E Cupid's bow.

**Amorolfin:** ein ▸Antimykotikum zur lokalen Applikation aus der Gruppe der Morpholine. E amorolfine.

**amorph:** gestaltlos; *chem* nicht kristallin. E amorphous.

**Amorpho|synthese:** *Neurologie* (DENNY-BROWN) fehlerhafte Angleichung der von den beiden Körper- bzw. Raumhälften eintreffenden Sinneserregungen. E amorphosynthesis.

**Amoss-Dreifußzeichen** (HAROLD L. A., 1886–1957, Internist, Baltimore): Sitzhaltung mit beidarmigem Abstützen nach hinten-seitlich als Hinweis auf Meningitis (aber auch bei Wirbelsäulenschmerzen). E Amoss' sign.

**Amotio:** Wegbewegung, Ablösung. E amotio, detachment. – **A. chor(i)oideae:** gebräuchliche Bez. für ▸Ablatio choroideae. – **A., rhegmatogene:** s. u. ▸Ablatio retinae. – **A. retinae,** Netzhautablösung: ▸Ablatio retinae.

**amotivationales Syndrom:** nach langjährigem Drogenkonsum auftretende schwere Antriebsstörung.

**Amoxicillin:** Breitspektrumpenicillin zur oralen Anw. (Aminopenicillin, ▸Penicillin). E amoxicillin.

**Amp.:** **1)** Abk. für **Ampere. 2)** Abk. für **Ampulla.**

**AMP:** Abk. für ▸**A**denosin**m**ono**p**hosphat. E AMP.

**AMPA-Rezeptor,** Abk. für AMPA receptor: Untertyp der auf erregende Aminosäuren (▸Glutaminsäure bzw. Glutamat) als ▸Transmitter ansprechenden Rezeptoren; beispielhafter Agonist ist die α-**A**mino-3-hydroxy-5-**m**ethyl-4-isoxazol-**P**ropionsäure (engl. **a**cid); verantwortlich für schnelle erregende postsynaptische Potentiale (»EPSP«) im ZNS.

**Ampello...:** Wortteil »Trauben«.

**Am|pere** (ANDRÉ M. AMPÈRE, 1775–1836, Mathematiker, Physiker, Paris), Abk. Amp., Abk. A: ▸SI-Einheit der elektrischen Stromstärke. Derjenige zeitlich konstante elektrische Strom, der beim Durchfließen zweier gerader, paralleler (Abstand 1 m), unendlich langer Drähte (mit kleinem Querschnitt) zwischen diesen eine Kraft von $2 \cdot 10^{-7}$ mkg/sec$^2$ (pro m Draht) hervorruft (= absol. Amp. = $A_{abs}$; seit 1948 international gültig). E ampere.

**Ampere|sekunde,** Abk. As: ▸Coulomb. E ampere second.

**Amphetamine:** Stoffe, die sich von den Catecholaminen bzw. vom Ephedrin ableiten; indirekte ▸ Sympathomimetika. ***Wirkung:*** zentral erregend (steigern z.B. die Leistungsfähigkeit; werden daher als unzulässige Doping-Mittel verwandt). ***Wirkst.:*** z.B. Methylphenidat, Amfetaminil, Fenetyllin. ***Anw.*** als Psychoanaleptika bei Narkolepsie u. hyperkinetischen Verhaltensstörungen. ***NW:*** führen rasch zu Abhängigkeit; sind daher ▸ Betäubungsmittel nach Anlage III BtMG. E amphetamines.

**am|phi...:** Präfix »doppelt«, »beidseitig«, »rings«.

**Amphi|arthrose:** bänderstraffes Gelenk mit nur geringer, nicht nach Achsen geordneter Beweglichkeit (»Wackelgelenk«); z.B. das Iliosakralgelenk. E amphiarthrosis.

**amphi|bo|les Stadium:** das durch ausgeprägte, bis zu 3 °C betragende morgendliche Temperaturabfälle (Remissionen) geprägte Stadium decrementi des Fiebers bei Typhus abdominalis. E amphibolic stage.

**Amphi|bolismus:** Phase des Ineinanderumsetzens (Interkonversion) der Stoffwechselprodukte (▸ Metaboliten) als Stoffwechselbereich zwischen Ana- bzw. Katabolismus. E amphibolism.

**amphi|krin:** Fähigkeit sezernierender Epithelzellen, sowohl exkretorisch wie inkretorisch wirksam zu sein.

**Amphi|mixis:** *Genetik* die Vereinigung des Idioplasmas bzw. die – auf die Geschlechtszellenverschmelzung (**Amphi|gamie**) folgende – Kernverschmelzung bei der ▸ Befruchtung. E amphimixis.

**Amphi|oxus lanceolatus:** *Zoologie* Branchiostoma lanceolatum, ▸ Lanzettfisch. E lancet fish.

**Amphi|stoma:** *Helminthologie* ▸ Gastrodiscoides.

**amphi|trich:** beidseits begeißelt (▸ Geißel). E amphitrichous.

**Amphi|zyt:** *Histologie* ▸ Mantelzelle (z.B. der Spinalganglienzellen). E amphicyte.

**Ampho|lyt:** s.u. ▸ amphoter. E ampholyte.

**amphorisches Atmen, Amphoro|phonie,** Krugatmen: das wie beim Blasen in einen Krug hohl klingende (= amphorophone) Atemgeräusch mit hohen metallischen Obertönen über einer großen Lungenkaverne oder -abszesshöhle. E amphorophony, amphoric breathing.

**ampho|ter:** zweisinnig, nach beiden Seiten. E amphoteric. – **a. Stoffe:** *Chemie* Stoffe mit Säure wie auch Baseneigenschaft = Ampholyte; z.B. Metallhydroxide wie $Al(OH)_3$, ferner Proteine, Aminosäuren. E a. compounds.

**Amphotericin B:** fungistatisch wirkendes ▸ Polyen-Antimykotikum aus Streptomyces nodosus. ***NW:*** bei i.v. Gabe erheblich (u.a. Nierenfunktionsstörungen, Schmerzzustände). E amphotericin B.

**ampho|trop:** *Pharmazie* mit gleichzeitigem Auftreten entgegengesetzter Wirkungen aufgrund eines gleichzeitigen peripheren u. zentralen Angriffs (z.B. bei ▸ Coffein die simultan vasokonstriktorische bzw. -dilatatorische Wirkung). E amphotropic.

**Ampicillin,** α-Aminobenzylpenicillin: Breitspektrumpenicillin zur oralen u. parenteralen Anw. (halbsynthetisches Aminopenicillin, ▸ Penicillin). E ampicillin.

**Amplifikation,** Vervielfachung: ▸ Genamplifikation. E (genetic) amplification.

**Am|pli|tu|de:** der »Scheitelwert« als jeweils größter Wert einer periodisch veränderlichen Größe, z.B. die ▸ Blutdruckamplitude. E amplitude.

**Amprenavir:** HIV-Proteasenhemmer (s.u. ▸ Proteasenhemmer). E amprenavir.

**Am|pul|la,** Ampulle: **1) A. vi|trea:** *Pharmazie* das »Einschmelzglas« für zur Injektion bestimmte sterile Arzneimittel; aber auch z.B. als Brech-A. E ampule. **2)** *Anatomie* bauchige Erweiterung eines Hohlorgans. E ampulla. – **A. ductus deferentis:** der ampulläre Endabschnitt des Samenleiters. – **A. hepato|pan|crea|tica,** VATER-Ampulle: das nach Einmündung des Pankreasgangs erweiterte Endstück des Ductus choledochus oberhalb des Sphincter Oddi. – **Ampullae membranaceae u. osseae:** die Anfangsteile der drei häutigen, mit Cristae ampullares ausgestatteten Bogengänge des Innenohres bzw. deren Lager im knöchernen Labyrinth. – **A. recti:** der oberhalb der KOHLRAUSCH-Falte gelegene Anfangsteil des Mastdarms (Rectum). – **A. tu|bae ute|ri|nae:** die beiden seitlichen Drittel des Eileiters zwischen dessen Infundibulum u. isthmischem Teil; innen mit besonderem Faltenreichtum.

**ampullaris** *(latein.):* bauchig erweitert (= **ampullär**); zu einer »Ampulla« gehörend. E ampullar.

**Ampulle:** ▸ Ampulla. E ampule.

**Am|pu|tat:** durch ▸ Amputation abgesetzter (= abgetrennter) Organteil. E amputated limb.

**Ampu|tatio, Amputation,** Ablatio: das Abtrennen eines (endständigen) Körper- oder Organabschnittes, und zwar krankhaft spontan (z.B. infolge Nekrose, durch Amnionstränge), verletzungsbedingt (»traumatische Amputation«) oder operativ (z.B. supravaginale Uterusamputation; Rektumamputation). Letzteres allgemein als das außerhalb von Gelenken (extraartikulär), »in der Kontinuität« erfolgende Absetzen einer Gliedmaße, und zwar optimal am Ort der Wahl mit meist typischer Schnittführung (s.a. ▸ Oberschenkel-, ▸ Unterschenkel-, ▸ PIROGOFF-Amputation). – Inkorrekt auch Bez. für die Gliedmaßenabsetzung im Gelenk = Exartikulation (»A. per contiguitatem«), z.B. die A. mediotarsalis u. A. metatarsea als Fußabsetzung im ▸ CHOPART- bzw. ▸ LISFRANC-Gelenk. – In der *Zahnmedizin* Entfernung der irreversibel entzündeten Kronenpulpa (als Mortal-, Vital-, Wurzel[spitzen]-A.). E amputation. – **A. inter|ilio|abdominalis:** ▸ Hemipelvektomie. – **A. inter-scapulo|thoracalis:** Armabsetzung samt Schultergürtel u. Achselhöhleninhalt. E forequarter a. – **A. medio|tarsalis u. meta|tarsea:** s.u. ▸ Amputatio. E transmetatarsal a., Chopart's a. – **A., osteo|plastische:** Gliedmaßenabsetzung mit anschließender Knochenhöhlenabdeckung durch Knochengewebe; z.B. als ▸ GRITTI-Amputation. E osteoplastic a. – **A., traumatische:** unfallbedingte Amputation. E traumatic a.

**Amputations|neurom:** druckschmerzhafte, geschwulstartige Nervenstumpfverdickung infolge regelloser überschüssiger Neurofibrillenregeneration u. Bindegewebsbildung im Narbenbereich nach Gliedmaßenamputation; Rezidivneigung (»Neuromkrankheit«). E traumatic neuroma, amputation n.

**Amrinon:** selektiver Phosphodiesterase-III-Hemmer (s.u. ▸ Phosphodiesterase-Hemmer; Bipyridin-Derivat); Kardiakum. E amrinone.

**AMS:** *Immunologie* Abk. für ▸ Antikörper-Mangel-Syndrom.

**Amsacrin,** Abk. m-AMSA: ein Zytostatikum; ***NW:*** u.a. Knochenmarksuppression, Stomatitis, Kardio-, Hepatotoxizität, ZNS-Störungen.

**Amsler-Test:** Test der zentralen 10° des Gesichtsfeldes mit Hilfe eines Gitternetzes. V.a. bei Makulaerkrankungen zur Objektivierung von Symptomen wie Metamorphopsien hilfreich. E Amsler test.

**Amsterdamer Degenerationstyp:** CORNELIA DE LANGE-Syndrom.

**Amtsarzt:** verbeamteter Leiter eines staatlichen oder kommunalen (z.B. städtischen) Gesundheitsamtes. ***Aufgaben:*** Aufsicht der Gesundheitseinrichtungen einschließlich der im Gesundheitswesen tätigen Berufsgruppen (z.B. Heilpraktiker), Überwachung der Hygiene u. der gesundheitlichen Vorsorge, aber auch beratende u. gutachterliche Tätigkeit. Rechtliche Grundlage ist das jeweils geltende Gesundheitsdienstgesetz (GDG) des betreffenden Bundeslandes auf der Basis des »Reichsgesetzes über die Vereinheitlichung des Gesundheitswesens« von 1934/35.

**Amu|sie:** *Neurologie* Unfähigkeit, Melodien aufzufassen (= sensorische A.), zu singen oder zu spielen (= motorische A.) oder Noten zu verstehen (= musikalische Alexie, »Notenblindheit«); oft mit sensorischer oder motorischer ▸ Aphasie kombiniert. E amusia.

**AMV:** *Physiologie* Abk. für ▸ Atemminutenvolumen.

**Amyl|el|hä|mie:** ▸Panmyelophthise bzw. aplastische Anämie. E aplastic anemia.

**Amyelie:** angeborenes Fehlen des Rückenmarks. E amyelia.

**Amyg|dal...:** Wortteil »Mandel« (▸Amygdalae) bzw. »Mandelkern« (▸Corpus amygdaloideum).

**Amyg|da|lae,** Mandeln: **1)** *Botanik* reife Samen von Prunus amygdalus [Rosaceae]. – Die bittere Sorte enthält – wie auch die Pfirsich-, Aprikosenkerne etc. – das bis zu Blausäure aufschließbare Glykosid Amygdalin. E almonds. **2)** *Anatomie* Mandelkerne (▸Corpus amygdaloideum). E amygdalae.

**Amygdalin:** s.u. ▸Amygdalae (1). E amygdalin.

**Amygdal(o|id)ek|tomie:** die operative Ausschaltung des Mandelkerns (▸Corpus amygdaloideum) als epilepsiechirurgischer Eingriff. E amygdalectomy.

**Amyl|alkohol,** $C_5H_{11}OH$, Alcohol amylicus: in Fuselöl enthaltenes Gemisch der isomeren Gärungsalkohole 2- u. 3-Methylbutanol (Letzterer als Iso-A.). Bei Vergiftung (Amylismus) Magen-Darm-Symptome, Schwindel, evtl. auch Muskelzuckungen, Delir, Exitus letalis. E amyl alcohol.

**Amyl|la|sen,** Diastasen: amylolytische Verdauungsenzyme, d.h. Hydrolasen, die Stärke u. Glykogen sowie Oligosaccharide (ab Trisaccharid) an den Glykosidbindungen spalten u. weiter abbauen zu Dextrinen bzw. Maltose bzw. zu Glucose. – **α-Amylase,** Ptyalin: eine im Bauchspeichel sowie im Mundspeichel, Blutserum u. Harn, in der Leber u. Plazenta nachweisbare A., die als Endoamylase glykosidische Bindungen im Inneren des Moleküls spaltet, wodurch Dextrine u. – danach – Maltose, Glucose u. verzweigte Oligosaccharide entstehen. Ist ein Parameter der Pankreasdiagnostik. – **β-Amylase,** Glykogenase: v.a. im Pflanzenreich u. in Mikroorganismen vorkommende A., die glykosidische Bindungen am nicht reduzierenden Ende der Substrate angreift (= Exoamylase) u. zu Dextrinen spaltet. – **γ-Amylase,** 4α-Glykosidase, saure Maltase: eine lysosomale A., besonders in der Leber u. Niere; eine Exopeptidase (s.a. ▸β-Amylase). E amylases.

**Amyl|lis|mus:** s.u. ▸Amylalkohol. E amylism.

**Amyl|nitrit,** Salpetrigsäureisoamylester: flüchtige, im Luftgemisch explosive Flüssigkeit. ***Wirkung u. Anw.:*** Inhalation bewirkt eine momentane kurz dauernde Blutdrucksenkung, ggf. eine Kupierung stenokardischer u. asthmatischer Anfälle; auch als inhalative Testsubstanz verwendet. E amyl nitrite.

**Amylo-1,6-glucosidase:** ▸Dextrin-1,6-glucosidase. E amylo-1,6-glucosidase.

**Amyl|lo|id:** (VIRCHOW 1854) niedermolekularer Eiweißkörper (Paraprotein = Amyloidprotein A), der sich bei ▸Amyloidose als grauweiße, speck- oder wachsartige Masse ansammelt. ***Vork.:*** lagert sich um retikuläre oder kollagene Fasern in Organen, bevorzugt in Leber oder Niere. Bildet uneinheitliche Eiweiß-Kohlenhydrat-Komplexe mit Glykoproteinen u. Proteoglykanen. Verhält sich bei Behandlung mit LUGOL-Lösung färberisch wie Stärke (»Amylum«) u. wird dabei im Gewebe elektiv sichtbar. Klinischer Nachweis erfolgt mit der ▸BENNHOLD-Probe. S.a. ▸Paraamyloid. E amyloid.

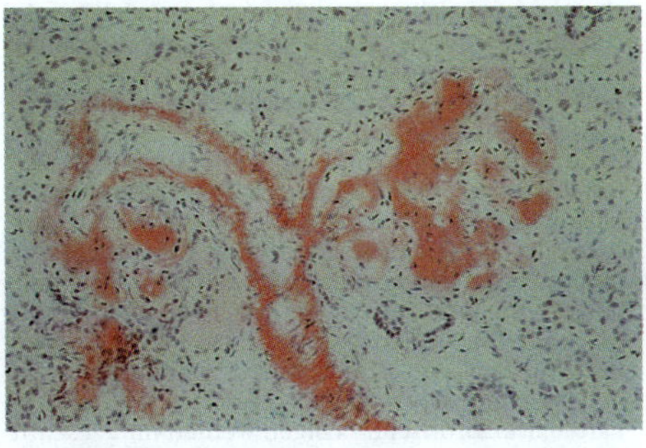

**Amyloid:** Amyloidose der Niere mit Ablagerungen in der Basalmembran von Arterien u. Arteriolen sowie im Mesangium der Nierenglomerula. [53]

**amylo|ide Degeneration:** ▸Amyloidose.

**Amyloid|körper:** ▸Corpora amylacea. E amyloid body.

**Amyl|lo|idose,** amyloide Degeneration: heterogene Gruppe klinischer Zustände mit dem gemeinsamen Kriterium der zumeist extrazellulären (system. oder lokalen) Ablagerung eines jeweils spezifischen Proteins in der geordneten Konformation der antiparallelen Faltblattstruktur (Pathogenese s. Schema.) ***Klassifik.:*** Die derzeit noch nicht abgeschlossene, neue Nomenklatur definiert nach der chemischen Struktur der Amyloidfibrillenproteine bzw. ihrer entsprechenden Vorläuferproteine verschiedene Typen: **AL-A.** (früher primäre A.): Das Fibrillenprotein AL leitet sich von monoklonalen Immunglobulin-Leichtketten oder deren N-terminalen Bruchstücken her u. ist assoziiert mit: **a)** Plasmazelldyskrasien (A. LUBARSCH-PICK); **b)** anderen B-Zell-Neoplasien mit Mehrproduktion von Immunglobulin-Leichtketten; **c)** lokalem Amyloid, z.B. Lunge, Trachea, Harnwege; **d)** hereditären Formen, extrem selten. **AA-A.:** Vorläufer des Fibrillenproteins AA ist SAA, ein Akute-Phase-Protein des Serums, Apolipoprotein der HDL-Fraktion: **a)** reaktive A. (früher sekundäre A.): chronischer Infekt, z.B. Tuberkulose, Lepra, Lues, Bronchiektasen; chronische Entzündung, z.B. Colitis ulcerosa, CROHN-Krankheit; Kollagenosen, z.B. systemischer LE, rheumatoide Arthritis; Malignome; subkutaner Heroinabusus; **b)** idiopathische A. ohne fassbare Grundkrankheit; **c)** hereditäre A. **AF-A.:** familiäre A., deren Fibrillenprotein sich von Transthyretin = Präalbuminvarianten mit abnormer Aminosäuresequenz ableitet (familiäre ▸Amyloidpolyneuropathie Typ I–IV). **AS-A.:** senile A. mit Amyloidablagerung in verschiedenen Organen im Rahmen des Alterungsprozesses: **a)** senile systemische A.; **b)** isolierte senile Vorhof-A.; **c)** senile Aorten-A.; **d)** Insel-A. des Pankreas; **e)** senile kardiovaskuläre A. **AB-A.:** bei Patienten mit Langzeitdialyse. **AE-A.:** amyloide endokrine Organe, die aus Proteohormonen entstehen (Schilddrüse, Hypophyse). Sonstige definierte A. sind die familiäre amyloide Kardiomyopathie u. hereditäre zerebrale Hämorrhagie; **noch nicht definierte A.** sind Hautamyloid, Pankreasamyloid bei Diabetes, familiäre nephropathische A. u.a. ***Klinik:*** Bei den häufigsten Formen einer generalisierten A. überwiegen im Fall der AA-A. ein mehr hepatosplenorenales, im Fall der AL-A. ein mehr kardiovaskulär-digestives Befallsmuster; AB-A. sparen dagegen diese Organbezirke aus. Gastroenterologische Symptome der A.: Makroglossie, Geschmacksverlust, Dysphagie, Appetitlosigkeit, Völlegefühl; Diarrhöen, Borborygmus, abdominelle Krämpfe, Ulzerationen, Blutungen u. Obstruktionen in Magen u. Dünndarm; sprueartige Symptome, Malabsorption; Hepatomegalie mit auffallend geringen oder keinen Funktionsstörungen; Splenomegalie. ***Diagn.:*** Biopsien aus den befallenen Organen. E amyloidosis.

**Amyloid-Poly|neuro|pathie, familiäre:** autosomal-dominant erbliche Formen der ▸Amyloidose (AF-A.) mit Polyneuropathie unterschiedlicher Ausprägung, z.B. Typ I (WOHLWILL-ANDRADE), als Typ II das ▸RUKAVINA-, als Typ III das ▸(VAN-)ALLEN-, als Typ IV das MERETOJA-Syndrom. E familial amyloid polyneuropathy.

**Amylo|pektin:** die mit Wasser quellende, kleisternde Hüllensubstanz der Stärkekörner (▸Amylum); ein hochmolekulares ▸Polysaccharid. E amylopectin.

**Amylo|pekti|nose,** ANDERSEN-Syndrom: *Pathologie* der zirrhotische Typ IV der ▸Glykogenose mit Ablagerung amylopektinähnlicher Substanz im retikuloendothelialen System. E amylopectinosis, glycogenosis type IV.

**Amylor|rhö:** Ausscheidung unverdauter Stärke im Stuhl als Folge beschleunigter Darmpassage. E amylorrhea.

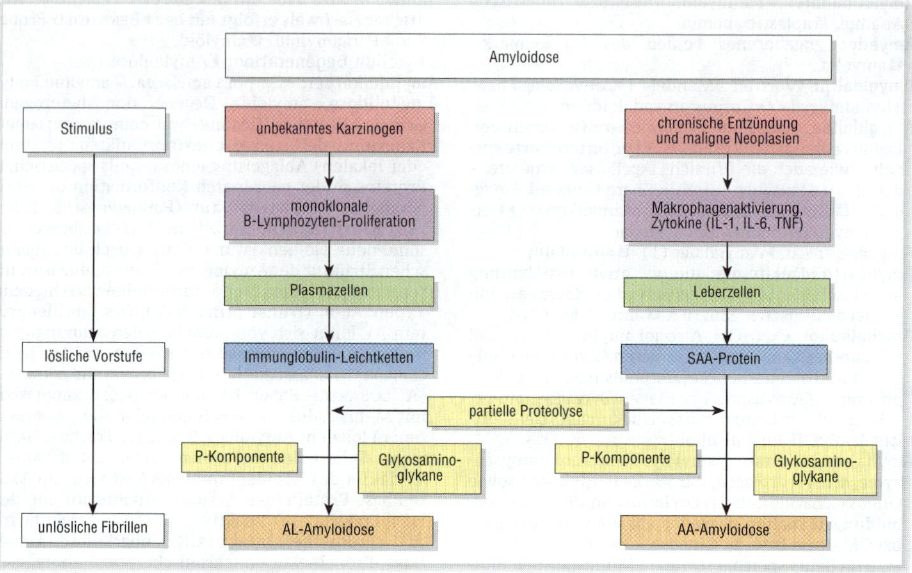


**Amyloidose:** Pathogenese. [53]

**Amy|lo|se:** der lösliche, nicht kleisternde, innere Bestandteil des Stärkekorns (▸Amylum); ein unverzweigtes Glucose-Polysaccharid (s.a. ▸Amylopektin); gibt Jodblau-Reaktion. 🅴 amylose.

**Amy|lum:** das von besonderen pflanzlichen Zellorganellen (= Amyloplasten) durch Assimilation gebildete Polysaccharid »Stärke«: $(C_6H_{10}O_5)_x$. Besteht als im Stärkekorn abgelagerte Reservestärke aus Amylopektin u. Amylose (4:1). Der Nachweis erfolgt durch Jodblau-Reaktion. Ist enthalten z.B. in Kartoffeln (A. Solani), Weizenkorn (A. Tritici), Reiskorn (A. Oryzae) u. stellt die wichtigste Kohlenhydratquelle der Nahrung dar. 🅴 starch, amylum.

**Amyo|pla|sia congenita:** Krankheitsbild der Gruppe ▸Arthrogryposis multiplex congenita mit verminderter Muskulatur der Extremitäten u. charakteristischer Handhaltung. 🅴 amyoplasia congenita.

**amyo|statisches Syndrom:** *Neurologie* (STRÜMPELL 1920) Krankheitsbild mit Bewegungsstörungen infolge Erkrankung des extrapyramidal-motorischen Systems, u. zwar bei Parkinsonismus, WILSON-Krankheit; typisch sind Muskelsteifheit (Rigor) u. Bewegungsarmut (Hypo- bzw. Akinese; z.B. als mimische Starre, Fehlen der automatischen Mitbewegungen). 🅴 amyostatic syndrome.

**Amyo|tonie:** *Neurologie* ▸Myatonie. 🅴 amyotonia.

**Amyo|trophie, Myatrophie:** *Neurologie* ▸Muskelatrophie; s.a. ▸Lateralsklerose, amyatrophische. 🅴 amyotrophy.

**ANA,** Abk. für **a**nti**n**ukleäre(r) **A**ntikörper: ▸antinukleäre Faktoren. 🅴 ANA.

**Ana|biose,** Kryptobiose: *Biologie* »verborgenes Leben«; natürlicher oder künstlich (durch $H_2O$-Mangel, Hypothermie etc.) herbeigeführter Zustand hochgradig gesenkter (= »reduzierter«) Lebensvorgänge (Hypobiose ohne nachweisbare Stoffwechselaktivität); s.a. ▸Scheintod. 🅴 anabiosis.

**ana|biotisch:** **1)** wiederbelebend. **2)** ▸Anabiose betreffend. 🅴 anabiotic.

**ana|bol, anabolisch:** aufbauend, den ▸Anabolismus betreffend (Gegensatz: katabol); s.a. ▸Anabolica (»**a. Steroide**«). 🅴 anabolic.

**Ana|bolica, -bolika:** ▸Androgen-Derivate mit ausgeprägter ***Wirkung*** auf den ▸Anabolismus (v.a. die Eiweiß-Biosynthese aus zugeführten Nahrungsproteinen), aber gezielt reduzierten geschlechtsspezifischen (virilisierenden) Effekten. ***Anw.*** bei Kachexie, Knochen- u. Muskelkrankheiten; ferner als unzulässige ▸Doping-Mittel. 🅴 anabolics.

**Ana|bolismus, Ana|bolie:** der »Aufbaustoffwechsel«; i.e.S. die – im Wachstumsalter besonders intensive – Umwandlung von Nahrungsstoffen im Zwischen- = Intermediärstoffwechsel in körpereigene Substanz (Ggs.: ▸Katabolismus). – I.w.S. auch die Assimilation. 🅴 anabolism.

**Ana|bolit:** *Biochemie* im Stoffwechsel aufgebaute (▸Anabolismus) Körpersubstanz. 🅴 anabolite.

**Ana|cho|re|se:** **1)** *Psychologie* Rückzug aus bzw. Abkapselung von der Mitwelt. **2)** *Pathologie* Absiedlung von krankheitserregenden Mikroorganismen im Bereich eines sanierten Herdbereiches (Fokus), die zu erneuter Herdaktivität führt. 🅴 anachoresis.

**An|ade|nie:** Fehlen oder Schwund von Drüsen. 🅴 anadenia.

**Ana|didymus:** *Pathologie* Zwillingsfehlbildung mit Verdoppelung nur der oberen (*griech. = ana*) Körperpartien = Duplicitas incompleta anterior (nach anderen Autoren D. i. posterior!). 🅴 anadidymus.

**An|aemia, An|ämie,** Blutarmut: Verminderung der Hämoglobinkonzentration, des Hämatokrit bzw. der Erythrozytenzahl im Blut unter den unteren Normalwert einer vergleichbaren Bevölkerungsgruppe (Alter, Geschlecht). Diese Definition entspricht den praktischen Erfordernissen, dass die Begriffe Oligämie (Verminderung der Gesamtmenge der Erythrozyten) u. Oligochromämie (Verminderung des Gesamtblutvolumens), Oligozythämie (Verminderung der Gesamtmenge am Blutfarbstoff Hämoglobin) die methodisch schwieriger realisierbare Bestimmung des Gesamtblutvolumens zur Voraussetzung hätten. ***Pathophysiol.:*** Funktionell bedeutet das Vorliegen einer A. eine erniedrigte Sauerstoffkapazität des Blutes. Es handelt sich um ein Missverhältnis zwischen Bedarf an Erythrozyten bzw. Hämoglobin im peripheren Blut und der Bedarfsdeckung durch Nachlieferung aus der Knochenmarkproduktion, wobei das Defizit sowohl Hämoglobin als auch Erythrozyten betreffen kann. Einteilung der Anämieformen nach Ätiol. bzw. Pathogen. s. Tab. Die kardiozirkulatorischen Folgen werden im Wesentlichen durch die verminderte Viskosität des Blutes u. die Erhöhung des Herzzeitvolumens bestimmt, wobei Letzteres durch Erhöhung des Schlagvolumens erreicht wird. ***Diagn.:*** Anamnese u. körperlicher Befund; abgestuftes System von Laboruntersuchungen, wobei die Indizes von ▸MCH u. ▸MCHC Aussagen in Richtung hypo-, normo- oder hyperchrome A., die Feststellung des Volumens der Zellen (MCV) die Einteilung in mikro-, normo- u. makrozytäre A. und die Retikulozytenzahl Hinweise über aregeneratorische u. hyperregeneratorische Anämieformen erlauben. Auch Formabweichungen der Erythrozyten können pathognomonisch für bestimmte A. sein (z.B. ▸Sichelzellenanämie). Grundsätzlich wird eine Abgrenzung einer sekundären A. als Symptom bei den verschiedensten Grundkrankheiten (u.a. Infektion, Tumoranämie) und der Anämie als Leitsymptom bei eigentlicher Störung der Erythrozytopoese versucht (primäre A.; s.a. Schema). E anemia. – **A., achylische:** A. infolge gestörter oder nach totaler oder teilweiser Magenentfernung nicht stattfindender (agastrische A.) ▸Magensekretion, u. zwar als achlorhydrische bzw.– durch Intrinsic-Factor-Mangel – megaloblastische Anämie. E achylic a. – **A., akute:** A. als Folge akuten Blutverlustes durch Blutung (▸Blutungsanämie), hämolytische Krise (bei chronischer hämolytischer Anämie; bei Infektionskrankheiten, Leukämie) oder als Effekt hämolytischer Immunantikörper; ferner z.B. als akute febrile hämolytische A. (LEDERER-BRILL-A.). E acute a. – **A., alimentäre:** Mangelanämie als Folge qualitativ oder quantitativ unzureichender Nahrungszusammensetzung (v.a. Eiweiß-, Vitaminmangel); i.e.S. ursprünglich als A. des Kleinkindes (CZERNY). E malnutrition a. – **A., aplastische, aregeneratorische A.:** Ausfall der gesamten Hämatopoese mit Ausnahme der Lymphozytopoese mit dadurch bedingter Panzytopenie u. ohne kompensatorische extramedulläre Blutbildung. In Europa relativ seltene Erkrankung, die bei Frauen u. Männern etwa gleich häufig u. in allen Lebensaltern vorkommt, wobei das 2. u. 3. Ljz. besonders betroffen ist. Etwa die Hälfte aller aplastischen Knochenmarksyndrome bleibt ätiologisch ungeklärt (idiopathisch), bei der anderen Hälfte kommen die verschiedensten Ursachen in Betracht (s. Tab.). Abgrenzung zur paroxysmalen nächtlichen Hämoglobinurie wichtig. Überwiegend ungünstige Prognose. Kennzeichnend ist die Verminderung der morphologisch identifizierbaren Zellen der Hämopoese im Knochenmark, so dass eine Zellproduktionsstörung im vorgeschalteten Stammzellspeicher anzunehmen ist (am ehesten im Kompartiment der frühen undifferenzierten Stammzellen). Nicht für jeden Fall sind die drei Zellreihen in gleicher Weise geschädigt, es können zunächst nur ein oder zwei Zellreihen betroffen sein. Kann auch als angeborene Form (▸FANCONI-A.) oder beim Fetus als Folge einer Infektion mit Ringelröteln-Viren auftreten. E aplastic a. – **A., autoimmun|hämolytische:** durch das Auftreten von gegen eigene Erythrozyten gerichteten Antikörpern bedingte A. Unterschieden werden wärme- u. kälteautoimmunhämolytische Formen. ***Ther.:*** meist Glucocorticoide bzw. Zytostatika. Bei der wärmeautoimmunhämolytischen A. Splenektomie als Therapieoption bei Versagen der medik. Ther. E autoimmune hemolytic a. – **A. drepano|cytotica:** ▸Sichelzellanämie. – **A., erythro|klastische:** hämolytische A. infolge mechanischer Erythrozytenschädigung (▸Erythroklasie). E erythroclastic a. – **A., erworbene aregeneratorische:** erworbene Proliferations- oder Reifungshemmung der Erythrozytopoese. Betrifft diese isoliert,

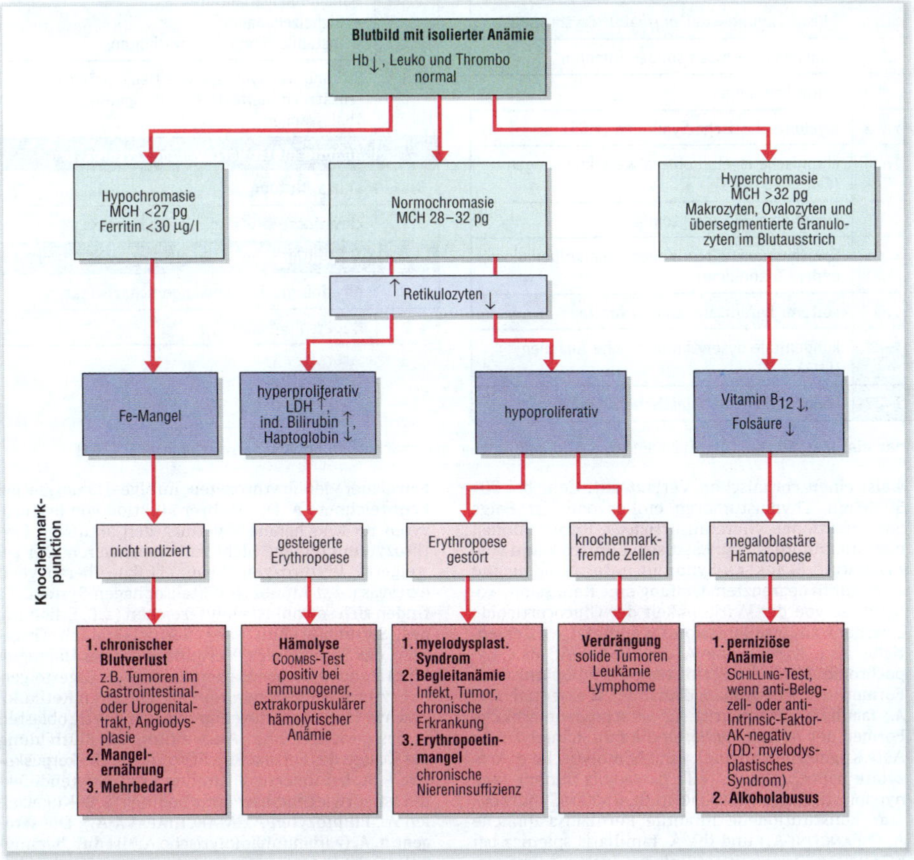


**Anaemia:** schematische Übersicht zur Differenzierung der Anämien. [89]

| 1. | Anämie durch inadäquate Produktion bzw. ineffektive Erythropoese |
|---|---|
| 1.1 | **Mangel an Nährstoffen bzw. Hormonen** |
| 1.1.1 | Eisenmangel |
| 1.1.2 | Vitamin-$B_{12}$-Mangel |
| 1.1.3 | Folsäuremangel |
| 1.1.4 | Erythropoetinmangel (Nierenerkrankung) |
| 1.1.5 | Endokrinopathien (Unterfunktion von Hypophyse, Schilddrüse, Gonaden, Nebenniere) |
| 1.2 | **Suppression oder Aplasie der Erythropoese** |
| 1.2.1 | toxisch (Zytostatika, Alkohol) |
| 1.2.2 | Bestrahlung größerer Skelettabschnitte |
| 1.2.3 | aplastische Anämie, FANCONI-Anämie |
| 1.2.4 | isolierte aplastische Anämie = pure red cell aplasia |
| 1.2.5 | bei chronischen Erkrankungen (heterogene Pathogenese, z. T. Eisenverwertungsstörung, Verkürzung der Erythrozytenlebenszeit, zusätzlich Blutverluste):<br>• chronische Infektionen (z. B. Endokarditis, Osteomyelitis, Abszesse, Tb, AIDS)<br>• chronisch-entzündliche Erkrankungen (z. B. rheumatoide Arthritis, SLE, Polymyalgia rheumatica, Vaskulitiden, CROHN-Krankheit)<br>• Tumorerkrankungen<br>• Lebererkrankungen |
| 1.3 | **»Verdrängung« der normalen Erythropoese** |
| 1.3.1 | Knochenmetastasen solider Tumoren |
| 1.3.2 | akute Leukämien |
| 1.3.3 | myelodysplastische Syndrome (MDS) |
| 1.3.4 | chronische myeloproliferative Erkrankungen (CML, OMF/OMS) |
| 1.3.5 | Lymphome, Plasmozytom |
| 1.3.6 | Speicherkrankheiten, Knochenmarktuberkulose, andere Granulome |
| 1.4 | **seltene hereditäre Anämieformen** |
| 1.4.1 | kongenitale dyserythropoetische Anämien (CDA) |
| 1.4.2 | kongenitale sideroblastische Anämien |

| 2. | Anämie durch gesteigerten Abbau von Erythrozyten |
|---|---|
| 2.1 | **extrakorpuskuläre Ursachen** |
| 2.1.1 | autoimmunhämolytische Anämie<br>• unbekannter Genese (idiopathisch)<br>• bei Lymphomen (CLL, andere NHL, HODGKIN-Krankheit)<br>• SLE, andere Kollagenosen<br>• Medikamente (z. B. α-Methyldopa, Penicillin)<br>• postinfektiös (EBV, Mykoplasmen) |
| 2.1.2 | direkte toxische Effekte (Malaria, Clostridien, M. WILSON, Vergiftungen) |
| 2.1.3 | mechanisch-hämolytische Anämie<br>• Marschhämoglobinurie<br>• Herzklappen/Gefäßprothesen<br>• DIC/Sepsis<br>• TTP/hämolytisch-urämisches Syndrom<br>• andere mikroangiopathische Anämien, z. B. bei Knochenmarkmetastasen |
| 2.2 | **Erythrozytenmembrandefekte** |
| 2.2.1 | paroxysmale nächtliche Hämoglobinurie (PNH) |
| 2.2.2 | hereditäre Sphärozytose/Elliptozytose |
| 2.3 | **biochemische Defekte des Erythrozyten** |
| 2.3.1 | Störungen der Glykolyse u. des Hexosemonophosphat-Shunts (z. B. Pyruvatkinase-, Gl-6-PDH-Mangel) |
| 2.3.2 | Hämoglobinvarianten<br>• Sichelzellanämie<br>• instabile Hämoglobinvarianten |
| 2.3.3 | Störung der Synthese von Hämoglobin (zusätzlich ineffektive Erythropoese): Thalassämien |
| 3. | **Anämie durch Verlust von Erythrozyten** |
| 3.1 | **akute Blutung** |
| 3.2 | **chronische Blutung** s. a. ▸Eisenmangel |
| 4. | **Verteilungsstörung** |
| 4.1 | **physiologische Schwangerschaftsanämie** |
| 4.2 | **Hypersplenismus** |

**Anaemia:** Klassifikation der Anämien nach Ätiologie u. dem hauptsächlichen Entstehungsmechanismus. [101]

weist einen chronischen Verlauf auf. Geht bei 30–50 % mit Thymustumoren einher oder ist Folge von Infektionen, Niereninsuffizienz, Intoxikationen oder Immunprozessen. Lässt sich klinisch kaum vom ▸DIAMOND-BLACKFAN-Syndrom unterscheiden und zeigt nur in begrenztem Umfang eine Remission, wobei diese von der Wirksamkeit der Glucocorticoide bzw. der Immunsuppression abhängig ist. – **A., essentielle:** als e. hypochrome A. die ▸FABER-A.; als e. hypochrome A. i. e. S. (SCHULTEN) die idiopathischen Formen der ▸Eisenmangelanämie. **E** essential a. – **A., familiäre:** Oberbegriff für verschiedene erbliche Formen der A. Dazu gehören die fam. hämolytische A. (▸Kugelzellenanämie), fam. hämolytische mikrozytäre hypochrome A. (▸Thalassaemia minor), fam. hypoplastische A. (▸DIAMOND-BLACKFAN-Syndrom), fam. konstitutionelle infantile Perniziosa-ähnliche A. (▸FANCONI-A.) und die A. familiaris splenica bei ▸GAUCHER-Krankheit und als ▸Kugelzellenanämie. **E** familial a. – **A., hämolytische:** durch verkürzte Lebensdauer der Erythrozyten infolge Hämolyse gekennzeichnete A. Die Mehrproduktion von Erythrozyten im Knochenmark vermag den aktuellen Erythrozytenuntergang nicht zu kompensieren. Der gesteigerte Erythrozytenabbau erfolgt überwiegend extravasal im Monozyten-Makrophagen-System. Es finden sich sowohl Hämolysezeichen (z. B. Erhöhung des Serumbilirubins, der Serumlaktatdehydrogenase, des Serumeisens, Verminderung des Haptoglobins) als auch Kompensationszeichen (z. B. gesteigerte Erythrozytenregeneration mit erhöhten Retikulozytenwerten, Ausschwemmung von Erythroblasten in das periphere Blut, Ausweitung der Blutbildung auf Kosten des Fettmarks). ***Einteilung:*** Die **korpuskuläre h. A.** bei innerstrukturellen Erythrozytendefekten ist vorwiegend hereditär bedingt (z. B. Kugelzellen-A., Elliptozyten-A., MARCHIAFAVA-A.). Die **serogene h. A.** (▸immunhämolytische A.) ist durch immunologische Prozesse mit Ausbildung spezifischer Antikörper verursacht. Die **toxische h. A.** wird durch

| | |
|---|---|
| physikalische Faktoren | ionisierende Strahlung |
| chemische Faktoren | Medikamente, Lösungsmittel (Benzen), Pestizide |
| mikrobielle Faktoren | evtl. Virusinfektion (Syntropie mit Hepatitis) |
| immunologische Faktoren | Autoantikörperprozesse, Isoantikörperprozesse |
| genetische Faktoren | FANCONI-Anämie, ESTREN-DAMESHEK-Syndrom, Dyskeratosis congenita mit Panzytopenie (ZINSSER-COLE-ENGMAN-Syndrom), amegakaryozytäre Thrombozytopenie |
| Dysplasia haemopoetica (Präleukämie) | als Primärerkrankung oder nach Gabe knochenmarkschädigender Substanzen, z. B. bei Chemotherapie, Strahlentherapie |

**Anämie, aplastische:** Ursachen.

Blutgifte verursacht und kommt z.B. nach schwerer ausgedehnter Verbrennung, bei Nierenerkrankungen u. infektiös-toxischen Krankheiten oder durch Zellzerfall-, Stoffwechselprodukte bzw. durch Einwirkung von Chemikalien, Arzneimitteln, Pflanzen-, Schlangengiften vor. Ferner die **enzymopenische h. A.** bei ▸Enzymopathien (z.B. bei Glucose-6-phosphat-dehydrogenase-, Pyruvatkinase-Mangel der Ery), die **hereditäre makrozytäre h. A.** als normochrome A. unbekannter Ätiol. mit normaler osmotischer u. mechanischer Ery-Resistenz, Porphobilinogenurie u. geringer Milzvergrößerung (Splenektomie ohne Besserungseffekt!) sowie die **hereditäre h. A. ohne Sphärozyten**, eine dominant erbliche A. mit Enzymdefekt der Ery u. mit Porphyrinstoffwechselstörung. E hemolytic a. – **A., hyper|chrọme:** A. mit vermehrtem Hämoglobingehalt der Erythrozyten (auf den Einzel-Ery bezogen), d.h. mit ▸Färbeindex > 1,0 u. $Hb_E$ > 34 pg. Zellbildung stärker gestört als die Hämoglobinbildung; meist auch Bildung von Makro-, Megalozyten, Megaloblasten. E hyperchromic a. – **A., hypo|chrọme:** A. mit vermindertem Hämoglobingehalt der Erythrozyten (auf den einzelnen Ery bezogen), d.h. mit Färbeindex deutlich < 1,0 u. $Hb_E$ < 30 pg. Störung im Hämoglobinaufbau. Meist als ▸Eisenmangelanämie, selten als ▸sideroachrestische A. E hypochromic a. – **A., immụn|hämolytische,** hämolytische serogene A.: hämolytische A. durch Antikörper- oder Autoantikörperwirkung gegen normale Erythrozyten. Als symptomatische A. z. B. bei Erkrankungen des lymphatischen u. des retikulohistiozytären Gewebes, bei Kollagenosen, Syphilis; als erworbene idiopathische A. (autoimmunhämolytische A.), z.B. durch inkomplette Wärme- u. Kälteagglutinine; ferner durch Isoantikörper bei Blutgruppenunverträglichkeit. E immunohemolytic a. – **A., leukoerythro|blạstische:** A. bei Osteomyelofibrose/Osteomyelosklerose, Knochenmarkkarzinose. Im peripheren Blut treten Erythrozyten-Vorstufen auf (infolge extramedullärer ▸Erythropoese); Leukozytose. E leukoerythroblastic a. – **A., ma|krozytạ̈re:** A. mit Megalo- bzw. Makrozyten im Blut, Rechtsverschiebung der ▸PRICE-JONES-Kurve, aber ohne Megaloblasten im Knochenmark; z.B. bei Leberzirrhose, Alkoholabusus u. Hämochromatose. Makrozytär sind z.T. auch aplastische Anämien (z.B. nach Benzol-, Goldvergiftung; bei Strahlenschaden), z.T. die akuten serogenen hämolytischen Anämien. E macrocytic a. – **A., megalo|blạstische,** Megaloblastenanämie: Blutbildungsstörungen, die durch das Auftreten von Megaloblasten im Knochenmark (u. evtl. auch im peripheren Blut) bzw. Megalozytose (**megalozytäre A.**) gekennzeichnet sind. Treten meist infolge ▸Vitamin-$B_{12}$- bzw. ▸Folsäure-Mangels auf. Erstrangig als perniziöse Anämie; ferner symptomatisch (meist nur als perniziosiforme A.) z.B. nach Magenresektion, bei Magenkarzinom, nach ausgedehnter Dünndarmresektion, bei Sprue, Kwashiorkor, als ▸Aufbrauchperniziosa. Vielfach mit weiteren Störungen, so im Bereich derThrombo- u. Leukozytopoese, des Nervensystems, des Gastrointestinaltrakts verbunden. E megaloblastic a. – **A., mi|kro|zytạ̈re:** A. mit Bildung von ▸Mikrozyten; v.a. die Kugelzellen-A., Thalassämie; evtl. als Eisenmangel-A. E microcytic a. – **A., normochrọme:** A. mit normalem ▸Färbeindex (1,0) u. normalem $Hb_E$-Wert (ca. 32 pg); v.a. die akute Blutungsanämie u. die aplastischen u. die meisten hämolytischen Anämien. E normochromic a. – **A., per|ni|ziọ̈|se,** Perniziosa, BIERMER-A.: megaloblastische A. (s. Abb.) mit umstrittener Ätiopathogenese (kryptogenetische Form). ***Diagn.:*** hyperchrome A. evtl. mit Leuko- u. Thrombopenie, Aniso- u. Poikilozytose, Megalozytose (evtl. auch Megaloblastose), Rechtsverschiebung der PRICE-JONES-Kurve, gesteigerter Erythropoese, Megaloblasten sowie Riesenstabkernigen u. Metamyelozyten im Knochenmark, erhöhtem Eisenspiegel im Blut (als Zeichen der ineffektiven Erythropoese). Ferner Hyperbilirubinämie, Zunahme der ▸Lactat-Dehydrogenase im Serum u. der Glucose-6-phosphat-dehydrogenase in den Ery, niedrige Vitamin-$B_{12}$-Blutwerte (< 100 pg/ml), histaminrefraktäre Anazidität u. pathologischer SCHILLING-Test. ***Klinik:*** HUNTER-Glossitis, häufig funikuläre ▸Spinalerkrankung, gelegentlich psychische Symptome. E pernicious a. – **A., perniziosi|fọrme:** die pseudoperniziösen Formen der megaloblastischen A. (mit nur angedeuteten Veränderungen der Ery bzw. der Ery-Vorstufen im Knochenmark); s.a. ▸GERBASI-Anämie. – **A., post|infektiöse:** Eisenmangel-A. nach Infektionskrankheiten; s.a. ▸Infektanämie. – **A., sidero|achrẹstische:** A. infolge Verwertungsstörung resorbierten Eisens (u. Störung der Häm- bzw. Hämoglobinsynthese) mit Auftreten von Ring- ▸Sideroblasten (**sideroblastische A.**). Meist als hypochrome A. mit vermehrtem Serumeisen. Das nicht verwertete Eisen wird in den Erythroblasten, dem Monozyten-Makrophagen-System u. in parenchymatösen Organen abgelagert. Teilweise mit Leuko- u. Thrombozytopenie. Hinsichtlich Ätiol. u. Pathogen. werden idiopathische u. symptomatische, kongenitale u. erworbene Formen unterschieden. Als symptomatische A. z.B. bei Hämoglobinopathien u. bei Pyridoxin-, Eiweißmangel; ferner essentielle Formen (s. Abb.). E sideroachrestic a. – **A., sideropẹnische:** ▸Eisenmangelanämie. – **A. splẹnica:** A. mit Milzbeteiligung; i.e.S. die »splenogene« A. (vorwiegend durch Reifungshemmung) bei Hypersplenismus; als Sonderform ferner z.B. bei chron. Malaria, Brucellosen, Kala-Azar (hypochrom, makrozytär; mit Lympho- u. Monozytose, verminderter Gerinnungsfähigkeit). Kann angeboren als A. familiaris splenica (▸GAUCHER-Krankheit) oder erworben sein. E splenic a.

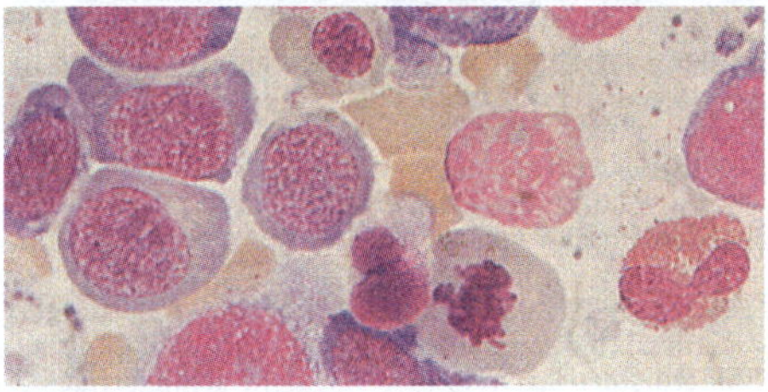

**Anämie, perniziöse:** Der Knochenmarkausstrich zeigt die typische aufgelockerte Chromatinstruktur der Megaloblasten. [87]

**an|ạ̈misch:** auf Blutleere (▸Ischämie) oder Blutarmut (▸Anämie) bezüglich; blutleer bzw. blutarm. E anemic.

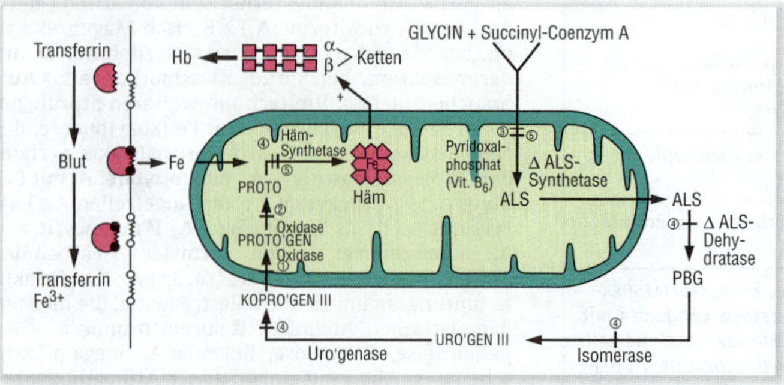


**Anämie, sideroachrestische:** Häm-Biosynthese (einschl. Beziehungen zu Zellplasma u. Mitochondrien) u. ihre Störung bei sideroachrestischen Anämien (SAA). ΔALS = δ-Aminolävulinsäure; PBG = Porphobilinogen; URO'GEN, PROTO'GEN, KOPRO'GEN = Uro- bzw. Proto- bzw. Koproporphyrinogen; Proto = Protoporphyrin.
1) Störung bei hereditärer SAA; 2) SAA Typ BJÖRKMANN; 3) Pyridoxin-(Vit.-$B_6$-)Mangel; 4) Bleianämie; 5) SAA durch Chloramphenicol. [345]

**an|ae|rọb:** *Biologie* ohne Vorhandensein bzw. ohne Verbrauch von Sauerstoff. E anaerobic. – **a. Phase:** *Biochemie* die nicht Luft-$O_2$-bedürftige Phase eines Stoffwechselvorgangs, z.B. die ▸Glykolyse. E a. phase.

**An|ae|rọ|bi|er,** Anaerobionten: die nur bei Nichtvorhandensein von Luftsauerstoff oder auf Nährböden mit negativem Redoxpotential entwicklungsfähigen Mikroorganismen. E anaerobes. – **A., fakultative:** Erreger, die sowohl mit als auch ohne $O_2$ auskommen. E facultative a. – **A., obligate:** unbedingt anaerob lebende A.; benötigen zur biologischen »Oxidation« anstelle des – ihre lebenswichtigen Enzyme inaktivierenden Sauerstoffs – als Wasserstoff- = $H^+$-Akzeptor z.B. Nitrat, Carbonat, Sulfat; u.a. Clostridium-Arten, bestimmte Staphylo- u. Streptokokken. E obligate a.

**An|aerọbier-Vaginitis:** unspezif. Vaginitis infolge Infektion durch ▸Gardnerella.

**Anaero|biọse,** Anoxybiose: *Biologie* Lebensvorgänge bei Sauerstoffmangel, v.a. die $O_2$-unabhängigen Lebensvorgänge bei ▸Anaerobiern (Warmblüter vertragen Phasen von $O_2$-Mangel nur kurzzeitig ohne Organschäden, jedoch kann die Verträglichkeit von $O_2$-Mangelzuständen durch ▸Hibernation gesteigert werden). E anaerobiosis.

**An|aero|stạt:** *Bakteriologie* luftdicht schließendes 2-teiliges Glasbehältnis mit Absaug- u. Zuleitungsrohr zur Vakuumerzeugung bzw. Beschickung mit indifferenten Gasen, geeignet für Züchtung von Anaerobierarten.

**An|äs|thesịe: 1) Anaesthesia:** Unempfindlichkeit gegenüber somato- u. viszerosensiblen Reizen. Als Empfindungsstörung der Ausfall der Berührungsempfindung, u. zwar als Erkrankungsfolge oder infolge Schmerzausschaltung (▸Lokalanästhesie, ▸Narkose). Im erweiterten Sinne auch Bezeichnung für die Allgemeinnarkose (Ausschaltung von Schmerz u. Bewusstsein). S.a. Abb. E anesthesia. – **A. do|lo|rọ|sa:** *Neurologie* Ausfall der Oberflächensensibilität, kombiniert mit quälenden örtlichen Schmerzen; v.a. bei frischen Verletzungen des Nervensystems (z.B. Hinterstrangdurchtrennung). E painful a. **2)** Jargon-Bez. für das medizinische Fachgebiet ▸Anästhesiologie, die Lehre von der Schmerzausschaltung. E anesthesiology.

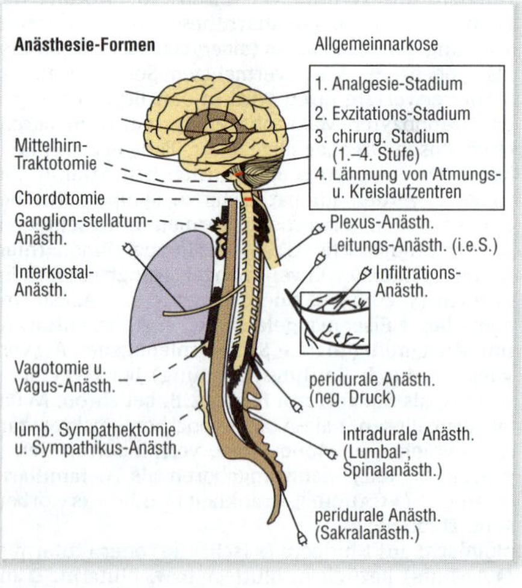


**Anästhesie:** Formen. [442]

**Anäs|thesio|logie:** medizinisches Fachgebiet, das sich mit den wissenschaftlichen Grundlagen u. der praktischen Anwendung von Narkoseverfahren, Intensivmedizin, Notfallmedizin u. Schmerztherapie befasst. Zu den Aufgaben des Facharztes für A. (**Anästhesist**) gehören die allgemeine u. lokale Anästhesie einschließlich deren Vor- u. Nachbehandlung, die Aufrechterhaltung der vitalen Funktionen während operativer Eingriffe, die Wiederbelebung sowie die Intensivmedizin u. die Schmerztherapie in Zusammenarbeit mit den für das Grundleiden zuständigen Ärzten. Die Weiterbildungszeit beträgt 5 Jahre. E anesthesiology.

**An|äs|the|sịst:** s.u. ▸Anästhesiologie. E anesthesiologist, anesthetist.

**An|aesthẹtica, -ästhetika:** *Pharmazie* zur Ausschaltung der Schmerzleitung bzw. -empfindung geeignete Mittel geringer Toxizität u. hoher therapeutischer Breite. Unterschieden als ▸Lokalanästhetika u. Allgemeinanästhetika (Mittel für ▸Inhalationsnarkose u. ▸Injektionsnarkose). E anesthetics.

**Anagẹn|haar:** das noch wurzelscheidenfreie ▸Haar in seiner Wachstumsphase (**Anagẹn|phase**; Dauer > 6 J.; nur träge Mitoseaktivität der Haarmatrix). E anagen hair.

**Anagen|phase:** s.u. ▸Anagenhaar.

**Anakinra:** gentechnologisch aus E. coli hergestellter humaner Interleukin-1-Rezeptorantagonist; Antirheumatikum zur ***Anw.*** in Kombination mit Methotrexat; ***NW:*** Lokalreaktionen an der Einstichstelle, Neutropenie. E anakinra.

**Ana|klị|sis:** *Pädiatrie* die gefühlsmäßige Abhängigkeit von einem Partner, v.a. die vollständige Abhängigkeit des Säuglings von der Mutter oder der Pflegeperson. E anaclisis.

**Ana|kro|tịe:** *Kardiologie* ▸Dikrotie durch eine zusätzliche Pulswelle im aufsteigenden (»anakroten«) Schenkel der Pulskurve; z.B. bei Aortenstenose. E anacrotism.

**An|ak|ti|nọ|se:** Krankheit infolge Mangels an UV-Licht.

**An|akụsis:** angeborene oder erworbene Taubheit, i.e.S. infolge Schädigung des Hörnervs oder des CORTI-Organs. E anacusis.

**anạl,** ana|lis: zum After (▸Anus) gehörend, den After betreffend; s.a. ▸Anal..., ▸Ano... E anal. – **an. Phase:** s.u. ▸Phasenschema. E anal phase.

**Anạl|abszess:** anorektaler bzw. periproktitischer ▸Abszess. E anal abscess.

**Anạl|atresie:** ▸Atresia ani. E anal atresia.

**An|albumin|ämie:** das Fehlen der Serumalbumine (meist als ▸Hypalbuminämie). Als **familiäre A.** (BENNHOLD) eine A. mit Gesamteiweiß unter 5,0 g% u. ohne Ödeme. E analbuminemia.

**Anal|ekzem:** akute oder chronische Erkrankung der Epidermis der Analregion, verursacht meist durch exo- oder endogene Faktoren (s. Tab.). E anal eczema. – **A., akutes:** als unspezifische kutane Reizantwort oder lokale Standortvariante von Dermatosen (isomorpher Reizeffekt) mit mehr oder weniger flammender Rötung, Rhagadenbildung in der Rima ani, ausgeprägtem Pruritus ani mit Kratzspuren, sekundärer Superinfektion u. Schuppung. – **A., chronisches:** Verdickung u. Lichenifikation der Haut, Rhagaden u. evtl. tiefe Ulzerationen.

| |
|---|
| Stauungsdermatitis (Hämorrhoiden):<br>Alkohol, Nicotin, Coffein, Gewürze, Süßigkeiten<br>Nahrungsmittelunverträglichkeiten |
| Kontaktdermatitis:<br>Seife, Waschpulver, Intimspray etc., lokale Medikamentenapplikation |
| sytemische Medikamentengabe |
| isomorpher Reizeffekt systemischer Dermatosen (z. B. Psoriasis) |
| Mykosen |
| Diarrhö |
| Protozoonosen (z. B. Oxyuren) |
| CROHN-Krankheit |

**Analekzem:** Ursachen. [22]

**Analep|tica, -tika** *(griech. analeptikos = verbessernd):* Arzneimittel mit anregender Wirkung auf Bezirke herabgesetzter Erregbarkeit im Zentralnervensystem (v. a. auf das Atem-, Kreislaufzentrum, Reflexzentren). ***Wirkung:*** Sie wirken direkt zentral erregend (z. B. ▸Coffein), reflektorisch (z. B. Riechsalz), zentral u. peripher erregend (z. B. ▸Amphetamine, Adrenalin, Ephedrin) oder durch direkte Stoffwechselbeeinflussung. E analeptics.

**Anal|falte, hypertrophe,** Mariske: meist harmlose, schlaffe Überdehnungsfalten der perianalen Region, die sich beim Pressakt nicht füllen. Vermehrt bei Frauen nach Schwangerschaften, auch nach perianalen Thrombosen.

**Anal|fissur:** lineärer, schmerzhafter, geschwürig veränderter Haut-Schleimhaut-Einriss der Aftergegend, der bis an den inneren Analsphinkter reicht (Abb.). E anal fissure.

**Anal|fistel:** *Pathologie* Fistel mit Ursprung im After- = Analkanal oder der Mastdarmampulle (▸Fistula anorectalis, dort Abb.); wird bei stärkerer Verzweigung des Fistelgangs als ▸Fuchsbaufistel bezeichnet. Die A. ist das chronische Stadium einer Proktodealdrüseninfektion, der Entzündungsablauf wird durch die anatomische Gliederung des Anus u. seiner Umgebung bestimmt. Da sich die meisten Drüsen in der hinteren Kommissur finden – seitlich fehlen sie fast ganz –, nehmen über 80% der Infektionen ihren Ausgang von dorsal. Die Infektionsausbreitung erfolgt in den lockeren Verschiebeschichten des perianalen Raumes, entsprechend erfolgt die Einteilung. – **A., atypische:** abweichende Ausbreitung, seitlicher Ursprung, nicht von Krypten ausgehend, Infektion mit Durchbrechung der Leitstrukturen oder Einbruch in die Scheide (anovaginal) oder rückläufig zum Rektum; typisch für CROHN-Krankheit, ferner nach Verletzungen, bei Karzinomen, venerischen Infekten, Leukosen. – **A., extrasphinktäre:** innere Mündung oberhalb der Sphinkteren in Rektum oder Sigma. – **A., intersphinktäre:** Durchsetzung des inneren

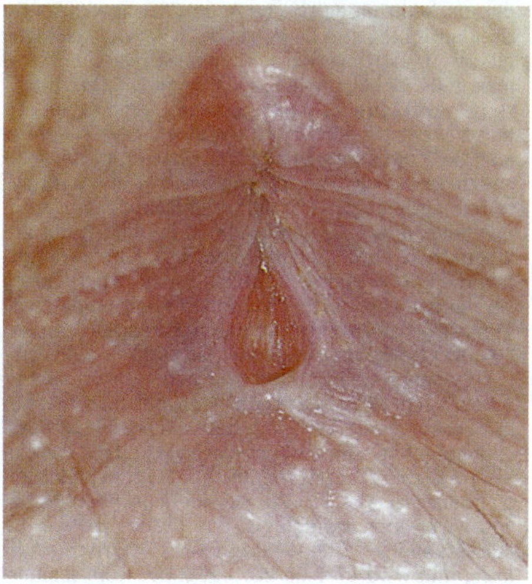

**Analfissur.** [411]

Schließmuskels, im intersphinktären Spalt setzt sich die Infektion paraanal ab; selten mit dem Levator als Leitschiene Aszension über den äußeren Schließmuskel (suprasphinktär) oder auf den Levatortrichter (supralevatorisch). – **A., pelvirektale:** Sonderform der extrasphinktären A., kann aber auch von extrarektalen pelvinen Entzündungsprozessen ausgehen u. durch den Levator in die Ischiorektalgruben u./oder sekundär in das Rektum einbrechen. – **A., rektoorganische:** meist zur Scheide (rektovaginal), zur Blase (rektovesikal), seltener zur Prostata (rektoprostatisch) oder Harnröhre (rektourethral). – **A., subkutane:** Absenkung vom Kryptengrund unter die Haut. – **A., submuköse:** Aufsteigen unter der Schleimhaut in das Rektum. – **A., transsphinktäre:** vollständige Durchsetzung des Schließmuskelapparates, dorsal bogenförmiges Ausweichen in die Ischiorektalgrube (= ischiorektale Fistel). E anal fistula.

**An|algesia, An|algesie,** Analgie: Aufhebung der Schmerzempfindung, v. a. als Folge einer Schädigung der Schmerzleitung (durch Verletzung, Neurotomie, -tonie) oder aber durch künstliche Leitungsblockade der Schmerzbahn bzw. durch Ausschaltung der Schmerzzentren (s. a. ▸Narkosestadien; s. a. ▸Analgothymie); i. w. S. auch als psychoneurotische u. als -therapeut. A. – s. a. ▸Analgia. E analgesia. – **A., patientenkontrollierte:** ▸PCA.

**Analge|tica, -tika:** Arzneimittel, die schmerzlindernd oder -stillend wirken. ***Einteilung:*** Nach ihrer Wirkweise werden nichtopioide A. (schwach wirksam) und opioidartige A. (schwach u. stark wirkende exogene ▸Opioide) unterschieden. ***Anw.:*** Erstere sind Mittel der Wahl bei leichten Schmerzen (Kopf-, Zahn-, Gliederschmerzen; leichte Migräne); bei Entzündungs- u. Muskelschmerzen und Dysmenorrhö ist besonders Diclofenac wirksam. Akute posttraumatische, postoperative u. ischämische Schmerzen sind Indikationen für Opioidanalgetica. Bei Tumorschmerzen kommt eine Kombinationstherapie zum Einsatz (▸WHO-Stufenschema). Zur Verstärkung der analgetischen Wirkung werden ▸Co-Analgetica eingesetzt. Einige A. kommen auch als Externa zur Anwendung (z. B. nichtsteroidale ▸Antiphlogistica, ▸Rubefazienzien). S. a. ▸Schmerztherapie. E analgesics, analgetics. – **A., nichtopioide,** schwach wirksame A., Nicht-Opiate, peripher wirksame A.: eher schwach wirkende, v. a. peripher angreifende A., die nicht mit Opioidrezeptoren interagieren. Fast alle hemmen auf unterschiedliche Art die ▸Cyclooxygenase u. damit die Prostaglandinsynthese. ***Einteilung:*** Je nach Wirkung lassen sie sich in drei Gruppen einteilen: saure antipyretisch-antiphlogistische A., nichtsaure antipyretisch-antiphlogistische A. und A. ohne antipyretisch-antiphlogistische Wirkung. ***NW:*** v.a. bei Allergikern u. Asthmatikern Hautausschläge u. Asthmaanfälle, bei längerer Einnahme evtl. Kopfschmerzen. Pyrazolone u. p-Aminophenolderivate: dauerhafte Nierenschäden bei lang dauernder Einnahme oder bei Kombination mehrerer Analgetika. Bei Metamizol sehr selten Agranulozytose. – **A., saure antipyretisch-antiphlogistische:** schwach saure Substanzen mit hoher Plasmaeiweißbindung, die neben der analgetischen auch fiebersenkende u. entzündungshemmende Wirkung besitzen. In höheren Dosen verwendet als nichtsteroidale ▸Antiphlogistica. ***Wirkst.:*** Acetylsalicylsäure, Ibuprofen, Diclofenac. – **A., nichtsaure antipyretische:** Substanzen mit geringer Plasmaeiweißbindung, die neben der analgetischen auch fiebersenkende, jedoch keine entzündungshemmende Wirkung besitzen. ***Wirkst.:*** Paracetamol (ein p-Aminophenolderivat) und die Pyrazolinone Metamizol (Novaminsulfon), Propyphenazon u. Phenazon. Das strukturell ähnliche Phenylbutazon wirkt auch antiphlogistisch. Metamizol hat die stärkste analgetische sowie eine spasmolytische Wirkung und wird deshalb bevorzugt bei Kolikschmerzen eingesetzt. – **A. ohne antipyretisch-antiphlogistische Wirkung:** mittelstarke, zentralnervös wirkende A., die nicht an Opioidrezeptoren angreifen und keine nennenswerten antipyretischen oder antiphlogistischen Wirkungen aufweisen. ***Wirkst.:*** Flupirtin. Nefopam. ***NW:*** Müdigkeit, Schwindel, intestinale Beschwerden (Flupirtin); Anstieg von Herzfrequenz u. Blutdruck, intest. Störungen, Schweißausbruch, Mundtrockenheit, Halluzinationen, Miktionsstörungen (Nefopam). – **A., opioidartige schwache:** niederpotente, agonistisch wirksame exogene ▸Opioide. ***Wirkst.:*** z.B. Codein, Tilidin, Tramadol, Pethidin. – **A., opioidartige starke:** hochpotente, agonistisch u. agonistisch-antagonistisch wirksame exogene ▸Opioide. ***Wirkst.:*** z.B. Morphin, Buprenorphin, Levomethadon.

**Analgetika|nephropathie,** Phenacetinniere: chron. interstitielle Nephritis nach lang dauernder exzessiver Einnahme analgetisch wirkender Mischpräparate. Eine der häufigsten Ursachen der chron. Niereninsuffizienz. Bei ca. 10 % der Patienten entwickeln sich Harnwegstumoren (v.a. ▸Blasenkarzinome). **E** analgesic nephropathy.

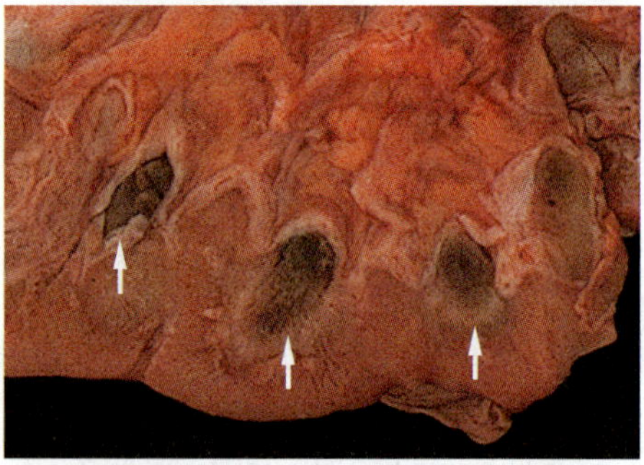

**Analgetikanephropathie:** typisches Bild mit zahlreichen schmutzig braunen Papillennekrosen (Pfeile). [53]

**An|al|gịa, An|al|gie:** Schmerzlosigkeit; ▸Anästhesie. – **A., congẹnita:** (Fanconi) angeborenes (rezessiv erbliches?) Fehlen der Schmerzempfindung u. der Schmerzreaktionen bei normaler Reflexerregbarkeit (Eureflexie). ***Klinik:*** verschiedenartige Bissverletzungen, Haut- u. Schleimhautverletzungen, schmerzlose (Dauer-)Frakturen, allgemein mit schlechter Heilungstendenz. **E** congenital absence of pain.

**An|al|go|thymịe:** zentralnervös bedingte ▸Indolenz (Schmerzlosigkeit; s.a. ▸Analgesie), z.B. nach Leukotomie. **E** analgothymia.

**anạ|lis** *(latein.):* ▸anal.

**Anạl|kanal:** *Anatomie* ▸Canalis analis (dort Abb.).

**Anạl|karunkel,** Marisque, hypertrophe Analfalte: fibrosierte Afterhautfalte. **E** anal caruncle.

**Anạl|karzinom:** s.u. ▸Analkrebs. **E** anal carcinoma.

**Anạl|krebs:** maligne Neubildung im Bereich des Anus, insgesamt selten. Histologisch unterschieden werden Plattenepithelkarzinome (Analkarzinom), kloakogene oder basaloide Karzinome (ausgehend vom Übergangsepithel), Basaliome u. maligne Melanome. – s.a. ▸Darm-, ▸Rektumkarzinom. ***Klinik:*** Die Symptome analer Neoplasien unterscheiden sich kaum von denen benigner oder entzündlicher Tumoren: Pruritus, Nässen, Schmerzen, Blutungen, Fremdkörpergefühl, Kontinenzstörungen, chronische Ulzera. ***Diagn.:*** Zur Diagnosesicherung sind eine Probeexzision u. histologische Untersuchung notwendig. ***Ther.:*** wird von Lage u. Ausmaß des Tumors bestimmt: meist Radiochemotherapie u. anschließende Rest-Tumorexzision, evtl. Kryobehandlung; Rektumamputation und Entfernung bevorzugt befallener Lymphknotengruppen nur bei fortgeschrittenen Karzinomen. ***Progn.:*** hängt ab vom Ausmaß der lymphogenen Metastasierung.

**ana|lọge Organe:** baulich verschiedene, funktionell aber gleichwertige Organe, z.B. Kiemen u. Lungen. **E** analogous organs.

**Analọg|insulin:** s.u. ▸Insulinpräparate.

**Analọg|stoffe:** *Biochemie* Substratmoleküle, die als »kompetitive ▸Antagonisten« strukturverwandter Stoffe deren Rezeptorpositionen an Enzymen oder an anderen Reaktionspartnern besetzen u. so deren Aktivwerden blockieren, ohne selbst spezifisch wirksam zu werden; z.B. Sulfonamide als A. der Paraaminobenzoesäure. **E** analogs, analogous compounds.

**An|alpha|lipo|protein|ämịe, familiäre:** ▸Tangier-Krankheit. **E** familial analphalipoproteinemia, Tangier disease.

**Anạl|polyp:** Polyp der Afterkanalschleimhaut infolge chronischer hypertroph. Papillitis des Analkanals. **E** anal polyp.

**Anạl|prolaps:** **1) Mukosaprolaps:** das Herausgleiten der Analschleimhaut aus dem After; oft mit Hämorrhoiden kombiniert; typisch ist die sichtbare zirkuläre Faltung der Analschleimhaut. **E** anal mucosa prolapse. **2) Totalprolaps:** das entsprechend einer Gleithernie erfolgende Vortreten der Afterkanal- u. der Mastdarmwand aus dem After (Prolapsus ani et recti); v.a. bei Beckenboden-, Schließmuskel- = Sphinkterinsuffizienz. – Ferner auch das Hervorgleiten dieser beiden Darmabschnitte als Intussusceptum (▸Incarceratio). **E** total anal prolapse.

**Anạl|reflex:** reflektorische Kontraktion des Musculus sphincter ani, ausgelöst durch einen perianalen sensiblen Reiz. Fremdreflex über die Nervi anococcygei u. N. pudendus. **E** anal reflex.

**Anạl|rhagade:** oberflächlicher, meist radiär verlaufender, schmerzender (»brennender«) Epitheldefekt (nicht zu verwechseln mit ▸Analfissur); meist mechanisch ausgelöst, häufig kombiniert mit Analekzem, Hämorrhoiden, Analsoor. **E** anal rhagade.

**Anạl|syndrom:** schmerzhafte Krämpfe des Afterschließmuskels (Sphinktertenesmen) mit Angst vor Stuhlentleerung (= Defäkationsangst; evtl. mit sekundärer Obstipation) u. mit Stuhlanomalien wie z.B. seröse Sekretion, tropfenweiser Blutabgang als Frühsymptome einer Aftererkrankung; allgemein mit Schmerzsteigerung u. -ausstrahlung bei der Stuhlpassage. – s.a. ▸anorektales Syndrom.

**Ana|ly|se:** Zerlegung, Untersuchung eines Ganzen auf seine Bestandteile (Gegensatz: Synthese); z.B. *chem* als Analyse von Substanzen auf deren qualitative u. quantitative Zusammensetzung. – *psych* ▸Psychoanalyse. **E** analysis.

**Ana|mnẹse:** die subjektiv erinnerlichen (oder von Angehörigen mitgeteilten) früheren Krankheiten als Vorgeschichte einer aktuellen Krankheit (= Eigenanamnese), ergänzt durch Krankheitsangaben aus dem Familienbereich (= Familien-A.). Als »**bio|graphische A.**« über die früheren Krankheiten hinaus auf die ganze Lebensgeschichte erweitert. – s.a. ▸Pflegeanamnese, ▸Katamnese. **E** anamnesis.

**Anamnese|phänomen, ana|mnestische Reaktion:** das Wiederingangkommen der Bildung früher gebildeter, jedoch nicht mehr nachweisbarer Antikörper als Reaktion auf eine Injektion unspezifischer Reizkörper; s.a. ▸Recall-Antigene; s.a. ▸Booster-Effekt. **E** anamnestic reaction.

**Anan|kasmus:** *Psychiatrie* innere, zwanghafte (= obsessiv-kompulsive) Nichtunterdrückbarkeit bestimmter Handlungen oder Vorstellungen (z.B. als Zählzwang, im Rahmen einer neurot. Störung). Die Handlungen oder Gedanken werden als unsinnig empfunden, sind jedoch willentlich nicht zu unterdrücken. In Kombination mit Symptomen der ▸Phobie als »**anankastisches Syndrom**« (u.a. bei Schizophrenie). **E** anancasm.

**ana par|tes aequa|les** *(latein.)* Abk. āā: Rezepturanweisung »zu gleichen Teilen«.

**Ana|phase:** Stadium der mitotischen u. (als A.I u. II) der meiotischen Kernteilung. Ist charakterisiert durch eine isolierte Bewegung der homologen Tochterchromosomen bzw. der durch die Chromosomenspaltung entstandenen ▸Chromatiden zu den Zellpolen hin nach erfolgter Trennung (Disjunktion); s. Abb. Verläuft bei Verklebung an einem Chromosomenbruchende mit Bildung einer Anaphasebrücke. S.a. ▸Meiose, ▸Mitose. **E** anaphase.

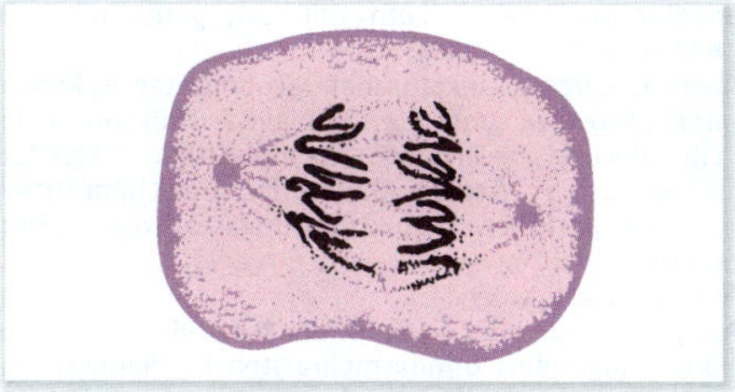

**Anaphase.**

**ana|phyl|laktisch:** auf die Anaphylaxie bezüglich; z.B. an. Schock (▸Anaphylaxie). **E** anaphylactic.

**ana|phylakto|id:** Anaphylaxie-ähnlich, jedoch ohne Beteiligung von Immunvorgängen. **E** anaphylactoid.

**Ana|phyla|toxine:** bei anaphylaktischen Reaktionen als Histamin-Liberatoren am Mastzellenzerfall beteiligte aktivierte Teilkomplexe des ▸Komplementsystems (die Spaltprodukte C3 b u. C5 a). Bewirken Spasmen glatter Muskulatur (Bronchialspasmen) u. Steigerung der Permeabilität der Blutkapillaren sowie der Chemotaxis. **E** anaphylatoxin.

**Ana|phylaxie:** (PORTIER u. RICHET 1902) immunologisch bedingte, akute Maximalvariante einer allergischen Allgemeinreaktion, die den ganzen Organismus umfasst u. mit typischen Symptomen einhergeht. I.e.S. auf die IgE-vermittelte Soforttypreaktion beschränkt (▸Allergie); ähnliche klinische Symptome treten jedoch auch bei der Immunkomplex-A. oder bei nichtimmunologischen Reaktionen (anaphylaktoide Reaktion) auf. ***Klinik:*** Symptome der A. umfassen vornehmlich Haut (Flush, Urtikaria), Mundhöhle, Respirationstrakt (Rhinorrhö, Bronchospasmus, Atemstillstand), Gastrointestinaltrakt (Nausea, Krämpfe), Herz-Kreislauf-System (Tachykardie, Blutdruckschwankungen, Rhythmusstörungen, Schock, Herzstillstand). Todesfälle durch A. sind beschrieben worden. Die häufigsten Auslöser sind Arzneimittel, Insektengifte u. Nahrungsmittel. **E** anaphylaxis.

**Ana|plasie:** *Zytologie* (HANSEMANN) rückläufige, zu Verlust der Differenziertheit führende Umwandlung von Zellen (retrograde Metaplasie); physiologisch bei Keimzellen, pathologisch bei Tumorzellen (charakterisiert u.a. durch Kerngröße, Zell- u. Kernpolymorphie, Kernpolychromasie, Kern-Plasma-Relation, Mitoserate, Nukleolenvergrößerung); ist ein Zeichen für den Grad der Malignität (s.a. ▸Grading, ▸Atypie). **E** anaplasia.

**Ana|plastik:** reparative ▸Plastik mit dem Ziel des Anheilens abgetrennter Körperteile. **E** anaplasty, plastic surgery.

**ana|plastisch:** entdifferenziert (s.u. ▸Grading). **E** anaplastic.

**An|archie cardiaque** *(franz.):* regellose Herzschlagfolge ohne vorherrschenden Grundrhythmus als Folge polytoper Reizbildung bei schwerem Myokardschaden. **E** cardiac anarchy, delirium cordis.

**An|ar|thrie:** unartikuliertes Sprechen von Buchstaben (= **literale A.**), Silben (= **syllabare A.**) oder Wörtern (= **verbale A.**) bis zu unverständlichem Lallen. Tritt auf bei Innervationsstörung, v.a. bei der (Pseudo-)Bulbärparalyse, wobei aber die sprachlichen Hirnwerkzeuge (Sprachverständnis u. zentrale Wortbildungsfähigkeit [»innere Sprache«]) intakt sind. – Weniger korrekt auch Bez. für ▸Dysarthrie, ▸Stottern. **E** anarthria.

**Ana|sarka,** Hydrops ana sarca: nichtentzündliches Ödem der Unterhaut (»über der Muskulatur«), wobei die Haut glatt, dünn u. dystrophiegefährdet ist. Meist infolge Herz-Kreislauf-Dekompensation. **E** anasarca.

**an|asko|sporogene Hefen:** imperfekte Hefen.

**Ana|spadie:** Mündung der (verkürzten) Harnröhre an der Ober- = Dorsalseite des Penis (penile ▸Epispadie) Gleichzeitig dorsale Krümmung des Penis. **E** anaspadias, epispadias.

**Ana|stomose:** angeborene oder erworbene (v.a. operativ angelegte) Verbindung zweier Hohlorganlichtungen. S.a. ▸Fistel, ▸Shunt, ▸Bypass. Auch die natürliche oder operative Verbindung zweier Nerven. **E** anastomosis. – **A., arterio|venöse:** ein Nebenschluss zwischen Arterie u. Vene, u. zwar physiologisch – mit möglichem Schlusseffekt durch epitheloide Wandpolster – meist zwischen Arteriolen u. Venolen (Anastomosis arteriolovenularis) zur Umgehung, Entlastung oder Stilllegung von Kapillargebieten; oder aber operativ angelegt, z.B. zwischen Aorta u. Pulmonalis bei der FALLOT-Tetralogie oder als SCRIBNER-Shunt für die Dialyse. **E** arteriovenous a. – **A., bi|lio|digestive:** operative A. zwischen dem Gallengangsystem u. dem Darm, z.B. ▸Choledochojejunostomie (eine operativ angelegte innere Gallenfistel). – **A., femoro|popliteale:** femoropoplitealer ▸Bypass. – **A., gast|ro|jeju|nale:** *Chirurgie* ▸Gastroenterostomie. **E** gastrojejunal a. – **A., hepato|digestive:** A. zwischen einer Leberschnittfläche u. einem Nachbarorgan (Hepatogastrostomie, -jejunostomie). – **A., homo|kladische:** angeborene oder erworbene Verbindung zwischen Ästen eines Arterienstammes. – **A., koronar-**

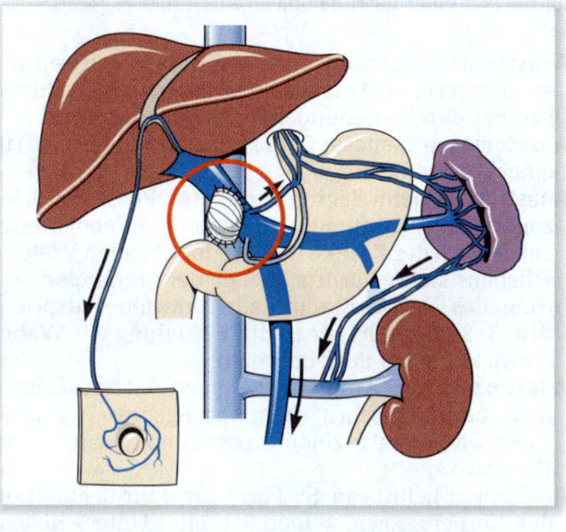

**Anastomose:** portokavaler Interpositionsshunt. [36]

**iko|kavale:** Typus der indirekten portokavalen A. E coronaricocaval a. – **A., lympho|venöse:** die periphere (z.B. retroperitoneale) natürliche Verbindung zwischen Lymphbahnen u. Venen. E lymphaticovenous a. – **A., mesenteriko|kavale:** ein Typ der portokavalen ▸Anastomose. – **A., porto|kavale:** der operative ▸Shunt zwischen der Pfortader u. der unteren Hohlvene als Maßnahme bei Pfortaderhypertonie, u. zwar zwischen den Hauptstämmen der Hohlvene (direkt oder unter Prothesen-Interposition) oder aber unter Nutzung von Pfortaderästen, z.B. als meso- oder mesenterikokavale A. (zwischen Vena mesenterica superior u. der Hohlvene), splenorenale A. (V. lienalis an der Hohlvene), koronarikokavale A. (Vena coronarica [des Magens] an der Hohlvene). S.a. Abb. E portocaval a. – **A., spleno|renale:** ein Typ der portokavalen ▸Anastomose. – **A., spino|faziale:** operative Verbindung zwischen dem – gelähmten – Nervus facialis u. dem N. accessorius oder dem N. hypoglossus. E faciohypoglossal a.

**Anastomosen-Aneurysma:** echtes oder falsches Aneurysma meist an der distalen Anastomose nach Bypassoperationen. Entsteht z.B. durch Nahtinsuffizienz (Nahtaneurysma), nicht korrekte End-zu-Seit-Anastomose, Wandermüdung, fortschreitende Gefäßdegeneration, lokale Infektion. Häufigste Lokalisation (60–70 %) in der Leistenbeuge.

**Ana|stomosen|geschwür:** Geschwür (▸Ulcus) im Bereich einer gastroduodenalen oder gastrojejunalen Anastomose. ***Vork.:*** bei unzureichender Magenresektion mit inkompletter Vagotomie, Anastomosenstenose, Hyperparathyreoidismus oder ZOLLINGER-ELLISON-Syndrom. E anastomotic ulcer.

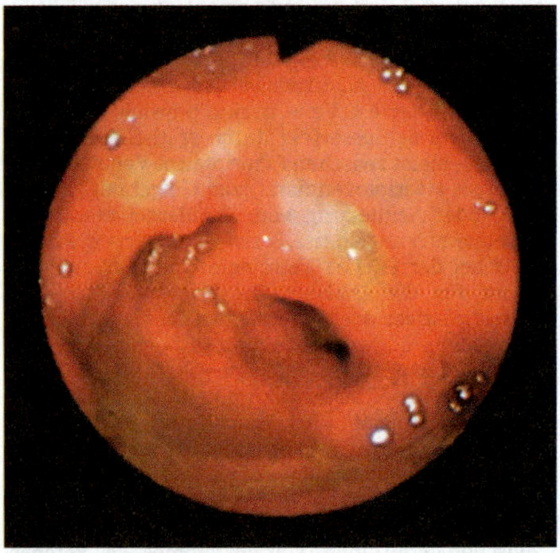

**Anastomosengeschwür:** Die Endoskopie zeigt Geschwüre im Bereich einer gastrojejunalen Anastomose. [450]

**Anastomosen|spindel:** kolbenförmige Aufweitung einer Arterie im Anfangsteil nach einem Verschluss, bedingt durch einmündende Kollateralarterien.

**Anastomosen|stenose:** Gefäßstenose (Sonderform) in einer Anastomose.

**Anastrophe:** beim Beginn der akuten Phase der Schizophrenie auftretende veränderte Erlebnisweise, bei der sich der Kranke im Mittelpunkt allen Weltgeschehens sieht; Ausdruck einer tief greifenden Störung des Bezugssystems zur Umwelt. Entspricht dem 3. Stadium in der tradit. Einteilung der Wahnentwicklung bei Schizophrenie.

**Anastrozol:** ein Aromatasehemmer; ▸Antiöstrogen; ***Anw.*** bei fortgeschrittenem, Östrogenrezeptor-positivem Mammakarzinom postmenopausaler Pat. E anastrozole.

**Ana|tomie:** Lehre von der Form, Struktur u. Funktion des Körpers sowie seiner Bauteile. Unterschieden werden: **funktionelle A.** (Formfunktionslehre): Lehre von den Funktionen, zu deren Verständnis ein komplizierter morphologischer Apparat erläutert werden muss. Gegenstände sind funktionelle Gestalten u. Strukturen. Funktionen, die sich wenig formhaft äußern (z.B. Stoffwechselvorgänge), gehören z.B. zur Physiologie oder Biochemie; **systematische A.:** Darstellung von Bau u. Funktion der Organe in systematischer Gliederung (z.B. Atmungssystem, Harnsystem); **topographische A.:** Lehre von den Körpergegenden (Regionen) und den gegenseitigen Lagebeziehungen der darin befindlichen Organe; **mikroskopische A.:** Wissenschaft von der Struktur der Organe auf mikroskopischer Ebene (Histologia specialis; s.a. ▸Histologie). E anatomy.

**Ana|to|xin:** *Serologie* durch Formolzusatz u. Wärmeeinwirkung entgiftetes Toxin; ▸Formoltoxoid. E anatoxin.

**An|azidität:** das Fehlen freier Salzsäure im Magensaft, ▸Achlorhydrie; Ursache meist chronisch-atrophische Gastritis (Typ A); s.a. ▸Azidität. E anacidity.

**An|azido|genese:** Defekt der – in der Niere erfolgenden – ▸Azidogenese. E anacidogenesis.

**ANCA** *(engl.)* Abk. für **a**nti-**n**eutrophil **c**ytoplasmic **a**ntibodies, Granulozyten-Zytoplasma-Antikörper: (Auto-)Antikörper gegen charakteristische Strukturen neutrophiler Granulozyten (als p-ANCA gegen Myeloperoxidase, als c-ANCA gegen Proteinase 3); nachweisbar bei WEGENER-Granulomatose, Glomerulonephritis u. Immunvaskulitis.

**an|ceps** *(latein.):* doppelsinnig, zweifelhaft (z.B. Prognosis anceps).

**anco|ne|us** *(latein.):* zum Ellbogen gehörend, z.B. ▸Musculus anconeus.

**Ancrod:** Gift der malaiischen Grubenotter Agkistrodon. *pharm* A. senkt die Plasmaviskosität durch Defibrinierung u. erhöhte fibrinolytische Aktivität; ***Anw.*** zur i.v. Lyse bei akutem ischämischem Insult und bei peripheren Durchblutungsstörungen. E ancrod.

**Ancy...:** s.a. ▸Anky...

**Ancylo|stoma:** eine Gattung der ▸Ancylostomatidae. Blut saugende Dünndarmparasiten bei Säugetieren u. Menschen (z.B. die bei Bergleuten als sog. »Grubenwürmer« vorkommenden Hakenwürmer A. duodenale u. Necator americanus [= »amerikan.« A.]). **A. ca|ni|num:** ein Dünndarmparasit des Hundes; ruft beim Menschen ▸Ancylostoma-Dermatitis hervor (wie auch das A. brasiliense der Hunde, Katzen, Bären). – **A. duo|denale,** A. hominis, Dochmius oder Strongylus oder Uncinaria duodenalis: eine ▸Ancylostomiasis hervorrufende Hakenwurmart der Alten Welt; außer in Europa u. Asien gelegentlich aber auch in Südamerika. – s.a. ▸Ancylostoma-Dermatitis.

**Ancylostoma-Dermatitis:** Dermatitis durch ▸Ancylostoma duodenale u. Necator americanus; u. zwar als papul(ovesikul)öse Hautveränderungen durch in der Haut befindliche Larven (engl.: creeping ancylostomiasis) u. als urtikarielle Reaktionen bei Reinfektion. – Ferner verursachen beim Menschen Ancylostoma brasiliense u. caninum als Hakenwürmer der Hunde u. Katzen die klass. ▸Larva migrans der Haut. E cutaneous ancylostomiasis, ground itch.

**Ancylo|stoma|tidae,** Hakenwürmer: Nematodenarten, die die ▸Ancylostomiasis des Menschen verursachen (wahrscheinlich die verbreitetste Wurmkrankheit der Erde). Erreger sind die bis 7–18 mm langen, am Kopfende gekrümmten, Blut saugenden Ancylostoma duodenale, Ancylostoma brasiliensis u. Necator americanus. Die mit den Fäzes abgegebenen Eier gelangen in das Wasser oder in feuchten Boden. Hier entwickeln sich Larven, die sich in die Haut des Menschen einbohren. Nach einer Blut-Lungen-Passage gelangen sie in den Darm, dringen in die Darmschleimhaut ein und saugen Blut. Dies führt zu schweren Anämien. Hakenwürmer sind v.a. tropisch-subtropisch verbreitet, kommen aber auch in Bergwerken (Grubenwurm) vor.

**Ancylo|stomiasis, -stomatosis:** verbreitete Parasitose in feuchtwarmen Klimazonen und bei Gruben- u Ziegeleiarbeitern. Wurmkrankheit mit drei medizinisch wichtigen Arten: ▸Ancylostoma duodenale, Ancylostoma brasiliense u. Necator americanus. ***Ätiol.:*** aktive perkutane Invasion der Larven an unbedeckter Haut; Larven wandern auf dem Blutweg in Lungengefäße (Herz-Lungen-Passage), nach Verlassen derselben über Alveolen, Bronchien, Trachea u. Rachenraum in den Dünndarm. Dort Entwicklung zur Geschlechtsreife. Hakenwürmer setzen sich an Schleimhaut fest u. saugen Blut. ***Klinik:*** Geringer Hakenwurmbefall bleibt symptomlos, massiver Parasitenbefall (5000–6000 Würmer) führt zu Anämie, Abdominalbeschwerden, Müdigkeit u. Abgeschlagenheit. Perkutane Larveninfektion verursacht juckende Dermatitis. Larvenwandern hat allerg. Lungenerscheinungen, Eosinophilie, Eisenmangelanämie, Aszites, Ödeme u. Kachexie zur Folge. ***Diagn.:*** Nachweis der Hakenwurmeier im frischen Stuhl. ***Ther.:*** medik. mit Mebendazol, Albendazolen, Pyrantelpamoat oder Levamisol. **E** ancylostomiasis.

**Andamanen-Fieber:** der WEIL-Krankheit ähnliche ▸Leptospirose, hervorgerufen durch den Serotyp »Andamana« der ▸Leptospira interrogans im Gebiet des Bengalischen Meerbusens. – Als ikterische Form das WOOLEY-Fieber. **E** Andaman fever.

**Andersen-Operation:** Tibia-Verlängerungsosteotomie durch Resektion eines Wadenbeinsegmentes u. lineäre Osteoklasie des Schienbeins im mittl. Drittel, gefolgt von allmählich gesteigerter Distraktion der Tibiafragmente mittels speziellen Schraubenzugs; später Defektfüllung mit Knochenspänen unter gleichzeitiger Osteosynthese; s.a. ▸Verlängerungsosteotomie.

**Andersen-Syndrom** (DOROTHY H. A., 1901–1963, Pathologin, New York): ▸Amylopektinose. **E** Andersen's disease.

**Anderson-Hynes-Operation:** operatives Verfahren der Nierenbeckenplastik, wobei das durch eine Stenose erweiterte Nierenbecken verkleinert u. der Ureterabgang an dessen tiefsten Punkt verlagert u. konisch erweitert wird; ***Anw.*** z.B. bei kongenitaler subpelviner Ureterstenose.

**Anderson-Syndrom: 1)** (HORACE B. A., Arzt, Johnstown/Penn.): (1930) paraneoplastische Hypoglykämie-Paroxysmen bei Nebennierentumoren (v.a. Karzinom), wobei aber Normalität des Blut-Insulinspiegels besteht. Folge Insulin-artiger oder Insulinstimulierender Substanzen? **2)** (W. A., brit. Arzt), A.-FABRY-Krankheit: ▸FABRY-Syndrom (eine Phosphatid-Thesaurismose).

**ANDI** *(engl.)* Abk. für **a**berration of **n**ormal **d**evelopment and **i**nvolution: ▸Mastopathie.

**Andornkraut:** ▸Marrubii herba.

**Andrade-Typ:** Typ I der ▸Amyloidpolyneuropathie.

**Andrews-Syndrom** (GEORGE CLINTON A., geb. 1891, Hautarzt, New York), pustulöses Bakterid: palmoplantar, u. zwar in Handteller- u. Fußsohlenmitte, jahrelang schubweise auftretende (sterile) Pusteln u. lachsrote Erytheme, gefolgt von psoriasiformer Schuppung; häufig auch Hyperkeratose u. Hypohidrose. Folge kryptogenetischer Infektionen?

**An|dro|blastom:** Keimstrang- bzw. Keimdrüsenstromatumor mit männlicher Zelldifferenzierung (LEYDIG-, SERTOLI-Zellen), jedoch unterschiedlichen Differenzierungsgrades. Vorwiegend in den Gonaden vorkommend (SERTOLI-LEYDIG-Zell-Tumor), im Ovar früher als Arrhenoblastom oder Hiluszelltumor bezeichnet. Sehr selten auch extragonadale Lokalisation (retroperitoneal) möglich. Etwa in 30% hormonell aktiv (Androgenproduktion mit Androgenisierungs- bzw. Defeminisierungserscheinungen). Geringe maligne Potenz. **E** androblastoma.

**Andro|gamet:** männlich differenzierter ▸Gamet. **E** male gamete.

**Androgen-Blockade:** Blockade der Androgenrezeptoren durch synthet. ▸Antiandrogene.

**Androgene,** androgene Stoffe: männliche ▸Geschlechtshormone; meist $C_{19}$-Steroide (Schema). ***Biosynthese u. Abbau:*** werden gebildet in den LEYDIG-Zwischenzellen des Hodens (▸Testosteron), der Nebennierenrinde (Androstendion u. dessen 11-Hydroxyform) u. im Eierstock. Im Blut werden sie an das Sexualhormon-bindende Globulin (SHBG) gebunden (98%) transportiert u. wirken an den Zielorganen über ▸Androgenrezeptoren. Sie werden v.a. in der Leber abgebaut u. im Harn (konjugiert) ausgeschieden. ***Funktion:*** fördern den ▸Anabolismus u. wirken bei ♂ geschlechtsspezifisch (▸Geschlechtsentwicklung u. Sexualfunktion). Bei ♀ führen sie im Überangebot zur ▸Virilisierung. ***Pathophysiol.:*** vermehrt z.B. bei NNR-Tumoren, vermindert bei HVL-Insuffizienz (s.a. testikuläre ▸Feminisierung). *pharm* ***Anw.*** bei A.-Mangel u. zur gegengeschlechtl. Hormonbehandlung (z.B. beim Mammakarzinom), ferner spezielle A.-Derivate als ▸Anabolika. S.a. ▸Andro..., ▸Antiandrogene. **E** androgens.

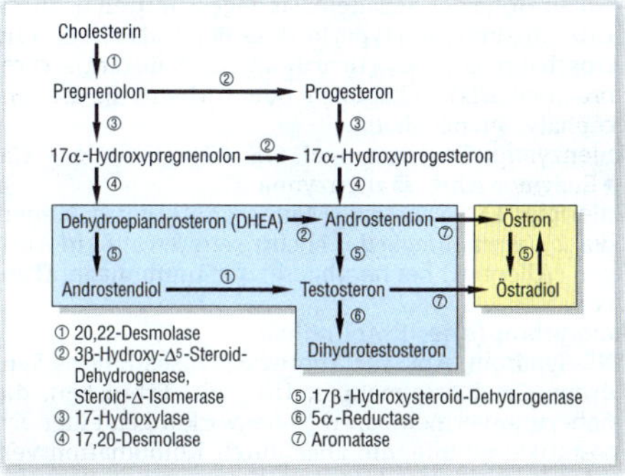


**Androgene:** Biosynthese der Sexualhormone beim Mann. [535]

**Androgen|resistenz:** testikuläre ▸Feminisierung. **E** androgen insensitivity.

**Androgen-Rezeptoren,** Abk. AR: intrazelluläre Eiweißkörper, die nach Bindung des Liganden (Hormons) unter Konformationsänderung den Liganden-Rezeptor-Komplex bilden, dadurch die Transkriptionseffizienz nachgeschalteter Gene modulieren und somit die Wirkungen der ▸Androgene an den Zielzellen der Erfolgsorgane vermitteln. Therapeutisch hemmbar durch **A.-Blocker** (▸Antiandrogene). Gehören wie die Rezeptoren für Glukokortikoide, Östrogene, Progesteron, Trijodthyronin, Calcitriol und Retinolsäure zu den nukleären ▸Rezeptoren. **E** androgen receptors.

**Andro|gynie:** ▸Pseudohermaphroditismus masculinus. **E** androgyny.

**Andro|logie:** die »Männerheilkunde«; die Lehre vom Bau u. von der Funktion der männlichen Geschlechtsorgane (einschl. der Zeugungsfähigkeit u. ihrer Störungen) sowie von den einschlägigen Erkrankungen. **E** andrology.

**Andro|spermium:** *Zytologie* Spermium mit männlichem Geschlechtsrealisator, beim Menschen also mit Y-Chromosom; s.a. ▸Geschlechtsentwicklung. **E** androsperm.

**Andro|stan:** ein $C_{19}$-Steroid als chemischer Grundkörper der ▸Androgene, der nur geringe androgene Eigenwirkung besitzt. Zwei Isomere: 5α- u. 5β-A. (▸Ätiocholan). Das 5α-Androstan-17β-ol-3-on, die am Wirkort aus Testosteron durch Reduktion gebildete Verbindung, gilt als die an Prostata u. Samenblasen wirksame Form. **E** androstane.

**Andro|sten|di|on:** ein von der Nebennierenrinde gebildetes Androgen mit schwächerer androgener Wirkung. **E** androstenedione.

**Andro|steron:** (BUTENANDT 1931) das erste kristallin aus männlichem Harn isolierte ▸Androgen; ein $C_{19}$-

Steroid. Ist zusammen mit α-Ätianolon der Hauptmetabolit u. die Ausscheidungsform des ▸Testosterons. E androsterone.

**Andro|termo̱ne:** ▸Termone, die in Gameten männlichen Charakter determinieren.

**Andro|tropie̱, -tropismus:** »Knabenwendigkeit«; das bevorzugte Auftreten von Krankheiten oder Letalfaktoren beim männlichen Geschlecht. E androtropism.

**A̱n|elektrotonus:** *Physiologie* die verminderte Erregbarkeit eines von konstantem Gleichstrom durchflossenen Nervs in der Nähe der Anode; beruht auf Verschiebung des Membranpotentials (Hyperpolarisation). S.a. ▸PFLÜGER-Zuckungsgesetz. E anelectrotonus.

**An|en|ze|pha|lie̱:** angeborenes vollständiges oder weitgehendes Fehlen der Großhirnhemisphären, der Neurohypophyse u. des Zwischenhirns sowie des Schädeldaches (infolge Aplasie der Hinterhauptschuppe), evtl. auch der Basis des Os occipitale (=Mero- bzw. Holoakranie). Der Kopf erscheint wie in Höhe der Schädelbasis abgeschnitten u. durch Exophthalmus u. Hyperlordose der Halswirbelsäule froschähnlich. Das Hirnrudiment (Substantia cerebrovascularis) ist kapuzen- oder turbanartig. E anencephaly, anencephalia.

**An|enzymie̱:** Enzymmangel, z.B. Akatalasämie. – s.a. ▸Enzymopathie. E anenzymia.

**An|er|gie̱:** **1)** *Psychologie* Mangel an Aktivität. E anergia. **2)** *Immunologie* das Nichtreagieren auf ein Antigen (Allergen) bei herabgesetzter Immunlage. E anergy.

**An|erythrop(s)ie̱:** Rotblindheit.

**ANE-Syndrom,** Abk. für **A**norexie-**N**ausea-**E**mesis-Syndrom: Gewichtsabnahme, Übelkeit, Erbrechen, die nahezu unvermeidbaren Nebenwirkungen einer Zytostatikatherapie, die aber durch Kombination verschiedener Pharmaka (s.a. ▸Antiemetika), Entspannungsverfahren, diätetische Maßnahmen usw. gelindert werden können.

**Anethi fructus,** Dillfrüchte: Gewürzpflanzenbestandteil; als naturheilkundliches Mittel ***Anw.*** in verschiedenen Darreichungsformen bei dyspeptischen Beschwerden; wirkt spasmolytisch u. bakteriostatisch.

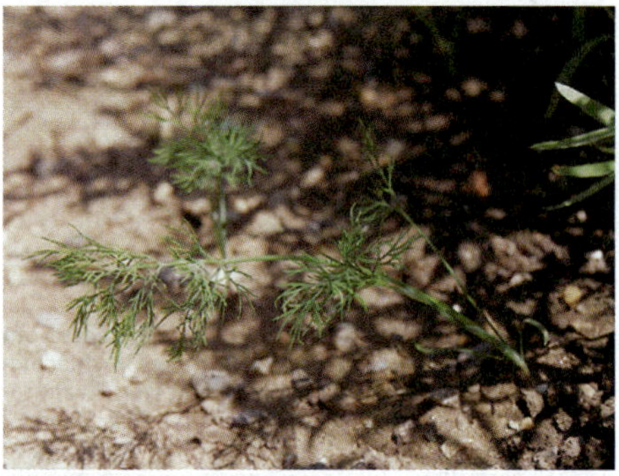

**Anethi fructus:** Echter Dill. [399]

**Anethol:** ein Alkyl-Phenolether aus ätherischem Anis- u. Fenchelöl; ***Anw.*** als Expectorans u. Spasmolytikum. E anethole.

**Anetholtrithion:** ein ▸Choleretikum. E anethole trithione.

**An|etho|pathie̱:** mangelnde Fähigkeit zu gefühlsmäßiger Bindung an Mitmenschen; i.w.S. die Psychopathie. E anethopathy.

**Ane|to|dermie̱:** durch Schwund der »Elastika« bedingte Hautatrophieherde in Form heller, bis münzgroßer Flecke; z.T. mit hernienartiger Vorwölbung des Unterhautfettgewebes. Ätiologie unbekannt. E anetoderma.

**An|eu|plo|idie̱:** Veränderung des vollständigen (euploiden) Chromosomensatzes durch numerische ▸Chromosomenaberration bei Lebewesen mit diploidem Chromosomensatz; z.B. durch ▸Non-Disjunction als Trisomie; s.a. ▸Monosomie. Die Diagnostik erfolgt heute mit Screening-Tests, bei denen α-Fetoprotein, humanes Choriongonadotropin, freies β-Humanchoriongonadotropin sowie unkonjugiertes (freies) Östriol als biochemische Marker gebräuchlich sind (Triple-Test). E aneuploidy.

**Aneu|ri̱n:** ▸Vitamin $B_1$. E aneurine, thiamin(e).

**An|eu|rys|ma:** umschriebene, meist asymmetrische, dauerhafte krankhafte Wandausbuchtung eines vorgeschädigten arteriellen Blutgefäßes oder der Herzwand. S.a. ▸Aneurysma, echtes. E aneurysm. – **A., an-**

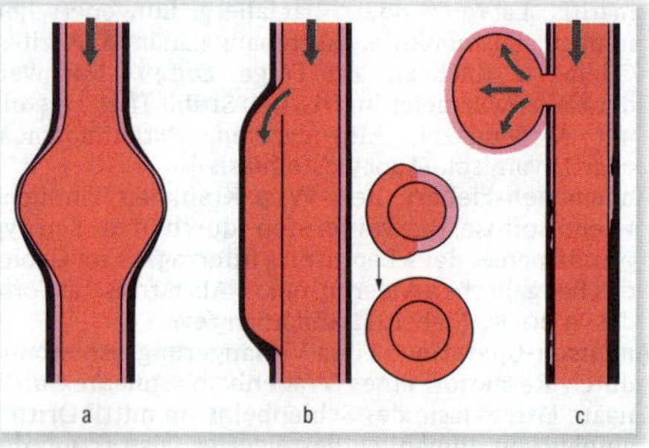


**Aneurysma:** a) Aneurysma verum; b) Aneurysma dissecans; c) Aneurysma spurium. [195]

**geborenes:** meist an den basalen Hirnarterien (Circulus arteriosus Willisii) gelegene Fehlbildung. Seltener auch an Aorta ascendens u. Sinus aortae Valsalvae, Arteria abdominalis, Beckenarterien u. Nierenarterien. E congenital a. – **A., arterio|sklero̱tisches:** durch Atherosklerose hervorgerufenes A.; gewöhnlich an der Bauchaorta, meist infrarenal, sowie an Arteria femoralis u. poplitea, seltener an der Arteria lienalis. E atherosclerotic a. – **A. arterio|veno̱sum,** A. varicosum: arteriovenöse Fistel mit aneurysmatischer Aufweitung des venösen Schenkels; meist als falsches A. nach gleichzeitiger Verletzung beider Gefäße, nach Einbruch eines echten arteriellen A. in die Vene oder aber Folge der Ausweitung einer arteriovenösen Anastomose; früher auch allg. für ▸arteriovenöse Fistel. E arteriovenous a. – **A. cir|so|li̱deum,** A. serpentinum s. racemosum: das Ranken- oder Trauben-A.; Rankenangiom; älterer Begriff für ▸Angioma arteriale racemosum. E cirsoid a. – **A. cordis,** cardiac a.: ▸Herzwandaneurysma – **A. cyli̱n|dricum:** A. fusiforme. – **A. di̱s|se|cans:** intramurale, meist in der Tunica media gelegene Spaltbildung der Arterienwand; ausgehend von einem Intimaeinriss (als Primärereignis oder sekundär nach intramuraler Hämatombildung durch primäre Zerreißung von Vasa vasorum) kommt es durch Wühlblutung zur Ausbildung eines mehr oder weniger langen Falschkanals. Dieser kann durch einen zweiten Intimaeinriss weiter peripher wieder Anschluss an das wahre Gefäßlumen finden, durch Ruptur der Arterienaußenschicht zur inneren Blutung führen oder durch Thrombose des Spaltraumes – mit oder ohne Einengung des Gefäßlumens – zur spontanen Obliteration des Spaltraumes führen. Gefürchtete Komplikationen sind die schwere Aortenklappeninsuffizienz bei Mitbeteiligung eines Sinus aortae Valsalvae sowie die Verlegung multipler Arterienabgänge durch raumfordernde Wirkung des Falschkanals. Weitaus häufigste Lokalisation ist die Aorta (▸Aortenaneurysma dissecans). Häufigste Ursache ist die ▸Arteriosklerose bei Hypertonie, ferner die Medianekrose ▸GSELL-ERDHEIM; seltene Ursachen sind ▸MARFAN-Syndrom, Dezelerationstrauma, vorangegangene Operationen im Bereich der Aortenwurzel (Herzklappenersatz, aortokoronare Bypassoperation). E dissecting a. – **A., echtes,** A. verum: A. durch örtliche Aufdehnung aller Wandschichten des Gefäßes; ist angeboren oder Folge einer Gefäßwandschädigung (z.B. nach Entzündung, Degeneration, Arteriosklerose, Embolie) oder eines Narbenzuges (Traktionsaneurysma); wird formal unterschieden z.B. als A. cirsoideum, fusiforme u. sacciforme. Folgen: örtliche Wirbelbildungen, Thrombosierung (evtl. zu Spontanheilung oder u.U. zu Embolie führend), Druckschädigung von Nachbarorganen; bei Einriss Gefahr einer rasant verlaufenden u. lebensbedrohlichen (»foudroyanten«) Blutung. E true a. – **A., em|bolisches:** als mykotisches (infektiöses) oder blandes A. ein durch embolisch verschleppte Teilchen hervorgerufenes A.; Hauptursache der mykotischen Aneurysmen: Endocarditis lenta (s.u. ▶Endokarditis) u. Lungenabszesse. E embolic a. – **A., falsches,** A. spurium: ein gefäßwandnaher Bluterguss (=periarterielles Hämatom), der mit der Lichtung eines eingerissenen Gefäßes in offener Verbindung steht u. von einer »organisierten« Fibrinmembran umgeben ist. E false a. – **A. fusiforme:** echtes A. mit gleichmäßig-spindelförmiger Ausbuchtung der Gefäßwand in ihrem gesamten Umfang. E fusiform a. – **A., mykotisches:** s.u. ▶A., embolisches. – **A. orbitale:** im hinteren Teil der Augenhöhle gelegenes arteriovenöses A. zwischen der inneren Arteria carotis u. dem Sinus cavernosus (▶Karotis-Kavernosus-Fistel). E orbital a. – **A. poststenoticum:** arterielle Erweiterung hinter einer Stenose durch erhöhten Wanddruck (LAPLACE-Gesetz). Am häufigsten betroffen sind Arteria subclavia, Aorta descendens (bei Isthmusstenose) u. stenosierte Arterien bei arterieller Verschlusskrankheit. – **A. racemosum:** ▶Angioma arteriale racemosum. E racemose a. – **A. sacciforme:** echtes, meist exzentrisches A. mit Sackform u. engem Hals. E saccular a. – **A. sinus Valsalvae (congenitum):** angeborene aneurysmatische Ausweitung einer der drei Aortenklappen, üblicherweise des posterioren (nichtkoronaren) oder rechts-koronaren Segels, evtl. mit resultierender Schlussunfähigkeit (Aorteninsuffizienz); Gefahr der Perforation in den rechten Vorhof bzw. die rechte Herzkammer. E aortic sinusal a. – **A. spurium:** ▶A., falsches. – **A. varicosum:** ▶A. arteriovenosum. – **A. venosum:** seltene krankhafte Erweiterung von Venen, v.a. der Vena poplitea. – **A. verum:** ▶A., echtes. E true a.

**Aneurysma|blase:** Harnblase mit Pseudodivertikeln als Endzustand der neurogenen ▶Blasenatonie.

**ANF: 1)** Abk. für atrialer **n**atriuretischer **F**aktor: s.u. ▶atrial. **2)** Abk. für ▶**a**nti**n**ukleärer **F**aktor.

**Anfall:** plötzliche, reversible Änderung des Bewusstseinszustandes, des Vegetativums, des Herz-Kreislauf-Systems etc. einschließlich der klinischen Auswirkungen. Vorkommen z.B. als ▶psychomotorischer A., ▶Synkope, ▶Affektkrampf, ▶Narkolepsie, ▶Tetanie, ▶ADAMS-STOKES-Syndrom, als kurzzeitige psychische Ausnahmezustände z.B. bei ▶dissoziativen Persönlichkeitsstörungen oder Schmerzattacken bei ▶Trigeminusneuralgie. I.e.S. *neurol* der zerebrale ischämische A. (▶Apoplexia cerebri) bzw. der epileptische A. (▶Epilepsie). E attack, seizure.

**Anfall|nystagmus:** s.u. ▶Nystagmus, vestibulärer.

**Anfalls|serie:** Serie zerebraler ischämischer ▶Anfälle in schneller Folge, aber jeweils mit Wiedererlangen des Bewusstseins; s.a. ▶Status epilepticus.

**Anfangs|schwankung:** ▶Kammeranfangsschwankung des EKG; s.a. ▶Initialzacke. E initial deflection.

**Anfrischung:** *Chirurgie* die ▶Wundtoilette, v.a. als Vorbereitungsmaßnahme einer Wundnaht. – Ferner als Resektion von Knochenteilen vor Knocheneingriffen. E vivification, refreshening.

**Anfrischungs|arthrodese:** s.u. ▶Druckarthrodese.

**angeboren:** s.u. ▶connatalis, ▶congenitalis. E inborn.

**Angehörigen|gruppe:** Gesprächsgruppe aus Angehörigen psychiatrischer Patienten (als Sonderform der Familientherapie); mit oder ohne professionelle Leitung (Selbsthilfegruppen). Beinhaltet auch Aufklärung über Erkrankungen der Patienten sowie Möglichkeit zum Gedankenaustausch; führt zu emotionaler Entlastung der Angehörigen sowie einem besseren Verständnis für die jeweilige Krankheit. Ziel ist ein spannungsfreieres Zusammenleben zwischen Pat. u. Familie. E relative group.

**angel dust:** ▶Phencyclidin.

**Angelhaken|form (des Magens):** *Röntgenologie* der beim Stehenden physiologisch hakenförmig durchhängende Magen; s.a. ▶Stierhornform. E fishhook-shaped stomach.

**Angelica radix,** Engelwurz: Heilpflanze mit nachgewiesener Wirkung bei Appetitlosigkeit, dyspeptischen Beschwerden u. Meteorismus.

**Angelman-Syndrom** (HARRY A., englischer Kinderarzt): schwere geistige Behinderung mit neurologischen Auffälligkeiten. ***Ätiol.:*** Mutation oder Deletion eines Gens auf Chromosom 15. ***Klinik:*** Schädel-/Gesichtsanomalien, Ausbleiben der Sprache, epil. Anfälle, Ataxie, Lachanfälle, Hyperkinesie, Hyperreflexie, Hypomelanosis.

**Anger-Kamera:** *Radiologie* Gammakamera. Meistgenutzter Typ der ▶Szintillationskamera. E Anger camera.

**An|gi|algie:** Spontan-, Belastungs- oder Druckschmerz der Blutgefäße. E angialgia, angiodynia.

**Angi|ek|ta|sie:** angeborene oder erworbene, allseitige (s.a. ▶Aneurysma) Erweiterung von Blut- oder Lymphgefäßen. S.a. ▶Teleangiektasie, ▶KASABACH-MERRITT-Syndrom. E angiectasia, angiectasis.

**Angi|ektomie:** operative Gefäß- bzw. Gefäßwandentfernung, z.B. als Arterienresektion, Phlebektomie, Phlebexhairese. E angiectomy.

**Angi|itis:** Entzündung eines Blut- oder Lymphgefäßes (▶Arteriitis, ▶Phlebitis, ▶Lymphangitis). E angi(i)tis. – **A., systemische:** ▶Periarteriitis nodosa; ▶CHURG-STRAUSS-Granulomatose.

**An|gi|na:** Krankheit mit Verengungs-, Beengtheitszustand, Beengungsgefühl. Bei Entzündungen des lymphatischen Rachenrings: ▶A. tonsillaris; Engegefühl bei Gefäßkrankheiten mit Verengungszuständen: ▶A. abdominalis, ▶A. pectoris. E angina. – **A. abdominalis,** Dysbasia intestinalis, Dyspragia intermittens angiosclerotica intestinalis, ORTNER-Syndrom: abdominelle Schmerzen bei Stenosen oder Verschlüssen von Mesenterialarterien, die von der Nahrungsaufnahme (Nahrungsmenge u. -zusammensetzung) abhängig sind u. $^1/_4$–$^1/_2$ Std. danach einsetzen. Nitroglyceringabe führt typischerweise zur Besserung. Bei längerem Bestehen folgt ein Malabsorptionssyndrom. E intestinal a., abdominal a., mesenteric arterial insufficiency. – **A. pectoris,** Stenokardie, Herzbräune: Syndrom mit ischämisch bedingtem, meist anfallsweisem Schmerz in der Herzgegend (retrosternale bzw. präkordiale Kardialgie), der dumpf, drückend, krampfartig oder bohrend sein kann. Ist verbunden mit einem charakteristischen Beengungs- u. Vernichtungsgefühl, oft auch mit typischen Ausstrahlungen, evtl. in Form von Parästhesien (s.a. Abb.); pathognomonisch: der meist bestehende Zusammenhang der Symptome mit körperlicher Belastung (»Belastungs-A.«; s.a. ▶Ruheangina), evtl. auch Kälte. Lytisches Abklingen in Ruhe sowie typische EKG-Zeichen (im Anfall oft ST-Senkung, T-Abflachung, spitz-negatives T), s.a. ▶koronare Herzerkrankung. ***Kompl.:*** Myokardinfarkt, Herztod. ***Formen:*** Als **A. p. gravis** mit gehäuften Anfällen (von > 30 Min. Dauer); meist als Manifestation eines rudimentären Innenschichtinfarktes (»Präinfarkt«); z.T. auch bezeichnet als drohender Myokardinfarkt (mit typischen Änderungen der ST-Strecke im EKG, nachweisbaren krankhaften Veränderungen bei der Kineangiographie u. Ventrikulographie, erhöhten SGOT-, CPK- u. Myoglobin-Werten). – Als **A. decubitus** mit nächtlichen Schmerzanfällen von kurzer bzw. längerer Dauer, u. zwar als Folge der Nichtbewältigung des aus der Horizontallage resultierenden Mehrangebots an Blut u. der sekundären linksventrikulären Dilatation. Als **Crescẹndo-A.** ein Typus mit Intensitäts- u. Häufigkeitszunahme; gilt wie der »Decubitus-Typ« als **instabile A. p.** (Typ zwischen intensitätsstabilen Verläufen u. Myokardinfarkt). Als Sonderformen ferner der Status anginosus (anhaltende Schmerzzustände) u. das ▸PRINZMETAL-A. – Abzugrenzen sind Zustände von »Herzschmerzen«, die nicht durch Myokard-Hypoxie bedingt sind, u. zwar die **A. p. spuria** s. **falsa** (die vasomotorisch bedingte funktionelle »Stenokardie« bei vegetativer Dystonie, bei seelischer Erregung, Hyperthyreose; s.a. Abb.), die **A. p. pulmonalis** (bei pulmonaler Hypertonie) u. das **»A.-p.-Syndrom«** (als Folge einer Halssympathikusalteration). E a. pectoris. – **A. tonsillaris,** Halsentzündung: Entzündung des lymphatischen Rachenrings. Als Sonderform der ▸Tonsillitis palatina entweder eine selbstständige, akute, unspezifische Infektionskrankheit (oft als ▸Streptokokken-A.) oder aber nur Symptom einer Allgemeinerkrankung. ***Klinik:*** Schluckschmerzen, anhaltender, zum Ohr u. Kieferwinkel ausstrahlender, vom Mesopharynx ausgehender Rachenschmerz, Rachen- u. Mandel- = Tonsillenrötung, Tonsillenschwellung, Druckschmerz u. Schwellung der regionalen Halslymphknoten (am Kieferwinkel), Fieber, gestörtes Allgemeinbefinden. ***Formen:*** meist als katarrhalische oder exsudative Entzündung (**A. catarrhạlis sịmplex** bzw. **A. fi|brinọsa**), aber auch besondere, z.T. pathognomonische u. spezifische Formen, z.B. **A. agranulocytọtica** (geschwürig u. mit schwärzlichen Nekrosen als Frühsymptom der Agranulozytose u. granulozytopenischer Hämopathien), **A. croupọsa** (mit Pseudo-Krupp, z.B. als A. monocytotica oder bei Peritonsillarabszess), **A. diphthẹrica** (die typisch pseudomembranöse A. bei ▸Rachendiphtherie), **A. fuso|spirillạris** s. **spirochaeto|bacillạris** (A. ulceromembranacea, ▸PLAUT-VINCENT-Angina), **A. herpẹtica** (symptomatisch bei Herpes oder als echter Typ durch Coxsackie-Viren; mit Bläschenbildung; meist gutartig, aber mit Rückfällen), **A. laterạlis** (»Seitenstranganginа«, s.u. ▸Seitenstrang [2]), **A. Ludovịci** (▸Mundbodenphlegmone), **A. mono|cytọtica** (A. crouposa bei infektiöser Mononukleose), **A. phleg|monọsa** (eine sich »per continuitatem« von den Tonsillen her entwickelnde Entzündung der Tonsillenumgebung; ▸Peritonsillitis; evtl. mit Peritonsillarabszess; oft septisch; evtl. mit Bildung sekundärer Streuherde u. mit Toxin-Wirkung, so dass eine operative Herdsanierung erforderlich wird), **A. retro|nasạlis** (akute ▸Rhinopharyngitis, v.a. als Rachenmandelentzündung = Adenoiditis = ▸Tonsillitis retronasalis; häufig als Virusinfekt; beim Säugling u. Kleinkind mit schwerer Allgemeinstörung u. mit Dyspepsie, Atemerschwernis, außerdem mit Schallleitungsschwerhörigkeit als Folge einer Tubenventilationsstörung), **A. scarlatinọsa** (»Scharlachangina« als Initialsymptom des ▸Scharlachs), **A. syphilịtica** (»spezifische A.« zum Zeitpunkt der Polyskleradenitis des 2. Syphilisstadiums; die Tonsillen weisen grauweiße schleierart. Plaques, Ero-

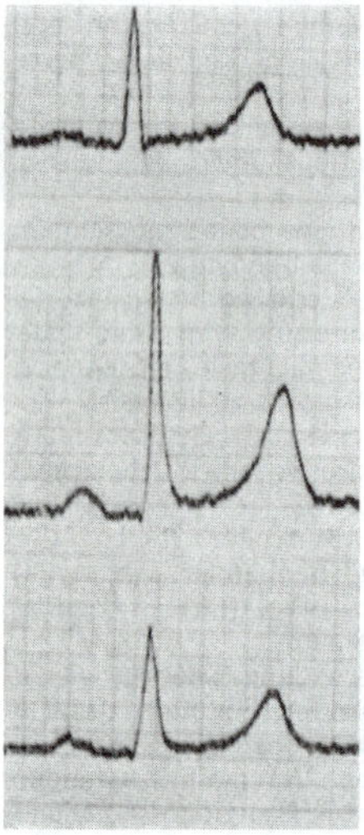

**Angina pectoris spuria:** vegetativ-vagotone Elektrokardiogramm-Veränderungen bei Angina pectoris spuria mit Hebung der ST-Strecken, Überhöhung u. Zuspitzung der T-Zacken bei funktionell-stenokardischem Anfall. [465]

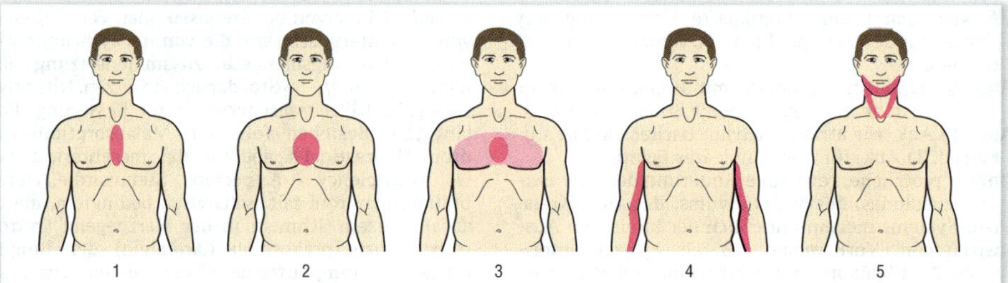


**Angina pectoris:** Lokalisation u. Ausbreitungsmuster des Angina-pectoris-Schmerzes. 1, 2) Der Schmerz wirkt überwiegend retrosternal. 3) Nach beiden Seiten in die Thoraxwand ausstrahlender retrosternaler Schmerz. 4) Schmerzsensationen lediglich an der Innenseite beider Oberarme. 5) Schmerzsensationen im Halsbereich mit typischer Ausstrahlung in die Zähne. 6) Die Schmerzen sind überwiegend im Oberbauch lokalisiert. 7) Schmerzlokalisation im Rücken. 8) Schmerzlokalisation retrosternal sowie an beiden Innenseiten der Oberarme. 9) Schmerzsensationen retrosternal u. gleichzeitig im Halsbereich mit Ausstrahlung in das Kinn. 10) Die Schmerzen werden sowohl retrosternal mit Ausstrahlung in den Hals u. die Kinnpartien als auch an den Innenseiten beider Oberarme empfunden. [89]

sionen u. Geschwüre auf), **A. toxica** (s. u. A. phlegmonosa), **A. typhosa** (A. als »trockener Katarrh« in der 2. Woche bei Typhus abdominalis; evtl. mit rundlich-ovalem DUGUET-Ulkus am vorderen Gaumenbogen; ohne Beteiligung der zugehörigen Lymphknoten, gelegentlich einer diphtherischen A. ähnlich, durch Sekundärinfektion nekrotisierend), **A. ulcero|membranacea** (▸PLAUT-VINCENT-Angina). E sore throat.

**anginös:** in Form einer ▸Angina, durch Angina bedingt. E anginal, anginose.

**An|gio...:** Wortteil »Gefäß«; ▸Hämangio..., ▸Lymphangio...

**Angio|architektonik:** die räumliche Verteilung (u. charakteristische Aufgliederung) der Blutgefäße eines Organs. E angioarchitecture.

**Angio|blasten:** *Embryologie* aus den Blutinseln der Dottersackwand sich differenzierende Zellen unbestimmter Keimblattzugehörigkeit als primäre Bildungszellen der Blutgefäßwand (Endothel) u. des Herzens. E angioblasts.

**Angio|blastom:** von der Gefäßwand ausgehendes Neoplasma mit echter Gefäßneubildung; im ZNS in Vielzahl vorkommend beim ▸(V.-)HIPPEL-LINDAU-Syndrom. E angioblastoma.

**Angi|odynie:** ▸Angialgie. E angiodynia.

**Angio|dyno|graphie:** ▸Farb-DOPPLER.

**Angio|dys|genesia spinalis (Kothe),** angiodysgenetische Myelomalazie: ▸FOIX-ALAJOUANINE-Syndrom. E angiodysgenetic myelomalacia.

**Angio|dys|plasie,** arteriovenöse Malformation: Bez. für arterielle, venöse oder lymphatische Gefäßfehlbildungen v.a. im Extremitätenbereich, z.B. beim KLIPPEL-TRENAUNAY-Syndrom. Als **Angiodysplasiesyndrom** wird gelegentlich das Feuermal (▸Naevus flammeus) bezeichnet. E angiodysplasia. – **A., intestinale:** Bez. für arteriovenöse Gefäßveränderungen des Darmbereichs, z.B. als Effloreszenzen wie bei OSLER-Krankheit. Im Jugendalter v.a. im Ileum terminale, bei Älteren auch im Colon ascendens u. Caecum. ***Ätiol.:*** wahrscheinlich erworben. ***Klinik:*** rezidivierende massive Darmblutungen oder chron. Sickerblutungen (beide zu Anämie führend).

**Angio|endo|theliom:** ▸Hämangioendotheliom.

**Angio|fibro|lipom:** ein ▸Lipom, das von Fibroblasten u. Blutgefäßen durchsetzt ist. E angiofibrolipoma.

**Angio|fi|brom:** gutartiger Gefäßtumor; besteht aus zahlreichen Blutgefäßen, die von lockerem Bindegewebe umgeben sind; entsteht im Nasen-Rachen-Raum u. tritt meist bei jungen Männern auf. E angiofibroma.

**Angio|genese:** Neubildung von Blutgefäßen durch **Angiogenesefaktoren** (angiogene Faktoren, u.a. Fibrinogen, **Angiogenin**), Fibroblastenwachstumsfaktoren alpha u. beta (FGFα, FGFβ) u. dem vascular endothelial growth factor (VEGF). Einerseits wichtiges Reparaturprinzip, z.B. nach Verletzungen, Gefäßverschlüssen, ist die A. andererseits in Tumoren für deren Wachstumsgeschwindigkeit verantwortlich u. wird dann versuchsweise therapeutisch selektiv z.B. mit Angiostatin, Endostatin oder ATRA (all-trans-Retinsäure) gehemmt. E angiogenesis.

**Angio|gramm:** das bei der ▸Angiographie erstellte Röntgenkontrastbild. E angiogram.

**Angio|graphie:** *Röntgenologie* Gefäßdarstellung durch Injektion eines Röntgenkontrastmittels u. anschließende Anfertigung schneller, programmierter Aufnahmeserien (Angiogramme); i.e.S. als ▸Arteriographie (z.B. als Karotis-, Aorto-, ▸Angiokardiographie); ferner als ▸Phlebo- u. ▸Lymphographie. E angiography.

**Angio|hämo|philie:** ▸WILLEBRAND-JÜRGENS-Syndrom. E angiohemophilia.

**angioide Netzhautstreifen:** blutgefäßähnliche, bräunlich-livide Streifen in der Netzhaut. Teilerscheinung des ▸GROENBLAD-STRANDBERG-Syndroms. E angioid streaks.

**angio|immuno|blastisches Lymphom:** ▸Lymphogranulomatosis X. E angioimmunoblastic lymphadenopathy.

**Angio|kardio|graphie:** Röntgendarstellung der großen Herzgefäße u. der Herzbinnenräume durch Injektion eines wasserlöslichen positiven Kontrastmittels (i.v. oder – mittels eines venös eingeführten Herzkatheters – in ein herznahes Gefäß oder in eine Herzhöhle) mit nachfolgender – kinephotographischer – Anfertigung einer Bildserie (s.a. ▸Angiographie); die Teile der Serie werden unterschieden als ▸Dextrokardiogramm u. Lävokardiogramm (Letzteres einschl. der Aorta). Auch als ▸Subtraktionsangiokardiographie (s.a. ▸Subtraktionsmethode) oder als Radionuclid-A. (s.u. ▸Ventrikelszintigraphie). E angiocardiography. – **A., retro|grade:** A. mittels retrograder Kathetereinführung durch eine periphere Arterie (▸SELDINGER-Technik). E retrograde a.

**Angio|kardio|pathie:** ▸Herzfehler (dort Tab.) mit Anomalie der großen herznahen Gefäße. E angiocardiopathy.

**Angio|keratom(a),** Blutwarze: *Dermatologie* Teleangiektasien oder Angiome in Kombination mit warzenförmigen Hyperkeratosen. E angiokeratoma. – **A. corporis circum|scriptum naevi|forme Hallopeau:** halbseitig, v.a. an Gliedmaßen auftretende A. als streifig angeordnete dunkel-blaurote Knoten. – **A. corporis diffusum:** ▸FABRY-Syndrom. – **A. Mibelli:** A. an Fingerrücken, Zehen u. Knien bei Jugendlichen, mit Akroasphyxie oder Perniosis; bis bohnengroße, dunkelrote, blutgefäßreiche Papeln mit warzig-hyperkeratotischer Oberfläche. – **A. scroti Fordyce:** im mittleren Lebensalter auftretende, bis linsengroße, dunkel-blaurote, maulbeerförmige warzig-hyperkeratotische Knötchen. E Fordyce's a.

**Angio|kymo|graphie:** (BÜCHNER 1963) ▸Kymographie (Flächenkymographie) zur Darstellung des Füllungs-

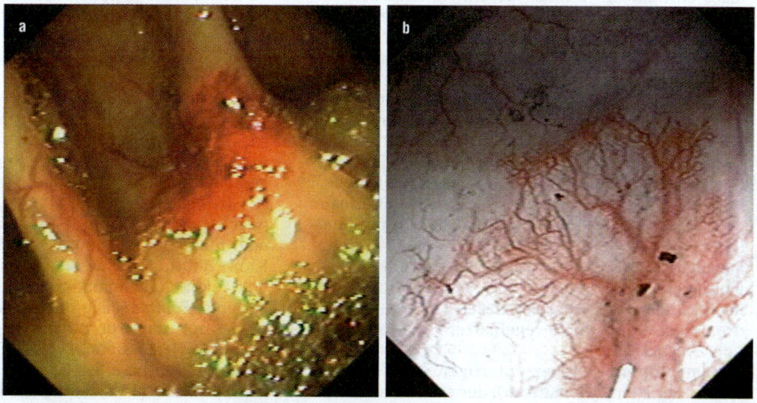


**Angiodysplasie:** typische Veränderungen im Colon ascendens; a) Koloskopie; b) Angiographie. [89]

ablaufs peripherer Gefäßbereiche. E angiokymography.

**Angio|leio|myom:** blutgefäßreiches Leiomyom, das meist im Bereich der Hand- u. Fußgelenke beobachtet wird; tritt v.a. bei Frauen auf. E vascular leiomyoma.

**An|gio|len:** nicht nomenklatorische klin. Bez. für die Gefäße der ▸Endstrombahn, s.a. ▸Angiolo...

**Angio|lipom:** ▸Lipom, das von zahlreichen Blutgefäßen durchsetzt ist. Innerhalb der Blutgefäße können sich Thromben bilden. Das A. tritt multipel u. meist bei Jugendlichen auf; auch als familiär gehäufte **Angiolipomatosis.** E angiolipoma.

**Angio|lith:** »Gefäßstein«, ▸Phlebolith. E angiolith.

**Angio|logie:** Teilgebiet der ▸Inneren Medizin, das sich mit der Ätiologie, Pathogenese, Pathophysiologie, Biochemie, Klinik, Diagnostik, Differentialdiagnostik, Prävention, Therapie u. Rehabilitation der Krankheiten von Blut- u. Lymphgefäßen befasst. Die Weiterbildungszeit beträgt 2 Jahre. E angiology.

**An|gio|lo|pathie:** (RATSCHOW) Erkrankungen der Blutgefäße der Endstrombahn; z.B. ▸Akrocyanosis, ▸Erythralgie, hämorrhagische ▸Diathese, ▸Kälteschäden. E angiolopathy.

**Angiolo|sklerose:** ▸Arteriolosklerose.

**Angio|lupo|id,** BROCQ-PAUTRIER-Syndrom: gutartige Gesichtsdermatose mit rundlich-ovalen, flachen, blauroten, pigmentierten Knoten (mit Teleangiektasien) an der Nasenwurzel; evtl. chron. Form der Hautsarkoidose. E angiolupoid.

**angio|lymphoide Hyperplasie:** ▸KIMURA-Krankheit.

**angio|lytisch:** Gefäßverkrampfungen (Angiospasmen) lösend. E angiolytic.

**An|giom, An|gio|ma,** Aneurysma spongiosum: tumorartige Gefäßneubildung (▸Hämangiom, ▸Lymphangiom) bzw. Gefäßfehlbildung (▸Kavernom, ▸Angiektasie). – s.a. ▸Angiomatose, ▸Hämangiom. E angioma. – **A. arteriale racemosum,** A. arteriale plexiforme: Rankenangiom; Knäuel geschlängelter, erweiterter Arterien als wahrscheinlich echte Neubildung; v.a. im Kopfbereich; angeboren in der Netzhaut beim ▸BONNET-DECHAUME-BLANC-Syndrom. – Angeboren auch das venöse Rankenangiom, u.a. im Rückenmark beim ▸FOIX-ALAJOUANINE-Syndrom. – **A. corporis diffusum,** Angiokeratoma c.d.: ▸FABRY-Syndrom. – **A. plexiforme:** ▸A. arteriale racemosum. – **A. serpiginosum Crocker,** Naevus infectiosus: papelförmige, mit Ausnahme der Handflächen u. Fußsohlen universelle Angiome als ringförmige purpurfarbene Herde mit atrophischem Zentrum; treten im Kindesalter auf u. bilden sich – oft unvollkommen – zurück; Ätiologie unbekannt. – **A. stellatum:** ▸Naevus araneus. E spider a. – **A. tele|angi|ectaticum:** ▸Kapillarhämangiom. E telangiectatic a.

**Angio|ma|to|sis, Angiomatose:** angeborene multiple ▸Angiome. E angiomatosis. – **A., bazilläre,** Abk. BA: pseudoneoplastische, bakteriell bedingte Gefäßerkrankung, v.a. bei HIV-Patienten. ***Erreger:*** Rochalimaea quintana u. R. henselae. Im Vordergrund stehen Hautsymptome, die KAPOSI-Sarkom-Herden ähneln oder ein Granuloma pyogenicum imitieren können; eine Beteiligung innerer Organe (u.a. Leber, Milz, Lymphknoten, Skelettsystem) ist möglich. ***Diagn.:*** Erregernachweis u./oder Identifikation der Erreger-DNS mit Polymerasekettenreaktion. ***Ther.:*** Antibiotika. – **A. cerebelli et retinae:** ▸HIPPEL-LINDAU-Syndrom. – **A. diffusa cortico|meningealis:** ▸BOGAERT-DIVRY-Syndrom. – **A. encephalo|oculo|cutanea:** ▸STURGE-WEBER-Syndrom. – **A. enzephalo|retinale:** ▸HIPPEL-LINDAU-Syndrom. – **A. haemor|rhagica familiaris:** ▸OSLER-RENDU-WEBER-Syndrom. – **A. intramedullaris:** ▸FOIX-ALAJOUANINE-Syndrom. – **A. multi|plex haemor|rhagica:** ▸KAPOSI-Syndrom. – **A. neuro|cutanea:** z.B. das ▸KLIPPEL-TRENAUNAY-Syndrom (als A. mit – nicht regelhafter – neurosegmentaler Ausbreitung).

**Angio|myo|lipom:** seltener, gutartiger, i.d.R. solitärer Tumor der Niere (Hamartom), der evtl. lokal invasiv wachsen kann; in 50–80 % der Fälle assoziiert mit der tuberösen ▸Hirnsklerose (BOURNEVILLE-PRINGLE-Syndrom), dann bilateral u. multizentrisch. ***Diagn.:*** Ultraschall, MRT, Angiographie; ***Ther.:*** abwartendes Verhalten (bei kleinen, solitären u. asymptomatischen A.); Enukleation; Nierenteilresektion; evtl. komplette Nephrektomie. E angiomyolipoma.

**Angio|myom(a):** blutgefäßreiches Myom. E angiomyoma. – **A. cutis:** A. mit Ursprung in Hautanhangsgebilden oder embryonal versprengten Muskelfasern.

**Angio|myo|neurom:** ▸Glomustumor. E angiomyoneuroma, glomus tumor.

**Angio|neo|genese:** ▸Angiogenese.

**Angio|neurose, Angioneuropathie:** ältere Bez. für nervale funktionelle Störungen der Gefäßregulation. E angioneurosis, vasoneurosis.

**angio|neurotisches Ödem, hereditäres:** s.u. ▸Angioödem durch C1-Inhibitor-Mangel. E hereditary angioneurotic edema.

**Angio|ödem:** flüchtige, oft massive Schwellungen der Subkutis (meist Lippen u. Lidregion), seltener Zunge u. anderer Organe. Symptom, das bei zwei pathogenetisch verschiedenen Krankheitsentitäten auftritt: ▸histaminvermitteltes A. und – sehr viel seltener – ▸A. durch C1-Inhibitor-Mangel. Differenzierung wichtig, da unterschiedliche therap. Ansätze. E angioneurotic edema. – **A., histaminvermitteltes:** A.

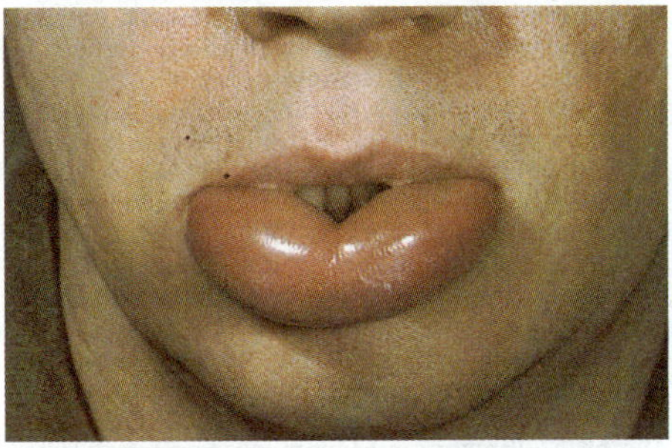

**Angioödem:** Schwellung der Unterlippe. [87]

als Teilbild der anaphylaktischen oder anaphylaktoiden Reaktion. Eng verbunden mit dem Krankheitsbild der ▸Urtikaria, mit wahrscheinlich gleichen Mediatoren, aber unterschiedl. Zielzellen. ***Formen:*** idiopathische A., Intoleranz-A. (Auslöser v.a. Acetylsalicylsäure), A. durch ACE-Hemmer, IgE-vermittelte A., physikal. A. (Druck, Kälte, Vibration, Licht), A. bei Anstrengungsanaphylaxie, A. mit Eosinophilie, A. bei Kontakt-Urtikaria. ***Klinik:*** meist keine auslösenden Faktoren bekannt. Lokalisation fast ausschließlich im Gesicht, v.a. an Augenlidern u. Lippen, sehr selten in Genital- u. Perianalregion. Zungen- u. ▸Glottisödeme kommen vor. Dauer: 1–5 Tage, dann vollständige Rückbildung der Symptomatik. ***DD:*** v.a. hereditäres ▸A. durch C1-Inhibitor-Mangel, seltener Schwellungen bei Erysipel, Kontaktekzem, Photodermatitis, Erkrankungen von Niere oder Schilddrüse, Eiweißmangel, ▸MELKERSSON-ROSENTHAL-Syndrom. ***Ther.:*** Antihistaminika, Kortikosteroide systemisch; ggf. Behandl. des Glottisödems. – **A. durch C1-Inhibitor-Mangel:** Angioödem infolge ungenügenden Funktion des C1-Inhibitor-Moleküls (C1-INH). ***Pathogen.:*** Mangel, Funktionsstörung oder Erschöpfung von C1-INH führt zu verminderter oder fehlender Hemmung verschiedener Enzyme im Kinin- Fibrinolyse- u. Komplementsystem sowie in den Faktor-XII-abhängigen Stufen des Gerinnungssystems. ***Formen:*** Die mit Abstand häufigste Form ist das autosomal dominant vererbte **hereditäre Angioödem** (HAE). Beim Typ I (HAE 1) liegt eine verminderte Synthese des C1-INH, bei TYP II (HAE II) die Synthese eines funktionell inaktiven C1-INH vor. Erstmanifestation häufig im Kindesalter. Das **erworbene Angioödem** wird unterteilt in AAE I (z. B. bei lymphoproliferativen Erkrankungen, malignen Lymphomen) und AAE II durch Autoantikörperbildung. ***Klinik:*** Auslösung durch Trauma oder psych. Belastung mgl.; häufig Prodromi (Kältegefühl, Fieber, Gliederschmerzen, allg. Missempfinden). Nach etwa 1 Tag umschriebene Schwellung von Haut u. Schleimhäuten, spontane Rückbildung nach bis zu fünf Tagen. Weiss-teigige Ödeme nicht schmerzhaft, nicht juckend, ohne Urtikaria. Ödeme können am ganzen Körper auftreten, am häufigsten betroffen sind Extremitäten u. Gesicht. In über 70 % Ödem der gastrointestinalen Schleimhäute mit Koliken, Übelkeit, Erbrechen, Diarrhoe bis hin zum Ileus. Typisch auch Schleimhautödeme des Respirationstrakts (▸Kehlkopfödem), seltener Ödeme des Urogenitaltrakts u. Gehirnödem. Symptomatik rezidivierend; beschwerdefreie Intervalle Tage bis Jahre. ***Diagn.:*** Bestimmung der Aktivität u. Konzentration von C1-INH u. C4 (evtl. C1, C2, CH50); ggf. Auto-AK gegen C1-INH. Bei AAE ist die C1-Esterase-Konzentration im Serum stärker als bei HAE herabgesetzt; dann weitere Untersuch. zum Ausschluss eines Malignoms. ***Ther.:*** im Akutstadium C1-INH-Konzentrat, FFP, Volumensubst., Behandl. des Glottisödems; Langzeitprophylaxe mit Androgenderivaten (Danazol, Stanozolol), ε-Aminocapronsäure.

**Angio|organo|pathịe:** (RATSCHOW) Angiopathie aufgrund primärer organischer Gefäßwandveränderungen, z. B. die Arteriosklerose, Endangiitis obliterans, Arteriitis. E angio-organopathy.

**Angio|pạthia, Angio|pathie:** Gefäßerkrankung, z. B. als Arterio-, Veno-, Lymphangio-, Makroangio-, Mikroangio-, Angioorganopathie. E angiopathy. – **A. diabẹtica:** häufigste Komplikation eines länger bestehenden Diabetes mellitus. Als Makroangiopathie eine generalisierte Arteriosklerose mit bevorzugter Beteiligung des Gehirns, des Herzens, der Nieren u. der peripheren Gefäße; als Mikroangiopathie eine A. im Kapillarenbereich mit Ablagerung von Mucopolysacchariden in der Basalmembran u. mit Manifestation als ▸Retinopathia diabetica, Nephropathia diabetica (▸KIMMELSTIEL-WILSON-Syndrom), Hautgangrän, diabetische ▸Polyneuropathie. E diabetic a. – **A. labyrịn|thica:** ▸MENIÈRE-Krankheit. E labyrinthine a. – **A. rẹtinae juvenịlis:** ▸EALES-Krankheit. – **A. rẹtinae trau|mạtica:** ▸PURTSCHER-Syndrom. E traumatic retinal a.

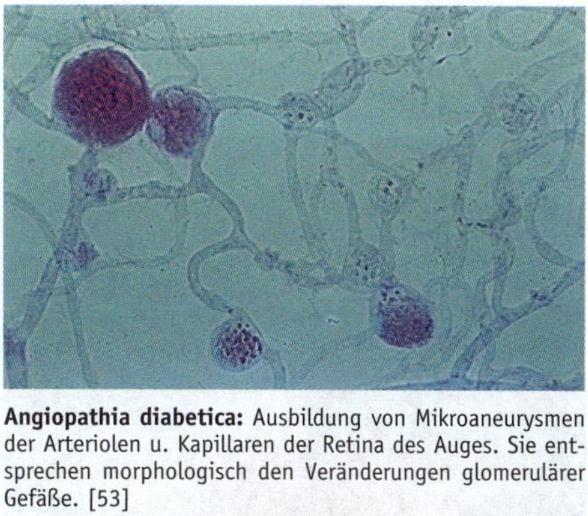

**Angiopathia diabetica:** Ausbildung von Mikroaneurysmen der Arteriolen u. Kapillaren der Retina des Auges. Sie entsprechen morphologisch den Veränderungen glomerulärer Gefäße. [53]

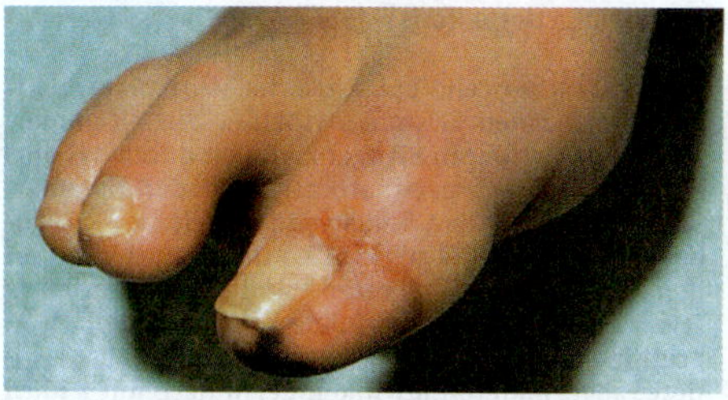

**Angiopathia diabetica:** Zehennekrose. [158]

**Angio|plas|tịe:** *Chirurgie* geschlossene perkutane (= perkutane transluminale [= PTA]) oder offene intraoperative Aufdehnung von Gefäßen mit Hilfe koaxialer Katheter (ursprüngliche = ▸DOTTER-Technik) oder – heute meist – mittels Ballonkatheters (GRÜNTZIG), evtl. als Zusatzmaßnahme bei einer Gefäßoperation. – Auch als perkutane transluminale koronare A. (▸PTCA) zur Dehnung von Stenosen der Herzkranzgefäße (= Koronarangioplastie). – Neuerdings auch mit Laser- u. diversen anderen Techniken möglich. E angioplasty.

**Angio|psa|thy|rọsis:** »Gefäßbrüchigkeit«, ▸Kapillarfragilität. E capillary fragility.

**Angio|rezeptoren:** *Anatomie* Pressorezeptoren u. Chemorezeptoren in der Blutgefäßwand. E angioreceptors.

**Angio(r)|rhẹxis:** *Pathologie* Einriss bzw. Zerreißung von Blut-, Lymphgefäßen. E angiorrhexis.

**Angio|sarkọm,** Angioma sarcomatodes: von Blut- oder Lymphgefäßen ausgehendes Sarkom; ▸Hämangio- u. ▸Lymphangiosarkom, ▸Peritheliom. E angiosarcoma.

**Angi|ọse:** degenerative, v. a. trophische u. bradytrophe Gefäßwanderkrankung, z. B. als ▸Arteriosklerose, ▸Varikose. E angiosis, angiopathy.

**Angio|sklerọse:** Verdickung u. Verhärtung der Gefäßwand, meist als ▸Arteriosklerose. E angiosclerosis.

**Angio|skopịe:** endoskopische Untersuchung der Arterien u. Venen mit speziellen Endoskopen. E angioscopy.

**Angio|spạsmus:** reflektorisch oder durch örtlichen Reiz ausgelöster Gefäßkrampf; als Arterio-, Arteriolo-, Kapillaro-, Phlebospasmus; häufig nach Subarachnoidalblutung. E angiospasm.

**Angio|statịn:** ein Faktor, der die ▸Angiogenese u. damit das Tumor- u. Metastasenwachstum hemmt.

**Angio|strọngylus cantonẹnsis:** der in Südostasien u. Australien verbreitete »Rattenlungenwurm« [Nematodes]. Befall des Menschen (nach Genuss roher Garnelen?) führt evtl. zu eosinophiler Meningoenzephalitis (»**Angiostrongyliasis**«).

**Angio|surf,** Ganzkörper-MR-Angiographie: Screening-Untersuchung der Gefäße auf das Vorliegen arterieller Stenosen u. Verschlüsse mit Kernspinresonanztomographie.

**Angio|szinti|graphịe:** Szintigraphie der Gefäße nach intraarterieller Verabfolgung eines geeigneten Radiopharmakons ($^{99m}$Tc-markierte Makroalbuminaggregate = $^{99m}$Tc-MAA). Das markierte Makroalbumin führt zu einer Mikroembolisation von (den Partikeln in der Größe entsprechenden) Arteriolen u. Kapillaren, bleibt jedoch ohne klinisch fassbare Störungen der Durchblutung. Mit Hilfe der Gammakamera u.

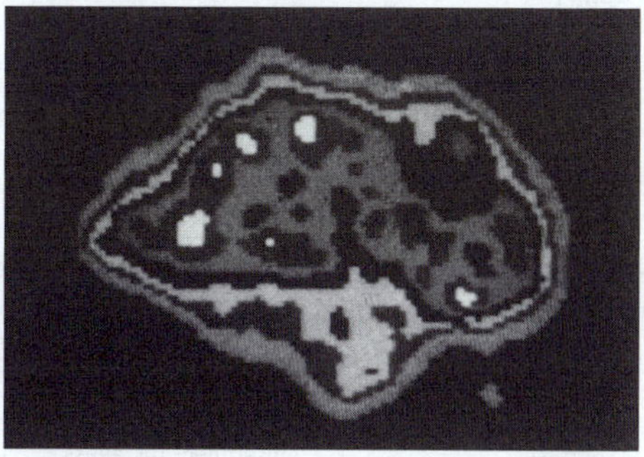

**Angioszintigraphie:** Aufnahme in re. lateraler Projektion nach Injektion von 1 mCi $^{99m}$Tc-MAA in die re. Arteria carotis interna. Ausgedehnter Defekt (dunkles Areal) im parietofrontalen Bereich, durch ein großes Angiom bedingt. [210]

eines hochauflösenden niederenerg. Kollimators entstehen Aufnahmen z.B. für die Beurteilung von Angiomen u. anderen Tumoren. Die A. wird meist im Anschluss an eine Angiographie durchgeführt. E angioscintigraphy.

**Angio|tensin, Angio|tonin:** ein Gewebshormon mit Polypeptidstruktur. Wird im Blut gebildet unter Einfluss des proteolytischen Nierenenzyms ▸Renin aus der inaktiven Vorstufe Angiotensinogen (ein $\alpha_2$-Plasmaglobulin), u. zwar zunächst als – bereits hypertensives – Dekapeptid **Angiotensin I**, dann – nach Abspaltung von zwei Aminosäuren durch »converting enzyme« (▸A.-converting-Enzym = ACE) – als Oktapeptid **Angiotensin II** (auch synthetisch als Präparat herstellbar). A. II wirkt stark vasokonstriktorisch sowie antinatriuretisch u. somit blutdrucksteigernd. Ist wichtigster Stimulator der Aldosteronsekretion der Nebennierenrinde, im Hypothalamus löst A. II den Durstmechanismus aus u. erhöht zusätzlich den Salzappetit. – Das A. II wird enzymatisch durch Angiotensinasen abgebaut (nach Bildung von A. III durch Amino- u. Carboxypeptidasen). E angiotensin.

**Angiotensin-converting-Enzym** *(engl.)* Abk. ACE: Peptidyldipeptidase, die durch Abspaltung von zwei Aminosäuren ▸Angiotensin I in das blutdruckaktive Angiotensin II umwandelt. ACE inaktiviert durch eine weitere Reaktion die blutdrucksenkenden ▸Kinine. Die Hemmung des ACE stellt eine wichtige Möglichkeit zur Therapie bestimmter Bluthochdruckformen dar. Diagnostisch relevant sind Erhöhungen der ACE-Aktivität bei Sarkoidose u. Verlaufskontrollen bei Hypertonietherapie mit ▸ACE-Inhibitoren. Erniedrigte Werte wurden bei Fibrose u. Tumoren gefunden.

**Angio|tensino|gen:** s.u. ▸Angiotensin. E angiotensinogen.

**Angiotensin-Rezeptor-Antagonisten,** Angiotensin-II-Rezeptor-Antagonisten, Angiotensin-II-Rezeptor-Typ-I-Antagonisten, Angiotensin-Antagonisten: selektive nicht peptidische Gegenspieler von Angiotensin II, die an den **Angiotensin-Rezeptoren** vom Typ I mit diesem konkurrieren. ***Wirkst.:*** z.B. Losartan, Valsartan, Eprosartan, Irbesartan, Candesartan. ***Anw.*** als Antihypertensiva, Losartan auch zur Ther. der Herzinsuffizienz. ***NW:*** ähneln denen der ▸ACE-Inhibitoren, sind insges. selten. Zusätzl. Hyperkaliämie, Transaminasenanstieg, Schwindel.

**Angio|tropho|neurose:** Trophoneurose infolge angioneurotischer (d.h. nerval bedingter) Durchblutungsstörung; z.B. als Sklerodermie, ▸SUDECK-Dystrophie. E angiotrophoneurosis.

**Angle-Klassifikation:** Einteilung der Stellungsanomalien der Zähne nach deren unterschiedlicher Entstehung u. nach den unterschiedl. morpholog. Besonderheiten; Tab. S.a. ▸Neutralokklusion. E Angle's classification.

**Ango|phra|sie:** (KUSSMAUL) stoßweises Sprechen mit eingeschobenen unartikulierten Lauten (»Gacksen«).

| Klasse | Anomalien | |
|---|---|---|
| I | Stellungsanomalien der Zähne bei Neutralbiss | |
| II | Stellungsanomalien der Zähne bei Distalbiss | |
| II/1 | Stellungsanomalien mit Spitzfront | |
| II/2 | Stellungsanomalien mit Steilstand/Flachfront | |
| | »reine Klasse II«: | Distalverzahnung ohne Fehlstellung der Frontzähne |
| | II/rechts-links: | Stellungsanomalien mit einseitigem Distalbiss |
| III | Stellungsanomalien der Zähne bei Mesialbiss | |

**Angle-Klassifikation.** [447]

**Angor** *(latein.):* Beklemmung; z.B. A. (=▸Pavor) nocturnus, A. (=▸Angina) pectoris. E angor.

**Angst:** das beim Erleben (oder bei der Vorstellung) einer unüberwindlich erscheinenden Bedrohung auftretende beengende Gefühl des existentiellen Bedrohtseins (extrem als Todesangst), das von v.a. vegetativen Symptomen begleitet wird (Blässe, Schweiß, veränderte Mimik, Zittern, Herzklopfen, Blutdruckanstieg, evtl. auch Ohnmacht, Durchfall). Ist im Gegensatz zur Furcht nicht objektgerichtet. – **A., pathologische:** krankhaft gesteigerte Angst, z.B. generalisierte Angststörung, als Angstneurose, als Panikstörung, Phobie, als psychotische A. (z.B. bei Schizophrenie, endogener Depression; als Angstdelirium bei Epilepsie evtl. in Gewalttätigkeit umschlagend) oder aber als somatisches Symptom (z.B. bei Angina pectoris, Thyreotoxikose). E anxiety, fear.

**Angst|neurose:** veralteter Begriff für eine neurot. Störung mit allgemein übersteigerter Angstbereitschaft oder mit besonderen Angstsymptomen; im Gegensatz zur ▸Phobie in der Regel ohne ein bestimmtes Objekt. Angststörungen zählen zu den affektiven Störungen. E anxiety neurosis.

**Ångström(-Einheit),** Abk. Å, Abk. ÅE: die 1887 nach dem schwedischen Physiker ANDERS JONAS Å. (1814–1874) benannte Längeneinheit $10^{-10}$ m (= $10^{-1}$ nm). E angstrom.

**an|gu|la|ris** *(latein.):* winkelig. S.a. ▸Angularis... E angular.

**Angularis-Syndrom,** GERSTMANN-Syndrom: neurologische Ausfallserscheinungen bei Erkrankung des ▸Gyrus angularis. ***Klinik:*** ▸Agraphie, ▸Akalkulie, optische ▸Agnosie, kontralaterale homonyme Hemianopsie, Orientierungsstörungen (auch bezüglich des eigenen Körpers = Asomatognosie). E Gerstmann's syndrome, angular gyrus syndrome.

**angular pregnancy** *(engl.):* interstitielle Extrauteringravidität mit Lage der Plazenta u. des Fetus im Uterus-Lumen; die Gravidität kann ausgetragen werden.

**An|gu|lus** *(latein.):* Winkel. E angulus, angle. – **A. cos|tae:** Bereich der stärksten Krümmung des Rippenkörpers. – **A. infec|tio|sus (oris),** Faulecke, Perlèche: Mundwinkelrhagaden infolge anatomischer Besonderheiten sowie infolge Speichelflusses, Trockenheit, Kokken-, Candida-albicans- oder Herpes-Virus-Infektion, Stoffwechselstörung (z.B. Diabetes mellitus, Eisenmangel, megalozytäre Anämie, Ariboflavinose). – **A. infra|sternalis:** der von den Rippenbögen eingeschlossene epigastrische Winkel. – **A. iri|do|cornealis:** der »Kammerwinkel«, die »Kammerbucht« der vorderen ▸Augenkammer; durch das dortige Ligamentum pectinatum erfolgt der Kammerwasserabfluss in den Sinus venosus sclerae. – **A. Ludovici:** ▸A. sterni. E angle of Louis. – **A. mandibulae:** der vom unteren u. hinteren Rand des Unterkiefers (Corpus bzw. Ramus) gebildete »Kieferwinkel«. – **A. oculi lateralis u. medialis:** der äußere, spitze bzw. innere, abgerundete Lidwinkel; der innere mit ▸Plica semilunaris, Caruncula u. Lacus lacrimalis. – **A. pubis:**

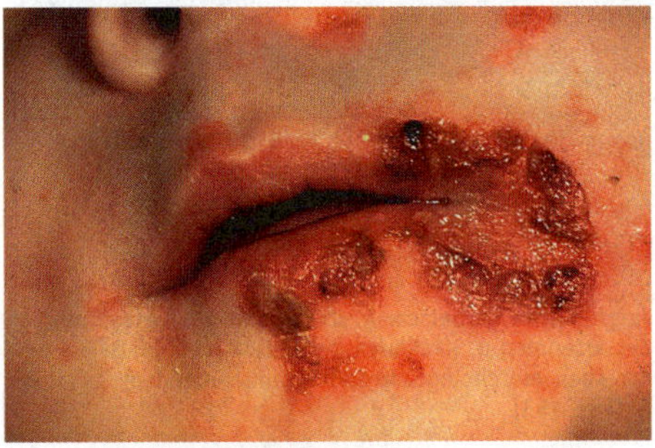

**Angulus infectiosus (oris).** [524]

▸A. subpubicus. – **A. sterni:** der nach hinten offene stumpfe Winkel zwischen Manubrium u. Corpus des Brustbeins. – **A. sub|pubicus:** der – meist spitzwinklige – »Schambogen« des männlichen Beckens als Analogon des ▸Arcus pubis der Frau. – **A. venosus:** der von den Venae jugularis interna u. subclavia eingeschlossene »Venenwinkel«. Auf der li. Seite als Mündungsort des ▸Ductus thoracicus (s. Abb.). E venous angle. – **A. ven|triculi:** das »Magenknie« am Übergang des vertikalen in den horizontalen Abschnitt der großen Kurvatur. E angulus of stomach.

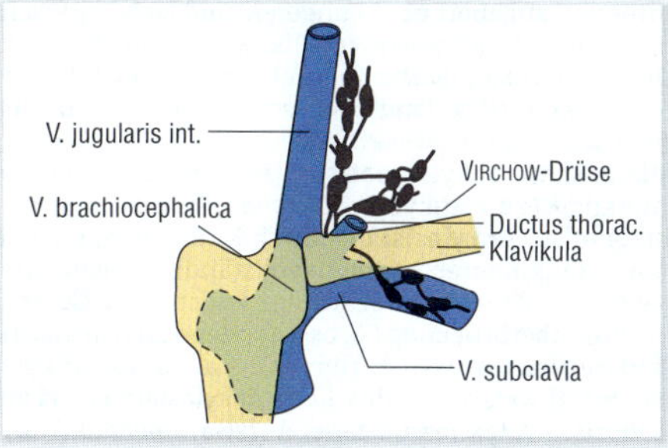


**Angulus venosus.**

**An|he|lio|se:** Gesundheits- u. Leistungsstörung durch Mangel an Sonnenlicht (UV-Licht). E sun deficiency disease.

**An(h)i|dro|se, Anhidrosis:** verminderte bis fehlende Schweißbildung; meist symptomatisch. E an(h)idrosis. – **A. hypotrichotica polydysplastica Siemens,** CHRIST-SIEMENS-TOURAINE-Syndrom: familiäre erbliche ▸Ektodermaldysplasie mit fehlender Schweißbildung, Haarmangel, mangelhafter Gebissentwicklung, allgemeiner Hauttrockenheit (▸Xerosis), Onychogrypose u. -lyse, Melanoleukoderm, evtl. auch mit geistigem Defekt. – **A. tropica:** die bei Arbeitern in Hitzemilieu vorkommende hitzschlagartige A.; bei völliger Trockenheit (▸Xerodermie) der Körperhaut infolge follikulärer Keratose ist das Gesicht schweißüberströmt.

**An|hor|mie:** (KRETSCHMER) Antriebsschwäche mit Bewegungsarmut (Hypo- bis Akinesie).

**An|hydr|ämie:** verminderter Wassergehalt des Blutes (mit entsprechend erhöhter Ionen- u. Eiweißkonzentration). E anhydremia.

**An|hy|drid:** anorganische oder organische Verbindung, entstanden durch Wasseraustritt (= Wasserentzug) aus 1 oder 2 – gleichen oder verschiedenen – Molekülen. Allgemein Bez. für Säureanhydride; u. zwar als A. der Mineralsäuren z. B. Schwefeltrioxid (= $SO_3$; als A. der Schwefelsäure = $H_2SO_4$), Kohlendioxid (= $CO_2$; als A. der Kohlensäure = $H_2CO_3$), Phosphorpentoxid (= $P_2O_5$; als A. der Phosphorsäure = $H_2PO_4$). Als A. organischer Säuren sind es Dehydratationsprodukte aus 2 Säuremolekülen (z. B. das Essigsäure- = Acetanhydrid: $H_3C–CO–O–OC–CH_3$) sowie primär monomolare innere (= intramolekulare) A. von Dicarbonsäuren mit 2 konfigurativ eng benachbarten Carboxylgruppen (z. B. bei Bernsteinsäure); ferner als **zyklisches A.** Dehydratationsprodukte aus 2 α-Aminosäuren. – Basenanhydride sind die Laugen bildenden Metalloxide (z. B. $K_2O$, CaO). E anhydride.

**an|ikterisch:** ohne Gelbsucht (Ikterus); z. B. ▸a. Hepatitis. E anicteric.

**Ani|lid:** *Chemie* Anilin-Derivat mit einem Säurerest anstelle eines Wasserstoffatoms der Aminogruppe; z. B. das aus Acetanilid entwickelte Phenacetin u. weitere analgetisch-antipyretische Wirkstoffe (wegen der relativ leichten Abspaltung des toxischen Anilins weitgehend verlassen). E anilide.

**Ani|lin:** *Chemie* das einfachste aromat. Amin (Aminobenzol); ölige Flüssigkeit mit eigentümlichem Geruch u. brennendem Geschmack; Ausgangsprodukt für Arzneimittel u. Farbstoffe. – Inhalation oder perkutane Resorption anilinhaltiger Dämpfe/Stäube führt zu Vergiftung (ggf. als anzeigepflichtige Berufskrankheit) mit Bildung von Hämi- u. Verdoglobin, HEINZ-Innenkörpern; s. a. ▸Aminokrebs. E aniline.

**Anilin|krebs:** ▸Aminokrebs. E aniline carcinoma.

**Ani|ma:** (C. G. JUNG) der weibl. Anteil (im Gegensatz zum männlichen = Animus) der Gesamtpersönlichkeit, beide als Archetypen im Unbewussten (sowohl des Mannes als auch der Frau) bestehend. E anima.

**animal,** animalisch: tierisch. E animal. – **a. Nervensystem,** somatisches Nervensystem: funktionell begründete Bezeichnung für diejenigen Teile des peripheren u. zentralen Nervensystems (NS), die – im Ggs. zum vegetativen NS – den somatischen Funktionen, d. h. der Regelung der Beziehungen zur Außenwelt, dienen, d. h. der willkürlichen u. unwillkürlichen (reflektorischen) Motorik sowie – durch die Ansprechbarkeit auf Sinnesreize – der Oberflächen- u. Tiefensensibilität. – Auf allen Ebenen besteht aber morphologisch u. funktionell eine enge Verknüpfung mit dem ▸vegetativen NS. E somatic nervous system.

**animalisch:** tierisch; ▸animal.

**An|ion:** ein- oder mehrfach negativ geladenes Ion, wandert im elektrischen Feld zur Anode. Anionen sind z. B. alle Säurereste u. OH-Ionen; Kennzeichen: »⁻« (z. B. $Cl^-$, $OH^-$). E anion.

**Anionen|austauscher:** *Chemie* s. u. ▸Ionenaustauscher. E anion exchange resins.

**Anionen|komplex:** Bez. für durch semipolare Bindung entstandene Moleküle. Dabei fügt sich das »einsame« Elektronenpaar des einen Reaktionspartners in eine Elektronenlücke des anderen Partners ein. Kennzeichnung in der Formel durch Valenzstrich (s. Abb.). E anion complex.

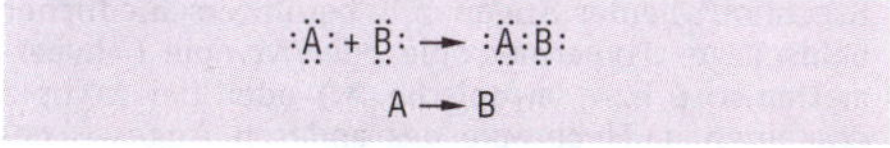


**Anionenkomplex.**

**An|ir(id)ie,** Irideremie: das erworbene (v. a. verletzungsbedingte) oder angeborene Fehlen der Regenbogenhaut; Teilsymptom bei vielen Syndromen (A.-Syndrome). E aniridia. – **A., hereditäre, A.-Syndrom:**

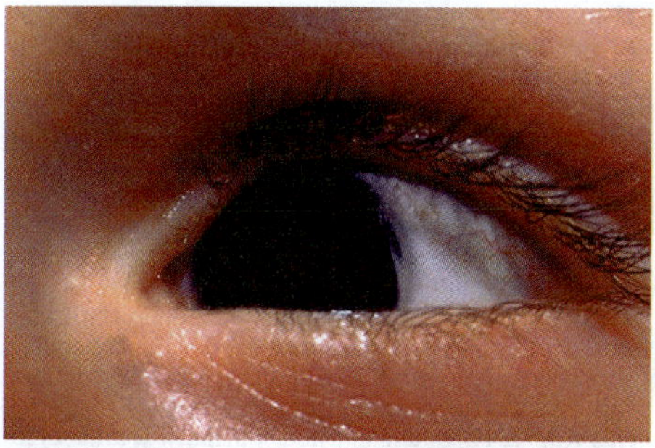

**Anir(id)ie.** [525]

*Ophthalmologie* dominant erbliche Hemmungsfehlbildung der Regenbogenhaut (Aplasie oder – als »Iriskolobom« – Hypoplasie) u. des Linsenaufhängeapparates. ***Klinik:*** Lichtscheu, Refraktionsfehler, polare Katarakt, evtl. auch Mikrophthalmus; oft kombiniert mit Skelettfehlbildungen, körperl. u. geist. Entwicklungsrückstand.

**Anis:** ▸Pimpinella anisum.

**An|isa|kia|sis:** Heringswurm-Krankheit; Darmkoliken, Fieber u. eosinophile Abszesse, ausgelöst durch die – nach Genuss roher Fische – in die Ileumwand eingewanderten, beim Menschen nicht zu adulten

Würmern ausreifenden Larven des Askariden **Anisakis marina.** E anisakiasis.

**An|is|ei|ko|nie:** *Ophthalmologie* Größen- oder Formungleichheit der bd. Netzhautbilder. Als anatomische A. z.B. bei ungleichmäßiger Verteilung der Netzhautelemente; als anomale A. infolge erheblicher axial oder dioptrisch bedingter Refraktionsunterschiede (= A. dioptrica), d.h. infolge von Längendifferenzen der Augäpfel (s.a. ▸Achsenametropie) bzw. durch Aphakie. Als »induzierte A.« eine durch Korrektionsgläser. E aniseikonia.

**An|iso|chromie:** *Hämatologie* die durch Unterschiede des $Hb_E$ u. der Erythrozytendicke bedingte unterschiedliche Anfärbbarkeit der Erythrozyten eines Individuums als Symptom vieler Anämien. E anisochromia.

**An|is|odontie,** Heterodontie: die differenzierte Bezahnung, z.B. beim Menschen mit Schneide-, Eck- u. Backenzähnen. E anisodontia.

**An|iso|gamie:** *Biologie* die Fortpflanzung durch Vereinigung morphologisch ungleicher ▸Gameten (Anisogameten; z.B. Mikro- u. Makrogamet, Spermatozyt u. Eizelle). E anisogamy.

**An|iso|ka|ryo|se,** Anisonukleose: *Zytologie* ungleiche Kerngröße atypischer Zellen (s.a. ▸Atypie). E anisokaryosis.

**An|iso|ko|rie:** ungleiche Weite der Pupillen beider Augen infolge einseitiger Lähmung oder einseitigen Krampfes des Musculus sphincter bzw. M. dilatator pupillae (z.B. bei einseitigem HORNER-Syndrom); s.a. ▸Lähmungsmiosis, ▸Pupillenreflex. Typisch u.a. als Frühsymptom bei Neurosyphilis u. als einseitige Mydriasis bei gleichseitigem Druck auf den N. oculomotorius (z.B. subdurales oder epidurales Hämatom); ▸Druckkonus. E anisocoria.

**an|iso|lezithal:** *Biologie* mit unregelmäßiger Verteilung des Dotters in der Eizelle.

**An|iso|metr|opie, Anisometrie:** ungleiche optische Brechkraft beider Augen, z.B. bei unterschiedlicher beidseitiger Hypermetropie oder Myopie (= **hypermetropische** bzw. **myopische A.**) oder bei Myopie des einen u. Hyperopie des anderen Auges (= **gemischte A.**). E anisometropia.

**an|iso|peristaltisch:** mit unterschiedlicher Peristaltikrichtung; z.B. a. Anastomosierung von Verdauungstraktabschnitten. E anisoperistaltic.

**An|iso|sphyg|mie:** Pulsdifferenz zwischen der rechten u. linken Gliedmaße bzw. zwischen oberer u. unterer Körperhälfte; z.B. beim ▸Aortenbogen-Syndrom. E anisosphygmia.

**An|iso|tropie:** die Richtungsabhängigkeit der physikalischen Eigenschaften eines Stoffes. E anisotropy. – **A., optische:** die von der Einfallsrichtung des Lichtes abhängige ▸Doppelbrechung des Lichtes durch bestimmte Kristalle (u. bestimmte biologische Strukturen, wie z.B. durch die »anisotrope Bande« der quer gestreiften Muskelfibrille). Nachweisbar v.a. mittels polarisierten Lichtes. E optical a.

**An|iso|zytose:** ungleiche Größe vergleichbarer Zellen, z.B. der Zellen unreifzelliger Plattenepithelkarzinome oder i.e.S. *hämat* als A. der Erythrozyten (praktisch bei jeder stark ausgeprägten Anämie; mit entsprechend verbreiterter Basis der ▸PRICE-JONES-Kurve; Form der Ery aber normal). E anisocytosis.

**Anistreplase,** Anisoyl-Plasminogen-Streptokinase-Activator-Complex, Abk. APSAC: ▸Plasminogenaktivator, durch In-vitro-Komplexbildung zwischen ▸Plasminogen u. ▸Streptokinase u. nachfolgende reversible Hemmung des aktiven Zentrums durch einen Anisoylrest hergestelltes ▸Fibrinolytikum. ***Anw.*** zur Reperfusion verschlossener Koronararterien bei akutem Myokardinfarkt.

**ankle brachial index** *(engl.):* ▸ABI.

**Ankylo|blepharon:** angeborene Verkürzung der Lidspalte durch Verwachsung der (zumeist äußeren) Lidränder; oft mit Mikrophthalmus kombiniert. S.a. ▸Symblepharon. E ankyloblepharon.

**Ankylo|daktylie:** angeborene Finger- oder Zehenversteifung in Beugestellung. E ankylodactyly.

**Ankylo|glosson, -glossie, -glossum:** *Pathologie* **1)** angeborene Entwicklungsstörung der Zunge, wobei die Zungenspitze durch ein zu kurzes, weit nach vorn an ihre Unterfläche reichendes »angewachsenes« Zungenbändchen (= Frenulum linguae) mit dem Mundboden verbunden ist. Meist ohne wesentliche Störung des Saugens u. Sprechens. **2)** narbige Verwachsung der Zunge am Mundboden; evtl. mit Sprach-, Schluckstörung. E ankyloglossia, tongue-tie. **3) A.-superius-Syndrom:** durch intrauterine Schädigung bedingte angeborene Zungen-Munddach-Verwachsung mit Oberlippen- u. Oberkieferunterentwicklung u. mit Schneidezahndefekten, evtl. auch Unterentwicklung des Hand-Unterarm-Skeletts u. Fazialisparese.

**ankylo|sans, ankylo|poeticus:** versteifend, »ankylosierend« (zu ▸Ankylose führend). E ankylosing.

**An|ky|lo|se, Ankylosis:** die durch Krankheitsprozesse im Gelenkinneren bedingte vollständige Gelenksteife (Lötsteife) und zwar infolge knöcherner Gelenkspaltenüberbrückung (A. ossea) oder durch intraartikuläre Narbenzüge (A. fibrosa). S.a. ▸Stapesankylose, ▸Arthrodese (= künstliche **Ankylosierung**). E ankylosis. – **A. extraarticularis, A. falsa:** unechte Ankylose, z.B. die myogene ▸Sperrsteife. E false a.

**Ankylo|stomiase:** ▸Ancylostomiasis.

**Anlage|träger:** Individuum mit einer bestimmten rezessiven ▸Erbanlage (Allel), die erst bei ▸Homozygotie sichtbar wird; s.a. ▸Konduktor. E genetic carrier.

**Anlaufschmerz:** Gelenkschmerzen bei den ersten Bewegungen (Schritten) nach Ruhe.

**Ann-Arbor-Klassifizierung:** Stadieneinteilung der malignen Lymphome (maligne ▸Lymphogranulomatose, Non-HODGKIN-Lymphome). E Ann Arbor classification.

**An|ne|liden:** die Ringel- oder Gliederwürmer als Unterstamm der Artikulaten; Klassen: Oligo- u. Polychäten, Hirudineen (▸Hirudo). E annelids.

**An|ne|xa:** *Anatomie* ▸Adnexe. E annexa, adnexa.

**An|ode:** die positive (mit dem pos. Pol der Spannungsquelle verbundene) Elektrode einer elektrolytischen Zelle oder einer Gasentladungs- oder Elektronenröhre, zu der die Anionen bzw. Elektronen hinwandern. – In Röntgenröhren als Fest- oder Drehanode gleichzeitig der Ort, an dem die Bremsstrahlung erzeugt wird (dies war ursprünglich die Funktion der Antikathode); s.a. ▸Anodenstrahlen. E anode.

**Anoden|öffnungs|potential:** *Physiologie* das an der Anode aus dem »Öffnen« des Stromkreises resultierende Aktionspotential; s.a. ▸Anodenöffnungszuckung.

**Anoden|öffnungs|zuckung,** Abk. AÖZ: die bei der Gleichstromreizung nach Unterbrechung des Stromflusses (Verschwinden des Anelektrotonus) von der Anode ausgehende Muskelzuckung. S.a. ▸PFLÜGER-Zuckungsgesetz. E anodal opening contraction.

**Anoden|schließungs|zuckung,** Abk. ASZ: die tetanische Muskelkontraktion bei Durchfluss eines starken Gleichstroms (geht aber tatsächlich von der Kathode aus). E anodal closure contraction, Abk. ACC.

**Anoden|strahlen:** von der Anode einer Gasentladungsröhre ausgehende Korpuskularstrahlen (= positive Ionen eines dort zuvor aufgebrachten Stoffes, z.B. eines Alkalisalz-Graphit-Gemisches); sie leuchten im charakteristischen Spektralbereich des Metallions auf. E anode rays.

**An|odon|tia, An|odontie:** völlige Zahnlosigkeit; s.a. ▸Hypodontie. E anodontia. – **A. vera:** A. infolge Ausbleibens der Entwicklung der Zahnkeime. Oft vergesellschaftet mit systemischen Entwicklungsstörungen (syst. Dysplasien), z.B. als Symptom des CHRIST-SIEMENS-TOURAINE-Syndroms. E anodontism.

**anoetisch:** mit herabgesetzter bis aufgehobener Verstandesleistung. – Als **a. Syndrom** bei schweren Hirnschädigungen (bei gleichzeitiger völliger Wachheit u. lebhafter Zuwendungsbereitschaft). E anoetic.

**An|oma|lie:** die qualitative oder quantitative Abweichung vom Gesetzmäßigen bzw. von der Norm; i.e.S. *path* die Fehlbildung als geringgradige Entwicklungsstörung. – s.a. *hämat* ▶Leukozyten-, ▶Kernanomalien. E anomaly.

**Anomalie|winkel:** der positive (bei nasalem Abweichen) oder negative Winkel zwischen dem Foveolarstrahl des schielenden u. des fixierenden Auges. E anomalous angle.

**An|oma|lo|skop:** *Ophthalmologie* (NAGEL-VIERLING) Spektralapparat mit einer im Blickfeld befindlichen runden Testmarke, deren untere Hälfte ein Spektralgelb (Natriumgelb) in abstufbarer Helligkeit zeigt, während in der oberen Hälfte durch den Probanden aus Lithiumrot u. Thalliumgrün ein dem der unteren Hälfte entsprechendes Gelb gemischt werden muss (was dem Prot- u. Deuteranomalen nicht gelingt; vielmehr besteht ein Rot- bzw. Grünübermaß). E anomaloscope.

**An|ony|chie, Anonychosis:** *Pathologie* angeborenes oder erworbenes (z.B. durch Syphilis, Pocken, Verbrennung), vollständiges oder teilweises Fehlen der Finger- u. Zehennägel. E anonychia.

**An|ony|ma:** *Anatomie* die »namenlose« Arterie bzw. Vene, der ▶Truncus brachiocephalicus bzw. die ▶Vena brachiocephalica. E anonyma.

**Anonymisierung:** s.u. ▶Daten, anonymisierte.

**An|ophe|les,** Malariamücke, Gabelmücke: eine Gattung der ▶Culicidae (Ordnung ▶Diptera). Vektor für Malariaerreger; mit zahlreichen, regional unterschiedl. Arten (Species). Wichtige Vertreter: A. maculipennis, A. maculatus, A. punctulatus, A. gambiae, A. quadrimaculatus. In Europa sind die zum Kreis der A. maculipennis gehörenden Formen am häufigsten. Große Bedeutung besitzt die Gattung in warmen Klimazonen, wo mehr als 50 der über 200 Arten als Überträger der Malariaerreger (Malaria, Plasmodien) bekannt sind; einige Arten übertragen auch Filarien. E Anopheles.

**An|oph|thal|mie, An|oph|thal|mus:** *Pathologie, Ophthalmologie* das angeborene oder erworbene, ein- oder beidseitige Fehlen des Augapfels (i.w.S. auch dessen Schrumpfung). E anophthalmia.

**An|opie,** Anopsie: Funktionsausfall der Augen bzw. des Gesichtssinnes; s.a. ▶Hemianopsie. E anopia.

**Anoplura:** die Ordnung »echte Läuse«; Blut saugende, permanente, streng wirtsspezifische Ektoparasiten an Mensch u. Säugern; ▶Pediculus, Phthirus. Wichtig als Überträger (z.B. von Flecktyphus, Wolhynischem Fieber). – s.a. ▶Läuse... E Anoplura.

**An|opsie:** ▶Anopie. E anopsia.

**An|or|ch(id)ie:** das angeborene Fehlen der Hoden (Hodenagenesie); i.w.S. auch das Fehlen funktionstüchtigen Hodengewebes bei primär angelegtem Organ (z.B. bei Kryptorchismus, nach Orchitis). E anorchidism.

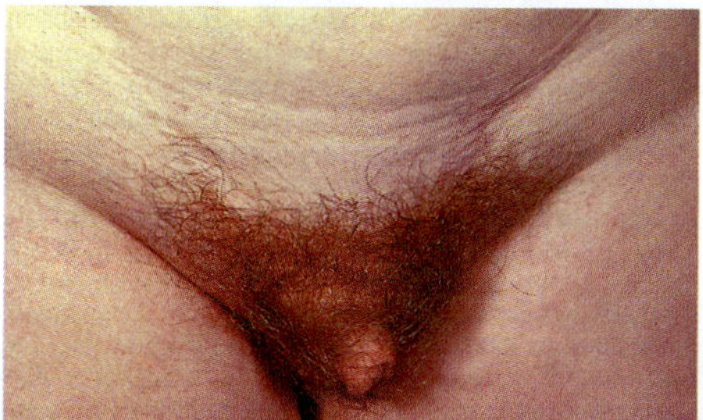

**Anorch(id)ie.** [279]

**An|orectica, -orektika:** ▶Appetitzügler. E anorectics.

**ano|rektal:** den After u. den Mastdarm (Anus bzw. Rektum) betreffend. E anorectal. – **a. Atresie:** ▶Atresia ani et recti. – **a. Syndrom:** Vitaminmangel-Syndrom durch Störung der Darmflora (▶Dysbiose) nach Antibiotika-Verabfolgung. Als Symptome v.a. brennender Schmerz im Mastdarm, Juckreiz am After, Mastdarmblutungen.

**Ano|rektal|fistel:** ▶Fistula anorectalis.

**An|ore|xia, An|orexie,** Asitie: Verlust des Nahrungstriebes; auch Appetitlosigkeit, Magersucht. Kann ein Symptom z.B. maligner Erkrankungen sein, wird evtl. durch therapeutische Maßnahmen (Zytostatika!) verstärkt; s.a. ▶ANE-Syndrom. – **A. nervosa,** (Pubertäts-)Magersucht: zu den ▶Essstörungen gehörende, durch einen selbst herbeigeführten Gewichtsverlust von mindestens 15 % unterhalb des normalen Gewichts, Körperschemastörungen u. massive Furcht vor Gewichtszunahme geprägte A. Betroffen sind vorwiegend junge Frauen (12.–30. Lj.). ***Ätiol.:*** Als wesentliche psychische Ursache werden mit beginnender Geschlechtsreife schwere Störungen der Geschlechtsidentifikation u. der Autonomieentwicklung im Rahmen einer pathogenen Familiendynamik angenommen. ***Klinik:*** Leitsymptom ist die Störung des Essverhaltens (Nahrungsverweigerung, evtl. unterbrochen durch heimliche Essattacken mit anschließendem selbst induzierten Erbrechen [▶Bulimie]; Einnahme von Laxanzien), die rasch zu einer Gewichtsabnahme führt, die nicht selten vital bedrohlich ist. Weitere Symptome u.a. primäre bzw. sekundäre Amenorrhö u. weitere endokrinologische u. metabolische Störungen, Elektrolytverschiebungen, Bradykardie, Hypotonie, trophische Hautstörungen. Die Letalitätsrate (somatische Komplikationen der Kachexie, Suizid) wird mit ca. 15 % angegeben. ***Ther.:*** interdisziplinär internistisch-psychosomatischer Behandlungsansatz (ggf. stationäre Aufnahme), regelmäßige Kalorienzufuhr, in Extremfällen mittels Magensonde; evtl. Psychopharmaka; psychoanalytisch bzw. verhaltenstherapeutisch orientierte Psychotherapie, ggf. heilpädagogische Maßnahmen, Familientherapie. E anorexia.

**an|organisch:** unbelebt; *path* nicht durch eine Organerkrankung bedingt (z.B. anorg. = akzidentelles ▶Herzgeräusch); *chem* »unorganisch« (d.h. mineralisch). E inorganic. – **a. Chemie:** die Chemie der Elemente u. der keinen Kohlenstoff (C) enthaltenden Verbindungen (Ausnahme z.B. Kohlendioxid = $CO_2$ u. andere einfache C-Derivate). E i. chemistry.

**An|or|gas|mie:** das Nichtauftreten/Nichterleben eines Orgasmus. Nach MASTERS u. JOHNSON als **primäre A.** (primäre Orgasmusstörung; das Ausbleiben des Orgasmus nach entsprechender physischer Stimulation) bzw. als **situative A.** (Orgasmusstörung nach bereits mindestens einmal aufgetretener orgastischer Reaktion); ferner unterschieden als **masturbatorische A.** (Orgasmus bei Koitus, jedoch nicht bei Masturbation), als **ko|itale A.** (Orgasmus bei Masturbation, jedoch nicht bei Koitus) u. sonstige A. (mangelnde sexuelle Appetenz, jedoch gelegentlich Orgasmus nach Stimulation). E anorgasmy.

**Ano|skop:** After-, Mastdarmspekulum; ▶Proktoskop. E anoscope.

**An|osmie:** hochgradige Minderung bis Aufhebung der Geruchswahrnehmung, evtl. nur für bestimmte Riechstoffe (= **elektive A.** = Merosmie). E anosmia. – **A., gustatorische:** A. bei fehlendem Luftstrom vom Mund (von den Geschmacksrezeptoren) her; bei Verlegung der ▶Choanen. E gustatory a. – **A., periphere:** A. infolge Schädigung des Riechepithels oder nach Abriss bzw. bei Aplasie der Riechnerven, evtl. aber nur als **respiratorische A.** (d.h. infolge Verlegung des oberen Nasenganges) oder als gustatorische A. E peripheral a. – **A., zentrale:** A. bei Bildungsfehlern oder Schädigung des Bulbus olfactorius, der zentralen Bahnen oder der Zentren des Geruchssinnes. E central a.

**A|noso|gnosie** *(griech. nosos = Krankheit): Neurologie* Unfähigkeit zum Erkennen eigener, durch Krankheit bedingter Funktionsausfälle; Symptom einer Hirnschädigung (z.B. durch Apoplexie). E anosognosia.

**An|o|tie:** angeborenes Fehlen der Ohrmuschel (meist nur hochgradige ▸Mikrotie). E anotia.

**an|ovu|la|torischer Zyklus:** *Gynäkologie* Genitalzyklus ohne Ovulation als Folge kurzfristiger ▸Follikelpersistenz u. fehlender Gelbkörperbildung (s.a. ▸Lutealphase), häufig bei gestörter hypothalamisch-hypophysärer Steuerung; manifestiert sich – periodisch wiederkehrend – mit menstruationsähnlicher Blutung aus oberflächlichen Schichten der nicht sekretorisch transformierten Gebärmutterschleimhaut (nur geringer Gewebsverlust); bezüglich der Basaltemperatur ist er monophasisch. Die Ätiologie ist ungeklärt; u.a. zwischen Menarche u. Geschlechtsreife vorkommend. Gilt als sehr wichtige Sterilitätsursache. E anovulatory cycle.

**An|ox|ämie:** völlig unzureichende (unterhalb der physiologisch notwendigen Schwelle) Sauerstoffsättigung des Blutes, d.h. eine hochgradige Hypoxämie; s.a. ▸Anoxie. E anoxemia.

**An|oxie:** völlig unzureichende Sauerstoffkonzentration im Gewebe (oft aber nur ▸Hypoxie). Als allgemeine oder örtlich begrenzte A. (durch unzureichendes $O_2$-Angebot; s.a. ▸Anoxämie) die sog. **anoxämische** bzw. **anämische A.** Auch infolge einer Kreislaufstörung (Stagnationsanoxie) oder einer Gewebeschädigung als **histotoxische A.** (z.B. durch Blausäure). Besonders empfindlich ist das Gehirn. Bereits nach wenigen Minuten sind bei Normaltemperatur irreversible Schäden zu erwarten. E anoxia.

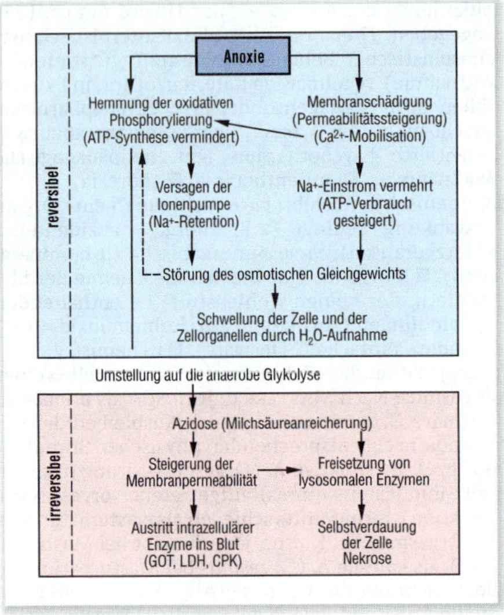


**Anoxie:** Pathogenese der anoxischen Zellschädigung. [229]

**An|oxie|zeit:** Zeitdauer, während der ein Organ oder ein Körperteil nicht durchblutet war.

**An|oxy|biose:** *Biologie* ▸Anaerobiose. E anoxybiosis.

**ANP,** Abk. für **a**triales **n**atriuretisches **P**eptid: s.u. ▸atrial.

**Anpassung:** s.u. ▸Adaptation, ▸Akklimatisation, ▸Selektion; *psych* Abstimmung des Verhaltens eines Menschen auf die kulturelle(n) u. soziale(n) ▸Norm(en) seiner Umgebung. E adaptation.

**Anpassungsstörung:** traurige Verstimmung als Antwort auf eine tiefe psych. Erschütterung; klingt in der Regel nach Fortfall der Ursache von selbst ab. Durch (stützende) Psychotherapie meist gut beeinflussbar.

**Anpassungs|syndrom:** ▸Adaptationssyndrom.

**ANP-Mechanismus:** s.u. ▸atrial.

**An|regung:** *Physik* Übertragung kinetischer Energie durch geladene Masseteilchen (Elektron, Positron) auf ein Hüllenelektron. – s.a. ▸Isomerie. E stimulation.

**Anreichern von Erregern:** s.u. ▸Anreicherungsmedium.

**An|reicherungs|medium:** *Bakteriologie* (Nähr-)Medium zur selektiven Vermehrung (Züchtung) bestimmter Bakterien durch Bereitstellung für sie optimaler, für Begleitkeime aber ungünstiger Bedingungen; z.B. Tetrathionat-Brillantgrün-Nährboden n. Kauffmann, Selenit-F-Brühe n. Leifson zur ▸TPE-Diagnostik. – Anreichern von Keimen aus Untersuchungsmaterial erfolgt z.B. durch Zentrifugieren oder mittels Tierversuchs. – Protozoen-Wurmeier-Anreicherung erfolgt durch bes. Behandlung von Stuhlproben nach der MIFC-(Merthiolat-Jod-Formalin-Konzentrat-)Methode u. dem Flotationsverfahren. E enrichment culture medium.

**Ansa** *(latein.)*: Schlinge, Schleife. E ansa, loop. – **A. cervicalis:** Schlinge aus Nervenfasern aus C I–III. Ihre Fasern sind teils dem Nervus hypoglossus angelagert (Hypoglossusschlinge), trennen sich aber im Trigonum caroticum wieder von ihm u. gehen mit direkt aus den Spinalnerven kommenden Fasern ( Radix inferior) eine Verbindung ein. E cervical l. – **A. lenticularis:** die »Linsenkernschlinge«; Fasern vom Nucleus lentiformis zum Thalamus u. umgekehrt.

**Ansatz: 1)** *Pädiatrie* die physiologisch erfolgende Bestückung des heranwachsenden Kindes mit Muskeln u. Fettgewebe. **2)** *Anatomie* ▸Insertion, meist von Muskeln, Sehnen.

**Ansatz|tendo|pathie,** Enthesopathie, Insertionstendopathie: Tendoperiostose (s.u. ▸Tendopathie). E insertion tendopathy.

**Anschlussheilbehandlung,** Abk. AHB: stationäre medizinische Rehabilitationsmaßnahme, die sich unmittelbar oder im engen zeitlichen Zusammenhang an eine Krankenhausbehandlung anschließt. Mit der AHB wird die Forderung nach möglichst frühzeitigem Beginn der Rehabilitation u. damit besserer Verzahnung kurativer u. rehabilitativer Bemühungen verwirklicht. Eine AHB kann nur in hierfür zugelassenen Rehabilitationskliniken durchgeführt werden. Entsprechende Listen werden den Krankenhäusern von den Rentenversicherungsträgern zur Verfügung gestellt.

**Anschoppung:** *Pathologie* das 1. Stadium (1.–2. Tag) der klassischen kruppösen ▸Pneumonie; gekennzeichnet durch aktive, dann passive Hyperämie u. durch seröse Exsudation (mit vereinzelten Ery, Leuko, Alveolarepithelien) in die Lungenalveolen; *klin* ▸Dämpfung, Crepitatio indux. E congestion, engorgement.

**Anschütz-Zeichen** (Alfred W. A., 1870–1954, Chirurg, Kiel): Meteorismus im Zäkumbereich bei Stenose der Endabschnitte des Dickdarms.

**Anspannungs|ton:** der – dumpfe u. längere – 1. ▸Herzton als Phänomen während der isometrischen Myokardanspannung (jedoch kein reiner Muskelton!). E tension sound.

**Anspannungs|zeit:** die Phase der isovolumetrischen Kontraktion des Herzmuskels als erster Teil der mechanischen Kammersystole (zu Beginn des Herzzyklus, bis zur Öffnung der Semilunarklappen), sog. Verschlusszeit. Das mit inkompressiblem Blut gefüllte Innenvolumen der Kammern ist hierbei konstant; normal 0,05–0,1 Sek.; ihr entsprichen im EKG die Q-Zacke u. der aufsteigende R-Schenkel. E isometric interval, isovolumic period.

**Anstalts|syndrom:** ▸Hospitalismus.

**ansteckende Krankheit:** Infektionskrankheit, bei der die mit Körperausscheidungen (Sekrete oder Exkrete) eines Individuums ausgeschiedenen Erreger ein anderes Individuum zu infizieren vermögen (durch Kontakt, Luft-, Nahrungsmittel- oder sonst. Vermittlung); s.a. ▸übertragbare u. ▸meldepflichtige Krankheiten. E infectious disease.

**Antabus®:** ▸Disulfiram.

**Ant|acida, -azida:** Magensäure bindende oder neutralisierende Mittel, die möglichst weder das Säure-Basen-Gleichgewicht des Blutes stören noch selbst oder in Form ihrer Reaktionsprodukte als Säurelocker wirken. ***Wirkst.:*** z.B. Magnesium-, Aluminiumverbindungen. ***Anw.*** bei Hyperazidität, Gastritis, Reflux. ***NW:*** Aluminium wirkt obstipierend, Magnesium laxierend. 🅴 antacids.

**Ant|agonismus:** die im Rahmen funktionell verknüpfter Struktur- oder Wirkstoffpaare (▸Agonist u. ▸Antagonist) gegensinnige Wirkung bzw. Wirkungsweise; z.B. *anat, physiol* Muskeln (Extensoren/Flexoren), Nerven (Sympathikus/Parasympathikus), *pharm* physiol. Substanzen/Arzneimittel (Catecholamine/Alpha- u. Betablocker). 🅴 antagonism. – **A., chemischer:** Wirkungsweise von Substanzen, die einen (evtl. schädlichen) Stoff chem. binden u. damit unwirksam machen (z.B. Chelatbildner bei Schwermetallvergiftung). – **A., funktioneller:** Verringerung der Wirkung eines Arzneimittels durch ein zweites Pharmakon, das im gleichen Zellsystem, aber an anderen Membranrezeptoren wirkt (Wechselwirkung). – **A., kompetitiver:** konkurrierende Besetzung (u. Blockierung) von Membranrezeptoren (z.B. Betarezeptoren) durch Stoffe (z.B. Betarezeptorenblocker), die die als Agonisten wirksamen physiologischen Transmitter (z.B. Catecholamine) oder deren Analoga (z.B. Sympathomimetika) verdrängen, jedoch nicht zur Auslösung der physiol. Reaktion befähigt sind. – **A., nichtkompetitiver:** A. als Wirkung eines Arzneimittels am gleichen Membranrezeptor, der auch den physiologischen Agonisten (Transmitter) bindet, aber dessen Bindungsstelle nicht besetzt, sondern z.B. das Rezeptormolekül verformt (u. damit die Reaktionsweise verändert) oder dessen Signalweitergabe hemmt. – **A., physiologischer:** Verringerung der Wirkung eines Arzneimittels durch die Wirkung eines zweiten Pharmakons, das im anderen Zellsystem angreift (Wechselwirkung; s.a. ▸A., funktioneller).

**Ant|agonist:** der Gegenspieler des ▸Agonisten beim ▸Antagonismus; z.B. innerhalb der typischen Paare Sympathikus/Parasympathikus, Extensoren/Flexoren, Insulin/Glucagon. – Ferner als **pharmakologischer A.** ein Arzneimittel mit Wirkung i.S. des *pharm* ▸Antagonismus, z.B. an ▸adrenergen Rezeptoren. 🅴 antagonist.

**Ant|azida:** *Pharmazie* ▸Antacida. 🅴 antacids.

**Antazolin:** ein ▸Antihistaminikum (▸Imidazolidin); ***Anw.*** in antiallergisch wirkenden Augentropfen. 🅴 antazoline.

**An|te...:** Präfix »vor«, »vorwärts«, »vorn«; s.a. ▸Emprostho..., ▸Prae..., ▸Pro..., ▸Ventro...

**ante** *(latein.)*: vor. – **a. cenam, a. cibum,** Abk. a. c.: »vor der Mahlzeit«. 🅴 before a meal. – **a. finem:** vor dem Tode. – **a. meridiem,** Abk. a. m.: »vor dem Mittagessen«. 🅴 before lunch. – **a. partum:** »vor der Entbindung«. 🅴 before labor.

**Ante|bra|chi|um:** der Vorder- = ▸Unterarm. 🅴 antebrachium, forearm.

**Ante|fixation(s|operation):** *Gynäkologie* operative Lagekorrektur der retroflektierten oder -vertierten Gebärmutter (▸Retroflexio) zur Rückführung in die normale ▸Anteflexio. Typisch z.B. n. ALEXANDER-ADAMS, BALDY-WEBSTER, DOLÉRIS, durch vesikovaginale Interposition; auch als sog. schwebende Fixation.

**Ante|fle|xio uteri:** die natürliche, normale Haltung der Gebärmutter mit nach vorn offenem, stumpfem Winkel zwischen der Achse des Halsteils u. des Gebärmutterkörpers. – s.a. ▸Anteversio. 🅴 anteflexed uterus.

**ante|kolisch:** *Chirurgie* vor dem Querkolon (als Lagebezeichnung für typische Gastroenteroanastomosen). 🅴 antecolic.

**Ante|kurvation:** nach vorn (ventral) konvexe Verbiegung. 🅴 antecurvation.

**Ant|emetica remedia:** *Pharmazie* ▸Antiemetika.

**Ante|positio:** **1)** *Pathologie* atypische »Ventrallage« = ventrale Verlagerung eines Organes, z.B. der Pars inferior duodeni vor den Mesenterialstiel bei Malrotation II, der Gebärmutter (A. uteri). – *chir* ▸Vorlagerung. 🅴 anteposition. – **A. uteri:** die »In-toto-Vorverlagerung« der Gebärmutter; physiologisch bei starker Füllung der Mastdarmampulle, pathologisch z.B. infolge Verdrängung durch einen retrouterinen Tumor. 🅴 a. of uterus. **2)** *Kieferorthopädie* Gebissvorstand (sog. gerades Vorgesicht); die sagittale Parallelverschiebung des Gebisses (mit den Kiefern [v.a. Unterkiefer]) nach vorn. 🅴 forward position (of the lower jaw).

**an|te|ri|or, anterius** *(latein.)*: vordere(r) bzw. vorderes. S.a. ▸antero..., ▸Antikus... 🅴 anterior.

**an|te|ro|basal:** an der Basis vorn; z.B. ant. Lungensegment. 🅴 anterobasal.

**antero|grad:** nach vorn gerichtet (zeitlich; s.u. ▸Amnesie). 🅴 anterograde.

**Antero|lateral|infarkt:** ▸Myokardinfarkt der Vorder- u. teilweise auch der Seitenwand des linken Ventrikels; meist durch Verschluss des Ramus descendens anterior der li. Herzkranzarterie. 🅴 anterolateral infarction.

**antero|posterior** *(latein.)* Abk. a.p.: von vorn nach hinten (am Rumpf ventrodorsal). Als Bez. des Strahlenganges bei sagittalen Röntgenaufnahmen. 🅴 anteroposterior.

**Antero|septalinfarkt:** ▸Myokardinfarkt der Vorderwand u. des Kammerseptums durch Verschluss eines Astes des Ramus descendens der li. Herzkranzarterie. 🅴 anteroseptal infarction.

**Ante|sy|sto|lie:** *Kardiologie* s.u. ▸Präexzitation, ▸WOLFF-PARKINSON-WHITE-Syndrom. 🅴 antesystole.

**Ante|torsio, -torsion** *(latein.)*: Verdrehung nach vorn, z.B. als A. des Schenkelhalses bei angeborener Hüftluxation (meist mit Coxa valga kombiniert; ▸AT-Winkel). 🅴 antetorsion.

**Ante|versio, -version:** **1)** Neigung eines Organs nach vorn (in der Sagittalebene); i.e.S. Kurzbezeichnung der ▸Anteversio uteri. 🅴 anteversion. – **A.-flexio:** *Gynäkologie* s.u. ▸Anteversio uteri. – **A. uteri:** die physiologische Neigung des Uterus nach vorn unter Bildung eines nach vorn offenen Winkels (fast 90°) zwischen der Gebärmutterkörper- u. der Scheidenachse. Meist als Anteversio-flexio (Anteversio + Anteflexio), d.h. mit stumpfem Winkel zur Achse des Gebärmutterhalses (Abb.); bei Bestehenbleiben in der Gravidität können Geburtskomplikationen auftreten. 🅴 anteversion of the uterus. **2)** in Kugelgelenken die Hauptbewegung um die transversale Hauptachse; z.B. am Schulter- bzw. Hüftgelenk das Nachvornheben des Armes bzw. Beines als ▸Flexion in diesen Gelenken. Als Arm-A. durch die Mm. deltoideus u. pectoralis major (jeweils durch den klavikulären Teil), coracobrachialis u. biceps brachii, als Bein-A. durch die Mm. rectus femoris, iliopsoas, tensor fasciae latae, sartorius, gluteus medius u. gl. minimus (jeweils durch deren vorderen Teil), pectineus.

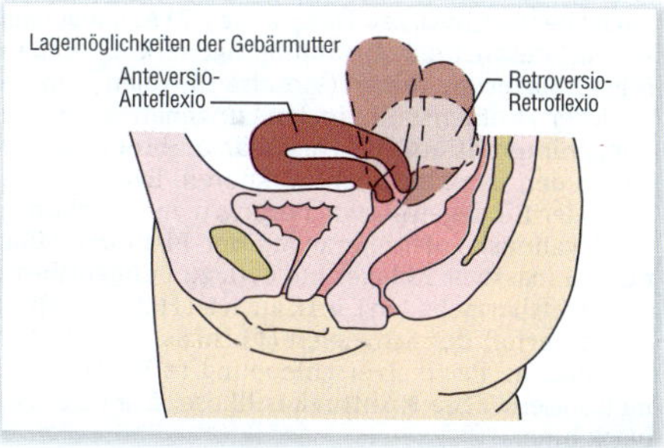


**Anteversio uteri.** [160]

**Ant|he|lix:** der dem Ohrmuschelrand (Helix) etwa parallele Bogenwulst als vordere Begrenzung der Ohrmuschel; setzt sich nach unten in den Antitragus fort. 🅴 ant(i)helix.

**Anthelmịn|thica, -thika:** Mittel gegen endoparasitäre Würmer, v.a. gegen Eingeweidewürmer. ***Wirkst.:*** als spezifisch wirkende u. wenig giftige synthetische Stoffe z.B. Praziquantel, Pyrantel, Pyrviniumembonat, Mebendazol, Albendazol, Niclosamid. ***NW:*** selten gastrointestinale Beschwerden, Hauterscheinungen. E anthelmint(h)ics.

**Anthidrọ|tica, -tika:** ▸Antihidrotica. E antihydrotics.

**An|thra|cẹn:** schwer wasserlöslicher, dreikerniger, aromatischer Kohlenwasserstoff in Steinkohlenteer (u. in der Luft); schwaches Kanzerogen. E anthracene.

**Anthrachinọn:** Oxidationsprodukt des Anthracens; haut- u. schleimhautreizender Stoff (Formel). Ausgangssubstanz für synthetische Farbstoffe (z.B. Alizarin), Therapeutika (z.B. Anthra- u. Chrysarobin) u. Grundkörper natürlicher Pigmente u. pflanzlicher Wirkstoffe wie der **Anthrachinone**. Diese Glykoside finden ***Anw.*** als antiabsorptive u. sekretagoge ▸Abführmittel. ***Wirkung:*** Die im Darm abgespaltenen Aglykone (Emodine) werden im Dickdarm durch die Darmflora zu den stuhlerweichend wirksamen Anthranolen, Anthronen umgesetzt. ***Vorkommen:*** z.B. in Aloe, Rhabarber-Rhizomen, Folia Sennae, Cascara Sagrada. ***NW:*** Eine mögliche kanzerogene Wirkung wird diskutiert. E anthraquinone.

**Anthrachinon**

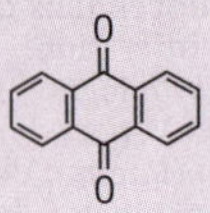

**Anthrachinon.**

**An|thra|cọ|sis,** Anthrakose: **1)** exogene Pigmentierung durch Kohleteilchen. Auftr. an der Haut (**A. cutis**) infolge Teilcheneinsprengung, an der Zunge (**A. lịnguae**) infolge Teilcheneindringens von der Oberfläche her (»schwarze« Haarzunge). **2) A. pulmonum:** als Anthrakose i.e.S. die Staublungenerkrankung infolge Ablagerung reinen (kieselsäurefreien = unspezifischen) Kohlenstaubs in den Lungenalveolen u. im Lungeninterstitium (perivaskulär u. -bronchial) sowie in den Lymphbahnen u. -knoten. Evtl. mit subpleuraler Bindegewebswucherung u. einer sekundären Hyalinose (»Hühneraugen der Pleura«). Führt nur bei massiver Ablagerung evtl. zu Lungenfibrose (u. Rechtsherzschaden), u.U. auch zu Höhlenbildung durch Zerfall der Schwielen (Phthisis atra). Ferner hämatogene Partikelverschleppung (z.B. als »Milzmetastasen«). S.a. ▸Anthrakosilikose. E anthracosis, black lung.

**Anthracyclịne:** zytostatisch wirkende ▸Antibiotika. ***Wirkst.:*** ▸Daunorubicin, ▸Doxorubicin, ▸Epirubicin, Idarubicin. Charakteristische ***NW:*** dosisabhängige Kardiotoxizität.

**An|thra|kọse:** ▸Anthracosis.

**An|thra(ko)silikọse:** Staublungenerkrankung durch Einatmen kieselsäurehaltigen Kohlenstaubs. »Mischstaublunge« mit Silikosecharakter. Art u. Tempo des Verlaufs sind allein vom $SiO_2$-Gehalt abhängig. Häufige Komplikation ist eine Lungentuberkulose; anzeigepflichtige Berufskrankheit. E anthracosilicosis.

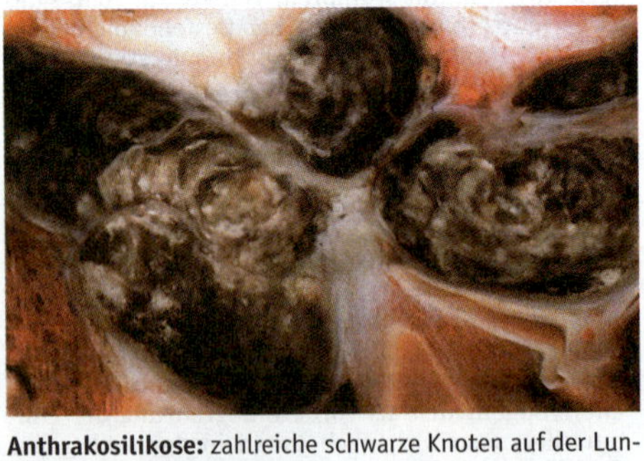

**Anthrakosilikose:** zahlreiche schwarze Knoten auf der Lungenschnittfläche. [177]

**Ạn|thrax:** ▸Milzbrand; als **A. intestinalis** der Darmmilzbrand, als **A. contagiosus** der ▸Hautmilzbrand (Pustula maligna), als **Anthraxpneumonie** der ▸Lungenmilzbrand. E anthrax.

**An|thra|zẹn:** *Chemie* ▸Anthracen. E anthracene.

**An|thro|po|genẹtik:** ▸Humangenetik.

**Anthropo|logịe:** die Wissenschaft vom Menschen. Ist befasst u.a. mit der Art-, Rassen- u. Konstitutionslehre, mit Humangenetik, mit der Abstammung des Menschen (als Paläoanthropologie; s.a. ▸Homo...). E anthropology.

**Anthropo|nọse:** Bez. für nur beim Menschen vorkommende Infektionskrankheit; s.a. ▸Anthropozoonose, ▸Zoonose.

**anthropo|phịl:** *Mikrobiologie* bevorzugt den Menschen befallend. E anthropophilic.

**Anthropo|phobịe:** Menschenscheu; meist als neurotisches Symptom. E anthropophobia.

**anthropo|sophische Medizin:** von dem Philosophen, Pädagogen u. Naturwissenschaftler Rudolf Steiner (1861–1925), dem Begründer der Anthroposophie, u. der Ärztin Ita Wegmann (1876–1943) entwickelte Richtung der Medizin, deren Grundlage die philosophisch-religiöse anthroposophische Menschen- u. Naturerkenntnis darstellt. Die a. M. sieht sich nicht im Gegensatz zur sog. Schulmedizin, sondern als eine Weiterentwicklung, da sie z.B. neben naturwissenschaftlichen Erkenntnissen auch geisteswissenschaftliche Aspekte in ihre Theorie einbezieht. Neben objektivierbaren Krankheitsbefunden werden als wesentliche Punkte die Lebensgeschichte des Patienten, sein Charakter, seine soziale u. kulturelle Umwelt etc. sowie die Selbstheilungskräfte des Körpers einbezogen. Steiners Ausgangspunkt war u.a. die Frage des Zusammenwirkens von Geist, Seele u. Leib (Materie), seine Vorstellungen von Reinkarnation u. Karma, Gesundheit u. Krankheit u. von vier Wesensgliedern im Menschen: physischer Leib (sichtbarer Stoffleib), Ätherleib (Summe der Lebenskräfte), Astralleib (Seelenleib), Ich (Bewusstsein des Menschen von sich selbst). Eine wichtige Grundlage anthroposophischer Therapie sind, teilweise in speziellen Verfahren und Anbaumethoden gewonnene, Medikamente u.a. aus Pflanzen (am bekanntesten ist die Mistel, deren Anw. inzwischen auch außerhalb der a.M. weite Verbreitung gefunden hat; ▸Viscum album), Tieren u. Tierprodukten, Metallen. Von Bedeutung sind weiter u.a. Ernährung, künstlerische Methoden (Malen, Modellieren, Musiktherapie etc.), Körper- u. Gesprächstherapien. E anthroposophic medicine.

**Anthropo|zoo|nọse:** Bez. für bei Mensch u. Tieren vorkommende Infektionskrankheit; s.a. ▸Zooanthroponose; s.a. ▸Anthroponose. E anthropozoonosis.

**Ạnti-:** *Serologie* Präfix »Antikörper« (AK). Ist durch das Symbol des zugehörigen Antigens ergänzt (z.B. Anti-A u. Anti-B, Anti-D im AB0-Blutgruppensystem bzw. im Rhesussystem).

**ạnti** *(griech.):* gegen, entgegen, gegenüber.

**Antiadipọsita:** ▸Abmagerungsmittel.

**Antiadren|ẹrgica, -ergika:** ▸Adrenozeptorenblocker. E antiadrenergics.

**Anti|allẹrgica, -allergika:** Arzneimittel gegen Allergie bzw. deren Symptome. Verwendete ***Wirkstoffgruppen:*** z.B. ▸Antihistaminika, Mastzellen-Stabilisatoren (z.B. ▸Cromoglicinsäure), ▸Leukotrien-Rezeptor-Antagonisten, ▸Glucocorticoide sowie Präparate zur spezifischen Immuntherapie (▸Hyposensibilisierung). E antiallergics.

**Antian|ämica, -ämika:** Medikamente zur Behandlung einer Anämie. ***Wirkst.:*** z.B. Eisenpräparate (s.u. ▸Eisentherapie) bei Eisenmangelanämie; ▸Vitamin $B_{12}$ u. ▸Folsäure bei megaloblastärer Anämie; Epoetin

(s.u. ▸Erythropoietin) bei renaler Anämie. E antianemics.
**anti|an|ämisch:** gegen Anämie gerichtet. E antianemic. – **a. Prinzip:** ▸Antiperniziosaprinzip. E a. principle. – **a. Vitamin:** ▸Vitamin $B_{12}$, ▸Folsäure. E a. vitamin.
**Antiandrogene:** Substanzen, die die Wirkung natürlicher Androgene aufheben; v.a. synthetische Steroide, die i.S. des kompetitiven ▸Antagonismus als Androgenrezeptor-Antagonisten wirken. ***Wirkst.:*** z.B. ▸Cyproteronacetat, Chlormadinon(acetat), Flutamid sowie die ebenfalls antiandrogen wirksamen ▸GnRH-Agonisten. ***Anw.*** u.a. in der Tumorther. (Prostatakarzinom), bei Akne, Alopezie, Hirsutismus, bei ♂ zur Triebdämpfung (Sexualdelikte). E antiandrogens.
**Anti-Anti|körper:** Antikörper gegen einen anderen Antikörper, z.B. bei der ▸Sandwich-Methode. E antiantibodies.
**Anti|arrhythmica, -arrhythmika:** Mittel zur Behandlung von Herzrhythmusstörungen. Nach ihren elektrophysiologischen Wirkungsmechanismen werden die A. in vier verschiedene Klassen (Klasse-I- bis Klasse-IV-A. nach VAUGHAN WILLIAMS) eingeteilt. Zusätzlich werden ▸Herzglykoside manchmal als Klasse-V-A. bezeichnet u. finden ***Anw.*** bei supraventrikulären Tachykardien, Vorhofflimmern u. -flattern mit schneller AV-Überleitung. – **Klasse-I-A.:** sog. Natriumantagonisten oder Membranstabilisatoren mit den Untergruppen IA bis IC. – **Klasse-IA-A.:** Chinidin-artig wirkenden Substanzen. ***Wirkst.:*** Chinidin, Procainamid, Disopyramid, Prajmalium u. Ajmalin. Eine Zwischenstellung nimmt das Propafenon ein. Es kann sowohl zur Klasse IA als auch zur Klasse IC gerechnet werden. ***Hauptwirkung:*** v.a. Verlängerung der Dauer des Aktionspotentials. ***Anw.*** bei Vorhofflimmern u. Vorhofflattern, supraventrikulären und ventrikulären Tachykardien, Extrasystolien. – **Klasse-IB-A.:** ***Wirkst.:*** Lidocain, Tocainid, Mexiletin u. Phenytoin (wird auch als Antiepileptikum eingesetzt). ***Wirkung:*** Verkürzung der Aktionspotentialdauer. Hauptangriffspunkt sind die Kammern, weniger die Vorhöfe. ***Anw.*** v.a. bei ventrikulären Arrhythmien. – **Klasse-IC-A.:** ***Wirkst.:*** Flecainid u. Propafenon. ***Wirkung:*** ohne Einfluss auf die Aktionspotentialdauer. ***Anw.*** bei supraventrikulären u. ventrikulären Arrhythmien. – **Klasse-II-A.:** ▸Betarezeptorenblocker. ***Wirkst.:*** z.B. Atenolol, Betaxolol, Metoprolol, Acebutolol, Carteolol, Mepindolol, Pindolol, Oxprenolol. ***Anw.*** bei Sinustachykardien, supraventrikulären paroxysmalen Tachykardien, ventrikulären (v.a. Catecholamin-bedingten) Extrasystolien. – **Klasse-III-A.:** ***Wirkst.:*** Amiodaron u. Sotalol (Betablocker mit Klasse-III-Wirkung). ***Wirkung:*** selektive Verlängerung der Aktionspotentialdauer. ***Anw.*** bei supraventrikulären u. ventrikulären Rhythmusstörungen. Wegen erheblicher ***NW*** (u.a. Störungen der Schilddrüsenfunktion, Hornhautablagerungen, Leberfunktionsstörungen, Arrhythmien, Lungenfibrose) wird Amiodaron jedoch nur bei sonst therapieresistenten Arrhythmien gegeben. – **Klasse-IV-A.:** ▸Calciumantagonisten mit antiarrhythmischen Eigenschaften. ***Wirkst.:*** Verapamil, Gallopamil u. Diltiazem. ***Anw.*** bei tachykarden Rhythmusstörungen.
**Antiasthmatica, -tika:** Mittel zur Behandlung des Asthma bronchiale. ***Wirkst.:*** a) akut wirkende ▸Bronchodilatatoren: $\beta_2$-Sympathomimetika (s.u. ▸Betasympathomimetica), Theophyllin-Präparate (s.u. ▸Theophyllin), ▸Parasympatholytika (Anticholinergika wie Ipratropiumbromid u. Oxitropiumbromid); b) Entzündungshemmer: ▸Glucocorticoide, ▸Mastzell-Stabilisatoren (Cromoglicinsäure, Nedocromil), ▸Leukotrien-Rezeptor-Antagonisten (z.B. Montelukast) u. ▸Ketotifen. ***Anw.*** z.T. als ▸Dosier-Aerosole. E ant(i)asthmatics.
**Anti-Atel|ek|tase|faktor:** ▸Surfactant-Faktor.
**Anti|baby|pille:** die oral anwendbaren ▸Ovulationshemmer als ▸Kontrazeptiva. E birth control pill.

| | |
|---|---|
| **Klasse I** | |
| Natriumantagonisten | |
| Klasse IA: | Chinidin |
| | Procainamid |
| | Disopyramid |
| | Prajmalium |
| | Ajmalin |
| | Propafenon |
| Klasse IB: | Lidocain |
| | Tocainid |
| | Mexiletin |
| | Phenytoin |
| Klasse IC: | Flecainid |
| | Propafenon |
| **Klasse II** | |
| Betarezeptorenblocker | |
| | Atenolol |
| | Betaxolol |
| | Metoprolol |
| | Acebutolol |
| | Carteolol |
| | Mepindolol |
| | Pindolol |
| | Oxprenolol |
| **Klasse III** | |
| sog. Kaliumantagonisten bzw. Betarezeptorenblocker mit Klasse-III-Wirkung | |
| | Amiodaron |
| | Sotalol |
| **Klasse IV** | |
| Calciumantagonisten | |
| | Verapamil |
| | Gallopamil |
| | Diltiazem |
| Herzglykoside | |

**Antiarrhythmica:** VAUGHAN-WILLIAMS-Klassifikation.

**Anti|basal|membran|nephritis:** *Nephrologie* Kurzbez. für die Antiglomerulusbasalmembran-Antikörper-Nephritis; ein immunolog. Typ der ▸Glomerulonephritis. E anti-basement membrane glomerulonephritis.
**Anti|bio|gramm:** *Bakteriologie* Befund der Empfindlichkeitsprüfung von Bakterien gegenüber Chemotherapeutika (s.a. ▸Antibiotika) aufgrund der Resistenzbestimmung mittels Hemmhoftests (s.a. ▸Blättchentest) oder (semi)quantitativer Bestimmung der minimalen Hemmkonzentration (MHK) in Verdünnungsreihen. E antibiogram.
**Anti|biose:** die gegenseitige Entwicklungsbehinderung von Organismen (»Antibio[n]ten«) als Folgewirkung der von ihnen in geringer Konzentration ausgeschiedenen Stoffe, ▸Antibiotika. E antibiosis.

**Antibiọ|tica, -tika:** *Pharmazie* mit dem Penicillin (FLEMING 1928; FLOREY u. CHAIN 1940) erstmals unter dieser Bezeichnung in die Behandlung infektiöser Krankheiten eingeführten natürlichen Stoffwechselprodukte (u. deren halb- u. vollsynthetische Nachbildungen) von Bakterien, Aktinomyzeten, Pilzen, Flechten, Algen u. höheren Pflanzen (***Einteilung*** s. Tab.). ***Wirkspektrum:*** Sie besitzen ein mehr oder weniger spezifisches Wirkungsspektrum gegen krankheitserregende Mikroorganismen, die sie abtöten (▸Bakterizidie) oder im Wachstum hemmen (▸Bakteriostase); ihre Wirksamkeit wird evtl. beeinträchtigt durch die Resistenz der Erreger (A. sollten daher möglichst nach ▸Antibiogramm verwendet werden). Gegen Viren sind A. meist nicht wirksam (s.a. ▸Virostatika). ***Wirkmechanismen:*** A. wirken durch Störung der Zellwandstruktur, Veränderung der Permeabilität der Zytoplasmamembran, Hemmung der Proteinsynthese oder durch Interferenzeffekte im Zellstoffwechsel der Erreger. Bei ***Anw. von Kombinationspräparaten*** besteht die Möglichkeit (durch Nutzung der Wirksamkeit der Einzelkomponenten = Additions-, Potenzierungseffekt) der Ausweitung des Wirkungsbereichs, der Verzögerung der Resistenzentwicklung u. der Minderung der Toxizität; andererseits ist evtl. aber gegenseit. negative Beeinflussung der Antibiotika solcher Kombinationen gegeben. Auch eine ***prophyl. Anw.*** ist möglich (**»Antibiotikaschutz«**), aber nur unter ganz strenger Indikation erlaubt; findet Anw. z.B. vor, während u. nach einer Operation (u.a. zur präoperativen Sterilisierung des Dickdarms), bei der Behandlung schwerer Schlafmittelvergiftungen, »offener« Verletzungen. E antibiotics. – **A., zytostatisch wirksame:** A., die wegen ihrer toxischen Eigenschaften nicht zur Therapie von Infektionen sondern als ▸Zytostatika (z.T. auch als Immunsuppressiva) eingesetzt werden. ***Wirkung:*** blockieren auf unterschiedliche Weise durch Bindung an die DNS die Synthese von DNS, RNS oder Proteinen. ***Wirkst.:*** ▸Actinomycine, ▸Anthracycline, Bleomycin, Mitomycin, Mitoxantron.

| |
|---|
| **Aminoglykosid-Antibiotika** |
| (z. B. Streptomycin, Gentamicin, Tobramycin, Amikacin) |
| **Ansamycine** |
| (z. B. Rifampicin) |
| **Antimykotika** |
| *Polyen-Antimykotika* (z. B. Nystatin, Natamycin, Amphotericin B) |
| *Benzofuranderivate* (Griseofulvin) |
| **β-Lactam-Antibiotika** |
| *Penicilline* (Benzylpenicillin u. seine Derivate, Oralpenicilline, penicillinasefeste Penicilline, Breitspektrum-Penicilline, gegen Proteus u. Pseudomonas wirksame Penicilline) |
| *Cephalosporine* (z. B. Cefadroxil, Cefalexin, Cefazolin, Cefotiam, Cefpodoxim) |
| **Chloramphenicol-Gruppe** |
| (Chloramphenicol, Azidamfenicol) |
| **Lincosamide** |
| (Lincomycin, Clindamycin) |
| **Makrolidantibiotika** |
| (z. B. Erythromycin, Roxithromycin, Clarithromycin, Spiramycin; Azalide) |
| **Peptid-, Peptolid-, Polypeptid-Antibiotika** |
| (z. B. Polymyxin B, Bacitracin, Tyrothricin, Vancomycin) |
| **Tetracycline** |
| (z. B. Tetracyclin, Oxytetracyclin, Minocyclin, Doxycyclin) |
| **weitere Antibiotika** |
| (Streptogramine, Carbapeneme; Metronidazol, Co-trimoxazol, Fosfomycin, Fusidinsäure) |

**Antibiotika-Gruppen.**

**Anti-Cardiolipin-Antikörper:** gegen ▸Cardiolipin gerichtete Antikörper; autoreaktive Immunglobuline, die zur Gruppe der Anti-Phospholipid-Antikörper gehören; Vorkommen bei ▸Anti-Phospholipid-Syndrom. E anti-cardiolipin antibodies.

**Anticholin|ẹrgica, -ergika:** *Pharmazie* Substanzen, die die ▸Acetylcholin-Wirkung hemmen; meist Stoffe mit atropinartiger Wirkung (s.u. ▸Parasympatholytica). E anticholinergics.

**$\alpha_1$-Antichymotrypsin:** Inhibitor des Chymotrypsins, ein Akute-Phase-Protein. **A.-Mangel** führt zur Speicherkrankheit mit Hepatopathie u. obstruktiver Lungenerkrankung.

**Ạnti|codon:** *Genetik* ▸Nodoc; s.a. ▸Codon. E anticodon, nodoc.

**Anti|convulsịva, -konvulsiva:** *Pharmazie* Mittel mit hemmender u. mildernder Wirkung gegenüber zentral bedingten, v.a. epileptischen, Krämpfen (s.u. ▸Antiepileptica). E anticonvulsants.

**Anticraving-Substanzen** *(engl. craving = Gier):* Substanzen, die das starke Verlangen nach dem Suchtmittel (z.B. Alkohol) vermindern u. die Abstinenzquote bei einer Entwöhnungsbehandlung erhöhen. ***Wirkst. u. Wirkung:*** Acamprosat vermindert durch eine Interaktion mit dem N-methyl-D-aspartat-Rezeptor (NMDA-Rezeptor, ein Glutamt-Rezeptortyp) die Glutamat-induzierte Aktivitätssteigerung im ZNS. Der Opioidrezeptor-Antagonist Naltrexon hemmt durch die Blockade positiver emotionaler Effekte die Verstärkereigenschaften von Alkohol (»positives Craving«). Auch Fluoxetin wird eine schwache Anticraving-Wirkung zugeschrieben. Naltrexon u. Fluoxetin sind in Deutschland derzeit nicht für die Indikation Alkoholentzug zugelassen. E anticraving drugs.

**ạnticus** *(latein.):* der vordere. S.a. ▸Antikus..., ▸anterior.

**Antidementiva:** ▸Nootropica. E antidementia drugs.

**Antidepressịva,** Thymo(ana)leptica: stimmungsaufhellende Psychopharmaka zur Therapie von ▸Depressionen (v.a. der endogenen). ***Wirkprinzip:*** Hemmung der Wiederaufnahme von Serotonin u./oder Noradrenalin nach Freisetzung in den präsynaptischen Spalt. Für den Einsatz sind das klinische Wirkspektrum (Angst, Psychomotorik u. Antrieb steigernd oder dämpfend) u. die z.T. erheblichen NW bedeutsam. Einteilung nach chem. Stoffgruppen in ▸tri- u. tetrazyklische, ▸nicht trizyklische A. und ▸Monoaminooxidase-Hemmer; i.w.S. auch Lithiumsalze zur Langzeittherapie (»Lithiumprophylaxe«; s.u. ▸Lithium) sowie ▸Neuroleptika u. Sedativa (z.B. ▸Benzodiazepine) mit (geringer) antidepressiver Wirkung. Es werden auch Extrakte aus dem Johanniskraut (▸Hypericum perforatum) als A. eingesetzt. E antidepressants. – **A., tri- u. tetrazyklische:** nach der chem. Struktur bezeichnete Gruppe älterer Wirkst. mit einer Vielzahl von erwünschten u. unerwünschten Wirkungen, die bei den einzelnen Stoffen aber unterschiedlich stark ausgeprägt sind. ***Wirkst.:*** a) trizyklische A.: z.B. Amitriptylin, Clomipramin, Doxepin, Imipramin, Desipramin, Nortriptylin; b) tetrazyklische A.: z.B. Maprotilin, Mianserin, Mirtazapin. ***NW:*** häufig periphere anticholinerge NW (Mundtrockenheit, Miktionsstörungen, Obstipation, Akkommodationsstörungen), Sedierung, orthostat. Hypotonie, Arrhythmien. – **A., nicht trizyklische:** Gruppe von A. mit verschiedenen Wirkungsmechanismen u. Angriffspunkten.

a) selektive ▸Serotonin-Wiederaufnahmehemmer; ***Wirkst.:*** Citalopram, Fluoxetin, Fluvoxamin, Paroxetin, Sertralin. b) selektiver Noradrenalin-Wiederaufnahmehemmer; ***Wirkst.:*** Reboxetin. c) kombinierter Serotonin- u. Noradrenalin-Wiederaufnahmehemmer; ***Wirkst.:*** Venlafaxin. d) $\alpha_2$-Adrenozeptor-Antagonisten; ***Wirkst.:*** Mirtazapin, Mianserin.

**Antidiabẹ|tica, -tika:** Arzneimittel, die den Blutzucker senken u. damit zur Behandlung des Diabetes mellitus geeignet sind. ***Wirkst.:*** ▸Insulinpräparate (derzeit nur parenteral anwendbar) sowie orale A. **E** antidiabetics. – **A., orạle:** synthetische Verbindungen, die die Freisetzung des Insulins aus den B-Zellen der Pankreasinseln bzw. – im Blut – aus inaktiven Plasmaproteinbindungen begünstigen. ***Wirkst.:*** v.a. Sulfonyl- u. Sulfanilylharnstoff-Derivate (z.B. Tolbutamid, Glibenclamid). Ferner die v.a. früher verwendeten ▸Biguanide (einziger Vertreter: Metformin) sowie ▸Alpha-Glukosidase-Hemmer (z.B. Acarbose, Miglitol), ▸Glinide (z.B. Repaglinid) u. ▸Glitazone (z.B. Troglitazon). **E** oral a.

**Antidiaphorẹ|tica, -tika:** Mittel gegen übermäßiges Schwitzen (▸Antihidrotica). **E** antidiaphoretics.

**Anti|diarrhọica, -diarrhoika:** Mittel gegen Durchfallerkrankungen. ***Wirkst.:*** peristaltikhemmende Mittel (Opioide wie ▸Loperamid, Diphenoxylat; strenge Indikationsstellung, da die Ausscheidung der Keime ggf. verlängert werden kann, evtl. Toxizität, v.a. bei Schleimhautdefekten), ▸Adsorbenzien (wie Carbo medicinalis), ▸Adstringenzien (z.B. Tannin-Derivate), Rehydratationslösungen, Hefe-Lyophilisate; i.w.S. Antiinfectiva. **E** antidiarrheals, antidiarrhetics.

**Anti-D-Immunglobulin,** Anti-Rh-Ig: gegen den Faktor »D« = »Rh« des Rhesussystems gerichtete ▸Immunglobulinfraktion als Mittel zur Prophylaxe der ▸Rhesus-Sensibilisierung bei rh-negativen Müttern, u. zwar nach der Geburt des ersten Rh-positiven Kindes, aber auch nach einem Spätabort, wenn der Rh-Faktor des Kindesvaters bzw. des Fetus positiv oder unbekannt ist. Es verhindert durch schnelle Zerstörung der evtl. in den Blutkreislauf der Mutter gelangten Rh-positiven Erythrozyten des Kindes eine ▸Sensibilisierung. **E** anti-D immunoglobulin.

**Anti|di|urẹ|se:** s.u. ▸Antidiuretica.

**Antidiurẹ|tica, -tika:** Substanzen, die die Wasserausscheidung durch die Niere hemmen u. damit i.S. der Harnkonzentration wirken **(»Antidiurese«)**; z.B. ▸Vasopressin (u. dessen synthet. Derivate) als Substitutionsther. bei Diabetes insipidus. **E** antidiuretics.

**anti|di|uretisches Hormon,** Abk. ADH: ▸Vasopressin.

**Anti-DNS-Antikörper:** gegen DNS gerichtete ▸antinukleäre Faktoren; treten bei Autoimmunkrankheiten (v.a. Lupus erythematodes) auf. **E** anti-DNA antibodies.

**Antidọt:** Gegenmittel, i.e.S. Gegengift, das die Toxizität von Giften aufhebt oder vermindert, z.B. indem es das Gift bindet (wie Chelatbildner bei Schwermetallvergiftungen), das Gift in weniger giftige Substanzen verwandelt, am Wirkort verdrängt (s.a. ▸Antagonismus), dessen Ausscheidung beschleunigt oder eine andere Wirkung auslöst, die der des Giftes gegenläufig ist. Ferner als Antiserum bzw. Antitoxin (▸Immunserum, z.B. gegen Schlangengifte, Bakterientoxine). Als Lokal-A. macht es das Gift vor Resorption unschädlich. **E** antidote.

**Anti-D-Prophylaxe:** s.u. ▸Anti-D-Immunglobulin.

**anti|drom:** entgegen der natürlichen Richtung leitend, verlaufend. **E** antidromic.

**Ant(i)emẹ|tica, -tika:** Mittel gegen ▸Erbrechen. ***Wirkst.:*** v.a. ▸Antihistaminika ($H_1$-Rezeptorenblocker, z.B. Meclozin, Dimenhydrinat), ▸Neuroleptica (Phenothiazinderivate, Butyrophenone), Anticholinergica (z.B. Scopolamin als Pflaster), ▸Dopamin-Antagonisten (Prokinetika) u. ▸5-HT3-Antagonisten (z.B. Ondansetron, Dolasetron); ferner Glucocorticoide u. Cannabinoide. ***Anw.*** zur Prophyl. u. Ther. von Übelkeit u. Erbrechen bei Kinetosen, in der Tumorther., bei Hyperemesis gravidarum etc. **E** antiemetics.

**Anti-ENA-Antikörper:** zu den ▸antinukleären Faktoren gehörende Antikörper gegen extrahierbare Kernantigene (ENA). **E** anti-ENA antibodies.

**Anti|enzyme:** spezifische Antikörper gegen Enzyme oder als Inhibitor wirksame – tierische oder pflanzliche – Eiweißkörper. Als AK dienen sie z.B. zum Nachweis von (Iso-)Enzymen. **E** antienzymes.

**Antiepilẹp|tica, -tika:** *Pharmazie* Mittel zur Epilepsiebehandlung. Die ***Anw.*** der versch. ***Wirkst.*** ist abhängig von Art u. Stärke der Anfälle: bei Grand-Mal-Anfällen v.a. Carbamazepin u. Phenytoin (▸Hydantoine), außerdem ▸Valproinsäure u. Vigabatrin. Bei Petit-Mal-Anfällen Einsatz von Ethosuximid u. Mesuximid (Succinimide) sowie Valproinsäure. Bei atypischen Absencen u. v.a. in der Kindheit auftretenden Krämpfen Verwendung von ▸Barbituraten (Phenobarbital, Primidon), ▸Benzodiazepinen oder Lamotrigin. Weitere, meist zur Kombinationsther. eingesetzte A. sind: Kaliumbromid, Levetiracetam, Gabapentin, Sultiam, Felbamat u. Topiramat. Das An- und Absetzen von A. bzw. ein Wechsel zwischen versch. A. muss ein- bzw. ausschleichend erfolgen. ***NW:*** stark abhängig vom eingesetzten Wirkstoff, sehr selten Agranulozytose. Häufiger Hautallergien (bei manchen Wirkstoffen durch Sonnenlicht ausgelöst bzw. verstärkt), Müdigkeit, Verwirrtheit, Kopfschmerzen, Magen-Darm-Beschwerden, Doppelbilder; bei Valproinsäure zusätzlich Blutgerinnungsstörungen, Gewichtszunahme u. sehr selten schwerwiegende Leberschäden; bei Phenytoin zusätzlich Gingivahyperplasie u. Osteoporose. **E** antiepileptics.

**Anti|epileptika-Embryo|feto|pathie:** ▸Hydantoin-Syndrom, embryopathisches.

**Anti|faktoren:** *Serologie* die physiologischen u. die reaktiv gebildeten Hemmfaktoren der Blutgerinnung; z.B. Antithrombin I u. III (= Heparin-Cofaktor), α-Heparin, die Inhibitoren der aktivierten Gerinnungsfaktoren (d.h. der ▸Faktoren VI, VII, IX, XII) bzw. Immunantikörper gegen Gerinnungsfaktoren.

**Antifibrillạnzien:** Mittel zur Behandlung des Vorhof- u. des ▸Kammerflimmerns (s.a. ▸Antiarrhythmika). **E** antifibrillatory drugs, a. agents.

**Anti|fibrino|lysịn,** Abk. AFL, Antiplasmin: *Hämatologie* spezifisch gegen die ▸Fibrinolyse wirksame ▸Antifaktoren als Inhibitoren des aktivierten ▸Plasmins im menschlichen Plasma; z.B. als »Sofort-A.« das Interalpha- u. das Alpha-2-Antiplasmin bzw. als langsamer wirkendes A. (= »Progressiv-A.«) das Alpha-1-Antitrypsin u. -Antiplasmin. **E** antifibrinolysin.

**Antifibrinoly|tica, -tika:** *Pharmazie* synthetische Stoffe, die die Plasminwirkung u. -entstehung hemmen. ***Wirkst.:*** z.B. ▸Tranexamsäure, 4-(Aminomethyl)benzoesäure, ▸Aprotinin (ein ▸Proteasenhemmer); ***Anw.*** bei Blutungen infolge einer Hyperfibrinolyse (bei Thromboseneigung kontraindiziert). **E** antifibrinolytics.

**Anti-G̣-:** Wortteil »gegen ▸Gravitationskräfte« (G = gravity = Schwerkraft). **E** antigravity...

**Anti-GBṂ-Nephritis:** s.u. ▸Glomerulonephritis. **E** anti-glomerular basement membrane antibody glomerulonephritis.

**anti|gẹn:** i.S. eines ▸Antigens wirksam, d.h. Antikörper-Bildung hervorrufend; s.a. ▸Antigenität. **E** antigenic.

**Anti|gẹn,** Abk. AG, Abk. Ag: *Immunologie* Bezeichnung für jede Substanz, die vom ▸Immunsystem als fremd (»not self«) erkannt wird. Löst meist eine ▸Immunreaktion aus, die zur Immunität führt (= »Immunogen«); im Fall der Allergie (= »Allergen«) bzw. Atopie (»Atopigen«) ist diese übersteigert. Das AG löst eine humorale (▸Antigen-Antikörper-Reaktion) u./oder zellvermittelte Abwehrreaktion (s.u. ▸Immunität) aus. Wird das AG vom Immunsystem geduldet (▸Immuntoleranz), wird es auch als Tolerogen bezeichnet. Antigen wirksam sind v.a. komplexe u. größermolekulare Stoffe (Ei-

A

weißkörper, Polysaccharide, Nucleotide u. zahlreiche synthetische Verbindungen) mit chemisch charakterisierbaren Gruppierungen (▸Determinante), die für die Immunantwort verantwortlich sind. Unterschieden als meist **höhermolekulares** Voll-AG, das allein in der Lage ist, eine Immunreaktion auszulösen, als **niedermolekulares** ▸Hapten (=Halbantigen), das erst nach Kopplung an ein größeres Trägermolekül als Immunogen wirkt. Bezeichnet z.B. als xeno-, allo- oder isogenes, autologes AG; Auto-, Hetero-, Transplantations-, Tumor-, Virus-AG. E antigen. – **AG, carcinoembryonales; -fetales:**

| | |
|---|---|
| AG A; AG B | ▸ABO-Blutgruppensystem |
| AG C; AG D; AG E | ▸Rhesus-System |
| AG F($y^a$); AG $Fy^b$ (= AG f) | ▸Duffy-System |
| AG $HB_c$; AG $HB_e$; AG $HB_s$ | Hepatitisvirus-Antigene |
| AG I | ▸I-System |
| AG Jk | $Jk^a$ u. $Jk^b$, Antigene des ▸Kidd-Systems |
| AG K u. k | ▸Kell-Cellano-System |
| AG Lan | unabhängig von anderen Systemen vererbbares ▸Universal-Antigen |
| AG $Le^a$ u. AG $Le^b$ | ▸Lewis-System |
| AG $Lu^a$; $-Lu^b$ | ▸Lutheran-Blutgruppe |
| AG M; AG N | ▸MNSs-System |
| AG 0 (Null) | ▸ABO-Blutgruppensystem – s.a. ▸Anti-H |
| AG P | (LANDSTEINER u. Mitarb.) ▸P-System |
| AG $Rh_0$, rh′, rh, | Antigene D bzw. C bzw. E des ▸Rhesus-Systems |
| AG S u. AG s | ▸MNSs-System |

**Antigen:** Zuordnung.

s.u. ▸carcino... – **AG, familiäres:** ▸Familienantigen. – **AG, heterogen(etisch)es, heterophiles AG:** s.u. ▸Heteroantigen. – **AG, kreuz|reagierendes:** Fremdantigen mit teilweise gemeinsamer biochem. Struktur mit Körperbausteinen (»molekulares Mimikri«). Die gegen dieses AG gerichteten Antikörper reagieren daher auch mit den entsprechenden Proteinstrukturen (z.B. die AK gegen Streptokokken-Antigen auch mit Herzmuskelfibrillen). – **AG, membran|assoziiertes:** jedes an eine Zellmembran angelagerte (deren Struktur zugehörige) AG., z.B. als ▸Tumorantigen. – **AG, onko|fetales; -plazentares:** s.u. ▸Tumorantigene. – **AG, partikuläres:** Partikel als AG; z.B. Viren, Bakterien, Pilze, körpereigene (z.B. Blutelemente, Tumorzellen) oder -fremde Zellen als Träger in bzw. auf ihrer Oberfläche gelegener antigenwirksamer Strukturen; ferner Kunststoffpartikel, an die künstlich AG gebunden sind. – **AG, se|ques|triertes:** unter bestimmten Bedingungen frei werdendes Autoantigen, mit dem das Immunsystem während der embryonalen Entwicklung keinen Kontakt hatte, so dass es wie ein Fremdantigen wirksam wird; z.B. Spermaantigene nach Vasektomie, Linsenantigene bei sympathischer Ophthalmie.

**Antigen-Antikörper-Komplex:** ▸Immunkomplex; s.a. ▸Antigen-Antikörper-Reaktion.

**Antigen-Antikörper-Reaktion,** Abk. AAR: Verbindung eines Antigens (AG) mit dem spezifischen, gegen dieses AG gerichteten Antikörper (AK) zum Antigen-Antikörper-Komplex (Immunkomplex; s. Abb.). Dient bei der humoralen ▸Immunreaktion im menschlichen Organismus (»in vivo«) dem Unschädlichmachen der Antigene u. ist häufig von klinisch fassbaren Symptomen gefolgt. Im Labor (In-vitro-Reaktion) läuft sie unter definierten Bedingungen ab u. ist daher z.B. als Präzipitations-, Agglutinations-, Agglutinationshemmungs-, Komplementbindungs- oder Neutralisationsreaktion sowie – bei Anw. markierter Antikörper – als Liganden-Assay (z.B. als ▸RIA mit radioaktiv markierten AK, als ELISA) objektivierbar. S.a. ▸Immunofluoreszenz. E antigen-antibody reaction.

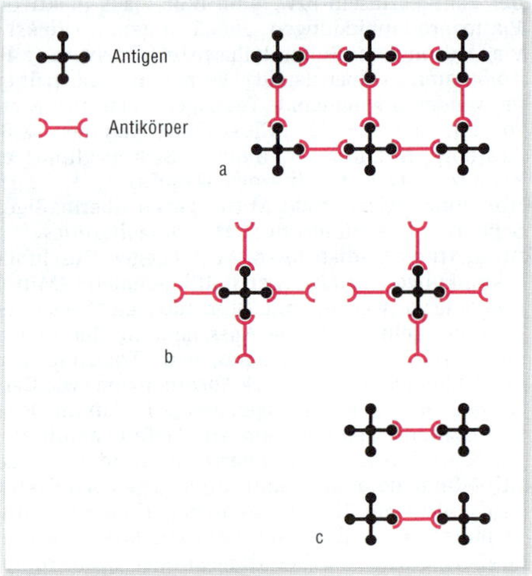


**Antigen-Antikörper-Reaktion:** Immunkomplexbildung; a) bei optimaler AG-AK-Relation (Komplexe unlöslich); b) bei AK-Überschuss (Komplexe meist unlöslich); c) bei AG-Überschuss (Komplexe überwiegend löslich); (AG: Antigen, AK: Antikörper). [228]

**Antigen|determinante:** ▸Determinante. E antigenic determinant.

**Antigen-Drift:** *Virologie* die sich langsam (in Jahren) entwickelnde Änderung der Spezifität eines Antigens; s.a. ▸Antigen-Shift. E antigenic drift.

**Antigen|formel:** die formelartige Darstellung des ▸Antigenmusters eines Bakterientyps, z.B. im ▸KAUFFMANN-WHITE-Schema. E antigen formula.

**Antigen|gemeinschaft:** das gemeinsame Vorkommen einzelner Antigene des Gesamtbestandes (»Partialantigene«; s.a. ▸Antigenmuster) bei verschiedenen Bakterienspezies.

**Antige|nität:** *Immunologie* die Fähigkeit, als ▸Antigen zu wirken; s.a. ▸Immunogenität. E antigenicity.

**Antigen|muster, Antigen|mosaik:** *Serologie* die Summe aller (Partial-)Antigen-Qualitäten eines Individuums, z.B. als Muster ähnlicher Keime (Escherichia coli, Salmonellen etc.; s.a. ▸Antigenformel) oder als individualspezifisches Muster der Blutgruppenserologie (zur – serologischen – Identifizierung eines Individuums; s.a. ▸HLA-System). E antigen pattern.

**Antigen|rezeptor:** ▸Membranrezeptor für die Bindung von Antigenen.

**Antigen-Shift:** *Virologie* das z.B. beim Grippevirus nach einer Pandemie beobachtete, über einen langen Zeitraum erfolgende Auftreten eines völlig neuen Musters der Hüllen-Antigene u. damit völlig neuer Virus-Subtypen.

**Antigen|spezifität:** *Serologie* die an die Oberflächenstruktur des Moleküls gebundene Eigenschaft des Antigens bzw. Antigenfragmentes, die Bildung des spezifischen (»homologen«) Antikörpers anzuregen (mit dem ausschließlich es wieder reagiert). E antigen specifity.

A

**Antigen|wechsel:** *Bakteriologie* das veränderte antigene Verhalten von Bakterienstämmen, insbes. das Fehlen oder die Veränderung des normalen O-Antigens bei ▸Rauformen. – s. a. ▸Formen-, ▸Phasenwechsel. E antigen modification, a. variation.

**Antigestagene,** Antiprogesteron: Progesteronrezeptor-Antagonisten (z. B. Mifepriston). ***Wirkung:*** hemmen den periodischen Aufbau der Uterusschleimhaut, verhindern die Implantation der Blastozyste. ***Anw.*** als Abortiva in der Frühschwangerschaft (bis 7. Woche). E antigestagens.

**Anti|globulin:** *Serologie* ein infolge Immunisierung mit einem artfremden Immunglobulin gebildeter (u. mit diesem Globulin Präzipitate bildender) Antikörper. – s. a. ▸Antihumanglobulin. E antiglobulin.

**Antiglobulin-Konsumptions|test,** Abk. AGKT: Test zum indirekten Nachweis von Antikörpern (v. a. Autoantikörpern) gegen Antigene an Zellen, Zellkernen anhand des Titerschwundes (Verbrauch) eines Antihumanglobulin-Serums. Beim indirekten AGKT wird Patientenserum mit einer Zellsuspension (Homogenisat) als Antigen für die im Serum vermuteten Antikörper (AK) versetzt; tatsächlich vorhandene AK binden sich an das Antigen; danach zugesetztes Antigammaglobulinserum mit Spezifität gegen die AK bindet sich an die entstandenen Komplexe; sein Titerabfall wird mittels eines erythrozytären Indikatorsystems festgestellt. E antiglobulin consumption test.

**Antiglobulin-Test:** *Serologie* ▸COOMBS-Test.

**Anti|glomerulus|basal|membran-Antikörper-Nephritis:** s. u. ▸Glomerulonephritis.

**Antigonadotropine:** ▸GnRH-Analoga.

**Anti|gramm:** *Hämatologie* graphisch dargestelltes Resultat des ▸Antikörpersuchtests.

**Anti-H:** **h**eterogenetischer Antikörper gegen einen dem menschlichen Null-Antigen verwandten Antigenkomplex der Shigella $A_1$. Beim Menschen auch normale (nicht auf Provokation beruhende) Anti-H-Seren nachgewiesen; z. T. zum Nachweis der Blutgruppen 0 u. $A_2$ geeignet. E anti-H.

**anti|hämo|philes Globulin,** Abk. AHG: als AHG A u. AHG B der ▸Faktor VIII (Antihämophilie-Faktor i. e. S.) bzw. IX der Blutgerinnung. – Das rezessiv-geschlechtsgebundene Fehlen (oder eine starke Erniedrigung) im Serum führt zur ▸Hämophilie A bzw. B (eine geringe Verminderung wird auch bei dem v.-WILLEBRAND-JÜRGENS-Syndrom gefunden). E antihemophilic globulin.

**Antihämorrha|gica, -gika:** blutungsstillende Mittel; ***Wirkst. u. Wirkung:*** 1) systemisch: a) hämatotrope A. (fördern die Gerinnung oder hemmen die Fibrinolyse) wie Gerinnungsfaktoren, ▸Antifibrinolytica, ▸Fibrinogen, ▸Thrombin, ▸Vitamin K, außerdem ▸Protamin (als Antidot bei heparininduzierter Blutung); b) angiotrope A. (wirken vasokonstriktorisch) wie ▸Vasopressin u. -Derivate, Somatostatin, Carbazochrom; 2) lokal: z. B. Kollagen oder Gelatine enthaltende Schwämmchen bzw. Tamponaden, ▸Gewebekleber, ▸Adstringenzien (z. B. Eisenchlorid, Silbernitrat). S. a. ▸Blutstillung. E antihemorrhagic drugs.

**anti|hämor|rhagisches Vitamin:** ▸Vitamin K. E antihemorrhagic vitamin.

**Anti-HCV-Test:** Test zum Nachweis von Hepatitis-C-Virus-Antikörpern; s. a. ▸Hepatitis-C-Virus.

**Antihelmin|thica, -thika:** ▸Anthelminthica.

**Anti|heparin:** Substanz mit Hemmwirkung (in vitro u. in vivo) gegenüber α-Heparin oder Heparinoiden; z. B. Protaminsulfat. – Eine A.-Aktivität ist ferner in Thrombozyten (▸Thrombozytenfaktor 4) u. Geweben nachweisbar. E antiheparin.

**Antihidro|tica, -tika:** Mittel gegen übermäßige Schweiß-Absonderung. ***Wirkst.:*** z. B. topisch Adstringenzien wie Aluminiumsalze, Tannin; Methenamin sowie oral Anticholinergika (Bornaprin) u. Salbeiextrakt . E antihidrotics, antiperspirants.

**Antihistamin|ica, -ika:** *Pharmazie* Substanzen, die die Histaminwirkung durch reversible Blockierung der spezifischen Geweberezeptoren ($H_1$- bzw. $H_2$-Rezeptoren) hemmen; z. B. Äthylendiamin-, Colamin-, Propylamin-Derivate. $H_1$-Rezeptorenblocker = **$H_1$-Antagonisten** sind die »klassischen« A.: ***Wirkst.:*** Einteilung in ältere sedierende (z. B. Diphenhydramin, Clemastin, Dimetinden) u. neuere nicht sedierende (z. B. Terfenadin, Fexofenadin, Loratadin, Cetirizin, Mizolastin) Substanzen. ***Anw.*** bei allergischen Erkrankungen, allergischen Reaktionen, Juckreiz. Die sedierenden Substanzen werden z. T. als Schlafmittel u./oder Antiemetika eingesetzt. ***NW:*** Sedierung. Eine Überdosierung (Kinder sind besonders gefährdet!) führt zu Vergiftungsbild mit Krämpfen, Halluzinationen, Koordinationsstörungen u. Symptomen wie bei ▸Atropinvergiftung (sämtlich als anticholinerge Effekte). Antagonisten der $H_2$-Rezeptoren werden als Ulkustherapeutika eingesetzt (s. u. ▸$H_2$-Rezeptorenblocker). E antihistamines.

**Anti-HIV-ELISA:** ▸Enzym-Immunoassay zum Nachweis von Antikörpern gegen ▸HIV.

**Antihormone:** Hormonantagonisten (Hormonhemmstoffe). ***Anw.*** finden v. a. synthetische Verbindungen (z. B. ▸Antiandrogene wie Cyproteron, ▸Antiöstrogene wie Tamoxifen, ▸Antigestagene wie Mifepriston) oder auch natürliche Hormone. E antihormones.

**Anti|human|globulin:** *Serologie* Antikörper, der von einem geeigneten Versuchstier nach Injektion gereinigten (Immun-)Globulins des Menschen gebildet wird; je nach Reinheitsgrad bezeichnet als Anti-γ- oder Anti-non-γ-Antikörper. – s. a. ▸Antiglobulin... E anti-human globulin.

**Anti|hyaluronidase-Test,** Abk. AHT: *Serologie* Nachweisverfahren für **Antihyaluronidase** (ein gegen die Hyaluronidase hämolysierender Streptokokken gebildeter Antikörper; mit Gruppenspezifität für A, B bzw. C, G). Beruht auf der infolge Antigen-Antikörper-Reaktion erfolgenden Gerinnselbildung nach Inkubation des Ansatzes einer Serum-Verdünnungsreihe mit Kulturfiltrat von A-Streptokokken u. mit Hyaluronidase. Bei Streptokokken-Infektion erhöht. E antihyaluronidase test.

**Antihyperkine|tica, -tika:** Mittel gegen extrapyramidale Störungen wie PARKINSON-Krankheit, Athetose oder Chorea (s. u. ▸Antiparkinsonica).

**Antihyper|tensiva, -tonica, -tonika:** Mittel zur symptomatischen Behandlung der ▸Hypertonie (Tab.). ***Wirkmechanismen:*** Gemäß der vielfältigen Pathogenese der Krankheit wirken die verwendeten A. über Angriffspunkte am Nerven- u. Herz-Kreislauf-System, durch Beeinflussung der Nierenfunktion u. des Wasser-Elektrolyt-Haushaltes, aber auch durch Hemmung von Enzymen. ***Wirkst.:*** ▸Diuretika (v. a. Benzothiadiazin-Diuretika), ▸Betarezeptorenblocker (z. B. Atenolol, Metoprolol), ▸ACE-Inhibitoren, ▸Angiotensin-Rezeptor-Antagonisten (z. B. Los-

| | |
|---|---|
| **am Sympathikus angreifende Substanzen** | • Alpharezeptorenblocker<br>• Betarezeptorenblocker<br>• Antisympathotonika<br>– Reserpin<br>– Guanethidin |
| **Diuretika** | z. B. Benzothiadiazin-Derivate |
| **Calciumantagonisten** | Nifedipin, Verapamil |
| **ACE-Inhibitoren** | • Captopril<br>• Enalapril<br>• Lisinopril<br>• Ramipril<br>• Perindopril |
| **sonstige Vasodilatatoren mit direktem Angriff an der glatten Muskulatur** | • Dihydralazin<br>• Minoxidil<br>• Nitroprussidnatrium<br>• Diazoxid |

**Antihypertensiva.**

artan), ▶Calciumantagonisten, Vasodilatatoren (z.B. ▶Hydralazin, Dihydralazin, Minoxidil) u. $\alpha_1$-Antagonisten (s.u. ▶Alpharezeptorenblocker; z.B. Doxazosin), ▶Antisympathotonika (z.B. Guanethidin, Reserpin, Clonidin, Methyldopa). ***Anw.*** nach dem Stufenschema (s.u. ▶Hypertonie): Beginn als Monotherapie, die die (häufig bestehenden) Begleit- bzw. Primärerkrankungen berücksichtigt. Häufig ist Kombinationstherapie (Zweier-, Mehrfachkombination) angezeigt. ***NW:*** Nachteilige blutdrucksenkende (= »hypotensive«) Effekte sind möglich. **E** antihypertensives.

**Antihypoglyk|ämica, -ämika:** Mittel zur Behandlung einer Hypoglykämie; ***Wirkst.:*** z.B. ▶Glucagon, Diazoxid (nur bei oraler ***Anw.:*** hemmt Insulinsekretion, steigert Glucoseabgabe der Leber); i.w.S. auch Glucose. **E** antihypoglycemics.

**Antihypo|tonica, -tonika:** Arzneimittel zur Behandlung der ▶Hypotonie. ***Wirkst.:*** z.B. ▶Sympathomimetika (z.B. Dobutamin, Dopamin, Adrenalin, Etilefrin), ▶Dihydroergotamin (Mutterkornalkaloid, partieller Adrenozeptor-Agonist), Mineralocorticoide (v.a. Fludrocortison).

**Antihypox|ämica, -ämika:** Wirkstoffe zur Erhöhung des Sauerstoffpartialdruckes im Blut; ***Anw.*** bei respiratorischer Insuffizienz im Rahmen chronisch-obstruktiver Atemwegserkrankungen.

**Anti-IgE-Antikörper:** gegen IgE-Antikörper (s.u. ▶Immunglobuline) gerichtete Antikörper; Gegenmittel zur Behandlung IgE-Antikörper-vermittelter Allergien; ***Anw.*** zur Behandlung von Pollenallergien u. Asthma.

**Anti|infectiva, -infektiva:** Mittel zur Behandlung von Infektionskrankheiten, Chemotherapeutika. ***Wirkst.:*** antibakteriell oder antimykotisch wirkende ▶Antibiotika, ▶Virostatika, ▶Sulfonamide, ▶Anthelminthika, ▶Malariamittel. **E** anti-infective agents, antiinfectives.

**Anti-Kardiolipin...:** s.u. ▶Anti-Cardiolipin...

**Antikatarak|tica, -tika:** Wirkstoffe zur Anw. bei Linsen- oder Glaskörpertrübung bzw. zur Verhinderung eines weiteren Fortschreitens; ***Wirkst.:*** z.B. Pirenoxim, Uridinmonophosphat.

**Anti|kephalin:** s.u. ▶Antikinase.

**Anti|kinase:** ▶Antithrombokinase (sie ist gleichzeitig Kephalin-Inaktivator = Antikephalin). **E** antikinase.

**Antikoagulanzien:** Substanzen, die die ▶Blutgerinnung hemmen. **E** anticoagulants. **1)** i.e.S. *pharm* zur ▶Thromboseprophylaxe angewandte Arzneimittel. ***Wirkst.:*** als orale A. die Vitamin-K-Antagonisten (▶Cumarin-Derivate wie Phenprocoumon, Warfarin) oder A. zur parenteralen Anw. wie ▶Heparin (insbes. niedermolekulare Heparine), bei speziellen Ind. auch ▶Heparinoide (z.B. Danaparoid), ▶Hirudin (z.B. Lepirudin), ▶Antithrombin III. ***Anw.*** z.B. nach Thrombembolie der tiefen Beinvenen, Lungenembolie, sonstiger Thromboseneigung. Wegen Gefahr von ***NW*** (Blutungen aufgrund der induzierten Gerinnungsstörung) bes. bei Anw. von Cumarin-Derivaten ständige Kontrolle der Blutgerinnung (z.B. QUICK-Wert, heute meist ▶INR). **2)** i.w.S. *labor* Substanzen, die Blutproben (zur Gewinnung von ▶Blutplasma bzw. zur Untersuchung der Blutzellen) oder ▶Blutkonserven (s.a. ▶ACD-Stabilisator) ungerinnbar machen. ***Wirkst.:*** je nach Verwendungszweck bzw. Untersuchungsmethode Heparin (bzw. Heparinoide) oder Substanzen, die Calcium-Ionen binden (Citrat, EDTA, Fluoride, Oxalat).

**Antikoagulation:** die Hemmung der Blutgerinnung mit ▶Antikoagulanzien. **E** anticoagulation.

**Anti|kodon,** Anticodon: *Genetik* ▶Nodoc; s.a. ▶Codon. **E** anticodon.

**Anti|körper,** Abk. AK: *Immunologie* die von B-Lymphozyten u. Plasmazellen als Reaktion auf ein ▶Antigen gegen dieses gebildeten ▶Immunglobuline (dort biochem. Erläuterung u. Schemata); binden spezifisch dieses Antigen (▶Antigen-Antikörper-Reaktion, AAR) u. lösen die humorale ▶Immunreaktion aus; sind nach erfolgter ▶Immunisierung Nachweis für den Kontakt mit einem Antigen (z.B. Virus [IgM, IgG]), ggf. Indikator für die Reaktionslage des Organismus gegen das Antigen (z.B. Immunität gegen Röteln, Allergie gegen bestimmte ▶Allergene [IgE]); s.a. ▶Antikörpersuchtest; als *pathol.* ▶Autoantikörper gegen den eigenen Organismus gerichtet (▶Autoimmunkrankheit). **E** antibodies. – **AK, anti-idiotypische:** spezifische AK gegen andere vom Organismus gebildete Antikörper (Idiotypen); als Anti-Antikörper = Anti-Idiotypen. **E** anti-idiotype a. – **AK, anti|mitochondriale:** ▶antimitochondriale Antikörper. – **AK, anti|nu|kleäre,** Abk. ANA: ▶antinukleäre Faktoren. **E** antinuclear a. – **AK, autologe:** ▶Autoantikörper. **E** autologous a. – **AK, bispezifische:** aus zwei monoklonalen AK gegen verschiedene Antigene (AG) gebildete AK, die gegen beide AG wirksam sind u. so z.B. mit einem Arm Tumorzellen, mit dem anderen Lymphozyten über den Fc-Teil an Makrophagen binden können. – **AK, bivalente:** AK mit 2 Antigenbindungsstellen, als inkomplette oder komplette AK. – **AK, blockierende:** inkomplette AK. **E** blocking a. – **AK, hetero|loge,** heterophile AK: ▶Heteroantikörper. – **AK, hetero|zyto|trope:** s.u. AK, zytophile. – **AK, homo|loge:** arteigene, individualverwandte AK. – **AK, homo|zyto|trope:** zytophile AK mit Bindungstendenz an Zellen der gleichen Spezies. – **AK, inkomplette,** blockierende oder konglutinierende AK: bivalente, aber nur mit 1 Antigenbindungsstelle reagierende AK geringen Molekulargewichtes, die im Milieu der physiologischen Kochsalzlösung keine sichtbare Agglutination ergeben, sondern erst nach Zugabe eines Supplements. Nach Desensibilisierung gebildete AK dieser Art blockieren aber AG u. verhindern die allergische Reaktion (»blockierende AK«). **E** incomplete a. – **AK, irreguläre:** s.u. ▶Isoantikörper. – **AK, isologe:** ▶Isoantikörper. – **AK, Komplement bindende:** s.u. ▶AK, zytotoxische. **E** complement-fixing a. – **AK, komplette,** Kochsalzantikörper: im Milieu der physiologischen Kochsalzlösung sichtbar »agglutinierende AK«; sie sind bivalent oder multivalent, d.h., sie besitzen zwei oder mehr Antigenbindungsstellen (»combining sites«). **E** complete a. – **AK, monoklonale:** AK, die von den in Zellkulturen wachsenden Zellen klonierter B-Zellen-Hybridome produziert werden. Diese Zellen sind Nachkommen von Zellhybriden (s.a. ▶Hybridom), die entstanden sind durch künstliche Verschmelzung (Abb.) von B-Lymphozyten, die gegen ein definiertes Antigen sensibilisiert sind, mit geeigneten Tumorzellen (ursprünglich gelungen mit Myelomzellen). Diese AK sind gegen nur eine der zahlreichen unterschiedlichen Determinanten eines gegebenen Antigens gerichtet (jedes Antigen hat normalerweise zahlreiche Determinanten, so dass an der Immunantwort gegen ein einziges herkömmliches Antigen meist viele verschiedene B-Lymphozyten u. entsprechend viele AK beteiligt sind). ***Anw.*** z.B. zur Reinigung u. Darstellung seltener Proteine (auch Hormone) u. anderer Wirkstoffe, zur Zellcharakterisierung (durch Nachweis von Oberflächen- = Differenzierungsmarkern) u.a. auch an Tumorzellen (möglich in vivo, in Zellkulturen u. in histologischen Schnitten), zur Diagnostik von Immunopathien u. von Krankheiten, bei denen vermehrt krankhafte Eiweißkörper gebildet werden (s.a. ▶Paraproteine), zur Inkubation allogenen Knochenmarks vor dessen Transplantation (Prophylaxe der Abstoßungsreaktion durch T-Zellen), Typisierung von Viren u. Bakterien, zur HLA-Typisierung, zur Diagnostik (z.B. Immunszintigraphie) u. *pharm* zur Behandlung z.B. von proliferativen Erkrankungen. Dabei werden die AK direkt oder als Träger zytolytischer/zytotoxischer Substanzen eingesetzt. ***Wirkst. u. Anw.:*** z.B. Muromonab, Infliximab, Basiliximab, Daclizumab als ▶Immunsuppressiva; Trastuzumab, Alemtuzumab, Rituximab in der Lymphom- u. Tumorther.; Abciximab als Thrombozytenaggregationshemmer. **E** monoclonal a. – **AK, natürliche:** ▶AK, reguläre. – **AK, re-**

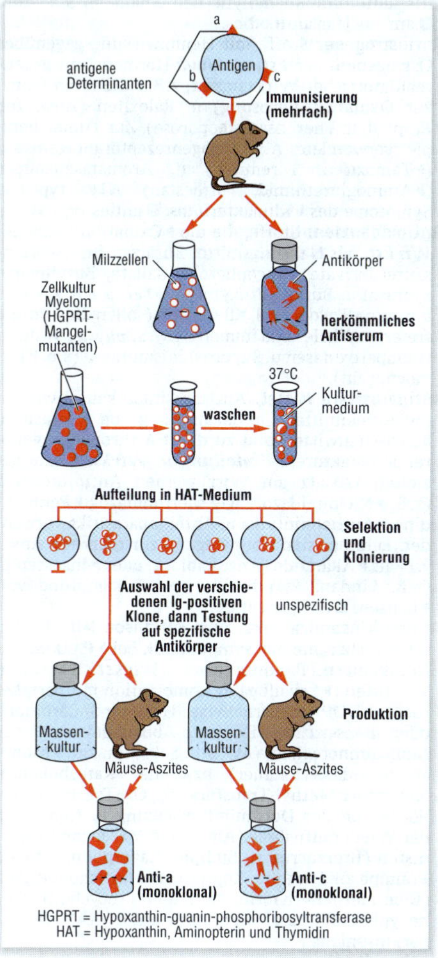


**Antikörper, monoklonale:** Herstellung.

**guläre,** Normalantikörper: ohne nachweisbare vorangegangene Immunisierung gebildete AK, z.B. die ▸Isohämagglutinine der Blutgruppen. – **AK, univalente:** AK mit nur einer AG-Bindungsstelle. – **AK, zellständige:** an der Oberfläche von B-Lymphozyten nachweisbare AK vor ihrer Sekretion. – Gelegentlich auch Bez. für zelluläre AK. – **AK, zelluläre:** die – früher als AK angesehenen – Oberflächenrezeptoren der ▸T-Lymphozyten. – **AK, zytophile:** Immunglobuline, die sich über ihren Fc-Anteil (»Fc-Fragment«) an Zellen der gleichen oder einer fremden Spezies binden (= homo- bzw. heterozytotrope AK) u. dann über ihren Fab-Anteil (»Fab-Fragment«) mit dem Antigen reagieren; binden sich beim Menschen als IgE auf Mastzellen sowie an Basophile (jeweils an deren IgE-Fc-Rezeptor). Bei der AAR erfolgt die Freisetzung von Histamin mit nachfolgender anaphylaktischer Reaktion oder an Makrophagen (die als armierte M. bezeichnet u. durch ▸Rosettentest nachgewiesen werden). E cytophilic a., cytotropic a. – **AK, zytotoxische:** AK, die mit Hilfe von gebundenem aktiviertem ▸Komplement (»Komplement bindende AK«) antigentragende Zellen zerstören (**zytolytische** AK); sie bewirken Phospholipase-Aktivierung, Membrandefekte u. Elektrolytverschiebungen, die sich im Fall der Erythrozyten auflösen (Hämolyse), während Leukozyten bzw. Blutplättchen danach – oft langsam – absterben. Der Vorgang kann Folge einer Autoimmunisierung sein. E cytotoxic a.

**Antikörper|mangel:** angeborener oder erworbener ▸Immundefekt; als **A.-Syndrom** mit klinischen Zeichen (z.B. Infektneigung); s.a. ▸Agammaglobulinämie.

**Antikörper|suchtest,** Abk. AKT: *Serologie* indirekter ▸Coombs-Test mit ▸Testerythrozyten (meist 2 Proben), die alle Isoantigene tragen, die gelegentlich zu Transfusionszwischenfällen führen. Fällt positiv aus beim Auftreten irregulärer ▸Isoantikörper, z.B. nach ▸Rhesus-Sensibilisierung (durch Schwangerschaft oder Bluttransfusion) rh-negativer Personen.

**Antikonvulsiva:** ▸Anticonvulsiva.

**Anti|konzeption:** ▸Konzeptionsverhütung; s.a. ▸Kontrazeptiva. E contraception.

**An|ti|kus:** Kurzbezeichnung für »Musculus anticus«, d.h. für den ▸Musculus cricothyroideus bzw. M. tibialis »anterior«. E anticus.

**Antikus-Lähmung:** *Laryngologie* Ausfall des M. cricothyroideus, z.B. infolge einer postdiphtherischen Neuritis des Nervus laryngeus superior; Zeichen: schlaffer Stimmlippenrand, Verlust der Höhe u. Stärke der Stimme, Unempfindlichkeit = Anästhesie von Kehlkopf u. Schlund (mit Ausfall des Würg-, Hustenreflexes), fehlender Kehldeckelschluss führt zu Verschlucken; s.a. ▸Kehlkopflähmung. E anticus paralysis, paralysis of the cricothyroid muscle.

**Antilepro|tica, -tika:** Mittel gegen ▸Lepra (z.B. ▸Dapson). E antileprotic drugs.

**Antilipid|ämica, -ämika:** *Pharmazie* ▸Lipidsenker. E antilipemics.

**Anti|lymphozyten|serum,** Abk. ALS: *Immunologie* tierisches ▸Immun- bis ▸Hyperimmunserum, gewonnen nach Immunisierung geeigneter Tiere durch gereinigte Lymphozyten des Menschen; es bewirkt beim Empfänger v.a. durch »Suppression« der zirkulierenden T-Lymphozyten eine Abnahme der Lymphozytenzahl (▸Lymphozytopenie). Die ***Anw.*** erfolgt z.B. zur Hemmung der zellulären Transplantatabstoßung bei Autoaggressionskrankheiten. Als reine Immunglobulinfraktion (= **Antilymphozytenglobulin** = ALG; = Antithymozytenglobulin = ATG) ist es nur schwach antigen wirksam. E antilymphocyte serum.

**Antimalariamittel:** ▸Malariamittel. E antimalarial drugs.

**Antimetaboliten:** zytostatisch wirksame Substanzen, die nach dem Prinzip der kompetitiven Hemmung in den Nukleinsäure- oder Eiweißstoffwechsel (der Krebszellen) eingreifen (s.a. ▸Zytostatika). ***Wirkprinzip:*** Im chem. Aufbau zeigen A. nur geringe Unterschiede zu körpereigenen Substanzen, werden als »falsche« Substanzen eingebaut u. führen dadurch zur therap. genutzten Störung im Stoffwechsel der Tumorzellen. ***Wirkst.:*** ▸Purinanaloga wie Mercaptopurin, Tioguanin; ▸Pyrimidinanaloga wie Cytarabin, Fluorouracil; ▸Folsäure-Antagonisten wie Methotrexat. E antimetabolites.

**anti|mitochondriale Antikörper,** Abk. AMA: gegen ▸Mitochondrien gerichtete (Auto-)Antikörper; unterschieden als AMAM1 (Syphilis), AMAM2 (PBC), AMAM3 (medikamenteninduzierter LE), AMAM4 (Overlap-Syndrom, chron. aggressive Hepatitis, PBC), AMAM5 (SLE, autoimmunhämolyt. Anämie), AMAM6 (medikamenteninduzierte Hepatitis). E antimitochondrial antibodies.

**Antimito|tica, -tika:** ▸Mitosehemmer. E antimitotics.

**Antimon,** Stibium, Abk. Sb: Arsen-ähnliches »halbmetallisches« Element; Atomgew. 121,75, OZ 51; giftig (Übelkeit, Erbrechen, Reiswasserstühle, verlangsamte, unregelmäßige Atmung, evtl. Tod). E antimony.

**Antimo|nose,** Antimonstaublunge: Pneumokoniose durch Antimon-, Antimonoxidstaub; *röntg* vermehrte Lungenzeichnung, Fleckelung durch Sb-Staub-Speicherung; bei Siliciumoxid-Freiheit keine Fibrose. E antimonosis.

**Antimonyl-Kaliumtartrat,** $K(SbO)C_4H_4O_6$, Brechweinstein, Tartarus antimoniatus: widerlich süßes, wasserlösliches Kristallpulver, das Brechreiz auslöst

u. früher in ther. Dosen als ▸Expektorans angewandt wurde.

**Anti-Müller-Hormon:** s.u. ▸Geschlechtsentwicklung; Mangel führt zu persistierendem Ovidukt (Pseudohermaphroditismus masculinus internus). E anti mullerian hormone.

**Antimutagene:** Stoffe bzw. physikalische Faktoren, die spontane oder induzierte Mutationsraten herabsetzen. Dazu gehören von außen einwirkende »protective compounds« (z.B. Sulfhydryl-Verbindungen wie ▸Glutathion; Carbonsäurensalze u. Alkohole), Lichtstrahlen (Photoreaktivierung) u. Temperaturänderungen (»Hitzereaktivierung«) sowie zelleigene Puffersysteme u. Enzyme (z.B. Katalase). E antimutagens.

**Antimyko|tica, -tika:** Mittel (Fungizide, Fungistatika) zur Behandlung systemischer u./oder lokaler ▸Mykosen (dort Tab. mit Therapievorschlägen). ***Substanzgruppen:*** ▸Polyen-A., ▸Azol-A., Morpholin-A. (Amorolfin), Squalen-Epoxidase-Hemmer (z.B. Terbinafin, Naftifin, Tolnaftat) sowie die Einzelsubstanzen Flucytosin u. ▸Griseofulvin. ***Anw.:*** Viele A. sind wegen ihrer Toxizität nur äußerlich anwendbar. Zur systemischen Ther. eignen sich Griseofulvin, Amphotericin B, Flucytosin, Terbinafin sowie die Imidazol-A. Fluconazol, Itraconazol, Ketoconazol. E antimycotics.

**Antineoplas|tica, -tika,** antineoplastische Chemotherapeutika: umfassendere u. korrektere Bez. für den inzwischen weitgehend üblichen Begriff ▸Zytostatika; alle Substanzen, die gegen maligne Krankheiten wirksam sind, unabhängig vom Wirkungstyp. E antineoplastics.

**Antineur|algica, -algika:** Arzneimittel gegen neuralgische Schmerzen (▸Analgetika, B-Vitamine). E antineuralgic agents.

**antinu|kleäre Faktoren,** Abk. ANF: Antikörper bzw. Autoantikörper ($\gamma$-Globuline) gegen Zellkernbestandteile: gegen DNS, Histone, DNS-Histokomplexe, Ribonucleoproteine, Nucleolus-RNS, Non-Histon-Proteine, virusassoziierte Proteine sowie als »Lupus-erythematodes-Zellfaktor«. ***Vork.:*** z.B. bei Lupus erythematodes, rheumatoider Arthritis, Poly- u. Dermatomyositis, Virushepatitis, Panarteriitis, autoimmunhämolytischen Anämien. S.a. Abb. E antinuclear antibodies.

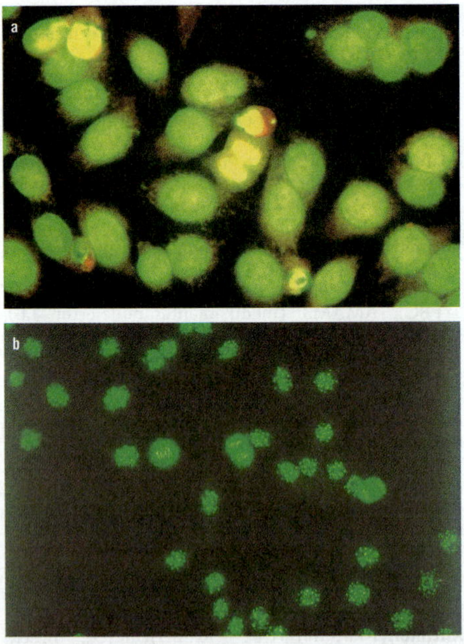


**antinukleäre Faktoren:** Fluoreszenzmuster antinukleärer Antikörper; a) ss-DNS homogen; b) centromer. [89]

**Antiöstrogene:** Stoffe mit Hemmwirkung gegenüber Östrogenen. ***Wirkst. u. Anw.:*** Hormone mit gegenregulatorischer Wirksamkeit, z.B. ▸Clomifen (Anw. zur Ovulationsauslösung) u. Raloxifen (Anw. zur Prophyl. u. Ther. der Osteoporose). Zur Tumortherapie verwendete A.: Östrogenrezeptorantagonisten (▸Tamoxifen, Toremifen) u. Aromatasehemmer (▸Aminoglutethimid, Formestan). ***NW:*** typische Symptome des ▸Klimakteriums. E antiestrogens.

**Antioxidanzien:** Stoffe, die die ▸Oxidation hemmen. ***Wirkst.:*** als Nahrungsmittel-Zusatzstoffe Ascorbinsäure(derivate), Tocopherole, Gallate, Butylhydroxyanisol u. Butylhydroxytoluol; *therap* z.B. ▸Ascorbinsäure, Tocopherol, ▸β-Carotin (sollen die Bildung freier Radikale eindämmen); i.w.S. *physiol* ▸Glutathionperoxidasen u. Superoxiddismutasen (s.u. ▸Hämocuprein).

**antiparasitäre Mittel,** Antiparasitika: kausal wirksame Arzneimittel zur Bekämpfung von ▸Parasiten, ▸Zwischenwirten und zu den ▸Arthropoden gehörenden Vektoren. ***Einteilung u. Wirkst.:*** Zum gezielten Einsatz am Wirt werden Antiprotozoika (z.B. ▸Nitroimidazole wie Metronidazol; ▸Pentamidin), ▸Anthelminthika u. Antektoparasitika verwendet. Letztere sind überwiegend zur externen Anw., z.B. als ▸Akarizide (Antiskabiosa) oder ▸Insektizide (z.B. Lindan, Pyrethroide) zur Bekämpfung von ▸Läusen. E antiparasitics.

**Antiparkinson|ica, -ika, Anti-Parkinson-Mittel:** Mittel zur Therapie der Symptomatik bei ▸PARKINSON-Krankheit u. Parkinsonismus. ***Wirkst.:*** Dopamin-Vorstufen (▸Levodopa in Kombination mit peripherem ▸DOPA-Decarboxylase-Hemmer Carbidopa oder Benserazid); Dopamin-Abbauhemmung der Monoaminooxidase (MAO-B: Selegilin; s.u. ▸Monoaminooxidase-Hemmer) bzw. der Katecholamin-Sauerstoff-Methyl-Transferase (COMT: Entacapon); Förderung der Dopamin-Freisetzung u. Hemmung der Wiederaufnahme (Amantadin); ▸Dopamin-Agonisten (Bromocriptin, Budipin, Cabergolin, Lisurid, Pramipexol, Pergolid, Ropinirol) u. Anticholinergika (Biperiden, Bornaprin, Metixen, Procyclidin, Trihexyphenidyl; s.u. ▸Parasympatholytica). E antiparkinsonians.

**Anti|peri|staltik:** rückläufige, der physiolog. Richtung entgegengesetzte Peristaltik, z.B. vor Stenosen. – Evtl., z.B. bei Dünndarmschlingenumkehr, absichtlich herbeigeführt. E antiperistalsis.

**Anti|perniziosa-Faktor:** *Hämatologie* das ▸Vitamin $B_{12}$, das als »extrinsic factor« Teilfaktor des »**Antiperniziosa-Prinzips**« ist, d.h. des – gemeinsam mit dem »intrinsic factor« gebildeten – Wirkprinzips für die normale Blutbildung (Fehlen des »intrinsic factor« führt zu Vitamin-$B_{12}$-Resorptionsstörung u. dadurch zu megaloblastischer Anämie). E antipernicious anemia factor.

**Antiphlogis|tica, -tika:** Mittel, die ein Entzündungsgeschehen dämpfen. Eine antiphlogistische Ther. kann an verschiedenen Stellen des pathophysiol. Entzündungsprozesses ansetzen: Für die Symptome (Schmerz, Schwellung, Rötung, Fieber, Funktionseinschränkung) kommen nichtsteroidale A. (NSA) zum Einsatz; die eigentliche Entzündungsreaktion (Infiltration von Zellen, Freisetzung von Entzündungsmediatoren) wird von langfristig wirksamen ▸Antirheumatica (LWAR) beeinflusst; auf der Ebene der ursächlichen Immunreaktion setzen ▸Glucocorticoide u. Immunsuppressiva bzw. -modulatoren an. Weitere A. mit bisher ungesicherter Wirkung sind pflanzl. Zubereitungen (Brennnessel, Teufelskralle) oder Chondroprotectiva, die z.T. schwere NW aufweisen. E antiphlogistics. – **A., nichtsteroidale,** Abk. NSA: Substanzen, die durch Blockierung der Cyclooxygenase antientzündlich wirken (▸Cyclooxygenase-Hemmer). Sie haben überwiegend auch schmerzlindernde Wirkung u. sind damit z.T.

identisch mit den nichtopioiden ▶ Analgetica. ***Wirkst.:*** Acetylsalicylsäure, Arylproprionsäure- (Ibuprofen, Flurbiprofen, Naproxen), Arylessigsäure- (Diclofenac), Indolessigsäure- (Indometacin) u. Anthranilsäure-Derivate (Flufenamin-, Mefenaminsäure), Oxicame (Piroxicam, Tenoxicam), Pyrazolidindione (Phenylbutazon) sowie ▶ COX-2-Inhibitoren. ***NW:*** vielfältige, unterschiedlich ausgeprägte unerwünschte Wirkungen, v.a. im Magen-Darm-Trakt (Blutungsneigung, Ulcusbildung), renal, bronchospastisch u. tokolytisch.

**Anti-Phospholipid-Antikörper,** Abk. APL-AK: prothrombotische Antikörper, die durch Interaktion mit Phospholipiden zu akut auftretenden arteriellen u. venösen Thrombosen führen können; unterschieden werden: Anti-Kardiolipin-Antikörper, Anti-Phosphatidylserin-Antikörper und Anti-$\beta_2$-Glykoprotein-1-Antikörper; s.a. ▶ Anti-Phospolipid-Syndrom. E antiphospholipid antibodies.

**Anti-Phospholipid-Syndrom:** auf dem Effekt der prothrombotisch wirkenden ▶ Anti-Phospholipid-Antikörper beruhender klinischer Symptomenkomplex. Typisch sind bereits im jugendlichen Alter auftretende Thrombosen an allen Gefäßen oder rezidivierende Aborte; unterschieden als ***primäres*** u. ***sekundäres*** A.; Letzteres tritt als Begleitsymptomatik beim systemischen Lupus erythematodes auf; das ausgeprägte A. ist ein durch zahlreiche gleichzeitig auftretende Thrombosen gekennzeichnetes lebensbedrohliches Krankheitsbild mit hoher Letalität. E antiphospholipid syndrome.

**Anti|plasmin:** s.u. ▶ Antifibrinolysin. E antiplasmin.

**Anti|port-System:** in entgegengesetzter Richtung durch die Zellmembran erfolgender gekoppelter ▶ Transport zweier Stoffe (z.B. als $Na^+$-$K^+$-Ionentransport mittels ▶ Natriumpumpe). E antiport system.

**Antiprogesteron:** ▶ Antigestagene. E antiprogestin.

**anti|proliferativ:** dem Wachstum u. der Teilung (▶ Proliferation), d.h. der reproduktiven Aktivität der Zellen oder Organismen entgegenwirkend; z.B. Mitosegifte, ionisierende Strahlen oder – die Virusvermehrung betreffend – die ▶ Interferone. E antiproliferative.

**Antipruriginosa:** *Pharmazie* Mittel gegen Juckreiz. ***Wirkst.:*** z.B. ▶ Lokalanästhetika (z.B. Lidocain, Benzocain u. Polidocanol) sowie $H_1$-Antagonisten (▶ Antihistaminica) zur topischen oder systemischen Anw. E antipruritics.

**Antipsoria|tica, -tika:** Arzneimittel zur systemischen oder topischen Ther. der ▶ Psoriasis. ***Wirkst.:*** 1) topisch: z.B. Keratolytika (z.B. Salicylsäure, Harnstoff), ▶ Dithranol, Teerpräparate (s.u. ▶ Teer), ▶ Glucocorticoide, ▶ Vitamin-D3-Derivate, Tazaroten (Derivat der ▶ Vitamin-A-Säure); 2) systemisch: z.B. Fumarsäureester (Immunmodulator), ▶ Retinoide (Acitretin), bei schwerster Psoriasis auch ▶ Methotrexat oder ▶ Ciclosporin. E antipsoriatics.

**Antipyrese:** Anw. fiebersenkender Maßnahmen; z.B. »antipyretische« Bäder (Abkühlungsbad) u. Mittel (»**Antipyretika**«). E antipyresis.

**anti|rachitisches Vitamin:** ▶ Vitamin D.

**Anti|reflux|plastik:** Operation zur Refluxverhinderung bzw. -beseitigung. In der Chirurgie z.B. die endoskopische Myotomie des unteren Ösophagussphinkters bei gastroösophagealem Reflux oder die BILLROTH-I-Magenresektion zur Prophylaxe des duodenogastralen Refluxes (s. Abb). In der Urologie gegen vesikoureteralen Reflux z.B. die POLITANO-LEADBETTER-Operation sowie die Antirefluxplastiken nach LICH-GREGOIRE u. COHEN. E antireflux plasty.

**antiretrovirale Substanzen:** Substanzen, die zur Behandlung einer Infektion mit ▶ HIV dienen. ***Wirkst.:*** ▶ Reverse-Transkriptase-Hemmer u. ▶ Proteasenhemmer. S.a. ▶ AIDS.

**Antirheuma|tica, -tika:** Mittel zur Behandlung rheumatischer Krankheiten, die Schmerzen u. Entzün-

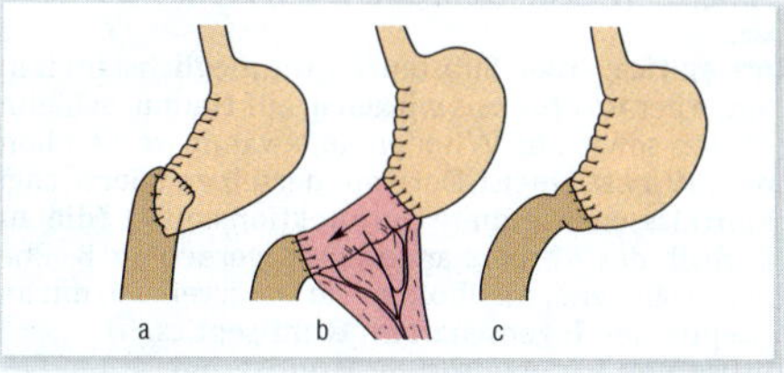


**Antirefluxplastik:** a) terminolaterale Gastroduodenostomie (SCHREIBER u. Mitarb.); b) isoperistalt. Jejunuminterposition; c) Pylorus-erhaltende Resektion nach MAKI. [191]

dungen bekämpfen oder das Fortschreiten der Erkrankung verlangsamen. ***Einteilung*** je nach therapeut. Ansatz u. Wirkweise (symptomatisch, kausal) und nach Art der Anwendung (lokal, systemisch). Im Vordergrund stehen die entzündungshemmenden u. analgetischen Wirkungen (▶ Antiphlogistica, ▶ Analgetica), die z.T. mit gleichen Wirkstoffen erreicht werden. ***Anw.:*** Die Therapie der rheumatoiden ▶ Arthritis erfolgt je nach Schweregrad in Stufen u. Kombinationen mit nichtsteroidalen Antiphlogistica, langfristig wirksamen A., Glucocorticoiden u. Immunsuppresiva. Daneben kann eine kausale Therapie mit Antibiotika zur Behandlung der Streptokokkeninfektion bei akutem rheumatischem Fieber angezeigt sein (Penicillin als Mittel der Wahl oder Erythromycin). E antirheumatics. – **A., langfristig wirksame,** Abk. LWAR: inhomogene Gruppe von Wirkstoffen zur Therapie der rheumatoiden ▶ Arthritis mit meist nicht genau bekanntem Wirkungsmechanismus, die zu der Gruppe der ▶ Antiphlogistica gehören. Sie greifen auf der Ebene der Entzündungsreaktionen ein. Entfalten erst nach längerer Anw., dann aber bei einem großen Teil der Pat. eine starke Wirkung. Wurden früher als Basistherapeutika bezeichnet, da sie häufig lang anhaltende klinische Besserungen induzieren; beeinflussen allerdings selten die langfristige Progression. ***Wirkst.:*** Goldpräparate zur oralen bzw. parenteralen Anw. (▶ Goldtherapie), D-Penicillamin, Sulfasalazin, ▶ Chloroquin u. Hydroxychloroquin, ▶ Immunsuppressiva wie z.B. Methotrexat, Immunstimulanzien. ***NW:*** z.T. erheblich, z.B. Retinopathie bei Chloroquin(derivaten), Knochenmarkdepression u. schwere Allergien durch verschiedene LWAR. E disease modifying anti-rheumatic drug, DMARD. – **A., nichtsteroidale,** Abk. NSAR, Abk. NSAID: ▶ Antiphlogistica, nichtsteroidale. E non-steroidal antiinflammatory drugs.

**Anti-Rh-Immunisierung:** ▶ Rhesus-Sensibilisierung.

**Anti|scabiosa, -skabiosa:** *Pharmazie* Mittel gegen Krätze (Skabies); s.u. ▶ Akarizide. E antiscabietic agents.

**Anti-Scl:** Abk. für Anti-**Scl**erodermie-Antikörper.

**Antiseborrho|ica, -ika:** Mittel, die einer übermäßigen Talgproduktion der Haut entgegenwirken, z.B. manche ▶ Aknemittel.

**Anti|sense-Oligo|nucleotide:** kurze, aus 15–18 Nucleotiden bestehende Einzelstrang-Nucleinsäuren, die an komplementäre Strukturen der Messenger-Ribonucleinsäure oder einer viralen DNS binden, so die Biosynthese einer Nucleinsäure u. damit die Genexpression hemmen. ***Anw.*** zur Tumortherapie, als Virostatica u. zur Entzündungshemmung.

**Anti|sepsis:** Maßnahmen zur Erzielung eines Zustandes bedingter Keimfreiheit (»Keimarmut«) an Körperteilen, z.B. im Operationsgebiet, an Händen des Operationsteams (»Händedesinfektion«). Ziel ist die Verhinderung des Eindringens bzw. Einschleppens schädigender Keime in Wunden. Anw. finden Desinfektionsmittel bzw. ▶ Antiseptika. – Die A. wurde methodisch eingeführt in die Wundversorgung 1847 durch SEMMELWEIS (Chlorwasser); sie wurde fundiert durch LISTER (1864–1871; Karbolsäure-

Spray u. -Waschungen, Okklusivverband). E antisepsis.

**Antiseptica, -tika:** Substanzen, die möglichst breit im Sinne der ▸Antisepsis wirken u. auf Haut u. Schleimhäuten sowie auf Wunden angewandt werden können. ***Wirkst.:*** meist Derivate derselben chemischen Stoffklassen wie die ▸Desinfektionsmittel (die außerhalb des Körpers angewandt werden); z.B. Phenole, Halogene, Alkohole sowie Detergenzien mit antiseptischen Eigenschaften. E antiseptics.

**Antilserum:** ▸Immunserum. E antiserum.

**Antispasmoldica, -dika:** Mittel gegen Krämpfe der glatten Muskulatur; ▸Spasmo-, ▸Parasympatholytika. E antispasmodics.

**Antilstaphylollysin,** Abk. AStL: ein das Staphylolysin (der Staphylokokken) neutralisierender Antikörper. Der Titer ist nach Staphylokokkeninfekt (öfter auch bei rheumatoider ▸Arthritis) erhöht. E antistaphylolysin.

**Antilstreptolkinase,** Abk. ASK: Antikörper, der die ▸Streptokinase (der Streptokokken) unschädlich macht. E antistreptokinase.

**Antilstreptollysin,** Abk. ASL: Antikörper (γ-Globulin), der das Streptolysin O der β-hämolysierenden Streptokokken der Gruppen A, C u. G neutralisiert. **A.-Einheit** (»ASE«) ist die ASL-Menge, die eine Standard-Streptolysin-O-Einheit neutralisiert. In Deutschland beträgt der ASL-Titer normal 200–250 E.; er ist erhöht bei/nach Streptokokkeninfekten, z.B. bei akutem rheumatischem Fieber (hier genutzt als diagnostischer u. als Verlaufsparameter); er wird bestimmt mittels **A.-Reaktion** (ASR) bzw. **-Tests** (AST). E antistreptolysin.

**Antisympatholtonica, -tonika:** Substanzen, die den »Sympathikustonus« senken. ***Wirkung:*** Senkung der Konzentration von Noradrenalin durch hemmende Wirkung an peripheren u./oder zentralnervösen noradrenergen Neuronen. ***Wirkst.:*** z.B. ▸Reserpin, ▸Guanethidin, ▸Clonidin, ▸Methyldopa. ***Anw.*** v.a. als ▸Antihypertensiva. ***NW:*** u.a. Mundtrockenheit, Müdigkeit, Schwindel, Depression, Schlafstörungen.

**antitetanischer Faktor 10,** Abk. A.T. 10: ▸Dihydrotachysterin = Dihydrotachysterol. E antitetanic factor 10.

**Antilthrombin,** Abk. AT: *Hämatologie* gegen Thrombin gerichtete Aktivität des Blutplasmas. E antithrombin. – **AT I:** das ▸Fibrinogen (wirksam zu Beginn der Umsetzung zu Fibrin, d.h. als »naszierendes« Fibrin, durch starke Thrombinadsorption). – **AT II:** das sofort wirksame AT aus Heparin-Cofaktor u. α-Heparin, das die Wirkung des AT I u. III steigert u. Thrombin hemmt. – **AT III,** »Progressiv-AT«: Ein-Ketten-Protein (425 Aminosäuren; MG ca. 65 000) der $\alpha_2$-Fraktion der Globuline; enthält als Kohlenhydrate – glykosidisch über Asparaginsäure gebunden – Galaktose, Mannose, N-Acetylglucosamin u. Sialinsäure. ***Physiol.:*** ein Proteaseninhibitor, der in der Leber sowie in Gefäßendothelzellen gebildet wird; hemmt alle im Ablauf der Blutgerinnung beteiligten Proteasen (Plasmakallikrein, die ▸Faktoren XII a, XI a, IX a u. X a sowie – zunehmend – Thrombin [Faktor II a]); seine HWZ beträgt 2–3 Tage; die Konzentration im Blut ist weitgehend konstant. Bindet Heparin (Grundlage für den Nachweis von AT III mittels Affinitätschromatographie); seine Wirksamkeit wird durch Heparin verstärkt (Heparin ist bei Fehlen von AT III unwirksam). Mangel kommt vor als erbliche AT-III-Dysproteinämie, ferner bei Leberzirrhose, u. hat vermehrte Gerinnungsneigung (thromboembolische Komplikation) zur Folge; völliger Mangel mit dem Leben unvereinbar. – **AT IV,** »Sofort-AT«: ein aus Prothrombin entstehendes (?) AT. – **AT V:** ein »Sofort-AT« in der γ-Fraktion der Globuline bei chronischer Entzündung (ist bis 56 °C wärmeresistent u. wird durch Protaminsulfat nicht neutralisiert). – **AT VI:** ein »Sofort-AT«, das auch die Fibrin-Polymerisation stört u. das bei Plasmineinwirkung auf Fibrinogen bzw. auf Fibrin entsteht u. im Plasma bei Hyperfibrino(geno)lyse u. bei Anw. von Streptokinase auftritt.

**Antilthrombolkinase:** *Hämatologie* Oberbegriff für verschiedene Hemmfaktoren (Inhibitoren) der Gewebs- bzw. Blutthrombokinase; z.B. als physiologische A. das α-Heparin, als synthetische A. die Heparinoide (bewirken Inaktivierung der Gewebsthromboplastine nur bei Calcium-Präsenz). Eine **erworbene A.** (ein z.B. bei Kollagenosen, arteriellem Verschluss vorkommendes γ-Globulin) verlangsamt die Thrombinbildung. E antithrombokinase.

**Antithrombotica, -tika:** *Pharmazie* Mittel zur ▸Thromboseprophylaxe, v.a. ▸Antikoagulanzien u. ▸Thrombozytenaggregationshemmer. E antithrombotics.

**Antilthymolzytenlglobulin,** Anti-T-Zell-Globulin, Abk. ATG, Antilymphozytenglobulin: s.u. ▸Antilymphozytenserum.

**antilthyr(e)oidal:** gegen die Schilddrüsenfunktion gerichtet; z.B. ▸Thyreostatika. E antithyroid(al).

**Antiltoxin:** *Immunologie* als »Gegengift« jeder neutralisierende ▸Antikörper. E antitoxin.

**antiltoxisches Serum:** ▸Immunserum; v.a. als Serum gegen Tetanus-, Botulinustoxine. E antitoxic serum.

**Antiltragus:** der Ohrmuschelhöcker an der Grenze zwischen Anthelix u. Ohrläppchen; ist durch die Incisura intertragica vom Tragus getrennt. E antitragus.

**$\alpha_1$-Antiltrypsin:** *Serologie* ein elektrophoretisch polymorpher Eiweißkörper (Glykoprotein) im menschlichen Serum (▸Plasmaproteine), wirksam als ▸Antienzym des Trypsins u. Chymotrypsins. Sein Blutspiegel (normal 160–320 mg/dl) steigt bei Entzündung an. – Der genetisch determinierte ▸Enzympolymorphismus (sog. Pi-System) mit mehreren – z.B. durch isoelektrische Fokussierung unterscheidbaren – Subtypen ermöglicht gerichtsmedizinische Untersuchungen (z.B. Vaterschaftsgutachten). – Ein homozygoter erblicher Mangel (Hypo-$\alpha_1$-Antitrypsinämie, ▸LAURELL-ERIKSSON-Syndrom) geht häufig mit Lungenemphysem einher. E $\alpha_1$-antitrypsin.

**Antituberculotica, -tika,** Tuberculostatica, Tuberkulostatika: Chemotherapeutika zur Behandlung der Tuberkulose (Tbk); wirken auf Tbk-Bakterien bakteriostatisch u./oder bakterizid. ***Wirkst.:*** Unterschieden werden A. für den Normalfall (»A. der 1. Wahl« – »Basisstoffe«): Isoniacid (INH), Pyrazinamid (PZA), Ethambutol (EMB), Rifampicin (RMP), Streptomycin (SM) u. »A. der 2. Wahl« (»Reserve-

| **6-Monats-Behandlung (Standard-Kurzzeit-Regime)** | |
|---|---|
| Initialphase 2(–3) Monate | Fortsetzungsphase (4 Monate) |
| INH + RMP + PZA (+ EMB oder SM) | INH + RMP täglich |
| oder | |
| INH + RMP + PZA (+ EMB oder SM) | $INH_{2-3}$ + $RMP_{2-3}$ |
| **9(–12)-Monats-Regime** | |
| Initialphase 2(–3) Monate | Fortsetzungsphase 7(–10) Monate |
| INH + RMP + EMB täglich | INH + RMP täglich |
| oder | |
| INH + RMP + SM täglich | INH + RMP täglich |
| oder | |
| INH + RMP + EMB oder SM tägl. | $INH_{2-3}$ + $RMP_{2-3}$ |

**Antituberculotica:** Therapieschemata zur Behandlung der unkomplizierten Lungentuberkulose (Abk. s. Text; 2–3 = zwei- bis 3-mal wöchentlich). [517]

stoffe« bei Unverträglichkeit oder Erregerresistenz): Terizidon (Cycloserinderivat), p-Aminosalicylsäure (PAS), Capreomycin, Amikacin, Gyrasehemmer, Makrolide. ***Anw.:*** Die Therapie mit A. wird gewöhnlich in 3 Phasen vorgenommen (erhöhte Wirksamkeit u. verminderte Resistenzentwicklung durch Kombinationstherapie mit drei bzw. zwei A. in den Phasen 1 u. 2), wobei sich der Initial- u. Stabilisierungsphase (Tab.) eine Sicherungsphase zur Rezidivprophyl. bis zu 2 Jahren anschließen kann. E antituberculotics, tuberculostatics.

**Anti|tumoro|gramm:** *Pathologie* ▸Onkobiogramm.

**Antitussiva:** *Pharmazie* Mittel, die das Hustenzentrum dämpfen u. den Hustenreflex hemmen. ***Wirkst.:*** v.a. ▸Codein u. dessen natürl. u. synthet. Derivate (insbes. die nichtnarkotischen, z.B. Noscapin). S.a. ▸Expektorantia. E antitussives.

**Antivertiginosa:** Arzneimittel zur Behandlung von Schwindelanfällen; ***Wirkst.:*** z.B. Betahistin, Calciumantagonisten wie ▸Flunarizin, $H_1$-Rezeptorenblocker wie Dimenhydrinat u.a. ▸Antiemetika.

**anti|viral:** gegen Viren gerichtet (▸virustatisch, ▸viruzid). E antiviral.

**Antivitamine:** ▸Vitamin-Antagonisten. E antivitamins.

**Anti-Zentromer-Antikörper:** bei der limitierten (zirkumskripten) Form der ▸Sklerodermie auftretende (antinukleäre) Autoantikörper.

**Anti|zipation:** Vorverlegung, Vorwegnahme; z.B. A. des Manifestationsalters (autosomal-dominant) erblicher Krankheitsbilder von Generation zu Generation. E anticipation.

**Antley-Bixler-Syndrom:** autosomal-rezessiv erbliches (?) Krankheitsbild mit multiplen Knochenfusionen u. der charakterist. Symptomentrias: Kraniosynostose, Kamptomelie u. humeroradiale Synostose. E Antley-Bixler syndrome, multisynostotic osteodysgenesis.

**Anton** (Gabriel A., 1858–1933, Neurologe, Graz, Halle). – **A.-Babinski-Syndrom** (Joseph F. F. B., 1857–1932, Neurologe, Paris): Hemiasomatognosie, d.h. das halbseitige Nichtwahrnehmen des eigenen Körpers u. seiner Ausfälle bei Scheitel- u. Schläfenhirnläsion. E A.-Babinski syndrome. – **Anton-Operation:** ▸Balkenstich. E A. procedure. – **A.-Zeichen:** *Neurologie* Anosognosie i.S. des Nichtwahrnehmens der eigenen Blindheit bei bestimmten bds. Prozessen des Hinterhauptlappens des Gehirns. E Anton's sign.

**An|trek|tomie:** *Chirurgie* Resektion des Antrum pyloricum (zur Ausschaltung der Gastrinproduktion) als wesentlicher Schritt der konventionellen Magenresektion des Typus Billroth I und Billroth II. – s.a. ▸Pylorektomie, ▸Mastoidektomie. E antrectomy.

**Antrieb:** ein vitaler Impuls, der sich in Trieb, Wollen u. Motorik auswirkt (meist in Richtung auf ein bestimmtes Ziel); Störungen manifestieren sich als Antriebsarmut (u. zwar als eine konstitutionelle Vitalitätsschwäche oder aber als Krankheitsfolge), als Antriebshemmung (z.B. bei Depression), als Antriebsverminderung (v.a. bei organischen Hirnschäden, Schizophrenie) oder als Antriebsvermehrung (v.a. bei affektiver Erregung, Schizophrenie, in der manischen Phase). E impulsion.

**An|tri|tis:** *Otologie* **1)** ▸Mastoiditis (des Säuglingsalters). **2)** ▸Sinusitis.

**Antro|tomie:** *Chirurgie* operative Eröffnung eines Antrums; i.e.S. *otol* die op. Eröffnung des Antrum mastoideum; s.a. ▸Mastoidektomie. E antrotomy.

**An|trum** *(latein.): Anatomie* Höhle, Hohlraum. S.a. ▸Cavitas. E antrum. – **A. cardiacum:** der kurze, ampullenförmige, unterhalb des Zwerchfells gelegene Abschnitt der Speiseröhre vor der Kardia. E a. cardiacum, forestomach. – **A. Highmori:** ▸Sinus maxillaris. – **A. mastoideum:** die größte Warzenfortsatzzelle: verbindet – über den Aditus ad antrum – das pneumatische System des Warzenfortsatzes mit der Paukenhöhle. – **A. pyloricum:** der an der Incisura anguläris beginnende Anfangsteil des Pförtner- = pylorischen Teils des Magens. E pyloric a.

**anular(is)** *(latein.)*, an(n)ulär, a(n)nuliert: ringförmig, einen Anulus betreffend. E annular.

**Anuli fibrosi cordis:** kollagen-bindegewebige Ringe (s.a. ▸Anulus) der Atrioventrikularostien zwischen der Vorhof- u. Kammermuskulatur des Herzens; Ansatz der Segelklappen. E Lower's rings.

**Anulo|plastik:** die operative Einengung des erweiterten Anulus fibrosus cordis, v.a. des Trikuspidal- (▸DeVega-Plastik) und des Mitralrings, durch Raffung (Anulorrhaphie; Nichols) oder durch Aufsteppen eines Teflon-Rings. E annuloplasty.

**Anulor|rhaphie:** s.u. ▸Anuloplastik. E annulorrhaphy.

**Anulo|zyt:** *Hämatologie* die scheinbare Ring- oder Pessarform des Erythrozyten bei stark erniedrigtem $Hb_E$ bzw. bei hochgradiger ▸Hypochromie. E ring-shaped erythrocyte.

**Anulus:** kleiner Ring; s.a. ▸Anuli. – **A. ciliaris:** der oberflächliche Teil des Ziliarkörpers zwischen Iris u. Choroidea. E ciliary ring. – **A. femoralis:** der innere Schenkelring, der zur ▸Lacuna vasorum gehörige Eingang des sich im Rahmen der Entwicklung einer Schenkelhernie bildenden Schenkelkanals; wird begrenzt durch die Vena femoralis u. die Ligamenta inguinale u. lacunare. E femoral ring. – **A. fi|brocartilagineus:** der faserknorpelige Randwulst des Trommelfells, verankert im Sulcus tympanicus. – **A. fi|brosus:** der kollagen-faserknorpelige Randteil der Bandscheibe um den Nucleus pulposus. – **A. inguinalis:** der Leistenring; der innere L. (**A. i. profundus**) liegt präperitoneal seitlich des Ligamentum interfoveolare, ist bauchhöhlenseitig vom Bauchfell bedeckt u. wird von der Fascia transversalis begrenzt; der äußere L. (**A. i. superficialis**) liegt subkutan zwischen den Schenkeln (Crus laterale u. Cr. mediale) der Aponeurose des M. obliquus abdominis externus oberhalb des Schambeins; er wird vorn begrenzt durch die Fibrae intercrurales, unten durch das Ligamentum reflexum. Die Ringe stellen die seitliche, in der Tiefe der Bauchdecke gelegene bzw. die äußere, oberflächennahe Öffnung des Leistenkanals (▸Canalis inguinalis) dar. E inguinal ring. – **A. iri|dis major u. minor:** der äußere bzw. innere (= pupillenbegrenzende) ringförmige Teil der Regenbogenhaut; Ersterer mit ▸Plicae ciliares. – **A. ten|dineus communis:** der sehnige Trichter am Augenhöhlenausgang des ▸Canalis opticus; Durchtrittsort der Arteria ophthalmica u. der Nervi oculomotorius u. abducens. – **A. umbilicalis:** der Nabelring; Faserring um den Nabel in der Linea alba. Nach der Geburt wird er bindegewebig durch die Nabelplatte verschlossen. S.a. ▸Amnion. E umbilical ring.

**An|urie:** fehlende oder auf maximal 100 ml/24 h verminderte Absonderung des Harns. E anuria, anuresis. – **A., echte:** A. infolge eines primären Nierenparenchymschadens mit sekundärem Tubulusschaden (renale A.) oder infolge Funktionsstörung oberhalb oder unterhalb des Nephrons (prärenale = extrarenale A. bzw. postrenale = subrenale A.); Erstere z.B. im Schock, bei Exsikkose oder reflektorisch, z.B. bei Retroperitonealhämatom; Letztere z.B. bei hoher, oberhalb der Blase erfolgender Harnsperre [Harnwegsverschluss]). S.a. ▸Oligurie, stumme ▸Niere. E true a. – **A., falsche,** Harnsperre: A. infolge Abflusshindernisses unterhalb des Ureters (z.B. bei Harnröhrenverschluss). E false a. – **A., physiologische:** beim Neugeborenen am 1. Tag vorhandene A. im Zusammenhang mit der postnatalen Adaptation der Nieren; bedarf keiner Therapie. E physiological a.

**Anus,** After, Proctos: vom Analring umgrenzter unterster Mastdarmabschnitt, also unteres, auf dem Damm mündendes Darmende. E anus. – **A. artificialis,** künstlicher After: s.u. ▸Anus praeter(naturalis). E artificial a. – **A. imperfo|ratus:** ▸Atresia ani (als A. co[o]pertus mit fistellosem Blindstumpf). E imperforate a. – **A. praeter(naturalis):** der sog. künstliche Darmausgang (Stoma), also ein chirurgisch angelegter Kunstafter (A. artificialis). Erfolgt als komplette Ausleitung des Dickdarms (s. a. ▸Kolostomie) oder – selten u. kurzzeitig – des Dünndarms (s. a. ▸Enterostomie) zur Körperoberfläche. Wird angelegt als **einläufiger A. pr.**, d. h. nur des proximalen (oralen) Darmendes, bzw. **doppelläufiger A. pr.** beider Schenkel der an die Bauchdecke herangezogenen Darmschlinge. Als präliminarer A. pr. wird er als entlastender bzw. die Darmentleerung sichernder Eingriff vor großen, wegen (Dick-)Darmunwegsamkeit nötigen Darmoperationen angelegt; die künstliche Darmöffnung wird nach Erfüllung ihres Zweckes wieder verschlossen (Rückverlagerung), oder sie bleibt als Dauerzustand erhalten (temporärer bzw. definitiver A. pr.). Je nach Ausleitungsort bzw. ausleitendem Darmbereich wird er bezeichnet als **A. pr. iliacus** (zwischen Nabel u. vorderem Teil des li. Beckenkamms), **A. pr. lumbalis** (über dem quadratischen Lendenmuskel), **A. pr. perinealis** (am Damm), **A. pr. sacralis** (im oberen Winkel der Afterwunde in der Kreuzbeingegend, z. B. nach einer Rektumexstirpation nach Kraske), **A. pr. sigmoideus** (sog. Sigma-Ausleitung), **A. pr. transversus** (am Colon transversum). Die Bildung erfolgt gelegentlich – am einläufigen After – unter Einscheidung mittels eines gestielten Bauchhautlappens (Goetze-After = **A. pr. peni-** oder **rostriformis**). S. a. ▸Stomatherapeut, ▸Stomaversorgung. E artificial a., preternatural a.

**Anwendung:** ▸Kneipp-Anwendung.

**An|xie|tas** *(latein.)*: Angst. E anxiety. – **A. tibiarum:** das »Syndrom der unruhigen Beine«, ▸Wittmaack-Ekbom-Syndrom. E restless legs.

**Anxioly|tica, -tika:** *Pharmazie* angstlösende Mittel, z. B. ▸Tranquilizer (v. a. ▸Benzodiazepine), ▸Neuroleptica, ▸Antidepressiva. E anxiolytics.

**Anzapf|syndrom:** Symptomatik durch Blutentzug (▸Steal-Effekt) infolge einer örtlichen Blutströmungsumkehr. E steal syndrome. **1)** Aorten-Anzapf-

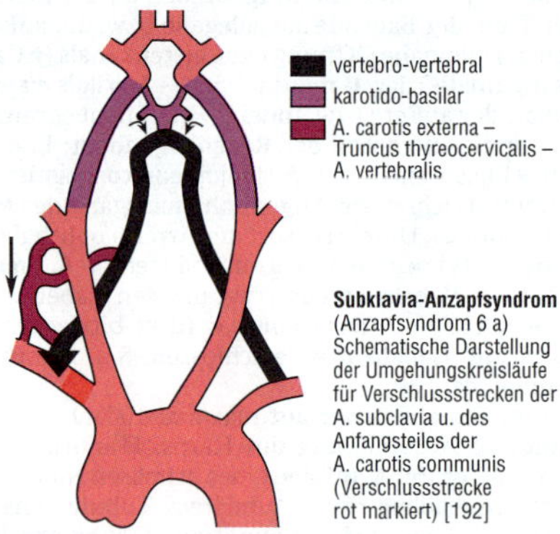


**Subklavia-Anzapfsyndrom** (Anzapfsyndrom 6 a) Schematische Darstellung der Umgehungskreisläufe für Verschlussstrecken der A. subclavia u. des Anfangsteiles der A. carotis communis (Verschlussstrecke rot markiert) [192]

**Anzapfsyndrom:** (Typ 6a). Schematische Darstellung der Umgehungskreisläufe für Verschlussstrecken der A. subclavia u. des Anfangsteiles der A. carotis communis (Verschlussstrecke rot markiert). [202]

syndrom: **a)** diastolisches Aorten-A.: bei angeborenen Shuntvitien, aber auch nach – wegen Herzfehlers (Blalock-Taussig-, Potts-Anastomose) – operativ angelegtem ▸Shunt, v. a. unter körperlicher Belastung auftretende Mangeldurchblutung des Gehirns als Folge des durch den Shunt erfolgenden vermehrten diastolischen Blutabflusses aus der Aorta. **b)** aortoiliakales Aorten-A., mesenteriales Entzugssyndrom: A. des Versorgungsgebietes der A. mesenterica inferior bei distalem Verschluss der Aorta oder A. iliaca communis über die Hämorrhoidalarterien (▸A. rectalis) zur Versorgung der unteren Extremität; beim Gehen verstärkt, dadurch vereinzelt ▸Angina abdominalis. **2)** Interhemisphären-A.: A. durch Blutentzug aus der Hirnhälfte der Gegenseite bei einseitiger Verlegung der Arteria carotis interna; es treten Hemiparesen, -spastik u. Sehstörungen auf. **3)** Pulmonalis-Subklavia-A.: Subklavia-A. (s. u. 6). **4)** Radialis-A.: Handischämie infolge Blutentzugs durch einen für die Hämodialyse angelegten Dauershunt am Unterarm. **5)** Renalis-A.: Symptome des Goldblatt-Syndroms infolge eines über Kollateralgefäße erfolgenden Blutentzugs seitens der Arteria hepatica communis aus der re. Nierenarterie bei Truncus-coeliacus-Verlegung. **6)** Subklavia-A.: **a)** Vertebralis-A.: (Reivich u. Mitarb. 1961) Mangeldurchblutung des Gehirns durch Blutentzug aus den Arteriae vertebralis u. basilaris zugunsten des Armes als Folge eines Verschlusses des Subklavia-Anfangsteils (Abb.), v. a. durch Arteriosklerose oder als Sonderform des ▸Aortenbogensyndroms; kann zu Schwindel, evtl. auch Seh-, Hör-, Gleichgewichtsstörungen, sensiblen u. motorischen Ausfallserscheinungen v. a. bei Armarbeit auf der betroffenen Seite führen (zusätzlich zu Ischämie-bedingten Armsymptomen). **b)** kongenitales Subklavia-A., Pulmonalis-Subklavia-Steal-Syndrom: Symptome des Vertebralis-A. bei Bestehen einer anomalen Verbindung zwischen der (meist li.) A. subclavia mit der A. pulmonalis mit nachfolgendem Blutabstrom aus der Subklavia in das Niederdrucksystem der Lungen u. sekundärem kompensatorischem Blutentzug aus dem Vertebralis-Basilaris-System der Gegenseite. E subclavian steel syndrome.

**anzeigepflichtige Krankheiten:** **1)** ▸meldepflichtige Krankheiten. **2)** ▸Geschlechts-, ▸Berufskrankheiten. E notifiable diseases.

**AO,** Abk. für **A**rbeitsgemeinschaft **O**steosynthese: Arbeitsgemeinschaft von Chirurgen u. Orthopäden, die eine Vervollkommnung u. Standardisierung der ▸Osteosynthese auf wissenschaftl. Basis zum Ziel haben. Inzwischen auch in anderen Ländern Arbeitsgruppen, die im Rahmen der AO-International bzw. ASIF (Association for the Study of Internal Fixation) zusammenarbeiten.

**Aorta:** die von der linken Herzhälfte abgehende Hauptschlagader als Stammgefäß des großen Kreislaufs; mit elastisch (durch entsprechenden Wandaufbau) bedingter Windkesselfunktion. Beginnt als **A. ascendens** (= Pars ascendens aortae; aufsteigender Teil) über der durch die Aortenklappe verschließbaren Öffnung (Ostium aortae) der linken Herzkammer; von diesem Teil gehen im ▸Bulbus aortae die Herzkranzgefäße (Aa. coronariae) ab. Es folgen der Aortenbogen (▸Arcus aortae; s. a. ▸Isthmus aortae, ▸Truncus brachiocephalicus, ▸Aortenbögen) u. der absteigende Teil (die **A. descendens** = Pars descendens aortae), u. zwar der Teil vom ▸Isthmus aortae bis zum Aortenschlitz des Zwerchfells als Brustaorta (**A. thoracica** = Pars thoracica aortae; mit Ästen für die Brustkorborgane u. mit hinteren Interkostalästen) u. nachfolgend als Bauchaorta (**A. abdominalis** = Pars abdominalis aortae; mit Ästen für Zwerchfellunterseite u. mit Truncus coeliacus u. den Mesenterial-, Nieren-, Nebennieren-, Eierstock- bzw. Hodenarterien sowie Bauchwandästen [Aa lumbales]; in der endständigen Aortengabel = Aortenbifurkation = Bifurcatio aortae teilt sie sich in die beiden Beckenarterien [▸Arteria iliaca communis] auf). E aorta (ascending; descending; thoracic; abdominal). – **A. du|plex:** *Pathologie* s. u. ▸Arcus aortae. – **A., reitende:** *Pathologie* die bei »hoher Rechtslage« (s. u. ▸Arcus aortae) über einem hohen Septumdefekt beginnende, aus beiden Herzkammern Blut erhaltende A. ascendens; z. B. bei Fallot-Tetralogie. E overriding a.

**Aorta-Iliaka-Entzugssyndrom:** ▸mesenteriales Entzugssyndrom.

**aor|tal:** die Aorta betreffend, von der Aorta aus. E aortic, aortal.

**Aorten|aneurysma:** ein Aneurysma verum oder Aneurysma dissecans der Aorta. Als **arteriosklerotisches** = **athero|sklerotisches A.** zu 95 % an der infrarenalen

Bauchaorta; als **luetisches = syphilitisches A.** zumeist in der Aorta ascendens als Folge einer Mesaortitis luetica. Als **A. dissecans** z.B. bei Medianecrosis aortae, ▸GSELL-ERDHEIM-Syndrom, ▸Atherosklerose, ▸MARFAN-Syndrom; meist in der Aorta ascendens beginnend, verschieden weit in die Peripherie reichend. ***Klassifik.:*** Einteilung abhängig von Ursprungsort u. Längsausdehnung nach DE BAKEY in Typ I–III. Angesichts der Ähnlichkeiten bezüglich Prognose u. Therapie werden neuerdings Typ I u. II meist zum proximalen (Ursprungs-)Typ A zusammengefasst u. dem distalen (Ursprungs-)Typ B (Typ III nach DE BAKEY) gegenübergestellt (Stanford-Klassifikation, s.a. Abb.). ***Diagn.:*** Nachweis der Dissektion früher bei 80 % erst bei der Autopsie, intravitaler Nachweis heute meist möglich mit transösophagealer ▸Ultraschall-Echokardiographie, ▸Kernspin(resonanz)tomographie u. ▸Computertomographie. ***Klinik:*** Symptome entstehen durch Druck auf die Nachbarorgane Schluckbeschwerden, Husten, Anisokorie, Rekurrenslähmung (»heisere Stimme«), Knochenusuren; ferner hörbares systolisches Schwirren, diastolischer Stoß, Aortengeräusch. Zeichen der ▸Aortenklappeninsuffizienz, Zeichen der Ischämie an den großen Aortenästen. ***Ther.:*** Wegen Rissgefahr (▸Aortenruptur) erfolgt außer eventueller ursächlicher medikamentöser Behandlung die Operation (Resektion mit Ersatzplastik). E aortic aneurysm.

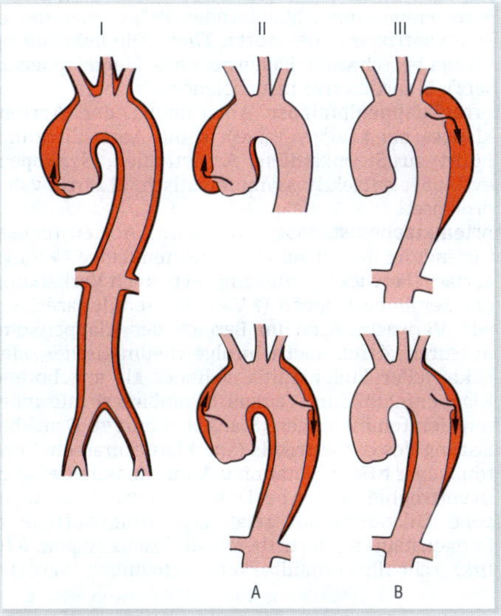


**Aortenaneurysma:** Einteilung akut dissezierender thorakaler Aortenaneurysmen nach DE BAKEY (Typ I–III) u. in der Stanford-Klassifikation (Typ A u. B). [28]

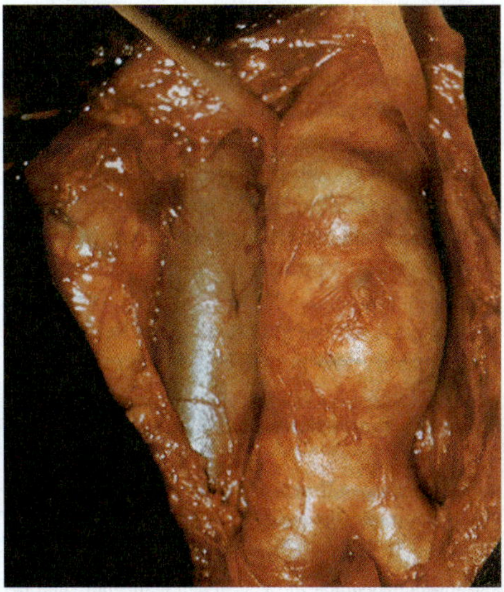

**Aortenaneurysma:** Operationssitus eines Bauchaortenaneurysmas. Links im Bild die V. cava inferior. [121]

**Aorten|anzapfsyndrom:** ▸Anzapfsyndrom (1).

**Aorten|arkade:** das ▸Ligamentum arcuatum medianum; überspannt die Aorta im Hiatus aorticus. – Angeborene zirkuläre Enge des Bandes bewirkt eine Minderdurchblutung der Baucheingeweide im Truncus-coeliacus-Gebiet (mit Angina abdominalis). E aortic arcade.

**Aorten|atresie:** s.u. ▸Linksherzhypoplasie-Syndrom.

**Aorten|bifurkations|syndrom:** das Krankheitsbild bei Verlegung der Endaufgabelung der ▸Aorta, z.B. bei ▸Sattelembolie, Arteriitis oder Atherosklerose mit Thrombosierung. ***Klinik:*** Sexualstörungen, Beinmuskulaturatrophie, Blässe der Beine, MARBURG-Zeichen, Beinschmerzen (Claudicatio intermittens). ***Ther.:*** operative Behandlung (Embolektomie bzw. Thrombendarteriektomie, Gefäßplastik). E aortic bifurcation syndrome.

**Aorten|bögen:** *Embryologie* im Anfang des embryonalen Kreislaufs beidseits je sechs, jeweils einem Schlundbogen zugeordnete Arterien (Arcus aortici I–VI). Entspringen der paarigen ventralen Aorta (Aufzweigungen des auf den Herzschlauch folgenden Truncus arteriosus, der vor seiner Aufzweigung als Aortenwurzel bezeichnet wird). Leiten das Blut um den Schlunddarm in die beiden dorsalen Aorten (aus denen durch Verschmelzung die definitive ▸Aorta descendens hervorgeht). Der 1., 2. u. 5. bilden sich zurück, der 3. u. kraniale Teile der dorsalen Aorten liefern die bds. A. carotis interna (die A. c. externa geht aus den ventralen Aorten hervor); der 4. Bogen liefert links den definitiven Aortenbogen, re. den Truncus brachiocephalicus samt Anfangsteil der re. A. subclavia; der 6. Bogen wird zum Truncus pulmonalis, li. zusätzlich zum Ductus arteriosus. E aortic arches.

**Aorten|bogen:** ▸Arcus aortae; s.a. ▸Aorta. E aortic arch.

**Aorten|bogen|anomalien:** Fehlbildungen des ▸Arcus aortae, z.B. die ▸Aortenringanomalie; s.a. ▸Arteria lusoria. E aortic arch anomalies.

**Aorten|bogen|syndrom,** pulseless disease: durch angeborene Fehlbildung oder z.B. ▸TAKAYASU-Krankheit, Arteriosklerose, Aortensyphilis, Endangiitis obliterans bedingte »Pulslos-Krankheit« durch Verschluss oder Teilverschluss eines oder mehrerer vom ▸Arcus aortae abgehender großer Kopf- u. Armgefäße. ***Klinik:*** typische Blutdruckdifferenz zwischen den oberen u. den unteren Gliedmaßen (Hypotonie oben, Hypertonie unten). Außerdem v.a. Folgen des zu niedrigen Blutdrucks in den entsprechenden Versorgungsbereichen, v.a. Kleinhirn- u. Halbseiten-Symptome, Synkopen, Sehstörungen (durch Ophthalmoangiopathie), Innenohrstörungen, Gesichtsatrophie u. Kaubeschwerden (Claudicatio masticatoria), trophische Störungen an den Händen. ***Ther.:*** Thrombendarteriektomie, Umgehungsanastomosen, rekonstruktive Plastik. E aortic arch syndrome, pulseless disease.

**Aorten|dehnungs|ton:** ein frühsystolischer, metallisch klingender Ton (»systolic click«), der durch den plötzlichen Einstrom des Blutes in die Aorta entsteht. Besonders deutlich zu hören bei Aortenklappen- u. Aortenisthmusstenose, Aorteninsuffizienz, Truncus arteriosus communis u. FALLOT-Tetralogie. Durch den A. kann eine Spaltung des 1. Herztons vorgetäuscht sein. Punctum maximum: Herzspitze, evtl. ERB-Punkt u. linker Sternalrand.

**Ao̩rten|dissektion:** s.u. ▸Aortenaneurysma. E dissection of the aorta.

**Ao̩rten|fenster:** bei der Röntgenuntersuchung das im 2. schrägen Durchmesser sichtbare, vom Aortenbogen umrahmte u. unten von der li. Lungenarterie begrenzte relativ helle Feld. S.a. ▸aortopulmonaler Septumdefekt (= Aortikopulmonalfenster). E aortic window.

**Ao̩rten|herz:** die typische Form des Herzens (= »Aortenkonfiguration«; sog. Enten-, Schuhform) bei Hypertrophie u. Dilatation des li. Ventrikels; mit kräftig gerundetem (»betontem«) li. unterem Herzbogen (evtl. auch mit Linksvergrößerung des Herzens) bei ausgeprägter Herztaille. S.a. ▸Herzfehler (dort Tab.). E aortic configuration.

**Ao̩rten|insuffizienz:** ▸Aortenklappeninsuffizienz.

**Aorten|i̩sthmus|stenose,** Coarctatio aortae i.e.S.: angeborene Verengung bis Atresie des ▸Isthmus aortae. **1) A., infantile,** prä- oder supraduktale A., Koarktation mit offenem Ductus arteriosus: A. mit Enge oberhalb des Ductus arteriosus; ist meist mit einer Herzfehlbildung kombiniert. Das venöse Blut erreicht – aus der Lungenarterie kommend – über den offenen Ductus die Aorta descendens (Rechts-links-Shunt). Es besteht eine dissoziierte ▸Zyanose (= Zyanose der unteren Körperhälfte); eine Blutdruckdifferenz zwischen oberer u. unterer Körperhälfte kann bestehen. **2) A., postduktale, A. infraduktale:** Koarktation mit geschlossenem Ductus arteriosus; A. mit Enge jenseits des Aortenisthmus, der allmählich zu Stauungsinsuffizienz führende »Erwachsenentyp der A.«, s.a. Abb. Folgen: eine – mit entsprechenden Symptomen einhergehende – Blutdruckerhöhung vor der Enge (in der Aorta thoracica u. im Gehirn) u. Blutdruckdifferenz zwischen oberer u. unterer Körperhälfte (mit Blutdruckminderung jenseits der Stenose), prästenotische Dilatation der Aorta mit Atherosklerose, Linksherzhypertrophie, Bildung eines Umgehungskreislaufs im Brustkorb- u. Bauchwandbereich (über die Arteriae thoracicae internae, intercostales, epigastricae) u. im Wirbelsäulen-Rückenmark-Bereich (die pulsierenden Gefäße verursachen örtliche Knochenabbauvorgänge = Knochenusuren), Femoralispulsverspätung. – s.a. ▸Aortenherz, ▸LIAN-Zeichen, ▸CRAFOORD (erstmal. Korrektur; 1944), ▸BLALOCK-Operation, ▸Pseudocoarctatio aortae. – **A., umgekehrte:** ▸Aortenbogensyndrom. E aortic isthmus stenosis (infantile; infra-, postductal; reversed).

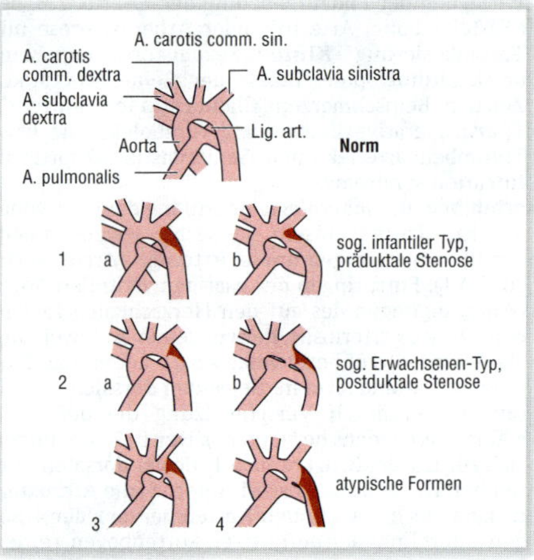


**Aortenisthmusstenose:** verschiedene Formen u. Typen; 1a) Isthmusstenose proximal vom Lig. arteriosum; 1b) präduktale Isthmusstenose; 2a) Isthmusstenose distal vom Lig. arteriosum; 2b) postduktale Isthmusstenose; 3) Isthmusstenose über der Duktuseinmündung mit Hypoplasie der A. subclavia sinistra; 4) ausgedehntere Aortenstenose distal vom Lig. arteriosum. [321]

**Ao̩rten|klappen|insuffizienz,** Aorteninsuffizienz: angeborene oder – meist – erworbene (endokarditische, syphilitische, rheumatische) Schlussunfähigkeit der Aortenklappe (▸Valva aortae) mit Blutrückstrom aus der Aorta in die linke Herzkammer u. mit entsprechender linksventrikulärer Volumenbelastung, gefolgt von exzentrischer Herzhypertrophie. ***Klinik:*** Herzklopfen, ▸Karotidenhüpfen (MUSSET-Zeichen) u. Pulsus celer et altus, sichtbarer Kapillarpuls, hohe Blutdruckamplitude mit niedrigem diastolischem Wert, HILL-Zeichen, ▸TRAUBE-Doppelton, ▸DUROZIEZ-Doppelgeräusch, hyperaktiver Spitzenstoß, weiches »Sofort-Diastolikum« (maximal über dem 3. ICR links), evtl. ein ▸FLINT-Geräusch. Bis zum Eintreten der Links- u. der sekundären Rechtsherzinsuffizienz besteht allgemein gute Leistungsfähigkeit. ***Diagn.:*** EKG linkstypisch; Röntgenbild: ▸Aortenherz mit schleudernden Pulsationen des li. Herzventrikels u. der Aorta. ***Ther.:*** Die Behandlung erfolgt bei schweren Fällen operativ (Herzklappenersatz). E aortic valve insufficiency.

**Ao̩rten|klappen|prolaps:** Ausstülpung der Aortenklappe (bei ▸floppy valve) in die Aortenlichtung. Führt zu Stenokardien, Arrhythmien, Synkopen; evtl. aber subjektiv asymptomatisch. E aortic valve prolapse.

**Ao̩rten|klappen|stenose,** valvuläre Aortenstenose: Verengung der Öffnung der Aortenklappe (▸Valva aortae). ***Formen:*** Verdickung, evtl. auch Verkalkung der Semilunarklappen (▸Valvulae semilunares) sowie Verwachsungen im Bereich der Klappenkommissuren. ***Ätiol.:*** meist infolge rheumatischer oder bakterieller Endokarditis, seltener als angeborene Klappenfehlbildung (zumeist kombiniert mit anderen Herzfehlbildungen) S.a. Abb. Führt zu Druckbelastung des li. Ventrikels (s.a. ▸Druckgradient) mit tonogener ▸Herzdilatation u. konzentrischer ▸Herzhypertrophie, auf die bei Dekompensation eine myogene Dilatation mit relativer Mitralinsuffizienz, Lungenstauung, Rechtsherzinsuffizienz folgen. ***Klinik:*** schnelle Ermüdbarkeit, Schwindel, kardiale

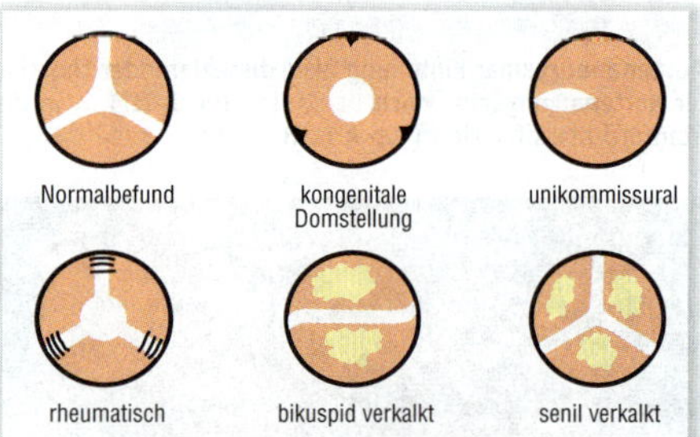


**Aortenklappenstenose:** schematische Darstellungen verschiedener Formen von Aortenklappenstenosen unterschiedlicher Ätiologie. Bei der kongenitalen Form sind die Kommissuren fusioniert, woraus eine Domstellung der Klappe resultiert, oder es liegt nur eine Kommissur mit einem exzentrischen Restlumen vor. Bei der rheumatischen Aortenstenose kommt es überwiegend zur Verschmelzung der Kommissuren mit Öffnungsbehinderung u. sekundärer Verkalkung. Bei der bikuspid veränderten Aortenklappe u. bei der degenerativen Aortenklappenstenose liegen die Kalkablagerungen überwiegend in den Klappentaschen bei noch erhaltenen Kommissuren. Im unteren Bildabschnitt sind Mischformen dargestellt. [88]

▶Synkopen nach Belastung, Angina pectoris. Objektive Symptome: systolisches Schwirren (zu den Karotiden fortgeleitet), mittel- bis spätsystolisches Austreibungsgeräusch (Punctum maximum im 2. ICR rechts, fortgeleitet in die Karotiden; Phonokardiogramm: »Spindelgeräusch« = Rhombusform mit Crescendo-Decrescendo-Charakteristik), evtl. abgeschwächter 1. Aortenton, abgeschwächter bis fehlender 2. Aortenton u. umgekehrte Spaltung des 2. Tones, oft auch ein Aortendehnungston; ferner hebender Spitzenstoß, Pulsus parvus et tardus, kleine Blutdruckamplitude; EKG: Linksbelastung u. Reizleitungsstörung; Röntgenbild: ▶Aortenherz ohne Verbreiterung, häufig mit poststenotischer Dilatation der Aorta ascendens. ***Ther.:*** Die Behandlung – soweit nicht symptomatisch – erfolgt operativ durch Kommissurotomie, Klappendébridement, Klappenersatz (STARR-, EDWARDS-, CUTTER-Klappe). S.a. ▶Aortenstenose. E aortic valve stenosis.

**Aorten|knopf:** *Röntgenologie* der obere linke Bogen der Herzgefäßfigur (▶Herzsilhouette) im a.p. Röntgenbild als verkürzte Projektion des Aortenbogens. E aortic knob.

**Aorten|konfiguration:** *Röntgenologie* ▶Aortenherz. E aortic configuration.

**Aorten|punktion:** die in Lokalanästhesie oder – besser – in Allgemeinbetäubung erfolgende Einführung einer Punktionskanüle in die Aorta, v.a. für die ▶Aortographie, v.a. lumbal ober- oder unterhalb des Abgangs der Nierenarterien. Als hohe = subdiaphragmale lumbale A. in Höhe Th XI/XII, als tiefe lumbale A. (= typische A.) in Höhe L II/III; Punktion der Brustaorta (vom Jugulum oder 2. ICR li. aus oder durch den Ösophagus) birgt größeres Risiko, heute (fast) vollständig verlassen. E aortic puncture.

**Aorten|ring|anomalien:** Aortenbogenanomalien mit Bildung eines Gefäßringes, z.B. als ▶Arcus aortae dexter circumflexus. Folge anomaler Entwicklung von Herz u. ▶Aortenbögen. E aortic ring anomalies.

**Aorten|ruptur:** der fast stets tödliche Einriss der – vorgeschädigten – Aortenwand infolge plötzlichen Blutdruckanstiegs, z.B. bei Aortensklerose, -aneurysma, bei (Verkehrs-)Unfällen (Dezelerationstrauma). S.a. ▶GSELL-ERDHEIM-Syndrom. E aortic rupture.

**Aorten|sklerose:** Arteriosklerose der Aorta (v.a. der Brustaorta). Bei Lokalisation in Herznähe evtl. mit sekundärem Aortenklappenfehler, Koronarinsuffizienz, Aneurysmabildung. ***Klink:*** raues systolisches Geräusch, Elastizitätshochdruck; Gefahr der ▶Aortenruptur. E aortic sclerosis.

**Aorten|stenose:** die angeborene oder erworbene Verengung der Aorta bzw. der Aortenklappe (= **A., valvuläre,** ▶Aortenklappenstenose); i.e.S. die supravalvuläre A. E aortic stenosis, aortostenosis. – **A., kongenitale, Coarctatio aortae:** zu 98 % Lokalisation am Isthmus aortae (▶Aortenisthmusstenose), selten aber auch im Bereich des Aortenbogens (dort meist zwischen dem Abgang der linken Arteria carotis communis u. der Arteria subclavia) als Arcusstenose, dicht oberhalb des Durchtrittes durch das Zwerchfell als Deszendensstenose oder als Coarctatio aortae abdominalis (= abdominelle A.) suprarenal, interrenal oder infrarenal gelegen. ***Klinik:*** Blutdruckdifferenz zwischen den oberen u. unteren Extremitäten, evtl. auch Durchblutungsstörungen der infrastenotischen Bereiche. E congenital abdominal a.st. – **A., infravalvuläre, subvalvuläre A.,** Konusstenose: Enge der Ausflussbahn der linken Herzkammer infolge – meist ringförmiger – fibrös-muskulärer Endokardleisten; als angeborene Form die sog. idiopathische hypertroph. subaortale Stenose (▶Subaortenstenose) mit Symptomen wie bei der valvulären A., evtl. aber ohne poststenotische Dilatation der Aorta ascendens u. ohne Aortendehnungston. E subvalvular a.st. – **A., supravalvuläre:** als Aortenstenose i.e.S. die Aortenverengung dicht oberhalb der Aortenklappe (v.a. als ringförmige Enge am oberen Rand des Sinus Valsalvae). Die Symptome ähneln denen der Aortenklappenstenose, jedoch ist der 2. Aortenton betont. Die Enge kann durch Längsinzision u. Patch-Plastik behoben werden. – Diese Form kommt auch familiär vor, kombiniert mit idiopathischer infantiler Hyperkalzämie u. multiplen Fehlbildungen (▶WILLIAMS-BEUREN-Syndrom). E supravalvular a.st.

**Aorten|syphilis:** die Mesaortitis syphilitica als im Stadium III der Syphilis auftretende, von der Adventitia zur Media fortschreitende Folge der oft lange latenten spezifischen Entzündung; meist scharf begrenzt (Aorta ascendens in Klappennähe, Aortenbogen, Diaphragma- u. Nierenarterienbereich); führt zu Entwicklung miliarer Gummen, Nekrosen, Schwielen, später zu ▶Aortenaneurysma, Aortenklappen- u. Koronarinsuffizienz, evtl. zu Myokardinfarkt. E aortic lues.

**Aorten|ton,** Abk. A: Herztöne seitens der Aortenklappe; der erste ($A_1$), als Klappenöffnungston (allg. nur im Phonokardiogramm nachweisbar); der zweite ($A_2$) durch Schluss der Aortenklappe u. als Teil des 2. Herztones (zus. mit $P_2$). Punctum maximum ist der 2. ICR links. E aortic component of second heart sound.

**Aorten|vitium:** Aortenklappenfehler (▶Aortenklappeninsuffizienz, ▶Aortenklappenstenose). – **A., kombiniertes:** A. mit Verengung u. zugleich Schlussunfähigkeit der Aortenklappe.

**Aortiko|pulmonal|fenster:** ▶aortopulmonaler Septumdefekt.

**Aortitis:** Entzündung der Aortenwand; unspezifisch v.a. als **A. rheumatica** (meist der Bauchaorta) bei akuten oder chronischen Rheumaformen; spezifisch als **A. syphilitica** (▶Aortensyphilis) oder – selten – als **A. tuberculosa** (hämatogen entstehend über die ▶Vasa vasorum bei Miliartuberkulose). E aortitis.

**aorto|femoraler Bypass:** operative Verbindung der Schenkelarterien mit dem infrarenalen Bauchaortenteil über eine Gefäßprothese bei hochgradiger Enge der unteren Bauchaorta u. der Femoralarterien infolge Arteriosklerose. E aortofemoral bypass.

**Aorto|graphie:** *Röntgenologie* Kontrastdarstellung der Aorta u. ihrer Äste unter Einbringen des positiven Kontrastmittels zur Erfassung von Form, Lage, Wandveränderungen; erfolgt mittels ▶Aortenpunktion (= **direkte A.**) oder durch Aortenkatheterismus von der Peripherie her (= **indirekte A.**), am ungefährlichsten als perkutane **retrograde A.** von der Arteria femoralis aus nach der ▶SELDINGER-Technik (evtl. mit Sondierung bestimmter Äste = »**selektive A.**«, z.B. als ▶Etagenaortographie). – Intravenös mittels »DSA« (▶Subtraktionsmethode). E aortography.

**aorto|koronarer Venen-Bypass,** Abk. ACVB: koronarchirurgische Überbrückung einer koronaren Gefäßverengung bzw. eines Verschlusses durch Interposition eines homologen Venenstückes zwischen Aorta ascendens u. dem distalen Koronarsegment; s.a. ▶Koronarchirurgie. E aortocoronary (venous) bypass.

**aorto|pulmonaler Septumdefekt,** Aortikopulmonalfenster, -fistel, Aortenseptumdefekt: meist angeborene Lücke im Septum aorticopulmonale mit Hämodynamik wie bei persistierendem Ductus Botalli. Operativ korrigierbar. S.a. ▶Truncus arteriosus communis (2). E aortopulmonary septal defect.

**AOS,** Abk. für **A**rbeitsgemeinschaft **O**steo**s**ynthese: ▶AO.

**AP:** Abk. für **a**lkalische ▶**P**hosphatase.

**a.p.: 1)** *Geburtshilfe* Abk. für **a**nte **p**artum (= vor der Geburt). **2)** *Röntgenologie* Abk. für **a**nterior-**p**osterior.

**Apalcillin:** ein obsoletes Acylaminopenicillin (Breitspektrumpenicillin); ***Anw.*** v.a. bei nosokomialen Infektionen.

**apallisches Syndrom:** *Neurologie* Zustand bei Funktionsausfall des Palliums (Neocortex) durch Panenzephalitis, fortgeschrittene Gefäßsklerose, Unfall, Hypoxie z.B. nach Reanimation etc. (s.a. ▶Dezerebration). ***Klinik:*** Fehlen jeglicher Ansprechbarkeit, von gerichteter Aufmerksamkeitslenkung, von Spontaneität u. von Reizbeantwortung (gelegentlich – als Zeichen der Weckreaktion – jedoch Öffnen der Lider oder EEG-Reaktionen [s.a. ▸evozierte Potentiale] vorkommend in Beantwortung von Reizen, jedoch stets ohne Hinweis auf kognitive Verarbeitung [Apperzeption]; s.a. akinetischer ▸Mutismus); Hirnstammfunktionen (vegetative Funktionen) sind jedoch erhalten, so die Spontanatmung u. entsprechende Reflexe (z.B. evtl. auch die Pupillenreflexe); ferner bestehen Akinesie (Dezerebrationsstarre) mit extrapyramidaler Motorik, Wiederauftreten phylogenetisch alter Reflexe (z.B. Greif- u. Saugreflex). S.a. ▸Locked-in-Syndrom. E apallic syndrome.

**apan|kreatisch:** bei fehlendem Pankreas; z.B. a. Diabetes mellitus nach Pankreatektomie. E apancreatic.

**Apa|thie:** dauernde oder vorübergehende Teilnahmslosigkeit, mangelnde Gefühlsansprechbarkeit. E apathy.

**Apathie|syndrom:** *Psychologie* Antriebsmangel, geistige Verlangsamung, evtl. Muskelstarre u. Haltungsstereotypien infolge Schädigung der hinteren Stirnhirnteile u. des Hirnstammes (im Bereich des III. Ventrikels). – Beim Neugeborenen als Reaktivitätsminderung infolge schweren Hirnschadens nach Drogenabusus der Mutter, nach Asphyxie, Kernikterus etc. ***Klinik:*** gekennzeichnet durch trägen Lidschluss nach akustischem oder optischem Reiz, durch Saug- u. Schreischwäche, Hypokinese, Muskelhypotonie, Fehlen oder rasche Erschöpfbarkeit des MORO-, Schreit- u. Suchreflexes. E apathy syndrome.

**Apa|tit:** Fluor-haltiges Phosphatmineral; s.a. ▸Hydroxylapatit. E apatite.

**APC: 1)** Abk. für **a**ktiviertes ▸**P**rotein **C**, **2)** Abk. für **a**ntigen**p**räsentierende Zelle (engl. = **c**ell).

**APC-Gen:** ▸Tumorsuppressorgen; ist assoziiert mit **a**denomatöser **P**oliposis **c**oli (▸Adenomatosis coli).

**APC-Viren,** Abk. für **A**denoidal-**P**haryngeal-**C**onjunctival-Viren: ▸Adenoviren. E APC-viruses.

**APECED,** Abk. für **A**utoimmunes-**P**olyendokrinopathie-**C**andidiasis-**E**ktodermales-**D**ystrophie-Syndrom: ▸polyglanduläres Autoimmunsyndrom Typ I.

**Apek|tomie:** ▸Apikoektomie. E apicectomy.

**Aperistal|sis, -tik:** Peristaltikmangel (oder -schwäche) infolge Schädigung oder Fehlens der intramuralen Ganglien des betreffenden Hohlorgans, z.B. des Darmes (bei paralytischem Ileus bzw. aganglionärem ▸Megakolon), der Speiseröhre (**A. oesophagi** = »kardianahe Achalasie«, ▸Kardiaachalasie), des Harnleiters (▸Megaureter). E aperistalsis.

**Apert-Syndrom** (EUGÈNE A., 1868–1940, Kinderarzt, Paris): ▸Akrozephalosyndaktylie (1). E Apert's syndrome.

**Aper|tur: 1)** *Physik* die (Blenden-)Öffnung eines optischen Systems, errechnet als Sinus des Winkels zwischen einer Mantellinie des einfallenden Lichtkegels u. der Kegelachse (= halber Öffnungswinkel). **2)** *Anatomie* ▸Apertura. E aperture.

**Aper|tu|ra:** die Öffnung eines Körperhohlraums. E aperture. – **A. lateralis ventriculi quarti,** Foramen Luschkae: beidseitige seitliche Öffnung des IV. Hirnventrikels. Stellt mit der **A. mediana ventriculi quarti,** dem unpaaren Foramen Magendii (im hinteren Dachteil des IV. Ventrikels) die Verbindung des Ventrikelsystems mit dem Subarachnoidalraum her, d.h. mit der Cisterna pontis bzw. cerebellomedullaris. – **A. pelvis (minoris) inferior u. superior:** der ▸Beckenausgang bzw. -eingang (des kleinen Beckens). – **A. piriformis:** die äußere Öffnung der knöchernen Nase zwischen den beiden Stirnfortsätzen u. den Nasenbeinen. – **A. sinus frontalis:** die Stirnhöhlenöffnung zum mittleren Nasengang. – **A. sinus sphenoidalis:** die Keilbeinhöhlenöffnung in den Recessus spheno-ethmoidalis (bzw. am hinteren Ende der oberen Muschel). – **A. thoracis inferior u. superior:** die untere bzw. obere Brustkorböffnung; die untere begrenzt vom Schwertfortsatz des Brustbeins, den Rippenbögen u. dem 12. Brustwirbel (die als Zwerchfellursprungsorte dienen), die obere vom oberen Brustbeinende (Manubrium sterni), den ersten Rippen u. dem 1. Brustwirbel (wird von den Pleurakuppen überragt).

**aper|tus** *(latein.):* offen. E open.

**Apex** *(latein.):* Kuppe, Spitze. E apex. – **A. cordis:** die – runde – Herzspitze, gebildet von der linken Kammer. E a. of heart, cardiac a. – **A. par|tis pe|tro|sae:** die Felsenbeinspitze. – **A. pulmonis:** die das Schlüsselbein überragende Lungenspitze. E a. of lung, pulmonary a. – **A. radicis dentis:** die Zahnwurzelspitze (mit ihrem Foramen apicale). E root a.

**Apex|kardio|gramm,** Abk. APK: das über der Herzspitze »geschriebene« ▸Mechanokardiogramm. E apexcardiogramm, Abk. APC.

**Apfelschalen-Syndrom:** autosomal-rezessiv erbliche Jejunalatresie (mit apfelschalenartiger Spiralisierung) u. Mesenterialagenesie. E apple peel syndrome.

**Apfelsinen|haut:** orangenschalenähnliche Hautstrukturierung durch Poreneinziehung infolge Lymphstauung. Vork. bei PAGET-Krebs u. Mammakarzinom (Abb.). S.a. ▸Orangenhaut... E peau d'orange, orange peel skin.

**Apgar-Index** (VIRGINIA A., amerikan. Anästhesistin): (1953) Punktesystem zur Vitalitätsbeurteilung des Neugeborenen anhand bestimmter Befunde (Sche-

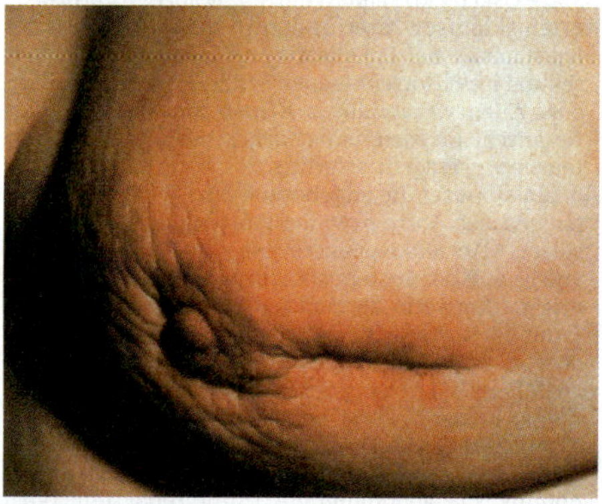

**Apfelsinenhaut.** [460]

| Bewertung (nach 60 Sekunden): | | 0 | 1 | 2 |
|---|---|---|---|---|
| Herzschlag | ......... | fehlt | unter 100 | über 100 |
| Atmung | ......... | fehlt | langsam, unregelmäßig | gut (Schreien) |
| Muskeltonus | ......... | schlaff | Extremitätentonus | aktive Bewegung |
| Reflexe (Reaktion auf Nasenkatheter) | ......... | keine | Grimassieren | Husten oder Niesen |
| Hautfarbe | ......... | blass | Rumpf rosig, Akren zyanotisch | rosig |
| APGAR-Index: | ______ | (Gesamtpunktzahl: normal: 8–10) | | |

**Apgar-Index.**

ma) 1, 5 u. 10 Min. nach beendeter Geburt. E Apgar score.

**APh:** Abk. für alkalische ▸Phosphatase.

**Aphalgie:** die Unfähigkeit zu essen oder zu schlucken; als psychogenes Phänomen. Auch bei Schlingkrämpfen u. Schmerzhaftigkeit des Kauens (= **Aphagia algera**; z.B. bei Trigeminus-, Glossopharyngeus-Neuralgie). E aphagia, dysphagia.

**Aphalkie:** das Fehlen der Augenlinse, u. zwar angeboren (bei Augenfehlbildungen), unfallbedingt oder nach Star-Operation. ***Klinik:*** tiefe vordere Augenkammer, Irisschlottern, tiefschwarze Pupille (jedoch nicht bei Nachstar), Weitsichtigkeit (»Aphakenhyperopie«; beträgt 10–11 dpt). Gefahr der Netzhautablösung (Aphakie-Amotio), v.a. bei postoperativer Glaskörperverflüssigung, -schrumpfung. ***Ther.:*** Korrektur durch Kontaktlinse, Starglas (wenn beidseits) oder Implantation einer künstlichen Linse (mit Abstützung im Kammerwinkel oder an Iris fixiert). E aphakia.

**Aphanilptera,** Siphonlaptera: die Ordnung »Flöhe«; als Blut saugende Ektoparasiten (z.B. Pulex irritans, Ctenocephalides) sind sie z.T. wichtige Krankheitserreger (z.B. einer ▸Purpura pulicosa) u. -überträger (z.B. der Pest, des Fleckfiebers).

**Aphalsia, -sie,** Aphemie: *Neurologie* jede nicht durch eine Störung der Sprachlautbildung (▸Artikulation) bedingte Sprachstörung (d.h. als Störung der erworbenen Sprache); eine sog. Hirnwerkzeugstörung, beruhend auf einer Herdschädigung in der dominanten Großhirnhemisphäre (v.a. der Präzentral-, Schläfen-, Inselregion). E aphasia. – **A., amneslitische,** transkortikale motorische A.: »Wortvergessenheit«; Wortfindungsstörung bei erhaltenem Begriffs- u. Sprachverständnis u. bei intakter Spontansprache. Nicht erinnerliche Namen u. Wörter werden – auch beim Schreiben – umschrieben (»Ersatzstrategie«). ***Ätiol.:*** angedeutet bei Ermüdung u. Aufregung, ständig ausgeprägt bei Herden im unteren Scheitellappen, z.B. bei progressiver Paralyse, Hirnsklerose, seniler Demenz. E amnes(t)ic a. – **A., globale:** A. als Sprachbeschränkung auf Lautautomatismen; bei Störung der gesamten Sprachregion des Gehirns, z.B. bei Apoplexie. E global a. – **A., kortikale: 1) A., kortikale motorische,** BROCA-Aphasie: Sprachversagen infolge Schädigung des motorischen Sprachzentrums; Spontansprache, Reihen- u. Nachsprechen sind aufgehoben; das Sprachverständnis ist gestört wegen Störung der »inneren Sprache«. E cortical motor a. **2) A., kortikale sensorische,** BASTIAN-WERNICKE-KUSSMAUL-Aphasie: Beeinträchtigung der »inneren Sprache«, des Leseverständnisses u. des Schreibens mit Unfähigkeit zum Nachsprechen; Verlust der Kontrolle der Spontansprache u. des Redeflusses, Sprachstörung in Form literaler, syllabärer u. verbaler ▸Paraphasien; bei Schädigung im sensorischen Sprachzentrum. E cortical sensory a. – **A., subkortikale: 1) A., subkortikale motorische:** »reine Wortstummheit« bei erhaltener »innerer Sprache«; Wörter können nicht gesprochen werden (= Apraxie der Sprachhandlung), jedoch können Klopfzeichen für Silbenzahl u. Betonung gegeben werden (= ▸DÉJERINE-Phänomen); der Herd liegt subkortikal im BROCA-Sprachzentrum. E subcortical motor a. **2) A., subkortikale sensorische:** »reine ▸Worttaubheit« als ▸Agnosie für Sprachlaute; bei intakter »innerer Sprache« sind Lesen u. Spontanschreiben möglich; der Krankheitsherd liegt subkortikal im sensorischen Sprachzentrum. E subcortical sensory a. – **A., transkortikale:** die sog. LICHTHEIM-Formen der sensorischen bzw. motorischen A. bei Schädigung zentraler Bahnen; s.a. ▸Aphasie, amnestische. E transcortical a.

**Aphemie:** ▸Aphasie. E aphemia.

**Apherese:** gezielte Entfernung bestimmter Bestandteile aus dem Blut, z.B. des Plasmas (▸Plasmapherese). E apheresis.

**Apholnie,** Stimmlosigkeit: Stimmstörung mit völlig tonloser Stimme, bei der die sonst bei der Phonation geschlossene Stimmritze offen bleibt. ***Ätiol.:*** Folge von Tumoren, Stimmlippenknötchen (▸Noduli vocalis) oder ▸Dysphonie der Sprechorgane; als funktionelle Störung plötzlich u. ohne organische Ursache eintretend, z.B. bei heftiger Emotion oder in Konfliktsituationen. Auch als »Ermüdungskatarrh« bei Rednern (»**Aphonia clericorum**«). S.a. ▸Aphthongie, ▸Apsithyrie. E aphonia.

**Aphralsie,** Alogie: die Unfähigkeit, richtige Sätze zu bilden, z.B. im Rückbildungsstadium einer motorischen Aphasie oder als Psychose-Symptom (= **Aphrasia paranoica**). E aphrasia.

**Aphroldilsialka:** Mittel zur Anregung u. Stärkung des Geschlechtstriebs u. der Potenz. E aphrodisiacs.

**Aphlthe:** entzündliche Schleimhautveränderung im Mund (Abb.), evtl. auch an den äußeren Geschlechtsorganen oder im Verdauungstrakt. Schmerzhafte, bis linsengroße, rundliche, gerötete, ödematöse oder infiltrative Herde mit fest haftendem fibrinösem Belag (Pseudomembranen) u. zentralem Defekt (Erosion). Zahlreiches Auftreten als Begleitsymptom von Allgemeinerkrankungen (Aphthosis; z.B. bei Viruskrankheiten; s.a. ▸Aphthoid) oder aber solitär, z.B. metastatisch bei bestimmten Infektionskrankheiten (Typhus u.a.) sowie als habituelle nichtinfektiöse A. (chronisch rezidivierend) bei Verdauungsstörungen (Hinweis auf CROHN-Krankheit) oder Menstruationsstörungen. Treten auch auf als Symptom bei ▸BEHÇET-Krankheit. E aphtha, aphthous ulcer. – **A. Riga(-Fede),** Stomatitis aphthosa: ▸Stomatitis herpetica.

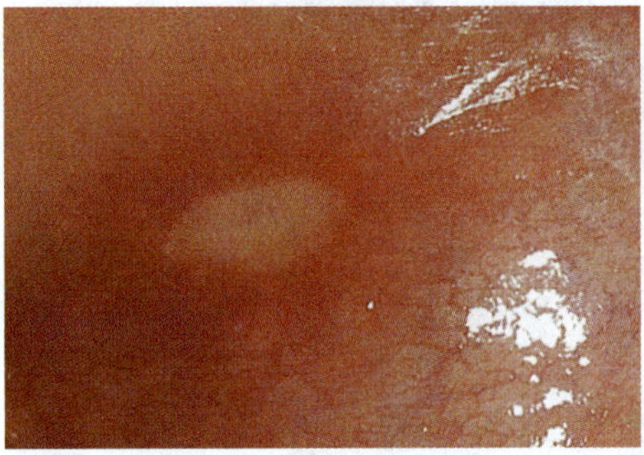

**Aphthe.** [411]

**Aphtholid Pospischill-Feyrter,** aphthoide Polypathie: die unter Bildung von ▸Aphthen ablaufende Schwerstform der ▸Stomatitis herpetica, z.B. nach Keuchhusten; mit Ausbreitung der Munderkrankung auf Schlund, Kehlkopf, Speiseröhre, evtl. auch auf die Geschlechtsorgane (= **vagantes A.**). E aphthoid.

**Aphthonlgie:** Sprachbehinderung durch – tonische oder klonische – Verkrampfung der Zungen- (u. Schlund)muskulatur; z.B. bei Chorea HUNTINGTON, psychischer Störung. E aphthongia.

**Aphltholsis:** s.u. ▸Aphthe. E aphthosis.

**Aphltholvirus:** Gattung der Familie Picornaviridae, umfasst die MKS(= Maul- u. Klauenseuche)-Virustypen A, O u. C, SAT 1, 2 u. 3 u. Asia 1 mit über 50 serologisch nachweisbaren Subtypen.

**Apilciltis,** Apizitis: Entzündung einer Organspitze, z.B. der Felsenbeinspitze (Pyramidenzellen) = Petroapicitis. – s.a. ▸apikal. E apicitis.

**apikal,** apicalis: an der Spitze (▸Apex) eines Organs. E apical. – **a. Granulom:** Wurzelspitzengranulom. E a. granuloma. – **a. Infarkt:** Myokardinfarkt vorn im Bereich der Herzspitze; mit Infarktzeichen in den EKG-Ableitungen II, $V_6$. E a. infarction. – **a. Thorax-Syndrom:** s.u. ▸PANCOAST-Tumor.

**Apik(o)lekltolmie:** operative Entfernung einer Organspitze (»Apex«), z.B. *dent* als Wurzelspitzenresektion (= Apikotomie). E apicoectomy.

**Apiko|lyse: 1)** *Chirurgie* die operative Auslösung der Lungenspitze einschließlich des weichen Thoraxdaches aus örtlichen Pleuraverwachsungen; evtl. mit Rippenresektion; z.B. als ▸Pneumolyse, SEMB-Operation. **2)** Thorakokaustik zur Durchtrennung von Verwachsungssträngen der Lungenspitze. E apicolysis.

**Apiko|tomie:** ▸Apikoektomie. E apicotomy.

**Apinealismus:** ▸MARBURG-Syndrom. E apinealism.

**APL,** akute Promyelozytenleukämie: s.u. akute ▸Leukämie.

**Aplanatio:** *Optik* ▸Applanatio.

**Apla|sia, -sie:** das Ausbleiben der Entwicklung eines Körperteils aus der embryonalen Organanlage; s.a. ▸Agenesie. E aplasia. – **A. corporis callosi:** ▸Balkenmangel. – **A. cutis congenita:** angeborener Hautmangel, u. zwar umschrieben im Kopfbereich (durch amniotische Verwachsung, intrauterine Drucknekrose?) oder allgemein (als seltene Anlageanomalie). Als Hautersatz besteht eine transparente Membran mit bläulich-rot durchschimmernden Gefäßen u. tieferen Geweben. – **A., germinale:** ▸CASTILLO-Syndrom. – **A. monili|formis:** *Dermatologie* ▸Pili moniliformes. – **A. nu|clea|ris infantilis:** infantiler ▸Kernschwund. E infantile nuclear a., Möbius syndrome.

**aplas|tisch:** nicht bildend, nicht gebildet (▸Aplasie); z.B. *hämat* a. ▸Anämie (evtl. mit a. Krise), a. Syndrom (▸Panmyelophthise). E aplastic.

**Apley-Grinding-Test:** Test zur Unterscheidung von Meniskus- u. Seitenbandverletzungen. Der Unterschenkel wird in Bauchlage u. unter 90°-Beugung des Knies unter passiver Rotation gegen die Femurkondylen gedrückt. Schmerzen im Gelenkspalt deuten auf eine Verletzung des Meniskus hin (Abb.).

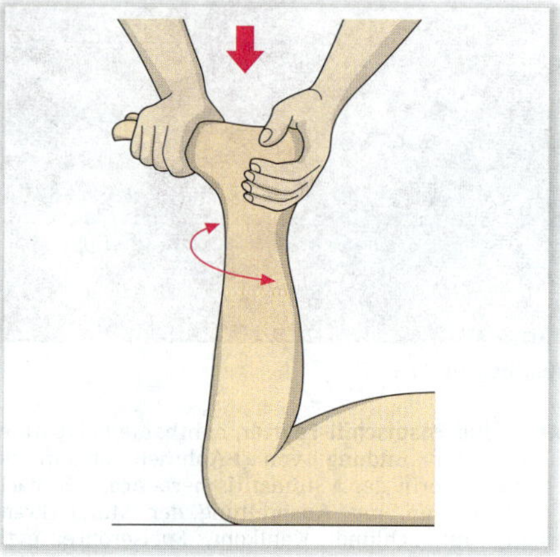

**Apley-Grinding-Test.** [39]

**APMPPE,** Abk. für **a**kute **p**osteriore **m**ultifokale **p**lakoide **P**igment**e**pitheliopathie: plötzliche Sehverschlechterung mit multiplen weiß-gelblichen Veränderungen des Pigmentepithels. Tritt oft beidseitig auf, zumeist spontane Rückbildung innerhalb von Wochen. Ursache unbekannt. E acute posterior multifocal placoid pigment epitheliopathy.

**APNB** *(engl.)* Abk. für **a**lternating **p**ositive-**n**egative pressure **b**reathing: *Anästhesiologie* ▸Wechseldruckbeatmung.

**Apneu|ma|to|sis:** ▸Atelektase. – s.a. ▸Pneumatisation. E apneumatosis, congenital atelectasis.

**Apnoe:** Atemstillstand infolge Lähmung oder Unreife des Atemzentrums, z.B. bei Verletzungsschaden des Hirnstammes, im toxischen Stadium einer Inhalationsnarkose bzw. beim Frühgeborenen (s.a. ▸Asphyxie). Ferner bei Hypokapnie (d.h. bei $CO_2$- u. damit Reizmangel, z.B. als **apnoische Pause** nach Hyperventilation) u. bei Atemmuskulaturlähmung (durch Curare; bei Poliomyelitis). E apnea.

**apno|isch:** durch ▸Apnoe bedingt; auf A. bezüglich. E apneic.

**Apo:** s.u. ▸Apolipoproteine.

**apo...:** Präfix »ab«, »weg«, »los«, »zurück«.

**Apo|chro|mat:** *Optik* von chromatischer Aberration (Farbfehler) weitgehend freies optisches Linsensystem; s.a. ▸achromatisches Linsensystem. E apochromatic objective.

**Apo|die:** angeborenes Fehlen oder rudimentäre Entwicklung der Füße (bzw. Beine = Aknemie); s.a. ▸Hemi-, ▸Phokomelie. E apodia, apody.

**Apo|enzym:** der Proteinanteil eines ▸Enzyms (v. EULER; ADLER 1935: Apoenzym + Coenzym = ▸Holoenzym). E apoenzyme.

**Apo|ery|the|in:** ▸Intrinsic-Faktor.

**Apo|ferritin:** ein in der Leber gebildeter globulinähnlicher, eisenfreier Eiweißkörper, aus dem bei der Eisenresorption in der Darmschleimhaut ▸Ferritin wird. – Synthesestörung, z.B. bei Lebererkrankung, hat u.a. ▸Hämosiderose zur Folge. E apoferritin.

**apokalyptische Phase:** Phase der akuten Schizophrenie, die durch eine weitgehende Lockerung der Wahrnehmungszusammenhänge gekennzeichnet ist (zerfahrenes Denken, Halluzinationen, Affektdesintegration). Entspricht dem 4. Stadium in der trad. Einteilung der Wahnentwicklung bei Schizophrenie. Alle Dinge u. Vorgänge der Umgebung werden als bedeutungsvoll u. zugleich mit veränderten Bezügen erlebt.

**apo|krine Drüsen:** s.u. ▸Drüse. E apocrine glands.

**Apo|lipo|prote|ine,** Apo: *Biochemie* Eiweißkomponenten als Unterfraktionen der ▸Lipoproteine. Die Hauptklassen werden bezeichnet als »Apo« A–E. Bindung an spezifische Membranrezeptoren (LDL-Rezeptoren) ermöglicht Aufnahme der Lipoproteine in die Zelle u. deren Verstoffwechslung; s.a. ▸Hypercholesterinämie. Bestimmen die Spezifität der Lipoproteine (u. sind als deren Marker nutzbar); z.B. aktiviert Apo A-I die Lecithin-Cholesterin-Acyltransferase (u. soll antiatherogen sein). Apo A-II ist ein lipophiles Strukturprotein; Apo B ist das Hauptprotein cholesterinreicher Lipoproteine; Apo C-I bis -III in allen Lipoproteinklassen vorkommend. E apolipoproteins.

**Apomorphinum hydrochloricum:** salzsaures **Apomorphin** (Formel); ▸Morphin-Derivat ohne schmerzlindernde u. euphorisierende Wirkung, das das Brech- u. Atemzentrum erregt. ***Anw.*** bei erektiler Dysfunktion u. als Brechmittel. ***NW:*** Gefahr des Kreislaufkollapses. E apomorphine hydrochloride.

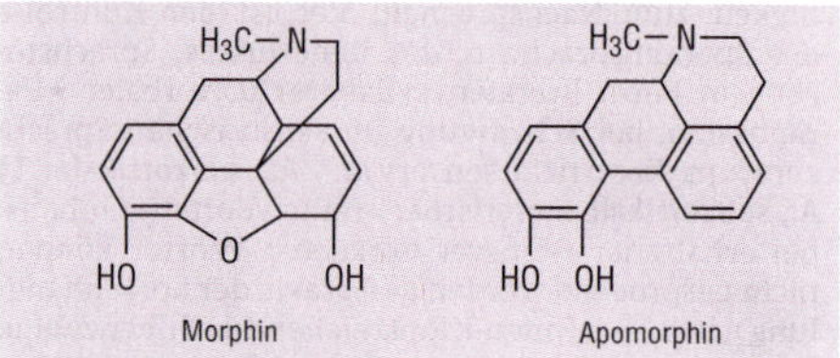


**Apomorphinum hydrochloricum.**

**Aponeur(os)|ektomie:** die operative Entfernung einer ▸Aponeurose, meist der Palmaraponeurose bei ▸DUPUYTREN-Krankheit. E aponeurectomy.

**Apo|neurosis, Aponeurose:** dünne, breitflächige Sehnenplatte eines oder mehrerer Muskeln (s.a. ▸Fascia). E aponeurosis. – **A. epicranialis:** ▸Galea aponeurotica. E epicranial a. – **A. musculi bicipitis,** Lacertus fibrosus: Sehnenstreifen, ausstrahlend von der Endsehne des Oberarmbizeps in die Vorderarmfaszie; liegt auf der Ellenbeugenarterie, dem Nervus medianus u. Musculus pronator teres. E bicipital a. – **A. palmaris,** Palmaraponeurose: A. als Produkt der Verschmelzung der Palmaris-longus-Sehne mit der Subkutanfaszie der Hohlhand; bedeckt die Hohlhandmuskeln, -gefäße, -nerven; schrumpft bei der ▶DUPUYTREN-Kontraktur. E palmar a.

**Apo|neu|ro|si|tis:** Entzündung einer Aponeurose; ▶LEDDERHOSE-Syndrom (1). E aponeurositis.

**Apo|phy|se, Apophysis:** v.a. als Sehnenansatz dienender Knochenauswuchs als sekundäre Epiphyse, z.B. an Darmbeinkamm, Dornfortsatz, Wirbelkörper (als ▶Randleiste), Schien-, Fersenbein; auch als Gelenkfortsatz des Wirbels. Mit eigenem Knochenkern, der im Allg. mit dem Hauptkern der ▶Epiphyse verschmilzt, gelegentlich aber selbstständig bleibt. E apophysis.

**Apophysen|lösung, Apo|physeo|lyse:** *Pathologie* die traumatische, meist durch überstarken Muskelzug bedingte Ablösung einer noch nicht knöchern fixierten (»persistierenden«) Apophyse; typisch als Sportverletzung Jugendlicher. E apophysial fracture, a. separation.

**Apophyseo(osteo)nekrose:** *Pathologie* aseptische Knochennekrose einer Apophyse; s.a. ▶Epiphysennekrose (dort Abb.). E apophysial necrosis.

**Apo|phy|seo|se:** ▶Apophysose.

**Apo|physitis:** Entzündung einer Apophyse, oft i.S. der ▶Apophyseonekrose. E apophysitis. – **A. calcanei,** HAGLUND-Syndrom (1): die A. der Fersenbeinapophyse im Wachstumsalter; mit Druckschmerz am Fersenbeinhöcker u. statischen Beschwerden. E calcaneal a. – **A. tibialis adolescentium:** ▶OSGOOD-SCHLATTER-Syndrom. E juvenile tibial a.

**Apophy|sose:** die unregelmäßige Entkalkung (Demineralisation) u. Verkalkung einer Knochenapophyse im Pubertätsalter.

**apo|plekti|form:** apoplexieartig. E stroke-like, apoplectiform.

**apo|plektisch:** in Form einer ▶Apoplexie, durch eine (Hirn-)Apoplexie bedingt. E apoplectic. – **a. Aneurysma:** ein meist symptomloses basales Hirnaneurysma, bei dessen akuter Ruptur es zu einer ▶Subarachnoidalblutung (mit oder ohne Halbseitensymptome) kommt. E a. aneurysm.

**Apople|xia, -xie:** plötzliche Durchblutungsstörung (Blutung oder Ischämie) in einem Organ oder einer Körperhöhle; meist gleichgesetzt mit Schlaganfall (▶Apoplexia cerebri). E apoplexy. – **A. ad|renalis:** ▶Nebennierenapoplexie. E adrenal apoplexy. – **A. bulbaris:** Hirnnervenausfälle wie bei Bulbärparalyse durch Zirkulationsstörungen in der Medulla oblongata analog der A. cerebri. S.a. ▶Oblongata-Syndrom. E bulbar apoplexy, pontile apoplexy. – **A. cerebelli:** Kleinhirnapoplexie als analoges Geschehen wie bei A. cerebri; meist infolge Thrombose der hinteren oberen Kleinhirnarterie. E cerebellar stroke. – **A. ce|re|bri,** zerebraler Insult, apoplektischer Insult, Schlaganfall, Gehirnschlag: mit neurologischen Defiziten einhergehende zerebrovaskuläre Erkrankung, die perakut bis subakut als Folge einer Hirndurchblutungsstörung auftritt, meist sekundär bei Arteriosklerose u. arterieller Hypertonie. ***Pathogen. u. Ätiol.:*** Die Minderdurchblutung ist entweder Folge eines thrombotischen oder embolischen Gefäßverschlusses (ischämischer Hirninfarkt) oder einer spontanen Gefäßruptur mit nachfolgender intrazerebraler oder subarachnoidaler Blutung u. Gewebeuntergang (intrazerebrale Massenblutung). Ein **ischämischer Hirninfarkt** aufgrund der Minderdurchblutung eines Endarterienareals bei plötzlichem Gefäßverschluss einer intra- oder extrakranialen Arterie (Stadium IV der zerebralen Durchblutungsstörungen) ist mit 80–85 % häufigste Ursache einer Apoplexia cerebri; vorwiegend durch atheromatöse Veränderungen bedingt, durch Embolie oder auch als intrazerebraler Steal-Effekt durch stenosierende Läsionen anderer Gefäße. Am häufigsten betroffen ist der Bereich der Arteria cerebri media. Ereignet sich gehäuft während des Blutdrucktiefs gegen 3 Uhr nachts (midnight stroke) oder während des zweiten Blutdrucktiefs am Nachmittag, was die Bedeutung des Systemdrucks u. dessen therapeutischer Stabilisierung unterstreicht. Das Geschehen nimmt seinen Ursprung in den Bereichen der verschiedenen Hirngefäße, wodurch sich eine vielfältige klin. Symptomatik mit z.T. sehr unterschiedlichem neurolog. Defizit ergibt. Das Ausmaß der Schädigung wird z.T. begrenzt durch einen bereits vorhandenen Kollateralkreislauf. Dessen Möglichkeiten werden allerdings eingeschränkt durch das aus der Hirnischämie resultierende Hirnödem, das zu Kompression u. Minderung des Perfusionsdrucks sowie zu Blutstase mit Veränderungen der Blutviskosität führt, was bei der Rückbildung der Ischämie den Blutfluss in die geschädigten Bereiche stört (No-Reflow-Phänomen). Die Heilung ischämischer Nekroseherde erfolgt über Narbenbildung, evtl. unter Ausbildung von Zysten, und es kommt im Bereich der Hirnrinde zu einer Granularatrophie bzw. – v.a. bei zahlreichen kleinen Infarkten – zur Entwicklung eines Status lacunaris. Als Residuen ergeben sich evtl. anhaltende neurologische Ausfälle, auch Zustände von Demenz. Eine **intrazerebrale Massenblutung** wird in 15 % der Fälle durch Ruptur eines intrazerebralen, meist arteriosklerotischen Gefäßes verursacht; Prädilektionssitz ist im Bereich der ▶Basalganglien. 60 % der Massenblutungen treten in Kombination mit chronischer Hypertonie auf. Ursachen sind Aneurysma- oder Angiomrupturen (Subarachnoidalblutung), intrazerebrale Massenblutungen bei hypertonischen Krisen (evtl. mit Ausbreitung in die Capsula interna oder Bluteinbruch in das Ventrikelsystem), Hirntumoren, Störungen des Blutgerinnungsmechanismus oder spontane Änderungen der Gefäßwanddurchlässigkeit. Des Weiteren kann der Austritt von Blut aus dem intrakraniellen Gefäßsystem traumatisch bedingt sein (epidural, subdural, intrazerebral; s.a. ▶Haematoma subdurale u. ▶epidurale; zerebrale ▶Durchblutungsstörungen, ▶Basilarisinsuffizienz). ***Klinik:*** Dem Insult können Prodromalsymptome vorausgehen (Kopfschmerzen, passagere ischämische Attacken: TIA, PRIND). Symptome meist akut einsetzend und abhängig von der Lokalisation des Infarktes. Initialsymptome können heftige Kopfschmerzen, ausgeprägte Bewusstseinstrübung bis Bewusstlosigkeit sein. Es entwickelt sich eine – meist brachiofazial, d.h. im Arm- u. Gesichtsbereich betonte – sensomotorische Hemiparese bis Hemiplegie, oft begleitet von homonymer Hemianopsie zur gelähmten Seite. Die Lähmung ist zunächst schlaff (im Gesicht z.B. als hängender Mundwinkel u. Aufblähung der Wange der gelähmten Seite beim Ausatmen = »Tabakblasen«), später spastisch. Im Fall der Mitbeteiligung des Striatums treten ferner extrapyramidal-motorische Bewegungsstörungen auf. Die Reflexe sind primär abgeschwächt, bald treten Pyramidenzeichen auf. Ferner bestehen Harn- u. Stuhlinkontinenz, bisweilen Schluckstörungen, Aphasie (weitere Symptome s.u. ▶Arteria-cerebri-media-Syndrom). Die neurolog. Symptomatik bildet sich nur inkomplett bzw. gar nicht zurück oder führt zum Tod (Letalität bei Hirnmassenblutung bis 50 %). ***Diagn.:*** klinisches Bild, Anamnese u. neurologischer Status; kraniale Computertomographie bzw. Kernspinresonanztomographie (DD Ischämie – Massenblutung; s. Abb.), DOPPLER-Sonographie, EEG. ***Ther.:*** Sicherung der Vitalfunktionen mit Stabilisierung von Kreislauf u. Atmung, Gewährleistung von Flüssigkeits- u. Nahrungsaufnahme. Evtl. ▶Fibrinolysetherapie mit rt-PA innerhalb der ersten 6 Std. nach dem Ereignis (wenn Blutung ausgeschlossen); die Wirksamkeit von Corticosteroiden, Hämodilution, Calciumantagonisten (z.B. Nimodipin) sowie Gangliosiden zur Verminderung der Ischämie u. Prävention des Hirnödems ist nicht gesichert. Sofortige operative Ausräumung bei raumfordernden, akuten traumatischen Blutungen. In der Folge Physiotherapie, Ergotherapie u. rehabilitative Maßnahmen. E cerebrovascular accident, stroke, cerebral apoplexy. – **A. intes|ti|nalis neo|natorum:** geburtstraumatischer

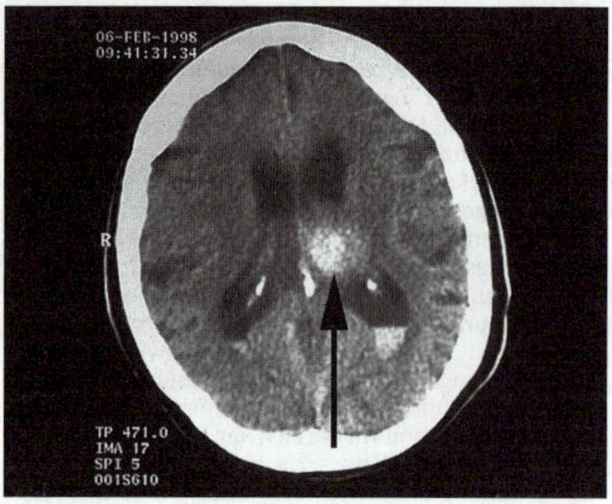


**Apoplexia cerebri:** intrazerebrale Massenblutung im Bereich der linken Stammganglien (Pfeil) mit Ventrikeleinbruch (Seiten- u. 3. Ventrikel). Computertomographie (ohne Kontrastmittel) des Schädels. [510]

Riss parenchymatöser Bauchorgane mit entspr. Bauchsymptomatik; z.B. bei Frühgeburt, Syphilis. – **A. retinalis:** flächenhafte Netzhautblutung bei Thrombose der Zentralvene. E retinal vascular bleeding. – **A. spi|na|lis:** Rückenmarksapoplexie als analoges Geschehen zur A. cerebri (s.a. ▸Arteria-spinalis-anterior-Syndrom). ***Ätiol.:*** nicht selten embolisch bedingt; intraspinale Blutungen meist traumatisch bedingt oder bei Gefäßfehlbildungen. ***Klinik:*** Folge kann eine Hämatomyelie mit Querschnittslähmung sein. E spinal apoplexy. – **A. uteri:** symptomarme Rissblutung in der Basal- oder der inneren Myometriumschicht der Gebärmutter in der Menopause; evtl. Ausbreitung in das Beckenbindegewebe (**A. uteroparametrica** bzw. **-pelvica**). – **A. uteroplacentaris,** COUVELAIRE-Syndrom: nach vorzeitiger Plazentalösung (Abruptio placentae) einsetzende endometrane bis subperitoneale Blutungen mit Übergreifen auf die Nachbarorgane (Adnexe). Der Uterus dadurch fleckenhaft rotviolett bis schwärzlich verfärbt (COUVELAIRE-Uterus). ***Klinik:*** sehr druckschmerzhaft; ferner Schocksymptome. ***Ther.:*** erfordert schnelle u. schonende Entbindung, evtl. Uterusexstirpation; Schockbekämpfung. E uteroplacental apoplexy.

**Apo|ptose:** der sog. programmierte Zelltod; eine Zellnekrose, die aktiv durch die Zelle selbst ausgelöst wird (durch Bildung eines DNS-zerschneidenden Enzyms, das die DNS des eigenen Zellkerns fragmentiert u. zerstört); die A. spielt eine wichtige Rolle im Rahmen der Embryonalentwicklung u. bei der Regulation der physiologischen Regeneration (z.B. Entsorgung alter Zellen, Rückbildung einer krankhaften Gewebeatrophie oder eines Tumors; Lymphozytenneubildung in den Keimzentren der Lymphknoten u. anschließendes Absterben einer großen Zahl der neu gebildeten Lymphozyten); eine gestörte (aufgehobene) A. wird mit dem Malignomwachstum in Verbindung gebracht. Der Zelltod wird ausgelöst z.B. durch Killerzellen, Glucocorticoide, den Tumor-Nekrose-Faktor oder nach Entzug von Wachstumsfaktoren; in der Krebstherapie konnte experimentell mit einem monoklonalen Antikörper (Anti-APO-1) die A. bei Lymphom- u. Leukämiezellen induziert werden. E apoptosis.

**Apo|skeparnismus:** *Neurochirurgie* Schädelverletzung mit Absplitterung von Schädelknochenanteilen durch schräge Gewalteinwirkung (z.B. Axthieb). E tangential skull fracture.

**Apo|stema:** ▸Abszess.

**apo|stema|tosus** *(latein.):* abszedierend.

**APP:** Abk. für ▸Akute-Phase-Proteine.

**Apparat, orthopädischer:** aus starren oder funktionellen Teilen bzw. Einheiten zusammengesetztes Hilfsmittel für die mechanische Unterstützung der Beweglichkeit u./oder der Stabilität von Körper-, Gliedmaßenabschnitten (»Stützapparat«); als **medikomechanischer A.** für die Bewegungstherapie; s.a. ▸Schienenapparat, ▸Korsett. E orthopedic device.

**Apparatus:** *Anatomie* ein Gesamt von Strukturen bzw. Organen mit gemeinsamer Funktion. E apparatus. – **A. acusticus:** das ▸Gehörorgan als akustischer Teil des Hör- u. Gleichgewichtsorgans, des Organum vestibulocochleare. E acoustic a. – **A. di|gesto|rius,** Systema digestivum, Verdauungsapparat: die Gesamtheit aller am Verdauungsakt beteiligten Organe: die Mundhöhle u. ihre Speicheldrüsen, Schlund, Speiseröhre, Magen u. Darm sowie sämtliche weiteren endokrinen u. exokrinen Drüsen, die der Verdauung dienen. E digestive system, alimentary system. – **A. la|cri|malis:** *Ophthalmologie* Tränendrüse, Bindehautsack, Tränenkanälchen, -sack u. -nasengang als Befeuchtungssystem für die Horn- u. Bindehaut. E lacrimal system. – **A. re|spiratorius,** Systema respiratorium: die Atmungsorgane, u. zwar Nase, Mundhöhle u. Schlund sowie Kehlkopf, Luftröhre u. Lungen. E respiratory system. – **A. suspensorius lentis:** *Ophthalmologie* der »Linsenaufhängeapparat«, die ▸Zonula ciliaris. E suspensory apparatus of the lens. – **A. urogenitalis,** Harn- u. Geschlechtsapparat: die harnbildenden u. harnableitenden Organe (Organa uropoetica) u. die Fortpflanzungsorgane (innere u. äußere ▸Geschlechtsorgane) als zwei getrennte, beim Mann jedoch gekoppelte Systeme. S.a. ▸juxtaglomerulärer Apparat. E genitourinary system, urogenital tract.

**appa|rent:** sichtbar (werdend). E apparent, evident.

**Appelt-Gerken-Lenz-Syndrom:** s.u. ▸Tetraphokomelie.

**Ap|pend|ek|tomie:** operative Entfernung des Wurmfortsatzes (Appendix vermiformis), die sog. Blinddarm-Operation. E appendectomy. – **A. »en passant«:**

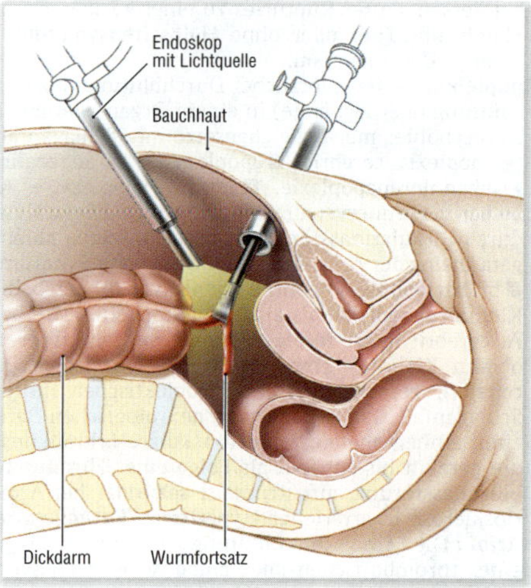


**Appendektomie:** Eingriff über das Endoskop. [1]

A. im Verlauf einer anderweitig indizierten Laparotomie; z.B. als **herniale A.** anlässlich einer Bruchoperation (Herniotomie). – Neuerdings *gyn* evtl. auch als laparaskopische A. Bei diesem Verfahren erfolgt die A. über das Endoskop (s. Abb.). E incidental a.

**Appendices:** *Anatomie* in der Mehrzahl vorhandene Anhangsgebilde (▸Appendix). E appendages. – **A. epiploicae:** mit Fettgewebe gefüllte Ausstülpungen der Dickdarmserosa. E epiploic a. – **A. vesiculosae:** gestielte Bläschen an den Eileiterfransen u. am Epoophoron; Reste der Urnierenkanälchen. E vesicular a.

**Appendicite neurogène (Masson):** Appendizitissymptome infolge Wucherung der APUD-Zellen der Wurmfortsatzschleimhaut u. -submukosa; mit

Wechsel von Durchfällen u. Obstipation, evtl. auch mit Karzinoid-, Neurombildung.

**Appen|dic̣itis, Appendiẓitis,** Wurmfortsatzentzündung, »Blinddarmentzündung«: Entzündung des Wurmfortsatzes (▸Appendix vermiformis). ***Ätiol.:*** zumeist durch örtlich vorhandene Darmkeime ausgelöst (enterogen). S.a. ▸Appendicite. Entsteht als **akute A.** (Abb.) obstruktiv, d.h. infolge Lichtungsverschlusses durch Kotsteine, Verwachsungen etc. oder seltener nichtobstruktiv-hämatogen (durch Keimabsiedlung auf dem Blutweg). Tritt v.a. im frühen Kindes- bis mittleren Lebensalter auf. ***Klinik:*** Beginn mit uncharakteristischen Beschwerden (Übelkeit, Appetitverlust, Erbrechen, diffuse Leibschmerzen). Meist nach kürzerem, symptomärmerem Intervall folgen die typischen, allgemein rechtsseitigen (s.a. ▸Linksappendizitis) Symptome: Unterbauchschmerzen mit charakteristischen ▸Appendizitisschmerzpunkten u. ▸Appendizitiszeichen sowie ▸Abwehrspannung der Bauchmuskeln, Temperaturanstieg (axillorektale Differenz!), Leukozytose, erhöhte BSG. Es entwickeln sich katarrhalische bis eitrige (A. purulenta) oder phlegmonöse Wandprozesse (Letztere mit Gefahr der Nekrose u. Perforation), begleitet von Exsudatbildung u. Infiltration der Nachbarschaft (u.a. als ▸Perityphlitis, ▸Peritonitis, Peritonealabszess); leicht fehldiagnostiziert bei Kindern nach Infektionskrankheiten, bei Erkrankung im hohen Alter (»Greisen-A.«) u. in der Schwangerschaft. ***Ther.:*** ▸Appendektomie, u. zwar als Früh-Operation innerhalb 48 Std. oder als Intervall-Op., d.h. nach Abklingen der Symptome, dann meist erst nach mehreren Wochen (z.B. bei subakuter bzw. chronischer A., v.a. aber bei verschleppten Fällen, z.B. bei periappendizitischem Abszess, Konglomerattumor, jedoch nach zuvor nötiger Abszessdrainage). **E** appendicitis.

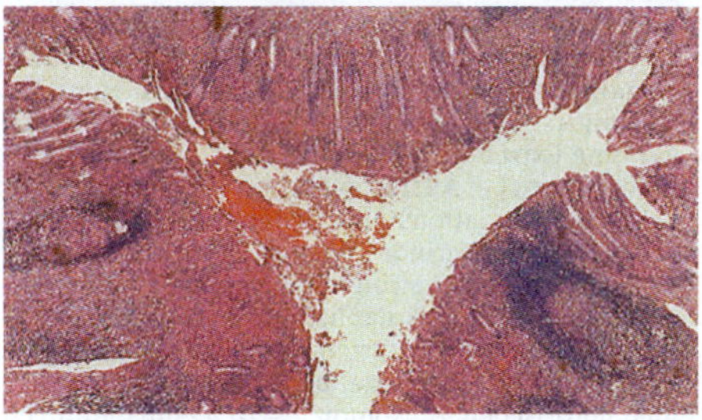

**Appendicitis:** histologisches Bild einer akuten A.: submukös liegende Lymphfollikel, Verlust der typischen Kryptenstruktur. [178]

– **A., chrọnische:** A. in Form einer meist rezidivierenden Entzündung als Folge eines mild verlaufenden (= subakuten), nicht operativ behandelten Krankheitsschubes; hierbei ist typisch das Fehlen der Füllung bei Röntgen-Kontrastdarstellung der Appendix. – s.a. ▸Mukozele. **E** chronic a. – **A. gan|grae|nọsa:** gangränöse A. (s.a. ▸Gangrän); mit akuter Perforationsgefahr. **E** gangrenous a. – **A. hel|mịn|thica,** A. vermicularis: A. bei Wurmbefall; als hochakute, zu Empyem, Perforation, Gangrän neigende Askariden-Appendizitis oder als ▸Appendicopathia oxyurica. **E** helminthic a., verminous a. – **A. mit Netzkappe:** A. bei Bedeckung des Fortsatzes durch einen Bauchnetzzipfel als »Glückshaube«; oft biphasisch verlaufend, d.h. mit späterer Verschlimmerung durch einen sich entwickelnden abgekapselten Abszess. – **A., neuro|gẹne:** mit Symptomen einer akuten A. einhergehende Erkrankung bei (postappendizitisch) obliteriertem Wurmfortsatz mit starker Wucherung des Plexus submucosus (wie bei einem Amputationsneurom). – **A. pẹrforata:** A. mit Durchbruch in die Nachbarorgane oder in die freie Bauchhöhle; die Perforation ist »gedeckt« oder bleibt frei u. ist von einer umschriebenen bzw. diffusen Peritonitis gefolgt; auch intraperitoneale Abszesse möglich. **E** perforative a., perforating a. – **A. purulẹnta:** eitrige akute A. **E** purulent a. – **A., retrokọlische:** A. bei einem hinter dem Colon ascendens liegenden, mit der Spitze evtl. bis zur Leberpforte reichenden Wurmfortsatz. – **A., retrozäkale:** A. bei hinter dem ▸Caecum gelegenem Wurmfortsatz; meist zunächst symptomarm; nachfolgend aber oft Abszessbildung, evtl. Zäkumphlegmone. **E** retrocecal a. – **A. ulcero|phlegmonọsa:** eitrige akute A. mit Geschwürbildung (Ulzerationen). – **A. vermiculạris:** ▸A. helminthica. **E** verminous a.

**Appendico|pạthia:** jede nichtentzündliche Erkrankung des Wurmfortsatzes. – **A. oxy|ụrica:** A. bei Madenwurmbefall, Oxyuriasis; meist mit klinischen Zeichen der chronischen Appendizitis.

**Appendiko|stạse:** Schleim- u. Kotstauung in der Lichtung des Wurmfortsatzes bei Verschluss der GERLACH-Klappe. – s.a. ▸Mukozele.

**Appendiko|stomịe:** *Chirurgie* äußere operative Wurmfortsatzfistel; heute nicht mehr üblich. **E** appendicostomy.

**Ap|pẹn|dix** *(latein.):* Anhangsgebilde. Auch Kurzbez. der Appendix vermiformis. S.a. ▸Appendices. **E** appendix, appendage. – **A. epididymidis:** bläschenförmiger Rest der Urnierenkanälchen am Nebenhodenkopf. – **A. tẹstis:** plattes Gebilde aus Bindegewebe, glatter Muskulatur, Gefäßen u. epithelialen Kanälchen am oberen Hodenpol als Rest des MÜLLER-Ganges (▸Ductus paramesonephricus). – **A. vermifọrmis,** Processus vermiformis: der bis 20 cm lange u. 0,5–2 cm dicke »Wurmfortsatz« am unteren Zäkum- = Blinddarmpol; reich an lymphatischem Gewebe (= »Darmtonsille«); mit eigenem Mesenteriolum u. mit GERLACH-Klappe an der Mündung. **E** vermiform appendix.

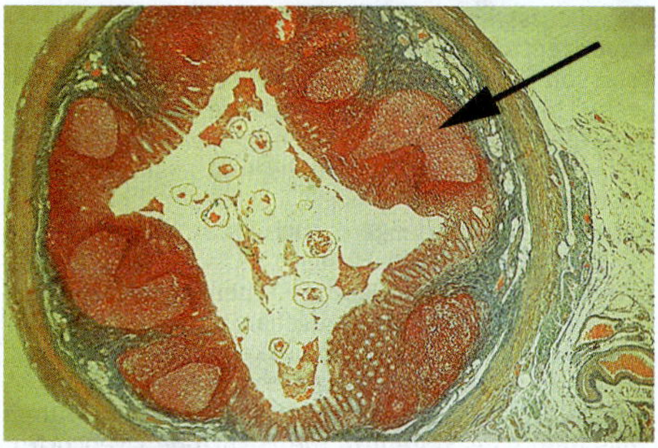

**Appendix vermiformis:** histolog. Querschnitt; Azanfärbung. Schleimhaut mit Noduli lymphoidei aggregati (Pfeil). [422]

**Appẹndix|karzinoid:** s.u. ▸Karzinoid.

**Appendiẓismus:** *Chirurgie* Appendizitis-Symptomatik ohne ein pathologisches Substrat (»Pseudo-Appendizitis«), z.B. bei Acetonämie, Magen-Darm-Tetanie, Pneumonie im Kindesalter. **E** appendicism.

**Appendiẓitis|schmerzpunkte:** typische Druckschmerzpunkte im rechten Unterbauch (Abb.) bei ▸Appendicitis, u. zwar im SHERREN-Dreieck (mit den Eckpunkten Nabel/Symphyse/rechte Flanke), auf der ▸MONRO-Linie (gedachte Linie vom Nabel zum re. oberen Darmbeinstachel) bzw. auf der ▸LENZMANN-Punkt (Interspinallinie, Verbindung der beidseit. oberen vord. Darmbeinstachel); z.B. am ▸MCBURNEY-Punkt (Mittelpunkt zwischen Nabel u. Spina iliaca anterior superior), LANZ-Punkt (rechtsseitiger Drittelpunkt der LENZMANN-Linie), am ▸KÜMMELL-Punkt (auf der MONRO-Linie knapp unterhalb des Nabels). **E** appendic(e)al pain points.

**Appendiẓitis|zeichen:** *Chirurgie* als ROVSING-Zeichen ein »Appendixschmerz« bei Ausstreichen des aufsteigenden Dickdarmes zum re. Unterbauch hin. – Als BLUMBERG-Zeichen ein »Loslassschmerz«, d.h. Zunahme des rechtsseitigen Unterbauchschmerzes

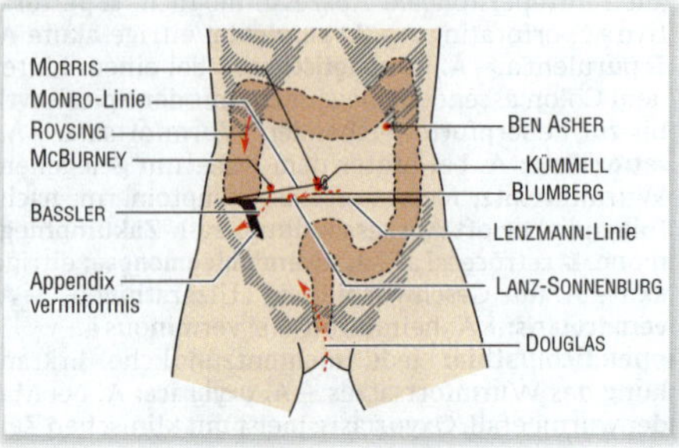


**Appendizitisschmerzpunkte.** [171]

bei plötzlichem Nachlassen des schmerzauslösenden Druckes auf die Bauchdecke im li. Unterbauch. – Als SITKOWSKI-Zeichen ein Entlastungs- bzw. Dehnungsschmerz im re. Unterbauch bei linker Seitenlage. – Als DOUGLAS-Zeichen Schmerzen bei der rektalen Untersuchung rechts. Als »Psoas-Zeichen« ein rechtsseitiger Unterbauchschmerz beim Heben des gestreckten re. Beines gegen Widerstand bzw. als COPE-Zeichen bei Überstreckung des re. Beines im Hüftgelenk in li. Seitenlage. – Als »Obturator-Zeichen« (COPE) ein rechtsseitiger Unterbauchschmerz bei Einwärtsdrehen des im Hüftgelenk gebeugten re. Beines (Irritation des M. obturatorius internus). – Ferner als COPE-Zeichen ein rechtsseitiger Unterbauchschmerz bei Druck auf die Arteria femoralis oberhalb des SCARPA-Dreiecks. – Weitere Zeichen beschrieben z.B. von AARON, BALDWIN, BARON, BEN ASHER, BRITTAIN, BASSLER, BASTEDO, LIGAT, PRZEWALSKI, REDER, SATTLER, TEN HORN. S.a. ▸Appendizitisschmerzpunkte. E appendicitis signs.

**Apper|zeption:** das bewusste, willensgesteuerte Erfassen von Eindrücken u. deren Einordnen (»Verarbeiten«) in bewusste Zusammenhänge. E apperception.

**Appetenz:** Verlangen, Trieb (i.e.S. – als ▸Libido sexualis – auf geschlechtliche Betätigung gerichtet). E appetency.

**Appetit:** das Verlangen nach Nahrungsaufnahme (»Schwachform« des Hungers). Unterliegt – ebenso wie die Nahrungsaufnahme – einem komplexen zentralnervösen Steuerungsmechanismus, in dem der ventromediale Hypothalamuskern als Sättigungszentrum u. laterale Kerngebietsanteile als Hungerzentrum wirksam sind; deren Funktion wird durch das limbische System u. die Hirnrinde (Neocortex, in Reaktion auf Substanzen wie Glucose, freie Fettsäuren, Cholezystokinin) beeinflusst, wie auch durch sensorische (optische, olfaktorische u. gustatorische) Reize. Das System ist eng verknüpft mit dem gesamten Motivations- u. Triebsystem des Organismus. Endogene oder medikamentös (z.B. durch Antidepressiva) bedingte Veränderungen sind vielfach auch mit Geschmacksveränderungen verbunden (Bevorzugung z.B. von »süß«, »sauer«). – *gyn* Als momentan lustvolles Verlangen in der Frühschwangerschaft der ▸Pikazismus. – s.a. ▸Bulimie. E appetite.

**appetitanregende Mittel:** *Pharmazie* v.a. aromatische, bittere Pflanzenauszüge (▸Amara wie Enzian, Chinarinde, Wermut) sowie die ▸Serotonin-Antagonisten Cyproheptadin u. Pizotifen. Außerdem Würzsuppen u. Fleischbrühen als Anreger der Magensaftsekretion. E appetizers.

**Appetit|zentrum:** Steuerungszentrum für den ▸Appetit (als Hungerzentrum bzw. Sättigungszentrum). E appetite center.

**Appetitzügler,** Anorectica: *Pharmazie* appetithemmende synthetische Substanzen, angewandt v.a. zur Gewichtsreduktion. ***Wirkst.:*** meist indirekt wirkende ▸Sympathomimetica, deren chemische Struktur formal ableitbar ist von der Struktur des Amphetamins (= Benzedrin; BTM) bzw. des Ephedrins (z.B. das Norpseudoephedrin); wirksam durch zentrale Anregung des Stoffwechsels u. des Energieverbrauchs, z.T. auch durch Hemmung des Hunger- u. Sättigungszentrums. ***Anw.*** umstritten, bei längerer Einnahme nachlassende Wirksamkeit u. mgl. Abhängigkeit durch aufputschende Wirkung. ***NW:*** Blutdrucksteigerung, Nervosität, Erregungszustände, Schlafstörungen. E appetite depressants.

**Ap|pla|na|tio:** Abflachung. – **A. cor|neae:** die Abflachung der Hornhaut des Auges (angeboren oder erworben), z.B. bei zu niedrigem intraokularem Druck. E corneal applanation. – **A. len|tis:** Abflachung der Augenlinse; z.B. die physiologische Linsen-A. bei Ferneinstellung des Auges durch den Zug der Zonulafasern (s.a. ▸Akkommodation). E flattening of lens.

**Applanations|tono|meter:** *Ophthalmologie* s.u. ▸Tonometer. E applanation tonometer.

**applanatisches Linsensystem:** *Optik* ein korrigiertes abbildendes Linsensystem, das die ABBÉ-Sinusbildung erfüllt u. Öffnungsfehler vermeidet. E applanatic lens system.

**Applikation:** Verabfolgung einer physikalischen Maßnahme bzw. eines Arzneimittels. E application.

**Applikator:** in der *Nuklearmedizin* eine Hilfsvorrichtung zum Einbringen radioaktiver Substanzen in offener oder umschlossener Form in den Körper. – In der *Chirurgie* ein röhrenförmiges Drahtgestell für das Anlegen von Schlauchmullverbänden. E applicator.

**Ap|po|si|tio, Apposition:** *Physiologie* Anlagerung (auch Abscheidung) neuer Schichten. E apposition.

**Ap|pro|ba|tion:** s.u. ▸Arzt.

**Approximal|karies:** kariöser Defekt im Kontaktbereich zum Nachbarzahn; s.a. ▸Zahnkaries.

**Apraclonidin:** $\alpha_2$-Rezeptoragonist (s.u. ▸Sympathomimetica); ***Anw.*** lokal als Glaukommittel. E apraclonidine.

**Apra|xia, -xie:** *Neurologie* Unfähigkeit zur Ausführung erlernter zweckmäßiger Bewegungen oder Handlungen trotz erhaltener Wahrnehmungs- u. Bewegungsfähigkeit. E apraxia. – **A., glied|kinetische:** auf eine Extremität begrenzte ungestalte spastische Bewegungen bei Ausfall subkortikaler Verbindungsbahnen (Assoziations- u. Kommissurenbahnen) zur motorischen Hirnrinde (Area 4). E limb-kinetic a. – **A., ideatorische:** A. infolge Störung des Bewegungsentwurfes für eine komplizierte mehrteilige Handlung; Resultat: unvollständige Handlungsabläufe trotz richtiger Einzelakte; bei Kombination mit der ideomotorischen A. kommt es zu Fehlhandlungen (= Fehlgebrauch von Dingen). Wird verursacht durch einen Scheitellappenherd (meist der dominanten Hemisphäre). E ideational a. – **A., ideo|kinetische, A., ideo|motorische:** A. als Störung der Zielbewegungen u. der Gestik in Form von Parapraxien: An sich richtige Einzelbewegungen werden in falscher Reihenfolge ausgeführt u. erfolgen mit unnötigen zusätzlichen Bewegungen, auch mit falscher Zielsetzung (z.B. Reiben der Zigarette statt des Streichholzes an der Streichholzschachtel). E ideokinetic a., ideomotor a. – **A., konstruktive:** auf gestaltende Handlungen (Zeichnen, Modellieren etc.) beschränkte A. als Folge von Ausfällen im Scheitellappen- und im Scheitel-Hinterhauptlappen-Bereich. E constructive a. – **A., (angeborene) okulomotorische:** ▸COGAN-Syndrom (2). E oculomotor a.

**Apros|exia, -exie:** Aufmerksamkeitsschwäche; bei toxischem u. organischem Hirnschaden, bei Demenz, Psychose oder Erschöpfung. – Als **A. nasalis** Entwicklungsverzögerung bei Adenoiden. E attention deficit, aprosexia.

**Aprotinin:** ein ▸Proteasehemmer; Polypeptid aus 58 Aminosäuren. ***Wirkung:*** hemmt Gerinnungsfaktoren XII a, XI a u. VIII a sowie Plasmin u. Plasminaktivatoren, ferner Trypsin, Chymotrypsin u. Kallikrein. ***Anw.*** bei Schock, Pankreatitis, Hämorrhagien, Antidot bei Überdosierung von Fibrinolytika. E aprotinin.

**APSAC:** Abk. für **A**nisoyl-**P**lasminogen-**S**treptokinase-**A**ctivator-**C**omplex (▸Anistreplase).

**Apsel|ha|phe|sie:** *Neurologie* Fehlen des Tastsinnes.

**Apsi|thy|rie:** schwerster psychogener Stimmverlust mit Ausfall der Flüstersprache. **E** apsithyria.

**Aptya|lis|mus,** Asialie, Xerostomie: das völlige Versiegen der Speichelsekretion; z.B. bei – v.a. septischen – Infektionskrankheiten, extremer Wasserverarmung (▸Dehydratation), Atropin-Überdosierung (Blockierung cholinerger Synapsen). **E** aptyalism, asialism.

**Apudom:** von ▸APUD-Zellen gebildete neuroendokrine Tumoren, die i.d.R. langsam wachsen, aber durch die Sekretion biologisch aktiver Hormone klinische Symptome verursachen. ***Formen:*** Gastrinom, Serotoninom, Vipom, Insulinom, Glucagonom, PP-om, Karzinoid; Gipom, Calcitoninom, Corticotrophinom, Somatostatinom, Sekretinom. S.a. ▸Zollinger-Ellison-, ▸Verner-Morrison-, ▸Wermer-Syndrom. **E** apudoma.

**APUD-Zellen:** die der Neuralleiste entstammenden Zellen des **APUD-Systems** mit der gemeinsamen Fähigkeit, Amine bzw. deren Vorstufen aufzunehmen u. zu decarboxylieren (»**a**mine **p**recursor **u**ptake and **d**ecarboxylation«), d.h. Polypeptidhormone zu bilden. – s.a. ▸Apudom. **E** APUD cells.

**APUD-Zellsystem,** Helle-Zellen-System, diffuses neuroendokrines System, disseminierte endokrine Zellen: die Gesamtheit verstreut liegender Einzelzellen mit endokriner Funktion im Epithelverband verschiedener Organe; von Masson (1914) zunächst als funktionelle Einheit des Verdauungstraktes erfasstes System argentaffiner Zellen mit endokriner bzw. parakriner Aktivität, das von Feyrter (1934) als peripheres endokrines System bezeichnet wurde; besteht aus lichtoptisch fast leeren Zellen mit großem, rundem, basalständigem Kern, die z.T. von der voll entwickelten Neuralleiste abstammen, z.T. aber Abkömmlinge von deren Vorstufe sind, d.h. dem neuralen Ektoderm u. den Plakoden entstammen, bzw. sich direkt aus dem Ektoblasten entwickeln. Allen gemeinsam ist die APUD-Zellen-Charakteristik (Pearse 1966), mit der Fähigkeit, Amine bzw. deren Vorstufen aufzunehmen u. zu decarboxylieren (**a**mine **p**recursor **u**ptake and **d**ecarboxylation), d.h. Polypeptidhormone zu bilden; s.a. Tab. **E** clear-cell system.

**apyretisch:** ohne Fieber (verlaufend). **E** apyretic.

**Aqua** *(latein.)* Abk. Aq.: Wasser, Flüssigkeit, wässrige Lösung. **E** water. – **Aq. amara:** ▸Bitterwasser. **E** bitter w. – **Aq. amygdalarum amararum,** Bittermandelwasser: wässrig-alkoholische Lsg. von Benzaldehydcyanhydrin mit Cyanwasserstoffzusatz. ***Anw.*** z.B. gegen Hustenreiz, zur Magen-, Darm-Beruhigung. **E** bitter almond water. – **Aq. bidestillata:** s.u. ▸Aqua destillata. **E** double distilled w. – **Aq. cresolica:** Kresolwasser; eine 1+9 verdünnte Kresolseifen-Lsg. als Antiseptikum, Desinfektionsmittel. – **Aq. destillata,** Abk. Aq. dest.: aus Trinkwasser einfach abdestilliertes Wasser; als zweimal destilliertes Wasser = **Aq. bidestillata**. – Als **Aq. ad injectionem** steril u. pyrogenfrei. **E** distilled w. – **Aq. fontana,** Aq. simplex: Trinkwasser. **E** tap w. – **Aq. mineralis:** Mineralwasser, Heilquelle. **E** mineral w. – **Aq. phenolata:** Phenolwasser (mit 2 % Phenol); Antiseptikum u. Antipruriginosum.

**Aquae|ductus** *(latein. = Wasserleitung):* Verbindungskanal zwischen flüssigkeitsgefüllten Räumen. Auch Kurzbez. des A. cerebri. **E** aqu(a)educt(us). – **A. cere|bri,** A. mesencephali: die liquorhaltige Verbindung zwischen dem III. u. IV. Hirnventrikel. – **A. ves|tibuli:** ein Gang im Felsenbein für den Endolymphe enthaltenden, zur Felsenbeinrückseite ziehenden ▸Ductus endolymphaticus.

**Aquä|dukt|stenose:** *Pathologie* angeborene (evtl. familiäre u. mit ▸Dysrhaphien kombinierte) oder erworbene – entzündungs-, tumorbedingte – Enge (evtl. Verschluss) des Aquaeductus cerebri. Führt zu symmetrischem ▸Hydrocephalus internus mit dessen einschlägiger Symptomatik (im Wachstumsalter auch zu Größenzunahme des Hirnschädels, Nahtdehiszenz), zu Gliose, evtl. auch – druckbedingt – zur Entwicklung eines ▸Aquäduktsyndroms. **E** aqu(a)eductal stenosis.

**Aquä|dukt|syndrom:** Symptomatik bei Krankheitsprozessen in Nähe des Aquaeductus cerebri. Je nach Lokalisation des Geschehens z.B. Okulomotoriusstörungen (einschließlich Nystagmus), vertikale Blicklähmung oder -krämpfe (bei Erkrankung der Vierhügelgegend), Schlafstörung (bei Beteiligung des III.-Ventrikels), zerebellare Ataxie (bei Miterkrankung des Kleinhirns). **E** aqu(a)eductal syndrome.

**Aquare|tica, -tika:** Stoffe, die die Ausscheidung von freiem Wasser begünstigen (z.B. osmotische ▸Diuretika); in Erprobung sind Vasopressin-Antagonisten. **E** aquaretics.

**Aquo|cobalamin, -cobamid:** ▸Vitamin $B_{12}$.

**Aquo|kapsu|litis:** Entzündung der Augenvorderkammer-Wandung: ▸Iritis u. ▸Descemetitis.

**Ar: 1)** *Chemie* Abk. für ▸Argon. **2)** *immun* Abk. für **A**bstoßungs**r**eaktion (▸Transplantatabstoßung).

**Ara|bi|no|se:** ein als ▸Aldopentose vorkommender natürlicher Zucker (Formel). Die L(+)-Form als Pektinose (Gummizucker in Pflanzen) u. als Araban (ein Polysaccharid, z.B. in Glykosiden, Saponinen, Kirschbaumharz); die D(−)-Form (Aloinzucker) z.B. in Tbk-Bakterien, Glykosiden u. in tierischen u. pflanzlichen Nucleosiden (Letztere z.T. als Hemmstoffe der Nucleinsäuresynthese); die DL-Form z.B. im Harn (bei Arabinosurie). **E** arabinose.

| |
|---|
| **APUD-I-Zellen**<br>(direkte Abstammung von der Neuralleiste): |
| C-Zellen der Schilddrüse, Karotiskörper-Typ-1-Zellen, Zellen des sympath. Grenzstranges, Nebennierenmarkzellen, Melanoblasten u. endokrine Zellen des Urogenitaltraktes |
| **APUD-II-Zellen**<br>(Abstammung von Plakoden oder spezialisiertem Ektoderm): |
| Hypothalamuszellen mit Gehalt an Oxytocin, Vasopressin, TRF, LHRH, SRH, CRF u. SRIF; LHRH-haltige Pinealis-Zellen; Parathyreoideazellen; Zellen des HVL mit STH, Prolactin, FSH, LH, Corticotropin, MSH u. TSH; Plazentazellen mit Gonadotropin u. Somatomammotropin |
| **APUD-III-Zellen**<br>(Abstammung von neuroendokrin programmierten Ektoblasten; s.a. ▸Intestinalhormone): |
| Pankreas: B, A, D, $D_1$, PP<br>Magen: G, ECL, A, D, $EC_1$<br>Dünndarm: S, I, D, $D_1$, EC, $EC_1$, $EC_2$, K, N |

**APUD-Zellsystem:** Familie der APUD-Zellen. [54]

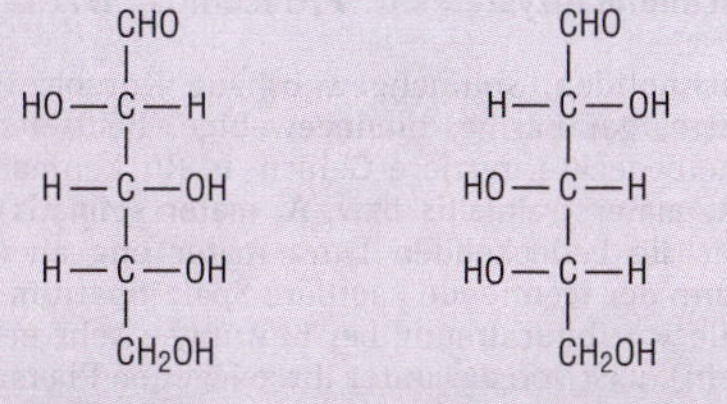


D-Arabinose L-Arabinose

**Arabinose.**

**Arabinosid-Cytosin:** ▸Cytarabin.

**ARA-C:** Abk. für **Ara**binosid-**C**ytosin (▸Cytarabin).

**Ara|chi|don|säure:** eine essentielle ▸Fettsäure (vierfach ungesättigte $C_{20}$-Polyenfettsäure) in tierischen Fetten. Ausgangssubstanz für die **A.-Derivate** bzw. **A.-Metaboliten** (Leukotriene, Prostacyclin, Prosta-

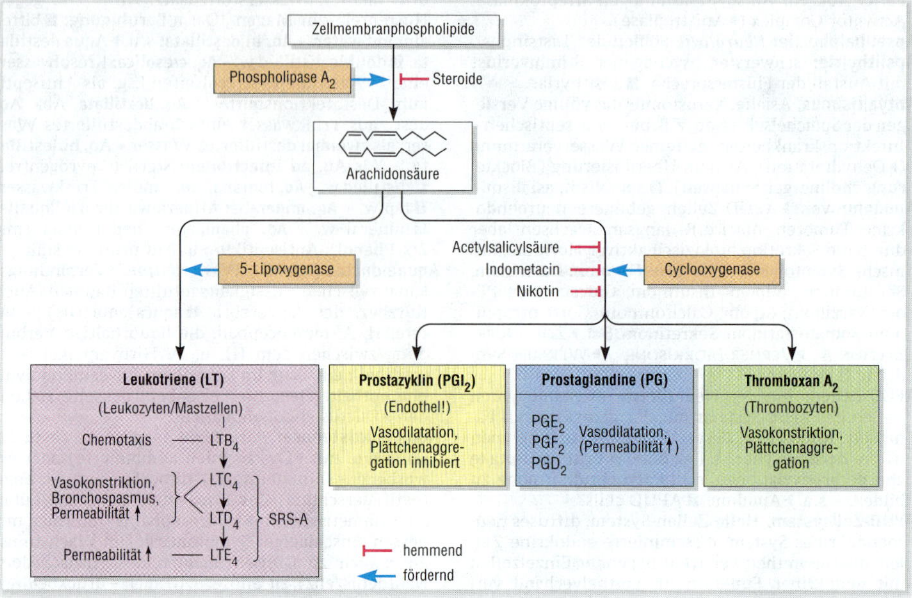


**Arachidonsäure:** Flussdiagramm der Arachidonsäuremetaboliten. Die Auswirkungen dieser Metaboliten umfassen die Aktivität der glatten Muskulatur des Tracheobronchialsystems u. der Gefäße, die Permeabilität der Gefäße sowie die Hämostase u. Thrombose. Dabei wirken diese Substanzen teilweise synergistisch, teilweise auch antagonistisch. [53]

glandine, Thromboxan), die v.a. als Entzündungsmediatoren wirksam sind. S.a. Schema. E arachidonic acid.

**Arach|nidịsmus:** allgemeine Vergiftungserscheinungen nach Bissverletzung durch giftige Spinnen. ***Klinik:*** Schmerzen an der Bissstelle, gesteigerte Reflexerregbarkeit, krampfhafte Eingeweideschmerzen, Brechreiz, Muskelkrämpfe, Untertemperatur, Pulsirregularitäten, Schüttelfrost; evtl. Atemstillstand, Lähmungen. S.a. ▸Aranin. E arachnidism.

**Arach|nị|tis, Arachno|idị|tis:** akute oder chronische (adhäsive, z.T. Zysten vortäuschende), bakterielle oder traumatische Entzündung der ▸Arachnoidea des Gehirns oder Rückenmarks. Symptome: Reizzustände der Hirnnerven bzw. Spinalnervenwurzeln (▸Radikulitis), Querschnittslähmung, Liquorblockade. Als bes. Form die **seröse optiko|chiasmatische A.** mit ▸Chiasma-Syndrom. E arachnoiditis.

**Arachno|daktylịe,** »Spinnenfingrigkeit«: s.u. ▸Marfan-Syndrom. E arachnodactyly.

**Arachno|idạl|raum:** Cavitas subarachnoidea, s.u. ▸Arachnoidea. E (sub)arachnoidal space.

**Arachno|idạl|zotten:** *Anatomie* ▸Granulationes arachnoidales (Pacchioni-Granulationen).

**Arachno|idạl|zyste:** s.u. ▸Arachnitis. E arachnoidal cyst.

**Arachno|ịdea,** Spinnengewebshaut: Kurzbez. für die zarte, gefäßarme, bindegewebige, beidseits endothelbedeckte mittlere Gehirn- u. Rückenmarkshaut (**A. mạter cra|nịa|lis** bzw. **A. mạter spi|nạlis**). Liegt der sie bedeckenden Dura mater eng an (jedoch kann der trennende kapilläre Spalt [Spatium subdurale = Subduralraum] bei Blutungen sehr erweitert sein) u. ist von der unter ihr gelegenen Pia mater getrennt durch den den Liquor cerebrospinalis enthaltenden, Trabekel-durchzogenen Subarachnoidalraum (Cavitas subarachnoidea; ist lichtungsweiter über den Hirnfurchen u. im Bereich seiner Zisternen [▸Cisterna]). – Bildet mit der Pia mater die Leptomeninx, dringt aber nicht wie jene in die Hirnfurchen ein. E arachnoid membrane, arachnoidea.

**Arachnopathia adhaesiva (circumscripta):** eine meist mit Verklebungen einhergehende »entzündliche« Erkrankung der Pia arachnoidea, häufig aufgrund periradikulärer Verwachsungen oder nach Mikrotraumen bei Spondylosis deformans (mechanische Neuropathie der Rami dorsales), bei Spondylitiden, nach Operationstraumen oder blutungsbedingter zirkumskripter Adhäsion; Arachnopathien nach Subarachnoidalblutungen können zur Symptomatik einer Rückenmarkskompression führen. Auftreten auch nach entzündlichen Veränderungen (z.B. nach Meningitis).

**A|räo|mẹter:** Gerät zur Dichtebestimmung (Densimetrie) von Flüssigkeiten nach dem Archimedischen Prinzip; z.B. als Senkwaage, Senkspindel (mit empirischer Skala) für die Bestg. des spezifischen Gewichts (z.B. als Urometer, Aräopyknometer) oder des Gehaltes an festen Stoffen (z.B. Saccharometer). E areometer, hydrometer.

**Arạn** (François Amilcar A., 1817–1861, Arzt, Paris). – **A.-Duchenne-Krankheit** (Guillaume B. D.): *Neurologie* der »Hand-Arm-Typ« der spinalen progressiven ▸Muskelatrophie. E A.-Duchenne disease. – **A.-Gesetz:** *Chirurgie* Regel nach der sich ausstrahlende Schädelbrüche auf dem kürzesten Weg fortsetzen, z.B. vom Schädeldach zur -basis u. umgekehrt. E Aran's law.

**Ara|neae:** *Zoologie* die Ordnung »Webspinnen« der Spinnentiere [Arachnida]. Der (in Abwehr) erfolgende Biss mancher Arten kann ▸Arachnidismus hervorrufen.

**ara|neus** *(latein.):* spinnengewebig, mit Spinnengewebsform, z.B. ▸Naevus araneus.

**Ara|nịn:** neurotoxisches Gift der Spinnen (Araneae).

**Arạntius-Kanal** (Giulio Cesare Aranzio, 1530–1589, Anatom, Bologna): ▸Ductus venosus.

**ẠRAS,** Abk. für aufsteigendes retikuläres aktivierendes System: die aufsteigenden, aktivitätsregulierenden Strukturanteile der ▸Formatio reticularis. E ARAS.

**Arbeit:** *Physik* das Produkt aus Kraft mal Weg bzw. Druck mal Volumen (= Druckarbeit). SI-Einheit ist das ▸Joule. – Als Quotient A./Zeit die Leistung. E work.

**Ạrbeits|hyper|ämie:** *Physiologie* tätigkeitsbedingt gesteigerte Durchblutung der Skelettmuskulatur, ausgelöst durch Metaboliten, Kinine u. nerval.

**Arbeits|insuffizienz:** ▶Belastungsinsuffizienz.

**Arbeits|medizin:** medizinisches Fachgebiet, das sich in Forschung, Lehre u. Praxis mit den Wechselbeziehungen zwischen Arbeit, Beruf u. Gesundheit befasst. Zu den Aufgaben des Facharztes für A. (**Arbeitsmediziner**) gehören die Verhütung von Erkrankungen u. Unfällen (Arbeitsschutz) sowie die Vorbeugung u. Erkennung von Erkrankungen, die durch das Arbeitsgeschehen bedingt sein können (▶Berufskrankheiten, Arbeitsunfälle), die Mitwirkung bei der Einleitung der sich aus solchen Unfällen oder Erkrankung ergebenden medizinischen bzw. berufsfördernden Rehabilitation sowie versicherungsmedizinische Begutachtung. Die Weiterbildungszeit beträgt 4 Jahre. Bereiche der A. sind die Arbeitsphysiologie u. -psychologie. E occupational medicine.

**Arbeits|platz|konzentration, maximale,** Abk. MAK: die bei regelmäßiger tägl. Arbeit gewerbehygienisch höchstzulässige Konzentration (Schwellenwert) an schädlichen Gasen oder Stäuben am Arbeitsplatz. Für Gase u. Dämpfe angegeben in ppm (»parts per million«) u. mg/m$^3$, für Schwebstoffe in mg/m$^3$ oder mg/kg. – Nicht erfasst sind »besondere Arbeitsstoffe« wie organische ▶Peroxide, Benzin (mit Zusätzen), Terpentinöl, Pyrolyseprodukte (aus organ. Material), Kühlschmierstoffe. – s. a. ▶Arbeitsstofftoleranzwerte, ▶TRK. E maximum allowable concentration, Abk. MAC.

**Arbeits|schutz:** alle Maßnahmen, die dazu dienen, Leben u. Gesundheit der berufstätigen Menschen zu schützen, die Arbeitskraft zu erhalten und die Arbeit menschengerecht zu gestalten; dazu zählen gesetzliche Vorschriften u. Verordnungen hinsichtlich der Beleuchtung, Lüftung, Geräteschutz, Unfallverhütung, Arbeitszeitschutz (Höchstarbeitszeiten), Ruhepausen, Frauenarbeitsschutz, Jugendarbeitsschutz u. Schutz für Schwerbehinderte.

**Arbeits|stätten|verordnung:** gesetzliche Richtlinien zur Gestaltung von Arbeitsplätzen; die A. enthält eine Vielzahl von Vorschriften, die von der nutzergerechten Anordnung von Computerausrüstungen über Sicherheitseinrichtungen bis zur Luftqualität des Arbeitsplatzes reichen.

**Arbeits|stoff|toleranz|werte, biologische,** Abk. BAT-Werte: die beim Menschen höchstzulässige Quantität eines Arbeitsstoffes bzw. eines Arbeitsstoffmetaboliten oder die durch diese beiden Komponenten ausgelöste Abweichung eines biologischen Indikators von seiner Norm, welche – gemäß dem gegenwärtigen Stand der wissenschaftl. Kenntnis – im Allg. keine Gesundheitsbeeinträchtigung der mit diesen Stoffen befassten Personen herbeiführt, wenn sie durch Arbeitsplatzeinflüsse regelhaft erzielt wird. Definition erfolgt als Konzentration bzw. Bildungs- oder Ausscheidungsrate (Menge pro Zeiteinheit). Die Parameter sind nicht ohne weiteres auf Stoffgemische anwendbar. Die Werte beziehen sich i.d.R. auf maximale Arbeitszeit von 8 Std. pro Tag u. 40 Std. pro Woche u. sind für gesunde Einzelpersonen gedacht; s. a. ▶TRK. Es gelten z. B. folgende Werte: Aluminium: 170 µg/l im Harn; Anilin: 1 mg/l im Harn bzw. 100 µg/l im Vollblut; Blei: 70 µg/dl (bzw. bei ♀ < 45 J. 45 µg/dl) Pb im Vollblut; Cadmium: 1,5 µg/dl im Vollblut bzw. 15 µg/l im Harn; Hexachlorbenzol: 15 µg/dl im Plasma/Serum; Kohlenmonoxid: 5 % CO-Hb im Vollblut; Methanol: 30 mg/l im Harn; Quecksilber: für a) metallisches Hg 5 µg/dl im Vollblut bzw. 200 µg/l im Harn; für b) organische Hg-Verbindungen 10 µg/dl im Vollblut; Xylol: 150 µg/dl im Vollblut.

**Arbeits|therapie:** Teilbereich der ▶Ergotherapie; dosierte körperliche oder geistige Arbeit z. B. im Rahmen einer planmäßigen beruflichen Rehabilitation (evtl. kombiniert mit beruflicher Umschulung) oder in Suchtkliniken mit längerfristiger Behandlungsdauer. E work therapy, ergotherapy.

**Arbeits|un|fähigkeit,** Abk. AU: Zustand, bei dem ein Versicherter überhaupt nicht oder nur auf die Gefahr hin, seinen Zustand zu verschlimmern, fähig ist, seiner bisher ausgeübten Erwerbstätigkeit nachzugehen.

**Arbeitsunfall:** im versicherungsrechtlichen Sinne ein Unfall, der im Rahmen der im Arbeitsprozess auszuübenden Tätigkeit passiert oder auf dem Weg zur oder von der Arbeitsstätte stattfindet.

**Arbor** *(latein.):* Baum. E arbor, tree. – **A. bron|chia|lis:** ▶Bronchialbaum. – **A. vi|tae** *(latein. = Lebensbaum):* Bezeichnung des Bildes der Windungen des Kleinhirnwurmes im Medianschnitt.

**ar|bo|res|cens** *(latein.):* sich verzweigend. E arborescent, dendriform.

**Arborisations|block,** Astblock, Verzweigungsblock: Herzblock (▶Block, kardialer) durch Störung der Erregungsleitung in einzelnen Ästen eines TAWARA-Schenkels. EKG: aufgesplitterte Kammerkomplexe, niedrige Amplitude in den Extremitätenableitungen. E arborization block.

**Arborisations|phänomen:** das ▶Farnkrautphänomen. E arborization phenomenon.

**ARBO-Viren, Arboviren** *(engl.)* Abk. für **ar**thropod-**bo**rne viruses: die artenreiche (> 250) Gruppe der »von Insekten (Arthropoden) übertragenen« u. in diesen sowie in Wirbeltieren vermehrungsfähigen Viren (Überträger sind Stechmücken oder Zecken). In neuerer ▶Virusklassifikation als Familie nicht enthalten; jetzt den ▶Togaviridae zugeordnet (mit Genus Alphavirus = frühere ARBO-Gruppe A u. Flavivirus = frühere ARBO-Gruppe B), Bunyaviridae, z. T. auch den Rhabdoviridae, Reoviridae; s. a. Tab. E arboviruses.

| Familie | Gattungen bzw. Arten | |
|---|---|---|
| | Arboviren | »Non-Arboviren« |
| Togaviridae | Alphavirus<br>Flavivirus (z. B. Gelbfieber) | Rubivirus (Röteln) |
| Bunyaviridae | Bunyavirus mit > 145 Arten (davon mind. 25 menschenpathogen) | |
| Rhabdoviridae | Vesiculovirus (vesikuläre Stomatitis) | Lyssa-Virus (Tollwut) |
| Reoviridae | Orbivirus (z. B. Colorado-Zeckenfieber) | Reovirus<br>Rotavirus |

**Arboviren:** Beziehungen zwischen den Familien der neuen Virusklassifikation u. der Zuordnung zu den A.

**Arbutin:** s. u. ▶Hydrochinon.

**ARC** *(engl.)* Abk. für **A**IDS-**r**elated **c**omplex: das Lymphadenopathie-Syndrom bei ▶AIDS.

**arc de cercle** *(franz. = Kreisbogen):* (CHARCOT) extreme Rückwärtsneigung (Dorsalflexion) des Körpers durch ▶Opisthotonus, in Rückenlage liegen nur Hinterhaupt u. Fersen auf. E hysterical arching.

**Ar|ch(a)eo...:** *Anatomie* Wortteil (meist Präfix) mit Bedeutung Ur...; – s. a. ▶Archi...

**Archä(o)|bakterien:** stammesgeschichtlich alte Bakterien (Division Mendosicutes), die keine Muraminsäure in der Zellwand enthalten; darunter viele, die unter extremen Lebensbedingungen existieren (»Halophile«, »Thermophile«, Schwefelbakterien).

**Arch|enteron:** Urdarm der Säuger. Analog **Archencephalon** (engl.: archencephalon) = Urhirn; s. a. ▶Zölom. E archenteron.

**Arche|typen:** *Psychologie* nach C. G. JUNG die seit Urzeiten dem »kollektiven Unbewussten« angehörenden Bilder bestimmten Bedeutungsgehaltes, die sich z. B. in Träumen zeigen u. in Mythen enthalten sind. E archetypes.

**Archi|cerebellum, Ar|cheo|cere|bellum**, Vestibulocerebellum: die entwicklungs- oder stammesgeschichtlich ältesten Teile des Kleinhirns als »Urkleinhirn«, mit Afferenzen aus den Vestibulariskernen. Umfasst die Lingula des Vermis u. den Lobus flocculonodularis. E archicerebellum, vestibulocerebellum.

**Archi|cortex:** das Riechhirn (i.e.S. dessen Rinde) als ältester Teil des ▸Archipalliums; umfasst die Area subcallosa, den Gyrus cinguli u. den Hippocampus. E archicortex.

**Archi|pallium:** ältester Teil des Hirnmantels (Pallium); mit nur 1 Schicht von Neuronen (s.a. ▸Allocortex, ▸Archicortex). E archipallium.

**Arctostaphylus uva-ursi:** Bärentraube (s.u. ▸Folia Uvae ursi).

**ar|cua|tus** *(latein.)*: bogenförmig. E arcuate.

**Ar|cus** *(latein.)*: Bogen, Bogenteil. E arch. – **A. alveolaris:** der freie, die vordere bogenförmige Begrenzung der Zahnfächer bildende Rand des Alveolarfortsatzes des Unter- u. Oberkiefers (d.h. des Ramus mandibulae bzw. des Processus alveolaris der Maxilla). E alveolar a. – **A. aor|tae:** der Aortenbogen, der schräg nach links hinten gestellte, über die Wurzel der li. Lunge verlaufende Teil der ▸Aorta zwischen Aorta ascendens u. descendens Von ihm zweigen ab der ▸Truncus brachiocephalicus u. die Arteriae carotis communis u. subclavia sinistra. Zeigt entsprechend seiner Entwicklung zahlreiche Varianten u. Anomalien, z.B. **A. a. dexter** (»hohe Rechtslage« = Rechtsläufigkeit bei Entwicklung des A. aus der re. 4. Kiemenbogenarterie), **A. a. d. circumflexus** (Rechtslage des Bogens, aber mit links absteigender Aorta als ▸Aortenringanomalie), **A. a. duplex** (doppelter A. bei Persistenz der li. u. re. 4. Kiemenbogenarterie, s. Abb.; klinisch mit Stridor, Neigung zu Erkrankungen der Atmungsorgane). S.a. ▸Arteria lusoria, ▸Dysphagia lusoria. E aortic a. – **A. aorticus:** embryonaler Aortenbogen, s.u. ▸Aortenbögen. – **A. hyo|ide|us:** *Embryologie* der 2. Branchialbogen (= 2. ▸Kiemenbogen); Nachfolgegebilde: Steigbügel, obere Hälfte des Zungenbeinkörpers, Processus styloideus des Schläfenbeins, kleines Zungenbeinhorn, die vom Fazialis innervierte mimische Muskulatur. E hyoid a. – **A. ilio|pec|tineus:** von ausstrahlenden Fasern der Fascia iliaca gebildete Trennwand zwischen Lacuna vasorum u. L. musculorum; z.T. mit Fortsetzung in/an die Gefäßscheide der L. vasorum. E iliopectineal arch. – **A. ju|ve|ni|lis:** *Ophthalmologie* ▸Embryotoxon. – **A. lumbo|costa|lis lateralis u. medialis,** Ligamentum arcuatum laterale u. mediale: zwei Sehnenbögen am 1. Lendenwirbel, u. zwar – über dem Musculus quadratus lumborum – vom Querfortsatz zur Spitze der 12. Rippe bzw. – über dem M. psoas – vom Wirbelkörper zum Querfortsatz, die sog. »Quadratus-« bzw. »Psoas-Arkade«; an Ersterer der Ursprung des seitlichen Lumbalschenkels des Zwerchfells. – **A. man|di|bu|la|ris:** *Embryologie* der 1. ▸Kiemenbogen = »Kieferbogen«; Nachfolgegebilde: Ober- u. Unterkiefer, Hammer, Amboss, die vom Trigeminus innervierten Kaumuskeln, Gesichtshaut, Mundschleimhaut u. Zahnpulpa. – **A. pa|la|to|glossus:** der vordere ▸Gaumenbogen (mit dem ▸Musculus palatoglossus); beidseits vom Zäpfchen zum seitl. Zungenrand. E palatoglossal a. – **A. palato|pha|ryn|ge|us:** der hintere ▸Gaumenbogen (mit dem ▸Musculus palatopharyngeus); bds. vom Zäpfchen zur seitlichen Schlundwand. E palatopharyngeal a. – **A. pal|ma|ris:** zwei Hohlhandbögen zwischen Endbereichen der Arteriae radialis u. ulnaris (der oberflächliche auch zwischen Begleitvenen). Der oberflächliche (**A. p. superficialis**) von der Palmaraponeurose bedeckt, von Fingernerven begleitet, jeweils 2 Fingerschlagadern pro Finger abgebend; der tiefe (**A. p. pro|fundus**) unter den Beugesehnen der Finger- u. unter den Spulenmuskeln gelegen, von motorischen Ästen des Nervus ulnaris begleitet. E palmar a. – **A., plantaris,** Hohlfußbogen: von der Arteria tibialis posterior abgehendes Gefäß der Fußsohle, von dem die Metatarsalgefäße abgehen. – **A. pu|bis:** der stumpfwinklige Schambogen des weibl. Beckens, gebildet von den unteren Schambeinästen u. der Symphyse (s.a. ▸Angulus subpubicus). E pubic a. – **A. senilis (corneae),** Gerontoxon: durch Lipoideinlagerung bedingte ringförmige Veränderung der Hornhaut. ***Klinik:*** schmaler, grauweißer, vom Hornhautlimbus abgesetzter Trübungsring der bradytrophen Kornea. ***Vork.:*** bei alten Menschen (Abb.). – **A. ten|di|ne|us musculi solei:** von den bd. tibialen Ursprüngen des M. soleus gebildeter Bogen; Durchtrittsort der Arteria poplitea (u. Begleitvene) u. des N. tibialis. – **A. ver|te|brae, A. vertebralis:** ▸Wirbelbogen. – **A. zy|go|ma|ti|cus:** der Jochbogen, gebildet von je einem Schläfenbein- u. Jochbeinfortsatz; Ursprung des M. masseter. E zygomatic a.

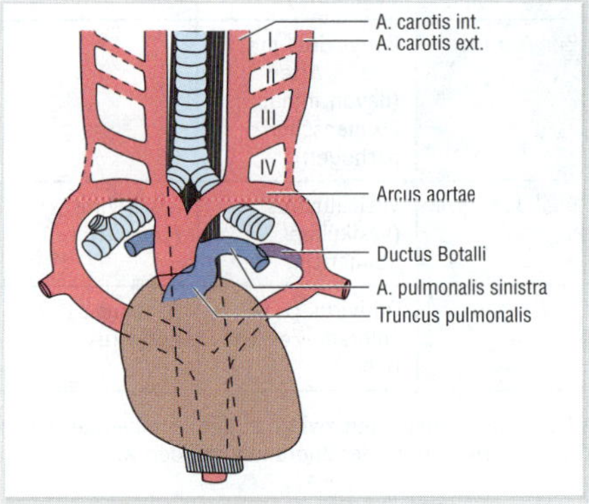


**Arcus aortae:** Arcus aortae duplex.

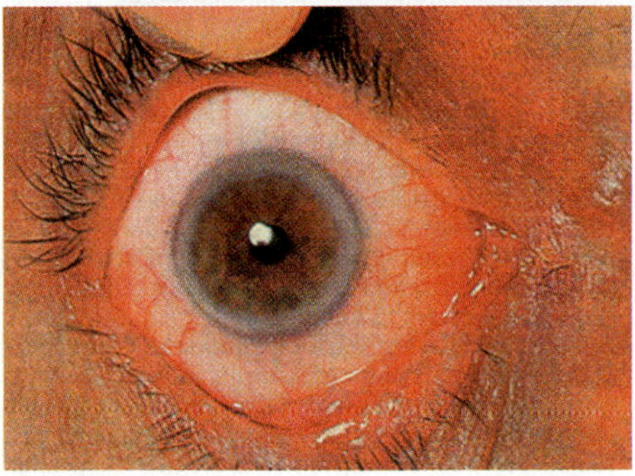

**Arcus senilis (corneae).** [351]

**v.-Ardenne-Therapie:** ▸Mehrschritt-Therapie.

**Ardor** *(latein.)*: Hitze, Brennen. E burning sensation.

**ARDS** *(engl.)* Abk. für **a**dult **r**espiratory **d**istress **s**yndrome, akute respiratorische Insuffizienz, akutes Lungenversagen: früher als Schocklunge bezeichnetes Krankheitsbild mit drastischem Abfall des arteriellen $O_2$-Partialdrucks unter den altersmäßigen Normwert. ***Ätiol.:*** Es tritt am häufigsten auf u.a. im Rahmen von Sepsis, Trauma u. Schock, kann aber auch den Verlauf anderer Erkrankungen komplizieren (Abb.). ***Klinik:*** Im Gefolge dieser Ereignisse treten zunächst mäßige Hypoxämie u. respiratorische Alkalose bei noch normalem Röntgenbild der Lunge auf. Es folgt die respiratorische Insuffizienz mit ausgeprägter Hypoxämie (trotz $O_2$-Applikation) u. unveränderter respiratorischer Alkalose. Pathophysiologisch steht zu Beginn eine Schädigung des Kapillarendothels mit Austritt von Plasma in das Interstitium (capillary leak) im Vordergrund. Als röntgenologisches Korrelat tritt ein interstitielles Lungenödem auf. Spätestens zu diesem Zeitpunkt ist die Indikation zu einer differenzierten maschinellen Beatmung gegeben, um dem

Übergang in ein irreversibles ARDS-Stadium entgegenzuwirken. Dieses ist durch ein fortschreitendes Lungenversagen mit u. a. zunehmender Fibrosierung u. Verdickung der Alveolarsepten gekennzeichnet. Röntgenologisch stellt sich eine retikuläre Zeichnung der Lunge dar. ***Ther.:*** u. a. die frühzeitige maschinelle Beatmung mit positiv-endexspiratorischem Druck (PEEP), wodurch eine Wiedereröffnung kollabierter Alveolen erreicht werden kann u. eine künstliche Erhöhung des reduzierten Lungenvolumens versucht wird. Für bestimmte Patienten kommt die extrakorporale $CO_2$-Elimination (bzw. extracorporeal lung assistance, ECLA) über eine Membranlunge im venovenösen Bypass als alternatives Therapieregime in Frage. Dieses Verfahren kann allerdings nur in wenigen Zentren durchgeführt werden. Entscheidend sind das frühzeitige Erkennen u. die Behandlung des auslösenden Krankheitsgeschehens, insbesondere des Schocks u. der Sepsis.

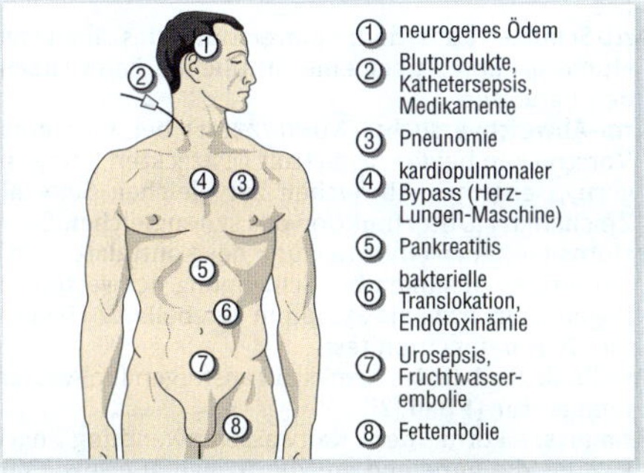


**ARDS:** häufigste Ursachen. [366]

**ARD-Viren** *(engl.)* Abk. für **a**cute **r**espiratory **d**isease viruses: Viren, die akute Atemwegserkrankungen auslösen, v. a. ▸Adeno-, ▸Orthomyxo-, ▸Paramyxo- u. ▸Rhinoviren. E ARD viruses.

**Area** *(latein.):* Grundfläche, freier Platz, *derm* kahle Fläche (z. B. A. Celsi, ▸Alopecia areata), *anat* Hirnrindenfeld. E area. – **A. ad|olfactoria:** ▸A. subcallosa. – **A. cribrosa papillae renalis:** die von Sammelrohren durchlöcherte Fläche auf der Spitze jeder Markpyramide der Niere. – **A. ento(r)rhinalis:** A. 28 n. Brodmann im vorderen Gyrus hippocampi (die sekundäre Riechrinde?). E entorhinal a. – **A. gastrica:** die in der Vielzahl (= Areae gastricae) vorhandenen, durch Furchen begrenzten, feine Fältchen (Plicae villosae) aufweisenden warzenförmigen Erhebungen der Magenschleimhaut mit zahlreichen Grübchen (= Foveolae gastricae), den Mündungen der Magendrüsen. E a. gastrica. – **A. inter|condylaris tibiae:** je ein vorderes u. hinteres Grübchen des Schienbeinkopfes zwischen dessen Gelenkflächen, vor bzw. hinter der ▸Eminentia intercondylaris; Ansatz der Kreuzbänder. E tibial intercondylar a. – **A. nuda:** der zwerchfellseitige »nackte« Teil der Leberoberfläche, d. h. ohne Peritonealüberzug; die Pars affixa der Leber (bindegewebig mit Nachbarorganen verbunden). – **A. ol|fac|to|ria:** ältere, nicht nomenklatorische Bez. für die hirnbasale ▸Substantia perforata anterior (ein Teil des Riechhirns). E olfactory a. – **A. para|stria|ta:** um die Area striata gelegener Rindenbezirk des Lobus occipitalis des Großhirns. Area 18 nach Brodmann. Dient z. B. der Zusammenfassung von Erregungen aus beiden Gesichtshälften zu einem Gesamteindruck (s. a. ▸Blickzentrum). E parastriate a. – **A. peri|stria|ta:** um die Area parastriata gelegener Rindenbezirk des Großhirns. Area 19 nach Brodmann. Steht u. a. im Dienste integrativer optischer Funktionen. – **A. prae|centralis Campbell:** die A. 4 n. Brodmann; das motorische, vor dem Sulcus centralis befindliche Scheitelhirnfeld als Zentrum für die Auslösung bestimmter Bewegungen, hinten als A. gigantopyramidalis mit Betz-Riesenpyramidenzellen; besitzt ferner ein motorikhemmendes ▸Streifenfeld. E precentral a. – **A. prae|optica:** zentrales Höhlengrau als Teil des Hypothalamus. E preoptic a. – **A. prae|piri|formis:** hirnbasales Feld vor dem parahippokampalen Gyrus; wahrscheinlich die primäre Riechrinde. E prepiriform a. – **A. stria|ta:** die A. 17 n. Brodmann; das primäre optische Rindenfeld an der Fissura calcarina; greift auf die Okzipitallappenkonvexität über; enthält charakteristische Vicq d'Azyr-Streifen. E striate a. – **A. sub|callosa:** ein Feld unterhalb des Balkenschnabels auf der medialen Fläche des Stirnlappens des Gehirns; vermittelt wahrscheinlich Geruchseindrücke u. deren Verarbeitung im limbischen System. E subcallosal a., parolfactory a.

**Are|ae:** Plur. von ▸Area.

**Arecolin(um),** Arekolin: das Hauptalkaloid (N-Methylnicotinsäure-Derivat) der Samen der Betelpalme Areca catechu. Als Parasympathomimetikum mit anregender Wirkung v. a. auf Speichelsekretion u. Darmperistaltik. Wird auch als Anthelminthikum verwendet. S. a. Formel. E arecoline.

**Arecolin**

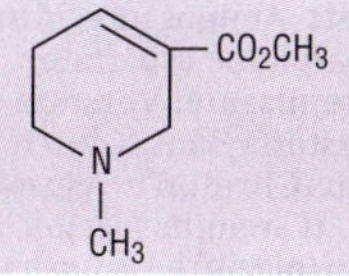


**Arecolin(um).**

**A|re|fle|xie:** Fehlen der normalen Reflexe (Eigenreflexe); z. B. bei Polyneuropathie, Radikulitis, Tabes dorsalis. E areflexia. – **A., familiäre hereditäre:** das ▸Adie-Syndrom. E familial hereditary a.

**A|re|na-Gruppe, Arena|viridae** *(latein. arena = Sand):* Familie großer (110–130 nm), pleomorpher (= vielgestaltiger) RNS-Viren mit elektronendichten, sandähnlichen Körnchen im Inneren des Virions; z. B. das LCM-Virus (Erreger der lymphozytären Choriomeningitis); ferner das Virus des ▸Lassa-Fiebers u. die Viren der Tacaribe-Gruppe. E arenaviruses.

**Arenie:** Fehlen der Nieren.

**A|reo|la mam|mae:** der Warzenhof der Brustwarze. Seine natürliche Pigmentierung ist in der Schwangerschaft verstärkt (evtl. mit Bildung eines »sekundären«, geringer pigmentierten Hofes zur Brusthaut hin). E areola (mammae).

**A|reo|li|tis:** Entzündung des Warzenhofes (▸Areola); z. B. bei der puerperalen ▸Mastitis.

**Argasidae:** die »Lederzecken« [Ixodoidea]; Blut saugende Ektoparasiten bei Mensch u. Tier; darunter Krankheitserreger u. -überträger (Argas, Ornithodoros, Otobius).

**argent|affine Zellen:** Zellen, deren zytoplasmatische Granula sich mit Silbersalzen schwärzen oder bräunen (z. B. ▸enterochromaffine Zellen). S. a. ▸Argentaffinität. E argentaffin(e) cells.

**Argent|affinität:** Fähigkeit von Gewebselementen, ammoniakalisches Silbernitrat ohne (!) Reduktionsmittel zu reduzieren (Schwarzfärbung) u. mit dem Silber (Argentum) eine Verbindung einzugehen. S. a. ▸Argyrophilie. E argentaffinity.

**Argent|affinom:** ein meist bösart., aus enterochromaffinen Zellen bestehender Tumor im Magen-Darm-Trakt; s. a. ▸Karzinoid-Syndrom, ▸APUD... E argentaffinoma.

**argento|phil:** argyrophil (s. u. ▸Argyrophilie). E argentophil, agyrophil.

**Ar|gen|tum** *(latein.)* Abk. Ag: ▸Silber. E silver. – **A. foliatum:** Blattsilber, Silberfolie. E s. foil, s. leaf. – **A. nitricum:** ▸Silbernitrat. E s. nitrate.

**Argentum|katarrh:** harmlose toxische Konjunktivitis (sog. Schmieraugen) nach Credé-Prophylaxe mit Argentum nitricum (heute weitgehend verlassen).

**Ar|gi|na|se:** ein magnesiumhaltiges Enzym (Hydrolase) der Leber (u. anderer Organe), das als Schlussenzym des Harnstoffzyklus (nur!) L-Arginin zu L-Ornithin u. Harnstoff spaltet (wichtig bei Entgiftung von Ammoniak). Aktivität erniedrigt bei Leberkarzinom; s.a. ▸Argininämie-Syndrom. E arginase.

**Arginin,** (S)-2-Amino-5-guanidinopentansäure, Abk. Arg, R: *Biochemie* als L(+)-Arginin eine natürliche essentielle (nicht für Erwachsene), basische, aliphatische, glukoplastische ▸Aminosäure in allen Eiweißen u. – reichlich – in Histonen, Protaminen. Ist beteiligt an der Synthese von Harnstoff; s.a. ▸Argininbernsteinsäure, ▸Arginase, ▸Creatin. Die Biosynthese erfolgt letztlich durch ▸Argininsynthetase. *pharm Anw.* als Infusionszusatz bei metabolischer Alkalose u. schweren Leberschäden. E arginine.

**Arginin|ämie-Syndrom,** kongenitale Hyperargininämie, Argininurie: autosomal-rezessiv erbliche Enzymopathie mit Block im Harnstoffzyklus infolge Mangels an Arginase. ***Klinik:*** epileptiforme Krämpfe, Diplegie, erhöhte Blutspiegel von Arginin u. Ammoniak. Spätfolgen: u.a. psychomotorische u. geistige Retardierung.

**Argininaspartat:** Aminosäure; ***Anw.*** als Lebertherapeutikum. E arginine aspartate.

**Arginin|bernstein|säure:** Vorstufe des Arginins, gebildet im Harnstoffzyklus (durch Argininosuccinatsynthetase) aus Citrullin u. Asparaginsäure; ▸Argininosuccinurie. E argininosuccinic acid.

**Argininolsuccin(o|azid)|urie:** seltene, erbliche Stoffwechselstörung des Harnstoffzyklus mit Fehlen der Argininosuccinatlyase. ***Klinik:*** drei Manifestationen: **neonatal:** Apathie, Trinkschwäche, muskuläre Hypertonie, Krämpfe; führt unbehandelt rasch zum Tod; **infantil:** Beginn im 1. Lj., rezidiv. Erbrechen, Tremor, Krampfanfälle; führt meist zu körperlicher u. geistiger Retardierung; **chronisch:** Beginn nach dem 1. Lj., Entwicklungsverzögerung, Krampfanfälle, Ataxie, Lethargie (durch Proteinzufuhr oder Infektionen ausgelöst). ***Diagn.:*** Anstieg der Argininbernsteinsäure im Harn u. Liquor; Haardystrophie. E argininosuccinic aciduria.

**Arginin|syn|th(e|t)ase,** Argininosuccinatlyase: ein Leberenzym des Harnstoffzyklus, das ($Mg^{2+}$-obligat) aus L-Citrullin u. Asparaginsäure ▸Argininbernsteinsäure bildet. E argininesuccinate lyase.

**Argipressin,** $Arg^8$-Vasopressin: s.u. ▸Vasopressin. E argipressin.

**Ar|gon,** Abk. Ar: ein Edelgas; Element mit OZ 18, Atomgew. 39,948; 3 Isotope ($^{36}Ar$, $^{38}Ar$, $^{40}Ar$). E argon.

**Argonz-del-Castillo(-Ahumada)-Syndrom** (J. A. u. E. B. DEL C., argentin. Ärzte): ▸Galaktorrhö-Amenorrhö-Syndrom bei Nulliparae. E (Argonz-)Del Castillo syndrome.

**Argyll-Robertson-Phänomen** (DOUGLAS M. C. L. A. R., 1837–1909, schott. Arzt): mit Pupillenengstellung einhergehende reflektorische Pupillenstarre, d.h. beeinträchtigte direkte u. indirekte Lichtreaktion der Pupille (= Fehlen der reflektorischen Pupillenverengung auf Lichteinfall) bei intakter Konvergenz- bzw. Naheinstellungsreaktion. Tritt auf bei Neurosyphilis, aber auch bei anderen Krankheitsprozessen des ▸Tectums (Enzephalitis, multiple Sklerose, Tumor). E Argyll Robertson pupil.

**Ar|gy|rie:** zu grau-schiefriger Verfärbung führende Silbereinlagerung in Haut u. Schleimhäuten nach lang dauernder Einnahme silberhaltiger Präparate. – s.a. ▸Argyrosis conjunctivalis. E argyria.

**Ar|gy|ro|philie:** Gewebsanfärbbarkeit durch Silber (»Versilberung«) mittels ammoniakalischer Silbernitrat-Lsg. mit(!) nachfolgender Reduktion durch Formol, Tannin etc. (s.a. ▸Argentaffinität); anfärbbar sind z.B. argyrophile Fasern (= Gitterfasern), argyrophile Granula (der argentaffinen Zellen). E argyrophilia.

**Argyrosis conjunctivalis:** eine nicht rückbildungsfähige Binde-, evtl. auch Hornhaut-Pigmentierung durch Silbereinlagerung nach langer Anw. silberhaltiger Augentropfen. – s.a. ▸Argyrie. E conjunctival argyrosis.

**Arh...:** ▸Arrh...

**Arias-Stella-Phänomen:** *Gynäkologie* atypisches Nebeneinander von Proliferation u. Sekretion im sog. mixed ▸Endometrium, z.B. bei uterinem Abort, Tubargravidität, Blasenmole; wahrscheinlich Reaktion auf hormonale Impulse noch aktiven Trophoblastengewebes. E Arias-Stella phenomenon.

**Ari|bo|fla|vi|nose(-Syndrom),** Alactoflavinose: Zustand bei chronisch unzureichender Zufuhr, Resorption oder Verwertung von Vitamin $B_2$ (= Riboflavin). ***Klinik:*** seborrhoische u. entzündliche Hautveränderungen, Lippenrissigkeit (Cheilose) mit Mundwinkelrhagaden (Angulus infectiosus), neurovegetative Störungen, evtl. auch Sehstörungen (durch Retrobulbärneuritis). E ariboflavinosis.

**Arith|mo|manie:** ▸Zählzwang. E arithmomania.

**Arizona arizonae:** ältere Bez. für ▸Salmonella arizonae.

**Arlt-Schulterreposition:** Einrenkung des luxierten Humeruskopfes über eine Stuhllehne beim sitzenden Patienten.

**Arm-Abweichversuch:** (MINGAZZINI) bei Lidschluss Vorstrecken beider Arme (mit gestreckten Zeigefingern); seitliches Abweichen zur gleichen Seite als Zeichen der Unterfunktion des seitengleichen Labyrinths (seltener einer Reizung des kontralateralen); einseitiges Absinken bei Schädigung des vertikalen Bogengangs bzw. als Symptom zerebellarer Hypotonie. E arm deviation test.

**Arm|bad:** Teilbad des Armes mit ansteigender Wassertemperatur (▸Bad [2]).

**Armguss:** Form der Kaltwasseranwendung nach KNEIPP, die anregend auf die Armgefäße sowie auf das Herz wirkt. Sie ist u.a. angezeigt bei Durchblutungsstör. der Hände, rheumatischen Beschwerden der Arme sowie nervösen u. organischen Herzstörungen.

**Armillifer:** Gattung der Pentastomida (Zungenwürmer).

**Arm|lösung:** *Geburtshilfe* Eingriff (Manualhilfe) zur Schulter-, Armentwicklung bei Beckenendlagen. E freeing of arms. – **A., klassische:** A. bei bis über den Nabel geborenem Kind: Fassen der Beine an den Füßen (»Hasengriff«) u. Ziehen des Rumpfes in Richtung der seiner Bauchseite entsprechenden Schenkelbeuge der Mutter, bis die hintere Schulter tief im Beckenausgang steht; über Gesicht u. Brust des Kindes hinweg Vorholen des hinteren Armes (bis zu dessen Herausfallen) durch die in den Geburtskanal eingehende »innere Hand«; »Umlagerung« der vorderen Schulter nach hinten durch nach oben »stopfende« Bewegungen; Lösung des anderen Armes; anschließend Entwicklung des Kopfes mit dem ▸VEIT-SMELLIE-Handgriff. – **A., kombinierte:** (BICKENBACH) beginnt mit »klassischer« Lösung des hinteren Armes, gefolgt von starkem Zug des Kindes nach unten bis zum Hervortreten der vorderen Schulter unter der Symphyse u. Herausstreifen des vorderen Armes. – **A. nach Lövset:** A. durch Zug an den Beinen unter Drehung des Körpers des Kindes nach unten u. außen, wodurch sich der hintere Arm nach vorn dreht u. von selbst austritt; anschließend Zurückdrehen um 180°, bis der andere Arm erscheint. – **A. nach Martius:** zunächst Manualhilfe nach ▸BRACHT; bei nicht nachfolgenden Armen (wie auch nach vergeblichem Extraktionsversuch am Steiß) kombinierte Armlösung (bei Misslingen deren 1. Aktes Armlösung nach LÖVSET, bei Misslingen des 2. Aktes »Stopfen« des vorderen Armes in die Kreuzbeinhöhlung u. klassische Armlösung). – **A. nach Mueller:** A. bei nicht nach oben geschlagenen Armen durch beidhändigen kräftigen Zug nach unten bis zum Sichtbarwerden von Schulter u. Arm unter der Symphyse, Herausstreifen des Armes u. nachfolgend kräftiger Zug nach oben, wodurch der hintere Arm herausfällt oder leicht herausgestreift werden kann.

**Arm|ödem,** Armlymphödem: einseitige, i.d.R. allmählich aufgetretene, schmerzlose Schwellung (▸Lymphödem) eines Armes, meist als Folge einer Schädigung der Lymphabflusswege nach radikaler ▸Mastektomie u./oder Bestrahlung wegen Mammakarzinoms; früher eine häufige Komplikation insbes. der ROTTER-HALSTED-Operation, jetzt durch Verkleinerung des chirurgischen Eingriffes seltener geworden; geht mit trophischen Störungen einher; therapeutisch schwer beeinflussbar, evtl. Lymphgefäßtransplantation. S.a. Tab.

| |
|---|
| – jede Lymphabflussbehinderung vermeiden (einengende Bekleidung) |
| – Überanstrengungen u. Übermüdungen verstärken das Ödem |
| – große u. kleine Verletzungen vermeiden (verstärken das Ödem) |
| – örtliche Entzündungen vermeiden bzw. frühzeitig behandeln |
| – Überwärmung u. Unterkühlung vermeiden |
| – Gefährdung durch Massagen, Bewegungsübungen u. bei ärztlichen Eingriffen |

**Armödem:** Merksätze für Ödemgefährdete (nach einem Merkblatt der Feldbergklinik). [275]

**Arm|plexus|anästhesie:** ▸Plexusanästhesie. E brachial plexus anesthesia.

**Arm|plexus|lähmung:** neurologische Ausfälle (motorisch, sensibel u. vegetativ) im Schultergürtel-Arm-Bereich (Abb.) infolge Schädigung des **Armplexus** (▸Plexus brachialis). – **A., obere,** DUCHENNE-ERB-

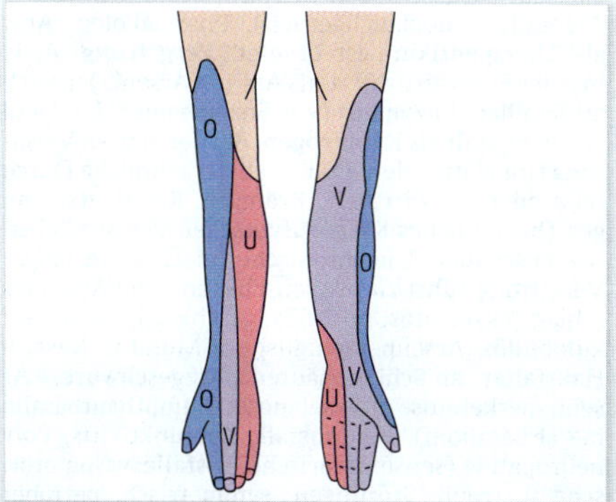


**Armplexuslähmung:** Sensibilitätsstörung bei oberer (0), unterer (U) u. vollständiger (V) Lähmung des Plexus brachialis. [68]

Lähmung: A. bei Schädigung der C5/C6-Anteile des Armplexus. Betrifft – variabel – die Musculi teres minor, deltoideus, biceps, coracobrachialis, rhomboideus, levator scapulae, supra- u. infraspinatus sowie die radialseitige Sensibilität. E brachial plexus paralysis (Erb-Duchenne type). – **A., untere,** DÉJERINE-KLUMPKE-Lähmung: A. bei Schädigung der C8/Th1-Anteile des Armplexus; Ausfälle der kleinen Handmuskeln u. der Handbeuger sowie der ulnarseitigen Sensibilität; bei Läsion der Wurzel Th1 HORNER-Syndrom. E brachial plexus paralysis (Klumpke type).

**Arm|prothese:** s.u. ▸Prothese, s.a. ▸Handprothese, ▸Hook.

**Arm|stand:** die Haltung der Arme der Leibesfrucht während der Geburt (normalerweise schräg über der Brust). – s.a. ▸Armvorliegen. E positioning of arms.

**Armstrong-Krankheit** (CH. J. A., 1886–1958, Bakteriologe, Washington): lymphozytäre ▸Choriomeningitis. E Armstrong's disease.

**Arm|tonus-Reaktion:** Tonusveränderungen der Armmuskulatur mit entsprechenden Abweichungen eines oder beider Arme (▸Arm-Abweichversuch). Vorkommen bei zerebellaren Schädigungen. E brachial tonicity reaction.

**Armutskrankheiten:** Krankheiten, deren Entstehung nachgewiesenermaßen in Zusammenhang mit einem niedrigen Lebensstandard des/der Erkrankten steht. In den Entwicklungsländern ist dieser Zusammenhang offenkundig (z.B. Eiweißmangel u. dessen Folgekrankheiten, Infektionskrankheiten wegen schlechter hygienischer Verhältnisse etc.), aber auch in den sog. Industrieländern besteht ein Zusammenhang zwischen sozialer Stellung u. dem gehäuften Auftreten bestimmter Erkrankungen. Als klassische A. gelten z.B. Tuberkulose u. Ulcus duodeni, die bei Migranten anteilsmäßig öfter auftreten als bei deutschen Patienten.

**Armvenen|sperre, -thrombose:** ▸Achselvenensperre. E brachial vein blockade.

**Arm|vorfall:** das Vorfallen von Hand u. Arm (= **vollständiger A.**) oder nur der Hand (= **unvollständiger A.** = Handvorfall) aus dem Geburtskanal nach dem Blasensprung, u. zwar bei Schädel-, Quer- u. Schräglage. E arm prolapse.

**Arm|vorliegen:** *Geburtshilfe* regelwidriger ▸Armstand vor dem Blasensprung als Folge aktiver oder passiver Kindsbewegungen; bei Schädellage Arme vor dem Kopf, bei Querlage im unteren Uterinsegment. – Evtl. Vorstufe des ▸Armvorfalles. E low lying arm.

**ARN,** Abk. für akutes retinales Nekrosesyndrom: akute, nekrotisierende Vaskulitis der Netzhaut mit schlechter Prognose. Wird vermutlich durch Herpesviren hervorgerufen. E acute retinal necrosis syndrome.

**Arndt-Schulz-Gesetz** (RUDOLF A., 1835–1900, Psychiater, Greifswald; HUGO SCH., 1853–1932, Pharmakologe, Greifswald), biologisches Grundgesetz: Schwache Reize fördern, starke hemmen, stärkste lähmen die Lebenstätigkeit. – Gilt nicht in vollem Umfang für lähmende Stoffe. E Arndt-Schulz law.

**Ar|neth-(Leukozyten-)Schema** (JOSEPH A., 1873–1958, Internist, Münster): Einteilung der granulopoetischen Reifungsreihe (▸Granulozytopoese) in Myelozyten, leicht u. stark eingebuchtete, nicht segmentierte u. segmentierte Granulozyten (mit Unterklassen). S.a. ▸Linksverschiebung. E Arneth's formula.

**Arnica montana,** Bergwohlverleih: Heilpflanze, deren Blüten wirksam sind bei rheumatischen Beschwerden, Entzündungen der Mund- u. Rachenschleimhaut, Entzündungen bei Insektenstichen, Furunkulose, Oberflächenphlebitis. ***Kontraind.:*** Allergie auf Korbblütler. E arnica, mountain tobacco.

**Arnika:** ▸Arnica montana.

**Arnold** (1) FRIEDRICH A., 1803–1890, Anatom, Freiburg; 2) JULIUS A., 1835–1915, Pathologe, Heidelberg). – **A.-Bündel** (FRIEDRICH A.): ▸Tractus frontopontinus. E Arnold's bundle, A.'s tract. – **A.-Chiari-Syndrom** (JULIUS A.; HANS CH.): Hemmungsfehlbildung des Kleinhirns mit dessen Verdrängung (einschließlich hinterer Oblongata-Bereiche) durch das große Hinterhauptsloch in Richtung Wirbelkanal. Führt zu okklusivem ▸Hydrocephalus, Ataxie, Nystagmus, Hirnstamm-, Rückenmarks- u. Hirnnervenkompression (mit Lähmungen, Tetraplegie, Krämpfen, tetanoiden oder epileptischen Anfällen), Haltungsanomalien des Kopfes. Evtl. zusätzlich Fehlbildungen der Schädelbasis u. der Halswirbelsäule (▸Dysrhaphie). E Arnold-Chiari deformity.

**Aroma|pflege,** Aromatologie: Einsatz von natürlichen Duftstoffen (▸Aromatherapie) in der Krankenpflege.

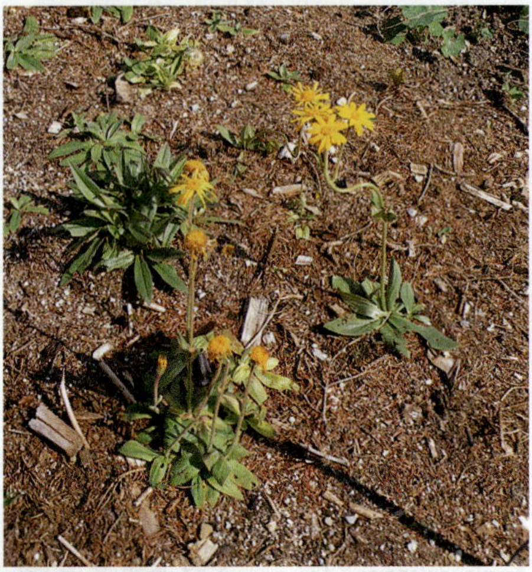

**Arnica montana.** [399]

**Arọmastoffe:** *Pharmazie* natürliche, z. T. appetitanregende Geruchs- u. Geschmacksstoffe in – v. a. pflanzlichen – Lebensmitteln; i. w. S. auch künstliche Aromen. S. a. ▸aromatisch. E aromatics.

**Aromạt:** *Chemie* ringförmige, vom Benzol abgeleitete Verbindung. E aromatic compound.

**Aromatase:** Enzym, das ▸Androgene (dort Schema) in Östrogene umsetzt; blockierbar durch **Aromatasehemmer**, die als ▸Antiöstrogene in der Tumortherapie angewandt werden.

**Arọma|therapie:** Behandlung von Erkrankungen durch pflanzliche Duftstoffe. Komplexe chemische Verbindungen in ätherischen Ölen enthalten Duftmoleküle, die nach ihrer Aufnahme in der Nase auf die Stimmungslage wirken sollen. Verabreichung in Form von Bädern, Massageölen, Wickeln u. Inhalationen sowie durch Aufträufeln auf die Zunge; Einsatz v. a. bei psychosomatischen Erkrankungen. ***Cave:*** bei Schwangeren, Kleinkindern, Allergie, Epilepsie.

**aromatisch:** **1)** wohlriechend; *pharm* wohlriechende ätherische Öle als Aromastoffe enthaltend (z. B. – als »**Aromatika**« – a. Tinkturen, Wässer oder Drogen). **2)** *Chemie* ein ▸Aromat betreffend; s. a. ▸zyklisch. E aromatic.

**Arotinoịde:** synthetische Derivate der Vitamin-A-Säure; stark wirkende ▸Retinoide.

**arọusal reạction** *(engl.)*, Weckreaktion: **1)** das – mit Desynchronisation im EEG einhergehende – Erzeugen hellen Wachbewusstseins durch Sinnesreize, die das (vom Thalamus bis zur unteren Medulla oblongata reichende) ▸aufsteigende retikuläre Aktivierungssystem (**Arousal-System**) der Formatio reticularis erregen. Dieses System bildet mit dem »diffusen thalamischen Projektionssystem« eine funktionelle Einheit (= »mesodienzephales Aktivierungssystem«), die für die seelischen Zustände (Grundstimmung, Affekte, Angst etc.) bedeutsam ist. **2)** auf ausreichend starke psychosensuelle Reize im ▸Schlaf-EEG auftretende Aktivität, wobei beim Erwachsenen meist einem K-Komplex mit Serien von ▸Beta-Wellen eine Amplitudenabnahme u. Frequenzbeschleunigung folgen u. das Wiederauftreten der Grundaktivität einleiten bei klinischen Zeichen des Erwachens.

**Arrẹctor:** ▸Musculus arrector.

**Ar|rhe|no|blastọm:** ▸Androblastom. E arrhenoblastoma.

**A(r)|rhin|enzephalịe:** das angeborene Fehlen des Riechhirns (einschließlich der Bulbi olfactorii); evtl. kombiniert mit medianer Lippen-Kiefer-Gaumen-Spalte. E a(r)rhinencephalia.

**Arrhyth|mia, -mie:** Störung einer rhythmischen Tätigkeit; i. e. S. die Störung der regelmäßigen Herzschlagfolge bei Reizbildungs- oder Reizleitungsstörung (s. a. ▸Allorrhythmie, ▸Block, ▸Sinusarrhythmie, ▸Vorhofflimmern u. -flattern, ▸WENCKEBACH-Periode, Extra-, ▸Ersatzsystole, ▸Pararhythmie, -systolie, ▸Erregungsleitungsstörung) oder aber als respiratorische A. E arrhythmia. – **A. absolụta, A. perpetua:** regellose Schlagfolge der Herzkammern ohne einen erkennbaren Grundrhythmus (im EKG meist Vorhofflimmern; gelegentlich frustrane Kontraktionen mit Pulsdefizit); als langsame Form (Kammerfrequenz < 100/Min.) oder als schnelle Form (Kammerfrequenz 100–180/Min.; evtl. als sog. »Absoluta-Anfall«). ***Ätiol.:*** Hyperthyreose, Mitralklappenvitium, Myokarditis, koronare Herzkrankheit (meist bei schweren Formen), idiopathisch. E continuous a., perpetual a. – **A., respiratorische:** die physiologische, vegetativ bedingte ▸Sinusarrhythmie mit Frequenzzunahme bei Einatmung u. -abnahme bei Ausatmung; sie fehlt unter Belastung, bei Hyperthyreose, diabetischer Neuropathie u. meist im höheren Alter. E respiratory a.

**Ar|ro|si|ọn:** *Pathologie* »Annagen«; die Zerstörung von Organen, insbes. von Blutgefäßen u. Knochen, z. B. durch Entzündung, Geschwüre, Aneurysmapulsationen. – Bei Gefäßarrosion besteht die Gefahr der **Arrosionsblutung** (in das Gewebe oder ein Hohlorgan, z. B. in den Magen) oder eines Arrosionsaneurysmas, u. zwar als Folge einer Schädigung von außen, z. B. bei Tbc, Ulcus pepticum, oder von innen, z. B. bei ulzeröser Endokarditis der Aorta. E arrosion.

**Arsẹn,** Abk. As: 3- u. 5-wertiges Halbmetall; Element mit Atomgewicht 74,9216 u. OZ 33. Kommt als Spurenelement in allen Lebewesen vor, ferner ubiquitär in der Natur (v. a. Erdkruste, Wasser u. Luft; Trinkwasser-Grenzwert: 10 mg/m$^3$). Wird langzeitig von Gewebeproteinen gebunden (z. B. in Keratindisulfid der Haut, Haare, Nägel [MEES-Streifen, s. Abb.]), ggf. auch Anreicherung in Leber und Niere. A. wird nur langsam ausgeschieden in Harn, Stuhl, Schweiß u. Atemluft (Knoblauchgeruch). Pharmakolog. Anw. als Therapeutikum ist obsolet. ***Vergiftung:*** A. ist in jeder Form giftig (v. a. als Arsin, ▸Arsenik) u. wirkt als Kapillar-, Enzymgift (v. a. Enzyme mit SH- = Thiolgruppen); gilt als Kanzerogen. Bei der akuten Vergiftung (inhalativ oder enteral) choleraähnliche Durchfälle oder Verwirrtheit, Krämpfe, Kreislaufstörungen (bis tödliches Kreislaufversagen); später Leber-, Nierenschäden. Die chronische (meist gewerbliche) Vergiftung führt zu »Arsenschäden« wie Arsenausschlag (ekzematös, pustulös, geschwürig, evtl. vesikulobullös [Arsenpemphigus] um Mund u. Nase, in Hautfalten, an Schleimhäuten), Ätzgeschwüre, ▸Arsenhyperkeratose u. -melanose, Rumpfhautbasaliome (▸Basaliom), Haarausfall, Konjunktivitis, Polyneuropathie (sensomotorische Ausfälle; vasomotorische u. troph. Störungen; symmetrisch, peripherwärts fortschreitend). Ggf. entschädigungspflichtige Berufskrankheit. E arsenic.

**Arsẹnaus|schlag:** s. u. ▸Arsen. E arsenic dermatosis.

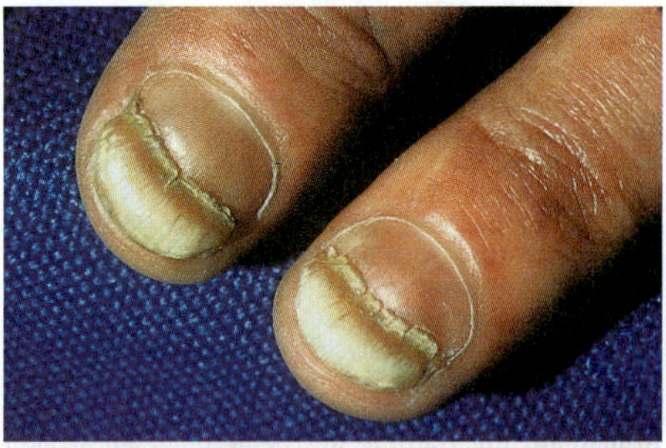

**Arsen:** MEES-Bänder bei Arsenvergiftung. [89]

**Arsen(hyper)keratose:** chronischer Arsenschaden als Rauigkeit, Rissigkeit, Trockenheit, gelbliche Verfärbung der Haut, Nachdunkeln der Hautfurchen u. kleieförmige Schuppung; die A. durch anorganische Verbindungen auch mit bis linsengroßen Knotenbildungen (= Arsenwarzen; oft mit rotem Hof), bes. an Handtellern u. Fußsohlen. *histol* Hyperkeratose, Akanthose u. Papillomatose; Präkanzerose; s.a. ▸Arsenkrebs. E arsenic keratosis.

**Ar|se|nik (weißes),** Weißarsenik: $As_2O_3$; Trioxid des ▸Arsens; ein weißes, geschmack- u. geruchloses, sehr giftiges Pulver. E white arsenic.

**Ar|sen|krebs:** bösartiger epithelialer Tumor v.a. der Bronchien, Leber, Haut (Letzterer v.a. als Basaliom, als ▸BOWEN-Dermatose nach Arsenhyperkeratose); ggf. anzeigepflichtige Berufskrankheit. E arsenic carcinoma.

**Arsen|melanose:** Arsenschaden in Form fleckiger oder flächenhafter, schmutzig grauschwarzer Verfärbungen der Haut unter Bildung pigmentärmerer Inseln durch Ablagerung metallischen Arsens u. – nach längerer As-Zufuhr – als Melaninvermehrung. E arsenic melanosis.

**Arsen|spiegel:** *Gerichtsmedizin* der glänzende Arsenniederschlag bei der MARSH-Arsenprobe; ist im Ggs. zum Antimonspiegel in NaOCl löslich.

**Arsentrioxid:** ein Zytostatikum mit bisher noch nicht genau geklärtem Wirkmechanismus; ***Anw.*** bei akuter Promyelozyten-Leukämie; ***NW:*** u.a. Fieber, Dyspnoe, Leukozytose, Herzrhythmusstörungen (▸QT-Verlängerung), gestörter Elektrolythaushalt. E arsenic trioxide.

**Arsen|vergiftung:** s.u. ▸Arsen. E arsenic poisoning.

**Arsen|warze:** s.u. ▸Arsenhyperkeratose.

**Arsen|wasser|stoff, Arsin,** $AsH_3$: *Chemie* ein nach Knoblauch riechendes, stark giftiges Gas. Bei Vergiftung nach Einatmen Übelkeit, Atemnot, Zyanose u. Unruhe, Hämaturie, Hämolyse u. extrahepatischer Ikterus; häufig tödlicher Ausgang. E arsine, arsenic trihydride.

**ART: 1)** *(engl.):* Abk. für ▸**a**ssisted **r**eproduction **t**echnologies. **2)** Abk. für **a**nti**r**etrovirale **T**herapie: Therapie mit ▸antiretroviralen Substanzen; s.a. ▸HIV, ▸AIDS.

**Art,** Species: *Biologie* taxonomische Kategorie (unterhalb der Gattung), die morphologisch u. physiologisch in sehr vielen Merkmalen übereinstimmende Organismen umfasst (▸Systematik). E species.

**Ar|te|fakt:** Kunstprodukt; absichtlich oder unabsichtlich herbeigeführte (= »artifizielle«) Veränderung, z.B. als Selbstverstümmelung bzw. an histologischen Präparaten. Bei der Registrierung von biologischen Vorgängen sind apparative A. (durch das Registriergerät bedingte, z.B. Wechselstromüberlagerungen) von biologischen A. (z.B. Lid-Bulbus-, Schwitz-, Muskel-A. im EEG) zu unterscheiden. E artifact.

**Artefakt|unterdrückung:** apparative Vorkehrung bei der Registrierung bioelektrischer Potentiale zur Eliminierung bestimmter ▸Artefakte (z.B. starker, über den Bereich der registrierten Biosignale hinausgehender Potentialschwankungen) durch entsprechende Begrenzung der zur Aufzeichnung akzeptierten Amplituden.

**Artemether:** ein ▸Malariamittel. E artemether.

**Artemisia absinthium,** Wermut, Absinth: Kraut aus der Familie der Korbblütler, das Gerb- u. Bitterstoffe enthält. ***Anw.*** als aromatische Bitterdroge bei Appetitlosigkeit, dyspeptischen Beschwerden u. Dyskinesien der Gallenwege. Das äther. Öl der Pflanze (mit toxischem Thujon) wirkt krampflösend; in hohen Dosen ist es ein Krampfgift (▸Absinthvergiftung). S.a. Abb. E wormwood, absinthe.

**Arte|ria, -rie,** Plur. **Arteriae,** Abk. A., a., Pluralform der Abk. Aa., aa., Schlagader: in der Regel pulsierendes Blutgefäß mit typischem dreischichtigem Wandaufbau aus den ▸Tunicae intima (Intima), media (Media) u. externa (sog. Adventitia). Zusätzlich elastische Schichten zwischen Intima u. Media bzw. an

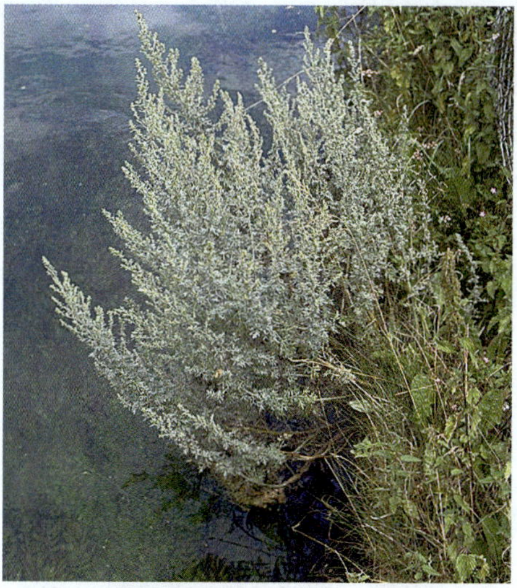

**Artemisia absinthium.** [482]

der Grenze zur Adventitia (Membrana elastica interna bzw. externa). Als A. des großen oder Systemkreislaufs führt sie »arterialisiertes« = sauerstoffreiches u. hellrotes Blut, das systolisch aus der li. Herzkammer ausgeworfen wird, zu den diesem Kreislaufbereich angeschlossenen Organen (▸Endstrombahn). Als Lungenarterie (▸Truncus pulmonalis) u. deren dem kleinen (Lungen-)Kreislauf zugehörige Äste führt sie dagegen venöses = sauerstoffärmeres u. dunkleres Blut aus dem re. Herzventrikel der Lunge zu. Die großen, herznahen Arterien sind vom »elastischen Typ« (**A. elastotypica**), d.h., ihre Media besteht aus wechselnden Lagen von elastischen Membranen u. glatter Muskulatur, die die Grundlage ihrer »Windkesselfunktion« bilden. Die mittleren, bis in den Bereich der ▸Arteriolen, sind vom »muskulären Typ« (**A. myotypica**), d.h., das elastische Material ist auf die Lamina elastica interna u. externa beschränkt, die Media besteht aus dicht zusammengelagerten Myozyten (glattmuskulär). Die Ernährung der Arterienwand erfolgt von außen durch Wandgefäße (▸Vasa vasorum) u. von innen her durch einen die Intima passierenden Säftestrom. Die nervöse Wandversorgung besorgen vegetative Nervenfasern (▸Vasodilatatoren, -konstriktoren). Für den Ausgleich eventueller Lichtungsengen bis -verlegungen sind – z.T. erst im Bedarfsfall wirksame – Umleitungsbahnen (▸Kollateralen) angelegt, wovon aber die sog. Endarterien ausgenommen sind. Umgekehrt kann aber Blut aus einem Bereich entzogen werden (▸arteriovenöse Fistel, ▸Anzapfsyndrom). S.a. Abb. E artery. – **A. Adamkiewicz:** ▸A. radicularis magna. E a. of Adamkiewicz. – **A. al|veo|la|ris,** alveolar a.: Zahnfächer-A. für Zähne u. Zahnfleisch. ***Einteil.:*** Die **A. alveolaris inferior** ist ein Ast der A. maxillaris, der durch das Foramen mandibulae in die Mandibula eintritt u. im Canalis mandibulae verläuft. Gibt durch das Foramen mentale einen Ast zu Kinn u. Unterlippe (Ramus mentale) ab. Versorgt Mandibula, untere Zähne, Zahnfleisch. Die **Aa. alveolares superiores anteriores** sind Äste der A. infraorbitalis am Oberkiefer. Kommen über den Canalis infraorbitalis an die vorderen u. mittleren Oberkieferzähne (einschließlich Zahnfächer u. Zahnfleisch). Die **A. alveolaris superior posterior** ist ein Ast der A. maxillaris, der durch das Tuber maxillae zu den oberen Mahlzähnen u. deren Zahnfleisch gelangt. – **A. an|gu|la|ris:** Augenwinkel-A.; Endstrecke der A. facialis entlang der Nase zum inneren Augenwinkel. E angular a. – **A. an|ony|ma:** ▸Truncus brachiocephalicus. E a. anonyma. – **A. appendi|cu|la|ris:** Wurmfortsatz-A.; Ast

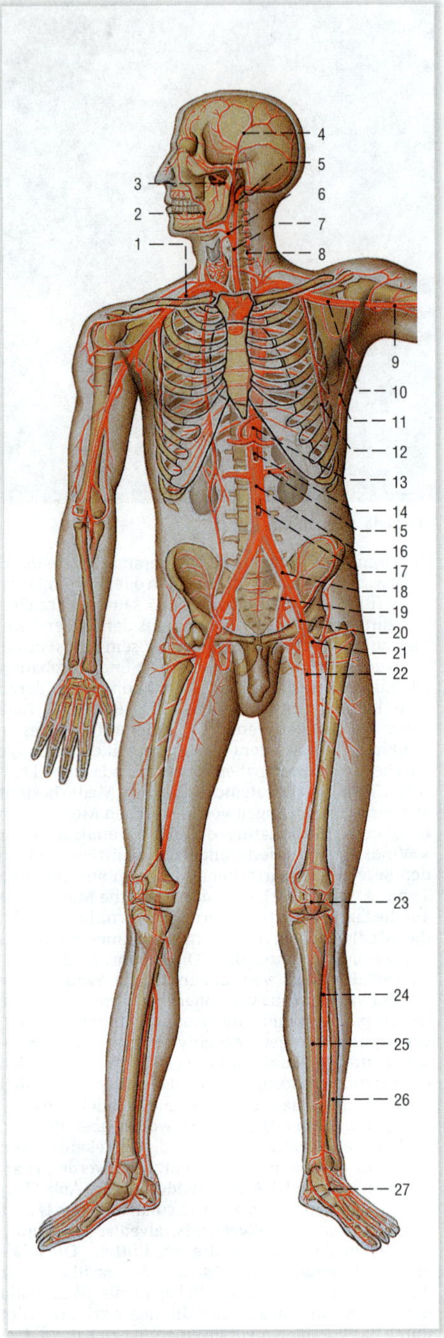


**Arteria:** Arterien des menschlichen Körpers.
1 = A. subclavia, 2 = A. facialis, 3 = A. maxillaris, 4 = A. temporalis, 5 = A. carotis interna, 6 = A. carotis externa, 7 = A. carotis communis, 8 = A. vertebralis, 9 = A. brachialis, 10 = A. axillaris, 11 = A. thoracodorsalis, 12 = A. thoracica lateralis, 13 = Truncus coeliacus, 14 = A. mesenterica superior, 15 = A. renalis, 16 = Aorta abdominalis, 17 = A. mesenterica inferior, 18 = A. iliaca communis, 19 = A. iliaca interna, 20 = A. iliaca externa, 21 = A. profunda femoris, 22 = A. femoralis, 23 = A. poplitea, 24 = A. tibialis anterior, 25 = A. tibialis posterior, 26 = A. fibularis, 27 = A. dorsalis pedis. [28]

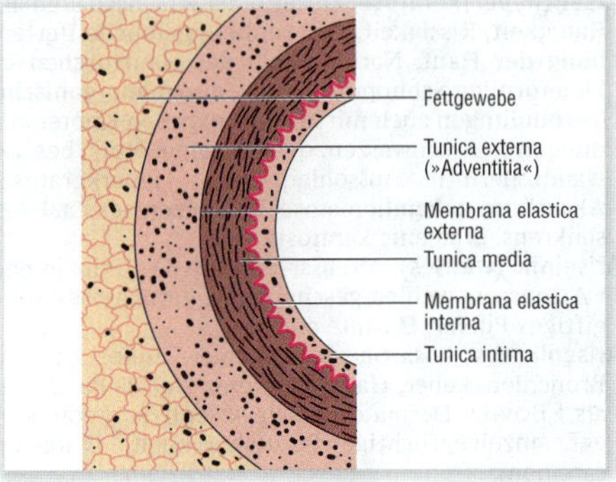


**Arteria:** Wandaufbau einer Arterie vom muskulären Typ. [497]

der A. ileocolica in der Mesoappendix (»Mesenteriolum«) der ▸Appendix vermiformis. E appendicular a. – **A. ar|cuạ|ta:** Bogen-A. (aus der A. dorsalis pedis); ihre Äste als dorsale Zehenarterien. – **Aa. arcuạtae rẹnis:** die Bogenabschnitte der ▸Aa. interlobares an der Mark-Rinden-Grenze der Niere. E arcuate arteries of kidney. – **A. ascẹn|dens:** der aufsteigende Ast der A. mesenterica superior zum Colon ascendens. – **A. auri|cu|lạ|ris:** Ohr(muschel)-A.; die hintere ein Ast der A. carotis externa für Mittel- u. Innenohr, Mastoidzellen, Ohrmuschel u. Mm. digastricus, stylohyoideus u. sternocleidomastoideus; die tiefe (Ast der A. maxillaris) für Kiefergelenk, äußeren Gehörgang u. Trommelfell. E auricular a. – **A. axil|lạ|ris:** Achsel-A.; Fortsetzung der A. subclavia ab der 1. Rippe bis zum Unterrand des M. pectoralis major; Hauptäste: Aa. thoracica superior, thoracoacromialis, thoracica lat., subscapularis, circumflexa humeri anterior u. posterior. E axillary a. – **A. ba|si|lạ|ris:** Basis-A. des Hirnstammes (Unterseite), aus der Vereinigung der beidseitigen A. vertebralis hervorgehend. Ihre Äste, die Aa. cerebelli inferior anterior (mit A. labyrinthi) u. cerebelli post., versorgen das Kleinhirn; Endast: A. cerebri posterior; Mangeldurchblutung (z.B. bei Atherosklerose; ▸Anzapfsyndrom [6]) manifestiert sich als **A.-basilạris-Syndrom** (Schwindel, Nackenkopfschmerz, Kleinhirn- u. Hirnnervensymptome) oder – im Fall einer Thrombose – als **A.-basilaris-Thrombose-Syndrom** (akute Ischämie-Zustände [▸Apoplexia cerebri] mit sich wiederholenden plötzlichen Hirnnervenausfällen: Bulbärparalyse, Ataxie, Bewusstseinsstörungen, Tetraparesen; evtl. aber nur – bei Hirnischämie im Gebiet der A. cerebelli inf. post. – Symptome des ▸WALLENBERG-Syndroms). E basilar a. – **A. brachiạ|lis:** Oberarm-A.; Fortsetzung der A. axillaris ab dem Unterrand des M. pectoralis major; unter der Oberarmfaszie im Sulcus bicipitalis zur Ellenbeuge; dort Teilung in A. radialis u. ulnaris. Versorgt den Humerus, die Mm. biceps u. brachialis, das Ellenbogengefäßnetz; s.a. ▸A. profunda brachii. E brachial a. – **Aa. bronch(i)ạles:** Bronchial-A., ▸Rami bronchiales. E bronchial rami. – **A. cal|ca|rị|na:** klinische Bez. des Rindenastes der A. cerebri posterior im Sulcus calcarinus. Verschluss führt zu Quadranten-Hemianopsie (»Calcarina-Syndrom«). E calcarine a. – **A. ca|rọ|tis com|mụ|nis,** Karotis: die paarige (= beidseitige) gemeinsame Kopf-A. im Halsbereich; die re. aus dem Truncus brachiocephalicus, die li. aus dem Aortenbogen; verläuft – ohne Ästeabgabe – neben Luftröhre u. Kehlkopf zum oberen Schildknorpelrand, wo sie sich teilt (»Karotisgabel«; mit Sinus caroticus); kann zur Blutstillung am Vorderrand des Kopfnickermuskels durch Druck gegen die Wirbelsäule abgedrückt werden. Ihr vorderer Ast, die **A. c. ex|tẹr|na,** versorgt den Schädel (nebst Weichteilen) u. Teile von Kehlkopf u. Schilddrüse; steigt hoch im Trigonum caroticum, unterkreuzt die Mm. digastricus u. stylohyoideus, zieht durch die Parotis u. vor dem äußeren Ohr zur Schläfe; gibt als Hauptäste ab die Aa. thyroidea superior, pharyngea ascendens, lingualis, facialis, occipitalis, auricularis posterior u. temporalis superficialis (Endast der A. maxillaris). – Die **A. c. in|tẹr|na**, der hintere Ast der »Communis«, versorgt das Gehirn u. das Auge; verläuft aus dem Trigonum caroticum hinter den Unterkiefer, durch den Canalis caroticus in das Schädelinnere, dort im Sulcus caroticus des Türkensattels aufwärts u. durch den Sinus cavernosus u. die Dura zum Gehirn; Hauptäste: Aa. ophthalmica u. choroidea u. – als Endäste – Aa. cerebri anterior u. media (s.a. ▸Circulus arteriosus); Mangeldurchblutung (v.a. Thrombose; ▸Anzapfsyndrom [2]; Karotistorsionssyndrom) führt zu Karotis- = DENNY-BROWN-Syndrom, Halbseitenlähmung der Gegenseite, im Fall der dominanten Hirnhälfte auch zu Aphasie u. evtl. Sehstörungen auf der kranken Seite. S.a. ▸Karotis..., ▸Karotiden... E common carotid a. – **A. cen|tra̱-lis rẹ|ti|nae:** zentrale Netzhaut-A.; 1. Ast der A. ophthalmica; verläuft axial im Ende des Sehnervs, teilt sich nach Erreichen der Sehnervpapille in zahlreiche Äste auf. E central a. of retina. – **A. ce|re|bẹl|li:** Kleinhirn-A.; **A. c. antẹrior infẹrior**: Ast der A. basilaris vorn zur Kleinhirnunterfläche; **A. c. inf. postẹrior**: Ast der A. vertebralis (oder A. basilaris) hinten zu Kleinhirnhemisphäre u. -wurm; **A. c. supẹrior**: Ast der A. basilaris zur Kleinhirnoberfläche. E cerebellar a. – **A. cẹ|re|bri:** Großhirn-A.; s. Abb. **A. c. antẹrior**: der schwächere Endast der inneren Karotis; vor dem Chiasma opticum zwischen die Großhirnhemisphären (Fissura longitudinalis; dort Querverbindung zur gleichnamigen A. der Gegenseite = A. communicans anterior als Teil des ▸Circulus arteriosus), dann zu Balkenknie u. Balkenoberfläche; gibt Äste ab an Stirn- u. Scheitellappen u. – via Substantia perforata ant. – an Nucleus lentiformis; Zirkulationsstörungen führen zu **A.-cerebri-anterior-Syndrom** (fehlende Initiative, Desinteressiertheit u. Orientierungsstörungen; evtl. aber Bewusstseinsverlust, Lähmung des Beins der Gegenseite, Blasenstörungen, Apraxie; bei ▸Hirnischämie durch obliterierende arteriosklerot. Plaques im Bereich des Balkenknies mantelkantennaher ▸Hirninfarkt). – **A. c. mẹdia**: der stärkere Endast der A. carotis interna; dringt seitlich vom Chiasma in die seitl. Hirnfurche ein; Äste für Stirn-, Schläfen- u. Scheitellappen, Insel; Zirkulationsstörungen führen zum **A.-cerebri-mẹdia-Syndrom** (Halbseitenlähmung, u. zwar Hemiparese oder Hemiplegie [zunächst als schlaffe, dann spastische Lähmung], Hemihyp- oder Hemianästhesie, Hemihypalgesie; bei Befall der dominanten Hirnhemisphäre auch aphasische Ausfälle [Agraphie, Alexie, Akalkulie, Körperschema- u. Rechts-links-Störungen, Fingeragnosie]; bei Befall der nicht dominanten Hemisphäre evtl. Apraxie u. Anosognosie; bei Beteiligung der Streifenkörperäste auch extrapyramidal-motorische Störungen; bei Beteiligung der prärolandischen A. kontralaterale Fazialis- u. Hypoglossusparese; bei Beteiligung der vorderen Parietal-A. kontralaterale Astereognosie, bei Einbeziehung der Aa. parietalis post., gyri angularis u. temporalis posterior Hemianopsie sowie – im Fall der dominanten Seite – aphasische Ausfälle [GERSTMANN-Syndrom] u. sensorische Aphasie; bei Beteiligung der prämotorischen Rindengebiete auch Déviation conjuguée zur Herdseite; insgesamt das häufigste Syndrom infolge zerebralen Insultes [▸Apoplexia cerebri]). – **A. c. pos|tẹ|ri|or**: ein Endast der A. basilaris; verläuft um den Hirnschenkel zur Schläfen- u. Hinterhauptslappenunterseite; Äste für die Substantia perforata post., Lamina tecti u. Plexus choroidei; ist über die A. communicans posterior mit der A. carotis interna verbunden (u. bildet so den hinteren Teil des Circulus arteriosus cerebri); Zirkulationsstörungen führen zum **A.-cẹrebri-postẹrior-Syndrom** (homonyme Hemianopsie zur Gegenseite oder untere Quadrantenhemianopsie; bei beidseitigem Befall kortikale Amaurose mit intakter Pupillenreaktion auf Licht u. Konvergenz [da die der Macula zugehörige Sehrinde von der A. c. media versorgt wird]; bei Ausdehnung auf den Gyrus angularis evtl. GERSTMANN-Syndrom; bei Ausdehnung auf den Thalamus-, Hirnschenkel- u. rostralen Hirnstammbereich auch extrapyramidal-motorische Störungen, sensible oder motorische Hemiparese oder Thalamussyndrom möglich). E cerebral a. (anterior; middle; posterior). – **A. cer|vi|cạ|lis:** Hals-A. – **A. c.**

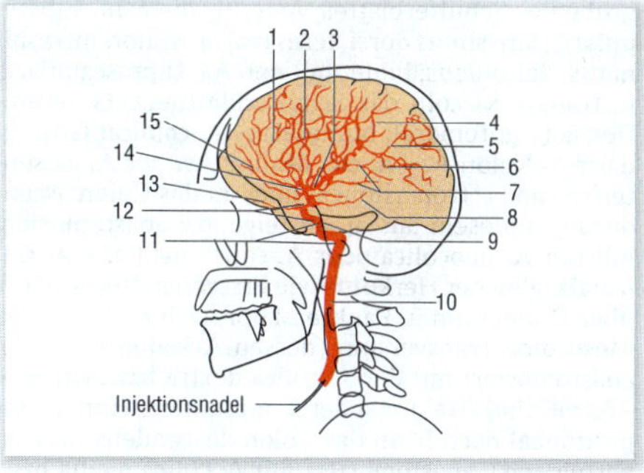


**Arteria cerebri:** Lage der Gefäßverzweigungen im Karotisangiogramm. 1) A. callosomarginalis; 2) A. pericallosa; 3) A. cerebri media; 4) A. subcentralis; 5) A. supramarginalis; 6) A. gyri angularis; 7) Aa. temporales; 8) A. choroidea anterior; 9) Clivus (Blumenbachi); 10) A. carotis interna (Pars cervicalis); 11) Strecke im Canalis caroticus (Pars petrosa); 12) Karotissiphon im Sinus cavernosus (Pars cavernosa); 13) A. ophthalmica; 14) A. cerebri anterior; 15) A. frontopolaris. [541]

**ascẹn|dens**: aufsteigender Ast des Truncus thyrocervicalis medial neben dem N. phrenicus; entsendet Halsmuskel-, Spinaläste (Letztere durch Zwischenwirbellöcher an die Wirbel u. das Rückenmark u. dessen Häute). – **A. c. pro|fụnda**: aufsteigender Ast des Truncus costocervicalis oder der A. subclavia; verläuft hinter Halswirbel-Querfortsätzen, liefert Nackenmuskel- u. Spinaläste. E cervical a. (ascending; deep). – **A. cho|r(i)o|ịdea:** Ast der A. carotis interna; verläuft am Gyrus parahippocampalis in das Unterhorn des Seitenventrikels u. zum Plexus choroideus. Mangeldurchblutung (▸Hirnischämie) führt zu **A.-choroịdea-Syndrom** (gleichseitige Empfindungsstörung im Arm, kontralaterale spastische Hemiplegie u. -anästhesie, Blicklähmung u. homonyme Hemianopsie zur Gegenseite, bei Beteiligung des seitl. Kniehöckers [Corpus genicul.] obere homonyme Quadrantenhemianopsie). E choroidal a. – **Aa. ci|li|ạ|res:** die Ziliarkörper-A. – **A. cil. anteriọres**: Äste der Augenmuskel-A. für Ziliarkörper, Iris u. Augapfelkonjunktiva. – **Aa. cil. posteriọres brẹves**: etwa 10 kurze Äste der A. ophthalmica um den Sehnerv, die in die Augapfelwand eindringen, von der Lamina vasculosa aus die gefäßlose Stäbchen- u. Zapfenschicht versorgen; 2 längere Äste, die **Aa. cil. post. lọngae** für Ziliarkörper, Iris. E ciliary arteries (anterior; short posterior; long posterior). – **A. cir|cum|flẹ|xa:** Kranz-A. (mit bogenförmigem Verlauf); s.a. ▸A. coronaria. – **A. circ. fẹ|mo|ris lạteralis**: Ast der A. profunda femoris oder A. femoralis; unter dem M. rectus femoris mit Ramus descendens bis zur Knieaußenseite u. mit aufsteigendem Ast an den Trochanter u. Schenkelhals (dort Anastomose mit der A. circ. fem. med.); versorgt Mm. sartorius u. quadriceps femoris, Femur, Haut der Oberschenkelbeugeseite. – **A. circ. fem. me|di|ạ|lis**: A. gleicher Herkunft wie vorangehende; zwischen den Mm. iliopsoas u. pectineus subtrochantär zur Oberschenkelrückseite; Hauptgefäß der Adduktoren u. der am Sitzbein entspringenden Muskeln; anastomosiert durch den aufsteigenden u. einen tiefen Ast mit der A. obturatoria bzw. mit den Aa. gluteae; ihr Azetabularast für das Ligamentum capitis femoris. –

**A. circ. humeri an|te|ri|or**: Ast der A. axillaris; unter den Mm. coracobrachialis u. biceps zum Collum chirurgicum u. Humeruskopf; Anastomose zur **A. circ. h. pos|te|ri|or** gleicher Herkunft, die mit dem N. axillaris durch die laterale Achsellücke u. um das Collum chirurgicum zum M. deltoideus u. Schultergelenk zieht (Äste für benachbarte Muskeln). – **A. circ. sca|pu|lae:** Hauptast der A. subscapularis in der Achselhöhle, zieht durch die mediale Achsellücke u. unter den Mm. teres minor u. infraspinatus in die Untergrätengrube des Schulterblattes; Äste für die Mm. subscapularis, latissimus dorsi, teres maj. u. minor, infraspinatus, deltoideus; bildet mit den Aa. suprascapularis u. transversa colli das Schulterblattnetz. [E] circumflex a. (e.g. femoral; humeral). – **A. co|li|ca:** Grimmdarm- = Kolon-A. – **A. col. dex|tra**: Ast der A. mesenterica sup.; retroperitoneal quer an das Colon ascendens (an diesem auf- u. absteigend); anastomosiert mit der A. ileocolica oder A. colica media. – **A. col. me|dia**: gleicher Herkunft wie Erstgenannte; verläuft über Duodenum u. Pankreaskopf nach rechts in das Mesocolon transversum (dessen Arkaden bildend); anastomosiert mit der A. colica dextra bzw. sinistra. – **A. col. si|nis|tra**: 1. Ast der A. mesenterica inf.; retroperitoneal nach li. an das Colon descendens (auf- u. absteigend); anastomosiert mit A. colica media bzw. Aa. sigmoideae. [E] colic a. (right; middle; left). – **A. collateralis:** Neben-A., z.B. als der laterale, mediale, radiale u. ulnare Endast von Oberarmarterien für das arterielle Gefäßnetz des Ellenbogengelenks. [E] collateral a. – **A. communicans:** Verbindungs-A.; als Teile des Circulus arteriosus cerebri die **A. comm. anterior** (s.u. ▶A. cerebri anterior) u. die **A. comm. posterior** (Ast der A. carotis int., schließt seitlich den Circulus arteriosus cerebri zur A. cerebri posterior). [E] communicating a. – **A. co|ro|na|ria cor|dis dex|tra u. si|nis|tra:** die re. u. die li. Herzkranz-A. (»Koronar-A.«); entstammen dem Sinus aortae im Bereich der re. bzw. li. Taschenklappe der Aorta u. verlaufen zunächst in der Kranzfurche, dem ▶Sulcus coronarius; die re. verlässt hinten die Kranzfurche u. zieht als Ramus interventricularis posterior weiter durch die hintere Längsfurche zur Herzspitze (gibt Ästchen ab an Conus arteriosus, Sinusknoten, Vorhof, Vorderwand des re. Ventrikels [R. atrialis intermedius = *röntg* R. a. dexter] u. seitl. Randbereiche des re. Ventrikels [R. marginalis dexter] sowie – von der Längsfurche aus – an hintere Ventrikelseptumbereiche, Atrioventrikularknoten u. Hinter-Seitenwand des re. Ventrikels); die li. zunächst als kurzer Stamm zwischen A. pulmonalis u. li. Herzohr, teilt sich dann in den stärkeren, in der vorderen Längsfurche verlaufenden R. interventricularis anterior (mit Ästen an den Conus arteriosus, die Vorderwand des li. Ventrikels [R. lateralis = *röntg* R. diagonalis] u. vordere Kammerseptumbereiche [Rami interventriculares septales = *röntg* Rami septales anteriores]) sowie in den in der Kranzfurche bleibenden R. circumflexus (mit – zur re. Seite anastomosierendem – Vorhofast bzw. entsprechenden Atrioventrikularästen, einem Ast für Vorderwand des li. Ventrikels [R. marginalis sinister] u. dessen mittlere Bereiche [R. atrialis intermedius = *röntg* R. a. sinister], die Hinterwand des li. Ventrikels [R. posterior ventriculi sinistri = *röntg* R. posterolateralis sinister], den Sinus- u. den Atrioventrikularknoten sowie weitere Vorhofäste). [E] coronary a. (right; left). – **A. cre|mas|te|ri|ca:** Ast der A. epigastrica inferior für den Musculus cremaster u. den Samenstrang; folgt dem Samenstrang vom inneren Leistenring an zum Hoden, anastomosiert mit der A. testicularis u. der A. ductus deferentis. [E] cremasteric a. – **A. cystica:** die Gallenblasen-A.; entstammt dem re. Ast der A. hepatica propria am Leberhilus, zieht im Ligamentum hepatoduodenale zur Gallenblase (Wandversorgung); vielfältige Verlaufsvarianten (Atypien). [E] cystic a. – **A. di|gi|ta|lis:** Finger- bzw. Zehen-A.; die beidseits an den Finger- u. Zehenaußenseiten verlaufenden A. (**Aa. digitales pal|ma|res pro|priae** bzw. **Aa. dig. plan|ta|res prop.**) sind Äste der **Aa. dig. pal|ma|res com|mu|nes** bzw. **Aa. dig. plantares comm.**, die ihrerseits Äste der Metakarpal- bzw. Metatarsal-A. sind, welche ihren Ursprung haben in den Aa. radialis u. ulnaris einschl. deren Hohlhandbögen (▶Arcus palmaris) bzw. in der A. dorsalis pedis u. deren Aa. arcuatae sowie der A. tibialis post. des Sohlenbereichs. [E] digital a. – **A. dor|sa|lis na|si:** Nasenrücken-A.; Endast der A. ophthalmica; klinisch wichtig ist ihre Anastomose zur ▶A. angularis. – **A. dorsalis pe|dis:** Fußrücken-A.; Fortsetzung der A. tibialis anterior; unter dem Strecker-Retinakulum zum Fußrücken u. unter dem M. extensor hallucis brevis (seitlich neben diesem tastbar!) zum 1. Mittelfußspalt. – **A. dorsalis pe|nis:** Ruten-A.; Endast der A. pudenda interna (im Trigonum urogenitale); medial des M. bulbospongiosus auf den Penisrücken, zur Glans penis u. an die Vorhaut; Ästchen an die Schwellkörper. [E] dorsal a. of penis. – **A. duc|tus de|fe|ren|tis:** Samenleiter-A.; entspringt aus der A. umbilicalis (seitlich im kleinen Becken zum Samenleiter am Harnblasengrund) u. verläuft weiter durch den Leistenkanal an den Hoden u. Nebenhoden; anastomosiert mit der A. testicularis. [E] deferential a., a. of the ductus deferens. – **A. epi|gas|tri|ca:** Bauchdecken-A. – **A. ep. inferior**: der A. iliaca externa hinter dem Leistenband entstammender Beckenast; unter dem Samenleiter u. zwischen Fascia transversalis u. Peritoneum hoch zur Hinterfläche des – von ihr versorgten – M. rectus abdominis; anastomosiert mit der A. epigastrica sup. (Bildung des natürl. Kollateralkreislaufs zwischen den Aa. subclavia u. iliaca ext.!); gibt einen Schambein- u. Obturatoriusast ab u. die Aa. cremasterica bzw. ligamenti teretis uteri. – **A. ep. super|fi|ci|alis**: subkutaner Hautast der A. femoralis aus dem Hiatus saphenus zum Unterbauch (bis an die A. ep. superior). – **A. ep. superior**: Endast der A. thoracica interna; durch die LARREY-Spalte u. das hintere Rektusscheidenblatt auf die Rückseite des M. rectus abdominis. [E] epigastric a. (inferior; superficial; superior). – **Aa. epi|scle|ra|les:** Äste der Aa. ciliares ant. für die Sklera des Augapfels; anastomosieren mit den Aa. ciliares post. longae. [E] episcleral arteries. – **A. eth|mo|ida|lis:** Siebbein-A. – **A. ethm. anterior**: Ast der A. supratrochlearis; aus der Augenhöhle in die vordere Schädelgrube u. zu vorderen Siebbeinzellen, Stirnhöhle; nach Abgabe der A. meningea ant. weiter durch das Siebbein in die Nase. – **A. ethm. posterior**: A. aus der A. ophthalmica zu den hinteren Siebbeinzellen. [E] ethmoidal a. – **A. fa|ci|a|lis:** Gesichts-A.; der 3. Ast der A. carotis externa aus dem Trigonum caroticum; über den Unterkiefer-Vorderrand (»Ort der Wahl« zum Blut stillenden Abdrücken) u. unter der mimischen Muskulatur zum inneren Augenwinkel, endet dort als A. angularis; ihre Anastomose mit der A. dorsalis nasi ist eine Verbindung zwischen den Aa. carotis externa u. carotis interna; Versorgungsbereich: Gaumenbögen (Schlundmuskeln; evtl. auch Gaumenmandeln), Mundboden (einschl. Muskeln), Unterkieferspeicheldrüse, Lippen. [E] facial a. – **A. fe|mo|ra|lis:** Oberschenkel-A.; Fortsetzung der A. iliaca ext. ab dem Leistenband; verläuft in der Lacuna vasorum bis zum Adduktorenkanalende (Leitlinie: Leistenbandmitte – Epicondylus med. femoris); Äste: Aa. epigastrica superfic., circumflexa ilium superfic. (zum Beckenkamm), pudendae externae, profunda femoris, genus descendens; ihre Fortsetzung ist die A. poplitea. [E] femoral a. – **A. gas|tri|ca:** Magen-A. – **Aa. gastricae breves**: Äste der A. lienalis zum Magenfundus entlang der großen Kurvatur. – **A. g. dex|tra**: Ast der A. hepatica communis über dem Pylorus u. im Ligamentum hepatoduodenale entlang der kleinen Magenkurvatur mit Ästchen an den Magen; anastomosiert mit der **A. g. si|nis|tra**, einer Arterie des Truncus coeliacus für Kardia, untere Speiseröhre, kleine Kurvatur. [E] gastric a. (right; left). – **A. gast|ro|duode|na|lis:** Magen-Zwölffingerdarm-A.; Ast der A. hepatica communis im Lig. hepatoduodenale u. hinter dem Pylorus abwärts zwischen Duodenum u. Pankreas; teilt sich in die ▸A. gastroepiploica dextra u. ▸A. pancreaticoduodenalis superior (für Magen, Duodenum, Pankreas). E gastroduodenal a. – **A. gastro-epi|ploi|ca:** Magen-Netz-A. – **A. g.-e. dextra**: Fortsetzungsast der A. gastroduodenalis im großen Netz entlang der großen Magenkurvatur; Äste für Magen u. großes Netz; Verbindung zur **A. g.-e. sinistra**, einem Ast der A. lienalis entlang der großen Kurvatur im großen Netz. E gastroepiploic a. (right; left). – **A. genus:** Knie-A. – **A. gen. de|scendens**: Ast der A. femoralis aus dem Adduktorenkanal; zieht durch die vastoadduktorische Membran u. unter dem M. sartorius (Muskeläste) zum arteriellen Kniegelenknetz; liefert einen Begleitast des N. saphenus. – **Aa. gen. inferior lateralis** u. **medialis**: je ein fibularer bzw. tibialer Ast der A. poplitea um den äußeren bzw. inneren Schienbeinknorren (Muskel- u. Hautästchen) nach vorn in das arterielle Kniegelenknetz. – **A. gen. media**: Ast der A. poplitea durch die Gelenkkapsel zu den Kreuzbändern. – **Aa. gen. superior lateralis** u. **medialis**: Äste der A. poplitea oberhalb der Femurkondylen; unter dem M. biceps bzw. unter den Mm. semitendinosus u. semimembranosus zum Kniegelenknetz unter Abgabe von Muskel-, Hautästen. E genicular a. – **A. glu|tealis (glutaea):** Gesäß-A. – **A. gl. inferior**: Ast der A. iliaca interna im kleinen Becken auf dem Plexus sacralis (durch das Foramen infrapiriforme u. unter dem M. gluteus maximus). Äste an Mm. gemelli, quadratus femoris, gluteus maximus u. den N. ischiadicus; anastomosiert mit den Aa. glutealis superior, circumflexa femoris med. u. obturatoria. – **A. gl. superior**: Ast der A. iliaca interna durch den Plexus sacralis u. das Foramen suprapiriforme in die tiefe Gesäßgegend; versorgt das Hüftbein, Mm. gluteus maximus u. medius; ein tiefer Ast (zwischen Mm. gluteus medius u. minimus) reicht bis zum M. tensor fasciae latae; er anastomosiert mit den Aa. circumflexae ilium, lumbales u. iliolumbales u. sendet einen unteren Teilast im M. gluteus medius zum Hüftgelenk u. an die peripheren Gesäßmuskeln. E gluteal a. – **A. hae|mor|rho|ida|lis:** s.u. ▸A. rectalis. – **Aa. he|li|ci|nae:** »Ranken-A.«; Äste der Aa. profunda penis u. dorsalis penis für Schwellkörper; öffnen sich bei Erektionsreiz. – **A. he|pa|ti|ca:** Leber-A. – **A. hep. communis**: Ast des Truncus coeliacus; verläuft oberhalb des Pankreas retroperitoneal in das Ligamentum hepatoduodenale unter Abgabe der Aa. gastroduodenales u. gastrica dextra; sie setzt sich fort als **A. hep. pro|pria**, die sich in einen rechten (mit A. cystica) u. einen linken Ast für die bd. Leberlappen aufzweigt; s.a. ▸Hepatika... E hepatic a. (common; proper). – **A. hya|lo|idea per|sis|tens:** die selten nach der Geburt noch vorhandene Glaskörper-A., Ast der A. centralis retinae. E persistent hyaloid a. – **Aa. ilei:** Krummdarm-A.; Äste der A. mesenterica superior für das untere Ileum; im Dünndarmgekröse verlaufend, Arkaden bildend. E ileal arteries. – **A. ileo|colica:** Krummdarm-Dickdarm-A.; retroperitonealer Ast der A. mesenterica superior für das Ileumende, Zäkum, Colon ascendens; bildet Arkaden; anastomosiert mit der A. colica dextra; gibt die A. appendicularis ab. E ileocolic a. – **A. ilia|ca communis:** gemeinsame Hüft-A.; der beidseits schräg abwärts verlaufende Ast aus der Aufspaltung der Bauchaorta (in Höhe 4.–5. LWK); teilt sich bald in die **A. il. externa** u. **interna** auf. Die Externa verläuft schräg abwärts entlang dem Psoas major bis zum Leistenband (s.a. ▸A. femoralis), gibt vor der Gefäßlakune die Aa. circumflexa ilium profunda u. epigastrica inferior ab. – Die Interna verläuft an der seitl. Wand des kleinen Beckens zum Oberrand des Foramen ischiadicum majus, gibt Äste ab zur Beckenwand (Aa. iliolumbalis, sacrales laterales, glutealis superior u. inferior, obturatoria) u. an die Beckeneingeweide (Aa. umbilicalis, vesicalis inferior, ductus deferentis bzw. uterina, rectalis media, pudenda interna). E iliac a. (common; external; internal). – **A. ilio|lum|ba|lis:** Hüft-Lenden-A.; 1. Ast der A. iliaca interna; steigt hinter dem M. psoas major rückläufig auf zur Darmbeingrube (Äste für M. iliacus); hat Lendenäste für die Mm. psoas, quadratus lumborum, transversus abdominis u. für den Wirbelkanal (zwischen L5 u. Kreuzbein); anastomosiert mit der A. circumflexa ilium profunda. E iliolumbar a. – **A. in|fra|or|bi|ta|lis:** unter der Augenhöhle (Foramen infraorbitale) austretender Endast (aus der Fossa pterygopalatina) der A. maxillaris für den Oberkiefer (Aa. alveolares sup. ant.) u. die Wange; anastomosiert mit A. facialis. E infraorbital a. – **Aa. in|ter|cos|ta|les posteriores:** die hinteren Ursprünge der Zwischenrippen-A.; segmentale Äste der Brustaorta für die Interkostalräume III–XI; versorgen auch Rückenhaut u. -muskeln, das Rückenmark (durch die Zwischenwirbellöcher); die ersten bd. Interkostalräume werden versorgt durch die **A. intercostalis suprema**, einen Ast des Truncus costocervicalis. – s.a. ▸A. musculophrenica, ▸A. thoracica int. E intercostal arteries. – **Aa. inter|lo|ba|res renis:** Äste der Nierenarterie (▸A. renalis) für die Nierensegmente; zwischen den Pyramiden zur Rinden-Mark-Grenze (dort als Aa. arcuatae); geben rindenwärts die Aa. interlobulares, markwärts die Arteriolae rectae ab. E interlobar arteries (of kidney). – **Aa. inter|lo|bu|la|res (he|pa|tis):** die die Pfortaderästchen begleitenden Zwischenläppchenäste der A. hepatica in den Portalfeldern der Leber. E interlobular arteries of liver. – **Aa. interlobulares re|nis:** die radiär in die Nierenrinde aufsteigenden Äste der Aa. arcuatae; liefern die Vasa afferentia der Glomerula; s.a. ▸Aa. renis. E interlobular arteries of kidney. – **A. inter|os|sea communis:** die Zwischenknochen-A. des Unterarms aus der A. ulnaris; ihr vorderer Ast (**A. int. anterior**) verläuft auf der Membrana interossea, ihr hinterer (**A. int. posterior**) zieht durch die Membran auf deren Rückseite; besitzen zahlreiche Äste für die beuge- u. streckseitigen Muskeln, für Elle u. Speiche, die Haut; ein rückläuf. Ast für das Ellenbogengefäßnetz. E interosseous a. – **Aa. je|ju|na|les:** Leerdarm-A.; Äste der A. mesenterica superior für das Jejunum (in dessen Mesenterium, darin durch Arkaden verbunden). E jejunal arteries. – **A. la|by|rin|thina:** neben dem Nervus vestibulocochlearis verlaufende Labyrinth-A.; Ast der A. basilaris (oder A. cerebelli inferior ant.) im inneren Gehörgang; Ästchen für Innenohrschnecke, Bogengänge. E labyrinthine a. – **A. lacri|ma|lis:** Tränendrüsen-A.; Ast der A. ophthalmica an der seitlichen Augenhöhlenwand; versorgt Augenmuskeln, seitliche Lidbereiche. E lacrimal a. – **Aa. la|ryn|gea inferior u. superior:** die untere u. obere Kehlkopf-A.; Ast der A. thyroidea inferior bzw. superior; sie verlaufen durch den Schlundschnürer u. weiter mit dem N. laryngeus inferior bzw. durch die Membrana thyrohyoidea u. zusammen mit dem N. laryngeus sup. zu Kehlkopfmuskeln u. -schleimhaut. E laryngeal a. (inferior; superior). – **Aa. len|ti|cu|lo|stria|tae:** Ästchen der Aa. cerebri anterior u. media entlang der Insel für innere u. äußere Kapsel, Thalamus, Nucleus caudatus, Pallidum u. Balkenknie, vordere Kommissur, vordere Infundibulumhälfte u. Foramen-Monroi-Bereich. – **A. lie|na|lis:** Milz-A.; am Oberrand der Bauchspeicheldrüse zum Milzhilus verlaufender Ast des Truncus coeliacus; gibt zahlreiche Ästchen an das Pankreas ab, ferner die Aa. gastroepiploica sinistra, gastricae breves. E splenic a. – **A. lin|gua|lis:** Zungen-A.; Ast der ▸A. carotis externa; aus dem Trigonum caroticum zwischen den Mm. hyo- u. genioglossus zur Zunge u. zum Mundboden; von ihr gehen die A. profunda linguae u. die A. sublingualis ab. E lingual a. – **Aa. lum|ba|les:** Lenden-A.; beidseits 4 Äste der Bauchaorta; unter dem Grenzstrang des Sympathikus in die Mm. psoas major u. quadratus lumborum; versorgen auch die seitlichen Bauchmuskeln, die Rückenmuskeln, die Rückenhaut (analog den Aa. intercostales), das untere Rückenmark. E lumbar arteries. – **A. lumbalis ima:** paariges Ästchen der A. sacralis media zum M. psoas major. – **A. lusoria:** atypisch aus der Aorta descendens statt aus dem Truncus brachiocephalicus hervorgehende u. hinter (seltener vor) der Speiseröhre nach re. aufsteigende A. subclavia dextra; s. a. ▸Dysphagia lusoria. – **A. mam|ma|ria interna:** ▸A. thoracica interna. – **A. mas|se|te|ri|ca:** Kaumuskel-A.; Ast der A. maxillaris durch die Incisura mandibulae zum M. masseter. – **A. ma|xil|la|ris:** Kiefer-A.; hinter dem Kiefergelenk beginnender starker Endast der A. carotis externa; unter dem Unterkieferknochen u. über oder unter dem M. pterygoideus lateralis zur Fossa pterygopalatina; dort – gruppenweise – Aufzweigung in Aa. auricularis prof., tympanica anterior, meningea media u. alveolaris inf. bzw. Aa. temporalis profunda, masseterica, buccalis, Äste an die Mm. pterygoidei bzw. Aa. alveolaris superior post., infraorbitalis, palatina descendens u. sphenopalatina (d. h. in Äste für die Paukenhöhle, harte Hirnhaut, Schädelkapsel, Wangenschleimhaut, Ober- u. Unterkiefer, Kaumuskeln, Nase u. Wange, Gaumen). S. a. ▸A. facialis. E maxillary a. – **A. m. externa:** ▸A. facialis. – **A. me|nin|gea:** Hirnhaut-A. – **A. men. anterior**: Ast der A. ethmoidalis ant. für Dura der vorderen Schädelgrube u. Stirnbein. – **A. men. media**: Ast der A. maxillaris durch das Foramen spinosum in die mittlere Schädelgrube u. extradural an Stirn-, Scheitel- u. Hinterhauptsbein einschließlich deren Dura; gibt die A. tympanica superior zur Paukenhöhle ab. – **A. men. posterior**: Endast der A. pharyngea ascendens durch das Foramen jugulare in die hintere Schädelgrube an deren Knochen u. die Dura. E meningeal a. (anterior; middle; posterior). – **A. mentalis:** Kinn-A.; der Endast der A. alveolaris inf., der aus dem Foramen mentale an Kinn u. Unterlippe zieht u. mit der unteren Lippen-A. anastomosiert. E mental a. – **A. mes|ente|ri|ca:** Gekröse-A. – **A. mes. inferior**: retroperitoneal steil absteigender Ast der Bauchaorta; ihre Verzweigungen an den Darm sind die Aa. colica sinistra, sigmoideae u. rectalis superior. – **A. mes. superior**: 2. (u. stärkster) Ast der Bauchaorta unterhalb des Truncus coeliacus für die Gekrösewurzel. Ihre Äste sind: Aa. pancreaticoduodenalis inf., jejunales u. ilei (nach li.), Aa. colica media u. dextra u. A. ileocolica (nach re.). S. a. Abb. E mesenteric a. (inferior; superior). – **A. mus|cu|lo|phre|ni|ca:** Endast der A. thoracica interna unter dem Rippenbogen; ihre Äste sind ab 7. ICR die Rami intercostales anteriores bzw. gehen

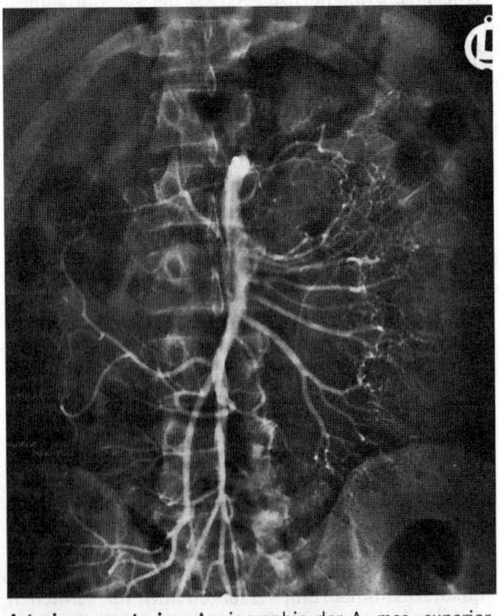

**Arteria mesenterica:** Angiographie der A. mes. superior. [542]

an das Zwerchfell u. die Muskeln der vorderen Bauchwand; s. a. ▸Aa. intercostales. E musculophrenic a. – **A. na|sa|lis:** Nasen-A. Die **Aa. nasales posteriores** u. **laterales** u. A. septi nasi als Äste der A. sphenopalatina auf der Lamina perpendicularis für Nasenmuscheln bzw. -scheidewand. – **A. nu|tri|ens:** Ast zahlreicher A. als »Ernährungsgefäß« für Knochen (einschl. Knochenmark). E nutrient a. – **A. ob|tu|ra|to|ria:** Hüftbeinloch-A.; Ast der A. iliaca interna an der Wand des kleinen Beckens zum Foramen obturatum u. durch dessen Kanal an die Adduktoren u. zum äußeren Genitale; ihr über das Schambein ziehender (»pubischer«) Ast verbindet sich, die ▸Corona mortis bildend, mit dem pubischen Ast der A. epigastrica inferior; ein hinterer Ast zwischen Tuber ischiadicum u. Acetabulum zur tiefen Gesäßmuskulatur, ein weiterer zum Acetabulum (in das Ligamentum capitis femoris). E obturator a. – **A. occipitalis:** Hinterhauptast der A. carotis ext.; verläuft – medial des Mastoids – dicht am Knochen zum Hinterhauptsbein u. versorgt dieses sowie dessen Dura u. die Warzenfortsatzzellen, aber auch Teile der Ohrmuschel, den M. sternocleidomastoideus, Nackenmuskeln. E occipital a. – **A. ophthalmica:** Augen-A.; beidseits 1. Ast der A. carotis interna; verläuft mit dem Sehnerv im Canalis opticus in die Augenhöhle; Äste: Aa. centralis retinae, ciliares posteriores breves et longae, lacrimalis, supratrochlearis, supraorbitalis. E ophthalmic a. – **A. ova|ri|ca:** Eierstock-A.; beidseits ein Bauchaortenast (unterhalb der Nieren-A.); retroperitoneal über den M. psoas major (re. auch über die untere Hohlvene) u. den Harnleiter unter Überkreuzung der A. iliaca durch das Ligamentum suspensorium in den Eierstock; versorgt auch die Eileiterampulle, den Harnleiter; anastomosiert mit dem Ramus ovaricus aus der A. uterina (»Eierstockarkade«). E ovarian a. – **A. pa|la|ti|na:** Gaumen-A. – **A. pal. ascen|dens**: Ast der A. facialis; zwischen ▸Mm. stylopharyngeus u. styloglossus in der seitlichen Schlundwand an das Gaumensegel u. die Tonsilla palatina; ergänzt sich funktionell mit der A. pharyngea ascendens; anastomosiert mit der **A. pal. de|scen|dens** (Ast der A. maxillaris aus der Fossa pterygopalatina; im Canalis palatinus major abwärts; versorgt mit Aa. palatinae minores u. major den weichen bzw. harten Gaumen u. Zahnfleisch, anastomosiert mit Aa. nasales posteriores). E palatine a. (ascending; descending). – **A. pan|crea|ti|ca dorsalis, inferior u. magna:** die Bauchspeicheldrüsen-A.; Äste der ▸A. lienalis. E pancreatic a. (dorsal; inferior; great). – **Aa. pan|creatico|duo|denales inferiores:** hinter dem Pankreas abgehende Äste der A. mesenterica sup., retroperitoneal zwischen Pankreaskopf u. aufsteigendem Duodenum; Äste an beide Organe; diese anastomosieren mit Ästchen der Aa. supraduodenales superiores, den **Aa. pd. superiores** aus der A. mesenterica sup. für die Vorderseite der bd. Organe (Anastomosen ferner zu den anderen Pankreas-A.). E pancreaticoduodenal arteries. – **A.-pa|rie|ta|lis-anterior-Syndrom:** Zustand bei Mangeldurchblutung des zum Gyrus pr(a)ecentralis ziehenden vorderen »parietalen« Astes der A. cerebri media. Sensibilitätsstörungen der anderen Körperhälfte, evtl. auch fokale partielle Anfälle. – **A.-parieto|occipitalis-Syndrom:** Sehstörungen (Metamorphopsie), evtl. auch epileptische Anfälle bei Ischämie der Sehrinde (Grenzbereich zwischen hinterem Scheitellappen u. Hinterhauptslappen [Areae peristriata u. parastriata], versorgt vom parietookzipitalen Hirnrindenast der A. cerebri posterior). – **Aa. per|fo|ran|tes:** drei starke Äste der A. profunda femoris, die unter Abgabe von Muskelästen die Adduktoren durchdringen u. dorsal um das Femur (Vasa nutricia) zu den Unterschenkelbeugern des Oberschenkels ziehen. E perforating arteries. – **A. pe|ri|car|dia|co|phre|ni|ca:** Ast der A. thoracica interna als Begleitgefäß des N. phrenicus zwischen Perikard u. Pleura mediastinalis zum Zwerchfell. E pericardiacophrenic a. – **A. pe|ri|nea|lis:** Damm-A.; Endast der

A

A. pudenda interna aus der Fossa ischiorectalis; zwischen den Mm. ischio- u. bulbocavernosus an die Dammmuskeln u. -haut u. an hintere Hodensack- bzw. Schamlippenbereiche. E perineal a. – **A. pe|ro|nea, A. fibularis:** Wadenbein-A. Ast der A. tibialis posterior auf dem gleichnamigen Muskel u. unter dem M. flexor hallucis longus seitlich an das Gefäßnetz der Knöchel u. des Fersenbeins u. zum Fußrücken. Versorgt auch das Wadenbein, Peronealmuskeln. E peroneal a. – **A. pha|ryn|gea ascen|dens:** die aufsteigende Schlund-A.; Ast der A. carotis externa medial neben der Karotis zur Schädelbasis; Äste an die Schlundwandmuskeln, an das Tympanon, in die hintere Schädelgrube (A. meningea posterior; durch das Foramen jugulare). E ascending pharyngeal a. – **A. phre|ni|ca inferioris:** paarige A. aus der Bauchaorta oder dem Truncus coeliacus für das Zwerchfell. Gibt die oberen Nebennieren-A. (Aa. suprarenales superiores) ab. – **Aa. phrenicae superiores:** kleine Äste aus der Brustaorta für hintere-mittlere Zwerchfellbereiche. – **A. po|pli|tea:** Kniekehlen-A.; Fortsetzung der A. femoralis ab dem Hiatus adductorius bis zum Sehnenbogen des M. soleus; auf dem Femur u. der Kniegelenkkapsel; Äste an angrenzende Muskeln (einschl. Wadenmuskeln) u. das Gefäßnetz des Kniegelenkes (▸A. genus); teilt sich in A. tibialis anterior u. A. tib. posterior. E popliteal a. – **A.-pr(a)e|ro|lan|di|ca-Syndrom:** Zustand bei Ischämie des gleichnamigen Endastes der A. cerebri media für die Basis der 2. u. 3. Stirnhirnwindung u. vordere Teile von Operculum u. Insula; ▸Apoplexia cerebri mit motorischer Aphasie, Agraphie (nur bei Befall der dominanten Hemisphäre), Gesichtsapraxie u. kontralaterale zentrale Fazialisparese. – **A. pro|fun|da bra|chii:** tiefe Oberarm-A.; den N. radialis begleitender Ast der A. brachialis auf der Rückseite des Humerus; zweigt sich in die A. collateralis radialis u. A. c. media auf für das Ellenbogengefäßnetz; zuvor Äste an Humerus, Mm. deltoideus u. triceps brachii, Ursprünge der Handstrecker. E deep brachial a. – **A. profunda fe|mo|ris:** tiefe Oberschenkel-A.; Ast der A. femoralis im Trigonum femorale; versorgt durch ihre Aufzweigungen (A. circumflexa femoris lat. u. A. c. f. med., Aa. perforantes) praktisch den ganzen Oberschenkel. E deep femoral a. – **A. profunda lin|guae:** tiefe Zungen-A.; Fortsetzung der A. lingualis zur Zungenspitze; gibt Muskel- u. Schleimhautäste ab. – **A. pu|den|da interna:** innere Scham-A.; Ast der A. iliaca interna aus dem Foramen ischiadicum minus in die Fossa ischiorectalis u. im Faszienkanal des M. obturatorius internus zum Hinterrand des Diaphragma urogenitale; Endäste gehen an Mastdarm, Damm, Harnröhre, Hodensack bzw. große Schamlippen, Penis bzw. Klitoris. E internal pudendal a. – **Aa. pudendae externae:** äußere Scham-A.; Äste (am Hiatus saphenus) der A. femoralis zur Haut des Hodensacks bzw. der großen Schamlippen, der Leiste u. des Unterbauchs. E external pudendal arteries. – **A. pul|mo|na|lis dextra u. sinistra:** die Lungen-A.; der re. bzw. li. Ast des Truncus pulmonalis; die re. verläuft hinter der Aorta ascendens u. der V. cava inferior, die li. vor der Aorta descendens u. dem li. Hauptbronchus zum Lungenhilus; Äste gehen an die Lungensegmente. E pulmonary a. (right; left). – **A. ra|dia|lis:** Speichen-A.; zur Handwurzel ziehender verlaufsfortsetzender Gabelungsast der A. brachialis; auf dem M. pronator teres u. medial des M. brachioradialis bzw. lateral des Flexor carpi radialis (an dessen Sehne der Pulsfühlpunkt am Handgelenk!); kreuzt unter den Sehnen der Mm. abductor pollicis longus u. extensor poll. brevis in die »Tabatière« (das »Schnupftabakgrübchen« über dem Speichenende) u. durch den M. interosseus dorsalis I in die Hohlhand, wo sie als tiefer arterieller Hohlhandbogen (Arcus palmaris) endet; Äste gehen an Muskeln des Unterarms, an das arterielle Handgelenk- u. Mittelhandnetz, an den Zeigefinger u. Daumen. E radial a. – **A. radicularis magna:** in Höhe $Th_9$–$L_{12}$ aus der Aorta abgehendes Gefäß, das das mittlere u. distale Rückenmark versorgt. Im Fall der Ligatur bei der Aortenchirurgie droht Querschnittlähmung. E a. of Adamkiewicz. – **Aa. rec|tae:** ▸Arteriolae rectae (der Niere). – **A. rec|ta|lis:** Mastdarm-A. – **A. rect. inferior**, A. haemorrhoidalis: Ast der A. pudenda interna durch die Fossa ischiorectalis zu den Mm. levator ani u. sphincter ani externus u. zur Afterhaut. – **A. rect. media**: Ast der A. iliaca interna oder A. pudenda int. subperitoneal zur hinteren Mastdarmfläche (mit Ästchen an M. levator ani, Samenblasen, Prostata); anastomosiert mit den Aa. rectales superior u. inferior. – **A. rect. superior**: unpaarer Endast der A. mesenterica inferior subperitoneal in der Kreuzbeinhöhlung hinten an den Mastdarm (als dessen Hauptarterie). E rectal a. (inferior; middle; superior). – **A. re|na|lis:** Nieren-A.; beidseits ein (oft doppelter) Ast der Bauchaorta (in Höhe 1. LWK), der unter Abgabe der Nebennieren-A. (A. suprarenalis) u. mehrerer Harnleiteräste quer (re. die V. cava inferior unterkreuzend) zum Nierenhilus verläuft; dort Aufteilung in mehrere **Aa. renis**, aus denen in der Niere die ▸Aa. interlobares u. arcuatae, die Arteriolae rectae medullares u. die Aa. interlobulares hervorgehen; Abb. E renal a. – **Aa. retro|duo|denales:** Ästchen der A. gastroduodenalis an die Rückfläche von Duodenum sowie – über dem Ductus hepaticus comm. – an den Pankreaskopf. E retroduodenal arteries. – **A.-rolandica-Syndrom:** Zustand bei Ischämie im Bereich der Zentralwindung des Gehirns, die vom »Rolandi' Ast« der A. cerebri media versorgt wird (wie auch Teile der Insel). Kontralaterale Lähmung; evtl. auch motorische (bisweilen auch sensible) JACKSON-Anfälle. – **Aa. sa|cra|les laterales:** seitliche Kreuzbein-A.; beidseits paarige Äste der A. iliaca interna in der Kreuzbeinhöhlung zur Steißbeinspitze; laterale Äste gehen an Plexus sacralis, Mm. piriformis u. levator ani; Spinaläste – durch vordere Kreuzbeinlöcher – in den Kreuzbeinkanal, aus dem dann Verzweigungsäste durch die hinteren Kreuzbeinlöcher an die tiefen Rückenmuskeln u. zum Gluteus maximus ziehen; Anastomosen zur **A. sacralis mediana** (dünne Fortsetzung der Aorta über dem 5. LWK zum Steißbein), deren Äste zum Glomus coccygeum u. an den Mastdarm ziehen u. die paarige A. lumbalis ima u. segmentale Kreuz- u. Steißbein-A. bilden. E lateral sacral arteries, median sacral a. – **Aa. sig|mo|ideae:** Äste der A. mesenterica inferior für das Colon sigmoideum; bilden im Mesocolon sigmoideum Arkaden; s.a. ▸SUDECK-Punkt. E sigmoid arteries. – **A. sper-**

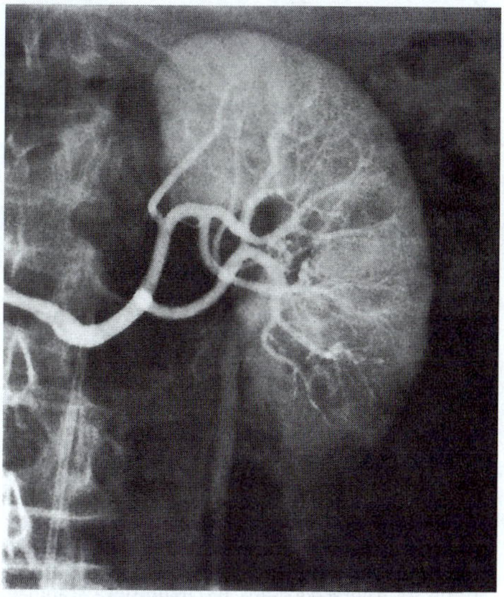

**Arteria renalis:** selektive Angiographie. [542]

**ma|ti|ca: 1) A. sp. externa:** ▸A. cremasterica. **2) A. sp. interna:** ▸A. testicularis. E spermatic a. – **A. spheno|palatina:** Ast der A. maxillaris aus der Fossa pterygopalatina durch das Foramen sphenopalatinum in die Nase (Aa. nasales posteriores, laterales, A. septi nasi). E sphenopalatine a. – **A. spi|na|lis:** Rückenmark-A. – **A. spin. anterior**: vordere Rückenmarkarterie; geht aus der Vereinigung je eines kleinen Schädelhöhlenastes der beidseitigen A. vertebralis in Höhe des Foramen magnum hervor; verläuft in der Fissura mediana anterior des Rückenmarks (RM) abwärts zum Filum terminale unter Abgabe von Ästchen an das RM u. Bildung von Anastomosen mit Spinalästen anderer RM-A.; Verschluss (Terminalgefäß!) führt zu einem **A.-spinalis-anterior-Syndrom** (»radikuläre«, v. a. aber akute, meist abdominelle kolikart. Schmerzen [*DD:* Myokardinfarkt, Gallenkoliken, akute Pankreaserkrankung], spastische Paraparese u. dissoziierte Empfindungsstörungen beidseits bei erhaltener Hinterstrangfunktion [Tiefensensibilität]; evtl. Blasenstörungen). – **A. spin. posterior**: hintere Rückenmark-A.; A. mit gleichem Ursprung wie die vordere oder aus der hinteren unteren Kleinhirn-A.; auf der Rückseite des RM vor den hinteren Spinalnervenwurzeln zur Cauda equina; gibt RM-Äste ab. Bildet Anastomosen zu Spinalästen der Aa. vertebralis, intercostales post., lumbales; nur gelegentlich ausgebildet. E spinal a. (anterior; posterior). – **A. sty|lo|mas|to|idea:** Ast der hinteren A. auricularis für den Mastoidfortsatz durch das Foramen stylomastoideum in den Fazialiskanal; steigt mit dem N. facialis empor; versorgt Mastoidfortsatz, hintere Paukenhöhle, Steigbügel. E stylomastoid(al) a. – **A. subcla|via:** Unterschlüsselbein-A.; die re. als Ast des Truncus brachiocephalicus (s. a. ▸A. lusoria); die li. geht vom Aortenbogen ab. Beide ziehen über die Pleurakuppel ihrer Seite, dann durch die Skalenuslücke u. zwischen Schlüsselbein u. 1. Rippe armwärts. Fortsetzung ist die ▸A. axillaris. Große Äste: A. vertebralis (s. a. ▸Anzapfsyndrom), Truncus thyreocervicalis, Aa. transversa colli u. thoracica interna, Truncus costocervicalis. E subclavian a. – **A. subcostalis:** die unterste Interkostal-A.; Ast der Brustaorta unterhalb der 12. Rippe für Rücken- u. Bauchmuskeln. – **A. sub|lin|gua|lis:** Ast der A. lingualis unter dem M. mylohyoideus an die Glandula submandibularis; versorgt auch Mundbodenmuskeln, untere Zungen- u. Mundschleimhaut, Zahnfleisch (lingual). E sublingual a. – **A. subsca|pu|la|ris:** Ast der A. axillaris auf dem M. subscapularis (den sie versorgt); teilt sich in die Aa. thoracodorsalis u. circumflexa scapulae. E subscapular a. – **Aa. su|pra|duo|de|na|les superiores:** s. u. ▸Aa. pancreaticoduodenales. E superior supraduodenal arteries. – **A. supra|orbitalis:** der äußere Endast der A. ophthalmica auf dem M. levator palpebrae sup. nach vorn u. durch das Foramen supraorbitale aufwärts zu den Stirnweichteilen. E supraorbital a. – **A. supra|re|na|lis:** Nebennieren-A.; die untere als Ast der ▸A. renalis; die mittlere aus der Bauchaorta; die obere als Ast der Aa. phrenicae inferiores. E suprarenal a. – **A. su|pra|scapularis:** Ast des Truncus thyreocervicalis (oder der A. subclavia) vor dem M. scalenus anterior in die Fossa supra- u. infraspinata; Äste gehen an Muskeln, zur A. circumflexa scapulae, evtl. zum Rete acromiale. E suprascapular a. – **A. su|pra|tro|chlea|ris:** der innere Endast der A. ophthalmica durch die Incisura frontalis u. über dem inneren Augenwinkel zu den Stirnweichteilen. E supratrochlear a. – **A. tem|po|ra|lis: 1)** Schläfen-A. E temporal a. – **A. temp. media:** Ast der A. temp. superficialis über dem Jochbogen zum M. temporalis. – **Aa. temporales profundae:** Äste der A. maxillaris im u. für den M. temporalis. E deep temporal arteries. – **A. temp. superficialis:** Endast der A. carotis ext. über dem Jochbogen (Ort der Wahl für Blutstillung durch Kompression) subkutan vor dem Ohr aufsteigend; Äste an Parotis, Wange, Ohrmuschel, Gehörgang. **2)** klinische Bez. der Schläfenhirnäste der Aa. cerebri media u. posterior. – **A.-temporalis-anterior-Syndrom:** Zustand bei Mangeldurchblutung der oberen Schläfenhirnwindungen, des Uncus u. Gyrus hippocampi u. der Okzipitotemporalregion bei Zirkulationsstörung vorderer Äste der A. temporalis (2); ▸Unzinatusanfälle u. Sehstörungen (Quadrantenhemianopsie) der Gegenseite. – **A.-temporalis-posterior-Syndrom:** Zustand bei Ischämie medialer Schläfenhirnteile, des Polgebietes des Sulcus calcarinus u. der Unterfläche des Schläfenlappens infolge Zirkulationsstörungen hinterer Äste der A. temporalis (2); reine Worttaubheit oder kortikale Taubheit, im Fall der dominanten Hemisphäre auch sensorische Aphasie. – **A. tes|ti|cu|la|ris:** Hoden-A.; Ast der Bauchaorta auf dem M. psoas steil abwärts u. über den Harnleiter u. die A. iliaca externa in den Leistenkanal u. mit dem Samenleiter an den Hoden. E testicular a. – **A. tho|ra|ci|ca interna:** innere Brustkorb-A.; Ast der A. subclavia; verläuft unter der 1. Rippe u. auf der Pleura costalis im Brustkorb abwärts bis zur vorderen Bauchwand u. endet als A. epigastrica superior; Versorgungsbereich: Mediastinum, Bronchien, Thymus, Herzbeutel, Zwerchfell, Brustbein, vordere Teile der Interkostalräume u. vordere Brustkorbwand, Brustdrüse. E internal thoracic a. – **A. thoracica lateralis:** seitliche Brustkorb-A.; Ast der A. axillaris am Seitenrand des M. pectoralis minor; versorgt die Mm. pectorales, serratus anterior, seitliche Teile der Brustdrüse. E lateral thoracic a. – **A. thoraco-acro|mia|lis:** Brust-Schulter-A.; Ast der A. axillaris zur Schulterhöhe, Klavikula u. an die Mm. deltoideus, pectorales, subclavius u. serratus anterior. E thoracoacromial a. – **A. thoraco|dorsalis:** die hintere Brustwand-A.; axillärer Ast der A. subscapularis für die Mm. subscapularis, teres major, latissimus dorsi u. serratus anterior. E thoracodorsal a. – **A. thy|ro|idea:** Schilddrüsen-A. – **A. thyr. ima**: inkonstanter Ast des Truncus brachiocephalicus oder des Aortenbogens; vor der Luftröhre zum Schilddrüsenisthmus; Äste an Thymus, Luftröhre. – **A. thyr. inferior**: Ast des Truncus thyreocervicalis an die Rückseite der Schilddrüse; ihr unterer Ast kreuzt den N. laryngeus recurrens (Gefahr der Rekurrenslähmung bei Ligatur!); Nebenäste gehen an Schlund, Luft- u. Speiseröhre sowie – als A. laryngea inf. – in den Kehlkopf. – **A. thyr. superior**: 1. Ast der ▸A. carotis externa, neben dem Kehlkopf u. hinter dem M. omohyoideus an den oberen Pol der Schilddrüse; Äste auch an die Mm. sternocleidomastoideus u. cricothyroideus; ein Ast als A. laryngea superior in den Recessus piriformis. E thyroid a. (lowest; inferior; superior). – **A. ti|bia|lis:** Schienbein-A. – **A. tib. anterior**: einer der Teilungsäste der A. poplitea; vorn durch u. auf der Membrana interossea zwischen dem M. tibialis anterior u. den Mm. extensor digitorum u. hallucis longus abwärts; endet als A. dorsalis pedis auf dem Fußrücken; Äste gehen an Unterschenkelstrecker, Gefäßnetz des Kniegelenks u. beider Knöchel; s. a. ▸Tibialis-anterior-Syndrom. – **A. tib. posterior**: der stärkere, richtungsfortsetzende Teilungsast der A. poplitea; durch den Sehnenbogen des M. soleus u. mit dem gleichnam. Nerv auf dem M. tibialis posterior (Muskeläste) hinter den Innenknöchel; Äste zum arteriellen Netz des Kniegelenks (fibular) u. Innenknöchels, an das Schien- u. Fersenbein; teilt sich schließlich in ihre Endäste auf: A. plantaris medialis u. A. plant. lateralis. E tibial a. (anterior; posterior). – **A. trans|ver|sa colli:** quere Hals-A.; Ast aus dem Truncus thyreocervicalis oder der A. subclavia; Verlauf variabel (oft den Plexus brachialis durchbohrend). Versorgt die Mm. scaleni medius u. posterior, levator scapulae und im weiteren Verlauf die Nackenmuskeln u. Mm. serratus post. sup., rhomboidei, latissimus dorsi. E transverse cervical a. – **A. trans|ver|sa fa|ci|ei:** quere Gesichts-A.; der 1. vordere Ast der A. temporalis superfic.; durch die Ohrspeicheldrüse (Ästchenabgabe) an die mimischen Muskeln u. die Gesichtshaut. E transverse facial a. – **A. tympanica:** Paukenhöhlen-A. – **A. tymp.**

**anterior**: Ast der A. maxillaris neben der Chorda tympani; Ästchen an das Kiefergelenk. – **A. tymp. inferior**: Endästchen der A. pharyngea ascendens im Canaliculus tympanicus zum Paukenhöhlenpromontorium. – **A. tymp. posterior**: Ast der A. stylomastoidea, aus dem Fazialiskanal kommend im Canaliculus chordae tympani; auch Ästchen an die Warzenfortsatzzellen. – **A. tymp. superior**: Ast der A. meningea media nahe dem Foramen spinosum; im Sulcus nervi petrosi minoris u. durch die Apertura superior canaliculi tympanici. E tympanic a. – **A. ulnaris:** Ellen-A.; der Ellenast der A. brachialis; unter dem M. pronator teres u. dem N. medianus, dann mit dem N. ulnaris auf den tiefen Beugern u. medial des Erbsenbeins zur Hohlhand; Hauptgefäß des oberflächl. arteriellen Hohlhandbogens u. Ast des tiefen Bogens. Äste an die Beugemuskeln des Unterarms, die Haut der ulnaren Unterarmseite, an das Handgelenknetz u. – von den Handbögen aus – an die Finger. E ulnar a. – **A. um|bi|li|ca|lis:** *Embryologie* die paarige Nabel-A. als 1. Ast der A. iliaca interna; zunächst als Gefäß des Allantoiskreislaufs (Abb.), später – in den Trophoblasten einwachsend – des ▸ Plazentakreislaufs; an der Seitenwand des kleinen Beckens, dann – in Höhe des Blasenscheitels – in der Medianlinie u. in die Nabelschnur; nach der Geburt erfolgt (mit Ausnahme des Anfangsteils, d.h. ab der A. vesicalis sup.) die Umwandlung in das Ligamentum umbilicale mediale. E umbilical a. – **A.**

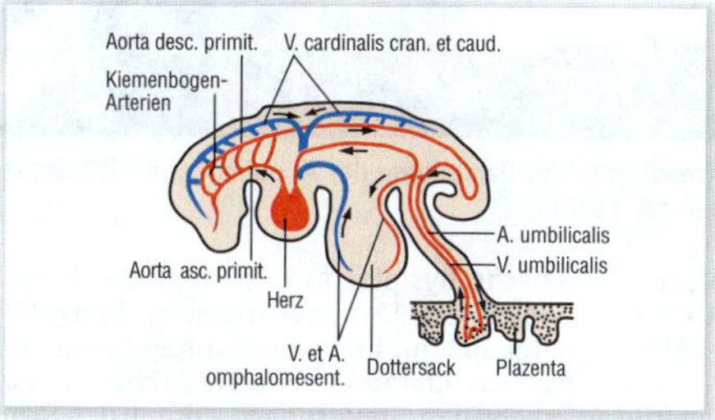


**Arteria umbilicalis.** [125]

**ure|thra|lis:** Harnröhren-A., Ast der A. pudenda interna im Corpus spongiosum penis; versorgt die Harnröhre bis zur Eichel. E urethral a. – **A. uterina:** Gebärmutter-A.; Ast der A. iliaca interna; verläuft an der seitl. Beckenwand abwärts u. im Parametrium (unter Harnleiterkreuzung) zum Gebärmutterhals = Cervix uteri (Abgabe der A. vaginalis), steigt dann entlang der seitl. Uteruswand bis zum Tubenwinkel auf, wo sie in je einem Tuben- u. Ovarialast aufgeht; am Uterus bildet sie Anastomosen mit ihrem Pendant der Gegenseite. E uterine a. – **A. vaginalis:** Scheiden-A.; Ast der A. uterina zum oberen Scheidenteil. E vaginal a. – **A. ver|te|bra|lis:** Wirbel-A.; der 1. u. stärkste Ast der A. subclavia; verläuft zum Foramen transversarium des 6. HWK u. durch die Querfortsatzlöcher des 5.–1. HWK (unter Abgabe von Muskel- u. Spinalästen), dann durch die Membrana atlanto-occipitalis, die Dura u. das Hinterhauptsloch in die Schädelhöhle, wo die Vereinigung mit ihrem Pendant der Gegenseite auf dem Clivus zur A. basilaris erfolgt (»vertebrobasiläres System«); ein meningealer Ast geht an die Dura der hinteren Schädelgrube, eine A. cerebelli inf. post. zum Kleinhirn. E vertebral a. – **A. ve|si|ca|lis:** Harnblasen-A. – **A. ves. inferior**: Ast der A. iliaca interna für den Harnblasengrund, die Samenbläschen u. Prostata bzw. Scheide. E vesical a. – **Aa. vesicales superiores:** die nicht verödeten Anfangsteile der Nabelarterien (▸ A. umbilicalis); ziehen zum Blasenscheitel u. -körper.

**Arterialisation:** *Physiologie* die Umwandlung des sauerstoffarmen »venösen« Blutes während der Lungenpassage (oder im Oxygenator) in sauerstoffreicheres (maximal 20–22 Vol.-%), heller rotes »arterielles« Blut (▸ Oxyhämoglobin); s.a. ▸ arteriovenös. E arterialization.

**Arterie:** ▸ Arteria. E artery.

**Arteri|ektasie:** nicht fest umgrenzte (= diffuse) Ausweitung einer Arterie (im Gegensatz zur umschriebenen des ▸ Aneurysmas). E arteriectasia, arterial vasodilation.

**ar|te|ri|ell:** auf Arterien bezüglich. E arterial. – **a. Schenkel des Kreislaufs:** die Abschnitte des Kreislaufsystems, die sauerstoffreiches (= arterialisiertes) Blut führen: die Lungenkapillaren, -venolen u. -venen, die li. Herzhälfte, die Aorta u. die nachfolgenden Arterien, Arteriolen u. Kapillaren. E a. branch of circulation. – **a. Verschlusskrankheit:** s.u. ▸ Verschlusskrankheit. E a. occlusive disease, a. obstructive disease.

**Arterien|anomalien:** angeborene Gefäßfehlbildungen, v.a. die Aortenisthmusstenose, seltener die Persistenz der phylogenetisch bedeutsamen fetalen Arteria ischiadica mit Defekten der infrarenalen Aorta, der Becken- u. Gliedmaßenarterien.

**Arterien|ersatz:** s.u. ▸ Gefäßprothese. E arterial graft.

**Arterien|geräusch:** ▸ Gefäßgeräusch über einer peripheren Arterie bei deren Verengung (Stenose), Aneurysma. E arterial murmur.

**Arterien|kompressions|test:** ▸ ALLEN-Test.

**Arterien|verkalkung:** ▸ Arteriosklerose. E arterial calcification.

**Arterien|verschluss:** Unterbrechung des arteriellen Blutstromes durch Verlegung des Lumens (▸ Embolie, ▸ Thrombose), stenosierende Wandveränderungen (▸ Arteriosklerose, ▸ Arteriitis, ▸ Endangiitis obliterans, intramurales Hämatom bei ▸ Aneurysma dissecans oder Trauma, zystische Adventitiadegeneration) oder Kompression von außen (Tumor, Knochenfragmente oder Hämatome nach Trauma). Wegen völlig unterschiedlicher Symptomatologie, Therapie u. Prognose wird klinisch zwischen akutem A. u. chronischer arterieller ▸ Verschlusskrankheit unterschieden. Die beiden klinischen Begriffe beziehen sich weniger auf das morphologische Substrat als vielmehr darauf, ob das Krankheitsbild abrupt, buchstäblich innerhalb von Minuten, auftritt oder ob es sich vielmehr allmählich progredient manifestiert. – **A., akuter:** I.w.S. gehören hierher auch der akute ▸ Myokardinfarkt, die ischämische zerebrale ▸ Apoplexie, der akute ▸ Mesenterialarterienverschluss u. die ▸ Lungenembolie. I.e.S. wird darunter aber der akute Verschluss der Extremitätenarterien verstanden (Abb.). ***Ätiol.:*** bei ca. 60–70 % ▸ Embolie u. bei ca. 20 % eine ▸ Thrombose (meist bei ▸ Arteriosklerose); bei ca. 10–20 % lässt sich nicht zwischen Thrombose u. Embolie differenzieren; seltenere Ursachen sind dissezierendes ▸ Aortenaneurysma, Trauma, ▸ Arteriospasmus, ▸ Phlegmasia caerulea dolens. ***Klinik u. Ther.:*** plötzlich beginnender, heftiger Schmerz (»peitschenhiebartig«), Abblassen u. Kälte der betroffenen Extremität; zusätzlicher Sensibilitätsverlust u. Lähmungen kennzeichnen das komplette ▸ Ischämiesyndrom (FONTAINE), das zur Erhaltung von Extremität u. Leben eine prompte Therapie innerhalb weniger Stunden erfordert (bei suprainguinalem Verschluss immer Operation [▸ Embolektomie, ▸ Bypass], bei infrainguinalem Verschluss alternativ auch ▸ PTA oder sonstige ▸ Kathetertechniken). Spannungsblasen u. ischämische Muskelrigidität zeigen beginnenden, irreversiblen Gewebetod an, bei dem therapeutisch neben der Gefäßrekonstruktion auch die primäre ▸ Amputation in Betracht gezogen werden muss. Bei weiterhin ausbleibender Therapie oder bei verspäteter Gefäßrekonstruktion resultieren ▸ Gangrän, Flüssigkeits- u. Elektrolytentgleisung, Nierenversagen u. Schock (▸ Crush-Syndrom, ▸ Tourniquet-Schock). Nur bei inkomplettem Ischämiesyndrom – also bei Fehlen einer unmittelbaren Bedrohung der Extremität durch Gewebsnekrose – ist eine konservative Therapie vertretbar (▸ Antikoagulation, ▸ Fibrinolyse, Tieflagerung, vasoaktive Medi-

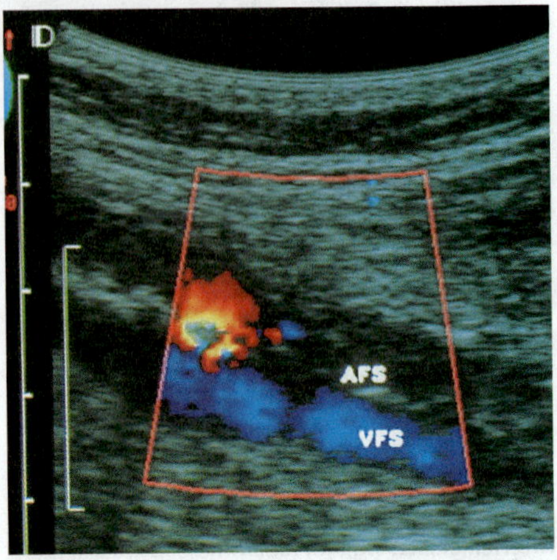


**Arterienverschluss, akuter:** Farb-DOPPLER-sonographisches Bild eines akuten Verschlusses der Arteria femoralis superficialis (AFS). Während das Venenlumen (VFS) offen erscheint, bricht die Farbdarstellung der Arterie auf Höhe des Verschlusses ab. [89]

kamente). S.a. die »6 P« nach ▶PRATT. E acute arterial occlusion.

**Ar|te|ri|itis:** Entzündung einzelner bis aller Schichten der Arterienwand (d.h. End-, Mes-, Peri- bzw. Panarteriitis); z.B. bei Sepsis, lokaler Eiterung, Tbk, Syphilis (im Stadium III; vorwiegend als ▶Mesarteriitis), Fleckfieber (▶Endarteriitis), allergisch-hyperergischem Prozess (z.B. **A. rheumatica**), Kollagenosen (▶Periarteriitis nodosa), als Endangiitis obliterans, arterielle ▶Verschlusskrankheit. Akut oder chronisch (Letztere – als **A. deformans** – meist i.S. der Arteriosklerose). E arter(i)itis. – **A. temporalis, A. cranialis, A. giganto|cellularis, A. granulomatosa,** Riesenzellarteriitis, HORTON-Syndrom: vermutlich allergisch-hyperergische A. der äußeren Kopf-, v.a. der Schläfenarterien (Abb.), aber auch der Arteria centralis retinae (Erblindungsgefahr!), Arteria subclavia etc. Mit Zerstörung der Media durch riesenzellreiche Granulationen. ***Klinik:*** Müdigkeit, migräneartige Kopfschmerzen, subfebrile Temperaturen, Beschleunigung der Blutsenkung, evtl. auch rheumatische Polymyalgie. Gefäße sind tastbar verhärtet, druckempfindlich, evtl. pulslos. Beginnt meist erst ab dem 7. Ljz. E temporal a., cranial a., giant-cell a.

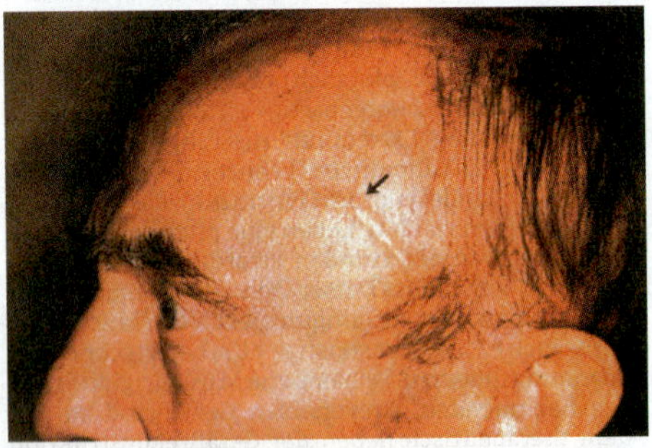

**Arteriitis temporalis:** deutliche Schwellung der Schläfenarterie (s. Pfeil). [394]

**arterio-arterielle Gegenpulsation:** s.u. ▶Gegenpulsation.

**Arterio|gramm: 1)** Röntgenbild(serie) als Resultat der ▶Arteriographie. E arteriogram. **2)** ▶Sphygmogramm.

**Arterio|graphie:** gezielte Röntgenkontrastdarstellung von Arterien u. deren Ästen (s.a. ▶Angiographie) nach Einbringung eines röntgenpositiven, wasserlösl. Röntgenkontrastmittels. Die Kontrastmittelgabe erfolgt durch Arterienpunktion oder Arterienkatheterismus (▶SELDINGER-Technik; evtl. mit Druckspritze). Die Aufnahmen (Arteriogramme) werden möglichst in Serientechnik angefertigt, evtl. unter Miterfassung der venösen oder der Parenchymphase. Als **selektive** bzw. **super|selektive A.** die Darstellung einer bestimmten Arterie unter Einführung eines Spezialkatheters in das betreffende Gefäß (an Bauchgefäßen in Gefäßäste höherer Ordnung). S.a. ▶Nieren-, ▶Hirn-, ▶Karotisangiographie, ▶Aortographie, DSA (▶Subtraktionsmethode). E arteriography.

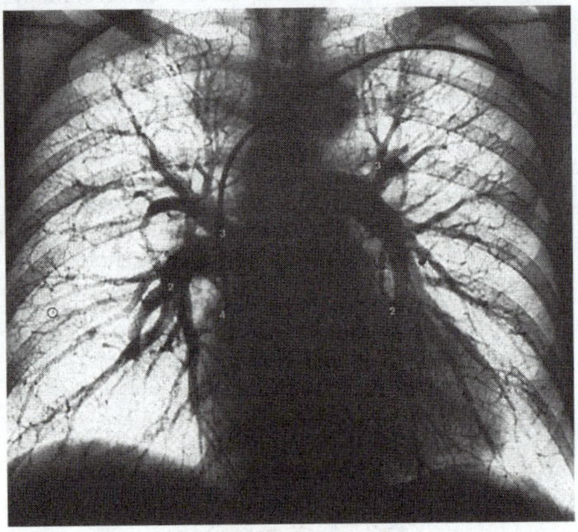

**Arteriographie:** Darstellung der A. pulmonalis mit Normalbefund. [363]

**arterio|hepatische Dys|plasie:** ▶ALAGILLE-Syndrom.

**Arter|iola, -iole:** das kleinste arterielle Blutgefäß (Abb.). Spaltet sich im Endgebiet in Kapillaren auf. Wandaufbau aus Endothel, Gitterfaserhäutchen u. glatten Muskelzellen. Steuerung v.a. durch den Sympathikus. E arteriola, arteriole. – **A. glomerularis**

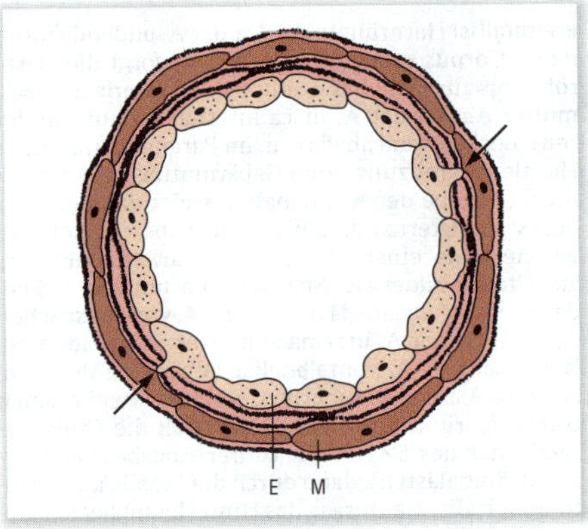


**Arteriola:** Arteriole mit Endothelauskleidung (E) u. Umhüllung durch eine einschichtig-kontinuierliche Lage aus glatten Muskelzellen (M). Eine Membrana elastica interna fehlt. Häufige myo-endotheliale Kontakte (→). [354]

**afferens,** Vas afferens: die der Arteria interlobularis entstammende zuführende Arteriole des Nierenglomerulus; s.a. ▶Arteriae renis. E afferent glomerular a. – **A. glomerularis efferens,** Vas efferens: die mit der A. gl. afferens das Wundernetz des Glomerulus bildende, aus dem Glomerulus abgehende Arteriole. E efferent glomerular a. – **Arteriolae rectae,** Vasa recta: von den Arteriae arcuatae der Niere (s.u. ▶Arteria renalis) abgehende bzw. aus den Arteriolae glomerulares efferentes hervorgehende, in das Nierenmark verlaufende Arteriolen.

**Arterio|litis:** Entzündung der Arteriolenwand. **E** arteriolitis.

**Arteriolo|sklerose:** zu Einengung der Gefäßlichtung führende Veränderungen der Arteriolenwand (Hyalinose, kollagen-elastische Intimaverdickung, Mediafibrose) im Rahmen der Arteriosklerose; z.B. in entsprechenden Herzkranz-, Netzhaut-, Nierengefäßen (▸Nephrosklerose). **E** arteriolosclerosis.

**arteriomesenterialer Duodenalverschluss,** Arteria-mesenterica-superior-Kompressionssyndrom: Kompression des horizontalen bis aufsteigenden Teils des Zwölffingerdarms an der Kreuzungsstelle mit dem Stiel der oberen Mesenterialgefäße; z.B. bei Magenatonie, bei Abknickung der Gekrösewurzel (z.B. bei Mesenterium commune). ***Klinik:*** intermittierender hoch sitzender ▸Ileus oder aber chronische ▸Koprostase mit Erbrechen, Leibschmerzen. Erfordert operative Korrektur. **E** arteriomesenteric duodenal occlusion.

**Arterio|pathia, -pathie:** Arterienerkrankung, i.e.S. als ein nichtentzündliches Geschehen (= Arteriose). **E** arteriopathy. – **A. calcificans infantum:** im Säuglingsalter auftretende idiopathische Mediasklerose der größeren Arterien mit auch die Tunica elastica interna einbeziehender Verkalkung. Beteiligung der Herzkranzgefäße führt zu Infarktsymptomatik u. Kardiomegalie; die Prognose ist schlecht. – **A. pulmonalis,** BREDT-Krankheit: eine rheumatische oder allergische Erkrankung der mittleren bis kleinen arteriellen Lungengefäße mit nachfolgendem Cor pulmonale. **E** pulmonary a.

**Arterio(r)rhaphie:** Arteriennaht, s.a. ▸Gefäßnaht; s.a. ▸Endoaneurysmorrhaphie. **E** arteriorrhaphy.

**Arterio|sclerosis, -sklerose,** Arterienverkalkung: häufigste Systemerkrankung der Arterien (s.a. ▸Arteriolosklerose), u. zwar als chronisch fortschreitende Degeneration (▸Atheromatose) mit produktiven Veränderungen der Gefäßwand (▸Atherosklerose). Führt zu Wandverhärtungen u. -deformierungen mit Elastizitätsverlust u. Verengung der Gefäßlichtung (durch arteriosklerotische ▸Plaques, sekundäre Thrombosen). ***Ätiol. u. Pathogen.:*** Als bedeutsam gelten neben konstitutionellen u. Alternsfaktoren (Physiosklerose) u.a. die Lebensweise (z.B. lipidreiche Ernährung), toxische Einflüsse (Nicotin), Hypertonie, Stoffwechselleiden (z.B. Diabetes mellitus) u. chronische, z.B. rheumatische Entzündungen. Untersuchungen deuten auf einen Zusammenhang zwischen einer Infektion durch Chlamydia pneumoniae u. der Entstehung einer A. hin. Der Verdacht stützt sich auf den hohen Antikörpertiter gegen diesen Erreger bei der Mehrzahl der Herzinfarktpatienten u. auf den direkten Nachweis von Chlamydien in atheromatösen Plaques. Nach der **Response-to-Injury-Theorie** steht am Beginn einer A. ein Endotheldefekt, der normalerweise abheilt, bei besonderer Stärke der verursachenden Noxen jedoch zu einem Entgleisen des Stoffwechsels der Intima u. damit zum dauerhaften Durchbruch der Endothelbarriere führt. Die Theorie wurde neuerdings modifiziert in dem Sinn, dass ein Defekt nicht zwingend vorhanden sein muss u. schon eine »Aktivierung« des Endothels ausreicht, um den nachfolgenden Sklerosierungsprozess in Gang zu setzen. ***Formen:*** Als besondere Formen gelten die **zentrale A.** mit typischer (u. oft alleiniger) Lokalisation in der Aorta (▸Aortensklerose) u. deren großen Ästen (evtl. thorakal oder abdominal betont) sowie Verläufe, bei denen einzelne Organe oder Organsysteme im Vordergrund stehen (z.B. als ▸Koronar-, ▸Zerebralarterien-, ▸Nephrosklerose) oder aber v.a. die Extremitäten betroffen sind (»Gänsegurgelarterien« bei der ▸MÖNCKEBERG-Sklerose). ***Klinik:*** Die Gefäßeinengungen bis -verschlüsse (**A. obliterans**) der Arterien führen zu vielfältiger allgemeiner u. organspezifischer Symptomatik wie Abmagerung, geistige u. körperliche Leistungsschwäche bzw. Infarkte u. Malazien (v.a. an Gehirn u. Herzmuskel), Gangrän der Gliedmaßen, atrophische Schrumpfung (z.B. Schrumpfniere), Diapedeseblutung u./oder Gefäßeinrisse (▸Apoplexia cerebri), Aneurysmen, Embolien. **E** arteriosclerosis.

**Arteriosklerosemittel:** Wirkstoffe, die arteriosklerotischen Gefäßveränderungen vorbeugen sollen; ***Wirkst.:*** v.a. Knoblauchextrakt bzw. -öl, Mistel u. Weißdorn; außerdem ▸Lipidsenker (z.B. Fibrate).

**Arterio|spasmus:** Engstellung arterieller Gefäße durch Gefäßwandverkrampfung infolge Wirkung der Vasomotoren oder durch direkte Reizung der Wandmuskulatur der Arterien u. v.a. der Arteriolen; typisch z.B. bei RAYNAUD-Krankheit, ▸Embolie, Subarachnoidalblutung, Trauma oder durch Wirkung von ▸Secale, ▸Nicotin, ▸Adrenalin (u. anderer Sympathomimetika). **E** arteriospasm, arterial spasm.

**arteriosus** *(latein.):* eine Arterie oder das arterielle System betreffend; ▸Ductus arteriosus. S.a. ▸arteriell.

**Arterio|tomie:** Schnitteröffnung einer Arterie, z.B. *chir* bei Embolektomie, Arterienplastik, *forens* als »Pulsaderschnitt« (Lebensprobe zum Ausschluss des Scheintodes). **E** arteriotomy.

**arteriovenös,** Abk. a.v.: eine Arterie u. Vene oder einen entsprechenden gemeinsamen Kreislaufabschnitt betreffend. **E** arteriovenous. – **a.v. Anastomose:** s.u. ▸Anastomose. **E** a.-v. anastomosis. – **a.v. Differenz:** Unterschied der Substratkonzentration im arteriellen u. venösen Teil des Kreislaufs, z.B. als unterschiedliche Sauerstoff- bzw. Kohlendioxidkonzentration (Tab.) oder als a.v. ▸Druckdifferenz. **E** a.-v. difference. – **a.v. Fistel:** angeborene oder erworbene (z.B. verletzungsbedingte) Kurzschlussverbindung zwischen einer Arterie u. der Begleitvene; häufig kompliziert durch ein a.v. ▸Aneurysma. ***Klinik:*** kontinuierliches ▸Gefäßgeräusch, Pulsation der Vene, Ischämie peripher der Fistel. – Führt bei großem ▸Shuntvolumen zu Zunahme des Blut- u. Minutenvolumens sowie zu Tachykardie u. – später – zu Herzinsuffizienz. S.a. ▸NICOLADONI-ISRAEL-BRANHAM-Phänomen; als seltene, aber bezüglich der Folgen schwerwiegende Fistel z.B. zwischen der Arteria hepatica communis (oder der A. lienalis) u. Pfortaderästen, d.h. als hepatoportale bzw. als splenoportale Fistel oder als a.v. Lungenfistel. **E** a.-v. fistula. – **a.v. Koppelung:** die durch eine gemeinsame bindegewebige Scheide gegebene enge räumliche Bindung der Begleitvenen der unteren Gliedmaße an die entsprechende Arterie; die Arterienpulsationen wirken sich – im Zusammenwirken mit ▸Venenklappen – als Impuls für den venösen Rückstrom aus. **E** a.-v. coupling. – **a.v. Lungenfistel:** meist angeborene Fistel zwischen Arteria u. Vena pulmonalis, evtl. mit a.v. Aneurysma; Folgen: Zyanose, Hypoxie, ▸Polyglobulie, ▸Trommelschlägelfinger, Hämoptoe, evtl. Herzvergrößerung; Röntgenbild: pulsierender Schatten mit gewundenem Strang zum Hilus. **E** pulmonary a.-v. fistula.

| | Vol.-% | |
|---|---|---|
| | $O_2$ | $CO_2$ |
| **arterielles Blut** | 20 | 48 |
| **venöses Mischblut** | | |
| in Ruhe | 14 | 53 |
| bei starker Muskeltätigkeit | 7 | 60 |
| **arteriovenöse Differenz** | | |
| in Ruhe | +6 | –5 |
| bei starker Muskeltätigkeit | +13 | –12 |

**arteriovenöse Differenz.** [339]

**Arthra|lgia, -gie:** Gelenkschmerz. E arthralgia.
**Arthr|ectomia, -ektomie:** *Chirurgie* operative Gelenkentfernung; evtl. nur als Teilresektion, z. B. der Synovialis (**A. synovialis**), der Gelenkflächen bestimmter Gelenkkapselteile; u. a. bei Gelenkplastik, Arthrodese. E arthrectomy.
**Arthri|tis, -tiden:** Gelenkentzündung(en); Oberbegriff für primäre bzw. sekundäre entzündliche Gelenkerkrankungen (Einteilung s. u.); s. a. ▸Arthropathia, ▸Gelenkinfektionen. E arthritis. – **A., juvenile chronische,** Abk. JCA: vor dem 16. Lj. auftretende, länger als 6 Wochen andauernde Sonderform der rheumatoiden ▸Arthritis. ***Einteilung:*** Es werden verschiedene Subgruppen unterschieden. **Systemische juvenile chronische Arthritis** (STILL-Syndrom): meist symmetrische, polyartikuläre, große u. kleine Gelenke betreffende Arthritis, evtl. mit Halswirbelsäulenbeteiligung, mit Fieber, Spleno-Hepatomegalie, Peri-Myokarditis, Polyserositis, Lymphknotenschwellungen, Exanthem. Erkrankungsgipfel 2.–4. Lj. **Nichtsystemische polyartikuläre seronegative Verlaufsform** (juvenile rheumatoide Arthritis): überwiegend symmetrischer Befall großer u. kleiner Gelenke der oberen u. unteren Extremitäten. Auch Halswirbelsäulenbeteiligung. Keine Beteiligung innerer Organe. Kein Nachweis des IgM-Rheumafaktors. Antinukleäre Faktoren in ca. 25 % nachweisbar. **Nichtsystemische polyartikuläre seropositive Verlaufsform** (juvenile rheumatoide Arthritis, Erwachsenentyp): überwiegend symmetrischer Befall großer u. kleiner Gelenke der oberen u. unteren Extremitäten. Keine Beteiligung innerer Organe. IgM-Rheumafaktor schon zu Krankheitsbeginn nachweisbar. Antinukleäre Faktoren in etwa 60 % der Fälle positiv. **Mon-oligoartikuläre Verlaufsform, Typ I** (Frühtyp): asymmetrischer Befall überwiegend großer Gelenke (Knie-, Sprung-, Handgelenke), meist Mädchen im 1.–6. Lj. Antinukleäre Faktoren in etwa 60–80 % positiv. Chron. Iridozyklitis in der Hälfte der Fälle. **Mon-oligoartikuläre Verlaufsform, Typ II** (Spättyp): asymmetrischer Befall überwiegend großer Gelenke, mehr der unteren Extremität (Hüft-, Knie-, Sprung-, seltener der Handgelenke, auch MTP I u. HWS, häufig Sakroiliitis), Insertionstendopathien. Komplikation: akute Iridozyklitis (meist einseitig, in 10–20 % der Fälle), meist Jungen ab 6. Lj. HLA-B-27-assoziiert. – **A. mutilans,** Fernrohrfinger, Teleskopfinger: verstümmelnde Arthritis bei Arthritis psoriatica u. chronischer Polyarthritis. – **A., paraneoplastische:** arthritisches (u. U. nur arthralgisches) Bild als Symptom eines malignen Tumors, u. U. von einer Myopathie u./oder Neuropathie begleitet; ▸paraneoplastisches Syndrom. – **A. psoriatica,** Osteoarthropathia psoriatica, Psoriasisarthritis, Psoriasis arthropathica: chronisch verlaufende, destruierende Gelenkerkrankung mit gleichzeitigen proliferativen u. ossifizierenden Vorgängen im Gelenkbereich, ossifizierenden Periostitiden im Handwurzelbereich u. an den Phalangen auch außerhalb der Gelenke, Fibroostitiden (Entzündungen im Bereich der Sehnenansätze), mit besonderer Neigung zu Mutilationen im Gelenkbereich (dabei oft Ankylosen u. Mutilationen an benachbarten Gelenken der Hände u. Füße) u. mit der Tendenz zur Beteiligung der Iliosakralgelenke u. der Wirbelsäule bei Psoriasis der Haut u./oder der Nägel. Beginn sowohl bei bestehender Psoriasis als auch vor deren Auftreten, manchmal auch ohne nachweisbare Psoriasis. Häufigkeit: in etwa 10 % der Fälle mit Hautpsoriasis, 0,1–0,2 % in der Normalbevölkerung. – **A., reaktive,** symptomatische Arthritiden: immunologisch bzw. allergisch bedingte fakultative Gelenkbeteiligungen bei Infektionskrankheiten, bei denen sich i. d. R. die Erreger nicht im Gelenk finden. **1)** parainfektiöse reaktive Arthritiden: meist polyarthritische Begleitsymptome während der Gesamterscheinungen der betreffenden Infektionskrankheit (meist infektiöse Hepatitis, Röteln, Masern, Mumps, Pocken, Windpocken, Coxsackie-Virus- u. Adenovirus-Infektionen, Epstein-Barr-Virus [infektiöse Mononukleose], Parvo-B19-Virus [Ringelröteln], Borrelien [Rückfallfieber], Brucellosen, Ross-River-Virus [Australien-Arthritis], Chicungunya-Virus, O'Nyong-Nyong-Virus, Sindbis-Virus, Mayoro-Virus, Zytomegalie-Virus, Parasiten [Würmer, spez. Bandwürmer, Echinokokken, Amöben]). Manchmal wird das ▸rheumatische Fieber, das sonst als eigenständiges Krankheitsbild klassifiziert wird, zu dieser Gruppe gerechnet. **2)** postinfektiöse Arthritiden (HLA-B-27-assoziierte Arthritiden/Spondarthritiden): meist Oligoarthritis (oft mit Iliosakral- u. teils Wirbelsäulenbeteiligung) erst einige Zeit nach einer Infektion mit bestimmten Erregern (Darminfektionen: Salmonellen, Typhus, Paratyphus, Shigellen, Yersinien, Campylobacter; Harnwegs- u. Genitalinfektionen: Chlamydien, Mykoplasmen), bei 2–4 % der meist HLA-B-27-positiven Personen mit der betreffenden Grundkrankheit. Verwandtschaft zu dem HLA-B-27-positiven REITER-Syndrom u. zur Spondylitis ankylosans. Problematisch ist die Zuordnung der Arthritis psoriatica wegen der HLA-B-27-Positivität in nur relativ geringem Prozentsatz bei Wirbelsäulenbeteiligung. **3)** die Borreliose (▸Lyme-Krankheit) ist eine postinfektiöse, nicht HLA-B-27-assoziierte Erkrankung, die wegen ihrer besonderen Symptomatik eine Eigenständigkeit in der Klassifikation beansprucht. **4)** nichtinfektiöse reaktive Arthritiden. Ursache: Medikamente, Fremdseren (Serum-Arthritis) usw. – **A., rheumatoide,** (primär-)chronische Polyarthritis, Abk. (P)cP: chronische Systemerkrankung des Bindegewebes, die vorwiegend die Gelenke bei möglicher systemischer u. extraartikulärer Manifestation befällt und zu Deformierungen sowie Bewegungseinschränkungen führt. Häufiger bei Frauen (50 % vor dem 45. Lj.) als bei Männern (3:1). ***Ätiol.:*** Ursache ungeklärt, diskutiert werden Immunpathogenese, infektiöse Ursachen, z. B. Bakterien, Mykoplasmen, genetische Faktoren. ***Klinik:*** meist schleichender Beginn an den kleinen Gelenken, symmetrisch nach proximal fortschreitend, manchmal auch akute Rheumatoidarthritis in großen Gelenken, z. B. Kniegelenk. Unterschiedlich stark ausgeprägte **Symptome der Arthritis:** meist Schwellung, Schmerz, Bewegungseinschränkung. Beginn als ▸Synovialitis, Ausprägung eines Pannus, dann Knorpel- u. Knochen-, damit auch Gelenkzerstörungen mit Fehlstellungen (Ulnardeviation, Knopfloch- u. Schwanenhalsdeformi-

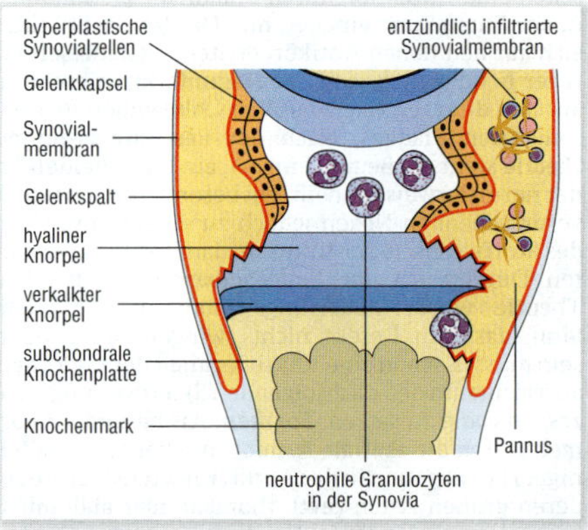


**Arthritis, rheumatoide:** Die Synovialmembran ist geschwollen u. entzündlich infiltriert (Granulationsgewebe mit neutrophilen Granulozyten, Lymphozyten, Plasmazellen, Makrophagen, Mastzellen, Lymphfollikeln). Die Synovialzellen sind hyperplastisch. Das Granulationsgewebe bedeckt als Pannus den Gelenkknorpel u. führt zu Knorpelschädigung. Nach Einwachsen in den subchondralen Knochen kann es zusätzlich zu einer Knochenzerstörung kommen. [53]

1. Morgensteifigkeit in u. um die Gelenke, Dauer mindestens 1 Std. vor maximaler Besserung
2. Weichteilschwellung (Arthritis) von 3 oder mehr Gelenken
3. Schwellung (Arthritis) der proximalen interphalangealen, metakarpophalangealenoder Handgelenke
4. symmetrische Schwellung (Arthritis)
5. Rheumaknoten
6. nachweisbarer Rheumafaktor
7. im Röntgenbild Erosionen u./oder gelenknahe Osteoporose in Finger- oder Handgelenk

Dauer der ersten vier Symptome mindestens 6 Wochen. Sichere Diagnose bei vier oder mehr Kriterien

**Arthritis, rheumatoide:** diagnostische Kriterien (**A**merican **C**ollege of **R**heumatology, 1987). [89]

tät), nicht selten Versteifung. **Extraartikuläre Symptome:** Atrophie der Mm. interossei, Tenosynovialitis, Tendinitis, Bursitis, rheumatoide Granulome. **Viszerale Beteiligung:** Herz (Myokardbeteiligung durch Rheumaknoten, nekrotisierende Arteriitis; Perikarditis), Gefäße (diffuse Arteriitis, vasomotorische Störungen, RAYNAUD-Krankheit); Lunge bzw. Pleura (Fibrose, Pleuritis sicca sive exsudativa), Nieren (meist in Form von Arzneimittelnebenwirkungen, Immunkomplexnephritis), Nerven (Kompressionssyndrome, insbesondere Karpaltunnelsyndrom, auch z.B. bei atlantoaxialer Dislokation), Blut (Anämie, Leuko- u. Thrombozytopenie, meist Therapiefolge), Augen (Uveitis). ***Diagn.:*** Laborbefunde: bei aktiver Entzündung Akute-Phase-Reaktionen positiv, Nachweis des Rheumafaktors in 60–90 %, antinukleäre Faktoren in ca. 20 %; pathologische Veränderungen in der Synovia. Röntgenbefunde: gelenknahe Osteopenie, Gelenkspaltverschmälerung, subchondrale Zysten, fibröse Usuren, dann ossäre Ankylosierung, Fehlstellungen, Subluxationen, Deviation. Hilfe bei diagnostischer Sicherung u. zur Klassifizierung der rheumatoiden Arthritis durch ACR-Kriterien (s. Tab.). Zur Beurteilung des Schweregrades Entwicklung röntgenmorphologischer Stadien S I–IV und Grade der funktionellen Insuffizienz (F0–III) sowie der Aktivität (A0–3). ***Ther.:*** s.u. ▸Antirheumatica. ***Sonderformen:*** ▸FELTY-Syndrom, Silikoarthritis (▸CAPLAN-COLINET-Syndrom), ▸Arthritis mutilans, Besonderheiten im Kindesalter: ▸STILL(-CHAUFFARD)-Syndrom, juvenile ▸Arthritis. Als eigene Entitäten abzugrenzen: ▸SJÖGREN-Syndrom (1), ▸Arthritis psoriatica. **E** rheumatoid arthritis.

**Ar|thro|dẹrma:** *Mykologie* die sexuelle Form von Trichophyton-Arten (z.B. **A. uncinạtum** von Tr. ajelloi).

**Arthro|dẹse:** operative Gelenkversteifung, z.B. bei schwerer Arthrose, bei chronischer, lähmungsbedingter Gelenkinstabilität. Sie erfolgt als Eingriff mit Gelenkeröffnung (= **intraartikuläre A.**; als Anfrischungs-, Druck-, Verriegelungs- oder Überbrückungs-, Bolzungs-A. etc.) oder ohne Gelenkeröffnung (= **extra-** oder **paraartikuläre A.**; v.a. als Verriegelungs-A. durch Spananlagerung). **E** arthrodesis.

**Arthr|ody|nịe:** Gelenkschmerz. **E** arthrodynia.

**ar|throgẹn:** vom Gelenk ausgehend, gelenkbedingt. **E** arthrogenic, arthrogenous.

**Arthro|graphịe:** Röntgenkontrastdarstellung eines Gelenks nach Einbringen eines positiven u./oder negativen Röntgenkontrastmittels bzw. Einleiten von Luft oder Gas (Arthropneumographie) in die Gelenkhöhle. Das Kontrastbild wird als **Arthrogrạmm** bezeichnet. Moderne bildgebende Verfahren (Sonographie, Kernspintomographie) u. Arthroskopie haben die A. weitgehend ersetzt. Eine Ausnahme bildet z.B. die Schulterarthrographie in Kombination mit der Computertomographie (**Arthrographie-CT**, s. Abb.). **E** arthrography.

**Arthro|gry|pọ|sis mụlti|plex congẹnita,** Arthromyodysplasia congenita, GUÉRIN-STERN-Syndrom: Gruppe von seltenen, angeborenen Krankheitsbildern mit verschiedenen Erbgängen, gekennzeichnet durch einseitige oder symmetrisch-beidseitige systemische Versteifungen u. Luxationen der – v.a. großen – Gelenke durch Beuge-, aber auch Streckkontrakturen (»hölzerne Puppe«) bei fehlender Entwicklung u. sklerosierender Atrophie von Muskeln (*patho.-anat.* evtl. mit Schwund der Vorderhornzellen des Rückenmarks). Ferner Osteoporose u. Vakatwucherung von Fettgewebe mit »fossettes cutanées« über den großen Gelenken; evtl. weitere Fehlbildungen; meist ungestörte geistige Entwicklung. **E** congenital arthrogryposis multiplex, arthromyodysplasia.

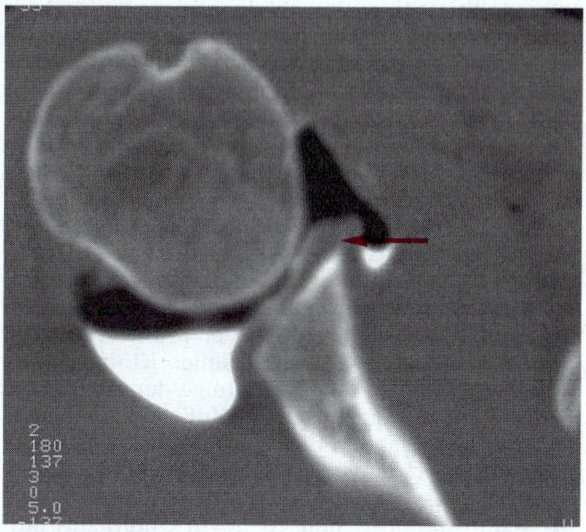


**Arthrographie:** Darstellung des Schultergelenks im Arthrographie-CT zum Ausschluss von Knorpel- u. Kapselläsionen. Normalbefund mit intaktem Knorpelüberzug (Pfeil) der Cavitas glenoidalis. [260]

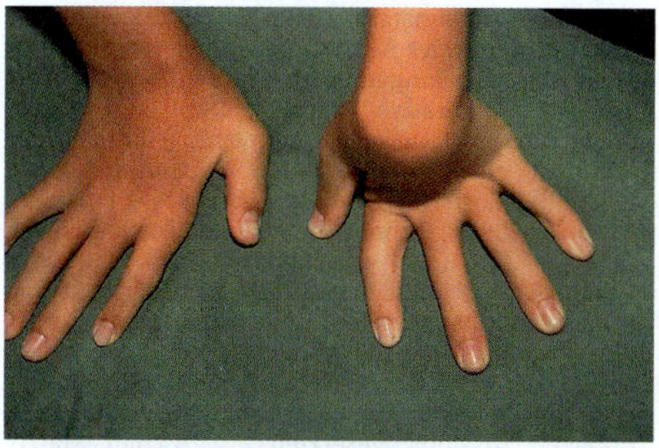

**Arthrogryposis multiplex congenita:** typische Gelenkkontrakturen durch Weichteilveränderungen. [525]

**Arthro|klẹisis:** ▸Arthrodese.

**Arthro|lịth:** inkrustierter ▸Gelenkkörper. **E** arthrolith.

**Arthrolo|gia, -gie:** Lehre von den Gelenken (▸Articulatio) als Teilgebiet der Anatomie. **E** arthrology.

**Arthro|lụ|es:** ▸Arthritis infolge einer ▸Syphilis. **E** articular syphilis.

**Ar|thro|lyse:** operative Mobilisierung eines fibrös versteiften Gelenks durch Entfernung intra- oder extraartikulären Gewebes; evtl. kombiniert mit Gelenkkapsel-, Muskel-, Sehneneingriffen. **E** arthrolysis. – **A., erweiterte:** durch Knochenglättung am Gelenk ergänzte A. (Übergang zur ▸Gelenkplastik).

**Ar|thrọm (Baker):** aus Keimen der – bei der Gelenkentwicklung nicht verbrauchten – Synovialisanlage hervorgehendes »Ganglion«. – s.a. ▸BAKER-Zyste.

**Arthro|myo|dys|pla|sịe:** ▸Arthrogryposis multiplex congenita.

**Ar|thro|osteo|onycho|dysplasịe:** ▸Osteoonychodysplasie. **E** arthro-osteo-onychodysplasia.

**Arthropa|thia, -thie:** Gelenkerkrankungen mit sekundär entzündlichen u. nichtentzündlichen Vorgängen als Folge metabolischer (Hyperurikämie, Chondrokalzinose, Ochronose, Xanthomatose, Hämochromatose), endokriner (Hypothyreose, Diabetes mellitus), koagulopathischer (Hämophilie, Blutergelenk), hämatologischer (Leukosen, Sichelzellanämie), neurologischer (Tabes dorsalis, Syringomyelie, Lepra, angeborene Analgesie) Störungen mit Beteiligung der Gelenkstrukturen (Synovialis, Knorpel). E arthropathy. – **A. psoriatica:** ▸Arthritis psoriatica. – **A. urica,** Arthritis urica, Gicht, Gelenkgicht, Harnsäuregicht: Gelenkmanifestation der primären u. (selten) sekundären ▸Hyperurikämie. ***Klinik:*** akute ▸Gicht-Anfälle (in der Reihenfolge der Häufigkeit: Großzehengrundgelenke, Mittelfuß, Sprunggelenke, Ferse, Knie-, Hand-, Finger-, Ellbogen- u. Zehengelenke) u. als chronische Arthropathie bei langjährigem Verlauf, selten von Anfang an chronisch. Weitere Manifestationen sind Tophi (in Unterhaut, Bursen, Sehnen, Sehnenscheiden, Knorpel, speziell Ohrknorpel), Gichtnephropathie, Urolithiasis.

**Arthr|oph|thalmie, progressive hereditäre:** ▸STICKLER-Syndrom. E hereditary arthro-ophthalmopathy.

**Arthro|phyt:** Knochenauswuchs (▸Osteophyt) im Gelenkbereich. E arthrophyte.

**Arthro|plastik:** Gelenkplastik (s.a. ▸Plastik) zur Wiederherstellung der Beweglichkeit; z.B. als Arthrolyse, v.a. aber als Gelenkteilentfernung mit ▸Interposition eines autoplastischen Transplantats, als Neuformung u. alloplastische Deckung der Gelenkflächen, Einpflanzen einer ▸Gelenkprothese (z.B. als ▸Hüftarthroplastik). E arthroplasty.

**Arthro|pneumo|graphie:** s.u. ▸Arthrographie. E air contrast arthrography.

**Arthro|poda:** »Gliederfüßer«; formenreicher Tierstamm mit chitinösem Außenskelett (aber ohne Wirbelsäule) u. mit gegliederten Gliedmaßen als Charakteristikum; umfasst Krebs- [Diantennata; Crustaceae] u. Spinnentiere [Chelicerata], Insekten [Insecta] u. Tausendfüßer [Antennata]. – Vielfach als Krankheitsüberträger (z.B. durch ▸ARBO-Viren) sowie Verursacher schwerer Vergiftungen durch Toxine. E arthropods.

**Arthro|ri|se:** operative Sperrung der Gelenkbeweglichkeit in einer Richtung durch extraartikuläre Einpflanzung eines Knochenspans (»Anschlagsperre«), z.B. bei Schlottergelenk. E arthrorisis.

**Arthro|se, -sis,** Arthronosis: vorwiegend degenerative Gelenkerkrankung verschiedenster Ursache (s.a. ▸Arthropathie); i.e.S. die A. deformans. E arthrosis. – **A. deformans,** Arthritis deformans, Arthropathia def., Osteoarthrosis def.: überwiegend chronische, degenerative Erkrankung nur der Gelenke. ***Pathogen.:*** Synthesestörung der aus Proteoglykanen u. Kollagen zusammengesetzten organischen Matrix des Gelenkknorpels (geringere Permeabilität, Behinderung des Substratnachschubs, Verschlechterung der nutritiven Situation, Absterben von Knorpelzellen), Nachlassen der Elastizität und Demaskierung des kollagenen Fasergerüsts. Zugleich verstärkter Abbau durch Freisetzung u. Einwirkung lysosomaler Enzyme. Unter den degenerativen Knorpelveränderungen im gelenkbildenden Knochenabschnitt erfolgt subchondrale Sklerosierung als Kompensationsmaßnahme im belasteten Gelenkanteil, bei fortschreitendem Prozess Bildung von Geröllzysten oder anderen Formen der Knochenerosion sowie unterschiedlich starke Ausprägung von Osteophyten. ***Stadien:*** Aus pathophysiologischer bzw. genetischer Sicht sowie unter diagn. u. ther. Aspekten wird zwischen vier Stadien unterschieden. **I:** Präarthrose (Gelenkinkongruenz mit den Folgen einer unphysiologischen Belastung; keine Beschwerden); **II:** stumme oder latente A. (bei gezielter Exploration Nachweis klin. u. röntg. Zeichen); **III:** aktivierte A. (ausgeprägte Beschwerden im Wesentlichen durch Kapselentzündung, ausgelöst durch Überbeanspruchung des bereits arthrotisch veränderten Gelenks bzw. das Wirken sog. Irritationsfaktoren wie Übergewicht, persistierende statische Fehlhaltung, mechanische Überbelastung durch Beruf u. Sport, endogene Stoffwechselstörungen, traumatische Läsionen, psychischen Stress); **IV:** Schäden am Gelenk. ***Klinik:*** Start-, Ermüdungs-, Belastungs- u./oder Endphasenschmerz; Bewegungseinschränkung; kapsuläre Verhärtung u. Druckschmerz; fühlbares Reiben u./oder Knarren; Muskelverspannungen, später auch Muskelatrophie; projizierte Fernschmerzen; nicht selten Gelenkergüsse (Reizerguss); Fehlstellung in fortgeschrittenen Fällen: Achsenabweichungen, Kontrakturen, Subluxationen. ***Diagn.:*** im Röntgenbild Osteophyten, Gelenkspaltverschmälerung, subchondrale Spongiosaverdichtung u./oder Geröllzysten, Verplumpungen der gelenkbildenden Knochenteile; Laborbefunde: Akute-Phase-Reaktionen und Rheumafaktor negativ; Gelenkpunktat: klares Aussehen, bernsteingelb, Viskosität normal, Leukozyten 2000/µl, normale Verteilung der Zellarten in der Synovialanalyse. ***Lokalisationen:*** Betroffen sind meist Hüfte (▸Koxarthrose), Kniegelenk (▸Gonarthrose), Finger (▸Interphalangealarthrose), Schultergelenk (▸Omarthrose). E degenerative arthritis.

**Arthro|skopie:** Betrachtung einer Gelenkhöhle mittels Arthroskops (spezielles Endoskop). Zuvor erfolgen Punktion (mit Trokar) u. evtl. Flüssigkeitsinstillation in die Gelenkhöhle. E arthroscopy.

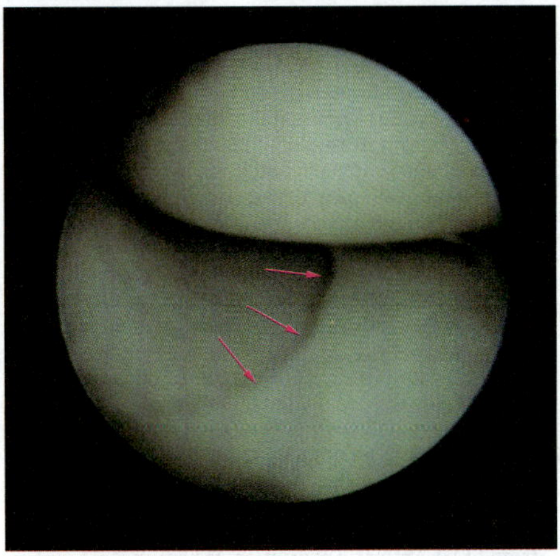

**Arthroskopie:** Innenansicht des Kniegelenkes. Blick in das mediale Kompartiment, oben der Femurkondylus. Die Pfeile kennzeichnen den freien Rand des Innenmeniskus. [429]

**Arthro|spore:** *Mykologie* asexuelle, durch Hyphenquerteilung entstandene Thallospore, die typisch zunächst noch »gelenkig« mit der zerfallenden Hyphe verbunden ist. Abgerundet als Oidie. E arthrospore.

**Arthro|tomie:** die operative Eröffnung eines Gelenks für diagnostische oder therapeutische Zwecke; evtl. als breite Gelenkaufklappung mit anschließender Drainage. E arthrotomy.

**Arthrozentese:** Gelenkpunktion. E arthrocentesis.

**Arthus|-Reaktion, A.-Phänomen** (MAURICE A., 1862–1945, Physiologe, Lausanne): (1903) die ▸Immunreaktion Typ III als schwere, evtl. nekrotisierende Entzündungsreaktion am Verabfolgungsort (Haut, Schleimhaut) eines Antigens bei bestehender, aktiv oder passiv erfolgter Sensibilisierung (▸Allergie), d.h. bei Vorliegen präzipitierender humoraler Antikörper (im Überschuss). Die auftretende lokale intravasale Immunkomplexbildung mit Präzipitation führt zu Komplementaktivierung u. Freisetzung von Chemotaxinen, Leukozytenanlockung u. Gewebszerstörung durch Leukozytenenzyme. E Arthus reaction, A. phenomenon.

**Articain:** ein ▸Lokalanästhetikum. E articaine.

**ar|ti|cu|lạ|ris** *(latein.):* zu einem Gelenk (▸ Articulatio) gehörend, ein Gelenk betreffend. S.a. ▸ Arthro... **E** articular.

**Articulạtio,** Articulus, Plur. **Articulatiọnes,** Pluralform der Abk. Artt.: Gelenk. Prinzipiell unterschieden als **Art. cartilagịnea** (Knorpelgelenk; ▸ Synchondrosis, ▸ Symphysis), **Art. fibrọsa** (Bandgelenk; ▸ Syndesmosis, ▸ Sutura, ▸ Gomphosis) u. **Art. synoviạlis** (Junctura synovialis, Diarthrosis). Letztgenanntes als bewegliche Verbindung hyalinknorpelig bedeckter Knochenenden, die von einer – meist durch Bänder verstärkten – stabilitätssichernden, maximal randständigen Gelenkkapsel (▸ Capsula articularis) umfasst u. in einer mit Gelenkschmiere (▸ Synovia) gefüllten Gelenkhöhle zusammengeschlossen sind. Evtl. ausgestattet mit Gelenkzwischenscheiben (▸ Disci articulares; s.a. ▸ Meniscus) u. Pfannenlippen (▸ Labrum glenoidale). ***Formen:*** Unterschieden (s.a. Abb.) werden **Art. sịmplex** (zwischen nur zwei Knochen), **Art. compọsita** (mit mehr als zwei Gelenkteilen), **Art. condylạris** (Kondylengelenk; mit zwei funktionell getrennten Gelenkpfannen), **Art. cotylica** (Napf-, Nussgelenk; eine Variante der Art. sphaeroidea; beide Gelenkenden mit sphärischer Fläche größer als Halbkugelgröße; nur das Hüftgelenk), **Art. cylindroịdea** (Scharnier-, Zylindergelenk oder Ginglymus; ein walzenförmiges Gelenkende liegt in einem aufgeschnittenen Hohlzylinder; z.B. das Humeroulnargelenk), **Art. ellipsoịdea** (Ellipsoid-, Eigelenk; mit zwei unterschiedlich gekrümmten Gelenkflächen; z.B. das Radiokarpalgelenk), **Art. plạna** (ebenes Gelenk; z.B. die Zwischenwirbelgelenke), **Art. sellaris** (Sattelgelenk; die Bewegung erfolgt um zwei senkrecht zueinander stehende Achsen; z.B. das Gelenk zwischen Carpus u. Metacarpale I), **Art. sphaeroịdea** (das dreiachsige Kugelgelenk; es erlaubt Bewegung in drei Haupt- u. allen Zwischenebenen; z.B. Schultergelenk), **Art. trochoịdea** (Radgelenk; es besteht aus einer kurzen rinnenförm. Pfanne u. einem osteofibrösen Ring, der einen Zapfen umfasst; z.B. das Atlantoaxialgelenk). **E** articulation, articulatio, joint. –

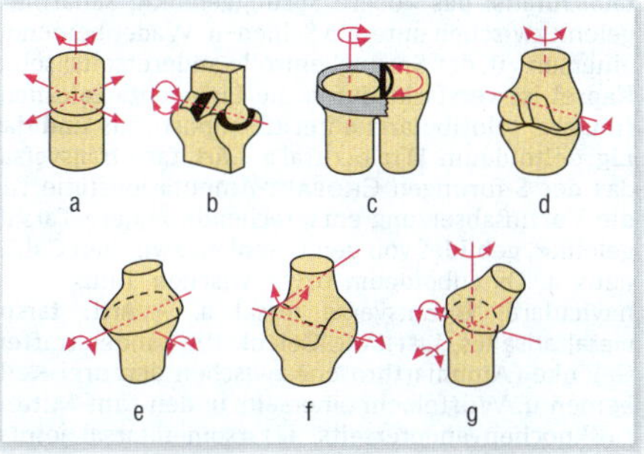


**Articulatio:** a) Art. plana = ebenes Gelenk; b) Art. cylindroidea = Scharnier-, Zylindergelenk; c) Art. trochoidea = Radgelenk; d) Art. condylaris = Kondylengelenk; e) Art. ellipsoidea = Ellipsoidgelenk; f) Art. sellaris = Sattelgelenk; g) Art. sphaeroidea = Kugelgelenk. [26]

**Art. acromio|claviculạris:** das äußere Schlüsselbeingelenk zwischen Akromion u. Schlüsselbein. **E** acromioclavicular joint. – **Art. atlanto|axiạlis:** das 2. oder untere Kopfgelenk zwischen dem 1. u. dem 2. Halswirbel für Drehbewegungen des Kopfes; sein seitlicher Teil, die beidseitige Art. a. lateralis (zwischen je einem Grübchen des Atlas u. einer oberen-seitlichen Gelenkfläche des Axis); sein mittlerer solitärer Teil (= Art. a. mediana) zwischen der Innenfläche des vorderen Atlasbogens u. dem Ligamentum transversum atlantis einerseits u. dem Axiszahn andererseits. – **Art. atlạnto|occipitạlis:** das 1. oder obere Kopfgelenk; ein paariges Ellipsoidgelenk zwischen je einem seitlichen Atlasgrübchen u. einem Gelenkhöcker seitlich des großen Hinterhauptsloches; ermöglicht Vor- u. Rückneigen (Nickbewegung) sowie Seitneigen des Kopfes; vom Dens axis als bewegungsbegrenzende Bänder zum Vorderrand bzw. beidseit. Seitenrand des Foramen occip. magnum das Ligamentum apicis dentis bzw. zwei Ligamenta alaria; als weiteres Band das Ligamentum cruciforme atlantis (vorn in der Gelenkkapsel; die Querfasern als Lig. transversum atlantis); ferner dorsal – der Dura aufliegend – die Membrana tectoria (ihre Fortsetzung ist das Lig. longitudinale posterius). **E** atlanto-occipital a. – **Art. calcaneo|cuboịdea:** der seitliche Teil des CHOPART-Gelenks, zwischen dem Fersen- u. Würfelbein; Kapsel verstärkt durch das zweistrahlige Ligamentum bifurcatum (= Lig. calcaneocuboideum + Lig. calcaneonaviculare). **E** calcaneocuboid a. – **Artt. carpo|meta|cạrpạles:** die nur wenig Beweglichkeit bietenden Gelenke (Amphiarthrosen) zwischen Trapez-, Trapezoid-, Kahn-, Hakenbein einerseits u. den Basen der Mittelhandknochen II–V. – Die **Art. carpo|meta|carpạlis pọllicis** als Gelenk des I. = Daumenstrahls zwischen Os trapezium u. I. Mittelhandknochen; mit ausgiebiger Beweglichkeit: Ab- u. Adduktion, Opposition u. Reposition sowie Kreiselung. **E** carpometacarpal joint(s). – **Art. cọxae:** das Hüftgelenk, gebildet vom Femurkopf u. der durch das Labrum acetabulare vergrößerten u. vertieften Hüftpfanne (Acetabulum). Enthält das Hüftkopfband (Ligamentum capitis femoris), das vom Femurkopf zur Incisura acetabuli bzw. dem Lig. transversum acetabuli reicht. Ein Napfgelenk (Art. cotylica) für Beuge-, Streck-, Abduktions-, Adduktions- u. Kreiselbewegungen des Beines. Die Kapsel ist durch kräftige Bänder verstärkt (Ligamenta ilio-, ischio- u. pubofemorale). S.a. Abb. **E** hip joint. – **Art. crico|thy|ro|ịdea:** das

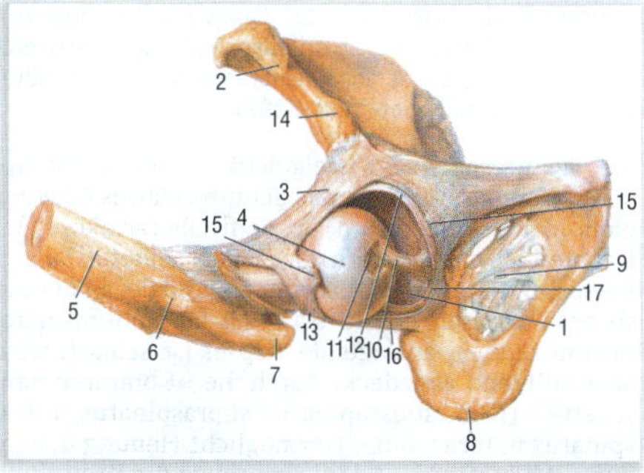


**Articulatio coxae:** 1) Acetabulum; 2) Spina iliaca anterior superior; 3) Lig. iliofemorale; 4) Caput femoris; 5) Corpus femoris; 6) Trochanter minor; 7) Trochanter major; 8) Tuber ischiadicum (ischiale); 9) Membrana obturatoria; 10) Lig. capitis femoris; 11) Fovea capitis femoris; 12) Labrum acetabulare; 13) Zona orbicularis; 14) Spina iliaca inferior; 15) Lig. pubofemorale; 16) Lig. ischiofemorale; 17) Capsula articularis. [392]

Gelenk zwischen Ringknorpelplatte u. unterem Horn des Schildknorpels; ermöglicht das Nach-hinten-Kippen des Schildknorpels für das Anspannen der Stimmbänder. **E** cricothyroid a. – **Art. cụbiti:** das dreiteilige Ellenbogengelenk, gebildet von Art. humero-ulnaris u. humeroradialis sowie Art. radioulnaris, die eine gemeinsame Gelenkkapsel besitzen; als Führungsbänder dienen die Ligamenta collaterale ulnare, radiale sowie das Lig. anulare. **E** elbow joint. – **Art. ge|nụs:** das Kniegelenk; Drehwinkelgelenk zwischen den Femurkondylen u. den zwei flachen Pfannen des Tibiakopfes, ergänzt durch die Kniescheibe (als Sesambein, in der Sehne des M. quadriceps femoris). Zwei Menisken gleichen die Inkongruenz der Gelenkflächen aus. Ferner zwei Kreuzbänder (Ligamentum cruciatum anterius u. Lig. c. post.) als Innenbänder u. zwei kapselverstärkende Seitenbänder

(Lig. collaterale fibulare u. Lig. c. tibiale) als Außenbänder. A. ermöglicht die Beugung u. Streckung sowie – bei erschlafften Kollateralbändern – eine beträchtliche Drehung des Unterschenkels (Abb.). S.a. ▸Tractus iliotibialis. 🅴 knee joint. – **Art. hu|me|ri:**

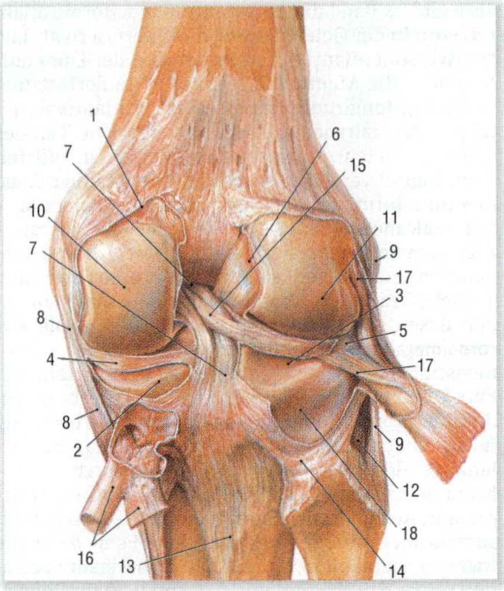


**Articulatio genus:** 1) Capsula articularis; 2) Condylus medialis (tibiae); 3) Condylus lateralis (tibiae); 4) Meniscus medialis; 5) Meniscus lateralis; 6) Lig. cruciatum anterius; 7) Lig. cruciatum posterius; 8) Lig. collaterale tibiale; 9) Lig. collaterale fibulare; 10) Condylus medialis (femoris); 11) Condylus lateralis (femoris); 12) Caput fibulae (fibulare); 13) Tibia; 14) Articulatio tibiofibularis; 15) Lig. meniscofemorale posterius; 16) M. semimembranosus; 17) M. popliteus; 18) Recessus subpopliteus. [392]

das Schultergelenk; Kugelgelenk zwischen der lippenumrandeten Pfanne des Schulterblattes (Cavitas glenoidalis mit Labrum) u. dem Oberarmkopf, im Dachteil durchzogen von der eingescheideten langen Bizepssehne; seine am Labrum glenoidale, an der Basis des Rabenschnabelfortsatzes u. am Collum anatomicum humeri ansetzende Kapsel ist schlaff, wird aber stützend abgedeckt durch die »Rotatorenmanschette« (Mm. subscapularis, supraspinatus, infraspinatus u. teres minor); ermöglicht Hebung u. Senkung, Abduktion u. Adduktion sowie die Kreiselung (u. Zwischenbewegungen) des Armes. 🅴 shoulder joint. – **Art. humero|ra|dia|lis:** Teil des Ellenbogengelenks (Art. cubiti) zwischen dem Humerusköpfchen u. dem durch das Lig. anulare radii fixierten Radiusköpfchen; ist beteiligt an der Unterarmbeugung u. -streckung u. den Drehbewegungen der Speiche im proximalen Radioulnargelenk. 🅴 radiocapitellar a. – **Art. humero|ulnaris:** Teil des Ellenbogengelenks (Art. cubiti) zwischen Oberarmrolle u. dem proximalen Ellenende (dieses mit Trochlea humeri bzw. Incisura trochlearis); Scharniergelenk für Beugung u. Streckung sowie geringgradige Lateral- bzw. Medialbewegung des Unterarmes. 🅴 humeroulnar joint. – **Artt. inter|carpales u. inter|meta|carpales:** die wenig Bewegungsfreiheit bietenden Gelenke (Amphiarthrosen) zwischen den Handwurzelknochen einer Reihe bzw. zwischen Handwurzel- u. Mittelhandknochen. 🅴 intercarpal and intermetacarpal joints. – **Art. medio|carpalis:** Gelenk mit S-förmigem Spalt zwischen beiden Handwurzelknochenreihen; bildet mit den Artt. intercarpales als sog. distales Handgelenk eine funktionelle Einheit mit der Art. radiocarpalis. 🅴 mediocarpal a. – **Art. radio|carpalis:** das proximale Handgelenk zwischen unterem Speichenende (einschließlich eines Discus articularis des distalen Radioulnargelenks) u. der Handwurzel (Kahn-, Mond- u. Vieleckbein); mit dünner, schlaffer, vielfältig durch Bänder verstärkter Gelenkkapsel; Eigelenk (in funktioneller Einheit mit der ▸Art. mediocarpalis) für Dorsal- u. Palmarflexion, Ulnar- u. Radialabduktion sowie Kreiseln der Hand. 🅴 radiocarpal a. – **Art. radio|ulnaris distalis u. proximalis:** die beiden Speichen-Ellen-Gelenke für die Supination u. Pronation der Hand (= Drehbewegung der Speiche um die Elle); Ersteres als handgelenknahes Drehgelenk zwischen dem Ellenköpfchen u. einem Speichengrübchen (u. mit einem Discus articularis) mit weiter Gelenkkapsel; Letzteres als Teil des Ellenbogengelenks (Art. cubiti), gebildet von der Circumferentia articularis des Speichenkopfes, der Incisura radialis der Elle sowie dem in die Kapsel eingebauten Ligamentum anulare radii. 🅴 radioulnar a. (distal; proximal). – **Art. sacro|ilia|ca:** das Iliosakralgelenk zwischen Kreuzbein u. Hüftbein; mit flachen, unebenen Gelenkflächen u. sehr geringer Beweglichkeit (eine Amphiarthrose; fixiert durch die kräftigen Ligamenta sacroiliaca); ist aber gegen Schwangerschaftsende aufgelockert. 🅴 sacroiliac a. – **Art. sterno|clavicularis:** das innere = mediale Schlüsselbeingelenk; Kugelgelenk zwischen Brust- u. Schlüsselbein; durch eine Gelenkscheibe zweigeteilt u. mit bänderverstärkter Kapsel; ermöglicht Heben u. Senken, Vor- u. Rückführung sowie Zirkumduktion der Schulter. 🅴 sternoclavicular a. – **Art. subtalaris:** das »hintere Sprunggelenk«; der hintere Teil des unteren Sprunggelenks (▸Art. talocalcaneonavicularis) zwischen Sprung- u. Fersenbein. 🅴 subtalar a. – **Art. talo|calcaneo|navicularis:** das »vordere Sprunggelenk«; der vordere Teil des unteren Sprunggelenks (s.a. ▸Art. subtalaris) zwischen Sprungbein u. dem Fersen- u. Kahnbein (die Knochenlücke zwischen Fersen- u. Kahnbein vom »Pfannenband«, dem Lig. calcaneonaviculare plantare, zu einem kontinuierlichen »Talusbett« geschlossen). Seine Kapsel ist durch die Ligamenta talocalcaneum interosseum, calcaneo- u. talonaviculare verstärkt; ermöglicht Adduktion u. Supination sowie Abduktion u. Pronation des Fußes. 🅴 talocalcaneonavicular a. – **Art. talo|cruralis:** das »obere Sprunggelenk«; Scharniergelenk zwischen unterem Schien- u. Wadenbeinende einerseits u. der Sprungbeinrolle andererseits; seine Kapsel ist verstärkt durch die Ligamenta calcaneofibulare, talofibularia anterius u. posterius und das Lig. deltoideum. 🅴 talocrural a. – **Art. tarsi transversa:** das der S-förmigen CHOPART-Amputationslinie für die Vorfußabsetzung entsprechende »quere Tarsalgelenk«, gebildet von den Gelenken zwischen Calcaneus u. Os cuboideum bzw. zwischen Talus u. Os naviculare. 🅴 transverse tarsal a. – **Artt. tarso|meta|tar|sa|les,** LISFRANC-Gelenk: die bänderstraffen Gelenke (Amphiarthrosen) zwischen den drei Keilbeinen u. Würfelbein einerseits u. den fünf Mittelfußknochen andererseits. 🅴 tarsometatarsal joints, Lisfranc's j. – **Art. temporo|mandibularis:** das Kiefergelenk zwischen dem Gelenkgrübchen des Schläfenbeins u. dem Unterkieferköpfchen; die weite Gelenkhöhle ist durch einen Discus zweigeteilt; ermöglicht Senkung u. Hebung, seitl. Verschiebung (Mahlbewegung) u. Vor- u. Rückschieben des Unterkiefers. 🅴 temporomandibular a. – **Art. tibiofibularis:** das straffe Gelenk zwischen Wadenbeinköpfchen u. Schienbein; nur für kleine, gleitende Vor- u. Rückwärtsbewegungen; s.a. ▸Syndesmosis tibiofibularis. 🅴 tibiofibular a. – **Artt. zyg|apo|physia|les:** die Zwischenwirbel- oder kleinen Wirbelgelenke zwischen den Gelenkfortsätzen. 🅴 zygoapophyseal joints.

**Articulus,** Gelenk: ▸Articulatio.

**arti|ficialis, -fiziell** *(latein.):* als Kunstprodukt, ▸künstlich. S.a. ▸Artefakt. 🅴 artificial.

**Artikulation: 1)** *Anatomie* gelenkige Verbindung, ▸Articulatio. 🅴 articulation. **2)** *Zahnmedizin* die gleitenden Bewegungen (= Wechsel der ▸Okklusion) beider Zahnreihen aufeinander beim Kauakt.

) *Laryngologie* die Formung der Sprachlaute durch koordinierte abgestufte Bewegungen des »peripheren Artikulationsorgans« (Mundhöhlenwandung, Lippen, Zähne, Zunge, Gaumensegel, Rachen u. Kehlkopf). S.a. ▸Dysarthrie.

**Artikulator:** *Zahnmedizin* Gerät, mit dem mechanisch die Unterkieferbewegungen simuliert werden. Wird bei der Herstellung von Zahnersatz benutzt, um patientenbezogen die Statik u. Dynamik der intermaxillären Zahnreihen nachzuahmen.

**Artischockenblätter:** ▸Cynarae folium.

**ARV** *(engl.)* Abk. für AIDS-related virus: Erreger von ▸AIDS.

**ary|epiglottische Falte:** ▸Plica aryepiglottica.

**Aryknorpel:** ▸Cartilago arytenoidea.

**Aryl-:** *Chemie* Präfix (i.S. eines Oberbegriffes) für die Radikale aromatischer Kohlenwasserstoffe (Phenyl, Naphthyl usw.).

**Aryl-amin-acetyl(transfer)ase,** Arylamin-acetokinase: ein Leberenzym als Katalysator der Acetylierung aromatischer Aminoverbindungen (z.B. der p-Aminobenzoesäure) sowie des Histamins, Glucosamins. E arylamine acetyltransferase.

**Aryl-4-hy|dro|xy|la|se:** ein Leberenzym als Katalysator der Hydroxylierung von Benzolderivaten.

**Aryl|sulfatasen:** Enzyme als Katalysatoren der Hydrolyse aromatischer Sulfatester (Bildung von Phenol u. Sulfationen unter Wasserstofffreisetzung). – Z.B. in Mastzellen enthalten. E arylsulfatases.

**Arytäno|id|ektomie:** *Chirurgie* laryngologische Entfernung des »Aryknorpels« (Cartilago arytenoidea) aus dem Kehlkopf, z.B. bei Luftnot infolge beidseitiger ▸Postikusparese. E arytenoidectomy.

**Arytäno|ido|pexie:** operative Verlagerung u. Anheftung des Aryknorpels, z.B. bei beidseitiger ▸Postikusparese. E arytenoidopexy.

**aryteno|ide|us** *(latein.):* gießkannenähnlich, z.B. ▸Cartilago arytenoidea. E arytenoid.

**Arznei|buch,** Pharmakopöe: amtliches Vorschriftenbuch für die Beschaffenheit, Prüfung, Aufbewahrung u. Zubereitung der wichtigsten »offizinellen« Arzneimittel. In der Bundesrepublik Deutschland gültig zzt. das DAB 10 (amtlich verbunden mit der dtsch. Ausgabe des Europ. Arzneibuches). – Ferner das ▸Homöopathische Arzneibuch. E Pharmacop(o)eia.

**Arznei|mittel,** Medikamente, Pharmaka: pflanzliche, tierische oder synthetisierte Stoffe, die gemäß Arzneimittelgesetz bestimmt sind zur Diagnostik (»Diagnostika«) oder – in geeigneter Dosierung (s.a. ▸Dosis) – als Therapeutika – zur Beeinflussung von Zuständen oder Funktionen des Körpers, als Ersatz für natürlich vom menschlichen oder tierischen Körper erzeugte Wirkstoffe oder Körperflüssigkeiten sowie zur Beseitigung oder zum Unschädlichmachen von Krankheitserregern, Parasiten oder körperfremden Stoffen. – International gebräuchlich ist die Angabe des Freinamens (INN). S.a. ▸Pharmako... E drugs.

**Arzneimittel|abhängigkeit:** ▸Abhängigkeit. E (drug) addiction.

**Arzneimittel|all|ergie:** immunologisch bedingte Unverträglichkeitsreaktionen; machen zwischen 15 u. 25 % der Nebenwirkungen von Medikamenten aus. Äußern sich als allerg. Sofortreaktion (u.a. anaphylaktischer Schock, Hypotonie, Diarrhö, Bronchospasmen, Erytheme, Urtikaria, Ödem); als Allergie vom Immunkomplextyp bzw. ARTHUS-Reaktion (mit Fieber, Gelenkschmerzen, Lymphknotenschwellungen, Proteinurie, Exanthemen bzw. Vaskulitis); als Spättypreaktion (Exanthem, Ekzem); als zytotoxische Reaktionen (z.B. Thrombo-, Leukozytopenie, Anämie); s.a. Tab. E drug allergy.

**Arzneimittel|beratungsdienst:** Einrichtung, die je nach lokalen Bedingungen u. regionalen Bedürfnissen von klinischen Pharmakologen u. Apothekern (auch interdisziplinär) geleitet wird und Auskünfte über Wirkungen u. Nebenwirkungen (auch Interaktionen) von Medikamenten erteilt. Wird ergänzt durch ein System der regionalen Erfassung u. Bewertung von unerwünschten Arzneimittelwirkungen (UAW), die an das Bundesinstitut für Arzneimittel und Medizinprodukte weitergeleitet werden.

**Arzneimittel|exanthem:** nach innerlicher Arzneimittelanwendung akut u. meist symmetrisch auftretende Hauterscheinungen als Ausdruck einer Arzneimittelunverträglichkeit. Das klinische Bild ist vielgestaltig, äußert sich jedoch zumeist in monomorphen, urtikariellen, erythematovesikulösen, hämorrhagisch-makulösen oder makulopapulösen, exfoliativen, papulösen oder nodösen Erythemen (Abb.). Das arzneimittelbedingte LYELL-Syndrom (toxische epidermale Nekrolyse) stellt die Maximalvariante eines Arzneimittelexanthems dar. E drug eruption. – **A., fixes:** Sonderform eines Arzneimittelexanthems; äußert sich durch livide Erytheme, die rezidi-

| Mechanismus (Typ) | Symptome | Beispiel |
|---|---|---|
| I (IgE) | Anaphylaxie | Penicillin, Allergenextrakte |
| II (zytotoxisch) | Agranulozytose | Metamizol |
| | hämolytische Anämie | Penicillin, Cephalosporin |
| | Thrombopenie | Carbamazepin, Rauwolfia-Alkaloide |
| III (Immunkomplex) | Anaphylaxie | Fremdserum, Dextran |
| | Serumkrankheit | Fremdserum, Penicillin |
| | Vaskulitis | Allopurinol, Phenylbutazon |
| | Alveolitis | Hypophysenextrakt, Nitrofurantoin |
| IV (zellulär) | Ekzem (auch hämatogen!) | Antibiotika, Desinfizienzien |
| | Photoallergie | halogenierte Salicylanilide, Nalidixinsäure |
| | (fixes Exanthem) | Barbiturate, Chinin |
| | (generalisierte Exantheme) | Penicillin, Gold, Barbiturate, β-Blocker |
| | (LYELL-Syndrom) | Sulfonamide, NSAID, Allopurinol |
| V (granulomatös) | Granulome | Allergenextrakte, lösliches Kollagen |
| VIII (neutralisierend-stimulierend) | (arzneimittelinduzierter LE)?, Insulinresistenz | Hydralazin, Procainamid, Anti-Insulin-IgG-Antikörper |

**Arzneimittelallergie:** Beispiele für verschiedene Mechanismen. [428]

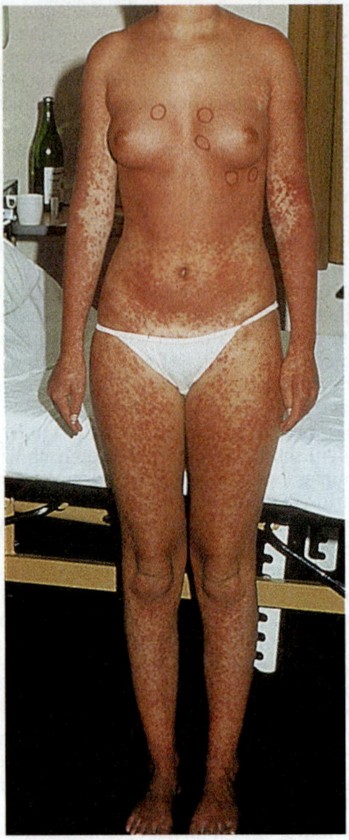

**Arzneimittelexanthem:** Die Hautveränderungen wurden ausgelöst durch Ampicillin. [89]

vierend immer nach der Einnahme eines Medikaments an gleicher Stelle auftreten. E fixed d. e.

**Arzneimittelgesetz,** Abk. AMG: Gesetz zur Regelung des Verkehrs mit Arzneimitteln (derzeit gültige Fassung vom 19.10.1994). Insbesondere sind darin Bestimmungen enthalten, die deren Qualität, Wirksamkeit, Prüfung, Zulassung u. Verschreibung sowie die Haftung von Arzneimittelschäden betreffen. Berücksichtigt sind auch Vorschriften zum Schutz von Versuchspersonen, die sich einer klinischen ▸Arzneimittelprüfung unterziehen, wie sie in der Deklaration von Helsinki niedergelegt sind. S.a. ▸Ethikkommission.

**Arzneimittel|ikterus:** Gelbsucht als Symptom eines degenerativen Leberparenchymschadens durch Giftwirkung bestimmter Arzneimittel, z.B. Arsen-, Quecksilberverbindungen, Phenothiazine, Chloroform. E drug-induced jaundice.

**Arzneimittel|interaktion:** s.u. ▸Wechselwirkung (3).

**Arzneimittel|missbrauch:** das medizinisch unbegründete oder in unnötig hoher Dosis erfolgende Einnehmen von Arzneimitteln, v.a. von Schmerz-, Schlaf-, Beruhigungs-, Anregungsmitteln u. Psychopharmaka, u. zwar oft als Gewohnheit zur Befreiung von körperlich oder seelisch bedingten Unlustgefühlen; bei chronischer Anw. Gefahr der Arzneimittelabhängigkeit, s.a. ▸Abhängigkeit. E drug abuse.

**Arzneimittelprüfung: 1)** *Pharmakologie* für die Zulassung zur Anw. am Menschen notwendige Prüfung eines Arzneimittels auf Wirksamkeit u. Unbedenklichkeit, geregelt durch die Bestimmungen des ▸Arzneimittelgesetzes (AMG) §§ 21–37 u. §§ 40–42. Diese entsprechen im Wesentlichen den vom Weltärztebund 1964 in Hongkong überarbeiteten Grundsätzen. Nach Ausschluss tierexperimentell nachweisbarer akut-toxischer Wirkungen erfolgt die A. in mehreren Schritten am Menschen. Man unterscheidet **Phase I:** Verträglichkeitsprüfung an wenigen gesunden Versuchspersonen; **Phase II:** Prüfung zur Wirksamkeit u. relativen Ungefährlichkeit an ca. 30–300 Personen; **Phase III:** Prüfung nach bestätigter relativer Ungefährlichkeit an einem großen Kollektiv (mehrere Hundert bis mehrere Tausend Personen) auf Art u. Häufigkeit unerwünschter Arzneimittelwirkungen; **Phase IV:** Prüfung nach bereits erfolgter Zulassung; dient dem Zweck, das Arzneimittel mit seinen Risiken genau zu charakterisieren. E drug study. **2)** *Homöopathie* Registrierung der Symptome bei experimenteller Überdosierung im Einfachblindversuch. Die provozierten Symptome werden als Arzneimittelbild zusammengefasst und gelten als Indikation nach dem ▸Ähnlichkeitsgesetz.

**Arzneimittelüberwachung:** gesetzliche Regelungen zum Verkehr mit Arzneimitteln, Betäubungsmitteln u. Gefahrstoffen und deren behördliche Überwachung. Dazu gehört die Kontrolle von Personen u. Einrichtungen, die solche Stoffe entwickeln, herstellen, lagern, in den Verkehr bringen, an Endverbraucher abgeben oder ▸Arzneimittelprüfungen durchführen. Des Weiteren sind solche Personenkreise (z.B. Ärzte, Zahnärzte, Tierärzte, Apotheker, Zulassungsinhaber einer Arzneispezialität) verpflichtet, unerwünschte Arzneimittelwirkungen (UAW), unsachgemäßen Gebrauch u. schwerwiegenden Missbrauch von Arzneimitteln sowie Qualitätsmängel unverzüglich dem Bundesministerium für Gesundheit und Konsumentenschutz zu melden. Mitzuteilen sind auch alle Beobachtungen u. Daten, die für die Arzneimittelsicherheit von Bedeutung sein könnten. Ggf. werden von den Zulassungsbehörden in Zusammenarbeit mit den Arzneimittelkommissionen u. anderen Arzneimittelbehörden risikomindernde Maßnahmen ergriffen. Die A. soll sicherstellen, dass nach sorgfältiger Prüfung nur wirksame u. unbedenkliche Arzneimittel in den Handel gelangen.

**Arzneimittel|unverträglichkeit:** unerwünschte u. evtl. unerwartete Reaktion bei klinisch üblicher Dosierung eines Medikaments. Einteilung in toxische Reaktionen oder Überempfindlichkeitsreaktionen (Allergie, Idiosynkrasie, Intoleranz). E drug intolerance.

**Arzneimittelwirkung, unerwünschte,** Abk. UAW: unerwünschte ▸Nebenwirkung. E adverse drug effect.

**Arzt:** gesetzlich geschützte Berufsbezeichnung für den nach endgültiger Bestallung (Approbation) zur Ausübung des Arztberufes Berechtigten. Die Ausbildung zum A. wird geregelt in der Bundesärzteordnung, die staatliche Erteilung der Zulassung zur Berufsausübung (Approbation) in der Approbationsordnung für Ärzte. Je nach Fachrichtung dauert die Weiterbildung zum Facharzt zwischen 4 u. 6 Jahren und endet mit einem Prüfungsgespräch vor einem Prüfungsausschuss der Landesärztekammer (Ärztekammer). Der A. ist anschließend berechtigt, die Bezeichnung »Arzt für ...« zu führen. ***Berufsbild:*** Die ärztliche Berufsausübung wird geregelt durch die Berufsordnungen, die von der Vertreterversammlung der Landesärztekammern verabschiedet werden und die grundsätzlichen standesrechtlichen Gebote enthalten. Ein A. darf seinen Beruf nicht im Umherziehen ausüben, und es besteht ein Werbeverbot. Die Aufgabe des A. ist es, Leben zu erhalten, die Gesundheit zu schützen bzw. wiederherzustellen u. Leiden zu lindern. Er muss seinen Beruf gewissenhaft u. nach den Geboten der Menschlichkeit ausüben und darf keine Anweisungen oder Vorschriften beachten, die dieser Aufgabe entgegenstehen oder deren Befolgung er nicht verantworten kann. Der ärztliche Aufgabenbereich umfasst Tätigkeiten, die zur Feststellung, Heilung oder Linderung von Krankheiten, Leiden oder Schäden sowohl körperlicher als auch seelischer Art dienen. Ferner wirkt der A. mit bei der Ausbildung des eigenen Berufsstandes sowie anderer Gesundheitsberufe (z.B. Arzthelferin, Pflegende) und bei der Erforschung u. Dokumentation von Erkrankungen sowie von diagn. u. ther. Methoden. Der A. muss den Patienten über dessen Erkran-

A

| Prüfungsart | Untersuchungsobjekte | Hauptziele |
|---|---|---|
| **präklinische Prüfung** | | |
| vor der Anwendung am Menschen | • im Reagenzglas<br>• Zellkultur<br>• Tiere | • Nachweis des Wirkungsprinzips<br>• Erkennen von gefährlichen Nebenwirkungen u. toxischen Reaktionen vor der Erstanwendung am Menschen |
| **klinische Prüfung vor der Zulassung** | | |
| **Phase I:**<br>Erstanwendung an wenigen Menschen | • gesunde Freiwillige<br>• in Ausnahmefällen (z. B. bei Aids- oder Krebsmedikamenten) ausgewählte Patienten | • vorläufige Bewertung der Unbedenklichkeit und der Verträglichkeit<br>• erste Einschätzung der Nebenwirkungen |
| **Phase II:**<br>Erstanwendung an kleinen Patientenzahlen (30–300) | Patienten (meist in Kliniken) | • erste Einschätzung von Wirksamkeit u. Wirkung<br>• weitere Abschätzung der Nebenwirkungen |
| **Phase III:**<br>Anwendung an einer größeren Patientenzahl (bis zu mehreren Tausend) | Patienten in Kliniken u. Arztpraxen | • Absicherung von Wirksamkeit u. Verträglichkeit<br>• Erfassung der Art, Dauer u. Häufigkeit von Nebenwirkungen<br>• Abklärung von Gegenanzeigen u. Wechselwirkungen mit anderen Arzneimitteln |
| **klinische Prüfung nach der Zulassung** | | |
| **Phase IV:**<br>Anwendung an einer sehr großen Patientenzahl (bis über 10 000) | Patienten in Kliniken u. Arztpraxen | • weitere Absicherung von Wirksamkeit u. Verträglichkeit<br>• Erfassung u. Bewertung seltener Nebenwirkungen |
| **Anwendungsbeobachtung (Beobachtungsstudie)** | | |
| Untersuchung der Routineanwendung | Patienten in Kliniken u. Arztpraxen | Sammlung weiterer Erkenntnisse bei der Anwendung zugelassener Arzneimittel |

**Arzneimittelprüfung.**

kung, die diagn u. ther. Maßnahmen sowie über Risiken aufklären (Aufklärungspflicht) und den Krankheitsverlauf u. die Behandlung dokumentieren (Dokumentationspflicht). Generell unterliegt der A. der Schweigepflicht. Allerdings besteht für bestimmte Erkrankungen u. Tatbestände eine gesetzliche Meldepflicht. Die Fortbildungspflicht verlangt, dass jeder A. durch kontinuierlichen Wissenserwerb den neuesten Stand der Wissenschaft kennt. Der A. muss den Patienten sorgfältig behandeln; gegenüber den gesetzlichen Krankenkassen ist der A. zur Wirtschaftlichkeit verpflichtet. Als Arbeitgeber oder Weisungsbefugter in Einrichtungen, z. B. als Chefarzt im Krankenhaus, trägt er die Verantwortung für seine Angestellten u. Beschäftigten und muss sich von der fachgerechten Ausführung delegierter Aufgaben sowie von dem Aufgabenbereich entsprechenden Kenntnissen des nachgeordneten Personals überzeugen. Der A. ist in seiner Berufsausübung frei, d. h., er kann (außer in Notfällen) die Behandlung eines Patienten ablehnen. Jeder A. ist kraft Gesetzes Mitglied einer Ärztekammer. Niedergelassene Ärzte, die kassenärztlich tätig sein wollen, müssen darüber hinaus der Kassenärztlichen Vereinigung angehören. Die Mitgliedschaft in anderen Organisationen (Berufsverbände der Ärzte) ist freiwillig. Diese Institutionen haben verschiedene Aufgaben, z. B. Fortbildung, und vertreten die politischen u. wirtschaftlichen Interessen sowie die Standesinteressen ihrer Mitglieder. In Deutschland gibt es ca. 300 000 berufstätige Ärzte (Stand März 2003). **E** physician.

**Arzthaftung:** Schadenersatzpflicht aus dem Dienstvertrag (§ 611 ff BGB) des Arztes. Unterschieden werden zwei Formen: ***A. bei »materiellen Schäden«***, die durch eine Behandlung entstehen, bei denen der Arzt die »im Verkehr erforderliche Sorgfalt außer acht« gelassen hat. Hierbei ist unter »erforderlicher Sorgfalt« zu verstehen, dass der Arzt eine Behandlung nur dann durchführt, wenn er die gesundheitlichen, fachlichen u. sonstigen Voraussetzungen erfüllt. D.h., eine A. besteht z. B. bei Operationsschäden, die Folge vorhersehbarer alters- oder krankheitsbedingter Ausfallserscheinungen des Operateurs (auch als Folge von Übermüdung) oder mangelnder Kenntnis des betreffenden Operationsverfahrens sind. Das Vertragsrecht sieht bei solchen materiellen Schäden kein Schmerzensgeld, sondern nur die Haftung für den materiellen Schaden vor. Eine A. besteht ferner bei Eingriffen, die den ***Tatbestand der »unerlaubten Handlung«*** erfüllen. Dieser Tatbestand erfasst ebenso wie die vertragliche Haftung Behandlungsfehler sowie ärztliche Eingriffe, die ohne das Einverständnis des Patienten erfolgten oder über die der Patient mangelhaft aufgeklärt wurde. Prinzipiell gilt jeder medizinische Eingriff als »Eingriff in die körperliche Unversehrtheit« u. ist im juristischen Sinn als Körperverletzung (§ 223 StGB) anzusehen. Demnach ist ein medizinischer Eingriff in die körperliche Unversehrtheit ohne Einverständnis des Patienten strafrechtlich verfolgbar. Außerdem kann Anspruch auf die Zahlung von Schmerzensgeld nach § 847 BGB erhoben werden.

**Arzthelferin:** anerkannter Lehrberuf zur Unterstützung des Arztes. ***Ausbildung:*** Dauer 3 Jahre, Zugangsvoraussetzung Hauptschulabschluss. Praktische Tätigkeit in Arztpraxis oder anderer geeigneter Ausbildungsstätte (z. B. Krankenhaus), theoretischer Unterricht in Berufsschule. Die Überwachung der Aus- u. Weiterbildung obliegt der ▸Ärztekammer. ***Aufgaben:*** Organisation des Praxisablauf, Verwaltungsarbeiten (z. B. Buchführung, Abrechnung), Hilfe bei Diagn. u. Ther., Pflege der Praxiseinrichtung u. des Instrumentariums. A. unterliegen der Schweigepflicht. ***Arzt-Fachhelferin:*** In einigen Bundesländern besteht die Möglichkeit der berufsbegleitenden Weiterbildung zur Arzt-Fachhelferin. Dauer 1,5 Jahre, umfasst Lehrgänge in den Bereichen Medizin (z. B. Notfälle, Strahlenschutz, Grundlagen der Arzneimitteltherapie), Verwaltung (z. B. Praxismanagement, EDV) sowie Gesundheitspädagogik u. Ausbildung (z. B. berufsbezogene Psychologie, Gesundheitserziehung).

**As:** Symbol für *chem* Arsen, *ophth* Astigmatismus, *physik* Amperesekunde.

**ASAD** *(engl.)* Abk. für arthroscopic subacromial decompression: arthroskopische subakromiale Dekompression als mgl. Ther. des ▸Impingement-Syndroms.

**Asai-Fistel:** (R. A. 1972) operativ angelegte Verbindung (Hautschlauch) zwischen Luftröhre u. Hypopharynx zur Stimmrehabilitation nach totaler Laryngektomie. S. a. ▸Staffieri-Fistel. E Asai shunt.

**ASA-Scale** *(engl.)* Abk. für assessment of selfcare activities: Einschätzungs- und Beurteilungsinstrument für die Fähigkeiten einer Person zur ▸Selbstpflege.

**ASAT:** Abk. für ▸Aspartat-amino-transferase.

**As|bẹst,** Alumen plumosum: ein bis > 1000 °C thermisch stabiles, spinn- u. webbares Fasermineral (v. a. Magnesium-, z. T. auch Calciumsilicat). Die vielfältige industrielle Verwendung (Feuerschutz; Asbestzement, Filter) ist verbunden mit Gefahr der ▸Asbestose. Technische Richtkonzentration: 0,025 mg/m³ u. $0{,}5 \cdot 10^6$ Fasern/m³ (gilt für Asbest als Feinstaub; Krokodylith); 0,05 mg/m³ u. $1 \cdot 10^6$ Fasern/m³ bei < 2,5 Gewichtsprozent A. in Feinstaub. E asbestos.

**As|bẹst|dermatitis:** ▸Dermatitis durch in die Haut eingedrungene abgebrochene fädige Asbestkristalle; allgemein als Berufskrankheit. E asbestos dermatitis.

**Asbẹst|krebs:** s. u. ▸Asbestose.

**Asbes|tọ|se, Asbestosis pulmonum,** Bergflachslunge: eine prognostisch zweifelhafte Staublungenkrankheit (▸Pneumokoniose) durch eingeatmeten Asbeststaub; eine auch nach Expositionsbeendigung gelegentlich fortschreitende u. zu Lungeninsuffizienz führende Lungenfibrose mit Atemnot, Reizhusten, zähem Auswurf, Hinfälligkeit. Sehr spät erfolgt evtl. eine bösartige Entartung (»Asbestkrebs« der Lunge u. Pleura, evtl. auch des Peritoneums; v. a. als Mesotheliom). – Entschädigungspflichtige Berufskrankheit. E asbestosis.

**Ạ-Scan:** s. u. ▸Ultraschalldiagnostik. E A-scan.

**As|ca|rịa|sis, Ascaridosis,** Askaridiasis, Askaridosis: Befall mit ▸Ascaris lumbricoides nach Aufnahme von Wurmeiern mit dem Trinkwasser oder mit Nahrungsmitteln (evtl. aber als embryonale Infektion). ***Klinik:*** Der Verlauf ist oft symptomarm (Abgeschlagenheit; allergische Manifestationen, Eosinophilie; Gewichtsabnahme bzw. bei Kindern Entwicklungsstörungen); jedoch treten im Stadium der auf die Infestation folgenden Larvenwanderung flüchtige, oft multiple eosinophile Lungeninfiltrate auf (mit ▸Asthma verminosum), bei Sekundärinfektion auch Pneumonie. Bei massivem Befall durch geschlechtsreife Würmer Symptome seitens des Magen-Darm-Traktes, z. B. Koliken infolge Einwanderns in die Gallengänge (Cholangitis), den Pankreasgang (Pankreatitis), Wurmfortsatz (▸Appendicitis helminthica); bei Knäuelbildung evtl. Ileus; Einwandern in Organe außerhalb des Verdauungskanals selten. ***Diagn.:*** durch Nachweis von Würmern oder ▸Wurmeiern im Stuhl. E ascariasis.

**Ạs|ca|ris lum|bri|cọi|des:** der die ▸Ascariasis hervorrufende Spulwurm (ein ▸Nematode mit getrenntgeschlechtlicher Entwicklung). Ist cremefarben, etwa 4 mm dick u. 20–40 (♀) bzw. 15–25 cm (♂) lang; das Weibchen mit eingerolltem Hinterende. Die vom Weibchen in den Darm abgelegten ▸Wurmeier (s. a. Abb.) gelangen aus dem Freien mit infizierter Nahrung in den Dünndarm, wo die inzwischen herangereiften Larven schlüpfen u. durch die Darmwand in die Blutgefäße eindringen. Sie wandern dann (»Migrationsphase«) durch die Blutbahn in die Lunge u. weiter durch die Luftröhre zurück in den Darm, in dem sie zum geschlechtsreifen Wurm heranwachsen u. als Darmparasit fortleben (»Ansitzphase«). E roundworm.

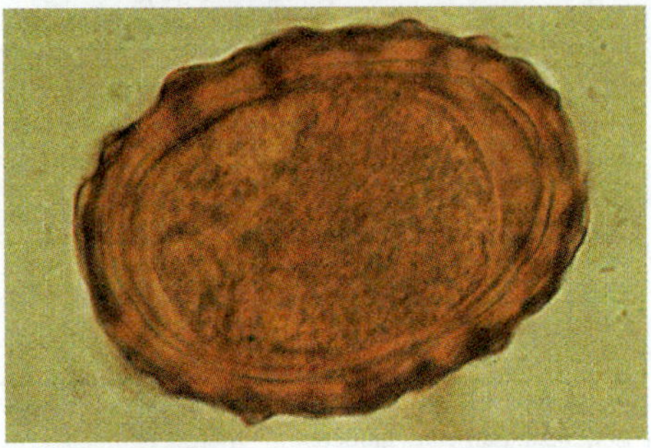

**Ascaris lumbricoides:** Ei des Spulwurms. [87]

**ascẹn|dens** *(latein.)*, aszendierend: aufsteigend, kopf- oder zentralwärts verlaufend (z. B. Aorta asc.) oder leitend. S. a. ▸afferent, ▸Aszendens... E ascending.

**Ạschen|bild,** Spodogramm: *Histologie* das mikroskopische Bild nach Mikroveraschung der organischen Bestandteile eines Organschnittes; gibt Aufschluss über Gehalt u. Verteilung der mineralischen Stoffe. E ash picture.

**Ạscher-Syndrom** (Karl W. A., 1887–1971, Augenarzt, Cincinnati/Ohio): *Ophthalmologie* Kombination von adipöser Lidptose (Blepharochalasis), Doppellippe u. Struma (fast immer euthyreot). Die Ätiologie ist ungeklärt. E Ascher's syndrome.

**Ạschheim-Zọndek-Reaktion** (Selmar A., 1878–1965, Berlin, Paris; Bernhard Z., 1891–1966, Berlin, Jerusalem, New York; Frauenärzte), Abk. AZR: Frühschwangerschaftstest (ab 14. Tag in 99 % positiv) durch indirekten Nachweis von Choriongonadotropin im Harn anhand der überstürzten – mit Bildung sichtbarer Blutpunkte des Eierstocks einhergehenden – Follikelreifung bis Gelbkörperbildung bei infantilen Mäusen ab dem 5. Tag nach Probandenharninjektion. E Aschheim-Zondek test.

**Aschner(-Dagnini)-Test** (Bernhard A., 1883–1960, Frauenarzt, Wien, New York): ▸Bulbusdruckversuch. E Aschner's phenomenon.

**Ạschoff** (Ludwig A., 1866–1942, Pathologe, Freiburg/Br.). – **A.-Geipel-Knoten,** rheumatisches Granulom: s. u. ▸Rheumatismus nodosus. – **A.-Knötchen:** ▸Rheumaknötchen. E Aschoff nodules, A. bodies. – **A.-Puhl-Rẹ|infekt:** unter der Pleura gelegene tuberkulöse Herde (mit Kalkeinlagerung u. derber Kapsel) im Lungenobergeschoss infolge einer exogenen ▸Superinfektion (oder hämatogenen Streuung?). – **A.-Rokitạnsky-Sinus:** schlauchförmige, bis in die Muskelschicht reichende Einsenkungen des Schleimhautepithels der Gallenblase. E Rokitansky-A. sinus. – **A.-Tawạra-Knoten:** ▸Atrioventrikularknoten. E A.-Tawara node.

**As|cị|tes,** Bauchwasser(sucht): ▸Aszites.

**Asco|kạrp:** komplexes Fruktifikationsorgan bei ▸Ascomycetes; besteht aus askogenen Hyphen, enthält Asci (▸Ascus). E ascocarp.

**Ạs|coli-Reaktion** (Alberto A., 1877–1957, Veterinär, Mailand): *Serologie* Nachweis von Milzbrand (auch Pest u. a.) durch Thermopräzipitation, d. h. anhand der prompten ringförm. Trübung bei Überschichten eines Filtrats aus aufgekochten Gewebspartikeln mit dem spezifisch präzipitierenden diagnostischen Serum. E Ascoli reaction.

**As|co|my|cẹ|tes,** Askomyzeten: die Klasse »Schlauchpilze« der echten Pilze; ihr Thallus besteht aus septierten ▸Hyphen; sexuelle Vermehrung (Verschmelzung ♂ u. ♀ Gametangien; Kernverschmelzung = ▸Karyogamie; Bildung von Asci u. Sporen); die dem ▶Ascus entstammenden Askosporen (sexuell; rund oder oval, in Gruppen) sind die Hauptfruchtform, die ebenfalls gebildeten Konidiosporen die Nebenfruchtform; als Gattung z.B. ▶Saccharomyces.

**A-Scope** *(engl.)*: s.u. ▶Ultraschalldiagnostik.

**Ascorbin|säure,** L(+)-Ascorbinsäure, Acidum ascorbi(ni)cum: das natürlich vorkommende (z.B. in Frischgemüse, Zitrusfrüchten enthalten) »antiskorbutische« Vitamin C. Synthetisierbar in Form eines gut wasserlöslichen Kristallpulvers. Biologisch wichtig als Redoxsubstanz aller Körperzellen (im Gleichgewicht zu Dehydro-A.) u. als Gefäßschutzstoff (Endothelschutz für die Kapillarenabdichtung). Da im menschlichen Organismus nicht synthetisierbar, sind ernährungsbedingte Mangelerscheinungen bis hin zum ▶Skorbut möglich. Sie wird angereichert in hormonbildenden Organen (z.B. NNR) u. ist beteiligt u.a. am Stoffwechsel der Kohlenhydrate, Steroide (deren Hydroxylierung), zyklischen Aminosäuren, der Folsäure. Durch Prolinhydroxylierung ist sie ein wichtiger biochemischer Teilfaktor der Kollagen- u. damit Narbenbildung. E ascorbic acid.

**Ascorbinsäure**

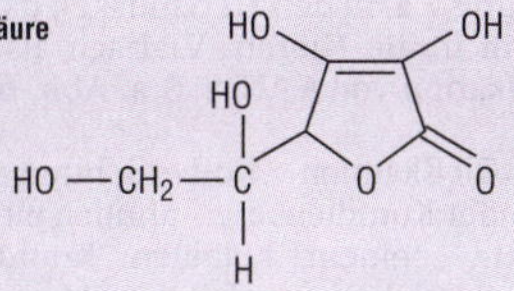


**Ascorbinsäure.**

**As|cus:** der Sporenschlauch der ▶Ascomycetes; s.a. ▶Ascokarp. E ascus.

**ASD** *(engl.)* Abk. für **a**trio**s**eptal **d**efect: ▶Vorhofseptumdefekt.

**ASE,** Abk. für **A**nti**s**treptolysin-**E**inheit: s.u. ▶Antistreptolysin. E antistreptolysin unit.

**-ase:** Endung zur Kennzeichnung der Enzyme.

**Ase|mia, -mie:** *Neurologie* ▶Asymbolie. E asemia.

**Asep|sis:** die Gesamtheit der Maßnahmen zur Erzielung von Keimfreiheit (Asepsis i.e.S.), d.h. zur Verhütung des Eindringens bzw. Einschleppens von Erregern in den Organismus bei Operationen, bei der Frühgeburtenaufzucht u. bei Herstellung u. Abfüllung von nicht sterilisierbaren Arzneimitteln; s.a. ▶life island. Beinhaltet die Einhaltung »aseptischer Kautelen«, d.h. Raumluftsterilisation, Raumdesinfektion, Keimfreimachung (Sterilisation) aller Gegenstände, die bei einer Op. mit der Wunde in Berührung kommen, Händedesinfektion, Vermeidung bakterieller Händeverunreinigung, Patientenunterbringung auf einer ▶»aseptischen Station«, Bekämpfung des ▶Hospitalismus. E asepsis.

**asep|tisch:** keimfrei (▶Asepsis), ohne Beteiligung von Erregern. E aseptic. – **a. Knochennekrose:** ▶Epiphysennekrose (aseptische). E a. epiphyseal necrosis. – **a. Meningitis:** abakterielle ▶Meningitis. E a. meningitis. – **a. Operation:** Op. in nicht infiziertem Gewebe u. unter Einhaltung der Grundsätze der ▶Asepsis; z.B. Strumektomie, Herniotomie, Gelenk-, Gefäß- u. Herzeingriffe, Organtransplantationen. E a. operation, a. surgery. – **a. Station:** Krankenhausstation, die – i.S. der Vorschriften der ▶Asepsis – nicht durch Patienten mit infektiösen, eitrigen Prozessen belegt wird. Bezweckt »glatte«, nicht durch exogene Infektion gestörte Heilungsverläufe nach aseptischen Operationen. E a. ward.

**Asexualität:** **1)** Fehlen der Libido. E asexuality, lack of libido. **2)** Fehlen der Geschlechtsdrüsen (▶Hypo-, ▶Agonadismus; s.a. ▶Infantilismus). E agonadism.

**asexuell:** *Biologie* geschlechtslos, ohne geschlechtliche Differenzierung, ohne Geschlechtsakt. – s.a. ▶Asexualität. E asexual.

**ASH:** EKG-Abk. für **a**symmetrische **S**eptum**h**ypertrophie.

**Asherman(-Fritsch)-Syndrom** (Joseph G. A., geb. 1889, Frauenarzt, Tel Aviv), Amenorrhoea traumatica (atretica): Störungen der Regelblutung (bis Amenorrhö) infolge Verwachsungen innerhalb der Gebärmutterhöhle u. ausgedehnter Gebärmutterschleimhautverluste; z.B. nach zu intensiver Kürettage (u.a. wegen Blasenmole) mit Entfernung der Basalis des Endometriums (▶Stratum basale endometriale); gelegentlich auch nach manueller Plazentalösung, Uterustamponade. E Asherman's syndrome.

**ashy dermatosis** *(engl.)*, Erythema dyschromicum perstans, Abk. EDP: disseminierte aschgraue Pigmentierungen nach entzündlicher Phase durch Ablagerung von Melanin im oberen Korium. Ätiopathogen. noch unklar.

**ASI:** Abk. für **a**ktive **s**pezifische ▶**I**mmuntherapie.

**A|sia|lie:** ▶Aptyalismus. E asialia.

**A|si|de|ro|se:** Eisenmangel, ▶Sideropenie. E asiderosis.

**A-Site** *(engl.)* Abk. für **A**cceptor-Site: die Bindungsstelle (s.a. ▶Site) des Ribosoms für die eine aktivierte Aminosäure tragende tRNS (**A**minoacyl-Bindungsstelle).

**Asitie:** ▶Anorexie. E asitia, anorexia.

**ASK:** Abk. für ▶**A**nti**s**trepto**k**inase. E antistreptokinase.

**As|kari...:** s.a. ▶Ascari...

**Askariden|ileus:** ▶Wurmileus bei Ascariasis (d.h. bei massivem Darmbefall mit Askariden). E ileus secondary to ascariasis, ascaridic i.

**Asken:** Sporenschläuche, ▶Ascus. E asci.

**Askorbin|säure:** ▶Ascorbinsäure. E ascorbic acid.

**As|ko|sporen:** s.u. ▶Ascomycetes. E ascospores.

**asko|sporo|gene Hefen:** perfekte Hefen.

**Ask-Upmark-Niere:** Nierenfehlbildung; segmentale Hypoplasie einer Niere mit Hypertonie. E Ask-Upmark kidney.

**ASL:** Abk. für ▶**A**nti**s**trepto**l**ysin. E ASL.

**Asom|nia, -nie:** ▶Schlaflosigkeit. E insomnia.

**asomnisch-hyper|kinetisches Syndrom:** völlige Schlaflosigkeit oder Schlafumkehr, kombiniert mit deliranten Erregungszuständen u. starker motorischer Unruhe als Teilbild bei der Enzephalitis (d.h. bei Thalamus-, Höhlengraureizung); evtl. erfolgt Übergang in ▶Parkinson-Syndrom. E insomnic-hyperkinetic syndrome.

**Asopa-Duckett-Operation:** operatives Verfahren zur Rekonstruktion der Urethra bei Epispadie. Dabei werden Anteile der Penisschafthaut oder gestielte Transplantate aus der in überschüssigem Maß vorhandenen Vorhautschürze verwendet.

**ASP, L-ASP:** Abk. für ▶**Asp**araginase.

**Asparagi rhizoma,** Spargelwurzelstock: Teile der Heilpflanze aus der Familie der Asparagaceae, die Saponine, Flavonoide u. ätherisches Öl enthält. Nachweislich wirksam als Durchspülungstherapie bei Entzündungen der ableitenden Harnwege u. Nierengrieß. ***Kontraind.*** entzündliche Nierenerkrankungen.

**As|paragin,** L-Asparagin, Asp-$NH_2$, Abk. Asn, Abk. N: *Biochemie* eine nichtessentielle aliphatische Aminosäure, das Halbamid der ▶Asparaginsäure. Kommt frei u. als Eiweißbaustein vor; wirkt wachstumsfördernd u. im Hirn- u. Nervengewebe auch i.S. der Stoffwechselüberwachung; stellt eine $NH_2$-Quelle des Intermediärstoffwechsels für die Harnstoffsynthese dar; wird aus Ammoniak u. L-Asparaginsäure biosynthetisiert (Ammoniakentgiftung). – Die Bildung ist infolge Mangels an Asparaginsynthetase bei manchen lymphatischen Leukämien gestört; umgekehrt kann L-Asparagin durch Mitomycin in Ammoniak u. L-Asparaginsäure umgewandelt werden: dadurch Senkung des Asparagin-Blutspiegels u. »Aushungern« der wuchernden Blutzellen. S.a. ▶Asparaginase. E asparagine.

**Asparaginase,** Asparagin-amidase, L-Asparaginase, Abk. L-ASP, Abk. ASP: antineoplasisches Enzym,

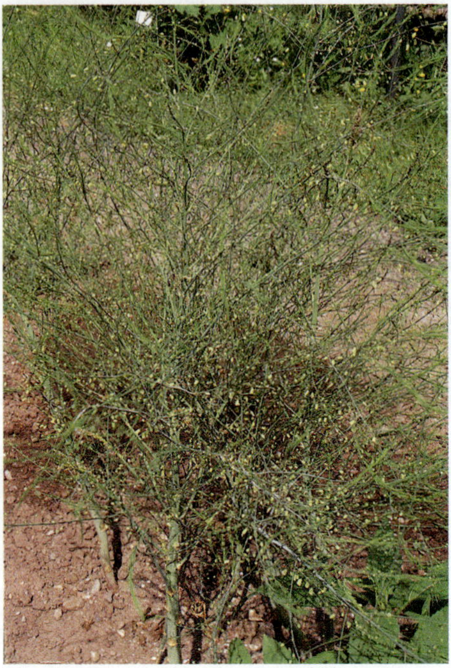

**Asparagi rhizoma:** Gemüse-Spargel. [399]

das spezifisch L-Asparagin in L-Asparaginsäure u. Ammoniak spaltet. ***Anw.*** als Zytostatikum bei akuter Leukämie; ***NW:*** u.a. Nausea, Erbrechen, Neurotoxizität, Fieber, allergische Reaktionen. E asparaginase.

**Asparagin|säure,** L(+)-Asparaginsäure, Acidum asparticum, D: $HOOCCH_2CH(NH_2)COOH$, Aminobernsteinsäure; eine nichtessentielle Aminosäure; ein wichtiges Glied im Harnstoffzyklus (A. + Citrullin → Succinylarginin → ▸Arginin → ▸Harnstoff). E aspartic acid.

**Asparagin|syn|the|ta|se:** Enzym, das ▸Asparaginsäure zu ▸Asparagin umsetzt. E asparagine synthetase.

**Aspartame:** ein künstl. Süßstoff. E aspartame.

**As|par|ta|se:** Enzym (z.B. der Darmflora), wirksam als Katalysator der reversiblen Reaktion: Asparaginsäure ↔ Fumarsäure + ▸Ammoniak. E aspartase.

**As|par|tat-ami|no-trans|fe|ra|se,** Abk. ASAT, Glutamatoxalacetat-transaminase, Abk. GOT: ein v.a. in Leberzellen reichlich vorhandenes, mit zahlreichen β-Ketosäuren reagierendes Enzym. Katalysiert die Reaktion: Aspartat (= Asparaginsäure) + β-Ketoglutarat ↔ Oxalacetat + Glutamat. Der Serumwert (»S-GOT«; normal < 20 mU/ml) ist ein wichtiger Parameter für die Diagnostik u. Verlaufskontrolle bei Myokardinfarkt u. bei Leber- u. Skelettmuskelerkrankungen. E aspartate aminotransferase, Abk. AST.

**Aspartinsäure:** eine essentielle ▸Aminosäure. E aspartic acid.

**Asperger-Syndrom** (H. Asp., österr. Kinderarzt): (1944) kindlicher ▸Autismus.

**As|per|gil|lom:** ein ▸Myzetom bei der ▸Aspergillose der Lunge. Grundlage ist ein Hyphengeflecht, das einen (präexistenten) Hohlraum auskleidet. S.a. Abb. E aspergilloma.

**As|pergil|lose:** eine meist durch ▸Aspergillus fumigatus bedingte Schimmelpilzinfektion, bei der vorwiegend Lungenerscheinungen auftreten (1: als ▸Aspergillom; 2: als allergische Bronchopneumopathie [auf Aspergillus-Antigen] mit Asthma bronchiale). Ferner Haut-, Ohren- u. Nasennebenhöhlenbefall (s.a. ▸Mykosen). Verläuft selten auch septisch-pyämisch mit

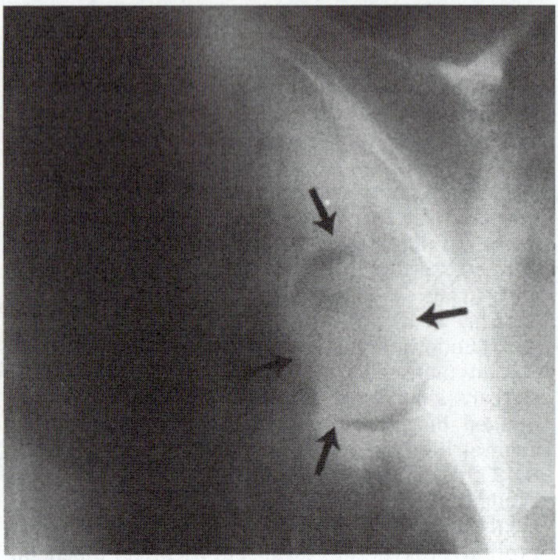

**Aspergillom:** Pilzbefall einer tuberkulösen Kaverne der Lunge (Schichtaufnahme). [87]

Metastasierung v.a. in den Herzmuskel, das Zentralnervensystem u. die Nieren. Vielfach als Lungen-, ZNS-Komplikation von ▸AIDS. S.a. Abb. E aspergillosis.

**As|pergil|lus:** Gießkannen-, Kolbenschimmel [Aspergillaceae]; bildet Konidien, die – ähnlich einem Gießkannenstrahl – einem kolbigen Konidienträger (»Aspergillusköpfchen«) aufsitzen (Abb.). Einzelne Arten bilden z.T. Antibiotika u. kommen meist als Schmarotzer (Saprophyten), z.T. aber auch als Krankheitserreger vor (▸Aspergillose). E Aspergillus. – **A. bouffardi:** Erreger des Madurafußes. – **A. flavus:** Erreger zahlreicher ▸Mykosen, v.a. Dermato-, Oto-, Pneumo- u. Keratomykosen; bildet in verschimmelten Speisen ▸Aflatoxine. – **A. fumigatus:**

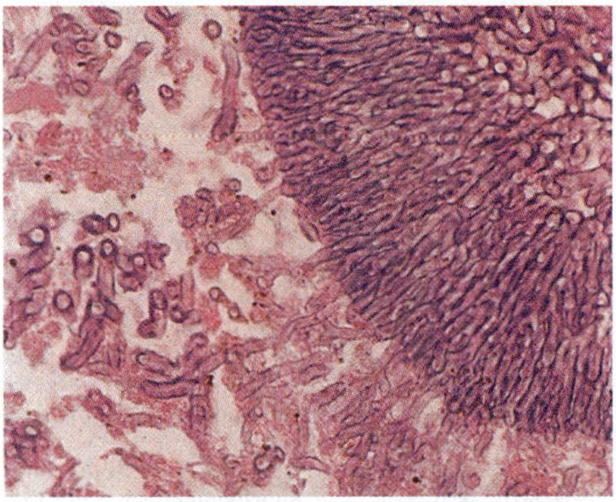

**Aspergillose:** Befall der Lunge mit konzentrisch angeordneten Pilzfäden (Histologie). [178]

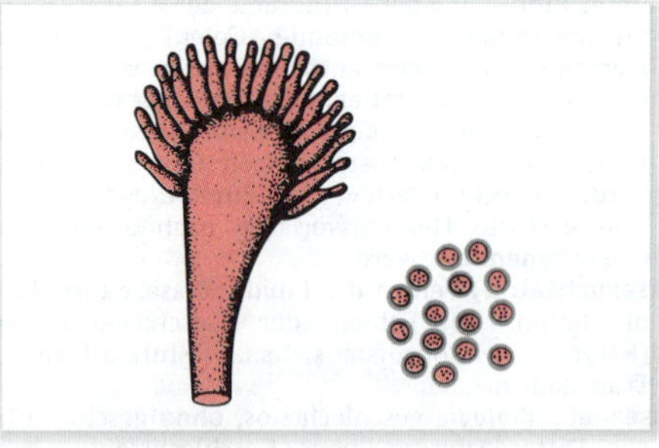

**Aspergillus fumigatus:** Konidienträger u. Konidien. [352]

»rauchgrauer« A., der häufigste Erreger der ▸Aspergillose. – **A. glaucus:** ein grünsporiger A.; Lebensmittelsaprophyt; gelegentlich Erreger von Nagelmykosen. – **A. niger:** ein schwarzsporiger A.; Lebensmittelsaprophyt u. gelegentlich Erreger von Aspergillose der Haut, des Gehörgangs u. innerer Organe, v.a. der Lunge; dient der industriellen Erzeugung von Zitronen- u. Kojisäure, Aspergillin, ▸Penicillin, Flavacin, Fumigacin.

**As|pergillus-Sepsis:** Sepsis bei der virulenteren (= granulomatösen) Verlaufsform der Lungenaspergillose; hämatogene Streuung v.a. in Nieren, Herz, ZNS, Meningen. E aspergillus sepsis.

**Asperma|tie, -tismus:** Fehlen des Sperma- = Samenergusses (evtl. bei Normalität von Erektion u. Orgasmus) als Folge einer mangelhaften Spermabildung (▸Aspermie) oder Störung der ▸Ejakulation (z.B. bei Verschluss der Samenwege). E aspermatism.

**Aspermie:** das Fehlen zellulärer Elemente im Samen (▸Sperma). E aspermia.

**a|sphyk|tisch:** pulslos (▸Asphyxie). E asphyctic, asphyxial.

**A|sphy|xia, Asphyxie,** Asphygmie: **1)** »Pulslosigkeit«; allgemein Bezeichnung für die mit Pulsschwäche u. Atemdepression bis Atemlosigkeit (▸Apnoe) einhergehenden Zustände mit Hypoxie u. Hyperkapnie, Zyanose u. Bewusstlosigkeit, u. zwar als Folge eines Herz-Kreislauf-Versagens, einer zentralen oder peripheren Atemlähmung oder einer Verlegung der Atemwege. Lebensgefährlicher Zustand, der sofortige ▸Reanimation erfordert. E asphyxia. – **A., fe|ta|le:** intrauterine A. infolge ungenügender Sauerstoffzufuhr durch die Nabelvene (z.B. bei ▸Plazentainsuffizienz, vorzeitiger Plazentalösung, Nabelschnurkompression, Anämie oder Herzkrankheit der Mutter, nach narkosebedingter Hypoxie, bei wehenmittelbedingten Dauerwehen ohne Geburtsfortgang) oder infolge Hirnfunktionsstörung (z.B. durch Schmerzmittel-Überdosierung oder durch Hirnkompression bei zu langsamem Geburtsfortgang). Symptome: Verschlechterung der kindlichen Herztöne, Mekoniumabgang in das Fruchtwasser. – Erfordert Geburtseinleitung bzw. -beschleunigung. E fetal a. – **A. livida:** s.u. ▸Asphyxia neonatorum. – **A. neonatorum:** Erstickungszustand des Neugeborenen infolge zentraler Atemlähmung bei Unreife des Atemzentrums oder bei dessen Schädigung durch eine vorausgegangene fetale Asphyxie bzw. durch eine Blutung (z.B. bei Tentoriumriss) oder aber infolge einer Behinderung der Sauerstoffaufnahme, z.B. bei Verlegung der Atemwege, mangelhafter Lungenentfaltung, Membransyndrom, Fruchtwasseraspiration; je nach Dauer u. Stärke als A. livida (mit tiefer Zyanose, Schnappatmung; bei sofort. Reanimation prognostisch günstig) oder als prognostisch ungünstige A. pallida (»weißer Scheintod«; mit hochgradiger Blässe, Atemstillstand u. schwachen Herztönen). S.a. ▸APGAR-Index. E neonatal a. – **A. pallida:** s.u. ▸Asphyxia neonatorum. – **A., post|natale:** gelegentlich anfallsweise Stunden oder Tage nach der Entbindung auftretende A., v.a. bei Frühgeburten. E postnatal a. **2) A., lokale, A. symmetrica:** symmetrische lokale Durchblutungsnot beim RAYNAUD-Syndrom. E local a.

**Asphyxie|syndrom, traumatisches:** Asphyxie bei schwerer Brustkorb- u. Oberbauchquetschung mit resultierender Zu- u. Abflussbehinderung in der re. Herzhälfte durch Herzbeutelblutung (Hämoperikard), Herzklappenriss oder -dilatation. ***Klinik:*** Zyanose u. venöse Stauung im Hals-, Kopfbereich, Stauung im kleinen Kreislauf (evtl. auch Blutungen), Schock u. Bewusstlosigkeit. E traumatic asphyxia.

**Aspi|ra|ti|on:** **1)** das Ansaugen fester, flüssiger oder gasförmiger Stoffe durch die Wirkung negativen Drucks (allgemein als Einatmungssog). S.a. ▸Saug... E suction. **2)** Fremdstoffeinatmung (auch als ▸Fremdkörperaspiration); s.a. ▸Aspirations... E aspiration.

**Aspirations|biopsie:** ▸Saugbiopsie (mittels Sonde, »Feinnadel«). E aspiration biopsy.

**Aspirations|kürettage:** ▸Saugkürettage. E aspiration curettage.

**Aspirations|pneumonie:** Bronchopneumonie infolge einatmungsbedingter ▸Aspiration von Blut, Erbrochenem, Fremdkörpern etc. in die Atemwege, z.B. bei Schlucklähmung, bei Erbrechen im Zusammenhang mit Inhalationsnarkose, beim Ertrinken, bei Bewusstlosigkeit. E aspiration pneumonia.

**Aspirations|(thromb)embol|ektomie:** eine Absaug-Methode zur Entfernung thromboembolischen Materials aus dem betroffenen Gefäß. Die A. erfolgt perkutan über ein spezielles Katheter-Schleusensystem. Heute durch den FOGARTY-Katheter ersetzt.

**Aspirator:** Gerät zur Flüssigkeitsabsaugung, z.B. zur ▸Saugdrainage. E aspirator.

**Aspirin®:** ▸Acetylsalicylsäure enthaltendes Präparat, eingetragenes Warenzeichen der Bayer AG Leverkusen. E aspirin.

**Asple|nie:** angeborenes (z.B. ▸IVEMARK-Syndrom) oder erworbenes (▸Splenektomie) Fehlen der Milz (Splen). E asplenia.

**ASR:** **1)** Abk. für Antistreptolysin-Reaktion: s.u. ▸Antistreptolysin. **2)** Abk. für ▸Achillessehnenreflex.

**ASS:** Abk. für ▸Acetylsalicylsäure. E ASA.

**Assay** *(engl. = Ansatz):* Test, Nachweisverfahren, z.B. ▸RIA, ELISA.

**Asservierung:** *Toxikologie* Sicherstellung von Giftresten bei ▸Vergiftungen (zur späteren Analyse).

**Assimil|lation, -lierung:** Angleichung. **1)** *Biochemie* die Umsetzung der – z.T. erst nach Aufschluss im Darm – in den Organismus aufgenommenen anorganischen u. organischen Stoffe in körpereigene Substanzen (s.a. ▸Anabolismus) als »konstruktiver ▸Metabolismus« einschließlich ▸Amphibolismus (wechselseitige Umwandlungen der Stoffe). E assimilation. **2)** *Anatomie* Formangleichung eines Skelettelementes an ein benachbartes (evtl. unter Verschmelzung); z.B. als ▸Assimilationsbecken oder als ▸Assimilationswirbel.

**Assimilations|becken:** Formanomalie des knöchernen Beckens durch anlagebedingte ▸Assimilation von Wirbeln; als »**hohes A.**« durch Einbeziehung des 5. Lendenwirbels i.S. der ▸Sakralisation; als »**niedriges A.**« durch Verlust des 1. Kreuzwirbels an die LWS i.S. der ▸Lumbalisation. E assimilation pelvis (high, low).

**Assimilations|wirbel:** der Übergangswirbel; eine numerische Variation der Wirbelsäule am Übergang zweier Wirbelsäulenabschnitte, z.B. lumbosakral, indem der erste oder der letzte Wirbel dieses Abschnittes Merkmale des angrenzenden entwickelt hat; ▸Kranialvariation, ▸Kaudalvariante, Synostoseassimilation. E transitional vertebra.

**assisted reproduction technologies** *(engl.)* Abk. ART: die verschiedenen Methoden der künstlichen Befruchtung der Eizelle (z.B. In-vitro-Fertilisation).

**assistiert:** gestützt. E assisted. – **ass. Atmung:** *Anästhesiologie* künstliche Atemhilfe mittels Einblasung eines Gasgemisches (Luft, $O_2$, Narkosegas) durch Kompression eines Reservoirs (z.B. Atembeutel) von Hand bei verminderter Spontanatmung, z.B. in Narkose, bei Vergiftungen, Schädelverletzung; erfolgt durch intermittierende Lufteinblasung in die Bronchien unter Anw. dosierten Drucks, erzeugt durch Kompression des Atembeutels von Hand oder maschinell (durch das von der Patientenatmung gesteuerte ▸Beatmungsgerät), wodurch das Atemvolumen synchron mit der Einatmung vergrößert wird; s.a. ▸kontrollierte Atmung. E a. respiration. – **ass. Zirkulation:** Stützung des ▸Blutkreislaufs, evtl. auch Ersatz der Herzleistung, durch mechanische Vorrichtungen, z.B. durch Anw. eines intraaortalen Ballonkatheters (▸Gegenpulsation) bzw. der Herz-Lungen-Maschine. E a. circulation.

**Assmann-Frühinfiltrat** (HERBERT A., 1882–1950, Internist, Königsberg), SIMON-REDEKER-Frühinfiltrat: bei der Tuberkulose (Primärinfekt u. Erwachsenenphthise) vorkommende rundliche, zart-homogene Lungenverschattung apikodorsal im Lungenoberlappen (infraklavikulär) oder im apikalen Unterlappensegment. E Assmann's tuberculous infiltrate.

**As|soziation:** Koppelung, Verknüpfung, z.B. von Bewegungen, Reflexen, *klin* von Symptomen (▸Symptomenkomplex), *psych* von Vorstellungen (s.a. ▸Assoziationsversuch), *chem* von Einzelmolekülen (Bildung von Komplexen = »Assoziaten« durch zwischenmolekulare Kräfte); *genet* das Sich-aneinander-Legen von Chromosomen (▸Chromosomenkonjugation) oder von ▸Bivalenten während der Zellteilungsvorgänge; *virol* die Verbindung eines Virus mit dem ▸Helfervirus. E association. – **A., bin|oku|läre:** *Ophthalmologie* die für das beidäugige Einfachsehen notwendige Einstellung beider Augen i.S. der ▸Orthophorie (mit Schnittpunkt der Gesichtslinien im Fixationspunkt) unter Willenseinfluss; sie ist beim Schielen (▸Strabismus) durch Deviation gestört. E binocular a.

**Assoziations|bahn:** *Anatomie* s.u. ▸Assoziationsfaser. E association pathway.

**Assoziations|faser,** Neurofibra associationis: Neurit einer Großhirnnervenzelle (»Assoziationszelle«), der verschiedene Hirnrindengebiete (▸Assoziationsfelder) einer Hirnhemisphäre miteinander verknüpft; meist zu Assoziationsbahnen gebündelt. E association fiber.

**Assoziations|felder:** Rindengebiete im Stirn-, Schläfen-, Scheitel- u. Hinterhauptslappen des Gehirns, die weder primär Projektionsfelder noch Ursprung motorischer Bahnen sind, vielmehr aufgrund von Verbindungen zu anderen Rindenfeldern u. den Assoziationskernen im Thalamus wahrscheinlich höheren geistigen u. seelischen Funktionen dienen. – Störungen der sinnvollen Verknüpfung von Bewusstseinselementen sind ein wesentliches Symptom der Schizophrenie. E association areas.

**Assoziations|versuch:** (C. G. JUNG) psychodiagnostischer Test, bei dem der Proband möglichst schnell jeweils das ihm zu einem »Reizwort« zuerst einfallende u. passende Wort nennt. Inhalt u. Reaktionszeit der so provozierten Assoziationen werden ausgewertet. E association test.

**Assoziations|zelle:** s.u. ▸Assoziationsfaser.

**assoziiert:** gekoppelt, verbunden, gleichsinnig; ▸Assoziation. E associated. – **a. Herzfehler:** zu einem ▸Herzfehler typischer Art hinzukommender weiterer Herzfehler.

**AST:** Abk. für ▸Antistreptolysin-Test bzw. -Titer.

**Asta|sie:** Unfähigkeit zu stehen oder mangelnde Festigkeit des Stehens. Meist kombiniert mit Gehstörung (= **A.-Abasie-Syndrom**; vorkommend bei Kleinhirn- oder Brückenhauben-Erkrankung; der Terminus bezeichnet aber auch psychogene Geh- u. Stehstörungen). E astasia.

**Ast|block:** *Kardiologie* ▸Arborisationsblock.

**Astea|to|sis:** das Fehlen bzw. der Ausfall der Absonderung von Talg (Stear) bei Atrophie der Talgdrüsen, z.B. beim ▸SJÖGREN-Syndrom. E asteatosis.

**Aster,** Astrosphäre: strahlenförmige bzw. sternähnliche Zytoplasmadifferenzierung (»Polstrahlen«) aus Mikrotubuli um die an den Zellpolen gelagerten Zentriolen. – Ist nicht mit den Spindelfasern bzw. der – fälschlich auch als A. bezeichneten – Halbspindel = Äquatorialspindel identisch. E aster.

**Astereo|gnosie, -gnosis,** taktile Agnosie: die trotz intakter Sensibilität bestehende Unfähigkeit zu Stereognosie, d.h. zu tastendem Formerkennen; ein Herdsymptom der hinteren Zentral- bzw. unteren Scheitelhirnregion. E astereognosia, stereoagnosis.

**Astereo|skopie:** die Unfähigkeit zu räumlichem Sehen; bei Begleitschielen (Strabismus concomitans) oder als ▸Stereoamaurose. E lack of stereopsis.

**Aste|ri|xis:** *Neurologie* das »Flügelschlagen« beim Versuch, eine bestimmte Armhaltung einzunehmen; bei Lebererkrankungen als ▸Flattertremor. E asterixis, flapping tremor.

**Asthe|nia, -nie:** Kraftlosigkeit; allgemeine körperliche, i.w.S. aber auch psychische Schwäche, u. zwar konstitutionell (▸Astheniker) oder erworben (nach »Asthenisierung«). E asthenia. – **A., neuro|zirkulatorische:** Störungen der Herz- u. Kreislauffunktion sowie weitere Fehlfunktionen des Vegetativums, z.B. nach einem chronischen Infekt, bei Fehl- oder Mangelernährung; meist auf dem Boden einer konstitutionellen Schwäche (▸Astheniker). E neurocirculatory a. – **A. universalis congenita:** ▸STILLER-Syndrom. E generalized congenital a.

**Astheniker,** Leptosomer: (E. KRETSCHMER) der magere, blass-schmalgesichtige »asthenische« Konstitutionstyp; mit langen, dünnen Gliedmaßen, Langhalsigkeit, relativ kleinem Kopf u. schmalem, flachem Brustkorb. E asthenic (type).

**asthenisch:** kraftlos; schwach reagierend (Ggs. ▸sthenisch), auf ▸Asthenie bzw. den ▸Astheniker bezüglich. E asthenic. – **a. Psychopathie:** ▸Psychasthenie.

**Astheno|korie:** Trägheit der Pupillenreaktion. E asthenocoria.

**Asthen|opie:** subjektive Augenbeschwerden infolge Überbeanspruchung; u. zwar als Verschwommensehen, verbunden mit Kopfschmerzen, evtl. auch mit Migräne, Tränenträufeln, Lichtscheu. E asthenopia. – **A., akkommodative:** »optische A.«, d.h. infolge einer dem Arbeitsabstand nicht gemäßen Akkommodation (z.B. bei Presbyopie, Hypermetropie). E accommodative a. – **A., muskuläre:** die A. bei Konvergenzschwäche (bei ▸Heterophorie). E muscular a. – **A., nervöse:** A. bei nervlicher Überlastung (z.B. in der Rekonvaleszenz). E nervous a.

**Astheno(zoo)spermie:** verminderte Beweglichkeit (u. Vitalität) der Spermien im Ejakulat; s.a. ▸Spermatogramm. E asthenospermia.

**Asthen|urie:** Unvermögen zur Harnkonzentrierung; ▸Hyposthenurie. E asthenuria.

**Asth|ma** *(griech. = erschwertes Atmen):* anfallsweise hochgradige Atemnot; i.e.S. als Asthma bronchiale. E asthma. – **A. bron|chia|le,** Bronchialasthma: reversible obstruktive Ventilationsstörung mit Enge der Atemwege und anfallsweiser Atemnot infolge von Bronchospasmus, Schleimhautödem u. Hypersekretion eines zähen Schleims. ***Ätiol. u. Einteilung:*** Ursache ist eine Atemwegsobstruktion auf dem Boden eines hyperreaktiven Bronchialsystems, ausgelöst durch exogene oder endogene Reize. **Extrinsic-Asthma** wird ausgelöst durch exogene Allergene, meist als IgE-vermittelter Allergietyp I (Soforttyp). Auslöser sind v.a. Pollen, Hausstaubmilben, Insektenallergene, Tierhaare, Schimmelpilze, Mehlstaub (Bäckerasthma) u. Konservierungsstoffe, später auch unspezifische Stimuli. Findet sich zumeist bei Kindern u. Jugendlichen. Das (seltenere) **Intrinsic-Asthma** beginnt eher im Erwachsenenalter und wird ausgelöst durch Infekte, Anstrengung (exercise induced asthma), Medikamente, Konservierungs- oder Farbstoffe u. Nahrungsmittel (pseudoallergisches Asthma) sowie emotionale Faktoren. Häufig Mischformen von beiden. ***Klinik:*** plötzlich u. oft nachts (Vagotonus!) einsetzendes Gefühl der Brustenge mit hochgradiger Atemnot (Dyspnoe bzw. Orthopnoe). Drang zum Aufsitzen (u. Aufstützen), exspiratorischer Stridor (pfeifendes Atmen), evtl. auch Zyanose sowie Aushusten zähen Schleimes. Der Anfall kann bis zu Stunden, evtl. sogar tagelang dauern (Status asthmaticus). ***Diagn.:*** klinischer u. auskultatorischer Befund, Labor (Diff.-BB, Sputum), Allergiediagn. (Prick-Test, IgE, Rast), Lungenfunktionstest. ***Ther.:*** medik. Behandl. bei Beschwerden u. zur Erhaltung einer subjektiv zufrieden stellenden Lebensqualität (▸Antiasthmatica). ***Kompl.:*** Nach längerer Krankheitsdauer treten chronische Bronchitis, Lungenemphysem, Bronchiektasien, Atelektasen oder Cor pulmonale sowie respiratorische Insuffizienz auf. E bronchial a. – **A. car|dia|le,** Herzasthma: Atemnot infolge vermehrter Stauung im kleinen Kreislauf bei ▸Linksherzinsuffizienz; Anfälle meist nachts im Liegen, d.h. bei

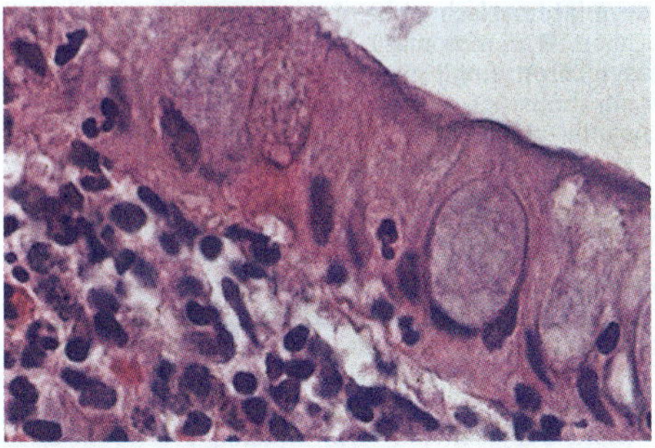

**Asthma bronchiale:** Das histologische Bild der Bronchialschleimhaut zeigt eine starke Vermehrung der Becherzellen sowie dichte Infiltration der Submukosa mit Lymphozyten u. eosinophilen Granulozyten. [178]

Zunahme des venösen Rückflusses bzw. des zentralen Blutvolumens. Außer der Dys- u. Orthopnoe tritt evtl. auch ein akutes Lungenödem mit blutigem Auswurf auf. E cardiac a. – **A. na|sa|le:** reflektorisch ausgelöstes A. bronchiale bei Erkrankung der Nasenhöhle. E nasal a. – **A. ur|ae|mi|cum:** symptomatische asthmoide Zustände bei Urämie, u. zwar infolge seröser Durchtränkung der Lunge (erhöhte Durchlässigkeit der Alveolar- u. Kapillarwandungen; evtl. mit kardialer Komponente). E uremic a.

**Asthma|to|id, asthmoide Bronchitis:** chronische Bronchitis spastisch-allergischen Charakters. – Ist von Asthmabronchitis nicht immer zu unterscheiden. E asthmatoid, asthmoid.

**Astig|ma|tis|mus,** Stabsichtigkeit, Zerrsichtigkeit: nichtpunktuelle Abbildung durch das dioptrische = ▸abbildende System des Auges infolge Hornhautverkrümmung (s.a. ▸Linsenastigmatismus). ***Diagn.:*** Nachweis u. Messung der ungleichen Krümmungsradien mit Strichskiaskop sowie ▸Astigmometer (mit dem die Meridiane stärkster bzw. schwächster Brechkraft, die »Hauptschnitte«, bestimmt werden zum – möglichen – Ausgleich durch zylindrische bzw. durch torische Gläser); s.a. Abb. ***Formen:*** unterschieden als **A. simplex** (»einfacher A.«; ein Hauptschnitt ist normal = emmetrop, der andere ametrop; Korrekturmöglichkeit durch Zylinderglas); **A. compositus** (bd. Hauptschnitte sind entweder hyper- oder myop); **A. mixtus** (ein Hauptschnitt ist hyperop, der andere myop); **A. rectus** u. **A. inversus** (»A. nach der Regel« bzw. »gegen die Regel«; d.h., der vertikale Hauptschnitt ist stärker gekrümmt, stärker brechend als der horizontale bzw. umgekehrt); **regulärer** u. **irregulärer A.** (mit regelmäßiger Hornhautwölbung bzw. mit unregelmäßiger Wölbung, d.h. mit mehreren Radien in jedem Meridian; Korrektur ist nur durch Haftschalen möglich); **A. obliquus** (mit schrägen Hauptschnitten), **A. totalis** (Hornhaut- u. Linsenastigmatismus). E astigmatism.

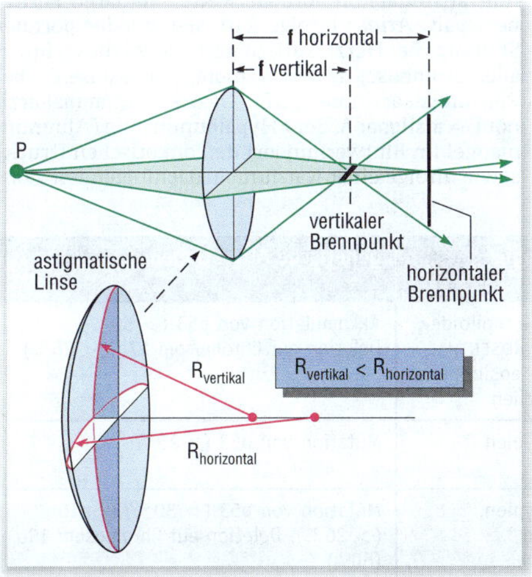


**Astigmatismus:** Bei einer astigmatischen Linse ist der Krümmungsradius (R) in den zwei Meridianen unterschiedlich. Entsprechend hat die Linse zwei unterschiedliche Brennweiten, u. ein Punkt P wird nicht als Punkt, sondern als Strich abgebildet (horizontaler u. vertikaler Brennpunkt). Auf Ebenen zwischen den beiden Brenn-»Punkten« wird der »Punkt« als Ellipse abgebildet. [97]

**Astigm(at)o|me|ter, -skop:** optisches Messgerät (s.a. ▸Ophthalmometer) zur Erkennung u. »Ausmessung« des hornhautbedingten ▸Astigmatismus aus dem – apparativ korrigierbaren – Abstand zweier Hornhautspiegelbilder; s.a. ▸Placido-Scheibe. E astigm(at)ometer, astigm(at)oscope.

**Asto|mie:** angeborenes Fehlen des Mundes (»Stoma«). E astomia.

**As|tra|ga|lus:** *Anatomie* ▸Talus. E astragalus.

**A-Streifen:** ▸A-Bande (der Myofibrille).

**Astro|blas|tom:** *Pathologie* aus den neuroepithelialen Mutterzellen des ▸Astrozyten (= Astroblast = juveniler ▸Astrozyt) bestehende Sonderform des »protoplasmatischen« ▸Astrozytoms mit radiärer Zellanordnung u. Neigung zu zystischem Zerfall. E astroblastoma.

**Astro|glia:** aus ▸Astrozyten bestehende Makroglia. E astroglia.

**Astro|sphäre:** ▸Aster. E astrosphere.

**Astro|zyt,** Sternzelle: Makrogliazelle (▸Glia) mit strahlenförmigen Fortsätzen; als **protoplasmatischer A.** (plump, zellplasmareich, fortsatzarm; v.a. im »Grau« des ZNS) u. als **faseriger A.** (»Spinnenzelle«; mit kleinem Zellleib, langen dünnen Fortsätzen u. vielen Fibrillen; v.a. in weißer Substanz). E astrocyte.

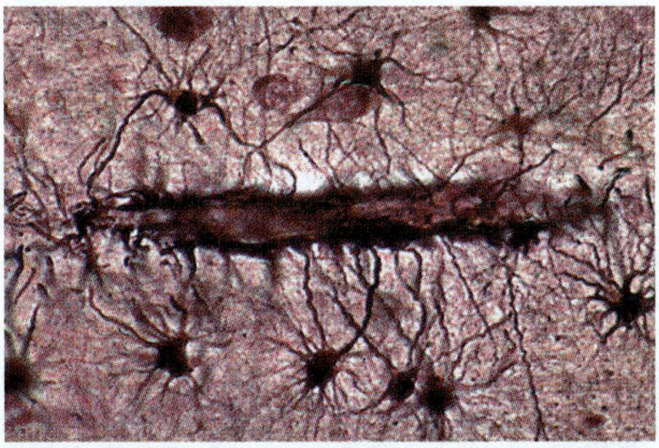

**Astrozyt:** Astrozyten, deren Fortsätze an ein Blutgefäß heranreichen (histolog. Schnitt durch die Großhirnrinde, Goldimprägnation). [422]

**Astro|zytom(e):** Tumoren aus der Gruppe der Gliome. Von Astrozyten verschiedenen Reifegrades gebildete Tumoren des Zentralnervensystems, v.a. des Gehirns (intrakranielle Tumoren, bevorzugte Lokalisation: Großhirn). ***Klassifik.:*** A. kommen in allen Malignitätsgraden zwischen I u. IV vor (histologische Klassifikation entsprechend den WHO-Empfehlungen; s.u. ▸Hirntumoren), wobei A. Grad IV häufig als ▸Glioblastome bezeichnet werden. A. Grad I sind selten, Lokalisation meist im Kleinhirn, früher als Spongioblastome bezeichnet, heute entsprechend ihrem Zellaufbau als **pilozytische A.** Die histologische Zuordnung der A. kann schwierig sein, da Mischformen mit ▸Oligodendrogliomen möglich sind. Im Zweifelsfall wird von **»Mischgliomen«** gesprochen. ***Klinik:*** Symptome der A. entsprechend der Lokalisation (bei oft langer Anamnese), z.B. funktionelle Störungen, Kopfschmerzen, Wesensveränderungen, epileptische Anfälle. ***Diagn.:*** Computer-, Kernspintomographie, Hirnszintigraphie, -angiographie; s. Abb. *Ther.:* Als hirneigene Tumoren wachsen A. nicht abgegrenzt vom Hirngewebe, so dass die vollständige operative Entfernung (trotz »gutartiger« Wachstumstendenzen) oft nicht möglich ist u. Rezidive häufig auftreten (Ausnahme: pilozytische A. des Kleinhirns bei Kindern). E astrocytoma(s).

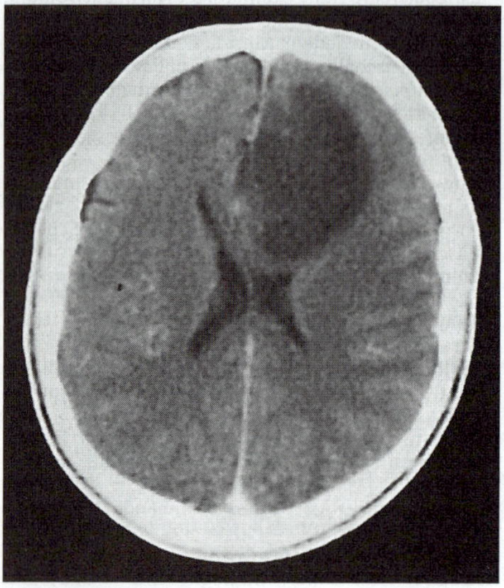

**Astrozytom(e):** Computertomogramm. [39]

**Astrup-Methode:** (1956) Mikromethode zur Bestimmung des ▸pH u. des Kohlendioxids im Arterien- u. Kapillarblut mittels einer speziellen Apparatur (ermöglicht die Ermittlung auch weiterer Säure-Basen-Messgrößen mittels ▸HENDERSON-HASSELBALCH-Gleichung oder aus einem Nomogramm). E micro-Astrup method.

**AStT:** Abk. für ▸Antistaphylolysin-Titer bzw. -Test.

**Asyl|la|bie:** *Neurologie* das Unvermögen zu Silbenerkennung u. -bildung aus den einzelnen Buchstaben bzw. Lauten als Sonderform der syllabären ▸Agraphie, ▸Alexie bzw. ▸Aphasie. E asyllabia, asyllabism.

**Asym|bo|lie:** Störung der »Symboläußerung« (= **motorische A.**) oder des »Symbolverständnisses« (= **sensorische A.** = Symbolagnosie). E asymbolia.

**Asymmetriefehler, optischer,** Koma: *Ophthalmologie* optischer Abbildungsfehler, bei dem ein seitlich der optischen Achse gelegener Dingpunkt als ovale, einseitig unscharfe Zerstreuungsfigur abgebildet wird.

**asym|ptomatisch:** ohne – erkennbare – Krankheitszeichen. E asymptomatic.

**asyn|chron:** ungleichzeitig. – Ggs. ▸synchron. E asynchronous.

**Asyn|er|gie:** *Neurologie* Ataxie durch Störung der zweckmäßigen Abstimmung der Muskeltätigkeit; i.e.S. die bei Erkrankung des Kleinhirns u. des extrapyramidal-motorischen Systems vorkommende Störung der für Willkürbewegungen erforderlichen automatischen Hilfsinnervation. E asynergy.

**Asyn|klitismus:** die asynklitische Kopfeinstellung unter der Geburt, d.h. das Abweichen der Sagittalnaht von der Beckenführungslinie beim Eintritt des Kopfes des Kindes in das kleine Becken; Ggs. ▸Synklitismus. E asynclitism. – **A., hinterer,** LITZMANN-Obliquität: der A. i.S. der Verschiebung der Sagittalnaht in Richtung Symphyse; verstärkt als Hinterscheitelbeineinstellung, d.h. mit der hinteren Scheitelbeinschuppe »in Führung«; ist weniger günstig; als Extrem die hintere Ohrlage. S.a. ▸RÖDERER-Einstellung. E posterior a., Litzmann obliquity. – **A., regelrechter,** physiologischer oder vorderer A., NAEGELE-Obliquität: die auch bei normalem Geburtsablauf vorkommende kurzzeitige Sagittalnahtverschiebung in Richtung Kreuzbein mit Übernahme der »Führung« durch die vordere Scheitelbeinschuppe; in verstärkter Form, d.h. als ▸Vorderscheitelbeineinstellung, der günstigste Eintrittsmechanismus bei geradverengtem Becken (im Extremfall als vordere Ohrlage). E anterior a., Naegele obliquity.

**Asy|stolie:** Ausbleiben der Herzkontraktion (Systole) infolge von Vagusreflexen, Reizbildungs-, Reizleitungsstörungen, bei Arbeitsmyokardschaden. EKG: vollständiger Aktivitätsverlust (»Null-Linien-EKG«). – s.a. ▸Herzstillstand, ▸Reanimation. E asystole.

**Aszendens|typ,** Rechtsobstipation: die meist atonisch bedingte Stuhlverhaltung v.a. im aufsteigenden Dickdarm (Colon ascendens).

**Aszendenz:** Verwandtschaft in aufsteigender Linie (= Ahnenreihe). E ascendance.

**aszendierend** *(latein.)*, ascendens: aufsteigend; bedeutet im Harn-, Verdauungstrakt entgegen der physiologischen Inhaltsbewegung, d.h. ▸retrograd. E ascending.

**As|zi|tes,** Hydraskos, Bauchwassersucht: Ansammlung klarer seröser Flüssigkeit (allgemein als Bauchfelltranssudat) im normalerweise kapillären Peritonealspalt. ***Ätiol.:*** infolge kardialer u./oder portaler Stauung (bei Herzinsuffizienz, Leberzirrhose, Pfortaderthrombose, Leberkarzinom, -metastasen), bei Peritonealkarzinose (z.B. Ovarial-, Mammakarzinom) = **maligner A.** Bei ▸Hypalbuminämie (Albuminmangel im Blut vermindert den onkotischen Druck) sowie infolge einer Natrium- u. nachfolgenden Was-

| WHO-Grad | WHO-Bezeichnung | Dignität | Histologie | genetische Alterationen |
|---|---|---|---|---|
| I | pilozytisches Astrozytom | gutartig | bipolare, »piloide« Zellen, ROSENTHAL-Fasern, eosinophile Körperchen | Akkumulation von p53 (> 50 %), Deletion auf Chromosom 17q (< 20 %) |
| II | Astrozytom (niedriggradig) | niedriger Malignitätsgrad | Kernatypien | Mutation von p53 (>25 %) |
| III | anaplastisches Astrozytom | hoher Malignitätsgrad | Kernatypien, Mitosen | Mutation von p53 (> 30 %) u. p16 (> 20 %), Deletion auf Chromosom 19q (50%) |
| IV | Glioblastoma multiforme | hoher Malignitätsgrad | Kernatypien, Mitosen, Nekrosen u./oder Gefäßproliferationen | Mutation von p53 (> 30 %) u. p16 (> 50 %), Deletion auf Chromosom 10 (> 60 %) u. 19q (25 %), EGF-Rezeptor-Amplifikation (> 30 %) |

**Astrozytom(e):** histologisches Grading u. genetische Charakteristika. Die Werte in Klammern beziehen sich auf die Inzidenz der genetischen Alteration bei den Tumoren. (Modifiziert nach KLEIHUES, P., P. C. BURGER, B.W. SCHEITHAUER). [53]

serretention im Organismus; s.a. Schema. Führt bei entsprechendem Volumen zu Zwerchfellhochstand, Bauchdeckendehnung mit Verstreichen des Nabels u. Hautstreifung (▶Striae cutis). ***Diagn.:*** durch Perkussion u. Palpation (u.a. anhand der lageabhängigen Dämpfung; ▶Undulation), am einfachsten durch Ultraschall(sonographie), Probepunktion; s.a. ▶Aszites... – Die Flüssigkeit eignet sich zur Kultivierung von eiweißbedürftigen Erregern. – **Ascites chylosus:** Chylusansammlung in der freien Bauchhöhle bei Verlegung des Ductus thoracicus. – **A. haemorrhagicus:** blutig tingierter Aszites bei entzündlichem oder tumorösem Bauchfellprozess, z.B. bei Tbk, Karzinom. – Darin enthaltene Leukozyten u. Makrophagen sind zytodiagnostisch nutzbar. E ascites (chylous; hemorrhagic), peritoneal dropsy.

**Aszites|drainage:** ▶Le Veen-Shunt.

**AT, A.T.:** **1)** Abk. für Alttuberculin: s.u. ▶Tuberculin. **2)** Abk. für ▶Aortenton. **3)** Abk. für ▶Antithrombin. **4)** Abk. für antitetanischer Faktor (10): ▶Dihydrotachysterin. **5)** Abk. für ▶autogenes Training.

**Atak|ti|lie:** Fehlen der Tastempfindung. E atactilia.

**ataktisch:** ungeordnet, unkoordiniert; ▶Ataxie betreffend. E ataxic.

**$AT_1$-Antagonisten,** Abk. für Angiotensin$_1$-Rezeptor-Antagonisten: ▶Angiotensin-Rezeptor-Antagonisten.

**Ataractica, Ataraktika:** Beruhigungsmittel (meist ▶Benzodiazepine); s.a. ▶Psychopharmaka, ▶Tranquilizer. E ataractics.

**Ataraktanalgesie:** die gleichzeitige Applikation von ▶Ataractika u. Analgetika; Anw. in der Anästhesiologie (z.B. bei kieferchirurgischen Eingriffen von kürzerer Dauer). E ataractic analgesia.

**Atavismus:** Auftreten von Ahnenmerkmalen, die ansonsten nur aus der stammesgeschichtlichen Entwicklung (Phylogenese) bekannt sind; z.B. als überzählige Brustwarzen. E atavism.

**Ata|xia, -xie** *(griech. ataxia = Unordnung): Neurologie* Störung der Bewegungsabläufe u. der Haltungsinnervation mit Auftreten unzweckmäßiger Bewegungen infolge gestörter funktioneller Abstimmung der entsprechenden Muskelgruppen (▶Synergismus); kann als eigenständiges Krankheitsbild genetisch bedingt sein und ist als solches in mehreren Fällen auch lokalisierbar; z.B. als Rumpfataxie, d.h. mit Rumpfschwankungen im Sitzen infolge Abstimmungsstörung zwischen Rumpf- u. Gliedmaßenmuskulatur bei Kleinhirnwurmerkrankung; oder als Gliedmaßenataxie (= laterales Kleinhirnzeichen) bei Fehlkoordination der Gliedmaßenmuskeln; als Gangataxie bei Kombination von Rumpf- u. Gliedmaßen-A. Gelegentlich als akutes Geschehen, z.B. als Westphal-von-Leyden-Syndrom v.a. bei Kleinhirnerkrankung (hierbei mit Asynergie, Dysmetrie, skandierender Sprache), bei Säuglingen, Kleinkindern als Zappert-Syndrom. E ataxia. – **A., dynamische:** Bewegungsataxie, d.h. ausfahrende Einzel- u. Komplexbewegungen, evtl. mit Abweichtendenzen. E dynamic a. – **A., labyrinthäre:** A. bei Erkrankungen des Gleichgewichtssinnes. E labyrinthine a. – **A., lokomotorische:** Gangataxie, ▶Ataxie (allgemein). E locomotor a. – **A., motorische:** A. infolge Störung motorischer Bahnen, Zentren (im Gegensatz zur sensorischen A.); v.a. als zerebellare u. zerebrale A. E motor a. – **A. ocularis:** ▶Nystagmus. E ocular a. – **A., sensorische:** A. bei Erkrankung sensibler Leitungsbahnen, v.a. bei Hinterstrangerkrankung (als spinale A.). E sensory a. – **A., spinale:** A. infolge Erkrankung sensibler Rückenmarksbahnen (= Hinterstrangataxie), i.w.S. auch des peripheren sensiblen Neurons; z.B. bei funikulärer ▶Spinalerkrankung, ▶Tabes dorsalis, bzw. bei Polyneuritis (d.h. als »periphere A.«). – I.e.S. die erbliche ▶Friedreich-Ataxie (**spinozerebellare A.**) u. die Gerstmann-A. E spinal a. – **A., statische:** A. bei Störung der Haltungsinnervation; z.B. als A. im Stehen u. mit positivem ▶Romberg-Versuch. E static a. – **A. tele|angiectatica,** Ataxia-Teleangiectasia: ▶Louis-Bar-Syndrom. – **A., zerebellare:** Kleinhirnataxie; bei einseitiger Kleinhirnerkrankung als ▶Hemiataxie, bei Kleinhirnwurmerkrankung als symmetrische A. Äußert sich in Asthenie, Dysmetrie, Adiadochokinese, Tremor, v.a. als Rumpfataxie mit ▶Abasie, ▶Astasie. Als angeborene A. (▶Heredoataxie) bei ▶Marie-Syndrom II oder als A. teleangiectatica; ferner bei Kleinhirnatrophien. S.a. ▶Multisystematrophie. E cerebellar a. – **A., zerebrale:** A. bei Erkrankung des Stirn-, Scheitel-, Schläfenlappens des Gehirns bzw. Thalamus-, Vierhügelerkrankung (im Fall einseitiger Erkrankung als ▶Hemiataxie). E cerebral a.

**Atel|ek|ta|se:** *Pathologie* Zustand verminderten bis fehlenden Luftgehaltes der Lungenalveolen (mit entsprechend mangelhafter bis fehlender Entfaltung des entsprechenden Lungenbereiches). Nach Form u. Ausdehnung werden unterschieden ▶Totalatelektase, Teil-, Lappen-, Segment-, Flächen-, Flecken-, Platten- oder Streifen-, Schalen-, Mantel-, Rand-Atelektase. ***Klinik:*** Schallverkürzung, abgeschwächtes oder

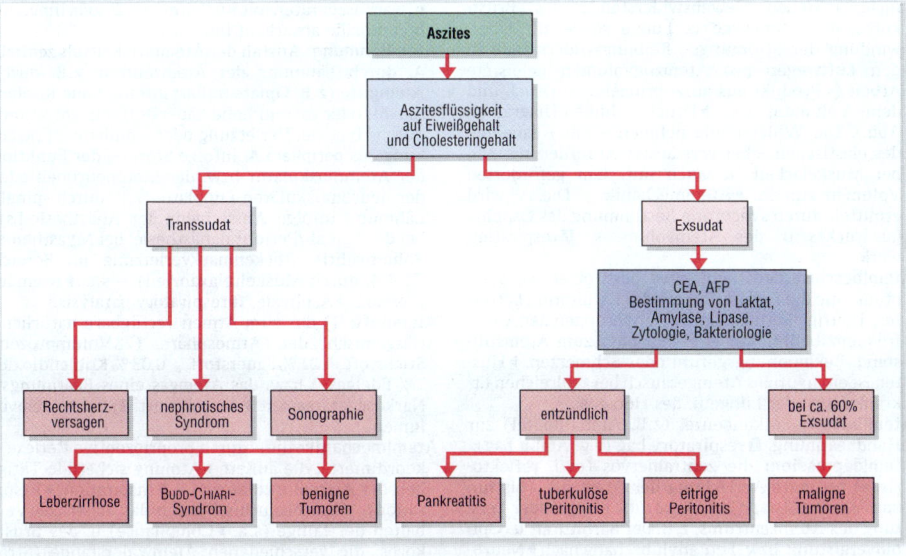


**Aszites:** praktisches Vorgehen bei der Differenzierung. [89]

bronchiales Atemgeräusch, Atelektaseknistern (v.a. zu Beginn u. bei Lösung der A.); gelegentlich tritt eine atelektatische Pneumonie auf (als Pneumonitis). **E** atelectasis. – **A., fetale:** A. der Lunge als der physiologische Zustand vor dem 1. Atemzug (u.a. als typischer Befund bei ▸Totgeburt). Dieser Zustand kann als angeborene **primäre A.** zumindest teilweise fortbestehen, z.B. als Folge einer Aspiration unter der Geburt sowie bei Nichtentfaltung der Lunge, z.B. infolge Schädigung des Atemzentrums oder bei Mangel an Surfactant-Faktor (▸Membransyndrom). **E** fetal a. – **A., sekundäre:** A. als Folge der Resorption der Alveolarluft u. der später folgenden verminderten örtlichen Blutzirkulation; sie wird verursacht durch Bronchienverstopfung oder -kompression (=▸Resorptionsatelektase; s.a. ▸Mittellappen-Syndrom), durch Lungenkollaps (Entspannungsatelektase) oder durch Bronchusspastik (z.B. als postoperative ▸Kontraktionsatelektase). **E** secondary a.

**Ate|lie** *(griech. telos = Ende):* das Fortbestehen infantiler Merkmale (Nichtbeendigung der Entwicklung). **E** atelia.

**Atem:** ▸Atemluft, ▸Atmen, ▸Atmung. **E** breath.

**Atem|äquivalent:** das auch als spezifische Ventilation bezeichnete Verhältnis des Atemminutenvolumens zur Sauerstoffaufnahme/Min. (= $V_{vent}/VO_2$). Gibt die Luftmenge an, die für die Aufnahme einer gleichen Menge von $O_2$ ventiliert werden muss. Normalwert beträgt ca. 28; ist erhöht z.B. bei körperlicher Arbeit. **E** respiratory equivalent.

**Atem|anhalte-EKG:** ▸Belastungs-EKG bei willkürlichem Atemanhalten (Apnoe; meist von 30 Sek. Dauer). Es zeigt Veränderungen i.S. der Sympathikotonie, evtl. auch der Koronarinsuffizienz an. **E** apnea ECG, ECG during suspended respiration.

**Atem|anhalte|versuch:** *Kardiologie* Bestimmung der maximal möglichen willkürlichen Atemanhaltezeit als Herz-Kreislauf-Test. Die normale Atemanhaltezeit (AaZ) beträgt nach Einatmung > 30 Sek., nach Ausatmung > 20 Sek. (= in- bzw. exspiratorische Atemanhaltezeit). Der Quotient aus AaZ nach u. vor der Belastung wird als ▸Hyperventilationsindex bezeichnet. **E** breath-holding test.

**Atem|anhalte|zeit,** Abk. AaZ: s.u. ▸Atemanhalteversuch. **E** breath-holding time.

**Atem|apparat: 1)** *Anatomie* ▸Apparatus respiratorius. **E** respiratory system. **2)** *Anästhesiologie* ▸Beatmungsgerät. **E** respirator.

**Atem|arbeit:** die zur Überwachung der elastischen u. nichtelastischen Gewebswiderstände des Brustkorbs, der Atemwege u. Lunge sowie zur Überwindung der Strömungs-, Reibungswiderstände in den Luftwegen pro Atemzugvolumen geleistete Arbeit (= Produkt aus aufzubringendem Druck und dem Volumen; s.a. ▸Druck-Volumen-Diagramm, Abb.). Die Widerstände nehmen – mit Ausnahme des elastischen – bei verstärkter Anforderung, z.B. bei Muskelarbeit, u. auch mit dem geförderten Volumen zu; s.a. ▸Atemmechanik. – Die A. wird ermittelt durch synchrone Bestimmung des Ösophagusdruckes u. des Atemvolumens. **E** respiration work.

**Atem|beschwerden:** subjektive oder objektive Symptome, die die Inspiration u./oder Exspiration betreffen. Häufige Formen sind Veränderungen der Atemfrequenz bis hin zur Atemnot oder zum Atemstillstand, Beklemmungsgefühl oder Schmerzen. ▸Husten ist ein häufiges Atemgeräusch bei zahlreichen Erkrankungen der Lunge u. des Herzens.

**Atem|beutel:** Silikonbeutel (z.B. Ambu-Beutel) zur Handbeatmung. **E** respiratory bag (e.g. Ambu bag).

**Atem|depression:** die zentralnervös (evtl. reflektorisch) bedingte Abflachung der Atemzüge (bis hin zum Atemstillstand) als Ausdruck mangelnder Leistung des Atemzentrums, z.B. bei Barbiturat- u. Opioidvergiftung, bzw. Fentanylüberhang nach ▸Neuroleptanalgesie. **E** respiratory depression.

**Atem|frequenz:** die Zahl der Atemzüge pro Minute; abhängig von Alter (ab 30 Lj. etwa gleich bleibend), Körpergröße, Geschlecht, Körperhaltung (im Stehen höher als im Sitzen u. Liegen), Arbeit, Bluttemperatur u. psychischen Faktoren. Wird ermittelt z.B. durch Spirographen, ▸Atemgürtel oder durch Anw. von Temperaturfühlern (v.a. Thermistoren), wobei Messung der im Atemrhythmus erfolgenden Temperaturschwankungen erfolgt. – s.a. ▸Atemminutenvolumen. **E** respiratory rate.

**Atem|gas|analyse:** die quantitative Bestimmung des Sauerstoff- u. Kohlendioxidgehaltes in der Ausatmungs- oder der endexspiratorischen Alveolarluft, z.B. mittels ▸HALDANE-Apparates oder ▸SCHOLANDER-Analyse. **E** analysis of respiratory gases.

**Atem|geräusche:** die über der Lunge hörbaren (▸Auskultation), durch das Ein- u. Ausströmen der Atemluft ausgelösten Geräusche (s.u. ▸Atmen [2]). S.a. ▸Rasselgeräusche. **E** respiratory sounds, breath sounds.

**Atem|gift:** Substanz mit Hemmeffekt auf die Atmung (▸Atemlähmung); ferner jeder Stoff, der über die Atmung giftige Wirkungen im Organismus entfaltet (z.B. Kohlenmonoxid, Blausäure) oder aber ätzend auf die Lungenalveolen wirkt u. dadurch zu toxischem Lungenödem führt (z.B. Schwefeldioxid, Stickoxide, Phosgen). **E** respiratory poison.

**Atem|grenz|wert,** Abk. AGW: die maximale Luftmenge, die durch willkürliche Steigerung der Atmung (▸Hyperventilation) pro Minute ein- u. ausgeatmet (= ventiliert) werden kann (= maximales Atemminutenvolumen). Klinisch wird das Ventilationsvolumen von 6–8 Atemzügen/10 Sek. auf 1 Minute extrapoliert (entspricht einer Atemfrequenz von 40–50/Min.). Normalwert beim Erwachsenen ca. 80–150 l. **E** maximum breathing capacity, maximum voluntary ventilation.

**Atem|gürtel:** Gerät zur Messung von atmungsbedingten Brustumfangsveränderungen; s.a. ▸Monitoring.

**Atem|gymnastik:** ▸Atemtherapie. **E** respiratory exercises.

**Atem|hilfs|muskeln:** die auxiliäre ▸Atemmuskulatur. **E** auxiliary respiratory muscles.

**Atem|insuffizienz:** ungenügende Gasaustauschleistung der Lunge; s.a. ▸respiratorische Insuffizienz; ▸Atemlähmung, ▸-depression. **E** respiratory insufficiency.

**Atem|kalk:** Barium-, Calcium- oder Natronkalk für die chemische Bindung von Kohlendioxid (unter Wärmefreisetzung!) in ▸Absorbern von Grundumsatz- u. Narkosegeräten mit Rückatmung. **E** soda lime, carbon dioxide absorbent lime, bary lime.

**Atem|lähmung:** Ausfall der Atemtätigkeit; als **zentrale A.** durch Lähmung der Atemzentren, z.B. durch Atemgifte (z.B. Opiate u. Barbiturate, hohe Kohlendioxid- oder extrem hohe Sauerstoffkonzentration), durch Hypoxie, Verletzung oder – bulbäre – Erkrankung; als **periphere A.** infolge Störung der Funktion der Atemmuskulatur bzw. der Motoneuronen oder der neuromuskulären Endplatte (z.B. durch spinale Lähmung infolge Aufsteigens der Anästhesie-Lsg. bei der Spinal-/Periduralanästhesie, bei Myasthenie, Poliomyelitis, Rückenmarkverletzung im Bereich C1–C4, durch Muskelrelaxanzien). – s.a. ▸Atemdepression, ▸Asphyxie. **E** respiratory paralysis.

**Atem|luft: 1)** das zum Atmen verfügbare natürliche Gasgemisch der Atmosphäre (78 Volumprozent Stickstoff, 21 % Sauerstoff, 0,03 % Kohlendioxid, 1 % Edelgase) bzw. das Atemgas eines Beatmungs-, Narkosegerätes. S.a. ▸Alveolarluft. **2)** das ▸Atemvolumen.

**Atem|mechanik:** die – durch propriozeptive Reflexe – koordinierte, die äußere ▸Atmung sichernde Tätigkeit der Atemmuskulatur (s.a. ▸Inspiration, ▸Exspiration). Wird beeinflusst durch das elastische Verhalten der Lunge (s.a. ▸Compliance) u. des Brustkorbs, die verschiedenen Atemwiderstände (Strömungswiderstände, s.a. ▸Viscance; ▸Resistance).

Der Nutzeffekt (▶Atemarbeit) der Atemmuskulatur liegt bei 15–20 % (ist größer bei Volumen- als bei Druckbelastung).

**Atem|minu̥ten|volumen,** Abk. AMV: das in 1 Minute ein- u. ausgeatmete (ventilierte) Luftvolumen, das »Atemzeitvolumen« als Produkt aus Atemzugvolumen u. Atemfrequenz. Ist abhängig im Wesentlichen vom Energieumsatz, von der Totraumventilation sowie von der Laktatkonzentration im Blut. Normalwert 6–8 l/min. E respiratory volume per minute.

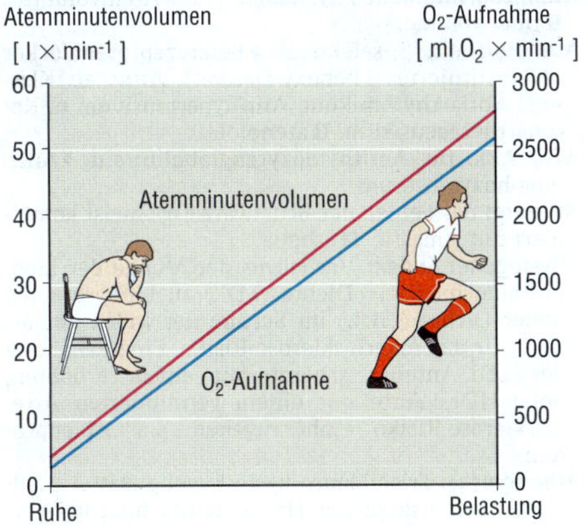


**Atemminutenvolumen:** Sauerstoffaufnahme u. AMV eines 70 kg schweren Mannes in Ruhe u. unter Belastung. [178]

**Atem|mi̥ttel|lage:** *Physiologie* die aus den endexspiratorischen Scheitel- u. Fußpunkten des Spirogramms darstellbare Mittellage der Atmung. S.a. ▶Reservevolumen, ▶Residualvolumen.

**Ḁtem|muskulatur:** *Anatomie* die an der äußeren Atmung – v.a. im Inspirium – durch Herbeiführung einer Volumenänderung des Thoraxraumes beteiligten Muskeln u. Hilfsmuskeln (auxiliäre Atemmuskeln); Tab. E respiratory musculature.

**Ḁtem|neurose:** seelisch bedingte Störung der ▶Atemregulation. E respiratory neurosis.

**Ḁtem|not:** Form subjektiver ▶Atembeschwerden mit dem Gefühl, nicht ausreichend Luft zu bekommen. S.a. ▶Dyspnoe.

| inspir. Atemmuskeln | inspir. Hilfsmuskeln |
|---|---|
| Diaphragma | M. sternocleidomastoideus |
| Mm. intercostales externi | Mm. scaleni anterior, medius et posterior |
| Mm. intercostales interni (parasternaler Teil = Mm. intercartilaginei) | M. pectoralis major |
| | M. pectoralis minor |
| | M. serratus posterior superior |
| | M. serratus anterior |
| **exspir. Atemmuskeln** | **exspir. Hilfsmuskeln** |
| Mm. intercostales interni | M. rectus abdominis |
| | M. transversus abdominis |
| | M. obliquus externus abdominis |
| M. transversus thoracis | M. obliquus internus abdominis |
| | M. erector spinae |
| | M. quadratus lumborum |
| Mm. subcostales | M. serratus posterior inferior |

**Atemmuskulatur.**

**Ḁtemnot|syndrom: 1) A. der Neugeborenen:** ▶Respiratory-Distress-Syndrom (1). **2) A. der Erwachsenen,** Schocklunge: ▶ARDS. E adult respiratory distress syndrome.

**Ḁtem|pause:** *Physiologie* die nur bei verlangsamter Atmung (im Schlaf) deutliche Ruhephase zwischen Ein- u. Ausatmungsphase. – s.a. ▶apnoische Pause; s.a. ▶Atemanhalteversuch. E respiratory pause.

**Ḁtem|regulation:** *Physiologie* Anpassung der äußeren Atmung an den Atembedarf durch das als Regler wirkende Atemzentrum. In dem Regelkreis dienen die Partialdrücke für Sauerstoff u. Kohlendioxid und die Wasserstoffionenkonzentration als Regelgrößen, die durch die Stellgröße »Lungenbelüftung« (▶Ventilation) konstant gehalten werden. Die A. erfolgt neural durch Einwirkung des Stammhirns u. der Hirnrinde (Festlegung des Tonus der Atemmuskulatur bzw. dessen tätigkeitsabhängige Modifizierung) u. – i.S. der Selbststeuerung – durch Reflexe aus der Atemmuskulatur u. den Lungen (z.B. ▶Hering-Breuer-Reflex) sowie ferner chemisch durch Reflexe mit Ursprung in ▶Chemorezeptoren des ▶Glomus caroticum u. Gl. aorticum (bei $O_2$-Mangel) und mit Hilfe von Chemorezeptoren des Rautenhirns u. des Atemzentrums. Anregung (Stimulation) erfolgt bei Erhöhung der Wasserstoffionenkonzentration u. des Partialdruckes von Kohlendioxid in Liquor u. Blut. E respiratory control.

**Ḁtem|reserve:** *Physiologie* das über das Ruhevolumen hinaus mögliche Atemvolumen (= Differenz zwischen Ruheminutenvolumen u. Atemgrenzwert). E respiratory reserve.

**Atemschule:** Aspekt der ▶Atemtherapie mit dem besonderen Ziel, Fehler im Atemablauf zu lösen u. zu einer harmonischen Vollatmung anzuleiten.

**Atem|seku̥nden|volumen:** s.u. ▶Atemstoß-Test. E respiratory volume per second.

**Ḁtem|spende:** die v.a. als ▶Mund-zu-Mund-Beatmung erfolgende künstliche ▶Beatmung.

**Ḁtem|stillstand:** ▶Apnoe. E respiratory arrest, apnea.

**Ḁtemstörungen:** Veränderung von Rhythmus u. Frequenz der Atmung. S.a. ▶Dyspnoe, ▶Tachypnoe. *Ḁ̈tiol.:* 1) Erkrankungen im Respirationstrakt mit u. ohne inspiratorischen u. exspiratorischen Stridor; **2)** Störung der Atemregulation: durch Hypoventilation bedingte A. bei Neugeborenen (infolge zerebraler Blutungen, Meningitis, Atemnotsyndrom, muskulärer Insuffizienzen der Atemmuskulatur), zerebral bedingt (Meningitis, Enzephalitis, Hirnödem, Hyperpyrexie, dekompensierter raumfordernder Prozess im Schädel, Schock, Intoxikationen), metabolisch bedingt (Azidose, Alkalose); **3)** kardiovaskulär bedingt; **4)** Erkrankungen, Anomalien oder Verletzungen des Thorax-Lungen-Systems.

**Atem|stoß|test nach Tiffeneau:** *Physiologie* Bestimmung der Luftmenge, die nach tiefer Inspiration stoßartig ausgeatmet werden kann. Es wird das durch einen maximalen Ausatmungs- = Exspirationsstoß in 1 Sek. ausgeatmete Atemvolumen (= maximales Atemsekundenvolumen, Sekundenkapazität) bestimmt und in Beziehung gesetzt zur aktuellen Vitalkapazität (normal 75–85 %) bzw. – modifiziert – zum Sollwert der Vitalkapazität. E Tiffeneau (respiratory) test.

**Atemtest:** Funktionstest, bei dem die Abatmung von $CO_2$ nach i.d.R. oraler Gabe von C-markierten Substanzen oder von $H_2$ nach Verabfolgung von Kohlenhydraten für diagnostische Fragestellungen v.a. in der Gastroenterologie benutzt wird. Prinzip beruht auf der Spaltung der verabfolgten Substanzen durch Bakterien im Magen-Darm-Trakt. **C-Atemtest:** dient v.a. als $^{13}$C-Harnstoff-A. dem Nachweis von Helicobacter pylori (spaltet den Harnstoff mittels Urease), als $^{13}$C-Oktanonsäure-A. der Diagn. von Magenentleerungsstörungen, als $^{14}$C-Aminopyrin-A. der Aussage über Leberfunktion. **$H_2$-Atemtest:** unterschieden werden $H_2$-Lactose, -Fructose-, -Sorbit- (Verdacht auf entsprechende Unverträglichkeit), $H_2$-Lactulose-

(Dünndarmpassagezeit), $H_2$-Glucose- bzw. -Xylose-A. (Abklärung von Meteorismus, Flatulenz, Völlegefühl bei Verdacht auf bakterielle Fehlbesiedelung des Dünndarms). E breath-test.

**Ạtem|therapie:** komplexe, vorwiegend krankengymnastische Behandlungsverfahren zur Beeinflussung des Atemablaufs. ***Ziele:*** Lösen von Widerständen der Atemmechanik, Schulung des Einsatzes der Atemmuskeln, Förderung der Sekretabgabe, Optimierung des Atemablaufs. Damit verbunden ist eine psychophysische Entspannung. Bedeutsam bei Ventilationsstörungen, bei Erkrankungen der Atemwege, vor u. nach Operationen, Brustkorbverletzungen, zur Geburtsvorbereitung. E respiratory therapy.

**Atemtrainer:** apparative Atemhilfe. Die verschiedenen auf dem Markt erhältlichen Modelle wie Triflo II®, Flutter oder Giebelrohr dienen unterschiedlichen Zielen, so z.B. der Verbesserung der Vitalkapazität oder der Sekretolyse. S.a. ▸SMI-Trainer.

**Ạtem|volumen:** i.e.S. das durch einen Atemzug eingeatmete Luftvolumen (= Atemzugvolumen); beim Erwachsenen normal ca. 0,5 l. – Weitere Volumina s.a. ▸Spirogramm (dort Abb.). E respiratory volume. – **A., maximales:** die ▸Vitalkapazität. E forced r. v.

**Ạtem|wege:** Nasen- bzw. Mundhöhle, Rachen, Kehlkopf, Luftröhre u. Bronchien als die nicht dem Gasaustausch, sondern der Zuleitung der Luft in den Alveolarraum dienenden Hohlorgane; in ihnen wird die Luft angewärmt, filtriert u. angefeuchtet. Ihr Volumen wird als ▸Totraum bezeichnet. E respiratory tract.

**Atemwegs|infektion,** akute respiratorische Erkrankung, Abk. ARE, Erkältungskrankheit: häufigste endemisch-epidemische, akute bis subakute katarrhalische Infektionskrankheit. Bis zu 50 % Gesamtmorbidität der Bevölkerung, wovon mindestens 70 % virusbedingt sind. Epidemiologisch wichtig ist die Abgrenzung der Grippe von der banalen Erkältungskrankheit. Übertragung erfolgt häufiger aerogen durch Tröpfcheninfektion (Husten, Sprechen, Niesen) als durch Kontakt- u. Schmierinfektion (Autoinfektion durch gebrauchte Taschentücher, Händegeben). Die Inkubationszeit beträgt einige Stunden bis Tage. Lokale Vermehrung der Erreger an der Eintrittspforte, daher meist temporäre, virustypenspezifische Immunität gegen den ursächlichen Erreger. Komplikationen durch bakterielle Sekundärinfektion. Verbreitung durch Virusträger, Patienten in der Inkubationszeit u. akut Erkrankte. ***Diagn.:*** bakteriologisch, serologisch; s.a. ▸Virusdiagnostik. **A. der oberen u. mittleren Atemwege:** Häufige ***Erreger*** sind humanes Rhinovirus, Adenoviren, Coronaviren, Influenzaviren (Grippe), Parainfluenzaviren, RS-Virus, Mykoplasmen. Auftreten als Virusschnupfen, Adenovirusinfektion, Rhinopharyngitis, Laryngotracheobronchitis. ***Klinik:*** Abgeschlagenheit, Schnupfen, Heiserkeit, Husten, Auswurf; oft fieberhafter Verlauf. **A. der tiefen Atemwege:** Häufige ***Erreger*** sind Influenza- u. Parainfluenzaviren, RS-Virus, Adenoviren, Mycoplasma pneumoniae, Chlamydia psittaci u. Chlamydia pneumoniae; Pneumokokken Typen 1 u. 2. Auftreten als Bronchitis, Bronchiolitis, Bronchopneumonie, Pneumonie, Viruspneumonie. ***Klinik:*** unterschiedlich, z.T. schwere Beeinträchtigung des Allgemeinbefindens u. fast stets fieberhafter Verlauf; Glieder- u. Kopfschmerzen, Neigung zu Kreislaufkomplikationen, Husten, Auswurf (mit purulentem Sputum), Atemnot. E acute respiratory disease, ARE.

**Ạtem|wegs|widerstand:** ▸Resistance. E airway resistance. – **A., viskọser:** ▸Viscance.

**Ạtem|zeit|quotient:** *Physiologie* der Quotient aus Inspirations- u. Exspirationsdauer; normal ca. 0,6–0,8, vermindert z.B. bei Asthma bronchiale (infolge verlängerter Exspiration).

**Ạtem|zeit|volumen:** ▸Atemminutenvolumen.

**Ạtem|zentrum:** *Anatomie* das der ▸Atemregulation dienende Nervengewebe in der Formatio reticularis der Medulla oblongata. Mit einem in- u. exspiratorischen Teil, die durch Autorrhythmie u. gegenseitige Wechselwirkung den Wechsel von Ein- u. Ausatmung bewirken (gemäß den Erfordernissen des Organismus) durch Impulse, die sie (in Beantwortung von Afferenzen aus Hirnrinde, Hypothalamus, Kälterezeptoren der Haut, Dehnungsrezeptoren der Lunge u. aus Chemorezeptoren) an die Motoneuronen des Rückenmarks abgeben. Ausfall bedeutet Atemlähmung. E respiratory center.

**Ạtem|zug|volumen:** *Physiologie* s.u. ▸Atemvolumen. E tidal volume.

**Atenolọl:** ein $\beta_1$-selektiver ▸Betarezeptorenblocker (4-substituiertes Phenoxy-Derivat). ***Anw.*** als Klasse-II-Antiarrhythmikum, Antihypertensivum u. Koronartherapeutikum. E atenolol.

**ATG,** Abk. für Antithymozytenglobulin: s.u. ▸Antilymphozytenserum.

**Athe|lịe:** das Fehlen der Brustwarze(n); meist kombiniert mit Amastie. E athelia.

**atherogener Index:** Verhältnis der Menge der Lipoproteine niedriger Dichte (LDL) zu Lipoproteinen hoher Dichte (HDL) im Serum; der Index gilt als Maß für das Arteriosklerose-Risiko. Eine Erhöhung des LDL-Anteiles scheint mit einem erhöhten, hohe HDL-Werte mit einem verminderten Arteriosklerose-Risiko einherzugehen; s.a. ▸Lipoproteine.

**Athe|rọm(a),** Trichilemmalzyste: kugelig-glatter, prallelastischer Knoten der Haut. Häufig multipel vorkommend. Entspricht histologisch einer Zyste. Die äußere Haarwurzelscheide bildet die Zystenwand, welche kein Stratum granulosum aufweist. Familiäre Häufung bei 75 % der Patienten. – **A., echtes,** Epidermoid: kugelig-glattes, prall-elastisches, gelbliches, oft in der Vielzahl vorkommendes Gebilde der Haut (u. Unterhaut) als unregelmäßig-dominant erbliche Epidermiszyste. Vorkommen v.a. am Hodensack u. im Kopfhaarbereich. S.a. ▸Epidermalzyste. E epidermoid cyst. – **A., falsches, A. spụrium,** Follikelzyste, Sebozystom: in Hautmitte gelegene Talgretentionszyste mit punktförmiger Follikelmündung, äußerlich ähnlich dem echten Atherom; tritt v.a. im Gesicht, an Brustkorb u. Rücken auf als sog. Ölzyste oder Steatozystom sowie meist multipel am Hodensack (Sebozystomatose); ist gelegentlich bakteriell infiziert. E steatocystoma.

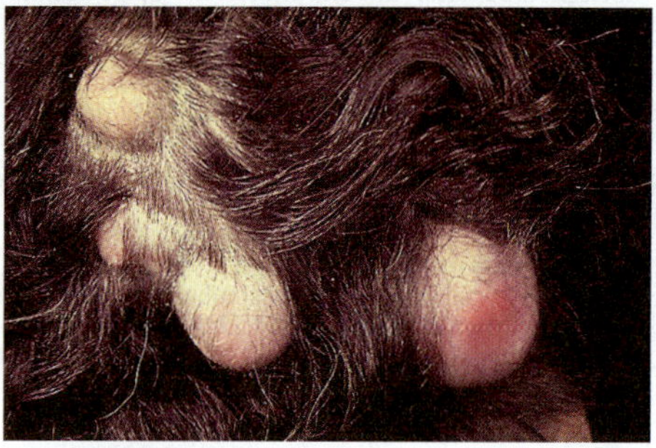

**Atherom(a):** mehrere große A. an der Kopfhaut. [524]

**Athero|matọse, -matosis:** *Pathologie* die degenerativnekrotisierenden Veränderungen der Innenschicht (Intima) der Arterien bei ▸Atherosklerose. E atheromatosis, atherosis.

**Athero|sklerọse:** die der ▸Arteriosklerose zugrunde liegenden, chronisch fortschreitenden, herdförmigen (▸Plaques) Veränderungen der multipotenten mesenchymalen Zellen der Innenschicht (Intima) u. der inneren Schichten der Media der Arterienwand. Zum einen entsteht eine ▸Sklerose durch Bindegewebswucherung, die zu Verhärtung u. Verdickung der Wand führt. Zum anderen kommt es zur ▸Atheromatose durch hyaline Quellung der Kitt-

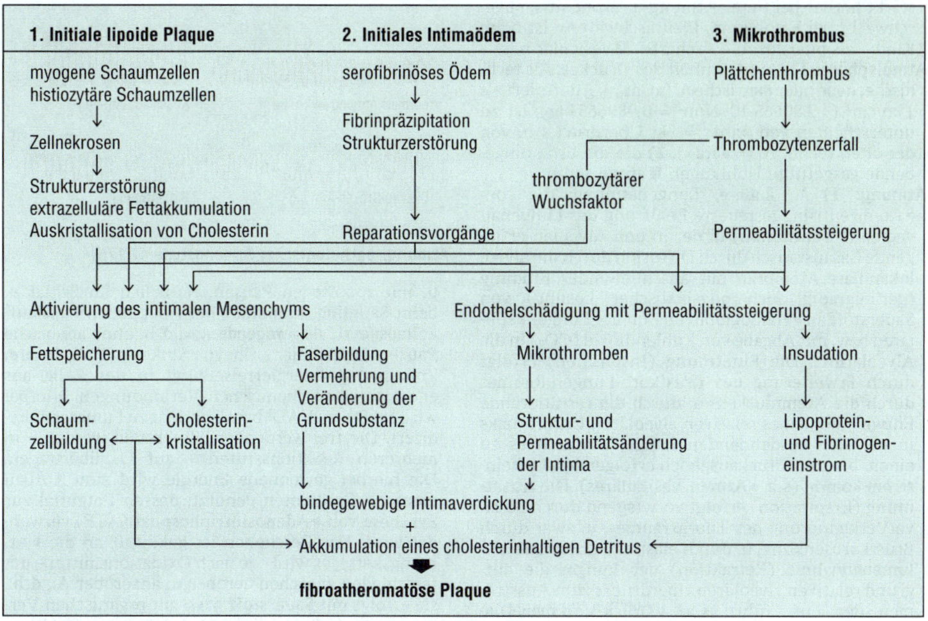


**Atherosklerose:** Histogenese der fibroatheromatösen Plaques. [230]

substanz des elastischen u. kollagenen Gewebes u. durch Einlagerung fettiger Massen (Cholesterin, Fettsäuren; später Kalkeinlagerung). Die Folge sind Nekrosen u. evtl. auch Durchbruch in die Gefäßlichtung (»atheromatöses Geschwür«); s.a. Schema. Beide Prozesse sind weitgehend voneinander unabhängig. – Frühzeitige Entwicklung der A. erfolgt bei Hypercholesterinämie. E atherosclerosis.

**Athetọ|se, -sis:** *Neurologie* akute oder chronische, einseitige (Hemiathetose) oder beidseitige Störung des extrapyramidalen Systems (EPS), u. zwar als Haltungs-, Tonus- u. Bewegungsstörung. Äußert sich in unwillkürlichen, langsamen, geschraubt-wurmförmigen (»athetotischen«) Spreiz-, Streck- u. Beugebewegungen bes. der Hände, Finger u. Füße. Ursache ist eine Erkrankung des ▶Corpus striatum u. des ▶Globus pallidus, die zu Fehlimpulsen an die prämotorischen (vor dem Gyrus precentralis gelegenen) Hirnrindenfelder des EPS u. zur Störung des rubroretikulären Systems führt. Wird ausgelöst durch Schädigung unter der Geburt oder durch entzündliche u. degenerative Prozesse. Die ▶Hyperkinesen sind vielfach mit Muskeltonusstörungen (Dystonie) des Rumpfes kombiniert. E athetosis. – **A. dụplex,** HAMMOND-Syndrom: beidseitige A. mit Muskelhypotonie bei Ganglienzellschäden (z.B. nach ▶Kernikterus). E double a. – **A., familiäre:** ▶HALLERVORDEN-SPATZ-Syndrom. E familial a. – **A. pupillạris:** *Ophthalmologie* ▶Hippus. E pupillary a.

**Athyrịe:** das angeborene (nicht erbliche) Fehlen der Schilddrüse infolge Agenesie. Der völlige Schilddrüsenhormonmangel – zunächst durch mütterliche Hormone kompensiert – führt zu zunehmender Symptomatik der ▶Hypothyreose mit den Zeichen des ▶Kretinismus. Durch Thyreotropin-Screening (TSH stark erhöht) bei Neugeborenen erkennbar u. mit Schilddrüsenhormon behandelbar. S.a. ▶thyreopriv. E athyroidism, athyrea.

**ATL,** Abk. für **Aktivitäten des täglichen Lebens:** bekanntes bedürfnisorientiertes ▶Pflegemodell aus dem deutschsprachigen Raum; entwickelt von LILIANE JUCHLI. Die ATL entsprechen Grundbedürfnissen des menschlichen Lebens u. dienen als Grundlage, um die Situation eines Patienten (bzw. pflegebedürftigen alten Menschen etc.) einzuschätzen, ihn in angemessener Weise ganzheitlich u. seinen Bedürfnissen entsprechend zu pflegen, zu unterstützen u. zu fördern. Zu den ATL gehören: ***1)*** ruhen u. schlafen; ***2)*** sich bewegen; ***3)*** sich waschen u. kleiden; ***4)*** essen u. trinken; ***5)*** ausscheiden; ***6)*** regulieren der Körpertemperatur; ***7)*** atmen; ***8)*** für Sicherheit sorgen; ***9)*** Raum u. Zeit gestalten; ***10)*** kommunizieren; ***11)*** Sinn finden; ***12)*** Kind, Frau, Mann sein. S.a. ▶Pflege, ▶BARTHEL-Index. E activities of daily living, Abk. ADL.

**Ạt|las:** der 1. – wirbelkörperlose – Halswirbel; besteht aus zwei Bögen mit je einer seitlichen gelenkflächentragenden ▶Massa lateralis u. je einem kurzen Querfortsatz mit großen Querfortsatzlöchern; s.a. ▶Articulatio atlanto... In den vorderen Teil der Bogenlichtung ragt der Dens axis. E atlas, C 1.

**Ạtlas|assimilation:** angeborene Verschmelzung (»Okzipitalisation«) des Atlas mit dem Hinterhauptsbein (»okzipitale Dysplasie«). Die komplette doppelseit. Form als »**Atlassynostose**«. – Oft kombiniert mit Einengung des Hinterhauptsloches u. mit ▶Basilarimpression. E occipitalization.

**Atmen: 1)** *Physiologie* ▶Atmung. – s.a. ▶Atem..., ▶Respir... E respiration, breathing. **2)** Atemgeräusch; die beim Abhorchen der Lunge (▶Auskultation) feststellbaren, durch Lufteinstrom u. -ausstrom in die bzw. aus der Lunge (u. Atemwege) bewirkten Geräusche. Als normales A. das vesikuläre. S.a. ▶Rasselgeräusche. E breath sounds, auscultatory respiration. – **A., amphọrisches:** ▶Amphorophonie. – **A., bronchiạles,** Bronchialatmen: das Atemgeräusch mit Ursprung im Bronchialbaum. Es ist hell u. etwa gleich laut, lang u. scharf bei der Ein- u. Ausatmung hörbar, und zwar direkt über den großen Bronchien sowie – *patho* charakteristisch – über verdichtetem Lungengewebe, d.h. über Infiltraten, Atelektasen, Verdichtungsbereichen (Indurationen), Neoplasmen; hat evtl. eine mäßige bis starke Bläschenatmenkomponente (= **bronchovesikulạ̈res A.** bzw. vesikobronchiales A.). E bronchial b. s. – **A., unbestimmtes:** Atemgeräusch ohne deutliche Prägung i.S. des vesikulären oder bronchialen Atmens; wird bei wechselndem Luftgehalt gehört, z.B. über der Lungenspitze. – **A., vesikobronchiales:** s.u. ▶Atmen, bronchiales. – **A., vesikulạ̈res,** Bläschenatmen, Vesikuläratmen: das normale Atemgeräusch mit Ursprung in den Lungenalveolen; ist tief, brausend u. während der Alveolenentfaltung beim Einatmen besonders deutlich; verstärkt hörbar bei tiefer Atmung u. Bronchitis, abgeschwächt bei Emphysem, Pleuraschwarten; ist beim Kind – als pueriles A. – »scharf«. E vesicular b. s.

**Atmo|sphäre: 1)** *Physik* Einheit des Druckes. Als **technische, neue** oder **metrische A.** (at, $at_{techn}$) definiert als 1 $kp/cm^2$ (= $9{,}80665 \cdot 10^4$ $N/m^2$ = 0,980665 bar); ist zu unterscheiden von »atü« = »at Überdruck« u. von der alten techn. A. (= »ata«). **2)** die die Erde umgebende gasgefüllte Hohlkugel. E atmosphere.

**Atmung: 1) A., äußere,** Lungenatmung: die vom ▸Atemzentrum gesteuerte Belüftung der Lungenalveolen (▸Ventilation) u. der in den Alveolen erfolgende Gasaustausch durch Diffusion durch die alveolokapillare Membran mit anschließender Bindung (geringgradig auch physikalischer Lösung) von Sauerstoff an ▸Hämoglobin im Blut der Lungenkapillaren bzw. mit Abgabe von Kohlendioxid ($CO_2$) in die Alveolarluft. Die **Einatmung** (Inspiration) erfolgt durch Erweiterung des Brustkorb-Lungen-Raumes durch die Atemmuskeln u. durch die resultierende Entwicklung eines relativen alveolären Unterdrucks in der sich ausdehnenden Lunge, wodurch es zu einem bis zum Druckausgleich erfolgenden Lufteinstrom kommt (s. a. ▸Atmen, vesikuläres). Die **Ausatmung** (Exspiration) erfolgt vorwiegend durch passive Verkleinerung des Thoraxraumes, u. zwar durch Brustkorbsenkung, u. durch elastizitätsbedingte Volumenabnahme (Retraktion) der Lunge, die aufgrund relativen alveolären Überdrucks zum Ausströmen der Luft führt; s. a. ▸Druck-Volumen-Diagramm. Störungen ergeben sich durch Elastizitätsabnahme der Lunge bzw. durch Einengung der Bronchiallichtungen (restriktive bzw. obstruktive Ventilationsstörung) sowie durch Störung des Atemzentrums, der Diffusion, der Blutzirkulation in der Lunge (▸Atmung, pathologische). E external respiration.

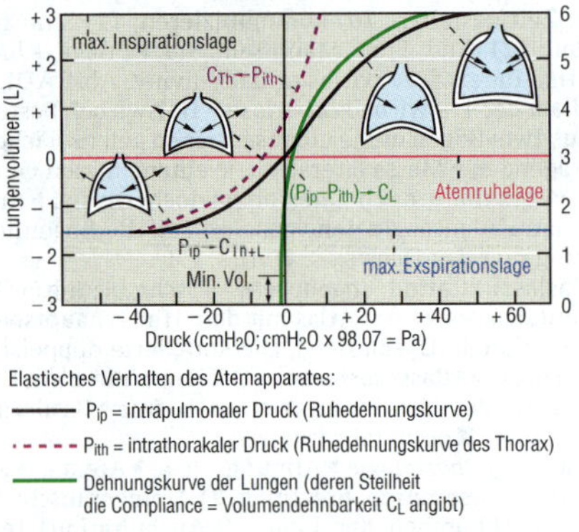


**Atmung, äußere:** Druck- und Volumenkurven des Atemapparates. [143]

– **A., agonale:** pathol., langsame, unausgiebige A. mit größeren apnoischen Pausen (Schnappatmung) in der Agonie, d. h. bei Lösung des Zusammenwirkens der Teile des Atemzentrums. Analog – aber lebensrettend – auch bei Unreife des Atemzentrums beim Frühgeborenen. – **A., große,** KUSSMAUL-Atmung: pathol., rhythmische, sehr tiefe u. geräuschvolle, normal schnelle bis beschleunigte A. bei Azidose, z. B. im diabet. Koma. E Kussmaul r. – **A., intermittierende,** BIOT-Atmung: pathol., gleichmäßige, ausreichend tiefe A. mit plötzlichen Pausen; bei Meningitis, Hirnerkrankungen. E Biot r. – **A., paradoxe,** CZERNY-Atmung: krankhafter Atmungstyp mit fast ausschließlicher Bauchatmung, u. zwar mit betonter Baucheinziehung bei Einatmung u. mit Bauchvorwölbung bei Ausatmung; z. B. bei Thoraxinstabilität infolge zahlreicher Rippenbrüche. E paradoxical r. – **A., pathologische:** Störung der äußeren Atmung. – **A., peri|odi-sche,** CHEYNE-STOKES-Atmung: pathol. Atmen mit abwechselnd an- u. absteigender Tiefe

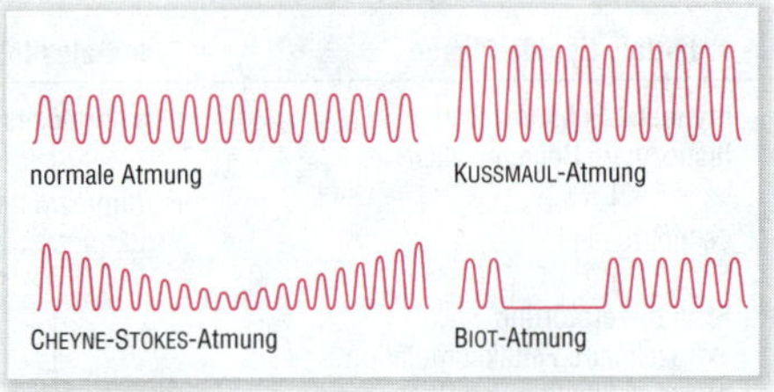


**Atmung, pathologische:** Atmungstypen. [175]

u. mit apnoischen Pausen. Natürlich im Schlaf u. beim Säugling, krankhaft bei Apoplexie, Kreislaufkollaps; evtl. als »**wogende A.**«, d. h. ohne apnoische Pausen. E periodic r., Cheyne-Stokes r. **2) A., innere,** Zellatmung: Energiefreisetzung in der Zelle aus energiereichen chemischen Verbindungen. Hierbei wird NADH zu $NAD^+$ bzw. Succinat zu Fumarat dehydriert. Die frei werdenden Elektronen werden – in mehreren Reaktionsstufen – auf $O_2$ übertragen. Die hierbei gewonnene Energie wird zum Aufbau eines pH-Gradienten genutzt, dessen Potential zur Synthese von ▸Adenosintriphosphat (ATP) verwendet wird. Das Geschehen ist geknüpft an die ▸Atmungskette; es wird – je nach Oxidationsmittel – unterschieden zwischen aerober u. anaerober A., d. h., sie erfolgt mit Sauerstoff bzw. mit organischen Verbindungen (z. B. Milchsäure) als Wasserstoff-Akzeptor. Störungen z. B. durch ▸Cyankali. E internal r. – **A., ae|ro|be:** innere A. mit Sauerstoff als Oxidationsmittel. E aerobic r. – **A., an|ae|ro|be:** innere A. mit organischen Verbindungen als Oxidationsmittel. E anaerobic r. **3) A., künstliche:** *Anästhesiologie* ▸Beatmung. E artificial r.

**Atmungs|enzyme, -fermente:** die vorwiegend an der ▸Atmungskette beteiligten Enzyme (samt ihren Cofaktoren; ▸Cytochrome). – I. w. S. auch die Wasserstoff übertragenden Enzyme bzw. Coenzyme (▸Nicotinamid-adenin-dinucleotid, ▸Flavin-adenin-dinucleotid). E respiratory enzymes. – **Atmungsferment, gelbes:** (WARBURG) ▸Cytochromoxidase.

**Atmungs|insuffizienz:** ▸respiratorische Insuffizienz; s. a. ▸Atmung. E respiratory insufficiency.

**Atmungs|kette:** räumlich u. funktionell eng mit dem ▸Citratzyklus verknüpftes »Multienzym-System« der inneren ▸Atmung. Mit seiner Hilfe wird aus der Vereinigung von Wasserstoff mit dem durch äußere Atmung herangeführten Sauerstoff (»Verbrennung« zu Wasser) Energie gewonnen. Der Wasserstoff wird in einer dreistufigen Gesamtreaktion mittels hintereinander geschalteter ▸Redoxsysteme abfallenden Energieniveaus (»Kaskaden«; s. a. ▸Cytochrom) oxidiert, »verbrannt«. Die Energie wird als Wärme frei bzw. wird chemisch gespeichert durch Bildung des energiereichen Adenosintriphosphats (ATP) unter Nutzung anorganischen Phosphors (»oxidative ▸Phosphorylierung«). S. a. Schema. E respiratory chain.

**Atmungs|organe:** *Anatomie* ▸Apparatus respiratorius.

**Atmungs|quotient:** ▸respiratorischer Quotient.

**Atmungs|syndrom, nervöses:** ▸Hyperventilationssyndrom.

**ATNR,** Abk. für **a**symmetrischer **t**onischer **N**ackenre**f**lex: s. u. ▸Hals(stell)reflex, tonischer.

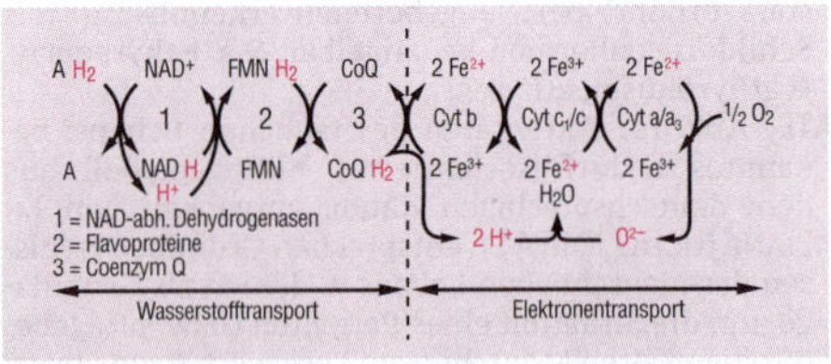


**Atmungskette.** [333]

**Atom:** das mit chemischen Mitteln nicht mehr teilbare kleinste Teilchen eines chemischen Elementes. Der kleinste, komplexe Baustein von ▸Molekülen. A. ist ein elektrisch neutrales Gebilde, da der Atomkern sich v.a. aus ▸Nucleonen (bestehend aus positiven ▸Protonen u. ungeladenen ▸Neutronen) zusammensetzt u. fast die gesamte Atommasse (99,97 %) bildet. Der Kern ist mit der – aus negativ geladenen u. in Schalen angeordneten ▸Elektronen bestehenden – Elektronenhülle im Gleichgewicht (die Zahl der Hüllenelektronen entspricht der Zahl der Protonen). Die Anzahl der Protonen (▸Ordnungszahl) bestimmt die chemischen Eigenschaften u. die Stellung im Periodensystem der Elemente. Die Zahl der Protonen u. Neutronen ergibt die ▸Massenzahl, die bei den – neutronenreicheren – Isotopen von der des Normalelementes abweicht; s.a. ▸Kernspin. – Das elektrisch neutrale Gebilde »Atomion« wird durch Elektronenabgabe zu einem positiven, durch Elektronenaufnahme zu einem negativen Ion (Kat- bzw. Anion). Weitere Kernbestandteile sind u.a. Positronen, Mesonen, Neutrinos. Im stabilen oder aber instabilen (radioaktiven) Kern werden die Nucleonen durch Kräfte sehr kurzer Reichweite u. eine Bindungsenergie von ca. 8 MeV zusammengehalte (s.a. ▸Nuclid, ▸Kern...). Die Anordnung der Kennziffern am Elementsymbol erfolgt wie im Bsp. (Schwefel); s.a. ▸Atomgewicht. E atom.

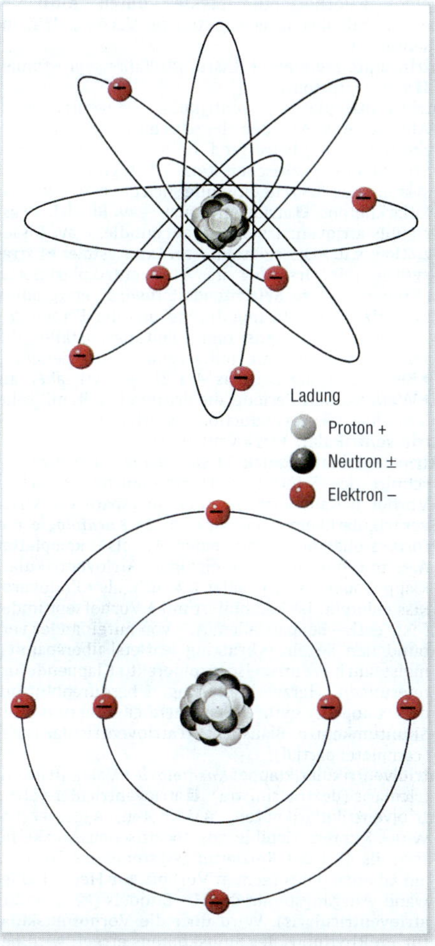


**Atom:** Modell eines Kohlenstoffatoms. [15]

$$^{32}_{16}S^{2+}_{2}$$

**Atom:** Anordnung der Kennziffern am Elementesymbol (hier Schwefel): Massenzahl 32, Ordnungszahl 16, Ionenladung 2+, Anzahl der Atome 2.

**Atom|absorptions-Spektro|metrie,** Abk. AAS: aus der Flammenspektrometrie entwickeltes Verfahren der Absorptionsmessung, bei dem das Phänomen der Resonanzabsorption genutzt wird (d.h. die Absorption eines durch ein angeregtes Atom emittierten Lichtquants durch ein nicht angeregtes Atom des gleichen Elements); hierzu wird durch den Dampf der Analyseprobe das Licht des in der Probe gesuchten Elements geschickt, wobei im positiven Fall die absorbierte Lichtmenge direkt proportional ist der in der Probe enthaltenen Substanzmenge. Die Bestimmung erfolgt mit Hilfe eines sog. Absorptionsflammenphotometers: eine Apparatur mit monochromatischer Lichtquelle, einem mit einem Zerstäuber versehenen, der Verdampfung der Probe dienenden Brenner, einem Monochromator (oder einem geeigneten Filter) u. mit entsprechenden Detektoren versehen, mit einer durch Verstärker ausgestatteten Anzeigevorrichtung. Eignet sich zur Bestimmung von Substanzmengen im Nanogrammbereich; Vorteile: kurze Messzeit, keine nennenswerte Beeinträchtigung oder Verfälschung der Messergebnisse.

**Atom|gewicht: 1) A., absolutes:** auf das Gramm bezogene »absolute Atommasse«, das Grammatom. E absolute atomic weight. **2) A., relatives:** dimensionsloser, seit 1961 auf das $^{12}$C-Atom als Standard-Atom bezogener Zahlenwert für die Atommasse (die Zahl gibt an, wievielmal größer die Masse des jeweil. Atoms ist als $^{1}/_{12}$ der Masse des als Maßstab geltenden Kohlenstoff-Isotops). E relative atomic weight.

**Atom|hülle:** im ▸Atom die den Atomkern umgebenden, in Schalen angeordneten Elektronenwolken.

**Atom|kern:** s.u. ▸Atom; s.a. ▸Kernspin, ▸Elementarteilchen. E atomic nucleus.

**Atom|masse:** s.u. ▸Atomgewicht. E atomic mass.

**A|to|nie:** Schlaffheit, d.h. fehlender oder mangelhafter Spannungszustand (▸Tonus) eines Gewebes bzw. Organs; als A. der Skelettmuskulatur die Folge einer Motoneuronenschädigung des Vorderhorns des Rückenmarks oder einer peripheren Nervenlähmung bzw. einer örtlichen oder systemischen Muskelschädigung, u. als solche mit fließenden Übergängen zur ▸Hypotonie. – s.a. ▸Blasen-, ▸Magen-, ▸Darm-, ▸Uterusatonie. E atonia, atony.

**atonisch-astatisches Syndrom:** ▸FOERSTER-Syndrom (1). E atonic-astatic syndrome.

**atonischer Anfall:** Anfall als Bewusstlosigkeit mit Muskelspannungsverlust (▸Atonie); bei ▸Narkolepsie, bei Epilepsie mit myoklonisch-astatischen Anfällen, Pseudo-LENNOX- u. ▸LENNOX-Syndrom. E atonic seizure.

**A|to|pie:** familiär auftretende Überempfindlichkeit von Haut u. Schleimhäuten gegen Umweltstoffe, assoziiert mit erhöhter IgE-Bildung u./oder veränderter pharmakologischer Reaktivität. Als klassische klinische Manifestationen der Atopie bzw. atopische Erkrankungen gelten das allergische ▸Asthma bronchiale, die allergische Rhinokonjunktivitis u. das atopische Ekzem. E atopy.

**Atopie-Syndrom:** Bez. für klinische Manifestationen der Atopie.

**Atorvastatin:** ein ▸HMG-CoA-Reductase-Hemmer. E atorvastatin.

**Atosiban:** ein synthetischer Oxytocin-Antagonist; ▸Tokolytikum. E atosiban.

**Atovaquon:** ein ▸Protozoenmittel. E atovaquone.

**ATP:** Abk. für ▸Adenosintriphosphat. E ATP.

**ATPase:** Abk. für ▸Adenosintriphosphatase. E ATPase.

**ATP-Creatin-Transphosphorylase:** ▸CK.

**ATRA** *(engl.)* Abk. für all-trans retin(o)ic acid, all-trans-Retinsäure: ▸Tretinoin.

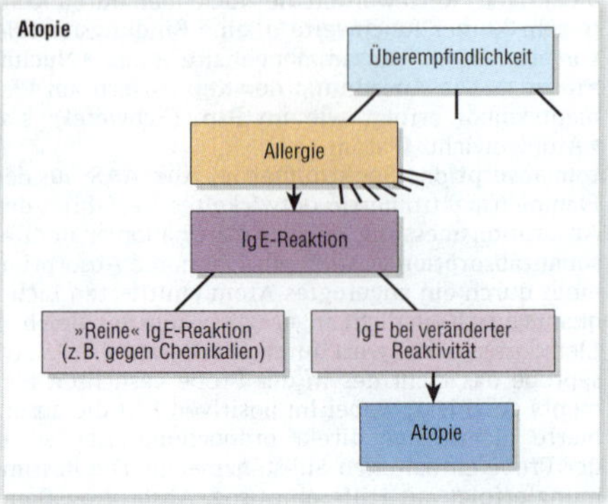


**Atopie:** Einordnung der Atopie innerhalb verschiedener Formen von Überempfindlichkeit. [428]

**Atracuriumbesilat:** ein nicht depolarisierendes Muskelrelaxans mit etwas länger anhaltender Wirkungsdauer als ▶Vecuroniumbromid; ***Anw.*** auch bei Leber- bzw. Niereninsuffizienz möglich. E atracurium besilate.

**A|trans|ferrin|ämịe, kongenitạle:** rezessiv erblicher ▶Transferrin-Mangel im Blut; mit Eisenmangelanämie infolge Eisenverwertungsstörung u. mit ▶Siderose der inneren Organe. E congenital atransferrinemia.

**atraumatisch:** ohne – oder mit nur sehr geringer – Verletzung von Körpergewebe einhergehend; v.a. zur Charakterisierung gewebeschonender Operationstechniken. E atraumatic.

**Atrẹ|sia, -sie:** das Fehlen der natürlichen Mündung (Blindendatresie) oder Lichtung eines Hohlorgans. – Meist als angeborene Fehlentwicklung (s.a. ▶Aplasie); z.B. Membranatresie, verwachsungsbedingte Strangatresie. E atresia. – **A. ạni,** Analatresie: das angeborene Fehlen der Afteröffnung infolge Fortbestehens der embryonalen Kloakenmembran; oft kombiniert mit Fehlbildungen des Darms (z.B. mit ▶Atresia recti), des Harn- u./oder Geschlechtstraktes, der unteren Wirbelsäule bzw. des Beckens; als **A. a. simplex** mit kleinem Grübchen; als **A. a. anạlis** mit kleiner Fistel anstelle der Afteröffnung. E anal a. – **A. aụris:** angeborenes Fehlen der Gehörgangslichtung; evtl. kombiniert mit ▶Mikrotie. – **A. cervicạlis:** der angeborene oder erworbene (▶ASHERMAN-Syndrom) Verschluss der Lichtung des Gebärmutterhalses; ▶Gynatresie. E cervical a. – **A. hymenạlis:** angeborener Verschluss des Scheideneingangs durch Fehlen der natürlichen Öffnung im Hymen; ▶Gynatresie. E imperforate hymen. – **A. mụlti|plex congẹnita:** ▶Dysostosis acrofacialis (1). – **A. nasạlis:** angeborener oder erworbener, ein- oder doppelseit. Nasenhöhlenverschluss; s.a. ▶Choanalatresie. E nasal a. – **A. pupịllae,** A. iridis, Atretopsie: der angeborene Pupillenverschluss infolge Fortbestehens der embryonalen Pupillarmembran. E pupillary a. – **A. rẹcti:** Mastdarmatresie; der Mastdarm ist ohne Verbindung zum After; das blind endende Mastdarmende ist durch eine Gewebsschicht vom kurzen Afterblindsack getrennt, der Sphincter ani aber normal angelegt; evtl. kombiniert mit einer Analatresie (= A. ani et recti) oder (infolge Fehltrennung im Sinus urogenitalis) mit einer inneren oder äußeren Fistel, z.B. einer Damm-, Scheidenfistel (**A. r. cum fịstula perineạli, vaginạli**). E rectal a. – **A. urẹthrae:** membranöse oder strangförmige, evtl. inkomplette A. der Harnröhre, meist in Nähe der äußeren Öffnung. E urethral a. – **A. ụteri,** Atretometrie: Minderentwicklung bis völliges Fehlen der Gebärmutterlichtung, v.a. als Uterusfehlbildung (s.a. ▶A. cervicalis); auch Verödungsfolge. – ▶Gynatresie. E uterine a. – **A. vaginạlis:** angeborene Unterentwicklung oder erworbene (entzündliche) Verödung der weiblichen Scheide; ▶Gynatresie; s.a. ▶MAYER-ROKITANSKY-KÜSTER-Syndrom. E vaginal a.

**Atret..., Atreto...:** Wortteil ▶Atresie.

**atrẹtisch:** nicht durchgängig, durch ▶Atresie bedingt. E atretic. – **a. Follikel:** ▶Follikelatresie. E a. follicle.

**Atrial...:** Wortteil Vorhof (= Atrium), v.a. »Herzvorhof«; s.a. ▶Atrio...

**atri|ạl:** den Vorhof betreffend. E atrial. – **a. natriuretisches Hormon, a. n. Peptid, a. n. Faktor,** Abk. ANP, Abk. ANF: in Vorhofmyokardzellen u. anderen Geweben (v.a. zentrales u. peripheres Nervensystem) sowie in der Niere gebildetes Polypeptid. Wirkt natri- u. diuretisch (»ANP-Mechanismus«). Entfaltet seine vaskuläre Wirkung v.a. durch Dilatation arterieller Gefäße. S.a. ▶Vasopressin. E a. natriuretic hormone (or peptide or factor). – **a. Stimulation, transvenöse temporäre:** transvenöse atriale ▶Katheterstimulation.

**Atrị|chia, -chie:** angeborene oder erworbene (▶Alopezie) Haarlosigkeit. E atrichia.

**Atrio|peptịd(e), -peptin:** ▶atriales natriuretisches Hormon. E atriopeptin.

**Atrio|septo|pexịe:** (BAILEY) operativer Verschluss eines ▶Vorhofseptumdefektes durch Aufnähen eines Teils des ausgeweiteten re. Vorhofs. E atrioseptopexy.

**Atrio|septo|stomịe:** ▶RASHKIND-Ballonseptostomie. E atrioseptostomy.

**atrio|ventrikulạ̈r,** atrioventrikular, atrioventricularis, Abk. av., Abk. AV-: den Herzabschnitt zwischen Vorhof u. Kammer betreffend, i.e.S. die entsprechende Strecke des spezifischen Reiz- = Erregungsleitungssystems des Herzens einschließlich des ▶Atrioventrikularknotens. E atrioventricular. – **av. Bündel:** ▶Fasciculus atrioventricularis. E av. bundle. – **av. Dissoziation:** s.u. ▶Dissoziation. – **av. Extrasystole:** ▶Extrasystole mit Ursprung im Atrioventrikularknoten (Knoten-E.). – **av. Reizleitungsstörung:** als erstgradige av. Reizleitungsstörung die Störung der Erregungsleitung des Herzens ohne Leitungsausfälle; die zweitgradige R. mit teilweisem (= »partiellem«) ▶Block, d.h. als 2:1- bis 4:1-Block, evtl. aber als ▶WENCKEBACH-Periode; die drittgradige R. mit totalem Block. E av. conduction disturbance.

**atrio|ventrikulạr:** ▶atrioventrikulär.

**Atrio|ventrikulạr|kanal: 1)** *Embryologie* der enge Abschnitt des S-förmigen Herzschlauches zwischen Vorhof- u. Kammerteil, aus dem sich später die Atrioventrikularklappen entwickeln. **2)** *Kardiologie* ein fortbestehender embryonaler A.; als »**kompletter A.**«, mit Bildung einer einzigen Atrioventrikularklappe, oder als »**partieller A.**«, d.h. als ▶Endokardkissendefekt. Ist kombiniert mit ▶Vorhofseptumdefekt (evtl. – bei partiellem A. – von miteinander verbundenen Segeln [= bridging leaflets] überspannt); meist auch Ventrikelseptumdefekt, Klappendeformierungen, Herzverbreiterung, Überdurchblutung der Lungen, evtl. ▶EISENMENGER-Reaktion mit Shuntumkehr u. Blausucht. E atrioventricular canal (complete; partial).

**Atrio|ventrikulạr|klappe:** *Kardiologie* ▶Valva atrioventricularis (dextra, sinistra). E atrioventricular valve.

**Atrio|ventrikulạr|knoten,** AV-Knoten, ASCHOFF-TAWARA-Knoten: Gebilde aus spezifischen Muskelfasern als Teil des Reizleitungssystems des Herzens am Übergang des rechten Vorhofs zur Herzscheidewand; Ausgangspunkt des HIS-Bündels (▶Fasciculus atrioventricularis). Wird über die Vorhofmuskulatur im Rhythmus des Sinusknotens erregt; wird bei Sinusknotenausfall zum ▶Schrittmacher des Herzens (Knotenrhythmus). S.a. ▶ADAM-STOKES-Syndrom. E atrioventricular node.

**Ạtri|um** *(latein.):* Vorhof. E atrium. – **A. cọrdis:** der rechte bzw. linke ▶Vorhof des Herzens. E a. of heart.

**Ạtropa belladọnna,** Tollkirsche: Blütenpflanze [Solanaceae] mit giftigen Alkaloiden, v.a. ▶Hyoscyamin, ▶Atropin, Scopolamin; s.a. ▶Atropinvergiftung. ***Anw.:*** als spezielle Aufbereitung (in niedriger Dosierung) mit nachgewiesener Wirkung bei Herzrhythmusstörungen, nervösen Herzbeschwerden sowie krampfartigen Schmerzen im Bereich des Magen-Darm-Traktes und der Gallenwege. In der Augenheilkunde wird Atropin genutzt, um die Pupillen für Untersuchungen zu erweitern. ***Kontraind.:*** Tachykardie, Prostataadenom mit Restharn, Engwinkelglaukom, akutes Lungenödem, Megakolon; ***NW:*** Mundtrockenheit, Akkommodationsstörung, Tachykardie, Miktionsbeschwerden, Halluzinationen u. Krampfzustände. E belladonna, deadly nightshade.

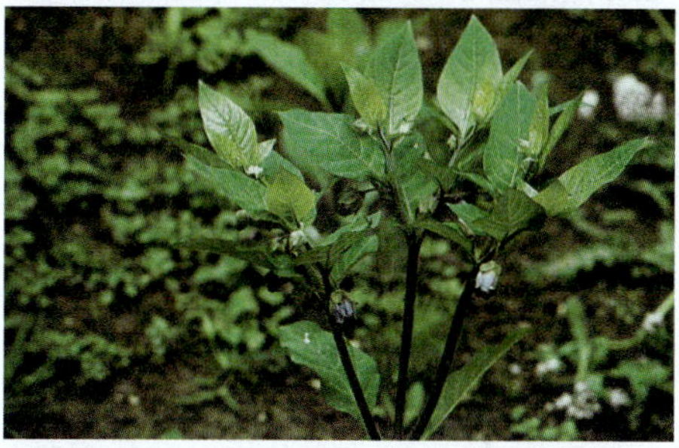

**Atropa belladonna.** [448]

**Atro|phia, -phie:** Gewebsschwund infolge Mangelernährung der Gewebe bei mangelndem Substratangebot bzw. mangelhafter Zufuhr u./oder Substratverwertungsstörung, d.h. allgemein bei Störung des Gleichgewichts zwischen auf- u. abbauenden Stoffwechselprozessen (Anabolismus bzw. Katabolismus) zugunsten der Letzteren. Entweder als **einfache A.**, d.h. Größenminderung der Zellen bei gleich bleibender Zellzahl als Folge des Überwiegens des Abbaustoffwechsels; evtl. als **degenerative A.**, d.h. mit gleichzeitigen Veränderungen der Zellstrukturen; oder – weitgehend – als **numerische A.**, d.h. als Abnahme der Zellzahl infolge ungenügenden Zellersatzes. Als **physiologische A.** im Verlauf von Entwicklungs-, Altersveränderungen, z.B. als Thymusinvolution bzw. Altersinvolution (u.a. der Geschlechtsdrüsen); die Alters-A. wie auch die A. bei bestimmten Krankheiten gehen evtl. unter gleichzeitiger Pigment-, v.a. Lipofuscinablagerung vonstatten (braune A.). Die A. ist entweder allgemein (**universelle A.**), z.B. als Hungeratrophie, bei zehrenden Krankheiten, als SIMMONDS-Kachexie sowie als Säuglingsatrophie, oder sie ist begrenzt (**lokale A.**), z.B. infolge Minderbeanspruchung (als Inaktivitätsatrophie oder funktionelle A.), bei Störungen der Blutversorgung (vaskuläre A.; z.B. bei Arteriosklerose, als Druckatrophie) u./oder Erkrankung der organversorgenden Nerven (neurogene A.; s.a. ▶SUDECK-Dystrophie). Sie führt zu äußerlich erkennbaren Organveränderungen (z.B. als granuläre A.), Formänderung (infolge Parenchymersatzes durch Binde- oder Fettgewebe). S.a. ▶Leber-, ▶Muskelatrophie etc. u. nachfolgende Begriffe. E atrophy, atrophia. – **A. blanche:** Depigmentierung im distalen Unterschenkel infolge Vaskulitis kleiner Hautgefäße bei chron. venöser Insuffizienz. Oft schmerzhaft; Vorstufe des Ulcus cruris. – **A., braune:** s.u. Atrophie (Einleitungstext). E brown a. – **A. cerebellaris tardiva Typ Marie-Foix-Alajouanine:** zerebellare ▶Ataxie im Alter. – **A. cutis striata et maculata,** Striae et Maculae distensae: streifen- u. fleckförmige Hautatrophie, z.T. mit Rötung; als familiäre Erkrankung oder erworben, z.B. nach mechanischer Überdehnung (bei Adipositas, Schwangerschaft), bei CUSHING-Syndrom. – **A., exzentrische:** A. eines Hohlorgans oder eines Knochens mit Erweiterung der Organlichtung. – **A., granuläre:** A. mit feinkörniger Schrumpfung der Organoberfläche. – **A. gyrata choroideae et retinae:** erbliche, von der Peripherie zur Mitte fortschreitende Ader- u. Netzhautatrophie mit Pigmentverschiebungen am Augenhintergrund. Ursache ist ein Ornithinaminotransferase-Mangel. E gyrate a. of choroid and retina. – **A. (hemi)facialis:** Teilsymtom bei ▶Hemiatrophia facialis progressiva. – **A., konzentrische:** A. mit Umfangsminderung (eines Hohlorgans). – **A., lokale:** örtliche A. im Gegensatz zur A. universalis. – **A., neurogene:** s.u. Atrophie (Einleitungstext). E neurogenic a. – **A., olivopontozerebellare:** ▶olivopontozerebellare A.

**atro|phi|cans** *(latein.)*: zu ▶Atrophie führend.

**atrophicus, atrophisch:** i.S. der ▶Atrophie verändert, rückgebildet. E atrophic.

**Atropho|derma,** Atrophodermia: Hauterkrankung mit Veränderungen i.S. der ▶Atrophie. E atrophoderma. – **A. idiopathica et progressiva:** (PIERINI u. PASINI, 1923) ▶Sklerodermie. – **A. pigmentosum:** ▶Xeroderma pigmentosum. E a. pigmentosum.

**Atropin,** DL-Hyoscyamin: sehr giftiges, aber auch als Heilmittel genutztes Alkaloid (Hyoscyaminracemat) in Nachtschattengewächsen [Solanaceae] wie Stechapfel (Datura stramonium), Tollkirsche (Atropa Belladonna), Bilsenkraut (Hyoscyamus niger). E atropine. – **Atropinum sulfuricum,** Atropinsulfat: Atropinsalz mit schneller Wirkung. ***Wirkung u. NW:*** kompetitiver Antagonist des Neurotransmitters ▶Acetylcholin (verhindert Depolarisation an postsynaptischen Membranen); hemmt die Schweißsekretion, infolgedessen Erweiterung der Hautgefäße (kompensiert die reduzierte Abgabe von Verdunstungswärme durch Wärmeabgabe via Strahlung oder Konvektion); führt zu Erschlaffung glatter Muskeln, zu – tagelang währender – Pupillenweitstellung (Mydriasis) mit aufgehobener Akkommodation, zu Erregung des ZNS (in großen Dosen aber ZNS-Hemmung), Beschleunigung der Herzfrequenz (Ausschaltung der Herzäste des Vagus). ***Anw.*** als Spasmolytikum (bei Krämpfen des Verdauungstraktes, der Harnblase, der Bronchien), Mydriatikum, Gegenmittel (Antidot) bei Vergiftung mit Alkylphosphaten (z.B. E 605) sowie bei Überdosierung von Parasympathomimetika; wird außerdem eingesetzt bei der PARKINSON-Krankheit (Antagonismus gegen das in relativem Übergewicht gegen Dopamin vorhandene Acetylcholin). E a. sulfate.

**Atropinvergiftung:** Mydriasis mit Akkommodationsstörung, Schluckbeschwerden (durch Mundtrockenheit), Darmatonie, Blasenlähmung, Tachykardie u. Herzrhythmusstörungen, Hautrötung, Euphorie bis Erregung, Halluzinationen, Krämpfe, Atemstillstand, Schock; bei Kindern Hyperthermie. E atropinism.

**Attacke:** kurzzeitiges Anfallsgeschehen, ▶Anfall. E attack. – **A., trans|itorisch-ischämische, trans|itorisch-zerebrale A.:** ▶TIA.

**Attenuierung:** Abschwächung der ▶Virulenz von Krankheitserregern unter Erhaltung der Immunogenität u. der Fähigkeit zur Vermehrung. Erfolgt durch Herauszüchten ausgewählter Erregerstämme (▶BCG; v.a. aber Viren). Die abgeschwächte Virulenz bietet die Möglichkeit zur Herstellung von ▶Lebendimpfstoffen. E attenuation.

**Atti|cus, -kus:** ▶Recessus epitympanicus; s.a. ▶Attik...

**Attik(o)-Antro|tomie:** funktionserhaltende Operation bei chronisch entzündlichem Mittelohrprozess bes. des Kuppelraumes (Recessus epitympanicus); Ausräumung des Warzenfortsatzes u. Abtragung der hinteren Gehörgangswand unter Schonung der »Brücke« zwischen Schädelbasis u. Fazialisknie des Trommelfellrahmens sowie des Trommelfells u. der Gehörknöchelchen. E attico-antrotomy.

**Atto...:** Maßeinheiten-Präfix mit der Bedeutung $10^{-18}$ (Kurzzeichen: a).

**Attonität:** völlige Regungslosigkeit (Starre), z.B. bei schizophrenem Stupor, Katalepsie. E catatonic immobility.

**attonitus:** vom Donner gerührt, betäubt; ▶Attonität.

**AT-Winkel,** Abk. für Antetorsionswinkel: Winkel zwischen Schenkelhalsachse u. Kondylenebene; beträgt im Erwachsenenalter ca. 12°, bei Neugeborenen ca.

30°; (bleibt) erhöht z.B. bei angeborener Hüftluxation. E angle of hip anteversion, angle of femoral torsion.

**atypicus,** atypisch: auf eine ▸Atypie bezüglich. E atypical.

**Atypie:** i.e.S. *zytol* die Zell- u. Gewebsatypie, d.h. die Abweichung der Zellen u. Gewebe von normaler Form u. inneren Strukturen; diagnostisch v.a. von Bedeutung für die Unterscheidung maligner von benignen Tumoren u. zur Beurteilung des Malignitätsgrades (s.a. ▸Grading); Merkmale für A. sind z.B. Zellpolymorphie (Vielfalt von Zellgröße u. -form), Anisonukleose (Auftreten unterschiedlich großer Kerne), Kernpolymorphie (unterschiedl. Kernformen), Kernhyperchromasie (vergröbertes u. stärker anfärbbares Kernchromatin aufgrund eines erhöhten DNS-Gehalts der Tumorzellen), Nukleolenvergrößerung, Verschiebung der Kern-Plasma-Relation zugunsten des Kerns, vermehrte zytoplasmatische Basophilie der Tumorzellen (Umstellung vom Funktions- zum Proliferationsstoffwechsel mit Vermehrung des zytoplasmatischen RNS-Gehalts; s.a. ▸Anaplasie). – s.a. ▸Umwandlungszone, atypische (= ATZ).

**Au:** Kurzzeichen für ▸Gold (latein.: **au**rum). E Au.

**Au-Antigen,** Abk. für **Au**stralia-Antigen: s.u. ▸Hepatitis-B-Antigene.

**AUC** *(engl.):* Akronym aus **a**rea **u**nder the **c**urve (Integral der Blutkonzentrationskurve eines Pharmakons [als pharmakokinet. Größe]; s.u. ▸Bioverfügbarkeit).

**Audimutitas:** motorische ▸Hörstummheit, d.h. die über das 3. Lj. hinaus bestehende Stummheit (▸Mutitas) oder erheblich verzögerte Sprachentwicklung bei normalem Gehör u. durchschnittlicher Intelligenz.

**Audio|gramm:** bei der ▸Audiometrie gewonnene graphische Darstellung der Messwerte in Form einer Kurve. Erfassung der Frequenz auf der Abszisse u. der Tonintensität (in dB) auf der Ordinate. S. Abb. E audiogram.

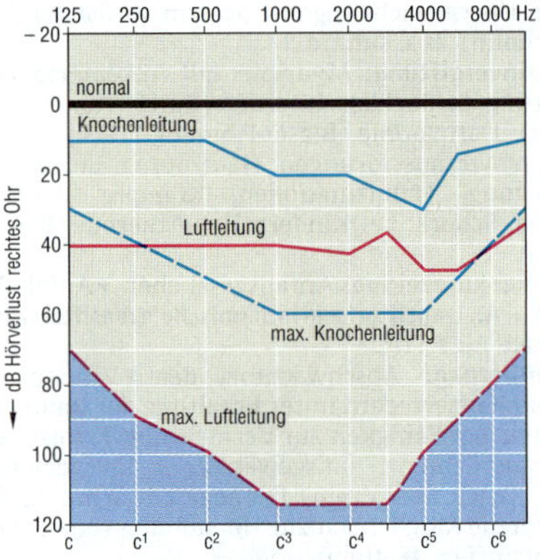


**Audiogramm:** Reinton-Schwellenaudiogramm bei Otosklerose. [84]

**Audio|meter:** Gerät für die ▸Audiometrie; besteht im Wesentlichen aus einem Tongenerator (für Erzeugung von Tönen der Frequenz zwischen 64 u. 800 Hz), einem Tonintensitätsregler (ermöglicht stufenweise Verstärkung jedes Tones bis auf ca. 120 dB), einem elektroakustischen sowie einem elektromagnetischen Wandler für die Prüfung der Luft- bzw. Knochenleitung (Kopfhörer mit Gummiabdichtung bzw. »Knochenhörer« zum Aufsetzen an das Mastoid oder die Stirn) u. einem Generator für Vertäubungsgeräusche (Ausschaltung des anderen Ohres). E audiometer.

**Audio|metrie:** die mittels ▸Audiometer vorgenommene quantitative u. qualitative elektroakust. Hörprüfung, bei der der Proband die jeweils eben noch wahrgenommene Tonintensität anzuzeigen hat (Reintonaudiometrie), wobei die subjektiven Messwerte als ▸Audiogramm erfasst werden. Dient zur Diagnostik von Hörstörungen, zur Beurteilung möglicher hörverbessernder Operationen, zur Hörgeräteanpassung etc. – Spezielle Methoden sind u.a. die Sprach-, Kinder-A. (z.B. ▸Spiel-, ▸Reflex-A., electric response audiometry). E audiometry. – **A., überschwellige:** A. für Laute oberhalb der Hörschwelle; zur Differenzierung von Innenohr- u. Hörnervenstörungen; s.a. ▸Recruitment. E supraliminal a.

**Auditio** *(latein.):* Hören, Hörvermögen. Auch *psych* ▸Stimmenhören (Audition; Phonem; s.a. ▸Halluzination, akustische). E audition, hearing. – **A. colorata:** die Farbempfindung (Chromästhesie) als Begleitphänomen bestimmter Töne (▸Synästhesie).

**audi|tiv(us), -torius:** das Gehör (Auditus) betreffend. E auditory.

**Auditus:** das Gehör (▸Hören, ▸Hör...).

**Auerbach-Plexus** (Leopold A., 1828–1897, Physiologe, Breslau): ▸Plexus myentericus. E Auerbach's plexus.

**Auer-Stäbchen** (John A., 1875–1948, Pharmakologe, St. Louis): Zellorganellen aus azurophilen Granula im Zytoplasma weißer blastärer Vorstufen von Blutzellen der myeloischen Reihe (Myeloblasten, Promyelozyten) bei akuter myeloischer Leukämie u. myelodysplastischen Syndromen (sind Anhalt für den myeloischen Ursprung der Blasten). E Auer bodies, A. rods.

**Aufbau|stoffwechsel:** ▸Anabolismus.

**Aufbautraining:** in der Rehabilitation von Verletzungen des Bewegungsapparates eingesetzte Form der medizinischen Trainingstherapie. Trainingselemente sind Krafttraining, Ausdauertraining u. Dehntechniken. Das A. schließt sich an die (postoperative) physiotherap. Behandlung an u. verläuft in vier ***Phasen,*** deren zeitliche Definition insbesondere von der Art der Verletzung, dem durchgeführten Operationsverfahren, dem Heilungsverlauf u. der Kondition des Pat. abhängt: **1. Phase** – Mobilisation (frühfunktionelle Therapie); **2. Phase** – Stabilisation (funktionelle Therapie); **3. Phase** – funktionelles Muskelaufbautraining (uneingeschränkte Funktionsfähigkeit); **4. Phase** – Muskelbelastungstraining (uneingeschränkte Belastungsfähigkeit). ***Prinzip:*** Durchführung nach festgelegten Trainingsprinzipien. **Frühfunktionelle Ther.**: Im Mittelpunkt steht die Steigerung der allgemeinen Leistungsfähigkeit. Trainingsziele sind die Stabilisierung der Muskulatur sowie die Verbesserung von Kraft, Ausdauer, Koordination u. Beweglichkeit. Trainingsmethoden sind u.a. Gangschulung, Muskeldehnung, Ausdauertraining, isometrisches u. dynamisches Krafttraining. Die Trainingsdosierung beträgt ca. 60 Min. pro Trainingseinheit, für Freizeitsportler z.B. zwei Einheiten pro Woche über einen Zeitraum von 1–3 Wochen. **Funktionelle Ther.**: Trainingsziel ist der Ausbau der in der 1. Phase genannten Ziele. Die Trainingsmethoden werden um isokinetisches (Isokinetik) u. auxokinetisches Krafttraining erweitert. Die Trainingsdosierung beträgt ca. 60–90 Min. pro Trainingseinheit, für Freizeitsportler z.B. eine Einheit pro Tag über einen Zeitraum von 1–5 Wochen. **Funktionelles Muskelaufbautraining**: Neben dem Ausbau der in der 2. Phase genannten Trainingsziele werden Reaktionsschnelligkeit, funktionelle u. sportartspezifische Bewegungsmuster und die Integration von Teilbewegungen zu Gesamtbewegungen (z.B. Gehen oder Laufen) geübt. Zu den Trainingsmethoden zählen nun zusätzlich Intervalltraining sowie Komplextraining. Die Trainingsdosierung beträgt ca. 60–90 Min. pro Trainingseinheit, für Freizeitsportler z.B. eine Einheit pro Tag über einen Zeitraum von 2–6 Wochen. **Muskelbelastungstraining**: Neben dem Ausbau der in der 3. Phase genannten Trainingsziele werden Kraft- u. Schnelligkeitsausdauer sowie Sprungkraft u. Belastbarkeit optimiert. Die Trainingsmethoden werden ergänzt um sportartspezifische Trainingsformen. Die Trainingsdosierung beträgt ca. 60–90 Min. pro Trainingseinheit, für Freizeitsportler z.B. 1–2 Einheiten pro Tag über einen Zeitraum von 2–6 Wochen.

**Aufbewahrungs|frist; -pflicht:** s.u. ▶Krankengeschichte.

**Aufbrauch|perniziosa:** als Aufbrauchkrankheit auftretende megaloblastische Anämie bei bösartigen Tumoren der Blutbildungsgewebe u. während der Schwangerschaft; vermutlich Folge eines Mangels an Vitamin $B_{12}$ u. Folsäure im Zusammenhang mit der übersteigerten Zellproliferation.

**Auf|deck|test:** *Ophthalmologie* beim ▶Abdecktest die Beobachtung des zuletzt freigegebenen Auges, das normalerweise in seiner Stellung verharrt (jedoch nicht bei Amblyopie, ▶Heterophorie).

**Auffrisch(ungs)|impfung:** erneute Impfung mit dem spezifischen Antigen zur Erzielung eines Wiederanstiegs des Antikörpertiters; ▶Booster-Effekt, ▶Recall-Antigene, anamnestische Reaktion. **E** booster vaccination.

**aufgeschobene Wundversorgung:** s.u. ▶Dringlichkeitsoperation.

**Aufguss:** *Pharmazie* ▶Infus. **E** infusum, infusion.

**Aufguss|tierchen,** Infusorien: die im Wasser eines Heu-Aufgusses aus Dauerzysten entstandenen Einzeller (z.B. Pantoffeltierchen). **E** infusoria.

**Auf|hellung:** *Radiologie* vermehrt strahlendurchlässiger Bezirk, der sich im Positivbild (z.B. Schirmbild) relativ hell, im Negativbild (Film) aber relativ dunkel darstellt. S.a. ▶Verschattung. **E** lucency.

**Aufklärungs|pflicht:** die ethische u. rechtliche Verpflichtung des Arztes zur Aufklärung des Patienten über diagnostische u. therapeutische Maßnahmen u. deren Risiko. **1)** Selbstbestimmungsaufklärung: Aufklärung über die Art der ärztlichen Einwirkung (»Eingriffsaufklärung«) als eine Körperverletzung im rechtlichen Sinne, die durch eine rechtswirksame Einwilligung des Patienten gedeckt sein muss. Die Rechtswirksamkeit der Einwilligung setzt voraus, dass der Patient vom Arzt in einem individuellen Gespräch über den vorgesehenen Eingriff so umfassend wie möglich aufzuklären ist. Ziel soll sein, dass der Patient durch Abwägung der für u. gegen einen Eingriff sprechenden Gründe seine Entscheidungsfreiheit und damit sein Recht auf Selbstbestimmung bewahren kann. **2)** Diagnoseaufklärung: Pflicht zur Aufklärung über die Diagnose. Sie besteht bei ausdrücklichem Wunsch des Patienten oder wenn – für den Arzt ersichtlich – die Unkenntnis der Diagnose den Patienten in seiner weiteren persönlichen Entwicklung erheblich behindern würde. **3)** Sicherungsaufklärung: Aufklärung des Patienten zur Wahrung schutzwürdiger Interessen, die nicht in unmittelbarem Zusammenhang mit dem Wirken des Arztes stehen, z.B. Aufklärung des Patienten vor einer ambulanten Narkose über Verkehrsunfähigkeit für einen bestimmten Zeitraum.
Eine Aufklärungspflicht kann dann entfallen, wenn der Patient selbst Arzt oder Angehöriger eines medizinischen Assistenzberufes ist oder bei früheren Behandlungen bereits aufgeklärt wurde, wenn der Patient erklärtermaßen oder stillschweigend auf eine Aufklärung verzichtet, sowie wenn eine Verständigung mit dem Patienten nicht möglich ist (z.B. bei Bewusstlosigkeit), die Behandlung aber nicht verzögert werden kann; im letzteren Fall wird von der mutmaßlichen Einwilligung des Patienten ausgegangen. Für die Aufklärung gilt: Der Patient muss höchstpersönlich aufgeklärt werden, die Aufklärung muss rechtzeitig erfolgen, d.h., der Patient muss zum Zeitpunkt der Aufklärung noch in vollem Besitz seiner Erkenntnis- u. Entscheidungsfähigkeit sein (Ausnahme: z.B. Bewusstlosigkeit). Stil u. Ausdrucksweise der Aufklärung müssen dem Alter u. Bildungsstand des Patienten angepasst sein.

**Auf|lage:** therapeutische ▶Packung, ▶Kompresse.

**Auf|licht|mikro|skopie:** Mikroskopie, bei der das – meist undurchsichtige – Objekt von der Beobachtungsseite her beleuchtet wird; v.a. zur Untersuchung von Oberflächenstrukturen, z.B. der Haut (Dermatoskopie); u.a. als Fluoreszenzmikroskopie (Beleuchtung mit UV-Licht), ▶Kolposkopie. **E** reflective light microscopy.

**Auf|liegen:** *Pathologie* ▶Dekubitus. **E** decubitus.

**Auflösungs|vermögen: 1) A., akustisches:** die Grenze des Erkennens der geringsten Tondifferenzen durch das Hörorgan. Unterschiedsschwellen beim Menschen zwischen 1,0 (bei 64 Hz) u. 0,1 % (bei 16 000 Hz). **E** resolution. **2) A., optisches:** die Auflösungsgrenze abbildender Systeme; der kleinste Abstand zweier noch getrennt abgebildeter (u. erkennbarer) Punkte (bzw. dessen reziproker Wert). Beträgt beim Auge des Menschen etwa 1 Bogenminute (z.B. 0,3 mm in 1 m Entfernung); wird bestimmt mittels Diskrimeters. **3)** bei Strahlungsmessgeräten die Fähigkeit zu getrennter Aufnahme dicht aufeinander folgender Impulse.

**Aufmerksamkeits|reflex,** ideomotorischer oder Psychoreflex: leichte Pupillenerweiterung bei geistiger Anstrengung, bei Vorstellung von Dunkelheit (umgekehrt bei Vorstellung von Licht). **E** pupillary psychoreflex.

**Aufnahme, gehaltene:** (Böhler) ▶Röntgenaufnahme des Skeletts speziell zum Nachweis von Bänderrissen v.a. am Knie- oder Sprunggelenk. Hierbei wird der Gliedmaßenabschnitt passiv in Aufklappstellung, d.h. Abwinkelung zur Seite des intakten Bandes gehalten. Zur Vermeidung von Strahlenbelastung des Personal dient eine Fixiervorrichtung, wobei je nach Gelenk dosierte Zugkräfte angesetzt werden. **E** stress radiogram.

**Aufpfropf|gestose,** Pfropfgestose: eine Schwangerschaftstoxikose (▶Spätgestose), die sich einem vor der Schwangerschaft bestehenden Leiden (z.B. einer arteriellen Hypertonie, chronischen Pyelonephritis) aufpfropft u. durch dessen Geschehen u. Symptome wesentlich mitbestimmt wird. **E** superimposed gestosis.

**Aufprall|verletzung:** *Chirurgie* Stauchungs-, evtl. auch Aufschlagverletzung, d.h. als Folge einer plötzlichen ▶Dezeleration. Evtl. kombiniert mit einer Schleuderverletzung (▶Peitschenhiebtrauma). **E** blunt trauma.

**Aufschlag|verletzung:** unfallspezifische Mehrfachverletzung bei Sturz aus der Höhe; v.a. Knochenbrüche, Organrisse. – s.a. ▶Aufprallverletzung. **E** blunt trauma, impact injury.

**Aufschwemmung:** ▶Suspension (2,3). **E** suspension.

**aufsteigend:** ▶ascendens, ▶zentripetal. **E** ascendent, ascending. – **aufsteigendes retikuläres Aktivierungssystem,** Abk. ARAS: Schaltneuronensystem der ▶Formatio reticularis des Hirnstammes, das – diffus-unspezifisch – die Hirnrinde aktiviert, erkennbar am Schwinden des Ruherhythmus des EEG, ▶arousal reaction; dadurch reguliert es u.a. die Folge der Schlaf- u. Wachzustände. Erhält über Kollateralen von allen spezifischen Sinnessystemen Erregungszuflüsse u. wird humoral beeinflusst; ihm steht das absteigende inhibierende System gegenüber (▶Magoun-Zentrum). – Ausfall des Systems führt zu ▶Bewusstseinsstörungen. **E** ascending reticular activating system.

**Aufstoßen,** Ructus, Rülpsen: die durch den Mund erfolgende, durch rückläufige Peristaltik bedingte Entleerung von Gasen aus der Speiseröhre oder dem Magen im Anschluss an die Nahrungsaufnahme; u.a. nach »Luftschlucken« (Aerophagie), bei Meteorismus. S.a. ▶Singultus. **E** eructation.

**Aufwach|epilepsie:** ▶Epilepsie mit generalisierten Krampfanfällen, die meist in den ersten 1–2 Std. nach dem Erwachen auftreten. **E** awakening epilepsy.

**Aufwach|temperatur:** die normalerweise mit ca. 36 °C um etwa 1 °C unter der Abendtemperatur liegende ▶Körpertemperatur beim Erwachen; s.a. ▶Basaltemperatur.

**AUG:** Abk. für ▸Ausscheidungsurographie.

**Aug|apfel,** Bulbus oculi: s.u. ▸Auge. E eyeball.

**Augapfelschrumpfung:** ▸Phthisis bulbi.

**Auge,** Oculus: beim Menschen das paarige, in der Augenhöhle (▸Orbita) gelegene, auf Licht (elektromagnetische Wellen von 350–800 nm) ansprechende Organ, das mit dem Sehnerv (Nervus opticus) das ▸Sehorgan bildet (s. Abb.). Besteht aus dem Augapfel u. dessen Inhalt u. den Organa accessoria, d.h. den Hilfs- u. Schutzorganen. Der Augapfel (Bulbus oculi) ist ein annähernd kugeliges Gebilde (∅ ca. 24 mm) mit mehrschichtiger Wand, die – von außen nach innen – gebildet wird von der Lederhaut (▸Sclera), die vorn in die Hornhaut (▸Cornea) übergeht, von der gefäßführenden Augenhaut (Tunica vasculosa bulbi), d.h. von der Aderhaut (▸Choroidea), die sich vorn zum Strahlenkörper (▸Corpus ciliare) verdickt u. deren vorderer Teil die die ▸Pupille begrenzende Regenbogenhaut (▸Iris) bildet, sowie von der ▸Netzhaut (▸Retina); wird größtenteils ausgefüllt vom gallertigen Glaskörper (▸Corpus vitreum), vor dem – u. zwar hinter der Pupille – die ▸Augenlinse gelegen ist. Der optische Apparat, d.h. das ▸abbildende System, wird funktionell ergänzt durch den Akkommodationsapparat (Ziliarmuskel; mit Wirkung an der Linse) u. durch das Reizaufnahme- = Rezeptionsorgan Netzhaut (deren Photorezeptoren). Als Schutz- u. Hilfsorgane wirken die Bindehaut (▸Tunica Conjunctiva), Lider, Tränenorgane, Augenbrauen u. Orbitalfaszien (u.a. die ▸Vagina bulbi) bzw. die ▸Augenmuskeln. Die Blutversorgung des Auges erfolgt durch die der Arteria ophthalmica entstammenden Arterien u. deren Begleitvenen (Arteriae ciliares, A. u. V. centralis retinae, Vv. vorticosae), die der Hilfsorgane durch palpebrale, konjunktivale, lakrimale Arterien. Die Innervation erfolgt durch den Nervus nasociliaris (sensibel), durch parasympathische Fasern in den Nervi ciliares u. durch sympathische Fasern im Nervus ophthalmicus. S.a. ▸Kunstauge, ▸Kardinalelemente (dort Abb.), ▸Augen..., ▸Ophthalm(o)..., ▸Okulo..., ▸Seh... E eye.

**Auge, trockenes:** ▸Conjunctivitis sicca.

**Augen|abweichung:** die Blickablenkung von der Fixationsrichtung bzw. von der Ausgangsstellung. – s.a. ▸Strabismus. E ocular deviation. – **A., assoziierte,** Déviation conjuguée: die anfallsweise gleichsinnige Ablenkung beider Augen zur gesunden Seite bei ▸Blicklähmung infolge supranukleärer (pontiner) Schädigung der Nervenbahnen eines Augenwenderpaares, d.h. bei Überwiegen der in der Brücke (Pons) der Gegenseite gelegenen Zentren für seitliche Blickbewegungen. S.a. ▸RAYMOND-CESTAN-Syndrom, Lävo-, Dextroversion; ▸Konvergenz, ▸Divergenz. E associated o.d. – **A., dissoziierte:** nicht beidseits koordinierte A. als Störung der ▸Augenbewegungen mit Doppeltsehen u. Scheinbewegungen, z.B. bei Alkoholvergiftung, Commotio cerebri, intrakraniellem Prozess. E dissociated o.d.

**Augen|achse:** ▸Axis bulbi, ▸Axis opticus.

**Augen|bank:** *Ophthalmologie* Einrichtung, die Hornhaut als Spendermaterial für Hornhauttransplantation (▸Keratoplastik) zur Verfügung hält. E eye bank.

**Augen|becher:** *Embryologie* s.u. ▸Augenbläschen.

**Augen|bewegungen:** Bewegungen des Augapfels durch die vom beidseitigen Nervus oculomotorius sowie vom beidseit. Nervus trochlearis (für M. obliquus superior) u. abducens (für M. rectus lateralis) versorgten Augenmuskeln, Tab.; sie erfolgen normalerweise konjugiert (d.h. in gleicher Richtung; mit Muskelsynergie). S.a. ▸Blickbewegung, ▸Augenabweichung, ▸Vergenz. E ocular movements, eye m.

**Augen|binde|haut:** ▸Tunica conjunctiva.

**Augen|binnen|druck:** der intraokulare Druck als Resultante des Zu- u. Abflusses (Sekretion bzw. Resorption) des ▸Kammerwassers. Er beträgt bei Intaktheit der Abflusswege im Kammerwinkel u. SCHLEMM-Kanal bei ungestörter Regul. im Mittel 15–18 mmHg = 2,0–2,4 kPa (Normalwerte: 10–20 mmHg = 1,3–2,9 kPa; Tagesschwankungen v.a. morgens). Dauernde Erhöhung besteht bei ▸Glaukom, Senkung bei ▸Coma diabeticum, nach schwerer intraokulärer Entzündung (Vorstufe der Bulbusatrophie); Bestimmung erfolgt indirekt durch ▸Tonometrie; Bulbusdruckversuch. E intraocular pressure.

**Augen|bläschen:** *Embryologie* die – paarige – Ausstülpung der Vorderhornbläschen, aus der nach Einstülpung (»Augenbecher«-Bildung) – die Netzhaut u. das Pigmentepithel des Auges hervorgehen, während der Augenbläschenstiel (später = Augenbecherstiel) den Sehnerv liefert. Die Becherbildung setzt nach Bildung der Linsenplakode (= Linsenanlage) ein; der vordere Becherrand wird zur Pupille. – Choroidea, Sklera u. Kornea entstehen aus dem ▸Mesenchym des Kopfbereichs.

**Augen|braue,** Supercilium: die parallel stehenden Borstenhaare in Höhe des oberen Augenhöhlenrandes als Blend-, Schweiß- u. Staubschutz. E eye-brow.

**Augen|diagnose:** Diagnose einer Organkrankheit mittels »Irisdiagnostik« (IGNAZ V. PÉCZELY 1880), d.h. anhand von Veränderungen bestimmter »Irisfäserchen«; in ihrer Aussagekraft umstritten. E ocular diagnosis.

**Augen|druck:** ▸Augenbinnendruck.

**Augen|felder:** das frontale (Area 8; für Ab- u. Zuwendung) u. das okzipitale, als ▸Blickzentrum fungierende ▸Rindenfeld der Großhirnrinde. E visual fields.

**Augen|finne:** das gelegentlich in der Orbita u. in bulbären Konjunktiven nachweisbare Larvenstadium von ▸Sparganum mansoni u. Spirometra erinacei.

**Augen|flimmern:** anfallsweise Sehstörung in Form schnell wechselnder Lichterscheinungen; v.a. bei Netz-, Aderhautentzündung, Netzhautablösung, Myopie. In Kombination mit gleichzeitigen Verdunkelungen u. Halbseitenkopfschmerz als Frühsymptom des ▸Glaukoms. – s.a. ▸Augenmigräne. E oscillopsia.

**Augen|heilkunde:** medizinisches Fachgebiet, das sich mit den Erkrankungen des Sehorgans u. dessen Umgebung befasst. Zu den Aufgaben des Facharztes für A. (**Augenarzt**) gehören Erkennung, Behandlung, Prävention u. Rehabilitation der anatomischen u. funk-

| Seitwärtsbewegung (Ab- u. Adduktion) | Vertikalbewegung | Schrägbewegung | | Rollbewegung |
|---|---|---|---|---|
| *Dextroversion*<br>rechtes Auge:<br>M. rectus lat.<br>linkes Auge:<br>M. rectus med. | *Elevation (Hebung)*<br>Mm. recti sup.<br>Mm. obliqui inf. | *Dextroelevation*<br>rechtes Auge:<br>M. rectus sup.<br>linkes Auge:<br>M. obliquus inf. | *Lävoelevation*<br>linkes Auge:<br>M. rectus sup.<br>rechtes Auge:<br>M. obliquus inf. | *Extorsion (Auswärtsrollung)*<br>M. rectus inf.<br>M. obliquus inf. |
| *Lävoversion*<br>rechtes Auge:<br>M. rectus med.<br>linkes Auge:<br>M. rectus lat. | *Depression (Senkung)*<br>Mm. recti inf.<br>Mm. obliqui sup. | *Dextrodepression*<br>rechtes Auge:<br>M. rectus inf.<br>linkes Auge:<br>M. obliquus sup. | *Lävodepression*<br>linkes Auge:<br>M. rectus inf.<br>rechtes Auge:<br>M. obliquus sup. | *Intorsion (Einwärtsrollung)*<br>M. rectus sup.<br>M. obliquus sup. |

**Augenbewegungen.**

A

**Horizontaler Meridionalschnitt des rechten menschlichen Augapfels**
(schematisch; die innere Augenhaut ist ocker, die mittlere blau hervorgehoben)

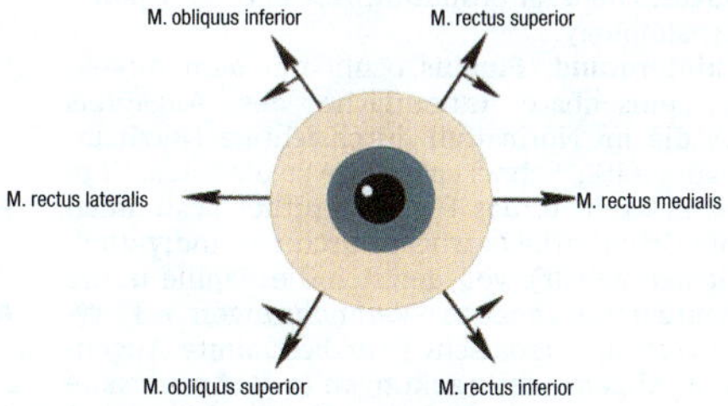


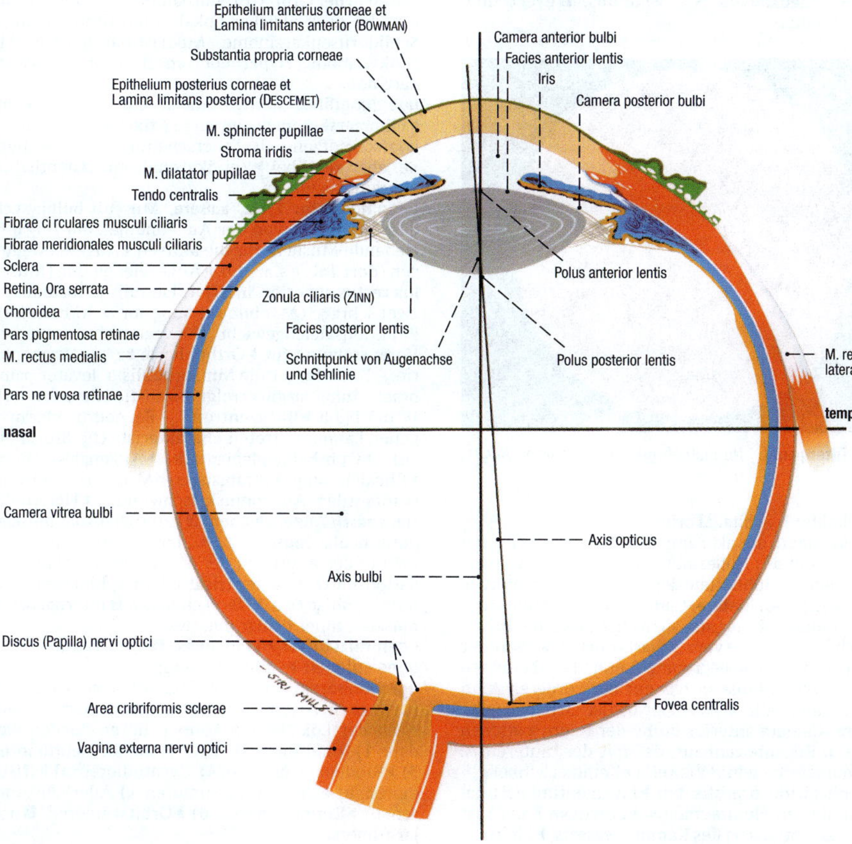


**Muskeln des rechten Auges**
(Ansicht von oben)

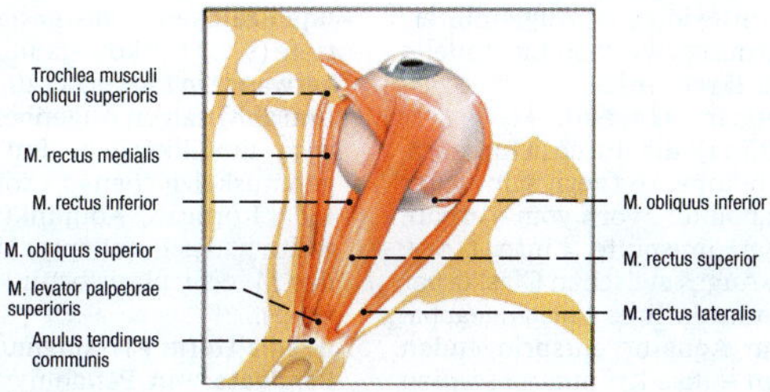


Auge.

tionellen Veränderungen des Auges u. seiner Anhänge, die ophthalmologische Optik sowie die plastisch-rekonstruktiven Operationen an den Schutzorganen des Auges. Die Weiterbildungszeit beträgt 5 Jahre. E ophthalmology.

**Augen|hintergrund,** Fundus oculi: mit dem Augenspiegel einsehbare Innenfläche des Augapfels (Abb.): die im Normalfall durchsichtige Netzhaut, Netzhautgefäße, Sehnervpapille, Macula lutea, Choroidea. Letztere u. das Pigmentepithel bestimmen die rote Grundfarbe (variiert durch den individuellen Pigmentgehalt), von der sich die Papille u. die Netzhautgefäße abheben. Veränderungen z.T. typisch (»pathognomonisch«) für bestimmte Augenleiden u. Allgemeinerkrankungen (z.B. Arteriosklerose, Diabetes mellitus, Tbk, Syphilis, Toxoplasmose) sowie für Hirndruck. Neuerdings Darstellung auch mittels Videokamera. S.a. ▸Fundus. E eyeground, ocular fundus.

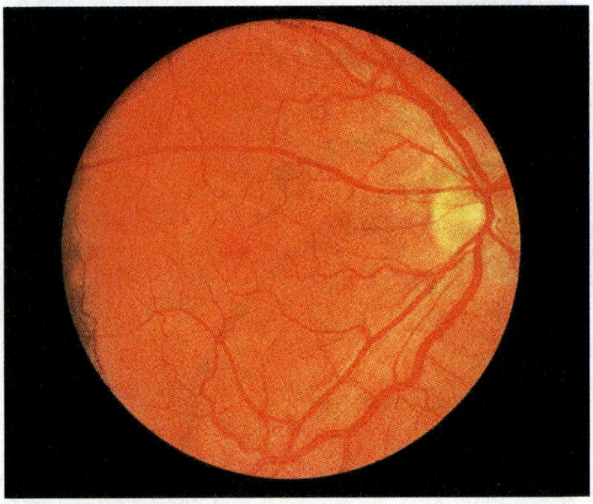

**Augenhintergrund:** Normalbefund des rechten Auges. [437]

**Augen|höhle:** ▸Orbita. E orbit.

**Augen|kammer:** die als Sammelbecken des – für den Stoffwechsel des Auges nötigen – ▸Kammerwassers fungierenden Hohlräume des Augapfels (= hintere u. vordere A.). – **A., hintere,** Camera posterior bulbi: der von Iris (deren Pigmentschicht) u. Glaskörper bzw. – seitlich u. zentral – vom Ziliarkörper bzw. von der Linsenvorderfläche begrenzte Raum, der über einen Spalt zwischen Linse u. Iris mit der vorderen A. in Verbindung steht. E posterior ocular chamber. – **A., vordere,** Camera anterior bulbi: der Raum zwischen Horn- u. Regenbogenhaut, der mit der hinteren A. kommuniziert; sein Winkel (»Kammerwinkel« = ▸Angulus iridocornealis; mit ▸Ligamentum pectinatum u. dessen Hohlräumen = ▸FONTANA-Kanal) ist Hauptresorptionsort des Kammerwassers, ▸Sinus venosus sclerae. E anterior ocular chamber.

**Augen|leuchten (Brücke-Cumming):** das rote Aufleuchten der Pupille bei Lichteinfall in einem bestimmten Winkel (Lichtreflexion vom Augenhintergrund) u. geringer Entfernung zwischen Lichtquelle u. Auge des Beobachters. E red reflex.

**Augen|lid:** ▸Lid; s.a. ▸Blephar... E eyelid.

**Augen|linse,** Lens (crystallina): die durchsichtige, ca. 4 mm dicke, gefäßfreie, bikonvexe (vorn schwächer als hinten gewölbte [paraboloid]), vorn vom – ernährenden – Kammerwasser umspülte Linse (∅ ca. 9 mm) des menschlichen Auges zwischen Glaskörper u. Regenbogenhaut, die mittels ihres Aufhängeapparates, d.h. den an ihrem Äquator entspringenden »Zonulafasern«, mit dem – ihre Krümmungsradien verändernden – Ziliarkörper verbunden ist. Ihr Körper geht aus der Linsenplakode hervor (vor dem ▸Augenbläschen entstehend); besteht aus lang gestreckten Linsenfasern (Fibrae lentis), die zu sternförmigen Nähten zusammenstoßen u. nach vorn in das nur hier fortbestehende Linsenepithel (Epithelium lentis) übergehen; die Fasern sind im Rindenteil wasserreicher als im Kernbereich (dort kernlos; im Alter härter). Als Außenschicht besitzt sie eine glasklare Kapsel (Capsula lentis). Die A. besteht aus Eiweiß u. Wasser (1:4; ferner anorganische Salze); ihre Brechkraft beträgt bei stärkster Naheinstellung 14,97 dpt. – Linsentrübung = ▸Cataracta. E lens of the eye.

**Augen|magnet:** hochleistungsfähiger Elektromagnet zur Entfernung von Fremdkörpern aus Eisen im Auge.

**Augen|metastasen:** Oberbegriff für die über den Blut- oder Lymphweg verstreuten Tochtergeschwülste im Augenbereich; v.a. von Bronchial- u. Mammakarzinomen ausgehend (ein- oder doppelseitige Aderhautmetastasen, gelegentlich Irismetastasen, Metastasen in der Orbita [Exophthalmus]). Weitere Tumoren, die zu A. gleicher Lokalisation führen können: Schilddrüsenkarzinome, Mediastinaltumoren, Magenkarzinome, Hypernephrome, Prostata- u. Ovarialkarzinome.

**Augen|migräne:** heftige, meist einseitige, oft mit ▸Flimmerskotom beginnende Attacken von »Augenkopfschmerzen« als Teilerscheinung einer ▸Migräne, aber auch bei ▸Zervikalsyndrom. E ophthalmic migraine, ocular m.

**Augen|muskeln: 1) A., äußere,** Musculi bulbi: sechs quer gestreifte, von der Augenhöhle zum Augapfel ziehende Muskeln für die aktiven ▸Augenbewegungen (dort Tab.); s.a. Abb. ▸Auge; vier gerade (Musculus rectus superior, inferior, lateralis u. medialis) u. zwei schräge (M. obliquus superior u. inferior). Ihr Funktionsgleichgewicht (Bewegungsharmonie) ist Voraussetzung für ▸Orthophorie bzw. ▸Normophorie. – I.w.S. ferner die Mm. orbitalis u. levator palpebrae. – Innervation erfolgt durch die Hirnnerven III, IV u. VI (s.a. ▸Blickzentrum). – Bei neuro- oder myogener Lähmung treten charakteristische Störungen auf, ▸Ophthalmoplegia; s.a. ▸Augenabweichung, ▸Blicklähmung, ▸Strabismus, ▸MOEBIUS-Syndrom I (= infantiler Augenmuskelschwund), ▸Heterophorie, *anästh* Augenzeichen. E external ocular muscles, outer ocular muscles. **2) A., innere:** drei glatte Muskeln in der Aderhaut; der M. ciliaris als Akkommodationsmuskel; in der Iris die Mm. sphincter u. dilatator pupillae (s.a. ▸Nervi ciliares). E internal ocular muscles, inner ocular muscles.

**Augen|reizstoffe:** ▸Tränengas. E eye irritants.

**Augen|spiegel:** ▸Ophthalmoskop.

**Augen|tumoren:** Oberbegriff für gut- u. bösartige Neoplasmen im Augenbereich (s.a. ▸Augenmetastasen). Nach der Lokalisation können unterschieden werden: **1)** ▸Lidtumoren; **2)** ▸Tränendrüsentumoren; **3)** ▸Bindehauttumoren; **4)** Uveatumoren: **a)** ▸Iristumoren; **b)** ▸Ziliarkörpertumoren; **c)** Aderhauttumoren; **5)** ▸Retinatumoren; **6)** ▸Orbitatumoren. E ocular tumors.

**Augen|wimpern:** ▸Cilia. E eyelashes.

**Augen|wurm, (West-)Afrikanischer:** ▸Loa-Loa.

**Augen|zahn:** ▸Eckzahn. E canine tooth.

**Augen|zeichen:** *Anästhesiologie* die von der Narkosetiefe (s.a. ▸Narkosestadien, dort Abb.), aber auch von verwandten Pharmaka zur Narkose u. der Prämedikation abhängigen Augenbefunde unter der Narkose; u. zwar unwillkürliche Bulbusbewegungen (als »Augenmuskelzeichen«) sowie Veränderungen des Lid-, Korneal-, Konjunktivalreflexes, der Pupillenweite u. der Pupillenreaktion auf Licht u. des Tonus des M. orbicularis oculi (in tiefer Narkose Erschlaffung).

**Augen|zittern:** ▸Nystagmus. E ocular tremor. – **A. der Bergleute:** ein Pendelnystagmus (zentraler Koordinierungsdefekt?) nach jahrelanger Untertagearbeit; evtl. kombiniert mit Zwinkern u. Blepharospasmus; Berufskrankheit. E miner's nystagmus.

**Aug|men|tations|plastik:** *Chirurgie* die plastisch-operative Vergrößerung eines Körperorgans (z.B. als

▸Mammaplastik); auch Verstärkung einer Körpergewebestruktur (z.B. Kreuzband) durch Fremdmaterial. E augmentation.

**Aujẹszky-Krankheit** (ALADÁR A., 1869–1933, Pathologe, Budapest): »Pseudowut« der Haustiere durch ▸Herpesvirus suis, eine Enzephalomyelitis. Beim Menschen als Laboratoriumsinfektion eine Erkrankung mit Juckreiz an den oberen u. Schwäche der unteren Gliedmaßen. E Aujeszky's disease, pseudorabies.

**AUL:** Abk. für **a**kute **u**ndifferenzierte ▸Leukämie.

**Ạu|ra** *(latein. [griech.] = Lufthauch, Schein):* kurze Zeit währende Anfangs- = Initialsymptome; allgemein Kurzbezeichnung für die epileptische A. (die auch alleiniges Anfallssymptom sein kann). E aura. – **A., akụstische:** epileptische A. mit Geräuschwahrnehmungen als Halluzination. E auditory a. – **A., epilẹptische:** fokaler Anfallsbeginn; jede elementarfokale Anfallsaura; Symptomatik (optisch, akustisch, olfaktorisch, aber auch motorisch), die einem Anfall mit Bewusstseinseinschränkung (komplexpartieller Anfall oder Grand mal) vorausgeht. E epileptic a. – **A., motorische:** epileptische A. in Form von Zwangs-, Laufbewegungen. E motor a. – **A., olfaktorische:** epileptische A. mit Geruchshalluzinationen. – **A., sensible:** epileptische A. mit Halluzinationen in Form von Dys-, Hyper-, Parästhesien. – **A. tetạnica:** Spannungsgefühl oder ziehende Schmerzen im Wundgebiet als Frühzeichen bei Tetanus. – **A., visuelle,** optische Aura: A. mit optischen Halluzinationen, z.B. Figurensehen, Makropsie, ▸Mikropsie. E visual a. – **A., viszerạle,** epigastrische A.: die häufigste epileptische A. mit vom Magen aufsteigendem Übelkeitsgefühl. – Als A. ohne nachfolgenden epilept. Anfall das MOORE-Syndrom. E visceral a.

**au|rạl:** das Ohr (Auris) betreffend. E aural.

**Auranofin:** eine Goldverbindung (s.u. ▸Goldtherapie); ▸Antirheumatikum zur Basistherapie. E auranofin.

**Au|ran|tịa|sis cụtis (Baelz):** ▸Carotinikterus.

**Aurantii pericarpium,** Pomeranze, Bitterorange: Heilpflanze, deren Fruchtschalen nachgewiesene Wirkung haben bei Appetitlosigkeit u. dyspeptischen Beschwerden. *NW:* Photosensibilisierung.

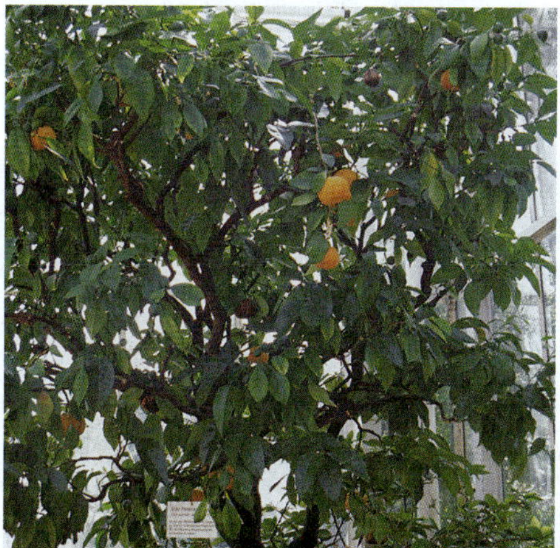

**Aurantii pericarpium.** [399]

**Ạu|re|us:** klin. Jargonbezeichnung für ▸Staphylococcus aureus (dessen Kolonien goldfarben sind).

**Au|ri...:** Wortteil »3-wertige Verbindung von Gold-« (latein. = aurum).

**Au|rịa|sis:** *Dermatologie* ▸Pigmentatio aurosa. E auriasis.

**Au|rị|cu|la** *(latein. = kleines Ohr ▸Auris ),* Aurikel: **1)** die aus elastischem Knorpel u. Haut bestehende Ohrmuschel; ein mit dem Schläfenbeinperiost verbundener Teil des äußeren Ohres. E auricle. **2) A. atrii:** das Herzohr als Teil der Herzvorhöfe (Vorhofsohr). Das rechte entlang der Aorta ascendens, außen durch den Sulcus terminalis abgegrenzt; das linke, kleinere, an der Arteria pulmonalis. E a. of heart.

**auricul|ạris, -är:** die Ohrmuschel, ▸Auricula (aber auch das Ohr allgemein) betreffend, i.w.S. auch das Vorhofsohr (▸Auricula atrii). E auricular. – **aur. Block,** Aurikularblock: s.u. sinuatrialer ▸Block. – **aur. Erregungsleitungsstörung:** Reizleitungsstörung im Herzohrbereich, z.B. bei Myokarditis, Vorhofinfarkt, Pericarditis adhaesiva; EKG: Verbreiterung oder Doppelgipfeligkeit des P. – Gefahr von AV-Block, Vorhofflimmern oder -flattern. E a. stimulus conduction disorder.

**Aurikulạr|anhänge:** Höcker-, Wulst- oder Läppchenbildung aus normaler Haut (evtl. mit Knorpeleinlage) an oder neben der Ohrmuschel als branchiogene (▸Kiemenbogen) Entwicklungsstörung. E cervical auricle, auricular appendages.

**Aurikulạr|block,** sinuaurikulärer Block: s.u. sinuatrialer ▸Block. E interauricular block.

**Aurikulạr|kanal:** ▸Atrioventrikularkanal. E auricular canal.

**aurikulo|temporạles Syndrom:** (FREY-BAILLARGER) einseitige Hautrötung u. verstärkte Schweißbildung in der Ohr-Schläfen-Region, dem Versorgungsgebiet des Nervus auriculotemporalis (Abb.). Wird ausgelöst durch örtliche Reizung des Nervs sowie durch bestimmte Speisen (»Geschmacksschwitzen«). E auriculotemporal syndrome.

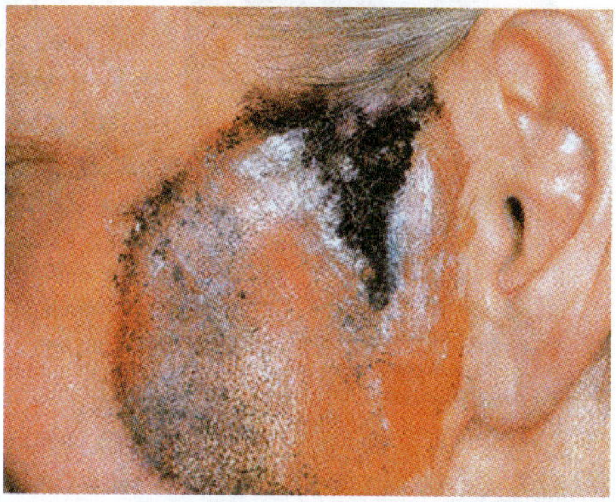

**aurikulotemporales Syndrom:** blauschwarze Verfärbung als Schweißnachweis (MINOR-Jod-Stärke-Reaktion). [232]

**Aurịkulo|therapie:** (P. NOGIER 1958) ▸Ohrakupunktur. E auriculotherapy.

**aurikulo|ventrikulạ̈r:** ▸atrioventrikulär. E auriculoventricular.

**Ạu|ris:** das Ohr (s. Abb.). E ear. – **A. extẹrna,** äußeres Ohr: der äußere, schallleitende Teil des Hörorgans, bestehend aus Ohrmuschel (Auricula) u. äußerem Gehörgang (Meatus acusticus externus). E external ear. – **A. intẹrna,** Innenohr: das im Felsenbein gelegene ▸Labyrinth, u. zwar **a)** die knöcherne Schnecke (Cochlea) mit dem häutigen, das CORTI-Organ enthaltenden Schneckengang (Ductus cochlearis) u. den begleitenden Scalae vestibuli u. tympani als akustischer Teil sowie **b)** der knöcherne Vorhof (Vestibulum) mit dem zum häutigen Labyrinth gehörigen Utriculus u. Sacculus und die knöchernen u. häutigen Bogengänge (Canalis bzw. Ductus semicirculares; mit Makula- u. Kupulaorgan) als Teile des Vestibularapparates (= Raumsinnesorgan). E internal ear. – **A. mẹdia,** Mittelohr: der den Schall vom äußeren Ohr dem Innenohr zuleitende Teil des Hörorgans. S.a. ▸Cavitas tympanica. E middle ear.

### Das rechte Ohr von außen lateral

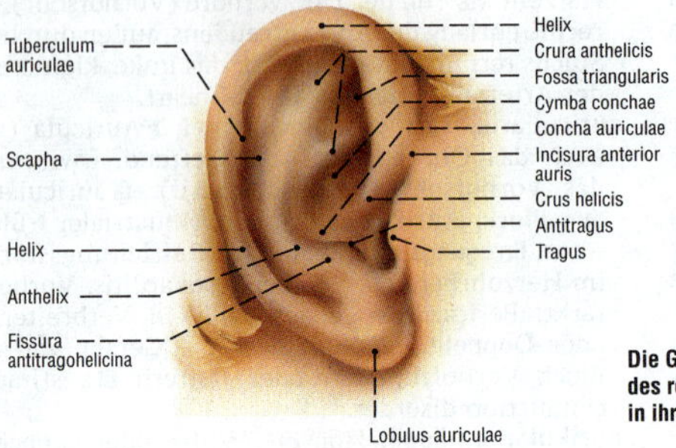


### Die Gehörknöchelchen des rechten Mittelohres in ihrer natürlichen Lage

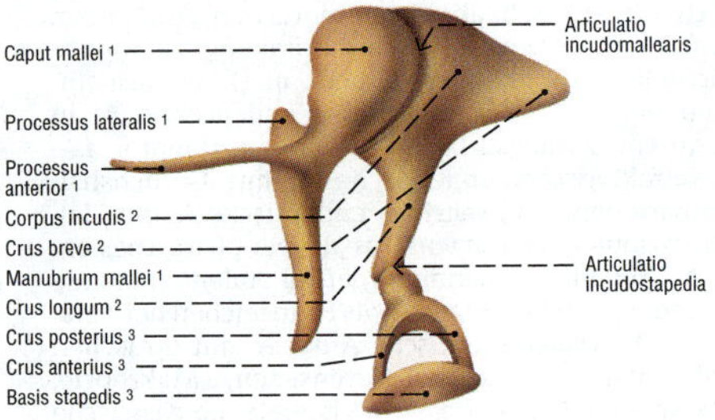


### Das rechte Trommelfell von außen
(Ohrspiegelbild vom Lebenden)

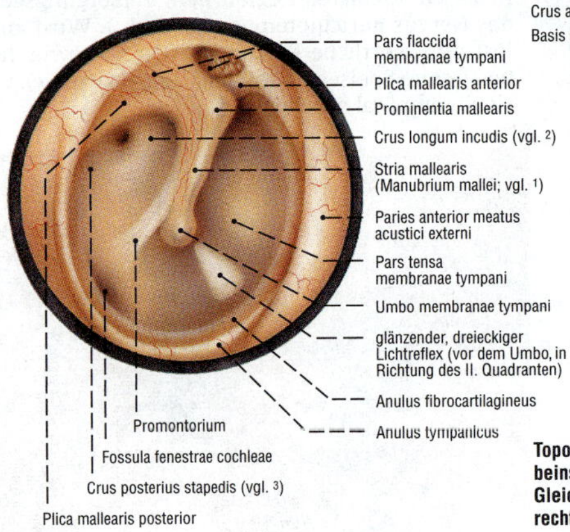


[1] Hammer, Malleus
[2] Amboß, Incus
[3] Steigbügel, Stapes

### Topographische Übersicht über die innerhalb des Schläfenbeins (Os temporale) lokalisierten Teile des Gehör- u. Gleichgewichtsorgans (Organum vestibulocochleare) der rechten Kopfseite

Rot: äußerer Gehörgang, Meatus acusticus externus
Grün: Mittelohr, Auris media
Blau: Innenohr, Auris interna

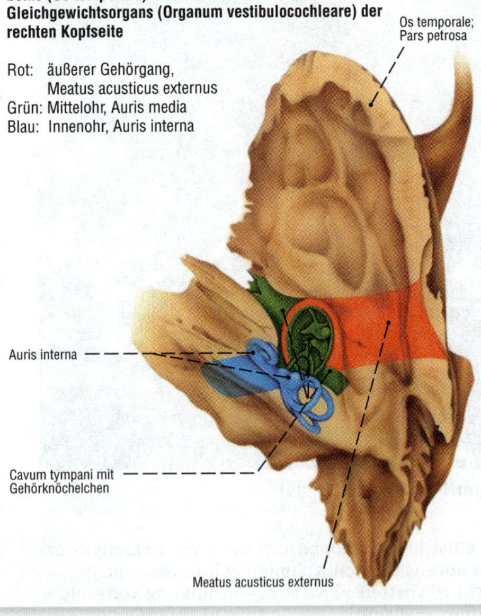

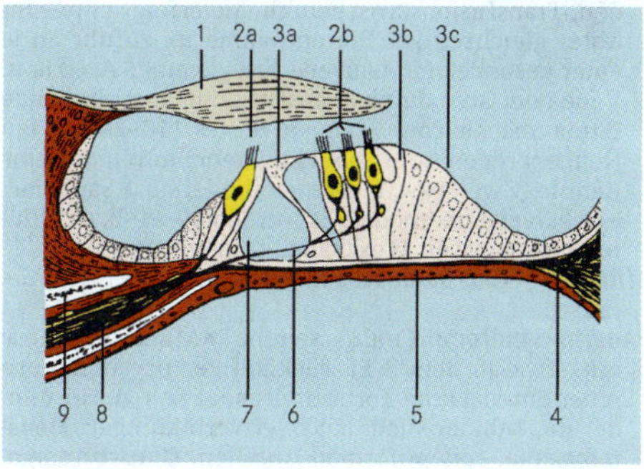


**Auris interna:** schematische Darstellung des CORTI-Organs. 1) Membrana tectoria (Dachmembran); 2a) innere-, 2b) äußere Haarzelle (Hörzellen, Sinneszellen); 3a), 3b), 3c) Pfeiler-, Stütz- und Nährzellen; 4) Ligamentum spirale; 5) Membrana basilaris (Basilarmembran); 6) Fasern des N. cochlearis (Hörnervfasern); 7) Tunnelraum; 8) N. cochlearis (Hörnerv); 9) Lamina spiralis ossea. [554]

**Au|ro...:** **1)** Wortteil »Gold« (latein.: aurum) als Präfix zur Bezeichnung 1-wertiger Goldverbindungen (s.a. ▸Auri-) bzw. einer »Goldanwendung« (z.B. Aurotherapie, ▸Goldtherapie). E auric. **2)** Wortteil »Ohr« (latein.: auris). E auricular.

**auro|palpe|braler Reflex,** akustischer Lidreflex: (BECHTEREW) s.u. ▸Hornhautreflex (2).

**Au|rum:** ▸Gold. E gold. – **A. foliatum:** Blattgold; u.a. zum Vergolden von Pillen. E gold leaf.

**Aus|atmung:** ▸Exspiration. E expiration.

**Ausatmungs|stoß:** s.u. ▸Atemstoß.

**Ausfällen:** ▸Präzipitation. E precipitate.

**Ausfall|nystagmus:** bei einseitigem Labyrinthausfall schlagartig auftretender ▸Nystagmus zur kranken Seite. E paralytic labyrinthine nystagmus.

**Ausflockung:** ▸Koagulation; s.a. ▸Flockungs...; ▸Präzipitation. E coagulation, precipitation.

**Ausfluss:** ▸Fluor, ▸Harnröhrenausfluss. E discharge.

**Ausfluss|bahn:** *Kardiologie* das den Semilunarklappen nächstliegende Segment der Herzkammern, das sich als Letztes kontrahiert. Es ist bei Volumenbelastung verlängert, bei ▸FALLOT-Tetralogie u. bei idiopathischer Hypertrophie muskulär verengt; s.a. infravalvuläre ▸Aortenstenose, ▸Pulmonalisstenose (infundibuläre ). E outflow channel.

**Ausfuhr:** Ausscheidung von Flüssigkeit über Urin, Stuhl, Atmung u. Haut. S.a. ▸Wasserhaushalt.

**Ausgleichs|körper:** *Radiologie* in der Strahlentherapie Kompensationsfilter, die außer der variablen Körperkontur auch noch Inhomogenitäten im Körperinneren berücksichtigen, um eine homogene Dosis im gesamten Körper zu erzielen.

**Ausguss|stein:** ein das Nierenhohlsystem ausfüllendes Harnkonkrement; z.B. ein ▸Korallenstein. E staghorn calculus.

**Au-SH-Antigen,** Abk. für **Au**stralia-SH-Antigen: s.u. ▸Hepatitis-B-Antigene. E Au(s) antigen.

**Ausheberung:** ▸Magenausheberung.

**AUSI:** Abk. für **a**ktive **u**nspezifische ▸**I**mmuntherapie.

**Auskratzung:** ▸Kürettage, i.e.S. als ▸Abrasio uteri.

**Aus|kul|ta|tion:** das diagnostische Abhorchen von Organen auf Schallphänomene, insbes. auf Herztöne u. -geräusche (=▸Herzauskultation), Atemgeräusche, Reibegeräusche, Darmgeräusche (Plätschergeräusche, Gurren [▸Borborygmus]). Erfolgt direkt mit dem Ohr oder aber indirekt mittels ▸Stethoskop (LAËNNEC 1819), evtl. apparativ (▸Phonokardiographie). E auscultation.

**ausleitende Verfahren:** zu den ▸Naturheilverfahren zählende Behandlungsmethoden als Maßnahme zur Ausscheidung bzw. Ausleitung von körperschädlichen Stoffen, Schmerz- u. Entzündungsmediatoren. Durch die a. V. sollen u.a. eine Anregung der Mikrozirkulation sowie eine Verbesserung des Bindegewebsstoffwechsels erreicht werden. Zu den a. V. zählen z.B. ▸Aderlass, ▸Baunscheidtismus, ▸Blutegeltherapie, ▸Cantharidenpflaster, und ▸Schröpfen; i.w.S. gehören auch bestimmte Diätformen (MAYR-Kur, Fasten), Schwitzen, Isopathie, ▸Nosoden und die Entgiftungsverfahren (▸Desintoxikation) der konventionellen Medizin dazu. Auch in der ▸Traditionellen Chinesischen Medizin und der alten indischen Heikunde (▸Ayurveda) spielen sie eine Rolle.

**Ausleitungsreaktion:** in der Naturheilkunde Begriff für die Ausscheidung bzw. Absonderung eines pathologischen Substrats; erfolgt therapeutisch u.a. durch die ▸Regulationsmedizin, chinesische Pharmakotherapie (s.u. ▸chinesische Arzneitherapie) sowie spontan über Durchfall, Schwitzen, Schleimabsonderung etc.; auch in der Folge von Infektionskrankheiten (wie z.B. Enteritis, Sinusitis).

**Auslösch|phänomen:** ▸SCHULTZ-CHARLTON-Phänomen bei Scharlach. E Schultz-Charlton reaction.

**Auslöse|wert:** Alarmauslösekonzentration; die Konzentration von $SO_2$, $NO_2$ und CO an einer bestimmten Anzahl von Messstellen in einem Smoggebiet, bei der für das ganze Smoggebiet Smogalarm ausgelöst wird.

**Ausnutzung:** ▸Utilisation.

**Auspitz-Phänomen** (HEINRICH A., 1835–1886, Hautarzt, Wien), »Phänomen des blutigen Taus«: punktförmige Blutungen nach Entfernen des »letzten Häutchens« als sicheres Zeichen für ▸Psoriasis vulgaris. S.a. ▸Psoriasis-Phänomene. E Auspitz phenomenon.

**Ausräumung:** die operative Gewebe- bzw. Organentfernung aus einer vorgebildeten Weichteil- oder Organhöhle; z.B. die Total-A. der Achselhöhle (Lymphknotenentfernung) bei der Mammaamputation wegen bösartigen Tumors. – s.a. *gyn* ▸Abortausräumung. E dissection.

**Ausrenkung,** Verrenkung: ▸Luxation, ▸Subluxation. E dislocation.

**Aussaat:** *Pathologie* ▸Metastasierung, ▸Streuung, ▸Generalisierung.

**Aussatz:** ▸Lepra. – **A., Italienischer:** ▸Pellagra.

**Ausschabung:** *Gynäkologie* ▸Abrasio. E curettage.

**Ausschäl|plastik:** ▸Endarteriektomie.

**Ausschaltung:** ▸Elimination; s.a. ▸Karenz. E elimination.

**Ausscheider:** Person, die zeitweilig oder dauernd (▸Dauerausscheider) in Stuhl, Harn oder Auswurf Krankheitserreger ausscheidet, ohne krank oder krankheitsverdächtig zu sein. E carrier, secretor.

**Ausscheider-Nichtausscheider-System:** bei Menschen die unabhängig von den Blutgruppen vererbbare Eigenschaft, die wasserlöslichen Blutgruppen-Antigene A, B u. H in Körperflüssigkeiten (insbes. im Speichel) auszuscheiden bzw. nicht auszuscheiden; danach werden »Sekretoren« u. »Nichtsekretoren« unterschieden. E system of secretors and nonsecretors.

**Ausscheidungs|uro|graphie:** Röntgenkontrastdarstellung (Abb.) der ableitenden Harnwege nach i.v. Gabe einer relativ kleinen Menge eines röntgenpositiven Kontrastmittels. Als Ausscheidungsuroskopie unter fortlaufender Röntgendurchleuchtung u. mit Anfertigung gezielter Aufnahmen bzw. mit Kinematographie. – Sonderformen: Doppeldosisurographie (mit Injektion der doppelten Kontrastmitteldosis, z.B. bei Adipositas, Durchblutungsstörungen), ▸Urotomographie. S.a. ▸Urographie, ▸Infusionsurographie, ▸Pyelographie. E excretion urography, excretory u.

**Ausscheidungs|uro|skopie:** s.u. ▸Ausscheidungsurographie. E excretion uroscopy.

**Ausschlag:** ▸Exanthem. E eruption, exanthema.

**Ausschwemmung:** *Hämatologie* der Übertritt von (unreifen) Blutzellen aus dem Knochenmark in das periphere Blut. – Die A. unreifer Zellen ist offenbar normalerweise gehemmt; eine pathologische A. aller Leukozytenvorstufen kommt z.B. in der Agonie vor.

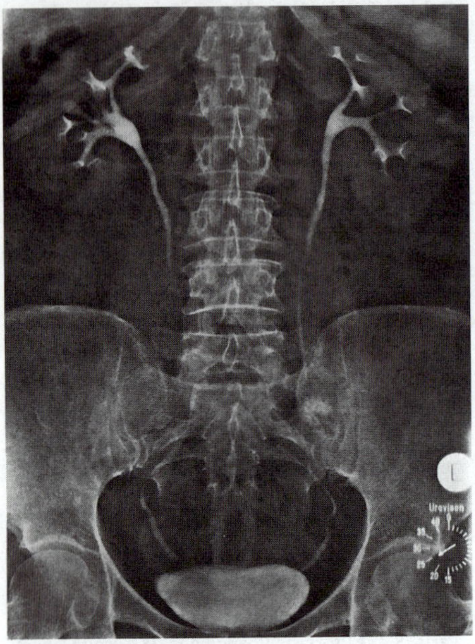

**Ausscheidungsurographie.** [542]

**Außenband|schaden:** Verletzung des wadenbeinseitigen Seitenbandapparates am Knie- oder Sprunggelenk. E lateral collateral ligament injury.

**Außenfürsorge:** fürsorgerische Maßnahmen für ambulant behandelte psychiatrische Patienten.

**Außen|rotation:** die Drehung einer Gliedmaße bzw. eines Gliedmaßenabschnitts in der Transversalebene um die Längsachse nach außen in einem Kugelgelenk (Articulatio sphaeroidea). E lateral rotation.

**Außen|schicht|infarkt:** *Kardiologie* Myokardinfarkt in Form der Schädigung oberflächlicher (subepikardialer) Herzmuskelanteile infolge Hypoxie. E outer layer infarction.

**Außen|zone,** Zona externa: **1) Zona peripherica:** die äußere Schicht der Nierenrinde; als sog. Nierenlabyrinth sämtliche gewundenen Tubulusabschnitte enthaltend. **2)** die äußere, durch ihre rötlichere Farbe von der helleren Innenzone unterschiedene Zone des Nierenmarks; mit Außen- u. Innenstreifen.

**Desspar|phänomen:** **1)** Aussparung eines Masern- oder Rötelnausschlags am Ort einer während der Inkubationszeit verabfolgten Intra- oder Subkutaninjektion von Rekonvaleszenten-Serum. **2)** Aussparung eines Scharlachausschlags am Ort abgeheilter »Blüten« von Impetigo streptogenes infolge lokaler Antitoxinbildung.

**Aussparung:** *Röntgenologie* ▸Kontrastaussparung. E gap.

**Aus|strich(präparat):** auf einem Objektträger in dünner Schicht zur mikroskopischen Untersuchung ausgestrichenes natives oder gefärbtes biologisches Material (z.B. Blut, Eiter, Sediment, Organabstrich), insbes. für die Zelldiagnostik (»**Ausstrich|zytologie**«). E streak culture.

**Aus|tastung:** das ohne Sichtkontrolle erfolgende diagnostische Austasten (s.a. ▸Palpation) von Körperhöhlen, z.B. des Enddarms, der Scheide oder Gebärmutter; auch die – vaginale oder rektale – geburtshilfliche Beckenaustastung; s.a. ▸Nachtasten. E exploration.

**Aus|tausch|harze:** ▸Ionenaustauscher. E ion exchange resins.

**Austausch|transfusion:** eine große Blutübertragung (▸Transfusion) mit dem Ziel des weitgehenden Ersatzes des Blutes des Empfängers durch Spenderblut; z.B. bei fetaler Erythroblastose, Vergiftungszuständen, Transfusionszwischenfall. Sie erfolgt entweder unter gleichzeitiger Blutentnahme u. -zufuhr an je einer gesonderten Armvene bzw. je einer Arterie u. Vene oder aber durch Transfusion u. anschließende Entnahme gleicher Mengen Blutes (10–20 $cm^3$ bei Neugeborenen; sonst bis 1 l u. mehr) durch dieselbe Kanüle (Zwei- bzw. Einwegmethode; s.a. ▸Saphena-, ▸Nabelvenenmethode). Es werden 40–90 % des Blutes ausgetauscht. E exchange transfusion.

**(Austin-)Flint-Geräusch:** *Kardiologie* s.u. ▸FLINT-Geräusch.

**Austin-Syndrom:** (1964) seltene ▸Mucosulfatidose mit etwa ab dem 3. Lj. rückläufiger psychomotorischer Entwicklung, fortschreitender Seh- u. Hörminderung, Minderwuchs u. Skelettverbildungen, Hepatomegalie, epileptiformen Anfällen. E Austin's syndrome.

**Australia-Antigen:** das erstmals bei einem australischen Eingeborenen nachgewiesene HBsAG (s.u. ▸Hepatitis-B-Antigene). E Australia antigen.

**Australische X-Enzephalitis:** ▸Murray-Valley-Enzephalitis. E Murray Valley encephalitis.

**Australisches Siebentagefieber:** eine kurz fieberhafte, nichtikterische ▸Leptospirose durch die Serotypen Australia A u. Pyrogenes der ▸Leptospira; klinisch der Schweinehüter-Krankheit ähnlich. E seven-day fever.

**Austreibungs|phase:** **1)** *Kardiologie* die unter isotonischer Kontraktion erfolgende 2. Hälfte der Systole des Herzens, d.h. zwischen Öffnung der Aortenklappen bis zum Beginn des 2. Herztons (normal im EKG 0,20–0,31 Sek. vom R-Gipfel bis T-Ende). S.a. ▸Herzschlagvolumen. E ejection period. **2)** die Austreibungsperiode, die Zeit vom Durchtritt des Kopfes durch den äußeren Muttermund bis zur Geburt des Kindes. – s.a. ▸Presswehen (= Austreibungswehen). E expulsion period, e. phase.

**Austreibungs|ton:** *Kardiologie* heller, frühsystolischer Extraton zu Beginn der Austreibungsphase (0,05–0,09 Sek. nach 1. Herzton). Wahrscheinlich ein »Gefäßdehnungston«, u. zwar der Aorta ascendens (z.B. bei Aortenisthmusstenose, nicht hochgradiger Aorteninsuffizienz) oder der Pulmonalis (z.B. bei pulmonaler Hypertonie, EISENMENGER-Syndrom). E ejection click.

**Austreibungs|zeit:** s.u. ▸Austreibungsphase.

**Austritts|mechanismus:** der Mechanismus der 3. Geburtsphase, in der der Kopf durch das Knie des Geburtskanals tritt; dabei legt sich bei Hinterhauptslage der Hinterhauptsbereich (= Subokziput = Nackenhaargrenze) in den Symphysenwinkel, wonach der Kopf unter Übergang von der Beuge- in die Streckhaltung durch die Scham austritt, gefolgt von der »Schulterbreite« im geraden Durchmesser u. dem Austreten des übrigen Körpers.

**Austrocknung:** ▸Exsikkose.

**Auswurf:** ▸Sputum. E expectoration.

**Auswurf|fraktion:** ▸Ejektionsfraktion. E ejection fraction.

**Auswurf|volumen:** ▸Herzschlagvolumen. E ejection volume.

**Auszieh|naht:** ▸BUNNELL-Naht. E pullout suture.

**Auszug:** *Pharmazie* ▸Extractum, ▸Mazeration. E extract.

**aut idem** *(latein. = oder Gleiches):* Regelung, die den Apotheker verpflichtet, bei jeder Arzneimittel-Verordnung ein wirkstoffgleiches Präparat aus dem unteren Preisdrittel abzugeben, es sei denn, der verschreibende Arzt hat dies ausdrücklich ausgeschlossen oder bereits ein solches Medikament verordnet.

**Autismus:** *Psychologie* das Sichabsondern von der Außenwelt unter Einkapselung in die eigene Gedanken- u. Vorstellungswelt; s.a. ▸autistisch. E autism. – **A., frühkindlicher (Kanner):** eine schon im Säuglingsalter erkennbare Kontaktstörung, charakterisiert durch das Fehlen jeglicher Reaktion auf Zuwendung der Umgebung, durch in die Ferne gerichteten Blick, zwanghafte Spielgewohnheiten u. übermäßige Bindung an Einzelobjekte; Schmerzunempfindlichkeit, Sprachentwicklungsstörung (bei Sprachverständnis), Echolalie. E early infantile a. – **A., kindlicher (Asperger):** im Schul- u. Adoleszentenalter meist bei Knaben auftretende personale Beziehungsarmut (bei meist hoher Intelligenz). E infantile a., childhood a.

**autistisch:** auf ▶Autismus bezüglich. E autistic. – **a. Denken:** ist affektgeleitet, mit Flucht in Phantasien u. steht in offenkundigem – aber unberücksichtigtem – Widerspruch zur Wirklichkeit. E a. thought processes. – **a. Verhalten:** soziale Anpassungsstörung aufgrund bestimmter Charaktereigenschaften, d.h. bei stillem, zurückhaltendem, kontaktschwachem, steifem, reizbar-kühlem Charakter, so beim schizoiden – »autistischen« – Psychopathen u. – evtl. bis zum Stupor gesteigert – bei ▶Schizophrenie. E a. behavior.

**Auto|agglutination:** bei der Blutgruppenbestimmung die Erythrozyten-Agglutination im eigenen Serum; erfolgt durch agglutinierende Autoantikörper (s.a. ▶Autoagglutinin), bei Neugeborenen auch bei bestehender Beladung der Ery durch mütterliche Antikörper; hierbei ist der direkte COOMBS-Test evtl. positiv; Abklärung durch Wiederholung der Blutgruppenbestimmung im Kochsalz-Milieu, u. zwar mit mehrfach gewaschenen Ery. – s.a. ▶Geldrollenbildung (als Pseudoagglutination). E autoagglutination.

**Auto|ag|glutinations|anämie:** erworbene hämolytische Anämie mit im Blut nachweisbaren ▶Autoagglutininen. E autoimmune hemolytic anemia.

**Auto|agglutinin,** Autohämagglutinin: durch ▶Autosensibilisierung entstehendes Agglutinin (= agglutinierender ▶Autoantikörper); fast stets als ▶Kältehämagglutinin. E autoagglutinin.

**Auto|aggressions|krankheit:** ▶Autoimmunkrankheit. E autoimmune disease.

**Auto|anti|gen:** vom Immunsystem des Körpers (s.a. ▶Surveillance) nicht als »körpereigen« (self) akzeptierte körpereigene, bestimmten Zellen oder Zellstrukturen (z.B. dem Zellkern) entstammende Substanz, die zu ▶Autosensibilisierung führt, d.h. zu Bildung gegen sie gerichteter Antikörper (AK) = Autoantikörper (als Voraussetzung für eine ▶Autoimmunkrankheit). Für die Entstehung der Autoantigenität werden folgende Theorien diskutiert: **a)** Eintritt körpereigener Substanzen in die Blutbahn, die während der Ausbildung der Immuntoleranz keinen Kontakt zum Immunsystem hatten (von diesem »sequestriert« waren; Sequestrationstheorie; s.a. ▶Selektionstheorie); **b)** das natürliche Vorkommen von Determinanten körpereigener Antigene (AG) auf Fremdsubstanzen, z.B. als »nephritogene« Polysaccharide mancher Streptokokken, gegen die – nach Infektion – AK gebildet werden, die aber auch gegen Körpersubstrat mit analogen Determinanten wirksam sind (Kreuzreaktionstheorie); **c)** Veränderungen körpereigener AG durch inkorporierte Giftstoffe, z.B. durch organische Lösungsmittel beim ▶GOODPASTURE-Syndrom: Die gegen die veränderten AG gebildeten AK wirken aber auch gegen die unverändert gebliebenen Strukturen (Alterationstheorie); **d)** Ergänzung körpereigener Haptene durch großmolekulare Fremdsubstanzen, woraus dann Antigenität resultiert (Komplettierungstheorie); analog die Komplettierung körperfremder Haptene durch großmolekulare Körpersubstrate. – Auch Veränderung von Immunzellen durch Viruseinwirkung wird diskutiert (Demaskierung oder Sequestrierung von Protein-Teilstrukturen). E autoantigen.

**Auto|anti|körper:** komplette oder inkomplette Antikörper, die durch gegen Antigendeterminanten körpereigener Elemente gerichtete ▶Autoantigene hervorgerufen werden. Können sich spezifisch gegen ein Organ richten oder nicht organspezifisch auftreten, trotzdem aber auch nur an einem einzigen Organ zu entsprechenden Manifestationen führen (s. Tab.). A. können bestimmte Zellen oder Faktoren aktivieren oder hemmen (z.B. Spermien bzw. den Intrinsic-Faktor). Ihre Bildung durch B-Lymphozyten bzw. durch die proliferierenden Plasmazellen wird bei intakter Selbsttoleranz (Immuntoleranz gegen körpereigene Proteine) gehemmt durch T-Suppressor-Lymphozyten, deren Mangel einen der auslösenden Faktoren der ▶Autoimmunkrankheiten darstellt. Sie bilden mit Autoantigenen Immunkomplexe u. können durch Komplementaktivierung zytolytisch wirken, aber auch andere durch Komplementfaktoren auslösbare Reaktionen hervorrufen. S.a. ▶Hämoautoantikörper. E autoantibodies.

**auto|chthon:** an Ort u. Stelle bzw. von selbst (also ohne Fremdwirkung) entstanden (Gegensatz: allochthon). E autochthonous. – **a. Rücken|muskeln:** die »primären« oder »genuinen«, aus den dorsalen Hälften der Myotome primär im Rückenbereich entstandenen u. von dorsalen Spinalnervenästen versorgten Muskeln in der Rinne zwischen den Dorn- u. Querfortsätzen (im Gegensatz zu den sekundären R., die im Laufe der embryonalen Entwicklung von den Extremitätenknospen u. der ventralen Rumpfwand zum Rücken verlagert werden). Beidseits je ein medialer u. lateraler Trakt; in Ersterem als »transversospinales System« (Verlauf von den Querfortsätzen nach kranial-medial an Dornfortsätze bzw. Hinterhaupt) die Mm. semispinalis, multifidi u. rotatores, als »interspinales System« (zwischen den Dornfortsätzen) die Mm. interspinales, spinalis u. rectus capitis; im lateralen Trakt als »spinotransversales System« (von Dornfortsätzen an Querfortsätze) die Mm. splenii u. obliquus capitis inferior, als »intertransversales System« (zwischen Querfortsätzen) die Mm. intertransversarii u. obliquus capitis superior, als »sakrospinales System« (ein an Kreuzbein u. Beckenschaufel beginnender Strang mit Ansätzen an den Rippen bzw. an Halswirbeln u. Processus mastoideus) die Mm. iliocostalis, longissimus u. levatores der Rippen. – s.a. ▶M. erector spinae. – Als sekundäre R. die Mm. trapezius, latissimus dorsi, rhomboideus major u. minor, levator scapulae, serratus posterior superior u. inferior, intertransversarii laterales lumborum u. transversus nuchae. – **a. Thorax|muskeln:** als »primäre« Th. die im Thoraxbereich aus ventralen Teilen der Myotome entstandenen Muskeln: Mm. intercostales externi, interni sowie intimi; Mm. subcostales, transversus thoracis. – Dagegen als sekundäre Th. die den Armblastemen entstammenden: Mm. pectoralis major u. minor, serratus anterior, subclavius u. sternalis.

**Auto|digestion:** ▶Autolyse. E autodigestion.

**Auto|du|plikation:** Selbstvermehrung durch identische Verdoppelung; ▶Reduplikation, ▶Replikation.

**Auto|epi|top:** antigene ▶Determinante eines ▶Autoantigens.

**Auto|erotismus, -erastie:** vom eigenen Körper ausgehende sexuelle Erregung; s.a. ▶Narzissmus, ▶Onanie. E autoerotism.

**auto|gen:** von selbst entstehend, im Körper entstehend; selbst erzeugend. – s.a. ▶autogenetisch. E autogenous. – **a. Training,** AT: (J. H. SCHULTZ) zu den ▶Entspannungsverfahren gehörende psychotherapeutische Methode, bei der der Patient – zunächst unter Anleitung – durch autosuggestive Vorstellungen (Wärme- u. Schwereerlebnis) zu »konzentrativer Selbstentspannung« u. – in einem hypnoseähnlichen Zustand – zur angestrebten »Umschaltung« des vegetativen Systems gelangen soll. Am Ende jeder Übung wird die Entspannung zurückgenommen. ***Anw.*** z.B. bei Schlafstörungen, Angst u. Unruhe, als ergänzende schmerztherapeutische Maßnahme. Die Oberstufe des AT schließt seelische Vorgänge u. das Erleben innerer Bilder mit ein. Auch als Gruppen- u. gezieltes Organtraining durchführbar. E a. training.

**auto|gen(et)isch,** autolog: vom selben Individuum stammend (z.B. als a. ▶Transplantat). – s.a. ▶autogen. E autogen(et)ic.

| Autoantikörper gegen | | Auftreten z. B. |
|---|---|---|
| **organspezifisch** | Parietalzellen (PZ) | chron. Gastritis, perniziöse Anämie, autoimmune Schilddrüsenerkrankungen |
| | glatte Muskulatur (SMA, Aktin) | chron.-aggressive Hepatitis, HBV u. HCV |
| | Mikrosomen von Leber u. Niere (LKM) | Autoimmunhepatitis; chron. Hepatitis C |
| | Retikulinfasern (ARA) | Dermatitis herpetiformis, Zöliakie |
| | Bürstensaum | kein Krankheitswert bekannt |
| | Speichelgangsepithelien | SJÖGREN-Syndrom |
| | Herzmuskel | Myokarditis, Myokardinfarkt, Kardiomyopathie, Myasthenia gravis |
| | Skelettmuskel | Myasthenia gravis, Polymyositis |
| | Filaggrin (AKA) | chron. Polyarthritis |
| | Pankreasinselzellen (ICA) | Diabetes mellitus Typ 1 |
| | Schilddrüsenantigene (TG-AK, TMA) | BASEDOW-Krankheit, Hypothyreose, HASHIMOTO-Thyreoiditis, maligne Schilddrüsenerkrankungen |
| | neuronale nukleäre Antigene (ANNA) | Bronchuskarzinom, paraneoplastisches Syndrom; Mamma-Ca, Ovarial-Ca |
| | Hypophyse | autoimmune Hypophysitis, prim. Sterilität, prim. Hypophyseninsuffizienz, CUSHING-Syndrom |
| | Nebennierenrinde | ADDISON-Krankheit, autoimmunes polyglanuläres Syndrom |
| **organunspezifisch** | Zellkerne (antinukleäre AK = ANA), z. B. gegen DNS, Histone | Erkrankungen des rheumatischen Formenkreises (z. B. Lupus erythematodes, Mischkollagenose, Sklerodermie); Lebererkrankungen mit autoimmuner Beteiligung (z. B. chron. aktive Hepatitis, prim.-biliäre Leberzirrhose) |
| | Zytoplasma, z. B. gg. Mitochondrien (AMA), Aktinfasern (SMA), Retikulinfasern (ARA) Ribosomem (ribP) | AMA: prim.-biliäre Leberzirrhose, chron.-aggressive Hepatitis; SMA: chron.-aggressive Hepatitis, HBV u. HCV; ARA: Dermatitis herpetiformis, Zöliakie; (ribP: SLE) |
| | mitoseassozierte AK, z. B. gg. Zentriolen, Spindelfasern (NuMA), Cyclin (PCNA) | SJÖGREN-Syndrom, Lupus erythematodes disseminatus |

**Autoantikörper.**

**Auto|häm|agglutinine:** s. u. ▸Autoagglutinin. 🅴 autohemagglutinins.

**Auto|hämolyse|test:** ▸Wärmeresistenztest.

**Auto|hämo|lysin:** hämolysierender Autoantikörper. 🅴 autohemolysin.

**Auto|hämo|therapie:** Eigenblutbehandlung. 🅴 autohemotherapy.

**Auto|hyp|nose:** ▸Hypnose durch ▸Autosuggestion; s. a. ▸Yoga, ▸autogenes Training. 🅴 autohypnosis.

**Autoimmun|hepatitis,** Abk. AIH: Leberentzündung (▸Hepatitis), die durch Autoantikörper (ANA, SMA, LKM-1 – mehr als 1:80), eine Immunglobulin-G-Erhöhung u. das Fehlen hepatotoxischer Noxen sowie einer negativen Hepatitis-C-Virus-Ribonukleinsäure gekennzeichnet ist und vorwiegend bei jungen Frauen sowie in Kombination mit systemischen Veränderungen (Kolitis, Thyreoiditis, renotubuläre Azidose) auftritt. 🅴 autoimmune hepatitis.

**Auto|immunisierung:** ▸Autosensibilisierung. 🅴 autoimmunization.

**Auto|immunität:** Zustand bei ▸Immunreaktion gegenüber körpereigenen Proteinen; Grundlage der ▸Autoimmunkrankheiten. 🅴 autoimmunity.

**Auto|immunkrankheit, -immunopathie:** Krankheit, die ganz oder teilweise auf die Bildung von ▸Autoantikörpern u. deren schädigende Einwirkung auf den Gesamtorganismus bzw. Organsysteme, d. h. auf »Autoaggression« zurückzuführen ist. ***Pathogen.:*** Grundlage sind eine »aggressive« Immunreaktion infolge Zusammenbruchs der Immuntoleranz gegenüber »Selbst«-Determinanten (das sind determinante Gruppen körpereigener Eiweißkörper) u. eine Abnahme der Aktivität der T-Suppressor-Zellen (mit Lymphozytenmarker T 8) bzw. ein Übergewicht der T-Helfer-Zellen (mit Lymphozytenmarker T 4) über die Suppressor-Zellen. Letztere kontrollieren die durch die autoantigenbindenden B-Lymphozyten bzw. durch proliferierende Plasmazellen erfolgende Synthese der Autoantikörper in enger Verknüpfung mit dem ▸HLA-System. Ferner ist Bildung von Autoantigenen möglich, z. B. durch Verbindung von Wirtsproteinen mit Haptenen (z. B. Arzneimittel), durch ontogenetisches Gewebe, das sich erst nach Entwicklung der Selbsttoleranz entwickelt u. folglich vom Immunsystem als »fremd« empfunden wird; gilt ebenfalls für sequestrierte Proteine, die bisher keinen Kontakt mit dem Immunsystem hatten (z. B. Augenlinsenproteine nach Verletzung oder Op.) u. für durch Änderungen der Konformation der Proteine »demaskierte« Proteinkomponenten im Zusammenhang z. B. mit Infektion durch Viren oder Bakterien; ferner für im Zusammenhang mit Neoplasien entstandene neue Proteine). Eine ***Klassifik.*** zeigt die Tab. ***Krankheitsformen:*** typisch z. B. als Thyreotoxikose; schilddrüsenbedingtes Myxödem; HASHIMOTO-Thyreoiditis; generalisierte Endokrinopathie; perniziöse Anämie; chronische Gastritis Typ A; Krankheiten einzelner oder aller korpuskulären Elemente des Blutes (z. B. autoimmunhämolytische Anämie, idio-

A

| organspezifisch | intermediär | systemisch |
|---|---|---|
| HASHIMOTO-Thyreoiditis<br>primäres Myxödem<br>Thyreotoxikose (BASEDOW-Krankheit)<br>perniziöse Anämie<br>ADDISON-Krankheit<br>Myasthenia gravis<br>juveniler Diabetes mellitus | GOODPASTURE-Syndrom<br>autoimmune hämolytische Anämie<br>autoimmune Leukopenie<br>idiopathische Thrombozytopenie<br>Pemphigus vulgaris<br>sympathische Ophthalmie<br>primäre biliäre Zirrhose<br>Autoimmunhepatitis<br>Colitis ulcerosa<br>SJÖGREN-Syndrom | rheumatoide Arthritis<br>rheumatisches Fieber<br>systemischer Lupus erythematodes<br>Dermatomyositis/Polymyositis<br>progressive systemische Sklerose<br>WEGENER-Granulomatose<br>Panarteriitis nodosa<br>Hypersensitivitätsangiitis |

**Autoimmunkrankheiten:** Klassifikation. [53]

path. Thrombozytopenie bzw. -pathie; idiopath. Leukopenie bzw. Agranulozytose); Pemphigus vulgaris u. Pemphigoid; sympathische Ophthalmie u. manche Uveitis-Formen; primär-biliäre Leberzirrhose u. chron.-aggressive Autoimmunhepatitis; Diabetes mellitus Typ 1; CROHN-Krankheit u. Colitis ulcerosa; SJÖGREN-Syndrom; ADDISON-Krankheit; Lupus erythematodes disseminatus u. als diskoide Form dieser Krankheit, als Dermatomyositis u. Sklerodermie; rheumatoide Arthritis (primär-chronische Polyarthritis); Antiglomerulusbasalmembran-Nephritis. E autoimmune disease.

**Autoimmun|poly|endokrinopathie:** ▸polyglanduläres Autoimmunsyndrom.

**Auto|immun|reaktion:** Antigen-Antikörper-Reaktion zwischen Autoantigen u. spezifischem Autoantikörper als Grundlage der ▸Autoimmunkrankheit. E autoimmune reaction.

**Auto|immun|syndrom, polyglanduläres:** ▸polyglanduläres Autoimmunsyndrom.

**Auto|immun|thyreo|iditis:** Funktionsstörungen der Schilddrüse mit Antikörperbildung gegen Schilddrüsengewebe, z. B. ▸HASHIMOTO-Thyreoiditis, ▸BASEDOW-Krankheit. Kann mit anderen Autoimmunerkrankungen assoziiert sein. E autoimmune thyroiditis.

**Auto|infektion:** Selbstinfektion mit körpereigenen Mikroorganismen; z. B. bei Resistenzminderung, Immunitätsänderung des Wirtsorganismus, Pathogenitätssteigerung der Erreger. E autoinfection.

**Auto|infusion:** die relative Vermehrung der zirkulierenden Blutmenge im großen Kreislauf (»Autotransfusion«) durch Hochlagern u. Bandagieren (von der Peripherie rumpfwärts) der Beine, evtl. auch durch Kompression der Bauchaorta. Notmaßnahme z. B. bei Schock. E autoinfusion.

**Auto|in|okulation:** Kontaktabsiedlung von Infektionserregern oder Tumorzellen innerhalb des Organismus; ▸Schmierinfektion, ▸Implantationsmetastase. E autoinoculation.

**Auto|intoxikation,** Selbstvergiftung: Vergiftung des Organismus durch körpereigene krankhafte oder aber durch physiologische, jedoch aus Krankheitsgründen nicht ausgeschiedene Stoffwechselprodukte. Auftreten z. B. bei Minderfunktion der Leber, bei Fieber, Urämie. E autointoxication, self-poisoning.

**Auto|invasion:** Autoinfektion mit Metazoen, z. B. durch Oxyuren(eier). E autoinvasion.

**Auto|klav:** Spezialgefäß für die Anw. von Überdruck u. erhöhter Temperatur, z. B. für die Sterilisation mit »gespanntem Dampf«. E autoclave.

**Auto|kri|nie:** der Selbststimulierung des Tumorwachstums dienende Sekretion von Wachstumsfaktoren durch Tumorzellen.

**auto|log:** übereinstimmend, adäquat; s. a. ▸Transplantation. E autologous.

**Auto|lyse:** die Selbstverdauung (Autodigestion) abgestorbener bzw. absterbender Zellen durch die aus Lysosomen frei werdenden Enzyme, u. zwar ohne Mitwirkung von Bakterien. E autolysis.

**Auto|lysin:** **1)** *Immunologie* gegen körpereigene Zellen gerichtetes Lysin, v. a. als ▸Autohämolysin. **2)** *Bakteriologie* Glykosidasen, Amidasen u. Endopeptidasen zum Abbau u. Wiederaufbau von sich teilenden Zellen (zuerst entdeckt in toten Bakterienzellen). E autolysin, autocytolysin.

**Auto|ma|tie:** *Physiologie* stereotyper, evtl. rhythmischer, unbewusster, vom Willen oder von äußeren Reizen unabhängiger Ablauf innerer Lebensvorgänge; z. B. *urol* als ▸Blasenautomatie oder *kard* als Autorrhythmie die rhythmische ▸Erregungsbildung im Herzen durch die hierzu spezifisch befähigten Strukturen, die Automatiezentren, d. h. konventionell durch den ▸Sinusknoten, aber auch durch tiefere Abschnitte des spezif. Erregungsleitungssystems (ELS), wobei die Wirksamkeit der Letzteren in der Reihenfolge Sinusknoten (= physiologischer Schrittmacher), AV-Knoten, HIS-Bündel, PURKINJE-Fasern abnimmt; *neurol* ▸Automatismen; s. a. ▸autonom. E automatism.

**Automatie|zentren:** *Kardiologie* s. u. ▸Automatie. E automatic centers.

**Automations|syndrom:** depressive Reaktion bei Menschen, die angesichts zunehmender Automatisation um ihren Arbeitsplatz bangen. E automation syndrome.

**Automatismen:** *Psychologie* allgemeine Bez. für unbewusst (bei herabgesetzter oder fehlender Selbstkontrolle) ausgeführte komplexe Handlungen; z. B. unwillkürlich u. ohne Bewusstwerden erfolgende motor. Funktionsabläufe physiologischer oder unphysiologische Art (Gehen oder Radfahren; bzw. Nesteln, Strampeln, Wischbewegungen; als **orale A.** ferner grundlose Kau- u. Schluckbewegungen, evtl. auch Schmatzen) als Phänomene bei psychomotorischen Anfällen, Hirnaffektionen, als Psychopharmaka-Nebenwirkung. E automatisms. – **A., spinale:** A. in Form von Enthemmungs- u. Reizphänomenen bei ▸Querschnittssyndromen des Rückenmarks. E spinal a.

**Automatose:** *Neurologie* Streckkrampfanfälle der gesamten Körpermuskulatur bei vollem Bewusstsein; bei subkortikaler Hirnverletzung. E automatic posturing.

**Auto|mutilation:** ▸Selbstverstümmelung.

**auto|nom:** unabhängig, selbstständig, nach eigenen Gesetzmäßigkeiten erfolgend/ablaufend. E autonomous. – **a. Blase:** ▸Blasenautonomie. – **a. Nervensystem:** ▸vegetatives Nervensystem. – **a. Reizbildung:** s. u. ▸Automatie. E a. stimulus formation.

**Auto|phagie:** **1)** *Physiologie* der enzymgesteuerte partielle Eiweißabbau in Körperzellen (Proteolyse) bis zur Stufe der Aminosäuren; z. B. in Makrophagen. **2)** *Psychologie* das krankhafte Verlangen, den eigenen Körper anzunagen; s. a. ▸Selbstbeschädigung. E autophagia, autophagy.

**Auto|philie:** ▸Narzissmus. E autophilia.

**Auto|phobie:** krankhafte Furcht vor dem Alleinsein. E autophobia.

**Auto|phonie,** Tympanophonie: Empfindung des »Dröhnens« der eigenen Stimme im Ohr, z. B. bei Tubenklaffen. E autophony.

**Auto|plastik:** *Chirurgie* plastische Operation unter Verwendung körpereigenen Gewebes als ▸Transplantat; – Ggs. ▸Allo-, ▸Xenoplastik. E autoplasty.

**Auto|poiese:** das Grundprinzip lebender, aus verschiedenen Zellverbänden aufgebauter Strukturen, sich selbst weiterzuentwickeln u. zu erhalten. E autopoiesis.

**Auto|pro|thrombin:** während der Thrombinbildung entstehende Derivate des Prothrombins, z.B. als A. Ip, Ic u. II (= ▸Faktor VII bzw. X bzw. IX). E autoprothrombin.

**Aut|op|sie:** *Pathologie* Inspektion des Körperinnern am Toten (▸Obduktion, ▸Sektion). E autopsy, necropsy.

**Auto|radio|graphie:** lokalisierender Nachweis radioaktiver Substanzen im Gewebe nach Markierung mit Hilfe eines darin selektiv gespeicherten Radionuclids. Die Lokalisation erfolgt anhand des Strahlungsbildes in einer in engen Kontakt gebrachten photographischen Emulsion (Platte oder Stripping-Film; »Klatschpräparat«). Als **Doppel-Autoradiographie** unter Verwendung von 2 Nucliden verschiedener Reichweite (z.B. $^3H$ u. $^{14}C$) u. einer zweischichtigen Emulsion. ***Anw.***: Stoffwechseluntersuchungen, auch (kombiniert mit Densitometrie) für Durchblutungsuntersuchungen. E autoradiography.

**Auto|reaktivität:** Fähigkeit zum Hervorrufen einer ▸Immunreaktion gegen ▸Autoantigene.

**Auto|regulations|mechanismen:** in der Naturheilkunde die Vorgänge der Selbstregulation des Organismus im Sinne der ▸Regulationsmedizin. Die A. sollen die Lebensprozesse aufrechterhalten und deren einwandfreies Funktionieren vermitteln. Sie regulieren den Organismus mit dem Ziel der Herstellung normaler, physiologischer Verhältnisse, kompensieren Störungen und steuern Regenerationsprozesse. Fehlfunktionen der Autoregulation äußern sich in ▸Regulationsstörungen u. ▸Regulationsblockaden, Befindensstörungen, Schmerzen u. Krankheiten.

**Auto(r)rhythmie:** die Fähigkeit, ohne äußeren Reiz rhythmische Erregungen zu erzeugen (s.a. ▸Automatie); Eigenschaft z.B. des Erregungsleitungssystems des Herzens, der Neurone des Atemzentrums, der glatten Darmmuskulatur. E automatic rhythmicity.

**Auto|sensibilisierung,** Autoimmunisierung: Sensibilisierung gegen körpereigenes Gewebe, d.h. Auslösung einer Reaktion immunkompetenter ▸Lymphozyten durch ▸Autoantigene u. Bildung von ▸Autoantikörpern; s.a. ▸Autoimmunkrankheit. E autosensitization.

**Auto|skopie:** direkte ▸Laryngoskopie mit Hilfe eines durch die Mundhöhle an den Kehlkopfeingang eingeführten Endoskops (Autoskop; z.B. Brünnings-Elektroskop, Seiffert-Stützautoskop; ferner das mit Batteriehandgriff versehene Laryngoskop nach Macintosh). – s.a. ▸Schwebelaryngoskopie (Killian). E autoscopy.

**Auto|som(a):** *Genetik* jedes sich vom ▸Allosom (= Geschlechtschromosom) in Kondensationsgrad, Orientierungs-, Bewegungsverhalten u. Morphologie unterscheidende normale ▸Chromosom; tritt bei Diploidie paarweise homolog auf; s.a. ▸autosomal. E autosome.

**auto|so|mal:** auf ▸Autosomen bezüglich; aut. ▸Erbgang, aut. ▸Trisomie. E autosomal.

**Auto|suggestion:** unbewusste oder bewusste Beeinflussung (▸Suggestion) eigener Vorstellung oder des eigenen Willens; z.B. als Autosuggestivtherapie zur gezielten Beeinflussung von Krankheitserscheinungen. E autosuggestion.

**Auto|tomie:** ▸Selbstverstümmelung.

**Auto|top|agnosie:** gestörte Orientierung in Bezug auf den eigenen Körper als Herdsymptom, v.a. des Parietallappens. E autotopagnosia.

**Auto|toxikose:** ▸Autointoxikation. E autotoxicosis.

**Auto|transfusion:** **1)** ▸Autoinfusion. **2)** die Reinfusion eigenen, in eine Körperhöhle ausgelaufenen Blutes, z.B. bei Milz-, ▸Tubenruptur (bei extrauteriner ▸Gravidität); auch die Retransfusion des bei einer Operation gesammelten Blutes. E autotransfusion.

**auto|trophe Organismen:** *Biologie* Organismen, welche die für ihre Lebensvorgänge notwendige Energie gewinnen (u. speichern) durch den Aufbau organischer Moleküle aus anorganischen Verbindungen ($CO_2$, $NH_3$, Salze) mittels Chemo- oder Photosynthese. Bedeutet – im Gegensatz zum »Muss« der Aufnahme organischer Stoffe bei heterotrophen Organismen – Unabhängigkeit von der Zufuhr organischer Stoffe anderer Organismen. Ggs. ▸Auxotrophie. E autotrophic organisms.

**Auto|trophie:** *Biologie* die Ernährungsweise ▸autotropher Organismen. E autotrophy.

**Auto|vakzine,** Eigenvakzine: therapeutische ▸Vakzine, deren antigenes Material vom Pat. selbst stammt (z.B. Erguss, Eiter) u. das ihm nach entsprechender Verarbeitung reinjiziert wird. – s.a. ▸Nosode. E autovaccine.

**autum|nal, -nalis** *(latein.)*: im Herbst vorkommend, z.B. Autumnalkatarrh als Pollinose.

**Autum|nalis:** ein Serotyp der ▸Leptospira interrogans.

**Auvard-Handgriff** (Pierre V. A. A., 1855–1941, Frauenarzt, Paris): Extraktion der Plazenta durch Zug an der Nabelschnur bei gleichzeitigem Druck auf den Fundus der Gebärmutter. E Auvard maneuver.

**Au|xa|no|gramm:** das die Differenzierung der Erregerarten, -typen ermöglichende »Wachstumsbild« der Bakterien (z.B. in Abhängigkeit von einem bestimmten Kohlenhydrat usw.). E auxanogram.

**auxi|li|är:** helfend, unterstützend; ▸Auxiliar... – s.a. ▸Subsidiär..., ▸Supplementär... E auxiliary.

**Auxiliar|atmung:** die durch Funktion der Atemhilfsmuskeln (auxiliäre ▸Atemmuskeln) forcierte Atmung bei hochgradiger Atemnot; vom Kranken gefördert z.B. durch Aufsetzen, Aufstützen (s.a. ▸Orthopnoe). E auxiliary breathing.

**Au|xi|ne:** pflanzliche Hormone, die das Streckungswachstum der Pflanze u. die Zellvermehrung im Kambium fördern. Die natürlichen A. als Indolderivate. – Auch aus Harn des Menschen nachgewiesen. E auxins.

**Auxo|chrome:** Farbbildungshelfer; chemische Gruppen (z.B. $-NH_2$, $-OH$, $-NR_2$), die – selbst keine »Farbigkeit« besitzend – die Intensität der chromophoren (= »farbtragenden«) Gruppen eines ▸Pigments (Biochroms) verstärken. E auxochromes.

**Auxo|trophie:** *Biologie* die Ernährungsweise von **auxotrophen Organismen**, die bestimmte »essentielle« Nahrungsfaktoren nicht selbst synthetisieren können u. diese daher mit der Nahrung zuführen müssen. E auxotrophy.

**AV-,** Av-, av., a.v., av-: Abk. für ▸**arteriovenös** bzw. ▸**atrioventrikulär**. S.a. ▸Atrioventrikular...

**Avellis** (Georg A., 1864–1916, HNO-Arzt, Frankfurt a.M.). – **A.-Stellung:** Seitwärtsneigen des Kopfes bei der indirekten Laryngoskopie; begünstigt Einblick in seitliche Kehlkopfpartien, Subglottisraum. – **A.(-Longhi)-Syndrom:** Lähmung infolge Schädigung der Medulla oblongata (bis Brückenbereich; z.B. bei Tumoren, Aneurysmen); u. zwar ▸Hemiplegia alternans mit halbseitiger Gaumensegel-, Stimmband- u. Schlundlähmung durch Ausfall der gleichseitigen Hirnnerven IX u. X sowie motorische Halbseitenlähmung (Hemiparese) der anderen Körperseite (meist mit Hemihypästhesie für Schmerz, Temperatur). E Avellis-Longhi syndrome.

**Avenae stramentum,** Haferstroh: als naturheilkundliches Mittel ***Anw.*** in verschiedenen Darreichungsformen bei entzündlichen u. seborrhoischen Hauterkrankungen (speziell mit Juckreiz), bei nässenden Dermatosen. Wirkt antiphlogistisch u. adstringierend.

**average daily dose** *(engl.)* Abk. ADD: die durchschnittliche Menge eines Schadstoffes, die der Körper täglich aus der Umwelt aufnimmt. Angabe in mg/kg Körpergewicht. Begriff aus der Umweltmedizin.

**Averagering** *(engl.)*: Mittelwertermittlung. I.e.S. die elektronisch mittels eines speziellen Gerätes (Avera-

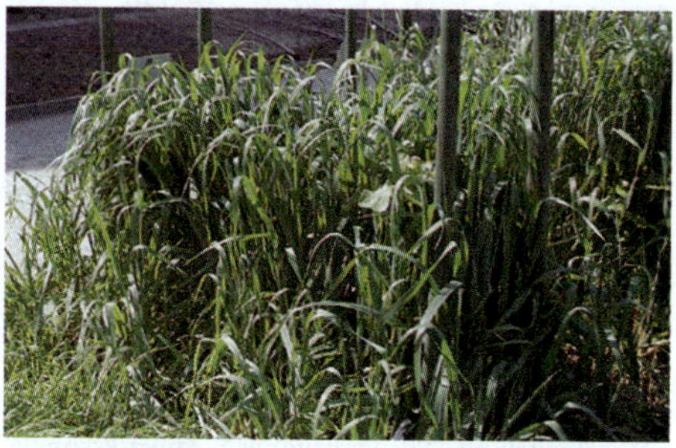

**Avenae stramentum:** Saat-Hafer. [399]

ger) erfolgende M. für bioelektrische Signale, z. B. in der Neurologie.

**aVF** *(engl.)* Abk. für augmented **V**olt **f**oot: *Kardiologie* eine ▸Goldberger-Ableitung.

**A-V-Fistel:** angeborene oder erworbene pathologische Kurzschlussverbindung zwischen einer Arterie u. einer Vene.

**aviäre Tuberkulose:** Vogel-Tbk durch Mycobacterium avium; Übertragung auf Menschen bei Immunschwäche. E avian tuberculosis.

**Avidin:** ein wasserlöslicher Eiweißkörper des Eiklars; bildet »in vivo« mit dem Vitamin Biotin einen festen, auch durch proteolytische Enzyme nicht angreifbaren Komplex (inaktiviert das Vitamin!). E avidin.

**Avidität:** »Gier«; d.h. Anziehungs-, Bindungskraft; z. B. ▸Jodavidität. E avidity.

**avirulent:** ohne ▸Virulenz, mit verlorener Ansteckungsfähigkeit; s.a. ▸Attenuierung. E avirulent.

**Avit|aminose:** ▸Vitaminmangelkrankheit. E avitaminosis.

**AVK:** Abk. für **a**rterielle ▸**V**erschluss**k**rankheit.

**aVL** *(engl.)* Abk. für augmented **V**olt **l**eft: *Kardiologie* eine ▸Goldberger-Ableitung.

**Avogadro-Gesetz** (Amadeo Graf v. A., 1776–1856, Physiker, Turin): (1811) Gleiche Volumina eines idealen Gases enthalten bei gleichem Druck u. gleicher Temperatur die gleiche Anzahl von Molekülen. Die Zahl der in 1 ml unter Normalbedingungen (760 Torr, 0 °C) enthaltenen Moleküle beträgt $2{,}69 \times 10^{19}$ (**A.-Zahl**; s.a. ▸Loschmidt-Zahl). E Avogadro's law.

**Avo|gramm:** Gewichtsgröße $10^{-24}$ g.

**aVR** *(engl.)* Abk. für augmented **V**olt **r**ight: *Kardiologie* eine ▸Goldberger-Ableitung.

**A-V-Resektion:** *Chirurgie* ▸Magenresektion als **A**ntrumresektion mit zusätzlicher **V**agotomie; heute nicht mehr üblich. E combined resection.

**Avul|sio:** das gewaltsame Aus- bzw. Abreißen eines Körperteils als Unfallgeschehen. – s.a. ▸Exhairese. E avulsion. – **A. bulbi:** Ausriss des Augapfels. E ocular a. – **A. fasciculi optici:** Abriss des Sehnervs. E optic nerve a.

**AV-Verbindungsrhythmus:** s.u. ▸junktionale Region.

**a-Welle:** die durch Kontraktion der Herzvorhöfe ausgelöste »Vorhofwelle« des ▸Venenpulses (dort Abb.); fehlt bei Vorhofflimmern. E »a« wave, atrial wave.

**Axenfeld** (Karl Th. A., 1867–1930, Augenarzt, Freiburg). – **A.-Diplokokkus:** ▸Moraxella lacunata. E Morax-Axenfeld diplobacillus. – **A.(-Schürenberg)-Syndrom:** durch Gefäßanomalien (z. B. Karotisaneurysma) bedingte ▸Okulomotoriuslähmung mit zyklisch auftretenden tonisch-klonischen Kontraktionen der betroffenen Muskeln (d.h. mit Hebung des ptotischen Oberlides, Einwärtswandern des auswärts schielenden Auges, Verengung der paralytischen Pupille). E Axenfeld's syndrome.

**A|xer|oph|thol:** ▸Vitamin $A_1$. E axerophthol.

**Axhausen-Operation** (Georg A., 1877–1960, Kieferchirurg, Berlin), Langenbeck-Gaumenplastik: Verschluss einer Gaumenspalte mittels Brückenlappens aus Gaumenweichteilen (nach schichtweiser Aufspaltung u. entlastenden Seitenschnitten; mehrschichtige Naht).

**axi|al, axia|lis:** in Richtung einer Achse (Körper-, Gliedmaßen-, Organachse), eine Achse betreffend. – s.a. ▸Achsen... E axial.

**Axilla:** die Achselhöhle; der mit lockerem Bindegewebe, Speicherfett ausgefüllte Übergangsraum zwischen Rumpf u. Arm; enthält die Gefäße u. Nerven für den Arm u. die Achselhöhlenwand (Regio axillaris) u. Schulter sowie die Achsellymphknoten (▸Nodi lymphatici axillares); s.a. ▸Fossa axillaris. E axilla.

**Axilla|dissektion:** Exstirpation von Lymphknoten der Achselhöhle (▸Axilla) für diagnostische Zwecke (▸Staging).

**axillar, axillaris:** in der Achselhöhle, die Achsel(höhle) betreffend. E axillary.

**Axillar|abszess:** ▸Schweißdrüsenabszess der ▸Axilla. E axillary abscess.

**Axillaris:** Kurzbezeichnung für Arteria, Vena bzw. Nervus axillaris.

**Axillaris|lähmung:** Lähmung des Nervus axillaris; Ausfall der Mm. deltoideus (behinderte Armhebung über die Horizontale) u. teres minor, Sensibilitätsstörung seitlich des Schultergelenks. E axillary nerve paralysis.

**Axillar|linie:** ▸Linea axillaris.

**Axillar|venen|thrombose:** die ▸Achselvenensperre. E axillary vein thrombosis.

**Axis: 1)** Epistropheus: der 2. Halswirbel als »Drehachse« für den ▸Atlas (1. Halswirbel) einschließl. des Kopfes; besitzt einen stiftartig aus dem Wirbelkörper atlaswärts ragenden Fortsatz (▸Dens [2]) u. je zwei seitliche obere u. untere Gelenkflächen (s.a. ▸Articulatio atlantoaxialis). E axis, odontoid vertebra. **2)** Achse, z. B. Körper-, Gelenk-, Organachse. – **A. bulbi externus:** die äußere oder anatomische Augen- = Bulbusachse, die Verbindungslinie zwischen vorderem u. hinterem Augapfelpol. E anatomical ocular axis, external a. of eye. – **A. bulbi internus:** die innere Augen- = Bulbusachse, die Teilstrecke der äußeren Augenachse zwischen Hornhauthinterfläche u. Netzhaut. – **A. opticus:** die leicht von der Augapfelachse (▸Axis bulbi) abweichende optische Augenachse (= Sehachse) als Gerade, durch die Krümmungsmittelpunkte der Hornhaut u. der Linsenflächen u. als Verbindung des Auges zwischen Blickpunkt u. Bildpunkt (d.h. zwischen Zentrum des Sehfeldes [fixiertes Objekt] u. der Fovea centralis [Stelle des schärfsten Sehens]); auf ihr liegen die Hauptknoten- u. Brennpunkte des ▸abbildenden Systems. E visual a., sagittal a. of eye. – **A. pelvis:** ▸Beckenführungslinie.

**Axo|lemm(a):** die das ▸Axoplasma umgebende Zellmembran im Bereich des ▸Axons der Nervenzelle. E axolemma, Mauthner's sheath.

**Axon,** Neuritum, Achsenzylinder, Neuraxon, Neurit: der am »Axonhügel« (= Colliculus axonis) des Körpers der Nervenzelle (▸Neuron) entspringende, unterschiedlich lange, zylindrische, solitäre (evtl. aber in Kollateralen aufgezweigte), Varikositäten aufweisende Fortsatz der Nervenzelle, der mit seinen knopfförmig verdickten Endigungen (Endknöpfe = ▸Telodendren) synaptisch an anderen Nervenzellen oder an Erfolgsorganen (= Effektoren, Muskel-, Drüsenzellen) endet u. ihnen auf diese Weise die von ihm geleiteten – evtl. zu einem Aktionspotential führenden – Erregungen zuleitet. Wird gewöhnlich als ▸Nervenfaser bezeichnet. Wird begrenzt von einer Fortsetzung der den Nervenzellenkörper (Corpus neuroni; Perikaryon) umgebenden Zellmembran, u. in seinem Zellplasma = Axoplasma sind außer Mitochondrien reichlich Neurofilamente u. Neurotubuli enthalten. – Als Axon i. e. S. gilt der Fortsatz jenseits des Axonhügels samt seinem Anfangssegment (Segmentum initiale). E axon.

**axonạl:** das ▸Axon betreffend, zum Axon gehörend. E axonal.

**Axo|nẹma,** Filamentum axiale : ▸Achsenfaden. E axoneme.

**Axono|tmẹsis:** die akzidentell-traumatische Nervenquetschung mit resultierender Kontinuitätstrennung der Axone unter Erhaltung der Kontinuität der Nervenhüllen. Führt zu über Wochen dauernder Leitfähigkeitsstörung. E axonotmesis.

**Ạxon|reflex:** das von einem Axon über dessen Kollateralen ausgelöste Geschehen ohne synaptische (▸Synapse) Impulsübertragung. A. ist also kein Reflex im engeren Sinn. Tritt auf z.B. beim ▸Dermographismus durch Impulsübertragung von einem afferenten sensiblen Neuron auf Gefäße in der Nähe der rezeptiven Nervenendigungen (s.a. Abb.). E axonal reflex.

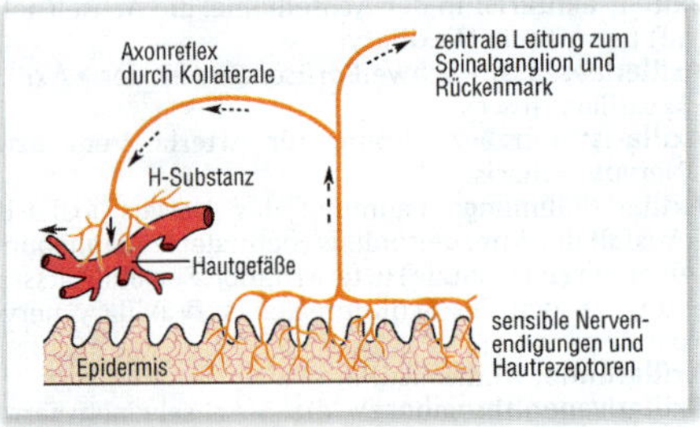


**Axonreflex:** Impulse der Schmerzrezeptoren der Haut werden neben der normalen zentralen Leitung zum Spinalganglion u. Rückenmark antidrom durch eine Kollaterale zu den Blutgefäßen geleitet. [249]

**Axo|plạsma:** das Zytoplasma (= Neuroplasma) des Axons, in das die ▸Neurofilamente u. -tubuli eingebettet sind. E axoplasm.

**Axụn|gia:** ältere Bez. für Fett, ▸Adeps. – **A. minerạlis:** ▸Vaseline.

**Ayẹrza-Krankheit** (Abel Ay., 1861–1918, Internist, Buenos Aires): ▸Pulmonalsklerose. E Ayerza's disease.

**Ayre-T-Stück:** T-förmiges, ventilfreies Ansatzstück für die bei Säuglings- u. Kindernarkosen gebräuchlichen Endotrachealtuben; mit minimalem Atemwiderstand, geringem Totraum; ermöglicht am an sich offenen ▸Narkosesystem künstliche Druckbeatmung durch intermittierenden Verschluss der – gasschlauchfreien – Ausatemöffnung mit dem Finger (großer Gaszufluss notwendig!). E Ayre T-piece.

**Ayurveda:** im indischen Sanskrit (Veda = Wissen, ayus = Leben) das Wissen vom Leben; traditionelles indisches Medizinsystem mit einem ganzheitlichen, naturphilosophischen Konzept, das entfernte Ähnlichkeit mit den Lehren der ▸Traditionellen Chinesischen Medizin hat und seit mehr als 3000 Jahren gelehrt wird. Grundlage des A. ist die Lehre von den fünf Elementen (Wasser, Feuer, Luft, Erde, Äther) u. den drei Doshas: Vata (Bewegungsprinzip), Pitta (Stoffwechselprinzip), Kapha (Strukturprinzip). Die Therapie des A. besteht in Lebensberatung, Massagen, Diätetik u. Arzneitherapie.

**ayurvedische Medikamente:** Arzneimittel der alten indischen Heilkunde »**Ayurveda**« (»Wissenschaft vom langen Leben«), die den Menschen als ganzheitliches, komplexes Wesen in seiner Beziehung zur Umwelt betrachtet. In der ärztlichen Behandlung überwiegt die »grüne Kraft« pflanzlicher Präparate (gemäß dem Ziel des »Ayurveda«, die Selbstheilungskräfte zu stimulieren u. unterstützend in die natürlichen Abläufe des Heilungsprozesses einzugreifen). Hierbei ist es entscheidend, den Konstitutionstyp des Menschen u. seinen Biorhythmus mit zu beachten.

**AẒ:** *klinisch* Abk. für **A**llgemein**z**ustand. E general condition.

**Aza...:** Präfix in Bezeichnungen organisch-chemischer Stoffe, das den erfolgten Austausch einer CH-Gruppe gegen ein Stickstoff-Atom anzeigt.

**Azalide:** Gruppe von ▸Makrolid-Antibiotika mit günstigen pharmakokinetischen Eigenschaften u. breiterem Wirkungsspektrum; z.B. Azithromycin.

**Azạn|färbung (Heidenhain):** *Histologie* Mehrfachfärbung mit **Az**okarmin u. **An**ilinblau-Goldorange G-Eisessig nach Beizung mit Phosphorwolframsäure. Kerne u. Zytoplasma rot, kollagene u. retikuläre Fasern sowie Schleim blau. E Heidenhain's azan stain.

**Azapropazon:** ein nichtsteroidales ▸Antiphlogisticum (Pyrazolderivat). E azapropazone.

**Azathioprịn:** als ▸Immunsuppressivum eingesetzter ▸Antimetabolit (Purinantagonist). ***Anw.:*** Prophylaxe der Transplantatabstoßung, Autoimmunerkrankungen. ***NW:*** u.a. myelo- u. hepatotoxisch, teratogen. E azathioprine.

**Azelainsäure:** ▸Aknemittel (aliphatische gesättigte Dikarbonsäure) mit leicht schälender u. antimikrobieller Wirkung. E azelaic acid.

**Azelastin:** ein ▸Antihistaminikum; $H_1$-Rezeptorenblocker. E azelastine.

**A-Zellen,** Alpha-Zellen: **1)** im ▸Langerhans-Inselorgan des Pankreas Zellen des ▸APUD-Systems mit groben plasmatischen α-Granula; die Variante $A_2$ dieser Zellen (die wahrscheinlich auch im Magen vorkommt) bildet das Hormon Glucagon ($A_1$ dagegen identisch mit ▸D-Zellen). **2)** ▸**a**zidophile Zellen der Adenohypophyse. **3)** **a**dhärente Zellen, die ▸Makrophagen.

**azẹntrisches Fragment:** *Genetik* s.u. ▸Fragment.

**Azephal...:** ▸Acephal...

**Azet...:** s.u. ▸Acet...

**Azid...:** Wortteil »sauer«, »Säure«; s.a. ▸Acid...

**Azid|amfenicol:** ein Chloramphenicol-Antibiotikum zur lokalen ***Anw.*** in Augentropfen. E azidamfenicol.

**Azị|de:** Salze der Stickstoffwasserstoffsäure (= $HN_3$). E azides.

**Azidi|metrịe:** **1)** *Chemie* quantitative maßanalytische Bestimmung von Alkalien durch Titration mit eingestellten Säuren (= S. bekannter Konzentration) in Gegenwart eines Farbindikators. **2)** Azidometrie: *klinisch* Bestimmung der ▸Azidität des Magensaftes durch Titration mit Lauge bekannter Konzentration in Gegenwart eines Farbindikators. E acidimetry.

**Azidität:** allgemein die saure Eigenschaft einer Flüssigkeit. Im Speziellen der theoretisch definierte u. durch den pH-Wert (aktuelle A.) oder $H^+$-Dissoziationsvermögen (potentielle oder stöchiometrische A.) exakt festgelegte ▸Säuregrad einer sauer reagierenden wässrigen Lösung. Der Säuregrad ist je nach Methode unterschiedlich. E acidity. – **A. des Magensaftes:** als **1) aktuelle A.** (= wahre oder Ionen-A.) der für den Verdauungsprozess entscheidende Gehalt des Magensaftes an freier Salzsäure (HCl); exakt bestimmbar durch eine in den Magen eingeführte Glas- oder Antimonelektrode (s.a. ▸Endoradiosonde), angenähert bestimmbar durch fraktionierte Magensaftuntersuchung. – Als **2) gebundene A.** (oder gebundene Salzsäure) die insgesamt im Magensaft vorhandenen, an Eiweiß u. anderes organisches Material gebundenen, dissoziablen Wasserstoff- = $H^+$-Ionen von HCl u. von organischen Säuren (Milch-, Butter-, Essigsäure). – Für die Bestimmung wird Magensaft gewonnen durch fraktioniertes Absaugen (in 15-Min.-Portionen) mittels Dauersonde, u. zwar über 1 Std. vor Anregung der Saftsekretion (Basal-, Nüchternsekretion) sowie nachfolgend – bis 135 Min. – nach der Stimulierung (z.B. mittels ▸Pentagastrin). Die Aziditätsbestimmung (s.a. Abb.) erfolgt automatisch mittels pH-Meters oder aber konventionell – unter Anw. eines Indikatorfarbstoffs – durch Titration mit n/10-Natronlauge, wobei die bis zum Farbumschlag des Indikators verbrauchte ml-Zahl der Lauge die Azidität ausdrückt; s.a. ▸BAO, ▸PAO. Die Verwendung verschiedener Indikatoren erlaubt die Differenzierung von freier (s.a. ▸Günzberg-Probe) u. Gesamtazidität. E gastric a.

**Aziditäts|bestimmung:** ▶Azidimetrie (2); s.a. ▶Azidität des Magensaftes. E acidimetry.

**Azido|bakterien:** ▶Lactobacillaceae.

**Azidocillin:** ein Oralpenicillin (s.u. ▶Penicillin). E azidocillin.

**Azido|genese:** *Physiologie* die im distalen Teil des Nierentubulus erfolgende Ausscheidung von Wasserstoff- = $H^+$-Ionen u. von Säureäquivalenten im Austausch gegen Basen. Ist ein wesentlicher Faktor des Säure-Basen-Gleichgewichts. Eine Störung des Geschehens (Anazidogenese) führt infolge vermehrter Basenausscheidung durch die Niere zu metabolischer ▶Azidose. – s.a. ▶LIGHTWOOD-BUTLER-Syndrom.

**azido|phil: 1)** auf sauren Nährböden gut wachsend (z.B. Lactobazillen). **2)** *Histologie* durch saure Farbstoffe anfärbbar (▶Azidophilie; s.a. ▶eosinophil). E acidophil(ic). – **a. Zellen:** die A- oder Alpha-Zellen des Hypophysenvorderlappens mit eosinophilen, sich kräftig rot färbenden, zytoplasmatischen Körnchen; bilden ▶Somatotropin u. wahrscheinlich weitere Hormone.

**Azido|philie:** Färbbarkeit von Zellen oder Zellbestandteilen, die basische Stickstoffverbindungen enthalten, mit sauren (d.h. statoelektrisch negativ geladenen) Farbstoffen, z.B. mit ▶Eosin (»Eosinophilie«), Azokarmin. E acidophilia.

**Azidose,** Azid|ämie: Störung des ▶Säure-Basen-Gleichgewichts zugunsten der sauren Valenzen (Zunahme $H^+$-Ionen abgebender chem. Verbindungen); nachweisbar durch Bestimmung der Alkalireserve (ergibt Abnahme der Bicarbonat- = $HCO_3^-$-Konz.), des $CO_2$-Partialdrucks der Alveolarluft, durch Erstellung des ▶Ionogramms von Blut u. Harn. Sie ist stoffwechsel- oder atmungsbedingt (metabolisch bzw. respiratorisch), kompensiert oder dekompensiert. – Ggs. ▶Alkalose. E acidosis. – **A., dekompensierte:** A. infolge Erschöpfung der Kompensationsmöglichkeiten. E decompensated a. – **A., diabetische:** metabolische A. bei Diabetes mellitus; es bestehen hierbei Glucosurie, Dehydratation, KUSSMAUL-Atmung, Präkoma bis Koma. E diabetic a. – **A., fetale:** A. als Folge eines Sauerstoffmangels des Fetus (pH < 7,20) z.B. bei Nabelschnurkompression. – **A., kompensierte:** eine nur relative, durch vermehrte Ausscheidung saurer Valenzen (= Steigerung der ▶Azidogenese in der Niere) u. mit Hilfe der Alkalireserve teilweise ausgeglichene Azidose. Der Ausgleich erfolgt durch Bildung von Natriumsalzen aus $Na^+$ des Natriumbicarbonats bei gleichzeitiger Bildung von Kohlensäure aus den entbundenen Bicarbonationen, wobei das entstehende »Mehr« von $CO_2$ abgeatmet u. das pH normalisiert werden. E compensated a. – **A., metabolische:** stoffwechselbedingte A., u. zwar infolge **a)** Zunahme der fixen (= nicht flüchtigen) organischen Säuren im Blut bei Störungen v.a. des Kohlenhydratstoffwechsels, bei Zunahme anaerober Prozesse, Vergiftungen, Alkalose bzw. **b)** bei schock- oder nerval bedingter Störung der Ausscheidung der Anionen solcher Säuren, bei **c)** nierenbedingten, z.B. tubulopathischen, sowie diarrhoischen u. fistelbedingten Kationenverlusten, **d)** bei übermäßiger Anionenzufuhr; ist gekennzeichnet durch Abnahme der $HCO_3^-$-Konzentration des pH (< 7,36 bei dekompensierter A.) sowie – reaktiv – des $pCO_2$ bzw. $H_2CO_3^-$. E metabolic a. – **A., renale tubuläre:** nierenbedingte, meist hypochlorämische u. hypokaliämische Azidose mit normalem Rest-N; sie geht einher mit Rachitis bzw. Osteomalazie, Nephrolithiasis oder Nephrokalzinose; als primäre A. angeboren, mit Kleinwuchs einhergehend (Typ I = distale, Typ II = proximale r. t. A.), ferner infolge Carboanhydrase-II-Mangels mit Osteopetrose-Symptomen; als sekundäre A. bei entzündlichen, schockbedingten, erblichen etc. ▶Tubulopathien. E renal tubular a. – **A., respiratorische:** die lungen- bzw. atmungsbedingte A. aufgrund einer $H^+$-Ionen-Zunahme aus dissoziierter Kohlensäure infolge von Gasaustausch- bzw. – kreislaufbedingt – Gastransportstörungen, bei Stenoseatmung, Störungen der Atemmechanik sowie des Atemzentrums. E respiratory a.

**Azidose|atmung:** die beschleunigte, vertiefte »große« ▶Atmung bei Azidose; z.B. im diabet. Koma. E acidotic breathing.

**Azidosetherapeu|tica, -tika:** Mittel zur Regulierung des Säure-Basen-Haushaltes bei metabolischer ▶Azidose; *Wirkst.:* v.a. ▶Natriumhydrogencarbonat, ▶Trometamol; *NW:* bei Paravasaten Gefahr von Nekrosen.

**Azidothymidin,** Abk. AZT: ▶Zidovudin. E azidothymidine, zidovudine.

**Azid|urie:** Ausscheiden sauren Harnes; ist ab einem pH-Wert < 6 krankhaft (u. beruht v.a. auf erhöhtem Gehalt an organischen Säuren wie Acetessig- u. β-Hydroxybuttersäure). E aciduria.

**azinös:** beerenförmig; einen Azinus betreffend. E acinous, aciniform.

**Azinus:** ▶Acinus; s.a. ▶Leber-, ▶Lungenazinus. E acinus.

**Azinus|zell|tumor:** von den speichelproduzierenden Zellen der Endstücke ausgehender Parotistumor von uneinheitlicher ▶Dignität (z.T. maligne Verlaufsformen beobachtet). E acinus-cell tumor.

**Azithromycin:** ein ▶Makrolid-Antibiotikum aus der Gruppe der Azalide. E azithromycin.

**Azlocillin:** ein obsoletes ▶Acylaminopenicillin (Breitspektrumpenicillin); *Anw.* v.a. bei nosokomialen Infektionen.

**Azo...:** Präfix zur Kennzeichnung organischer Verbindungen mit der Azogruppe »-N=N-«.

**Azo|farbstoffe:** synthetische Farbstoffe mit Azogruppe (▶Azo...) als Chromophor; z.B. ▶Azokarmin, ▶Azophloxin; ferner Bismarckbraun, Echtrot. – Anw. auch als Pharmaka. E azo dyes.

**Azo|karmin:** Azofarbstoff, geeignet v.a. zur Kernfärbung. – s.a. ▶Azanfärbung. E azocarmine.

**Azol-Antimykotika:** ▶Antimykotika, deren *Wirkung* – Hemmung der Ergosterin-Biosynthese – durch einen Imidazol- (= Diazol) oder einen oder zwei Triazol-Ringstrukturen bedingt ist; *Wirkst.:* a) Imidazole: z.B. Clotrimazol, Ketoconazol, Miconazol; b) Triazole: z.B. Fluconazol, Itraconazol; z.T. auch systemische *Anw.* möglich.

**Azoo|spermie:** das – im ▶Spermatogramm nachweisbare – Fehlen beweglicher, reifer Spermien im Ejakulat (Vorstufen jedoch vorhanden). E azoospermia.

**Azo|phloxin:** Azofarbstoff für die ▶GOLDNER-Färbung. E azophloxin.

**Azo|reaktion (Grieß):** Nachweis salpetriger Säure im Harn (z.B. bei Coli-Infektion) anhand der Rotfärbung durch Azofarbstoffbildung nach Zusatz von z.B. α-Naphthylamin, Sulfanilsäure, 30%iger Essigsäure. E azoreaction.

**Azosemid:** ein Schleifendiuretikum (s.u. ▶Diuretica). E azosemide.

**Azot|ämie:** Vermehrung stickstoffhaltiger Endprodukte des Eiweißstoffwechsels im Blut (mit ▶Rest-N-Werten > 35 mg%) infolge Minderausscheidung

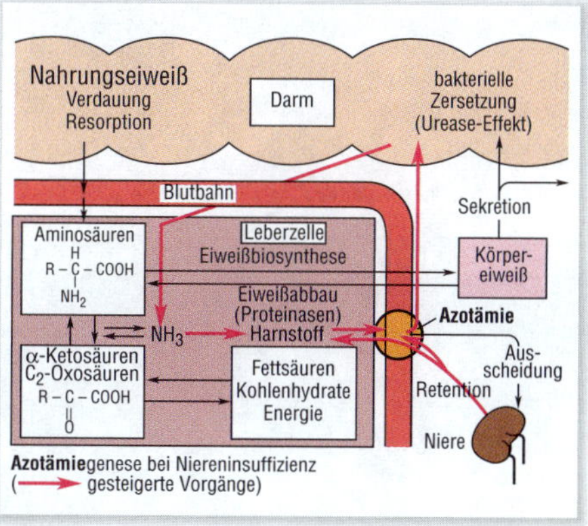


**Azotämie.**

harnpflichtiger Stoffe (verminderte glomeruläre Filtration/verstärkte tubuläre Rückresorption; s.a. Schema). Als renale A. bei primären, als extrarenale A. bei sekundären Nierenfunktionsstörungen (Letztere – meist infolge Mangeldurchblutung – z.B. bei Diabetes, Insuffizienz der Nebennierenrinde, nach Magen-Darm-Blutungen, Verbrennungen, bei Bestrahlungsschäden, Crush-Syndrom). E azotemia. – **A., chloro|prive, A. hypochlorämische:** A. infolge Exsikkose mit Salzmangelzustand, z.B. bei ADDISON-Krise, diabetischem Koma, Erbrechen, Diarrhö; evtl. kombiniert mit Anstieg der Körpertemperatur (Azothermie); fließende Übergänge zur Urämie. E chloropenic a.

**Azo|thermie:** s.u. ▸ Azotämie, chloroprive. E azothermia.

**Azotierung:** Einführung von Stickstoff in organische Verbindungen. E azotation.

**Azo|to|bacter:** Gattung der Familie Azotobacteraceae; bewegliche sporenlose Bodenbakterien mit Fähigkeit, Luftstickstoff zu verwerten.

**Azoto|monas:** Gattung der Familie Azotobacteraceae; aerobe, gramnegative, durch polare Geißeln bewegliche, sporenlose, kokkoide Bodenbakterien.

**Azotor|rhö:** vermehrter Gehalt des Stuhles an stickstoffhaltigen Verbindungen (v.a. Harnstoff), z.B. bei Eiweißabbaustörung infolge Pankreaserkrankung oder Maldigestion. E azotorrhea.

**Azot|urie:** erhöhte Ausscheidung stickstoffhaltiger Verbindungen (v.a. Harnstoff, -säure) im Harn, z.B. bei Eiweißstoffwechselstörung. E azoturia.

**AZQ:** Abk. für ▸ Atemzeitquotient.

**AZT:** Abk. für Azidothymidin (▸ Zidovudin). E AZT.

**Azteken|schädel:** Mikroform des Schädels mit fliehender Stirn, abgeflachtem Hinterkopf u. Vogelgesicht. E Aztec skull.

**Aztreonam:** ein ▸ β-Lactam-Antibiotikum (Monobactam), parenterale ***Anw.*** gegen aerobe gramnegative Erreger. E aztreonam.

**Azu|le|ne:** (1864) pflanzliche, entzündungshemmende Kohlenwasserstoffe mit zahlreichen – blauen u. violetten – Derivaten, darunter das Chamazulen der Kamille (auch synthetisch = Azulen SN). E azulenes.

**Azur|farb|stoffe:** methylierte Thionine, die in alkalischer Lösung aus Methylenblau entstehen Als wasserunlösliche, histologische, leuchtend blaue Farbstoffe v.a. Azur I u. II (reines »Methylenazur« bzw. ää-Mischung mit Methylenblau). S.a. Formel. E azures.

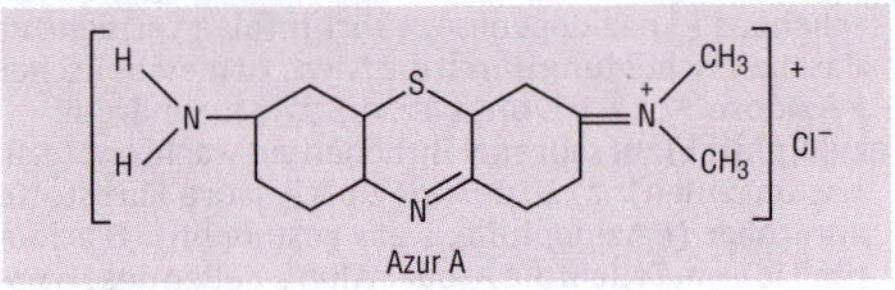


**Azurfarbstoffe.**

**Azur|granula,** azurophile Granula: durch Azur-Eosin-Methylenblau (GIEMSA-Färbung) darzustellende purpurrote Körnchen im Zytoplasma der Mono- u. Lymphozyten. E azurophil granules.

**azu|ro|phil:** Azurfarbstoffe annehmend. E azurophil(ic). – **a. Granula:** ▸ Azurgranula. – **a. Kristalle:** ▸ AUER-Stäbchen. E a. crystals.

**AZV,** Abk. für Atemzugvolumen: s.u. ▸ Atemvolumen.

**Azya|no|blep|sie, Azy|an|opsie:** Blaublindheit als Art der ▸ Farbenfehlsichtigkeit. E tritanomaly, tritanopia.

**Azy|gos** *(griech. = unpaar):* Kurzbezeichnung der Vena azygos (s.a. ▸ Lobus venae azygos). E azygos (vein).

**azy|klisch:** **1)** *Biologie* ohne einen bzw. unabhängig von einem Zyklus (z.B. Entwicklungs-, ▸ Menstruationszyklus; s.a. ▸ Blutung, azyklische). **2)** *Chemie* mit offener, kettenförmiger Struktur. E acyclic.

**Azyl...:** ▸ Acyl...; s.a. ▸ Acetyl...

**azy|misch:** nicht fermentativ. E non-enzymatic.

**Azyr:** s.u. ▸ VICQ D'AZYR.

**Azys|tie:** angeborenes Fehlen der Harnblase. E acystia, bladder aplasia.

# B

**B:** Kurzzeichen für *chem* Bor, *physik* Bel, magnetische Flussdichte (*B*; s.u. ▸Magnetfeld), *serol* Antigen B (im ▸AB0-Blutgruppensystem), *biochem* Vitamin B, Faktor B des alternativen Weges des ▸Komplementsystems, *anat* Bursa. – Ferner der Buchstabe Beta (▸β).

**b:** Kurzzeichen für *physik* Bar, Bel.

**β; B:** der griechische Buchstabe Beta; Kurzzeichen für *chem* beta-ständig (z.B. β-Aminosäuren; s.a. ▸α), *serol* für Anti-B (s.u. ▸AB0-Blutgruppensystem), *physiol, pharm* ▸Betarezeptoren(blocker), *physik* s.u. ▸Beta-Zerfall; s.a. ▸Beta...

**$\beta^+$:** *Physik* Symbol für ▸Positron. Analog $\beta^-$ für ▸Elektron.

**Ba:** *Chemie* Kurzzeichen für Barium. E Ba.

**Baader-Dermato|stomatịtis:** die schwerere = Major-Form des ▸Erythema exsudativum multiforme, eine fieberhafte Entzündung der Halbschleimhäute u. sichtbaren Schleimhäute mit Enanthem der Körperöffnungen, begleitet von einem makulo-papulo-vesikulösen Hautausschlag (Exanthem).

**Bạastrup-Syndrom** (CHRISTIAN INGERSLEV B., 1885–1950, Radiologe, Kopenhagen), Diarthrosis interspinosa: durch Hyperlordose ausgelöste Neugelenkbildungen (Nearthrosen) zwischen den sich berührenden (»kissing spine«) u. sich gegenseitig abschleifenden Dornfortsätzen der Lendenwirbelsäule. ***Klinik:*** örtlicher Druckschmerz, Kreuzschmerzen, Bewegungseinschränkung der Wirbelsäule. E (Baastrup's) kissing spine syndrome.

**Bạbcock-Operation** (WILLIAM WAYNE B., 1872–1963, Chirurg, Philadelphia): ▸Venenstripping. E Babcock's operation.

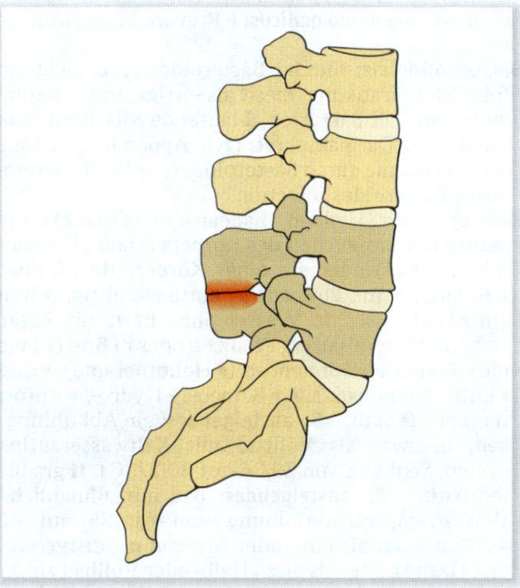

**Baastrup-Syndrom:** Bildung eines Neugelenks zwischen LWK 4 u. 5. [105]

**Bạbes** (VIKTOR B., 1854–1926, Bakteriologe, Bukarest). – **B.-Ernst-Körperchen** (PAUL E., 1859–1937, Pathologe, Zürich, Heidelberg): kugelige Zellplasmagebilde an den Enden bestimmter Bakterien (als Polkörperchen); typisch v.a. für Diphtheriebakterien. E Babes-Ernst granules. – **B.-Knötchen:** *Pathologie* lymphozytäre Zellanhäufungen in Gehirn u. Rückenmark bei Tollwut (sog. »Wutknötchen«). E Babes nodes.

**Babẹsia,** Piroplasma: *Protozoologie* Gattung der Piroplasmida [Hämamöben]; Plasmodien-ähnliche, in Erythrozyten lebende Einzeller, die sich durch Zweiteilung fortpflanzen. Erreger der ▸Babesiose; die Übertragung erfolgt durch Zecken. E Babesia.

**Babesị|asis, -ose:** *Veterinärmedizin* eine durch ▸Babesia-Arten hervorgerufene Zoonose mit hoher Sterblichkeit der befallenen Tiere; bekannt z.B. als Rinder-Malaria, Texas-Fieber, Rinder-Hämoglobinurie. E babesiosis.

**Babịnski** (JOSEPH FRANÇOIS FÉLIX B., 1857–1932, Neurologe, Paris). – **B.-Fröhlich-Syndrom:** ▸Dystrophia adiposogenitalis. E B.-Fröhlich syndrome. – **B.-Nageotte-Syndrom** (JEAN N., 1866–1948): eine bei Schädigung der hinteren seitl. Teile der Medulla oblongata (ohne Pyramidenbahnbeteiligung) auftretende »alternierende Lähmung«, u. zwar als gleichseitige zerebellare Hemiataxie mit HORNER-Syndrom u. als Hemiparese u. -hypästhesie der gegenseitigen Körperhälfte. E dorsolateral oblongata syndrome. – **B.-Ohr-Phänomen:** bei einseitiger Erkrankung des Labyrinths oder des Hörnervs nach galvanischer Ohr-zu-Ohr-Durchflutung auftretende Neigung des Kopfes zur kranken Seite, begleitet von horizontalem ▸Drehnystagmus zur Kathodenseite. E Babinski's phenomenon. – **B.-Reflex: 1)** Großzehenreflex, Zehenreflex: träge Streckung (Dorsalflexion) der Großzehe nach druckvollem Bestreichen des seitlichen Fußsohlenrandes; ein ▸Pyramidenzeichen (im 1. Lj. noch physiologisch). E Babinski reflex. **2)** der umgekehrte ▸Radiusperiostreflex. – **B.-Syndrom:** ▸ANTON-BABINSKI-Syndrom. – **B.-Vaquez-Syndrom** (LOUIS HENRI V.): eine Spätsyphilis, mit ARGYLL-ROBERTSON-Phänomen, chronischer lymphozytärer Meningoenzephalitis, Abschwächung bzw. Aufhebung des Achillessehnen- u. Patellarsehnenreflexes u. mit Aortitis (evtl. Aneurysma). E Babinski-Vaquez syndrome.

**Bạbkin-Reflex:** durch Daumendruck des Untersuchers auf beide Handflächen eines Säuglings bewirktes Öffnen des Mundes. Normal in der 1.–10. Lebenswoche; ab 12. Woche ein Zeichen für spastisch-motorische Fehlentwicklung.

**Baby...:** s.u. ▸Säugling(s)... – Auch Wortteil »Klein-« bzw. »Kleinstformatausführung« (von Instrumenten).

**Babylog:** ein druckgasbetriebenes Beatmungsgerät für Säuglinge; Einsatz in Notarztwägen.

**Bac.:** Abk. für ▸Bacillus.

**Bacampicillin:** ein Breitbandpenicillin (s.u. ▸Penicilline). E bacampicillin.

**Bach-Blütentherapie** (EDWARD B., 1886–1936, Arzt, England): Behandlung mit Extrakten aus Blüten wild wachsender Pflanzen. Anw. bei einer Vielzahl von Erkrankungen. Umstrittenes Verfahren, das BACH in Ergänzung zu seinem Verständnis von Krankheitsursachen entwickelte. In einem moralisch wertenden Bezugssystem ordnete er 38 definierten Charaktereigenschaften bzw. Gemütszuständen, die den verschiedenen Krankheitsbildern entsprechen sollen, ebenso viele Blütenmittel zu. Sog. Rescue-Tropfen (Mischung aus 5 verschiedenen Blütenextrakten) sollen als Erste-Hilfe-Mittel wirken.

**Bachmann-Interaurikular-Bündel** (JEAN GEORGE B., 1877–1959, amerikan. Physiologe): *Anatomie* ein spezifisches (erregungsleitendes) Herzmuskelbündel zwischen den bd. Herzohren. E Bachmann's interatrial bundle.

**Bacill...:** s.a. ▸Bazill...

**Bacillaceae:** *Bakteriologie* Familie Endosporen bildender Stäbchen, die meist grampositiv, aerob oder – z.T. fakultativ – anaerob sind; umfasst u.a. die Gattungen Bacillus, Clostridium, Sporosarcina. E Bacillaceae.

**Bacilli** *(latein. bacillum = Stäbchen): Bakteriologie* Bazillen (▸Bacillus). E bacilli. – **B. medicati:** *Pharmazie* Arzneizubereitung in Stäbchenform zum Einführen in Körperhöhlen. E medicated stylus.

**Bacillus** *(latein. = Stäbchen)*, Bazillus: eine Gattung grampositiver, meist beweglicher (»peritrich« begeißelter) u. Endosporen bildender Stäbchen der Familie ▸Bacillaceae. – Auch veralteter Gattungsname für zahlreiche andere Erregergattungen. E bacillus. – **B. anthracis:** der Erreger des ▸Milzbrandes (Anthrax); aerob, unbeweglich; bildet Sporen oder Schleimkapseln (außerhalb bzw. innerhalb des Organismus). ▸Meldepflichtiger Nachweis des Krankheitserregers. – **B. bifidus:** ▸Bifidobacterium bifidum. – **B. Calmette-Guérin:** s.u. ▸BCG. – **B. cereus, B. pseudo|anthracis:** aerober, polar begeißelter B., dessen Kolonien denen des Bacillus anthracis ähneln; kommt verbreitet im Boden, Staub u. auf Pflanzen vor. Erreger von »Pseudomilzbrand«; bildet auch Antibiotika. – **B. emphysematis (mali|gni):** ▸Clostridium perfringens Typ A. – **B. lactis:** **1)** ▸Bacillus subtilis. **2)** ▸Lactobacillus lactis. – **B. megat(h)erium:** aerober, Sporen bildender B. in Erdboden, Wasser, Kompost; bildet das – auch gegen den eigenen Stamm – bakterizide Megacin. – **B. mucosus capsulatus:** ▸Klebsiella pneumoniae. – **B. oedematis mali|gni:** ▸Clostridium novyi, ▸Cl. septicum. – **B. polymyxa:** gramlabiler, aerober, bewegl. B. in Getreide, Erdboden, pasteurisierter Milch. Antibiotikabildner (Polymyxin). – **B. prodi|gio|sus:** ▸Serratia marcescens. – **B. pro|te|us:** ▸Proteus vulgaris. – **B. pyo|cya|neus:** (GESSARD) ▸Pseudomonas aeruginosa. – **B. subtilis,** Heubazillus: ubiquitärer, aerober, Stärke spaltender u. proteolytischer, meist bewegl., im Allg. apathogener B. mit abgerundeten Enden. Einzelne Stämme sind Antibiotikabildner (s.u. ▸Bacitracin).

**Bacitracin,** Bazitrazin: *Pharmazie* Antibiotikum (Polypeptidkomplex) aus Bacillus subtilis; wirksam gegen grampositive Bakterien, Gono- u. Meningokokken, Entamoeba histolytica. ***Anw.*** nur äußerl. u. enteral (wird nicht resorbiert); parenteral nephrotoxisch. E bacitracin.

**Back|ground (radiation)** *(engl.): Physik* der von einer nicht ausschaltbaren Strahlenquelle (z.B. kosmische Höhenstrahlung) herrührende Anteil einer zu messenden Strahlung. Eine Strahlung gilt nur als messbar, wenn sie sich statistisch gesichert von diesem »Untergrund« (Nullpegel) abhebt.

**Backpointer** *(engl.): Radiologie* mit der Röhre (Strahlenquelle) des Therapiegerätes gekoppelter Gegenpunktanzeiger als Hilfsmittel für die ▸Strahlentherapie. Er zeigt den Austrittspunkt des Zentralstrahls am Objekt mechanisch oder optisch an.

**backward failure** *(engl.): Kardiologie* »rückwärts gerichtetes Herzversagen«. Eine Herzinsuffizienz, deren Symptome primär die Folge einer passiven venösen Stauung im »rückwärtigen«, d.h. stromaufwärts vom insuffizienten Herzabschnitt gelegenen Kreislaufbereich sind. Ggs. ▸Forward-Failure-Theorie.

**Baclofen:** zentrales Muskelrelaxans ($\gamma$-Aminobuttersäure-Derivat). ***Anw.*** v.a. bei Spastik nach spinalen Läsionen. ***NW:*** u.a. Ataxie, Verwirrtheit, epileptische Anfälle. E baclofen.

**Bact.:** Abk. für ▸**Bact**erium.

**Bac|te|ria:** die ▸Bakterien. E bacteria.

**Bac|te|rio|phagum:** ▸Bakteriophage; s.a. ▸Phagen... E bacteriophage.

**Bac|te|ri|um:** **1)** Bakterie als Einzahl von ▸Bakterien. **2)** veralteter Gattungsname für zahlreiche Bakterien (z.B. B. bifidum = Bifidobact. bifidum).

**Bactero|idaceae:** Familie gramnegativer, anaerober, z.T. kokkoider Stäbchenbakterien mit den Gattungen ▸Bacteroides, ▸Prevotella, ▸Fusobacterium, Dichelobacter, Porphyromonas u. ▸Leptotrichia. E Bacteroidaceae.

**Bactero|ides:** *Bakteriologie* eine Gattung der Familie Bacteroidaceae; anaerobe, sporenlose, z.T. begeißelte, abgerundete, Pepton u. Kohlenhydrate verwertende Stäbchenbakterien; Besiedler (Saprophyten) des Atem- und Verdauungstraktes sowie des weibl. Genitales; einige Arten aber fakultativ pathogen (Mischinfektionen, v.a. Streptokokken-, Fusobacterium-Infektionen, begünstigen ihr Eindringen in tiefe Gewebeschichten; ▸Bacteroidosis). E Bacteroides. – **B. fra|gilis:** unbewegliche, v.a. im Dickdarm vorkommende Stäbchenbakterien, z.T. tier- u. menschenpathogen (s.a. ▸Bacteroidosis). – **B. fur|cosus:** unbewegliches Bakterienstäbchen mit zugespitzten Enden; wird bei Appendizitis, Lungenabszess gefunden. – **B. melanino|genicus:** ▸Prevotella melaninogenica.

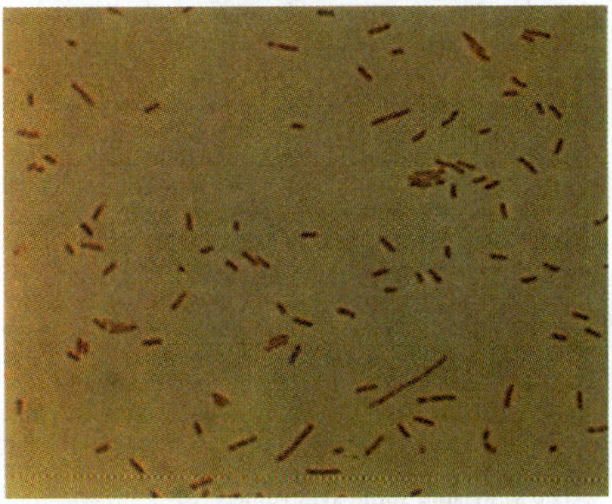

**Bacteroides fragilis:** gramnegative Stäbchen, angedeutet polbetonte Anfärbung (GRAM-Färbung). [479]

**Bac|te|ro|ido|sis:** durch ▸Bacteroides verursachte infektiöse Erkrankung; meist als eitrige, unter Beteiligung von Coli-Bakterien ablaufende Mischinfektion im unteren Darmabschnitt (z.B. Appendizitis); i.e.S. die Septikämie durch Bacteroides fragilis. E bacteroidosis, Bacteroides infection.

**Bad:** **1)** Kurort (Heilbad), Badeanstalt. E spa. **2)** therapeutisches Eintauchen des Körpers (Halb-, Dreiviertel-, Vollbad) oder einzelner Körperteile (Teilbad, z.B. Sitz-, Arm-, Fußbad) in ein Bademittel, d.h. in ein ▸Heilwasser, in Wasser ohne bzw. mit Zusatz von z.B. Mineralsalzen, Pflanzen oder in Brei (▸Peloide). Ferner als Sonnenbad (▸Heliotherapie), ▸Gas-, ▸Luft-, ▸Sandbad; s.a. ▸Balneo-, ▸Hydro-, ▸Kurorttherapie. E bath. – **B., absteigendes:** ein Abkühlungsbad, u. zwar als Vollbad mit Kaltwasserzufluss (Temp.-Senkung von 39/36 auf 30/27 °C). E graduated bath. – **B., ansteigendes:** Bad mit allmählicher Wassertemperaturerhöhung von ca. 35 auf 40/45 °C, u. zwar als Fuß- oder Armbad n. SCHWENNINGER-HAUFFE oder als Sitz-, Halb- oder Vollbad zur Erzielung einer örtlichen u. sich reflektorisch weiter ausbreitenden (konsensuellen) ▸Hyperämie ohne Wärmeschock sowie evtl. als Überwärmungsbad.

E rising temperature b. – **B., gashaltiges:** v.a. ▶Kohlensäurebäder; ***Anw.*** bei Durchblutungsstörungen, trophischen Störungen u. Dystrophien. – **B., hydroelektrisches:** Voll- oder Teilbad unter Einleitung von Gleich- oder Wechselstrom in die Badewanne mittels Elektrode, v.a. als Anoden-, ▶Zwei-, ▶Vierzellen-, ▶STANGER-Bad. ***Anw.*** v.a. bei schmerzhaften Erkrankungen des Bewegungsapparates. – **B., medizinisches:** Bad unter Nutzung therapeutisch wirksamer Zusätze. E medicated b. – **B., radio|aktives:** z.B. das Radiumemanationsbad (s.a. ▶Radonquelle). E radioactive b. **3)** als **abdominelles Bad** Begriff der Strahlentherapie: großvolumige Bestrahlung zur Behandlung maligner Erkrankungen im Bauchraum (s.a. ▶Großfeldtechnik).

**Bade|dermatitis:** **1)** Hautentzündung (▶Dermatitis) als »Badeausschlag« bald nach Beginn einer Badekur mit Anw. v.a. saurer u. schwefelhaltiger Thermen; klingt erst nach Kurende ab. **2)** ▶Badekrätze.

**Bade|krätze,** Strandbaddermatitis: *Dermatologie* **1)** Lichtdermatitis infolge feuchtigkeitsbedingten Kontaktes mit Wiesenkräutern u. Gräsern u. nachfolgender Sonnenbestrahlung. **2)** ▶Schistosomendermatitis. E swimmer's dermatitis, s.'s itch.

**Badezusätze:** ▶Balneotherapeutica. E bath preparations.

**Bäcker|bein, -knie:** *Pathologie* frühere Bez. für das X-Bein (Genu valgum) als berufsbedingte Belastungsdeformität. E baker leg.

**Bäderheil|kunde, -lehre:** ▶Balneologie.

**Bäfverstedt-Syndrom** (BO B., schwed. Dermatologe), Lymphadenosis cutis benigna: vereinzelte oder zahlreiche knotige oder flächenhafte (evtl. geschwürige), bläuliche, gutartige lymphozytäre Hautinfiltrate, bestehend aus lymphoretikulärem Granulationsgewebe (s. Abb.). Auftreten nach Zeckenbiss (z.B. parallel mit Erythema chronicum migrans), nach Traumen oder Virusinfektion. S.a. ▶Lyme-Krankheit. E Bäfverstedt's syndrome.

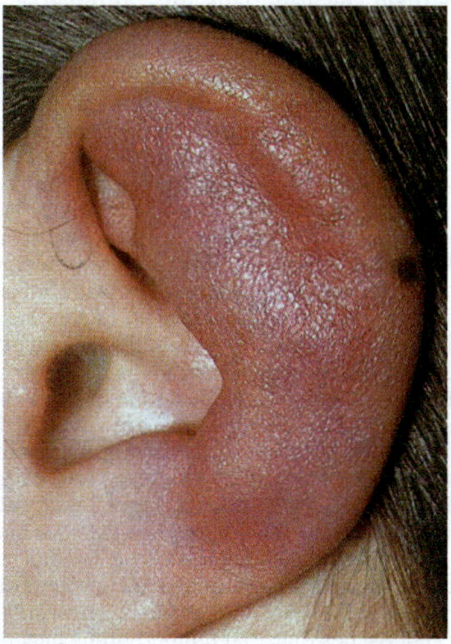

**Bäfverstedt-Syndrom:** typisches Hautinfiltrat. [411]

**(v.-)Baelz-Syndrom** (ERWIN V. B., 1849–1913, Internist, Stuttgart, Tokio): eine vermutlich infektiöse Lippenentzündung mit körnchenförmiger Anschwellung der Lippenschleimdrüsen, Speichelfluss u. – später – Geschwürbildungen. E Baelz's disease.

**Bändelung:** *Chirurgie* die ▶Drosselung der Blutzufuhr zu einem Organ durch Umschlingung des zuführenden Gefäßes, z.B. der A. pulmonalis i.S. einer künstlichen ▶Pulmonalisstenose bei Ventrikelseptumdefekt oder Transposition der großen Gefäße; heute meist nicht mehr üblich. E banding.

**Bänder|riss:** *Chirurgie* die teilweise bis vollständige Zerreißung eines Gelenkbandes; z.B. am Kniegelenk als Innen- u./oder Außenbandschaden u./oder Riss des Kreuzbandes. ***Klinik:*** örtlicher Schmerz, charakteristische Funktionsausfälle u. lokalisationstypische Phänomene wie Gelenkaufklappbarkeit, Schubladenphänomen. E ligament rupture.

**BÄO:** Abk. für ▶Bundesärzteordnung.

**(v.-)Baer-Bläschen** (KARL ERNST V. B., 1792–1876, russ. Anatom): Sekundärfollikel des Ovars (▶Folliculi ovarici secundarii). E Baer's vesicle.

**Bärentatzen:** angeborene, gutartige Pigmentierungen der Netzhautperipherie, bedingt durch eine Hyperplasie bzw. Hypertrophie des retinalen Pigmentepithels; kein Krankheitswert. E bear tracks.

**Bären|trauben|blätter:** *Pharmazie* ▶Folia Uvae ursi. E bearberry leaves.

**Baer-Handgriff** (J. L. B., Gynäkologe, Chicago): *Geburtshilfe* das – bes. bei schlaffen Bauchdecken, Rektusdiastase – angewendete Herauspressen der gelösten Plazenta durch beidhändige Bauchdeckenraffung in der Mittellinie, d.h. durch passive Verkleinerung des Bauchraumes u. Stärkung der Bauchpresse ohne direkten Druck auf den Uterus. S.a. ▶CREDÉ-Handgriff. E Baer maneuver.

**Bärtschi-Rochaix-Syndrom** (W. B.-R., Arzt, Bern): halbseitige, anfallsartig auftretende Kopfschmerzen mit Hör- u. Sehstörungen als Folge einer unfallbedingten Osteochondrose u. Spondylarthrose der Halswirbelsäule (Unkovertebralgelenke $C_{1-3}$); die Beschwerden beruhen auf einer Beeinträchtigung der durch die Querfortsatzlöcher ziehenden ▶Arteria vertebralis u. der Spinalnerven des Halsbereichs. E cervical vertigo syndrome.

**v. Baeyer** (HANS RITTER V. B., 1875–1941, Orthopäde, Heidelberg). – **B.-Feder,** Fibularisfeder: am Schuh zu befestigende Metallschiene mit einem zur Schuhspitze ziehenden Spiralfederzug als Hilfsmittel bei Spitzfuß (infolge Peroneuslähmung). – **B.-Operation,** v. B.-LORENZ-Bifurkationsoperation: schräge, subtrochantäre Femurosteotomie u. Einstellung des unteren Fragmentes gegen die Hüftpfanne. Früher häufig durchgeführte Operation bei veralteter angeborener Hüftgelenkluxation. E Lorenz operation.

**Ba|gas|so|sis:** eine meist gewerbliche, vorwiegend gutartige Staublungenerkrankung als Folge der Einatmung des von Aktinomyzeten durchsetzten Staubs von Extraktionsrückständen des Zuckerrohrs (»Bagasse«). Tritt akut auf als Bronchiolitis u. Bronchopneumonie; evtl. Übergang in eine Fibrose. Grundlage ist eine exogen allergische ▶Alveolitis. E bagassosis.

**Bagatellschwelle:** Konzentration eines Schadstoffs, bei deren Unterschreitung umweltpolitische Maßnahmen nicht erforderlich sind; Begriff aus der Umweltmedizin, der hauptsächlich in den USA u. den Niederlanden gebraucht wird. E trifle threshold.

**Bagdad-Beule:** ▶Hautleishmaniose.

**Bag-in-Bag-System** *(engl. bag = Beutel):* pneumatisches Kopplungssystem zwischen Narkoseapparat u. Beatmungsgerät. E respiratory circuit.

**Bagolini-Lichtschweiftest:** Prüfung des binokularen Einfachsehens mit Hilfe von Plangläsern. Die Gläser tragen Parallelstreifungen, die für beide Augen in verschiedenen Richtungen verlaufen. E Bagolini's test.

**Bahn:** *Anatomie* nervales Leitungssystem, ▶Tractus; s.a. ▶Fibrae, ▶Radiatio. E nerve tract.

**Bahnung:** *Physiologie* Förderung von Leistungen bzw. Erregungsprozessen des Zentralnervensystems durch zusätzliche Erregungsabläufe; als **räumliche B.** die gegenseitige Förderung der Übertragung von Impulsen, die – über verschiedene Nervenfasern laufend – an der gleichen Nervenzelle zusammentreffen; als **zeitliche B.** die Förderung von Impulseffekten durch zuvor über den gleichen Neuriten zur gleichen Nervenzelle gelaufene Impulse, wobei sich an der postsynaptischen Zelle unterschwellige Impulse verschiedenen Ursprungs zeitlich addieren können. E facilitation.

**Baillarger-Zeichen** (JULES GABRIEL F. B., 1809–1890, Psychiater, Paris): *Neurologie* Anisokorie bei progressiver Paralyse. E Baillarger's sign.

**Bailliart-Index** (PAUL B., 1877–1969, Augenarzt, Chicago): das Verhältnis des (mit dem Ophthalmodynamometer gemessenen) Netzhautarteriendruckes zum peripheren diastolischen Blutdruck; normal 1:2 (= 0,5), erhöht bei Glomerulonephritis, essentiellem Hochdruck. E Bailliart index.

**Bainbridge-Reflex** (FRANCIS ARTHUR B., 1876–1921, Physiologe, London): Beschleunigung der Herzfrequenz u. Blutdruckanstieg infolge Druckerhöhung im re. Herzvorhof u. in den herznahen Venen bei ungenügendem Herzminutenvolumen; Ausdruck einer reflektorischen Vagushemmung; möglicherweise aber kein Reflex, sondern eine durch Dehnungsreize bedingte Änderung der Autorhythmie des Sinusknotens. E Bainbridge reflex.

**Bain-System:** Narkose-Beatmungsgerät zur Anwendung in der Kinderanästhesie; dabei wird das Frischgas durch eine enge Röhre in den Exspirationsschlauch geführt.

**Bajonett|finger:** Fehlhaltung der dreigliedrigen Finger i.S. einer Überstreckung im Mittelgelenk u. Beugung im Endgelenk. E bayonet finger.

**Bajonett|stellung,** Fourchette|stellung, Gabelrückenstellung: Fehlstellung der Hand als Folge einer sog. typischen Radiusfraktur (COLLES-Fraktur) mit Dislokation: Die Hand ist derart speichenwärts verschoben, dass die Vorderarmachse nicht durch den Mittelfinger zu verlängern ist, sondern ellenseitig vorbeigeht (meist durch den Ringfinger). Daraus resultiert sowohl bei seitlicher wie auch bei Betrachtung von oben eine bajonettförmige Stellung. S.a. Abb. E bayonet deformity.

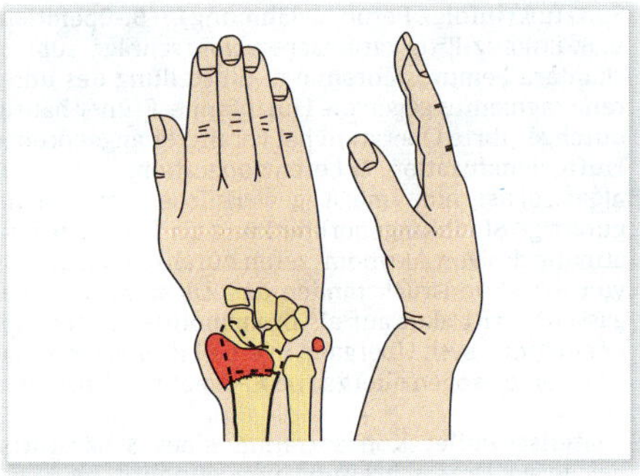

**Bajonettstellung:** Konturen bei typischer Radiusfraktur.

**BAK:** Abk. für ▸**Blutalkohol(konzentration).** E BAC.

**Baker-Zyste** (WILLIAM MORRANT B., 1839–1896, Chirurg, London): Exsudations-Zyste (▸Hygrom) in der Kniekehle (als Folge einer Synovitis der Kniegelenke), die auch bis in die Wade absacken u. dann dort den venösen Abfluss stören kann (»Pseudothrombophlebitis«). E Baker's cyst.

**de Bakey:** s.u. ▸DeBakey.

**Bakt...:** s.a. ▸Bact...

**Bak|te|ri|ämid:** bakteriotoxisch oder metastatisch bedingte Hautveränderungen bei einer ▸Bakteriämie.

**Bakteri|ämie:** *Pathologie* das – zeitweilige – Kreisen von Bakterien im Blut nach deren Eindringen in die Blutbahn aus eitrig-entzündlichen Krankheitsherden. Führt je nach Zahl u. Virulenz der Erreger u. Abwehrlage des Organismus evtl. zu Folgekrankheiten. – s.a. ▸Pyämie, ▸Sepsis. E bacteremia.

**Bakteri|cidine,** Bakteriozidine: *Immunologie* natürliche Schutzstoffe des Serums (z.B. Komplement, Antikörper), die durch ▸Zytolyse, Phagozytosebegünstigung etc. wirken; s.a. ▸Bakteriocine. E bactericidins.

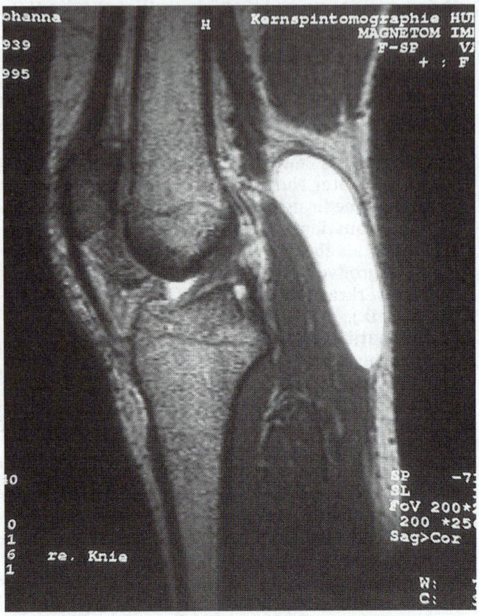


**Baker-Zyste:** Sagittalschnitt des Kniegelenkes im Kernspintomogramm. [429]

**Bakte|rid:** *Dermatologie* ein »Ausschlag« (▸Exanthem) als Ausdruck einer allergisch bedingten Hautreaktion gegen Bakterien u. deren Produkte, i.e.S. das **pustulöse B.** (▸ANDREWS-Syndrom). – S.a. ▸Id-Reaktion. E bacterid.

**bakteriell:** Bakterien betreffend, durch Bakterien verursacht; z.B. **b. Ruhr** (▸Bakterienruhr), **b. Schock** (▸Schock, septischer). E bacterial.

**Bak|te|ri|en:** kleinste einzellige Mikroorganismen (Prokaryonten, niedere Protisten), die sich durch Spaltung vermehren (»Spaltpilze« = Schizomyzeten); sie sind meist frei von Chlorophyll u. Plastiden, jedoch ausgestattet mit einem Kernäquivalent (▸Nucleoid) anstelle des chromosomenhaltigen Kerns der Karyonten u. mit einer hochdifferenzierten Zellwand sowie mit Ribosomen, Geißeln u. Fimbrien, als »bekapselte« B. ferner mit einer (Schleim-)Kapsel. Sie sind kugelig, stäbchenförmig oder schraubig (Kokken bzw. Spirillen). – Sie werden unterschieden nach der Art der Energiegewinnung als – obligat oder fakultativ – **aerobe** u. **anaerobe B.** (▸Aerobier bzw. ▸Anaerobier); ferner als geißellose = atriche B. bzw. – nach ihrer Begeißelung – als lophotriche B. u. als peritriche B. (mit endständigem Geißelbündel bzw. Geißeln an beiden Seiten). Sie sind z.T. fadenbildend = filamentbildend (sich kettenförmig aneinander reihend). – s.a. ▸Bakterien..., ▸Bakterio...; die Einteilung der Bakterienklassifikation wird im ▸BERGEY Manual of Systematic Bacteriology veröffentlicht. E bacteria. – **B., hämo|phile:** Bakterien, welche als Zusatz zum Kulturmedium Blut benötigen. E hemophilic b. – **B., lysogene:** B., welche die erbliche Fähigkeit besitzen, genetisches Material temperenter Phagen (Bakteriophagen) als sog. »Prophagen« an ihr Genom zu binden (zu »assoziieren«), die Phagen mit zu vermehren (zu »replizieren«) u. – spontan oder induziert – unter Eigenauflösung (Lysis) freizusetzen. E lysogenic b. – **B., parasitische:** B., die als Parasiten auftreten, entweder als ▸Kommensalen (= kommensalische Saprophyten) oder aber als Krankheitserreger (**pathogene B.**). E parasitic b. – **B., säurefeste:** B., die im Ektoplasma wachsartige Substanzen enthalten u. nicht mit den üblichen Anilin-Farbstoffen anfärbbar sind, sondern nur mit Carbolfuchsin, das sie auch bei anschließender Säure- oder Alkoholbehandlung nicht wieder abgeben (»Säure-« bzw. »Alkoholfestigkeit«), z.B. die Mycobacterien, Nocardia. E acid-fast b.

**Baktẹrien|agglutination:** die auf einer Antigen-Antikörper-Reaktion basierende Zusammenballung (Agglutination) von Bakterien. Als spezifische Typen werden die H-, K-, O- u. Vi-Agglutination unterschieden (der Reaktionspartner des Antikörpers ist bei begeißelten Bakterien ▸O- u. ▸H-Antigen, bei unbegeißelten nur das O-Antigen; bezüglich der anderen Typen ▸K- u. ▸Vi-Antigen). Die Reaktion ist wichtig für die Identifizierung von Bakterienstämmen, z.B. der Gattung Salmonella, mit Hilfe des bekannten Antiserums; s.a. ▸GRUBER-Reaktion, ▸Bakterienantigen. E bacterial agglutination.

**Baktẹrien|antagonismen:** s.u. ▸Antibiose, ▸Bakterienflora.

**Baktẹrien|antigen:** Erregersubstanzen mit Antigeneigenschaft. Meist Polysaccharide (der Kapsel-Substanz), die die Bildung spezifischer Antikörper auslösen (s.a. ▸Bakterienagglutination). Von Bedeutung sind v.a. die Kapselantigene A, B, L, O, K, M, $T_0$ der gramnegativen Bakterien (s. Abb.). S.a. ▸Bakterienproteine. E bacterial antigen.

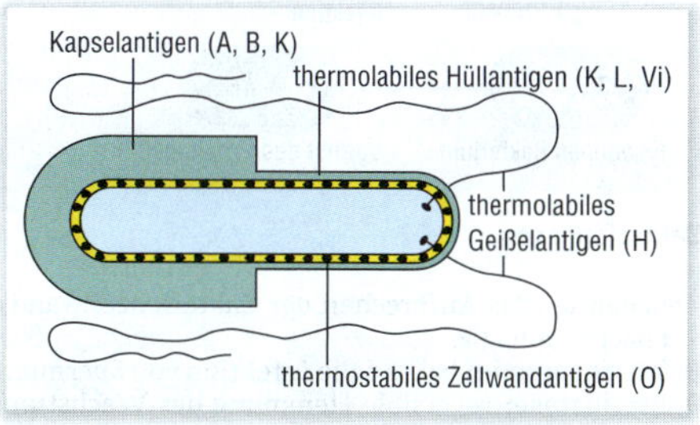


**Bakterienantigen:** Zuordnung von Antigenen zur Bakterienzelle. [479]

**Baktẹrien|ausscheider:** ▸Ausscheider. E bacteria excretor.

**Baktẹrien|chromosom:** *Genetik* ringförmige, lichtmikroskopisch nicht sichtbare Struktur doppelsträngiger DNS; s.a. ▸Lineom.

**Baktẹrien|embolie:** eine ▸Embolie durch in die Blutbahn verschleppte Bakterien, z.B. bei Endokarditis. E bacterial embolism.

**Baktẹrien|enzyme:** von Bakterien gebildete, für die jeweil. Bakterienart bzw. -gruppe typische u. daher diagnostisch nutzbare Enzyme; z.T. als Endo-, Exotoxine (**aggressive B.**) wirksam, u.a. als Proteasen u. Lecithinasen Eiter erregender Kokken. E bacterial enzymes.

**Baktẹrien|färbung:** die färberische Darstellung der Bakterien für die mikroskopische Diagnostik; z.B. mit Methylenblau, als NEISSER-, ZIEHL-NEELSEN-, GRAM-, Fluoreszenz-, Kapsel- und Geißelfärbung. E staining of bacteria.

**Baktẹrien|filter:** mikroporöses Material, mit dessen Hilfe Bakterien durch Sieb- oder Adsorptionswirkung aus Gasen oder Flüssigkeiten zurückgehalten werden können; z.B. Ganzglas-, Membran-, Siebfilter. E bacteria filter.

**Baktẹrien|flora:** die dauernd oder vorübergehend als Lebensgemeinschaft einen Ort besiedelnden Bakterien (»Standort-« bzw. »Durchgangsflora«); beim Menschen als ▸Mund-, ▸Haut-, ▸Darm-, ▸Scheidenflora, die aus parasitären u. aus saprophytären ▸Kommensalen besteht, welche als Verdauungshilfe u. als Gewebeschutz (v.a. die Hautflora) wirken. E bacterial flora.

**Baktẹrien|kapsel:** bei den »bekapselten« Bakterien (z.B. Streptococcus pneumoniae, Klebsiella) die glatte Außenschicht der Wand, die aus Polysacchariden, evtl. auch aus Glutaminsäurepolypeptiden besteht. Sie ist für die Typenspezifität der Bakterien bestimmend. – s.a. ▸Kapsel..., ▸Bakterienantigene (dort Abb.). E bacterial capsule.

**Baktẹrien|kern:** ▸Nucleoid.

**Baktẹrien|klassifikation:** die ▸Systematik zur Einteilung der ▸Bakterien. Wird regelmäßig im ▸BERGEY Manual of Systematic Bacteriology veröffentlicht. E classification of bacteria.

**Baktẹrien|kultur:** eine Bakterienpopulation, die sich in oder auf einem flüssigen bzw. festen ▸Bakteriennährboden (in Reagenzglas, Petrischale, Kölbchen etc.) als Misch- oder Reinkultur vermehrt u. aus einer oder mehreren ▸Kolonien (dort Tab.) besteht. – Auch Bez. für die entsprechenden Kultivierungsverfahren. E bacterial culture.

**Baktẹrien|membran:** s.u. ▸Bakterienzellwand. E bacterial membrane.

**Baktẹrien|nährböden:** feste oder flüssige ▸Nährböden zur Isolierung u. Kultivierung (▸Bakterienkultur) sowie zur Diagnostik u. Differenzierung von Bakterien u. zur Analyse des – diagnostisch nutzbaren – Nahrungsbedarfs; s.a. ▸Anreicherungsmedium, ▸Elektiv-, ▸Differenzierungsnährböden. E bacterial culture media.

**bakterienpathogene Viren:** ▸Bakteriophagen.

**Baktẹrien|proteine:** die für die einzelnen Bakterienarten typischen, als ▸Bakterienantigene wirksamen Eiweißsubstanzen der Bakterien; es sind dies größtenteils ▸Bakterienenzyme, aber auch Geißelproteine (▸H-Antigen), Kapselproteine (z.B. bei grampositiven A-Streptokokken; »M«-Protein-Antigen) u. Zellwandproteine (der gramneg. Bakterien; ein Protein-Lipid-Polysaccharid-Komplex; ▸Endotoxin) sowie die Proteine der Zellmembran, der Ribosomen u. der Kernäquivalente. E bacterial proteins.

**Baktẹrien|ruhr:** endemisch-epidemische, fäkal-oral durch Schmutz- u. Schmierinfektion bzw. kotkontaminierte Lebensmittel übertragbare Infektionskrankheit, hervorgerufen durch verschiedene, durch Fliegen übertragene ▸Shigella-Arten (Shigella dysenteriae = Gruppe A, Sh. flexneri = B, Sh. boydii = C, Sh. sonnei = D). Der Nachweis der Krankheitserreger ist meldepflichtig. ***Klinik:*** nach Inkubationszeit von 1–8 Tagen akut fieberhafte, geschwürige Entzündung des Dickdarms (»Diphtherie« der Dickdarmschleimhaut) mit täglich zahlreichen Entleerungen von schleimig-eitrig-blutigen Stühlen, Tenesmen u. Körperwasserverlust (▸Exsikkose). Leichter, uncharakteristischer Verlauf als Magen-Darm-Katarrh (akute Gastroenteritis, bakterielle Lebensmittelinfektion, Durchfallerkrankung). Durch Exotoxine bedingte allgemeine Störung wie Fieber, Kreislaufschwäche, evtl. auch Phänomene der Beteiligung des Zentralnervensystems. Gefahr der epidemischen Ausbreitung (Kontakt- bzw. Kontaminationsinfektion). ***Kompl.:*** schwerer toxischer Verlauf mit Gefährdung des Kreislaufs v.a. durch Shigella dysenteriae. Gefahr der chronischen Ruhr u. der Ausscheider. ***Diagn.:*** bakteriell-kulturell (frisch ausgestrichene Stuhlproben) u. serologisch (GRUBER-Reaktion). S.a. ▸Amöbenruhr. E bacillary dysentery, shigellosis.

**Baktẹrien|sporen:** aus dem Bakterienkörper bei ungünstigen Lebensbedingungen entstehende ▸Endosporen (als Sporen-Dauerform). E bacterial spores.

**Baktẹrientoxin:** s.u. ▸Ekto-, ▸Endo-, ▸Enterotoxin; s.a. ▸Toxin. E bacteriotoxin.

**Baktẹrien|wachstum:** die zahlenmäßige Vermehrung der Bakterien durch Zellteilung. Auch die Vermehrung einer Bakterienpopulation nach Überimpfen auf einen geeigneten Nährboden (▸Bakterienkultur). Verläuft in 5 Phasen (Abb.): Auf eine vermehrungslose ▸lag-Phase folgen die »progressive« u. die ▸log-Phase (mit bis rapid gesteigerter Zunahme der Zellzahl), gefolgt von einer Phase der Verlangsamung (Verlängerung der Generationszeit infolge Nährbodenerschöpfung etc.) u. einer Ruhepause. Die jeweilige Phase ist entscheidend für die Wirkung von Bakteriostatika u. Bakteriziden. E bacterial growth.

**Baktẹrien|zellwand:** die mehrschichtige Stützmembran zwischen der zytoplasmatischen Membran u.

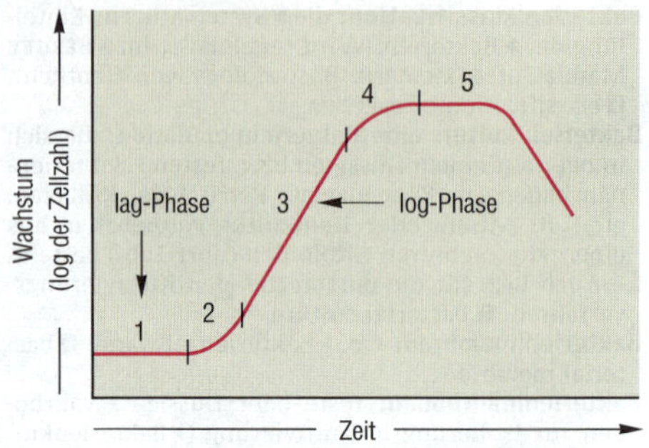


**Bakterienwachstum:** Vermehrungsphasen einer Population.

den äußeren Anhangsgebilden (Schleim, Kapsel, Geißeln, Fimbrien); ihre Grundsubstanz ist ein allseitig geschlossenes Makromolekül (»Sacculus«) aus dem Mucopeptid (= Peptidoglykan) »Murein« (fehlt bei ▸Archäobakterien) u. aus Teichonsäuren; ihr N-Acetylglucosamin ist für die serologischen Reaktionen bedeutsam. Sie ist bei grampositiven u. -neg. Bakterien morphologisch u. chemisch unterschiedlich. E bacterial cell wall.

**Baktẹrien|zylinder:** *Urologie* Pseudozylinder aus Bakterienhaufen; im Harnsediment bei Pyelonephritis nachweisbar. – s.a. ▸Harnzylinder. E bacterial cast.

**Bak|te|rio|cho|lịe:** das Vorkommen von Bakterien in den Gallenwegen. E bacteri(o)cholia.

**Bakterio|cịne:** Stoffwechselprodukte von Bakterien, die nur auf gleiche oder nahe stehende Bakterienarten antibiotisch wirken; s.a. ▸Bactericidine. E bacteriocins.

**Bakterio|kla|sịe:** ▸Bakteriophagie. E bacterioclasis.

**Bakterio|lo|gịe:** Wissenschaft u. Lehre von den Bakterien; Teilgebiet der ▸Mikrobiologie, das sich mit dem Erscheinungsbild der Erreger (bei Hell-, Dunkelfelduntersuchung, im »hängenden Tropfen«, bei Phasenkontrast-, Fluoreszenz-, Elektronenmikroskopie) u. mit deren Züchtbarkeit befasst sowie mit Serologie (Präzipitations-, Flockungs-, Hämagglutinations-, Agglutinationsverfahren, KBR), mit Tierversuchen, klinischen Diagnostikmethoden u.a.m. E bacteriology.

**Bakterio|ly|se:** *Immunologie* die Auflösung von Bakterien, wie sie z.B. durch spezifische Antikörper (**Bakteriolysin**) in Gegenwart von Komplement oder durch bakteriolytische Myxobakterien bzw. ▸Bakteriophagen erfolgt; s.a. ▸Bakterien, lysogene. E bacteriolysis.

**Bakterio|pe|xịe:** das Festhalten der in den Körper eingedrungenen Bakterien (bzw. – i.w.S. – Mikroorganismen) durch Histiozyten. – s.a. ▸Opsonisieren. E bacteriopexia.

**Bakterio|phạgen,** Phagen, bakterienpathogene Viren: 10–150 nm große, auf Kosten lebender Bakterienzellen vegetierende ▸Viren. Sie bestehen aus Nucleinsäure u. einer umgebenden Proteinhülle (s.a. ▸Prophage). Ihre Vermehrung erfolgt durch Multiplikation im Innern der Bakterienzelle nach vorausgehender spezif. Adsorption an die Bakterienzellwand. Unterschieden werden DNS-Phagen (doppelsträngig als T-, λ-Phagen; einsträngig als Φ X 174-, fl-, fd-Phagen) u. RNS-Phagen (einsträngig; f2-Phagen R 17 u. M 13). Nach dem Verhalten in den Bakterien werden B. unterschieden als temperierte oder **temperente** Phagen (in lysogenen ▸Bakterien, bei denen sie den lysogenen Zustand herbeiführen) u. als **virulente** = lytische Phagen (die sich nach Adsorption u. DNS-Injektion sehr schnell in der Bakterienzelle vermehren, aus der sie nach deren nachfolgender Lyse freigesetzt werden; Abb.). S.a. ▸Lysotypie. E bacteriophages (e.g. temperate virulent).

**Bakterio|phagịe:** (D'Hérelle 1917) Zerstörung von Bakterien durch Bakteriophagen; i.e.S. die **Bakterio-**

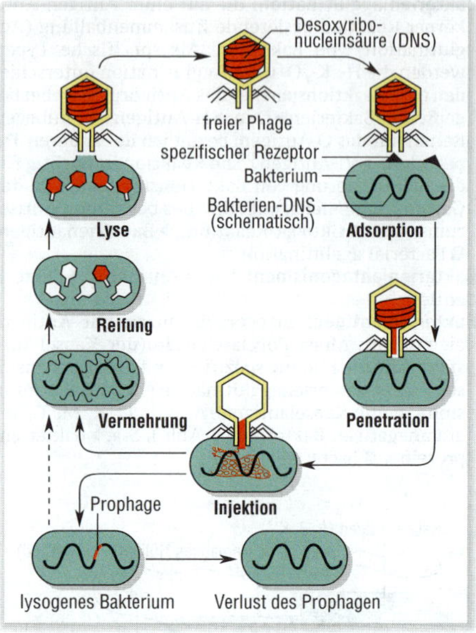


**Bakteriophagen.**

**phagolyse** (das Aufbrechen der Bakterienzellwand). E bacteriophagia.

**Bakteriospermie:** bakterielle Infektion von Spermien.

**Bakteriostạse:** reversible Hemmung des Wachstums bzw. der Vermehrung von Bakterien durch **Bakteriostatika** = **bakteriostatische Antiinfektiva**; s.a. ▸Baktezidie. E bacteriostasis.

**Bakterio|toxịne:** bakterielle Giftstoffe, ▸Ekto-, ▸Endo- u. ▸Enterotoxine. E bacteriotoxins.

**Bakterio|zị|ne:** ▸Bakteriocine. E bacteriocins.

**Baktẹrium:** s.u. ▸Bakterien. E bacterium.

**Bak|te|ri|urịe:** Ausscheidung von Bakterien im Harn (krankhaft bei Keimzahlen > $10^5$/ml) z.B. bei Zystitis, Pyelonephritis. Der Harn wird dadurch opaleszent (die Trübung nimmt beim Stehenlassen zu) u. ist evtl. von stechendem oder fadem Geruch (durch Coli-Bakterien bzw. Staphylokokken). Keimzählung u. -differenzierung durch ▸Bakterienkultur; als Schnelltest ist der Nachweis mit Teststreifen möglich (bakterielle Nitratreduktion zu Nitrit u. nachfolgende Farbreaktion). E bacteriuria.

**Bakteri|zi|dịe:** eine den Zelltod herbeiführende Schädigung der Bakterienzelle durch ein **Bakterizid** = **bakterizides Antiinfektivum** (z.B. Antibiotikum) oder ein Desinfektionsmittel. E bacteri(o)cidal effect.

**Bakterizidịne:** ▸Bactericidine. E bactericidins.

**Bak|te|ro|idọ|se:** ▸Bacteroidosis. E bacteroidosis.

**BAL: 1)** Abk. für **B**ritish **A**nti-**L**ewisit; Dimercaprol. E BAL. **2)** Abk. für ▸**b**roncho**a**lveoläre **L**avage.

**bạlanced anesthẹsia** *(engl.):* ein Narkosezustand, der charakterisiert ist durch Analgesie, Ausschaltung des Bewusstseins, Muskelrelaxation u. Stabilisierung autonomer Reflexe, wobei die jeweilige Wirkung durch die Kombination verschiedener Anästhetika erzielt wird.

**Ba|la|nị|tis:** *Urologie* die Entzündung der Eichel (Glans penis), fast stets mit Beteiligung des inneren Vorhautblattes (= Balanoposthitis). Klinisch als Schwellung u. Rötung (= **B. simplex**), aber auch oberflächliche Epitheldefekte (= **B. erosiva**) bis Geschwüre (**B. ulcerosa**) oder gar Gangrän (**B. gangraenosa**). Wird ausgelöst oder begünstigt durch Phimose, Veränderung der örtlichen Bakterienflora, Pilze (= **B. mycotica**; evtl. durch Geschlechtsverkehr übertragen), geschwächte Immunabwehr, Stoffwechselstörungen, durch mechanische oder chem. Reizung. Die chronisch-rezidivierende B. (z.B. bei Phimose, Diabetes mellitus) gilt als begünstigender Faktor eines ▸Peniskarzinoms. E balanitis. – **B. aph|tho|sa:** ▸Aphthen der äußeren Geschlechtsorgane, evtl. auch zugleich der Mundschleimhaut sowie mit Hauterscheinungen (= kombinierte oder bipolare Aphthose). E aphthous b. – **B. (chro|nica circum|scrip|ta) plasma|cellularis:** (ZOON) B. mit spiegelnd bräunlich roten, nicht erhabenen, scharf begrenzten, polyzyklischen Verhärtungen durch plasmozytäre Infiltration (»Plasmocytoma penis«) bei älteren Männern; muss von der als Präkanzerose geltenden ▸Erythroplasie QUEYRAT abgegrenzt werden. E plasma cell b., Zoon's erythroplasia. – **B. cir|ci|nata go|nor|rho|ica:** (BAERMANN-JADASSOHN) B. mit landkartenartigen Erosionen. – **B. dia|be|ti|ca:** B. als juckendes ▸Diabetid; häufig zusätzlich infiziert. – **B. medicamentosa toxico|dermica:** B. mit rötlichen, später nässenden Herden als fixes ▸Arzneimittelexanthem. – **B. psoriatica:** scharf begrenzter, entzündlich geröteter Herd. Ggf. einzige Manifestation einer Psoriasis vulgaris. – **B. sy|phi|litica Follmann:** B. im Sekundärstadium der Syphilis; meist superinfiziert. – **B. xe|rotica et ob|li|te|rans:** B. mit einer auch auf die Harnröhre übergreifenden Atrophie (mit Sklerose); Ursache unbekannt; gelegentlich nach Zirkumzision = **B. xer. postoperativa Stühmer**; s.a. ▸Kraurosis.

**Ba|la|no|blennor|rhö:** *Urologie* s.u. ▸Balanorrhagie.

**Balano|lith,** Postholith, Präputialstein: *Urologie* eine Steinbildung (Konkrement) aus Smegma u. Harnsalzen unter der Vorhaut; bei Phimose u. Unreinlichkeit. E postholith.

**Balano|pos|thi|tis:** gleichzeitiges Vorkommen einer ▸Balanitis u. ▸Posthitis (= Eichel-Vorhaut-Katarrh). E balanoposthitis.

**Balanor|rhagie, -rhö:** *Urologie* **1) Balanoblennorrhö:** Balanitis mit reichlicher Eiterbildung. E balanoblennorrhea, balanorhagia. **2)** Blutung aus der Glans penis (bzw. clitoridis), meist nur aus einem Einriss des Frenulums.

**Balano|zelle:** *Urologie* das Hervortreten der Eichel durch einen Vorhautdefekt, z.B. bei Balanitis gangraenosa. E balanocele.

**Balanti|diasis, -diosis:** *Enterologie* durch ▸Balantidium coli hervorgerufene, häufig auch vom Schwein u. Hund übertragene, oft symptomlose, Amöbenruhrähnliche Darmentzündung (▸Enterokolitis) v.a. in warmen Ländern. E balantidosis.

**Balantidium coli:** *Protozoologie* ein sich durch Zweiteilung fortpflanzender, im Dickdarm parasitierender, ovaler, 50–100/35–55 µm großer, rundum begeißelter Einzeller (holotriches Ziliat). Wird in Form kugeliger Zysten (∅ 50–60 µm) übertragen; Erreger der ▸Balantidiasis. E Balantidium coli.

**Bal|laties, -buties:** ▸Stottern. E balbuties, stuttering.

**Baldrian:** *Botanik* ▸Valeriana officinalis. E valerian.

**Baldwin-Zeichen:** *Chirurgie* Druckschmerz im re. Unterbauch hinter dem Zäkum u. Steigerung eines rechtsseitigen Flankendruckschmerzes beim Fallenlassen des gestreckt angehobenen re. Beines (plötzliche Dehnung der zuvor verkürzten Iliopsoasfaszie) als Hinweis auf retrozäkale ▸Appendicitis. E Baldwin's sign.

**Baldy-Operation** (JOHN MONTGOMERY B., 1860–1934, Gynäkologe, Philadelphia): Korrektur einer fixierten Retroflexio uteri durch Antefixation der Gebärmutter. E Baldy's operation.

**Balg|geschwulst:** *Pathologie* ▸Atherom.

**Balint-Gruppe** (MICHAEL B., 1896–1970, Arzt, Biochemiker u. Psychoanalytiker, Budapest, England): berufsbezogener Kreis sich regelmäßig treffender Personen (z.B. Ärzte, Pflegepersonal, Angehörige weiterer sozialer Berufe), die unter Leitung eines Psychotherapeuten berufliche Probleme u. Konflikte diskutieren u. so z.B. dynamische Zusammenhänge zwischen Patienten u. med. Personal aufzuhellen versuchen. E Balint group.

**Bálint-Syndrom** (RUDOLPH B., 1874–1929, Neurologe, Budapest): die Unfähigkeit zur Wahrnehmung mehrerer Gegenstände unter gleichzeitiger detaillierterer Wahrnehmung eines dieser Gegenstände durch gezielt gedankliche Konzentration (▸Apperzeption); eine scheinbare Einengung des Gesichtsfeldes durch verminderte optische Aufmerksamkeit = »Seelenlähmung des Schauens«; es resultiert eine Störung des Augenmaßes mit optisch bedingter Ataxie. Ursache ist eine Störung der Assoziationsbahnen zwischen der beidseitigen Sehrinde. E Balint's syndrome.

**BALK:** Abk. für ▸Bundesarbeitsgemeinschaft Leitender Krankenpflegepersonen.

**Balkan|fieber, -grippe:** ▸Q-Fieber. E Q fever.

**Balkan|nephritis:** *Urologie* ▸Nephropathie, endemische. E Balkan nephropathy.

**Balken:** *Anatomie* ▸Corpus callosum.

**Balken|apra|xie:** *Neurologie* einseitige ▸Apraxie (bei Rechtshändern der li. Hand u. umgekehrt) infolge Störung der Erregungsleitung zwischen der dominanten u. untergeordneten Großhirnhälfte bei Krankheitsprozessen im Hirnbalken (▸Corpus callosum). E callosal apraxia.

**Balken|arterie:** *Anatomie* **1)** Milzarterienast im Milztrabekel. E trabecular branches of arteria lienalis. **2)** die über den Balken (▸Corpus callosum) verlaufende ▸Arteria cerebri anterior. E pericallosal artery.

**Balken|blase:** Harnblase mit in das Blasenlumen vorspringenden hypertrophierten Bündeln der Blasenwandmuskulatur (▸Detrusor) u. – dazwischen gelegenen – Pseudodivertikeln; bei chronischer mechan. oder nerval bedingter Harnabflussstörung (z.B. bei benigner Prostatahyperplasie, Tabes dorsalis). E trabeculated bladder.

**Balken|mangel:** das vollständige oder teilweise Fehlen des Balkens (Corpus callosum); z.B. als Folge einer angeb. Fehlbildung oder eines Hydrozephalus. E agenesis of corpus callosum.

**Balken|stich:** *Chirurgie* (ANTON-BRAMANN 1907–1909) Durchstechen des Balkens (▸Corpus callosum) zur Schaffung einer Liquorpassage. E callosal puncture.

**Balken|strahlung:** *Anatomie* ▸Radiatio corporis callosi.

**Balkenvenen:** die innerhalb der Milzbalken (Trabekel) verlaufenden Venen.

**Ballance-Zeichen** (SIR CHARLES A. B., 1856–1936, Chirurg, London): linksseitige u. lageunabhängige (da durch geronnenes Blut bedingte) ▸Dämpfung in der Flanke als Zeichen eines Milzrisses. E Ballance's sign.

**Ballantyne-Aneurysmen** (ARTHUR JAMES B., 1876–1954, Augenarzt, Glasgow): knötchenförmige Kapillaraneurysmen in der Netzhaut (zwischen den Kapillarschlingen) bei diabetischer Nephropathie.

**Ballantyne(-Runge)-Syndrom** (JOHN WILLIAM B., 1861–1923, Gynäkologe, Edinburgh; HANS R., 1892–1964, Gynäkologe, Heidelberg): histor. Begriff für ▸Übertragungssyndrom. E placental dysfunction syndrome.

**Ballast|stoffe:** eine Vielzahl verschiedener Kohlenhydrate pflanzlichen Ursprungs, die im Dünndarm nicht verdaut werden, z.B. Cellulose, Hemicellulose, Lignin u. Pektin. Man unterscheidet die wasserlöslichen von den wasserunlöslichen B.; Erstere werden kaum fermentiert u. überwiegend mit dem Stuhl ausgeschieden (Erhöhung des Stuhlvolumens), Letztere werden zum größten Teil durch Bakterien verstoffwechselt (Erhöhung der Bakterienmasse). Die Erhöhung des Stuhlgewichts führt zu einer schnelleren Passagezeit des Stuhls durch das Kolon. B. wirken somit verdauungsfördernd u. beugen Obstipation vor, außerdem vermindern sie das Risiko der Entstehung einer Divertikulose. E fibers, roughage, bulk.

**Ballen:** **1)** *Anatomie* ▸Thenar, ▸Hypothenar, ▸Zehenballen. E ball (of the foot). **2)** volkstümliche Bez. für ▸Hallux valgus.

**Ballen|hohlfuß:** ▸Hohlfuß mit zusätzlicher stärkerer Abknickung der medialen Vorfußanteile (v.a. Metatarsalköpfchen I) zur Sohle hin, die zu markantem plantarem Vorragen des Großzehenballens führt; meist auch Hallux valgus (Ballenzehe) u. Krallenzehen; u.a. als Symptom bei Muskeldystrophie, Lähmungen.

**Ballerup-Gruppe:** *Bakteriologie* s.u. ▸Citrobacter.

**Ball|is|mus, ballistisches Syndrom:** *Neurologie* blitzartig schnelle, wuchtig-schleudernde, spontane Extremitätenbewegungen als Bewegungsstörung bei Schädigung des zum extrapyramidal-motorischen System gehörigen Nucleus subthalamicus oder seiner Verbindungsbahn zum Pallidum. Meist nur einseitig (kontralateraler Hemiballismus), evtl. nur an einer Gliedmaße (Monoballismus). E ballism.

**Bal|lis|to|kar|dio|gra|phie,** Abk. BKG: Ableitung u. Registrierung der durch ballistische Kräfte des Herzens (im Zusammenhang mit dem Auswerfen des Blutes) u. der Aorta (Strömungsumkehr im Aortenbogen) hervorgerufenen Rückstoßbewegungen des Körpers bzw. des speziellen Lagerungstisches. E ballistocardiography.

**Ballon|dilatation:** s.u. ▸Angioplastie. E balloon angioplasty.

**Ballonierung:** *Pathologie* Aufblähung, i.e.S. die der Lunge (= akutes Lungenemphysem, v.a. als Emphysema aquosum beim Ertrinken). E ballooning.

**Ballon|kanüle:** *Kardiologie* mit einem aufblasbaren Ballon versehene Kanüle zum Einlegen in die Herzkranzgefäße für die »koronare Perfusion« bei Operationen am offenen Herzen. E balloon-tipped cannula.

**Ballon|katheter:** Gummi- oder Kunststoffkatheter mit – meist – endständigem, durch Luft oder Flüssigkeit entfaltbarem Ballon, v.a. als Embolektomie-Katheter (n. FOGARTY), als Angioplastie-Katheter (n. GRÜNTZIG) u. als selbsthaltender Harnröhren-Dauerkatheter, als spezieller Herzkatheter, Bronchusblocker; s.a. ▸Ballonsonde. E balloon-tipped catheter.

**Ballon|pulsation:** *Kardiologie* ▸Gegenpulsation; s.a. ▸Blutkreislauf (2). E balloon pulsation.

**Ballonrebenkraut:** ▸Cardiospermum herba.

**Ballon|sonde:** Sonde mit Ballon, der durch Luft oder Flüssigkeit entfaltbar ist. Anwendung v.a. im Magen-Darm-Trakt, auch als Doppelballon-Sonde. Gebräuchlich sind u.a. die ▸MILLER-ABBOTT-, ▸LINTON-NACHLAS-, ▸BLAKEMORE-SENGSTAKEN-, ▸BARTELHEIMER-Sonde. E balloon probe.

**Ballon|tamponade:** Tamponade eines Hohlorgans mittels Ballonkatheter oder -sonde, insbes. zur Kompression blutender Ösophagusvarizen. E balloon tamponade.

**Ballon|valvulo|plastie:** Dilatation (»Sprengung«) einer stenosierten Herzklappe mit Hilfe eines von peripher eingeführten ▸Ballonkatheters definierter Größe; s.a. ▸Herzklappensprengung. E balloon valvuloplasty.

**Ballottement:** *Diagnostik* das durch Stoß oder ruckartige Bewegung ausgelöste »Schaukeln« eines festen Körpers in einer eingeschlossenen Flüssigkeit; z.B. das »Tanzen« der ▸Patella. E ballottement. – **B. des kindlichen Kopfes:** *Geburtshilfe* das mit dem 3. LEOPOLD-Handgriff oder durch direkt in die Scheide eingeführten Finger ausgelöste »Tanzen des Kopfes auf dem Finger« als ein Zeichen der noch fehlenden festen Beziehung zum Becken. E abdominal b., vaginal b.

**Balneo|logie,** Bäderheilkunde: Lehre von der Entstehung, Gewinnung u. therapeutischen Anw. ortsgebundener Kurmittel (Heilquellen, -sedimente, -gase). Befasst sich neben der ▸Balneotherapie mit der therapeut. Anw. des Meerwassers (Thalassotherapie) u. des Klimas (Klimatologie). Medizinischer Bereich, den – zusammen mit der Medizinischen Klimatologie – Ärzte nach entsprechender Weiterbildung als Zusatzbezeichnung erwerben können. E balneology.

**Balneotherapeu|tica, -tika:** medizinisch wirksame Stoffe, die als Konzentrate für Voll- und Teilbäder verwendet werden. ***Wirkst.:*** z.B. Salizylate, Ichthyol, Moor, Sole, Schwefel, pflanzliche Bestandteile (z.B. Kamille, Eukalyptus). ***Anw.*** v.a. bei Muskel- u. Gelenkbeschwerden, Erkältungskrankheiten u. als rückfettende Ölbäder bei Dermatosen.

**Balneo|therapie:** die nach einem festgelegten Heilplan erfolgende Anw. ortsgebundener natürlicher ▸Heilmittel (Heilquellen, -peloide u. -gase) u.a. in Form von Bädern, Trinkkuren u. Inhalationen; allgemein unter gleichzeitiger Nutzung von Klima, Diät etc. – s.a. ▸Kurort-, ▸Klimatherapie. E balneotherapy, balneotherapeutics.

**Baló-Krankheit** (JÓZSEF B., 1895–1979, Neuropathologe, Budapest): *Neurologie* (1927) eine mit ▸Entmarkung einhergehende »Encephalomyelitis periaxialis concentrica«; wahrscheinlich eine Sonderform der multiplen Sklerose (Polysklerose). E Balo's disease, concentric periaxial encephalomyelitis.

**Bal|sa|m(um),** Abk. Bals.: *Pharmazie* dickflüssig-sirupöses, häufig wohlriechendes (»balsamisches«) Pflanzensekret bzw. dessen künstl. Nachahmung. Als wirkstoffhaltiger Balsam z.B. **B. canadense** (Kanada-B.; an der Luft langsam erstarrend, klebend, u.a. in Benzol, Xylol leicht löslich; ***Anw.*** als mikroskopisches Klebe-Einschlussmittel), **B. peruvianum** (der nach Vanille riechende Peru-B.; ***Anw.*** v.a. antiseptisch bei Wunden, Hautkrankheiten). E balm, balsam.

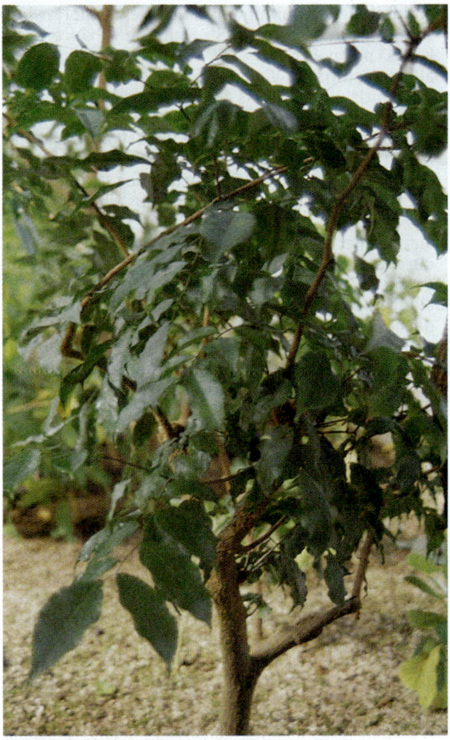

**Balsam(um):** Perubalsambaum. [399]

**Balsamum peruvianum:** ▸Balsam(um).

**Balser-Nekrose:** (1882) die kalkspritzerähnliche Fettgewebsnekrose bei ▸Pankreasnekrose. E Balser's fatty necrosis.

**Bamatter-Franceschetti-Klein-Sierro-Syndrom:** ▸Geroderma osteodysplastica hereditaria.

**Bamberger** (1) EUGEN B., 1858–1921, Kliniker, Wien; 2) HEINR. V. B., 1822–1888, Internist, Würzburg, Wien). – **B.-Krankheit** (HEINR. V. B.): **1)** *Neurologie* saltatorischer ▸Reflexkrampf. E Bamberger's disease. **2)** chronische idiopath. Polyserositis (▸SIEGAL-CATTAN-MAMOU-Syndrom). – **B.-Syndrom** (EU-

GEN B.): ▸MARIE-BAMBERGER-Syndrom. – Die dabei auftretenden Endphalanx-Verdickungen werden als **B.-Knöpfchen** bezeichnet. – **B.-Zeichen** (HEINR. V. B.), B.-Puls: *Kardiologie* die mit einem Venenklappenton verbundene Pulsation des Bulbus venae jugularis bei der Trikuspidalinsuffizienz. E B.'s sign, B.'s bulbular pulse.

**Bambus|haar:** *Dermatologie* Haar mit in Abständen stehenden knotigen Auftreibungen (▸Trichorrhexis nodosa). E bamboo hair.

**Bambus|stab|wirbel|säule:** Bild der osteoporotischen Wirbeläule nach Verknöcherung der Anuli fibrosi der Bandscheiben im Endstadium der ▸Spondylarthritis ankylopoetica. E bamboo spine.

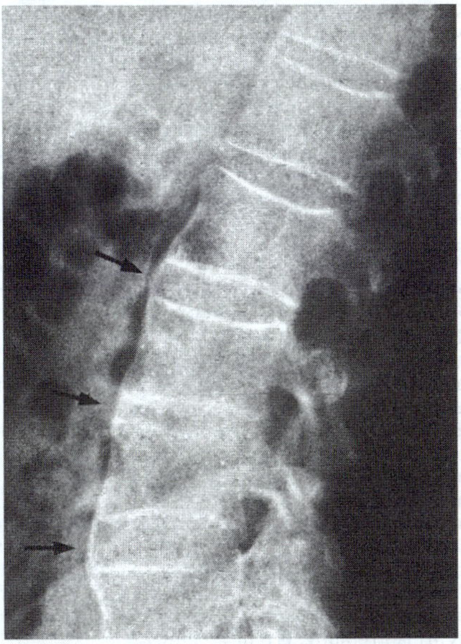

**Bambusstabwirbelsäule:** Spondylitis ankylosans mit typischen Verknöcherungen der ringförmigen Faserknorpel. [403]

**Bambuterol:** $\beta_2$-Sympathomimetikum (s. u. ▸Betasympathomimetica); Bronchodilatator. E bambuterol.

**Bamethan (sulfat):** ein ▸Betasympathomimetikum mit bevorzugter $\beta_2$-Stimulation; Vasodilatator; ***Anw.*** zur Therapie der funktionalen Impotenz des Mannes. E bamethan.

**Bamipin:** ein ▸Antihistaminikum; $H_1$-Rezeptorenblocker. E bamipine.

**Banana-Sign** *(engl.):* auffälliger Befund bei der sonographischen Untersuchung des Fetus im Mutterleib: das in Richtung Foramen magnum verlagerte u. dadurch erschwert oder nicht darstellbare Kleinhirn. Erscheint wie eine Banane bogig geformt u. ist ein Hinweis für einen Wirbelsäulendefekt.

**Bancroft-Filarie** (JOSEPH B., 1836–1894, engl. Arzt, Brisbane/Australien): *Helminthologie* ▸Wuchereria bancrofti. Der Erreger der als **Bancroftose** (Wuchereriasis) bezeichneten ▸Filariose.

**Band:** ▸Ligamentum. E ligament.

**Ban|dage** *(franz.):* Verband (evtl. mit Klebstoffunterlage) oder Mieder (i. e. S. ein nach Maß gefertigtes) aus elastischem oder halbsteifem Material. E bandage.

**Bande:** **1)** *Physik* s. u. ▸Bandenspektrum. **2)** *Histologie* Querstreifen der ▸Myofibrille. **3)** *Genetik* ▸Chromosomenbänder. E band.

**Band-EKG:** ▸Elektrokardiogramm, das auf ein Band aufgezeichnet wird u. später über einen Monitor zur Auswertung wiedergegeben werden kann; s. a. ▸Telemetrie. E electrocardiographic tape.

**Banden|spektrum:** *Physik* Absorptions- oder Emissionsspektrum, dessen Spektrallinien infolge ungenügender Dispersion u. Auflösungsvermögens des Spektralapparates bandartig beieinander liegen. – Auch diffus verbreiterte u. kontinuierliche Molekül-Spektren. E band spectrum.

**Band|haft:** *Anatomie* ▸Syndesmosis. E syndesmosis.

**Banding** *(engl.):* **1)** ▸Bändelung; vgl. ▸Drosselung. **2)** Darstellung der ▸Chromosomenbänder.

**Band|keratitis:** *Ophthalmologie* quer verlaufende gürtelförmige Trübung der oberflächlichen Hornhautschichten des Auges infolge einer degenerationsbedingten Kalkeinlagerung; z. B. nach chron. Iridozyklitis, tiefer Keratitis; oft als Zeichen einer beginnenden ▸Phthisis bulbi. E band-shaped keratopathy.

**Bandl-Kontraktionsring** (LUDWIG B., 1842–1892, Gynäkologe, Wien, Prag), B.-Furche: die unter der Geburt durch die Bauchdecken tastbare schräge zirkuläre Gebärmutterfurche an der Isthmus-Korpus-Grenze; sie steigt zum Zeitpunkt der Muttermundöffnung bis etwa Unterbauchmitte, bei drohender Uterusruptur bis Nabelnähe empor (u. reißt schließlich ein = **B.-Riss**; s. a. ▸Uterusruptur). E Bandl's (retraction) ring.

**Band|scheibe:** *Anatomie* ▸Discus intervertebralis. E intervertebral disk/disc.

**Bandscheiben|degeneration:** die Alterungsvorgänge der Bandscheibe, bedingt v. a. durch Entquellung u. Elastizitätsverlust des Knorpels (▸Chondrose) sowie durch die nachfolgenden (Zermürbungs-)Risse u. Absprengung (Sequestrationen) des äußeren Faserringes bzw. des Bandscheibenkerns. B. schränkt den funktionellen Wert der Bandscheibe ein (= Bandscheibenschaden) u. tritt v. a. im Bereich der Lenden- u. der Halswirbelsäule auf. Die verschiedenen Formen zeigt die Abb. S. a. ▸Bandscheibenprolaps. E intervertebral disk degeneration.

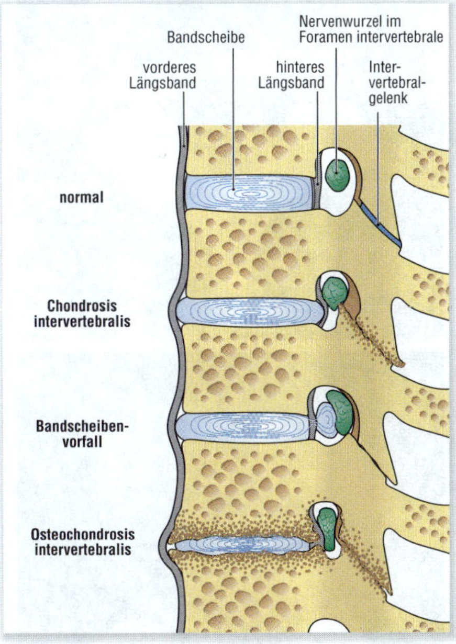


**Bandscheibendegeneration:** Formen (schematisch). [429]

**Bandscheiben|operation:** die operative Entfernung des Bandscheibenkerns (Nucleus pulposus) bei Bandscheibenvorfall; erfolgt v. a. bei akuten Sensibilitäts- u. Lähmungserscheinungen der unteren Extremitäten (selten auch bei Blasenstörungen) durch Kompression des entsprechenden Nervengewebes sowie bei Schmerzzuständen, die sich auch durch intensive krankengymnastische Behandlung u. andere konservative Verfahren nicht beheben lassen. Man unterscheidet Verfahren, bei denen der Bandscheibenkern nicht ersetzt wird, von solchen, bei denen zur Dekompression des Nervengewebes die der betreffenden Bandscheibe zugehörigen Wirbelkörper über einen Knochenspan miteinander verblockt werden. Der Bandscheibenkern kann auch endoskopisch abgeräumt, evtl. abgesaugt oder mittels Laser entfernt werden (sog. perkutane Nukleotomie). Diese Möglichkeit kommt jedoch nur in Frage, wenn es noch nicht zur Sequestration des Bandscheibenvorfalls in den Wirbelkanal gekommen ist; s. a. ▸Chemonukleolyse. E surgical treatment of herniated disks.

**Bandscheiben|prolaps, -hernie, -vorfall:** das hernienartige Vortreten des Bandscheibenkerns (▸Nucleus pulposus) durch den Bandscheibenfaserring (Abb.) als Folge der ▸Bandscheibendegeneration. ***Formen:*** zeitweilig (»pendelnd«) oder – v. a. bei völliger Faserringzerreißung – als Dauerprolaps (»**sequestrierter**« bzw. »**freier**« **B.**). Führt – je nach Prolapsrichtung u. Höhenlokalisation – zu radikulären Symptomen (Schmerzen, Reflexausfällen, Paresen) sowie zu Bandscheibensyndrom. ***Diagn.:*** klinisch-neurologische Untersuchung, Absicherung durch CT, MRT, Myelo- u. Nukleographie. ***Ther.:*** konservativ; ▸Chemonukleolyse (nur bei lumbalem B. ohne Sequester). Op. Entfernung des Prolapses durch perkutane Nukleotomie oder (mikro- bzw. makrochirurgisch) nach ▸Fensterung bzw. (Hemi-)Laminektomie (▸Cloward-Operation) oder mikrochirurgisch

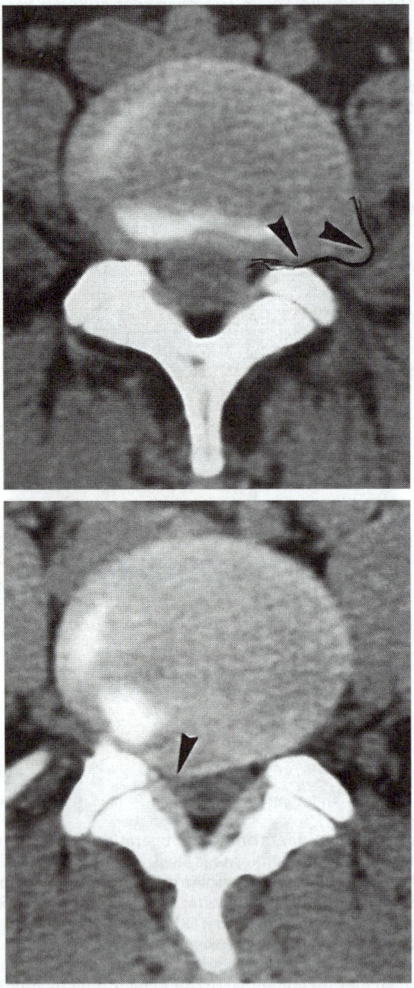

**Bandscheibenprolaps:** typische Lokalisationen im CT; a) lateral, b) mediolateral. [39]

transkutan. Neuerdings auch Op. durch Laser von ventral, evtl. Spondylodese. S. a. ▸Dandy concealed disc, ▸Bandscheibenprotrusion. E slipped disk, herniated (vertebral) disk, herniated nucleus pulposus.

**Bandscheiben|pro|trusion:** *Orthopädie, Neurologie* Vorwölbung der degenerierten, in der äuß. Faserschicht aber noch intakten Bandscheibe aus ihrem Bett (inkompletter Bandscheibenprolaps). Löst meist nur Wirbelsäulensymptome aus (z. B. Lumbago), seltener ein komplettes Bandscheibensyndrom. ***Ther.:*** konservativ; evtl. operativ (▸Bandscheibenprolaps). E protruding intervertebral disk.

**Bandscheiben|syndrom,** Pulposus-(Prolaps-)Syndrom: *Neurologie, Orthopädie* Oberbegriff für die durch ▸Bandscheibenprolaps oder -protrusion ausgelöste Symptomatik. ***Klinik:*** lokaler, oft durch Husten, Niesen oder Jugularvenenkompression verstärkter Spontanschmerz im Bereich der Wirbelsäule mit Einschränkung der Beweglichkeit (evtl. mit Schmerzskoliose); meist lumbale, bisweilen auch zervikale, sehr selten auch thorakale Strecksteife; neurologische Symptome durch Reizung des Rückenmarks bzw. der Wurzeln der Spinalnerven (▸Wurzelneuritis): Reflexabschwächung oder -ausfall, Paresen, fibrilläre u. faszikuläre Zuckungen der Muskulatur, Hypalgesie u. -ästhesie, ▸Ischias-Syndrom. ***Diagn.:*** wichtige Zeichen und Tests s. u. ▸Lasègue, ▸Gowers, ▸Bragard, ▸Cyriax, ▸Dandy, ▸Güntz, ▸Häussler, ▸Naffziger, ▸Queckenstedt. E spinal disk syndrome, disk disease.

**Bandscheiben|vorfall:** ▸Bandscheibenprolaps.

**Band|würmer:** die in der Klasse ▸Cestoda zusammengefassten Wurmarten. E tapeworms.

**Bandwurm|anämie:** s. u. ▸Bothriocephalosis. E anemia due to diphyllobothriasis.

**Bandwurmfinne:** ▸Finne (1).

**Bandwurmglied:** ▸Proglottide.

**Bandwurmmittel,** Tänizide: *Pharmazie* gegen Zestoden (insbes. Tänien) angewandte Stoffe; ***Wirkst.:*** z. B. Niclosamid, Praziquantel, Mebandazol. Die ***Anw.*** erfolgt meist als »Bandwurmkur«, d. h. nach leichter Diät (u. Darmentleerung) mit dem Ziel der Wurmabtreibung. E teni(a)cides.

**Bang** (Bernhard Laurits Frederik B., 1848–1932, Arzt u. Tierarzt, Kopenhagen): – **B.-Bazillus:** ▸Brucella abortus. – **B.-Krankheit:** durch Infektion mit Brucella abortus bedingtes »seuchenhaften Verkalben« beim Rind (Abortus B.); auf den Menschen übertagbar (▸Febris undulans B.). E Bang's disease.

**Bankart-Läsion, B.-Impression** (Arthur Sydney Bl. B., 1879–1951, Chirurg, London): Abriss des Labrum glenoidale inferius mit Abflachung des unteren vorderen Pfannenrandes bei der traumatischen Schulterluxation (nach vorn); begünstigt – zusammen mit der ▸Hill-Sachs-Läsion – die habituelle Schulterluxation. E Bankart's lesion.

**Bannayan-Riley-Ruvalcaba-Syndrom:** Makrozephalie u. mesodermale Hamartome (Hämangiome, Lipome, Lymphangiome). Autosomal-dominant erblich (variable Expressivität?/allele Mutationen?).

**Bannister-Krankheit** (Henry Martyn B., 1844–1920, Neurologe, Chicago): ▸Angioödem. E Bannister's disease.

**Bannwarth-Syndrom:** (1941) die neurologische Symptomatik bei ▸Lyme-Krankheit. E Lyme disease, tick borne disease.

**B-Antigen:** **1)** ein Teilantigen des ▸K-Antigens nicht bekapselter Bakterienstämme. **2)** das Antigen B des ▸AB0-Blutgruppensystems. E B antigen.

**Banti-Syndrom** (Guido B., 1852–1925, Pathologe, Florenz): das Krankheitsbild bei einer mit Milz- u. Lebervergrößerung (= Spleno-, Hepatomegalie) einhergehenden primären u. sekundären Milzerkrankung (**Banti-Krankheit** bzw. B.-Syndrom i. e. S.); im 1. Stadium Milzveränderungen i. S. der ▸Fibroadenie (»B.-Milz«) u. eine Panzytopenie, im 2., dem Übergangsstadium, durch die Milzerkrankung bedingte (»splenopathische«) Knochenmarkhemmung sowie Subikterus u. Urobilinurie, im 3., dem aszitischen Stadium, eine Leberzirrhose mit Aszites (»**B.-Zirrhose**«) u. fortschreitende Kachexie. S.a. ▸Pseudo-BANTI-Syndrom. E Banti's syndrome.

**BAO** *(engl.)* Abk. für **b**asal **a**cid **o**utput: bei der fraktionierten Bestimmung der Azidität des Magensaftes die Säuresekretion(swerte; mval/l/h) vor der Stimulation.

**Bar,** Abk. b: Einheit des ▸Druckes (dort Tab.). E bar.

**Bar|äs|the|sie:** *Physiologie* der auf der Leistung von ▸Druckrezeptoren basierende Hautsinn für die Wahrnehmung von Druckänderungen. S.a. ▸Barognosis. E baresthesia.

**Bar|agno|sis:** *Neurologie* ▸Abarognosis. E baragnosia.

**Bar|an|äs|the|sie:** *Neurologie* Verlust der ▸Barästhesie. E baranesthesia.

**Bárány** (ROBERT B., 1876–1936, Otologe, Wien, Uppsala; 1914 Nobelpreis für Medizin). – **B.-Dreh|stark|reiz|prüfung:** *Otologie, Neurologie* die gezielte Prüfung der Funktion der Bogengänge des »vorangehenden« (d.h. der Drehrichtung entgegengesetzten) Labyrinths durch ▸Drehprüfung i.S. eines gleichmäßigen Drehens des Probanden (bei vorgeneigtem Kopf) auf dem speziellen Drehstuhl; die Drehung führt bei gesundem Vestibularapparat zu Nachnystagmus (20–50 Sek.) entgegen der Drehrichtung, Fallneigung, Gangabweichung u. Vorbeizeigen in Drehrichtung; bei Labyrinthschädigung tritt verkürzter Nystagmus auf, bei bds. Ausfall keine, bei zentraler Vestibularisschädigung abnorme Reaktion. E Barany's rotatory vestibular function test. – **B.-Kalorisation:** (1905) die Starkform der kalorischen Prüfung des Vestibularapparates. E B.'s caloric test. – **B.-Simulationsprüfung:** *Otologie* Nachweis einer vorgetäuschten beidseitigen Schwerhörigkeit (Taubheit) anhand des unwillkürlich lauteren Sprechens nach Ausschalten der Lautstärkekontrolle für die eigene Stimme mittels zweier **B.-Lärmtrommeln** (ein Läutwerk mit in den äußeren Gehörgang einzuführender Olive) oder durch sonstige Vertäubungsgeräusche. E B.'s simulation test. – **B.-Syndrom,** Hemicrania cerebellaris: bei einem nichteitrigen Prozess in der hinteren Schädelgrube gleichseitiger Hinterkopfschmerz mit gleichseitiger Schwerhörigkeit, Ohrensausen u. Gleichgewichtsstörungen. E B.'s syndrome. – **B.-Zeichen:** *Otologie* bei Schallempfindungsschwerhörigkeit das längere Hören einer auf den Kopf des Probanden aufgesetzten Stimmgabel durch den Untersucher (dessen Ohr über einen Schlauch mit dem Testohr verbunden ist). E B.'s sign. – **B.-Zeigeversuch:** *Neurologie* Test zur Erfassung von »Abweichtendenzen«; der Untersuchte hebt u. senkt bei geschlossenen Augen die vorgestreckten Arme, die nach jeder Bewegung in die horizontale Ausgangslage zu bringen sind (Berühren des entgegengehaltenen Zeigefingers des Untersuchers). »Vorbeizeigen« spricht für Labyrinthausfall, Kleinhirnläsion, Stirnhirn- u. Schläfenlappenprozess. E B.'s pointing test.

**Bar|ba** *(latein.):* Bart. E beard. – **B. vi|ri|lis:** Hirsutismus des Gesichts (männl. Bartdichte bei der Frau) als Teilerscheinung eines suprarenalen oder gonadotropen Virilismus, z.B. bei ACHARD-THIERS-, GORDAN-OVERSTREET-Syndrom. E hirsutism of the face.

**Barbitale:** *Pharmazie* ▸Barbiturate. E barbitals.

**Barbiturate,** Barbitale: *Pharmazie* durch Substitution am $C_5$-Atom hypnotisch u. sedativ wirksame Derivate der ▸Barbitursäure (Formel). ***Pharmakodynamik/-kinetik:*** Die Wirkung nimmt mit der Kettenlänge des Substituenten zu u. ist noch stärker (aber kürzer) bei Ersatz des H an einem der N-Atome durch eine Methyl- u. Phenylgruppe oder bei Umwandlung der C=O- in eine C=S-Gruppe (»Thiobarbiturat«) am $C_2$. Die Ausscheidung erfolgt langsam, die Entgiftung der restlichen Mengen v.a. durch die Leber (evtl. tagelange Wirksamkeit, Kumulationsgefahr). ***Wirkung:*** B. wirken auf den Hirnstamm i.S. der Beeinflussung der physiologischen Schlafbereitschaft. ***Anw.*** früher als »Ein-« u. »Durchschlafmittel«

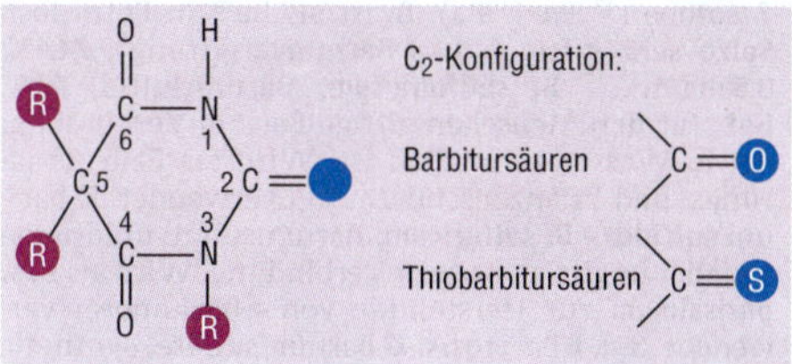


**Barbiturate.**

(s.a. ▸Barbituratnarkose), Phenobarbital als ▸Antiepileptikum. *NW:* u.a. Sedierung, Atemdepression, Sehstörungen, kognitive Störungen. E barbiturates.

**Barbiturat|narkose:** *Anästhesiologie* Narkose durch Verabfolgung von ▸Barbituraten, u. zwar als Basis- (i.v.; Klysma), Lang- (i.v. Dauertropf), Kurz- (evtl. Ultrakurz- mit Thiobarbituraten i.v.) oder aber als kombinierte Narkose (Basisnarkose mit anschließender Langnarkose). E barbiturate-induced anesthesia.

**Barbiturat|sucht:** *Psychologie* ▸Abhängigkeit vom Barbiturattyp. Ein chronischer Schlafmittelmissbrauch mit paralyseartigen Zuständen ähnlich denen des chronischen Alkoholismus bzw. leichten Morphinismus. Bei zu plötzlichem Entzug treten evtl. epileptiforme Anfälle auf. E barbiturate addiction.

**Barbiturat|vergiftung:** *Toxikologie* Vergiftung durch Schlafmittel der Barbituratreihe; die akute Form mit Symptomen in Abhängigkeit von Dosis u. bereits erfolgter Resorption beginnt mit einem Rauschstadium u. geht über in Somnolenz, Sopor, Koma (Areflexie); es kommt zu Atemdepression bis -stillstand, Kreislaufschwäche bis -versagen (mit Untertemperatur u. Abnahme der Nierenleistung bis zur Anurie). E barbiturate poisoning.

**Bar|bi|tur|säure,** Acidum barbituricum: *Chemie* N,N'-Malonylharnstoff, 4-Hydroxyuracil; ein wenig lösliches Kristallpulver, das als Ausgangssubstanz der ▸Barbiturate u. als Laborchemikalie dient. E barbituric acid.

**Barbotage:** *Anästhesiologie* das wiederholte, die Vermischung u. Ausbreitung des Anästhetikums fördernde Ansaugen des Liquors während der Einleitung der Spinalanästhesie. E barbotage.

**Bar|croft-Haldane-Methode** (SIR JOSEPH B., 1872–1947, Physiologe, Cambridge; JOHN SCOTT H.): eine quantitative Bestimmung des an Hämoglobin gebundenen Sauerstoffs; es wird das Volumen des durch Kaliumferricyanid-Lsg. ausgetriebenen Sauerstoffs mittels Differentialmanometers (HALDANE-BARCROFT-Apparat) gemessen.

**Bardenheuer** (BERNHARD B., 1839–1913, Chirurg, Köln). – **B.-Extension:** ein U-förmig u. über die Frakturstelle weg angelegter Heftpflasterzug mit eingesetztem Spreizbrettchen, das als Angriffspunkt für Zuggewichte dient; heute nicht mehr angewandt. E Bardenheuer's extension. – **B.-Methode:** Umschlagen u. Einnähen des angefrischten Nervenstumpfes in einen seitlich angelegten Einschnitt des Nervs als Vorbeugemaßnahme gegen die Entwicklung eines Amputationsneuroms. – **B.-Ravitch-Methode:** ▸Hemipelvektomie (mit Beckenamputation in der Symphyse u. im Sakroiliakalgelenk). – **B.-Schnitt:** Bogenschnitt in der Umschlagfalte der weiblichen Brust zur Freilegung eines hinter der Brustdrüse gelegenen, durch ▸Mastitis bedingten Abszesses.

**Bardet-Biedl-Syndrom:** das ▸LAURENCE-MOON-BIEDL-BARDET-Syndrom.

**Bard-Pic-Syndrom** (LOUIS B., 1857–1930, Arzt, Lyon; ADRIEN P.): durch ein Karzinom des Pankreaskopfes verursachte Symptome: Verschlussikterus mit Gallenblasenhydrops, Kachexie, Dyspepsie, leichter Diabetes mellitus. S.a. ▸COURVOISIER-Zeichen. E Bard-Pic syndrome.

**Ba|ri|um,** Abk. Ba: ein Calcium-ähnliches, 2-wertiges Erdalkalimetall. Atomgew. 137,34, OZ 56. Es gibt

7 Isotope ($^{130}Ba$–$^{138}Ba$). B. ist als $Ba^{2+}$ in Form lösl. Salze sehr giftig (s.u. ▸Bariumvergiftung); ***MAK:*** 0,5 mg/m³. – **B. sul|fu|ra|tum,** Bariumsulfid, Abk. BaS: für den Menschen giftige Barium-Verbindung, die in Wasser zersetzlich ist. Wird als Fellenthaarungs- und Pflanzenschutzmittel verwendet. E barium sulfide. – **B. sulfuricum,** Bariumsulfat: unlösliche u. daher ungiftige Barium-Verbindung. Wird als **B. s. purissimum** zur Herstellung von ▸Bariumbrei verwendet. S.a. ▸Barytosis. E barium sulfate, synthetic baryta.

**Barium|brei:** *Radiologie* dickflüssiges Kontrastmittel aus Barium sulfuricum purissimum u. Wasser zur Darstellung des Verdauungstraktes. ***Anw.*** v.a. durch orale Einnahme, evtl. mit gewohnten Nahrungsmitteln vermischt (z.B. mit Grießbrei als »RIEDER-Mahlzeit«). Ist mit speziellen Zusätzen auch für Einläufe geeignet. E barium meal.

**Barium|kalk:** *Anästhesiologie* ein 1 + 4-Gemisch von Barium- u. Calciumhydroxyd als ▸Atemkalk (evtl. versetzt mit Farbindikator). Zeichnet sich gegenüber Natronkalk aus durch geringere Wärmefreisetzung u. Schleimhautreizung sowie durch größeren Absorptionseffekt. E barium-hydroxide lime.

**Barium|staub|lunge:** *Pulmologie* ▸Barytosis pulmonum.

**Barium|vergiftung:** akute Vergiftung meist infolge Verwechslung des unlöslichen ▸Barium sulfuricum (ungiftig) mit – giftigen – löslichen Bariumsalzen. ***Klinik:*** Schwindel, Erbrechen, Leibschmerzen, Kammerflimmern, Durchfall, Extrasystolie, Blutdruckabfall. E barium poisoning.

**Barkan-Membran:** persistierendes mesodermales Gewebe im Kammerwinkel bei kongenitalem Glaukom. E Barkan's membrane.

**Barker-Nadel:** eine Stilett-armierte Lumbalpunktionsnadel. E Barker spinal needle.

**Barker-Probe** (SAMUEL BOOTH B., Physiologe, Tennessee): Heparin-Empfindlichkeitstest vor dem Einsatz von Heparin bei Thrombose.

**Barlow:** s.u. ▸MOELLER-BARLOW-Krankheit.

**Barlow-Syndrom:** ▸Mitralsegelprolaps. E Barlow's syndrome.

**Barnard** (CHRISTIAAN N. B., 1922–2001, Chirurg, Kapstadt, Südafrika): führte 1967 die erste ▸Herztransplantation beim Menschen durch.

**Barnes-Operation:** *Chirurgie* bei einer nicht durch Desinvagination zu behebenden ileokolischen Darminvagination die »Verlagerung« des Zäkums (zusammen mit dem durch Nähte daran fixierten noch freien Teil des Ileums u. Colon ascendens) vor die Bauchdecke, gefolgt von der Eröffnung des Zäkums u. Entfernung des Invaginats durch Resektion; die Zäkostomie bleibt zunächst als Entlastungsfistel bestehen. E Barnes' operation.

**Barnes-Syndrom:** (1932) eine auf die Extremitätenmuskulatur beschränkte (»distale«) ▸Muskeldystrophie mit generalisierter Hypertrophie u. mit nachfolgender Pseudohypertrophie u. Atrophie (primär im Becken-Oberschenkel-Bereich) mit Erlöschen der Sehnenreflexe. E Barnes' dystrophy.

**Barney-Punkt** (JAMES D. B., geb. 1878, Urologe, Boston/Mass.): Druckpunkt etwa 2,5 cm ab- u. einwärts des ▸MCBURNEY-Punktes bei Harnleiterstein. E Barney point.

**Ba|ro...:** Wortteil »Druck« (Luftdruck, Blutdruck, mechanischer Druck).

**Baro|gno|sis:** *Physiologie* die bei intakter ▸Barästhesie vorhandene Fähigkeit des Gewichtschätzens aufgrund sensibler (v.a. auch zerebellarer) Funktionen. E barognosis.

**Baro|rezeptor:** auf Blutdruck- u. Blutvolumenänderungen ansprechender ▸Presso- u. ▸Volumenrezeptor im Hochdruck- bzw. Niederdrucksystem des Kreislaufs. In den Wänden von Aortenbogen u. Carotissinus gelegen. E baro(re)ceptor.

**Baro|sinusitis:** *Otologie* ▸Aerosinusitis. E barosinusitis.

**Baro|trauma:** jede im Zusammenhang mit schnellem Luftdruckwechsel bzw. Kompression, d.h. als Folge schneller bis plötzlicher Luftdruckzunahme oder -abnahme auftretende Gesundheitsstörung (bei Fliegern, Bergsteigern, Tauchern). E barotrauma.

**Barr** (MURRAY L. B., 1908–1995, Anatom, Kanada). – **B.-Kern|analyse:** *Zytologie* die der Bestimmung der »Geschlechtlichkeit« der Zellen (zellkernmorphologische ▸Geschlechtsbestimmung) dienende Untersuchung von mindestens 50 Körperzellen (meist Epithelzellen) auf BARR-Körper; der Nachweis der Körper in 60–70 % der Zellen (»BARR-positiv«) spricht für eine weibliche Determination. Anw. zur Diagnostik der Intersex-Typen. – **B.-Körper:** der im Zellkern nahe der Membran gelegene größte (∅ ca. 0,8–1,1 µm), FEULGEN-positive »Chromatinkörper« (Chromozentrum; Abb.). Nachweisbar u.a. in Mund-, Nasen-, Vaginalschleimhaut, Fibroblasten, Amnion, Haarwurzelzellen. Er entspricht einem inaktivierten X-Chromosom u. ist nachweisbar bei weiblich determinierten Zellen. E Barr body.

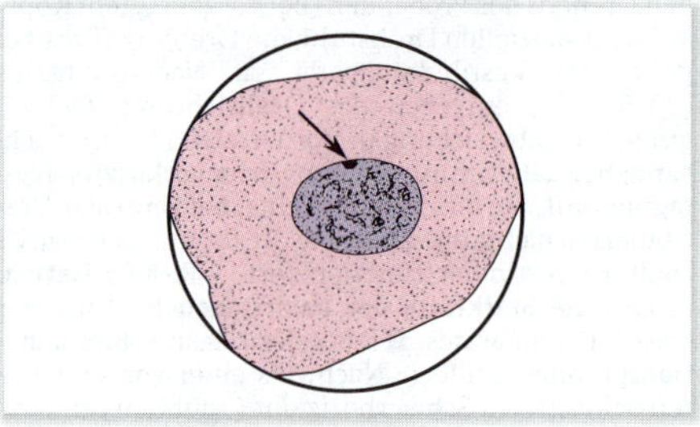

**Barr-Körper:** Zelle mit BARR-Kernkörperchen. [162]

**Barre:** *Urologie* quere Wulstbildung am Harnblasenausgang als Hindernis der normalen Harnentleerung; als **neurogene B.** durch eine bei manchen neurologischen Krankheiten auftretende Hypertrophie der Blasenmuskulatur (Detrusor- u. Trigonummuskulatur); als **hohe B.** = Querbarre durch Mittellappenbildung zu Beginn der benignen Prostatahyperplasie bzw. durch Hypertrophie der Trigonalmuskulatur bei Sphinktersklerose oder – nach Prostatektomie – sog. Prostatalippe (»Pavillon«) zwischen regeneriertem Prostatabett u. Trigonum. E Mercier's barrier.

**Barré** (JEAN ALEXANDRE B., 1880–1967, Neurologe, Straßburg). – **B.-Beinhalteversuch:** Prüfung auf latente Halbseitenlähmung durch rechtwinklige Beugung beider Unterschenkel in Bauchlage. Bei Hemiparese erfolgt – als Pyramidenzeichen – Streckung des paretischen Beins infolge Überwiegens des Streckertonus. E Barré's pyramidal sign. – **B.-Liéou-Syndrom:** gefäß-, nervenbedingte Symptome bei Erkrankungen der Halswirbelsäule (v.a. bei Osteochondrose, Spondylarthrose): Hinterkopfschmerz, Schwindel, Ohrgeräusche, Kreislaufregulationsstörungen mit Blutdrucksenkung; wahrscheinlich ausgelöst durch Reizung des Halssympathikus durch die WS-Veränderungen. E B.-Liéou syndrome. – **B.-Masson-Syndrom:** ▸Glomustumor. E B.-Masson syndrome. – **B.-Syndrom:** ▸GUILLAIN-BARRÉ-Syndrom.

**Barrett** (NORMAN R. B., 1903–1979, Chirurg). – **B.-Hernie:** Zwerchfellhernie (Hiatushernie) mit Verlagerung des Bauchteils der Speiseröhre u. des Mageneingangteils in den Brustraum i.S. eines sekundären Brachyösophagus. – **B.-Syndrom, B.-Ösophagus:** erworbener, meist refluxbedingter Ersatz des Plattenepithels des Ösophagus durch Zylinderepithel, zirkulär in einer Breite von mindestens 2–3 cm (weniger = Mini-BARRETT). Aufbau der Areale kann der Schleimhaut von Cardia, Corpus oder Antrum des Magens oder des Darms ähnlich sein. Auf diesem Boden entsteht das **B.-Ulkus.** Klinisch steht eine zunehmende Behinderung der Nahrungsaufnahme im Vor-

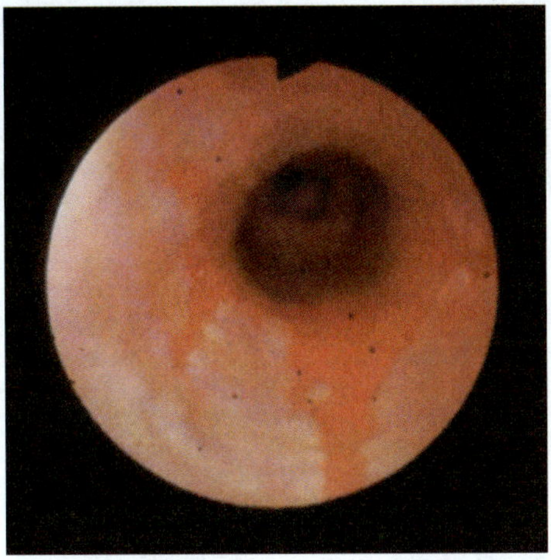

**Barrett-Syndrom:** Im endoskopischen Bild zeigt sich eine Refluxösophagitis mit unregelmäßig konfigurierter ösophagogastraler Schleimhautgrenze. [450]

dergrund. Das B. gilt als Präkanzerose mit Ausbildung von Adenokarzinomen. E Barrett's syndrome, B.'s esophagus, B.'s ulcer.

**Barriẹre:** **1)** *Dermatologie* **a)** (A. SZAKALL) die beiden untersten Hornzellenlagen der Haut als lückenlose Lage auf dem feuchten Stratum granulosum, wirksam als schützende Trennfläche zwischen den darunter gelegenen feuchten Zellagen der Oberhaut u. der Außenwelt. – **b)** die – wechselnd dicke – Haut (einschl. ▸Säureschutzmantel) als Hindernis für Strahlen u. für chemische Substanzen (▸REIN-B.). Ihre Wirkung wird durch Hautschutzsalben verstärkt. **2)** *Urologie* ▸Barre. E barrier.

**Bársony** (THEODOR B., 1887–1942, Röntgenologe, Budapest). – **B.-Koppenstein-Aufnahme** (ERNST K., Arzt, Budapest): *Radiologie* **1)** eine Aufnahmetechnik zur seitlichen Darstellung der 4 oberen Brustwirbel. **2)** eine Technik für sog. Einblickaufnahme (sagittal) der unteren Hals- u. der oberen Brustwirbelsäule. – **B.-Polgár-Syndrom:** (1928) die ▸Ostitis condensans der Beckenschaufel. – **B.-Pseudodivertikel:** funktionelle P. infolge etagenförmiger Verkrampfung des Ösophagus bei vegetat. Dysfunktion. Im Rö.-Bild zeigt sich eine »Korkenzieher-Speiseröhre«. Auch als Symptom beim ▸B.-TESCHENDORF-Syndrom. – **B.-Schulhof-Aufnahme:** spezielle Rö.-Aufnahme zur Darstellung des Kreuzbeins bzw. seines Übergangs zur Lendenwirbelsäule. – **B.-Teschendorf-Syndrom:** B.-Pseudodivertikel kombiniert mit funktionellen Herz-Kreislauf-Störungen u. Aortensklerose.

**(de-)Barsy-Syndrom:** autosomal-rezessiv erbliches Krankheitsbild mit Cutis hyperelastica, Hornhauttrübung, Kleinwuchs, Bewegungsstörungen. E cutis laxa-growth deficiency syndrome.

**Bartelheimer-Sonde:** dreikanalige Sonde mit zwei Ballons zum Abblocken des Pylorus bzw. eines Duodenalsegments, um den Zufluss von Magensaft zum Pankreas-Galle-Sekret zu verhindern u. Sekret abzusaugen.

**Bạrtels** (MARTIN B., Dortmund). – **B.-Brille:** eine Spezialbrille mit Linsen hoher Brechkraft (±20 dpt), mit deren Hilfe sich ein optokinetischer ▸Nystagmus besonders gut auslösen lässt. E Bartels' nystagmus spectacles. – **B.-Nystagmus:** Störung der konjugierten Augenbewegungen nach Stirnhirnverletzung. E B.' nystagmus.

**Bạrt|finne, -flechte:** chronisch entzündliche Hautausschläge mit ▸Ekzematisation im Bartbereich; ▸Folliculitis, ▸Trichophytia, ▸Sycosis barbae.

**Bartflechte:** ▸Usnea barbata.

**Barthel-Index:** Einschätzungs- u. Beurteilungsinstrument für Aktivitäten des täglichen Lebens (▸ATL), das zur Einschätzung von Selbstversorgungsfähigkeiten im Rahmen der Pflegeversicherung eine bedeutende Rolle spielt. Zu den Selbstversorgungsfähigkeiten zählen: selbstständiges Essen, Baden, Waschen, Ankleiden, Treppensteigen, selbstständige Stuhl- u. Urinkontrolle, selbstständiger Transfer vom Bett zum Stuhl u. umgekehrt. Eine Erweiterung des B. sind die sog. Instrumental Activities of Daily Living (IADL), bei denen es um die instrumentelle Benutzung von Telefon, Transportmitteln u. Geld zum Zweck der Selbstversorgung, selbstständiges Einkaufen, Kochen, Führen des Haushalts, Wäsche waschen u. selbstständige Einnahme von Medikamenten zum Erhalt der Selbstversorgung geht.

**Bạrtholin** (CASPAR B. jun., 1655–1738, Anatom, Kopenhagen). – **B.-Drüse:** ▸Glandula vestibularis major; s.a. ▸Bartholinitis. E Bartholin's gland. – **B.-Zyste:** s.u. ▸Bartholinitis.

**Bartholịnitis:** *Gynäkologie* die – u.a. gonorrhoische – Entzündung der BARTHOLIN-Drüse (Glandula vestibularis major); meist mit Verschluss des Drüsenausführungsganges u. Sekretverhaltung (Bildung einer Retentionszyste = BARTHOLIN-Zyste) u. mit Entzündung des Zysteninhalts (klinisch als bis faustgroßer, sehr schmerzhafter Pseudoabszess = **Bartholin(i)-Abszess**). E bartholinitis.

**Bartonẹlla** (ALBERTO L. BARTON, 1871–1950, peruanischer Arzt, Lima): (1905) Gattung kleiner, aerober, gramnegativer Bakterien. Umfasst folgende Spezies: **B. bacilliformis** (Erreger der ▸Bartonellosis, Verruga peruana); **B. henselae** (früher Rochalimea henselae): Erreger der ▸Katzenkratzkrankheit, bei Immunsupprimierten einer bazillären Angiomatose; **B. quintana** (früher Rickettsia quintana): der von Kopf- u. Kleiderläusen übertragene Erreger des ▸Wolhynischen Fiebers; ferner **B. elisabethae** u. **B. clarridgeiae**.

**Bartonellọsis:** in Südamerika vorkommende, oft tödl. Infektionskrankheit mit lang anhaltendem Fieber (»Oroya-Fieber«), makrozytärer Anämie u. Skelettschmerzen, evtl. gefolgt von einem papulösen Hautausschlag an Gesicht u. Extremitäten (= Verruga peruana = Peruwarze), der aber auch ohne die vorgenannten Symptome auftritt. Erreger ist die ▸Bartonella bacilliformis (übertragen von der Kleinmücke Phlebotomus verrucarum); *histor* s.u. ▸CARRIÓN. E bartonellosis.

**Bạrton-Fraktur** (JOHN RHEA B., 1794–1871, Chirurg, Philadelphia): Abriss der dorsalen Radiuskante mit Dislokation der Handwurzel nach dorsal. S.a. ▸reversed BARTON fracture. E Barton's fracture.

**Bạrt|pilz|flechte:** *Dermatologie* ▸Trichophytia barbae.

**Bart-Pụmphrey-Syndrom** (ROBERT B. u. ROBERT E. P., Dermato- bzw. Otologe, New York): (1967) das autosomal-dominant erbliche »Zehen-Fingergelenkpolster«-Syndrom. E knuckle pads syndrome.

**Bart-Syndrom:** ▸Epidermolysis bullosa hereditaria mit kongenitalem, lokalisiertem Fehlen von Haut. E Bart's syndrome, congenital localized absence of skin and associated abnormalities resembling epidermolysis bullosa.

**Bạrtter-Syndrom** (FREDERIC C. B., Endokrinologe, Bethesda/Md.): eine seltene, autosomal-rezessiv vererbte idiopathische Hypokaliämie. ***Pathogen.:*** abnorme Erhöhung der Natriumpermeabilität des Tubulusepithels mit konsekutiver Aktivierung der $Na^+$-$K^+$-ATPase. Diese führt zu einer Hyperkaliurie u. folgender Hypokaliämie mit hypochlorämischer metabolischer Alkalose, Hypomagnesiämie u. Hypophosphatämie. Die Plasmareninaktivität ist stark erhöht, ebenso Angiotensin II, Aldosteron; es findet sich eine vermehrte Prostaglandinurie. ***Klinik:*** bereits im Säuglingsalter schwere Hypokaliämie mit Erbrechen, Polyurie, Dehydratation u. Wachstumsstörungen bei normalem Blutdruck; beim Erwachsenen v.a. Hypotonie u. Adynamie. ***Ther.:*** Kaliumsubstitution u. gleichzeitige Gabe von Aldosteronantagonisten; Indometacin normalisiert die Renin- und Aldosteronspiegel. ***DD:*** »Pseudo-BARTTER« bei

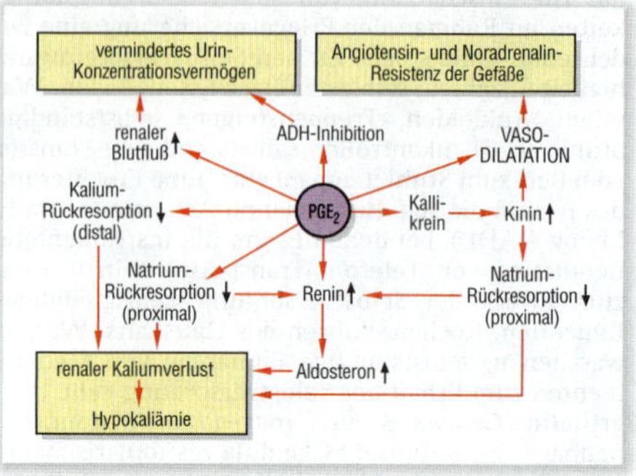


**Bartter-Syndrom:** schematische Darstellung des pathogenetischen Mechanismus. [321]

chron. Diuretika- bzw. Laxanzienabusus. E Bartter's syndrome.

**Bary|to|sis pulmonum,** Schwerspat-Staublunge: eine gutartige bzw. nicht echte Pneumokoniose durch Baryt- = Bariumsulfatstaub. Bildung miliarer, durch Ausscheidung des $BaSO_4$ aber rückbildungsfähiger Knötchen im Lungenbindegewebe, die nicht zu Beeinträchtigung der Lungenfunktion führen. Bei Schwerspat-Arbeitern evtl. gleichzeitig ▸Silikose. E baritosis.

**ba|sal:** ▸basalis; s.a. ▸Basis..., ▸Grund... – **b. Impression:** ▸Basilarimpression. – **b. Labyrinth:** *Histologie* elektronenmikroskopisch sichtbare Einfaltungen des basalen Plasmalemms (z.B. in Tubulushauptstücken) im Dienste der Transportmechanismen gegen ein Konzentrationsgefälle (=aktiver ▸Transport).

**basal acid output** *(engl.): Gastroenterologie* ▸BAO.

**basale Stimulation®:** Kommunikationskonzept zur Förderung wahrnehmungsgestörter Menschen, in den 70er Jahren von dem Sonderpädagogen ANDREAS FRÖHLICH entwickelt; im Mittelpunkt stand ursprünglich v.a. die gezielte u. systematische Förderung (Stimulation) von Wahrnehmungsaktivitäten u. Kommunikationsfähigkeit schwerst mehrfach behinderter Kinder; wurde Mitte der 80er Jahre gemeinsam mit CHRISTEL BIENSTEIN auch auf die Pflege z.B. beatmeter, desorientierter oder somnolenter Patienten übertragen. Grundlage ist die Vermittlung positiver Reize, wobei Hautkontakt u. angemessene Berührungen (z.B. Massage, atemstimulierende Einreibungen [ASE]) eine wesentliche Rolle spielen; weitere Methoden sind taktile (z.B. Betasten bekannter Gegenstände, basalstimulierende Ganzkörperwaschungen), vestibuläre (z.B. Lageveränderungen, Drehen), vibratorische, visuelle, akustische oder orale Stimulation. Wird inzwischen auch in der Pflege von Früh- u. Neugeborenen angewendet; s.a. ▸Kinästhetik.

**Basalfi|broid, -brom:** *Pathologie* juveniles ▸Nasenrachenfibrom. E juvenile nasopharyngeal angiofibroma.

**Basal|frequenz,** Basisfrequenz: *Geburtshilfe* Grundfrequenz der kindl. ▸Herztöne zwischen den Wehen; normal: 120–160/Min. – s.a. ▸Kardiotokographie. E baseline fetal heartrate.

**Basal|gan|gli|en,** Nuclei basales: eine Gruppe grauer, paariger Endhirn- u. Zwischenhirnkerne. Gehören zum extrapyramidal-motorischen System u. haben wichtige Aufgaben bei der Ausgestaltung der Bewegungsabläufe. Teilzentren der B. sind 1) das Striatum mit Nucleus caudatus u. Putamen, 2) das Pallidum, 3) die beiden Anteile der Substantia nigra (Pars reticulata u. Pars compacta) u. 4) der Nucleus subthalamicus. Als inhibitorische (hemmende) Transmitter zwischen den B. wirken GABA (▸γ-Amino-n-buttersäure) u. ▸Dopamin. Exzitatorische (erregende) Neurone verbinden Thalamus u. Hirnrinde einerseits sowie Hirnrinde u. Striatum andererseits; s.a. Abb. Die B. sind v.a. verantwortlich für das Gleichgewicht zwischen phasischen u. tonischen Komponenten der Bewegung. S.a. ▸neuroradiologisches Basalgangliensyndrom. E basal ganglia.

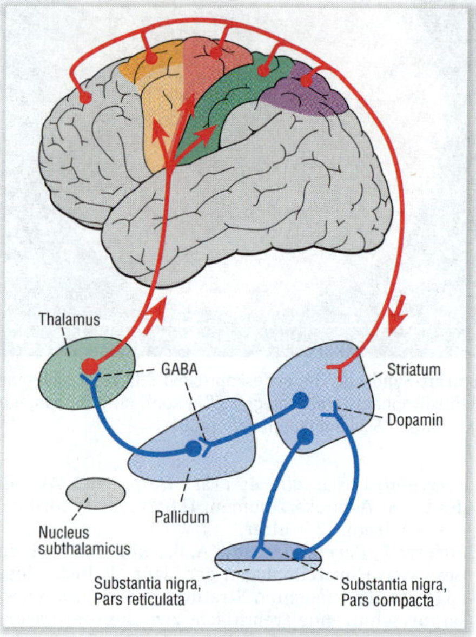


**Basalganglien:** Schema zur großen Schleife Hirnrinde – Basalganglien – Thalamus – motorische Rindenfelder mit den wichtigsten Verschaltungen zwischen den Teilzentren der Basalganglien. Die Neurone der Basalganglien sind fast ausschließlich inhibitorisch (blau), mit GABA als Transmitter; exzitatorische Neurone rot. [165]

**basalgekörnte Zellen:** *Zytologie* enterochromaffine, an der Zellbasis mit gelblichen Körnern ausgestattete Zellen der Drüsenschläuche des Darmes u. Magens.

**Basaliom(a),** Basalzellenkrebs, Basalzellkarzinom, Epithelioma basocellulare: Tumor, der von den basalen Zelllagen der Epidermis u. der Talgdrüsen-Haarfollikel ausgeht. Wächst örtlich infiltrierend u. destruierend, metastasiert jedoch extrem selten (»semimaligne«). ***Auftreten:*** v.a. an lichtexponierter Haut (Gesicht = 80 %, Hals, Nacken, Ohren, Unterschenkel). Ferner als multiple ***Rumpfhautbasaliome*** an nicht lichtexponierten Stellen (oberflächlich lokalisierte, rötlich oder rötlich-braune, gelegentl. leicht juckende Herde, evtl. mit feiner Schuppung oder kleinen Krusten; harte, kleine, perlartige Knötchen im Randgebiet sind diagnostisch hilfreich. Auftreten z.B. Jahrzehnte nach Arsenzufuhr [Therapie, Brunnenwasser, Winzer]; s.a. ▸GORLIN-GOLTZ-Syndrom = Nävobasaliomatose). ***Ther.:*** möglichst frühzeitig Exzision mit ausreichendem Sicherheitsabstand (ggf. mit plastischer Op.); Kryo-, Lasertherapie, Röntgentherapie. S.a. Abb. E basalioma, basal cell carcinoma. – **B., initiales:** klinisch sehr unterschiedlich; z.B. kaum linsengroße, grauweiße Induration mit einzelnen Teleangiektasien (kleine, durch Verletzung wegen Rasierens oder Kratzens immer wieder auftretende Blutkruste gilt als klin. Leitsymptom). – **B., pigmentiertes:** meist flaches, unregelmäßig gefärbtes, bräunlich oder braun-schwarzes, oft zentral atrophisch eingesunkenes B. mit höckriger, glasig glänzender Oberfläche (mit Teleangiektasien). – **B. sklerodermiformis:** schwer erkennbares B. vor allem an Nase, Stirn, Wangen; wachs- oder elfenbeinartige, flache, schlecht abgrenzbare Infiltratplatte. – **B. solidum,** knotiges (noduläres) B.: häufigstes B.; hautfar-

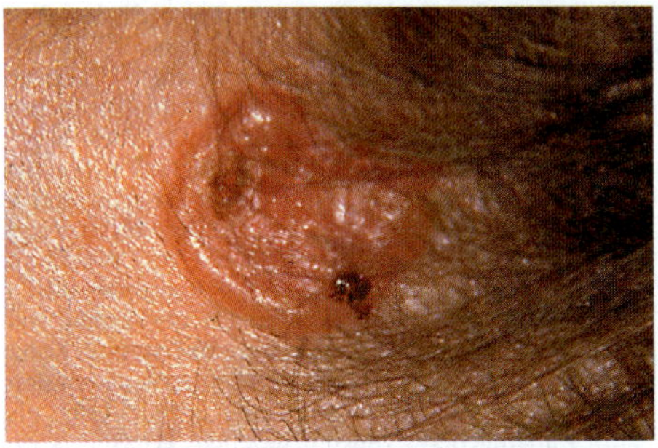

**Basaliom(a).** [524]

benes, wächsern-glasiges, derbes, schmerzloses Knötchen mit feinen Teleangiektasien. Infolge zentraler Einsenkung u. Atrophie entsteht der typische perlartige Randsaum: Basalioma planum cicatricans. Neigung zu zentraler Ulzeration mit hämorrhagischer Verkrustung (▸Ulcus rodens). – **B. terebrans:** ▸Ulcus terebrans. – **B., zystisches:** relativ weiches, bis erbsgroßes, bläulich-weißes B. mit Teleangiektasien, häufig im Lid- oder oberen Wangenbereich.

**Ba|sa̱lis:** *Gynäkologie* ▸Stratum basale endometriale. E basal layer.

**basa̱lis** *(latein.)*, basal: an der Basis, Grund... E basal.

**Basa̱l|körperchen:** *Zytologie* rundlich-ovales (elektronenmikroskopisch stiftchenförmiges) Zellorganell an der Flimmerhaar- = Kinozilienbasis der Flimmerepithelzellen. E basal body, kinetosome.

**Basa̱l|membran,** Basilemm(a), Membrana basalis: *Histologie* die lichtmikroskopisch erkennbare glasklare, aus Gitterfasern u. Proteoglykan-haltiger Kittsubstanz bestehende Grenzschicht (Lamelle) zwischen Bindegewebe u. nicht bindegewebigen Bestandteilen, z.B. Epithelien, Muskelfasern u.Ä. mehr. Elektronenmikroskopisch die – 0,5–1 µm breite – zweischicht. Grenzlamelle mit äußerer, elektronendichter Lamina densa (die Topographie entspricht der lichtmikroskopischen B.). Kann bei Antigen-Antikörper-Reaktion unter Degeneration anschwellen. – s.a. ▸Lamina limitans posterior u. anterior (der Hornhaut). E basement or basal lamina.

**Basa̱l|meningitis:** (Lepto-)Meningitis vorwiegend im Bereich der Hirnbasis. E basilar meningitis.

**Basa̱l|sekretion:** *Physiologie* die zur Erhaltung des (Basal-=) Grundstoffwechsels erforderliche Hormonausschüttung bzw. die sog. Nüchternsekretion der exkretorischen Drüsen (z.B. als ▸BAO des Magens). E basal secretion.

**Basa̱l|temperatur:** die morgens nach dem Aufwachen 5 Min. lang – oral oder vaginal – gemessene Körpertemperatur als Hinweis auf die Eierstockfunktion. Die aus den Einzeltageswerten resultierende Monatskurve ist normalerweise zweiphasig (Abb.). Auf den 1. flachen Teil folgt ein angehobener Teil der 2. Zyklushälfte. Er beginnt etwa 48 Std. vor Erreichen des Gipfelwertes des luteinisierenden Hormons, der 24 Std. nach Eisprung erreicht wird (Progesteronwirkung; gleicher Effekt – normale Ovarialfunktion vortäuschend – bei Einnahme der »Pille« in Form von Sequenzpräparaten). Die Messung wird genutzt für die Analyse von Störungen des Menstruationszyklus (z.B. monophasische Kurve bei fehlendem Eisprung = Anovulation; atypisch biphasische Kurve bei Gelbkörperinsuffizienz u. -persistenz) u. zur Festlegung des Ovulationstermins (Konzeptionsverhütung nach KNAUS-OGINO; Sterilitätsberatung). E basal body temperature.

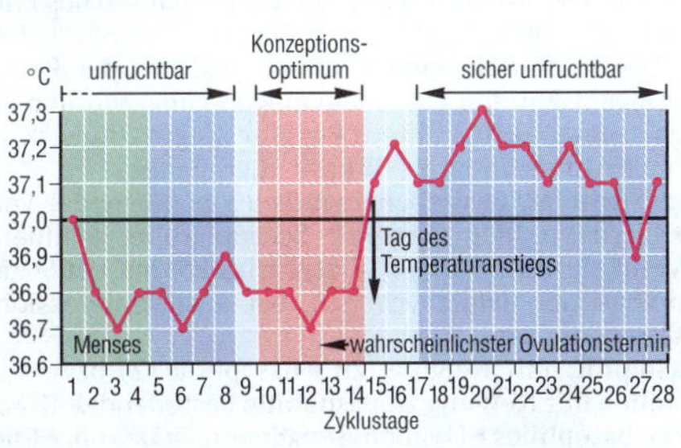


**Basaltemperatur:** typische Basaltemperaturkurve einer geschlechtsreifen Frau. Follikelphase mit niedrigen, Gelbkörperphase mit hohen Werten (»hypertherme Phase«). [102]

**Basal|winkel:** ▸Sphenoidalwinkel; s.a. ▸Basiswinkel.

**Basa̱l|zellen:** *Anatomie* die schmalen, zylindrischen Zellen (mit eiförmigem, sich dunkel anfärbendem Kern) des ▸Stratum basale der Haut. E basal cells.

**Basa̱l|zell(en)adenom:** gutartiger, von den Basalzellen der ▸Glandula parotis ausgehender Tumor bei älteren Patienten. E basal cell adenoma.

**Basalzell(en)karzinom:** ▸Basaliom. E basal cell carcinoma.

**Basa̱l|zell|nävus-Syndrom:** ▸GORLIN-GOLTZ-Syndrom. E basal cell nevus syndrome.

**Ba̱|se:** s.u. ▸Basen.

**Ba̱se|dow** (KARL ADOLF V. B., 1799–1854, Arzt, Merseburg). – **B.-Krankheit:** eine zu den Autoimmunerkrankungen gerechnete Immunthyreopathie, welche sich klin. als Hyperthyreose manifestiert. ***Ätiol.:*** Zugrunde liegt ein Toleranzdefekt der Lymphozyten gegenüber den Thyreozyten. Der TSH-Rezeptor wird durch TSH-R-AK besetzt, was zu einer übermäßig gesteigerten Produktion von Schilddrüsenhormonen führt. ***Klinik:*** Hauptsymptome sind diffus vergrößerte Schilddrüse, Exophthalmus (in über 40 % der Fälle findet sich eine ▸endokrine Ophthalmopathie) u. Tachykardie (Merseburger Trias). Seltener sind prätibiales oder zirkumskriptes Myxödem u. Osteoarthropathie an den Fingerendphalangen. ***Histol.:*** mäßig diffuse lymphozytäre Durchsetzung ohne Gewebsdestruktion. ***Diagn.:*** stützt sich auf das typische klin. Bild, bei Fehlen der endokrinen Ophthalmopathie auf den Nachweis von TSH-R-AK. ***Ther.:*** zunächst Thyreostatika, bei fehlender Remission (< 50 %) Thyreoidektomie oder ablative Radiojodtherapie. E Graves' disease, exophthalmic goiter. – **B.-Krise:** ▸thyreotoxische Krise. E thyrotoxic crisis, thyroid storm.

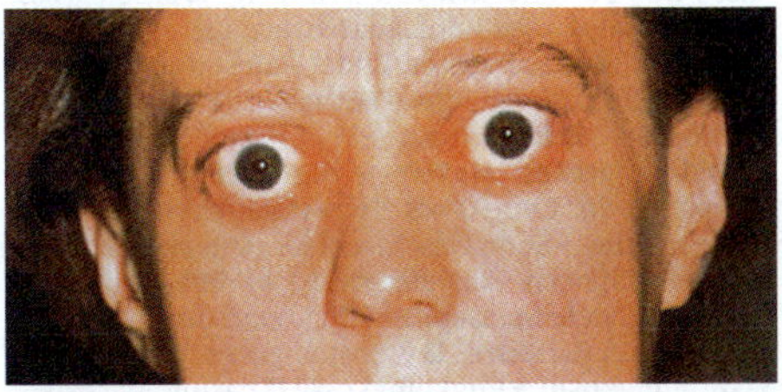

**Basedow-Krankheit:** Exophthalmus. [14]

**base excess** *(engl.):* ▸Basenüberschuss.

**Ba̱seler Nomen|kla|tu̱r,** Abk. BNA: s.u. ▸Nomenklatur. E Basle Nomina Anatomica.

**Ba̱sen: 1)** *Chemie* alkalisch reagierende (pH > 7), in wässriger Lsg. OH-Ionen abspaltende Verbindungen, die Lackmus blau, Methylorange gelb u. Phenolphthalein tiefrot färben, »laugig« schmecken u. unter Salzbildung durch Säuren neutralisiert werden. Unterschieden als **anorganische B.** (Metallhydroxide) u. als **organische B.** (z.B. Amine). Nach der Anzahl der durch Säurereste ersetzbaren OH-Gruppen bezeichnet als **einsäurig** (= einwertig) bzw. **mehrsäurig** (= mehrwertig). E bases. **2)** *Genetik* ▸Nucleinbasen.

**Ba̱sen|analoga:** Substanzen mit einer den natürlichen Purin- u. Pyrimidinbasen ähnlichen chemischen Struktur, die während der DNS-Replikation anstelle der »richtigen Basen« in die Nucleinsäuren eingebaut werden (z.B. Basen, die 5-Bromuracil statt Thy-

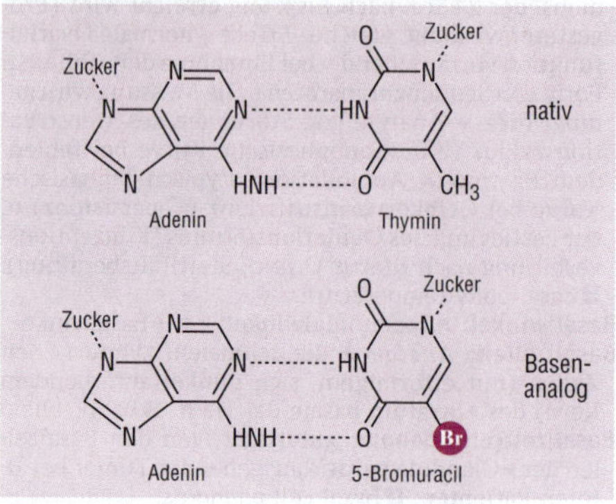


**Basenanaloga.**

min enthalten u. dadurch Mutationen auslösen). S.a. Abb. E base analogs.

**Basen|austauscher:** *Chemie* Kunstharze, die ihre austauschaktiven OH-Gruppen gegen Anionen einer Elektrolyt-Lsg. austauschen (daher besser: »Anionenaustauscher«). E base exchangers.

**Basen|paarung:** stabilisierende Verbindung von zueinander passenden = komplementären ▸Nucleinbasen (▸WATSON-CRICK-Modell) durch Wasserstoffbrücken, wobei die DNS zumeist als Doppelstrang vorliegt. Diese Art der Bindung erfolgt u.a. bei Replikation und Transkription der DNS sowie der Proteinbiosynthese. DNS-Bindungspaare sind Adenin/Thymin bzw. Cytosin/Guanin. Bei RNS-Bindungen steht Uracil an Stelle des Thymins. S.a. ▸Basensequenz. E base pairing.

**Basen|sequenz:** *Genetik* die Reihenfolge der 4 Nucleinbasen Adenin, Guanin, Cytosin u. Thymin bzw. Uracil in der Nucleotidkette der DNS u. RNS (s.a. ▸DNS-Sequenzanalyse); sie stellt die Grundlage der genetischen Information des Gens (s.a. ▸Codon) für die Aminosäuresequenz bei der ▸Eiweißbiosynthese dar; s.a. ▸Basenpaarung. E base sequence.

**Basen|triplett:** *Genetik* s.u. ▸Codon.

**Basen|überschuss,** Basenexzess, Abk. BE: die übermäßige Basen-Konzentration im Blut bei pH 7,38 u. einem $CO_2$-Partialdruck von 30 mmHg. E base excess.

**Ba|si|die:** *Mykologie* der keulenförmige Sporenständer der ▸Basidiomycetes. Bildet – außen abgeschnürt – die Basidiosporen; diese enthalten je eine haploide Gonospore. E basidium.

**Ba|si|dio|mycetes:** *Mykologie* die Unterklasse »Ständerpilze« der Eumycetes. Pilze mit komplizierter Sexualität, die – ohne Geschlechtsorgane zu besitzen – sexuelle Sporen (**Basidiosporen**) bilden (▸Basidie). Darunter viele Speisepilze (Champignon), Antibiotika-Bildner, Giftpilze. E Basidiomycetes.

**Basidio|mykose:** ▸Phykomykose. E basidiomycosis.

**basi|lär, -lar,** basilaris: die Schädel- bzw. Hirnbasis betreffend; z.B. **basiläre Impression** (▸Basilarimpression). E basilar.

**Basilar|impression,** basiläre Impression: Schädelbasisfehlbildung i.S. einer z.B. kaskadenartigen Einstülpung der Skelettpartien um das Foramen magnum des Hinterhauptknochens in die hintere Schädelgrube (Nachweis u.a. *röntg* durch Bezugnahme auf die ▸Bimastoidlinie); vielfach kombiniert mit einer Abflachung des ▸Basiswinkels; evtl. asymmetrisch (dann Schiefhals, Gesichtsskoliose). E basilar impression.

**Basilaris-Insuffizienz:** *Angiologie* Durchblutungsstörungen im Versorgungsgebiet der Arteriae vertebrales bzw. der Arteria basilaris als Teilsyndrom der zerebrovaskulären Insuffizienz (▸Durchblutungsstörungen, zerebrale), die etwa 15 % der zerebralen Insulte (▸Apoplexia cerebri) darstellen. ***Klinik:*** Charakteristisch sind bei **intermittierender B.** kurz dauernder Bewusstseinsverlust, Gleichgewichtsstörungen, Schwindel, diffuse Sehstörungen, Missempfindungen im Gesicht, Dysarthrie, Syndrome der kaudalen Hirnnerven (▸Hemiplegia cruciata), Hörsturz, plötzlicher Nackenschmerz, wechselnde Parese der Extremitäten, zerebellare Symptome, Gefühlsstörungen im Repräsentationsgebiet des Nucleus u. Tractus spinalis trigemini des Gesichts, amnestische Episoden von Std. oder Tagen (Merkfähigkeitsstörung und retrograde Amnesie für Tage bis Wochen), ▸Drop-Anfälle. Auslösung der Symptome durch Blutdruckabfall oder Dorsalflexion des Kopfs. Bei akuter, schwerer Basilarisinsuffizienz tritt eine Kombination von Blicklähmungen, Hirnnervenausfällen und Para- bzw. Tetraplegie auf. Entwicklung bis zum ▸apallischen Syndrom möglich. E basilaris insufficiency.

**Basilaris|migräne:** akuter Schwindel, Erbrechen, Nystagmus und zerebellar-ataktische Störungen als Hauptsymptome einer Migräneattacke. E basilar migraine.

**Basilar|membran:** ▸Lamina basilaris (cochleae). E basilar membrane.

**Basi|lemm(a):** *Histologie* ▸Basalmembran. E basilemma.

**Basiliximab:** ein ▸Imunsuppressivum; ein chimärer Mensch/Maus-Antikörper, der die Stimulation von T-Zellen am Interleukin-(IL-)2-Rezeptor durch IL-2 blockiert; ***Anw.*** zur Prophyl. der Transplantatabstoßung nach Nierentransplantation. E basiliximab.

**Ba|sis** *(griech.):* Sockel, Fundament, Grundstock, -lage; *pharmaz* indifferenter Träger (Vehikel) einer Arznei; *chem* ▸Base; *anat* die untere = Grundfläche bzw. der untere Teil eines Organs, z.B. **B. cerebri** (die untere Großhirnfläche); **B. cordis** (Herzbasis; das obere, breite Herzende mit Abgang bzw. Mündung der großen Gefäße u. mit dem Umschlagsbereich des Herzbeutels); **B. cranii** (die ▸Schädelbasis; z.T. außen überlagert vom Splanchnokranium). E base, basis.

**Basis|aktivität:** die ionisierende, aus natürlichen Quellen stammende Strahlung der Umwelt. E natural radiation.

**basisch: 1)** ▸alkalisch. E alkaline. **2) -basig:** Wortteil mit der Bedeutung »Anzahl der durch andere Kationen (insbes. Metallionen der Basen) ersetzbaren H-Atome einer Säure«. E basic.

**Basis|einheit:** *Physik* s.u. ▸SI-Einheiten. E basic unit.

**Basis|frequenz:** ▸Basalfrequenz.

**Basis|immunität:** die dem Organismus eigene Fähigkeit, auf antigene Reize universeller Art mit einer allgemeinen Hebung des Antikörperspiegels zu reagieren. E basic immunity.

**Basis|impfung:** *Immunologie* die Erstimpfung (1. Impfserie) als Anregung zur Bildung spezifischer Antikörper, deren Spiegel nachfolgend durch Auffrischungsimpfungen (▸Booster-Effekt) auf einer bestimmten Höhe gehalten werden kann. E primary immunization.

**Basispflegesatz:** Entgelt für nicht durch ärztliche u. pflegerische Tätigkeit veranlasste Leistungen des Krankenhauses. Zum Basispflegesatz, der pro Tag u. Pat. veranschlagt wird, ist auch ein pauschales Entgelt für Unterkunft u. Verpflegung vereinbart. Bei Abdeckung über eine ▸Fallpauschale ist der Basispflegesatz in die Pauschale eingerechnet worden.

**Basistherapeutika:** ältere Bez. für langfristig wirksame ▸Antirheumatika. E basic therapeutics.

**Basis|winkel,** Basisebenenwinkel: *Radiologie* der von ▸Clivus u. der vorderen Schädelgrube gebildete Winkel. Abflachung (= Platybasie) kommt bei Schädelbasisanomalien vor, z.B. bei Basilarimpression. E Boogard's angle.

**baso|phil:** mit Neigung zu ▸Basophilie (2) bzw. aus Zellen mit Neigung zu Basophilie bestehend; z.B. *patho* basophiles ▸Hypophysenadenom, *hämat* **b.** ▸**Granulozyt** (»Basophiler«), **b. Tüpfelung** (das Auftreten punktförmig verteilter basophiler Substanz in roten Blutkörperchen bei gesteigerter Blutregeneration u.

gestörter Erythropoese; obligat bei Bleiintoxikation), sog. **b. Viren** (▸Chlamydia), **b. Zellen** (*histol* die in Minderzahl vorhandenen, basophile Körnchen enthaltenden »β-Zellen« des Hypophysenvorderlappens; sie bilden z.B. ▸Thyreotropin u. die ▸gonadotropen Hormone). E basophilic, basophil.

**Baso|phi̲len|leuk|ämie:** seltene Form der akuten myeloischen (=nicht lymphatischen) ▸Leukämie mit Vorherrschen der Zellreihe der basophilen Granulozyten. E basophilic leukemia.

**Baso|phi|li̲e: 1)** Basozytose: *Hämatologie* vermehrtes Vorkommen der basophilen ▸Granulozyten im peripheren Blut u./oder Knochenmark, z.B. bei chronisch-myeloischer Leukämie, myeloproliferativen Krankheiten (als Präleukämie). E basocytosis. **2)** *Zytologie* Eigenschaft insbes. saurer Zellen, Gewebe (z.B. Kollagen, Knorpel), sich mit basischen Farbstoffen anzufärben (mit deren basischen Gruppen zu reagieren). E basophilia.

**Ba̲ssen-Ko̲rnzweig-Syndrom:** ▸Abetalipoproteinämie. E Bassen-Kornzweig syndrome.

**Bassi̲ni-Operation** (EDUARDO B., 1844–1924, Chirurg, Padua): **1)** Leistenbruch-Operation (▸Herniotomie) mit Reposition des Bruchinhalts, Abtragung des Bruchsacks u. Verschluss der Bruchpforte; der Leistenkanal wird rekonstruiert durch Annähen des M. obliquus internus, des M. transversus abdominis u. der Fascia transversalis am Leistenband. E Bassini's operation. **2) B.-Lotheisen-Methode:** Verschluss der Bruchpforte einer Schenkelhernie durch »tiefe Kanalnaht« (Einengung der Lacuna vasorum durch Vereinigung der bd. tiefen Bauchwandmuskeln mit Leistenband u. Schambeinperiost).

**Bassi-Perforansvene:** eine Perforansvene (▸Vena perforans), die in 5 cm Höhe von der Vena saphena magna ausgeht.

**Bass-Syndrom:** eine erbliche Kurzfingrigkeit (Brachydaktylie) infolge Aplasie des Fingermittelgliedes.

**Batai-Fieber:** eine in Asien vorkommende akute Viruskrankheit durch das **Batai-Virus** (ARBO-Virus der Bunyamwera-Gruppe; Überträger: ▸Anopheles).

**Ba|ta̲|via-Fieber,** Reisfeldfieber: akute fieberhafte Krankheit mit grippeähnlicher Symptomatik, hervorgerufen durch den Serotyp Bataviae der ▸Leptospira interrogans. Meist auch mit Gelbsucht (sog. Indonesische WEIL-Krankh.). Überträger: Haustiere, Nager. E rice-field fever.

**bath|mo|tro̲p:** die Reizschwelle (z.B. des Herzens) verändernd; **positiv b.** wirkende Arzneistoffe steigern die Erregbarkeit, indem sie die Reizschwelle herabsetzen, **negativ b.** wirkende Arzneistoffe verringern die Erregbarkeit, indem sie die Reizschwelle heraufsetzen. E bathmotropic.

**Batho|pho|bi̲e:** krankhafte Furcht (u. Schwindelgefühl) beim Blick in die Tiefe (»Zug in den Abgrund«) bzw. beim Anblick hoher Bauwerke, Berge; evtl. als Symptom einer neurotischen Störung (Phobie). E bathophobia.

**Ba|thy|äs|the|si̲e:** *Physiologie* die ▸Tiefensensibilität. E bathyesthesia, deep sensibility.

**Bathy|pno̲e:** vertiefte Atmung. E bathypnea.

**Ba|tio|chromi̲e:** graue (»brombeerfarbene«) Zyanose durch Methämoglobin. E (gray) methemoglobinemic cyanosis.

**Ba|tra|cho|toxi̲n:** ein durch Permeabilitätssteigerung für Natrium herz- u. nervenwirksames Hautdrüsengift (Steroid) südamerikanischer Frösche (v.a. Phyllobates-Arten); ein Pfeilgift, das zu Muskel- u. Atemlähmung führt. E batrachotoxin.

**Batroxobi̲n:** Substanz aus dem Gift der südamerikanischen Lanzenotter; wirkt als Protease u. spaltet vom Fibrin das Fibrinopeptid A ab, was eine Herabsetzung der Fibrinogenkonzentration u. damit eine Senkung der Plasmaviskosität zur Folge hat. E batroxobine.

**Battari̲smus:** Stottern durch polternd überstürzte Sprechweise. E battarism, stammering.

**Ba̲tten** (FREDERIC EUSTACE B., 1865–1918, Pädiater u. Neurologe, London): *Neurologie* – **B.-Mayou-Syndrom:** ▸STOCK-SPIELMEYER-VOGT-Syndrom. E Batten-Mayou syndrome. – **B.-Spielmeyer-Vogt-Syndrom:** ▸Ceroidlipofuscinose. E Batten-Spielmeyer-Vogt syndrome. – **B.-Steinert-Syndrom:** ▸CURSCHMANN-BATTEN-STEINERT-Syndrom. E myotonic dystrophy.

**Battered-Chi̲ld-Syndrom** (*engl.* = *geschlagenes Kind*): Symptomatik bei ▸Kindesmisshandlung.

**Battered-Root-Symptomatik:** nach Wirbelsäulen- (z.B. Bandscheiben-)Operation durch Narbengewebe hervorgerufene Schmerzsymptomatik.

**Ba̲ttey-Krankheit:** eine durch Mycobacterium intracellulare, = **Battey-Bazillus,** hervorgerufene Lungenerkrankung (ähnlich der Tuberkulose, aber nicht von Mensch zu Mensch übertragbar). E Battey (tuberculosis-like) disease.

**BAT-Werte:** Abk. für ▸**B**eitsstoff**t**oleranzwerte, biologische.

**Bauch:** ▸Abdomen; i.w.S. auch die Bauchregionen; s.a. ▸Abdominal..., ▸Leib... E abdomen, belly. – **B., akuter:** ▸akutes Abdomen. E acute a. – **B., brettharter:** s.u. ▸Bauchdeckenspannung. E rigid a.

**Ba̲uch|aorta:** s.u. ▸Aorta. E abdominal aorta.

**Ba̲uch|atmung:** *Physiologie* ▸Zwerchfellatmung. E abdominal breathing.

**Ba̲uch|decke:** *Anatomie* der vordere u. seitliche Teil der Bauchwandung, gebildet von Haut, Unterhaut, der oberflächlichen Körperfaszie, den ▸Bauchmuskeln mit ihren Sehnenplatten u. Faszien, der inneren Bauchfaszie u. dem Bauchfell. – Steht unter dem Druck der Bauchorgane (evtl. verstärkt durch ▸Bauchpresse). E abdominal wall.

**Ba̲uchdecken|ab|szess:** *Chirurgie* abszedierende Eiterung in der Bauchdecke. ***Ätiol.:*** v.a. nach Bauchoperationen, aber auch nach offener Verletzung, bei Hämatom, eitrigen Hautprozessen. Z.T. mit besonderer Lokalisation, z.B. im RETZIUS- (nach urolog. Op.) oder HERTOUX-Raum (▸Urachuszyste). – Ggs. ▸Bauchdeckenphlegmone. E abdominal wall abscess.

**Ba̲uchdecken|aplasie:** ▸Defektsyndrom als angeborenes Fehlen der Bauchdeckenmuskeln, kombiniert mit Fehlbildungen wie Mega-, Hydroureter, Kryptorchismus etc. – s.a. ▸Bauchspalte, ▸Blasenekstrophie. E aplasia of the abdominal wall, prune belly defect.

**Ba̲uchdecken|bruch:** s.u. ▸Bauchwandhernie.

**Ba̲uchdecken|des|moid:** *Pathologie* Bindegewebs-Tumor (Desmoid) als schmerzloser, bis kopfgroßer Tumor in den Aponeurosen der Bauchmuskeln oder den Intersectiones tendineae des geraden Bauchmuskels. E abdominal desmoid.

**Ba̲uchdecken|emphysem:** Hautemphysem der Bauchdecke, bei Pneumothorax, nach Pneumoretroperitoneum, bei Gasbrand. E abdominal wall emphysema.

**Ba̲uchdecken|hämatom, spontanes:** ein bei nur physiologischer Belastung der Bauchmuskeln auftretender, durch Risse in Ästen der Arteria epigastrica bedingter Bluterguss im geraden Bauchmuskel; evtl. mit Zeichen des akuten Bauchs. E spontaneous abdominal wall hematoma.

**Ba̲uchdecken|lähmung (Sprengel):** räumlich begrenzte Schwäche der Bauchdecke mit hernienähnlicher Vorwölbung als Folge der Schädigung der entsprechenden Muskelnervenäste (u.a. als Folge funktionell ungünstiger ▸Bauchdeckenschnitte). E Sprengel's paralysis of abdominal muscles.

**Ba̲uchdecken|phleg|mone:** flächenhafte eitrige Entzündung in der Bauchdecke mit Ursprung in örtlichen eitrigen Prozessen (u.a. einem Bauchdeckenabszess); kommt v.a. bei Schwäche der Immunabwehr vor, u.a. im Kleinkind- u. Säuglingsalter. E abdominal wall phlegmon.

**Ba̲uchdecken|plastik:** *Chirurgie* plastische Op. zur Straffung der Bauchdecke, insbes. – mit Entfernung überschüssigen Fettgewebes – bei Hängebauch u. als Hernioplastik bei übergroßer Bruchpforte (einschl. ▸Rektusdiastase). E abdominoplasty.

**Ba̲uchdecken|reflex,** Abk. BDR: Bauchmuskelkontraktion als Reaktion auf eine passive Dehnung (▸Eigenreflex), z.B. durch Schlag gegen den Rippen-

B

bogen oder Beckenkamm bzw. das Schambein oder ein dem Bauch flach aufgelegtes Lineal. S.a. ▸Bauchhautreflex. E idiomuscular abdominal reflex.

**Bauchdecken|schnitt:** die Schnittführung zur Eröffnung der Bauchhöhle. Sie sollte nach Möglichkeit Bauchdeckennerven schonen. ***Formen:*** (s. Abb.) oberer u. unterer Mittel- (1), Rippenbogenrand- (Kocher, Fenger; 2), Paramedian- (Hagen; 3), Transrektal- (Riedel; 4), Pararektal- (Lennander; 5), Wellen- (Kehr; 6), medianer oder lateraler Quer- (Sprengel, Heussner; 7), sub- oder epiumbilikaler Bogen- (8), Wechsel- (McBurney, Sprengel; 9), Aponeurosen- oder Faszienwechsel- (Pfannenstiel; 10), Angelhaken- (Kirschner; 11), thorakoabdominaler Schräg- (Heaney; 12) oder schräger Leistenschnitt (14); ferner die Rippenbogenaufklappung (Marwedel; 13). E abdominal incision, laparotomy.

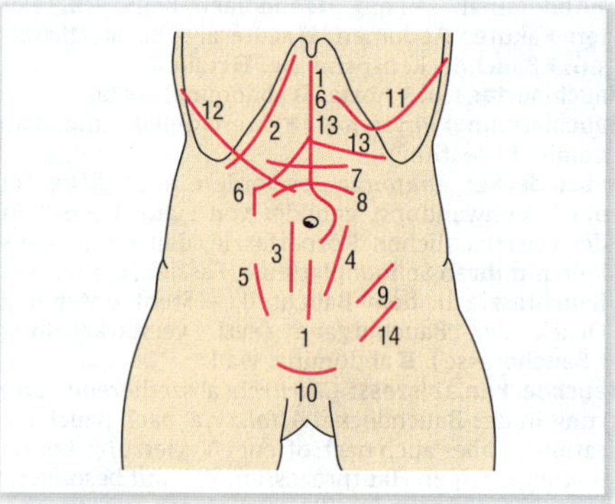


**Bauchdeckenschnitt:** Schnittführungen.

**Bauchdecken|spannung:** durch Reizung des Bauchfells ausgelöste, über Interkostal-, Lumbal- u. Sakralnerven vermittelte reflektorische Zunahme des Spannungszustandes der Bauchdeckenmuskulatur; typisch für Krankheitsprozesse mit Peritonealbeteiligung innerhalb der Bauchhöhle u. in Bauchfellnähe außerhalb des Bauchraumes (einschl. basaler Thoraxprozesse; aber auch bei Myokardinfarkt). Betrifft entweder nur einen begrenzten Bauchdeckenbereich (**umschriebene B.**; über einem Krankheitsherd) oder ist allgemein (**diffuse B.**; v.a. bei Peritonitis); im Extremfall sind die Bauchdecken nicht eindrückbar (»brettharter Bauch«). E abdominal rigidity.

**Bauch|eingeweide:** *Anatomie* die in der Bauchhöhle (s.a. ▸Bauchraum) gelegenen u. nahezu völlig vom Bauchfell bedeckten Organe (**intraperitoneale B.**; Leber, Magen, Dünndarm, Colon transversum, Sigma, Milz, i.w.S. auch die Beckeneingeweide) u. – als **extraperitoneale B.** – die mehr oder minder breitflächig mit der Bauchwand verwachsenen, außerhalb der Peritonealhöhle gelegenen, jedoch mit einem Teil ihrer Oberfläche an die Peritonealhöhle reichenden u. dort von Serosa bedeckten Organe (Duodenum, Pankreas, Colon ascendens u. descendens u. – völlig retroperitoneal u. Serosa-frei – Niere u. Harnleiter); unterteilt in eine obere (Leber, Magen, Duodenum, Pankreas, Milz) u. eine untere Gruppe (Dünn-, Dickdarm), deren Grenze der Ansatz des Mesocolon transversum darstellt. E abdominal viscera.

**Bauch|fell:** *Anatomie* ▸Peritoneum. E peritoneum.

**Bauchfell|entzündung:** ▸Peritonitis. E peritonitis.

**Bauch|fistel:** Fistel zwischen der freien Bauchhöhle (bzw. einem der Baucheingeweide) u. der Körperoberfläche (= **äußere B.**) oder zwischen zwei Bauchorganen (= **innere B.**), u. zwar angeboren oder erworben; Letztere v.a. nach op. Eingriffen; z.B. als Galle-, Duodenal-, Pankreas-, Kot-, Urinfistel u. infolge von Entzündungen (z.B. ▸Enteritis regionalis bzw. Ileitis terminalis); ferner künstlich angelegte Fisteln z.B. als Ernährungsfistel (bei Kolostomie). E abdominal fistula.

**Bauch|gan|glion:** *Anatomie* ▸Ganglion coeliacum.

**Bauchglatze:** weiblicher Behaarungstyp beim männlichen Geschlecht; angeboren, aber auch erworben (bei ▸Leberzirrhose).

**Bauch|haken:** *Chirurgie* stumpfe, spatel-, haken- oder gatterförmige Weghalte-Instrumente für Bauchoperationen; auch als Teil eines Bauchhalters, d.h. zur Befestigung an einem starren Rahmen (u. dann zum Fassen aller Bauchdeckenschichten in toto). E abdominal retractor.

**Bauch|haut|reflex,** Abk. BHR: reflektorische Anspannung der Bauchmuskeln (mit Nabelverziehung zur gleichen Seite), ausgelöst durch eine mechan. Reizung der Bauchhaut (evtl. auch Thorax- oder Oberschenkelhaut); polysynaptischer ▸Fremdreflex. Das Fehlen oder die Abschwächung (v.a. einseitig) dieses Fremdreflexes ist ein Hinweis auf Pyramidenbahnläsion (kann auch fehlen bei schlaffen Bauchdecken wegen ausgeprägter Adipositas); s.a. ▸Bauchdeckenreflex. E (superficial) abdominal reflex.

**Bauchhöhle:** ▸Cavitas abdominalis; s.a. ▸Bauchraum. E abdominal cavity.

**Bauch|höhlen|schwangerschaft:** *Gynäkologie* eine extrauterine ▸Gravidität mit Ansiedlung des Eies in der Bauchhöhle (▸Cavitas abdominalis), u. zwar auf dem Peritoneum v.a. des Darmes, des Netzes oder der Uterusrückwand. Sie endet meist durch Komplikationen (Blutung in die Bauchhöhle, Perforation in die Harnblase oder den Darm), wird aber gelegentlich auch ausgetragen. E abdominal pregnancy.

**Bauch|muskeln:** die Muskeln der ▸Bauchdecke, i.w.S. auch die sie ergänzende ▸Rumpf(wand)muskulatur des lumbalen Rumpfbereichs. Als B. i.e.S. die Mm. rectus abdominis (mit M. pyramidalis; die vorderen B.), obliquus externus u. internus abdominis sowie transversus abdominis (samt M. cremaster; die seitlichen B.) u. – als hinterer Bauchmuskel – der ▸Musculus quadratus lumborum. E abdominal muscles.

**Bauch|presse:** *Physiologie* die durch gleichzeitige Anspannung der Muskeln der Bauchdecke u. des Beckenbodens sowie des Zwerchfells erfolgende Druckausübung auf die in der Bauchhöhle gelegenen Baucheingeweide, am wirksamsten nach Einatmung u. unter Stimmritzenschluss; z.B. bei der Stuhlabsetzung (▸Defäkation), beim Tragen schwerer Lasten sowie unter der Geburt (während der Austreibungsperiode u. unter willkürlicher Erschlaffung der Beckenbodenmuskulatur als »Lenkvorgang«). E abdominal press(ure).

**Bauch|punktion:** die P. der Peritonealhöhle, u. zwar in der Regel im li. Unterbauch am dortigen ▸Monro-Punkt, evtl. aber in der Medianlinie zwischen Nabel u. Symphyse; erfolgt mittels Kanüle oder Trokar (nach Stichinzision) zur Entleerung eines krankhaften Inhaltes, zur Lufteinblasung, vor Laparaskopie, Peritonealwäsche, Parazentese bei Aszites etc. E abdominal puncture.

**Bauch|raum:** der von der Bauchwandung (▸Bauchdecke, Wirbelsäule mit zugehörigen Weichteilen, Zwerchfell, Darmbeinschaufeln) umschlossene, über dem kleinen Becken gelegene Raum, unterteilt in die – sich ins kleine Becken fortsetzende – ▸Cavitas peritonealis (die freie Bauchhöhle als Bauchraum i.e.S.) u. den Retroperitonealraum (▸Spatium retroperitoneale). E abdominal cavity.

**Bauch|regionen:** ▸Regiones abdominis.

**Bauch|schmerzen:** ▸Leibschmerz.

**Bauch|schnitt:** *Chirurgie, Gynäkologie* ▸Laparotomie; s.a. ▸Bauchdeckenschnitt (Abb.). E abdominal incision.

**Bauch|schock:** der durch eine akute peritoneale Reizung ausgelöste Sch. durch reflektorisches Absacken des Blutes in die – vom Plexus coeliacus gesteuerten – Blutdepots des Bauchbereichs. E abdominal shock.

**Bauch|spalte,** Gastroschisis: *Pathologie* angeborene, mediane Lücke der vorderen Bauchwandung infolge

▸Bauchdeckenaplasie; in der Minimalform als Rektusdiastase; bei schweren Formen oft kombiniert mit Vorfall der Eingeweide (Eventration, s.a. ▸Blasenekstrophie) und fehlerhafte ▸Darmdrehung. E gastroschisis.

**Bauch|speichel:** *Physiologie* Sekret der Bauchspeicheldrüse; s.u. ▸Pankreassaft. E pancreatic juice.

**Bauch|speichel|drüse:** ▸Pancreas. E pancreas.

**Bauch|speichel|drüsen|krebs:** ▸Pankreaskarzinom.

**Bauch|spiegelung:** ▸Laparoskopie. E laparoscopy.

**Bauch|trauma:** Verletzungsfolgen aller Schweregrade an Organen u. Geweben der Bauchhöhle sowie der Bauchdecken durch scharfe oder stumpfe Gewalt. Das **offene B.** (scharf, penetrierend bzw. perforierend) hat meist Hieb-, Stich- u. Schussverletzungen zur Ursache. Eindeutigkeit der Befunde führt zur schnellen Diagn. u. operativen Behandlung. Das **stumpfe B.** (Contusio abdominis) durch stumpfe, direkte oder indirekte Gewalteinwirkung ist schwerer zu diagnostizieren, da häufig äußere Spuren fehlen u. Zusatzverletzungen die abdominelle Symptomatologie überlagern. Ursachen v.a. Polytrauma, Verletzung durch Lenksäule u. Sicherheitsgurt bei Auffahrunfällen, Fahrradlenker. Typische Verletzungen dabei sind häufig Milz-, Leber-, Nieren- u. Darmruptur, Netz- u. Mesenterialeinrisse, Bauchdeckenhämatome; seltener Zwerchfellruptur, Eröffnung der ableitenden Harnwege, Ruptur großer Gefäße, Magenruptur, Pankreasverletzung über der Wirbelsäule. Diagn. in erster Linie durch Ermittlung von Unfallhergang, Prellmarken, Sonographie, ggf. Peritonealspülung, von hoher Sensitivität u. Spezifität ist die Computertomographie, evtl. auch Laparotomie. S.a. ▸Schock, ▸akutes Abdomen. E abdominal injury, abdominal trauma.

**Bauch|typhus:** ▸Typhus abdominalis. E typhoid fever.

**Bauchverletzung:** ▸Bauchtrauma.

**Bauch|wand:** *Anatomie* die den ▸Bauchraum umschließenden Gebilde; s.a. ▸Bauchdecken... E abdominal wall.

**Bauchwand|ableitung:** *Geburtshilfe* Ableitung des fetalen ▸EKG von der Bauchwand der Schwangeren. E abdominal wall lead.

**Bauch(wand)hernie:** Eingeweidebruch durch eine in der weichen Bauchdecke bzw. der Bauchwand gelegene Bruchpforte; z.B. als **extramediane B.** in der Linea semilunaris, als **mediane B.** in der Linea alba (z.B. die Hernia epigastrica u. paraumbilicalis; s.a. ▸Rektusdiastase, ▸Nabelschnurbruch). – s.a. ▸Bauchspalte. E abdominal wall hernia.

**Bauch|wasser|sucht:** ▸Aszites. E ascites.

**Bauern(speck)wurst|milz:** ▸Porphyrmilz. E lardaceous spleen.

**Bauer-Spreizband** (FELIX B., Orthopäde, Wien): ▸Spreizbandage aus unelastischen Bändern zur funktionellen Behandlung der angeborenen Hüftluxation.

**Bauhin** (CASPAR B., 1560–1624, schweizer. Anatom). – **B.-Drüse,** Zungenspitzendrüse: Glandula apicis linguae. E Bauhin's gland. – **B.-Klappe:** ▸Valva ileocaecalis. E B.'s valve.

**Bauhinitis:** Entzündung der BAUHIN-Klappe, z.B. bei Ileitis terminalis, CROHN-Krankheit, Ileozäkal-Tbk.

**Baumwoll|fieber, -staublunge:** ▸Byssinose. E cottonmill fever, byssinosis.

**Baumwoll|spinner|krebs:** Hautkarzinom an Unterbauch u. Hodensack durch verspritztes Schmieröl; ggf. als entschädigungspflichtige Berufskrankheit. E mule-spinner's cancer, byssinotic carcinoma.

**Baun|scheid|tis|mus:** von CARL BAUNSCHEIDT (1809–1874) 1851 angegebene »Heilmethode« durch örtl. Hautreizung mit einem Nadelinstrument (»Lebenswecker«) u. anschließ. Einreiben mit sog. **Baunscheidt-Öl** als ▸Naturheilverfahren zur Reiz- u. Umstimmungstherapie. E baunscheidtism.

**Bayard-Ekchymosen** (HENRI LOUIS B., 1812–1852, Gerichtsarzt, Paris): punkt- bis fleckförmige dunkelrote Erstickungsblutungen v.a. der Pleura, des Epikards, Mediastinums u. Thymus. E Bayard's ecchymoses.

**Bayford-Autenrieth-Dys|pha|gie:** *Kardiologie* Schluckstörung i.S. der ▸Dysphagia lusoria, bedingt durch eine zusätzlich vom li. Aortenbogen nach rechts oben abgehende Arteria subclavia. E Bayford-Autenrieth dysphagia.

**Bayley** (ROBERT HEBARD B., geb. 1906, Kardiologe, Oklahoma-City). – **B.-Block:** *Kardiologie* ein ▸Rechtsschenkelblock Typ IV oder C, der in den Extremitätenableitungen dem atypischen Linksschenkelblock ähnelt; mit QRS-Dauer meist > 0,15 Sek., niedriger R- u. S-Zacke in Ableitung I u. mit tiefer, gekerbter S-Zacke in II u. III. E Bayley's block. – **B.-Cabrera-Kreis:** eine EKG-Kreisskala, mit deren Hilfe jeder sich in der Frontalebene manifestierende Herzvektor bezüglich der Winkel- u. Projektionsgröße definierbar ist. Ein gleichwinkliges Sechsachssystem mit gemeinsamem Nullpunkt (Abb.) als Resultat des Zusammenlegens der triangulären bi- u. unipolaren Extremitätenableitungslinien (Standard- + GOLDBERGER-Ableitungen.). E B.'s triaxial reference system.

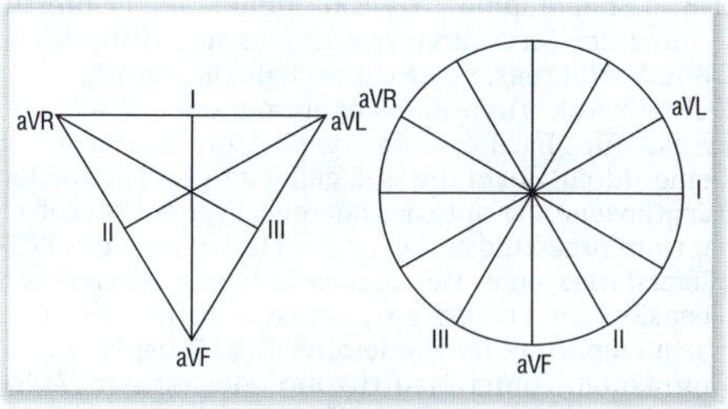


**Bayley-Cabrera-Kreis.** [323]

**Bayliss** (SIR WILLIAM MADDOCK B., 1860–1924, Physiologe, London). – **B.-Effekt:** *Physiologie* reaktive (autoregulative?) Kontraktion der Gefäßwand bei Druckerhöhung innerhalb des Gefäßes (insbesondere durch die einschießende Blutwelle nach Aufhebung einer Arterienkompression). Manifestiert sich z.B. an den Hirngefäßen in einer Vasokonstriktion bei Hypertonie bzw. einer Dilatation bei Hypotonie. – **B.-Starling-Symptom:** die Erschlaffung des unteren Speiseröhrendrittels jenseits einer krankhaften Verengung.

**Bay-Region:** *Biochemie* in ▸Kohlenwasserstoffen die Phenanthren-artige u. damit »buchtförmige« Anordnung von Benzolringen. – Kohlenwasserstoffe mit B.-R. bilden Diolepoxide, die als ultimales ▸Karzinogen bedeutsam sind.

**Ba|zex-Syndrom,** Akrokeratosis paraneoplastica: *Dermatologie* Psoriasis-ähnliche Verhornungsstörung der Körperenden im Zusammenhang mit einem Karzinom des Nasen-Rachen-Raumes; mit juckender Erythrozyanose an Gesicht u. Händen u. mit Wachstumsstörungen der Nägel. E Bazex syndrome, psoriasiform acrokeratotic dermatosis.

**Ba|zill...:** s.a. ▸Bacill...

**Bazill|ämie:** ▸Bakteriämie; i.e.S. Bez. für das Generalisationsstadium der Tuberkulose. E bacillemia.

**Ba|zi|l|len:** Bacilli, s.u. ▸Bacillus. – Im engl. u. französ. Sprachraum auch Bez. für Bakterien; s.a. ▸Bazill(o)..., ▸Bakteri(o)... E bacilli.

**Bazillen|ausscheider:** *Bakteriologie* ▸Ausscheider; s.a. ▸Dauerausscheider. E bacillus excretor.

**Bazillen|ruhr:** ▸Bakterienruhr. E bacillary dysentery.

**Bazillen|träger:** ▸Keimträger; s.a. ▸Ausscheider. E bacillus carrier.

**bazilli|form:** stäbchenförmig, Bazillen-ähnlich.

**Bazill|urie:** ▸Bakteriurie. E bacilluria.

**Ba|zil|lus:** ▸Bacillus; s.a. ▸Bazillen...

**Bazin-Krankheit** (ANTOINE P. E. B., 1807–1878, Dermatologe, Paris): *Dermatologie* **1)** ▸Erythema induratum BAZIN. E Bazin's disease. **2)** ▸Erythema nodosum (HEBRA). **3)** ALIBERT-B.-Krankh.: ▸Mycosis fungoides.

**Bazy** (PIERRE JEAN B. B., 1853–1934, Chirurg, Paris). – **B.-Krankheit:** *Urologie* eine Hydronephrose wechselnder Intensität bei ausgebliebener Entwicklung (Aplasie) der glatten Muskeln des Nierenbeckens u. der Nierenkelche. E Bazy's disease. – **B.-Moyrand-Viereck:** *Röntgenologie* das Projektionsfeld des Nierenbeckens, begrenzt von den Horizontalen durch den 1. bzw. 2. Lendenwirbelkörper sowie von den Senkrechten durch die zugehör. Querfortsatzenden bzw. 5 cm seitlich davon. E B.-Moyrand rectangle. – **B.-Punkt:** *Urologie* der Schnittpunkt einer Horizontalen durch den Nabel u. einer Vertikalen durch den MCBURNEY-Punkt; entspricht etwa dem Ureterabgang aus dem Nierenbecken; typisch als Druckpunkt bei Pyelitis, Pyelonephritis u. Nephrolithiasis (»**B.-Zeichen**«). E B.'s point.

**BB:** **1)** *Gynäkologie* Abk. für **B**ecken**b**oden. **2)** *Hämatologie* Abk. für **B**lut**b**ild.

**BBF-Gips:** Abk. für **B**ecken-**B**ein-**F**uß-**Gips**verband als Typ des »Beckengipses«. E long leg spica cast.

**B-Bild**, B-Scan: s. u. ▸Ultraschall-Diagnostik. E B scan.

**B-Bild-Sonographie, transkranielle:** die Untersuchung der Strukturen des Kopfes mit Hilfe des B-Bild-Verfahrens, s. u. ▸Ultraschall-Diagnostik.

**BCG:** **1)** Abk. für ▸**B**allisto**k**ardio**g**ramm. E BCG. **2)** Abk. für **B**acille **C**almette-**G**uérin: *Bakteriologie* eine durch Züchtung auf gallehaltigen Nährböden apathogene Variante des bovinen Typs des Mycobacterium tuberculosis. Dient zur Herstellung des **BCG-Impfstoffes**, einer flüssigen oder lyophilisierten Suspension der Erreger als »Lebendvakzine« für Tbk-Schutzimpfung im Kindesalter (= **BCG-Impfung**), die intrakutan (unter Hautritzung oder mittels Multipunktur) erfolgt. – BCG wird als ▸Immuntherapie bei verschiedenen Malignomerkrankungen angewendet (v. a. Blasenkarzinom, Harnleiter- u. Nierenbeckentumoren, malignes Melanom) u. auch gegen tuberkuloide Lepra eingesetzt.

**BCGF** *(engl.)* Abk. für **B**-**c**ell **g**rowth **f**actor: ▸B-Zell-Wachstumsfaktor.

**BCG-id:** *Immunologie* Hautreaktion(en) bzw. Hilusvergrößerung nach BCG-Impfung. – s. a. ▸Id-Reaktion.

**B-Chromo|somen:** durch Mitosestörungen entstandene überzählige, meist heterochromatische Chromosomen, die sich in der Meiose mit den normalen Chromosomen (»A-Chromosomen«) nicht paaren.

**bcl-2-Protein:** in den Mitochondrien lokalisiertes Protein; spielt eine wichtige Rolle (»Schutzfunktion«) bei der Regulierung des programmierten Zelltods (▸Apoptose); s. a. ▸Onkogene.

**BCNU:** Abk. für **B**is-**C**hlorethyl-**N**itroso**u**rea (▸Carmustin). E BCNU.

**BDR:** Abk. für ▸**B**auch**d**ecken**r**eflex.

**BE:** **1)** *Diabetologie* Abk. für ▸**B**rot**e**inheit. **2)** *Gynäkologie* Abk. für ▸**B**ecken**e**ndlage, ▸**B**ecken**e**ingang. **3)** Abk. für **b**ase **e**xcess: ▸Basenüberschuss.

**Be:** *Chemie* Abk. für ▸**Be**ryllium. E Be.

**Beals-Syndrom:** eine autosomal-dominant erbliche Otoosteodysplasie (Ohrmuschel- u. Ellenbogen- sowie Hüftgelenkfehlbildung).

**Bean-Syndrom** (WILLIAM B. B., amerikan. Arzt, Iowa City), blaues Gummibläschen-Nävus-Syndrom: (1956?) ein autosomal-dominant (?) erbliches ▸neurokutanes Syndrom mit Bildung zahlreicher kavernöser, bläulicher Hämangiome (wie Gummibläschen) mit Blutungsneigung an Haut u. Eingeweiden. E blue rubber bleb nevus (disease).

**Beard-Syndrom** (GEORGE MILLER B., 1839–1883, Neurologe, New York): ▸Neurasthenie. E Beard's disease.

**Beare-Dodge-Nevin-Syndrom:** (1969) multiple angeborene Fehlbildungen ungeklärter Ätiologie, u. zwar Hypertelorismus, Epikanthus, Ohrmuscheltiefstand u. -fehlbildung, Entropion, Cutis verticis gyrata (im Gesicht u. im Bereich der behaarten Kopfhaut), Acanthosis nigricans, Zahnanomalien, Nagelwuchsstörungen, gespaltene Brustwarzen, zweiteiliger Hodensack, Minderwuchs, geistige Unterentwicklung. E Beare-Dodge-Nevin syndrome.

**Bearn-Kunkel-Syndrom:** ▸Hepatitis, lupoide.

**Be|at|mung:** die Lungenbelüftung (▸Ventilation); i. e. S. die künstliche Belüftung der Lunge als Wiederbelebungsmaßnahme (▸Reanimation) u. als Maßnahme zur Behebung oder Vermeidung von Sauerstoffmangelzuständen bei Narkosen (v. a. bei Anw. von ▸Muskelrelaxanzien) sowie bei allen Erkrankungen, Unfallfolgen oder Vergiftungen, die mit Atmungsinsuffizienz einhergehen, z. B. ▸Poliomyelitis, ▸ARDS, ▸Pneumonie. Sie erfolgt als positive Druckbeatmung durch direkte Luft(oder Narkosegas- bzw. Atemgasgemisch-)Einblasung in die Atemwege unter Anw. mechanisch(-automatisch) oder nur von Hand betriebener ▸Beatmungsgeräte, mit deren Hilfe intermittierend der Lungeninnendruck erhöht wird, u. zwar in einer etwa der Normalfrequenz bzw. dem Krankheitsbild angepassten Häufigkeit. Das Gasgemisch wird zugeführt über eine Atemmaske (ggf. Narkosemaske) oder eingeleitet über einen ▸Endotrachealtubus (**endotracheale B.**), alternativ auch über einen Tracheostomietubus. Die endotracheale **apparative B.** erfolgt als unterstützende Lungenbelüftung (**assistierte B.**), wobei ungenügende (d. h. zu flache oder zu seltene) spontane Atemzüge durch zusätzliche Lungenaufblähungen unterstützt werden, oder als **kontrollierte B.**, d. h. als vollständig künstliche äußere Atmung bei Atemstillstand oder als weitgehend gestützte Lungenbelüftung bei Atemdepression, wobei sich die Intensität (Frequenz, Druck, Atemvolumen) nach Herz-Kreislauf- u. Gasanalyse-Parametern richtet; modifiziert als SIMV-Beatmung (synchronisierte intermittierende mandatorische Ventilation), d. h. als Kombination von Spontanatmung über ein »Abrufventil« u. von intermittierender kontrollierter B.; s. a. ▸Druckbeatmung, ▸PEEP. Ferner nur noch selten als B. ohne direkte Luftzuleitung durch rhythmischen Wechsel des Luftdrucks um den eingeschlossenen Körper des Patienten oder als ▸Phrenikusatmung. Eine künstliche B. ist auch im Rahmen von Wiederbelebungsmaßnahmen als »Mund-zu-Mund«- oder »Mund-zu-Nase«-Beatmung möglich. E artificial respiration.

**Beatmungs|gerät:** technische Einrichtung zur künstlichen ▸Beatmung; **1)** Handbeatmungsgerät: u. a. zur kurzfristigen Behandlung einer respiratorischen Insuffizienz; bestehend aus einem Beutel als Frischgasreservoir, dem Atemventil u. Maske bzw. Adapter zum Anschluss an einen Endotrachealtubus; s. a. ▸Ambu-Beutel, ▸Ambu-Ventil. **2)** Apparat zur maschinellen, künstlichen Beatmung bei allen Formen des Sauerstoffmangelzustandes (Respirator); verwendbar für die Langzeitbeatmung, wobei je nach dem Umschaltmechanismus von In- zu Exspiration drei Grundtypen unterschieden werden: **a) druckgesteuertes B.:** Die Inspirationsphase ist beendet, wenn im Gerät ein vorgegebener Beatmungsdruck erreicht ist. Die Exspiration erfolgt passiv. – **b) volumengesteuertes B.:** Die Inspiration ist beendet, wenn ein vorher eingestelltes Gasvolumen den Respirator verlassen hat. Die Exspiration erfolgt passiv. Im Exspirationsschenkel dieser Geräte ist ein Spirometer eingebaut, das das Atemzugvolumen des Patienten misst. Daneben besitzen diese Geräte meist akustische u./oder optische Alarmsignale. – **c) zeitgesteuertes B.:** Das Gasgemisch wird innerhalb einer vorher eingegebenen Zeit abgegeben. Die Beatmungsgeräte neueren Typs verfügen über technische (meist elektronisch gesteuerte) Einrichtungen, die einen patientengerechten Beatmungstyp erlauben; z. B. Verlängerung der Inspirationszeit bis auf das Dreifache der Exspirationszeit (»inversed ratio«), ▸Druckbeatmung sowie die Möglichkeit des »Triggerns« durch den Patienten, wobei bereits schwache Atemzüge impulsgebend für die maschinelle Unterstützung sind. E respirator, ventilator.

**Beau-Reil-Furchen, -Linien** (JOSEPH H. S. B., 1806–1865, Internist, Paris), B.-Onychomalazie: Querfurchen an Fingernägeln infolge vorübergehender Störung des Nagelwachstums im Zusammenhang mit schweren Krankheiten oder best. Vergiftungen. Die Furchen (ca. 6 Wo. nach Schädigung der Nagelmatrix auftretend) wachsen mit dem Nagel heraus. E Beau's lines.

**Beauvieux-Krankheit:** Unreife der Sehbahn beim Frühgeborenen bzw. Pseudoatrophie des Nervus opticus beim Säugling infolge verzögerter Myelinbildung; ***Klinik:*** Fehlen der Lichtreflexe, Nystagmus, Amaurose, graue Papille.

**Bebaru-Fieber:** eine in Australien u. Malaysia vorkommende, von Moskitos übertragene fieberhafte Erkrankung mit Muskel-, Gelenk- u. Kopfschmerzen, hervorgerufen durch das gleichnamige ARBO-Virus A.

**Becaplermin:** rekombinanter humaner thrombozytärer Wachstumsfaktor; ***Anw.*** als Wundbehandlungsmittel bei chronischen Ulzera. E becaplermin.

**Becher-Zahl:** Summe aus den Hunderter-Zahlen der in ml angegebenen 24-Std.-Menge des Harns u. den bd. letzten Ziffern des spezifischen Gewichts (z.B. 1100 ml/24 Std. u. spezif. Gew. 1020: 11 + 20 = 31). Normalwert ca. 30; kleinere Werte (20–22) bei Nierenfunktionseinschränkung.

**Becher|zelle:** stielglas- oder becherförmige, ▶Mucin bildende Epithelzelle (solitär oder gruppiert) der intraepithelialen Drüsen. E goblet cell.

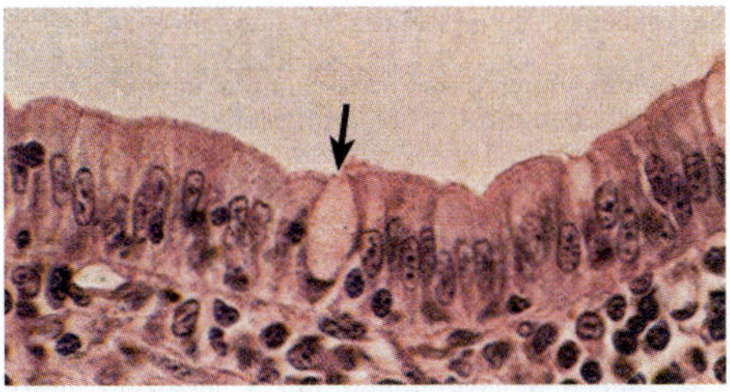

**Becherzelle:** Histologie. [497]

**v. Bechterew** (WLADIMIR MICHAILOWITSCH V. B., 1857–1927, Neurologe, St. Petersburg). – **B.-Kern:** ▶Nucleus vestibularis rostralis (superior). – **B.-Krankheit:** ▶Spondylarthritis ankylopoetica; gemäß manchen Autoren i. e. S. nur der Krankheitstypus mit ausschließlichem Befall der Wirbelsäule unter Beteiligung der Iliosakralgelenke; bei Mitbeteiligung auch der großen Gliedmaßengelenke die **B.-Marie-Strümpell-Krankheit**. E Bekhterev's (Bechterew's) disease, ankylosing spondylitis. – **B.-Reflex: 1)** Augenreflex: Kontraktion des beidseitigen Musculus orbicularis oculi bei Beklopfen der Stirn-Schläfen-Region. E B.'s orbicularis reflex. **2)** Hackenreflex: Zehenbeugung bei Beklopfen der Hackensohle oder des äußeren Fußrandes; entspricht in seiner Bedeutung dem ROSSOLIMO-Reflex. E B.'s plantar reflex. **3)** Kontraktion der Pronationsmuskeln des Unterarms auf Beklopfen des unteren Radiusendes; ein Pyramidenbahnzeichen. E B.'s pronation reflex. **4)** paradoxer Pupillenreflex: bei Beschattung des Auges Verengung bzw. bei Lichteinfall Erweiterung der Pupille; Symptom im Zusammenhang mit verschiedenen Augenerkrankungen (Netzhautdegeneration, Sehnerverkrankung u. a.) beschrieben. E B.'s paradoxal pupillary reflex. **5) B.-Jacobsohn-Karpometakarpalreflex:** Fingerbeugung auf Beklopfen eines der Griffelfortsätze der Unterarmknochen oder des Handrückens; Pyramidenbahnzeichen. E B.-Jacobsohn carpometacarpal reflex. **6) B.-Mendel-Reflex:** Plantarflexion der Zehen (evtl. auch fächerförm. Spreizung) auf Schlag gegen den fersennahen Teil des seitl. Fußrückens; Pyramidenbahnzeichen. E B.-Mendel reflex. – **B.-Symptom: 1)** fehlende Schmerzempfindung auf kräftigen Druck gegen den Nervus fibularis (am Wadenbeinköpfchen) bei Tabes dorsalis. **2) B.-Ischiasphänomen:** Unvermögen des im Bett Sitzenden, bd. Beine gleichzeitig zu strecken; bei Reizzustand des Ischiadikus.

**Beck** (**1)** ALFRED B. B., geb. 1889, Chirurg, Kiel; **2)** CLAUDE SCHAEFFER B., 1894–1971, Chirurg, Cleveland; **3)** E. V. B., zeitgenös. russ. Arzt; **4)** HANS B., Gynäkologe, Donaueschingen). – **B.-Beatmungsgerät** (HANS B.): ▶Beatmungsgerät zur intermittierenden Überdruckbeatmung Neugeborener bei ▶Asphyxie; ein halb offenes System mit 2 AYRE-T-Stücken zwischen Trachealtubus u. Sauerstoffquelle. E Beck ventilator, B. respirator. – **B.-Bohrung** (ALFRED B. B.), Kontaktbohrung: (1929) Anbohrung einer Kontaktpseudarthrose zur Anregung der Kallusbildung; später auch bei anderen Indikationen, z.B. Osteochondronekrosen bzw. aseptischen Epiphysennekrosen (z.B. PERTHES-CALVÉ), angewandt. – **B.-Bügel** (ALFRED B. B.): durch Flügelschraube spreizbare »Spannbügel« für die ▶Drahtextension von Knochenbrüchen. – **B.-Klemme** (CLAUDE SCHAEFFER B.): nicht quetschende Gefäßklemme für Teilausklemmung der Aortenwand. E Beck's clamp. – **B.-Krankheit** (E. V. B.): ▶KASCHIN-BECK-Syndrom. – **B.-Operation** (CLAUDE SCHAEFFER B.): ältere typische Eingriffe bei Koronarinsuffizienz: **1)** Kardiomyopexie: breitflächige Vernähung gestielter Muskellappen aus der Brustwand mit dem angerauten Epi- u. Myokard zur Anregung der Kollateralenbildung. E B.'s cardiomyopexy. **2)** Kardioperikardiopexie: Einbringen von Pulver in den Herzbeutel zur Anregung von inneren Herzbeutelverwachsungen, damit der Gefäßeinsprossung in das Myokard u. Entwicklung von Kollateralen. E Beck I operation, B.'s pericardiopexy. **3)** Kardioomentopexie: Nahtfixierung des hochgeschlagenen großen Netzes an das Epikard. – **B.-Trias** (CLAUDE SCHAEFFER B.): erniedrigter arterieller, erhöhter venöser Blutdruck (mit Venenstauung) u. verminderte Herzwandpulsationen (mit leisen Tönen) als typ. Symptome bei Herzbeuteltamponade. E B.'s triad.

**Becken,** Pelvis: der Körperteil zwischen Bauch (Abdomen) u. den unteren Extremitäten; äußerlich mit der Regio pubica (s. u. ▶Regio abdominis) u. der bds. anschließenden Regio inguinalis, der Regio perinealis (= R. analis u. R. urogenitalis), R. sacralis u. – beidseitig – R. glutealis; i. e. S. das knöcherne B. als »Beckengürtel« (= Cingulum membri inferioris); es besteht aus bd. Hüftbeinen (▶Os coxae), den Verschmelzungsprodukten aus Darm-, Scham- u. Sitzbein (Os ilium, Os pubis, Os ischii) sowie dem Kreuzbein (Os sacrum) u. Steißbein (Os coccygis) u. stellt als der die Beckenhöhle umgebende Teil des Skeletts das Verbindungsstück zwischen Wirbelsäule u. Beinen dar; es wird durch die Linea terminalis in ein »großes« u. »kleines« B. unterteilt (Letzteres mit ▶Beckeneingang, -höhle [▶Cavitas pelvis] u. -ausgang wesentlich als ▶Geburtskanal). – Das weibliche (= feminine) B. ist niedriger, breiter u. weiter als das männliche u. besitzt einen rundlich-querovalen Beckeneingang, eine halbkugelige Höhlung sowie eine größere Weite im Ausgang u. am Schambogen. Das männliche (= virile) B. ist höher, schmaler u. enger u. hat steilere Darmbeinschaufeln, schmalere Kreuzbeinflügel, ein vorspringendes Promontorium, einen kleineren retropubischen Winkel, kartenherzähnlichen Beckeneingang, eine trichterförm. Beckenhöhle, einen engen Beckenausgang u. engen Schambogen. – s. a. ▶Becken... E pelvis. – **B., allgemein verengtes:** proportioniert kleines u. schmales B.; mit Schmalheit von Kreuzbein u. MICHAELIS-Raute u. Enge des Arcus pubis; bei bes. Kleinheit als sog. Zwerg- oder Miniatur-B.; geburtsmechanisch oft als enges B. E p. justo minor, contracted p. – **B., an|droides:** dem männlichen B. ähnliche Formvariante bei der Frau. E android p. – **B., ankylotisches:** B. mit Versteifung (▶Ankylose) eines oder bd. Iliosakralgelenke; z.B. bei Aplasie eines Kreuzbeinflügels oder als ostitisch-synostotisches B. u. dann bei einseit. Ankylose schräg (▸NAEGELE-Becken), bei beidseitiger Ankylose quer verengt (= ROBERT-B.), evtl. mit Hüftgelenkankylose kombiniert (▸Koxitisbecken). E ankylotic p. – **B., einfach-plattes:** ein nicht durch Rachitis gerad verengtes B. E flat p. – **B., enges:** im Verhältnis zur Größe des kindlichen Kopfes funktionell zu enges B.; es bedingt eine Geburtsverzögerung oder -unmöglichkeit; häufig kommen Haltungs- u. Lageanomalien, Schädelkompression, vorzeitiger Blasensprung, Vorfall von Nabelschnur oder kleinen Teilen, Uterusruptur, Wehenerschöpfung, Geburtskanalverletzung, Fruchttod vor; die ▸Beckenverengung ist evtl. kompensierbar durch ROEDERER-Einstellung (s.a. ▸Asynklitismus). E narrow p. – **B., fe|mi|n|i|nes:** s.u. Becken. – **B., gerạd verengtes:** in einem geraden Durchmesser (meist im Beckeneingang) verengtes B., u. zwar als einfach-plattes oder platt-rachitisches, gerad verengtes B. (Trichter-, mittenplattes Assimilations-, i.w.S. auch als Spondylolisthese-B.); u.U. geburtsmechanisch als enges B. E Deventer's p. – **B., gy|nä|ko|ịdes:** B. mit typisch weiblicher Form, d.h. mit gut gerundetem Vorder- u. Hinterbecken bei geraden Seitenwänden, normaler Kreuzbeinneigung u. -krümmung; das ideale Geburtsbecken. E gynecoid p., normal female p. – **B., infantịles, juveniles B.:** allgemein verengtes, leicht trichterförmiges B. mit engem Schambogen, schmalem u. ungewölbtem Kreuzbein (u. schmaler MICHAELIS-Raute), hoch stehendem Promontorium. – **B., knöchernes:** s.u. Becken. E bony p. – **B., langes:** ein ▸Assimilations-B., charakteristisch mit hoher Stellung des Promontoriums über der Ebene der Symphyse u. übernormaler Kreuzbeinlänge; es besteht Gefahr geburtshilflicher Schwierigkeiten wie bei engem B. Ist entweder ein »Übergangs-B.« mit »sakralisiertem« (dem Kreuzbein angepasstem, aber nicht mit ihm knöchern verwachsenem 5. Lendenwirbel), ein »einfaches langes B.« (= hohes Assimilations-B.) mit Verschmelzung der Knochen oder ein »Kanal-B.«. E long p. – **B., osteo|dys|trọ|phisches:** ▸ESCH-Becken. – **B., osteo|mala|zi|sches:** unregelmäßig verengtes B., evtl. mit gummiartiger Nachgiebigkeit der Knochen; im Extremfall als ▸Kartenherzbecken oder mit Schnabelform. E osteomalacic p. – **B., ostị|tisches:** ein ankylotisches B. – **B., plattes:** ein gerad verengtes B.; in der einfachen Form als ovales B. (s.a. einfach-plattes Becken); evtl. ein platt-rachitisches B. E flat p. – **B., platt-rachịtisches:** ein im Beckeneingang durch das vorspringende Promontorium gerad verengtes B.; mit abgeflachtem oberem Dreieck der MICHAELIS-Raute, kleinen Darmbeinschaufeln, abgeflachtem Beckenkamm; die Distantia spinarum ist bis 2 cm kleiner als die D. cristarum; geburtsmechanisch korrigierbar durch synklitische oder ROEDERER-Einstellung. E flat rachitic p. – **B., quẹr verengtes:** in einem oder mehreren Querdurchmessern verengtes, geburtsmechanisch evtl. enges B.; s.a. ▸B., ankylotisches. E transversely contracted p. – **B., ra|chị|ti|sches:** nach Rachitis verschieden verformtes, meist ▸plattes oder ▸platt-rachitisches B.; evtl. ein »pseudoosteomalazisches« B. (= zusammengeknicktes Schnabelbecken). E rachitic p. – **B., schrạ̈g verengtes:** im schrägen ∅ verengtes (geburtsmechanisch oft »enges«) B. mit seitlich verschobener Symphyse u. mit schiefer MICHAELIS-Raute; evtl. als ankylotisches ▸B. (Hinke-, Skoliosebecken), z.B. als ▸Synchondrose-B.; auch als Exostosebecken sowie als Frakturfolge. E obliquely contracted p. – **B., verengtes:** in allen oder einzelnen Durchmessern engeres u. geburtsmechanisch evtl. enges B.; allgemein verengt (= **verjüngtes B.**) oder als gerad, quer, schräg oder unregelmäßig verengtes B. E contracted p. – **B., vi|rị|les:** s.u. ▸Becken. – **B., weites:** ein durch allgemeinen Riesenwuchs oder übermäßiges Knochenwachstum in allen oder einzelnen Durchmessern vergrößertes B., dessen verminderte (fehlende) geburtsmechan. Zwänge häufig Haltungs- u. Drehungsanomalien des kindl. Kopfes zur Folge haben. E p. justo major, large p.

**Becken|achse:** *Geburtshilfe* ▸Beckenführungslinie. E axis of the pelvis.

**Bẹcken|ausgang,** Apertura pelvis minoris inferior: die vom muskulären ▸Beckenboden verschlossene rautenförmige untere Öffnung des Bänderbeckens (Skelett + Ligamente) als Ausgang des Geburtskanals; er wird durch die ▸Diameter tuberalis in ein vorderes u. hinteres Dreieck gegliedert. E pelvic outlet.

**Bẹcken|boden,** Abk. BB: ▸Diaphragma pelvis u. D. urogenitale als Weichteilverschluss des Beckenausgangs. Besitzt Durchtrittsöffnungen für Mastdarm, Harnröhre u. Scheide. S.a. Abb. E pelvic floor.

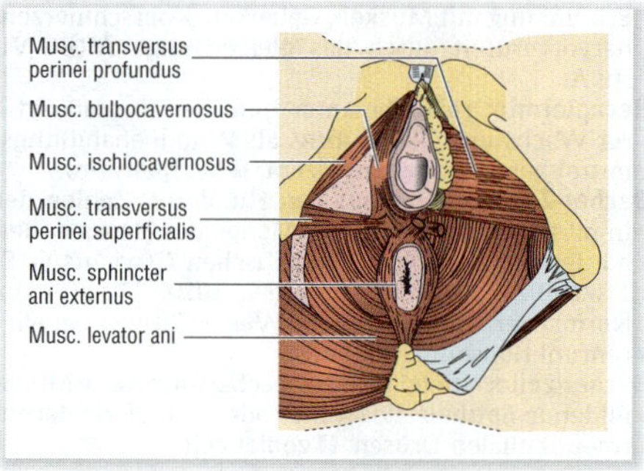


**Beckenboden:** Muskulatur des Beckenbodens. [161]

**Beckenbodengymnastik:** ▸Beckenbodentraining.

**Bẹcken|boden|plastik:** »überphysiologische« operative Verengung des erweiterten Hiatus genitalis im muskulären Beckenboden der Frau durch von der Scheide her ausgeführte Vereinigung der Levatorschenkel (Kolporrhaphia posterior, Kolpoperineorhaphie). E pelvic floor repair.

**Becken|boden|schwäche:** konstitutionelle oder erworbene Insuffizienz der haltenden Strukturen des Beckenbodens, verbunden mit ▸Descensus uteri; kann bis zum Uterusprolaps führen. Betroffen sind v.a. Multiparae; der Deszensus wird meist erst nach der Menopause manifest. E laxity of pelvic floor structures.

**Becken|boden|training:** Gymnastik zur Kräftigung der Beckenbodenmuskulatur. Wird prophylaktisch u. therapeutisch bei Stress- u. Dranginkontinenz angewendet. Ziel ist das Erlernen eines Kontraktionstrainings zur Verhinderung bzw. Behebung einer Inaktivitätsatrophie der Beckenbodenmuskeln. Das B. hat nur als Langzeittherapie Sinn, was eine entsprechende Motivation der Pat. voraussetzt. Die richtige Methode sollte unter physiother. Anleitung erlernt werden. E Kegel's exercises.

**Bẹcken|breite:** ▸Distantia cristarum; s.a. ▸Beckenmaße (dort Abb.). E intercristal diameter.

**Bẹcken|bruch:** ▸Beckenfraktur.

**Bẹcken|durchmesser:** s.u. ▸Beckenmaße (dort Abb.); s.a. ▸Conjugata u. ▸Diameter. E pelvic diameter.

**Bẹcken|ebenen:** (s. Abb.) nach LEVRET als divergente = klass. B. der Beckeneingang (a), die Beckenweite (b), -enge (c) u. Beckenausgangsebene (d), nach HODGE (»Parallelebenen«) die Beckeneingangsebenen (e), die parallele Beckenweite (g), parallele Beckenenge (h) u. Beckenbodenebene (i), von SELLHEIM ergänzt durch die untere Beckeneingangsebene (f; dadurch wird e zur oberen ▸Beckeneingangsebene). E pelvic planes.

**Bẹcken|eingang,** Apertura pelvis minoris superior: die obere Öffnung des kleinen Beckens zur Beckenhöhle, begrenzt von Linea terminalis, Promontorium u. oberem Symphysenrand; bei der Frau querelliptisch bis rund, beim Mann kartenherzförmig. E pelvic inlet.

**Bẹcken|eingangs|ebene:** *Geburtshilfe* **1)** obere Schoßfugenrandebene: nach HODGE die ▸Beckenebene

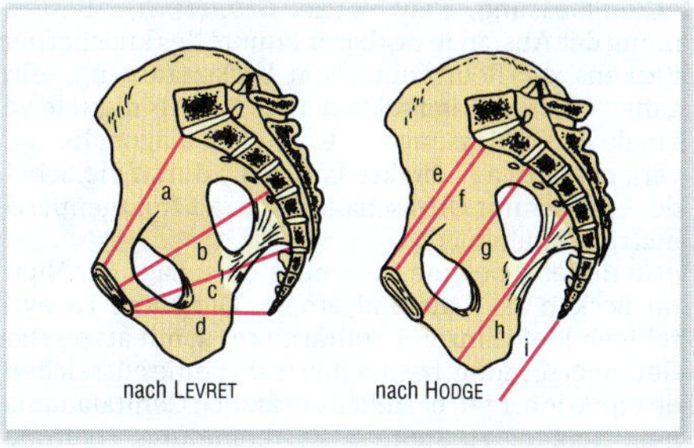


**Beckenebenen.**

(dort Abb.) mit der Conjugata vera anatomica als Diameter recta. 🇪 pelvic inlet plane. **2)** (SELLHEIM) **a)** als **obere B.** die durch Promontorium u. bd. Tubercula pubica (praktisch mit [1] identisch), **b)** als **untere B.** (= Terminalebene) die Ebene parallel zur oberen durch die bd. tiefsten Punkte der Linea terminalis; beide begrenzen den sog. **Beckeneingangsraum** (mit größtem Querdurchmesser des knöchernen Geburtskanals) als »Vorraum« der Beckenhöhle. 🇪 upper pelvic inlet plane.

**Becken|end|lage:** *Geburtshilfe* die ▸Längslage mit vorangehendem Beckenende der Frucht; als ▸Steiß-, ▸Fuß- oder ▸Knielage (s. Tab.). Erfordert allgemein »Kunsthilfe«. 🇪 breech presentation.

| | | Häufigkeit | geburtsmechanisch wirksamer Umfang |
|---|---|---|---|
| reine Steißlage | 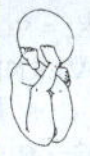 | 60–70 % | 28 cm |
| unvollkommene Steiß-Fuß-Lage | 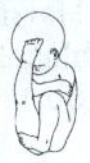 | 10 % | 30 cm |
| vollkommene Steiß-Fuß-Lage | 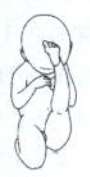 | 4 % | 33 cm |
| unvollkommene Knielage | 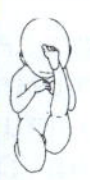 | 1 % | 27 cm |
| vollkommene Knielage | 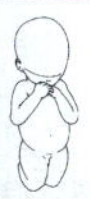 | 0,1 % | 25 cm |
| unvollkommene Fußlage | 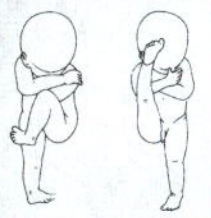 | 10–14 % | 27 cm |
| vollkommene Fußlage | 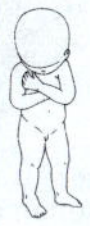 | 15–20 % | 25 cm |

**Beckenendlage:** Einteilung nach Haltung der Beine mit Angabe der relativen Häufigkeit u. des geburtsmechanisch wirksamen Umfangs der Frucht (Zusammenstellung von Daten aus MARTIUS u. GIMOVSKY u. PAUL). [274]

**Becken|enge:** *Geburtshilfe* **1)** die Spinalebene als die ▸Beckenebene (dort Abb.) mit der Interspinallinie als kleinstem Querdurchmesser des knöchernen Geburtskanals. 🇪 inferior strait, plane of the pelvic outlet. **2)** ▸Becken, enges. 🇪 pelvic constriction.

**Becken|eviszeration:** ▸Evisceratio pelvis.

**Becken|fraktur:** Bruch des knöchernen Beckens; als ▸Beckenringbruch sowie als Fraktur des Beckenrandes (Beckenschaufel-, Sitz-, Steiß-, ▸Kreuzbeinfraktur) oder der Hüftpfanne. Bei letzterem Bruch des dorsalen Pfannenrandes oder des ventralen bzw. dorsalen Pfeilers (Absprengung des Scham- bzw. Sitzbeins bzw. beider), ferner als Querfraktur des Bodens. S.a. Abb. 🇪 pelvic fracture.

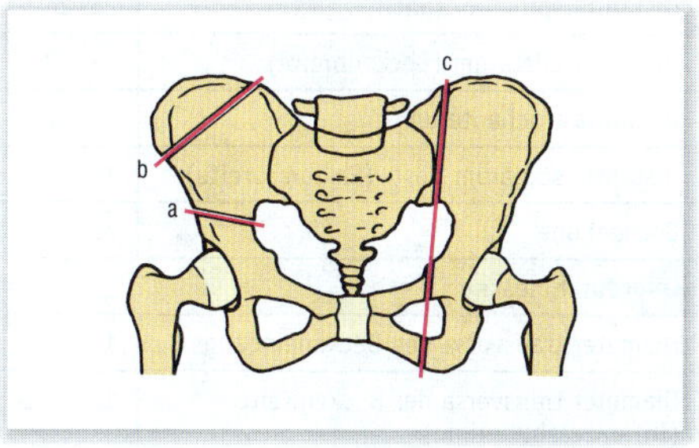


**Beckenfraktur:** Bruchformen; a) DUVERNEY-Fraktur, b) schräge Darmbeinschaufelfraktur, c) MALGAIGNE-Fraktur. [543]

**Becken|führungs|linie,** Axis pelvis: die die Mittelpunkte der geraden Durchmesser des kleinen Beckens der Frau verbindende Linie; sie ist vom Knie des Geburtskanals an (kurz unterhalb Beckenmitte) entsprechend der Beckenkrümmung gebogen. Sie symbolisiert den Weg der Leitstelle unter der Geburt. 🇪 axis of the birth canal.

**Becken|gips(verband):** das Becken umfassender Gipsverband zur Ruhigstellung des Beckens; als Becken-Bein-Gips (BB-Gips) ein Bein oder bd. Beine einbeziehend, evtl. auch den Fuß (Becken-Bein-Fuß- = »BBF-Gips«); z.B. zur Therapie der Hüftluxation in LANGE-, LORENZ-, FETTWEIS-Stellung. 🇪 pelvic plaster cast.

**Becken|gürtel:** *Anatomie* s.u. ▸Becken. 🇪 pelvic girdle.

**Becken|hoch|lagerung:** Rückenlage unter Anhebung des Beckens über das Niveau der Schultern; z.B. als Untersuchungslage (s.a. ▸Knie-Ellenbogen-Lage), als Op.-Lagerung; als **extreme B.** in der Geburtshilfe zur Verhinderung des Eintritts des vorangehenden Teils in das kleine Becken. 🇪 Trendelenburg's position, elevation of the pelvis.

**Becken|höhle:** ▸Cavitas pelvis; s.a. ▸Becken. 🇪 pelvic cavity.

**Becken|hörner:** *Pathologie* Veränderungen der Beckenschaufeln durch Knochenauswüchse (▸Exostosen) bei der ▸Osteoonychodysplasie. 🇪 iliac horns.

**Becken|kamm:** *Anatomie* ▸Crista iliaca. 🇪 iliac crest.

**Becken|kamm|punktion,** Kristapunktion: *Hämatologie, Zytologie* Knochen- u./oder Knochenmarkbiopsie im Bereich der ▸Crista iliaca bei Erkrankungen des Knochenmarks (s.a. ▸Sternalpunktion) sowie bei Systemerkrankungen oder örtlichen Neoplasien des Knochengewebes; erfolgt mittels Stanzkanüle (z.B. nach JAMSHIDI) oder Hohlfräse (BURKHARDT-Myelotomie). 🇪 punch biopsy of the iliac crest.

**Becken|korb:** **1)** *Anatomie* das knöcherne Becken als Eingeweideträger. 🇪 pelvic cavity. **2)** *Orthopädie* durch Metallbänder verstärkte, das Becken umfassende Lederhülse eines orthopädischen Apparates. 🇪 pelvic harness.

**Becken|krümmung:** *Geburtshilfe* Krümmung des knöchernen Geburtskanals um die Symphyse (▸Beckenführungslinie). 🇪 pelvic curvature.

**Becken|länge:** *Geburtshilfe, Röntgenologie* die mittels Beckenmessung bestimmte Länge des knöchernen

Geburtsweges (unter Berücksichtigung der Kreuzbeinkrümmung); als kürzester Abstand zwischen Beckeneingangsebene u. der Parallelen durch die Kreuzbeinspitze (= **absolute B.**) oder zwischen Promontorium u. Kreuzbeinspitze (= **direkte B.** = Kreuzbeinlänge). E pelvic length.

**Becken|lymph|knoten:** ▸Nodi lymphatici iliaci, ▸inguinales, ▸lumbales.

**Becken|maße:** s. Tab. u. Abb. E diameters of the pelvis.

| Abstände (Außenmaße) | cm |
|---|---|
| Conjugata externa | 18–21 |
| Distantia spinarum (ant.) | 25–26 |
| Distantia cristarum (Beckenbreite) | 28–29 |
| Distantia trochanterum | 31–32 |
| Distantia spinarum post. (Sakrumsbreite) | 10 |
| Beckenhöhe | 20 |
| **Querdurchmesser** | |
| Diameter transversa des Beckeneingangs | 13–13,5 |
| Diameter transversa der Beckenweite (Interazetabularlinie) | 12–12,5 |
| Diameter transversa der Beckenenge (Interspinallinie) | 10,5 |
| Diameter transversa des Beckenausgangs (Diameter tuberalis) | 11–12 |
| **Längsdurchmesser** | |
| Conjugata (vera) anatomica | 11–11,5 |
| Conjugata vera (obstetrica) | 10–11 |
| Conjugata diagonalis | 12,5–13 |
| Diameter sagittalis der Beckenweite | 12–12,5 |
| Diameter sagittalis der Beckenenge | 11–11,5 |
| Distantia sacropubica | 11–12 |
| Diameter sagittalis des Beckenausgangs (Distantia pubococcygea) | 9–10 |
| **Schrägdurchmesser** | |
| Diameter obliqua des Beckeneingangs | 12–13 |
| Diameter obliqua der Beckenweite | 12–12,5 |

**Beckenmaße.**

**Becken|messung,** Pelvimetrie: *Geburtshilfe* Bestimmung der Abstände tastbarer Punkte des knöchernen Beckens zur Beurteilung von Beckenausgang, -eingang u. -höhle (= **indirekte äußere B.**). Als digitale vaginale B. die Messung von Conjugata diagonalis u. C. vera obstetrica (= **direkte innere B.**) durch die Scheide. – Ferner mit Ultraschallgerät u. als Röntgenpelvimetrie. E pelvimetry.

**Becken|niere,** pelvine Nierendystopie: Lage der Niere im Becken als ▸Nierendystopie. Die Niere ist evtl. fehlgebildet (Einzel- = Solitärniere) u. mit atypischer Gefäßversorgung, besitzt meist aber eine ausreichende Funktion. Evtl. bestehen zusätzlich Genitalanomalien. Neigung zu Stein- u. Zystenbildung, Hydronephrose u. Entzündungen. Stellt evtl. ein Geburtshindernis dar. E pelvic kidney.

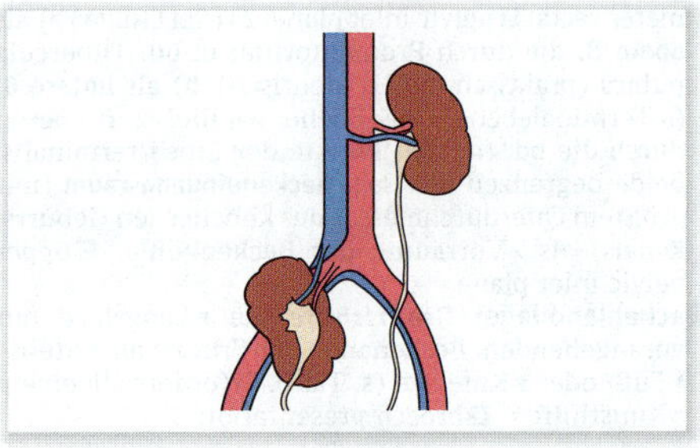

**Beckenniere:** schematische Darstellung der Organlage. [289]

**Becken|ring|bruch:** Beckenbruch mit Sprengung des von den bd. Hüftbeinen u. dem Kreuzbein gebildeten Beckenringes; mit Bruchlinien durch die Scham- oder Sitzbeinäste oder im Kreuz- oder Darmbein (einschließlich Sakroiliakalgelenk; = vorderer bzw. hinterer Vertikalbruch); s.a. ▸Duverney-, ▸Malgaigne-Fraktur. ***Klinik:*** Instabilität des Beckens, statische Störungen (▸Trendelenburg-Zeichen), Hämatome, evtl. innere Verletzungen an Harnröhre (Ausschluss durch Katheterisierung) u. -blase, Darm, Scheide. – s.a. ▸Beckenfraktur (dort Abb.). E fracture of the pelvic ring.

**Becken|ring|lockerung:** *Gynäkologie* die während der Schwangerschaft physiologische Lockerung der natürlichen Straffheit des Bandapparates der Iliosakralgelenke u./oder der Symphyse (▸Symphysendehnung); selten prämenstruell. E loosening of the pelvic ring.

**Becken|schaufel|fraktur:** *Chirurgie* isolierte Beckenfraktur im Bereich der Darmbeinschaufel, u. zwar als Beckenrandbruch Abrissfrakturen an den Spinae oder am Beckenkamm oder als Trümmerbruch der

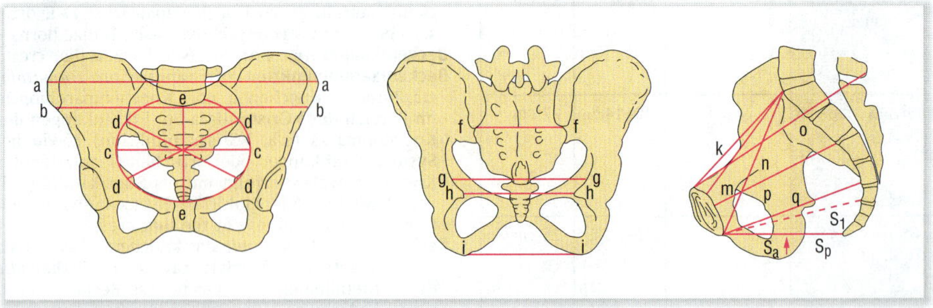


**Beckenmaße:** a = Distantia cristarum; b = Distantia spinarum; c = Diameter transversa des Beckeneingangs; d = Diameter obliqua des Beckeneingangs; e = Diameter sagittalis des Beckeneingangs; f = Distantia spinarum post. (Sakrumsbreite); g = Diameter transversa der Beckenweite; h = Diameter transversa der Beckenenge; i = Diameter transversa des Beckenausgangs; k = Conjugata (vera) anatomica; m = Conjugata vera (obstetrica); n = Conjugata diagonalis; o = Conjugata externa; p = Diameter sagittalis der Beckenweite; q = Diameter sagittalis der Beckenenge; $S_a$ = Diameter sagittalis anterior; $S_p$ = Diameter sagittalis posterior; $S_1$ = Distantia sacropubica. [481]

Darmbeinschaufel sowie als DUVERNEY-THIEME-Querbruch. E iliac wing fracture.

**Becken|schief|stand:** *Orthopädie* die einseitige Tiefstellung des Beckens bei Skoliose der Wirbelsäule, Asymmetrie des knöchernen Beckens oder bei echter oder scheinbarer Beinlängendifferenz (z.B. bei angeborener Hüftluxation, bei Hüftgelenkerkrankungen mit Kontrakturen); führt zu Asymmetrie der Gesäßfalten u. Kreuzbeingrübchen, evtl. zu scheinbarer Beinverkürzung. E pelvic obliquity.

**Becken|sko|li|ose:** ▸Skoliosebecken. E sacral scoliosis.

**Becken|spreizgips:** *Orthopädie* Beckengips in Spreizstellung der Oberschenkel; v.a. als ▸LANGE-Methode oder in ▸LORENZ-Stellung bei der Behandlung der angeborenen Hüftluxation. E spica cast.

**Becken|typ:** *Angiologie* aortoiliakaler Typ der peripheren arteriellen ▸Verschlusskrankheit; meist arteriosklerotisch bedingt. Charakterisiert durch Klaudikationsschmerz im Unter- u. Oberschenkel; bei Befall der intrarenalen Aorta, der A. iliaca communis u./oder A. i. interna auch im Bereich der Gesäßmuskulatur, beim Mann auch kombiniert mit Potenzstörungen (▸Aortenbifurkationssyndrom); Pulsabschwächung bzw. -losigkeit vom Leistenpuls abwärts sowie Gefäßgeräusche im Bauch- u. Beckenbereich.

**Becken|(venen)thrombose:** Thrombosierung tiefer Beckenvenen; führt zu gleichseitiger venöser Stauung; z.B. nach Bein- u. Becken-Op. u. Entbindung. – s.a. ▸Venenthrombose, tiefe. E pelvic vein thrombosis.

**Becken|verengung:** *Geburtshilfe* Einengung der Beckenhöhle, insbes. aber des Beckeneingangs. Je nach Conjugata-vera-Länge 4 Grade; I°: unternormal bis 9 cm; II°: 9–7,5, n. MARTIUS um 8 cm; III°: 7,5–5,5 bzw. 8–6 cm; IV°: < 5,5 bzw. 6 cm = absolute Beckenenge. E pelvic constriction.

**Becken|weite,** Beckenmitte, Abk. BM: *Geburtshilfe* die nahezu rund begrenzte ▸Beckenebene (dort Abb.) mit der Interazetabularlinie als Querdurchmesser; entweder parallel zur Beckeneingangsebene (= parallele B. = untere Schoßfugenrand- oder »U-Ebene«) oder durch 3. Kreuzbeinwirbel. Hier dreht der kindl. Kopf in den Schrägdurchmesser (Beginn der inneren Drehung). E width of pelvis.

**Becker-Höschen:** *Orthopädie* Kunststoffspreizhöschen als Mittel für ▸Spreizbehandlung der angeborenen Hüftgelenkdysplasie beim Säugling. E pelvic harness (Becker).

**Becker-Kiener-Syndrom** (PETER E. B., geb. 1908, Humangenetiker, Göttingen; F. K., Arzt, Berlin): (1955) eine rezessiv-geschlechtsgebundene, erbliche Muskeldystrophie mit Symptomen wie beim DUCHENNE-V.-LEYDEN-Syndrom. E Becker's muscular dystrophy.

**Becker-Nävus:** ▸Melanosis naeviformis BECKER. E Becker's nevus.

**Beckmann-Instrumente** (HUGO B., 1861–1907, Otologe, Berlin): **1)** Adenotom: ungedecktes Ringmesser (u.a. für nachblutende adenoide Reste); als B.-WEIL-Adenotom mit Fangkorb. E Beckmann's adenotome. **2)** zangenart. Nasenspekulum (in geschlossenem Zustand einen Trichter bildend) für die ▸Rhinoscopia anterior.

**Beckwith-Syndrom:** ▸Thalidomid-Embryopathie. – **B.-Wiedemann-Syndrom:** *Pädiatrie* ▸WIEDEMANN-B.-Syndrom. E Beckwith-Wiedemann syndrome.

**Béclard** (PIERRE AUGUSTIN B., 1785–1825, Chirurg, Paris): – **B.-Hernie:** *Chirurgie* durch die Fossa ovalis hervortretende Schenkelhernie. E Béclard's hernia. – **B.-Kern:** *Röntgenologie* der Knochenkern der rumpffernen Femurepiphyse. Gilt bei Mindestdurchmesser von 0,5 cm beim Neugeborenen als **B.-Reifezeichen.** E B.'s nucleus.

**Beclometason:** halogeniertes ▸Glucocorticoide zur inhalativen ***Anw.*** bei allergischen u. entzündlichen Atemwegserkrankungen (v.a. Asthma bronchiale). E beclometasone.

**Becquerel:** *Radiologie* nach dem franz. Physiker ANTOINE HENRI B. (1852–1908) benannte Einheit (s. ▸SI-Einheiten) der Radioaktivität. 1 Bq (= 1 $s^{-1}$ = 1 »reziproke Sek.«) ist gleich der Aktivität einer Menge eines radioaktiven Nuclids, in welcher der Quotient aus dem statistischen Erwartungswert für die Anzahl der Umwandlungen (oder isomeren Übergänge) u. aus der Zeitspanne, in der diese stattfinden, dem Grenzwert 1/Sek. bei abnehmender Zeitspanne zustrebt. E becquerel.

**Bedampfung:** *Histologie* Aufbringen eines dünnen Metallüberzuges im Vakuum auf das Objekt zur Kontraststeigerung (»Schattengebung«), v.a. bei Elektronenmikroskopie. E vacuum coating, shadow casting.

**bedingter Reflex:** (PAWLOW) ein unter bestimmten Bedingungen anerzogener (gebahnter = konditionierter) ▸Reflex, entwickelt durch gekoppelte Anw. eines zu einem unbedingten angeborenen Reflex führenden Reizes mit einem indifferenten Auslösungsreiz, der zunächst nur als Begleiter des adäquaten unbedingten Reizes eingesetzt wird, diesen dann aber im Laufe der ▸Konditionierung als Auslöser ersetzt. Ohne gelegentliche Bekräftigung durch den unbedingten Reiz erlischt er oder wird sogar paradox (Hemmung der eingeübten Antwort). Durch Kombination mit weiteren »bedingten« (= »bedingenden«) Reizen über das 1. oder das 2. ▸Signalsystem (z.B. als optischer u. akustischer Reiz bzw. Wort, Sprache) entstehen bedingte Reflexe 2., 3. usw. Ordnung, wie sie u.a. für Lernvorgänge, Milieuanpassung etc. von Bedeutung sind. E conditioned reflex.

**Bed|nar** (ALOIS B., 1816–1888, Pädiater, Wien). – **B.-Aphthen:** mikrotraumatisch bedingte flache »Sauggeschwüre« bds. an Gaumen- u. Wangenschleimhaut des Säuglings. E Bednar's aphthae. – **B.-Parrot-Epiphysen|lösung:** ▸PARROT-Lähmung. E Parrot's paralysis.

**Bedside-Methode** *(engl.):* jede technisch einfache u. deswegen am Krankenbett durchführbare laborklinische Methode (Teststreifen-, Mikromethode).

**Bedsonia:** *Bakteriologie* ▸Chlamydia.

**Beeren|an|eu|rys|ma:** ▸Angioma arteriale racemosum. E berry aneurysm.

**Beer-Zeichen:** *Radiologie* bei paranephritischem Abszess herdseits konkave Skoliose der Lendenwirbelsäule u. homolaterale Psoasrand-Unschärfe. E Beer's sign.

**Befehls|automatie:** *Psychologie* automatenhaftes Ausführen von Befehlen ohne Gegentendenz, v.a. bei schizophrenen Erkrankungen (Hebephrenie); ▸Echoerscheinungen. E command automatism.

**Befeuchter|fieber:** *Pulmologie* (PESTALOZZI) der Farmerlunge ähnliche exogen allergische Alveolitis mit Fieber, Husten (evtl. auch hämorrhagischem Auswurf) u. Dyspnoe durch Inhalation der von Klima- bzw. Befeuchteranlagen versprühten Keime.

**Befruchtung,** Fertilisatio(n): Vereinigung der Zellkerne (= Karyogamie) u. des Zytoplasmas zweier sexuell differenter Zellen mit Bildung einer Zygote mit diploidem Chromosomensatz; beim Menschen unter Vereinigung der Vorkerne als ▸Oogamie (die als Form der Gametenvereinigung = Gametogamie im Eileiterlumen erfolgt). Ermöglicht Neukombination des Erbgutes. Es folgt die ▸Furchung. – s.a. ▸Befruchtungsmembran, ▸Konzeption, ▸Konjugation, ▸Parasexualität, ▸Kapazitation. E fertilization. – **B., extra|korporale:** s.u. ▸Retortenbaby; s.a. ▸Embryotransfer. E in vitro f. – **B., künstliche:** s.u. ▸Insemination. E artificial insemination.

**Befruchtungs|fähigkeit:** ▸Potentia generandi.

**Befruchtungs|membran:** eine Verfestigung der Eizellenoberfläche durch kortikale Reaktion nach Spermienkontakt; sie verhindert das Eindringen weiterer Spermien in die Eizellen; s.a. ▸Empfängnishügel. E fertilization membrane.

**Begattung:** *Biologie* die der »inneren Besamung« durch Begattungsorgane (äußeres Genitale) dienende Vereinigung (»Kopulation«) zweier verschiedengeschlechtlicher Individuen; s.a. ▸Beischlaf. 🅴 copulation, coitus.

**Begleit|depression:** depressives Syndrom im Rahmen einer organischen Erkrankung. Eine B. kann bei nahezu allen somatischen Erkrankungen auftreten, z.B. bei chronischen Durchblutungsstörungen des Gehirns, zerebralem Insult, PARKINSON-Krankheit, Chorea HUNTINGTON, Epilepsie, ALZHEIMER-Demenz, multipler Sklerose, Infektionen, kardiovaskulären Erkrankungen, metabolischen u. endokrinen Störungen, Rheuma, Tumoren u.v.m. Im Unterschied zur endogenen Depression ist die B. leichter ausgeprägt u. spricht rascher auf Antidepressiva an, die Übergänge zwischen somatischer, psychoreaktiver u. endogener Depression sind jedoch immer fließend.

**Begleit|krankheit:** jede vom – im Vordergrund stehenden – Grundleiden mehr oder weniger unabhängige u. gleichzeitig mit diesem auftretende (»symptomatische«) Zweitkrankheit, z.B. Begleitanämie (symptomatische ▸Anämie), Begleitbronchitis (bei Pneumokoniose, Lungen-Tbk), Begleitenzephalitis (z.B. bei Fleckfieber, Influenza, Scharlach), Begleitgastritis (bei peptischem Ulkus, Magenkarzinom, Urämie), Begleitmeningitis (para- oder metainfektiös bei verschiedenen Infektionskrankheiten; meist gutartig; evtl. mit Übergängen zu Enzephalitis, Myelitis; s.a. ▸Meningismus). 🅴 concomitant disease.

**Begleit|peritonitis:** s.u. ▸Peritonitis.

**Begleit|schielen:** ▸Strabismus concomitans. 🅴 concomitant strabismus, comitant s.

**Begleit|staub:** *Pulmologie* bei ▸Pneumokoniosen der neben dem Hauptschadstoff (z.B. Quarz) vorkommende Staub (z.B. Kohlenstaub), der das klinische, röntgenolog. u. histolog. Bild evtl. charakteristisch verändert (▸Anthrasilikose, ▸Mischstaubsilikose).

**Begleit|streifen:** *Ophthalmologie* im Augenhintergrundbild sichtbare weiße Einscheidung der Netzhautvenen bei der Periphlebitis retinae. 🅴 venous sheathing.

**Begleit|vene:** *Anatomie* die zur zugehörigen Arterie etwa parallel verlaufende – meist gleichnam. – Vene; bei kleineren Arterien paarig. 🅴 concomitant vein.

**Béguez-César-Anomalie:** *Hämatologie* das ▸CHEDIAK-STEINBRINCK-HIGASHI-Syndrom. 🅴 Béguez-César disease.

**Behaarung:** das konstitutions- u. rassenabhängige, bei ♀ meist schwächer ausgebildete Haarkleid der Körperhaut als ▸Lanugo bzw. ▸Terminalhaar. – s.a. ▸Hyper-, ▸Hypotrichosis, ▸Hirsutismus. 🅴 pellage, hair coat.

**Behandlung:** das auf Heilung oder Besserung (einschl. ▸Rehabilitation), i.w.S. auch auf die ▸Prophylaxe gerichtete Handeln des Arztes oder einer Heilhilfsperson am Kranken; s.a. ▸Therapie. 🅴 medical treatment.

**Behandlungs|fehler:** ▸Kunstfehler.

**Behandlungspflege:** pflegerische Tätigkeiten, die sich aus den ärztlichen Anordnungen ergeben. Die B. steht in unmittelbarem Zusammenhang mit dem Krankheitsbild des Pat.

**Behandlungs|pflicht:** **a)** Pflicht des (niedergelassenen) Arztes zu ärztl. Hilfeleistung bei Anforderung. Besteht unbedingt nur für den Notfall (»Gefahr im Verzuge«), bei Selbstmordversuch auch gegen den Willen der Person. Eine Behandlungsablehnung ist zulässig bei fehlendem Vertrauensverhältnis zwischen Arzt u. Patient, bewussten u./oder wiederholten Verstößen gegen die ärztlichen Anweisungen, außerdem für Fachärzte außerhalb ihres Fachgebietes, für Krankenhausärzte außerhalb ihres Wirkungsbereiches, für den prakt. Arzt nur in dringenden Fällen. **b)** Pflicht eines Erkrankten, sich bereits beim Verdacht auf eine Geschlechtskrankheit von einem Arzt untersuchen und wenn nötig bis zur Beseitigung der Ansteckungsgefahr behandeln zu lassen. Kommt der Patient seiner B. nicht nach, kann das Gesundheitsamt erforderliche Maßnahmen anordnen. 🅴 obligation to medical assistance.

**Behandlungs|zwang:** Behandlung auch gegen den Willen des Patienten; in der Bundesrepublik Deutschland gesetzlich vorgesehen im Geschlechtskrankheitengesetz § 3 vom 23. 7. 1953. 🅴 compulsory treatment.

**Behaviorismus:** eine amerikan. Richtung der Psychologie (mit Reiz-Reflex-Mechanismus als Basis), die nur das objektiv beobachtbare u. messbare Verhalten wertet (u. auf jede seel. Deutung verzichtet) u. in welcher die Umweltfaktoren u. die bestmögl. Anpassung an diese von wesentl. Bedeutung sind. ***Anw.*** u.a. in der Verhaltensforschung u. in Lerntheorien (HULL u. TOLMAN). 🅴 behaviorism.

**Behçet-Krankheit** (HULUSHI B., 1889–1948, Dermatologe, Istanbul): chronisch-rezidivierende, entzündl. Erkrankung (Virose? Autoimmunerkrankung?), charakterisiert durch die Trias Hypopyon-Iritis (meist zu Erblindung führend), Aphthen der Mund- u. Genitalschleimhaut u. Hautknoten an den Unterschenkeln; ferner Thrombophlebitis, Thrombosen, Erytheme, rezidivierende Epididymitis, rheumatoide Erscheinungen, perivaskuläre rezidivierende Myelitis. 🅴 Behçet's disease.

**Behinderung:** nach §§ 1–5 der Eingliederungs-Verordnung (EHVO) »ein von der Norm abweichender Zustand von mehr als sechsmonatiger Dauer, der die Eingliederung in die Gesellschaft infolge körperlicher Regelwidrigkeit, Schwäche der geistigen Kräfte oder seelischer Störungen in erheblichem Umfang beeinträchtigt oder zu beeinträchtigen droht«. Eine einheitliche oder allgemein verbindliche Definition der B. gibt es jedoch selbst in den einschlägigen Gesetzestexten (z.B. § 10 des Sozialgesetzbuches I; § 1 Rehabilitations-Angleichungsgesetz; Grundgesetz, Art. 3) nicht. Nach der WHO (Internationale Klassifikation der Schädigungen, Fähigkeitsstörungen u. Beeinträchtigungen, ICIDH) besteht zu Beginn einer Behinderung eine psychische oder physische Schädigung des Organismus (»impairment«), die Funktionsstörungen zur Folge hat. Funktionsstörungen (»disabilities«) machen sich besonders in der Schwierigkeit bemerkbar, Anforderungen im Alltag zu bewältigen. Aus diesen Schwierigkeiten entwickeln sich wiederum Beeinträchtigungen in der Wahrnehmung sozialer u. gesellschaftlicher Rollen (»handicap«), s.a. ▸Körperbehinderung, ▸geistige Behinderung. 🅴 handicap, disability, impairment.

**Behinderungs|grad:** s.u. ▸Erwerbsfähigkeit.

**Behnke-Thiel-Syndrom** (HORST B., Humangenetiker; HANS-JÜRGEN TH., Augenarzt, bd. Kiel): (1967) eine familiäre, in der Kindheit beginnende, bis zum ca. 50. Lj. fortschreitende beidseitige subepitheliale Hornhautdystrophie mit Bildung von Wabenstrukturen u. rezidivierenden Erosionen (dadurch Photophobie u. Blepharospasmus).

**Behn-Test:** *Psychologie* (1920) eine gleichwertige Parallelserie zum ▸RORSCHACH-Test. 🅴 Behn's test.

**Behr-Krankheit:** (CARL B., 1905/09) erbliche, familiäre, beidseitige Sehnervatrophie mit Makuladegeneration, zentralen u. parazentralen Skotomen, Pyramidenbahnzeichen, Ataxie, Blasenentleerungsstörung u. leichter Oligophrenie. 🅴 Behr's disease.

**BEI:** Abk. für ▸**b**utanol **e**xtractable **i**odine.

**Beigel-Krankheit** (HERMANN B., 1830–1879, Dermatologe, London, Wien): *Mykologie* »weiße Piedra« als Sporophytie – vorgeschädigter – Barthaare (seltener der Achsel-, Scham- oder Kopfhaare), hervorgerufen durch Trichosporon beigelii (= T. cutaneum); Bildung lichter manschettenart. Knötchen entlang der brüchigen Haare (▸Trichorrhexis nodosa). 🅴 Beigel's disease.

**Bei|kost:** die zur Deckung des Vitamin- u. Mineralbedarfs beim Säugling notwendige Ergänzungsnahrung: ab 6. Woche Obst- u. Gemüsesaft, später – bei steigendem Kalorienbedarf – auch KH-haltige

Breie (Breivorfütterung ab 5. Mon., volle Gemüse- bzw. Kohlenhydrat-Breimahlzeit mit 6. Mon.). E supplementary food.

**Beine, unruhige:** ▸restless legs.

**Bein|geschwür:** ▸Ulcus cruris.

**Bein|glatze:** Haarlosigkeit der Unterschenkel; mechanisch bedingt oder – einseitig – als Frühsymptom der Endangiitis obliterans. E hairless legs.

**Bein|halte|versuch:** s. u. ▸Barré; s. a. ▸Ratschow-Lagerungsprobe.

**Bein|haut:** *Anatomie* ▸Periost.

**Bein|länge:** *Orthopädie* **1) B., anatomische, absolute B.:** die z. B. zwischen Trochanter major u. Innenknöchel bei gestrecktem Bein gemessen wird. E anatomic leg length. **2) B., funktionelle:** am Stehenden der Abstand zwischen dem vorderen oberen Darmbeinstachel u. dem Innenknöchel bzw. Erdboden. E functional leg length.

**Bein|ödem, -schwellung:** *Pathologie* hydrostatisch bedingtes, allgemein meist an den Knöcheln beginnendes u. dann nach oben fortschreitendes ▸Ödem als Folge von Herzinsuffizienz, pulmonaler Hypertonie, Nieren- u. Lebererkrankungen, Diabetes mellitus, Schilddrüsenerkrankungen, aber auch bei Störungen des Wasserhaushalts (Beriberi, Eiweißmangel), des örtlichen Kreislaufs (Phlebitis, Phlebothrombose, Varikose, Klippel-Trénaunay-Syndrom, Milroy-Krankheit, Venenkompression, Lymphangitis, -adenitis, Tumor im Becken, Filariose) oder als Medikamentennebenwirkung. E edema of the leg.

**Bein|schiene:** *Chirurgie* ▸Schiene zur Lagerung u. Ruhigstellung eines verletzten (als Transportschiene) oder operierten Beines; u. zwar als Metallschiene (z. B. die Modelle nach Cramer, Braun, Volkmann, die Bergwacht-Streckschiene), als pneumatische Schiene (= aufblasbare, z. T. auch versteifte, evtl. gekammerte Kunststoffhüllen); ferner Spezialschienen zur Redression (z. B. nach Schede), Beinentlastung (z. B. nach Thomas; s. a. ▸Schienenhülsenapparat). E leg splint.

**Bein|venen|thrombose:** ▸Venenthrombose.

**Bein|vorfall:** *Geburtshilfe* das Vorangehen der Füße vor dem Kopf des Kindes bei Schädellagen, v. a. bei unreifer (hohe Mortalität) oder mazerierter Frucht. E footling presentation.

**Beinwell:** ▸Symphytum officinale.

**Bei|schlaf,** Kohabitation: die geschlechtliche Vereinigung zweier verschiedengeschlechtlicher Personen (s. a. ▸Koitus). – Im Strafrecht die Ausübung des Geschlechtsverkehrs (Conjunctio membrorum), wobei eine Immissio seminis nicht zu erfolgen braucht. E coitus, sexual intercourse.

**Beiß|block:** *Anästhesiologie* Hartgummikeil (evtl. nur Mullbinde) zum Einschieben zwischen die Zahnreihen, um beim Narkotisierten Zungenbisse u. die Beschädigung oder den Verschluss des – durch den Mund eingeführten – Tubus (oder von Sonden etc.) zu verhindern. E bite block.

**BEJ:** Abk. für ▸Butanol-extrahierbares Jod. E BEI.

**Bejel** *(arab.)*: endemische ▸Syphilis. E bejel.

**v.-Békésy-Wirbeltheorie** (György von B., 1899–1974, Biophysiker, Boston; 1961 Nobelpreis f. Medizin): hydromechanische Theorie des Hörens, der zufolge die Länge u. Fortpflanzungsgeschwindigkeit der durch den Schalldruck im Innenohr hervorgerufenen Flüssigkeitswellen in der Scala vestibuli – abhängig von der Elastizität der Basilarmembran – zum Helicotrema hin geringer werden, bis schließlich – bei Erreichen einer bestimmten Wellenlänge – die Energie dieser Wellen durch Dämpfung (Wirbelbildung) »vernichtet« u. auf eine der Anfangsfrequenz entsprechende Stelle der Basilarmembran (u. die Hörzellen) übertragen wird. E Békésy's theory.

**Bel,** Abk. B, Abk. b: *Physik* s. u. ▸Dezibel. E bel.

**Belag:** *Pathologie* abnorme, oft krankhafte Auflagerung (v. a. Bakterien, Epithelzellen, Fibrin) an freien Organoberflächen, z. B. als ▸Zungen-, ▸Tonsillen-, ▸Wundbelag. E coating, layer.

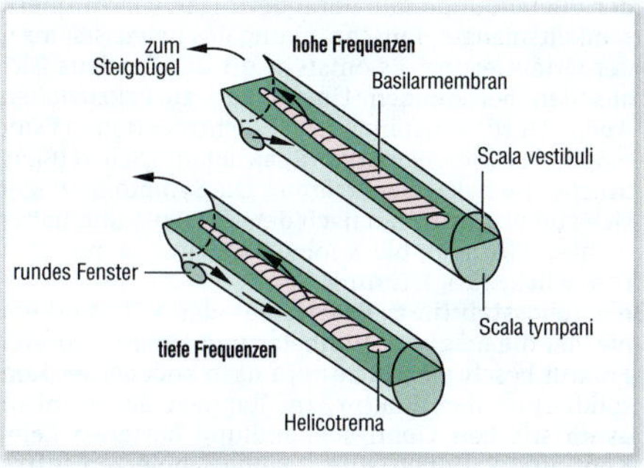


**v.-Békésy-Wirbeltheorie:** ausgestreckte Cochlea; bei hohen Frequenzen kommen die dem Steigbügel nahe liegenden Teile der Basilarmembran in Schwingung, während bei tiefen Frequenzen die Schwingungen sich auf die ganze Membran erstrecken. [24]

**Belastungs|deformität:** *Orthopädie* Formveränderung der unausgereiften oder geschwächten Stützorgane durch Belastungsdruck, z. B. bei zu früher statischer Belastung des Säuglings (Sitzbuckel, Knickfuß), Osteogenesis imperfecta, Rachitis, Osteoporose (Genu varum oder valgum etc.). E stress deformity.

**Belastungs|diät:** ▸Such-, ▸Eliminationsdiät, ▸Probekost.

**Belastungs|echo|kardiographie,** Stress-Echo(kardiographie): sonographische Methode zur Diagnostik der koronaren Herzkrankheit (s. a. ▸Ultraschall-[Echo]kardiographie), aber auch zur Begutachtung der Funktionsfähigkeit eines transplantierten Herzens (▸Herztransplantation); Verfahren – wie beim Belastungselektrokardiogramm – mittels Fahrradergometer bzw. Applikation herzwirksamer Medikamente (z. B. Adenosin, Arbutamin, Dipyridamol, Dobutamin), wobei mit der B. eine höhere Sensitivität erreicht wird als beim Belastungs-EKG. Die B. gibt v. a. Aufschlüsse über den Schweregrad u. damit über die Prognose einer koronaren Herzkrankheit; erlaubt Aussagen über das enddiastolische Volumen u. über die Ejektionsfraktion. E exercise echocardiography, stress echocardiography.

**Belastungs|elektro|kardio|gramm:** *Kardiologie* das beim Herz-Kreislauf-Kranken nach definierbar dosierter, leichterer körperl. Belastung (mehrmal. Aufsitzen, Kniebeugen, leichte Ergometerarbeit, Treppensteigen, Laufbandbelastung) geschriebene EKG. Beim Gesunden mit Sympathikotoniezeichen, leichtem Rechtsabdrehen des P- u. QRS-Vektors, betontem P u. verkürztem PQ; beim Kranken Linksabdrehen des QRS- bzw. T-Vektors sowie massive ST-Senkung, »koronares« T, Überleitungsstörungen, Extrasystolie; evtl. auch Retrosternalschmerz, Anhebung der ST-Strecke. Bedeutsam der Befund unmittelbar u. 3–5 Min. nach Belastung. E stress ECG.

**Belastungs|in|suffizienz:** die – im Gegensatz zur ▸Ruheinsuffizienz – erst unter Arbeitsbelastung eintretende Herz- oder Ateminsuffizienz. E functional insufficiency, stress response i.

**Belastungs|kollaps:** *Kardiologie* beim Herzkranken unter körperlicher Belastung eintretender Kreislaufkollaps, meist infolge Hirnanoxie (bei Rechts-links-Shunt, Rhythmusstörung, mechan. Klappenostiumverlegung) oder durch Karotissinusreflex (bei Aortenstenose). E collapse due to exertion.

**Belastungsreaktion, akute:** vorübergehende seelische Störung aufgrund einer ungewöhnlich großen (körperlichen oder psychischen) Belastung. Auslöser kann z. B. ein außerordentlich traumatisches Erlebnis sein (Unfall, Krieg, Naturkatastrophe, Verbrechen, Verlust einer Beziehungsperson u. a.). Das Risiko einer B. ist größer bei Vorliegen einer körperlichen Beeinträchtigung oder Erschöpfung. ***Klinik:*** variable Symptomatik, typisch ist anfänglich ein Bild der »Betäubung« mit Veränderungen wie Aufmerksamkeitsmangel, Einschränkung des Bewusstseins u. der Orientierung. Es entsteht oft die Tendenz, sich aus den belastenden Umständen zurückzuziehen. Auch Unruhezustände u. Fluchtreaktionen sind möglich sowie vegetative Reaktionen (Schweißausbrüche, Tachykardie, Erröten). Die Symptome zeigen sich zumeist Minuten nach dem Ereignis und halten mehrere Stunden bis wenige Tage an. S.a. posttraumat. ▸Belastungsstörung.

**Belastungsstabilität:** Begriff aus der ▸Physiotherapie, der die mögliche Vollbelastung einer versorgten Fraktur beschreibt. B. besteht nach knöcherner Konsolidierung der Fraktur. Im Rahmen der krankengymnastischen Übungsbehandlung bestehen keine Kontraindikationen, sofern keine Schmerzen auftreten.

**Belastungsstörung, posttraumatische,** Abk. PTBS: psychische Reaktion nach einem seelisch belastenden Erlebnis. Gliedert sich v.a. in drei Teile: 1) Wiedererleben der traumatischen Situation (z.B. als Albträume); 2) Vermeidung von Reizen, die dem traumat. Erlebnis entsprechen (z.B. Meiden v. Orten u. Situationen); 3) Symptomatik eines gesteigerten Erregungsniveaus (z.B. Schlafstörungen). Zur Diagnose einer PTBS muss die Symptomatik länger als einen Monat bestehen u. den Betroffenen deutlich in seiner Lebensführung einschränken. Bei der akuten Form sind die Veränderungen bis zu 3 Monate zu beobachten, länger dauernde Zustände gelten als chronische Form der PTBS. E posttraumatic stress disorder, Abk. PTSD.

**Belastungs|syndrom, psychisches:** ältere Bezeichnung; entspricht (nach ICD 10) der akuten ▸Belastungsreaktion oder einer posttraumatischen ▸Belastungsstörung. E posttraumatic stress disorder.

**Belastungs|uro|graphie:** Röntgenkontrastdarstellung (▸Ausscheidungsurographie), bei der das Kontrastmittel durch Flüssigkeitseinfuhr aus der gesunden Niere schneller ausgewaschen wird, während die Ausscheidung auf der kranken Seite deutlich verzögert ist. E wash-out pyelography.

**Belebungsmittel:** *Pharmazie* ▸Analeptika. E analeptic agents.

**Beleg|knochen:** ▸Bindegewebsknochen.

**Belegkrankenhaus:** Krankenhaus, in dem niedergelassene Ärzte neben ihrer Praxis als sog. Belegärzte vorwiegend operativ tätig sind; der Krankenhausträger (häufig privatrechtlich organisiert) stellt dem Belegarzt alle Einrichtungen zur Verfügung.

**Beleg|zellen:** *Histologie* große, stark eosinophile Drüsenzellen der Magenschleimhaut (im Fundus, Corpus). Sie sondern $H^+$-Ionen ab u. schleusen Chlorionen durch ihr Zytoplasma; bilden schließlich die Salzsäure (0,1 n HCl) des Magens. Bei Krankheiten mit erhöhter Gastrinsekretion kommen Hypertrophien vor. E parietal cells, acid cells.

**Beleuchtungs|stärke,** Abk. E: *Optik* Verhältnis des auf eine Fläche (A) unabhängig von der Richtung auffallenden Lichtstromes (Φ) zur Größe der Fläche (in $m^2$): $E = \Phi/A$. Bestg. mit visuellem oder lichtelektrischem Beleuchtungsmesser (Luxmeter). Einheit: Lux (lx). E density of the luminous flux.

**Be|lich|tung:** *Optik* Produkt aus Beleuchtungsstärke u. Zeit als photometrische Größe; Einheit: Luxsekunde (lxs). E illumination, exposure.

**Belichtungs|automat:** *Radiologie* Automat an Röntgenaufnahmegeräten, der durch elektronische Steuerung eine objektgerechte Filmbelichtung sicherstellt (mit Hilfe einer direkten oder indirekten Dosismessung). E exposure timer.

**Belichtungs|strom:** *Physiologie* der durch Verstärkung des Bestandpotentials bei Belichtung bedingte »Aktionsstrom des Auges«.

**Bell** (Sir Charles B., 1774–1842, Chirurg, London). – **B.-Lähmung:** einseitige periphere ▸Fazialislähmung auf entzündlicher Grundlage (wahrscheinlich infolge Spasmus der Vasa nutritiva mit nachfolgendem Ödem u. Kompression des Nervs im Fazialiskanal). – I.w.S. jede periphere Fazialisparese. E Bell's palsy, Bell's palsy. – **B.-Phänomen:** die bei ▸B.-Lähmung durch einen Lidschlussversuch ausgelöste Schließstellung der Augäpfel (Drehung nach oben zur Schläfe hin), die – durch Verknüpfung der Hirnnervenkerngebiete IV u. VII – an den Lidschluss gekoppelt ist u. auch bei dessen peripher bedingter Unausführbarkeit eintritt. E B.'s phenomenon. – **B.-Spasmus:** ▸Hemispasmus facialis. E B.'s spasm.

**Bella|donna:** *Botanik* ▸Atropa Belladonna.

**Bell-Dally-Dislokation:** *Pathologie* spontane (nicht unfallbedingte) Atlasluxation; s.a. ▸Hadley-Dislokation, ▸Grisel-Syndrom.

**Bell|husten:** trockener, unproduktiver (d.h. ohne Abhusten von Bronchialschleim ablaufender) Husten; oft mit inspiratorischem Stridor; bei Erkrankung der oberen Luftwege. E barking cough.

**Belloc(q)-Tamponade** (Jean Jacques B., 1730–1807, Chirurg, Paris): die »hintere« Nasentamponade bei Blutung aus hinteren oberen Nasenbereichen, Choanen u. Epipharynx. Ein mit einem Faden versehener, in die Mundhöhle eingeführter Tampon wird mit Hilfe eines **B.-Röhrchens** (Tamponführer mit flexibler Öhrsonde) an dem durch die Nase herausgezogenen Faden in die hinteren Nasenpartien gezogen u. dort fixiert (Abb.). E tamponade of posterior nares (Bellocq).

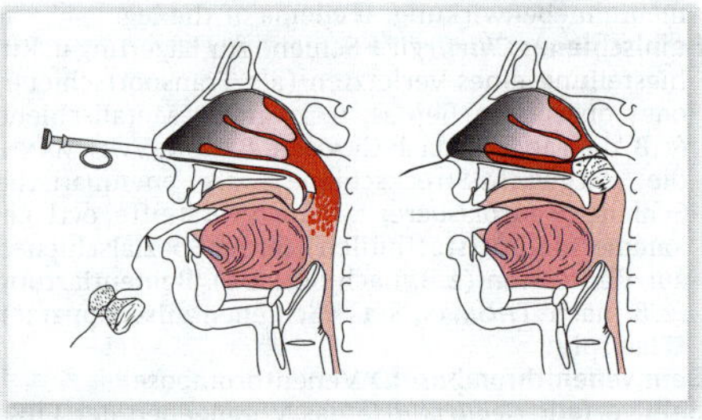

**Bellocq-Tamponade.**

**Belly-Tendon-Ableitung:** elektroneurographische Technik der Oberflächen Registrierung von einem Muskel zur Bestimmung der motorischen Nervenleitgeschwindigkeit. Dabei wird die differente Elektrode über der Endplattenregion, die indifferente über dem Sehnenansatz angebracht; s.a. ▸Elektroneurographie.

**Belsey-Operation:** Operation zur Behebung von Krankheitsbildern, die mit einer verstärkten Magensaftregurgitation einhergehen (▸Refluxösophagitis u. ▸Refluxgastritis). Dabei wird durch eine Art Ventilbildung am Mageneingang die gastroösophageale Sphinkterfunktion wiederhergestellt. E Belsey Mark IV operation.

**Bemetizid:** ein ▸Benzothiadiazin-Derivat (Diuretikum).

**Benazepril:** ein ▸ACE-Inhibitor. E benazepril.

**Bence-Jones-Eiweißkörper** (Henry B.-J., 1813–1873, Arzt, London): ein bei multiplen ▸Myelomen (= **B.-J.-Krankheit**) im Urin in Zylinderform vorkommendes ▸Paraprotein, das aus Leichtketten (κ- oder λ-Typ) der Immunglobuline besteht; s.a. ▸L-Ketten-Krankheit. Nachweisbar durch die **B.-J.-Reaktion** (Präzipitation beim Erhitzen des Urins auf 45–60 °C u. erneute Auflösung bei weiterem Erhitzen). E Bence-Jones protein (cylinders).

**Bencyclan:** ein Vasodilatator; ***Anw.*** als ▸durchblutungsförderndes Mittel, Nootropikum. E bencyclan.

**Bendamustin:** ein ▸Alkylans; Zytostatikum. E bendamustine.

**Bendroflumethiazid:** ein Saluretikum (▸Benzothiadiazin-Derivat). E bendroflumethiazide.

**bends** *(engl.)*: *Arbeitsmedizin* heftige, stechende Glieder- u. Gelenkschmerzen bei ▸Druckfallkrankheit als

Folge der Gasbläschenbildung v.a. in den Lipoiden der Gelenke u. Nervenscheiden.

**Benedict-Glucose|probe** (STANLEY R. B., 1884–1936, Biochemiker, New York): Nachweis reduzierender Zucker im Harn durch **B.-Zuckerreagens** (Kupfersulfat, Natriumcitrat u. -carbonat; für die quantitative Bestg. ferner Kaliumrhodanid u. -ferrocyanid, die konzentrationsabhängig entfärben). E Benedict's test (for glucose).

**Benedict-Kalori|meter** (FRANCIS G. B., 1870–1957, Physiologe, Boston), B.-ROTH-Respirator: *Physiologie* ein ▸Respirationskalorimeter mit Luftantrieb durch Ventilator anstelle eines Ventils. E Benedict(-Roth) calorimeter.

**Benediktenkraut:** ▸Cnicus benedictus.

**Benedikt-Syndrom** (MORITZ B., 1835–1920, Neurologe, Wien): das sog. Hirnschenkelhauben- oder untere Ruber-Syndrom nach isolierter Schädigung des im Mittelhirn gelegenen Nucleus ruber: gleichseitige Lähmung des Nervus oculomotorius (III), kombiniert mit ▸Hemiparese, -rigor, ▸-ataxie, ▸-choreoathetose, Tremor u. Myorhythmien der Gegenseite. E Benedikt's syndrome.

**Benfotiamin:** ein Vitamin-$B_1$-Derivat (s.u. ▸Vitamin $B_1$). E benfotiamine.

**Bengal|rosa:** Natrium- oder Kalium-Salz des Tetrajoddichlorfluoresceins; ein tiefrosa färbender, bakteriologisch-mikroskopischer Farbstoff. E rose bengal.

**be|ni|gne:** gutartig, z.B. benigne ▸Prostatahyperplasie (BPH). E benign.

**Beni|gni|tät:** *Pathologie* die Gutartigkeit einer Krankheit oder eines Krankheitsverlaufes bei Neoplasmen; ist gekennzeichnet durch Gewebe relativer Zellreife, vorwiegend expansives Wachstum ohne Metastasierung. E benignity.

**Béniqué** (PIERRE JULES B., 1806–1851, Arzt, Paris): *Urologie* Maßeinheit für Katheterkaliber (und ▸BÉNIQUÉ-Sonden). 1 B entspricht einem äußeren Durchmesser von $^1/_6$ mm (= $^1/_2$ Charrière). E Béniqué.

**Béniqué-Sonde:** *Urologie* eine entsprechend der natürlichen Krümmung des prostatischen Teils der männl. Harnröhre gebogene (B.-Krümmung) Metallsonde mit Gewinde für eine aufschraubbare filiforme Bougie zur Dehnung von Harnröhrenstrikturen. E Béniqué's sound.

**Benjamin-Syndrom** (ERICH B., 1880–1943, Pädiater, München, Baltimore): konstitutionelle, frühkindliche, hochgradige, hypochrome Anämie (kongenitale Erythroblastophthise) mit starker Poikilozytose u. geringer Polychromasie; ferner blasse, schlaffe Haut, Minderwuchs, graziler Knochenbau, Muskel- u. Genitalhypoplasie, hydrozephale Schädelbildung, Oligophrenie. E Benjamin's (anemia) syndrome.

**Bennett** (EDWARD HALLARAN B., 1837–1907, Chirurg, Dublin). – **B.-Fraktur:** instabile Luxationsfraktur des 1. Mittelhandknochens nach Sturz auf den adduzierten u. opponierten (gebeugten) Daumen (Adduktions- u. Oppositionsfraktur) mit Aussprengung eines dreieckigen ulnarseitigen Fragmentes u. radial-dorsaler Daumenluxation (Abb.). E Bennett's fracture. – **B.-Operation:** bei Varikozele Resektion des Plexus pampiniformis mit nachfolgender Vereinigung der Stumpfenden.

**Bennett-Re|spirator:** *Anästhesiologie* ▸Beatmungsgerät für assistierte Atmung; mit einem speziellen Ventil an der luftdicht schließenden Maske, das sich bei Erreichen eines einstellbaren inspiratorischen Druckniveaus für die passive exspirator. Phase öffnet. E Bennett's ventilator.

**Bennhold** (HANS HERM. B., 1893–1976, Internist, Hamburg, Tübingen; Untersuchungen über die Transportfunktion der Plasmaproteine). – **B.-Färbung:** *Histologie* Amyloid-Darstellung (gelb- bis orangerot) mit Kongorot u. nachfolgend mit Lithiumcarbonat-Lsg. E Bennhold's Congo red stain. – **B.-Probe:** intravenöse Kongorot-Gabe zur Amyloidose-Diagnostik anhand des beschleunigten Farbstoffschwunds im Serum. E B.'s test.

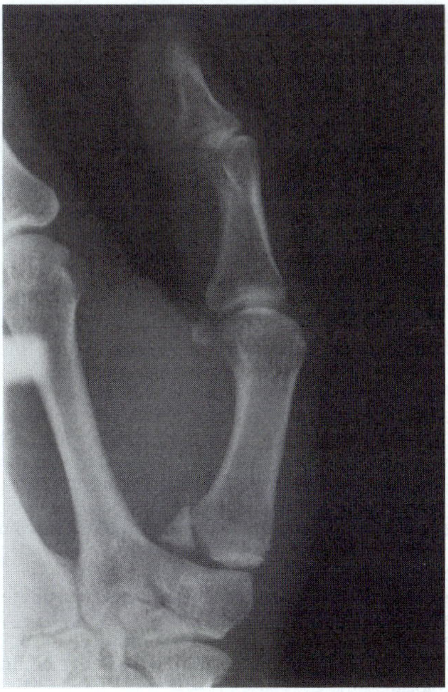

**Bennett-Fraktur.** [44]

**Benninghoff** (ALFRED B., 1890–1953, Anatom, Marburg). – **B.-Bügel:** bogenförmiges Bindegewebsfasernsystem im Gelenkknorpel, das den belastungsbedingten Ausweichbewegungen entgegenwirkt. – **B.-Spann|muskeln:** verzweigte glatte Muskelzellen in der mittl. Wandschicht der Aorta, die die elastischen Lamellen der Gefäßwand spannen u. entspannen u. so den elast. Widerstand der Aorta ändern. E aortic tensors (Benninghoff).

**Benommenheit:** Bewusstseinstrübung leichtesten Grades; charakterisiert durch Wortbildungsstörungen, Herabsetzung der Wahrnehmung, Merkfähigkeit u. geist. Leistungsfähigkeit, des Orientierungs-, Urteils- u. Reaktionsvermögens; außer bei Krankheitsprozessen auch unter Affekteinfluss vorkommend. Evtl. mit retrograder Amnesie. – s.a. ▸Somnolenz, ▸Sopor, ▸Coma. E giddiness, dizziness.

**Benperidol:** ein stark wirksames ▸Neuroleptikum der Fluorbutyrophenon-Gruppe. E ben(z)peridol.

**Benproperin:** ein nicht opioides ▸Antitussivum. E benproperine.

**Bensaude** (RAOUL B., 1866–1938, franz. Arzt). – **B.-Launois-Syndrom:** ▸MADELUNG-Fetthals. – **B.-Methode:** *Chirurgie* Verödung von Hämorrhoiden durch zahlreiche, mehrzeitige Injektionen kleinster Dosen (mit zartesten Kanülen). E hemorrhoidal sclerotherapy (Bensaude).

**Benserazid:** ein ▸DOPA-Decarboxylase-Hemmer; Antiparkinsonikum. E benserazide.

**Benz|aldehyd,** $C_6H_5CHO$: einfachster aromatischer Aldehyd; mit Bittermandelgeruch u. an der Luft allmählich zu Benzoesäure oxidierend. Kommt im Intermediärstoffwechsel als Produkt des Abbaus aromatischer Verbindungen (insbes. via Hippursäure) vor. Als Chemikalie toxisch, bewirkt beim Menschen psychische Depression u. Atmungshemmung. E benzaldehyde.

**Benzalkoniumchlorid:** eine quartäre ▸Ammoniumbase; Antiseptikum u. Desinfektionsmittel. E benzalkonium chloride.

**1,2-Benz|anthracen,** Tetraphen: ein aromatischer Kohlenwasserstoff im Steinkohlenteer. Er besitzt schwach karzinogene lokale Wirkung, ist jedoch Muttersubstanz stark karzinogener Derivate. S.a. Formel. E benzanthracene.

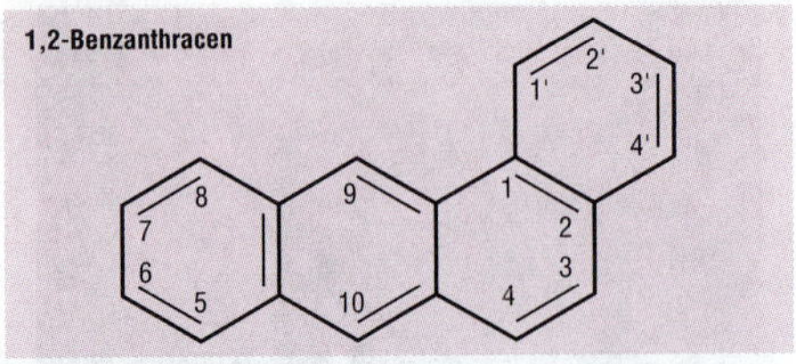


**1,2-Benzanthracen.**

**Benz[a]pyren:** ▸1,2-Benzpyren.
**Benzathin-Penicillin:** komplexes Salz aus 2 Molekülen ▸Penicillin G bzw. V u. 1 Mol. Dibenzyläthylendiamin (»DBED«); schwer lösliches, nach i.m. Injektion ca. 3–4 Wochen wirksames Depotpenicillin. E benzathine penicillin.
**Benzatropin|methano|sulfat:** *Pharmazie* obsoletes Anticholinergikum mit Atropin-, Antihistamin-, lokalanästhetischer u. zentral sedierender Wirkung; Anti-PARKINSON-Mittel. E benzatropine methansulfonate.
**Benzbromaron:** ein ▸Urikosurikum. E benzbromarone.
**Benzen(um):** ▸Benzol. E benzene.
**B-Enzephalitis:** ▸Encephalitis japonica. E Japanese B encephalitis.
**Benzethoniumchlorid:** Desinfektionsmittel; ein ▸Antiseptikum zur Wundbehandlung. E benzethonium chloride.
**Ben|zi|din:** Diphenyldiamin, $H_2N{\cdot}C_6H_4{\cdot}C_6H_4{\cdot}NH_2$; eine dem Anilin ähnliche – karzinogene – organ. Base (s.a. ▸Aminokrebs). Wird als Leukobase durch Oxidation (durch Blutfarbstoff, Metallionen) zu »Benzidinblau« umgesetzt (Farbumschlag analytisch genutzt für die ▸Benzidinprobe, den Blausäurenachweis u. die Chromatographie). E benzidine.
**Benzidin|probe:** auf der Benzidin-Peroxidase-Reaktion (Sauerstoff-Übertragung durch Hämproteine) basierender chem. Blutnachweis (in Urin, Stuhl, Liquor) durch Zusetzen von Benzidin (gesättigte Lsg. in Eisessig, Essigsäure, Äthanol) zum Probegut in Gegenwart von Wasserstoffperoxid (blaugrüne bis blaue Verfärbung). Empfindliche Reaktion, jedoch falsch positiv durch jeden oxidierenden Fremdeinfluss (Leukozyten, mehrwert. Metall-Ionen, Vit. C, externes Hb nebst Derivaten). In der Forensik nur als Orientierungsprobe, die durch spezif. Verfahren zu fundieren ist. E benzidine test.
**Benzimidazole:** Substanzgruppe mit anthelminthischer Wirkung; z.B. Mebendazol, Albendazol. E benzimidazole.
**Ben|zin:** flüchtiges, brennbares, im Luftgemisch explosibles Gemisch aus v.a. aliphatischen Kohlenwasserstoffen u. einem aromatischen ungesättigten Anteil. Mit Äther, Chloroform, absol. Alkohol mischbar; fett-, öl- u. harzlösend. Medizin. ***Anw.*** (»**Benzinum Petrolei**«) als Wasch- u. Lösungsmittel, in antirheumat. Einreibungen. Bei akuter Vergiftung durch Trinken (DL 10–50 g) oder Inhalation von Dämpfen Erregungszustand, vegetative Symptome (u.a. Störung der Wärmeregulation), tiefe Bewusstlosigkeit, evtl. Krämpfe, Atemlähmung; bei chron. Vergiftung (häufig durch Beimengungen an Aromaten wie Benzol, Toluol, Xylol, Äthylbenzol, iso-Propylbenzol u. Bleitetraäthyl) Kopfschmerzen, Übelkeit, Magen-Darm-Störungen, Anämie (gewisse Gewöhnung beobachtet). Bei äußerl. Einwirkung Ekzem, Schleimhautreizung, evtl. (bei ungenügender Verdunstungsmöglichkeit) Hautnekrosen. E gasoline, benzin(e).
**Benzo[a]pyren:** ▸1,2-Benzpyren. E benzpyrene.
**Ben|zo|at:** Salz der Benzoesäure ($C_6H_5{\cdot}COOH$). Latein. Bez.: »benzoicum«. E benzoate.
**Benzocain:** ein ▸Lokalanästhetikum zur ***Anw.*** an Haut u. Schleimhäuten. E benzocaine.
**Benzochinon,** $O{=}C_6H_4{=}O$: als para-B. ein Stoff, der mit stechendem Geruch sublimiert. *toxik* B. wirkt hautbräunend, schleimhautreizend, bei direkter Berührung evtl. nekrotisierend (Gefahr irreversibler Augenschädigungen). Ist im Sekret verschiedener Käfer enthalten, ferner in Pilzen u. Blütenpflanzen als antibakterielle Hydroxychinon-Derivate (z.T. enzymhemmend). E benzoquinone.
**Benzodiazepin-Antagonist:** am Benzodiazepin-Rezeptor kompetitiv hemmende Substanz; ***Wirkst.:*** z.B. Flumazenil; ***Anw.*** als Antidot bei Benzodiazepin-Vergiftung. E benzodiazepine antagonist.
**Benzodiazepine:** (STERNBACH; RANDALL) Substanzen mit sedativer u. – dosisabhängig – hypnotischer sowie angst- u. spannungslösender (»anxiolytischer«), aber auch muskelrelaxierender u. antikonvulsiver Wirkung. ***Pharmakodynamik:*** Durch Substitution in bestimmten Positionen ist die Grundstruktur (Formel) mehrfach modifizierbar. Der Effekt der B. scheint durch Wirkungsverstärkung der γ-Aminobuttersäure am Rezeptor vermittelt zu werden. ***Wirkst.:*** z.B. Diazepam, Oxazepam, Lorazepam. ***Anw.*** als ▸Tranquilizer (Anxiolytika), ferner zur Prämedikation in der Anästhesiologie, zur Sedierung, bei Muskelspasmen u. Myalgien sowie bei Epilepsie. ***NW:*** hohes Abhängigkeitspotential. E benzodiazepines.

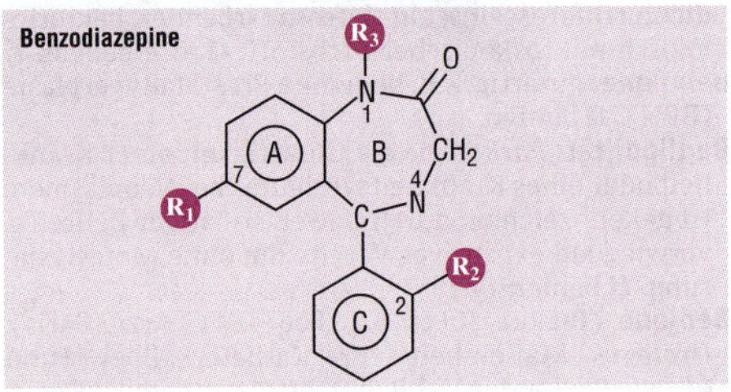


**Benzodiazepine.**

**Ben|zoe:** *Chemie* (*sprich ben-zo-e*) aromatisches Harz aus südostasiat. Styrax-Arten. Anw. als antiseptischer, desinfizierender, antiparasitärer u. konservierender Zusatz zu galenischen u. kosmet. Präparaten. E benzoin.
**Benzoe|säure:** $C_6H_5COOH$; eine organisch-aromatische Säure; ***Anw.*** als Lebensmittelkonservierungsmittel, Antiseptikum, Desinfiziens. – Salze (Ester): Benzoate. E benzoic acid.
**Ben|zol,** Benzenum: $C_6H_6$ (▸Benzolring), der einfachste aromatische Kohlenwasserstoff; brennbar, mit Luft gemischt explosiv. Ein Inhalationsgift u. mäßiges Kontaktgift (Methämoglobinbildner u. Nervengift mit durch Lipophilie bedingter Anreicherungstendenz in Fettgewebe, Mark u. Hirn, aber auch in Erythrozyten; ▸Benzolvergiftung). Wird intermediär kaum abgebaut u. vorwiegend mit der Atemluft ausgeschieden; wirkt kanzerogen u. gilt als Verursacher von Aplasien u. Leukämien. E benzol, benzene.
**Benzol|mye|lo|pa|thie:** *Hämatologie* Knochenmarkschädigung bei chronischer ▸Benzolvergiftung; führt zu a) aplastischer Anämie, b) pseudoaplastischer Anämie (Hyperplasie der Erythropoese, Polyglobulie; evtl. Übergang in hypo- bis aplast. Anämie, Hämolyse), c) atyp. Anämie mit Milztumor, Leukozytose, d) Aleukie, e) Benzolleukämie (lymphatisch, myeloisch). E benzene myelopathy.
**Benzol|ring:** (FRIEDR. AUGUST KEKULÉ V. STRADONITZ; 1865) bis heute übliche klassische Darstellung der Struktur von ▸Benzol als Sechsring mit 3 lokalisierten Doppelbindungen (Formel). Tatsächlich sind die im Ring delokalisierten π-Elektronen gleichmäßig verteilt u. alle C-C-Bindungen gleich lang (also weder Einfach- noch Doppelbindungen). Daher wird der B. häufig auch als Sechsring – ohne Doppelbindungen – mit einem Kreis in der Mitte dargestellt. E benzene ring.
**Benzol|vergiftung:** Vergiftung durch Aufnahme von Benzol in den Verdauungstrakt oder durch Inhala-

Benzolring

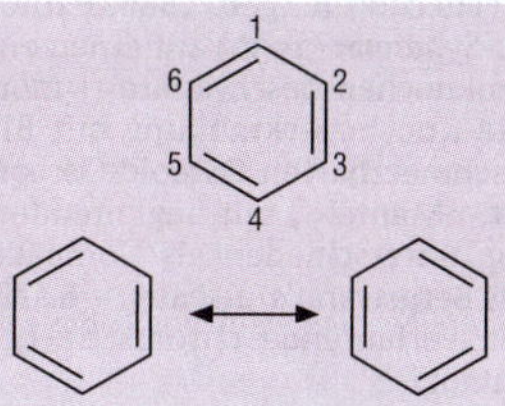


**Benzolring.**

tion von Benzoldämpfen. Die akute Vergiftung mit Haut-, Schleimhautreizung, Übelkeit, Erbrechen, Rauschzustand, Narkose (u.U. Tod durch Kreislaufschwäche oder Atemlähmung; evtl. auch Spätschäden); die chronische Intoxikation (evtl. mit langer Latenz) führt nach unauffäll. Allgemeinsymptomen zu Leber-, Nieren-, Gefäßschäden (Haut- u. Schleimhautblutungen), v.a. aber zu Knochenmarksschädigung (▸Benzolmyelopathie). – Ggf. entschädigungspflichtige Berufskrankheit. E benzene poisoning.

**Benzothiadiazin-Derivate,** Thiazide: von den Sulfonamiden abgeleitete Saluretika mit Benzothiadiazinring (z.B. Hydrochlorothiazid) sowie einige ähnlich wirkende Stoffe ohne Benzothiadiazinring (z.B. Chlortalidon u. Mefrusid). ***Wirkung:*** diuretisch wirkend durch Hemmung der Rückresorption von $Na^+$ u. $Cl^-$ im frühdistalen Tubulus. Vermindern die Ausscheidung von Calcium, Phosphat u. Harnsäure. Erhöhen die Ausscheidung von Kalium u. Magnesium. ***NW:*** bei Langzeitbehandlung Störungen des Wasser-Elektrolyt-Haushalts (Hypokaliämie, Hypomagnesiämie, Hämourikämie), Verminderung der Glucosetoleranz, Hyperlipidämie (Anstieg von Triglyceriden u. LDL-Cholesterin) u. Knochenmarksschäden. In der Schwangerschaft keine Langzeitanwendung wegen möglicher fetaler Schädigung (Thrombozytopenie). E benzothiadiazine derivatives.

**Benzoxoniumchlorid:** ein ▸Antiseptikum. E benzoxonium chloride.

**Ben|zo|yl-:** der Benzoesäure-Rest $C_6H_5CO$–. Als Benzoylaminoessigsäure, -glykokoll die ▸Hippursäure.

**Benzoylperoxid:** Keratolytikum; Antiseptikum; ***Anw.*** als ▸Aknemittel. E benzoyl peroxide.

**1,2-Benz|pyren,** 3,4-B., Benz(o)[a]pyren: ein polyzyklischer aromat. Kohlenwasserstoff (Formel) mit ▸Bay-Region. ***Vork.:*** u.a. in Holz- u. Steinkohlenteer, Ruß, Tabakrauch, Großstadtluft (klimaabhängig). Prototyp der (auch experimentellen) Karzinogene des Teers. Bekannt u.a. als Auslöser von Hodenkrebs der Schornsteinfeger. E benzpyrene.

1,2-Benzpyren

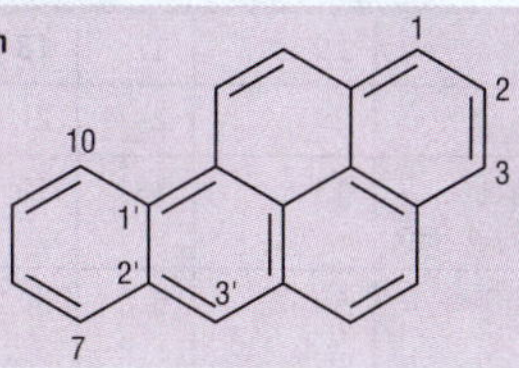


**1,2-Benzpyren.**

**Ben|zyl-:** *Chemie* das Radikal $C_6H_5CH_2$–. E benzyl...

**Benzylalkohol, Benzylium,** $C_6H_5{\cdot}CH_2OH$, Alcohol benzylicus: Antiseptikum; *histol* Einschluss-, Lösungsmittel. E benzyl alcohol.

**Benzylbenzoat:** ein Antiskabiosum; ▸Akarizid. E benzyl benzoate.

**Benzylmandelat:** ein ▸Spasmolytikum. E benzyl mandelate.

**Benzylnicotinat:** ▸durchblutungsförderndes Mittel (Nicotinsäure-Derivat); Rubefaciens; ***Anw.*** meist lokal als Antirheumatikum u. Antiphlogistikum. E benzyl nicotinate.

**Benzylpenicillin:** das ▸Penicillin G. Als B.-Benzathin schwer löslich, daher Depotwirkung. E benzylpenicillin.

**Beobachtung:** Inaugenscheinnahme des Patienten (durch den Arzt). Trotz aller diagn. Technik ist die B. eine der wesentl. Methoden innerhalb der Medizin geblieben. Für ihre Ergebnisse gibt es keine Objektivität hinsichtlich Zahl oder Messung, d.h., diese sind nicht vergleichbar. Die B. ist damit ein intuitives Verfahren. Man unterscheidet: erster Eindruck (Anmutung, die ein Arzt von einem Pat. bei der ersten Begegnung hat); Dauerbeobachtung (dient als klassische Methode dazu, nicht nur die Angaben des Pat., der Angehörigen u. die ersten Befunde, sondern auch den Ablauf im Verhalten des Pat. u. seines Beschwerdebildes auf sich wirken zu lassen. Der Arzt kommt auf dem Wege des Vergleiches mit beschriebenen oder häufiger gesehenen Krankheitsbildern zu einer Einengung der differentialdiagn. Möglichkeiten u. schließlich zur Diagnose); Selbstbeobachtung (der Pat. teilt dem Arzt mit, was er erlebt, empfindet oder an sich wahrnimmt); gezielte Verhaltensbeobachtung (der Pat. wird in eine mehr oder weniger standardisierte Beobachtungssituation gebracht).

**Beobachtungs|praxis:** s.u. ▸Sentinel-Erhebung.

**Bepti:** in der ▸Malaria-Epidemiologie Akronym aus den engl. Wörtern **b**ionomics, **e**nvironment, **p**lasmodium, **t**reatment, **i**mmunity.

**BERA** *(engl.)* Abk. für **b**rainstem **e**lectric **r**esponse **a**udiometry: Ableitung akustisch ▸evozierter Potentiale am Hirnstamm zur objektiven Hördiagnostik.

**Bérard-Band** (AUGUSTE B., 1802–1846, Chirurg, Paris): *Anatomie* Bindegewebsstrang zwischen Perikard u. 3.–4. Brustwirbel (fälschlich als BÉRAUD-Ligament bezeichnet). E Bérard's ligament.

**Berardinelli-Seip-Syndrom** (W. B., Endokrinologe, Rio de Janeiro), progressive Lipodystrophie: (1954) eine autosomal-rezessive Erkrankung ungeklärter Ursache, möglicherweise Störungen im Hypothalamus (Insulin-Rezeptordefekt?); klinisch mit akromegaloidem Riesenwuchs, Hypergenitalismus, Muskelhypertrophie, generalisierter progressiver Lipatrophie, Hepatosplenomegalie, Acanthosis nigricans benigna, Hyperlipidämie u. insulinresistentem, aketotischem Diabetes mellitus. E Berardinelli's syndrome.

**Béraud-Ligament:** s.u. ▸BÉRARD-Band.

**Bereichspflege,** Gruppenpflege: stationäres Pflegesystem, bei dem jeweils 2–4 Zimmer einer Station zu einem Bereich zusammengefasst sind, dessen Pat. jeweils von einem Pflegeteam gemeinsam versorgt werden. Form der Bezugspflege (▸Pflege, patientenzentrierte).

**Bereitschafts|potential:** *Neurophysiologie* ein etwa 850 ms vor Einsetzen einer Willkürbewegung über den prä- u. postzentralen Hirnregionen registrierbares ansteigendes negatives Potential, das mit der Entwicklung des Bewegungsentwurfs in Zusammenhang gebracht wird. E readiness potential of Kornhuber-Deecke.

**Berens-Operation** (CONRAD B., geb. 1889, Ophthalmologe, New York): Iridokorneosklerotomie (als modifizierte LAGRANGE-Op.) bei Glaukom. E Berens procedure.

**Bergara-Wartenberg-Zeichen:** Fehlen der normalerweise bei geschlossenen Augen auftretenden Lidvibrationen nach Rückbildung einer Fazialisparese. E Bergara-Wartenberg sign.

**Berg|arbeiter...:** s.u. ▸Bergmannskrankheiten.

**Berge|griffe:** Handgriffe zur schnellen und möglichst schonenden Rettung des Verletzten; z.B. ▸RAUTEK-Griff (dort Abb.) u. andere ▸Transportgriffe. E rescue handling techniques.

**Berger** (1) EMIL B., 1855–1926, Ophthalmologe, Graz, Paris; 2) HANS B., 1873–1941, Psychiater, Jena; 1929 erstes brauchbares EEG; 3) PAUL B., 1845–1908, Chirurg, Paris). – **B.-Effekt** (HANS B.): Blockierung des α-Rhythmus (▸Alpha-Blockierung) beim Öffnen der

Augen (On-Effekt = **B.-Reaktion**) u. dessen Intensivierung bei Lidschluss (Off-Effekt). – **B.-Nephropathie:** mesangiale IgA-▸Glomerulonephritis. E Berger's disease. – **B.-Raum** (EMIL B.): spaltähnlicher Raum zwischen hinterer Linsenkapsel u. vorderem Glaskörper. – **B.-Rhythmus, B.-Wellen** (HANS B.): ▸Alpha-Rhythmus, ▸-Wellen. E Berger rhythm. – **B.-Zeichen: 1)** (PAUL B.): bei instabiler subkapitaler Oberarmfraktur die Möglichkeit, die subakromiale Abduktionsstellung durch Fingerdruck zu beseitigen. E Berger's sign. **2)** (EMIL B.): elliptische oder eckig-entrundete Pupille als Frühzeichen der Neurosyphilis.

**Bergeron-Henoch-Krankheit** (ETIENNE JULES B., 1817–1900, Arzt, Paris): *Neurologie* ▸DUBINI-Syndrom. E Bergeron-Henoch disease.

**Bergey Manual of Systematic Bacteriology:** weltweit führende, von einem internationalen Gremium im 1936 gegründeten BERGEY's Manual Trust erstellte Bakterienklassifikation. 1. Auflage 1923, als BERGEY Manual of Determinative Bacteriology bis zur 9. Auflage (1984–1993), mit neuem Namen seit 1984, aktuell die 2. Auflage 2001–2003.

**Berg|flachs|lunge:** ▸Asbestosis pulmonum.

**Bergh** (A. A. HIJMANS VAN DEN B., 1869–1943, Internist, Utrecht). – **B.-Reaktion:** Differenzierung von direktem u. indirektem ▸Bilirubin im Serum. E Bergh's reaction. – **B.-Zyanose:** ▸STOKVIS-TALMA-Syndrom.

**Berg|krankheit, -koller:** die Symptomatik der ▸Höhenkrankheit bei Bergsteigern: unüberwindliche Müdigkeit u. Abgeschlagenheit (bis zum Fehlen jeglicher Tatkraft), Atemnot (evtl. CHEYNE-STOKES-Atmung), Herzklopfen, Stirnkopfschmerz, Appetitlosigkeit, Übelkeit, evtl. Erbrechen, Schlaflosigkeit, Temperaturerhöhung, Schüttelfrost. E mountain sickness.

**v. Bergmann** (**1)** ERNST V. B., 1836–1907, dtsch. Chirurg; **2)** GUSTAV V. B., 1878–1955, Internist, Berlin, München). – **B.-Hernie** (GUSTAV V. B.): s. u. ▸B.-Syndrom. – **B.-Operation** (ERNST V. B.): operatives Verfahren zur Therapie der idiopathischen Hydrozele mit Resektion des Periorchiums. E Bergmann's operation. – **B.-Syndrom** (GUSTAV V. B.): Herz- u. Speiseröhren-Symptomatik bei kleiner – intermittierender – Hiatushernie (B.-Hernie): Refluxösophagitis mit Dysphagie, retrosternalen u. epigastrischen Schmerzen u. Aufstoßen sowie Herzbeschwerden; evtl. auch Extrasystolie. Bezeichnung nicht mehr gebräuchlich. E hiatus hernia syndrome (Bergmann).

**Bergmanns|asthma, -ellenbogen, -knie:** s. u. ▸Bergmannskrankheiten. E miner's asthma (elbow; knee).

**Berg|manns|krankheiten:** berufstypische Schädigungen im Bergbau, evtl. entschädigungspflichtig als Berufskrankheiten. Beispiele sind: **Bergmannslunge:** Pneumokoniosen, im Allg. als Mischstaubsilikosen mit – oder unabhängig davon – Emphysembronchitis (Bergmannsasthma); Abnutzungserscheinungen an den Schleimbeuteln: **Bursitiden** (v. a. als Bergmannsellenbogen), evtl. mit Bildung von »Reiskörpern«, Verkalkungen, Verknöcherungen in den Gelenken; **Bergmannsknie:** als Meniskopathie sowie – als ▸Pressluftwerkzeugschaden – die Pickhammer-Krankheit; ▸Augenzittern (Bergarbeiternystagmus); **Hauterkrankungen** (Furunkulose, Fußmykosen); **Wurmbefall:** Ancylostomiasis (z. B. als Bergmannsanämie, -krätze), Strongyloidosis); **Lungentumoren** im Pechblende-Bergbau (▸Schneeberger Lungenkrankheit) u. a. **Strahlenschäden.** E miner's occupational diseases.

**Bergmeister-Papille:** Gliareste am Sehnervkopf (Reste der Arteria hyaloidea); ohne Krankheitswert.

**Bergonié-Tribondeau-Gesetz** (JEAN A. B., 1857–1925, Arzt, Bordeaux): *Radiologie* (1904) die Gesetzmäßigkeiten der Strahlenempfindlichkeit von Körperzellen. Neuere Fassung (SPIER 1953): Die Empfindlichkeit gegenüber ionisierenden Strahlen steigt mit dem Grad der reproduktiven Aktivität u. sinkt mit der Differenzierung. E law of Bergonié-Tribondeau.

**Bergstrand** (HILDING B., geb. 1886, Pathologe, Stockholm). – **B.-Syndrom:** (1930) auf einen einzelnen langen Röhrenknochen beschränkte (= monostotische) zerstörende Knochenerkrankung mit Bildung eines solitären, schmerzhaften Osteoid-Osteoms (Osteoid mit sklerot. »Mantel«) mit begleitender Weichteilschwellung; unterschieden als Kompakta- u. Spongiosatyp. E Bergstrand's disease. – **B.-Zirrhose:** eine in Schüben verlaufende chronische Leberatrophie mit Milztumor.

**Bergungs|tod:** Tod durch unsachgemäße Bergungsmaßnahmen, z. B. durch starke Lageänderung eines extrem Unterkühlten (führt zu Kammerflimmern oder Asystolie durch mechanische Irritation des Herzens).

**Be|ri|be|ri** *(singhales. = große Schwäche):* die klassische Avitaminose bei Mangel an Vitamin $B_1$ (Thiamin); kommt v. a. als Krankheit in Asien vor bei Verwendung von geschältem oder poliertem Reis (Keimentfernung beim Schälen) als Hauptnahrungsmittel, ferner infolge ▸Malabsorption bei Erkrankungen des Magen-Darm-Traktes, bei Speicherungsdefekt infolge Lebererkr., bei Störung des KH-Stoffwechsels (v. a. des ▸Citratzyklus), nicht selten bei Alkoholikern. Klinisch unterschieden als **a)** »trockene« B. mit überwiegend neuritischen Störungen (Parästhesien, Reflexstörungen, Muskelschwäche, bes. an den Beinen), als **b)** »feuchte« B. mit – nicht herzbedingten – Pleura- u. Perikardergüssen, Kehlkopf-, evtl. auch Hirnödem sowie mit Leptomeningitis, Hepatitis, als **c)** »akute perniziöse« B. mit allseitiger Herzerweiterung u. meist tödlicher Herzinsuffizienz (Stauungsdekompensation) sowie Ruhebradykardie u. starker Belastungstachykardie bei Niedervoltage im EKG (**B.-Herz**; Shoshin-Zustand) sowie als **d)** »zerebrale« oder »okuläre« B. (unter dem Bild der ▸Pseudo-Encephalitis WERNICKE). Besonders schwer u. akut verlaufend im Kindes-, v. a. im Säuglingsalter (regional auch als **kongenitale B.** infolge vorgeburtlicher Hypovitaminose), u. zwar meist als feuchte Form mit Herzinsuffizienz, Oligurie, Koliken, Hirndruck; führt als »akute perniziöse« Form evtl. zu plötzlichem Herztod; die zerebrale, zu Hirnschäden führende Form z. B. als Brustmilchschaden. E beriberi, $B_1$ avitaminosis.

**Beriel-Devic-Alajouanine-Syndrom:** die pseudomyopathische Form der infektiösen Polyneuritis; mit Symptomen der ▸Muskeldystrophie des Stammes u. rumpfnaher Muskelgruppen. Die Prognose ist meist günstig. E pseudomyopathic infectious polyneuritis.

| Körperteil | Neugeborenes | 1 Jahr | 5 Jahre | 10 Jahre |
|---|---|---|---|---|
| Kopf | 19 | 17 | 13 | 11 |
| Nacken | 2 | 2 | 2 | 2 |
| Bauch-, Brustwand bzw. Rücken | 13 | 13 | 13 | 13 |
| beide Gesäßbacken | 5 | 5 | 5 | 5 |
| Genitale | 1 | 1 | 1 | 1 |
| beide Oberarme, Unterarme | 8<br>6 | 8<br>6 | 8<br>6 | 8<br>6 |
| beide Hände | 5 | 5 | 5 | 5 |
| beide Oberschenkel, Unterschenkel | 11<br>10 | 13<br>10 | 16<br>11 | 17<br>12 |
| beide Füße | 7 | 7 | 7 | 7 |

**Berkow-Tabelle.** [297]

**Berkow-Tabelle** (SAMUEL GORDON B., geb. 1899, amerikan. Chirurg): T. zur Berechnung der prozentualen Ausdehnung von Brandwunden bei Kindern (Tab.). E Berkow's table, B.'s rule of nines.

**Berliner Schuh:** *Orthopädie* der (Lähmungs-)Spitzfußkorrektur dienender Schuh mit einer den Mittelfuß u. die Ferse bis zum unteren Unterschenkeldrittel umfassenden Walklederkappe. E ankle-foot orthosis (= AFO).

**Berliner-Blau-Reaktion:** *Histologie* Reaktion zum Nachweis von Eisen in Zellen, Geweben anhand der Blaufärbung durch Behandlung mit Kaliumferrocyanid in 1%iger Salzsäure-Lsg., d.h. durch Bildung von Ferriferrocyanid. E Berlin-blue reaction.

**Berlin-(Netzhaut-)Ödem** (RUDOLF B., 1833–1897, Augenarzt, Rostock): Schädigung der Netzhaut infolge einer Prellungsverletzung des Auges. Das geschädigte Areal imponiert als weißlich-ödematöser Bereich. Primär Ruptur u. Fragmentierung der Photorezeptoren u. Schädigung des retinalen Pigmentepithels. Trotz guter Prognose bleiben funktionelle Schäden (absolute u. relative Skotome) bestehen (s. Abb.). E Berlin's edema.

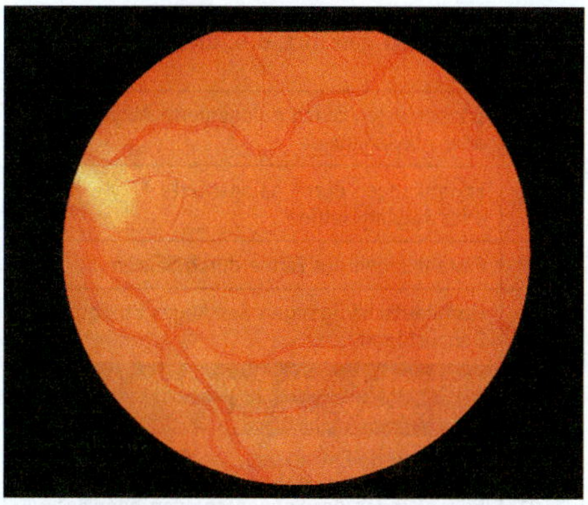

**Berlin-(Netzhaut-)Ödem:** Trübung nach Contusio bulbi (linkes Auge); leichtes Makulaödem mit sichelförmiger Blutung. [437]

**Berlin-Syndrom** (CHAIM B., Dermatologe, Tel Aviv): eine Ektodermaldysplasie mit übermäßiger Schweißabsonderung u. Verhornungsanomalie der Haut (hyperhidrotische ▸Palmoplantarkeratose) sowie mit Behaarungsmangel, Hypodontie, Melanoleukodermie i.S. der »Leopardenhaut«, Hautrunzelung u. -fältelung; ferner Minderwuchs, stelzige Beine, verzögerte geistige Entwicklung, bei ♂ auch Hypogonadismus. E ectodermal dysplasia (Berlin type).

**Berlo|que-Dermatitis:** eine Lichtdermatitis mit Pigmentationen in Form kleiner Uhrkettenanhänger (franz.: berloque), hervorgerufen durch ätherische Öle (z.B. Bergamott-Öl) spirituöser Kosmetika (z.B. Kölnisch Wasser). E berloque dermatitis.

**Bernard** (1) CLAUDE B., 1813–1878, franz. Physiologe; 2) JEAN B., 1907, franz. Hämatologe u. Pädiater; 3) P. D. B., franz. Zahnarzt). – **B.-Hämolyse** (JEAN B.): seltene, familiäre, hochakute hämolytische Anämie mit Hämoglobinausscheidung im Harn. – **B.-Nenna-Purpura** (JEAN B.): thrombozytopenische (WERLHOF) Purpura mit Bildung von Blutblasen an der Wangenschleimhaut u. starker Harnblutung. – **B.-Soulier-Syndrom** (JEAN B.; JEAN PIERRE S., geb. 1915, franz. Hämatologe): (1948) seltene, autosomal-rezessiv erbliche Erkrankung mit Bildung von Riesenthrombozyten u. mit Purpura. Die Blutplättchenzahl ist meist normal oder leicht vermindert, der Megakaryozytenbefund im Knochenmarkausstrich unauffällig, die Blutungszeit deutlich verlängert. Die Thrombozytenadhäsion ist infolge Mangels oder einer Anomalie der Blutplättchen-Glykoproteine Ib, V u. IX vermindert. E Bernard-Soulier (giant platelet) syndrome. – **B.-Ströme** (P. D. B.), diadynamische Ströme: Verfahren der ▸Reizstromtherapie mit lokaler, analgetischer u. hyperämisierender Wirkung. Zur Ther. werden zwei Stromarten (Diadynamie) kombiniert: Als Basis dient galvanischer Strom (Gleichstrom), daneben fließen sinusförmige Impulsströme von 10 ms Dauer u. 50–100 Hz. B. wirken durchblutungsfördernd u. schmerzlindernd. In der Elektrotherapie werden sie v.a. bei Erkrankungen des Bewegungsapparates eingesetzt, insbesondere bei schmerzhaften Muskelverspannungen. – **B.-Syndrom** (Claude B.): ▸Reiz-HORNER.

**Bernhardt** (MARTIN B., 1844–1915, Neuropathologe, Berlin). – **B.-Formel:** F. zur Ermittlung der Obergrenze des Normalgewichts (in kg) des Erwachsenen: Körperlänge × mittlerer Brustumfang (bd. in cm) : 240. E Bernhardt's formula, Bernhardt's formula. – **B.-Insel:** inselförmig begrenzte Störung der Oberflächensensibilität an der Oberschenkelaußenseite im Versorgungsgebiet des Nervus cutaneus femoris lateralis bei der ▸Meralgia paraesthetica (**B.-Roth-Syndrom**). – Ferner nach B. benannt der Typ VULPIAN-B. der spinalen progredienten ▸Muskelatrophie.

**Bernheim-Syndrom:** (1910) Störung der Hämodynamik des Herzens (evtl. Rechtsherzversagen) durch eine Rechtsausbuchtung des Kammerseptums als Folge einer Linksherzhypertrophie u. -dilatation bei Hypertonie, Aortenstenose. E Bernheim's syndrome.

**Berning-Trias:** Bakteriurie, Leukurie u. Blutsenkungsbeschleunigung als Leitsymptome der chron. Pyelonephritis. E Berning's triad.

**Bernoulli-Prinzip:** der Druck, den eine strömende Flüssigkeit ausgeübt, ist umgekehrt proportional zu deren Geschwindigkeit, d.h., bei einer Gefäßverengung nimmt die Strömungsgeschwindigkeit zu u. der Wanddruck nimmt ab. Nach der Stenose umgekehrtes Verhalten.

**Bernstein|säure**, $HOOC \cdot CH_2 \cdot CH_2 \cdot COOH$, Acidum succinicum: eine Dicarbonsäure im menschlichen Intermediärstoffwechsel. – Salze: ▸Succinate. E succinic acid. – **B., aktiv(iert)e:** ▸Succinyl-Coenzym A. E activated s. a.

**Berry-An|eu|rys|ma** *(engl. berry = Beere):* angeborenes oder erworbenes Aneurysma der Arteria basilaris. Einriss hat eine tödliche Subarachnoidalblutung zur Folge.

**Berstungs|bruch:** Schädelbasisbruch infolge einer Deformierung (Kompression) des Schädels, welche die Elastizitätsgrenze überschreitet. Zumeist Folge zwei- oder mehrseitig angreifender Kräfte, seltener einer Krafteinwirkung von innen nach außen (»Explosionsbruch«). Häufig kompliziert durch Sinuseinrisse. S.a. Abb. E burst fracture.

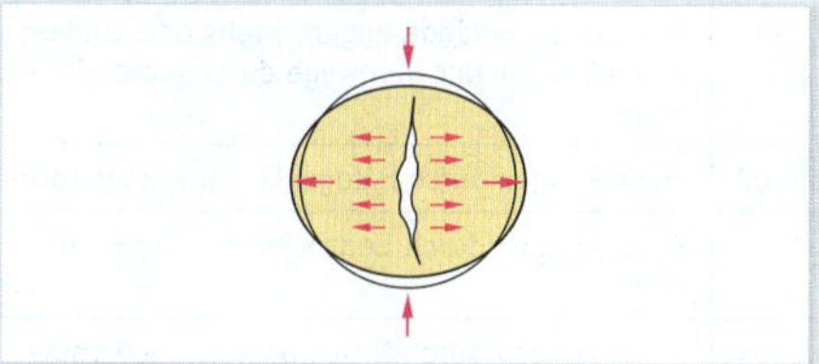

**Berstungsbruch.** [406]

**Bertelli-Membran:** *Anatomie* die Speiseröhre im Hiatus fixierende Zwerchfellfasern; ihre Lockerung (bei Tonusverlust oder kardiofundaler Fehlanlage) führt zur Entwicklung einer Gleithernie (▸Hiatushernie).

**Ber|ti|el|la stu|de|ri:** ein v.a. bei Tieren vorkommender kleiner trop. Bandwurm [Anoplocephalidae] mit 4 Saugnäpfen u. einem hakenfreien Rostellum am Skolex; seine Eier besitzen 2 hornartige Fortsätze; Zwischenwirt sind koprophage Milben.

**Bertin** (E. J. B., 1712–1781, franz. Anatom). – **B.-Band:** ▸Ligamentum iliofemorale. – **B.-Knöchelchen:** aus der embryonalen Nasenkapsel hervorgehende kleine Ersatzknochen als Vorstufen des Keilbeins u. der Keilbeinmuschel (Concha sphenoidalis = **B.-Muschel**). E Bertin's ossicles. – **B.-Säulen:** ▸Columnae renales.

**Bertolotti-Syndrom** (M. B., geb. 1876, ital. Radiologe): **1)** Ischialgie durch Nervenkompression infolge Sakralisation des 5. Lendenwirbels mit Skoliose. **2)** ▸Halbbasis-Syndrom. E Bertolotti's syndrome.

**Berührungs|empfindung:** ▸Tastempfindung.

**Berührungs|furcht:** *Psychologie* die ▸Mysophobie. E touch phobia.

**Berührungs|rezeptor:** ▸Tastrezeptor.

**Berührungs|sinn:** ▸Tastsinn. E sense of touch.

**Berufs|asthma:** das Asthma bronchiale als ▸Berufskrankheit, v.a. als Inhalationsallergie gegen Mehl (Müller-, Bäckerasthma), Menschen- u. Tierhaare, Insekten, Proteasen, Chemikalien (z.B. Isocyanate) u.a.m. E occupational asthma.

**Berufs|dermatose:** jede als ▸Berufskrankheit einzustufende Hauterkrankung, z.B. ▸Hyperkeratose (als Arbeitsschwiele, aber auch als toxische Form, evtl. als präkanzeröses Keratom), Hautkrebs, bestimmte Mykosen, Acne professionalis, Tuberculosis cutis verrucosa, Erysipeloid, Berufsekzem. E occupational dermatosis.

**Berufs|ekzem:** Ekzem als ▸Berufsdermatose, u. zwar als Abnutzungsschaden (z.B. durch Lösungsmittel, Kalk, Zement) oder infolge einer allergischen Sensibilisierung (z.B. Chrom, Nickel, Terpentin). E occupational eczema.

**Berufs|geheimnis:** s.u. ▸Schweigepflicht.

**Berufs|genossenschaft,** Abk. BG: Pflichtvereinigung der Unternehmer gleichartiger Gewerbezweige als Träger der gesetzlichen Unfallversicherung. B. sind Körperschaften des öffentlichen Rechts mit Selbstverwaltung. ***Aufgaben:*** Überwachung von Unfallverhütungsvorschriften; Heilbehandlungen u. Rehabilitationsmaßnahmen nach Arbeitsunfall oder bei ▸Berufskrankheiten; Zahlungen von Renten an die Versicherten bei Erwerbsunfähigkeit u. Abfindungen an die Hinterbliebenen nach Arbeitsunfall. S.a. ▸Durchgangsarzt.

**Berufskarzinogen:** s.u. ▸Karzinogen, chemisches.

**Berufs|krankheit,** Abk. BK: durch schädigende Einwirkungen (physikalisch, chemisch etc.) des Berufs bedingte – meist chronische – Erkrankung, i.e.S. eine solche, welcher der Gesetzgeber wegen der Gefahr der Erwerbs- oder Berufsunfähigkeit einen Versicherungsschutz gewährt, d.h. die als »anzeige- u.

| | |
|---|---|
| **1** | **durch chemische Einwirkungen verursachte Krankheiten** |
| **11** | Metalle u. Metalloide: |
| 1101 | Erkrankungen durch Blei(-Verbindungen) |
| 1102 | Erkrankungen durch Quecksilber(-Verbindungen) |
| 1103 | Erkrankungen durch Chrom(-Verbindungen) |
| 1104 | Erkrankungen durch Cadmium(-Verbindungen) |
| 1105 | Erkrankungen durch Mangan(-Verbindungen) |
| 1106 | Erkrankungen durch Thallium(-Verbindungen) |
| 1107 | Erkrankungen durch Vanadium(-Verbindungen) |
| 1108 | Erkrankungen durch Arsen(-Verbindungen) |
| 1109 | Erkrankungen durch Phosphor(-Verbindungen) |
| 1110 | Erkrankungen durch Beryllium(-Verbindungen) |
| **12** | Erstickungsgase: |
| 1201 | Erkrankungen durch Kohlenmonoxid |
| 1202 | Erkrankungen durch Schwefelwasserstoff |
| **13** | Lösemittel, Schädlingsbekämpfungsmittel (Pestizide) u. sonstige chemische Stoffe: |
| 1301 | Schleimhautveränderungen, Krebs oder andere Neubildungen der Harnwege durch aromatische Amine |
| 1302 | Erkrankungen durch Halogenkohlenwasserstoffe |
| 1303 | Erkrankungen durch Benzol oder seine Homologe |
| 1304 | Erkrankungen durch Nitro- oder Aminoverbindungen des Benzols oder seiner Homologe oder ihrer Abkömmlinge |
| 1305 | Erkrankungen durch Schwefelkohlenstoff |
| 1306 | Erkrankungen durch Methylalkohol (Methanol) |
| 1307 | Erkrankungen durch organische Phosphorverbindungen |
| 1308 | Erkrankungen durch Fluor(-Verbindungen) |
| 1309 | Erkrankungen durch Salpetersäureester |
| 1310 | Erkrankungen durch halogenierte Alkyl-, Aryl- oder Alkylaryloxide |
| 1311 | Erkrankungen durch halogenierte Alkyl-, Aryl- oder Alkylarylsulfide |
| 1312 | Erkrankungen der Zähne durch Säuren |
| 1313 | Hornhautschädigungen des Auges durch Benzochinon |
| **2** | **durch physikalische Einwirkungen verursachte Krankheiten** |
| **21** | mechanische Einwirkungen: |
| 2101 | Erkrankungen der Sehnenscheiden oder des Sehnengleitgewebes sowie der Sehnen- oder Muskelansätze, die zur Unterlassung aller Tätigkeiten gezwungen haben, die für die Entstehung, die Verschlimmerung oder das Wiederaufleben der Krankheit ursächlich waren oder sein können |
| 2102 | Meniskusschäden nach mindestens dreijähriger regelmäßiger Tätigkeit unter Tage |
| 2103 | Erkrankungen durch Erschütterung bei Arbeit mit Druckluftwerkzeugen oder gleichartig wirkenden Werkzeugen oder Maschinen |
| 2104 | vibrationsbedingte Durchblutungsstörungen an den Händen, die zur Unterlassung aller Tätigkeiten gezwungen haben, die für die Entstehung, die Verschlimmerung oder das Wiederaufleben der Krankheit ursächlich waren oder sein können |
| 2105 | chronische Erkrankungen der Schleimbeutel durch ständigen Druck |
| 2106 | Drucklähmungen der Nerven |
| 2107 | Abrissbrüche der Wirbelfortsätze |
| 2108 | bandscheibenbedingte Erkrankungen der Lendenwirbelsäule durch langjähriges Heben oder Tragen schwerer Lasten oder durch langjährige Tätigkeiten in extremer Rumpfbeugehaltung, die zur Unterlassung aller Tätigkeiten gezwungen haben, die für die Entstehung, die Verschlimmerung oder das Wiederaufleben der Krankheit ursächlich waren oder sein können |

| | |
|---|---|
| 2109 | bandscheibenbedingte Erkrankungen der Halswirbelsäule durch langjährigesTragen schwerer Lasten auf der Schulter, die zur Unterlassung aller Tätigkeiten gezwungen haben, die für die Entstehung, die Verschlimmerung oder das Wiederaufleben der Krankheit ursächlich waren oder sein können |
| 2110 | bandscheibenbedingte Erkrankungen der Lendenwirbelsäule durch langjährige, vorwiegend vertikale Einwirkung von Ganzkörperschwingungen im Sitzen, die zur Unterlassung aller Tätigkeiten gezwungen haben, die für die Entstehung, die Verschlimmerung oder das Wiederaufleben der Krankheit ursächlich waren oder sein können |
| 2111 | erhöhte Zahnabrasionen durch mehrjährige quarzstaubbelastende Tätigkeit |
| 22 | Druckluft: |
| 2201 | Erkrankungen durch Arbeit in Druckluft |
| 23 | Lärm: |
| 2301 | Lärmschwerhörigkeit |
| 24 | Strahlen: |
| 2401 | grauer Star durch Wärmestrahlung |
| 2402 | Erkrankungen durch ionisierende Strahlen |
| **3** | **durch Infektionserreger oder Parasiten verursachte Krankheiten sowie Tropenkrankheiten** |
| 3101 | Infektionskrankheiten, wenn der Versicherte im Gesundheitsdienst, in der Wohlfahrtspflege oder in einem Laboratorium tätig oder durch eine andere Tätigkeit der Infektionsgefahr in ähnlichem Maße besonders ausgesetzt war |
| 3102 | von Tieren auf Menschen übertragbare Krankheiten |
| 3103 | Wurmkrankheit der Bergleute, verursacht durch Ankylostoma duodenale oder Strongyloides stercoralis |
| 3104 | Tropenkrankheiten, Fleckfieber |
| **4** | **Erkrankungen der Atemwege u. der Lungen, des Rippenfells u. Bauchfells** |
| 41 | Erkrankungen durch anorganische Stäube: |
| 4101 | Quarzstaublungenerkrankung (Silikose) |
| 4102 | Quarzstaublungenerkrankung in Verbindung mit aktiver Lungentuberkulose (Siliko-Tuberkulose) |
| 4103 | Asbeststaublungenerkrankung (Asbestose) oder durch Asbeststaub verursachte Erkrankung der Pleura |
| 4104 | Lungenkrebs in Verbindung mit Asbeststaublungenerkrankung (Asbestose), in Verbindung mit durch Asbeststaub verursachter Erkrankung der Pleura oder bei Nachweis der Einwirkung einer kumulativen Asbestfaserstaub-Dosis am Arbeitsplatz von mindestens 25 Faserjahren ($25 \times 10^6$ [(Fasern/$m^3$) × Jahre]) |
| 4105 | durch Asbest verursachtes Mesotheliom des Rippenfells, des Bauchfells oder des Perikards |
| 4106 | Erkrankungen der tieferen Atemwege u. der Lungen durch Aluminium oder seine Verbindungen |
| 4107 | Erkrankungen an Lungenfibrose durch Metallstäube bei der Herstellung oder Verarbeitung von Hartmetallen |
| 4108 | Erkrankungen der tieferen Atemwege u. der Lungen durch Thomasmehl (Thomasphosphat) |
| 4109 | bösartige Neubildungen der Atemwege u. der Lungen durch Nickel oder seine Verbindungen |
| 4110 | bösartige Neubildungen der Atemwege u. der Lungen durch Kokereirohgase |
| 42 | Erkrankungen durch organische Stäube: |
| 4201 | exogen allergische Alveolitis |
| 4202 | Erkrankungen der tieferen Atemwege u. der Lungen durch Rohbaumwoll-, Rohflachs- oder Rohhanfstaub (Byssinose) |
| 4203 | Adenokarzinome der Nasenhaupt- u. Nasennebenhöhlen durch Stäube von Eichen- oder Buchenholz |
| 43 | obstruktive Atemwegserkrankungen: |
| 4301 | durch allergisierende Stoffe verursachte obstruktive Atemwegserkrankungen (einschließlich Rhinopathie), die zur Unterlassung aller Tätigkeiten gezwungen haben, die für die Entstehung, die Verschlimmerung oder das Wiederaufleben der Krankheit ursächlich waren oder sein können |
| 4302 | durch chemisch-irritativ oder toxisch wirkende Stoffe verursachte obstruktive Atemwegserkrankungen, die zur Unterlassung aller Tätigkeiten gezwungen haben, die für die Entstehung, die Verschlimmerung oder das Wiederaufleben der Krankheit ursächlich waren oder sein können |
| **5** | **Hautkrankheiten** |
| 5101 | schwere oder wiederholt rückfällige Hauterkrankungen, die zur Unterlassung aller Tätigkeiten gezwungen haben, die für die Entstehung, die Verschlimmerung oder das Wiederaufleben der Krankheit ursächlich waren oder sein können |
| 5102 | Hautkrebs oder zur Krebsbildung neigende Hautveränderungen durch Ruß, Rohparaffin, Teer, Anthrazen, Pech oder ähnliche Stoffe |
| **6** | **Krankheiten sonstiger Ursache** |
| 6101 | Augenzittern der Bergleute |

Erläuterungen zu den Nummern 1101–1110, 1201 u. 1202, 1303–1309: ausgenommen sind Hauterkrankungen. Diese gelten als Krankheiten im Sinne dieser Anlage nur insoweit, als sie Erscheinungen einer Allgemeinerkrankung sind, die durch Aufnahme der schädigenden Stoffe in den Körperverursacht werden, oder gemäß Nummer 5101 zu entschädigen sind.

**Berufskrankheit:** B.-Verordnung.

entschädigungspflichtige« Erkrankung gemäß gültiger **Berufskrankheiten-Verordnung** (Tab.) gilt. – Jedoch ist im Einzelfall auch Entschädigung weiterer Krankheiten möglich, sofern nach neuen Erkenntnissen die Voraussetzungen erfüllt sind. E occupational disease.

**Berufs|krebs:** v. a. durch chem. ▸Karzinogene ausgelöste, als ▸Berufskrankheiten eingestufte bösartige Erkrankungen (z. B. Mesotheliom durch Asbest, Urothelkarzinome durch aromatische Amine); s. a. ▸TRK, s. a. ▸Arbeitsplatzkonzentration, maximale (MAK).

**Berufs|pflichten:** komplexe Anforderungen an die Ausübung der beruflichen Tätigkeit im Gesundheitswesen, speziell an die Behandlung des Patienten (Vorsorge, Diagnostik, Therapie, Rehabilitation u. Nachsorge). Das pflichtgemäße Handeln des Arztes ist im Rahmen der bestehenden Möglichkeiten darauf gerichtet, dem Kranken die notwendige u. mögliche Hilfe zu gewähren, um so den Heilungsprozess zu fördern, dauernde oder vorübergehende Leistungsminderungen oder Beschwerden zu begrenzen. Im Vordergrund steht die Erhaltung oder Wiederherstellung der Gesundheit als Ziel ärztlicher Betreuung. Ärztliche B. umfassen: **1)** die grundsätzliche Pflicht zur Übernahme der Behandlung unter besonderer Berücksichtigung der fachlichen Ausbildung u. Weiterbildung; **2)** die Pflicht zur Durchführung einer sorgfältigen u. verantwortungsbewussten Behandlung, entsprechend den wissenschaftlichen Erkenntnissen des Fachgebiets, den anerkannten Grundsätzen der Moral u. Ethik, den zugänglichen praktischen Erfahrungen u. der Einwilligung des Kranken, unter weitgehender Beherrschung u. Begrenzung der Risiken der Behandlung; **3)** die Pflicht, sich mit anderen Spezialisten über Besonderheiten des Krankheitsbildes u. -verlaufs u. über die weitere Behandlung zu beraten u. den Pat., wenn notwendig u. zweckmäßig, mit dessen Einwilligung zu überweisen; **4)** die Pflicht, über die während der Behandlung anvertrauten oder anders bekannt gewordenen Tatsachen, an deren Geheimhaltung ein persönliches Interesse besteht, zu schweigen (u. a. durch Wahrnehmung des Rechts auf Zeugnisverweigerung), sofern Meldungen nicht gesetzlich vorgeschrieben sind oder sofern der Arzt von seinem Pat. von dieser Pflicht nicht befreit wird; **5)** die Pflicht, in Unglücksfällen (oder speziell bei einem Einsatz in der schnellen medizinischen Hilfe) zu helfen, wobei u. a. wegen der Dringlichkeit eine ausdrückliche Einwilligung des Pat. nicht erforderlich ist. Die Hilfeleistung ist auf die fachliche Spezialisierung nicht beschränkt; **6)** die Pflicht, alle wesentlichen Einzelheiten über die Aufnahme, den Ablauf u. den Abschluss der Behandlung sorgfältig u. nach bestem Gewissen zu dokumentieren, um darüber jederzeit – etwa bei einer Übernahme der Behandlung durch einen anderen Arzt, bei einer Kontrolle der Leistung oder bei der Prüfung von Ansprüchen – zuverlässige Informationen zu erhalten oder geben zu können; **7)** die Weiterbildungspflicht; **8)** die Pflicht, die Behandlung sowie deren Resultate zu analysieren u. einzuschätzen, um daraus zur weiteren Qualifizierung neue Erkenntnisse zu gewinnen oder die bisherige Praxis bestätigt zu finden.

**Berufs|unfähigkeit,** Abk. BU: Unfähigkeit zur weiteren Ausübung des bisherigen Berufs. Rentenanspruch ($^2/_3$ der Vollrente) besteht nach erfüllter Wartezeit, wenn »Erwerbsfähigkeit infolge einer Krankheit oder anderer Gebrechen oder einer Schwäche der körperlichen oder geist. Kräfte auf weniger als die Hälfte derjenigen eines körperlich oder geistig Gesunden mit ähnl. Ausbildung u. gleichwertigen Kenntnissen u. Fähigkeiten herabgesunken ist«. Zumutbar in diesem Sinne ist auch jede Tätigkeit, für die der Versicherte mit Erfolg ausgebildet oder umgeschult wurde durch Maßnahmen der Erhaltung, Besserung oder Wiederherstellung seiner Erwerbsfähigkeit. S. a. ▸Erwerbsunfähigkeit. E occupational disability.

**Beruhigungsbad:** medizinisches ▸Bad mit beruhigender u. schlaffördernder Wirkung. Wirksame Substanzen sind z. B. Baldrian-L-bornylester (Baldrianbäder), Zitronellöl (Melissenbäder), Hopfenextrakte.

**Beruhigungsmittel:** *Pharmazie* ▸Sedativa; zur Anw. kommen v. a. ▸Hypnotika, ▸Psychopharmaka, ▸Tranquilizer. E sedatives.

**Be|ryl|l(i)o|se:** ▸Berylliumkrankheit. E berylliosis.

**Berylliosis pulmonum:** granulomatöse Staublungenerkrankung (Pneumokoniose) durch Berylliumstaub (▸Berylliumgranulomatose); entweder im Anschluss an eine akut aufgetretene ▸Berylliumpneumonie oder nach langjähriger Be-Exposition. Führt zu Atemnot, trockenem Husten, Gewichtsabnahme, evtl. zu einer tödlichen Herzinsuffizienz. E pulmonary berylliosis.

**Be|ryl|li|um,** Abk. Be: 2-wertiges Element (Erdalkalimetall) mit OZ 4 u. Atomgew. 9,0122. Als Spurenelement im menschl. Körper vorkommend (mit Neigung zu Ablagerung in Leber, Knochen; s. a. ▸Berylliumkrankheit).

**Beryllium|granulomatose:** *Pathologie* Fremdkörpergranulome um inhalativ oder traumatisch (z. B. Eindringen von Glassplittern von Leuchtstoffröhren) ins Gewebe gelangte Berylliumpartikel. Entweder als ▸Berylliosis pulmonum oder als Hautsarkoide (lange fistelnd, unter Keloidbildung abheilend). – s. a. ▸Berylliumkrankheit. E beryllium granulomatosis.

**Beryllium|krankheit:** Erkrankungen nach Inhalation oder Kontakteinwirkung von B.-Verbindungen. Akut als schwere Allgemeinvergiftung oder als kurz dauernde fieberhafte Erkrankung (ähnlich dem Metalldampffieber) oder aber als ▸Berylliumpneumonie. Chronisch als ▸Berylliosis pulmonum u./oder als ▸Berylliumgranulomatose, vereinzelt auch als Berylliumrachitis (Knochenveränderungen nach Ablagerung im Skelett); ferner Leberparenchymschäden, Nervenlähmungen, durch lösliche Salze Magengeschwüre. E berylliosis.

**Beryllium|pneumonie:** Lobärpneumonie als ▸Berylliumkrankheit, u. zwar als Folge einer einmaligen oder längeren Inhalation von Berylliumverbindungen. Beginn mit Fieber, Erythem, Ekzem, Konjunktivitis, Husten (Sputum nicht rostbraun), später schwere Zyanose, Nierenreizung, Leberschwellung. Der Verlauf ist tödlich (Lähmung des Atemzentrums), oder aber es erfolgt Übergang in ▸Berylliosis pulmonum.

**Beryllium|rachitis:** s. u. ▸Berylliumkrankheit.

**Besamung:** **1)** ▸Imprägnierung. E impregnation. **2)** ▸Insemination. E insemination.

**Beschäftigungs|therapie:** Teilbereich der ▸Ergotherapie; die systematische Nutzung handwerklicher u. künstler. Tätigkeiten unter Anleitung eines Beschäftigungs- = Ergotherapeuten. Ziel ist die Verbesserung der eingeschränkten motorischen, sensorischen u. psychischen Funktionen oder deren Wiederherstellung. Ferner als leichtere Form der – v. a. psychiatrischen – Arbeitstherapie, z. B. im Dienste der Resozialisierung. Ein weiterer Aspekt der B. in einer Klinik ist die Tagesstrukturierung durch regelmäßige Tätigkeit. E occupational therapy.

**Beschleunigungs|empfindung:** Wahrnehmung der vom Vestibularapparat erfassten Geschwindigkeitsänderung bei Körperbewegung. Wird vermittelt durch Rezeptoren des Bogengangsystems (Körperdrehung) u. der Makulaorgane (Kopfneigung, Gravitationskräfte). ***Bogengangsorgane:*** Durch die bei Körperdrehung eintretende Bewegung der Endolymphe kommt es zur Auslenkung der Cupula, die zu Umbiegung der Zilien u. damit zu De- bzw. Repolarisation der Sinneszellen führt (je nach Strömungsrichtung). ***Makulaorgane:*** Verbiegung der Sinneshärchen (Otolithen) führt zur Erregung der Sinneszellen. – B. wird ergänzt durch Empfindung exterozeptiver (v.a. visueller) u. propriozeptiver Reize u. begleitet von ▸statokinetischen Reflexen. S.a. ▸Bewegungsempfindung. E sensation of acceleration.

**Be|schleunigungs|trauma, zerviko|zephales:** Schleudertrauma mit Hirnbeteiligung. E acceleration concussion.

**Beschneidung:** die aus rituellen oder hygienisch-krebsprophylaktischen Gründen beim männlichen Säugling (oder Pubanden) vorgenommene Teilentfernung der Vorhaut (s.a. ▸Zirkumzision) bzw. bei weibl. Personen die Ausschneidung der kleinen Schamlippen oder des Kitzlers. E circumcision.

**beschützende Werkstätte:** handwerklicher Betrieb als Einrichtung für die Arbeitstherapie in psychiatrischen Anstalten (u. ähnlich in Rehabilitationszentren für Behinderte). E sheltered workshop.

**Besenginsterkraut:** ▸Cytisus scoparius.

**Besen|reiser:** **1)** *Radiologie* kurze, radiärstreifige Ausläufer einer umschriebenen Abschattung der Lunge. ***Vork.:*** v.a. bei einem zentralen Bronchialkarzinom (sog. Krebsfüße). **2)** *Dermatologie* ▸Besenreiservarizen.

**Besenreiser|varizen:** fein verzweigte oberflächl. intradermal gelegene Venenerweiterung (Phlebektasien), v.a. am Bein der Frau. S.a. ▸Naevus araneus. E starburst varices.

**Besetzung:** (S. Freud) die vom Lust-Unlust-Prinzip regulierte Inanspruchnahme der psychischen Energie. E cathexis.

**Besnier** (Ernst B., 1831–1909, Dermatologe, Paris). – **B.-Boeck-Schaumann-Krankheit** (Karl Wilhelm Boeck, 1808–1875, Dermatologe, Oslo; Jörgen Schaumann, 1879–1953, Dermatologe, Stockholm), Lymphogranulomatosis benigna, Sarkoidose: granulomatös entzündliche Systemerkrankung unklarer Genese. Befall v.a. der Lymphknoten, Lunge (▸Lungensarkoidose), Haut (▸Lupus pernio, ▸Angiolupoid) u. Gelenke (Arthritis); seltener von Augen u. Parotis (Uveo-Parotis-Syndrom), Skelett (▸Perthes-Jüngling-Krankh.), ZNS (Enzephalitis), Herz (Endokarditis), Darms u. Nieren. ▸Löfgren-Syndom als Sonderform mit akutem Verlauf; s.a. ▸Heerfordt-Syndrom. ***Diagn.:*** radiol. 3 Stadien (4 im angloamerik. Raum): Lymphknotenvergrößerung bis hin zu fibrotischen Veränderungen des Lungenparenchyms. Befall des lymphatischen (insbes. des retikulohistiozytären) Systems; kleine (»miliare«), oft dicht stehende Knötchen (Granulome) mit Epitheloid- u. Langhans-Riesenzellen (selten zentrale Nekrose); hämatogene Generalisation, Rückbildung oder Vernarbung. In den Riesenzellen manchmal Asteroid- u. Schaumann-Körperchen. Lungenfunktionsdiagnostik (restriktive Ventilationsstörung in Stadium II u. III); Labor (ACE↑ im Serum; Ca↑ im Serum u.

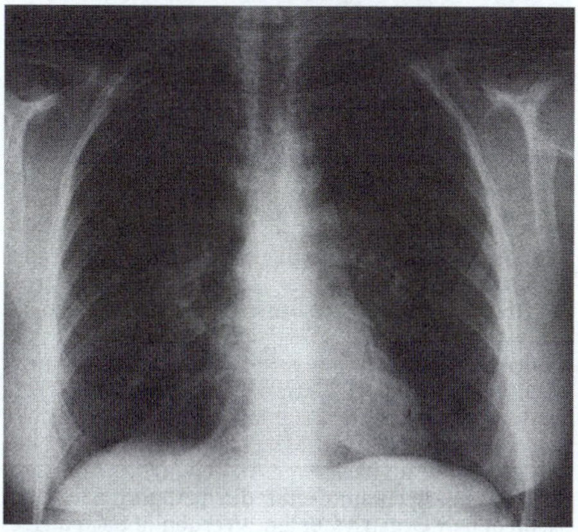

**Besnier-Boeck-Schaumann-Krankheit:** beidseitige verbreiterte Lungenhili bei sonst unauffälliger Lungengefäßstruktur im Röntgenthorax. [87]

Urin; Lymphozytose, evtl. aber Leuko- u. Lymphopenie; Eosinophilie; evtl. Monozytose); Bronchoskopie mit Lavage u. Biopsie. ***Klinik:*** oft röntg. Zufallsbefund; Symptome je nach Stadium u.a. Husten, Belastungsdyspnoe, reduzierter Allgemeinzustand, Gekenkschmerzen. ***Progn.:*** meist gutartiger mehrmonatiger bis mehrjähriger Verlauf mit spontaner Rückbildungstendenz; in 10 % Übergang in Lungenfibrose. ***DD:*** Lymphogranulomatose, Tuberkulose, Berylliose (je nach Symptomatik). ***Ther.:*** ggf. Glucocorticoide, regelmäßige Verlaufskontrollen. E Besnier-Boeck-Schaumann disease, sarcoidosis. – **B.-Flechte:** ▸Pityriasis rubra pilaris. – **B.-Prurigo,** Neurodermitis: ▸Ekzem, atopisches.

**Bestands|potential:** *Physiologie* physiologisch im Auge bestehendes elektrisches Potential; entsteht v.a. im Pigmentepithel. Der auf dem B. beruhende **Bestandspotentialstrom** ist als sog. Dunkelstrom mit unpolarisierbaren Elektroden zwischen Hornhaut u. hinterem Augenpol ableitbar (s.a. ▸Elektroretinographie). E resting potential.

**Best-Krankheit** (F. B., dtsch. Augenarzt, Gießen): eine erbliche Form der Makuladegeneration. E Best's disease.

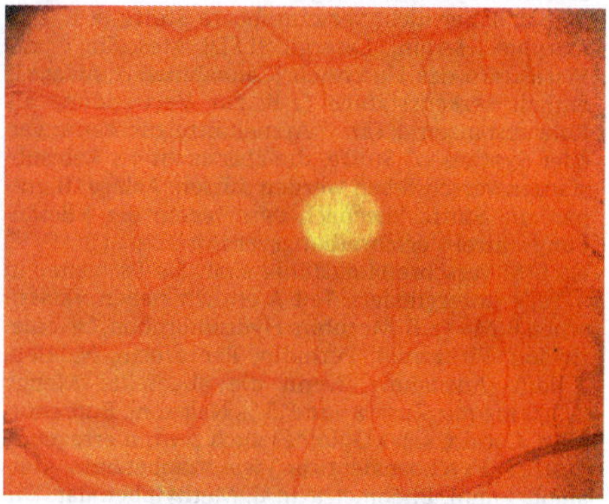

**Best-Krankheit:** vitelliforme (eidotterförmige) Makuladegeneration am linken Augenhintergrund. [437]

**Be|strah|lung,** Radiation: die Anw. von Dezimeter- u. Zentimeterwellen (Mikrowellen), Wärmestrahlen, sichtbarem u. UV-Licht sowie – als ▸Strahlentherapie – die Anw. von Röntgen- u. von Gamma-, Alpha-, Beta- u. Neutronenstrahlen. S.a. ▸Bestrahlungsfeld. E irradiation.

**Bestrahlungs|feld:** das der Strahlung ausgesetzte, durch Tubus oder Blende eingegrenzte Hautfeld (bei ▸Bewegungsbestrahlung mit konstantem Pendelradius das Achsenfeld). Die ▸Feldgröße ist ein wichtiger Faktor der Dosisbestimmung. E irradiation field.

**Bestrahlungs|plan:** Teil des ▸Bestrahlungsprotokolls, der sämtliche Daten einer Strahlentherapie enthält u. sie rekonstruierbar macht. Enthält medizinische Daten (Art, Lage, Abmessungen, Wachstumstendenz u. Umgebung des Tumors), die eine Festlegung von Gesamtdosis, Einzeldosen u. Bestrahlungspausen erlauben. Ferner werden physikalisch-technische Daten festgehalten: Angaben über Strahlenart u. -qualität sowie über die Bestrahlungstechnik einschl. der entstehenden Dosisverteilung (optimal als Isodosenangaben). E radiation treatment plan.

**Bestrahlungs|protokoll:** das bei Strahlentherapie zu führende Protokoll nach DIN 6827, aus dem die Bestrahlung in allen Merkmalen reproduziert werden kann. Enthält den ▸Bestrahlungsplan u. Bestrahlungsnachweise.

**Bestrahlungs|schaden, arterieller:** fibrotischer Gefäßverschluss als ▸Strahlenspätwirkung (Jahre bis Jahrzehnte) nach therapeutischen Bestrahlungen.

**Bestrahlungs|syndrom:** ▸Strahlensyndrom.

**BET:** Abk. für ▶**brusterhaltende Therapie.**

**Be|ta..., ▶β...** s.a. unter dem betr. Hauptbegriff.

**Beta-Adrenozeptor-Agonisten:** ▶Betasympathomimetica. E beta-adrenomimetics.

**Beta-Adrenozeptor-Antagonisten:** *Pharmazie* ▶Betarezeptorenblocker.

**Beta|aktivität: 1)** *Neurologie* eine Folge von ▶Betawellen im EEG. E beta activity. **2)** *Radiologie* die Aktivität eines Betastrahlers (▶Betastrahlung). E beta radiation.

**Beta|applikator:** *Radiologie* s.u. ▶Betastrahlen.

**Beta|blocker:** ▶Betarezeptorenblocker. E betablocker.

**Beta|caroten:** Provitamin A (s.u. ▶Carotin); ***Anw.*** als Lichtschutzmittel. E beta carotene.

**Beta|cholesterin,** LDL-Cholesterin, Abk. LDL-Chol: s.u. ▶Lipoproteine (2). E beta cholesterol, LDL-cholesterol.

**Be|täubung:** ▶Anästhesie; i.w.S. auch der rauschähnliche Zustand (mit Halluzinationen) durch ▶Betäubungsmittel. E anesthesia.

**Betäubungsmittel,** Abk. BtM: im ▶Betäubungsmittelgesetz (BtMG) als BtM bezeichnete u. einzeln namentlich genannte Wirkst., die zur ▶Abhängigkeit führen können. Diese sind in 3 Anlagen zum BtMG einzeln aufgeführt: **Anlage I** enthält nicht verkehrsfähige u. daher nicht verschreibbare Stoffe (z.B. Diamorphin [Heroin], Lysergid [LSD], Mescalin u. die Wirkstoffe des Haschisch [Cannabinole]). **Anlage II** enthält verkehrsfähige (z.B. zur Verwendung als Rohsubstanzen für Arzneimittelzubereitungen oder Synthesen) Stoffe, die aber nicht als Reinsubstanzen verschrieben werden dürfen. **Anlage III** enthält die Stoffe, die nach den Regeln der ▶Betäubungsmittel-Verschreibungsverordnung (BtMVV) als BtM verschreibungsfähig sind. Sie ist weiter in 3 Teile untergliedert. **Teil A** enthält neben »klassischen BtM« (z.B. Morphin, Hydromorphon, Levomethadon, Piritramid, Pethidin, Pentazocin, Nabilon, Tilidin [Ausnahme, wenn die abgeteilte Menge ≦ 300 mg mit Zusatz von 7,5 % Naloxon], Buprenorphin, Cocain; s.a. ▶Opioide) auch zentral erregende Stoffe (»Psychoanaleptica«) wie Amphetamin, Metamphetamin, Phenmetrazin u. Methylphenidat. Die **Teile B u. C** enthalten als »psychotrope Stoffe« v.a. Schlaf- u. Beruhigungsmittel (z.B. Barbiturate, Benzodiazepine), die in Arzneimittelzubereitungen (mit gesetzlich festgelegter Dosis- bzw. Konzentrationsbegrenzung) nicht als BtM gelten u. wie andere verschreibungspflichtige Arzneimittel gehandhabt werden können. E narcotics.

**Betäubungsmittelgesetz,** Abk. BtMG: in der Bundesrepublik Deutschland das Gesetz, das die Ein-, Durch- u. Ausfuhr, die Herstellung, Verarbeitung u. Aufbewahrung sowie ärztliche Verordnung, Abgabe, Erwerb u. Vernichtung von Betäubungsmitteln regelt; aktualisiert durch Betäubungsmittelrechts-Änderungsverordnungen; s.a. ▶Betäubungsmittel-Verschreibungsverordnung. E narcotics act.

**Betäubungs|mittel|sucht:** süchtiges Verlangen nach ▶Betäubungsmitteln; zumindest anfänglich als »Hilfe« über – meist unkontrollierbare – körperliche oder seel. Leiden; s.a. ▶Abhängigkeit, ▶Sucht. E narcotism, drug addiction.

**Betäubungsmittel-Verschreibungsverordnung,** Abk. BtMVV: Verordnung (u. Änderungsverordnungen) über die ärztliche Verschreibung von ▶Betäubungsmitteln; enthält Bestimmungen über Form (dreiteiliges amtliches Formblatt = **Betäubungsmittelrezept** des Bundesinstituts f. Arzneimittel u. Medizinprodukte) u. Inhalt der ärztlichen Verschreibung (festgelegte Verschreibungshöchstmengen u.a.) für den Bedarf eines Patienten oder den Praxisbedarf bzw. über den **Betäubungsmittelanforderungsschein** für den Vorrat einer Station oder eines Rettungsdienstes.

**Beta|glo|bu|lin,** β-Globulin: ▶Plasmaproteine (dort Tab.) mit einer Wanderungsgeschwindigkeit bei der ▶Eiweißelektrophorese, die zwischen der der α- u. γ-Globuline liegt. E beta-globulin.

**Beta|hämolyse:** *Bakteriologie* die für Streptokokken der β-Gruppe n. BROWN u. für Staphylokokken typische vollständige Hämolyse auf Blutagar; mit breiter hämopeptischer (= Blutverdauungs-)Zone u. mit schmaler Übergangszone um die Kolonien. E betahemolysis.

**Beta|histin:** ein Antiemetikum (Histaminderivat); ***Anw.*** in ▶Antivertiginosa. E betahistine.

**Betain,** Trimethylglykokoll, Glykokollbetain: chemisch einfachstes der ▶Betaine; durch seine labile $CH_3$-Gruppe wichtiger ▶Donator für Methylengruppen für die Transmethylierung; lipotrop. ***Anw.*** z.B. als Betaindihydrogencitrat bei Leber-Erkr.; als Betainhydrochlorid auch zur Substitution von Magensäure. E betaine.

**Betaindihydrogencitrat:** Hepatikum. E betaine dihydrogen citrate.

**Betaine:** Gruppe organischer quartärer Ammonium- bzw. Sulfoniumverbindungen mit Zwitterionenstruktur u. innerer (= intramolekularer) Anhydridbildung zwischen der freien Carboxylgruppe ($COO^-$) u. quartärem Stickstoff ($N^+$) bzw. zwischen $SO_3^-$ u. $N^+$. ***Funktion:*** als biogene Amine beteiligt am Stickstoffstoffwechsel u. an Transmethylierungsvorgängen (▶Betain); sind ansonsten meist indifferent (nur bestimmte Ester besitzen eine hohe vegetative Wirksamkeit, z.T. mit Vitaminwirkung, z.B. Carnitin, »Vitamin $B_T$«). E betaines.

**Beta|körperchen:** *Zytologie* ▶LIPSCHÜTZ-Körperchen bei Herpes genitalis.

**Betalactam-Antibiotika:** ▶β-Lactam-Antibiotica.

**Betalactamasen:** ▶β-Lactamasen.

**Betalipo|proteine, -proteide: 1)** als $\beta_1$-Lipoproteine die bei der Elektrophorese mit der $\alpha_2$-Fraktion (oder nahe dieser) wandernden ▶Lipoproteine geringer Dichte ($LDL_2$ bzw. $LDL_3$); sie sind bei einem Proteingehalt von 20–25 % (v.a. Apo[protein] B sowie Apo C u. E) reich an Cholesterinestern, freiem Cholesterin u. Phospholipiden u. enthalten auch kleinere Mengen Triglyceride (sie sind für den Transport dieser Lipide – u. auch der Carotinoide u. Steroide – wichtig). **2)** als β-L. ferner ein Teil der ▶Lipoproteine hoher Dichte ($HDL_1$), die ebenfalls reichlich Cholesterinester enthalten. E beta lipoproteins, beta lipoproteides.

**Betamethason:** synthetisches, halogeniertes ▶Glucocorticoid (s. Formel) mit antiphlogistischer u. antiallerg. Wirksamkeit, aber ohne merklichen Mineralocorticoideffekt. E 16β-Methyl-9α-fluorprednisolon, betamethason.

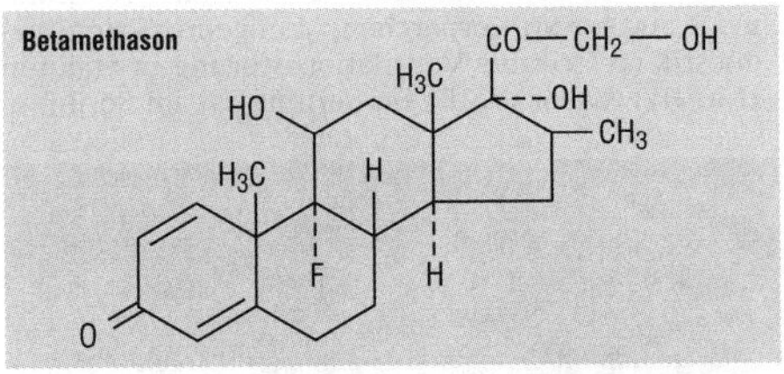


**Betamethason.**

**Beta₂-Mikro|globulin:** s.u. ▶Mikroglobuline.

**Beta|oxidation:** (KNOOP) der ▶Fettsäureabbau gemäß der KNOOP-Regel, d.h. mit Bildung von Coenzym-A-Fettsäureester u. Abspaltung der beiden carboxylständigen C-Atome der Fettsäure als aktivierte Essigsäure. E beta-oxidation.

**Beta|re|zeptoren,** β-adrenergische Rezeptoren: ▶Membranrezeptoren, die auf adrenerge Transmitter des sympathischen Systems (▶Adrenalin, ▶Noradrenalin) u. auf adrenerge Arzneiwirkstoffe ansprechen. Sie besitzen unterschiedlicher Spezifität in verschiedenen Organsystemen. Werden je nach ausgelöstem Effekt (Tab.) als $\beta_1$- u. $\beta_2$-Rezeptoren unterschieden. Als Bindungsprotein besitzen sie einen – Guanylnucleotide bindenden – Eiweißkörper, über den das Adenylatcyclase-System aktiviert wird. Aktivierungsablauf: Besetzung des Rezeptors durch den β-adrenergen Transmitter bzw. Catecholamine (auch Arzneimittel), Ausbildung eines Agonist-Rezeptor-Komplexes, Konformationsänderung, Kopplung an ein Bindungsprotein, Aktivierung des Adenylatcyclase-Systems mit Bildung zyklischen 3',5'-Adenosinmonophosphats (cAMP) als Zweitbote (»second messenger«) für den Start adrenerger Funktionen durch Aktivierung von Proteinkinasen, Phosphorylierung, Aktivierung inaktiver Enzyme (z. B. Triglyceridlipasen, Phosphorylasen; resultiert in vermehrter Lipolyse bzw. Glykogenolyse), Aktivierung von Calciumkanälen (Calciumioneneinstrom). Dieses Geschehen ist hemmbar durch ▸Betarezeptorenblocker; andererseits sind β-sympathomimetische Wirkungen durch Methylxanthine imitierbar (diese Verbindungen hemmen den Abbau von cAMP durch die Phosphodiesterase). E beta(-adrenergic) receptors.

| | Organ | Rezeptorfunktion |
|---|---|---|
| **$\beta_1$-Typ** | Herz | Frequenz, Kontraktilitätssteigerung, Leitungsgeschwindigkeitserhöhung |
| | Niere | Reninfreisetzung vermehrt |
| | Fettgewebe | Lipolysesteigerung |
| **$\beta_2$-Typ** | Bronchialtrakt, Gefäße, Uterus | Tonusminderung glatter Muskulatur |
| | Pankreas (β-Zellen) | Steigerung der Insulinfreisetzung |
| | Leber, Skelettmuskel | Steigerung der Glykogenolyse |
| | Fettgewebe | Lipolysesteigerung |

**Betarezeptoren:** durch β-Rezeptor-Subtypen an bestimmten Organen vorwiegend hervorgerufene unterschiedliche Wirkungen. [55]

**Betarezeptoren|blocker,** β-Adrenozeptorenblocker: β-Rezeptoren blockierende Substanzen mit Phenoxypropanolamin-Struktur. Hemmen die Wirkung von β-Sympathomimetika (s. a. ▸Aktivität, intrinsische), v. a. des Noradrenalins. Dadurch Senkung von Herzfrequenz, Schlagkraft u. Erregbarkeit. ***Wirkst.:*** gewisse ▸Kardioselektivität durch relativ selektive Hemmung von $\beta_1$-Rezeptoren z. B. durch Atenolol, Acebutolol, Metoprolol u. Talinolol; nicht selektive B. ($\beta_1$- u. $\beta_2$-wirksam) sind z. B. Alprenolol, Nadolol, Oxprenolol, Pindolol, Propranolol u. Sotalol; s. a. ▸Sympathomimetica. ***Anw.:*** bei Krankheiten mit eingeschränkter Koronarreserve u. – kardial u. allgemein – gesteigertem $O_2$-Verbrauch, z. B. als Prophylaktika gegen Angina pectoris, Reinfarkt, bei Tachyarrhythmien, akutem Myokardinfarkt, hyperkinetischem Herzsyndrom, Hyperthyreose u. Thyreotoxikose, Hypertonien (bei Phäochromozytom unter gleichzeitiger α-Rezeptoren-Blockade), Pfortaderhypertension, Tremor, einfachem Glaukom u. zur Migräne-Prophylaxe. Abruptes Absetzen der Medikation ist gefährlich (führt zu Blutdruckanstieg, Tachyarrhythmie, Angina pectoris, evtl. Myokardinfarkt, Tremor). ***NW:*** Bronchokonstriktion, Potenzstörungen, Verschlechterung einer bestehenden arteriellen Verschlusskrankheit, Verschlechterung einer diabetischen Stoffwechsellage, Anstieg des Cholesterinspiegels. – s. a. ▸Membranwirkung, unspezifische. E beta(-receptor) blocker.

**Beta|rhythmus:** *Neurologie* s. u. ▸Betawellen. E beta rhythm.

**Beta|strahlung:** **1)** bei ▸Betazerfall bestimmter radioaktiver Isotope (»Betastrahler«) entstehende Korpuskularstrahlung (Elektronen bzw. Positronen); sie ist den α-Teilchen an Ionisationsdichte unter-, an Durchdringungsvermögen überlegen. Die Messung erfolgt mit dem β-Zählrohr (Gas-, Flüssigszintillations-, Halbleiterzähler). – Therap. ***Anw.*** (Sr-90/Y-90 u. Ru-106/Rh-106) z. B. in entsprechend geformten Radionuclidträgern (»Betaapplikatoren«). **2)** inkorrekte Bez. für künstlich beschleunigte (»schnelle«) Elektronen. E beta-rays. – **B., inverse:** die sog. Röntgen-K-Strahlung bei Einfangen eines Hüllenelektrons der K-Schale durch einen instabilen Atomkern.

**Betasympatholytica:** ▸Betarezeptorenblocker. E beta sympatholytics.

**Betasympathomime|tica, -tika,** Betamimetika: an ▸Betarezeptoren wirksame ▸Sympathomimetika. ***Wirkst.:*** a) unselektiv; z. B. Isoprenalin (nur noch lokale Anw.), Dobutamin (zusätzlich α-Stimulation); b) **$\beta_2$-Sympathomimetika**, unterschieden in kurz wirkende (Wirkdauer 4–6 Std.; z. B. Salbutamol, Fenoterol, Reproterol, Terbutalin, Orciprenalin, Clenbuterol) u. lang wirkende (Wirkdauer ca. 12 Std.; z. B. Salmeterol, Formoterol). ***Wirkung:*** an den $\beta_1$-Rezeptoren des Herzens positiv inotrop, chronotrop u. dromotrop; an den $\beta_2$-Rezeptoren der glatten Muskulatur von Bronchien, Uterus u. Gefäßen muskelerschlaffend. ***Anw.*** der $\beta_2$-S. als inhalative oder systemische Bronchodilatatoren bei obstruktiven Lungenerkr. sowie als Tokolytika (bei drohender Frühgeburt), außerdem bei bradykarden Herzrhythmusstörungen (z. B. Orciprenalin). ***NW:*** Kopfschmerzen, Muskeltremor, Unruhe, Tachykardie, Herzrhythmusstörungen. E beta sympathomimetics.

**Beta-Tätigkeit:** ▸Betaaktivität.

**Beta|teilchen:** s. u. ▸Beta-Zerfall. E beta particles.

**Beta|tron|therapie:** *Radiologie* ▸Elektronentherapie mit Elektronen, die in einem **Betatron** (Elektronenkreisbeschleuniger) in hohe Geschwindigkeit versetzt wurden. – Ferner weniger korrekte Bez. für die auf beschleunigten Elektronen basierende Röntgen-Megavolt-Therapie. E betatron therapy.

**Beta|wellen:** *Neurologie* im EEG relativ schnelle Wellen (14–30/Sek.) mit Amplituden von 10–30 µV (meist < 50 % der Amplituden der Alphawellen); als **schnelle B.** solche mit einer Frequenz von 30–40/Sek. u. evtl. in Gruppen (= »schnelle β-Gruppen«, z. B. bei Medikamentabusus). Vork. v. a. bei differenzierten – geistigen oder körperlichen – Aktivitäten. E beta waves.

**Betaxolol:** ▸Betarezeptorenblocker; Klasse-II-Antiarrhythmikum, s. u. ▸Antiarrhythmika. E betaxolol.

**Beta|zelle:** **1)** *Histologie* ▸B-Zellen. E beta cell. **2)** künstliches ▸Pankreas.

**Beta-Zerfall:** radioaktiver Zerfall mit spontaner Emission eines negativen oder pos. Elektrons (»β-Teilchen«) aus einem Atomkern (= $\beta^-$- bzw. $\beta^+$-Zerfall); i. w. S. auch jede andere Kernumwandlung, bei der sich die Ordnungszahl um eine Einheit ändert (z. B. ▸K-Einfang). E beta decay.

**Betel|kauen:** in Südostasien verbreiteter Genuss von Betelbissen, hergestellt aus Samen der Betelnuss [Semen Arecae], Kalk u. Pflanzenextrakten; die in der Nuss enthaltenen parasympathomimet. Alkaloide wirken stimmungsanregend. Chronischer Gebrauch führt zu tiefschwarzer Mund- u. Zahnverfärbung, Gebissschäden, evtl. zu **Betelnuss-Tumoren** (Fibrom, Sarkom, Karzinom), Speicheldrüsenzysten. E betel nut chewing.

**Bethanechol:** ein direktes ▸Parasympathomimetikum; ***Anw.*** als Mittel gegen Blasenatonie. E bethanechol.

**Bethesda-Ballerup-Gruppe:** *Bakteriologie* ▸Citrobacter.

**Betreuung:** das seit dem 1. 1. 1992 gültige Betreuungsgesetz löste das Vormundschafts- (mit Entmündigung) u. Pflegschaftsrecht (mit Pflegschaft) für Erwachsene ab. Ein Volljähriger kann aufgrund einer psychischen Krankheit oder einer körperlichen, geistigen oder seelischen Behinderung auf Bestellung des Vormundschaftsgerichts einen Betreuer erhalten, wenn er seine Angelegenheiten ganz oder teilweise nicht besorgen kann. Auch ein Angehöriger kann als Betreuer eingesetzt werden. Die B. steht erst an letzter Stelle der Hilfen, wenn ambulante u. rehabilitierende Maßnahmen nicht mehr helfen. Der Betreuer ist verpflichtet, den Hilfsbedürftigen im erforderlichen Umfang persönlich zu betreuen, er hat den Wünschen zu entsprechen, soweit dies dem Wohl des Hilfsbedürftigen nicht zuwiderläuft u. dem Betreuer zuzumuten ist. Er darf nur für Aufgabenkreise bestellt werden, in denen die B. unbedingt notwendig ist. Die Geschäftsfähigkeit bleibt von der Bestellung der Betreuung, die nur für Aufgabenkreise (Aufenthaltsbestimmungsrecht, Zuführung zur ärztlichen Behandlung, Vermögenssorge usw.) eingerichtet wird, unberührt. Zur Beratung u. zur Gewinnung geeigneter Betreuer haben die Städte u. Gemeinden Betreuungsbehörden einzurichten.

**Be|triebs|arzt:** ▶Werksarzt. E occupational physician.

**Betriebs|medizin:** medizinischer Bereich, der sich mit der Prävention u. Erkennung von durch das Arbeitsgeschehen verursachten Erkrankungen sowie Maßnahmen zur Unfallverhütung befasst. Ärzte können nach entsprechender Weiterbildung diese Zusatzbezeichnung erwerben.

**Betriebs|unfall:** Arbeitsunfall. Die Behandlung erfolgt unter Beachtung der berufsgenossenschaftlichen Richtlinien.

**Bett:** s.u. ▶Krankenbett.

**Bett|nässen:** ▶Enuresis. E bed wetting.

**Betulae folium,** Birkenblätter: Blätter der Hängebirke (= Gewöhnliche Birke) oder Moorbirke (= Behaarte Birke), die als Heilpflanzenbestandteil nachgewiesene Wirkung bei Harnwegsinfektionen u. Nierengrieß haben u. unterstützend bei rheumatischen Beschwerden wirken.

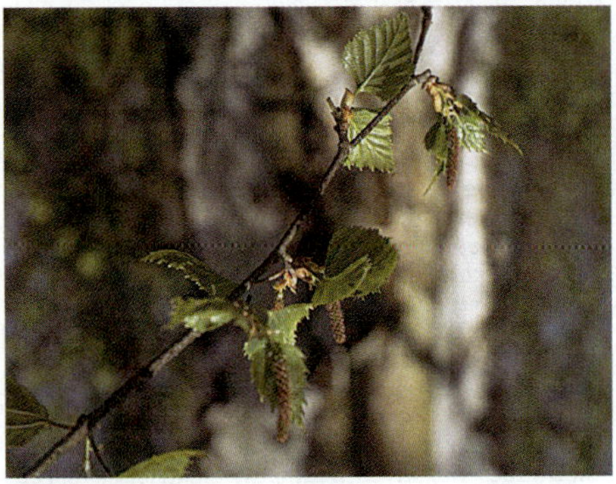

**Betulae folium.** [482]

**Betz-Riesenzellen** (Wladimir A. B., 1834–1894, russ. Anatom): die größten Pyramidenzellen des ▶Neocortex (in Schicht V); Axone dieser Zellen z.T. als Fasern des Tractus corticospinalis. E Betz cells.

**Beuge|kontraktur:** die Teil- bis Vollversteifung eines Gelenkes in Beugestellung z.B. als Folgezustand einer langzeitigen Inaktivität bzw. Hypertonie (spastische B.) der Muskulatur. Zunächst nur als Streckhemmung, d.h. mit Restbeugevermögen. – s.a. ▶Kontraktur. E flexion contracture.

**Beuger:** *Anatomie* ▶Musculi flexores. E flexors.

**Beuge|reaktion:** *Neurologie* eine bei passiver Zehen- u. Fußbeugung auftretende reaktive Beugung des Unter- u. Oberschenkels (= **kinetische B.**) mit anschließender Streckhemmung (= **statische B.**). Sie tritt infolge Störung der Tonusverteilung bei Klein-, Stamm-, Schläfen- oder Stirnhirnerkrankung auf. Analog auch als atonisches Einknicken am Arm. – s.a. ▶Streck-, ▶Stützreaktion. E flexion reaction, flexor response.

**Beuge|reflex, Beuger|syn|ergie:** endo- oder exogen ausgelöster Fremdreflex als tonische Muskelkontraktion der Beuger einer oder mehrerer Extremitäten, evtl. kombiniert mit einer Streckreaktion der Gegenseite. Ein phylogenetisch alter Abwehr- bzw. Fluchtreflex, z.B. als Kernig-Zeichen oder als Bauchdeckenspannung mit Beugung der Beine bei Peritonitis; als pathologisch **enthemmter B.** bei Pyramidenbahnschädigung u. als Massen-B. (spinale Automatismen) sowie als z.B. Babinski-, Oppenheim-, Gordon-Reflex. E flexor reflex, flexor synergism.

**Beuge|sehnen|reflex:** *Neurologie* Fingerbeugung bei Beklopfen der Beugesehnen am Handgelenk als ein Eigenreflex (Muskeldehnungsreflex) über die Rückenmarksegmente $C_8$ u. $Th_1$. E flexor tendon reflex.

**Beugung: 1)** *Physiologie* ▶Flexion. E flexion, flection. **2)** *Physik* die durch ein im Strahlengang befindliches Hindernis (z.B. Spalt, ▶Gitter) bedingte Abweichung einer Wellenbewegung im homogenen Medium von der geradlinigen Ausbreitung. – s.a. ▶Interferenz (1). E diffraction.

**Beulen|pest:** ▶Bubonenpest. E bubonic plague.

**Beutel|blase:** die bei neuro-myogener Atonie durch Elastizitätsverlust ausgeweitete Harnblase; dabei besteht eine paradoxe ▶Ischurie. E atonic bladder.

**Beutel|tampon:** mit Tamponade-Material ausgestopfter Gazebeutel, z.B. für ▶Mikulicz-Tamponade.

**Bevel:** *Optik* der abgerundete Randbereich der Kornealinse. E corneal bevel.

**Bevölkerungspyramide:** grafische Darstellung der altersmäßigen Zusammensetzung der Bevölkerung eines Landes. Auf der Ordinate ist das Alter in Jahren, auf der Abszisse der Anteil in % der Bevölkerung aufgetragen. Der Bevölkerungsaufbau nähert sich in allen Industrieländern einem tonnenförmigen Aufbau, d.h., der prozentuale Anteil der älteren Bevölkerungsmitglieder nimmt zu. Die Ursache liegt in einer sinkenden Säuglings- u. Erwachsenensterblichkeit bei gleichzeitigem Rückgang der Fertilität, wobei der häufig gebrauchte und negativ belegte Begriff der »Überalterung« der Tatsache nicht Rechnung trägt, dass eine geringe frühe Säuglingssterblichkeit u. eine maximal lange Lebenserwartung jedes geborenen Mitglieds einer Population Ziele aller human orientierten medizinischen u. gesundheitspolitischen Aktivitäten sind.

**Bewahrung:** *Hygiene* Isolierung oder Asylierung von Erkrankten, Kontaktpersonen, Ausscheidern etc. als Schutzmaßnahme für die gesunde Bevölkerung; ▶Quarantäne.

**Beweglichkeit:** ▶Mobilität, ▶Motilität. E mobility.

**Bewegung: 1)** *Physiologie* die Lageänderung der Gliedmaßen(teile) oder des Körpers im Raum über die Zeit (s.a. ▶Sensomotorik); als **passive B.** durch Wirkungen von außen (z.B. bei Bewegungsübung); als **aktive B.** infolge Aktivierung von motorischen Nervenzellen (▶Motoneuronen), u. zwar willkürlich gemäß einem im Gyrus praecentralis entworfenen Bewegungs- = Innervationsmuster (s.a. ▶Willkürmotorik). Als **unwillkürliche aktive B.** (d.h. ohne Auslösung im motorischen Kortex) ist sie entweder eine **reflektorische B.** (erfolgt durch reizbedingte Aktivierung von Reflexmustern des Rückenmarks oder höherer zentral nervöser Abschnitte) oder eine **automatische B.** (B. als krankhafter Automatismus stereotyper Art; s.a. ▶Bewegungsstereotypie). – Der Bewegungsablauf ist bei **koordinierter B.** gekennzeichnet durch geregeltes Zusammenspiel (Synergie) von Agonisten u. Antagonisten, bei **unkoordinierter B.** durch Störung dieser Synergie u. dann z.B. choreatisch (s.a. ▶Chorea), choreiform, ataktisch (▶Ataxie), athetotisch (▶Athetose). E movement. **2)** *Ophthalmologie* ▶Augenbewegungen.

**Bewegungs|apparat:** *Anatomie* Sammelbegriff für Knochen, Gelenke, Bänder (= **passiver B.**) u. Skelettmuskeln (= **aktiver B.**); heute als Bewegungsorgane zusammengefasst. E musculoskeletal system, locomotor apparatus.

**Bewegungs|armut:** *Neurologie* ▶Hypokinese.

**Bewẹgungs|bad:** Methode der aktiven physikalischen Therapie, bei welcher der Patient gemeinsam mit dem Therapeuten gymnastische Übungen im Wasser durchführt. Ziel ist die Erhaltung oder Wiedererlangung der Steh- u. Gehfähigkeit. Wegen der Kreislaufbelastung ist das B. bei allen Formen der Herzinsuffizienz, respiratorischer Insuffizienz u. nach frischen Thrombosen kontraindiziert. E kinotherapeutic bath.

**Bewẹgungs|bestrahlung:** Form der Röntgen-, Gamma- u. Elektronen-Teletherapie, bei der die Strahlenquelle oder der Patient so bewegt werden, dass sich der genau lokalisierte Krankheitsherd während der gesamten Bestrahlungszeit, die Teile des rel. großen Einstrahlfeldes aber nur vorübergehend im Strahlenkegel befinden. So wird eine geringere Oberflächenbelastung erzielt. S.a. ▸Rotations-, ▸Pendel- oder ▸Konvergenz-Bestrahlung. E moving-field therapy.

**Bewẹgungs|drang:** *Psychologie* eine ungerichtete motor. Unruhe, v.a. bei Katatonie, agitierter Melancholie, Dämmerzustand, Fieberdelir, organ. Hirnkrankheit; s.a. ▸Akathisie. E agitation.

**Bewẹgungs|empfindung:** *Physiologie* im Gehirn erfolgende Verarbeitung der im Zusammenhang mit Bewegungen gleichzeitig oder isoliert erfolgenden Erregungen der Rezeptoren des ▸Bewegungssinnes, des Vestibularapparates u. der Haut (▸Propriorezeptoren) zu einer einzigen Empfindung. Auch Bez. für das Bewusstwerden der Abläufe (Bewegungswahrnehmung). S.a. ▸Beschleunigungsempfindung. E kinesthesia.

**Bewẹgungs|kette:** *Anatomie* (BENNINGHOFF) Kombination mehrerer hintereinander geschalteter Gelenke einschließlich der zugehörigen mehrgelenkigen Muskeln als motorische Funktionseinheit für komplexe Bewegungsabläufe, die durch ein koordiniertes Zusammenwirken von Funktionssystemen der Hirnrinde, des Kleinhirns u. des Rückenmarks einschließlich der zugehörigen Leitungsbahnen (s.a. ▸Bewegung) ermöglicht werden.

**Bewẹgungs|krankheit:** ▸Kinetose. E motion sickness.

**Bewegungslehre, funktionelle,** Abk. FBL: physiotherapeutische Methode, die durch mobilisierende Massage, widerlagernde Mobilisation u. hubfreie bzw. hubarme Mobilisation eine Ökonomisierung tägl. Bewegungsabläufe u. Schmerzfreiheit erzielen will. Die FBL wird bei Schmerzen u. funktionellen Bewegungseinschränkungen der Wirbelsäule sowie der großen Gelenke eingesetzt. Nach der Begründerin KLEIN-VOGELBACH gibt es einen theoretischen Idealkörperbau für Statik u. Konstitution, der allerdings in der Praxis nicht erreicht wird. Die bestehenden Abweichungen führen zu veränderten Bewegungsabläufen u. evtl. auch zu Schmerzen. Vor Beginn der Behandlung wird ein umfassender »funktioneller Status« erstellt, wobei die Abweichungen vom Ideal für jedes Gelenk sowie aktuelle Beschwerden erfasst werden. Darauf aufbauend wird bei allen Übungen versucht, Bewegungsabläufe mit Hilfe provozierter Gleichgewichtsreaktionen u. reaktiver Übungen zu ökonomisieren.

**Bewẹgungs|mangel|krankheiten,** Hypomotilitätsstörungen: Krankheiten, bei welchen Bewegungsmangel einen wesentlichen pathogenetischen Faktor darstellt; v.a. Kreislaufregulationsstörungen, vegetative Dystonien, Haltungsfehler u. -schäden des Skelettsystems sowie des zugehörigen Bandapparates u. der Muskulatur, vorzeitige funktionelle Organschwäche, i.w.S. auch die Fettleibigkeit. E hypokinetic diseases.

**Bewẹgungs|muster:** *Physiologie* s.u. ▸Bewegung; s.a. ▸Willkürmotorik; s.a. ▸Reflexmuster.

**Bewẹgungs|nachbild:** die nach längerer Beobachtung einer gleichförm. Bewegung eintretende Wahrnehmung einer scheinbaren, der ursprünglichen Richtung entgegengesetzten Bewegung; s.a. ▸Nachbild. E moving afterimage.

**Bewẹgungs|organe:** ▸Bewegungsapparat.

**Bewẹgungs|reflex:** ein durch Änderung der Kopfhaltung auslösbarer ▸Stellreflex (Labyrinthreflex); z.B. bei großhirnbedingter Halbseitenlähmung die Daueranspannung der gelähmten gleichseitigen Extremitätenmuskeln als Reaktion auf eine Kopfdrehung. E movement-induced postural reflex.

**Bewẹgungs|segment:** (JUNGHANNS) die für die Bewegungsvorgänge zwischen zwei Wirbeln zuständige Funktionseinheit der Wirbelsäule (Abb.). Besteht aus der Bandscheibe, den Wirbelgelenken, Bändern u. Zwischenwirbellöchern. Hinzugerechnet werden bisweilen auch die bewegenden Muskeln (einschl. des zugehörigen Neuromers). S.a. ▸Bandscheibendegeneration. E vertebral motor segment.

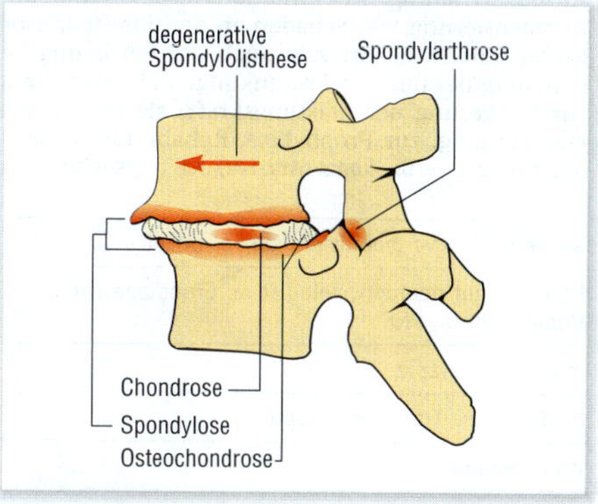


**Bewegungssegment:** Schema degenerativer Veränderungen in einem Bewegungssegment. [158]

**Bewẹgungs|sinn,** Kinästhesie: eine Empfindungsqualität der ▸Tiefensensibilität für Ausmaß, Geschwindigkeit u. Richtung aktiver u. passiver Änderungen der Gelenkwinkel. Reize werden vermittelt über Propriozeptoren in Gelenken u. Muskeln; Erregungsleitung v.a. über Hinterstrangbahnen u. das anterolaterale System über Thalamuskerne zur Großhirnrinde. Störungen haben ▸Ataxie zur Folge. Die Prüfung (quantitative Messung) des B. erfolgt mit dem Kinästhesiometer (meist Bestimmung der kleinsten noch wahrgenommenen Muskelbewegung bzw. Gelenkstellungsänderung) u. durch Wiederholenlassen einer willkürlichen Bewegung unter Leitung nur des Muskelsinns. E kinesthesia.

**Bewẹgungs|sperre:** **1)** *Orthopädie* ▸Gelenksperre, ▸Arthrodese u. -rise, ▸Sperrsteife. **2)** *Psychiatrie* regungsloses (= akinetisches) Erstarren als Symptom der Katatonie.

**Bewẹgungs|stereo|typie:** automatenhafte Wiederholung von – meist unmotivierten – Bewegungen; z.B. bei Schizophrenie, organischen Hirnkrankheiten, bei angeborener Blindheit. E stereotypy of movements.

**Bewẹgungs|störung:** *Neurologie* die arthro-, myo- oder neurogene (d.h. gelenk-, muskulatur- oder nervenbedingte) Störung normaler Bewegungsabläufe. Die neurogene wird unterschieden als **pyramidale B.** (durch Störung im Pyramidenbahnsystem; manifestiert sich in Steigerung des Muskeltonus, in Hyperreflexie, evtl. in Form von Kloni, in pathologischen Reflexen v.a. der BABINSKI-Gruppe, in Lähmungen u. in Schwäche der Willkürbewegungen sowie Störung bis Aufhebung fein abgestufter Spezialbewegungen, in Abschwächung der Fremdreflexe) oder als **extrapyramidale B.** (bei Störung des EPS; u. zwar als Chorea, Ballismus, Torsionsdystonie, Athetose, Ruhetremor, Parkinsonismus, Myoklonien, organ. Tics; meist kombiniert mit Hyperkinesie, Muskelhypotonie, Rigor, Abweichungen der Ausdrucks- u. Mitbewegungen) oder als **nervale B.** (bei Ausfall peripherer bzw. Hirnnerven). – Ferner die B. psychogener Art. E movement disorder, motor d.

**Bewegungs|therapie,** Kinesitherapie: Therapieform, die durch systematischen u. stufenförmigen Behandlungsaufbau in Abhängigkeit vom Heilungsprozess darauf abzielt, die Belastungsfähigkeit des Pat. heraufzusetzen u. die normale Körperfunktion weitmöglichst wiederherzustellen. Hauptaufgabe der ▸Physiotherapie, die zahlreiche Behandlungsmethoden u. -techniken umfasst (s. Tab.). Die B. wird in allen Bereichen der Medizin eingesetzt, v.a. in der Orthopädie/Traumatologie, Neurologie, Inneren Medizin, Pädiatrie u. Gynäkologie. Das Hauptziel liegt in der Verbesserung bzw. Wiederherstellung körperlicher Funktionen u. Bewegungsmöglichkeiten, die meist am Bewegungsapparat ansetzen. Dazu gehören u.a. Schmerzreduktion, Kraft- u. Mobilitätsgewinn, Ausdauertraining, Koordinationsverbesserung und Kompensierung von Schäden an den Bewegungsorganen. Zur B. gehört z.B. auch die Bewegungsbehandlung bei inneren Erkrankungen als Mittel z.B. zur Steigerung der Leistungskraft, als Herz-Kreislauf-Training, zur Prophylaxe, Rehabilitation. E kinesitherapy. – **B., konzentrative,** KBT: psychotherapeutisches ▸Entspannungsverfahren, bei dem man lernt, seinen Körper u. dessen Bewegungsabläufe bewusst wahrzunehmen, um schließlich, darauf aufbauend, auch sich selbst, die eigene Lebenshaltung u. das eigene Handeln bewusst wahrzunehmen.

| |
|---|
| aktive u. passive mobilisierende Techniken |
| Übungen auf neurophysiologischer Grundlage nach BOBATH, VOJTA, PNF |
| manuelle Therapie |
| medizinische Trainingstherapie |
| Atemtherapie |
| Geräte-gestützte Krankengymnastik |
| präventive Gesundheitsförderung |
| Entspannungstechniken |
| Gangschulung |
| Behandlung im Schlingengerät |
| Behandlung im Bewegungsbad |

**Bewegungstherapie:** Behandlungsmethoden (Auswahl). [99]

**Bewegungs|unruhe:** ▸Akathisie.

**Bewegungs|wahrnehmung:** **1)** *Neurophysiologie* s.u. ▸Bewegungsempfindung. **2)** *Ophthalmologie* als optische B. die Wahrnehmung einer Objektbewegung im Gesichtsfeld anhand der Verschiebung der Bildlage auf der Retina, u. zwar bei einem best. Mindestumfang der Bewegungsbahn u. -geschwindigkeit. – Als **vorgetäuschte B.** die entspr. Empfindung bei einer passiven Bulbusbewegung. – s.a. ▸Stroboskop.

**Bewusstlosigkeit:** die Ausschaltung des Bewusstseins; s.a. ▸Bewusstseinsstörung. E unconsciousness.

**Bewusst|sein:** das Gesamt der als gegenwärtig empfundenen seelischen Vorgänge, verbunden mit dem Wissen über die Subjekthaftigkeit des Erlebens (»ich bin es, der wahrnimmt«). E consciousness.

**Bewusstseins|lücke:** die Erinnerungslosigkeit für alle oder best. Erlebnisinhalte nach einer – meist plötzlichen – Unterbrechung des Bewusstseins; v.a. bei organischen Hirnschädigungen (s.a. ▸Amnesie), Vergiftungen, Epilepsie, Psychosen. E memory gap.

**Bewusstseins|störung:** Veränderungen des normalen Bewusstseins durch verschiedene Ursachen, häufig als Folge einer Störung der Aktivität des ▸aufsteigenden retikulären Aktivierungssystems. Man unterscheidet quantitative u. qualitative Formen. **Quantitative B.:** Die quantitative Seite des Bewusstseinszustands kann am einfachsten als »Bewusstseinshelligkeit« verstanden werden, im med. Sprachgebrauch auch als Bewusstseinslage bezeichnet. Sie kann pathologisch durch ein Zuwenig oder Zuviel an Wachheit (▸Vigilanz) verändert sein. Gesteigerte Bewusstseinshelligkeit kommt u.a. nach Einnahme von Weckaminen, bei toxischen Stoffwechsellagen (▸BASEDOW-Krankheit), bei epileptischen Aurazuständen u. beim manischen Syndrom vor. Krankhafte Zustände verminderter Bewusstseinshelligkeit sind Bewusstseinstrübungen leichten (▸Benommenheit), schweren (zusätzliche Schläfrigkeit; ▸Somnolenz) u. schwersten Grades (Letztere als leichte Bewusstlosigkeit, ▸Sopor oder ▸Coma). Sie sind Zeichen primär (organischer Hirnkrankheiten, Intoxikationen) oder sekundär (bei Allgemeinkrankheiten) geschädigter bzw. gestörter Hirnfunktionen. Die verschiedenen Stadien können ineinander übergehen; progrediente Bewusstseinstrübung deutet deshalb auf eine Zuspitzung der Grundkrankheit hin. ***Klinik:*** Gesteigerte Vigilanz äußert sich in gesteigerter Aufmerksamkeit, schnellem Auffassen, Verschärfung der Wahrnehmungen u. Erweiterung des Wahrnehmungsfelds. Verminderte Bewusstseinshelligkeit ist gekennzeichnet durch Denkstörungen bis Denkverlust (als Folge der Beeinträchtigung der für das Denken u. planende Wollen nötigen Bewusstseinsklarheit), Störungen der Willkürmotorik, Abnahme bis Verlust der sprachlichen, mimischen, gestischen u. der durch die Sinnesorgane ermöglichten Kommunikation mit der Umwelt, Verlust der zeitlichen u. örtlichen Orientierung u. der Ansprechbarkeit für äußere Reize, Auftreten nicht adäquater Affekte (als Folge der Denkstörung). **Qualitative B.:** komplexe Phänomene, die sich auf verschiedenen Ebenen abspielen u. deren Ausprägung sehr unterschiedl. sein kann. Auftreten z.B. als onoroides Bewusstsein (traumhafte Veränderung des Erlebten bei erhaltener Wachheit u. ansonsten formal geordneten Denk- u. Handlungsvollzügen; Vorkommen bei exo- u. endogene Psychosen); pathologische Bewusstseinseinengung (durch psychotisches Verhaftetsein in bestimmten Gedankengängen bzw. Denkschablonen charakterisierte Einengungen des Bewusstseinsfelds stärkeren Ausmaßes; Vorkommen bei sog. hysterischen Ausnahmezuständen; werden auch therapeutisch im hypnotischen Zustand erzeugt); Dämmerzustand (klinisch heterogene Erscheinung, die oft plötzlich eintritt u. ebenso abrupt aufhört; typisch ist eine starke Einengung auf ein bestimmtes inneres Erlebenselement oder einen entsprechenden Erlebnisbereich u. eine nachfolgende Erinnerungslosigkeit. Das Verhalten kann formal geordnet sein [geordneter Dämmerzustand] oder schwerwiegend gestört, bis hin zu Fremd- u. Selbstbeschädigungen); normalpsychologische B. (Beeinträchtigungen des Bewusstseins, die nicht von definierten Krankheiten ableitbar sind, z.B. Zustände von Schlaftrunkenheit, Übermüdung, Erschöpfung, auch Zorn, Hass, Schreck in stark belastenden Situationen). E reduced state of consciousness.

**Bezafibrat:** ein Clofibrat-Analogum; ***Anw.*** als ▸Lipidsenker bei schweren Hypertriglyceridämien, Hypercholesterinämien u. kombinierten Fettstoffwechselstörungen. E bezafibrate.

**Beziehungs|wahn:** wahnhafter Zustand, in dem belanglose Ereignisse auf die eigene Person bezogen werden (»Beziehungssetzung ohne Anlass«), häufig mit dem Gefühl des Beeinträchtigtseins. Tritt auf bei Schizophrenie, Depression, organischem Hirnschaden. **Sensitiver B.:** (KRETSCHMER) Nach einem beschämenden Erlebnis, oft einer (v.a. sexuellen, auch beruflichen) Verfehlung, entstehen Schuldgefühle u. zumeist die Überzeugung, der belastende Umstand sei (allen) anderen Personen bekannt. E delusion of reference.

**Be|zoar:** »Haarball«; kugeliges Gebilde aus verschluckten Haaren oder Pflanzenfasern (Tricho-

bzw. Phytobezoar) im Pansen von Wiederkäuern, selten auch im Magen von Kindern; evtl. inkrustiert (**Bezoarstein**). E bezoar.

**Be|zold** (1) ALBERT V. B., 1836–1868, Physiologe, Jena, Würzburg; 2) FRIEDRICH V. B., 1842–1908, Ohrenarzt, München). – **B.-Ganglion** (ALBERT V. B.): Ganglienzellansammlung im Vorhofseptum des Herzens. – **B.-Jarisch-Reflex** (ALBERT V. B.): (1867/1937) Verlangsamung der Herzfrequenz (▸Bradykardie) u. Weitstellung der Blutgefäße der Peripherie mit resultierendem Blutdruckabfall infolge eines über den Nervus vagus laufenden Depressorreflexes (»Schonreflex« des Herzens). Ausgelöst durch Mechanorezeptoren des Myokards, das zugleich das Erfolgsorgan des Reflexes ist. Vorkommen z.B. bei Myokardinfarkt, Myokarditis. E Bezold-Jarisch reflex. – **B.-Mastoiditis** (FRIEDRICH V. B.): eitrige ▸Mastoiditis mit Bildung eines aus der schmerzhaft geschwollenen Warzenfortsatzspitze (= B.-Zeichen) unter die seitl. Hals- u. Nackenmuskulatur durchbrechenden Senkungsabszesses (mit schmerzhaftem Schiefhals). E Bezold's mastoiditis. – **B.-Trias** (FRIEDRICH V. B.): angehobene untere Tongrenze, verlängerte Knochenleitung u. negativer RINNE-Stimmgabel-Versuch als Zeichen einer reinen Mittelohrschwerhörigkeit, z.B. bei Otosklerose. E B.'s triad. – **B.-Zeichen** (FRIEDRICH V. B.): s.u. ▸B.-Mastoiditis.

**Bezugspflege:** ▸Pflege, patientenzentrierte.

**Bf,** Abk. für Properdinfaktor B: *Serologie* s.u. ▸Properdin.

**B-Fasern:** s.u. ▸Fasergruppe. E B-fibers.

**BFP:** *Serologie* Abk. für **b**iologisch ▸**f**alsch **p**ositive Reaktion.

**BFU** *(engl.)* Abk. für **b**urst-**f**orming **u**nits: Stammzellen aus Blut oder Knochenmark, die – in vitro – Zellen der ▸Erythropoese bilden.

**BG:** Abk. für ▸Berufsgenossenschaft.

**BGA:** Abk. für ▸Bundesgesundheitsamt.

**B-Galle:** Abk. für ▸Blasengalle.

**Bhatnagar Vi I:** *Bakteriologie* ▸Vi-Bhatnagar.

**BHR:** Abk. für ▸Bauchhautreflex.

**Bi:** chem. Symbol für ▸Bismut(um). E Bi.

**bi...** *(latein. bis = 2-mal):* Wortteil »zweifach«, »doppelt«; s.a. ▸di...

**Bi|al-Pentosen|probe** (MANFRED B., 1870–1908, Arzt, Bad Kissingen): Pentosen-Nachweis im Harn mit Hilfe des **B.-Reagens** (Orcin in Salzsäure; mit Zusatz von Eisenchloridlösung = $FeCl_3$); im positiven Fall Grünfärbung bzw. -niederschlag (mit Amylalkohol ausschüttelbar); erfolgt nach KRAFT durch Zutropfen von Harn zum erhitzten Reagens. E Bial's test.

**Bian|chi-Syndrom** (LEONARDO B., 1848–1927, Psychiater, Neapel): *Neurologie* sensorische ▸Aphasie mit Apraxie u. Alexie bei Krankheitsprozessen des Scheitellappens der dominanten Großhirnhemisphäre. E Bianchi's syndrome.

**Bias:** systematischer Fehler oder Verzerrung eines Forschungsergebnisses z.B. durch a) nichtzufällige systematische Messfehler, b) fehlerhafte Selektionskriterien von Untersuchungsgruppen.

**Bi|astig|ma|tis|mus:** *Ophthalmologie* totaler ▸Astigmatismus.

**Bibernelle:** ▸Pimpinella (major, saxifraga).

**Bibrocathol:** ein ▸Antiseptikum; ***Anw.*** in Augensalben. E bibrocathol.

**Bicalutamid:** ein ▸Antiandrogen; ***Anw.*** als Zytostatikum bei Prostatakarzinom. E bicalutamide.

**Bi|car|bo|nat,** Hydrogencarbonat: Salz der Kohlensäure $H_2CO_3$; z.B. $NaHCO_3$ = Natrium-B. – Auch Bez. für das – stets einem Puffersystem (s.a. ▸Bicarbonatpuffer) zugeordnete – $HCO_3^-$-Ion in Körperflüssigkeiten. E bicarbonate.

**Bicarbonat|ämie:** Vermehrung der Bicarbonationen im Blut, s.a. ▸Alkaliämie; ist klinisch ausreichend erfassbar durch Ermittlung der ▸Alkalireserve (= »Standard-Bicarbonat«; Mittelwert 22–28 mval [= mmol] $HCO_3^-$/l Plasma). E hyperbicarbonatemia.

**Bicarbonat|puffer:** ▸Puffersystem aus ▸Bicarbonat u. Kohlensäure, wirksam bei der Erhaltung des Säure-Basen-Gleichgewichts. Regulationsprinzip s. Formel. In der Lunge erfolgt die Regulation durch neutralisierende Bindung verstärkt anfallender Wasserstoffionen mit »HCO3–« unter Bildung der – sofort zu Kohlendioxid u. Wasser zerfallenden (»dissoziierenden«) – Kohlensäure u. durch das nachfolgende Abatmen des Kohlendioxids (Schema des reversiblen Vorgangs: CO2 + H2O ↔ H2CO3 ↔ H+ + HCO3–). Der entstehende Verlust an Bicarbonat-Ionen wird in der Niere ersetzt (beschleunigt durch die Aktivität der Carbonatdehydratase). E bicarbonate buffer.

$$\frac{\text{freie Kohlensäure}}{\text{Bicarbonat}} \cdot \text{k (= Dissoziationskonstante)}$$

**Bicarbonatpuffer:** Formel zur Errechnung der Wasserstoffionen-Konzentration.

**bi|cau|da|tus** *(latein.):* zweischwänzig.

**bi|ceps** *(latein.):* zweiköpfig; z.B. ▸Musculus biceps. S.a. ▸Bizeps...

**Bichat** (MARIE FR. XAV. B., 1771–1802, Anatom, Paris). – **B.-Band:** der untere Abschnitt der Ligamenta sacroiliaca dorsalia. – **B.-Fettpfropf:** ▸Corpus adiposum buccae. E Bichat's fat-pad.

**Bi|chro|mat:** Salz der Dichromsäure $H_2Cr_2O_7$; i.e.S. das Kaliumdichromat. – Die – z.B. bei der Lederherstellung genutzten – wasserlöslichen Salze rufen vielfach eine Hautallergie hervor, die auch für das Zementekzem prädisponiert u. im Haushalt als einschläg. Allergie gegen Putzmittel vorkommt. E dichromate.

**Bickenbach** (WERNER B., 1900–1974, Gynäkologe, München). – **B.-Methode:** *Geburtshilfe* die kombinierte ▸Armlösung. – **B.-Stehversuch:** *Kardiologie* Kreislaufregulationstest durch fortlaufende Kontrolle der Puls- u. Blutdruckwerte im Liegen u. anschließend während einer 12- bis 15-minüt. Stehbelastung u. danach in horizontaler Ruhelage bis zum Erreichen der Ausgangswerte (Normalkurve Abb.). S.a. ▸SCHELLONG-Test.

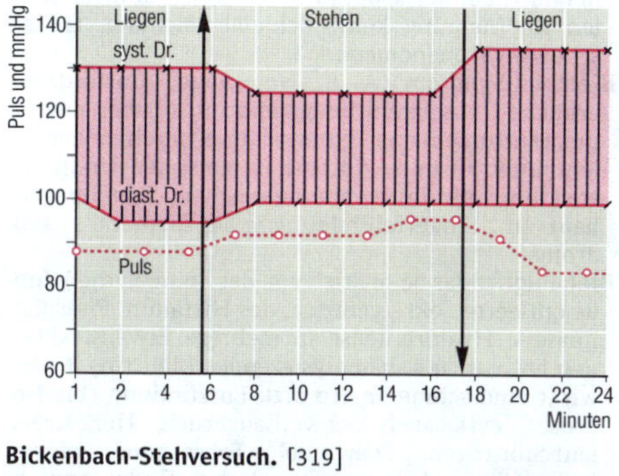


**Bickenbach-Stehversuch.** [319]

**bi|cus|pi|da|lis** *(latein.):* zweizipflig, z.B. Valva bic. (Zweisegelklappe, die Mitralklappe). S.a. ▸Bikuspidalität. E bicuspid.

**bicuspidatus** *(latein.):* zweihöckrig, z.B. Dens bic. (Prämolar). E bicuspid.

**b.i.d.:** Abk. der latein. Rezepturanweisung »**b**is **i**n **d**ie« (»2-mal täglich«). E b.i.d.

**Bi|dak|ty|lie:** *Pathologie* Entwicklung nur zweier Finger bzw. Zehen als seltene ▸Oligodaktylie; meist – als Teil eines Skelettstrahldefektes – als ▸Spalthand- bzw. ▸-fußbildung. E bidactyly.

**Bidder(-Remak)-Gan|glion** (HEINRICH FRIEDR. B., 1810–1894, Anatom, Dorpat; ROBERT R.): *Anatomie* 2 Ganglienzellhaufen des Herzvagus im Vorhofseptum um den ASCHOFF-TAWARA-Knoten. E Bidder-Remak ganglion.

**bi|des|til|la|tus** *(latein.)*: doppelt destilliert, z.B. ▶Aqua bidestillata. E double distilled.

**Bidwell-Schatten:** *Ophthalmologie* positives, bewegten Primärbildern nachlaufendes ▶Nachbild.

**Biederman-Zeichen** (J. B. B., geb. 1907, Arzt, Cincinnati): Rötung des vorderen Gaumenbogens bei Syphilis. E Biederman's sign.

**Biedl-Krankheit:** ▶LAURENCE-MOON-BIEDL-BARDET-Syndrom.

**Biegungs|bruch:** Knochenbruch nach Überschreiten der Elastizitätsgrenze eines Röhrenknochens durch eine verbiegende Kraft; erfolgt als alleiniger konvexseitiger Riss (Infraktion) durch Zugeffekt oder mit zusätzlicher keilförm. Aussprengung an der Konkavseite (»Biegungskeilbruch«). Sonderformen sind die Grünholzfraktur sowie der B. des Schädels (s. Abb.). E bending fracture.

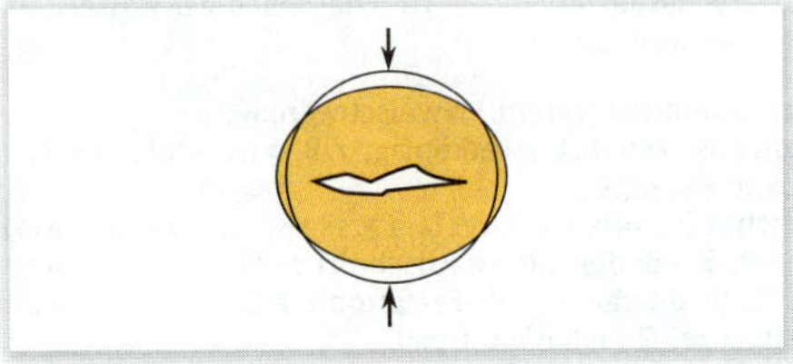

**Biegungsbruch:** als Sonderform der B. der Schädelkalotte. [415]

**Biel|schow|sky (1)** ALFRED B., 1871–1940, Augenarzt, Breslau, Basel; **2)** MAX B., 1869–1940, Neuropathologe, Berlin). – **B.-Jansky-Schob-Syndrom** (MAX B.): ▶DOLLINGER-B.-Syndrom. E Bielschowsky-Jansky disease. – **B.-Syndrom** (MAX B.): **1)** ▶ROTH-B.-Syndrom. E internuclear palsy. **2)** Typ SCHOLZ-B.-HENNEBERG der diffusen Hirnsklerose (▶SCHOLZ-Syndrom). E cerebral sclerosis, Scholz type. **3)** tuberöse ▶Hirnsklerose. E tuberous sclerosis. – **B.-Test** (ALFRED B.): Kopfneigetest zum Nachweis einer Trochlearisparese (Lähmung des M. obliquus superior). Zunahme des Schielwinkels bei ipsilateraler Kopfneigung; bei der spontan bevorzugten kontralateralen Kopfneigung keine Schielabweichung. E Bielschowsky's phenomenon.

**Biemond-Syndrom** (A. B., Neurologe, Amsterdam): erbliche Zwischenhirndegeneration (Tuber cinereum, ventromedianer Hypothalamus) mit hypogenitalem Infantilismus, Adipositas, geistiger Unterentwicklung mit Enthemmungszeichen, Regenbogenhaut- u. Fingerfehlbildungen. E Biemond's syndrome.

**Bienen|gift:** das beim Stich von der Biene in die Wunde entleerte Sekretgemisch, das Histamin, Phospholipase A, Hyaluronidase u. mehrere Eiweißfraktionen enthält (u.a. hämolysierendes Melittin). Es bewirkt eine schmerzhafte örtl. Entzündung (bis Nekrose), evtl. auch Schweißausbruch, Herz-Kreislauf-Störungen, Schwindel, Erbrechen, Ödeme, Krämpfe oder Lähmungen. – Das B. findet Anw. in Salben (z.B. als Rheumamittel). Bei **Bienengiftallergie** (v.a. der Imker) können bereits nach einem Stich lebensbedrohliche Allgemeinsymptome u. ein allerg. Schock auftreten (spezifische ▶Hyposensibilisierung möglich). E bee venom.

**Bier-Anästhesie** (AUGUST KARL G. B., 1861–1949, Chirurg, Berlin): **1)** (1899) ▶Lumbalanästhesie. **2)** (1908) ▶Venenanästhesie. E Bier's vein anesthesia. – **B.-Flecken:** nach venöser Stauung während der reakt. Hyperämie auftretende umschriebene Ischämien. E B.'s spots. – **B.-Stauung:** wiederholte, allmählich bis zu Stunden gesteigerte leichte venöse Stauung an den Extremitäten zur Erzielung einer abwehr- u. heilungsfördernden Hyperämie; am Rumpf mittels Saugglocke (z.B. bei Furunkel). E B.'s (passive) hyperemia.

**Bierhefe,** Brauereihefe: Kulturformen von Saccharomyces (cerevisiae); sie vergären bei der Bierbereitung die durch Mälzen u. Maischen zu niedrigen Zuckern aufgeschlossenen Polysaccharide der Gerste zu Alkohol (Äthanol) u. $CO_2$. Abgepresst, ausgewaschen u. entbittert wird sie als ▶Faex medicinalis verwendet. E brewers yeast.

**Bier|herz:** als Münchener B. eine Herzerkrankung (dilatative Kardiomyopathie) bei exzessivem Bierkonsum (▶Trinkerherz). Als wesentl. Krankheitsfaktoren gelten die chron. Volumenbelastung des Herzens u. die kalorisch (durch Biergenuss) bedingte Adipositas. E beer drinker's heart.

**Biermer** (ANTON B., 1827–1892, Internist, Breslau). – **B.-Krankheit:** perniziöse ▶Anämie. E Biermer's anemia. – **B.-Schallwechsel:** die über einer größeren Kaverne oder einem Pneumothorax mit Erguss bei einer Lageänderung eintretende Änderung des Perkussionsschalls, tiefer beim Liegenden, höherer beim Sitzenden. E B.'s change of note.

**Bier|nac|ki-Zeichen** (EDMUND B., 1866–1911, Internist u. Pathologe, Lemberg): Fehlen der normalen Druckempfindlichkeit peripherer Nervenstämme bei der Tabes dorsalis. E Biernacki's sign.

**Bie|sal|ski-Mayer-Operation** (KONRAD B., 1868–1930, Orthopäde, Begründer der »Krüppelfürsorge«, Berlin): Auswechseln der Sehne eines gelähmten Muskels gegen die eines gesunden.

**Biett-Collerette** (LAURENT THÉODORE B., 1781–1840, Dermatologe, Paris): schmaler, halskrausenart., schuppender Epithelsaum (Coronella) eines papulolentikulären Syphilids. E Biett's collar.

**Bietti-Syndrom** (GIAMBATTISTA B., ital. Ophthalmologe, gest. 1976): (1943) wahrscheinlich erbliche mesodermale Augenanomalien i.S. des RIEGER-Syndroms (Pupillenverformung, Hornhauttrübung, Atrophie des Irisvorblattes, glaukombedingter Hydrophthalmus) sowie Xerose der Bindehaut. E Bietti's syndrome.

**bifaszikulärer Block:** Störung oder Unterbrechung zweier Faszikel des intraventrikulären Erregungsleitungssystems als Folge einer Myokardschädigung; s.a. ▶Block, kardialer.

**Bi|fi|do|bac|te|ri|um:** eine Gattung unregelmäßig geformter, grampositiver, asporogener Stäbchen; u.a. mit der Art **B. bifidum** (Bacillus bifidus = Lactobacillus bifidus); ein apathogenes, anaerobes Stäbchen mit »Pleomorphie« (keulenförmig oder Y-, V-förmig verzweigt); bildet Milch- u. Essigsäure; wird z.B. im Stuhl natürlich ernährter Säuglinge u. im Erwachsenenstuhl nachgewiesen. – s.a. ▶Bifidusfaktor.

**bi|fi|dus** *(latein.)*: zweigeteilt, z.B. ▶Bifidobacterium bifidum. E bifid.

**Bifidus-Faktoren:** u.a. in Frauenmilch enthaltene Stoffe (glykosidische Poly- u. Oligosaccharid-N-acetyl-D-glucosamin-Verbindungen), die bei Brustkindern die sauren Stühle mit ▶Bifidobacterium-bifidum-Stämmen begünstigen. E bifidus factors.

**Bifidus-Flora:** die Bakterienflora des Darms des Frauenmilch-ernährten Säuglings; bestehend v.a. aus ▶Bifidobacterium bifidum, aber auch Colibakterien, Enterokokken, evtl. auch Staphylokokken. E bifidus flora.

**Bi|fo|kal|glas:** Brillenglas aus 2 Linsen verschiedener Brennweite (obere für Fern-, untere für Nahsehen). E bifocal lens.

**Bifonazol:** Breitspektrum-Antimykotikum (Imidazol-Derivat) zur lokalen Anw. E bifonazole.

**Bi|fur|ka|ti|on:** *Anatomie* Gabelung; z.B. **Bifurcatio aortae** (Teilung des Bauchteils der ▶Aorta retroperitoneal in Höhe des 4. Lendenwirbels in die li. u. re. Arteria iliaca communis), **B. trunci pulmonalis** (s.u. ▶Truncus pulmonalis), **B. tracheae** (die – unter Bildung eines Kammes = Carina erfolgende – Luftröhrengabelung in die beiden Hauptbronchen; ▶Bronchus principalis). E bifurcation.

**Bifurkations|bypass, aortofemoraler:** ▶Bypass mit Kunststoffprothese bei Verschlussprozessen der abdominellen Aorta u. der Beckenarterien.

**Bifurkatiọns|syndrom:** ▸Aortenbifurkationssyndrom. E bifurcation syndrome.

**Bifurkatiọns|winkel:** *Pulmologie* der von den beiden Hauptbronchen eingeschlossene Winkel der ▸Bifurcatio tracheae; über die Norm (55–65°, Kinder 70–80°) vergrößert bei raumforderndem Prozess im mittleren-unteren Mediastinum. E angle of (tracheal) bifurcation.

**Bịgelow** (Henry Jacob B., 1818–1890, Chirurg, Boston). – **B.-Band:** *Anatomie* das Y-förmige ▸Ligamentum iliofemorale. E Bigelow's ligament. – **B.-Septum:** *Anatomie* ▸Schenkelsporn.

**Bi|ge|mi|niẹ:** *Kardiologie* (Taube) »doppelschlägiger Puls« bei Extrasystolie mit regelmäßigem Einfallen einer – evtl. »gekoppelten« (oft aber nur frustranen) – Extrasystole nach jedem Normalschlag. E bigeminy.

**Bigẹminus: 1)** Zwilling. E twin. **2)** ▸Bigeminie.

**Biggs-Test: 1) B.(-Douglas-MacFarlane)-Thromboplastin(re)generationstest:** Bestimmung der Thromboplastinaktivität anhand der Gerinnungszeit einer Aufbereitung aus »adsorbiertem« Patientenplasma u. Normalserum bzw. aus Patientenserum u. adsorbiertem Normalplasma nach Zusatz von Thrombozytenextrakt; dient zur Differenzierung der Hämophilie A u. B u. – modifiziert – zur vergleichend-quantitativen Bestimmung des ▸Faktors VIII. Die ermittelte Zeit wird mit Ansätzen aus Normalblut verglichen, wobei folgendes Prinzip gilt: (Aluminiumhydroxid-)adsorbiertes, der Faktoren IX u. X entblößtes Plasma wird mit – der Faktoren II, VII u. VIII ermangelndem – Serum vermengt, u. dem Ansatz werden Thrombozyten u. Calcium zugesetzt, so dass sich Thromboplastinaktivität entwickeln kann, die indirekt durch die Gerinnungszeit ermittelt wird. E thromboplastin generation test. **2)** Bestg. der Rekalzifizierungszeit an Citratblut durch Calciumzusatz; Normwert 90–210 Sek.

**Bị|glas:** *Ophthalmologie* Bikonkav- oder Bikonvexlinse mit gleicher Krümmung der Vorder- u. Hinterfläche als Probierglas.

**Bigly|can, -kan:** ein ▸Proteoglykan. E biglycan.

**Bị|go|na|dịs|mus:** Intersextyp mit männlichen u. weibl. Keimdrüsen (Testovar bzw. ▸Ovotestis).

**Biguanịde:** von Guanylguanidin abgeleitete synthetische Verbindungen mit blutzuckersenkender Wirkung (orale ▸Antidiabetica); einziger noch im Handel befindlicher ***Wirkst.:*** Metformin. ***NW:*** v.a. bei niereninsuffizienten Pat. lebensbedrohliche Lactatazidose, häufiger gastrointestinale Beschwerden, Metallgeschmack. E biguanides.

**bi|kalọrische Spülung:** *Otologie* die ▸kalorische Prüfung (des Gleichgewichtsapparats) durch Kalt- u. Warmspülung; s.a. ▸Nystagmus. E bicaloric irrigation.

**Bi|kar|bo|nat...:** ▸Bicarbonat... E bicarbonate.

**bi|kon|dy|lạ̈|re Fraktur:** *Chirurgie* Humerus-, Femur- oder Tibiafraktur unter Einbeziehung beider Kondylen (u. meist auch des Gelenks); oft T- oder Y-förmig. E bicondylar fracture.

**Bi|konkav|glas:** *Optik* Zerstreuungslinse mit konkaver Krümmung der Vorder- u. Hinterfläche. Analog das Bikonvexglas (als Sammellinse); s.a. ▸Biglas. E biconcave lens.

**Bi|kus|pi|da|li|tät:** *Pathologie* die – seltene – Fehlbildung der Aorten- oder Pulmonalklappe als nur aus 2 Semilunarklappen bestehende Gebilde. E bicuspid malformation.

**Bi|lạn:** *Biochemie* der 4-kernige Grundkörper der farblosen Bilirubinoide (z.B. des Uro-, Stercobilinogens); i.w.S. auch die davon abgeleiteten 4-kernigen Pyrrolfarbstoffe (Biliene, Bilidiene, -triene).

**Bilanzierung:** Ausgleich des Wasser-Elektrolyt-Haushaltes unter exakter Berechnung von Einfuhr/Ausfuhr aus dem Körper. Notwendig z.B. bei vermehrten Verlusten infolge von Erbrechen, Durchfällen, Sekretverlusten, z.B. nach Operationen oder Traumen (vermehrte Substitution); Ausscheidungsstörungen, z.B. bei Herzinsuffizienz, nephrotischem Syndrom u.a. dagegen erfordern eine Herabsetzung der Wasser- bzw. Elektrolytzufuhr.

**bi|la|te|rạl(is)** *(latein.):* zwei-, doppelseitig, auf bd. Seiten, seitensymmetrisch. E bilateral.

**Bị|layer** *(engl.): Biochemie* Doppelschicht, -lage, z.B. polarer ▸Lipide. Bildet als Phospholipid-B. in ▸Liposomen eine sich spontan zu einem Ring (od. einer Kugel) schließende (»self sealing«) Struktur.

**Bild: 1)** *Psychologie* ▸Imago. **2)** *Optik* die Abbildung. **3)** *Ophthalmologie* ▸Netzhautbild. – Als nachlaufendes B. Abfolge mehrerer an- u. abklingender ▸Nachbilder nach einer kurzzeitigen punktuellen Netzhautbelichtung durch einen bei konstanter Augenstellung schnell durch das Gesichtsfeld wandernden Lichtpunkt. E image, picture.

**Bịld|erleben, kata|thymes:** *Psychologie* **1)** (Kretschmer) die mit zunehmender Einengung des Bewusstseins mit Vorherrschen affektiver Momente eintretende Formvereinfachung der Bildvorstellungen. **2)** (Leuner) psychotherapeutische Methode: ▸katathymes B. E catathymic image perception.

**bịld|gebende Verfahren:** Oberbegriff für verschiedene Diagnostikmethoden, die Aufnahmen aus dem Körperinneren liefern; z.B. – als ältestes Verfahren – die »konventionelle« Röntgendiagnostik (Nativaufnahmen; Kontrastmitteldarstellungen, konventionelle Tomographie). Als neuere b. V. z.B. die Ultraschalldiagnostik, Computertomographie, Kernspintomographie, Szintigraphie, Subtraktionsangiographie u. Endoskopie (mit Fernsehaufzeichnung); s.a. Tab.; *ophth* verschiedene Methoden für die

| Organ | Endoskopie | Sonographie | Endo-sonographie | Kontrast-Röntgen | CT/MRCP | Angiographie |
|---|---|---|---|---|---|---|
| Magen, Duodenum | +++ | – | ++ | ++ | + | + |
| Dünndarm | + | – | – | +++ | – | +++ |
| Dickdarm, term. Ileum | +++ | + | ++ | +++ | + | ++ |
| Pankreas | +++ | ++ | +++ | + | +++ | ++ |
| Leber | +++ | +++ | – | + | +++ | ++ |
| Gallenwege, Gallenblase | +++ | +++ | ++ | ++ | ++ | + |
| Milz | + | ++ | – | – | ++ | |

**Abkürzungen:** Endoskopie = Ösophagogastroduodenoskopie, Koloskopie, endoskopisch-retrograde Cholangiopankreatikographie (ERCP), Laparoskopie; CT = Computertomographie; MRCP = Magnetresonanz-Cholangiopankreatikographie; Kontrast-Röntgen = radiologische Hohlraumdiagnostik mit Kontrastmitteln-Magenbreipassage, hypotone Duodenographie, Dünndarmkontrasteinlauf n. Sellink, Kolonkontrasteinlauf, i.v. Cholegraphie

**bildgebende Verfahren:** Bedeutung für die Diagnostik der Bauchorgane (– = keine; + = gering; ++ = hoch; +++ = sehr hoch). [89]

Glaukomdiagnostik durch Bildanalyse, ferner – mittels Simulation nachts vorherrschender Lichtverhältnisse – zum Nachweis der Nachtblindheit. **E** imaging (diagnostics).

**Bild|kontrast:** *Optik* das Gesamt der Helligkeits- (bzw. Schwärzungs-) oder Farbdifferenzen benachbarter Bildstellen, z. B. wird ein Röntgenbild mit zunehmender Strahlenhärte kontrastreicher, d. h. an Zwischenkontrasten ärmer; es wird »hart«. **E** image contrast.

**Bild|röhre:** *Physik* eine Kathodenstrahlröhre, in der aus Spannungswerten ein Leuchtschirmbild aufgebaut wird; z. B. die BRAUN-Röhre (als Oszillograph, Bildverstärker-, Fernsehröhre).

**Bild|test:** *Psychologie* ▸projektiver Test, bei dem dargebotene Bildserien zu beschreiben, deuten, werten oder zu ergänzen sind; in der klin. Diagnostik z. B. der ▸RORSCHACH-, ▸WARTEGG-Test. **E** picture test.

**Bild|verschmelzung:** *Ophthalmologie* binokuläre ▸Fusion; s. a. ▸Heterophorie. **E** fusion.

**Bild|verstärker, -wandler:** *Physik* eine Kathodenstrahlröhre, in der elektronenoptisch ein reelles, unsichtbares Bild (z. B. ein Infrarotbild) in ein sichtbares umgewandelt oder die Helligkeit eines sichtbaren Bildes um ein Vielfaches verstärkt wird (z. B. ▸Röntgenbildverstärker). **E** image intensifier, image converter.

**Bild|winkel:** *Ophthalmologie* der doppelte Wert des Winkels zwischen dem Bildfeldrand u. der optischen Achse als Maß für das bilaterale Gesichtsfeld. **E** visual angle.

**Bil|har|zia:** *Helminthologie* ▸Schistosoma.

**Bilhar|ziose, -ziase:** *Parasitologie* die ▸Schistosomiasis. **E** bilharziosis.

**bili...:** Wortteil »Galle«.

**bili|är, -aris** *(latein.)*: gallig, Galle betreffend (auch i. S. von ▸biliogen); z. B. biliäre ▸Dyskinesie, b. Peritonitis (gallige Peritonitis; s. a. ▸Cholaskos), b. ▸Zirrhose, b. Rheumatismus. **E** biliary.

**Bi|li|ene:** *Biochemie* ▸Bilirubinoide mit einer, analog **Bi|li|di|ene** mit zwei, »=CH–«-Brückenbindungen (Methinbrücken); z. B. Bilirubin bzw. Uro- u. Stercobilin. **E** bilin(e)s.

**bi|li|fer** *(latein.)*: galletragend, galleführend.

**Bili|fus|cin:** *Biochemie* ein aus ▸Bilileukan gebildetes Endprodukt des oxidoreduktiven Abbaues der Gallenfarbstoffe im Hämstoffwechsel; ist enthalten im Mekonium u. Stuhl (brauner Hauptfarbträger) sowie – bei Ikterus – im Harn. **E** bilifuscin.

**Bili|leu|kan:** *Biochemie* ein farbloses Häm-Abbauprodukt; Vorstufe des Bilifuscins.

**bili|ös, -osus** *(latein.)*: gallig, mit Ikterus verbunden, z. B. die **bi. Pneumonie**, das **bi. Typhoid** (GRIESINGER; ▸Leptospirosis icterohaemorrhagica). S. a. ▸biliär. **E** bilious.

**bi|lio|gen:** der Galle bzw. den Gallenwegen entstammend, durch die Galle bzw. über die Gallenwege zustande kommend. **E** biligenic.

**Bili|r(h)a|chie:** *Pathologie* Bilirubin-Anwesenheit im Liquor. **E** bilirachia.

**Bi|li|ru|bin:** *Biochemie* ein gelbbrauner Gallenfarbstoff, der als Bestandteil des Blutes dem Serum gelbe Farbe verleiht. Er wird zu etwa 90 % als albumingebundenes primäres B. bei dem im retikulohistiozytären System (v. a. der Milz u. Leber) erfolgenden oxidativen Abbau des Hämoglobins über seine Vorstufe ▸Biliverdin gebildet sowie – bei der Hämoglobin-Synthese – aus Protoporphyrin (= parahämatisches B.; es ist nierengängig, konjugiert u. wird als direktes B. erfasst) u. aus anderen Quellen (▸Shunt-Bilirubin). Das primäre B. wird in der Leberzelle zu wasserlöslichem sekundärem B. synthetisiert (▸Bilirubinkonjugation) u. in die ▸Galle abgesondert. Nach der Ausscheidung ins Duodenum erfolgen die Rückbildung in unkonjugiertes B. u. der stufenweise Abbau (Dehydrierung) zu Urobilinogen/Urobilin, Stercobilinogen/Stercobilin u. zu Pyrrolderivaten. Ein Teil des in den Darm abgesonderten B. wird nicht im Stuhl ausgeschieden, sondern rückresorbiert, u. zwar z. T. bereits im Zwölffingerdarm, von wo es im Pfortaderblut zurück zur Leber gelangt u. erneut ausgeschieden wird (»enterohepat. Kreislauf«), z. T. aber erst im Enddarm, wo es als bereits dekonjugiertes B. rückresorbierbar ist u. über den großen Kreislauf zur Niere gelangt, um mit dem Harn ausgeschieden zu werden. – Der Nachweis u. die quant. Bestg. erfolgen u. a. nach VAN DEN BERGH, CLEGHORN-JENDRASSIK, MALLOY-EVELYN, GMELIN, EHRLICH (Diazotierung; sog. Aldehydprobe), SCHLESINGER (Zinksalzreaktion mit Fluoreszenz). – Terminologie u. Normalwerte s. nachfolgend. **E** bilirubin. – **B., direktes, konjugiertes B., sekundäres B.:** das in den Leberzellen aus dem indirekten = primären B. als ▸Bilirubinglucuronid oder -sulfat gebildete wasserlösliche u. nierengängige B., das – wie auch das parahämatische B. – mittels der VAN-DEN-BERGH-Reaktion (mit Diazobenzolsulfonsäure) direkt (= ohne Alkoholzusatz) unverzögert nachweisbar ist; Normalgehalt, mittels Diazoreaktion ermittelt: 0–0,35 mg/dl (mg/dl × 17,1 = μmol/l); vermehrt bei angeborener Galaktosämie, Cholostase, DUBIN-JOHNSON-Ikterus, Hepatitis epidemica, Hyperthyreose, Leberzirrhose, Parenchym- u. Verschlussikterus, Sepsis, tox. Leberschädigung, Infektions- u. Speicherkrankheiten. – Ferner als **oxidierbares B.** das mittels modifizierter GMELIN-Probe (CHABROL 1932) quantitativ bestimmbare direkte B. **E** direct b., conjugated b. – **B., gesamtes,** Gesamtbilirubin, Serumbilirubin: das gesamte direkte u. indirekte B. des Blutes. Normal (bei Diazoreaktion) 0,1–1,5 mg/dl. **E** total b. – **B., indirektes, primäres B., unkonjugiertes B., freies B., prähepatisches B.:** das v. a. im RES gebildete wasserunlösliche, proteingebundene B., das erst bei Serumwerten > 2 mg/dl im Harn auftritt; es ist mit der VAN-DEN-BERGH-Probe erst nach Katalysatorzusatz nachweisbar; Normalwert: 0,2–1,1 mg/dl (= Differenz zwischen Gesamt-B. u. direktem B.); ist vermehrt bei Hämolyse, Shunt-Bilirubinämie, Hepatitis epidemica, MEULENGRACHT-Syndrom, posthepatischer Hyperbilirubinämie, Verschlussikterus, CRIGLER-NAJJAR-Syndrom. **E** indirect b.

**Bilirubin|ämie:** das Vorhandensein von – überwiegend unkonjugiertem – Bilirubin im Serum; i. e. S. die ▸Hyperbilirubinämie. – Als **physiologische B.** (= Neugeborenen-B.) der ▸Icterus neonatorum simplex. **E** bilirubinemia.

**Bilirubin|enzephalo|pathie:** kindl. Hirnschaden nach ▸Kernikterus. ***Klinik:*** 1) Uncharakterist. Frühzeichen sind Trinkschwäche, muskul. Hypotonie, Schläfrigkeit, häufiges Gähnen. 2) Charakterist. Symptome sind schrilles Schreien, Rigidität, Krampfneigung, anfallsweise Dyspnoe bzw. Apnoe. – Ferner werden beobachtet: Facies cerebralis, »Phänomen der untergehenden Sonne«, Opisthotonus, Hyperpyrexie. ***Progn.:*** Ausgang tödlich oder mit Dauerschaden (extrapyramidale Störungen: Choreoathetose, Zerebralparese, geist. Retardierung, Hörstörung). ***Prophyl.:*** Austauschtransfusion. **E** bilirubin encephalopathy.

**Bilirubin|glucuro|nide:** die bei der ▸Bilirubinkonjugation entstehenden wasserlöslichen, nierengängigen Verbindungen aus Bilirubin u. UDP-Glucuronsäure (meist als Diglucuronid, d. h. mit 2 Glucuronsäuremolekülen). Sie sind zusammen mit ▸Bilirubinsulfat als direktes Bilirubin nachweisbar. Ihre Bildung ist bei spezifischen Enzymdefekten gestört (begleitet von Vermehrung des indirekten Bilirubins), z. B. beim ▸CRIGLER-NAJJAR-, ▸MEULENGRACHT-GILBERT-Syndrom. **E** bilirubin glucuronides.

**Bilirubin|infarkt:** körnige (hellgelbe) oder rhombisch-kristalline (rubinrote) Ausfällungen von Bilirubin in Harnkanälchen u. – weniger – in Nierenepithelien, -interstitium, -gefäßen beim Neugeborenenikterus.

**Bilirubin(kalk)stein:** *Pathologie* schwarzbrauner, harter, oft geschichteter Gallenstein aus (v. a. Calcium- u. Magnesium-)Bilirubinat u. »Kalk«; ist auf dem Röntgenbild proportional zum Mineralgehalt zunehmend überweichteildicht (= schattengebend). E bilirubin concrement.

**Bilirubin|konjugation:** die enzymatisch (v.a. durch Transferasen) gesteuerte, in den Mikrosomen des Leberparenchyms stattfindende Paarung des schwer löslichen indirekten = primären Bilirubins zu ▸Bilirubinglucuroniden bzw. zu Bilirubinsulfat. Sie ist gestört u.a. bei »angeborenen Enzymopathien mit nichthämolytischer Hyperbilirubinämie«, d.h. beim ▸CRIGLER-NAJJAR-, ▸MEULENGRACHT-GILBERT-Syndrom. E bilirubin conjugation.

**Bi|li|ru|bi|no|ide:** Gallenfarbstoffe, die wie das Bilirubin aus 4 kettenförmig angeordneten Pyrrolkernen bestehen: Bilane, Biliene, Bilitriene (zweikernig sind dagegen die Gallenfarbstoffe Propent- u. Pentdyopent). E bilirubinoids.

**Bi|li|ru|bi|no|se:** die Ablagerung von Bilirubin in Körpergeweben; s.a. ▸Kernikterus. E bilirubinosis.

**Bilirubin|sulfat:** das Produkt der ▸Bilirubinkonjugation mit Schwefelsäure. E bilirubin sulfate.

**Bilirubin|urie:** die Ausscheidung von – allgemein nur – direktem Bilirubin im Harn (normal ca. 70 µg/kg Körpergew. in 24 Std.). Sie ist erhöht (bierbrauner Harn, mit gelbem Schaum beim Schütteln) bei Bilirubin-Serumwerten > 2 mg/dl, z.B. bei Verschlussikterus, Virushepatitis, bei tox. Leberschaden (als Frühsymptom). – Im Harn ferner Spuren dekonjugierten Bilirubins aus dem Dickdarm. E bilirubinuria.

**Bi|lis** *(latein.)*: ▸Galle. S.a. *pharm* ▸Fel. E bile.

**Bili|tri|ene:** offenkettige, blaugrüne ▸Bilirubinoide, z.B. Biliverdin. E bilitrienes.

**Bili|ver|din:** ein natürliches, blaugrünes ▸Bilitrien (ein Dehydrobilirubin) der Galle; eine Vorstufe des Bilirubins beim Hämoglobinabbau. Pathologisch (bis 2 mg/dl) im Serum vorkommend bei Galleausscheidungsstörung, Leberzirrhose, Hepatitis; ferner im Stuhl des Neugeborenen (von Darmbaktn. nicht reduzierbar) u. als Kunstprodukt bei Gallenfarbstoffproben. Nachweis z.B. mittels GMELIN-Probe, Photometrie; die Diazoprobe ist negativ. E biliverdin.

**Billings-Methode:** die »Ovulationsmethode« der ▸Konzeptionsverhütung. E cervical mucus method.

**Billroth** (CHRISTIAN-THEODOR B., 1829–1894, Chirurg, Zürich, Wien): Schüler von B. VON LANGENBECK; Begründer der modernen Bauchchirurgie. Er entwickelte u.a. zwei Magenoperationsformen, die noch heute am häufigsten angewendet werden. B. gehört ferner zu den Pionieren der Kehlkopf- u. Kropfchirurgie. Auf ihn geht auch der Begriff Streptococcus zurück. – **B.-Jammerecke:** der nahttechnisch kritische Treffpunkt der Magenstumpfnaht mit der Anastomosennaht bei den Magenresektionen n. BILLROTH (mit partiellem Verschluss des Stumpfes in der Resektionslinie). Sicherung durch KAPPELER-Naht. – **B.-Operation:** operative Teilentfernung des Magens. Je nachdem, welche Anteile reseziert werden und wie die gastrointestinale Passage wiederhergestellt wird, unterscheidet man zwei Formen (s. Abb.). **Billroth I:** (1881) Magenresektion mit Antrum-Pylorus-Resektion u. End-zu-End-Anastomose zwischen Magenstumpf u. Duodenum nach Teilverschluss des Magens in der Resektionslinie von der kleinen Kurvatur her, d.h. als Gastroduodenostomia terminoterminalis oralis partialis inferior. Modifikationen u.a. nach HABERER, KOCHER, MAYO, PAUCHET, SCHOEMAKER. **Billroth II:** (1885) Magenresektion mit Entfernung des Pylorus u. des präpylorischen Magenanteils unter Blindverschluss des Magen- u. des Duodenalstumpfes, gefolgt von der End-zu-Seit-Vereinigung des Magens mit der antekolisch herangezogenen oberen Jejunumschlinge (= Gastrojejunostomia laterolateralis antecolica anterior) oder mit der retrokolisch hochgezogenen ersten Jejunumschlinge. Komplikationen: Ulcus pepticum jejuni, Anastomosenulkus, Dumping-Syndrom, Syndrom der zuführenden Schlinge (als Blindsack-Syndrom). Modifikationen u.a. nach BRAUN, FINSTERER, GULEKE, HACKER, HOFMEISTER, KRÖNLEIN, MIKULICZ, POLYA-REICHEL, ROUX. E Billroth's operation. – **B.-Syndrom:** ▸Pylorushypertrophie.

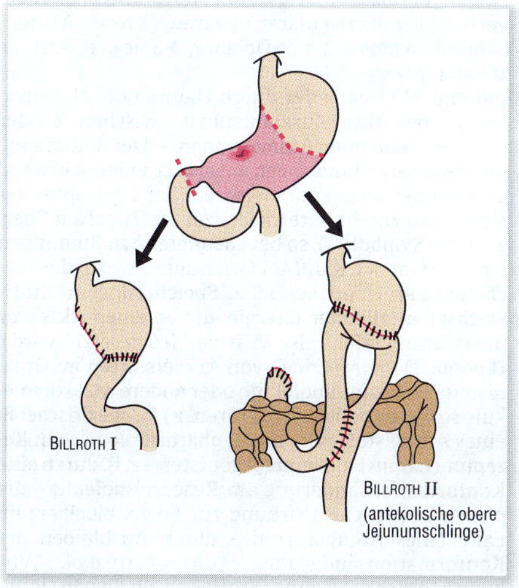


**Billroth-Operation:** Magenresektion nach BILLROTH I u. II. [39]

**biloba|ris, -tus** *(latein.)*: zweilappig, zweigelappt. E bilobate, bilobular.

**Bi|lob|ek|tomie:** *Chirurgie* die op. Entfernung zweier Organlappen, i.e.S. zweier Lungenlappen (s.a. ▸Lobektomie) in einer Sitzung. E bilobectomy.

**bi|lo|cu|la|ris** *(latein.)*: zweikammerig, z.B. ▸Cor biloculare. E bilocular.

**Bilsen|kraut:** ▸Hyoscyamus niger. E henbane.

**bi|ma|nu|ell:** beidhändig. E bimanual.

**Bi|mas|to|id|linie,** FISCHGOLD-METZGER-Linie: Verbindungslinie zwischen den Warzenfortsatzspitzen. Dient auf der a.p. Aufnahme des Hinterhaupt-Nacken-Übergangs als Parameter zur Beurteilung der Stellung des Dens axis. Dieser liegt physiolog. unterhalb der B., nicht aber z.B. bei der Basilarimpression. E Fischgold's bimastoid line.

**Bimatoprost:** Prostaglandin-Derivat; ***Anw.*** als ▸Glaukommittel zur lokalen Ther. E bimatoprost.

**bi|maxillar:** den Ober- u. Unterkiefer betreffend. E bimaxillary.

**BImSch:** Abk. für ▸**B**undes**im**missions**sch**utzgesetz.

**Bims|stein|lunge:** metastatische Verkalkungen im Lungeninterstitium (v.a. Alveolarwände) bei verschiedenen Formen der Hyperkalziämie. E calcinosis of lungs.

**bi|när:** aus 2 Teilen bestehend; z.B. *chem* **b. Moleküle** (aus 2 Elementen bestehend), *zool, botan* **b. Nomenklatur** (LINNÉ 1735; die systematische Benennung jeweils mit einem Gattungs- u. Artnamen). E binary.

**bin|au|ral:** mit beiden Ohren, beidohrig. E binaural. – **b. Verschmelzung:** die V. der beidseitigen, frequenz- u. intensitätsgleichen (= diotischen) oder -verschiedenen (= dichotischen) Hörempfindung; ▸Richtungshören. E b. fusion.

**Binde|arm:** *Anatomie* ▸Pedunculus cerebellaris superior. E superior cerebellar peduncle.

**Bindearm|syndrom:** *Neurologie* halbseitige Choreoathetose (evtl. mit Tremor) infolge einer Schädigung des Bindearms; die Symptome gleichseitig bei Herden unterhalb der Bindearmkreuzung, kontralateral bei höher gelegener Schädigung (u. evtl. mit homolateraler Okulomotoriuslähmung kombiniert, ▸BENEDIKT-Syndrom).

**Binde|gewebe,** Textus connectivus: das aus ▸Bindegewebszellen u. aus ▸Interzellularsubstanz bestehende Gewebe als Grundtyp der Körpergewebe mit Ursprung im ▸Mesoderm; u. zwar als Füllgewebe organfreier Räume, als Hüllgewebe (in Organkapseln),

Gleitgewebe, Leitgewebe organeigener Gefäße u. Nerven, Gerüstgewebe der Organe (▸Stroma), als Speichergewebe (▸Fettgewebe) sowie als Muttergewebe der Stützgewebe (Knochen-, Knorpelgewebe); s.a. ▸Kollagen. Wird prinzipiell – nach Anteil u. Anordnung seiner Zellen u. der Interzellularsubstanz – unterschieden als **ungeformtes** u. als **geformtes B.**; s.a. ▸Bindegewebs... E connective tissue. – **B., areo|läres:** faseriges B., dessen elastische Fasern (mit Verzweigungen) ein netzartiges Geflecht mit großen Fenstern bilden; in gefensterten Membranen, z.B. im ▸Omentum. E areolar c. t. – **B., elastisches:** faseriges B., v.a. elastische Fasern enthaltend; als parallelfaseriges B. in elastischen Bändern (z.B. Ligamentum flavum); in Netzform z.B. in der Lamina elastica interna von Arterien, elast. Knorpel. E elastic c. t. – **B., embryonales:** das ▸Mesenchym; s.a. ▸B., gallertiges. E embryonic c. t. – **B., faseriges,** fibrilläres B.: ungeformtes B.; in drei Formen vorkommend, u. zwar als lockeres = interstitielles B., als straffes B. u. als areoläres B. E fibrous c. t. – **B., gallertiges:** embryonales B. mit Fasern als Typus des ungeformten B. Die Zellen bilden ein sternförmiges Raumgitter innerhalb einer gelartigen Grundsubstanz; z.B. als WHARTON-Sulze der Nabelschnur. – **B., interstitielles, lockeres B.:** faserarmes, aber zellreiches ungeformtes B., gefäßreich. Zwischen seinen – v.a. kollagenen – Fasern verschiedene Arten der Bindegewebszellen. E interstitial c. t. – **B., kollagenes:** faseriges, v.a. kollagene Fasern enthaltendes B. E collagenous c. t. – **B., parallelfaseriges:** geformtes faseriges B. mit parallel angeordneten Fasern; mit kollagenen Fasern in Sehnen, straffen Bändern, Faszien, mit elastischen Fasern v.a. in elastischen Bändern. – **B., retikuläres:** Typ des ungeformten B., ähnlich dem embryonalen; besteht aus Retikulumzellen u. den ihnen angelagerten retikulären oder Gitterfasern in rel. eiweißreicher Interzellularsubstanz; z.B. im Knochenmark. E reticular c. t. – **B., straffes:** faserreiches, aber zellarmes faseriges B., einen straffen Filz bildend, z.B. in der Dura, Sklera; s.a. ▸B., parallelfaseriges. – **B., zelliges:** klin. Bez. für faserarmes, gallertiges oder retikuläres B., z.B. als »**aktives B.**« (HUECK, H. SIEGMUND) innerhalb u. außerhalb der Organe, in welchem Fibrozyten u. amorphe Grundsubstanz vorherrschen, die in ständiger Wechselbeziehung stehen u. mit den Kapillaren u. vegetativen Nervenfasern synergistisch das primäre Regulationszentrum u. Milieu für die Aktivität der spezifischen Organzellen bilden. E cellular connective tissue.

**Bindegewebs|fasern:** Sammelbez. für kollagene u. elastische ▸Fasern sowie retikuläre = ▸Gitterfasern. E connective tissue fibers.

**Bindegewebs|fibrille:** lichtmikroskopisch noch erkennbares Bauelement einer kollagenen Faser. E collagen fibril.

**Bindegewebs|knochen,** Belegknochen: Knochen, die aus der endesmalen ▸Ossifikation (Knochenbildung aus embryonalem Mesenchym) hervorgehen; z.B. die Schädeldachknochen, die meisten Gesichtsknochen, die Schuppe u. das Tympanum des Schläfenbeins, Teile des Schlüsselbeins.

**Bindegewebs|krankheit:** ▸Kollagenose. E connective tissue disease.

**Bindegewebs|massage:** eine ▸Reflexzonenmassage mit tangentialem, lang- oder kurz-»anhakend« ziehendem Durchstreichen der Haut u. Unterhaut ohne wesentl. Druckwirkung der massierenden Fingerkuppe auf tiefere Gewebe. Sie erfolgt in den etwa den ▸HEAD-Zonen entsprechenden u. segmental bestimmten inneren Organen zugeordneten Zonen, u. zwar v.a. bei Hautverhaftungen mit tieferen Geweben, bei Funktionsstörungen innerer Organe u. bei Durchblutungsstörungen. E connective tissue massage.

**Bindegewebs|nävus:** mesodermale Fehlbildung. – **B. lumbosakraler,** Pflastersteinnävus: lumbosakral flach erhabene, hautfarbene bis weißliche pflastersteinartige Platten u. Knoten, oft Teilsymptom bei Adenoma sebaceum oder PRINGLE-BOURNEVILLE-Syndrom.

**Bindegewebs|schwäche:** eine konstitutionsbedingte Minderwertigkeit der Stützgewebe; eine ▸Diathese, die zu typischen Schäden prädisponiert, z.B. zu Krampfaderbildung, Hämorrhoiden, Hernien, Ptosen innerer Organe, Senk-Spreiz-Fuß, Arthrosen.

**Bindegewebs|zelle:** i.e.S. der ▸Fibrozyt (-blast); i.w.S. alle im Bindegewebe vorkommenden Zellen; s.a. ▸retikulohistiozytäres System. E connective tissue cell.

**Binde|haut:** ▸Tunica conjunctiva, s.a. ▸Konjunktiv(al)... E conjunctiva.

**Bindehaut|entzündung, -katarrh:** ▸Conjunctivitis, ▸Keratoconjunctivitis. E conjunctivitis.

**Bindehaut|phlyktäne:** ▸Conjunctivitis scrofulosa.

**Bindehaut|tumoren:** Oberbegriff für von der Tunica conjunctiva des Augapfels ausgehende gut- oder bösartige Neubildungen. – **B., gutartige:** 1) Dermoid: angeborene Fehlbildung. 2) epitheliale Einschlusszyste: bläschenartige, flüssigkeitsgefüllte Bindehautzyste. 3) Hämangiom: angeboren, oft erst bei späterem Wachstum erkennbar (Hamartom). 4) Lipodermoid: angeborener, versprengter Gewebskeim. 5) Lymphangiom: angeborene Fehlbildung (Hamartom). 6) Papillom: epitheliale Neubildung; meist gestielter, häufig blumenkohlartiger, leicht blutender Tumor mit zentralem Gefäßbäumchen; maligne Entartung möglich (Bindehautkarzinom; s. [b] bösartige Neubildungen). 7) Pigmentnävi: bevorzugt im temporalen Lidspaltenbereich gelegenes braunes Pünktchen oder Fleckchen, manchmal plötzliches Wachstum; s.a. ▸Melanosis bulbi. 8) ▸Pterygium conjunctivae. – **B., bösartige:** 1) epibulbäre Tumoren des lymphatischen Gewebes: im Kindesalter häufig epibulbärer Befall im Rahmen eines generalisierten Non-HODGKIN-Lymphoms unterschiedlichen Malignitätsgrades, bei afrikanischen Kindern epibulbäre Beteiligung beim endemischen BURKITT-Tumor. Subkonjunktival gelegener, flach erhabener oder bläulichroter Tumor, bedeckt von glatter Konjunktiva. 2) Karzinom: epithelialer Tumor (meist verhornendes Plattenepithelkarzinom), entwickelt sich häufig aus einer Präkanzerose oder einem Papillom (s.u. ▸B., gutartige). 3) Melanom: bräunliches Fleckchen, aus dem schnell ein erhabener Tumor werden kann; oft unweit vom Hornhautrand gelegen (malignes ▸Melanom).

**Bindehaut|verhornung:** ▸BITOT-Flecke. E conjunctival keratinization.

**Binden|verband:** *Chirurgie* mit Textilbinden gewickelter Verband (im Ggs. zum Heftpflaster- u. Tuchverband); mit zirkulären Touren (Kreis-, Achter-, Schraubengang); s.a. ▸Dolabra, ▸Spica, ▸Testudo. E bandage.

**Bindung: 1)** *Chemie* der durch Haupt- oder Nebenvalenzen bewirkte Zusammenhalt zwischen 2 oder mehr Atomen oder Atomgruppen. – Die Bildung hydrolysierbarer Bindungen erfordert einen Aufwand an Energie; umgekehrt wird bei der Hydrolyse der Verbindungen im intermediären Stoffwechsel Energie frei (Symbol: $\sim$), so bei **energiereichen** Bindungen Beträge von > 6 Kal./Mol (wichtiges Prinzip der Biochemie zur Übertragung u. Speicherung im Stoffwechsel anfallender Energie, die an einen Akzeptor übertragen oder als Wärme freigesetzt wird). E bond. **2)** *Pharmazie* B. von Arzneistoffen im Organismus an Proteinmoleküle oder andere Makromoleküle sowie an biolog. Strukturen. **a) B., spezifische:** B. eines Arzneistoffes an einen pharmakologischen Rezeptor (hat im Falle eines Agonisten – z.B. durch eine Konformationsänderung am Rezeptormolekül – die pharmakologische Wirkung zur Folge, blockiert im Falle eines Antagonisten – durch Ausbleiben der Konformationsänderung – die pharmakol. Wirkung); ferner die B. eines Stoffes an ein Enzym (leitet eine chem. Veränderung des gebundenen Moleküls ein, das anschließend als Metabolit wieder abdissoziieren kann). **b) B., unspezifische,** Proteinbindung: reversible B. an Plasmaproteine (Albumin, Globuline, saures $\alpha_1$-Glykoprotein) oder Gewebeproteine (z. B. Actin u. Myosin der Skelettmuskulatur, Nucleinsäuren, Hämoglobin). Freier u. gebundener Teil stehen in einem Gleichgewicht, bei dessen Veränderung der gebundene Teil in unveränderter Form wieder abdissoziieren kann (dadurch reversible Speicherung u. Inaktivierung, da im Allgemeinen der gebundene Anteil nicht pharmakol. wirksam ist). Freisetzung – u. damit Zunahme der pharmakol. Wirkung – durch Alkalose oder Azidose sowie Verdrängung aus der B. durch ein anderes Pharmakon. Vermehrte B. – u. damit Abnahme der pharmakol. W. – bei Krankheiten mit verstärkter Bildung von saurem $\alpha_1$-Glykoprotein. Verringerte B. bei stärkeren Plasmaeiweiß-Mangelzuständen. Durch die Proteinbindung kann die Elimination von Arzneistoffen durch Biotransformation oder glomeruläre Filtration verringert werden. E protein binding. **3) seelische B.:** *Psychologie* die Stetigkeit der Zuwendung u. des emotionalen Kontaktes zu best. Menschen oder Gegenständen als gemütsprägender Faktor; Mangel (**Bindungslosigkeit**), z. B. bei Drogenabhängigkeit. E emotional bond.

**Binephrektomie:** op. Entfernung beider Nieren bei bilateralem Nierenkarzinom, wenn eine Organerhaltung nicht möglich ist.

**Binet-Klassifikation:** klinische Stadieneinteilung der chronischen lymphatischen ▸Leukämie.

**Binet-Simon-Test** (ALFRED B. u. THÉODORE S., Psychologen, Paris): (1905 bzw. 1911) Intelligenztest für Kinder u. Jugendliche. Umfasst die Lösung von Aufgaben gemäß einer nach Altersstufen gestaffelten »Testskala« (je 6 Aufgaben für jedes Lj.). Aus der Zahl der richtigen Antworten (eine jeweils 2 Lebensmonaten entsprechend) werden Intelligenzalter u. -quotient errechnet. E Binet-Simon test.

**Bing** (1) JENS B., geb. 1906, Internist, Kopenhagen; 2) RICHARD J. B., geb. 1909, dtsch.-amerikan. Chirurg; 3) ROBERT B., 1878–1956, Neurologe, Basel). – **B.-v.-Neel-Syndrom** (JENS B.; AXEL V. N., Psychiater, Kopenhagen): (1936) Sonderform der ▸Makroglobulinämie WALDENSTRÖM, charakterisiert durch neurologische u. psychiatr. Symptome infolge einer diffusen Gliomatose der Mikroglia des gesamten Zentralnervensystems. ***Klinik:*** schleichender Beginn, subfebrile Temperaturen, Wahnvorstellungen, Persönlichkeitsveränderungen, Sehstörungen (evtl. Hornhauttrübungen), intermittierende Hämaturie, Hepatosplenomegalie; oft Polyradikulitis. E Bing-Neel syndrome. – **B.-Reflex** (ROBERT B.): sohlenwärts gerichtete Beugung des passiv dorsalflektierten Fußes nach Beklopfen des Fußrückens in Höhe des Fußgelenkes; ein ▸Pyramiden(bahn)zeichen. E Bing's reflex. – **B.-Syndrom** (ROBERT B.): ▸HORTON-Syndrom (1). E cluster headache. – **B.-Taussig-Syndrom** (RICHARD J. B.): ▸TAUSSIG-B.-Syndrom.

**binge eating** *(engl.)*, sog. Heißhungeressen: psychogene ▸Essstörung, die durch die anfallsweise Aufnahme großer Nahrungsmengen gekennzeichnet ist, gefolgt von Ekel- und Schuldgefühlen. Im Ggs. zur Ess-Brech-Sucht (▸Bulimia nervosa) wird kein Erbrechen herbeigeführt, die Betroffenen – meist Frauen – sind oft übergewichtig.

**Binnen...:** s. a. ▸Innen... E inner..., internal.

**Bin|ocu|lus:** ein beide Augen bedeckender Verband. E binocular occlusion.

**bin|oku|lar:** **1)** mit 2 Okularen versehen, z. B. Binokularlupe für Mikrochirurgie. **2)** beidäugig, beide Augen betreffend. E binocular. – **b. Ant|agonismus,** b. Wettstreit: das momentane oder dauernde Vorherrschen eines der beiden Netzhautbilder (sog. Netzhautrivalität) im Bereich der Sehrinde; s. a. ▸Konfusion. – **b. Sehen:** das beidäugige Einfachsehen (Simultansehen) aller auf dem Horopterkreis gelegenen Objekte durch Afferenzen aus korrespondierenden Netzhautstellen (= »Deckstellen«) auf korrespondierende Areale der Area striata u. subkortikale Fusion der zentral entstehenden Netzhautbilder mit Plastizitätseindruck (= Stereoskopie, PANUM-Sehen) infolge kleiner seitlicher Abweichungen bei den Retinabildern (= Horizontaldisparation); gestört beim Schielen. Objekte vor u. hinter dem Horopter werden doppelt gesehen (Diplopie). E b. vision.

B

**bin|otisch:** ▸binaural. E binotic.

**Binswanger-Enzephalopathie** (OTTO B., 1852–1929, Neurologe, Jena), Encephalopathia chronica progressiva subcorticalis: Hirnschaden infolge arteriosklerotisch-ischämisch bedingter, zu Erweichungen führender Hirnernährungsstörungen mit Markdestruktion v. a. im Bereich des Temporal- u. Okzipitallappens; häufig ▸lakunäres Syndrom. ***Klinik:*** fortschreitende präsenile ▸Demenz, Antriebsstörungen, Herdsymptome i. S. von Hirnrindenausfällen, epilepsieart. Anfälle, Stimmungsschwankungen, Wahnvorstellungen, evtl. Sehstörungen infolge Augenmuskellähmungen. Nachweis durch CT oder Kernspinresonanztomographie. E Binswanger's (subcortical vascular) encephalopathy.

**Bioakkumulation** *(latein. accumulare = anhäufen):* die Anreicherung bestimmter chemischer Stoffe im Körper bzw. Körperorganen, z. B. bei Vergiftungen (Schwermetalle, Kadmium etc.) oder nach Applikation radioaktiver Substanzen zur Diagnostik (z. B. Anreicherung von radioaktivem Jod in der Schilddrüse). S. a. ▸Szintigraphie. E bioaccumulation.

**Bio|chemie:** Chemie der Lebensvorgänge u. der lebenden Organismen; befasst sich mit den organischen u. anorgan. Bausteinen des Organismus sowie mit den entspr. Reaktionsabläufen (»dynamische B.«; z. B. als »physiolog. Chemie«). E biochemistry.

**biochemischer Kurzzeit-Assay:** s. u. ▸Tumor-Resistenz-Tests.

**Bio|elektrizität:** *Physiologie* die auf ungleicher Verteilung der Ionen auf das Innere der Zellen u. die Extrazellulärflüssigkeit beruhenden elektr. Phänomene im lebenden Gewebe; s. a. ▸Potential, ▸Membranpotential. E bioelectricity.

**Bio|feedback** *(engl.):* Rückmeldung biologischer Signale; psychotherap. ▸Entspannungsverfahren, bei dem physiologische Parameter (z. B. Atmung, Blutdruck, Herzfrequenz, Muskelspannung, Körpertemperatur, Hirnpotentiale) mit elektronischen Sensoren gemessen u. die Daten in optische u./oder akustische Signale umgesetzt u. damit »sichtbar« gemacht werden; Ziel ist eine willentliche Beeinflussung scheinbar autonomer Körpervorgänge (Veränderung der Herzfrequenz oder des Blutdrucks, Muskelentspannung usw.). ***Anw.:*** u. a. bei Schlafstörungen, Angstzuständen, als schmerztherapeutische Maßnahme (z. B. Spannungskopfschmerz).

**Bio|film:** enges Kolonienwachstum von Bakterien oder Pilzen mit Ausbildung einer Schleimschicht.

**Bio|fla|vo|no|ide:** die als Vitamin P bezeichneten pflanzlichen chemischen Verbindungen mit i. S. des Phenylchromans abgewandelter Struktur des – trizyklischen – Flavons, u. zwar als Glykoside u. Aglykone, z. B. Citrin, Rutin. Wirken synergistisch mit Vitamin C u. antihämorrhagisch, entzündungswidrig u. antiallergisch; besitzen auch östrogene Eigenschaften. E bioflavonoids.

**bio|gen:** **1)** von organischer Substanz bzw. von Organismen abstammend (z. B. bioge. ▸Amine). E biogenic. **2)** wichtige Lebensstoffe aufbauend.

**biogene Amine:** s. u. ▸Amine. E biogenic amines.

**biogenetisches Grundgesetz:** *Biologie* (E. HAECKEL 1866) Die Ontogenese ist eine vereinfachte Wiederholung der Phylogenese. E biogenetic law.

**bio|graphische Methode:** psychodiagnostisches Verfahren, das aus dem Lebenslauf u. dessen Beschreibung in einer dynam. Interpretation auf die Persönlichkeits- u. Milieustruktur zurückschließt. E biographic method.

**Bio|indikatoren:** lebende Organismen, auch bestimmte Zellstrukturen (z. B. Chromosomen), die auf Einflüsse von außen (Schadstoffe, Strahlung etc.) sehr empfindlich reagieren u. somit Hinweise geben können für die Qualität der Umwelt.

**Bio|katalysatoren:** Enzyme, i.w.S. auch – unrichtig – Hormone, Vitamine, Spurenelemente u.ä. »Wirkfaktoren« im Organismus. – s.a. ▸Katalysator. E biocatalysts.

**Bio|klimatologie:** Wissenschaft von den physiologischen u. pathologischen Wirkungen der verschiedenen Klimate (einschl. der künstlichen) auf Lebewesen, als **medizinische B.** auf den Menschen (Letztere ist Grundlage der Klimaheilkunde). – Wegen Beteiligung meteorologischer Faktoren u. Wirkungskomplexe häufig gleichgesetzt mit Meteorobiologie. E bioclimatology.

**bio|kompatibel:** gewebsverträglich.

**Bio|kybernetik:** biologische ▸Kybernetik. E biocybernetics.

**biological response modifiers:** s.u. ▸Immunmodulatoren.

**Biologics:** biologische Wirkstoffe; Substanzen, die körpereigenen Signalmolekülen oder deren Bindungspartnern ähneln, z.B. Anti-Tumor-Nekrose-Faktor-Antikörper, löslicher Tumor-Nekrose-Faktor-Rezeptor und Interleukin-1-Rezeptor-Antagonist.

**Bio|logie:** beschreibend-vergleichende u. experimentelle Wissenschaft vom Leben u. dessen Grundeigenschaften. Umfasst zahlreiche Fachgebiete (z.B. Botanik, Mikrobiologie, Zoologie) u. Spezialgebiete (z.B. Genetik, Molekular-, Strahlen-B., Systematik [= spez. B., Taxonomie], Verhaltensforschung). E biology.

**biologische Abwasserreinigung:** *Hygiene* die mit Hilfe von Mikroorganismen bzw. deren Stoffwechselleistungen erfolgende, in speziellen künstlichen Anlagen gezielt durchgeführte Reinigung von Abwasser.

**biologische Leukozytenkurve:** (V. SCHILLING) die phasisch ablaufenden Veränderungen des Differentialblutbildes während einer Infektion (s. Abb.).

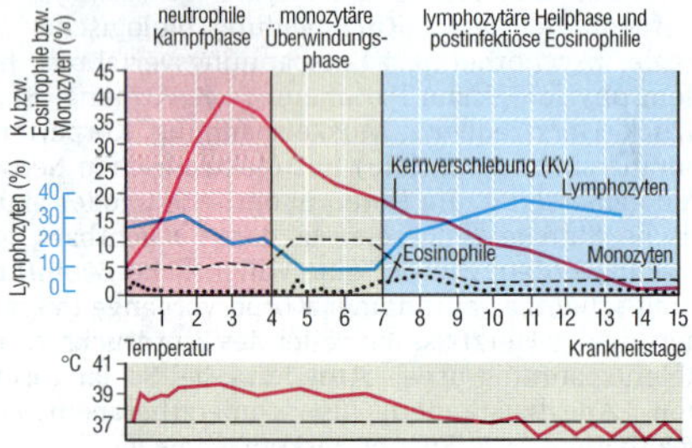


**biologische Leukozytenkurve:** Leukozytenverteilung bei akutem bakteriellem Infekt. [23]

**biologische Medizin:** Therapiemethoden im Sinne der ▸Naturheilverfahren u. der ▸Komplementärmedizin.

**biologische Oxidation:** die in der Atmungskette im Zusammenhang mit dem Citratzyklus ablaufenden, der Deckung des Energiebedarfs dienenden Oxidationsvorgänge. E biological oxidation.

**biologische Probe:** *Hämatologie* die ergänzend zur ▸Kreuzprobe übliche Prüfung auf Verträglichkeit von Spenderblut vor der Bluttransfusion; sie erfolgt **1)** (OEHLECKER) durch rasche Übertragung von 10–20 ml Blut (evtl. weitere 20 ml nach 2 Min.) u. ergibt bei Unverträglichkeit Gesichtsrötung, Unruhe, Übelkeit, später evtl. ausgeprägte Schocksymptome; oder **2)** (WIENER) durch Untersuchung des Empfängerblutes auf Geldrollenagglutination nach Übertragung von 50 ml Blut. E blood compatibility test.

**biologische Uhr:** s.u. ▸zirkadianer Rhythmus. E biological clock.

**biologische Wertigkeit:** ursprünglich Bez. für diejenige Menge an Körpereiweiß, die durch 100 g des zu prüfenden Nahrungseiweißes ersetzt werden kann. Die tatsächliche b. W. des Eiweißkörpers ist jedoch in erster Linie durch dessen Gehalt an essentiellen Aminosäuren gegeben (u. analog die b. W. der Nahrung durch den Gehalt auch an anderen essentiellen Stoffen, z.B. an essentiellen Fettsäuren u. an Biokatalysatoren). S.a. Formel.

$$\frac{\text{retinierter Stickstoff}}{\text{resorbierter Stickstoff}} \cdot 100$$

**biologische Wertigkeit.**

**biologisches Grundgesetz:** ▸ARNDT-SCHULZ-Gesetz.

**Bio|lu|mi|nes|zenz:** Emission sichtbaren Lichtes, die sich aus der Oxidation organischer, als Luciferin bezeichneter Stoffe durch Einwirkung des als Luciferase bezeichneten Enzyms ergibt, u. zwar z.B. bei Leuchtbakterien, dem Leuchtkäfer, Cyperidina-, Muschelkrebsen, Aequora-Quallen. E bioluminescence.

**Bio|ma|gne|tismus:** *Biologie* magnetische Erscheinungen mit Ursprung im menschlichen Körper; werden – als magnetische Felder – hervorgerufen durch 1. von Ionenbewegungen erzeugte elektrische Ströme, 2. magnetisierte para- oder diamagnetische Bestandteile des Körpers, 3. remanenten Magnetismus unphysiologischer Kontaminationen. Die Messung der – insgesamt schwachen – Magnetfelder (durch Induktionsspulen, ▸SQUIDs) erfolgt in magnetisch abgeschirmten Räumen mittels hochgradig gekühlter Messsysteme; Nutzung als Magnetokardiogramm, -enzephalogramm, -myogramm, -okulogramm, -pneumogramm. E biomagnetism.

**Bio|membran:** *Zytologie* die Grenzschicht eines definierten biologischen Milieus; i.e.S. als ▸Elementarmembran. E biomembrane.

**Bio|meteorologie:** ▸Meteorobiologie. E biometeorology.

**Bio|me|trie:** **1)** Anw. statistischer u. mathemat. Methoden in den biolog. u. medizin. Wissenschaften. E biometry. **2)** Größenbestimmung am Lebenden; z.B. *geburtsh* auch als Ultraschall-B. der Leibesfrucht.

**Bio|mi|kro|sko|pie:** Untersuchung lebenden Gewebes »in situ« mit Hilfe eines Spezialmikroskops, u.a. als B. des Auges mittels Spaltlampe u. Hornhautmikroskop. E biomicroscopy.

**Bio|modulations|therapien:** s.u. ▸Immuntherapie.

**Bio|monitoring:** Messung der Schadstoffkonzentration (auch ihrer Metaboliten) im Körper sowie Dokumentation ihrer spezifischen Wirkung auf den Organismus. Laborchemisch werden v.a. Blut, Urin, Exspirationsluft, Körpersekrete sowie Haare untersucht; wenn erforderlich, werden Gewebeproben entnommen.

**Bio|motor:** *Anästhesiologie* ein nach dem Wechseldruckprinzip arbeitender Beatmungsapparat mit einer den Bauch u. unteren Brustkorb umfassenden, luftdicht aufsitzenden Pelotte.

**Bio|nik:** Forschungsrichtung der Kybernetik mit dem Ziel, biologische Regelkreise auf die Elektronik zu übertragen. E bionics.

**Bio|no|mik:** Gesetzmäßigkeit der Beziehungen der Organismen zu ihrer Umwelt; s.a. ▸Ökologie. E bionomics.

**Bio|pe|ri|odik:** ▸Rhythmik, ▸zirkadianer Rhythmus.

**Biophysiologie:** die ▸Physiologie der normalen Lebensvorgänge (im Gegensatz zur Pathophysiologie).

**Bio|polymer:** hochmolekulare, aus Tausenden bis Millionen von Atomen bestehende chemische Verbindungen, u. zwar – als Makromoleküle – bestimmte Kohlenhydrate (als Halbacetale), die Nucleinsäuren (als Polyester) u. Proteine (Amidbiopolymere). E biopolymer.

**Bio|potential:** ▸Potential, bioelektrisches.

**Bio|prothese:** *Chirurgie* aus natürlichem Gewebe bestehende bzw. gefertigte Prothese, z.B. als überbrückendes Gefäßtransplantat bzw. als Herzklappenersatz. E biological prosthesis.

**Bi|op|sie:** (BESNIER 1879) die – v.a. mikroskopische (histolog. u. zytolog.) – Untersuchung einer Gewebeprobe, die dem lebenden Organismus mittels eines Instrumentes, z.B. einer Spezialkanüle (z.B. VIM-SILVERMAN-Kanüle), Vakuumsonde mit Schneidvorrichtung, durch Exzision etc. entnommen wurde; i.w.S. auch die zu diesem Zweck vorgenommene gezielte (z.B. mit Ultraschall bei der Endoskopie) oder ohne vorherige Darstellung des Entnahmeortes bzw. ohne ▸Bioskopie – als »Blind-B.« – vorgenommene Gewebsentnahme. Nach der Entnahmetechnik bezeichnet als ▸Nadel-, ▸Saug-, ▸Stanz-, ▸Exzisions-, ▸Feinnadelbiopsie, ▸Kürettage etc.; Bez. auch nach dem Organ, z.B. als Knochen-, Leber-, Lungen-B., **präskalenische B.** (▸DANIELS-Biopsie). E biopsy.

**Biopterin:** ein Folsäurefaktor; s.a. ▸Folsäure. E biopterin.

**Bio|radio|logie:** ▸Strahlenbiologie. E radiobiology.

**Bio|rhythmik:** ▸Chronobiologie. E biorhythm.

**Bio|ri|sa|ti|on:** *Hygiene* Pasteurisierung fein versprühter Milch durch Kurz- oder Hocherhitzung.

**Bi|ose: 1)** *Pathologie* (V. v. WEIZSÄCKER) organische Krankheit (im Gegensatz zu Neurose u. Psychose). E biosis. **2)** *Chemie* **a)** einfacher Zucker mit zwei Sauerstoffatomen im Molekül; z.B. Glykolaldehyd. – **b)** ▸Disaccharid. E biose.

**Bio|sensor:** analytische Vorrichtung, die aus einem biolog. Element (meist Enzym oder Antikörper) zum Auslösen bzw. Erkennen eines spezif. Ereignisses sowie einer Komponente zur Umwandlung dieser Reaktion in ein messbares Signal (optisch, elektrochemisch, thermometrisch, piezoelektronisch, magnetisch) besteht. Die Resultate können qualitativ oder quantitativ dargestellt werden. Eingesetzt u.a. für klin. u. mikrobiol. Diagnostik (z.B. als Glucosesensor), Biomedizin, Toxikologie. E biological sensor.

**Bio|sid:** *Biochemie* ein Glykosid mit 2 an das Aglykon gebundenen Zuckermolekülen. E bioside.

**Bio|signal:** jedes messbare Phänomen im Zusammenhang mit Funktionen bzw. Funktionsänderungen des Organismus.

**Bio|sko|pie:** intravitale diagnostische Betrachtung (In-situ-Inspektion) von Körperorganen u. -geweben, z.B. Kapillarmikroskopie, Endoskopie (mit Gewebsentnahme für die ▸Biopsie). E bio(spectro)scopy.

**Bio|sphäre:** der mit Leben erfüllte, von Lebewesen besiedelte Bereich der Atmo-, Hydro- u. Lithosphäre. E biosphere.

**Bio|statik: 1)** Lehre von den Gesetzmäßigkeiten zwischen Organismenstruktur u. -funktion. **2)** Lehre von der mittleren Lebensdauer. E biostatics.

**Bio|statistik:** Anw. statistischer Methoden in Biologie u. Medizin. E biostatistics.

**Bio|syn|the|se:** *Biochemie* der Auf- u. Umbau körpereigener Stoffe (Kohlenhydrate, Fette, Eiweißkörper) im lebenden Organismus. – Wird auch technisch genutzt (z.B. zur biologischen Teil- oder Vollsynthese von Antibiotika etc. mit Hilfe von Mikroorganismen). E biosynthesis.

**Biot-Atmung** (CAMILLE B., 19.Jh., Arzt, Lyon): die intermittierende Atmung; gleichmäßige, ausreichend tiefe Atmung mit plötzlichen Pausen; bei Meningitis, Hirnerkrankungen. E Biot's respiration.

**Bio|techno|logie:** Wissenschaftsgebiet, das u.a. mit mikrobiologischen, biochemischen, gentechnologischen etc. Methoden Mikroorganismen, Zellkulturen, Enzyme usw. verändert, deren stoffwechselphysiologische Leistungen neu herstellt u. nutzbar macht. – s.a. ▸Gentechnologie. E biotechnology.

**Bio|tele|me|trie:** ▸Telemetrie. E biotelemetry.

**Biotin,** Vitamin H: als Wachstumsfaktor (u.a. als Oxy-B. für Hefen) sowie als Coenzym im Tricarbonsäurezyklus u. bei der Fettsäuresynthese wirksame Verbindung (s. Formel). Die Hemmung der Aktivität durch Antagonisten (z.B. durch das synthet. Biotinsulfon) oder ein ernährungsbedingter Mangel (z.B. durch Bindung an das Avidin des Eiklars bei reichlichem Genuss roher Eier) führen zu einer Hypovitaminose in Form von Dermatitis, Seborrhö. E biotin.

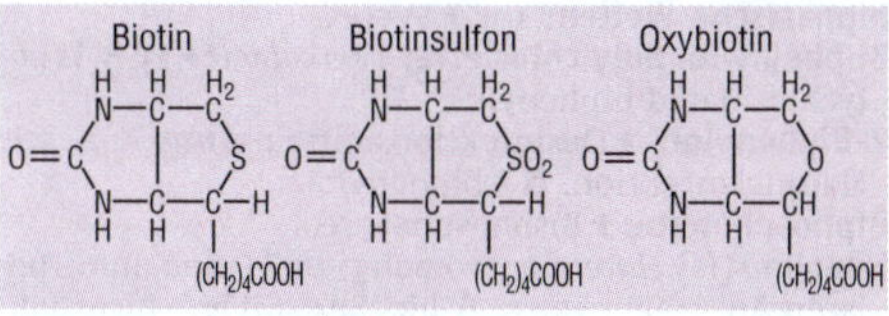


**Biotin.**

**Bio|top:** der Siedlungsort von Organismen einer Lebensgemeinschaft; evtl. als eng begrenzter Lebensraum (z.B. die Mundhöhle als Mikrobiotop). E biotope.

**Bio|trans|formation:** die biochemische Wandlung eines Stoffes durch die Stoffwechselvorgänge; u.a. *pharm* der Abbau (Verstoffwechslung) eines Arzneimittels. E biotransformation.

**Bio|tropie:** Wirksamkeit auf Lebensvorgänge; z.B. die Wirksamkeit der Umweltfaktoren (Klima, Wetter, geophysikal. Einflüsse etc.), die sich bei entspr. Intensität, Vielfalt, Schwankung etc. u.U. krankheitsfördernd auswirken können.

**Bio|tropismus: 1)** die Aktivierung latenter Krankheitserreger im lebenden Organismus durch Reizeinwirkung. **2)** *Virologie* die spezifische Affinität zu lebenden Zellen als lebensnotwendige Eigenschaft der Viren. E biotropism.

**Bio|typ(us):** *Genetik* die Gesamtheit der Phänotypen bei Individuen des gleichen Genotyps; auch ältere Bez. für ▸Biovar. E biotype.

**Biovar(ietas),** Biotyp: *Bakteriologie* eine Erreger-Kategorie innerhalb einer Art (Unterart, Stamm), die sich durch konstante morphologische, biolog. oder serolog. Merkmale auszeichnet, die aber ihrerseits nicht zur taxonom. Abtrennung ausreichen; s.a. ▸Serovar. E biovar.

**Bioverfügbarkeit:** Kenngröße, die Geschwindigkeit u. Ausmaß beschreibt, in dem ein Wirkstoff aus einer Arzneimittelzubereitung resorbiert wird u. am Wirkort zur Verfügung steht (nach FDA; nach i.v. Gabe definitionsgemäß 100%). Gemessen wird z.B. die Plasmakonzentration zu verschiedenen Zeitpunkten nach oraler Gabe; die Fläche unter dieser Kurve (AUC = area under the curve) ist proportional der Wirkstoffmenge, die in den Organismus gelangt ist. Die **absolute B.** ist der Anteil in % im Vergleich zur i.v. Gabe; die **relative B.** ergibt sich durch den Vergleich mit einem Referenzpräparat. E bio-availability.

**Bio|zy|klus:** *Biologie* der sich wiederholende Kreislauf des Ablaufs biologischer Funktionszustände im Organismus, z.B. ▸Zell-, ▸Citrat-, ▸Menstruationszyklus; s.a. ▸zirkadianer Rhythmus. E biocycle.

**BIPAP** *(engl.)* Abk. für **bi**phasic **p**ositive **a**irway **p**ressure: druckkontrollierte Form der ▸Beatmung, bei der zwei Druckniveaus existieren, zwischen denen gewechselt wird: IPAP (inspiratory positive airway pressure) bei der Einatmung und – der niedrigere – EPAP (exspiratory positive airway pressure) bei der Ausatmung. Der Patient kann jederzeit spontan atmen.

**bi|pa|rie|ta|l(is)** *(latein.):* beide Scheitelbeine betreffend, z.B. Diameter biparietalis. E biparietal.

**bi|par|ti|tus** *(latein.):* zweigeteilt, doppelt. E bipartite.

**Biperiden:** ein Anti-PARKINSON-Mittel, zentrales Anticholinergikum (▸Parasympatholytica). E biperiden.

**Bi|pha|lan|gie:** »Zweigliedrigkeit« der Finger bzw. Zehen. Beim Menschen als physiolog. Zustand nur an Daumen u. Großzehe (evtl. auch als – normale Reduktionsform – an Kleinzehe); s.a. ▸Brachyphalangie.

**bi|phasisch:** mit 2 Phasen; z.B. Genitalzyklus der geschlechtsreifen Frau mit ▸Proliferations- u. ▸Sekretionsphase (s.a. ▸anovulatorisch). E biphasic.

**biphasische Wellen:** s.u. ▸Welle.
**Bi|phe|nyl|le, poly|chlorierte:** *Toxikologie* ▸PCB. E polychlorinated biphenyls.
**2-Biphenylol:** ▸Desinfektionsmittel; ***Anw.*** v.a. zur Hautdesinfektion. E 2-biphenylol.
**Biphosphonate:** ▸Bisphosphonate.
**bi|po|la|r(is)** *(latein.)*: zweipolig, an 2 Polen, mit 2 polaren Ausprägungen; z.B. **bip. Sexualität** (▸Bisexualität). S.a. ▸Bipolarzelle. E bipolar.
**Bi|polar|zelle,** Neuronum bipolare: *Histologie* Nervenzelle mit 2 getrennt (polar) abgehenden Fortsätzen, z.B. in den Ganglien des Innenohrs u. in der Netzhaut die »**Bipolare**« des ▸Stratum nucleare internum (s.a. ▸rezeptives Feld, dort Abb.). S.a. pseudounipolare ▸Nervenzelle. E bipolar cell, bipolar neuron.
**Bircher-Benner-Diät** (Maximilian Oskar B.-B., 1867–1939, schweizer. Arzt): auf den Prinzipien des ▸Vegetarismus begründete Kostform (laktovegetabile Kost), wobei mindestens die Hälfte der Nahrung aus Rohkost bestehen sollte. Bevorzugte Lebensmittel sind Obst u. Gemüse, Salate, Rohsäfte, Nüsse, Vollkornschrotbrei, kaltgepresste Öle, Kräuter u. – in Maßen – Honig.
**Birch-Hirschfeld-Ad|ap|to|meter** (Arthur B.-H., 1871–1945, Augenarzt, Königsberg): Photometer zur Prüfung der Dunkeladaptation anhand des Lichtminimums, das nach Adaptation zur Erkennung einer 5-Punkt-Sehprobe ausreicht.
**Bird-Re|spirator:** *Anästhesiologie* druckgesteuertes Beatmungsgerät, eingesetzt zur intermittierend positiven ▸Druckbeatmung. E Bird's ventilator.
**Bird's-Nest-Filter,** Abk. BN-Filter: ein Vogelnest-artiger ▸Kavafilter zur Lungenembolie-Prophylaxe; besteht aus einem Netzwerk vorgeformter Drähte als Auffangbehälter für Emboli; geringe Komplikationsrate.
**Birkenblätter:** ▸Betulae folium.
**Birnberg-Schleife:** *Gynäkologie* zusammenfaltbares Kunststoff-Intrauterinpessar in 8-Form. E Birnberg's bow.
**bis...** *(latein.)*: Wortteil »zweifach«, »doppelt«. S.a. ▸bi-, ▸di-. – **bis in die:** latein. Rezepturanweisung »2-mal täglich«. E twice a day.
**Bisacodyl:** ein antiabsorptiv u. sekretagog wirkendes ▸Abführmittel. E bisacodyl.
**Bi(s)|albumin|ämie:** eine zweigipflige Albuminfraktion (Abb.) bei der ▸Eiweißelektrophorese. Meist genetisch bedingt (autosomal-kodominant vererbt). S.a. ▸Kodominanz. E bisalbuminemia.

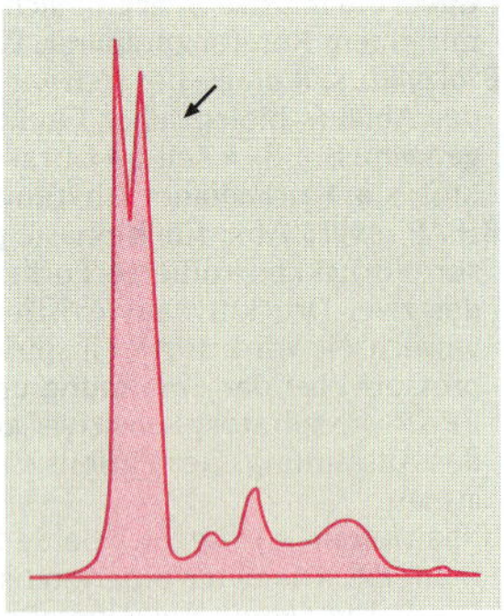

**Bi(s)albuminämie:** typische Kurve der Eiweißelektrophorese. [518]

**Bis-Chlorethyl-Nitrosourea,** 1,3-Bis(chlorethyl-)1-nitrosoharnstoff, Abk. BCNU: ▸Carmustin.
**Bischoff-Plastik** (Peter F. B., 1904–1976, Urologe, Hamburg): **1)** Verkleinerung eines Megaureters durch Längsresektion (z.T. lineär, unter Schonung periureteralen Gewebes). **2)** asymmetr. Nierenbeckenresektion bei Nierenbeckenerweiterung mit Ureterabgangsstenose infolge hohen Ureterabgangs; evtl. kombiniert mit unterer Nierenpolresektion. E Bischoff's plasty.
**Bi|seg|men|tie|rung:** *Hämatologie* Unterteilung der Granulozytenkerne in 2 Segmente, z.B. physiologisch bei eosinophilen Granulozyten, pathologisch bei der Pelger-Huet-Anomalie (u. bei »Pseudo-Pelger-Formen« der Leukose). E bisegmentation.
**Bi|se|xua|li|tät:** **1)** bipolare Sexualität; die Zweigeschlechtigkeit, d.h. die Unterschiedlichkeit der Einzelindividuen einer Art bezüglich des ▸Genotypus; s.a. ▸Intersexualität. **2)** Zweigeschlechtlichkeit: *psych* das – bis zum Abschluss der Pubertät physiologische – Nebeneinanderstehen hetero- u. homosexueller Triebe. E bisexuality.
**bi|se|xu|ell:** zweigeschlechtig bzw. -geschlechtlich (▸Bisexualität). E bisexual.
**Bishop-Koop-Operation:** *Chirurgie* eine Standard-Op. bei Mekoniumileus; Resektion des maximal überdehnten, mekoniumgefüllten unteren Ileums unter Erhalt des Teils vor der Bauhin-Klappe, der durch Bildung einer äußeren Bauchfistel (Enterostoma) in die Bauchdecke eingenäht wird (u. der tägl. Spülbehandlung dient); die Darmkontinuität wird durch End-zu-Seit-Anastomose zwischen dem zuführenden Dünndarmschlingenschenkel u. dem Ileum terminale hergestellt.
**Biskra|beule:** ▸Hautleishmaniase in Algerien. E Biskra boil.
**Bis|kuit|form:** **1)** die Normalform des Erythrozyten in der Seitenansicht im strömenden Blut. **2)** eine Kristallform des kohlensauren Calciums im Harnsediment.
**Bismut:** ▸Bismutum.
**Bismut|aluminat:** ein ▸Antacidum; ▸Ulkustherapeutikum. E bismuth aluminate.
**Bismutgallat, basisches,** Bismutum subgallicum: unlösliches Antazidum, externes Antiseptikum u. Adstringens. E bismuth subgallate.
**Bismut|nephro|pathie:** Nierenschaden (▸Nephropathie) durch Bismutverbindungen; als nephrotisches Syndrom oder als akutes Nierenversagen. E bismuth nephropathy.
**Bismutnitrat, basisches,** Bismutum subnitricum: ein Antiseptikum, Adstringens u. Antacidum. ***Anw.*** als Ulkustherapeutikum v.a. in der Kombinationsther. mit Antibiotika zur Eradikation von Helicobacter pylori, als Externum bei proktologischen Erkr. E bismuth subnitrate.
**Bismutsalicylat, basisches,** Bismutum subsalicylicum, Bismutsubsalicylat: Adstringens; ***Anw.*** als Ulkustherapeutikum zur Eradikation von Helicobacter pylori in Kombination mit Antibiotika. E bismuth subsalicylate.
**Bismut|saum:** nach ▸Bismutvergiftung beobachtete graue bis schwarze Bismutsulfid-Ablagerung am Zahnfleisch (s.a. ▸Bleisaum), gefolgt von geschwüriger bis gangränöser Mundschleimhautentzündung (Stomatitis), v.a. als Gingivitis (mit Zahnlockerung, -ausfall). E bismuth line.
**Bismut(um),** Abk. Bi, Wismut: Halbmetallelement mit Atomgewicht 208,980 u. OZ 83; 3-, auch 2- u. 5-wertig. Sein Isotop $^{206}$Bi dient als biochemischer Tracer. *pharm* ***Anw.:*** Organische u. anorganische Bi(III)-Verbindungen werden – nach Fortfall als Therapeutika bei ▸Syphilis – v.a. zur ▸Eradikation von Helicobacter pylori eingesetzt; außerdem als Treponemizide u. als Komponente von Antazida, Wund- u. Hautmitteln, früher Verwendung in Brandsalben u. -binden, anorganische Salze auch in Bleich-, Decksalben. E bismuth. – **B. oxyjodogallicum,** Wismuthydroxyjodidgallat: unlösl. Antiseptikum u. Adstringens. – **B. subcarbonicum,** basisches Wismutcarbonat: weißes unlösl. Pulver; Antazidum, Magen-Darm-Adstringens, Röntgenkontrastmittel. E b. subcarbonate. – **B. subgallicum:** ▸Bismutgallat, basisches. E b. subgallate. – **B. subnitricum:** ▸Bismutnitrat, basisches. E b. subnitrate. – **B. subsalicylicum,** Wismutsubsalicylat: ▸Bismutsalicylat, basisches.
**Bismut|vergiftung,** Bismutismus, Bismutose: in der Symptomatik der Blei- oder Quecksilbervergiftung

ähnliche Intoxikation durch Bismut(verbindungen); sehr selten wegen schlechter enteraler Resorption. Typisch sind der ▸Bismutsaum, Durchfälle, Nierenschäden (▸Bismutnephropathie). **E** bismuthism, bismuth poisoning.

**Bisoprolol:** selektiver $\beta_1$-Rezeptorenblocker (s.u. ▸Betarezeptorenblocker); ***Anw.*** bei Hypertonie u. koronarer Herzkrankheit. **E** bisoprolol.

**bi|sphärisch:** mit beidseitiger sphärischer Krümmung. **E** bispherical.

**Bisphosphonạte,** Diphosphonate: dem Pyrophosphat ähnliche (jedoch mit P–C–P-Bindung) stabile Verbindungen. ***Wirkst.:*** z.B. Etidronat, Clodronat, Pamidronat, Risedronat. ***Wirkung:*** hemmen Knochenmineralisation u. Knochenresorption. ***Anw.*** v.a. zur Osteoporose-Ther., ferner bei Schmerzen durch Knochenmetastasen u. bei tumorbedingter Hyperkalzämie, zur Ther. des PAGET-Syndroms u. ektopischer Verkalkungen. **E** diphosphonates, biphosphonates.

**Biss:** das Zusammentreffen der Ober- u. Unterkieferzähne. Abweichungen von der Normalbisslage werden nach Ursache u./oder Form beschrieben (pathol. **Bisslage**, z.B. Distalbiss, Mesialbiss). Als **geschlossener B.** zeichnet er sich durch weitgehenden Kontakt der meisten Zahnberührungsflächen aus, während bei Bissanomalien ein Schlussbisskontakt nur bestimmter Zahngruppen besteht, z.B. bei der vertikalen Anomalie (»**offener B.**«) ein Kontaktmangel im Front- oder Seitenzahngebiet (Abb.), bei der vertikalen (u. sagittalen) Bissanomalie (»**tiefer B.**«) ein Kontaktmangel im Vorder- oder Seitenzahnbereich infolge zu tiefen Zusammenbisses (Deckbiss, d.h. frontaler Überbiss mit Vorragen der Oberkieferfrontzähne um > 2–3 mm). **E** (occlusion) bite (e.g. closed; open; deep).

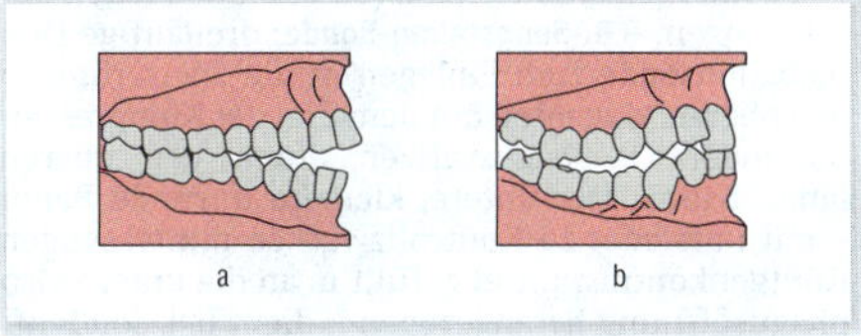


**Biss:** offener Biss der Frontzähne (a) bzw. der Seitenzähne (b).

**Bịss|verletzung:** kombinierte Riss-Quetsch-Wunde (evtl. aber Abbisswunde) durch Tier- oder Menschenbiss; gilt immer als potentiell infiziert u. als mit Tetanus-, evtl. sogar mit Tollwutgefahr belastet. **E** bite injury.

**bi|tem|po|rạl|(is):** beide Schläfen(seiten) betreffend.

**Bitọt-Flecke** (PIERRE A. B., 1822–1888, Arzt, Bordeaux): weißliche, eingetrocknet erscheinende Flecke im Lidspaltenbereich der Conjunctiva bulbi; Frühsymptom des Vitamin-A-Mangels. **E** Bitot's spots.

**bitrochan|tạ̈r, -ter:** beide Trochanteren betreffend.

**bitter:** eine der 4 Grundempfindungs- bzw. Reizqualitäten der Sinnesmodalität »Geschmackssinn«; die Wahrnehmung erfolgt über Rezeptoren des Nervus glossopharyngeus (am Zungengrund); bei Läsion der Chorda tympani ist diese Qualität evtl. isoliert erhalten. Prüfung erfolgt mit ▸Bitterstoffen. **E** bitter.

**Bitterkleeblätter:** ▸Menyanthis folium.

**Bịttersalz:** *Pharmazie* ▸Magnesiumsulfat. **E** magnesium sulfate.

**Bịtterstoffe:** intensiv ▸bitter schmeckende Substanzen, z.B. Chinin, Coffein, Strychnin, Nicotin, Pikrinsäure, Humulon, Lupulon (des Hopfens), Gentiopikrin (des Enzians). ***Wirkung:*** regen Sekretion von Speichel u. Magensaft an; ***Anw.*** als »Amara« bei Anorexie, Dyspepsie sowie zur Geschmacksprüfung. **E** bitter substances, bitters.

**Bittersüßstengel:** ▸Dulcamara stipites.

**Bịtterwässer:** Magnesiumsulfat-Wässer mit einer Gesamtmineralisation > 1 g/kg Wasser, wobei Mg als Kation u. Sulfat als Anion vorherrschen. ***Anw.*** als Trinkkur bei Erkr. der Verdauungsorgane u. bei Stoffwechselstörungen.

**Bi|urẹt:** Amid der Allophansäure, das beim trockenen Erhitzen von Harnstoff (aus jeweils 2 Molekülen) entsteht. Es ergibt mit alkalischer Kupfersulfat-Lösung eine blauviolette Komplexverbindung (s. Formel). **E** biuret, carbamoylurea.

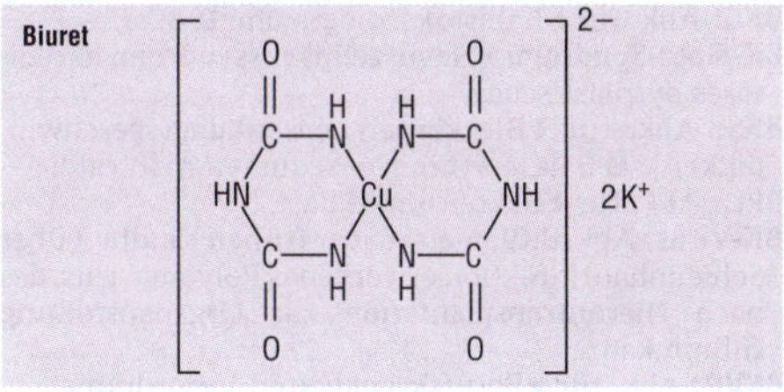


**Biuret.**

**Biurẹt|reaktion:** Nachweisreaktion für Säureamid (z.B. Proteine u. deren Abbaustufen, Diamide, synthet. Polypeptide, Histidin, Urobilin, Porphobilinogen). Der durch Kalilauge alkalisch gemachten Proben-Lsg. wird eine wässr. Lösung von kristallinem Kupfersulfat mit Kaliumnatriumtartrat u. Ätznatron zugesetzt, die mit den genannten Substanzen eine komplexe Kupferverbindung bildet, aus der bei Anwesenheit von Albuminen eine blauviolette, bei Peptonen eine rosarote Verfärbung der wässr. Probe resultiert. **E** biuret test.

**Bi|va|lẹnt:** *Genetik* der Paarungsverband zweier homologer Chromosomen eines diploiden Organismus in der ▸Meiose. **E** bivalent.

**bi|va|lẹnt:** *Chemie* bindungsfähig für 2 H-Atome (oder entsprechende Äquivalenzen); *serol* mit 2 Bindungsstellen ausgestattet, z.B. ▸Antikörper. **E** bivalent, divalent.

**Bi|zeps:** Kurzbez. des ▸Musculus biceps. **E** biceps.

**Bizeps-fẹmoris-Reflex:** Kontraktion (u. Sehnenanspannung) des M. biceps femoris auf Beklopfen seines Ansatzes am Fibulaköpfchen; ein Eigenreflex (über $L_5$–$S_2$). **E** biceps femoris reflex.

**Bịzeps(sehnen)reflex,** Abk. BSR: *Neurologie* die – evtl. zu Unterarmbeugung führende – Kontraktion des Armbizeps (über $C_5$–$C_6$) auf Beklopfen seiner Sehne. Ein, über den Nervus musculocutaneus ablaufender, physiologischer Eigenreflex, der bei Pyramidenbahnläsionen gesteigert, bei Störung im peripheren Neuron abgeschwächt bis aufgehoben ist. **E** biceps reflex.

**Bizeps|sehnen|ruptur:** Riss der Sehne des Musculus biceps in ihrem oberen (proximalen) oder unteren (distalen) Bereich. Ursache ist meistens eine erhöhte mechanische Belastung. ***Klinik:*** bei Ruptur der unteren Bizepssehne Muskelwulst im schultergelenknahen Oberarmbereich, bei Riss der oberen Bizepssehne ellenbogennaher Muskelwulst.

**bi|zy|klisch:** *Chemie* aus 2 kondensierten Ringen (mit einem oder mehreren gemeinsamen Ringgliedern) aufgebaut; s.a. ▸Ringverbindung. **E** bicyclic.

**Bjẹrrum** (1) JANNIK B., 1829–1892, Augenarzt, Kopenhagen; 2) JANNIK PETERSEN B., 1851–1920, Augenarzt, Kopenhagen). – **B.-Schirm, B.-Skotometer** (JANNIK B.): *Ophthalmologie* ▸Perimeter für die Kampimetrie als den ältesten objektiven Skotom-Nachweis. Eine schwarze Tuchfläche (mit Gradeinteilung u. meridionaler Unterteilung) mit einem zentralen, weißen – einäugig aus 1–2 m Entfernung zu fixierenden – Fixationspunkt u. mit verstellbaren Weiß- oder Farbmarken. **E** tangent screen, Bjerrum's screen. – **B.-Zeichen** (JANNIK PETERSEN B.): bogenförmiges, vom blinden Fleck ausgehendes Skotom (infolge eines Ausfalls in der Nervenfaserschicht der Retina)

als Frühsymptom des chron. Glaukoms. E B.'s scotoma.
**Björk:** *Kardiologie* – **B.-Oxy|genator:** Modell eines ▸Scheibenoxygenators. E Björk oxygenator. – **B.-Shiley-Pro|these:** künstliche ▸Herzklappenprothese (dort Abb.) mit beweglich in einem Ring befestigter Verschlussplatte. E B.-Shiley prosthesis.
**Björnstad-Syndrom:** (1965) eine angeborene erbliche Innenohrschwerhörigkeit mit Haaranomalien (Pili torti). E Björnstad's syndrome.
**BK:** Abk. für ▸Berufskrankheit.
**BKG:** Abk. für ▸Ballistokardiogramm. E BCG.
**BK-Mole-Syndrom:** ▸Nävuszellnävussyndrom, hereditäres dysplastisches.
**BKS:** Abk. für ▸Blutkörperchensenkung(sgeschwindigkeit). E ESR, erythrocyte sedimentation rate.
**Bkt.:** Abk. für ▸Bakterium. E Bact.
**BK-Virus,** Abk. **BKV:** meist in der frühen Kindheit über Schleimhautinfektion erworbenes Polyomavirus, das nach Nierentransplantation zur Organabstoßung führen kann.
**BKVO:** Abk. für ▸Berufskrankheiten-Verordnung.
**Blackfan-Josephs-Diamond-An|ämie:** ▸Diamond-Blackfan-Syndrom. E Diamond-Blackfan anemia.
**black heel** *(engl.):* ▸Hyperkeratosis haemorrhagica.
**Black|out** *(engl.):* **1)** beim Fliegen als Folge der Einwirkung hoher Gravitations-Kräfte in Richtung Kopf–Fuß auftretende Sehstörung; zunächst als »Grauwerden« (Grey-out), dann »Schwarzwerden« des Gesichtsfeldes (Amaurosis fugax) durch Blut- u. Sauerstoffverarmung der Netzhaut (infolge Absackens des Blutes in die Gließmaßen). – Die gleiche Bez. tragen klinisch auch analoge Zustände, wie sie bei einem plötzlichen Ausfall der Hirntätigkeit (EEG: Verlust der α-Wellen) auftreten. – s.a. ▸Red-out. **2)** *Psychologie* plötzliches Versagen sprachlicher u. kognitiver Leistungen in emotionalen Spannungszuständen (z.B. Vortrag).
**bladder mapping:** s.u. ▸Blasenkarzinom.
**Bläh|kaverne:** durch erhöhten Innendruck (Ventileffekt am Ableitungsbronchus) »ballonierte« tbk. Lungenkaverne (oft als »gereinigte B.« nach Tuberculostatica-Medikation); sie widersteht evtl. der Kollapstherapie. E ballooning cavern.
**Blähung:** ▸Flatus, ▸Meteorismus.
**Bläschen:** ▸Vesicula; s.a. ▸Vesikel. E vesicle.
**Bläs|chen|atmen:** vesikuläres ▸Atmen. E vesicular breathing.
**Bläschen|ausschlag:** ▸Herpes. E vesicular eruption.
**Bläschen|drüse:** ▸Vesicula seminalis.
**Bläschen|follikel:** *Anatomie* der ▸Folliculus ovaricus tertiarius (vesiculosus). E graafian follicle.
**Bläschen|krankheit:** *Dermatologie* ein Bläschenausschlag, verursacht durch einen best. Margarine-Emulgator; teils als Erythema infectiosum, teils als toxisches Exanthem mit Aussehen des Erythema exsudativum multiforme. E margarine disease.
**Bläschen|oxygenator:** (Walton C. Lillehei) Oxygenator für Herz-Lungen-Maschine, in dem das Blut mit kleinsten Sauerstoffbläschen beschickt wird. E bubble oxygenator.
**Blae|si|tas:** *Laryngologie* ▸Sigmatismus.
**Blässe:** Fehlen des normalen Hautkolorits infolge Mangeldurchblutung, Anämie oder Pigmentmangels. E pallor, paleness. – **B., peri|orale:** das ▸Mund-Kinn-Dreieck als Scharlach-Symptom.
**Blässe-Hyper|thermie-Syndrom:** *Pädiatrie* (Ombrédanne) s.u. ▸Hyperpyrexie. E infantile pallor-hyperthermia syndrome.
**Blättchentest:** Agar-Diffusionstest zur orientierenden Bestimmung der Antibiotika-Resistenz von Krankheitserregern (s.a. ▸Antibiogramm). Ausgewertet werden Hemmhofbildungen, die sich um Antibiotika-getränkte Filterpapierblättchen in einer Bakterienkultur aus infektiösem Patientenmaterial bilden. Analog auch Nachweis bzw. Prüfung von Immunkörpern, Vitaminen etc.
**Blair-Operation** (Vilray Papin B., 1871–1955, Chirurg, St. Louis): (1937) dreizeitige plastische Korrektur der skrotalen Hypospadie; Streckung des Penis durch Exzision der krümmungsbedingenden »Chorda«, Harnröhrenneubildung (über einem Katheter) aus Präputial- u. Penisschafthaut (u. Deckung des Entnahmebettes durch einen gestielten Hodensack-Hautlappen), Fistelverschluss. – Gleiches Prinzip auch bei ▸Epispadie. E Blair's operation.

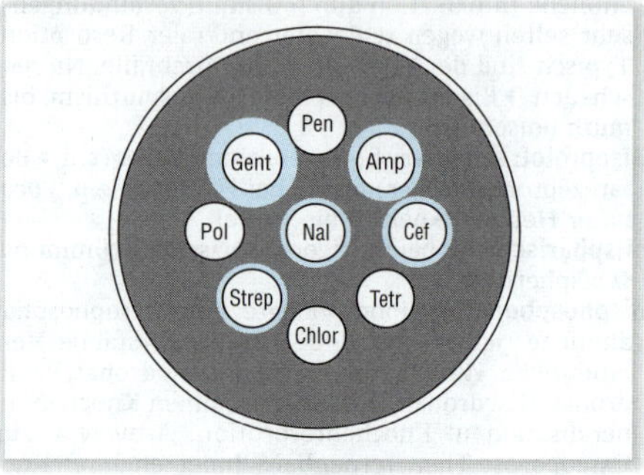


Blättchentest: Pen = Penicillin G; Amp = Ampicillin; Cef = Cefalotin; Tetr = Tetracyclin; Chlor = Chloramphenicol; Strep = Streptomycin; Pol = Polymyxin B; Gent = Gentamicin; Nal = Nalidixinsäure. [416]

**Blakemore** (Arthur Hendley B., 1897–1970, Chirurg, New York). – **B.-Operation: 1)** »intrasakkuläre« Elektrokoagulation des (Aorten-)Aneurysmas durch Beschicken einer in das Aneurysma eingebrachten Drahttamponade mit galvan. Strom (»warmes Wiring«). **2)** nahtlose Interposition eines freien Venentransplantats zwischen Arterienstümpfe mit Hilfe von 2 mit einzupflanzenden (einzubindenden) Vitalliumringen. – **B.-Sengstaken-Sonde:** dreiläufige Doppelballonsonde zum Einlegen in die Speiseröhre u. den oberen Magenteil mit dem Ziel der Kompression blutender Ösophagusvarizen durch den oberen, längl. Ballon. Der untere, kleinere u. runde Ballon – mit Luft oder zu Kontrollzwecken mit wässrigem Röntgenkontrastmittel gefüllt u. an die untere Ösophagusöffnung herangezogen – dient der Sondenfixierung unterhalb der Kardia. Der ballonfreie 3. Sondenkanal dient der Absaugung von Mageninhalt, zur Nahrungszufuhr. E Blakemore-Sengstaken tube.
**Blalock** (Alfred B., 1899–1964, Chirurg, Baltimore). – **B.-Klemme:** Schraubenklemme mit 2 winkelig herausstehenden, leicht U-förmigen, gegeneinander verschiebbaren Maulteilen zum zeitweiligen Abklemmen großer Gefäße, z.B. als Pulmonalisklemme. E Blalock's clamp. – **B.-Naht:** fortlaufende, atraumatische Intima-evertierende Matratzennaht als typische ▸Gefäßnaht bei der End-zu-End-Anastomose großer Gefäße (zuerst – zwischen 2 Haltenähten – die Hinterwandnaht von der Lichtung des eröffneten Gefäßes). E B.'s suture. – **B.-Park-Operation:** Umgehung einer ausgedehnten Aortenisthmusstenose durch End-zu-End-Anastomosierung des peripheren, normallumigen Aortenstumpfes (nach Aortenligatur in der Stenose) mit dem proximalen u. nach unten gekippten Teil der in Pleurakuppenhöhe durchtrennten li. Subklavia (die prästenotisch gut mit Blut beschickt ist). E B.-Park operation. – **B.-Taussig-Anastomose:** (1944) »künstlicher Ductus arteriosus Botalli« bei Fallot-Tetralogie durch End-zu-Seit-Anastomosierung der Arteria subclavia mit einem Lungenarterienast jenseits der Pulmonalstenose. – Modifiziert, als »Blalock II«, durch End-zu-End-Anastomose der Subklavia mit dem eröffneten peripheren Stumpf des in der Stenose ligierten Pulmonalis-Stammes. E B.-Taussig operation.
**bland:** mild, reizlos, nicht infiziert. E bland, mild.
**Blandin-Nuhn-Drüse** (Philippe Frédéric B., 1798–1849, Anatom, Chirurg, Paris): ▸Glandula lingualis anterior; s.a. ▸Nuhn-Zyste. E Blandin's gland.

**Bland-White-Garland-Syndrom** (EDWARD FRANKLIN B., geb. 1901; PAUL DUDLEY W., 1886–1973; HUGH G., amerikanische Kardiologen): eine Koronararterienanomalie (Ursprung der li. A. coronaria aus der li. A. pulmonalis) mit Myokardschädigung bereits in den ersten Monaten nach der Geburt durch Myokardanoxie als Folge des Entzuges arterialisierten Blutes aus dem Koronarkreislauf in die Lunge (»Steal-Effekt« durch Blutströmungsumkehr im Zusammenhang mit der nachgeburtlichen Entwicklung des Niederdruckniveaus im Lungenkreislaufgebiet). ***Klinik:*** Tachypnoe, Husten, Lippenzyanose, pektanginöse Beschwerden, Herzerweiterung u. -hypertrophie (v.a. li.), Gedeihstörung; EKG: obligate T-Inversion. E Bland-White-Garland syndrome.

**Blase: 1)** *Dermatologie* ▸Bulla. E blister, bulla. **2)** *Anatomie* Kurzbez. der Harnblase (▸Vesica urinaria; s.a. ▸Zysto...), i.w.S. auch der ▸Gallen-, ▸Fruchtblase. E bladder. – **B., agan|glio|näre:** *Urologie* ▸Megaureter-Megazystis-Syndrom. E aganglionic b. – **B., atonische:** *Urologie* ▸Blasenatonie. E atonic b. – **B., automatische, reflex|aktive B.:** s.u. ▸Blasenautomatie. – **B., auto|nome:** s.u. ▸Blasenautonomie. – **B., hypertone:** Harnblase mit evtl. hochgradig (=spastische B.) gesteigertem Spannungszustand der Wandmuskulatur auf konstitutioneller oder funktioneller Grundlage; s.a. ▸Zystospasmie, ▸Reizblase. Symptome: Pollakisurie, evtl. Enuresis. E hypertonic b. – **B., neuro|gene:** ▸Blasenatonie. E neurogenic b.

**Blasen|acha|la|sie:** schmerzhafte Entleerungsstörung der Harnblase infolge unzureichender Eröffnung des Blasenmundes; als **neurogene** bei multipler Sklerose, Querschnittslähmung, als **mechanische B.** z.B. bei benigner Prostatahyperplasie. E bladder achalasia.

**Blasen|apra|xie:** unkontrollierbare Harnblasenentleerung (u. Stuhlinkontinenz) bei Frontalhirnprozessen. E bladder apraxia, apraxia of micturition.

**Blasen|atonie:** Minderung bis Aufhebung des Spannungszustandes der Harnblasenmuskulatur; als **angeborene B.** (bei ▸Megaureter-Megazystis-Syndrom) oder als **erworbene B.**, u. zwar als **neurogene B.** (bei motorischer Lähmung, z.B. bei spinalem Schock, Poliomyelitis, nach Schädigung der Hinterstrangbahn bzw. der hinteren Spinalwurzeln wie z.B. bei Tabes dorsalis, Syringomyelie; der funktionelle Endzustand ist eine »neurogene Überlaufblase«), als **myogene B.** (infolge Überdehnung, u.U. als »Papierblase«, durch mechanische Abflussbehinderung, z.B. bei benigner Prostatahyperplasie; mit Überdehnungsschmerz u. Harndrang verbunden) oder als **neuromyogene B.** (nach Degeneration der Ganglienzellen der Blasenwand; z.B. bei Tabes; Symptome: spärliche Miktion u. Restharnzunahme; patholog. Endzustand ist eine wanddegenerierte »Beutelblase«). E bladder atony.

**Blasen|atrophie:** Muskelatrophie der Harnblase durch chronische Überdehnung; extrem als »Papierblase« im Endzustand der myogenen ▸Blasenatonie. E bladder atrophy.

**Blasenausschlag:** großblasiger Hautausschlag (▸Bulla). E blistering eruption, bullous eruption.

**Blasen|automatie:** »Rückenmarksblase« infolge Ausfalls der Großhirn-gesteuerten willkürlichen Entleerungsfunktion (=obere Blasenlähmung) bei Querschnittsverletzung des Rückenmarks oberhalb des – intakt bleibenden – spinalen Reflexbogens ($Th_{11}$) u. bei Hirnverletzung, -erkrankung (sowie physiologisch beim Säugling). Die Entleerung tritt bei einem best. – trainierbaren – Füllungszustand ein als Folge der durch Dehnungsreiz ausgelösten Erregung des Miktionszentrums im unteren Rückenmark u. der über den N. pelvicus erfolgenden Detrusorkontraktion; sog. normale Querschnittsblase; mit wenig Restharn. E automatic bladder.

**Blasen|autonomie:** Zustand bei »unterer Blasenlähmung«, d.h. bei Ausfall des sakralen parasympath. ▸Blasenzentrums des Rückenmarks bzw. bei Isolierung der Harnblase von allen nervalen Impulsen, z.B. bei Myelomeningozele, Sakralmarkverletzung. Die Harnentleerung erfolgt (unter Beteiligung der Bauchpresse) alle 10–20 Min. durch die von intramuralen Ganglien ausgelösten unregelmäß. Kontraktionen einzelner Detrusorfasern; große Restharnmenge. E bladder autonomia, autonomic b.

**Blasen|bilharziose:** ▸Schistosomiasis urogenitalis. E bladder bilharziosis.

**Blasen|de|nervierung:** Resektion der Blasennerven (Nervi hypogastrici, pelvici, pudendus) bzw. sakrale Neurotomie oder Rhizotomie zur Verbesserung der Harnblasenentleerung bei Blasenatonie oder -starre. E vesical denervation.

**Blasen|divertikel:** angeborenes echtes u. meist enghalsiges Divertikel der – muskelschwachen – Harnblasenwand (bevorzugt hinten seitlich, als sog. ▸Uretermündungsdivertikel). Meist mit örtlicher Harnstauung, Steinbildung u. sekundärer Infektion (Pyurie), evtl. mit Perforation. – Ferner erworbene Pseudodivertikel bei Entleerungsstörung (z.B. bei benigner Prostatahyperplasie). E vesical diverticulum.

**Blasen|dreieck:** *Anatomie* ▸Trigonum vesicae. E trigone of bladder.

**Blasen|druck|messung:** *Urologie* ▸Zystotonometrie. E cystomanometry.

**Blasen|ekstrophie, -exstrophie:** Defektfehlbildung der Harnblase als Teilbild der Bauchdeckenspalte. Als **totale B.** mit offen ausgebreitetem Blasenteil (u. ausgestülpten Rändern) oberhalb der Symphyse u. mit begleitender Fehlbildung der Geschlechtsorgane (u. zwar als Klitorisspalte, Dammverkürzung, evtl. auch Harnröhren- u. Scheidenaplasie bzw. Kryptorchismus) sowie mit fortbestehender ▸Kloake, Atresie des Afters, Spina bifida, Fehlbildungen der Nieren u. oberen Harnwege, evtl. auch mit sagittaler Spalte, Spaltbecken. Als **partielle B.** oft nur als Blasenspalte. – Komplikationen: Entzündung, Schleimhautgeschwüre, Infektion des ob. Harntraktes, Urinekzem, evtl. Karzinom. E bladder exstrophy.

**Blasen|ek|topie:** angeborene Vorverlagerung der geschlossenen Harnblase durch klaffende Bauchdecken. E vesical ectopy.

**Blasen|emphysem:** Gasansammlung in der Harnblasenwand bei der emphysematösen ▸Zystitis. E bladder emphysema.

**Blasen|entleerung:** ▸Miktion; s.a. ▸Blasenpunktion, ▸Katheterismus. E bladder emptying, urination.

**Blasen|entzündung:** ▸Zystitis. E cystitis.

**Blasenersatz:** verschiedene Varianten der operativen Rekonstruktion der Harnblase, z.B. ▸Dickdarmblase, ▸Dünndarmblase.

**Blasen|fehl|bildung:** ▸Blasenekstrophie, ▸-ektopie; ferner als Doppelblase, ▸Urachusfistel (s.a. ▸Vesica urinaria).

**Blasen|fistel:** Fistel zwischen der Harnblase u. Nachbarorganen (=**innere B.**) oder der Körperoberfläche (=**äußere B.**). Entweder als **angeborene B.** (bei Blasenexstrophie, persistierendem ▸Urachus) oder als **erworbene B.** (infolge Verletzung, als Op.-Folge, infolge Tumor-, Abszessperforation). E vesicular fistula. – **B., künstliche:** eine operative B. bei Harnentleerungsstörungen, allg. als Trokarfistel mit eingelegtem (Dauer-)Katheter; s.a. ▸Blasenpunktion, ▸Sectio alta. E artificial v. f.

**Blasen|früh|reaktion:** etwa in der 3. Behandlungswoche einer gynäkologischen Strahlentherapie (nach ca. 3000 R) auftretende schmerzhafte, meist rückbildungsfähige Zystitis (»Strahlenzystitis«). E early bladder reaction, acute radiation cystitis.

**Blasen|galle:** die in der Gallenblase angesammelte u. konzentrierte, dunkle Lebergalle als ständig bereite Reserve für die bedarfsgerechte reflektorische Ausschüttung in den Zwölffingerdarm; wird bei der Duodenalsondierung als »B-Galle« gewonnen. E B-bile.

**Blasen|geschwür:** *Urologie* Schleimhautgeschwür bei Zystitis; meist Ulcus simplex (▸HUNNER-Ulcus). E vesical ulcer.

B

**Blạsen|hals:** der Übergang der Harnblase in die hintere Harnröhre; beim Mann die als »Blasenlänge« messbare Pars prostatica urethrae, bei der Frau der Schließmuskelabschnitt. E bladder neck.

**Blạsen|hals|sklerose:** *Urologie* Fibrose u. Starre des ▸Blasenhalses, z.B. infolge chronischer Prostatitis. Führt zu Entleerungsstörung mit Harndrang; korrigierbar z.B. durch Elektroresektion mittels speziellen Urethrozystoskops (= »Blasenhalsgerät«). S.a. ▸MARION-Syndrom. E sclerosis of the bladder neck.

**Blasenhals|starre:** *Urologie* abflussbehindernde Elastizitätsminderung des Blasenhalses, z.B. bei Blasenhalssklerose. E bladder neck rigidity.

**Blạsenhals|stenose:** *Urologie* abflussbehindernde Einengung des ▸Blasenhalses, z.B. durch Urethralklappen, ▸Blasenhalssklerose mit Bildung einer queren ▸Barre, bei Frauen als Striktur, Tumorstenose. E stenosis of the bladder neck.

**Blasenhals|suspension:** Operationsverfahren zur Verkleinerung des Zystourethralwinkels der Frau. Anw. zur Behebung der weiblichen Harninkontinenz; z.B. ▸MARSHALL-MARCHETTI-Operation, ▸Schlingenoperation.

**Blạsen|hernie,** Hernia vesicalis: der teilweise – extra-, para- oder intraperitoneale – Durchtritt (Herniation) eines Harnblasenwandteils durch eine Bruchpforte (z.B. Leisten-, Schenkelkanal, Damm); s.a. ▸Zystozele. E bladder hernia, vesicular hernia.

**Blạsen|in|kontinenz:** ▸Harninkontinenz.

**Blạsen|instillation:** das Einbringen flüssiger Heilmittel in die Harnblase mittels Einweg-Instillationsbehälter (notfalls auch mittels Katheter oder Harnröhrenspritze). E bladder instillation.

**Blạsen|kapazität:** das Fassungsvermögen der Harnblase (beim Erwachsenen 250–400[–800] ml); s.a. ▸Schrumpfblase, ▸Ischuria paradoxa, ▸Zystometrie (dort Abb.). E vesical capacity, bladder capacity.

**Blạsen|karzinom:** das primäre, v.a. bei Männern im höheren Lebensalter auftretende Karzinom der Harnblasenwand. ***Ätiol.:*** Risikofaktoren sind u.a. Industriekarzinogene (z.B. aromatische Amine: »Aminokrebs«); Analgetika-Nephropathie; chron. Zystitis (Bilharziose; mit Plattenepithelkarzinom assoziiert); Rauchen; Blasenpapillomatose (= obligate Präkanzerose). ***Histol.:*** in ca. 90 % der Fälle als ▸Urothelkarzinom unterschiedlicher histologischer Differenzierung (G I: gut differenziert; G II: mäßig differenziert; G III: schlecht differenziert; G IV: undifferenziert). Selten Vork. als Plattenepithel- oder Adenokarzinom. ***Stadien/Formen:*** Einteilung nach ▸TNM (s. Abb.). Klinisch wichtig ist die Unterscheidung in das oberflächliche u. invasive B. ***Klinik:*** u.a Hämaturie (meist schmerzlos!), »Reizblase«, Zystitisbeschwerden, Pollakis- u. Dysurie. ***Diagn.:*** Labor (Blutbild, Nieren- u. Leberparameter, Urin), Röntgen (u.a. Ausscheidungsurographie), Sonographie (Abb.), Computertomographie, Kernspintomographie, Zystoskopie (mit Urinzytologie u. multiplen Blasenbiopsien = »bladder mapping«). ***Ther.:*** (richtet sich nach Tumorstadium u. histologischem Grading) u.a. Immuntherapie mit BCG, endovesikale Zytostatikatherapie, transurethrale Elektroresektion (TUR), Laserkoagulation als endourologisches Therapieverfahren, Teilresektion, Exstirpation (s.a. ▸Zystektomie), Strahlentherapie, systemische Chemotherapie. E carcinoma of the bladder, bladder cancer.

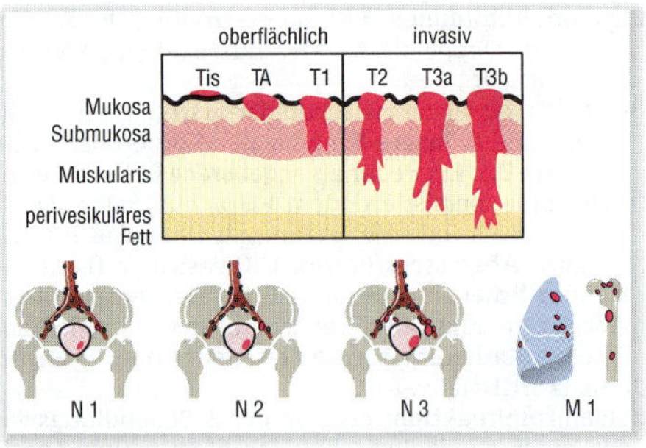


**Blasenkarzinom:** TNM-Klassifikation. Vom oberflächlichen Karzinom spricht man, wenn ein Carcinoma in situ (Tis) vorliegt (Beschränkung auf die Schleimhautoberfläche) oder wenn der Tumor als nichtinvasives papilläres Karzinom auf die Mukosa beschränkt bleibt (TA) bzw. nur bis zur Submukosa reicht (T1). Invasive Karzinome invadieren die Muskularis oberflächlich (T2) oder tief (T3a) bzw. reichen bis zum Fettgewebe (T3b) oder sind in benachbarte Organe ausgedehnt (T4). Sie metastasieren in einen solitären pelvinen Lymphknoten bis 2 cm (N1) oder von 2–5 cm (N2) oder in > 5 cm große Lymphknoten (N3) oder haben Fernmetastasen gesetzt (M1). [88]

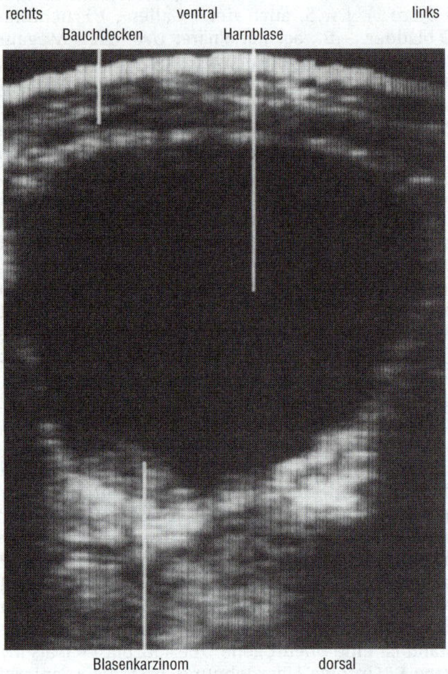


**Blasenkarzinom:** Ultraschallbild eines breitbasig aufsitzenden Blasenkarzinoms (Harnblasenquerschnitt). [289]

**Blạsen|katheter:** starrer Metall-, Glas-, (elastischer) Seidengespinst-, Gummi- oder Kunststoffkatheter (auch als Einweg-K.) für Harnblasenkatheterismus. Modelle z.B. nach NÉLATON, MERCIER, TIEMANN, BOEMINGHAUS, STAEHLER, MALECOT, PEZZER, CASPER. S.a. ▸Ballon-, ▸Dauerkatheter. E bladder catheter.

**Blasen|krebs:** ▸Blasenkarzinom.

**Blạsen|krise:** *Neurologie* anfallsartige Harnblasenschmerzen mit Harndrang u. schmerzhaftem Harnabgang, evtl. auch mit Durchfällen (Blasen-Mastdarm-Krise); u.a. bei Tabes dorsalis u. best. Infektionskrankheiten. E bladder spasms, pain crisis of bladder.

**Blạsen|lähmung:** vollständige oder teilweise Lähmung der Harnblasenmuskulatur, meist als Folge einer Rückenmarkschädigung; ▸Blasenatonie, ▸-automatie, ▸-autonomie. E vesical paralysis.

**Blạsen|mole,** Mola hydatidosa: Fehlbildung der Chorionzotten der Plazenta. Fakultative Präkanzerose eines ▸Chorionepithelioms. ***Ätiol.:*** Ursache ist eine defekte Keimanlage mit pathol. Proliferation des Trophoblasten. Es besteht Übergröße der Plazenta mit Zotten aus traubenförmig angeordneten wasserklaren Blasen. ***Histol.:*** hydropische Quellung des Zottenstromas, Epithelwucherung, Anaplasien.– Die Zotten dringen evtl. kontinuierlich bis in das Myometrium vor, bilden gelegentlich sogar Metastasen (**destruierende B.** = maligne B. = Mola hydatidosa). ***Klinik:*** blutig-wässriger Ausfluss mit Abgang von Blasen; Weichheit u. Übergröße des Uterus (bezogen auf die Schwangerschaftsdauer); hochpathologische, erhöhte HCG-Ausscheidung. ***Ther.:*** sowohl bei der destruierenden B. als auch beim Chorionkarzinom erfolgt zytostatische Behandlung. S.a. ▸Trophoblasterkrankungen, gestationsbedingte (GTE). **E** hydatidiform mole.

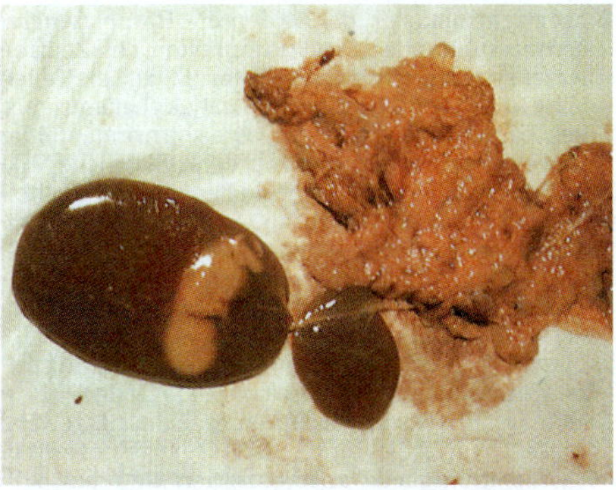

**Blasenmole:** B. mit einem Fetus in der Fruchtblase. [287]

**Blasen|papillom:** zottig-papillärer Tumor der Harnblasenschleimhaut mit einem maximal sechs Zellreihen dicken Epithel (bei mehr als sieben Zellreihen = G1-Urothelkarzinom) mit Rezidivneigung; ***Klinik:*** Hämaturie, Dysurie, evtl. Harnstauung. – s.a. ▸Blasenpapillomatose. **E** bladder papilloma.

**Blasen|papillo|matose:** Bildung zahlreicher breitbasiger, strauch- u. rasenartig wachsender Fibroepitheliome der Harnblase (s.a. ▸Blasenpapillom); große Rezidivneigung; gilt als Übergangsform zum ▸Blasenkarzinom (obligate Präkanzerose). **E** bladder papillomatosis.

**Blasen|plastik:** *Urologie* ▸Dünndarm- u. ▸Dickdarmblase; ▸Conduit, ▸Ureterozysto(neo)stomie, ▸-ileozystoplastik. **E** bladder reconstruction, cystoplasty.

**Blasen|punktion:** Punktion der Harnblase (mittels Kanüle oder Trokart) oberhalb der Symphyse als Palliativmaßnahme bei Harnverhaltungen; s.a. ▸Blasenfistel. **E** puncture of the bladder.

**Blasen|reflex:** der vegetative, durch Hirnzentren kontrollierte Reflex, der zur Harnblasenentleerung führt; der Reflexbogen besteht aus afferenten Nervenfasern intramuraler Rezeptoren, dem zugehör. spinalen ▸Blasenzentrum u. dessen efferenten parasympath. Neuronen. **E** bladder reflex, vesical reflex.

**Blasen|ruptur:** Einriss der Harnblasenwand, gefolgt von Harnaustritt in die freie Bauchhöhle bzw. ins Beckenbindegewebe; z.B. nach Bauchquetschung, bei Beckenfraktur, Blaseninfarkt, nekrotisierender Divertikulitis. ***Klinik:*** Schock, schmerzhafter Harndrang, Hämaturie, evtl. Urinphlegmone. **E** vesical rupture.

**Blasen-Scheiden-Fistel:** *Gynäkologie* innere – zu Harninkontinenz führende – ▸Blasenfistel zwischen Harnblase u. Vagina (als Blasen-Scheiden-Rectum-Fistel auch möglich mit Verbindung zum Rectum); Folge von Bestrahlung, Verletzung (einschl. Op.), Tumorzerfall, Abszessperforation, pessarbedingter Drucknekrose. Hauptsymptom: Harninkontinenz. **E** vesicovaginal fistula.

**Blasen|schließ|muskel:** Musculus sphincter vesicae; s.u. ▸M. sph. urethrae. **E** bladder sphincter.

**Blasen|schließ|muskel|prothese:** künstlicher Blasenschließmuskelersatz, welcher die fehlende Verschlussfunktion der Harnröhre ersetzt. Die hydraulische Sphinkterprothese verschließt die Harnröhre mit kontrolliertem Druck u. lässt willkürliche, widerstandsarme Blasenentleerungen durch Öffnen des Sphinkters zu. Einsatz bei Belastungsinkontinenz (Männer u. Frauen), die Anw. ist nur sinnvoll, wenn der Patient geistig u. körperlich in der Lage ist, das Pumpsystem zu bedienen.

**Blasen|schnitt,** Zystotomie: *Urologie* operative Eröffnung der Harnblase, z.B. durch einen suprapub., oberhalb der Symphyse gelegten Längs- (▸Sectio alta) oder Querschnitt; s.a. ▸Blasensteinschnitt. **E** cystotomy.

**Blasen|spätreaktion:** *Radiologie* bullöses Ödem u. Geschwürsbildungen der Harnblase nach 1–2 Jahren als zweite (= Spät-)Reaktion auf eine – meist gynäkolog. – hoch dosierte Strahlentherapie im Beckenbereich. S. a. ▸Blasenfrühreaktion. **E** late bladder reaction.

**Blasen|spalte:** *Urologie* die ▸Blasenekstrophie einschl. verschiedenartiger Fissuren als deren Minusvarianten. **E** schistocystis.

**Blasen|spiegelung:** ▸Zystoskopie. **E** cystoscopy.

**Blasen|sprengung:** *Geburtshilfe* die Eröffnung der Fruchtblase während der Wehe (möglichst unter gleichzeitigem Fixieren des vorangehenden Teiles) als Maßnahme zur Geburtseinleitung, -beschleunigung u. vor einem erforderlichen intrauterinen Eingriff; erfolgt von der Scheide aus (mittels kornzangenartigen Blasenöffners als **tiefe B.** am unteren Eipol, als **hohe B.** oberhalb des Isthmus uteri mittels DREW-SMYTHE-Katheter). **E** amniotomy.

**Blasen|sprung:** *Geburtshilfe* der spontane, zu Abgang von Fruchtwasser führende Einriss der ▸Fruchtblase; normal als ▸rechtzeitiger B. **E** rupture of fetal membranes. – **B., doppelter:** s.u. ▸tiefer B. **E** double r. – **B., falscher:** der vorübergehende, wieder verklebende Einriss nur des Chorions, verbunden mit Abgang geringer Fruchtwassermengen trotz erhaltener Fruchtblase. – **B., frühzeitiger:** B. zwischen Wehenbeginn u. der vollständigen Muttermunderöffnung (mindestens 20 Min. vor Beginn der Presswehen). **E** premature r. – **B., hoher:** B. oberhalb des Berührungsgürtels des vorangehenden Teiles (meist bei Fehlen einer ▸Vorblase), u. zwar mit nur geringem, aber stetigem Fruchtwasserabgang (kaum Gefahr der Keimaszension). **E** high r. – **B., rechtzeitiger:** B. zwischen Ende der Eröffnungs- u. Anfang der Austreibungsperiode (Minuten vor bis nach Beginn der Presswehen). **E** r. at time. – **B., tiefer:** B. am unteren Eipol (u. evtl. dem hohen folgend = doppelter B.). **E** low r. – **B., unzeitiger:** B. vor Wehenbeginn (v.a. bei »pathologischen« Geburtsverläufen); ist – v.a. bei spät nachfolgendem Wehenbeginn – mit erhöhter Infektionsgefahr verbunden. **E** prelabor r. – **B., verzögerter:** der erst während der Austreibungsperiode erfolgende B. (bei abnorm dicken Eihäuten oder mangelnder Abdichtung der Vorblase); wirkt sich evtl. geburtsverzögernd aus. **E** delayed r.

**Blasen|spülung:** die mittels eines eingelegten Blasenkatheters u. einer JANET-Spritze, bei Zystoskopie mittels Zystoskop erfolgende Spülung der Harnblase; als Eiswasserspülung nach Prostataresektion (gegen Nachblutung). **E** vesicoclysis, bladder irrigation.

**Blasen|starre:** Elastizitätsverlust der Harnblase als Folge bindegewebiger Wandveränderungen (Vesica fibrosa), z.B. bei den neurogenen Blasenstörungen (▸Blasenautonomie, ▸-automatie) u. bei chronischer Abflussstörung. Ein Spätzustand der Aneurysma-, Papier-, Beutel-, Schrumpfblase; geht mit paradoxer ▸Ischurie einher. **E** rigidity of the bladder.

**Blasen|stein:** Harnstein im Harnblaseninneren. ***Formen:*** als **primärer B.** ein in der Harnblase, z.B. in einem Blasendivertikel, entstandenes Konkrement. Als **sekundärer B.** aus den oberen Harnwegen stammend. ***Klinik:*** schmerzhafter Harndrang, v.a. nach der Miktion, Dys- u. Pollakisurie, (Bewegungs-)Hämaturie. **E** urinary calculus, bladder stone.

**Blasen|stein|schnitt:** bereits im Altertum vom Damm aus (in »Steinschnittlage«) praktizierter ▸Blasenschnitt zur Entfernung eines – »von Hand« gegen den Damm gepressten – Blasensteins. **E** cystolithectomy.

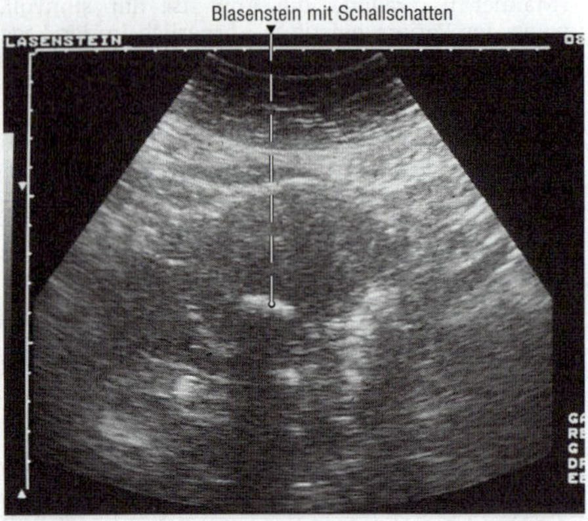


**Blasenstein:** Bei Umlagerung bewegt sich das helle Steinecho im Lumen der Harnblase. [291]

**Blạsen|tamponade:** die massive Auffüllung der Harnblase mit Blut(gerinnseln) bei Blasenblutung (z.B. bei ungenügender Eiswasserspülbehandlung nach Prostatektomie). ***Klinik:*** schmerzhafter Harndrang, Kollaps, »akuter Bauch«. Erfordert transurethrales Absaugen, Blutstillung (Koagulation), evtl. offene Ausräumung. **E** vesical tamponade.

**Blạsen|tenesmus:** schmerzhafter ▸Harndrang. **E** vesical tenesmus.

**Blạsen|training:** das Einüben des spontanen Wasserlassens (▸Miktion) beim Querschnittsgelähmten durch Trinkenlassen dosierter Flüssigkeitsmengen u. Öffnen des abgeklemmten Blasenkatheters in einem bestimmten zeitl. Rhythmus mit dem Ziel einer zunehmenden Tonisierung der Blasenmuskulatur durch den Dehnungsreiz des Blasenharns u. damit einer Spontanentleerung in immer größeren Abständen; s.a. ▸Tidaldrainage. **E** bladder cycling.

**Blạsen|tuberkulose:** tuberkulöse Harnblasenentzündung (Zystitis) mit Mikrohämaturie als Teilgeschehen einer ▸Urogenitaltuberkulose, d.h. meist als eine von der Niere aus erfolgende sekundäre Organ-Tbk; beginnt häufig an den Harnleitermündungen u. führt zur Entwicklung einer Schrumpfblase. Im Harn sind Tbk-Erreger (Mykobakterien) nachweisbar. **E** tuberculosis of the bladder.

**Blạsen|tumor:** **1)** Geschwulst der Harnblasenwand. ***Einteilung:*** histopathologische Klassifik. der epithelialen Harnblasengeschwülste: ▸Blasenpapillom, Urothelkarzinom (überwiegend; mit unterschiedlichem Differenzierungsgrad; ▸Blasenkarzinom), Plattenepithelkarzinome, Adenokarzinome, undifferenzierte Karzinome (die drei Letzten sehr selten). ***Klinik:*** Erstes u. häufigstes Symptom ist das Harnbluten (intermittierend, makroskopisch u. mikroskopisch), meistens schmerzlos, ohne andere Beschwerden; bei massiver Blutung infolge Koagelbildung Harnabflussbehinderung, Folge Schmerzen, Harnsperre (Blasentamponade), Peritonealreiz, Schock. Bei Sekundärinfektion: Dysurie u. Pollakisurie. Bei infiltrierender, perivesikaler Ausbreitung suprapubische Schmerzen. Bei Harnleiterobstruktion Nierenschmerzen (Niereninsuffizienz); bei gleichzeitiger Infektion septische Niere (Urosepsis) möglich. ***Diagn.:*** Zysto-Urethroskopie; diagnostische Exzision, besonders aus der Tumorbasis; Urographie mit Aufnahme nach Miktion (Restharn), Zystographie (Tumorgröße, Reflux), Stufenzystogramm (Infiltrationstiefe), Sonographie, Lymphangiographie, evtl. Beckenangiographie; Zytodiagnostik des Urins (Screening) zur Überwachung gefährdeter Berufsgruppen. ***Ther.:*** je nach Art des Tumors: operativ (transurethrale Resektion oder Laserbehandl., Blasenresektion, totale Zystektomie mit Kombination einer supravesikalen Harnableitung); Chemotherapie (lokal oder systemisch); Bestrahlung. **E** vesical tumor. **2)** Harnblasenüberfüllung mit Hochstand des Blasengrundes (»hohe Blase«). **E** »high« urinary bladder.

**Blạsen|varizen:** *Urologie* variköse Venenerweiterungen (»Blasenhämorrhoiden«) im ▸Blasenhals bei Prostataadenom. **E** vesical varicosis.

**Blạsen|vorfall:** *Gynäkologie* ▸Zystozele. **E** cystocele.

**Blạsen|wurm:** *Parasitologie* ▸Echinococcus, ▸Cysticercus, ▸Coenurus. **E** bladder worm.

**Blạsen|zentrum:** Bez. der beiden die Harnblasenentleerung steuernden Struktureinheiten des Zentralnervensystems; als **supraspinales** B. außer Teilen des ▸Pons, des Mittelhirns u. Hypothalamus v.a. die parazentralen motor. Großhirnrindenfelder Area 4 u. 6 bds. als Zentrum für die willkürliche Miktion. Als **spinales** B. Bereiche im Lenden- u. Sakralteil des Rückenmarks ($Th_{12}$–$L_3$ als Ursprungsort des sympathischen Nervus hypogastricus für die Schließmuskulatur; $S_2$–$S_4$ als Ursprung der parasympathischen Nervi pelvici für den ▸Detrusor). **E** vesical center, vesicospinal center.

**...blast:** Wortteil »Keim«, »junge, nicht endgültig differenzierte, sich teilend vermehrende Zelle«.

**Blas|tẹm:** *Histologie* indifferentes Bildungsgewebe (Mesenchymverdichtung) als Ausgangssubstrat u. Regenerationsquelle differenzierten Gewebes; z.B. das **nephro|gene B.** (»nephrogener Strang«) als B. eines Teils der Urnierenanlage. **E** blastema.

**Blạs|ten|leuk|ämie:** *Hämatologie* akute ▸Leukämie mit gehäuftem Auftreten der Leukozytenvorstufen (»**Blasten**«). **E** blast cell leukemia.

**Blas|ten|schub,** Blastenkrise: ▸Myeloblastenschub (terminaler). **E** blast crisis, CML-BC.

**Blas|to...:** Wortteil »Spross«, »Keim«, »Blastula«.

**Blas|to|dẹrm:** *Embryologie* epithelartig angeordnete Furchungszellen, die die ▸Blastula umgeben. **E** blastoderm.

**Blas|to|genẹse:** **1)** *Embryologie* die Keimesentwicklung; beim Menschen die Entwicklung ab der erfolgten Befruchtung der Eizelle bis zum 1. Herzschlag (vgl. ▸Blastopathie). **2)** *Bakteriologie, Virologie* Vermehrung durch Knospung (s.a. ▸Budding). **E** blastogenesis.

**Blas|tọm(a):** *Pathologie* **1)** echte Geschwulst (▸Neoplasma); als **auto|chthọnes B.** von körpereigenem Gewebe, als **hetero|chthones** (= teratogenes) **B.** von einem Zweitorganismus (Parasit; vgl. ▸Doppelfehlbildung) ausgehend. – Als **dys|ontogenetisches B.** ein auf dem Boden einer lokalen Entwicklungsstörung sich entwickelndes B. **E** blastoma, blastocytoma. **2)** Bez. für wenig bzw. entdifferenzierten malignen Tumor.

**blas|to|m(at)ọ̈s:** mit Merkmalen des ▸Blastoms, ein Blastom betreffend. **E** blastomatous.

**Blas|to|ma|tọ|se:** *Pathologie* Krankheit mit Bildung zahlreicher echter Tumoren. **E** blastomatosis.

**Blas|to|mẹ|ren:** *Embryologie* die durch ▸Furchung des befruchteten Eies entstandenen Zellen (Einz.: **Blastomẹr**). – Sie sind im Experiment in andere Keimbezirke oder einen anderen Keimling verpflanzbar (= Blastomerentranslokation, -transplantation). **E** blastomeres.

**Blas|to|my|ces:** eine Pilzgattung, die teils den anaskosporogenen Hefen, teils den Fungi imperfecti zugerechnet wird. Ihre Arten bilden wenig regelmäßige Konidien oder segmentierte Myzelien in der Myzelphase bzw. vielfach sprossende Zellen in der Hefephase. – **B.** (= Paracoccidioides) **brasiliẹnsis, B. dermatitịdis:** Erreger der Süd- bzw. Nordamerikanischen ▸Blastomykose. **E** Blastomyces.

**Blas|to|my|cọ|sis:** ▸Blastomykose. **E** blastomycosis. – **B. quel|lo|idạ|na,** LÔBO-Krankh.: im Amazonasgebiet vorkommende, durch Glenosporella loboi s. amazonica hervorgerufene Pilzerkrankung der Haut, u. zwar als chronische, therapieresistente Hautmykose mit derben, knollenförm., subkutanen Knoten (Granulomen) vom Typ des Pseudokeloids; evtl. auch eiternde Fisteln. **E** keloidal b., Lôbo's disease.

**Blasto|mykọse:** Erkrankung durch Hefen oder hefeart. Organismen, deren Sprossformen im Gewebe nachweisbar sind (»Sprossformmykosen«). Pilzinfektion, die zu den Systemmykosen gehört. Es werden verschieden Formen unterschieden: ▶B., Nordamerikanische; ferner Südamerikanische B. (▶Parakokzidioidomykose), Europäische B. (▶Kryptokokkose) u. – inkorrekt – die ▶Chromomykose (**Blastomycosis nigra**). – **B., Nordamerikanische,** GILCHRIST(-RIXFORD)-Krankheit, Zymonematose: chronische, v.a. in den USA u. Kanada (aber auch in Afrika) vorkommende Infektionskrankheit nach Einatmen von ▶Blastomyces dermatitidis. ***Klinik:*** beginnt als Lungenblastomykose, d.h. als schleichende Bronchopneumonie (mit unregelmäßigem Fieber, später auch eitrigem, blutdurchzogenem Auswurf, Abmagerung, Kachexie). Darauf folgt – als systemische B. – eine durch hämatogene Aussaat bedingte Erkr. der Haut sowie verschiedener Organe (Leber, Milz, Knochen, Niere, Prostata u. Gehirn). An der Haut treten Papeln (z.B. pustulös) mit randständigen miliaren Abszessen auf und – durch sekundäre bakterielle Infektion bedingt – eitrige Geschwüre. Deren Heilung erfolgt unter Bildung atrophischer Narben. E North American blastomycosis, Gilchrist's disease.

**Blas|to|pa|thịe:** eine tief greifende Entwicklungsstörung der Leibesfrucht (s.a. ▶Kyematopathie) infolge Störung der ▶Blastogenese. E blastopathia.

**Blas|to|phọ|re:** das bei der Umwandlung (Reifung) der Spermide zum ▶Spermium abgestreifte Zytoplasma. E blastophore.

**Blas|to|pọ|rus:** *Embryologie* die Öffnung des Urdarmes nach außen im Gastrulastadium; der Ort der Ekto-Entoderm-Grenze. E blastopore.

**Blas|to|spọre:** *Mykologie* eine asexuelle, durch Knospung aus vegetativen Hyphen entstandene Spore (im Ggs. zur sexuellen ▶Askospore). E blastospore.

**Blas|to|zyste,** Keimblase, Morula vesicularis: aus der Morula entstandener doppelwandiger, mit Flüssigkeit gefüllter Hohlraum. Die äußere Wand bilden Zellen des ▶Trophoblasten, dem innen der ▶Embryoblast anliegt. S.a. ▶Keim (Abb.). E blastocyst.

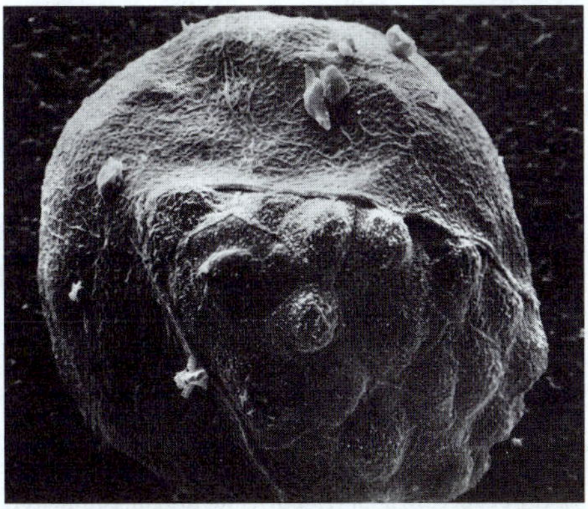

**Blastozyste:** rasterelektronenmikroskopische Darstellung einer B., die aus der Zona pellucida »schlüpft«. (Original: M. MOLLS, München). [27]

**Blastozystenkultur:** extrauterine Züchtung mehrerer in vitro befruchteter Eizellen bis zum Blastozystenstadium auf einem speziellen Nährboden; Maßnahme zum selektiven ▶Blastozystentranfer.

**Blastozystentransfer:** das Einbringen einer im Reagenzglas befruchteten und bis zum Blastozystenstadium gezüchteten Eizelle in den weiblichen Uterus, wobei diese wegen ihrer morphologischen Qualität von mehreren (dem demselben Paar entstammenden) in vitro gezüchteten Blastozysten ausgewählt wurde; in Deutschland nach dem Embryonenschutzgesetz (ESchG) bisher nicht gestattet; s.a. ▶In-vitro-Fertilisation.

**Blạs|tu|la:** *Embryologie* Hohlkugel, die bei Säugern während der frühen Keimentwicklung aus der ▶Morula hervorgeht. Ein einschichtiges Epithel (Blastoderm) umgibt einen flüssigkeitsgefüllten Hohlraum (Blastozöl). Beim Menschen entspricht der B. die ▶Blastozyste. E blastula.

**Blatter(n):** Pocke(n); ▶Variola. E smallpox, variola.

**Blạu-An|oma|lie:** »Gelb-Blau-Schwäche« als Typ der Farbenfehlsichtigkeit (anomale ▶Trichromasie).

**Blạu|blind|heit:** *Ophthalmologie* Form der partiellen Farbblindheit. Blaue Farbe wird nicht wahrgenommen; Verwechslung von Blau mit Grün, Rot mit Orange, Hellgelb mit Weiß, Grüngelb mit Grau bzw. Violett. S.a. ▶Farbenfehlsichtigkeit, ▶Trichromasie, Tritanomalie (▶Blauschwäche). E Tritanopie, blue-blindness.

**blauer Fleck:** *Dermatologie* ▶Sugillation, ▶Suffusion, ▶Hämatom; s.a. blauer ▶Naevus. E black and blue mark.

**Blaue-Wịndeln-Syndrom:** eine familiäre ▶Hyperkalziämie mit Nephrokalzinose, Hyperphosphaturie u. krankheitstypischer Indikanurie infolge einer angeborenen Resorptionsstörung für ▶Tryptophan (»Tryptophan-Malabsorptionssyndrom«); das nicht im Darm resorbierte Tryptophan wird von Darmbakterien zu Indol(verbindungen) umgewandelt, die – nach Resorption durch die Darmschleimhaut – in der Leber zu Indikan umgesetzt werden, das als solches im Urin ausgeschieden wird (u. zu Blaufärbung der Windeln führt). E blue diaper syndrome.

**Blau-Gẹlb-Blindheit:** die »Tritanopie« als Form der Farbenfehlsichtigkeit (s.a. ▶Trichromasie). E blue-yellow blindness.

**Blạu|kommen (des Tauchers):** Schwellung u. tiefe ▶Zyanose des Gesichts u. Halses (einschl. Schultern) infolge zu schnellen Tauchens (»Tauchersturz«) mit Schlauchhelmanzug. Der schnell zunehmende Außendruck bewirkt einen relativen Unterdruck im starren Helmteil u. in den Luftwegen, in dessen Folge eine regionale Zirkulationsstörung sowie eine verminderte Atemleistung eintreten (evtl. Erstickungstod).

**Blạu|licht|bestrahlung:** eine Lichttherapie ($\lambda$ = 440–460 nm) bei Icterus neonatorum (gravis), wobei in der Haut des Säuglings Bilirubin zu einem wasserlöslichen – rasch ausscheidbaren – Stoff umgewandelt wird. E blue-light therapy.

**Blạu|säure,** Acidum hydrocyanicum, Cyanwasserstoff, HCN: farblose, mit Wasser u. Äthanol mischbare Flüssigkeit oder als **Blausäuregas** mit Bittermandelgeruch; toxisch (▶Blausäurevergiftung; Dosis letalis 1–2 mg/kg KG oral); Atemfermentblocker. ***Anw.*** zur Ungeziefer- u. Schädlingsbekämpfung. – Salze: Cyanide. E hydrocyanic acid, hydrogen cyanide.

**Blạusäure|vergiftung:** Vergiftung durch ▶Blausäure oder Cyanide, u. zwar infolge Einatmens (z.B. bei Schwelbränden, wenn stickstoffhaltiges Material wie Wolle, Seide, Kunstfaser verbrennt, neben CO an tödlichen Rauchvergiftungen beteiligt), Eindringens durch die Haut oder über den Verdauungstrakt (Letzteres u.a. nach Genuss bitterer Mandeln u. der Samen anderer Prunusarten, deren Glykoside gebundene Blausäure enthalten). ***Klinik:*** heftige Krämpfe, Bittermandelgeruch der Atemluft, rosiges Aussehen (Venenblut hellrot), Erbrechen, Bewusstlosigkeit, Atemnot u. tödl. Atemlähmung (infolge Hemmung der Zellatmung durch Komplexbildung mit dem Eisen der Atmungsfermente). E hydrocyanic acid poisoning, cyanide p.

**Blạu|schwäche:** Tritanomalie als ▶Farbenfehlsichtigkeit (s.a. ▶Trichromasie). E tritanomalia.

**Blạu|sucht:** *Kardiologie* allgemeine (»generalisierte«) ▶Zyanose; i.e.S. die bei angeborenen Herzfehlern mit einem Rechts-links-Shunt (»Morbus caeruleus«). E cyanosis.

**Blegvad-Haxthausen-Syndrom** (OLAF B., 1888–1961; HOLGER H., 1892–1959, dän. Arzt): (1921) Kombination der ▶Osteogenesis imperfecta tarda Typ LOBSTEIN mit Anetodermie; eine erbliche Störung des Mesoderms.

**Blei,** Plumbum, Abk. Pb: ein 2- u. 4-wert. Schwermetall; mit Atomgewicht 207,19 u. Ordnungszahl 82; 8 Isotope $^{204-214}Pb$. Es ist ebenso wie seine Salze u. Abkömmlinge giftig; die Aufnahme erfolgt über den Verdauungskanal u. über die Atemwege u. Schleimhäute. Im Serum liegt es v.a. als Phosphat u. in Bindung an Eiweißkörper (Proteinbindung; durch Sulfhydrylgruppen) vor. Im Vollblut (normal < 30 µg/dl = 1,45 µmol/l; akzeptabel < 70 µg/dl = 3,38 µmol/l; gefährlich > 100 µg/dl = 4,83 µmol/l) ist es zu 95 % an Erythrozyten gebunden. Es wird v.a. als – schwer lösliches – tertiäres Phosphat in den Knochen (begünstigt bei Alkalose) abgelagert (unter gleichzeitiger Calciumverdrängung) sowie ferner in Leber u. Niere. Das im Knochen abgelagerte Blei macht keine toxischen Erscheinungen, kann jedoch z.B. durch Stress, Infektionskrankheiten, Azidose u. katabole Steroide aktiviert werden. ***MAK:*** 0,1 mg/m³; – *toxik* ▶Bleivergiftung. **E** lead.

**Blei|äqui|va|lent:** ▶Bleigleichwert.

**Blei|am|bly|opie:** beidseitiger zentraler Funktionsausfall der Netzhaut bei chronischer Bleivergiftung; zuerst als Farbskotom, später als Gesichtsfeldlücken mit Teilatrophie des Sehnervs. **E** lead blindness.

**Blei|an|ämie:** normochrome ▶Anämie bei ▶Bleivergiftung durch Störung der Blutfarbstoff- u. Erythrozytenbildung (Hemmung des Eiseneinbaus in Porphyrin bzw. der Bildung der Nucleoproteide). Es besteht ▶Polychromasie, basophile Tüpfelung der Erythrozyten, Anisozytose, außerdem treten ▶Siderozyten auf. Sie ist – in Verbindung mit den bleitoxischen Gefäßkrämpfen – Ursache der als »Bleikolorit« bezeichneten aschgrauen Hautblässe. **E** lead poisoning anemia.

**Bleibe|klistier:** ein für längeres Verhalten bestimmter Einlauf (▶Klistier); meist mit Zusatz örtlich wirkender Medikamente. **E** retention enema.

**Blei|enzephalo|pathie:** *Neurologie* die durch Gefäßkrämpfe u. -entzündung (Endarteriitis) verursachte – oft tödliche – Großhirnschädigung bei ▶Bleivergiftung. ***Klinik:*** Kopfschmerzen, Schwindel, Übererregbarkeit, Schlaflosigkeit, Zittern (Tremor saturninus), Sehstörungen (als flüchtige Amaurose), Meningitis; später Depressionen, Delirium (mit Sinnestäuschungen, Unruhe, Gesichtszuckungen, evtl. auch mit partiellen epileptischen Anfällen); als chronische Schäden Gedächtnisschwund u. Demenz, Hirnnervenausfälle mit Sprach-, Gang- u. Sehstörungen (s.a. ▶Bleiamblyopie), Ohrensausen. **E** lead encephalopathy.

**Blei|gicht:** s.u. ▶Bleivergiftung. **E** lead gout, saturnine g.

**Blei|gleich|wert,** Bleiäquivalent: der Filter- bzw. Strahlenschutzwert eines Körpers oder Werkstoffes. Wird angegeben als Dicke (in mm) einer Bleischicht gleicher Wirkung. **E** lead equivalent.

**Blei|kolik:** krampfartige Oberbauchschmerzen bei Bleivergiftung; verbunden mit Verstopfung (▶Obstipation), Erbrechen, Blutdrucksteigerung. **E** lead colic.

**Blei|kolorit:** *Dermatologie* s.u. ▶Bleianämie.

**Blei|lähmung:** Lähmungen peripherer motorischer Nerven als Manifestationen einer Polyneuropathie infolge ▶Bleivergiftung. Als charakteristischer »Unterarmtyp« mit Ausfall der Unterarmstrecker u. mit nachfolgender Radialislähmung (s.a. ▶GUBLER-Tumor); ferner als »Schulter-« u. »Oberarmtyp« bzw. als »Klauenhandtyp« (mit Atrophie der Mm. interossei); bei Kindern als meist einseitige Beinlähmung. – Die Erscheinungen klingen nur langsam u. unvollständig ab. **E** lead palsy, lead paralysis.

**Blei|osteo|sklerose:** die Knochenveränderungen bei chronischer Bleivergiftung, u. zwar als Umwandlung des Bindegewebes in Knochengewebe u. Verdichtung der ▶Spongiosa durch Lamellenbildung unter gleichzeitiger randständiger Abgrenzung (Fibroosteoklasie mit »Achatstruktur«) sowie als Verdichtungen in den Metaphysen (als – evtl. nicht kontinuierliche – »**Bleilinien**«). **E** saturnine osteosclerosis.

**Blei|saum:** blau-schwarzgraue Ablagerung von Bleisulfid im Zahnfleischrand (u. in der Lippenschleimhaut) bei Bleivergiftung. **E** blue line, lead line.

**Blei(schrumpf)niere:** eine ▶Schrumpfniere als Spätfolge einer durch chronische Bleivergiftung bedingten ▶Nephrosklerose. Sie entspricht weitgehend der arteriosklerotischen Schrumpfniere. Ferner – selten – als »akut-bleitoxische tubuläre Schrumpfniere« bei akuter Bleivergiftung durch einmalige hohe Bleiaufnahme. **E** saturnine atrophic kidney.

**Bleistift|kot:** schwachkalibrige Kotsäule bei Krankheitsprozessen, die eine Einengung im Mastdarm-After-Bereich zur Folge haben. **E** pencil-shaped stool.

**Blei|tetra|äthyl,** $Pb(C_2H_5)_4$: farblose ölige Flüssigkeit, die als »Antiklopfmittel« für Benzin (Verbleiung) verwendet wurde. Bei Vergiftung (durch Einatmen oder über die Haut) treten nach wenigen Stunden Kreislaufschwäche, Verwirrtheit, Delirium, motorische Unruhe u. Krämpfe bis hin zum Koma auf. **E** lead tetraethyl.

**Blei|tüpfelung, -punktierung:** *Hämatologie* die basophile Tüpfelung der Erythrozyten als obligates Frühsymptom der Bleivergiftung.

**Blei|vergiftung,** Saturni(ali)smus: die meist chronische, gelegentlich (z.B. durch ▶Bleitetraäthyl) akute Vergiftung durch metallisches Blei oder durch organische Bleiverbindungen; sie kommt zustande durch Einatmen (u.a. durch »Schnüffeln« an verbleitem Benzin) oder durch Resorption durch die Haut oder den Verdauungstrakt. Der toxische Effekt beruht v.a. auf Inaktivierung von Enzymen u. auf der nachfolgenden Störung des Porphyrinstoffwechsels, der Blutbildung u. der Gefäßnerven (▶Vasomotorik). Nach einem stummen Vorstadium (»Bleiträgertum« = »Präsaturnismus«; mit erhöhtem Bleigehalt des Blutes u. Zeichen der ▶Bleianämie) treten Symptome auf Seiten des Nervensystems (▶Bleienzephalopathie, ▶-lähmung), des peripheren Kreislaufs (Bleikolorit; evtl. Gangrän), des Skeletts (Gelenkschmerzen als sog. »Bleigicht« u. ▶Bleiosteosklerose), des Verdauungstraktes (▶Bleisaum, ▶-kolik) u. der Niere (▶Bleischrumpfniere); schließlich kommt es zur ▶Kachexie. – Als gewerbliche B. eine entschädigungspflichtige Berufskrankheit. **E** saturnism, lead poisoning.

**Blencke-Syndrom** (AUGUST B., 1868–1937, Orthopäde, Magdeburg): eine dem HAGLUND-Syndrom I (▶Apophysitis calcanei) nahe stehende Apophysitis des Fersenbeins mit Bildung von Verknöcherungen (sekundäre Ossifikationskerne) im Sehnenansatz. **E** Blencke's syndrome.

**Blende:** Vorrichtung zur Begrenzung eines Strahlenbündels, wobei die Blendenöffnung stabil oder variabel sein kann. In der Radiologie v.a. zur Minderung der Streustrahlung, u. zwar als objektnahe Rasterblende oder als objektferne Tiefen- (z.B. Lichtvisier-) oder Tubusblende (z.B. die ALBERS-SCHÖNBERG-Blende); s.a. ▶Ausgleichskörper. **E** aperture, x-ray beam restrictor *(radiol)*, diaphragm, collimator.

**Blendung:** Störung des Sehvermögens durch überstarken Lichteinfall, wobei das Ausmaß der Störung abhängig ist von der Leuchtdichte (**absolute B.** bei > 20 sb), der Dauer u. dem Einfallswinkel. Verstärkte B. erfolgt nach längerer Dunkelanpassung, bei Pupillenweitstellung, Albinismus u. bestimmten Hypovitaminosen. – Schwere B. kann zu Dauerschäden führen in Form von Verbrennungen in Netzhautmitte (als schwerster Grad einer strahlungsbedingten = aktinogenen Retinitis); s.a. ▶Conjunctivitis nivalis, ▶Schweißerophthalmie. **E** blinding.

**Blen|no...:** Wortteil »Schleim«, »Schleimhaut«, »schleimiger Eiter«. **E** blenno...

**Blen|nor|rha|gie:** *Pathologie* besonders starke ▶Blennorrhö bzw. ▶Gonoblennorrhö. **E** blennorrhagia.

**Blennor|rhö:** reichliche Absonderung von Eiter seitens einer Schleimhaut; i.e.S. die B. der Augenbindehaut (Blepharoblennorrhö) als Augenkrankheit, insbes. bei Gonorrhö (= Gonoblennorrhö), aber auch bei Einschlusskörperchen-, Pneumo- u. Streptokokkenkonjunktivitis. E blennorrhea.

**Blennor|rhoea umbilici,** »nässender Nabel«: *Pädiatrie* Eiterabsonderung aus der Nabelwunde; meist infolge einer Infektion durch harmlose Stuhlkeime (u. evtl. mit Bildung eines Nabelgranuloms); häufig aber als Symptom einer Nabelanomalie (offener ▸Ductus omphaloentericus, ▸Urachusfistel); als **spezifische B. u.** bei angeborener Syphilis (hierbei mit Gefahr der Verblutung). E umbilical blennorrhea.

**Blenn|otor|rhö:** Eiterfluss aus dem Gehörgang.

**Blenn|urie:** die schleimige Beschaffenheit alkalischen Harns infolge bakterieller Zerstörung von Leukozyten u. Epithelien. – Auch Bez. für die Schleimbeimengung (z.B. Genitalsekrete) im Urin. E blennuria.

**Bleomycin:** als Zytostatikum angew. Antibiotikum aus Kulturen von Streptomyces verticillus; ***NW:*** u.a. Stomatitis, Dermatotoxizität, Fieber. E bleomycin.

**Ble|phar|ade|ni|tis:** Entzündung der MEIBOM-, seltener der MOLL- u. ZEIS-Drüsen des Lides (als Hordeolum bzw. als Retentionszysten). E blepharoadenitis.

**Blephar|ade|nom:** *Ophthalmologie* ▸Chalazion, ▸Hordeolum. E blepharoadenoma.

**Blephar|ektomie:** operative Lidknorpelentfernung. E blepharectomy.

**Blephar|elo|sis:** die buckelige Lidschwellung – meist mit Entropium – bei chronischer Lidentzündung (▸Blepharitis). E blepharelosis.

**Blepha|ris|mus:** ▸Blepharospasmus. E blepharism.

**Blepha|ri|tis:** die trockene (erythematöse) oder katarrhalische bis phlegmonöse u. gangränöse Augenlidentzündung, u. zwar als Lidhaut- oder – v.a. – als Lidrandentzündung; u.U. mit Wimpernausfall einhergehend. Häufig in Kombination mit Konjunktivitis (= Blepharokonjunktivitis). E blepharitis. – **B. angu|la|ris:** Lidwinkel-B.; meist durch Moraxella lacunata. E angular b. – **B. ci|lia|ris:** B. als Entzündung der Haarbälge einzelner Wimpern. E ciliary b., blear eye. – **B. fol|li|cu|la|ris:** B. als Entzündung der Wimpernfollikel, evtl. auch als Entzündung der ZEIS-, MOLL- u. MEIBOM-Drüsen. E follicular b. – **B. margi|na|lis,** Lidrandentzündung: zumeist chronische Entzündung der MEIBOM-Düsen (▸Gll. tarsales) mit verstopften Ausführungsgängen, teilweise durch Staphylokokken bedingt. Die eingeschränkte Drüsenfunktion führt häufig zu einer verschlechterten Oberflächenbefeuchtung des Auges durch Instabilität des Tränenfilms. E marginal b. – **B. pa|ra|si|ta|ria:** B. durch sich an den Wimpern festsetzende u. dort ihre Eier ablegende Parasiten, z.B. Kopf- u. Filzläuse, Demodex folliculorum. E parasitic b.

**Ble|pha|ro|blen|nor|rhö:** ▸Blepharitis mit Eiterung; s.a. ▸Blennorrhö. E blepharoblennorrhea.

**Blepharo|cha|la|sis:** *Ophthalmologie* das Herabhängen der Haut des Oberlides vorn u. seitlich über den Lidrand (Ptosis falsa) als Folge einer örtlichen Hautatrophie (Koriumatrophie); evtl. beidseitig (= Typ FUCHS; senil-atrophisch, meist ödematös); angeboren beim ASCHER-Syndrom. E blepharochalasis.

**Blepharo|con|junc|ti|vi|tis:** *Ophthalmologie* kombinierte Lidrand- u. Bindehautentzündung (s.u. ▸Blepharitis, ▸Conjunctivitis). E blepharoconjunctivitis.

**Blepharo|klo|nus:** Blinzelkrampf als – meist beidäugiger – klonischer Lidkrampf (▸Blepharospasmus) bei Hornhaut-, Bindehaut- oder Fazialisreizung; evtl. als Blinzeltic. E blepharoclonus.

**Ble|pha|ron:** ▸Lid. E blepharon, eyelid.

**Ble|pha|ro|phi|mo|sis:** abnorme Kürze der Lidspalte, u. zwar dominant erblich (u. mit ▸Mikrophthalmie, ▸Blepharoptose u. anderen Fehlbildungen) oder erworben (z.B. bei narbiger Lidplattenschrumpfung nach chron. Blepharitis, bei Trachom, als senile B. evtl. mit En- u. Ektropium). E blepharophimosis. – **B., senile:** B. durch Erschlaffung der Fascia tarsoorbitalis u. des Lides sowie durch Medialverziehung des seitlichen Lidwinkels durch den Musculus orbicularis. E senile b.

**Blephar|ophry(o)|plastik:** der operative Lidrand- u. Wimpernersatz durch Verpflanzung eines Augenbrauenstreifens.

**Ble|pha|ro|plast:** *Protozoologie* Basalkörperchen, an dem die Geißel ansetzt (z.B. bei Trypanosomen im infektiösen Stadium). – s.a. ▸Kinetoplast. E blepharoplast.

**Blepharo|ple|gie:** »Lidlähmung« durch Ausfall **a)** des Musculus orbicularis oculi, d.h. bei Fazialisparese (d.h. als Lidschlussdefekt; evtl. mit Keratitis e lagophthalmo) oder **b)** des M. levator palpebrae, d.h. bei Okulomotoriusparese (mit ▸Blepharoptosis). E blepharoplegia.

**Blepharo|pto|sis:** ▸Ptosis des Oberlides; s.a. ▸Blepharoplegie. E blepharoptosis.

**Blepharor|rha|phie:** *Ophthalmologie* ▸Tarsorrhaphie. E blepharorrhaphy.

**Blepharo|spas|mus:** der Lidkrampf; u. zwar als ▸Blepharotonus oder ▸Blepharoklonus (Letzterer evtl. als Blinzeltic = **B. nictitans**). E blepharospasm. – **B., re|flek|torischer:** B. als Symptom verschiedener Augenerkrankungen sowie bei Zahn-, Siebbeinzellenerkrankung, durch Fremdkörper- oder überstarken Lichtreiz. E b. due to adjacent process. – **B., sympa|thischer,** essentieller B.: z.B. als B. im Alter, bei Neurasthenie. E essential b. – **B., sym|ptomatischer:** B. bei Erkrankungen des Zentralnervensystems, z.B. postenzephalitisch, bei Fazialisirritation, AXENFELD-SCHÜRENBERG-Syndrom; s.a. ▸CHVOSTEK-Zeichen. E symptomatic b.

**Blepharo|stat:** *Ophthalmologie* ▸Lidhalter. E blepharostat.

**Blepharo|stenose:** *Ophthalmologie* ▸Blepharophimosis. E blepharostenosis.

**Blepharo|symphysis, -synechie:** *Ophthalmologie* ▸Symblepharon. E blepharosynechia.

**Blepharo|tonus:** der tonische Lidkrampf (▸Blepharospasmus), u.U. als lang anhaltender Lidschluss; bei Reizzuständen des Auges, Irritation des Nervus trigeminus oder N. opticus, nach Enzephalitis. E tonic blepharospasm.

**Blessig-Iwanow-Zysten:** gehäuft im höheren Lebensalter auftretende Zysten in der peripheren Netzhaut ohne Krankheitswert. E Blessig-Iwanow cysts.

**Bleuler** (EUGEN G., 1857–1939, Psychiater, Zürich). – **B.-Krankheit:** veraltet für ▸Schizophrenie. – **B.-Psycho|syndrom:** (1916) veraltete Bez. für organisches ▸Psychosyndrom (s.a. ▸KORSAKOW-Syndrom).

**Blick|bewegung:** die willkürliche oder unwillkürl. Abweichung der Sehlinien von der Primärstellung allein durch Augenbewegungen, d.h. durch Abduktion, Adduktion, Senkung, Hebung (max. bis 70°, 50°, 60° bzw. 20°). E ocular motility.

**Blick|feld:** der allein durch Blickbewegungen in Verbindung mit der Scharfeinstellung (d.h. durch Projektion der Objekte auf die Makula) optisch erfassbare Teil des Raumes. Unterschieden als **maximales** (mittels ▸Perimeter bestimmbares) **B.** u. als Gebrauchs-B. (oder Umfang bei Blickbewegungen bis ca. 20°). Das **binokulare** (beidäugige) **B.** besteht aus den bd. monokularen Blickfeldern u. deren Überlage-

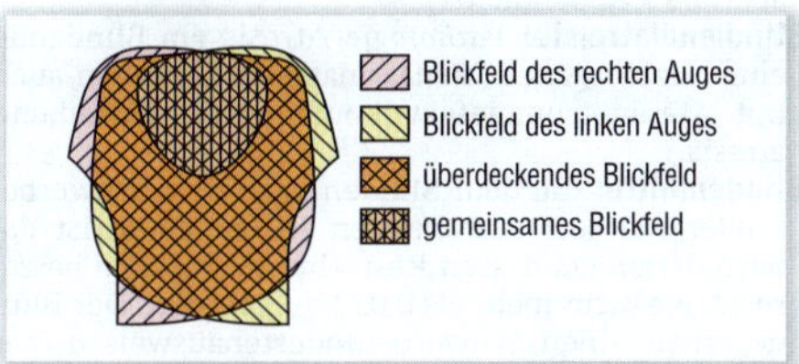


**Blickfeld.** [372]

rungsbereich (**überdeckendes B.**), von dem jedoch nur ein Teil (»**gemeinsames B.**«) binokulares Einfachsehen zulässt (s. Abb.). S. a. ▸Horopter, ▸Gesichtsfeld, ▸Blickzentren. E visual field, field of vision.

**Blick|krampf,** Schauanfall: *Neurologie* die zwanghaft erlebte, anfallsartige, rhythmische, oft tonisch-klonische, u. U. lang anhaltende Dauerbewegung der Augen, u. zwar als **okulogyrer B.** (v. a. nach schräg oben) oder aber starrer Geradeausblick. Tritt auf bei Schäden oder Reizzuständen der mesenzephalen Blickzentren bzw. der nahe gelegenen schlafsteuernden Zentren, z. B. nach Enzephalitis, u. als Komplikation der Behandlung mit Neuroleptika. E gaze spasm, oculogyric crisis.

**Blick|lähmung:** die gleichmäß. Bewegungseinschränkung beider Augen für bestimmte Blickrichtungen infolge einer Schädigung der Blickzentren oder der supranukleären Bahnen des Gesichtssinnes. E gaze palsy. – **B., assoziierte,** konjugierte B.: B. als Einschränkung gleichsinniger, v. a. seitlicher Blickbewegungen, wobei aber keine Doppelbilder auftreten. Sie ist kombiniert mit einer assoziierten ▸Augenabweichung u. tritt z. B. bei Erkrankungen im Pons- u. Vierhügelgebiet auf (▸Blickzentrum); s. a. ▸Ophthalmoplegia. E associated g. p. – **B., dissoziierte:** B. als Einschränkung gegensinniger Augenbewegungen, u. zwar als Divergenz-, Konvergenz- u. als dissoziierte Vertikallähmung, u. stets mit Doppelbildern. S. a. ▸PARINAUD-Ophthalmoplegie. E dissociated g. p. – **B., konjugierte:** assoziierte ▸B. E conjugated g. p.

**Blick|linie:** Verbindungslinie zwischen Blickpunkt, Augendrehpunkt u. Fovea centralis. E visual line.

**Blick|richtungs|nystagmus:** beim Blick nach der Seite bzw. nach oben/unten regelmäßig auftretender Spontannystagmus (als Rechts-, Links-, Vertikalnystagmus [nach oben oder unten]) als Zeichen einer zentralen Vestibularisstörung. – s. a. ▸Einstellungsnystagmus. E deviation nystagmus.

**Blick|zentrum:** Abschnitte des Zentralnervensystems für die Lenkung der Blickbewegungen. In der mittleren Stirnwindung hinten das »Spähzentrum« für die willkürlichen assoziierten Augenbewegungen (»Kommandobewegungen«); im Kalkarinabereich (Area striata) des Hinterhauptlappens das **optomotorische B.** für die reflektorischen Blickbewegungen (für Führungs-, Folgebewegungen sowie Fusionsbewegungen; für Konvergenz, Fusion, Blinzelreflex). Subkortikal, nahe dem Abduzenskern (**pontines B.**) u. im Vierhügelgebiet (**mesenzephales B.**; nahe Hirnnervenkern III u. IV) das Zentrum für seitliche bzw. vertikale Bewegungen; in der Hörrinde das **akustische B.** für Blickbewegungen auf Hörreize; ferner ein Koordinationszentrum im Kleinhirn u. ein Konvergenzzentrum im Bereich des PERLIA-Kerns (Teilkern des Okulomotoriuskerns). Alle Zentren sind untereinander und mit anderen Hirnrindenzentren u. mit den Augenmuskelkernen verbunden. E center of gaze, visual center.

**Blind|biopsie:** Entnahme des Biopsiematerials ohne direkte, endoskop. oder röntgenolog. Sichtkontrolle. E blind biopsy.

**Blind|darm:** ▸Caecum (volkstümlich aber der Wurmfortsatz, ▸Appendix vermiformis). E blind gut, cecum.

**Blinddarm|entzündung:** ▸Typhlitis (volkstümlich aber die ▸Appendicitis).

**Blind|end|atre|sie:** *Pathologie* Atresie am Blindende eines Hohlorganes (als Darmatresie allgemein auch mit Mesenteriumdefekt kombiniert). E dead-end atresia.

**Blinden|hilfe:** die dem Blinden nach dem Schwerbehindertengesetz zustehenden Hilfen. Blind ist danach derjenige, dessen Restsehkraft auf dem besseren Auge nicht mehr als 0,02 ($^1/_{50}$) beträgt. Der Blinde erhält einen Schwerbehindertenausweis u. hat Anspruch auf kostenlose Benutzung öffentlicher Verkehrsmittel mit Begleitperson. Weitere Hilfen stehen dem Betroffenen über die Sozialhilfe zu u. hängen vom jeweiligen Grad der Behinderung ab.

**Blinden|schrift:** als BRAILLE-B. eine Schrift, deren Buchstaben aus 1–5 zu ertastenden Punkten in 6-Punkte-Anordnung bestehen. E braille.

**blinder Fleck:** der Bereich des ▸Discus nervi optici, der einer Gesichtsfeldlücke (Skotom) 12–18° schläfenseits des Fixierpunktes entspricht u. bedingt ist durch das Fehlen der Sinneszellen im Discus nervi optici. Bei beidäugigem Sehen wird die Sehfeldlücke im Allg. durch korrespondierende Bildanteile (s. a. ▸Blickfeld) ausgefüllt. Der Nachweis erfolgt durch den MARIOTTE-Versuch. E blind spot. – **b. F. des Vestibularapparates:** Ausfall des räuml. Lagegefühls in einer bestimmten Kopfhaltung, in der sich die Reize der 3 Bogengänge gegenseitig aufheben.

**Blindheit:** die angeborene oder erworbene hochgradige Minderung des Sehvermögens, i. e. S. der völlige (beidäugige) Sehverlust (▸Amaurose). E blindness. – **B., funktionelle,** psychogene B.: Sehverlust ohne objektiven Augenbefund, z. B. nach Commotio cerebri, schwerem Schock, bei neurologisch-psychiatrischer Affektion einschl. »Hysterie«. – s. a. ▸Rindenblindheit, optische ▸Agnosie. E functional b. – **B., praktische:** dauerhafte Herabsetzung der zentralen Sehschärfe am besseren Auge auf $^1/_{50}$ oder weniger bzw. Vorliegen einer anderen (in der Schwere vergleichbaren), nicht nur vorübergehenden Sehstörung. E legal b.

**Blind-Loop-Syndrom** *(engl.)*: ▸Blindsack-Syndrom.

**Blindsack-Syndrom:** Beschwerdenkomplex als Folge einer chronischen Stauung des Darminhaltes (Chymusstagnation) im blinden Ende einer zur ▸Seit-zu-Seit-Darmanastomose herangezogenen Darmschlinge (z. B. bei Jejunoileostomie) oder aber in einem Darmdivertikel; u. zwar Verdauungsstörungen, Schleimhautreizungen (einschl. Geschwürsbildung), Völle- u. Druckgefühl, Durchfälle u. (latente) megalozytäre Anämie, Letztere infolge erhöhten Vitamin-$B_{12}$-Verbrauchs durch die Darmflora u. durch Resorptionsstörung. – s. a. ▸Blindverschluss. E blind-loop syndrome.

**Blind|verschluss:** *Chirurgie* operativer Verschluss eines Hohlorgans unter Bildung einer »Sackgasse«, z. B. als B. des Darmes bei Resektion mit nachfolgender Seit-zu-Seit-Anastomose oder insbes. der typ. Duodenalverschluss bei der originalen BILLROTH-Op. II; hierbei muss durch entsprechende Operationstechniken (BRAUN-Fußpunktanastomose) der Entwicklung eines ▸Blindsack-Syndroms vorgebeugt werden. – **B., angeborener multipler,** WEYERS-Syndrom: *Pathologie* ein Komplex multipler Atresien des Verdauungstraktes.

**Blind|versuch:** *Pharmazie* Wirkungsprüfung, bei der die Versuchsperson (= einfacher B.) bzw. auch der Arzt u. Versuchshelfer (= Doppel-B.) nicht erfahren, ob das verabreichte Präparat echt oder ein Placebo ist. Dient v. a. der Ausschaltung rein psychischer Komponenten (Suggestionswirkungen) bei der Arzneimittelprüfung. Bedarf der unbedingten Einwilligung des Patienten u. der Absicherung ärztl. Maßnahmen bei eventuellen unerwünschten Nebenwirkungen. E blind test, (simple/double) blind study.

**Blinzel|krampf:** ▸Blepharoklonus. E winking spasm.

**Blinzel|reflex:** ▸Hornhautreflex (2). E wink reflex, lid reflex.

**Blitz|figur:** **1)** baumartig verzweigte (»Dendrit«) braunrötl. ▸Strommarke infolge einer örtl. Blutgefäßlähmung u. -wandschädigung bei Hochspannungsunfall. **2)** Blitzfigur-ähnliche Gruppen von Mikrothrombosen nach fehlerhaft intraarteriell erfolgter Injektion öliger Arzneimittel. E lightning figure.

**Blitzguss, -dusche:** *Hydrotherapie* thermisch u. mechanisch wirksame ▸KNEIPP-Anwendung mittels eines Gießschlauches, der mit einem speziellen, sich verjüngenden »Blitzgusskopf« versehen ist; z. B. als Knie-, Vollblitz (als kalte, heiße oder wechselwarme Anw.). ***Anw.*** v. a. bei vegetativer Dystonie u. bei

Kreislaufdysregulation (s.a. ▸Guss, ▸Hydrotherapie).

**Blitz|intubation:** s.u. ▸Ileuseinleitung.

**Blitz(-Nick-Salaam)-Krämpfe,** Abk. BNS-Krämpfe: eine oft mit fortschreitendem geist. Verfall kombinierte generalisierte Epilepsie-Manifestation beim Kleinkind. ***Ätiol.:*** Manifestation im 3.–8. Monat überwiegend symptomatisch; häufig durch perinatale Schädigung. Jungen sind häufiger betroffen. ***Klinik:*** Typisch ist ein blitzartiges Zusammenfahren des Körpers mit Nachvornschleudern der Arme u. Beine (Blitzkrampf), als Vorbeugen des Rumpfes (Propulsiv-Petit-Mal), als Kopfneigung u. Zusammenführen der Arme vor dem Brustkorb (Salaam-Krampf) oder als nickende Kopfbewegung (Nick-Krampf). E nodding spasms, salaam convulsions, infantile spasms, jackknife seizures.

**Blitzreizung:** ▸Photostimulation.

**Blitz(schlag)syndrom:** die als unmittelbare Blitzschlagfolge (durch Zusammenwirken von Elektrizität, Hitze, Luftdruck u. Sog) eintretende ***Klinik:*** Bewusstseinsverlust, Herzrhythmusstörungen u. Lähmungen mit unterschiedlicher Rückbildungstendenz (evtl. aber Atemstillstand u. Kammerflimmern), schussartige Verbrennungen, evtl. auch schwere Mehrfachverletzungen (v.a. Frakturen). Pathologisch-anatomisch bestehen ein Ödem u. Hyperämie der Lungen, des Gehirns u. der Hirnhäute, Blutungen am Perikard u. den serösen Häuten, Zellschädigung im Gehirn u. in der Muskulatur. E lightning syndrome.

**Blitz|star:** *Ophthalmologie* grauer Star (▸Cataracta) durch Starkstrom- oder Blitzschlageinwirkung. Zunächst meist akute, zunehmende Vakuolenbildung in der vorderen subkapsulären Rinde mit Ausbreitung nach zentral u. allmählicher Rückbildung. Langfristig entwickelt sich in ca. 80 % eine deutliche Linsentrübung. E electric cataract.

**Bloch** (1) BRUNO B., 1878–1933, Dermatologe, Basel, Zürich; 2) MARCEL B., 1885–1925, Internist, Paris; 3) MARTIN B., 1866–1908, Neurologe, Berlin). – **B.-Ekzemprobe** (BRUNO B.): ▸Epikutantest. – **B.-Sulzberger-Syndrom** (BRUNO B.; MARION BALDUR S.): ein vorwiegend X-chromosomal-dominant vererbtes ektodermales Fehlbildungssyndrom mit embryonaler Frühletalität des männl. Geschlechts. Hauptsymptome: ZNS-Fehlbildungen, z.T. mit Mikrozephalie, Augen- u. Zahnfehlbildungen, Alopezie. Die »Incontinentia pigmenti« beginnt beim Neugeborenen mit Blasen- u. Papelbildungen (in linearer u. gruppierter Anordnung), geht in warzenförmige Verhornungen (»verruköse Hyperkeratose«) u. danach in fadenförmig verzweigte u. spritzerartige, graubraune bis stahlgraue Pigmentflecke über. E incontinentia pigmenti, Bloch-Sulzberger syndrome. – **B.-Zeichen: 1)** (MARTIN B.): im Sitzen auftretender klonischer Fußkrampf nach Aufsetzen des angewinkelten Beines auf die Zehenspitze; ein pathologischer Pyramidenbahnreflex. E Bloch's pyramidal sign. **2)** (MARCEL B.): das unwillkürliche Hochziehen der Kniescheibe beim Stehen mit geschlossenen Augen als Hinweis auf echte Ataxie. E Bloch's sign.

**Block:** die spontane oder künstliche (▸Blockade) Unterbrechung einer Leitung bzw. eines Leitungs- oder Austauschvorganges; z.B. an Nerven (reversibel z.B. durch Leitungsanästhesie oder ▸Elektroblock sowie – ischämiebedingt – als Einschlafen der Glieder), an motorischen Nervenendplatten (▸neuromuskuläre Blockade), in der Lunge (▸Alveolokapillarblock), im Liquorsystem des Zentralnervensystems (▸Liquorblock), in Stoffwechselabläufen (▸Enzymblock), als ▸Block der venösen Leberstrombahn (**hepatischer Block**). – Ferner allgemein Kurzbez. für Herzblock (▸Block, kardialer). – s.a. ▸Blocksyndrom. E block.

**Block der venösen Leberstrombahn:** die zu Pfortaderhochdruck (▸Hypertonie, portale) führenden Strömungsbehinderungen im Bereich der Pfortader oder der Lebervenen, d.h. mit Stauung des venösen Blutes vor den Lebersinusoiden bzw. in diesen u. im Anschluss daran (präsinusoidaler bzw. postsinusoidaler B.). Als **präsinusoidaler extrahepatischer B.** der weniger zu Leber- als zu Milzvergrößerung (▸Splenomegalie) führende B. bei Milzvenen-, Mesenterialvenen-, Pfortaderthrombose u. beim CRUVEILHIER-BAUMGARTEN-Syndrom (im Zusammenhang mit Nabelvenenanomalien u. Fehlbildung der Pfortader). Als **präsinusoidaler (intra)hepatischer B.** der B. der in der Leber befindlichen Pfortaderäste (z.B. bei ▸Schistosomiasis, ▸Osteomyelofibrose, ▸Lymphogranulomatose, ▸Lungensarkoide, angeborener ▸Leberfibrose u. idiopathischem Pfortaderhochdruck) mit der Symptomatik des BANTI-Syndroms. Der **postsinusoidale (intra)hepatische B.** bei Verschluss der in der Leber gelegenen Lebervenen(»Hepatika«-)Äste, z.B. bei der venookklusiven Krankheit durch das tox. pflanzl. Alkaloid Phlorrhizidin (im »Buschtee« des karib. Raumes) u. beim ▸BUDD-CHIARI-Syndrom; ferner mit wesentlicher präsinusoidaler Komponente bei ▸Leberzirrhose. Der **postsinusoidale posthepatische B.** bei Einengung der aus der Leber zur unteren Hohlvene verlaufenden Lebervenen (▸Venae hepaticae), bei deren Phlebitis sowie bei Pericarditis constrictiva. S.a. Abb. E stenosis of hepatic veins.

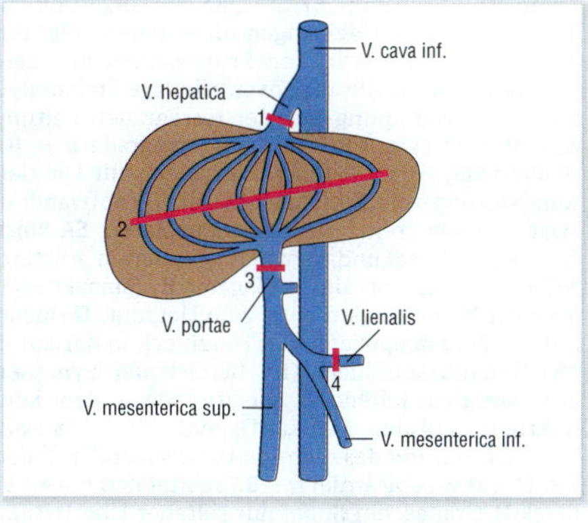


**Block der venösen Leberstrombahn:** posthepatische (1), intrahepatische (2) u. prähepatische (3, 4) Form. [256]

**Block, kardialer:** der Herzblock, d.h. die Verzögerung oder Unterbrechung der Erregungsausbreitung im Erregungsleitungssystem des Herzens, u. zwar als organisch bedingter B. infolge mechanischer, hypox., tox. oder entzündl. Myokardschädigung oder als funktioneller B., d.h. ohne erkennbare organ. Ursache u. nur vorübergehend z.B. bei Vagotonie, Karotissinus- u. Bulbusdruckversuch, schwerer Tachykardie, manchen Extrasystolien; er ist partiell (unvollständig oder nur zeitweilig, wobei im EKG eine verlängerte Überleitung, evtl. ein Erregungsausfall distaler Myokardabschnitte sichtbar wird) oder total (v.a. bei Koronarsklerose, Infarkt), dauerhaft oder flüchtig (permanent bzw. transitorisch). S.a. ▸Herzrhythmusstörungen (dort Tab.), ▸BAYLEY-, ▸WILSON-, Arborisations-, Hemi-, Schenkel-, ▸Periinfarktblock, ▸WENCKEBACH-Periode; ▸TAWARA-Schenkel (dort Abb.). E cardiac block, heart b. – **B., atrioventrikulärer, AV-Block:** Herzblock als teilweise oder totale Störung der atrioventrikulären (zwischen Herzvorhöfen u. -kammern) Überleitung infolge Schädigung durch Entzündung, Hypoxie, Hypokaliämie etc. sowie bei erhöhter Reizschwelle oder abgeschwächter Erregungsintensität (Absterbe-EKG). Die genauere Lokalisation des AV-Blocks kann durch das ▸HIS-Bündel-EKG erfolgen. – **AV-Block I. Grades:** AV-Block mit verlängerter PQ-Zeit (> 0,2 Sek.), bei dem jede Erregung übergeleitet wird. – **AV-Block II.**

**Grades,** partieller AV-B.: AV-Block mit PQ-Verlängerung u. nur teilweiser Erregungsüberleitung. Es werden zwei Formen unterschieden (▸MOBITZ-Typ 1 u. 2). – **AV-Block III. Grades,** totaler AV-B.: AV-Block, bei dem keine Vorhofaktionen mehr übergeleitet werden; mit Reizbildung in sekundären oder tertiären ▸Reizbildungszentren (s.a. ▸Dissoziation, atrioventrikuläre). Kann evtl. zu ADAMS-STOKES-Anfällen oder zu endgült. Herzstillstand führen, z.B. als **Block im Block,** d.h. als Block mit zeitweisem Ausfall des Ersatzrhythmus infolge zusätzlicher Blockierung des Automatiereizes. Als bes. Form der **totale orthograde B.** mit möglichem ▸Reentry. E atrioventricular b. – **B., fokaler:** Herzblock bei auf einen eng begrenzten Kammerbezirk beschränkter Störung der Reizleitung. Er zeigt – meist nur in einzelnen Ableitungen – eine QRS-Knotung (evtl. QRS-Verbreiterung). E focal b. – **B., intra|ventrikulärer:** Herzblock infolge Leitungs- bzw. Ausbreitungsstörung im spezifischen (leitenden) Muskelsystem der Kammern. Im EKG als QRS-Verbreiterung ohne das typ. Bild des ▸Links- oder ▸Rechtsschenkelblockes; als **diffuser ventrikulärer B.** (Wandblock) kommt er bei Hypothermie, Chinidin- oder Kalium-Intoxikation sowie in der Agonie vor. E intraventricular b. – **B., latenter:** ein unterschwelliger, erst bei beschleunigter Frequenz manifester Herzblock. E latent b. – **B., postero|kaudaler:** Herzblock bei örtlich begrenzter Störung in der li. Kammerhinterwand; EKG: QRS-Verlängerung in den Extremitätenableitungen ohne Verspätung der größten Negativität in den Brustwandableitungen. – **B., retro|grader:** die »atrioventrikuläre Einbahnleitung« mit Hemmung nur der retrograden Leitung zum Vorhof (s.a. ▸Reentry). E retrograde b. – **B., sinu|atrialer,** Abk. SA-Block: Herzblock mit Überleitungsstörung vom Sinusknoten zur Vorhofwand; u. zwar seitenbegrenzt oder als **kompletter SA-Block** (u. dann mit sekundärem oder tertiärem ▸Ersatzrhythmus). Analog **sinuaurikulärer B.** (**sinoauricular b.**) mit Überleitungsstörung zum Herzohr. E sinoatrial b. – **B., sub|epi|kardialer:** Herzblock in der äußeren Herzmuskelschicht (im Bereich der Synapsen zwischen dem leitenden, spezifischen u. dem kontraktilen, muralen Myokard); evtl. als WILSON-B. (=»Major-Form« des rechtsseitigen subepikardialen Blocks). E subepicardial b. – **B., sub|totaler:** ein ▸AV-Block II. Grades, ein B. bei nur seltener Überleitung infolge stark verlängerter Refraktärperioden. E subtotal b.

**Blockade: 1)** die spontane (vgl. ▸Block) oder – i.e.S. – künstliche, meist nur zeitweilige Unterbrechung einer (Leitungs-)Funktion, z.B. als ▸Ganglien-, ▸Nerven-, ▸Paravertebralblockade. E blockade. – **B., retikuläre:** die Hemmung des ▸aufsteigenden retikulären Aktivierungssystems des Hirnstammes, z.B. durch Phenothiazin-Neuroleptika. E neuroleptic inhibition of ascending reticular brainstem system. **2)** *Neurologie* das Verschwinden eines definierten EEG-Rhythmus bei Auftreten äußerer oder innerer Reizung; z.B. der sog. Augenöffnungseffekt. E blocking. **3)** *Chirurgie, Orthopädie* die operative Gelenkblockierung (▸Arthrodese, ▸Arthrorise). E bone block.

**Block|dis|soziation:** *Kardiologie* die komplette Trennung des Vorhof- u. Kammerrhythmus (Vorhof-Kammer-Dissoziation) bei totalem atrioventrikulärem ▸Block (im Ggs. zur frequenzbedingten AV-Dissoziation ohne Leitungsunterbrechung). E block-dissociation.

**Blocker: 1)** blockierendes Instrument, z.B. Bronchusblocker. **2)** *Pharmazie* Rezeptoren-blockierende Substanz (Antagonist), z.B. Ganglien-, Betarezeptorenblocker. E blocker.

**Blockierung: 1)** reversible, hypomobile Funktionsstörungen an Gelenken (Bewegungshemmung, die ohne ersichtliche morphologische Veränderung des Gelenks auftritt). Ursache kann eine Fehlbelastung, ein Gelenktrauma oder eine strukturelle Gelenkveränderung sein. Schlüsselbegriff der ▸Chirotherapie. **2)** *Orthopädie, Chirurgie* ▸Blockade (3). **3)** *Psychologie* Hemmung, Sperre oder Handlungsunterbrechung. **Mentale B.:** unbewusste Unterbrechung einer Gedankenkette ohne Vorhandensein eines äußeren Reizes; **affektive B.:** psychopathologische Emotionshemmung; **Erinnerungs-B.:** momentane Nichtverfügbarkeit erlernter Inhalte; **emotionale B.:** kurzzeitige Leistungshemmung, Hemmung des Wahrnehmens u. Denkens durch emotionale Erregung. **4) B., intermittierende:** teilweiser Ausfall der Impulsübertragung als Folge einer Instabilität im Bereich der axonalen Endaufzweigungen u. motorischen Endplatten.

**Blocking-Test:** (WIENER) der Nachweis inkompletter Antikörper anhand des ausbleibenden Effektes eines zugesetzten kompletten AK, der im gegebenen Fall am Substrat keine freien Rezeptoren mehr vorfindet.

**Block|syndrom: 1)** *Pulmologie* ▸Alveolokapillarblock. **2) spinales B.:** *Neurologie* ▸NONNE-FROIN-Syndrom. E spinal block.

**Block|wirbel:** die teilweise bis völlige, angeborene oder erworbene (v.a. entzündliche) Verschmelzung von 2 oder mehr Wirbelkörpern (evtl. einschließlich der Bögen u. Dornfortsätze). E fused vertebrae.

**Blom-Färbung:** Eosin-Nigrosin-Färbung des Spermas zur Unterscheidung vitaler u. toter Samenfäden.

**Blom-Singer-Prothese:** Einweg-Kunststoff-Ventil-Kanüle zum Offenhalten tracheo-ösophagealer Shunts nach totaler Laryngektomie. E Blom-Singer prosthesis.

**blood sludge** *(engl.): Hämatologie* ▸Sludge-Phänomen.

**Bloom-Syndrom:** seltene, autosomal-rezessiv erbliche Krankheit mit Kleinwuchs, »spitzem Gesicht«, teleangiektatischer Rötung der Haut des Gesichtes u. der Vorderarme. Auffällig sind Chromosomenbrüchigkeit und häufige maligne Tumorerkrankungen. E Bloom's syndrome.

**Blotting** *(engl.):* Untersuchungsverfahren, bei dem das Material nach Auftrennung (z.B. mittels Elektrophorese) auf eine Membran aus Nylon, Nitrocellulose o.Ä. übertragen wird (Abb.).

**Blount** (WALTER PUTNAM BL., amerikan. Orthopäde). – **B.-Armschlinge:** Ruhigstellung einer suprakondylären Humerusfraktur bei angewinkeltem Unterarm, wobei die Fixationsschlinge im Nacken u. Handgelenk gelegt wird (s.a. Abb.). Dabei erfolgt die Schienung der Fraktur durch die lange Trizepssehne, die als Zuggurtung wirkt. E collar and cuff. – **B.-Klammer:** krampenartig spitze Knochenklammer, v.a. für Epiphysenklammerung. E Blount's clamp. – **B.-Korsett:** ▸Milwaukee-Korsett. – **B.(-Barber)-Syndrom,** Tibia vara: eine aseptische juvenile ▸Knochennekrose des inneren Schienbeinknorrens. Die **infantile** Form meist beidseitig (u. evtl. spontan heilend), die **juvenile** (6.–12. Lj.) häufiger einseitig. Infolge einer sekundären kompensatorischen Hypertrophie des inneren (= medialen) Femurkondylus erfolgt Entwicklung einer O-Bein-Stellung (Genu varum). E B.'s disease, B.-Barber disease.

**Blow-out** *(engl.): Angiologie* ▸DOW-Zeichen. – **B.-o.-Fraktur,** Orbitabodenfraktur: Bruch der Augenhöhlenwandung nach stumpfer Gewalteinwirkung auf den Augapfel u. die Augenhöhle. Meist als Sprengung des Bodens der Orbita mit nachfolgender ▸Herniation von Weichteilen u. mit Blutung (Haemophthalmus externus), Tieflage des Augapfels (▸Enophthalmus) u. Sehstörung (Doppelbilder, ▸Diplopie). Baldige Reposition u. Stützung des Orbitabodens (Tamponade, Plastik) nötig. E blow-out fracture.

**blue baby** *(engl.):* der eine schwere ▸Zyanose aufweisende (»blausücht.«) Säugling, bei bestimmten angeborenen Herzfehlern (v.a. ▸FALLOT-Tetralogie) oder der Methämoglobinämie.

**blue bloater** *(engl. = blauer Aufgedunsener):* Typ des Lungenemphysematikers mit zyanotischem Habitus u. leichter Atemnot. Auffällig sind Hypoxämie, Hyperkapnie u. Hämatokriterhöhung als Folge der chro-

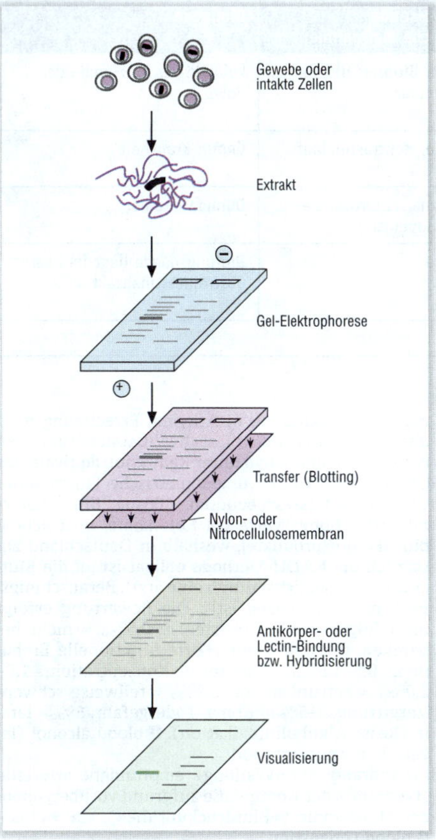


**Blotting-Verfahren:** der Nachweis von spezifischen Proteinen mit Western-Blotting, von Kohlenhydraten mit Lectin-Blotting, von Ribonucleinsäuren (RNS) mit Northern- u. von Desoxyribonucleinsäure-Fragmenten (DNS) mit Southern-Blotting. [53]

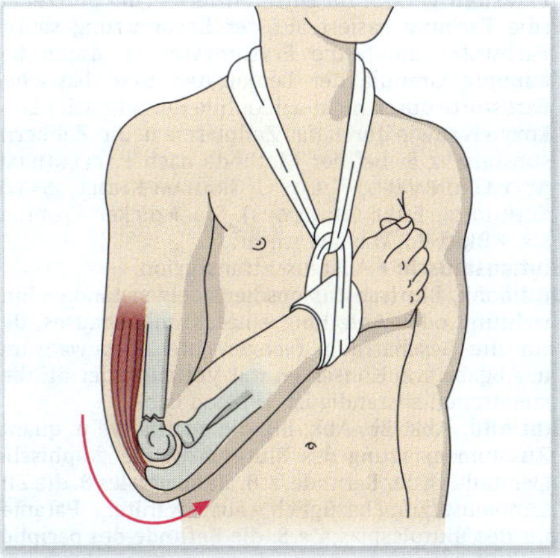

**Blount-Armschlinge.** [39]

nischen, obstruktiven Atemwegserkrankung. S.a. ▸pink puffer.

**Blue-Diaper-Syndrom** *(engl.)*: ▸Blaue-Windeln-Syndrom.

**Blue-Rubber-Bleb-Naevus-Syndrom:** ein gutartiger kavernöser Gefäßtumor, tritt meist im Halsbereich u. Intestinaltrakt auf; s.a. ▸BEAN-Syndrom.

**Blue-Toe-Syndrom** *(engl.)*: ▸Sequenz der blauen Zehe.

**Blumberg-Zeichen** (MORITZ B., 1873–1955, Chirurg, Berlin): (1907) Loslassschmerz (als Erschütterungsschmerz) im re. Unterbauch als ▸Appendizitis-Zeichen. **E** rebound tenderness.

**Blumenesche:** ▸Manna.

**Blumenkohl|tumor:** Geschwulst mit blumenkohlartiger Oberfläche: Papilloma bzw. Carcinoma cauliflore. **E** cauliflower-shaped tumor.

**Blumensaat-Linie:** auf der seitl. Kniegelenkaufnahme die durch die knochendichtere Fossa intercondylaris bedingte Linie, deren Verlängerung bei 150°-Beugestellung normalerweise den unteren Kniescheibenpol schneidet (nicht aber bei Patellahochstand).

**Blụmer-Zeichen** (GEORGE ALBERT BL., 1858–1940, amerikan. Internist): vom Mastdarm aus tastbare derbe Masse im DOUGLAS-Raum als Metastase (**Bl.-Tumor**) eines bösartigen primären Magen- oder Darmtumors. **E** Blumer's sign.

**Blum-Tumor:** die Epulis-artige Zahnfleischwucherung bei der ▸Gingivitis gravidarum.

**Blut,** Sanguis, Körperhämatokrit: im Blutkreislauf zirkulierende Suspension von Blutzellen (Erythrozyten, Leukozyten, Blutplättchen) im Plasma mit für den Organismus vielfältigen, nicht anderweitig ersetzbaren Funktionen. Vielfach als »flüssiges Gewebe« bezeichnet. Zahlreiche Aufgaben im Wärmehaushalt sowie im Stofftransport für Gase, Nährstoffe, Intermediärprodukte, Abwehrstoffe, Abbauprodukte, Wirkstoffe, Hormone, gerinnungsaktive Substanzen, Zellen. ***Gesamtblutvolumen:*** Es wird je nach Bestimmungsmethode zwischen 65,6 u. 71,4 ml/kg Körpermasse mit einer Schwankungsbreite von 51–87 ml/kg Körpermasse angegeben. Dabei beträgt das gesamte Erythrozytenvolumen 25,8 ml/kg (bei Frauen) Körpermasse bzw. 30,3 ml/kg Körpermasse (bei Männern). Das Volumenverhältnis von Blutzellen zu Plasma beträgt bei Männern 44–48 zu 56–52. Die Gesamtblutmenge ist bei Bezug auf das Körpergewicht bei Männern durchschnittlich etwas größer als bei Frauen. Bei der Geburt beträgt das Gesamtblutvolumen um 300 ml; es verdoppelt sich im 1. Lj. Sportliche Betätigung führt zur Vermehrung des Gesamtvolumens. ***Physiol.:*** Der physiologische Zustand des B. ist größtenteils durch physikalische Faktoren bestimmt. Eine der Hauptfunktionen, der Stofftransport, nutzt die physikalisch-chemischen Eigenschaften der Eiweißstoffe, der sog. Trägerproteine (s.a. ▸Plasmaproteine). Die elektrische Ladung einzelner Plasmabestandteile u. die elektrische Oberflächenladung der Blutzellen sind Voraussetzung für ihre Wanderung im elektrischen Feld (▸Elektrophorese). Wasser ist der Hauptbestandteil des B. mit 90 % im Plasma u. 65 % in den Blutzellen. Der normale kryoskopische Punkt des Blutplasmas liegt bei −0,56 °C (± 0,01). Die Niere ist vorwiegend für die Aufrechterhaltung der Isotonie des B. verantwortlich. Der onkotische Druck der Plasmaproteine beeinflusst wesentlich den Wasseraustausch im Kapillarsystem. Die Konstanz der Isohydrie ist für den Ablauf aller biologischen Vorgänge Vorbedingung. Der normale pH-Wert liegt zwischen 7,37 u. 7,45. Puffersysteme des Plasmas u. der Blutkörperchen steuern die Erhaltung des Säuren-Basen-Gleichgewichts, wobei das Kohlensäurehydrogenkarbonatsystem den wichtigsten Puffer darstellt. Die Fähigkeit des B., Kohlensäure in Form von Hydrogenkarbonat zu binden, hängt von der Menge des nicht fest gebundenen Alkalis ab. Der Wert dieser Alkalireserve beträgt 55–56 Vol.-% gebundener Kohlensäure. Die Konstanz des Säuren-Basen-Gleichgewichts wird weiterhin durch das System $NaH_2PO_4$–$Na_2HPO_4$, die Plasmaproteine u. die Erythrozyten aufrechterhalten. Blutviskosität, Berechnungsindex des Serums sowie die Oberflächenspannung des Plasmas sind weitere physikalische Kriterien des B. ***Diagn. Kriterien:*** Bereits unter physiologischen Bedingungen findet im Ablauf der Lebensvorgänge ein

| Leitsymptom | weitere Angaben oder Symptome | richtungweisende diagnostische Maßnahmen | Diagnose |
|---|---|---|---|
| positiver FOBT* | keine oder uncharakteristische Leibschmerzen, Anämie, Subileus/Ileus | Koloskopie, Biopsie, Histologie, Kontrasteinlauf | kolorektales Karzinom oder Polyp |
| | Diarrhö, Leibschmerzen, Tenesmen, perianale Fisteln | Endoskopie, Kontrasteinlauf | CROHN-Krankheit |
| | Leibschmerzen, Anämie, Subileus/Ileus | Enteroklysma, Enteroskopie (auch intraoperativ) | Dünndarmtumor |
| | spezielle Vorerkrankungen: Leberzirrhose, peptisches Ulkus, Einnahme von Medikamenten | Endoskopie | Blutungsquelle liegt im oberen Gastrointestinaltrakt |

*FOBT: fäkaler Okkultbluttest (z. B. Haemoccult®)

**Blut, okkultes:** Nachweis im Stuhl. [89]

dauernder Zustrom in die u. ein Abstrom von Stoffen aus der Blutbahn statt. Enge Wechselbeziehungen bestehen zwischen der Zusammensetzung des Plasmas u. den verschiedenen Organfunktionen. Größe des Einstroms in die Blutbahn, Transportmöglichkeit bzw. -kapazität u. Größe des Ausstroms aus der Blutbahn sind bestimmend für die jeweilige Konzentration eines Stoffs im B. Veränderungen dieser Stoffkonzentration, d.h. der Zusammensetzung des B., können wichtige diagnostische Hinweise erlauben, wenn der entsprechende Blutspiegel, der normalerweise nur in engen Grenzen schwankt, im Sinne einer Verminderung oder Vermehrung abweicht. Das Zellpackungsvolumen (PCV für engl.: packed cell volume) wird in der medizinischen Praxis meist mittels des Hämatokritverfahrens bestimmt, bei dem Blutkörperchen mittels Zentrifugalkraft in einem Röhrchen zusammengepresst werden. **E** blood. – **B., arterielles:** das nach Sauerstoffaufnahme in der Lunge hellere, in den Arterien des großen Kreislaufs (u. in Lungenvenen) zirkulierende B. **E** arterial b. – **B., okkultes:** eine mit dem bloßen Auge nicht wahrnehmbare Blutbeimengung im Harn (▸Mikrohämaturie), Liquor oder Stuhl (Tab.). Bedeutende klinische Relevanz besitzt der Nachweis im Stuhl durch Guajakprobe mit vorgefertigten Testbriefen. Ausscheidung von okkultem B. bei Gesunden etwa 1–1,5 ml Blut/Tag. Erhöhte Konzentrationen von Hämoglobin oder Häm bei Blutungen maligner Tumoren von Kolon u. Rektum. Der Nachweis ist bei höher gelegenen Darmbereichen nur bei massiven Blutungen möglich, da liberiertes Häm während Darmpassage bakteriell abgebaut bzw. rückresorbiert wird. Die Untersuchung erfolgt nach ballaststoffreicher Diät an drei aufeinander folgenden Tagen. Nachweis z.B. mit ▸Haemoccult®-Test; s.a. ▸Blutstuhl; ▸Blutung, gastrointestinale. **E** occult b. – **B., venöses:** das sauerstoffärmere, aber $CO_2$-reichere B. im Venensystem (u. in Lungenarterien). **E** venous b.

**Blut bildende Wachstums|faktoren:** hämatopoetische ▸Wachstumsfaktoren.

**Blut|agar:** *Bakteriologie* mit ungerinnbarem menschlichem oder tier. Blut (5–10 %) versetzter steriler Nährагar; er begünstigt das Erregerwachstum u. gestattet den Nachweis hämolysierender Eigenschaften. – Mit bes. Zusätzen für spezielle Züchtungen geeignet, z.B. als Blutalkaliagar (DIEUDONNÉ, ESCH etc.). **E** blood agar.

**Blut|alkohol(konzentration),** Abk. BAK: *Gerichtsmedizin* der Äthylalkohol- = Äthanolgehalt (meist in ‰) des menschlichen Blutes zum Zeitpunkt der Blutprobenentnahme oder aber – aus dem Analyseergebnis als Blutspiegel errechnet – zu einem vorherigen relevanten Zeitpunkt. Die Blutprobenentnahme erfolgt möglichst mittels Venüle u. stets ohne vorherige Alkohol-Desinfektion. Die Alkoholbestimmung erfolgt durch Gaschromatographie, Interferometrie oder aber chemisch nach SCHIFFERLI (katalytisch-pyrogene Umwandlung in Äthylen, Errechnung nach quant. Bromanlagerung), nach WIDMARK (1922; Oxidation zu Acetaldehyd unter Reduktion äquivalenter $Cr^{VI}$-Mengen zu $Cr^{III}$ u. jodometrische Titration des $Cr^{VI}$-Überschusses; benötigt 100 mg Blut; liefert fälschlich hohe Werte bei Ketonämie, im Leichenblut [Fäulnisprodukte], weshalb in Deutschland zusätzlich die ▸ADH-Methode obligat ist [u. die Blutentnahme möglichst durch eine ärztl. Berauschungsprüfung zu ergänzen ist]). Die Bewertung erfolgt nach folgenden Richtwerten: 0–0,5‰ = nicht betrunken, 0–1,0‰ = zur Hälfte funktionelle Einbußen, 0,5–1,5‰ = gestörte Konzentration, 1,5–2,0‰ = betrunken, 2,0–2,5‰ = teilweise schwere Vergiftung, 3–5‰ = Koma, Todesgefahr, 5‰ = letale Dosis (Alkoholintoxikation). **E** blood alcohol (level), b. a. concentration.

**Blut|andrang:** als »Wallung« empfundene arterielle Hyperämie der Kopfgefäße aufgrund vorübergehender Hypertonie (»Blutdruckunruhe«); s.a. ▸Flush. **E** blood congestion.

**Blut|armut:** ▸Anämie.

**Blut|auge:** *Ophthalmologie* ▸Hämophthalmus.

**Blut|aus|strich:** Ausstrich eines Tropfens frischen Kapillarblutes auf einem Objektträger in Form eines dünnen Flüssigkeitsfilms; er dient nach Trocknung ungefärbt zur mikroskopischen Untersuchung auf Parasiten, gefärbt zur Differenzierung der Blutzellen (die Färbung basiert auf der Bevorzugung saurer Farbstoffe durch die Erythrozyten u. durch bestimmte Granula der Leukozyten bzw. basischer Farbstoffe durch nicht-azidophile Körnchen der Leukozyten sowie durch das Zellplasma u. die Zellkernsubstanz, z.B. bei der Methode nach PAPPENHEIM, MAY-GRÜNWALD, GIEMSA, GRAHAM-KNOLL, SATO, SCHULTZE, EHRLICH, LÜDIN). S.a. ▸dicker Tropfen; s.a. ▸Blutbild. **E** blood smear.

**Blut|austausch:** ▸Austauschtransfusion.

**Blut|bank,** Bluttransfusionsdienst: eigenständige Einrichtung oder Abteilung eines Krankenhauses, die für die Beschaffung, fachgerechte Aufbewahrung u. Abgabe von Konserven mit Vollblut oder Blutbestandteilen zuständig ist. **E** blood bank.

**Blut|bild,** Abk. Bb, Abk. BB: die qualitative u. quant. Zusammensetzung des Blutes bzw. die graphische Darstellung der Befunde, z.B. als **humorales B.** die Zusammensetzung bezüglich – ausgewählter – Parameter des Blutplasmas; i.e.S. die Befunde des peripheren Blutes bzgl. seiner korpuskulären Elemente (▸Differential-B.), unterschieden als rotes u. als weißes B. (Erythrozyten- u. Hämoglobin- bzw. Leukozytenbefunde); angegeben werden meist die Erythro-, Leuko- u. Thrombozytenzahl pro l (bzw. pro $mm^3$ entspr. µl), die Retikulozytenzahl (in ‰, bezogen auf Ery pro $mm^3$), der Färbeindex oder das ▸$Hb_E$; s.a. ▸Hämatomyelogramm (= **zentrales B.**). **E** blood count, hemogram. – **B., buntes:** (SCHILLING) ein Differential-B. mit ausgeprägter Vielfalt (Polymorphie) der Lympho- u. Monozyten (bei Fleckfieber, Virusinfektionen). **E** Schilling's b. c.

**Blut|bildung:** die Bildung der Blutkörperchen (s.a. ▸Erythropoese, ▸Granulozytopoese). Erfolgt während der Embryonalphase zunächst außerembryonal in mesodermalen Blutinseln des Dottersackes (mesoblastische B.) unter Differenzierung der Innenzellen zu Blut-, der Außenzellen zu Endothelzellen (als primäre Gefäßwand), später im Embryo in Mesenchymzellen der Leber u. Milz (hepatolienale B.; im 2.–8. bzw. 5.–8. Monat) u. ab dem 6. Monat auch im Mesenchym des Knochenmarks, nach der Embryonalphase ausschließlich im Knochenmark (myelopoetische B.; s.a. Abb.) u. in den lymphatischen Organen. Die Ahnenreihe der Blutzellen im Knochenmark beginnt mit sog. pluripotenten Stammzellen, aus denen sich die zahlreichen Generationen der Erythropoese, Leukopoese u. Thrombopoese entwickeln. Diese pluripotenten Stammzellen werden auch als CFU (colony forming units) bezeichnet, weil sie bei Einpflanzung in andere Gewebe Kolonien von sog. determinierten Vorläuferzellen bilden. Aus Letzteren werden später die Erythrozyten (E), die Megakaryozyten (Meg), Makrophagen (M) u. Lymphozyten (L). Hämatopoetische Wachstumsfaktoren, die CSF (colony stimulating factors) üben einen stimulierenden Effekt auf Differenzierung u. Proliferation der Blutzellen aus. Es sind kleine Peptide, die als parakrine Hormone u.a. aus den Makrophagen des Knochenmarks freigesetzt u. vor Ort wirksam werden. Darüber hinaus ist an der B. eine Reihe anderer Hormone, u.a. die Catecholamine, Steroidhormone, Schilddrüsenhormone u. das Wachstumshormon, beteiligt. Die Vorläuferzellen werden – je nach Determinierung – als CSF-E, CFU-GM, CFU-Meg usw. bezeichnet. Bei den verschiedenen Schritten der Determinierung wirken die Wachstumsfaktoren G-CSF, M-CSF sowie die Interleukine IL-3 u. IL-5 stimulierend. Modellhaft findet die B. in drei »Pools« – Proliferationspool, Reifungspool u. Funktionspool – statt. Die Lymphozytenbildung erfolgt aus den pluripotenten Stammzellen unter Einwirkung von Interleukin-2 (IL-2) u. Thymopoetin in den lymphatischen Organen (Leber, Milz, Lymphknoten). **E** hem(at)opoiesis.

**Blut|blase:** Blasenbildung nach Blutung zwischen Epidermis u. Korium. – s.a. ▸Spannungsblase. **E** blood blister, hemorrhagic blister.

**Blut|chi|mä|re:** die auf einem embryonalen Austausch von Blutstammzellen zwischen Zwillingen basierende ▸Chimäre, d.h. das Vorkommen von Blutzellen der beiden Genotypen; z.B. Blutgruppenchimäre. **E** blood chimera.

**Blut|depot:** *Physiologie* ▸Blutspeicher.

**Blut|derivat:** ein aus Vollblut(konserven) gesunder ▸Blutspender hergestelltes Präparat für den Ersatz spezieller Blutbestandteile, z.B. als Plasma-, Serumkonserve, Erythro-, Leuko-, Thrombozytenkonzentrat. Ferner bestimmte Faktoren der ▸Blutgerinnung. S.a. Abb. **E** component blood.

**Blut|druck:** der in den Gefäßen des Körper- u. Lungenkreislaufs herrschende (= intravasale) Druck; i.e.S. der arterielle Bl., der »im arteriellen System« auf Herzhöhe gegen den Atmosphärendruck gemessene Druck, der von der Herzleistung (Zeitvolumen) einerseits u. dem – durch den Gefäßwandtonus u. die Wandelastizität bestimmten – Gefäßwiderstand u. der Blutviskosität andererseits abhängt u. der die treibende = »hämodynamische« Kraft für die Blutzirkulation darstellt (s.a. ▸Venendruck, ▸Niederdrucksystem, ▸Systemblutdruck, ▸Blutdruckmessung). Die Regelung, d.h. die Einstellung des mittleren Blutdrucks auf ein den jeweil. Erfordernissen angepasstes Niveau, erfolgt auf Signale aus den Presso- u. Chemorezeptoren (s.a. ▸Blutdruckzügler) durch

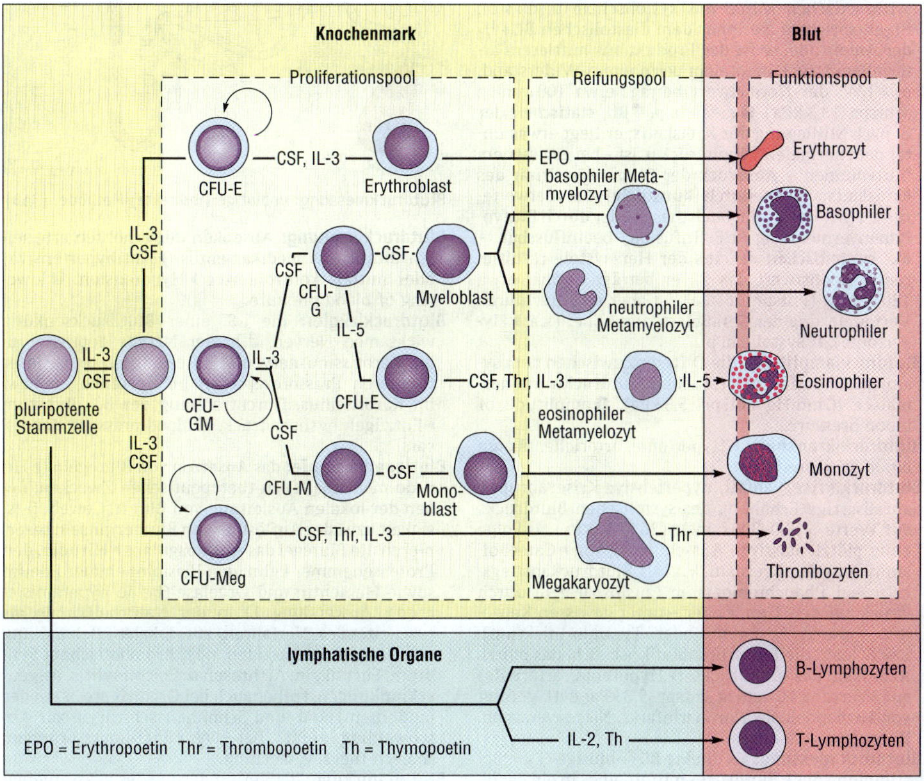


**Blutbildung:** schematische Darstellung. Aus Gründen der Übersichtlichkeit sind nicht alle Differenzierungsstufen dargestellt. [97]

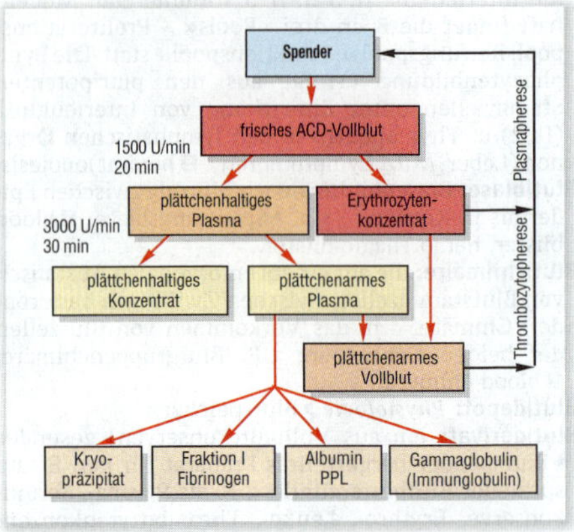


**Blutderivat:** Weiterverarbeitung des Blutes. [136]

▸Kreislaufzentren u. deren vasomotorische (sympathische oder parasympathische) Efferenzen u. unter Beteiligung von Hormonen des Nebennierenmarks, u. zwar durch Änderung des peripheren Widerstandes (der aber auch durch örtl. Metaboliten beeinflusst wird) oder durch Veränderung der Herzfrequenz u. -kraft. E blood pressure. – **Bl., dia|sto|lischer:** der minimale Bl. während der Herzdiastole; er wird aufrechterhalten durch das Abströmen des endsystolischen Speichervolumens der Aorta u. beträgt normal um 80 mmHg (entspr. 10,7 kPa). E diastolic b. p. – **Bl., mittlerer:** der durch Mittelung (Planimetrie) der arteriellen Pulskurve gewonnene oder elektronisch durch Dämpfung des pulsatilen Drucksignals ermittelte Bl., der beim zentralen Puls etwa dem arithmetischen Mittel aus systolischem u. diastol. Bl. entspricht u. peripher dem diastolischen Bl. + $^1/_3$ der Amplitude; er ist das Produkt aus mittlerem arteriellem Druck u. totalem peripherem Widerstand: $p_m = I \cdot W$; der Normalwert beträgt etwa 100 mmHg (entspr. 13,3 kPa). E mean b. p. – **Bl., statischer:** der B. nach Stilllegung des Kreislaufs; er liegt etwas unter dem normalen Venendruck u. ist – bei gegebenem Blutvolumen – Ausdruck der Gesamtelastizität des Kreislaufs; er ist durch künstliche Gefäßerweiterung, z. B. durch Spinalanästhesie, oder durch Blutvolumenvermehrung (z. B. Infusion) beeinflussbar. – **Bl., sy|sto|lischer:** der aus der Herzsystole resultierende Höchstwert des B.; er beträgt normal etwa 120 mmHg (entspr. 16 kPa), ist aber im Alter durch Verminderung der Gefäßelastizität höher (s. a. ▸Hypertonie). E systolic b. p.

**Blutdruck|amplitude:** die Differenz zwischen dem systolischen u. dem diastolischen Blutdruckwert (normal ca. 40 mmHg entspr. 5,3 kPa). E amplitude of blood pressure.

**Blutdruck|krankheit:** ▸Hypertonie, arterielle. E high blood pressure.

**Blutdruck|krise, -anfall,** hypertensive Krise: abrupte, anfallsartige Erhöhung des systolischen Blutdrucks auf Werte > 200–300 mmHg (26,7–40 kPa) als Folge einer plötzl. massiven Ausschüttung von ▸Catecholaminen in den Kreislauf, v. a. als Blutdruckanstiegskrise bei Phäochromozytom (auslösbar z. B. durch Druck auf den Tumor oder – unter gewissen Kautelen – durch Histamin- oder Tyramin-Injektion). I. w. S. auch die Blutdruckabfallkrise, d. h. das plötzl. Absinken des Blutdrucks (▸Hypotonie, arterielle) auf Werte < 70 mmHg entspr. 9,3 kPa; evtl. gefolgt von Hirnapoplexie, Koronarinfarkt, Nierenversagen. E hypertensive crisis.

**Blutdruck|messung:** als **direkte Bl.** (»blutige«) die Bestimmung des ▸Blutdrucks mittels eines in ein geeignetes Blutgefäß eingeführten u. an ein – z. B. elektronisches – Manometer angeschlossenen Gefäßkatheters. Die **indirekte Bl.** erfolgt mit dem Blutdruckapparat (nach RIVA-ROCCI = RR), einem Messgerät mit aufblasbarer u. an ein Manometer angeschlossener Gummimanschette (evtl. mit eingebautem Mikrophon bei semiautomatischen Systemen). Der systolische u. der diastol. Druckwert werden hierbei auskultatorisch ermittelt (▸Auskultation, ▸KOROTKOW-Ton) oder aber mittels Ultraschall-DOPPLER-Methode bzw. oszillatorisch, d. h. aus den Manometerpulsationen oder palpatorisch durch Tasten des Pulses. Der bei der auskultator. Ermittlung abgelesene Wert ist Mittelwert aus Staudruck u. dem gegen die Gefäßwand wirkenden »Lateraldruck«. Angabe der Werte erfolgt gemäß dem SI-System in Kilopascal (oder in mmHg; 1 mmHg = 133 Pa). E blood pressure measurement, hemodynamometry.

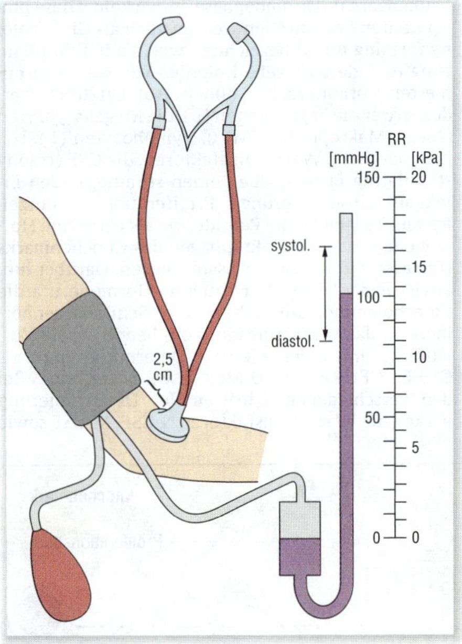


**Blutdruckmessung:** unblutige (indirekte) Methode. [363]

**Blutdruck|senkung:** Absenken des erhöhten arteriellen Blutdrucks medikamentös (▸Antihypertensiva) oder mittels kontrollierter ▸Hypotension. E lowering of blood pressure.

**Blutdruck|zügler:** die i. S. einer Blutdrucksenkung wirksamen Nerven, d. h. der Nervus depressor u. die Karotissinusnerven. Als Rezeptoren u. Auslöser fungieren Pressorezeptoren im Aortenbogen bzw. im Karotissinus. Durchtrennung der B. führt zum ▸Entzügelungshochdruck. E blood-pressure depressors.

**Blut|egel|therapie:** das Ansetzen von Blutegeln (▸Hirudo medicinalis) zu therapeutischen Zwecken; neben der lokalen Ausleitung von Blut u. Gewebeflüssigkeit bzw. der Auflösung von Blutgerinnseln sezernieren die Blutegel das Antikoagulans ▸Hirudin, den Proteasehemmer Eglin, den Plasminhemmer Bdellin sowie Hementin und Orgelase (beide hyperämisierend); Anwendung **1)** in der Naturheilkunde als ▸ausleitendes Verfahren zur lokalen Behandlung von Thrombophlebitiden, postthrombotischem Syndrom, Furunkeln, Arthrosen u. Epicondylitis, Augenerkrankungen, früher auch bei Orchitis etc., **2)** in der modernen Hand- und Schönheitsschirurgie zur Abschwellung und bei Wundheilungsstörungen. E leech therapy, leeching.

**Blut|eindickung:** die Verminderung des Wassergehaltes des Blutes (Anhydrämie) als Folge eines Verlustes von Körperwasser durch Schwitzen, anhaltendes

Erbrechen, Durchfall, massive Wundsekretion bei Verbrennung (mit ▸Pseudopolyglobulie), aber auch infolge Vermehrung der korpuskulären Elemente des Blutes (▸Polyglobulie, ▸-zythämie). E hemoconcentration.

**Blut|eiweiß|stoffe:** ▸Plasmaproteine.

**blutende Mamma:** *Gynäkologie* Entleerung von Blut oder bluthaltiger Flüssigkeit aus der Brustdrüse bei – evtl. noch nicht tastbarem – Papillom oder ▸Mammakarzinom, seltener bei ▸Mastopathie. E bleeding mamma.

**Blut|entnahme:** die Gewinnung von Probandenblut mittels Saugpipette nach Hauteinstich oder -schnitt mit einer Einweglanzette (an Fingerbeere, Ohrläppchen; beim Säugling an Ferse, Großzehe) bzw. – in größeren Mengen – mittels Injektionsspritze oder Venüle nach Venenpunktion (allgemein aus der Vena cubitalis, beim Säugling u. Kleinkind evtl. aus der Schläfen-, Jugular- oder Nabelvene). Die Ausführung durch den Arzt oder eine ausgebildete Hilfskraft (unter Haftung des Arztes) ist gebunden an die Einwilligung des Patienten bzw. des Vormundes (Ausnahme ist die vom Richter, Staatsanwalt oder Hilfsbeamten angeordnete u. nur von einem approbierten Arzt auszuführende Bl.). E taking of blood samples.

**Bluter:** eine von einer hämorrhagischen ▸Diathese, i.e.S. von der ▸Hämophilie (»Bluterkrankheit«) betroffene Person; s.a. ▸Blutergelenk. E bleeder, hemophiliac.

**Blut|erbrechen:** ▸Hämatemesis. E blood vomiting.

**Bluter|gelenk:** chronisches Gelenkleiden des Bluters, charakterisiert durch degenerative Knochendefekte (Usuren) u. Ablagerung von ▸Hämosiderin als Folge wiederholter Gelenkblutungen; im fortgeschr. Stad. mit Deformierungen und Bewegungseinschränkungen; s.a. ▸Hämarthros. E bleeder's joint, hemophilic joint.

**Blut|erguss:** *Pathologie* ▸Hämatom. E hematoma.

**Blutersatz(flüssigkeit):** 1) wässrige Lösung anorganischer oder organ. Stoffe (physiologische NaCl-, Ringer-, Tyrode-Lsg. bzw. Polyvinylpyrrolidon, Dextran etc.) zur ***Anw.*** als ▸Volumenersatzmittel bei ▸Hypovolämie; meist als Dauertropfinfusion verabfolgt. S.a. ▸Bluttransfusion, 2) Lösungen mit Sauerstoff-transportierenden Eigenschaften wie zellfreie Hämoglobinlösungen u. ▸Perfluorcarbone. E blood substitute.

**Blut|faktoren:** die unabhängigen oder einem Blutgruppensystem zugehörigen erblichen serologischen Eigenschaften des Blutes; z.B. bestimmte Antigene, die Serumgruppen. – s.a. ▸Faktor I usw. als Faktoren der ▸Blutgerinnung. E blood factors.

**Blut|farbstoff:** das ▸Hämoglobin. E blood pigment.

**Blut|fleck:** 1) *Dermatologie* ▸Hämatom, ▸Petechie, ▸Sugillation, ▸Suffusion, ▸Vibices, ▸Purpura (»Blutfleckenkrankheit«), ▸Bayard-Ekchymosen, ▸Paltauf-Fleck. E blood spot. 2) *Gerichtsmedizin* ▸Blutspur. E blood stain.

**Blut|formel:** die Gesamtheit der serologischen Merkmale der Erythrozyten (AB0-Blutgruppen, Rh-System usw.) u. des Blutserums. E total blood type.

**Blut|gas|analyse:** die – volumetrische, manometr., photoelektr., potentiometr. oder polarograph. – Bestimmung der im arteriellen oder venösen Blut vorhandenen Gase (deren Gehalt, Spannung, evtl. auch Sättigung), u. zwar – je nach Bedarf – die Bestg. des Sauerstoffs u. Kohlendioxids, evtl. auch des Stickstoffs, in bes. Fällen auch des Kohlenmonoxids, der Blausäure etc.; z.B. im Rahmen der Lungenfunktionsprüfung, bei der Narkoseüberwachung, anlässlich des Herzkatheterismus, bei ▸respiratorischer Insuffizienz. S.a. ▸Astrup-, ▸Barcroft-Haldane-Methode, ▸Scholander-Analyse, ▸van-Slyke-Apparatur, ▸Henderson-Hasselbalch-Gleichung. E blood gas analysis.

**Blut|gefäße:** *Anatomie* ▸Arteria, ▸Vena, ▸Arteriola, ▸Venula, ▸Vas capillare, ▸Endstrombahn, ▸Rete mirabile; s.a. ▸Gefäßsystem, ▸Glomerulus, ▸Angio..., ▸Hämangio... E blood vessels.

**Blut|gerinnsel:** Masse geronnenen Blutes (nach erfolgter ▸Retraktion). Ein Fibrinnetz mit reichlich Erythrozyten sowie mit Leuko- u. Thrombozyten. S.a. ▸Blutgerinnung, ▸Thrombus, ▸Cruor, ▸Clot. E blood clot.

**Blut|gerinnung:** das Erstarren des flüssigen Blutes als physiologischer Schutzmechanismus gegen Blutverluste, d.h. als Mechanismus der ▸Blutstillung bei Verletzung (u. gleichzeitig als Faktor der Wundheilung u. Infektionsabwehr). Ein komplexer u. in Phasen ablaufender Vorgang (Schema), der zur Bildung von unlöslichem Fibrin aus dem im Blutplasma vorhandenen Fibrinogen führt (s.a. ▸Blutgerinnsel) u. der – in Zusammenwirken mit Calciumionen – vom Thrombin katalysiert wird. An dem Geschehen sind ca. 30 Faktoren beteiligt, darunter die **Blutgerinnungsfaktoren** des Blutplasmas (▸Faktor I bis XIII; in aktivierter Form gekennzeichnet durch den Zusatz »a«, z.B. XIIa) u. zahlreiche, mit arabischen Ziffern nummerierte ▸Thrombozytenfaktoren (dort Tab.; s.a. ▸Thrombozytenaggregation), die in einem inneren u. einem – schneller wirksamen – äußeren (▸Intrinsic- bzw. ▸Extrinsic-)System am Zustandekommen der Gerinnsel zusammenwirken. Im Wesentlichen erfolgt eine Umsetzung von Proenzymen zu Enzymen. Die durch katalytische Wirkung des Thrombins entstehenden Fibrinmonomere werden durch Autopolymerisation zu netzbildenden Fibrinfäden, die durch den ▸Faktor XIIIa stabilisiert werden. Eine Hemmung der Gerinnung durch Störung von Einzelphasen, durch Produktionsbeeinflussung oder durch Abbau von Gerinnungsfaktoren bzw. -komplexen ist die Grundlage der Minuskoagulopathien, der Gerinnungsstörungen im engeren Sinne (s.u. ▸Koagulopathien, ▸Verbrauchskoagulopathie). Dieses Prinzip wird therapeutisch bzw. prophylaktisch genutzt durch Verabfolgung von ▸Antikoagulanzien sowie bei Labortesten (z.B. durch Citrat, EDTA, Heparin). E blood coagulation, blood clotting.

**Blut|gerinnungs|zeit:** Zeitspanne zwischen der Blutentnahme u. dem spontanen Eintritt der ▸Blutgerinnung (d.h. der Bildung festen Fibrins). Die globale, nicht auf einzelne Faktoren gerichtete Bestimmung

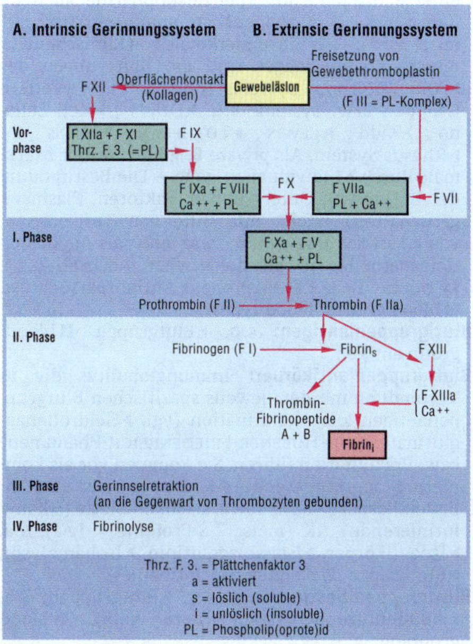


**Blutgerinnung:** Aktivierungskette der Gerinnungssysteme. [207]

(in Kapillar- oder Venenblut) erfolgt z.B. nach BÜRKER, LEE-WHITE. E coagulation time, clotting time.

**Blut|geschwulst:** *Pathologie* ▸Hämangiom, ▸Angiom; i.w.S. auch das ▸Hämatom.

**Blut-Gewebe-Schranke:** der Schrankeneffekt gegen den Übertritt bestimmter Stoffe aus der Blutbahn in das umgebende Gewebe; z.B. als Filtereffekt der Endothelporen für Makromoleküle, als hemmender Effekt der Lipidmembran in der Gefäßwand für den Durchtritt nicht lipidlöslicher Stoffe, als selektive Wirkung aktiver Transportprozesse in der Kapillarwand; u.a. als Blut-Leber-, Blut-Liquor-, Liquor-Hirn-, Plazentarschranke. E blood-tissue barrier.

**Blut|gifte:** Substanzen mit Wirksamkeit in Richtung einer Hämoglobinveränderung (z.B. Kohlenmonoxid, Methämoglobinbildner, Nitroverbindungen, Blei, Arsen), ▸Hämolyse (Schlangengift, Chinin, Saponine) oder Blutgerinnungs- bzw. Blutbildungsstörung (Benzol, Toxine). E hemotoxins.

**Blut|gruppen:** *Serologie* die die »Blutgruppenindividualität« jedes Menschen prägenden, von Alter, Geschlecht u. Umwelt unabhängigen erblichen Merkmale, die durch Makromoleküle mit spezifisch antigenen Eigenschaften (Blutgruppenantigene) repräsentiert werden, welche in Körperzellen u. somit auch in Blutzellen nachweisbar sind (Nerven-, Knorpel- u. Plazentazellen sowie Glaskörper ausgenommen), wie auch in den Körperflüssigkeiten (s.a. ▸Sekretor). Sie werden als »Zellgruppeneigenschaften« nach den MENDEL-Gesetzen vererbt u. gehören als Einzelmerkmale (Blutgruppe i.w.S.) z.T. bestimmten Systemen an. Biochemisch handelt es sich bei den ▸»Blutgruppensubstanzen« meist um kohlenhydratreiche Glykoproteine; diese bestehen aus einem verzweigtkettigen Polysaccharid, u. zwar einem Heterosaccharid aus Fucose, Galaktose u. aus Acetylglucosamin u. Galaktosamin sowie aus einem über N-Acetylgalaktosamin daran gebundenen Polypeptid. Der Träger der immunologischen Spezifität dieser an die Zelloberfläche gebundenen Substanzen ist die »N-terminale« u. jeweils besondere Gruppierung der Polysaccharidkette. Das Zusammentreffen mit korrespondierenden, natürlich im Serum von Personen anderer Blutgruppenzugehörigkeit vorhandenen Normalantikörpern oder mit ▸Blutgruppenantikörpern als Produkt einer Sensibilisierung führt zu einer ▸Antigen-Antikörper-Reaktion (die auch im Rahmen der Blutgruppenbestimmung praktisch genutzt wird). – Als Einzelmerkmale von klinischem Interesse ersten Ranges sind die Blutgruppen des ▸AB0-Blutgruppensystems (dort Tab.). – Weitere Gruppen bzw. Systeme s.u. ▸DUFFY-, ▸Kell-Cellano-, ▸Kidd-, ▸LEWIS-, ▸LUTHERAN-, ▸MNSs-, P-, ▸Rhesus-System. Als **private B.** gibt es ferner Merkmale durch ▸Individualantigene. – Die Bestimmung der B. (einschl. Untergruppen, Faktoren, Plasmaeigenschaften) erfolgt mit Hilfe von Testseren u. von ▸Testerythrozyten, u. zwar meist als Agglutinationsmethode (in physiologischer Kochsalz-Lsg.); ▸COOMBS-Test, ▸Kreuzprobe, ▸Antikörpersuchtest. E blood groups, blood types.

**Blut|gruppen|antigen:** s.u. ▸Blutgruppe. E blood-group antigen.

**Blut|gruppen|antikörper:** Immunglobuline, die in Verbindung mit dem jeweils spezifischen Blutgruppenantigen zur Agglutination (vgl. ▸Geldrollenagglutination, ▸HÜBENER-FRIEDENREICH-Phänomen) bzw. Präzipitation führen. Sie kommen vor als komplette (= agglutinierende) AK, u. zwar meist als 19-S-Eiweißkörper (= IgM) sowie als inkomplette (= konglutinierende) AK (meist 7-S-Proteine = IgG); s.a. ▸Isoantikörper, ▸Isohämagglutinin, ▸Isohämolysin, ▸Blutgruppe. E blood-group antibodies.

**Blut|gruppen|bestimmung:** s.u. ▸Blutgruppen; s.a. ▸AB0-Blutgruppensystem (dort Abb.). E blood grouping.

**Blut|gruppen|gutachten:** umfassende Bestimmung der Blutgruppen z.B. für den ▸Vaterschaftsausschluss bzw. zur Identitätsprüfung u. in der Zwillingsdiagnostik. E blood-group expert opinion.

**Blut|gruppen|in|kompatibilität:** Unverträglichkeit von Blutgruppen; ▸AB0-, ▸Rhesusinkompatibilität. E blood-group incompatibility.

**Blut|gruppen|substanzen:** die das materielle Substrat der ▸Blutgruppen darstellenden makromolekularen Substanzen, die die spezifische A-, B-, H- u. Le-Aktivität zeigen u. deren Aufbau enzymatisch unter direkter Kontrolle von Genen erfolgt. Für die Praxis wichtig v.a. die aus Schweine- bzw. Pferdemagenmukosa hergestellten A- u. B-Substanzen, die genutzt werden zur Reduzierung der Anti-A-, Anti-B-Substanzen bzw. Anti-A- u. Anti-B-Titer in Blutkonserven, zum Nachweis von Isoantikörpern im Agglutinationshemmungstest, zur Stimulierung von Anti-A u. Anti-B. E blood-group substances.

**Blutgruppen|system:** ▸AB0-Blutgruppensystem, i.w.S. auch andere Systeme (s.u. ▸Blutgruppen).

**Blut|harnen:** ▸Hämaturie; s.a. ▸Hämoglobinurie.

**Blut-Hirn-Schranke:** der Schrankeneffekt der die Blutgefäße umgebenden Glia u. des Kapillarendothels für bestimmte Stoffe (d.h. für nicht lipoidlösliche Substanzen, Proteine). Die Gliazellen verfügen über »gap junctions« (tunnelartige Verbindungen), die nur den Austausch von Ionen u. niedermolekularen Substanzen zulassen. Ein Hindurchtreten von Stoffen durch die Interzellularräume der Endothelzellen wird hingegen durch die »tight junctions« (dichte Zellverbindungen) verhindert, ist somit nur über die Endothelzellen selbst möglich. Die Endothelzellen besitzen eine metabolische Schranke, die darin besteht, dass endotheliale Enzyme auf die Substanzen einwirken können, die durch die Endothelzellen hindurchtreten. Die Schranke wird bei Vergiftungen, Hypoxidose u. im Tumorbereich durchbrochen. S.a. ▸Blut-Liquor-Schranke. E blood-brain barrier (BBB), blood-cerebral barrier.

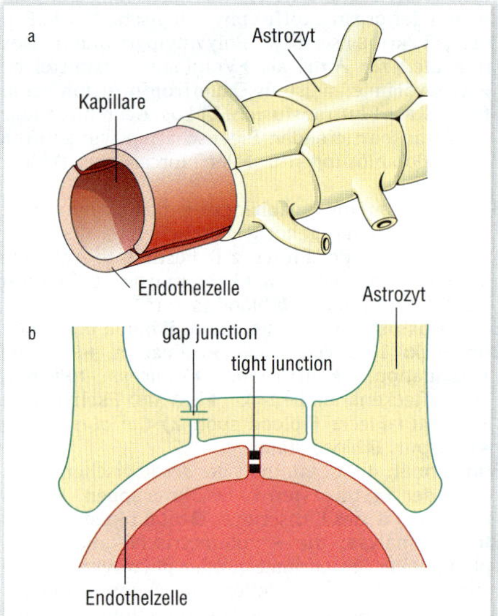


**Blut-Hirn-Schranke:** schematische Darstellung des Aufbaus; a) räumliche Anordnung, b) Querschnitt. [97]

**Blut|hochdruck:** die arterielle ▸Hypertonie. E high blood pressure.

**Blut-Hoden-Schranke:** physiologische Barriere, die einen Übertritt von Spermien in das Blut verhindert; wird gebildet durch die auf der Basalmembran der Tubuli contorti des Hodens sitzenden SERTOLI-Zellen.

**Blut|husten:** ▸Hämoptoe, ▸Hämoptysis.

**blutig:** ▸hämorrhagisch. E bloody. – **bl. Schweiß:** ▸Hämhidrosis. E b. sweat.

**Blut|inseln:** *Embryologie* s.u. ▸Blutbildung.

**Blụt|kapillare:** ▸Vas capillare; s.a. ▸Kapillar... E capillary.

**Blụt|körperchen:** die ▸Erythro-, ▸Leuko- u. ▸Thrombozyten (=rote bzw. weiße B. bzw. Blutplättchen) einschl. ihrer Vorstufen u. pathologischen Formen. E blood corpuscle.

**Blụt|körperchen|schatten:** ausgelaugter, hämoglobinfreier Erythrozyt, z.B. im Harnsediment, nach Hämolyse. E ghost.

**Blut(körperchen)sẹnkungs|geschwindigkeit, -reaktion,** »Senkung«, Abk. BSG, Abk. BKS, Abk. BSR: Bestimmung der Absinkgeschwindigkeit der Blutkörperchen in einer ungerinnbar gemachten Blutprobe (allgemein in Citratblut, einem 1+4-=1:5-Gemisch aus Natriumcitrat u. frisch entnommenem Blut), u. zwar anhand der durch Agglomeration bedingten Sedimentationsgeschwindigkeit der Erythrozyten. Sie erfolgt meist nach der WESTERGREN-Methode, wobei anhand der Graduierung der kleinlumigen, senkrecht aufgestellten, 200 mm langen speziellen Glasröhrchen der 1- u. 2-Std.-Wert in mm abgelesen werden. ***Normalwerte:*** beim Mann 3–8 bzw. 5–18 mm, bei der Frau 6–11 bzw. 6–20 mm. Höhere Werte (BSG-Beschleunigung) werden gefunden bei ▸Dys- u. ▸Paraproteinämie, d.h. bei z.B. entzündlich bedingter Zunahme der sog. grobdispersen Globuline, der ▸Akute-Phase-Proteine (u. relativer Verminderung der – feindispersen – Albumine) u. bei qualitativen u. quant. Veränderungen der Erythrozyten. Verminderte Werte z.B. bei fortgeschrittenen Lebererkrankungen, Polyglobulien. E erythrocyte sedimentation rate, Abk. ESR.

**Blụtkörperchen|volumen:** ▸Erythrozytenvolumen. E corpuscular volume.

**Blụtkörperchen|zylinder:** *Urologie* ▸Erythro-, ▸Leukozytenzylinder. E blood cell cast.

**Blụt|konserve:** unter aseptischen Bedingungen von gesunden ▸Blutspendern (s.a. Tab.) gewonnenes u. in einem Spezialgefäß (Kunststoffbeutel) aufbewahrtes Blut für Transfusionszwecke. Hergestellt als Vollblutkonserve (flüssiges Blut mit Zusatz eines ▸Stabilisators, z.B. ▸ACD; s.a. ▸Frischblutkonserve) oder als Spezialkonserve, d.h. als bes. ▸Blutderivat. Die Haltbarkeit variiert je nach Herstellung u. Lagerungsart; die Haltbarkeit der Erythrozyten beträgt etwa 3 Wo. (bei ADP-Zusatz ca. 2 Mon., bei Tiefkühlung unter Glycerinschutz mehrere Mon.), die des Plasmas im flüssigen Zustand 6–12 Mon., nach Gefriertrocknung 10 J., Plasmaproteinlösung ist 3–5 J. haltbar. E stored blood (for transfusion).

| |
|---|
| **transfusionsrelevante Erreger** |
| Hepatitis-B-Virus (HBV)<br>Hepatitis-C-Virus (HCV)<br>humanes Immundefizienz-Virus (HIV)<br>Treponema pallidum |
| **regional transfusionsrelevante Erreger** |
| humanes T-Zell-Leukämie-Virus Typ 1 (HTLV-1)<br>Trypanosoma cruzi<br>Plasmodium malariae |
| **teilweise transfusionsrelevante Erreger** |
| Parvovirus B19<br>Zytomegalie-Virus (CMV) |
| **durch Blut übertragbare, jedoch nicht als relevant eingestufte Erreger** |
| humane Herpes-Viren Typ 6 u. 7 (HHV-6, HHV-7)<br>humanes Herpes-Virus Typ 8 (HHV-8)<br>EPSTEIN-BARR-Virus (EBV)<br>Yersinien<br>Escherichia coli |
| **gelegentlich übertragene Erreger** |
| Hepatitis-A-Virus (HAV)<br>Coxsackie-Virus<br>ECHO-Virus<br>Borrelia burgdorferi<br>Toxoplasma gondii |

**Blutkonserve:** durch Blut übertragbare infektiöse Erreger. [180]

**Blụt|krankheit:** ▸Hämopathie.

**Blụt|krebs:** i.e.S. ▸Leukämie.

**Blụt|kreislauf:** der Blutumlauf (Blutzirkulation; s.a. ▸Blutströmung) bzw. das dazu dienende kardiovaskuläre System als Transportsystem (mit den ▸Blutgefäßen als Transportwegen), in dem das Blut (Transportmittel) vom Herzen (Pumpe) in einem Kreislauf bewegt wird (geschlossenes System; Abb.). Wichtigste Aufgaben: Versorgung der Körperzellen mit den erforderlichen Stoffen, Abtransport der Stoffwechselprodukte der Zellen (wobei Letzterer auch indirekt über die interstitielle Flüssigkeit erfolgt) u. der Wärmetransport. Unterschieden **1)** als ▸Körperkreislauf mit dem linken Ventrikel als Pumpe, nachgeschaltet die Organ- bzw. Teilkreisläufe (Herz, Gehirn, Niere, Muskulatur u. Haut); **2)** als ▸Lungenkreislauf mit dem rechten Ventrikel als Pumpe, der das venöse ($CO_2$-beladene) Blut über die Lungenarterien dem Gasaustausch in der Lunge u. das »arterialisierte« ($O_2$-beladene) über die Lungenvenen dem linken Herzvorhof zuführt; s.a. ▸Kreislauf, fetaler. – Funktionell werden auch das ▸Hochdrucksystem u. das ▸Niederdrucksystem unterschieden; beide Systeme sind in der Peripherie durch die ▸Endstrombahn miteinander verbunden. Die Regulation des B. erfolgt sowohl zentral-nervös als auch peripher (s.u. ▸Kreislaufzentrum, ▸Kreislaufregulation). Als Kreislauf-beeinflussende Faktoren gelten des Weiteren Kontraktion der Muskulatur mit Kompression

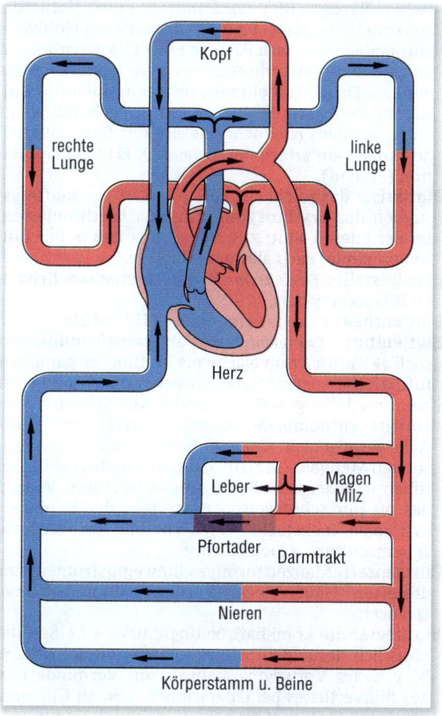


**Blutkreislauf:** Schema des Blutkreislaufes. [363]

der Venen (»Muskel-Venen-Pumpe«), der Saug-Druck-Pumpen-Effekt der Atmung, Verminderung des venösen Rückflusses zum Herzen sowie der Ventilebenenmechanismus; Letzterer beeinflusst die Strömungsgeschwindigkeit in den herznahen Venen. Die Aufrechterhaltung des B. kann in besonderen Fällen den zeitweil. Einsatz herzentlastender mechan. Hilfen erfordern (= »assistierte Blutzirkulation«); gebräuchliche Methoden: **a)** arterio-arterielle Gegenpulsation, d.h. EKG-gesteuertes systolisches Absaugen von Blut aus den kanülierten Oberschenkelarterien (A. femoralis), kombiniert mit diastolischer Reinjektion des Blutes; **b)** intraaortale Ballonpulsation, d.h. diastolisches Aufblasen eines retrograd hoch in den Brustteil der Aorta eingeführten Katheterballons mit nachfolgender systolischer Ballonentspannung als Mittel zur Hebung des diastolischen Blutdrucks u. damit zur Verbesserung der Durchblutung der Herzkranzgefäße sowie zur Senkung des systolischen Drucks, die – ohne Änderung des mittleren Blutdrucks – durch regulatorische Umstellung über den Karotissinus erfolgt (wird z.B. bei Hypotonie nach Myokardinfarkt u. -op. angewendet); **c)** Einsatz der ▸Herz-Lungen-Maschine oder des partiellen Linksherz-Bypass bzw. des venoarteriellen Bypass (Blut wird mittels eines Katheters aus dem li. Ventrikel bzw. aus der unteren Hohlvene entnommen u. – nach Passage eines Oxygenators – in eine periphere Arterie gepumpt); der letztere Bypass wird zur Druck- u. Volumenentlastung auch als »pulsierender« Bypass eingesetzt, d.h. in Verbindung mit einer aus dem re. Vorhof gespeisten Gegenpulsationspumpe am arteriellen Schenkel. **E** blood circulation (system).

**Blut|krise:** das reichliche Auftreten früher Reifungsstadien der Erythrozyten, d.h. von Erythroblasten, im peripheren Blut; z.B. bei perniziöser u. bei Blutungsanämie, nach akuter Hämolyse.

**Blut|kristalle:** *Gerichtsmedizin* ▸TEICHMANN-Kristalle. **E** blood crystals.

**Blut|kuchen:** ▸Cruor (sanguinis). **E** blood clot.

**Blut|kultur:** *Bakteriologie* Bakterienzüchtungsversuch (▸Kultur) zum Nachweis im Blut vorhandener Infektionserreger. Eine körperwarme, möglichst beim verdächtigen Fieberanstieg vor Schüttelfrosteintritt entnommene Blutprobe wird mit flüss. Agar vermischt u. in PETRI-Schalen oder – in abgestuften Mengen – in Nährbouillonröhrchen unter aeroben u. anaeroben Bedingungen bebrütet. Wegen des oft nur schubweisen Auftretens der Keime ist evtl. eine mehrfache Wiederholung erforderlich. **E** hemoculture, blood culture.

**Blut|lanzette:** lanzettförmiges Einweginstrument zur dosierten Hautverletzung zwecks Blutentnahme. **E** lancet.

**Blut|leere:** die krankhaft bedingte bzw. – i.e.S. – die künstlich herbeigeführte ▸Ischämie; die künstliche B. v.a. als Vorwegmaßnahme zur Verminderung des Blutverlustes bei Operationen, z.B. an Gliedmaßen (nach ESMARCH herbeigeführt durch Kompression des Gliedmaßenhauptgefäßes, kombiniert mit zentripetalem Ausstreichen u. Auswickeln der Gliedmaße) oder bei sonstigen blutreichen Eingriffen (hier erzielt durch Ganglienblockade u. Hochlagerung). – s.a. ▸MOMBURG-Blutleere. **E** ischemia.

**Blut-Liquor-Schranke:** *Physiologie* der in den Kapillarbereichen der Plexus choroidei u. der Hirnhäute vorhandene Schrankeneffekt zwischen den Blutgefäßen u. dem Liquorraum als wesentlicher Faktor für die Liquorzusammensetzung. Der Wirkungsgrad liegt unter dem der ▸Blut-Hirn-Schranke. **E** blood-cerebrospinal fluid barrier.

**Blut|mauserung:** (EPPINGER) der natürliche Abbau der Erythrozyten in Kombination mit der Ery-Bildung (▸Erythropoese) als Teilfunktion der Blutregeneration. Hierbei werden die im Knochenmark gebildeten u. in das periphere Blut abgegebenen roten Blutkörperchen (z.T. auch deren Vorstufen, die Retikulozyten) nach ca. 120 Tg. im ▸retikulohistiozytären System abgebaut. Die Abbauintensität ist erkennbar am Mauserungsindex (auf 100 g zirkulierendes Hämoglobin bezogene Urobilinmenge im Stuhl u. Harn, normal 10–20 bzw. 150 mg/Tag, was einem Hb-Abbau von ca. 4,3 g entspricht).

**Blut|mole:** *Gynäkologie* alte Bez. für ein in den ersten 12 Wochen abgestorbenes, nicht ausgestoßenes u. vollständig von Blut durchsetztes Schwangerschaftsprodukt; s.a. verhaltener ▸Abort. Es entwickelt sich weiter zur lehm- oder lachsfarbenen ▸Fleischmole, evtl. sogar zu einer Steinmole. – s.a. ▸Blasenmole. **E** blood mole.

**Blut|nachweis:** der – z.T. auch gerichtsmedizinisch wichtige – Nachweis von Blutbestandteilen (Blutkörperchen, -eiweiß, -farbstoff), u. zwar durch a) Farbreaktionen, d.h. anhand der katalytischen Farbstoffbildung aus Leukobasen (z.B. durch die ▸Guajakprobe, die ▸Berliner-Blau-Reaktion, die ▸Benzidinprobe, mit Hilfe von p-Phenylendiamin, Phenolphthalein, durch die HELLER-Probe), b) durch mikroskopischen Erythrozyten-Nachweis, spektroskopischen Hämoglobin- u. Hämochromogen-Nachweis (als TEICHMANN- u. Aceton-Chlorhäminkristalle) oder c) biologisch mit spezifischen Antiseren, die eine Unterscheidung von menschlichem u. tier. Blut u. von pflanzl. Eiweiß ermöglichen. **E** test for (presence of) blood.

**Blut|parasiten:** im Blutserum oder -körperchen parasitisch lebende Protozoen oder Larvenstadien von Würmern, z.B. ▸Plasmodium malariae, ▸Filaria. **E** blood parasites.

**Blut|pfropf:** *Pathologie* ▸Embolus, ▸Thrombus.

**Blut-pH:** *Physiologie* aktuelle Reaktion (▸pH) des Blutes, die bei normalem Stoffwechsel schwach alkalisch ist (normaler pH-Wert im arteriellen Blut 7,40 ± 0,03, im venösen Blut ca. 7,37) u. gesichert wird durch Puffersysteme (Bicarbonat, Hb, Phosphat) u. durch die zugehörigen Nieren- u. Lungenleistungen, die gemeinsam die relative Konstanz der Wasserstoffionenkonzentration (▸Isohydrie) gewährleisten. Die Bestg. erfolgt mit Hilfe von Indikatoren sowie elektrometrisch (Glas-, Wasserstoffelektrode) oder gasometrisch (▸HENDERSON-HASSELBALCH-Gleichung). – s.a. ▸Alkalireserve, ▸Azidose, ▸Alkalose. **E** blood pH.

**Blut|pigment:** das ▸Hämoglobin (u. die Hb-Abbauprodukte). **E** blood pigment.

**Blut|plättchen:** ▸Thrombozyt. **E** platelet.

**Blut|plasma:** der flüssige, nach Entfernen der Blutkörperchen (durch Zentrifugieren) verbleibende Anteil des ungerinnbar gemachten Blutes (ca. 55 %, im Mittel ~ 40–53 ml/kg Körpergewicht). Eine klare, leicht gelbliche Flüssigkeit mit ca. 7–8 % Eiweiß (einschl. der Gerinnungsfaktoren, im Gegensatz zu ▸Blutserum); s.a. Tab., ▸Plasma..., ▸Plasmaproteine (dort Tab.), ▸COHN-Fraktionierung, ▸Serum, ▸FFP. **E** blood plasma.

**Blut|pool:** *Physiologie* ▸Blutspeicher.

**Blut|probe:** **1)** eine zu Untersuchungszwecken entnommene kleine Blutmenge (aber auch die entspr. Analyse selbst, z.B. als B. bei der Prüfung auf Blutalkoholgehalt). **E** blood sample. **2)** ▸Blutnachweis.

**Blut|punkte:** *Dermatologie* ▸Petechien. **E** petechiae.

**Blut|schatten:** ▸Blutkörperchenschatten.

**Blut|schlamm:** s.u. ▸Sludge-Phänomen. **E** blood sludge.

**Blut|schorf:** die Kruste aus geronnenem Blut über einer Haut- oder Schleimhautwunde. **E** scab, crust.

**Blut|schwamm:** ▸Haemangioma cavernosum.

**Blut|schweiß, -schwitzen:** ▸Hämhidrosis.

**Blut|senkung(s|reaktion):** Kurzbez. der ▸Blutkörperchensenkungsreaktion. **E** sedimentation reaction.

**Blut|serum:** der flüssige, nach erfolgter ▸Blutgerinnung verbleibende Teil des Blutes, im Gegensatz zum ▸Blutplasma ohne Fibrinogen (s.a. ▸Defibrinieren); enthält ▸Thrombin; s.a. ▸Serum... **E** blood serum.

| | | |
|---|---|---|
| Ammoniak-N (Vollblut) | 53–143 | µmol/l |
| Bicarbonat | 21–25 | mmol/l |
| Bilirubin, gesamtes | 5,1–18,8 | µmol/l |
| Bilirubin, direktes | bis 6,8 | µmol/l |
| Blei (Vollblut) | bis 2,0 | µmol/l |
| Blutzucker siehe Glucose | | |
| Calcium | 2,2–2,7 | mmol/l |
| Chlorid | 94–111 | mmol/l |
| Cholesterin | 3,36–6,72* | mmol/l |
| Creatin | ♂ 23–61 | µmol/l |
| | ♀ 23–92 | µmol/l |
| Creatinin | ♂ 62–106 | µmol/l |
| | ♀ 44–88 | µmol/l |
| Eisen | ♂ 16,1–25,1 | µmol/l |
| | ♀ 14,3–21,5 | µmol/l |
| Eisenbindungskapazität | | |
| – totale | ♂ 53,7–71,6 | µmol/l |
| | ♀ 44,8–62,7 | µmol/l |
| – freie | ♂ 35,8–53,7 | µmol/l |
| | ♀ 26,9–44,8 | µmol/l |
| Eiweiß, gesamtes | 67–87 | g/l |
| Fett, gesamtes | 3,6–8,2* | g/l |
| Fettsäuren, freie | 200–900 | µmol/l |
| Fructose | bis 0,55 | mmol/l |
| Galaktose | bis 0,24 | mmol/l |
| Glucose | 3,33–5,55* | mmol/l |
| Glycerin, gesamtes | 0,27–2,88 | mmol/l |
| Glycerin, freies | bis 0,25 | mmol/l |
| Harnsäure (enzymatisch) | ♂ 155–404 | µmol/l |
| | ♀ 119–375 | µmol/l |
| Harnstoff | 3,33–6,66 | mmol/l |
| Kalium | 4,1–5,6 | mmol/l |
| Kupfer | ♂ 11,0–22,0 | µmol/l |
| | ♀ 13,4–24,4 | µmol/l |
| β-Lipoproteine | 3,6–6,4* | g/l |
| Lithium | 0,4–6,3 | µmol/l |
| Magnesium | 0,66–0,90 | mmol/l |
| Milchsäure (Lactat) | 1,00–1,78 | mmol/l |
| Natrium | 137–148 | mmol/l |
| Phosphatide | 1,74–3,94 | mmol/l |
| Phosphor, anorganischer | 0,81–1,55 | mmol/l |
| Thyroxin | 66–187 | nmol/l |
| Triglyceride | 0,97–2,70* | mmol/l |
| * altersabhängig | | |

**Blutplasma:** Normwerte ausgewählter Kenngrößen im Plasma u. Serum. [119]

**Blut|speicher, -depot:** *Physiologie* ein Blutkreislaufgebiet, das – durch Gefäßsphinkteren o.Ä. vom übrigen Kreislauf abgegrenzt – Blutmengen für eine plötzl. Steigerung des Blutbedarfs bereitzuhalten vermag. Beim Menschen sind (im Gegensatz z.B. zum echten B. »Milz« des Hundes) keine echten Speicher nachweisbar, jedoch wird ein derart. Effekt durch eine entsprech. Blutverteilungsänderung über regionale Änderungen des Gefäßtonus erzielt (z.B. als »Speicherung« im Bauchbereich, d.h. im Splanchnikusgebiet). E blood pool.

**Blut|spender:** Person, die Blut für klinische Zwecke (▸Blutkonserve, Forschung) oder für die industrielle Verwertung (Gewinnung von ▸Blutderivaten, Testseren) spendet. Auswahl u. Zulassung als B. unterliegen regelmäßig überprüften Richtlinien, die v.a. das Risiko der Infektionsübertragung minimieren; s.a. Tab. E blood donor.

| Prüfkriterium | Forderung |
|---|---|
| *Spenderidentifikation* | |
| Name, Vorname, Wohnort | Bestätigung durch gültige Personalpapiere |
| *Anamnese* | |
| Befragung auf Organ-, Infektions- u. Suchtkrankheiten | Ausschluss von:<br>• akut Erkrankten (z.B. Lues, Tuberkulose, Typhus)<br>• Risikogruppen für HIV-Infektionen<br>• Suchtkrankheiten<br>• chronischen Krankheiten<br>• Empfängern von Cornea- u. Hirnhauttransplantaten<br>• Personen, die mit Wachstumshormonen aus Hirnanhangsdrüsen behandelt wurden |
| *ärztliche Untersuchungen* | |
| Erkennung von Krankheitssymptomen; Kontrolle von Körpergewicht, Blutdruck, Puls, ggf. Körpertemperatur etc. | nur gesund erscheinende Personen dürfen spenden |
| *Laboruntersuchungen bei Plasmaspendern* | |
| Hämoglobin | > 12,5 g/dl bzw. |
| bzw. Hämatokrit | > 0,38 l/l |
| Gesamteiweiß | > 6 g/dl |
| Blutkörperchensenkungsgeschwindigkeit | unauffällig |
| Leukozytenzahl | |
| Elektrophorese, Urinstatus | |

**Blutspender:** Kriterien zur Beurteilung der Spendertauglichkeit (Auswahl). [246]

**Blut|sperre:** *Chirurgie* die künstliche Drosselung der Blutzirkulation in einem begrenzten Kreislaufgebiet; wird bei Extremitätenoperationen angewandt, wenn eine Kontraindikation gegen Blutleere besteht; s.a. ▸Blutleere, ▸Tourniquet. E arrest of blood supply.

**Blut|spiegel:** die im Blut vorhandene bzw. nachweisbare Konzentration einer körpereigenen oder -fremden Substanz (z.B. Blutzuckerspiegel bzw. der Spiegel eines Heilmittels, resorbierter chemischer, evtl.

tox. Fremdstoffe). Da die Konzentration wesentlicher physiolog. Substanzen durch Regulationsmechanismen auf einem Normalniveau gehalten wird, besitzen Abweichungen einen diagnost. Aussagewert. – s.a. Tab. ▸Blutplasma, ▸Plasmaproteine (sowie die einzelnen Stoffe). E level of substances in blood.

**Blut|spucken:** ▸Hämoptoe. E spitting of blood.

**Blut|spur:** *Gerichtsmedizin* mit bloßem Auge oder mikroskopisch erkennbare Flecken am Tatort, die durch ▸Blutnachweis als Blut erkannt u. durch serologische, immunolog., chemische etc. Untersuchungen auf Herkunft, Alter, Beimischungen untersucht werden (u. auch durch ihre Form, evtl. auch als Finger- oder Fußabdrücke etc., wichtige gerichtsmedizinische Hinweise liefern). E blood stain.

**Blut|stäubchen:** Hämokonien, ▸Chylomikronen. E blood dust, hemoconia.

**Blut|stamm|zelle:** die unreifste, »undeterminierte« oder aber bereits »determinierte« (auf eine best. Weiterentwicklung festgelegte) Stammzelle der ▸Blutbildung (dort Abb.). – Diese Zellen kommen normalerweise nur in den Blutbildungsstätten vor. E blood stemcell, hemocytoblast.

**Blut|stamm|zellen|transplantation:** ▸Stammzellentransplantation.

**Blut|status:** die Aufstellung der erhobenen Blutbefunde; allgemein in Form des sog. peripheren ▸Blutbildes, in besonderen Fällen aber einschließlich der Befunde einer orientierenden humoralen Blutuntersuchung (z.B. BKS, Elektrophorese, Ionogramm, evtl. auch Blutgruppe). E complete blood count, CBC.

**Blut|stillung:** **1)** *Physiologie* das zur Beendigung einer Blutung führende Zusammenspiel von Gefäßkontraktion u. -retraktion, Thrombozytenaggregation u. Blutgerinnung; s.a. ▸Hämostase. E hemostasis, arrest of bleeding. **2)** den Stillstand einer Blutung fördernde therapeutische Maßnahmen, u. zwar die unmittelbare oder mittelbare Kompression von Blutgefäßen (s.a. Abb.), der ▸Kompressionsverband, *chir* das Abklemmen, Unterbinden (▸Ligatur) oder Umstechen von Gefäßen, die Gefäß- oder Wundflächenkoagulation durch Elektrokauterisation, Diathermie oder Laser-Anw., das Aufsteppen von Gewebe (Netz, Muskelstückchen, die Tamponade); ferner *geburtsh* die kombinierten Handgriffe nach Fritsch, Zweifel, DeLee, Riszmann u.a. zur Stillung atonischer ▸Nachblutungen. Die Maßnahmen können evtl. unterstützt werden durch Verabfolgung von *pharm* unmittelbar oder mittelbar **Blut stillend (= hämostyptisch) wirkenden Substanzen** (z.B. von Vitamin K, Adstringenzien, Thrombin, hochmolekularen Kolloiden, Fibrinschaum) sowie durch Frischbluttransfusion, Substitution von Gerinnungsfaktoren, örtl. Unterkühlung oder heiße Tücher. S.a. ▸Antihämorrhagica.

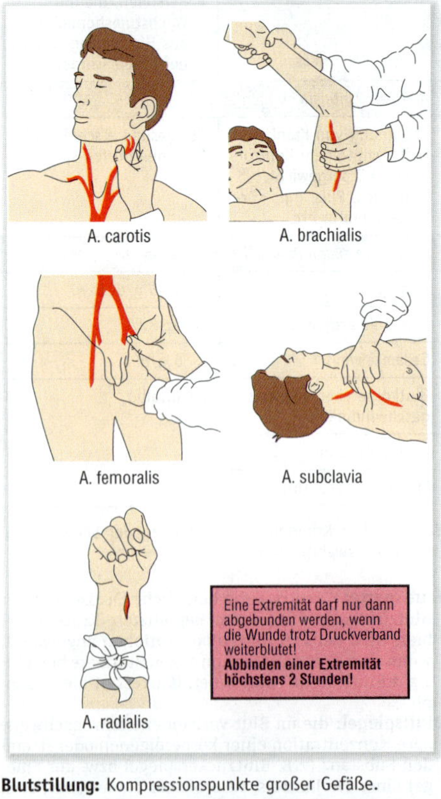


**Blutstillung:** Kompressionspunkte großer Gefäße.

**Blut|strömung:** die durch die Leistung des Herzens bewirkte u. durch die Windkesselwirkung der Aorta unterstützte Fortbewegung des Blutes in den Blutgefäßen (▸Blutkreislauf) gemäß den Gesetzen der Hämodynamik. Sie erfolgt allgemein laminar, über den Herzostien auch turbulent. Sie wird gemessen unter Eröffnung der Gefäße (mittels Ludwig-Stromuhr oder Flowmeter) oder ohne Gefäßeröffnung (mittels Thermostromuhr bzw. elektromagnetischen oder Ultraschall-Strommessers). Die Geschwindigkeit (Aorta 50, Kapillaren 0,05 cm/s) ist in der laminaren Strömung des Axialstroms höher als im Randstrom, u. sie nimmt im arteriellen Gefäßabschnitt systolisch stoßweise zu. E blood flow.

**Blut|stuhl:** Stuhl mit sichtbaren oder nur mikroskopisch oder chemisch nachweisbaren (»okkultes« ▸Blut) Blutbeimengungen; z.B. bei blutenden Geschwüren oder Krebs des Magen-Darm-Traktes, Hämorrhoiden. Die Beimengung ist schwärzlich (▸Melaena) bei Blutung aus den oberen Darmabschnitten, rötlich (evtl. nur als Auflagerung) bei Blutung aus unteren bis untersten Darmabschnitten; s.a. ▸Blutung, gastrointestinale. E bloody stool.

**Blut|sturz:** massive, nach außen tretende Organblutung; i.e.S. die arterielle Lungenblutung (sprudelnd, hellrot, schaumig), z.B. bei Lungen-Tbk. E sudden hemorrhage.

**Bluts|verwandtschaft,** Konsanguinität: *Genetik* die Verwandtschaft durch Abstammung in auf- u. absteigender Linie. E consanguinity, blood relatives.

**Blutthrombo|kinase, -plastin,** Prothrombinase: *Hämatologie* die Aktivität der ▸Blutgerinnung (dort Schema), die als ▸Prothrombinase im Milieu des Blutplasmas (▸Intrinsic-System) Prothrombin in Thrombin umwandelt. E intrinsic thromboplastin.

**Blut|trans|fusion:** die Übertragung von Vollblut oder Blutbestandteilen (z.B. Erythrozyten-, Leukozyten-, Thrombozytenkonzentrat) eines Blutspenders auf einen Empfänger; sie erfolgt zum Blutersatz bei Blutungen (bei akuter Blutung), als symptomat. Therapiemaßnahme bei Blutkrankheiten (Anämie, Hämoblastosen, Agranulozytose), zur Behebung von Mangelzuständen an Blutgerinnungsfaktoren, Thrombozyten, Plasma (nach Verbrennungen) u. bei Erythroblastose (▸Austauschtransfusion). Ihr gleichzusetzen ist – bei gegebener Kontraindikation zur Vollblutübertragung (Hypervolämie, Herzinsuffizienz, Thrombose, Citratschäden, zu erwartende Immunreaktion) – die Übertragung nur bestimmter Blutbestandteile (▸Blutderivate, Schema). Da sie eine – meist allogenetische, selten syngenet. – Transplantation flüssigen Gewebes darstellt, ist ihre Durchführung obligat abhängig außer von einer allg. bakterio-, viro- u. serologischen Unbedenklichkeit v.a. von einer Blutgruppengleichheit zwischen Empfänger u. Spender (ausnahmsweise möglich ist die Übertragung von »Universalspenderblut« der Blutgruppe 0) u. von der in einer vorangegangenen ▸Kreuzprobe (s.a. ▸biolog. Probe) festgestellten Verträglichkeit. Sie erfolgt als direkte in Form der veno-venösen oder arterio-venösen Übertragung von Spender zu Empfänger oder – meist – als indirekte B. (= Blutinfusion) als Übertragung von Konservenblut (hierbei finden u.U. maschinelle extrakorporale Kreislaufsysteme Anw.; s.a. ▸Herz-Lungen-Maschine). Das Blut wird allg. in eine Vene geleitet, kann aber im Extremfall, z.B. bei schwerstem oligämischem Schock, auch in die Aorta oder einen ihrer großen Äste eingebracht werden, wobei es unter Überdruck rückläufig zum Herzen gepumpt wird (= **retrograde Bl.**). – s.a. ▸Massen-, ▸Übertransfusion, ▸Transfusionsschaden, ▸-zwischenfall. E blood transfusion. – **Bl., autologe:** ▸Eigenbluttransfusion. – **Bl., intra|uterine:** die – evtl. wiederholte – Übertragung rh-negativen Blutes der Gruppe 0 (als Ery-Konzentrat) in die Bauchhöhle des Feten bei schwerem Morbus haemolyticus (diagnostiziert durch spektralanalyt. Fruchtwasseruntersuchung); s.a. ▸fetomaternale Transfusion. Die gezielte Punktion der fetalen Bauchhöhle erfolgt unter Ultraschallkontrolle. E intrauterine b. t.

**Blut|transfusions|wesen:** medizinischer Bereich, der sich mit Lagerungsbedingungen u. lagerungsbedingten Änderungen von Blut-(Bestandteil-)Konserven sowie deren Bereitstellung zur medizin. Anw. befasst. Ärzte können nach entsprechender Weiterbildung diese Zusatzbezeichnung erwerben.

**Blut|umlauf|zeit:** *Kardiologie* die ▸Kreislaufzeit. E (blood) circulation time.

**Blut|umleitung:** s.u. ▸Shunt, ▸Bypass, extrakorporaler ▸Kreislauf (s.a. ▸Blutkreislauf).

**Blutung,** Hämorrhagie: der Austritt von Blut aus seiner Gefäßstrombahn. ***Ätiol.:*** als Folge einer Verletzung oder eines Gefäßprozesses bzw. infolge erhöhter Gefäßwanddurchlässigkeit, in bd. Fällen evtl. begünstigt durch Störungen der Blutgerinnung (▸Koagulopathie); s. Tab. ***Formen:*** als **äußere Bl.** zur Körperoberfläche hin, als **innere Bl.** in einen Körperhohlraum oder in Gewebe. Der Art nach ist sie **arteriell** (pulskonform spritzende Entleerung hellen Blutes; mit Verblutungsgefahr), **kapillär** (Sickerblutung, z.B. aus verletzten parenchymatösen Organen, aus der Haut) oder **venös** (schwallartige oder gleichmäßig flutende Entleerung dunkelroten Blutes; mit Gefahr der Luftembolie), evtl. aber **petechial** (punktförmig in die Haut, Schleimhaut, z.B. bei akuten Leukämien, Vitamin-C- oder Vitamin-P-Mangel; evtl. subkonjunktival = Hyposphagma). E bleeding, hemorrhage. – **Bl., gastrointestinale,** GI-Blutung: Magen-, Darmblutung, Hämocholie, entweder als okkultes ▸Blut oder als ▸Blutstuhl bzw. Teerstuhl (s.u. ▸Melaena). ***Formen:*** unterschieden als obere u. untere gastrointestinale Bl. (Grenze ist die Flexura duodenojejunalis). ***Ätiol.:*** verursacht durch Varizen, Ulzera, Erosionen, Polyp, Karzinom, MALLORY-WEISS-Syndrom, Divertikel. ***Diagn.:*** Endoskopie, Röntgen, Szintigraphie, Laparotomie; Notfalldiagnostik s. Schema. – **Bl., gynäkologische:** Sammelbegr. für die verschiedenen Blutungen aus dem weibl. Genitale, i.e.S. die aus der Gebärmutterhöhle (einschließlich der geburtshilflichen); z.B. als **annoncierende Bl.** (bei ▸Placenta praevia), **anovulatorische Bl.** (▸Abbruchblutung nach ▸anovulatorischem Zyklus), **atonische Bl.** (massive, durch Wehenmittel nicht beeinflussbare Bl. in Nachgeburtsperiode bei Uterusatonie, v.a. im Zusammenhang mit Querlage, Mehrlingsschwangerschaft, Hydramnion; nach ihrem Ausmaß – 500, 1000 bzw. 1500 ml Blutverlust – unterschieden als erst- bis drittgradig), **azyklische Bl.** (▸Metrorrhagie), **funktionelle Bl.** (atypische, durch den klin. Organbefund nicht begründbare, daher durch Probeabrasio abzuklärende Bl.), **klimakterische Bl.** (uterine Bl. bei Follikelpersistenz oder glandulärer Hyperplasie; vgl. ▸Metrorrhagie), **vikariierende Bl.,** Haut- oder Schleimhaut-Bl. aus extragenitalem Gewebe zu einer Zeit, in der eine Menstrualblutung normalerweise zu erwarten wäre; möglicherweise aufgrund einer erhöhten Kapillarpermeabilität im Zusammenhang mit dem Zyklus; **zyklische Bl.**

| | |
|---|---|
| **Epistaxis** | |
| | Trauma (z.B. digitale Manipulation)<br>Infektionen (Virusinfekte, Rhinitis, Typhus)<br>hämorrhagische Diathese<br>Koagulopathien, thrombozytäre Störung<br>Vasopathien (z.B. OSLER-Syndrom)<br>Hypertonie, Arteriosklerose<br>Tumoren |
| **gynäkologische Blutungen** | |
| Metrorrhagie | Kardinalsymptom von Uterusmalignomen!<br>Schleimhautpolypen<br>Myome<br>Portioerosionen<br>Uterusschleimhautentzündungen |
| Menorrhagie | Uterusmyome<br>Adenomyosis uteri interna<br>Schleimhautpolypen<br>Gestagenmangel |
| **gastrointestinale Blutungen** | |
| Hämatemesis | • obere gastrointestinale Blutung: aus Ösophagusvarizen<br>erosive Refluxösophagitis<br>MALLORY-WEISS-Syndrom<br>Ulcus ventriculi<br>erosive Gastritis<br>Ulcus duodeni<br>Neoplasie: Ösophagus/Magen<br>aus Pankreas- u. Gallenwegen<br><br>**DD: Blutung aus Nasopharynx/Lunge** |
| Melaena | • obere gastrointestinale Blutung: Ursachen wie Hämatemesis<br>Blutungsquelle bis Dünndarm<br>• untere gastrointestinale Blutung: → auch Hämatochezie, träge Darmpassage! |
| Hämatochezie | Colitis ulcerosa<br>CROHN-Krankheit<br>Polyp(en)<br>Divertikulose<br>Angiodysplasien<br>Malignome<br>Darminfektionen (z.B. Amöben)<br>Intoxikationen (z.B. Säure)<br>Hämorrhoiden<br>Fissuren<br>MECKEL-Divertikel<br>Mesenterialinfarkt bzw. ischämische Kolitis<br>pseudomembranöse Kolitis<br><br>**cave: massive obere GI-Blutung** |

**Blutung:** Ursachen je nach Typ/Lokalisation. [89]

(▸Menstruation; s.a. ▸Menorrhagie). E uterine bl. – **Bl., intraabdominelle:** Entleerung in die Peritoneal- = freie Bauchhöhle; ist massiv u. geht mit Schocksymptomatik einher, z.B. bei Leber-, Milzzerreißung, oder nur geringgradig, dann z.B. durch ▸Peritoneallavage früh erkennbar; oft als gynäkologische ▸Blutung. – **Bl., intrakranielle:** intrazerebral, als ▸Hirnblutung, in Form eines epiduralen bzw. subduralen ▸Hämatoms oder einer subarachnoidalen Bl., als **intraokuläre Bl.** (infolge Zerreißung oder intraoperativer Verletzung größerer Choroideagefäße; führt als postoperative Bl. zu Wundsprengung u. Ausdrängen des Augapfelinhalts), als **subaponeurotische Bl.** (unter die Kopfschwarte des Neugeborenen; sie wird

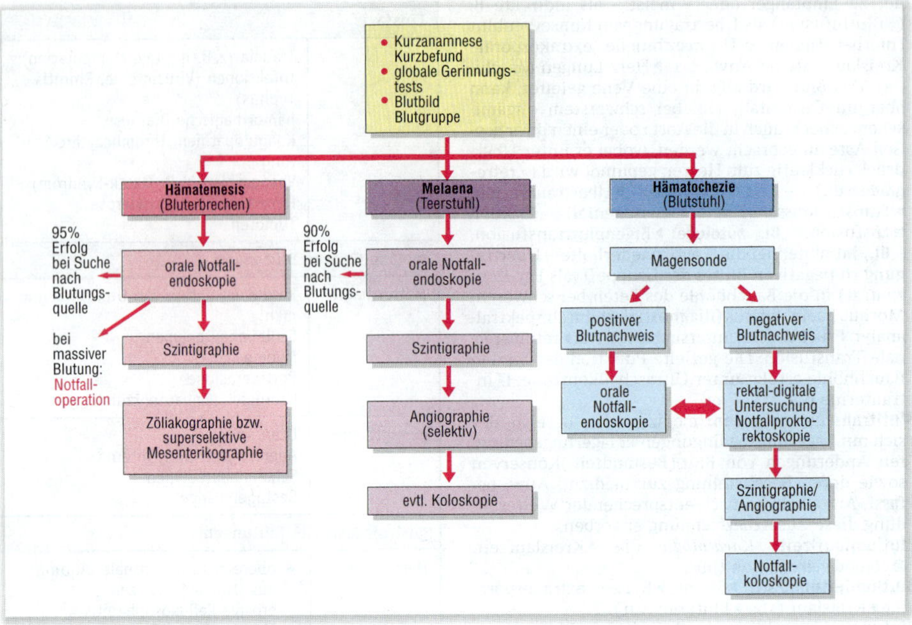


**Blutung, gastrointestinale:** Notfalldiagnostik. [88]

durch die Galea begrenzt, führt zu Kopfdeformierung, oligäm. Schock u. schwerer Anämie; die Ätiologie ist unklar; s.a. ▸Kephalhämatom).

**Blutungs|an|ämie:** *Hämatologie* normochrome, bei nachfolgendem Eisenmangel hypochrome ▸Anämie als Folge eines akuten oder chron. Blutverlustes. Die Verluste an Hämoglobin u. Erythrozyten werden nach 24–48 Std. sicher erkennbar; Blutverluste von > 1000 ml führen infolge Volumenmangels u. Sauerstoffmangels zu Schocksymptomen sowie zu psychot. Erscheinungen, Entblutungskrämpfen, Fieber u. Azotämie; der rasche Verlust von über 60 % des Gesamtblutes bedeutet Verblutungsgefahr (die bei chron. Verlust oft erst bei 85 % besteht). **E** acute posthemorrhagic anemia.

**Blutungs|bereitschaft:** hämorrhagische ▸Diathese.

**Blutungs|schock:** hämorrhagischer ▸Schock.

**Blutungs|zeit:** die von der Thrombozytenfunktion, von Gefäßkomponenten (Kon- u. Retraktion) u. der Blutgerinnung abhängige Dauer einer künstlich gesetzten Blutung als diagnostischer Parameter hämorrhagischer Diathesen (Vorfelddiagnostik). Sie beträgt als **primäre** B., d.h. sofort nach dem Setzen einer Stichwunde (mittels Lanzette), normal 2–5 Min. u. ist bei herabgesetzter Aktivität des Intrinsic- u. Extrinsic-Systems verlängert. Die **sekundäre** B., d.h. bei Entfernen des Blutschorfes 24 Std. nach der Läsion, beträgt 1–3 Min. u. ist bei Störung des Intrinsic-Systems verlängert. Die Bestimmung erfolgt n. Duke, Hochhess (Stichprobe), Ivy (Unterarmschnitt) u.a. **E** bleeding time.

**Blut|verdünnung:** ▸Hämodilution, s.a. ▸Hydrämie. **E** hemodilution.

**Blut|vergiftung:** ▸Sepsis, s.a. ▸Lymphangitis. **E** septicemia.

**Blut|viskosität:** die Zähigkeit des Blutes (das sich nicht als ▸Newton-Flüssigkeit verhält); sie hängt ab v.a. vom Erythrozytengehalt (d.h., sie nimmt mit ansteigendem Hämatokritwert zu), von der Erythrozytenaggregation u. -verformbarkeit, der Plasmaviskosität, der Temperatur u. – umgekehrt proportional – von der Strömungsgeschwindigkeit (ist also nicht in allen Kreislaufbereichen gleich; s.a. ▸Fåhraeus-Effekt); s.a. ▸Viskosimetrie, ▸Hämorrheologie. **E** blood viscosity.

**Blut|volumen:** die Gesamtblutmenge des Organismus, d.h. die Summe aus totalem Plasma- u. totalem Zellvolumen (im Wesentl. als Erythrozytenvolumen). Beträgt beim Erwachsenen 4–6 l (= ca. $^1/_{13}$ des Körpergewichts = 60–98 ml/kg Körpergewicht bzw. 2,8 bzw. 2,4 l/m² Körperoberfläche [♂/♀]) u. wird v.a. reflektorisch mit Hilfe der Osmo- u. der Baro-Volumenrezeptoren u. des Hypothalamus über die Neurohypophyse u. die Nieren i.S. der Konstanthaltung (= Isovolämie) reguliert. – Das **zirkulierende B.** (gilt in Anbetracht des Fehlens echter Blutspeicher als absolutes B.) wird unterschieden in **arterielles B.** (15 % des gesamten B. u. von dessen Änderungen kaum betroffen), **extrathorakales B.** (im venösen System außerhalb des Brustraumes; ca. 60 %), **intrathorakales B.** (= zentrales B. einschl. des Volumens der re. Herzhälfte u. der intrathorakalen Venen; ca. 25 %; nimmt bei peripherer Vasokonstriktion zu ohne wesentl. Druckänderungen in den intrathorakalen Bereichen, jedoch unter Zunahme der Herzgröße u. Lungendichte), **zentrales B.** (das B. im Lungenkreislauf zwischen den Pulmonal- u. den Aortenklappen) u. **enddiastolisches B.** (das B. im li. Herzventrikel; ca. 130 ml). – Die Bestimmung des B. erfolgt – getrennt nach Plasma u. Erythrozyten – anhand des Verdünnungsgrades in die Blutbahn eingebrachter Substanzen, u. zwar die des Plasmavolumens (P) nach der Farbstoffverdünnungsmethode oder mittels der Verdünnung (»Dilution«) radiojodmarkierter Serumeiweißkörper (unter gleichzeitiger künstlicher Schilddrüseninaktivierung). Ermittlung des Erythrozytenvolumens (E) anhand der Konzentrationsveränderung Radiophosphor-, Radiokalium- oder Radiochrom-markierter Erythrozyten. Eine annähernde Bestg. ist mit Hilfe des Hämatokritwertes (Hkt) möglich: $E = P \cdot Hkt/(1-Hkt)$. **E** blood volume.

**Blut|wäsche:** **1)** ▸Nierenersatzverfahren. **2)** ▸Oxidationstherapie, hämatogene. **3)** ▸Erythrozytenwäsche.

**Blut|wallung:** ▸Blutandrang.

**Blut|warze:** ▸Angiokeratom.

**Blut|wasser:** ▸Blutserum.

**Blutwurzel:** ▸Tormentillae rhizoma.

**Blut|zellen:** v.a. Erythro-, Leuko-, Thrombozyten; s.a. ▸Blutbildung. **E** blood cells.

**Blut|zirkulation:** ▸Blutkreislauf. E blood circulation.

**Blut|zucker:** der Glucose-Gehalt des Blutes. ***Regulation:*** Einstellung des B.-Spiegels durch einen nervös-hormonalen Synergismus. Der Regelmechanismus umfasst Insulin u. die kontrainsulinären Hormone Adrenalin u. Glucagon unter Beteiligung des Thyroxins, der Nebennierenrindenhormone (Glucocorticoide) u. des hypophysären STH (Schema). Weiteres Element in diesem Regelkreis ist die fast vollständige Rückresorption der Glucose aus dem Harn durch die Nierentubuli. Bei Versagen dieser Resorption, die auf einen Blut-Nieren-Schwellenwert von 160–170 mg pro 100 ml eingestellt ist, erfolgt eine Steigerung der sonst minimalen (ca. 0,5 g/die) Zuckerausscheidung mit dem Harn (= Glucosurie). Dies ist auch der Fall z. B. bei Überschreiten des Schwellenwertes infolge Diabetes mellitus, bei einem Kohlenhydrat- bzw. Glucose-Überangebot, bei Tubulusschaden (▸Tubulopathien) wie z. B. beim FANCONI-Syndrom (diabetische bzw. alimentäre bzw. renale Glucosurie). Für den Nachschub stehen Glykogendepots der Leber u. der Muskulatur bereit (s. a. ▸CORI-Zyklus) sowie die ▸Gluconeogenese aus Nicht-Kohlenhydrat-Stoffen u. die direkte Übernahme von Glucose aus der Nahrung. S. a. ▸Blutzuckerbelastung, ▸Hyper-, ▸Hypoglykämie, ▸Antidiabetika. ***Bestimmung:*** enzymatisch mittels Glucose-Oxidase (GOD) bzw. Hexokinase, die sämtlich spezifisch nur die Glucose erfassen (Normwerte: 70–100 mg/dl = 3,89–5,55 mmol/l). Historische Methoden: durch aromatische Amine (n. HULTMAN); Reduktionsproben, u. a. die nach CRECELIUS-SEIFERT (Reduktionsvermögen gegen Pikrinsäure), HAGEDORN-JENSEN (gegen Ferricyankali), SOMOGYI (gegen Kupfer); mittels o-Toluidin (DUBOWSKI), durch (Hefe-)Vergärung (Anwendung des Saccharometers n. EINHORN). Möglich sind auch Photometrie, Polarimetrie, Schnellteste sowie Bestimmungen durch automatische Analyzer oder ▸Biosensoren. E blood sugar.

**Blutzucker|belastung(sprobe):** Funktionsprüfung des KH-Stoffwechsels durch Verabfolgung von Traubenzucker oder anderen Kohlenhydraten; v. a. als ▸Glucosetoleranztest (GTT); STAUB-TRAUGOTT-Doppelbelastung. E glucose tolerance test.

**Blut|zucker|spiegel:** s. u. ▸Blutzucker. E blood sugar level.

**B-Lymphozyt,** »B-Zelle«: s. u. ▸Lymphozyten (1). E B-lymphocyte.

**BMI:** Abk. für ▸Bodymass-Index.

**B-Mode** *(engl.):* B-Scan der ▸Ultraschall-Diagnostik.

**BNA:** Abk. für Baseler Nomina Anatomica; s. a. ▸Pariser Nomina Anatomica. E BNA.

**BNS-Krämpfe:** *Neurologie* Abk. für ▸Blitz-Nick-Salaam-Krämpfe. E infantile spasms.

**Boari-Zipfelplastik** (ACHILLE B., italien. Chirurg): *Urologie* die Wiedervereinigung des durch ein Unfallgeschehen oder operativ prävesikal-distal verkürzten Harnleiters mit der Harnblase durch Einnähen des Stumpfes in einen röhrenförmig umgestalteten gestielten Harnblasenlappen (»Muffplastik«). E Boari's flap plasty.

**Bo|as** (ISMAR ISIDOR B., 1858–1938, Arzt, Berlin). – **B.-Druckpunkte:** neben der Wirbelsäule in Höhe $Th_{10}$–$Th_{12}$ nachweisbare Druckschmerzpunkte, u. zwar li. bei peptischem Magengeschwür, re. bei Gallensteinleiden. E Boas' points. – **B.-Ewald-Probefrühstück:** eine aus 25 g Weißbrot u. 400 ml Tee bestehende Testmahlzeit zur Prüfung auf Magenentleerungsstörung (der nicht entleerungsgestörte Magen wird in 2 Std. völlig passiert). E B.'s test meal. – **B.-Probe:** Nachweis okkulten Blutes im Stuhl mit Phenolphthalein, Guajakharz (»Guajakprobe«), Thymolphthalein oder Benzidin (= **B.-Gregersen-Probe:** Benzidin-Bariumsuperoxid in 50 %iger Essigsäure; Blaufärbung).

**Bo|bath-Methode** (BERTA B., 1907–1991, Physiotherapeutin; KAREL B., 1908–1991, Neurologe, Prag, London): konservative neurophysiologische Therapiemethode, z. B. bei Hemiplegie, nach Apoplexie oder bei der infantilen Zerebralparese. Als Erlernen der

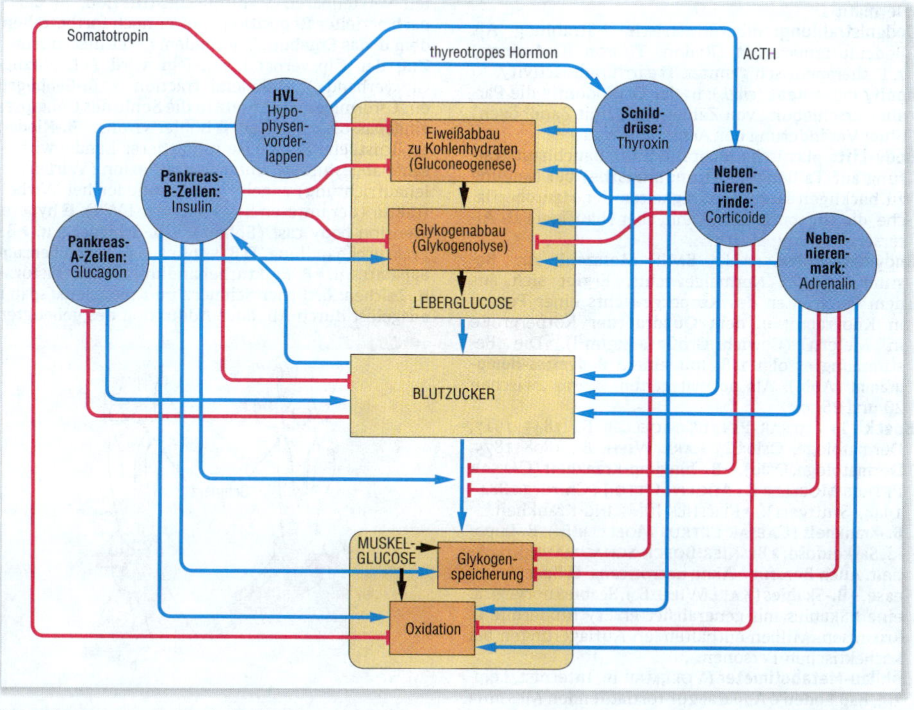


**Blutzucker:** hormonelle Regulation des Blutzuckerspiegels. Anregung bzw. Steigerung (blaue Linien mit Pfeilen) sowie Hemmung bzw. Senkung (rote Linien mit Balken). [15]

Unterdrückung nicht zurückgebildeter primitiver bzw. pathologischer Reflexmechanismen durch Erlernen selektiver Bewegungen, Unterstützung der Wahrnehmung, Regulation pathol. Bewegungs- u. Haltungsmuster, Bahnung physiol. Haltungsmuster. Ziel ist, die erlernten Funktionen wieder zu automatisieren. E Bobath's method.

**Bobble-Head-Doll-Verhalten:** rhythmische Schaukelbewegungen des Kopfes bei Kindern mit Hydrocephalus internus.

**Boch|dalek** (VINCENT ALEXANDER B., 1801–1883, Anatom, Prag). – **B.-Blumenkörbchen:** der Plexus choroideus im Recessus lateralis des IV. Ventrikels. E flower basket of Bochdalek. – **B.-Dreieck:** ▸Trigonum lumbocostale. – **B.-Hernie:** eine hintere seitliche Zwerchfellhernie mit Hiatus pleuroperitonealis (**B.-Foramen**) als Bruchpforte u. Verlagerung von Abdominalorganen; häufigste Form der Neugeborenenhernie. E B.'s hernia. – **B.-Zyste:** ein mit Flimmerepithel ausgekleideter Rest des Ductus thyroglossalis am Zungengrund (»unechte Ranula«); verursacht evtl. Hustenreiz, Atembeschwerden.

**Bockhart-Krankheit** (MAX B., 1883–1921, Dermatologe, Wiesbaden), Ostiofolliculitis B., Impetigo follicularis: durch Staphylokokken-Infektion (▸Staphylodermie) hervorgerufene stecknadelkopfgroße, sehr oberflächl., einzeln stehende oder gruppierte Pusteln mit rotem Hof; an Haarfollikeln (= Perifollikulitis), zentral von Lanugohaaren durchbohrt oder an Schweißdrüsenmündungen (= Periporitis). E Bockhart's impetigo.

**Bockshorn:** ▸Trigonella foenum graecum.

**Boden|bakterien:** im Humus lebende, z. T. Fäulnis erzeugende Mikroorganismen; als krank machende B. u. a. der Bacillus anthracis, Clostridien, Mycobacterium- u. Pseudomonas-Arten. – Apathogene Arten (z. B. Bacillus subtilis, mesentericus, cereus) dienen als Testkeime zur Beurteilung von Wasser u. Sterilisationsanlagen. E soil bacteria.

**Boden|krätze:** pustulöse Dermatitis, hervorgerufen durch Larven von Ancylostoma duodenale u. bakterielle Sekundärinfektion. E ground itch, uncinarial dermatitis.

**Boden|strahlung:** die terrestrische ▸Strahlung. Als Bodenluftemanation (Radon, Thoron u. Actinon) z. T. therapeutisch genutzt. E earth radioactivity.

**bodily movement** *(engl.):* in der Orthodontie die Parallelverschiebung von Zähnen (z. B. mit Bandbögen) ohne Veränderung der Achsstellung.

**Body-Lift:** plastische Operation zur Bauchhautstraffung auf Taillenhöhe (Rundumnarbe) bei Neigung zu buckligen Unregelmäßigkeiten der Hautoberfläche, die angeboren sein kann, aber (häufiger) als Alterserscheinung auftritt.

**Bodymass-Index,** Abk. BMI: Messzahl zur Bestimmung des Normalgewichts. Ergibt sich aus dem Quotienten des Körpergewichts einer Person in Kilogramm u. dem Quadrat der Körpergröße in Metern (Gewicht/Größe$^2$ [kg/m$^2$]). Die Bestimmung erfolgt z. B. mit einem **Bodymass-Nomogramm** (Abb.). Als normal gelten Werte zwischen 20 und 25.

**Boeck** (1) CAESAR PETRUS MOELLER B., 1845–1917, Dermatologe, Oslo; 2) KARL WILH. B., 1808–1875, Dermatologe, Oslo). – **B.-Jüngling-Krankheit** (CAESAR PETRUS MOELLER B.; ADOLPH OTTO J., Chirurg 1884–1944, Stuttgart): ▸PERTHES-JÜNGLING-Krankheit. – **B.-Krankheit** (CAESAR PETRUS MOELLER B.), B.-Lupoid, Sarkoidose: ▸BESNIER-BOECK-SCHAUMANN-Krankheit. Auch Bez. für ▸Akne necroticans. E Boeck's disease. – **B.-Skabies** (KARL WILH. B.), Scabies norvegica: eine ▸Skabies mit generalisierter Erythrodermie u. krustösen, Milben enthaltenden Auflagerungen bei kachektischen Personen.

**Böh|lau-Metabolimeter** (VOLKMAR B., Internist, Leipzig, Bad Soden): Apparat zur fortlaufenden Messung des Sauerstoffverbrauchs u. der Kohlendioxidabgabe; geeignet zur Prüfung der körperl. Leistungsfähig-

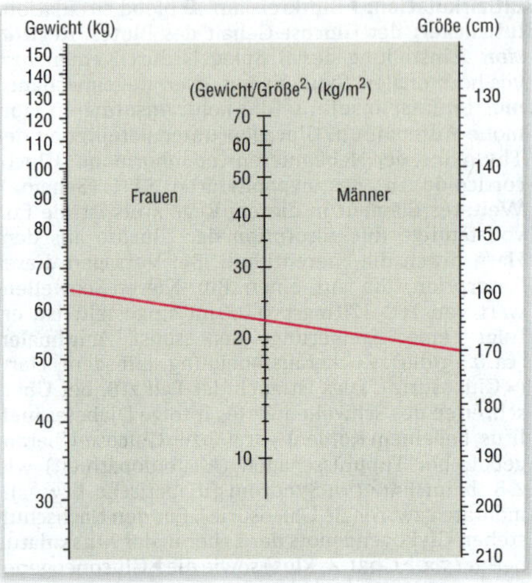


**Bodymass-Index:** Im Vergleich mit dem Nomogramm ergibt sich Untergewicht bei 15–18,9, Normalgewicht bei 19–24,9, Übergewicht bei 25–29,9 und Fettsucht bei 30–39,9. [268]

keit in Ruhe, bei dosierter Steigarbeit u. während der Erholung.

**Böhler** (LORENZ B., 1885–1973, Chirurg, Wien). – **B.-Aufnahme:** *Röntgenologie* gehaltene ▸Aufnahme für traumatolog. Diagnostik an Gelenken. E stress radiogram. – **B.-Fingerschiene:** biegsame, gepolsterte Drahtschiene in T-Form zur Reposition u. Ruhigstellung bei Fingerfrakturen. E Böhler's finger splint. – **B.-Frakturbehandlung:** die weitgehend »unblutige« Einrichtung von Knochenbrüchen, u. zwar manuelle Reposition unter Anw. einer einfachen Drahtextension mit Lagerung auf der B.-Schiene, einer BRAUN-Schiene mit Rollen für Extensionszüge, oder aber unter Anw. der als B.-Schraubenzugapparat bezeichneten verstellbaren Stahlrohrkonstruktion, in der – nach erzielter Reposition – unter noch fortbestehendem u. das Ergebnis fixierendem (»retinierendem«) Zug der Gipsverband angelegt wird (»Drahtzug-Gipsverband«). E skeletal traction. – **B.-Gehbügel:** ein U-förmiges, als Absatz in die Sohle des Gehgipses eingepasstes Bandeisen. E Böhler's irons. – **B.-Mieder:** an Brustbein, Symphyse u. mittlerer Lendenwirbelsäule abgestütztes, unter Dorsalflexion (Wirbelsäulenaufrichtung) angelegtes Gipsmieder bei Wirbelfraktur (der unteren BWS oder der LWS). E hyperextension body cast (Böhler). – **B.-Schiene:** s. u. ▸B.-Frakturbehandlung. E B.'s splint. – **B.-Schraubenzugapparat:** s. u. ▸B.-Frakturbehandlung. E B.'s tractor. – **B.-Zeichen:** örtlicher Schmerz im Kniegelenk(spalt), ausgelöst durch Ab- oder Adduktion des gebeugten

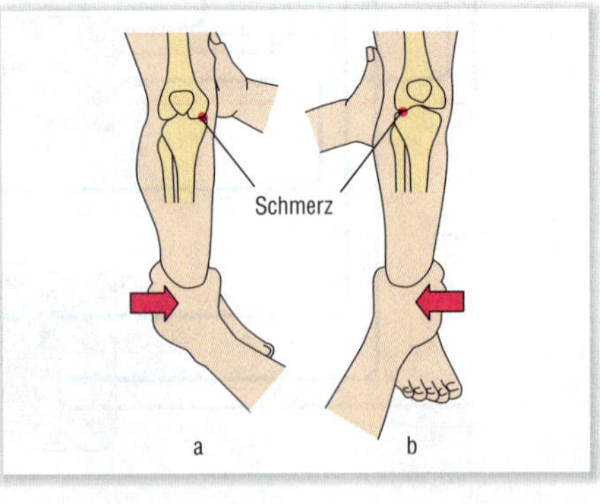


**Böhler-Zeichen:** a) Innenmeniskusschaden, b) Außenmeniskusschaden. [537]

Unterschenkels als Zeichen des Meniskusschadens. S. a. Abb. **E** B.'s meniscus sign.

**Boeming|haus** (HANS B., 1893–1979, Urologe, Düsseldorf). – **B.-Katheter:** ein – durch eine Scheidewand – 2-lumiger Gummikatheter (Scheidewandkatheter) als »Endlosschlauch« mit 2 gegenständig in Schlauchmitte gelegenen, in die Harnblase zu positionierenden Katheteraugen. Dient v. a. zur Blasenspülung nach dem Prinzip der Endlosdrainage. **E** Boeminghaus catheter. – **B.-Methode: 1)** Samenleiter-Ligatur oder -Resektion in Höhe des Hodensackansatzes (Vasektomie bzw. skrotale Vasoresektion) nach vorheriger Strangfixierung durch BACKHAUS-Klemmen u. kleiner Inzision. **2)** Varikozelenbehandlung durch offene Unterbindung (zw. Leistenring u. Hoden) der am Samenstrang gelegenen Venenknäuel.

**Boenninghaus-Syndrom** (HANS GEORG B., geb. 1921, HNO-Arzt, Heidelberg): akute, meist dauerhafte Hörstörung als Kombinationsschaden (?) nach akutem Lärmtrauma bei »posturaler« (von der Körperhaltung abhängiger) Innenohr-Durchblutungsstörung.

**Böök-Syndrom** (J. A. B., 1915, Humangenetiker, Uppsala): *Genetik* eine autosomal-dominant erbliche ▸Ektodermaldysplasie mit krankhafter Hornschwielenbildung (Palmoplantar-Keratose), Gebissanomalien (Hypodontie u. Aplasie der Prämolaren), gesteigerter Schweißbildung (Hyperhidrosis) u. vorzeitigem Ergrauen der Haare. **E** Böök (PHC) syndrome.

**Boerema** (ITE B., Chirurg, Amsterdam). – **B.-Methode:** das Operieren in der Überdruckkammer (2–4 atm) in Kombination mit Beatmung mit reinem Sauerstoff als Maßnahme zur Minderung kritischer $O_2$-Mangelzustände bei Eingriffen am offenen Herzen. S. a. ▸hyperbare Oxygenation. – **B.-Operation: 1)** End-zu-Seit-Anastomosierung der li. Arteria subclavia mit der Aorta als »distale Umgehungsanastomose« bei Aortenisthmusstenose. **2)** totale Magenentfernung (▸Gastrektomie) unter Mitentfernung des unteren Speiseröhrenabschnitts (evtl. auch der Milz u. des Pankreasschwanzes) u. nachfolgende Wiederherstellung der Kontinuität durch Interposition einer ausgeschalteten Jejunumschlinge (terminoterminale Ösophagojejunostomie über einem modif. MURPHY-Knopf) u. durch ▸Duodenojejunostomie. **E** radical gastrectomy (Boerema).

**Boerhaave-Syndrom** (HERMANN B., 1668–1738, Arzt, Leiden): Spontanzerreißung der Speiseröhre bei – älteren – Männern im Zusammenhang mit sehr heftigem Erbrechen (schwerste Form des MALLORY-WEISS-Syndroms). Setzt ein mit plötzlichem Vernichtungsgefühl, blutigem Erbrechen u. Schockfragmenten; nachfolgend zunehmende Atemerschwernis (Tachy- u. Dyspnoe), Abwehrspannung im Oberbauch, Hautemphysem an Hals u. Gesicht; im Röntgenbild subphrenische Luftsicheln. **E** Boerhaave's syndrome.

**Börjeson-Forssman-Lehmann-Syndrom:** seltenes, geschlechtsgebundenes Erbleiden mit schwerem psychomotorischem Entwicklungsrückstand, Adipositas, Hypogonadismus, Epilepsie. **E** Börjeson-Forssman-Lehmann syndrome.

**Boernstein-Skala:** Serie von Geruchsstoffen (Wachs, Stearin, Vanillin, Teeröl, Benzaldehyd, Amylum aceticum) zur quantitativen Geruchsbestg. durch abwechselndes Angebot an die re. u. li. Nasenöffnung. **E** olfactory series (Boernstein).

**bös|artig:** ▸maligne, ▸perniziös.

**Boettcher-Kristalle** (ARTHUR B., 1831–1889, Pathologe, Dorpat): in frischem Sperma nach Phosphatzusatz entstehende, den CHARCOT-LEYDEN-Kristallen ähnliche Rhomboeder aus Sperminphosphat; entstammen als Zelleinschlüsse den SERTOLI-Zellen. **E** Charcot-Böttcher crystals.

**Böttiger-Wernstedt-Syndrom:** (1927) die kongenitale ▸Thymusaplasie.

**Bofors-Schiene®:** hängemattenähnliche, zusammenlegbare, aus röntgennegativer Spezialpappe gefertigte Transportschiene für Personen mit Frakturen (Femur, WS, Becken); der Verletzte wird in die – auch vor Auskühlung schützende – Konstruktion eingeschnürt.

**van Bogaert** (LUDO VAN B., belg. Neurologe). – **B.-Leuko|enzephalitis:** ▸Encephalitis maligna subacuta. **E** subacute sclerosing leukencephalitis, Abk. SSLE. – **B.-Bertrand-Syndrom:** ▸CANAVAN-Syndrom. **E** van Bogaert-Bertrand syndrome. – **B.-Divry-Syndrom:** rezessiv-geschlechtsgebundenes neurokutanes Erbleiden mit Hämangiomen der weichen Hirnhäute u. der Haut (mit Poikilodermie; s. a. ▸Melanosis diffusa congenita) u. mit Defekten des Zentralnervensystems; ***Klinik:*** geistige Retardierung, Epilepsie, Störungen der Motorik, Hemianopsie. **E** van B.-Divry syndrome. – **B.-Hozay-Syndrom:** eine rezessiv-erbliche Mesoektodermaldysplasie. **E** van B.-Hozay syndrome. – **B.-Scherer-Epstein-Syndrom:** eine familiäre Cholesterinstoffwechselstörung; führt zu Cholesterinablagerung im Zentralnervensystem u. Bindegewebe ohne Granulomatose. **E** van B.-Scherer-Epstein syndrome.

**Bogdan-Buday-Krankheit:** eine hochfieberhafte, nach Verletzung vork. septische Krankheit (Septikopyämie) durch Corynebacterium pyogenes anaerobium; zahlreiche Abszesse in Leber, Milz, Lunge u. Muskeln. **E** Bogdan-Buday disease.

**Bogen|gangs|apparat:** *Anatomie* der aus den knöchernen u. häutigen Bogengängen (= Canales bzw. Ductus semicirculares) des Labyrinths bestehende Teil des Gleichgewichtsorganes des Innenohres; s. a. ▸Gleichgewichtssinn. **E** semicircular canals.

**Bogen|gangs|fensterung:** Fensterung i. S. der Bildung eines Knochenfensters (»Fenestra novovalis«) im lateralen Bogengang als hörverbessernde Maßnahme bei Mittelohrerkrankungen (otosklerotische Stapesankylose, Adhäsivprozess); v. a. bei Tympanoplastik. **E** fenestration of the semicircular canal.

**Bogen|gangs|fistel:** Defekt im knöchernen – meist im horizontalen – Bogengang bei chronischer Mittelohreiterung, Cholesteatom etc.; ***Klinik:*** ▸Fistelsymptom. **E** fistula of the semicircular canal.

**Bogen|lampe:** Lichtquelle auf der Basis der Entladung hoher Stromdichte zwischen 2 Kohleelektroden. Liefert ein (meist bläuliches) Licht mit kontinuierl. Spektrum, das durch den Ultraviolettgehalt (UVA) dem Sonnenlicht sehr ähnlich ist. **E** arc lamp.

**Bogen|schnitt:** bogenförmiger Operationsschnitt, z. B. nach BARDENHEUER, DRÜNER-ZANDER, KOCHER. **E** curvilinear incision.

**Bogen|spalte:** *Pathologie* Spaltbildung im Wirbelbogen infolge ausbleibender Vereinigung (Fusion) der Bogenteile in der Mittellinie (▸Spina bifida), in der Interartikularportion (▸Spondylolysis) oder an den Bogenwurzeln (den wirbelkörpernahen Wirbelbogenteilen). **E** fissured vertebral arch.

**Bo|go|rad-Syndrom:** ▸Krokodilstränenphänomen. **E** Bogorad's syndrome.

**Bohnengift: 1)** Phasin: ein giftiger Eiweißkörper der Gemüsebohne Phaseolus vulgaris; ein dem Rizin nahe stehendes, durch Kochen zerstörbares hämagglutinierendes Toxalbumin, das eine – u. U. tödl. – hämorrhag. ▸Gastroenteritis verursacht. **E** phasin. **2)** toxische Stoffe der »Saubohne« ▸Vicia faba (s. u. ▸Favismus = »**Bohnenkrankheit**«).

**Bohn-Perlen** (HEINRICH B., 1832–1888, Pädiater, Königsberg): stecknadelkopfgroße, weiße Knötchen (Retentionszysten) beidseits der Gaumennaht (in SERRES-Drüsen). **E** Bohn's epithelial pearls.

**Bohn-Zeichen:** ein nach körperlicher Belastung oder beim Stehen auftretendes ausgeprägtes Absinken der diastolischen Blutdruckwerte (bei einer primär bestehenden erhöhten Amplitude) als Hinweis auf einen offenen Ductus arteriosus. **E** Bohn's sign.

**Bohr** (CHRISTIAN B., 1855–1911, Physiologe, Kopenhagen). – **B.-Effekt:** die Abhängigkeit der Sauerstoff-Aufnahme u. -Abgabe des Blutes (bei einem bestimmten $O_2$-Partialdruck) vom Partialdruck des

Kohlendioxids (direkt, oder indirekt über pH-Effekt) i.S. einer Rechtsverschiebung der ▸Sauerstoff-Bindungskurve bei ansteigendem $CO_2$-Druck. Der B. ist bedingt durch – Hypoxie-induzierten – Anstieg des 2,3-Diphosphoglycerats. Durch diesen Effekt werden die $O_2$-Aufnahme in der Lunge u. $O_2$-Abgabe an die Gewebe begünstigt. **E** Bohr effect. – **B.-Formel:** Formel über die Beziehung des ▸Totraums ($V_D$) zum Atemzugvolumen ($V_T$) sowie zur Konzentration des Sauerstoffs oder Kohlendioxids in der Inspirations- ($C_{in}$), Exspirations- ($C_{ex}$) u. Alveolarluft ($C_{alv}$). **E** B.'s equation.

$$V_D = V_T \cdot \frac{C_{ex} - C_{alv}}{C_{in} - C_{alv}}$$

**Bohr-Formel.**

**Bohr|draht:** *Chirurgie* ein mittels Bohrmaschine durch bzw. in einen Knochen einzuführender rostfreier Stahldraht, u.a. als Extensionsdraht (▸Drahtextension), als Führungsdraht für Schenkelhalsnägel oder zur Fixierung (z.B. ▸KIRSCHNER-Draht). **E** drill wire.

**»Bohren«:** die Instinktbewegung des Säuglings beim ▸Brustsuchen. **E** rooting reflex.

**Bohr|loch|kristall:** *Nuklearmedizin* Szintillatorkristall mit zentraler Bohrung zur Aufnahme der Messflüssigkeit. Ermöglicht die Bestimmung kleinster Aktivitäten.

**Bohr(-Rutherford)-Atom|modell** (NIELS B., 1885–1962, Atomphysiker, Kopenhagen; LORD ERNEST R., 1871–1937, Physiker, Manchester, Cambridge): die Weiterentwicklung des »klassischen« elektrodynamischen Atommodells durch Einführen der Quantenbedingungen; demnach bewegen sich die um den elektrisch negativen Atomkern kreisenden Elektronen nur auf bestimmten kreis- oder ellipsenförmigen Umlaufbahnen mit genau bestimmten Energie- u. Drehimpulswerten; die Energie des beim Elektronenübergang auf eine äußere Bahn ausgesandten Lichtquants entspricht der Energiedifferenz der bd. Umlaufbahnen. **E** Bohr-Rutherford model of the atom.

**Boiling** *(engl. = kochend):* die Gasblasenbildung in Körperflüssigkeiten bei Abfall des Umgebungsluftdruckes < 47 mmHg. Ist das auslösende Moment der ▸Druckfallkrankheit.

**Boinet-Zeichen:** *Radiologie* die systolische Linksverlagerung der Trachea als Symptom des Aortenaneurysmas.

**Boldo folium, Boldoblätter:** Heilpflanzenbestandteil mit nachgewiesener Wirkung bei Magen-Darm-Beschwerden.

**Bo|le|tus:** die Pilz-Gattung »Röhrling«; als genießbare Arten z.B. **B. edulis** (= Steinpilz); als – zumindest in ungekochtem Zustand – giftige Art z.B. **B. satanas** (»Satanspilz«; er enthält Muscarin u. nicht identifizierte Krampf- u. Kapillargifte u. ruft Gastroenteritis sowie Kollaps hervor).

**Bollinger-Spätblutung:** eine mit Apoplexie-Symptomatik einhergehende Hirnblutung im Zusammenhang mit einer Schädelverletzung; tritt mit mehr oder minder großem zeitl. Abstand vom Trauma auf. **E** secondary hemorrhage (Bollinger).

**Bo|lo|meter:** ein Widerstandsthermometer (mit geschwärzten Platindrähten) zur Messung der Wärmestrahlung (z.B. bei der ▸Thermographie). **E** bolometer.

**Bolus:** **1)** (latein.) Bissen, z.B. eine zum Verschlucken bereite Nahrungsmasse im Mund; s.a. ▸Bolustod. **2)** *Pharmazie* große Pille, v.a. für Tiere. **B. alba:** *pharm* weißes, knetbares Aluminiumsilicat, das als trocknender Wund- u. Hautpuder, Badezusatz (z.B. bei Ekzem), Adsorbens (bei Darmerkrankungen) u. als Pillenmasse verwendet wird. **B. rubra:** roter, Eisenoxid-haltiger Ton, der u.a. als Mittel zur Denaturierung von Kochsalz zu Streu-, Viehsalz dient. **3)** ein kompakt, »im Schuss« injiziertes Mittel, das als zunächst hochkonzentriertes Injektat eine Zeit lang im Kreislauf erfassbar bleibt. **E** bolus.

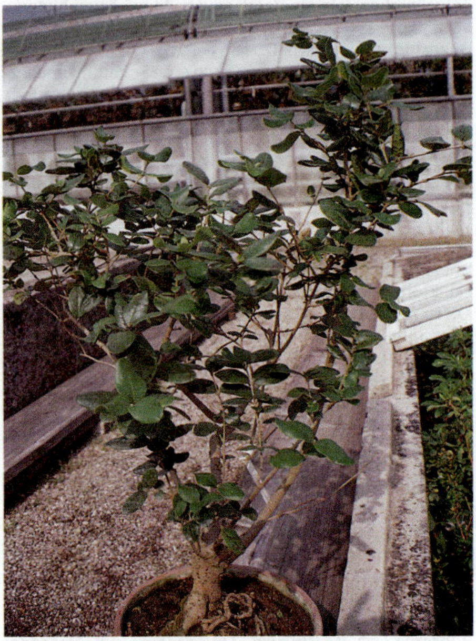

**Boldo folium:** Boldostrauch. [399]

**Bolus|tod:** Erstickungs- oder Schocktod durch Vagusreizung, reflektorischen Herzstillstand u. Kreislaufversagen bei Atemwegs-, i.e.S. bei Kehlkopf-Verlegung durch einen kompakten Fremdkörper oder Eindringen von Wasser.

**Bolzung:** *Chirurgie* Eintreiben (Einkeilen) eines die Gelenk- oder Fragmentenden verbindenden Bolzens (Knochen, Metall, Kunststoff) als Arthrodesetechnik (intraartikuläre B. nach Entknorpelung) bzw. Therapiemaßnahme bei Frakturen. **E** osteosynthesis by bolting.

**Bombay-Typ:** seltene Variante des AB0-Blutgruppensystems, bei der die Erythrozytenantigene A, B u. H vollständig unterdrückt sind. Das Serum dieser Personen kann – neben Anti-A u. Anti-B – auch Anti-H enthalten, das eine Bluttransfusion praktisch unmöglich macht (außer von einem Spender mit Bombay-Typ oder mit asservierten Eigenblutkonserven).

**Bomben|syphilid,** korymbiformes Syphilid: ein Knotensyphilid in Form einer Papelgruppe mit großer zentraler Papel, u. zwar als Rezidivexanthem (meist gegen Ende des Sekundärstadiums der Syphilis). **E** corymbiform syphilid.

**Bom|be|sin:** ein in APUD-Zellen des Nervensystems u. der Duodenalschleimhaut nachgewiesenes Peptid; seine Wirkung besteht z.B. in der Anregung der Magensäure-, Gastrin- u. Cholezystokinin-Sekretion. **E** bombesin.

**Bombus:** **1)** obsolete Bez. für ▸Tinnitus aurium. **2)** ▸Borborygmus.

**Bomke-Dosimeter:** ein v.a. in der Radiumtherapie verwendetes Universaldosimeter (für Dosisleistungs- u. integrierende Dosismessung) mit austauschbaren Messkammern.

**Bona-Jaeger-Ex|artikulation:** *Chirurgie* Teilabsetzung des Fußes im Kahnbein-Keilbein-Gelenk u. in dessen Verlängerungslinie durch das Kuboid (Sägeschnitt).

**Bonbon|gefühl:** Fremdkörpergefühl im unteren Speiseröhrenabschnitt u. Retrosternalschmerz (wie bei »stecken gebliebenem« Bonbon).

B

**Bọne seeker** *(engl.): Chemie* Elemente, die vermehrt im Knochen abgelagert werden: Calcium, Barium, Phosphor u. das, bei Kernspaltung anfallende, Strontium-90 (Halbwertszeit 19,9 a). – Einschlägige kurzleb. Radioisotope (z. B. $^{45}Ca$, $^{32}P$, $^{85}Sr$, $^{89}Sr$) dienen Knochenstoffwechsel-Untersuchungen.

**bọnes morpho|gẹnic prọtein** *(engl.):* auf embryonales Gewebe wirkender Knochenzellen-Reifungsfaktor.

**Bọnhoeffer** (KARL B., 1868–1948, Psychiater, Berlin). – **B.-Delirium:** besonnenes ▸Delirium. – **B.-akuter-exogener-Reaktionstyp:** akute organische ▸Psychose (1a).

**Bonjọur-Tröpfchen:** das vor dem morgendl. Harnlassen aus der Harnröhre des Mannes austretende Sekrettröpfchen bei – subakuter – Gonorrhö. E gleet.

**Bonnạire-Syndrom** (ERASME B., 1858–1918, Gynäkologe, Paris): dominant erbliche Entwicklung symmetrischer Scheitelbeindefekte (▸Foramina parietalia permagna). Beim Erwachsenen zusätzlich Kopfschmerzanfälle, evtl. Absencen. S. a. Abb.

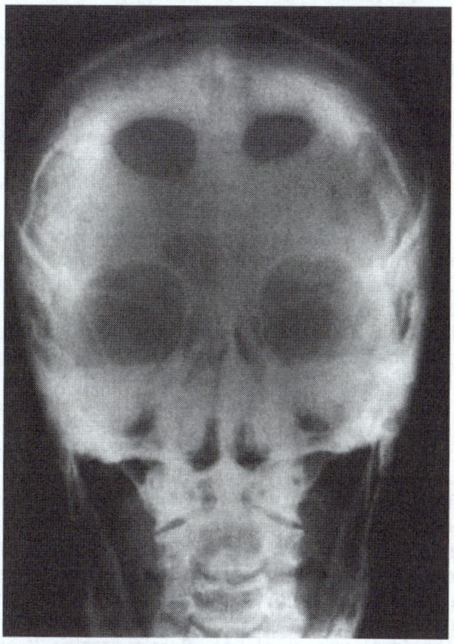

**Bonnaire-Syndrom:** Im Röntgenbild zeigen sich Foramina parietalia permagna (sog. BONNAIRE-Lakunen). [321]

**Bonnẹt** (1) AMÉDÉE B., 1802–1858, Chirurg, Lyon; 2) PAUL B., 1884–1959, franz. Ophthalmologe). – **B.-Dechaume-Blanc-Syndrom** (PAUL B.), WYBURN-MASON-Syndrom: eine angeborene Gefäßerkr. (Angiomatose) der Netzhaut u. des Mittelhirns mit Bildung von Rankenangiomen bzw. a.v. Aneurysmen u. mit Sehstörungen u. – je nach Lokalisation – Pyramidenbahnzeichen sowie Ausfällen der Hirnnerven III, IV, VII; evtl. auch Turmschädel, Katarakt. E Bonnet-Dechaume-Blanc syndrome, Wyburn-Mason syndrome, neuroretinal angiomatosis. – **B.-Kapsel** (AMÉDÉE B.): der rückwärtige Teil der TENON-Kapsel (ab dem Durchtritt der geraden Augenmuskeln). E Bonnet's capsule. – **B.-Position** (AMÉDÉE B.): die Entlastungsstellung des Hüftgelenks bei großem Erguss, u. zwar als Abduktion, Flexion u. Außenrotation. – Analog (AXHAUSEN) die Entlastungsstellung des Kiefergelenks bei akuter Arthritis: offener Mund, zur gesunden Seite verschobener Unterkiefer. E B.'s position. – **B.-Syndrom** (PAUL B.): **1)** die Schlängelung der Netzhautgefäße (»Tortuositas vasorum retinae«) als Zeichen der hochdruckbedingten Netzhautdurchblutungsstörung bei Aortenisthmusstenose (Erwachsenenform). E B.'s syndrome. **2)** umschriebene vasomotor. Symptome im Gebiet des Nervus trigeminus bei Entzündung der sensiblen Trigeminuswurzel; als Kausalgie, Neuralgie, HORNER-Syndrom.

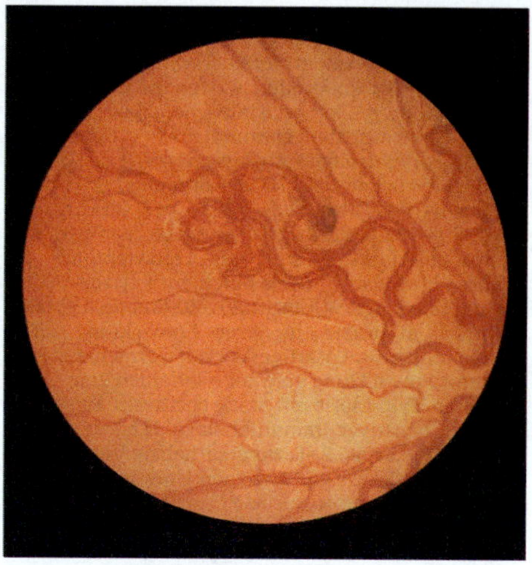

**Bonnet-Dechaume-Blanc-Syndrom:** Der Augenhintergrund zeigt ein stark gewundenes, erweitertes Gefäßknäuel oberhalb der Papille. [437]

**Bọnnevie-Ụllrich-Syndrom** (KRISTINE B., 1872–1950, Zoologin, Oslo; OTTO U.): Flügelfellbildung (▸Pterygium) im Halsbereich u. an Gelenken bei ▸ULLRICH-TURNER- oder ▸NOONAN-Syndrom. E Bonnevie-Ullrich syndrome.

**Bọnney-Test** (WILLIAM FRANCIS VICTOR B., 1872–1953, Gynäkologe, London): Herabziehen bzw. Heben der Blasenwand in der Trigonum-Gegend mittels einer in die Scheide eingeführten Klemme: Harnabgang (Inkontinenz) bei Zug u. Harnkontinenz bei der Elevation sprechen für Harninkontinenz infolge Insuffizienz des Blasenschlusses.

**Bonniẹr-Syndrom** (PIERRE B., 1861–1918, Otologe, Paris): Schwindelgefühl, Übelkeit, Nystagmus u. Hörstörungen, evtl. auch Okulomotoriusausfälle u. Trigeminusneuralgie bei Schädigung des DEITERS-Kernes (bzw. der bulbopontinen Region). E Bonnier's syndrome.

**Bọogard-Linie** (JOHANNES A. B., 1823–1877, niederländ. Arzt): *Radiologie* die Verbindungslinie Nasion – Opisthion; sie wird bei der basilären Impression vom Basion überschritten.

**Bọoster-Effekt** *(engl.):* die immunologische Sekundärreaktion, d. h. die lebhaftere Antwort des Organismus auf einen Wiederholungskontakt mit einem Antigen. Und zwar als beschleunigte »anamnestische« Antigen-Antikörper-Reaktion u. prompte, starke Produktion des zuvor kaum noch nachweisbaren spezif. Antikörpers als »Verstärkungsreaktion« auf eine relativ kleine Antigen-Verabfolgung (Auffrischimpfung in einem größeren zeitl. Abstand zur Basisimpfung als Grundimmunisierung). S. a. ▸Memory-Zellen.

**Bopindolol:** ein ▸Betarezeptorenblocker; ***Anw.*** bei Hypertonie. E bopindolol.

**Bor,** Borium, Abk. B: ein 3-wertiges Nichtmetall-Element großer Härte; mit Atomgewicht 10,811 u. Ordnungszahl 5; von seinen 4 Isotopen sind $^{9}B$ u. $^{12}B$ radioaktiv. Beim Menschen treten bei Bormangel allerg. Symptome auf. Dagegen wirkt B in höherer Konzentration u. in organisch gebundener Form toxisch (▸Borvergiftung), weshalb es als äußerliches Mittel verlassen wurde (Verwendung nur in Herbiziden, Dünge-, Reinigungsmitteln). E boron.

**Bo|rạne:** Borwasserstoffe; s. a. ▸Borvergiftung. E boranes.

**Bo|rạt:** *Chemie* Salz der Borsäure. E borate.

**Bọ|rax:** Natriumtetraborat; $Na_2B_4O_7 \cdot 10\,H_2O$. E borax, sodium borate.

**Borbely-Syndrom:** ▸Pränarkosekater.

**Borbely-Test:** Prüfung der Kapillarresistenz durch Ansetzen einer Saugglocke u. Bestg. des Druckes, bei dem die ersten Petechien erscheinen.

**Bor|bo|ryg|mus:** kollerndes, gurrendes Geräusch im Darm als Folge der peristaltischen Bewegung des mit Gas vermischten Darminhaltes. – Das Fehlen der Borborygmen bei ▸Auskultation gilt als Hinweis auf paralytischen Ileus. E borborygmus.

**Borchardt-Trias** (MORITZ B., 1868–1948, Chirurg, Berlin): Erbrechen, epigastrischer Meteorismus u. Magen-Sondierungshindernis als Leitsymptome des akuten Magenvolvulus. E Borchardt's triad.

**Bor|der|line** *(engl. = Grenzlinie)* – **B.-Gruppe,** Lepra dimorpha: atypische, in ihrer Entwicklung unbestimmte, häufig bösartige Verlaufsformen der ▸Lepra mit Entwicklung vom tuberkuloiden zum lepromatösen Typ. Meist mit stark positivem Erregerbefund u. negativer Immunitätslage. E borderline leprosy. – **B.-Läsion, B.-Tumor:** epitheliale Veränderungen an der Grenze zur malignen Umwandlung, etwa i.S. der ▸Präkanzerose, des ▸Carcinoma in situ; z.B. an der Magenschleimhaut (s.a. ▸Magenkarzinom). E borderline carcinoma. – **B.-Syndrom, B.-Persönlichkeitsstörung:** in Psychiatrie, Psychotherapie u. Psychoanalyse nicht einheitlich definierter Begriff; i.w.S. eine Persönlichkeitsstörung auf der »Grenzlinie« zwischen Neurose u. Psychose. Psychotische, meist spontan rückläufige, Episoden können auftreten. Unterscheidet sich von der Psychose durch die (weitgehend) intakte u. reproduzierbare Realitätsprüfung. Das psychoanalytische Modell einer spezifischen Ich-Struktur (nach KERNBERG) geht von einer frühkindlichen psychischen Fehlentwicklung aus (u.a. radikales Auftrennen der Objektrepräsentanzen in gut u. böse; Abwehrmechanismen wie Spaltung, Idealisierung, Verleugnung, Omnipotenz, Entwertung). Das psychiatrische Klassifikationsmanual DSM-IV definiert die **Borderline-Persönlichkeitsstörung** als ein tief greifendes Muster von Instabilität in zwischenmenschlichen Beziehungen, im Selbstbild u. in den Affekten sowie von deutlicher Impulsivität. Nach der ICD-10-Klassifikation handelt es sich um eine emotional instabile Persönlichkeit mit der Neigung zu intensiven, aber unbeständigen Beziehungen; zusätzlich sind oft das eigene Selbstbild, Ziele u. innere Präferenzen unklar u. gestört.

**Border-Zone** *(engl.):* beim ▸Myokardinfarkt die Grenzzone zwischen normal durchblutetem u. ischämischem Myokardbereich.

**Bor|det** (JULES J. BAPT. V. B., 1870–1961, Bakteriologe, Brüssel; Nobelpreis f. Medizin 1919). – **B.-Antikörper:** der spezifische, komplementbindungsfähige Ambozeptor. E Bordet's antibody. – **B.-Gen|gou-Agar:** s.u. ▸Bordetella pertussis. E B.-Gengou (potato-blood) agar. – **B.-Gengou-Reaktion:** (1901) ▸Komplementbindungsreaktion (primär als Nachweis für ▸Bordetella). E B.-Gengou reaction. – **B.-Theorie:** *Serologie* »Zweiphasentheorie«, der zufolge das spezif. Immunserum bei der Komplementbindungsreaktion zuerst zur Agglutination, dann zur Lyse (»B.-GENGOU-Phänomen«) führt. E B.'s theory.

**Bor|de|tel|la:** *Bakteriologie* eine nach ▸BORDET benannte Gattung gramnegativer Stäbchen. E Bordetella. – **B. bron|chi|sep|ti|ca:** aerobe Stäbchen; verursachen bei kleineren Tieren wie Hunden u. Katzen respir. Erkrankungen; selten Erreger einer keuchhustenähnlichen Erkr. beim Menschen. – **B. para|per|tussis:** aerobe, bewegliche, einzeln, paarweise oder kettenbildend vorkommende Stäbchen; Erreger einer keuchhustenähnlichen Erkr. beim Menschen. – **B. pertussis:** aerobe, ellipsoide, in der Glatt- = S-Form bekapselte Stäbchen, die in Ausscheidungen meist intrazellulär gefunden werden; gedeihen auf Kartoffel-Glycerin-Vollblut- = BORDET-GENGOU-Agar; Erreger des Keuchhustens (Tussis convulsiva = Pertussis).

**Bo|ris|mus:** ▸Borvergiftung. E borism.

**Borke:** *Dermatologie* ▸Kruste. E crust.

**Borken|flechte:** ▸Impetigo contagiosa. E crusted tetter.

**Borken|krätze,** Scabies norvegica: *Dermatologie* ▸BOECK-Skabies. E Norwegian scabies.

**Bornaprin:** ein Anticholinergikum; ***Anw.*** als ▸Antiparkinsonikum. E bornaprine.

**Borneol:** Spasmolytikum; Desinfiziens. E borneol.

**Bor|neo|l(um),** $C_{10}H_{17}OH$, Borneokampfer: im ätherischen Öl zahlreicher Pflanzen (z.B. Campherbaum, Rosmarin, Fichte, Lärche) vorkommendes wirksames zyklisches Keton mit charakteristischem Geruch. E borneol. – **B. ace|ti|cum:** essigsaures B.; der Hauptbestandteil des Fichtennadelöls. E bornyl acetate.

**Bornhardt-Formel:** *Anthropologie* Formel zur Berechnung des Sollgewichts als Produkt aus Länge (cm) u. mittlerem Brustumfang (cm), geteilt durch 240.

**Bornholmer Krankheit,** Myalgia acuta epidemica: eine gutartige Sommer-Herbst-Krankheit, v.a. in Nordeuropa u. den USA, hervorgerufen durch Coxsackie-Viren Typ B; manifestiert sich als Brustfellschmerzhaftigkeit (»Pleurodynie«), Pseudoappendizitis oder als »Muskelkaterkrankheit« (Pseudoparesen); ist oft durch Meningitis kompliziert. E Bornholm disease, endemic myalgia, devil's grip.

**Bornylacetat:** Rubefaziens. E bornyl acetate.

**Bornylsalicylat:** Rubefaziens. E bornyl salicylate.

**Bor|re|lia:** *Bakteriologie* eine Gattung der Familie Spirochaetaceae; flache, unregelmäßig spiralige, in Fäden auslaufende Stäbchen. Endoparasiten v.a. von Arthropoden (die als Vektor fungieren); einige Arten sind krankheitserregend. E Borrelia. – **B. berbera:** vermutlich durch Läuse übertragener Erreger von Rückfallfieber in Nordafrika. – **B. burgdorferi:** v.a. durch Zecken übertragene B., Erreger z.B. der ▸Lyme-Krankheit. – **B. carteri:** ein durch die Läuseart Pediculus humanus übertragener Erreger von Rückfallfieber in Indien. – **B. caucasica:** der durch die Lederzecke Ornithodoros verrucosus übertragene Erreger des kaukas. Rückfallfiebers. – **B. duttonii:** der durch die Lederzecke Ornithodoros moubata übertragene Erreger von Rückfallfieber in Zentral-, Südafrika, Madagaskar. – **B. grain|geri:** in Kenia vorkommende B.; Erreger generalisierter Lähmungen. – **B. herm|sii:** Rückfallfieber erregende B. in Mittel-, Nordamerika. – **B. hi|spanica:** Rückfallfiebererreger in Spanien. – **B. par|keri:** der durch die Zecke Ornithodoros parkeri übertragene Erreger von Rückfallfieber im Westen der USA. – **B. re|cur|ren|tis,** B. obermeieri: der durch die Laus Pediculus humanus übertragene Erreger des epidem. Rückfallfiebers. ▸Meldepflichtiger Nachweis des Krankheitserregers. – **B. re|frin|gens:** eine im Geschlechtstrakt vorkommende apathogene B. – **B. tur|ri|ca|tae:** Rückfallfiebererreger in Mexiko, USA. – **B. venezue|lensis, B. neo|tro|pi|ca|lis:** Rückfallfiebererreger in Venezuela u. Mittelamerika. – **B. vin|centii,** Treponema vincentii: im Respirationstrakt vorkommende apathogene B.; wird bei ▸PLAUT-VINCENT-Angina zusammen mit Fusobacterium fusiforme gefunden. E B. vincentii.

**Bor|re|lio|se:** durch ▸Borrelien hervorgerufene Infektionskrankheit. Vorkommen verschiedener Formen aufgrund unterschiedlicher Erreger: durch **Borrelia recurrentis** hervorgerufenes, durch Kleiderläuse übertragbares, quarantäne-, melde- und hospitalisierungspflichtiges epidemisches Rückfallfieber, durch **Borrelia duttonii** hervorgerufenes, durch Zecken übertragbares endemisches Zeckenrückfallfieber (▸Rückfallfieber), durch **Borrelia burgdorferi** hervorgerufene, durch Zecken übertragbare, in Stadien verlaufende, klinisch vielfältige ▸Lyme-Krankheit. E borreliosis.

**Borries-Syndrom:** bei seröser bis eitriger Mittelohrentzündung auftretende hochfieberhafte, nichteitrige hämorrhag., innenohrnah begrenzte Encephalitis (klin. als »Pseudohirnabszess«) mit einseitiger Stauungspapille. E Borries' syndrome of abscess without abscess.

**Borrmann-Einteilung:** Stadieneinteilung des Magenkarzinoms; s.u. ▸Magenkarzinom, Schema.

**Borrowing-Lending-Phänomen** *(engl.)*: **1)** durch ▸Vasodilatanzien verursachte generalisierte Gefäßweitstellung u. Minderung des Druckgradienten, mit der Folge weiterer Durchblutungsminderung in bereits durchblutungsgestörten Bereichen. **2)** ▸»Steal effect«; s.a. ▸Anzapfsyndrom.

**Bor|säure,** Acidum bor(ac)icum: $H_3BO_3$; schwache, wenig wasserlösliche Säure. Medizin. Anw. gilt wegen Toxizität als obsolet. – Salze: Borate; s.a. ▸Borvergiftung. E boric acid.

**Bors-Reflexe:** die physiologisch durch Kaltwasserreiz auslösbaren, über den ▸Conus medullaris ablaufenden Reflexe im Anogenitalbereich (als Anal-, Bulbokavernosus- u. Harnblasenreflex). E Bors' anogenital reflex.

**Borst-Diät:** eine kohlenhydrat-, fett- u. vitaminreiche (C-, B-Komplex) eiweißarme Diät mit geringem Natrium- u. Kaliumzusatz zur Anw. bei Urämie-Neigung (Reduzierung des endogenen Eiweißabbaus) u. als Sondenkost (= HAMMERSMITH-Cocktail).

**Borsten|herz:** *Radiologie* wie durch »Borsten« verwischte Herzkontur bei fortgeschrittener Asbestose. Die »Borsten« gehen in eine verstärkte Radiärzeichnung der Lungen über.

**Bor|vergiftung:** die über die Atemwege, den Darmtrakt oder die Haut (Wundbehandlung!) mögliche Vergiftung durch die zwar rasch resorbierbaren, aber nur langsam eliminierbaren u. dadurch in Leber, Nieren, Hirn kumulierenden Bor-Verbindungen (z.B. Borsäure, Borax, Borane); es resultieren – aus osmotischen u. enzymat. Reaktionen – als **akute B.** Krämpfe, Meningismus, Kollaps, Erbrechen, Durchfall, Dermatitis exfoliativa bzw. als **chronische B.** Gastroenteritis, Leberdegeneration, Nierenschädigung, Lungenblutung u. -ödem, Neuritis, Benommenheit, Verwirrtheitszustände, Depression, juckende Dermatitis (»Psoriasis borica«), evtl. Anämie, Kachexie. E borism.

**Bosentan:** ein Endothelin-1-Rezeptorantagonist (s.u. ▸Endotheline); ***Wirkung:*** B. blockiert spezifisch die Endothelin-1-Rezeptoren vom Typ A u. B auf Endothel- u. glatten Muskelzellen. ***Anw.*** bei pulmonaler arterieller Hypertonie zur Verbesserung der körperlichen Belastbarkeit; ***NW:*** erhöhte Leberwerte, verminderte Hb-Konzentration. E bosentan.

**Boston-Exanthem:** ein infektiöses, durch ECHO-Virus Typ 16 hervorgerufenes, 2–4 Tage dauerndes, Rush-artiges, makulopapulöses Exanthem (v.a. im Gesicht, auf Brust u. Rücken) 2 Tage nach einem hochfieberhaften Prodromalzustand; s.a. ▸Coxsackie-Viren. E Boston exanthema.

**Boston-Zeichen:** spastische Oberlidsenkung (Ptose) beim Blick nach abwärts bei endokriner Orbitopathie. E Boston's sign.

**Boswelia serrata,** Weihrauch: Heilpflanze mit nachgewiesener Wirkung bei ▸Colitis ulcerosa, ▸Enteritis regionalis (CROHN-Krankheit); unterstützend bei Polyarthritis.

**Bo|tal|lo** (LEONARDO B., 16. Jh., italien. Anatom u. Chirurg). – **B.-Foramen:** ▸Foramen ovale (septi interatrialis). E Botallo's foramen. – **B.-Gang:** ▸Ductus arteriosus; nachgeburtlich verschlossen als B.-Ligament = ▸Ligamentum arteriosum (BOTALLI). E B.'s duct.

**Boten:** *Biochemie* s.u. ▸Adenylatcyclase (dort Schema). – **B.-Nucleinsäure:** ▸Messenger-Ribonucleinsäure. E messenger RNA.

**Bo|thrio|ce|phal|lo|sis:** die durch den Bandwurm ▸Diphyllobothrium latum (Bothriocephalus latus) verursachte Infektion (Infestation) des Menschen (u. mancher Haustiere). Der Dünndarmparasit gelangt durch Genuss roher Fische (als 2. Zwischenwirt) in den Organismus u. verursacht Magen-Darm-Beschwerden, eine Perniziosa-ähnliche Anämie (infolge $B_{12}$-Verbrauchs) u. – durch Finnen (Plerozerkoide) – lokale Schwellungen u. Entzündungen in der Bauchhöhle u. Muskulatur. E diphyllobothriasis.

**Bo|thrion:** *Ophthalmologie* abszedierendes Geschwür an der Hornhaut, Konjunktiva u. Sklera.

**bo|tryo|id(es)** *(latein.)*: traubenförmig. E botryoid.

**Botryo|mykose:** **1)** *Dermatologie* ▸Granuloma pediculatum. **2)** *Veterinärmedizin* eine Granulomatose der Pferde durch Staphylococcus pyogenes aureus (»Botryomyces equi«). E botryomycosis.

**Botulinumtoxin-Therapie:** Behandlung neurologischer u. nicht neurologischer Erkrankungen mit **Botulinumtoxin** = ▸Botulinustoxin; in Frage kommen solche Krankheitsbilder, die mit einer pathologischen Erhöhung des Muskeltonus einhergehen u. zu Kontrakturen u. Luxationen führen können.

**Botulinus|neuro|pathie:** s.u. ▸Botulismus. E botulin neuropathy.

**Botulinus|toxine,** Botulinumtoxine: stark wirksame, hitzeempfindl. ▸Ektotoxine des ▸Clostridium botulinum (»Botulinusbazillus«), die unter anaeroben Bedingungen in unzureichend konserviertem Fleisch, Fisch u. Gemüse gebildet u. nach Verzehr im Magen u. Jejunum resorbiert werden. *toxik* Typen A–E mit unterschiedlicher klinischer Symptomatik (▸Botulismus). ***Tödl. Dosis:*** nach oraler Aufnahme ca. 0,01 mg, i.v. ca. 0,003 µg; Toxine zerstörbar durch 5–10 Min. Kochen. ***Wirkung:*** blockieren die Freisetzung von Acetylcholin an den cholinergen Synapsen. *pharm* ***Wirkst.:*** Botulinumtoxin Typ A oder Typ B zur Injektion in betroffene Muskeln; Wirkdauer der Injektion 4–12 Monate. ***Anw.*** z.B. bei Torticollis spasticus, Blepharospasmus u. anderen fokalen Dystonien, Hyperhidrosis, Spastik bei infantiler Zerebralparese oder Hemiparese, bei bestimmten proktologischen oder urologischen Erkr. (z.B. Sphinkterspasmus); ***NW:*** übermäßige Schwäche der injizierten Muskulatur. E botulins, botulismotoxins.

**Bo|tu|lis|mus:** die Vergiftung durch ▸Botulinustoxine. Nach einer Latenzperiode von 12–24 Std. treten folgende Symptome auf: Akkommodationslähmung, Mydriasis, Doppeltsehen, Ptosis, Sprach- u. Schluckstörungen, Aufhören der Speichelsekretion, Heiserkeit, Sprechstörung, Muskelschwäche, Atemnot, Krämpfe; evtl. symmetrische Extremitätenlähmung (= **rein motorischer B.**; »Botulinus-Polyneuropathie«). Hohe Letalität: bei Typ A (USA) ca. 50 %, bei Typ B (Europa) geringer. ▸Meldepflichtige Krankheit. E botulism.

**Bouchard** (CHARLES J. B., 1837–1915, Pathologe, Paris). – **B.-Arthrose:** knotige Veränderungen an den Fingermittelgelenken bei ▸Interphalangealarthrose. – **B.-Index:** Quotient aus Körpergewicht (kg) u. -größe (dm); Normalwert (für Erwachsene) 4,3. – **B.-Knoten:** vorwiegend streckseitige Auftreibung eines arthrotischen Fingermittelgelenks infolge Epiphysenhyperplasie, Osteophytenbildung u. periartikulärer Weichteilverdickung. Im Ggs. zum HEBERDEN-Knoten nicht zweigeteilt (Abb.). E Bouchard's nodes. – **B.-Linie:** *Chirurgie* Verbindungslinie vom Nabel zur nächstliegenden falschen Rippe links. Das Auftreten hörbarer Magengeräusche unterhalb dieser Linie gilt als Hinweis auf Magendilatation.

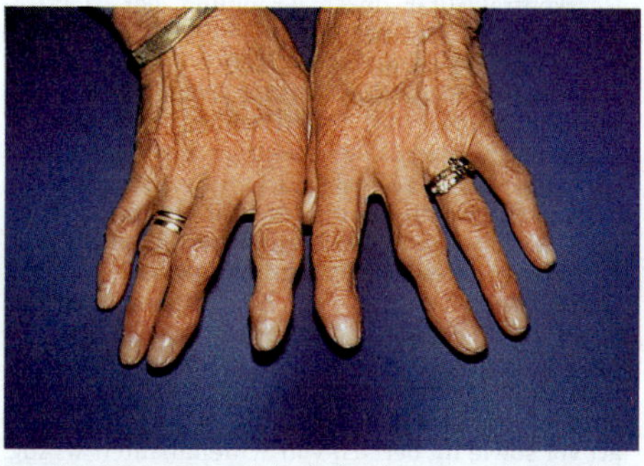

**Bouchard-Knoten:** typische Auftreibungen an den Mittelgelenken von Zeige- u. Mittelfinger beidseits. [89]

**Bouchut-Tuberkel** (JEAN A. E. B., 1818–1891, Arzt, Paris): *Ophthalmologie* kleine, weiße, an den Gefäßen gelegene Netzhautknötchen als chorioretinale Manifestation einer tuberkulösen Meningitis.

**Bou|gie** *(franz. = Wachskerze):* gerade oder gekrümmte, starre oder flexible, stabförm., evtl. geknöpfte Dehnsonde verschiedener Dicke (Angabe in ▸Charrière oder Béniqué) zur Anw. bei Hohlorgan-Stenosen. S.a. ▸DITTEL-, ▸HEGAR-Stift. E bougie.

**Bougierung:** Stenosenaufdehnung mittels ▸Bougie. E bougienage. – **B. ohne Ende:** die Dehnung mittels filiformer Katheter steigender Charrière-Zahl, die z.B. bei der Harnröhren-B. an einem durch die Harnröhre in die Blase eingeführten u. durch eine suprapub. Fistel herausgeleiteten Faden befestigt u. schrittweise durch die Enge gezogen werden. E endless b.

**Bouil|laud-Krankheit** (JEAN BAPTISTE B., 1796 bis 1881, Kardiologe, Paris): das ▸rheumatische Fieber mit Pankarditis, evtl. auch Pleuritis u. Bauchsymptomen (z.B. ▸Pseudoappendizitis). E Bouillaud's disease.

**Bouil|lon** *(franz.): Bakteriologie* flüssiger ▸Nährboden. E bouillon.

**Bour|ge|la|tio|ides:** *Helminthologie* ▸Oesophagostomum aus der Familie der Strongylidae.

**Bour|ne|ville(-Brissaud-Pringle-Pellizzi)-Syndrom** (DÉSIRÉ-MAGLOIRE BO., 1840–1909, franz. Arzt; JOHN JAMES PR., 1855–1922, Dermatologe, London): tuberöse ▸Hirnsklerose. E Bourneville's syndrome.

**Bou|ton** *(franz. = Knospe, Knopf):* i.w.S. Beule; z.B. **B. des Andes** (eine ▸Bartonellose), **B. de Biskra** (▸Hautleishmaniase). – **B. diaphragmatique:** der MUSSY-Punkt; ein Schmerzpunkt an der Kreuzung der Parasternallinie mit der Verlängerung der 10. Rippe bei Pleuritis diaphragmatica. E de Mussy's point. – **B. terminal:** *Histologie* knopfförmige Verdickung am Ende des Telodendrons des Axons im Bereich der Synapsen. E (axonal) terminal bouton.

**Boutonneuse-Fieber:** eine meist gutart., akute ▸Rickettsiose durch die (von Schildzecken übertragene) Rickettsia conorii; Schüttelfrost, Fieber, Kopf- u. Gliederschmerzen, gefolgt von makulopapulösem Exanthem; am Primärläsionsort tritt kleines, später schwarz verkrustetes Geschwür (»tache noire«) mit zentraler Nekrose auf, begleitet von sehr schmerzhafter Lymphadenitis. E Boutonneuse fever, Indian tick typhus.

**Bouveret-Syndrom** (LÉON B., 1850–1929, Internist, Lyon): **1)** die aurikuläre Form der paroxysmalen ▸Tachykardie (B.-HOFFMANN-Typ). E Bouveret's syndrome. **2)** Symptome einer Magenausgangsstenose bei Verlegung des Bulbus duodeni durch einen Gallenstein.

**bo|vi|n(us):** das Rind betreffend; z.B. Typus bovinus (Rindertyp) des ▸Mycobacterium tuberculosis.

**bovine spongiforme Enzephalopathie:** ▸BSE. E bovine spongiform encephalopathy.

**Bowditch-Effekt:** »treppenförmig« zunehmende Herzkontraktilität durch Erhöhung der Herzfrequenz. E Bowditch's effect.

**Bowen(-Darier)-Dermatose** (JOHN TEMPLETON B., 1857–1941, Dermatologe, Boston): eine meist solitäre intra-epidermale, oberflächlich schuppende, chron. ▸Präkanzerose der Haut (v.a. am Stamm) in Form eines mehr als markstückgroßen, scharfrandig begrenzten, durch peripheres Wachstum sich langsam vergrößernden Herdes, der evtl. braunrot verfärbt ist (pigmentierter Morbus BOWEN). Ein Stachelzellkrebs in situ, der nach – evtl. erst in Jahren erfolgendem – Durchbruch durch die Basalschicht u. Eindringen in das Korium zu einem verhornenden ▸Plattenepithelkarzinom (Spinaliom) wird. Kommt auch in einer hypertrophischen (papillomatösen) Abart vor sowie im Bereich von Schleimhäuten als sog. ▸Erythroplasie (QUEYRAT). S.a. ▸bowenoide ▸Papulose; ▸Peniskarzinom. E Bowen's disease.

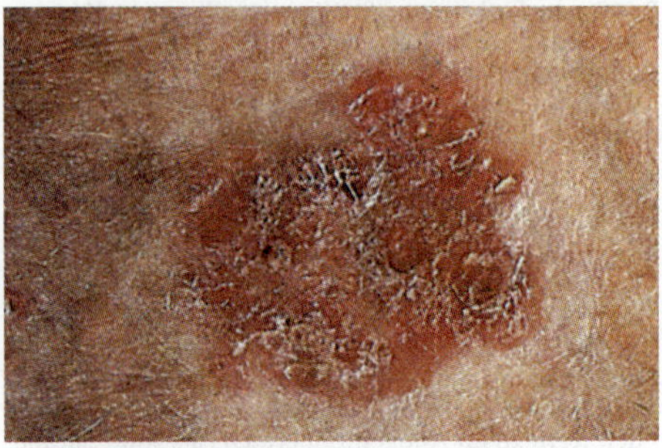

**Bowen(-Darier)-Dermatose:** Effloreszenz am Handrücken. [178]

**bo|we|no|ide Pa|pu|lo|se:** Dermatose (v.a. im Anogenitalbereich) mit Bildung zahlreicher brauner bis rötlichbrauner Papeln mit glatter oder warzig-rauer Oberfläche, mikroskopisch kaum von der BOWEN-Dermatose unterscheidbar. Wird verursacht durch humane Papillomaviren (HPV) 16 u. 18. Ein Übergang in BOWEN-Dermatose ist möglich. E bowenoid papulosis.

**Bow|man** (SIR WILLIAM B., 1816–1892, Anatom, Chirurg, Ophthalmologe, London). – **B.-Drüsen:** ▸Glandulae olfactoriae. E Bowman's glands. – **B.(-Müller)-Kapsel:** ▸Capsula glomerularis. E B.'s capsule. – **B.-Membran:** ▸Lamina limitans anterior. E B.'s membrane. – **B.-Probe: 1)** grob orientierende Prüfung des intraokulären Druckes durch gleichzeitige Palpation beider Augäpfel (bei Lidschluss u. Blickstellung nach unten). **2)** Durchgängigkeitsprüfung des Tränen-Nasen-Ganges durch Eintropfen von Fluorescein in den Bindehautsack. – **B.-Sonde:** zweiendige, geknöpfte Tränensacksonde (Silber; Stärken 0–6). E B.'s probe.

**Boxer|enzephalopathie (traumatische),** Dementia pugilistica: *Neurologie* traumatische Hirnschädigung der (Berufs-)Boxer nach einmaligen schweren oder – meist – häufigen mittelschweren Kopftreffern (Knockouts), d.h. als Folge von Mikroblutungen oder akutem Hirndruck oder subduralem Hämatom (v.a. als Contre-Coup-Folgen); parkinsonoide Symptomatik (s.u. ▸PARKINSON-Syndrom). E boxer's traumatic encephalopathy, pugilistic encephalopathy.

**Boxer|fraktur: 1)** ▸BENNETT-Fraktur. **2)** Fraktur des Köpfchens des Metakarpale I bei Boxern und Skifahrern (»Skidaumen«). E boxer's fracture.

**Boxer|stellung:** Schrägstellung des Körpers zur Aufnahmeebene, wobei die li. Schulter – wie beim Boxer

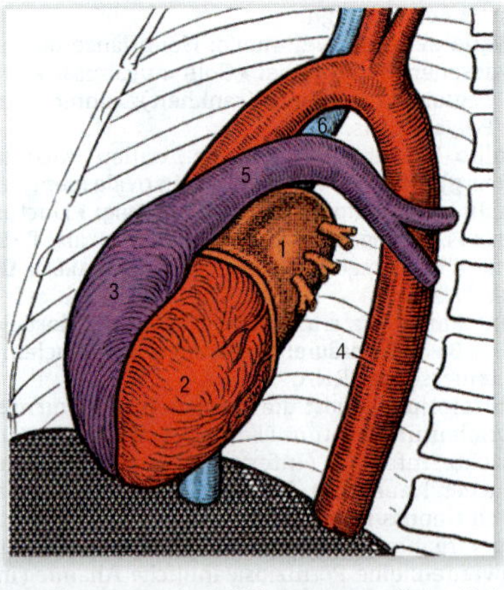


**Boxerstellung:** Herz- u. Gefäßkonturen. 1 = linker Vorhof, 2 = linker Ventrikel, 3 = rechter Ventrikel, 4 = Aorta, 5 = Truncus pulmonalis, 6 = Vena cava superior. [16]

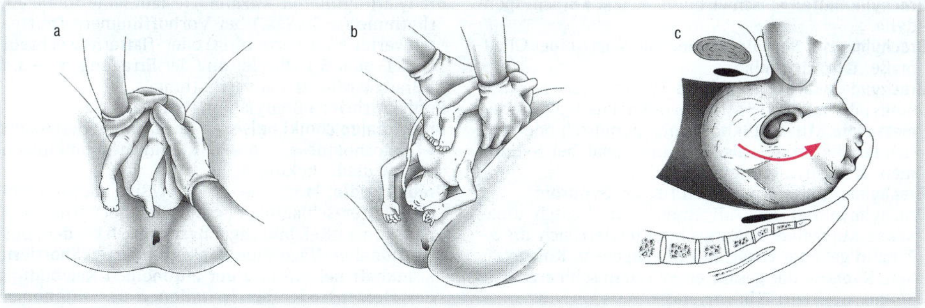


**Bracht-Handgriff:** a) Nach dem Herausfallen der Beine wird der Steiß um die Symphyse der Mutter in Richtung auf die Bauchdecke geleitet; b) durch kontinuierliche Abbiegung des Rumpfes werden die Arme ohne Hilfeleistung über den Damm geboren; c) nach Geburt der Schultern dreht sich der Nacken unter die Symphyse; die kindliche Nacken-Haar-Grenze ist das Hypomochlion, das sich in den Schambogen einlegt. Der Kopf wird vom Kinn über das Gesicht u. die Stirn zum Hinterhaupt geboren (nach Martius). [274]

– nach vorn gerichtet ist. Entspricht der Untersuchung im 2. schrägen Durchmesser. S.a. ▸Fechterstellung. E LAO projection.

**Boy|den-Test:** *Serologie* (1951) ein indirekter passiver ▸Hämagglutinationstest zum Nachweis von Autoantikörpern; erfolgt mit Hilfe Tanninsäure-gegerbter u. zu Proteinbindung befähigter, als Antigenträger eingesetzter Erythrozyten. E Boyden's test.

**Boyd-Stearns-Syndrom** (Julia Deigh B. u. Genieve St., amerikan. Ärztinnen): paroxysmale Lähmungen u. Minderwuchs bei tubulärer Niereninsuffizienz mit Azidose; als Ursache wird eine noch unbekannte Säure des Intermediärstoffwechsels angenommen. E Boyd-Stearns syndrome.

**Boyd-Venen:** die »Perforansvenen« des Unterschenkels in Höhe des Schienbeinkopfes. S.a. ▸Vena saphena (dort Abb.). E Boyd's veins.

**Boy|ẹr-Zyste:** *Pathologie* zystisch erweiterter Boyer-Schleimbeutel (Bursa subcutanea prominentiae laryngeae). E Boyer's cyst.

**BPH:** Abk. für **b**enigne ▸**P**rostata**h**yperplasie.

**BPS,** Abk. für **b**enignes **P**rostata-**S**yndrom: andere Bezeichnung für ▸Prostatahyperplasie.

**Bq:** *Physik* Abk. für ▸Becquerel. E Bq.

**Br:** *Chemie* Symbol für ▸Brom. E Br.

**Braasch-(Kopfsenk-)Versuch:** Neigung des Oberkörpers zur Horizontalen für 15 Sek. als Herz-Kreislauf-Belastungsprobe; bei vegetativer Dystonie erfolgt Pulsfrequenzanstieg oder -abfall (mit Weich- u. Kleinerwerden des Pulses), verlängerte Gesichtsröte, Kopfdruck, Schwindel. E Braasch's maneuver.

**Brace** *(engl.):* ▸Orthese.

**Bra|chẹ|ri|um:** ▸Bruchband. E hernia truss.

**Brachiạl|gia, -gie:** Armneuralgie bei Irritation des Plexus brachialis (s.a. ▸Schulter-Arm-Syndrom); evtl. als **Br. paraesthẹtica noctụrna**, d.h. mit schmerzhaften Missempfindungen (bes. der Extremitätenenden) während der Nachtruhe bei Karpaltunnelsyndrom. E brachialgia. – **Br. stạ|ti|ca:** Br. meist durch Veränderungen der Halswirbelsäule (▸Zervikalsyndrom) u. nur bei aufrechter Körperhaltung.

**bra|chiạ|lis** *(latein.):* zum (Ober-)Arm gehörend, z.B. Plexus br. (▸Armplexus...), ▸Arteria brachialis.

**Brạchium:** *Anatomie* **1)** Arm, Membrum superius: Bezeichnung für die obere Gliedmaße. E brachium. **2)** Oberarm: proximaler Abschnitt der oberen Extremität, durch das Schulter- bzw. Ellbogengelenk mit dem Schultergürtel bzw. Unterarm verbunden. E upper arm. **3)** Brachium conjunctivum, Bindearm: Alternativbezeichnung für eine verbindende Struktur im Zentralnervensystem, z.B. das **B. cerebelli** als »Bindearm« des Kleinhirns zum Gehirn (= ▸Pedunculus cerebellaris superior) oder die ▸B. colliculi. – **B. collịculi infẹrioris u. supẹrioris:** weiße, markhalt. Faserstränge des Mittelhirndaches zwischen ▸Colliculus inferior u. ▸Corpus geniculatum mediale (als Teil der Hörbahn) bzw. zwischen Colliculus superior u. dem Corpus gen. lat., dem Thalamus u. dem Tractus opticus (die nicht im Kniehöcker umgeschalteten Fasern der Sehbahn).

**Bracht-Handgriff** (Erich Fr. Eug. B., 1882–1969, Gynäkologe, Berlin): Handgriff zur »Entwicklung« des Kindes bei normaler Beckenendlage. Er wird so ausgeführt, dass an der bereits herausgetretenen Fruchtwalze nach Episiotomie die Beine beidhändig an den Bauch gebeugt u. gepresst werden u. der Kopf dann – bei gleichzeitigem Druck von oben (Kristeller-Griff durch Hilfsperson; s. Abb.) – um die mütterl. Symphyse rotiert wird. E Bracht's maneuver.

**Bra|chy|akrịe:** Kurzgliedrigkeit.

**Bra|chy|ba|sịe:** *Neurologie* kleinschrittiger Gang als extrapyramidale Bewegungsstörung bei Parkinsonismus u. im Greisenalter (d.h. bei striopallidärer Atrophie). E brachybasia.

**Brachy|cẹra:** die »Fliegen«, eine Unterordnung der Zweiflügler (Diptera); darunter Parasiten, Krankheitserreger u. -überträger; wichtige Familien z.B. Tabanidae, Muscidae, Stomoxydidae, Glossinidae, Calliphoridae, Oestridae.

**Brachy|ch(e)i|rịe:** *Pathologie* »Kurzhändigkeit«, z.B. durch ▸Brachymetakarpie.

**Brachy|dak|ty|lịe:** Kurzfingrigkeit bzw. -zehigkeit (s.a. ▸) verschiedener Ausprägungen (Abb.). Als erbliche Typen, isolierte Normvarianten/Anomalien, zusammen mit anderen Skelettanomalien u. als Symptom im Rahmen v. Syndromen u. komplexen Fehlbildungsmustern. E brachydactyly.

**Brachy|ge|nịe:** *Pathologie* ▸Mikrogenie.

**Brachy|gna|thịe:** *Pathologie* ▸Mikrognathie. E brachygnathia.

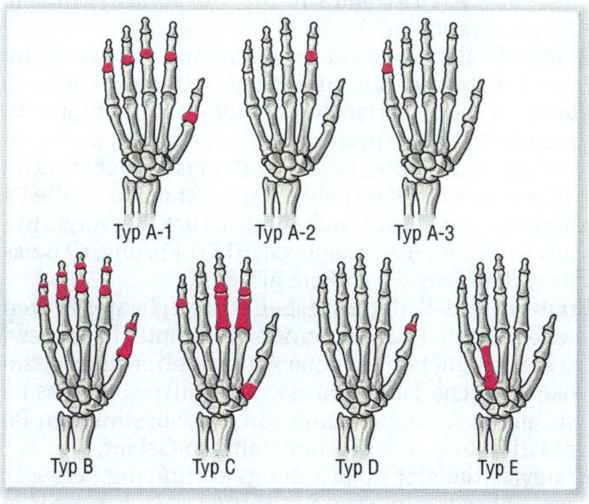


**Brachydaktylie:** Schema der Knochenveränderungen bei verschiedenen Formen. [322]

**Brachy|hol|mie:** ▸Fischwirbelform; s.a. ▸Brachyspondylie.

**Brachy|me|lie:** *Pathologie* abnorme Kürze einer Gliedmaße. E brachymelia.

**Brachy|metakarpie, -daktylie Typ E:** abnorme Kürze eines oder mehrerer Mittelhandknochen (als **Brachymetapodie** Mittelfußknochen); sporadisch oder erblich-familiär sowie als Einzelmerkmal bei Syndromen. E brachymetacarpia.

**Brachy|mor|phie:** s.u. ▸MARCHESANI-Syndrom.

**Brachy|myo|nie:** eine allgemeine, ätiologisch ungeklärte Muskelverkürzung. Manifestiert sich im 6.–7. Lj. in gebeugt fixierten Ellenbogen- u. Kniegelenken, Kyphose der gesamten WS u. in schmerzhafter Sehnensteifheit. E brachystasis.

**Brachy|öso|phagus:** abnorme Kürze der Speiseröhre als angeborene Entwicklungsstörung oder – häufiger – als Folge einer entzündl. Fixierung eines Gleitbruchs. Hierbei befinden sich der Bauchabschnitt der Speiseröhre ebenso wie Teile der Magenkuppel im Thoraxraum; ***Klinik:*** Speisereflux, Erbrechen (bei freier Passage), fortschreitende örtl. Entzündung, Hämatemesis u. Melaena. S.a. ▸BARRETT-Syndrom. E brachyesophagus.

**Brachy|olmie:** Verkürzung der Wirbelsäule (infolge Platyspondylie); z.B. als autosomal-rezessiv erbliche Skelettdysplasie.

**Brachy|pha|lan|gie:** abnorme Kürze von Finger- bzw. Zehengliedern. – Führt zu ▸Brachydaktylie. E brachyphalangia.

**Brachy|po|die:** Kurzfüßigkeit bzw. -beinigkeit. E brachypody.

**Brachyr|rha|chie:** abnorme Kürze der Wirbelsäule (i.e.S. infolge ▸Brachyspondylie); v.a. beim Kleinwuchs der polytopen enchondralen Dysostosen.

**Brachy|spon|dylie:** abnorm geringe Wirbelkörperhöhe (s.a. ▸Platyspondylie); generalisiert z.B. bei hochgradiger Osteoporose oder polytopen enchondralen Dysostosen. – s.a. ▸Brachyrrhachie, ▸Fischwirbel.

**Brachy|syn|dak|ty|lie:** *Pathologie* ▸Brachydaktylie mit bzw. infolge ▸Syndaktylie. E brachysyndactyly.

**Brachy|telephalangie, -daktylie Typ D:** Kürze des Fingerendgliedes; am 1. Handstrahl als »Kolbendaumen«. E brachytelephalangia.

**Brachy|therapie:** Strahlentherapie, bei der sich die Strahlenquelle im oder direkt am Tumorgewebe befindet. Als **intrakavitäre B.** durch Einführung eines Strahlers (u.a. Iridium-192) in ein karzinomatös befallenes Hohlorgan (u.a. bei gynäkologischen Tumoren), heute meist als ferngesteuerte Afterloading-Behandlung (▸Nachladetechnik). Ferner als intravasale Strahlentherapie von Gefäßstenosen (mit β- und γ-Strahlern). E brachytherapy.

**Brachy|zephalie, -kephalie:** sog. Kurz-, Rund- oder Breitköpfigkeit mit Abflachung des Hinterkopfes. Entwicklungsmerkmal des menschl. Schädels ab dem Neolithikum (»**Brachyzephalisation**« = Globularisation). Als Extremform die Ultrabrachykephalie. E brachycephaly.

**Braden-Skala:** Skala zur Einschätzung u. Beurteilung der Dekubitusgefährdung eines Patienten. Die Skala umfasst sechs Variablen: ***1)*** Mobilität, im Sinne der Fähigkeit, Körperpositionen zu verändern u. zu kontrollieren; ***2)*** Aktivität; ***3)*** Reibungs- u. Scherkräfte; ***4)*** sensorische Wahrnehmung, verstanden als die Fähigkeit, sinngemäß auf durch Druck hervorgerufenes Unbehagen zu reagieren; ***5)*** Ernährung; ***6)*** Belastung der Haut durch Feuchtigkeit.

**Bradford-Hill-Kriterien:** tabellarisch erfasstes Fragenschema zur Prüfung eines Zusammenhangs zwischen möglicher Ursache (Umwelteinflüsse, sozioökonomische Faktoren usw.) u. Auftreten eines bestimmten Krankheitsbildes in einer bestimmten Population bzw. in einem begrenzten Gebiet.

**Bra|dy|äs|the|sie:** Empfindungsstörung mit verzögerter Wahrnehmung von Berührungsreizen; s.a. ▸Hypästhesie. E bradyesthesia.

**Brady|aku|sie:** ▸Schwerhörigkeit. E bradyacusia.

**Brady|ar|rhyth|mie:** *Kardiologie* langsame totale Arrhythmie (< 50/Sek.) bei Vorhofflimmern (mit erschwerter AV-Überleitung) oder -flattern (wechselnde 4:1- oder 5:1-Überleitung der Erregungen). – s.a. ▸Bradykardie. E bradyarrhythmia.

**Brady|ar|thrie:** ▸Bradylalie. E bradyarthria.

**Brady|dia|do|cho|ki|ne|se:** *Neurologie* verlangsamte ▸Diadochokinese, v.a. bei Kleinhirnerkrankungen. E slow diadochokinesia.

**Brady|kar|die:** langsame – regelmäßige oder unregelmäß. – Herzschlagfolge (< 60/Min.) bei normo- oder heterotoper Reizbildung. Physiologisch bei der konstitutionellen Vagotonie u. bei trainierten Sportlern; krankhaft bei Störung der autonomen Reizbildung des Herzens oder bei Irritationen des autonomen Nervensystems (peripher oder – z.B. Vagotonie bei Hirndruck – zentral). E bradycardia. – **B., fetale:** *Geburtshilfe* Herzaktion des Feten mit Basisfrequenz < 120/Min.

**Brady|kardie-Tachy|kardie-Syndrom, alternierendes:** das ▸Sick-Sinus-Syndrom. E brady-tachycardia syndrome.

**Brady|ki|ne|sie:** Verlangsamung der Bewegungsabläufe als Folge organischer Hirnerkrankungen (z.B. das **bradykinetische Syndrom** bei Parkinsonismus) sowie bei seelischer Depression, neurotischer Fehlhaltung. E bradykinesia.

**Brady|ki|nin:** ein Gewebshormon (▸Kinin), u. zwar ein Nonapeptid, das an glatten Muskeln eine langsame Kontraktion auslöst, das aber auch den Blutdruck senkt u. die Kapillarpermeabilität steigert. Es wird im Blutplasma aus der inaktiven Vorstufe Bradykininogen (ein α-Pseudoglobulin) gebildet durch proteolytische Enzyme (z.B. Trypsin, Schlangengift) bzw. durch aktiviertes Serum-Kallikrein. E bradykinin.

**Brady|lalie, -arthrie, -glossie:** *Neurologie* verlangsamtes Sprechtempo durch Pausen (»Skandieren«) u. Langziehen der Silben; bei Läsion des Kleinhirns u. der zugeordneten Strukturen (v.a. bei multipler Sklerose); oft treten auch weitere motor. Antriebsstörungen auf. E bradylalia, bradyglossia.

**Brady|phre|nie:** *Psychologie* Verlangsamung der psychischen Abläufe bei hirnorganischen Prozessen, hochgradigem Myxödem. E bradyphrenia.

**Brady|pnoe:** verminderte Atemfrequenz (beim Erwachsenen < 16/Min.); physiologisch im Schlaf; krankhaft zentral bedingt, als große, periodische, intermittierende ▸Atmung. E bradypnea.

**Brady|te|leo|ki|ne|se:** Verlangsamung von Zielbewegungen kurz vor Erreichen des Ziels; »Bremsungsphänomen« bei Erkrankung des Kleinhirns (u. zugeordneter Strukturen); typisch nachweisbar z.B. beim Finger-Nase-Versuch. E bradyteleokinesis.

**brady|troph:** mit mäßiger Trophik, verlangsamtem, herabgesetztem Stoffwechsel; z.B. **b. Gewebe** (Gewebe mit nur geringer Kapillarversorgung u. mit Stoffaustausch v.a. durch Diffusion; z.B. Knorpel, Hornhaut, Linse, Gefäßwände). E bradytrophic.

**Brady|urie: 1)** *Urologie* verlangsamte Harnentleerung bei Miktionsstörung. **2)** *Nephrologie* verzögerte Harnbildung. E bradyuria.

**Bräune:** volkstümliche Bez. für Zustände, Krankheiten, die mit Engegefühl einhergehen; ursprünglich Bez. für die mit einer bräunl. Schleimhautverfärbung einhergehende Rachen-B. (▸Krupp, ▸Angina, ▸Diphtherie). – Als »Brustbräune« die ▸Angina pectoris.

**Bragard-Zeichen** (KARL B., 1890–1973, Orthopäde, München): **1)** Auslösbarkeit eines Ischiasschmerzes durch passive Dorsalextension im Fuß- bzw. Großzehengrundgelenk bei gleichzeitig im Hüftgelenk gebeugten u. im Knie gestreckten Bein; z.B. bei Bandscheibenerkrankung. E Bragard's sign. **2)** durch Beugung (BRAGARD I) bzw. zusätzl. Auswärtsdrehung des Unterschenkels nach der Verletzungsseite (B. II) gesteigerte Druckschmerzhaftigkeit am vord. Kniegelenkspalt als Zeichen einer Meniskusschädigung.

**Braille-Schrift:** (1829) s.u. ▸Blindenschrift. E braille.

**Brailsford-Bársony-Polgár-Syndrom** (JAMES FRED. BR., 1888–1961, Radiologe, Birmingham): ▸Ostitis condensans ilei.

**brain mapping** *(engl.)*: ▸EEG-Mapping.

**Bramann-Kallo|tomie:** *Neurochirurgie* ▸Balkenstich.

**Branche:** der »Arm« einer Schere, Klemme; s.a. *geburtsh* ▸Zange.

**Branchialbogen:** ▸Kiemenbogen.

**Branchialbogennerven:** ▸Kiemenbogennerven.

**Branchialdarm:** ▸Kiemendarm.

**bran|chia|lis** *(latein.)*: die Branchialbögen bzw. ▸Kiemenbögen (u. -taschen) betreffend. S.a. ▸Kiemen..., ▸branchiogen.

**branching enzyme** *(engl.)*: die α-Glucan-verzweigende ▸Glykosyltransferase.

**bran|chio|gen:** von einem Branchialbogen (= Kiemenbogen[gebilde]) bzw. einer Schlundtasche ausgehend; z.B. **b. Fistel** (= seitliche ▸Halsfistel infolge Persistieren der 2. Branchialfurche und der 2. Schlundtasche), **b. Karzinom** (Plattenepithel- oder Basalzellkarzinom seitlich am Hals als Entartungsfolge einer branchiogenen Zyste), **b. Zyste** (Zyste als fortbestehender Rest einer Branchialfurche [Sinus cervicalis] bzw. Schlundtasche oder infolge eines sekundären Verschlusses einer branchiogenen Fistel; Entartung zu einem branchiogenen Karzinom kommt vor). E branchiogenous, -genic.

**Brand:** *Pathologie* ▸Gangrän. E gangrene. – **B., emphysematöser:** ▸Gasödem. E emphysematous g.

**Brand|blase:** Blasenbildung durch seröses Exsudat zwischen Korium u. Epidermis bei ▸Verbrennung 2. Grades; da der Papillarkörper erhalten ist, erfolgt narbenlose Heilung. E burn blister.

**Brand-Cys|tin|nachweis:** Reduktion des Cystins (im Harn, Kot etc.) mit NaCN-Lösung zu Cystein; flüchtige Violettfärbung mit Natriumnitroprussidlösung.

**Brandes-Operation** (MAX A. L. B., geb. 1881, Orthopäde, Dortmund): **1)** Hallux-valgus-Korrektur durch basale 2/3-Resektion des Großzehengrundgelenks, Abtragung der »Exostosen« u. Interposition eines gestielten Kapsellappens. **2) B.-Voss-Op.:** ▸Voss-Hängehüfte.

**Brand|narben|karzinom:** *Pathologie* ein spinozelluläres oder ein Plattenepithelkarzinom in einer geschwürigen verbrennungsbedingten Narbe; s.a. ▸Kangri-Krebs. E carcinoma of burn scar.

**Brand|seuche:** ▸Ergotismus. E ergotism.

**Brandt-Syndrom** (THORE B., geb. 1901, Hautarzt, Malmö): *Dermatologie* ▸Akrodermatitis enteropathica. E Brandt's syndrome.

**Brand|wunde:** s.u. ▸Verbrennung. E burn.

**Branham-Zeichen:** ▸NICOLADONI-ISRAEL-BRANHAM-Phänomen. E Branham's sign.

**Brannt|wein:** nach dem **B.-Monopolgesetz** jede durch Destillation von vergorenen zuckerhaltigen Pflanzenstoffen oder in Zucker verwandelten u. vergorenen stärkehaltigen Stoffen hergestellte, Äthylalkohol (Weingeist, ▸Äthanol, mind. 38 Vol.-%) als wertbestimmender Anteil enthaltende Flüssigkeit. In 4 Verkaufspreis-Klassen eingeteilt (u. besteuert); *med, pharmaz* als B. zum ermäßigten Verkaufspreis (zur Herstellung von Arzneimitteln u. zu med. Zwecken durch Ärzte u. Krankenhäuser), vergällter bzw. zu vergällender bzw. unter amtl. Überwachung verarbeiteter B. zum besonders ermäßigten Verkaufspreis (v.a. zu äußerem Gebrauch, z.B. Umschläge, Einreibungen [z.B. als »Franzbranntwein«]) u. steuerfreier B. (vergällt, nur zu Desinfektions- u. Reinigungszwecken, z.B. Brennspiritus). E spirits.

**Brasilianische Blastomykose:** ▸Parakokzidioidomykose. – **Br. Fleckfieber:** ▸Felsengebirgsfleckfieber in Südamerika.

**Brassica-Faktoren:** in Kohlarten (Brassica [Cruciferae]) enthaltene schwefelhaltige glykosidische Substanzen, die die Funktion der Schilddrüse hemmen. E brassica glycosidic factors.

**Brauer** (LUDOLF B., 1865–1951, Lungenarzt, Hamburg). – **B.-Friedrich-Operation:** Thorakoplastik mit weitgehender (»zirkulärer«) Resektion der 2.–11. Rippe (»Entknochung« der Thoraxwand). – **B.-Methode:** Pneumothoraxfüllung mit Stickstoff (der langsamer als Luft resorbiert wird). – **B.-Operation,** Handschuhfingerplastik: ▸Thorakoplastik mit Resektion von 4–5 Rippen derart, dass die Rippenperioste als »Schläuche« bestehen bleiben.

**Braun** (1) HEINRICH B., 1847–1911, Chirurg, Göttingen; **2)** HEINR. F. W. B., 1862–1934, Chirurg, Zwickau; **3)** HUGO B., 1881–1963, Bakteriologe, Prag, Frankfurt, München, Ankara; **4)** KARL FERDINAND B., 1850–1918, Physiker, Marburg, Straßburg, Tübingen; Nobelpreis – mit MARCONI – 1909; **5)** WILHELM B., 1871–1940, Chirurg, Berlin). – **B.-Anästhesie** (HEINR. F. W. B.): als B.-SCHLEICH-Anästhesie die ▸Infiltrationsanästhesie mit Novocain® (u. Suprarenin®-Zusatz); als B.-HACKENBRUCH-Methode mit rhombusförmiger infiltrierender Umspritzung des Operationsgebietes von 2 Punkten aus. – Ferner die ▸Parasakralanästhesie sowie die bei Laparotomie mögliche Ausschaltung der Nervi splanchnici (Splanchnikus-Anästhesie) durch retroperitoneal-prävertebrale Inj. von Novocainsup;/sup;-Suprareninsup;/sup;. E field block. – **B.-Anastomose** (HEINRICH B.): (1893) Seit-zu-Seit-Anastomose zwischen zu- u. abführendem Schenkel der Jejunumschlinge bei der vorderen antekolischen ▸Gastroenterostomie (Abb.). Wird angew. zur Verhütung des »Syndroms der zuführenden Schlinge«. E Braun's anastomosis. – **B.-Extension** (HEINR. F. W. B.): die Extensionsbehandlung mittels Lochstabgerät. – **B.(-Husler)-Reaktion** (HUGO B.): *Labormedizin* Globulin-Nachweis (Opaleszenz oder Trübung) im Liquor durch Zusatz von Salzsäure. – **B.-Pfropfung** (WILHELM B.): Eindrücken kleiner Hautläppchen (Teilchen autoplastischer THIERSCH-Lappen = **B.-Lappen**) in die Wundgranulationen zur Anregung der Bildung von Epithelinseln (Beschleunigung der Wundepithelisierung); veraltetes Verfahren. E B. grafts. – **B.-Röhre** (KARL FERDINAND B.): (1897) Kathodenstrahlenröhre als einfache Ionenröhre mit eingebautem Leuchtschirm. Geeignet zur Analyse des zeitl. Verlaufs elektrischer Ströme u. Spannungen; heute als Hochvakuumröhre mit Glühkathode, elektronenoptischem System (zur Beschleunigung u. Fokussierung) u. Ablenkungsvorrichtung als universales Gerät für Steuer-, Mess- u. Fernsehzwecke. E cathode ray tube (Braun). – **B.-Schiene** (HEINR. F. W. B.): Schiene in Form eines in der Länge verstellbaren Metallstangengestells zur Lagerung des Beines in leichter Kniebeugestellung. E B.'s splint. – **B.-Transfusionsapparat** (HEINR. F. W. B.): eine durch einen Dreiwegehahn modifizierte TZANCK-Spritze.

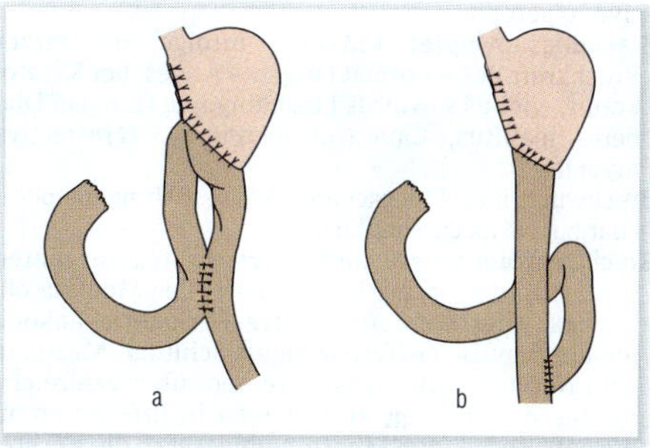


**Braun-Anastomose:** BRAUN- (a) bzw. ROUX-Anastomose (b) bei Magen-Darm-Anastomosierung.

**brauner Tumor:** *Pathologie* eine gutartige Resorptionsgeschwulst des Knochens bei ▸Osteodystrophia fibrosa cystica generalisata; i.w.S. die lokalisierte Form der Osteodystrophie sowie Riesenzelltumoren anderer Genese (soweit durch Hämosiderinablagerung braun). E brown tumor.

**braunes Pigment:** Sammelbez. der autochthonen (im Gewebe gebildeten) dunklen Pigmente mit Eiweißcharakter, z. B. Melanin, Lipofuscin. E dark endogenous pigments.

**BRCA:** sog. Brustkrebsgene aus der Gruppe der ▸Tumor-Suppressor-Gene, deren Aufgabe im Schutz der Zelle vor maligner Entartung liegt; lokalisiert auf Chromosom 17 (BRCA 1) und Chromosom 13 (BRCA 2); Alterationen eines der beiden Gene mit der Folge eines Funktionsverlustes markieren ein hohes Risiko, an einem ▸Mammakarzinom zu erkranken. E BRCA.

**Brech|durchfall:** volkstümliche Bez. für mit Erbrechen u. Durchfall einhergehende Krankheiten wie unspezifische Gastroenteritis, Virusenteritis, akute Nahrungsmittelvergiftung, Cholera nostras, Säuglingsdyspepsie. E diarrhea and vomiting.

**Brech|kraft:** *Optik* der reziproke Wert der auf Luft bezogenen Brennweite (s. a. ▸Brennpunkt) eines abbildenden Systems; Maßeinheit ist die ▸Dioptrie. – s. a. ▸Refraktion (= B. des Auges). E refractive power.

**Brechmittel,** Emetika: *Pharmazie* Stoffe, die reflektorisch oder direkt zentralnervös Erbrechen bewirken (u. in kleinen Dosen auch als ▸Expektoranzien dienen). E emetics.

**Brechung:** *Ophthalmologie* ▸Refraktion. E refraction.

**Brechungs|fehler:** *Ophthalmologie* ▸Ametropie; s. a. ▸Brechungshyperopie, ▸-myopie. E refractive error.

**Brechungs|hy|per|opie:** ▸Hyperopie infolge zu geringer Brechkraft des – normal langen – Auges. E refractive hyperopia.

**Brechungs|my|opie:** ▸Myopie infolge zu starker Brechkraft des – normal langen – Auges; bei Keratokonus, -globus sowie als Linsenmyopie (z. B. bei Diabetes mellitus, Cataracta incipiens). E refractive myopia.

**Brechwurz:** Radix Ipecacuanhae (s. u. ▸Uragoga ipecacuanha). E ipecac(uanha).

**Brech|zentrum:** *Anatomie* die nervöse Struktur hinten seitlich in der Formatio reticularis der Medulla oblongata. Hier werden aus der Peripherie ankommende Impulse (Afferenzen aus Schlund, Magen u. vom Nervus vestibularis) in einem über zahlreiche Synapsen laufenden Reflexbogen in Efferenzen an die entsprechenden Muskeln umgesetzt, die ▸Erbrechen bewirken. Das Zentrum ist direkt (durch örtliche Einwirkung) beeinflussbar sowie durch zentral angreifende ▸Brechmittel u. Stoffwechselprodukte (Letzteres ist möglicherweise Teilursache der Hyperemesis gravidarum). E vomiting center.

**Breda-Krankheit:** ▸Frambösie. E Breda's disease.

**Bredt-Krankheit** (HEINRICH B., geb. 1906, Pathologe, Leipzig, Mainz): ▸Arteriopathia pulmonalis. E Bredt's syndrome.

**Breg|ma:** **1)** *Anthropologie* der Schnittpunkt von Sagittal- u. Koronarnaht. **2)** Vorderkopf, Vorderhaupt. E bregma.

**Brei|beschlag:** *Röntgenologie* feine Kontrastbrei-Beschichtung der Magen- u. der Darm-Schleimhaut bei der Magen-Darm-Passage. E barium coating.

**Brei|kost:** **1)** als Bestandteil der Säuglingskost der »Löffelbrei« als Zusatz zur oder als Ersatz für die Flaschenmahlzeit. Ab etwa dem 5. Monat Gemüse, ab 5.–6. Mon. Milchbrei. Die Gewöhnung wird erleichtert durch »Breivorfütterung«, d. h. Gabe eines Löffels vor der Flaschenmahlzeit. **2)** Schonkost für Kaubehinderte u. Magen-Darm-Kranke. E pap, puree, mashed food.

**Brei|passage:** die ▸Magen-Darm-Passage mit Bariumbrei als Röntgenkontrastmittel. E barium passage.

**Breit|bandantibiotikum, -spektrumantibiotikum:** Antibiotikum, dessen Wirkungsspektrum die Mehrzahl der grampositiven u. gramneg. Keime, Rickettsien, Chlamydien, Protozoen u. Spirochäten erfasst. ***Wirkst.:*** z. B. Chloramphenicol, Tetracycline. Entsprechend gebraucht z. B. als Breitspektrumantiinfektivum, -chemotherapeutikum, -antimykotikum. Als **Breitspektrumpenicilline** z. B. Amino-, Acylamino-, Carboxyl-Penicilline mit erweitertem Wirkungsspektrum (im Vergleich zu ▸Penicillin G). E broad spectrum antibiotic.

**Breite, therapeutische:** s. u. ▸therapeutisch. E therapeutic index.

**Breitspektrum-Gyrasehemmer:** ▸Chinolon-Antibiotika mit erheblicher Spektrumerweiterung, die auch gegen grampositive u. »atypische« Erreger (Chinolone der Gruppe III) u. zusätzlich gegen Anaerobier (Chinolone der Gruppe IV) wirken; ***Wirkst.:*** a) Gruppe III: z. B. Levofloxacin, Sparfloxacin; b) Gruppe IV: z. B. Moxifloxacin, Gatifloxacin, Gemifloxacin; ***Anw.*** bei ambulant erworbenen Atemwegsinfektionen (v. a. Pneumonien, auch durch multiresistente Erreger), komplizierten Harnwegsinfektionen u. als Einmalther. bei unkomplizierter Gonorrhö. E broad spectrum quinolone antibiotics.

**Brems|strahlung:** die durch Abbremsung schneller Elektronen im elektrischen COULOMB-Feld eines Atomkerns emittierte elektromagnet. Strahlung, z. B. die an der Antikathode der Röntgenröhre entstehende Röntgenstrahlung, deren Intensität bei gleicher Spannung mit steigendem Atomgew. des Antikathodenmaterials zunimmt. Das Spektrum reicht kontinuierlich von sehr kleinen bis zu maximalen Grenzfrequenzen. E bremsstrahlung.

**Brems|therapie,** Suppressionstherapie: *Endokrinologie* s. u. ▸Suppression.

**Brenn|ebene:** *Optik* die die Bildlage bestimmende Ebene im ▸Brennpunkt eines optischen Systems senkrecht zu dessen Achse; sie liegt im Auge im Vereinigungspunkt aller achsenparallelen Strahlen (bei Normalsichtigkeit in der Macula lutea). E focal plain.

**Brenneman-Syndrom** (JOSEPH B., 1872–1944, Pädiater, Chicago): (1927) ▸Pseudoappendizitis. E Brenneman's syndrome.

**brennende Füße:** ▸Burning-Feet-Syndrom.

**Brenner-Tumor** (FRITZ B., geb. 1877, Pathologe, Frankfurt/M.): ein i. d. R. gutartiger, meist einseitiger Eierstocktumor (s. u. ▸Ovarialtumoren); er ist dem Granulosazelltumor verwandt, wird von WALTHARD-Zellnestern hergeleitet u. weist eine organoide Gewebereifung auf; im Tumorstroma finden sich eizellenfreie follikelähnl. Epithelnester mit einer thekaartigen Hülle; maligne Verlaufsformen möglich. E Brenner tumor.

**Brenn|fleck,** Fokus: in der Röntgenröhre derjenige Abschnitt des – zur Röhrenachse geneigten – Anodenspiegels, auf den die Masse der Elektronen auftrifft (**elektronischer B.**) bzw. von dem die Röntgenstrahlen ausgehen (**thermischer B.**). Beide Flecke sind bei Festanodenröhren identisch, während der therm. B. der Drehanodenröhren nur deren von Elektronen getroffener ringförmiger Teil ist. Für die Abbildung entscheidend ist der **optische B.**, d. h. die Projektion des elektronischen B. auf eine zum Zentralstrahl senkrechte Ebene u. den **optisch wirksamen B.** (Projektion des elektron. B. parallel zur Verbindungslinie Fokus–Objektelement). E focal spot.

**Brennnessel:** ▸Urtica.

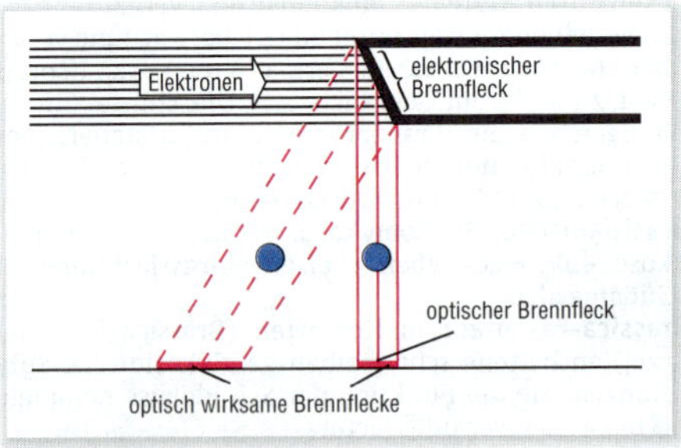


**Brennfleck:** Fokus. [457]

**Brenn|punkt:** *Optik* der Vereinigungspunkt achsenparalleler Lichtstrahlen nach deren Brechung durch eine sphärische Linse oder nach Reflexion an einem sphär. Hohlspiegel; ihm entspricht bei nicht idealer optischer Abbildung eine Brennfläche bzw. bei Brechung durch eine zylindrische Linse oder einen torischen Hohlspiegel eine Brennlinie. Er liegt ding- bzw. bildseitig auf der optischen Achse in einem best. Abstand (Brennweite) vom Hauptpunkt des optischen Systems. Die Brennweite (in mm) ist abhängig von der Lage u. dem Verhältnis der Flächenradien sowie von der Linsendicke u. Glasart; sie wird bei sammelnden Systemen als »positiv«, bei zerstreuenden als »neg.« bezeichnet; reziproker Wert: ▸Brechkraft. E principal focus, focal point.

**Brenn|weite:** s.u. ▸Brennpunkt. E focal length.

**Brenn|wert:** *Biochemie* die bei vollständiger Verbrennung einer Substanz frei werdende, durch Kalorimetrie messbare Wärme. – **B., physiologischer:** der Energiegehalt von Kohlenhydraten, Fett, Eiweiß. Angaben in kJ pro g (früher in kcal/g; kcal × 4,1868 = kJ [Kilo-Joule]); s.a. ▸Nährstoffe. E caloric value.

**Brenz|catechin:** *Chemie* das o(rtho)-Dihydroxybenzol $C_6H_4(OH)_2$. Bildet mit o-Chinon ein Redoxsystem u. steht mit der Atmungskette in Verbindung. Einige Derivate (z.B. Methyldopa) sind pharmakologisch wirksam; s.a. ▸Catecholamine (= Brenzcatechinamine). E catechol.

**Brenz|traubensäure,** Acetylameisensäure, $CH_3$-CO-COOH: 2-Oxopropionsäure; die einfachste Ketosäure. Ein v.a. in Form ihrer Salze (= Pyruvate) wichtiges Stoffwechselprodukt (Metabolit) im Intermediärstoffwechsel des Menschen, v.a. im aeroben u. anaeroben Stoffwechsel der Kohlenhydrate (s.a. ▸Glykolyse, ▸Citratzyklus). Es wird bei hypoxischen, hypovitaminot., toxischen etc. Zellschädigungen im Serum (▸Azidose) u. Harn angereichert, wobei gleichzeitig eine Glykogenverarmung in der Muskulatur u. Leber eintritt; *analyt* Nachweis erfolgt mit α- oder β-Naphthol, Phenylhydrazin, 2,4-Dinitrophenylhydrazin, quantitativ enzymatisch mit LDH. – Als charakteristischer Metabolit wird es als Phenyl-B. bei unbehandelter ▸Phenylketonurie (FÖLLING-Syndrom = **Brenztraubensäure-Oligophrenie**) mit dem Harn ausgeschieden. E pyruvic acid.

**Breschet** (GILBERT B., 1784–1845, Anatom, Paris). – **B.-Hi|atus:** ▸Helicotrema. E Breschet's hiatus. – **B.-Venen:** ▸Venae diploicae (in den **B.-Kanälen** = Diploe-Kanälen; parietal als **B.-Venenstern**). E B.'s veins.

**Breslau-Probe** (BERNHARD B., 1829–1867, Gynäkologe, Zürich): *Gerichtsmedizin* ▸Magen-Darm-Schwimmprobe.

**Breslow-Level:** histometrisch (am histologischen Präparat) zu bestimmende Tumordicke des malignen ▸Melanoms (dort Tab.); gilt als wichtigster prognostischer Faktor (bei einer Tumordicke von weniger als 0,75 mm beträgt die 5-Jahres-Überlebensrate über 90 %); wird i.d.R. gemeinsam mit dem ▸CLARK-Level (Eindringtiefe) bestimmt. E Breslow's thickness.

**Bret-Syndrom:** s.u. ▸SWYER-JAMES-Syndrom.

**brettharter Bauch:** *Chirurgie* extreme ▸Abwehrspannung der Bauchdecken; s.a. ▸Peritonitis. E rigid abdomen.

**Brett-Symptom:** das »Mitgehen« des Rumpfes bei passivem Anheben der gestreckten Beine des Liegenden als typisches Zeichen der Hüft-Lenden-Strecksteife.

**bre|vi...:** Wortteil »kurz«; s.a. ▸brachy...

**Bre|vi|bac|te|ri|um:** eine Gattung koryneformer Bakterien; kurze, unverzweigte, Pigment-bildende Stäbchen in Milchprodukten, Wasser, faulender Substanz.

**bre|vis** *(latein.)*: kurz. E brief, brevis, short.

**Brewer-Infarkt:** *Pathologie* streifen- oder keilförmige, dunkelrote Nierenrindenherde bei ▸Pyelonephritis. E Brewer's infarct.

**BRI:** Abk. für ▸**building related illness.**

**Bricker-Blase, B.-Plastik:** *Urologie* Bildung einer Ersatzblase aus einer ausgeschalteten unteren Ileumschlinge, in welche beide Harnleiter eingepflanzt werden; die Harnableitung erfolgt zur Bauchdecke hin (Ileostoma). E Bricker operation.

**Brickner-Zeichen:** *Neurologie* Verminderung der optisch-akustisch ausgelösten Mimik bei Fazialisparese. E Brickner's sign.

**Bri|den|ileus** *(franz. brider = zusammenbinden): Chirurgie* Ileus durch entzündliche (evtl. postoperative) bindegewebige Verwachsungsstränge (**Briden**; s.a. ▸Adhäsionen) in der Bauchhöhle. E adhesion ileus.

**bridging** *(engl. = Überbrückung):* die kurzfristige (stunden-, tageweise) Unterstützung eines irreversibel geschädigten Herzens durch ein außerhalb des Körpers liegendes Pumpensystem. ***Anw.:*** bei Patienten, denen eine Herztransplantation unmittelbar bevorsteht.

**Brief|kuvert-Formen:** *Urologie, Labormedizin* oktaedrische Calciumoxalatdihydrat-Kristalle im Harnsediment. E envelope crystals.

**Briggs-Beutel** (JAMES EMMONS B., 1869–1942, Chirurg, Boston): *Urologie* aufblasbarer Gummibeutel zum Einlegen in die Prostataloge als »Tampon« zwecks Blutstillung nach suprapubischer Prostatektomie. E Brigg's bag.

**Brill** (NATHAN EDWIN B., 1860–1925, Internist, New York). – **B.-Krankheit,** B.-ZINSSER-Krankheit: das Spätrezidiv des epidemischen ▸Fleckfiebers (die Latenz beträgt bis zu 40 J.). E Brill-Zinsser disease. – **B.-Symmers-Syndrom,** großfollikuläres Lymphoblastom: historische Bez. für eine Lymphknotenerkrankung mit Leber- u. Milzvergrößerung, Mediastinaltumor, Aszites, Pleuraergüssen u. Schwellungen im Parotisgebiet, evtl. auch mit einseitiger Protrusio bulbi u. Kachexie; wird als »follikuläres Lymphom« (B-Zellen) in die ▸Non-HODGKIN-Lymphome eingeordnet; in den befallenen Lymphknoten sind Follikelhyperplasien, Riesenzellen (»Lymphoma gigantocellulare«) u. epitheloide Zellen mit Kerndegeneration (bis Rosettenbildung) nachweisbar. E B.-Symmers disease, giant follicular lymphoma. – **B.-Syndrom:** ▸LEDERER-B.-Anämie.

**Bril|lant|gelb:** Cadmiumsulfid. – Ferner der Monoazofarbstoff **B.S** (in schwefelsaurer wässriger-alkohol. Lsg. für den Untergrund bei ZIEHL-NEELSEN-Färbung verwendet). E brilliant yellow.

**Bril|lan|ti|ne|akne:** *Dermatologie* eine ▸Akne als Reaktion auf das in Haarkosmetika enthaltene Paraffinöl. – Nach langjähriger Anw. evtl. Entwicklung von Hyperkeratosen (»**Brillantinewarzen**«).

**Brillant|kre|syl|blau:** 7-Amino-2-dimethylamino-3-methyl-phenoxazoniumchlorid; dient 1) zur Färbung der Substantia granulofilamentosa in Retikulozyten sowie zur Chromosomen-, Darmprotozoen-, Thrombozytenfärbung sowie 2) als Redox-Indikator (blau/farblos). E brilliant cresyl blue.

**Brille** *(mittelhochdeutsch: berille = optisches Hilfsmittel aus Beryll):* das aus einem Gestell u. aus ▸Brillengläsern bestehende opt. Mittel zum Ausgleich von Anomalien der Brechkraft (▸Refraktion) des Auges oder als Schutzmittel gegen Strahlen-, Hitze-, Chemikalieneinwirkung (Korrektions- bzw. Schutz-Br.); z.T. als Spezialbrille, z.B. als **orthopädische B.** (z.B. als Blepharospasmus-, Ptosis-, Okklusions-, Spiegel-B.), **orthoskopische B.** (eine genau zentrierte B., die bei Strabismus das Verschmelzen der Sehbilder ermöglicht), **stenopäische B.** (B. mit Metallscheiben anstelle der Gläser; die Scheiben – mit Sehloch oder -schlitz, evtl. auch mit veränderlicher Irisblende – dienen als Mittel zur Einengung des Strahlenbündels u. damit zur Erhöhung der Netzhautbild- u. Tiefenschärfe, aber auch als Blendschutz oder »Bremse« der Augenbewegungen). S.a. ▸BARTELS-Brille. E spectacles (e.g. stenopeic).

**Brillen|bestimmung:** die Gesamtheit der Maßnahmen zur Bestimmung geeigneter Brillengläser; d.h. Prüfung des Sehvermögens für Ferne u. Nähe, Untersuchung des Augenmuskelgleichgewichts u. die Messung der Hornhautkrümmung (Ophthalmometer) u. Gesamtrefraktion (mittels Refraktometer oder Skiaskop). S.a. ▸DONDERS-B. E optometric examination, prescription of glasses.

**Brillen|gläser:** optisch korrigierende Augengläser aus Kron- oder Flintglas, Hartplastik; u. zwar plankonkav oder -konvex (= Minus- bzw. Plusglas), sphärisch oder zylindrisch, evtl. als Mehrstärken-, Progressivglas; ferner als punktuell abbildendes »durchgebogenes« Glas (bd. Wölbungen vom Auge abgewandt) zur Vermeidung des »Astigmatismus schiefer Bündel«, unterschieden als periskopisches (= schwach durchgebogenes) Glas u. als Halbmuschelglas (▸Meniskus). E spectacle glasses, refractive lenses.

**Brillen|glas|bestimmung:** ▸Brillenbestimmung.

**Brillen|hämatom:** Bluterguss in die Augenlider bei einfachen Augenhöhlen- u. Lidblutungen sowie (typisch) bei Schädelbasisfraktur (Abb.). S.a. ▸Monokelhämatom (als einseitiges Hämatom). E bilateral periocular hematoma.

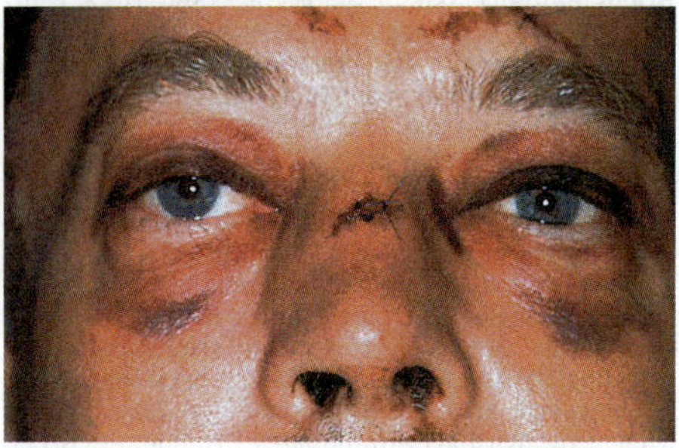

**Brillenhämatom:** typische Ergussform bei Mittelgesichtsfraktur. [232]

**Brimonidin:** ein $\alpha_2$-Rezeptoragonist (s.u. ▸Sympathomimetica); lokale ***Anw.*** als ▸Glaukommittel. E brimonidine.

**Brinzolamid:** ein ▸Carboanhydrasehemmer; lokale ***Anw.*** als ▸Glaukommittel. E brinzolamide.

**Bri|se|ment** *(franz. = Brechen):* Gelenkmobilisierung. – **B. forcé:** die »gewaltsame Mobilisierung« eines fibrös versteiften Gelenkes (mit anschließ. Übungsbehandlung). E brisement forcé. – **B. modéré:** vorsichtige Gelenkmobilisierung in Narkose durch Dehnungen ohne Anw. grober Kraft. S.a. ▸Quengeln.

**Brissaud** (P. EDOUARD B., 1852–1909, Internist, Paris). – **B.-Reflex:** Kontraktion des Schenkelspanners (Musculus tensor fasciae latae) bei Bestreichen der Fußsohle; deutlicher ausgeprägt bei Pyramidenbahnläsion. E Brissaud's reflex. – **B.-Syndrom:** tonische oder klonische Krämpfe der vom Fazialis versorgten Gesichtsmuskulatur bei Reizzustand des Fazialiskernes im Zusammenhang mit Krankheitsprozessen der seitlichen unteren Brückenhaubenbereiche; evtl. mit der Symptomatik des MILLARD-GUBLER- oder des FOVILLE-Syndroms (als Ausdruck des ursächl. Herdprozesses der Brückenhaube). E B.'s syndrome. – **B.-Tourette-Syndrom:** s.u. ▸TOURETTE-Syndrom. E B.-Tourette syndrome.

**Brittain-Zeichen:** *Chirurgie* Kontraktion des re. Musculus cremaster (d.h. Retraktion des re. Hodens) beim Eindrücken des re. Unterbauches als – unzuverlässiges – Symptom einer (gangränösen) Appendizitis.

**brittle diabetes** *(engl.):* seltene Sonderform des ▸Diabetes mellitus (Typ 1) mit Hyper- u. Hypoglykämie u. Ketoazidose.

**Brivudin:** Virostatikum (Nucleosid-Analogon); ***Anw.*** als Herpesmittel bei Zoster. E brivudine.

**BRM** *(engl.)* Abk. für biological response modifiers: s.u. ▸Immunmodulatoren.

**Broad|bent-Aneurysmazeichen** (SIR WILLIAM H. B., 1835–1907, Internist, London): systolische Pulsation der seitlichen Thoraxwand bei Linksherz-Aneurysma (u. bei Kammerhypertrophie). E Broadbent's sign.

**broad-beta disease** *(engl):* s.u. ▸Hyperlipoproteinämie, essentielle.

**Broca** (PIERRE PAUL B., 1824–1880, Chirurg, Anthropologe, Paris). – **B.-Apha|sie:** *Neurologie* die totale (kortikale) motorische ▸Aphasie mit meist erhaltenem Sprachverständnis bei Schäden des in der unteren Stirnhirnwindung gelegenen B.-Sprachzentrums (z.B. nach zerebralem Infarkt). E Broca's aphasia. – **B.-Formel:** *Anthropologie* Faustregel zur Bestimmung des Normalgewichts (in kg) als Differenz aus Körpergröße (in cm) minus 100. E B.'s formula. – **B.-Sprachzentrum:** s.u. ▸B.-Aphasie. E B.'s (speech) center.

**Brockenbrough-Nadel:** eine Mandrin-armierte, leicht gebogene Punktionskanüle für den transseptalen Katheterismus des li. Herzventrikels. E Brockenbrough's needle.

**Brock-Operation** (SIR RUSSELL C. B., geb. 1903, Chirurg, London): (1949) bei infundibulärer oder valvulärer Pulmonalstenose die transventrikuläre Infundibulektomie bzw. Valvulotomie (mit »rückwärts schneidender« B.-Stanze bzw. Olivenmesser-Valvulotom, einem lanzettförm. Messer mit flexiblem Griff); erfolgt unter Kontrolle der eingeführten Hand. E Brock's operation.

**Brock-Test:** *Ophthalmologie* **1)** »Fadentest« zur Prüfung des Binokularsehens; ein zwischen Nasenwurzel u. Lichtquelle ausgespannter Faden wird durch eine Rot-Grün-Brille betrachtet; normalerweise werden 2 Fäden jeweils in der Farbe des kontralateralen Glases wahrgenommen. **2)** Testen auf ▸Fusion, bei dem normalerweise ein vor dem geschlossenen Auge aufblitzendes Licht im Bereich eines vom anderen Auge fixierten Punktes wahrgenommen werden soll.

**Brocq** (LOUIS ANNE JEAN B., 1856–1928, Hautarzt, Paris): *Dermatologie* – **B.-Alopezie,** Pseudopelade B.: ▸Alopecia atrophicans. E pseudopelade of Brocq. – **B.-Krankheit: 1)** bullöse kongenitale ichthyosiforme Erythrodermie BROCQ: autosomal-dominant vererbte epidermolytische Ichthyose. Bei der Geburt Erytheme, Erosionen, Blasen; später Hyperkeratosen. **2)** Parapsoriasis guttata. E parapsoriasis en plaque. – **B.-Duhring-Syndrom:** ▸Dermatitis herpetiformis. E Duhring's dermatitis. – **B.-Pautrier-Syndrom: 1)** ▸Angiolupoid. **2)** ▸Glossitis rhombica mediana.

**Brodie** (SIR BENJAMIN C. B., 1783–1862, Chirurg, London). – **B.-Abszess:** *Pathologie* (1832) ein gut begrenzter chronisch-osteomyelitischer Herd in der Metaphyse eines langen Röhrenknochens (v.a. Tibia), meist bei jüngeren Menschen. E Brodie's abscess. – **B.-Zeichen:** *Urologie* schwarzer Fleck auf der Glans penis als Zeichen des Eindringens von Harn in den Harnröhren-Schwellkörper (Corpus spongiosum), d.h. als Symptom einer Urinphlegmone. E B.'s sign.

**Brodin-Syndrom:** Schwellung der mesenterialen Lymphknoten bei chronischer ▸Appendizitis; führt evtl. zu einer funktionellen Duodenalstenose.

**Brodmann-Areae, Brodmann-Felder** (KORBINIAN B., 1868–1918, Neurologe, Berlin): *Histologie* die nach zyto- u. myeloarchitektonischen Gesichtspunkten eingeteilten u. fortlaufend nummerierten Gebiete der Großhirnrinde des Menschen (s.a. ▸Hirnrindenkarte). Die Felder stehen in einer – relativ groben – Beziehung zu best. physiologischen Funktionen. Die Areae 1–8 liegen prä- u. postzentral (1–3 sind sensibel, die 4. ist primär motorisch), 9–12 frontal, 17–19 okzipital (17 entspricht der primären Sehrinde), 20–22 temporal. E Brodmann's areas.

**Brod|ny-Klemme:** *Urologie* eine Federklemme zum Zusammendrücken der Penis-Schwellkörper u. der Harnröhre bei der ▸Urethrographie. E Brodny clamp.

**Broen|sted-Theorie:** *Chemie* die Definition der Säuren als Stoffe, die an Wasser Protonen abgeben unter Bildung von Hydronium-Ionen:

$HCl + H_2O \leftrightarrow H_3O^+ + Cl^-$

bzw. der Basen als Stoffe, die von Wasser Protonen aufnehmen unter Bildung von Hydroxid-Ionen: $NH_3 + H_2O \leftrightarrow NH_4^+ + OH^-$.
Allgemeine Definition: Säure ↔ Base + Proton. E Brønsted's acid-base theory.

**Broe|sike-Falte** (GUSTAV B., 1853–1921, dt. Anatom): ▸Plica duodenalis superior.

**Brom,** Bromum, Abk. Br: *Chemie* ein 1-, 3- u. 5-wertiges Nichtmetall-Element (Flüssigkeit) der Halogen-Gruppe mit Atomgew. 79,909 u. Ordnungszahl 35; seine 13 Isotope ($^{75-88}Br$) sind außer $^{79}$Br u. $^{81}$Br radioaktiv. Es ist ein Bioelement des Menschen. In Wasser u. organ. Solvenzien gelöst, entwickelt es rotbraune, giftige (erstickende, spastischen »Bromhusten« hervorrufende sowie haut-, schleimhautätzende) Dämpfe. *pharm* wurde – v.a. früher – als KBr oder NaBr zur Sedierung verwandt. *toxik* Bei Serumkonzentrationen über 200 mg/dl treten Vergiftungssymptome auf (Werte > 300 evtl. letal); die Brom-Ionen verdrängen die Chlorionen aus der Extrazellularflüssigkeit (führt zu deren Ausscheidung mit dem Harn) u. werden ferner in der Schilddrüse gespeichert; die chron. Vergiftung führt zu Konzentrationsschwäche, Halluzinationen, Schlaflosigkeit, evtl. zu ▸Bromakne, Kachexie; ***MAK:*** 0,1 mg/ml = ppm bzw. 0,7 mg/m³. E bromine.

**brom...:** Wortteil 1) »Brom«. 2) »Gestank«.

**Brom|aceton,** $CH_3–CO–CH_2Br$: *Toxikologie* sog. Tränengase. Analog: **Brom|aceto|phenon** $C_6H_5–CO–CH_2Br$. E bromacetone, bromacetophenone.

**Brom|akne,** Bromfinnen: *Dermatologie* akneartige Knötchen (intraepitheliale Abszesse, Kutisinfiltrate) als Folge einer Langzeitbehandlung mit Brom; sie heilen unter Bildung pigmentierter Narben an, gehen aber z.T. in ein ▸Bromoderm über. E bromide acne.

**Bromat:** Salz der Bromsäure $HBrO_3$; *pharmaz* lateinische Bezeichnung: »bromicus, -um«. E bromate.

**Bromazepam:** ein ▸Benzodiazepin; Tranquilizer. E bromazepam.

**Brombeerblätter:** ▸Rubi fructicosi folium.

**Brom|benzyl|cyanid,** Phenylbromacetonitril: ein sog. Tränengas; ab 0,09 ml/l tödlich. E bromobenzylcyanide.

**Bro|me|la|in, Bro|me|lin:** ein dem Papain ähnliches, durch SH-Gruppen aktivierbares, Eiweiß, Amide u. Ester hydrolysierendes Thiolenzym (Endopeptidase) verschiedener Ananasgewächse. ***Anw.*** als Antiphlogistikum, bei posttraumatischen u. postoperativen Schwellungszuständen, Verdauungsbeschwerden infolge exokriner Pankreasinsuffizienz; kontraindiziert bei Blutungsneigung u. Überempfindlichkeit gegen Bromelain; Interaktion mit Antikoagulanzien u. Thrombozytenaggregationshemmstoffen (verstärkte Blutungsneigung), Erhöhung der Plasma- u. Urinspiegel von Tetrazyklinen. E bromel(a)in.

**Bromhexin:** ein ▸Sekretolytikum. E bromhexine.

**Brom|(h)idro|sis:** Absonderung übel riechenden Schweißes, bedingt durch bakterielle Zersetzung seiner organischen Bestandteile; oft als Hyperhidrosis. E brom(h)idrosis.

**Brom|husten:** s.u. ▸Brom.

**Bro|mide:** Salze der Bromwasserstoffsäure (Acidum hydrobromicum, HBr). E bromide.

**Bro|mis|mus:** die chron. Bromvergiftung (s.u. ▸Brom). E bromism, brominism.

**Brom|kre|sol|grün:** als Sprühreagens gebräuchl. Indikator (pH 3,8–5,4; gelb/blaugrün). Analog: **B.-Purpur** (pH 5,2–6,8; gelb/purpur), dieser auch als Nährbodenindikator mit Gelbfärbung unter pH 5,2. E bromocresol green.

**Brom|laugen-Methode:** (KOWARSKI) Schnellbestimmung des Harnstoffs (einschl. der Amino- u. Guanidin-Gruppen) durch Zerlegen mit Natriumhypobromit-Lsg. (im Ureometer) in $N_2$ u. $CO_2$; nach $CO_2$-Absorption durch Lauge erfolgt die Berechnung aus dem frei gewordenen Stickstoff.

**1-Brom|mercuri-2-hydro-Propan,** Abk. BMHP: Substanz, die radioaktiv markiert zur Diagnostik genutzt wird, z.B. zur Milz-Szintigraphie.

**bro|mo...:** ▸brom...

**Bromocriptin:** halbsynthetisches ▸Mutterkornalkaloid, ▸Prolactinhemmer; Substanz mit dopaminergen Effekten. E bromocriptine.

**Bromo|der|m(a), Bromodermie:** krankhafte Arzneimittelreaktion der Haut auf Brom-Präparate. Als ▸Bromakne, Brompemphigus (Blasenbildung; **B. bullosum**) sowie als **B. tuberosum** s. **vegetans** (braun- bis schwarzrote, schlaffe, geschwürige Granulationen, die mit pigmentierter Narbe heilen). Beim Säugling auch durch Brom in der Muttermilch verursacht. E bromoderma.

**Bromo|form,** Tribrommethan, $CHBr_3$: süßlich riechende Flüssigkeit (toxisch). E tribromomethane.

**Brom|pemphigus:** s.u. ▸Bromoderm.

**Bromperidol:** stark wirksames ▸Neuroleptikum (Butyrophenonderivat, Analogsubstanz des Haloperidols). E bromperidole.

**Brom|sul|fa|le|in(um), Bromsul(fo)|phtha|le|in,** Abk. BSP: das Dinatriumsalz der 4,5,6,7-Tetrabromphenolphthalein-3',3,-disulfonsäure (Formel). Wird für chromodiagnostische Leberfunktionsproben angewendet, die auf dem Abfiltern des Farbstoffs aus dem Blut durch RES-Zellen der Leber u. auf der Ausscheidung in die Galle beruhen (die z.T. nach Kuppelung mit Glutathion u. Glycin erfolgt). E bromsulphalein, sulfobromophthalein.

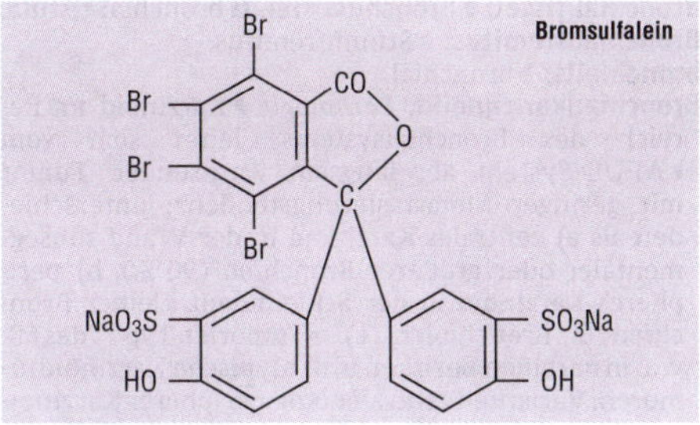


**Bromsulfalein(um).**

**Bromsulfalein|retentions|probe:** Bestimmung der Clearance des ▸Bromsulfaleins (BSP), d.h. der BSP-Konzentration im Serum 45 oder 60 Min. nach Injektion von 5 mg BSP/kg Körpergewicht; modifiziert als »Zweifarbstofftest« (ZIMMER 1956), d.h. mit Trypanrot als Bezugssubstanz oder – bei reduzierter Ausscheidung durch die Leber – als renale BSP-Ausscheidung im 8-Std.-Harn (normal unter 1,5 % der injizierten Menge; Werte über 2 % sicher pathologisch). E BSP clearance test.

**Brom|thymol|blau:** 3,3'-Dibromthymolsulfonphthalein; Anw. als Indikator (pH 6,0–7,6, gelb/blau), Nährbodenzusatz (Zuckergärung anzeigend), papierchromatographisches Sprühreagens (auf Lipoide). E bromothymol blue.

**Brom|ura|cil:** s.u. ▸Basenanaloga. E bromouracil.

**Bronce...:** ▸Bronze...

**Bronch|ade|ni|tis:** Entzündung der paratrachealen, tracheobronchialen u. bronchopulmonalen Lymphknoten, z.B. als Teilgeschehen des tuberkulösen Primärkomplexes. E bronchadenitis.

**Bron|che:** ▸Bronchus; s.a. ▸Bronchialbaum.

**bron|chi|al(is):** einen ▸Bronchus (s.a. ▸Broncho...) bzw. das Bronchialsystem betreffend, z.B. **b. Reizsyndrom** (▸Empfindlichkeitsasthma). E bronchial.

**Bron|chi|al|absaugung:** ungezieltes oder gezieltes (endoskopisches) Absaugen von Bronchialsekret oder aspirierten Stoffen mittels eines Bronchialkatheters u. einer angeschlossenen Saugvorrichtung. ***Ind.:*** ▸Bronchialtoilette, ▸Zytodiagnostik. E bronchial aspiration.

**Bronchiạl|adenom:** gutartiger, von den serösen u. mukösen bronchialen Schleimdrüsenanteilen ausgehender Tumor; relativ selten (6–10 % aller Lungentumoren); unterschieden als **1)** monomorphes Adenom in Form des hochdifferenzierten Schleimdrüsenadenoms, **2)** sehr seltenes pleomorphes Adenom (»Mischtumor«) u. **3)** mukoepidermoider Tumor. ***Klinik:*** Reizhusten, Atemnot, evtl. auch Pneumonie oder Bluthusten. **E** bronchial adenoma.

**Bronchiạl|anschoppung (innere):** Sekretstauung u. -vermehrung im Bronchialbaum infolge Transportminderung bei herabgesetztem Tonus der Bronchialwand (z. B. im Koma, bei Barbiturat-Vergiftung), bei Funktionsausfall des Flimmerepithels, Erlöschen des Hustenreflexes. Es besteht die Gefahr des »inneren Ertrinkens«, der atelektatischen Pneumonie u. der Stauung im kleinen Kreislauf (mit Lungenödem). **E** bronchial congestion.

**Bronchiạl|asthma:** *Pulmologie* ▸Asthma bronchiale. **E** bronchial asthma.

**Bronchiạl|atmen:** *Klinik* bronchiales ▸Atmen. **E** bronchial respiration.

**Bronchiạl|baum,** Arbor bronchialis: *Anatomie* die Gesamtheit der sich peripherwärts fortschreitend gabelnden (dichotom verzweigenden) Bronchen (Bronchus principalis dexter et sinister, Bronchi lobares et segmentales, Rami bronchiales segmentorum); s. a. ▸Bronchus (Abb.), ▸Bronchographie. **E** bronchial tree.

**Bronchiạl|drüsen:** ▸Nodi lymphatici bronchopulmonales; s. a. ▸Bronchadenitis.

**Bronchiạl|fistel:** ▸Bronchusfistel. **E** bronchial fistula.

**Bronchiạl|fremitus:** ▸Stimmfremitus.

**bronchiạlis:** ▸bronchial.

**Bronchiạl|kar|zi|no|id:** *Pathologie* ▸Karzinoid im Bereich des Bronchialsystems; leitet sich vom ▸APUD-System ab; langsam wachsender Tumor mit geringer Metastasierungstendenz; unterschieden als **a)** zentrales Karzinoid in der Wand subsegmentaler oder größerer Bronchien (90 %), **b)** peripheres Karzinoid in der Schleimhaut kleiner Bronchien u. Bronchiolen, **c)** »Tumorlet-Typ« des B. v. a. in narbigen Bezirken u. **d)** atypische Karzinoidtumoren. Varianten zentraler oder peripherer Karzinoide mit ungleichmäßigem Aufbau, stärkerer Zellpolymorphie sowie reichlicheren Mitosen, Letztere häufig mit schlechterer Prognose. ***Klinik:*** v. a. Husten (50 %) u. Hämoptyse (40 %). ***Ther.:*** operativ durch Resektion im Gesunden. **E** bronchial carcinoid.

**Bronchiạl|karzinom,** Lungenkrebs: ein Lungenkarzinom mit Ursprung im Epithel der Bronchien; häufigstes Malignom in westlichen Ländern. Hauptursache der Krebstodesfälle bei Männern u. die zweithäufigste Ursache bei Frauen. Der Altersgipfel liegt zwischen dem 55. u. 65. Lj. ***Ätiol.:*** Für die Entwicklung bedeutsam ist das Zusammenwirken mehrerer Faktoren (Synkarzinogenese); als besondere Risikofaktoren gelten: Inhalationsrauchen, Luftverunreinigung durch industrielle, gewerbliche u. sonstige Schadstoffe (v. a. polyzyklische Kohlenwasserstoffe, Verbrennungsrückstände), Berufskarzinogene (u. a. Uran, Asbest, Arsen, Nickel, Chrom, Teer), chronische Bronchitiden (v. a. bei deutlich obstruktiver Komponente), familiäre Disposition. ***Formen:*** Die histologische Einteilung erfolgt nach der WHO-Klassifikation (s. Tab.). Aufgrund der therapeutischen Konsequenzen wird zwischen **kleinzelligem B.** (KZBK bzw. SCLC = small cell lung cancer) u. **nicht-kleinzelligem B.** (NKZBK bzw. NSCLC = non-small cell lung cancer) unterschieden (s. u.). ***Klinik:*** Das B. ruft keine krankheitsspezifischen Symptome hervor oder kann längere Zeit symptomlos bleiben; bei Husten, Dyspnoe, Brustschmerz, Hämoptyse, Gewichtsverlust, Mattigkeit, Pleuraerguss, Atelektasen, Pneumonie sollte ein B. differentialdiagnostisch einbezogen werden (s. a. Abb.; ▸PANCOAST-Tumor). Weitere vielfältige Symptome sind möglich durch die ausgeprägte lymphogene u. hämatogene Metastasierungstendenz (v. a. Leber, Gehirn, Knochen, Nebennieren); Vena-cava-superior-Syndrom (durch Tumorinfiltration des Mediastinums oder mediastinale Lymphknotenmetastasen); paraneoplastische Syndrome (bei etwa 10 % aller intrathorakalen Tumoren): u. a. CUSHING-Syndrom, Hyperkalzämie, Thrombophlebitis, Anämie, Dysproteinämie, Dermatomyositis, Trommelschlägelfinger, Uhrglasnägel. ***Diagn.:*** Labor, Thoraxröntgenbilder in 2 Ebenen, Tomographie, Sputumzytologie, Bronchoskopie (mit Fiberoptik), Computertomographie (CT), evtl. perthorakale Punktion mit Feinnadel, Thorakoskopie, ggf. diagnostische Thorakotomie; Untersuchungen zur Stadieneinteilung: u. a. Oberbauch-Sonographie bzw. CT, ggf. Mediastinoskopie, Knochenszintigraphie, Schädel-CT. Die Klassifikation eines nicht-kleinzelligen B. erfolgt nach dem ▸TNM-System, beim kleinzelligen B. wird nach den Stadien »limited disease« u. »extensive disease« unterschieden

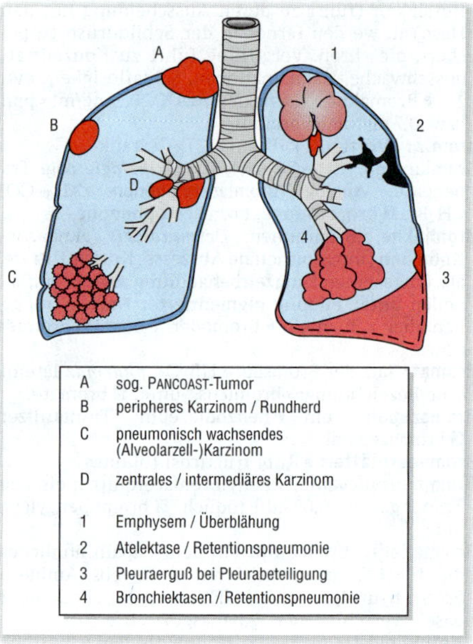


**Bronchialkarzinom:** schematische Darstellung von Topographie (rechte Lunge A–D) u. Komplikationen (linke Lunge 1–4) bösartiger Lungentumoren. [53]

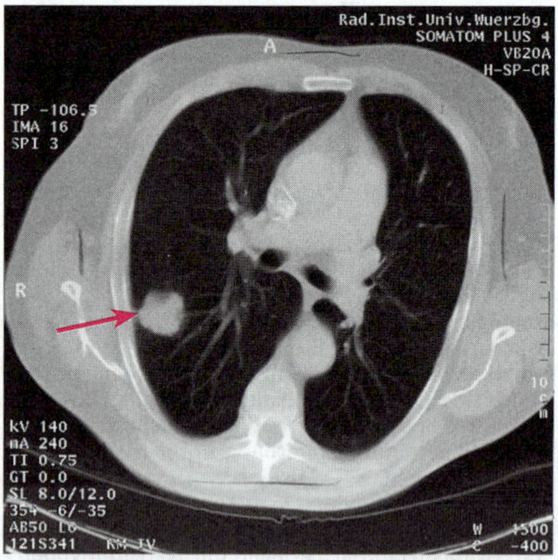


**Bronchialkarzinom:** großer solitärer Lungenrundherd rechts, der scharf begrenzt u. unregelmäßig gerandet ist. [89]

(Tab.). ***Ther.:*** (abhängig vom histologischen Typ u. Ausbreitungsstadium) **a)** kleinzelliges B.: systemische Polychemotherapie, evtl. Radiotherapie; operatives Vorgehen nur bei gesicherten Frühstadien; **b)** nicht-kleinzelliges B.: Therapie der Wahl: Operation (Lobektomie, Bilobektomie, Pneumonektomie; evtl. Resektion extrapulmonaler Strukturen), Strahlentherapie: postoperativ (Stadium II, III), ggf. primär kurativ, evtl. palliativ; evtl. Chemotherapie; supportive Therapiemaßnahmen (bei beiden Formen). E bronchial carcinoma, bronchial cancer.

| Histologie | Häufigkeit |
|---|---|
| 1. Plattenepithelkarzinom<br>Variante:<br>Spindelzellform des Plattenepithelkarzinoms | 40 % |
| 2. kleinzelliges Karzinom<br>a) Oat-Cell-Karzinom (Haferzellkarzinom) (früher: lymphozytenähnlich)<br>b) sog. intermediäres kleinzelliges Karzinom<br>c) sog. kombiniertes Oat-Cell-Karzinom | 30 % |
| 3. Adenokarzinom<br>a) azinäres Adenokarzinom<br>b) papilläres Adenokarzinom<br>c) bronchiolo-alveoläres (Adeno-)Karzinom<br>d) solides (Adeno-)Karzinom mit Schleimbildung | 10 % |
| 4. Großzellkarzinom<br>Varianten:<br>a) Riesenzellkarzinom<br>b) Klarzellkarzinom | 20 % |
| 5. Adeno-Plattenepithelkarzinom | |
| *Die unter 1. und 3.–5. genannten Tumorformen werden als nicht-kleinzellige Bronchialkarzinome zusammengefasst u. dem kleinzelligen Bronchialkarzinom (2.) gegenübergestellt.* | |

**Bronchialkarzinom:** histologische Klassifikation (WHO 1982). [517]

| »limited disease« |
|---|
| 1. isolierter Primärtumor<br>2. ipsilaterale hiläre Lymphknoten<br>3. ipsilaterale supraklavikuläre Lymphknoten<br>4. ipsilaterale u. kontralaterale mediastinale Lymphknoten<br>5. evtl. begleitende Atelektase<br>6. Rekurrens- u./oder Phrenikusparese<br>7. kleiner Winkelerguss ohne maligne Zellen |
| **»extensive disease I«** |
| 1. kontralaterale hiläre Lymphknoten<br>2. kontralaterale supraklavikuläre Lymphknoten<br>3. Thoraxwandinfiltration<br>4. Pleuritis carcinomatosa<br>5. maligner Pleuraerguss<br>6. Lymphangiosis carcinomatosa<br>7. Vena-cava-superior-(VCS-)Syndrom<br>8. Einbruch des Tumors in große mediastinale Gefäße |
| **»extensive disease II«** |
| 1. Metastasen in der kontralateralen Lunge<br>2. maligner Perikarderguss<br>3. alle sonstigen hämatogenen Fernmetastasen |

**Bronchialkarzinom:** Stadieneinteilung des kleinzelligen Bronchialkarzinoms. [88]

**Bronchi̦al|katarrh:** ▸Bronchitis catarrhalis. E bronchial catarrh.

**Bronchi̦al|katheter:** Katheter zur Einführung in den Bronchialbaum durch die Nase, den Mund (auch durch einen liegenden Beatmungstubus), u. zwar v.a. zur ▸Bronchialabsaugung, Bronchographie; z.B. der MÉTRAS-Katheter. E bronchial catheter.

**Bronchi̦al|kollaps:** die bei Lungenemphysem in der Ausatmungsphase erfolgende Annäherung der Luftröhrenrück- u. -vorderwand als Folge der Elastizitätsabnahme der Bronchialwand u. der Tonusänderung der Bronchialmuskulatur (rel. größere Einschränkung des Atemstoßes als der Resistance); sie führt zu Behinderung der Lungenbelüftung. E bronchial collapse.

**Bronchi̦al|kreislauf:** die von den Interkostalarterien bzw. der Brustaorta entspringenden Aa. bronchiales, mit den entsprechenden Begleitvenen. Der Privatkreislauf der Lunge (als deren trophisches System; er ist durch Anastomosen mit dem ▸Lungenkreislauf verbunden). E bronchial circulation.

**Bronchi̦al|lymphknoten|tuberkulose:** die – hämato- oder lymphogene – tuberkulöse Erkrankung der tracheobronchialen u. paratrachealen Lymphknoten (»Hiluslymphknoten«, ▸Nodi lymphatici tracheobronchiales), u. zwar – u.a. käsig – insbes. im Zusammenhang mit einer Primär-Tbk der Lunge, d.h. als der Lymphknotenteil des ▸Primärkomplexes. ***Klinik:*** außer der allgemeinen Tbk-Symptomatik subfebrile Temperaturen u. Husten (v.a. infolge der Hilusvergrößerung u. der – z.T. perifokal entzündlichen – Hilusverdichtung). ***Kompl.:*** Bronchialwandperforation, broncho- u. hämatogene Streuung (Bronchialphthise), Generalisation der Tbk. E tuberculosis of bronchial lymph nodes.

**Bronchi̦al|stein:** ▸Broncholith. E bronchial calculus.

**Bronchi̦al|stumpf|insuffizienz:** *Chirurgie* Nahtinsuffizienz des Bronchusstumpfes nach Lungenresektion. Führt zur Bildung eines Hautemphysems; Gefahr des ▸Spannungspneumothorax u. des Pleuraempyems (evtl. mit Exsudatüberlaufen in den gegenseit. Lungenflügel). E bronchial stump rupture.

**Bronchi̦al|syndrom, paralytisches (Soulas):** ein reflektorischer Tonusverlust der peripheren Bronchen u. Bronchiolen (s.a. ▸Bronchialkollaps) nach einer Bauch-Op.; verbunden mit Gefahr der inneren Bronchialanschoppung.

**Bronchial|system, hyperreagibles:** die für allergisches Asthma bronchiale typische Überempfindlichkeit der Atemwege gegenüber scheinbar harmlosen Umweltreizen wie z.B. Zigarettenrauch, starken Gerüchen, kalter Luft oder körperlicher Belastung.

**Bronchi̦al|toilette:** Absaugen von Sekret aus den Atemwegen zur besseren Lungenbelüftung bei beatmeten, bewusstlosen oder geschwächten Pat. Durchführung blind oder gezielt (unter bronchoskop. Sicht); Zugang oro-, naso- bzw. endotracheal (Tubus, Trachealkanüle). Evtl. mit Spülung des Bronchialbaumes mit isotoner Kochsalzlösung (▸bronchoalveoläre Lavage). E respiratory toilet.

**Bronchi̦al|zyste:** *Pathologie* s.u. ▸Bronchiektasie.

**Bronchi|ektas(i)e:** dauerhafte, spindel-, zylinder- oder sackförmige Erweiterung(en) von Bronchialästen. ***Ätiol.:*** angeboren infolge Entwicklungs-, Differenzierungsstörung, wobei groß- oder kleinzystische Fehlbildungen in Form der Zystenlunge bzw. Wabenlunge vorliegen; erworben, d.h. als Folge der Zerstörung elastischer u. muskulärer Wandelemente bei akuter oder chron., v.a. stenosierender Bronchitis (s.a. ▸Bronchomalazie) oder durch Wirkung extrabronchialer Narbenzüge (Tuberkulose, Silikose), durch primäre Sekretstauung mit nachfolgender Infektion (bei Mukoviszidose) oder durch Wandatrophie (z.B. als neural bedingte Atrophie bei CHAGAS-Krankheit). Als bes. Formen die generalisierten Bronchiektasien (▸WILLIAMS-CAMPBELL-Syndrom) u. das Bronchiolaremphysem (das bronchiolektatische ▸Lungenemphysem, z.B. bei Keuchhusten). ***Klinik:*** Husten, reichlicher, jauchig-eitriger, geschichteter Auswurf (»maulvolle Expektoration«), Bluthusten (Hämoptysen; durch Sickerblutung aus Granulationsgewebe sowie aus reichlich vorhandenen bronchopulmonalen Gefäßanastomosen), Fieberschübe, Neigung zu wiederkehrender Bronchitis, Bronchopneumonie u. zu Lungenabszessbildung, ▶Mittellappensyndrom, fortschreitende Lungen- u. Herzinsuffizienz (▶Cor pulmonale). ***Ther.:*** chirurgisch bei einseitiger Lokalisation; physiotherapeutisch (▶Atemtherapie); ggf. medikamentös (Broncholyse, gezielte Antibiotikather.). **E** bronchiectasis.

**Bron|chio|lạr|karzinom:** *Pathologie* das vom Bronchiolenepithel ausgehende Alveolarzellkarzinom (s.a. ▶Bronchialkarzinom). **E** bronchiolar carcinoma.

**Bron|chiọ|len, Bron|chio|li:** die knorpellosen Zweige der Segmentbronchien, ausgestattet mit glatter Muskulatur u. Flimmerepithel (∅ < 1 mm). Zentral zunächst als nur luftleitende **Bronchioli terminạles** (Endbronchiolen), dort überwiegen kubische Epithelzellen mit Flimmerhaaren. Weitere Verzweigung in die **B. respiratọrii** (= B. alveolares resp.), in deren Wand bereits einzelne Lungenbläschen (▶Alveolen) liegen. Nach deren Anzahl werden sie als Bronchiolen I.–III. Ordnung bezeichnet u. zweigen sich auf in ▶Ductus alveolares. **E** bronchioles (terminal; respiratory).

**Brọn|chio|lị|tis:** die Entzündung der Bronchiolen. ***Ätiol.:*** eine Erkrankung v.a. des Kindes- u. Greisenalters (bei Masern, Pertussis, Grippe), aber auch allgemein, z.B. nach Einwirkung von Gasen, Stäuben. Führt durch Sekrete u. durch die Wandveränderungen (evtl. sogar Einschmelzungen, Bronchomalazie) zu Einengung der Atemwege; s.a. ▶Bronchitis. ***Klinik:*** akute, lebensbedrohl. Atemnot (**suffokative B.**), beschleunigte Herzaktion, Husten, feinblasige Rasselgeräusche u. »miliarer« Röntgenbefund (s.a. ▶Miliartuberkulose). ***Kompl.:*** Atelektasen, Bronchopneumonie, Emphysem, Bronchiektasie. **E** bronchiolitis.

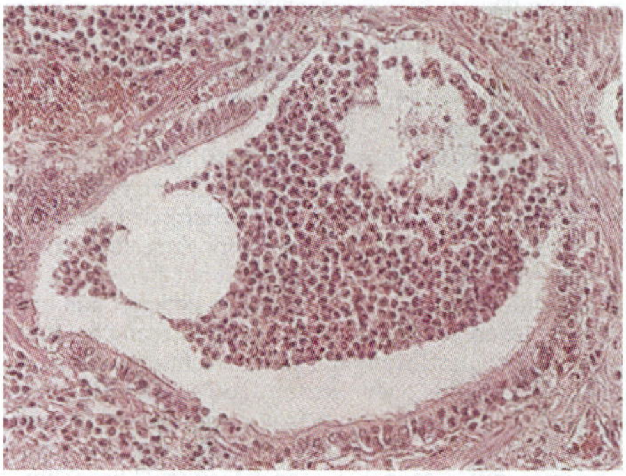

**Bronchiolitis:** dichte Ansammlung gelapptkerniger Leukozyten in einer Bronchiolenlichtung (Histologie). [178]

**Bron|chio|lo|ste|nọ|se:** dauernde oder vorübergehende (z.B. spastisch bei Asthma bronchiale) Verengung der Bronchiolenlichtung(en) durch Sekretstau, entzündl. Schleimhautschwellung (s.a. ▶Bronchiolitis). **E** bronchio(lo)stenosis.

**Bron|chịo|lus:** s.u. ▶Bronchioli.

**Bron|chị|tis:** die akute oder chronische, unspezifische oder spezif. (v.a. tuberkulöse) Entzündung der Bronchien (s.a. Schema), evtl. mit nachfolgender absteigender Erkrankung der Bronchiolen (▶Bronchiolitis). Eine katarrhalische, fibrinöse oder eitrige, evtl. auch nekrotisierende oder jauchig gangräneszierende Entzündung der Bronchialschleimhaut, an der – je nach Schwere – auch tiefere Wandschichten beteiligt sind. Sie führt zu Verlust des Flimmerbesatzes u. der elast. Faserelemente, zur Bildung mehrschichtigen Plattenepithels, zu Wanddeformierung oder Verlegung der Lichtung u. ist evtl. gefolgt von Peribronchitis, Bronchopneumonie, Emphysem, respirator. Insuffizienz oder einem ▶Mittellappensyndrom. ***Ätiol.:*** Ausgelöst wird die B. durch Infektion (z.B. Influenza-, Parainfluenza-, RS-, Adeno-Viren), Allergene, Tabakrauchen, chemische Schädlichkeiten, physikalische Faktoren (z.B. Fremdkörper); sie tritt ferner als Teilerscheinung einer Herzerkrankung (Stauungsbronchitis) oder einer Tracheobronchitis auf bzw. als Begleitkrankheit von Infektionskrankheiten, Pneumokoniosen etc. ***Klinik:*** Husten, Auswurf (je nach Art der Erkrankung), örtl. Schmerzen, feuchte, nicht klingende Rasselgeräusche (Giemen, Brummen, Pfeifen), verlängertes Exspirium (v.a. bei Spastik). **E** bronchitis. – **B., de|struiẹrende:**

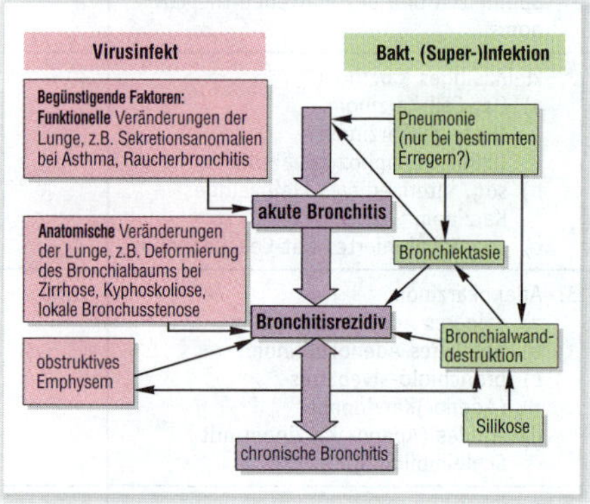


**Bronchitis:** Pathogenese der chron. Bronchitis (nach N. Zöllner). [471]

B. mit irreparablen Wandschäden, z.B. zylindrischen Ausweitungen, »Schleimdrüsendivertikeln«. – **B. dịs|secans:** B. mit Wandzerstörungen. **E** dissecting b. – **B. epi|dẹmica:** B. als – wahrscheinlich – Grippe-Virose; evtl. eitrig, häufig tödlich. **E** epidemic b. – **B. fibrinọsa:** ▶B. plastica. **E** fibrinous b. – **B. foe|tịda,** putride B.: B. mit durch Fäulniserreger zersetztem gestautem Sekret; z.B. bei Bronchiektasien, Lungenabszess, kavernöser Tbk, Tumor, Fremdkörperaspiration; s.a. ▶Bronchospirochätose. **E** fetid b. – **B. haemor|rhạgica:** B. mit blutigem Auswurf; bei erosiven Prozessen (Tbk, Neoplasma, Bronchiektasie etc.). **E** hemorrhagic b. – **B. hyper|trọphicans:** ▶B. productiva. **E** hypertrophic b. – **B., käsige:** B. als Bronchus-Tbk; v.a. bei ▶Bronchiallymphknoten-Tbk. **E** cheesy b., caseous b. – **B. mem|branọsa:** B. mit Pseudomembranbildung bei Kehlkopf-Diphtherie; mit Erstickungsgefahr verbunden; s.a. ▶Bronchitis plastica. **E** membranous b. – **B. ne|crọticans:** B. mit Wandzerstörung, z.B. bei echter Grippe. **E** necrotic b. – **B. nodọsa:** (Engel) B. mit Lymphfollikelwucherung sowie Nekrosen u. Stenose, Obliteration u. Bronchiolendilatation; bei Masern, Keuchhusten. – **B. obl̥iterans:** B. mit Verlegung der Bronchien durch fibrinöse Auflagerungen u. fibröse Wandveränderungen. – **B., ob|struktịve:** ▶Bronchitis obliterans oder B. spastica. **E** obstructive b. – **B. pi|tui|tọ|sa,** B. humida: B. mit reichlichem eiweißarmem Auswurf. **E** pituitous b. – **B. plạs|ti|ca, B. crou|po|sa, B. fi|bri|no|sa, B. pseu|do|mem|bra|na|cea:** B. mit fibrinösen Bronchialausgüssen (auch im Auswurf). Als idiopathische Erkr. oder symptomatisch, z.B. nach Gas-Exposition, bei Virusinfektion, Asthma bronchiale. **E** fibrinous b., plastic b. – **B. pro|duc|tị|va:** eine chron. B. mit Wandhypertrophie; im Röntgenbild vermehrte Streifenzeichnung. **E** productive b. – **B. pụ|tri|da:** ▶B. foetida. **E** putrid b. – **B. se|rọ|sa:** B. mit eiweißreichem Exsudat, z.B. bei Lungenödem. **E** serous b. – **B. sịcca:** B. mit nur spärlichem, zäh-klebrigem Auswurf bei quälendem, unproduktivem Husten. E dry b. – **B. silicotica:** B. bei Silikose; mit hyperämischer Atrophie oder Hypertrophie der Mukosa. E silicotic b. – **B. spas|mo|di|ca, B. spas|ti|ca:** eine meist chronisch asthmoide, obstruktive B. infolge Lichtungsverengung durch Bronchialspasmen; mit Einschränkung der funktionellen Atemreserven = Vermehrung des physiol. Totraumes, evtl. auch mit Verteilungsstörung (▶Partialinsuffizienz) u. mit sekundären irreversiblen Veränderungen. E spastic b.

**Bron|cho...:** Wortteil »Bronchus«; s.a. ▶Bronchial...

**bronchoalveoläre Lavage,** Abk. BAL: Spülung einzelner Lungenabschnitte mit etwa 200 ml isotonischer Kochsalzlösung durch das eingeführte Bronchoskop. Die Zellen in der erhaltenen Spülflüssigkeit können zur ▶Zytodiagnostik verwendet werden, die Zellverteilung gibt Aufschluss über die entzündliche Aktivität einer Alveolitis (z.B. bei Lungenfibrose, Sarkoidose oder exogen allergischer Alveolitis), ferner Hinweise zur Differentialdiagnose u. Therapie-Indikation. E bronchoalveolar lavage.

**Bronch(o)|al|veo|li|tis:** von den Bronchiolen auf die Alveolen übergreifende exsudative Entzündung; der Initialvorgang der bronchogenen Herdpneumonie. E bronchoalveolitis.

**Broncho|blen|nor|rhö:** reichliche Absonderung dünnflüssigen (schleimig-)eitr. Bronchialsekretes (Auswurf) bei der putriden ▶Bronchitis. E bronchoblennorrhea.

**Bronchodilatator,** Bronchospasmolytikum, Broncholytikum: Medikament, das eine Erweiterung spastisch verengter Bronchien u. Bronchiolen herbeiführt, die Lungenbelüftung verbessert u. die Gefahr der respiratorischen Insuffizienz vermindert. ***Wirkst.:*** ▶Betasympathomimetica, ▶Parasympatholytica bzw. Derivate des ▶Theophyllins. E bronchodilator.

**broncho|gen:** von den Bronchen ausgehend. E bronchogenic.

**Broncho|graphie:** Darstellung des Bronchialbaums nach Einbringen eines wasserlösl. Röntgenkontrastmittels (meist nur als Beschlag) in den Bronchialbaum mittels eines ▶Bronchialkatheters oder der lenkbaren Strnad-Sonde bzw. durch Inhalation des Kontrastmittels (»**Zerstäubungs-B.**«). Ausführbar als **Übersichts-B.** (meist einer Lungenhälfte, s. Abb.) oder als **selektive B.** (nach gezielter RKM-Einbringung in einen Lappen- oder Segmentbronchus), auch als Tomographie (Schichtbilddarstellung) oder als **Veratmungs-B.**. E bronchography.

**Broncho|kon|striktion:** ▶Bronchospasmus. E bronchoconstriction.

**Broncho|lith,** Bronchialstein: *Pathologie* eine in der Bronchiallichtung befindliche Inkrustation nekrotischen Gewebes oder eines anderen Substrates. E bronchiolith.

**Broncholy|tica, -tika:** ▶Bronchodilatatoren. E broncholytics.

**Broncho|ma|la|zie:** *Pathologie* (Engel) Schwäche der Bronchen- u. Bronchiolenwandungen infolge Gewebsunreife (beim Neugeborenen), konstitutioneller Minderwertigkeit oder Bronch(iol)itis. E bronchomalacia.

**Broncho|my|ko|se:** Pilzinfektion (▶Mykose) der Luftwege; die Erregeransiedlung erfolgt im Bereich von Epithelschädigungen, aber auch – bei Resistenzschwäche oder bei längeren Antibiotikagaben – ohne örtlichen Vorschaden. Der Pilzbefall führt zu entzündlich-katarrhalischen, granulomatösen oder – selten – ulzerös-nekrotischen Wandveränderungen. – Pilzsporen sind evtl. auch Ursache eines echten Bronchialasthmas (s.a. ▶Farmerlunge). E bronchomycosis.

**Broncho|pho|nie,** Bronchialstimme: die fortgeleitete Stimme des Untersuchten als ein weitgehend dem bronchialen ▶Atmen entsprechendes akust. Phänomen, hörbar bei der ▶Auskultation über luftleeren (infiltrierten) Lungenabschnitten; abgeschwächt u.

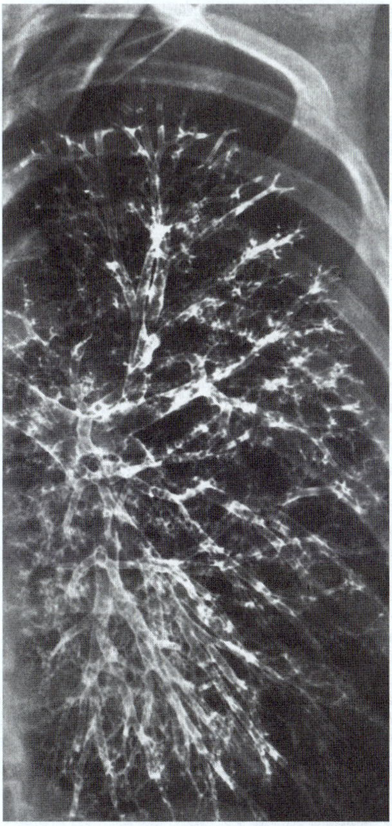

**Bronchographie:** Bronchogramm der linken Lunge. [540]

tonlos bis aufgehoben bei Bronchusverlegung, Pleuraerguss, Pneumothorax; bes. ausgeprägt über größeren Lungenhohlräumen. E bronchophony, bronchial voice.

**Broncho|pneu|mo|nie,** Herdpneumonie: radiologische, durch die Lokalisation bestimmte Beschreibung für eine herdförmige, ohne Bezug zu anatomischen Lungengrenzen ablaufende Lungenentzündung in Form von Lungenherden verschiedener Größe u. verschiedener Entwicklungsstadien der Entzündung. Deren gemeinsames Merkmal sind exsudatgefüllte Alveolen in infiltrierten Lungenbezirken. Häufiger als die klassische lobäre ▶Pneumonie. ***Ätiol. u. Formen:*** Sie beginnt als **endo- u. peribronchiale B.** im Anschluss an eine Bronchitis/Bronchiolitis mit einer Entzündung der Septen der Lungenalveolen mit Ödem u. Exsudation, auf die dann die Ansiedlung von Erregern (Bakterien, Viren, Pilze) folgt. Danach kommt es zu deren intrakanalikulärer, d.h. durch die Bronchiallichtungen erfolgender Ausbreitung u. zu Fortschreiten unter Durchwanderung der Bronchiolen- u. Bronchienwand. Als **hämatogene B.** entsteht sie ferner durch Erregeraussaat in das Interstitium als eine Sekundärerkrankung bei verschiedenen Infektionskrankheiten. Die Entwicklung einer B. wird begünstigt durch herzbedingte Lungenstauung sowie durch Fremdkörperaspiration. Als besondere Formen u.a. die **chronische nichttuberkulöse Riesmann-Pneumonie**; die **ödematöse B.** mit schwerem Lungenödem, z.B. nach Kampfstoffeinwirkung; die **pseudosyphilit. B.** (Fanconi, Hegglin), eine primär-atypische, sub- oder afebrile Pneumonie mit hilifugalen Infiltraten u. unspezifisch-positiven Lues-Reaktionen (v.a. bei Kindern mit stark reduziertem Allgemeinzustand, aber auch endemisch bei Erwachsenen; hat trotz sehr langsamer Lösung eine gute

Progn.); die chronische **tuberkulöse B.**, eine nach Behandlung mit ▸Antituberculotica indurativ umgewandelte lobulär-käsige Lungen-Tbk. ***Klinik u. Diagn.:*** Symptomatik der Pneumonie, jedoch – im Gegensatz zur Lobärpneumonie – mit uncharakteristischem Fieberverlauf. Typisch sind feine, klingende ▸Rasselgeräusche (bei Kindern oft fehlend). Der Röntgenbefund zeigt unregelmäßig geformte u. scharf begrenzte Infiltrate, im Frühkindesalter auch vielherdige hilifugale (vom Hilus ausgehende) oder pseudomiliare Verschattungen. ***Kompl.:*** Kollaps, Herzinsuffizienz, Empyem, beim Kind Otitis, Meningitis, Enteritis, Pyelonephritis. E broncho-pneumonia, bronchial pneumonia.

**broncho|pulmonale Dysplasie,** WILSON-MIKITY-Syndrom: bei maschinell beatmeten Frühgeborenen (v.a. bei hohem Sauerstoffpartialdruck) vorkommender irreversibler Umbau des Lungenparenchyms unter weitgehender Destruktion der Lungenbläschen (Alveolen). Kombination mit Retinopathie möglich. E bronchopulmonary dysplasia.

**Bronchor|rha|gie:** starke Blutung aus den Bronchen; s.a. ▸Bronchostaxis. E bronchorrhagia.

**Bronchor|rhö, Bronchor|rhoea se|ro|sa:** *Pathologie* ▸Bronchitis pituitosa. E bronchorrhea.

**Broncho|si|nu|si|tis:** ▸sinopulmonales Syndrom.

**Broncho|skop:** s.u. ▸Bronchoskopie. E bronchoscope.

**Broncho|skopie:** (KILLIAN 1897) die instrumentelle Betrachtung (▸Endoskopie) der Lichtung der Luftröhre (Tracheoskopie) u. des Bronchialbaums einschl. der Segmentostien. Die Untersuchung erfolgt mit dem Bronchoskop (s. Abb.), einem starren Rohr mit – meist endständiger – Lichtquelle, Betrachtungslupe u. zusätzlicher Staboptik (einschl. Winkeloptiken) für den Einblick in die Bronchialäste bzw. einem biegbaren Fiberbronchoskop. Die Geräte sind evtl. auch mit einer Vorrichtung zur künstlichen Beatmung ausgestattet (Beatmungsbronchoskop). Ferner steht ein Spezialinstrumentarium zur Verfügung (Zangen, Schlingen, Watteträger etc.), mit dem außer der Inspektion auch diagnostische u. therapeut. Eingriffe möglich sind, z.B. Abstriche, ▸bronchoalveoläre Lavage sowie Probeexzisionen, Punktionen u. Aspirationen als Biopsie-Maßnahmen bzw. Fremdkörperextraktion, Bougierung, Elektrokoagulation, Instillation, u. zwar unter Rö-Kontrolle bis in die Subsegmentäste. Die Instrumenteneinführung (Intubation) erfolgt zumeist am Liegenden durch den Mund (evtl. unter Zuhilfenahme eines Laryngoskops) u. in einer Barbituratkurznarkose mit Muskelrelaxation oder in Inhalations-Vollnarkose. E bronchoscopy.

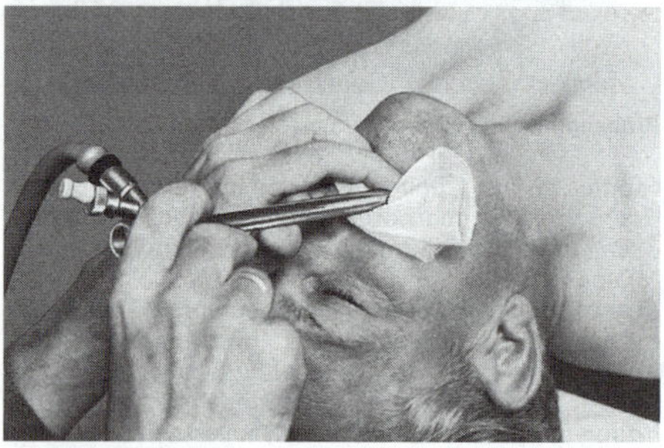

**Bronchoskopie:** Einführung des Bronchoskops in die Trachea. [15]

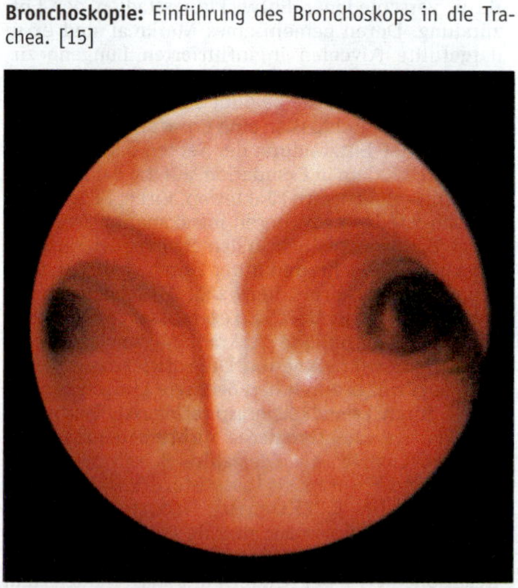

**Bronchoskopie:** bronchoskopische Aufnahme von der Gabelung der Luftröhre in die beiden Hauptbronchien. [15]

**Broncho|spasmo|lyticum, -lytikum:** ▸Bronchodilatator. E bronchospasmolytic.

**Broncho|spas|mus:** Krampfzustand der Bronchialmuskulatur (bis zur lebensbedrohlichen Atemnot), u.a. bei Bronchialasthma. Führt zu Erhöhung des Strömungswiderstandes u. zu Einschränkung der Atemreserven. E bronchospasm.

**Broncho|spi|ro|chae|to|sis Castellani:** eine akute oder chron. gutartige ▸Tracheobronchitis mit blutigem, gelegentlich auch jauchigem Auswurf; hervorgerufen durch Borrelia vincentii (in Symbiose mit Fusobacterium fusiforme). E bronchospirochetosis.

**Broncho|spi|ro|me|trie:** die unter Verwendung eines Doppellumentubus (z.B. nach CARLENS) erfolgende getrennte Spirometrie beider Lungenflügel unter Ballonabdichtung jeweils des anderen Flügels; Anw. z.B. als Voruntersuchung vor Lungenresektionen. E bronchospirometry.

**Broncho|sta|xis:** Blutung aus der Bronchialschleimhaut. E bronchostaxis.

**Broncho|ste|no|se:** Einengung der Bronchiallichtung, u. zwar mechanisch oder funktionell, vorübergehend oder dauerhaft, total oder nur partiell; wird verursacht z.B. durch Schleimhautschwellung, gestautes Sekret, Fremdkörper, Tumor, Emphysem oder Lungenkollaps u. führt infolge Entlüftungs- u. Drainagestörung eines Lappen- oder Segmentbronchus zu Atelektase, Sekretstauung, Bronchiektasien, Pneumonie, ventilatorischer Insuffizienz der Lunge, Rechtsherzüberlastung, evtl. zu einem Mittellappensyndrom. Die **exspiratorische B.** (v.a. bei Bronchospasmus) führt durch Zunahme des Alveolardrucks u. Verringerung des Sogs auf der Stenoseseite zu ▸Mediastinalpendeln. Die **inspiratorische B.** (bei Wirksamwerden eines Ventilmechanismus) führt infolge Herabsetzung des Alveolardrucks u. durch Verstärkung des Sogs zu einem inspirator. Mediastinalpendeln zur Stenoseseite. E bronchostenosis, bronchial stenosis.

**Broncho|sto|mie:** *Chirurgie* Anlegen einer Bronchus-Brustwandfistel zur Kavernendrainage (Speleostomie). E bronchostomy.

**Broncho|te|ta|nie:** *Pädiatrie* eine spastische Bronchitis mit extremer exspirator. Dyspnoe, v.a. in Zusammenhang mit rachitogener Tetanie (▸Spasmophilie).

**Broncho|to|mie:** die operative Eröffnung oder Durchtrennung eines Bronchus. E bronchotomy.

**Broncho|to|mo|gra|phie:** eine ▸Bronchographie im ▸Schichtaufnahmeverfahren. E tomography of central airways.

**broncho|vesikulär:** die Bronchien u. Lungenbläschen (Alveolen) betreffend; s.a. ▸Atemgeräusch. E bronchovesicular, bronchoalveolar.

**Broncho|ze|le:** *Pathologie* eine örtlich begrenzte, zwischen 2 Bronchusstenosen gelegene ▸Bronchiektasie; in der erweiterten Lichtung sammelt sich eitriger oder nur schleim. Inhalt an (= Bronchopyo- bzw. -mukozele). E bronchocele.

**Bron|chu|li|tis:** ▸Bronchiolitis.

**Bron|chus:** die in Fortsetzung der Luftröhre der Atemluftleitung dienenden Hohlorgane der Lunge. Als größte (noch extrapulmonal) bilden die beiden

Hauptäste der Luftröhre (**B. principalis dexter** bzw. **sinister** = re. bzw. li. Hauptbronchus) die Stämme des ▸Bronchialbaumes. Der re. läuft steil zur Lungenwurzel (u. wird nach Abgang des Oberlappenbronchus als Stammbronchus i.e.S. bez.), der li. ist etwas schwächer und verläuft weniger steil. Die Hauptbronchien setzen sich in Aufzweigungen mit allmählich abnehmendem Durchmesser fort, u. zwar in die – hilusnahen – Lappenbronchen (**B. lobaris superior, medialis** u. **inferior dexter** rechts u. **B. l. superior** u. **inferior sinister** links) sowie in die Segmentbronchen (**B. segmentales**; s. Abb.) u. deren Äste (Rami bronchiales segmentorum), auf die dann die ▸Bronchiolen folgen. Der Wandaufbau entspricht im Wesentlichen – bis zu den Bronchiolen – dem der Luftröhre (mehrzeiliges Flimmerepithel, Drüsen, Knorpelspangen bzw. -stücke, glatte Muskelringe). S.a. ▸Broncho..., ▸Bronchial... **E** bronchus.

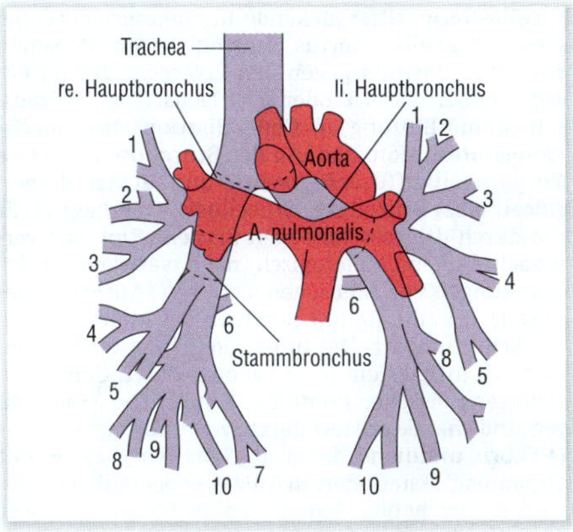


**Bronchus:** Segmentbronchen **a)** der rechten Lunge. Oberlappen: 1 = Bronchus (B.) segmentalis apicalis; 2 = B. segm. posterior; 3 = B. segm. anterior; Mittellappen: 4 = B. segm. lateralis; 5 = B. segm. medialis; Unterlappen: 6 = B. segm. apicalis (= superior); 7 = B. segm. basalis medialis (= cardiacus); 8 = B. segm. basalis anterior; 9 = B. segm. basalis lateralis; 10 = B. segm. basalis posterior; **b)** der linken Lunge. Oberlappen: 1 u. 2 = B. segm. apicoposterior; 3 = B. segm. anterior; 4 = B. lingularis superior; 5 = B. lingularis inferior; Unterlappen: 6 = B. segm. apicalis (= sup.); 8 = B. segm. basalis anterior; 9 = B. segm. basalis lateralis; 10 = B. segm. basalis posterior.

**Bronchus|adenom:** ▸Bronchialadenom.

**Bronchus|blockade:** **1)** *Pathologie* der ▸Bronchusverschluss. **2)** *Pulmologie* der luftdichte Abschluss eines Bronchus gegen das übrige Bronchialsystem mittels ▸Bronchusblocker oder mittels eines spez. Doppellumentubus zur Prophylaxe einer Keimverschleppung während einer Lungen-Op. bzw. im Rahmen der ▸Bronchospirometrie. **E** bronchial blocking or blockade.

**Bronchus|blocker:** *Anästhesiologie* Ballonkatheter für die ▸Bronchusblockade; besitzt einen Zentralkanal, über den während der Blockade eine evtl. nötige Sekretabsaugung erfolgen kann. Modelle z.B. nach THOMPSON, MAGILL, DIBOLD. **E** bronchial blocker.

**Bronchus|fistel:** angeborene oder erworbene krankhafte Verbindung des Bronchialbaumes mit Nachbarorganen der Lunge oder mit der Körperoberfläche (= **innere** bzw. **äußere B.**), z.B. bei Ösophagusatresie bzw. nach Einriss eines bullösen Lungenemphysems, nach penetrierender Lungenverletzung, bei Lungenabszess bzw. nach Perforation einer Lungenechinokokkuszyste, eines Leberabszesses oder eines subphrenischen Abszesses in die Lunge. **E** bronchial fistula.

**Bronchus|karzinoid:** ▸Bronchialkarzinoid.

**Bronchus|karzinom:** ▸Bronchialkarzinom.

**Bronchus|lavage:** ▸Bronchuswaschung.

**Bronchus|ruptur:** komplette oder inkomplette, allgemein unfallbedingte Bronchuszerreißung; Gefahr des Mediastinalemphysems. **E** rupture of a bronchus.

**Bronchus|tamponade (Crafoord):** ▸Bronchusblockade durch bronchoskopische Gazeabstopfung.

**Bronchus|tuberkulose:** Tuberkulose der Bronchialwandung; u. zwar als **hämatogene B.** (meist als käsige Endobronchitis ohne wesentlichen Lungenparenchymschaden) oder als **bronchogene B.**, d.h. als eine nach Durchbruch verkäsender Lymphknoten erfolgende Ausbreitung eines tuberkulösen Lungenprozesses. Gefahr der ▸Bronchostenose, ▸Atelektase, ▸Bronchiektasie. **E** bronchial tuberculosis.

**Bronchus|verschluss:** **1)** Verschluss einer Bronchiallichtung durch ein im oder außerhalb des Bronchialbaumes ablaufendes lichtungsverengendes Krankheitsgeschehen oder durch einen aspirierten Fremdkörper. **E** bronchial occlusion. **2)** *Chirurgie* die Bronchusligatur zur Kavernenausschaltung; ferner die ▸Bronchusblockade bzw. -tamponade sowie der Bronchusstumpfverschluss nach Lungenresektion. **E** bronchial blocking.

**Bronchus|waschung:** *Pulmologie* die therapeutische Spülung (Lavage) des ▸Bronchialbaumes mit isotonischer Lösung als Maßnahme i.S. der ▸Bronchialtoilette; s.a. ▸bronchoalveoläre Lavage. **E** bronchial lavage.

**Brondgeest-Ruhetonus** (PAULUS QU. B., 1835–1904, Physiologe, Utrecht): *Physiologie* die Dauerspannung der Skelettmuskulatur im Ruhezustand bei intakter Innervation; ein reflektorisches Geschehen i.S. einer dauernden ▸Bahnung der Motoneurone, ausgelöst z.B. durch Dehnungsrezeptoren (Spindeln) gedehnter Muskeln. **E** resting tonus (Brondgeest).

**Bronk-Kanüle:** eine als Ableitungselektrode konstruierte Spezialkanüle.

**Brønsted:** ▸Broensted.

**Bronze-Baby:** bei Neugeborenen, die wegen Hyperbilirubinämie mit Phototherapie behandelt wurden, auftretende graubraune Hautverfärbung. **E** bronze baby syndrome.

**Bronze|dia|be|tes:** *Endokrinologie* ein evtl. schwer einstellbarer ▸Diabetes mellitus als Spätkomplikation einer zu Pankreas- u. Leberzirrhose führenden ▸Hämochromatose. Leitsymptom ist das bronzefarbene Hautkolorit. **E** bronze(d) diabetes.

**Bronze|haut:** bräunliche Pigmentierung der Haut bei der ▸ADDISON-Krankheit bzw. der ▸Hämochromatose. **E** bronzed skin.

**Brot|ein|heit,** Abk. BE: Umrechnungs- u. Berechnungs-Einheit der Diabetikerdiät. 1 BE entspricht ca. 30 g Roggenmischbrot u. damit einer Menge von insg. 10–12 g an Monosacchariden, verdaulichen Oligo- u. Polysacchariden sowie Sorbit u. Xylit. **E** bread exchange unit.

**Brotizolam:** ein kurz wirksames ▸Benzodiazepin; ***Anw.*** bei Ein- u. Durchschlafstörungen. **E** brotizolam.

**Brown** (**1**) CHARLES L. B., 1899–1959, Internist, New Jersey; **2**) FRANCIS ROBERT B., schott. Arzt; **3**) GEORGE ELGIE B.; **4**) SANGER B., 1852–1928, Nervenarzt, Chicago). – **B.-Ataxie** (SANGER B.): ein Typus der FRIEDREICH-Ataxie mit rel. geringer Pyramidenbahnbeteiligung u. mit Neigung zu Optikusatrophie. **E** Sanger Brown's ataxia. – **B.-Naht** (FRANCIS ROBERT B.): bei Hernien-Operation eine fortlaufende BASSINI-Naht mit Gewebsstreifen aus dem resezierten Bruchsack als sog. lebende Naht. **E** Bassini repair with tissue reinforcement (Brown). – **B.-Symmers-Krankheit** (CHARLES L. B.; DOUGLAS S., New York): (1925) hoch-akute, meist tödliche seröse (virusbedingte?) Enzephalitis mit Meningismus, Symptomen seitens des verlängerten Rückenmarks (Medulla oblongata) u. des Magen-Darm-Traktes, Koma, Krämpfen; v.a. bei Kleinkindern. **E** Brown-Symmers disease. – **B.-**

**Syndrom:** kongenitale oder erworbene Bewegungseinschränkung des M. obliquus superior (oberer schräger Augenmuskel) durch Sehnenverdickung. E Brown syndrome. – **B.-Test** (GEORGE ELGIE B.), HINES-B.-Test: s.u. ▸Cold-Pressure-Test.

**Browne** (SIR DENIS JOHN B., geb. 1892, Chirurg, London). – **B.-Operation: 1)** (1949) einzeitige Harnröhrenplastik bei Hypospadie im Bereich des Penisschaftes. Harnröhrenbildung aus einem unter die Haut versenkten schmalen Penishautstreifen, bedeckt durch brückenartig vereinigte seitl. Hautlappen; vorübergehende Entlastung der Plastik durch eine Harnfistel am Damm. **2)** Modifikation der AXHAUSEN-Gaumenspalten-Op. durch vorherige Tonsillektomie u. durch Durchtrennung der A. palatina u. Spaltverschluss unter Schnürung des Mesopharynx. E Denis Browne operation. – **B.-Schiene:** eine mit einem Schuh versehene verstellbare zirkelart. Nachtschiene zur Klumpfußbehandlung. E Denis Browne splint.

**Brownlee-Zeichen:** Lidödem bei Masern.

**Brown-Séquard** (CHARLES ED. B.-S., 1817–1894, Nervenarzt u. Physiologe, Paris). – **B.-S.-Lähmung, B-S.-Symptomatik:** die typische Symptomatik bei Halbseitenverletzung des Rückenmarks (s.a. Abb.). Dazu gehören: **a)** völlige Empfindungslosigkeit im zugehör. Dermatom mit **b)** schmalem überempfindlichem Bereich über dieser Hautzone bzw. – auf der Gegenseite – unterhalb davon; **c)** gleichseitige spastische motorische Lähmung (Muskulaturausfall) durch Unterbrechung der ▸Pyramidenbahn und **d)** Ausfall des Berührungsempfindens, Lagegefühls, Vibrationsempfindens u. Zahlenerkennens infolge Unterbrechung des Tractus spinocerebellaris; **e)** Schmerz- u. Temperaturunempfindlichkeit auf der Gegenseite (dissoziierte ▸Empfindungsstörung) infolge Ausfalls des Tractus spinothalamicus. Außerdem unterschiedliche Störungen des Berührungssinns entsprechend dem zugehör. Bahnverlauf. E Brown-Séquard's paralysis, B.-S.'s syndrome. – **B.-S.-(Spinal-)Epilepsie:** Fußkloni u. ähnliche Spontanbewegungen als spinale Reiz- u. Enthemmungsphänomene bei Schädigung des Rückenmarks. E spinal epilepsy (Brown-Séquard).

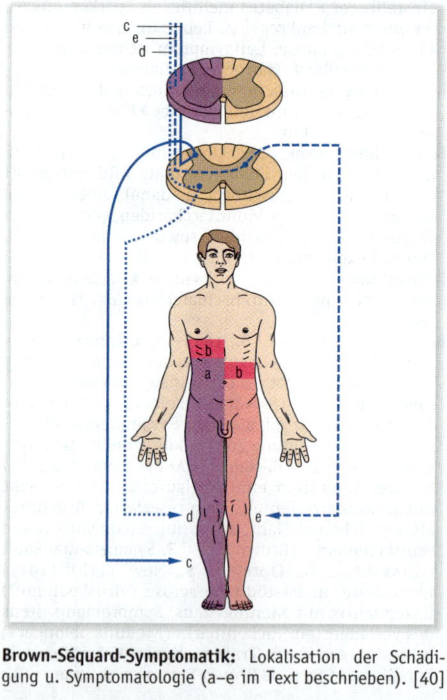


**Brown-Séquard-Symptomatik:** Lokalisation der Schädigung u. Symptomatologie (a–e im Text beschrieben). [40]

**Bruce** (1) ALEXANDER B., 1854–1911, Neuro-, Pathologe, Edinburgh; **2)** SIR DAVID B., 1855–1931, brit. Mikrobiologe, Militärarzt). – **B.-Faserbündel** (ALEXANDER B.): *Anatomie* ▸Fasciculus septomarginalis. E Bruce's tract. – **B.-Septikämie** (SIR DAVID B.): die meist als septische Erkr. verlaufende ▸Brucellose des Menschen.

**Bru|cel|la:** die nach SIR DAVID BRUCE benannte Gattung kurzer, unbeweglicher, aerober, gramnegativer, ellipsoider Stäbchenbakterien. S.a. ▸meldepflichtige Nachweise der Krankheitserreger. – **B. ab|ortus,** BANG-Bazillus: Erreger der ▸BANG-Krankheit (v.a. des Rindes) sowie der ▸Brucellose beim Menschen; morphologisch weitgehend identisch mit B. melitensis. – **B. me|li|ten|sis:** der Erreger der ▸Brucellose bzw. deren als »Maltafieber« bezeichneten Sonderform u. des Abortus BANG (v.a. der Ziegen u. Schafe). – **B. su|is:** der Erreger der Brucellose sowie des Abortus BANG beim Schwein (seinem natürl. Wirtstier).

**Brucella-Dermatitis:** juckende Kontaktdermatitis bei gegen Brucella abortus sensibilisierten Personen nach Reexposition gegen den Erreger. – Ferner ein allgemeiner masern- oder scharlachartiger Hautausschlag (mit Blutung) im Generalisations- bzw. im Organmanifestationsstadium der Brucellose bzw. eine Purpura mit diffuser Pigmentierung bei Maltafieber.

**Bru|cel|lo|se, Bruzellose, Brucellosis:** Oberbegriff für die durch die verschiedenen Brucella-Biotypen verursachten, epidemiologisch nahe verwandten Erkrankungen von Menschen u. Tieren (Anthropozoonosen), d.h. die BANG-Krankheit, das Maltafieber u. die Schweinepest. Die Infektion erfolgt durch Kontakt mit infiziertem Material oder durch Genuss infizierter tierischer Produkte. ***Klinik:*** Die Krankheiten sind charakterisiert durch wellenförmiges Fieber (▸Febris undulans, daher als Synonym), gehen mit Organmanifestationen an Milz u. Leber einher u. verlaufen abortiv oder – meist – akut bösartig, u. zwar als splenohepatonephritische, meningitische, enteritische, bronchopneumonische, rheumatisch-septische oder als Mischform. ***Diagn.:*** Serologie (Hauttests, KBR, MKR), Erregerkultur oder Tierversuch. E brucellosis, undulant fever.

**Bruch: 1)** ▸Hernie (Eingeweidebruch). E hernia. **2)** ▸Fraktur. E fracture.

**Bruch|band,** Bracherium: mechanisches Hilfsmittel zur Bedeckung der Bruchpforte von Leistenbrüchen. Meist als elastisches Stahlband mit einer der Bruchpforte aufliegenden Pelotte u. mit einer Abstützung über dem Kreuzbein oder mit Riemenbefestigung (**engl.** bzw. **französ. B.**). E hernia truss.

**Bruch|einklemmung:** *Chirurgie* die unter charakteristischer Symptomatik (▸Incarceratio) erfolgende Einklemmung einer Hernie (Bruchsack samt Inhalt) in der entspr. Bruchpforte. Sie wird bei Baucheingeweidebrüchen ausgelöst durch eine plötzliche Steigerung des Bauchinnendrucks, z.B. beim Husten, Pressen, u. durch das nachfolgende Austreten des Bruches durch die zu enge Bruchpforte oder aber durch eine Volumenzunahme des Inhaltes bereits ausgetretener Darmschlingen (als sog. Koteinklemmung). ***Kompl.:*** Infarzierung, Nekrose, Peritonitis, Ileus, die evtl. durch rechtzeitige Bruchreposition zu vermeiden sind (bei Misslingen bzw. Folgeerscheinungen ist die Op. aus vitaler Indikation nötig). E strangulated hernia, incarcerated hernia.

**Bruch-Membran** (KARL WILHELM L. B., 1819–1884, Anatom, Basel, Gießen): die die Lamina choriocapillaris an das Pigmentepithel der Netzhaut fixierende Grenzschicht (mit ektodermaler Lamina vitrea u. mesodermaler L. elastica). E Bruch's membrane.

**Bruch|operation:** ▸Herniotomie, ▸-plastik. E hernia repair.

**Bruch|pforte:** eine angeborene oder erworbene, ringförmige oder kanalartige (durch Bruchringe begrenzte) Lücke in der Wandung einer Körperhöhle als Austrittsstelle eines Eingeweidebruches (▸Hernie). E hernial orifice.

**Bruch|sack:** Ausstülpung einer Körperhöhlenauskleidung als typische, sackartige Hülle. Umschließt meist die durch eine ▸Bruchpforte anlässlich einer Bruchbildung (Herniation) ausgetretenen Eingeweide. Gelegentlich auch leerer Sack, z.B. nach spontaner Reposition des Bruchinhaltes oder – z.B. als Processus vaginalis – ein Rudiment der embryonalen Entwicklung. Bei Gleitbrüchen besteht der B. z.T. aus der Wand des vorgefallenen retroperitonealen Organs. Enthält allgemein seröse Flüssigkeit, sog. Bruchwasser. Ist evtl. mit der Umgebung verwachsen (Hernia accreta) oder enthält innen Verwachsungen (die u.U. sogar zu Zystenbildung führen). Bei den inneren Eingeweidehernien die natürl. Wandung der betreffenden Peritonealtasche (▸Recessus). E hernial sac.

**Bruchspalt|an|äs|the|sie:** (Böhler) Lokalanästhesie eines Knochenbruchs durch perkutane Injektion des Betäubungsmittels in den Frakturspalt. E local anesthesia in the fracture gap.

**Bru|cin,** Dimethoxystrychnin: ein Alkaloid der Brechnuss; wirkt als Reflexkrampfgift. E brucine.

**Bru|dzin|ski-Zeichen** (Josef v. B., 1874–1917, Pädiater, Warschau): *Neurologie* Sammelbegriff für die Reflexe bei meningealer Reizung; als **B.-Contralateralreflex** die gleichsinnige Mitbeteiligung des anderen Beines an der passiven Beugung eines Beines im Hüft- u. Kniegelenk; als **B.-Nackenzeichen** die Beugung der Beine in den Hüft- u. Kniegelenken nach passiver Kopfbeugung (Folge der Dehnung der hint. Rückenmarkswurzeln); als **B.-Symphysenzeichen** die Beugung u. Abduktion der Beine (des Liegenden) bei Druckausübung auf die Symphyse; als **B.-Wangenzeichen** das Vorstrecken der Arme, evtl. mit Beugung im Ellenbogengelenk, bei Druckausübung unterhalb der Jochbögen. E Brudzinski's sign.

**Brücke: 1)** *Anatomie* ▸Pons. E pons. **2)** *Zahnmedizin* ein fester (zementierter) Zahnersatz, der fehlende Zähne durch den Brückenkörper in Form u. Funktion ersetzt. Die B. wird – an den als Brückenpfeiler präparierten – natürlichen Zähnen befestigt durch Fixierelemente (= Anker; z.B. Kronen oder Gussfüllungen). Bei der **abnehmbaren B.** sind die Brückenanker geteilt (»Doppelkrone«). E bridge. **3)** *Otologie* bei Mittelohr-Operationen mit Kuppelraum- u. Gehörgangswandabtragung die über dem Aditus ad antrum verbleibende Knochenbrücke.

**Brücke** (1) Ernst W. Ritter v. B., 1819–1892, Physiologe, Königsberg, Wien; **2)** H.-Gottfried v. B., geb. 1905, österreich. Chirurg). – **B.-Cumming-Phänomen** (Ernst W. Ritter von B.): ▸Augenleuchten. E Brücke-Bartley phenomenon. – **B.-Muskel** (Ernst W. Ritter v. B.): Ziliarmuskelfasern, die als Fibrae meridionales von den korneoskleralen Trabekeln (▸Trabecula corneoscleralia) zu den vorderen Aderhautpartien ziehen; sie sind an der Akkommodation beteiligt u. wirken als Choroideaspanner (als »Tensor choroideae« bezeichnet). E B.'s muscle. – **B.-Operation** (H.-Gottfried v. B.): der »osteoplastische« Bruchpfortenverschluss unter Einwärtskippen des durch Osteotomie mobilisierten, aus dem Zusammenhang gelösten Beckenkamms (bewirkt Entspannung der Bauchmuskulatur im Unterbauch).

**Brücken|arm:** ▸Pedunculus cerebellaris medius.

**Brücken|atrophie:** die sekundäre Atrophie der Brücke (▸Pons) bei best. Systematrophien (z.B. bei Déjerine-Thomas-Syndrom, paramedianem Pons-Syndrom, Nucleus-niger-Atrophie, Parkinsonismus). E pontine atrophy.

**Brücken|fuß:** *Anatomie* der vordere (»ventrale«) Teil der Brücke (▸Pons).

**Brücken|gips:** *Chirurgie* Gipsverband mit einer schienen- oder bügelüberbrückten Aussparung über Wunden, Entzündungsherden. E fenestrated plaster bandage.

**Brücken|haube,** Tegmentum pontis: *Anatomie* der dorsale Teil der Brücke (▸Pons). – *Neurologie* typische Ausfallssymptome (**Brückenhaubensyndrome**) mit alternierenden Lähmungen, d.h. mit neurologischen Ausfällen von Hirnnerven derselben Seite u. mit Ausfällen an Rumpf u. Extremitäten der Gegenseite, sind das ▸Foville- u. das Gasperini-Syndrom (Syndrom der kaudalen Brückenhaube) sowie das Raymond-Cestan-Syndrom (Syndrom der oralen Brückenhaube). S.a. ▸Brissaud-Syndrom, ▸Millard-Gubler-Syndrom. E tegmentum of pons.

**Brücken|kallus:** *Chirurgie* überschießender (»luxurierender«) Knochenkallus als Brücke zwischen Knochenbruchbereichen benachbarter Knochen bzw. – bei Gelenkfrakturen – als paraartikuläre Spange. Verursacht Sperrerscheinungen, evtl. Nerven-, Gefäßkompression. E bridging callus.

**Brücken|kolobom:** *Ophthalmologie* ein Regenbogen- oder Aderhautkolobom mit einer an umschriebener Stelle überbrückten Spalte. E bridge coloboma.

**Brücken|lappen(plastik):** *Chirurgie* Plastik mittels eines Haut- oder Schleimhautlappens, der primär beidseits gestielt ist (Payr) oder aber durch Vereinigung zweier einstieliger Lappen zu einem brückenart. Gebilde geformt wurde; s.a. ▸Muffplastik, ▸Visierlappen. E bridge flap, bipedicle flap.

**Brücken-Mittelhirn-Syndrome:** *Neurologie* typische Krankheitsbilder bei kombiniertem Schaden der Brücke (▸Pons) u. des ▸Mesencephalons; meist als alternierende Lähmung (s.a. ▸Brückenhaube). Es sind dies das Parinaud-, Weber-, Millard-Gubler-, Foville-, Raymond-, Brissaud-, Gasperini-, Raymond-Cestan-, Benedikt-, Avellis-Syndrom. E pontomesencephalic syndromes.

**Brücken|schenkel:** ▸Pedunculus cerebellaris medius.

**Brücken|symptome: 1)** Symptome oder Symptomfragmente im Intervall zwischen der Ersterkrankung u. einem Rezidiv bzw. zwischen Unfall u. Unfallfolgen (wichtig für Zusammenhangsfrage). **2)** Symptome bei Schädigung des ▸Pons.

**Brücken|winkel:** *Anatomie* ▸Kleinhirnbrückenwinkel. E cerebellopontine angle.

**Brügger-Methode** (Alois B., 1920–2001; Orthopäde, Schweiz): krankengymnastische Behandlungsmethode des ▸sternosymphysalen Syndroms, pseudoradikulärer Krankheitsbilder u. von Insertionstendopathien auf neurophysiologischer Grundlage.

**Brünings-Bron|cho|skop** (Wilhelm B., 1876–1958, HNO-Arzt, Jena, München): ein ▸Bronchoskop mit Verschlusskappe, anschraubbarem Handgriff u. schwenkbarer Beleuchtung für Autoskopie.

**Brugada(-Brugada)-Syndrom** (Pedro und Josep B.; Erstbeschreibung 1991/1992): familiär gehäuft auftretender Herzstillstand ohne nachweisbare strukturelle Herzkrankheit. ***Diagn.:*** Im Ruhe-EKG treten Rechtsschenkelblock u. ST-Strecken-Hebungen auf (s. Abb). ***Ther.:*** Implantation eines Defibrillators oder Antiarrhythmika.

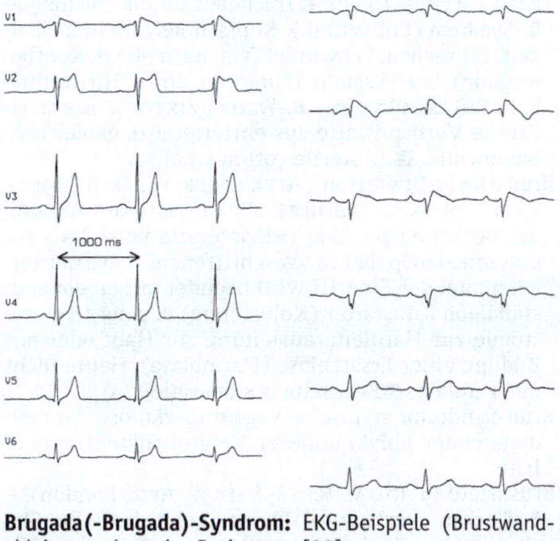


**Brugada(-Brugada)-Syndrom:** EKG-Beispiele (Brustwandableitungen) zweier Patienten. [92]

**Bruggiser-Hernie:** ▸KRÖNLEIN-Hernie.
**Bru|gia malayi,** Wuchereria mal.: ein Wurm (Nematode [Filariidae]), der im Lymphsystem von Mensch u. Säugetieren parasitiert; der Erreger der malayischen Filariose (Brugiasis). Die Larven (Microfilaria malayi) treten nachts im peripheren Blut auf u. werden u.a. durch Anopheles- u. Mansonia-Arten übertragen; Vorkommen v.a. in Asien u. im pazifischen Raum. – s.a. ▸Microfilaria (dort Abb.).
**Bruit** *(franz.)*: Geräusch. E bruit, sound, murmur. – **B. (de flot) ascitique:** *Hepatologie* bei der Bauchperkussion ein doppeltes akust. Phänomen, bestehend aus dem Perkussionston u. einem anschließ. Plätscherton (= B. de clapotement) als Aszites-Symptom. – **B. de chaînon:** *Chirurgie* »Kettengeräusch« als Symptom bei Tendovaginitis u. – ähnlich – bei der bimanuellen Palpation über Leberzysten. – **B. de diable:** *Kardiologie* ▸Nonnensausen. E venous hum. – **B. de flot:** »Wogengeräusch« durch schnellen Lagewechsel bei Hydropneumothorax. – **B. de moulin:** »Mühlradgeräusch«, z.B. bei Pneumoperikard, Pneumohydrothorax. E mill-wheel murmur. – **B. de pot fêlé:** das oberhalb des Schlüsselbeins über großen Kavernen hörbare Perkussions-»Geräusch des gesprungenen Topfes«; ähnlich auch am Schädel vor Nahtschluss oder bei einem Hydrozephalus im Kindesalter. E cracked pot sound.
**Brummen:** *Pulmologie* ein trockenes ▸Rasselgeräusch bei Einengung der Lichtung der Bronchen u. Bronchiolen durch Sekret, Schleimhautschwellung oder Spasmus. E dry rale.
**Brunhilde-Stamm:** der Prototyp des serologischen Typs I des ▸Poliovirus hominis (benannt nach dem Versuchstier, der Schimpansin Brunhilde); der häufigste Erreger von Poliomyelitis-Epidemien u. der paralytischen Formen der Krankheit. E Brunhilde strain.
**Brunkow-Stemmführung:** krankengymnastische Methode, die auf isometrischer Kontraktion langer Muskelketten beruht und damit zur Stabilisierung von Haltung u. Bewegung führt.
**Brunnenkressekraut:** ▸Nasturtii herba.
**(v.-)Brunn-Epithel|nester** (ALBERT V. BR., 1849–1895, Anatom, Rostock): dichte Epithelzellhaufen in der Wand des Harnleiters. E Brunn's epithelial nests.
**Brunner-Drüsen** (JOHANN C. B., 1653–1727, Arzt, Mannheim, Heidelberg): ▸Glandulae duodenales.
**Brun|ne|ro|sis, Brun|ne|rom:** Hyperplasie der BRUNNER-Drüsen (▸Gll. duodenalis). E brunnerosis, hyperplasia of Brunner's glands.
**Bruns** (1) LUDWIG B., 1858–1916, Nervenarzt, Halle/Saale; 2) PAUL E. V.B., 1846–1916, Chirurg, Tübingen; 3) VIKTOR V.B., 1823–1883, Chirurg, Tübingen). – **B.-Kanüle** (PAUL E. V.B.): zweischenklige Trachealkanüle zur Verwendung als »künstlicher Kehlkopf« nach Laryngektomie. E tracheal cannula (Bruns'). – **B.-Syndrom** (LUDWIG B.): Kopfschmerzanfälle, Übelkeit, Erbrechen, Schwindel (v.a. nach plötzl. Kopfbewegung) bei (Pseudo-)Tumoren des 4. Hirnventrikels. E B.' syndrome. – **B.-Watte** (VIKTOR V.B.): sterilisierte Verbandwatte aus entfetteter u. gebleichter Baumwolle. E B.' sterile cotton wool.
**Brunschwig-Operation** (ALEXANDER W. D. B., 1901–1969, amerikan. Chirurg): abdominale Ausräumung der Beckeneingeweide (▸Evisceratio pelvis) als supraradikale Op. bei fortgeschrittenem Gebärmutterkarzinom; der Eingriff wird beendet mit einem endständigen Kunstafter (Kolostomie) u. einer Ureterostomie zur Harnleiterausleitung zur Haut oder mit Bildung einer Ersatzblase (Darmblase). Heute nicht mehr üblich. E Brunschwig's operation.
**Brun-Syndrom:** atypische Augentuberkulose mit rezidivierender phlyktänulöser Keratokonjunktivitis u. Iritis.
**Brushfield** (THOMAS B.; 1858–1937, Arzt, London). – **B.-Flecken:** verstreute, kleine, gelblich-weiße Flecken auf der Iris bei DOWN-Syndrom. E Brushfield's spots. – **B.-Wyatt-Krankheit:** ▸STURGE-WEBER(-KRABBE-DIMITRI)-Syndrom. E B.-Wyatt disease.
**Brust: 1)** der obere Teil des Rumpfes (zwischen Hals u. Bauch); ▸Thorax, s.a. ▸Brustwand. E chest. **2)** Pectus: die Thoraxvorderwand (im Ggs. zum Rücken). E pectus. **3)** die Brustdrüse, ▸Mamma, ▸Glandula mammaria. E mamma, breast.
**Brust|aorta:** der Brustteil des absteigenden Teils der ▸Aorta. E thoracic aorta.
**Brust|atmung:** *Physiologie* ▸Thorakalatmung. E thoracic breathing, th. respiration.
**Brust|bein:** ▸Sternum; s.a. ▸Sternal... E breastbone.
**Brust|beschwerden:** Symptome bei Erkrankungen des Brustkorbes, der Brustwirbelsäule, der Organe des Brustraumes oder der Brüste. Schmerzen des Brustkorbes (▸Thoraxschmerz), insbesondere retrosternal oder linksseitig, haben viele Ursachen (Hiatushernie, Pneumonie, Myokardinfarkt); Schmerzen im oberen Thoraxbereich evtl. einziger Hinweis auf ein Bronchialkarzinom. Beschwerden der Brustdrüse: Spannungsgefühl häufig u. meist harmlos (Schwangerschaft, Stillzeit, prämenstruell); Schmerzen deuten meist auf ein pathologisches Geschehen hin, können aber auch bei starkem Größenwachstum oder beim Milcheinschuss auftreten. Tastbare Knoten können sich innerhalb kurzer Zeit entwickeln, Abklärung zum Ausschluss eines ▸Mammakarzinoms.
**Brust|bräune:** *Kardiologie* ▸Angina pectoris.
**Brustdrüse:** ▸Glandula mammaria; i.w.S. auch die ▸Mamma u. das ▸Corpus mammae. E mammary gland. – **B., innere:** der ▸Thymus (das Bries).
**Brustdrüsen|entzündung:** ▸Mastitis. E mastitis.
**Brustdrüsen|schwellung, physiologische:** sog. Schwangerschaftsreaktion des Neugeborenen auf Plazentahormone, die das Kind (noch) nicht ausscheiden kann (z.B. ▸human placental lactogen); Anschwellen der Brustdrüse, verbunden mit Absonderung von »Hexenmilch«. E swelling of mammary glands in newborn.
**Brust|enge:** *Kardiologie* ▸Angina pectoris.
**brusterhaltende Therapie,** Abk. **BET:** operative brusterhaltende Entfernung eines ▸Mammakarzinoms u. der Achsellymphknoten (axilläre Lymphonodektomie) mit nachfolgender Bestrahlung der Mamma; zunehmend angewendete Behandlung, da inzwischen gesichert ist, dass bei richtiger Auswahl der Patientinnen (nach streng definierten Kriterien) u. exakter Durchführung die Überlebensraten denen nach ausgedehnteren Eingriffen vergleichbar sind. ***Voraussetzungen:*** Die Relation Tumorgröße zu Brustgröße muss ein befriedigendes kosmetisches Endergebnis ermöglichen (wichtiger als absolute Tumorgröße); Abstand Tumorrand zu Mamille > 2 cm; ▸Multizentrizität muss klinisch ausgeschlossen u. vom Tumortyp unwahrscheinlich sein; der Tumor muss sicher vollständig u. mit ausreichendem Sicherheitsabstand »im Gesunden« exzidiert worden sein (histologisch kontrolliert); effiziente Nachbestrahlung der Mamma; je nach individueller Situation (prä- bzw. postmenopausal, axillärer Lymphknotenstatus, Rezeptorstatus) adjuvante Therapie (Chemo- bzw. Hormontherapie); interdisziplinäre Zusammenarbeit zwischen erfahrenem Operateur, Radiologen u. Histopathologen; langfristige Nachsorge; zustimmende Entscheidung (auch für Nachbestrahlung u. Nachsorge) der umfassend aufgeklärten Patientin. ***Verfahren:*** Tumorexstirpation (▸Lumpektomie, ▸Segmentresektion), Quadrantektomie. E breast-preserving therapy or surgery.
**Brust|fell:** ▸Pleura. E pleura.
**Brust|höhle:** *Anatomie* ▸Cavitas thoracis. E thoracic cavity.
**Brust|implantat:** ▸Mammaprothese, s.a. ▸Brustrekonstruktion.
**Brust|kind:** ein mit Frauenmilch ernährter, i.e.S. durch Anlegen an die Brust gestillter Säugling. E breast-fed child.

**Brust|korb:** *Anatomie* Thorax, s.a. ▸Thorako... E thoracic cage, rib cage.

**Brustkorb|prellung:** ▸Contusio thoracis. E thoracic contusion.

**Brust|krebs:** ▸Mammakarzinom, ▸PAGET-Krebs. E breast cancer.

**Brustkrebs|gen:** ▸BRCA.

**Brust|lymphgang:** ▸Ductus thoracicus.

**Brust|mark:** *Anatomie* der thorakale, der ▸Brust (1) zugeordnete Teil (Pars thoracica) des Rückenmarks. E thoracic medulla.

**Brust|milch:** ▸Frauenmilch. E breast milk.

**Brustmilch|intoxikation:** infantile ▸Beriberi.

**Brust|muskeln:** die Muskeln des Brustkorbs, i.e.S. die Musculi pectorales. E pectoral muscles.

**Brust|nerven:** ▸Nervi thoracici. E pectoral nerves.

**Brust|rekonstruktion:** Operationsverfahren zur Wiederherstellung einer kosmetisch befriedigenden äußeren Form der weiblichen Brust nach Mastektomie wegen eines Tumors. In Frage kommen grundsätzlich zwei Methoden: die Implantation künstlicher Körper, v.a. silikon- oder kochsalzhaltiger Prothesen (s.a. ▸Mammaprothese) nach Vordehnung mit einem Dehnkörper oder die Verlagerung körpereigenen Muskelgewebes (z.B. Latissimus-dorsi-Plastik, Rectus-abdominis-Plastik; Abb.) in die Brustregion. B. können sowohl sofort im Anschluss an die Mastektomie (Sofortrekonstruktion) als auch in zeitlichem Abstand dazu vorgenommen werden (Sekundärrekonstruktion). S.a. ▸Mammaplastik, ▸Mammareduktionsplastik. E reconstructive mammaplasty.

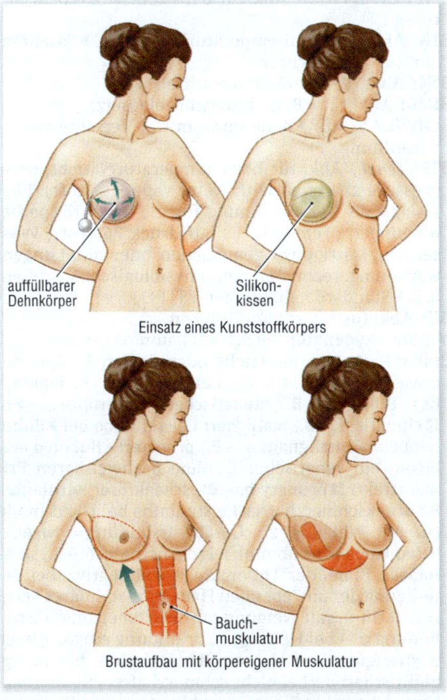


**Brustrekonstruktion.** [1]

**Brust|spalte:** *Pathologie* ▸Thorakoschisis.

**Brust|suchen:** *Pädiatrie* die durch Berühren der Mundgegend auslösbaren rhythmischen, ungerichteten Kopfbewegungen (»Bohren«; bes. intensiv bei Hunger) als angeborener Reflex des Säuglings zum Auffinden der mütterlichen Brustwarze. E rooting reflex.

**Brust|umfang:** der Brustkorbumfang bei hängenden Armen u. ruhiger Atmung bzw. bei extremer In- u. Exspiration; Bezugspunkte der Messung sind die Punkte unterhalb der unt. Schulterblattwinkel u. über der Schwertfortsatzbasis. E girth of chest, thoracic circumference.

**Brust|wand:** die Wandung der Brusthöhle (Cavitas thoracis), bestehend aus Haut, Unterhaut u. oberflächl. Muskelfaszien als oberflächlicher Schicht, aus der dem Brustkorb aufliegenden Bauch-, Rücken- u. Gliedmaßenmuskulatur als mittlerer Schicht sowie aus dem knöchernen Brustkorb mit den Zwischenrippenmuskeln, der Fascia endothoracica u. Pleura parietalis als tiefer Schicht. E chest wall, thoracic wall.

**Brustwand|ableitung:** Ableitung des EKG von der äußeren Brustwand mittels Saug- oder (seltener) Nadelelektroden. Abgeleitet wird von Punkten, die etwa der Projektion einer durch die Herzmitte gelegten hypothet. Ebene entsprechen. Auch Bez. für die hierbei gewonnene Aufzeichnung (Brustwand-EKG). Als typische Ableitungen v.a. die unipolaren WILSON-Abltgn. $V_1$–$V_6$ u. $V_{r3}$, $V_{r4}$ sowie die bipolaren NEHB-Abltgn. von den Punkten A, D, I der Abb. (s.a. ▸Mapping). E chest lead.

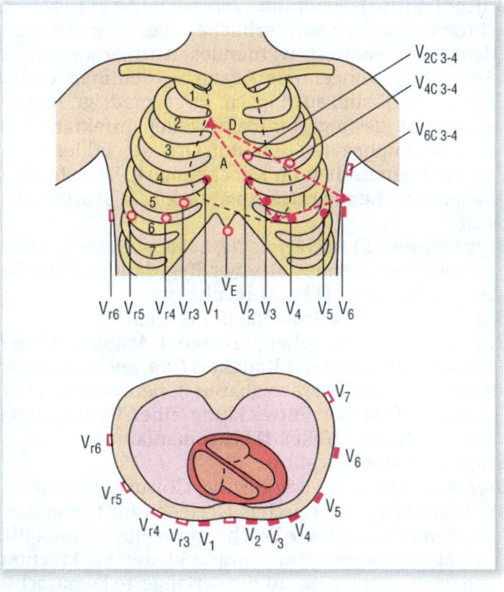


**Brustwandableitung.** [227]

**Brustwand|hernie:** Eingeweidebruch (▸Hernie) im Bereich der Brustwand, z.B. bei Brustspalte (▸Thorakoschisis) oder als Herniation durch erworbene Brustwandlücken (▸Lungenhernie). – Fälschlich auch Bez. für den bruchsacklosen Prolaps durch einen Brustwanddefekt. E thoracic wall hernia.

**Brustwand|phlegmone:** flächenhafte eitrige Entzündung (▸Phlegmone) der Brustwand v.a. als Folge einer bei Resistenzschwäche erfolgenden Ausbreitung eines zunächst örtlich begrenzten eitrigen Brustwand- oder Bauchwandprozesses oder als Folge des Durchbruchs eines Pleuraempyems (Empyema necessitatis). E thoracic wall phlegmon.

**Brustwand|syndrom, vorderes:** *Kardiologie* spontan u. belastungsunabhängig, aber z.T. lage- u. bewegungsabhängig auftretende, evtl. lang dauernde (neurozirkulator.?) Schmerzanfälle der vorderen Brustwand, gelegentlich mit lokalem Druckschmerz in der Herzgegend, aber ohne die für eine Angina pectoris typischen Ausstrahlungen oder EKG-Veränderungen. Vorkommend als Postinfarktvarietät, aber auch ohne vorherige Herzerkrankung. E anterior chest wall syndrome.

**Brust|warze:** *Anatomie* die ▸Papilla mammae (s.a. ▸Mamillar..., ▸Mamillen...). S.a. ▸Athelie, ▸Mikro-, ▸Hyperthelie. E nipple.

**Brust|warzen|entzündung,** Thelitis: s.u. ▸Mastitis; s.a. ▸Brustwarzenhütchen. E inflammation of nipple, mamillitis.

**Brustwarzen|hof:** ▸Areola mammae. E areola of nipple.

**Brustwarzen|hütchen:** über die Brustwarze (▸Papilla mammae) zu stülpendes Gummi- oder Plastikhütchen als Stillhilfsmittel bei Flach- u. Hohlwarze sowie auch bei örtl. Entzündung (Rhagaden, Mastitis). E nipple shield.

**Brust|wirbelsäule,** Abk. BWS: der längste, normalerweise aus 12 Brustwirbeln (BW; ▸Vertebrae thoracicae) bestehende mittlere Abschnitt der Wirbelsäule, der eine natürl. Rückwärtskrümmung (Kyphose) aufweist u. den hinteren Teil des Brustkorbs (= knöcherner Thorax) darstellt. – Die Wirbel werden mit dem Symbol Th ($Th_1$–$Th_{12}$) bezeichnet. E thoracic vertebral column.

**Brut|apparat:** ▸Inkubator; s.a. ▸Brutschrank. E incubator.

**Brut|kapsel:** *Parasitologie* beim Echinokokkus die aus der Keimschicht der »Mutterblase« nach innen gesprosste Anlage eines neuen Kopfteiles (▸Scolex). E brood capsule.

**Bruton(-Gitlin)-Syndrom:** *Immunologie* (1952) X-chromosomal-rezessiv erbliches, bei ♂ meist nach dem 1 Lj. manifest werdendes Antikörpermangel-Syndrom (= kongenitale Agammaglobulinämie aller Klassen, z.T. sind auch IgG u. IgA erniedrigt, IgM erhöht) mit gesteigerter bakterieller Infektanfälligkeit. B-Lymphozyten in Blut u. Organen fehlen ebenso wie Plasmazellen im Knochenmark. Bei schweren Fällen Knochenmarktransplantation. E Bruton's disease.

**Brut|schrank: 1)** *Bakteriologie, Labormedizin* Wärmeschrank mit thermostatischer Regulation. **2)** *Pädiatrie* ▸Inkubator. E 1), 2) incubator.

**Bru|xis|mus:** s.u. ▸Bruxomanie. E bruxism.

**Bru|xo|ma|nie:** Knirschen, Pressen u. Mahlen mit den Zähnen außerhalb des Kauaktes (v.a. auch im Schlaf: Bruxismus) bei übererregbaren u. neurotischen Personen; Gefahr der Entwicklung einer Parodontopathie (KÁROLYI-Effekt). E bruxomania.

**Bru|zel|lo|se:** ▸Brucellose.

**Bryant** (THOMAS B., 1828–1914, Chirurg, London). – **B.-Dreieck:** hypothetisches Dreieck (am Liegenden) mit den Eckpunkten ▸Trochanter major, ▸Spina iliaca anterior superior u. Fußpunkt der Senkrechten von der obigen Spina auf die verlängerte Femurachse (**B.-Linie**). Es ist normalerweise gleichschenklig; bei Trochanterhochstand ist der horizontale Schenkel verkürzt (s. Abb.). E Bryant's triangle. – **B.-Extension:** Streckbehandlung eines Femurschaftbruches beim Säugling u. Kleinkind durch vertikale Aufhängung (im Allg. beider Beine) an einem senkrecht zu einem Liegebett angebrachten Bügel. S.a. ▸SCHEDE-Suspension. E B.'s traction.

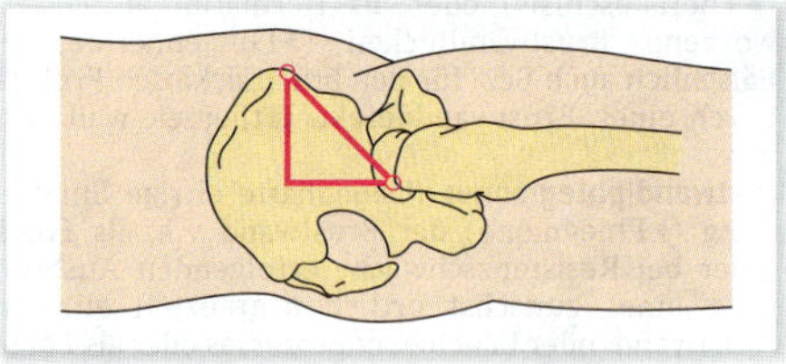

**Bryant-Dreieck.**

**Bryce-Smyth-Konnektor:** *Anästhesiologie* ein nach dem Dreiwegeprinzip konstruiertes Anschlussstück für den **B.-S.-Doppellumenkatheter** (doppellumiger Endotrachealtubus); geeignet aber auch für andere Doppellumentuben.

**Bry|gmus:** Zähneknirschen (▸Bruxomanie). E odontoprisis, grinding teeth.

**BSA,** Abk. für **b**ovines **S**erum**a**lbumin: ▸Albumin vom Rind.

**B-Scan:** s.u. ▸Ultraschall-Diagnostik.

**BSE,** Abk. für **b**ovine **s**pongiforme **E**nzephalopathie, Rinderwahn: Infektionskrankheit des Rindes durch ▸Prionen; eine Beziehung zur varianten ▸CREUTZFELDT-JAKOB-Krankheit wird angenommen. E bovine spongiform encephalopathy.

**BSG: 1)** Abk. für ▸Blutkörperchensenkungsgeschwindigkeit. **2)** Abk. für ▸Bundesseuchengesetz. **3)** Abk. für Bundessozialgericht.

**BSHG:** Abk. für ▸Bundessozialhilfegesetz.

**BSP,** Abk. für Bromsulfonphthalein: ▸Bromsulfalein.

**BSR: 1)** Abk. für ▸**B**lut(körperchen)**s**enkungs**r**eaktion. **2)** Abk. für ▸Bizepssehnenreflex.

**BST:** *Gynäkologie* Abk. für ▸**B**asal**t**emperatur. E basal body temperature.

**Bsteh-Trans|fixation:** *Chirurgie* die dem Abgleiten der reponierten u. adaptierten Stümpfe einer im »Niemandsland« durchtrennten Finger-Beugesehne dienende Fixierung der Stümpfe fern der Verletzungsstelle mit Hilfe durch die Haut gespießter KIRSCHNER-Drähte.

**B-Strepto|kokken:** *Bakteriologie* ▸Streptococcus agalactiae nach der ▸LANCEFIELD-Einteilung. E group B streptococci.

**B-Sym|ptomatik:** Nachtschweiß, Gewichtsabnahme u. Fieber (> 38 °C) bei ▸HODGKIN-Krankheit u. ▸Non-HODGKIN-Lymphomen.

**B-System** *(engl.* ***b****right = hell):* die für »Hell-Signale« zuständigen Ganglienzellen des ▸rezeptiven Feldes der Netzhaut.

**BT,** B-T°, Bt.: Abk. für ▸**B**asal**t**emperatur.

**B-Teilchen:** *Physik* Abk. für **B**eta-Teilchen. E beta particles.

**BTK,** Abk. für **B**asal**t**emperatur**k**urve: s.u. ▸Basaltemperatur. E BBT curve.

**BtM:** Abk. für ▸**B**e**t**äubungs**m**ittel.

**BtMG:** Abk. für ▸**B**e**t**äubungs**m**ittel**g**esetz.

**BtMVV:** Abk. für ▸**B**e**t**äubungs**m**ittel-**V**erschreibungs**v**erordnung.

**BTPS** *(engl.)* Abk. für **b**ody **t**emperature/atmospheric **p**ressure/**s**aturated with water vapor (or **s**oft): *Physiologie* als Kennzeichnung für die unter Körperbedingungen (Temp. 37 °C, Luftdruck 760 Torr, Wasserdampfsättigung) gemessenen oder auf Lungenwerte umgerechneten atemphysiologischen Größen. S.a. ▸Standardbedingungen (STPD).

**BU:** Abk. für ▸**B**erufs**u**nfähigkeit.

**bubble oxygenator** *(engl.):* ▸Schaumoxygenator.

**Bu|bo:** *Pathologie* eine sicht- oder tastbare Lymphknotenschwellung; i.e.S. als Leistenbubo (= **B. inguinalis**). E bubo. – **B., klimatischer:** der tropische ▸B. E climatic b. – **B., maligner:** Leistenbubo bei ▸Bubonenpest. E malignant b. – **B., primärer:** »Bubon d'emblée«: ein venerischer B. ohne nachweisbaren Primäraffekt. E primary b. – **B., schankröser,** virulenter B.: druckschmerzhafter Leistenbubo bei Ulcus molle (u. mit Neigung zu Geschwürsbildung = NISBET-Schanker, s.a. ▸Bubonuli). E chancroidal b. – **B., skrofulöser:** B. bei der Tuberculosis colliquativa; bei Beteiligung der umgebenden Haut als glanduläres Skrofuloderm u. mit Neigung zu Einschmelzung, Fistelbildung u. – bei Heilung – zur Bildung eingezogener u. strangförmiger Narben. E scrophulous b. – **B., syphilitischer:** derbe, nicht schmerzhafte, gut abgrenzbare u. verschiebliche Lymphknotenschwellung der Leiste als Teil des syphilitischen Primärkomplexes. E syphilitic b. – **B., tropischer,** klimatischer B.: der fast schmerzlose Leistenbubo bei Lymphopathia venerea. E tropical b. – **B., virulenter:** schankröser ▸Bubo; ferner B. bei Leukämie, Herpes genitalis, Prurigo. E virulent b.

**Bubonen|pest,** Beulenpest, Drüsenpest: die häufigste Form der ▸Pest nach Eindringen der Erreger (▸Yersinia pestis) durch die Haut, d.h. 2–5 Tage nach Biss von Nagerflöhen. Geht einher mit Bildung schmerzhafter, abszedierender, bis gänseeigroßer Bubonen

(▸Bubo) im Bereich der regionalen Lymphknoten, mit Fieber u. Benommenheit sowie – präfinal – mit ausgedehnten petechialen Blutungen (»Schwarzer Tod«). Heilung ist nach Aufbrechen oder Inzision der Bubonen möglich; dagegen kommt es bei Erregereinbruch in die Blutbahn (Pestikämie) zur Entwicklung einer meist tödlichen metastat. Pestpneumonie (»sek. Lungenpest«). E bubonic plague.

**Bu|bo|nu|li:** *Venerologie* (NISBET) harte, meist abszedierende Lymphstrangknötchen am Penisrücken bei Ulcus molle; z.T. mit Bildung schankröser Bubonen (▸Bubo). E bubonuli, Nisbet's chancre.

**Buc|ca,** Mala: die Wange, Backe; die Gesichtsweichteile zwischen Unterkiefer, Ohr u. Jochbogen, bestehend aus behaarter Haut, Muskeln (M. buccinator u.a.), einem Fettpfropf (Corpus adiposum) u. der Wangenschleimhaut. E cheek. – **B. lo|ba|ta:** die großbucklige bis gefurchte Schleimhaut der Wange infolge Pareiitis granulomatosa bei ▸MELKERSSON-ROSENTHAL-Syndrom.

**buc|ca|lis** *(latein.)*: zur Wange gehörend, wangenwärts. E buccal.

**Buc|ci|na|tor:** *Anatomie* Kurzbez. des Musculus buccinator (des »Bläsermuskels« der Wange). E buccinator.

**(van-)Buchem-Syndrom:** (1952) ▸Hyperostosis corticalis generalisata familiaris. E van Buchem's syndrome.

**Buchinger-Kur** (OTTO B., Bad Pyrmont): ▸Heilfasten(kur).

**Buchmann-Osteo|chondrose** (JOSEPH B., geb. 1898, Orthopäde, New York): die juvenile ▸Osteochondrose der Darmbeinapophyse (= Crista iliaca).

**Buchstaben|blindheit:** *Neurologie* literale ▸Alexie. E letter blindness.

**Buchweizen|krankheit:** *Dermatologie* ▸Fagopyrismus.

**Buchweizenkraut:** ▸Fagopyrum esculentum.

**Buckel:** ▸Kyphos(kolios)e, ▸Gibbus. E hump.

**Buck-Faszie** (GURDON B., 1807–1877, Chirurg, New York): *Anatomie* die Fascia penis als Fortsetzung der F. diaphragmatis urogenitalis inferior. E Buck's fascia.

**Bucky** (GUSTAV B., 1880–1963, Röntgenologe, Berlin, New York). – **B.-Blende:** *Radiologie* ursprünglich Bez. für eine Mulden- bzw. eine bewegte Aufnahmeblende (Rollblende, POTTER-B.-Blende). Heute Bez. für alle objektnah bewegten Raster am Lagerungstisch (B.-Tisch); i.d.R. höhen- sowie neigungsveränderlich am Wand- oder Säulenstativ (B.-Stativ) u. im Blendenwagen längsverschieblich. E Bucky-Potter grit. – **B.-Strahlen:** *Radiologie* ▸Grenzstrahlen. E B.'s rays.

**Buclizin:** ein ▸Antihistaminikum; ***Anw.*** als Antiemetikum. E buclizine.

**Buday-Sepsis:** ▸Sphärophorose.

**Budd-Chia|ri-Syndrom** (GEORGE B., 1808–1882, Internist, London; HANS CH.): Krankheitsbild bei Verschluss der Lebervenen (▸Venae hepaticae) infolge eines in oder außerhalb der Leber ablaufenden Krankheitsgeschehens. ***Ätiol.:*** z.B. Thrombose, Tumor, Echinococcus, Endophlebitis obliterans hepatica bzw. Trauma, Narben, Thrombophlebitis migrans, VAQUEZ-OSLER-Syndrom; gehäuft vorkommend v.a. bei Polyzythämie, Pertussis, Peritonitis. ***Klinik:*** als akute Erkr. einhergehend mit Symptomen des akuten Bauches, evtl. auch Bluterbrechen u. Übergang in ein Leberkoma; die chronische Form mit Oberbauchschmerzen, Hepato(spleno)megalie, Aszites, Leberfunktionsstörungen (evtl. Subikterus, hepatorenales Syndrom). E Budd-Chiari syndrome.

**Budding** *(engl.)*: die Knospung von ▸Virionen an der Membran der Wirtszelle als Form der Ausschleusung von Viren mit Envelope (das – in der Wirtszellmembran vorgebildet – die knospenden Viren als Hülle mitbekommen).

**Budesonid:** ein topisches ▸Glucocorticoid. Vorteil gegenüber anderen Glucocorticoiden durch vergleichbar gute Wirksamkeit bei deutlich geringeren NW aufgrund hohen hepatischen First-Pass-Effektes (90 %). ***Anw.*** z.B. als Bronchialspray bei Asthma bronchiale; außerdem orale u. rektale Applikation bei CROHN-Krankheit, bei Colitis ulcerosa nur rektale Gabe sinnvoll. E budesonide.

**Budin-Regel** (PIERRE-CONSTANT B., 1846–1907, Gynäkologe, Paris): Bei künstl. Ernährung des gesunden Säuglings soll der Kuhmilchanteil 100 g je kg Körpergewicht u. Tag (= 10 % des Körpergew. = **B.-Zahl**), jedoch höchstens 600 g betragen. E Budin's rule.

**Budipin:** ein ▸Antiparkinsonikum mit anticholinerger Wirkung; verbessert v.a. den Tremor. E budipine.

**Büdinger-Ludloff-Läwen-Syndrom** (KONRAD B., 1867–1944, Chirurg, Wien; KARL LU.; ARTHUR LÄ.): ▸Chondromalacia patellae. E Büdinger-Ludloff-Läwen syndrome.

**Bülau-Drainage** (GOTTHARD B., 1835–1900, Internist, Hamburg): *Pulmologie* eine Drainage nach dem Heberprinzip zur Absaugung eines Pleuraempyems, eines Hämato- (Blut) oder Pneumothorax (Luft); der Drainageschlauch wird mittels eines kräft. B.-Trokars luftdicht zwischen den Rippen in die Pleurahöhle eingelegt; Blut, Eiter oder Luft sammeln sich in einer zwischengeschalteten Flasche an. Eine B.-D. wird obligatorisch nach jeder Thorakotomie angelegt. E closed pleural drainage (Bülau's method).

**Bündel: 1)** *Zytologie* Fibrillenbündel, ▸Fibrillae. E bundle. **2)** *Anatomie* Leitungsbahn des Zentralnervensystems (▸Tractus, ▸Fasciculus); z.B. MONAKOW-B. (▸Tractus rubrospinalis). E fascicle, tract. – **B., papillo|makuläres:** die von den Ganglienzellen der Netzhaut des Makulabereichs zur Papille des Sehnervs ziehenden Nervenfasern (die dann geschlossen im Innern des Sehnervs weiterlaufen). E papillomacular b.

**Bündelstamm-Extrasystole:** *Kardiologie* eine vom Stamm des HIS-Bündels (▸Truncus fasciculi atrioventricularis) ausgehende ventrikuläre Extrasystole; typisch ohne QRS-Verformung (da die bds. Reizausbreitung zeitgerecht erfolgt). E bundle branch extrasystole.

**Büng|ner-Bänder** (OTTO V. B., 1858–1905, Chirurg, Hanau): *Histologie* ein bandförmiges Gebilde aus SCHWANN-Zellen u. Elementen des Perineuriums im distalen Stumpf eines durchtrennten peripheren Nervs; es dient als Leitbahn (Richtungsreiz) für die vom zentralen = proximalen Stumpf auswachsenden Axone des verletzten Nervs. E Büngner's cell cordons.

**Bü|ret|te:** kalibrierte (eichfähige) Glasröhre zur exakt dosierbaren – von Hand oder automatisch-apparativ erfolgenden – Abgabe von Reagenzien-Lsg. bei der volumetrischen Titration. E burette, buret.

**Bürger** (MAX B., 1885–1966, Internist, Leipzig). – **B.-Grütz-Syndrom:** exogene ▸Hypertriglyceridämie. E Bürger-Grütz syndrome, hyperlipoproteinemia type I. – **B.-(Pressdruck-)Probe:** Kreislauffunktionsprüfung durch verstärktes Ausatmen gegen Widerstand, das zu einer Steigerung des Drucks im Brustkorb u. damit zu einer Drosselung des Blutrückstroms zum Herzen führt; hat – v.a. bei Asthenikern – Blutdruckabfall, evtl. sogar einen Kreislaufkollaps zur Folge. Bei leistungsfähigem Kreislauf tritt dagegen evtl. bereits während der Exspiration ein Blutdruckanstieg ein. E B.'s test. – **B.-Strophanthinversuch:** Strophanthin-Gabe mit anschließender Kontrolle der Harnausscheidung (die bei kardialer Dekompensation eine Steigerung erfährt). E B.'s strophanthin test. – **B.-Zeichen:** entzündliche Schwellung des Ductus parotideus bei Mumps u. weiteren Viruserkrankungen. E B.'s symptom.

**Buerger-Gangrän** (LEO B., 1879–1943, Chirurg, Wien, New York): *Pathologie* ▸Gangrän der Beine bei ▸Endangiitis obliterans (WINIWARTER-B.-Krankheit). E Buerger's gangrene.

**Bürker-Zähl|kammer** (KARL B., 1872–1957, Physiologe, Gießen, Tübingen): eine verbesserte THOMA-

ZEISS-Zählkammer für Erythrozytenzählung. E Bürker counting chamber.
**Büro|herz,** Schreibtischherz: kleines, leistungsschwaches, untrainiertes Herz im Zusammenhang mit Bewegungsmangel.
**Büro|krankheit, amerikanische:** erstmals in amerikan. Großbüros beobachtete Symptomatik, u. zwar Schleimhautreizungen, Bindehautreizungen, dauernde Kopfschmerzen, Husten, generelles Unwohlsein u. Mattigkeit. Angeschuldigt wird ungenügende Raumlüftung (Innenluftverschmutzung, z.B. durch Tabakrauch), ferner Bildung von photochemischen Oxidanzien durch UV-Licht von Neonleuchten. E building illness syndrome (= BIS).
**Bürsten|abstrich:** *Gastroenterologie* Gewinnung von Biopsie-Material mittels einer Bürsten-armierten Sonde. E brush biopsy.
**Bürsten|bad:** indifferentes Halbbad mit Schlussabkühlung auf 32 °C mit Bürstenmassage, die am rechten Bein u. Arm beginnt u. dann auf der linken Seite u. schließlich auch an Rücken, Brust, Bauch u. Flanken fortgesetzt wird; ***Anw.*** bei vegetativer Dystonie, in der Rekonvaleszenz.
**Bürstenmassage:** mit Handbürsten ausgeführte Trockenbürstung der Haut von Rumpf u. Extremitäten, die anregend auf Herz, Kreislauf u. Durchblutung wirkt sowie den Venen- u. Lymphabfluss fördert. ***Ind.:*** periphere Durchblutungsstörungen, Hypotonie u. essentielle Hypertonie, peripherer Rheumatismus, allg. Abhärtung bei Infektanfälligkeit.
**Bürsten|saum:** *Histologie* an der Epitheloberfläche des Darmes, der Hauptstücke der Nierenkanälchen, der Plazentarzotten u. des Peritoneums der von parallelen Zellenausstülpungen (= ▸Mikrovilli; Länge 1–4 µm, ∅ 80–100 nm) gebildete Saum, durch den die Resorptionsoberfläche der Zellen wesentlich vergrößert wird. E cuticular layer, brush border.
**Bürsten|schädel:** *Radiologie* Schädelkalotte mit radiären, auf dem Röntgenbild stachelförmig (»spikulär«) aussehenden Verdichtungen der Diploe. Gleichzeitig Abbau der Tabula externa u. Rarefizierung der Tabula interna. ***Vork.:*** u.a. bei Thalassaemia major, bestimmten Hämoglobinopathien, Polyzythämie. E »hair-on-end« appearance.
**Bürzel:** *Proktologie* ▸Marisque sentinelle.
**Bufexamac:** ein ▸Antiphlogistikum; topische ***Anw.*** bei Dermatitiden u. Ekzemen. E bufexamac.
**Buffy-Coat-Konserve:** das aus »buffy-coat« (▸Leukozytenmanschette) gewonnene Granulozytenkonzentrat als Spezialblutkonserve; ist reich an Thrombo- u. Erythrozyten. – Vor der Anw. Kreuzprobe!
**Buflomedil:** ein ▸Vasodilatator (Butyrophenon-Derivat). ***Wirkung:*** fördert die Erythrozytenfluidität u. hemmt die Thrombozytenaggregation. ***Anw.*** bei peripheren arteriellen Durchblutungsstörungen. E buflomedil.
**building-related illness** *(engl.):* Erkrankungen, deren Ursache nachgewiesenermaßen im Zusammenhang mit Gebäudebesonderheiten (mangelnde Luftbefeuchtung, Wandbeschimmelung, Innenraumschadstoffe etc.) steht.
**Bujarus-Virus:** ein ARBO-Virus der Phlebotomus- u. Changuinola-Gruppe; kommt in Brasilien als Erreger einer fieberhaften Erkr. mit Kopfschmerzen u. Myalgien vor.
**buk|kal:** ▸buccalis. E buccal.
**Bukkal|reflex:** Schnauz- oder Kussreflex; die »Rüsselstellung« der Lippen auf Beklopfen der Oberlippe; ein Enthemmungsphänomen bei einer bds. supranukleären Hirnläsion (z.B. bei Pseudobulbärparalyse, progressiver Paralyse). E snout reflex.
**Bukowina-Fieber:** eine akute hämorrhag. Zeckenenzephalitis durch ARBO-Viren B der Gruppe der Russischen Frühjahr-Sommer-Enzephalitis.
**bul|bär,** bulbaris: einen Bulbus (z.B. den B. aortae, B. oculi) betreffend, i.e.S. den Bulbus cerebri (= ▸Medulla oblongata), s.a. ▸Bulbär... E bulbar. – **b. Nervensystem:** der im Hirnstamm lokalisierte Anteil des vegetativen Nervensystems. E bulbosacral system. – **b. Neuritis:** Neuritis der in der Medulla oblongata entspringenden Hirnnerven. E neuritis of lower cranial nerves. – **b. Syndrom:** ▸Bulbärparalyse.
**Bulbär|paralyse:** *Neurologie* Ausfall motorischer Hirnnervenkerne im Bereich der ▸Medulla oblongata (= Bulbus medullae), i.e.S. bei der bulbären Form der myatrophischen ▸Lateralsklerose, ferner als **chronische progressive B.** (▸DUCHENNE-Lähmung). Als – lokalisationsabhängige – Symptome treten auf z.B. die Bulbärsprache (verlangsamte, verwaschene, kloßig-nasale Spr.; evtl. auch ▸Anarthrie), Schluck-, Kau-, evtl. auch Atemstörungen, Kehlkopflähmung. – Als B. i.w.S. auch beobachtet bei Hirnstammtumoren, Poliomyelitis u. entzündl. Prozessen sowie apoplektiform-vaskulär als ▸Pseudobulbärparalyse. E bulbar paralysis, b. palsy. – **B., infantile (progressive):** ▸FAZIO-LONDE-Syndrom.
**Bulbär|sprache:** *Neurologie* s.u. ▸Bulbärparalyse. E lower brainstem dysarthria, slurred speech.
**Bulbär|syndrom, akutes apoplektiformes:** *Neurologie* ▸Pseudobulbärparalyse.
**bul|bo|ca|ver|no|sus** *(latein.):* den Bulbus corporis cavernosi (B. penis) betreffend. S.a. ▸Bulbokavernosus... E bulbocavernous.
**Bulbo|ka|ver|no|sus:** *Anatomie* Kurzbez. des Musculus bulbocavernosus, ▸M. bulbospongiosus. E bulbocavernosus.
**Bulbokavernosus-Reflex:** *Neurologie* ▸Ejakulationsreflex. E bulbocavernous reflex.
**bulbo|mi|mischer Reflex (Mondonesi):** beim Komatösen die durch Drücken auf den Augapfel ausgelöste Muskelkontraktion im Fazialisbereich, u. zwar bei einseitiger Hirnschädigung (z.B. Apoplex) nur auf der Gegenseite, im toxischen Koma bilateral. E bulbomimic reflex.
**Bulbo|spon|gio|sus:** s.u. ▸Bulbokavernosus.
**Bulbo|ure|thral|drüse:** ▸Glandula bulbourethralis.
**Bulbus** *(latein.):* Zwiebel, Knolle. **1)** *Pharmazie* – **B. scillae:** die Zwiebel von Urginea (Scilla maritima, Meerzwiebel). E squill bulb. **2)** *Anatomie, Histologie* knollenförmiges Organ(teil). E bulb. – **B. aor|tae:** der im Bereich der Semilunarklappen ausgebuchtete Anfangsteil der ▸Aorta. – **B. ar|te|riae pul|mo|na|lis:** der ▸Sinus trunci pulmonalis. – **B. ca|ro|ti|cus:** ▸Sinus caroticus. – **B. ce|re|bri:** ▸Medulla oblonbgata. – **B. duo|de|ni:** *Röntgenologie* die Auftreibung des auf den Pylorus folgenden 1. Abschnittes des Zwölffingerdarms (deckt sich nicht mit dem anat. Begriff Pars superior duodeni!). E duodenal b. – **B. me|dul|lae spi|na|lis:** ▸Medulla oblongata. S.a. ▸Bulbär..., ▸bulbär. – **B. ocu|li:** der Augapfel; s.u. ▸Auge (dort Abb.). – **B. ol|fac|to|ri|us:** der Riechkolben. Der vordere (rostrale) verdickte Teil des Riechlappens auf der Lamina cribrosa des Siebbeins, der die Riechnerven aufnimmt u. die ▸Mitralzellen (bilden das 2. Riechbahn-Neuron) enthält. – **B. pe|nis:** die die Harnröhre nach deren Durchtritt durch den Beckenboden (▸Diaphragma urogenitale) umgebende Verdickung des Harnröhrenschwellkörpers, des ▸Corpus spongiosum. – **B. pi|li:** die Haarzwiebel; das verdickte, die ▸Haarpapille umfassende Ende der epithelialen ▸Haarscheide, dessen Epithelzellen fortlaufend das Haar bilden. – **B. ter|mi|na|lis:** das präsynaptische Nervenfortsatzende einer Synapse. – **B. ve|nae ju|gu|la|ris:** je ein oberer u. unterer Bulbus der inneren Jugularvene; Ersterer als trichterförmige Erweiterung des Anfangsteils der Vene im hinteren Teil des Foramen jugulare, Letzterer als mit Venenklappen ausgestatteter Abschnitt der Vene vor der Vereinigung mit der Vena subclavia (der Ort der deutlichsten Jugularispulsation). – **B. ves|ti|bu|li:** Venengeflecht bds. des Scheidenvorhofs in den kleinen Schamlippen; entspricht dem Corpus spongiosum penis.
**Bulbus(druck)reflex (Aschner):** Vagusreflex infolge glaukombedingter Erhöhung des Augeninnendruckes; manifestiert sich als Bradykardie u. Brechreiz;

die Afferenz erfolgt über den 1. Trigeminusast u. den Sympathikus (?). – Wird *ther* als **Bulbusdruckversuch** (ASCHNER-DAGNINI-Augendruckversuch) genutzt, um durch allmählich zunehmenden Fingerdruck auf die obere Hälfte bd. Augäpfel (bei Lidschluss) eine paroxysmale Tachykardie zu stoppen (Gefahren: Retinaablösung, Herzblock, evtl. Herzstillstand). E Aschner's phenomenon.

**Bulbus|symptom:** *Neurologie* (HAENEL 1909) Druckunempfindlichkeit der Augäpfel bei Tabes dorsalis. E tabetic analgesia of eye bulbs.

**Bu|limie, Bulimia nervosa:** zu den ▸Essstörungen gehörende Sucht, große Nahrungsmengen unkontrolliert zu verschlingen mit anschließendem Erbrechen. ***Klinik:*** wiederholte Episoden (mind. 2/Wo., über mind. 3 Mon.) exzessiver hochkalorischer Nahrungsaufnahme (»Fressattacken«). Mit selbst herbeigeführtem Erbrechen oder Missbrauch von Laxanzien, um eine Gewichtszunahme zu verhindern. Kann isoliert oder als ▸Anorexia nervosa mit bulimischen Störungen auftreten. Meist begleitet von Menstruationsstörungen, Hypokaliämie (Abführmittel), akuter Magendilatation sowie depressiven Verstimmungen nach Nahrungsaufnahme. ***Ther.:*** Psychotherapie, Verhaltensmodifikation, Familientherapie. E bulimia.

**bulky disease** *(engl. bulky = massig):* tumorbedingte Mediastinalverbreiterung auf über ein Drittel des größten Thoraxdurchmessers bei maligner Lymphogranulomatose; außerhalb des Thorax jeder Tumor mit großer Masse (über 10 cm Durchmesser).

**Bul|la: 1)** *Anatomie* Knochenhöhle. E bulla. – **B. eth|mo|ida|lis,** Antrum ethmoidale: die größte der vorderen Siebbeinzellen, die sich in den mittleren Nasengang vorwölbt u. mit dem Processus uncinatus den Hiatus semilunaris begrenzt. **2)** *Dermatologie* erbs- bis eigroße Blase, gefüllt mit seröser Flüssigkeit oder Blut (s. a. ▸Vesicula), als eine Primäreffloreszenz der Haut. Ursprung (u. Lage) unter der Hornschicht, d. h. subkorneal (**keratolytische B.**), in (intraepidermal = **akantholytische B.**) oder unter der ▸Epidermis (subepidermal = **epidermolytische B.**). Sie wird verursacht durch physikalische, v. a. mechanische oder aktinische (Sonnenlicht, Strahleninsult) Schädigung oder ist Folge einer toxisch-allergischen Reaktion (s. a. ▸Toxikodermie), einer Entzündung oder Infektion (z. B. Staphylodermia bullosa, bullöses Syphilid). Die Heilung erfolgt meist ohne Narbenbildung, evtl. aber mit örtlicher Hautatrophie. Bei stärkerer Leukozyten-Einwanderung entwickelt sich eine ▸Pustel. E bulla, blister. – **B. re|pens, B. ro|dens:** eine langsam »weiterkriechende«, nicht reißende Blase an Finger, Nagelwall (»Umlauf«), Handteller oder Fußsohle als ▸Strepto-, seltener als Staphylodermie. S. a. ▸Bullosis; s. a. ▸Panaritium, ▸Paronychie.

**Bulldog(gen)nase:** die Nasenfehlgestaltung mit in Richtung der knöchernen Nasenöffnung (Apertura piriformis) eingesunkener Nasenspitze als später Folge einer tertiären ▸Syphilis (Septumzerstörung). – Auch Bez. für die Sattelnase bei der angeborenen Syphilis.

**Bulldog|klemme:** *Chirurgie* eine selbsthaltende gekreuzte Federklemme. E bull-dog clip.

**bul|lös, bul|lo|sus:** mit Bildung von Blasen (▸Bulla), großblasig. E bullous.

**Bul|lo|sis:** eine mit Blasenbildung (▸Bulla) einhergehende Hautkrankheit. E bullosis. – **B. ac|ti|ni|ca:** B. durch Lichteinwirkung; v. a. bei ▸Porphyrien; s. a. ▸Hidroa (vacciniformis s. aestivalis); s. a. ▸Dermatitis solaris. E actinic b. – **B. mechanica hereditaria:** ▸Epidermolysis; die Schwerstform, als **B. mutilans**, geht mit örtlicher Verstümmelung einher.

**Bumerang|nadel:** *Urologie* eine stark gekrümmte chirurg. Nadel mit spitzennaher Kerbe als Öhr (an der konvexen Seite) u. mit langem Griff; sie wird zur Ausführung der **Bumerangnaht** (z. B. der Prostataloge) aus günstiger Position leer in das Gewebe eingeführt u. erst vor dem Zurückziehen mit dem Faden versehen (»armiert«). E boomerang needle.

**Bumetanid:** ein Schleifendiuretikum (Sulfonamidabkömmling, s. u. ▸Diuretica). E bumetanide.

**Bumm-Kontraktionsring** (ERNST B., 1858–1925, Gynäkologe, Berlin): der sich unter der Geburt als Grenze zwischen gedehnter Zervixwand und verdickter Korpuswand deutlich abhebende innere Muttermund. E retraction ring (Bumm).

**Bumpus-Resekto|skop:** Resektionszystoskop. E resectoscope (Bumpus).

**BUN** *(engl.)* Abk. für **b**lood **u**rea **n**itrogen: s. u. ▸Harnstoff-Stickstoff.

**Bunazosin:** $\alpha_1$-Rezeptorantagonist (s. u. ▸Alpharezeptorenblocker); ***Anw.*** als Antihypertonikum. E bunazosin.

**Bundesärztekammer,** Abk. BÄK: privatrechtliche Einrichtung des Gesundheitswesens (Sitz: Köln), entstanden aus dem Zusammenschluss der öffentlichrechtlichen Landesärztekammern (▸Ärztekammer). Organe der BÄK sind der Deutsche Ärztetag und ihr Vorstand.

**Bundesärzteordnung,** Abk. BÄO: gesetzliche Richtlinie über die Ausbildung und den Zugang zum ärztlichen Beruf; in der B. sind v. a. die Aufgaben der Ärzte, die Voraussetzungen für die Berufsausübung, die Approbation sowie die Erlaubnis zur Ausübung des ärztlichen Berufs geregelt.

**Bundesarbeitsgemeinschaft Leitender Krankenpflegepersonen,** Abk. BALK: Zusammenschluss der 15 Länderarbeitsgemeinschaften als Interessenvertretung obigen Personenkreises. ***Ziele:*** Förderung der Pflege u. Vertretung deren Interessen in Politik u. Öffentlichkeit; Sicherung der Pflegequalität durch Mitarbeit bei der Entwicklung von qualitätssichernden u. -fördernden Maßnahmen; Unterstützung des pflegerischen Fortschritts auf fachlicher, politischer u. sozialer Ebene; Qualifizierung für das Wahrnehmen der Aufgaben im Pflegemanagement.

**Bundesausschuss der Lehrerinnen und Lehrer für Pflegeberufe,** Funktionspflege: berufsständische Organisation mit dem Ziel der Sicherstellung einer qualitativ hoch stehenden pflegerischen Versorgung aller pflegebedürftigen Menschen. Als wesentliche Voraussetzung dafür sieht der Ausschuss einen hohen Bildungsstandard im Bereich Pflege.

**Bundes|daten|schutz|gesetz,** Abk. BDSG: (1. 2. 1977) Gesetz zum Schutz personenbezogener ▸Daten vor Missbrauch bei der Datenverarbeitung (einschl. der – elektronischen u. manuellen – Speicherung, Übermittlung an Dritte u. Veränderung sowie Auskunftserteilung an den Betroffenen u. dessen Berichtigungsmöglichkeit); durch eine Reihe von Rechtsverordnungen u. Landesgesetze – v. a. für den öffentl. Bereich – modifiziert, z. T. eingeschränkt oder erweitert. In der zweiten Fassung 1990 und in der gründlich überarbeiteten dritten Fassung im Mai 2001 verabschiedet. Die Einhaltung des B. wird durch Datenschutzbeauftragte der verarbeitenden Stellen sowie auf Landes- u. Bundesebene überwacht.

**Bundes|gesundheits|amt,** Abk. BGA: ehem. Oberbehörde (in Berlin), deren Aufgaben v. a. durch das Bundesinstitut für Arzneimittel u. Medizinprodukte, das Bundesinstitut für gesundheitlichen Verbraucherschutz u. Veterinärmedizin u. das Paul-Ehrlich-Institut (Sera u. Impfstoffe) übernommen worden sind.

**Bundes|immissions|schutz|gesetz,** Abk. BImSchG: »Gesetz zum Schutz vor schädlichen Umwelteinwirkungen durch Luftverunreinigungen, Geräusche, Erschütterungen u. ähnliche Vorgänge« in der aktuellen Fassung vom 14. 5. 1990 (BGBl. I, S. 880), zuletzt geändert am 17. 3. 1998 (BGBl. I, S. 502). B. soll den umweltgerechten Betrieb von gewerblich u. öffentlich genutzten Anlagen aller Art regeln.

**Bundes|institut für Arzneimittel und Medizinprodukte,** Abk. BfArM: für die Zulassung von Arznei-

B

mitteln (außer Sera u. Impfstoffe: Paul-Ehrlich-Institut) u. deren Risikoüberwachung zuständiges Institut in Berlin; in den Kommissionen C, D u. E werden die Arzneimittel der Anthroposophischen Medizin, Homöopathie u. Phytotherapie in Monographien auf Wirksamkeit, Unbedenklichkeit u. angemessene pharmazeutische Qualität bewertet.

**Bundes|pflege|satz|verordnung,** Abk. BPflV: Verordnung zur Regelung der Krankenhauspflegesätze, legt die Vergütungsformen der (voll- u. teil)stationären Leistungen der Krankenhäuser fest. Nicht unter die Regelungen der BPflV fallen die vor- u. nachstationären Behandlungen und die ambulanten Operationen. Diese werden durch Verträge vereinbart.

**Bundes|seụchen|gesetz:** in Deutschland das ehemalige »Gesetz zur Verhütung u. Bekämpfung übertragbarer Krankheiten« beim Menschen (s.a. ▸meldepflichtige Krankheiten). Es wurde im Rahmen der Novellierung des Seuchenrechts mit Wirkung vom 20.7.2001 vom ▸Infektionsschutzgesetz abgelöst

**Bundes|soziạl|hilfe|gesetz,** Abk. BSGH: Gesetzeswerk, das u.a. den Rechtsanspruch auf Sozialhilfe (§ 4 I BSHG) regelt. Gültig in der Fassung vom 23.3.1994 (BGBl. I, S. 646, 2975), zuletzt geändert durch Gesetz vom 21.12.2000 (BGBl. I, S. 1983). Die Sozialhilfe umfasst die Hilfe zum Lebenserhalt (z.B. Zuschüsse zu Ernährungs-, Unterkunfts- u. Bekleidungskosten) sowie die Hilfe in besonderen Lebenslagen (z.B. vorbeugende Gesundheitshilfe, Krankenhilfe u. Hilfe zur Pflege).

**Bundes|versorgungs|gesetz,** Abk. BVG: Gesetz über die Versorgung der Opfer des Krieges (1.10. 1950); verkörpert den Anspruch auf soziale Absicherung von Kriegsopfern; wurde zum Leitgesetz des sozialen Entschädigungsrechts in der BRD. die Versorgung umfasst Leistungen zur Heilbehandlung, Kriegsopferfürsorge, Beschädigtenrente, Bestattungsgelder u. Hinterbliebenenrente.

**Bun|ga|lọ|re-Typhus:** Indisches ▸Queensland-Fieber. **E** Indian tick typhus.

**bụng|eye** *(engl. bung = Stöpsel)*, blue eye: Augenkrankheit (in Australien), hervorgerufen durch Habronema-Larven.

**Bụnnell-Naht** (STERLING B., 1882–1957, Chirurg, San Francisco): *Chirurgie* **1)** Sehnennaht in Form einer atraumatischen (Stahldraht-)Achtertournaht mit an der Hautoberfläche geknüpftem Knoten. Sie wird durch Zug an dem Ausziehdraht nach ca. 3–4 Wo. ohne Setzen einer Wunde entfernt. **2)** »Naht auf Distanz«: Sehnennaht (mit Ausziehdraht), die den proximalen Sehnenstumpf durch einen distal gerichteten adaptierenden Zug fixiert (als sog. Blockiernaht).

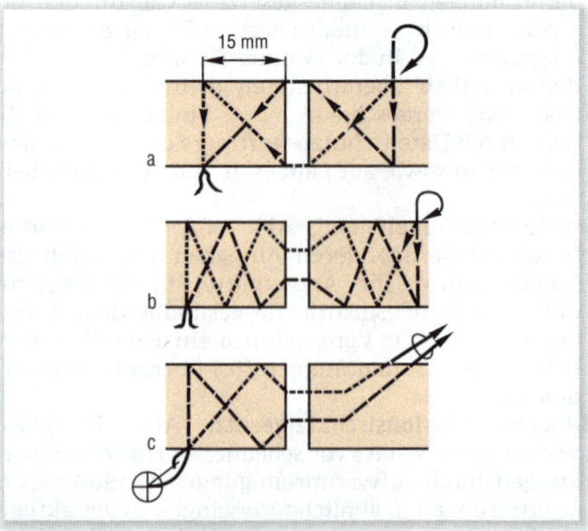


**Bunnell-Naht:** a) schnürsenkelartige Durchflechtungsnaht der beiden Sehnenstümpfe (Achillessehne); b) Ausziehnaht, bei ansatznahen Sehnennähten, z.B. distalen Beugesehnennähten oder Beugesehnentransplantaten an den Fingern. [543]

**E** 1), 2) Bunnell's suture. **3)** Senkelnaht: ausziehbare Stahldrahtnaht, ausgeführt in Form sich überkreuzender Schrägstiche (Abb.) im proximalen Sehnenstumpf u. unter achsenparalleler Weiterführung nach distal u. mit Ausleitung an die Hautoberfläche. **E** B.'s suture with pullout wire. **4)** ▸DYCHNO-B.-Naht. – **B.-Niemandsland:** der etwa den Sehnenscheiden der Fingerbeuger entspr. Hohlhandbereich, der für eine Sehnennaht ungeeignet ist. **E** B.'s »no man's land«.

**Bụnnell-Reaktion:** *Serologie* ▸PAUL-BUNNELL-Reaktion. **E** Paul-Bunnell reaction.

**Bụnsen-Brenner** (ROBERT WILH. B., 1811–1899, Chemiker, Heidelberg): Laboratoriums-Gasbrenner mit getrennter Leuchtgas- u. Luftzuleitung; Temp. der nicht leuchtenden Flamme 1200–1500 °C. **E** Bunsen burner.

**bunte Reihe:** *Bakteriologie* eine Serie flüssiger Nährsubstrate, die verschiedene Kohlenhydrate (Poly-, Di- u. Monosaccharide), niedere Alkohole (Glycerin, Sorbit, Mannit u.a.) u. Glykoside (Äskulin, Salizin) sowie einen Indikatorfarbstoff enthalten; zur ***Anw.*** für »kulturelle Diagnostik« v.a. der Enterobacteriaceae anhand des Vergärungstyps.

**Bunya|vi|rị|dae:** eine Familie von ▸ARBO-Viren mit über 145 Arten, von denen etwa 25 humanpathogen sind; z.B. das California-Enzephalitis-, das Bunyamwera- u. das La-Crosse-Virus; Vorkommen: v.a. in Süd- u. Ostafrika u. Mittelamerika.

**Buphenịn,** 1-(4-Hydroxyphenyl)-2-(1-methyl-3-phenylpropylamino)-1-propanol: ein gefäßerweiterndes Sympathomimetikum (s.u. ▸Vasodilatanzien). **E** nylidrin hydrochloride.

**Bụph|thal|mus:** ▸Hydrophthalmus.

**Bupivacain:** ein ▸Lokalanästhetikum vom Säureamid-Typ mit lang anhaltender Wirkung. ***Anw.*** auch zur Spinal- u. Periduralanästhesie. **E** bupivacaine.

**Bupranolol:** nicht selektiver ▸Betarezeptorenblocker. **E** bupranolol.

**Buprenorphin:** stark zentral wirksames Analgetikum (sog. hochpotent wirksames ▸Opioid; Betäubungsmittel), halbsynthetisches Thebain-Derivat. ***Anw.*** auch zur periduralen ▸Opiatanalgesie. **E** buprenorphine.

**Bupropion:** ein Antidepressivum; ***Anw.*** als Nicotin-Entwöhnungsmittel (s.u. ▸Entwöhnungsmittel). **E** bupropion.

**Bụrchardt-Körperchen** (MAX B., 1831–1897, Arzt, Berlin): *Ophthalmologie* rundliche gallert. Partikeln im Bindehautsekret bei Trachom. **E** Burchardt's inclusion bodies.

**Bụrdach-Strang** (KARL FRI. B., 1776–1847, Anatom, Physiologe, Königsberg): ▸Fasciculus cuneatus. **E** Burdach's column.

**Bureau-Barrière-Syndrom** (YVES BUREAU, Dermatologe, Nantes). – **B.-B.-Sy. I,** Akroosteopathia ulceromutilans nonfamiliaris: trophische Ulzera bei alkoholbedingter Polyneuropathie v.a. dünnkalibriger Nervenfasern. – **B.-B.-Sy. II:** rezessiv erbliche Palmoplantarkeratose mit Hyperostosen, Trommelschlägelfingern u. Uhrglasnägeln, Unterschenkelgeschwüren, akromegaloidem Wuchs u. relativer Kortikalisverschmälerung. Der Befall ist symmetrisch und greift nicht auf die Streckseiten über. Geht mit vermehrter Schweißbildung einher (hyperhidrotisch).

**Bụrger-Zeichen** (HENDRIK B., 1864–1957, Ohrenarzt, Amsterdam): (historisch) das Fehlen der örtlichen Transparenz bei der ▸Diaphanoskopie als Symptom der Sinusitis maxillaris. **E** Heryng's sign.

**(van-den-)Bụrgh-Diät:** Rohfrüchte-Milch-Kost bei idiopathischer ▸Sprue.

**Bur|ka(-Brick-Wolfe)-Syndrom:** eine Lebererkrankung (lipochrome Hepatose) ohne Hyperbilirubinämie (u. ohne Ikterus); eine Variante oder Schwachform des DUBIN-JOHNSON-Syndroms. ***Klinik:*** Milz- u. Leververgrößerung, allg. Schwäche, Koliken. Die Biopsie ergibt Ablagerung eines braunen Pigments in den Leberparenchymzellen. **E** lipochrome hepatosis.

**Burkhardt-Myelotomie:** *Hämatologie* s.u. ▸Beckenkammpunktion.

**Burkholderia:** Genus der Pseudomonas-Gruppe u.a. mit den Arten **B. mallei** (Erreger des ▸Malleus) u. **B. pseudomallei** (Erreger der ▸Melioidose).

**Burkitt** (DENIS B., brit. Tropenarzt, Edinburgh). – **B.-Lym|phom:** (1958) ein zunächst in Zentralafrika (u. dort – im Gegensatz zu anderen Gebieten – fast nur bei Kindern) beobachtetes großzelliges lymphoblastisches Sarkom (ein ▸Non-HODGKIN-Lymphom hoher Malignität) mit Auftreten von Sternhimmelzellen (helle Makrophagen in Keimzentren); ist assoziiert mit dem EPSTEIN-BARR-Virus und wird möglicherweise durch dieses ausgelöst. S.a. Abb. E Burkitt's lymphoma, Burkitt's tumor, African lymphoma. – **B.-Typ der Lymphoblastenleukämie:** s.u., akute ▸Leukämie (dort Tab.).

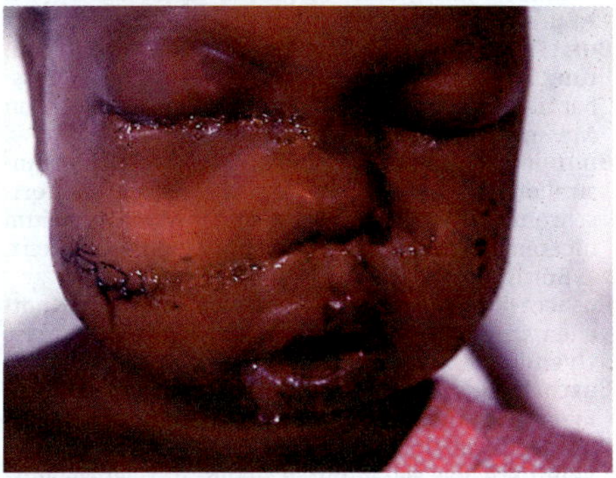

**Burkitt-Lymphom:** Tumor im Bereich des Os maxillare. [510]

**Burnet** (SIR FRANK MACFARLANE B., geb. 1899, Virologe, Serologe, Melbourne; 1960 Nobelpreis für Medizin). – **B.-Fenner »adaptive Enzymtheorie«:** (1949) die »indirekte ▸Matrizentheorie« der Antikörperbildung, der zufolge das in die Zelle gelangende Antigen eine spezif. Anpassung (Dauermodifikation) der zelleigenen, die Immunglobuline gestaltenden Enzymsysteme bewirkt. – **B.-Theorie:** *Immunologie* ▸Selektionstheorie. E Clonal selection theory.

**Bur|nett-Syndrom** (CHARLES HOYT B., 1913–1967, amerikan. Arzt), Milch-Alkali-Syndrom: (1949) Kalkstoffwechselstörung infolge Überangebotes an leicht resorbierbaren Alkalien (Calciumcarbonat, Milch). ***Klinik u. Diagn.:*** Übelkeit u. Erbrechen mit Verlust an sauren Valenzen, Schwindel, Ataxie, Stupor, Gelenkschmerzen. Alkalose, Anstieg des Blutcalciums (Hyperkalziämie; ohne Hyperkalziurie u. ohne Hypophosphatämie) u. Kalzinose in Form von Kalksalzablagerungen in die Bindehaut, evtl. auch in die Hornhaut (als »Bandkeratitis« der Lidspalte) sowie in die Epithelien der Nierentubuli. ***Kompl.:*** ▸Niereninsuffizienz. E milk-alkali syndrome.

**Burning-Feet-Syndrom** *(engl.):* nächtliche Anfälle schmerzhaften Brennens der Füße, bei Bettwärme auftretend, durch Kühlung linderbar. Evtl. begleitet von vegetativen u. trophischen Störungen (z.B. örtliche Schweißbildung bzw. Hautschuppung), Muskelverspannung u. Nervenreizzuständen (Polyneuropathie). Vermutlich Folge einer ▸Vitaminmangelkrankheit (Pantothensäure-, Nicotinsäure-, Aneurinmangel) oder eines Mangels an Mineralien (z.B. Magnesium) bei Stoffwechsel-, Ernährungsstörungen. Pathol.-anatom. Befund: gefäßbedingte anoxämische Schädigungen peripherer Nerven.

**Burn|out-Syndrom** *(engl.):* Symptomenkomplex mit Verlust der körperlichen und seelischen Leistungs- u. Regenerationsfähigkeit. Häufig bei Angehörigen sozialer Berufe. ***Ätiol.:*** emotionale Überbeanspruchung; Daueranspannung; berufliche Situationen, in denen begrenzte Handlungsmöglichkeiten als besonders belastend erlebt werden. ***Klinik:*** **1)** Anfangsphase mit chronischer Müdigkeit u. Energiemangel; **2)** Phase reduzierten Engagements mit Überdruss an der Arbeit, zunehmenden Fehlzeiten, Reaktion auf Umfeld mit Schuldzuweisungen, Frustration oder Aggression; **3)** Abbauphase mit Leistungsabfall, Konzentrationsstörungen, »Dienst nach Vorschrift«, mangelnder Veränderungsbereitschaft; **4)** Phase der Verflachung, geprägt von emotionalem, sozialem u. geistigem Rückzug mit Auswirkung auf Privatleben und feindseligem Verhältnis zu Mitarbeitern oder Klienten. Psychosomatische Beschwerden mgl.; erhöhte Suizidgefahr, Gefahr des Drogenmissbrauchs.

**Burns-Syndrom: 1)** (BRYAN H.B., Orthopäde, London): aseptische Knochennekrose des unteren Ellenendes (Epiphyseonekrose), v.a. bei Erwachsenen. **2)** (FREDERICK S.B., amerik. Dermatologe): ▸Erythrokeratodermia progressiva BURNS.

**Burow** (KARL AUGUST V.B., 1809–1874, Chirurg, Königsberg). – **B.-Dreieck:** *Chirurgie* kleines Hautdreieck, das zum Längenausgleich an ungleich langen Wundrändern aus dem Endbereich des kürzeren Randes zu dessen Verlängerung ausgeschnitten wird; z.B. bei Blepharoplastik. E Burow's triangle. – **B.-Vene:** ein inkonstanter Pfortaderstamm, gebildet meist aus den bd. Vv. epigastricae inferiores u. paraumbilicales. S.a. ▸Caput Medusae. E B.'s vein.

**burr cells** *(engl. burr = raue Kante, Bohrer):* Erythrozyten mit einem oder mehreren spitzen Zipfeln; v.a. bei Urämie, hämolytischer Anämie vorkommend.

**Burri-Verfahren** (ROBERT B., 1867–1952, schweizer. Bakteriologe): Objektträgerausstrich von in Tuscheverdünnung eingebrachten Bakterien (z.B. Treponemen aus einem Schankerexsudat). Die ungefärbten Erreger werden als helle Objekte in dunkler Umgebung sichtbar. Durch eine nachträgliche Färbung ist bei Bakterien auch die Kapseldarstellung möglich (Bakterien gefärbt, Kapseln farblos). Das Verfahren ermöglicht die Abimpfung einzelner Keime für die **B.-Ein-Zell-Kultur**. E Burri's test.

**Bur|sa** *(latein.):* Beutel, Tasche (s.a. ▸Bursae), z.B. die Kloakentasche (die **B. Fabricii** der Vögel; der Ort der Lymphozytendifferenzierung zu B-Zellen; s.a. ▸Bursaäquivalent). I.e.S. *anat* der Schleimbeutel (s. aber B. omentalis); s.a. ▸Bursae, ▸Bursitis. E bursa. – **B. bicipito|radialis:** Schleimbeutel zwischen Tuberositas radii u. Bizepssehne. E bicipitoradial b. – **B. ilio|pectinea:** der Schleimbeutel zwischen dem Musculus iliopsoas u. der Hüftgelenkkapsel. E iliopectinal b. – **B. infra|patellaris profunda:** der tiefe Knieschleimbeutel zwischen dem Ligamentum patellae u. dem Schienbein. E deep infrapatellar b. – **B. omentalis:** die größte, aus dem Mesogastrium dorsale entstandene Bauchfelltasche hinter dem Magen; begrenzt hinten vom Peritoneum parietale des Pankreas u. von der hinteren Bauchwand, vorn vom ▸Omentum minus, Magen u. Ligamentum gastrocolicum; mit Aussackungen (Recessus) in Richtung Milz, Leber, Zwerchfell u. zwischen den beiden Blättern des »Netzes«; ist mit der freien Bauchhöhle durch das Vestibulum bursae u. ▸Foramen epiploicum verbunden; s.a. ▸Hernia omentalis. E omental b. – **B. sub|achillea:** ▸B. tendinis calcanei. E achilles tendon b. – **B. sub|calcanea:** subkutaner Schleimbeutel an der Sohlenseite, zwischen Haut u. Fersenbeinhöcker. E subcalcaneal b. – **B. sub|cutanea infra|patellaris:** der oberflächliche Knieschleimbeutel zwischen Haut u. ▸Ligamentum patellae. – **B. sub|cutanea olecrani:** Ellenbogenschleimbeutel zwischen Olekranon u. der Sehne des M. triceps brachii. E subcutaneous b. of olecranon. – **B. sub|cutanea prae|patellaris:** der oberflächliche Knieschleimbeutel zwischen Haut u. Faszie. E subcutaneous prepatellar b. – **B. subfascialis prae|patellaris:** der oberflächliche Knieschleimbeutel zwischen Kniefaszie u. Kniescheibe. E subfascial prepatellar b. – **B. sub|tendinea praepatellaris:** ein Schleimbeutel unmittelbar vor der Kniescheibe, zwischen Quadrizepssehne u. Femur; fast immer mit dem Kniegelenk verbunden. E subtendinous prepatellar b. – **B. synovialis, B. mucosa:** ein mit »Gelenkschmiere« (Synovia) gefüllter Schleimbeutel. S.a. ▸Bursae et vaginae synoviales. E synovial b. – **B. tendinis calcanei, B. subachillea:** der Fersenschleimbeutel zwischen Achillessehne u. dem Fersenbein; s.a. ▸HAGLUND-Ferse. E b. of calcaneal tendon.

**Bursa-Äquivalent:** die beim Menschen anstelle der ▸Bursa Fabricii für die B-Lymphozyten-Determinierung zuständigen lymphatischen Organe, z.B. die lymphatischen Gewebe des Darmtraktes; s.a. ▸thymusabhängige Areale (dort Abb.). E bursa-equivalent.

**Bursae et vaginae synoviales:** Gleitflüssigkeit (▸Synovia) enthaltende Schleimbeutel u. Sehnenscheiden (Letztere aus einer Synovialmembran u. bindegewebiger Hülle bestehend), die an Stellen, wo Sehnen über Knochen oder unter Bändern verlaufen, der Reibungsminderung dienen; sie stehen evtl. mit dem benachbarten Gelenk in Verbindung (sind »kommunizierend«).

**Bursae pastoris herba,** Hirtentäschelkraut: Heilpflanze mit nachgewiesener Wirkung bei leichter Menorrhagie, Metrorrhagie, Nasenbluten u. oberflächlich blutenden Verletzungen.

**Burs|ektomie:** operative Entfernung eines Schleimbeutels (= Bursa). E bursectomy.

**Bursitis:** die akute oder chronische Entzündung eines Schleimbeutels (Bursa). ***Ätiol.:*** Begleiterscheinung entzündlich-rheumatischer Erkrankungen oder infektiös (Ggs. ▸Bursopathie). Häufig nach örtlicher Infektion (z.B. infolge einer Penetrationsverletzung), aber auch nach stumpfem Trauma und bei degenerativen Prozessen der Nachbarschaft. ***Formen:*** serös, fibrinös, eitrig oder – schwerstgradig – nekrotisierend (**B. destruens**). Die **chronische B.** oft als produktiver Prozess, d.h. mit Zotten- u. Gelenkkörperbildung (= **B. proliferans**) oder mit gelatinöser Prallfüllung (▸Hygrom), seltener auch mit Kalkablagerungen (die Verkalkung häufig als Pseudobursitis-Manifestation, v.a. **B. subdeltoidea** u. **B. coracobrachialis** bei der DUPLEY-Krankheit). Ferner spezifische Formen, u.a. die **B. gonorrhoica** (akut bei Gonarthritis) und die **B. tuberculosa** (Letztere oft als Sekundärgeschehen bei tuberkulöser Arthritis u. Lymphadenitis). ***Klinik:*** Schwellung, meist auch Hautrötung, örtliche Schmerzen, evtl. Fluktuation. E bursitis. – **B. achillea:** ▸Achillobursitis. E achilles b. – **B. bicipit(oradi)alis:** B. der gleichnamigen ▸Bursa, v.a. bei degenerativen Ellenbogenprozessen, z.B. bei Tendinose; typisch mit Druckschmerz am Bizepsansatz u. mit Schmerzhaftigkeit der Handbewegungen i.S. der Pro- u. Supination. E bicipitoradial b. – **B. olecrani:** die – meist aseptisch-seröse – B. der Ellenbogenschleimbeutel, v.a. infolge chron. mechan. Reize; stets verbunden mit Gefahr der Kuppennekrose u. Infektion; Vork. insbesonders als »Bergmanns-Ellenbogen« (u.U. eine entschädigungspflicht. Berufskrankheit). E olecranon b. – **B. pharyn|gealis:** seltene, oft chron. Entzündung der Bursa pharyngea, evtl. mit Zystenbildung. E pharyngeal b. – **B. po|pli|tealis:** B. der Kniekehle; meist chron., v.a. nach Gewalteinwirkung im Kniekehlenbereich; typisch mit prall-elastischer, schmerzhafter Schwellung des dortigen Schleimbeutels, der bei gestrecktem Bein gut sichtbar wird. E popliteal b. – **B. prae|patellaris:** die B. des subkutanen, -faszialen u./oder tiefen infrapatellaren Knieschleimbeutels (s.u. ▸Bursa), u. zwar meist chronisch-rezidivierend; tritt auf v.a. infolge chronischer Mikrotraumatisierung (s.a. ▸Bursose) bei Bergleuten, Dienstmädchen, Parkettlegern etc. (bei denen sie u.U. eine entschädigungspflicht. Berufskrankheit darstellt u. meist nur durch Schleimbeutelexstirpation zu beseitigen ist). E prepatellar b. – **B. radio|humeralis:** eine meist chronische B. außen am Ellenbogen. – Ferner spezifische Formen, u.a. die **B. gonorrhoica** (akut bei Gonarthritis) u. die **B. tuberculosa** (letztere oft als Sekundärgeschehen bei tbk. Arthritis u. Lymphadenitis). E radiohumeral b.

**Bur|so|gra|phie:** *Radiologie* die Kontrastdarstellung einer Schleimbeutellichtung oder -höhle. E radiography of a bursa.

**Burso|pathie:** primär nicht entzündlicher oder degenerativer Prozess (aber mit möglichen entzündlichen oder degenerativen Folgeerscheinungen) bei metabolischen Grunderkrankungen (Hyperurikämie, Hyperlipoproteinämie [Xanthomatose], Lipoidkalzinogranulomatose) oder traumatisch bzw. mechanisch bedingt. Häufig nicht zutreffend als Bursitis bezeichnet.

**Bur|so|se:** chronischer entzündlicher Reizzustand eines Schleimbeutels (mit evtl. auch degenerat. Erscheinungen); als Folge rein mechanischer Einflüsse (Mikrotraumen); z.B. »Bergmanns-Ellenbogen« (s.a. ▸Bursitis). E chronic bursitis.

**Burst** *(engl. = bersten):* Entladungssalven. Von Bedeutung in der Elektrophysiologie u. Neurologie. Messbar z.B. mit dem EEG bzw. elektrophysiologischen Messmethoden.

**Bu|ru|li-Ulkus:** v.a. in Uganda (aber auch z.B. in Australien) vorkommende flache, unterminierend fortschreitende Hautgeschwüre durch Mycobacterium ulcerans; typisch ohne spontane Heilungstendenz. E Buruli ulcer.

**Busacca-Knötchen:** teils pigmentierte periphere Knötchen in der Iris (Granulome) bei granulomatöser Uveitis (v.a. Sarkoidose). E Busacca nodules.

**Busch(fleck)fieber (Japanisches):** ▸Tsutsugamushi-Fieber. E tsutsugamushi fever.

**Buschgelbfieber:** das sog. silvatische Gelbfieber der Wildtiere, das selten durch Aedes- u. Haemagogus-Arten auch auf den Menschen übertragen wird; unterscheidet sich vom klassischen Stadtgelbfieber nur epidemiologisch (nicht klinisch u. immunologisch). E jungle yellow fever, sylvan y. f.

**Buschke-Loewenstein-Tumor** (ABRAHAM B., 1868–1943, Hautarzt, Berlin): ▸Condyloma acuminatum giganteum. E Buschke-Loewenstein tumor.

**Busch|krätze:** *Dermatologie* eine lineare creeping myiasis (▸Larva migrans).

**Buserelin,** LHRH-Antagonist: ein synthetischer ▸GnRH-Agonist, der durch kompetitive Hemmung die LHRH-Ausschüttung bremst; ***Anw.*** in der Tumortherapie (z.B. bei Prostatakarzinom) u. bei Endometriose. E buserelin.

**bush yaws** *(afrikan.-engl. yaw = Himbeere):* die ▸Haut-, ▸Schleimhautleishmaniase. Auch Bez. für ▸Myzetome verschiedener Ätiologie.

**Bushy-Creek-Fieber:** durch den Serotyp Australis der ▸Leptospira interrogans hervorgerufene Leptospirose in Australien (▸Herbstfieber [2]).

**Busi-Berg-Zeichen** (ARISTIDE B., 1874–1931, Röntgenologe, Bologna): *Radiologie* bei der Magen-Darm-Passage eine ringförmige Aufhellung, die den Nischen-Kontrastschatten in der Aufsicht umgibt.

**Buspiron:** ein ▸Serotonin-Agonist; ***Anw.*** als Anxiolytikum. E buspirone.

**Busquet-Krankheit** (PAUL B., 1866–1930, Chirurg): eine metatarsale (periostitische?) Fußrückenexostose. E Busquet's disease.

**Busse-Buschke-Krankheit** (OTTO B., 1867–1922, Pathologe, Zürich; A. BUSCHKE): ▸Kryptokokkose = Europäische Blastomykose. E Busse-Buschke disease.

**Busulfan,** Abk. BUS: zu den ▸Alkylanzien gehörendes Zytostatikum; ***NW:*** u.a. Knochenmarktoxizität (Myelosuppression). E busulfan, busulphan.

**Bu|tan,** $CH_3$-$CH_2$-$CH_2$-$CH_3$, $C_4H_{10}$: geruchloses, in höherer Konz. narkotisierendes Gas (ruft Bewusstlosigkeit, Krämpfe, Delirien hervor). E butane.

**bu|tan|ol-extractable iodine** *(engl.)* Abk. BEI: die aus dem Serum mittels **Butanol** (▸Butylalkohol) **extrahierbare Jodfraktion**, die die hormonaktiven, jodhaltigen organ. Substanzen (v.a. Thyroxin) angereichert enthält u. aus der sich die biologisch inaktiven Jodverbindungen (anorgan. Stoffe, Tyrosin-Derivate) abtrennen lassen.

**Butinolin:** ein ▸Anticholinergikum; ***Anw.*** als Spasmolytikum. 🇬🇧 butinoline.
**Butizid:** ein ▸Benzothiadiazin-Derivat; ***Anw.*** als Saluretikum. 🇬🇧 butizide.
**Butler-Syndrom** (Allen M. B., amerik. Arzt, Boston): **1)** **B.-Bound-Spector-Syndrom:** ▸Membransyndrom der Früh- u. Neugeborenen. **2)** ▸LIGHTWOOD-B.-ALBRIGHT-Syndrom.
**Buttergelb-Hepatom:** *Onkologie* ein bei Ratten nach Verfüttern des – als Nahrungsmittelfarbstoff verbotenen – Teerfarbstoffs Buttergelb (= 4-Dimethylamino-azobenzol) auftretender Lebertumor. 🇬🇧 butter yellow hepatoma.
**Butter-Mehlbrei (Moro):** Mastnahrung für dystrophe Säuglinge (▸Säuglingsdystrophie); besteht aus Vollmilch, Weizenmehl, Butter u. Zucker (100+7+5+5). – Als Heilnahrung gleicher Indikation finden die CZERNY-KLEINSCHMIDT-Butter-Mehlbrei-Nahrung u. die MORO-Butter-Mehlbrei-Vollmilch Anwendung. 🇬🇧 Moro's baby food.
**Buttermilch:** *Diätetik* die beim Ausbuttern des Rahms verbleibende fettarme Flüssigkeit; sie enthält nur noch 0,5 % Fett (Butterteilchen), aber praktisch keine fettlöslichen Vitamine, dagegen alle sonstigen Milchbestandteile, darunter etwa 3–4 % Eiweiß u. bis 4 % Kohlenhydrate, u. ist leicht gesäuert. Wird vielfach diätetisch verwendet, z. B. als KLEINSCHMIDT-Buttermilcheinbrenne (mit Zusatz von 2–3 % Butter, 3 % Mehl u. wenig Zucker) als Übergangsnahrung des Säuglings nach Heilnahrung. 🇬🇧 butter milk. – **B., medizinale:** antidyspeptische Säuglingsheilnahrung in Form einer eiweiß- u. salzreichen, fett- u. KH-armen Gärungssauermilch mit 2,5–2,7 % Eiweiß, 0,5–1 % Fett, 3–3,5 % Milchzucker. 🇬🇧 medicinal b. m.
**n-Buttersäure,** Acidum butyricum, $CH_3$-$CH_2$-$CH_2$-COOH: eine ranzig riechende Monocarbonsäure in tierischen Sekreten u. Fetten (z. B. als Triglycerid), beim Menschen in den Ausscheidungen u. im Darm- u. Magensaft. – Salze: Butyrate. 🇬🇧 butyric acid.
**Buttersäuregärung:** (PASTEUR 1861) die bakterielle anaerobe Vergärung von Zucker u. Polysacchariden durch Clostridium-Arten zu Butter- u. Essigsäure u. zu anderen organ. Säuren sowie zu Kohlendioxid u. Wasser; erfolgt u. a. bei der Dickdarm-Verdauung u. bei der Zersetzung von Fußschweiß. 🇬🇧 butyric fermentation.
**Butterstuhl:** *Pädiatrie* ▸Fettstuhl.
**Bu|tyl-:** *Chemie* das Radikal $C_4H_9$–. 🇬🇧 butyl...
**Butyl|alkohol,** Alcohol butylicus, $CH_3$-$CH_2$-$CH_2$-$CH_2$-OH: ein in 3 Formen vorkommender Alkohol, u. zwar als n-B., als sekundärer und tertiärer B.; eine brennbare, stechend riechende, schleimhautreizende Flüssigkeit, die als Lösungsmittel u. in der Chromatographie verwendet wird. 🇬🇧 butyl alcohol.
**Butyl|essigsäure:** ▸Capronsäure. 🇬🇧 butylacetic acid.
**Butylhydroxyanisol,** Abk. BHA: ein Antioxidans (synthetisches Alkylphenol); ▸Zusatzstoff; Anreicherung im Fettgewebe. 🇬🇧 butyl hydroxy anisole.
**Butyl|mercaptan,** $CH_3$-$CH_2$-$CH_2$-$CH_2SH$: eine übel riechende Flüssigkeit; wird als Zusatz in Erd- u. Leuchtgas verwendet als warnender Geruchsstoff. 🇬🇧 butyl mercaptane.
**Bu|ty|rat:** Salz der ▸Buttersäure. 🇬🇧 butyrate.
**Butyro|meter:** *Labormedizin* graduiertes Zentrifugenglas zur Fettgehaltsbestimmung in Milch u. anderen Lebensmitteln. Die Proben werden mittels Schwefelsäure oder konzentrierter Essigsäure (»Azidobutyrometer«) zersetzt u. nach Amylalkoholzusatz zentrifugiert. 🇬🇧 butyrometer.
**Butyrophenone:** Stoffklasse der ▸Neuroleptika; ***Wirkst.:*** z. B. Haloperidol, Melperon, Pipamperon.
**Bu|ty|rum** *(latein. = Butter):* Substanz mit butterähnlicher Konsistenz. 🇬🇧 butyrous substance. – **B. Cacao:** Kakaobutter (Oleum Cacao). 🇬🇧 cacao butter.
**Butyryl|cholin|esterase,** Pseudocholinesterase: s. u. ▸Cholinesterase (2). 🇬🇧 butyrylcholine esterase.
**Buzzard-Kunstgriff:** *Neurologie* das Fest-aufsetzen-Lassen der Fußspitzen während der Prüfung des Patellarsehnenreflexes. 🇬🇧 Buzzard's maneuver.
**BV:** **1)** Abk. für ▸**Bildverstärker. 2)** Abk. für ▸**Blutvolumen.**
**BVG:** Abk. für ▸**Bundesversorgungsgesetz.**
**B-Virus:** **1)** (SABIN u. WRIGHT 1934) das biologisch u. serologisch mit dem Herpes-simplex-Virus verwandte »Herpesvirus simiae«, das bei Affen eine – latente – vesikuläre Stomatitis hervorruft, beim Menschen (meist nach Affenbiss) jedoch eine fast stets tödl. Enzephalomyelitis mit aszendierenden Lähmungen. 🇬🇧 B-virus. **2)** ▸Hepatitis-B-Virus. 🇬🇧 hepatitis B-v. **3)** ▸Influenzavirus B. 🇬🇧 influenza virus serotype B.
**BW,** Abk. für **B**rust**w**irbel: s. u. ▸Vertebrae. 🇬🇧 thoracic vertebra.
**Bwam|ba-Virus:** (1941) ein ARBO-Virus, das unter Eingeborenen von Uganda u. Tanzania (übertragen von Aedes aegypti) weit verbreitet ist. Bei Infektion Fieber, Rücken- u. Kopfschmerzen, Mattigkeit. 🇬🇧 Bwamba fever virus.
**B-Wellen:** *Neurologie* Abk. für ▸Beta-Wellen.
**BWK,** Abk. für **B**rust**w**irbel**k**örper: s. u. ▸Vertebrae. 🇬🇧 thoracic vertebra.
**BWS:** Abk. für ▸**B**rust**w**irbel**s**äule. 🇬🇧 thoracic vertebral column.
**BWS-Syndrom:** ▸Thorakalsyndrom.
**By|chow|ski(-Grasset)-Zeichen** (ZYGMUNT B., Arzt, Warschau): *Neurologie* (1905) bei Halbseitenlähmung die Unfähigkeit des auf dem Rücken Liegenden, beide Beine gleichzeitig zu heben (wohl aber einzeln!). 🇬🇧 Bychowski-Grasset sign.
**Byler-Krankheit:** familiäre Formen der progressiven intrahepatischen ▸Cholestase (mit der Folge einer biliären Zirrhose). 🇬🇧 Byler disease.
**By|pass** *(engl.):* Umgehungsanastomose. Ein **natürl. B.** besteht bei den ▸Anzapfsyndromen, ein künstlicher B. als Umgehungs- = Kollateralkreislauf wird in der Chirurgie angelegt, und zwar vorübergehend (z. B. als ▸Linkshbypass) oder auf Dauer. Beispiele: **aortokoronarer, aortorenaler, femoropoplitealer, portokavaler** oder **splenorenaler B.,** d. h. zwischen Aorta ascendens u. Koronararterie (bzw. Arteria renalis), A. femoralis u. A. poplitea bzw. zwischen Pfortader u. unterer Hohlvene bzw. zwischen Vena lienalis u. V. renalis; ferner als **kruraler** u. **plantarer B.** (distale Anastomose mit Unterschenkel- bzw. Fußarterien); s. a. ▸Shunt, ▸Anastomose. ***Ind.:*** wird angelegt bei krankheitsverursachten oder künstlichen Unterbrechungen des Blutkreislaufs (z. B. bei Gefäßsklerose, Thrombendangiitis bzw. bei intraop. Abklemmung großer Gefäße, u. a. bei offenen Herzoperationen, zur Druckentlastung bei portaler Hypertonie). ***Technik:*** Die Blutumleitung erfolgt durch direkte End-zu-End-, Seit-zu-Seit-, End-zu-Seit-Anastomosierung der Gefäße oder mit Hilfe eines Bypass-Transplantates, z. B. einer ohne Schaden resezierbaren Vene als autogenes Transplantat oder durch Anw. einer allogenen Gefäßkonserve (z. B. Aorta) oder einer alloplastischen Prothese (s. a. ▸Prothesenshunt, dort Abb.), ferner als »temporäre innere Schienung« mittels Katheter sowie als »extrakorporaler Kreislauf« mittels

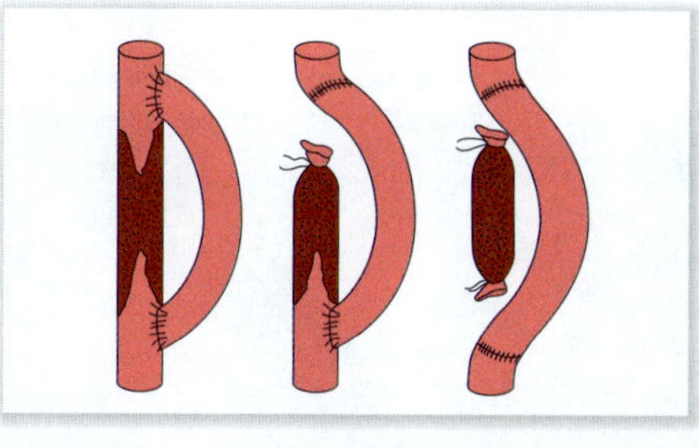

**Bypass.**[21]

Herz-Lungen-Maschine (s.a. ▸Blutkreislauf). – **B., aorto|koronarer:** s.u. ▸Koronarchirurgie. 🅴 aortocoronary bypass. – **B., ile|aler:** die vorübergehende Ausschaltung des unteren Dünndarms (▸Ileumausschaltung), z.B. Ileotransversostomie bei inoperablem Darmtumor; bei bestimmten Adipositasformen (inzwischen weitgehend durch ▸Magenbypass verdrängt). 🅴 ileal b., bowel b.

**Bypass-Arthritis, intestinale:** bei jejunokolischem oder jejunoilealem Bypass auftretende Oligo- bis Polyarthritis nicht geklärter Ursache (reaktiv-infektiös bei veränderter Keimbesiedlung des Darmes?).

**Bypass-Chirurgie:** s.u. ▸Koronarchirurgie.

**Byssinose,** Baumwollfieber: Staublungenerkrankung durch das Einatmen von pflanzlichen Verunreinigungen des Roh-Baumwoll-(Flachs- oder Hanf-)Staubs. Meist in den Vorreinigungswerken von Baumwollspinnereien. ***Pathogen.:*** ausgelöst durch Histamin freisetzende Pflanzenreste (Samenpartikel?). ***Klinik:*** Hitzegefühl, Brustenge, Atembeschwerden, Husten, bes. gegen Ende oder nach der Arbeitsschicht. Anfangs nur nach Arbeitspausen (z.B. am Wochenanfang); im 2. Stadium einige Tage anhaltend nach Arbeitspause; im 3. Stadium (selten!) Übergang in chronisch-obstruktive Bronchopneumonie. In Deutschland meldepflichtige Berufskrankheit. 🅴 byssinosis.

**Bys|sus:** *Anatomie* die Schambehaarung. 🅴 pubic hair.

**B-Zellen,** Beta-Zellen: *Zytologie* **1)** eine Zellgruppe im Inselorgan des Pankreas; mit Körnchen (»Beta-Granula«) im Zellleib, die sich mit Chromhämatoxylin spezifisch blau färben u. Zink enthalten. Sie bilden das Hormon Insulin. Funktion kann (v.a. für Forschungszwecke) simuliert werden durch ein künstliches ▸Pankreas. 🅴 beta cells. **2)** ▸basophile Zellen des Hypophysenvorderlappens. 🅴 B-cells. **3)** B-Lymphozyten: s.u. ▸Lymphozyten (1). 🅴 B-cells, B-lymphocytes.

**B-Zell-Lymphom:** s.u. ▸Non-HODGKIN-Lymphom.

**B-Zell-Wachstumsfaktor:** von Helferzellen gebildete ▸Interleukine (v.a. Il-4, -6, -7), die B-Lymphozyten aktivieren. 🅴 B-cell growth factor.

# C

**C: 1)** Kurzzeichen für *physik* ▸Coulomb, ▸Curie (später Ci), elektr. Leitwert (engl.: conductivity), *biochem* Cyst(e)in, *physiol* Compliance, *chem* ▸Kohlenstoff (Carboneum); *serol* Antigen C des ▸Rhesussystems, *kard* für ▸Brustwandableitung (aus engl. chest-wall) bzw. Ramus circumflexus der li. Koronararterie, *patho* Grad der Sicherheit (engl.: certainty) der für die TNM-Klassifikation genutzten Diagnostik. – Ferner *physik* °C für Grad ▸Celsius, *immun* **C'** für ▸Komplement (C1q, r, s...C9), *anat* **$C_1$ – $C_7$** für Halswirbel (▸Vertebrae cervicales) bzw. für die Halssegmente des Rückenmarks (s.a. ▸D), *homöo* **C 1, C 2, C 3...** für Centesimalpotenz (s.u. ▸Potenz). **2)** lateinische Ziffer »hundert« (centum).

**$c_5$:** *Otologie* s.u. ▸$c_5$-Senke.

**CA** *(engl.)* Abk. für carbohydrate antigen, Abk. für cancer antigen: ▸Tumorantigene; Tumor- oder Karzinom-assoziierte, durch monoklonale Antikörper nachweisbare Tumormarker. Neben den unten erwähnten gibt es noch zahlreiche, mit Ziffern bezeichnete Carbohydrat-Antigene, deren diagnostische Aussagekraft bei verschiedenen Tumoren getestet wird. – **CA 125, CA 12–5:** Tumormarker mit besonderer Bedeutung für das Ovarialkarzinom. – **CA 15–3:** Tumormarker mit besonderer Bedeutung für das Mammakarzinom. – **CA 19–9:** Tumormarker mit besonderer Bedeutung für das duktale Pankreaskarzinom; auch bei hepatobiliärem, bei Kolon- u. bei Magenkarzinom. – **CA 50:** als Tumormarker genutztes, Tumor-assoziiertes, KH-haltiges Antigen; v.a. bei kolorektalem Adenokarzinom u. anderen Karzinomen des Magen-Darm-Traktes; ferner bei Uterus-, Prostata- u. Lungenkrebs. – **CA 72–4:** Tumormarker mit besonderer Bedeutung für das Magenkarzinom.

**Ca:** Symbol für *chem* ▸Calcium, *patho* ▸Carcinoma (Ca.).

**Cabergolin:** ein ▸Dopamin-Agonist; ***Anw.*** als Prolaktinhemmer, Antiparkinsonikum. E cabergoline.

**Ca|bot(-Schleip)-Ringe** (Richard C. C., 1868–1939, Internist, Boston; Karl Sch., geb. 1872, Internist, Freiburg): *Hämatologie* Ring- u. Schleifenkörper in den Erythrozyten (durch panchromatische Färbung darstellbar) als – seltenes – Zeichen überstürzter Blutneubildung bei schweren Anämien. E Cabot's ring bodies.

**Cachectin:** ▸Tumor-Nekrose-Faktor. E cachectin.

**Cache-Vạlley-Virus:** nach einem Tal in Utah/USA benanntes ARBO-Virus der Bunyamwera-Gruppe. E Cache Valley virus.

**Cach|ẹxia:** ▸Kachexie. E cachexia.

**CAD** *(engl.)* Abk. für coronary artery disease: ▸koronare Herzkrankheit.

**Ca|da|ve|rịn:** 1,5-Diamino-pentan; eine Fäulnisbase (biogenes ▸Amin), die bei bakterieller Eiweißzersetzung aus Lysin entsteht, u.a. als Leichengift. E cadaverine.

**Cadexomer|iod:** jodhaltiges Antiseptikum zur Wundbehandlung. E cadexomer iodine.

**Cadherine:** Calcium-abhängige ▸Adhäsionsmoleküle, die den Zellkontakt in Haut- u. Nervengewebe vermitteln.

**Cạd|mi|um,** Kadmium, Abk. Cd: *Chemie* 2-wertiges, leicht verformbares, niedrig schmelzendes Metall; Atomgew. 112,40, OZ 48. Kommt u.a. im menschlichen Körper als Spurenelement vor. Ist in allen chemischen Verbindungen u. Zustandsformen giftig (hemmt die oxidative Phosphorylierung, blockiert SH-haltige Enzyme). Die Vergiftung durch Einatmen von Cd-Staub oder -Rauch bzw. durch Verschlucken von Cd-Verbindungen führt in der akuten Form zu Schwindel, Übelkeit, Trockenheit im Hals, nach 24 Std. zu Bronchitis, Bronchopneumonie, evtl. zu akutem Lungenödem (u.U. zu nachfolgender Pneumonitis mit Fibrose), als Schluckvergiftung zu Erbrechen, Durchfall, Leberschädigung. Die chronische Form führt zu Geruchsstörung (Anosmie; Frühsymptom!), Schnupfen (mit Geschwüren, Atrophie der Nasenschleimhaut), goldgelbem Cd-Saum der Zahnhälse, Lungenemphysem u. Nierenschäden (**Cadmium-Nephropathie:** interstitielle Nephritis oder akute Tubulusnekrose mit Eiweißausscheidung), später zu Kachexie, Anämie, Gangstörungen (durch Osteoporose, Dauerfraktur), u. zwar infolge Cd-Ablagerung in den Organen; gilt ggf. als entschädigungspflichtige Berufskrankheit. Cd wirkt gentoxisch u. ist ein Karzinogen; langzeitige berufliche Exposition kann zur Entstehung eines Prostatakarzinoms führen. E cadmium.

**Cadọ|phora americạna:** Phialophora verrucosa (s.a. ▸Phialophora).

**cadụcus** *(latein.):* hinfällig, z.B. Dens caducus (Milchzahn).

**CAE:** ▸ACE-Schema.

**Caec...:** s.a. ▸Zäk..., ▸Zök...

**cae|cạ|lis** *(latein.):* zum Blinddarm (Caecum) gehörend. E caecal.

**Cae|cị|tas** *(latein. = Blindheit):* ▸Amaurose. E blindness. – **C. noc|tụrna:** Nachtblindheit, ▸Hemeralopie. E nyctalopia, nightb. – **C. psy|chị|ca:** Seelenblindheit (optische ▸Agnosie). E soul b.

**Cae|co|cọlon:** *Anatomie* der Blinddarm (▸Caecum) mit Anfangsteil des ▸Colon ascendens. – **C. mọbile:** *Pathologie* s.u. ▸Caecum mobile.

**Cae|cum,** Cecum, Intestinum caecum, Zäkum, Blinddarm: der sackförmige, meist vollständig vom Bauchfell bedeckte Anfangsteil des Dickdarms re. im großen Becken, in den der Dünndarm an der Bauhin-Klappe (▸Valva ileocaecalis) einmündet; an seinem unteren Ende befindet sich, in Fortsetzung der Taenia libera, die Appendix vermiformis (der Wurmfortsatz, der sog. »Blinddarm« des Volksmundes). E blind gut, cecum. – **C. ạltum:** *Pathologie* ein angeboren leberwärts hochverlagertes Caecum, u. zwar meist infolge ▸Malrotation. E high riding c. – **C. fịxum:** *Pathologie* ein in der Darmbeingrube flächenhaft verwachsenes C. E fixed c. – **C. mọbile:** *Pathologie* ein infolge fehlender Fixierung an der hint. Bauchwand übermäßig bewegliches C.; meist mit unfixiertem, angrenzendem Colon ascendens (Caecocolon mobile). Neigung zu Obstipation u. zu habitueller C.-Torsion mit rezidivierenden Koliken (»**C. m. dolorọsum**«, »**C.-m.-Syndrom**«). E mobile c.

**cae|cus** *(latein.)*: blind, s.a. ▸Caecum.

**Cae|ru|le|in,** Zärulein: *Biochemie* ein – die Pankreassekretion stimulierendes – Polypeptid; strukturähnlich mit Cholezystokinin. E cerulein.

**Caerulo|plasmin:** ▸Coeruloplasmin.

**Cäsaren|hals,** Collum proconsulare: ödematös geschwollener Hals bei toxischer ▸Diphtherie.

**Cä|si|um, Caesium,** Abk. Cs: *Chemie* einwertiges Alkalimetall mit Atomgew. 132,905 u. OZ 55. Von seinen 18 Isotopen ($^{127}$Cs–$^{144}$Cs) ist besonders wichtig das in uranbetriebenen ($^{235}$U) Reaktoren als Spaltprodukt anfallende $^{137}$Cs (Zerfallsart: $\beta^-$ u. $\gamma$ [0,66 MeV]; Halbwertzeiten: physikalische HWZ 30 a., biologische HWZ ca. 80 – 140 Tage [species- u. gewichtsabhängig; unterschiedliche Literaturangaben]), das in der Isotopenmedizin (▸Telegammatherapie) angewandt wird. $^{135}$Cs ist nicht radioaktiv; *toxik* kann Kalium verdrängen, wird im Magen-Darm-Trakt vollständig resorbiert u. – in nachfolgender Aufzählung abnehmend – in Muskeln, Testes, Nieren, Leber, Knochen u. Blut angereichert. E cesium.

**Café-au-Lait-Fleck:** milchkaffeefarbener, rundl. oder unregelmäßig begrenzter Hautfleck, der in der Ein- oder Mehrzahl bereits bei der Geburt vorhanden ist oder kurz danach auftritt. Oft als Teilerscheinung der ▸Neurofibromatose RECKLINGHAUSEN bzw. des ▸LESCHKE-Syndroms. In Kombination mit einem Nävuszellnävus als Naevus spilus. S.a. Abb. E flat mole, café au lait spot.

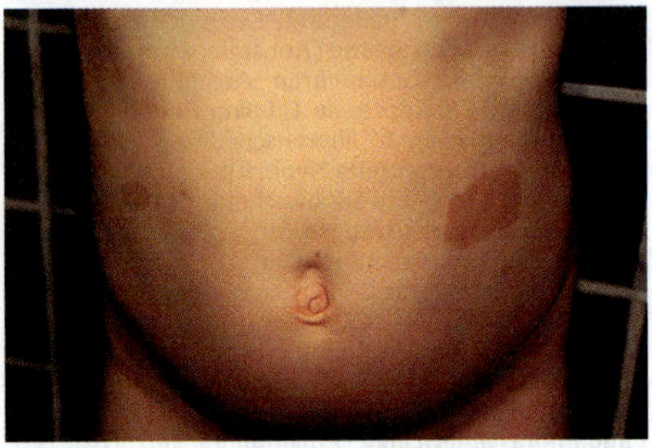

**Café-au-Lait-Fleck:** Hautflecken bei Neurofibromatose (v. RECKLINGHAUSEN). [519]

**Café-au-Lait-Gesicht:** fahles, gelblich-graues Gesichtskolorit, v.a. bei bakterieller Endokarditis, angeborener Syphilis.

**Cafedrin:** ein Sympathomimetikum; ***Anw.*** als ▸Antihypotonikum. E cafedrine.

**Caffey-Syndrom,** C.-SILVERMAN-Syndrom, (ROSKE-DE-TONI-)C.-SMITH-Krankheit, Polyosteopathia deformans connatalis regressiva: seltene, im 1. Lj. auftretende, meist auf die Diaphysen der Gliedmaßenknochen, das Schlüsselbein u. den Unterkiefer beschränkte, kortikale ▸Hyperostose (Verdickung der Knochenkompakta u. mit Sklerose der Spongiosa), begleitet von Weichteilschwellungen, Pseudoparesen, Fieber, beschleunigter Blutkörperchensenkungsreaktion, Leukozytose, Vermehrung der alkal. Phosphatase. Nach einigen Monaten spontan heilend. E Caffey's disease, C.-Silverman syndrome.

**CAH:** **1)** *Biochemie* Abk. für ▸Carbonatdehydratase (= **C**arbo**a**n**h**ydrase). **2)** Abk. für ▸**H**epatitis, **c**hronisch-**a**ggressive. **3)** Abk. f. **c**ongenitale **a**drenale **H**yperplasie = angeborenes ▸adrenogenitales Syndrom.

**...cain(um):** von der WHO empfohlene Wortendung für Lokalanästhetika. E ...caine.

**Cairns-Syndrom** (SIR H.C., 1896–1952, Neurochirurg, Oxford): kommunizierender ▸Hydrocephalus infolge basalen Liquorblockes (v.a. nach tuberkulöser Meningitis). E Cairns postmeningitic CSF block.

**CAIS** *(engl.)* Abk. für **c**omplete **a**ndrogen **i**nsensitivity **s**yndrome: komplette testikuläre ▸Feminisierung.

**Caisson** *(franz.)*: Senkkasten, in dem unter erhöhtem Luftdruck gearbeitet wird (z.B. bei Pfeilergründung für Brücken). Der erhöhte Luftdruck im C. verhindert das Eindringen von Wasser in den Arbeitsbereich. Für das Ein- u. Ausschleusen bestehen besondere Arbeitsschutzvorschriften. Caissonarbeiter unterliegen arbeitsmedizinischen Tauglichkeits- u. Überwachungsuntersuchungen. S.a. ▸Caissonkrankheit.

**Caissonkrankheit,** Pressluftkrankheit: Form der ▸Druckfallkrankheit (Taucherkrankheit), die bei Arbeiten im Caisson (Senkkasten, Taucherglocke) oder unter ähnlichen Bedingungen auftritt. Auch bei plötzlichem Druckabfall in Flugzeugen u. bei Weltraumunfällen. ***Ätiol.:*** Als Folge der Entwicklung von Gasblasen entsteht eine Gasembolie (Hauptanteil Stickstoff bei Luftatmung) mit Durchblutungsstörungen oder Gewebezerreißungen (z.B. durch Druckabfall bei zu schneller Dekompression, d.h. Ausschleusen oder Auftauchen). **Typ I** bei Manifestation der Erscheinungen im Stütz- u. Bindegewebesystem, **Typ II** beim Auftreten von Hirn- u. Rückenmarksymptomen. ***Ther.:*** Rekompression, bei der der Patient in einer Druckkammer erneut erhöhtem Luftdruck ausgesetzt u. anschließend (z.T. unter Sauerstoffbeatmung) langsam ausgeschleust wird. ***Kompl.:*** an die akute C. kann sich eine chron. Form anschließen oder nach einem beschwerdefreien Intervall entwickeln. Dann typische Veränderungen am Skelett (z.B. aseptische Knochennekrosen im Humeruskopfbereich, kniegelenknah oder Femurkopfbereich). E caisson disease, decompression sickness.

**Ca|jal** (SANTIAGO RAMÓN Y C., 1852–1934, Anatom, Madrid; Nobelpreisträger für Medizin 1906). – **C.-Silberimprägnation:** Stückimprägnation (zur Darstellung von Neurofibrillen) mit 2 %iger wässr. Silbernitrat-Lsg. u. Reduktion in Pyrogallol oder Hydrochinon. – Modifikationen z.B. zur Darstellung des GOLGI-Apparates u. der Glia (für diese ferner eine Gold-Sublimat-Methode). E Cajal's astrocyte stain. – **C.-Zelle:** Horizontalzelle; eine vereinzelt in der oberflächlichsten Großhirnrindenschicht vorkommende kleine spindelförmige Nervenzelle mit langen, horizontal ausgerichteten Fortsätzen. E C.'s horizontal cell.

**Caklin-Zeichen:** *Orthopädie* Atrophie des Musculus vastus u. Tonusvermehrung des M. sartorius bei Meniskusschaden. E Caklin's sign.

**Cal:** Kurzzeichen für Kilo- bzw. Grammkalorie. S.a. ▸Kalorie. E cal.

**Ca|la|bar-Beule,** Kamerun-Schwellung: *Dermatologie* flüchtiges, schmerzloses, prall-elast. Hautödem (∅ 1–10 cm) mit Rötung, Juckreiz als häufigstes Symptom einer durch Loa Loa verursachten ▸Filariose. E Calabar swelling.

**Calami rhizoma,** Kalmuswurzelstock, Acorus rhizoma: Heilpflanzenbestandteil mit nachgewiesener Wirkung bei Appetitlosigkeit, Motilitätsstörung u. Koliken des Magen-Darm-Trakts, Gastritis, Hyperchlorhydrie, Meteorismus; adjuvant bei Anorexia nervosa u. Hypotonie.

**Ca|la|mus scrip|torius:** das (wie eine Schreibfeder zugespitzte) hintere Ende der Rautengrube.

**cal|ca|nea|ris** *(latein.)*: zur Ferse oder zum Fersenbein (▸Calcaneus) gehörend. E calcaneal.

**Cal|ca|ne|us,** Kalkaneus: das mit dem Sprungbein (▸Talus) u. Würfelbein (»Kuboid«) gelenkig verbundene Fersenbein; hat am hinteren Ende einen massiven Höcker (Tuber calcanei) als Ansatz der Achillessehne. Als seltene Anomalie kommen z.B. Synostosen mit Nachbarknochen vor. S.a. ▸Kalkaneus... E calcaneus, heel bone. – **C. bi|fi|dus:** *Pathologie* ein infolge ausgebliebener Verschmelzung (Fusion) seiner bd. Ossifikationskerne zweigeteiltes Fersenbein. E bifid c.

**Cal|car** *(latein.)*: *Anatomie* Sporn, Stachel. E calcar. – **C. avis:** »Vogelsporn«; der längliche, durch den tiefen

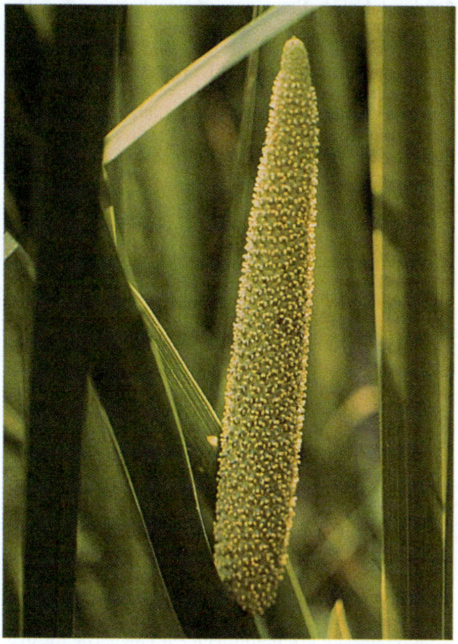

**Calami rhizoma:** Kalmus. [482]

Sulcus calcarinus aufgeworfene Wulst im Hinterhorn des Seitenventrikels des Gehirns. – **C. femorạle:** *Anatomie* ▸Schenkelsporn.

**Cal|cạria,** Calciumcarbonat: *Chemie* ▸Kalk, kohlensaures ▸Calcium. E lime, calcium carbonate. – **C. chlorạta:** Bleich-, Chlorkalk; enthält 25–36 % lose gebundenes Chlor. Wirkt bleichend, desodorierend, desinfizierend (von IGNAZ SEMMELWEIS als Desinfiziens eingeführt). E l. chloride.

**Cal|ca|rị|na:** *Anatomie* Fissura calcarina, ▸Sulcus calcarinus. E calcarine fissure. – **C.-Syndrom:** s. u. ▸Arteria calcarina. E arteria calcarina syndrome.

**Calcari|ụria:** *Nephrologie* ▸Hyperkalziurie.

**calci...:** s. a. ▸kalzi...

**Calci|di|ọl, Calci|fe|rol:** s. u. ▸Vitamin D.

**Calcifediol; Calcipotriol; Calcitriol:** ein ▸Vitamin-$D_3$-Derivat.

**calcị|fi|cans** *(latein.):* Kalk bildend, verkalkend. E calcifying.

**Cal|ci|nọ|sis, Kalzinose:** krankhafte Ablagerung von Calciumsalzen (Ca-Phosphat, -Carbonat) in Geweben. ***Formen:*** werden nach dem Typ der Ausbreitung unterschieden. **C. circum|scrịpta** = **C. localisạta**: beschränkt auf einzelne, meist knotenförmige Herde in Haut, Unterhaut oder an Gelenken (z. T. auch als »Kalkgicht« = PROFICHET-Syndrom bezeichnet). **C. (interstitiạlis) universạlis** = **C. generalisạta** = **C. diffụsa:** auf mehrere Körperabschnitte ausgedehnt, mit zahlreichen Ablagerungen in Haut, Unterhaut u. inneren Organen, v. a. beim MÜNCHMEYER-Syndrom u. beim TEUTSCHLÄNDER-Syndrom (**C. lipogranulomatọsa mụltiplex** = **C. progrediens**). E calcinosis. – **C. cụtis,** Hautkalzinose: s. u. ▸Calcinosis metastatica. E c. of the skin. – **C. dys|trọphica:** s. u. ▸Calcinosis metabolica. E dystrophic c. – **C. inter|vertebrạlis:** Verkalkung des Nucleus pulposus der Bandscheibe. Meist im Alter, bei Spondylosis deformans. E intervertebral c. – **C. metabọlica:** Kalzinose bei normalen Blutkalkwerten, die ohne Knochenveränderungen u. ohne Beteiligung innerer Organe abläuft. ***Ätiol.:*** v. a. bei bestimmten ▸Dermatosen, bei Dermatomyositis u. bei ▸THIBIERGE-WEISSENBACH-, ▸TEUTSCHLÄNDER-, ▸MÜNCHMEYER-Syndrom. Als Sonderform die C. dystrophica durch sekundäre Kalkinkrustation »trophisch gestörter«, d. h. nekrobiotischer oder degenerativ veränderter Gewebe (z. B. bei Pseudoxanthoma elasticum, RAYNAUD-, EHLERS-DANLOS-Syndrom, CREST-Syndrom), in Tumoren (z. B. als Epithelioma calcificans MALHERBE) oder als Folge einer Phlebitis (C. subcutanea postphlebitica). E metabolic c. – **C. meta|stạtica:** Kalzinose infolge Mobilisierung von Skelettkalk. Geht mit Hyperkalzi- u. Hyperphosphatämie einher. Meist als universelle C. mit Ablagerungen mit oder ohne Abszedierung im Korium der Haut (C. cutis; s. a. ▸CRST-Syndrom) u. in inneren Organen. ***Ätiol.:*** tritt auf v. a. bei primärem u. sekundärem ▸Hyperparathyreoidismus, bei destruierenden Knochenprozessen (Karzinose, Plasmozytom, Leukämie, Osteomyelitis), Vitamin-D-Intoxikation, ▸BURNETT-Syndrom. E metastatic c. – **C. pulmọnum:** ▸Microlithiasis alveolaris pulmonum. E pulmonary c.

**Calcitonịn,** Abk. CT, Kalzitonin, Thyreocalcitonin: (COPP u. CAMERON 1961) in den C-Zellen (s. a. ▸APUD-Zellsystem) der Schilddrüse (u. Nebenschilddrüse) gebildetes Hormon (ein lipophiles Polypeptid; MG 3500). ***Wirkung:*** Gegenspieler (Antagonist) des ▸Parathormons mit Calcium-regulierender Wirkung. C. senkt den Blutcalciumspiegel durch Hemmung der Calciumfreisetzung aus dem Knochen u. durch eine gesteigerte Calciumausscheidung im Urin u. trägt so zur Aufrechterhaltung der Calciumhomöostase des Organismus bei. ***Anw.:*** *pharm* bei Hyperkalzämie, Osteoporose u. M. PAGET sowie zur symptomat. Ther. von Knochenschmerzen. *diagn* CT gehört zu den ▸Tumormarkern; wird eingesetzt v. a. bei (medullärem) Schilddrüsen- u. bei Bronchialkarzinom. E calcitonin.

**Calcitoni|nọm:** von den C-Zellen der Schilddrüse ausgehendes, früh metastasierendes medulläres ▸Schilddrüsenkarzinom. Wird zu den Apudomen gezählt. Klinisch im Vordergrund wässrige Durchfälle. E medullary thyroid carcinoma.

**Calcitriol:** ▸1,25-Dihydroxycholecalciferol.

**Cạl|ci|um,** Kalzium, Abk. Ca: *Chemie* (DAVY 1808) weiches, intensiv mit Sauerstoff, Wasser u. Halogenen reagierendes Erdalkalimetall. Ein für den Menschen unabdingbar nötiges 2-wertiges Element (▸Calciumstoffwechsel); Atomgew. 40,18; OZ 20. Seine radioaktiven Isotope $^{45}Ca$ ($\beta^-$; HWZ 165 d) u. $^{47}Ca$ ($\beta^-$ u. $\gamma$; HWZ 4,7 d) werden für Knochen-Szintigraphie u. Ca-Stoffwechseluntersuchung genutzt. – Seine Salze finden *ther* ***Anw.*** z. B. bei Tetanie; hohe i. v. Gaben können zu Vergiftung führen (Lähmung; durch Hypoxie oder Stress bedingte Ca-Ionen Akkumulation führt zu höchster Steigerung des ATP-Umsatzes u. Mitochondrien-Schädigung; wichtig: Beachtung der Kontraindikationen). Wird *analyt* nachgewiesen anhand ziegelroter Flammenfärbung (Photometrie), Ausfällung schwer löslicher Salze (z. B. Oxalat, Pikrolonat, Sulfat), quantitativ z. B. durch Turbidimetrie, Azidimetrie (als Carbonat), Titration (mit Cersulfat oder $KMnO_4$; komplexometrisch mit EDTA), Reaktion mit Silbernitrat (KOSSA), biologisch am isolierten Froschherzen. E calcium. – **C. acẹticum:** ▸Calciumacetat. E c. acetate. – **C., aktives:** der ionisierte Anteil des Plasma-Calciums (etwa 55 % des Gesamt-Ca; 4,9–5,5 mg/dl = 2,45 – 2,85 mval/l); weitgehend konstant (Calciumhomöostase): Absinken bewirkt überschießende Parathormonaktivität mit Hyperkalziämie (u. Hyperphosphatämie u. -urie) durch Calciummobilisierung aus dem Skelett bei gleichzeitiger Steigerung der tubulären Rückresorption. Die Blutspiegelnormalisierung wird ihrerseits durch Calcitonin schnell behoben; s. a. ▸Calcium... – **C. amyg|dạlicum:** mandelsaures C.; Harnantiseptikum. E c. mandelate. – **C. bromạtum:** Bromcalcium; Sedativum. E c. bromide. – **C. carbọnicum,** kohlensaures C., $CaCO_3$: ▸Calciumcarbonat. E c. carbonate. – **C. chlorạ-tum:** Chlorcalcium, $CaCl_2 + H_2O$; in Mineralquellen, Meerwasser. E c. chloride. – **C. cị|tricum:** Calciumcitrat. Substitutionsmittel für Calcium. E c. citrate. – **C. fluorạtum:** Fluorcalcium, $CaF_2$; für Kariesprophylaxe. E c. fluoride. – **C. gluconicum:** ▸Calciumgluconat. E c. gluconate. – **C. oxalicum:** Calciumoxalat. E c. oxalate. – **C. oxydatum (causticum):** gebrannter oder Ätzkalk; Ätzmittel. E c. oxide. – **C. oxydatum hydricum:** Calciumhydroxid, gelöschter Kalk, $Ca(OH)_2$; absorbiert $CO_2$ aus der Luft (▸Absorber). E c. hydroxide.

**Calcium|acetat:** Calciumverbindung zur oralen Calciumsubstitution; ▸Phosphatbinder. E calcium acetate.

**Calciumamino|ethylphosphat; Calciumaspartat; Calciumchlorid; Calciumcitrat; Calciumgluconat; Calciumphosphat; Calciumsaccharat:** Calciumverbindungen zur Calciumsubstitution.

**Calciumantagonisten,** Calcium(kanal)blocker, Abk. CB: *Pharmazie* Wirkstoffe, die den Einstrom von Calciumionen durch den sog. langsamen Calciumkanal verringern. Dadurch folgende ***Wirkung:*** u.a. Senkung von Herzarbeit u. Blutdruck durch Hemmung der Calcium-abhängigen Myosin-ATPase, der elektromechan. Kopplung u. der Myokard- sowie Gefäßkontraktilität, Minderung der linksventrikulären Nachlast (▸Afterload). ***Wirkst.:*** Unterschieden werden C. vom Nifedipin- (z.B. Nitrendipin, Nimodipin, Amlodipin, Felodipin), Verapamil- (auch Gallopamil) u. Diltiazem-Typ. ***Anw.*** z.B. bei koronarer Herzkrankheit u. arterieller Hypertonie; Substanzen vom Verapamil- u. Diltiazem-Typ auch bei tachykarden supraventrikulären Herzrhythmusstörungen (▸Antiarrhythmika der Klasse IV); in der Neurochirurgie zur Vermeidung von Gefäßspasmen nach ▸Subarachnoidalblutung. E calcium antagonists.

**Calcium-Belastungstest:** Test auf das Vorliegen eines tubulären (renalen) Defekts mit erhöhter Calcium-Ausscheidung; nach Calcium-armer Diät über mehrere Tage wird zunächst die basale Calcium-Ausscheidung gemessen. Bei Vorliegen einer Hyperkalzurie muss ein tubulärer Defekt angenommen werden, sofern ein Hyperparathyreoidismus ausgeschlossen ist. Eine absorptive Hyperkalzurie liegt vor, wenn es erst nach oraler Calcium-Belastung zu einer überschießenden Calcium-Ausscheidung kommt.

**Calciumcarbonat:** Calciumverbindung zur Calciumsubstitution; ***Anw.*** auch als Osteoporosemittel; Antacidum, Phosphatbinder. E calcium carbonate.

**Calcium|carbonat|stein:** farbloses bis graues, sandartig-weiches, röntgenpositives Harnkonkrement vorwiegend aus kohlensaurem Kalk ($CaCO_3$; Aragonit), meist zusammen mit amorphen Phosphaten. E calcium carbonate stone.

**Calcium|dobesilat:** ▸kapillarabdichtendes Mittel. E calcium dobesilate.

**Calcium|ent|ionisierung:** die nur in vitro übliche Reduzierung der Calciumionen-Konzentration zur Unterdrückung der Blutgerinnung durch Zusatz der Antikoagulanzien Na-EDTA oder Natriumcitrat (s.a. ▸ACD-Stabilisator).

**Calciumfolinat:** Antidot gegen Folsäureantagonisten (▸$N^5$-Formyltetrahydrofolsäure). E calcium folinate.

**Calcium|homöo|stase:** *Physiologie* Calcium-Stoffwechselgleichgewicht; s.u. ▸Calcitonin. S.a. ▸Calcium, aktives. E calcium homeostasis.

**Calciumkanalblocker:** ▸Calciumantagonisten. E calcium channel blockers.

**Calciumkanal-Erkrankungen:** ▸neuromuskuläre Erkrankungen.

**Calciumlactat:** Calciumverbindung zur Calciumsubstitution; Antiseptikum. E calcium lactate.

**Calcium|oxalat|stein:** hartes, röntgenpositives Harnkonkrement aus Calciumoxalatmono- oder -dihydrat. ***Arten:*** entweder klein, gelb, glatt oder aber groß, höckrig-stachlig und dunkelbraun (Maulbeerstein). Calciumoxalatkristalle im Harnsediment als »Riesenbriefumschlag-Kristalle«, Monohydratkristalle (Whewellit) in Hantel- oder Biskuitform. ***Vork.:*** z.B. bei anhaltender reichlicher Oxalatzufuhr, Oxalose, Hyperparathyreoidismus, Glycinurie. E calcium oxalate stone.

**Calcium|phosphat|stein:** weiß-grau-braunes, weiches bis mäßig hartes, geschichtetes, röntgenpositives Harnkonkrement (oft als Ausgussstein), in reiner Form aus Apatit (jedoch Beimengung von Tripelphosphat, Oxalat, Phosphatdihydrat möglich); tritt z.B. bei Glycin-, Phosphat-, Hyperkalziurie auf. E calcium phosphate stone.

**Calcium-Phosphor-Quotient:** Verhältnis der Calcium- u. Phosphor-Plasmawerte. Normal um 2,0; bei P-Mangel, z.B. bei Rachitis, auf etwa 3,0 erhöht. E calcium-phosphorus ratio.

**Calcium|pumpe:** *Biochemie* der gegen den chemischen Gradienten erfolgende, ATPverbrauchende, durch $Ca^{2+}$-ATPase-Aktivität bewirkte Rücktransport von Calciumionen in das sarkoplasmatische Retikulum im Anschluss an eine Muskelkontraktion (beginnt mit Beendigung der Depolarisation u. damit des Calciumionen-Einstroms durch die Zellmembran u. aus den terminalen Zisternen des Retikulums in das Zytosol).

**Calciumsalze:** s.u. ▸Calcium. E calcium salts.

**Calcium|stoffwechsel,** Kalkstoffwechsel: Auf-, Um- u. Abbau des Calcium (Ca) im Organismus. Der Gesamtbestand (1,5–2,2 % des Körpergewichtes) ist zu 95 % im Skelett, zu 5 % in Körperflüssigkeiten enthalten. Als Plasma-Calcium (die Erythrozyten sind Calcium-frei) ist es ionisiert (aktives ▸Calcium; ca. 55 %), komplex- oder säuregebunden (interionisches Ca; z.B. als Citrat, Phosphat) oder kolloidal an Eiweiß gebunden (1,4 bis 2,2 mval/l). Absinken unter 3 mval/l hat tetanische Erscheinungen zur Folge. Die **Resorption** erfolgt unter Beeinflussung durch Vitamin D u. Parathormon im Darm (Duodenum, Jejunum) durch das Calciumbindende Protein (CaBP) gegen den vorhandenen chem. Gradienten. Ca ist in der Extrazellulärflüssigkeit wesentlich höher konzentriert als intrazellulär, strömt nach Membrandepolarisation in die Zelle ein. Im Übermaß in die Zelle gelangtes Ca wird von den Mitochondrien abgepuffert, bei Versagen der Leistung erfolgt Mitochondrienuntergang. Die **Ausscheidung** erfolgt mit dem Harn nach teilweiser, durch Parathormon beeinflusster Rückresorption in den Tubuli und den Körpersäften. ***Funktionen:*** Ca ist beteiligt an Knochenstoffwechsel u. -mineralisation (als Fluor-Hydroxyl-, Carbonat-Apatit) unter Regulation durch das Parathormon-Calcitonin-System u. unter Kopplung mit dem Phosphatstoffwechsel. Ca ist wichtig für die Muskelkontraktion: Nach Depolarisierung der Zellmembran gelangt es durch Ionenkanäle in die Zelle u. aus terminalen Zisternen des endoplasmatischen Retikulums in das Zytosol und damit an die kontraktilen Zellgebilde (s.a. ▸Actin, ▸Actomyosin). Im Anschluss an die Kontraktion wird es durch die ▸Calciumpumpe in das sarkoplasmatische Retikulum zurücktransportiert (s.a. ▸Calmodulin). Unabdingbar ist es auch für die Blutgerinnung (Faktor IV), die Kapillar- u. Membranpermeabilität, den Wasser-Elektrolyt-Haushalt (Osmose, Säure-Basen-Gleichgewicht), die

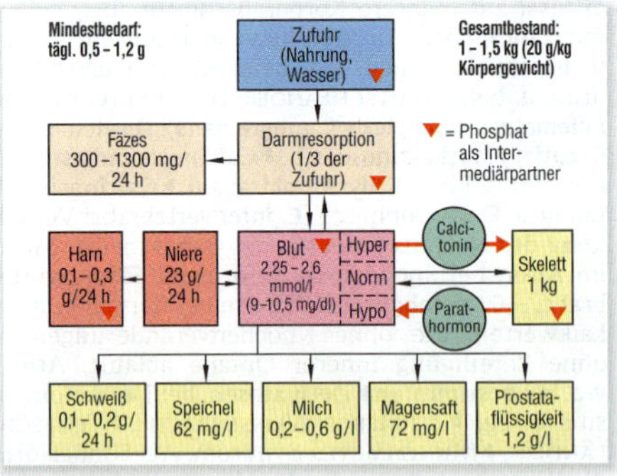


**Calciumstoffwechsel.**

Nervenleitung u. elektrochemische Kopplung (s.a. ▸Synapse), Enzymreaktionen und Übertragung hormoneller Signale. E calcium metabolism.

**Calciumstoffwechselregulatoren:** Wirkstoffe, die über eine Einwirkung auf den ▸Calciumstoffwechsel zum Aufbau von Knochen führen bzw. den Knochenabbau verhindern. ***Wirkst.:*** ▸Vitamin D u. ▸Vitamin-$D_3$-Derivate, ▸Calcitonin, ▸Bisphosphonate, ▸Fluoride; ***Anw.*** v.a. bei Osteoporose.

**Calcium|sulfat|wasser:** *Balneologie* Mineralquelle (»Gipsquelle«) mit mindestens 1 g fester gelöster Stoffe pro kg Wasser, wobei $Ca^{2+}$ u. $SO_4^{2-}$ wenigstens 20 mval % ausmachen. E calcium sulfate water.

**Calcium-trinatrium-pentetat:** Komplexbildner; Antidot gegen Metallvergiftungen (z.B. u.a. durch Blei, Eisen). E calcium trisodium pentetate.

**Calci|urie:** ▸Hyperkalziurie. E calciuria.

**Cal|cu|lo|sis:** Steinleiden, ▸Lithiasis; s.a. ▸Calculus. E calculosis.

**Calculus** *(latein.)*: kleines (Kalk-)Steinchen, (Kalk-)Konkrement. E calculus, mineral concretion. – **C. biliaris, C. felleus:** ▸Gallenstein. – **C. bronchialis:** ▸Broncholith. – **C. dentis:** ▸Zahnstein. – **C. intestinalis:** ▸Kotstein. – **C. pinealis:** ▸Acervulus. – **C. renalis:** Nierenstein (s.u. ▸Nephrolithiasis). – **C. vesicalis:** ▸Blasenstein.

**Cal|darium** *(latein.)*, Calidarium: die Warmwasser-Schwitzabteilung der öffentlichen Thermen im altrömischen Kulturkreis.

**Caldwell-Luc-Operation** (George W. C., 1834–1918; Henri L., 1855–1925; amerikan. bzw. franz. HNO-Arzt): *Otologie* eine Radikal-Op. der Kieferhöhle; nach Freilegung u. Eröffnung der Höhle vom Mundvorhof aus (im Bereich der Fossa canina) erfolgen die Ausräumung der Schleimhäute u. das Anlegen eines bleibenden Fensters zum unteren Nasengang. E Caldwell-Luc operation.

**Calendula officinalis,** Ringelblume: Heilpflanze mit nachgewiesener Wirkung bei Entzündungen der Mund- u. Rachenschleimhaut, Wunden u. Ulcus cruris. ***Kontraind.:*** Allergie auf Korbblütler.

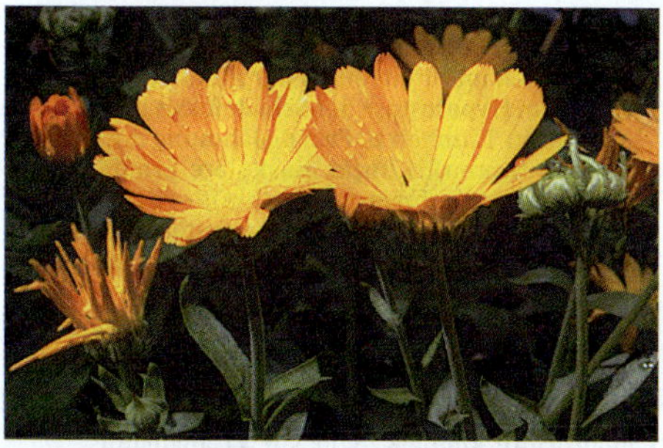

**Calendula officinalis:** Garten-Ringelblume. [482]

**Calentura roja** *(span.)*, Rotes Fieber: ▸Dengue-Fieber. E thermic fever.

**Ca|li|ces renales:** die Nierenkelche als 1. Abschnitt der ableitenden Harnwege; 8–10 markwärts gerichtete Ausstülpungen des Nierenbeckens, in die die Nierenpyramiden hineinragen. Wandaufbau: kapillarreiche Lamina propria mit glatten Muskelfasern u. Übergangsepithel. Als **C. r. majores** die sog. Zwischenstücke für zwei oder mehrere in sie einmündende **C. r. minores** (kleine Kelche, in Gruppen [»Kelchgruppen«] angeordnet). S.a. ▸Kelch..., ▸Kaliko... E renal calices.

**Caliciviren,** Caliciviridae: hüllenlose RNS-Viren, zu denen z.B. das Hepatitis-E-Virus u. das Norwalk-Agens gehören.

**Ca|li|cu|lus** *(latein.)*: kleiner Kelch. – **C. gustatorius,** Porus g.: die »Geschmacksknospe« als epitheliales Sinnesorgan. Wird gebildet von langen, zylindr. oder spindeligen Stützzellen u. von schmaleren, faden-

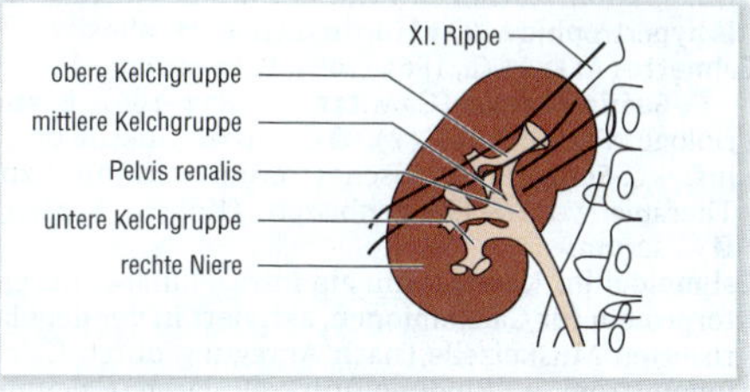


**Calices renales:** schematische Darstellung der Kelchgruppen (bei i.v. Pyelographie). [52]

förm. Geschmacks- = Sinneszellen. Kommt vereinzelt vor im Schleimhautepithel der Gaumenbögen, des unt. Schlundbereichs u. des Kehldeckels, zahlreich in den Wall- u. Blattpapillen der Zunge (▸Papillae linguales). E taste bud.

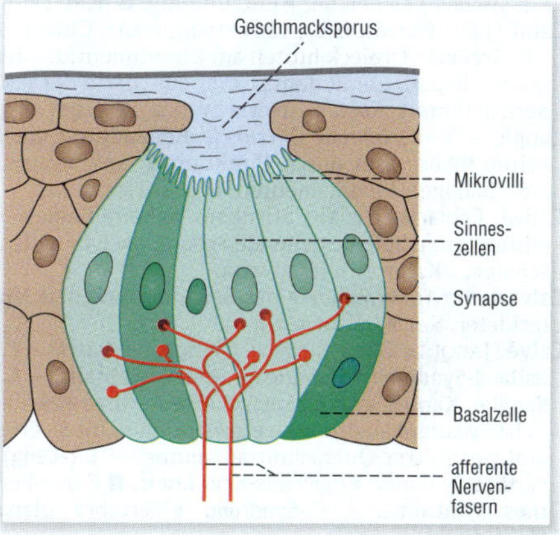


**Caliculus gustatorius:** Schema einer menschlichen Geschmacksknospe. [165]

**California-Enzephalitis-Gruppe:** zur Familie ▸Bunyaviridae gehörende ARBO-Viren; durch Mücken übertragen.

**Californium,** Abk. Cf: radioaktives Element mit OZ 98; ein Transuran. – Sein Isotop $^{252}Cf$ ist eine starke Neutronenquelle.

**Ca|lix** *(latein.)*: Kelch. E calyx, calix. **1)** Nierenkelch (▸Calices renales). **2)** kelchförmiges Dendritenende einer Ganglion-vestibulare-Zelle am basalen Pol der flaschenförmigen Sinneszelle des Vestibularapparates.

**CALL** *(engl.)* Abk. für **c**ommon **a**cute **l**ymphatic **l**eukemia, Abk. für common **ALL**: Unterform (Typ) der akuten lymphat. ▸Leukämie. Oberflächenmarker ist das **CALLA** (= **c**ommon **ALL**-**A**ntigen = CD 10).

**Call-Exner-Körperchen** (Friedrich v. C., 1844–1917, Arzt): **1)** dunkel erscheinende, mit PAS-positivem Material gefüllte Hohlräume in der Membrana granulosa von Tertiärfollikeln des Eierstocks. **2)** durch Gewebsverflüssigung entstandene Aufhellungen in Tumorgeweben. E Call-Exner bodies.

**Calliphoridae:** *Entomologie* Schmeißfliegen, Goldfliegen; mit Brut in verwesenden animalischen Stoffen (u.a. in Fleischwaren, Fisch). Sind z.T. fakultat. u. obligator. Myiasis-Erreger bei Mensch u. Tieren.

**Callositas:** *Pathologie* ▸Hornschwiele. E callosity.

**callosus** *(latein.)*: verdickt, schwielig, kallös. E callous, tylotic.

**Cal|lus,** Kallus: *Pathologie* **1)** ▸Knochenkallus. E callus. – **C. luxurians:** bei Frakturheilung überschießend gebildeter Knochenkallus; kann zu Bewegungseinschränkung (bis Gelenksperre) sowie – durch Gefäß- u./oder Nervenkompression – zu Durchblutungs- u.

Innervationsstörungen führen; s.a. ▸Brückenkallus. E hypertrophic c. **2)** ▸Hornschwiele. E callosity.

**Calmette** (ALBERT C., 1863–1933, Bakteriologe, Paris). – **C.-Guérin-Bazillus** (CAMILLE G., 1872–1961, Bakteriologe, Paris): ▸BCG (2). E Calmette-Guérin bacillus. – **C.-Serum:** antitoxisches Serum vom Pferd zur Therapie von Schlangenbissen (Kobra, Vipern). E C. serum.

**Cal|mo|du|lin,** Kalmodulin: ein intrazelluläres Rezeptorprotein für Calciumionen; aktiviert in der depolarisierten Muskelzelle (nach Anregung durch Calciumeinstrom u. Bindung intrazellulären Calciums [Bildung von Ca-Calmodulin] aus dem sarkoplasmat. Retikulum) die Myosinleichtkettenkinase, den Katalysator der Myosinphosphorylierung, der die Myosin-Actin-Interaktion u. damit die Muskelkontraktion auslöst. E calmodulin.

**Ca|lo|mel:** *Chemie* ▸Hydrargyrum chloratum ($Hg_2Cl_2$). E mercurous chloride, calomel.

**Calor** *(latein.)*, Wärme, Hitze: *med* die erhöhte Körpertemperatur (▸Fieber) oder örtliche Hautwärme als klassisches Zeichen der ▸Entzündung. E heat, calor.

**Calot** (JEAN-FRANÇOIS C., 1861–1944, franz. Chirurg). – **C.-Drei|eck:** Dreieck hinten am Zusammenfluss des Ductus hepaticus mit dem D. cysticus (darin der vordere u. hintere Ast der Arteria cystica). E Calot's triangle. – **C.-Verfahren:** *Chirurgie* Behandlung eines kalten ▸Abszesses durch Punktion u. Spülung mit einschlägigen Medikamenten. E C.'s treatment.

**Cal|va, Calvaria:** das aus Stirnbein, Scheitelbeinen u. Hinterhauptsbein bestehende Schädeldach (= »Hirnschale«, »Kalotte«). E calvaria.

**Calvarium:** *Anthropologie* der Schädel ohne den Unterkiefer. S.a. ▸Calvaria.

**Calvé** (JACQUES C., 1875–1954, Orthopäde, Paris). – **C.-Galland-Syndrom:** ▸Calcinosis intervertebralis. – **C.-Kanüle:** Kanüle zur Drainage eines Abszesses des Wirbelsäulenkanals durch ein ▸Foramen intervertebrale bei POTT-Querschnittslähmung. – **C.(-Legg)-Perthes-Syndrom:** ▸PERTHES-Krankheit. E Calvé-Perthes syndrome. – **C.-Syndrom:** ▸Vertebra plana. E C's disease.

**Calvities:** *Dermatologie* ▸Alopecia. E baldness.

**Calx: 1)** Ferse. E heel. **2)** Kalk. E lime.

**Calyces renales:** ▸Calices renales.

**Calymmato|bac|terium granulomatis,** Donovania gran.: Typenart der Gattung Calymmatobacterium (mit ▸Klebsiella verwandt). Aerobes Stäbchen mit abgerundeten Ecken; der schwer anzüchtbare Erreger der ▸Donovaniosis. E Donovan body.

**CAM: 1)** Abk. für Chorion-Allantois-Membran: die »Aderhaut« des embryonierten (Hühner-)Eies; als Testsystem s.u. ▸Eikultur, ▸HET-CAM. **2)** *(engl.)* Abk. für complementary and alternative Medicine: ▸Komplementärmedizin, ▸Alternativmedizin.

**Camalotte-Symptom** *(franz. = schwimmende Wasserlilie): Radiologie* auf dem Zysteninhalt schwimmende Membranreste bei Lungenechinokokkus.

**Camellia sinensis:** s.u. ▸Tee.

**Camera** *(latein.)*: Kammer. – **C. anterior u. posterior bulbi:** die vordere u. hintere ▸Augenkammer. E chamber of the eye. – **C. silens:** *Otologie* »schalltote« Kabine für Audiometrie. E sound-proof room. – **C. vitrea bulbi:** der vom Glaskörper (▸Corpus vitreum) eingenommene Raum des Augapfels. E vitreous c.

**Camera** (UGO C., ital. Orthopäde). – **C.-Operation:** Fußarthrodese des Talokrural-, Talokalkaneal- u. CHOPART-Gelenks durch Einbolzung eines Teils des unteren Wadenbeindrittels; heute nicht mehr üblich. – **C.-Syndrom:** (1951) schmerzhafte Osteopathie (fibröse Knochenumwandlung, Osteozytenwucherung) an Beinen, Oberarmen, Wirbelfortsätzen etc.

**cAMP:** *Biochemie* Abk. für zyklisches ▸Adenosinmonophosphat (cyclo-AMP). E cAMP.

**Camphen:** Spasmolytikum; Desinfiziens. E camphene.

**Cam|pho|ra,** $C_{10}H_{16}O$, Kampfer: zyklisches Keton im ätherischen Öl zahlreicher Pflanzen (s. Formel). Eine bei Raumtemperatur sublimierende Kristallmasse mit charakteristischem Geruch. ***Anw.*** praktisch nur noch äußerlich als ▸Rubefaciens. E camphor.

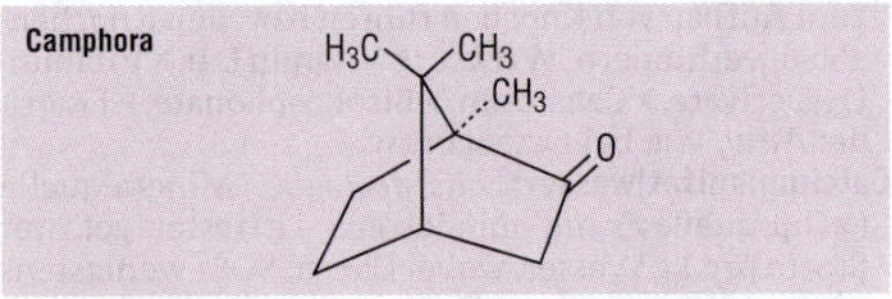


**Camphora.**

**Cam|pos-Ligament:** *Anatomie* Ausläufer des Glaskörpers zwischen die Fasern der ▸Zonula ciliaris; haftet an der Lamina limitans interna des Ziliarkörpers.

**CAMP-Test,** Abk. für CHRISTIE-ATKINS-MUNCH-PETERSEN-Test: *Bakteriologie* Test zur Differenzierung von Streptococcus agalactiae (Streptokokken der serologischen Gruppe B).

**Camp|to...:** ▸Kampto...

**Cam|py|lo|bacter:** gramnegative, mikroaerophile, wellenförmige Stäbchenbakterien mit Hakenform, die v.a. im Darmtrakt von Säugetieren u. Vögeln vorkommen. Der Nachweis von C.-Species beim Menschen ist meldepflichtig. Die **Campylobacter-Enteritis** ist nach der Salmonellose die zweithäufigste bakterielle Enteritis u. wird v.a. über kontaminierte Lebensmittel übertragen. Erkrankte (auch schon bei Verdacht) dürfen nicht in Lebensmittelbetrieben tätig sein. – **C. coli:** Erreger fieberhafter Enterokolitiden beim Menschen. – **C. fetus:** Erreger schwer verlaufender akuter Enteritiden u. Septikämien beim Menschen. – **C. jejuni:** Erreger fieberhafter (mit Gelenkschmerzen einhergehender) Enterokolitiden beim Menschen, v.a. bei Kindern. – **C. pylori:** ▸Helicobacter pylori.

**Camurati-Engelmann-Syndrom** (M. C., ital. Arzt; GUIDO E., geb. 1876, Orthopäde, Berlin, Wien), diaphysäre Dysplasie: (1929) autosomal-dominant erbliche generalisierte Osteosklerose: symmetrisch diaphysäre Hyperostose u. Periostsklerose langer Röhrenknochen mit Freibleiben der Meta- u. Epiphysen, außerdem Hyperostose der Schädelbasis u. Mandibula (kann zu Taubheit u. Fazialislähmung durch Kompression führen). ***Klinik:*** muskuläre Ermüdbarkeit, »Entengang« (infolge Myopathie), evtl. disproportioniertes Wachstum (lange Extremitäten). Normale Intelligenz. E Engelmann's disease, progressive diaphyseal dysplasia.

**Ca|mus-Sonde:** eine Duodenalsonde für Biopsie.

**Canada|balsam:** ▸Balsamum canadense. E Canada balsam.

**Ca|na|les,** Abk. Cc.: Kanäle, s.u. ▸Canalis.

**Ca|na|li|cu|li:** kleine Kanäle; s.u. ▸Canaliculus.

**Canaliculitis:** *Ophthalmologie* **1)** Entzündung der vom Tränenpünktchen zum Tränensack führenden Tränenkanälchen (Canaliculi lacrimales). **2) C. tarsi, Tarsitis periglandularis:** meist mit Blepharitis kombinierte Entzündung der Ausführungsgänge der MEIBOM-Drüsen. S.a. ▸Tarsitis. E canaliculitis.

**Ca|na|li|cu|lus,** Plur. **Canaliculi,** Pluralform der Abk. Cc.: *Anatomie* kleiner Kanal. – **Cc. bili|feri:** die wandlosen, nur von Leberzellen begrenzten Gallenkapillaren als Spalträume zwischen den Leberzellplatten der Leberläppchen, die die von der Leberzelle sezernierte Galle aufnehmen u. in die ▸Ductus interlobulares ableiten. E bile capillaries, biliary canaliculi. – **Cc. carotico|tympanici:** Kanälchen vom Karotiskanal zur Paukenhöhle. E caroticotympanic canaliculi. – **C. chor|dae tym|pani:** Kanälchen vom Fazialiskanal zur Paukenhöhle. E canaliculus of chorda tympani. – **C. coch|leae:** das Schneckenkanälchen zwischen Scala tympani u. Cavum subarachnoidale. E cochlear canaliculus. – **C. la|cri|malis:** das vom oberen u. unteren Tränenpünktchen in den Tränensack ziehende Tränenröhrchen. E lacrimal canaliculus, l. duct. – **Cc. medullares:** die ▶ HAVERS-Kanäle. E medullary canals. – **C. tympanicus:** Kanälchen von der Fossula petrosa zur Paukenhöhle. E tympanic canaliculus.

**Ca|na|lis,** Plur. **Canales,** Pluralform der Abk. Cc.: *Anatomie* Kanal. – S.a. ▶ Canaliculus. E canal. – **C. adduc|torius,** Canalis cruralis: der »Adduktorenkanal«, begrenzt vorn u. medial von der Lamina vastoadductoria (Septum intermusculare femorale mediale), hinten von den Sehnen der Musculi adductores longus u. magnus, seitlich vom M. vastus medialis; enthält die Arteria femoralis (mit Begleitvene; treten durch Hiatus tendineus des M. add. magnus aus bzw. ein). E adductor c. – **C. alimentarius,** C. digestivus, Verdauungskanal: der mit der Speiseröhre beginnende u. bis zum After reichende Teil des ▶ Apparatus digestorius. E gastrointestinal c. – **Cc. alveolares:** Kanäle von den Foramina alveolaria des Tuber maxillae u. vom Canalis infraorbitalis in der hinteren seitlichen bzw. in der vorderen Wand des Oberkiefers für die Nerven u. Gefäße der Zähne. E alveolar canals. – **C. analis:** der Afterkanal; Endabschnitt des Mastdarms. Wird gebildet von der hämorrhoidalen Zone (mit ▶ Columnae anales u. ▶ Sinus anales), einer »weißen« intermediären Zone u. der proktodealen Hautzone. Die Venenplexus der hämorrhoidalen Zone u. die Afterschließmuskeln (M. sphincter ani internus u. externus) bilden das Kontinenzorgan des Afters. S.a. Abb. E anal c. – **C. atrio|ventricularis:**

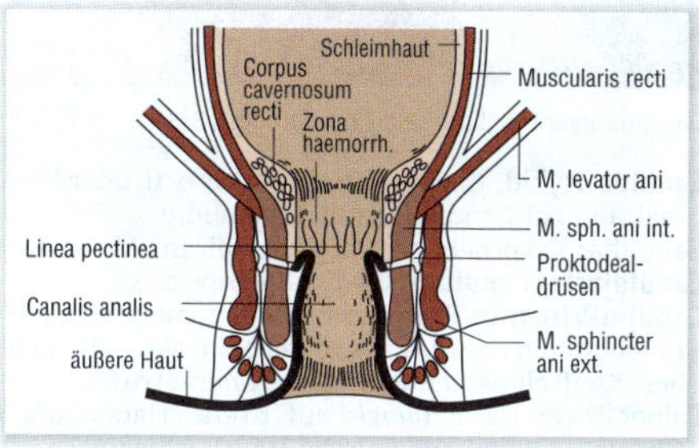


**Canalis analis:** Frontalschnitt durch das Kontinenzorgan. [32]

s.u. ▶ Atrioventrikularkanal. – **C. caroticus:** der »Karotiskanal« für die Arteria carotis interna in der Spitze des Felsenbeins des Schläfenbeins. E carotid c. – **C. carpi:** Handwurzelkanal, gebildet von Handwurzelknochen u. dem Retinaculum flexorum; enthält die Sehnen der Fingerbeuger u. den Nervus medianus. E carpal c., carpal tunnel. – **C. centralis: 1)** der Zentralkanal des Rückenmarks (beim Erwachsenen streckenweise verödet);. E central c. **2)** ▶ HAVERS-Kanal. E haversian c. – **C. cervicis uteri:** der Zervikal- = Gebärmutterhalskanal; ausgekleidet von faltiger Schleimhaut (hohes Zylinderepithel), deren Drüsen den Schleimpfropf bilden. E cervical c. – **C. craniopharyngeus:** der LANDZERT-Kanal am Ort des ursprüngl. Hypophysenganges im Keilbein (zwischen Rachendachhypophyse u. Sella turcica). – **C. cru|ra|lis:** ▶ C. femoralis. – Als **C. cruralis** HENLE der C. adductorius. – **Cc. diploici:** die BRESCHET-Kanäle für die Diploe-Venen des Schädeldaches. E diploic canals. – **C. fa|cia|lis:** der FALLOPIO-Fazialiskanal im Felsenbein des Schläfenbeins für den Nervus facialis. Reicht vom Porus acusticus internus bis zum Foramen stylomastoideum. E facial c. – **C. fe|mo|ra|lis:** der bei der Bildung einer typischen = medialen ▶ Schenkelhernie entstehende »Schenkelkanal«; entsteht durch Vordringen des Bruchsackes in die zwischen Ligamentum lacunare u. Vena femoralis gelegene Lücke, welche ausgefüllt ist durch lockeres Bindegewebe, Lymphgefäße u. – gelegentlich – durch den sog. ROSENMÜLLER-Lymphknoten. Der Eintrittsbereich in den Kanal verdichtet sich hierbei zum ▶ Anulus femoralis (als innerer Bruchring); der Kanal reicht – je nach Bruchsacklänge – maximal bis zum Margo falciformis bzw. Hiatus saphenus (Letzterer als Austrittsstelle des Bruches). E femoral c. – **C. infra|orbitalis:** Kanal im Boden der Augenhöhle für die gleichnam. Arterie u. ihre Begleitvene u. gleichnam. Nerv. E infraorbital c. – **C. inguinalis:** der »Leistenkanal«; durchsetzt schräg die vordere Bauchwand zwischen dem seitlichen Anulus inguinalis profundus u. dem medialen = inneren Anulus inguinalis superficialis. Durchtrittsort des Samenstrangs bzw. des Ligamentum teres uteri der Frau; der typ. Bruchkanal der indirekten Leistenhernien. E inguinal c., abdominal c. – **C. mandibulae:** der Unterkieferkanal; zwischen Foramina mandibulae u. mentale; enthält Arteria, Vena u. Nervus alveolaris inferior. E mandibular c. – **C. musculo|tubarius:** Doppelkanal (zwei Halbkanäle) im Felsenbein für den M. tensor tympani u. die Tuba auditiva. E musculotubal c. – **C. naso|lacri|malis:** der Tränen-Nasen-Kanal; begrenzt von Tränenbein, unterer Nasenmuschel u. Sulcus lacrimalis maxillae. Verbindet die Tränensackgrube u. den unteren Nasengang; enthält den häutigen Tränen-Nasen-Gang. E nasolacrimal c. – **C. neur|entericus:** *Embryologie* Rest des Chorda-dorsalis-Fortsatzes als temporäre Verbindung zwischen Amnionhöhle u. Dottersack. – **C. nu|tri|ens:** an langen Röhrenknochen ein Kanal zwischen Außenfläche u. Markraum; enthält die knochenernährenden Blutgefäße (»Vasa nutricia«). – **C. ob|tu|ra|to|ri|us:** der Kanal am Foramen obturatum, zwischen Sulcus obturatorius des oberen Schambeinastes u. Membrana obturatoria; darin – gleichnamig – Arterie, Vene u. Nerv aus dem Becken zum Bein. E obturator c. – **C. opticus:** der »Sehnervkanal« im kleinen Keilbeinflügel; enthält den Nervus opticus u. die Arteria ophthalmica. E optic c. – **C. palatinus major,** C. pterygopalatinus: der große »Gaumenkanal«, gebildet vom Processus pterygoideus des Keilbeins, dem Gaumenbein u. Oberkiefer; enthält Nervi palatini, Arteria palatina descendens. E greater palatine c. – **C. po|pli|te|us:** der »Kniekehlenkanal« zwischen Tibia, Fibula u. dem Sehnenbogen des Musculus soleus. Durchtrittsort für Arteria u. Vena poplitea u. Nervus tibialis von der Kniekehle zum Unterschenkel. – **C. portalis:** das GLISSON-Feld. – **C. pterygo|ide|us,** C. Vidianus: Kanal des Keilbeinflügelfortsatzes (in der Wurzel des Processus pterygoideus); für Arteria, Vena u. Nervus canalis pterygoidei. E pterygoid c., vidian c. – **C. pterygo|palatinus:** ▶ Canalis palatinus major. – **C. pudendalis,** ALCOCK-Kanal: von der Faszienduplikatur des Musculus obturatorius internus gebildeter Kanal; enthält Arteria u. Vena pudenda u. Nervus pudendus. E pudendal c., Alcock's c. – **C. pyloricus:** der »Pförtnerkanal« des Magens; ▶ Pylorus. E pyloric c. – **C. radicis dentis:** der Zahnwurzelkanal. Führt die Nerven u. Gefäße von der Wurzelspitze des Zahnes zur Pulpahöhle. E root c. (of tooth), pulp c. – **C. sacralis:** der Kreuzbein- = Sakralkanal; der Kreuzbeinabschnitt des Wirbelkanals. E sacral c. – **Cc. semicirculares ossei:** die knöchernen Bogengänge des Felsenbeins des Schläfenbeins; beidseits je ein anteriorer, lateraler u. posteriorer als Teile des Innenohres; s.a. ▶ Labyrinthus. E semicircular canals. – **C. spinalis:** ▶ C. vertebralis. – **C. spiralis cochleae:** das »Schneckenrohr«; der im Gegenuhrzeigersinn um die Schneckenspindel (▶ Modiolus) gewundene knöcherne Spiralkanal, der die – Perilymphe enthaltenden – ▶ Scalae u. den Ductus cochlearis enthält; beginnt am Vorhof des Innenohrs, endet an der Schneckenspitze. E spiral c. of cochlea. – **C. spiralis modioli,** C. ganglionaris: der »Schneckenspindelkanal« des Modiolus, am Ansatz der Lamina spiralis ossea; darin liegt das ▶ Ganglion spirale cochleae. E spiral c. of modiolus, ganglionic c., Rosenthal's c. – **C. tarseus:** ▶ Sinus tarsi. – **C. urogenitalis:** als Harn-Samen-Röhre die ▶ Urethra masculina. – **C. ventriculi:** der Magenkanal, i.e.S. die Lichtung des Magens im Korpusbereich. E gastric c. – **C. verte|bra-**

**lis,** C. spinalis: der von den Wirbellöchern (Foramina vertebralia) gebildete, von den Wirbelbögen u. -körpern, Bandscheiben u. Ligamenta flava begrenzte Rückenmarks-, Spinal- oder Wirbelkanal; enthält das Rückenmark u. dessen Häute. E vertebral c., spinal c.

**Canavan-Syndrom** (MYRTELLE C., 1879–1953, amerikan. Pathologin), frühinfantile diffuse spongiöse Dystrophie, VAN-BOGAERT-BERTRAND-Syndrom, »zerebrale Ödemkrankheit«: eine autosomal-rezessiv erbliche frühkindliche (im 2.–6. Monat erkennbare) Degeneration des Zentralnervensystems; mit Zurückbleiben der statischen Funktionen u. der psychomotorischen Entwicklung, Störung des Muskeltonus der Gliedmaßen (Hyper-, dann Hypotonie bis Atonie), Blindheit, zerebralen Anfällen u. schließlich Enthirnungsstarre. E Canavan's syndrome.

**Can|cer** *(latein.): Pathologie* Krebs, ▸Carcinoma, ▸Karzinom. E cancer. – **c. antigen:** ▸CA. – **C. aquaticus:** ▸Noma. – **cancer en cuirasse** *(franz.)*: den Brustkorb panzerförmig umgebendes, die Haut infiltrierendes ▸Mammakarzinom als ▸Lokalrezidiv. E jacket c., corset c.

**cancer family syndrome,** Abk. CFS, LYNCH-Syndrom (I u. II): familiär gehäuftes Auftreten von Adenokarzinomen; beim LYNCH-Syndrom I treten bevorzugt proximale Kolonkarzinome, beim LYNCH-Syndrom II proximale Kolonkarzinome u./oder Endometriumkarzinome auf. Die Kolonkarzinome entwickeln sich nicht auf dem Boden von Adenomen bzw. Polypen, so dass die Erkrankung streng von den familiären ▸Dickdarm-Adenomatosen zu trennen ist. Autosomal-dominant vererbte Anlage mit inkompletter Penetranz.

**can|ce|ro...:** ▸kanzero..., ▸karzino...

**Can|cro|id:** verhornendes ▸Plattenepithelkarzinom. E cancroid.

**Can|de|la,** Abk. cd: *Physik* die »neue Kerze« als SI-Einheit der ▸Lichtstärke. S. a. ▸Mikrocandela. E candela, candle.

**Candesartan:** ein ▸Angiotensin-Rezeptor-Antagonist; ***Anw.*** als Antihypertonikum. E candesartan.

**Can|di|da:** eine Gattung asporogener Sprosspilze (Hefen) mit zahlreichen fakultativ pathogenen Arten. ***Charakteristika:*** Bildung von Sprosszellen, Myzel oder Pseudomyzel; keine Arthrosporen. ***Arten:*** Verbreitet sind **C. albicans** (der Soorpilz), **C. glabrata** (früher Torulopsis glabrata), **C. guillier|mondii, C. krusei, C. para|psilosis, C. pseudo|tropicalis, C. pulcherrima, C. stellato|idea, C. tropicalis** als Erreger der ▸Candidamycosis. S. a. Abb.

**Candida|mycosis,** Kandidamykose, Candidiasis, Candidosis, Moniliasis, Soor: durch ▸Candida-Arten (meist Candida albicans) hervorgerufene Pilzerkrankung (opportunistische ▸Mykose). ***Formen:*** als kutane, mukokutane oder als systemische Krankheit, z. B. als Stomatitis (Soor), Ösophagitis, Windelerythem, Vulvovaginitis; systemisch als lebensbedrohliche generalisierte Kandidose. ***Ätiol.:*** v. a. bei Störung der Abwehrmechanismen, z. B. bei Antibiotika- oder Zytostatikatherapie, bei Gabe von Steroiden oder Hormonen, nach Bestrahlung, bei parenteraler Ernährung, malignen Erkrankungen, Endokrinopathien oder Immundefekten. ***Ther.:*** allgemein (trocken halten, Grunderkrankung behandeln) sowie mit Antimykotika (lokal bzw. systemisch). E candida mycosis, candidiasis, candidosis.

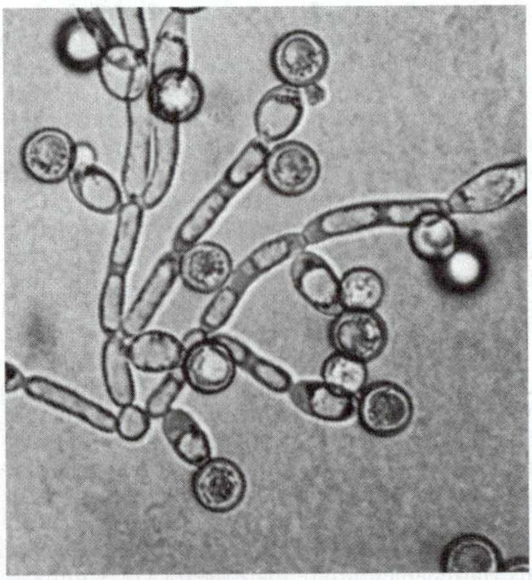

**Candida:** C. albicans (Chlamydosporen am Pseudomyzel). [427]

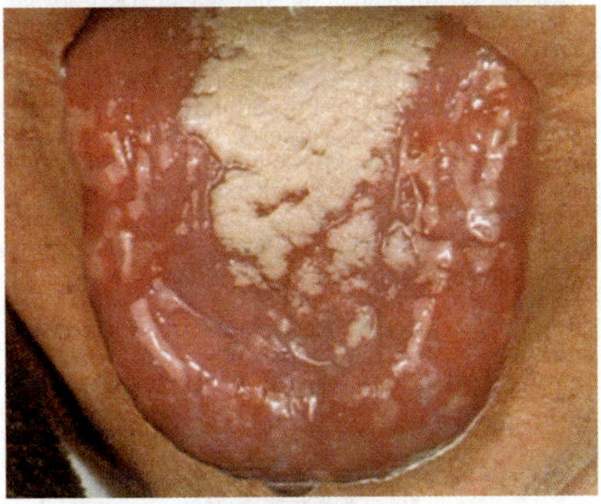

**Candidamycosis:** Soorbelag der Zunge. [83]

**Candida-Mykid,** Candidid: ▸Mykid als örtl. oder Fernreaktion bei Candida-Befall. E candidid.

**Candidia:** Exanthem bei Candida-albicans-Mykose.

**Candidiasis, Candidosis:** ▸Candidamycosis.

**Candiru-Virus:** in Brasilien vorkommendes Virus der Phlebotomusfieber-Gruppe, das beim Menschen Fieber, Kopfschmerzen u. Myalgien hervorruft.

**Ca|neo|ti|ca:** *Dermatologie* auf Kreta (Hauptstadt = Chania = Canea) endemische Hautleishmaniase.

**ca|nes|cens** *(latein.)*: ergrauend. S. a. ▸Canities. E becoming hoary.

**Ca|ni|co|la-Fieber:** ▸Leptospirosis canicola (Stuttgarter Hundeseuche).

**Ca|ni|nus** *(latein. = zum Hunde gehörig)*: Kurzbezeichnung des Dens caninus (= ▸Eckzahn). E canine tooth.

**Ca|ni|ti|es:** Grau-, Weißhaarigkeit; beruht auf Pigmentschwund in den Haaren. E canities, hoariness. – **C. praematura,** C. praecox, C. praesenilis: essentielle oder symptomatische C. frühen Lebensalters, z. B. bei Enzymstörung, chronischer intestinal bedingter Toxämie, Vitaminmangel, endokrinen u. neurovegetativen Störungen. – **C. senilis:** die im höheren Alter physiologische C. – **C. unguium:** ▸Leukonychie.

**Cannabidiol, Cannabinol:** in ▸Haschisch enthaltene, von der weibl. Pflanze der Species Cannabis sativa variatio indica (Indischer Hanf) abgesonderte Stoffe (**Cannabinoide**). Insgesamt > 30; als wichtigster, für die psychotropen u. analgetischen Wirkungen verantwortlich das $\Delta^9$-**T**etra**h**ydro**c**annabinol = $\Delta^9$-THC. E cannabidiol, cannabinol.

**Canna|bio|sis,** Hanffieber, Hechelfieber, Hanfstaublunge: *Pulmologie* eine Byssinose-ähnliche ▸Pneumokoniose der Hanfarbeiter. E hemp fever.

**Can|na|bis indica,** Cannabis sativa, Indischer Hanf, Echter Hanf: zur Gattung der Sprossfaserpflanze Hanf gehörende Art, deren 1–2 m lange Bastfaserstränge u. ölreiche Samen vielseitig verwendbar sind. Außerdem ist C. indica reich an verschiedenen rauscherzeugenden Cannabinoiden mit dem Hauptwirkstoff Tetrahydrocannabinol (THC). Dieser ist v. a. in den Triebspitzen (Marihuana) u. dem Harz (Haschisch) der weiblichen Pflanzen konzentriert u. wird als illegale, dem Betäubungsmittelgesetz unterliegende Rauschdroge konsumiert (überwiegend geraucht). ***Anw.:*** Derzeit wird diskutiert, ob sich der Indische Hanf zur med. Behandl. einsetzen lässt (Schmerzen, Glaukom). Der Industriehanf zur Flachs- u. Hanföl-Gewinnung kommt aufgrund seines nur geringen Gehalts an stimulierenden Cannabinoiden nicht als Rauschdroge in Frage. Trotzdem ist sein Anbau in Deutschland nur ausnahmsweise u. unter strenger Kontrolle gestattet. ***NW:*** THC führt zu leicht euphorischer Stimmung, Wahrnehmungsänderung, Halluzinationen, Steigerung von Appetit u. sexuell. Erregbarkeit. Keine körperliche, bei Dauergebrauch evtl. psych. Abhängigkeit. Das Stoffwechselprodukt wird im menschl. Körper lange gespeichert u. kann zu Halluzinationen ohne erneute Drogeneinnahme führen. Nachweis in Blut, Urin, Speichel (Chromatographie).

**Cannabismus:** Haschischsucht. E cannabism.

**Cannizzaro-Reaktion** (Stanislao C., 1826–1910, Chemiker, Genua, Rom): Reaktion von zwei Molekülen Aldehyd zu Alkohol u. Carbonsäure in alkalischem Milieu (»Aldehyddismutation«). E Cannizzaro's reaction.

**Cannon** (Walter B. C., 1871–1945, Physiologe, Boston). – **C.-Böhm-Punkt** (Gottfried B., 1880–1952, Röntgenologe, München): der Bereich des Übergangs vom mittleren zum linken Drittel des Querkolons (Colon transversum). Hier endet der kraniale (Nervus vagus) u. beginnt der sakrale Parasympathikus. In diesem Grenzbereich tritt gelegentlich ein tonischer Kontraktionsring auf, anatomisch ist keine Sphinkter-Struktur nachweisbar. E Cannon's point. – **C.-Gesetz:** ▸Denervationsgesetz. – **C.-Notfallreaktion:** Teilphänomen des ▸Adaptationssyndroms. Reflektorische Sympathikusstimulierung als Folge einer plötzl. schweren körperlichen oder seel. Belastung. E C.'s emergency response.

**cannon wave:** *Kardiologie* s.u. ▸Vorhofpfropfung.

**Ca|ñon|varizen:** Krampfadern (▸Varizen) in durch Druckatrophie entstandenen Weichteillogen oder Knochenausbuchtungen.

**Canrenoinsäure,** Canrenoat: ein ▸Aldosteron-Antagonist. E canrenoic acid.

**Cantani-Zeichen** (Arnoldo C., 1837–1893, Internist, Neapel): über dem Bauch hörbares Bläschengeräusch bei Perforationsperitonitis. E Cantani sign.

**Can|tel|li-Zeichen:** **1)** ▸Puppenauge (2). **2)** bei ▸Bulbusdruckversuch auftretende Herzfrequenzbeschleunigung als Zeichen einer Vagusinsuffizienz. **3)** *Kardiologie* Linksverlagerung des Herzspitzenstoßes in Rechtsseitenlage bei exsudativer Perikarditis. E Cantelli's sign.

**Canthardenpflaster:** Hautpflaster, das als Wirksubstanz ein Extrakt des getrockneten spanischen Käfers Lytta vesicatoria enthält; nach Applikation kommt es in dem betreffenden Hautareal zur Exsudation mit Blasenbildung; gilt als ausleitendes Verfahren.

**Cantha|xanthin:** ein Carotinoid; roter Farbstoff, der z.B. in Krabben u. Flamingofedern vorkommt. Wurde als künstlich hergestellter Lebensmittelfarbstoff (E161g) zur Färbung von Lachs(forellen) verwendet. Wird nicht in Vitamin A umgewandelt, sondern lagert sich in der Netzhaut ab u. kann diese schädigen.

**Can|thus** *(latein.):* Augen-, Lidwinkel (▸Angulus oculi). S.a. ▸Kantho... E canthus.

**Cantonnet-Zeichen:** chronischer (Knie-)Gelenkerguss bei angeborener ▸Syphilis.

**Cantrell-Pentalogie, C.-Sequenz, C.-Syndrom:** ursächlich unklare Fehlbildungssequenz mit Bauchwanddefekt (Omphalozele), Sternumspalte, medianem Zwerchfelldefekt, partiellem Perikarddefekt sowie verschiedenartigen Herzvitien. E pentalogy of Cantrell.

**Can|tus gal|li** *(latein. = Krähen des Hahns):* krächzende Einatmung bei ▸Laryngismus stridulus.

**Cant|well(-Young)-Operation:** Epispadie-Korrektur durch Harnröhrenplastik aus dorsaler Penishaut u. Einbettung der neu gebildeten Harnröhre (Neourethra) zwischen die Schwellkörper.

**ca|nus** *(latein.):* grau. E gray.

**Canyut-Anästhesie:** ▸Trachealanästhesie.

**CAP:** »katabolitisches Aktivierungsprotein« der Bakterien; wirksam (zusammen mit cAMP) bei der ▸Transkription. E catabolite activator protein, CAP.

**Capacitatio:** *Gynäkologie* ▸Kapazitation. E capacitation.

**CAPD** *(engl.)* Abk. für continuous ambulatory peritoneal dialysis: kontinuierliche ambulante Peritonealdialyse.

**Capdepont(-Hodge-Stainton)-Zahndysplasie:** ▸Dentinogenesis imperfecta hereditaria. E Capdepont-Hodge syndrome, dentinogenesis imperfecta.

**Capecitabin:** ein ▸Antimetabolit; Zytostatikum. E capecitabine.

**Capgras-Syndrom** (Jean Marie Joseph C., 1873–1950, franz. Psychiater): wahnhafte Personenverkennung mit der Überzeugung, dass eine vertraute Person durch einen Doppelgänger ersetzt sei. E Capgras syndrome.

**Ca|pil|lar...:** s.a. ▸Kapillar... E capillary.

**Capillaria,** Capillostrongyloides: *Helminthologie* eine Nematoden-Gattung; Wirbeltierparasiten. Befall des Menschen z.B. durch **C. hepatica** (Leberbefall) u. **C. philippinensis** (Dünndarmbefall = **Capillariasis ph.**; Durchfälle u. Malabsorption).

**ca|pil|la|ris** *(latein.):* haarartig, z.B. Vas capillare (Blutkapillare). E capillary.

**Capillaritis:** *Pathologie* die Veränderungen der Blutkapillaren im Entzündungsfeld, u. zwar Endothelschwellung mit erhöhter Permeabilität. E capillaritis.

**capillary leak syndrome:** ▸Leck-Syndrom.

**Capilli:** die Kopfhaare. E scalp hair.

**Capillitium:** die behaarte Kopfhaut.

**Capillo|stron|gylo|ides:** s.u. ▸Capillaria.

**Capis|tratio** *(latein. = Anhalfterung):* ▸Phimose. E capistration, paraphimosis.

**Capis|trum:** *Chirurgie* als »Halfterverband« ein »Kornährenverband« für Gesichts- u. Kopfverletzungen; als **C. du|plex** mit Achtertouren aus waagerechten Stirn-Nacken-Touren u. senkrechten Kiefer-Scheitel-Touren, die über der abzudeckenden Stelle kreuzen. E Barton's bandage.

**ca|pi|ta|tus** *(latein.):* mit einem Kopf(teil) versehen, z.B. Os capitatum. E capitate, head-shaped.

**Ca|pi|ti|um:** »Mützen-«, »Kapuzenverband« mit Hilfe eines Drei- oder Vierecktuches, das durch Einschneiden fünfzipflig gemacht wird. E capitium.

**Ca|pi|tu|lum:** **1)** *Anatomie* mit einer konvexen oder konkaven Gelenkfläche versehenes »Köpfchen« eines Knochens. E capitulum. – **C. humeri:** lateraler Teil vom distalen Gelenkkörper des Oberarmknochens für die ▸Articulatio humeroradialis. – S.a. ▸Caput. E capitellum. **2)** *Histologie* die Kopfplatte im Halsteil des Spermiums. **3)** *Entomologie* »falsches Köpfchen«: der die Mundwerkzeuge tragende Körperteil der Zecken.

**Caplan-Colinet-Syndrom** (Anthony Ca., 1907–1976, Arzt, Cardiff), Silikoarthritis, -arthrose: Mischstaubsilikose mit zahlreichen, sich rasch entwickelnden Rundherden in – zeitlich nicht kongruenter – Kombination mit primär chronischer (oder subakuter) ▸Arthritis. E Caplan's syndrome.

**Capping** *(engl. = Kappenbildung):* **1)** (Taylor et al., 1971) Phänomen der Bildung kappenförmiger Aggregate an einem Zellpol von Lymphozyten (oder anderen Zellen) nach der Bindung von Liganden (Antikörper; Lectine) an ▸Membranrezeptoren. Dadurch verliert der Lymphozyt seine Oberflächenantigene, wird nackt (»Stripping«). **2)** *Genetik* die Kappenbildung am RNS-Molekül im Rahmen seiner endgültigen Reifung (»processing«).

**Capps** (Joseph A. C., 1872–1964, Internist, Chicago). – **C.-Reflex:** reflektorischer ▸Schock bei Reizung der Pleura. E Capps' reflex. – **C.-Zeichen:** über sympathische Fasern des Nervus phrenicus ausstrahlende Nacken- u. Schulterschmerzen bei zentraler Pleuritis diaphragmatica. E C.' sign.

**Ca|prọn|säure,** Acidum capro(n)icum, A. capronatum, Butylessigsäure, $CH_3-(CH_2)_4-COOH$: eine höhere gesättigte Fettsäure in tierischen u. pflanzlichen Ölen u. Fetten. E caproic acid.

**Capryl|säure|zahl:** der pro 5 g Fett bestimmte Gehalt an n-Caprylsäure (Acidum caprylicum, Octylsäure; eine in natürlichen Fetten vorkommende höhere gesättigte Fettsäure) als analytische Maßzahl für Fette.

**Capsa|icin:** Alkaloid aus ▶ Capsicum annuum; Rubefaciens. E capsaicin.

**Cạp|si|cum ạnnuum,** Cayennepfeffer, Scharfer Paprika: *Botanik, Pharmazie* der Paprikastrauch [Solanaceae], dessen getrocknete Früchte u.a. Capsaicin enthalten. Sie finden ***Anw.*** in hautreizenden Tinkturen, Salben, Pflastern etc., z.B. als antirheumatische Einreibungen (nicht auf entzündeter oder verletzter Haut!). – Frische Früchte sind reich an Vitamin C u. P sowie Carotinoiden. E capsicum, red pepper.

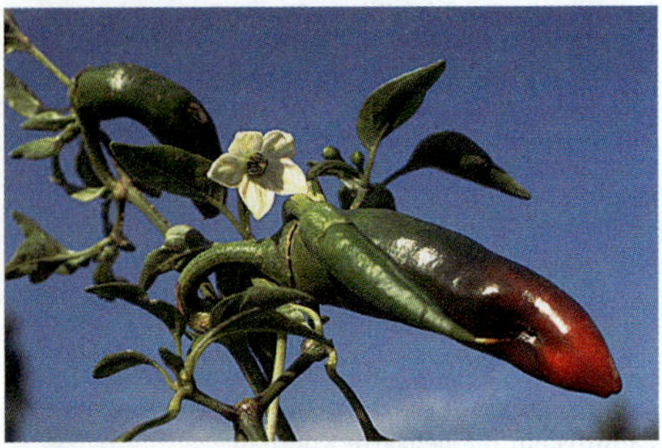

**Capsicum annuum.** [482]

**Cap|sid, Cap|so|me|ren:** *Virologie* Kapsid bzw. Kapsomeren, s.u. ▶ Virion. E capsid, capsomer(e)s.

**Cạp|su|la** *(latein.)*: kleine Kapsel. E capsule, capsula. – **C. medicinalis:** *Pharmazie* Arzneikapsel; z.B. **C. amylạcea** (Oblatenkapsel), **C. gelatinọsa** (Gelatine-K.) oder **C. keratinosa** (Keratin-K., dünndarmlöslich).; *Anatomie* Organkapsel. – **C. adi|pọ|sa rẹnis:** die aus lockerem Baufett bestehende Fettkapsel der Niere u. Nebenniere. E fatty c. of kidney. – **C. ar|ti|cu|lạ|ris:** die Gelenkkapsel; mit derbem äußeren u. Synovialflüssigkeit bildendem inneren Anteil (Stratum fibrosum bzw. Str. synoviale); vielfach verstärkt durch Bänder, z.B. Ligamenta collateralia. E articular c., joint c. – **C. ex|tẹr|na:** die weiße Hirnsubstanz zwischen Linsenkern u. Claustrum. E external c. – **C. ex|trẹ|ma:** die Trennschicht zwischen Claustrum u. der Rinde der REIL-Insel. – **C. fi|brọ|sa:** die kollagen-bindegewebige Kapsel verschiedener Organe, z.B. **a)** die dünne Kapsel der Schilddrüse (▶ Glandula thyroidea); **b)** die GLISSON-Kapsel, die in Fortsetzung der Leberkapsel (Tunica fibrosa) mit Ausnahme der Pars nuda von Peritoneum bedeckt ist. Sie dringt am Leberhilus als **C. f. peri|vas|cularis** (sog. GLISSON-Gewebe) mit den Blutgefäßen in die Leber ein (und bildet die Periportalfelder); **c)** die von der Fettkapsel bedeckte Nierenkapsel (mit glatter Oberfläche; setzt sich in das Bindegewebe der Nierengefäße fort). E fibrous c. (of thyroid gland; of liver [= Glisson's capsule]; of kidney). – **C. glo|mẹ|ru|laris:** die becherförmige BOWMAN-Kapsel des Nierenkörperchens; besteht aus einem inneren = viszeralen Blatt, das den von der Kapsel eingeschlossenen Knäuelkapillaren anliegt, u. einem äußeren = parietalen Epithelblatt; die von beiden Blättern umschlossene Lichtung setzt sich in die Lichtung der ▶ Tubuli der Niere fort. E Bowman's c. – **C. in|tẹr|na:** die »innere Kapsel« des Gehirns; die schalenförm. Ausbreitung der markhaltigen, von der Hirnrinde zu tieferen ZNS-Abschnitten absteigenden bzw. von tieferen ZNS-Abschnitten (aus dem Hirnschenkel) rindenwärts aufsteigenden Projektionsfasern zwischen Nucleus caudatus u. Thalamus medial u. Nucleus lentiformis lateral. Schädigungen führen zu ausgedehnten neurolog. Störungen, da hier auf engstem Raum die Pyramidenbahn, die supranukleären Bahnen für die Nervi hypoglossus u. facialis, kortikothalamische, -rubrale u. -retikuläre Fasern, ferner Fasern der Radiationes optica u. acustica verlaufen. E internal c. – **C. lẹn|tis:** die Kapsel der ▶ Augenlinse. – S.a. ▶ Kapsul..., ▶ Capsul... E c. of lens.

**Cap|su|lị|tis:** Entzündung einer Kapsel (▶ Capsula [2]). E capsulitis.

**Capsulo|plicạtio:** die operative Raffung einer Kapsel (▶ Capsula [2]), i.e.S. einer Gelenkkapsel; z.B. bei habituellen Luxationen. E capsulorrhaphy.

**Captoprịl:** *Pharmazie* ein ▶ ACE-Inhibitor; Dipeptid-Analogon von Angiotensin I. E captopril.

**Captopril|test:** Screening-Test zum Nachweis einer renalen Hypertonie; dabei wird die Plasmareninaktivität vor u. nach Gabe des ACE-Hemmers Captopril bestimmt.

**Cạ|put** *(latein. = Kopf, Haupt)*: **1)** *Pathologie* krankhafte Schädelform oder Schädelhaltung, z.B. das **C. mem|bra|nạ|ceum** (▶ Kautschukschädel), **C. ọb|stipum** (▶ Schiefhals), **C. qua|drạ|tum** (Frons quadrata; »Quadratschädel« durch osteophytäre Auflagerungen an Tubera frontalia u. parietalia; z.B. bei Rachitis), **C. trịgonum** (▶ Trigonozephalus). E head. **2)** *Geburtshilfe* als **C. ga|lẹa|tum** die ▶ Glückshaube; als **C. suc|ce|dạ|ne|um** die ▶ Geburtsgeschwulst des Kopfes. Ferner *patho* Bez. für den dem anämischen Stiel eines submukösen Myoms gegenüberliegenden blutunterlaufenen Pol des Gebildes. **3)** *Anatomie* Gelenkkopf (das kopfförmige Gelenkende eines Knochens), Muskel(ursprungs)kopf eines mehrteiligen Muskels oder Kopfteil eines Organs. Ferner ein Gefäßanastomosengebilde (C. medusae). – **C. brẹve:** der »kurze Kopf« des M. biceps brachii (Urspr.: Processus coracoideus scapulae) oder des M. biceps femoris (Urspr.: Labium lat. der Linea aspera). E short head. – **C. cọs|tae:** das Rippenköpfchen als Teil des Rippen-Wirbel-Gelenks. E head of rib. – **C. epi|didymidis:** der Epididymis(Nebenhoden)-Kopf. – **C. fẹmoris:** der Femur-, Hüft- oder Schenkelkopf; das rumpfnahe Ende des ▶ Femur als Gelenkkopf der Articulatio coxae. E head of femur. – **C. fịbulae,** Capitulum fibulae: das Wadenbeinköpfchen; Gelenkkopf der Articulatio tibiofibularis. E head of fibula. – **C. humerạle:** **a)** an Epicondylus medialis humeri u. Fascia antebrachii entspringender Kopf des M. flexor carpi ulnaris. E humeral head. **b)** an Epicondylus med. humeri u. Septum intermusculare brachii med. entspringender Kopf des M. pronator teres. – **C. hụmeri:** der Oberarmkopf, das rumpfnahe Ende des ▶ Humerus als Teil der Articulatio humeri. E head of humerus. – **C. laterạle:** **a)** der am Epicondylus lateralis femoris entspringende Kopf des M. gastrocnemius. E lateral head. **b)** der an der Humerusrückseite, proximal vom Sulcus n. radialis, entspringende Kopf des M. triceps brachii. – **C. lọngum:** **a)** an Tuberculum supraglenoidale scapulae u. Labrum glenoidale des Schulterblattes entspringender langer Kopf des M. biceps brachii. E long head. **b)** an Tuber ischiadicum entspringender langer Kopf des M. biceps femoris. **c)** der am Tuberculum infraglenoidale u. am seitl. Schulterblattrand entspringende Kopf des M. triceps brachii. – **C. mạllei,** Capitulum mallei: das Hammerköpfchen. E head of malleus. – **C. mandịbulae,** Capitulum m.: das Unterkieferköpfchen als Endabschnitt des Gelenkfortsatzes. Teil der ▶ Articulatio temporomandibularis. E head of mandible. – **C. medụsae:** **a)** Varicomphalus: *Hepatologie* sichtbare Erweiterung u. Schlängelung der Bauchdeckenvenen als Strahlenhaupt, ähnlich dem Medusenhaupt der griech. Mythologie; in der Umgebung des Nabels als Kollateralkreislauf bei Behinderung des Pfortaderabflusses (Leberzirrhose oder Thrombose). S.a. Abb. E Medusa head. **b)** *Oph-*

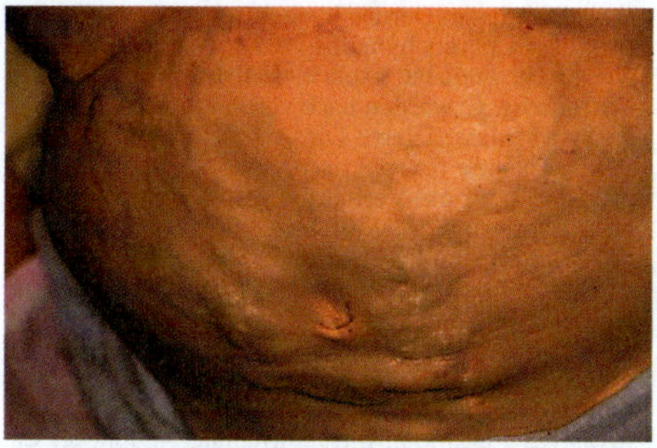

**Caput medusae.** [59]

*thalmologie* erweiterte episklerale Gefäße als Strahlenhaupt beim akuten Glaukom. E cirsomphalos. – **C. pan|crẹa|tis:** der vom Zwölffingerdarm umfasste Pankreaskopf. E head of pancreas. – **C. rạdii:** das oben tellerförmige Radiusköpfchen; mit je einer oberen (für ▸Articulatio humeroradialis) u. einer seitl. Gelenkfläche (Circumferentia articularis, für die Articulatio radioulnaris prox.). E head of radius. – **C. stapẹdis:** das Steigbügelköpfchen; für die Articulatio incudostapedia. E head of the stapes. – **C. tạli:** der knaufförm. Sprungbeinkopf; der Gelenkkopf der Articulatio talocalcaneonavicularis. E head of talus. – **C. ụlnae:** das Ellenköpfchen; mit seitlicher Circumferentia articularis für die Incisura ulnaris des Radius. E head of ulna.

**CAR** *(engl.)* Abk. für **c**ancer **a**ssociated **r**etinopathy, Karzinom-assoziierte Retinopathie: seltenes paraneoplastisches Syndrom (z.B. Bronchialkarzinom, Mammakarzinom) mit schnell progredienter Sehverschlechterung, Gesichtsfelddefekten u. pathologischem ERG (▸Elektroretinograpie).

**Carạ(a)te** *(indian./span.):* ▸Pinta. E carate, pinta.

**Carapạru-Virus:** ein ARBO-Virus in Panama u. Brasilien. Erreger einer Krankheit mit Fieber, Kopfschmerzen.

**Carazolol:** nicht selektiver ▸Betarezeptorenblocker. E carazolol.

**Carb...:** Wortteil »Kohlenstoff«, s.a. ▸Karb...

**Carbachọl,** Karbachol, (2-Carbamoyloxyethyl)Trimethylammoniumchlorid: ein direkt wirkendes ▸Parasympathomimetikum. E carbachol.

**Carb|acido...:** Wortteil »Kohlensäure« bzw. »Kohlendioxid«; z.B. **Carbacidometer** (s.u. ▸Wolpert).

**Carbamạte:** Salze der ▸Carbaminsäure. Auch Bez. für die Ester der Carbaminsäure, bei denen ein oder beide H-Atome am Aminostickstoff durch einen Alkylrest ersetzt sind. ***Wirkung:*** hemmen reversibel die Cholinesterase (= indirekte Parasympathomimetika); ***Vergiftungssymptome:*** wie bei ▸Phosphorsäureestern, aber kürzer (***Ther.*** auch hier: hohe Atropindosen); ***Anw.*** *med* als Cholinesterasehemmer (z.B. als Physostigmin, Neostigmin, Pyridostigmin, Distigmin, Rivastigmin), *hyg* als Insektizide, z.B. Aprocarb, Methiocarb. E carbamates.

**Carbamazepin:** ▸Antiepileptikum (strukturell u. pharmakol. trizyklischen Antidepressiva ähnlich). ***Wirkung:*** über Hemmung der $Na^+$-Kanäle der neuronalen Membranen. ***Anw.*** auch bei neuralgischen Schmerzzuständen (z.B. ▸Trigeminusneuralgie), Phasenprophyl. bei Psychosen, Alkoholentzugssyndrom. ***NW:*** u.a. Blutbildveränderungen, Kollagenosen, Herzrhythmusstörungen. E carbamazepine.

**Carb|amịd:** *Chemie* ▸Harnstoff. E carbamide, urea.

**Carb|amịd|säure:** ▸Carbaminsäure.

**Carb|amino|bindung:** die $N{-}CO_2$-Bindung.

**Carb|amịn|säure,** Carbamidsäure, Acidum carbamicum: $H_2N{-}COOH$, eine im Stoffwechsel des Stickstoffs auftretende, in freier Form unbeständige u. sofort zu Kohlendioxid u. Ammoniak zerfallende Säure. Ihre Salze sind ▸Carbamate (= Carbaminate). S.a. ▸Carbamoylphosphat. E carbamic acid.

**Carb|am(o)yl|phenoxy|essigsäure:** ein Antiphlogistikum u. Analgetikum.

**Carb|am(o)yl|phosphat:** im Harnstoffzyklus (s.u. ▸Harnstoff, dort Schema) aus Ammoniak u. Kohlendioxid, den Zerfallsprodukten der ▸Carbaminsäure, unter Verbrauch von ATP durch Aktivität der **Carbam(o)ylphosphat-Synthetase** (CAPS) in den Mitochondrien synthetisiertes energiereiches Carbamat; kondensiert mit Ornithin zu Citrullin; ein Enzymdefekt führt zur familiären ▸Hyperammoniämie. E carbamoyl phosphate.



**Carbapeneme:** ▸β-Lactam-Antibiotica mit breitem Wirkungsspektrum (weitgehend unempfindlich gegen β-Lactamasen); z.B. Imipenem. ***NW:*** in hoher Dosierung nephrotoxisch.

**Carbazochrom:** vasokonstriktorisch wirkendes Hämostyptikum (s.u. ▸Antihämorrhagica). E carbazochrome.

**Carbenicillịn:** obsoletes ▸Carboxypenicillin. E carbenicillin.

**Carbenoxolon:** Derivat des Glykosids Glycyrrhizin, erhöht Menge u. Viskosität des Magenschleims. Früher ***Anw.*** in der Behandlung von Ulcera ventriculi. E carbenoxolone.

**Carbidopa:** nicht ZNS-gängiger Blocker der ▸DOPA-Decarboxylase; bewirkt Steigerung der zentralen Wirkung u. Abschwächung der peripheren NW von ▸Levodopa. ***Anw.*** bei Parkinson-Syndrom. E carbidopa.

**Carbimazọl,** Ethyl-3-methyl-2-thioxo-4-imidazolin-1-carboxylat: ein ▸Thyreostatikum. E carbimazole.

**Carbin|ọl:** ▸Methanol (u. dessen Radikal). E carbinol.

**Carbinoxamin:** ein ▸Antihistaminikum. E carbinoxamine.

**Cạrbo** *(latein.):* Kohle; z.B. *techn* **C. activạtus** (Aktivkohle; ein Adsorptionsmittel), *pharm* **C. medicinạlis** (Arzneikohle; ***Anw.*** als Adsorbens bei Darm-Erkrankungen, Meteorismus, Flatulenz, Vergiftungen). E coal, charcoal (activated).

**Carbo...:** s.a. ▸Karbo...

**Carbo|an|hy|drạ|se,** Abk. CAH: ▸Carbonatdehydratase.

**Carboanhydrạse|hemmer, -inhibitoren:** Substanzen, die die ▸Carbonatdehydratase blockieren u. damit die tubuläre Rückresorption von Natrium- u. Bicarbonationen in der Niere hemmen. ***Wirkung:*** führen zu verstärkter Diurese u. metabolischer Azidose; vermindern die Bildung Bicarbonat-haltigen ▸Kammerwassers. ***Wirkst.:*** Acetazolamid (stärkste Wirksamkeit), Diclofenamid. ***Anw.*** zur Glaukombehandlung. E carbonic anhydrase inhibitors.

**Carbociste|in:** ein ▸Sekretolytikum. E carbocisteine.

**Carbocromen:** obsoleter Koronardilatator mit Angriffspunkt an den präkapillären Sphinkteren. E carbochromene.

**Carbo|gẹn:** Gasgemisch aus Kohlendioxid u. Sauerstoff (= $CO_2$ bzw. $O_2$; 5 + 95 Teile).

**Car|bọ|lum:** ▸Phenolum cristallisatum. E phenol.

**Carbomer:** ▸Filmbildner. E carbomer.

**Car|bo|nạt,** Karbonat: Salz der ▸Kohlensäure ($H_2CO_3$); Bi- oder Hydrogencarbonat ($NaHCO_3$) oder neutrales Carbonat ($Na_2CO_3$). E carbonate.

**Carbonạt|dehydra|tase,** Carboanhydrase, Kohlensäureanhydrase: zinkhaltiges Enzym, das die Reaktion $CO_2 + H_2O \leftrightarrow H^+ + HCO_3^-$ katalysiert, also die Einstellung des Gleichgewichts zwischen $H_2CO_3$ u. $CO_2$ beschleunigt. Ist am Kohlendioxid-Transport der Erythrozyten u. an der Magensäuresekretion beteiligt. In Zellen der Nierentubuli setzt es Wasserstoffionen frei, die im Austausch gegen Natriumionen in den Harn gelangen. Medikamentöse Hemmung des Vorgangs (z.B. durch ▸Carboanhydrasehemmer) hat vermehrte Absonderung von Na, K, $HCO_3^-$ u. Wasser und verminderte Ausscheidung von Ammoniumionen im Harn zur Folge. Ein autosomal-rezessiv erblicher Carboanhydrase-II-Mangel führt zur renalen tubulären ▸Azidose mit Osteopetrose. E carbonate dehydratase, carbonic anhydrase.

**Carbonat|stein:** weiches Harn- oder Gallenkonkrement aus kohlensaurem Kalk; als Harnblasenstein im Allg. mit Phosphaten gemischt (Carbonat-Apatit). E carbonate stone.
**Car|bo|ne|um** *(latein.):* ▶Kohlenstoff.
**Carbon|säure:** aliphatische oder aromatische organ. Säure mit einer oder mehreren Carboxylgruppen (–COOH). E carbonic acid. – **C., aktivierte:** *Biochemie*

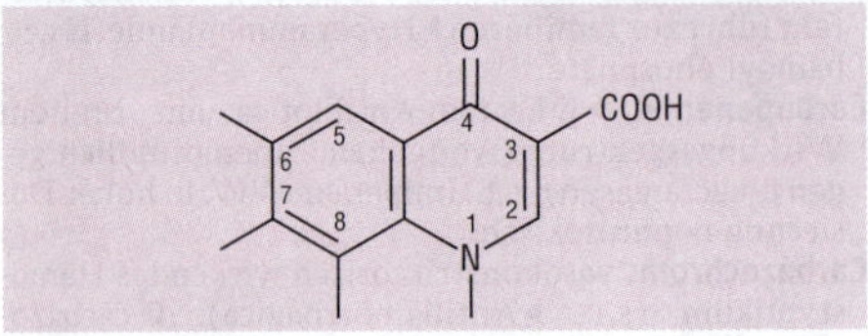


**Carbonsäure:** Chinolincarbonsäure.

durch Bindung an Coenzym A (durch Transacylasen) für Reaktionen im Intermediärstoffwechsel bereitstehende C. E carboxylic acid. – **C., heterozyklische:** C. als ▶heterozyklische Verbindung; z. B. *pharm* die ▶4-Chinolone, z. B. die Chinolin- u. die Benzochinolin-Carbonsäuren (Formel).
**Carboplatin,** CARBO(-PT): Platinderivat, Zytostatikum (gehört zu den ▶Alkylanzien i. w. S.). *NW:* u. a. Knochenmarkdepression, Nausea, Nieren-, Neurotoxizität.
**Carb|oxy|hämoglobin:** *Biochemie* ▶Kohlenmonoxidhämoglobin. E carboxyhemoglobin.
**Carb|oxy|lasen:** Enzyme mit Kohlendioxid ($CO_2$) fixierender oder aktivierender Wirkung. Enthalten häufig ▶Biotin als Coenzym. Ein autosomal-rezessiv erblicher multipler **C.-Defekt** führt zu episodisch auftretendem erythematösem Ekzem, Azidose, Leukopenie, T-Lymphozyten-Störung, evtl. auch ZNS-Symptomen. E carboxylases.
**Carb|oxy|lierung:** Einführung der Carboxylgruppe (–COOH) in organische Verbindungen; Synthese von Carbonsäuren. E carboxylation.
**Carb|oxy|metrie:** Messen der Kohlendioxid($CO_2$)-Spannung.
**Carboxypenicilline:** ▶Penicilline mit zusätzlicher Carboxylgruppe in der Seitenkette; z. B. Carbenicillin, Ticarcillin (beide außer Handel).
**Carb|oxy|peptidase A,** Kathepsin IV: Enzym im Pankreassaft, das – nach Aktivierung durch Chymotrypsin – in Peptiden u. Proteinen die Carboxyl-endständige Aminosäure bei freier Carboxylgruppe abspaltet; eine Exopeptidase. E carboxypeptidase A.
**Carboxy|philie:** ▶Kapnophilie.
**Carb|oxy|terminus:** das die Carboxygruppe (–COOH) tragende Ende einer Eiweißkette. E carboxyl group.
**Car|bun|cu|lus:** *Pathologie* ▶Karbunkel. E carbuncle.
**car|ci|no...:** s. a. ▶karzino...
**carcino|embryonales Antigen,** karzinoembryonales Antigen, Abk. CEA, Abk. KEA: einer der wichtigsten ▶Tumormarker (tumorassoziiertes Antigen); ein Glykoprotein; klinische Bedeutung v. a. bei kolorektalen Karzinomen (Stadium, Verlaufskontrolle, Nachsorge), Mamma-, Bronchial-, Magenkarzinom, gynäkologischen Karzinomen, malignen Erkrankungen von Pankreas, Prostata. Erhöhte Werte aber auch bei zahlreichen gutartigen Erkrankungen des Gastrointestinaltraktes (z. B. Leberzirrhose, Divertikulitis, Polypen, Colitis ulcerosa, Ulcus ventriculi, Pankreatitis); bei Rauchern, Alkoholikern. E carcinoembryonic antigen.
**carcino|fetale Antigene:** z. B. das Alpha-Fetoprotein (▶AFP) u. das carcinoembryonale Antigen. E oncofetal antigen.
**Car|ci|no|ma,** Cancer, Karzinom, Abk. Ca: bösartiger, allgemein als »Krebs« bezeichneter Tumor epithelialer Herkunft (Bez. erstmals gebraucht von GALEN für das ▶Mammakarzinom, dessen gestaute Venen Krebsfüßen ähneln). Ca. machen 80 % aller malignen Tumoren aus u. entstehen z. B. im Schleimhautepithel des Magen-Darm-, Urogenital- u. Respirationstraktes, in parenchymatösen Organen wie Leber u. Nieren, in endo- u. exokrinen Drüsen u. der Haut. ***Einteilung:*** C. werden nach verschiedenen Gesichtspunkten klassifiziert. Diese Merkmale sind u. a. Wuchsformen (exophytisch, endophytisch, ulzerös, zystisch) oder das Verhältnis von Tumorparenchym zu Tumorstroma (medulläres, szirrhöses Karzinom, Ca. solidum simplex). Ferner erfolgt eine Klassifikation nach dem Phänotyp (Plattenepithel-, Übergangsepithel-, Adeno-, undifferenziertes Karzinom, Mischtypen). S. a. ▶Krebs..., ▶Karzino..., ▶Neoplasma, ▶Tumor... sowie unter den einzelnen Organtumoren. – Als **Ca. in situ** (CIS, Ca. praeinvasivum, präinvasives Karzinom, intraepitheliale Neoplasie, Ca. endoepidermale, Oberflächenkarzinom) eine histologisch nachweisbare Proliferation atypischer Zellen, die im Epithelverband (intraepithelial) bzw. im ursprünglichen Gewebskompartiment (in situ) liegen. Das CIS zeigt die zytologischen Merkmale der Malignität (z. B. Zellpolymorphie, verschobene Kern-Plasma-Relation, Zunahme der Kerndichte) u. gewebliche Differenzierungsstörungen. Es ist aber noch durch eine Basalmembran vom gefäßführenden Stroma abgegrenzt (u. daher nicht zur Metastasierung befähigt). Der Übergang in ein invasives Karzinom ist möglich, kann aber Jahre bis Jahrzehnte dauern. Ein CIS kommt vor z. B. an Portio (s. a. ▶CIN, ▶Kollumkarzinom), Kehlkopf, Glans penis, Bronchien, Mundschleimhaut. Auftreten auch als duktales bzw. lobuläres Ca. in situ der Mamma (▶CDIS, ▶CLIS), als intratubuläre Neoplasie des Hodens (▶TIN), als vulväre intraepitheliale Neoplasie (▶VIN) sowie als typische Plattenepithel-Dysplasien z. B. die BOWEN-Krankheit u. die Erythroplasie QUEYRAT. – S. a. ▶Präkanzerosen, ▶Neoplasie, ▶Frühkarzinom. E cancer, carcinoma, c. in situ, preinvasive c., intraepithelial c. – **Ca. acutum:** das schnell wachsende Ca. medullare (»soft cancer«). – **Ca. adeno|ides cys|ticum:** das früher als Zylindrom bezeichnete zylindromatöse Karzinom; meist in Speicheldrüsen; selten in der Mamma. E adenoid cystic c. – **Ca. adeno|ma|tosum:** ▶Adenokarzinom. – **Ca. alveol(o|cellul)are:** ▶Alveolarzellenkarzinom. E alveolar cell c. – **Ca. as|bolicum:** ▶Rußkrebs. – **Ca. atro|phicans:** ▶Skirrhus. – **Ca. aveno|cellulare:** ▶Haferzellkarzinom; s. a. ▶Carcinoma parvocellulare. E oat cell c. – **Ca. baso|cellulare:** ▶Basaliom, ▶Ulcus terebrans. E basal cell c. – **Ca. biliare:** ▶Cholangiom (1). – **Ca. cauli|flore:** Blumenkohltumor. – **Ca. chronicum:** der langsam wachsende ▶Skirrhus. – **Ca. claro|cellulare:** Klarzelltumor, Helle-Zellen-Karzinom. E clear cell c. – **Ca. collo|ides:** ▶Carcinoma mucoides. – **Ca. colo|rectalis:** kolorektales Karzinom (▶Darmkarzinom). – **Ca. cri|bri|forme, Ca. cribrosum:** Adenokarzinom mit siebartig durchlöcherten Strängen. V. a. als Mamma- (intrakanalikulär) u. Prostata-Ca. – **Ca. cysto|papilli|ferum:** das »dendritische« Mammakarzinom; mit zystisch ausgeweiteten Drüsenausführungsgängen, in die baumförmig verzweigte, mit polymorphem (kub. oder zylindr.) Epithel ausgekleidete Papillen hineinragen; klinisch als »blutende Mamma«. E cystopapilliferous c. – **Ca. duc|tale:** häufigster Typ des Mammakarzinoms, ausgehend vom Epithel der Milchgänge. – **Ca. ductale in situ:** ▶CDIS. – **Ca. durum:** ▶Skirrhus. – **Ca. embryonale:** von embryonalem Gewebe ausgehendes Ca., v. a. der Leber, des Hodens (▶Teratoblastoma malignum, ▶Orchioblastom). E embryonal c. – **Ca. endo|epi|dermale:** ▶Carcinoma in situ. – **Ca. endo|me|tri|ale:** Endometrium-Ca.; als ▶Korpuskarzinom, ▶Zervix- oder ▶Kollumkarzinom. – **Ca. erysipelatosum,** Erysipelas carcinomatosum: das Mammakarzinom (oder – seltener – ein Anal-Ca.) mit derber, geröteter, flächenhafter Infiltration der Haut durch per contiguitatem oder retrograd auf dem Lymphweg vordringende Krebszellen. S. a. ▶cancer en cuirasse. – **Ca. fibrosum:** ▶Skirrhus. – **Ca. folliculo|ides et cylindromatosum:** ▶Granulosazelltumor. – **Ca. fuso|cellulare:**

das wenig differenzierte »Spindelzellkarzinom«, v.a. an Epithelübergangszonen wie Zervix, Epipharynx; mit spitz ausgezogenen, fischzugartig angeordneten Zellen; weitgehend identisch mit ▸Carcinoma transitiocellulare, z.T. mit ▸Karzinosarkom gleichgesetzt. E spindle cell c. – **Ca. gelatinọsum:** »Gallertkrebs«, ▸Carcinoma mucoides. – **Ca. giganto|cellulạre:** das »Riesenzellkarzinom« (z.B. im Ovar); s.a. ▸Bronchialkarzinom. – Als »giant cell carcinoma« der Schilddrüse wahrscheinlich ein polymorphzell. oder Karzinosarkom. – **Ca. granuloso|cellulạre:** ▸Granulosazelltumor. – **Ca. hepato|cellulạre:** ▸Leberzellkarzinom. – **Ca. hidro|cellulạre, Ca. glandulare:** ▸Schweißdrüsenkarzinom. – **Ca. in situ:** s. ▸Carcinoma. – **Ca. insulo|cellulạre:** ▸Inselzellkarzinom. – **Ca. intra|dermạle:** ▸PAGET-Krebs. – **Ca. intra|ductạle:** intrakanalikulär wachsendes ▸Mammakarzinom. E intraductal c. – **Ca. intra|epitheliạle:** Carcinoma in situ (s. ▸Carcinoma). E intraepithelial c. – **Ca. lobulạre:** ein Typ des ▸Mammakarzinoms; meist szirrhusartig oder auch läppchenförmig (= lobulär); mit kleinen Zellen, oft vom Siegelringtyp. E lobular c. – **Ca. lobulare in situ:** ▸CLIS. – **Ca. medullạre:** das – im Unterschied zum Skirrhus – vorwiegend aus Tumorparenchym bestehende u. dadurch bes. weiche Karzinom = »Markschwamm«. E medullary c. – **Ca. me|la|nọ|des, Ca. melanoticum:** ▸Melanom, malignes. – **Ca. mu|coịdes,** Carcinoma mucosum, Ca. colloides s. gelatinosum s. myxomatodes: »Schleimkrebs« oder »Gallertkarzinom«. Solides oder drüsiges Adenokarzinom mit überreichlicher Schleimproduktion u./oder kolloidaler Degeneration. Häufig sind ▸Siegelringzellen u. kernlose Schleimkugeln. E mucinous c. – **Ca. on-**

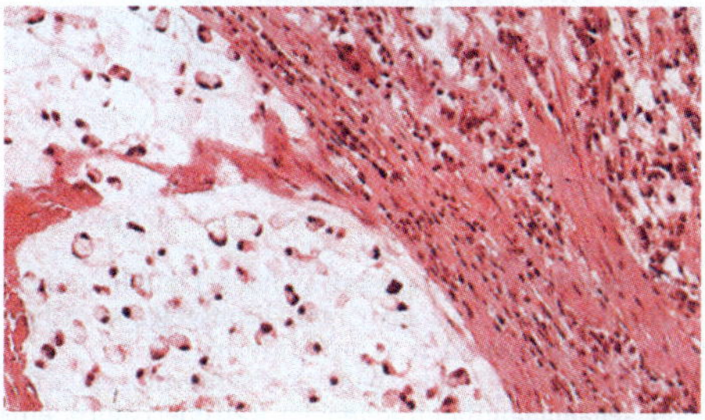

**Carcinoma mucoides:** Gallertkarzinome des Rektums (Histologie) mit Verschleimungsbezirk, in dem zahlreiche dunkelkernige Zellen liegen. [178]

**co|cyticum:** von ▸Onkozyten ausgehendes Karzinom, z.B. das HÜRTHLE-Zell-Karzinom. E oncocytic c. – **Ca. ovạrii folliculo|ịdes:** s.u. ▸Granulosazelltumor. – **Ca. papillạre, Ca. papilli|ferum:** ▸Carcinoma villosum. – **Ca. parvo|cellulạre:** kleinzelliges Ca., z.B. der Bronchien (▸Haferzellkarzinom) oder der Schilddrüse. – **Ca. physalị|ferum:** »Helle-Zellen-Karzinom«; (s.u. ▸helle Zellen). – **Ca. plano|cellulạre, Ca. platy-:** ▸Plattenepithelkarzinom. – **Ca. prae|invasịvum:** Carcinoma in situ (s. ▸Carcinoma). – **Ca. sarcoma|tọdes: 1)** verwildertes, kataplastisches Karzinom, das durch Entdifferenzierung der epithelialen Tumorzellen den Eindruck eines polymorph- oder spindelzelligen Sarkoms bietet. E sarcomatoid c. **2)** ▸Karzinosarkom. – **Ca. scir|rhọsum:** ▸Skirrhus. – **Ca. sebạceum:** ▸Talgdrüsenkarzinom. – **Ca. sigillocellulạre:** Siegelringzellkarzinom; ein bes. Typ des Carcinoma mucoides mit intra- u. extrazellulärer Schleimbildung. E signet ring cell c. – **Ca. sịmplex:** ein Karzinom (meist Ca. solidum) mit etwa gleichen Anteilen an Tumorparenchym u. -stroma. – **Ca. sọlidum:** die einfachste gewebliche Form des Karzinoms ohne besondere Differenzierung; mit Strängen u. Nestern unreifer Epithelzellen innerhalb eines Bindegewebsgerüstes; unterschieden als Ca. solidum simplex, medullare u. scirrhosum. – **Ca. spino|cellulạre,** Stachelzellkrebs, Spinaliom: ein ▸Plattenepithelkarzinom der Haut oder Schleimhaut. E spindle-cell c. – **Ca. transịtio|cellulạre,** Übergangszellkarzinom: Karzinom der Schleimhaut der ableitenden Harnwege. – S.a. ▸Ca. fusocellulare. E transitional cell c. – **Ca. ex ụlcere (ọrtum):** ▸Ulkuskarzinom. – **Ca. villọsum,** Ca. papilliferum s. papillare: der »Zottenkrebs« der Haut u. Schleimhäute (z.B. der Harnblase; anfangs rel. langsam wachsend); mit papillärem Bau, dendritisch verzweigtem Stroma u. einem »Überzug« aus atypischen Pflaster- oder Zylinderepithelien. E villous c.

**Carcinọ(matọ)sis:** ▸Karzinose. E carcino(mato)sis.

**Card|ạlgia:** ▸Kardialgie. E cardialgia. – **C. pan|creạtica:** in die Herzgegend ausstrahlender Schmerz bei akuten Pankreaserkrankungen.

**Cardamomi fructus,** Kardamomfrüchte: Gewürzpflanze mit nachgewiesener Wirkung bei dyspeptischen Beschwerden.

**Car|dịa:** *Anatomie* ursprüngliche Bez. für das Herz; seit GALEN Bez. für den »Magenmund« (Pars cardiaca ventriculi; ▸Kardia...). E cardia.

**Cardiac index** *(engl.):* ▸Herzindex.

**car|dịa|cus** *(latein.):* **1)** das Herz betreffend. E cardiac. **2)** den Mageneingang (▸Cardia) betreffend.

**car|dia|lis** *(latein.),* kardial: das Herz betreffend.

**car|dio...:** Wortteil **1)** »Herz« bzw. **2)** »Kardia«; s.a. ▸kardio...

**Car|dio|lipịn:** ein aus dem Herzmuskel isoliertes, Stickstoff-freies Phospholipid (▸Phosphatid) mit Diphosphatidylglycerid. Als Laborpräparat dient C. (mit Zusatz von Lecithin u. Cholesterin) als Antigen in der Syphilis-Serodiagnostik, und zwar für die **C.-Reaktion**, eine Komplementbindungsreaktion, sowie für den ▸Cardiolipin-Flockungstest.– Anti-C.-Antikörper treten beim ▸Antiphospholipid-Syndrom auf. E cardiolipin.

**Cardiolipin-Flockungstest,** Abk. CFT: in der Syphilis-Serodiagnostik verwendeter qualitativer u. quantitativer Test in Serum u. Liquor mit ▸Cardiolipin als Antigen. Als **C.-Mikroflockungstest**, wenn er statt im Röhrchen auf Objektträger angesetzt wird (z.B. als ▸VDRL-Test). Dient v.a. zur Beurteilung der Aktivität der Infektion u. Kontrolle des Therapieerfolges sowie als Suchtest. E cardiolipin flocculation test.

**Cardio|megạlia:** ▸Kardiomegalie. E cardiomegaly. – **C. congẹnita:** angeborene Herzvergrößerung; z.B. die **C. glycogẹnica** (bei ▸Glykogenose Typ 2 = POMPE-Krankh.), **C. lipogẹnica** (bei Fettspeicherkrankh., z.B. als KUGEL-STOLOFF-Syndrom). E congenital c.

**Cardio|myo|pathia:** ▸Kardiomyopathie.

**Cardio|pạthia:** Herzleiden, -affektion. E cardiopathy. – **C. basedọwica, C. thyreotoxica,** BASEDOW-Herz: s.a. ▸Thyreokardiopathie. E c. due to thyroid intoxication. – **C. nị|gra:** Kardiopathie mit schwerer Zyanose bei ▸Pulmonalsklerose. E Ayerza's disease. – **C. ochronọtica:** die ▸Kardiomyopathie bei Alkaptonurie. E ochronotic c.

**Cardiospermum herba,** Ballonrebenkraut: Heilpflanze mit nachgewiesener Wirkung bei Dermatitis, Pruritus, Ekzemen u. Insektenstichen (antiphlogistisch, juckreizlindernd, feuchtigkeitsspendend).

**Cạrdio|virus,** Enzephalomyokarditisvirus, EMC-Virus: ein Picornavirus; Erreger einer schweren ▸Enzephalomyokarditis. E cardiovirus.

**Cardọna-Brücke** (H. C., Augenarzt, New York): ▸Keratoprothese. E keratoprosthesis (Cardona).

**Carey-Coombs-Geräusch:** ▸COOMBS-Geräusch.

**Cạrhart** (RAYMOND C., 1912–1975, amerikan. Otologe). – **C.-Senke:** im Audiogramm eine charakteristische Senke (»Depression«) der Knochenleitungsschwellenkurve. Liegt im Frequenzbereich zwischen 500 u. 4000 Hz bei Otosklerose. S.a. Abb., ▸$C^5$-Senke. E Carhart's dip. – **C.-Test:** ▸Schwellenschwundtest.

**Ca|ri|es** *(latein. = Fäulnis):* **1)** *Zahnmedizin* ▸Zahnkaries; s.a. ▸Karies... E dental caries. **2)** *Chirurgie* ▸Knochenkaries. E caries, tuberculosis of bones.

**Ca|rị|na** *(latein. = Schiffskiel):* *Anatomie* schiffskielartige Leiste; auch Kurzbez. der ▸Carina tracheae. E ca-

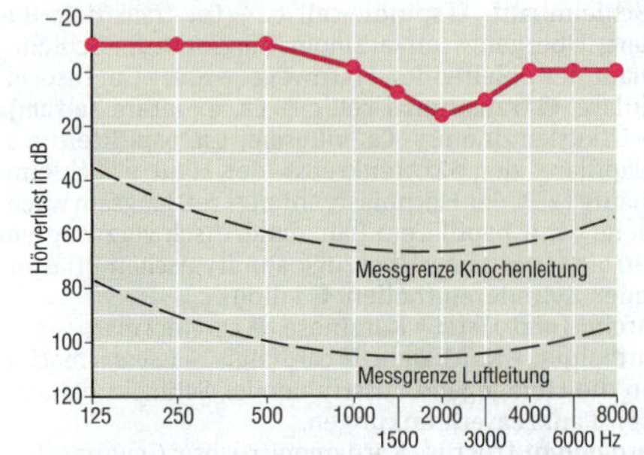


**Carhart-Senke:** C.-Senke (um 2000 Hz bei Stapesankylose) u. Gehörgangsverschluss-Effekt (Okklusions-E.). [103]

rina. – **C. epi|glottica:** Leiste median an der Innenseite des Kehldeckelknorpels. **E** epiglottic c. – **C. tracheae:** der sagittale, kranialkonkave Bifurkationssporn zwischen den Abgängen beider Hauptbronchien (▸ Bronchus) in die Luftröhre, hervorgerufen durch einen Vorsprung des untersten Trachealknorpels. **E** tracheal c. – **C. ure|thralis vaginae:** der an der vord. Scheidenwand von der Harnröhre aufgeworfene Wulst. **E** urethral ridge of vagina.

**Carisoprodol:** ein zentral wirkendes ▸ Muskelrelaxans. **E** carisoprodol.

**Carlens** (Erik C., Otologe, Stockholm). – **C.-Biopsie:** Biopsie des Mediastinalraumes anlässlich einer Mediastinoskopie. – **C.-Tubus:** *Anästhesiologie* ein doppellumiger Ballontubus mit Carinasporn (als Widerlager für die ▸ Carina tracheae), entwickelt für die Intubation des li. Hauptbronchus, der durch den aufblasbaren Ballon luftdicht abgedichtet wird; ein 2. Ballon fixiert den über ein Fenster zum re. Hauptbronchus offenen Tubus in der Luftröhre. **E** Carlens' tube.

**Carleton-Flecken** (Bukk G. C., 1856–1914, Arzt, New York): herdförmige hypertroph. Osteoperiostitis als Gonorrhö-Fernkomplikation. **E** Carleton's spots.

**Carlsten-Aufnahme:** *Radiologie* okzipitonasale oder bitemporale Schädelaufnahme zur Darstellung der Siebbeinzellen bzw. der Nasennebenhöhlen (v.a. Stirn-, Keilbeinhöhle).

**Carman-Meniskus** (Russell D. C., 1875–1926, amerikan. Arzt): *Radiologie* sichelartiger Füllungsdefekt an der Binnenseite der Nische einer Magenkontrastdarstellung als Zeichen eines schüsselförmig zerfallenden Magenkarzinoms. **E** Carman's meniscus sign.

**Carmellose,** Carboxymethylcellulose: ein Quellmittel; ***Anw.*** als ▸ Filmbildner u. in Wundauflagen. **E** carmellose.

**Carminativa (remedia):** *Pharmazie* blähungstreibende Mittel aus pflanzlichen Drogen; ***Wirkung:*** im Magen-Darm-Trakt gärungswidrig, verdauungsfördernd u. spasmolytisch. **E** carminatives.

**Carmi-Syndrom:** autosomal-rezessiv erbliches Syndrom mit Epidermolysis bullosa, Pylorusatresie u. evtl. Aplasia cutis congenita.

**Carmustin,** 1,3-Bis-(2-chlorethyl)-1-nitrosourea, Abk. BCNU: zu den ▸ Alkylanzien gehörendes Zytostatikum; ***NW:*** u.a. Myelosuppression, Nausea, Erbrechen, pulmonale Toxizität, Dermatotoxizität. **E** carmustine, BCNU.

**Carnegie-Stadien:** Einteilung der Entwicklung des menschl. Embryos von der Befruchtung bis zum Ende der Embryonalperiode in 23 Stadien. S.a. ▸ Embryogenese (dort Tab.).

**Carnes-Arm** (Will T. C., amerikan. Mechaniker): Armprothese mit willkürlich bewegbarer Leichtmetallhand. **E** Carnes' armprosthesis.

**Carnett-Zeichen:** *Chirurgie* das auf eine willkürl. Anspannung der Bauchdecken erfolgende Verschwinden eines durch Bauchpalpation bedingten Bauchschmerzes als Zeichen für dessen intraperitoneale Genese. **E** Carnett's sign.

**Carney-Komplex** (Aidan J. C.): (1985) autosomal-dominant erbliches Krankheitsbild, bei dem meist nicht alle folgenden Symptome auftreten: viele kleine ▸ Lentigines im Gesicht, an Lippen u. Mundschleimhaut, Naevi coerulei, kardiale Myxome u. multiple Myxome an Haut u. Schleimhäuten, Nebennierenhyperplasie mit Cushing-Phänotyp. **E** Carney complex.

**Carni|ficatio,** Karnifikation: *Pathologie* »fleischartige« Gewebsverdichtung (▸ Hepatisation) durch Bildung von Granulationsgewebe bei Pneumonie mit ausbleibender Lyse des Exsudats (= Organisation des Exsudats). **E** carnification.

**Car|ni|tin,** Vitamin $B_T$: von Wirbeltieren biosynthetisiertes Trimethylbetainin, das in allen Körpergeweben, besonders in quer gestreifter Muskulatur vorkommt. Ist beteiligt an Fettsäurentransport, mitochondrialer Fettsäureoxidation, Transmethylierung u. Thyroxinwirkung; wirkt appetit- u. gewichtsfördernd. **E** carnitine.

**Carnitinmangel:** Erkrankungen aufgrund verminderter Resorption bzw. Speicherung von Carnitin (Vitamin T). **E** carnitine deficiency. – **C., muskulärer:** hereditäre metabolische Myopathie mit zunehmender Schwäche v.a. der proximalen Extremitätenmuskeln. Beginn meist im Schulalter; erniedrigter Carnitingehalt im Muskel bei normalem Serum- u. Lebercarnitin. – **C., systemischer:** hereditäre metabolische Erkrankung mit Funktionsstörungen des Muskels, der Leber u. des Gehirns. Beginn variabel, meist schon im 2. Lebenshalbjahr. Zunächst nicht ketotische Hypoglykämie u. Leberfunktionsstörung, später metabolisch-hepatische Enzephalopathie mit Ammoniakerhöhung u. metabolischer Azidose, Erbrechen, Verwirrtheit, Krämpfe, Koma. Häufig letaler Verlauf im Kindesalter. Stark erniedrigter Gehalt von Muskel-, Leber- u. Serumcarnitin, Leberverfettung; autosomal-rezessiver Erbgang.

**Car|no|sin,** β-Alanyl-L-histidin: Peptid im Wirbeltiermuskel. **E** carnosine.

**Carnot-Reflex** (Paul C., 1869–1957, Internist, Paris): Tränenfluss bei Einführen einer Sonde in die Speiseröhre. **E** Carnot's reflex.

**Caro luxurians:** *Pathologie* »wildes Fleisch«; überschießend wucherndes Granulationsgewebe in heilenden Hautwunden. **E** proud flesh.

**Caroli** (Jaques C., geb. 1908, Gastroenterologe, Paris). – **C.-Phänomen:** bei duodenaler Retroperistaltik einsetzender Ventilmechanismus im duodenal-intramuralen Choledochus: der Choledochusabschnitt distal des kontrahierten Sphincter Oddi wird von der Peristaltik umgeschlagen (»Dreschflegelphänomen«), wodurch ein duodenobiliärer ▸ Reflux verhindert wird. – **C.-Krankheit, C.-Syndrom:** angeborene, segmentale Erweiterungen der intrahepatischen Gallenwege mit (Sub-)Ikterus, Hepatomegalie, evtl. auch Nierenzysten. Fälle mit Gallengangszysten u. periportaler Leberfibrose werden auch als kongenitale hepatische Fibrose bezeichnet. Wenn hepatische, renale u. pankreatische Zysten vorliegen, wird der Begriff renohepatopankreatische Dysplasie gebraucht. **E** Caroli's syndrome.

**ca|ro|ti|cus** *(latein.):* zur Arteria carotis gehörend. **E** carotid.

**Carotin,** Provitamin A: Hauptgruppe der pflanzlichen Carotinoide (v.a. das α-, β- u. γ-C.; auch Derivate; alle fettlöslich). Werden mit der Nahrung aufgenommen u. bei Resorption u. in der Leber durch das Enzym **Carotinase** in ▸ Vitamin A aufgespalten; werden im Fettgewebe gespeichert. **E** carotene.

**Carotin|ikterus, Carotino|dermia:** Gelbfärbung der Haut (= Aurantiasis cutis), aber kaum der Skleren, durch reichliche Fütterung von Karottensaft im 1. Lebensjahr. Diese Verfärbung wird begünstigt durch gleichzeitige Milchgaben, da Carotin fettlöslich ist. **E** carotene jaundice, carotenosis cutis.

**Carotino|dermia, Carotinosis:** ▸ Carotinikterus.

**Carotino|ide,** Lipochrome: gelbe bis rotviolette, fettlösliche, hochungesättigte Polyenfarbstoffe pflanzlicher Herkunft (Kohlenwasserstoffe u. Derivate); z. B. ▸Carotin, ▸Lycopin bzw. – sauerstoffhaltig – die Xanthophylle. **E** carotinoids.

**Ca|rọ|tis** *(griech. kara = Kopf, Leben):* ▸Arteria carotis communis; s. a. ▸Karotis... **E** carotid artery. – **C. dolorọsa:** ▸Karotidodynie.

**Carotis-Sinus...:** ▸Sinus caroticus.

**Car|pạ|le,** Plur. **Carpạlia:** der bzw. die ▸Handwurzelknochen (Ossa carpi). **E** carpal bone(s).

**Cạrpenter** (1) GEORGE C., 1859–1910, brit. Pädiater; **2)** W. B. C., 1813–1885, Physiologe, London). – **C.-Effekt** (W. B. C.): durch die Wahrnehmung u. Vorstellung von Bewegungen unwillkürlich bewirkte Nachahmung dieser Bewegungen. – **C.-Syndrom** (GEORGE C.): ▸Akrozephalosyndaktylie (2). **E** Carpenter's syndrome.

**Carpentiẹr-Ring:** *Kardiologie* ringförmiges Kunststoffimplantat zur Raffung des Ostiums bei Trikuspidalinsuffizienz. S. a. ▸Anuloplastik. **E** Carpentier ring.

**Cạr|pus:** die aus den acht gelenkig verbundenen ▸Handwurzelknochen (dort Abb.) bestehende Handwurzel. Distale Reihe: Os trapezium, trapezoideum, capitatum u. hamatum; proximale Reihe: Os scaphoideum, lunatum, triquetrum u. pisiforme. **E** wrist. – **C. vạlgus:** ▸MADELUNG-Deformität.

**Carrẹl** (ALEXIS C., 1873–1944, Chirurg, Lyon, New York). – **C.-Flasche:** flache, runde Glasflasche mit schräg aufsteigendem Hals; für Gewebekulturen. **E** C.'s tube. – **C. (-Stich) -Naht:** Gefäßnaht (Anastomosennaht) durch adaptierende durchgreifende Nähte u. eine anschließende fortlaufende atraumatische (d. h. gewebsschonende) Naht. **E** C.'s suture.

**Carrẹll-Operation:** Ersatz des inneren Seitenbandes des Kniegelenkes durch einen distal gestielten Fascia-lata-Lappen.

**Cạrrier** *(engl. = Träger):* **1)** *Biochemie* das am aktiven ▸Transport durch die ▸Zellmembran beteiligte »Trägermolekül« (u. zwar als **zytoplasmatischer** bzw. **Membran-C.**); s. a. ▸Schlepper. **2)** *Nuklearmedizin* der nicht markierte, chemisch identische Zusatz einer mit einem Radioisotop markierten chem. Verbindung. **3)** *Bakteriologie* Infektionsüberträger; ▸Vektor.

**Carrier-Determinante:** ▸Determinante auf einem mit Helfer-T-Lymphozyten reagierenden Antigen.

**Carrión-Krankheit** (DANIEL A. C., 1859–1885, Medizinstudent, Lima): ▸Bartonellosis (bei deren Aufklärung CARRIÓN nach freiwilliger Inokulation den Tod fand). **E** Carrión's disease.

**Carteolol:** ▸Betarezeptorenblocker; Klasse-II-Antiarrhythmikum. ***Anw.*** bei koronarer Herzkrankheit, tachykarden Herzrhythmusstörungen u. Hypertonie; in der Augenheilkunde auch bei erhöhtem Augeninnendruck u. chronischem Weitwinkelglaukom. **E** carteolol.

**Cạrter-Krankheit** (HENRY V. C., 1831–1907, brit. Arzt, Indien): ▸Myzetom. **E** Carter's black mycetoma.

**Carter-Robbins-Test:** Verfahren zur Abgrenzung des Diabetes insipidus centralis vom Diabetes insipidus renalis bzw. anderen Polydipsie-Formen. ***Durchführ.:*** Infusion einer hypertonischen Lösung, gefolgt von einer Injektion von antidiuretischem Hormon. Beim Diabetes insipidus centralis u. renalis führt die Infusion hypertoner Lösung im Gegensatz zum Gesunden nicht zu einem Anstieg der Urinosmolarität u. einer Verminderung der Harnmenge. Der Diabetes insipidus centralis ist von dem D. i. renalis durch sein Ansprechen auf ADH-Injektion zu unterscheiden (s. Abb.). Mittlerweile werden eher kontrollierte Durstversuche durchgeführt, da Gefahr der Komplikationen. **E** Carter-Robbins test.

**Cạrter-Test:** *Ophthalmologie* Bestg. der Farbempfindlichkeitsschwelle durch Beobachtung von Farbmarken bei verschiedenen Beleuchtungsstärken.

**cartilagịneus, cartilaginosus** *(latein.):* knorpelig. **E** cartilaginous.

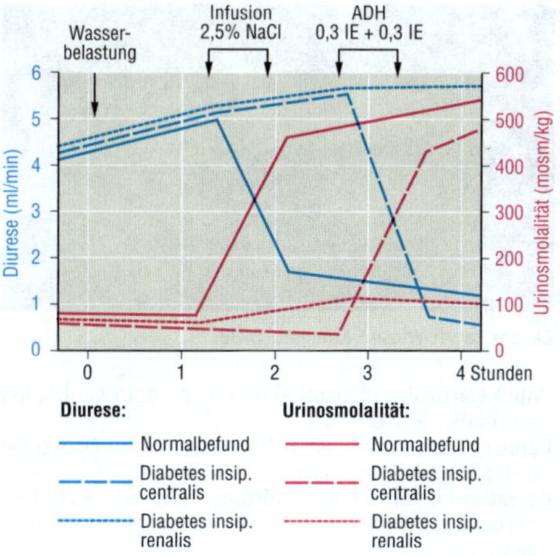


Carter-Robbins-Test. [522]

**Cartilạgo:** *Anatomie* ▸Knorpel. **E** cartilage. **1)** Knorpel als anatomisches Gebilde (Plural: **Cartilagines** [nachfolgend = **Cc.**]). – **C. alạris major:** der große, an der Nasenspitzenbildung beteiligte Nasenflügelknorpel, der durch kleine Nasenflügelknorpel ergänzt wird. – **C. articulạris:** Gelenkknorpel. – **C. arytaeno|ịdea:** der kleine, paarige Ary- oder Gießbeckenknorpel des Kehlkopfs. – **C. aurịcularis:** der Ohrmuschelknorpel. – **C. corniculạta:** der paarige, kleine SANTORINI-Knorpel bds. im Kehlkopf an der Spitze der C. arytaenoidea. – **C. cos|tạlis:** der – hyaline – Rippenknorpel. – **C. crico|ịdea:** der – hyaline – Ringknorpel des Kehlkopfs. – **C. cunei|fọrmis:** der kleine, elast. MORGAGNI- oder WRISBERG-Knorpel in der ▸Plica ary-epiglottica. – **C. epi|glọttica:** der herzförmige, elast. Kehldeckelknorpel. – **C. epi|physiạlis:** der Epiphysenknorpel; das hyalinknorpel. Endstück der Röhrenknochen, in dem sich durch Blasenknorpelbildung u. enchondrale Ossifikation die knöcherne Epiphyse entwickelt. – **C. meatụs acụstici:** Gehörgangsknorpel. – **Cc. nạsi:** die hyalinen Nasenknorpel, die mit den Nasenknochen (Ossa nasalia) das Nasengerüst bilden: die dreieckige, mit dem Septum verbundene C. nasi lat., die C. alaris major mit Cc. alares minores, Cc. nasales accessoriae, die viereckige, vom Sieb- u. Pflugscharbein bis in die Pars mobilis der Nasenscheidewand reichende **C. sẹpti nạsi** u. die C. vomeronasalis. – **C. thyro|ịdea:** der Schildknorpel als größter Kehlkopfknorpel. – **Cc. trachẹales:** die 16–20 hufeisenförmig nach hinten offenen, hyalinen Luftröhren- oder Trachealknorpel, welche die Luftröhrenlichtung gewährleisten. – **C. tụbae auditoriae:** der teils hyaline, teils elast. Knorpel in der Ohrtrompete. – **C. vomero|nasạlis:** der kleine JACOBSON-Knorpel bds. der Vereinigung von Septum nasi u. Vomer. **2)** Knorpel als Gewebeart (Textus cartilagineus), u. zwar als **C. elạstica, fibrọsa** u. **hyalịna** (= der elastische, Faser- bzw. hyaline Knorpel).

**Cạ|rum cạr|vi,** Kümmel: der (Feld- oder Wiesen-)Kümmel [Umbelliferae], dessen Früchte ätherisches Öl mit Carvon u. weiteren Terpenen enthalten. ***Anw.*** als Gewürz sowie *pharmaz* als Magen-Darm-Mittel (wirkt karminativ u. spasmolytisch) u. in Badezusätzen. S. a. Abb. **E** caraway.

**Ca|rụn|cu|la:** *Anatomie* warzenförmiges Weichteilhöckerchen (Plural: **Carụnculae** [= **Cc.**]). **E** caruncle. – **Cc. hymenạles, Cc. myrtiformes:** Hymenalkarunkeln. Narbenreste des Jungfernhäutchens (▸Hymen). **E** hymenal c. – **C. lacrimạlis:** das zwischen den Tränenpünktchen gelegene Tränenwärzchen am inneren Augenwinkel. **E** lacrimal c. – **C. sublinguạlis:** Karunkel neben dem Frenulum linguae am Mündungsort der Ausführungsgänge der Unterkiefer- u. Unterzungendrüse. **E** sublingual papilla. – **C. ure|thrạlis:**

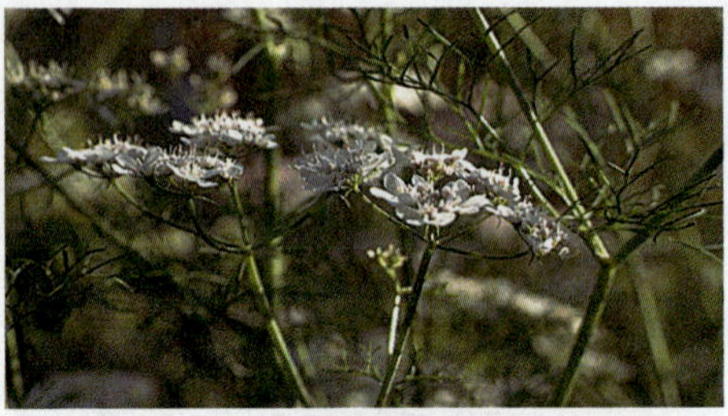

**Carum carvi:** Wiesen-Kümmel. [482]

die ▸Harnröhrenkarunkel bzw. – ♂ – der ▸Colliculus seminalis. **E** urethral c.

**Carus** *(griech. karos = Betäubung, Totenschlaf):* extrem tiefes Koma (**Coma carus**). **E** deep coma.

**Carvalho-Lortat-Jacob-Syndrom:** gleitende ▸Hiatushernie mit intermittierenden retrosternalen Schmerzen.

**Carvedilol:** ▸Betarezeptorenblocker mit $\alpha_1$-blockierender Wirkung; Vasodilatator; ***Anw.*** bei Hypertonie, Herzinsuffizienz, Angina pectoris. **E** carvedilol.

**Caryo...:** ▸Karyo...

**Caryophylli flos,** Gewürznelke: Heilpflanze mit nachgewiesener Wirkung bei Entzündungen der Mund- u. Rachenschleimhaut, Zahnschmerzen, Insektenstichen u. Dermatosen.

**CASA** *(engl.)* computer aided semen analysis: Computer-gestützte Samenanalyse; diagnostische Maßnahme bei V.a. auf Infertilität des Mannes.

**Casal-Kollier, Casal-Kragen** (GASPAR C., gest. um 1759, span. Arzt): *Dermatologie* bräunlich- bis lividrotes, meist scharf begrenztes ringförmiges Erythem um den Hals, ein typisches Symptom bei ▸Pellagra. **E** Casal's necklace.

**Casein,** Kasein: der Käsestoff als Hauptanteil des Milcheiweißes; ein reichlich Glutaminsäure u. Stickstoff enthaltendes, schwefelhaltiges ▸Glykoprotein mit Phosphatgehalt (= Phosphoproteid), dessen verschiedene Fraktionen (z.B. α, β) Partikeln = ▸Mizellen bilden (diese werden durch κ-C. stabilisiert [Detergenswirkung]; s.a. ▸Emulsion). Ansäuern der Milch bzw. Labfermentwirkung führt zu Milchgerinnung, d.h. zu Caseinausflockung (der Rest ist Molke). Wird z.B. durch ▸Trypsin abgebaut (= Caseinum e peptone). Ist diätetisch wertvoll (als Quark, Käse oder als »aufgeschlossenes Milcheiweiß«; Zusatz in Brot, Wurst, Teigwaren, Kindernahrung). **E** casein.

**Case-Management** *(engl.):* Behandlungsrichtlinien für einen konkreten Erkrankungsfall (s.a. Disease-Management-Programm).

**ca|seo|sus** *(latein.):* ▸käsig, z.B. käsige ▸Pneumonie. **E** caseous.

**Case-Typ** (JAMES TH. C., geb. 1882, Röntgenologe, San Antonio/Tex.): (1929) Pseudoappendizitis bei rezidivierender Dickdarmdivertikulitis.

**Casoni(-Botteri)-Test** (TOMASO C., 1880–1933, ital. Arzt): *Serologie* Intrakutantest auf Echinokokkose durch Injektion von 0,1 ml inaktivierter Hydatidenflüssigkeit. **E** Casoni's intradermal test.

**Cas|par-Trübung:** kreisförmige oder gitterartige Trübung der Hornhaut nach ▸Contusio bulbi. **E** Caspar's ring opacity.

**Casper-Katheter** (LEOPOLD C., 1859–1959, Urologe, Berlin, New York): *Urologie* mit Hilfe eines Spanners einzuführender vierflügeliger Kronenkatheter als ein selbsthaltender Harnblasen-Dauerkatheter. **E** Casper's catheter.

**Caspofungin:** i.v. Antimykotikum (Echinocandin) mit Wirksamkeit gegen Candida u. Aspergillus; ***Wirkung:*** hemmt den Aufbau der Pilz-Zellwand; ***Anw.*** bei invasiver Aspergillose. **E** caspofungin.

**Cassia:** *Botanik* Gattung tropischer Leguminosen, z.B. **C. acutifolia** (die Blätter = Folia Sennae Alexandrinae) u. **C. angustifolia** (Blätter = ▸Folia Sennae Tinnevelly; Früchte = Folliculi Sennae); *pharmaz* beide als laxierende Drogen (s.u. ▸Sennesblätter). **E** Cassia (Alexandrian senna, Tinnevelly senna).

**Cassidy-Scholte-Syndrom:** (1930) das ▸Karzinoidsyndrom.

**Cassirer(-Crocq)-Syndrom** (RICHARD C., 1868–1925, Neurologe, Berlin), Acroasphyxia chronica hypertrophica: konstitutionelle – evtl. durch endo- oder exogene Noxen ausgelöste – Vasoneurose mit Akrozyanose u. -asphyxie (vorwiegend der oberen Gliedmaßen); kühle u. feuchte Akren, Sensibilitätsstörungen, Überempfindlichkeit (Hyperästhesie) gegen Kälte, trophische Störungen (Hyper-, Atrophien). **E** Cassirer's syndrome.

**Castañeda-Vakzine** (M. RUIZ C., mexikan. Virologe): s.u. ▸ZINSSER-CASTAÑEDA.

**Castellani** (SIR ALDO C., 1878–1971, Bakteriologe, Tropenarzt). – **C.-Agglutinin|absättigung:** *Serologie* Verfahren, das die Differenzierung von Mischinfektionen u. Infektionen durch Erreger mit partieller Antigengemeinschaft ermöglicht durch die Absättigung der im Serum vorhandenen Agglutinine durch einen der in Frage kommenden Erregerstämme (die Absättigung gelingt bei Mischinfektion nur durch bd. Stämme). Das Verfahren ist auch für die Herstellung spezifischer Antisera von Bedeutung. **E** Castellani's test. – **C.-Beine:** in trop. Ländern vorkommende eitrige Follikulitis der Beine. – **C.-Geschwür,** Sandgeschwür, Marmarikageschwür: in Nordafrika endemisches, kontagiöses, meist oberflächl. Hautgeschwür durch Micrococcus mycetoides. **E** tropical ulcer. – **C.-Krankheit: 1)** ▸Bronchospirochaetosis. **E** C.'s bronchitis. **2)** Afrikanische Schlafkrankheit: ▸Trypanosomiasis. – **C.-Lösung:** Lsg. zur Behandlung mikrobieller u. ekzematöser Hauterkrankungen; enthält basische Fuchsin-Lsg., Phenol, Borsäure, Aceton u. Resorcin. **E** C.'s paint. – **C.-Low-Zeichen** (GEORGE C. L., 1872–1952, Arzt, London): leichtes Zittern der Zunge im 3. (= zerebralen) Stadium der Afrikanischen Schlafkrankheit. **E** C.-Low sign. – **C.-Pyosis:** »Dschungelfäule«, sekundär infizierte Kontaktdermatitis oder impetiginisierte ekzematoide Dermatitis. – **C.-Spirochäte:** ▸Treponema pertenue.

**Castellanos-Syndrom:** *Kardiologie* die FALLOT-Tetralogie mit Vorhofseptumdefekt u. Doppelung der Vena cava superior. **E** Castellanos' syndrome.

**(del-)Castillo-Syndrom** (E. B. DEL C., argentin. Arzt): **1)** Germinalzellaplasie, SERTOLI-Zell-Syndrom: primär-anlagemäßiger, normogonadotroper Hypogonadismus des Mannes mit aspermaler Sterilität (▸Aspermie) infolge Fehlens des Keimepithels in den Hodenkanälchen. **E** Del Castillo syndrome, Sertoli-cell-only syndrome. **2)** ▸ARGONZ-DEL CASTILLO-Syndrom. **E** Argonz-D. C. syndrome.

**Castleman-Syndrom** (BENJAMIN C., 1906–1982, Pathologe, Massachusetts): **1)** die hyalinisierende plasmazelluläre ▸Lymphknotenhyperplasie. **E** Castleman's disease. **2)** (1958) ▸Alveolarproteinose.

**Castor|öl,** Oleum Ricini: s.u. ▸Ricinus. **E** castor oil.

**Cast-Syndrom** *(engl. cast = Gipsverband):* durch einen ausgedehnten Rumpf-Gips- oder -Pflaster-Verband ausgelöste Symptomatik. ***Klinik:*** Magendilatation, paralytischer Dünndarmileus, Bauch- und Rückenschmerzen, Erbrechen, Oligurie, evtl. Zyanose u. Kollaps.

**Ca|sus** *(latein.):* Fall, Krankheitsfall. S.a. ▸Kasuistik. **E** case.

**Ca|ta|lep|sia:** *Neurologie* ▸Katalepsie. **E** catalepsy. – **C. laryngis:** s.u. ▸Epilepsia; s.a. ▸Hustensynkope.

**Cataphora:** tiefe, von »luziden« Intervallen unterbrochene Bewusstlosigkeit. **E** cataphora, semicoma.

**Cataracta,** Katarakt, grauer Star: alle Formen des Durchsichtigkeitsverlustes der Augenlinse oder ihrer Kapsel. Je nach Ort der Trübung werden Rindenstar (Linsenkapsel) u. Kernstar (Linsenkern) unterschieden, je nach Ursache die angeborene (▸C. congenita) u. durch äußere Einwirkungen oder als Folgegeschehen erworbene Form, am häufigsten der Altersstar (▸C. senilis). E cataract. – **C. anularis,** Cataracta umbilicata, Ringstar: angeborene Form des C. mit Erweichung, Quellung u. anschließender Resorption der zentralen Linsenfasern. Dadurch Aneinanderlagerung von vorderer u. hinterer Linsenkapsel im Zentrum bei erhaltener Linsensubstanz in der Peripherie (Schwimmringform). Als Ursache scheint eine gestörte Rückbildung der A. hyaloidea eine Rolle zu spielen. – **C. calorica,** Feuerstar: C. infolge lang dauernder Einwirkung starker Wärmestrahlung; v.a. als Berufskrankheit bei Gießern, Glasbläsern. Beginnt meist am hinteren Linsenpol, oft spezifische Abblätterung von Linsenkapsellamellen (Feuerlamelle, Exfoliatio, echtes Kapselhäutchen). Prophyl. durch Strahlen reflektierende u. absorbierende Schutzgläser. Selten gewordene Berufskrankheit. E heat-ray c., glassblower's c. – **C. complicata:** K. als Folge einer Augenerkrankung. E complicated c. – **C. congenita:** angeborene Linsentrübungen. ***Ätiol.:*** 50 % der angeborenen C. werden autosomal-dominant vererbt, seltener autosomal-rezessiv; weitere Ursachen der C. congenita sind intrauterine Infektionen (z.B. Röteln), Stoffwechselstörungen (z.B. Galaktosämie) oder Chromosomenanomalien. Benannt werden sie meist nach Form u. Lage der Trübung in der Linse, z.B. C. membranacea; C. polaris (Polstar am vorderen oder hinteren Linsenpol); C. stellata (sternförmige Trübung) u. C. zonularis (Schichtstar in der tieferen Linsenrinde; s.a. ▸Kranz-, ▸Kapselstar). – **C. diabetica:** juvenile C. bei Diabetes mellitus. E diabetic c. – **C. electrica:** C. nach Blitzschlag oder Starkstromunfall (Blitzstar). E electric c. – **C. juvenilis,** C. praesenilis: frühe C. bei Systemerkrankungen, z.B. als C. diabetica, C. neurodermica, C. myotonica, C. tetanica. E juvenile c. – **C. myotonica:** C. juvenilis bei Myotonie. E myotonic c. – **C. neurodermica, C. dermatogenes:** C. juvenilis bei Hauterkrankungen wie Neurodermitis disseminata, ROTHMUND-Poikilodermie. – **C. e radiatione:** ▸Strahlenkatarakt. – **C. secundaria:** sog. Nachstar nach durchgeführter extrakapsulärer Kataraktextraktion oder nach Resorption einer traumatischen K. E secondary c. – **C. senilis,** Altersstar: C. im höheren Lebensalter. Anfangs als periphere speichenförm. Trübung (**C. cuneiformis**) mit flachen »Wasserspalten« in der Rinde (s. Abb.), gefolgt von raschem Zerfall der Linsenfasern u. Wasseraufnahme mit Vergrößerung der Linse (**C. intumescens**); evtl. mit Vorwölbung bis vor die Pupillenebene u. auch leichter Augeninnendruckerhöhung. Später Abnahme des Volumens u. Verwischung der Linsenstruktur (**C. matura**; s.a. ▸Staroperation), auf die eine Verminderung der Linsenkrümmung u. Erschlaffung der Kapsel folgen, sowie eine milchige Verflüssigung der Rinde mit Absinken des Linsenkerns (**C. hypermatura** = ▸MORGAGNI-Katarakt); evtl. auch Kalksalz- u. Cholesterineinlagerungen (**C. calcarea** = Kalkstar). E senile c. – **C. tetanica:** C. bei Epithelkörpercheninsuffizienz (Tetanie); v.a. C. juvenilis. E tetany c. – **C. traumatica:** C. nach Augenverletzung, z.B. nach Contusio bulbi, Perforation (als Wundkatarakt). E traumatic c.

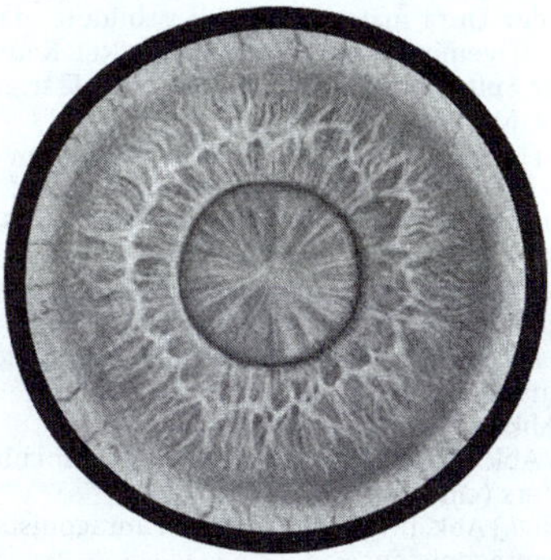

**Cataracta senilis:** Altersstar mit radiärer Rindentrübung. [328]

**ca|tar|rha|lis** *(latein.)*, katarrhalisch: mit vermehrter Absonderung durch die entzündete Schleimhaut. S.a. ▸Katarrh. E catarrhal.

**Catar|rhus:** ▸Katarrh. E catarrh. – **C. epi|demicus:** ▸Grippe.

**CATCH22** *(engl.)*: Akronym aus **c**ardiac malformation (Herzfehler), **a**bnormal facies, **t**hymic hypoplasia (Thymushypoplasie), **c**left palate (Gaumenspalte), **hy**pocalcemia (Hypokalzämie infolge Nebenschilddrüsenhypo-/aplasie) u. Chromosom **22** (Ort der Mikrodeletion). Sammelbez. für DI-GEORGE-, SHPRINTZEN- u. velokardiofaziales Syndrom. Ferner das »conotruncal face syndrome« (Herzfehler als Hauptmerkmal).

**Ca|te|chol|amine,** (Brenz-)Catechinamine: Gruppenbez. für die aromatischen Amine ▸Noradrenalin, ▸Dopamin (als »primäre C.«) u. ▸Adrenalin (Stoffwechsel s. dort) sowie deren Derivate. S.a. ▸Sympathomimetika. – **C., freie:** *Labormedizin* Sammelbez. für ▸Adrenalin u. ▸Noradrenalin, die bei Gesunden zu etwa 1 % unverändert mit dem Harn ausgeschieden (dagegen 80–85 % als ▸Vanillinmandelsäure, 15 % als ▸Metanephrine) werden. – Vermehrt v.a. beim Phäochromozytom. E catecholamines.

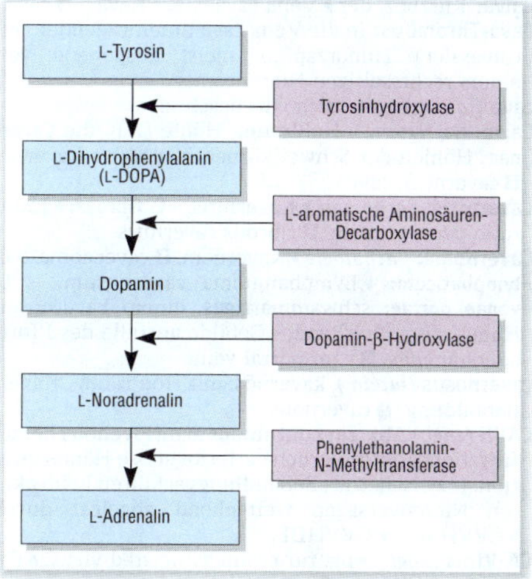


**Catecholamine:** Biosynthese. [53]

**Ca|te|chol-O-Methyl|trans|ferase,** Abk. COMT: Enzym, welches in den Effektorzellen des Erfolgsorgans Adrenalin u. Noradrenalin O-methyliert (Bildung von Normetanephrin). E catechol methyltransferase.

**Catel-Manzke-Syndrom:** ▸ROBIN-Sequenz mit akzessorischem kleinem Röhrenknochen seitlich am zweiten Finger. E Catel-Manzke syndrome.

**Catgut** *(engl.)*: aus der Serosa des Rindes hergestelltes resorbierbares chirurgisches Naht- u. Unterbindungsmaterial (z.B. Nr. 6/0 = ca. 0,1 mm, Nr. 6 = ca. 0,8 mm ∅). Als **Chrom-C.** mit verlängerter Resorptionszeit; seit dem Auftreten von BSE in Deutschland nicht mehr zugelassen.

**Cathepsin:** ▸Kathepsin. E cathepsin.

**Cativa:** ▸Pinta.

**Cattalorda-Fraktur:** dreistrahlig-sternförmige Hüftpfannenfraktur. E T-type acetabular fracture (Cattalorda).

**Cauchois-Eppinger-Frugoni-Syndrom:** chronisch rezidivierende Entzündung u. Thrombose der Pfortader, evtl. auch der Milzvene; führt zu ▸Spleno- oder ▸Hepatosplenomegalie, Anämie, Leuko- u. Thrombopenie, evtl. zu Ösophagusvarizen, Aszites, Fieber, Haut- u. Verdauungstraktblutungen. S.a. ▸BUDD-CHIARI-Syndrom. E Frugoni's syndrome.

**Cau|da** *(latein.): Anatomie* Schwanz, Schweif. – Auch ältere Bez. für das Flagellum des ▶ Spermiums. E tail, cauda. – **C. epididymidis:** der untere, gebogene Teil des Nebenhodens, in dem der Ductus e. abgestuft an Kaliber zunimmt; dient als Hauptsamenspeicher. E t. of epididymis. – **C. equina:** das pferdeschweifförm. Nervenfaserbündel am Ende des Rückenmarks, u. zwar die gebündelten vorderen u. hinteren Spinalnervenwurzeln des Lenden- u. Sakralmarks um das Filum terminale; füllt – unterhalb des Conus medullaris – den Lenden- u. Kreuzbeinteil des Spinalkanals aus. – S.a. ▶ Kaudasyndrom. – **C. nuclei caudati:** der hintere, sich verjüngende Teil des Schweifkernes (▶ Nucleus caudatus). – **C. pancreatis:** der nach links bis zum Milzhilus reichende schmale »Pankreasschwanz«. E t. of pancreas.

**cau|da|lis,** kaudal: schwanz- bzw. steißwärts (als Richtungsbezeichnung an Rumpf, Hals; in der *PNA*= inferior). E caudal.

**Cauda-Syndrom:** ▶ Kaudasyndrom. E cauda equina syndrome.

**Cau|sa** *(latein.):* Ursache. E cause.

**Ca|va:** Kurzbez. der ▶ Vena cava; s.a. ▶ Kava... E cava.

**Cava-Thrombus:** in die Vena cava hineinragender (intravasaler) Tumorzapfen, meist ausgehend von einem rechtsseitigen Nierentumor.

**cave** *(latein.):* hüte dich vor, beachte!

**Ca|ver|na** *(latein.):* Hohlraum, Höhle (z.B. die **Cavernae,** Höhlen der Schwellkörper). – *patho* ▶ Kaverne. E cavern(a), cavity.

**Cavernitis:** *Pathologie* ▶ Kavernitis. – **C. fibrosa:** ▶ Induratio penis plastica. E fibrous cavernitis.

**Cavernoma:** *Pathologie* ▶ Kavernom. E cavernoma. – **C. lymphaticum:** ▶ Lymphangioma cavernosum. – **C. venae portae:** schwammartiges, einem kavernösen Hämangiom gleichendes Gebilde anstelle des Pfortaderstammes. E c. of portal vein.

**cavernosus** *(latein.),* kavernös: mit Hohlraum-, Kavernenbildung. E cavernous.

**CAVH** *(engl.)* Abk. für **c**ontinuous **a**rterio**v**enous **h**emofiltration: kontinuierliche arteriovenöse Hämofiltration. Inzwischen als Behandlungverfahren beim akuten Nierenversagen weitgehend abgelöst durch ▶ CVVH und ▶ CVVHDF.

**CA-Virus** *(engl.)* Abk. für **c**roup **a**ssociated **virus**: ▶ Parainfluenza-Virus Typ 2.

**Ca|vi|tas** *(latein.):* Höhle, Höhlung. S.a. ▶ Cavum, ▶ Fossa, ▶ Kavität. E cavity. – **C. abdominalis:** »Bauchhöhle«; s.a. ▶ C. pelvis. E abdominal c. – **C. articularis:** die spaltförm., von der Gelenkkapsel (Capsula articul.) u. den Gelenkkörpern begrenzte Gelenkhöhle; enthält die Gelenkschmiere (Synovia), z.T. auch Gelenkscheiben (▶ Discus, ▶ Meniscus). E joint c. – **C. cra|nii:** die von Schädeldach u. -basis umschlossene Schädelhöhle. E cranial c. – **C. dentis (pulparis):** die vom Zahnbein umschlossene, das Zahnmark (▶ Pulpa) enthaltende »Pulpahöhle«. E pulp c. – **C. epiduralis,** Cavum epidurale, Cavum extradurale: der Epiduralraum zwischen Duralsack des Rückenmarks u. Periost des Wirbelkanals. E epidural c. – **C. glenoidalis:** die ovale, hyalin-knorpelig überzogene Schulterblattpfanne für das Caput humeri. E glenoid c. – **C. infraglottica:** der Raum unterhalb der Stimmritze (= Rima glottidis); Abb. E infraglottic c. – **C. laryngis:** die durch die Stimmbänder sanduhrförmige Kehlkopflichtung (s. Abb.). E c. of larynx. – **C. medullaris:** »Markhöhle«, der fast spongiosafreie, nur das Knochenmark enthaltende Raum in der Diaphyse der Röhrenknochen. E medullary c. – **C. nasi:** »Nasenhöhle«. E nasal c. – **C. oris:** »Mundhöhle«; unterteilt in den Mundvorhof = Vestibulum oris u. die zwischen Zahnreihen u. Schlund (▶ Cavitas pharyngis) gelegene, vom Gaumen überdachte eigentliche M. = **C. oris propria**; s.a. ▶ Zunge, ▶ Mundboden. E oral c. (proper). – **C. pelvis:** »Beckenhöhle«; der im Bereich des Beckens (i.e.S. der Pelvis minor) gelegene Teil der freien Bauchhöhle (Cavitas abdominalis). E pelvic c. – **C. peri|cardialis:** »Herzbeutelhöhle«; der ka-

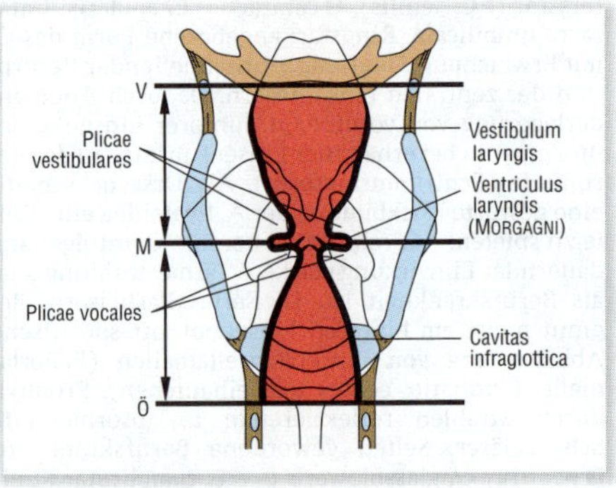


**Cavitas laryngis:** V = Vallecula-Ebene; M = MORGAGNI-Ebene; Ö = Ebene des Ösophagusmundes. [452]

pilläre Spaltraum zwischen Peri- u. Epikard; enthält Gleitflüssigkeit (Liquor pericardii). E pericardial c. – **C. peritonealis:** »Bauchfellhöhle«; der in der Bauchhöhle (▶ Cavitas abdominalis) befindliche Spaltraum zwischen dem parietalen u. dem viszeralen Peritoneum; enthält Gleitflüssigkeit (Liquor peritonei); besitzt als Teilkompartimente die ▶ Bursa omentalis u. zahlreiche Recessus, Fossae, Excavationes. E peritoneal c. – **C. pharyngis:** »Rachenhöhle«; sie geht vorn, am Isthmus faucium, in die Mundhöhle u. unten-hinten in die Kehlkopfhöhle über. E c. of pharynx. – **C. pleu|ralis:** »Pleurahöhle« = »Interpleuralraum«; der kapilläre Spaltraum zwischen Pleura parietalis u. pulmonalis, gefüllt mit einer serösen Flüssigkeit als Gleitschicht; durch Kapillaradhäsion sind bd. Pleurablätter so miteinander verhaftet, dass die Lunge die Bewegungen der Brustwand mitmachen muss (s.a. ▶ DONDERS-Druck). E pleural c. – **C. subarachno|idea:** der den Liquor cerebrospinalis enthaltende Raum zwischen der ▶ Arachnoidea u. ▶ Pia mater. E subarachnoid c. – **C. thoracis:** »Brusthöhle«; die von der Thoraxwand umschlossene, gegen die Bauchhöhle durch das Zwerchfell abgegrenzte, von der Fascia endothoracia ausgekleidete, die Brustorgane enthaltende Höhle; s.a. ▶ Cavitas pleuralis. E thoracic c. – **C. tympanica:** Paukenhöhle des Mittelohres; enthält die Gehörknöchelchen. E tympanic c. – **C. uteri:** »Gebärmutterhöhle«. E uterine c.

**Cavite-Fieber:** ▶ Dengue-Fieber. E Cavite fever.

**Cavum** *(latein.): Anatomie* Höhle, Hohlraum, *patho* Kaverne. S.a. ▶ Cavitas, ▶ Fossa, ▶ Spatium, ▶ Vestibulum, ▶ Excavatio. E cavum, cavity, space. – **C. Douglasi:** ▶ Excavatio rectouterina. E cavum douglasi. – **C. mediastinale:** der »Mediastinalraum«, ▶ Mediastinum. E mediastinum. – **C. Retzii:** ▶ Spatium retropubicum. E cavum retzii. – **C. subdurale:** ▶ Spatium subdurale. E subdural space. – **C. symphyseos:** der flüssigkeitsgefüllte Spaltraum im Symphysenknorpel. E symphyseal cavity. – **C. trigeminalis:** der von den zwei Blättern der Dura mater encephali gebildete, das Ganglion trigeminale enthaltende MECKEL-Raum bds. an der Spitze der Felsenbeinpyramide. E trigeminal cavity, Meckel's space.

**ca|vus** *(latein.):* hohl, z.B. Vena cava. E hollow.

**Ca|zin-Zeichen:** durch rektale Untersuchung ausgelöster Schmerz an der Hüftpfanne bei Coxitis tuberculosa.

**CBA** *(engl.)* Abk. für **c**omplement-**b**inding **a**ntibody: komplementbindender ▶ Antikörper.

**CBG** *(engl.)* Abk. für **c**orticosteroid-**b**inding **g**lobulin: ▶ Transcortin.

**CBL:** Abk. für ▶ **C**hlorambucil.

**cc.: 1)** Abk. für concisus. **2)** *(engl.):* Abk. für **c**ubic **c**entimeters ($cm^3$).

**CCA** *(engl.)* Abk. für **c**alcium **c**hannel **a**ntagonists: ▶ Calciumantagonisten.

**CCD-Winkel,** Abk. für **C**entrum-**C**ollum-**D**iaphysen-Winkel: im Röntgenbild der Winkel zwischen der vom Hüftkopfzentrum ausgehenden Schenkelhalsachse u. der Diaphysenachse (Abb.). Dient als »projizierter Schenkelhalsneigungswinkel« zur Berechnung (Tabellen) der wahren Schenkelhalsneigung (Collum-Diaphysen-Winkel, ▸CD-Winkel). Der Mittelwert beträgt nach v. LANZ 128°. S.a. ▸CE-Winkel.

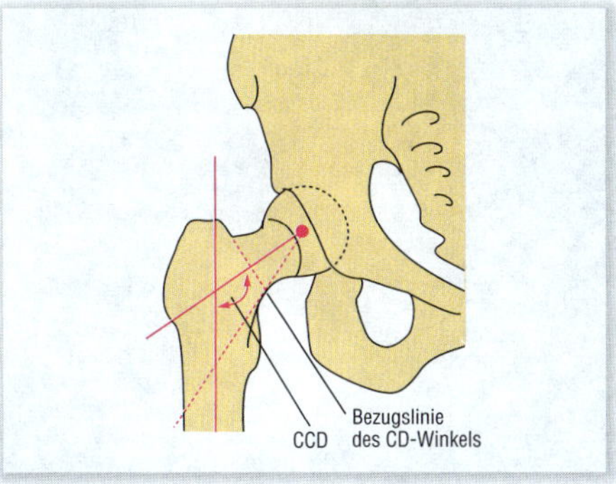


**CCD-Winkel.** [222]

**CCE,** Abk. für **C**erato**c**onjunctivitis **e**pidemica: ▸Keratoconjunctivitis epidemica.

**C-CHF** *(engl.)* Abk. für **C**ongo-**C**rimean **h**emorrhagic **f**ever: ▸Krimfieber, hämorrhagisches.

**C̣-Chromosomen:** *Genetik* **1)** durch Fragmentation entstandene Bruchstücke der B-Chromosomen. **2)** die Chromosomen der Gruppe C der Denver-Klassifikation. **E** C-chromosomes.

**CCḲ,** Abk. für **C**hole**c**ysto**k**inin: s.u. ▸Cholezysto... – **CCK-Substanzen:** die hydrierten, sympathikolytisch wirksamen Mutterkornalkaloide Ergo**c**ornin, -**c**ristin u. -**k**ryptin.

**CCMP̣** *(engl.)* Abk. für **c**ongestive **c**ardio**m**yo**p**athy: ▸Kardiomyopathie, kongestive.

**CCNỤ** *(engl.)*: Abk. für **C**hlorethyl-**c**yclohexyl-**n**itroso**u**rea (▸Lomustin).

**CCṬ** *(engl.)* Abk. für **c**ranial **c**omputerized **t**omography: die Computer-Tomographie des Schädels.

**CC̣-Viren** *(engl.)*: Abk. für ▸Common-Cold-Viren.

**CC̣-Winkel,** Abk. für **C**ollum-**C**orpus-Winkel: *Orthopädie* s.u. ▸CCD-Winkel.

**CD** *(engl.)* Abk. für **c**luster of **d**ifferentiation: Bez. für Oberflächenmoleküle (Antigene) von Leukozyten, Thrombozyten u. anderen Zellen, die systematisch in Gruppen (clusters) erfasst u. funktionell, biochemisch u. genetisch aufgeschlüsselt werden (CD-Nomenklatur mit weit über hundert CD). Diagnostische Bedeutung z.B. der CD4-(T-Helfer-) u. der CD8-(T-Suppressor-)Zellen bei ▸AIDS (neben der absoluten Zahl pro µl oder l auch als **CD4/CD8-Ratio = -Quotient = -Verhältnis**).

**Cḍ:** Kurzzeichen für ▸**C**a**d**mium.

**cḍ:** Kurzzeichen für ▸**C**an**d**ela.

**CDẠ:** Abk. für **k**ongenitale **d**yserythropoetische **A**nämie (vier Typen). Anämie infolge angeborener Störung der Erythropoese (mit Kernveränderungen der Erythroblasten) u. des Eisenstoffwechsels.

**CDC** *(engl.)* Abk. für **C**enters for **D**isease **C**ontrol: zentrale Stelle in Atlanta/USA, in der Daten über Krankheiten aus allen US-Bundestaaten gesammelt u. ausgewertet werden; Unterabteilung des US Public Health Service.

**CDẸ-System:** *Serologie* (FISHER 1946) das Rhesus-System (n. WIENER) mit den Teilfaktoren C, c, D, d u. E, e (s. ▸Rhesus-S., dort Tab.). **E** CDE nomenclature.

**CDIS,** Abk. für **C**arcinoma **d**uctale **i**n **s**itu: prämaligne Mammaveränderung, zählt zu den echten Präkanzerosen. ***Formen:*** Das CDIS vom Komedotyp gilt als potentiell maligne, das Nicht-Komedo-CDIS als potentiell weniger maligne. ***Diagn.:*** Pathognomonisch sind unregelmäßig begrenzte, strahlenförmige, gruppierte Mikroverkalkungen in der Mammographie

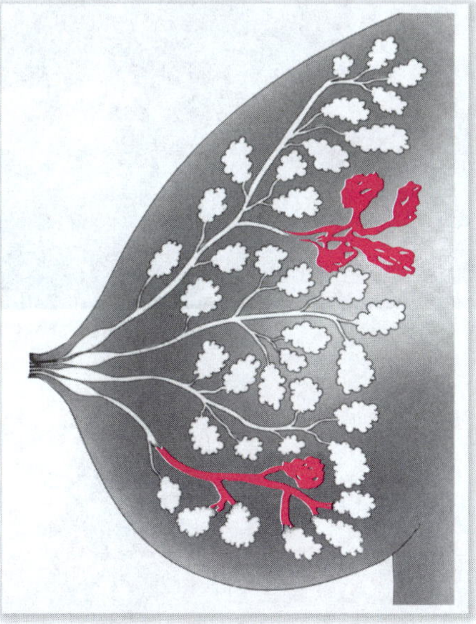

**CDIS:** Carcinoma ductale in situ im unteren Quadranten der Brust (nach BASTERT). [123]

(s.a. Abb.). ***Ther.:*** je nach histologischem Typ u. Größe u. individueller Situation. Einfache Mastektomie, ggf. brusterhaltende Operation (weite Exzision) mit Nachbestrahlung, axilläre Lymphonodektomie in ausgewählten Risikofällen, regelmäßige Nachkontrollen. S.a. ▸Mammakarzinom, ▸CLIS.

**CDP̣:** *Biochemie* Abk. für ▸**C**ytidin**dip**hosphat.

**CḌ-Winkel,** Abk. für **C**ollum-**D**iaphysen-Winkel, Kollodiaphysenwinkel, Schenkelhalsschaftwinkel, Abk. CDW: *Orthopädie* (VALENTIN) der von Schenkelhals u. -schaft eingeschlossene Winkel. Sein reeller Wert wird ermittelt aus dem projizierten Schenkelhalsneigungswinkel, dem ▸CCD-Winkel, mit Hilfe von Tabellen. Bezugspunkte sind das Zentrum des Hüftkopfes und die Mitte einer Ebene, die senkrecht zur Halsachse liegt und den tiefsten Punkt der äußeren Schenkelhalskortikalis tangiert. **E** femoral neck-shaft angle.

**Cẹ:** *Chemie* Kurzzeichen für ▸**Ce**rium.

**CẸẠ:** *Immunologie* Abk. für ▸**c**arcino-**e**mbryonales **A**ntigen (s.a. ▸Tumorantigene).

**Cẹ|cum:** *Anatomie* ▸Caecum.

**CEẸ** *(engl.)* Abk. für **C**entral **E**uropean **e**ncephalitis: die vom gleichnamigen ARBO-Virus B hervorgerufene Zentraleuropäische Enzephalitis in Österreich, Tschechien u. Slowakei, Polen sowie in Finnland, Schweden u. dem ehem. Jugoslawien. S.a. ▸Frühjahr-Sommer-Enzephalitis.

**Ceelen-Gẹllerstedt-Syndrom** (W. C., 1883–1964; NILS G., geb. 1896; Pathologen, Bonn bzw. Uppsala): die idiopath. Lungenhämosiderose (= fortschreitende lungenhämosiderotische oder pneumohämorrhagische Anämie oder idiopathische Eisenlunge); chronisch-rezidivierende Lungenblutungen mit Phasen schwerer, hypochromer Anämie. Mit Dyspnoe, Zyanose, Erbrechen, Tachykardie; evtl. geringe Hepatosplenomegalie; *röntg* netzartige Lungenverschattung in Mittel- u. Unterfeldern. Beginn meist im frühen Kindesalter (familiäre Häufung!); Prognose ungünstig, Spontanheilung aber möglich (evtl. Milzexstirpation). **E** Ceelen-Gellerstedt syndrome.

**Cefaclor; Cefadroxil; Cefalexin; Cefazolịn; Cefepim; Cefetamet; Cefixim; Cefotaxịm; Cefotetan; Cefotiạm; Cefoxitịn; Cefpodoxim; Ceftazidim; Ceftibuten; Ceftriaxon; Cefuroxim:** s.u. ▸Cephalosporine.

**Cẹjka-Zeichen** (JOSEPHUS J. C., 1812–1862, Arzt, Prag): *Kardiologie* die von den Atembewegungen unbeein-

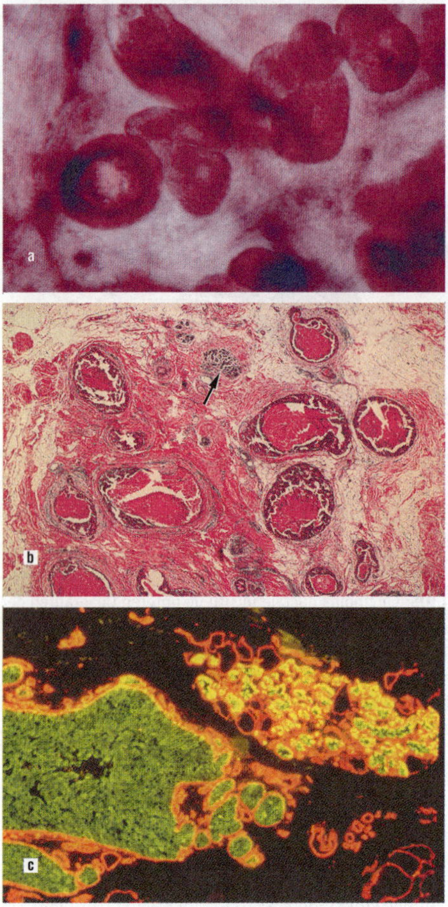

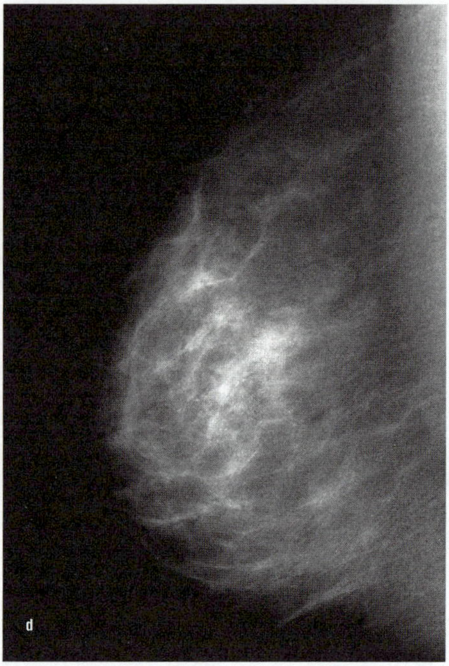

**CDIS:** a) submakroskopischer Aspekt. CDIS mit erheblich ausgeweiteten Gangsegmenten; b) Schnittpräparat eines CDIS. Vgl. die Größe der tumorös befallenen Gänge mit einem normalen Läppchen (Pfeil); c) immunhistochemische Darstellung. Die Basalmembran ist mit einem Kollagen-IV-Antikörper rot–orange, die proliferierenden Tumorzellen sind mit einem Zytokeratin-Antikörper grün dargestellt; d) Mammographie. Grobschollige Verkalkungen bei einem CDIS der rechten Mamma (mediolateraler Strahlengang); (FRISCHBIER, Hamburg). [53]

flusste Herzdämpfungsfigur bei Pericarditis adhaesiva. E Cejka's sign.

**...cele:** Suffix »Bruch«, »Hernie«, »Tumor«.

**Celecoxib:** ein ▸COX-2-Inhibitor; nichtsteroidales Antiphlogistikum. E celecoxib.

**celer** *(latein.)*: schnell.

**Celestin:** *Chirurgie* – **C.-Bougie:** Dehnsonde (für den Magen-Darm-Trakt) mit stufenförmig zunehmendem Kaliber. – **C.-Pulsionstubus, C.-Rohr:** Kunststoffrohr als Speiseröhrenprothese zur palliativen Anastomosierung des Ösophagus u. Magens bei inoperablem Kardiakarzinom. E Celestin tube.

**CELIA** *(engl.)*: *Serologie* Abk. für carcinoembryonic-like antigen.

**cel|lia|cus:** ▸coeliacus.

**Celiprolol:** ein $\beta_1$-selektiver ▸Betarezeptorenblocker. E celiprolol.

**Cell...:** s.a. ▸Zell...

**Cel|la** *(latein.)*: Zelle (▸Cellula), Kammer. E cell(a). – **C. lateralis:** der Seitenventrikel (Ventriculus lateralis cerebri). – **C. media:** der Mitteltei des Seitenventrikels (= Pars centralis ventriculi lateralis).

**Cellano-Faktor:** *Serologie* ein Erythrozytenantigen (▸Kell-Cellano-System). E Cellano factor.

**Celledoni:** *Bakteriologie* die Serogruppe der ▸Leptospira.

**Cellobiose, Cellose:** ein Disaccharid (aus zwei Glucosemolekülen); Verdauungsprodukt der ▸Cellulose (dort Formel) der Herbivoren. E cellobiose.

**Celloidin,** Zelloidin: *Chemie* in wasserfreiem Äther-Alkohol oder absolutem Alkohol gelöste Kollodiumwolle (▸Colloxylinum); ***Anw.*** *histol* als Einbettungsmittel. E celloidin.

**Cell-Saver** *(engl. Zellen-Sparer/-Retter)*: Gerät für die intraoperative ▸Retransfusion gewaschener Blutzellen bei blutungsreichen Operationen.

**Cellula** *(latein. = kleine Kammer)* Plur. **Cellulae,** Pluralform der Abk. Cc.: die ▸Zelle als Element der Gewebe (Textus) sowie als Hohlraum. – **Cc. axiramil|ficatae:** multipolare Ganglienzellen vom Typ GOLGI I. E Golgi's cells (G.'s type I neurons). – **Cc. commissurales:** »Kommissurenzellen«, i.e.S. die in den Vordersäulen des Rückenmarks. E commissural cells. – **Cc. ethmo|idales,** Sinus ethmoidalis: die lufthaltigen, mit Schleimhaut ausgekleideten dünnwandigen »Siebbeinzellen«, die miteinander in Verbindung stehen. Stellen Nasennebenhöhlen (NNH) dar. E ethmoidal cells. – **Cc. masto|ideae:** die lufthaltigen, mit Schleimhaut ausgekleideten »Warzenfortsatzzellen« der Pars mastoidea des Schläfenbeins. E mastoid cells. – **C. mucipara:** Schleim bildende Zelle. E mucous neck cell. – **Cc. pneumaticae tubae auditivae:** kleine lufthaltige Buchten im knöchernen Teil der Ohrtrompete. E tubal air cells. – **Cc. tympanicae:** Vertiefungen in der knöchernen Wand der Paukenhöhle. E tympanic cells.

**Cellu|la|sen:** *Enzymologie* in Bakterien, Pilzen vorkommende Hydrolasen, die Cellulose, Lichenin u. β-Glucane des Getreides zu ▸Cellobiose abbauen. E cellulases.

**Cellu|litis,** Zellulitis: **1)** Entzündung (meist bakteriell-eitrig) des lockeren Unterhautzellgewebes. E cellulitis. **2)** ▸Fibrositis. **3)** Dermatopanniculosis deformans: altersbedingte Veränderungen der Subkutis-Struktur, insbes. als Veränderungen der Septen des

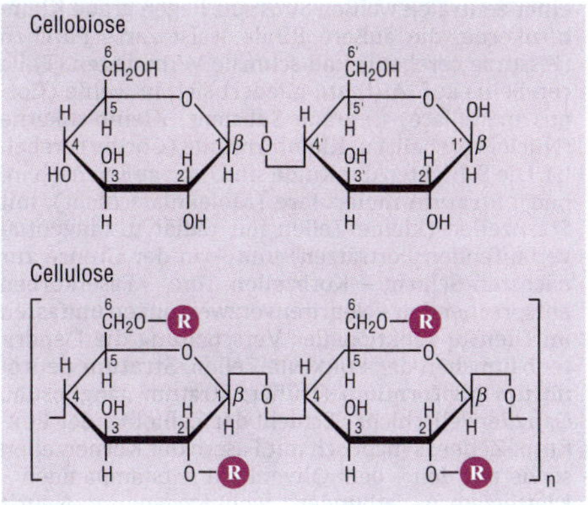


**Cellulose.**

Unterhautfettgewebes, wodurch es zum Eindringen von Fettzellen in das Korium kommt (bucklige Unregelmäßigkeiten der Hautoberfläche). E cellulite.

**Cellulo|mọ|nas:** *Bakteriologie* Gattung der koryneformen Gruppe. – S. a. ▶Actinomycetes.

**Cel|lu|lọ|se:** pflanzliches Polysaccharid mit linearem Aufbau (Formel) aus Cellobiose- bzw. Glucose-Molekülen (s. a. ▶Disaccharide); Summenformel: $(C_6H_{10}O_5)n$ (n = mindestens 1000 Glucose- bzw. 500 Cellobiose-Reste). ***Eigensch.:*** unlöslich in Wasser, löslich in konzentrierter Phosphorsäure, kalten konzentrierten Laugen. Durch konzentrierte Mineralsäuren hydrolysierbar bis zur Glucose. Natürlich vorkommend in der Zellwand von Mikroben u. in Pflanzen (bis zu 50 % des Holzes). Kann durch ▶Cellulasen bei Pflanzenfressern bakteriell abgebaut werden. Wird technisch gewonnen als ▶Zellstoff. ***Anw.:*** kristalline C. für Filterzwecke; mikrofeine C. als pharmazeutischer Hilfsstoff; Phosphoryl- u. Carboxymethyl-C. als saurer, ▶DEAE-Cellulose als basischer Ionenaustauscher. E cellulose.

**Cẹl|si|us-Skala** (ANDERS C., 1701–1744, Astronom, Uppsala): die 100-teilige Temperaturskala (°C) mit den Fundamentalpunkten (nach Umkehrung durch LINNÉ) 0= Schmelzpunkt des Eises u. 100= Siedepunkt des Wassers. S. a. ▶Kelvin. E Celsius scale, centigrade scale.

**Cẹl|sus, Aulus Cornelius:** römischer Enzyklopädist, ca. 30 v. Chr. bis 50 n. Chr.; Erstbeschreiber (»De re medicina«) der »klassischen« Entzündungszeichen Rubor, Tumor, Calor u. Dolor (Rötung, Schwellung, Hitze, Schmerz).

**Ce|mẹn|tum,** Substantia ossea dentis: die knochenähnliche Hartsubstanz des Zahnes, die ab der Schmelzgrenze das Dentin überzieht; in sie strahlen die Wurzelhautfasern ein. E tooth cement, cementum.

**Cenani-Lenz-Syndaktylie:** autosomal-rezessiv erblicher Typ der Syndaktylie mit Verkürzung der Unterarme (mesomele Brachymelie). E Cenani-Lenz type of syndactyly.

**Cendehill-Impfstoff:** eine ▶Röteln-Vakzine.

**Centaurii herba,** Tausendgüldenkraut: Heilpflanze mit nachgewiesener Wirkung bei dyspeptischen Beschwerden u. Appetitlosigkeit.

**Centesimalpotenzen:** *Homöopathie* s. u. ▶Potenz (3).

**central core disease** *(engl.):* eine dominant-autosomal erbliche Myopathie mit Degeneration zentraler Muskelzellenbereiche.

**Central European encephalitis** *(engl.):* ▶CEE.

**cen|trạ|lis** *(latein.):* zentral, im Mittel-, Kernpunkt. E central.

**Cen|trio|lum:** ▶Zentriol. E centriole.

**Cen|tro|mẹr:** *Zytologie* ▶Zentro|mer. Analog: **Centrosom** = ▶Zentro|som, **Centrosphäre** = ▶Zentro|plasma. E centromere, kinetochore.

**Cẹn|trum** *(latein.):* *Anatomie* Mittelpunkt, Zentrum (z. B. ▶Reflexzentrum). E center. – **C. ano|spinạle:** Reflexzentrum des vegetativen Nervensystems im Sakralmark. – s. a. ▶Centrum rectovesicale. E anospinal c. – **C. cilio|spinạle:** das sympathische, unter Hypothalamus-Kontrolle stehende BUDGE-Zentrum im unteren Hals- u. oberen Brustmark für die Musculi dilatator pupillae u. tarsalis sowie für die Gefäßmuskeln im Kopf-, Herz- u. Lungenbereich; Schädigung führt zu ▶HORNER(-Symptomen)-Komplex. E ciliospinal c. – **C. genitospinạle:** das vegetativ-nervöse (sympathisch u. parasympathisch) Geschlechtszentrum des Lendenmarks (für die Ejakulation bzw. die Geburtsauslösung) u. Sakralmarks (für Erektion). E genitospinal c. – **C. germinạle:** ▶Keimzentrum. – **C. recto|vesicạle:** das lumbale u. sakrale Reflexzentrum für Mastdarm (C. anospinale) u. Harnblase (C. vesicospinale). – **C. semiovạle:** das im Horizontalschnitt halbovale »weiße Marklager des Großhirns« zwischen Balken u. Hemisphärenrinde. E semioval c. – **C. tendịneum,** Ligamentum cordiforme: die herzförmige Sehnenplatte des Zwerchfells. E central tendon of diaphragm, trefoil tendon. – **C. tendịneum perinẹi:** Bindegewebsplatte des Dammes an der Vereinigung der Musculi bulbospongiosus, sphincter ani ext., levator ani, transversus perinei. E central tendon of perineum, perineal body. – **C. vesico|spinạle:** das lumbale u. sakrale Reflexzentrum für die Harnblase (s. a. ▶Centrum rectovesicale); mit sympathischen u. parasympathischen Impulsen; s. a. ▶Blasenzentrum. E vesicospinal c.

**cẹntum** *(latein.)* Abk. C: hundert. E hundred.

**Cephaelis acuminata:** ▶Uragoga ipecacuanha.

**ce|phal...:** s. a. ▶kephal..., ▶zephal...

**Ce|pha|lạea,** Kephal(a)ea: hartnäckige, diffuse oder örtlich begrenzte Kopfschmerzen. – s. a. ▶Migräne. E cephalea, headache, cephalalgia. – **C. attọnita, C. agitata:** C. mit Überempfindlichkeit für optische u. akustische Reize. – **C. histamịnica:** ▶HORTON-Syndrom. E cluster h. – **C. nodulạris, C. my|al|gica:** C. bei Hartspann u. Myogelosen der Hals- u. Nackenmuskulatur, der Mm. frontalis u. temporalis. E myalgic h. – **C. syphilitica:** v. a. nachts auftretende C. bei – vaskulärer – Neurosyphilis, auch als ▶SEELIGMÜLLER-Neuralgie. E syphilitic h. – **C. vasomotọria:** C. infolge Störungen der Vasomotorenregulation; z. B. bei vegetativer Dystonie, als Föhn-Folge. E vasomotor h.

**Ce|phal(al)gia,** Kephalalgie: Kopfschmerz, s. a. ▶Cephalaea. – **C. pharyngo|tym|pạnica:** Kopfschmerz mit Ausstrahlung in das Ohr; bei Pharyngitis, nach Tonsillektomie. E pharyngotympanic cephalalgia.

**ce|phạ|li|cus** *(latein.; griech.):* zum Kopf gehörend, den Kopf betreffend; z. B. ▶Vena cephalica (**Cephalica:** Die Bez. beruht aber auf der phonet. Angleichung an eine arab. Bez. des AVICENNA). E cephalic.

**Cephalospoṛin(e):** *Pharmazie* erstmals 1945 in ▶Cephalosporium (acremonium) nachgewiesene, den Penicillinen chemisch verwandte Antibiotika. ***Aufbau:*** mit gleichem β-Lactam-Ring (»β-Lactam-Antibiotika«) wie Penicilline, die C. jedoch mit an die 7-Amino-cephalosporansäure = 7-ACS ankondensiertem sechsgliedrigem Heterozyklus im Ggs. zum fünfgliedrigen der Penicilline. Die C. untereinander unterschieden durch unterschiedliche Substituenten an C3. ***Wirkst.:*** i. e. S. das Cephalosporin C (Formel) u. seine Derivate (z. T. als synthetisch zugängliche Substanzen u. mit möglicher Kreuzallergie mit Penicillin). Je nach Verabfolgung bezeichnet als Oral-C. (z. B. Cefalexin, Cefixim) bzw. als Parenteral-C., z. B. – vorwiegend gegen grampos. Erreger – Cefalotin oder als Lactamase-stabile C. das Cefamandol u. Cefotaxim. Bakterizide ***Wirkung*** gegen proliferierende (nicht gegen ruhende!) Bakterien (grampos.: Staphylo-, Pneumo- u. Streptokokken [nicht Enterokokken], Corynebakterien, Bacillus anthracis, Listerien, Clostridien, Actinomyces; gramneg.: Gono-, Meningokokken, Escherichia coli, Shigellen, Salmonellen, Klebsiellen, Proteus mirabilis, Haemophilus influenzae [u. andere Brucellaceae]; ferner Spirochäten). Wichtige ***NW:*** bei einigen der – allgemein

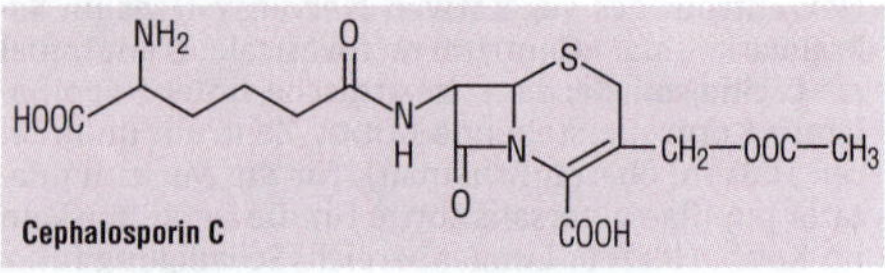


**Cephalosporin(e):** Strukturformel von Cephalosporin C.

gut verträglichen – C. potentielle Nephrotoxizität, Schmerzhaftigkeit bei i.m. Anw., Leuko- u. Thrombozytopenien. E cephalosporin(s).

**Cephalo|spor(i)osis,** Zephalospor(i)ose: *Mykologie* der Sporotrichose nahe stehende Sprossformmykose (meist durch Acremonium-Arten, s.u. ▸Cephalosporium) mit phlegmonösen und gummösen, auch rissartigen (rhagadiformen) u. warzenförmigen (= hyperkeratotisch-verrukösen) oder dem Erythema induratum ähnlichen Hautveränderungen. S.a. ▸Mykosen. E cephalosporiosis.

**Cephalo|sporium:** *Mykologie* ältere Bez. für Fungi imperfecti mit Konidien in Köpfchenform an spitz zulaufenden Trägern u. mit stark verzweigtem, septiertem Myzel, die jetzt der Gattung Acremonium zugerechnet werden; sind fakultativ pathogen (▸Cephalosporiosis). S.a. ▸Cephalosporine.

**Ce|pha|lus** *(latein.; aus griech. »kephale«):* der Kopf; s.a. ▸Kephal…, ▸Zephal… E head.

**Cer…:** s.a. ▸Zer…, ▸Ker…

**Cer|amid,** Zeramid: *Biochemie* in natürlichen Sphingomyelinen u. Glucocerebrosiden enthaltenes N-Acylsphingosin (Sphingosin mit esterartig gebundener Fettsäure); ist das einfachste ▸Sphingolipid. E ceramide. – **C.-cholin-phospho-transferase:** in Mitochondrien u. Mikrosomen der Leber enthaltenes, an der Sphingomyelin-Synthese beteiligtes Enzym. E ceramide choline phosphotransferase. – **C.-Di|hexo|sid:** Lactosylceramid. – **C.-Trihexosid:** C. als Glykolipid mit drei Hexosen (ein Molekül Glucose, zwei Moleküle Galaktose). Der Abbau der terminalen Galaktose wird katalysiert durch α-Galaktosidase (= **Ceramid-Trihexosidase**; Enzymmangel führt zu FABRY-Krankheit).

**Cera|sin:** s.u. ▸Cerebrosid. E cerasin.

**Ce|ra|ta,** Zerate: *Pharmazie* wasserfreie Wachs-Fett-Gemische, sog. Wachssalben. E cerates.

**Ce|ra|to…:** ▸Kerato…

**Cer|ca|ria,** Zerkarie: *Helminthologie* »Schwanzlarve«; infektiöses Entwicklungsstadium der Trematoden [Digenea], das sich im Hepatopankreas von in Binnengewässern lebenden Schnecken (Zwischenwirt!) aus dem Miracidium entwickelt u. Mensch u. Tier durch Penetration durch die Haut infiziert. Verursacht die ▸Schistosomendermatitis. E cercaria.

**Cerclage** *(franz.):* operatives Anlegen eines Ringes, Reifens, z.B. *gyn* als Umschlingung der Cervix uteri (Zervixcerclage; ▸SHIRODKAR-Operation), *chir* als C. von Knochenfragmenten (mit Draht oder Kunststofffaden; s.a. ▸Drahtumschlingung) oder als Afterumschlingung (▸THIERSCH-Ring). E cerclage.

**Cer|co|monas:** *Parasitologie* Flagellaten-Gattung mit je einer Schwimm- u. Schleppgeißel; ▸Trichomonas, ▸Giardia, ▸Chilomastix.

**Cerco|sporosis,** Zerkosporose: *Mykologie* sehr seltene Dermatomykose durch **Cercospora**-Arten (Fadenpilze); geht mit warzenartigen (verrukösen), evtl. auch verstümmelnden (mutilierenden) Hautveränderungen einher. E cercosporo(myco)sis.

**cerebellaris** *(latein.)*, zerebellar: das ▸Cerebellum betreffend, zum Kleinhirn gehörend. E cerebellar.

**Cere|bellum,** Kleinhirn: hinter Brücke, Medulla oblongata und dem IV. Hirnventrikel in der hinteren Schädelgrube gelegener Teil des ▸Metencephalon. Weist an der Oberfläche dünne, blattartige Windungen auf. Besteht aus dem median gelegenen Wurm (Vermis cerebelli) u. den beiden nach lateral ausladenden Hemisphären (Hemisphaeria cerebelli). In einer zentralen weißen Substanz liegen graue Kleinhirnkerne, die äußere Rinde weist zarte Furchen (Fissurae cerebelli) und schmale Windungen (Folia cerebelli) auf. ***Aufbau:*** gliedert sich in weiße (Corpus medullare) u. graue Substanz, Kleinhirnkerne (Nuclei cerebelli) u. Kleinhirnrinde (Cortex cerebelli). Die Schichten der Rinde sind (von außen nach innen): **Stratum moleculare** (Molekularschicht): mit Sternzellen (kleine Zellen mit radiär u. tangential verlaufenden Fortsätzen) und – an der Grenze zur nächsten Schicht – Korbzellen. Ihre – Faserkörben entsprechenden – Neuritenverzweigungen umfassen im Dienste funktioneller Verschaltung die Dendritenbäumchen der PURKINJE-Zellen. **Stratum neuronorum piriformium** (früher: Stratum gangliosum, Ganglienzellschicht): Schicht der Zellleiber der PURKINJE-Zellen; synaptisch mit Fasern der Körnerzellen sowie mit den – dem Olivenkern entstammenden – Kletterfasern verbunden, wohingegen der Neurit zu den Zellen der Kleinhirnkerne zieht. **Stratum granulosum** (Körnerzellschicht): mit Körnerzellen u. GOLGI-Zellen sowie kernfreien Glomeruli cerebellares, großen Komplexsynapsen. Die Neuriten der Körnerzellen dringen in die Molekularschicht ein, spalten sich T-förmig zu sog. Parallelfasern, die mit den Körbchen der PURKINJE-Zellen Synapsen bilden. Die Dendriten bilden innerhalb der Schicht mit den afferenten – den Zellen der Brücke, der Vestibulariskerne u. des Rückenmarks entstammenden – »Moosfasern« (Neurofibrae muscoideae) Synapsen unter dem Bild von »Rosetten« (Glomeruli). Die Schicht wird durchsetzt von afferenten – Zellen der Olivenkerne entstammenden – Neuriten, den »Kletterfasern« (Neurofibrae ascendentes), die synaptisch mit den Dendriten der PURKINJE-Zellen verbunden sind. Sämtliche Zellen der Rinde sind – die efferent leitenden PURKINJE-Zellen ausgenommen – Assoziationszellen. Die Anteile des Kleinhirns werden – phylo- bzw. ontogenetisch – unterschieden als Archicerebellum, Palaeocerebellum und Neocerebellum, die sämtlich Anteile sowohl des Wurms als auch der Hemisphären enthalten. Seine Verbindungen zu Mittelhirn, Brücke u. Medulla oblongata werden hergestellt durch die Pedunculi cerebellare superior, medius u. inferior. ***Funktion:*** Die Funktionen verteilen sich wie folgt auf die einzelnen Bereiche: **Neocerebellum**: reflektorische Regulation des Muskeltonus als Voraussetzung für Exaktheit, Stetigkeit, Symmetrie u. Kombination der Willkürmotorik; **Palaeocerebellum**: Regelung der unwillkürlichen Bewegungen einschließlich der Körperstellung (insbesondere über Stellreflexe), und zwar – unter Koordination der Impulse aus Vestibularapparat, Muskel- u. Hautrezeptoren, Hirnnervenkernen u. Großhirnrinde – über efferente Bahnen der Willkürmotorik u. des extrapyramidal-motorischen Systems. Ausfälle – z.T. durch Großhirnrinde u. Thalamus kompensierbar – führen zu organtypischen Erscheinungen (▸Kleinhirnzeichen, ▸Kleinhirnsyndrom). S.a. Abb. E cerebellum.

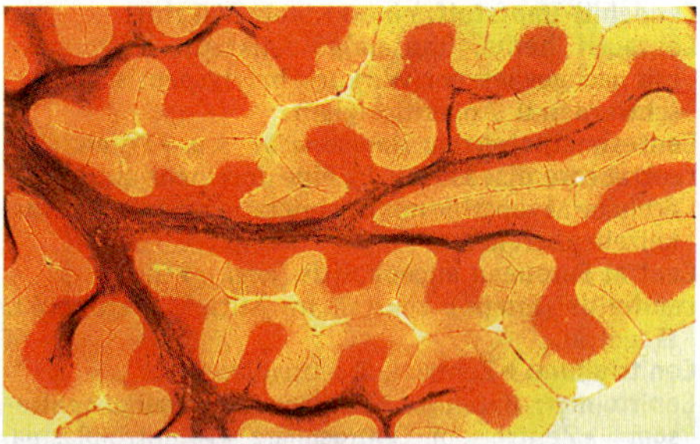

**Cerebellum:** Übersicht des von Rinde umgebenen Markbaums; Darstellung der Folia cerebelli (histolog. Schnitt; Markscheidenfärbung; Scharlachrot). [422]

**cere|bralis** *(latein.)*, zerebral: das Gehirn (i.e.S. das ▶Cerebrum) betreffend, zum Gehirn gehörend. E cerebral.

**Cere|bron,** Phrenosin: ▶Cerebrosid mit hohem Anteil an **Cerebronsäure** (α-Hydroxylignocerinsäure). E cerebron.

**Cerebro|pa|thia:** ▶Encephalopathia. E cerebropathy.

**Cere|brose:** *Biochemie* ▶D-Galaktose. E cerebrose.

**Cerebro|sid,** Zerebrosid: v.a. in weißer Hirnsubstanz, Myelin enthaltende ▶Sphingolipide, u. zwar ▶Glykolipide, bestehend aus Ceramid (=▶Sphingosin mit Fettsäure in Säureamidbindung) u. Galaktose; s.a. ▶Sphingoglykolipide; werden je nach dem im ▶Ceramid überwiegenden Fettsäuretyp (d.h. Lignocerin-, Hydroxylignocerin- = Cerebron-, Nervon-, Oxynervonsäure) bezeichnet als Cerasin, Cerebron, Nervon u. Oxynervon. S.a. ▶Lipidose. E cerebroside.

**Cerebrosi|dose, Cerebrosidlipidose, Cerebrosidosis:** ▶Sphingolipoidose mit Cerebrosid-Speicherung. ▶GAUCHER-, ▶KRABBE-Syndrom. E cerebrosidosis.

**Cerebrosid|sulfatidose:** Lipidstoffwechselstörung der Glucoceramidosen-Gruppe; das gestörte Enzym ist die Arylsulfatase A (**Cerebrosid|sulfatase A**). Klinisch als ▶SCHOLZ-Syndrom.

**cerebro|spinalis** *(latein.)*: das Gehirn (▶Cerebrum) u. Rückenmark (Medulla spinalis) betreffend. E cerebrospinal.

**Cere|brum:** der von den Großhirnhemisphären u. deren Kommissuren (als größte der Balken) sowie ▶Fornix gebildete Teil des Groß- oder Endhirns (▶Telencephalon). – I.w.S. klinische Bez. für das ganze ▶Gehirn (Encephalon), insbes. auch Oberbegriff für Vorder- (= Prosencephalon) u. Mittelhirn (= Mesencephalon). E cerebrum.

**Ceresinum:** Paraffinum solidum (»Hartparaffin«). E ceresin, mineral wax.

**ce|re|us** *(latein.)*: aus Wachs (Cera), wachshaltig, wächsern (z.B. Flexibilitas cerea). E waxy.

**Ce|ri|um,** Zer, Cer, Abk. Ce: 3- u. 4-wertiges Element der Lanthanidengruppe; OZ 58, Atomgew. 140,12. Von seinen 14 Isotopen ($^{133}$Ce–$^{146}$Ce) sind 10 radioaktiv. Relativ weiches, grausilbernes, gegen Wasser u. Luft (Oxidation) unbeständiges Metall; *toxik* hemmt die Blutgerinnung (Prothrombinfällung). In Staubform inhaliertes radioaktives $^{144}CeF_3$ wird in den Lymphknoten der Lunge gespeichert u. wirkt kanzerogen. E cerium.

**Cer|letti-Zeichen** (UGO C., 1877–1963, Neurologe, Rom): Streifen in Pentagramm-Form an Gesäß u. Oberschenkeln bei angeborener Syphilis.

**Ce|ro|id:** wachsähnliche, säurefeste, eigenfluoreszierende, braune Substanz in Körpergeweben. E ceroid.

**Ceroid|lipo|fuscinose,** BATTEN-SPIELMEYER-VOGT-Syndrom: familiäre ▶Gangliosidose mit vermehrter Ablagerung des Gangliosids Ceroidlipofuscin, z.B. in Nervenzellen, Eingeweideparenchym, Muskulatur. ***Formen:*** als infantiler Typ HALTIA-SANTAVUORI; als spätinfantiler Typ JANSKY-BIELSCHOWSKY mit zerebralen Anfällen, Ataxie, Spastik, Entwicklungsstillstand; als juvenile Form SPIELMEYER-SJÖGREN bzw. -VOGT mit zerebroretinaler, zu Amaurose führender Nervendegeneration, fortschreitender Demenz, Spastik mit Beugekontrakturen; als adulte Form (v. KUFS) mit Kleinhirn- u. EPS-Symptomatik, Psychosyndromen, geistiger Retardierung. Alle Formen im Gegensatz zur ▶TAY-SACHS-Krankheit ohne deren typischen »kirschroten Fleck«. E ceroid lipofuscinosis.

**Certoparin:** niedermolekulares ▶Heparin.

**Ceruletid:** Caerulein-Derivat; wirkt stimulierend auf die Kontraktion der Gallenblase u. regt die Darm-Peristaltik an. ***Anw.*** bei postoperativer Darmatonie u. als Diagnostikum (Darstellung der extrahepatischen Gallenwege). ***NW:*** häufig Übelkeit.

**ce|ru|le|us** *(latein.)*: himmelblau. E sky blue.

**Ce|ru|men:** das »Ohrenschmalz«, ▶Zerumen. E earwax, cerumen.

**Cerussa:** Plumbum subcarbonicum (»Bleiweiß«). E ceruse.

**Cer|vi|ca|le,** Zervikale: **1)** *Anthropologie* Spitze des Dornfortsatzes des 7. Halswirbels als somatometrischer Punkt. **2)** Zervikalsegment des Rückenmarks ($C_1$–$C_7$).

**cervicalis** *(latein.)*: den Hals (auch den Knochen-, Gebärmutter-, Zahnhals) betreffend. S.a. ▶Zervikal... E cervical.

**Cervicitis:** Entzündung der Schleimhaut der Cervix uteri (s.a. ▶Endometritis cervicis uteri). E cervicitis.

**Cer|vix:** *Anatomie* Hals; s.a. ▶Collum, ▶Isthmus. E cervix, neck. – **C. den|tis,** Collum dentis: der Zahnhals, der Zahnabschnitt an der Schmelz-Zement-Grenze. E n. of tooth. – **C. ute|ri,** Collum uteri: *Gynäkologie* der Gebärmutterhals mit dem axial verlaufenden Zervikalkanal. Fungiert während der Geburt als passiver Abschnitt des Geburtskanals u. ist das wesentliche physiologische Geburtshindernis. S.a. ▶Kollum..., ▶Zervix..., ▶Zervikal... E n. of uterus. – **C. vesicae uri|na|ria:** der ▶Blasenhals.

**Cestan** (E. J. M. RAYMOND C., 1872–1932, Nervenarzt, Toulouse). – **C.-Chenais-Syndrom** (LOUIS JEAN CH., geb. 1872, franz. Arzt), C.-Paralyse: (1903) alternierende Lähmungen bei Schäden seitlicher Teile der Medulla oblongata (▶Oblongata-Syndrom). Auf der Seite der Schädigung Ausfälle der Hirnnerven IX u. X (Gaumensegel- u. Stimmbandlähmung, Teillähmung des Schlundschnürers = Constrictor pharyngis), HORNER-Trias, zerebellare ▶Ataxie; kontralateral Halbseitenlähmung (Hemiparese u. -hypästhesie). E Cestan-Chenais syndrome. – **C.-Lejonne-Syndrom:** X-chromosomal erblicher, gutartiger, skapulohumerodistaler Typ der ▶Dystrophia musculorum progressiva myopathica. E C.-Lejonne muscular dystrophy. – **C.-Zeichen: 1)** DUPUY-DUTEMPS-C.-Zeichen: das bei kompletter peripherer Fazialislähmung erfolgende leichte Anheben des gleichseit. Oberlides bei willkürlichem Augenschluss. E Dutemps and C. sign. **2)** »statuenhaftes« Umfallen (ohne Schwanken) nach Schädelverletzung.

**C1-Esterase|inhibitor:** Hemmstoff der **C1-Esterase**, der im ▶Komplementsystem (dort Schema) regulierend wirkt; Mangel kann zum ▶Angioödem führen. E C1 esterase inhibitor.

**Cestoda,** Zestoden: eine Klasse ubiquitär verbreiteter parasitärer Bandwürmer [Plathelminthes]. Sie bestehen aus einem Kopf (Skolex) u. einer als Strobila bezeichneten Kette von einer Länge bis 15 m, ihr Kopf ist mit Haftorganen (Bothrium, Bothridium, Acetabulum), jede Proglottide mit vollständigem (hermaphroditem) Geschlechtsapparat ausgestattet. Befallen bei günstigen Bedingungen den Menschen u. Tiere (Wirtswechsel, als Mensch-Tier- bzw. Tier-Mensch-Übertragung vorkommend). ***Entwicklung:*** Das in der Proglottide entstehende Ei wird zur Embryophore (beschaltes Ei), die die Oncosphaera als Larve enthält. Aus dieser entwickelt sich im Zwischenwirt die ▶Finne; aus der im Endwirt der geschlechtsreife Wurm hervorgeht. Bei manchen Arten erfolgt die Embryonalentwicklung im Wasser; auch kann der Zwischenwirt fehlen (Taenia solium, Hymenolepis) oder zweifach auftreten (Diphyllobothrium). – Der Befall des Menschen (**Cestodiasis**) erfolgt entweder als Darminfektion mit Taenia saginata, T. solium, Diphyllobothrium, Hymenolepis nana u. diminuta, Diphylidium caninum oder aber als parenterale Infektion mit Cysticercus cellulosae, Coenurus, Echinococcus granulosus u. multilocularis, Sparganum. S.a. ▶Wurmeier (dort Abb.). E Cestoda.

**Ce|ta|ce|um,** Walrat: eine aus den Kopfhöhlen des Pottwals gewonnene Substanz, die als Hauptbestandteil den Palmitinsäurecetylester **Cetin** enthält. ***Anw.*** u.a. *pharmaz* zu Wachssalben (Cerata), als Kosmetika-Zusatz. E spermaceti.

**Cetirizin:** ein wenig sedierendes ▶Antihistaminikum ($H_1$-Rezeptorantagonist). E cetirizine.

**Cetrimonium|bromid:** ein Antiseptikum zur Anw. in der Mundhöhle. E cetrimonium bromide.

**Cetrorelix:** ein ▶GnRH-Antagonist. E cetrorelix.

C

**Ce|tyl|alkohol,** Palmitylalkohol, $CH_3(CH_2)_{14}–CH_2OH$: ***Anw.*** als Wasser-in-Öl-Emulgator, Vehikel für Kosmetika. E cetyl alcohol.

**Cetyl|pyridinium|chlorid:** ein Antiseptikum; ***Anw.*** als Mund- u. Rachentherapeutikum. E cetylpyridinium chloride.

**Cetyl|säure:** ▸Palmitinsäure. E cetylic acid.

**CẸ-Winkel,** Abk. für Centrum-Ecken-Winkel, WIBERG-Winkel: Winkel als Kriterium für die Lage des Hüftkopfes im Gelenk (s. Abb.). Wird gebildet von a) der Geraden zwischen Hüftkopfmitte u. äußerstem Pfannendachrand u. b) der Körperlängsachse. Beträgt bei Jugendl. (bis 13. Lj.) > 20°, bei Erw. > 26°. Werte < 15° gelten als sicher pathologisch. S.a. ▸CCD-Winkel. E center-edge angle.

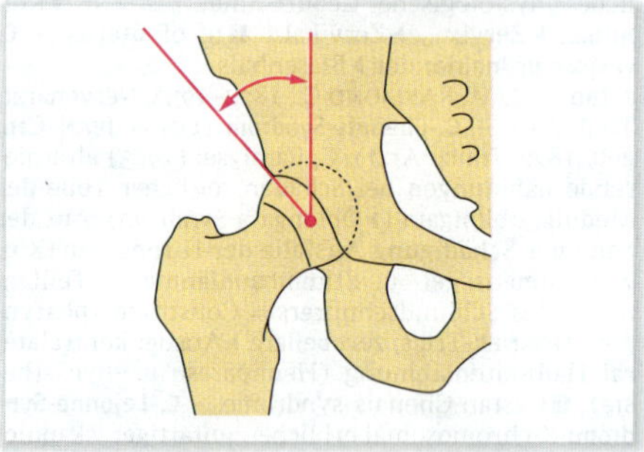

**CE-Winkel.** [504]

**Cey|lon-Sore** *(engl.):* die tropische ▸Sprue.

**CF̣:** **1)** Abk. für ▸Citrovorum-Faktor. **2)** Abk. für Fibrosis cystica; s. ▸Mukoviszidose.

**Cf:** *Chemie* Kurzzeichen für ▸Californium.

**CFA:** *Angiologie* Abk. für computer-assistierte Funktionsanalyse.

**C̣-Faktor:** *Serologie* der Faktor C des ▸Rhesus-Systems. E Rhesus factor C.

**C̣-Fasern:** **1)** *Histologie* eine Nervenfasergruppe (s.u. ▸Fasergruppe). E C fibers. **2)** Kohlenstoff-(= Carboneum-)Faser als Implantationsmaterial für Bandersatz.

**CFC̣** *(engl.)* Abk. für **c**olony **f**orming **c**ell: *Hämatologie* s.u. ▸CFU.

**CFS** *(engl.):* **1)** Abk. für ▸cancer family syndrome, **2)** Abk. für chronic fatigue syndrome: ▸Müdigkeitssyndrom, chronisches.

**CFṬ:** Abk. für ▸Cardiolipin-Flockungstest.

**CFỤ** *(engl.)* Abk. für **c**olony **f**orming **u**nit: *Hämatologie* die pluripotente Blutstammzelle, untersucht (TILL-MCCULLOCH 1961) an hämatopoetischen Kolonien in der Milz letal bestrahlter Mäuse. – Analog die **CFC** (colony forming cell) oder **CFUc** als granulopoetische Stammzelle. S.a. ▸Blutbildung. – **CFU-Ẹ:** ▸BFU. – **CFU-GEMṂ:** CFU aus Kolonie-bildenden Stammzellen aus Blut oder Knochenmark, die in vitro Zellen der Granulo- u. der Erythropoese sowie Makrophagen u. Megakaryozyten bilden. – **CFU-GṂ:** CFU aus Kolonie-bildenden (konditionierten) Stammzellen (CFC) aus Blut oder Knochenmark, die in vitro Granulozyten-u. Makrophagen-haltige Kolonien bilden. – s.a. ▸Blutbildung, ▸Granulozytopoese, ▸Stammzellen, ▸BFU.

**C̣-Galle:** *Enterologie* die bei der klass. Duodenalsondierung nach Beendigung der reflektorischen Gallenblasenkontraktion fließende Lebergalle; ist hellgelb wie die primär gewinnbare A-Galle. E C bile.

**cGMP̣:** *Biochemie* Abk. für zyklisches (= cyclo-)Guanosinmonophosphat. – S.a. ▸cAMP.

**CGṢ-System:** *Physik* das mechan. Maßsystem mit den 3 absol. Grundeinheiten Zentimeter (cm), Gramm (g) u. Sekunde (s); s.a. ▸SI-Einheiten. E centimeter-gram-second (CGS, cgs) system.

**$C_H$** *(engl.* ***h****eavy chain = schwere Kette):* Bezeichnung für die Domänen des konstanten Teils (**C**) der Schwerkette der Immunglobuline; als $C_H^1$ im Fab-Fragment, als $C_H^2$ u. $C_H^3$ im Fc-Fragment.

**C̣haddock-Reflex** (CHARLES C., 1861–1936, amerikan. Nervenarzt): *Neurologie* träge Dorsalflexion der Großzehe mit Beugung u. Spreizung der übrigen Zehen bei Druck hinter dem Außenknöchel oder bei Berühren des seitl. Fußrandes; gilt als ▸Pyramidenzeichen. E Chaddock's reflex.

**Chaeto|sphaero|nẹma larẹnse:** *Mykologie* eine Art der Eumycetes, welche Myzetome mit schwarzen Körnern hervorruft.

**Chaffịn-Pratt-Pumpe:** elektrische Pumpe (ca. 50 mm $H_2O$-Unterdruck) für die geschlossene Saugdrainage der Wunden bei komplizierter Fraktur. E closed suction drain (Chaffin-Pratt).

**Chạgas(-Cruz)-Krankheit** (CARLOS CH., 1879–1934, Bakteriologe, Rio de Janeiro), Südamerikanische Trypanosomiasis: durch ▸Trypanosoma cruzi verursachte, in Mittel- u. Südamerika vorkommende Krankheit. Überträger sind Raubwanzen; der infizierende Stich erfolgt meist im Gesicht (Augennähe, Lippen, Bartbereich). ***Klinik:*** Es kommt **akut** zu Hautreaktion (**Chagom**), Schwellung der regionären Lymphknoten; nach 1–2 Wo. Fieber, generalisierte Lymphadenitis, Milz- u. Lebervergrößerung, Tachykardie, Hypotonie; in bis zu 50 % (bes. bei Kleinkindern) ist der Ausgang tödlich (Herz- u. Kreislaufschwäche, Meningoenzephalitis). Bei der **chron.** Form werden v.a. Herz u. Gefäße (Myokarditis, Arteriitis chagasica), das ZNS (Enzephalitis, Psychose, Intelligenzdefekte) u. das Endokrinium (NNR-Insuffizienz, Myxödem, Thyreoiditis parasitaria) geschädigt. Als **Spätfolge** Entwicklung eines **Ch.-Megaösophagus** (teilweise erhebliche Erweiterung der Speiseröhre im Bereich der betroffenen Bereiche mit Dys- u. Aperistaltik) infolge toxisch-allergischer Schädigung des intramuralen Plexus durch Neurotoxin; in schweren Fällen auch das Colon betreffend. E Chagas(-Cruz) disease, South-American trypanosomiasis.

**Chagrịnleder-Haut:** *Dermatologie* Hautveränderung durch zahlreiche kleinste Fibrome, z.B. bei tuberöser ▸Hirnsklerose. E chagrin patch.

**Chaini-Krebs:** *Pathologie* in Asien vorkommendes Unterlippenkarzinom durch Einlegen einer Tabak-Kalk-Mischung in die Mundtaschen.

**Cha|la|rọ|se:** *Mykologie* Pilzerkrankung der Haut (Dermatomykose) durch **Chạlara pyogẹnes** [Hyphomycetes]. Zahlreiche, in der Unterhaut auftretende knot. Effloreszenzen mit bluthaltigem Eiter, meist an den Beinen. E chalarosis.

**Cha|lạ|sia, Chalasie:** Entspannung oder Schlaffheit eines Schließmuskels (▸Sphinkter). I.e.S. Kurzbez. für das Klaffen der ▸Kardia (Relaxatio cardiooesophagea). Ggs. ▸Achalasie. E chalasia, chalasis.

**Chala|sto|dermịe:** ▸Chalodermie.

**Cha|lạ|zi|on,** Hagelkorn: erbsgroße, derbe, kaum schmerzhafte Schwellung unter der Lidhaut (s. Abb.), umgeben von einer livid-geröteten konjunktivalen Zone. Wird hervorgerufen durch chronische granulierende Entzündung der MEIBOM-Drüsen. Kann später durchbrechen u. einen rötlichen, polypösen Granulomknoten bilden. E chalazion, tarsal cyst.

**Chalazo|dermịe:** ▸Chalodermie.

**Chal|cọ|sis,** Chalkose: *Pathologie* Ablagerung von Kupfer(salzen) in Körpergeweben. E chalcosis. – **Ch. bụlbi:** Kupferablagerung in okulären Geweben, die durch intraokuläre Kupfer-haltige Fremdkörper bei Verletzungen oder durch einen erhöhten Kupferspiegel im Serum (= hepatikolentikuläre Degeneration = ▸WILSON-Krankheit) hervorgerufen wird. Typische Veränderungen sind der ▸KAYSER-FLEISCHER-(Korneal-)Ring, Veränderungen der Irisfarbe und die Sonnenblumenkatarakt (Chalcosis lentis = »Kupferstar«). E intraocular c., copper cataract.

**Chali|cọsis:** *Pathologie* Ablagerung von Kalksalzen in Körpergeweben. E chalicosis. – **Ch. pulmọnum, Ch. lapidarum:** die Kalkstaublunge als »Chalikose«

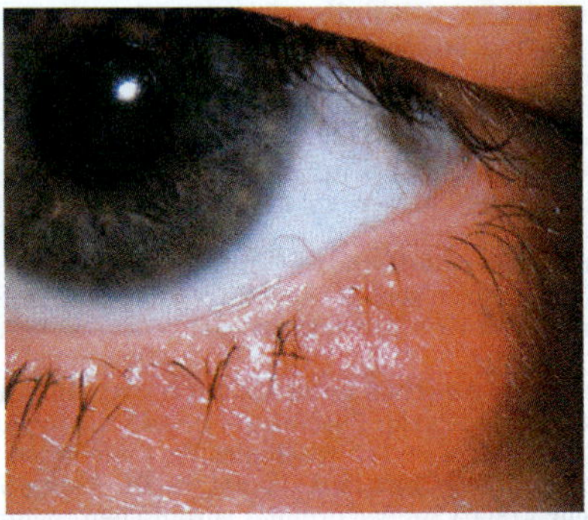

**Chalazion.** [456]

schlechthin; gutartige ▸Pneumokoniose durch Einatmen von Kalk-, Kreide- oder Gipsstaub. E flint disease.

**Chalo|dermie (Ketly),** Dermatochalasis, Pachydermozele, Chalazo- oder Chalas(t)odermie: runzlige Faltenhaut als Folge einer spontan oder nach einem ödematös-entzündlichen Vorstadium auftretenden atrophischen Erschlaffung; sog. Lappenelephantiasis. E lax skin, dermatochalasis, chalazodermia.

**Cha|lọ|ne,** Statine, Mitosehemmstoffe: *Biochemie* physiologische, endogene, gewebseigene u. gewebsspezifische Glykoproteine, die i.S. einer negativen ▸Rückkopplung unspezifisch die Teilungstätigkeit der Mutterzellen von Geweben hemmen (die Mitose – $G_1$, $G_2$, $A_1$ – unterdrücken; sog. Antitemplate-Substanzen); sind wesentlich für die Konstanz (Homöostase) u. Regeneration der Gewebe u. von Bedeutung bei Tumorwachstum. – Bisher nachgewiesen in weißen u. roten Blutkörperchen, Epidermis (z.B. $G_1$-Ch. = S-Faktor aus sich differenzierenden Zellen, $G_2$-Ch. = M-Faktor aus Basalzellen), Fibroblasten, Leber. Die Wirkung ist reversibel u. nicht artspezifisch. E chalones.

**Chamä|konchịe,** Platophthalmie, Eurykonchie: *Anthropologie* Flachheit der Orbitaöffnung.

**Chạmberlain-Linie** (EDWARD W. CH., 1892–1947, amerikan. Röntgenologe): die Gerade zwischen dem Hinterrand des Foramen occipitale magnum u. dem des harten Gaumens als Bezugslinie auf seitlichen Röntgenaufnahmen des Schädels. Wird z.B. bei ▸Basilarimpression von der Spitze des Dens axis um mehr als 2 mm überragt. E Chamberlain's line.

**Chamomilla recutita,** echte Kamille: ▸Matricaria chamomilla.

**Chamọtte|silikose:** *Pulmologie* Mischstaubsilikose bei Chamottearbeitern; häufig mit großflächigen Verschwielungen. E fire-clay silicosis.

**Chạmpignon|putzer-Krankheit:** akute, kurz dauernde Krankheit mit Fieber, Husten, Atemnot, Erbrechen, Eosinophilie u. flüchtigen Lungeninfiltraten. Wie die **Champignonzüchter-Lunge** eine Pilzarbeiterlunge; eine exogen-allergische Alveolitis durch Inhalation von Mikroorganismensporen (v.a. Strahlenpilz- = Aktinomyzeten-Sporen [Micropolyspora faeni; Thermoactinomyces vulgaris]) aus dem Staub von Pilzkulturenkompost.

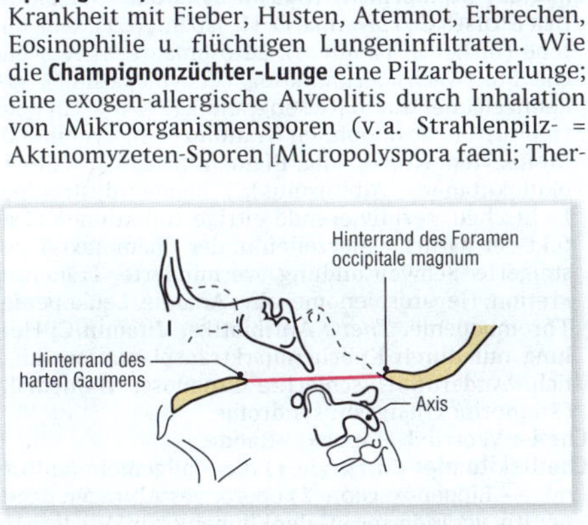


**Chamberlain-Linie.** [68]

**Chanarin-Dorfman-Syndrom:** Neutrallipidspeicherkrankheit aufgrund eines Defektes im Fettsäure-Metabolismus. Autosomal-rezessive Vererbung. Ähnelt klinisch einer kongenitalen ichthyosiformen Erythrodermie. Betroffen sind Gewebe von ZNS, Muskulatur u. anderen Organen.

**Chandipụra-Fieber:** in Indien vorkommende, von Phlebotomus-Mücken übertragene akute fieberhafte Krankheit (grippös, evtl. auch Enzephalitis) durch das gleichnam. Rhabdovirus der Piry-Gruppe.

**Chạngri-Krebs:** ▸Kangri-Krebs.

**Changuinọla-Fieber:** in Mittelamerika vorkommende, von Phlebotomus-Mücken übertragene, akute, fieberhafte Krankheit (ähnlich dem ▸Pappatacifieber) durch das gleichnam. ARBO-Virus.

**Chaperon:** zelluläres Protein meist im endoplasmatischen Retikulum, das die Tertiärstruktur eines neu synthetisierten Proteins kontrolliert. Bei ungenügender Faltung wird das Protein nicht zum Zielort transportiert, sondern im Proteasom abgebaut. Heat-Shock-Proteine von Bakterien haben Ch.-Wirkung.

**Charakter:** *Psychologie* das Gesamtgefüge der ererbten Anlagen u. der erworbenen Einstellung u. Strebungen (Handeln, Wollen, Wertung, Erleben etc.), die – rel. gleich bleibend – die individuelle Besonderheit (»Wesensart«) eines Menschen ausmachen; nach JASPERS »das individuelle Ganze der verständlichen Zusammenhänge des Seelenlebens«. – s.a. ▸Persönlichkeit. E character.

**Charạkter|neurose, Charakte|rọse:** neurotische Struktur mit Überwiegen u. ▸Fixierung eines Triebes (z.B. oraler, analer, genitaler oder narzisstischer Charakter; i.w.S. auch hysterischer, zwanghafter depressiver oder schizoider Charakter); psychotherapeutisch oft nur schwer zu beeinflussen. Abgrenzung zur Psychopathie nicht immer möglich; s.a. ▸Persönlichkeitsstörungen. E character neurosis.

**Charcọt** (JEAN-MARTIN CH., 1825–1893, Neurologe, Paris). – **Ch.-Erb(-Guinon)-Krankheit:** spast. ▸Spinalparalyse. – **Ch.-Gelenk:** die ▸Arthropathia neuropathica (= tabica) bei Tabes dorsalis. E Charcot joint. – **Ch.-Joffroy-Syndrom:** (1858) ▸Pachymeningitis cervicalis hypertrophica. – **Ch.-Krankheit:** ▸multiple Sklerose. – **Ch.-Leyden-Kristalle** (ERNST VIKTOR V. L., 1832–1910, Internist, Königsberg, Straßburg, Berlin): spindelförm., leicht gelbl., oktaedrische Kristalle als Sekretions- oder Auskristallisationsprodukte eosinophiler Leukozyten im Blut (s. Abb.), Sputum oder Stuhl. ***Vork.:*** z.B. bei Allergosen, Asthma (»Asthmakristalle«), Colica mucosa. ***Nachw.:*** im luftgetrockneten fixierten Ausstrichpräparat durch Färbung mit Eosin-Methylenblau. E Ch.-Leyden crystals. – **Ch.-Marie (-Tooth-Hoffmann)-Krankheit** (PIERRE M., HOWARD H. T., JOHANN H.): erbliche (autosomal-dominant oder – seltener – rezessiv; auch X-gebunden), meist im Kindesalter (Typ I, Typ II im Erwachsenenalter) beginnende, chronisch fortschreitende »neurale« ▸Muskeldystrophie (Degeneration peripherer Nerven mit Hypertrophie der SCHWANN-Scheiden). ***Klinik:*** symmetrische atrophische Lähmungen der klei-

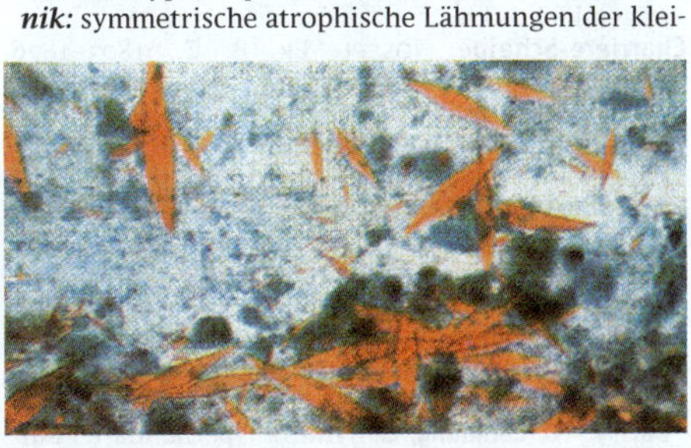

**Charcot-Leyden-Kristalle:** mikroskop. Nachweis im Sputum. [158]

nen Fuß- u. der Unterschenkelmuskeln (Bereich des Nervus peron[a]eus), Klumpfuß, Erlöschen der Sehnenreflexe, Parästhesien, krampusart. Schmerzen u. troph. Störungen im befallenen Bereich. Abkühlung verstärkt die Muskelschwäche (»Kaltparese«). E Ch.-Marie-Tooth disease, CMT-disease. – **Ch.-Marie-Zeichen:** feinschlägiger Tremor bei BASEDOW-Krankheit. E Marie's sign. – **Ch.-Syndrom: 1)** ▸Claudicatio intermittens. E Ch.'s syndrome. **2)** amyotrophe ▸Lateralsklerose. E Ch.'s disease, Ch.'s sclerosis. – **Ch.-Trias:** (1879) skandierende Sprache, ▸Intentionstremor u. ▸Nystagmus als Zeichen bei multipler Sklerose mit Entmarkungsherden im zerebellaren System. S.a. ▸MARBURG-Trias. E Ch.'s triad. – **Ch.-Vulpian-Zeichen:** Fußklonus nach schneller gewaltsamer Dorsalflexion des Fußes; bei Pyramidenbahnschädigung oberhalb des zugehörigen Reflexbogens. E pedal flexor clonus. – **Ch.-Weiss-Baker-Syndrom:** (SOMA W., JAMES B.) s.u. ▸Karotissinus-Syndrom. E Ch.-Weiss-Baker syndrome. – **Ch.-Zeichen: 1)** »Steppergang« bei Lähmung der Musculi peronei u. extensores hallucis. E Ch.'s gait. **2)** »Prediger-hand« bei kombinierter ▸Ulnaris- u. ▸Medianuslähmung. E preacher's hand, combined median-ulnar lesion.

**CHARGE-Assoziation:** Fehlbildungsmuster mit Augenkolobomen (coloboma), Herzfehlern, Choanalatresie, psychomotorischer Retardierung, Genitalhypoplasie, Ohr(=engl. ear)auffälligkeiten. Meist sporadisch auftretend, selten autosomal-dominant erblich (»CHARGE-Syndrom«).

**Charles-Bonnet-Halluzinose** (CHARLES B., 1720–1793, Naturforscher, der im Alter selbst erblindete): (G. DE MORSIER, 1936) visuelle Halluzinationen bei älteren Personen mit Visusminderung. E Charles Bonnet hallucinations.

**Char|lin(-Sluder)-Syndrom** (CARLOS C., 1886–1945, chilen. Augenarzt): Neuritis des Nervus nasociliaris u. des Ganglion ciliare als Folge von Entzündungsprozessen im Nasen-Siebbein-Bereich; mit einseitiger Rhinitis, ausstrahlenden Schmerzen (Stirn, Nasenrücken, inn. Augenwinkel) u. Augensymptomen (Keratitis, Iritis, Zyklitis). E Charlin's syndrome.

**Char|mot-Krankheit:** ein in Zentralafrika vorkommendes Hepatosplenomegalie-Syndrom mit Makroglobulin- u. Hypergammaglobulinämie (als Endstadium einer Dysproteinämie). E Charmot's syndrome.

**Charn|ley-Operation** (JOHN CH., engl. Chirurg.): **1)** operative Gelenkversteifung (Druckarthrodese) des entknorpelten Knie- oder oberen Sprunggelenkes durch Fixation mittels **Ch.-Klammer. 2)** Hüftarthroplastik mit Ersatz des Hüftkopfes durch eine **Ch.-Prothese** (Oberschenkelkopfprothese aus Polytetrafluoräthylen; mit relativ kleinem Kopf u. dicker Kopffassung, dadurch nur kleiner Widerstand). E Charnley hip arthroplasty.

**$^{13}$C-Harnstoff:** Diagnostikum für den ▸Atemtest zum Nachweis von Helicobacter pylori.

**Charpentier-Bänder** (AUGUSTIN C., 1852–1916, Augenarzt, Nancy): *Ophthalmologie* eine Serie von hellen u. dunklen Streifen als Nachbilder eines spaltförmigen Lichtbildes.

**Charrière-Scheibe** (JOSEPH FR. B. C., 1803–1876, Instrumentenmacher, Paris), CHARRIÈRE-Skala: Metallscheibe mit 30 Löchern, deren Durchmesser ($^1/_3$–10 mm) als Maßeinheit für die Dicke urologischer Katheter u. Bougies sowie Tubusarten in der Anästhesie dient. 1 **Charrière** (Charr = Ch. [= Fr. = French]) entspricht einem äußeren Durchmesser von $^1/_3$ mm. E Charrière scale.

**Chase-Lain-Goldstein-Syndrom:** *Zahnmedizin* ▸Elektrogalvanismus.

**Chas|ma, Chasmus:** *Neurologie* ▸Gähnkrampf.

**Chassaignac** (CHARLES M. E. C., 1805–1879, Chirurg, Paris). – **C.-Lähmung,** C.-Syndrom: perianuläre ▸Subluxation des Radiusköpfchens (Armzerrung). ***Ätiol.:*** häufig bei Kleinkindern, durch Hochreißen des fallenden Kindes. ***Klinik:*** Ellenbogen leicht gebeugt u. proniert. Schmerzbedingt wird der herabhängende Arm nicht mehr bewegt (Pseudoparese). ***Ther.:*** Reposition. E Chassaignac's paralysis, painful brachial palsy. – **C.-Naht:** *Chirurgie* fortlaufende Intrakutannaht ohne sichtbare Einstiche. Wurde zur ▸HALSTED-Naht weiterentwickelt. E intracutaneous suture.

**Chassard-Lapiné-Methode:** Röntgenaufnahme des Beckens am nach vorn gebeugt Sitzenden. Der Zentralstrahl ist auf die Dornfortsätze der Lendenwirbelsäule gerichtet.

**Chauffard** (ANATOLE ÉMILE C., 1855–1932, Internist, Paris). – **Ch.-Punkt:** *Enterologie* Druckschmerzpunkt unterhalb des re. Schlüsselbeins bei Gallenblasenerkrankung. E Chauffard's point. – **Ch.-Ramon-Syndrom:** (1896) Sonderform der chronischen rheumat. Polyarthritis beim Erwachsenen (dem STILL-Syndrom entsprechend, dem FELTY-Syndrom verwandt) mit generalisierter Lymphknotenschwellung. – **Ch.-Rivet-Zeichen: 1)** druckschmerzhafte Zone im rechten Oberbauch zwischen der Medianlinie u. einer Geraden mit 45°-Abgang vom Nabel kopfwärts als Symptom einer Erkrankung der Bauchspeicheldrüse (tritt v.a. bei Pankreaskopfkarzinom auf). **2)** als Hinweis auf akute Meningitis Beugung der Arme als Reaktion auf den Versuch, in Rückenlage den Kopf zu heben. – **Ch.-Still-Syndrom:** ▸STILL-Syndrom. E Ch.-Still syndrome. – **Ch.-Syndrom: 1)** TROISIER-HANOT-CH.-Syndrom: ▸Bronzediabetes. **2)** ▸Kugelzellenanämie.

**Chaussé-Aufnahme:** *Radiologie* Aufnahmetechniken (I–IV) zur Darstellung der Felsenbeine. **C. II** mit bukkookzipitalem Strahlengang durch den geöffneten Mund für den hinteren Teil des Foramen lacerum. **C. III** entspricht etwa der steilen ▸STENVERS-Aufnahme. E radiography of petrous bone (Chaussé).

**Chaussier** (FRANÇOIS C., 1746–1828, Anatom, Paris). – **Ch.-Areola:** der verhärtete Randwall der Milzbrandpustel. E Chaussier's areola. – **Ch.-Zeichen:** *Pulmologie* gurgelndes Auskultationsgeräusch über einem Hydropneumothorax mit Bronchuskommunikation. E Ch.'s sign.

**Chavany-Chaignot-Syndrom:** im Verlauf einer Gold-Therapie auftretende diffuse Gliedmaßenschmerzen, Hauthyperästhesie, Angstzustände, übermäßiges Schwitzen u. generalisierte fibrilläre Zuckungen.

**CHD** *(engl.):* **1)** Abk. für **c**oronary **h**eart **d**isease: ▸koronare Herzkrankheit. **2)** Abk. für **c**ongenital **h**eart **d**isease: angeborene Herzkrankheit (▸Herzfehler).

**CHE, ChE:** *Biochemie* **1)** Abk. für ▸**Ch**olesterin**e**sterase. **2)** Abk. für ▸**Ch**olinesterase.

**Check-up** *(engl.):* die gesamten Untersuchungen im Rahmen einer systematisierten Diagnostik.

**Check-Valve-Phänomen** *(engl. = Rückschlagventil):* der exspiratorische Kollaps der kleinsten Bronchiolen bei Elastizitätsverlust des Lungengewebes.

**Chediak(-Steinbrinck)-Higashi-Syndrom** (ALEXANDER MOISÉS C., Havanna; O. H., japan. Arzt): sehr seltene (bisher 37 Familien), autosomal-rezessiv erbliche Stoffwechselerkrankung (Enzymopathie?), gekennzeichnet durch Riesengranula (2–5 μ ∅) in neutrophilen u. eosinophilen Granulozyten, Lympho- u. Monozyten. ***Klinik:*** allg. Pigmentmangel (partieller okulokutaner Albinismus), Pigmentdystrophie, Lichtscheu, rezidivierende eitrige Infektionen (Defekt der natürl. Killerzellen u. der Chemotaxis), gesteigerte Schweißbildung, verminderte Tränensekretion, Hepatosplenomegalie, Anämie, Leukopenie, Thrombopenie. ***Ther.:*** Antibiotika, Vitamin C; Heilung nur durch Knochenmarktransplantation möglich. Andernfalls schlechte Prognose. E Chediak-(Steinbrinck-)Higashi syndrome.

**Cheil-:** Wortteil »Lippe«, »Rand«.

**Cheil|ek|tomie:** *Chirurgie* **1)** die – allgemein keilförmige – Lippenexzision. **2)** operatives Abtragen degenerativ veränderter »Gelenklippen« zur Wiederherstellung der Gelenkfunktion. E cheilectomy.

**Chei|li|tis:** *Pathologie* die Lippenentzündung, u.a. als Teilerscheinung einer Stomatitis sowie z.B. bei Herpes, Ekzem, Psoriasis, Urtikaria, angioneurot. Ödem, Lupus, Syphilis, Milzbrand. Zahlreiche, z.T. kaum zu klassifizierende Formen. E cheilitis. – **Ch. ab|rasiva prae|cancerosa:** Sonderform der Ch. actinica chronica; eine chron. Entzündung (v.a. der Unterlippe) mit persistierenden oder rezidivierenden, weichen, randlosen Erosionen u. Gefahr der malignen Entartung (▸Lippenkarzinom). – **Ch. ac|tinica acuta:** klein- u. großblasige Entzündung der Unterlippe nach Lichteinwirkung; als **Ch. actinica chronica** bei langjähriger Lichtexposition mit Atrophie, Erosionen, Keratosen. Beginnende palpable Infiltration gilt als Hinweis für maligne Entartung (▸Lippenkarzinom). S.a. ▸Dermatitis actinica. E actinic ch. – **Ch. an|gularis,** Perlèche: Ch. v.a. der Mundwinkel, häufig als Symptom des Mundsoors. Tritt auch auf bei bakteriellen Infektionen, Mangelernährung oder Eisenmangel. S.a. ▸Cheilosis. E angular ch., commissural ch., perlèche. – **Ch., chronische:** z.B. die Ch. glandularis. – **Ch. exfoliativa:** Ch. mit schmerzhafter, scharlachroter, schuppend-krustöser Lippenschwellung. – **Ch. glandularis:** Ch. mit Hyperplasie der Schleimdrüsen u. der heterotopen gemischten Speicheldrüsen im Lippensaumgebiet u. mit Hypersekretion u. Pseudo(retentions)-zysten; meist als **Ch. gl. simplex,** d.h. als die unkomplizierte, idiotypische, wiederholt familiär beobachtete »Schrotbeutellippe«; evtl. als **Ch. gl. apostematosa,** d.h. als chronische, durch Superinfektion mit Eitererregern komplizierte Ch. – **Ch. granulomatosa:** Ch. mit schubweiser Entwicklung tuberkuloider Granulome u. mit Lippenverplumpung (Makrocheilie), evtl. auch mit sog. Rüssellippen; z.T. als Teilsymptom des Melkersson-Rosenthal-Syndroms. – **Ch. vulgaris:** häufigste Ch. in Form der »aufgesprungenen Lippen«.

**Cheilo|gnatho(palato)schisis:** angeborene ▸Lippen-Kiefer(-Gaumen)-Spalte. E cheilognathopalatoschisis.

**Cheilo|kake:** rötliche, derbe Lippenschwellung, z.B. bei skrofulösen Kindern; s.a. ▸Cheilosis.

**Cheilo(neo)plastik:** ▸Lippenplastik (Neubildung). E cheiloplasty.

**Cheilo|schisis:** ▸Lippenspalte. E cheiloschisis, cleft lip.

**Cheil|lo|sis:** *Pathologie* schmerzhafte Rötung u. Schwellung der Lippen mit Schuppung u. Rhagadenbildung bei Ariboflavinose; oft v.a. auch im Mundwinkelbereich (s.a. ▸Cheilitis angularis). E cheilosis.

**Cheilo|stomatitis pseudomembranacea exanthematodes:** ▸Fiessinger-Rendu-Syndrom.

**Cheilo|tomie:** *Chirurgie* Lippeninzision. E cheilotomy.

**Cheim(a)...:** Wortteil »Kälte«.

**cheir...:** Wortteil »Hand«. S.a. ▸chir...

**Ch(e)ir|agra:** Gicht-bedingte Schmerzen im Bereich der Hand. E chiragra.

**Ch(e)ir|al|gia par|aes|thetica:** *Neurologie* schmerzhafte Missempfindungen am Daumen u. radial am Handrücken (Versorgungsgebiet des Ramus superfic. des Nervus radialis); ein Engpasssyndrom; auch infolge mechanischer Irritation des Nervs z.B. durch ein Uhrarmband. E paresthetic chiralgia.

**Cheiris|mus,** Chirospasmus: ▸Schreibkrampf. E ch(e)irospasm.

**Cheiro|arthro|pathia diabetica:** diabetische ▸Gelenksteife.

**Ch(e)i|ro|pom|pholyx:** ausgedehnte Bläschen- u. Blasenbildung an Händen u. Fingern als großblasige Form eines dyshidrotischen Ekzems. **Cheiropodopompholyx** bei gleichzeitigem Befall der Füße. E chiropompholyx.

**Cheiro|skop:** *Ophthalmologie* Gerät für die orthoptische Übung des binokularen Sehens. E chiroscope.

**Chelatbildner,** Chelone, Komplexone, Sequestrierungsmittel, Maskierungsmittel: *Chemie* organische (u. anorganische) Verbindungen, die mit Metallen stabile ringförmige Komplexe (sog. Chelate) bilden. Kommen vor als natürl. Bioliganden im Intermediärstoffwechsel der Mineralstoffe, im Rahmen der Funktion der Blut- u. Blattfarbstoffe, bei enzymat. Reaktionsabläufen u.a.m. – *pharmaz* Synthetische Ch. (Äthylendiamintetraessigsäure, höhere Aminopolyessigsäuren etc.) dienen zur Dekorporierung radioaktiver oder toxischer Metallionen sowie zum Nachweis von Metallionen (Komplexometrie). E chelating agents.

**Che|la|te:** s.u. ▸Chelatbildner. E chelates.

**Chelidonium majus,** Schöllkraut: Heilpflanze der Familie Papaveraceae mit nachgewiesener Wirkung bei krampfartigen Beschwerden des Magen-Darm-Trakts u. der Gallenwege. Wirkt cholekinetisch, choleretisch, antiphlogistisch, leicht spasmolytisch, analgetisch u. zentral sedierend.

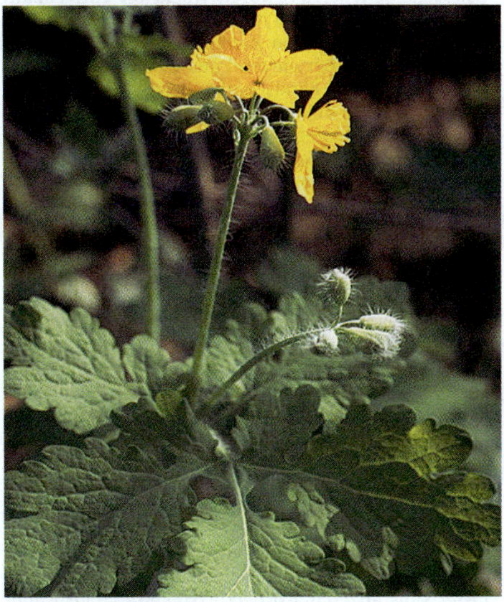

**Chelidonium majus.** [482]

**Chelo|nate,** Chelate: s.u. ▸Chelatbildner.

**Chelone:** ▸Chelatbildner.

**Chelo|tomie,** Kelotomie: ▸Herniotomie.

**Chemi...:** s.a. ▸Chemo...

**Chemikalienüberempfindlichkeit, multiple:** ▸Multiple-Chemical-Sensitivity-Syndrom.

**Chemilumineszenz:** eine Form der ▸Lumineszenz, die durch chemische Reaktionen hervorgerufen wird. *Anw.* z.B. zur Messung freier Sauerstoffradikale. E chemoluminescence.

**chemisch:** die Chemie betreffend, auf chemischem (bzw. auch biochem.) Wege; z.B. **ch. Kampfstoff** (u.a. als Blau-, Gelb-, Weißkreuz), **ch. Thermogenese** (zitterfrei, d.h. ohne Kältezittern erfolgende Wärmebildung durch Stoffwechselsteigerung ohne Innervation der Skelettmuskulatur; Leistung des braunen Fettgewebes beim Tier u. beim menschl. Neugeborenen; durch Betarezeptorenblocker hemmbar). E chemical.

**Chemo|attraktoren, chemoattraktorische Substanzen:** ▸Chemokine.

**Chemo|dektom:** Geschwulst des Glomus caroticum, bestehend aus Nestern nur gering chromaffiner Zellen (APUD-Zellen) in fibrösem Stroma. Ein Apudom. E chemodectoma.

**Chemo|embolisation:** ▸Embolisation.

**Chemo|kine,** Interkrine, PF4-Superfamilie: Untergruppe der Zytokine; kleinere Proteine, die i.S. der ▸Chemotaxis auf Zellen wirken; z.B. das Interleukin-8 (ein »C-X-C-« oder »α-Ch.«), das neutrophile Granulozyten zum Entzündungsort lockt, oder das MIP-1 (»monocyte chemotactic protein«; ein »C-

C-« oder »β-Ch.«), das auf Monozyten wirkt. E chemokines.

**Chemo|ko|agulation:** therapeutische ▸Koagulation (z. B. von Blasentumoren) durch Einsatz chemischer Mittel (z. B. Ätzung mittels Trichloressigsäure). – s. a. ▸Koagulationsnekrose. E chemical coagulation.

**Chemo|litho|lyse:** Auflösung der Mineralsubstanz von Konkrementen (z. B. Harn-, Gallensteine) bestimmter Zusammensetzung durch innerliche Anw. chemischer Substanzen; s. a. ▸Cholelitholyse. E chemical litholysis.

**Chemo|lyse:** Auflösung organischer Substanz mit chemischen Mitteln; z. B. *ther* als Chemolitholyse (durch Dauerspülung); s. a. ▸Chemonukleolyse. E chemolysis.

**Chemo|nu|kleo|lyse,** Nukleolyse: (L. SMITH) Behandlung von (LWS-)Bandscheibenschäden (v. a. des Bandscheibenvorfalls) durch Injektion von Papain (Chymopapain; proteolytisches Enzym aus dem Latex der Papaya) in den Bandscheibenkern. Bewirkt Auflösung des überwiegend aus Glykosaminoglykanen bestehenden Bandscheibenkerns (Nucleus pulposus); dadurch dekompressiver Effekt. Kontraindikation: Allergie gegen Papain, Sequestration von Bandscheibenanteilen in den Spinalkanal. E chemonucleolysis.

**Chemonukleoly|tica, -tika:** proteolytische Enzyme zur ▸Chemonukleolyse.

**Chemo|pro|phylaxe:** Infektionsprophylaxe durch Verabfolgung von ▸Chemotherapeutika. E chemoprophylaxis.

**Chemo|reflexe:** *Physiologie* durch Erregung von ▸Chemorezeptoren ausgelöste Reflexe, z. B. im Rahmen der chemischen ▸Atemregulation (v. a. als Notfallfunktion bei $O_2$-Gemischen mit < 16 Vol.-%) u. bei der reflektor. Blutdrucksteigerung (erfolgt durch allgemeine Sympathikusaktivierung). E chemoreflexes.

**Chemo|resistenz:** ▸Resistenz von Krankheitserregern gegenüber ▸Chemotherapeutika. E chemoresistance.

**Chemo(re)zeptor:** durch chemische Stoffe oder Ionen erregbarer ▸Rezeptor. Erfasst die Konzentration gelöster Substanzen in Körperflüssigkeiten oder Änderungen des Sauerstoff- oder Kohlendioxidpartialdrucks im Rahmen der Kreislauf- u. Atmungsregulation (s. Abb.). Zu den C. gehören auch Sinnesrezeptoren des Geschmacks- u. Geruchsorgans und im Magen-Darm-Trakt. S. a. ▸Sensibilität, viszerale. E chemoreceptor.

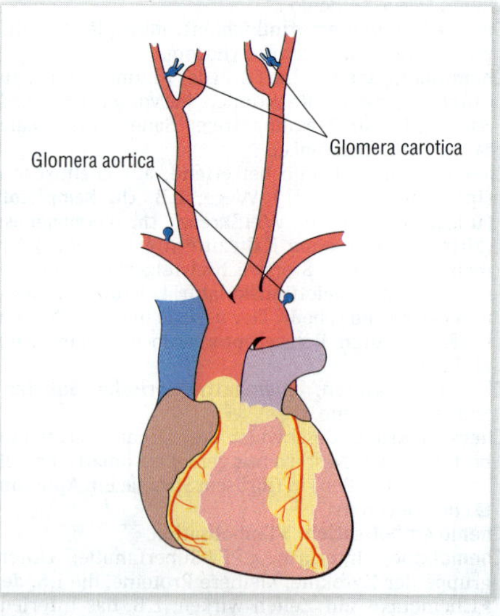


**Chemo(re)zeptor:** Lage der peripheren Chemorezeptoren für den Atmungsantrieb im Bereich der Paraganglien des Glomus caroticum u. des Aortenbogens. [97]

**Chemosis:** Ödem der Bindehaut bei stärkerer Entzündung der Konjunktiva oder bei entzündlichen Prozessen der Nachbarschaft; infolge Lymphabflussstörung oder Stauung; bei allergischen Reaktionen; nach toxischer Gefäßschädigung der Bindehaut. Es findet sich eine ödematöse, weißlich-glasige oder hochrote wulstartige Schwellung der Conjunctiva bulbi, die aus der Lidspalte hervorquellen u. die Hornhaut teilweise überdecken kann. E chemosis.

**chemo|taktische Stoffe:** s. u. ▸Chemotaxis.

**Chemo|taxine:** biologische Stoffe mit Wirkung i. S. der ▸Chemotaxis; z. B. als neutrophile Granulozyten anlockende Komplement-Komponenten (z. B. C2, C5a, C3b-Inaktivator u. C5b,6,7-Komplex). E chemotaxins.

**Chemo|taxis:** die durch einen chem. Reiz ausgelöste positive oder negative, in Richtung auf den Reiz hin bzw. von ihm fort erfolgende Bewegungsreaktion beweglicher Organismen sowie – als ▸Leukotaxis – bestimmter Blutzellen (Makrophagen u. polymorphkernige neutrophile Granulozyten, deren Zellmembran durch entsprechende »chemotaktische Stoffe« [▸Chemokine, ▸Chemotaxine] aktiviert wird). E chemotaxis. – **Ch.-Defekt:** *Immunologie* Leukotaxis- = Chemotaxisstörungen der Makrophagen im Rahmen der ▸Phagozytose. Treten bei verschiedenen Krankheiten auf, so beim ▸lazy leukocyte syndrome, ▸CHEDIAK-HIGASHI-Syndrom, ▸WISKOTT-ALDRICH-Syndrom, ferner bei malignem Melanom, chronischer Schleimhaut-Candidiasis, atopischer Dermatitis, chronischen Granulomatosen sowie Staphylokokken-bedingten Abszessen.

**Chemotherapeu|tica, -tika:** (synthetische) Wirkstoffe sehr unterschiedlicher Struktur, die Krankheitserreger (pathogene Keime, Protozoen) oder Zellen von Neoplasmen möglichst selektiv im Wachstum hemmen oder abtöten (v. a. Antiinfektiva, Zytostatika). Wichtige ***Wirkst.-Gruppen:*** ▸Sulfonamide, ▸Antituberkulotika, metallorganische Therapeutika, ▸Antimetaboliten, polyfunktionale ▸Alkylanzien. E chemotherapeutic agents. – **Ch., phasenspezifische:** Ch. mit Einwirkung auf bestimmte Phasen des Zellzyklus, z. B. in der S-Phase (Phase der DNS-Reduplikation), der $G_2$-Phase (Mitosevorbereitung) u. der M-Phase (die eigentliche Mitose).

**chemo|therapeutischer Index:** ▸therapeutische Breite. E chemotherapeutic index.

**Chemo|therapie:** (PAUL EHRLICH, 1854–1915) die auf dem »Prinzip der selektiven Toxizität« beruhende Behandlung mit ▸Chemotherapeutika (solitär oder kombiniert: Mono- bzw. Poly-Ch.); wird heute oft gleichbedeutend mit Zytostatikatherapie (bei malignen Erkrankungen) verwendet. E chemotherapy. – **Ch., adjuvante:** systemische Behandlung mit ▸Zytostatika in Ergänzung einer potentiell kurativen Operation u./oder Bestrahlung eines Tumors, wobei Tumormassen nicht (mehr) nachweisbar sind (also Behandlung von Mikrometastasen); s. a. ▸adjuvante Therapie. – **Ch., intrakavitäre:** lokale (topische) Zytostatikabehandlung in einem Hohlorgan; z. B. als Instillationstherapie in der Harnblase nach transurethraler Elektroresektion eines oberflächlichen Urothelkarzinoms. – **Ch., lokoregionale:** Einbringen der Zytostatika in die einen Tumor versorgenden Blutgefäße, um eine höhere lokale Konzentration (bei möglichst geringer systemischer Toxizität) zu erreichen; z. B. bei nicht operablem Leberzellkarzinom oder nicht operablen Lebermetastasen, als Extremitätenperfusion bei Melanom (auch als adjuvante Maßnahme) oder Weichteilsarkomen. – **Ch., neoadjuvante:** systemische Behandlung mit Zytostatika mit dem Ziel, eine Metastasierung vor einem potentiell kurativen Eingriff zu verhüten; s. a. ▸Induktionschemotherapie (Down-Staging). – **Ch., regionale:** ▸Ch., lokoregionale.

**Chemo|zeptor:** *Physiologie* ▸Chemorezeptor.

**Cheno(des|oxy|chol)säure** *(griech.: chen, chenos = Gans): Biochemie* $3\alpha,7\alpha$-Dihydroxy-$5\beta$-cholansäure; eine natürl. Gallensäure v.a. in der Galle von Geflügel, aber auch beim Menschen (45 %) u. Säugern. ***Anw.*** *pharm* für die perorale ▶Cholelitholyse. E chenodeoxycholic acid.

**C-Hepatitis:** s.u. ▶Virushepatitis C.

**cherry-red spot** *(engl.): Ophthalmologie* der »kirschrote Fleck« an der Fovea centralis beim ▶TAY-SACHS-Syndrom.

**Cherubi(ni)smus:** im Kindesalter auftretende Auftreibung der Kiefer, die zu einem Pausbackengesicht mit hochgedrehten, »himmelwärts« gerichteten Augäpfeln (»cherubin. Engelsgesicht«) u. zur Fehlstellung der Zähne führt. Beginn im Alter von 1–3 Jahren; Höhepunkt in der Pubertät. Die Ätiologie ist vielseitig: Riesenzelltumor, Osteoklastom, fibröse Dysplasie; auch autosomal-dominante erbliche Formen. S.a. Abb. E cherubism, Jones' disease.

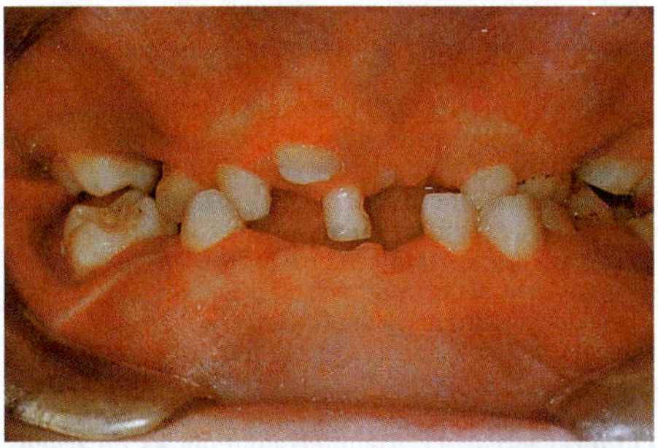

**Cherubi(ni)smus:** Zahnstellungsanomalien. [385]

**Chẹster-Syndrom:** Cholesterinspeicherkrankheit mit isolierter Xanthomatose der langen Röhrenknochen (u. mit Spontanfrakturen).

**Chẹyne-Stọkes-Atmung** (JOHN C. 1777–1836; WILLIAM ST., 1804–1878; Ärzte in Dublin), periodische Atmung: periodisch ab- u. zunehmende Atemtiefe, evtl. sogar zu einer Atempause führend (▶Atmung; dort Abb.) infolge einer Störung des ▶Atemzentrums; aber auch physiologisch im Schlaf. E Cheyne-Stokes respiration.

**Chịari** (1) JOHANN B. CH., 1817–1854, Gynäkologe, Wien; 2) HANS CH., 1851–1916, Pathologe, Prag, Straßburg, 3) KARL CH., geb. 1912, Orthopäde, Wien). – **Ch.-Frommel-Syndrom** (JOHANN B. CH.), Laktationsatrophie des Genitales: Form des ▶Galaktorrhö-Amenorrhö-Syndroms mit monate-, evtl. jahrelang nach Entbindung fortbestehendem Milchfluss. Mit fortschreitender Atrophie der Gebärmutter u. der Ovarien u. sekundärer ▶Amenorrhö. E Chiari-Frommel syndrome. – **Ch.-Netzwerk** (HANS CH.): bandförmige Fasern oder gefensterte Membran im rechten Herzvorhof als angeborene Anomalie. E Ch.'s net. – **Ch.-Operation** (KARL CH.): quere Durchtrennung des Beckenrings u. Einwärtsschwenken des Sitz- u. Schambeins derart, dass die Osteotomiefläche des oberen Fragments ein künstl. Pfannendach bildet. – **Ch.-Syndrom** (HANS CH.): **1)** ▶ARNOLD-CHIARI-Syndrom. **2)** ▶BUDD-CHIARI-Syndrom.

**Chịas|ma: 1)** *Genetik* die Überkreuzungsfigur in der Prophase der ▶Meiose als morphologische Grundlage des Crossing-over zwischen jeweils 2 oder 4 Chromatiden der Bivalente. E chiasm(a). **2)** *Anatomie* die – evtl. unter teilweiser Verflechtung erfolgende – Überkreuzung von Nerven- bzw. Sehnenfasern. – **C. ọpticum:** Sehnervenkreuzung im Zentrum der mittl. Schädelgrube. Wird von der Arteria carotis interna u. dem Sinus cavernosus flankiert. Im Chiasma kreuzen die jeweils nasalen Fasern des Nervus opticus zur Gegenseite u. bilden mit den jeweils temporalen (ungekreuzten) Fasern den – beidseitigen – Tractus opticus. S.a. ▶Chiasmasyndrom. E optic c. – **C. tẹndi-**

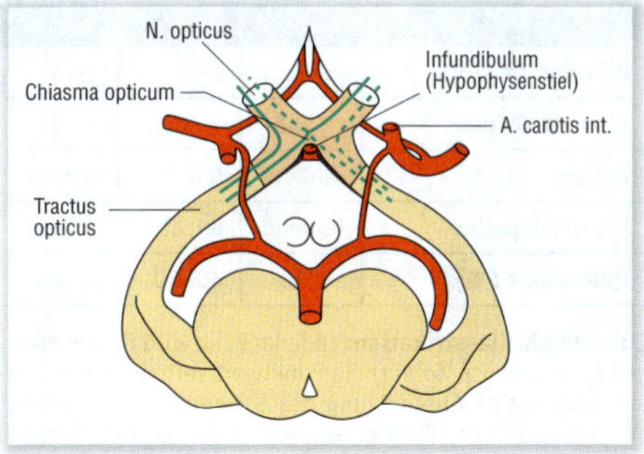


**Chiasma opticum.** [520]

**num,** CAMPER-Kreuzung: die beugeseitig über dem Fingergrundglied erfolgende Kreuzung der Sehnen der Fingerbeuger. E Camper's c.

**Chịasma|syndrom:** charakteristische Sehstörung bei raumbeengendem Prozess am Chiasma opticum (z.B. bei Hypophysentumor, Sella-Meningiom, Arachnitis opticochiasmatica). ***Klinik:*** bitemporale Hemianopsie (»Scheuklappenempfindung«), Abnahme der Sehkraft bei progredienter bilateraler, deszendierender Optikusatrophie. E chiasmal syndrome.

**Chi|as|mo|mẹter, Chi|asto|meter:** *Ophthalmologie* Instrument zur Bestimmung der, normalerweise parallelen, optischen Achsen beider Augen. E chiasmometer.

**Chịba-Nadel:** *Radiologie* (1968) die sog. Japanische Nadel, eine flexible, dünne (∅ 0,7 mm) Kanüle für die transhepatische ▶Cholangiographie. E Chiba needle.

**Chiclẹro-Geschwür:** eine chronische Form der Südamerikan. Hautleishmaniase. E chiclero ulcer.

**Chicungunya-Virus:** 1952 in Ostafrika erstmals isoliertes, 40–50 nm großes RNS-Virus der ARBO-Gruppe A (nach anderer Einteilung der Rubella-Gruppe), das – übertragen durch Moskitos – ein dem Dengue-Fieber ähnliches Krankheitsbild (ohne Adenitis) hervorruft.

**Chien-de-Fusịl-Stellung** *(franz.)*, Jagdhundlage: *Neurologie* Seitenlage mit angezogenen Beinen u. rückwärts gebeugtem Kopf bei (tuberkulöser) Meningitis. E meningitic posture.

**Chiẹvitz(-Meyer)-Methode** (INGEBORG C., Ärztin, Kopenhagen): Keuchhustennachweis durch Züchtung von ▶Bordetella pertussis auf Kartoffel-Blut-Glycerin-Agar, der aus 10 cm Entfernung behustet wird (»Hustenplatte«). E Chievitz pertussis test.

**Chikungunya:** *Virologie* ▶Chicungunya-Virus.

**Chilaidịti-Syndrom** (DEMETRIUS C., geb. 1883, Röntgenologe, Wien, Istanbul), Interpositio coli, Interpositio hepatodiaphragmatica: Verlagerung (Interposition) des Dickdarms (seiner re. Flexur u. der angrenzenden Abschnitte) oder seltener des Dünndarms zwischen den re. Leberlappen u. die Zwerchfellkuppe. ***Ätiol.:*** v.a. bei Anomalien der Leber, des Zwerchfells (Lähmung, Hernie) oder des Kolons (bei Dolichokolon, starkem Dickdarmmeteorismus). ***Klinik:*** örtlicher Druck, krampfartige Schmerzen (meist im Liegen nachlassend), evtl. Obstipation, Flatulenz, »Leberhusten«, Stenokardien. E Chilaiditi's syndrome.

**Child-Pugh-Klassifikation:** Punkteskala zur Abschätzung des Schweregrades der Leberzirrhose (s. Tab.). E Child-Pugh score.

**CHILD-Syndrom** *(engl.)* Abk. für **c**ongenital **h**emidysplasia with **i**chthyosiform erythroderma and **l**imb **d**efects: X-chromosomal-dominant erbliches Syndrom mit einseitiger Erythrodermie sowie Gliedmaßenfehlbildungen u. Anomalien innerer Organe auf der gleichen Seite; ♂ Feten überleben nicht.

**...chi|lịe:** Wortteil »Lippe(n)«; s.a. ▶cheil...

| | 1 | 2 | 3 |
|---|---|---|---|
| Bilirubin (mg/dl) | < 2 | 2–3 | > 3 |
| Albumin (g/dl) | > 3,5 | 3–3,5 | < 3 |
| Aszites | fehlend | leicht | schwer |
| Enzephalopathie | fehlend | leicht | schwer |
| QUICK-Wert (%) | > 70 | 40–70 | < 40 |

**Child-Pugh-Klassifikation:** In jeder Zeile wird für ein Merkmal (je nach Ausprägung) ein Punktwert vergeben; die Summe erlaubt eine Abschätzung des Schweregrades einer Leberzirrose (5 u. 6 Punkte ergeben Child A; 7–9 Child B; 10–15 Child C). [22]

**Chilo|mastix mesnili:** *Protozoologie* 12–20 μm großes birnenförmiges Geißeltierchen (= Flagellat) mit 6 Flagellen, davon 3 freie vorn, 1 im Mund, 2 am Mund; kommt als Parasit im Dickdarm des Menschen vor (kein Anhalt für Pathogenität).

**Chi|mä|re:** *Genetik* (WINKLER 1907) Individuum, das aus genetisch verschiedenen Geweben zusammengesetzt ist, z. B. als Folge einer somatischen Mutation, i. w. S. auch nach heteroplast. Transplantationen zwischen Keimen verschiedener Arten. Bei zweieiigen Zwillingen kommen »Blutchimären« (Blutgruppenchimären) vor infolge Übertragung von Blutstammzellen durch Gefäßanastomosen während der Embryonalentwicklung. Möglich ist die Erzeugung chimärer Mäuse durch Transplantation von embryonalen Stammzellen in die ▸Blastozyste. E chimera.

**chimpanzee coryza agent** *(engl.)* Abk. CCA-Virus: das ▸RS-Virus.

**China|alkaloide:** ca. 25 Alkaloide aus Pflanzen der Gattung Cinchona; z. B. Chinin, Chinidin; s. a. ▸Chinarinde. E cinchona alkaloids.

**China|restaurant-Syndrom:** Intoxikationserscheinungen nach Verzehr von Gerichten (z. B. fernöstliche Speisen), die reichlich mit dem Geschmacksverstärker Natriumglutamat (1,5 – 12 g) gewürzt sind. Große Unterschiede bestehen in der individuellen Empfindlichkeit; Gewöhnung ist mgl. ***Klinik:*** 10–20 Min. nach Genuss auftretende Gesichtsmuskelstarre, Nackensteifigkeit, Armschmerz mit Lähmungsgefühl, allg. Schwäche, kurzzeit. Schweißausbruch, (Schläfen-)Kopfschmerz, Herzsensationen. Abklingen nach 1–2 Std. ohne Therapie. E Chinese restaurant syndrome.

**China|rinde** *(altperuanisch Kina = Rinde)*, Cortex Chinae: *Pharmazie* Rinde von ▸Cinchona-Arten; enthält gemäß DAB mindestens 6,5 % Gesamtalkaloide (s. a. ▸Chinaalkaloide). ***Anw.*** u. a. bei dyspeptischen Beschwerden, Appetitlosigkeit (Bitterstoffe). E cinchona bark.

**Chinesinnen|fuß:** chinesischer ▸Fuß.

**Chinesische Arzneitherapie:** Therapie mit einer Kombination von Substanzen pflanzlichen, tierischen oder mineralischen Ursprungs, die nach der sog. chinesischen Syndromdiagnose ausgerichtet ist. Durch den Synergismus der Arzneistoffgemische können die Wirksamkeit gesteigert, die Verträglichkeit gefördert und die Toxizität vermindert werden. Die Arzneien der Ch. A. wirken auf die Organe (Funktionskreise) und ▸Meridiane ein, sie besitzen eine Wirkrichtung (Ausleitung schädlicher Stoffe, Adstringieren, Stagnationslösen etc.), ein bestimmtes Temperaturverhalten (man unterscheidet z. B. kalte, neutrale u. warme Substanzen), Geschmack u. Farbe. Von den mehr als 3000 gut dokumentierten Mitteln verfügen heute 500 über eine medizinische Relevanz in der täglichen Praxis. Die z. T. hocheffektiven Drogen sind bei Beachtung der TCM-Diagnose u. der traditionellen Vorgaben anwendungssicher. In den Apotheken der Arbeitsgemeinschaft Deutscher TCM-Apotheken werden die Drogen auf Sortenechtheit u. toxische Belastung geprüft und entsprechend dem Chinesischen Arzneibuch aufbereitet, z. B. als ▸Decoctum. Sowohl Organkrankheiten als auch Schmerzkrankheiten u. psychosomatische Erkrankungen fallen in das ganzheitsmedizinische Indikationsspektrum der Ch. A.; s. a. ▸Traditionelle Chinesische Medizin.

**Chinesische Diätetik:** spezielle chinesische Ernährungslehre; hat ähnlich der chinesischen Arzneitherapie Einfluss auf die ▸Lebenssubstanzen u. die Organfunktion. Danach werden Nahrungsmittel klassifiziert nach Temperaturverhalten (z. B. »kalte«, »warme« Lebensmittel), Geschmack, Organbezug u. Wirkrichtung. Auch durch Kombination westlicher Nahrungsmittel ist eine chinesische Ernährungstherapie möglich.

**Chinesische Diagnostik:** spezielle Untersuchungstechniken der ▸Traditionellen Chinesischen Medizin; s. a. ▸Zungendiagnostik, ▸Pulsdiagnostik, ▸Meridiandiagnostik.

**chinesische Zimtbaumrinde:** ▸Cinnamomi cassiae cortex.

**chinesisch-japanische Bilharziose:** ▸Schistosomiasis japonica.

**Chinidin,** $C_{20}H_{24}N_2O_2$: *Pharmazie* Alkaloid aus ▸Chinarinde, (rechtsdrehendes Stereoisomeres des Chinins). ***Wirkung:*** Verlängerung der Refraktärzeit in Herzvorhof u. -ventrikel, Hemmung der AV-Überleitung (bei vorgeschädigtem Erregungsleitungssystem), parasympatholytische u. negativ inotrope Wirkung. ***Anw.*** als ▸Antiarrhythmikum der Klasse I v. a. bei Vorhofflimmern u. -flattern; als Malariamittel obsolet. ***NW:*** Tachyarrhythmien, Hypotonie, gastrointestinale u. hämatologische Störungen. E quinidine, conquinine.

**Chinin,** $C_{20}H_{24}N_2O_2$: Hauptalkaloid der ▸Chinarinde; weißes, schwer lösl., bitteres Kristallpulver. ***Wirkung:*** analgetisch, lokalanästhetisch, antipyretisch, die Skelettmuskulatur erschlaffend, die Uterusmuskulatur erregend. ***Anw.*** als ▸Malariamittel der Reserve (hemmt bei Plasmodium vivax, malariae u. falciparum die Schizogenie, bei Pl. vivax u. malariae auch die Gametogenie [durch Blockierung der Nucleinsäure-Biosynthese infolge Komplexierung mit DNS]; unterdrückt nur die Anfälle der erythrozytären Phase [»Suppressivbehandlung«]; hat keine prophylaktische Wirkung u. hemmt nicht die Parasitenübertragung; zur »Radikalbehandlung« erfolgt Kombination mit Doxycyclin oder Mefloquin; s. a. ▸Schwarzwasserfieber) sowie als Muskelrelaxans gegen nächtliche Muskelkrämpfe u. als Bittermittel. ***NW:*** insbes. nach hoch dosierter u. chron. Einnahme mannigfaltige NW (▸Chininvergiftung oder Allergie), cave: Erregungsleitungsstörungen. E quinine.

**Chinin|vergiftung,** C(h)inchonismus: Vergiftung durch ▸Chinin(salze), u. a. als Nebenerscheinung der Chinin-Therapie. ***Klinik:*** Ohrensausen, Kopfschmerzen, Erbrechen, Skotom, Verwirrtheit, Delirium; als reversible oder gar irreversible Schäden evtl. Erblindung, Innenohrschwerhörigkeit. E cinchonism.

**Chi|no|lin:** *Chemie* $C_9H_7N$; hygroskopische, stark lichtbrechende, kaum wasserlösl., alkalisch reagierende, gift. Flüssigkeit; eine heterozyklische Verbindung; Grundsubstanz zahlreicher Naturstoffe u. synthetischer Arzneimittel (s. a. ▸Chinolon-Antibiotika). ***Anw.*** als Konservierungs-, Lösungs- u. Einschlussmittel. E quinoline.

**8-Chinolinolsulfat:** Antiseptikum bei Hautinfektionen. E 8-hydroxy quinoline sulfate.

**Chinolon-Antibiotika, 4-Chinolone:** i. e. S. heterozyklische Carbonsäuren, die das bakterielle Enzym ▸Gyrase hemmen u. damit als Chemotherapeutika bakterizid wirken. I. w. S. auch Gyrasehemmer anderer chem. Grundstruktur. ***Wirkst. u. Anw.:*** Die älteren, oral anwendbaren C. der Gruppe I (z. B. Cinoxacin, Norfloxacin, Pipemidsäure) sind v. a. wirksam gegen Enterobakterien u. Gonokokken, Anw. v. a. bei akuten Harnwegsinfektionen; schnelle Resistenzentwicklung. Die neueren Vertreter (Standardchinolone der Gruppe II) wie Ciprofloxacin, Ofloxacin, Fleroxacin u. Enoxacin besitzen ein breiteres Wirkungsspektrum, aber ebenfalls schnelle Entwicklung von Resistenz u. Kreuzresistenz. Eine Weiterentwicklung sind die ▸Breitspektrum-Gyrasehemmer. C. werden v.a. eingesetzt, wenn andere Antiinfektiva nicht wirken oder unverträglich sind, ferner bei Legionella-, Mykoplasma- u. Chlamydia-Infektionen. ***NW*** aller 4-Chinolone: Schädigung des wachsenden Knorpelgewebes (daher keine Anw. in Schwangerschaft, Stillperiode u. Wachstumsphase); ferner ZNS-Störungen u. häufig gastrointestinale Störungen. E quinolones.

**Chi|nọn: 1)** allgemeine Bez. für zyklische Verbindungen mit chinoidem System (konjugierte Doppelbindung mit zwei =O- oder =NH-Gruppen in p- oder o-Stellung; s.a. Formeln) u.a. Benzo-, Naphtho- u. Phenanthrenchinone, darunter zahlreiche Naturstoffe. E quinone. **2)** Kurzbez. für ▸Benzochinon.

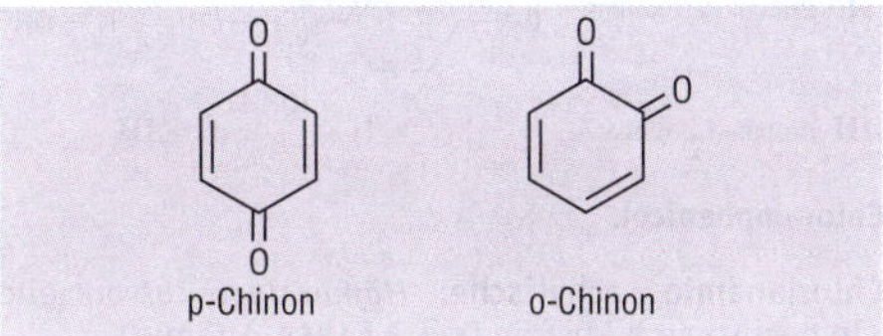


**Chinon.**

**Chi|on(o)|ablẹp|sia:** *Ophthalmologie* Schneeblindheit (▸Conjunctivitis nivalis). E chionablepsia, snow blindness.

**Chips** *(engl. = Späne, Schnitzel): Chirurgie* Knochenspäne, -schnitzel für Transplantationszwecke (Knochenhöhlenfüllung). Auch als Knochenkonserve. E bone chips.

**Chi-Quadrat-Test,** $\chi^2$-Test: eine Reihe statistischer Signifikanztests (Anpassungs-, Homogenitäts-, Mehrfelder-, Varianzhomogenitätstests). E chi square test.

**Chir...:** Wortteil »Hand«, s.a. ▸Cheir..., ▸Chiro...

**Chịr|agra:** durch ▸Gicht bedingte Schmerzen im Bereich der Hand. E chiragra.

**Chir|ạlgia:** Schmerzen in der Hand; s.a. ▸Ch(e)iralgia paraesthetica.

**Chiray-Pavel-Syndrom:** »hypotone Dyskinesie« der Gallenblase bei Erkrankungen des Zwölffingerdarms, der Bauchspeicheldrüse oder der Gallenwege.

**chiro...:** Wortteil »Hand«; s.a. ▸cheiro...

**Chiro|logịe:** obsolete Bez. für die ▸Gebärdensprache der Taubstummen. E chirology, dactilology.

**Chiro|megalịe:** *Pathologie* ▸Makrocheirie. E chiromegaly.

**Chiro|prạktik:** ▸Chirotherapie. E chiropractic.

**Chiro|spạsmus:** *Neurologie* Handkrampf, ▸Schreibkrampf. E chirospasm.

**Chiro|thẹca:** *Chirurgie* ein Bindenverband für Finger u. Hand (Kreistouren am Handgelenk, dann Serpentinengang zum Fingergrundgelenk u. Schraubengänge am Finger).

**Chiro|therapie,** manuelle Medizin, Manualtherapie, Osteopathie, Chiropraktik: Diagnostik u. Therapie (Schmerzlinderung, Muskelentspannung, Mobilisierung) von reversiblen funktionellen Störungen am Stütz- u. Bewegungsapparat mit Hilfe von Handgriffen. Seit 1976 gültige Zusatzbezeichnung für Ärzte. ***Behandlungstechniken:*** Weichteiltechniken (osteopathische Technik), Mobilisationstechniken (aktiv u. passiv, s.a. ▸Mobilisationstherapie), Manipulationstechniken (chirotherapeutische Technik); ein Schlüsselbegriff ist die ▸Blockierung (1). Die nicht risikolose Ch. erfordert Erfahrung u. sorgfältige Indikationsstellung. ***Kontraind.:*** u.a. morphologische Veränderungen, die mit einer Schwächung der Knochen- oder Bandstruktur einhergehen, primär somatisch destruktive Krankheitsprozesse (z.B. rheumatoide Arthritis, Tumoren, Traumen), Bandscheibenvorfälle mit (u. ohne) fortschreitende neurologische Ausfälle. E osteopathic medicine, chiropractic.

**Chirurgie** *(griech. = Handwirkung):* medizinisches Fachgebiet, das sich mit der Erkennung u. Behandlung von chirurgischen Erkrankungen, Verletzungen u. Fehlbildungen, ferner mit den entsprechenden Untersuchungsverfahren, konservativen u. operativen Behandlungsmethoden des Gebietes einschließlich der gebietsbezogenen Intensivmedizin, den Nachsorgeverfahren sowie der Rehabilitation in jedem Lebensalter befasst. Die Weiterbildungszeit bis zum Facharzt für Ch. (**Chirurg**; engl. = surgeon) beträgt 5 Jahre. Als Teilgebiete werden ▸Gefäß-, ▸Thorax-, ▸Unfall- u. ▸Viszeralchirurgie unterschieden; ▸plastische Chirurgie, ▸Herz-, ▸Kinder- u. ▸Neurochirurgie sind dagegen eigene medizinische Fachgebiete. E surgery. – **Ch., plastische:** medizinisches Fachgebiet, das sich mit der Wiederherstellung u. Verbesserung von Körperform u. -funktion nach (Brand-)Verletzungen, erworbenen Defekten, altersregressiven Veränderungen u. bei Fehlbildungen mittels plastisch-operativer Eingriffe befasst. Die Weiterbildungszeit bis zum Facharzt für plastische Ch. (engl. = plastic surgeon) beträgt 6 Jahre. S.a. ▸Plastik. E plastic s.

**chir|urgischer Knoten:** ein besonders sicherer ▸Knoten (dort Abb.). Die Fadenenden werden nach doppelter Umschlingung zum »Grundknoten« angezogen, der durch einen einfachen »Endknoten« arretiert wird. E surgeon's knot.

**Chi|tịn:** natürliches, der Cellulose ähnl., jedoch aus N-Acetylglucosamin-Einheiten (Chitobiose) aufgebautes, stickstoffhalt. lineares Polysaccharid $(C_8H_{13}NO_5)_x$; die amorphe, unlösl. Gerüstsubstanz z.B. der Panzer der Arthropoden. E chitin.

**Chito|neurọm:** *Pathologie* Tumor, der von den Nervenscheiden u. -hüllen (dem sog. Chitoneuron) ausgeht (z.B. ▸Neurilem(m)om, ▸Schwannom). E chitoneuroma.

**Chittoor-Virus:** ein ARBO-Virus; ▸Batai-Virus.

**Chla|my|dia,** Chlamydie, PLT-Gruppe, TPL-Gruppe: obligat intrazelluläre, kleine (200–350 nm) Bakterien der Familie Chlamydiaceae [Chlamydiales]. Es werden drei Hauptgruppen unterschieden: **Ch. psịttaci** oder **Ch. ornithọsis**, Erreger der ▸Ornithose; **Ch. trachomạtis** mit den TRIC-Erregern (▸Trachom, ▸Einschlusskonjunktivitis) u. den Erregern der ▸Lymphopathia venerea (= Lymphogranuloma venereum = LGV) mit mehreren Serotypen; ferner **Ch. pneumoniae** als Erreger akuter Atemwegserkrankungen (v.a. bei Kindern mit mildem Verlauf, bei Erwachsenen werden schwerere Verläufe beobachtet; Zusammenhang mit der Entwicklung von Atherosklerose wird vermutet). E Chlamydia.

**Chlamydo|spọren:** interkalar (= zwischengeschaltet) oder terminal am Luft- oder am vegetativen Myzel der meisten Pilze vorkommende große, runde, asexuelle Dauersporen mit doppelter Membran; sind gegen ungünstige Umweltbedingungen resistent u. überdauern sie. E chlamydospores.

**Chlo|ạs|ma,** Melasma: erworbene Farbänderungen der Haut durch Pigmentverschiebung, d.h. als meist durch Melanin bedingte »Dyschromie« mit umschriebener Braunfärbung durch Hyperpigmentierung. S.a. Abb. E melasma, chloasma. – **Ch. basedọwicum:** Ch. bei Hyperthyreoidismus; fleckige Melaninvermehrung um Augen u. Mund, an den Brustwarzen, in der Achselhöhle, der Linea alba u. der After-Genital-Region, evtl. am ganzen Körper (= **diffuses Ch.**). – **Ch. cosmeticum:** Ch. durch Kosmetika (Vaselin-haltig) oder chronische Photodermatitis durch Kosmetikabestandteile. – **Ch. extra|uterịnum:** ein bei ♀ unabhängig von der Schwangerschaft (z.B. bei Ovarialtumor) auftretendes, flächenhaftes Ch., v.a. an den Halsseiten. – **Ch. hepạticum:** bei Leberleiden diffuse Hautpigmentierung infolge vermehrter Bildung

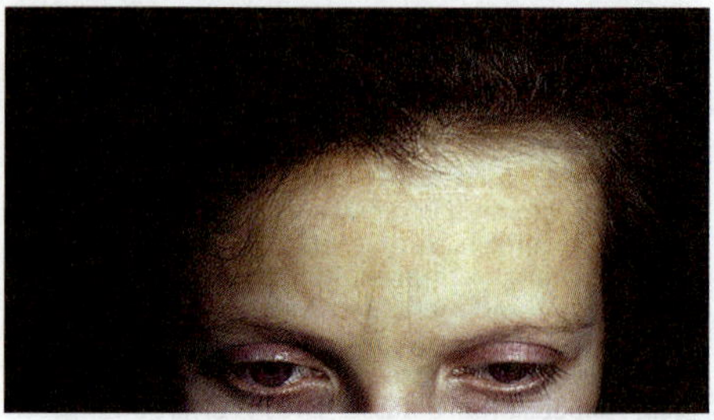

**Chloasma:** umschriebene Hautveränderung an der Stirn. [279]

u. Einlagerung eisenfreien Pigments. – **Ch. kachecticorum:** allgemeine Hautpigmentvermehrung bei konsumierenden Krankheiten (Karzinom, Tbk, Malaria, Lymphogranulomatose, perniziöse Anämie, katatone Schizophrenie, Sprue, Pellagra). – **Ch. medicamentosum:** durch Hydantoin- oder Chlorpromazinhaltige Medikamente. – **Ch. peri|orale virginum:** Ch. in Form gelber bis brauner, leicht schuppender Flecken im Gesicht bei Mädchen u. jungen Frauen; oft begleitet von Dysmenorrhö. – **Ch. uterinum, Ch. gravidarum:** hellgelbe bis dunkelbraune, schmetterlingsförm. »Mutterflecken« an der Stirn, am Nasenrücken u. Kinn sowie andernorts (z.B. als Linea fusca). ***Vork.:*** während Schwangerschaft u. Laktation infolge verstärkter Ausscheidung Melanozyten-stimulierenden Hormons. ***Progn.:*** nach der Entbindung spontane Rückbildung.

**Chlor,** Abk. Cl: ein den ▸Halogenen zugehöriges Element mit Atomgew. 35,453, OZ 17 u. sieben Isotopen ($^{33}Cl$–$^{39}Cl$; radioaktiv außer 35 u. 37). – Als molekulares $Cl_2$ ein schweres, gelbgrünes, erstickend riechendes Gas, das Körpergewebe infolge Salzsäure- u. Sauerstoff-Freisetzung (s.a. ▸Chlorgasdesinfektion) verätzt (s.a. ▸Chlorvergiftung). ***Anw.*** als Desinfektionsmittel zur Wasserentkeimung (▸Chlorung). – In der Natur kommt Cl meist als Salz der Alkali- u. Erdalkalimetalle vor. Das Ion $Cl^-$ (▸Chlorid) ist für die meisten Organismen lebenswichtig. E chlorine.

**Chlor|ämie:** **1)** ▸Hyperchlorämie. **2)** ▸Chlorosis. E chloremia.

**Chlor|äthyl, Chloräthylen:** *Chemie* ▸Äthylchlorid, ▸1,2-Dichloräthan. E ethyl(ene) chloride.

**Chloräthyl(en)rausch:** *Anästhesiologie* Inhalationsnarkose (als offene Tropfnarkose) mit Dichloräthan, die jedoch das Analgesiestadium nicht überschreiten soll (wird wegen der schwierigen Dosierbarkeit u. der gefährlich geringen Narkosebreite nicht mehr angewandt). E chlorethyl anesthesia.

**Chlor|akne,** Akne chlorica: *Dermatologie* eine chronische Hautkrankheit mit Akne-artiger Manifestation durch intensiven, meist äußerl. Kontakt mit chlorierten Naphthalinen (▸Perna-Krankh.), Diphenylen, Phenolen u.a. Aromaten; durch Verunreinigung mit ▸Dioxinen verursacht. ***Klinik:*** Hautausschlag mit Lichtempfindlichkeit (»cable rash«), später follikuläre Hyperkeratose, Komedonen, Hyperpigmentierung. Evtl. als anzeigepflichtige Berufskrankheit. E chloracne.

**Chlo|ral,** Chloralum anhydricum, Trichloracetaldehyd, $Cl_3C$–CHO: *Chemie* eine ätzende Flüssigkeit, die mit Wasser festes Chloralhydrat bzw. mit ▸Äthanol Chloralalkoholat bildet. E chloral.

**Chloralhydrat,** 2,2,2-Trichlor-1,1-ethandiol, $Cl_3C$–$CH(OH)_2$, $C_2H_3Cl_3O_2$, Chloralum hydratum: ▸Hypnotikum u. Sedativum; technisch aus ▸Chloral hergestellt. E chloral hydrate.

**Chlorambucil,** Abk. CBL, Abk. CLB: *Pharmazie* Zytostatikum der Gruppe ▸Alkylanzien; ***NW:*** u.a. Knochenmarktoxizität. E chlorambucil.

**Chlor|ammonium:** »Salmiak«, ▸Ammonium chloratum.

**Chloramphenicol,** D-threo-2-(dichloracetamido)-1-(4'-nitrophenyl)-propan-1,3-diol: (1947) aus Streptomyces venezuelae isoliertes, jetzt aber überwiegend synthetisch gewonnenes, bakteriostatisches Breitbandantibiotikum. ***Wirkung:*** hemmt die Proteinsynthese, da strukturell einem bestimmten Messenger-RNS-Abschnitt gleichend u. mit diesem um Rezeptoren am Ribosom konkurrierend (Bindung an die 50 S-Untereinheiten des ▸Ribosoms). ***Anw.*** v.a. lokal bei bakteriellen Augeninfektionen; oral u. i.v. bei Typhus u.a. Salmonellosen, bei Shigellosen, Proteus-Infektionen, Rickettsiosen, Meningitis. ***NW:*** kardiovaskulärer Kollaps bei Neu-, insbes. Frühgeborenen (▸Grey-Syndrom), Störungen der Hämatopoese. E chloramphenicol.

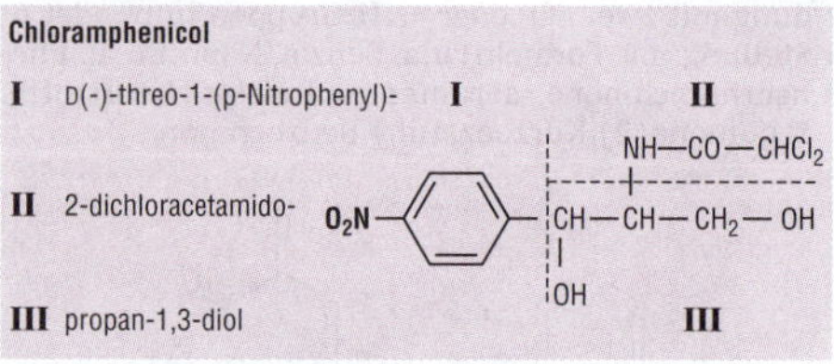


**Chloramphenicol.**

**Chlor|anämie, achylische:** *Hämatologie* essentielle hypochrome ▸Anämie (s.a. ▸FABER-Anämie).

**Chlo|rate:** *Chemie* Salze der Chlorsäure ($HClO_3$). E chlorates.

**chlo|ra|tus** *(latein.):* Adjektiv zur Bez. der ▸Chloride (z.B. Natrium chloratum od. Natriumchlorid od. NaCl). E chlorinated.

**Chlor|benzol,** $C_6H_5Cl$: narkotisch wirkende Flüssigkeit; auch techn. Lösungsmittel (»Fleckenwasser«). ***MAK:*** 50 ppm (= 50 ml/m³) bzw. 230 mg/m³. Chronische Einwirkung verursacht Schäden an Knochenmark u. Nervensystem. E chlorobenzene.

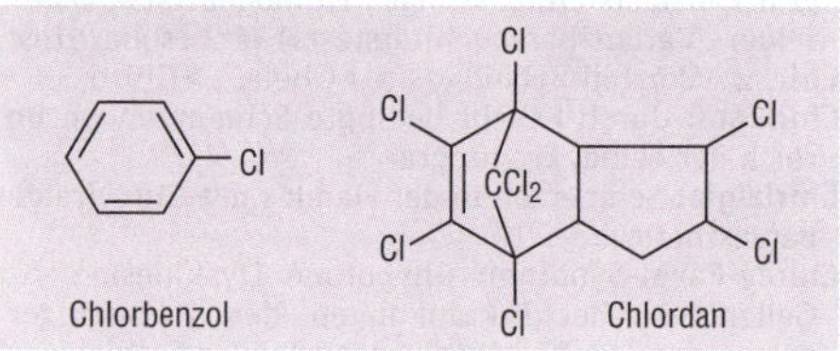


**Chlorbenzol.**

**Chlor|dan,** Oktachlor-endomethylen-hexahydroinden: *Toxikologie* ein wasserunlösl. Insektizid (Kontakt- u. Fraßgift). Für Säugetiere u. den Menschen giftig; Speicherung in Fettgewebe u. Gehirn. Dosis letalis beim Menschen oral ab 100 mg/kg; Hautresorption möglich. E chlordane.

**Chlordiazepoxid:** ▸Benzodiazepin. ***Anw.*** überwiegend als ▸Tranquilizer.

**Chlo|rel|la:** einzellige Grünalgen mit der Fähigkeit, $CO_2$ in Kohlenhydrate u. $O_2$ umzusetzen u. in technischer Großkultur bedeutende Fett- u. Carotinoidmengen zu erzeugen (im »Algensystem« genutzt als $O_2$-Produzent für Raumfahrzeuge). E chlorella.

**Chloressigsäure:** Ätzmittel; ***Anw.*** bei Warzen. E mono-chlor-acetic acid.

**Chlorethan,** Ethylchlorid: Lokalanästhetikum; Kältespray. E chlorethane.

**Chlorgas|des|infektion:** Trink- u. Abwasserdesinfektion mit Chlorgas: $Cl_2 + H_2O \rightarrow HCl + HOCl$; $HOCl \rightarrow HCl + O$; der naszierende atomare Sauerstoff bewirkt Oxidation organischer Substanz. Wird durchgeführt mit wässrigen Hypochlorit-Lösungen, z.B. Eau de Javel(le) = Kaliumhypochlorit-Lösung (KOCl, Kalibleichlauge). E chlorine disinfection.

**Chlorhäm(at)in:** ▸Hämine als ▸TEICHMANN-Kristalle. E chlorohemin.

**Chlorhexidin:** Antiseptikum, zur Haut- u. Schleimhautdesinfektion geeignetes Biguanid-Derivat mit bakterizider Wirkung. ***Anw.*** v.a. als Mundspülung oder Gurgellösung, ferner als Konservierungsmittel (Zusatz zu flüssigen Arzneimitteln wie z.B. Augentropfen). E chlorhexidine.

**Chlo|rid: 1)** *Chemie* Salz der Salzsäure (Acidum hydrochloricum), z.B. als Natriumchlorid (NaCl, Natrium chloratum). **2)** *Biochemie* Jargonbez. für die Gesamtheit des überwiegend als freies Chlorid-Ion ($Cl^-$) im Körper enthaltenen Chlors. Macht ~70 % der extrazellulären – im Plasma u. interstitiellen Raum vorhandenen – Anionen aus. Ein lebensnotwendiger, insbes. mit Natrium ($Na^+$) korrespondierender Elektrolyt. Wird – unter Kontrolle durch Aldosteron – zusammen mit $Na^+$ aus dem Tubulusharn rückresorbiert; ist wichtig für Osmoregulation, Mineralstoffwechsel, Säure-Base(n)-Gleichgewicht, Magensäureproduktion. Chlorid muss zur Konstanthaltung des Plasmawertes (97–108 mmol/l) von außen zugeführt werden. Ausscheidung im Harn 6–10 g/24 h (die Chloriddiurese wird gesteigert durch ▸Diuretika der Gruppe »Benzothiadiazide« [ebenso auch die Natriurese] sowie durch organische Quecksilberdiuretika). S.a. ▸Chlorid... E chloride.

**Chlorid|ämie:** ▸Hyperchlorämie. E chloridemia.

**Chlorid|bestimmung,** Chloridometrie: *Labormedizin* quantitative Bestimmung der Chlorionen (▸Chlorid) in Körperflüssigkeiten, z.B. durch Titration (mit Quecksilber-II-Nitrat u. mit Diphenylcarbazon als Indikator) oder photometrisch durch Farbreaktion (mit Quecksilberchloranilat oder Quecksilberthiocyanat) oder – als coulometrische Titration – mit der Chlorid-selektiven Elektrode (AgCl-Kristall). E chloridimetry.

**Chlorid-Diarrhö-Syndrom,** familiäre Chlorverlustdiarrhö: autosomal-rezessiv erbliche Chloridresorptionsstörung. ***Klinik:*** bald nach Geburt beginnende, osmotisch bedingte, wässrige Durchfälle, die zu ▸Dehydratation führen. Ferner retardierte Entwicklung u. chronische hypochlorämische Alkalose. ***Diagn.:*** Stuhlelektrolytbestimmung (Cl > Na + K). E familial chloride malabsorption.

**Chlorid|diurese:** die Steigerung der Ausscheidung von Chlorionen durch die Niere. E chloruresis.

**Chloridkanal-Erkrankungen:** ▸neuromuskuläre Erkrankungen.

**Chlorido|metrie:** ▸Chloridbestimmung.

**Chlorid|raum:** der mittels Radiochlorid bestimmte ▸Extrazellularraum (s.a. ▸Chlorid).

**Chloridverlust-Syndrom:** *Pädiatrie* das ▸Chlorid-Diarrhö-Syndrom.

**Chlorid|verschiebung:** *Physiologie* der erythrozytäre Austausch von Hydrogencarbonat (= »Bicarbonat«; $HCO_3^-$; Abgabe in das Plasma) gegen Chloridionen ($Cl^-$) als Regulativ bei erhöhter $CO_2$-Spannung. E chloride (bicarbonate) shift, Hamburger shift.

**Chlorierung: 1)** Einführen von Chlor in eine chem. Verbindung. **2)** *Hygiene* ▸Chlorung. E chlorination.

**Chlor|kalk:** ▸Calcaria chlorata. E chlorinated lime.

**Chlor|kohlen|wasserstoffe:** s.u. ▸Halogenkohlenwasserstoffe. E chlorinated hydrocarbons.

**Chlormadinon:** antiandrogen wirksames synthetisches Gestagen-Präparat (▸Gestagene). E chlormadinone.

**Chlor|methan:** *Chemie* ▸Methylchlorid; i.w.S. auch Bez. für die – z.T. toxischen – chlorierten Methanderivate Methyl(en)chlorid, Chloroform u. Tetrachlorkohlenstoff; s.a. ▸Halogenkohlenwasserstoffe. E chloromethane, methyl chloride.

**Chlormethin,** Stickstofflost, Methyl-bis-(2-chloräthyl)-amin, Abk. MBA, Abk. DEMA: obsoletes Zytostatikum (dem Senfgas analoge Verbindung), wirksam durch Alkylierung (▸Alkylanzien). Ersetzt durch das weniger toxische Cyclophosphamid u. andere Stickstofflost-Derivate. E chlormethine, nitrogen mustard.

**Chlor|natrium:** ▸Natriumchlorid (= Kochsalz).

**Chloro|azidose:** hyperchlorämische ▸Azidose.

**Chlorobutanol:** Antiseptikum u. Anästhetikum zur lokalen Anw. E chlorobutanol.

**Chlorochin:** ▸Chloroquin. E chloroquine.

**Chlorocresol:** Desinfiziens. E chlorocresol.

**Chlor|odontie** *(griech.: chloros = grüngelb):* grüne Verfärbung der Milchzähne durch bandförmige Einlagerung eines Pigmentes in das Dentin an der Schmelzgrenze. Tritt auf bei Kindern, die einen Icterus neonatorum gravis durchgemacht haben. Die Veränderung betrifft nicht das bleibende Gebiss. Teilweise kombiniert mit Schmelzhypoplasie und -defekten. E chlorodontia, green teeth.

**Chlo|ro|form,** $HCCl_3$, Trichlormethan: farblose, schwere (Dichte 1,473–1,478), flüchtige, nicht brennbare Flüssigkeit (Kp. 61°) mit süßlichem Geruch u. Geschmack. Löst Fette u. Öle (organisches Lösungsmittel). Zersetzt sich bei Einwirkung von Licht u. Hitze mit Sauerstoff zu toxischem ▸Phosgen u. Salzsäure; Zusatz von 1 % Alkohol führt zur Haltbarmachung. Wirkt örtlich stark reizend. ***Anw.*** früher für Chloroformnarkose. E chloroform.

**Chloroform|narkose:** obsolete Inhalationsnarkose (Tropfnarkose) durch Chloroformdämpfe. E chloroform anesthesia.

**Chloroform|vergiftung:** akute (s.a. ▸Chloroformnarkose) oder chronische Vergiftung durch ▸Chloroform. ***Klinik:*** Kreislaufversagen, Kammerflimmern durch Sensibilisierung des Herzmuskels gegen Adrenalin, Lähmung des Atemzentrums bzw. Spätschäden an Leber, Nieren, Gehirn. E chloroform poisoning.

**Chloro|leukämie, Chloroleukose, Chloromyelose:** (sub)akute Sonderform der myeloischen Leukämie. Mit grünlicher Verfärbung der meist tumorförmigen, myeloiden Infiltrate (v.a. am Schädeldach u. in der Augenhöhle). S.a. ▸Chlorom. E chloroleukemia.

**Chlo|rom,** Chlorosarkom: Oberbegr. für die seltenen, meist sehr bösartigen, oft bereits primär in Vielzahl auftretenden, durch Protoporphyrin (?) grün gefärbten (Farbe verschwindet bei Zutritt von Luft u. Licht) »Geschwülste« im Rahmen einer Systemhyperplasie der Blut bildenden Parenchyme; häufig bei Chloroleukämie. Die Tumoren bestehen aus ▸Myeloblasten (= »Chloro[paramikro]-Myeloblastom«) oder aus Lymphoblasten (= »Chlorolymphom«). – Sitz v.a. im Knochenmark (Orbita, Schädelkalotte, Brustbein, Rippen u. Wirbelkörper, lange Röhrenknochen) u. in anderen Blut bildenden Organen; klinisch besteht das Bild einer akuten ▸Myelose. E chloroma, green cancer.

**Chloro|myelo(blasto)m,** Chloromyelosis, myeloisches Chlorom: *Pathologie* Sonderform des ▸Chloroms; vorwiegend aus Myeloblasten bestehend; mit erheblicher Polymorphie u. Atypie von Zellen u. Kernen u. mit stark vermehrten Mitosen; meist im Rahmen einer Chloroleukämie. E chloromyeloma.

**Chloro|myelose:** ▸Chloroleukämie, ▸Chloromyeloblastom.

**Chloro|para|mikro|myelo|blastom:** s.u. ▸Chlorom.

**Chloro|penie:** ▸Hypochlorämie. E chloropenia.

**Chloro|phenot(h)an,** Chlorphenothanum technicum, Penticidum, Dichlordiphenyltrichloraethanum, Abk. DDT®: chlorierter zyklischer Kohlenwasserstoff (zykl. Organchlorverbindung, s. Abb.) als starkes, lipidlösliches Kontaktinsektizid, das sich v.a. auf Fettdepots verteilt. ***Anw.*** in Deutschland nicht mehr erlaubt. Gilt als Promotor der Karzinogenese. ***Toxik.:*** Vergiftung (durch Einatmen, Hautresorption oder orale Aufnahme) führt zu zentralen u. peripheren neurotox. Erscheinungen (Übererregbarkeit der Neuronenschaltstellen; Störung der Natriumpumpe u. damit der Repolarisation), d.h. zu Par- u. Hyperästhesien, Krämpfen, Lähmungen. Evtl. letaler Ausgang infolge Atemlähmung, Kammerflimmerns. Die letale Dosis liegt bei 20 g (in öliger Lsg. geringer). Bei oraler Vergiftung treten auch gastrointestinale Symptome auf. E chlorophenotane, pentachlorin.

**Chlorophenothan**

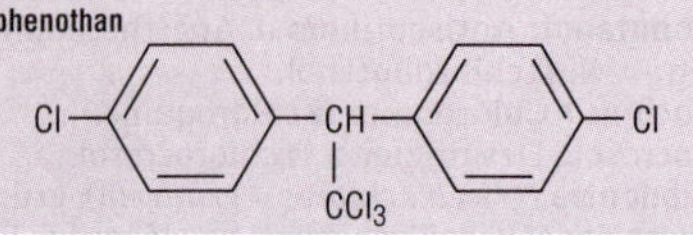


**Chlorophenot(h)an.**

**Chloro|phyll:** »Blattgrün«; ein 3:1-Gemisch von blaugrünem Ch. a u. gelbgrünem Ch. b, das Lichtenergie in chemische Energie umwandelt (Photosynthese): Primärreaktion ist die Spaltung von Wasser ($H_2O$) in Sauerstoff ($O_2$) u. Wasserstoff (H). Letzterer dient der Bildung von NADPH (gleichzeitig Bildung von ATP); dann $CO_2$-Assimilation im CALVIN-Zyklus ($6\,CO_2 + 6\,H_2O + \text{Licht} \rightarrow C_6H_{12}O_6 + 6\,O_2$). ***Aufbau:*** besteht aus einer Protoporphyrin-Struktur mit zentralem Magnesium-Atom u. einem hydrophoben Phytylrest; stellt als natives »Chloroplastin« ein Chromoprotein dar (komplexe Chlorophyll-Eiweißverbindung), das mit Lipoiden, Eisen u. Chlorophyllase in den der Kohlensäureassimilation dienenden Chloroplasten der Pflanzenzelle lokalisiert ist. ***Anw.*** als Desodorans, Kosmetikazusatz, Lebensmittelfarbe. – Als weitere Typen ferner Ch. c (in Meeresalgen) u. Ch. d (in Rotalgen). E chlorophyll.

**Chlorophyllin:** Desodorans. E chlorophyllin.

**Chlorophyllin-Kupfer-Komplex:** Farbstoff; Desodorans.

**Chlor|opie:** *Ophthalmol.* ▸Chloropsie. E chloropsia.

**Chloro|plasten:** zu Photosynthese befähigte, ▸Chlorophyll enthaltende Zellorganellen. E chloroplasts.

**chloro|priv:** mit bzw. durch Chlorverarmung. E chloroprivic.

**Chlor|op(s)ie,** Glaukopsie, Grünsehen: erworbene Farbsinnstörung mit Grüntönung aller Farben, z. B. als toxischer Effekt nach Digitalis-Überdosierung. E chloropsia.

**Chloroquin,** 7-Chlor-4-(4-diethylamino-1-methylbutylamino)chinolin: als Diphosphat oder Sulfat ein schizontozides ▸Malariamittel. ***Anw.*** zur Ther. u. Prophyl. aller Malariaformen (s. a. ▸Chinin); außerdem Basistherapeutikum bei chron. Polyarthritis u. system. Lupus erythematodes. ***NW:*** Übelkeit, Diarrhö, allergische Hautausschläge. Bei Langzeitanw. besteht (wie auch bei anderen Chinolin-Abkömmlingen) die Gefahr der Netzhautschädigung (irreversible Retinopathie). E chloroquine.

**Chloro|sarkom:** *Pathologie* ▸Chlorom.

**Chlorosis, Chlorose:** *Hämatologie* die früher relativ häufige »Bleichsucht« der Mädchen u. jungen Frauen. Wahrscheinlich eine Eisenmangelanämie sehr komplexer Genese. E chlorosis. – **Ch. achylica:** essentielle hypochrome ▸Anämie. – **Ch., ägyptische, tropische C.:** Anämie bei Ankylostomenbefall.

**Chlorothiazid,** 6-Chlor-7-sulfamoyl-2H-1,2,4-benzothiadiazin-1,1-dioxid: ein aus ▸Carboanhydrasehemmern entwickeltes, nicht mehr verwendetes Saluretikum (= ▸Diuretikum der Gruppe ▸Benzothiadiazine). E chlorothiazide.

**Chlorotrianisen:** zu den Östrogenen gehörendes Hormonpräparat (obsolet); früher ***Anw.*** bei Prostatakarzinom. E chlorotrianisene.

**Chloroxylenol:** ein Antiseptikum. E chloroxylenol.

**Chloro|zyt:** Hb-armer Erythrozyt. E chlorocyte.

**Chlorphenamin:** ein $H_1$-Rezeptorenblocker; ***Anw.*** bei Erkältungskrankheiten. E chlorphenamine.

**Chlorphenesin:** ein Antimykotikum. E chlorphenesin.

**Chlor|phenole:** *Chemie* chlorierte Phenole (Mono-, Di- u. Trihydroxybenzole usw.); alle mit bakterizider Wirkung. E chlorophenols.

**Chlor|phenotan:** ▸Chlorophenothan.

**Chlorphenoxamin:** $H_1$-Rezeptorenblocker (s. u. ▸Antihistaminica). E chlorphenoxamine.

**Chlor|pikrin,** $Cl_3CNO_2$, Klop, Trichlornitromethan, Nitrochloroform: giftige, Hautblasen bildende Flüssigkeit, deren Dämpfe Augen u. Atemtrakt reizen. Wurde im 1. Weltkrieg als ▸Kampfstoff eingesetzt. E chlor(o)picrin.

**Chlorpromazin,** (Z)-3-(2-Chlor-9H-thioxanthen-9-yliden)-N,N-dimethylpropan-1-amin: ▸Neuroleptikum der Phenothiazin-Reihe. ***NW*** sowie bei Überdosierung: extrapyramidale Bewegungsstörungen, Leberschäden (sog. **Chlorpromazinikterus**), Agranulozytose, Schläfrigkeit, Tachykardie, Hypotonie, Erytheme, Urtikaria. E chlorpromazine.

**Chlorprothixen:** ein niedrigpotentes trizyklisches ▸Neuroleptikum (Thioxanthen). E chlorprothixene.

**Chlorquinaldol:** ein Antiseptikum. E chlorquinaldol.

**Chlortalidon:** natriuretisches ▸Diuretikum (»Saluretikum«) aus der Gruppe ▸Benzothiadiazine. E chlorthalidone.

**Chlortetracyclin,** Abk. CTC: (B. M. DUGGAR 1948) ein nur noch lokal angewandtes Breitbandantibiotikum aus Streptomyces aureofaciens (s. u. ▸Tetracyclin). E chlortetracycline.

**Chlortheophyllin:** Analeptikum. E chlortheophylline.

**Chlor|überschuss:** *Hygiene* das nach Oxidation der organ. Verunreinigungen (Chlorzehrung) im gechlorten Wasser (▸Chlorung) zurückbleibende Restchlor (freies Cl). In Trinkwasser 0,3–0,6; Badewasser 0,2–0,5; Abwasser 10–20 mg/l. E residual chlorine.

**Chlorung:** *Hygiene* Desinfektion von Trink-, Bade- u. Abwasser durch Einleiten von Chlorgas oder durch Zusatz anorganischer oder organischer chlorhaltiger Verbindungen (z. B. Chlorkalk, Hypochlorite, Chloramin). S. a. ▸Chlorüberschuss. E chlorination.

**chloruretische Diuretica:** ▸Diuretika, die die Chloridionen-Ausscheidung steigern; z. B. Benzothiadiazine. E chloruretics.

**Chlor|vergiftung:** die meist akute Vergiftung durch Einatmen von Chlorgas (MAK 1 ml/$m^3$; vorwiegend als durch Salzsäure bedingte Verätzung). ***Klinik:*** starke Schleimhautreizung, Konjunktivitis (evtl. Hornhautschädigung), Tränenfluss, Schnupfen, Pharyngitis, Bronchitis (evtl. Bronchopneumonie u. Lungenödem), pektanginöse Beschwerden, Hirnblutungen (petechiale u. reaktionslose perivaskuläre »Mantelblutungen«). E chlorine poisoning.

**Chlor|verlust|diarrhö, familiäre:** *Pädiatrie* ▸Chlorid-Diarrhö-Syndrom.

**Chlor|wasser|stoff,** HCl: ein farbloses, stechend riechendes Gas, das sich leicht in Wasser löst (~82 g/100 g $H_2O$); wirkt schleimhautreizend. ***Anw.*** vorwiegend in wässriger Lösung als Salzsäure. E hydrogen chloride.

**Choanae, Choanen:** die paarige hintere Nasenöffnung zum Nasenrachen. Knöchern begrenzt medial vom ▸Vomer, seitlich vom Flügelfortsatz des Keilbeins, unten vorn vom Gaumenbein u. oben hinten vom Keilbein. E choanae.

**Choa|nal|atresie:** angeborene, membranöse oder knöcherne Atresie (oder nur Stenose) der hinteren Nasenöffnung (▸Choanae). Häufigkeit ca. 1/8000 bis 25 000 Geburten. ***Klinik:*** Die einseitige Form ist oft erst spät, die – seltenere – beidseitige Form sofort nach Geburt zu erkennen (Dyspnoe, Zyanose, Ernährungsunmöglichkeit). Beim Neugeborenen besteht Lebensgefahr, da in der 1. Lebenswoche keine spontane Mundatmung möglich ist. ***Ther.:*** oropharyngealer Tubus, Sondenernährung, chirurgisch. E choanal atresia.

**Choanal|polyp,** KILLIAN-P.: ein die Choane(n) ganz oder teilweise verlegender, meist solitärer, gestielter Nasenpolyp, häufig mit Ursprung in der Kiefer- oder Siebbeinhöhle; verursacht behinderte Nasenatmung (ein- oder beidseitig) u. Geruchsstörung (Hyposmie bis Anosmie). E choanal polyp.

**Choanal|tamponade:** ▸BELLOCQ-Tamponade.

**CHOEP-Schema:** Abk. für eine ▸Polychemotherapie mit den Zytostatika Cyclophosphamid, Doxorubicin (Hydroxydaunorubicin), Vincristin (Oncovin®), Etoposid, Prednisolon.

**Chokes** *(engl. choke = ersticken):* die durch Gasembolien (Stickstoffbläschen) in den Lungenarterien verursachten Symptome bei der Druckfallkrankheit: brennende, stechende Schmerzen in der Brust, Beklemmung, Dys- u. Tachypnoe, Reizhusten, evtl. auch Kreislaufkollaps.

**chol...:** Wortteil »Galle«.

**Chol|ämie:** Erhöhung des Gallenfarbstoff- u. Gallensäurenspiegels im Blut. ***Ätiol.:*** Verschluss der ableitenden Gallenwege, Leberzellenschaden. ***Klinik:*** Störung der Fettverdauung, Zeichen der Leberschädigung, d.h. Neigung zu Gewebsblutungen (durch Vit.-K- u. Prothrombin-Mangel), Gelbsucht, Juckreiz, ▶Bradykardie u. Stoffwechselstörung mit ▶Autointoxikation, evtl. cholämisches Koma. S.a. ▶Hyperbilirubin-, ▶Cholal(h)ämie. E cholemia.

**Chologoga:** *Pharmazie* »Galle treibende Mittel«; unterschieden in ▶Cholekinetika und ▶Choleretika. E cholagogues.

**Cholal(h)ämie:** Erhöhung des Gallensäurenspiegels im Blut, meist im Rahmen der ▶Cholämie. Geht bei Hepatitis der Bilirubinämie voraus.

**Cholal|säure:** ▶Cholsäure. E cholalic acid.

**Cholal|urie:** Übertritt von Gallensäuren in den Harn im Rahmen einer ▶Cholurie.

**Chol|an:** das an $C_{10}$ u. $C_{13}$ methylierte, an $C_{17}$ durch eine Isopentylgruppe substituierte Steroidgrundgerüst der Gallensäuren (eng verwandt mit Pregnan, Androstan u. Cholestan). E cholane.

**Chol|angie:** s.u. ▶Cholangien.

**Chol|angi|ektasie:** angeborene oder erworbene Erweiterung der Gallengänge. E cholangiectasis.

**Chol|angi|en:** *Anatomie* Bezeichnung für die intra- u. extrahepatischen Gallengänge; ▶Gallengang; s.a. ▶Cholangiole. E bile ducts, biliary ducts.

**Chol|angio|debito|metrie:** Messung des zur Überwindung des Widerstandes des Choledochussphinkters bzw. des Duodenalpapillen-Widerstandes erforderlichen Drucks (»Ruhedruck«) im Gallengangsystem als Modifikation der ▶Cholangiomanometrie (die Messkanüle mit angeschlossenem Schlauch- bzw. Perfusionssystem wird dazu in den Ductus cysticus eingenäht). Anschließend ist auch der Durchfluss durch die Papille messbar.

**Chol|angio|duodeno|stomie:** *Chirurgie* die op. Vereinigung (Anastomosierung) eines Gallengangs, i.e.S. eines oberhalb des Ductus choledochus gelegenen mit dem ▶Duodenum (z.B. bei inoperablem Choledochusverschluss in der Leberpforte), die Ch. durch Interposition einer alloplast. Prothese (GOHRBANDT; **indirekte Ch.**) oder bei Verlust der extrahepat. Gallenwege die Ch. durch Vereinigung eines Duodenalwandzipfels mit einem Ductus-hepaticus-Stumpf (GOETZE-Zipfelplastik); s.a. ▶Hepatikoduodenostomie. E cholangioduodenostomy.

**Chol|angio|entero|stomie:** *Chirurgie* die op. Verbindung (Anastomosierung) eines oberhalb des Ductus choledochus gelegenen Gallengangs mit dem Dünndarm, als ▶Cholangioduodenostomie oder – i.e.S. – als ▶Cholangiojejunostomie; s.a. biliodigestive ▶Anastomose, ▶Choledochoenterostomie. E cholangioenterostomy.

**chol|angio|gen:** von den Gallengängen ausgehend. E cholangiogenous.

**Chol|angiogramm:** das bei der ▶Cholangiographie gewonnene Röntgenbild. E cholangiogram.

**Cholangio|graphie:** Kontrastdarstellung der Gallengänge (s. Abb.). ***Formen:*** meist als **indirekte Ch.** (s.a. ▶Cholezystocholangiographie) 12 bzw. 2 Std. nach peroraler Gabe bzw. i.v. Verabfolgung eines »lebergängigen« Kontrastmittels. Als **direkte Ch.** mit nicht lebergängigen Kontrastmitteln, d.h. nach Punktion bzw. Katheterismus der Gallenwege anlässlich einer Laparotomie oder laparoskopischen Cholezystektomie. Diese intraoperative Ch. wird evtl. kombiniert mit ▶Cholangiomanometrie oder ▶Cholangiodebitometrie. Auch Durchführung z.B. über ein ▶T-Drän während oder nach einer Bauchoperation sowie mittels ▶Choledochoskop. Ferner perkutan-transvenös (Venenkatheterismus) oder als **endoskopisch-retrograde Ch.** = ERC (s.a. ▶Duodenoskopie). Als **perkutane transhepatische Ch.** (PTC), d.h. mittels Leberpunktion durch die Bauchdecken unter Rö.-Fernsehkontrolle. ***Kompl.:*** bei den Punktionen innere Blutung, Gallenaustritt, gallige Peritonitis. S.a. ▶Cholangioradiomanometrie, ▶Pankreatographie (dort Abb.). E cholangiography.

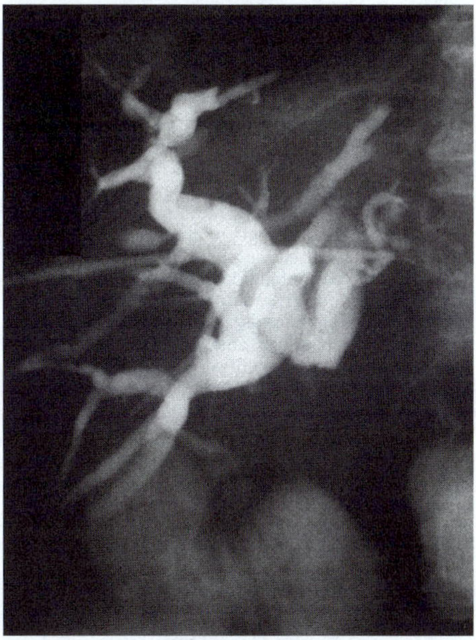

**Cholangiographie:** Die PTC (perkutane transhepatische Ch.) zeigt eine Tumor-bedingte Obstruktion im Bereich des Ductus hepaticus communis (W. WENZ, Freiburg). [156]

**Chol|angiojejuno|stomie:** *Chirurgie* Cholangioenterostomie als Anastomosierung eines supracholedochalen Gallengangs mit dem Jejunum, z.B. mit einer Y-förmig oder einfach ausgeschalteten Jejunumschlinge, evtl. i.S. einer Modifikation der GOETZE-Zipfelplastik (▶Cholangioduodenostomie). Als **zentrale intrahepatische Ch.** eine biliodigestive Anastomose zwischen dem Jejunum u. einem im Lebergewebe freipräparierten gestauten Gallengang. E cholangiojejunostomy.

**Chol|angiole:** *Anatomie* die Canaliculi mit den Ductuli biliferi verbindendes Kanälchen. – Im klin. Sprachgebrauch Bez. für die kleinsten interlobulären (zwischen den Leberläppchen gelegenen) Gallengänge. E cholangiole.

**Chol|angio|litis:** *Pathologie* Entzündung der feinsten Verzweigungen der Gallengänge einschl. der Gallenkapillaren (▶Canaliculi biliferi). E cholangiolitis.

**Chol|angi|om:** **1) Ch., benignes,** Gallengangsadenom: seltener gutartiger Tumor der Gallengangsepithelien. E benign cholangioma. **2) Ch., malignes,** Carcinoma cholangiocellulare, intrahepatisches Gallengangskarzinom: von den intrahepatischen Gallengangstrukturen ausgehender bösartiger Tumor. Gleicht histologisch u. klinisch dem Adenokarzinom der extrahepatischen Gänge. Langsam wachsend, Ausbreitung zunächst intrahepatisch; lymphogene u. späte hämatogene Metastasierung. Die Tumorzellen sind gelegentlich leberzellbalkenartig angeordnet (hepatocholangiozelluläres Karzinom). ***Ätiol.:*** unbekannt. ***Risikofaktoren:*** Colitis ulcerosa, zyst. Erweiterung der intrahepatischen Gallenwege, Papillomatose, chron. Parasitenbefall. ***Klinik:*** sich schleichend entwickelnder, schmerzloser Ikterus, tastbare Gallenblase (COURVOISIER-Zeichen), Juckreiz, Gewichtsabnahme. ***Diagn.:*** Kombination bildgebender Verfahren (Computertomographie, endoskopisch-retrograde Cholangiographie, perkutane transhepatische ▸Cholangioskopie). ***Ther.:*** Resektion, palliative Behandlung. E malignant cholangioma, cholangiocellular carcinoma.

**Chol|angio|mano|metrie:** intraoperative oder endoskopische Druckmessung in den Gallenwegen. Nach Brücke mit Hilfe einer Kanüle, die in das Gallengangssystem eingelegt u. an ein Schlauch- u. Messsystem angeschlossen wird. Gemessen wird der aus einem Vorratsgefäß (mit physiolog. NaCl-Lsg.) erfolgende Durchfluss durch die Duodenalpapille (bei auf 30 mm Wassersäule eingestelltem Druck im System als sog. Standarddurchfluss) sowie der bei Stopp des Infundierens im System vorhandene »Residualdruck« (entspricht dem an der Papille vorhandenen Druck). Methode wird heute nur noch selten angewendet. S.a. ▸Cholangiodebitometrie. E cholangiomanometry.

**Cholangio|pankreatiko|graphie:** Röntgenkontrastdarstellung der Gallenwege u. des Gangsystems der Bauchspeicheldrüse. S.a. ▸Pankreatographie, ▸Cholangiographie. E cholangiopancreatography.

**Chol|angio|pathie:** Erkrankung der Gallengänge.

**Chol|angio|radio|manometrie:** *Röntgenologie* intraoperative Cholangiographie unter Eröffnung des ▸Choledochus mit gleichzeitiger Druckmessung in den Gallengängen (▸Cholangiomanometrie). Messung mittels eines Steigrohrmanometers oder elektrisch (= Elektromanometrie) unter Nutzung des Röntgenkontrastmittels als Messflüssigkeit.

**Chol|angio|skopie:** Endoskopie der Gallenwege mittels Choledochoskop als perkutane transhepatische C., retrograde endoskopische C. mittels ▸Mother-Baby-Endoskop oder intraoperativ bei Cholezystektomie. E cholangioscopy.

**Chol|angio|stomie:** *Chirurgie* operative Fistelbildung an einem Gallengang zur Galleableitung; als äußere Fistel für temporäre Ableitung (s.a. ▸Choledochusdrainage) oder als innere Fistel (▸Cholangioenterostomie bzw. deren Modifikationen). E cholangiostomy.

**Cholangio|zysto|graphie:** ▸Cholezystocholangiographie.

**Chol|angitis,** Angiocholitis: Entzündung der extra- u./oder intrahepatischen Gallengänge. ***Einteilung u. Ätiol.:*** zumeist als **aszendierende Ch.** (von Gallenblase, Duodenum oder Pankreas aufsteigend; begünstigt durch Gallestauung u. Achylie; verursacht durch Bakterien oder Askariden, Lamblien); seltener als **deszendierende Ch.**, d.h. von einem Leberprozess ausgehend, u.a. bei Salmonellosen. Die **akute Ch.** geht mit Bildung von Rundzelleninfiltraten (u. mit Leukozytenausscheidung in der A-Galle) einher u. ist verursacht durch bakterielle Besiedlung (häufig E. coli, Enterokokken, Klebsiellen). Bei der **chronischen Ch.**, z.B. bei Cholelithiasis, zeigt sich eine v.a. periportale Bindegewebsvermehrung (evtl. zu Zirrhose führend) unter Einbeziehung der Läppchenperipherie (Cholangiohepatitis). Tritt auf als primär biliäre Zirrhose, eine Autoimmunerkrankung, die überwiegend Frauen zwischen dem 50. u. 60. Lj. betrifft, oder als ▸primär sklerosierende Ch. bei Colitis ulcerosa u. Crohn-Krankheit. ***Klinik:*** Fieber (evtl. intermittierend), leichter Ikterus, örtl. Schmerzen, Erbrechen. E cholangitis. – **Ch., akute obstruktive:** Ch. mit septischen u. toxischen Allgemeinerscheinungen sowie plötzlicher Verlegung der Gallenwege. – **Ch., destruierende, nichteitrige:** an den Ductuli (Schaltstücke) beginnende, fokale Entzündung durch mononukleäre u. plasmazelluläre Infiltrationen, die zu Nekrosen im Gallengangbereich führen, die schließlich obliterieren. Danach steht eine Wucherung der Ductuli ganz im Vordergrund, die schließlich über eine Fibrosierung zur primär biliären Zirrhose führt. Autoimmunerkrankung, die fast ausschließlich Frauen betrifft. ***Klinik:*** Juckreiz, später Ikterus u. Xanthome; Arthralgie; evtl. Zeichen der portalen Hypertonie im Stadium der ▸Leberzirrhose. ***Diagn.:*** IgM-Erhöhung u. der Nachweis hochtitriger Antikörper gegen Mitochondrien (M2-Ak) sind typisch. ***Ther.:*** bisher lediglich mit Urodesoxycholsäure (Methotrexat wenig effektiv). – **Ch., intrahepatische:** als Ch. im engeren Sinne die akute oder chronische Ch. der innerhalb der Leber gelegenen Gallengänge. Leukozytenansammlung in Basalmembran u. Lichtung, evtl. auch ampulläre Erweiterung der Schaltstücke u. Gallestau (▸Cholestase). Oft eitrig u. abszedierend, später Beteiligung des Leberparenchyms (Pericholangitis, Hepatitis); evtl. Übergang zur cholangitischen ▸Leberzirrhose. – **Ch., primär sklerosierende,** obliterierende Cholangitis: chronisch cholestatische Erkrankung mit Entzündung, Fibrosierung u. Obliteration der intra- u./oder extrahepatischen Gallenwege (s. Abb.). ***Ätiol.:*** unbekannt; geht in etwa 85 % mit chronisch-entzündlichen Darmerkrankungen einher, insbesondere Colitis ulcerosa. Männliches Geschlecht doppelt so häufig betroffen. ***Diagn.:*** Die sicherste diagnostische Methode ist die Darstellung der Gallenwege mittels ERCP (endoskopisch-retrograde Cholangiopankreatographie). Der Nachweis von pANCA (perinukleäre antineutrophile zytoplasmatische Antikörper) ist spezifisch, kann aber nur bei etwa 70 % der Erkrankten geführt werden. E primary sclerosing ch.

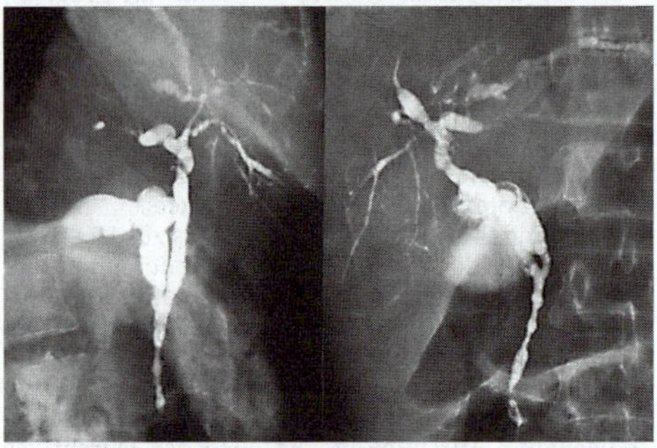

**Cholangitis, primär sklerosierende.** [59]

**Chol|an|säure:** $C_{23}H_{39}COOH$; durch Reduktion von (Desoxy-, Litho-)Cholsäure gewonnene synthet. Gallensäure, von der sich alle Gallensäuren als Hydroxyderivate ableiten lassen. E cholanic acid.

**Chol|as|kos:** *Pathologie* **1)** Choleperitoneum: Übertritt von Galle in die freie Bauchhöhle, z.B. bei Steinperforation der Gallenwege, postoperativer Fistel; Gefahr der galligen ▸Peritonitis; s.a. ▸Cholezele. E choleperitoneum. **2)** ikterisch gefärbter (= Gallenfarbstoffe enthaltender) ▸Aszites. E cholascos.

**Cholat:** Salz der ▸Cholsäure. E cholate.

**Cho|le|bili|rubin:** ein vom Bilirubin verschiedener, »direkt« nach van den Bergh reagierender Farbstoff in der Galle. E cholebilirubin.

**Chole|calci|ferol,** Calciol: ▸Vitamin $D_3$. E cholecalciferol, calciol.

**Chole|cystis:** ▸Gallenblase. E cholecystis, gallbladder.

**Chole|cysto|kinin:** ▸Cholezystokinin.

**Chole|docho|duodeno|stomie:** *Chirurgie* operative Herstellung einer Verbindung des Ductus choledochus mit dem Zwölffingerdarm (s.a. ▸Choledochoenterostomie); als **supra-** oder **retroduodenale Ch.** (zwischen supraduodenalem Choledochusabschnitt u. lateralem Duodenalrand bzw. an der Rückseite des Duodenums); als **transduodenale Ch.** von der Duodenallichtung aus (Voelcker). – Auch – als Operationsergebnis – die dadurch gebildete biliodigestive Anastomose. E choledochoduodenostomy.

**Chole|docho|entero|stomie:** *Chirurgie* die operative Verbindung von Ductus choledochus bzw. dessen Stumpf mit einem Dünndarmabschnitt; als ▸Choledochoduodenostomie oder als ▸Choledochojejunostomie angelegte biliodigestive Anastomose. E choledochoenterostomy.

**Chole|docho|jejuno|stomie:** *Chirurgie* op. Vereinigung des Ductus choledochus bzw. dessen Stumpfes mit dem Jejunum; allg. als End-zu-Seit-Anastomosierung; u.a. nach Duodenopankreatektomie. E choledochojejunostomy.

**Chole|docho|lithiasis:** ▸Cholelithiasis mit Steinsitz im Ductus choledochus; die Gallensteine (einzeln oder vielfach) entstammen allgemein der Leber oder – meist – der Gallenblase. E choledocholithiasis.

**Chole|docho|skop:** Endoskop für die intraoperative Inspektion (**Choledochoskopie**) des durch Inzision eröffneten, zuvor u. fortlaufend mit Flüssigkeit aufgefüllten Ductus choledochus (evtl. auch tieferer Abschnitte der extrahepatischen Gallenwege; ▸Cholangioskopie), v.a. des Mündungsbereichs der Ductus hepatici. Dient auch für kleine Eingriffe (Steinextraktion aus dem Papillenbereich, Papillendehnung bei entsprechender Choledochusstenose); ermöglicht auch die retrograde Cholangiographie u. Cholangiopankreatikographie, Sondeneinführung. E choledochoscope.

**Chole|docho|tomie:** *Chirurgie* die op. Eröffnung des Ductus choledochus. E choledochotomy.

**Chole|docho|zele:** ▸Choledochuszyste.

**Cho|le|do|chus** *(griech. = Galle aufnehmend):* Kurzbez. des ▸Ductus choledochus. E common bile duct, choledochus.

**Choledochus|drainage:** Drainage des operativ eröffneten Ductus choledochus zur temporären Galleableitung, z.B. als Sicherheitsdrainage nach Cholezystektomie. Als **äußere C.** zumeist mit rinnenförmig zugeschnittenem KEHR-T-Drain. Die **trans|duodenale C.** ist heute nicht mehr üblich. Auch als **transpapillär-endoskopische C.** oder postoperativ nach Cholezystektomie durch den Gallenblasenstumpf nach außen (**äußere transzystische C.**). E common bile duct drainage.

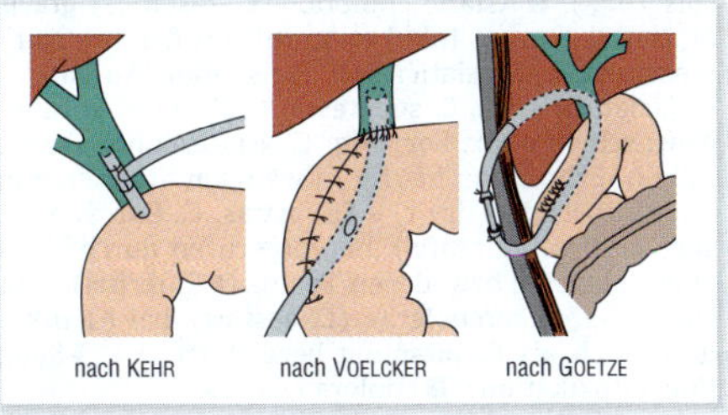


**Choledochusdrainage.** [303] [476]

**Choledochus|stenose:** (zumeist erworbene) Einengung des Ductus choledochus, v.a. im Papillenbereich, z.B. bei Pankreaskopf-Karzinom, stenosierender Papillitis, Choledochozele. Korrektur erfolgt z.B. durch Bougierung, Sphinkterspaltung (vom eröffneten Duodenum oder Choledochus aus; evtl. mittels Choledochoskopie). E stenosis of the choledochus.

**Choledochus|syndrom:** ▸WESTPHAL-BERNHARD-Choledochus-Syndrom.

**Choledochus|zyste:** *Pathologie* **1) Ch., idio|pathische,** pseudozystische idiopath. Choledochusdilatation, Megalocholedochus: angeborene umschriebene Erweiterung des Ductus choledochus. Zur Einteilung in Typ I–IV s. Tab., Abb. – S.a. ▸CAROLI-Syndrom. E megacholedochus. **2)** Choledochozele, intraduodenale Papillenzyste: angeborene Erweiterung des ampullären Choledochusabschnittes; mit Vorwölbung in das Duodenum. E choledochocele. **3)** erworbene Choledochozele bei Steinverschluss oder Stenose.

**Chole|globin:** ▸Verdoglobin. E choleglobin.

**Chole|graphie:** Oberbegr. für ▸Cholangio-, ▸Cholezysto-, ▸Cholezystocholangiographie.

**Chole|in|säuren:** Additions- oder Einschlussverbindungen der Desoxycholsäure, z.B. mit ▸Fettsäuren. E choleic acids.

| | |
|---|---|
| **Typ I:** | segmentale oder diffuse Dilatation des Ductus choledochus (am häufigsten, ca. 93 %) |
| **Typ II:** | divertikelartige (lokalisierte) Ausweitung des Ductus choledochus |
| **Typ III:** | divertikelartige Choledochusausweitung meist innerhalb der Duodenalwand (Choledochozele) |
| **Typ IV:** | Kombination von Typ I mit intrahepatischer Gallengangszyste |

**Choledochuszyste, idiopathische:** Einteilung. [53]

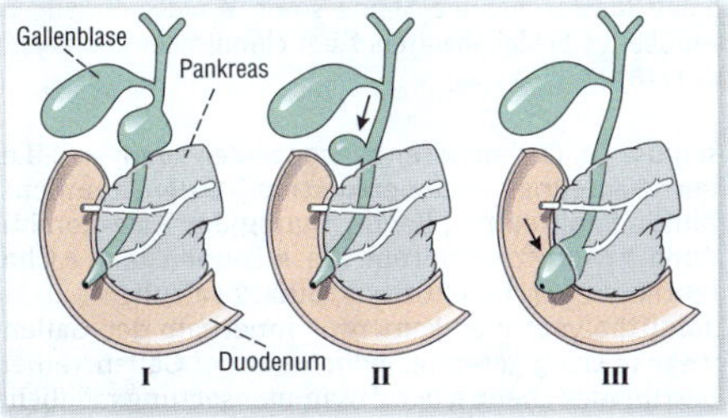


**Choldochuszyste, idiopathische:** Formen von Choledochuszysten (Typ I, II, III, s. Tab.). [53]

**Chole|kalzi|ferol:** ▸Vitamin $D_3$. E cholecalciferol.

**Chole|kinese:** *Physiologie* die Fortbewegung der Galle in den Gallenwegen einschließlich zugehöriger Bewegungsabläufe der Gallenblase, -gänge. – s.a. ▸Cholangiomanometrie, ▸Cholangiodebitometrie. E cholekinetics.

**Cholekine|tica, -tika,** Cholecystagoga: *Pharmazie* Mittel, die durch Kontraktion der Gallenblase u. Gallenwege die Galleentleerung fördern; ***Wirkst.:*** v.a. ▸Cholezystokinin, ▸Vasopressin, ▸Parasympathomimetika. E cholagogues.

**Choleli|thia|sis:** das »Gallensteinleiden«. Vorhandensein eines oder mehrerer ▸Gallenkonkremente in den Gallenwegen. ***Vork.:*** ca. 15 % der Erwachsenen (selten vor dem 20. Lj.), v.a. Frauen (bes. bei Mehrgebärenden) u. zunehmend häufig im Alter (bis zu 30 %), oft in Kombination mit Adipositas u. Diabetes mellitus. ***Klinik:*** meist als Ch. der Gallenblase unter sekundärer Beteiligung des Choledochus, evtl. auch der intrahepatischen Gallenwege. Verläuft entweder mit typischen Gallenkoliken (Krämpfe mit Rückstauung der Galle u. deren Folgen) oder aber »maskiert« (indifferente rechtsseit. Oberbauchbeschwerden), nicht selten völlig symptomlos (»schlummernde Gallensteine«). ***Diagn.:*** Steinnachweis durch Ultraschall. ***Kompl.:*** Cholezystitis, Cholangitis, Choledochusverschlus mit Verschlussikterus, Zystikusver-

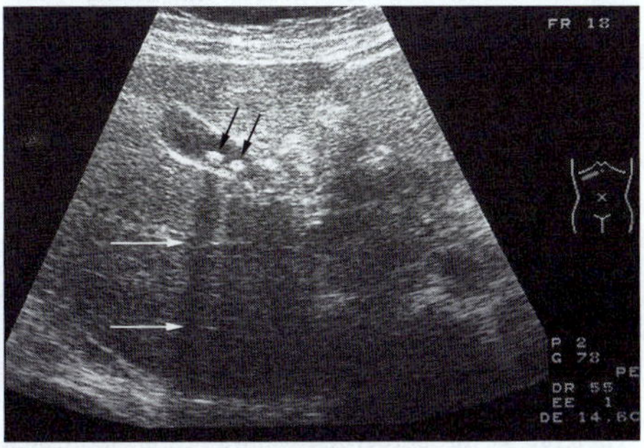

**Cholelithiasis:** Oberbauchsonographie rechts mit typischen Zeichen für Gallensteine. Aufhellung (schwarze Pfeile) in der flüssigkeitsgefüllten Gallenblase u. Schallschatten (weiße Pfeile). [260]

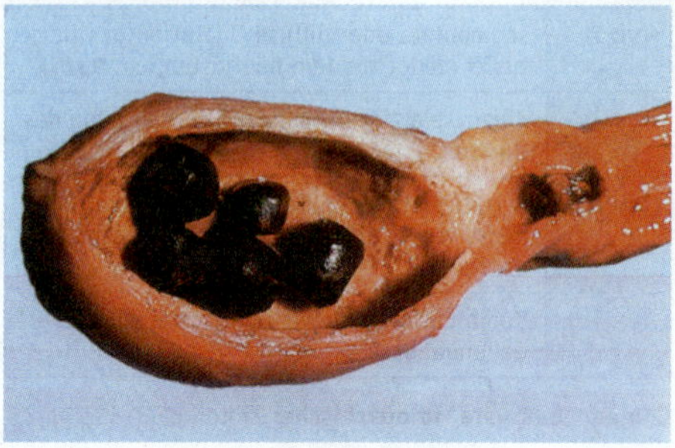

**Cholelithiasis:** mehrere Steine sowie Wandverdickung u. vergröbertes Schleimhautrelief bei chronischer Cholezystitis. [178]

schluss (u. Gallenblasenhydrops oder -empyem), Leberschädigung, Steinperforation, Gallensteinileus, biliäre Pankreatitis, Begünstigung der Karzinombildung, ▸MIRIZZI-Syndrom. S. a. ▸Tonnenstein, ▸Cholelitholyse. E cholelithiasis, biliary calculi.

**Cholelitholyse:** medikamentös innerhalb der Gallenwege in Gang gesetzte, jedoch nur bei Gallensteinen bestimmter chemischer Zusammensetzung mögliche Steinauflösung; ***Wirkst.:*** z. B. durch Cheno- oder Ursodesoxycholsäure (uDc) per os, aber auch durch EDTA-Na zusammen mit Glycerooktanoat per Verweilsonde (durch Choledochoskop eingeführt). E cholelitholysis.

**Chole|litho|tomie:** *Chirurgie* op. Eröffnung der Gallenwege zwecks Steinentfernung. E cholelithotomy.

**Chole|litho|tripsie:** Zertrümmerung von Gallensteinen mittels extrakorporaler Stoßwellenlithotripsie (ESWL). ***Ind.:*** röntgennegativer, solitärer Gallenblasenstein bei funktionstüchtiger Gallenblase u. fehlenden Komplikationen; auch bei ▸Choledocholithiasis. Die C. wird häufig in Kombination mit einer medikamentösen (oralen) Litholyse durchgeführt, wobei eine Monotherapie mit Ursodesoxycholsäure oder eine kombinierte Gabe von Cheno- u. Ursodesoxycholsäure in Frage kommt. ***Kompl.:*** Entstehung von Rezidivsteinen. Komplikationen sind insgesamt seltener als bei operativen Verfahren. E cholelithotripsy.

**Chol|emesis:** ▸Galleerbrechen. E cholemesis.

**Chole|peritoneum:** ▸Cholaskos (1). E choleperitoneum.

**Chole|peritonitis:** gallige ▸Peritonitis. E choleperitonitis, bile peritonitis.

**Chole|poese:** *Physiologie* Gallebildung, ▸Cholerese. E cholepoiesis.

**Cholera** *(griech. Kolera = Fluss der gelben Galle):* mit Durchfällen u. Erbrechen einhergehende Darmerkrankung. Unterschieden werden bei den infektiösen Formen die durch Vibrio cholerae verursachte ▸C. asiatica (häufig gleichgesetzt mit Cholera) und die ▸C. nostras sowie als nicht-infektiöse Form die **pankreatische C.** als Bezeichnung für das ▸VERNER-MORRISON-Syndrom. – **C. asiatica,** Gallenbrechruhr: mit Durchfällen u. Erbrechen einhergehende meldepflichtige Darmerkrankung, verursacht durch den spezifisch menschenpathogenen Erreger Vibrio cholerae, die primär den Dünndarm befällt. ***Ätiol.:*** Verbreitung: seit 1961 siebte Pandemie (beginnend in Südostasien), Ausbreitung in Afrika, Mittel- u. Südamerika. Letzte Epidemie 1991 in Peru. Übertragung durch kontaminierte Lebensmittel, meist Trinkwasser. Bis in jüngster Zeit galt der Mensch als einziges Reservoir. Gesunde Bakterienausscheider kommen vor, besonders bei Biotop eltor. Erreger sind Vibrio cholerae 01 mit Serotypen Ogawa u. Inaba, die sich jeweils in Biotyp (Biovar) eltor u. cholerae unterteilen. Seit 1993 Erkrankungen mit neuem Vibrio cholerae 0139 aufgetreten. ***Pathogen.:*** Am Ende der Inkubationszeit beginnen Organismen, Choleratoxin auszuscheiden, bestehend aus 5 B-Subunits, die A-Subunit einschließen. B-Subunits binden sich an Darmepithel, so dass A-Subunit in Zelle eindringt und irreversibel Adenylzyklase stimuliert, wodurch über zyklische AMP vermehrte Wasser- u. Elektrolytsekretion einsetzt. Die Infektion erfolgt fast nur peroral durch mit dem Kot ausgeschiedene Erreger, u. zwar entweder nach Kontakt von Mensch zu Mensch oder durch verunreinigtes Wasser und Nahrung. Die Inkubationszeit beträgt wenige Stunden bis Tage. ***Klinik:*** Im Mittelpunkt stehen der exzessive Wasser- u. Elektrolytverlust in Folge des unstillbaren Erbrechens u. der Durchfälle. Der klassische Verlauf hat drei Phasen: **Stadium des Brechdurchfalls** mit Leibschmerzen, häufigen dünnflüssigen Stühlen, die in mit Schleimflocken durchsetzte Entleerungen übergehen (Choleradiarrhö), Reiswasserstühle; **Stadium des Kollapses** (C. algida, C. asphyctica) mit Flüssigkeitsverarmung, Untertemperatur, Choleragesicht (typisch mit spitzer Nase, eingefallenen Wangen u. faltiger Haut) sowie Blutdruckabfall u. Tachykardie; **Stadium der Reaktion**: Rekonvaleszenz evtl. mit fieberhaften Rückfällen, oft als »Choleratyphoid« mit Fieber, Benommenheit, Delirien, Koma, Exanthem u. oft mit Komplikationen wie Bronchopneumonie, Parotitis, Nephritis, Sepsis. Nicht alle Infizierten entwickeln die Krankheit, besonders bei Eltor-Cholera kommen klinisch leichtere Verläufe vor. ***Diagn.:*** Die Diagnose erfolgt bakteriologisch (Erregernachweis v. a. im Stuhl). ***Ther.:*** Ausgleich von Exsikkose u. Elektrolytverlust (intravenöse oder orale Rehydration), Antibiotika (Tetrazykline, alternativ Doxycyclin, Sulfonamid-Trimethoprim-Kombination). ***Prophyl.:*** Trinkwasser- u. persönliche Hygiene, ▸Cholera-Schutzimpfung, Desinfektion, Abwasserbehandlung, Meldepflicht der Ausscheider. ***Progn.:*** unbehandelt hohe Letalität (bis 70 %). E Asiatic cholera. – **C. (asiatica) gravis:** eine nach kurzer Inkubation mit großer Intensität einsetzende C. asiatica mit meist tödl. Ausgang. – **C. (asiatica) sicca, C. suppressa, C. siderans, C. fulminans:** schwere tox. Form der C. asiatica ohne Durchfälle u. Erbrechen; häufig in wenigen Stunden zum Tode führend. E dry c. – **C. nostras,** C. Europaea, C. aestiva: Brechdurchfall, hervorgerufen durch Viren oder Bakterien bzw. deren Toxine (▸Enteritis). Häufig als »Sommercholera« (**C. aestiva**), bei Kleinkindern auch als **C. infantum** bezeichnet (s. a. ▸Säuglingsintoxikation). E cholera nostras.

**Cholera(-Rot)reaktion,** Abk. CRR, Nitrosoindol-Reaktion (BRIEGER): *Bakteriologie* biochemische Reaktion auf Vibrionen (nicht spezif. für Vibrio cholerae) aufgrund deren Fähigkeit, Nitrat zu Nitrit zu reduzieren u. Indol zu bilden. Im positiven Fall Rotfärbung bei Zusatz von Schwefelsäure zu einer 24 Std. bebrüteten Nitrat-Pepton-Bouillon; zahlreiche Modifizierungen. E cholera red test.

**Cholera-Schutzimpfung:** aktive Immunisierung gegen Cholera asiatica durch 2- bis 3-malige subkutane Injektion (Abstand 7–14 Tage) von 0,5 bzw. 1 ml Cholera-Impfstoff (inaktivierte Vibrionen). Da nur antibakterielle, nicht antitoxische AK gebildet werden, wird nur relativer Impfschutz (höchstens 6 Mon.) erzielt. Die örtliche Reaktion ist gering, gelegentlich aber Allgemeinreaktion mit Fieber. E cholera vaccination.

**Chol|erese:** Bildung der Galle als sekretorische u. exkretorische Leistung der Leberzelle. Die Absonderung erfolgt kontinuierlich (ca. 1 l pro die, tageszeitlich schwankend) in die dem DISSE-Raum gegenüberliegenden wandständ. Gallenkapillaren; dann Weitertransport über die Schaltstücke (Cholangiolen) zu den Ductuli biliferi u. in die weiteren Gallenwege (mit Ansammlung in der Gallenblase, dem Galledepot). E choleresis.

**Chole|tica, -tika:** *Pharmazie* Mittel, die die Gallesekretion der Leberzellen steigern; choleretisch wirken v. a. Gallensäuren, Fette, Fettsäuren. E choleretics.

**Cho|leriker, Cholericus:** (▸HIPPOKRATES) Temperamentstyp mit heftigem, leicht aufbrausendem, evtl. jähzornigem (»cholerischem«) Verhalten. E choleric person.

**Cho|les|tan:** *Biochemie* $C_{27}H_{48}$; der Grundkohlenwasserstoff aller Sterine; er entsteht durch Reduktion des Cholesterins (5β-Cholestan = Koprostan). E cholestane.

**Chole|stase,** Cholostase: Stauung der Gallenflüssigkeit. ***Einteilung:*** **1)** extrahepatische Ch. (sog. chirurgischer Ikterus): Abflussbehinderung mit Gallerückstau in den großen extrahepat. oder intrahepat. (portalen) Gallenwegen durch Verschluss der extrahepatischen Gallengänge; **2)** intrahepatische Ch. (sog. internistischer Ikterus): abgegrenzt werden hierbei **a)** die eigentliche intrahepatische Ch., die die Abgabe der Galle aus der Leberzelle selbst betrifft (cholestatische Verlaufsform der Hepatitis A), durch Arzneimittel (z. B. Methyltestosteronderivate, Chlorpromazin, Phenylbutazon, Ajmalin), als cholestatische Hepatose beim ZIEVE-Syndrom, postoperativ, als Schwangerschaftscholestase, nach langzeitiger Hyperalimentation, bei HODGKIN-Krankheit; zum anderen **b)** die progressive familiäre intrahepatische Ch. (BYLER-Krankheit), die ▸benigne rezidivierende familiäre Ch., die chronische destruktive nichteitrige Ch. u. die primäre sklerosierende Cholangitis. ***Diagn.:*** führt im Fall der hepatozellulären Ausscheidungsstörung zu Anstieg bestimmter Enzyme im Blut (z.B. Gammaglutamyltranspeptidase = γGT, alkalische Phosphatase, Leucinarylamidase) sowie zu vermehrtem Anstieg der Gallensäuren im Blut. Die diagnostische Sicherheit hat durch Laparoskopie, endoskopische retrograde Cholangiopankreatographie (ERCP), perkutane transhepatische Cholangiographie (PTC) oder auch transjuguläre Cholangiographie sowie Ultraschall u. Choleszintigraphie (mit $^{99m}$Tc-(2,6-Diethylacetanilid)-Iminoessigsäure) erheblich zugenommen. E cholestasia, cholestasis. – **Ch., benigne idio|pathische rezidivierende,** TYGSTRUP-Syndrom: zu Hyperbilirubinämie führende Ch. infolge intermittierend auftretenden intrahepatischen Verschlussikterus. Die gutartig verlaufende Krankheit tritt familiär auf (wahrscheinlich autosomal-rezessiv vererbt). ***Klinik:*** schubweise auftretende Symptomatik mit Müdigkeit, Appetitlosigkeit, Übelkeit, Juckreiz, während der Gelbsuchtschübe Druckempfindlichkeit im re. Oberbauch (bei evtl. vergrößerter Leber; selten auch Milzvergrößerung); stark erhöhte Bromsulfalein-Retention (BSP im Intervall normal). Die Cholezystographie fällt auf der Höhe der Attacke negativ aus u. sollte nicht durchgeführt werden.

**Chole|steatom:** oft fälschlicherweise als Tumor bezeichnete chronische Entzündung von Gehörgangs- u. Trommelfellepithel mit Destruktion der knöchernen Mittelohranteile, ggf. auch benachbarter anatomischer Strukturen (Labyrinthblock, knöcherne Bedeckung des Nervus facialis). Selten auch als angeborenes (genuines) Cholesteatom. E cholesteatoma.

**Chole|steatose, Cholesteatosis:** *Pathologie* Ablagerung von Cholesterinestern im Gewebe (»Lipoidimprägnation«), meist stippchen- oder knotenförmig (= **Ch. nodularis**); i. e. S. als Ch. der Gallenblase (**Ch. vesicularis**; sog. Stippchengallenblase). E cholesteatosis.

**Chol|esterase:** ▸Cholesterinesterase. E cholesterase.

**Cho|les|te|rin,** Cholesterol, $\Delta^5$-Cholesten-3β-ol, $C_{27}H_{46}O$: ein Steroidalkohol (s.a. Strukturformel). Das für die höheren tierischen Lebewesen typ. Sterin (Zoosterin), u.a. in Eidotter, Fischölen. ***Stoffwechsel:*** Lipoid, das im gesamten menschl. Organismus frei u. in Form von ▸Cholesterinestern vorkommt. Es stellt die Vorstufe der Gallensäuren (Cholansäure, daraus Chol- u. Chenodesoxycholsäure) u. der Steroidhormone dar, ist ein wesentlicher Bestandteil des Core der Zellmembran u. der Myelinscheide. Ist besonders angereichert in Nebennieren (3 %), Hirn (10 % der Trockensubstanz; nur freies C.), Haut (24 % des Hautfettes), Milz, Ovar, Serum, Erythrozyten. Es wird überwiegend der Nahrung entnommen (**exogenes C.**, das bei Bedarf aus körpereigenen Depots, v.a. aus der Leber, bezogen wird) oder wird durch Biosynthese, ebenfalls v. a. in der Leber, bereitgestellt (**endogenes C.**). Die Aufnahme in Zellen erfolgt durch Bindung an spezifische Membranrezeptoren (LDL-Rezeptoren). C. wird in der Galle durch Lecithin u. Gallensäurensalze in Lösung gehalten (Bildung von Micellen), bildet aber in übersättigter Lösung Kristalle. Die Ausscheidung erfolgt v.a. durch die Haut (bis 0,2 g/d), die Galle (0,25 g/d), den Darm (Rückresorption bzw. Umwandlung in Koprosterin), wenig im Harn. Der Transport erfolgt in Form der ▸Lipoproteine (s.a. ▸Hypercholesterinämie). ***Klinik:*** Stoffwechselstörungen des C. kommen u.a. vor primär als Cholesterinspeicherkrankheit (Defekt der LDL-Rezeptoren bei fam. Hypercholesterinämie [BROWN u. GOLDSTEIN]), sekundär bei anderen Störungen des Intermediärstoffwechsels, u.a. bei Diabetes mellitus, Verschlussikterus, Hypo- u. Hyperthyreose. Cholesterin ist krankhaft vermehrt in verfetteten Organen, Atheroskleroseherden, Gallensteinen u. (bei Cholesterinstoffwechselstörungen) im Blut, evtl. einschließlich seiner häufigen Begleitlipide (u.a. Cholestanol, 7-Dehydrocholesterin = Provitamin $D_3$). S.a. ▸Hyper-, ▸Hypocholesterinämie. ***Diagn.:*** Mit zunehmendem Alter steigen die Gesamtcholesterinwerte an. Die Bestimmung im Serum oder Plasma erfolgt durch Digitonidfällung, durch Farbreaktion n. LIEBERMANN-BURCHARD (Eisessig, Essigsäureanhydrid u. Schwefelsäure) oder enzymatisch (mit Cholesterinoxidase); die Bestimmung des Gesamtcholesterins erfolgt nach Spaltung der Cholesterinester durch Cholesterinesterase. E cholesterol, cholesterin.

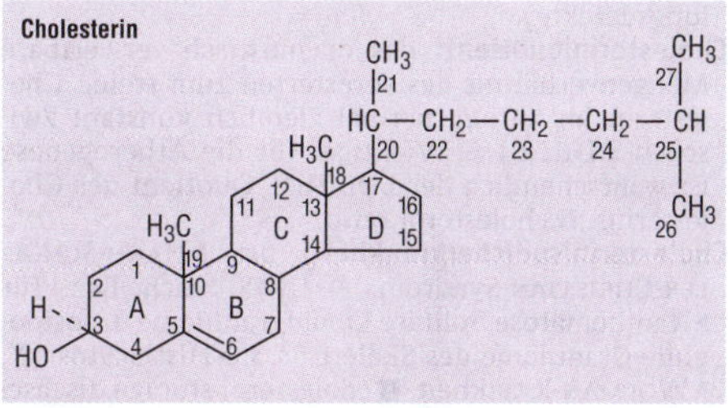


**Cholesterin.**

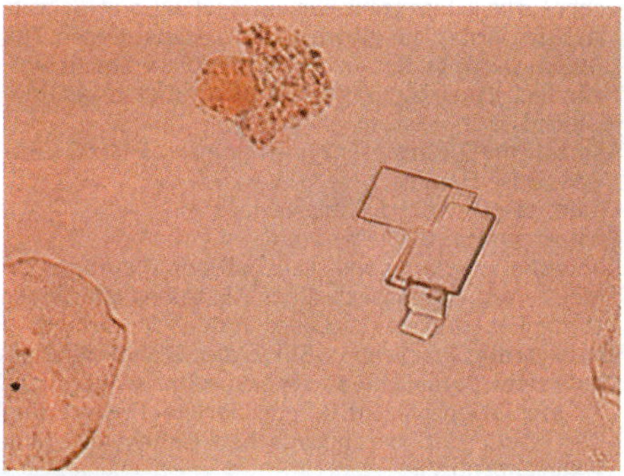

**Cholesterin:** Kristalle im mikroskopischen Harnbefund. [243]

**Cholesterin|ämie:** **1)** ▸Hypercholesterinämie. E cholesterolemia. **2)** Bez. für den aktuellen Plasmaspiegel des überwiegend an ▸Lipoprotein (VLDL, LDL, HDL) gebundenen Cholesterins (Grenzwert bei 6,7 mmol/l = 260 mg/dl; davon ca. 60–75 % verestert).

**Cholesterin|de|hy|dro|genase:** *Enzymologie* ▸Cholesterinoxidase. E cholesterol dehydrogenase.

**Cholesterin|ester:** *Biochemie* die im Körper durch das ▶LCAT-Enzym aus Cholesterin u. höheren Fettsäuren (v.a. Linol-, Palmitin-, Ölsäure) gebildeten, mit Digitonin nicht fällbaren, im Darm nicht resorbierbaren Ester. Sie sind durch ▶Cholesterinesterase spaltbar. E cholesterol ester.

**Chol(esterin)esterase,** Cholesterin(esterhydrol)ase, Abk. CHE: *Enzymologie* Hydrolase in Darmschleimhaut, Leber u. Pankreas; spaltet Cholesterinester (u.a. Sterinester) in Cholesterin u. Fettsäuren, ermöglicht so deren Resorption. E cholesterol esterase.

**Cholesterin|ester-glycerid-Speicherkrankheit:** ▶WOLMAN-Krankheit.

**Cholesterin|granulomatose, Cholesterinlipoidose:** *Pathologie* ▶HAND-SCHÜLLER-CHRISTIAN-Syndrom.

**Cholesteri|nose, zerebro|tendinöse:** ▶(VAN-)BOGAERT-SCHERER-EPSTEIN-Syndrom (eine Cholesterinabbaustörung). E cholestero(lo)sis.

**Cholesterin|oxidase,** Cholesterindehydrogenase: *Enzymologie* bakterielle Oxidase, die aus Cholesterin $\Delta^4$-Cholestenon u. Wasserstoffperoxid bildet. Letzteres wird bei der enzymatischen Cholesterinbestimmung durch Farbreaktion nachgewiesen. E cholesterol oxidase.

**Cholesterin-Pigment-Kalkstein:** die häufigste Gallensteinform (▶Gallenkonkrement); besteht aus einem schwarzbraunen Cholesterinkern (76–98 %) u. Gallenfarbstoff (< 1 %) u. aus Facetten bildenden Außenschichten aus weißlichem Kalk (2–3 %). Ist röntgenschattengebend u. meist pyramidenförmig (mit stumpfen Kanten), kommt aber auch in Tonnen- oder Walzenform vor. S.a. ▶Cholesterinstein. E pigmented cholesterol stone.

**Cholesterin|polypose:** *Pathologie* Sonderform der ▶Cholesteatose der Gallenblase; mit umschriebenen Cholesterin(ester)ablagerungen in bzw. auf der Blasenwand (im Rö.-Bild als kleine, wandständ. Füllungsdefekte).

**Cholesterin|quotient:** das diagnostisch verwertbare Mengenverhältnis des veresterten zum freien Cholesterin im Serum; normal ziemlich konstant zwischen 3:1 u. 2:1. – Wichtiger für die Atherogenese ist wahrscheinlich der LDL/HDL-Quotient des Cholesterins. E cholesterol ratio.

**Cholesterin|speicherkrankheit:** das ▶HAND-SCHÜLLER-CHRISTIAN-Syndrom. – I.w.S. auch Bez. für ▶Xanthomatose, solitäre Lipoidgranulome u. eosinophile Granulome des Skeletts; s.a. ▶Histiocytosis X, ▶WOLMAN-Krankheit. E cholesterol storage disease.

**Cholesterin|stein:** *Pathologie* Gallenstein aus 98–99 % Cholesterin; ist weich, schneidbar, leicht, von gelblicher Farbe u. fein granulierter Oberfläche, im Schnitt strahlenförmig mit glitzernden Kristallsträngen. Die Bildung erfolgt nur in der Gallenblase (nicht entzündlich), meist solitär. Er ist nicht röntgenschattengebend. E cholesterol gallstone.

**Cholesterin-Synthese-Enzym-Hemmer:** ▶HMG-CoA-Reductase-Hemmer.

**Choles|terol** *(engl.):* ▶Cholesterin.

**Cholestyramin:** ▶Colestyramin.

**Chole|thorax:** *Pathologie* gallehaltiger Pleuraerguss; meist nach Durchbruch eines Abszesses oder einer Echinokokkuszyste der Leber in den Pleuraraum.

**Chole|verdin:** *Biochemie* ▶Biliverdin. E choleverdin.

**Chole|zele:** *Pathologie* **1)** abgekapselter ▶Cholaskos. **2)** umschriebene, i.d.R. angeborene Erweiterung der intra- oder extrahepatischen Gallenwege. S.a. ▶Choledochozele.

**Chole|zyst...:** Wortteil ▶»Gallenblase« (Cholecystis).

**Chole|zyst|angio|graphie:** ▶Cholezystocholangiographie.

**Cholezyst|atonie:** *Pathologie* Atonie der Gallenblase. E cholecystatony.

**Cholezyst|ektasie:** *Pathologie* Ausweitung der Gallenblase, z.B. bei Abflussbehinderung durch Steinverschluss. E cholecystectasia.

**Chole|zyst|ektomie:** *Chirurgie* operative (»offene«) oder laparoskopische Entfernung der Gallenblase. Erfolgt meist wegen Steinbildung (Cholelithiasis) u./oder Entzündung (Cholezystitis) sowie bei Gallenblasentumor. E cholecystectomy. – **Ch., laparoskopische:** Ch. mit Hilfe endoskopischer Instrumente nach Stichinzision der Bauchdecke u. Einbringen mehrerer Trokare. – **Ch., ortho|grade:** Ch. mit Beginn der Präparation u. Auslösung am Gallenblasengrund. – **Ch., retro|grade:** Ch., beginnend mit Präparation u. Auslösung am Gallenblasengang, dann in Fundusrichtung fortschreitend.

**Chole|zystitis,** Cholecystitis: Entzündung der Gallenblase. ***Ätiol.:*** meist bakteriell bedingt u. hinsichtlich der Entwicklung durch Dyskinesie der Gallenwege u. Gallenstauung begünstigt. Wird unterschieden als **aszendierende Ch.** (vom Darm aufsteigend; durch Darmkeime, v.a. durch Coli-Bazillen u. Enterokokken), **deszendierende Ch.** (absteigende Ch., d.h. durch aus der Leber kommende Erreger bedingt, v.a. durch Salmonellen) sowie **hämatogene Ch.** (auf dem Blutweg zustande kommend durch Strepto- u. Staphylokokkenverschleppung aus dem Pfortadergebiet oder über die Aa. hepatica u. cystica bei Sepsis u. Fokalinfektion) und **lymphogene Ch.** (durch Keimeinschleppung auf Lymphbahnen, z.B. bei Appendizitis). Kann auch durch Übergreifen von Entzündungen aus der unmittelbaren Umgebung zustande kommen; ferner als abakterielle Formen (durch chemischen Reiz bei Dyscholie, Eindringen von Pankreassaft) sowie – selten – parasitäre Formen (durch Lamblien, Askariden, Oxyuren). ***Klinik:*** Druckgefühl u. Schmerzen im re. Oberbauch, Erbrechen, Fieber. ***Kompl.:*** Durchwanderungsperitonitis, Perforationsperitonitis, pericholezystischer oder subphrenischer Abszess, Cholangitis, Leberschädigung, sekundäre Pankreasbeteiligung. ***Ther.:*** konservativ (z.B. Antibiotika) oder operativ (bei Perforationsgefahr sofort, sonst möglichst als Intervall-Cholezystektomie). E cholecystitis. – **Ch., akute:** meist durch Einklemmung eines Gallensteins im Gallenblasenhals oder Ductus cysticus plötzlich ausgelöste Ch. ***Formen:*** katarrhalisch, serös-fibrinös, eitrig oder phlegmonös-ulzerierend (mit Bildung zahlreicher Abszesse u. Nekrosen). ***Klinik:*** Beginn akuter Beschwerden meist nach fettreicher Mahlzeit in Form dumpfer bis kolikartiger, örtlicher Schmerzen (Dehnungsschmerz; evtl. in die re. Schulter ausstrahlend). Begleitet von örtlicher Abwehrspannung (Peritonealreiz), Übelkeit, Meteorismus, Schonatmung (MURPHY-Zeichen), starkem Druckschmerz bei Palpation sowie mäßiger Leukozy-

verdickte Gallenblasenwand

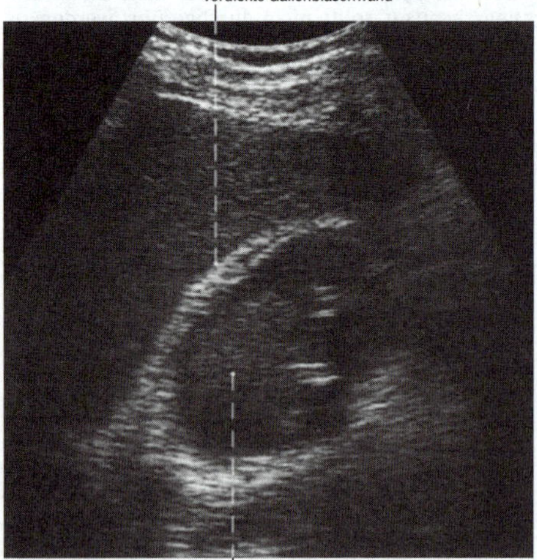

pseudotumoröses Sediment

**Cholezystitis, akute:** Im Sonogramm zeigen sich eine verdickte Gallenblasenwand u. pseudotumorös zusammengeballtes, entzündliches Sediment. [290]

tose, gelegentlich auch von Ikterus. ***Kompl.:*** Gefahr der Durchwanderung, Perforation, Entwicklung eines Gallenblasenempyems. Mit besonders schwerem Verlauf als emphysematöse Ch. (durch gasbildende Bakterien; typisch mit »Negativkontrast« auf dem Röntgenbild) sowie – v.a. bei Älteren – als Ch. gangraenosa (nach Infarzierung; typisch mit Verschlimmerung in den ersten 48 Std.; große Gefahr der Perforation). Rel. leicht verläuft dagegen die eosinophile Ch. (v.a. bei Allergikern nach Genuss einschlägiger Nahrungsallergene). E acute ch. – **Ch., chronische:** langwierige, fast stets im Zusammenhang mit Gallenblasensteinen (▸Cholelithiasis), aber auch als Restzustand der akuten Ch. vorkommende Ch., die evtl. in Schüben verläuft. Die Gallenblase meist klein, mit narbig verdickter Wand (»Schrumpfgallenblase«) u. papillomatöser Schleimhaut, evtl. auch mit Kalkeinlagerungen (»Porzellangallenblase«, Gefahr der malignen Entartung). ***Klinik:*** Es bestehen uncharakteristische Magen-Darm-Beschwerden, Meteorismus, Fettunverträglichkeit; s.a. ▸Mirizzi-Syndrom – Als besondere Form die Ch. glandularis proliferans sowie die Ch. typhosa (deszendierende Ch. bei Typhus abdominalis; oft symptomlos; die Betroffenen werden evtl. zum ▸Dauerausscheider [oft Sanierung nötig, meist durch ▸Cholezystektomie]). E chronic ch. – **Ch. emphysematosa, eosinophile Ch.:** s.u. ▸Cholezystitis, akute. – **Ch. gangraenosa:** s.u. ▸Cholezystitis, akute. E gangrenous ch. – **Ch. glandularis; Ch. typhosa:** s.u. ▸Cholezystitis, chronische.

**Chole|zyst(o)|chol|angio|graphie, -gramm:** die gleichzeitige Röntgenkontrastdarstellung der Gallenblase u. der größeren Gallengänge (▸Cholangiographie) nach peroraler u./oder i.v. Verabfolgung eines lebergängigen Kontrastmittels bzw. das entsprechende Röntgenkontrastbild. Eine ausbleibende Kontrastdarstellung nach i.v. Kontrastmittelgabe (negatives i.v. Cholezystocholangiogramm) spricht für erhebl. Leberparenchymschaden, eine fehlende Darstellung nur der Gallenblase für Zystikusverschluss. Die Aufnahmen (auch Ziel- u. Schichtaufnahmen) erfolgen meist in verschiedenen Füllungsphasen, zur Kontrolle der Gallenblasenfunktion auch nach Anw. eines Entleerungsreizes (d.h. nach Auslösung des Gallenblasenreflexes). E cholecystocholangiography, -gram.

**Cholezysto|duodeno|stomie:** *Chirurgie* operative Verbindung der Gallenblase mit dem Zwölffingerdarm zur Umgehung eines nicht radikal-operativ zu behebenden Abflusshindernisses im Ductus choledochus (einschließlich der Papille); heute kaum noch angewendet, s.a. ▸Cholezystoenterostomie. E cholecystoduodenostomy.

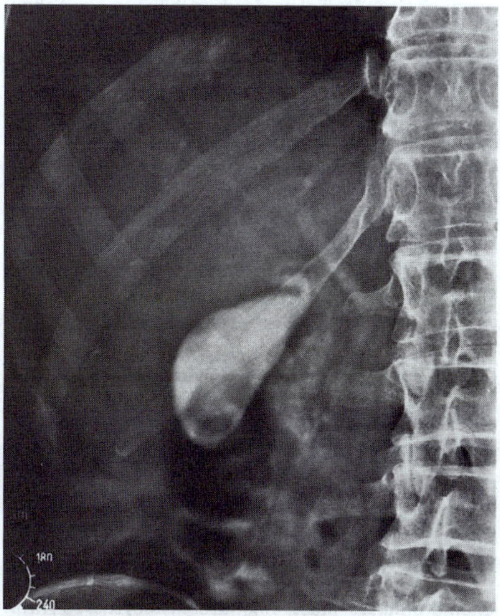

**Cholezyst(o)cholangiographie.** [542]

**Cholezyst(o)|entero(r)rhaphie:** *Chirurgie* ▸Cholezystoenterostomie unter Nutzung des Fistelganges einer gleichzeitig beseitigten äußeren Gallenblasenfistel für die Anastomosierung; heute nicht mehr angewandt. E cholecyst(o)enterorrhaphy.

**Cholezyst(o)|entero|stomie:** *Chirurgie* operative Verbindung (Anastomosierung) der Gallenblase u. des Dünndarms (v.a. des Jejunums; »Cholezystojejunostomie«); s.a. ▸Cholezystoduodenostomie. – s.a. biliodigestive ▸Anastomose. E cholecyst(o)enterostomy.

**Cholezysto|graphie:** Röntgenkontrastdarstellung der Gallenblase, meist im Rahmen einer ▸Cholezystocholangiographie, evtl. – intraoperativ – auch nach Punktion der Gallenblase. E cholecystography.

**Cholezysto|jejuno|stomie:** Vereinigung der Gallenblase mit dem ▸Jejunum als Art der Cholezystoenterostomie. E cholecystojejunostomy.

**Cholezysto|kinin,** Cholecystokinin, Abk. CCK: aglanduläres Hormon, das dem Sekretin ähnlich u. mit dem Pankreozymin identisch ist (u. daher auch als **C.-Pankreozymin** bezeichnet wird). Lineares Peptid aus 33 Aminosäuren, gebildet von den I-Zellen des APUD-Systems von der Darmschleimhaut (Duodenum, Jejunum). Bewirkt Kontraktion der Gallenblase (Galleentleerung), v.a. Pankreassaftausschüttung, ferner Steigerung der Darmmotilität. E cholecystokinin, pancreozymin.

**Cholezysto|lithiasis:** *Pathologie* die ▸Cholelithiasis der Gallenblase (»Steingallenblase«). E cholecystolithiasis.

**Cholezysto|pathie:** Sammelbegriff für funktionelle Störungen (▸Dyskinesie) u. organische, z.B. degenerative Veränderungen der Gallenblase. E cholecystopathy.

**Cholezysto|pexie:** *Chirurgie* operatives Befestigen der Gallenblase an Nachbarstrukturen, z.B. an der vorderen Bauchwand (»ventrale Ch.«). E cholecystopexy.

**Chole|zys|tose:** *Pathologie* degenerative Gallenblasenerkrankung; ▸Cholezystopathie. E cholecystosis.

**Cholezysto|stomie:** *Chirurgie* die op. Bildung einer äußeren Gallenfistel durch Einnähen der eröffneten Gallenblase in die Bauchwand; Not-Op. z.B. bei schwerer Cholezystitis, Gallenblasenempyem, Cholelithiasis. E cholecystostomy.

**Cholezysto|tomie:** *Chirurgie* die op. Eröffnung der Gallenblase; als alleinige Maßnahme (mit nachfolgendem Verschluss) v.a. zur Entfernung von Steinen, meist als Not- oder Palliativ-Op.; heute nur noch von historischer Bedeutung. E cholecystotomy.

**Cholin,** Trimethylhydroxyäthylammoniumhydroxid, $(CH_3)_3N^+{-}CH_2{-}CH_2OH]OH^-$, Bilineurin, Sinkalin: *Biochemie* eine relativ instabile, quartäre Ammoniumbase; wichtiges biogenes Amin, das z.B. – frei oder in Lipoiden gebunden – in Eidotter, Leber, Getreide, Hülsenfrüchten, Frischmilch vorkommt u. das als essentieller Metabolit vom Erwachsenen in einer Tagesmenge von ca. 0,5 g benötigt wird; ist enthalten in Blutserum, Leber- u. Blasengalle, Harn, Sperma. Nach der im Darm erfolgenden Resorption wird es in der Leber (u. Niere) weitgehend abgebaut (oxidative Demethylierung), bei Bedarf offenbar auch in Leber u. Darmwand synthetisiert (aus Colamin). Es stellt die Grundsubstanz des Acetylcholins dar (wirkt selbst aber nicht cholinergisch!) u. erfüllt wesentl. Intermediärfunktionen; ist Baustein für Lecithin (▸Phosphatidylcholin) u. Plasmalogene; insbes. als lipotroper Leberschutzstoff (Mangel kann Ursache einer Fettleber sein), Methylgruppen-Donator. E choline.

**Cholin|acetyl(transfer)ase:** Enzym, das die Synthese von ▸Acetylcholin katalysiert und dadurch an der Reizleitung im Nervensystem beteiligt ist. Reaktion: Acetyl-CoA + Cholin ↔ Acetylcholin + CoA. Seine Aktivität wird durch ▸Acetylcholinesterase-Hemmer gehemmt. E choline acetyl(transfer)ase.

**Cholinchlorid:** Cholinergikum (s.u. ▸Parasympathomimetica); Hepatikum. E cholinchloride.
**Cholincitrat:** Cholinergikum (s.u. ▸Parasympathomimetica); Hepatikum. E choline citrate.
**Cholin|de|hy|dro|genase,** Cholinoxidase: ein in den Mitochondrien (v.a. der Leber) enthaltenes Enzym, das ▸Cholin zu Betainaldehyd oxidiert. E choline dehydrogenase.
**cholin|erg, cholinergisch:** durch ▸Acetylcholin, den wesentl. parasympathischen Überträgerstoff, wirksam. Auf Acetylcholin ansprechend. S.a. ▸adrenergisch. E cholinergic. – **ch. Krise:** Zustand bei Überdosierung von Acetylcholinesterase-Hemmern; Übelkeit, Speichelfluss, Miosis, kolikartige Schmerzen, Durchfall, Muskelkrämpfe. E ch. crisis. – **ch. Rezeptor:** Rezeptor für Acetylcholin (▸cholinerges System); ▸Cholinozeptoren. E ch. receptor. – **ch. System:** *Physiologie* Funktionssystem, umfassend die vegetativen Nervenfasern, an deren Endigungen (evtl. auch in deren Verlauf) Acetylcholin gebildet u. von innen als Überträgerstoff (▸Transmitter) freigesetzt wird (v.a. alle prä- u. postganglionären Fasern des Parasympathikus u. die präganglionären u. einige postganglionäre [Innervation von Schweißdrüsen u. Uterus] Fasern des Sympathikus), ferner die motorischen Vorderhornzellen nebst Fortsätzen (s.a. ▸RENSHAW-Zelle, motor. ▸Endplatte). E ch. system. – **ch. Urtikaria:** *Dermatologie* durch direkte oder durch »innere« Wärmeeinwirkung bzw. durch Überanstrengung, Erregung ausgelöste generalisierte Urtikaria in Form kleiner, stark juckender Quaddeln mit umgebender Röte, meist verbunden mit Durchfall, Übelkeit, Schweißausbruch. E ch. urticaria.
**Cholin|ergica, -ergika:** *Pharmazie* ▸Parasympathomimetica; s.a. ▸cholinerg. E cholinergic agents.
**Cholin|esterase – Ch., echte, wahre Ch.,** Abk. Typ I-Ch., Abk. α-Ch.: ▸Acetylcholinesterase. E cholinesterase, acetylcholinesterase. – **Ch., unspezifische, unechte Ch.,** Abk. Typ-II-Ch., Abk. β-Ch., Butyrylcholinesterase, Tributyrinase, Pseudocholinesterase: in Serum, Darmmukosa u. Pankreas nachweisbares Enzym, das im Unterschied zur ▸Acetylcholinesterase außer Acetylcholin auch zahlreiche andere Cholinester spaltet. Verhindert die Reaktion von Acetylcholin an anderen Organen, d.h. beschränkt die Acetylcholin-Wirkung auf die cholinergen Synapsen. E pseudocholinesterase.
**Cholinesterase-Hemmer:** nichtselektive Hemmstoffe der ▸Acetylcholinesterase (▸Acetylcholinesterase-Hemmer) u. der unspezifischen ▸Cholinesterase (***Wirkst.:*** z.B. Tacrin, Physostigmin, Metrifonat). E cholinesterase inhibitors.
**Cholin|kinase:** Enzym, das zusammen mit der Cholinphosphatcytidyltransferase u. -phosphotransferase an der Bildung der Phosphatide (▸Phosphatidylcholin), d.h an der biochemischen Umwandlung von Cholin zu Cholinphosphatiden beteiligt ist. E choline kinase.
**Cholino|lytikum:** *Pharmazie* Mittel, das die Acetylcholin-Wirkung aufhebt (etwa i.S. eines ▸Parasympatholytikums wirkt). E cholinolytic agent.
**Cholin|oxi|dase:** ▸Cholindehydrogenase.
**Cholino|zeptoren,** cholinerge Rezeptoren: ▸Membranrezeptoren für ▸Acetylcholin u. seine Agonisten (Wirkstoffe mit acetylcholinähnlichem Effekt). Werden an Nervenendigungen (Synapsen) des Parasympathikus wegen Auslösung **m**uscarinähnlicher Wirkungen als **m-Ch.** oder ▸Muscarin-Rezeptoren bezeichnet, dagegen als Rezeptoren der postganglionären Fasern des Sympathikus u. der motorischen Endplatten wegen Auslösung **n**icotin-ähnlicher Wirkungen als **n-Ch.** oder Nicotin-Rezeptoren. Sind blockierbar durch ▸Atropin bzw. ▸Curare. E cholinergic receptors, cholinoreceptors.
**Cholinozeptorenblocker:** Substanzen mit blockierender Wirkung gegenüber ▸Cholinozeptoren.
**Cholinphosphat-cytidyl-transferase; Cholinphosphotransferase:** *Enzymologie* s.u. ▸Cholinkinase.
**Cholinsalicylat:** Analgetikum; Antiphlogistikum zur lokalen Anw. E choline salicylate.
**Cholinstearat:** lokales Antiphlogistikum. E choline stearate.
**Cholintheophyllinat:** Antiasthmatikum (s.a. ▸Theophyllin). E choline theophyllinate.
**Cholo...:** s.a. ▸Chole...
**Cholo|dermie** *(griech. cholos = lahm):* ▸Chalodermie.
**Cholo|ptose:** *Pathologie* »Senkung« der Gallenblase, häufig bei ▸Enteroptose. E choloptosis.
**Cholo|stase:** ▸Cholestase.
**Cholo|thorax:** Ansammlung von Galleflüssigkeit in der Pleurahöhle. Meist Folge einer penetrierenden Verletzung des rechten unteren Thoraxbereichs. E cholothorax.
**Cholo|thrombose:** Auftreten von Gallethromben.
**Cholsäure,** Acidum chol(al)icum: trihydroxylierte Steroidcarbonsäure als »gepaarte« Säure der menschlichen Galle (s.u. ▸Gallensäure). Früher ***Anw.*** als Laxans, Cholagogum, Choleretikum. E chol(al)ic acid.

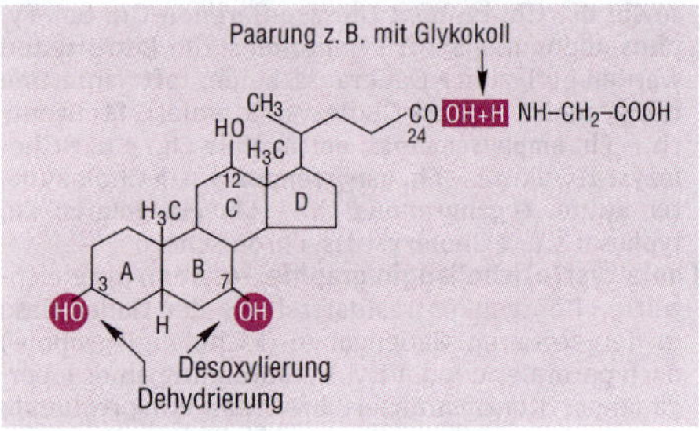


**Cholsäure.**

**Chol|urie:** Auftreten von Gallenfarbstoffen im Harn. E choluria.
**chon|dral, chon|dralis:** den Knorpel betreffend, knorpelig; z.B. die ch. ▸Ossifikation. E chondral.
**Chon|drek|tomie:** *Chirurgie, Orthopädie* die operative (Gelenk-)Knorpelentfernung bzw. -teilentfernung. E chondrectomy.
**Chon|drin:** der durch Kochen von Knorpel mit Wasser erhaltene Knorpelleim; Gemenge von Glutin u. Chondromukoid, aus dem mit verdünnter Säure Chondroitinschwefelsäure ausgefällt wird. E chondrin.
**Chondr(i)ogen:** *Biochemie* die Leim gebende (»kollagene«) Grundsubstanz des Knochens. – s.a. ▸chondrogen. E chondrogen.
**Chon|dri|tis:** *Pathologie* die – vom gefäßhaltigen Perichondrium ausgehende – Knorpelentzündung, meist in Form einer ▸Osteochondritis; hierbei erfolgt Umwandlung der Adventitiazellen in ▸Chondroklasten, die einen Abbau der Knorpelgrundsubstanz herbeiführen, u. Umwandlung der frei gewordenen Knorpelzellen in Bindegewebszellen; später auch degenerative Veränderungen (z.B. Verschleimung, Verkalkung). E chondritis. – **Ch. dissecans:** ▸Osteochondrosis dissecans. – **Ch. necroticans progrediens:** eine primäre (z.B. verletzungsbedingte) oder sekundär-metastatische (z.B. bei Osteomyelitis) Ch., bei der der Knorpel fortschreitend nekrotisch, trocken, von Perichondrium entblößt u. von Eiter umspült wird. E necrotic progressive ch. – **Ch. typhosa:** bei typhöser u. paratyphöser Arthritis bzw. Osteomyelitis vorkommende, meist geschwürige Ch., v.a. an den großen Beingelenken, Sternoklavikular- u. Sternokostalgelenken (als »Wanderchondritis« der Rippenknorpel, insbes. bei Kindern). – Gelegentlich auch als Panchondritis (▸Chondromalazie, systematisierte). E typhous ch.
**Chon|dro|arthritis:** *Pathologie* Arthritis mit Veränderungen des Gelenkknorpels. E chondroarthritis.
**Chon|dro|blast, -plast,** Chondroblastocytus: sternförmige Mesenchymzelle als Mutterzelle des ▸Chon-

drozyten. Bildet die Zwischenzell- = Interzellularsubstanz des Knorpels (s.a. ▶Chondrogenese). Im Perichondrium bleiben jedoch Chondroblasten bestehen. E chondroblast, chondroplast.

**chondro|blastisches Sarkom:** *Pathologie* ▶Chondrosarkom. E chondroblastic sarcoma.

**Chondro|blastom,** CODMAN-Tumor: *Pathologie* gutartige Geschwulst (mit unreifen u. reifen Knorpelzellen) der Knochenepiphyse. E chondroblastoma.

**Chondro|calcinosis:** *Pathologie* ▶Chondrokalzinose.

**Chondro|dermatitis nodularis chronica (dolorosa) helicis,** Dermatochondritis: grauweiße, bes. bei Druck u. Kälte »schmerzhafte Ohrknötchen« am oberen Helixrand; bevorzugt bei älteren Männern. E chondrodermatitis nodularis chronica helicis, Winkler's disease.

**Chondro|dynia, -dynie:** Knorpelschmerz. E chondrodynia. – **Ch. costosternalis:** ▶TIETZE-Syndrom.

**Chondro|dys|plasia, -plasie:** Störung der Knorpelbildung. S.a. ▶Chondrodystrophie, ▶Hemichondrodystrophie. E chondrodysplasia. – **Ch. ecto|dermica, Ch. triodermica:** ▶ELLIS-VAN-CREVELD-Syndrom. – **Ch. metaphysaria:** ▶Dysostosis enchondralis metaphysaria Typ MURK JANSEN u. ▶Typ SCHMID; ferner das ▶VAANDRAGER-PENA-Syndrom. – **Ch. punctata:** Skelettdysplasie mit typischen punktförmigen Kalkeinlagerungen bzw. kalkspritzerartigen Verkalkungsherden. **1) X-chromosomal-dominante Form,** Ch. (foetalis) calcarea, Chondrodystrophia calcificans congenita, CONRADI-HÜNERMANN(-RAAP)-Syndrom: Störung der Blutgefäßbildung des Epiphysenknorpels u. der knorpeligen Anlage der kleinen Knochen (v.a. an Fuß, Hand), kombiniert mit meta-epiphysärer Verkalkungsstörung; es resultiert eine Verkürzung der langen Röhrenknochen (v.a. des Femurs u. Humerus), evtl. auch eine Sattelnase bei rel. großem Kopf; histologisch sind kleinste, punktförm. Kalkeinlagerungen in allen knorpelig präformierten Skelettteilen, v.a. in den Gelenkepiphysen, nachweisbar; die Krankheit ist häufig kombiniert mit angeborener Katarakt u. Ichthyosis, Herzfehlern, Keilwirbel. E ch. punctata (Conradi's type). **2) X-chromosomal-rezessive Form:** »rhizomeler Typ«. Unterschieden durch Symmetrie der Verkalkungen, Minderwuchs, Kleinheit des Humerus u. Femurs sowie meta- u. epiphysäre Ossifikationsstörungen. **3)** durch X-chromosomale Deletion. **4)** Tibia-Metacarpus-Typ. **5)** Typ SHEFFIELD als leichtere Form mit bilateralsymmetrischen Verkalkungsherden. **6)** als Teilerscheinung bei ▶Trisomie 18, bei verschiedenen Dermatosen, Embryopathien (s.a. ▶Warfarin-Embryopathie).

**Chondro|dys|trophia, -dystrophie:** die v.a. genetisch bedingten (endogenen) Störungen der enchondralen Knochenbildung (▶Ossifikation) u. damit des Längenwachstums des Knochens, bei ungestörtem Dickenwachstum. S.a. ▶Achondroplasie, ▶Dysplasie, ▶Dysostose. E chondrodystrophia. – **Ch. fetalis Kaufmann:** ▶Achondroplasie. – **Ch. calcificans congenita, Ch. calcarea:** ▶Chondrodysplasia punctata (X-chromosomal-dominante Form).

**Chondro|ektodermal|dys|plasie:** ▶ELLIS-VAN-CREVELD-Syndrom; i.w.S. auch Krankheiten mit Fehlbildungen der Abkömmlinge meso- u. ektodermaler Gewebe, z.B. Aurikulo-osteodysplasien (z.B. das otovertebrale, otopalatodigitale u. das ULLRICH-FEICHTIGER-Syndrom) sowie das TURNER-KIESER-, MCKUSICK-, LAMY-MAROTEAUX-Syndrom. E chondroectodermal dysplasia.

**Chon|dro|fi|brom,** Fibrochondrom: ▶Chondrom mit stärkerer Beteiligung kollagenen Bindegewebes. E chondrofibroma.

**chondrogen,** chondri(o)gen: **1)** Knorpel bildend. E chondrogenic. **2)** vom Knorpel ausgehend.

**Chondro|genese, -genesis,** Chondroplasie: *Embryologie* die Entstehung des ▶Knorpels. E chondrogenesis. – **Ch. imperfecta:** *Pathologie* »Knorpelbildungsstörung«, ▶Achondroplasie. E achondroplasia.

**Chondro|hypo|plasie:** *Pathologie* (J. A. BÖÖK 1950) atypische, leichte (»abortive«) Form der ▶Achondroplasie. E chondrohypoplasia.

**chondro|id:** knorpelähnlich; i.w.S. auch knorpelig. E chondroid. – **ch. Sarkom, Chondroidsarkom:** osteoplastisches Sarkom mit Bildung »chondroider Gitterknochen«.

**Chondro|itin|schwefelsäure, -sulfat:** *Biochemie* saure (sulfatierte) Glykosaminoglykane in Knorpel-, Knochengewebe. Ihre fadenförmigen (unverzweigten) Disaccharid-Einheiten bestehen aus acetyliertem Chondrosamin (N-Acetyl-D-galaktosamin) u. D-Glucuronsäure (Ch. A u. C). Sie binden als vielwertiges Anion reichlich Wasser (Wasserspeicherung von Bindegewebe u. Haut), werden in alkalischer Lsg. flüssig (Depolymerisation), bilden mit Eiweiß unlösliche salzart. Verbindungen. – Beim PFAUNDLER-HURLER-Syndrom erfolgt krankhafte Ausscheidung der Ch. im Harn (Chondroitinurie). E chondroitin sulfate.

**Chondroitin|urie:** s.u. ▶Chondroitinschwefelsäure.

**Chon|dro|kalzinose(-Syndrom),** Pseudogicht: *Pathologie* eine seltene, genetisch determinierte Krankheit ungeklärter Genese, die mit allgemeinen Gelenkschmerzen einhergeht oder – als mono- u. oligoartikuläre Form – mit exsudativ-arthritischen Erscheinungen nur einzelner Gelenke; es kommt hierbei zu – auch röntgenologisch sichtbaren – Verkalkungen des Gelenkknorpels (Ablagerung von Dihydrat des Calciumpyrophosphats, das in gelöster Form auch in der Gelenkflüssigkeit vorliegt). Betroffen sind v.a. Frauen zwischen 65 u. 75 J.; die akute Pseudogicht mit arthritischen Attacken betrifft beide Geschlechter gleichermaßen, die chronische Form mit starken Schmerzen u. Bewegungseinschränkungen der großen Gelenke kommt überwiegend bei Frauen vor. E chondrocalcinosis (syndrome).

**Chon|dro|karzinom:** *Pathologie* Karzinom mit knorpeligen Elementen. E chondrocarcinoma.

**Chondro|klasie:** Knorpelgewebe-Abbau durch ▶Chondroklasten. E chondroclasis, chondroclasia.

**Chondro|klas|ten:** *Zytologie* »Knorpelfresszellen«; Zellen, die im Rahmen der physiologischen ▶Ossifikation, d.h. bei Ersatzknochenbildung, Knorpelgewebe abbauen (Abbau der im Rahmen der ▶Chondrogenese gebildeten Interzellularsubstanz des Blasen-, Säulen-, Reihenknorpels = »Chondroklasie«). E chondroclasts.

**Chondro|kra|ni|um,** Knorpelschädel: *Embryologie* der knorpelig um- bzw. vorgebildete Schädelanteil im Bereich der späteren Schädelbasis; s.a. ▶Osteocranium. E chondrocranium, cartilaginous skull.

**Chondro|lipom:** *Pathologie* Mischtumor aus Knorpel- u. Fettgewebe. E chondrolipoma.

**Chondro|lyse:** die physiologische (durch ▶Chondroklasten) oder pathologische (▶Chondromalazie) Auflösung von Knorpelgewebe. E chondrolysis.

**Chon|drom(a):** *Pathologie* ein gutart., langsam wachsender, solitärer Tumor des Knorpelgewebes; als ▶Ekchondrom (= **peripheres Ch.**) oder als ▶Enchondrom (= **zentrales Ch.**). Die histologische Struktur ist ähnlich der des unreifen Knorpelbildungsgewebes, wobei evtl. reife oder perichondrale Zellen vorherrschen (= **hyalines** bzw. **retikuläres Ch.**); durch Rückbildungsvorgänge (regressive Veränderungen, z.B. Erweichung) kommt es zu Zystenbildung (= **zystisches Ch.**), Verkalkung u. Verknöcherung (= **ossifizierendes Ch.**). Das Neoplasma kommt meist an der Hand oder am Fuß vor, seltener an Bronchialknorpeln (= **endobronchiales Ch.**, u. zwar als – gutartiges – Ekchondrom mit fester Kapsel). – Eine maligne Entartung ist möglich (»**metastasierendes Ch.**«). – s.a. ▶Chondromatose, ▶Chondrosarkom, ▶-myxom. E chondroma.

**Chon|dro|malacia, -malazie:** krankhafte Erweichung der Knorpelgrundsubstanz als Folge einer übergeordneten Stoffwechselstörung, einer Entzündung in der Nachbarschaft oder einer chron. Überbelastung. E chondromalacia. – **Ch. fetạlis:** Ch. des Fetus mit Erweichung der Epiphysenknorpel. E fetal ch. – **Ch. patẹllae König,** Osteopathia patellae, HAGLUND-LÄWEN-FRÜND-Syndrom: als aseptische Osteonekrose meist des jugendl. Alters auftretende monotope, auf die Kniescheibe begrenzte Ch., typisch mit Schwellung sowie längs verlaufenden Rillen u. Rissen der Gelenkknorpelfläche; s.a. ▸Chondropathia. E patellar ch. – **Ch., systematisierte:** ▸Chondrolyse bei ▸Panchondritis. Erweichung der Kehlkopf-, Tracheal- u. Nasenknorpel (Sattelnasenbildung) u. Schwellung der Knorpel-Knochen-Grenzen; ferner Myokardschädigung. E systemic ch.

**Chondro|matọse:** *Pathologie* das Auftreten zahlreicher Enchondrome, später auch Ekchondrome in den Knochen (= Osteochondromatose) oder an deren Gelenkenden (▸Gelenkchondromatose), z.B. in der Synovialmembran; s.a. ▸Chondrom. E chondromatosis.

**Chondro|muko|ịd:** *Biochemie* die bei der Extraktion von Knorpelgrundsubstanz (nach Ansäuern) ausfallende salzart. Verbindung aus Chondroitinschwefel- oder Hyaluronsäure u. Eiweiß. E chondromucin.

**chon|dro|myxoịdes Fibrọm:** *Pathologie* gutartiger myxomatöser Tumor aus Bindegewebe (▸Fibrom) u. Knorpelanteilen. E chondromyxoid fibroma.

**Chon|dro|myxọm,** Myxochondrom: *Pathologie* Chondrom mit schleimiger Umwandlung der Grundsubstanz. E chondromyxoma.

**Chọn|dron:** *Histologie* die Struktureinheit des Knorpelgewebes, bestehend aus mehreren Knorpelzellen (▸Chondrozyt) mit gemeinsamem Hof; sog. Knorpelterritorium.

**Chondro|osteo|arthrịtis:** Osteoarthritis mit Beteiligung des Gelenkknorpels. E chondro-osteoarthritis.

**Chondro|osteo|dys|trophịe:** *Pathologie* ▸Dysostosis enchondralis. E chondro-osteodystrophy.

**Chondro|osteọm:** *Pathologie* knorpelige ▸Exostose.

**Chondro|osteo|nekrose:** *Pathologie* aseptische ▸Epiphysennekrose.

**Chondro|pạthia, -pathie:** *Pathologie* degenerative Erkrankung des Knorpels. E chondropathy. – **Ch. patẹllae:** isolierte Degeneration des Gelenkknorpels der Kniescheibe, u. zwar infolge mechanischer Schädigung oder bei anlagebedingter Gelenkdysplasie; meist Vorstufe einer Arthrose. S.a. ▸Chondromalazia. – **Ch. tuberọsa (Chantrạine):** ▸TIETZE-Syndrom.

**Chondro|plasịe:** *Embryologie* ▸Chondrogenese.

**Chondro|plạstik:** *Chirurgie* **1)** die op. Wiederherstellung eines knorpel. Organs. **2)** Knorpeleinpflanzung als Stützgerüst (auch als »Vorpflanzung« von Knorpelgewebe zur Bildung eines »armierten« Transplantates). E chondroplasty.

**Chondroprotectịva:** Stoffe, die die Knorpeldegeneration hemmen; z.B. Hyaluronsäure.

**Chon|dros|amịn:** ▸Galaktosamin. E chondrosamine.

**Chondro|sarkọm,** Enchondroma malignum: bösartiger Tumor des Knorpelgewebes, gelegentlich zahlreich auftretend (»**Chondrosarkomatose**«). Nach dem Osteosarkom der häufigste maligne ▸Knochentumor, vorwiegend im Erwachsenenalter. ***Lokalis.:*** große Röhrenknochen, Knochen des Stammskeletts, Becken, Schultergürtel. Entsteht meist innerhalb eines Knochens (**zentrales Ch.**) bzw. auf dem Boden eines Enchondroms (**sekundäres Ch.**). ***Klinik:*** Der Tumor wächst i.d.R. langsam u. ohne massive Knochenzerstörung mit dementsprechend dezenter klinischer Symptomatik (z.B. Beschwerden durch Schwellung) u. kann daher bei Diagnose schon relativ groß sein. ***Ther.:*** radikale operative Entfernung. E chondroblastic sarcoma, chondrosarcoma.

**Chon|drọ|se:** degenerative Erkrankung eines Knorpels (s.a. ▸Chondropathie), die allgemein zur ▸Osteochondrose führt, z.B. als **Chondrosis intervertebralis.** E degenerative chondropathy.

**Chon|dro|tọm:** spezielles Knorpelmesser. E chondrotome.

**Chondro|tomịe:** *Chirurgie* Einschnitt in einen Knorpel oder Durchtrennung eines Knorpels; früher als

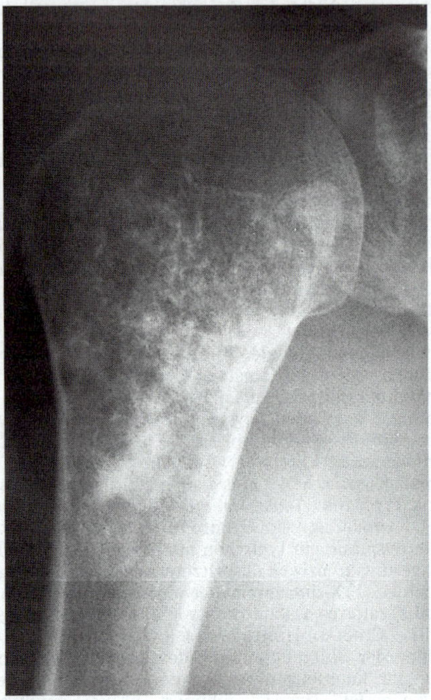

**Chondrosarkom:** »popcornartige« Verkalkungen in der Tumormatrix. [53]

FREUND-HART-Op. die Teilresektion des 1. Rippenknorpels als ▸Thorakolyse. E chondrotomy.

**Chon|dro|zyt,** Chondrocytus: reife Knorpelzelle, aus ▸Chondroblasten hervorgehend; bewirkt Regeneration der Interzellularsubstanz, in die sie eingebettet ist. E chondrocyte.

**Chopạrt-Exartikulation** (FRANÇOIS CH., 1743–1795, Chirurg, Paris), Amputatio intertarsea: Fußamputation im C.-Gelenk (▸Articulatio tarsi transversa); erfolgt in konkav-konvexer Amputationslinie (**Ch.-Linie**). Analog: Amputatio mediotarsalis. E Chopart's (mediotarsal) amputation.

**CHOP-Schema:** Abk. für eine ▸Polychemotherapie mit den Zytostatika **C**yclophosphamid, Adriamycin (**H**ydroxydaunorubicin), Vincristin (**O**ncovin®), **P**rednisolon.

**Chor|angiọm(a),** Plazentahämangiom: kapilläres ▸Hämangiom in den Plazentazotten mit gleichzeitiger Wucherung des Zottenstromas. E chorioangioma.

**Chọr|da** *(latein.= Saite): anat* Strang, strangförm. Gebilde (s.a. ▸Ligamentum, ▸Stria, ▸Funiculus); *patho* Bindegewebsstrang (z.B. Ch. penis), *chir* Darmsaite, Faden (»**Ch. chirurgicạlis**«). E cord, chorda. – **Ch. dorsạlis,** Ch. vertebralis: »Rückensaite«; das zentrale Achsenorgan der ▸Chordata als biegsamer, ungegliederter Stab vom hinteren Schädelbereich bis in das Schwanzende. Entsteht beim Menschen embryonal aus dem ▸Chordafortsatz u. bildet sich im Laufe der Entwicklung bis auf die Bandscheibenkerne (▸Nucleus pulposus) zurück. E notochord. – **Ch. oblịqua:** von der Membrana interossea des Unterarms getrennter Strang, zwischen Tuberositas ulnae u. dem Radius (Margo interosseus bzw. Tuberositas radii). E oblique cord, Weitbrecht's ligament. – **Ch. pẹnis:** Bindegewebsstrang an der Penisunterseite, zum Hodensack hin; bei Hypospadie. – **Ch. spinạlis:** das Rückenmark. E spinal cord. – **Chọrdae tendịneae:** von Endokard überzogene Sehnenfäden, die von den freien Enden der Papillarmuskeln des Herzens zu den Segelklappen ziehen. E tendinous cords. – **Ch. tỵm|pani,** Paukensaite: Teil des – parasympath. – Nervus intermedius, der die Paukenhöhle durchzieht u. sich dem Nervus lingualis anschließt. E cord of tympanum. – **Ch. umbilicalis:** die ▸Nabelschnur. E umbilical cord.

**Chorldae** *(latein.):* Stränge, s.u. ▸Chorda.

**Chordalfortsatz:** streifenförmiges Gebilde des ▸Mesoderms des Embryoblasten; zunächst röhrenförmig, zeitweilig mit dem Entoderm verschmolzen (Bildung des Canalis neurentericus), später einen soliden Strang bildend (=primitive ▸Chorda dorsalis).

**Chordalspeichel:** *Physiologie* dünnflüssiger, an ▸Mucin armer Speichel aus der Unterkieferdrüse, der nach elektr. Reizung präganglionärer, parasympath. Fasern der Chorda tympani abgesondert wird. E chorda saliva.

**Chorldata,** Achsentiere: der ca. 62000 Arten umfassende Tierstamm (u.a. mit Acrania, Tunicata, Vertebrata [Wirbeltiere]), der zumindest während der Embryonalentwicklung eine ▸Chorda dorsalis aufweist. E chordates.

**Chordlektomie:** die op. Entfernung des Stimmbands, z.B. bei einem umschriebenen Stimmbandkarzinom. E chordectomy.

**Chorlditis (vocalis):** *Laryngologie* Entzündung eines oder beider Stimmbänder, meist im Rahmen einer ▸Laryngitis. E chorditis. – **Ch. nodosa:** Sängerknötchen (auch Schreiknötchen oder Phonationsknötchen), ▸Nodulus vocalis. – **Ch. tuberosa:** höckerige Hyperplasien im vorderen Stimmbanddrittel.

**Chorldom(a),** Notolchordom: *Pathologie* (Müller) seltener, weicher, gallertider, lobulärer Tumor an der Schädelbasis (v.a. an Sella turcica, Clivus) oder in der Kreuz- u. Steißbeingegend, hervorgegangen aus intraossär persistierenden großen, glykogenreichen, vakuolenhaltigen Zellen der Chorda dorsalis. Expansiv-destruktiv wachsend hat es v.a. wegen der Lokalisation eine schlechte Prognose; gelegentlich maligne Entartung (selten, meist erst spät, Metastasierung). E chordoma.

**Chordolpexie:** operative Seitverlagerung der Stimmbänder durch entspr. Fixierung. E cordopexy.

**Chordoltomie:** *Neurochirurgie* die operative Durchtrennung (bzw. Elektrokoagulation) der – kontralateralen – spinothalam. Schmerzbahn (▸Tractus spinothalamicus) im Vorderseitenstrang des Hals- oder Brustteils des Rückenmarks zur Ausschaltung unbeeinflussbarer (therapieresistenter) Schmerzen (v.a. bei Uterus-, Prostata-, Rektumkarzinom); Nebeneffekt: Temperatursinnstörung. S.a. ▸Foerster-Op. (1). E chordotomy.

**Chordolzentese:** Punktion der Nabelschnurgefäße zu diagnostischen Zwecken. Wird ab der Mitte des 2. Trimenons der Schwangerschaft zur Gewinnung fetalen Blutes vorgenommen; erlaubt Aussagen über den Phänotyp des Chromosomensatzes. Wird u.a. bei Verdacht auf Hydrops fetalis, zur Infektionsdiagnostik u. bei Blutgruppeninkompatibilität vorgenommen.

**Cholrea:** *Neurologie* der »Veitstanz«; eine Gruppe extrapyramidaler Bewegungsstörungen nach Schädigung des Striatums u. zugeordneter Strukturen. Unwillkürliche, unphysiologisch-arrhythmische, schnelle Kontraktionen von Muskel(gruppe)n in fast allen Körperregionen (=choreatische Hyperkinese; in leichteren Fällen nur »ungeschickt« oder »faxenhaft« wirkend), u.a. mit Grimassieren, evtl. auch mit Beeinträchtigung des Sprechens (Hyperkinesen der Zunge), verbunden mit Muskeltonusverminderungen (=choreatische Hypotonie), evtl. auch mit Reflexabschwächungen. Als Hauptformen die Ch. Huntington u. Ch. minor. – **Ch. Huntington, Ch. chronica progressiva hereditaria,** Erbchorea: Gendefekt-bedingtes Krankheitsbild (Chromosom 4) mit Vermehrung von CAG-Trinukleotid-Repeats; monohybrid autosomal-dominant und nicht geschlechtsgebunden erbliche, hirnatrophische Form der Ch. mit chronisch fortschreitendem Verlauf. Bereits durch genetische Beratung feststellbar. Die Manifestation erfolgt zwischen dem 30. u. 50. Lj., bei etwa 50% beginnt die Erkrankung unter 15 Jahren. ***Klinik:*** häufig mit ▸Athetose, ▸Torsionsdystonie, Hypokinesie, Rigor, epileptischen Anfällen u. Intelligenzabbau. Anfänglich auch mit Empfindungsstörungen (Parästhesien), Schmerzen an Rumpf u. Extremitäten infolge Thalamusbeteiligung. Ferner treten u.U. schwerwiegende psychische Veränderungen auf, später oft hochgradige Demenz. Bei pos. Familienanamnese erhöhte Suizidalität. ***Ther.:*** symptomatisch mit L-Dopa, Phenothiazinen oder Haloperidol. E Huntington's chorea. – **Ch. minor, Ch. infectiosa, Ch. rheumatica, Ch. simplex, Ch. Sydenham:** Ch. als Hauptsymptom des rheumatischen Fiebers mit Spätmanifestation nach Wochen bis Monaten als Folge des Hirnbefalls. Mit schnellen, blitzart. Bewegungen (Hyperkinesen), ausgeprägter Muskelhypotonie, psych. Veränderungen (z.B. Reizbarkeit, Aufmerksamkeitsstörungen, Antriebsminderung). Sie tritt meist zwischen dem 5. u. 15. Lj. auf u. heilt meist innerhalb einiger Monate. – Weitere Formen nachfolgend. E Sydenham's chorea. – **Ch. epidemica, Ch. major:** ▸Choreomanie. – **Ch. gravidarum:** eine fast nur bei Erstgebärenden, evtl. erst im Wochenbett, vorkommende Ch.; möglicherweise als Ch.-minor-Rezidiv, jedoch in ca. 25% tödlich. – **Ch. senilis:** jenseits des 70. Lj. aufgrund involutiver u./oder arteriosklerot. Hirnveränderungen auftretende Ch. ohne die für die Ch. typischen psych. Alterationen. – Choreatiforme Symptome kommen außerdem vor bei diffusen u. fokalen Hirnerkrankungen, vaskulären (v.a. apoplektischen) Prozessen u. nach stereotaktischem Eingriff. – Sog. **Bindearm-Ch.:** bei Läsionen außerhalb des Striatums. E senile chorea.

**choreatilform:** ▸choreiform. E choreiform. – **ch. Syndrom:** *Neurologie* als Restzustand frühkindlicher Hirnschädigung (v.a. der Stammganglien) vorkommende, einer ▸Chorea ähnliche Bewegungen (Hyperkinesen) sowie Verhaltensstörungen u. Lernbehinderung. Die Bewegungsunruhe u. psych. Labilität klingen meist in der Pubertät ab. Choreatiforme Dyskinesien sind auch möglich als Folge einer Überdosierung in der Parkinson-Behandlung. E ch. syndrome.

**choreatisches Syndrom:** *Neurologie* Krankheitsbilder mit typischen, durch das Neostriatum bedingten Bewegungsstörungen i.S. der ▸Chorea Huntington u. der ▸Chorea minor. E neostriatic syndrome.

**choreilform:** nach Art der ▸Chorea. E choreiform. – **ch. Bewegungen:** Hyperkinesen als v.a. ausfahrende, schnellende, zuckende Bewegungen im Rahmen eines ▸choreatischen Syndroms.

**Choreolathetose:** *Neurologie* eine Bewegungsunruhe (▸Hyperkinese) in Form serienweise auftretender zuckender u. bizarr geschraubter Bewegungen (s.a. ▸Athetose). Vork. bei verschiedensten Krankheiten des Zentralnervensystems, ferner als **familiäre paroxysmale Ch.** autosomal-dominant erblich. E choreo-athetosis.

**Choreolmanie,** Chorea epidemica s. magna s. major: *Psychologie* der »Veitstanz« (v.a. 14. Jh., nach den großen Pestepidemien in Europa): Tanzwut mit orgienartigen Erregungszuständen, Krämpfen, illusionären Erlebnissen, evtl. auch mit nachfolgender Amnesie. E choreomania, St. Vitus dance.

**chorio...:** Wortteil »Chorion«, »Choroidea« (des Auges) bzw. »Tela choroidea« (der Hirnventrikel).

**Cholriolallantois(membran),** Abk. CAM: die äußerste Haut des bebrüteten Hühnereies. Ist dünn, dreischichtig u. gefäßreich; liegt der weißen Schalenhaut an u. dient dem Embryo als primitives Atmungsorgan. – Wird in der Mikrobiologie benutzt als Substrat zur Kultivierung von Viren (im 12 bis 13 Tg. vorbebrüteten befruchteten Hühnerei). E chorioallantois.

**Choriolamnionitis:** ▸Amnionitis.

**Choriolblastom:** *Pathologie* ▸Chorionepitheliom.

**Cholriolidea:** *Anatomie* ▸Choroidea. E choroidea.

**Cholr(i)oolidealatrophie, zirkumpapillare,** Degeneratio sive Conus peripapillaris: umschriebene Atrophie der Aderhaut (▸Choroidea) ringförmig um die Sehnervpapille (Discus nervi optici); v. a. bei höhergradiger Myopie, Arteriosklerose der Choroideagefäße, Glaukom (hier als »Halo glaucomatosus«). E choroidal atrophy.

**Cho|r(i)o|idea|melano(blasto)m:** ▸Melanom (der Choroidea). E melanoma of the choroid.

**Cho|r(i)o|idea|sklerose:** v. a. im Alter vorkommende Arteriosklerose der Aderhaut (▸Choroidea). ***Klinik:*** zunehmende Verschlechterung der zentralen Sehschärfe, charakteristisch verzweigte Aderhautgefäße, besonders peripher u. papillennah. E choroidal sclerosis.

**Cho|r(i)o|id|epitheliom, -papillom,** Plexuspapillom: *Pathologie* von einem Plexus choroideus ausgehender, im Allg. gutartiger, rein expansiv wachsender Hirntumor mit zottiger Oberfläche. S. a. ▸Plexuskarzinom. E choroid epithelioma, ch. papilloma.

**Chorio|id|eremie,** Degeneratio chorioretinalis progressiva: *Ophthalmologie* erbliche (rezessiv-geschlechtsgebunden), androtrope, fortschreitende beidseitige Degeneration der ▸Choroidea, die meist in der Kindheit beginnt. ***Klinik:*** Nachtblindheit u. Sehkraftminderung (evtl. Erblindung) als Folge einer großflächigen Atrophie (mit Obliteration u. Sklerosierung) der Gefäße der Aderhaut, die mit Pigmentierung der benachbarten äußeren Retinaschichten einhergeht. Beim weiblichen Geschlecht meist nur als stationäre Pigmentverschiebung. E choroideremia.

**cho|rio|ide|us** *(latein.):* dem ▸Chorion ähnlich (z. B. Plexus chorioideus).

**Cho|r(i)o|iditis:** »Aderhautentzündung«, auch als Uveitis posterior bezeichnet. Kennzeichnet entzündliche Erkrankungen der Aderhaut verschiedener Ursache mit einzelnen oder mehreren Herden. ***Ätiol.:*** Häufigste Ursache einer Ch. ist die Infektion mit dem Protozoon Toxoplasma gondii (Toxoplasmose-Retinochoroiditis), erworben durch orale Infektion oder als Reaktivierung nach kongenitaler Infektion. ***Klinik:*** Die Ausgangsstellen erscheinen zunächst unscharf begrenzt, rundl., grau-gelb und gehen bei Vernarbung in gelb-weißliche, von einem Pigmentsaum umgebene Herde über (Verschiebung des Pigments der Choroidea). Häufig Beteiligung der äußeren Netzhautanteile (i. S. einer Chorioretinitis) mit nachfolgender Atrophie. E choroiditis, chorioiditis. – **Ch. anularis:** Ch. ringförmig um die Sehnervpapille. – **Ch. centralis, Ch. macularis:** Ch. mit Bildung eines solitären, rötlich-braunen Herdes im Makulabereich u. mit erheblicher Visusabschwächung u. ▸Metamorphopsie. E central choroiditis. – **Ch. disseminata:** exsudative Ch. mit zahlreichen rundl. Herdchen am ges. Augenhintergrund. E diffuse ch., disseminated ch. – **Ch. guttata senilis:** Ch. mit warzenähnlichen Auswüchsen der HENLE-Membran u. gelblich-weißen Herden meist nahe der Makula als Ausdruck einer Altersdegeneration, ohne Beeinträchtigung der Sehkraft. E Tay's ch. – **Ch. juxta|papillaris:** unmittelbar an den Sehnervenkopf angrenzende Ch. mit Papillenödem und Glaskörpertrübung, zumeist verursacht durch Toxoplasma gondii. – **Ch. my|opica sclerosans:** Ch. als erbliche Degeneration des Augenhintergrundes (Fundus oculi) bei Myopie; mit typ. Atrophie u. Pigmentschwund. – **Ch., periphere:** exsudative Ch. mit großen, gezackten oder rundl., pigmentgesäumten Herden an der Peripherie. – **Ch. purulenta, Ch. suppurativa:** Ch. mit eitrigem Erguss in den Glaskörper. E suppurative ch. – **Ch. syphilitica:** diffuse oder periphere Ch. bei angeborener u. erworbener ▸Syphilis; im akuten Stadium Glaskörpertrübungen, später punktförmige Pigmenteinlagerungen u. disseminierte weiße Fleckchen (»Pfeffer-u.-Salz-Fundus«) u. tertiär Gummen. – **Ch. tuberculosa:** Ch. im Generalisierungsstadium der Tbk; als disseminierte Ch. oder als ▸Miliartuberkulose der Aderhaut.

**Chorio|idose:** *Ophthalmologie* vorwiegend degenerative Krankheit(en) der Aderhaut; meist als »Chorioiditis« bezeichnet.

**Chorio|meningitis:** Hirnhautentzündung (▸Meningitis) mit Beteiligung der Plexus choroidei in Form einer lymphozytären Infiltration; i. e. S. die lymphozytäre Ch. E choriomeningitis. – **Ch., lympho|zytäre,** Abk. LCM: (ARMSTRONG) die durch das LCM-Virus [Fam. Arenaviridae] hervorgerufene Ch. in den USA und Europa. Manifestiert sich – nach Inkubationszeit von 6–21 Tg. – in Glieder- und Rückenschmerzen, katarrhalischen Erscheinungen, Augen- u. Atembeschwerden (evtl. infolge atypischer hämorrhagischer Pneumonie), Leber-, Milz-, Lymphknotenschwellungen u. evtl. Meningitis (evtl. nach Intervall; Rekonvaleszenz schleppend); seltener meningoenzephalitische (mit Myoklonien, Hyperkinesen, Hirnnervenlähmung, Mono- u. Hemiparesen) Form. Die Infektion (meist im Spätherbst, Winter) erfolgt durch infizierte, als Virusreservoir fungierende Hamster (als Haustiere), Hausmäuse (Kontakt oder Biss) sowie durch entsprechend kontaminierte Speisen oder inhalierte Staubpartikel. E lymphocytic ch.

**Cho|ri|on:** *Embryologie* beim Menschen als **primäres Ch.** zunächst die aus dem Epithel des ▸Trophoblasten u. aus Bindegewebe des extraembryonalen ▸Mesoderms bestehende äußere Haut der Keimblase (Blastozyste). Sie entwickelt sich – wie auch bei Säugetieren – zur »Zottenhaut« (= **Ch. villosum**), einem Organ mit Nähr-, Atmungs- u. endokriner Funktion, dessen Epithel ab Schwangerschaftsmitte nur noch als Synzytiotrophoblast fortbesteht (bedeckt in dieser Form beim Menschen in den ersten 4 Schwangerschaftswochen die gesamte Blastozystenwand [einschließlich Amnionhöhle]). Im Kontaktbereich mit der Uterusschleimhaut bildet sie als das durch Wucherung der Zotten (▸Chorionzotten) charakterisierte **Ch. frondosum** den fetalen Anteil der ▸Placenta; der an die Decidua capsularis des Uterus grenzende Teil, das **Ch. leve**, verliert dagegen seine Zotten (»Zottenglatze«). Die Blutversorgung erfolgt beim allantoiden Chorion (Allantochorion) durch die Allantoisgefäße, aus denen die Nabelschnurgefäße hervorgehen. E chorion.

**Chorion|adenom, destruierendes:** destruierende Blasenmole, ▸Chorionepitheliom. E chorioadenoma destruens, invasive mole.

**Chorion-Amnion-Haut:** embryonale Fruchthüllen aus extraembryonalem Mesenchym und Amnion.

**Chorion|biopsie:** bereits in der 7.–11. Woche der Schwangerschaft ausführbare Biopsie mit Probenentnahme aus Chorionzotten für genetische Untersuchungen. Auswertung (im Gegensatz zur notwendigen Zellkultur bei ▸Fruchtwasserdiagnostik) sofort möglich. Im 1. Trimenon der Schwangerschaft erfolgt die Ch. unter sonographischer Kontrolle entweder über den Zervixkanal mit einem Plastikkathe-

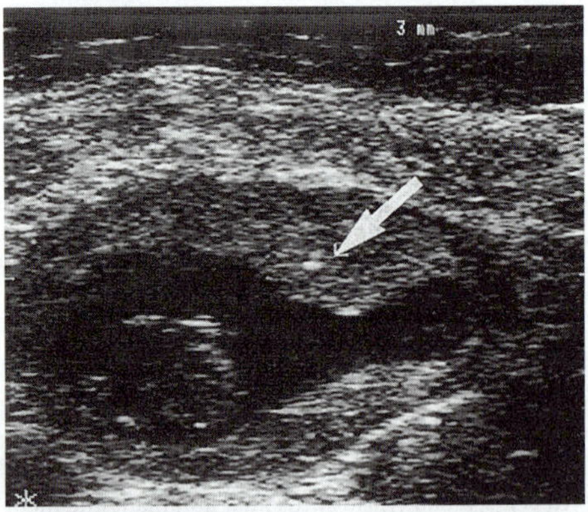


**Chorionbiopsie:** Querschnitt durch den Uterus, 12. Schwangerschaftswoche; der Pfeil zeigt auf die Spitze der transabdominal eingeführten Biopsiekanüle. [273]

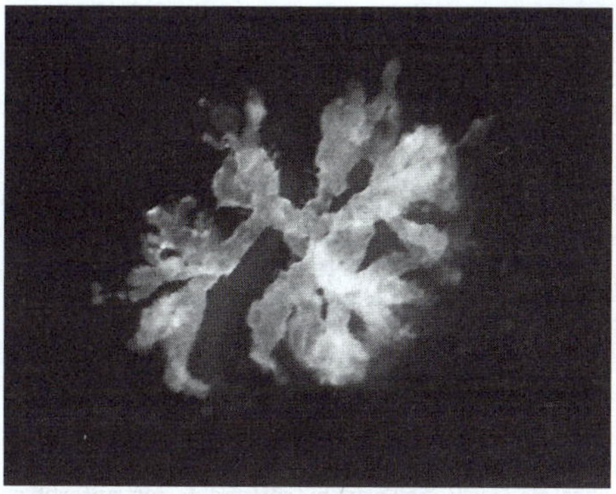

**Chorionbiopsie:** mikroskopische Ansicht eines typischen Chorionzottenpräparates bei zehnfacher Vergrößerung. [273]

ter oder transabdominal mit Metallnadeln. S.a. Abb. E chorionic villus sampling, Abk. CVS.

**Chorion|epitheliom(a),** Chorionkarzinom, Trophoblasttumor: die bösartige, invasive Form der ▸Blasenmole als hormonal stark aktiver (hochpathologische Erhöhung der HCG-Ausscheidung) maligner Tumor des Chorionepithels. ***Ätiol.:*** entsteht nach Blasenmolen, (Fehl-)Geburten u. ektopen Graviditäten. ***Klinik:*** ein rötliches bis braun-schwarzes, brüchiges oder schwammig-weiches, infiltrativ wachsendes Neoplasma, das häufig in Gefäße einbricht u. v. a. in die Scheide sowie in Lunge, Leber, Gehirn metastasiert. Unterscheidung in destruierende ▸Blasenmole, Chorionkarzinom vom Low-Risk- u. High-Risk-Typ. ***Ther.:*** Behandlung mit Zytostatika; s.a. ▸Trophoblasterkrankungen, gestationsbedingte (GTE). – Als seltene (1:200), höchst bösartige Form das **Ch. als maligner Keimzelltumor**, das aus versprengten Keimzellen in Ovar, Hoden, Mediastinum, Lunge, Leber oder retroperitoneal entsteht (beim Mann Gynäkomastie; bei Kindern Pubertas praecox; massiver Anstieg der Choriongonadotropine; meist hämatogene, ggf. foudroyante Metastasierung). E chorionepithelioma.

**Chorio|neur|axitis, idiopathische:** *Ophthalmologie* ▸Vogt-Koyanagi-Syndrom.

**Chorion|gonado|tropin,** Human chorionic gonadotrop(h)in, Abk. HCG, Gonadotrophinum chorionicum: vermutlich im Synzytiotrophoblasten gebildetes ▸Gonadotropin; Hypophysenvorderlappen-Hormon. Verwendung beim ▸Schwangerschaftstest. *pharm* ***Anw.:*** bei ♀ zur Ovulationsauslösung, bei Amenorrhö u. Lutealphaseninsuffizienz; bei ♂ bei Kryptorchismus, Pubertas tarda u. hypogonadotropem Hypogonadismus. C. zur ther. Anw. wird aus dem Harn schwangerer Frauen gewonnen, **C. alfa** wird gentechnisch hergestellt.

**Chorion|höhle:** das extraembryonale ▸Zölom.

**Chorion|karzinom:** *Pathologie* ▸Chorionepitheliom. E choriocarcinoma.

**Chorion|zotten:** Zotten, die sich ab der 3. Schwangerschaftswoche im Bereich des Chorion frondosum entwickeln und mit der Decidua basalis die ▸Placenta bilden. E chorionic villi.

**Chorion|zotten|biopsie:** ▸Chorionbiopsie.

**Chorio|retinitis:** ▸Chorioiditis mit sekundärer Beteiligung der Netzhaut (Retina) infolge troph. Störung des von der Tunica choriocapillaris ernährten Sinnesepithels. E chorioretinitis.

**Cho|ris|tie:** *Pathologie* Fehlbildung eines Gewebes infolge embryonaler Versprengung von Gewebskeimen in atypische Keimlingsbereiche; ▸Choristom. E chorista.

**Choristom(a),** dysgenetische Geschwulst: *Pathologie* tumorartige ▸Choristie infolge selbstständiger Weiterentwicklung des versprengten Gewebes in der neuen Umgebung (keine echte Geschwulstbildung!).

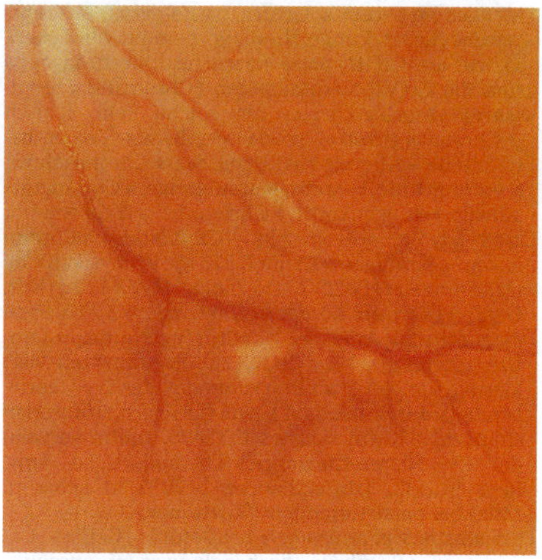

**Chorioretinitis:** bds. am Fundus multiple, unscharf begrenzte, helle Herdchen (tuberkulöse Fundusmetastasen) bei Miliartuberkulose (li. Auge). [437]

Führt evtl. zur Bildung eines vollständigen Organs. S.a. ▸Hamartom, ▸Dystopie. E choristoma.

**Choro|id...:** s.a. ▸Chorioid... (Chorioidea = ältere Schreibweise für Choroidea, choroideus).

**Cho|ro|idea,** Chorioidea: *Anatomie* die »Aderhaut« des Auges; der gefäß- u. pigmentreiche hintere Abschnitt der Tunica vasculosa bulbi (= Uvea). Versorgt das Pigmentepithel u. die Stäbchen-Zapfen-Schicht der Netzhaut und reicht von der Sehnervpapille bis zur Ora serrata. Die Ch besteht aus vier Schichten (von außen nach innen): **1)** Lamina suprachoroidea: lockere Verschiebeschicht als Verbindung zur Sclera; **2)** Lamina vasculosa: durch einen Spalt (Spatium perichoroideale) von der Lamina suprachoroidea getrennt, reich an Venengeflechten. Sie besitzt Gefäße aus den Arteriae ciliares posteriores breves. Ihre Ausläufer münden in den Circulus arteriosus der Iris ein, der von den Arteriae ciliares posteriores longae gebildet wird; **3)** Lamina choroidocapillaris: pigmentfrei; mit fenestrierten Kapillaren für die Netzhauternährung; **4)** Lamina basalis (Bruch-Membran, Complexus basalis): am Pigmentepithel anliegend. E choroidea, choroid.

**Choroidea|tumoren:** ▸Aderhauttumoren.

**Chotzen(-Saethre)-Syndrom:** eine autosomal-dominant erbliche Form der ▸Akrozephalosyndaktylie. ***Klinik:*** Akrobrachyzephalie (Kleinheit des Vorderhauptes), Gesichtsfehlbildungen (u.a. als Hakennase, Gesichtsasymmetrie), Fingerfehlbildungen (Brachy-, Syndaktylie; Klinodaktylie des 5. Fingers). E Chotzen's syndrome, acrocephalosyndactyly type III.

**CHR,** Abk. für Cercaria-Hüllen-Reaktion: s.u. ▸Zerkarien....

**Christian(-Schüller)-Syndrom, -Trias:** ▸Hand-Schüller-Christian-Krankheit.

**Christmas-Faktor:** *Hämatologie* der Faktor IX der ▸Blutgerinnung, dessen Fehlen (= Hämophilie B) 1953 bei einem Pat. mit Namen Christmas erstmals nachgewiesen wurde. E Christmas factor.

**Christ-Siemens-Albert-Touraine(-Weech)-Syndrom** (Josef C., 1871–1948, Arzt, Wiesbaden; Hermann W. S.; Henri A. T.): ▸Anhidrosis hypotrichotica polydysplastica. E Christ-Siemens(-Touraine) syndrome.

**Christy-Thorn-Test:** nicht mehr gebräuchlicher ▸ACTH-Test. E Thorn test.

**Chrom,** Abk. Cr: *Chemie* 2- bis 6-wertiges Element; OZ 24, Atomgew. 51,996; von seinen 9 Isotopen ($^{48}$Cr–$^{56}$Cr) sind $^{49}$Cr, $^{51}$Cr u. $^{56}$Cr radioaktiv. Ein sehr hartes, chemisch beständiges Metall; ein Bioelement, das beim Menschen physiologisch in geringen

Mengen im Serum u. Gehirn, pathologisch in Krebsgewebe (Leber, Lunge, Niere) vorkommt. Wird ebenso wie die Cr(III)-Salze kaum resorbiert; dagegen sind die Cr(VI)-Verbindungen (Chromate; Chromsäure) resorbierbar u. als solche sehr toxisch (▸Chromvergiftung) sowie – z. B. als Zementbestandteile – Allergie auslösend. S. a. ▸Chromasthma, ▸-enteropathie, ▸-krebs, ▸-staublunge, ▸Chromatgeschwür, ▸-lungenkrebs, ▸Chromitosis. **E** chromium.

**Chrom-51,** Radiochrom, Abk. $^{51}Cr$: *Radiologie* Chromisotop. γ-Strahler (γ, K) mit 0,323 MeV; physikalische Halbwertzeit (HWZ) 27,8 d, biolog. HWZ 110 d (krit. Organ = gesamter Körper), effektive HWZ 22 d. Fand diagnostische Anw. als $^{51}CrCl_3$ (für Plasmaprotein-Untersuchung), $Na_2{}^{51}CrO_4$ (zur Erythrozyten-Markierung für Bestg. des Blutvolumens, der Ery-Überlebenszeit, des Blutabbaus sowie für Kreislaufuntersuchungen); $^{51}Cr$-markiertes EDTA u. Inulin verwendet für Nieren-Clearance. Therapeutische Anw. fand $^{51}CrPO_4$ (Anreicherung > 90 % in Leber u. Milz) bei persistierendem Milztumor.

**Chrom|ästhesie:** *Neurologie* bei Gefühls-, Gehörs-, Geruchs- oder Berührungswahrnehmung mit ausgelöste Farbempfindung. **E** chromesthesia.

**chrom|affin,** phäochrom: *Histologie* mit typischer Anfärbbarkeit (= **chromaffine Farbreaktion**; als Bräunung) infolge Auftretens Chinhydron-artiger Oxidationsprodukte aus Catecholaminen als Reaktion auf oxidierende Agenzien wie Chromsalze, Kaliumjodat, -dichromat. **E** chromaffin. – **chr. System:** das von der Gesamtheit der chromaffinen Zellen gebildete System; diese mit chromaffinen Granula ausgestatteten – in diesen Körnchen die von ihnen gebildeten Catecholamine Adrenalin u. Noradrenalin enthaltenden – Zellen leiten sich von der Neuralleiste ab, gehören dem sympathischen Teil des vegetativen Nervensystems an u. sind auf Nebennierenmark, Glomus coccygeum, Paraganglien verteilt; s. a. ▸gelbe Zellen. – Von diesem System gehen die **chr. Tumoren** (= Chromaffinome) aus (▸Phäochromozytom, ▸Paragangliom, ▸Sympathoblastom). **E** chr. system. – **chr. Zellen:** die Zellen des ▸chromaffinen Systems. **E** chr. cells.

**Chrom|affinom:** ▸chromaffiner Tumor. **E** chromaffinoma.

**Chrom|alaun,** Chromo-Kalium sulfuricum: *Chemie* $KCr(SO_4)_2 \cdot 12\,H_2O$; ein in wässriger Lsg. violettes, nach Erhitzen grünes Chromsalz; *histol* Fixierungszusatz, Beizmittel. **E** chrome alum.

**Chrom|asthma:** durch Chrom(VI)-Verbindungen (z. B. Chromtrioxid, Dichromat) verursachtes Asthma bronchiale; ausgelöst durch Sensibilisierung über die Atemschleimhäute oder durch die Haut (»epikutane Allergie«). **E** chromium asthma.

**Chromat|geschwür:** *Pathologie* Geschwür als tiefer, scharf begrenzter u. sehr langsam abheilender Ätzschorf mit aufgeworfenem Randwall, hervorgerufen durch in kleinste Hautdefekte eindringende Chromsalze. **E** chrome ulcer.

**Chro|ma|tid, Chro|ma|ti|de:** *Genetik* die funktionelle Untereinheit (Längshälfte) des ▸Chromosoms (= »Halbchromosom«). Sie wird – nach identischer Reproduktion (nach identischer DNS-Replikation) im Interphasekern des Zellzyklus – im »Zweichromatid-Chromosom« erkennbar zwischen Prophase u. Metaphase der ▸Mitose, wobei diese 2 »Schwesterchromatiden« durch das Zentromer verbunden sind, in welchem sie später getrennt werden (als »Tochterchromosomen«). Aber auch als in der ▸Meiose erkennbare Gebilde (in der 1. Meiosephase als Chromatidentetrade [4 Chromatiden, ein Bivalent bildend]). **E** chromatid.

**Chromatiden|aberration:** s. u. ▸Chromosomenaberration. **E** chromatid aberration.

**Chro|ma|tin:** *Zytologie* das spezifisch anfärbbare Material des Zellkerns. Eine fädige Struktur (s. a. ▸Chromonema), bestehend v. a. aus DNS u. Histonen (basisches Chromosomenprotein), die gemeinsam ▸Nucleosomen bilden; ferner aus »internukleosomaler« (zwischen den Nucleosomen gelegener) DNS und aus kleineren Mengen RNS u. nichtbasischer Proteine (Hertone). I. e. S. das genetische Material bzw. – unter dem molekularbiologischen Aspekt der biochemischen Organisation – dessen Arbeitsform (d. h. dekondensiert u. im Zellkern ausgebreitet; im Gegensatz zur Transportform, d. h. zu den in bestimmten Phasen des Zellzyklus mikroskopisch erkennbaren ▸Chromosomen). S. a. ▸Euchromatin, ▸Heterochromatin, ▸BARR-Körper. **E** chromatin.

**chromatin|negativ:** Adjektiv zur Bez. für alle Personen, die nur ein X-Chromosom haben (z. B. männliche Individuen). S. a. ▸BARR-Körper. **E** chromatin-negative.

**Chromatin|stäubchen:** *Hämatologie* kleinste Reste von Kernsubstanz im Erythrozyten. Vermehrt bei ▸basophiler Tüpfelung.

**chro|ma|tisch:** die Farbe betreffend, farbig, anfärbbar; z. B. chromat. ▸Aberration, chromat. ▸Adaptation, chromat. Substanz (▸Chromatin). **E** chromatic.

**Chro|mat|lunge:** *Pulmologie* ▸Chromstaublunge.

**Chromat(lungen)krebs:** *Pathologie* bösartiger Lungentumor infolge meist langjähriger Chromateinwirkung auf die Bronchialschleimhaut; vorwiegend als Plattenepithelkarzinom; s. a. ▸Chromitosis. **E** lung cancer following chromate exposure.

**chromato...:** Wortteil »Farbe«, »Farbstoff«, »Färbung«. – s. a. ▸chromo...

**Chro|ma|to|blasten,** Chromoblasten: *Zytologie* Zellen der Ganglienleiste, aus denen Pigmentzellen (▸Chromatophoren) hervorgehen. **E** chromoblasts.

**Chromato|graphie:** *Labormedizin* physikalisch-chemische Methode zur Anreicherung u. Trennung löslicher Stoffe für analytische u. präparative Zwecke. Nach der angewandten Methodik unterschieden als Dünnschicht-, Gas-, Gel-, Flüssigkeits-, Papier- u. Säulen-Ch., nach der Wahl des Trennprinzips als Affinitäts-, Adsorptions- u. Ionenaustausch-Ch. Die ***Anw.*** erfolgt z. B. zur Charakterisierung (Molekulargewicht) u. Reindarstellung von Proteinen, für Protein-Lipid-Bindungsstudien u. a. m. – Ferner kann durch chemische Kopplung funktionell intakter Stoffe (z. B. Proteine, Enzyme, Lectine, Antikörper) an eine feste Phase (z. B. Gel) deren spezifischer Reaktionspartner (z. B. Antikörper, Protein, Enzym) isoliert werden (Affinitäts-Ch.). Die optische (photometrische) Aufzeichnung der Ch. ergibt das **Chromatogramm.** **E** chromatography.

**Chromato|lyse,** Tigrolyse: *Pathologie* das Schwinden der NISSL-Schollen in der Nervenzelle nach Durchtrennung des Neuriten oder infolge infektiöser u. toxischer Schädigung der Nervenzelle. **E** chromat(in)olysis.

**chrom(at)o|phil:** *Histologie* »farbliebend«, leicht färbbar. – s. a. ▸chromaffin, ▸chromophob. **E** chromatophilic, chromophilic.

**chromato|phob:** ▸chromophob. **E** chromophobic.

**Chromato|phor,** chromozytische Pigmentzelle, Chromatophorocytus: *Zytologie* ektodermale, formveränderliche, fortsatzreiche Zelle mit schwarzen, gelben oder roten Körnern (= Melano-, Xantho- bzw. Erythrophor); als »Pigmentzellen« im Bindegewebe des Menschen (z. B. im Stroma der Regenbogenhaut, in der Lamina suprachoroidea; s. a. ▸Chromatoblasten). **E** chromatophore.

**Chromato|phoren|hormon:** ▸Melanotropin.

**Chrom(at)op|sie,** Farbigsehen: Sehstörung, bei der alle Objekte in einem best. Farbton erscheinen, z. B. gelb (Xanthopsie), rot (Erythropsie), grün (Chloropsie), blau (Zyanopsie). **E** chromatopsia.

**Chroma|to|sis:** *Dermatologie* Farbveränderung der Haut (»Pigmentanomalie«) infolge stärkerer Melanineinlagerung (z. B. ▸Melanose), Melaninschwunds (z. B. Vitiligo), Hämosiderinablagerung (z. B. bei Purpura) oder durch Fremdpigmente (z. B. Arsen, Silber, Gold, Carotin). **E** chromatosis.

**Chrom(at)o|skopie:** ▸Chromodiagnostik.

**Chromatstaublunge:** *Pulmologie* ▸Chromstaublunge.

**Chromat|urie:** abnorme Verfärbung des Harns. E chromaturia.
**Chromcatgut:** chromgegerbtes ▸Catgut als Nahtgut mit längerer Haltbarkeit im Gewebe (Resorptionszeit ca. 20 Tage).
**Chrom|entero|pathie:** eine meist beruflich durch Chrom(verbindungen) bedingte entzündliche bis geschwürige Magen-Darm-Erkrankung (Gastroenteropathie); u. U. auch als ▸Chromkrebs. ***Klinik:*** neben Gelbfärbung der Zähne u. Zunge sowie Parodontose (gehäuft) v. a. Appetitlosigkeit, Magenschmerzen, Erbrechen; Durchfälle, später Kolitis, Leberschäden.
**Chrom(h)i|drosis,** Chromokrinie: *Dermatologie* Ausscheidung farbigen Schweißes, z. B. infolge vermehrten Lipofuscingehalts, nach Resorption bestimmter Stoffe oder infolge Besiedlung der Haut mit Farbstoff bildenden Mikroorganismen (z. B. durch Dermatophyten). E chrom(h)idrosis, chromocrinia.
**Chromitose, -sis:** bei Chromatarbeitern auftretende Speicherung der wenig oder nicht wasserlösl. Chromverbindungen als feine, schwarze Niederschläge im interstitiellen Lungengewebe. S. a. ▸Chromstaublunge.
**Chrom-Kobalt-Legierung,** TAMMANN-Legierung: korrosionsfeste, fälschlich als »Edelstahl« bezeichnete Edellegierung. ***Anw.*** in der Dentaltechnik und für Endoprothesen (Gelenkprothesen). E chrome-cobalt alloy.
**Chrom|krebs:** *Pathologie* durch Einwirkung von ▸Chrom(verbindungen) hervorgerufenes Karzinom, z. B. der Lunge (▸Chromatlungenkrebs).
**Chrom|lunge:** *Pulmologie* ▸Chromstaublunge.
**chromo...:** Wortteil »Farbe« bzw. »Farbstoff«. – s. a. ▸chromato...
**chrom(o)|argent|affine Zellen:** s. u. ▸argentaffin; i. e. S. die sog. ▸gelben Zellen.
**Chromo|blasto|mykose:** ▸Chromomykose. E chromoblastomycosis.
**Chromo|diagnostik:** Funktionsprüfung innerer Organe mit Hilfe eingebrachter Farbstoffe; s. a. ▸Clearance, ▸Farbstoffverdünnungsmethode, ▸Chromozystoskopie. E chromodiagnosis, chromatoscopy.
**Chromo|gen:** *Chemie* Vorstufe eines Farbstoffs, die erst nach Umwandlungsreaktion zum Farbstoff wird; z. B. die reduzierte Form eines Farbstoffs als »Leukoform«. E chromogen.
**chromo|gen:** Farbstoff bildend; z. B. **chr. Bakterien** (Pseudomonas-, Serratia-, Neisseria-Arten u. a. m.), **chr. Substrate** (Substanzen zum Nachweis aktiver Enzyme durch Farbreaktion). E chromogenic.
**Chromo|krinie:** *Dermatologie* ▸Chromhidrosis.
**Chromo|lipo|id:** ein intrazelluläres Abnutzungspigment, v. a. in den Leber- u. den Herzmuskelzellen; s. a. ▸Lipofuscin. E chromolipoid.
**Chromo|mer:** *Zytologie* **1)** knotenartige, meist nur in der frühen Prophase der ▸Meiose sichtbare kleine Verdickung des Chromonemas als Verdichtung des Euchromatins. E chromomere. **2)** das ▸Granulomer des Thrombozyten. E granulomere.
**Chromo|mykose,** Chromoblastomykose: granulomatöse Mykose der Haut u. des Unterhautgewebes durch »Schwärzepilze« z. B. der Gattung Phialophora; v. a. in tropischen Gegenden. E chromomycosis.
**Chromo|nema:** *Zytologie* die kleinste noch lichtoptisch auflösbare fädige Längsstruktur des ▸Chromatins im Chromatid. E chromonema.
**Chromo|peptide:** ▸Chromoproteine.
**chromo|phil:** ▸chromatophil. E chromophilic.
**chromo|phob:** ohne Affinität zu Farbstoffen; schwer anfärbbar; z. B. die **chr. Zellen** des Hypophysenvorderlappens (▸Gamma-Zellen). E chromophobe.
**Chromo|phytose:** *Dermatologie* Hautverfärbung durch pflanzliche Parasiten, i. e. S. die ▸Pityriasis versicolor.
**Chromo|pro|te|ide, -prote|ine:** *Biochemie* Eiweißkörper mit einer chromophoren, meist metallhalt. (Fe, Cu, Mg) ▸prosthetischen Gruppe, z. B. Hämoglobin, Cytochrom, Chlorophyll. E chromoproteins.
**Chromo|protein|niere:** durch Ablagerung von pigmentierten, hämoglobin- oder myoglobinhaltigen ▸Harnzylindern (sog. **Chromoproteinzylinder**) bräunlich verfärbte Schockniere, v. a. bei Schockzuständen, die mit akuter Hämolyse u./oder Myolyse (z. B. ▸Crush-Syndrom) einhergehen.
**Chrom|op|sie:** ▸Chromatopsie. E chromopsia.
**Chromo|salpingo|skopie:** ▸Hydropertubation unter Einsatz von Methylenblau-Lösung.
**Chromose:** (DERIBERE 1935) ▸Chromstaublunge.
**Chromo|skopie:** ▸Chromodiagnostik.
**Chro|mo|som:** s. u. ▸Chromosomen.
**chromosomal:** die Chromosomen betreffend, durch sie bedingt; z. B. das chromosomale ▸Geschlecht. E chromosomal.
**Chromosomen:** stäbchen- oder hakenförmige, membranlose Gebilde, die in arteigener (artspezifischer) Form, innerer Struktur u. Zahl (▸Chromosomensatz) als wesentlicher Bestandteil jedes Zellkerns vorkommen. In den Körperzellen des Menschen, der Tiere u. der höheren Pflanzen sind C. paarweise vorhanden, wobei die beiden Partner weitestgehend formidentisch sind, bei gleicher Aufeinanderfolge der Genorte (Genloci) auch strukturidentisch (homologe C.); in Geschlechtszellen treten C. in der Einzahl auf (s. a. ▸Autosomen, ▸Gonosomen). Die artspezif. C.-Zahl beträgt im diploiden Chromosomensatz der somatischen Zellen beim Menschen 46. ***Aufbau:*** Ihre Feinstruktur zeigt eine lange DNS-Doppelhelix, die in typischer Weise mehrfach gefaltet ist u. so optische Untereinheiten des Chromosoms darstellt (s. a. ▸Chromonema, ▸Chromatide, ▸Chromomere). Die DNS ist um ▸Histon-Kugeln (Scheiben) gewickelt u. bildet mit ihnen als funktionelle Untereinheit die Nucleosomen; s. a. ▸Satellit, ▸Ringchromosom, ▸Isochromosom. In der Interphase des Zellzyklus, d. h. zwischen den Teilungsphasen der Zelle (im Sinne d. Zellzyklus als »Ruhekern«, jedoch stoffwechselaktiver »Arbeitskern«) sind C. nicht direkt mikroskopisch darstellbar. In dieser Phase sind sie entspiralisiert u. aufgelockert; die amorphe C.-Masse ist färberisch als ▸Chromatin darstellbar. ***Funktion:*** Chromosomen bestehen aus DNS u. Proteinen u. stellen die Träger des Erbgutes dar, d. h., sie beinhalten die genetische Information für die Stoffwechselleistungen der Zelle, die auf der Doppelhelix der Desoxyribonucleinsäure (DNS, DNA) festgelegt ist (s. a. ▸Allel, ▸Erbgang). Im Normalzustand differenzierter Gewebe steuern sie mit Hilfe ihrer DNS-Sequenzen (▸Gene) die genetisch festgelegten Stoffwechselleistungen der Zelle (s. a. ▸Eiweißbiosynthese, ▸Operon). Erst bei der Kernteilung (▸Mitose) werden sie infolge Verdichtung (Kondensation) des Chromatins in den charakteristischen Strukturen erkennbar (s. a. ▸Chromatide). In der Synthesephase (S-Phase der Interphase) des Zellzyklus verdoppeln sich die Chromosomen identisch (DNS-Replikation). Die substantielle Verdoppelung erfolgt auch vor der ▸Meiose der ♀ u. ♂ Keimzellen; s. a. ▸Crossover. ***Einteilung:*** Die Klassifizierung der Chromosomen erfolgt nach der Länge der ▸Chromosomenarme u. nach der Lage des Zentromers im Chromosom. Nach Position des ▸Zentromers bezeichnet man das Chromosom als meta- (Mitte), akro- (fast endständig) u. telozentrisch (endständig), nach der Zentromerenzahl als mono- (normal) oder als polyzentrisch (dann zumeist dizentrisch). Das Auftreten mehrerer Zentromere ist das Ergebnis eines Zentromerquerbruchs mit Neuverbindung, asymmetrischer Translokation, Crossing-over innerhalb der ▸Chromosomeninversion; auch kommen heterozentrische Formen vor, d. h. solche mit ungleich starken ▸Zentromeren. Durch Endomitosen können ▸Riesenchromosomen entstehen; s. a. ▸Polyploidie, ▸Monosomie, ▸Trisomie, ▸Telomer. S. a. Abb. E chromosomes.
**Chromosomen|aberration:** *Genetik* im weitesten Sinne jegliche Anomalie bezüglich Struktur oder Zahl der Chromosomen; als genetische Ch. (Ursache typi-

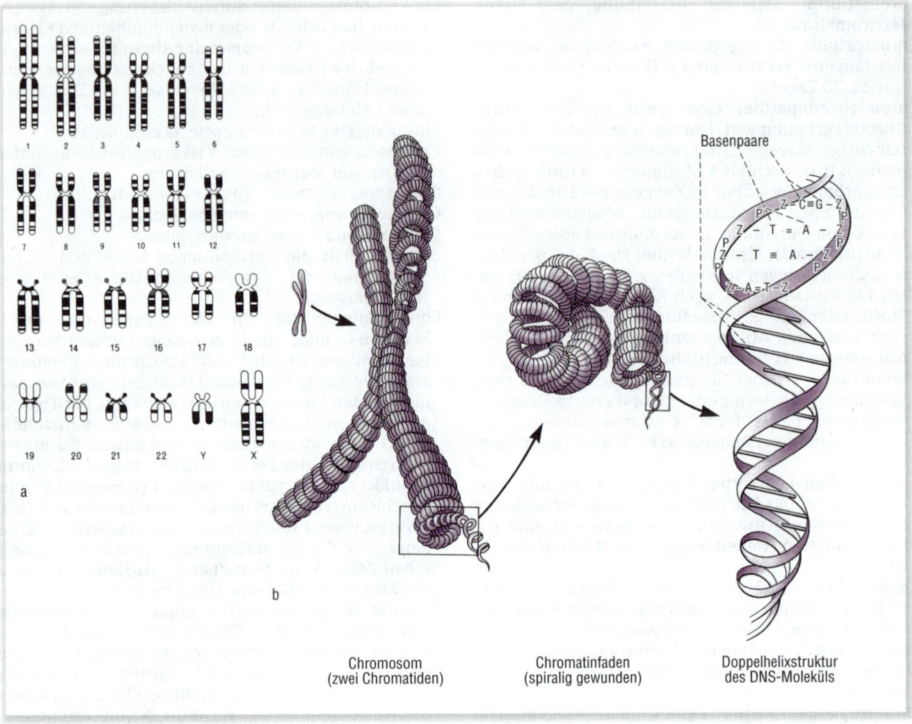


**Chromosomen:** Chromosomensatz des Menschen u. Aufbau eines Chromosoms. a) Chromosomensatz: Anordnung u. Nummerierung der Autosomen (Nicht-Geschlechtschromosomen) nach abnehmender Größe. In den Körperzellen sind die Chromosomen 1–22 doppelt vorhanden. X, Y: Geschlechtschromosomen. b) Aufbau eines Chromosoms aus gewundenen Strängen der Desoxyribonucleinsäure (DNS); P = Phosphorsäure, Z = Zucker, C = Cytosin, G = Guanin, T = Thymin, A = Adenin. [501]

scher Krankheitsbilder, Tab.) oder als somatische Ch. (u.a. ein Charakteristikum maligner Zellen). **E** chromosome aberration. – **C., genetische:** die in Keimzellen, meist während der Meiose, eintretende Änderung der Struktur oder Zahl von Geschlechtschromosomen (**gonosomale C., X-C., Y-C.**) oder sonstiger Chromosomen (**autosomale C.**). Die **a) strukturelle C.** als Vorgang im ganzen Chromosom (C. vom Chromosomentyp; beide Chromatiden betreffend) oder in einer Chromatide bzw. in kleineren Untereinheiten (C. vom Chromatid- bzw. Subchromatidtyp); s.a. ▸Chromosomendeletion, ▸-duplikation, ▸-inversion, ▸Crossover, ▸Genmutation (= molekulare C.), ▸Translokation. Die **b) numerische C.** (Änderung der Chromosomenzahl; Tab.) tritt ein infolge Non-Disjunction, Non-Congression, Spindelstörung oder -ausfalls, »Mutation«. S.a. ▸Chromosomensatz, ▸Poly-, ▸Heteroploidie, ▸Mono-, ▸Trisomie. – **C., somatische:** nach Einwirkung von Strahlen, chemischen u. anderen Noxen entstandene C. in einzelnen Körperzellen; z.B. als ▸Chromosomendeletion, ▸-inversion, ▸Translokation, ▸Genamplifikation. Sie werden mit verschied. Erkrank. (z.B. Tumoren, Leukämie) in Zusammenhang gebracht. S.a. ▸Onkogene.

**Chromosomen|analyse:** *Genetik* Bestimmung der Zahl, Größe, Form u. bestimmten Längsgliederung der Chromosomen (▸Chromosomenbänder); sie ergibt in schematischer Anordnung das ▸Karyogramm (dort Abb.); s.a. ▸Chromosomensatz, ▸Denver-Klassifikation. **E** chromosome analysis.

**Chromosomen|arme:** *Genetik* die beiden durch das Zentromer getrennten – gleich oder verschieden langen – »Schenkel« des Chromosoms (p = kurzer Arm, q = langer Arm). **E** chromosome arms.

**Chromosomen|bänder, -banden:** *Genetik* die zytochemisch, d.h. nach differentieller Färbung der Chromosomen darstellbaren Querbandenmuster (Q-, C-, G-, R-, T-Bänder) der Chromosomen. Sie ermöglichen nach einer internationalen Standard-Chromosomen-Nomenklatur (ISCN) die Identifizierung der Chromosomen im ▸Karyogramm. Die Bezeichnung gibt Hinweise z.B. auf Anfärbbarkeit durch den Fluoreszenzfarbstoff **Q**uinacrin (Lage: Chromosomenarme) oder die Lage am **C**entromer, die Anfärbbarkeit durch milde **G**IEMSA-Färbung (weitgehend identisch mit »Q«) oder das Alternieren mit dem G-Muster (**r**everse banding). **E** chromosome bands.

**Chromosomen|bestand:** die ▸Chromosomenzahl im ▸Chromosomensatz.

**Chromosomen|bruch:** *Genetik* spontaner oder induzierter Querbruch der Chromosomenstruktur, bevor eine Längsteilung in ▸Chromatiden (bzw. Reproduktion) erfolgte. Unterschieden werden Einzel- und Doppelstrangbrüche der DNS. **E** chromosome break.

**Chromosomen|defizienz:** *Genetik* Fehlen eines Chromosomenteils aufgrund von ▸Chromosomendeletion. **E** chromosome deficiency.

**Chromosomen|deletion,** Deletion: *Genetik* der Verlust eines endständigen = distalen (= Chromosomendefizienz) oder eines in der Kontinuität gelegenen = interkalaren Chromosomenstücks; ist bei Homozygotie fast immer letal, bei Heterozygotie nur dann, wenn das fehlende Stück dominantes, unentbehrliches Genmaterial enthält. Oft Ursache von Syndromen mit geistiger Retardierung u. Fehlbildungen (»Deletionssyndrome«; »Chromosom-p⁻-«, »Chromosom-q⁻-Syndrome«; s.u. ▸Syndrom); z.B. ▸WOLF-Syndrom (partielle Ch. des kurzen Arms von Chromosom 4), Katzenschreisyndrom (Ch. des terminalen Segments des kurzen Arms von Chromosom 5). **E** chromosome deletion.

**Chromosomen|disjunktion:** *Genetik* die Trennung der homologen Chromosomen in der Anaphase I der

| Autosomen | Zahl |
|---|---|
| häufige Formen der autosomalen ▶Trisomie:<br>1. Trisomie 21 (▶Down-Syndrom) | |
| a. regulärer Typ (ca. 95 %), überzähliges Chromosom 21 | 47 |
| b. Mosaiktrisomie (ca. 2 %) | 46/47 |
| c. Translokationstrisomien (ca. 3 %), meist zwischen Chr. 14 u. 21 | 46 |
| 2. ▶Trisomie 18 (Edwards-Syndrom) freie Trisomie (ca. 80 %, ferner Translokationstrisomie u. Mosaike) | 47 |
| 3. ▶Trisomie 13 (Patau-Syndrom) freie Trisomie (ca. 80 %, ferner Translokationstrisomie u. Mosaike) seltene Formen der autosomalen ▶Trisomie: partielle distale Trisomie 3q, Tr.-8- u. -9-Mosaik, Tr. 9p, Tr. 10p, Tr. 12p, Tr.-14-Mosaik | 47 |

| Geschlechtschromosomen | Zahl/Karyotyp |
|---|---|
| 1. ▶Ullrich-Turner-Syndrom (Phänotyp weiblich) | |
| a. klassischer Typ (X-Monosomie, ca. 55 %) | 45,X |
| b. Mosaike | 45,X/46,XX<br>45,X/47,XXX<br>45,X/46,XX/47,XXX<br>45,X/46,XY |
| c. ferner strukturelle Chromosomenaberrationen: Ring-, Isochromosom X, Deletion X, abnormes Y | 46 |
| 2. ▶Klinefelter-Syndrom | |
| a. klassischer Typ (gonosomale Trisomie, ca. 80 %) | 47,XXY |
| b. Polysomien | 48,XXXY<br>48,XXXXY<br>48,XXYY |
| c. Mosaike | 47,XXY/46,XY<br>47,XXY/46,XX<br>47,XXY/46,XY/45,X<br>47,XXY/46,XY/45,XX |

**Chromosomenabberation, somatische:** Übersicht der numerischen Aberrationen.

▶Meiose; s.a. ▶Chromosomenreduktion. E chromosome disjunction.

**Chromosọmen|dislokation:** durch Verlust oder Verlagerung von Chromosomensegmenten verursachte strukturelle Veränderung von Chromosomen. E translocation of chromosomes.

**Chromosọmen|duplikation:** *Genetik* die Verdoppelung eines Chromosomenabschnittes nach irregulärem Crossing-over zwischen zwei homologen Chromosomen an einer nichthomologen Stelle. E duplication of chromosomes.

**Chromosọmen|fusion:** *Genetik* Verschmelzung nichthomologer Chromosomen oder Chromosomenteile; s.a. ▶Translokation. E chromosome fusion.

**Chromosọmen|gifte:** chemische Substanzen (auch Medikamente), die strukturzerstörende oder reduplikations- oder trennungsstörende Wirkung auf Chromosomen in der Interphase der Mitose oder Meiose haben. – s.a. ▶Mutagen, ▶Mitosegift.

**Chromosọmen|inversion:** *Genetik* die Umkehrung eines Chromosomenabschnitts nach Chromosomenbruch oder -neuverknüpfung (perizentrisch = das Zentromer einbeziehend; parazentrisch = neben dem Zentromer, nur einen Arm einbeziehend). E chromosome inversion.

**Chromosọmen|karte:** *Genetik* graphische Darstellung der linearen Anordnung der ▶Gene auf dem Chromosom. E chromosome map.

**Chromosọmen|komplex:** *Genetik* eine als einheitliche Transporteinheit in die Meiose einbezogene Chromosomengruppe. E chromosome complex.

**Chromosọmen|konjugation,** Synapsis, Syndese: die »Paarung« homologer Chromosomen in der meiotischen Prophase (▶Meiose), beginnend im Zygotän. E chromosome conjugation, chr. pairing.

**Chromosọmen|marker:** ▶Markierungsgen. E chromosome markers.

**Chromosọmen|mosaik:** das Auftreten mehrerer Zell-Linien somatischer Zellen mit verschiedenem Karyotyp bei einem Individuum. Als Genese kommen in Frage Chromosomenmutationen u. -deletionen sowie eine Non-Disjunction in der ersten Teilung der Zygote nach der Befruchtung (d.h. in einem Stadium, in dem noch jeweils 23 Chromosomen der Eizelle u. des Spermiums vorhanden sind). Aus dem Verteilungsfehler der Zygote resultiert dann ein ▶Mosaik. E chromosome mosaicism.

**Chromosọmen|mutation:** spontane oder durch ▶Mutagene angeregte Änderung der genetischen Struktur von Chromosomen. Erfolgt innerhalb eines Chromosoms (intrachromosomal; als strukturelle ▶Chromosomenaberration) oder unter Beteiligung anderer Chromosomen (interchromosomal). Als Mutationstypen werden unterschieden: Missense, Nonsense, große u. kleine Deletion sowie Inversion. S.a. ▶Chromosomendeletion, ▶Chromosomeninversion, ▶Genmutation, ▶Codon. S.a. Abb. E chromosome mutation.

**Chromosọmen|poly|morphismus:** *Genetik* ▶Polymorphismus (1). E chromosome polymorphism.

**Chromosọmen|reduktion:** *Genetik* die Rückkehr von der diploiden zur haploiden Chromosomenzahl als

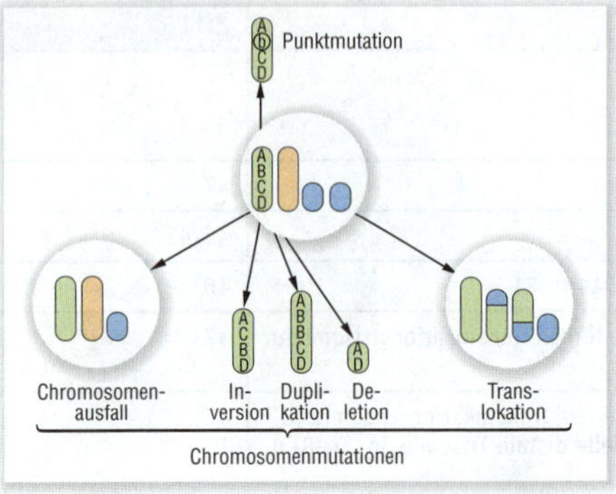


**Chromosomenmutation:** schematische Darstellung verschiedener Mutationstypen, ausgehend von einer normalen somatischen Zelle (in der Mitte) mit zwei Chromosomenpaaren. In einem der Chromosomen ist die Genfolge angegeben. [260]

Ergebnis der Reduktionsteilung in der ▶Meiose I. E meiotic reduction.

**Chromosọmensatz:** *Genetik* der für eine bestimmte Art (Spezies) charakteristische, einfache (haploide, monoploide) Chromosomenbestand (z. B. beim Menschen 23), in dem jedes Chromosom einmal vertreten ist. Er findet sich bei höheren Organismen nur in den Keimzellen. – I. w. S. auch Bez. für den doppelten = diploiden Bestand in den Körperzellen (beim Menschen 46; u. zwar 22 Paare von Autosomen u. 1 Paar von Geschlechtschromosomen). S. a. ▶Karyogramm. E chromosome set.

**Chromosọmen|spiralisation:** s. u. ▶Spiralisation.

**Chromosọmen|translokation:** s. u. ▶Translokation.

**Chromosọmen|zahl:** Zahl (Bestand) der Chromosomen im ▶Chromosomensatz; s. a. ▶Poly-, ▶Hetero-, ▶Ortho-, ▶Eu-, ▶Aneuploidie, ▶Mono-, ▶Trisomie. E chromosome number.

**Chromosomo|pathịe:** Erkrankung als Folge ererbter oder erworbener Chromosomenanomalien (▶Chromosomenaberration).

**Chromosom-p⁻-Syndrome, Chromosom-q⁻-Syndrome,** Deletionssyndrome: s. u. ▶Syndrom; s. a. ▶Chromosomendeletion. E chromosome deletion syndromes.

**Chromo|trichomykose:** *Dermatologie* ▶Trichomycosis axillaris palmellina.

**Chrọmo|typ:** *Genetik* ▶Chromosomensatz.

| | | | |
|---|---|---|---|
| n = haploid | | | |
| 2n = diploid | | | |
| 3n = triploid | anorthoploid | euploid bzw. polyploid | heteroploid |
| 4n = tetraploid | orthoploid | | |
| 5n = pentaploid | anorthoploid | | |
| 6n = hexaploid | orthoploid | | |
| n + 1 = | einfach disom | aneuploid bzw. polysom | |
| 2n + 1 = | einfach trisom | | |
| 2n + 2 (gleiche) = | einfach tetrasom | | |
| 2n + 2 (versch.) = | doppelt trisom | | |

**Chromosomensatz.**

**Chromo|zẹntren:** *Zytologie* (Tischler 1920) stark färbbare, Feulgen-positive, korn- oder stäbchenförmige Strukturen im Chromatin des Zellkerns. S. a. ▶Barr-Körper; ▶Euchromatin, ▶Heterochromatin. E chromocenters, karyosomes.

**Chromo|zysto|skopịe:** *Urologie* zystoskopische Bestg. der Zeit (bzw. des Zeitpunktes), Intensität u. Art der Ausscheidung eines i. v. verabfolgten Farbstoffs (z. B. Indigokarmin) aus den Harnleitermündungen als grob orientierende Funktionsprobe für die einzelne Niere. E chromocystoscopy.

**Chromo|zyt:** ▶Chromatophor. E chromocyte.

**Chrọm(staub)lunge,** Chrom(sider)ose, Chromatlunge: Staublungenerkrankung durch Inhalation von Chromdämpfen oder -staub. Eine – auch röntgenologisch nachweisbare – »Lungenseptenfibrose« (bei gleichzeitigem Verlust der elast. Fasern); s. a. ▶Chromitose. ***Klinik:*** Bronchitis, chronische Hilusverdichtung; initial häufig Pneumonien; maligne Entartung möglich (▶Chromatlungenkrebs). E chromate lung.

**Chrọm|vergiftung:** die fast immer chronische Vergiftung durch Chrom, Chromate u. andere Chromverbindungen. ***Auftreten*** zumeist berufsbedingt nach Haut- oder Schleimhautkontakt (wobei es evtl. auch zu Sensibilisierung kommt) oder nach Inhalation entsprechender Stäube, Dämpfe. ***Klinik:*** Ekzem, Haut-Schleimhaut-Ulzera (z. B. als perforierendes Nasenscheidewandgeschwür; s. a. ▶Chromatgeschwür), Bildung gelb-grüner Schorfe sowie Reizeffekte an der Lunge (s. a. ▶Chromstaublunge) u. – seltener – im Bereich des Magen-Darm-Traktes (▶Chromenteropathie; mit hoher Ulkusquote). – Akute, tödl. Vergiftung nach Einnahme von 1–2 g Chromsäure oder 6–8 g Kaliumdichromat. E chrome poisoning.

**Chron|axịe,** Kennzeit: die minimale Zeit, über die ein Reiz von doppelter Rheobasenstärke fließen muss, um noch eben erregend zu wirken. S. a. ▶Reizzeit-Spannungs-Kurve; ▶Chronopsie. E chronaxy.

**Chron|herpịe:** *Physiologie* ▶Einschleichzeit.

**chrọnicus, chronisch:** *Pathologie* langsam sich entwickelnd, schleichend, von langer Dauer (im Ggs. zu »akut«). E chronic.

**chronic wasting disease** *(engl.):* Krankheitsbild bei Elchen u. Mauleseln in Nordamerika, das Ähnlichkeiten mit der bovinen spongiformen Enzephalopathie (▶BSE) aufweist; s. a. ▶Wasting-Syndrom.

**Chronizität:** langsamer, schleichender Verlauf (▶chronisch). E chronicity.

**Chrono|bio|logịe:** Wissenschaft von Körperfunktionen bzw. Kenngrößen, die z. B. einem ▶zirkadianen Rhythmus unterliegen. E chronobiology.

**Chrono|pharmako|logie:** Anw. der Erkenntnisse der ▶Chronobiologie auf die zeitlich optimierte Gabe von Arzneimitteln v. a. im ▶zirkadianen Rhythmus, z. B. von Analgetika, Glucocorticoiden, Zytostatika (führt zu Dosiseinsparung u. besserer Wirksamkeit). E chronopharmacology.

**Chrọno|physio|logie:** die Lehre vom zeitlichen Ablauf (s. a. ▶Rhythmus) der normalen (= physiologischen) Lebensvorgänge. – s. a. ▶Chronobiologie.

**Chron|opsịe:** *Physiologie* die der Chronaxie entsprechende Kennzeit des Auges (für deren Bestg. die photochemische Umwandlung der Sehstoffe durch Lichtreizung zu berücksichtigen ist).

**chro|no|trọp:** den zeitlichen Ablauf beeinflussend; ▶Chronotropismus. E chronotropic.

**Chrono|tropịsmus:** *Physiologie* Frequenzänderung eines periodisch auftretenden Phänomens; z. B. wirkt auf die Herzfrequenz der Vagus negativ chronotrop (= verlangsamend), der Sympathikus positiv chronotrop (= beschleunigend). E chronotropism.

**Chro(t)|op|sịe:** *Ophthalmologie* ▶Chromatopsie.

**Chry|sịa|sis, Chry|so|derma:** ▶Pigmentatio aurosa. S. a. ▶Chrysosis corneae. E chrysiasis, chrysoderma.

**Chry|sọ|mia, -myia:** eine Schmeißfliegen-Gattung der Familie Calliphoridae. Larven einiger Arten erzeugen z. B. Wundmyiasis (beim Menschen u. bei Säugetieren), Darmmyiasis. E Chrysomyia.

**Chrys|ops:** eine Bremsen-Gattung der Fam. Tabanidae. Lästige Blutsauger bei Mensch u. Tier, die v.a. an warmen, klaren Tagen mit hoher Luftfeuchtigkeit stechen. Der Stich der ♀ verursacht evtl. schlecht heilende Wunden; einige Arten sind Krankheitsüberträger, z.B. **Ch. discalis** (Tularämie), **Ch. dimidiata, distinctipennis** u. **silacea** (Zwischenwirt von Loa Loa).

**Chry|so|sis:** *Dermatologie* ▸Pigmentatio aurosa. – **Ch. corneae, Chrysiasis corneae:** *Ophthalmologie* feinste, glänzende Ablagerungen von Gold(kolloid, -sulfit) in der Hornhaut des Auges (▸Lamina limitans anterior und ▸Lam. l. posterior [BOWMAN- u. DESCEMET-Membran]) nach längerer parenteraler Goldtherapie.

**Chryso|sporium:** *Mykologie* eine Schimmelpilz-Gattung; fraglicher Erreger einer Hautmykose (»**Chrysosporiose**«); s.a. ▸Mykosen.

**Chryso|therapie:** ▸Goldtherapie. E chrysotherapy.

**ChTr:** Abk. für ▸**Chymotrypsin.**

**Churchill-Cope-Reflex:** *Physiologie* reflektorische Beschleunigung der Atmung bei Erweiterung der Lungengefäße. S.a. ▸HERING-BREUER-Reflex.

**Churg-Strauss-Granulomatose,** allergische granulomatöse Angiitis: systemische nekrotisierende Vaskulitis v.a. an mittleren u. kleineren Arterien sowie an Kapillaren u. Venolen, mit Beteiligung auch der Lungengefäße (im Gegensatz zur Arteriitis temporalis). ***Klinik:*** respiratorische Symptomatik: v.a. Asthma bronchiale vom Intrinsic-Typ; evtl. nur Bronchitis oder aber Pneumonie mit Infiltraten von Kleinknötchengröße bis Befall eines ganzen Lungenlappens (evtl. nekrotisierend u. mit Höhlenbildung), Bluteosinophilie; ferner verschiedene allgemeine Symptome: Fieber, allgemeiner Kräfteverfall, Gewichtsverlust; als weitere, nicht obligat auch Purpura, Petechien sowie Infarkte u. subkutane Knötchenbildungen in der Haut; Mononeuritis multiplex (evtl. als symmetrische Polyneuropathie), Hirnnervenbefall; Rhinitis, Nasenpolypen, Nasenseptumperforation; Herzinsuffizienz mit Tachykardie, exsudative Perikarditis; evtl. blutige Durchfälle. E Churg-Strauss syndrome.

**Chushonetsu:** ▸Japanisches Siebentage-Fieber.

**Chvostek-Zeichen: 1)** (FRANZ CH., 1835–1884, Internist, Wien), CH.-Fazialisphänomen: kurze Zuckung in der Gesichtsmuskulatur bei Beklopfen des Stammes des Nervus facialis vor dem Kiefergelenk. Eine gleichzeit. Zuckung im ges. Fazialisgebiet (= CH. I) spricht für Tetanie, eine Zuckung nur im Bereich der Nasenflügel u. des Mundwinkels (= CH. II) bzw. nur des Mundwinkels (= CH. III) für vegetative Übererregbarkeit. E Chvostek's sign. **2)** (FRANZ CH. JUN., 1864–1944, Internist, Wien): das Fehlen oder die spärl. Ausbildung der Achsel- u. Schambehaarung bei chronischen Leberleiden.

**Chyl|ämie:** ▸Chylomikronämie. E chylemia.

**Chyl|angi|ektasie:** *Pathologie* ▸Chylektasie; s.a. ▸Lymphangiektasie. E chylangiectasis.

**Chyl|angiom(a):** von Lymphgefäßen des Darmes ausgehendes, mit chylöser Flüssigkeit (▸Chylus) gefülltes Lymphangiom im Mesenterium. E chylangioma.

**Chyl|askos, -aszites:** *Pathologie* ▸Chyloperitoneum. E chylous ascites.

**chyle jet effect** *(engl.)*: *Kardiologie* das durch plötzliche intraabdominale Druckerhöhung bewirkte, nach vorausgegangener fettreicher Mahlzeit u. anschließender körperl. Ruhe vorkommende »Auswerfen« einer relativ großen Portion ▸Chylus u. damit einer großen Fettmenge aus dem Ductus thoracicus in den Kreislauf, das zu Symptomen seitens der Herzkranzgefäße (evtl. sogar zum Herztod) führen kann.

**Chyl|ektasie,** Chyluszyste: *Pathologie* umschriebene, mit Chylus gefüllte Lymphgefäßerweiterung im oberen Dünndarm; s.a. ▸Chylangiom. E chylectasia.

**Chylo|abdomen:** *Pathologie* ▸Chyloperitoneum.

**Chylo|cystis, Chylo|do|chi|um:** *Anatomie* ▸Cisterna chyli. E chylocyst.

**Chylo|derma:** *Pathologie* die Elephantiasis durch Chylusstauung; z.B. als Ch. des Hodensacks (▸Chylozele). E chyloderma.

**chylös:** aus ▸Chylus bestehend, dem Chylus ähnlich (d.h. durch emulgierte Fette milchig getrübt); z.B. chyl. Aszites (= Chylaskos). E chylous.

**Chylo|lip|urie:** ▸Chylurie.

**Chylo|media|stinum:** *Pathologie* chylöser Erguss im ▸Mediastinum, z.B. nach direkter oder indirekter Verletzung des Ductus thoracicus. E chylomediastinum.

**Chylo|mikron|ämie,** Chylämie: Vermehrung des Chylus u. damit der ▸Chylomikronen im Blut. S.a. ▸chyle jet effect. E chylomicronemia.

**Chylo|mi|kro|nen,** Lipomikronen, Chyluskörner: *Biochemie* tropfenförmige (∅ bis 1 µm), wasserunlösl. Lipid-Protein-Partikel (mit ca. 1 % Protein) geringer Dichte (< 0,96 g/ml) u. hoher Flotationskonstante (400–75 000) als physiologische, nach Nahrungsaufnahme vorkommende »Transportform« der meisten Nahrungsfette in der Lymphe u. im Blut sowie als pathologisches Phänomen bei bestimmten Hyperlipidämien (s.a. ▸Lipoproteine). Sie bestehen aus Triglyceriden (85–90 %), Phosphatiden, Cholesterin u. Proteinen u. werden nach Nahrungsaufnahme in der Darmschleimhaut gebildet; geben in den Kapillaren Triglyceride u. freie Fettsäuren an die Gewebe ab (v.a. durch Einwirkung der hepatischen Triglyceridlipase = HTGL u. der Lipoproteinlipase = LPL) u. werden dann in der Leber als cholesterinreiche »remnants« aufgenommen. E chylomicrons.

**Chylo|peri|kard:** chylöser Erguss (s. ▸Chylus) im Herzbeutel (Perikard). ***Vork.*** z.B. nach schwerer Brustkorbverletzung, bei Tumorverlegung des Ductus thoracicus. E chylopericardium.

**Chylo|peritoneum,** Chylaskos, -aszites: *Pathologie* Ansammlung von ▸Chylus in der freien Bauchhöhle. E chyloperitoneum.

**Chylo|pneumo|thorax:** *Pathologie* s.u. ▸Chylothorax. E chylopneumothorax.

**Chylo|ptoe:** das Aushusten von ▸Chylus; meist nach Brustkorbverletzung (d.h. nach ▸Chylothorax mit Bronchuskommunikation). E chyloptysis.

**Chylor|rhö: 1)** *Pathologie* das Austreten von ▸Chylus aus dem verletzten Ductus thoracicus oder aus Darmlymphgefäßen. **2)** inkorrekte Bez. für milchige, durchfallartige Stühle (z.B. bei der ▸Sprue, ▸Cholera). E chylorrhea.

**Chy|los:** ▸Chylus.

**Chylo|thorax:** *Pathologie* Ansammlung von ▸Chylus in der Pleurahöhle; z.B. – selten – infolge Lymphgefäßanomalien oder – meist – nach verletzungsbedingtem Riss (u. evtl. kombiniert mit Pneumothorax = Chylopneumothorax), operativer Verletzung oder nach Arrosion (bei Tumor, Tbk) des Ductus thoracicus sowie auch infolge Rückstauung im Ductus th. (bei Thrombose der li. Arteria subclavia oder A. brachiocephalica). – s.a. ▸Chyloptoe. E chylothorax.

**Chylo|zele:** *Pathologie* Ansammlung ▸chylöser Flüssigkeit in der Tunica vaginalis des Hodens infolge Chylusrückstauung (z.B. als Elephantiasis infolge Filariasis); s.a. ▸Chylurie. E chylocele.

**Chyl|urie,** Chylolipurie: *Pathologie* unter dem Bild milchiger Harntrübung erfolgende Ausscheidung von Chylus im Harn; meist infolge Einrisses von Lymphvarizen bei Abflussbehinderung im Ductus thoracicus oder in dem vorgelagerten Lymphknoten, z.B. bei Verlegung durch Filaria bancrofti (= **tropische, endemische parasitäre Ch.**) oder aber – nicht parasitär (= **Europäische Ch.**) – bei angeborener Lymphfistel oder einer sonstigen Verlegung des Ductus thoracicus. E chyluria.

**Chy|lus,** Milchsaft: die Darmlymphe; die von den Dünndarmzotten aus der Darmlichtung in das zentrale Chylusgefäß aufgenommene u. nachfolgend – nach Passieren des submukösen, klappenführenden Netzwerks – in die »mesenterialen« Chylusgefäße eintretende Flüssigkeit, die durch ihren Gehalt an Fetten (▸Chylomikronen) milchig trübe ist. Sie wird im Truncus intestinalis u. weiter im Ductus thoracicus gesammelt u. von dort weitergeleitet (gelangt am li. Angulus venosus in die Blutbahn in Form einer langsamen, postprandialen Fettinfusion). E chyle.

**Chylus|gefäße:** *Anatomie* s.u. ▸Chylus. E chyle vessels.

**Chylus|körner:** ▸Chylomikronen.

**Chylus|zyste:** *Pathologie* ▸Chylektasie. E chylocyst.

**Chym|ase,** Chymosin: das ▸Labferment. E chymase.

**Chymifikation:** *Physiologie* die Umwandlung des Nahrungsbreies durch Einwirkung der Magensäfte in ▸Chymus. E chymification.

**Chy|mo|sin:** das ▸Labferment. E chymosin.

**Chymo|stasis:** Stauung des ▸Chymus im Dünndarm i.S. der ▸Obstipation (bei ▸Ileus). E chymostasis.

**Chymotrypsin,** Abk. ChTr: *Enzymologie* proteolytisches Enzym, eine labähnlich wirksame Endopeptidase, die – als inaktives **Chymotrypsinogen** (ChG) im Pankreas gebildet – als Enzymvorstufe (Zymogen) in den Darm abgesondert u. dort durch Trypsin in aktives ChTr umgewandelt wird. ***Funktion:*** spaltet v.a. die Peptidbindungen an den Carboxylgruppen aromatischer Aminosäuren bzw. spaltet Proteine in Peptide. *diagn* Nachweis im Stuhl bei Pankreaserkrankungen, erniedrigte Werte z.B. bei chron. Pankreatitis mit exokriner Pankreasinsuffizienz. *pharm* ***Anw.*** als Antiphlogistikum. E chymotrypsin.

**Chy|mus:** der durch Einwirkung der Verdauungssäfte aus den Speisen entstehende breiig-homogenisierte Mageninhalt vor dem Weitertransport in den Dünndarm. E chyme.

**C.I.** *(engl.)* Abk. für **c**ardiac **i**ndex: ▸Herzindex. I.e.S. der Herzzeitvolumenindex.

**Ci:** *Physik* ▸Curie.

**Cica|trix:** *Pathologie* die »Narbe« als Endzustand der ▸Wundheilung, d.h. das unter Ersatz des Granulationsgewebes entstandene Gebilde aus kollagenem, im Verlauf der Heilung schrumpfendem Bindegewebe. E scar.

**Cichorii radix,** Wegwartenwurzel: Heilpflanze mit nachgewiesener Wirkung bei Appetitlosigkeit und dyspeptischen Beschwerden. Wird verwandt zur Herstellung von Kaffeeersatz.

**Cicletanin:** Antihypertonikum. E cicletanine.

**Ciclopirox:** lokales Antimykotikum. E ciclopirox.

**Ciclosporin A,** Cyclosporin A, Abk. CyA: lipophiles Oligopeptid (11 Aminosäuren), das die Aktivität der Killer-T-Zellen u. der T-Helfer-Zellen unterdrückt (▸Immunsuppressivum). ***Wirkung:*** Blockierung der Genexpression, d.h. der Biosynthese u. Sekretion der ▸Lymphokine (u. damit der Zell-zu-Zell-Kommunikation im Immunmechanismus). ***Anw.*** u.a. bei Organtransplantationen, ▸Autoimmunkrankheiten. E cyclosporin A.

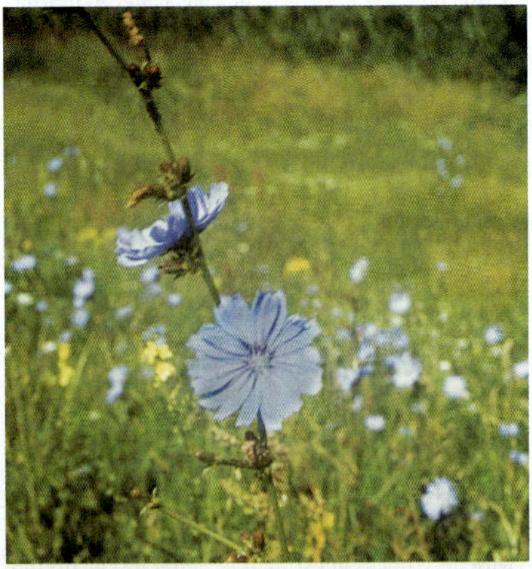

**Cichorii radix:** Gemeine Wegwarte. [448]

**Ci|cu|ta vi|ro|sa,** Wasserschierling: Pflanze, die das starke Krampfgift **Cicutoxin** enthält. Das Vergiftungsbild (**Cicutismus**) ist geprägt durch Brennen in Mund u. Rachen, Übelkeit, Erbrechen, Atemnot, epileptiforme Anfälle. Bei Aufnahme von > 2–3 g der Pflanze erfolgt der Tod im Koma (Atemlähmung). E water hemlock.

**CID** *(engl.)* Abk. für **c**ytomegalic **i**nclusion **d**isease: ▸Zytomegalie.

**Cidofovir:** Antimetabolit, Virostatikum. ***Anw.*** immer in Kombination mit Probenecid zur Ther. der Zytomegalie-Virus-Retinitis bei ▸AIDS.

**CIDP,** Abk. für **c**hronische **i**nflammatorische **d**emyelinisierende **P**olyneuroradikulitis: chron. progrediente oder schubförmig verlaufende Erkrankung peripherer Nerven mit Paresen, Sensibilitätsstörungen u. Areflexie. Chron. Form des ▸GUILLAIN-BARRÉ-Syndroms. E chronic immune demyelinating polyneuropathy.

**CIG** *(engl.)* Abk. für **c**old-**i**nsoluble **g**lobulin: ▸Fibronektin.

**Ci|gua|tera** *(span.):* Vergiftung durch die westind. Muschel Turbo picta (»Cigua«) oder die Schnecke Livona pica (»Burga«), neuerdings auch Bez. für Erkrankung nach Biss oder Verletzung durch giftige Fische im pazifischen Raum (z.B. Jacks, Barracuda) oder nach Genuss von Meerestieren, wobei u.a. das »Fischgift« **Ciguatoxin** ($C_{35}H_{65}NO_8$) eine Rolle spielt. E ciguatera.

**Cilastatin:** Enzyminhibitor der Dehydropeptidase; hemmt den Abbau von Imipenem in der Niere. ***Anw.*** zur antibiotischen Ther. schwerer Infektionen, immer in fixer Kombination mit Imipenem. E cilastin.

**Cilazapril:** ein ▸ACE-Inhibitor. E cilazapril.

**Ci|lia** *(latein.)*, Zilien, Wimpern: **1)** Augenwimpern: kurze, gekrümmte, ab- bzw. aufwärts gerichtete, in 2–4 Reihen angeordnete Borstenhaare (150–200) in der vorderen Lidkante als Schutzvorrichtung des Auges (s. Abb.). Lebensdauer ca. 5–6 Wo. E eyelashes.

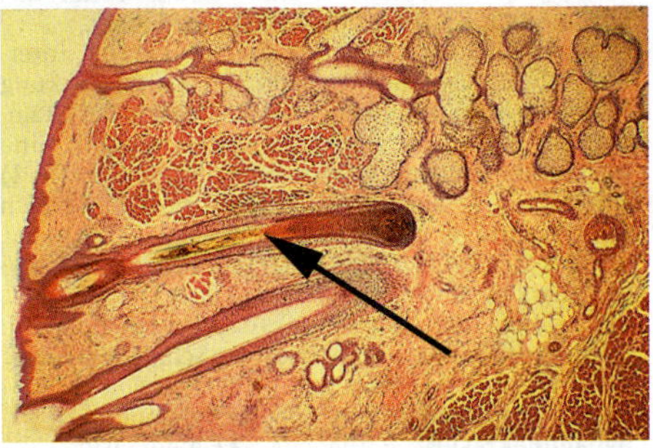

**Cilia:** histologischer Schnitt durch das Augenlid, HE-Färbung; Längsschnitt von Wimpern (Pfeil) an der Lidkante. [422]

**2)** Kinozilien, Flimmerhaare: bewegliche, über die Zelloberfläche herausragende (Pars extracellularis) 5–10 µm lange, 0,2–0,5 µm dicke Zellfortsätze des Flimmerepithels. Ihr Schaft, von einer Hülle (Teil der Zellmembran) umgeben, enthält ein axiales Filament aus zwei Mikrotubuli (Microtubuli centrales), die von neun Mikrotubulipaaren des Basalkörpers umgeben sind. (s. Abb.). Die Pars intracellularis liegt basal. S.a. ▸Geißel, ▸Stereozilien. E kin(et)ocilia. – **C. acustica:** die »Hörhaare«, die zytoplasmatischen Fortsätze der Hör- u. der Gleichgewichtszellen (s.a. ▸Stereozilien) des Innenohres. E c. of hair cells. – **C. olfactoria:** die »Riechhaare« oder »-stiftchen«, die zytoplasmatischen Fortsätze der ▸Riechzellen. E olfactory c. **3)** *Protozoologie* die feinen Flimmerhaare der ▸Ciliophora.

**Ciliar...:** ▸Ziliar...

**Cilio|phora,** Wimper(n)tierchen, Ziliaten: *Protozoologie* Stamm der ▸Protozoen; in der Mehrzahl frei le-

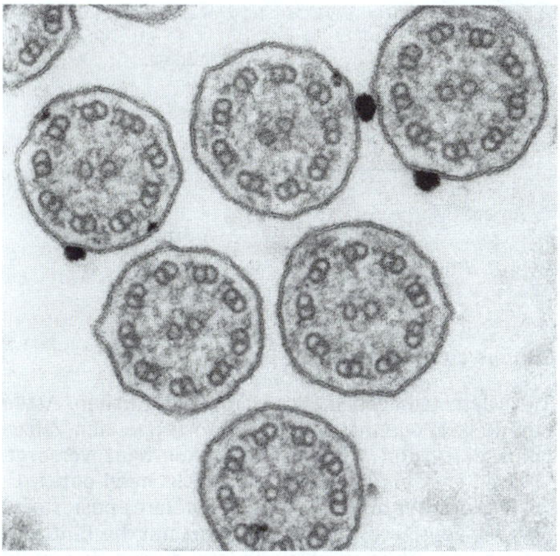

**Cilia:** Querschnitt durch Zilien. Um ein zentrales Mikrotubuluspaar sind neun Mikrotubuluspaare gruppiert. Jedes besteht aus je einer A- u. einer B-Untereinheit (9+2-Anordnung). [53]

bende, bewimperte Einzeller. Frühere Bezeichnung Ciliata. Teilweise oder vollständig mit Wimpern besetzter, fester Körper. Dieser gliedert sich in Oberfläche (Pellikula), Zellmund u. Zellafter, pulsierende Vakuolen u. zwei verschiedene Typen von Zellkernen (Makro- u. Mikronukleus). – Vermehrung durch Querteilung u. Konjugation. Die meisten C. sind frei lebend in Meer- u. Süßwasser, einige ekto- u. endokommensal u. parasitisch. Medizinisch bedeutsam: ▸Balantidium coli. Hauptwirt ist das Schwein, der Mensch ist nur Gelegenheitswirt. Kosmopolitisch, vorwiegend aber tropisch verbreitet. E ciliates.

**Ci|li|um** *(latein.):* Wimper, Zilie. S.u. ▸Cilia. E cilium.

**Cil|lo|sis:** *Neurologie* spastisches Zittern (▸Tremor) des Oberlides. E cillo(sis).

**Cimetidin:** ▸$H_2$-Rezeptorenblocker; ***Anw.*** als Ulkustherapeutikum. Cave: breites Spektrum an Wechselwirkungen mit anderen Medikamenten! E cimetidine.

**Ci|mex:** *Zoologie* die Gattung »Bettwanzen« [Cimicidae, Heteroptera]. Flügellose, Blut saugende Insekten mit Stechrüssel, die sich tagsüber in Schlupfwinkeln verborgen halten, nachts aktiv sind (Menschen, Tiere befallen). I.e.S. die »gemeine Bettwanze« **C. lectularius**, die in Wohnungen der gemäßigten Klimate vorkommt. Ihre Stiche rufen beim Menschen oft starke Reaktionen hervor (»**Cimicosis**«, »**Cimiciasis**«; u. zwar Urticaria cimicina mit Kratzeffekten), jedoch erfolgt nur selten eine Keimübertragung. E Cimex.

**Cimicifugae racemosae rhizoma,** Traubensilberkerzenwurzelstock: Heilpflanze mit nachgewiesener Wirkung bei prämenstruellen, dysmenorrhoischen u. klimakterischen Beschwerden.

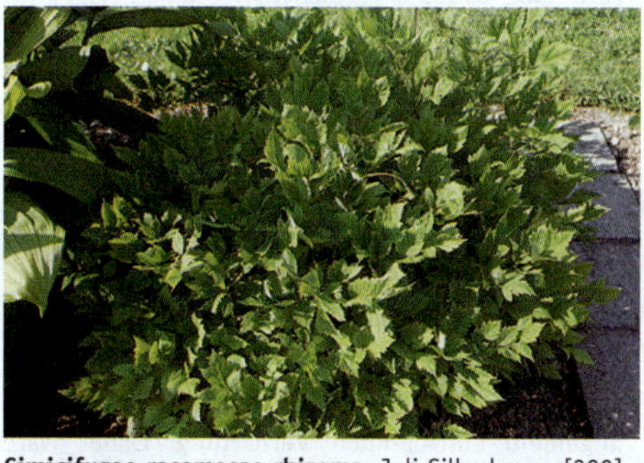

**Cimicifugae racemosae rhizoma:** Juli-Silberkerze. [399]

**Cimino-Fistel,** Brescia-Cimino-Shunt: künstlicher arterio-venöser Dauer-Shunt für die ▸Hämodialyse. Mit einer Arterie anastomosierte Unterarmvene, die sich stark ausweitet und deshalb zur Behandlung gut punktiert werden kann (s.a. Abb.). E Cimino shunt.

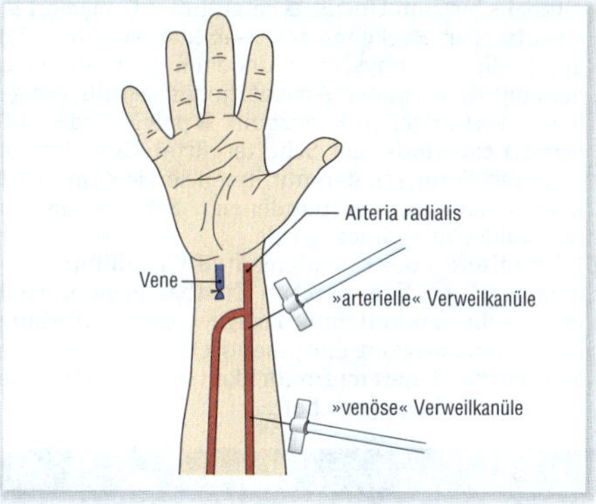


**Cimino-Fistel.**

**CI-Moleküle,** Zell-Interaktions-Moleküle: vom MHC (**m**ajor **h**istocompatibility **c**omplex des HLA-Systems) kodierte Moleküle, die für die Interaktion von Zellen (Makrophagen mit T-Lymphozyten) bei der Immunantwort von Bedeutung sind.

**CIN,** Abk. für **c**ervikale **i**ntraepitheliale **N**eoplasie, Zervixdysplasie: international übliche Bez. für Epithelatypien im Plattenepithel des Gebärmutterhalses (Cervix uteri). Unterschieden werden drei Grade der zervikalen Plattenepitheldysplasie: CIN I, CIN II, CIN III (leichte, mittelschwere bzw. schwere Epitheldysplasie; Letztere als Papanicolaou-Abstrich). S. Tab. E cervical intraepithelial neoplasia.

| zervikale intraepitheliale Neoplasie (CIN) | | | Plattenepithelkarzinom |
|---|---|---|---|
| CIN I leichte Dysplasie | CIN II mittelschwere Dysplasie | CIN III schwere Dysplasie und Ca in situ | |
| Pap III D* | | Pap IVa* | Pap V* |
| | | Pap IVb* | |
| * s.u. ▸Papanicolaou-Abstrich | | | |

**CIN:** Terminologie der verschiedenen Epithelveränderungen u. Zuordnung der häufigsten damit korrelierenden zytologischen Befunde. [461]

**C1-Inaktivator:** s.u. ▸Komplement.

**Cinchocain:** Lokalanästhetikum; ***Anw.*** in Proktologika. E cinchocaine.

**Cin|cho|na:** *Botanik* die trop. Baumgattung [Rubiaceae] der sog. Chinarinden-Bäume (s.a. ▸Chinaalkaloide, ▸Chinidin, ▸Chinin, ▸Chinarinde). E cinchona.

**Cin|cho|nis|mus:** ▸Chininvergiftung. E cinchonism, quininism.

**Cin|clisis:** das schnelle Aufeinanderfolgen von Bewegungen, z.B. bei spastischem Tremor, Blepharoklonus etc. E cinclisis.

**Cine...:** ▸Kine...

**Cineol:** ▸Eucalyptus globulus. E cineol.

**ci|ne|re|us** *(latein.):* aschfarben, grau. E cinereal.

**Cin|gul|ektomia, Cingulo|tomia:** s.u. ▸Zingul... E cingulectomy, cingulotomy.

**Cin|gu|lum** *(latein.):* Gürtel, gürtelförmiges Gebilde. **1)** *Chirurgie* gürtelförmiger Verband, z.B. um den

Brustkorb bei Bruch der unteren Rippen, um den Bauch beim frisch Operierten. E beltlike bandage. **2)** *Anatomie* gürtelförmiges Gebilde. – **C. cerebri:** dem Balken aufliegender markhalt. Nervenfaserzug aus Assoziationsfasern zum limbischen System, zum Gyrus cinguli, u. mit Fortsetzung im G. hippocampalis bis zum Uncus. E cingulum. – **C. membri inferioris:** der Beckengürtel. Gebildet von den bd. durch die Symphyse verbundenen Hüftbeinen u. dem mit ihnen in den Articulationes sacroiliacae gelenkig verbundenen Kreuzbein. E pelvic girdle. – **C. membri superioris:** der Schultergürtel. Gebildet von Schulterblättern u. den mit ihnen sowie dem Brustkorb gelenkig verbundenen Schlüsselbeinen. E shoulder or thoracic girdle.

**C1-Inhibitor:** s.u. ▸Komplement. E C1 inhibitor.

**Cinnamomi cassiae cortex,** Zimtbaumrinde: Heilpflanzenbestandteil mit nachgewiesener Wirkung bei Appetitlosigkeit u. dyspeptischen Beschwerden. ***Kontraind.:*** Überempfindlichkeit gegen Zimt u. Perubalsam; Schwangerschaft.

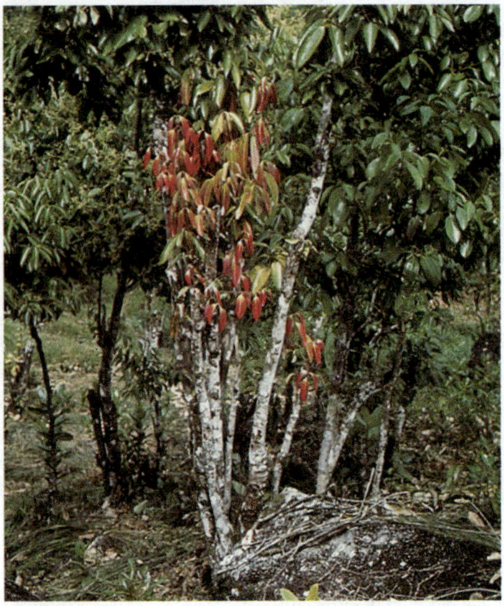

**Cinnamomi cassiae cortex:** Ceylonzimtbaum. [448]

**Cinnamomum camphora,** Kampferbaum: Baum aus der Familie der Lorbeergewächse (Lauraceae), aus dessen Holz u. Rinde Kampfer (▸Camphora) gewonnen wird. Nachgewiesene Wirkungen bei Muskelrheumatimus, Herzbeschwerden, hypotoner Kreislaufregulationsstörung, Katarrhen der Luftwege u. stumpfen Verletzungen. E camphor tree.

**Cinnarizin:** ein ▸Calciumantagonist (sog. Calciumüberladungsblocker); fördert die Erythrozytenfluidität. ***Anw.*** als durchblutungsförderndes Mittel u. Antivertiginosum. E cinnarizine.

**Cinoxacin:** ein Gyrasehemmer (▸Chinolon-Antibiotikum); ***Anw.*** bei Harnwegsinfekten. E cinoxacin.

**Ciprofloxacin:** ein Gyrasehemmer (▸Chinolon-Antibiotikum) mit breitem Spektrum. E ciprofloxacin.

**Circ...:** s.a. ▸Zirk...

**circinatus** *(latein.)*, zirzinär: kreisförmig (u. mit relativ intaktem Zentrum, z.B. als zirzinäre Effloreszenzen). E circinate.

**Circo|viren:** kleine DNS-Viren, deren Pathogenität für Menschen bisher nicht nachgewiesen ist. Darunter das TT-Virus und das SEN-Virus, die im Zusammenhang mit Leberkrankheiten diskutiert werden.

**Circulus** *(latein. = Kreis, Ring.):* ein Gefäßkranz. – **C. arteriosus cerebri,** C. a. Willisii: der die Basis des Zwischenhirns umfassende Schlagadernkranz als Anastomosensystem (Abb.). E arterial circle of Willis. – **C. arteriosus iridis major:** der Arterienkranz in u. vor dem Ziliarmuskel, der mit zahlreichen Ästen die Regenbogenhaut, die Ziliarfortsätze, den Ziliarmuskel u. den vord. Teil der Aderhaut versorgt. E greater a. c. of iris. – **C. vasculosus nervi optici,** C. v. Halleri: der aus Ästen der Aa. ciliares posteriores breves gebildete ZINN-Gefäßkranz um die Eintrittsstelle des Sehnervs in die Sklera, dessen Zweige in den Sehnerv eindringen u. mit der A. centralis retinae anastomosieren. E vascular c. of optic nerve. – **C. vitiosus:** der »Teufelskreis«, bei dem sich mehrere Störungen gegenseitig ungünstig beeinflussen. E vicious c.

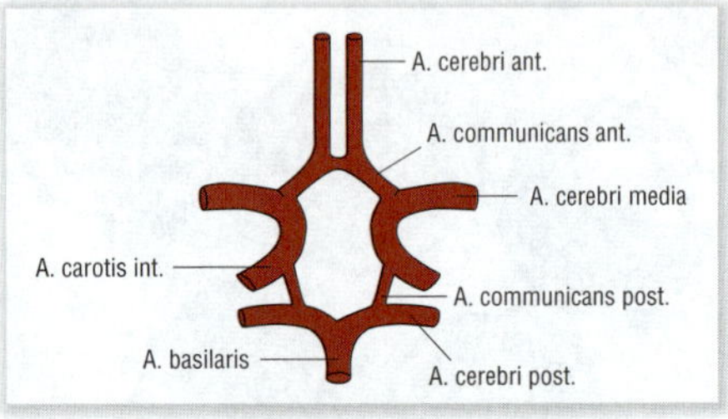


**Circulus arteriosus cerebri.** [241]

**cir|cum...:** s.a. ▸zirkum...

**circum|analis** *(latein.)*, zirkumanal: um den After (▸Anus) herum. E circumanal.

**Circum|cisio:** Umschneidung, ▸Zirkumzision. E circumcision.

**Circum|ferentia** *(latein.)*, Zirkumferenz: Umfang, Umrandung. **1)** *Geburtshilfe* der Umfang des Geburtsobjektes, i.e.S. als der der jeweil. Schädelebene (▸Planum) entsprechende Umfang, d.h. der subokzipitobregmatische, frontookzipitale bzw. mentookzipitale Umfang (Norm: 32, 34 bzw. 35 cm). **2) C. articularis:** *Anatomie* der mit Hyalinknorpel überzogene kreisförm. Rand einer Gelenkfläche. E circumference.

**circum|flexus** *(latein.):* herumgebogen, herumbiegend (z.B. der Ramus circumflexus der ▸Arteria coronaria cordis sinistra oder eine ▸Arteria circumflexa). E circumflex.

**circum|scriptus** *(latein.)*, zirkumskript: umschrieben, auf einen Bereich beschränkt u. mehr oder minder scharf begrenzt. E circumscribed.

**circus movement theory** *(engl.): Kardiologie* »Theorie der kreisenden Erregung« als Pathomechanismus von Vorhofflattern u. -flimmern. Demnach bewegt sich eine Erregungswelle auf Umwegen ununterbrochen im Kreise u. ruft – zum nicht mehr refraktären Ort zurückkehrend – an ihrem Ausgangspunkt immer wieder eine Erregung hervor.

**Cirrh...:** s.a. ▸Zirrh...

**Cir|rho|nosis:** *Pathologie* abnorme Gelbfärbung des Peritoneums u. der Pleura beim Fetus sowie allgemein – postmortal – der Organe. S.a. ▸Cirrhosis. E cirrhonosus.

**Cir|rhosis,** Zirrhose: *Pathologie* **1)** fortschreitendes, komplexes, zu Organverhärtung und -schrumpfung führendes Krankheitsgeschehen. Stadien (v.a. auch für die Leberzirrhose zutreffend). Zunächst eine Bindegewebsvermehrung als Folge einer chronischen, proliferierenden (d.h. vernarbenden) interstitiellen Entzündung. Untergang des Parenchyms des betroffenen Körperorgans, v.a. an der Leber, aber auch bei Zirrhose von Lunge, Magen, Pankreas, Mamma, Niere (▸Schrumpfniere). Nachfolgende, mit Umstrukturierung einhergehende regenerative Veränderungen. E cirrhosis. – **C. ventriculi,** C. plastica: die ▸Linitis plastica. E c. of stomach. **2)** Kurzbezeichnung der ▸Leberzirrhose. Durch Gallenfarbstoffe u. Fett kommt es zu einer blassgelben *(griech.: kirrhos)* Verfärbung des Organs. Diese stellt jedoch ein unwesentliches Symptom dar, im Gegensatz zur allgemein eintretenden Verhärtung. Daher wäre die richtige Ableitung der Bezeichnung von »hart«

*(griech.: skirrhos)*. – **C. alcoholica:** ▸Alkoholleber. – **C. biliaris:** biliäre ▸Leberzirrhose. – **C. bronzée** *(franz.)*: ▸Pigmentzirrhose. – **C. carcinomatosa:** das primäre Karzinom in einer zirrhotischen Leber. – **C. cardiaque** *(franz.)*: die Stauungsinduration der Leber bei chron. Herz-Kreislauf-Insuffizienz, insbesondere bei Trikuspidalinsuffizienz und adhäsiver Perikarditis. Stellt nur selten eine echte Stauungszirrhose dar (Bez. nur dann korrekt). – **C. cystica:** ▸HAMMAN-RICH-Syndrom. – **C. lisse** *(franz.)*: Leberzirrhose mit glatter Organoberfläche durch verdickte GLISSON-Kapsel (s. ▸Capsula fibrosa). – **C. pigmentosa:** ▸Pigmentzirrhose.

**Cirso|desis:** *Chirurgie* Venenverödung durch Unterbindung (▸Ligatur). E cirsodesis.

**cirso|ide|us** *(latein.)*: varix-(krampfader)knotenähnlich, trauben-, knotenförmig, z.B. das ▸Aneurysma cirsoideum (neuere Bez.: ▸Angioma arteriale racemosum). E cirsoid.

**CIS:** Abk. für ▸Carcinoma **in** situ.

**cis** *(latein.)*: diesseits. S.a. ▸*cis-trans*-Isomerie.

**Cisatracuriumbesilat:** ein peripher wirkendes ▸Muskelrelaxans (quarternäre Ammoniumverbindung). E cisatracurium besilate.

**cis-Diamindichloroplatin:** ▸Cisplatin.

**cis|epitheliale Räume:** die Räume der ▸Körperflüssigkeit, die sich in dem vom Integumentum commune u. den Schleimhautepithelien umgebenen Körperbereich befinden, die intrakorporalen, d.h. intravasalen, interstitiellen u. intrazellulären Räume. Zwischen dem Körperwasser dieser Räume u. dem des transepithelialen Raumes (Lichtung des Magen-Darm-Traktes u. der Nierentubuli; unter Einbeziehung der Umwelt auch als extrakorporaler Raum bezeichnet) findet im Dienste der Regulation des Wasserhaushalts ein ständiger Austausch statt.

**cis-Konfiguration:** **1)** *Genetik* Lage auf dem gleichen Chromosom, s.a. ▸Cistron (Gegensatz: *trans*-Konfiguration: Verteilung auf zwei homologe Chromosomen). E cis-configuration. **2)** *Chemie* ▸*cis-trans*-Isomerie.

**Cisplatin,** cis-Diaminodichloroplatin, Abk. DDP: Platinderivat; Zytostatikum (gehört zu den ▸Alkylanzien i.w.S.). ***NW:*** u.a. Nausea, Erbrechen, Diarrhö, Neuro-, Nierentoxizität, Knochenmarkdepression, Gehörschäden. E cisplatin.

**13-cis-Retinsäure:** ▸Isotretinoin.

**Cis|ter|na:** *Anatomie* »Zisterne«, Flüssigkeitsreservoir; z.B. *zytol* auch als Flüssigkeitsraum des endoplasmat. Retikulums. E cistern, cisterna. – **C. cerebello|medullaris:** die größte subarachnoidale Zisterne hinten zwischen Kleinhirn u. verlängertem Rückenmark (»Oblongata«) in Höhe des Foramen magnum. Steht durch die Apertura mediana mit dem IV. Hirnventrikel in Verbindung; ist der typische Ort für die ▸Subokzipitalpunktion. E cerebellomedullary c. – **C. chiasmatica:** die subarachnoidale Zisterne zwischen oberem Brückenrand u. Sehnervenkreuzung (s.a. ▸Chiasma). E c. of chiasma. – **C. chyli:** die hinter der Aorta in Höhe des 12. Brust-/1. Lendenwirbels gelegene spindelige Erweiterung des Ductus thoracicus an der Stelle der Vereinigung der Lymphstränge ▸Truncus intestinalis u. beide Trunci lumbales (aus Darm-, Bein-Lenden-Bereich). E chyle c. – **C. inter|peduncularis,** C. intercruralis: die subarachnoidale Zisterne im Bereich der Hirnschenkel. E interpeduncular c. – **C. nucleolemmae:** die perinukleäre Zisterne; der Flüssigkeitsraum um den Zellkern (zwischen äußerer Kernmembranschicht u. der – mit Poren versehenen – Membran des endoplasmat. Retikulums). E perinuclear space. – **Cisternae sub|arachno|idales:** mit Liquor cerebrospinalis gefüllte Erweiterungen des Subarachnoidalraumes; als größte die Cisterna cerebellomedullaris; ferner die C. fossae lateralis cerebri, chiasmatis u. interpeduncularis. E subarachnoidal cisterns.

**cis-trans-Isomerie:** die bei organischen Verbindungen mit Doppelbindung zwischen zwei substituierten C- bzw. N-Atomen vorkommende geometr. Isomerie (unterschiedl. sterische Anordnung [u. unterschiedliche physikal. u. chem. Eigenschaften]). Als *cis*-Form mit benachbarten Substituenten; als infolge größerer Symmetrie stabilere *trans*-Form mit entgegengesetzt angeordneten Subst. (s.a.Formeln). E cis-trans isomerism.

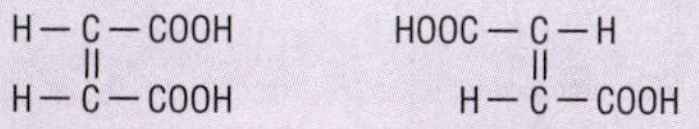

Maleinsäure (*cis*-Form) Fumarsäure (*trans*-Form)

**cis-trans-Isomerie.**

**Cis|tron:** *Genetik* als funktionelle Einheit (funktionelles ▸Gen) derjenige Teil des Chromosoms (bzw. der DNS), der den Aufbau einer Polypeptidkette steuert u. nur unverändert wirksam sein kann, wenn alle Untereinheiten (s.a. ▸Muton, ▸Recon) vollständig u. unverändert auf einem Chromosom liegen (*cis*-Konfiguration). S.a. ▸monocistronisch. E cistron.

**Citalopram:** selektiver ▸Serotonin-Wiederaufnahmehemmer; Antidepressivum. E citalopram.

**Citelli-Dreieck** (SALVATORE C., 1875–1947, ital. Otologe): ▸Sinus-Dura-Winkel (hier liegt evtl. als **C.-Zelle** eine relativ große »Zelle« des Pneumatisationssystems im Mastoidfortsatz). E Citelli's triangle.

**cito:** *Pharmazie* lateinische Rezepturanweisung: »schnell« bzw. **citissime** »schnellstens« (sofort)!. E immediately.

**Ci|to|chol-Reaktion:** *Serologie* eine Schnellreaktion (Flockungsreaktion) in Serum u. Liquor zur Serodiagnostik der Syphilis, ausgeführt mit Citochol® als lipoidhaltigem Antigen (cholesterinisierter alkohol. Rinderherzextrakt). E Sachs-Witebsky test.

**Ci|trat:** Salz der ▸Citronensäure. E citrate.

**Citrat|blut:** mit Natriumcitrat (3,8 %ige isotone Lösung) versetztes, infolge Calciumionenbindung ungerinnbares Vollblut (s.a. ▸Citratplasma). Verwendet für ▸Blutkörperchensenkungsreaktion, Gerinnungsproben, ▸Transfusion (als Frisch- oder Konservenblut, Letzteres mit ▸Stabilisator [▸ACD]; s.a. ▸Citratintoxikation; Gefahr einer Gerinnungsstörung [durch Hypokalziämie] oder des Kammerflimmerns). E citrated blood.

**Citrat|intoxikation:** Vergiftung durch Citronensäure oder deren Salze; führt durch Hypokalziämie zu Blutgerinnungsstörung (z.B. bei Massentransfusion von ▸Citratblut), evtl. zu ▸Tetanie. E citrate intoxication.

**Citrat|plasma:** durch Zusatz von Natriumcitrat ungerinnbar gemachtes Blutplasma (s.a. ▸Citratblut); z.B. für Bestimmung der ▸QUICK-Zeit. E citrated plasma.

**Citrat|zyklus,** Tricarbon-Zyklus, Zitronensäure-Zyklus, KREBS-Zyklus: bei allen Sauerstoff verbrauchenden Lebewesen mit der ▸Atmungskette (s.a. ▸Cytochrom) verbundener Zyklus im Zentrum des Stoffwechsels für den unter Wasser- u. $CO_2$-Bildung erfolgenden, Energie liefernden, oxidativen Abbau zugeführter ▸Kohlenhydrate, Fette u. Eiweiße (Schema), der direkt oder indirekt mit Ab-, Um-, Aufbauwegen aller Stoffgruppen zusammenhängt (wie u.a. aus den Schemata ▸Glucose, ▸Fettsäuren, ▸Fette ersichtlich). Die Enzymsysteme des C. befinden sich in subzellulären Strukturen (v.a. Mitochondrien). Eingangsreaktion ist die Bildung von Zitronensäure über Acetyl-CoA-Oxalacetat-Umsetzung. Die Gesamtreaktionsfolgen sind wie folgt formulierbar: Acetyl-CoA + 3 $NAD^+$ + FAD + GDP + (P) + 2 $H_2O$ → 2 $CO_2$ + CoA + 3 ($NADH + H^+$) + $FADH_2$ + GTP [(P) = Phosphat]. E citric acid cycle, tricarboxylic acid cycle.

**Ci|trin:** *Biochemie* ein ▸Bioflavonoid. E citrin.

**Ci|tro|bacter:** die »Ballerup-Bethesda-Gruppe« [Enterobacteriaceae]; aerobe, gramneg., bewegl. Stäbchen;

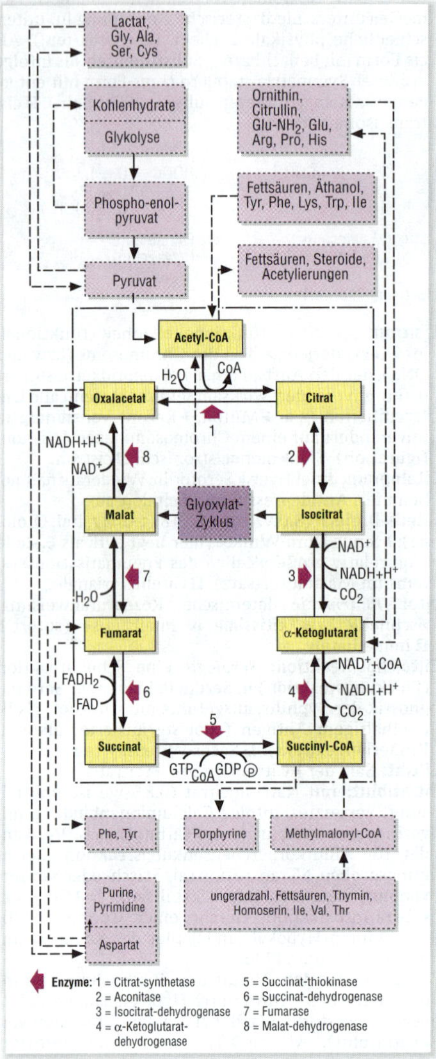


**Citratzyklus.**

ubiquitär im Verdauungstrakt; bedingt pathogen. U.a. mit der Art **Citrobacter freundii**, einem potentiellen Hospitalismuskeim, der Wundinfektionen verursachen kann.

**Citronensäure,** $CH_2(COOH)·C(OH)(COOH)·CH_2(COOH)$, Zitronensäure, Acidum citricum: Tricarbonsäure des Intermediärstoffwechsels (▸Citratzyklus). – Salze: Citrate. *pharm* ***Anw.*** als Ansäuerungsmittel, z.B. zur Auflösung u. Sekundärprophyl. von Nierensteinen. **E** citric acid.

**Citro|vorum-Faktor:** ältere Bez. für das Folsäurederivat ▸Formyltetrahydrofolsäure als den für Leuconostoc citrovorum essentiellen Wachstumsfaktor.

**Citrulin,** (S)-(+)-α-Amino-δ-ureidovaleriansäure: pflanzliche u. tierische Aminosäure (in hoher Konzentration enthalten in der – namengebenden – Wassermelone **Citrullus vulgaris**). Zwischenprodukt im Harnstoffzyklus. *pharm* ***Anw.*** als Hepatikum. **E** citrulline.

**Citrullin|ämie, -urie:** autosomal-rezessiv erbliche ▸Enzymopathie mit Störung des Umbaus von Citrullin zu Argininbernsteinsäure, da die Aktivität der Argininbernsteinsäure-synthetase (Argininosuccino-Synthetase, ASS; sie wird kodiert von Genen auf mind. 8 Chromosomen) verringert ist. Der Enzymdefekt bewirkt eine Anhäufung von ▸Citrullin u. Ammoniak in Plasma, Liquor u. Harn. Die ▸Hyperammonämie führt zu Mikrozephalie, komatösen Zuständen, Oligophrenie, Ataxie u. Erbrechen. **E** citrullinemia, citrullinuria.

**Ci|trus:** *Botanik* Gattung der Rutaceae; z.B. **C. Aurantium variatio amara** (= Pomeranze oder bittere Orange), **C. Au. var. dulce, C. sinensis** (= Apfelsine), **C. maxima** (= Pampelmuse), **C. medica** (= Zitrone), **C. nobilis** (= Mandarine), **C. paradisi** (= Grapefruit).

**CJD, CJK:** Abk. für **C**reutzfeldt-**J**akob-**d**isease (▸CREUTZFELDT-JAKOB-Krankheit).

**CK,** Abk. für **C**reatin**k**inase, Kreatinkinase, Creatinphosphokinase, Abk. CPK: eine ATP-spezifische Kinase (ein zytosolisches Enzym: CKc), die obligat magnesium- bzw. manganabhängig die LOHMANN-Reaktion katalysiert (s. Abb.). ***Normwerte:*** bei Männern < 80 U/l, bei Frauen < 70 U/l. CK besitzt Isozyme mit unterschiedlicher Beweglichkeit bei der Elektrophorese. Diese bestehen aus den Untereinheiten B, M u. Mi (BB-Typ = CK I = Gehirntyp; MB-Typ = CK II = Herzmuskeltyp; MM-Typ = CK III = Muskeltyp; MiMi-Typ: lokalisiert an der Außenseite der inneren Mitochondrienmembran). Der MB-Typ ist diagnostisches Leitenzym für Myokardinfarkt (▸CK-MB), der MM-Typ für die infantile Form der progressiven Muskeldystrophie (▸Dystrophia musculorum progressiva myopathica). **E** creatine kinase, creatine phosphokinase.

$$\text{Creatin} + \text{ATP} \underset{\text{II}}{\overset{\text{I}}{\rightleftharpoons}} \text{Creatinphosphat} + \text{ADP}$$

**CK:** LOHMANN-Reaktion.

**CK-MB:** ein Isoenzym der **C**reatin**k**inase (▸CK), wobei **M** für muscle u. **B** für brain steht. Vorkommen v.a. im Herzmuskel. Erhöhte CK-MB-Werte finden sich innerhalb von 4 – 8 Stunden nach einem Myokardinfarkt als Ausdruck der Herzmuskelnekrose; Maximum des Anstiegs nach ca. 20 Stunden. Nachweis durch Elektrophorese; Normwerte: ≦12,0 U/l bzw. ≦10 % der CK. S.a. ▸Myokardinfarkt.

**CKR:** Abk. für **C**hemo**k**in-**R**ezeptoren (s.a. ▸Chemokine).

**Cl:** Kurzzeichen für *chem* ▸**Chl**or, *physik* **Cl**ausius (Einheit der Entropie), *labor* ▸**Cl**earance (z.B. $Cl_{In}$, $Cl_u$ = Inulin- bzw. Harnstoff-Clearance).

**Cla|dio|sis:** *Mykologie* ▸Kladiose.

**Clado|phialo|phora:** *Mykologie* früher zu ▸Cladosporium gerechnete Pilzgattung. Als Krankheitserreger **C. bantiana** (wurde bei Hirnabszess u. -mykosen in den USA u. im Kongo isoliert) u. **C. carrionii** (ein Erreger von ▸Chromomykose).

**Cla|do|spo|rio|sis:** *Mykologie* Erkrankung durch ▸Cladosporium. **E** cladosporiosis.

**Clado|sporium:** *Mykologie* Schimmelpilz-Gattung [Dematiaceae] mit septiertem Myzel u. ein- bis zweizelligen, dunklen Konidien; meiste Arten als Saprophyten u. Pflanzenparasiten, einige jedoch als Krankheitserreger (Cladosporiose) nachgewiesen, so z.B. **Cl. bantianum** s. tricho|ides (▸Cladophialophora bantiana), **Cl. carrio|nii** (= Cladophialophora carrionii, Erreger von ▸Chromomykose), **Cl. mansonii** (= Exophiala castellanii = Microsporum mansonii, Erreger von Hautmykose), **Cl. penicillio|ides** (aus geschwürig gummösen Hautknötchen isoliert), **Cl. werneckii** (= Hortaea werneckii, Erreger von ▸Tinea nigra [Cladosporiosis epidermica] im trop. Brasilien).

**Cladribin:** ein Purin-Analogon; ▸Antimetabolit; ***Anw.*** als Zytostatikum, Immunsuppressivum. **E** cladribin.

**Clam-Ileozystoplastik:** operative Methode der Blasenaugmentation mit Einnähung eines Darmstückes (Ileum) zwischen den beiden Blasenostien; ***Anw.*** bei neurogenen Blasenentleerungsstörungen.

**Clamping** *(engl. = abklemmen):* klin. Begriff für die Symptome, die nach intraoperativem Abklemmen eines Blutgefäßes entstehen können (sog. **Clamping-Syndrom**), z.B. abrupte Blutdruckspitzen beim Abklemmen der Aorta in suprarenalen Abschnitten bei Gefäßoperationen. S.a. ▸Declamping.

**Clapotement** *(franz.):* »Plätschergeräusch« (z.B. des Magens). E clapotage, clapotement.

**Clara-Zellen** (MAX C., 1899–1966, Anatom, Leipzig, München, Istanbul): ▸Nischenzellen. E Clara cells.

**Clarithromycin:** ein ▸Makrolid-Antibiotikum. E clarithromycin.

**Clark II:** der chem. Kampfstoff (Gas) Diphenylcyanoarsin.

**Clarke-Bündel** (JACOB AUGUSTUS LOCKHART C., 1817–1880, Neurologe, Histologe u. Physiologe, London; BENEDICT ST., 1810–1879; dt. Anatom u. Chirurg): *Anatomie* ein Nervenfaserbündel im Brust- u. oberen Lendenteil des Rückenmarks, das – als Tractus spinocerebellaris posterior – den ▸Nucleus dorsalis (»**C.-Stilling-Säule**«) mit dem Fasciculus cuneatus verbindet. E Clarke's bundle.

**Clarke-Howel-Evans-McConnell-Syndrom,** ektodermale Dysplasie Typ III: (1957) seltene, familiäre Verhornungsstörung i.S. palmoplantarer ▸Keratosen, verbunden mit ▸Hyperhidrose. Manifestiert sich erst in der Pubertät u. ist in ca. 30 % später kombiniert mit einem Ösophaguskarzinom. Der zugrunde liegende Gendefekt ist auf Chromosom 17q23-qter lokalisiert. E Clarke-Howel syndrome.

**Clark-Level** (WALLACE H. C. jr., geb. 1924, amerik. Hautarzt): Eindringtiefe (Invasionslevel) des malignen ▸Melanoms (dort Tab.). Wird i.d.R. gemeinsam mit dem ▸BRESLOW-Level (Tumordicke) bestimmt. E Clark's level.

**Clasma...:** ▸Klasma...

**Clas|to|thrix:** *Dermatologie* ▸Trichorrhexis nodosa. E clastothrix.

**Clauberg-Nährboden** (KARL-WILHELM C., 1893–1985, Bakteriologe, Berlin), C.-Platte: N. zur Züchtung u. Differenzierung von Corynebacterium diphtheriae. Wesentlicher Bestandteil ist Kaliumtellurit. E Clauberg's culture medium.

**Claude(-Loyez)-Syndrom** (HENRI CHARLES J. C., 1869–1945, Nervenarzt, Paris): das »untere Syndrom des ▸Nucleus ruber« bei örtlich begrenzter Schädigung des »Roten Kerns« infolge Durchblutungsstörung, Entzündung oder Tumor. ***Klinik:*** gleichseitige Okulomotoriuslähmung, kombiniert mit Halbseitenlähmung (Hemiparese, -rigor, -ataxie) u. Intentionstremor auf der gegenseit. Körperhälfte; ein Teilsyndrom des ▸BENEDIKT-Syndroms. E Claude's syndrome.

**Clau|di|ca|tio** *(latein.):* Hinken. Die Unregelmäßigkeit des Gehens, i.w.S. einer anderen Körperfunktion. E claudication. – **Cl. intermittens,** CHARCOT-Syndrom I: *Angiologie* das als FONTAINE-Stadium II der arteriellen Durchblutungsstörung oder Verschlusskrankheit des Beines (s.a. ▸Endangitis obliterans) definierte, zu Gehpausen zwingende, vorübergehende = »intermittierende« Hinken infolge der durch Sauerstoffnot (▸Hypoxie) bedingten Muskelschmerzen des Beines. E intermittent cl. – **Cl. i. der Cauda equina:** *Neurologie* Schmerzen u. Missempfindungen im Bereich der ▸Dermatome des Sakralteils des Rückenmarks, die nach einer gewissen Gehstrecke auftreten u. beim Stehenbleiben schwinden; z.B. neurolog. Syndrom bei lumbalem ▸Bandscheibenprolaps. E intermittent cl. of the cauda equina. – **Cl. i. cerebralis:** *Neurologie* Schwindel, Kopfschmerz, flüchtige Bewusstseinsstörungen u. Lähmungen als transitorische ischäm. Attacke bei essentieller Hypertonie. E cerebral cl. – **Cl. intestinalis:** krampfartige oder dumpfe Schmerzen im Abdominalbereich, die beim Gehen auftreten u. bei Belastungsabbruch abklingen. ***Pathogen.:*** Blutentzug aus den Darmarterien bei Verschlüssen der terminalen Aorta abdominalis u. Kollateralisation über die Mesenterialarterien. – **Cl. masticatoria,** Dysbasia mast.: Kaumuskelschwäche bei Aortenbogensyndrom. E masticatory cl. – **Cl. spinalis intermittens:** Durchblutungsnot im thorakalen Rückenmark als ▸Steal-Effekt in der Folge der Beanspruchung der Beine bei Aortenstenose. E spinal intermittent cl. – **Cl. venosa intermittens:** ▸Achselvenensperre.

**Claus|tro...:** ▸Klaustro...

**Claus|trum,** Nucleus taeniaeformis: eine dünne Schicht grauer Substanz (v.a. Spindelzellen) in der äußeren Markkapsel des Linsenkerns; Bedeutung unbekannt. E claustrum of insula.

**Cla|va** *(latein. = Keule):* ▸Tuberculum nuclei gracilis. E clava.

**clavatus** *(latein.):* keulen-, knotenförmig. E clavate, club-shaped.

**Cla|vi|ceps purpurea:** ein v.a. auf Roggen(blüten) parasitierender Pilz [Ascomycetes], dessen Sporen bildende Dauerform (Sklerotium), das sog. Mutterkorn, therapeutische Anw. findet (▸Secale cornutum).

**Cla|vi|cu|la,** Klavikel: das Schlüsselbein; der beidseitige, zum Schultergürtel gehörende S-förmige Knochen mit endständigen Gelenkflächen für Brustbein u. Schulterblatt (Articulatio sterno- bzw. acromioclavicularis). S.a. ▸Klavikul... E clavicle, collarbone.

**clavicularis** *(latein.):* zum Schlüsselbein gehörend. E clavicular.

**Clavulansäure:** ▸β-Lactamase-Inhibitor. E clavulanic acid.

**Cla|vus,** Klavus, Hühnerauge, Leichdorn: durch chronischen Druck auf knochennahe Haut bedingte, umschriebene, meist schmerzhafte Hornschichtverdickung (Hyperkeratose) einer Zehe mit zentralem, von der Verhornung in die Tiefe gerichtetem Sporn (im Gegensatz zur einfachen Schwiele). S.a. ▸Verruca vulgaris (Dornwarze). E clavus, corn. – **Cl. syphiliticus:** einem ▸Clavus evtl. sehr ähnliches, lichenoides, papulöses Syphilid der Handteller u. Fußsohlen mit bröckeliger Hornkappe.

**Clayton-Operation:** Vorfußkorrektur bei rheumatischer Verbildung der Zehen (Zehenabduktion). Resektion der Metatarsalköpfchen I–V u. der Basen der entsprechenden Phalangen.

**CLB:** Abk. für ▸**Chl**oram**b**ucil.

**CLD** *(engl.)* Abk. für certain **l**ethal **d**ose: sicher letale Dosis = $DL_{100}$.

**Clearance** *(engl. = Klärung, Reinigung): Physiologie* Entfernung einer bestimmten exogenen oder endogenen Substanz aus dem Blut als spezifische Leistung eines Ausscheidungsorgans (z.B. renale Cl.). Darüber hinaus Bez. für den Klärwert, also die (Plasma-)Menge, die von der Substanz pro Zeiteinheit befreit wird. Ferner Bez. für einen Stoff-Transfer von Blut in das Gewebe u. umgekehrt (z.B. ▸Eisen-Clearance bzw. ▸Gewebsclearance) sowie für die Tests zur Bestimmung des Klärwerts als Funktionsproben unter Verwendung von Testsubstanzen bekannten Ausscheidungsverhaltens (s.u. ▸Cl., renale). – **Cl., renale:** Clearance als Nierenleistung; i.e.S. der entsprechende Klärwert. Ist definiert als dasjenige Blutplasma-Volumen (in ml), das pro Minute durch die Nierenfunktion von einer bestimmten harnfähigen Substanz vollständig befreit wird (Volumenklärrate); s.a. Formel. Wird klinisch bestimmt entweder im Standardverfahren, d.h. unter Anw. einer Dauertropfinfusion (mit deren Hilfe eine konstante Plasmakonzentration i.S. eines »steady state« erzielt wird) oder aber als »Cl. im Slope«, d.h. als Bestimmung der Halbwertszeit bei fallender Konzentration nach einmaliger Injektion der Testsubstanz (z.B. 131J-Hippuran [Bestg. durch Radioaktivitätsmessung]). Unterschieden werden die glomeruläre Cl. als Cl. von Substanzen, die in den Tubuli weder ausgeschieden noch rückresorbiert werden (z.B. Mannit, Natriumthiosulfat [»Thiosulfat-Cl.«], Inulin, Polyfructosan S, Creatinin) und die tubuläre Cl. als Cl. von Substanzen, deren Ausscheidung nur durch die Tubuli erfolgt (z.B. die p-Aminohippursäure =

$$C = \frac{U \cdot V}{P}$$

**Clearance, renale:** U = Harnkonzentration, V = Harnminutenvolumen, P = Plasmakonzentration.

PAH). Bei beginnender Niereninsuffizienz sind die Fremdstoffe nutzenden Clearance-Methoden weniger aufschlussreich; werden durch Clearance endogen entstandener Substanzen ersetzt (endogene Cl.; z. B. als Creatinin-, Harnstoff-Cl.; wird durch die aufgrund verabfolgter Infusionslösungen gesteigerte Diurese nicht beeinflusst). – Als osmolale Cl. wird das Plasmavolumen bezeichnet, das in 1 Min. von osmotisch aktiven Bestandteilen befreit wird, als osmolare Cl. die – weitgehend von der Diuresegröße abhängige – Cl. der im Glomerulusfiltrat vorhandenen gelösten Stoffe (beim Erwachsenen 2–3 ml/Min./1,73 m2 Körperoberfläche). E renal cl.

**Cleaves-Syndrom:** aseptische Knochennekrose der Apophyse des Acromions.

**Cleido...** *(griech. kleis, kleidos = Schlüssel):* Wortteil »Schlüsselbein« (▸Clavicula), ▸Kleido...

**Clemastin:** $H_1$-Rezeptorenblocker (s. u. ▸Antihistaminica). E clemastin.

**Clemizol-Penicillin:** ein Depotpenicillin (s. u. ▸Penicillin). E clemizole penicillin.

**Clenbuterol:** ein ▸Betasympathomimetikum; ***Anw.*** als Broncholytikum bei obstruktiven Atemwegserkrankungen.

**Click** *(engl. = Knacken):* **1)** jeder hochfrequente kurze, scharfe Extraton am Herzen; z. B. der frühsystolische »ejection click« (▸Austreibungston); z. B. beim Mitralklappenprolapssyndrom; mittel- oder spätsystolisch. **2)** als »Knacks« ein stoßförmiger Schall mit zahlreichen Frequenzen (Rechteckimpuls mit niedriger Amplitude).

**Clifford** (Stewart Holton C., geb. 1900, Pädiater, Brookline/Mass.). – **C.-Syndrom:** Krankheitsbild beim Neugeborenen als Folge einer plazentaren Dysfunktion bei ▸Übertragung (1). Stadieneinteilung I–III nach C. – **C.-Zeichen:** erschwerte Ektropionierung des Oberlides bei ▸Basedow-Krankheit. E Clifford's sign.

**Climacter, Climacterium, Climax:** ▸Klimakterium. E climacteric.

**Clindamycin:** Lincosamid-Antibiotikum (▸Lincosamide); ***Anw.*** v. a. gegen Anaerobier, Staphylokokken u. Streptokokken. E clindamycin.

**Clinistix®:** Teststäbchen (o-Toluidin u. Glucoseoxidase) zum Glucose-Schnellnachweis im Harn.

**Clinitest®:** Testtabletten zur halbquantitativen Schnellbestg. von Harnzucker (bis 0,25 %).

**clinoideus** *(latein.):* geneigt, gekrümmt; z. B. ▸Processus clinoideus.

**Clioquinol:** Antiseptikum. E clioquinol.

**Clip,** Klipp: *Chirurgie* Klemme, Klammer; z. B. Nasen-, Katheter-, Tuch-, Zangen-, Kava-Cl. sowie – als Clip i. e. S. – der Titan(draht)klipp (für Blutgefäßabklemmung).

**CLIS,** Abk. für **C**arcinoma **l**obulare **i**n **s**itu, Abk. LCIS: *Pathologie* intraazinäre Epithelzellproliferation der Brustdrüse mit zellulären u. nukleären Atypien, jedoch ohne Stromainvasion. Wird heute (im Gegensatz zum ▸CDIS [dort Abb.]) nicht mehr als Präkanzerose aufgefasst, sondern als Hinweis auf ein erhöhtes Karzinom-Risiko (ohne lokalisatorische Beziehung zum CLIS).

**Clitoris:** der »Kitzler« als der dem Penis entsprechende erektile Teil des weibl. Genitales. Enthält zwei Schwellkörper, die sich zu der schleimhautüberzogenen, an Nervenendkörperchen reichen Glans clitoridis vereinigen. E clitoris.

**Clivus** *(latein.):* Hügel, Abhang; z. B. *anat* der **Cl. Blumenbachii** der hinteren Schädelgrube, unterteilt in den **Cl. ossis sphenoidalis** (die Sattellehne des Keilbeinkörpers) u. **Cl. ossis occipitalis** (die Pars basilaris des Hinterhauptsbeines vor dem Foramen magnum). E clivus.

**Clivuskantensyndrom:** Augenmuskelstörungen durch Kompression des N. oculomotorius unmittelbar nach dessen Austritt aus dem Hirnstamm; v. a. Mydriasis auf der Kompressionsseite; Ursache: häufig Tumoren.

**CLL:** Abk. für chronische lymphatische ▸Leukämie.

**Cloaca:** *Embryologie* die ▸Kloake. E cloaca. – **Cl. congenitalis, Cl. persistens:** Fehlbildung i. S. des Fortbestehens der embryonalen Kloake: gemeinsame Öffnung des Mastdarms u. des Harn-Geschlechts-Traktes. E persistent c. – **Cl. urogenitalis:** *Pathologie* Fehlbildung i. S. einer unvollständigen Trennung der Harnröhre von der Scheide; z. B. beim adrenogenitalen Syndrom. E congenital urogenital c.

**Clobazam:** ein ▸Benzodiazepin; Tranquilizer. E clobazam.

**Clobetasol:** ein halogeniertes ▸Glucocorticoid zur topischen Anw. E clobetasol.

**Clobetason:** ein halogeniertes ▸Glucocorticoid zur topischen Anw. E clobetasone.

**Clobutinol:** ein nichtopioides ▸Antitussivum. E clobutinol.

**Clocortolon:** ein halogeniertes ▸Glucocorticoid zur topischen Anw. E clocortolone.

**Clodronsäure:** ▸Bisphosphonat; ***Anw.*** als Osteolyse-Hemmstoff bei Knochenmetastasen.

**Clofibrat:** Äthylester der Clofibrinsäure (= Ac. clofibricum); obsoleter ▸Lipidsenker. E clofibrate.

**Clofibrinsäure-Derivate:** ▸Lipidsenker; (Gruppe von Aryloxyalkancarbonsäure-Verbindungen). ***Wirkst.:*** Hauptsubstanzen sind ▸Etofibrat u. ▸Etofyllinclofibrat; ***Anw.*** zur Ther. schwerer Hypertriglyceridämien, Hypercholesterinämien u. kombinierter Formen.

**Clomethiazol:** Hypnotikum u. Antikonvulsivum (Thiazol-Derivat). ***Anw.*** v. a. zur stationären Kurzzeit-Ther. von Entzugserscheinungen nach chron. Alkoholabusus, ferner bei Erregungszuständen. ***NW:*** ausgeprägte Atem- u. Kreislaufdepression.

**Clomifen-Test:** Funktionsprüfung hypophysärer Gonadotropine (FSH, LH) durch Gabe der ovulationsauslösenden Substanz **Clomifen**, die kompetitiv die Östrogenrezeptoren im Zwischenhirn hemmt (»Antiöstrogen«). E clomiphene test.

**Clomipramin:** ein trizyklisches ▸Antidepressivum (substituiertes Iminodibenzyl-Derivat). ***NW:*** häufig Muskelkrämpfe, deutliche anticholinergische NW, orthostatische Hypotonie. E clomipramine.

**Clon:** ▸Klon. E clone.

**clonal selection theory** *(engl.): Immunologie* (Burnett) Klonenselektionstheorie. S. u. ▸Selektionstheorie.

**Clonazepam:** Benzodiazepin-Derivat (▸Benzodiazepine); ***Anw.*** als Antiepileptikum. E clonazepam.

**Clonidin:** Antisympathotonikum mit Imidazolin-Struktur; $\alpha_2$-Rezeptor-Agonist (prä- u. postsynaptisch). ***Wirkung:*** senkt den peripheren Sympathikus-Tonus (Haupteffekt des C.). Bewirkt Blutdrucksenkung aufgrund absinkenden Herzzeitvolumens u. – bei längerer Medikation – durch Verminderung des peripheren Gefäßwiderstandes; zugleich verminderte Renin-Ausschüttung mit Abnahme von Angiotensin II im Blutplasma unter Freisetzung von Aldosteron aus der Nebennierenrinde. ***Anw.*** lokal bei Glaukom, systemisch bei Hypertonie, ferner bei Migräne sowie zur symptomat. Ther. bei Entzugssymptomatik. ***NW:*** Müdigkeit, Sedation, Verstärkung vorbestehender Herzrhythmusstörungen, Mundtrockenheit (über Hemmung der Freisetzung von Acetylcholin). Rebound-Phänomen nach plötzl. Absetzen!. E clonidine.

**Clonorchiasis, Clonorch(i)osis:** Befall der Gallengänge, seltener der Gallenblase u. Pankreasgänge, durch die ▸Wurmeier des Chinesischen Leberegels Opisthorchis (**Clonorchis sinensis**). Führt zu Erweiterung der Gallengänge, fibröser Wandverdickung, Epithelwucherung, evtl. zu Leberzirrhose. ***Klinik:*** im chronischen Stadium Inappetenz, Druckgefühl im Oberbauch, Blähungen, Obstipation oder Durchfälle, leichter Ikterus, Abmagerung, Ödeme, Aszites, Blutungen. **E** clonorchiasis.

**Clọ|nus:** *Neurologie* ▸Klonus. **E** clonus. – **Cl. uteri:** in dichter Folge auftretende Krampfwehen unter der Geburt, z.B. nach Wehenmittelüberdosierung. Kann in einen ▸Tetanus uteri übergehen (bd. Formen gefährden das Kind durch mangelnde Blutzufuhr zur Plazenta).

**Clopamid:** ein Saluretikum (▸Benzothiadiazin-Derivat). **E** clopamide.

**Clopidogrel:** ein ▸Thrombozytenaggregationshemmer. **E** clopidogrel.

**Cloprednol:** ein halogeniertes ▸Glucocorticoid zur systemischen Anw. **E** cloprednol.

**Cloquẹt** (1) Jules G. Cl., 1790–1883, Arzt, Paris; 2) Hippolyte Cl., 1787–1840, franz. Anatom). – **Cl.-Drüse** (Jules G. Cl.): ▸Rosenmüller-Drüse (2). **E** node of Cloquet. – **Cl.-Fraktur** (Jules G. Cl.): ▸Shepherd-Fraktur. – **Cl.-Hernie** (Jules G. Cl.): ▸Hernia femoralis pectinea. **E** Cl.'s (crural) hernia. – **Cl.-Kanal** (Jules G. Cl.): **1)** der ▸Canalis femoralis als Bruchkanal der Schenkelhernie. **E** Cl.'s canal. **2)** Canalis hyaloideus: Rest der Glaskörperarterie im Glaskörper. – **Cl.-Ligament** (Jules G. Cl.): bandartiger Rest des Processus vaginalis peritonei, der den Hoden (die Tunica vaginalis testis) mit dem Bauchfell verbindet. **E** Cl.'s ligament. – **Cl.-Raum** (Hippolyte Cl.): kreisförm. Raum zwischen Zonula ciliaris u. Glaskörper. – **Cl.-Septum** (Jules G. Cl.): ▸Septum femorale.

**Clorofen:** ein Desinfektionsmittel. **E** clorofen.

**Clos|ing-in** *(engl.): Neurologie* Verlust des Raumsinnes beim Zeichnen, Schreiben als Apraxie-Symptom.

**Clostebol:** ein ▸Anabolikum. **E** clostebol.

**Clos|trịdium:** eine ubiquitäre, anaerobe, grampos., Sporen bildende Bakteriengattung [Bacillaceae], deren – durchweg große – Arten (bis auf Cl. perfringens) beweglich sind. Natürlicher Siedlungsort: Erdreich, Verdauungstrakt von Mensch u. Tieren. – Einige Arten sind nur tierpathogen bzw. Fäulniserreger. – **Cl. botulịnum,** Bacillus botulinus: Cl. mit starkem, neurotropem Ektotoxin (▸Botulinustoxine). Erreger des ▸Botulismus, u. zwar beim Menschen v.a. die Typen A, B u. E (C u. D bei Vögeln bzw. Rind); die Gifte lassen sich jeweils nur durch das spezif. Antitoxin neutralisieren. – **Cl. chau|vo|ẹi,** Cl. anthracis-symptomatici: ein für Meerschweinchen, Mäuse, Kaninchen u. Hamster pathogenes Cl., das ein schwaches Toxin bildet. Ist der Erreger von Rauschbrand bei Rind u. Schaf. – **Cl. difficile:** ein Cl., das mindestens 2 Exotoxine bildet (Toxin A, ein stabiles Enterotoxin u. Toxin B, ein hitzelabiles Zytotoxin), das bei Antibiotikatherapie die anderen Darmkeime überwuchern u. eine pseudomembranöse ▸Enterokolitis auslösen kann. – **Cl. fạllax:** ein Fäulniserreger u. schwacher Toxinbildner. – **Cl. haemo|lyticum:** ein für Meerschweinchen u. Kaninchen pathogenes Cl. – **Cl. histo|lyticum:** ein aerotolerantes, unter aeroben Bedingungen keine Sporen bildendes Cl., das 3 Toxine verschiedener Antigenität bildet; ein seltener, besonders gefährlicher Gasbranderreger. – **Cl. nọvyi,** Cl. oedematiens: als Typ A (Gasbranderreger), B (Bacillus gigas; tierpathogen) u. C (Cl. bubalorum; tierpathogen) vorkommendes Cl.; die Differenzierung der Typen erfolgt anhand des Nachweises des spezif. Toxins (α, γ, δ, ε) sowie anhand der Kultur, der Dampfresistenz der Sporen u. des Tierversuchs. – **Cl. per|frịn|gens,** Welch-Fraenkel-Bazillus: ein unbewegl., kurzes, dickes Cl. mit thermoresistenten Sporen. Seine Typen A–F bilden charakteristische ▸Toxine, deren jedes aus mehreren Partialgiften besteht, die teils hämo- oder zytotoxische, teils allgemeingiftige Eigenschaften haben (z.B. α-Toxin = Lecithinase; κ-T. = Gelatinase; λ-T. = Proteinase). Typ A (Bacillus perfringens, Bacterium welchii) ist der klassische Gasbranderreger (wird ferner bei Lebensmittelvergiftungen gefunden), der durch starke Lecithinase-

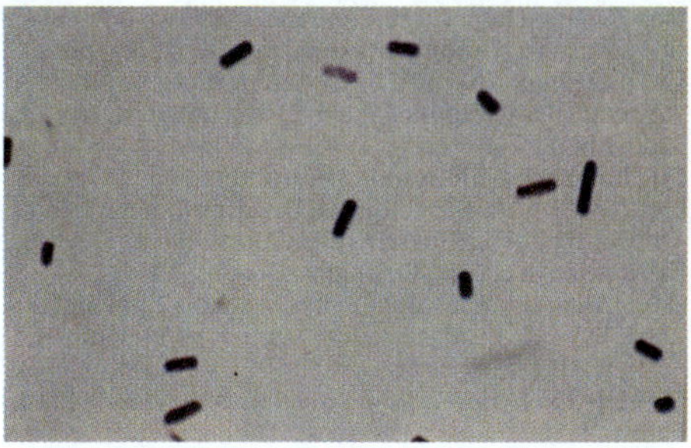

**Clostridium perfringens:** plumpe, grampositive Stäbchen (mikroskopisches Präparat). [479]

bildung auf eigelbhaltigen Nährböden erkennbar ist. Die Typen B–E sind tierpathogene Erreger; der Typ F (Bacillus enterotoxicus) erregt Darmbrand beim Menschen. – **Cl. sẹpticum,** Cl. oedematis maligni, Pararauschbrandbazillus: ein Gasbranderreger bei Mensch u. Tier (z.B. Rind, Schaf). – **Cl. tẹtani,** Tetanus-Bazillus: Erreger des Wundstarrkrampfes (▸Tetanus); lebhaft bewegliches Stäbchen mit typischer »Trommelschlägelform« durch endständige Sporen; bildet ein stark wirkendes, thermolabiles ▸Ektotoxin, bestehend aus Tetanospasmin (neurotrop) u. -lysin (hämotoxisch). Nachweis durch Kultur, Tierversuch an Meerschweinchen oder Maus (»Robbenstellung«). Kommt verbreitet im Stuhl des Menschen u. zahlreicher Tiere sowie in der Erde vor.

**Clostridium-histolyticum-Collagenase:** ein enzymatisches Wundreinigungsmittel.

**Clot** *(engl. = Klumpen):* Gerinnsel, Blutgerinnsel. – **Clot-Resistance-Test:** Prüfung des Blutgerinnselwiderstandes. Manschettenstau (100 mm Hg) von 3 Min. Dauer nach Stillstand der (zur Bestimmung d. Blutungszeit durch Stich gesetzten) Blutung bewirkt bei ▸Hämophilie eine erneute Blutung.

**Clotrimazol:** lokales Antimykotikum (Imidazol-Derivat) mit breitem Wirkungsspektrum (Dermatophyten, Hefen u. Schimmelpilze). **E** clotrimazole.

**Clọward-Operation:** eine die Halswirbelsäule ventral fixierende (»Verblockung«) u. dadurch entlastende Op. bei mechanisch bedingten medullären Syndromen (z.B. bei Bandscheibenerkrankungen, nach HWS-Verletzungen). **E** Cloward's procedure.

**Clozapin:** trizyklisches ▸Neuroleptikum (Phenothiazin-Derivat). **E** clozapine.

**clue cells** *(engl.):* sog. Schlüssel- oder Hinweiszellen; Epithelzellen des Vaginalsekrets mit dichtem Bakterienrasen und fehlenden Zellgrenzen im Nativpräparat; typisch für das Vorliegen einer ▸Vaginose (bakterielle Infektion der Scheide durch z.B. Chlamydien, Gardnerella vaginalis oder Anaerobier).

**Clụmping** *(engl.):* Verklumpung, ▸Agglutination.

**Clụnes** *(latein.):* Hinterbacken, Gesäß (▸Nates). **E** clunes, buttocks, nates.

**Clụster** *(engl. = Gruppe, Traube):* **1)** ungeordneter Zellhaufen, speziell beim infiltrativen Krebswachstum. **2)** anfallsweise auftretende Symptomatik, z.B. **cl. headache** (phasenhaft verlaufende Kopfschmerzanfälle einer Gesichtshälfte, die in Gruppen periodisch gebündelt, meist Tage hintereinander, zur selben Uhrzeit auftreten; oft gleichzeitig mit vegetativen Störungen der betroffenen Gesichtshälfte; s.a. ▸Erythroprosopalgie [Bing], Erythromelalgie, Histaminkopfschmerz [Horton]). **3)** die sich aus der »Lateraldiffusion« der Proteine oder Lipide im Rahmen der Zellmembrandynamik ergebenden Bereiche von Molekülgruppen (als Lipid-Cl.; Phosphatidylserin-, Phosphatidylcholin-Cl.; auch Misch-Cl.). Die Bildung wird evtl. durch 2-wertige Ionen angeregt u. stabilisiert. – **cluster of differentiation:** ▸CD.

**Clụstering** *(engl.):* Bildung von ▸Clustern (3).

**Cm:** Kurzzeichen für **1)** *Chemie* Curium. **2)** *(engl.):* clearance maximum (Maximalwert der Clearance).
**CMF-Schema:** Abk. für ▸Polychemotherapie mit den Zytostatika Cyclophosphamid, Methotrexat, 5-Fluorouracil.
**CMFT:** s.u. ▸Cardiolipin-Flockungstest.
**CMI** *(engl.)* Abk. für cell-mediated immunity: zellvermittelte oder zelluläre ▸Immunität.
**C-Mitose:** Abk. für ▸Colchicinmitose.
**CML:** Abk. für chronische myeloische ▸Leukämie. – **CML-BC:** CML-Blasenkrise (s.u. ▸Myeloblastenschub). E blast crisis.
**CMML:** Abk. für chronische myelomonozytäre ▸Leukämie.
**CMP:** Abk. für ▸Cytidinmonophosphat.
**CMV:** Abk. für das Cytomegalie-Virus (▸Zytomegalie).
**Cnemido|coptes:** *Helminthologie* ▸Knemidokoptes.
**C3-Nephritis-Faktor,** Abk. C3NeF: ein bei Personen mit membranoproliferativer Glomerulonephritis Typ II vorkommender Autoantikörper (IgG3); führt zur Aktivierung des Komplementsystems über den alternativen Weg.
**Cnicus benedictus,** Benediktenkraut: Heilpflanze mit nachgewiesener Wirkung bei Appetitlosigkeit und dyspeptischen Beschwerden. ***Kontraind.:*** Allergie gegen Korbblütler.

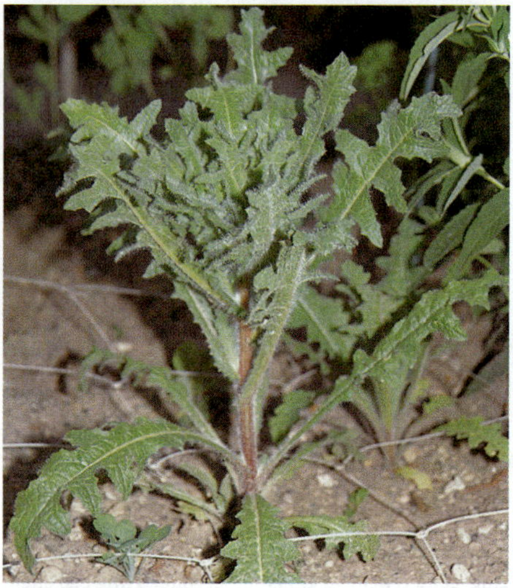

**Cnicus benedictus.** [399]

**CO:** *Chemie* Abk. für ▸Kohlenmonoxid.
**$CO_2$:** *Chemie* Abk. für ▸Kohlendioxid; s.a. ▸Kohlensäure. E carbon dioxide.
**C.O.,** Abk. für cardiac output: ▸Herzzeitvolumen.
**Co:** **1)** *Chemie* Symbol für ▸Cobalt. **2)** *Anatomie* Symbol für die Steißwirbel, Wirbel des ▸Os coccygis. **3)** *Biochemie* Abk. für ▸Coenzym.
**co...:** das Präfix »zusammen mit«; s.a. ▸ko(n)...
**COA** *(engl.)* Abk. für coarctation of the aorta: ▸Aortenisthmusstenose.
**CoA, CoA-SH:** Abk. für das ▸Coenzym A.
**$CO_2$-Absorber:** *Anästhesiologie* ein in den die Ausatemluft führenden Schenkel eines Narkosegerätes (oder eines Respirometers) eingeschalteter, mit Atemkalk (u. Farbindikator) zur $CO_2$-Absorption beschickter ▸Absorber. – An Narkoseapparaten mit Kreissystem kommt die der exothermen u. mit Freisetzung von $H_2O$ ablaufenden Reaktion der Anwärmung u. Befeuchtung (bis 60 %) der Atemluft zugute. E $CO_2$-absorber.
**Coagulase:** ein die Blutgerinnung begünstigendes bzw. einleitendes biologisches Produkt, z.B. Staphylo-C. (pathogener Staphylokokken), Coagulin (im Klapperschlangengift). E coagulase.
**coagulase-reacting factor** *(engl.):* Coagulase-reaktiver Faktor. S.u. ▸Staphylocoagulase.
**Coagulin:** s.u. ▸Coagulase.
**Co|agu|lum** *(latein.):* das Gerinnsel, i.e.S. das ▸Blutgerinnsel. E clot.
**Co|ali|tio** *(latein.):* Verschmelzung. – **C. calcaneonavicularis:** angeborene Verschmelzung des Kahnbeins (»Navikulare«) mit dem vord. Fortsatz des Fersenbeins. Analog: **C. talo|navicularis** mit dem Talus. Mögliche Folgen sind Fußfehlstellung u. Funktionsstörung. E calcaneonavicular synostosis. – **C. renum:** Fusions- = ▸Verschmelzungsniere. E fused kidney.
**Co-Analgetica:** Substanzen, die häufig nicht selbst schmerzlindernd wirken, sondern als Adjuvanzien zur Verstärkung der Therapie mit ▸Analgetica eingesetzt werden. ***Wirkst. u. Anw.:*** ▸Glucocorticoide (Dexamethason) bei Kompression von Nerven oder Rückenmark; ▸Antidepressiva (Amitriptylin, Imipramin) u. ▸Antiepileptica (v.a. Carbamazepin) bei neuropathischen Schmerzen; ▸Benzodiazepine bei durch Muskelspasmen bedingten Schmerzen. Wie Antidepressiva verstärken auch ▸Neuroleptica (Levomepromazin, Haloperidol) die Analgesie.
**$CO_2$-Anhydra(ta)se:** ▸Carbonatdehydratase.
**Co|arc|ta|tio** *(latein.):* die Lichtungseinengung (bis Verschluss) durch Kompression oder Striktur; i.e.S. die **C. aortae** (COA, ▸Aortenisthmusstenose; s.a. ▸Aortenstenose, kongenitale). E coarctation.
**Coat** *(engl. = Mantel): Virologie* das Kapsid. S.u. ▸Virion.
**Coat|ing** *(engl. = Überziehen, Umhüllen):* **1)** *Chirurgie* einhüllendes Bedecken von Aneurysmen mit plastischer Masse. **2)** *Serologie* Niederschlagsbildung auf Zellen (Erythro-, Leuko-, Lympho-, Thrombozyten) durch Plasmaeiweißkörper. **3)** Überziehen von Tabletten mit Hüllmasse; s.a. ▸Dragées.
**Coats-Retinitis** (GEORGE C., 1876–1915, Augenarzt, London): ▸Retinitis haemorrhagica (exsudativa). E Coats' retinitis.
**Co|bal|amine,** Kobalamine: Sammelbez. für Substanzen mit ▸Vitamin-$B_{12}$-Wirkung. E cobalamins.
**Cobalt, Cobaltum (metallicum),** Abk. Co: ein Schwermetall, 1- bis 4-wertiges chemisches Element der Eisengruppe; Atomgew. 58,9322; OZ 27. Lebensnotwendiges (= essentielles) Spurenelement für Pflanze, Tier (Vitamin-$B_{12}$-Biosynthese im Darm) und Mensch (für bestimmte Enzymreaktionen; ferner als Zentralatom im Vitamin $B_{12}$). *toxik* Einatmen bzw. Verschlucken von Cobaltoxidstaub bzw. Cobaltverbindungen führt zu Verätzungen, Leber-, Nierenschädigung; als chronische Schäden sind bekannt Kontaktekzeme (Co in Zement, Glas), Myokardiopathie, Polyglobulie. Technische Richtkonzentration (berechnet als Co im Gesamtstaub) 0,5 $mg/m^3$ bzw. 0,1 $mg/m^3$ (bei Herstellung von Co-Pulver, Katalysatoren, Hartmetall- und Magnetherstellung bzw. ansonsten). Zur Entgiftung (Dekorporation) dienen Komplexsalze, z.B. Na-Edetat. – Von den **radioaktiven Cobalt|isotopen** (= Radiocobalt) finden z.B. $^{57}Co$ (K, $\gamma$; HWZ 270 d) und $^{58}Co$ (K, $\beta$; HWZ 71 d) in Form des markierten Cyanocobalamins ***Anw.*** in der Hämatologie (▸SCHILLING-Test), $^{60}Co$ ($\beta^-$, $\gamma$; HWZ 6,25 a; kritisches Organ ist der gesamte Körper, besonders aber die Leber). Verwendung in der Strahlentherapie in Telegammageräten sowie z.B. in Form von Perlen, Draht, knetbarer Masse für intrakavitäre Bestrahlung, z.B. der Harnblase. E cobalt.
**Cob|amin:** ▸Vitamin $B_{12}$.
**Cobb** (J. R. C.). – **C.-Maß, C.-Winkel:** bei Wirbelsäulenverkrümmung (▸Skoliose) der von den bd. Senkrechten auf die Deckplatte des obersten bzw. die Grundplatte des untersten »Krümmungswirbels« eingeschlossene Winkel (bzw. sein Komplementärwinkel). S.a. ▸Skoliosimetrie. E Cobb's angle. – **C.-Operation:** Wirbelsäulen-Versteifung – unter Erhaltung der kleinen Gelenke – mittels gestielter Periost-Knochenlappen aus Wirbelbögen u. Dornfortsätzen, die

durch Umbiegen miteinander verflochten (u. mit Knochenspänen überlagert) werden. E C.'s procedure.

**$CO_2$-Bindungsvermögen:** die ▸Alkalireserve. E alkali reserve.

**Coca-Alkaloide:** die z.T. Sucht erregenden ▸Alkaloide als Inhaltsstoffe von Erythroxylum coca u. novogranatense. Einige finden ***Anw.*** als Lokalanästhetikum (v.a. ▸Cocain, Tropacocain). E coca alkaloids, erythroxylon a.

**Cocain,** Kokain, Erythroxylin, 1-ψ-Cocain: Benzoylekgoninmethylester, ein Coca-Alkaloid; farblose, bittere Kristalle mit starker lokalanästhetischer u. vasokonstriktor. Wirksamkeit. ***Anw.:*** erstes bedeutendes Lokalanästhetikum (KOLLER 1884, SCHLEICH 1889), das in Salzform, als **Cocainum hydrochloricum**, gemäß BtmVV nur noch als Lokalanästhetikum am Auge verwendet wird (bewirkt gleichzeitig Mydriasis; Anw. als 2%ige Augensalbe oder -tropfen). *toxik* Wirkt i.v. als Nervengift (Euphorie, Schwindel, Lähmung). Anw. führt evtl. zum Missbrauch (▸Cocainismus), C. unterliegt deshalb dem ▸Betäubungsmittelgesetz. E cocaine.

**Co|cai|nismus:** chronische Cocainvergiftung; i.e.S. der chronische Missbrauch von Cocain mit entsprechendem süchtigem Verlangen; hierbei kommt es sofort nach Einnahme (meist durch »**Cocainschnupfen**«) zu lebhafter Euphorie mit Rededrang (»Geselligkeitsrauschgift«), bei höheren Dosen zu »**Cocainschwips**« u. dann zu Apathie, jedoch im Laufe der Sucht auch zu stärkerer Abmagerung, Wahrnehmungsstörungen, Sinnestäuschungen, Verfolgungswahn, MAGNAN-Zeichen (wechselnde Fremdkörperempfindung unter der Haut), ggf. auch zu Reizerscheinungen u. Epitheldefekten der Nasenschleimhaut (evtl. Septumperforation). – Die akute Vergiftung ist gekennzeichnet durch zentrale Erregung, Pupillenerweiterung, Halluzinationen, Angst, Atemnot, Kreislaufkollaps, Atemlähmung. – Entzugserscheinungen sind vorwiegend psychisch. E cocainism.

**Co|ca|in-Test:** Test zur Differenzierung zwischen einem prä- u. postganglionären HORNER-Komplex. Beim Einträufeln in den Bindehautsack spricht eine mydriatische Wirkung für eine präganglionäre Läsion. E cocaine test.

**Co|ca|in|vergiftung:** ▸Cocainismus. E cocaine poisoning.

**Co|ca|is|mus:** das gewohnheitsmäßige Kauen von Cocablättern bei den südamerikanischen Indios (»Coqueros«); setzt die Empfindung für Hunger u. Müdigkeit herab u. verstärkt die körperl. Leistungsfähigkeit auch in großen Höhen wesentlich.

**Cocal-Virus:** ein ▸ARBO-Virus der Familie Rhabdoviridae.

**Co|carboxy|lase:** ▸Thiaminpyrophosphat, ein Vitamin $B_1$-Derivat (s.u. ▸Vitamin $B_1$). E cocarboxylase.

**Coc|ci|dia,** Kokzidien, Eukokzidien: *Protozoologie* eine Ordnung der ▸Sporozoa; mit den Unterordnungen Haemosporidia u. Toxoplasmidia; darunter die Gattungen ▸Plasmodium, ▸Toxoplasma, ▸Sarcocystis, ▸Isospora (i.e.S. als Erreger der ▸Kokzidiose). Leben als intrazelluläre Parasiten (in Epithel- u. Blutzellen); nur Jugendformen (Sporo-, Merozoiten) frei lebend. E coccidia.

**Coc|ci|dio|ides:** Gattung dimorpher Pilze (im parasitären Stadium sphärische Zellen, zu Sporangien mit Endosporen heranwachsend; im saprophytären Stadium weißgraue, später bräunliche Fadenpilze, flaumig, mit Arthrosporen). Menschen- u. tierpathogen ist der **C. immitis** s. **pyogenes** s. **esferiformis**, der v.a. in den USA-Südstaaten, in Mexiko u. Argentinien die ▸Kokzidioidomykose hervorruft, z.B. als Coccidioidomycosis hepatis mit Granulomen u. Abszess-ähnlichen Herden der Leber.

**Coc|ci|dio|ido|mycosis:** ▸Kokzidioidomykose. E coccidioidomycosis.

**Coc|ci|dio|sis:** ▸Kokzidiose. E coccidiosis.

**Coccy...** *(griech. kokkyx = Kuckuck):* Wortteil »Steißbein«; s.a. ▸Kokzy...

**coc|cy|ge|us** *(latein.),* coccygicus: zum Steißbein (▸Os coccygis) gehörend.

**Cochin|fuß,** Madurafuß: ▸Myzetom des Fußes. E Madura foot.

**Coch|lea:** die »Gehörgangsschnecke«, die knöcherne (Innenohr-)Schnecke im Felsenbein des Schläfenbeins (die Spitze nach vorn gerichtet). Teil des Hörorgans, bestehend aus der Schneckenspindel (▸Modiolus) u. dem Schneckenkanal (= Canalis spiralis cochleae), welcher sich – gegen den Uhrzeigersinn – in $2^1/_2$ Windungen korkenzieherartig um die Spindel bis zum Schneckenende (= Schneckenkuppel) hochwindet u. unterteilt wird durch die – im Prinzip einer frei hängenden Wendeltreppe entsprechende – Lamina spiralis ossea, welche den Gang in zwei Etagen teilt: oben die Scala vestibuli, unten die Scala tympani (beides perilymphatische Räume, welche an der Schneckenspitze durch das Helicotrema miteinander kommunizieren). In der Sc. vestibuli liegt (auf der Lamina spiralis ossea u. ihrer Fortsetzung, der Basilarmembran) der ▸Ductus cochlearis als Endolymphgang der Schnecke. S.a. ▸Labyrinthus. E cochlea.

**Coch|leare:** *Pharmazie* der »Löffel« als Mengengabe in der Rezepturanweisung; z.B. **C. am|plum** s. **ma|gnum** (= Esslöffel), **C. infantum** (= Kinderlöffel), **C. par|vum** (= Teelöffel). E spoon.

**cochlear implant** *(engl.):* elektronische Prothese zur Korrektur der Innenohrschwerhörigkeit bei Innenohrertaubten mit intaktem Hörnerv u. intakter Hörbahn. Besteht aus einem äußerlich tragbaren Sprachprozessor, einem am Ohr zu tragenden Mikrophon mit Induktionsspule u. einem Empfänger-Stimulator-Teil samt Elektroden (wird nach spezieller Mastoidektomie in ein Knochenbett in der Schädelkalotte hinter dem Mastoid implantiert). Die von einem Mikrophon dem Sprachprozessor zugeleitete Sprache wird nach Verschlüsselung in einen Code über die Induktionsspule drahtlos dem eingepflanzten Mikrocomputer gesendet, von dem aus über eingepflanzte Elektroden die Signale auf Hörnervenfasern weitergeleitet werden. Nach Einheilung intensives Hörtraining zum Wiedererlernen des Wortverständnisses.

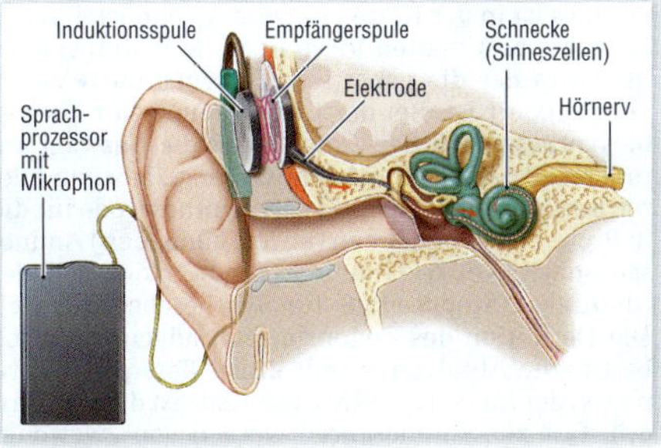


**cochlear implant.** [1]

**Cochlearis, Kochlearis:** Nervus cochlearis, ▸Nervus vestibulocochlearis.

**coch|learis** *(latein.):* zur ▸Cochlea gehörend. E cochlear.

**cochlear microphonics** *(engl.):* ▸Mikrophonpotentiale.

**Coch|l(e)itis:** Entzündung der Innenohrschnecke (▸Cochlea). E cochl(e)itis.

**Cochrane** (1) ARCHIE C., zeitgen. Epidemiologe, Großbritannien; 2) W. A. C., Pädiater, London). – **C.-Collaboration** (ARCHIE C.): internationale Organisation zur systematischen Dokumentation u. Auswertung von Therapien. Wird unterstützt von Gesundheitsbehörden, Universitäten und wissenschaftlichen

Fonds. Verfügt über umfangreiche Datenbanken, die kollektives Eigentum der Mitarbeiter der Organisation sind. Zentren befinden sich (2001) in Adelaide, Amsterdam, Baltimore, Barcelona, Boston, Freiburg, Hamilton, Kapstadt, Kopenhagen, Lyon, Mailand, Oxford, San Francisco u. São Paulo. – **C.-Syndrom** (W. A. C.): frühkindliche leucinempfindliche ▸Hypoglykämie. E Cochrane's syndrome.

**Cockayne-Syndrom** (EDWARD A. C., 1880–1956, Pädiater, London): komplexe, autosomal-rezessiv erbliche, familiäre ▸Dystrophie i. S. einer Wachstums- u. Entwicklungsstörung (ab dem 2. Lj.). ***Klinik:*** disproportionierter Kleinwuchs, Progerie, fassförmiger Thorax, kleiner Kopfumfang, tief sitzende fehlgebildete Ohrmuscheln, Enophthalmus, Schwerhörigkeit (bis Taubheit), Retinitis pigmentosa, Überempfindlichkeit gegenüber Sonnenlicht, grobschlägiger Tremor, Intelligenzdefekt u. *röntg* »Elfenbeinepiphysen«. *derm* S. a. ▸Epidermolysis bullosa hereditaria simplex (WEBER-C.-Syndrom). E Cockayne's syndrome.

**Cockett-Venen:** drei bis sechs ▸Venae perforantes der Vena saphena magna unten an der Wadeninnenseite (zwischen Innenknöchel u. Schienbeinkopf); sie verbinden diese mit den Venae tibiales posteriores. Insuffizienz ihrer Klappen spielt in der Pathogenese des Ulcus cruris eine wesentl. Rolle. E Cockett's veins.

**Cock|pit-Varizen:** ▸Corona phlebectatica. E cockpit varices.

**Cock|tail, lytischer,** C. lytique: *Anästhesiologie* stark sedierende Mischung aus Phenothiazinen (ursprünglich Megaphen® = Chlorpromazin u. Atosil® = Promethazin; je 25 mg) u. aus Dolantin® (Pethidin; 50 mg); *geburtsh* erleichtert die Eröffnung des Muttermundes bei zervikaler Dystokie. Diente, i. m. oder i. v. (als Dauertropf) verabfolgt, in höherer Dosierung zur Erzeugung des künstlichen Winterschlafs (▸Hibernation). E lytic cocktail.

**Cocktail|party-Syndrom:** hirnorganisches ▸Psychosyndrom bei Hirnatrophie infolge erworbenen oder angeborenen Hydrozephalus; ist charakterisiert durch inhaltsloses (oft noch formal richtiges) stereotyp-phrasenhaftes Geschwätz.

**Co|de|carb|oxylase,** Pyridoxal-5-phosphat: ▸Cofaktor in mehreren Enzymsystemen. E codecarboxylase.

**Code, genetischer:** lineares Koordinationsprinzip, das von den vier verschiedenen Nucleotiden bzw. deren Basen (Basensequenzen, Basentripletts) gebildet wird. Es ist in der Kette der Desoxyribonucleinsäure (bzw. bei bestimmten Viren in der RNS-Kette) lokalisiert, in der die genetische Information (▸Vererbung) fixiert ist. Bei der Gen-gesteuerten ▸Eiweißbiosynthese trifft der Code jeweils die Auswahl unter den 20 natürlichen Aminosäuren u. bestimmt deren Sequenz im Polypeptid. Der Synthesecode für die in Proteinen gebundenen (eiweißbildenden) Aminosäuren wird von 64 Einheiten, den ▸Codons, gebildet (darunter 3 Stoppcodons für Synthesebeendigung). Die Definition des Codons erfolgt allgemein durch bestimmte Abfolgen jeweils dreier Basen (Basentripletts) der Messenger-RNS. Der Code ist degeneriert, d. h. fast alle Aminosäuren werden von zwei oder mehr Basentripletts codiert (Ausnahmen: Tryptophan u. Methionin). E genetic code.

**Co|de|hy|dr(ogen)ase I u. II:** *Enzymologie* ▸Nicotinamid-adenin-dinucleotid bzw. -dinucleotidphosphat. E codehydrogenase (I and II).

**Code|in,** Kodein, Morphin-3-methyläther, Methylmorphin: im Opium vorkommendes u. (halb)synthetisch herstellbares (Umwandlung von natürlichem Morphin) Alkaloid; sog. schwach wirksames Opioid. Phenanthren-Derivat (s. Formel) in Form eines weißen, bitteren Kristallpulvers. ***Wirkung:*** zentral hustendämpfend. ***Anw.*** als ▸Antitussivum u. Analgetikum (da sein Suchtpotential relativ gering ist, gelten – wie auch für seine Salze – erleichterte BTM-Bestimmungen). ***NW:*** Atemdepression, Sedierung, Obstipation. E codeine. – **Codeinum phos|phoricum:** Phosphat

| 1. Position | 2. Position U (A) | C (G) | A (T) | G (C) | 3. Position |
|---|---|---|---|---|---|
| U (A) | Phe | Ser | Tyr | Cys | U (A) |
| | Phe | Ser | Tyr | Cys | C (G) |
| | Leu | Ser | Ende | Ende | A (T) |
| | Leu | Ser | Ende | Trp | G (C) |
| C (G) | Leu | Pro | His | Arg | U (A) |
| | Leu | Pro | His | Arg | C (G) |
| | Leu | Pro | Gln | Arg | A (T) |
| | Leu | Pro | Gln | Arg | G (C) |
| A (T) | Ile | Thr | Asn | Ser | U (A) |
| | Ile | Thr | Asn | Ser | C (G) |
| | Ile | Thr | Lys | Arg | A (T) |
| | Met[a] | Thr | Lys | Arg | G (C) |
| G (C) | Val | Ala | Asp | Gly | U (A) |
| | Val | Ala | Asp | Gly | C (G) |
| | Val | Ala | Glu | Gly | A (T) |
| | Val | Ala | Glu | Gly | G (C) |

**Code, genetischer:** das sog. Code-Lexikon mit Darstellung der Beziehungen von mRNS-Codons (in Klammer von DNS-Codons) zu den codierten Aminosäuren. Die Basentripletts sind entsprechend der Basenposition aufgeschlüsselt (A = Adenin; C = Cytosin; G = Guanin; T = Thymin; U = Uracil; »Ende« gibt die Base im Stoppcodon an). Die hellen oder dunklen Felder bzw. die Rotraster markieren die Aminosäuren als hydrophob oder hydrophil bzw. ambiphil. [333]

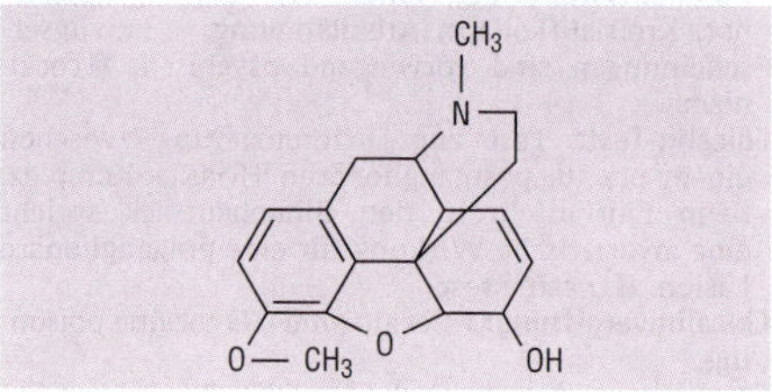


**Codein.**

des Codeins; mit gleicher Indikation wie Codein. E c. phosphate.

**Codeincamphersulfonat:** ein ▸Antitussivum; früher Anw. auch als Analgetikum.

**Co-Dergocrin:** ▸Dihydroergotoxin.

**Codman** (ERNEST A. C., 1869–1940, Chirurg, Boston). – **C.-Tumor:** ▸Chondroblastom. E Codman's tumor. – **C.-Zeichen:** Unmöglichkeit aktiver Armhebung über die Waagrechte als Hinweis für Sehnenriss des M. supraspinatus. E C.'s sign.

**codogener Strang:** *Genetik* der kodierende (▸Code), für die ▸Transkription genutzte DNS-Strang der Doppelhelix; s. a. ▸Eiweißbiosynthese (dort Abb.).

**Codon:** *Genetik* (CRICK 1963) die kleinste, funktionelle Untereinheit einer Polynucleotidkette (DNS, RNS). Sie besteht aus drei unmittelbar aufeinander folgenden u. sich nicht überlappenden Nucleotiden (als »Basentriplett«). Das C. legt bei der ▸Eiweißbiosynthese den Einbau einer bestimmten Aminosäure in die entstehende Polypeptidkette entsprechend dem genetischen ▸Code fest (Determinierung). Als Folge einer Punkt- oder Codonmutation kann entweder ein »missense codon« den Einbau einer anderen Aminosäure bewirken oder ein »nonsense codon« den weiteren Einbau verhindern (Wirkung als »stop codon«). Das an der Codonerkennungsstelle der tRNS gelegene »Anticodon« (= »nodoc«) besteht ebenfalls aus einem Basentriplett, das »basenparallel« (wie Schloss zu Schlüssel) zu dem für die spezifische Aminosäure typischen Basentriplett passt u. diese tRNS durch H-Brückenpaarung an dem komplementären Codon der mRNS anheftet. E codon.

**Codonmutation:** *Genetik* s.u. ▸Codon.

**Coecitas,** Caesitas: ▸Blindheit.

**Coecum:** *Anatomie* ▸Caecum; s.a. ▸Zäko...

**Coel|en|te|ra|ta,** Zölenteraten: eine Unterabtlg. der niederen Metazoen; mit nur einem Körperhohlraumsystem (= **Coelenteron,** ▸Archenteron).

**Coeli...** (*griech.* *koilia* = *Höhle*), Coelo...: Wortteil »Bauch«, »Bauchhöhle«; z.B. **coel|li|a|cus** (zur Bauchhöhle gehörig; z.B. ▸Ganglion coeliacum; s.a. ▸Zöliak...); **Coeli|agra** (= Bauchschmerzen); **Coelio|centesis** (▸Bauchpunktion); **Coelio|schisis** (▸Bauchspalte); **Coelio|tomia** (▸Laparotomie). S.a. ▸Koil... E cel..., coel..., coele...

**Coel|lom(a):** ▸Zölom (= die primäre Leibeshöhle).

**Coen|aes|thesia:** ▸Zönästhesie. E cenesthesia.

**Coen|uro|sis, Coen|uri|a|sis,** Zönurose: unter dem klin. Bild eines Hirntumors verlaufende Helminthose durch Absiedlung u. Wachstum des ▸Coenurus cerebralis im Gehirn. E c(o)enurosis.

**Coen|urus cere|bralis,** Gehirnquese, -blasenwurm, Drehwurm: die Finne des Bandwurms ▸Multiceps multiceps; 3–4 cm große, wasserhelle Blase mit bis zu 500 ca. 1 mm großen Skolizes (▸Scolex) an der Innenwand. Parasit in Hirn u. Rückenmark einiger Säugetiere (v.a. Schafe), selten auch des Menschen (▸Coenurosis).

**Co|enzym,** Koenzym, Abk. Co: niedermolekulare (nichtproteinogene), dialysable organische Verbindung. Wird nur vorübergehend u. locker an ein Enzym gebunden (Co-Substrat). Dient als »Wirkgruppe« zusätzlich zur katalytischen Wirksamkeit des Enzyms und als »Transportmetabolit« zur Übertragung von Gruppen, Wasserstoff, Elektronen. Coenzyme sind aber auch als prosthetische Gruppe mit dem Enzymprotein (▸Apoenzym) zum Gesamtenzym (= ▸Holoenzym) fest verbunden, z.B. das Flavin-, Häm-Coenzym. Einige Coenzyme werden aus Vitaminen gebildet. – **Co I:** ▸Nicotinamid-adenin-dinucleotid (NAD). – **Co II:** ▸Nicotinamid-adenin-dinucleotidphosphat (NADP). – **CoA, CoA-SH:** das in jeder lebenden Zelle vorhandene, Nucleotid-ähnliche, Coenzym der Acylgruppen-Übertragung (insbes. Acetylierung) u. des Fettsäurestoffwechsels (kann Essigsäure [▸Acetyl-CoA] oder andere Carbonsäuren in energiereicher Bindung aufnehmen). Wird aus Adenosin-3'-5'-diphosphat und Pantethein-4'-phosphat Pantothensäure-abhängig v.a. in der Leber biosynthetisiert. Seine Aktivität beruht auf der Thiolgruppe (SH-Gruppe) des Cysteamins. Ist an zahlreichen enzymatischen Reaktionen beteiligt (Schema) durch Bildung aktivierter α-Methylgruppen u. von Thioestern am Cysteamin-SH, so v.a. an der Synthese von Citrat, Triglyceriden, Phospholipiden u. Cholesterin, am Auf- u. Abbau von Fettsäuren, an der Oxidation von Pyruvat u. α-Ketoglutarat u. der N-Acetylierung (von Cholin, Aminen); wird aus Hefe gewonnen. – **Co $B_{12}$:** das ▸Vitamin $B_{12}$ als Coenzym. – **Co Q:** s.u. ▸Ubichinone. E coenzyme (I; II; A; Q).

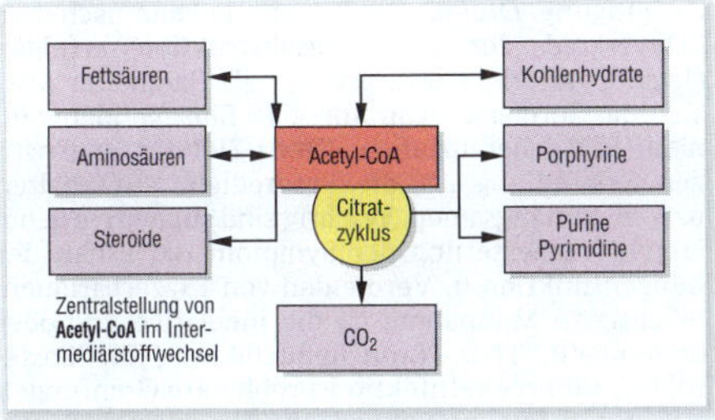


**Coenzym A:** Zentralstellung von Acetyl-CoA im Intermediärstoffwechsel.

**coe|ruleus** (*latein.*): himmelblau, blau. E sky blue.

**Coeru|lo|plas|min,** Ferrioxidase I: kupferhaltiges, bläuliches, als Oxidase wirksames Plasmaprotein der $α_2$-Globulinfraktion des Blutplasmas von Säugetier u. Mensch (ca. 30 mg/dl; 96 % des Cu-Gehaltes), das auch in Leber u. Niere enthalten ist. Wirkt als Kupferspeicher u. -transportprotein. Erhöhte Serumwerte werden gefunden bei schweren Infektionskrankheiten (»Akute-Phase-Protein«) u. in der Schwangerschaft, erniedrigte bei ▸Wilson-Krankheit (»**Coeruloplasmose**«). E ceruloplasmin.

**Co|faktor,** Kofaktor: *Biochemie* Sammelbez. für niedermolekulare Substanzen, deren Anwesenheit für enzymatische Reaktionen erforderlich ist, d.h. für ▸Coenzyme sowie enzymatische u. anorganische (z.B. Metallionen) Komplemente. E cofactor. – **C. V:** ▸Faktor V (der Blutgerinnung).

**Co|ferment:** ▸Coenzym. E coferment, coenzyme.

**Coffeae carbo,** Kaffeekohle: Heilpflanzenbestandteil mit nachgewiesener Wirkung bei akuter Diarrhö und leichten Entzündungen im Mund- und Rachenbereich.

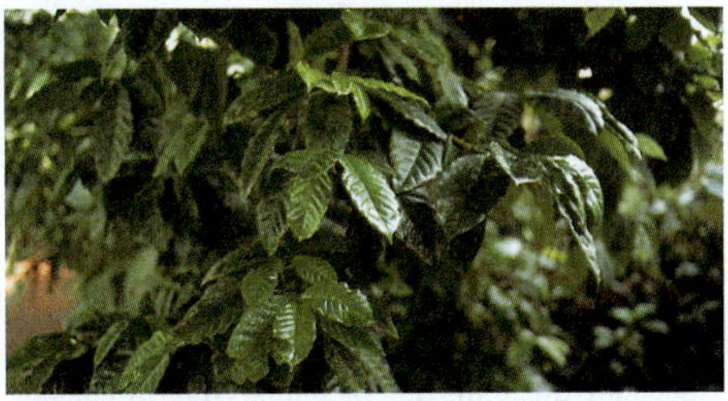

**Coffeae carbo:** Kaffeestrauch. [448]

**Coffe|in, Coffeinum,** Koffein, 1,3,7-Trimethyl-2,6(1H,3H)-purindion, Methyltheobromin, Thein: Purinbase in Kaffeebohnen (Coffea arabica), Teeblättern (Camellia sinensis u.a.), Kolanüssen (Cola nitida u. acuminata) u. Mateblättern (Ilex paraguariensis). ***Wirkung:*** erregend auf Großhirnrinde, Atem- u. Kreislaufzentrum, bewirkt Erweiterung der Blutgefäße u. Diurese. ***Anw.*** als Psychoanaleptikum u. in Kombinationspräparaten mit Antipyretika (verstärkt deren analgetische Wirkung). ***NW:*** Bei akuter Vergiftung (»**Coffeinismus**«) treten Unruhe, zentrale Erregung, psychische Alterationen, Tachykardie, Harndrang, Schlaflosigkeit, evtl. auch Herz- u. Kreislaufkollaps auf. E caffeine.

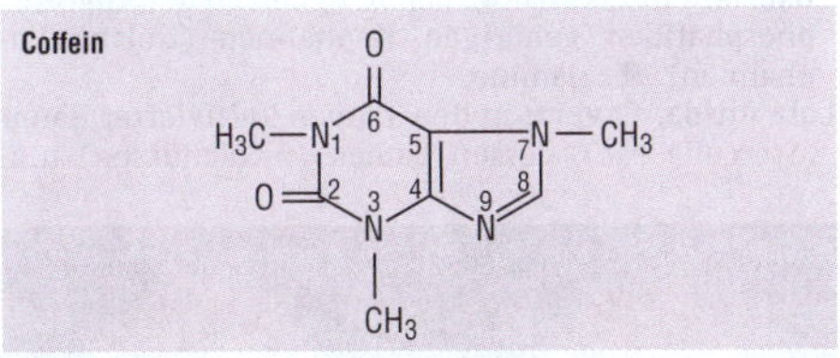


**Coffein.**

**Cof|fe|inis|mus:** akute Coffein-Vergiftung (▸Coffein). E caffeinism.

**Coffey-Operation** (ROBERT CALVIN C., 1869–1933, Chirurg, Portland/USA): Ureteroenteroanastomose als Einpflanzung des Harnleiters in den Dickdarm unter Durchleitung des Harnleiters durch einen submukösen Schrägkanal der Darmwand. E Coffey procedure.

**Coffin** (GRANGE S. C., geb. 1923, amerik. Pädiater). – **C.-Lowry-Syndrom** (BRAIN L.): durch ein X-chromosomal-dominantes Gen hervorgerufenes, seltenes Dysmorphiesyndrom mit fortschreitenden Bindegewebsschwellungen und Entwicklungsrückstand.

E Coffin-Lowry syndrome. – **C.-Siris-Syndrom:** erbliches Dysmorphiesyndrom mit Kleinwuchs, schütterem Kopfhaar u. Hypoplasie der Zehen- u. Fingerglieder; Entwicklungsrückstand. E C.-Siris syndrome.

**COFS-Syndrom** *(engl.)* Abk. für **c**erebro**o**culo**f**acio**s**keletal syndrome: autosomal-rezessiv erbliches Syndrom mit Mikrozephalie, Hirnanomalien, schwerer psychomotorischer Retardierung sowie Gesichts-, Ohr- u. Skelettanomalien.

**Cọgan-Syndrom** (DAVID G. C., 1908–1994, Augenarzt, Boston): **1)** entzündliche Systemerkrankung unbekannter Ätiologie. Gekennzeichnet durch plötzlich auftretende schwere, beidseitige Hörminderung und entzündliche Veränderungen der Augen: interstitielle Keratitis, Konjunktivitis, Skleritis, Episkleritis und Iritis (selten Choroiditis). In ca. 10 % systemische Vaskulitis. E Cogan's syndrome. **2)** angeborene, partielle okulomotorische Apraxie, u. zwar fast stets isoliert. Ab dem 3.–5. Lj. besteht Unfähigkeit willkürlicher (nicht jedoch unwillkürlicher) seitlicher Blick- u. Führungsbewegungen, die durch entsprechende Kopfdrehung ausgeglichen werden; ferner tritt bei Kopfdrehung eine reflekt. entgegengesetzte Ablenkung der Augen auf.

**Cohabitạtio,** Kohabitation: Beischlaf; s.a. ▸Koitus. E sexual intercourse.

**CO-Hb:** ▸Kohlenmonoxidhämoglobin.

**Cohn-Fraktionierung** (ERWIN J. C., 1892–1953, physiolog. Chemiker, Cambridge/USA): mehrfach modifiziertes Verfahren (Methoden 1–12) zur schonenden Auftrennung der Plasmaproteine mit Hilfe von Äthanol bei niedriger Temp. (0–10 °C). Durch Veränderung von pH, Ionenstärke, Temperatur, Äthanol- u. Eiweißkonzentration werden Fraktionen mit folgenden z.T. therapeutisch u. analytisch verwertbaren Hauptbestandteilen erhalten: **I:** Fibrinogen, antihämophiles Globulin; **II:** $\gamma$-Globulin; **III-0:** $\beta_1$-Lipoprotein; **III-1:** Isoagglutinine; **III-2:** Prothrombin; **III-3:** Plasminogen; **IV-1:** $\alpha$- u. – etwas – $\beta$-Globuline; **IV-4:** $\alpha$- u. $\beta$-Globuline (u. Carboxylesterhydrolasen, Hypertensinogen); **V:** Albumin. E Cohn's fractionation.

**Cọil|ing** *(engl.):* Gefäßverdrehung (oft zugleich auch Knickung), z.B. an der Arteria carotis interna.

**Cọ|itus:** ▸Koitus. E coitus. – **C. condomạtus:** Beischlaf mit Kondom. – **C. interrụptus:** C. mit Zurückziehen des Penis vor Eintritt der Ejakulation; die Quote der Konzeptionsverhütung liegt nur bei ca. 90 % (da oft zuvor unbemerkter Samenabgang).

**Co|karzino|genẹse:** ▸Kokarzinogenese.

**Col|amịn,** $NH_2 \cdot CH_2 \cdot CH_2 \cdot OH$, Äthanolamin, Monoäthanolamin: ein biogenes Amin (die unmethylierte Vorstufe des Cholins); Decarboxylierungsprodukt des Serins (gleiche Reaktionsfolge wie bei ▸Cholin). Baustein in Plasmalogenen u. in den zu den Glycerophosphatiden gehörigen Kephalinen (Colaminkephalinen). E colamine.

**Cọla nịtida, C. vera:** in den Tropen kultivierter Baum (Sterculiaceae), dessen Samen (»Kolanüsse«) u.a. Coffein enthalten. Nachgewiesene Wirkung bei geistiger u. körperlicher Ermüdung; ***Kontraind.:*** Ulcus ventriculi u. Ulcus duodeni.

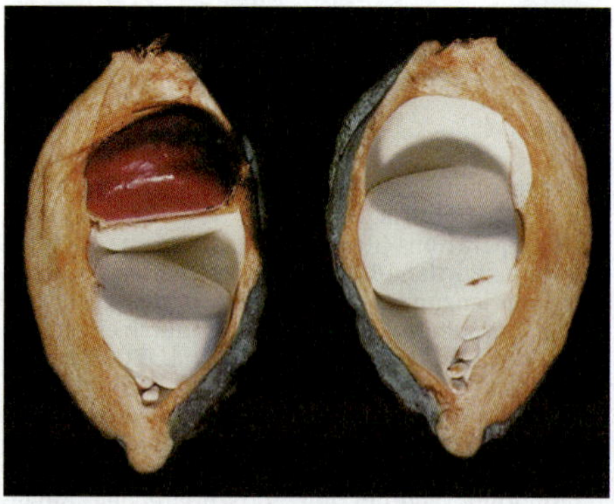

**Cola nitida:** Kolanuss. [482]

**Colchicịn,** Kolchizin: stickstoffhaltige, trizyklische Verbindung mit Tropolonstruktur (Formel) als Hauptalkaloid der Herbstzeitlose (**Cọlchicum autumnạle**), v.a. in den Samen. ***Wirkung:*** Kapillar-, Zell- u. Mitosegift (Erscheinungen erst nach 4–6 Std.); Wirkung vermutlich geknüpft an die Bindung an bestimmte Zellproteine (v.a. Tubulin; dadurch Störung der Bildung von Mikrotubuli u. des ▸Spindelapparates). – Therapeutische ***Anw.*** im akuten Gichtanfall u. als Zytostatikum. ***NW:*** gastrointestinale Störungen, Blutbildveränderungen, Nerven- u. Muskelschwäche, Nierenschäden. E colchicine.

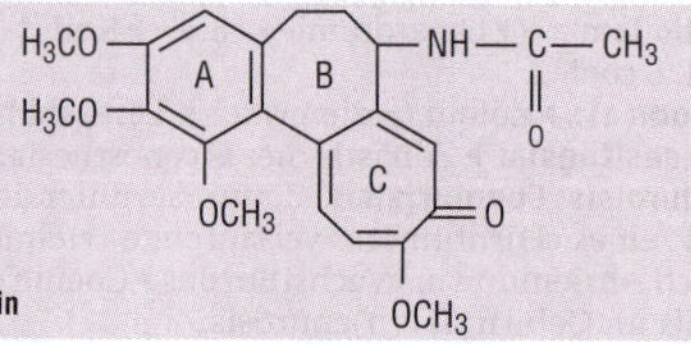


**Colchicin**

**Colchicin.**

**Colchicịn|mitose,** C-Mitose: durch ▸Colchicin (u. sonstige »C-mitotische« Stoffe) im Ablauf spezifisch gestörte ▸Mitose (Inaktivierung der Kernspindel, ausgeprägte Chromosomenkontraktur, evtl. »C-Paare«). E colchicine mitosis.

**Colchicum autumnale,** Herbstzeitlose: krautige Giftpflanze, deren Samen, Knollen u. Blüten in der Medizin u. Homöopathie verwendet werden (s. Abb.). Inhaltsstoffe sind ▸Colchicin u. ca. 20 weitere Alkaloide.

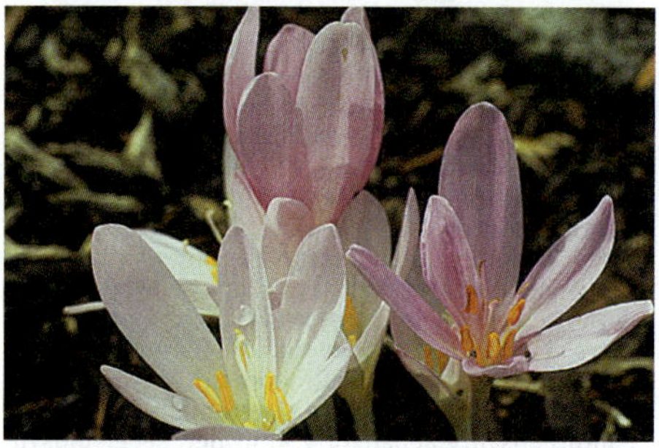

**Colchicum autumnale.** [482]

**COLD** *(engl.)* Abk. für **c**hronic **o**bstructive **l**ung **d**isease, Abk. COPD: heterogenes Syndrom, bei dem eine chronische Atemwegsobstruktion mit reduziertem maximalem expiratorischen Atemfluss u. progredientem Verlauf im Vordergrund steht. Zunehmende Prävalenz. ***Ätiol.:*** Zugrunde liegen eine chronische Bronchitis oder ein Lungenemphysem. Abgegrenzt werden muss das ▸Asthma bronchiale. ***Klinik:*** Dyspnoe, Husten oder Auswurf in unterschiedlicher Ausprägung. ***Diagn.:*** Die Einteilung kann nach dem Schweregrad der Atemwegsobstruktion erfolgen (leicht-, mittel-, schwergradig); als Parameter lässt sich das forcierte expiratorische Einsekundenvolumen ($FEV_1$) heranziehen. ***Ther.:*** Ziel der langfristigen Behandlung ist, die Progredienz aufzuhalten bzw. zu verlangsamen. Wichtig sind subjektive u. objektive Verbesserung der Symptomatik, Erhalt der Lungenfunktion u. Vermeiden von Exazerbationen. Wichtigste Maßnahme ist die inhalative und/oder orale medik. Ther. (Bronchodilatatoren, Kortikosteroide); außerdem Infektionsprophylaxe (Impfungen z.B. gegen Pneumokokken, Influenzavirus), Sauerstofflangzeittherapie; nichtinvasive (Heim-)Beatmungstherapie, Lungentransplantation, Lungenvolumenreduktionschirurgie (bei Emphysem). ***Progn.:*** Lebenserwartung u. -qualität sind reduziert, werden aber durch suffiziente Therapiemaßnahmen verbessert. E chronic obstructive pulmonary disease.

**cold-insoluble globulin** *(engl.):* ▸Fibronectin.

**Cold-Pressure-Test, Cold-Pressor-T.** *(engl. = Kälte-Druck)* Abk. CP-T.: klinische Prüfung der Kreislaufregulation durch Blutdruckkontrollen während u. nach Eintauchen einer Hand in Eiswasser (1 Min.). Normal erfolgt Druckanstieg um 10–25 mmHg (diastolisch geringer) mit Rückkehr zum Basiswert nach 2–3 Min. Erhöhte Werte werden gefunden v.a. bei Phäochromozytom, aber auch bei Bluthochdruck aus anderen Ursachen (häufig schon im prähyperton. Stadium einer ▸Hypertonie). ***Anw.:*** auch als Belastungstest der Herzfunktion in Verbindung mit EKG, Herzbinnenraumszintigraphie etc.

**Cold-Punch-Methode** *(engl. = kalte Stanze):* (Hough H. Young, 1909) transurethrale Prostataresektion durch Stanzung. Die postoperative Gewebsreaktion ist geringer als nach Elektroresektion.

**Colecalciferol:** ▸Vitamin $D_3$.

**Cole-Operation:** Y-förmige End-zu-Seit-Anastomose zwischen Ductus hepaticus u. Jejunum (Hepatikojejunostomie) über einem T-Drän u. mit Bildung einer Schleimhautfalte zur Refluxprophylaxe. E Cole procedure.

**Cole-Rezessus** (Lewis Gr. C., 1874–1954, Röntgenologe, New York): bei Kontrastdarstellung des Magens der im Füllungsbild unterhalb der Basis des Bulbus duodeni sichtbare, vom Pylorusmuskel ausgesparte Raum. Bei pylorusnahem Geschwür evtl. verformt (**C.-Zeichen**). E Cole's recess.

**Coles-Körperchen:** ▸Einschlusskörperchen bei Chlamydia-psittaci-Infektion. E Coles' inclusion body.

**Colestipol:** Anionenaustauscherharz (Polymer aus Tetraethylenpentamin und Epichlorhydrin); ***Anw.*** als ▸Lipidsenker. E colestipol.

**Colestyramin:** Anionenaustauscherharz (Polymer aus Tyren u. Divinylbenzol); ***Anw.*** als ▸Lipidsenker bei erblicher Hypercholesterinämie u. anderen primären Fettstoffwechselstörungen mit Erhöhung der LDL-Fraktion (s.a. ▸Hypercholesterinämie). E cholestyramine.

**Cole-Tubus:** *Anästhesiologie* ein Endotrachealtubus für Säuglinge u. Kleinstkinder. E Cole's endotracheal tube.

**Colfoscerilpalmitat:** Surfactant (s.u. ▸Surfactant-Faktor); ***Anw.*** bei Früh- u. Neugeborenen mit Atemnotsyndrom. E colfosceril palmitate.

**Co|li(-Bakterium), Coli-Bazillus:** Kurzbez. (Klinikjargon) für ▸Escherichia coli. S.a. ▸Coli... E colibacillus.

**Co|li|ca** *(latein.)*, Kolik: Verkrampfungsschmerz innerer Organe; z.B. als C. gastrica, biliaris, intestinalis, pancreatica, renalis, testicularis die ▸Magen- (s.a. ▸Gastrospasmus), ▸Gallen-, ▸Darm-, ▸Pankreas-, ▸Nieren- oder ▸Hodenkolik. E colic. – **C. mucosa, C. muco|membranacea,** Colitis mucosa, Colitis pseudomembranosa: funktionelle Dickdarmstörung mit kolikartigen Schmerzanfällen u. Darmentleerungen in Form von Schleim u. Membranen. Meist bei jüngeren Frauen im Rahmen vegetativ-nervöser Störungen. S.a. ▸Colon irritabile. E mucous colitis. – **C. salivaria:** krampfartige Mundbodenschmerzen bei Steinverschluss einer Speicheldrüse. – **C. saturnina:** ▸Bleikolik. E lead c. – **C. sper|matica:** Kolik der Samenwege bei Samenblase(n)entzündung. E spermatic c. – **C. uterina:** Gebärmutterkolik als Menstrualkolik oder bei Polyposis. E uterine c.

**Co|li|ci|ne,** Kolizine: stammspezifische, bakterizide Substanzen (Proteine) der Bakterien der ▸Coli-Gruppe; eine Untergruppe der ▸Bakteriocine. Sie sind die Ursache für den Enterobakterien-Antagonismus im Darmtrakt u. dienen als Kriterium für die Coli- u. Enterobakterien-Typisierung. E colicins.

**co|li|cus** *(latein.):* **1)** zum Dickdarm (Colon) gehörend; z.B. Arteria colica. E colonic, colic. **2)** kolikartig; s.a. ▸Colica. E colicky.

**Coli-Dyspepsie, -Enteritis,** Escherichiose: epidemische, sehr ansteckende (»hochkontagiöse«), akute Darmentzündung (▸Enteritis). Bei Säuglingen u. Kleinkindern, v.a. bei Früh- u. Neugeborenen evtl. als ▸Säuglingsintoxikation. Hervorgerufen durch enteropathogene Stämme von Escherichia coli (= EPEC oder sog. Dyspepsiecoli, v.a. $O_{111}$, $O_{125}$, $O_{26}$, $O_{55}$, $O_{25}$, $O_{41}$, $O_{42}$), ferner durch EHEC (= enterohämorrhagische ▸Escherichia coli). Wird in zunehmendem Maße auch bei Erwachsenen beobachtet. E Escherichia coli enteritis.

**Coli-Gruppe:** die Escherichia coli u. die Alkaleszenz-Dispar-Gruppe; die wichtigsten Darmbakterien des Menschen. E coli group.

**Coli-Nährböden:** Lactose-haltige Nährböden zur Kultivierung von Escherichia coli; z.B. ▸Endo-, ▸Drigalski-Agar.

**Coli-Phagen:** ▸Bakteriophagen von Escherichia coli; s.a. ▸T-Phagen. E coliphage.

**Coli|py|urie:** s.u. ▸Coliurie. E colipyuria.

**Coli-Sepsis,** Koli-Bazillose: ▸Sepsis durch Escherichia coli, v.a. im Gefolge einer Cholezystitis, Cholangitis, Pyelitis, Pylephlebitis. E colibacillosis.

**Colistin,** Polimycin, Polymyxin E: Peptid-Antibiotikum (zyklisches bas. Polypeptid) aus Bacillus colistinus u. polymyxa. ***Wirkung:*** bakterizid gegen gramnegative Bakterien wie Pseudomonas aeruginosa. ***Anw.:*** zur Inhalationstherapie als Colistinmethatsulfonat, oral als Colistinsulfat (wenig resorbierbar u. daher v.a. im Darm wirksam). ***NW:*** Bei Inhalation sind neuro- u. nephrotoxische Reaktionen nicht auszuschließen. E colistin.

**Co|li|tis,** Kolitis: akute oder chron. Schleimhautentzündung des Dickdarms, oft in ganzer Ausdehnung u. unter Beteiligung auch tieferer Wandschichten, evtl. als ischämische Segmentkolitis. ***Ätiol.:*** v.a. bei ▸Bakterienruhr sowie – als C. infectiosa – bei Enterokolitis (v.a. durch Salmonellen, Staphylokokken, Viren, Colibazillen [evtl. im Zusammenhang mit ▸Dysbakterie]) sowie als C. tuberculosa; ferner als C. parasitaria (v.a. durch Entamoeba histolytica [Amöbenruhr], Balantidium coli, Lamblien, Trichomonaden, Chilomastix) u. bei Vergiftungen, z.B. bei Schwermetallvergiftungen, Abführmittelabusus, Urämie (Ausscheidungskolitis). ***Klinik:*** Fieber, krampfartige Darmschmerzen (C. spastica), Stuhldrang (▸Tenesmen), Durchfälle, in schweren Fällen ferner Flüssigkeitsverluste (▸Exsikkose), ▸Kachexie. E colitis. – **C., antibiotikaassoziierte:** ▸Enterokolitis, pseudomembranöse. – **C. catar|rhalis:** subakute oder akute Kolitis mit schleimig-seröser Absonderung; meist als ▸Enterokolitis. E catarrhal c. – **C. cys|tica:** Kolitis mit Bildung schleimhaltiger Zysten in der Darmschleimhaut oder deren Submukosa. E cystic c. – **C. diverticulosa:** Kolitis bei ▸Divertikulose des Kolons; meist rezidivierend infolge chronischer Stuhlverhaltung in den Divertikeln. E diverticular c. – **C. (granulomatosa) regionalis:** unspezifische, auf einen Abschnitt (meist Colon ascendens) beschränkte akute oder chronische Kolitis; mit Ödem, Schleimhaut- u. Submukosainfiltraten; meist zusammen mit der granulomatösen ▸Enteritis regionalis (terminalis); Ätiologie ungeklärt. Von der C. ulcerosa klinisch oft nicht zu unterscheiden. E regional c. – **C. gravis:** ▸C. ulcerosa. – **C. infec|tiosa:** s.u. Colitis. E infectious c. – **C. mucosa:** ▸Colica mucosa. – **C. parasitaria:** s.u. Colitis. E parasitic c. – **C. pseudo|membranacea: 1)** ▸Enterokolitis, pseudomembranöse. **2)** ▸Colica mucosa. – **C. spastica:** C. mit Darmkrämpfen; s.a. ▸Colon irritabile. E spastic c. – **C. tuberculosa:** ▸Darmtuberkulose, oft als Ileozäkal-Tbk. E tuberculous c. – **C. ulcerosa:** chronisch entzündliche Erkrankung der Kolonmukosa. ***Ätiol.:*** weitgehend ungeklärt. ***Vork.:*** häufig im distalen Kolon, bei ca. 20% auch Befall des Colon transversum bzw. des gesamten Kolons (Pancolitis), evtl. mit Backwash-Ileitis. ***Klinik:*** rektale Blutung, Diarrhö, Schmerzen, Opstipation. ***Diagn.:*** Histol. zeigt sich eine kontinuierliche

Mukosa-Entzündung mit Infiltrat, ulzerösen (Kryptenabszessen) u. vaskulären (Hyperämie, Vaskulitis) Läsionen. ***Klassifik.:*** Eintlg. des Schweregrades z. B. nach dem Scoring-System von RACHMILEWITZ. Die Verlaufsformen werden unterschieden als rezidivierender, chronischer u. fulminanter Typ, Letzterer mit Komplikationen wie Perforation oder toxischem Megakolon. ***Kompl.:*** Extraintestinale Manifestationen finden sich an Haut (z. B. Erythema nodosum, Pyoderma gangraenosum), Gelenken (Arthritis, Sakroileitis, ankylosierende Spondylitis), Augen (Skleritis, Iridozyklitis), Leber u. Gallenwegen (Pericholangitis, primär sklerosierende Cholangitis), Gefäßen (Vaskulitis) u.v.m. Je nach Dauer u. Ausdehnung der C. ulcerosa steigt das Risiko der Entwicklung eines kolorektalen Karzinoms. ***Ther.:*** Konservativ werden 5-Aminosalicylsäure, Sulfasalazin u. Glucocorticoide eingesetzt; operativ ist die Kolektomie angezeigt (bei Komplikationen u. kurativ). E ulcerative c.

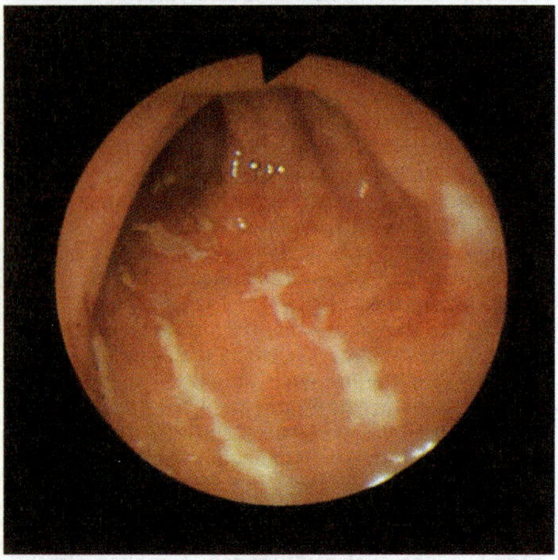

**Colitis ulcerosa:** endoskopischer Befund. [450]

**Coli-Titer, -Zahl:** Bez. für die kleinste Wassermenge (in ml), in der noch Escherichia coli nachweisbar ist. Grenzwert für Trinkwasser: 100 ml.

**Coli|urie:** die Ausscheidung von Escherichia coli im Harn ohne einen entzündungstypischen Harnsedimentbefund (im Gegensatz zur Coli-Pyurie, bei der Leukozytenausscheidung erfolgt; ▸Pyurie). Häufig z. B. bei Obstipation. Keimzahlen $< 10^5$/ml sind ohne Krankheitswert. E coliuria.

**Col|la** *(latein.):* ▸Leim. E glue.

**Col|la|gen:** *Histologie* ▸Kollagen. E collagen.

**Collage|nosis:** *Pathologie* ▸Kollagenose. E collagenosis.

**Col|lap|sus:** ▸Kollaps; z. B. **C. pulmonum** (▸Lungenkollaps). E collapse.

**col|lateralis** *(latein.):* seitlich benachbart, nebenständig. S. a. ▸Kollateral... E collateral.

**Collatz-Weber-Methode:** eine photoelektr. Venenpulsschreibung. E Collatz-Weber method.

**Col|lem|plas|trum:** Kautschukpflaster; z. B. **C. adhaesivum** (»Kautschukheftpflaster« mit Klebemasse), als **C. Zinci** (das »Zinkkautschukpflaster«). E (adhesive) rubber plaster.

**Collerette** *(franz.):* s. u. ▸BIETT-Collerette. E collarette.

**Colles** (ABRAHAM C., 1773–1843, Chirurg, Dublin). – **C.-Faszie:** historische Bezeichnung für ▸Ligamentum transversum perinei. – **C.-Fraktur:** die typ. distale ▸Radiusfraktur 1–3 cm vor (= proximal) der Gelenklinie; eine Überstreckungs- = Extensionsfraktur mit dorsalem Biegungsdreieck (oder Trümmerzone), meist mit ▸Bajonettstellung mit dorsaler u. radialer Verschiebung des distalen Fragments (samt Hand; u. meist in Supinationsstellung); häufig kombiniert mit einem Abriss des Griffelfortsatzes der Elle. E Colles' fracture.

**Collet-Syndrom** (FRÉDÉRIC-J. C., 1870–1966, Otologe, Lyon): *Neurologie* ein Foramen-jugulare-Syndrom mit Lähmung der Hirnnerven IX–XII; i. e. S. das ▸SICARD-Syndrom (1). E Collet-Sicard syndrome.

**Col|liculitis:** Entzündung des ▸Colliculus seminalis. E colliculitis.

**Col|li|cu|lus** *(latein.):* kleiner Hügel. *Anat* kleiner Vorsprung. E colliculus. – **C. facialis:** der »Fazialishügel« am Boden der Rautengrube bds. des Sulcus medianus post., hervorgerufen durch das Fazialisknie. E facial c. – **C. inferior u. C. superior (laminae tecti):** jeder der beiden unteren = hinteren bzw. oberen = vorderen Hügel der Vierhügelplatte, jeweils einen gleichnam. grauen Kern enthaltend; davon ausgehend das Brachium colliculi caudalis bzw. rostralis. – **C. seminalis,** Caruncula urethralis: der längliche »Samenhügel« in der Mitte der Crista urethralis des prostatischen Teils der männlichen Harnröhre; mit den Mündungsschlitzen der Ductus ejaculatorii u. des Utriculus prostaticus. E seminal c.

**Collier de Vénus** *(französ. = Halsband der Venus):* Leucoderma syphiliticum im Halsbereich. E collar of pearls.

**Colli|fixur:** *Gynäkologie* operative Fixierung des Collum (= Cervix) uteri; ▸Zervikopexie.

**Collins-Syndrom,** TREACHER-COLLINS-Syndrom: ▸Dysostosis mandibulofacialis. E Treacher Collins syndrome.

**Collip-Einheit** (JAMES B. C., 1892–1965, Biochemiker, Montreal): (1925) die biologisch definierte Einheit des Parathormons (»**C.-Hormon**«). E Collip unit.

**Col|li|qua|tio** *(latein.):* *Pathologie* Verflüssigung. S. a. ▸Kolliquationsnekrose. E colliquation.

**Collis-Versuch:** Vorsorgeuntersuchungen des Bewegungsapparates des Säuglings. **»Kopfabhangversuch«:** plötzliches Hochheben des Säuglings aus der Rückenlage in die Kopfhängelage unter Festhalten des Kindes an einem Knie. Normal erfolgt im 1. Lebenshalbjahr ein Beugen des freien Beines in allen Gelenken, im 2. Lhj. Streckung im Kniegelenk. **»Horizontalabhangversuch«:** freier Horizontalhang des am Oberarm u. -schenkel gehaltenen Säuglings; es erfolgt darauf normal im 1.–4. Monat eine lockere Beugung des freien Armes, im 4.–6. Mon. eine Beugehaltung des freien Beines u. Pronation des Unterarms, ab 6. Mon. das Aufstützen der Hand u. im 9.–12. Mon. das Aufsetzen des Fuß(rand)es. S. a. ▸Säuglingsalter. E Collis test.

**Col|lo|di|um,** Kollodium: *Pharmazie* leicht brennbare, zu einem fest haltenden dünnen Film verdunstende Lösung von ▸Colloxylinum in einem Alkohol-Äther-Gemisch (1+2). ***Anw.*** als Wundverschlussmittel, Arzneivehikel. S. a. ▸Kollodium... E collodion. – **C. salicylatum:** C. mit 4 % Salicylsäure; Medikament zur Auflösung der Hornhaut bei Hühneraugen u. Hornhautschwielen.

**col|lo|ida|lis** *(latein.):* ▸kolloidal. E colloidal.

**Col|lo|ido|ma miliare:** ▸Pseudomilium (1). E colloid milium.

**Col|oxylinum,** Pyroxylinum, Kollodiumwolle: Nitrocellulose mit Stickstoffgehalt bis 12,6 %, gewonnen durch Einwirkung roher Salpeter- u. Schwefelsäure auf gereinigte Baumwolle; Anw. *histol* zur Celloidin-Einbettung. E colloxylin, pyroxylin.

**Collum** *(latein.):* Hals.; *Anatomie* halsförmig verjüngter Organabschnitt (s. a. ▸Cervix, ▸Kollum...). E neck, collum. – **C. anatomicum:** das relativ dünne, rumpfnahe Endstück des Oberarmknochens (▸Humerus) zwischen Schaft u. Kopf. E anatomic n. of humerus. – **C. chir|urgicum:** der dünne Abschnitt des Oberarmknochens unterhalb der Tubercula; Prädilektionsstelle für die subkapitale Humerusfraktur. E surgical n. of humerus. – **C. costae:** der Rippenhals; Rippenteil zwischen Rippenkopf u. -körper. E n. of rib. – **C. glandulare:** die Ringfurche proximal der Glans penis. E n. of the glans penis. – **C. ossis femoris:**

der zwischen Schaft u. Kopf des Oberschenkelknochens (▸ Femur) gelegene Schenkelhals; geht winkelbildend (▸ CCD-Winkel) in den Schaft über. E n. of femur. – **C. rạdii:** der zirkulär eingeschnürte Abschnitt im oberen Speichenteil distal des Köpfchens (▸ Caput rad.). E n. of radius. – **C. scạpulae:** der eingeschnürte Schulterblattteil proximal der Gelenkpfanne. E n. of scapula. – **C. tạli:** der eingeschnürte Teil des Sprungbeins (▸ Talus) zwischen Körper- u. Kopfteil. E n. of talus. – **C. ụteri:** Gebärmutterhals, ▸ Cervix uteri; s. a. ▸ Kollum... – **C. vesịcae biliạris,** C. v. felleae: der »Gallenblasenhals«; der schmale Gallenblasenteil vor dem Abgang des Ductus cysticus. E n. of gallbladder. – **C. obstipum:** ▸ Schiefhals. – **C. proconsulạre:** ▸ Cäsarenhals.

**Collum-Corpus-Winkel, Collum-Diaphysen-:** *Orthopädie* s. u. ▸ CCD-Winkel.

**Col|lyrium:** *Pharmazie* Augenwasser. E eye lotion, eye-wash.

**Colo...:** Wortteil ▸ »Colon« (Dickdarm), ▸ »Kolo«.

**Co|lo|bọ|ma:** *Pathologie* Spaltbildung; ▸ Kolobom. E coloboma. – **C. ịridis:** *Ophthalmologie* ▸ Iriskolobom. Analog: **C. lentis** = ▸ Linsen-, **C. maculare** = ▸ Makula-, **C. palpebrale** = ▸ Lid-, **C. retinae** = ▸ Netzhautkolobom. – **C. lạ|bii:** ▸ Lippenspalte.

**Colo|fixạtio:** die op. Fixierung des Caecums an der Bauchwand. – s. a. ▸ Kolopexie. E colofixation.

**Cọ|lon,** Grimmdarm: der beidseits seitlich u. oben (»Kolonrahmen«) im Darmbauch liegende Hauptteil des Dickdarms. Unterteilt in der Reihenfolge seiner ***Abschnitte:*** **C. ascẹndens:** vom Zäkum bis zur re. Kolonflexur aufsteigend, retroperitoneal gelegen, mit der Fascia transversalis u. der re. Niere verwachsen. **C. trans|vẹrsum** (Quergrimmdarm): im Oberbauch zwischen der re. u. li. Kolonflexur; intraperitoneal gelegen, d. h. ganz von Bauchfell überzogen u. durch sein Gekröse (▸ Mesocolon) sehr verschieblich; durch eine Bauchfellverdoppelung (Ligamentum gastrocolicum, Teil des großen Netzes) mit der großen Magenkurvatur verbunden. **C. de|scẹndens:** ab der li. Flexur absteigend; liegt retroperitoneal, ist mit der Fascia transversalis u. der li. Niere verwachsen. **C. sig|moịdeum** (Sigma): eine S-förmige Schleife; durch ihr Mesocolon gut beweglich; geht in Höhe des Promontoriums in den Mastdarm (▸ Rectum) über. ***Wandaufbau:*** (von innen nach außen) **Tunica mucosa:** Schleimhaut mit einschichtigem Zylinderepithel und zahlreichen einzelligen Drüsen (Becherzellen). Darunter liegt die aus lockerem Bindegewebe bestehende Lamina propria, die durch die Lamina muscularis mucosae von der Tela submucosa abgegrenzt wird. Die Lamina propria mucosae enthält zahlreiche einfach tubulöse Drüsen (Glandulae intestinales). **Tela submucosa:** besteht aus lockerem Bindegewebe mit Gefäßen und dem MEISSNER-Plexus (Plexus submucosus). **Tunica muscularis:** aus einem inneren Stratum circulare und einem äußeren Stratum longitudinale bestehend (glatte Muskulatur); zwischen beiden liegt der AUERBACH-Plexus (Plexus myentericus). **Tunica serosa:** besteht aus der bindegewebigen Tela subserosa u. dem Peritonealepithel (Mesothel). In Kolonabschnitten ohne Peritonealepithel findet sich anstelle der Tunica serosa u. Tela subserosa eine Tunica adventitia. ***Merkmale:*** Tänien (▸ Taenia coli), ▸ Haustra, ▸ Appendices epiploicae sowie – innen – Plicae semilunares, Schleimhautkrypten u. das Fehlen von Zotten (das C. hat nur LIEBERKÜHN-Krypten). In der Kolonwand kommen Noduli lymphoidei aggregati vor. E colon (ascending; transverse; descending; sigmoid). – **C. irritạbile, C. spasticum,** Reizkolon, Reizdarmsyndrom: somatoforme autonome Funktionsstörung im Bereich des unteren Gastrointestinaltrakts, die z. B. durch Stress, Infektionen, Medikamente exazerbieren kann. Sehr häufiger Beschwerdekomplex. ***Klinik:*** Typisch sind schleimige Stuhlentleerungen u. Blähgefühl, intermittierende abdom. Schmerzen, die sich nach dem (häufig dünnflüssig.) Stuhlgang bessern,

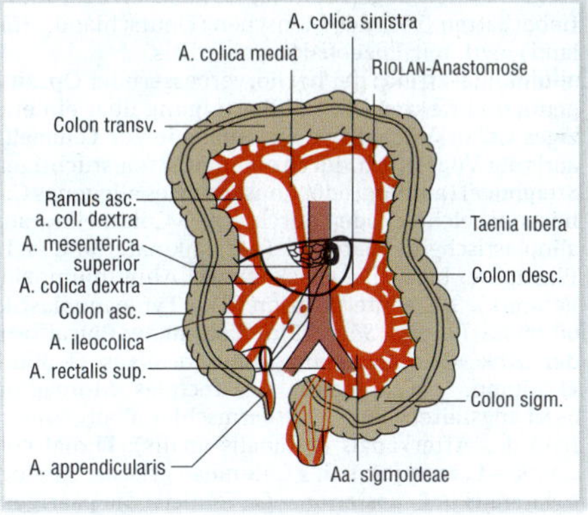


**Colon:** die arterielle Versorgung. [32]

Wechsel zwischen Obstipation u. Diarrhö, Gefühl der unvollständigen Darmentleerung. ***Diagn.:*** Die Symptomatik kann der organischer Krankheiten entsprechen, wobei keine biochem. oder strukturellen Normabweichungen gefunden werden. Deshalb Ausschlussdiagnose. ***Ther.:*** medik. Behandl. der vorherrschenden Symptome (z. B. Spasmolytika bei Schmerzen, Prokinetika u. Qellmittel bei Obstipation); zusätzl. ggf. Antidepressiva, Gesprächstherapie. E irritable c., irritable bowel syndrome. – **C. mịgrans, C. mobile:** abnorme Beweglichkeit (fehlende retroperitoneale Fixierung) des ▸ Colon ascendens u. der Flexura hepatica. ***Klinik:*** lageabhängige Schmerzen im re. Oberbauch; oft kombiniert mit ▸ Caecum mobile (dann als »Caecocolon mobile« bezeichnet).

**Colọnna** (PAUL C. C., geb. 1892, Orthopäde, Philadelphia). – **C.-Codivilla-Operation:** Hüftplastik mit Hüftpfannenausfräsung u. mit Varisierung durch Drehosteotomie. ***Anw.*** bei verschleppter (»inveterierter«), hoch stehender angeborener Hüftluxation. E Colonna's operation. – **C.-Operation:** Hüftplastik mit Femurkopfresektion u. Einstellung des Trochanter major in die Hüftgelenkpfanne. ***Anw.*** bei Schenkelhalspseudarthrose.

**colony stimulating factor** *(engl.)*: ▸ CSF.

**Co|lo|pẹxia:** ▸ Kolopexie. E colopexy.

**Colo|plicạtio:** *Chirurgie* die op. Einengung der Dickdarmlichtung – z. B. bei Megakolon – durch Raffnähte. E coloplication.

**Colo|ptọsis:** ▸ Koloptose. E coloptosis.

**Cọllor** *(latein.)*: Farbe. S. a. ▸ Kolor... E color.

**Colorado-Zeckenfieber,** Amerikanisches Gebirgs-Zeckenfieber: eine v. a. in den westl. USA vorkommende, durch Dermacentor andersoni übertragene Virusinfektion mit biphasischem, dem Dengue-Fieber ähnlichem Fieberverlauf. Erreger ist das **Colorado-Tick-Fever-Virus**, ein Orbivirus (ein ARBO-Virus der Gruppe C), dessen natürliches Reservoir kleine Nager sind. ***Klinik:*** nach 4–6 Tg. Fieber, Kopf-, Augen-, Rückenschmerzen, Schwindel, Erbrechen, evtl. Hautexanthem; meist milder Verlauf; Dauer ca. 1–2 Wochen. E Colorado tick fever (CTF).

**Colp(o)...:** Wortteil »weibliche Scheide«, ▸ Kolp(o)...

**Columbia-Classification, C.-Schema** *(engl.)*: ältere Stadien-Einteilung des ▸ Mammakarzinoms: **A)** Tumor nicht mit der Brustwand verwachsen, keine tastbaren Lymphknotenmetastasen, kein Hautödem. **B)** tastbare axillare Lymphknotenmetastasen; Tumor noch nicht fixiert, $\varnothing < 2{,}5$ cm. **C)** eines der oben angeführten Kriterien pos. u. Hautulzeration. **D)** bei mindestens zwei der o. a. positiven Kriterien Hautmetastasen oder »entzündliche« Form oder supraklavikuläre bzw. parasternale Metastasen oder Armödem oder Fernmetastasen.

**Columbia-SK-Virus, Col-SK:** das Cardiovirus der Picorna-Gruppe. RNS-haltig, 10–20 nm groß, ätherresistent. Hochpathogen für Nager, auch Erreger einer fieberhaften Erkr. des Menschen (Deutschland, Holland), evtl. mit Enzephalomyokarditis.

**Co|lu|mel|la-Effekt:** der bei hörverbessernder Op. ausgenützte Effekt der Schallübertragung über ein einziges Gehörknöchelchen (in Analogie zur **Columella auris** der Vögel), d.h. durch einen funktionstüchtigen Steigbügel (autolog; oder konserviertes allogenes Gehörknöchelchen) oder durch eine »Columella« aus alloplastischem Material (»Plastikmaterial«, z.B. Plastipore; bioaktive Glaskeramik, Aluminiumoxidkeramik). S.a. ▸Interposition (2), ▸Tympanoplastik.

**Co|lum|na** *(latein. = Säule)* Plur. **Columnae,** Pluralform der Abk. Cc.: *Anatomie* säulenförmiges Gebilde. **E** column. – **Cc. anales,** Cc. rectales Morgagnii: 5–8 Längsfalten der Mastdarmschleimhaut innerhalb des Afterkanals (▸Canalis analis). **E** anal columns. – **C. anterior:** s.u. ▸Columnae griseae. Analog: **C. lateralis** u. **C. posterior**. – **Cc. fornicis:** die paarigen, dicken vorderen Teile des ▸Fornix cerebri. – **Cc. griseae (medullae spinalis):** die säulenartig nach vorn u. hinten vorspringenden Anteile der grauen Substanz des Rückenmarks (RM). Als **C. anterior** die »Vordersäule« (mit multipolaren motor. Zellen), als **C. lateralis** die »Seitensäule« (mit vegetativen Kerngebieten), als **C. posterior** die »Hintersäule« (mit sensiblen Zellen u. dem ▸Nucleus dorsalis). Werden entsprechend dem sich im anatom. RM-Querschnitt bietenden Bild auch als Horn (▸Cornu) bezeichnet. **E** gray c.s. – **Cc. renales,** »BERTIN-Säulen«: die die Markpyramiden der Niere hülsenförmig umschließenden Rindenanteile. **E** renal c.s., c.s. of Bertin. – **Cc. rugarum:** die hintere u. vordere Säule der Schleimhautfalten der Scheidenwand. **E** vaginal c.s. – **C. verte|bralis:** die Wirbelsäule (WS), bestehend aus 7 Hals-, 12 Brust- u. 5 Lendenwirbeln sowie dem Kreuz- u. dem Steißbein (beide Letzteren als Gebilde aus 5 bzw. 3–5 Wirbeln); s.a. ▸Vertebrae (deren Symbole: C, Th, L, S u. Co). Zwischen den Wirbelkörpern befinden sich ▸Disci intervertebrales (als Elemente des ▸Bewegungssegmentes). Die WS wird durch Bänder verstärkt (Ligamenta longitudinalia anterius, posterius, flavum, intertransversarium, spinale, supraspinale, nuchae). Ist Teil des Achsenskelettes, weist physiologisch eine Hals- u. Lendenlordose u. eine Brustkyphose auf. Sie ist um ihre Frontal-, Sagittal- u. Vertikalachse beweglich, enthält in dem von der Gesamtheit der Wirbel gebildeten Wirbelkanal (Canalis vertebralis) das Rückenmark. **E** vertebral c., spine.

**Coma,** Koma: **1)** ▸Asymmetriefehler, optischer. **2)** Stadium tiefer Bewusstlosigkeit mit Fehlen jeglicher Reaktion auf Anruf, allgemein auch auf stärkere Schmerzreize (▸Sopor). Zur Abschätzung der Tiefe des Komas und zur Verlaufsbeobachtung wird die ▸Glasgow Coma Scale bei Erwachsenen (und entsprechend modifiziert bei Kindern) eingesetzt; geprüft werden die besten motorischen und verbalen Antworten, die der Patient abgeben kann. Weitere Einteilung in 4 Grade: **I.** Bewusstlosigkeit, keine weitere neurologische Störung; **II.** Bewusstlosigkeit mit Paresen, Krämpfen, Pupillenstörungen; **III.** wie II plus Strecksynergismen; **IV.** wie III plus weite lichtstarre Pupillen, noch Spontanatmung. ***Ätiol.:*** Ein Koma kann eintreten nach traumatischer Schädigung (z.B. Hirnkontusion) oder organischer Erkrankung des Gehirns (**C. cerebrale**), z.B. bei Vergiftungen oder Stoffwechselentgleisung (z.B. **C. acidoticum,** ▸C. diabeticum) oder als **C. apoplecticum** bei durch ▸Hirnischämie, -embolie, -blutung bedingtem zerebralem Insult (▸Apoplexia cerebri). Weitere Ursachen sind Hirntumor, -abszess oder -druck, Meningoenzephalitis, Epilepsie, Hypophyseninsuffizienz. **E** coma. – **C. basedowicum:** Koma infolge Stoffwechselentgleisung im Endstadium der ▸thyreotoxischen Krise. – **C. cere|brale:** durch ein Krankheitsgeschehen im Gehirn bedingtes Koma. – **C. diabeticum,** C. hyperglycaemicum, C. acidoticum: lebensbedrohlicher Zustand mit Hyperglykämie u. Hyperketonämie infolge einer diabetischen Stoffwechselentgleisung. Auftreten als ketoazidotisches (Coma acidoticum) oder hyperosmolares Koma. ***Ätiol.:*** Auftreten besonders bei interkurrentem Infekt, Gastroenteritis, schwerem Diätfehler u.a. ***Klinik:*** Bewusstseinstrübung bis Bewusstlosigkeit nach vorangehenden Oberbauchschmerzen, Übelkeit u. Erbrechen; Polydipsie, Polyurie, dadurch Flüssigkeitsverlust (▸Exsikkose) mit vermindertem Hautturgor u. weichen Augäpfeln; Blutzuckeranstieg (▸Hyperglykämie), extrem bei hyperosmolarem Koma, bei dem die Ketoazidose geringgradig ist); Ketoazidose (▸Acetonämie) mit Acetongeruch der Atemluft sowie verminderte Alkalireserve mit kompensatorischer »großer (KUSSMAUL) ▸Atmung«; bei lang dauernder Ketoazidose intrazelluläre Kaliumverarmung. ***Diagn.:*** Die Diagnose ist durch Blutzuckerbestimmung zu sichern (Verwechslungsgefahr mit Hypoglykämie, Insulinschock). ***Ther.:*** Gaben von Altinsulin (evtl. zusammen mit Glucose), Volumen- u. Elektrolytersatz. **E** diabetic c. – **C. dys|pepticum (infantum):** Koma durch starke Exsikkose im Rahmen einer ▸Säuglingsintoxikation. – **C. hepaticum:** ▸Leberkoma. **E** hepatic c. – **C. hyper|glyc|aemi|cum:** ▸C. diabeticum. **E** hyperglycemic c. – **C. hyper|kapnicum:** Koma infolge stark erhöhter $CO_2$-Spannung im arteriellen Blut (▸Hyperkapnie). **E** hypercapnic c. – **C. hyper|osmolare:** s.u. ▸Coma diabeticum. – **C. hypo|chlor|aemi|cum:** Koma bei durch hochgradigen Kochsalzverlust bedingter lebenbedrohender Störung des Elektrolythaushaltes (▸Salzmangelsyndrom). **E** hypochloremic c. – **C. hypo|glyc|aemicum:** komatöser Zustand in der ▸Hypoglykämie mit resultierender Hirnschädigung durch Glucosemangel. **E** hypoglycemic c. – **C. hypo|kali|aemi|cum:** Koma nach stärkerem Kaliumverlust mit den Symptomen der ▸Hypokaliämie. Auch als »falsches Leberkoma« bei Leberkrankheiten (Hepatopathien). **E** hypokalemic c. – **C. post|hypo|glyc|aemi|cum:** Koma nach längerer ▸Hypoglykämie. – **C. pyloricum:** Koma im Dekompensationsstadium der hypertrophischen ▸Pylorusstenose, d.h. bei hochgradiger metabol. ▸Alkalose (durch Chlor- u. Kaliumverluste). **E** pyloric c. – **C. ur|aemi|cum:** Koma im dekompensierten Endstadium der Niereninsuffizienz mit Verhaltung der harnpflichtigen Substanzen (Harnstoff, -säure, Creatinin; Anstieg des ▸Reststickstoff) u. Störung des Elektrolythaushaltes. ***Klinik:*** urinöser Atemgeruch (▸Foetor), gelblich-braunes Hautkolorit, KUSSMAUL-Atmung (sog. große ▸Atmung), Purpura-ähnliche Haut-, Schleimhautblutungen, Anämie, Azidose. **E** uremic c. – **C. vigile:** ▸Mutismus, akinetischer. **E** vigil c.

**Comberg-Verfahren** (WILHELM C., 1885–1958, Augenarzt, Berlin): Augapfelaufnahmen zur Lokalisierung intraokularer Fremdkörper. Üblich sind je eine »skelettfreie« Aufnahme im okzipitofrontalen u. temporonasalen Strahlengang bei aufgesetzter **C.-Haftschale** (Kontaktprothese mit durch vier Bleimarken markierter Limbusebene) u. bei definiert fixierter Augenstellung.

**combined spinal-epidural anesthesia** *(engl.)* Abk. CSA, kombinierte Spinal-Epidural-Anästhesie: Verfahren der Regionalanästhesie, bei dem Anästhetika mittels eines Katheters gleichzeitig in den Periduralu. Liquorraum injiziert werden; schnellerer Wirkungseintritt als bei der Peridural- und längere Wirkungsdauer als bei Spinalanästhesie. ***Anw.*** z.B. zur Schmerztherapie während der Geburt.

**combining site** *(engl.):* der Bindungsteil des Fab-Fragmentes der Immunglobuline.

**Com|edo, Comedones** *(latein. = Schlemmer): Dermatologie* Mitesser, ▸Komedo. **E** comedo, comedones.

**Comèl-Netherton-Syndrom:** ▸NETHERTON-Syndrom. Sonderform: ▸RILLE-COMÈL-Syndrom.

**co|mi|tans, concomitans** *(latein.):* begleitend. **E** concomitant, accompanying.

**Comma|bazillus:** s.u. ▸Vibrio.

**Com|mis|su̩|ra** *(latein. = Verbindung)*, Kommissur: *Anatomie* verbindende Struktur; s.a. ▸Kommissur... 🅴 commissure. – **C. a̩lba:** die Brücke weißer Substanz des Rückenmarks vor der dem Canalis centralis angrenzenden grauen Substanz (Substantia intermedia grisea); verbindet die Vorderstränge (Columna ventralis, s.u. ▸Columnae griseae). 🅴 white c. – **C. ante̩rior:** kurzer runder Strang in der Vorderwand des III. Hirnventrikels, bd. Großhirnhälften verbindend; wird von markhaltigen Fasern des Schläfen- u. Riechlappens gebildet. 🅴 anterior c. – **C. epi|thala̩|mica:** die »hintere Kommissur« des Gehirns quer am Hinterende des III. Ventrikels; besteht aus weißen Fasern; verbindet – für optische Reflexe – z.B. beide Colliculi superiores bzw. die prätektale Area mit Okulomotoriuskernen. Enthält die Bahnen für Lichtreflexe der Pupillen. 🅴 posterior cerebral c. – **C. labio̩rum: 1)** der Hautbogen zwischen Ober- u. Unterlippe im Mundwinkel. 🅴 c. of lips. **2) C. labiorum anterior u. posterior:** der die großen Schamlippen vorn bzw. hinten miteinander verbindende Hautbogen. 🅴 anterior/posterior labial c. – **C. palpe|bra̩lis medialis u. lateralis:** der das Ober- u. Unterlid in den Augenwinkeln verbindende Hautbogen. 🅴 medial/lateral palpebral c. – **C. pos|te̩rior:** ▸C. epithalamica. – **Commissu̩rae supra|o̩pticae:** weiße Kommissuren in Nähe der Sehnervenkreuzung (▸Chiasma opticum); Verbindungen zwischen Regionen des Hypothalamus u. Thalamus beider Gehirnhälften. 🅴 supraoptic c.s.

**Commissuro...:** ▸Kommissuro...

**Common-ALL-Antigen:** s.u. ▸CALL.

**Common-Cold-Viren** *(engl.)*, CC-Viren: die ▸Rhinoviren (ca. 100 versch. Serotypen) als Erreger der »banalen Erkältungsinfekte«.

**common ventricle** *(engl.)*: ▸Cor triloculare biatriatum.

**common wart virus** *(engl.)*: ▸Papilloma-Viren des Menschen. S.a. ▸Warzenvirus.

**Com|mo̩|tio,** Kommotion: Erschütterung (Stoß, Druck) einer Körperregion oder eines Organs; i.w.S. auch die sich meist rückbildenden (»reversiblen«) Folgeerscheinungen der Erschütterung ohne anatomisch fassbares Substrat; Ggs. ▸Contusio. – Auch Kurzbez. der ▸C. cerebri. 🅴 commotio, concussion. – **C. ce̩|re|bri,** Kommotionssyndrom: voll reversible Hirnfunktionsstörung ohne anatomische Veränderung, meist als Folge eines SHT mit Bewusstseinsverlust, Atem-, Kreislauf- u. gastrointestinalen Störungen, antero- u. retrograder Amnesie; bei Kindern häufig abweichende Verlaufsformen mit posttraumatischem Dämmerzustand. 🅴 cerebral concussion. – **C. co̩r|dis:** *Kardiologie* als »Herzerschütterung« die reversiblen funktionellen Folgeerscheinungen nach stumpfer Gewalteinwirkung auf das Herz (z.B. bei ▸Contusio thoracis); v.a. als passagere Minderdurchblutung (Koronarspasmen), Extrasystolie, Brachy- oder Tachykardie, evtl. totaler Block oder Kammerflimmern; von der ▸Contusio cordis klinisch oft nicht eindeutig abzugrenzen. 🅴 cardiac contusion, concussion of the heart. – **C. la|ryn|gis:** als »Kehlkopferschütterung« die reversiblen funktionellen, allgemeinen u. örtlichen Folgeerscheinungen nach stumpfer Gewalteinwirkung auf den Kehlkopf; Ohnmacht, Schock (als Reflexgeschehen über den Nervus vagus, Karotissinus), Stimmritzenkrampf (▸Laryngospasmus), Berührungsschmerz. 🅴 blunt laryngeal trauma. – **C. (medu̩llae) spina̩lis:** die »Rückenmarkerschütterung« als Folge einer stumpfen Gewalteinwirkung; reversible funktionelle Störungen in Form eines sofort oder – seltener – nach kurzem Intervall einsetzenden kompletten oder inkompletten ▸Querschnittssyndroms, das sich innerhalb von Minuten, seltener nach Stunden, zurückbildet. 🅴 spinal (cord) concussion. – **C. re̩tinae:** ▸BERLIN-(Netzhaut-)Ödem. 🅴 retinal concussion. – **C. tho̩racis:** »Brustkorberschütterung«; die Schocksymptomatik als Folge stumpfer Gewalteinwirkung auf den Brustkorb u. der daraus resultierenden Vagusreizung; im Allgemeinen reversibel, aber letaler Ausgang möglich; s.a. ▸C. cordis. 🅴 blunt chest injury.

**com|mu̩nicans** *(latein.)*: verbindend, mit bestehender Verbindung (z.B. Hydrocephalus communicans).

**com|mu̩nis** *(latein.)*: gemeinsam, allgemein. 🅴 common.

**comp...:** s.a. ▸Komp...

**Com|pa̩c|ta: 1)** *Histologie* die Kompakta des Knochens = Substantia compacta ossis (▸Substantia corticalis). 🅴 corticalis. **2)** *Gynäkologie* die festere Teilschicht der ▸Funktionalis des Endometriums. 🅴 compacta.

**Compa̩ges tho̩racis:** »Brustkorbgefüge-Elemente«, z.B. Thoraxeröffnungen, -lücken (▸Apertura thoracis, Interkostalräume), Rippenbogen, Brustbein-Rippenbogen-Winkel.

**Complement-Faktor:** mit dem Symbol »C« u. zusätzlich mit einer Zahl (arab. Ziffer), evtl. auch einem latein. Kleinbuchstaben definierter Faktor des ▸Komplementsystems.

**com|ple̩|tus** *(latein.)*: vollständig. 🅴 complete.

**Com|ple̩xus** *(latein. = Umschließung, Umarmung)*: Gruppe, Verband, ▸Komplex, Apparat, z.B. *histol* **C. basa̩lis** = Grenzmembran, **C. golgi|ensis** = **C. sacculo̩rum** = ▸GOLGI-Apparat, **C. jux|ta|glomerula̩ris** = ▸juxtaglomerulärer Apparat, **C. po̩ri** (= der Porenkomplex der Zellmembran). 🅴 complex.

**Co̩m|pli|ance** *(engl.)*: **1)** *Physiologie* die Volumen-»Dehnbarkeit« des Thorax-Lungen-Systems, dargestellt durch den Quotienten aus den Zunahmen von Lungenvolumen u. intrapulmonalem Druck: $\Delta V/\Delta P_{el}$ (ml/cm $H_2O$ [$P_{el}$ = Retraktionskraft der Lungenelastizität; entspricht dem Pleuradruck $P_{pl}$, der »bei Apnoe u. offenen Atemwegen« als Ösophagusdruck indirekt ermittelt wird]). Unterschieden als »dynamische« C. (bei ruhiger Spontanatmung ohne willkürliche Atempausen an den Atemphasenwechselpunkten) oder als »statische« C. (mit Pausen von mehreren Sek.). Gibt Auskunft über die Steilheit der Ruhedehnungskurve im Druck-Volumen-Diagramm (bei Lungenelastizitätsprüfung); der Höchstwert liegt im normalen Atembereich. Sie ist bei bestimmten Krankheiten des Respirationstraktes verringert. – Ihr Reziprokwert ist die ▸Elastance. **2)** *Otologie* s.u. ▸Tympanometrie. **3)** *Urologie* s.u. ▸Zystometrie. **4)** Bereitschaft des Pat., bei diagnostischen u. therapeutischen Maßnahmen mitzuwirken (z.B. Zuverlässigkeit bezüglich Heilmitteleinnahme = »Therapietreue«).

**composite graft** *(engl.)*: Transplantat, das aus verschiedenen Geweben bzw. Materialien zusammengesetzt ist, v.a. angewandt in der plastischen Gesichtschirurgie; z.B. als aus der Ohrmuschel durch Keilexzision gewonnenes Transplantat für die Deckung eines Nasenflügeldefektes. Ferner als Kunststoff-/Venenbypass oder als Gefäßersatz mit künstlicher Klappe bei Aortinsuffizienz.

**Composite-Füllung:** in der Zahnmedizin Füllung mit Kunststoffmatrix u. anorganischen Füllkörpern.

**Compound** *(engl. = Verbindung, Zusammensetzung)*: Bez. für synthetische Präparate in der Entwicklungs- u. Erprobungszeit; *biochem* meist provisorische Bez. für noch nicht näher definierte natürl. Wirkstoffe (früher für Steroidhormone gebräuchlich).

**Compound-Nävus:** *Pathologie* ▸Junktionsnävus mit in das Korium »abgetropften« Nävuszellen, d.h. mit einem epidermalen u. kutanen Anteil. 🅴 compound nevus.

**Compound-Scan** *(engl.)*, Misch-Scan: Ultraschallbild des Compound-Contact-Verfahrens. Langsame (statische) Echtzeit- oder Real-Time-Methode, bei der der Schallkopf von Hand auf der Hautoberfläche verschoben u. die Untersuchungsebene durch Schallkopfkippung verändert wird. Der Bildaufbau erfolgt aus den Echos der verschiedenen Ebenen mit Hilfe einer Speicherröhre.

**Com|pre̩s|sio** *(latein. = Druck, Zusammendrücken)*: *Pathologie* Quetschung einer Körperregion oder eines Organs. 🅴 compression. – **C. ce̩re|bri:** die »Hirnquetschung« mit Symptomatik des (erhöhten) ▸Hirndruck, z.B. bei raumforderndem Hirnprozess (Tumor, Entzündung), intrakraniell-extrazerebralem – im Schädel, aber außerhalb des Gehirns ablaufendem – Geschehen (z.B. als »geschlossene Schädel-Hirn-Verletzung II. Grades« ein Schädeltrauma mit epi- oder subduralem Hämatom; insbes. aber bei ▸Contusio cerebri, wobei es nach freiem Intervall zu erneuter Bewusstlosigkeit infolge Hirnödems kommt; die hierbei auftretende Hirndruck-Symptomatik resultiert aus einem gerichteten inter- bzw. intrahemisphärischen Druckgradienten [führt zu Okulomotorius-, Abduzenszeichen], aus tentorieller Hernie [Abduzensparese, einseitige, später zum Hirntod mit beidseitiger maximaler Pupillenerweiterung u. Streckstarre] u. der Kleinhirnschädigung [▸Kleinhirndruckkonus]). E cerebral c. – **C. cor|dis:** »Herzquetschung«; Druckschädigung des Herzens, insbes. infolge C. thoracis, aber – als langsameres Geschehen – auch durch einen raumfordernden intrathorakalen Prozess (s.a. ▸Herztamponade, ▸Constrictio cordis). Die akuten Symptome sind ähnlich denen der ▸Contusio cordis; als Folge einer plötzlichen intrakardialen Drucksteigerung kann es zu Klappen- u. Papillarmuskelabrissen, Herzwandruptur kommen. E crushing heart trauma. – **C. intes|tini:** Darmquetschung (meist kompliziert durch Einengung der Darmlichtung) bei stumpfer oder offener Bauchverletzung, aber auch bei Organverlagerungen (z.B. Wanderniere, -milz), Neoplasma oder entzündlichem »Tumor«, Hernieneinklemmung etc.; führt zu Schocksymptomatik, Ileus, evtl. Perforation. E intestinal c. – **C. (medullae) spinalis:** ▸Rückenmarkkompression. – **C. thoracis:** Brustkorbquetschung, v.a. bei Verkehrs- u. Betriebsunfällen; meist mit äußeren u. inneren Verletzungen (z.B. Quetschwunden, Rippenbrüche, Lungenriss mit Hämoptoe, Pneumothorax, Pneumomediastinum, Compressio cordis); evtl. Teilgeschehen einer Mehrfachverletzung (▸Polytrauma); meist treten auch thoraxferne Blutungen auf (Haut-, Augenbindehaut-, Mundschleimhaut-, Trommelfellblutung etc.) infolge Fortleitung der intrathorakalen Drucksteigerung über die Venen zum Hals u. Kopf. E crushing chest injury.

**Compton-Effekt** (ARTHUR H. C., 1892–1962, Physiker, Chicago; 1927 Nobelpreis): Form der Streuung von Gammastrahlung, bei der das primäre Quant seine Energie auf ein Hüllenelektron eines Atoms überträgt (**C.-Elektron**; dieses wird dadurch aus der Bahn geschleudert u. bekommt einen Impuls). Dadurch erfährt die Strahlung eine Änderung bezüglich Richtung u. Frequenz, d.h., die Wellenlänge erhöht sich. Zur Berechnung dieses Betrages s. Formel. E Compton effect.

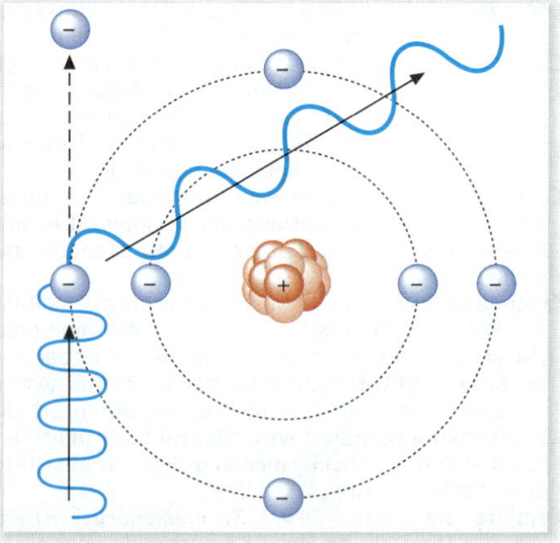

**Compton-Effekt.** [260]

$$\Delta\lambda = \frac{h}{m_0\, c}\,(1 - \cos\varphi)$$

**Compton-Effekt:** h = PLANCK-Wirkungsquant, $m_0$ = Ruhemasse eines Elektrons, c = Lichtgeschwindigkeit, φ = Streuwinkel.

**Computer-Szintigraphie:** bildgebendes Verfahren (▸Szintigraphie), bei dem die Messwerte durch EDV verdeutlicht, spezifiziert u./oder interpretiert werden: Mittelwertbildung, Untergrundsubtraktion, Isoimpulsbereiche, Aktivitätsprofile, Bildverknüpfung etc. S.a. ▸Emissionscomputertomographie.

**Computer-Tomographie,** Tomometrie, Abk. CT: bildgebendes (röntgendiagnostisches) Verfahren, bei dem der menschliche Körper Schicht für Schicht durchstrahlt wird. Ein ▸Schichtaufnahmeverfahren (Querschichtaufnahmeverfahren), das zum Bildaufbau einen Computer einsetzt u. die Ergebnisse auf dem Computerbildschirm zeigt (Abb.). Die Methode ermöglicht die Darstellung minimaler Dichteunterschiede (z.B. Gewebeveränderungen, Tumoren). ***Aufbau:*** Die Messeinrichtung setzt sich zusammen aus einer schnell rotierenden Röntgenröhre mit einem etwa bleistiftstarken Strahlenbündel sowie einem Szintillationszähler mit nachgeschaltetem Photomultiplier. Das Strahlenschwächungsprofil der betreff. Schicht entsteht durch lineare Abtastung (»Seitenriss«) aus jeweils leicht verändertem Winkel (insges. mind. 180°). So ergeben sich ca. 100 000 Messwerte, aus denen eine Ortsverteilung der Schwächungswerte errechnet u. in ein Fernsehbild (auch farbig) umgesetzt wird, wobei zweckmäßige Kontraststeigerung den Informationsgehalt erhöht. ***Vorteile:*** keine Überlagerung durch andere Schichten, abgestufte Weichteildarstellung auch ohne Kontrastmittel, quant. Bildauswertung anhand der – am Bildrand angegebenen – Schwächungswerte, schnelle Information. Die CT hat in der Röntgendiagnostik eine Reihe invasiver Verfahren weitgehend verdrängt. ***Anw.:*** u.a. zur Diagnostik von Gehirnerkrankungen, bei Veränderungen im Bereich von Thorax, Abdomen, Bewegungsapparat, Skelett, zum Tumorstaging in allen Körperregionen. S.a. ▸Emissionscomputertomographie; ▸HOUNSFIELD... E computed tomography.

**COMT:** Abk. für ▸Catechol-**O**-Methyltransferase.

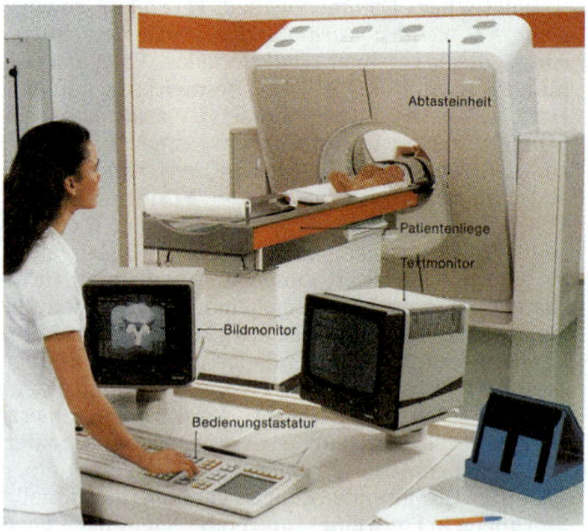


**Computer-Tomographie:** Gerät mit kippbarer Abtastvorrichtung. Der Patient kann auf der Liege in kleinen Schritten (z. B. zentimeterweise) durch die von der kreisenden Röntgenröhre bestrichene Schicht geschoben werden. Alle Bedienungsanweisungen u. Daten können an der Bedienungstastatur eingegeben u. am Textmonitor abgelesen werden. Die vom Sichtgerät dargestellten Tomogramme können auch photographisch festgehalten werden (Siemens, Werkphoto). [15]

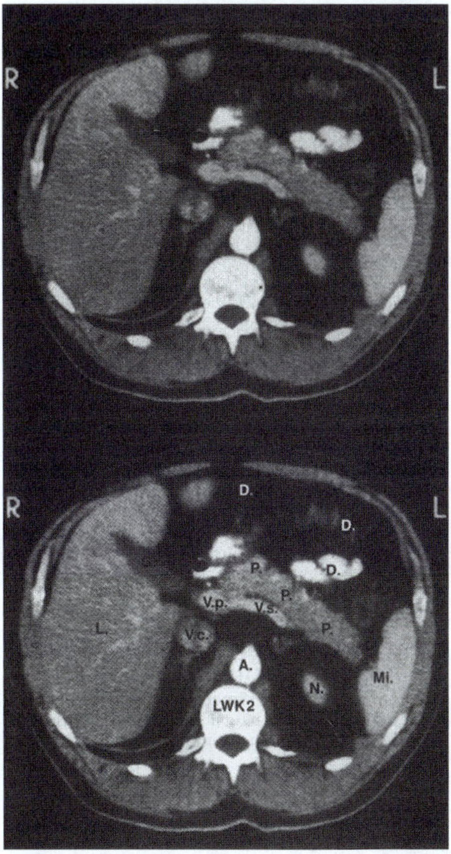


**Computer-Tomographie:** Aufnahmen des Oberbauches, Blick von unten kopfwärts. Abgebildet ist die Ebene des 2. Lendenwirbels (LWK 2). A = Aorta, D = Darmschlingen, L = Leber mit Gallenblase (G), Mi = Milz, N = oberer Pol der linken Niere, P = Pankreas, Vc = untere Hohlvene (V. cava inferior), Vp = Pfortader (Vena portae) mit Einmündung der Milzvene (Vena splenica, Vs). [14]

**COMT-Hemmer:** Abk. für Hemmstoffe der ▸Catechol-O-Methyltransferase; ***Wirkung:*** durch Inhibierung der COMT Erhöhung der Bioverfügbarkeit u. Wirkdauer von Levodopa; ***Wirkst.:*** z.B. Entacapon; ***Anw.*** als Parkinsonmittel. E COMT-inhibitors.

**CON** *(engl.)* Abk. für **C**yclopropan-**O**xygen-**N**itrogen: Narkosegasgemisch, bei dem der Explosionsgefahr des Cyclopropan-Sauerstoff-Gemisches durch Zusatz von Stickstoff begegnet wird.

**conc.:** Abk. für ▸concentratus.

**Con|canavalịn A,** Abk. ConA: ein häufig gebrauchtes ▸Mitogen. E concanavalin A.

**concen|trạtus,** Abk. **conc.** *(latein.): Chemie* konzentriert. E concentrated.

**Concẹptio** *(latein. = Empfängnis):* ▸Konzeption. E conception.

**Concertina-Effekt,** Harmonikaphänomen: beim ▸Wolff-Parkinson-White-Syndrom das Hinein- u. Herausrücken der sog. Deltawelle in bzw. aus dem QRS-Komplex. E concertina effect.

**Cọn|cha** *(latein. = Muschel): Anatomie* **1) C. aurịcularis:** die eigentl. »Ohrmuschel« (deren in den äuß. Gehörgang überleitende Vertiefung, gegliedert in die kleinere Cymba u. das größere Cavum conchae). E concha of ear. **2) Cọnchae nasạles:** Nasenmuscheln; von Schleimhaut überzogene, etwa horizontale, knöcherne Vorragungen der seitl. Nasenwand, die die innere Nasenoberfläche vergrößern (Anwärmung der Atemluft); die **C. nasạlis infẹrior** (= Os turbomaxillare) überdeckt als größte Muschel u. selbstständiger Knochen den unt. Nasengang; die **Conchae nasales mẹdia** u. **supẹrior**, Teile des Siebbeins, überdecken den mittl. bzw. oberen Nasengang. E nasal conchae. **3) C. spheno|idạlis:** paarige, dünne Knochenplatte, die die Keilbeinhöhle vorn abschließt. E sphenoidal concha.

**con|cịsus,** Abk. **cc.** *(latein.): Pharmazie* zerkleinert, mittelfein zerschnitten. E chopped.

**con|cọmitans** *(latein.):* begleitend. E concomitant, accompanying.

**Con|cres|cẹn|tia,** Konkreszenz: *Pathologie* Verwachsung zweier Knochen als ▸Varietät. S.a. ▸Coalitio. E concrescence.

**Con|crẹtio** *(latein.): Pathologie* die totale oder partielle flächenhafte Verwachsung benachbarter Häute. E concretion. – **C. peri|cạrdii,** C. cordis, Obliteratio s. Syncretio peric.: Verwachsung zwischen Epi- u. Perikard; meist Folge einer akuten Perikarditis (»Pericarditis adhaesiva interna«). E concretio cordis. – **C. prae|pụtii:** Verwachsung des inneren Vorhautblattes mit der Eichel. E preputial concretion.

**Con|cụs|sio** *(latein.):* heftige Erschütterung, *kard* schockähnlicher Zustand. S.a. ▸Contusio. E concussion.

**Conduịt** *(französ. = Röhre):* **1)** künstl. ▸Harnableitungsweg durch Einpflanzen der Ureteren in eine isolierte, als Harnreservoir dienende Darmschlinge; z.B. Ileum-C. (s. Abb.) oder Kolon-C. (als Dickdarmblase). E conduit. **2)** plastische Gefäßbildung (aus

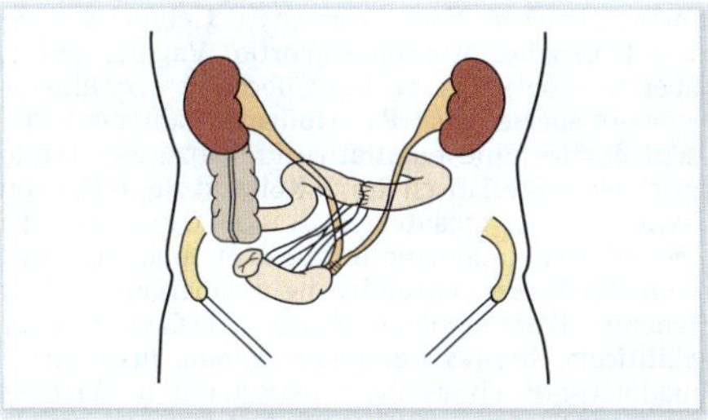

**Conduit:** Dünndarm-Conduit. [485]

Perikardgewebe von Mensch [Hancock] oder Rind [Ionescu-Shiley]) oder Dacron-Gefäßprothesen zur Korrektur von Fehlbildungen der Ausflussbahn des rechten Herzventrikels (engl.: right ventricular outflow tract = RVOT), z.B. bei Pulmonalarterienatresie, Transposition der großen Gefäße, ▸double outlet right ventricle. ***Anw.*** dieser Herz-Conduit-Implantate mit oder ohne Verbindung mit künstl. Herzklappen.

**Condu|plicạto cọrpore:** Art der ▸Selbstentwicklung bei Querlage. Nach taschenmesserartigem Zusammenklappen der Leibesfrucht durch Abknicken der kindl. Brustwirbelsäule (ohne Haltungsänderung) erfolgt Geburt zunächst der Schultern, dann des Kopfes (neben dem Rumpf; Gefahr des Gebärmuttereinreißens [s. ▸Uterusruptur]).

**Con|durạngo:** *Homöopathie* Tinktur aus der Rinde von Marsdenia condurango [Asclepiadaceae]. ***Anw.*** z.B. als Vinum Co. (Wein mit C.) bei Appetitlosigkeit und dyspeptischen Beschwerden. E condurango bark.

**Condyl|ar|thrọsis:** *Anatomie* Ellipsoidgelenk = ▸Articulatio ellipsoidea (s. condylaris). E condylarthrosis.

**Condylọma,** Kondylom: Hyperplasie des Plattenepithels nach einer Infektion mit Papilloma-Virus (▸C. acuminatum) meist im anogenitalen Bereich oder bei Syphilis (▸C. latum). **1) C. acuminạtum,** Papilloma acuminatum, Papilloma venereum, Feigwarze: ein Viruspapillom, das an intertriginöse Milieubedingungen (Feuchtigkeit, Mazeration, Epitheldefekte) gebunden ist. ***Ätiol.:*** hervorgerufen durch humane ▸Papilloma-Viren; häufig durch Geschlechts-

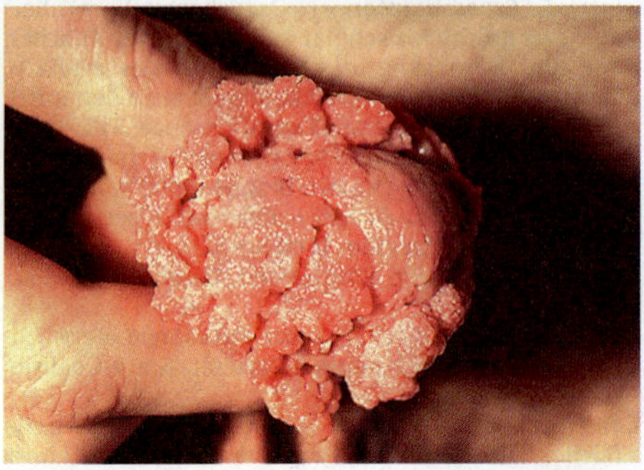

**Condyloma acuminatum:** Feigwarzen am Penis. [524]

verkehr übertragen. ***Lokalis.:*** in der After-/Geschlechtsgegend u. in feuchten Körperfalten. ***Verlaufsarten:*** C. a. des klassischen Typs, C. plana und C. gigantea. S.a. Abb. **E** venereal wart, fig wart. **a) C. des klassischen Typs,** spitze Kondylome: gruppiert (oft kranzförmig) stehende blasse oder rötl. Knötchen mit warzig-fädiger, u.U. mazerierter Oberfläche, evtl. zu hahnenkamm- u. blumenkohlart. Wucherungen heranwachsend. Häufig als Begleiterscheinung der Gonorrhö, aber auch z.B. bei sekundärer Syphilis, Analekzem, chronischer nichtgonorrhoischer Urethritis, Vaginalfluor, Phimose, Intertrigo, chron. Proktitis, Oxyuriasis. **b) C. plana,** Condylomata verrucosa: flache warzenart. Gebilde v.a. der weibl. Geschlechtsorgane (Portio, Vagina, Vulva), aber auch bei ♂ (Präputium), deren Erreger eine besondere Spezies des HPV (Humanes Pailloma-Virus) sein dürfte. Eine fakultative Präkanzerose; zytologisch charakteristisch durch Koilozytose. **E** flat condyloma. **c) C. gigantea,** BUSCHKE-LÖWENSTEIN-Tumor: Riesenkondylome mit destruierendem, invasivem Wachstum. Fistelbildung u. Übergang in Plattenepithelkarzinom mgl. **E** giant c. **2) C. latum, C. syphiliticum,** breites Kondylom, Papula luxurians et madidans: durch mechanische Reizung u. Mazeration gewuchertes papulöses ▶Syphilid (meist schmierig belegt; hochinfektiös!), v.a. in der After-/Geschlechtsgegend. **E** flat c., syphilitic c.

**Condylus,** Kondylus: *Anatomie* sphärischer Gelenkkörper = Gelenkknorren; s.a. ▶Epicondylus. **E** condyle. – **C. humeri:** der rumpfferne Gelenkkörper des Oberarmknochens (Humerus) für das Ellbogengelenk (Articulatio cubiti). Er besteht aus einem Köpfchen u. einer Rolle (▶Capitulum, ▶Trochlea), hat drei Grübchen (die ▶Fossa olecrani, F. coronoidea u. F. radialis) u. seitlich ▶Epicondylus. **E** condyle of humerus. – **C. lateralis u. medialis: a)** die beiden spiralig gekrümmten Verbreiterungen am rumpffernen Ende des Oberschenkelknochens (▶Femur) für das Kniegelenk (▶Articulatio genus). – **b)** zwei seitliche Ausladungen des rumpfnahen Schienbeinendes als Schienbeingelenkkörper für das Kniegelenk. **E** lateral c., medial c. – **C. occipitalis:** von den seitl. Teilen des Os occipitale beidseits des Foramen magnum gebildeter Gelenkkopf für das Atlantooccipitalgelenk (für Nickbewegungen). **E** occipital c.

**cone biopsy** *(engl.): Gynäkologie* ▶Konisation.

**Conexus intertendineus,** Connexus i., Juncturae tendinum: bindegeweb. Querbrücken, die die Sehnen des Musculus extensor digitorum im Handrücken verbinden. **E** tendinous junction.

**con|fluens** *(latein.):* zusammenfließend. – **C. sinuum:** Zusammenfluss des ▶Sinus sagittalis superior mit den S. rectus u. occipitalis; liegt an der Protuberantia occipitalis interna der Schädelinnenfläche. Von ihm aus fließt das Blut – über je einen beidseits entspringenden Sinus transversus – in den beidseit. Sinus sigmoideus ab. **E** confluence of sinuses.

**Con|gelatio** *(latein.):* die ▶Erfrierung (unterschieden als **C. erythematosa, C. bullosa, C. gangraenosa** s. **escharotica** = Erfrierung I., II. oder III. Grades). S.a. ▶Unterkühlung, ▶Perniones. **E** cold injury.

**congenital(is), congenitus** *(latein.),* kongenital: »angeboren«, d.h. bei der Geburt bereits vorhanden u. erkennbar. Ätiol. sind kongenitale Krankheiten oder Fehlbildungen oft ungeklärt, z.T. sind sie auf intrauterine Einflüsse (= connatalis) zurückzuführen, z.T. sind sie genetisch bedingt (= hereditär). **E** congenital.

**Con|gestio** *(latein.):* ▶Kongestion. **E** congestion.

**congestive pulmonary failure** *(engl.): Pädiatrie* Durchblutungsstörung in den Lungenalveolen des Neugeborenen im Zusammenhang mit Atelektasen u. örtlichem Blutandrang mit resultierender Ateminsuffizienz; wird allgemein rasch überwunden, kann aber – bes. bei gesteigerter Gefäßpermeabilität – zum ▶Membransyndrom führen.

**con|globatus:** zusammengeballt. **E** conglobate.

**Con|glutinatio** *(latein. = Verklebung): Serologie* ▶Konglutination. **E** conglutination.

**Congo-:** s.a. ▶Kongo-.

**Conico|tomia:** *Laryngologie* ▶Koniotomie.

**Co|ni|di|um:** *Mykologie* Konidie (▶Konidien [= Conidia]).

**Coniin(um),** Cicutinum, Koniin: Alkaloid der Früchte (1,5–2 %) von ▶Conium maculatum u. im Kraut des Gartenschierlings (Aethusa cynapium); sehr giftig (DL 0,5–1 g). Entfaltet nach rascher Resorption durch Haut u. Schleimhaut eine Nicotin- u. Curareähnliche Giftwirkung (»**Coniismus**«): Speichelfluss, Sehstörungen, Schwäche in den Beinen, Empfindungsstörungen (Parästhesien, aufsteigende Empfindungslähmung), aufsteigende motorische Lähmung mit Schluck- u. Sprachstörungen, Dyspnoe u. Zyanose, u. zwar bei erhaltenem Bewusstsein; schließlich Tod durch Atemlähmung. **E** coni(c)ine, cicutine.

**Coniin**

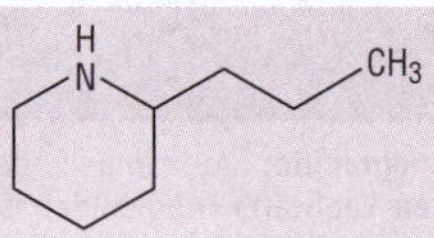


**Coniin(um).**

**Co|nio|cortex** *(griech./latein. = Staubrinde):* granuläre Schicht der Großhirnrinde als Typ bestimmter Rindenareale.

**Conio|tomia:** *Laryngologie* ▶Koniotomie.

**Conium maculatum:** *Botanik* der »gefleckte Schierling« [Umbelliferae]; Kraut u. Früchte enthalten verschiedene Alkaloide, z.B. ▶Coniin. **E** poison hemlock.

**Con|ju|ga|ta** *(latein. coniugare = zum Paar vereinigen):* »gerader Beckendurchmesser«; die lichte Weite des Beckeneingangs in der Sagittalebene wie auch andere ▶Beckenmaße (dort Abb.) von geburtshilflicher Bedeutung; s.a. ▶Diameter. **E** conjugate, diameter. – **C. anatomica,** C. vera (anatomica): Becken-C. vom oberen Symphysenrand zum Promontorium; normal 11,5 cm. **E** d. conjugata. – **C. diagonalis,** C. inclinata: C. vom unteren Symphysenrand zum Promontorium, normal 12,5–13 cm. **E** diagonal c. – **C. ex|terna:** C. vom Dornfortsatz $L_5$ zum Symphysenoberrand, mit dem Beckenzirkel gemessen; Werte < 19 cm sind verdächtig auf ein anatomisch verengtes ▶Becken. **E** external c. – **C. vera:** ▶C. anatomica. – Als **C. v. obste|trica** die C. vom Promontorium zur Hinterfläche der Symphyse; normal 11 cm; ist entscheidend für das Eintreten des kindl. Kopfes in das kleine Becken. **E** true c.

**Con|junctiva,** Konjunktiva: ▶Tunica conjunctiva (Bindehaut des Auges, der Lider); s.a. ▶Bindehaut... **E** conjunctiva.

**Con|junc|tivitis,** Konjunktivitis: *Ophthalmologie* Entzündung der Bindehaut (▶Tunica conjunctiva), oft unter Beteiligung der Lidränder (▶Blepharoconjunctivitis) oder der Hornhaut (▶Keratoconjunctivitis). ***Einteilung u. Klinik:*** als **akute C.** mit vermehrter seröser bis eitriger Absonderung, Rötung (▶Hyperämie), evtl. auch Ödem (Chemosis) sowie mit Juckreiz, Brennen, Fremdkörpergefühl; Schmerzen nur bei Komplikationen (Hordeolum, Lidabszess, Hornhautgeschwür). Als **chronische C.** mit nur mäßiger Hyperämie u. Bindehautrötung sowie zähem Schleim in den Lidwinkeln, evtl. auch mit Bindehautverdickung (Hyperplasie) oder als ▶C. follicularis. ***Ätiol.:*** tritt symptomatisch bei grippalem Infekt (als C. catarrhalis), Masern, Varizellen etc. auf, ferner häufiger als Reaktion auf lokale physikalische (Fremdkörper, Strahlung) u. chem. Reize, als primäres Infektionsgeschehen (z.B. durch Haemophilus aegypticus, Corynebacterium diphtheriae, Pneumo-, Strepto-, Staphylo-, Gonokokken, Moraxellen, Chlamydien, Viren) sowie bei Refraktionsanomalien, mangelhaftem Tränenfluss (Xerose), Allergie, Hautleiden, fehlendem oder unvollständigem Lidschlag (z.B. bei Fazialisparese). S.a. ▶Argentumkatarrh, ▶Blennorrhö, ▶FIESSINGER-RENDU-Syndrom. E conjunctivitis. – **C. actinica,** Ophthalmia act.: C. durch Einwirkung energiereicher Strahlung. E actinic c. – **C. allergica,** allergische Konjunktivitis: allergische Entzündung der Augenbindehaut mit den Symptomen Rötung, Tränenfluss, Juckreiz oder Brennen der Bindehaut. Häufig ein Teilsymptom der allergischen Rhinoconjunctivitis. E allergic c. – **C. catar|rhalis:** C. mit Rötung der Bindehaut u. nichteitriger Sekretabsonderung. E catarrhal c. – **C. diph|therica:** C. als – seltene – pseudomembranöse Augendiphtherie. E diphtheric c. – **C. epidemica:** ▶Keratoconjunctivitis epidemica. E epidemic keratoconjunctivitis. – **C. follicularis:** chronische C. mit Lymphfollikelschwellung. E follicular c. – **C. gonor|rhoica:** ▶Gonoblennorrhö. – **C. granulosa:** ▶Trachom. – **C. mei|bomiana (Elschnig):** chronische C. mit Rötung der Lidränder u. starker Füllung der MEIBOM-Drüsen. – **C. ne|crotícans infec|tiosa (Pascheff):** einseitige, eitrig-nekrotisierende C. mit erhabenen weißen Fleckchen im Bereich der Lider u. Umschlagfalten. E Pascheff's c., necrotic infectious c. – **C. nivalis:** die »Schneeblindheit« als akute Form der ▶C. photoelectrica durch UV-Licht; meist als Keratoconjunctivitis. E snow c. – **C. nodosa:** ▶Raupenhaarkonjunktivitis. – **C. phlyctaenulosa:** ▶C. scrofulosa. – **C. (photo)electrica:** C. durch kurzwellige Strahlen, z.B. bei elektrischem Schweißen oder als ▶C. nivalis; starke Rötung (Hyperämie) oder ▶Chemosis mit Tränenfluss, Lidkrampf, oft auch kleinste, oberflächl. Defekte des Hornhautepithels. E arc-flash c. – **C. scrofulosa,** C. lymphatica s. phlyctaenulosa: die tuberkuloallerg. ▶Skrofulose der Augen bei Jugendlichen; mit Phlyktänen in der Bindehaut des Augapfels (oft mit Hornhautbeteiligung); meist weitere Skrofulose-Symptome. E phlyctenular c., scrofularous c. – **C. sicca:** chronische C. mit nur spärlichem, zähem, fadenförm. Sekret u. – häufig – mit Störung der Tränenbildung, kombiniert mit atrophischer Rhinitis; oft als Symptom des ▶SJÖGREN-Syndroms. – **C. sim|plex:** einfache Konjunktivitis ohne Komplikationen. – **C. tra|chochomatosa:** ▶Trachom. – **C. tuberculosa:** Bindehauttuberkulose; primär als Geschwür (torpides Ulkus) oder sekundär-metastatisch in Form subkonjunktivaler, grau-gelblicher, episkleraler Knötchen. E tuberculous c. – **C. vernalis:** ▶Frühjahrskonjunktivitis. E vernal c.

**Conn** (JEROME W. C., 1907–1981, Endokrinologe, Michigan). – **C.(-Louis)-Syndrom:** (1954) ▶Aldosteronismus, primärer. E Conn's syndrome. – **C.-Syndrom, exogenes:** ▶Aldosteronismus, sekundärer.

**con|natalis** *(latein.)*, konnatal: angeboren, d.h. intrauterin oder während der Geburt erworben (z.B. bei Infektion der Mutter oder eine Schädigung während der Geburt). S.a. ▶congenitalis. E connatal.

**Con|nec|tivitis:** *Pathologie* entzündliches Geschehen des Bindegewebes, i.e.S. in der Skelettmuskulatur.

**Connexus:** ▶Conexus. E connexus.

**conotruncal face syndrome** *(engl.)*: s.u. ▶CATCH22.

**Conradi-Hünermann(-Raap)-Syndrom** (ERICH C., CARL H., Kinderärzte, Köln): ▶Chondrodysplasia punctata (X-chromosomal-dominanter Typ). E Conradi's disease.

**Conrad-Test:** ▶Glucosetoleranztest.

**Con|spergens** *(latein.)*: *Pharmazie* Mittel zum Bestreuen.

**Constantini-Zeichen:** *Radiologie* posttraumatische Bewegungsarmut des Herzens als Symptom des ▶Hämatoperikards.

**Con|stipatio alvi:** ▶Obstipation.

**Con|sti|tu|ens:** *Pharmazie* ▶Konstituens.

**Con|stric|tio pericardii, C. cordis:** *Kardiologie* schwielig-schrumpfende, einschnürende (»konstriktive«) Perikarditis mit teilweiser bis weitgehender Verwachsung des Epi- u. Perikards, evtl. auch mit Verkalkung (»Panzerherz«); meist als Endzustand eines tuberkulösen oder eitrigen Prozesses. E constrictive pericarditis.

**Con|strictor:** *Anatomie* Kurzform für ▶Musculus constrictor.

**Con|sumptio** *(latein.)*: Aufzehrung, *patho* Auszehrung. S.a. ▶Konsumption. E consumption.

**con|tagiosus** *(latein.)*, kontagiös: ▶ansteckend, ▶übertragbar. E contagious.

**Contergan®:** s.u. ▶Thalidomid-Embryopathie. Wirkstoff Thalidomid nicht mehr im Handel, aber über Hersteller zu beziehen zur ***Anw.*** bei Lepra, Prurigo nodularis HYDE u. M. BEHÇET.

**Con|ti|gui|tas** *(latein.)*: Berührung, ▶Kontiguität. S.a. ▶per contiguitatem (durch Übergreifen). E contiguity.

**Con|ti|nen|tia** *(latein. = Enthaltsamkeit, Selbstbeherrschung)*: ▶Kontinenz; z.B. **C. alvi, C. urinae** (Intaktheit des After- bzw. Harnblasenschlussmechanismus, = Stuhl- bzw. Harnkontinenz); Ggs. ▶Incontinentia. E continence (fecal; urinary).

**Contino-Glaukom:** vorderes, hämorrhag. ▶Glaukom; mit tiefer vorderer Augenkammer, Irishyperämie, fehlender oder geringer Pupillenerweiterung.

**Con|tinua** *(latein. continuus = ununterbrochen)*: ▶Febris continua. E continuous fever.

**Con|tinu|itas** *(latein.)*: Zusammenhang, ▶Kontinuität. S.a. ▶per continuitatem. E continuity.

**Continuous-Flow-System** *(engl.)*: System mit kontinuierlichem Gas- oder Flüssigkeitsstrom.

**contortus** *(latein.)*: gewunden. E contorted, contoured.

**con|tra** *(latein.)* Abk. cont.: gegen, entgegengesetzt. S.a. ▶kontra...

**Con|trac|tura** *(latein.)*: die Zusammenziehung, ▶Kontraktur. E contracture. – **C. palmaris:** ▶DUPUYTREN-Kontraktur. E Dupuytren's c.

**con|trac|tus** *(latein.)*, kontrakt: zusammengezogen (z.B. verkrampft). E contract, contracted.

**Contrecoup** *(franz. = Gegenschlag)*: *Pathologie* bei stumpfer Gewalteinwirkung die indirekte, durch Stoßwellen übertragene örtliche Erschütterung, wodurch z.B. bei Schädelverletzung auf der Gegenseite der Gewalteinwirkung eine gedeckte Hirnverletzung auftritt. E contrecoup.

**con|tun|de,** Abk. cont.: *Pharmazie* Rezepturanweisung »zerstoße«, »zerquetsche«. E crush!

**Con|tu|sio** *(latein. = das Nieder-, Zerschlagen)*, Kontusion: die Prellung als stumpfe Organverletzung mit sichtbaren Folgen (im Gegensatz zur ▶Commotio); u. mit fließendem Übergang zur Quetschung, ▶Compressio. E contusion. – **C. ab|dominis:** das stumpfe ▶Bauchtrauma. E abdominal c. – **C. ar|teriae:** Prellverletzung einer Schlagader. E arterial c. – **C. bulbi:** Prellungsverletzung des Augapfels. ***Klinik:*** je nach Art der Gewalteinwirkung verschieden; z.B. Vorderkammerblutung (▶Hyphaema, dort Abb.), Risse des Pupillensphinkters, Netzhautschädigung (als sog. Commotio retinae = BERLIN-Netzhautödem, evtl. als »Spätrosette«; u.U. auch Lochbildung, v.a. in der Makula), Risse der ▸Choroidea u./oder der Sklera (meist parallel zum Hornhautrand). E ocular c. – **C. cẹrebri,** Hirnkontusion, Hirnprellung: gedeckte Hirnverletzung bei stumpfem Schädeltrauma. Lokalisation u. Ausmaß sind von Richtung u. Intensität der Gewalt und von ihrer Stoßachse abhängig. Die Gewebezertrümmerungen, Blutungen sowie die späteren Narben- oder Zystenbildungen finden sich am Ort der Gewalteinwirkung oder am Gegenpol (Contrecoup). Letztere oft stärker ausgeprägt. Pathologisch-anatomische ***Einteilung:*** hämorrhagische Prellungs- u. z.T. auch Quetschherde der Rinde (v.a. an der liquorpolsterarmen Hirnbasis, am Stirn- u. Schläfenlappen), zentrale Risse im Hirnmark u. Hirnstamm, Blutung (mit subarachnoidaler Ausbreitung als subarachnoidales ▸Hämatom oder nur blutiger Liquor; s.a. Abb.); später auch ▸Hirnödem u. – oft spaltförmige, den Windungen folgende – Hirnnekrosen (Schizogyrie). ***Klinik:*** zerebraler Schock, Bewusstlosigkeit (evtl. von einem »luziden Intervall« [Bewusstseinsaufhellung] unterbrochen), motorische Unruhe, evtl. auch ▸Herdsymptome durch primäre Schädigung, Streckkrämpfe, »zentrales« Fieber, Kontusionspsychose, KORSAKOW-Syndrom, vegetative Störungen, retrograde ▸Amnesie. ***Progn.:*** die Symptomatik im Allgemeinen mit Rückbildungstendenz, jedoch in schweren Fällen oft mit Ausgang in bleibende Hirnleistungsschwäche; häufig sind auch später noch nachweisbare Folgen wie neurologisches Defizit oder Hirnnarben im CT u. NMR; bei zunehmendem Hirndruck, z.B. durch Blutung, Hirnödem, kann es zu ▸Compressio cerebri kommen (lebensbedrohliche Situation). ***Diagn.:*** EEG u. Computertomographie (Hämatomausschluss). ***Ther.:*** nach Hämatomausschluss Behandlung des begleitenden Hirnödems. Bei raumfordernden Schläfenlappenkontusionen ist wegen der Gefahr der intrakraniellen Drucksteigerung mit tentorieller Herniation (akutes Mittelhirnsyndrom) die Operation (temporale bzw. frontotemporale Trepanation) mit Absaugung der Trümmerherde oder Teilresektion der Temporal- oder des Frontallappens indiziert. E cerebral c., brain c. – **C. cọrdis:** »Herzprellung«; Herzschädigung infolge stumpfer Gewalteinwirkung gegen die Brustwand, u. zwar Myokardblutungen (evtl. Herzbeuteltamponade), ischämische Nekrosen, Rhythmusstörungen; evtl. auch Klappenabriss, Papillarmuskelabriss, Koronarverletzung. E cardiac c. – **C. laryngis:** Prell- bis Quetschungsverletzung des Kehlkopfes durch stumpfe Gewalteinwirkung; evtl. mit ▸Distorsion im Ring-Gießbeckenknorpel-Gelenk (Articulatio cricoaryt[a]enoidea); bei Kehlkopfschwellung Stridor. E laryngeal c. – **C. (medụllae) spinạlis:** Prell- bis Quetschverletzung des Rückenmarks; als teilweise oder vollständige Unterbrechung des Organzusammenhangs mit entspr. neurologischen Ausfällen (evtl. als ▸Querschnittslähmung), spinalem Schocksyndrom (s.a. ▸Apoplexia spinalis), hyperästhetischen Hautzonen, Subileus u.a.m. E spinal cord c. – **C. thọracis:** Brustkorbprellung bis -quetschung (▸Compressio thoracis; v.a. bei Jugendl. oft ohne Frakturen). E thoracic c.

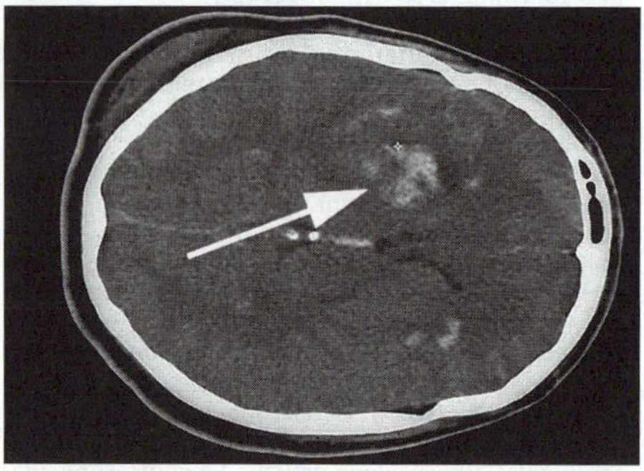

**Contusio cerebri:** Kontusionsblutung (Pfeil) im Marklager, rechts stärker als links. [488]

**contụsus,** Abk. cont(us).: *Pharmazie* zerquetscht. E crushed.

**Cọnus** *(latein. = Kegel)*, Konus: **1)** *Ophthalmologie* sichel- oder ringförmiger, unmittelbar der Sehnervpapille angrenzender heller Bezirk der Netzhaut. E cone. – **C. infẹrior:** rein weiße, durch völliges Fehlen des Aderhautgewebes bedingte Partie am unteren Rand der Sehnervpapille infolge Entwicklungsstörung beim Schluss der fetalen Augenbecherspalte. E inferior c. – **C. my|ọpicus:** ▸Conus temporalis. E myopic c. – **C. nasạlis:** hellrötliche oder gelbliche, kegelschnittförmige Partie unmittelbar nasenwärts der Sehnervpapille als angeborene Anomalie; s.a. ▸C. inferior. E nasal c. – **C. peri|papillạris,** C. circularis: ringförmiger »Konus« um die Sehnervpapille bei stärkerer Myopie (d.h. im 2. Stadium der Choroidealatrophie; im 3. Stadium verbreitert). E peripapillary c. – **C. temporạlis,** C. myopicus: sichelförmiges weiß-gelbliches Durchscheinen der Sklera durch die atrophische Netzhaut am schläfenseitigen Rand der Sehnervpapille infolge Choroidearetraktion durch Dehnung des hinteren Augenpols bei Myopie (1. Stadium der Choroidealatrophie; s.a. ▸Conus peripapillaris); führt zu kontralateraler, d.h. nasaler Vergrößerung des »blinden Flecks« (BJERRUM-Skotom). E myopic c. **2)** *Anatomie* kegelförmiges Gebilde. E cone. – **C. arteriọsus,** Infundibulum: der kegelförmige Übergang der re. Herzkammer in die Lungenschlagader (▸Truncus pulmonalis; ist gelegentlich angeboren verengt = **C.-a.-Stenose** [**Dittrich**] = die infundibuläre ▸Pulmonalisstenose). E arterial c., infundibulum (of heart). – **C. elạsticus laryngis:** bindegewebig-elastische Membran in der Wand des kegelförmigen subglott. Raumes zwischen Stimmbändern u. Ringknorpel. – **C. medullạris,** C. terminalis: das untere kegelförmige Ende des Rückenmarks in Höhe des 1. oder 2. Lendenwirbels, das sich im ▸Filum terminale fortsetzt. S.a. ▸Konus... E medullary c.

**Con|val|lạ|ria majạlis,** Maiglöckchen: Heilpflanze, deren Blätter, Blüten u. Wurzeln in spezieller Aufbereitung als Herzmittel verwendet werden. Das Hauptglykosid (s.a. ▸Herzglykoside) ist das **Convallatoxin** (K-Strophanthidin-L-rhamnosid; das stärkste bisher bekannte Herzgift), mit Wirkung ähnlich der des ▸Strophanthins, welches das gleiche Aglucon ent-

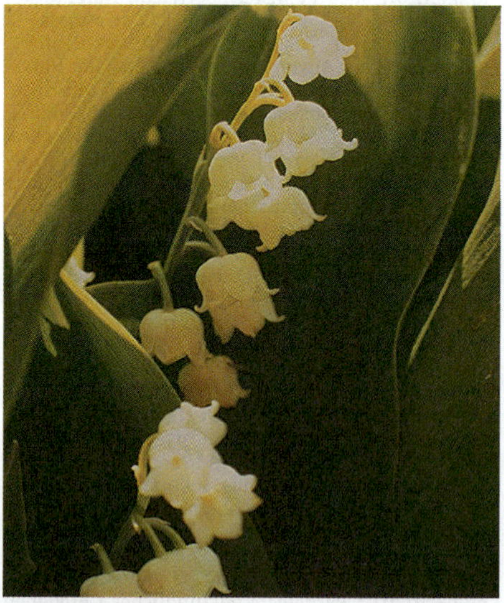

**Convallaria majalis.** [482]

hält. – Enthält ferner das Herzglykosid **Convallosid.** E lily of the valley.

**con|ver|gens** *(latein.)*, konvergierend: zusammenfließend, sich zueinander neigend, wendend. E convergent.

**convert|ing enzyme** *(engl.)*: s. u. ▸Angiotensin.

**Convertinmangel:** ▸Hypoproconvertinämie.

**con|ve|xus** *(latein.)*: ▸konvex.

**con|vo|lutus** *(latein.)*: zusammengerollt. S. a. ▸Konvolut (Convolutum). E convolute(d).

**Con|vulsio** *(latein.)*: ▸Konvulsion.

**Cooley** (1) D. A. C., zeitgen. Chirurg; 2) THOMAS B. C., 1871–1945, Pädiater, Detroit). – **C.-Anämie** (THOMAS B. C.): ▸Thalassaemia major. E Cooley's anemia. – **C.-Waterston-Anastomose** (D. A. C.): ▸WATERSTON-C.-Anastomose. E C.-Waterston anastomosis.

**coolie itch** *(engl. = Kulikrätze)*: ▸Schistosomen-Dermatitis.

**Coombs** (1) CAREY F. C., 1879–1932, engl. Arzt; 2) ROBIN R. A. C., geb. 1921, Pathologe, Cambridge). – **C.-Geräusch** (CAREY F. C.): **1)** kurzes, niederfrequentes Protodiastolikum über der Mitralklappe bei Mitralinsuffizienz als Hinweis auf eine relative Stenose. E Coombs murmur. **2)** kurzes niederfrequentes Meso- bis Spätdiastolikum an der Herzspitze bei akuter Endocarditis rheumatica. – **C.(-Mourant-Race)-Test** (ROBIN R. A. C.), Antiglobulin-Test: Nachweis inkompletter (blockierender), gegen Erythrozyten des Menschen gerichteter Antikörper (AK) durch ein gegen γ-Globulin u. Komplementfaktoren gerichtetes Antiserum (**C.-Serum**, als Anti-Humanglobulin-Serum = AHG-Serum). Der **direkte C.-T.** für Nachweis von Antikörpern u. Komplementkomponenten auf den Erythrozyten. Durch Zugabe von COOMBS-Serum erfolgt Agglutination der Erythrozyten (positiv z. B. bei immunhämolytischen Anämien). Der **indirekte C.-T.** dient dem Nachweis freier AK im Probanden-Serum: Probanden-Serum u. Test-Erythrozyten werden zusammen inkubiert (37 °C). Im zweiten Testschritt werden die nicht agglutinierten, jetzt von inkompletten AK besetzten Test-Ery in physiologischer NaCl-Lsg. gewaschen u. nachfolgend mit Anti-Humanglobulin-Serum versetzt, wodurch ebenfalls Vernetzung u. Agglutination ausgelöst werden. S. a. Abb. E Coombs test.

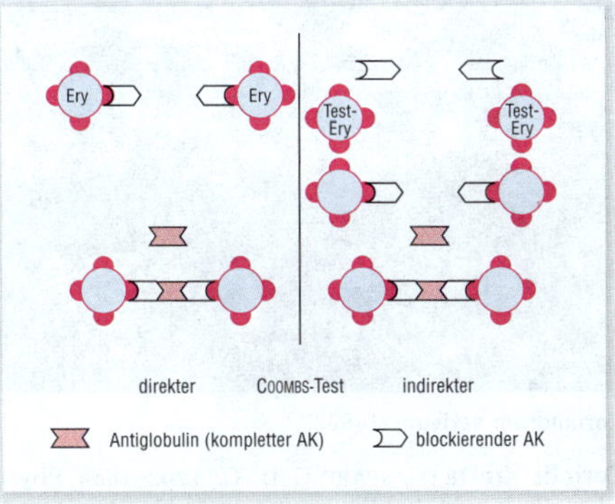


**Coombs(-Mourant-Race)-Test.** [208]

**Coons-Technik:** ▸Immunofluoreszenz.

**Cooper** (SIR ASTLEY P. C., 1768–1841, Chirurg, Anatom, London). – **C.-Faszie:** ▸Fascia cremasterica. E Cooper's fascia. – **C.-Fraktur:** ▸Pilonfraktur. E pilon fracture of tibia. – **C.-Hernie:** **1)** Hernie bei oben offen gebliebenem, in Höhe des inn. Leistenringes jedoch normal physiologisch obliteriertem Proc. vaginalis peritonei, in den sich der Bruchsack eindrängt (sog. Zweikammerbruch). E C.'s hernia. **2)** ▸HESSELBACH-Hernie. – **C.-Ligament:** ▸Ligamentum pectineale. – **C.-Ligamente,** Ligamenta suspensoria mammae: bindegewebige Septen zwischen den Drüsenkompartimenten der Brust. Sie verankern das Drüsengewebe am Unterhautfettgewebe u. sind für die Formstabilität der Brust von Bedeutung. E C.'s suspensory ligaments. – **C.-Schere:** schmale, bis 25 cm lange Präparierschere mit leicht gebogenen Branchen u. abgestumpften Enden. E C.'s scissors. – **C.-Syndrom,** C.-Neuralgie oder Mastodynie, Neuralgia mammalis: v. a. bei jüngeren Frauen (seltener bereits vor der Pubertät), aber auch bei Männern Schmerzen in einer oder in bd. Brüsten ohne organischen Befund; oft als Form der Interkostalneuralgie (evtl. nach leichter Verletzung). E C.'s disease, irritable breast. – **C.-Technik:** Verschluss der Leistenbruchpforte durch Vereinigung des ▸Ligamentum pectineale mit der Aponeurose des Musculus obliquus internus abdominis u. mit dem M. transversus abdominis u. durch Verdoppelung der Aponeurose des M. obliquus externus abdominis. E C.'s ligament hernioplasty.

**Cooperman-Methode:** intraoperativer Einsatz der DOPPLER-Angiographie zur Lokalisation der Gefäßveränderungen bei Angiodysplasie.

**Coopernail-Zeichen** (GEORGE P. C., geb. 1876, Chirurg, Bedford/N.Y.): Hämatom des Unterhautgewebes des Dammes u. der Schamlippen bzw. des Hodensacks als Hinweis auf II.gradige Beckenfraktur. E Coopernail's sign.

**COP:** **1)** ▸COP-Schema. **2)** Abk. für **c**olloid **o**smotic **p**ressure (= kolloidosmotischer Druck).

**COPD** *(engl.)* Abk. für **c**hronic **o**bstructive **p**ulmonary **d**isease: ▸COLD.

**Coping** *(engl.)*: Verhaltensweisen zur seelischen Verarbeitung u. Bewältigung von Belastungen, die durch schwere (v. a. chron.) körperliche u. seelische Krankheiten (z. B. Malignome, Depression) oder notwendige medizin. Eingriffe (größere Operationen) hervorgerufen werden. Umfasst auch das Verhalten bei der Bewältigung veränderter Lebensperspektiven (z. B. aufgrund einer Erkrankung) oder der Befolgung ärztlicher Anweisungen.

**co|pio|sus** *(latein.)*, kopiös: massenhaft, reichlich. E copious.

**COPP-Schema:** Abk. für ▸Polychemotherapie mit den Zytostatika **C**yclophosphamid, Vincristin (**O**ncovin® [UK]), **P**rocarbazin u. **P**rednison. Modifikation des ▸MOPP-Schemas.

**COP-Schema:** Abk. für ▸Polychemotherapie mit den Zytostatika **C**yclophosphamid, Vincristin (**O**ncovin® [UK]) u. **P**rednison.

**Cor:** das ▸Herz; funktionell-anatomisch unterschieden als ▸C. arteriosum u. ▸C. venosum. – Auch Teilbezeichnung für Herzfehlbildungen u. krankhafte Herzveränderungen (siehe folgende Begriffe). E cor, heart. – **C. adiposum:** ▸Lipomatosis cordis, ▸Fettherz. – **C. arteriosum,** C. sinistrum: funktionsbezogene Bezeichnung für den aus der linken Kammer u. Vorkammer bestehenden, arterialisiertes Blut führenden Teil des Herzens (s. a. ▸Linksherz...). E c. arteriosum, left side of the h. – **C. asthe|nicum,** C. pendulum: Tropfenherz. E c. pendulum. – **C. bi|auriculare uni|ventriculosum:** ▸Cor triloculare biatriatum. – **C. biloculare:** Herz mit fehlendem Vorhof- u. Kammerseptum, d. h. mit nur 1 Vorhof u. 1 Kammer; oft mit Anomalien der großen Herzgefäße (Aorta, Pulmonalis) kombiniert; rel. häufig im Rahmen des DOWN-Syndroms; eine Zyanose ist nicht obligat; s. a. ▸C. pseudobiloculare. E c. biloculare. – **C. bo|vinum,** C. taurinum, Bukardie: extrem vergrößertes Herz, v. a. bei ▸Aortenklappeninsuffizienz u. Mehrklappenfehlern. E c. bovinum, bucardia. – **C. dex|trum:** ▸Cor venosum. – **C. fi|brosum:** fibrös verändertes Herz; ▸Kardiosklerose, ▸Endomyokardfibrose, ▸Fibroelastosis endocardica. – **C. hypertonicum:** ▸Hypertonikerherz. – **C. hyper|trophicum:** ▸Herzhypertrophie. – **C. juvenile:** das schlanke, steil gestellte, evtl. mittelständige Herz (»Mesokardie«) des Jugendlichen. – **C. mi|trale:** Mitralherz (▸Mitralkonfiguration). – **C. mobile:** ▸Kardioptose; s. a. ▸Tropfenherz. – **C. nervosum:** ▸Herzneurose. E neurocirculatory asthenia.

– **C. pseudo|bi|loculare:** Herzfehlbildung mit nur rudimentärer Scheidewand; klinisch ähnlich dem ▸Cor biloculare. – **C. pulmonale:** Rechtsherzhypertrophie infolge übermäßiger Druckbelastung bei Erkrankungen, die primär die Funktion u./oder Struktur der Lunge verändern. E cor pulmonale (acute; chronic). – **C. p. acutum:** akute Rechtsherzbelastung mit Dilatation u. Insuffizienz des re. Ventikels durch plötzliche Widerstandserhöhung im kleinen Kreislauf. ***Ätiol.:*** Lungenembolie, Status asthmaticus, Spannungspneumothorax, Thorax-Op. ***Klinik:*** Atemnot, Zyanose, Schock, rasch einsetzende Rechtsherzinsuffizienz; oft Exitus durch Rechtsversagen (▸Lungenentlastungsreflex). ***EKG:*** S I Q III zusammen mit neg. T-Welle in $V_{1-3(4)}$ sowie evtl. in III, S I u. Inversion von T in III u. $V_{1-3(4)}$, S I Q III u. neg. T-Welle in III u. Rechtsschenkelblock. E acute c. pulmonale. – **C. p. chronicum,** C.-p.-Syndrom: Rechtsherzhypertrophie (u. später Dilatation) als Folge chronischer Widerstandserhöhung im kleinen Kreislauf. Kann zur ▸Rechtsherzinsuffizienz führen. ***Ätiol.:*** chronische Lungenkrankheiten, ferner Pleuraschwarten, Kyphoskoliose; mehrfache Lungenembolien, zystische Pankreasfibrose als Folge der Lungenaffektionen. ***Klinik:*** Atemnot, pulmonale Angina pectoris, zentrale Zyanose, Osteoarthropathia hypertrophicans. ***Diagn.:*** sekundäre Polyglobulie, Tachykardie, evtl. auch akzentuierter Pulmonalton, betonter Pulmonalbogen, respiratorische Azidose; im EKG »P pulmonale« (s.a. ▸P-Zacke) abnorme Rechtsabweichung des P-Vektors u. der QRS-Achse in der Frontalebene, deutl. S I u. Q III, links-verschobene QRS-Übergangs(=QRS-Transitions-)zone mit R/S-Quotient in $V_{5,6} \leqq 1$, Steiltyp bis (pathologischer) Rechtstyp, Rechtsverspätung bei Schenkelblock. E chronic cor pulmonale. – **C. sinis|trum:** »Linksherz«, ▸Cor arteriosum. – **C. tri|atri|atum:** Herzfehlbildung mit »Nebenvorhof« (3. Vorhof) durch Einbeziehung des Venensinus (▸Sinus venosus) in den rechten Vorhof oder durch Persistenz eines Mündungstrichters der primitiven Lungenvene am linken Vorhof; hämodynamisch unbedeutend, keine Symptome. E c. triatriatum. – **C. tri|loculare:** Herzfehlbildung mit völligem Fehlen des Kammerseptums oder des Vorhofseptums. Als **C. tr. bi|atri|atum** (C. biauriculare univentriculosum od. C. b. univentriculare, sog. singulärer Ventrikel) ein Herz mit 2 Vorhöfen u. einer gemeinsamen Kammer. Extrem selten als **C. tr. bi-ven|triculare** (C. uniatriosum) ein Herz mit 2 Kammern u. 1 Vorhof (sog. Monoatrium). – **C. uni|atriatum tri|ven|triculosum:** extrem seltene Herzfehlbildung mit 1 Vorhof, 3 Ventrikeln u. gemeinsamem Ostium atrioventriculare. – **C. uni|ventriculare:** s.u. ▸Cor triloculare. – **C. venosum,** C. dextrum: funktionsbezogene Bez. für den aus dem rechten Vorhof u. der re. Kammer bestehenden, venöses (= sauerstoffarmes) Blut führenden Teil des Herzens; s.a. ▸Rechtsherz... E c. venosum, right side of h. – **C. villosum,** C. hirsutum s. tomentosum: das »Zottenherz«; mit aufgerauter Oberfläche nach bindegewebiger Organisation eines fibrinösen Exsudats bei Perikarditis. E c. villosum, hairy heart.

**coracoide(u)s** *(latein.):* einem Rabenschnabel ähnlich, z.B. ▸Processus coracoideus. S.a. ▸Korako...

**Corbus-Krankheit** (BUDD C. C., geb. 1876, Urologe, Chicago): Balanitis erosiva et gangraenosa; in der Regel hervorgerufen durch PLAUT-VINCENT-Erreger (▸fusospirilläre Symbiose), aber auch durch unspezifische Treponemen. E Corbus' disease.

**cord bladder** *(engl.):* Rückenmarksblase (▸Blasenautonomie).

**cord traction** *(engl.):* ▸Nabelschnurzug bei Plazentaentwicklung.

**corde colique** *(franz.),* Chorda colica: das bei spastischer Kolitis als harter Strang tastbare ▸Colon transversum.

**Cordonnier-Operation** (JUSTIN C., geb. 1905, Urologe, St. Louis/Mont.): **1)** Ureterokolostomie (End-zu-Seit) seitlich einer freien Dickdarmtänie unter papillenartiger Einstülpung der Anastomose in die Darmlichtung. **2)** transperitoneale Ureterozäkostomie; Harnentleerung erfolgt durch Zäkostoma. E Cordonnier's procedure.

**Cor|dy|lo|bia anthropo|phaga:** »Tumbufliege« [Calliphoridae] in Afrika, deren Larven bei Mensch u. Säugetieren eine furunkelartige Myiasis mit Lymphknotenschwellung hervorrufen.

**Core** *(engl.):* Kern, z.B. der aus Nucleinsäure bestehende Innenkern des ▸Virus. – **C.-Antigen:** dem Virus-Innenkörper entstammendes Antigen (Ag), z.B. als HBcAg das im Kern der Wirtszelle gebildete, im Zytoplasma von einer Hülle (HBs-Ag [s = engl. surface = Hülle]) umgebene Antigen des Hepatitis-B-Virus. – **C., hydro|phobes:** das Innere der Lipid-Doppelschicht der ▸Zellmembran [dort Abb. (1)], bestehend aus den jeweils zwei apolaren Fettsäuregruppen der Phospholipide u. aus dem neutralen Lipid Cholesterin. – Ferner das zentrale Molekül einer großen Molekülverbindung, z.B. der Proteoglykane (mit kovalent daran gebundenen weiteren Molekülen). – **C. particle:** Untereinheit des ▸Nucleosoms.

**Cori** (CARL F. u. GERTY TH. C., Biochemiker-Ehepaar, Wien, Buffalo, St. Louis). – **C.-Ester, C. Zucker:** ▸Glucose-1-phosphat. E Cori ester. – **C.-Krankheit:** ▸FORBES-Syndrom. E C.'s disease. – **C.-Zyklus:** Stoffwechselkreis, wobei Muskelglykogen infolge Adrenalin-Einwirkung oder Muskelarbeit zu Milchsäure abgebaut wird (▸Glykogenabbau), die dann wieder in der Leber zur Glykogensynthese verwendet wird, während andererseits der Glucose liefernde Abbau von Leberglykogen zu Blutzuckeranstieg u. Muskelglykogenneubildung führt. E C. cycle.

**Coriandrum sativum,** Koriander: Gewürzpflanze mit nachgewiesener Heilwirkung bei dyspeptischen Beschwerden und Appetitlosigkeit.

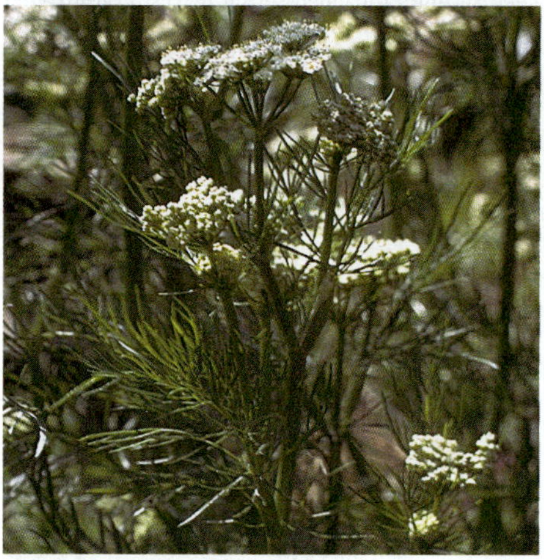

**Coriandrum sativum.** [482]

**Coriolis-Kräfte** (GASPARD G. DE C., 1792–1843, Physiker, Paris): die bei Bewegung einer Masse in einem rotierenden System neben der Zentrifugalkraft auftretenden Trägheitskräfte, u. zwar in der Rotationsebene senkrecht zur radialen Bewegung (bei Annäherung an den Drehmittelpunkt positiv, bei Entfernung negativ beschleunigend). Als Auswirkungen im Organismus (sog. **C.-Effekt**) treten während einer konstanten Drehung auf der Drehscheibe nach dem natürlich eintretenden Schwinden der Drehempfindung räumliche Orientierungsstörungen auf in Form fälschlicher Kipp- oder Drehempfindungen als Reaktion auf bestimmte Kopfbewegungen (d.h. bei Kippen der Bogengänge). – Als Pseudo-C.-Effekt ein gleichartiges visuelles vestibuläres Phänomen: Beim Sitzen auf einem nicht bewegten Stuhl unter

Betrachtung einer sich bewegenden Streifentrommel treten bei Kopfbewegung wie oben eine scheinbare Kipp- u. Drehempfindung sowie Übelkeit auf. E Coriolis forces.

**Co|ri|um:** ▸Dermis; s. a. ▸Korium..., ▸Haut (dort Abb.). E corium.

**Cọr|nea,** Kornea: die »Hornhaut« des Auges (s. a. ▸Hornhaut..., ▸Kornea...); der rel. stärker gekrümmte, durchsichtige Abschnitt der Augapfelhülle (▸Tunica fibrosa bulbi) vor der Pupille, bestehend aus Epithelium anterius, ▸Lamina limitans anterior (BOWMAN-Membran), Substantia propria, Lamina limitans posterior (DESCEMET-Membran) u. Endothelium corneale (= *histol* Endothelium camerae anterioris); der Bereich ist fast rund (ca. 1 mm breiter als hoch), im Scheitel (Vertex) annähernd sphärisch gekrümmt u. dünner (0,8–0,9 mm) als am Rand (▸Limbus; dort 1,1–1,2 mm); er ist gefäßfrei u. wird durch Diffusion aus den Randschlingennetzen der Bindehaut- u. Ziliarkörpergefäße von der Leder-Hornhaut-Grenze her versorgt; innerviert wird er durch frei endende Fasern des ▸Nervus nasociliaris (aus dem Nervus trigeminus; $V_1$). – Krankhafte Prozesse (Zellinfiltration, Gefäßeinsprossung, Narbenbildung etc.) können die Sehkraft beeinträchtigen; Formveränderungen bewirken Brechungsanomalien. – Krankhafte Hornhautveränderungen nachfolgend beschrieben. E cornea. – **C. cọnica:** konische Form der Cornea bei Keratokonus. E keratoconus. – **C. farinạta:** (VOGT) familiär-erbliche Hornhautdystrophie mit Altersmanifestation in Form kleiner weißer Tropfen in den tiefen Schichten. – **C. globọsa, C. globata:** die ▸Megalokornea. – **C. guttạta (prae)senilis:** VOGT-Syndrom. – **C. peri|plạna:** erbliche Hornhautanomalie mit Abflachung nur ihrer peripheren Bereiche u. mit Fehlen des Sklerafalzes. – **C. plạna:** erbliche Abflachung der gesamten Hornhaut, verbunden mit unscharfem Limbus u. leichter diffuser Trübung. Häufig kombiniert mit ▸Mikrophthalmus, Aplasie der Netzhaut, fehlender Regenbogenhaut (Aniridie), Linsenektopie, Uveakolobom (▸Coloboma). S. a. ▸Hornhaut..., ▸Keratitis, ▸Kerato... E flatness of the c. – **C. verticillata:** Form der Hornhautdegeneration mit beidseitigen symmetrischen, grau-bräunlichen wirbelförmigen Ablagerungen im Hornhautepithel, zumeist hervorgerufen durch Dauertherapie z. B. mit Amiodaron oder Resorchin, auch bei Systemerkrankungen (z. B. Morbus FABRY). E vortex keratopathy.

**Cornelia-de-Lange-Syndrom:** ▸LANGE-Syndrom.

**Cọrnet-Pinzette:** Standardtyp der Objektträger-Fasszange mit gekreuzten Branchen. E Cornet's forceps.

**corniculạtus** *(latein.):* mit kleinem Horn, z. B. Cartilago corniculata. E corniculate.

**Cọr|nu** *(latein. = Horn):* **1)** *Dermatologie* **C. cutaneum:** ▸Hauthorn. E cutaneous horn. **2)** *Anatomie* hornartiges Gebilde. E cornu, horn. – **C. Ammọnis,** Ammonshorn: ▸Pes hippocampi. – **C. frontạle (antẹrius):** das Vorderhorn des Seitenventrikels. Analog: Hinterhorn = **C. occipitale (posterius)** u. Unterhorn = **C. temporale (inferius)**. S. a. ▸Ventriculus. E h. of lateral ventricle (anterior; posterior; inferior). – **C. mạjus u. C. mịnus:** das – paarige – große u. kleine Horn des Zungenbeins (▸Os hyoideum). E greater/lesser h. – **C. postẹrius:** das Hinterhorn der grauen Substanz (▸Substantia grisea). Analog: **C. laterale** u. **C. anterius** (Seiten- u. Vorderhorn). Auf dem Querschnitt des Rückenmarks hervortretende Gebilde, identisch mit den gleichnam. Säulen des Rückenmarks (= ▸Columna grisea anterior, lateralis u. posterior). E h. of spinal cord (anterior; lateral; posterior). – **C. sa|crạle:** das Kreuzbeinhorn beidseits neben der unteren Öffnung des Kreuzbeinkanals (▸Hiatus sacralis). E sacral h. – **C. supẹrius u. C. infẹrius:** das obere bzw. untere Horn des Schildknorpels (Cartilago thyroidea). E h. of thyroid cartilage (superior; inferior).

**Co|rọ|na** *(latein. = Kranz, Krone):* kranz-, kronenförmiges Gebilde. E corona, crown. – **C. ciliạris:** am Auge der »Strahlenkranz« des vorderen Abschnittes des ▸Corpus ciliare, bestehend aus den 70–80 meridional angeordneten Fortsätzen des Strahlenkörpers (Processus ciliares). – **C. cọrdis:** die »Herzkrone«; die Herzbasis mit den von ihr ausgehenden großen Gefäßen (»Koronarien«). – **C. dẹntis:** die »Zahnkrone«; als »anatomische Krone« der schmelzbedeckte Teil des Zahnes, als »klinische Krone« der frei in die Mundhöhle ragende Teil, der – je nach Höhe des Zahnfleisches – größer oder kleiner ist als die anatomische. E crown of tooth, anatomic crown. – **C. glạndis:** der »Eichelkranz«; der wulstartige Rand der Peniseichel (▸Glans). E corona of glans penis. – **C. mọrtis,** Arcus m.: als »Kranz des Todes« eine abnorm stark ausgebildete Anastomose zwischen der Arteria epigastrica inferior u. der A. obturatoria, deren Verletzung bei Schenkelhernien-Op. früher oft tödlich war. – **C. phleb|ectạtica para|plantạris:** als variköser Venenkranz ein Gebilde aus knopf- oder walzenförmigen Kommunikans- u. Netzvenen an den Fußrändern (sog. Cockpit-Varizen) mit begleitender Zyanose u. Stauungsflecken in der Umgebung als Zeichen einer chronischen venösen ▸Insuffizienz. E coronal phlebectasia, cockpit varices. – **C. ra|dia̱ta:** **1)** der »Stabkranz« des Gehirns, d. h. die zwischen Capsula interna u. Hirnrinde strahlig ausgebreitete Masse der Projektionsfasern jeder Großhirnhemisphäre; s. a. ▸Radiatio. E radiate crown. **2)** C. rad. folliculi ovarii: eine mehrreihige Schicht Follikelepithels auf der ▸Zona pellucida der Eizelle (ab dem Stadium des sek. Eifollikels). Bleibt nach dem Follikelsprung erhalten; muss bei der Befruchtung vom Spermium durchdrungen werden (»Akrosomreaktion«). E corona radiata. – **C. vẹneris,** Cingulum Veneris: das »Stirnband der Venus«, gebildet von papulösen oder pustulösen Sekundärsyphiliden an der Haargrenze. E corona veneris.

**Coronạle:** der seitlichste Punkt der Kranznaht als kephalometrischer Punkt.

**coronạrius:** kronen-, kranzförmig, z. B. ▸Arteria coronaria. S. a. ▸Koronar... E coronary.

**Corọna-Viren, Corona|viridae:** den Orthomyxoviren ähnliche, große RNS-Viren (80–130 nm, rundlich bis vielgestaltig = pleomorph) mit charakteristischen blütenblatt- oder keulenförmigen Oberflächenausstülpungen (»Projektionen«), deren Gesamtheit ein der Sonnencorona ähnliches Gebilde darstellt. Die Familie umfasst z. B. humanpathogene IBV-like-Viren (Erreger fieberfrei verlaufender Erkältungskrankheiten), das Virus der infektiösen Bronchitis der Hühner (IBV), das Mäusehepatitisvirus (MHV). E coronaviruses.

**Coronẹlla** *(latein. = Krönchen): Dermatologie* s. u. ▸BIETT-Collerette.

**corono|ịde|us** *(latein.):* kronenförmig, z. B. der ▸Processus coronoideus (des Unterkiefers). E coronoid.

**Cọr|po|ra** *(latein.):* die Körper. S. u. ▸Corpus.

**corps ronds** *(franz.):* (DARIER) große, runde Zellen im Stratum granulosum der Haut u. der Plattenepithel-tragenden Schleimhaut; mit intensiv basophilem Zellkern u. eosinophilem Plasma; charakteristisch für die ▸DARIER-Krankheit. E corps ronds.

**Cọrpus** *(latein.)* Plur. Corpora, Pluralform der Abk. Cc.: Körper. E body. – **C. adipọsum bụccae:** der rundliche »BICHAT-Wangen-Fettpfropf«; verhindert beim Saugen das Einfallen der Wange, erhöht so die Saugkraft. E fat b. of cheek, Bichat's fat-pad, sucking cushion. – **C. adipọsum infrapatellạre:** Fettkörper unterhalb der Kniescheibe; füllt zusammen mit der Bursa infrapatellaris profunda den Raum zwischen Schienbein u. Ligamentum patellae aus. E infrapatellar fat b. – **C. ạlbicans:** der weißliche Narbenkörper, den der zurückgebildete Gelbkörper im Eierstock hinterlässt. E corpus albicans. – **C. amygdalo|ịdeum,** Nucleus amygdalae: »Mandelkern«; grauer Hirnkern vor dem Unterhorn des Seitenventrikels des Gehirns in dessen Schläfenpol; Teil des limbischen Systems. E nucleus amygdalae, amygdala. – **Cc. amylạcea:**

C

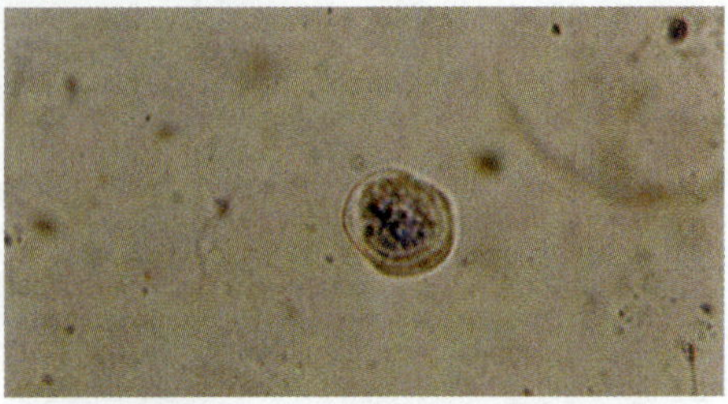

**Corpora amylacea:** Amyloidkörperchen aus der Prostata (Harnsediment). [182]

»Amyloidkörper«; als Degenerationsprodukte aufzufassende, rundliche, stärkekornähnl. Gebilde im Zentralnervensystem (unter der Pia mater, dem ▸Ependym) sowie in Drüsenlichtungen der Prostata (s. Abb.). **E** amyloid bodies, amylaceous corpuscles. – **Cc. arenacea:** »Sandkörper«, ▸Acervulus. **E** brain sand. – **C. atreticum:** der zugrunde gegangene u. von Thekazellen durchwachsene Eifollikel infolge Follikelatresie. **E** corpus atreticum. – **C. callosum:** Commissura magna cerebri, »Balken«; die beiden Großhirnhemisphären verbindende, markhaltige, quer verlaufende Nervenfasern im Grund der Hirnlängsspalte über dem 3. Hirnventrikel; unterteilt – von vorn nach hinten – in Rostrum (Schnabel), Genu (Knie), Truncus (Stamm) u. Splenium (dickes Hinterende). **E** corpus callosum. – **C.-callosum-Agenesie:** ▸Balkenmangel. **E** agenesis of corpus callosum. – **C.-callosum-Degeneration:** ▸MARCHIAFAVA-BIGNAMI-Syndrom. – **C. cavernosum:** »Schwellkörper«; blutreiche schwammige Gebilde des Geschlechtstraktes; z. B. **C. c. cli|to|ri|dis** (paariger, mit dem unteren Schambeinast verwachsener »Schwellkörper« der Klitoris; vereinigen sich zum Kitzler-Körper), **C. c. penis** (der mit dem unteren Schambeinast fest verwachsene, von der Tunica albuginea umhüllte, durch ein Septum zweigeteilte »Schwellkörper« des männl. Gliedes; s. a. ▸Corpus spongiosum). **E** cavernous b. (of clitoris; of penis). – **C. ci|lia|re:** der »Ziliar-« oder »Strahlenkörper« des Auges; der vor dem Augapfeläquator gelegene, an der Ora serrata der Netzhaut beginnende, bindegewebig-muskuläre, ringförm. Abschnitt der mittleren Augapfelschicht (▸Tunica vasculosa bulbi), der vorn an die Regenbogenhaut- = Iris-Wurzel reicht. Besteht aus einem hinteren planen (Orbiculus ciliaris) u. einem vorderen, durch seine Fortsätze (»Ziliarfortsätze«) strahlenförmigen Teil (▸Corona ciliaris; ist von Ziliarepithel [Pars ciliaris retinae] bedeckt, dessen innere, unpigmentierte Zellen die Zonulafasern [Fibrae zonulares] bilden, dessen äußere, pigmentierte, das Kammerwasser absondern). Enthält den Ziliarmuskel (▸Musculus ciliaris), der gemeinsam mit der ▸Zonula ciliaris im Dienste der Akkommodation steht (die Naheinstellung des Auges ermöglicht). **E** ciliary b. – **C. costae:** der an den Rippenhals (Collum costae) anschließende, mit dem Tuberculum costae beginnende Hauptteil des Os costale, der »Rippenkörper«. – **C. epi|didymidis:** der »Nebenhodenkörper«; das aus dem geknäuelten Nebenhodengang, ▸Ductus epididymidis, bestehende Mittelstück des Nebenhodens. – **C. fe|mo|ris:** der Schaft des Oberschenkelknochens = »Femurschaft«; begrenzt durch die Trochanteren u. – unten – Kondylen. **E** femoral shaft. – **C. fibulae:** der »Wadenbein-« oder »Fibulaschaft«; begrenzt durch das Wadenbeinköpfchen (Caput fib.) u. den Außenknöchel (Malleolus lat.). **E** fibular shaft. – **C. fornicis:** im Gehirn der durch Aneinanderlagerung seiner beiden Schenkel (Crura fornicis) entstehende platte Teil des Hirngewölbes (▸Fornix) unter dem ▸Corpus callosum; das Dach des III. Ventrikels. – **C. gast|ricum:** Corpus ventriculare. – **C. geniculatum:** »Kniehöcker« des Metathalamus. Als **C. g. laterale** (= C. g. opticum) deren seitlicher, ein Gebilde aus grauen Kernmassen u. weißen Marklamellen an der Unterseite des Pulvinars; der Endpunkt des 3. Neurons der ▸Sehbahn (= primäres ▸Sehzentrum) u. Ausgangspunkt der zur optischen Hirnrinde führenden ▸Radiatio optica u. der zur Vierhügelplatte (Colliculus superior laminae tecti) ziehenden optischen Reflexbahn. Als **C. g. mediale** (= C. g. acusticum) der »innere Kniehöcker«, eine graue Kernmasse unter dem Thalamus u. zwischen den Bindearmen (Brachium colliculi superioris u. inferioris); das primäre Hörzentrum u. der Ausgangspunkt der zur Großhirnrinde führenden ▸Radiatio acustica u. der zum gleichseitigen unteren Hügel der Vierhügelplatte (▸Colliculus inf. laminae tecti) ziehenden akustischen Reflexbahn; s. a. ▸Genikulatum... **E** geniculate b. (lateral; medial). – **C. humeri:** der Schaft (Diaphyse) des Oberarmknochens = »Humerusschaft«; in der rumpfnahen Hälfte rundlich, in der rumpffernen zunehmend schaufelförm. abgeflacht, leicht nach vorn gebogen u. in Pronationsrichtung verdreht. **E** humeral shaft. – **C. intra|pelvinum:** der ▸Bindegewebsgrundstock. – **C. liberum:** *Pathologie* in Körper-, v. a. Gelenkhöhlen, durch Abschnürung von Gewebe (z. B. Netz, Appendix epiploica, Synovialzotte) entstandener »freier Körper«; s. a. ▸Gelenkkörper, freier. – **C. lin|guae:** als »Zungenkörper« die Hauptmasse der Zunge zwischen Zungenspitze u. Zungengrund. – **C. luteum:** der »Gelbkörper« des Eierstocks, bestehend aus umgewandelten Granulosa- u. Theca-interna-Zellen (= Granulosa- u. Theka-Luteinzellen) des gesprungenen Eifollikels u. aus gefäßführendem Bindegewebe der Theca externa; eine innersekretorische Drüse, deren Granulosa-Luteinzellen das Hormon Progesteron (**C.-l.-Hormon**), deren Theka-Luteinzellen Östrogene (▸Follikelhormon) bilden; unterschieden als **C. l. cyclicum (C. l. menstruationis)**, das bei Nichtbefruchtung des Eies in der 4. Wo. des Zyklus seine hormonale Tätigkeit einstellt u. sich zurückbildet (s. a. ▸Menstruation), u. als **C. l. graviditatis** (= »Schwangerschaftsgelbkörper«), das bis Mitte der Schwangerschaft voll ausgeprägte C. l., das – wie einleitend gesagt – ▸Östrogene u. Gestagene produziert u. sich erst gegen Schwangerschaftsende allmählich zurückbildet. – s. a. ▸Gelbkörper..., ▸Lutein..., ▸Luteal... **E** corpus luteum (of menstruation; of pregnancy), yellow b. of ovary. – **C. Luysi:** ▸Nucleus subthalamicus. **E** subthalamic nucleus. – **C. mamillare:** »Mamillarkörper«; im Zwischenhirn ein rundl. Körper an der Basis des Hirnstamms; enthält einen medialen u. lateralen grauen Kern; nur bei Primaten paarig ausgebildeter Teil des Riechhirns. **E** mamillary b. – **C. mammae:** der »Brustdrüsenkörper«; die Brustdrüse (Glandula mammaria) der Frau einschl. des umhüllenden Fettpolsters; ist mit der Faszie des M. pectoralis major locker verwachsen. **E** b. of mammary gland. – **C. mandibulae:** der horizontale, aus kompaktem Knochen bestehende Bogenteil des Unterkiefers; mit Alveolarfortsatz (Pars alveolaris) für die unt. Zähne. **E** b. of mandible. – **C. maxillae:** der mehrflächige Hauptteil des Oberkiefer-Knochens; enthält die Kieferhöhle. **E** b. of maxilla. – **C. medullare:** die aus markhaltigen Fasern u. Glia zusammengesetzte zentrale weiße Substanz der Kleinhirnhemisphären u. des Kleinhirnwurms (d. h. des Kleinhirnkörpers = Corpus cerebelli); Sammelstelle der »Markblätter« (Laminae albae) u. der Kleinhirnstiele (Pedunculi). **E** cerebellar white matter. – **C. neu|ronale:** Zellleib der Nervenzelle; s. a. ▸Perikaryon. – **C. nu|clei caudati:** der »Schweifkernkörper«; der dem Thalamus aufliegende mittlere Teil des ▸Nucleus caudatus. – **Cc. oryzo|idea:** die von Synovia(lzotten) abstammenden »Reiskörperchen« als freie Körper in Gelenkhöhlen u. Sehnenscheiden bei chronischer nichteitr. Entzündung; können Funktionsstörungen, Schmerzen verursachen. – **C. ossis hyo|idei:** der »Zungenbeinkörper«; das horizontale Mittelstück des Zungenbeins. **E** b. of hyoid bone. – **C. ọssis ịlii:** der »Darmbeinkörper«; der dicke, an der Hüftgelenkpfanne beteiligte Abschnitt des Darmbeins. E b. of ilium. – **C. ọssis ịs|chii:** der »Sitzbeinkörper«; der kompakte, an der Hüftpfanne beteiligte Teil des Sitzbeins. E b. of ischium. – **C. ọssis pụbis:** der »Schambeinkörper«; der an der Hüftpfanne beteiligte Teil des Schambeins. E b. of pubic bone. – **C. ọssis spheno|idạlis:** der »Keilbeinkörper«; der zentrale, die Keilbeinhöhle enthaltende Teil des Keilbeins. E b. of sphenoid bone. – **C. pancreạtis:** der »Pankreaskörper«; das Mittelstück der Bauchspeicheldrüse zwischen Kopf- u. Schwanzteil. E b. of pancreas. – **C. pẹnis:** der »Penisschaft«; besteht aus der Harnröhre (▸Urethra masculina) u. drei Schwellkörpern (▸Corpus cavernosum u. spongiosum). E b. of penis. – **C. pineạle,** Epiphysis s. Apophysis cerebri, Glandula pinealis: die von einer Bindegewebskapsel umhüllte »Zirbel(drüse)« des Gehirns. Ein endokrines Organ an der Hinterwand des III. Ventrikels u. über der Vierhügelplatte. Besteht aus Pineal- u. Gliazellen, Glia- u. Nervenfasern; enthält Hirnsand (Acervulus; s. Abb.). Synthetisiert das Hormon ▸Melatonin (fast nur nachts), ist multisynaptisch neuronal mit den zentralen Schrittmachern im hypothalamischen Nucleus suprachiasmaticus verknüpft u. steuert weitgehend den zirkadianen Rhythmus. S.a. ▸Melatonin, ▸Epiphysen..., ▸Zirbel... E pineal

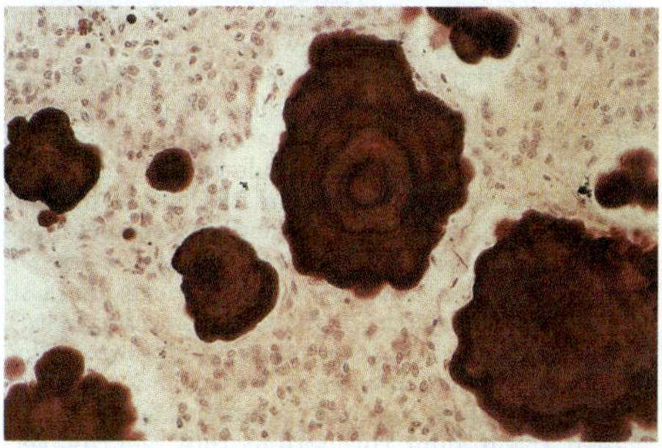

**Corpus pineale:** Das Gewebe besteht im Wesentlichen aus modifizierten sekretorischen (sowie ursprünglich auch photosensorischen) Neuronen und Gliazellen (Astrozyten). Die Neurone haben größere, hellere Kerne als die Gliazellen. In das Gewebe sind konzentrisch geschichtete, unterschiedlich große Kalkkonkremente (Hirnsand) eingelagert, die im Röntgenbild die Lage der Epiphyse in der Mittellinie sichtbar machen. Bei Hirntumoren kann die Epiphyse zur Seite gedrängt werden. (Präparat: ST. CARPENTER, Dartmouth Medical School). [498]

b. – **C. rạdii:** der »Speichenschaft«; ▸Radius. E shaft of radius. – **C. restifọrme:** ▸Pedunculus cerebellaris inferior. – **C. spongiọsum pẹnis:** C. cavernosum urethrae, der »Harnröhrenschwellkörper«; der aus einem bindegewebig-muskulösen Schwammgerüst u. blutdurchströmten venösen Kammern bestehende »Schwellkörper« um die Pars spongiosa der männl. Harnröhre, der sich dem ▸Corpus cavernosum in einer ventr. Rinne anlagert u. als Eichel (▸Glans penis) endet. E corpus spongiosum, spongy b. of penis. – **C. stẹrni:** der »Brustbeinkörper«; begrenzt von Manubrium u. Processus xiphoideus; enthält bis ins hohe Alter rotes Knochenmark. E b. of sternum, gladiolus. – **C. striạtum:** der »Streifenkörper, -hügel«; in der Basis jeder Großhirnhälfte seitl. des Thalamus liegendes ▸Basalganglion, bestehend aus ▸Nucleus caudatus u. ▸Putamen als »Neostriatum«. Getrennt durch die Fasern der inneren Kapsel. Teil des ▸extrapyramidal-motorischen Systems, dessen Erkrankung zu striärem Syndrom, ▸Striatum-Syndrom, führt; s.a. ▸Striatum..., ▸strio... E striate b., striatum. – **C. tịbiae:** der dreikant. »Schienbeinschaft«; im oberen Ende die ▸Tuberositas tibiae (die Insertionsstelle des Ligamentum patellae). E shaft of tibia. – **C. trapezọideum:** der in der Pars dorsalis (= Tegmentum) der Brücke (▸Pons) gelegene »Trapezkörper«. Eine Platte quer verlaufender Nervenfasern des dorsalen u. ventralen Vestibulariskerns. Sie umschlingen in »8«-Form zwei Kerngebiete (Nucleus olivaris rostralis u. Nuclei ventralis u. dorsalis corporis trapezoidei) und enden als 2. Neuron der ▸Hörbahn an den Trapezkörperkernen u. dem oberen Olivenkern. Von dort verläuft das 3. Neuron im Lemniscus lateralis zum Colliculus inferior, der aber auch von einem Teil ungekreuzter ventraler Kochleariskernfasern erreicht wird. S.a. ▸Nervus vestibulocochlearis. E trapezoid b. – **C. ụlnae:** der dreikantige »Ellenschaft«; mit Crista musculi supinatoris. E ulnar shaft. – **C. ụn|guis:** der »Nagelkörper«; die dem Nagelbett aufliegende Hauptmasse des Finger- bzw. Zehennagels. E b. of nail. – **C. ụteri:** der »Gebärmutterkörper«; der muskelreiche, die Gebärmutterhöhle (Cavum uteri) enthaltende, etwas abgeflacht-birnenförmige Hauptteil der Gebärmutter, an dessen Seitenkanten die Eileiter münden u. die Gefäß-Nerven-Platten des Beckenbindegewebes abgehen (Ligamentum ovarii proprium, L. teres uteri, L. latum uteri; sämtlich von Bauchfell überzogen). E b. of uterus. – **C. ventriculạre,** C. gastricum, C. ventriculi: der »Magenkörper«; der Hauptteil des ▸Magens zwischen dessen ▸Fundus u. Pars pylorica; er bildet den Magenkanal (Canalis ventriculi). E b. of stomach. – **C. vẹr|te|brae:** der kurzzylindrische »Wirbelkörper« (s.a. ▸Vertebra); besteht weitgehend aus spongiösem, an rotem Knochenmark reichem Knochengewebe. Ihm entspringt bds. oben seitlich der Wirbelbogen; trägt als Brustwirbelkörper Gelenkflächen (Fovea costalis) für Rippen; s.a. ▸Grund-, ▸Deckplatte. E b. of vertebra. – **C. vesịcae biliạris,** C. v. felleae: der »Gallenblasenkörper« (zwischen Blasenhals u. -grund). E b. of gallbladder. – **C. vesịcae (urinạriae):** der »Harnblasenkörper«; Hauptteil der Harnblase zwischen Blasenboden (mit Trigonum) u. -scheitel. E b. of urinary bladder. – **C. vịtreum:** der »Glaskörper« des ▸Auges (dort Abb.); ein durchsichtiges, gallertig-weiches Gebilde, bestehend aus einem ultramikroskopisch feinen Fibrillennetz (Stroma vitreum; oberflächlich verdichtet als Membrana vitrea) u. aus hyaluronsäurehaltigem Humor vitreus (98 % Wasser); sein Quellungsdruck hält die Form des Augapfels aufrecht; vorn im Linsenbereich eine muldenförm. Eindellung (Fossa hyaloidea), zentral ein Kanal (Canalis hyaloideus; Rudiment der embryonalen Arteria hyaloidea). E vitreous b.

**Cor|pụs|cu|la** *(latein.)* Sing. **Corpusculum,** Körperchen: *Anatomie* Körperchen. S.a. ▸Corpus, ▸Korpuskeln, ▸Nervenendigungen (freie). E corpuscle(s). – **C. bulbo|idea:** die als Mechanorezeptoren wirksamen ▸GOLGI-MAZZONI-Körperchen. – Ferner ältere Bez. für die KRAUSE-Endkolben oder Endkörperchen. E bulboid c. – **C. lamellọsa,** VATER-PACINI-Körperchen: Nervenendkörperchen mit – einen Kolben bildenden (Bulbus externus) – schalenförmigen Bindegewebslamellen u. einem zentral gelegenen, am Ende kolbenförmig aufgetriebenen (Bulbus internus), myelinfreien, von SCHWANN-Zellen umgebenen Neuriten. In der Haut u. Bindehaut, Schleimhäuten innerer Organe, Peritoneum u. Herz sowie in Gefäßnähe; Vibrations- u. Beschleunigungsdetektor. E lamellar c., lamellated c., c. of Vater-Pacini. – **C. (nervọsa) genitạlia:** die DOGIEL-Körperchen. E genital c. – **C. nervọsa terminạlia:** die in der Form vielfältigen, rundlichen oder ovalen »Terminal-« oder »Nervenendkörperchen« als Endorgane im Dienste der ▸Sensibilität; sie bestehen aus Sinneszellen (Nervenzellen) oder deren Neuriten u. aus umgebenden Strukturen bindegewebigen Ursprungs (**C. n. capsulạta**; z.B. als C. bulboidea, lamellosa u. tactus), sind aber z.T. auch ohne bindegewebige Kapsel (s.a. ▸C. tactus); wirken als Mechanorezeptoren, darunter auch als ▸Muskelspindeln, ▸Sehnenspindeln. E terminal nerve c. – **C. renạlia:** die sog. MALPIGHI-Körperchen der Niere = Nierenkörperchen (beim Menschen ca. 1 Mio.; s.a. ▸Nephron). Bestehen aus einer Kapsel (Capsula glomeruli), die den in sie eingestülpten Glomerulus sowie das die Kapillaren des Glomerulus umgebende Mesangium umgibt; am Eintritt der Glomerulusgefäße ist sie offen (Polus vascularis); am anderen Pol (Polus tubularis) setzt sich ihre Lichtung in den zugehörigen ▸Tubulus renalis fort. In sie wird das ▸Glomerulusfiltrat (»Vorharn«) abgesondert. S.a. Abb. E renal c., malpighian c. – **C. tac|tus: 1)** MEISSNER-Körperchen, M.-Tastkörperchen, M.-Tastscheiben: die lang-ovalen, zapfenförm. Tastkörperchen im Korium (an den Bindegewebspapillen). Rezeptoren für Berührungsempfindungen; bestehen aus quer aufgeschichteten keilförm. Sinneszellen u. schraubig verlaufenden marklosen Nervenfasern.

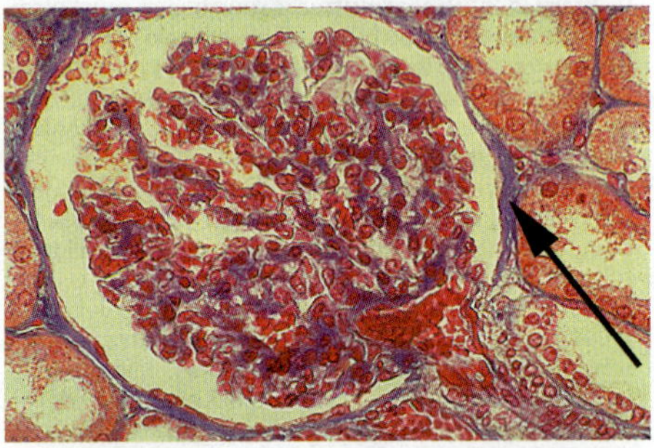

**Corpuscula renalia:** Nierenkörperchen mit Gefäßpol, Gefäßknäuel (Glomerulus), Lobuli u. BOWMAN-Kapsel (Pfeil) als Begrenzung. [422]

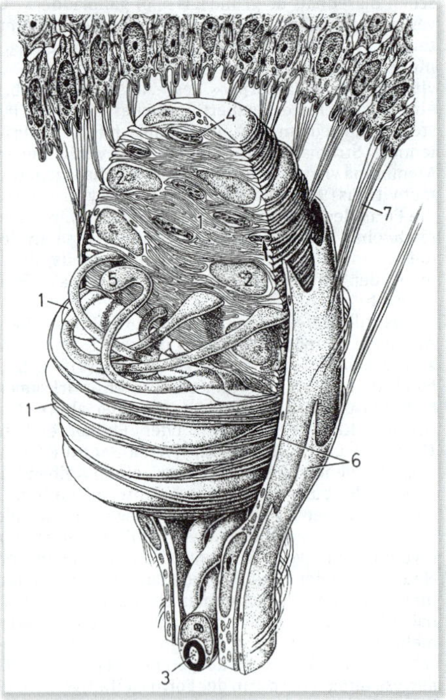


**Corpuscula tactus:** räumliche Darstellung eines MEISSNER-Körperchens aus der Fingerhaut des Menschen. **1** = zytoplasmatische Lamellen der terminalen SCHWANN-Zellen; **2** = Zellkerne der terminalen SCHWANN-Zellen; **3** = markhaltiges Axon; **4 u. 5** = Verdickungen der terminalen Axonverzweigungen. Die perineuralen Zellen umhüllen das Körperchen nur basal (**6**); **7** = kollagene Mikrofibrillen zwischen dem Körperchen u. den Wurzelfüßchen der basalen Epithelzellen. [293]

S.a. Abb. **2) C. t. noncapsulata:** die MERKEL-Tastscheiben (in Drüsen behaarter Haut; auch als PINKUS- oder IGGO-Körperchen). S.a. ▸RUFFINI-Körperchen. E tactile c. – **C. thymi:** ▸HASSALL-Körperchen. E thymic c., Hassall's c.

**Corrachan-Läppchen:** *Chirurgie* schmale rechteck. Kutisläppchen (ähnlich den REVERDIN-Läppchen) zur Deckung von Hautdefekten. E Corrachan's skin grafts.

**Corrigan** (SIR DOMINIC J. C., 1802–1880, Arzt, Dublin). – **C.-Krankheit:** *Kardiologie* rheumat. ▸Aortenklappeninsuffizienz. E Corrigan's disease. – **C.-Puls:** ▸Pulsus celer et altus. E C.'s pulse.

**Cor|ri|gen|tia,** Korrigenzien: *pharm* arzneilich indifferente Stoffe (z.B. Auszüge aus aromatischen Drogen, Fruchtsirupe) als »Geschmackskorrigenzien« (ggf. auch den Geruch, das Aussehen von Arzneien verbessernd). E corrigents.

**Corrin:** das porphyrinoide (einem ▸Porphyrin-Ring ähnliche) Grundgerüst, das als Kobaltkomplex den Verbindungen der ▸Vitamin-$B_{12}$-Gruppe (»**Corrinoide**«) zugrunde liegt. E corrin.

**Cortex** *(latein.)*, Kortex: Rinde. **1)** Pflanzenrinde, i.w.S. auch Fruchtschalen; v.a. Teedrogen. E bark, peel, shell. – **C. aurantii fruc|tus amari:** Fruchtschalen der Pomeranze; s. ▸Aurantii pericarpium. – **C. chinae:** ▸Chinarinde. – **C. cinnamomi cassiae:** Chinesische Zimtrinde; von Cinnamomum Cassia. – **C. condurango:** ▸Condurango. – **C. frangulae, C. avorni:** Faulbaumrinde. ***Anw.*** als ▸Abführmittel (Laxativum). S.a. ▸Rhamnus frangula. – **C. quercus:** Eichenrinde (s. ▸Quercus cortex). – **C. quillaiae:** »Seifenrinde« = »Panamaspäne«; Expektorans aus der Rosazee Quillaia saponaria. – **C. strychni:** Rinde von Strychnos nux vomica, Str. tieute. **2)** *Anatomie* Rindenschicht eines Organs. E cortex. – **C. cerebellaris, C. cerebelli:** die sehr schmale »Kleinhirnrinde«, die die Marksubstanz (Corpus medullare) des Kleinhirns umfasst. Außen die Molekularschicht (Stratum moleculare); enthält Sternzellen (Neuronum stellatum; kleine Zellen mit radiär u. tangential verlaufenden Fortsätzen) u. – an der Grenze zur nächsten Schicht – Korbzellen (Neuronum corbiferum. Ihre Neuritenverzweigungen entsprechen Faserkörben u. umfassen im Dienste funktioneller Verschaltung die Dendritenbäumchen der PURKINJE-Zellen [Neuronum piriforme] der darunter gelegenen 2. Schicht = Ganglienzellschicht [Stratum neuronorum piriformium = Str. ganglionare]). Die in die Molekularschicht vordringenden Dendriten der PURKINJE-Zellen sind auch synaptisch mit Fasern der Körnerzellen sowie mit »Kletterfasern« (Neurofibrae ascendentes aus dem Olivenkern) verbunden, wohingegen der Neurit zu den Zellen der Kleinhirnkerne zieht. Die innerste Schicht (Str. granulosum = Körnerzellschicht) enthält kleine Nervenzellen (Neuronum granuliforme). Ihr Neurit dringt in die Molekularschicht ein, spaltet sich T-förmig zu sog. Parallelfasern, die mit den Körbchen der PURKINJE-Zellen Synapsen bilden. Die Dendriten bilden innerhalb der Schicht mit den afferenten – den Zellen der Brücke, der Vestibulariskerne u. des Rückenmarks entstammenden – »Moosfasern« (Neurofibrae muscoideae) Synapsen unter dem Bild von »Rosetten« (sog. Glomeruli). Sämtliche Zellen der Rinde (s.a. Abb.) sind Assoziationszellen, mit Ausnahme der efferent leitenden PURKINJE-Zellen. E cerebellar c. – **C. cerebralis, Cortex cerebri,** Großhirnrinde, Pallium: etwa 2–5 mm dicke, aus Nervenzellen bestehende Schicht des Großhirns mit ca. 17 Milliarden Nervenzellen. Höchstes Integrationsorgan des ZNS. Übt v.a. bedingt-reflektorische u. analysatorische Funktionen aus und wirkt auf sämtliche Organfunktionen u. auf die tieferen Zentren des ZNS (auch die vegetativen) ein. Die Großhirnrindenfläche beträgt ca. 2000 $cm^2$, das Volumen ca. 600 $cm^3$ (40 % des Gesamthirnvolumens). Die Nervenzellen sind in Schichten angeordnet (Stratifikationsprinzip) und zugleich senkrecht dazu in

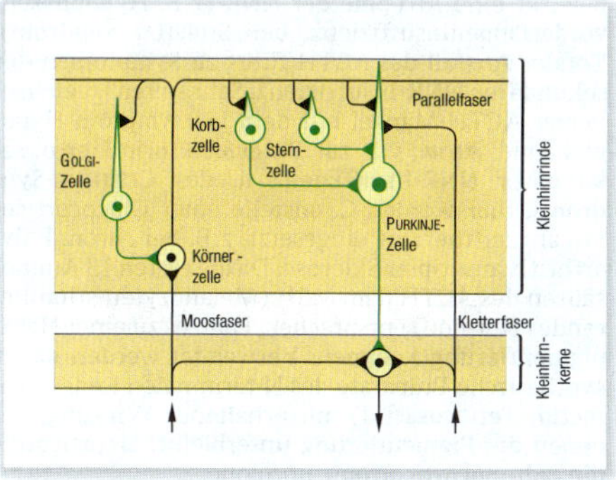


**Cortex cerebellaris:** Verschaltung der Neurone in Kleinhirnrinde u. -kernen (grün: Hemmungseffekte; schwarz: Erregung). [469]

Funktionssäulen oder »Modulen« (Kolumnenprinzip); sie besitzen ein engmaschiges Dendritennetz, das die Wechselwirkung zwischen den Nervenzellen in vielfältiger Weise ermöglicht. ***Feinbau:*** histologisch eingeteilt in sechs oberflächenparallele Schichten (Laminae), deren Benennung nach der überwiegend vertretenen Zellart erfolgt: **Lamina I** (Lamina molecularis): zellarme Schicht, hauptsächlich CAJAL-Horizontalzellen, außerdem Tangentialfasern (Stria laminae molecularis); **Lamina II** (Lamina granularis externa): dicht gelagerte Körnerzellen, wenige Tangentialfasern (Stria laminae granularis externae); **Lamina III** (Lamina pyramidalis externa): viele, kleine Pyramidenzellen (exzitatorische Projektionsneurone), Radiärfasern (aus dem Mark aufsteigende Afferenzen); **Lamina IV** (Lamina granularis interna): Körnerzellen, viele Tangentialfasern (Stria laminae granularis internae, äußerer BAILLARGER-Streifen) u. Radiärfasern; **Lamina V** (Lamina pyramidalis interna): viele, große Pyramidenzellen, viele Tangentialfasern (Stria laminae pyramidalis internae, innerer BAILLARGER-Streifen) und Radiärfasern; **Lamina VI** (Lamina neuronorum fusiformium, früher: Lamina multiformis): verschieden geformte Zellen, besonders häufig Spindelzellen, Radiärfasern. Dieser sechsschichtige Rindentyp wird als ▸Neocortex bezeichnet, da er phylogenetisch der jüngste ist. Die älteren, dreischichtigen Typen sind der Archaeocortex u. der Palaeocortex. Außer diesen horizontalen Gliederungen zeigt der C. cerebri in vertikaler Richtung eine Grobgliederung in Areae (Feldereinteilung nach BRODMANN) sowie eine Feingliederung in Säulen (Columnae), die histogenetisch aus der Nervenzellmigration entlang von radiären Glialeitstrukturen herrührt u. funktionell die Spezifität der Reizantwort erhöht (s. Abb.). S.a. Hirnrindenkarte. ***Funktion:*** Physiologisch ist der C. cerebri der führende Teil verschiedener Funktionssysteme des Gehirns. Hierzu gehören die Assoziationsfunktionen, die Analysatorenfunktionen (Verarbeitung der Erregungszuflüsse aus den Sinnesorganen), die Gedächtnis- und die Lernfunktionen. Besonders eng sind die Wechselwirkungen zwischen Cortex cerebri u. Thalamus (thalamokortikales System). E cerebral c. – **C. glạn|dulae suprarenạlis:** die etwa $^4/_5$ des Nebennierengewichts ausmachende »Nebennierenrinde« (NNR); ihr Parenchym besteht aus großen, lipoidreichen bis -armen, rundl., epitheloiden Zellen, die in der Zona glomerulosa (außen) überwiegend in Haufen angeordnet sind, in der Zona fasciculata in parallelen Bündeln oder Strängen u. in der Zona reticularis als Strangnetz. Die Bildungsstätte lebensnotwendiger ▸Gluco- u. ▸Mineralocorticoide u. der Sexualhormone; s.a. ▸Nebennierenrinden... E adrenal c. – **C. lẹntis:** die Rinde der Augenlinse, bestehend aus Fasern, die – von den äquatorialen Epithelzellen

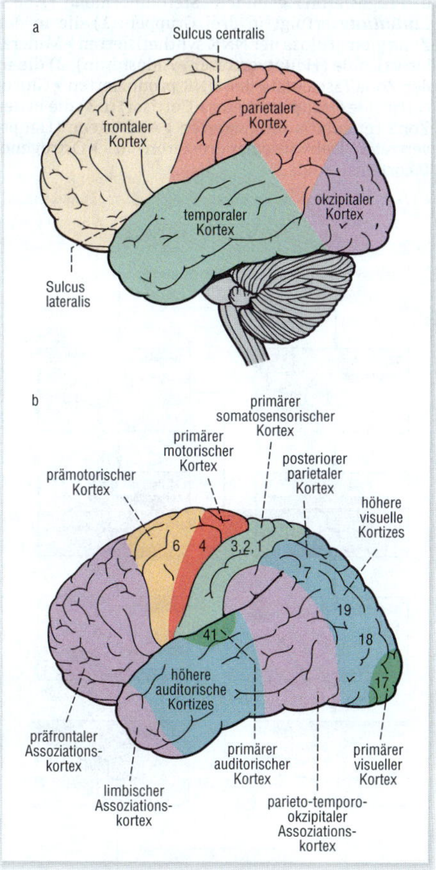


**Cortex cerebralis:** Gliederung der menschlichen Großhirnrinde, Ansicht von der linken Seite; a) Grobgliederung in vier Gebiete; b) funktionelle Gliederung in Projektionsfelder (primäre Rindenfelder einer definierten motorischen oder sensorischen Funktion) u. Assoziationsfelder (violett). Für einige Areale ist die Gliederung nach BRODMANN (Ziffern) eingetragen. [165]

ausgehend – den Linsenkern schalenartig umgeben. E c. of lens. – **C. nọdi lymphạtici:** Rindenbereiche der Lymphknoten (▸Nodi lymphatici); mit primären u. sekundären Lymphfollikeln. Ort der Auseinandersetzung der Lymphozyten mit Antigenen. E c. of lymph nodes. – **C. renạlis:** die »Nierenrinde«; der 5–7 mm dicke, aus Nierenkörperchen u. Harnkanälchen bestehende Filterteil der Niere (= Ren) zwischen deren Kapsel u. Mark. S.a. ▸Columnae renales. E renal c.

**Cortexolọn:** ▸Cortodoxon.

**Cor|te|xọn:** ▸Desoxycorton.

**cortical:** ▸kortikal.

**corticạlis** *(latein.):* zur Rinde (▸Cortex) gehörend. E cortical.

**Cor|ti|co...:** s.a. ▸Kortiko...

**Corticoịde:** ▸Corticosteroide.

**Cortico|liberịn:** ▸corticotrop(h)in releasing hormone.

**Corticorelin:** ▸corticotropin releasing factor; Diagnostikum zur Überprüfung der corticotropen Partialfunktion des Hypophysenvorderlappens. E corticorelin.

**Corticosteroịd:** ▸Corticosteroide.

**cortico|steroịd bịnd|ing glọbulin:** ▸Transcortin.

**Cortico|steroịddiabetes:** ▸Steroiddiabetes.

**Corticosteroịde,** Kortikoide: ca. 50 in der ▸Nebennierenrinde (NNR) aus Cholesterin (über Pregnenolon

u. Progesteron) gebildete Steroidhormone (Abb.); ***Einteilung*** erfolgt in drei Gruppen: **1)** die in der Zona glomerulosa der NNR synthetisierten ▸Mineralocorticoide (Hauptvertreter ▸Aldosteron), **2)** die in der Zona fasciculata der NNR produzierten ▸Glucocorticoide (Hauptvertreter ▸Cortisol) u. **3)** die in der Zona reticularis produzierten ▸Androgene (Hauptvertreter Dehydroepiandrosteron) u. ▸Östrogene. **E** corticosteroids.

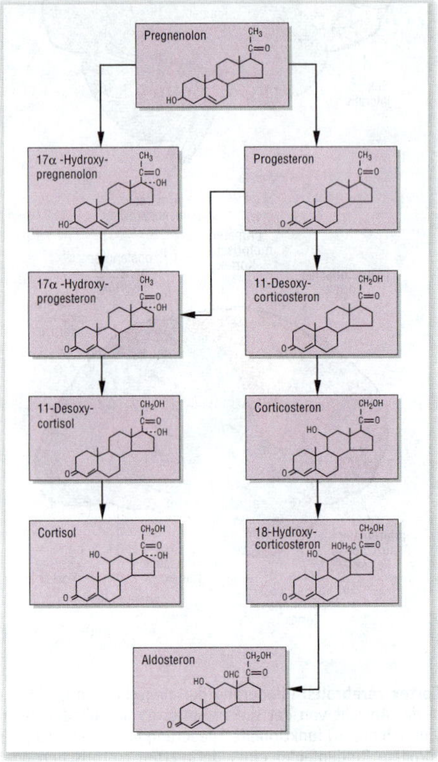


**Corticosteroide:** Biosynthese.

**Cortico|ste|ron,** Compound B (KENDALL), Substanz H (REICHSTEIN), 11β,21-Dihydroxy-pregn-4-en-3,20-dion: ein vorwiegend als ▸Glucocorticoid wirksames Corticosteroid. **E** corticosterone.

**Cortico|trophin(um), Cortico|tropin, corticotropes Hormon,** Kortikotropin, Adrenokortikotropin, adrenocorticotropes Hormon, Abk. ACTH: Peptidhormon aus 39 Aminosäuren (AS), von denen nur die ersten 24 für die biolog. Wirkung wichtig sind. Diese sind enthalten im **synthetischen C.** = Tetracosactid (Vorteil: kaum allergisierend). Wird gebildet in den basophilen Zellen des Hypophysenvorderlappens unter Einfluss des Corticotropin-releasing-Hormons (CRH) aus dem Hypothalamus u. der Serum-Glucocorticoid-Konzentration (negativer Feedback-Mechanismus). ***Funktion:*** kontrolliert als glandotropes Hormon Synthese u. Ausschüttung der Nebennierenrindenhormone; regt über Rezeptorbindung die Synthese von Cortisol in der Nebennierenrinde an; nimmt Einfluss auf das Immunsystem u. indirekt über Corticosteroidkonzentration auf zahlreiche Stoffwechselvorgänge. ***Pathophysiol.:*** Die ACTH-Ausschüttung unterliegt einem zirkadianen Rhythmus u. ist u. a. erhöht bei Stress, Nebennierenrindeninsuffizienz, zentralem CUSHING-Syndrom, malignen Erkrankungen (z. B. Hypophysentumoren, kleinzelligem Bronchialkarzinom; s. a. ▸paraneoplastische Syndrome). Eine Überproduktion führt zu Nebennierenrindenhypertrophie (M. CUSHING), Mangel bewirkt eine Atrophie der NNR (z. B. Hypophysenvorderlappeninsuffizienz bei SHEEHAN-Syndrom). Totaler Ausfall des ACTH führt zu Symptomen der sekundären NNR-Insuffizienz. Sehr selten ist ein isolierter ACTH-Mangel mit dem Leitsymptom Hypoglykämie. ***Anw.:*** v. a. zur *Diagnostik* primärer u. sekundärer NNR-Insuffizienz u. des CUSHING-Syndroms; *ther* werden C. anstelle einer Glucocorticoid-Langzeittherapie eingesetzt, z. B. bei chron. Polyarthritis, multipler Sklerose. Da die ersten 13 Aminosäuren des ACTH dem MSH (Melanozyten-stimulierendes Hormon) entsprechen, kann es zu einer Hautpigmentierung kommen. Verwendet werden daher synthetische Präparate des N-terminalen Endes (Tosactid, Tetracosactid) mit erhaltener Wirkung, bei denen die Pigmentierung unterbleibt. **E** corticotropin, adrenocorticotropic hormone.

**Cortico|trop(h)inom:** ▸Apudom mit Ursprung in den ▸Corticotrophin produzierenden Zellen; klinische Manifestation: CUSHING-Syndrom.

**corticotrop(h)in releasing hormone** *(engl.)*, Corticoliberin, Abk. CRH, Abk. CRF: im Hypothalamus gebildetes Peptid bekannter Struktur, das im Hypophysenvorderlappen das ▸Corticotropin (ACTH) freisetzt.

**Corticotropin-Analoga:** synthetische Substanzen, die wie ▸Corticotropin wirken; ***Wirkst.:*** z. B. Tetracosactid; ***Anw.*** bei akuten Schüben einer multiplen Sklerose, bei bestimmten infantilen Epilepsieformen u. als Diagnostikum. **E** corticotropin analogues.

**Corti-Organ** (ALFONSO M. DE C., 1822–1876, Anatom, Wien, Utrecht, Turin): das auf der Basilarmembran (Lamina basilaris = Paries tympanicus = REISSNER-Membran; untere Wand des Schneckengangs = ▸Ductus cochlearis) gelegene Organum spirale, das Hörorgan der häutigen Schnecke (Labyrinthus cochlearis; s. a. ▸Cochlea). Enthält in seinem von der ▸Membrana tectoria (**C.-Membran**) bedeckten Epithelhügel innere u. äußere **C.-Haarzellen** (Sinneszellen) u. mehrere Arten von mit Tonofibrillen durchsetzten Stützzellen. Diese bilden einen allgemeinen, mit zwei Schenkeln der Basilarmembran aufsitzenden Tragbogen (samt ▸Membrana reticularis) u. schließen drei Tunnel (▸Cuniculus) ein. Die Zelltypen sind – von außen nach innen – Grenzzellen (Epitheliocytus limitans internus), dann – auf inneren Hörzellen folgend – innere Phalangealzellen (Epitheliocytus phalangeus internus), innere u. äußere, den Cuniculus internus einschließende **C-Pfeilerzellen** (Epitheliocytus pilaris internus, E. p. externus), dann – an äußere Haarzellen anschließend – äußere oder DEITERS-Phalangealzellen. Die Fortsätze der Letzteren bilden die dem äußeren Tragbogen zugehörige Membrana reticularis (Kopfplatte), gefolgt von äußeren Grenzzellen. – Die Haarzellen wandeln als mechanoelektrische Wandler die ihnen über die

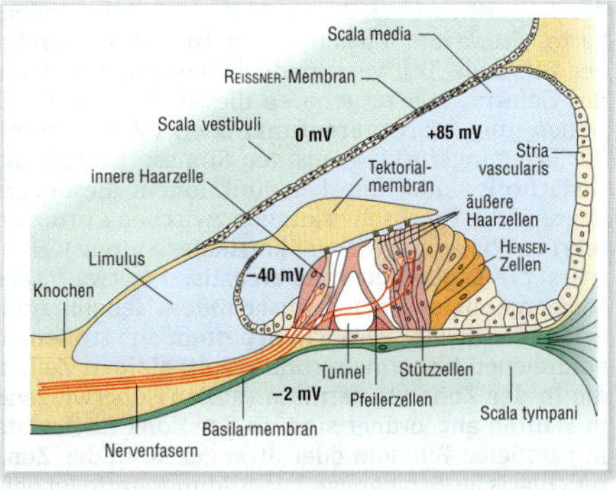


**Corti-Organ:** Schemazeichnung eines histologischen Querschnitts. Die in der Scala vestibuli, S. media u. S. tympani angegebenen elektrischen Spannungswerte sind gegen neutrale Punkte im Körper gemessen. [97]

Basalmembran jeweils an frequenztypischer Stelle zugeleiteten Schallwellen in Impulse um, die von den Bipolarzellen des Ganglion cochleare übernommen werden (s.a. ▸Békésy-Theorie). E Corti's organ.

**Cortisol,** $C_{21}H_{30}O_5$, Hydrocortison, Kortisol, 17α-Hydroxycorticosteron: Hormon der ▸Nebennierenrinde, das als Hauptvertreter der ▸Glucocorticoide im Blut nachweisbar ist. ***Stoffwechsel:*** wird synthetisiert in der Zona fasciculata der Nebennierenrinde aus Cholesterin, Pregnenolon, Progesteron und 17α-Hydroxydesoxycorticosteron (s.a. ▸Corticosteroide). Seine Sekretion wird angeregt durch Corticotropin (ACTH). Ist im Blutplasma zu 75 % gebunden an corticosteroidbindendes Globulin (▸Transcortin), zu 15 % an Albumin, 10 % in freier Form. Wird durch die Niere ausgeschieden als freies C. sowie als Glucuronid bzw. – nach Abbau – als Hydroxy-, Tetrahydrocortisol, 11-Hydroxyandrosteron u. -ätiocholanon. ***Funktion:*** Hauptwirkungen sind Gluconeogenese, Stimulation des Proteinstoffwechsels, Immunsuppression. ***Pathophysiol.:*** Sekretion ist **erhöht** bei ACTH-abhängigem Hypercortisolismus (▸Cushing-Syndrom [1]) u. bei ACTH-unabhängigem Hypercortisolismus (z.B. NNR-Adenome, -Karzinome, mikro- u. makronoduläre Hyperplasie, Pseudo-Cushing-Syndrom bei psychiatrischen Erkrankungen oder Alkoholkrankheit), aber auch bei Hypercortisolismus ohne Cushing-Syndrom (Steroidhormonresistenz); **vermindert** bei Addison-Krankheit bzw. sekundärer Nebennierenrindeninsuffizienz bei ACTH-Mangel. Bei Überfunktion der NNR u.a. Hyperglykämie, Proteinkatabolismus, Störungen des Fettstoffwechsels. E hydrocortisone, cortisol.

Cortisol

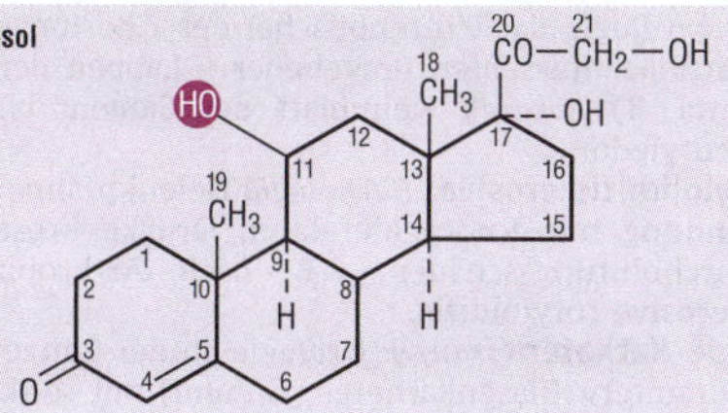

**Cortisol.**

**Cortisol-dehydrogenase:** 11β-Hydroxysteroid-dehydrogenase. E cortisol dehydrogenase.

**Cortison,** Kortison, $C_{21}H_{28}O_5$, $\Delta^4$-Pregnen-17α,21-diol-3,11,20-trion, 17,21-Dihydroxy-4-pregnen-3,11,20-trion, Kendall-Substanz E, Reichstein-Substanz Fa, Wintersteiner-Substanz F: ein Nebennierenrinden-Hormon vom Glucocorticoid-Typ, gebildet in der Zona fasciculata; es ist im peripheren Blut nicht nachweisbar; ist intermediär u. pharmakodynamisch eng mit ▸Cortisol = Hydrocortison verknüpft. *pharm* Wurde um 1949 in die Behandlung entzündlich-allergischer u. spezifischer Hormonmangelzustände eingeführt. ***Anw.*** Substitutionsther. bei ▸Addison-Krankheit. E cortisone.

**Cortison|akne:** s.u. ▸Hyperkortisonismus. Analog: **Cortisonarthropathie, -glaukom, -psychose.** E steroid-induced acne, steroid arthropathy, steroid-induced glaucoma, steroid psychosis.

**Cortiso|nismus:** ▸Hyperkortisonismus.

**Cortodoxon(um),** 17α,21-Dihydroxy-4-pregnen-3,20-dion, Cortexolon, Reichstein-Substanz S: obsoletes ▸Corticosteroid mit vorwiegend glucocorticoider Wirkweise. E cortodoxone, cortexolone.

**Corvisart** (Jean N. C. des Marets, 1755–1821, Arzt, Paris). – **C.-Gesicht:** Gesichtsausdruck bei schwerer Herzinsuffizienz; Zyanose von Wangen, Lippen, Nasenspitze u. Ohren, glänzende Augen, geöffneter Mund während der Inspiration. E Corvisart's facies. – **C.(-Fallot)-Komplex:** die ▸Fallot-Tetralogie mit Arcus aortae dexter. E C.'s disease. – **C.-Zeichen:** sichtbare Pulsation des Oberbauchs u. hebender Herzspitzenstoß als Symptom bei Mitralstenose mit (ausgeprägter) Trikuspidalinsuffizienz. E C.'s sign.

**Co|ry|ne|bacterium:** Gattung teils aerober, teils anaerober, grampositiver, kurzer, gerader oder leicht gebogener, mit Ausnahme einzelner pflanzenpathogener Arten unbeweglicher Stäbchen der Bakterienfamilie Corynebacteriaceae, häufig mit keulenartig verdickten Enden u. metachromen Granula (Babes-Ernst-Körperchen); umfasst viele pathogene, apathogene u. pflanzenpathogene Arten. – **C. ac|nes:** keulenförmiges C. als Saprophyt auf Dünndarmschleimhaut, Haut u. in Haarfollikeln; isoliert aus Aknepusteln. – **C. diph|theriae,** C. ulcerans, (Klebs-)Loeffler-Bazillus: der »Diphtherie-Bazillus« (s. Abb.). Fakultativ aerob, gerade oder leicht gebogen, oft trommelschlägelförmig, besitzt metachromatische Granula (s.u. ▸Neisser-Lösung). Bildet unter dem Einfluss eines Bakteriophagen ein sehr wirksames Exotoxin. Drei Typen (Typus gravis, mitis, intermedius), die sich kulturell u. fermentativ unterscheiden, aber – quantitativ abgestuft – das gleiche Toxin bilden. Erreger der ▸Diphtherie des Menschen u. als solcher nachweisbar auf Pseudomembranen des Rachens u. Kehlkopfes sowie der Luftröhre u. Nase, auf der Bindehaut des Auges, der Schleimhaut der männl. Harnröhre (bei Balanitis diphtherica) u. der Vagina sowie in superinfizierten Wunden. C. ist auch pathogen für Meerschweinchen, Katze, Kaninchen. Züchtung (u.a. zur Typendifferenzierung) erfolgt auf speziellen Diphtherie-Nährböden, z.B. nach Clauberg, Douglas, Loeffler. – **C. minutissimum:** Nocardia minutissima, Erreger des Erythrasmas. – **C. parvulum,** C. infantisepticum: ▸Listeria monocytogenes. – **C. pseudodiphtheriticum,** Loeffler-Pseudodiphtheriebazillus: apathogenes, fakultativ aerobes, dem C. diphtheriae ähnliches, aber kürzeres, grampositives Stäbchen, das selten Polkörperchen u. metachromatische Granula aufweist; isoliert aus Mundhöhle u. Rachen. – **C. pyogenes,** C. pseudopyogenes: fakultativ aerobes C.; Erreger (fraglich) von Abszessen bei Rind, Schwein u. Mensch. – **C. vaginale:** ▸Gardnerella vaginalis. – **C. xerosis:** fakultativ aerobes, apathogenes C. mit Polkörperchen; isoliert von Haut, Schleimhäuten, Hornhaut des Auges.

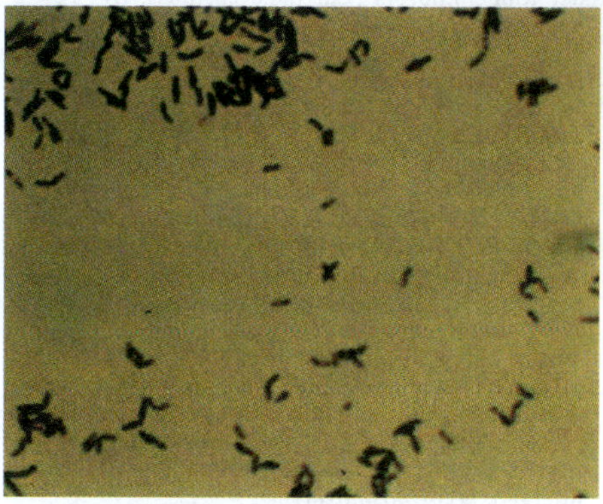

**Corynebacterium diphtheriae:** mikroskopisches Präparat in Gram-Färbung. [479]

**Co|ryza,** Schnupfen: akute, im Allg. afebrile Infektionskrankheit durch Rhino-, Influenza-, Adeno-, RS-, Entero- u. andere Viren, wobei die »Erkältung« (common cold) nur ein Teilfaktor des Geschehens ist. Übertragung durch Tröpfcheninfektion; Entwicklung einer Immunität ist fraglich. ***Klinik:*** Die Inkubationszeit beträgt wenige Std. bis Tage. Niesreiz, zunehmender Kopfschmerz, behinderte Nasenatmung, Absonderung wässrigen, dann viskösen Nasensekretes. E coryza. – **C. sy|philitica, C. neonatorum:** der beide Nasengänge befallende, anfangs trockene, später blutige Schnupfen des Neugeborenen als häufigstes Schleimhautsymptom (60 %) der angeborenen Syphilis.

**Coryza-Virusgruppe:** ▸Rhinoviren.

**Cossio** (P. C., argentin. Kardiologe). – **C.-Berconsky-Syndrom,** elektrokardiographisches Posttachykardie-Syndrom: die EKG-Veränderungen (verbreitertes, flach-negatives oder spitzes »koronares« T bei normalem QRS-Komplex) als Ausdruck kleiner subepikardialer Nekrosen nach tagelanger ventrikulärer oder seltener supraventrikulärer paroxysmaler Tachykardie. Meist erfolgt völlige Rückbildung, evtl. über ein Stadium mit Leukozytose, Blutsenkungs- u. Blutdruckerhöhung, selten tödlicher Ausgang. E C.-Berconsky syndrome. – **(Lutembacher-)C.-Syndrom:** Herzfehlbildung mit großem Vorhofseptumdefekt u. Mitralklappenstenose mit ausgeprägtem Links-rechts-Shunt u. mit daraus resultierender Volumenbelastung der re. Kammer u. der Lungengefäße. E Lutembacher's syndrome.

**Cos|ta:** *Anatomie* Rippe, ▸Costae. E rib, costa.

**Cos|tae:** die Rippen I–XII; mit der Wirbelsäule (WS) durch an den Wirbelkörpern (s. a. ▸Corpus costae) u. Querfortsätzen befindliche Gelenke verbunden; werden unterschieden als »echte Rippen« = **C. verae** (I–VII), die durch ihren Knorpel mit dem Brustbein direkt verbunden sind, u. als »falsche Rippen« = **C. spuriae** (VIII–XII), die nur indirekt, über einen gemeinsamen (Rippenbogen-)Knorpel (VII–X) oder gar nicht (XI u. XII; **C. flui|tantes**) mit dem Brustbein verbunden sind. – Rippenteilstrukturen: knöcherner Teil (= Os costale; mit Caput, Collum u. Corpus) u. der Rippenknorpel (Cartilago costalis). Die 12 Rippenpaare bilden zusammen mit der WS u. dem Sternum den knöchernen Thorax (s. a. ▸Compages). E ribs (true; false; floating).

**cos|talis:** zur Rippe (Costa) gehörend. E costal.

**Costa-Syndrom:** ▸Da-Costa-Syndrom.

**Costen-Syndrom** (James Bray C., geb. 1895, Otologe, St. Louis/USA), otodentales Syndrom: durch eine Bissanomalie, Fehlen der hinteren Molaren oder eine schlecht sitzende Prothese verursachte Kiefergelenkarthrose mit ins Ohr ausstrahlenden Schmerzen, Stirn- u. Augenkopfschmerz, trockener Zunge. E Costen's syndrome.

**Cotinin:** ein Abbauprodukt des ▸Nicotins. E cotinine.

**Co-Transmitter:** in Neuronen zusätzlich zu den Neurotransmittern vorhandene Stoffe von bisher unklarer physiolog. Bedeutung; z. B. endorphinartige Polypeptide in adrenergen Nervenfasern u. das ▸VIP in cholinergen. E cotransmitter.

**Co-trimoxazol:** Kombination von Trimethoprim u. Sulfamethoxazol (1:5). ***Wirkung:*** Blockade des Folsäure-Stoffwechsels, synergistische Wirkung. ***Anw.*** als Antiinfektivum mit – im Vergleich zu den Einzelsubstanzen – breiterem Wirkungsspektrum u. verzögerter Resistenzentwicklung (wg. häufiger Anw. jedoch viele resistente Bakterienstämme). E cotrimoxazole.

**Cotte-Operation** (Gaston C., 1879–1951, Chirurg, Lyon): präsakrale ▸Neurektomie. E Cotte's operation.

**Cotton** (Frederic J. C., 1869–1938, Chirurg, Boston). – **C.-Fraktur:** trimalleolärer Knöchelbruch. Bimalleoläre Fraktur mit Absprengung eines hinteren Volkmann-Dreiecks, meist als Luxationsfraktur. E trimalleolar ankle fracture. – **C.-Operation:** Wiederherstellung des inneren Kniegelenkseitenbandes durch Faszienplastik (Faszienstreifen durch quere Bohrlöcher im Femur- u. Tibiakondylus, Verkreuzung in 8-Form). – **C.-Position:** leichte volare Flexion u. Ulnarabduktion der Hand als Fixationsstellung bei typischer Radiusfraktur.

**Cotton-Wool-Herde** *(engl. = Baumwolle, Watte):* Infarkte in der Nervenfaserschicht der Netzhaut. Klinisch sichtbar in Form von weichen, hellen, wolkigen Exsudaten als Ausdruck einer Netzhautischämie. ***Vork.:*** z. B. bei ▸Retinopathia diabetica, ▸Fundus hy-

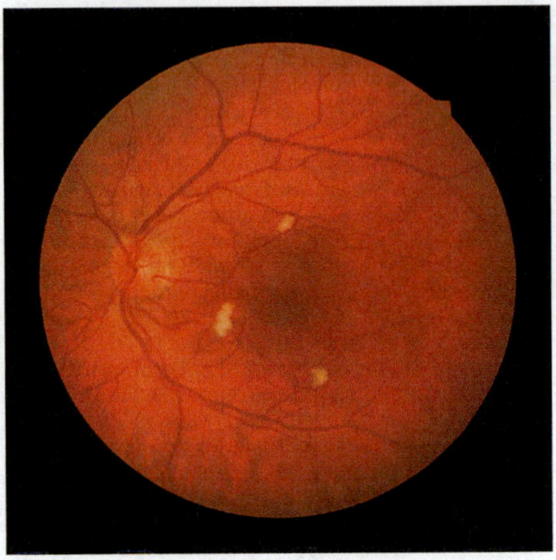

**Cotton-Wool-Herde:** typische Veränderungen in der Nervenfaserschicht der Netzhaut. [89]

pertonicus sowie retinalen Arterien- und Venenverschlüssen.

**Cotunnius** (Domenico Cotugno, 1736–1822, Anatom, Neapel): latinisierter Name des D. C. – **C.-Flüssigkeit:** ▸Perilympha. E Cotunnius' liquid. – **C.-Kanal:** ▸Aquaeductus vestibuli. E C.' canal. – **C.-Raum:** die Hohlräume des häutigen Labyrinths des Ohres. E C.' space. – **C.-Syndrom:** ▸Ischiassyndrom. E C.' disease.

**Co|ty|le|do,** Kotyledon: **1)** *Anatomie* Gelenkpfanne. **2)** *Embryologie* das Zottenbüschel des Chorions als – von Plazentarsepten umgebener – Lappen der Plazenta. **3)** *Botanik* Keimblatt der Samenpflanzen. E cotyledon.

**Cotylo|idi|tis erosiva:** *Pathologie* Gelenkpfannenentzündung mit Knorpeldefekten, Drucknekrosen u. Durchblutungsschäden, z. B. nach Arthroplastik. E erosive cotyloiditis.

**Coudé-Katheter** *(franz.): Urologie* an der Spitze »gekrümmter« Blasenkatheter (Gummi) mit seitl. Öffnung zur Blasenentleerung bei benigner Prostatahyperplasie. E catheter coudé, elbowed catheter.

**Cou|lomb** (Charles A. de C., 1736–1806, Ingenieur, Physiker, Paris): nach C. benannte abgeleitete SI-Einheit der Elektrizitätsmenge u. der elektr. Ladung; 1 C = 1 As (Amperesekunde), d. h. die Elektrizitätsmenge, die während 1 Sekunde bei zeitlich unveränderlichem Strom der Stärke 1 Ampere durch den Leiter fließt. – **C.-Gesetz:** *Physik* (1785) In einem homogenen, isotropen u. unbegrenzten Medium ist die Kraft, die zwischen 2 punktförmigen Elektrizitätsmengen herrscht, proportional deren Ladungen u. umgekehrt proportional dem Quadrat ihrer Abstände. E Coulomb's law.

**Councilman-Körper** (William T. C., 1854–1933, amerik. Pathologe): rundliche, hyaline, eosinophile Körperchen im Zytoplasma degenerierter Leberzellen bei Gelbfieber u. bei Virushepatitis A u. B. E Councilman (hyaline) bodies.

**Counter** *(engl.):* Zähler, Zählgerät.

**counter...** *(engl.):* Gegen...

**counts per minute,** Abk. **cpm** *(engl.):* in der Kernstrahlungsmesstechnik die Zahl der pro Min. registrierten Ereignisse. Analog: **c. p. second** (**cps**), Ereig. pro Sekunde.

**coup de fouet du cordon** *(franz. = Peitschenschnurschlag): Chirurgie* Schmerz, der beim Riss einer Varikozele schlagartig auftritt. Das plötzliche Einsetzen ist durch das den Samenstrang umgebende (»perifunikuläre«) Hämatom verursacht.

**coup de sabre** *(franz.):* ▸Sklerodermie, zirkumskripte.

**Cou|pe|ro|se** *(franz.),* Erythrosis facialis, Kupferfinnen: *Pathologie* dauerhafte Wangenröte mit zahlreichen fadenförm. Teleangiektasien, entweder im Status seborrhoicus oder als 1. Stadium der Rosazea. E teleangiectatic rosacea.

**Couplet:** die Aufeinanderfolge zweier Extrasystolen. E coupling.

**Cournand** (ANDRÉ FRÉDÉRIC C., geb. 1895, Internist, New York; Nobelpreisträger für Medizin 1956). – **C.-Dip:** ▸early diastolic dip. – **C.-Katheter:** mehrschichtiger (Seele aus gewebtem Dacron), röntgenkontrastgebender Herzkatheter zur Rechtsherzuntersuchung; mit spezif. Krümmung (»**C.-Kurve**«, ca. 45°) etwa 4 cm vor der Spitze u. mit endständiger Öffnung. E Cournand's catheter.

**Courvoisier-Zeichen** (LUDWIG GEORG C., 1843–1918, Chirurg, Basel): eine über längere Zeit bestehende schmerzlose Vergrößerung der Gallenblase als Hinweis auf extrahepatische biliäre Obstruktion durch Tumor, v.a. Gallengangs-, Pankreastumor. E Courvoisier's sign.

**Coutard-Methode** (HENRY C., 1876–1950, Röntgenologe, Paris u. USA): fraktionierte Bestrahlung mit extrem protrahierten Einzeldosen, um die Differenz zwischen Haut- u. Tumorempfindlichkeit groß zu halten. E Coutard's method.

**Couvelaire** (1) ALEXANDRE C., 1873–1948, Gynäkologe, Paris; 2) ROGER C., geb. 1903, Urologe, Paris). – **C.-Operation** (ROGER C.): **1)** Blasenersatz durch ▸Dickdarmblase. Ferner bei Blasenektopie die Bildung einer Zäkumblase, die mit der ektopischen (als Sphinkter dienenden) Blase vereinigt wird. **2)** Dekortikation u. Teilresektion der Schrumpfblase. – **C.-Syndrom** (ALEXANDRE C.): ▸Apoplexia uteroplacentaris. E Couvelaire uterus.

**Couveuse** *(französ. = Bruthenne):* »Wärmebettchen« (geschlossene oder offene Bauform, beheizte Liegefläche, Anschlussmöglichkeit für Sauerstoffzufuhr) zur Aufzucht Frühgeborener u. zur Pflege atrophischer Säuglinge; s.a. ▸Inkubator.

**Cover-Test** *(engl.): Ophthalmologie* ▸Abdecktest, DUANE-Parallaxentest.

**Cowden-Krankheit:** seltener – nach dem erstbeobachteten Patienten benannter – Komplex: Vogelgesicht mit adenoider Fazies, Oberkieferhypoplasie, hyperkeratot. Papillomatose von Lippen, Mund u. Rachen, zahlreiche Schilddrüsenadenome, Leberadenome, zystische Mammahyperplasie (mit Neigung zu Malignität), Kyphoskoliose u. neurologische Störungen. E Cowden's disease.

**Cowdry-Körper** (EDMUND VINCENT C., 1888–1975, amerik. Zytologe): ▸Einschlusskörperchen im Kern von Zellen, die mit Herpes-simplex-Viren befallen sind. E Cowdry bodies.

**Cowper** (WILLIAM C., 1666–1709, Anatom, Chirurg, London). – **C.-Band:** der am Schambeinkamm (Pecten ossis pubis) anheftende Teil der Fascia lata. E Cowper's ligament. – **C.-Drüse:** ▸Glandula bulbourethralis. E C.'s gland.

**Cowperitis:** chronische, häufig gonorrhoische Entzündung der COWPER-Drüse (▸Glandula bulbourethralis). Primärherd ist meist in der Prostata, oft unter Beteiligung der hinteren Harnröhre (evtl. mit deren Verengung = **Cowper-Striktur**) u. des Harnröhrenschwellkörpers (▸Corpus spongiosum). E cowperitis.

**Coxa:** *Anatomie* Hüfte als Körperregion; i.w.S. auch das »Hüftbein« (▸Os coxae) bzw. -gelenk (▸Articulatio coxae). E coxa, hip, hip joint. – **C. ante|torta:** Fehlstellung des Hüftgelenks durch verstärkte Antetorsion des Schenkelhalses. E anteverted femoral neck, a. hip. – **C. epiphysaria:** Deformierung des proximalen Femurendes als Endzustand einer Wachstumsstörung oder nach Epiphysenlockerung. – **C. malgna:** die – evtl. nur relative – Übergröße des Hüftkopfes mit Verlagerung seines Mittelpunktes nach außen u. mit Größenmissverhältnis zur Gelenkpfanne (Inkongruenz der Gelenkflächen), z.B. nach angeborener Dysplasie des Gelenkes, flachem Azetabulum, »Walzenkopf« nach PERTHES-Krankheit. E c. magna. – **C. plana:** Hüftgelenkdeformität durch Abflachung des Femurkopfes u. – sekundär – des Azetabulums; mit Inkongruenz der Flächen, evtl. mit Subluxation. ***Ätiol.:*** aseptische Knochennekrose nach medialer Schenkelhalsfraktur oder unsachgemäßer Hüftreposition, v.a. aber bei PERTHES-Krankheit. E c. plana. – **C. pro|trusa:** ▸Protrusio acetabuli. – **C. re|trotorta:** Fehlstellung der Hüfte bei Retrotorsion des – normalerweise antetorquierten (▸Antetorsio) – rumpfnahen Femurendes; bewirkt stärkere Belastung der hinteren Hüftpfannenteile. E retroverted femoral neck, r. hip. – **C. valga:** nur beim Neugeborenen physiologische, sonst abnorme Steilstellung des Schenkelhalses (CD-Winkel > 140°). ***Ätiol.:*** entweder angeboren (C. v. congenita) oder als »Unterfunktions-C. v.« bei Entlastung des Beines im Wachstumsalter, statischen Störungen (X- oder O-Bein), Abduktoreninsuffizienz oder Adduktorenspasmus (z.B. bei schlaffen oder spastischen Paresen), aber auch hormonell oder stoffwechselbedingt sowie nach direkter Schädigung (Osteomyelitis, Schenkelhalsfraktur etc.). ***Klinik:*** Bewegungseinschränkung im Hüftgelenk, rasche Ermüdbarkeit infolge Muskelatrophie, Verlagerung des Trochanter major distal der ROSER-NÉLATON-Linie. Der Zustand prädisponiert für eine Koxarthrose (s.a. ▸Präarthrose) u. für die ▸Coxa valga luxans. E c. valga. – **C. v. luxans:**

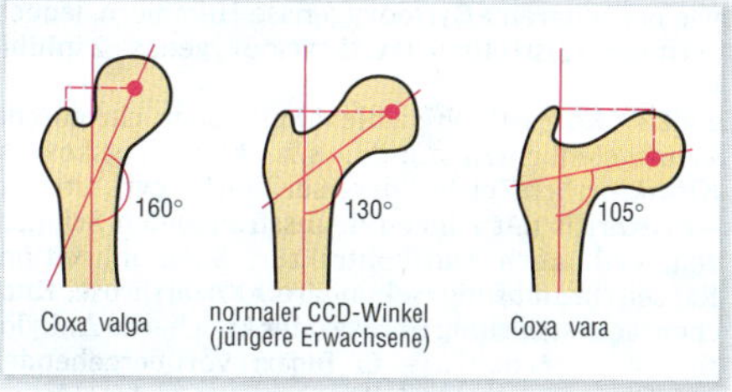


**Coxa valga:** C. valga bzw. vara als Variationen des Schenkelhals-Schaftwinkels (bei C. valga steht der Trochanter major tiefer, bei C. vara höher als normal). [403]

als Folge einer angeborenen ▸Hüftluxation mit dysplastischer Flachpfanne, vermehrter Antetorsion des Schenkelhalses u. Subluxation des Hüftkopfes sich entwickelnde C. valga; klinisch: Beinverkürzung, Trochanterhochstand, positives TRENDELENBURG-Zeichen, Watschelgang, später evtl. Koxarthrose. E c. valga luxans. – **C. vara,** C. adducta s. flexa: Verkleinerung des Kollodiaphysenwinkels (CD-Winkel < 120°); ein- oder beidseitig vorkommend. ***Ätiol.:*** symptomatisch bei angeb. Systemerkrankungen des Skeletts sowie bei Stoffwechselerkrankungen (z.B. Rachitis, Osteomalazie, senile Osteoporose), nach lokaler Schädigung (z.B. PERTHES-Krankheit, epiphysäre Störungen, Osteomyelitis, Schenkelhalsfraktur), aber auch als (isolierte) ▸Coxa vara congenita. ***Klinik:*** Hochstand (oberhalb ROSER-NÉLATON-Linie) u. »Herausstehen« des Trochanters, Beinverkürzung, Muskelatrophien, Watschelgang, positives TRENDELENBURG-Zeichen (1), Bewegungseinschränkung. E c. vara. – **C. v. ad|oles|centium:** die – evtl. beidseitige – in der Pubertät auftretende C. v. als aseptische Osteonekrose des rumpfnahen Femurendes, v.a. des Schenkelhalses (**C. v. cervicalis**) oder – häufiger – des Epiphysenfugenbereichs (**C. v. epiphysaria**). Führt zu teilweisem oder totalem Abgleiten des Schenkelhalses nach (meist) vorn-oben u. zu spontaner ▸Epiphysiolyse (Epiphysiolysis capitis femoris acuta oder lenta). ***Ätiol.:*** meist (familiäre) endokrine Disposition (Pubertät), alimentäre Störung (»Hungerkrankheit«), Störungen der Statik (= **C. v. statica**; z.B. durch Schwerarbeit in gebückter, kniender Stellung), als Folge mechanischer Einwirkungen (= **C. v. traumatica**). E adolescent c. vara. – **C. v. congenita, C. infantum:** primäre (angeborene) Fehlbildung. Leichtester Grad des angeborenen Femurdefektes, mit vertikal stehender Femurkopfepiphysenfuge. Oft in

Verbindung mit weiteren Störungen der Knochenbildung. Führt bei Belastung zur Verlagerung der Kopfkalotte bis zum Trochanter minor (**sekundäre C. v. congenita** od. »Hirtenstabform«). Operative Korrektur führt zu Konsolidierung, sonst fortschreitend bis zu echter Pseudarthrosenbildung.

**Cox|algia,** Koxalgie: Hüft(gelenk)schmerzen. E coxalgia, coxodynia.

**Cox|ar|thri|tis:** Hüftgelenkentzündung, ▸Coxitis.

**Cox|ar|thro|sis:** ▸Koxarthrose. E coxarthrosis.

**Co|xi|ella burneti:** *Bakteriologie* Art der Gattung Coxiella der Rickettsiaceae [Rickettsiales]; der stäbchen- oder kokkenförmige, intrazellulär wachsende, gramneg. Erreger des Q-Fiebers (vermutlich übertragen durch Staub- oder Tröpfcheninfektion); Reservoir sind Haustiere, v.a. Schafe, u. Waldtiere; ist gegen chemische u. physikal. Einwirkungen sehr widerstandsfähig.

**COX-2-Inhibitoren,** Coxibe, Cyclooxygenase-2-Inhibitoren, Abk. CSI: selektive Hemmstoffe des v.a. in verletzten oder entzündeten Gelenken u. Geweben vorkommenden Isoenzyms ▸Cyclooxygenase-2. ***Wirkung:*** gute antiphlogistische Wirkung, kein Einfluss auf Thrombozytenaggregation, keine Reduktion der renalen und gastralen Prostaglandinproduktion; ***Wirkst.:*** z.B. Celecoxib, Rofecoxib; ***NW:*** ähnlich wie bei anderen ▸Cyclooxygenase-Hemmern, jedoch geringere Gastrotoxizität. E cyclooxygenase-2 inhibitors.

**Co|xitis,** Kox(arthr)itis: die akute oder chronische »Hüftgelenkentzündung«; s.a. ▸Säuglingskoxitis. ***Klinik:*** örtliche Zeichen der – serösen bis evtl. eitrigen – ▸Arthritis mit Hinken u. ausstrahlenden Schmerzen, evtl. auch Hüftkontraktur, Spontanluxation, Kapselschrumpfung, sekundäre ▸Koxarthrose, Knochensequestrierung, fibröse oder knöcherne Ankylose u.a.m. E coxitis. – **C. fugax:** vorübergehender (»flüchtiger«) abakterieller Reizzustand des Hüftgelenks, v.a. bei Kindern; auch als Begleiterscheinung bei Infektionskrankheiten. – **C. gonor|rho|ica:** Koxitis als Komplikation der Gonorrhö; mit grünlichem, serösem oder v.a. eitrigem Erguss; als proliferative Synovitis oder villöse Arthritis. E gonorrheal c. – **C. purulenta:** eitrige C. = ▸Gelenkempyem des Hüftgelenks. ***Ätiol.:*** z.B. nach penetrierender Verletzung, Streuung (Fokus), bei bestimmten Infektionskrankheiten sowie als Osteomyelitis. ***Klinik:*** mit septischen Allgemeinerscheinungen. ***Kompl.:*** Kapselphlegmone, Panarthritis, Eiterdurchbruch (als Senkungsabszess, Fistelung), Kontraktur, Destruktionsluxation. E purulent c. – **C. rheumatica:** rheumatische Arthritis des Hüftgelenks, insbes. bei der ▸pcP (meist spät u. beidseitig, mit rel. geringer Kontrakturneigung, aber stark destruktiv, v.a. mit Verkleinerung des Femurkopfes u. mit sekundärer Protrusio acetabuli). E rheumatic c. – **C. sympathica:** C. als Sekundärgeschehen bei hüftgelenknahen Prozessen, v.a. bei Osteomyelitis, Tumor. – **C. syphilitica:** syphilitische Arthritis des Hüftgelenks; als serofibrinöse Entzündung oder als gummöse Periostitis bzw. Osteomyelitis; bei angeborener Syphilis als Osteochondritis. E luetic c. – **C. tuberculosa:** die ▸Gelenktuberkulose des Hüftgelenks (häufigste Gelenk-Tbk des Kindesalters); als synoviale Form (serös als Hydrops, serofibrinös als Fungus, eitrig als tbk. Empyem) oder als ossäre Form (paraartikuläre ▸Knochentuberkulose). ***Klinik:*** besonderes Sympom ist eine reflektorische Beugestellung (Schonstellung; meist mit Adduktion), später in eine entspr. Kontraktur übergehend unter »scheinbarer Beinverkürzung«. Ferner evtl. Senkungsabszess, Fistelbildung. Durch fortschreitende Knochenzerstörung (»Gelenkruine«) u. Destruktionsluxation (»Pfannenwanderung«) evtl. auch »wirkliche Beinverkürzung« mit kompensierender statischer Skoliose u. Spitzfuß. E tuberculous c.

**Cox|sackie-Viren,** C-Viren: (Coxsackie: Ort in der Nähe von New York) Untergruppe der Picorna-Viren mit 24 A- u. 6 B-Typen. In Gewebekulturen schwer anzüchtbar; nachgewiesen im Verdauungstrakt, in Stuhl, Rachensekret, Liquor cerebrospinalis, in Abwasser u. an Fliegen. Sie sind menschenpathogen (meist erfolgt aber stille Feiung), rufen außer katarrhalischem Erkältungssyndrom (u.a. auch »Sommergrippe« [durch A- u. B-Typen]) v.a. septische abakterielle Meningitis (A u. B), Bornholmer Krankheit (B), Myokarditis (B), Herpangina (A), Orchitis (B), Exantheme a) vom Boston-Typ (generalisiert oder Röteln-ähnlich) sowie b) das ▸Hand-Fuß-Mund-Exanthem hervor. E coxsackieviruses.

**Co|zymase:** ▸Nicotinamid-adenin-dinucleotid. E cozymase.

**Cozzolino-Zeichen:** *Ophthalmologie* Pigmentatrophie am Augenhintergrund bei ▸Down-Syndrom.

**CP:** **1)** Abk. für ▸Creatinphosphat. **2)** *(engl.)* Abk. für cerebral palsy: s.u. ▸Zerebralparese, infantile. **3)** cP, Abk. für chronische Polyarthritis: ▸Arthritis, rheumatoide. **4)** Abk. für ▸Cyclophosphamid.

**CPAP** *(engl.)* Abk. für continuous positive airway pressure: kontinuierliche Atmung oder Beatmung gegen erhöhten Druck.

**CPD-Stabilisator:** ▸Stabilisator für Blutkonserven als modifizierter ▸ACD-Stabilisator, d.h. zusätzlich mit Phosphatpuffer.

**CPE** *(engl.)* Abk. für cytopathic effect: s.u. ▸zytopathisch.

**C-Peptid,** Abk. für connecting peptide: ▸Pepid, das die A- u. B-Kette des ▸Proinsulins verknüpft. Ist verantwortlich für die immunogenen Reaktionen der Insulin-Handelspräparate. Dient als Marker (Indikator) der Sekretion der Beta-Zellen des Pankreas.

**CPH:** Abk. für chronisch persistierende Hepatitis.

**CPK:** **1)** Abk. für Creatinphosphokinase: ▸CK. **2)** Abk. für Carotis-Pulskurve: ▸Karotis..

**cpm** *(engl.):* **1)** Abk. für ▸counts per minute. **2)** Abk. für cycles per minute: Zyklen/Min.

**C-Polysaccharid:** ▸C-Substanz.

**CPR:** Abk. für kardiopulmonale ▸Reanimation. E cardiopulmonary resuscitation.

**cps** *(engl.):* **1)** Abk. für ▸counts per second. **2)** Abk. für cycles per second: Zyklen/Sekunde.

**CP-Schema**

**CP-Test:** Abk. für ▸Cold-Pressure-Test.

**CR:** **1)** Abk. für Cremasterreflex: s.u. ▸Kremaster... **2)** Abk. für Complement-Rezeptor der Lymphozyten. **3)** *(engl.)* Abk. für complete remission: Vollremission eines Tumors. Erforderlich für die Einstufung als Vollremission ist ein Überprüfen aussagekräftiger Parameter durch klinische u. labortechnische Untersuchungen (einschließlich invasiver Methoden) sowie mindestens 2-malige Bestätigung im Abstand von 4 Wochen.

**Cr:** *Chemie* Symbol für ▸Chrom.

**cRABP** *(engl.)* Abk. für cellular retinoic acid-binding protein, zelluläres Retinsäure-Bindungsprotein: *Biochemie* Protein des Zytoplasmas, das die Retinsäure (Vitamin-$A_1$-Säure) nach deren Aufnahme aus der Blutbahn bindet.

**crachat perlé** *(franz.):* der zäh-elastische, gekochten Sagokörnern ähnl. Auswurf bei Bronchitis sicca. E pearly sputum.

**Crack** *(engl.):* Suchtmittel auf Cocain-Basis mit sehr hohem Suchtpotential.

**Crafoord** (Clarence C., geb. 1899, Thoraxchirurg, Stockholm). – **C.-Gross-Operation:** bei Aortenisthmusstenose Resektion des stenotischen Segments u. End-zu-End-Anastomose der beiden offenen Stümpfe der Aorta. – **C.-Klemme:** längs geriefte Gefäßklemme mit umwickelten Branchen zum temporären Abklemmen der Herzohren u. großer Herzgefäße. E Crafoord clamp. – **C.-Operation:** **1)** Pneumonektomie mit Bronchusstumpfverschluss durch mehrschichtige Naht nach Exzision des letzten Knorpelringes des Stumpfes. E C.'s procedure. **2)** Verödung eines persistierenden Ductus arteriosus Botalli durch Injektion 60%iger Traubenzucker-Lsg. in den zuvor doppelt unterbundenen Gefäßabschnitt. **3)** Verschluss eines – nicht freigelegten – Vorhofseptumdefektes durch subendotheliale Tabaksbeutelnaht, ausgeführt von einer präparativ dargestellten Furche zwischen beiden Hohlvenen u. der re. »Pulmonalis«.

**Craig-Nadel** (WINCHELL MCK. C., geb. 1892, Chirurg, Rochester/Minn.): Knochenbiopsienadel; ein am unteren Ende gezähnter Hohlzylinder mit darin enthaltenem, in einen S-förm. Haken auslaufenden Stilett. E Craig needle.

**Cramer** (FRIEDRICH CR., 1847–1903, Chirurg, Wiesbaden). – **Cr.-Operation:** hintere Arthrorise des oberen Sprunggelenks durch einen in das Fersenbein eingebolzten Tibiaspan. – **Cr.-Schiene:** biegsame Drahtleiterschiene (2 stärkere Längs-, schwächere Querdrähte) zur Ruhigstellung von Gliedmaßen. E Cramer wire splint.

**Cram|pus** *(latein.)*, Krampus: *Neurologie* schmerzhafter Muskelkrampf; auch als Cr.-Syndrom. E cramp.

**Crampus|syndrom:** anfallsweise, sehr schmerzhafte Kontraktion von Muskelgruppen (mit tastbarer Verhärtung) v.a. an den Gliedmaßen. Wird ausgelöst durch Willkürbewegung, mechanischen Reiz (Beklopfen), tritt aber auch spontan auf (z.B. bei Bettruhe). ***Ther.:*** durch passive Dehnung meist lösbar. E crampus syndrome.

**Crane-Bänder** (MARTIN P. C., geb. 1903, Arzt, Philadelphia): *Radiologie* ▸string sign.

**cra|ni|alis** *(latein.)*, kranial: **1)** zum Schädel gehörend. E cranial. **2)** kopfwärts gelegen (= superior = oberer). E superior.

**Cra|nio...:** s.a. ▸Kranio...

**Cranio|fenestria:** *Pathologie* ▸Lückenschädel. E craniofenestria.

**Cra|ni|um,** Kranium, visceral): der knöcherne ▸Schädel. Wird unterteilt in **1) C. cerebrale** (= Neurocranium = Hirnschädel; d.h. Schädelbasis u. Schädeldach) u. **2) C. viscerale** (= Splanchnocranium = Eingeweide-, Gesichtsschädel; die auf die Schädelbasis folgenden knöchernen Wandungen der Augen-, Nasen- u. Mundhöhle, gebildet von Ober- u. Unterkiefer, Joch-, Gaumen-, Zungenbein, Nasenskelett, Flügelfortsatz des Keilbeins, Gehörknöchelchen; durch das Siebbein mit dem Hirnschädel verbunden). E cranium (cerebral.

**cras|sus** *(latein.)*: dick, z.B. Intestinum crassum (Dickdarm).

**Cra|tae|gus oxy|acan|tha,** Hagedorn: »zweigriffliger Weißdorn« [Rosaceae]; enthält in Blättern, Blüten, Beeren u.a. oligomere Procyanidine, Flavonoide, Cholin, Acetylcholin, Gerbstoffe. ***Anw.*** als Kardiotonikum (z.B. bei funktionellen Herzbeschwerden, Herzinsuffizienz NYHA I–II) u. Antihypertonikum.

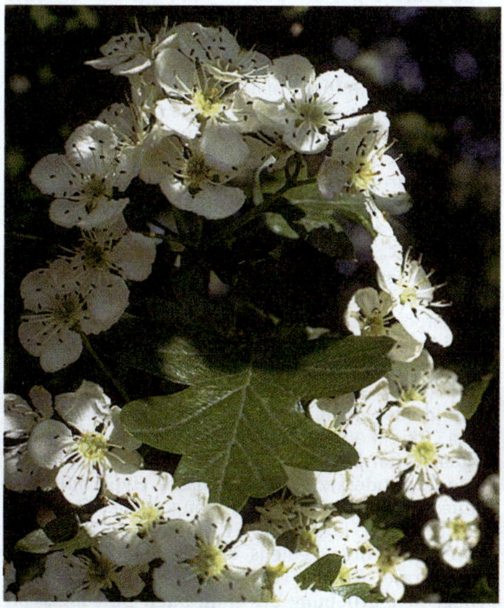

**Crataegus oxyacantha.** [482]

**Crau|ro|sis:** *Pathologie* ▸Kraurosis.

**Crawford-Nadel:** Punktionskanüle mit Öffnung am distalen Ende, kurzer Nadelspitze und glatten Kanten; Anwendung zur ▸Periduralanästhesie.

**crazy pavement dermatitis, c. p. skin** *(engl.)*, Pflastersteinhaut: Bez. für pellagroide, follikulär-lichenoid hyperkeratotische u. seborrhoid-erythematöse, großlamellös schuppende, ichthyosiforme bis pseudoatrophische Hautveränderung. Mit Rhagadenbildung bei komplexem Vitamin-B-Mangel, evtl. kombiniert mit Tryptophanmangel oder -stoffwechselstörung.

**C-reaktives Protein,** Abk. CRP: ein Akute-Phase-Protein, welches – in Gegenwart von Calciumionen – mit dem C-Polysaccharid (▸C-Substanz) der Pneumokokken(-Rauform) reagiert u. Präzipitation hervorruft. Gehört der β-Globulinfraktion an, u. seine Konzentration korreliert meist mit der »Blutsenkung«; wird bei den meisten entzündlichen u. neoplastischen Erkrankungen neu gebildet u. im Serum nachweisbar (▸CRP-Test), wichtig bei der Beurteilung des Schweregrades der akuten Pankreatitis; ist relativ thermostabil, wird wahrscheinlich aufgrund eines »biochemischen Signals« – ausgehend von toten oder geschädigten Zellen – von der Leber produziert u. durch Citrat- oder Oxalat-Zusatz inaktiviert. Ist vermutlich ein Element eines phylogenetisch alten, unspezif. Schutzmechanismus (wirkt als Opsonin; tritt mit Lympho- u. Thrombozyten in Interaktion). S.a. ▸Plasmaproteine (dort Tab.). E C-reactive protein.

**Crea|tin** *(griech. kreas = Fleisch)*, Methylglykozyamin, $C_4H_9O_2N_3$: ein Zwischenprodukt des intermediären Stoffwechsels, das in nahezu konstanter Menge in der Leber gebildet wird aus Glycin, Arginin u. Methionin (Schema). Wird zu ca. 95 % im Muskel abgelagert, wo es – in reversibler Reaktion mit ATP – als Energieempfänger (Akzeptor) für den Aufbau des energiereicheren ▸Creatinphosphats wirkt bzw. als Energiespender (Donator) für die Regenerierung der verbrauchten ATP dient. Sein Plasmaspiegel beträgt weitgehend konstant ca. 1,0 mg/dl (s.a. ▸Hyperkreatinämie). Der Abbau erfolgt zu Creatinin, das mit dem Harn ausgeschieden wird. E creatine.

**Crea|tinin,** 1-Methylglykozyamidin, $C_4H_7ON_3$: harnpflichtiges, stark basisches Stoffwechselprodukt, das im Muskelgewebe irreversibel als Anhydrid (Lactam) des ▸Creatins entsteht. Der Plasmaspiegel liegt bei 1,07 mg/dl (s.a. ▸Hyperkreatininämie). Die Ausscheidung mit dem Harn erfolgt ziemlich konstant

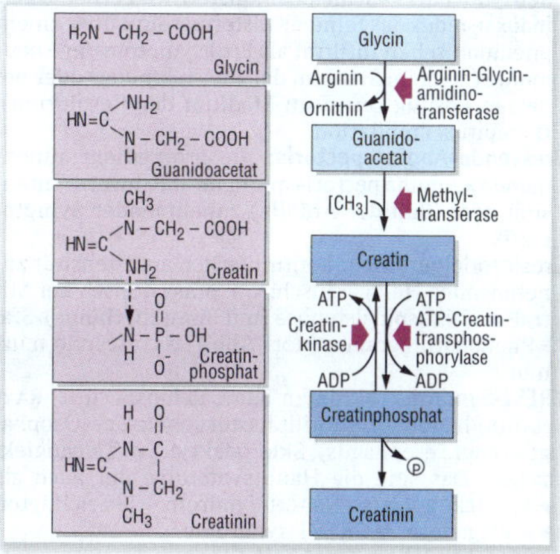


**Creatin.**

(1,0–1,5 g/24 Std.), größtenteils glomerulär (▶Creatinin-Clearance), bei hohen Plasmawerten z.T. auch aktiv tubulär, bei Hyperkreatininurie evtl. unter Steinbildung. E creatinine.

**Creatinin-Clearance:** die durch Bestimmung des Exkretionskoeffizienten (s.a. ▶Creatininkoeffizient) des endogenen Plasmacreatinins ermittelte renale ▶Clearance des ▶Creatinins; Normalwert: 160–180 ml/Min. Sie entspricht beim Menschen nicht der Inulin-Clearance. – Geeignet z.B. zum Nachweis einer beginnenden Niereninsuffizienz.

**Creatinin|ko|effizient:** diejenige Menge Creatinin, die in 24 Std. je kg Körpermasse ausgeschieden wird (♂ 20–26, ♀ 14–22; nimmt im Laufe des Lebens ab). E creatinine coefficient.

**Creatin|kinase:** ▶CK.

**Creatin|phosphat,** Phosphagen, Abk. CP: Creatinphosphorsäure als jederzeit verfügbarer Energiespeicher für energiereiche Phosphatverbindungen im Muskel; s.a. ▶Creatin (dort Schema). E creatine phosphate, phosphocreatine.

**Crecelius-Seifert-Methode:** s.u. ▶Blutzucker.

**Credé** (KARL S. F. CR., 1819–1892, Gynäkologe, Leipzig). – **Cr.-Handgriff:** (1861) manuelle Plazentaexpression in der Nachgeburtsperiode durch Umfassen des Gebärmutterbodens (Fundus uteri) durch die Bauchdecke mit den gespreizten Fingern einer Hand u. durch gleichmäßiges Drücken während einer Wehe. Indikation: starke Blutung bei teilweise gelöster Plazenta. E Credé's maneuver. – **Cr.-Prophylaxe:** (1884) das Einbringen je eines Tropfens 1(–2)%iger Argentum-nitricum-Lsg. beidseits in den Bindehautsack des Neugeborenen zur Prophylaxe einer – evtl. in den Geburtswegen erfolgten – gonorrhoischen Augeninfektion (▶Gonoblennorrhö). Wird heute nicht mehr generell empfohlen. E Cr.'s prophylaxis.

**creeping eruption** *(engl.)*, C. disease: ▶Larva migrans.

**Creeps** *(engl.)*: die weitgehend ungefährlichen, örtl. »Kribbel«-Parästhesien u. das Hautjucken bei ▶Druckfallkrankheit.

**C-Region** *(engl.)* Abk. für constant region: der konstante Teilbereich der Immunglobuline. Wird kodiert durch die C-Gene der Antikörper-Gene.

**Cre|mas|ter:** Kurzform für ▶Musculus cremaster; s.a. ▶Kremaster... E cremaster.

**Creme,** Krem: *Pharmazie* Salben besonders weicher Konsistenz, die größere Mengen Wasser enthalten. Emulsionstypen: »Wasser-in-Öl« u. »Öl-in-Wasser« sowie Quasi-Emulsion (cold cream). E cream.

**cre|pitans** *(latein.)*: knarrend, z.B. Tendovaginitis crep. S.a. ▶Crepitatio. E crepitant.

**Cre|pitatio, Crepitus,** Krepitation: knarrendes oder knisterndes Reibegeräusch, z.B. durch Knochenbruchenden, entzündete Pleurablätter, Sehnenscheidensynovialis (»Schneeballknistern«). Ferner als **Cr. indux** u. **redux** das feine »Knisterrasseln« über einem pneumonischen Infiltrat als Frühsymptom der Pneumonie (etwa im Stadium der Anschoppung) oder bei dessen Lösung (etwa im Stadium der Resolution). E crepitus, crepitation.

**Crescendo-Angina-pectoris:** die progredient zunehmende ▶Angina pectoris mit in ihrer Schwere (Intensität oder Zahl der Anfälle) zunehmender Symptomatik.

**Cres|cendo|geräusch:** kontinuierlich an Intensität zunehmendes Herzgeräusch; v.a. präsystolisch bei Mitral- u. Trikuspidalstenose (mit Sinusrhythmus). S.a. ▶Phonokardiogramm (dort Abb.). E crescendo murmur.

**CREST-Syndrom:** Akronym aus **C**alcinosis cutis, **R**AYNAUD-Phänomen, Motilitätsstörungen des Ösophagus (engl.: **e**sophagus), **S**klerodaktylie u. **T**eleangiektasien. Das sind die Hauptsymptome der auch als ▶THIBIERGE-WEISSENBACH-Syndrom bezeichneten ▶Kollagenose. E CREST syndrome.

**Creutzfeldt-Jakob-Krankheit** (ALFONS J., 1884–1931, Neurologe, Hamburg; HANS G. C., 1885–1964, Neurologe, Kiel), Abk. CJK: subakute präsenile spongiöse Enzephalopathie, eine seltene Erkrankung des zentralen Nervensystems mit fortschreitender Demenz, die v.a. im 4.–7. Lebensjahrzehnt auftritt. Abgrenzbar von der neuen varianten CJK. ***Ätiol.:*** sehr wahrscheinlich ausgelöst durch ▶Prionen. In den meisten Fällen (ca. 80 %) ist keine Ursache erkennbar (sporadische Form, sCJD, sCJK). Ca. 15 % der Fälle treten familiär gehäuft auf (fCJD, fCJK). Ist offenbar auch durch Gewebetransplantationen übertragbar (Cornea- u. Dura-mater-Transplantationen, Hormone aus Leichenhypophysen; iatrogene oder infektiöse Form = iCJD, iCJK, 5 % der Fälle). ***Klinik:*** progressive Demenz mit Aufmerksamkeits-, Merkfähigkeits-, Gedächtnis-, Konzentrationsstörungen. Wesensveränderung mit emotionalen Störungen, ängstlich agitierte u. paranoide Zustandsbilder. Zerebelläre oder visuelle Veränderungen, Myoklonien, Lähmungen, Tremor, Chorea; δ-Wellen im EEG. ***Diagn.:*** Klinisch kann die Diagnose einer wahrscheinlichen CJK gestellt werden, definitiv erst nach Autopsie (Nachweis der Prionen). ***Pathol:*** diffuser oder herdförmiger Ganglienzelluntergang v.a. in der Hirnrinde, in den Basalganglien, in den motorischen Hirnnervenkernen u. den Vorderhornzellen des Rückenmarks. E C.-J. disease, Abk. CJD. – **C.-J.-K., variante, neue variante C.-J.-K.,** Abk. (n)vCJK, Abk. (n)vCJD: Krankheit des zentralen Nervensystems, die der CREUTZFELDT-JAKOB-Krankheit ähnelt, aber v.a. bei jungen Menschen auftritt, nach 1–3 Jahren zum Tod führt u. auf die Übertragung des BSE-Erregers (▶Prionen) zurückzuführen ist. Die typischen δ-Wellen im EEG fehlen. Erstmalig 1995 in England beobachtet, es sind bisher über 110 Fälle aufgetreten (ausschließlich in Europa). E variant C.-J. disease.

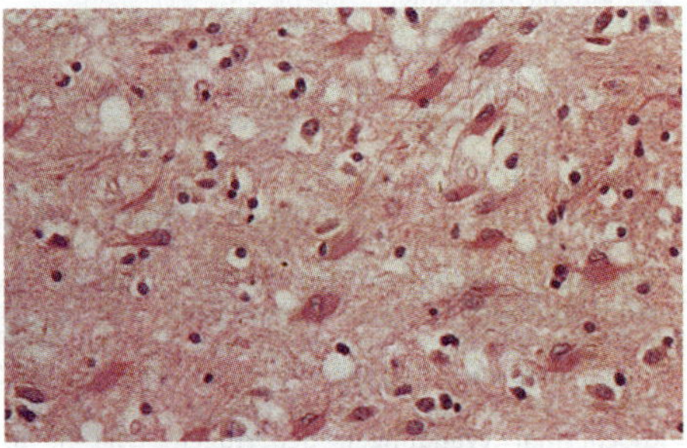

**Creutzfeldt-Jakob-Krankheit:** spongiös aufgelockertes Hirngewebe, hochgradige Proliferation protoplasmatischer Astrozyten mit Schwund der Nervenzellen (histologisches Präparat). [178]

**(van-)Creveld-v.-Gierke-Krankheit** (S. VAN CR., geb. 1894, Pädiater, Amsterdam): s.u. ▶GIERKE.

**C-Rezeptor** *(engl.)* Abk. für complement receptor: Membranrezeptor als Komplementrezeptor.

**CRH** *(engl.)*: Abk. für ▶corticotropin releasing homone.

**cri** *(franz.)*: Schrei. – **c. du chat:** ▶Katzenschrei(syndrom). – **c. hy|dren|céphal|lique:** das plötzliche Aufschreien des Säuglings bei Hirndruck.

**crib death** *(engl. = Tod in der Wiege)*: ▶plötzlicher Kindstod.

**cri|bri|for|mis, cribrosus** *(latein.)*: siebartig durchlöchert, z.B. ▶Lamina cribrosa. E cribriform, cribrate.

**Crick-Modell:** ▶WATSON-CRICK-Modell.

**cri|co|ide|us** *(latein.)*: ringförmig, z.B. Cartilago cricoidea (Ringknorpel). E cricoid.

**Crigler-Najjar-Syndrom** (JOHN F. C.; VIKTOR A. N., amerik. Kinderärzte), idiopathische Hyperbilirubinämie: *Pädiatrie* (1952) der kongenitale, familiäre, nichthämolyt. Ikterus (mit Kernikterus) des Neugeborenen infolge Fehlens des Enzyms Glucuronyltransferase. ***Klinik:*** Hyperbilirubinämie mit überwiegender Erhöhung des indirekten Bilirubins, oft auch Bilirubin-Enzephalopathie, und Zahnschmelzhypoplasie (infolge Gallethromben in den Canaliculi dentales). E Crigler-Najjar syndrome.

**Crile** (GEORGE W. C., 1864–1943, Chirurg, Cleveland/Ohio). – **C.-Klemme:** zarte, graduell verstellbare Klemme zum versuchsweisen Abklemmen der Arteria carotis. – Ferner lange Gefäßklemme mit sägeblattartig gezähnten Maulteilen. E Crile's clamp. – **C.-Kopfteil:** eine dem Kopf des Patienten fest aufsitzende »Kappe«, an der bei der Extensionsbehandlung von Wirbelfrakturen Gewichte befestigt werden. E C.'s head-piece.

**Cri|nis** *(latein.): Anatomie* ▸Haar. E hair. – **C. capitis:** das Haupthaar (Kopfhaare). E h. of head. – **C. pubis:** Schamhaar. E pubic h.

**Cri|sis, Crise** *(latein./franz.):* ▸Krise. Z.B. **Crise noire** (gastrische Krise mit Erbrechen von »schwarzen« Massen infolge Schleimhautblutung), **Crisis oculogyris, Crise de plafonnement** (zwanghaftes Blickverharren bei epidemischer Enzephalitis). E crisis.

**Crisp-Aneurysma** (EDWARDS C., 1806–1882): *Pathologie* Aneurysma der Arteria lienalis. E Crisp's aneurysm.

**Cris|ta** *(latein.): Anatomie* Kamm, Leiste. E crista, crest, ridge. – **Cr. ampullaris:** C. der Bogengangampulle des ▸Vestibularapparates, eine quer zur Bogengangslichtung vorspringende Wandleiste; bedeckt von Sinnes- = Neuroepithel: Haarzellen als »Gleichgewichtszellen«, bedeckt von der ▸Cupula, deren durch Winkelbeschleunigung ausgelöste Lageveränderungen von den Zellen wahrgenommen werden. – s.a. ▸Kupulaorgan. E ampullary crest. – **Cr. cutis:** die von der Lederhaut aufgeworfene, von den Lederhautpapillen unterlagerte Haut- oder ▸Tastleiste. E skin ridge. – **Cr. eth|mo|idalis:** Leiste an Oberkiefer bzw. Siebbein für die mittlere Nasenmuschel. E ethmoid crest. – **Cr. galli:** ein Siebbeinkamm an der Lamina perpendicularis, der in die vordere Schädelgrube ragt; dient als Ansatz der Sichel (▸Falx cerebri). – **Cr. iliaca:** der »Darmbeinkamm«; mit äußerer u. innerer Lippe (Labium externum; L. int.) u. – dazwischen – Linea intermedia. Reicht vom vorderen oberen zum hinteren Darmbeinstachel; dient als Ansatz, z.T. auch als Ursprung der drei seitlichen Bauchmuskeln u. der Musculi latissimus dorsi u. quadratus lumborum. S.a. ▸Beckenkammpunktion. E iliac crest. – **Cr. inter|ossea:** ▸Margo interosseus. E interosseous crest. – **Cr. inter|trochan|terica:** Leiste auf der Rückseite des Oberschenkelknochens (Femur), die beide Trochanteren verbindet. E intertrochanteric crest. – **Cr. la|crimalis:** Leiste am Processus frontalis des Oberkiefers bzw. am Tränenbein als vordere bzw. hintere Begrenzung des Sulcus lacrimalis des Tränen-Nasengangs. E lacrimal crest. – **Cristae matricis unguis,** Cr. lectuli: die die Längsstreifung der Nagelplatte verursachenden Koriumleisten des Nagelbettes. E crests of nail bed. – **Cristae mito|chondriales:** *Zytologie* die im Querschnitt als Leisten erscheinenden Innenmembranen der ▸Mitochondrien. E mitochondrial cristae. – **Cr. na|salis:** je eine nasenwärts gerichtete Leiste des Oberkiefers (am med. Rand des Proc. palatinus) bzw. des medialen Randes der horizontalen Gaumenbeinplatte; Ansatz des Pflugscharbeins (Vomer). E nasal crest. – **Cr. obturatoria:** eine ventrale Kante des oberen Schambeinastes als Fortsetzung des oberen Randes des Hüftbeinlochs (Foramen obturatum); reicht bis zum Tuberculum pubicum. E obturator crest. – **Cr. oc|cipitalis – Cr. o. externa:** äußere mediane Leiste des Hinterhauptbeins, die von der Protuberantia externa zum Foramen occipitale magnum zieht. E occipital crest, external o. c. – **Cr. o. interna:** mediane Leiste an der Innenseite der Hinterhauptsschuppe (Squama); zieht von der Protuberantia interna zum großen Hinterhauptsloch (Foramen occ. magn.); Ansatz der Kleinhirnsichel (Falx cerebelli). E internal o. c. – **Cr. sa|cralis mediana:** die fünf Höckerleisten des Kreuzbeins (davon solitär die mediane) aus der Verschmelzung der Dornfortsätze. Analog: **Cr. intermedia** u. **Cr. lateralis** (Verschmelzung der Gelenk- und Querfortsätze). E sacral crest (medial). – **Cr. supra|ven|tri|cularis:** Muskelleiste der re. Herzkammer als Abgrenzung zwischen Conus arteriosus u. dem übrigen Ventrikel. E supraventricular crest. – **Cr. terminalis atrii dextri:** Muskelleiste zwischen Sinus venarum cavarum u. dem übrigen Vorhof; der Ansatz für die Mm. pectinati. E terminal crest of right atrium. – **Cr. tuberculi majoris bzw. tub. minoris:** Leisten des Oberarmknochens (Humerus) distal vom Tuberculum majus bzw. minus; Ansatz des Musculus pectoralis major bzw. der Musculi latissimus dorsi u. teres major. E crest of greater (or lesser) tubercle. – **Cr. ure|thralis:** Schleimhautleiste der dorsalen Wand der Harnröhrenlichtung, beim ♂ (= Cr. seminalis) mit dem Colliculus seminalis als Mittelstück. E urethral crest. – **Cr. ves|tibuli:** Leiste des knöchernen Labyrinths, die den Vorhof des Innenohres in den Recessus sacculi u. utriculi teilt. E crest of the vestibule.

**Crockett-Syndrom:** Kompression der Vena iliaca durch die Arteria iliaca kurz vor der Einmündung in die untere Hohlvene. E Crockett syndrome.

**Croconazol:** ein ▸Azol-Antimykotikum. E croconazole.

**Cro|cus sativus:** Krokus [Iridaceae], Safran; Narbenschenkel der Blüte dienen als Lebensmittelfarbstoff, herb-bitteres Gewürz (»Safran«), volksmedizinisch als ▸Aphrodisiakum sowie als Abortivum; bereits 5–10 g rufen schwere Vergiftungserscheinungen hervor. E saffron.

**Crohn(-Ginsburg-Oppenheimer)-Krankheit** (BURRILL B. C., 1884–1983, Gastroenterologe, New York): (1932) ▸Enteritis regionalis. E Crohn's disease.

**Cromoglicinsäure:** Mastzellen-Stabilisator, Antiallergikum (Bis-Chromon-Derivat) zur lokalen Applikation. ***Wirkung:*** stabilisiert bei länger dauernder Anw. die Membran der Mastzellen; hemmt die Aktivierung von neutrophilen u. eosinophilen Granulozyten (Entzündungszellen) sowie nervale Reflexe in der Lunge; unterdrückt außerdem den Plättchen-aktivierenden Faktor (PAF). ***Anw.*** zur Asthmaprophylaxe u. bei allergisch bedingten Konjunktivitiden u. Rhinitiden (v.a. bei Pollenallergien). E cromoglicic acid.

**Cronkhite-Canada-Syndrom** (LEONARD W. CR., Internist, Boston; WILMA J. CA., Radiologin, New Bedford): *Enterologie* Magen-Darm-Polypose mit Malabsorptionssyndrom (u. Begleitpankreatitis), diffuser, nicht vernarbender Alopezie, Nageldystrophie (mit Gelbfärbung), Muskelhypotonie, Hypokalziämie, Hypomagnesiämie, normochromer Anämie. E Cronkhite-Canada syndrome.

**Crooke-Zellen** (ARTHUR C. C., geb. 1905, Pathologe, London): vakuolig degenerierte basophile Zellen im Hypophysenvorderlappen mit Schwund der Granula, Aufblähung der Zellkerne oder Mehrkernigkeit (s. Abb.). Folge einer Überfunktion der Nebennierenrinde mit gegenregulatorischer Verminderung der Corticotropin-Bildung (▸CUSHING-Syndrom I). E Crooke's (hyaline) cells.

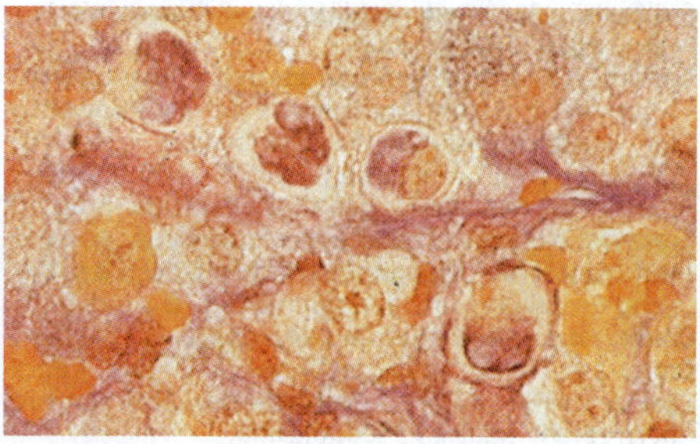

**Crooke-Zellen:** große Zellen im histologischen Präparat mit ringförmigem, hyalinisiertem Zytoplasma u. paranukleärer Restgranulierung (Mitte). [178]

**Crosby(-Kugler)-Sonde:** Sonde für Saugbiopsie des Dünndarms (Schleimhaut wird mittels eingebauten Rundmessers tangential abgetragen).
**C-Rosette:** (C = Compound) s.u. ▸Rosettentest.
**Cross-Hörgeräte** *(engl.)* Abk. für Contralateral-Routing-of-Signals-Hörgerät: Hörgeräte (meist Hörbrillen) mit Schallaufnahme auf der Gegenseite.
**Cross-Arm-Plastik** *(engl.)*: s.u. ▸Cross-Finger...
**Crosse** *(franz. = Bischofskrummstab)*: hirtenstabartig gebogenes Mündungssegment der Vena saphena magna. S.a. ▸Crossektomie.
**Cross-Effekt** *(engl.)*: das Überspringen einer Erregung von motorischen auf sekretorische Fasern am Ort einer Nervenschädigung.
**Cross|ektomie:** nach vorangestellter proximaler u. distaler Unterbindung erfolgende Entfernung einer ▸Crosse unmittelbar an der Einmündung (einschließlich der Ligatur u. Durchtrennung der Nebenäste) zur Sanierung einer Stammvarikose.
**Cross-Finger-Plastik** *(engl.)*: *Chirurgie* Deckung eines Hautdefektes am Finger mittels eines gestielten Vollhautlappens von der Streckseite des – temporär gekreuzt fixierten – Nachbarfingers. – Analog auch eine Cross-Arm-Plastik (am Arm) bzw. eine **Cross-Leg-Plastik** (am Bein).
**Crossing-over:** *Genetik* ▸Crossover.
**Cross-Leg-Bypass, Crossover-Bypass** *(engl.)*: *Chirurgie* operative Anastomose (▸Bypass) zwischen der Arteria femoralis oder A. iliaca externa der durchblutungsgefährdeten Gliedmaße mit der A. iliaca communis der Gegenseite. S.a. ▸PALMA-Operation.
**Cross-Matching** *(engl.)*: ▸Kreuzprobe. Auch als Kreuzprobe im HLA-System (Test auf Gewebeverträglichkeit vor Transplantationen). Serum des Empfängers wird gegen Lymphozyten des Transplantat-Spenders getestet (Probe auf zytotoxische Reaktion).
**Cross-McKusick-Breen-Syndrom** (HEROLD E. C., WILLIAM B., Ärzte; VICTOR A. MCK., Humangenetiker, Baltimore): autosomal-rezessiv (?) erbliches »okulozerebrales Syndrom« mit zunehmender geistiger u. psychomotor. Entwicklungsverlangsamung, spastischer Diplegie (bis zur Enthirnungsstarre), tonisch-klonischen Krämpfen, Albinismus, Mikrophthalmus, Hornhauttrübung, Amaurose. **E** Cross syndrome, oculocerebral syndrome.
**Crossover, Crossing-over** *(engl.)*: der Austausch genetischer Information bei der Paarung der homologen elterlichen Chromosomen im Pachytän der ▸Meiose durch Überkreuzung der Chromatiden eines Bivalents, Bruch des DNS-Stranges u. Neuverknüpfung mit dem entsprechenden Teil des Partners. Führt zu Vermischung elterlicher Erbanlagen. Bei Austausch an nicht identischen Orten (**ungleiches C.**) entsteht ein Chromatid mit Duplikation u. eines mit Defizienz der Anlagen. Bei **illegitimem C.**, d.h. zwischen zwei nicht homologen Chromosomen, kommt es zu einer ▸Translokation. S.a. ▸Chromosom..., ▸Rekombination.
**Crossover-Plastik:** s.u. ▸Cross-finger... **E** cross transplantation.
**Crotamiton:** ein ▸Antiscabiosum. **E** crotamiton.
**Cro|taph...:** Wortteil »Schläfen«, »Schlag« (»Puls«) *(gr. = krotalos bzw. krotos)*.
**Croton|öl,** Krotonöl: fettes Öl aus den Samen von Croton tiglium; starkes Abführmittel (Drastikum; obsolet), Hautreizmittel; wirkt cocarcinogen. – Bei Vergiftung treten Brennen in Mund, Rachen u. Magen auf sowie Übelkeit, Durchfall, Kollaps. **E** croton oil.
**Crotoxin:** hämolysierender u. neurotoxischer Bestandteil (Crotactin + Phospholipase) von Giften der Gattung Crotalus (»Klapperschlangen«). **E** crotoxin.
**Croup:** *Laryngologie* ▸Krupp. **E** croup.
**Croup-associated-Virus** *(engl.)* Abk. CA-Virus: ▸Parainfluenza-Virus Typ 2, verursacht bei kleineren Kindern relativ häufig ▸Pseudokrupp.
**croupos̱us** *(latein.)*: ▸kruppös. **E** croupous.
**Crouzon-Syndrom** (OCTAVE C., 1874–1938, Neurologe, Paris), Dysostosis cranio(orbito)facialis: Turmschädel durch verfrühte Kranznahtsynostose, Exophthalmus, Hypertelorismus, Sehstörung, Progenie, Innenohrschwerhörigkeit. *röntg* »Wabenschädel« (durch zunehmenden Hirndruck fortschreitend). **E** Crouzon's disease.
**Crowe-Zeichen** (SAMUEL J. C., 1883–1955, Otologe, Baltimore): Krampf der Netzhautgefäße nach Kompression der Vena jugularis interna auf der gesunden Seite als Bestätigungszeichen einer otogenen Sinusthrombose. **E** Crowe's sign.
**CRP: 1)** Abk. für ▸C-reaktives Protein. **2)** *Bakteriologie* Abk. für cAMP-Rezeptor-Protein. Durch zyklisches AMP aktivierbarer Rezeptor-Eiweißkörper; Aktivator der RNS-Polymerase.
**CRP-Test:** *Serologie* Bestimmung von CRP (1) durch Immunpräzipitation, z.B. als Objektträger-Schnelltest (Latexfixationstechnik), Kapillarpräzipitation, Immundiffusion oder -elektrophorese zur Frühdiagnose, Überwachung u. Therapiekontrolle entzündlicher u. gewebszerstörender Prozesse.
**CRST-Syndrom:** Variante der progressiven ▸Sklerodermie mit Calcinosis der Haut, RAYNAUD-Krankheit, Sklerodaktylie u. Teleangiektasien. – s.a. ▸CREST-Syndrom. **E** CRST syndrome.
**cru|cia|tus** *(latein.)*: gekreuzt. **E** cruciate.
**cruci|formis** *(latein.)*: kreuzförmig. **E** cruciform.
**cru|dus** *(latein.)*: roh, ungereinigt. **E** crude.
**cru|en|tus:** blutig, mit Blut vermischt, blutrot; s.a. ▸Cruor. **E** bloody, blood-red.
**Cru|or (sanguinis):** Kruorgerinnsel, Blutkuchen; der aus einem Fibrinnetz mit überwiegend roten Blutkörperchen bestehende Teil des Blutgerinnsels; s.a. ▸Speckhautgerinnsel (= **Cr. phlo|gis|ticus**). **E** coagulated blood, cruor.
**Crup(p):** ▸Krupp.
**Cru|ra** *(latein.)*: *Anatomie* die Schenkel. S.u. ▸Crus.
**cru|ralis** *(latein.)*: einen Schenkel (▸Crus) betreffend. S.a. ▸krural..., ▸kruro... **E** crural.
**Crus** *(latein.)* Plur. Cru|ra: *Anatomie* Schenkel. **1)** der Unterschenkel (auch als Region = Regio cruralis). **E** crus, leg. – **Cr. ante- u. recurvatum:** der ventral- bzw. dorsalkonvex verbogene Unterschenkel. Ersterer häufig bei angeborenem O-Bein (▸Crus varum), verbunden mit starker Neigung zu Spontanfraktur u. Pseudarthrosenbildung; Letzterer häufig kombiniert mit Hacken(knick)fuß. – **Cr. valgum:** die Einwärtskrümmung des Unterschenkels, meist als angeborene Fehlbildung; s.a. ▸Genu valgum. – **Cr. varum:** Auswärtskrümmung des Unterschenkels i.S. des O-Beins; angeboren oder – häufiger – nach Knochen-Erkr. (z.B. Rachitis); beim Säugling u. Kleinkind physiologisch; s.a. ▸Genu varum. **2)** Schenkelteil eines anatom. Gebildes. – **Cr. an|terius:** vorderer Schenkel, z.B. des Steigbügels. – **Cr. a. capsulae internae:** der Teil der »inneren Kapsel« des Gehirns (▸Capsula interna) zwischen Nucleus caudatus u. Nucleus lentiformis. **E** anterior limb of internal capsule. – **Cr. ce|re|bri,** Pars ventralis s. anterior (pedunculi cerebri): der paarige Hirnschenkel; der basale Fußteil (= Basis pedunculi cerebri) des Hirnstiels (= Pedunculus cerebri). Kommt mit langen Bahnen aus der »inneren Kapsel« (Fibrae corticospinales, -nucleares, -pontinae, frontopontinae; ▸Tractus corticospinalis, Tr. corticopontocerebellares, Tr. corticonuclearis) unter den Kniehöckern hervor u. endet an der Brücke. **E** cerebral peduncle. – **Cr. clitoridis:** der beidseitige Schenkel des Kitzlerschwellkörpers als Kitzlerschenkel. – **Cr. dex|trum:** der re. Schenkel; z.B. des lumbalen Teils des Zwerchfells = **Cr. d. dia|phrag|matis** oder *kard* des HIS-Bündels des Reizleitungssystems = **Cr. d. (fasciculi atrioventricularis)** auf der re. Fläche der Kammerscheidewand des Herzens. S.a. ▸Cr. sinistrum. **E** right crus of diaphragm/right branch of atrioventricular bundle. – **Cr. fornicis:** der paarige, als Fimbria hippocampi entspringende hintere Ursprungsteil des Fornix des Gehirns. **E** crus of fornix. – **Crura membranacea:** die Schenkel der Bogengänge (▸Ductus semicirculares) des häutigen La-

byrinths; als Cr. membranaceum simplex (der hintere Sch. des seitl. Bogengangs [B.]; für sich allein in den Utriculus mündend), Crura m. ampullaria (Teile zwischen den Ampullen der vorderen u. hinteren B. u. dem Utriculus) u. Cr. m. commune (der gemeinsame Mündungsteil der bd. letztgenannten B. in den Utriculus). E membranous crura. – **Crura ossea:** die Schenkel der Bogengänge (▸Canalis semicircularis) des knöchernen Labyrinths; s. a. ▸Crura membranacea. – **Cr. penis:** die Schenkel des Harnröhrenschwellkörpers (Corpus spongiosum penis) des Mannes als Analogon des ▸Crus clitoridis. – **Cr. pos|terius cap|sulae in|ternae:** das zwischen Thalamus u. Linsenkern liegende CHARCOT-Bündel der »inneren Kapsel« des Gehirns; mit Fibrae corticospinales, -rubrales, -reticulares, -thalamicae etc. E posterior crus of internal capsule. – **Cr. sinis|trum:** der li. Schenkel; z. B. des HIS-Bündels auf der li. Fläche des Ventrikelseptums = **Cr. s. fasciculi atrioventricularis** oder der li. Schenkel des lumbalen Teils des Zwerchfells = **Cr. s. diaphragmatis**; s. a. ▸Crus dextrum. E left crus of diaphragm/left branch of atrioventricular bundle.

**Crush-Syndrom, -Niere** *(engl.)*, BYWATERS-Krankh., Quetschungs-, Verschüttungs-, Muskelzerfallssyndrom, myorenales Syndrom, tubulovaskuläres Syndrom: durch Zerfall größerer Muskelmassen infolge schwerer Verletzung (»**crush injury**«) auftretende akute, lebensbedrohliche Niereninsuffizienz (tubulärbedingte Anurie, Azotämie). ***Ätiol. u. Klinik:*** meist kombiniert mit Leberparenchymnekrosen (Ikterus), begleitet von brettharter, entzündl. Schwellung der betroffenen Muskeln u. Schocksymptomen. Früher als Folge der frei werdenden Zerfallsprodukte (Hämo-, Myoglobin etc.) gedeutet. Nach heutiger Anschauung aber Folge der durch den Schock bedingten hypoxischen Tubulopathie. Nach Wiedereinsetzen der Harnsekretion Albumin-, Creatin-, Hämoglobin- u. Myoglobinurie. – Die gleiche Symptomatik tritt auf nach ausgedehnter Verbrennung, Elektrounfall, Kohlenmonoxid-Vergiftung u. bei ausgedehnten ischämischen Muskelnekrosen.

**Crus|ta: 1)** *Dermatologie* (latein.) Borke, ▸Kruste; z. B. als **Cr. inflammatoria** s. **phlogistica** (die Kruste aus Fibrin über Hautwunden), **Cr. lactea** (▸Milchschorf), **Cr. lamellosa** (▸Schuppenkruste), **Cr. ostracea** (▸Rupia). E crust. **2)** *Histologie* im Harnblasenepithel des Menschen eine intrazelluläre Verdichtung an der Oberfläche der Deckzellen; bestehend aus einem Gemisch verschiedener Glykoproteide (Mucopolysaccharide). Färbt sich bei Routinefärbungen dunkler; elektronenmikroskopisch sind zahlreiche dicht gepackte Filamente u. Vesikeln erkennbar.

**Crutchfield-Klammer** (WILLIAM G. CR., geb. 1900, Chirurg, Richmond/Virg.): zangenartiges Instrument, dessen zwei »Stifte« am knöchernen Schädel angreifen, um einen skelettären Zug (▸Extension) auszuüben. ***Anw.*** z. B. bei Luxation der oberen Halswirbelsäule, als Vorbereitung zur Skoliose-Operation. E Crutchfield's clamp.

**Cruveilhier** (JEAN C., 1791–1874, Pathologe, Paris). – **C.-Anomalie:** angeborene Verwachsung zweier Rippen (meist die 3. u. 4.) mit nach hinten-oben gerichteter Knochenspange. – **C.-Knötchen:** ▸ALBINI-Knötchen. – **C.-Krankheit: 1)** stenosierende ▸Pylorushypertrophie. **2)** spinale progressive ▸Muskelatrophie. E Cruveilhier's disease, spinal muscular atrophy. **3)** (PAUL C. V. B.), C.-V.-BAUMGARTEN-Krankheit: die Anastomose der persistierenden u. fehlgebildeten embryonalen Vena umbilicalis mit dem hypoplast. Pfortadersystem, im Jugendalter klinisch manifest durch ein Medusenhaupt (▸Caput Medusae) mit Venengeräuschen in der Nabelgegend u. Milzvergrößerung (mit Blutbildungsstörung durch Markhemmung). E C.-Baumgarten disease. – **C.(-v. Baumgarten)-Syndrom:** bei Leberzirrhose mit Pfortaderhochdruck vorkommende Wiedereröffnung der obliterierten Vena umbilicalis mit Erweiterung der Venen der Nabelgegend, die durch die Rekanalisation in das Stromgebiet der Pfortader einbezogen werden; ***Klinik:*** Caput Medusae, Gefäßgeräusche (C.-Geräusch) in der Nabelgegend, Splenomegalie, Aszites, Ödeme. E C.-Baumgarten syndrome.

**Crux** *(latein.)*: Kreuz, Qual. E crux, cross. – **Cr. mortis:** Kreuzung von Fieber- u. Pulskurve bei plötzlichem Temperaturabfall u. steigender Pulsfrequenz als Zeichen des drohenden Todes.

**Cruz-Chagas-Trypanosomiasis:** ▸CHAGAS-Krankheit. E Cruz-Chagas disease.

**Cryo...:** Wortteil »Kälte«, »Frost«; ▸Kryo...

**Crypt...:** s. a. ▸Krypt...

**Cryp|tae tonsillares:** die Blindenden der Einsenkungen des Mundhöhlenepithels in die Gaumen- u. Rachenmandel (= Fossulae tonsillares); bei starker Zerklüftung evtl. mit Speiseteilchen u. Bakterien gefüllt (mögl. Ursache von Tonsillitis u. schlechtem Mundgeruch). E tonsillar crypts.

**Cryp|to|coccaceae:** *Mykologie* Familie »imperfekte Hefen«; mit Unterfamilien **Cryptococcoideae** (Gattungen: Cryptococcus, Torulopsis, Pityrosporum, Brettanomyces, Candida, Kloeckera u. Trigonopsis), Trichosporoideae u. Rhodotoruloideae.

**Cryptococcosis:** ▸Kryptokokkose (= Europäische Blastomykose).

**Crypto|coccus:** Gattung imperfekter Hefen (▸Cryptococcaceae); nach LODDER u. VAN RIJ mit 5 Arten u. 3 Variationen, die runde u. ovale Sprosszellen mit kapselartiger Umhüllung aus Polysaccharidschleim bilden. – **Cr. neo|formans,** Saccharomyces s. Blastomyces s. Torula histolytica s. Torulopsis neof.: der Erreger der ▸Kryptokokkose bei Mensch u. Tier; mit hohem Feuchtigkeitsanspruch u. Wachstum bei 37 °C.

**Crypto|sporidio|sis,** Kryptosporidiose: den ▸Reisediarrhöen zuzuordnende, z. B. auf Karibik-Inseln vorkommende, durch ▸Cryptosporidium (in kontaminierten Nahrungsmitteln bzw. Wasser) hervorgerufene Krankheit. ***Klinik:*** wässrige Durchfälle (über 5–22 Tage), allgemeines Krankheitsgefühl mit Kopfschmerzen (bis zu 6 Wochen Dauer). – Auch bei AIDS-Patienten beobachtet. E cryptosporidiosis.

**Crypto|spo|ri|di|um:** Gattung opportunistischer Parasiten (Protozoen der Unterordnung Eimeriina); Erreger der ▸Cryptosporidiosis.

**Crystallo|conus:** *Ophthalmologie* ▸Lentikonus.

**CS** *(engl.)* Abk. für complete stroke: kompletter zerebraler Insult, als Form der ▸Hirnischämie.

**Cs:** *Chemie* Symbol für ▸Cäsium.

**CSA** *(engl.)*: Abk. für ▸combined spinal-epidural anesthesia.

**CSE-Hemmer:** Abk. für Cholesterin-Synthese-Enzym-Hemmer (▸HMG-CoA-Reduktase-Hemmer).

**$C^5$-Senke:** im Audiogramm eine isolierte »Tonsenke« nach Art der ▸CARHART-Senke bei ca. 4000 Hz (s. Abb.). Zumeist als (z. T. reversibles) Zeichen einer reinen Innenohrschwerhörigkeit durch umschriebene Schädigung des ▸CORTI-Organs (beginnende Lärmschädigung, Folge eines Knalltraumas oder stumpfen Schädeltraumas etc.). E auditory pit (C-5).

**CSF** *(engl.)* Abk. für colony stimulating factor, koloniestimulierender Faktor: zu den ▸Zytokinen gehörende hämatopoetische Wachstumsfaktoren;

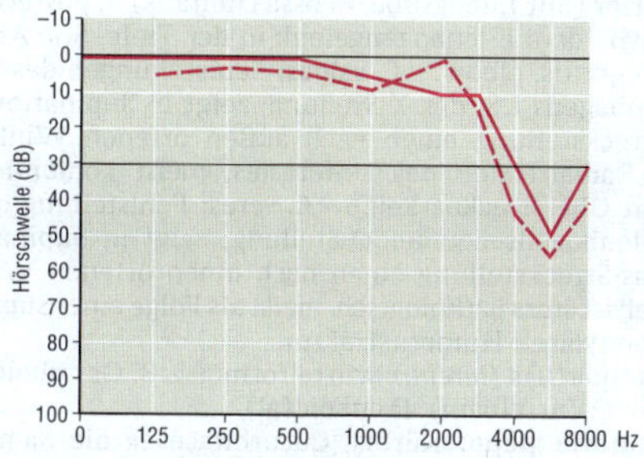


**$C^5$-Senke:** posttraumatische $C^5$-Senke im Reinton-Audiogramm. [20]

ein Glykoprotein der α-Globulinfraktion (MG ca. 45 000). ***Funktion:*** im Zusammenspiel mit ▸Erythropoetin bedeutsam für die Proliferation u. granulozytäre Differenzierung der pluripotenten hämatopoetischen Stammzellen (s.a. ▸Blutbildung). Wird von Lymphozyten, Monozyten, Endothel u. Fibroblasten produziert. Regt in Zellkulturen die Bildung von Zellkolonien durch die heranreifenden Progenitorzellen der Granulo- u. Erythropoese an. *pharm* **G-CSF** (Granulozyten-Kolonie-stimulierender-Faktor) u. **GM-CSF** (Granulozyten-Makrophagen-Kolonie-stimulierender-Faktor) werden mittels rekombinanter Technologie als hochaufgereinigte Moleküle hergestellt. ***Anw.*** bei hämatologischen u. Tumorkrankheiten; G-CSF z.B. zur Prophyl. der Neutropenie nach myelotoxischer Ther., nach Knochenmarktransplantation, bei AIDS-Patienten mit Neutropenie.

**C-Streptokokken:** ▸Streptcoccus der Gruppe C der ▸Lancefield-Einteilung. E group C streptococci.

**C-Substanz:** *Bakteriologie* eine an Nucleoprotein gebundene, abtrennbare gruppenspezif. Streptokokkensubstanz mit Polysaccharid-Charakter. Die Präzipitation durch gruppenspezifische Kaninchenseren ermöglicht die serologische Klassifikation der Streptokokken (▸Lancefield-Einteilung). E group C streptococci specific cell-wall antigen.

**CT:** *Radiologie* Abk. für ▸**C**omputer-**T**omographie. E CT.

**CTA** *(engl.)* Abk. für **c**yto**t**oxic **a**ntibody: zytotoxischer ▸Antikörper.

**CTDF** *(engl.)* Abk. für **c**ytotoxic **T**-cell **d**ifferentiation **f**actor: ein Lymphokin der T-Helfer-Zellen, das in den proliferierenden Vorläuferzellen $T_C$-Lymphozyten die zytotoxische Aktivität induziert.

**Cteno|ce|pha|li|des:** eine Gattung der Siphonaptera (Flöhe). – **C. canis,** Pulex canis: der »Hundefloh«; gelegentlich Ektoparasit auch anderer Säuger u. des Menschen; obligater Zwischenwirt des Hundebandwurms Dipylidium caninum. E dog flea. – **C. felis:** der »Katzenfloh«; gelegentlich Parasit auch anderer Säuger u. des Menschen. E cat flea.

**C-Terminus:** das Carboxyl-Ende einer Peptidkette.

**CTF:** Abk. für ▸**C**olorado **t**ick **f**ever.

**CTG:** *Geburtshilfe* Abk. für **C**ardio**t**oko**g**raphie (s.u. ▸Kardio...).

**CTL** *(engl.)* Abk. für **c**ytotoxic **l**ymphocyte **r**eaction: zytotoxische Lymphozytenreaktion (als Lyse).

**CTP: 1)** Abk. für ▸**C**ytidin**t**ri**p**hosphat. **2) I-CTP,** Abk. für Typ-I-**C**ollagen-**T**elo**p**eptid: s.u. ▸Telopeptid.

**CTV,** Abk. für **C**olorado-**T**ick-Fever-**V**irus: s.u. ▸Colorado-Zeckenfieber.

**CTX:** Abk. für ▸Cyclophosphamid.

**Cu:** *Chemie* Symbol für ▸Kupfer (= **Cu**prum).

**Cubbins-Operation:** bei veralteter Schulterluxation die Fixierung des aus der Gelenkkapsel exzidierten Ligamentum coracohumerale am Akromion (in einem Bohrloch) u. Kapselraffung.

**cu|bi|ta|lis** *(latein.):* zum Ellenbogen gehörend. E cubital.

**Cu|bi|tus:** der »Ellenbogen«. Der Bereich des Übergangs vom Ober- zum Unterarm; mit Regio cubiti anterior (mit Ellengrube = Fossa cubitalis) u. posterior sowie dem Ellenbogengelenk in der Tiefe. S.a. Abb. E cubitus, elbow. – **C. valgus:** Fehlstellungen des Ellenbogens i.S. der X-Stellung; zeigt in Supinations-Streckstellung einen nach außen offenen Winkel (= Radialflexion des Unterarms, meist kombiniert mit Überstreckbarkeit). – **C. varus:** Fehlstellung des Ellenbogens i.S. der O-Stellung; zeigt in Supinations-Streckstellung einen nach innen offenen Winkel; ist stets pathologisch, meist als Folge einer suprakondylären Humerusfraktur.

**cubo|ide(u)s** *(latein.):* würfelförmig, z.B. Os cuboideum (Würfelbein). E cuboid(al).

**Cucurbita pepo:** Kürbis [Cucurbitaceae]; die Samen (Cucurbitae Semen) enthalten u.a. Phytosterole, β- u. γ-Tocopherol, Cucurbitin, Selen, Eiweiß, fettes

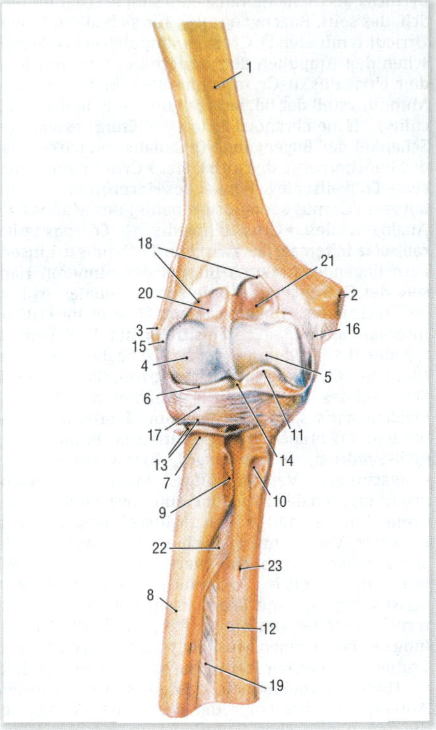


**Cubitus:** rechtes Ellenbogengelenk von vorn. Die Gelenkkapsel ist aufgeschnitten. 1 Corpus humeri; 2 Epicondylus medialis (humeri); 3 Epicondylus lateralis (humeri); 4 Capitulum humeri; 5 Trochlea humeri; 6 Caput radii (radiale); 7 Collum radii; 8 Corpus radii; 9 Tuberositas radii; 10 Tuberositas ulnae; 11 Processus coronoideus (ulnae); 12 Corpus ulnae; 13 Capsula articularis; 14 Articulatio radio-ulnaris proximalis; 15 Lig. collaterale radiale; 16 Lig. collaterale ulnare; 17 Lig. anulare radii; 18 Capsula articularis; 19 Membrana interossea antebrachii; 20 Fossa radialis; 21 Fossa coronoidea; 22 Chorda obliqua; 23 Foramina nutrientia. [391]

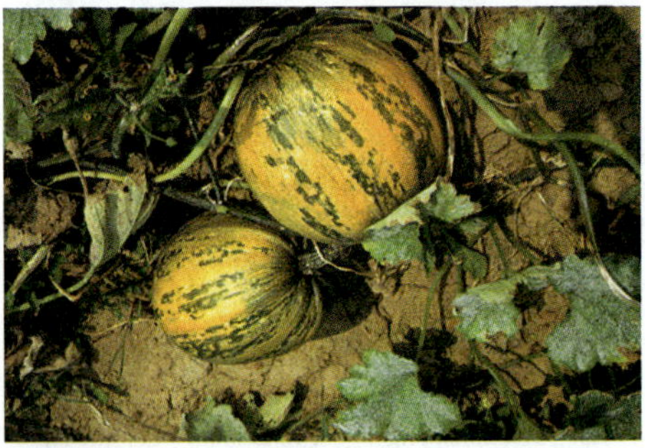

**Cucurbita pepo:** Gewöhnlicher Kürbis. [448]

Öl. ***Anw.*** bei Miktionsbeschwerden (Reizblase, benigne Prostatahyperplasie Stadium I–II), früher auch als Wurmmittel. E pumpkin.

**Cüppers-Euthy|skop** (C. C., Augenarzt, Gießen): ein in der Pleoptik zur fovealen Fixation verwendeter starker elektr. Augenspiegel, der eine ringförm. Belichtung der Netzhaut (bei Aussparung der Fovea) ermöglicht.

**Cuff** *(engl.):* aufblasbare Plastik- oder Gummimanschette an einem ▸Tubus (Tubusende) zum luftdichten Abschluss der Trachea. Der C. verhindert beim intubierten Patienten eine Aspiration von Mund- oder Mageninhalt. Zur ▸Langzeitintubation werden

Niederdruck-Cuffs mit einem Druck von maximal 30 mmHg verwendet; eine ischämische Schädigung der Trachealschleimhaut wird damit weitgehend verhindert.

**Cuirạss-Respirator:** Beatmungsgerät mit umschließender Metallkapsel (»Kürass«), in der ein dem Rumpf fest anliegender Gummisack über einen Pumpmechanismus gefüllt u. entleert wird. Ermöglicht ausreichende Beatmung nur bei teilweiser Atemlähmung u. nur für kurze Zeit. Selten in modifizierter Form als sog. externe ▸high-frequency jet ventilation bei bestimmten chronischen Lungenerkrankungen eingesetzt. E cuirass respirator, c. ventilator.

**cul de sac** *(franz. = Blindsack):* ▸Excavatio rectouterina. S.a. ▸Kuldoskopie. E cul-de-sac, blind pouch.

**Cụ|lex:** Gattung der Familie ▸Culicidae. Die am häufigsten in Mitteleuropa vorkommende Art ist Culex pipiens (gemeine Stechmücke). Einige Arten sind Überträger (Vektoren) verschiedener Krankheitserreger, z.B. die tropische Hausmücke **C. fạtigans** (für Wuchereria bancrofti), der nordamerikan. **C. tarsạlis** (Enzephalitis-Viren), der ostasiat. **C. tritaenio|rhynchus** GILES (japanische B- u. Murray-Valley-Enzephalitis).

**Cu|li|cị|dae:** Familie der Nematocera (Mücken, Unterordnung der Diptera). Weibchen saugen als Ektoparasiten Blut, Larvalentwicklung im Wasser. Spielen eine große Rolle als Überträger der Erreger von Malaria und Gelbfieber. Wichtige Gattungen sind: ▸Aedes, ▸Anopheles, ▸Culex, ▸Mansonia.

**Cụllen** (THOMAS S. C., 1868–1953, Frauenarzt, Baltimore). – **C.-Fistel:** *Pathologie* ▸Urachusfistel. – **C.(-Hellendall)-Zeichen** (HUGO H., geb. 1872, Gynäkologe, Düsseldorf): bläuliche Verfärbung der Nabelgegend als Spätsymptom bei Blutung in die Bauchhöhle (z.B. bei rupturierter Extrauteringravidität), seltener bei akuter Pankreasnekrose. E Cullen's sign.

**Cụl|men:** die höchste Erhebung des Kleinhirnwurmes (▸Vermis cerebelli). E culmen.

**Cumarịn,** Kumarin: innerer Ester der Cumarinsäure (o-Hydroxyzimtsäure; s. Formel). Ein in vielen Pflanzen als Glykosid vorhandenes α-▸Pyronderivat, welches nach enzymatischer Glykosidspaltung nach dem Mähen des Grases als pflanzlicher Duftstoff freigesetzt wird. ***Anw.:*** in der Diagnostik u.a. als Fluoreszenzindikator; pharmakol. als Baustein synthetischer Antikoagulanzien (▸Cumarin-Derivate), Antibiotika u. Rodentizide (»Rattengift«). Therap. eingesetzt als Antiphlogistikum u. Ödemprotektivum. E coumarin.

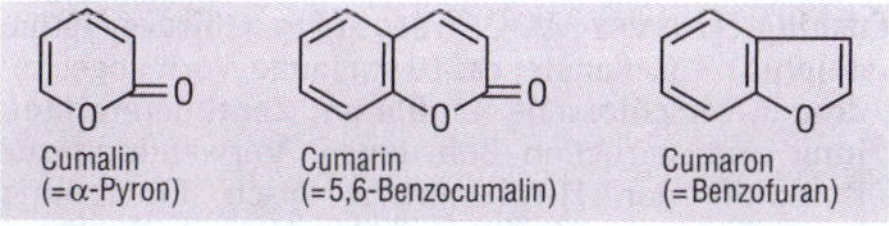


**Cumarin.**

**Cumarịn-Derivate:** ▸Antikoagulanzien vom Cumarin-Typ; vom ▸Cumarin abgeleitete Hemmstoffe der Blutgerinnung (als natürliches C. das in faulendem Süßklee als Wirkstoff erkannte Bishydroxycumarin = Dicumarol). Die gerinnungshemmende ***Wirkung*** basiert auf Strukturähnlichkeit mit dem ▸Vitamin K (kompetitive Hemmung). Sind in vitro unwirksam; Wirkungseintritt mit Latenz (ca. 6 Std.; Vollwirkung nach 36–48 Std.). ***Wirkst.:*** typische »C(o)umarine« dieser Art sind Phenoprocoumon, ▸Warfarin (s.a. ▸Warfarin-Embryopathie). Anw. erfolgt unter ständiger Kontrolle der Blutgerinnung (▸INR).

**Cụ|mu|lus oọ|phorus, C. ọviger,** Discus proligerus: der die Eizelle enthaltende »Eihügel« des Follikelepithels, der als Vorwölbung in den Bläschenfollikel ragt. E proligerous disk.

**cu|nei|fọr|mis** *(latein.):* keilförmig; z.B. Os cuneiforme (Keilbein des Fußes). E cuneiform.

**Cụne|us** *(latein. = Keil):* der z.T. zur Sehrinde gehörende keilförm. Hirnrindenbezirk an der medialen Fläche des Hinterhauptlappens (zwischen Sulcus parietooccipitalis u. S. calcarinus). E cuneus.

**Cunicụlus: C. externus, internus u. medius,** die von Perilymphe erfüllten tunnelartigen Hohlräume innerhalb des ▸CORTI-Organs . Der äußere C. seitlich der äußeren Hörzellen. Der innere C. zwischen inneren u. äußeren Pfeilerzellen. Der mittlere C. (= NUEL-Raum) zwischen Fortsätzen äußerer Pfeilerzellen u. innerster Lage der äußeren Haarzellen.

**Cun|ni|lịn|gus,** Lambitus: orale Stimulation der weibl. Scham. E cunnilingus.

**Cụnningham-Operation:** *Chirurgie* Resektion eines Rektumprolapses durch zirkuläre Durchtrennung des »Außenrohres« u. mit Anastomosierung des Stumpfes mit dem – in 2 Halbzirkelschnitten durchtrennten – »Innenrohr«.

**Cụn|nus,** Vulva: *Anatomie* die weibl. Scham, ▸Pudendum femininum. E vulva.

**Cụp-Plastik** *(engl. = Tasse):* ▸Muldenplastik.

**Cụ|prum,** Abk. Cu: ▸Kupfer. E copper. – **C. acẹticum:** Kupferacetat. – **C. sulfụricum:** Kupfersulfat.

**Cu|prụ|ria,** Kuprurie: vermehrte Kupferausscheidung im Harn bei ▸WILSON-Krankheit (1). E cupriuresis.

**Cụ|pu|la** *(latein. = Kuppel): Anatomie* kuppelförmiges Gebilde. E cupula. – **C. ampullạris:** die C. des häutigen Bogengangs (= »Ampullenkuppel«): der der Crista ampullaris des häutigen Bogengangs aufgestülpte, zuckerhutförm. Gallertkörper; s.a. ▸Kupulaorgan. E c. of ampullary crest. – **C. cọchleae:** die »Schneckenkuppel«; die von der 2. u. der halben 3. Windung gebildete stumpfe Spitze der Innenohrschnecke. E c. of cochlea. – **C. pleụ|rae:** die 3–4 cm über die 1. Rippe hinausragende »Pleurakuppel«. E c. of pleura.

**curạbilis** *(latein.):* heilbar, kurabel. E curable.

**Curạre,** Kurare: Sammelbez. für verschiedene Pfeilgifte südamerikanischer Indianer aus Strychnos-, Chondodendron- u. anderen Pflanzenarten, unterschieden (nach den indianischen Vorratsgefäßen) als Calebassen-, Topf- u. Tubocurare (s.a. ▸Tubocurarin). ***Wirkung:*** »stabilisierendes« = nicht depolarisierendes peripheres ▸Muskelrelaxans in kompetitivem Antagonismus gegenüber Acetylcholin; ***Anw.*** während der Narkose u. bei Dauerbeatmung. S.a. ▸Curarisierung. E curare.

**Curạre-Antagonisten:** Mittel, welche die Wirkung von Muskelrelaxanzien (Curare-Typ u. Suxamethonium) durchbrechen (i.S. der ▸Decurarisierung wirken). ***Wirkst.:*** z.B. Neostigmin, Pyridostigmin (beide als Hemmstoffe der ▸Acetylcholinesterase). E curare antagonists.

**Curarimimẹtica, -tika:** curare-ähnlich wirkende ▸Muskelrelaxanzien (z.B. Pancuronium). E curarimimetic agents.

**Curarisiẹrung:** *Anästhesiologie* ältere Bez. für die Anw. von Curare u. von Curare-artig wirkenden ▸Muskelrelaxanzien. E curarization.

**Curạtio** *(latein.):* ▸Heilung. E healing.

**Cụr|cu|ma:** Gattung tropischer Staudenpflanzen [Zingiberaceae]. Der Wurzelstock enthält ätherische

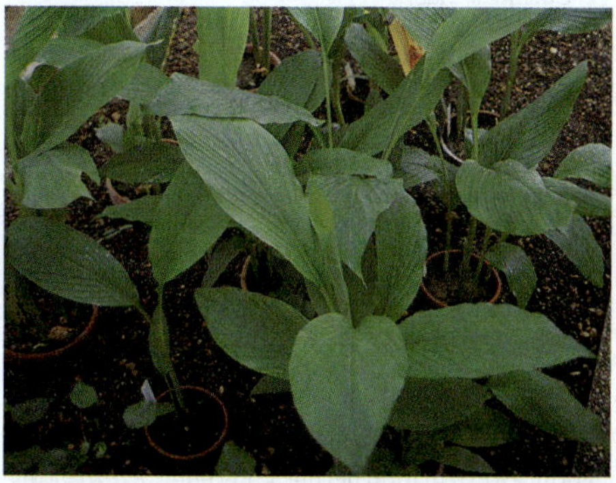

**Curcuma:** Gelbwurz. [399]

Öle (mit Turmeron, Zingiberen) u. Farbstoffe (z.B. **Curcumin**), die choleretisch u. cholekinetisch wirken. E turmeric.

**Curcumae xanthorrhizae rhizoma,** Javanischer Gelbwurz: Heilpflanze mit nachgewiesener Wirkung bei dyspeptischen Beschwerden; wirkt choleretisch, cholekinetisch, antiphlogistisch, antibakteriell und antiviral.

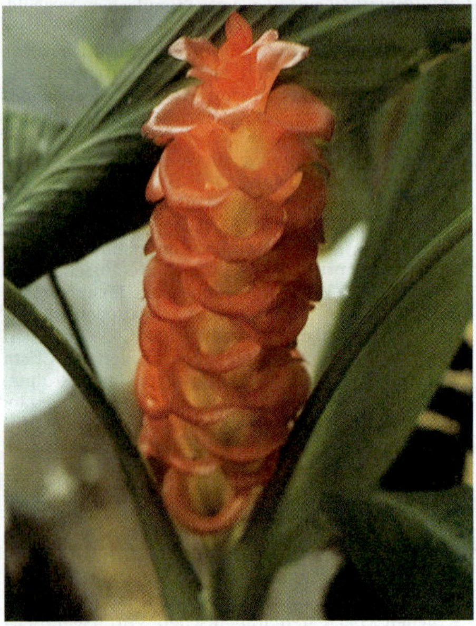

**Curcumae xanthorrhizae rhizoma.** [448]

**Curettage** *(franz.):* ▸Kürettage. E curettage.

**Cu|rie** (MARIE C., geb. Sklodowska, 1867–1934, polnische Physikerin, Paris): **1)** Abk. Ci: (1950) alte, noch gebräuchliche Einheit der Radioaktivität. 1 Ci entspricht 3,7 × 1010 Zerfallsakten pro Sek. Neuerdings ersetzt durch die SI-Einheit ▸Becquerel (1 Ci = 3,7 × 1010 Bq [= 37 GBq]). E curie. **2)** entdeckte 1898 mit ihrem Ehemann PIERRE C. (1859–1906) die radioaktiven Elemente Polonium u. Radium. Hierfür erhielten beide zus. mit H. A. ▸BECQUEREL 1903 den Nobelpreis f. Physik und 1911 für Arbeiten über ▸Radium den Nobelpreis f. Chemie.

**Cu|rie-Therapie:** Strahlentherapie mit Radium, i.w.S. auch mit anderen radioaktiven Nucliden. Als Tele-Curie-Th. die Telegammatherapie. E radium therapy.

**Cur|ling-Ulkus** (THOMAS B. C., 1811–1888, Chirurg, London): ein wenige Tage nach ausgedehnter Hautverbrennung auftretendes Magen-Darm-Geschwür. E Curling's ulcer.

**Curschmann** (1) HANS C., 1875–1950, Internist, Rostock; 2) HEINRICH C.,1846–1910, Internist, Leipzig). – **C.-Kanüle** (HEINRICH C.): Trokar mit kleinen seitl. Öffnungen zur Punktion von Hautödemen. E C.'s trocar. – **C.-Spiralen** (HEINRICH C.): (1882) bei Asthma bronchiale, gelegentlich auch bei chronischer Bronchiolitis u. spastischer Bronchitis im Auswurf vorkommende Schleimspiralen (s. Abb.) mit stärkerer Drillung der helleren (lufthalt.) axialen Anteile. E C.'s spirals. – **C.(-Batten)-Steinert-Syndrom** (HANS C.; FREDERIC E. B., 1865–1918, Pädiater, London; HANS ST., Arzt, Leipzig), (progressive) dystroph. Myotonie: *Neurologie* autosomal-dominant erbliche Krankheit der Muskeln u. anderer Organe. Beginn der Erkrankung je nach Schweregrad in jedem Lebensalter möglich, besonders schwere kongenitale Form. ▸Antizipation bei der Vererbung. ***Klinik:*** Muskelsymptome: ▸Myotonie und Paresen, v.a. der Ge-

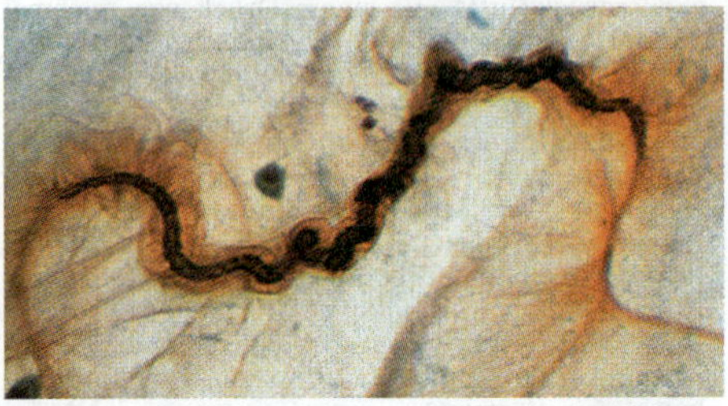

**Curschmann-Spiralen:** mikroskopischer Nachweis im Sputum. [158]

sichts- u. Kaumuskeln, der vorderen Halsmuskulatur und der Extremitäten.Weitere Symptome: Katarakt, myokardiale Reizleitungsstörungen, endokrine Dysfunktion, Hypersomnie. Es existiert ein genetisch u. klinisch unterschiedlicher Typ 2 der Erkrankung (s.u. ▸PROMM). E Curschmann(-Batten)-Steinert syndrome, Batten's disease, myotonic dystrophy.

**Curtius-Syndrom** (FRIEDRICH C., 1896–1975, Internist, Lübeck): **1)** angeborener partieller Riesenwuchs (v.a. des Oberkiefers u. der Gliedmaßen; meist einseitig) mit Anomalien der Haut (Nävi, Atrophie, Nageldystrophie) u. Zähne (Schmelzdysplasie, Hypodontie), mit Amblyopie, psychischen u. endokrinen Störungen (Hypogenitalismus, Mammahypoplasie u.a.). E hemihypertrophy. **2)** vegetativ-endokrines Syndrom der Frau: dienzephal-hypophysäre Regulationsstörung mit Vasolabilität (z.B. Akrozyanose, Akroparästhesie, Cutis marmorata, Hyperhidrose, Schwindel- u. Ohnmachtsneigung), Ovarialinsuffizienz (Hypogenitalismus, Menses-Unregelmäßigkeiten bis Amenorrhö, Fluor) u. habitueller Obstipation.

**Curvatura,** Kurvatur: *Anatomie* die Krümmung, Wölbung; i.e.S. die Magenkurvatur, u. zwar **1)** als **C. gast|ri|ca major** s. **ven|triculi major** die größere, linksseitige u. auch nach unten gerichtete konvexe Magenwölbung, an der das große Netz = Omentum majus (s.a. ▸Ligamentum gastrocolicum) ansetzt (u. die ein bevorzugter Sitz der Magenkarzinome ist); **2)** als **C. gast|ri|ca minor** s. **ventriculi minor** die kleinere, rechtsseitige, unter Bildung der Incisura angularis abgeknickte konkave Magenwölbung, an der das Omentum minus ansetzt (u. die bevorzugt der Sitz von peptischen Magengeschwüren ist). E curvature of stomach.

**Cushing** (HARVEY W. C., 1869–1939, Chirurg, Philadelphia). – **C.-Kanüle:** ca. 10 cm lange, vorn abgerundete u. verschlossene Kanüle mit Zentimetereinteilung und seitlichen Bohrungen. Verwendung zur Punktion der Hirnkammern. Nach Entfernung kann durch den Stichkanal der Ventrikelkatheter für eine Ableitungsoperation gelegt werden. – **C.-Klipps:** U- u. V-förmige Silber- oder Tantalklammern zum Abklemmen schwer zugänglicher oder leicht zerreißlicher Blutgefäße. E Cushing's silver clips. – **C.-Operation: 1)** subtemporale Dekompression bei erhöhtem Hirndruck mittels osteoklastischer Entlastungstrepanation: Bildung einer Knochen-Dura-Bresche = »C.-Ventil« über der stummen Region des re. Schläfenlappens. E C.'s procedure, subtemporal flap. **2)** Neurotomie des Trigeminus bei Trigeminusneuralgie; allgemein fraktioniert, d.h. nur am 2. u. 3. Ast. E fractioned trigeminal neurotomy. – **C.-Reflex:** die Symptomtrias Bradykardie, CHEYNE-STOKES-Atmung u. Hypertonie als Zeichen erhöhten Hirndrucks. E C. phenomenon. – **C.-Schwelle:** Dosis eines Glucocorticoids, die, über längere Zeit angewendet, ein Cushing-Syndrom auslöst (s. Tab.). Starke interindividuelle Unterschiede. – **C.-Syndrom: 1)** (CROOKE-)APERT-GALLAIS-Syndrom: *Endokrinologie* Krankheitsbild durch ein Überangebot von ▸Glucocorticoiden als primärer oder sekundärer Hyperadrenokortizismus. ***Ätiol.:*** Zur Überproduktion der Nebennie-

| Pharmakon | relative Glucocorticoidwirkung | relative Mineralocorticoidwirkung | CUSHING-Schwellendosis mg · $d^{-1}$ |
|---|---|---|---|
| Betamethason | 30 | 0 | 1 |
| Cloprednol | 8 | 0 | 30 |
| Cortison | 0,8 | 0,8 | 40 |
| Dexamethason | 30 | 0 | 1,5 |
| Fluocortolon | 5 | 0 | 7,5 |
| Hydrocortison | 1 | 1 | 30 |
| Methylprednisolon | 5 | 0 | 6 |
| Paramethason | 10 | 0 | 3 |
| Prednisolon | 4 | 0,6 | 7,5 |
| Prednison | 4 | 0,6 | 7,5 |
| Triamcinolon | 5 | 0 | 6 |

**Cushing-Schwelle:** Vergleich der Wirkungsstärken von Glucocorticoiden und ihre Schwellendosis.

renrindenhormonen kommt es infolge einer Hypothalamusfunktionsstörung, von basophilen Adenomen des Hypophysenvorderlappens (Adrenotropinausschüttung) oder durch Nebennierenrindentumoren oder Nebennierenrindenhyperplasie (s.a. Schema). Zu unterscheiden sind demzufolge das **zentrale C.-Syndrom** bei vermehrter ACTH-Sekretion durch ACTH bildende Hypophysenelemente (Morbus CUSHING), das **adrenal bedingte C.-Syndrom** durch vermehrte Glucocorticoid-, gelegentlich auch Mineralocorticoid-Freisetzung aus Nebennierenrindenadenom bzw. -karzinom (die Corticoide führen dabei zu einer Suppression der ACTH-Sekretion) und das im Alter etwas häufiger vorkommende **paraneoplastische C.-Syndrom** durch ektope ACTH-Freisetzung aus malignen Tumoren (z.B. aus einem kleinzelligen Bronchialkarzinom, Pankreaskarzinom), das seltene

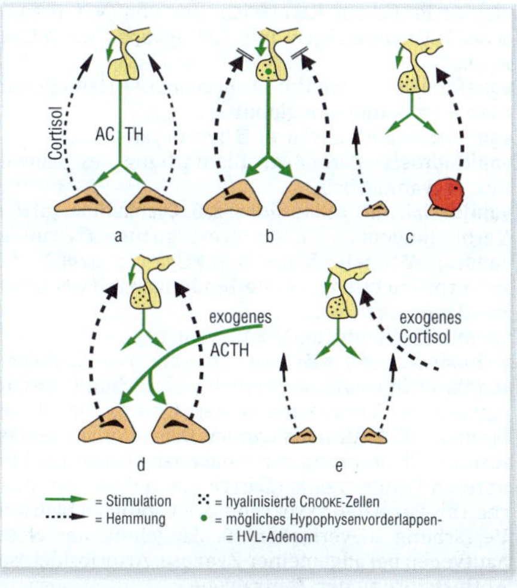


**Cushing-Syndrom:** pathogenetische Formen. **a)** normaler Regelkreis Hypothalamus-Hypophysenvorderlappen-Nebennierenrinde (NNR). **b)** C.-Sy. mit beidseitiger NNR-Hyperplasie; Ursache fast ausschließlich solitäres monoclonales ACTH produzierendes HVL-Adenom (Morbus CUSHING). **c)** primärer NNR-Tumor. **d)** therapeutisch zugeführtes oder ektopisch-paraneoplastisch gebildetes ACTH. **e)** therapeutisch zugeführtes Cortisol oder ein anderes Glucocorticoid. [177]

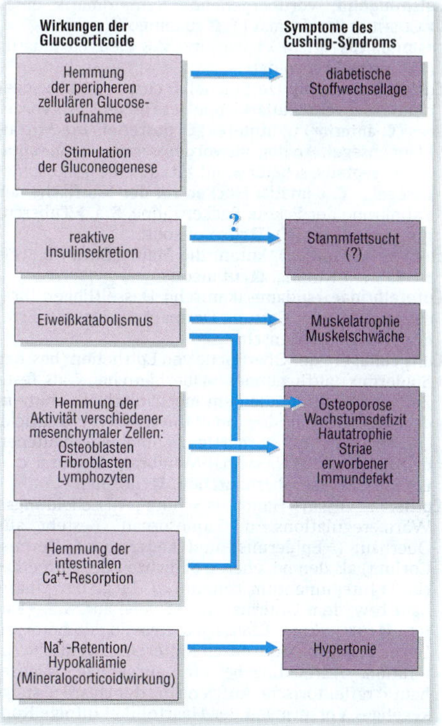


**Cushing-Syndrom:** Glucocorticoidwirkungen u. ihre Beziehungen zu den Symptomen. [294]

**episodische hypothalamisch-hypophysäre C.-Syndrom.** Häufigste Ursache ist jedoch die chronische Glucocorticoid-Pharmakotherapie, z.B. bei Asthma bronchiale oder bei chronischer Polyarthritis. Die nur vorübergehende Symptomatik des CUSHING-Syndroms, z.B. nach schwerem Schädeltrauma, wird als transitorisches oder Pseudo-C.-Syndrom (Cushingoid) bezeichnet. ***Klinik:*** Stammfettsucht (»Vollmondgesicht«), Nackenverdickung (»Stier- oder Büffelnacken«) bei schlanken Extremitäten; Steroidakne; Striae cutis distensae, v.a. am Gesäß u. Bauch, Cutis marmorata, Ekchymosen, petechiale Blutungen, rote bis zyanotische Gesichtsfarbe (Plethora); Osteoporose (Spontanfrakturen, Fischwirbel, Kyphose); Müdigkeit, allgemeine Leistungsschwäche; Atrophie des Genitales, Amenorrhö oder Impotenz, Libidoverlust, bei Männern Feminisierung; bei Kindern Hypogenitalismus u. Wachstumsstörungen; insulinresistente Hyperglykämie mit Ausbildung eines sog. Steroiddiabetes; endokrines Psychosyndrom; arterielle Hypertonie. Eine Verlaufsform, die nur bei Frauen (mit Diabetes u. Bartwuchs einhergehend) vorkommt, wird auch als ACHARD-THIERS-Syndrom bezeichnet. ***Diagn.:*** freie Cortisolausscheidung im Harn erhöht, Cortisolserumspiegel erhöht, 11-Oxysteroide erhöht, meist keine Tagesrhythmik u. fehlende Supprimierbarkeit durch Dexamethason; Eosinopenie, erhöhte Cholesterin- u. Glucosespiegel. ***Ther.:*** möglichst Ursachenbeseitigung (Tumorentfernung, Adrenalektomie, Strahlenbehandlung). Prognose je nach Ursache. S.a. Schema. **E** C.'s syndrome. **2)** *Neurologie* unübliche Bezeichnung für ▸Kleinhirnbrückenwinkel-Symptomatik. **E** cerebellopontine angle tumor syndrome. – **C.-Tumor:** ein vom kleinen Keilbeinflügel ausgehendes Meningiom (Endotheliom). **E** C.'s tumor. – **C.-Ulkus:** Stressulkus bei Erkrankungen des Zentralnervensystems wie Hirntumoren oder Poliomyelitis, nach Schädeltraumen u. hirnchirurgischen Eingriffen. **E** C.'s ulcer.

**Cu|shin|go|id:** vorübergehende Symptomatik eines ▸CUSHING-Syndroms (1). E cushingoid.

**cus|pi|da|tus** *(latein.):* zugespitzt, z.B. Dens cuspidatus (Eckzahn). E cuspidate.

**Cus|pis** *(latein.):* Spitze, Stachel. E cusp. – **Cuspis:** Segel einer Atrioventrikularklappe des Herzens. Als vorderes (**C. anterior**) u. hinteres (**C. posterior**) die Mitralklappensegel. Analog: als vorderes, hinteres u. septales (**C. septalis**, scheidewandseitiges) die Trikuspidalissegel. – **C. dentalis:** Höcker auf der Kaufläche der Zahnkrone der Eck- u. Backenzähne. S.a. ▸Tuberculum CARABELLI (2). E cusp of tooth.

**cu|ta|ne|us** *(latein.)*, kutan: die Haut (Cutis) betreffend. S.a. ▸Kutan... E cutaneous.

**Cutere|bridae:** südamerikanische Dasselfliegen [Brachycera], mit der Gattung Dermatobia; Myiasis-Erreger bei Tier u. Mensch.

**Cu|ti|cu|la:** ein der Oberfläche von Epithelien (bes. der Epidermis) aufliegendes »Oberhäutchen« als feste Zellausscheidung, die dem mechanischen Schutz u. der Abschirmung des inn. Milieus dient. E cuticle. – **C. den|ta|lis:** das hornartige Schmelzoberhäutchen des Zahnes, die NASMYTH-Membran. E dental c. – **C. pi|li:** das Haaroberhäutchen. E c. of hair.

**Cu|tis:** das Organ »Haut« als Schutz-, Ausscheidungs-, Wärmeregulations- u. Sinnesorgan. Besteht aus Oberhaut (= Epidermis) und Lederhaut (= Dermis, Corium) als den bd. oberen Schichten der Körperdecke (▸Integumentum commune). Liegt der Unterhaut bzw. dem Unterhautfettgewebe auf. S.a. ▸Kutis... E cutis, skin. – **C. anserina,** Reactio pilomotorica, Dermatospasmus: die durch Kältereiz, psychische Alteration, Adrenalingabe etc. ausgelöste »Gänsehaut«: reflektorische Aufrichtung der Haare u. spitzkegeliges Vorspringen der Haarfollikel infolge Kontraktion der Mm. arrectores pilorum; gesteigert bei Erkrankung der hinteren Spinalnervenwurzeln (z.B. bei Tabes dorsalis, Querschnittsverletzung); als bes. Form die **C. a. perpetua** (Pernio follicularis acuminatus s. planus), mit dicht gestreuten stecknadelkopfgroßen, bläulichroten Follikelschwellungen, evtl. mit Blutungen u. follikulären Hyperkeratosen, als Folge einer Kälteschädigung. E gooseflesh. – **C. callosa:** Schwielenhaut, ▸Hornschwiele. E skin callus. – **C. (hyper)elastica:** »Kautschuk-« oder »Gummihaut« als angeborene Fehlbildung des Mesoderms (Mesodermaldysplasie). Die Haut ist in großen Falten abhebbar, kehrt aber sofort in die Ausgangslage zurück. Ferner auffallende Zerreißbarkeit der Hautgefäße, mangelhaft entwickeltes Unterhautfettgewebe u. Überstreckbarkeit der Gelenke; z.B. bei ▸EHLERS-DANLOS-, ▸BONNEVIE-ULLRICH-, ▸ULLRICH-TURNER-, ▸GORDAN-OVERSTREET-Syndrom. – **C. laxa,** C. pensilis: *Dermatologie* die ▸Chalodermie; oft aber auch inkorrekte Bez. für C. hyperelastica. E c. laxa, chalazodermia. – **C. marmorata:** die »marmorierte« Haut; als **C. m. vascularis** s. **reticularis** = Livedo reticularis, eine lokalisierte oder generalisierte netzförmige Hautzyanose; meist als »**C. reticularis e frigore**« oder »**C. ret. e calore**«, d.h. infolge Kälte- oder Hitzeeinwirkung; als **C. m. pigmentosa** (= Pigmentatio reticularis e calore) die »Hitzemelanose«, eine netzartige bräunl. Pigmentation als Endstadium einer erythematösen Dermatitis; als **C. m. tele|angi|ectatica congenita** (VAN LOHUIZEN) eine angeborene nävoide Anomalie, bei der die papierdünne Haut von einem weitmaschigen Venennetz durchsetzt erscheint. E c. marmorata. – **C. pendula(ns):** umschriebene Hauthypertrophie ähnlich einer herabhängenden Geschwulst; meist multipel, v.a. bei der ▸Neurofibromatose V. RECKLINGHAUSEN. – **C. pen|si|lis:** ▸Cutis laxa. – **C. pli|cata:** ▸Cutis verticis gyrata. – **C. reticularis e calore:** s.u. ▸Cutis marmorata. Analog: **C. r. e frigore.** – **C. rhombo|idalis:** ▸Elastoidosis cutanea nodularis; als **C. rh. nu|chae** die entzündlich-degenerative Altersatrophie der Nackenhaut als Teilerscheinung der Alters-, Landmannshaut; mit graubräunlicher, von tiefen Furchen begrenzter Hautfelderung. – **C. senilis:** die ▸Altershaut. – **C. testacea:** die seborrhoische Haut mit starker Schuppenbildung bei Neugeborenen. – **C. vagantium:** die ▸Vagantenhaut. – **C. verticis gyrata (Unna-Jadassohn),** C. plicata, AUDRY-Syndrom: faltenartige Verdickung (s.a. ▸Pachydermie) der Kopfhaut mit hirnwindungsähnlichem Bild; v.a. bei ♂, häufig als Teilerscheinung multipler Fehlbildungen; ferner sekundäre Formen z.B. durch Fibrome, Nävi. E Bulldog scalp.

**Cut-off-Zeichen** *(engl.): Radiologie* unterbrochene Gasfüllung des Colon transversum am Ort einer Kompression oder eines Wandödems.

**Cutter-Syndrom** *(engl. to cut = schneiden): Pathologie* durch Hyperextension u. Überbelastung bedingte Arthrose des Daumengrundgelenks. V.a. bei Blech-, Steinschneidern, etc.

**Cuvier-Gang** (GEORGES C., 1769–1832, Naturforscher, Paris), C. Kanal, Ductus Cuvieri: *Embryologie* beidseitiger Venenstamm (Vena cardinalis communis) der rechts zur Vena cava superior wird, li. sich bis auf den Sinus coronarius zurückbildet. E Cuvier's duct.

**CVI:** Abk. für **c**hronische **v**enöse ▸**I**nsuffizienz.

**C-Viren: 1)** Abk. für ▸**C**oxsackie-Viren. **2)** der **C**-Typ des ROUS-Sarkom-Virus (ein Retrovirus).

**CVVH** *(engl.)* Abk. für **c**ontinous **v**enovenous **h**emofiltration: kontinuierliche venovenöse ▸Hämofiltration. Nierenersatzverfahren, das v.a. bei akutem Nierenversagen angewandt wird. Der Stoffaustausch erfolgt durch ▸Konvektion.

**CVVHDF** *(engl.)* Abk. für **c**ontinous **v**eno**v**enous **h**emo**d**ialysis and **f**iltration: kontinuierliche venovenöse Hämodiafiltration. Hybridverfahren zur Behandlung des akuten Nierenversagens. Der Stoffaustausch erfolgt durch Diffusion und Konvektion.

**CW-Doppler** *(engl.)* Abk. für **c**ontinuous-**w**ave Doppler: die normale Ultraschall-DOPPLER-Methode (s.u. ▸Ultraschalldiagnostik) mit kontinuierlichem Ultraschall.

**C-Welle:** der höchste Ausschlag der ▸Venenpulskurve (s.a. ▸Jugularispuls). E C-wave.

**CWHB** *(engl.)* Abk. für **c**itrated **w**hole **h**uman **b**lood: *Hämatologie* Vollblutkonserve mit Citrat- u. Glucose-haltigem Stabilisator.

**Cx-Reaktion:** Abk. für Reaktion der ▸**C**ytochromo**x**idase.

**Cy|an...:** Präfix zur Kennzeichnung von (v.a. organischen) Verbindungen mit CN-Gruppe. S.a. ▸Cyan(o)...

**Cyan(ferri)hämo|globin:** *Labormedizin* ▸Hämiglobincyanid. E cyanohemoglobin.

**Cyan|gas:** s.u. ▸Blausäure. E hydrocyanic acid.

**Cyan|hi|drosis:** *Pathologie* Blaufärbung des Schweißes. E cyanhidrosis.

**Cya|nid:** Salz der ▸Blausäure; z.B. **Cyankalium**; giftige Verbindungen; s.a. ▸Blausäurevergiftung. E cyanide.

**Cyano...:** Wortteil »blau«; s.a. ▸Cyan...; *chem* Präfix zur Kennzeichnung von Verbindungen mit CN-Gruppe. E blue, cyan(o)...

**Cya|no|co|bal|amin(um):** ▸Vitamin $B_{12}$.

**Cya|nosis** *(latein.):* ▸Zyanose. E cyanosis. – **C. circumscripta et lipomatosa:** bläuliche Verfärbung über lipomartigen Verdickungen der Unterschenkel bei Frauen. – **C. follicularis crurum:** *Dermatologie* punktförmige Blaufärbung der erhabenen Haarfollikel im unteren Unterschenkeldrittel; v.a. bei jungen Mädchen als Form der Akrozyanose. – **C. retinae:** blaurote Verfärbung u. vermehrte Schlängelung der Netzhautvenen bei allgemeiner Zyanose, Arteriosklerose, Abflussstörung der Zentralvene.

**Cyan|säure,** HO·CN: Flüssigkeit, die zusammen mit Isocyansäure (als Tautomer) vorkommt und leicht zu ▸Cyanursäure polymerisiert. Ist giftig, augenreizend, hautätzend. E cyanic acid.

**Cya|nur|säure,** 2,4,6-Trihydroxy-1,3,5-triazin: Trimerisationsprodukt der ▸Cyansäure. Grundchemikalie z.B. für Arzneimittel, Desinfektionsstoffe. E cyanuric acid.

**Cyạn|vergiftung:** ▸Blausäurevergiftung. E cyanide poisoning.
**Cyan|wạsserstoff(säure):** ▸Blausäure. E hydrocyanic acid.
**Cybrid:** s.u. ▸Zellhybridisierung. E cybrid.
**Cy|cla|mạte:** Salze der Cyclohexansulfaminsäure; s.a. ▸Natriumcyclamat (ein Süßstoff). E cyclamates.
**Cyclandelat:** ein Vasodilatator; ▸Nootropikum. E cyclandelate.
**Cy|clị|tis,** Zyklitis: *Ophthalmologie* akute oder chron. Entzündung des Ziliarkörpers (Corpus ciliare), meist mit Beteiligung der Iris = Regenbogenhaut (als Iridozyklitis) u. der Chorioideae (= Uveitis); mit Exsudation in den Glaskörper u. – zellig – in die Vorderkammer, in der sich das Exsudat in Form von Präzipitaten an der Hornhauthinterfläche niederschlägt (auch Bildung hinterer ▸Synechien; mit »Kleeblattpupille«). Als endogenes Geschehen bei Tbk, BOECK-Krankh., seltener bei Rheumatismus u. Syphilis; exogen nach perforierender Verletzung u. Op. (Gefahr der sympathischen Ophthalmie). E cyclitis. – **C. sịm|plex:** chronische Zyklitis ohne Irisbeteiligung, jedoch mit Präzipitaten; typisch z.B. am helleren Auge bei der angeborenen (s.u. ▸FUCHS-Heterochromie) u. der neurodystrophischen ▸Heterochromie.
**Cy|clo...:** Wortteil »Kreis«, »Ring«; s.a. ▸Zyklo...
**Cyclo-AMP:** Abk. für zyklisches ▸**A**denosin**m**ono**p**hosphat; s.a. ▸Adenylatcyclase. E cyclic AMP.
**Cyclo|chlor|otịn:** ein karzinogenes Toxin aus ▸Penicillium.
**Cyclo-GMP:** Abk. für zyklisches ▸**G**uanosin**m**ono**p**hosphat. E cyclic GMP.
**Cyclohexyl-Chlorethyl-Nitrosourea,** Abk. CCNU: ▸Lomustin.
**Cyclo|oxygenase,** Abk. COX: Enzym, das als Schlüsselenzym die Umsetzung der Arachidonsäure zu Peroxiden (Vorstufen von ▸Prostaglandin u. Thromboxan) katalysiert. Die Hemmung der COX ist der wesentliche biochemische Wirkungsmechanismus der nichtsteroidalen ▸Antiphlogistica. Unterschieden werden COX 1 u. 2 mit verschiedenen biochemischen u. pharmakologischen Eigenschaften, was sich selektiv angreifende ▸COX-2-Inhibitoren zu Nutze machen. Die Hemmung kann zu vermehrter Bildung von Leukotrienen u. dadurch z.B. zur Bronchospastik führen. E cyclooxygenase.
**Cyclooxygenase-Hemmer:** antientzündlich wirksame Inhibitoren der ▸Cyclooxygenase. ***Wirkung:*** Hemmung der Synthese von Entzündungsmediatoren wie ▸Prostaglandin u. Thromboxan. ***Wirkst.:*** v.a. als nichtsteroidale ▸Antiphlogistica; selektiv die ▸COX-2-Inhibitoren. ***NW:*** u.a. gastrointestinale Beschwerden u. Blutungen, Bronchospasmus, Nierenfunktionsstörungen. E cyclooxygenase inhibitors.
**Cyclo|pentano|per|hydro|phen|anthrẹn:** *Biochemie* das Steran (als Grundstruktur der ▸Steroide). E cyclopentanoperhydrophenanthrene.
**Cyclopentolat:** ▸Mydriatikum für diagnostische u. therapeutische Zwecke. E cyclopentolate.
**Cyclophosphamịd,** Abk. CP, Abk. CPM, Abk. CTX, Abk. EDX: zytostatisch wirksame alkylierende Substanz (Stickstoff-Lost-Phosphamidester; ▸Alkylanzien); im Körper erst wirksam nach Öffnung der zyklischen NH-Bindung. ***NW:*** u.a. Urotoxizität (hämorrhagische Zystitis, renale Toxizität), Alopezie, Nausea, Erbrechen, Knochenmarktoxizität. E cyclophosphamide.
**Cycloserịn(um),** Zykloserin: oral resorbierbares Antibiotikum (obsolet) aus Streptomyces orchidaceus (auch synthetisch). Wirksam gegen grampositive u. -negative Keime, insbes. gegen Mycobacterium tuberculosis (als kompetitiver Antagonist zum Zellwandbaustein D-Alanin); ***NW:*** Neurotoxizität. E cycloserine.
**Cyclosporịne,** Ciclosporine: Antibiotika aus Tolypocladium inflatum mit immunsuppressiver Wirkung; ***Anw.*** v.a. bei Organtransplantationen (s.a. ▸Ciclosporin A). E cyclosporines.

**Cyd:** Abk. für ▸Cytidin.
**CyFra 21-1, CYFRA 21-1,** Abk. für **Cy**tokeratin-**Fra**gment 21-1: ein Tumormarker; s.a. ▸Cytokeratinfilamente.
**Cy|lin|drọ|ma:** *Pathologie* ▸Zylindrom; s.a. ▸Turban-Tumor. E cylindroma.
**Cymarin:** Herzglykosid (s.u. ▸Strophanthin). E cymarin.
**Cym|ba cọn|chalis:** der kahnförm. Teil der Ohrmuschelhöhle zwischen Crus helicis u. Crus inferius anthelicis.
**Cyn|ạn|che:** *Laryngologie* ▸Kynanche. E cynanche, sore throat.
**Cynarae folium,** Artischockenblätter: Heilpflanzenbestandteil mit nachgewiesener Wirkung bei dyspeptischen Beschwerden, Appetitlosigkeit, Hypercholesterinämie, arteriosklerotischen Krankheitsbildern; vorbeugend gegen Gallensteinrezidive.

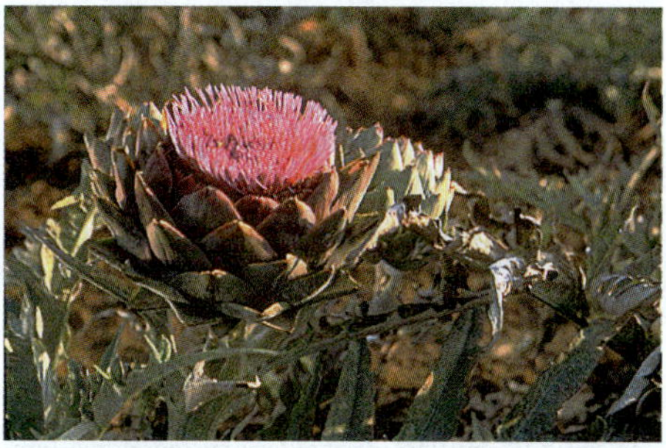

**Cynarae folium:** Echte Artischocke. [482]

**Cynarịn:** choleretisch u. diuretisch wirksamer Inhaltsstoff von Artischocken. ***Anw.*** bei Verdauungsbeschwerden u. funktionellen Beschwerden der Gallenwege. E cynarine.
**Cypro|heptadịn:** Antagonist des ▸Serotonins mit starker Antihistamin-Wirkung; ***Anw.*** als Antiallergikum u. zur Appetitsteigerung. E cyproheptadine.
**Cyproterọn|acetat:** Progesteron-Derivat (▸Antiandrogen), das neben der antiandrogenen auch eine gestagene Wirkung besitzt; ***Anw.*** bei ♂ als Hormonpräparat zur Tumorther. (metastasierendes Prostatakarzinom) sowie zur Triebdämpfung (Sexualdelikte) in geeigneten Fällen (nach psychiatr. Abklärung); bei ♀ in Kombination mit Östrogenen bei Hirsutismus, schweren Akneformen, Seborrhö u. zur hormonalen Kontrazeption; Anw. auch bei Knaben mit Pubertas praecox. E cyproterone acetate.
**Cyriax** (E. F. C., Orthopäde, London). – **C.-Methode:** hauptsächlich in der Orthopädie angewandtes Verfahren der Manualtherapie zur funktionellen Weichteildiagnostik u. -behandlung. Dabei sollen durch die spezielle Diagnostik die betroffenen Strukturen einwandfrei erkannt werden, so dass diese gezielt behandelt werden können. Störungen des Bewegungsapparates werden in sog. Strukturschäden eingeteilt: Störung der Gelenke (traumatische oder nicht traumatische Gelenkschäden); Störung der Kapsel (Kapselreizung, erkennbar durch das für das jeweilige Gelenk typische sog. Kapselmuster); Störung der Bänder (akute oder chronische Verletzungen); Störung der Schleimbeutel (traumatische, infektiöse oder tumorbedingte Entzündung); Störung der Bandscheiben (Protrusion oder Prolaps); Störung der Wirbelgelenke (Facettensyndrom); Störung der Sehnen und Muskeln chronisch (degenerativ, entzündlich) oder akut (Distorsion, Ruptur). Bei der Diagnostik lässt sich außerdem evtl. eine Reizprojektion in ein Dermatom nachweisen, also ein tief liegender Schmerz in einer Hautzone, die meist nicht über der gestörten Struktur liegt. Das Untersuchungsschema beinhaltet: Anamnese, allg. Inspektion u. Palpation, spezielle Funktionsprüfung für je-

des Gelenk (aktive u. passive Bewegung, isometrische Widerstände, evtl. Zusatztests), spezielle Inspektion u. Palpation in Ruhe u. Bewegung. Die Therapie besteht in der Mobilisation von Muskeln und Gelenken, z.B. durch tiefe ▸Querfriktion. – **C.-Syndrom:** *Chirurgie* akuter, atmungssynchron verstärkter Brustwandschmerz in der vorderen Axillarlinie nach – meist indirekter – Brustkorbverletzung (z.B. durch abnorme Streckbewegung, Husten). Mit Druckschmerz über den Enden der Rippen VIII–X, evtl. auch mit deren tastbarer (u. hörbarer) Dislokation. Der Schmerz ist Folge des Drucks der aus ihren Bandverbindungen gelösten Rippenknorpel auf die Pleura u. die Interkostalnerven. E Cyriax syndrome.

**Cyril-Ogle-Zeichen** (JOHN W. O., 1824–1905, engl. Pathologe): *Angiologie* **1)** Mydriasis des li. Auges (durch Sympathikusreiz) als Zeichen eines Aortenaneurysmas. E C.-O. sign. **2)** fehlender Puls u. Ektasie der Vena jugularis bei großem Herzbeutelerguss.

**Cys, Cys', Cys-S, Cys·S-S·Cys:** Abk. für ▸Cystin.

**Cys-SH:** ▸Cystein.

**Cyst...:** Wortteil »Zyste«, »Blase«; s.a. ▸Zyst...

**Cyst|adeno|carcinoma,** Zystadenokarzinom: ▸Adenokarzinom mit zystischer Ausweitung der atypischen Drüsenschläuche; häufigste Form des ▸Ovarialkarzinoms (»verkrebstes Kystom«); auch als papilläre Form mit serösem oder schleimigem Inhalt der Schläuche (**C. papilliferum serosum** bzw. **C. mucinosum**). E cystadenocarcinoma.

**Cyst|adeno|lymphoma papilliferum,** WHARTIN-Tumor, ALBRECHT-ARZT-Tumor: zu den ▸Hamartomen zählender häufiger Parotistumor; gutartig; oft doppelseitig u. multipel. E papillary cystadenoma lymphomatosum.

**Cyst|adenoma,** Kystadenom: gutartiges, von exkretorischen oder inkretor. Drüsen ausgehendes ▸Adenom mit fortschreitender Ausweitung der Drüsenlichtungen (durch Sekretstauung u. flächenhafte Proliferation) zu sog. Kugel- oder Spaltzysten; Vorkommen der meist multilokulären, nach Schwund der Scheidewände unilokulären (eine einzige Höhle enthaltenden) Kystome v.a. in Ovar, Mamma, Niere, Lunge, Schilddrüse u. Hoden. Histologisch u. dem Inhalt nach vielfältig unterschieden, z.B. als **C. glan|dulare** (mit weitgehend erhaltener Drüsenstruktur), **C. mammae** (▸Mastopathie), **C. ovarii** (das Ovarialkystom als Kystadenom i.e.S.; es enthält z.B. seröses oder pseudomuzinöses, d.h. gallertiges, fadenziehendes Sekret = **C. o. se|ro|sum** bzw. **C. o. pseudomuci|no|sum**; kann als endometrioides Zystadenom auch Endometrium als Strukturelement aufweisen), **C. papillare** (mit warzenartigen Epithelwucherungen), **C. papilli|ferum** (mit feinen fingerförmigen Epithelwucherungen), **C. phyllo|ides** (alte Bez. für den intrakanalikulären, blattartig gewucherten Typ des Fibroadenoma mammae; s.a. ▸Phylloidestumor), **C. proliferum** (mit Epithelwucherung unter Bildung tubulärer Gebilde), **C. pseudo|mucinosum** (v.a. als C. ovarii pseudomucinosum), **C. serosum** (mit rein serösem Inhalt). E cystadenoma.

**Cys|ta|thio|nin:** eine schwefelhaltige Aminosäure. Entsteht im Methionin-Cystein-Stoffwechsel durch Zusammentritt von ▸Serin u. Homocystein unter Cystathionin-β-synthase- = Serin-Sulfhydrase-Einwirkung. Abbau erfolgt durch C.-β-lyase (Bildung von L-Homocystein u. Serin, das später Pyruvat u. Ammoniak bildet) u. durch C.-γ-lyase (Bildung von Cystein u. Homoserin); Aktivität der erstgenannten Lyase gestört bei ▸Homocystinurie. E cystathionine.

**Cysta|thionin-β-lyase:** s.u. ▸Cystathionin. E cystathionine β-lyase.

**Cysta|thionin-β-synthase:** s.u. ▸Cystathionin. E cystathionine β-synthase.

**Cysta|thionin|urie:** autosomal-rezessiv erbliche ▸Enzymopathie mit Störung des Cystathioninabbaues infolge Cystathionin-β-synthase-Defektes (oder nur mangelhafte Bindung des Coenzyms Pyridoxalphosphat?). ***Klinik:*** geistige Retardierung, vermehrte Ausscheidung von Cystathionin im Harn. E cystathioninuria.

**Cyste|in,** Zystein, (R)-α-Amino-β-mercaptopropionsäure, Abk. Cys, Abk. C: schwefelhaltige essentielle Aminosäure, die im ▸Methionin-▸Homoserin-Stoffwechsel durch Cystathioninspaltung entsteht; wird zu Pyruvat abgebaut, zu ▸Taurin umgebaut. Stellt die Hälfte des Cystinmoleküls dar (das als Disulfid des C. im Extrazellularraum vorliegt u. durch Cystinreductase in zwei Moleküle L-Cystein umgesetzt wird). *chem* Wird analytisch stets mit Cystin u. Homocystein gemeinsam erfasst. *pharm* ***Anw.*** als Hepatikum, Kollagenase-Hemmer. E cysteine.

**Cys|ti|cer|co|sis:** ▸Zystizerkose. E cysticercosis.

**Cys|ti|cer|cus,** Zystizerkus: der »Blasenwurm« als Typ der Bandwurmfinne (bei Taenia, Taeniarhynchus, Hydatigera); eine flüssigkeitsgefüllte Blase mit Kopfteil (▸Scolex), der im Darm des Endwirtes ausgestülpt wird; entwickelt sich aus der ▸Sechshakenlarve (= Onkosphäre) im Zwischenwirt u. ist umgeben von einem wirtseigenen Finnenbalg. Für Mensch u. Tiere pathogen (▸Zystizerkose) sind z.B. **C. bovis** (= C. inermis; die 4–9 × 3–4 mm große Finne des Rinderbandwurms ▸Taenia saginata, die v.a. in Kaumuskeln, Zunge, Herz, Zwerchfell u. Speiseröhre des Rindes vorkommt, nach ca. 4 Mon. infektionsfähig ist u. deren Humanpathogenität unbestimmt ist), **C. cellulosae.** Die 6–20 × 5–10 mm große Finne des Schweinebandwurms ▸Taenia solium, kommt v.a. in Nacken-, Hals-, Interkostal- und Kaumuskeln, Zunge, Zwerchfell, aber auch in Leber, Milz, Lunge u. Lymphknoten des Schweines vor. Sie ist nach 3 Mon. infektionsfähig; relativ häufig humanpathogen, wobei sie einzeln oder mehrfach auftritt u. bevorzugt Organe, seltener das Bindegewebe befällt, evtl. unter Symptomlosigkeit; relativ häufig in Auge u. Großhirn vorkommend als **C. racemosus** s. **multi|locularis**. Letzterer ist ohne Finnenbalg u. entwickelt sich nach hämatogener Infektion in der basalen Leptomeninx oder seltener – nach lymphogener Verschleppung – in der Ventrikelwand u. an der Hirnkonvexität. Bildet traubenförmige Blasen oder wurzelartige Verzweigungen (∅ bis zu 20 cm!). ***Klinik:*** je nach Sitz u.a. Hydrozephalus, Stauungspapille, Drucklähmung, reaktive Psychosen. E cysticercus, bladder worm.

**cys|ticus** *(latein.):* blasenartig (zystisch) oder eine Blase. I.e.S. die Gallenblase betreffend (z.B. Ductus cysticus). S.a. ▸Zystikus... E cystic.

**Cys|tin,** Zystin, L-Cystin, Dicystein, Abk. Cys, Abk. Cys-S: eine schwefelhaltige Aminosäure als Oxidationsprodukt des ▸Cysteins. Liegt im Extrazellularraum als Disulfid (mit »-S-S-Brücke«) vor. Derartige »Disulfidbrücken« zwischen Cystinresten stabilisieren die Tertiärstruktur der Eiweißkörper. Hauptsächlich in Haaren u. Nägelsubstanz vorkommend. Der Blutspiegel beträgt normal 2,5–20,2 mg/l. – S.a. ▸Cystin... E L-cystine.

**Cystin|dia|these, familiäre:** ▸ABDERHALDEN-FANCONI-Syndrom. E cystine diathesis.

**Cysti|nose,** Cystinspeicherkrankheit: seltene autosomal-rezessiv erbliche, enzymopathische Speicherkrankheit. ***Ätiol.:*** Defekt im intralysosomalen Cystintransport und damit Blockierung des Cystinabbaus führt zu intrazellulärer Anreicherung des Cystins v.a. in Knochenmark, Leber, Nieren, Konjunktiven, Cornea u. Mastzellen. ***Klassifik. u. Klinik:*** **infantile (nephropathische) Form** (maligner Typ): gekoppelt mit abnormer Ferritin-Speicherung in den Lysosomen. Beginnt in der 2. Hälfte des ersten Lj. mit Polydipsie u. Polyurie, metabolischer Azidose, Dehydratation, hypophosphatämischer Rachitis u. führt im frühen Schulalter zu fortschreitender tubulärer, später glomerulärer Nierenschädigung (mit der Symptomatik des DEBRÉ-DE-TONI-FANCONI-Syndroms, also Aminoazidurie, Vitamin-D-resistente Rachitis u. Minderwuchs). **Juvenile Form** (intermediäre Form): ebenfalls nephropathisch, u. zwar mit glomerulärem Schaden u. mit Proteinurie (Niereninsuffizienz im 2.–3. Ljz.), jedoch ohne Aminoazidurie u. ohne Wachstumsstörung. Ferner Photophobie, später Entwicklung einer Retinopathia pigmentosa, chronische Kopfschmerzen. **Benigne Form** (Erwachsenenform): ohne Nierenfunktionsstörung u. ohne Pigmentanomalie der Retina. Normale Lebenserwartung. E cystinosis.

**Cystin|stein:** bei ▸Cystinurie vorkommendes wachsartig glänzendes, weiches Harnkonkrement vorwiegend aus Cystin. E cystine stone.

**Cystin|urie:** vermehrte Cystinausscheidung durch die Niere (mit Auftreten hexagonaler Cystinkristalle im Harnsediment, s. Abb.) bei normalem Cystin-Blutspiegel. Vorkommend außer bei allgemeiner ▸Hyperaminoazidurie u. beim – symptomatischen – DE-TONI-DEBRÉ-FANCONI-Syndrom v.a. als das »klassische« **Cystinurie-Syndrom**; eine autosomal-rezessiv erbliche Krankheit mit angeborener Störung des tubulären Transportsystems für die Aminosäuren (AS) Cystin u. Lysin sowie – weniger betroffen – für Arginin u. Ornithin; die schwere Löslichkeit von Cystin führt (v.a. bei Homozygoten) zu Ausfällung u. Steinbildung in den ableitenden Harnwegen. Unterschieden werden drei Typen: Bei **Typ I** scheiden Homozygote große Mengen der vier AS aus, während Heterozygote keine Aminoazidurie aufweisen. **Typ II** ist inkomplett rezessiv erblich, wobei Heterozygote nur eine Cystin-Lysinurie aufweisen. **Typ III** mit intestinaler Resorptionsstörung der vier AS bei Heterozygotie u. mit isolierter Hypercystinurie bei Homozygotie. E cystinuria.

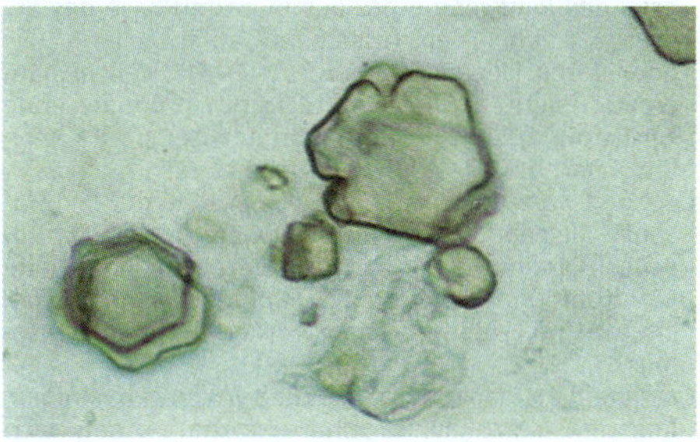

**Cystinurie:** Cristinkristalle im mikroskopischen Harnbefund. [243]

**Cys|tis** *(latein.):* ▸Zyste, ▸Blase; *anat* blasenförmiges Hohlorgan (▸Vesica). E cyst.

**cystische Fibrose,** Abk. CF: ▸Mukoviszidose.

**Cys|ti|tis:** *Urologie* Entzündung der Harnblase (▸Zystitis); z.B. **C. radio|logica** (die ▸Blasenfrüh- u. ▸Blasenspätreaktion), **C. tuberculosa** (▸Blasentuberkulose). S.a. ▸Cholezystitis (Gallenblasenentzündung). E cystitis.

**Cys|to...:** s.a. ▸Zysto...

**Cys|to|carcinoma papilli|ferum:** häufigster maligner Ovarialtumor (▸Ovarialkarzinom); mit papillären Proliferationen in zystisch erweiterten Hohlräumen (s.a. ▸Cystadenocarcinoma papilliferum); oft mit kugelförmigen Konkrementbildungen im Stroma (= **Cystocarcinoma psammosum** = Psammokarzinom). E papilliferous cystocarcinoma.

**Cystofix-Katheter:** suprapubischer Blasenkatheter, der ca. zwei Querfinger oberhalb der Symphyse durch eine kleine Inzision in die Blase eingebracht wird.

**Cys|to|ma,** Kystom, Zystom: *Pathologie* zystischer Tumor; i.e.S. das ▸Cystadenoma. E cystoma.

**Cys|to|my|ia|sis:** *Pathologie* ▸Myiasis der Harnblase als Folge der Ablage von Fliegeneiern in die Harnröhre u. des nachfolgenden Einwanderns der Maden in die Blase.

**Cysto|sarcoma phylloides, C. arborescens, C. polyposum intracanaliculare:** *Pathologie* ▸Phylloidestumor.

**Cys|to|to|mia alta:** *Urologie* »hoher Blasenschnitt«, ▸Sectio alta.

**...cyt,** ...zyt: Wortteil ▸»Zelle«. E ...cyt, ...cyto.

**Cytarabin,** Cytosinarabinosid, Arabinosid-Cytosin, Abk. ARA-C(A): zu den ▸Antimetaboliten gehörendes Zytostatikum (Pyrimidin-Antagonist); *NW:* u.a. Nausea, Erbrechen, Knochenmarktoxizität (Myelosuppression). E cytarabine.

**Cytidin,** Zytidin, Abk. Cyd: Ribosylcytosin; ein Ribonucleosid aus Cytosin u. D-Ribose. *pharm* ***Anw.*** als Ophthalmikum. E cytidine.

**Cytidin(-5'-)di|phosphat,** Abk. CDP(-5'): Vorstufe des Cytidintriphosphats. E cytidine 5'-diphosphate.

**Cytidin|di|phospho|cholin,** Abk. CDP-Cholin: aktiviertes (aktives) Cholin, gebildet aus ▸Cytidintriphosphat u. Phosphocholin bei der Biosynthese der Phosphatide. E cytidine diphosphate choline.

**Cytidin(-5'-)mono|phosphat,** Cytidylsäure, Abk. CMP(-5'): ein Mononucleotid (Cytosin-Ribose-phosphat) als Vorstufe des Cytidindiphosphats. E cytidine 5'-monophosphate.

**Cytidin(-5'-)tri|phosphat,** Abk. CTP(-5'): aktivierte Form des Cytosinnucleotids; wird unter Pyrophosphat-Abspaltung in Nucleinsäuren eingebaut; s.a. ▸UDPG. E cytidine 5'-triphosphate.

**Cytidyl|säure:** ▸Cytidin(-5')-monophosphat. E cytidylic acid.

**Cy|ti|sin:** Alkaloid in Lupinen, Goldregen (Cytisus laburnum). Wirkt ähnlich wie Nicotin (erst anregend, dann lähmend auf Brech-, Vasomotoren- u. Atemzentrum). E cytisine, laburnine.

**Cytisus scoparius,** Besenginsterkraut: Heilpflanze; in spezieller Aufbereitung nachgewiesene Wirkung bei funktionellen Herz-Kreislaufbeschwerden (antiarrhythmische und leicht negativ inotrope Wirkung).

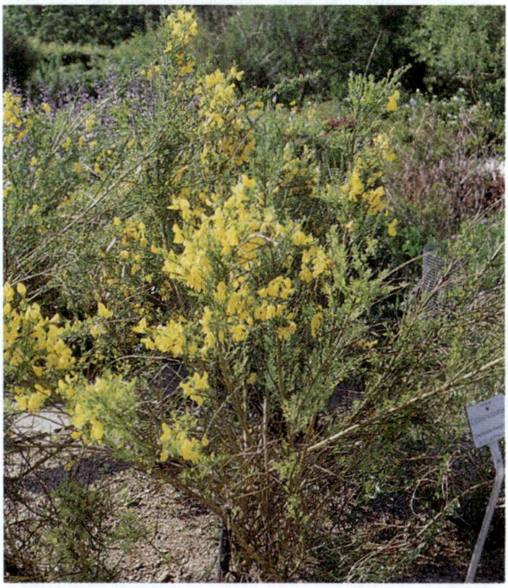

**Cytisus scoparius.** [399]

**Cy|to...:** s.a. ▸Zyto...

**Cyto|chrom,** Zytochrom: (MACMUNN; KEILIN 1925) in den Zellen aller $O_2$ verbrauchenden Organismen vorkommende Eisenporphyrin-Proteine (Hämoproteine, »Häminenzyme«) als partikelgebundene Redoxkatalysatoren der biologischen Oxidation (»Coenzyme Elektronen-übertragender Enzyme«). Deren Gehalt ist meist proportional dem Ausmaß der Zellatmung; sie bewirken durch umkehrbaren II/III-Valenzwechsel des zentralen Fe-Atoms ihres Porphyrinkomplexes (s.a. ▸Häm-Formel) Elektronenübertragung (sind hierfür funktionell eingegliedert in die

– bei Säugetierzellen mitochondriale – Atmungskette). ***Formen:*** Nomenklatorisch werden gemäß EC 1972/78 vier Klassen unterschieden anhand der 6 verschiedenen prosthetischen Gruppen a bzw. A (prosthetische Hämgruppe mit Formylseitenkette; identisch mit ▶Cytochrom(-c-)oxidase), b bzw. B (Protohäm oder Derivat), c bzw. C (häufigstes u. am besten untersuchtes C.) als zentrales Element der Atmungskette aller Eukaryonten. C. kommt reichlich vor v. a. in Herz- u. in Flugmuskeln der Tiere; ist stabil gegen Cyanid (HCN) u. Kohlenmonoxid (CO). ***Ther. Anw.*** bei Barbiturat- u. Kohlenmonoxidvergiftung, bei Herz-Kreislauf-Schwäche, Angina pectoris. S. a. ▶Cytochrom... E cytochrome.

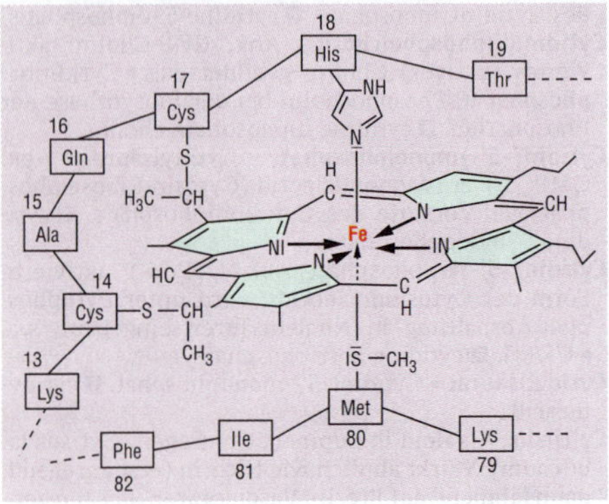


**Cytochrom:** Struktur des aktiven Zentrums des Cytochrom c (schematisch). [257]

**Cytochrom P 450,** Zytochrom P 450, Abk. CYP: Familie mischfunktioneller Monooxygenasen, die im Komplex mit CO eine Absorptionsbande bei 450 nm aufweisen. Beim Menschen sind ca. 20 ▶Isoenzyme bekannt, die sich z. T. erheblich voneinander unterscheiden. ***Lokalis.:*** im Bereich des endoplasmatischen Retikulums, besonders von Leber u. Nebennierenrinde. ***Hauptfunktion:*** Einbau von Sauerstoff (Oxidation) in lipophile Substrate wie Kohlenwasserstoffe, polyzyklische u. aromatische Verbindungen; beteiligt an der Steroidbiosynthese. *pharm* Von großer Bedeutung im Rahmen der Phase-I-Reaktion des Arzneimittelmetabolismus – hier sind v. a. die Genfamilien CYP 1, 2 u. 3 verantwortlich. ▶Enzyminduktion (abhängig vom jeweiligen Isoenzym) z. B. durch Barbiturate u. andere Antiepileptika, Ethanol, Johanniskraut, Rifampicin; ▶Enzymhemmung z. B. durch Azol-Antimykotika, Chinolone, selektive Serotonin-Wiederaufnahmehemmer, HIV-Proteasenhemmer, Tranylcypromin, Cimetidin u. Grapefruitsaft. E cytochrome P 450.

**Cytochrom(-c-)oxidase,** Cytochrom $a_3$, Indophenol(oxid)ase, WARBURG-Atmungsferment: kupferhaltiges Cytochrom des Typs a als oligomeres Komplexenzym mit mindestens 6 Untereinheiten mit jeweils 1 Häm u. 1 Cu-Atom). Reaktion: $O_2$ + 4 Ferro-C. c = 4 Ferri-C. c + 2 $H_2O$. Letztes Glied der ▶Atmungskette (dort Schema); Reaktionspartner des Sauerstoffs (= prosthet. Gruppe) ist das Cytohämin (= Hämin a). Ist durch CO u. Cyanid hemmbar. E cytochrome c oxidase.

**Cytochrom-c-Per|oxidase,** Ferrocytochrom c: eine Protohämatin enthaltende Peroxidase, z. B. in Hefe. Oxidiert in $H_2O_2$-Gegenwart die Ferroform von Cytochrom c. E cytochrome c peroxidase.

**Cyto|hämin:** die prosthetische Gruppe der Cytochromoxidase.

**Cyto|keratin|filamente:** *Zytologie* eine Gruppe der intermediären Filamente (10-nm-Filamente) als Bestandteile des Zellskeletts. Inserieren in epithelialen Zellen oft an den ▶Desmosomen u. sind dadurch an der Verbindung der Zellen beteiligt; finden sich außerdem in Z-Scheiben der quer gestreiften Muskelzellen.

**Cyto|lemma:** ▶Plasmalemm.

**Cytosin:** 2-Hydroxy-4-aminopyrimidin; ist als Pyrimidin-Base Baustein der Nucleinsäuren (s. a. ▶Cytidin). E cytosine.

**Cytosin|arabinosid:** ▶Cytarabin. E cytosine arabinoside.

**cytoskeleton** *(engl.):* ▶Zytoskelett.

**Cytosylsäure:** ▶Cytidin(-5'-)monophosphat. E cytosylic acid.

**Czapody-Plastik:** Bildung einer prothesenfähigen Augenhöhle durch Kanthotomie, Entfernen des geschrumpften Bindehautsackes u. Auskleidung mit einem mehrfach inzidierten Voll- oder Spalthautlappen-Transplantat.

**C-Zelle:** *Histologie* **1)** eine beim Menschen selten nachweisbare, blasse, Granula-freie Zelle des Inselorgans des Pankreas; einer bestimmten Phase des Sekretionszyklus der Inselzellen entsprechend (?), oder deren Degenerationsform (?). E C-cell of pancreatic islets. **2)** die das Calcitonin produzierende ▶parafollikuläre Zelle der Schilddrüse; s. a. ▶C-Zellen-Karzinom. E C-cell of thyroid gland.

**C-Zellen-Karzinom:** von den ▶C-Zellen der Schilddrüse ausgehendes medulläres Karzinom (▶Schilddrüsenkarzinom). Charakterisiert durch hohe Calcitonin-Spiegel (je nach Tumor-Stadium); ▶Calcitonin [hCT] daher Tumormarker dieses Neoplasmas.

**Czer|mak** (JOHANN N. Cz., 1828–1873, Physiologe, Leipzig). – **Cz.-Räume:** *Anatomie* die kleinen, aufgrund einer Entwicklungsstörung nicht mineralisierten »Interglobularräume« im Zahnbein als sog. Interglobulardentin. E Czermak's spaces. – **Cz.-Versuch,** Vagusdruckversuch: (1866) Ausüben von Druck auf den Sinus caroticus zur Unterscheidung von kardialer (bei Myokardschaden etc.) und extrakardialer Ursache einer Bradykardie anhand der eintretenden Beschleunigung bzw. weiteren Verlangsamung der Pulsfrequenz. S. a. ▶Karotissinus-Druckversuch. E carotid sinus reflex.

**Czer|ny-Atmung** (ADALBERT CZ., 1863–1941, Pädiater, zuletzt in Berlin): paradoxe ▶Atmung.

**Cz-Stamm:** *Virologie* Abk. für CARR-ZILBER-Stamm, ein Typ C des ▶ROUS-Sarkomvirus.

# D

**D:** Kurzzeichen bzw. Präfix für *chem* Deuterium, **d**extrogyr (▸rechtsdrehend), *biochem* Diphospho..., ▸Flavin-Adenin-Dinucleotid, Desoxy..., Dalton u. für Asparaginsäure, *physik* Dichte, Diffusionskoeffizient, *pharm* Dosis, Dezimalpotenz, Da, Detur, Divide, *anat* Ductus, Dorsal- = Brustteilsegment des Rückenmarks ($D_1$–$D_{12}$; z.T. auch für die mit $Th_1$–$Th_{12}$ bezeichneten Brustwirbel), *kard* **d**orsaler, d.h. rückenseit. Ableitungspunkt des ▸NEHB-Dreiecks, *serol* Antigen **D** des Rhesussystems, *ophth* Dioptrie (auch dpt). – Ferner römisches Zahlenzeichen 500.

**d:** Kurzzeichen für *anat* **d**orsal (rücken-, streckerseitig), *chem* **d**extrogyr (= rechtsdrehend), Desoxy... (bei Nucleotiden u. KH), *physik* Dichte (**d**ensity), **d**ies (= Tag), **d**ezi-, *serol* Rh-negativ (Allel zu ▸D), *pharm* **d**a, **d**etur, **d**ivide.

**δ; Δ:** Delta, der 4. Buchstabe des griech. Alphabets; Symbol *physik* für Gefrierpunkterniedrigung, Differenz, *chem* für die Position von Substituenten, Doppelbindungen etc. (s.a. ▸alpha-ständig). Entsprechende Begriffe s.a. unter ▸Delta- oder dem Hauptbegriff.

**Da,** Abk. D., Abk. d.: lateinische Rezepturanweisung »gib!«; z.B. Da tales doses, d.t.d. (»gib solche Dosen = Mengen!«).

**Daae** (ANDERS D., 1838–1910, norweg. Arzt). – **D.-Farbtafel:** *Ophthalmologie* pseudoisochromatische Reihe horizontal angeordneter Wollfäden für die Farbsehprüfung. Die 70 Fäden sind zum Teil in verwechselbaren Farben gehalten. (Heraussuchen der gleichfarbigen Fäden). **E** Daae's color test table. – **D.(-Finsen)-Krankheit:** ▸Bornholmer Krankheit. **E** D.-Finsen disease.

**DAB: 1)** Abk. für Deutsches ▸Arzneibuch. **2)** Abk für ▸Dimethylaminoazobenzol. **3)** *Kardiologie* Abk. für ▸Ductus arteriosus Botalli.

**Dacarbazin,** 5-(3,3- Dimethyl-1-triazeno)imidazol-4-carboxamid, Abk. DTIC: Zytostatikum (wahrscheinlich mit alkylierender Wirkung; s.a. ▸Alkylanzien); ***NW:*** u.a. Knochenmarktoxizität, Nausea, Erbrechen, Lebertoxizität. **E** dacarbazine.

**Dach:** *Anatomie* ▸Tegmen, ▸Tegmentum, ▸Tectum. **E** roof.

**Dach|ziegel|verband: 1)** *Chirurgie* dachziegelartig übereinander geklebte Heftpflasterstreifen zur Hemmung der Atemexkursionen u. zur Stabilisierung einer Brustkorbhälfte bei Rippenbrüchen. **E** imbricated bandage. **2)** BAYNTON-Verband; dachziegelartig angeordneter Zinkleimverband am Unterschenkel bei ▸Ulcus cruris.

**Daclizumab:** ▸Immunsuppressivum; rekombinanter IgG1-Antikörper gegen die α-Untereinheit des Interleukin-2-Rezeptors aktivierter T-Zellen; ***Anw.*** zur Prophyl. der Transplantatabstoßung nach Nierentransplantation. **E** daclizumab.

**d'Acosta:** s.u. ▸ACOSTA.

**Da-Costa-Syndrom** (JACOB MENDES DA C., 1833–1900, Internist, Philadelphia): eine meist spontan (psychogen) u. – im Gegensatz zur Angina pectoris – belastungsunabhängig auftretende Symptomatik seitens des Herzens u. der Atmung. Eine »neurozirkulatorische Asthenie« mit Beklemmung oder Stichen in der Herzgegend, Tachykardie, Extrasystolie, Müdigkeit, Schwindelgefühl sowie »Lufthunger« mit Seufzeratmung u. paroxysmaler Hyperventilation (evtl. gefolgt von Tetanie). Die Prognose ist gut. **E** DaCosta's syndrome, neurocirculatory asthenia.

**Dacron®:** eine biologisch gut verträgliche sterilisierbare Polyesterfaser (Polyäthylenglykol-terephthalat). Dient v.a. als chirurgisches Nahtmaterial u. zur Herstellung von Gefäßprothesen (s.a. ▸preclotting).

**da|cry...:** Wortteil »Tränen«; ▸Dakry...

**Dactinomycin,** Abk. DACT, Actinomycin D, Abk. ACTD: zytostatisch wirksames ▸Antibiotikum (hemmt die RNS-Polymerase); ***NW:*** u.a. Knochenmarktoxizität (Myelosuppression), Nausea, Erbrechen, Stomatitis, Strahlensensibilisierung (▸»Recall-Phänomen«). **E** dactinomycin.

**dac|tyl(o)...:** Wortteil »Finger« bzw. »Zehe«, ▸Daktyl...

**Dämmer|attacke:** ▸psychomotorischer Anfall. **E** psychomotor attack.

**Dämmerungs|ambly|opie,** Dämmerasthenie: *Ophthalmologie* ▸Hemeralopie. **E** twilight blindness.

**Dämmerungs|my|opie:** *Ophthalmologie* ▸Nachtmyopie. **E** nocturnal myopia.

**Dämmerungs|sehen:** das Sehen bei Leuchtdichten von $10^{-10}$ bis $10^{-7}$ cd/cm$^2$, d.h. bei Dunkeladaptation. D. ist eine Leistung überwiegend des Stäbchenapparates der Netzhaut. Im Extrem als »Nachtsehen« mit Empfindung des spektralen Lichtes als »Dämmerungsgrau«, das wegen der relativ stärkeren Abnahme der Rot- u. Gelbhelligkeit auch als »Dämmerungsblau« bezeichnet wird. S.a. Abb. **E** scotopic vision.

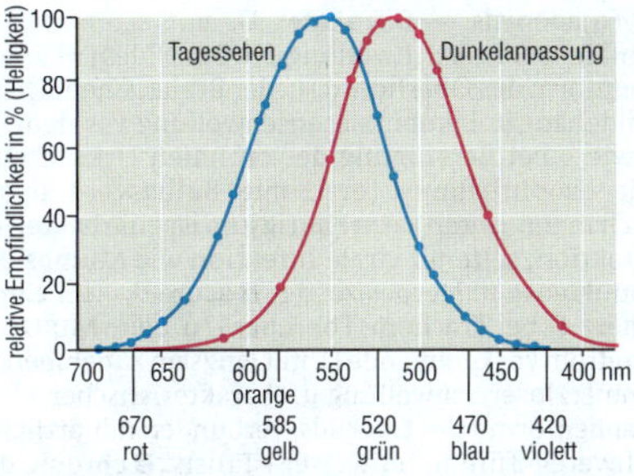


**Dämmerungssehen:** Helligkeit der Farben beim Tages- u. Dämmerungssehen. [470]

**Dämmer(ungs)zustand:** stunden- bis tagelange Bewusstseinseinengung, gekennzeichnet durch Herabsetzung der Auffassungs- u. geistigen Leistungsfähigkeit bei erhaltener Orientierung u. relativ unauffälligem Verhalten (»**besonnener**« oder »**orientierter D.**«), so dass das Handeln durchaus als »durchdacht« erscheinen kann. Oder aber als **deliranter** (= **desorientierter**) **D.** ein Zustand stärkerer Bewusstseinstrübung (z.B. als »exogener Reaktionstyp« bei Infektionskrankheiten), u. U. sogar mit Übergang in Sopor u. Koma, bei dem häufig auch Automatismen auftreten u. dem Erinnerungslücken bis -losigkeit folgen. Ursachen: z. B. affektive Einflüsse, hochgradige Erschöpfung, Toxikomanie (Sucht), Epilepsie (D. vor oder nach dem Anfall bzw. als epileptisches Äquivalent; oft mit Desorientiertheit, Wesensveränderung), pathologischer ▶ Alkoholrausch, progressive Paralyse, Hypnose; Ursache des nur **abortiven D.** (= »Umdämmerung«, die aber auch als epileptischer Ausnahmezustand vorkommt) ist z. B. eine akute Hirnverletzung, Insolation. E semiconsciousness, fugue state. – **D., organischer:** Zustand i. S. des »akuten Reaktionstyps«, z. B. nach Hirnerkrankung, Vergiftung. – **D., psychogener:** D. als Folge hohen Affektdrucks; ist delirant. – **D., traumatischer:** D. nach Hirnverletzung; ist »besonnen«, kurzfristig u. mit teilweiser Amnesie verbunden.

**Dämpfung:** **1)** *Physik* die zeitliche Abnahme der Amplitude einer Schwingung oder Welle infolge Energieverlustes, z. B. durch Ausstrahlung, Reibung, Absorption. E damping. **2)** *Klinik* verkürzter, leiser, hoher Klopfschall (»Schenkelschall«) über luftarmen oder -leeren Organen bzw. Körperteilen; ▶ Dämpfungsfigur. E percussion dullness, damping. **3)** medikamentös (durch Sedativa, Tranquilizer, Neuroleptika, Hypnotika etc.) herbeigeführte Beruhigung einer psychischen u./oder einer motor. Unruhe. E sedation.

**Dämpfungs|figur:** *Klinik; klinisch* der perkutorisch feststellbare charakteristische Bereich einer Dämpfung, z. B. als ▶ GARLAND-Dreieck (s. a. ▶ DAMOISEAU-Linie, dort Abb.), als – absolute oder relative – ▶ Herzdämpfung. E area of dullness.

**DAF-Symptomatik, -Syndrom:** wahrscheinlich autosomal-rezessiv erblich. Im Kindes- oder Jugendalter mit Blickparese u. Ataxie beginnende »juvenile dystone ▶ Lipidose«. *patho* Schaumzellen in Niere, Leber u. Knochenmark. E DAF syndrome.

**DAGNÄ:** Abk. für **D**eutsche **A**rbeitsgemeinschaft **n**iedergelassener Ärzte in der Versorgung HIV-Infizierter e.V.

**DAH:** Abk. für ▶ Deutsche AIDS-Hilfe e.V.

**Dahlia:** Bezeichnung verschiedener histol. Farbstoffe. E dahlia, Hofman's violet.

**Dahlin:** *Biochemie* ▶ Inulin. E dahlin, inulin.

**Da|kno|manie:** *Psychologie* krankhafte Neigung, zu beißen oder zu töten. E dacnomania.

**Da|kry|agoga:** tränentreibende Substanzen; z. B. die Tränengase. E dacryagogue.

**Da|kry(o)|aden|ek|tomie:** operative Entfernung der Tränendrüse. E dacryadenectomy.

**Da|kryo|adenitis:** Entzündung der Tränendrüse. E dacry(o)adenitis. – **D., akute:** D. mit schmerzhafter schläfenseitiger Schwellung des Oberlides (»Paragraphenform des Oberlides«) u. der Braue, Chemosis der Bindehaut u. Lymphknotenschwellung vor dem Ohr sowie – bei Beteiligung des orbitalen Drüsenteils – mit Exophthalmus (evtl. mit Bulbusverdrängung nach innen-unten). Am häufigsten ist eine bakterielle Infektion, seltener virale Infektion wie Mumps, Mononukleose u. Herpes zoster. E acute d. – **D., chronische:** z. B. bei Trachom, Tbk, Lues II u. beim MIKULICZ-Syndrom vorkommende D. mit langsam zunehmender, schmerzloser Schwellung u. charakteristischer »Paragraphenform« des Oberlids, verbunden mit örtlichem Schweregefühl u. teilweiser ▶ Ptosis. E chronic d.

**Da|kryo|blennor|rhö:** chronische Tränensackentzündung (▶ Dakryocystitis) mit reichlicher schleimig-eitriger Absonderung u. mit Eiterentleerung bei Druck auf den Tränensack. E dacryoblennorrhea.

**Dakryo|canaliculitis:** Entzündung der Tränenröhrchen. E dacryocanaliculitis.

**Dakryo|cystis:** *Anatomie* ▶ Saccus lacrimalis. E dacryocyst.

**Dakryo|cystitis,** Dakryozystitis: unspezifische oder spezif. (bei Tbk evtl. als Primärkomplex) Entzündung des Tränensacks (s. Abb.). Die akute D. entsteht oft infolge Tränengangverschlusses u. verläuft katarrhalisch bis eitrig. ***Klinik:*** meist schmerzhafte, harte (evtl. auf die Wange übergreifende) örtliche Schwellung u. Rötung sowie regionale Lymphadenitis, evtl. auch Dakryoblennorrhö. Gefahr der Orbitalphlegmone u. einer septischen Thrombophlebitis. – Die chronische D. geht einher mit Tränenträufeln (▶ Epiphora) u. Schwellung unterhalb des inn. Lidwinkels, bedingt u. a. durch Sekret-, Eiterverhaltung, die bei Druck auf den »Tumor« zu Entleerung durch die Tränenpünktchen führt. E dacryocystitis.

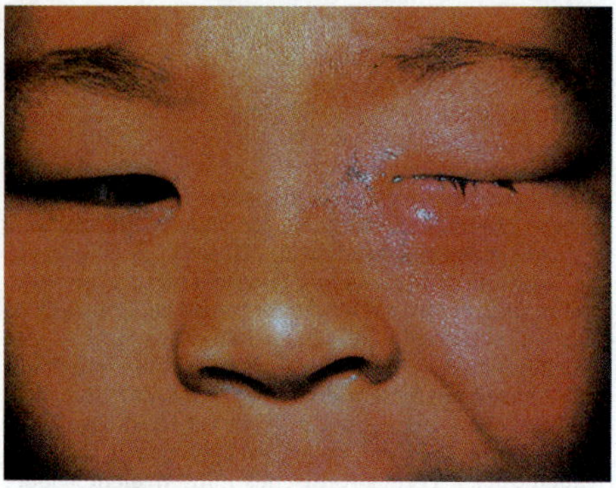

**Dakryocystitis:** Zustand nach Haemophilus-influenzae-Infektion. [389]

**Da|kryo|ektasie:** krankhafte Erweiterung des Tränensacks infolge angeborener oder entzündlicher Enge des Tränennasenkanals; führt – durch Sekretverhaltung – zu einer Schwellung unterhalb des inneren Lidwinkels.

**Dakryo|graphie:** Kontrastdarstellung der Tränengänge, -wege. E dacryography.

**Dakryo|hämorrhagie:** Blutung aus den Tränenwegen. E dacryohemorrhage.

**Dakryo|(h)elkose:** Geschwür des Tränensacks oder Tränenröhrchens. E dacryohelcosis.

**Dakryo|lith:** Steinbildung in den Tränenwegen; als Kalkkonkrement (evtl. als inkrustierte Pilzkolonie). E dacryolith.

**Da|kry|om(m)a:** **1)** Verlegung u. Schwellung eines Tränenpünktchens mit resultierendem »Triefauge«. **2)** ▶ Dakryops. E dacryoma.

**Dakry|ops:** **1)** ▶ Retentionszyste des Lidteils der Tränendrüse; wird beim Blick nasenwärts u. nach unten als bläulichweiße Vorwölbung unter der Bindehaut sichtbar; imponiert als schmerzlose Schwellung im äußeren Oberliddrittel. E dacryops. **2)** ▶ Dakryom(m)a.

**Dakryo|rhino|stomie:** ▶ Dakryozysto(r)rhinostomie.

**Dakryor|rhö,** -rhysis: ungewöhnlich starker, evtl. anfallsweiser Tränenfluss (Epiphora). E dacryorrhea.

**Dakryo|sialo|adeno|pathia atrophicans:** ▶ SJÖGREN-Syndrom (1).

**Dakryo|solenitis:** Entzündung eines Tränenröhrchens oder des Tränennasenkanals. E dacryosolenitis.

**Dakryo|stagma:** *Ophthalmologie* ▶ Epiphora.

**Dakryo|stenose:** ▶ Tränengangstenose. E dacryostenosis.

**Dakryo|tomie:** operative Eröffnung der Tränendrüse, des Tränengangs oder Tränensacks. E lacrimotomy.

**Dakryo|zele:** stenosebedingte Ausweitung des Tränensacks. E dacryo(cysto)cele.

**dakryo|zyst...:** Wortteil »Tränensack« (▶ Saccus lacrimalis).

**Dakryo|zyst|ek|tasie:** *Ophthalmologie* ▶ Dakryozele.

**Dakryo|zyst|ek|tomie:** die teilweise bis vollständige operative Entfernung des Tränensacks. E dacryocystectomy.

**Dakryo|zys|titis:** ▶ Dakryocystitis.

**Dakryo|zys|to|graphie:** *Radiologie* Kontrastdarstellung der ableitenden Tränenwege. E dacryocystography.

**Dakryo|zysto|ptose:** die Senkung (Ptose) des Tränensacks bzw. dessen Divertikel (oder ▸Mukozele) am unteren Pol. E dacryocystoptosis.
**Dakryo|zysto(r)|rhino|stomie:** die operative Wiederherstellung des Tränenabflusses bei Verlegung des Tränennasengangs (Ductus nasolacrimalis); erfolgt durch Anastomosierung des Tränensacks mit dem mittl. Nasengang (z.B. nach DUPUY-DUTEMPS, TOTI, WEST). E dacryocystorhinostomy.
**Dakryo|zysto|syringo|tomie:** s.u. ▸Dakryozystotomie.
**Dakryo|zysto|tomie:** Schnitteröffnung des Tränensacks (Dakryotomie), z.B. bei dessen Striktur oder zwecks Anlegung einer Drainage; ausgeführt mit einem Spezialmesser (= Dakryozystotom); evtl. als Dakryozystosyringotomie, d.h. unter gleichzeitiger Eröffnung eines Tränenröhrchens. E dacryocystotomy.
**Dakryo|zysto|zele:** ▸Dakryozele. E dacryocystocele.
**daktyl...:** Wortteil »Finger« bzw. »Zehe«.
**Daktylo|dia|strophie:** (R. CLÉMENT 1937) eine familiäre, angeborene extreme Dehnbarkeit der Fingergelenkbänder (mit Fingergliedverdrehbarkeit). E dactylodiastrophism.
**Daktylo|gramm:** der »Fingerabdruck« bei der ▸Daktyloskopie. E fingerprint.
**Daktylo|gryposе:** Finger- oder Zehenverkrümmung; evtl. als schmerzhafte Form (= Daktylokampsodynie). E dactylogryposis.
**Daktylo|kamps|odynie:** s.u. ▸Daktylogrypose. E dactylocampsodynia.
**Daktylo|skopie:** das »Fingerabdruckverfahren« zur identifizierenden Auswertung der individuell-charakteristischen, anhand bestimmter Grundtypen klassifizierbaren, durch den Papillarkörper der Haut bedingten Hautleistenmuster der Fingerbeere, d.h. anhand der Fingerabdrücke (▸Daktylogramm). E fingerprinting, dactyloscopy.
**Dalcarnie-Virus:** ein bisher nicht klassifiziertes ARBO-Virus.
**Dalén-Fleck** (ALBIN D., 1866–1940, Augenarzt, Stockholm), D.-FUCHS-Knötchen: kleines, weißliches, drusenähnl. Knötchen in der Gefäßhaut des Auges (Uvea) infolge entzündlicher Wucherung von Pigmentepithelzellen; ein Frühzeichen der sympathischen ▸Ophthalmie. E Dalén(-Fuchs) nodule.
**Dalfopristin:** Reserveantibiotikum gegen multiresistente Keime (▸Streptogramin). E dalfopristin.
**Dallos-Linse:** eine nach speziellem Bindehautabguss geformte Kontaktlinse mit perforiertem Sklerateil. E Dallos contact lens.
**Dally-Dislokation:** s.u. ▸BELL-DALLY. E Bell-Dally dislocation.
**Dalrymple-Zeichen** (JOHN D., 1804–1852, Augenarzt, London): Sichtbarwerden eines Sklerastreifens oberhalb der Augenhornhaut beim Geradeausblick, bedingt durch mechanische Restriktion des Oberlides. Typisch für ▸BASEDOW-Krankheit. S.a. ▸GRAEFE-Zeichen. E Dalrymple's sign.
**Dalteparin:** niedermolekulares ▸Heparin.
**Dalteparin|natrium:** niedermolekulares ▸Heparin. E dalteparin sodium.
**Dalton** (1) A. J. D., Bethesda/Washington; 2) JOHN D., 1766–1844, engl. Physiker u. Chemiker). – **D.-Anomalie** (JOHN D.), Dyschromatopsie: die Protanomalie oder Protanopie (▸Rotschwäche oder -blindheit). E daltonian dyschromatopsia. – **D.-Einheit** (JOHN D.), Abk. D: Masseneinheit; s.u. ▸Molekulargewicht. E dalton (Da). – **D.-Gesetz (der Partialdrücke)** (JOHN D.): Im Gemisch idealer Gase ist der Gesamtdruck gleich der Summe der Partialdrücke; die Partialdrücke verhalten sich wie die Molzahlen der Gase in der Mischung. – Gilt nicht für reale Gase, da deren Moleküle Anziehungskräfte aufeinander ausüben. E Dalton's law. – **D.-Komplex** (A. J. D.): der wirkliche, nur elektronenmikroskopisch fassbare ▸GOLGI-Apparat der Zelle: besteht aus geschichteten zisternenartigen Hohlräumen, die von membranhaltigen Bläschen u. Vakuolen umgeben sind; diese dienen der Aufnahme, Verarbeitung u. Speicherung von Sekreten, Glykogen, Lipiden etc. u. deren Transport in das Zellinnere.
**Daltonismus:** ▸Rot-Grün-Blindheit. E daltonism.
**Damm:** *Anatomie* ▸Perineum. E perineum.
**Damm|muskulatur:** die den Damm (▸Perineum) bildenden Muskeln: die Musculi bulbo- u. ischiocavernosus, transversus perinei superficialis u. profundus, sphincter urethrae, levator ani, coccygeus sowie sphincter ani externus. E perineal muscles.
**Damm|naht:** Wundnaht zur Versorgung eines Dammrisses bzw. einer ▸Episiotomie; meist als »versenkte D.« durch zweischichtige Knopfnahtreihe (bei Dammriss 3. Grades zusätzlich Naht des Musculus sphincter ani). E perineal suture.
**Damm|plastik:** *Gynäkologie* ▸Perineoplastik. E perineoplasty.
**Damm|riss:** das Einreißen des Dammes, meist auch des vorderen Scheidendrittels. Folge einer Aufdehnung des ▸Weichteilansatzrohres, das die Elastizität der Gewebe übersteigt; beim Durchtritt des kindlichen Kopfes oder bei der op. Entbindung (s.a. ▸Dammruptur). Einteilung der Schweregrade nach MARTIUS (I–III) u. nach WILLIAMS (I–IV). Prophylaxe: ▸Episiotomie, ▸Dammschutz. S.a. Tab., Abb. E perineal tear.

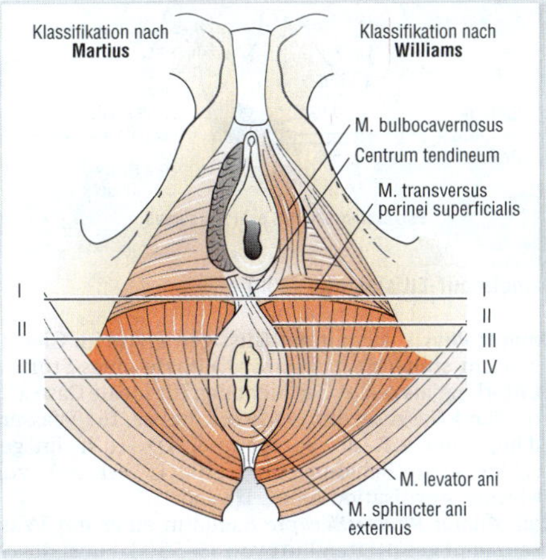


**Dammriss:** gebräuchliche Klassifikationen. Schematisch dargestellt sind die wichtigsten muskulären Elemente von Damm u. Beckenboden. [274]

| Einteilung nach MARTIUS | |
|---|---|
| Grad I | Zerreißungen der hinteren Vaginalhaut, Einrisse an der Dammhaut |
| Grad II | Verletzungen des M. bulbocavernosus, partielle Sphinkterrisse (sog. Anrisse) |
| Grad III | vollständiger Durchriss des M. sphincter ani mit oder ohne Beteiligung der Rektumschleimhaut |
| **Einteilung nach WILLIAMS** | |
| Grad I | Zerreißung der hinteren Vaginalhaut, Einrisse an der Dammhaut (wie Grad I nach MARTIUS) |
| Grad II | weiter reichende Einrisse des perinealen Gewebes ohne Beteiligung des Sphincter ani |
| Grad III | alle Sphinkterverletzungen ohne Beteiligung der Rektumschleimhaut |
| Grad IV | Verletzung von Sphinkter und Rektumschleimhaut |

**Dammriss:** Einteilungen nach MARTIUS bzw. WILLIAMS. [274]

D

**Damm|ruptur:** *Geburtshilfe* der plötzlich u. ohne ankündigendes Einreißen der Kommissur erfolgende ▸Dammriss; selten, v.a. bei ▸Deflexionslagen. E perineal rupture.

**Damm|schnitt:** *Geburtshilfe* ▸Episiotomie. E perineotomy.

**Damm|schutz:** *Geburtshilfe* Prophylaxe des ▸Dammrisses bei der spontanen Kopflagengeburt durch Regulierung des Durchtrittstempos durch die das Vorderhaupt bremsende u. gleichzeitig den Kopf symphysenwärts drückende linke Hand, während die re. Hand (bei abgespreiztem Daumen) das Dammgewebe u. die darunter liegende Stirn des Kindes umfasst. Der After wird dabei mit einem »Dammschutzlappen« abgedeckt. E support of the perineum.

**Damoiseau(-Ellis)-Linie** (LOUIS HYACINTHE D., 1815–1890, Arzt, Paris; CALVIN E.): (1842) die typisch kranial-konvexe, parabelförm. Begrenzung der Dämpfung(sfigur) eines Pleuraergusses, deren Gipfelpunkt in der mittleren Axillarlinie liegt (s.a. Abb.). E Garland curve, Damoiseau-Ellis line.

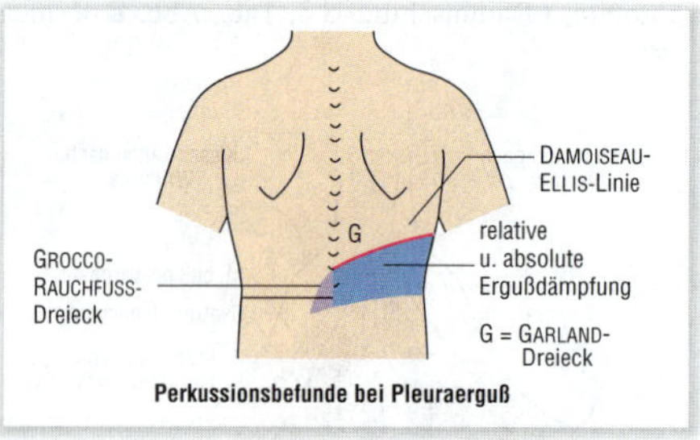


**Damoiseau(-Ellis)-Linie.** [302]

**Dampf:** *Physik* die mit der flüssigen Phase im Gleichgewicht stehende gasförmige ▸Phase eines Stoffes; unterliegt als reales Gas nicht den für ideale Gase geltenden ▸Gasgesetzen. – Auch Kurzbez. für Wasserdampf, der z.B. als »gespannter D.« (d.h. im geschlossenen Behälter über 100 °C erhitzt) zur ▸Dampfsterilisation dient. E vapor.

**Dampf|bad:** *Physiotherapie* Baden in einer mit Wasserdampf gesättigten Luft von 35–50 °C. Führt durch Wärmezufuhr u. durch die infolge wirkungsloser Schweißabgabe begünstigte Wärmestauung zum Anstieg der Körpertemperatur (s.a. ▸Wärmetherapie) mit sekundärer Stoffwechselsteigerung sowie zu örtlicher Mehrdurchblutung (▸Hyperämie) mit viszerokutan-reflektorischer Beeinflussung innerer Organe. ***Anw.*** z.B. als russisch-türkisches oder – als den Kopf ausnehmendes – Dampfkastenbad bzw. als Teil-D. (Kopf-, Gesichtsdampfbad; s.a. ▸Dampfdusche). E steambath.

**Dampf|des|infektion:** Desinfektion im strömenden Dampf bis zu 100 °C (Dampftopf) oder im gespannten Dampf (im Dampfdrucktopf; ▸Autoklav; s.a. ▸Dampfsterilisation). E steam disinfection.

**Dampf|dusche:** *Physiotherapie* Anwendung von Wasserdampf (mit 1–2 atü) mittels eines speziellen Duschkopfes als örtliches ▸Dampfbad. ***Anw.*** z.B. bei Lumbago. E steam shower.

**Dampf|in|halation:** *Physiotherapie* das Inhalieren molekulardisperser Stoffe (z.B. Wasserdampf, ätherische Öle), die – soweit nicht in den Atemwegen durch Abkühlung kondensiert – mit der Atemluft, den Atemgasen in den Alveolen resorbiert werden. E steam inhalation.

**Dampf|kauter (Wessely):** Gerät für feinstrahlige Dampfzuleitung zur Hornhautkaustik bei Ulcus serpens. E steam cauter.

**Dampf|punkt:** *Physik* der Siedepunkt des Wassers als Fundamentalpunkt der internationalen ▸Temperaturskala. E steam point.

**Dampf|resistenz:** die Widerstandsfähigkeit von Krankheitserregern gegenüber Wasserdampf; definiert als Zeitspanne des Überlebens bei Dampfeinwirkung von 100 bzw. 120 °C. E steam resistance.

**Dampf|sterilisation:** die im Autoklaven erfolgende Sterilisation mittels gespannten Dampfes (105–134 °C, 1,3–3 atü); führt zur Vernichtung auch thermoresistenter Sporen der Stufe III an Verbandstoffen, chirurgischen Instrumenten, Spritzen, Gummigegenständen etc. – S.a. ▸Dampfdesinfektion. E steam sterilization.

**Dana** (CHARLES L. D., 1852–1935, Neurologe, New York). – **D.-Operation:** Durchtrennung der hinteren Spinalnervenwurzeln (▸Radikulotomie) nach vorangehender ▸Laminektomie, z.B. bei unstillbaren Schmerzen. E Dana's (posterior) rhizotomy. – **D.(-Lichtheim-Putnam)-Syndrom:** funikuläre ▸Spinalerkrankung. E Putnam-Dana syndrome.

**Danaparoid:** niedermolekulares ▸Heparinoid; ***Anw.*** bei Heparin-induzierter Thrombozytopenie Typ II. E danaparoid.

**Danazol:** schwach wirksames synthetisches Androgen, Gonadotropinhemmer. ***Anw.*** bei Endometriose u. hereditärem QUINCKE-Ödem. E danazol.

**Dance-Zeichen** (JEAN BAPT. H. D., 1797–1832, Pathologe, Paris): *Chirurgie* »Vertiefung« im rechten Unterbauch als Zeichen der ileozäkalen ▸Invagination. E Dance's sign.

**Dandy** (WALTER EDW. D., 1886–1946, Neurochirurg, Baltimore). – **D. concealed disc:** der inkomplette, nur bei Lordosierung eintretende lumbale ▸Bandscheibenprolaps (bei dem Rö.- u. Op.-Befund negativ ausfallen). – **D.-Operationen: 1)** teilweise bis komplette, »parapontine« (=brückennahe) Durchtrennung der hinteren, d.h. sensiblen Trigeminuswurzel bei Trigeminusneuralgie. E parapontine trigeminal rhizotomy. **2)** Ventrikulo(zisterno)stomie der III. Hirnkammer mit den hirnbasalen Zisternen bei nicht kommunizierendem ▸Hydrocephalus internus. E third ventricle cisternotomy. **3)** die »geschlossene«, unter Einführung eines Operations-Ventrikuloskops erfolgende Koagulation des Plexus choroideus des Seitenventrikels bei hypersekretorischem Hydrozephalus. E choroid plexus coagulation. **4)** beidseitige intradurale Durchtrennung der vorderen Spinalnervenwurzeln $C_1$–$C_3$ u. der spinalen Akzessoriuswurzel bei spastischem Schiefhals. E intradural anterior cervical rhizotomy. – **D.-Walker-Syndrom:** angeborener Hydrozephalus, verursacht durch Verschluss der Foramina Luschkae u. Magendii mit Erweiterung des IV. Ventrikels u. Cerebellum-Hypoplasie. E Dandy-Walker syndrome. – **D.-Zeichen: 1)** heftige segmentäre Schmerzausstrahlung nach kräftigem Reflexhammerschlag neben die Lendenwirbelsäule (Höhe $L_4$–$S_1$) bei Neuralgie lumbaler Spinalnervenwurzeln oder präsakraler Nerven, v.a. bei Bandscheiben-bedingter Irritation des Nervus ischiadicus. Das von der Ausstrahlung betroffene Hautfeld (▸Dermatom) u. der örtl. Schmerz erlauben eine Höhendiagnose des Bandscheibenschadens. E Dandy's paravertebral sciatic pain induction. **2)** Steigerung einer Ischialgie durch Husten, Schnäuzen, Niesen als Zeichen der Verursachung durch einen Bandscheibenschaden (u. nicht durch Neuritis!); diagnostisch gleichwertig sind eine segmentale Hypästhesie u. die Aufhebung oder Abschwächung des Achillessehnenreflexes. E cough-induced enhancement of sciatic pain.

**Dane-Partikel:** (1970) Bez. für das Virion des ▸Hepatitisirus B, sehr wahrscheinlich das Virus selbst; der dichtere Kern (engl.: core; ∅ 28 nm) ist evtl. das Nucleocapsid u. enthält das Core- = HBc-Ag; ist immunfluoreszenzmikroskopisch im Lebergewebe nachweisbar. E Dane particles.

**Danielli(-Davson)-Modell:** *Zytologie* s.u. ▸Einheitsmembran (2).

**Daniels-Biopsie, prä|skalenische:** *Pulmologie* (1949) ▸Biopsie der im Fettpolster vor dem Musculus scalenus anterior gelegenen Lymphknoten zur Differentialdiagnostik von Lungenkrankheiten.

**Danlos-Syndrom:** ▸Ehlers-D.-Syndrom. E Ehlers-Danlos syndrome.

**Dannheim-Linse:** *Ophthalmologie* eine bikonvexe Kunststofflinse zum Einsetzen in die Vorderkammer. E Dannheim lens.

**Dan|so|manie:** *Psychologie* veraltet für ▸Choreomanie. E choreomania.

**Dantrolen:** direkt wirkendes ▸Muskelrelaxans; ***Anw.*** v.a. bei maligner Hyperthermie. E dantrolen.

**Danysz-Phänomen** (Jean D., 1860–1928, Pathologe, Paris): Im Antigen-Antikörper-Äquivalenzbereich ergibt sich ein geringerer Verbrauch an Antigen (AG) bzw. Toxin bei Zusetzen des Antikörpers (AK) in kleineren Portionen im Vergleich zum Zusetzen in einer Portion. Grundlage des Phänomens ist die Tatsache, dass bei AK-Überschuss bei den ersten Zugaben AG-AK-Komplexe mit höherem Anteil an AK gebildet werden (u. daher im scheinbaren Äquivalenzbereich keine AG-Bindungsstellen mehr frei sind). E Danysz phenomenon.

**Daphnismus:** Vergiftung durch Inhaltsstoffe der Beeren u. der Teile von Daphne mezereum (= Seidelbast [Thymelaeaceae]). ***Klinik:*** Brennen in Mund u. Rachen, Schluckbeschwerden, Speichelfluss, Stomatitis, Erbrechen, Koliken, Fieber, Tachykardie, Dyspnoe; nach letaler Dosis (10 Beeren) Tod im Kollaps. E daphnism, daphne mezereum poisoning.

**Dapiprazol:** α-Sympatholytikum; lokale ***Anw.*** zur Rückbildung einer arzneimittelbedingten Pupillenerweiterung. E dapiprazol.

**Dapson:** bakteriostatisch wirkendes Chemotherapeutikum (Hemmung der Folsäuresynthese). ***Anw.*** v.a. bei Lepra; ferner bei Blasen bildenden Dermatosen u. als »alternatives Basistherapeutikum« bei primär chronischer Polyarthritis. E dapsone.

**Darbepoetin alfa:** gentechnisch hergestelltes ▸Erythropoetin; Antianämikum; ***Anw.*** bei renaler Anämie. E darbepoetin alfa.

**Darier** (Ferdinand Jean D., 1856–1938, Hautarzt, Paris). – **D.-Angiome:** multiple ▸Hämangiomatose im Säuglingsalter. – **D.-Krankheit,** (Dys-)Keratosis follicularis (vegetans): (1889) eine unregelmäßig-dominant erbliche (androtrope), therapieresistente Verhornungsstörung der Haut (v.a. talgdrüsenreicher Bereiche); mit Bildung bräunlicher, sekundär infektiös-krustöser, bis linsengroßer, z.T. konfluierender u. wuchernder Knötchen, meist symmetrisch an Schläfen, behaarter Kopfhaut, in den Kinn-, Nasen-, Gelenkfalten, in der vorderen u. hinteren Schweißrinne; ferner mit Unterbrechung des Hautleistenmusters an den Händen u. Füßen sowie oft Nagelstörungen (▸Onychodystrophie). Histol. eine Dyskeratose der (peri)follikulären Epidermiszellen mit typischen glänzenden »corps ronds« u. Spaltbildungen zwischen der Basalzellenschicht u. der übrigen Epidermis. E Darier's disease, keratosis follicularis. – **D.-Prurigo:** Prurigo simplex chronica diffusa (als Form des endogenen Ekzems). E D.'s pruritus. – **D.-Syndrom: 1) D.-Sy. I:** ▸D.-Krankheit. **2) D.-Sy. II:** ▸Erythema anulare centrifugum. – **D.-Zeichen:** bei kutanen Mastozytosen hervorrufbar: urtikarielle Reaktion nach Reiben der Hautveränderungen.

**Darm:** vom Magenausgang bis an den After reichender Abschnitt des Verdauungstraktes. Unterteilt in ▸Dünndarm (mit Duodenum, Jejunum, Ileum) u. ▸Dickdarm (mit Caecum, Colon, Rectum, Canalis analis). Er ist teils beweglich (über ▸Mesenterium bzw. ▸Mesocolon), teils fest an der hinteren Bauchwand fixiert. ***Aufbau:*** Die Darmwand lässt einen allgemeinen Bauplan erkennen, der in den einzelnen Darmabschnitten jeweils typ. Besonderheiten aufweist. Sie besteht (von außen nach innen) aus Peritoneum (Tunica serosa u. Tela subserosa; Darmabschnitte ohne Peritonealüberzug besitzen eine Tunica adventitia), Muskulatur (Tunica muscularis) mit Stratum circulare u. Stratum longitudinale, Bindegewebsschicht (Tela submucosa) und Schleimhaut (Tunica mucosa). Diese besitzt eine dünne Muskelschicht (Lamina muscularis mucosae) u. einschichtiges hochzylindrisches Epithel mit Mikrovilli; ferner Drüsen (Glandulae intestinales, Glandulae duodenales) u. Folliculi lymphatici. Die Schleimhaut bildet z.T. Falten (Plicae circulares, semilunares, transversales). ***Versorgung:*** Die Blutversorgung wird von den Arteriae mesenterica superior und inferior und den Arteriae rectalis media u. inferior der inneren Arteria iliaca gesichert. Der Blutrückfluss erfolgt über die Pfortader (Vena portae) sowie – vom mittleren u. unteren Rectumdrittel – über die Vena iliaca u. die untere Hohlvene (Vena cava inferior). E intestine, gut.



**Darm|amöben:** *Protozoologie* als Parasiten bzw. Kommensalen des menschl. Darmes die ▸Entamoeba histolytica sowie ▸Dientamoeba fragilis, ▸Endolimax nana, ▸Entamoeba coli u. E. hartmanni, ▸Jodamoeba bütschlii. E intestinal amebas.

**Darm|anastomose:** die operative, möglichst »isoperistaltische« Verbindung zwischen 2 Darmabschnitten nach Darmresektion oder aber zur Darmausschaltung sowie als ergänzender Schritt von Magen-, Speiseröhrenplastiken, z.B. als Duodenojejuno-, Ileokolo-, Ileosigmoideostomie. Ausführung als ▸Seit-zu-Seit-, ▸Seit-zu-End- u. ▸End-zu-End-Anastomose (Letztere bei unterschiedlicher Weite der Lichtungen evtl. »Schräg-zu-End«). S.a. ▸Ersatzblase, ▸Conduit, ▸Coffey-Operation. E enteroanastomosis, enteroenterostomy.

**Darm|atonie:** das Fehlen oder die starke Herabsetzung des Spannungszustandes (Tonus) u. der Kontraktionsfähigkeit der Darmmuskulatur aufgrund gestörter Innervation; führt zu Weitstellung der betroffenen Abschnitte u. zur Verzögerung oder zum Stillstand der Passage. Angeboren – u. örtlich begrenzt – z.B. bei Megacolon congenitum; meist aber erworben, bei toxischer oder mechan. Schädigung (▸Ileus), d.h. bei Vergiftung, Verletzung, nach Operationen, unter Zytostatikatherapie (Vincristin). E intestinal atony.

**Darm|atresie:** das angeborene Fehlen der Darmlichtung. ***Ätiol.:*** infolge mangelnder Rückbildung des zunächst (Mens I–II) stark gewucherten Darmepithels oder – seltener – sekundär nach fetalem Krankheitsprozess. Der Verschluss ist strangförmig oder membranös (die Membran evtl. mit zentraler Öffnung; ▸Diaphragma). Meist als Dünndarm-, seltener als Dickdarmatresie; oft kombiniert mit anderen Hemmungsfehlbildungen. ***Klinik:*** führt je nach Lokalisation zu einem »hohen« bzw. »tiefen« Ileus. Symptome sind Erbrechen, Elektrolytstörungen u. Zeichen des Mekoniumileus. ***Diagn.:*** Nachweis u.a. durch ▸Farber-Test, Rö.-Leeraufnahme (die ggf. typisch lokalisierte »Spiegel« zeigt). E intestinal atresia.

**Darm|bakterien:** ▸Darmflora. E intestinal bacteria.

**Darm|bein:** ▸Os ilii. E iliac bone, ilium.

**Darm|bilharziose:** ▸Schistosomiasis intestinalis. E intestinal bilharziasis.

**Darm|blutung:** örtliche oder flächenhafte Blutungen aus der Darmlichtung, die zu ▸Blutstuhl (Hämatochezie) oder Teerstuhl (▸Melaena) führen oder als mikroskopisch nicht sichtbare (okkultes ▸Blut) Blutungen auftreten (s.a. Abb). Zur Differentialdiagnostik bei Verdacht s.u. ▸Blutung, gastrointestinale. E intestinal hemorrhage.

**Darm|brand:** ▸Gangrän bzw. Nekrose der Darmwand als Folge einer örtl. Durchblutungsstörung; i.e.S. die ▸Enteritis necroticans. E gangrenous necrotic enteritis.

**Darm|buchten:** *Embryologie* vorderes u. hinteres Ende des Primitivdarms; die D. entstehen als Folge der Abfaltungen der Keimscheibe u. gliedern den Primitivdarm in Vorder-, Hinter- u. Mitteldarm; s.a. ▸Darmkanal. E anterior portal of primitive gut.

**Darm|dekontamination, selektive,** Abk. SDD: möglichst weitgehende Beseitigung der normalen mikro-

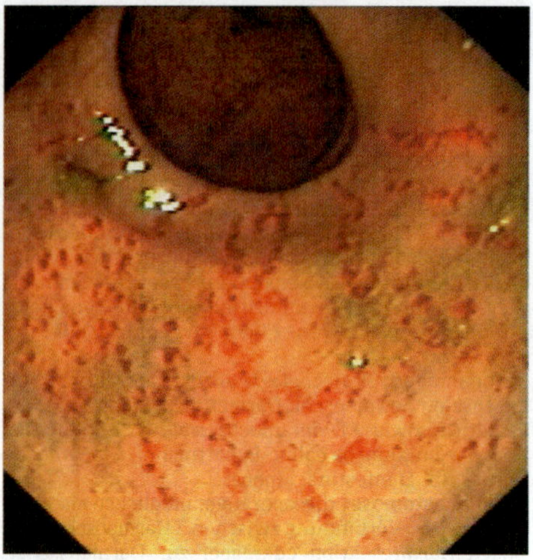

**Darmblutung:** Rektumschleimhaut nach oraler Einnahme von Acetylsalicylsäure. [89]

biellen (auch fakultative Krankheitserreger enthaltenden) Darmflora u./oder von fakultativen Pilzerregern (z.B. Candida). Durch oral eingenommene, nichtresorbierbare Antibiotika u./oder Antimykotika, z.B. vor einer Dickdarm-Op. Als supportive Maßnahme bei einer Zytostatikatherapie oder bei, aus anderen Gründen, immungeschwächten Patienten. **E** gut decontamination.

**Darm|divertikel:** ▸Dünndarm-, ▸Dickdarm-, ▸MECKEL-Divertikel, ▸Divertikulose. **E** intestinal diverticulum.

**Darm|drehung:** *Embryologie* die Drehung des fetalen Darmrohrs (6.–12. Wo.) in Verbindung mit dem ungleichmäßigen Längenwachstum der Darmabschnitte. Die anfangs in der Mittellinie gelegene röhrenförm. Darmanlage bildet zunächst in ihrem Mittelteil eine nabelwärts gerichtete, sagittal stehende Schleife, an deren mundfernem (aboralem) unterem Teil die Zäkumanlage entsteht. Die Schleife dreht sich um 90° (gegen Uhrzeigersinn) u. liegt dann quer. Aus ihrem vor der Zäkumanlage gelegenen Teil entstehen durch schnelles Längenwachstum die zunächst rechts im Bauch gelegenen Dünndarmschlingen; der restliche Schleifenteil u. der nachfolgende Darmrohrabschnitt, der sich langsamer u. zunächst links streckt, drehen sich mit zunehmender Länge derart, dass die Zäkumanlage u. das Querkolon über das aus dem oberen Darmrohrteil entstandene Duodenum hinweg an die Leber bzw. quer in den Oberbauchbereich gelangen; unter Entwicklung des Colon ascendens verlagert sich das jetzt entwickelte Zäkum in den re. Unterbauch unter Verdrängung der Dünndarmschlingen nach links. Der unterste Darmrohrteil (Rektumanlage bzw. Rektum) beteiligt sich nicht an den Drehungen u. verbleibt stets in der median-sagittalen Ebene. – s.a. ▸Malrotation. **E** embryonal rotation of intestinal tube.

**Darm|duplikatur:** rundlich zystische oder röhrenförmige (tubuläre), im hinteren Teil des Mesenteriums gelegene Doppelbildung des Darms, u. zwar mit oder ohne (s.a. ▸Enterozyste) Verbindung mit der Darmlichtung. Ihr Aufbau entspricht typischer Darmwand, kann aber auch ortsfremde Elemente = dystope Gewebe enthalten (Gefahr der Ulzeration, Perforation). Oft mit Wirbelanomalien kombiniert. **E** intestinal duplication.

**Darm|egel:** im Darm schmarotzende, den ▸Trematoden zugehörige Würmer; beim Menschen z.B. ▸Fasciolopsis buski (»Großer D.«), ▸Heterophyes heterophyes, ▸Metagonimus yokogawai, ▸Echinostoma ilocanum, ▸Gastrodiscoides hominis. **E** flukes, trematodes.

**Darm|ein|klemmung:** die Inkarzeration (▸Incarceratio) eines Darmabschnitts. **E** intestinal incarceration.

**Darm|ein|lauf:** Reinigungsspülung des unteren oder gesamten Dickdarms. Entweder mittels eines Darmrohres vom After aus als ▸Reinigungseinlauf, ▸Schwenkeinlauf oder als retrograde ▸Darmspülung, als Einlauf bei Enterostoma oder als orthograde Darmspülung durch Trinken bzw. mittels Magen- oder Dünndarmsonde. ***Ind.:*** ausgeprägte Obstipation, Darmuntersuchungen oder -operationen oder zur röntg. Darstellung des Darms als Kontrastmitteleinlauf. S.a. ▸Klistier. **E** enema.

**Darm|emphysem:** Gaszystenbildung in der Darmwand u. im Gekröse sowie deren Lymphsystem; entweder als ▸Pneumatosis cystoides intestini et mesenterii oder aber im Gefolge z.B. von Darmgeschwüren, chirurgischen Darmeingriffen oder nach künstlichem Pneumoretroperitoneum. Eine evtl. Perforation führt zu ▸Pneumoperitoneum. **E** intestinal emphysema.

**Darm|ent|keimung:** ▸Darmdekontamination, selektive.

**Darm|ent|leerung:** ▸Defäkation. **E** defecation, evacuation. – **D., künstliche:** intraoperative D. mittels Darmeröffnung (Enterotomie) u. Darmabsaugrohr; oder aber D. mittels Reinigungseinlauf (s.a. ▸Darmspülung, ▸Klistier). **E** artificial d.

**Darm|ent|zündung:** ▸Enteritis; s.a. ▸Duodenitis, ▸Ileitis, ▸Jejunitis, ▸Appendicitis, ▸Colitis, ▸Sigmoiditis, ▸Proktitis. **E** enteritis.

**Darm|fistel:** angeborene oder erworbene, äußere oder innere, von der Darmlichtung ausgehende ▸Fistel; z.B. als Dottergangsfistel bzw. nach krankheits- oder verletzungsbedingter Darmperforation, nach Nahtinsuffizienz oder (früher) als operativ angelegte ▸Kotfistel (als »Lippen-« oder »Röhrenfistel«); auch entzündungsbedingt bei ▸Enteritis regionalis (CROHN) u. Ileitis terminalis. Hierbei besteht Gefahr von Flüssigkeits- u. Elektrolytverlusten, Resorptionsstörungen (Fett, Proteine, Vitamine), Passagebehinderung, lokaler u. allg. Infektion. **E** intestinal fistula.

**Darm|flora:** *Bakteriologie* die physiologisch im menschlichen Dickdarm vorkommenden Mikroorganismen, u. zwar v.a. Escherichia coli, Enterokokken, Bacillus acidophilus u. bifidus sowie Anaerobier der Bacteroides-Gruppe; Entgleisungen (▸Dysbakterie) kommen vor bei Darminfektion u. nach selektiver ▸Darmdekontamination (»Darmsterilisation«) sowie bei verschiedenen Allgemeinkrankheiten. **E** intestinal flora.

**Darm|gärung:** die natürlichen, die Darmfäulnis hemmenden bakteriellen Gärungsvorgänge im – oberen – Dickdarm zum Abbau bis dahin nicht resorbierter Kohlenhydrate. Geht einher mit Bildung von Milch- u. Essigsäure, $CO_2$ u. $H_2O$; s.a. ▸Gärungsdyspepsie, s.a. ▸Darmgase. **E** intestinal fermentation.

**Darm|gase:** *Physiologie* in der Darmlichtung vorhandenes Gasgemisch aus Resten verschluckter Luft (v.a. $N_2$) u. als Produkte der ▸Darmgärung u. -fäulnis. – S.a. ▸Meteorismus, ▸Flatulenz. **E** intestinal gas(es).

**Darm|geräusch,** Darmgurren: ▸Borborygmus. – Das Fehlen dieser Geräusche (»Darmstille«) ist ein Symptom des paralytischen ▸Ileus. **E** peristaltic sounds.

**Darm|geschwür:** ▸Ulcus pepticum des Duodenums oder Jejunums (s.a. ▸ZOLLINGER-ELLISON-Syndrom) sowie geschwürige Prozesse bei Ileitis u. Colitis ulcerosa, Bauchtyphus, Ileozäkal-Tbk; ferner als fremdkörper- oder ileusbedingtes Dekubitalgeschwür (s.u. ▸Dekubitus). **E** intestinal ulcer.

**Darm|grippe:** enteraler Virusinfekt mit akutem Brechdurchfall u. grippeähnlichen Allgemeinsymptomen. **E** intestinal influenza.

**Darm|hefen:** die als »Passanten« oder »Symbionten« in der ▸Darmflora auftretenden, der Nahrung entstammenden, unverdaulichen, perfekten oder imperfekten Hefen; sie sind z.T. fakultativ pathogen (z.B. Candida albicans, C. krusei), u.a. als Erreger einer

▸Dyspepsie (insbes. nach antibiotischer Behandlung). E intestinal yeasts.

**Darm|inkontinenz:** ▸Stuhlinkontinenz. E fecal incontinence.

**Darm|kanal, primitiver:** *Embryologie* der intraembryonal durch Abfaltung des Entoderms entstehende Schlauch als Vorstufe des ▸Darms (zugleich erfolgt extraembryonal die Bildung von Dottersack u. Allantois). Unterteilt in Vorder-, Mittel- u. Enddarm; an seinen beiden Enden blind verschlossen (durch die Rachenmembran bzw. Kloakenmembran). Aus dem Vorderdarm (Rachenmembran bis Lungenknospe) entwickelt sich kranial der Schlunddarm (Pharynxanlage; zunächst von der – ektodermalen – Mundbucht [Stomatodeum] getrennt; entwickelt Schlundtaschen); aus kaudalem Vorderdarmabschnitt gehen Speiseröhre u. Magen hervor, aus dem Endbereich u. dem anschließenden Mitteldarm (= Darmanlage einschließlich beider rechten Drittel des Colon transversum) entstehen das Duodenum u. – am Mitteldarmende – die Anlage für Leber- u. Gallenblase (»Leberbucht«; Leberzellbälkchen daraus hervorsprießend). Das letzte Stück (= Enddarm) bekommt Anschluss an das Proktodeum (= Darmbucht). – S.a. ▸Darmdrehung. E primitive gut tube.

**Darm|karzinom:** das primäre oder sekundäre (metastatische) Karzinom der Darmwand. Als primärer »Darmkrebs« v.a. lokalisiert im Mastdarm (u. Analbereich) u. Kolon (▸Rektumkarzinom bzw. Kolon- oder Sigmakarzinom; s.a. ▸Analkrebs). Häufigster maligner Tumor im Gastrointestinaltrakt. Meist als Adeno- oder als Gallertkarzinom, seltener als Zottenkrebs oder als Szirrhus, im Afterbereich auch als Plattenepithel-Ca. ***Ätiol.:*** Ernährungsgewohnheiten, tumorfördernde Metaboliten, Karzinogene, eine genetische Bereitschaft, Risikoerkrankungen (familiäre adenomatöse Polypose, HNPCC [hereditary non-polyposis colorectal carcinoma]). Tritt v.a. zwischen dem 50. u. 70. Lebensjahr auf. ***Klassifik.:*** Die Klassifikation erfolgt nach dem ▸TNM-System (heute verbindlich) bzw. nach Dukes (s.a. Tab.). ***Lokalis.:*** am häufigsten im Dickdarmbereich (ca. ein Drittel ist der Austastung mit dem Finger zugänglich; ca. 60% sind im Rektosigmoidalbereich lokalisiert), selten im Zwölffinger- u. Dünndarm. ***Klinik:*** je nach Lokalisation, z.B. Blut/Schleim im Stuhl, Gewichtsverlust, unklare Abdominalschmerzen, Änderung der Stuhlgewohnheiten (Wechsel von Obstipation u. Durchfall), zunehmende Lichtungseinengung (Darmstenose) bis -verlegung, evtl. Perforation, Fistelbildung, Durchwanderungsperitonitis. Die Metastasierung erfolgt lymphogen (in die Darmwand u. paraaortal) u. hämatogen (v.a. über das Pfortadersystem in die Leber, sekundär in die Lunge; vom Rektum auch via Hohlvene). ***Diagn.:*** okkulter Blutnachweis, rektale digitale Untersuchung, Rektosigmoidoskopie, totale ▸Koloskopie (bei klinisch begründetem Verdacht diagn. Mittel der Wahl, Abb.), Kolonkontrasteinlauf. ***Ther.:*** radikale Tumorresektion, bei Metastasierung Chemotherapie. Die Prognose richtet sich nach dem klinischen Stadium. E intestinal carcinoma.

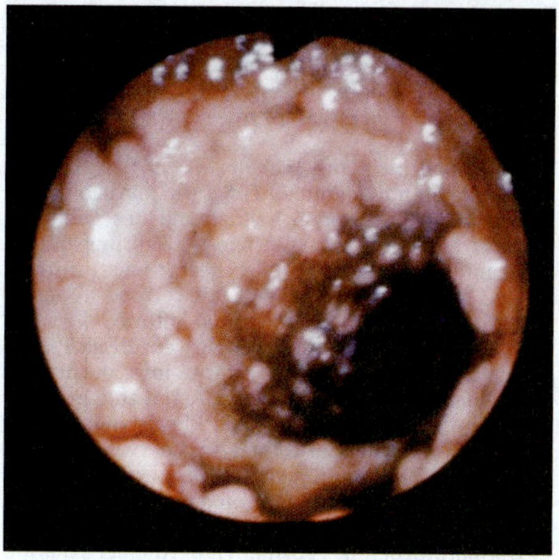

**Darmkarzinom:** exulzeriertes Kolonkarzinom im endoskopischen Bild. [88]

**Darm|katarrh:** ▸Enteritis, ▸Colitis. E intestinal catarrh.

**Darm|klemme:** *Chirurgie* Klemme mit geraden oder gebogenen, weichen (federnden) oder harten (quetschenden) Branchen, z.B. nach Doyen, Payr, Moynihan, Kocher. E intestinal clamp.

**Darm|kolik:** akute, krampf- oder wehenartige Schmerzen im Darmbereich, begleitet von vegetativen Symptomen; Folge einer Tonussteigerung der Muskularis der Darmwand oder aber einer übermäß. Darmdehnung; s.a. ▸Nabelkolik, ▸Tenesmus. E abdominal colic.

**Darm|krebs:** ▸Darmkarzinom. E intestinal cancer.

| Stadiengruppierung | | | | |
|---|---|---|---|---|
| Stadium 0 | Tis | N0 | M0 | |
| Stadium I | T1 | N0 | M0 | Dukes A |
| | T2 | N0 | M0 | Tumorwachstum auf Darmwand beschränkt, Infiltration maximal bis in Muscularis propria, keine Lymphknoten befallen |
| Stadium II | T3 | N0 | M0 | Dukes $B_1$<br>Tumorwachstum über die Muscularis propria hinaus, keine Lymphknoten befallen |
| | T4 | N0 | M0 | Dukes $B_2$<br>Invasion der Serosa oder des perikolischen Fettgewebes, keine Lymphknoten befallen |
| Stadium III | jedes T | N1 | M0 | Dukes C |
| | jedes T | N2, N3 | M0 | Lymphknotenbefall (bei Tumorausbreitung A oder B) |
| Stadium IV | jedes T | jedes N | M1 | Dukes D<br>Fernmetastasen |

**Darmkarzinom:** Stadieneinteilung u. Dukes-Klassifikation der kolorektalen Karzinome. [436]

**Darm|lähmung:** Funktionsverlust der Darmmuskulatur mit nachfolgender Weitstellung des Darmes (▶Darmatonie) u. Aufhören der ▶Darmperistaltik (s.a. ▶Ileus). E enteroparesis, paralytic ileus.

**Darm|lipasen:** ▶Pankreasenzyme (dort Tab.). E intestinal lipases.

**Darm|lymphe:** ▶Chylus. E chyle.

**Darm|milz|brand:** der mit einer Septikämie u. blutigen Durchfällen ablaufende ▶Milzbrand des Dünn- u. Dickdarmes nach Genuss infizierter Nahrungsmittel. Mit Bildung karbunkel- oder beetartiger Infiltrate sowie mit mesenterialer u. retroperitonealer ▶Lymphadenopathie. E intestinal anthrax.

**Darm|nerven:** die »autonomen« Nerven, die als Plexus coeliacus, mesentericus superior u. inferior mit den gleichnam. Arterien bzw. deren Ästen an den Darm ziehen u. in der Darmwand die Plexus submucosus u. myentericus bilden. E intestinal nerves.

**Darm|netz:** ▶Omentum majus. E greater omentum.

**Darm|pärchen|egel:** ▶Schistosoma mansoni.

**Darm|para|siten:** im Darmtrakt schmarotzende ▶Darmprotozoen u. Würmer (z.B. Amöben, Giardia lamblia, Zestoden, Askariden, Oxyuren, Ancylostoma, Trichinella spiralis; s.a. ▶Darmegel). E intestinal parasites, enterozoa.

**Darm|passage:** *Physiologie* der Transport der Nahrung (▶Ingesta) bzw. des ▶Chymus durch den Darm; ▶Darmperistaltik; s.a. *röntg* ▶Magen-Darm-Passage. E intestinal passage.

**Darm|pech:** ▶Mekonium. E meconium.

**Darm|per|foration:** ▶Darmwandperforation. E intestinal perforation.

**Darm|peri|staltik:** *Physiologie* rhythmische, mit Erschlaffungswellen abwechselnde Kontraktionswellen der Längs- u. Ringmuskulatur des Darms, durch die der Chymus afterwärts fortbewegt u. durchmischt wird (Förder-, Pendel-, Misch-, Segmentationsbewegungen). Auslösung der ▶Peristaltik erfolgt durch füllungsbedingte Darmwanddehnung (s.a. ▶Darmreflexe); Frequenz u. Stärke werden bestimmt vom ▶Plexus myentericus. E intestinal peristalsis.

**Darm|polyp:** gutartige, von der Darmwand aus in die Darmlichtung ragendes Gebilde. Sitzt gestielt, knotig oder breitbasig u. meist zottig auf. ***Einteilung:*** unterschiedlicher histologischer Aufbau u. unterschiedlicher Dignität: **fibroepithelialer D.** (gutartige Wucherung des submukösen Gewebes; meist Fettgewebe [Lipom]); **entzündlicher D.** (Granulationsgewebepolyp); **hyperplastischer** (im Magen: **hyperplasiogener) D.** (umschriebene nicht-neoplastische Schleimhauthyperplasie [metaplastischer Polyp, Hamartom], meist bei chronischen Entzündungen); **neoplastischer D.** (Schleimhautadenom; als tubuläres Adenom meist gestielt u. knotig, als villöses Adenom meist breitbasig). Die neoplastischen Polypen sind wichtige Präkanzerosen (polyp-cancer sequence). – D. in der Vielzahl z.B. als erbliche Dickdarmpolyposis beim ▶GARDNER-, PEUTZ-JEGHERS-Syndrom (▶Lentigopolyposis); s.a. ▶TURCOT-Syndrom. ***Klinik:*** Die meisten Kolonpolypen bleiben lange unbemerkt. Symptome: Blutung, Schleimabgang, Subileussymptomatik u. Änderungen im Stuhlverhalten. Röntgenkontrasteinlauf u. Koloskopie sind die entscheidenden diagnostischen Verfahren (s. Abb.). ***Ther.:*** vorwiegend koloskopische Polypektomie; sehr große Polypen u. solche, bei denen das Karzinomgewebe in die Lymphgefäße des Kolonpolypenstiels eingebrochen sind, bedürfen des chirurgischen Vorgehens. E intestinal polyp.

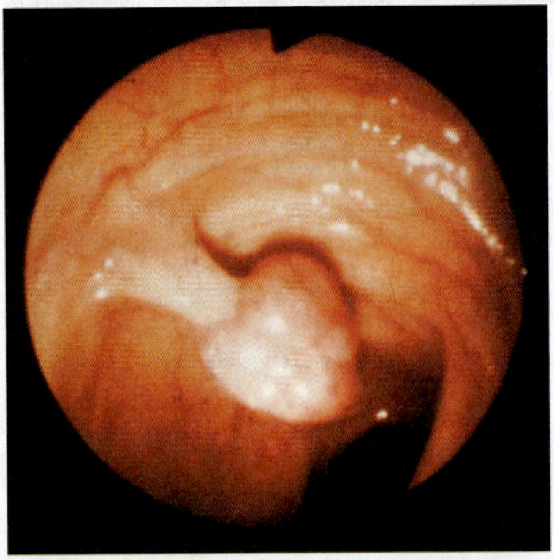

**Darmpolyp:** gestielter Kolonpolyp im endoskopischen Bild. Er kann während der Koloskopie mit der elektrischen Schlinge abgetragen werden. [88]

**Darm|pro|laps:** ▶Darmvorfall. E intestinal prolapse.

**Darm|proto|zoen:** im Dickdarm (nur Lamblia im Duodenum) als ▶Darmparasiten oder als Kommensalen lebende Einzeller (▶Protozoen); u. zwar Flagellaten (Chilomastix mesnili, Enteromonas hominis, Giardia lamblia, Retortamonas intestinalis, Trichomonas ardin-delteili, fecalis u. hominis), Amöben (Dientamoeba fragilis, Endolimax nana, Entamoeba coli, hartmanni u. histolytica, Jodamoeba bütschlii), Sporozoen (Isospora belli u. hominis), Ziliaten (Balantidium coli). E intestinal protozoa.

**Darm|reflexe:** *Physiologie* von Mechano-, evtl. auch Chemorezeptoren des Darmes über die Plexus submucosus u. myentericus ausgelöste reflektorische Kontraktion der Darmmuskulatur, z.B. der gastroileale u. gastrokolische Reflex; i.w.S. die ▶Darmperistaltik. E intestinal reflexes.

**Darmreinigung:** Einbringen von Flüssigkeit in den Darm zur Stuhlentleerung. ***Wirkung:*** mechanischer Reiz (Erregung der Dehnungsrezeptoren), thermischer Reiz u. ggf. chemischer Reiz durch Zusatz von Heil- oder Abführmitteln. Meist retrograd vom After aus mittels ▶Klistier oder ▶Darmeinlauf. E colonic irrigation.

**Darm|re|sektion:** die ein- oder mehrzeitige operative Entfernung eines Darmabschnittes mit nachfolgender Anastomosierung der freien Darmenden (▶Darmanastomose) oder mit Bildung eines Kunstafters (▶Anus praeternaturalis). E intestinal resection, bowel r., enterectomy.

**Darm|re|sorption:** die v.a. im Dünndarm erfolgende Aufnahme verdauter Nahrungsbestandteile in die Blut- oder Lymphkapillaren der Darmwand. Erfolgt durch aktive Transportprozesse u. durch passive Permeabilitäten. Wird begünstigt durch starke Oberflächenvergrößerung (KERCKRING-Falten, Zotten, Mikrovilli) u. durch die Bewegungen der Darmzotten. Für Elektrolyte, Wasser, Fette, KH, Eiweiß, Amino- u. Nucleinsäuren sowie Vitamine bestehen dabei spezielle Mechanismen (s. Abb.) S.a. ▶Malabsorption, ▶Darmschranke. E intestinal absorption.

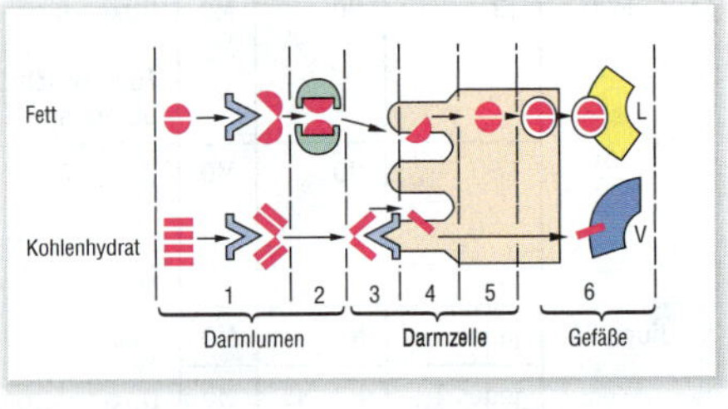


**Darmresorption:** Vorgänge der Dünndarmresorption (nach A. L. BLUM): 1) enzymat. Spaltung in der Darmlichtung; 2) Mizellenbildung mit Gallensalzen; 3) enzymat. Spaltung am Bürstensaum (Mikrovilli) der Zelle; 4) Transport durch den Bürstensaum; 5) Verstoffwechselung im Enterozyten; 6) Abtransport in Blut (V) u. Lymphe (L). [423]

**Dạrm|rohr: 1)** *Anatomie* der sich aus der embryonalen Entodermrinne entwickelnde Darm (= Canalis intestinalis); s.a. ▸Darmkanal. E intestinal tube. **2)** *Chirurgie* ein in den Mast- u. Dickdarm einzulegendes, vorn abgerundetes Gummirohr zur Ableitung von Darmgasen bei Flatulenz, für Klysmen, ▸Darmspülung, Instillationen u. Infusionen; spezielle Rohre ferner für intraop. Darmabsaugung. – s.a. ▸Darmsonde. E rectal tube.

**Dạrm|saft:** *Physiologie* die Absonderungen der Darmdrüsen (ca. 3 l/Tag), u. zwar – mit Gehalt an Verdauungsenzymen – als Duodenal- u. Intestinalsaft sowie als dickflüssiges, kaliumreiches Dickdarmsekret, das v.a. eine Schutzfunktion ausübt. – S.a. ▸Mekonium. E intestinal juice.

**Dạrm|schleim|haut:** innerste Darmwandschicht, s.u. ▸Darm. E intestinal mucosa.

**Dạrm|schranke:** *Physiologie* der Schrankeneffekt zwischen Darmlichtung u. den Blut- bzw. Lymphgefäßen der Darmwand als Faktor der ▸Darmresorption. Durch sie wird bei den selektiven Transportprozessen, die durch Gewebsporen (s.a. ▸Zonula u. ▸Macula adhaerens u. occludens) erfolgen, der Übertritt v.a. höhermolekularer Stoffe, z.B. der Polysaccharide, Proteine, verhindert (wird jedoch beim Neugeborenen von den in der Milch enthaltenen Antikörpern passiert). E intestinal mucosal barrier.

**Dạrm|sonde:** ein- oder doppelläufiger Gummi- oder Kunststoffschlauch mit endständiger zentraler Öffnung (evtl. mit abschraubbarer Metallolive) u./oder nur seitlichen Öffnungen als Mittel für diagnostische Darmsaft- u. Gallegewinnung, für Dauerabsaugung, künstliche Ernährung, Darmdialyse. Die Einführung erfolgt durch Nase, Mund oder durch ein Gastro- bzw. Enterostoma; besondere Modelle als ▸Ballonsonde. S.a. ▸Duodenal-, ▸EUDEL-, ▸MILLER-ABBOTT-Sonde. E intestinal probe.

**Dạrm|spiegel: 1) Darmspekulum:** Mastdarmspekulum, Anoskop; s.u. ▸Kolono-, ▸Prokto-, ▸Rektoskop. E proctoscope. **2)** *Röntgenologie* ▸Flüssigkeitsspiegel im Dünn- u./oder Dickdarm bei Ileus. E intestinal fluid level.

**Dạrm|spülung:** Reinigung des Darmes, die entweder retrograd als ▸Darmeinlauf oder orthograd zur gründlichen Darmreinigung präoperativ oder vor Ileo-/Jejunoskopien durch Trinken bzw. über Magen- oder Dünndarmsonde durchgeführt wird. E enteroclysis.

**Dạrm|steifung:** krampfhafte = »spastische« Steife von Darmschlingen vor einer ▸Darmstenose; ist häufig durch die Bauchdecken sicht- u./oder tastbar (= NOTHNAGEL- oder WAHL-Zeichen). E spastic intestinal convolution.

**Dạrm|stein, -konkrement:** ▸Kotstein. S.a. ▸Bezoar. E enterolith.

**Dạrm|stenose:** eine die ▸Darmpassage behindernde Einengung der Darmlichtung; u. zwar angeboren, z.B. als inkomplette ▸Darmatresie oder bei Pancreas anulare, oder aber erworben, z.B. bei Tumoren, Verwachsungssträngen, chron. Entzündungen (z.B. CROHN-Krankheit). Folgen: Steigerung der ▸Darmperistaltik, Darmgeräusche als Spritzgeräusche, ▸Darmsteifungen, Erweiterung der Darmlichtung, Hypertrophie der Darmmuskulatur, Schleimhautschwellung u. Geschwüre vor der Engstelle oder aber Versagen der Peristaltik (s.a. ▸Ileus). E enterostenosis.

**Dạrm|trägheit:** Trägheit der fortbewegenden Darmperistaltik; s.a. ▸Obstipation. E intestinal hypomotility.

**Dạrm|trichinen:** im Dünndarm parasitierende Stadien von ▸Trichinella spiralis. Sie gelangen nach Geschwüre verursachender, in der Darmmuskelschicht erfolgender Häutung der Larven zurück in die Darmlichtung, wo sie geschlechtsreif werden. Die Männchen sterben nach der Begattung, die Weibchen dringen durch die Darmwand in die Lymphsinus ein. E intestinal trichinella.

**Dạrm|tuberkulose:** Infektion des Darmes durch Mycobacterium tuberculosis. Die primäre D. als Fütterungs-Tbk, verursacht durch den bovinen, in der Milch infizierter Kühe vorkommenden Typ des Erregers. Die – häufigere – sekundäre D. ist Folge einer Lungen-Tbk, u. zwar durch kanalikuläre (Verschlucken erregerhaltigen Sputums) oder hämatogene Ausbreitung der Mykobakterien. Sie ist lokalisiert v.a. in PEYER-Plaques des unteren Ileums u. der Ileozäkalgegend (▸Colitis tuberculosa; v.a. als produktive ▸Tuberkulose), seltener im gesamten Darm, u. zwar v.a. bei Phthise-bedingtem Marasmus, u. ist dann meist exsudativ. Außer allgemeinen Tbk-Symptomen treten Durchfälle (u. große Eiweiß-, Kalium- u. Natriumverluste) auf, später evtl. ein (ileozäkaler) ▸Konglomerattumor, Geschwüre, Fisteln, peritoneale Aussaat. E intestinal tuberculosis.

**Dạrm|verschlingung:** ▸Volvulus. E volvulus.

**Dạrm|verschluss: 1)** ▸Ileus; s.a. ▸Darmatresie, ▸arteriomesenterialer Duodenalverschluss, ▸Mekoniumileus. E intestinal obstruction, ileus. **2)** *Chirurgie* der Nahtverschluss (Darmnaht) des quer durchtrennten oder nur eröffneten (▸Enterotomie, ▸Kolotomie) Darmes.

**Dạrm|vorfall:** ▸Anal- oder ▸Rektumprolaps. – s.a. ▸Zwerchfellhernie, ▸Omphalozele. E intestinal prolapse.

**Darmwandbruch,** RICHTER-Hernie: Hernie mit Eintritt (u. Einklemmung) nur eines umschriebenen Darmwandteils in die Bruchpforte. E Richter's hernia.

**Dạrm(wand)perforation:** örtlich begrenzte Zerstörung der Darmwand. ***Ätiol.:*** »Durchbruch« eines entzündlichen, v.a. geschwürigen oder gangränösen Prozesses (Abb.); ferner bei Darmatresie oder iatrogen, z.B. bei Darmspiegelung. Gefolgt von Austritt des Darminhalts in die freie Bauchhöhle oder einer Abdeckung der Durchbruchstelle durch Nachbarorgane (»freie« bzw. »gedeckte Perforation«). ***Klinik:*** typischer Perforationsschmerz, evtl. mit Schocksymptomatik, Peritonitis. E intestinal perforation.

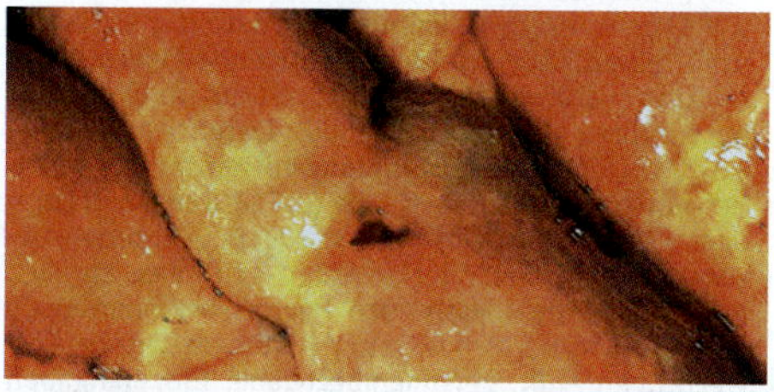

**Darm(wand)perforation:** perforierte Dünndarmschlinge mit Fibrinbelägen bei Ileitis regionalis. [178]

**Dạrm|würmer:** s.u. ▸Darmparasiten. E intestinal helminths.

**Dạrm|zotten:** *Anatomie* ▸Villi intestinales; s.a. ▸Mikrovilli. E villi.

**Dạrrow-Yanett-Prinzip:** das im Dienste der Homöostase wirksame Prinzip zur Erzielung einer ▸Isotonie (s. Schema). Rasche Erhöhung der Elektrolytkonzentration (z.B. nach Kochsalz-Belastung) führt zu Wasseraustritt aus dem Intrazellularraum (IZR) u. dadurch zu osmotischer »Pufferung«. Umgekehrt erfolgt Ausgleich der Osmolarität des IZR u. Extrazellularraumes (EZR) bei Natriumchlorid-Entzug durch Verschiebung von Wasser in die Zellen (Verkleinerung des EZR). E Darrow-Yanett principle.

**Dạrtos:** Kurzbez. der Tunica dartos. E dartos (fascia).

**Dạrwin-Höcker** (CHARLES ROB. D., 1809–1882, engl. Naturforscher, Begründer des ▸Darwinismus), Apex auriculae: Höcker am oberen Rand der Helix der Ohrmuschel; als Atavismus. E darwinian tubercle.

**Darwinismus:** (CH. R. DARWIN 1859) Abstammungslehre auf der Grundlage der ▸Selektionstheorie (1), der zufolge die »natürliche Zuchtwahl« der ent-

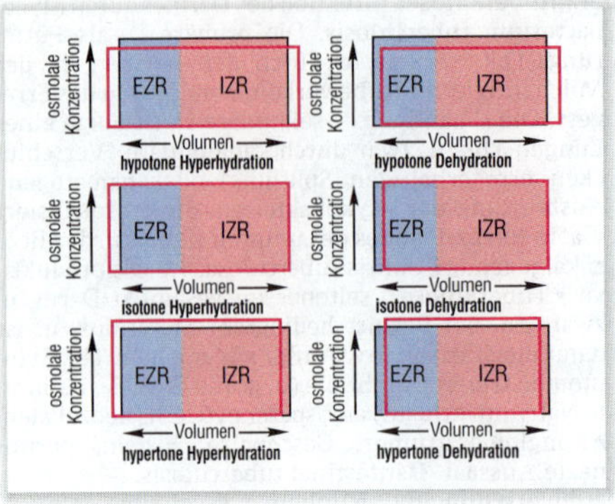


**Darrow-Yanett-Prinzip.** [369]

scheidende Faktor für die Evolution der Arten ist. E darwinian theory, darwinism.

**D-Arzt:** Abk. für ▸Durchgangsarzt.

**DAS:** Abk. für ▸**d**isease **a**ctivity **s**core.

**dashboard injury** *(engl.)*: die »Armaturenbrett-Verletzung« (z. B. als Fraktur des dorsalen Hüftpfannenrandes) durch Aufprall infolge Verkehrsunfalls.

**Dasselbeule:** *Veterinärmedizin* durch Maden der Dasselfliegen ([Oestridae], z. B. Cordylobia anthropophaga, Hypoderma bovis) bedingte parasitäre Furunkulose der Tiere, selten auch des Menschen; s. a. ▸Larva migrans.

**Dasyma:** ▸Hypertrichosis. E hypertrichosis.

**DAT:** *Serologie* Abk. für ▸**D**ifferential**a**gglutinations**t**est.

**Daten:** alle – in Form von Zeichen darstellbaren – qualitativen oder quantitativen Informationen, z. B. die von einem elektronischen Rechner nach bestimmten festzulegenden Vorschriften (»Programm«) aufgenommenen, verarbeiteten oder ausgegebenen Angaben (»Eingabe-« bzw. »Ausgabedaten«). Sie sind auf sog. Datenträgern als Primärinformation speicherbar u. für planmäßig aufeinander folgende Operationen nutzbar (= Datenverarbeitung; mit einem Computer ausgeführt als elektronische Datenverarbeitung = »EDV«). E data. – **D., an|ony|mi|sier|te:** ursprünglich personenbezogene D., die (z. B. durch Weglassen oder Änderung von Merkmalen; »Anonymisierung«) derart verändert worden sind, dass sie sich weder auf eine bestimmte Person beziehen noch eine solche erkennen lassen; z. B. für statistische Auswertungen. – **D., personen|bezogene:** Einzelangaben über persönliche oder sachliche Verhältnisse einer bestimmten oder bestimmbaren natürlichen Person; vor Missbrauch bei der Datenverarbeitung gesetzl. geschützt (»**Datenschutz**«, s. u. ▸Bundesdatenschutzgesetz); s. a. ▸Schweigepflicht.

**Daten|ver|arbeitung:** s. u. ▸Daten. E data processing.

**Datura stramonium:** »Stechapfel« [Solanaceae]; seine Samen (Semen Stramonii) enthalten die Tropanalkaloide L-Hyoscyamin, Atropin u. L-Scopolamin, die ggf. die Ursache einer der ▸Atropinvergiftung ähnlichen Vergiftung (»**Daturismus**«) sind. E (Datura) stramonium, thorn apple.

**Daucus carota:** die an Zucker u. Vitaminen (C, B sowie β-Carotin) reiche Mohrrübe [Umbelliferae]; dient zur Gewinnung von Carotin bzw. Vitamin A u. als Anthelminthikum, Diuretikum u. Diätmittel (bei Ernährungsstörungen der Säuglinge). E carrot.

**Dauer|aus|scheider:** eine klinisch gesunde Person, die nach Überstehen einer manifesten oder larvierten Infektionskrankheit (z. B. Typhus, Diphtherie, Zytomegalie) für kürzere oder längere Zeit (= **temporärer** bzw. **permanenter D.**) Krankheitskeime ausscheidet (z. B. mit Galle, Harn, Stuhl, Speichel; auch aus Tonsillen) u. so mit ihren Ausscheidungen andere Personen infizieren kann. – Ggs. ▸Dauerträger. E convalescent carrier.

**Dauer|bad:** *Hydrotherapie* ein über Stunden u. Tage ausgedehntes, etwa körperwarmes Vollbad (als Tauch- = Immersionsbad möglichst unter Lagerung auf einem in der Wanne ausgespannten Laken) als entlastende oder sedierende Maßnahme, z. B. bei Dekubitus. E continuous bath.

**Dauer|be|atmung:** assistierte oder kontrollierte Atmung als evtl. wochenlange Maßnahme bei ▸respiratorischer Insuffizienz oder bei Atemlähmung; die Beatmung erfolgt mittels Respirator über ein Tracheostoma oder über einen Endotrachealtubus. E continuous artificial respiration.

**Dauer|blutung:** *Gynäkologie* eine über 10 Tg. andauernde genitale Blutung (▸Metrorrhagie); zyklisch (▸Zyklus) z. B. bei der glandulär-zystischen Hyperplasie, azyklisch z. B. bei Endometritis, bösartigem Tumor, submukösem Myom. E continuous uterine bleeding.

**Dauer|dia|lyse:** Langzeit-Dialysebehandlung (über Jahre). E maintenance hemodialysis.

**Dauer|drainage,** Sperrdrainage: langzeitige Ableitung im Übermaß gebildeter physiologischer oder pathologischer Körperflüssigkeiten aus einer Körperhöhle (z. B. Empyemdrainage n. ▸BUELAU, Perthes), aus dem Unterhautzellgewebe (z. B. Docht- = ▸Seidenfadendrainage n. HANDLEY bei Elephantiasis), aus dem Hirnventrikelsystem (Umgehungsdrainage bei ▸Hydrocephalus) oder aus den Gallenwegen (z. B. als ▸KEHR-T-Drainage). E continuous drainage.

**Dauer|form:** *Biologie* Form eines Organismus, die dessen Überleben unter extrem ungünstigen Bedingungen ermöglicht; z. B. als Dauerspore. E persistent form.

**Dauer|fraktur:** Knochenbruch als Folge einer Materialermüdung (»Ermüdungsbruch«), d. h. infolge einer mehrmaligen außergewöhnlich hohen oder einer häufigen Dauerbeanspruchung (▸Dauertraumatisierung). Anfangs oft nur als mikroskopische ▸Fissur, die sich ausdehnt u. zur Dauerfissur bzw. zur spontanen Fraktur weiterentwickelt; typisch z. B. als Schipper-, Marsch- u. Hustenfraktur; s. a. ▸MILKMAN- u. ▸TIETZE-Syndrom. – Entsprechende Brüche ferner auch als Nagelfraktur (▸Knochennagel), Endoprothesenbruch, insbes. nach statisch bedingter Implantatlockerung. E fatigue fracture.

**Dauer|gebiss:** das bleibende ▸Gebiss. E permanent teeth.

**Dauer|heilung:** die als abgeschlossen geltende Heilung; im Rechtssinn diejenige – weitgehende – Besserung des krankhaften Zustandes, die jeden Rechtsanspruch auf Kompensationsleistungen aufhebt (Anspruch auf Leistungen aus der sozialen Sicherung, soweit sie »Feststellungskosten« auch ohne Schadensnachweis gewährt, bleibt bestehen). S. a. ▸Fünfjahresheilung. E permanent cure.

**Dauer|katheter:** ein bei Harnabflussstörung aus der Niere oder Harnblase über längere Zeit im Nierenbecken bzw. in der Blase belassener Katheter, evtl. als selbsthaltender Katheter (Ballon-, CASPER-, PEZZER-, FOLEY-K.). S. a. ▸Schienenkatheter. Erfordert wegen der Gefahr der Sekundärinfektion häufiges Spülen u. Auswechseln. S. a. ▸Katheterfistel. E indwelling catheter.

**Dauer|kollaps:** die langzeitige Ruhigstellung, Entspannung einer Lunge oder eines Lungenabschnittes; spontan z. B. durch Pleuraverwachsungen oder infolge Lungenverletzung; therapeutisch durch ▸Plombe, ▸Thorakoplastik, ▸Phrenikusexhairese. Gefahren: bleibende, evtl. sich steigernde Einschränkung der Atemleistung, chron. Bronchitis, Bronchiektasie. E long-term collapse of lung.

**Dauer|kultur: 1)** *Bakteriologie* eine langzeitig fortgezüchtete Kultur von (meist lyophilisierten) Mikroorganismen, angelegt mit dem Ziel der – auf Beibehaltung der Erregereigenschaften basierenden – Verwendung der jeweiligen Erreger v. a. als Teststamm; u. zwar z. B. als Stichagarkultur, in getrockneten Mäuseherzen (als Pneumokokkenkultur), in paraffinverschlossenen Aszites-Agar-Röhrchen (für Meningo- u. Gonokokken) oder – eingeschmolzen – als Ampullenkultur (Sporenkultur). **2)** *Histologie* eine auf längerfristige Weiterzüchtung angelegte ▸Zellkultur. **E** long-term culture.

**Dauer|modifikation:** *Genetik* eine durch vorübergehende äußere Einflüsse herbeigeführte Veränderung (▸Varietas) der Eigenschaften eines Lebewesens, die dann in den folgenden Generationen trotz Fehlens des entsprechenden Auslösungsfaktors bestehen bleibt, jedoch in der Folge allmählich schwindet. **E** permanent modification.

**Dauer|schaden:** eine relevante, nicht zu wesentlicher Verschlimmerung oder Besserung neigende, voraussichtlich für unbefristete oder mindestens längere Zeit bestehende Gesundheitsschädigung, die einen Rechtsanspruch auf Kompensations- (z. B. Rente) u. Sachleistungen (z. B. Prothese) oder auf Förderungsmaßnahmen begründet. **E** permanent injury to health.

**Dauer|schwindel:** *Neurologie* lang anhaltender ▸Schwindel infolge Labyrinthausfalls; nimmt allmählich ab durch zentralen Ausgleich (Stabilisierung des Gleichgewichts durch Auge, Tiefensensibilität u. Muskelsinn). **E** prolonged labyrinthine vertigo.

**Dauer|spülung:** *Urologie* **1)** tagelange tropfenweise Nierenbeckenspülung über einen doppelten oder doppellumigen Ureterkatheter zur Chemolyse von Calciumphosphat- oder -carbonatsteinen. **E** prolonged irrigation. **2)** das HRYNTSCHAK-System (intermittierende D., v. a. nach suprapubischer Prostatektomie).

**Dauer|thermo|meter:** Widerstandsthermometer oder Thermoelement, das kontinuierlich (in Form einer Kurve) oder in regelmäßigen Zeitabständen (mit Zahlenangabe) die Temperatur registriert; u. a. – in Verbindung mit einer Alarmvorrichtung – als Teil einer klinischen Überwachungsanlage (▸Monitoring) auf Intensivstationen. **E** temperature monitor.

**Dauer|tonus:** *Physiologie* längere Zeit oder dauernd aufrechterhaltener bestimmter Spannungszustand der Muskulatur; als Skelettmuskeltonus der D. im Dienste der Halte-, ▸Stützmotorik, erzeugt durch asynchrone Erregung der ▸motorischen Vorderhornzellen über Muskeldehnungsreflexe u. durch motorische kortikale Erregungen (aber auch als pathologischer D., z. B. bei Wurzelreizsyndrom, extrapyramidaler Störung [PARKINSON-Syndrom] oder affektbedingt, z. B. bei Angst). – S. a. ▸Autorrhythmie. **E** prolonged tonus.

**Dauer|träger:** Individuum, bei dem sich infolge einer »lokalen Disposition zum Haften des Infektes« Erreger im Organismus ansiedeln, ohne zur Erkrankung zu führen; i. w. S. auch der Keimträger nach Erkrankung, ▸Dauerausscheider. **E** carrier.

**Dauer|traumatisierung:** *Pathologie* langzeitige Einwirkung v. a. mechanisch schädigender Faktoren geringer Intensität, die über Kleinstverletzungen (Mikrotraumen) zu Dauerschäden führt, u. a. zu ▸Dauerfrakturen; s. a. ▸Pressluftschaden. **E** prolonged trauma.

**Dauer|tremor:** *Neurologie* nur im Schlaf aussetzendes Zittern (▸Tremor). **E** continuous tremor.

**Dauer-Zell-Linie:** s. u. ▸Zell-Linie. **E** established cell line.

**Daumen:** ▸Pollex; s. a. ▸Daumen..., ▸Finger; s. a. ▸Triphalangie. **E** thumb.

**Daumen|ballen|atrophie:** Atrophie des ▸Thenars; als Abduktor-Opponens-Atrophie v. a. beim ▸Karpaltunnelsyndrom. **E** thenar atrophy.

**Daumen|ersatz:** *Chirurgie* der plastische Ersatz des 1. Fingers zur Wiedererlangung der Fähigkeit zum »Zangengriff«. Als sog. Phalangisation, »neurovaskuläre Fingerauswechslung« (in Form des »Zeige-«, »Mittel-« oder »Kleinfinger-Daumens«); bei Teilverlust des Metakarpale als Neubildung (»Aufstockung« mit Knochenspan u. Weichteilumhüllung); auch durch Verpflanzung der 2. Zehe (Pollizisation). **E** thumb reconstruction.

**Daumen|reflex:** Beugung des Daumenendgliedes nach Reflexhammerschlag auf die Sehne des Musculus flexor pollicis longus oberhalb des M. pronator quadratus; ein physiolog. Muskeldehnungsreflex. **E** thumb reflex.

**Daumen|zeichen:** **1)** der ▸WARTENBERG-Reflex. **E** thumb sign. **2)** *Pathologie* ▸STERNBERG-Daumenzeichen (typisch bei MARFAN-Syndrom).

**Daunorubicin, Daunomycin,** Abk. Dauno, Abk. DB, Abk. DNR: zytostatisch wirksames Antibiotikum aus Streptomyces peuceticus bzw. ceruleorubicus (▸Anthracyclin). ***NW:*** u. a. Kardiotoxizität, Knochenmarktoxizität, Nausea, Erbrechen, Stomatitis, Alopezie. **E** daunorubicin, daunomycin.

**Davaineidae:** Familie parasitärer Würmer [Cestoda]; beim Menschen z. B. die Gattung Raillietina. Zwischenwirte sind Insekten.

**Davenport** (HORACE WILLARD D., geb. 1912, amerik. Physiologe). – **D.-Index:** ein Größen-, Gewichts- u. Körperbau-Index nach der Formel: Gewicht/Länge$^2$. – **D.-Nomogramm:** Nomogramm zur Berechnung des effektiven $HCO_3^-$ = Bicarbonatdefizits bzw. -überschusses bei einer Säure-Basen-Störung des Neugeborenen (s. Abb.). Der aktuelle pH- u. $pCO_2$-Wert ergeben das Ist-$HCO_3$, der Schnittpunkt der $pCO_2$-Isobare mit der kräft. Linie das Soll-$HCO_3$, jeweils auf der linken Ordinate.

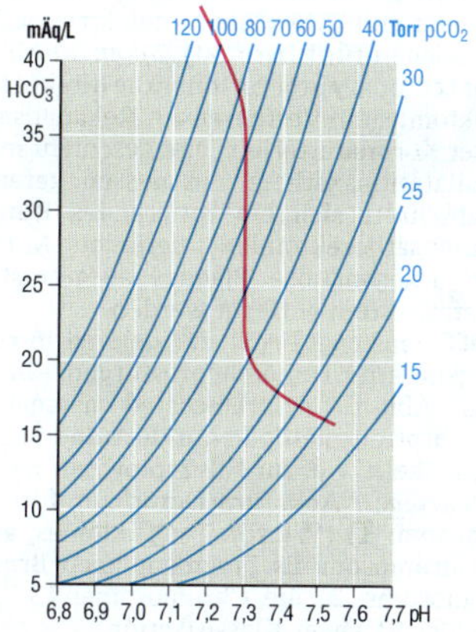


**Davenport-Nomogramm.** [218]

**Davidoff-Operation** (LEO MAX D., geb. 1898, Neurologe, New York): Ausschaltung der Plexus choroidei der Seitenventrikel bei Hydrocephalus internus. **E** Davidoff's procedure.

**Davids|harfe:** *Anatomie* das lyraähnliche Gebilde des Endhirns, bestehend aus Corpora mamillaria, Columnae fornicis, Crura fornicis, Hippocampus u. – als Saiten (Chordae psalterii) – den Striae transversae des Balkens. **E** commissura fornicis.

**Davidson:** *Genetik* – **D.-Anomalie:** Tetraploidie der neutrophilen Granulozyten als erblich-konstitutionelle ▸Kernanomalie. – **D.-Smith-Kernanalyse:** (1945) Nachweis des Geschlechtsdimorphismus neutrophiler Leukozyten durch Auszählen der ▸Drumsticks im gefärbten Blutausstrich.

**DA-Virus:** Parainfluenza-Virus Typ 5. **E** parainfluenza virus.

**Davis** (1) DAVID MELVIN D., geb. 1886, Urologe, Philadelphia; 2) JOHN STAIGE D., 1872–1942, Chirurg, Baltimore; 3) LOYAL EDW. D., geb. 1896, Neurochirurg, Chicago). – **D.-Grove-Julian-Operation:** (1956) Thrombusextraktion, Kürettage u. ▸Endarteriektomie als Desobliterationseingriff bei ▸Aortenbogen-Syndrom mit abgangsnaher Lichtungsverlegung. **E** Davis-Grove-Julian operation. – **D.-Hautinsel** (JOHN STAIGE D.): kleines freies Hauttransplantat, das zen-

D

tral aus Korium u. Epidermis, peripher nur aus Epidermis besteht. E Davis graft, pinch graft. – **D.-Nealon-Plastik** (DAVID MELVIN D.), Pyelo|ileo|zysto|plastik: Harnleiterersatz durch eine Ileumschlinge. – **D.-Operation: 1)** (LOYAL EDW. D.): Resektion der lumbalen Rami communicantes als Sympathikus-Ausschaltung für den Beinbereich. **2)** (DAVID MELVIN D.): Längsinzision einer Ureterabgangsstenose mit nachfolgender transrenaler Schienung als Modifikation der ▸MARION-Operation.

**Dawbarn-Zeichen** (ROBERT HUGH D., 1860–1915, Chirurg, New York): ▸Abduktionsphänomen. E Dawbarn's sign.

**dawn phenomenon** *(engl. = Morgenphänomen):* der steigende Insulinbedarf in den frühen Morgenstunden. Wichtig bei der Programmierung von Insulinpumpen.

**dB:** Abk. für ▸Dezibel; s.a. ▸dB SPL. E db.

**DBfK:** Abk. für ▸Deutscher Berufsverband für Krankenpflegeberufe.

**DBS:** Abk. für ▸Differentialblutsenkung.

**dB SPL** *(engl.)* Abk. für dezibel sound pressure level: der Schalldruckpegel (L) gemäß der logarithmischen Schalldruckskala, bezogen auf den Schalldruck $p_0 = 2 \cdot 10^{-4}$ µbar.

**DBVA:** Abk. für ▸Deutscher Berufsverband für Altenpflege.

**dc** *(engl.)* Abk. für direct current: *Physik* Gleichstrom.

**DCA: 1)** *(engl.)* Abk. für detectable cortical activity: die Ableitbarkeit von Potentialschwankungen im EEG (Gegensatz: »no DCA«, die hirnelektrische Inaktivität als Zeichen für ▸Hirntod). **2)** *(engl.)* Abk. für directional coronary atherectomy: die direkte koronare Atherektomie; ein Verfahren zur Rekanalisation stenosierter Koronararterien. Dies geschieht mit einem Ballondilatationskatheter, in dessen gefenstertem Ballonabschnitt sich ein rotierendes Rundmesser (»Rotationsatherektomie«) befindet. Mit diesem können atheromatöse Plaques ausgefräst u. aus dem Gefäßsystem entfernt werden.

**DCC – DCC-Gen** *(engl.)* Abk. für deleted in colorectal cancer gene: ein ▸Tumorsuppressorgen. – **DCC-Methode** *(engl.)* Abk. für dextran-coated charcoal method: eine Adsorptionsmethode mit dextranbeschichteten Kohlepartikeln, v.a. zur ▸Rezeptorbestimmung.

**D.c.f.:** *Pharmazie* Abk. für ▸Detur cum formula.

**D-Chromosom: 1)** (WILSON 1905) kleines, akzessorisches Chromosom als Fragment nach Bruch eines B-Chromosoms. **2)** die Chromosomen 13–15 als D-Gruppe der ▸Denver-Klassifikation.

**DCI:** *Pharmazie* **1)** Abk. für ▸Denominatio communis internationalis. **2)** Abk. für Dichlorisoproterenol (ein ▸Betarezeptorenblocker).

**Dct.:** Abk. für ▸Decoctum bzw. *anat* ▸Ductus.

**DD:** Abk. für ▸Differentialdiagnose.

**DDAVP,** Abk. für 1-Desamino-8-D-Arginin-Vasopressin: ▸Desmopressin.

**DDC, ddC,** Abk. für Didesoxycytidin: eine antiretrovirale Substanz (▸Reverse-Transkriptase-Hemmer). E DDC, dideoxycytidine.

**DDD,** Abk. für Dichlordiphenyldichloräthan: ein Insektizid; Homologes des DDT (▸Chlorophenotan).

**DDD-Schrittmacher:** ein künstlicher optimierter AV-sequentieller ▸Herzschrittmacher.

**DDI,** Abk. **ddI:** Abk. für ▸Didanosin.

**DDP:** Abk. für *cis*-Diamindichloroplatin (▸Cisplatin).

**DDT®,** Abk. für Dichlordiphenyltrichloräthan: ▸Chlorophenotan. E dichlorodiphenyltrichloroethane.

**De ...:** z.B. DE ALMEIDA-, DE LEE- etc.: s.u. ▸ALMEIDA, ▸LEE etc.

**Dead-Fetus-Syndrom** *(engl.):* eine ▸Verbrauchskoagulopathie (mit Defibrinierung) bei Schwangerschaft mit Fruchttod u. Verhaltung der abgestorbenen Leibesfrucht. Vermutlich durch Einschwemmung proteolytischer Enzyme u. Gewebsthrombokinase.

**DEAE-Cellulose,** Abk. für Diethylaminoethylcellulose: Cellulosederivat. ***Anw.*** zur Dünnschichtchromatographie u. als Anionenaustauscher (s.u. ▸Ionenaustauscher), u.a. für Proteine u. deren Fragmente. E DEAE cellulose.

**De|afferenzierung:** *Neurochirurgie* Ausschaltung der sensiblen Impulse (Afferenzen), entweder traumatisch bedingt oder durch operative Unterbrechung der segmentären sensiblen Fasern der hinteren Spinalnervenwurzeln, z.B. als ▸FOERSTER-Operation bei spastischen Kontrakturen. S.a. ▸Denervierung. E deafferentation.

**De|allergisierung:** ▸Hyposensibilisierung. E desensitization.

**Deanol:** Vorstufe des Cholins; Psychoenergetikum; ***Anw.*** zur Konzentrations- u. Leistungssteigerung. E deanol.

**Dean-Webb-Methode:** Messung (Titration) der Antikörper-Menge in einem Antiserum durch Vergleich der Präzipitationsgeschwindigkeit bei steigendem Antigen-Zusatz.

**De|arterialisation:** die in der Kreislaufperipherie erfolgende Umwandlung des arteriellen Blutes in venöses durch Sauerstoffentzug. E dearterialization.

**DeBakey** (MICHAEL ELLIS DEB., geb. 1908, Chirurg, Houston/Texas). – **DeB.-Klassifikation:** Einteilung der ▸Aortenaneurysmen (dort Abb.). – **DeB.-Operation:** Palliativoperation des nicht radikal operablen Aneurysma dissecans durch Ausschneiden der Intima im peripheren Abschnitt (Ableitung des Blutstromes aus der Gefäßwand in die -lichtung), ergänzt durch »wrapping« (Cellophan-Umhüllung) des Aneurysmasackes. Ferner – als Dissektionsmethode – die Aneurysmaspaltung u. das Einlegen einer Kunststoffprothese. E DeBakey aneurysm operation. – **DeB.-Pumpe:** eine Rollenpumpe für die Herz-Lungen-Maschine; darin werden durch rotierende Bewegung von Metallrollen die blutführenden Schläuche gegen ein U-förm. Widerlager gedrückt u. ausgepresst.

**Debaryo|myces:** eine Hefepilz-Gattung [Ascomycetes] als typische »Kahmhefen«; einzelne Arten sind für Mensch u. Tier fakultativ pathogen. – **D. hominis, D. neo|formans :** obsoletes Synonym für ▸Cryptococcus neoformans. – **D. kloeckeri:** das perfekte Stadium von ▸Torulopsis candida.

**De|basierung:** Resektion einer Röhrenknochenbasis. E base resection of long bone.

**De|bi|li|tät, Debilitas: 1)** Schwäche im allgemeinen Sinn. E debility. **2) D. mentalis:** veraltet für leichte ▸Intelligenzminderung. E mental deficiency.

**De|bito(mano)meter:** Gerät für die druckkontrollierte ▸Cholangiographie, das den Residualdruck im Choledochus (ohne Durchfluss) u. das durch die Papille bei konstantem Druck fließende Volumen misst; s.a. ▸Cholangioradiomanometrie.

**De|blockierung: 1)** *Kardiologie* die Aufhebung eines AV-Blockes oder die Reduzierung des Blockierungsgrades bei Vorhofflattern. **2)** Lockerung seelischer Spannungen durch Psychopharmaka. E disinhibition (1. of cardiac function; 2. of affect)

**De|brancher-Glyko|genose:** auf angeborenem Mangel an ▸Dextrin-1,6-Glucosidase beruhende Glykogenose (▸FORBES-Syndrom).

**de|branching enzyme** *(engl.):* ▸Dextrin-1,6-glucosidase.

**Debray-Housset-Methode:** Saugbiopsie des Magens unter Sichtkontrolle durch ein Gastroskop.

**Debré-Syndrom** (ANSELME ROBERT D., 1882–1978, Kinderarzt, Paris): **1)** hepatomegale Glucoadiposität: kombinierte Fett-Glykogen-Stoffwechselstörung mit Lebervergrößerung infolge Speicherung dieser Stoffe. ***Klinik:*** Dystrophie, Minderwuchs, Entwicklungsstörung der quer gestreiften Muskeln, Fettpolsterverteilung wie beim FRÖHLICH-Syndrom (1), Hypercholesterinämie, Lipämie. E hepatomegalic glucoadiposity. **2) D.-Fibiger-Syndrom:** adrenogenitales ▸Salzverlustsyndrom. **3) D.-Lamy-Lyell-Syndrom:** ▸Epidermolysis acuta toxica. **4) D.-Marie-Syndrom** (JULIEN M., Kinderarzt, Paris): eine Variante des hypophysär-hypothalamischen Zwergwuchses, kombiniert mit Störung des Wasserhaushaltes infolge HVL-Insuffizienz bei Überfunktion des Hypothalamus-HHL-Systems. ***Klinik:*** Infantilismus, Hypogenitalismus, Adipositas, Oligodipsie, Oligurie, Hypothermie, Hypotonie, Hypoglykämie. E Debré-Marie syndrome. **5) D.-de-Toni-Fanconi-Komplex** (GIOVANNI DE T., 1896–1973, Pädiater, Genua; GUIDO F., 1892–1979, Pädiater, Zürich), FANCONI-Syndrom, Glucose-Aminosäuren-Diabetes: genetisch bedingte Nierenfunktionsstörung mit histologisch nachweisbarem Substrat in den proximalen Tubuli. ***Pathogen.:*** Zugrunde liegt vermutlich eine Störung des zellulären Energiehaushaltes der proximalen Tubuluszellen. Durch verminderte Rückresorption von Glucose, Aminosäuren und Phosphaten kommt es zu Glucose-, Protein- und Aminoazidurie mit Hypophosphat- und -kaliämie sowie Hypourikämie u. Azidose. ***Einteilung:*** **infantiler Typ** mit Erstmanifestation im 2.–3. Lj.: primäres (idiopathisches) FANCONI-Syndrom: meist spontan, selten autosomal-rezessiv; **adulter Typ** mit leichterem Verlauf u. normaler Lebenserwartung; meist spontane Mutation, sonst auch autosomal-rezessiv, autosomal-dominant, sehr selten X-chromosomal. FANCONI-Syndrom bei hereditären Stoffwechselkrankheiten (z. B. Cystinose, LOWE-Syndrom, Galaktosämie etc.) u. als sekundäres FANCONI-Syndrom (z. B. bei Myelom, Amyloidose, Pankreaskarzinom, SJÖGREN-Syndrom, Vergiftungen etc.). ***Klinik:*** Vitamin-D-resistente Rachitis, Minderwuchs, Polyurie, Dehydratation, Proteinurie. Kann zu globaler Niereninsuffizienz, Hypothyreose, Hypersplenie, Myopathie u. Enzephalopathie führen. E De Toni-Fanconi syndrome. **6)** ▸Katzenkratzkrankheit. E cat-scratch disease.

**Débridement** *(franz. = Abzäumen):* **1)** die Durchtrennung abschnürender strangförmiger Verwachsungen (Briden); auch »blutige« Erweiterung einer natürl. Enge (z. B. Bruchpforte). E adhesiolysis. **2)** die Abtragung oberflächlicher Nekrosen i. S. der ▸Wundtoilette. E wound débridement. – **D., enzymatisches:** D. als »Abdauungsbehandlung« von Wunden (Ablösung von Fibrinbelägen u. Nekrosen) durch örtliche Anw. fibrinolytischer (z. B. Streptokinase) oder tryptischer Enzyme. E enzymatic d.

**De|bulking** *(engl.):* Reduktion einer Tumormasse durch Operation, hochenergetische Laserstrahlen, Zytostatikagabe, Gefäßverschluss oder regionale Überwärmungstherapie. Dient der verbesserten operativen Zugänglichkeit des Tumoren, Verringerung der NW einer nachfolgenden Chemotherapie, als palliative Maßnahme. I. w. S. auch Abtragung von nichtmalignem Gewebe (z. B. arteriosklerotische Plaques, Fett-, Bindegewebe im Rahmen von plastischen Eingriffen, Konditionierung von Transplantationslappen, bei Lipomatose etc.).

**Debye(-Einheit),** Abk. D: die Einheit des Dipolmoments; 1 D = $10^{-18}$ esE·cm. E Debye unit.

**deca...:** s. a. ▸deka... E deca...

**Deca|hy|dro|naphthalịn, Decalin:** $C_{10}H_{18}$; kampferähnlich riechende Flüssigkeit. Wird verwendet als Fettlöser (Terpentinölersatz), Herbizid, histologisches Einbettungsmittel. *toxik* ruft Kopfschmerz, Erbrechen, Schleimhautreizung u. Ekzeme hervor. E decalin.

**de|cạlvans** *(latein.):* Haare entfernend, glatzebildend; z. B. ▸Folliculitis decalvans. E decalvant, depilatory.

**De|cal|vạ|tio:** *Dermatologie* der totale Haarausfall. E complete depilation.

**Dé|canu|lement** *(franz.):* ▸Dekanülierung.

**Decarboxylase-Hemmer:** ▸DOPA-Decarboxylase-Hemmer.

**De|carb|oxy|lasen:** Bez. für den ▸Lyasen zugerechnete Enzyme, die aus der Carboxylgruppe von Carbonsäuren (u. deren Derivaten) in praktisch reversibler Reaktion Kohlendioxid abspalten; s. a. ▸Decarboxylierung. Unterschieden als nicht oxidierende u. als oxidative D., d. h. als nur decarboxylierende bzw. gleichzeitig auch dehydrierende Enzyme (z. B. ▸Pyruvatdecarboxylase bzw. ▸Pyruvatdehydrogenase). E decarboxylases.

**De|carb|oxylierung:** Abspaltung von Kohlendioxid aus organischen Verbindungen durch ▸Decarboxylasen. Bedeutsame Stoffwechselreaktion, z. B. die D. von Aminosäuren zu biogenen Aminen, die oxidative D. von Brenztraubensäure zu Acetyl-CoA. E decarboxylation.

**De|chloridation, Dechlorination:** das Entfernen des Chlors aus gechlortem Trinkwasser, z. B. durch Filtration über $CaSO_3$. – Im engl. Sprachgebrauch der Chloridentzug aus dem Organismus durch kochsalzarme bis -freie Diät. E dechloridation.

**deci...:** s. a. ▸dezi... E deci...

**Decị|dua,** Decidua membrana, Caduca: die während des Prämenstruums u. der Gravidität (D. menstrualis bzw. graviditatis) umgewandelte ▸Funktionalis der Gebärmutter. Dies geschieht unter Hormoneinwirkung durch das Auftreten von Deziduazellen, durch Zunahme ihrer Höhe, der Drüsensekretion u. Blutfülle unterschieden. Wird unterschieden in die oberflächliche, bindegewebsreichere D. compacta u. – darunter, myometriumwärts – die schwammige, an Drüsenschläuchen reiche D. spongiosa (aus dem ▸Stratum compactum bzw. ▸Stratum spongiosum endometrii). Sie wird bei der Menstruation abgestoßen bzw. entwickelt sich zur Schwangerschaftsdezidua (D. graviditatis; s. Abb.) welche die Eihöhle bildet, das Ei umgibt u. ernährt u. entgiftend wirkt. E decidua. – **D.**

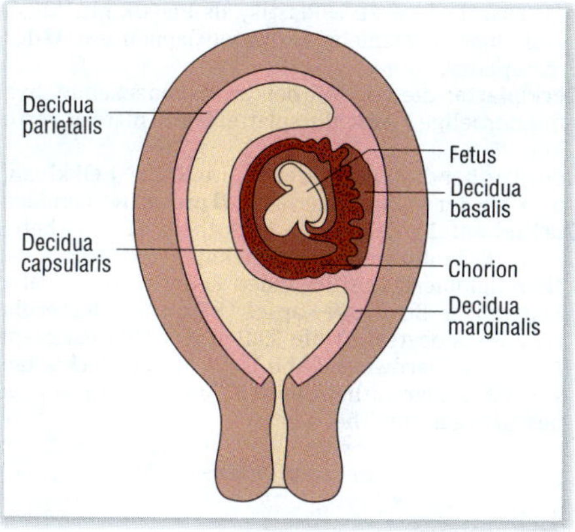


**Decidua.** [505]

**basạlis:** D., die am Ort der Eiabsiedlung (▸Nidation) die mütterlichen Plazentaanteile bildet u. randständig, als D. marginalis, auch aus fetalen Gewebsanteilen besteht. – **D. capsulạris reflexa:** Teil der Schwangerschaftsdezidua, die als abgespaltene Schicht der D. compacta die Keimblase, später das Amnion überzieht u. die schließlich unter dem Druck der wachsenden Frucht atrophiert u. gegen Ende Mens III mit der D. parietalis der gegenseitigen Uteruswand verschmilzt; am Implantationsort ist sie durch ein Blutgerinnsel verschlossen (= REICHERT-Narbe). – **D. graviditạtis:** Schwangerschaftsdezidua, s. u. ▸Decidua (allgemein); als D. basalis, D. capsularis, D. parietalis. – **D. parietạlis:** der jenseits der D. basalis die Gebärmutter auskleidende Teil der D. graviditatis. – **D. polypọsa:** eine D. mit zahlreichen kleinen ▸Deziduapolypen. – **D. tuberọsa et polypọsa:** eine D. mit höckerig-polypöser Oberflächenwucherung bei meist noch normaler Schichtbildung; sie entsteht infolge zu reichlichen Hormonangebots (z. B. bei bereits vor der Schwangerschaft bestehender Endometriumhyperplasie) u. birgt die Gefahr eines Abortes durch Blutung u. einer verstärkten Nachgeburtsblutung.

**deciduạlis** *(latein.):* die Decidua betreffend.

**Decidu(al)ịtis:** ▸Endometritis decidualis. E deciduitis.

**deciduus** *(latein.)*: hinfällig, z. B. ▸Decidua, ▸Dentes decidui (Milchzähne). E deciduous.

**Deck|biss:** vertikale Gebissanomalie mit steil gestellten u. verlängerten oberen Schneidezähnen (»Inversionsstellung«), wodurch es zu »tiefem ▸Überbiss« (Überdecken der unteren Frontzähne in der Schlussbissstellung), evtl. mit Aufbiss auf die Schleimhaut des Gegenkiefers, kommt. E overbite.

**Decker-Methode:** (1944) vaginale Laparoskopie in Knie-Schulter-Lage zur Inspektion der Gebärmutter u. der Adnexe vom luftgefüllten DOUGLAS-Raum her; heute nicht mehr üblich u. abgelöst durch Minilaparoskopie mit Flüssigkeit.

**Deck|gewebs|geschwulst:** vom Epithel ausgehender Tumor (▸Neoplasma). E epithelial neoplasm.

**Deck|glas:** 0,15–0,2 mm starke Glasplatte zum Eindecken des auf dem Objektträger befindlichen mikroskopischen Untersuchungsmaterials. E cover glass.

**Deck|glas|kultur:** **1)** *Zytologie* Gewebekultur auf einem hohlgeschliffenen Objektträger, dessen Mulde das Nährmedium (HANKS-Lsg.) enthält, in welches das auf dem Deckglas aufgetragene Material eintaucht. E cover glass culture. **2)** *Bakteriologie* ▸FORTNER-Verfahren.

**Deck|knochen:** die ▸Bindegewebsknochen des Hirn- u. Gesichtsschädels. E membrane bone.

**Deck|plastik:** *Chirurgie* Plastik zur Deckung eines angeborenen oder erworbenen Gewebsdefektes der Körperoberfläche; i. e. S. als Hautplastik, z. B. als THIERSCH-, REVERDIN-Plastik, als Plastik mit Meshgraft bzw. Verschiebe-, Rotationslappen etc. E dermatoplasty.

**Deck|platte:** die den Wirbelkörper bedeckende, hyalinknorpelige ▸Abschlussplatte. E end plate of vertebra.

**Deck|ver|band:** Schutzverband, i. e. S. der ▸Okklusiv- u. *ophth* der ▸Uhrglasverband. E protective bandage.

**Deckzellen:** **1)** Zellen des Mesothels. E mesothelial cells. **2)** Podozyten: die den Kapillarschlingen der Nierenglomeruli aufliegenden Zellen des viszeralen Blattes der BOWMAN-Kapsel (▸Capsula glomerularis). E podocytes. **3)** die Zellen des Übergangsepithels der Harnwege (Abb.). **4)** **Alveolardeckzellen:** s. u. ▸Alveolarepithelzellen. **5)** die oberste Zellage des Übergangsepithels.

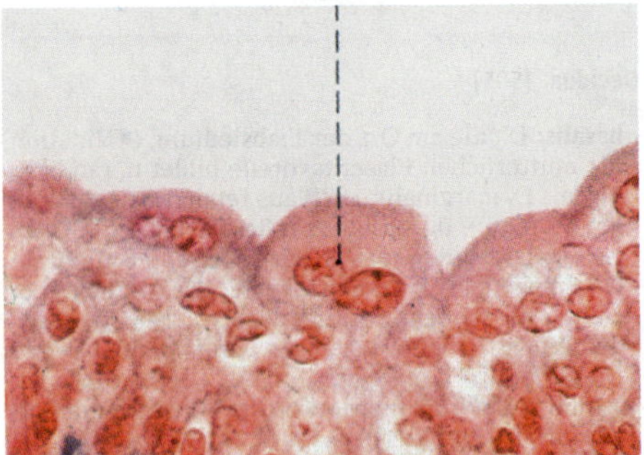


**Deckzellen:** histologischer Schnitt aus dem Übergangsepithel der Harnblase. [497]

**De|clamping** *(engl. = Klemmenentfernung)*: Freigabe der Blutzirkulation in abgeklemmten/abgeschnürten großen Arterien; kann zu ▸Tourniquet-Schock führen. S. a. ▸Clamping.

**De|clive** *(latein. = Abhang)*: der hintere, absteigende Teil des »Oberwurmes« (s. u. ▸Vermis cerebelli) des Kleinhirns. E declive.

**De|coctum,** Decoctio, Abk. Dct.: *Pharmazie* Aufkochen einer Droge mit Wasser u. anschließendes Ziehenlassen bei leichtem Kochen, v. a. bei in der Konsistenz harten Drogen sowie schwer löslichen Inhaltsstoffen (s. a. Phytotherapie). E decoction.

**Dé|collement** *(franz.)*: flächenhafte Hautablederung durch eine stumpfe, abscherende Gewalteinwirkung; evtl. als geschlossene Hautablösung von der Unterlage mit nachfolgender Hohlraum- u. Hämatombildung. – Auch die »Ablösung« einer Knochenepiphyse, der Trachealschleimhaut etc. E décollement.

**Decorin:** ein ▸Proteoglykan. E decorin.

**De|corticatio** *(latein.)*: ▸Dekortikation. E decortication.

**De|crementum** *(latein. = Abnahme)*: Intensitätsabnahme; z. B. *physik* als Amplitudenabnahme. – s. a. *klin* ▸Stadium decrementi. E decrement.

**de|crepitus** *(latein.)*, dekrepide: (alters)schwach, körperlich heruntergekommen. E decrepit.

**De|crescendo(geräusch):** ein kontinuierlich an Intensität abnehmendes Herzgeräusch (z. B. bei Mitralstenose, Aorteninsuffizienz); s. a. ▸Phonokardiogramm, dort Abb. E decrescendo murmur.

**Dectaflur:** Kariesprophylaktikum zur lokalen Anw. E dectaflur.

**De|curarisierung:** Beseitigung der durch nicht depolarisierende ▸Muskelrelaxanzien bewirkten ▸Curarisierung durch ▸Acetylcholinesterase-Hemmer.

**De|cus|satio** *(latein. = Kreuzung)*: **1)** ▸Crossover. **2)** Nervenbahnenkreuzung; s. a. ▸Commissura. E decussation, crossing. – **D. lemniscorum medialium, D. sensoria:** die »mediale Schleifenkreuzung«, die Kreuzung des rechten u. linken ▸Tractus bulbothalamicus in der Medulla oblongata; die gekreuzten sensiblen Fasern vereinigen sich mit Fasern aus dem Trigeminuskern. E c. of medial lemnisci. – **D. pedunculorum cerebellarium superiorum,** D. brachii conjunctivi: die Kreuzung der oberen Kleinhirnstiele in Höhe der unteren Vierhügel (als »große Haubenkreuzung«). E c. of brachia conjunctiva. – **D. pyramidum,** Pyramiden(bahn)kreuzung: die Kreuzung der beiden Pyramidenbahnen in Höhe der Austrittsstelle des 1. Halsnervs, an der Grenze zwischen Medulla oblongata u. dem Rückenmark; die gekreuzten 90 % der Pyramidenbahn bilden den paarigen = beidseitigen ▸Tractus corticospinalis lateralis. E pyramidal c. – **Decussationes tegmenti:** die »Haubenkreuzungen«; als **D. t. dorsalis** die Kreuzung der medialen Fasern des beidseitigen ▸Tractus tectospinalis in der Mittelhirnhaube zwischen den roten Kernen u. oberhalb der **D. t. ventralis,** der Kreuzung der beidseitigen ▸Tractus rubrospinalis u. rubroreticularis. E tegmental decussations.

**Decyl|alkohol,** $C_{10}H_{21}OH$, Dekanol: ölige, u. a. als Weichmacher verwendete Flüssigkeit; *toxik* verändert die Sehfunktion, trübt die Hornhaut, reizt Schleimhäute. E decyl alcohol, decanol.

**De|differenzierungs|modell:** ein Modell zur Beschreibung der Veränderungen kognitiver Funktionen im Alter mit Unterscheidung von 2 Dimensionen der intellektuellen Leistungsfähigkeit, »kristallisierte« u. »flüssige«. Erstere beinhalten bildungs- u. übungsabhängige Leistungen (z. B. Wortverständnis u. -flüssigkeit), die sich bis ins hohe Alter durch geistige Aktivität u. Übung steigern lassen. Die »flüssigen« sind dagegen inhaltsübergreifende kognitive Grundfunktionen, die sich auf die Geschwindigkeit des Denkens u. auf flexible u. rasche Informationsverarbeitung beziehen; sie unterliegen einem deutlichen altersskorrelierten Abbau.

**Deep-Brain-Stimulation** *(engl.)*: ein Verfahren zur Behandlung zentraler Schmerzzustände, bei welchem mittels eines stereotaktischen Zielapparates Elektroden in Strukturen des schmerzhemmenden Systems des Gehirns eingebracht werden. Über die Elektroden wird durch elektrische Reizung der betreffenden Hirnstruktur (z. B. periventrikuläres Grau) Analgesie erreicht.

**De|fäkation,** Stuhlentleerung: koordiniert-reflektorische Entleerung des Inhaltes (▸Fäzes) des Mastdarms. Erfolgt nach stuhlbedingtem Dehnungsreiz (weitgehend über höhere Abschnitte des Zentralnervensystems beeinflussbar) u. schnell einsetzende Peristaltikwellen (= große Kolonbewegung ) des Colon descendens durch Wirkung der Bauchpresse (bei gleichzeitigem Glottisschluss) sowie durch die vom Parasympathikus des Rückenmarks (im ▸Defäkationszentrum [1]) ausgelöste Rektumperistaltik bei gleichzeitiger Erschlaffung der Afterschließmuskeln (Musculus sphincter ani u. M. pubococcygeus des Beckenbodens). E defecation.

**De|fäkations|zentrum: 1) D., anospinales:** Verband vegetativer Neuronen der grauen Substanz des Conus terminalis des Rückenmarks (Segmente 3–5). Wirksam i.S. der ▸Defäkation (im Zusammenwirken mit dem unteren Spinalteil des Sympathikus). E anospinal center. **2) D., zerebrales:** Großhirnstrukturen (limbischer Kortex, rostrale Teile des Hypothalamus, Areae 4 u. 6; Letztere für die willkürliche Kontrolle auch der ▸Miktion), die das Defäkationsgeschehen im anospinalen D. auslösen u. modifizieren.

**De|fatigatio** *(latein.):* Ermüdung, Erschöpfung. E extreme fatigue, exhaustion.

**De|fectio, Defekt:** das primäre Fehlen (▸Agenesie, ▸Aplasie), der Verlust eines Körperteils (Organs, Gewebes) oder einer natürlichen Fähigkeit (= D. functionalis). S.a. ▸Defekt..., ▸Defizienz. E defect. – **D. chromo|somalis:** chromosomaler Defekt, z.B. numerische ▸Chromosomenaberration, ▸Chromosomendeletion. E chromosomal d. – **D. con|genitalis:** angeborene Defektbildung (als ▸Dysmorphie); z.B. als D. functionalis eine angeborene Stoffwechselstörung. E congenital d. – **D. genetica:** die ▸Mutation, erbliche Entwicklungsstörung (= D. heritabilis). E genetic d. – **D., schizo|phrener:** s.u. ▸Defektzustand.

**Defekt|an|ämie:** Anämie infolge angeborener ▸Enzymopathie. E congenital non-spherocytic anemia.

**Defekt|dys|protein|ämie:** eine ▸Dysproteinämie i.S. eines »Defektes« der Bluteiweißkörper, u. zwar das Fehlen einer bestimmten Fraktion des Plasmaeiweißes; s.a. ▸Defektproteinämie. E genetic dysproteinemia, acquired dysproteinemia.

**Defekt|faktor:** Faktor (z.B. eine Genanomalie), der eine Defektbildung zur Folge hat (▸Defectio), als ▸Letalfaktor evtl. sogar zu tödlicher Entwicklungsstörung führt.

**Defekt|fehl|bildung:** Fehlbildung als ▸Defekt mit angeborenem, erblichem oder vorgeburtlich erworbenem Fehlen von Körper-, Organteilen (Defectio morphologica; z.B. bei Störungen der Embryogenese); s.a. ▸Fehlbildung. E congenital deformity.

**Defekt|hebe|phrenie: 1)** ▸Hebephrenie, die – häufig ohne ausgeprägte psychot. Symptome – in einen schizophrenen Defekt übergeht. S.a. ▸Residualzustand. **2)** schizophrener Defekt, der das Bild der Hebephrenie behält. E disorganized schizophrenia.

**Defekt|heilung:** das Wiedererlangen eines relativen Gesundheitszustandes unter Fortbestehen eines organischen oder funktionellen Restschadens. E persistent defect after healing.

**Defekt|immuno|pathie:** ▸Immundefekt. E immunodeficiency.

**Defektivität:** Unvollkommenheit i.S. eines ▸Defektes. E defective state.

**Defekt|kata|tonie: 1)** ▸Katatonie, die in einen schizophrenen Defekt ausmündet. **2)** schizophrener Defekt(zustand) mit Symptomen der Katatonie.

**Defekt|protein|ämie:** »Defekt« i.S. eines meist erblich bedingten Mangels oder Fehlens bestimmter Plasmaeiweißfraktionen (▸Dysproteinämie); z.B. als Analbuminämie, Abetalipoproteinämie, Antikörpermangelsyndrom, kongenitale Afibrinogenämie, Hämophilie A u. B, Parahämophilie.

**Defekt|pseud|arthrose:** Pseudarthrose auf der Basis v.a. unfall- oder entzündlich bedingter Substanzverluste des Knochens sowie nachfolgender, die Bildung von ▸Knochenkallus hindernder Momente (z.B. als Weichteilinterposition); die Markhöhle ist an bd. Frakturpolen deckelartig verschlossen. E pseudarthrosis with bony defect.

**Defekt|syn|drom: 1) D., terminales extrapyramidales:** *Neurologie* Hyperkinesien als stereotype, oft choreiforme oder ballismusartige Bewegungsabläufe als Nebenwirkung einer Langzeitbehandlung mit ▸Neuroleptika. Die Symptome nehmen bei affektiver Spannung an Intensität zu u. schwinden im Schlaf. E terminal extrapyramidal defect due to phenothiazine. **2) D., ventrales:** eine ▸Bauchdeckenaplasie, kombiniert mit Zwerchfell- u. Perikarddefekten u. verschiedenen Herzfehlbildungen.

**Defekt|typ:** eine Anomalie der ▸Blutgruppen, bei der die Erythrozyten-Merkmale nicht mit den Serumeigenschaften übereinstimmen, z.B. Blutgruppe 0 mit Anti-B oder Anti-A anstelle von Anti-A u. Anti-B. E anomaly in blood type.

**Defekt|zustand:** ältere Bez. für zumeist nicht mehr rückbildungsfähigen Endzustand einer Psychose (z.B. Schizophrenie) oder einer organischen Hirnkrankheit; heute neutraler als ▸Residualzustand bezeichnet. E irreversible defective state.

**Defeminisierung:** Veränderung der Frau bezüglich der körperlichen u. seel. Merkmale in Richtung des männlichen Geschlechts; s.a. ▸Virilisierung. – s.a. ▸Eviratio. E defeminization.

**défense musculaire** *(franz.): Chirurgie* ▸Abwehrspannung. E muscular defense.

**de|ferens** *(latein.):* forttragend, herabführend, z.B. ▸Ductus deferens (Deferens). S.a. ▸Deferent... E deferent.

**Deferent|ektomie:** die (Teil-)Entfernung des Samenleiters (Ductus deferens); meist zur Prophylaxe einer ▸Epididymitis bei notwendiger Dauerkatheterisierung sowie bei Prostatektomie; s.a. ▸Vasoligatur. E deferentectomy, vasectomy.

**Deferentitis:** Entzündung des Ductus deferens. E deferentitis.

**Deferipron:** Komplexbildner (▸Chelatbildner); Antidot bei Eisenüberladung. E deferipron.

**Deferoxamin:** spezifischer Eisenkomplexbildner, hergestellt aus Actinomyces-Arten. ***Anw.*** z.B. bei Eisenspeicherkrankheiten u. Eisenintoxikation (bei Überdosierung). *diagn* Der **Deferoxamintest** dient zum Nachweis der Hämochromatose; dabei wird nach Gabe von 500 mg Deferoxamin die Eisenausscheidung im Urin in einem 6-Std.-Zeitraum gemessen. Beim Gesunden beträgt sie weniger als 1 mg. E deferoxamine.

**De|ferveszenz:** Entfieberung. E defervescence.

**De|fibrillation:** Beseitigung des ▸Kammerflimmerns oder -flatterns durch Verabfolgung entsprechender Antiarrhythmika (z.B. Ajmalin, Procainamid) u./oder durch Elektroschock (mittels **Defibrillator**; s.u. ▸Kardioverter-Defibrillator, auch implantierbare Modelle). S.a. ▸Elektrokonversion, ▸-defibrillation. E defibrillation.

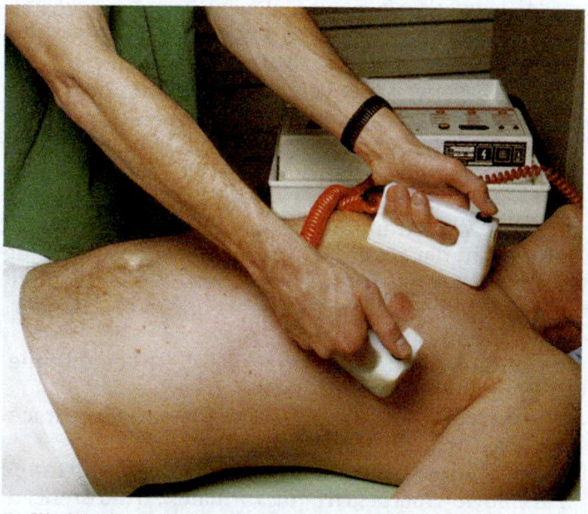

**Defibrillation:** Auflegen der Elektroden. [1]

**De|fibrinations|syndrom:** eine Blutungsneigung (hämorrhagische ▸Diathese) durch Mangel an ▸Fibrinogen. Sie tritt auf infolge Einströmens von Gewebsthrombokinase bzw. nach Eindringen proteolytischer Schlangengifte mit Thrombin- oder Thrombokinasecharakter, ferner nach Übertritt von Trypsin in das Blut sowie nach Aktivierung von HAGEMAN-Faktor (u. sekundärer Ausbildung von Blutthrombokinase), wodurch es zunächst innerhalb der Blutgefäße verbreitet zu Blutgerinnungen (Mikrokoagulationen; ▸DIC) kommt sowie zu Blutplättchenagglomeration u. -zerfall, sekundär zu Mangel an Fibrinogen u. an anderen Gerinnungsfaktoren (Faktor V u. VIII) u. zu Thrombopenie sowie zu Antithrombin-III-Mangel. Kommt vor z. B. bei vorzeitiger Plazentalösung, bei Fruchtwassereindringen in die Blutbahn, missed abortion, Lungenquetschung, Sepsis, Crush; ▸Hyperfibrinolyse, ▸Fibrinämie. E defibrination syndrome.

**De|fi|brinieren:** Entfernen von Fibrinogen aus Blut oder Plasma durch Überführen in Fibrin. E defibrinating.

**De|fizienz:** Mangelzustand, -funktion; *genet* Chromosomendefizienz (s. u. ▸Chromosomendeletion); s. a. ▸Defekt(...). E deficiency.

**Defizit, neurologisches:** neurologische Ausfallserscheinungen, z. B. – flüchtig, fortschreitend oder persistierend – bei ▸Apoplexia cerebri. E neurological deficit.

**Deflazacort:** ▸Glucocorticoid zur systemischen Anw. E deflazacort.

**De|flectio** *(latein.)*: Abweichung, v. a. als Ab-, Auslenkung. S. a. ▸Deflexion. E deflection. – **D. ven|tri-cularis:** der QRS-Komplex des ▸EKG als Auslenkung der Kurve von der Nulllinie. E ventricular d.

**De|flexion,** Deflektion: eine Ab-, Auslenkung; s. a. ▸Deflectio. – *geburtsh* die Nichtbeugung bzw. Überstreckung, ▸Deflexionshaltung. E deflexion.

**De|flexions|haltung:** jede ▸Fruchthaltung mit Streckstellung des Kopfes des Kindes unter der Geburt; v. a. aufgrund von Formanomalien des mütterlichen Beckens oder des kindl. Kopfes (z. B. bei plattem oder allgemein verengtem ▸Becken bzw. bei Brachyzephalie). – S. a. ▸Deflexionslage. E deflexion attitude.

**De|flexions|lage:** jede ▸Fruchtlage im Zusammenhang mit einer ▸Deflexionshaltung (s. a. ▸Kopflagen, dort Abb.), überwiegend einhergehend mit dorsoposteriorer ▸Stellung. E cephalic position.

**De|floration:** der beim ersten Geschlechtsverkehr erfolgende Einriss des Jungfernhäutchens (▸Hymen) durch den in die Scheide eingeführten Penis oder als Folge manueller oder instrumenteller Manipulation. E deflowering, defloration.

**De|fluvium capillitii** *(latein.)*: ▸Haarausfall. S. a. ▸Alopezie. E defluvium, loss of hair.

**de|formans** *(latein.)*: verunstaltend. S. a. ▸Deformation. E deforming.

**De|for|ma|tion, Deformierung:** 1) *Pathologie* jede nach der Geburt (= postnatal) eintretende verunstaltende Formänderung (s. a. ▸Deformität) eines Körperabschnitts, -organs. 2) *Physiologie* Abweichung eines Kurvenverlaufs von der Norm. E deformation. – **D., mono|phasische:** im EKG die kuppelförmige Hebung des S-T-Segmentes mit Plateaubildung als Folge eines Verletzungsstroms an der Grenze zwischen normal u. unvollständig erregten Myokardteilen, z. B. bei Myokardinfarkt. E monophasic d.

**Deformität:** der aus einer Deformierung resultierende Zustand; i. w. S. aber auch jede angeborene Fehlbildung, z. B. die ▸SPRENGEL-Deformität; s. a. ▸Dysmorphie. E deformity.

**De|frontalisation:** *Neurochirurgie* die ▸Leukotomie. E frontal lobotomy.

**De|furfuratio:** *Dermatologie* ▸Desquamatio furfuraceae. E defurfuration.

**De|ge|ne|ra|tio, Degeneration** *(latein. = Entartung)*: *Pathologie* Oberbegriff für formale, strukturelle u. funktionelle Abweichungen von der Norm. Im Sinne der Funktionsminderung, insbes. unter Bezugnahme auf qualitative Teilschäden der Zelle als Ergebnis zellulärer u. geweblicher Stoffwechselstörungen. S. a. ▸Dystrophie, ▸degenerativ. E degeneration. – **D., absteigende:** *Neurologie* die D. der von zentralen Abschnitten des Nervensystems ausgehenden Nervenfasern motorischer Bahnen (z. B. der Pyramidenbahn) jenseits = peripher einer Unterbrechung, d. h. bei Sitz der zugehörigen Ganglienzellen oberhalb der Schädigung; s. a. ▸WALLER-Gesetz. E descending d. – **D. adiposa:** fettige ▸D. – **D., albuminöse, albumino|ide D.:** trübe ▸Schwellung. – **D., amyloide:** ▸Amyloidose. E amyloidosis. – **D., aufsteigende:** *Neurologie* die D. der zentralwärts leitenden Nervenfasern der Bahnen (▸Tractus) des Rückenmarks oberhalb einer Unterbrechung, d. h. bei Sitz der zugehörigen Ganglienzellen unterhalb = peripher der Schädigung. E ascending d. – **D., axiale extrakortikale:** ▸PELIZAEUS-MERZBACHER-Krankheit. – **D., braune:** D. mit Einlagerung von Lipofuscin. E pigmentous d. – **D. cerea:** »wachsartige D.«, ▸Amyloidose. E waxy d. – **D., chorio|retinale progressive:** ▸Chorioideremie; s. a. ▸Degeneration, tapetoretinale. – **D., di|en|zephalo|retinale:** das ▸LAURENCE-MOON-BIEDL-Syndrom. – **D., fettige,** D. adiposa: D. in Form einer krankhaften, anfangs noch rückbildungsfähigen, fein-, mittel- oder großtropfigen »Fett«-Ablagerung in die Organzellen (insbes. in Leber, Herz, Niere) als Folge einer ▸Hypoxie (»hypoxämische Verfettung«), z. B. bei chronischen Anämien, Vergiftungen. E fatty d. – **D., fibrinoide:** die D. des kollagenen Bindegewebes als Durchtränkung der Grundsubstanz mit Fibrinogen u. Globulin, gefolgt von »glasiger« Aufquellung der kollagenen Fasern u. Verlust der normalen Färbbarkeit; z. B. bei allergisch-hyperergischen Prozessen; s. a. ▸Kollagenose. – **D., gallertige:** die Schleimbildung in (Tumor-)Zellen unter feinwabiger Umwandlung des Zytoplasmas (»Wabenzelle«, »▸Siegelringzellen«) u. mit nachfolgendem Zelleinriss u. Schleimfreisetzung; v. a. im Gallertkarzinom. E colloid d. – **D. glycogenica:** D. mit Anhäufung von Glykogen in den Zellen (z. B. der Nierentubuli bei Diabetes mellitus). – **D. grisea:** *Neurologie* **1)** die unter grauer Verfärbung erfolgende »Entmarkung« u. Atrophie der Hinterstränge bei Tabes dorsalis. **2)** Schrumpfung, Verhärtung u. Grauverfärbung der Nervensubstanz als Endzustand der absteigenden D. E gray d., posterior column d. – **D., hepato|lentikuläre (progressive), D. hepato|zerebrale:** ▸WILSON-Krankheit. E hepatolenticular d., Wilson's disease. – **D., hyaline:** s. u. ▸Hyalinisierung. – **D., hydropische:** Zell-D. mit Flüssigkeitsvermehrung u. Körnchenbildung (Desaggregation) des Zellplasmas infolge einer Permeabilitätsstörung der Zellmembran. – **D., körnige:** ▸tropfige Entmischung, trübe ▸Schwellung. – **D., kolloide:** krankhafte Ansammlung von Kolloid im Gewebe (z. B. der Schilddrüse), das dadurch gummiartig oder gelatinös wird. – **D., muköse, mukoide D.:** **1)** D. mit charakteristischer Schleimbildung im Bindegewebe (»myxomatöse D.«). **2)** D. durch Schleimverhaltung in Schleim bildenden Zellen; ▸D., gallertige. **3)** D. der Oligodendroglia mit Bildung gelatinöser Substanzen, die nach Zellauftreibung u. -zerfall als Schollen frei im Gewebe liegen. – **D., parenchymatöse:** trübe ▸Schwellung. – **D., senile:** Altersdegeneration. E senile d. – **D., tapeto|retinale:** Oberbegriff für erbliche degenerative Netzhaut-Erkrankungen unter Mitbeteiligung des Pigmentepithels u. – meist – der Aderhaut. **1)** autosomale chorioretinale D. mit Veränderungen überwiegend des ▸Stratum pigmenti (»Tapetum«), d. h. mit tapetoretinaler Prädominanz: ▸Retinopathia pigmentosa, diffuse tapetoretinale D., angioidstreifige ▸Retinopathie. – **2)** autosomale chorioretinale D. mit Chorioideaprädominanz; z. B. als ▸Aderhautsklerose, ▸Atrophia gyrata. – **3)** geschlechtsgebundene chorioretinale D.: ▸Chorioideremie, sklerotische ▸Retinopathia pigmentosa. – **4)** D. cystoides et vitreo-retinalis, d.h. mit Glaskörperbeteiligung. – **5)** chorioretinale Begleit-D.: das ▸STOCK-SPIELMEYER-VOGT-Syndrom. E tapetoretinal d. – **D., trans|neuronale, trans|synaptische D.:** D. von Nervenzellen u. Neuriten, die dem primär geschädigten Neuron vor- oder nachgeschaltet sind; bei z.B. absteigender D. E transsynaptic d. – **D., vakuoläre:** D. mit tröpfchenförmiger Flüssigkeitsabscheidung u. Hohlraumbildungen im Zytoplasma; z.B. in Herz u. Leber bei Höhentod, Kälteschädigung. – **D., wachsartige,** D. cerea: D. der quer gestreiften Muskulatur; als vollständige Homogenisierung mit Zerfall der Fibrillen; kreislaufbedingt, toxisch oder nach Verletzung. – **D., zerebro|makuläre, zerebroretinale D.:** das ▸STOCK-SPIELMEYER-VOGT-Syndrom. E cerebromacular d. – **D., zystische:** die blasige Umwandlung eines Organs/Gewebes unter Verlust des Parenchyms; s.a. ▸Zystenleber, ▸-niere.

**degenerativ:** durch ▸Degeneration bedingt bzw. mit Degeneration einhergehend. – **d. Erythrozytenbild:** Auftreten anomaler Ery-Formen im peripheren Blut, z.B. Poikilo-, Aniso-, ▸Anulozytose, ▸Innenkörperbildung. E degenerative forms of erythrocytes.

**De|glutition:** der Schluckakt. E deglutition.

**Degos-Delort-Tricot-Syndrom:** ▸Papulosis atrophicans maligna. E Degos' disease.

**De|granulation:** das Schwinden natürlich vorhandener Körnchen aus dem Zellplasma, z.B. der Sekretkörner der Drüsenzellen durch Verflüssigung u. nachfolgende Sekretabsonderung; bei Mastzellen die bei der anaphylaktischen Reaktion erfolgende Freisetzung von Mediatoren aus den Granula. E degranulation.

**De|granulations|test:** *Serologie* Antikörpernachweis anhand des Schwundes der Körnchen der Mastzellen. **Direkter D.:** Zusatz von Antigen zum Antikörper enthaltenden Probandenvollblut u. nachfolgende mikroskopische Mastzellen-Untersuchung. **Indirekter D.:** Vermengen von Probandenserum mit Kaninchen-Buffy-Coat u. dem homologen Antigen u. anschließend Untersuchung der Mastzellen des verwendeten Kaninchenblutes. E degranulation test.

**De|halo|ge|na|sen:** Enzyme, die – hydrolytisch – aus halogenidhaltigen Stoffen Halogenwasserstoff abspalten, z.B. die ▸Dejodinase. E dehalogenases.

**De|his|zenz:** das zu Spaltbildung führende Auseinanderweichen zweier angrenzender Strukturen, Gewebspartien infolge mechanischer Kräfte, z.B. nach Zerreißung; s.a. ▸Wund-, ▸Nahtdehiszenz. E dehiscence.

**Dehn|katheter:** ein Katheter (z.B. filiformer K.) zur ▸Dehnung von Hohlorganengen (z.B. Harnröhren-, Ureterstenose). Evtl. als Ballonkatheter (s.a. ▸Angioplastie). E dilation catheter.

**Dehn|platte:** aktives kieferorthopädisches Behandlungsgerät für einen Kiefer (mit Dehn- u. Zugschrauben); zur kippenden Bewegung von Einzelzähnen, Zahnbogenabschnitten oder zur Dehnung des Kiefers in der Gaumennaht. E jaw dilator.

**Dehntechniken:** physiotherapeutische Mobilisationstechniken, die die Dehnfähigkeit von Muskeln, Bändern u. Sehnen verbessern. Sie werden zur Behandlung einer Hypomobilität sowie im Rahmen von Regenerationsmaßnahmen innerhalb der medizinischen ▸Trainingstherapie eingesetzt. D. sollten Bestandteil jeder Trainingseinheit zum Muskelaufbau sein u. nach der Aufwärmphase sowie am Trainingsende durchgeführt werden, mindestens 2- bis 3-mal pro Woche über 10–15 Min. Es werden verschiedene Dehnformen unterschieden: **passive therapeutische Mobilisation:** Hierzu zählen manuelles Querdehnen sowie Längsdehnen (Mobilisationstechniken); **dynamische Dehntechnik:** Dehnung durch Wippen, Federn oder Schwingen. Durch die ruckartigen, kurzen Dehnimpulse wird eine optimale Dehnung verhindert, daher ist diese Dehnform nicht sinnvoll; **passiv-statische Dehnung** (Stretching): effektive Dehnmethode, wobei nach Einnehmen der Dehnstellung die Dehnung nur leicht verstärkt wird. Die Zunahme des Widerstandes macht sich dabei als »Dehngefühl«/Ziehen bemerkbar. Die Anspannung wird 15–30 Sek. gehalten u. die Dehnung 2- bis 4-mal wiederholt; **Anspannungs-Entspannungs-Dehnung:** besonders bei verkürzter Muskulatur geeignete, effektive Dehnmethode. Einnahme der Dehnstellung mit isometrischer Anspannung über 3–8 Sek., danach entspannen und dabei für 10 Sek. weiterdehnen. 2–4 Wiederholungen; **aktiv-statisches Dehnen:** Dehnstellung einnehmen und Antagonisten für 10–20 Sek. anspannen (Verstärkung der Dehnung), danach entspannen. 2–3 Wiederholungen.

**Dehnung:** ▸Dilatation, ▸Bougierung, Angioplastie. E stretching.

**Dehnungs|lähmung:** Lähmung infolge Nerven-, Nervenplexusüberdehnung; v.a. als ▸Geburtstrauma, Schaden durch Lagerungsfehler in Narkose. E hyperextension paralysis.

**Dehnungs|lagerung:** atemtherapeutische Maßnahme der ▸Physiotherapie. ***Anw.:*** Behandl. von Pat. mit chronischen Atemwegserkrankungen. Ziele sind die bessere Belüftung bestimmter Lungenareale durch Sekretolyse sowie Verbesserung der Vitalkapazität u. erleichterte Atemarbeit. Dies wird erreicht durch Beseitigung atemhemmender Widerstände, Regulation des Muskeltonus u. Durchblutungsförderung.

**Dehnungs|reflex:** Reflex als Reaktion auf einen ▸Dehnungsreiz; z.B. als ▸Muskeldehnungsreflex, ▸Depressorreflex, als die ▸Peristaltik anregender Reflex. E stretch reflex.

**Dehnungs|reiz:** *Physiologie* als ▸Reiz wirksame mechanische Dehnung eines Gewebes. Bewirkt als **adäquater D.** an entsprechenden ▸Dehnungsrezeptoren ein reflexauslösendes ▸Aktionspotential, an glatten Muskelzellen eine Kontraktion (evtl. ohne Zwischenschaltung eines Reflexbogens). Als **inadäquater D.** beeinträchtigt er erregbare Membranen u. wirkt bei geringer Intensität auch hier erregend (Depolarisation), führt aber als starker Reiz zu dauerhafter Zellschädigung. E stretch stimulus.

**Dehnungs|re|zeptoren:** Mechanorezeptoren, die auf ▸Dehnungsreiz als den ihnen adäquaten Reiz ansprechen; Vork. in Muskeln, Lunge, Magen-Darm-Trakt, Herzvorhöfen u. in den sog. vasosensiblen Zonen (s.u. ▸Pressorezeptoren). E stretch receptors.

**De|hy|drase:** ▸Dehydrogenase. E dehydrogenase.

**De|hy|dratase:** Wasser abspaltendes Enzym; z.B. die ▸Carbonatdehydratase. E dehydratase.

**De|hy|dratation:** »Entwässerung«. **1)** ▸Dehydratisierung. **2)** ▸Dehydration. E dehydration.

**De|hy|dratations|syndrom:** ▸Salzstauungssyndrom.

**De|hy|dration:** **1) Dehydratation:** Mangel an Körperwasser, d.h. der generelle, absolute oder relative Flüssigkeitsmangel im Extra- u. Intrazellularraum (EZR; IZR) als Folge einer Störung des ▸Wasser-Elektrolyt-Haushaltes (s.a. ▸Exsikkose; ▸DARROW-YANETT-Prinzip). E dehydration. – **D., hyper|tone:** D., bei der der Verlust an Wasser größer ist als der Natriumverlust (= Zustand von »Hypersalämie«; s.a. ▸Salzstauungssyndrom, ▸Wassermangelexsikkose). – **D., hypo|tone:** D., bei der der Verlust an Natrium größer ist als der an $H_2O$, ▸Wasserintoxikation; typisch mit Verdünnungshyponatriämie. – **D., iso|tone:** D. mit gleich großem Wasser- u. Na-Verlust; z.B. bei Diarrhö, Erbrechen, Blut- u. Plasmaverlusten; die Symptomatik ähnelt der beim hämorrhagischen Schock. **2)** *Chirurgie* die monopolare ▸Endothermie.

**De|hy|dratisierung:** »Entwässerung«. **1)** der – medikamentös-diätetisch oder durch Dialyse angestrebte – Flüssigkeitsentzug, z.B. zur Kreislaufentlastung. **2)** *Chemie* die Wasserabspaltung durch die intramolekular im Verhältnis 2:1 erfolgende Abspaltung von Wasser- u. Sauerstoff, z.B. als Anhydridbildung aus Dicarbonsäuren. – Ferner – als Trocknung – der Entzug von Kristallwasser. E dehydration, desiccation.

**De|hy|drierung,** Dehydrogen(is)ierung: die – der ▸Oxidation verwandte – Abspaltung von Wasserstoff aus einer chemischen Verbindung mit Hilfe von Katalysatoren bzw. von Enzymen (Dehydrogenasen); z. B. beim Fettsäureabbau, beim Alkoholabbau zu Aldehyd oder Keton. E dehydrogenation.

**De|hy|dro...:** *Chemie* Präfix für »wasserstoffärmere« Verbindungen.

**7-De|hy|dro|cholesterin,** $C_{27}H_{44}O$: ein ▶Provitamin ($D_3$), das in Serum u. Haut vorkommt und durch UV-Bestrahlung zu ▶Vitamin $D_3$ (Cholecalciferol) »aktiviert« wird. D. ist ein tierisches ▶Sterin (Zoosterin). E dehydrocholesterol.

**Dehydrocholsäure,** 3,7,12-Triketocholansäure: natürl. Gallensäure (in Rindergalle); früher ***Anw.*** als Cholagogum, Choleretikum, Testsubstanz. E dehydrocholic acid.

**11-Dehy|dro|cortico|steron,** 21-Hydroxy-pregn-4-en-3,11,20-trion, KENDALL-Substanz: ein Hormon (Glucocorticoid) der Nebennierenrinde. E 11-dehydrocorticosterone.

**Dehydro|epi|androsteron, Dehydro|iso|androsteron,** Abk. DHEA: (BUTENANDT 1934) ein in der Nebennierenrinde synthetisiertes ▶Androgen. E dehydroepiandrosterone.

**De|hydrogenase:** Oberbegriff für Enzyme, die zur Gruppe der Oxidoreductasen gehören und Wasserstoff übertragen. Sie spalten ihn in reversibler Reaktion von einem Stoff (dem Wasserstoff- = H-Donator) ab u. übertragen ihn meist auf Coenzyme ($NAD^+$, $NADP^+$, FAD) als primäre H-Akzeptoren. Von diesen wird der Wasserstoff an sekundäre Akzeptoren weitergegeben. D. sind im Allgemeinen substratspezifisch (z. B. Alkohol-D.). Der Defekt der 3β-Hydroxysteroid-D. führt zum entsprechenden Typ des ▶adrenogenitalen Syndroms. E dehydrogenase.

**11-Dehy|dro|kortiko|steron:** ▶11-Dehydrocorticosteron.

**Dehydropeptidase-Hemmer:** Enzymhemmer, der die Imipenem spaltende Dehydropeptidase I in den Tubuluszellen der Niere inhibiert. ***Wirkst.:*** Cilastin; ***Anw.*** in fixer Kombination mit Imipenem, das dadurch erst die therap. erforderliche Verweildauer im Plasma erreicht. E dehydropeptidase inhibitor.

**3-Dehydro|retinol:** ▶Vitamin $A_2$. E 3-dehydroretinol.

**Deicher-Hanganatziu-Reaktion:** *Serologie* s. u. ▶HANGANATZIU. E Hanganatziu-Deicher test.

**Deiters** (OTTO FR. C. D., 1834–1863, Anatom, Bonn). – **D.-Bündel:** ▶Tractus vestibulospinalis. – **D.-Kern:** ▶Nucleus vestibularis lateralis. – Hiernach benannt das **D.-Syndrom** (▶BONNIER-Sy.). E Deiters' nucleus. – **D.-Zellen:** die zwischen den äußeren Hörzellen gelegenen, mit phalangenförmigen Fortsätzen ausgestatteten Stützzellen des CORTI-Organs. E D.' cells, phalangeal cells.

**Déjà-vu-Erlebnis,** Déjà-entendu-Erlebnis, Déjà-vécu-Erlebnis: eine Bekanntheitstäuschung, d. h. eine Gedächtnistäuschung, in der eine neue Situation als bereits bekannt, d. h. als »schon gesehen« bzw. »schon einmal gehört« bzw. »schon einmal erlebt« erlebt wird. Das Phänomen kommt vor u. a. im Traum, bei Erschöpfung u. – häufiger – bei Intoxikation, beginnender Psychose (Dämmerattacke), hirnorganischem Schaden, v. a. des Schläfenlappens (u. a. als epileptische **Déjà-vu-Illusion** infolge neuronaler Entladung in der Temporalrinde, wobei sonst normal empfundene Sinnesreize einen abnormen Bekanntheitscharakter annehmen = »gnostische Erinnerungsillusion«, z. B. als epilept. Traumillusion). E deja vu phenomenon.

**Dejectio, Dejektion:** Ausscheidung eines Exkrementes (»Dejectum«, »Dejekt«), i. e. S. die Kotausscheidung (▶Defäkation). E dejection.

**Déjerine** (1) AUGUSTA D.-KLUMPKE, 1859–1927, Nervenärztin, Paris; 2) JOSEPH J. D., 1849–1917, Nervenarzt, Paris). – **D.-Klumpke-Lähmung** (AUGUSTA D.-KLUMPKE): untere ▶Armplexuslähmung. E Klumpke's paralysis. – **D.-Neurotabes** (JOSEPH J. D.), D.-Syndrom: nicht mehr gebräuchl. Bezeichnung für ein der ▶Tabes dorsalis ähnliches Bild, verursacht durch Corynebacterium diphtheriae. – **D.-Phänomen** (JOSEPH J. D.; LUDWIG L.), D.-LICHTHEIM-Phänomen: bei der reinen = »subkortikalen« motor. ▶Aphasie die Fähigkeit, die Silbenzahl u. Betonung der Wörter durch Klopfzeichen wiederzugeben. E Déjerine-Lichtheim phenomenon. – **D.-Roussy-Syndrom** (JOSEPH J. D.; GUSTAVE R.), Thalamussyndrom, posterolaterales: Seh- u. Empfindungsstörungen durch Thalamusausfälle (z. B. durch Tumoren, Infarkte, Blutungen). Es bestehen eine homonyme ▶Hemianopsie u. – herdgegenseitig – Hyperreflexie der Sehnen- u. Periostreflexe sowie verminderte Hautsensibilität mit Hemialgie u. -hyperpathie (insbes. an Stirn, Augenhöhlen, Wangen, Fingern u. Zehen), Störung der Tiefensensibilität, evtl. begleitet von Skelettmuskelatrophie. E D.-Roussy syndrome, thalamic s. – **D.-Sottas-Syndrom** (JOSEPH J. D.; JULES S., 1866–1943, Neurologe, Paris): Typ III der hereditären motorisch-sensiblen Neuropathie; wahrscheinlich autosomal-rezessiv (auch dominant?) erbliche neurale ▶Muskelatrophie infolge Wucherung der SCHWANN-Zellen. E D.-Sottas disease, hypertrophic neuropathy. – **D.-Thomas-Syndrom** (JOSEPH J. D.; ANDRÉ TH.): s. u. ▶olivopontozerebellare Atrophie. E fronto-ponto-cerebellar atrophy. – **D.-Zeichen** (JOSEPH J. D.): *Neurologie* bei ▶Radikulitis Verstärkung der einschlägigen Symptome durch Husten, Niesen, bei der Stuhlentleerung (beim »Pressen«). E D.'s sign.

**De|jod(in)asen:** *Enzymologie* ▶Dehalogenasen der Schilddrüse, Leber, Niere, Hypophyse u. a. Organe. Spezifische Enzyme für die Monodejodierung von Thyroxin u. Metaboliten in 5'-Position; führen zur Bildung von Trijodthyronin, die 5-Dejodinase führt zur Bildung von reversem Trijodthyronin. Weitere Dejodierung dieser Metaboliten zu Di-, Monojodtyrosin u. Tyrosin. Angeborener Mangel führt über die Ausscheidung der Tyrosine im Harn zu Jodmangel u. zu Schilddrüsenunterfunktion mit oder ohne Kropfbildung. E deiodinase.

**Deka...,** Abk. da-: *Physik* bei Maßeinheiten (auch im SI-System) Präfix mit der Bedeutung »Zehnfaches«. S. a. ▶Deca...

**Dekaden|zähler:** elektronisches, in der Nuklearmedizin genutztes Impulszählinstrument, bei dem jeweils 10 registrierte Impulse von einer nächsthöheren Zähleinheit weiter erfasst werden. E decadecounter.

**De|kalzifikation, -fizierung:** die Entfernung von Calciumsalzen aus einer Substanz. *patho* die Verminderung der Mineralstoffe in Knochen u. Zähnen durch vermehrten Gewebsabbau, verminderten Anbau oder ungenügende Kalkeinlagerung, z. B. bei Osteomalazie, ▶Osteoporose. E decalcification.

**De|kanülierung,** Décanulement: Kanülenentfernung, z. B. die – endgültige – Entfernung einer ▶Trachealkanüle. E removal of cannula.

**De|kap|sidation:** das Aufbrechen oder Entfernen des Virus-Kapsids (s. a. ▶Virion). E decapsidation.

**Dekarb...:** s. u. ▶Decarb...

**De|klination:** Ausmaß der Drehung des Augapfels um eine a.-p. Achse (bei binokularem Sehen u. Zyklophorie bzw. bei In- oder Exzyklovergenz, d. h. bei Kon- bzw. Disklination). E declination.

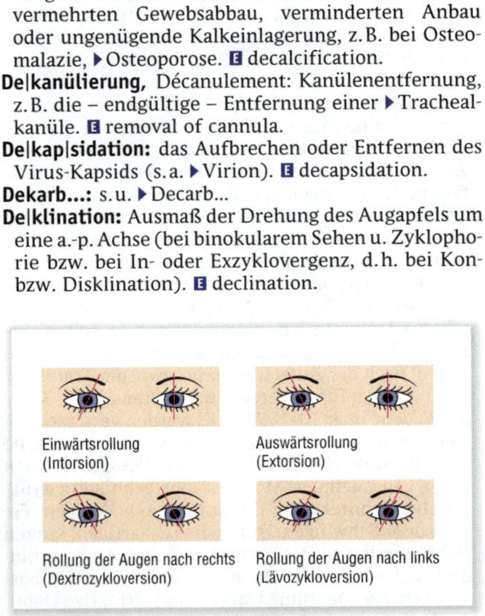


**Deklination.** [9]

**De|kokt:** ▸Decoctum. E decoction.

**De|kompensation:** der nicht mehr ausreichende Ausgleich (▸Kompensation) einer Funktionsstörung, d.h. das Versagen bzw. die Entgleisung der autonomen Kompensationsmechanismen; i.w.S. das daraus resultierende Krankheitsbild, z.B. die **kardiale D.** (Herzdekompensation = dekompensierte, d.h. schon in Ruhe manifeste ▸Herzinsuffizienz), die **renale D.** (die ▸Niereninsuffizienz), die **vaskuläre D.** (das Erliegen der örtlichen Gefäßregulation mit resultierender ▸Vasodilatation als Folge hochgradiger ▸Hypoxie bei Durchblutungsstörung); s.a. ▸Schock, dekompensierter. E decompensation.

**de|kompensiert:** nicht ausgeglichen, entgleist, durch ▸Dekompensation bedingt. E decompensated.

**De|kompression: 1)** *Physik* Druckfall, Drucksturz. **2)** Maßnahmen zur Senkung eines krankhaft erhöhten Druckes; z.B. *chir* als Herz-D. die Perikarderöffnung bei Herzbeuteltamponade, als Schädel-D. die ▸Entlastungstrepanation bei ▸Hirndruck oder ein operatives Verfahren zur Verringerung des Druckes auf einen Nerven; ferner *arbeitsmed* die allmähliche Drucksenkung in Druckkammern (für Taucher, Flieger, Raumfahrer) beim Übergang vom Druckluftarbeitsbereich in Normalluftdruck (= **kontrollierte D.**; in der ▸Dekompressionskammer). E decompression. – **D., explosive:** unkontrollierte D. innerhalb von Sekundenbruchteilen. – **D., rapide:** unkontrollierte D. innerhalb von wenigen Sekunden. E rapid/explosive d. – **D., unkontrollierte:** unbeabsichtigte D., z.B. als explosive oder rapide D. infolge Platzens der Fenster einer Überdruckkabine; führt zu schweren ▸Barotraumen, Dekompressions- = ▸Druckfallkrankheit; s.a. ▸Rekompression.

**De|kompressions|kammer:** *Arbeitsmedizin* luftdichte Kammer zur kontrollierten Drucksenkung (▸Dekompression) bei der vorschriftsmäßigen Ausschleusung von Druckluftarbeitern bzw. Tauchern aus dem Druckluftbereich (z.B. Caisson) in den Bereich normalen atmosphär. Drucks; s.a. ▸Rekompression. E decompression chamber.

**De|konditionierung:** Beseitigung einer ▸Konditionierung; ▸Hyposensibilisierung. E deconditioning.

**De|kontamination:** Behebung einer Verunreinigung (Kontamination), z.B. die Beseitigung einer radioaktiven Verunreinigung (das Entfernen radioaktiver Substanzen vom Organismus u. von Gegenständen; sog. Entstrahlung), die Beseitigung von Giften (Detoxikation; ▸Entgiftung), Krankheitserregern (▸Desinfektion, s.a. ▸Darmdekontamination). – S.a. ▸Dekorporation. E decontamination.

**De|korporation:** Ausscheidung eines Stoffes (z.B. Gift) aus dem Körper; i.w.S. auch die diese Ausscheidung fördernden Maßnahmen; s.a. ▸Dekontamination, ▸Entgiftung.

**De|kortikation,** Decorticatio: »Entrindung«; operative Entfernung einer – krankhaft veränderten – Organhülle, z.B. des Perikards (▸Kardiolyse), der Pleura (▸DÉLORME-Operation), der Nierenrinde. Auch Abtragung der Knochenkortikalis (z.B. bei Osteomyelitis). E decortication.

**De|kortikations|starre:** *Neurologie* Körperstarre mit Streckstellung der Beine u. Beugestellung der Arme bei Funktionsausfall der Hirnrinde im 2. Stadium des posttraumatischen Komas, in dem die hirnrindenabhängigen Leistungen erloschen sind (▸Dezerebration). E decorticate rigidity.

**De|krement:** ▸Decrementum. E decrement.

**Dekrement|leitung:** *Physiologie* die Fortleitung eines Aktionspotentials unter Verminderung der Potentialhöhe; z.B. die Leitung in peripheren Dendritenteilen. Gegensatz: dekrementlose normale ▸Erregungsleitung in markarmen u. -reichen Nervenfasern (Axonen) u. in Muskelfasern. E decremental conduction.

**dekrepid:** ▸decrepitus.

**Dekreszendo...:** ▸Decrescendo... E decrescendo...

**De|kubital...:** Wortteil ▸Dekubitus.

**De|ku|bi|tus,** Decubitus: die – meist superinfizierte – Nekrosen- u. Geschwürbildung der Haut oder der Schleimhaut als Folge chronischer örtl. Druckwirkung (evtl. auch Mazeration) u. der daraus resultierenden örtl. Mangeldurchblutung. Wird begünstigt durch Kachexie, allg. Dystrophie etc. ***Vork.:*** z.B. bei Bettlägerigkeit (als »Wundliegen«, s. Abb.), als Effekt eines schlechten Sitzes von Hilfsmitteln (Prothese, Bruchband, Pessar etc.). Zur Beurteilung der Risikofaktoren hat sich die Verwendung von Risikoeinschätztabellen bewährt (z.B. NORTON-Skala, Tab.). ***Stadien:*** Die Einteilung bereits bestehender Dekubitalgeschwüre erfolgt am zweckmäßigsten anhand der SHEA-Scale bzw. der Dekubitusstadien (Tab.). ***Prophyl.:*** ▸Dekubitusprophylaxe sowie die Behandlung sekundärer Dekubitusfaktoren (Ernährung, Flüssigkeitszufuhr, Körperpflege v.a. bei Inkontinenz, Mobilisierung). ***Ther.:*** Die Behandlung von bestehenden Dekubitalulzera erfordert besondere Sorgfalt, bei Verdacht auf Infektion einer Nekrose sollte nach Keimbestimmung u. Resistenzprüfung eine systemische Antibiotikatherapie durchgeführt werden, da die Mortalitätsrate durch Sepsis im Zusammenhang mit Dekubitalulzera sehr hoch ist. Die Heilungsdauer bestehender Dekubitalulzera ist unterschiedlich, sie kann bei tiefen Schädigungen (bis in die Knochen) Monate bis Jahre betragen. Bei infektionsfreien Verhältnissen kommt eine plas-

| | Motivation, Kooperationsbereitschaft | Alter | Hautzustand | Zusatzerkrankungen | körperlicher Zustand | geistiger Zustand | Aktivität | Beweglichkeit | Inkontinenz |
|---|---|---|---|---|---|---|---|---|---|
| jew. 4 Punkte | voll | unter 10 | normal | keine | gut | klar | geht ohne Hilfe | voll | keine |
| jew. 3 Punkte | wenig | unter 30 | schuppig, trocken | Fieber, Diabetes, Anämie | leidlich | apathisch, teilnahmslos | geht mit Hilfe | kaum eingeschränkt | manchmal |
| jew. 2 Punkte | teilweise | unter 60 | feucht | multiple Sklerose, Kachexie, Adipositas | schlecht | verwirrt | rollstuhlbedürftig | sehr eingeschränkt | meist Urin |
| jew. 1 Punkt | keine | über 60 | Allergie, Risse | arterielle Verschlusskrankheit | sehr schlecht | stuporös (stumpfsinnig) | bettlägerig | voll eingeschränkt | Urin u. Stuhl |

**Dekubitus:** überarbeitete NORTON-Skala (nach BIENSTEIN) zur Einschätzung des Dekubitusrisikos. Richtlinien zum Gebrauch der Tabelle: Patientenbeschreibung wählen, Ergebnis addieren. Dekubitusgefahr besteht bei 25 Punkten u. weniger. [268]

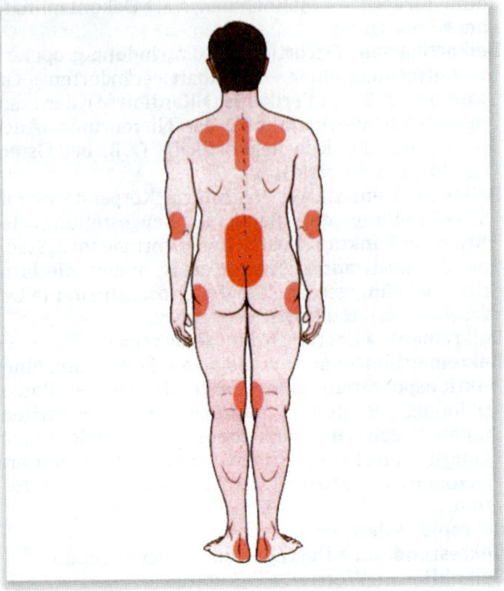

**Dekubitus:** gefährdete Körperpartien. [363]

| | |
|---|---|
| Stadium 1 | Rötung |
| Stadium 2 | Blasenbildung |
| Stadium 3 | Nekrose |
| Stadium 4 | Druckgeschwür (Ulkus) |
| Stadium 4a | oberflächlicher Defekt bis an die Muskulatur |
| Stadium 4b | tiefer Defekt bis in die Muskulatur |
| Stadium 4c | tiefer Defekt bis an Knochen- oder Gelenkstrukturen, unter Umständen mit Knochenbeteiligung |

**Dekubitusstadien.** [38]

tisch-chirurgische Deckung des Defektes in Frage. E decubitus ulcer.

**Dekubitus|prophylaxe:** Pflegeintervention zur Verhütung eines Druckgeschwürs bei dekubitusgefährdeten Personen. Im Mittelpunkt stehen die Einschätzung der Dekubitusgefährdung (z.B. NORTON-Skala [s.u. ▸Dekubitus], ▸BRADEN-Skala) sowie die Druckentlastung gefährdeter Körperstellen durch Hohl- u. Weichlagerung u. regelmäßige Umlagerung des Pat. Die D. umfasst die Hautbeobachtung u. -pflege, fortlaufende Dokumentation des Hautzustands, Erstellung eines Lagerungsplans, aktivierende Betreuung u. Sorge für eine angemessene protein-, eisen-, Vitamin-B- u. Vitamin-C-reiche Ernährung.

**Delagenière-Operation** (HENRY D., 1858–1930, Chirurg, Paris): **1)** *Urologie* perineale Prostatektomie mit intrakapsulärer Enukleation der Vorsteherdrüse u. Naht der Prostataloge. **2)** Radikaloperation einer Schenkelhernie durch Verschluss des Schenkelkanals mittels eines gestielten Lappens aus der Externusaponeurose u. Pektineusfaszie.

**De|lamination:** die spontane Abspaltung von Zelllagen, z.B. *embryol* bei Vögeln aus der Keimscheibe bei der Bildung des Dotterblattes, bzw. *derm* das Sichablösen von Epithellagen bei laminärer Schuppung. E delamination.

**delay** *(engl.):* Verzögerung, Aufschub. *Patho* das zeitliche Intervall zwischen einer Nervenverletzung u. der Funktionswiederkehr (bei ▸Axonotmesis). *Physiol* als »synaptic delay« die biochemisch bedingte Verzögerung der Impulsleitung in der ▸Synapse.

**delayed** *(engl.):* aufgeschoben, verzögert; z.B. ▸Wundversorgung.

**Delbet-Zeichen** (PAUL D., 1866–1924, Chirurg, Paris): die trotz peripherer Pulslosigkeit ausreichende Trophik peripher eines arteriellen Aneurysmas als klinisches Zeichen für einen ausreichenden Kollateralkreislauf. E Delbet's sign.

**(de) Lee:** ▸LEE...

**De|le|tion:** *Genetik* ▸Chromosomendeletion. – *Gentechnologie* das Herausschneiden von sog. beweglichen Genen aus Plasmiden. S.a. ▸Insertion. E deletion.

**Deletions|hypothese:** *Pathologie* (J. H. u. E. C. MÜLLER) Die Entwicklung bösartiger Tumoren (▸Karzinogenese) beruht auf der Elimination der das Wachstum kontrollierenden Eiweißkörper aus der Zelle durch die Karzinogene. E deletion hypothesis.

**Deletions|syndrome:** *Genetik* s.u. ▸Chromosomendeletion.

**Delhi-Beule:** ▸Hautleishmaniase in Indien. E oriental sore.

**Delir:** *Psychologie* ▸Delirium. E delirium.

**delirant, deliriös:** unter einem ▸Delirium leidend, mit Symptomen des Delirs. E delirious.

**De|li|ri|um,** Delir: rückbildungsfähige (symptomatische) Psychose vom akuten exogenen Reaktionstyp, charakterisiert durch »abgesunkenes« Bewusstsein, örtliche u. zeitliche Desorientierung, illusionäre oder wahnhafte Verkennung der Umgebung, optische, akustische, sensible (»haptische«) u. andere Halluzinationen, psychomotorische Unruhe (evtl. – als Spontanmotorik – z.B. Nesteln, ▸Flockenlesen, »Fädenziehen«) sowie abnehmende Gedächtnisleistung und vegetat. Störungen. Ein Übergang in Demenz ist möglich; insges. relat. hohe Mortalität. E delirium. – **D. acutum:** D. mit voll ausgeprägter Symptomatik, z.B. im Zusammenhang mit Infektionen (z.B. ▸Fieber-D.), Vergiftung. E acute d. – **D. alcoholicum:** das ▸Alkoholdelir; s.a. ▸Delirium tremens. E alcoholic d. – **D., besonnenes:** (BONHOEFFER) s.u. ▸Delirium tremens. E low d. – **D. blandum:** Delirstadium mit abgeschwächter Erregung, leisem Vor-sich-hin-Murmeln, ▸Flockenlesen etc.; meist vor dem Übergang in ein letales Koma. E muttering d. – **D. epilepticum:** ängstliche Psychose des erregten Epileptikers; mit Wahn- u. Sinnestäuschungen, Schwanken der Bewusstseinshelligkeit, Neigung zu sinnlosen Gewalttaten; ist weitgehend identisch mit dem epileptischen ▸Dämmerzustand. E epileptic d. – **D. furibundum, D. furiosum:** ▸Tobsucht. Z.B. als D. hystericum bei ▸Hysterie. E d. with rage. – **D. manicum:** akuter, deliranter Beginn einer ▸Manie; tiefe traumhafte Bewusstseinstrübung, abenteuerliche, verworrene Sinnestäuschungen, Wahnvorstellungen; lang anhaltend, in Depression übergehend; tritt v.a. als symptomatische Psychose auf. E maniacal d. – **D., mussitierendes:** ein prognostisch ungünstiges ▸Alkoholdelir mit starker Bewusstseinstrübung, leisem Gemurmel. E d. mussitans. – **D., oneiroides:** D. mit traumhaften Halluzinationen; als Alkohol-, Fieberdelir. E oneiric d. – **D. tremens** *(latein.)*, D. ebriosorum, D. potatorum, d. tremens, Abk. DT: traditioneller Begriff für das ▸Alkohol(entzugs)delir. ***Formen:*** besonnenes (mit intakter Orientierung), mussitierendes (murmelnd) oder oneiroides D. (traumähnlich).

**Delirsyndrom:** zusammenfassender Begriff für Zustände akuter Verwirrtheit bei Patienten ohne oder mit dementiellen Syndromen.

**Delius-Syndrom** (LUDWIG D., Internist, Bad Oeynhausen): **1)** Angiodystonie-Syndrom: funktionelle Störungen der Blutgefäßmotorik i.S. einer Vasolabilität mit Spastik, u. zwar als Sekundärsymptomatik oder als Anfangssymptomatik organischer Gefäßkrankheiten (▸Angiopathie). Die Auslösung erfolgt durch Affekte, Wärme/Kälte, Infekte, Endokrinosen, Heil-, Genussmittel. Es treten flüchtige Erytheme, Akrozyanose, Kältegefühl, Schmerzen, Empfindungsstörungen (Parästhesien) u. vermehrte Schweißbildung auf. E angiodystonia. **2)** sensitives ▸Herzsyndrom. E sensitive heart syndrome.

**Dellwarze:** ▸Molluscum contagiosum.
**delo|morph:** deutlich gestaltet. E delomorphous.
**Delorme-Operation** (EDMOND D., 1847–1929, Chirurg, Paris): **1)** Standardmethode der ▸Dekortikation der Lunge; ▸Pleurektomie i.S. der Totalexstirpation einer brustkorb- u. lungenseitigen Pleuraschwarte unter Brustwandfensterung (»intrapleurale ▸Thorakoplastik«). E pulmonary decortication. **2)** Exzision der Perikardschwielen (▸Kardiolyse) bei ▸Concretio pericardii. E pericardiectomy.
**Delta, Δ, δ:** **1)** der 4. Buchstabe des griech. Alphabets. – Dient als *chem* Symbol zur Kennzeichnung von Substitutionen in organischen Verbindungen u. von Doppelbindungen (z.B. $\Delta^5$ = Doppelbindung von $C_5$ nach $C_6$). **2)** *Anatomie* deltaförmiges Gebilde. – S.a. ▸Delta...
**Delta-Aktivität:** in der Elektroenzephalographie Bez. für eine Folge vielgestaltiger (»polymorpher« u. »polyrhythmischer«) Wellen von 100–150 µV (Delta-Wellen) u. mit niedriger Frequenz (0,5–3,5/Sek.). Sie treten diffus u. ohne Synchronismus der Hemisphären auf im Tiefschlaf u. beim Kleinkind sowie bei Koma, Hirndruck, Hirndurchblutungsstörung oder aber als schwere umschriebene Dysrhythmie, sog. Delta-Fokus, z.B. bei Hirntumor, -abszess. E delta activity.
**Delta-Band:** Frequenzbereich der Delta-Wellen im EEG (0,5–3,5/Sek.).
**Delta-Fasern:** *Physiologie* (Klassifik. nach ERLANGER u. GASSER) Untergruppe der A-Fasern (s.u. ▸Fasergruppe) peripherer Nerven mit Leitungsgeschwindigkeit von 25–15 m/s. Fast nur afferente Fasern von Rezeptoren (v.a. rasche Schmerzfasern); s.a. ▸Nervenfaser. E delta fibers.
**Delta-Fokus:** s.u. ▸Delta-Aktivität. E delta focus.
**Delta-Hepatitis:** ▸Virushepatitis durch ein defektes RNS-Virus (HDV), das für seine Replikation u. die Übertragung der Hilfe des Hepatitis-B-Virus bedarf; Verlauf oft besonders schwer. E delta hepatitis.
**Deltamuskel:** ▸Musculus deltoideus. E deltoid (muscle).
**Delta-Rhythmus:** ▸Delta-Aktivität. E delta rhythm.
**Delta-Strahlen:** *Radiologie* eine Sekundärelektronenstrahlung mit Energie von wenigen bis ca. 1000 eV, die beim Durchgang von Elektronen oder Ionen durch Materie ausgelöst wird. Die Reichweite in Luft beträgt mehrere mm. E secondary electron rays.
**Delta-Tätigkeit:** ▸Delta-Aktivität.
**Delta-Welle:** **1)** im EKG des ▸WOLFF-PARKINSON-WHITE-Syndroms die träge, meist durch eine Kerbe von der raschen Hauptschwankung abgesetzte Vorschwankung, die die Verbreiterung des QRS-Komplexes ausmacht. **2)** *Neurologie* Welle der ▸Delta-Aktivität. E delta wave.
**Delta-Zellen:** die D-Zellen 1) des Hypophysenvorderlappens bzw. 2) des Inselorgans des Pankreas. E delta cells.
**Del|ta|zis|mus:** Stammeln mit Fehlbildung des Lautes »D«; Form der ▸Dyslalie.
**deltoide(u)s** *(latein.)*: deltaförmig, z.B. Musculus deltoideus. S.a. ▸Deltoideus...
**Deltoideus|plastik:** Plastik zum Ersatz oder zur Verstärkung eines Musculus deltoideus durch Verpflanzung der Sehnen anderer Muskeln. E deltoid plasty.
**Demand-Schrittmacher:** ein EKG-gekoppelter ▸Herzschrittmacher als »Erfordernis-Schrittmacher«, der bei intermittierenden Überleitungsstörungen oder Ausfall der Sinuserregung automatisch nach einer vorbestimmten Zeitspanne einspringt u. sich nach Wiederaufleben des regelrechten Sinusrhythmus abschaltet. E demand pacemaker.
**De|markation:** im Rahmen einer eitrigen Entzündung erfolgende Abgrenzung intakten bzw. erholungsfähigen Gewebes gegen gangränös-nekrotische Bereiche. E demarcation.
**De|maskierung:** **1)** *Serologie* die Freilegung maskierter bzw. natürlich verdeckter Antigen-Rezeptoren (z.B. im Bromelin-Test); s.a. ▸Kryptantigene. E demasking. **2)** *Histologie* Entquellung von Fasern (Wasserverlust), wodurch sie gegenüber der Grundsubstanz sichtbar werden; z.B. in Knorpelgewebe.
**Demaskulinisation:** Rückbildung der sekundären u. tertiären Geschlechtsmerkmale des Mannes, u. zwar meist mit Ausbildung entsprechender weibl. Merkmale; z.B. bei Hodeninsuffizienz, Leberzirrhose. E demasculinization.
**Demelverin:** ein ▸Spasmolytikum. E demelverine.
**dement:** an ▸Demenz leidend. E demented.
**De|men|tia, De|menz,** chronische Verwirrtheit: der Verlust erworbener intellektueller Fähigkeiten, v.a. des Gedächtnisses, u. Persönlichkeitsveränderungen als Folge einer hirnorganischen Erkrankung. D. ist in höherem Alter die häufigste Ursache von Pflegebedürftigkeit. ***Diagn.:*** anhand klinischer Kriterien; differentialdiagnostisch müssen v.a. internistische, neurologische u. psychiatrische Krankheitsbilder berücksichtigt werden (Tab.). ***Wichtige Formen:*** primär kortikal-degenerative Form vom ALZHEIMER-Typ u. die vaskuläre Demenz. ***Klinik:*** Begleitsymptome sind Depressionen, Schlafstörungen, epileptische Anfälle, Sprach- u. Bewegungsstörungen, Harn- u. Stuhlinkontinenz sowie chronische Obstipation. ***Ther.:*** Es wird nach einem ganzheitlichen Konzept vorgegangen, dessen Ziele die Aktivierung des Patienten, die Verbesserung seiner kognitiven Leistungsfähigkeit u. die Kompensation seiner gestörten sozialen Integration sind. Die medikamentöse Therapie beschränkt sich auf die symptomatische Behandlung von Begleiterscheinungen der Krankheit. S.a. ▸GERSTMANN-Syndrom. E dementia.

| Formen der Demenz |
|---|
| • primär degenerative Demenz (ALZHEIMER-Typ)<br>• Multiinfarktdemenz (vaskuläre Demenz)<br>• Mischformen von primär degenerativer Demenz u. vaskulärer Demenz |
| **dementielle Syndrome bei internistischen Erkrankungen** |
| chronisch-obstruktive Lungenerkrankungen, chronische Herzinsuffizienz, Herzrhythmusstörungen, rezidivierende Asystolien, Hypothyreose, Hyperthyreose, Hypoparathyreoidismus, Hyperparathyreoidismus, chronische Urämie, Leberzirrhose, Folsäuremangel, Vitamin-$B_6$-Mangel, Vitamin-$B_{12}$-Mangel, Intoxikationen durch Industriegifte (z.B. Kohlenmonoxid, Quecksilber, Blei, Perchloräthylen), Intoxikationen durch Medikamente (z.B. Psychopharmaka, Anticholinergika, Antihypertonika, Antikonvulsiva, Betablocker, Digoxin), Immunvaskulitis, Exsikkose, Elektrolytstörungen (Hyponatriämie, Hypernatriämie), rheologisch bedingte Hirndurchblutungsstörungen (z.B. bei Polyzythämie, multiplem Myelom) |
| **dementielle Syndrome bei neurologischen Erkrankungen** |
| chronisches subdurales Hämatom, Hirntumoren, PARKINSON-Krankheit, Hydrocephalus aresorptivus, Chorea HUNTINGTON, multiple Sklerose, chronischer Alkoholismus, infektiöse Erkrankungen (Meningoenzephalitiden, Lues, Hirnabszess, CREUTZFELDT-JAKOB-Krankheit, AIDS), Demenzkomplex mit LEWY-Körperchen |
| **psychiatrische Erkrankungen** |
| Depression, Oligophrenie, Schizophrenie, Psychogenie |

**Dementia:** Differentialdiagnose der Demenz. [134]

– **D. alcoholica:** Alkoholdemenz; s.a. ▸MARCHIAFAVA-BIGNAMI-Syndrom. E alcoholic d. – **D. apoplectica:** D. als Folge einer Hirnapoplexie u. -erweichung. – **D. arterio|sclerotica:** D. bei ▸Zerebralarteriensklerose (allg. als senile D.). E arteriosclerotic d. – **D. choreatica:** schwerer Endzustand (häufig) einer Chorea

HUNTINGTON. – **D., endogene:** meist schleichend einsetzende D. als »versandende« schizophrene Erkrankung mit Nivellierung der Gesamtpersönlichkeit. E endogenous d. – **D., exogene:** D. nach Hirnverletzung, Infektionskrankheiten, Vergiftungen u. bei Hirntumor; mit Auffassungs-, Urteils- u. Kombinationsschwäche u. Gedächtnislücken ausfüllenden Konfabulationen. – **D. infantilis:** D. im Kindesalter als Folge von Stoffwechsel- oder (heredo)degenerativen Krankheiten; evtl. als D. praecocissima (rapid fortschreitende D. i. HELLER; mit Verlust bereits erworbener Sprachfähigkeit, ängstlicher Unruhe, Erregungen, motor. Stereotypien, Zwangslachen u. -weinen, Autismen). E infantile d. – **D. para|lytica:** D. als (meist) Kernsymptom der progressiven ▸Paralyse; mit Abbau ethischer Verhaltensweisen u. persönlichkeitsfremden sozialen Entgleisungen; danach Übergang in schwerste Demenz. E paralytic d. – **D. prae|cocissima:** bereits im Kleinkindalter bei zuvor unauffälligem seel. Verhalten auftretende D., z.B. als ▸D. infantilis; i.e.S. als infantile Schizophrenie. – **D. prae|cox:** historische Bezeichnung von EMIL KRAEPELIN (1899) für eine von ihm definierte Krankheitsgruppe innerhalb der endogenen Psychosen. K. unterteilte die endog. Psychosen in zwei Gruppen: 1) die manisch-depressiven Störungen; 2) die Gruppe der Dementia praecox. Der Name D. praecox stammte aus der Beobachtung früher Fälle, bei denen v.a. eine Demenz (Dementia) als Endzustand und ein Beginn in relat. jungem Alter (praecox = vorzeitig) beobachtet wurden. Die scheinbar ausnahmslose Beobachtung dieser zwei Merkmale wurde in späteren Jahren vielfach widerlegt. Die von der D. pr. umfasste Krankheitsgruppe wurde in den folgenden Jahren erweitert u. unterteilt. Ab 1911 erfuhr die Bezeichnung eine schrittweise Ablösung durch den von EUGEN BLEULER geschaffenen Begriff (u. die Symptomatologie) der ▸Schizophrenie. – **D., präsenile:** D. im mittleren Lebensalter, z.B. bei ▸ALZHEIMER-Krankheit und ▸PICK-Atrophie. E presenile d. – **D., senile:** umgangssprachl. als »Altersschwachsinn« bezeichnete D. durch Involution (s.a. ▸Hirnatrophie), bei der andere Hirnveränderungen – weitgehend – ausgeschlossen werden können. E senile d. – **D. simplex:** D. als symptomenarme Form der Hebephrenie mit Persönlichkeitsabbau (»sang- u. klanglose Versandung«).

**demi...:** Wortteil »halb«; s.a. ▸»semi...«.

**De|mineralisation:** *Pathologie* Verarmung des Organismus an anorganischen Bestandteilen; i.e.S. als ▸Dekalzifikation des Knochengewebes (s.a. ▸Osteoporose; s.a. ▸Halisterese). E demineralization.

**Demling-Litho|triptor:** nach dem Prinzip des ▸DORMIA-Körbchens konstruiertes Instrument für die mechanische ▸Lithotripsie.

**Demodex:** Gattung der Haarbalgmilben [Demodiaceae]; permanente Ektoparasiten, v.a. gefürchtet bei Nutztieren; s.a. ▸Demodicosis.

**Demo|di|cosis:** Befall des Menschen (u. zwar der Haarfollikel, MEIBOM-Talgdrüsen) durch Milben der Art Demodex folliculorum; meist ohne Krankheitswert, evtl. aber Dermatose mit Follikulitis u. Perlèche-ähnlichen Pyodermien. E demodicosis.

**Demographie:** die statistisch erfasste Bevölkerungszahl bzw. Zusammensetzung einer Gesellschaft, auch deren zahlenmäßige Veränderung in einem bestimmten Zeitraum; in der Medizin von Bedeutung im Zusammenhang mit dem Auftreten bestimmter Krankheitsbilder etc.

**Demo|phobie:** neurotische Angst vor Menschenansammlungen. E demophobia.

**De|mul|cen|tia (remedia),** Sing. **Demulcens:** die der Vermeidung von Schleimhautreizungen dienenden Einhüllmittel für Arzneistoffe; z.B. Schleimstoffe. E demulcent.

**De|mutisation:** der Unterricht in Kommunikationsmethoden (z.B. Lippenlesen) bei Taubstummen (s.a. ▸Mutitas). E demutization.

**demyelinisierende Encephalomyelitis:** ▸multiple Sklerose.

**De|myelinisierung:** Myelinverlust, ▸Entmarkung. E demyelination.

**de|naturiert:** vergällt, für den menschl. Gebrauch untauglich gemacht; s.a. ▸Denaturierung. E denatured.

**De|naturierung:** die im Allg. nicht umkehrbare, den ursprünglichen (»nativen«) Zustand zerstörende Strukturveränderung von Eiweißkörpern durch Fällung, Lösung von Peptidbindungen, Einwirkung verdünnter Säuren, Alkalien etc., Erhitzen oder Bestrahlung; starke **Denaturierungsmittel** sind lyotrope Salze sowie konzentrierte Lösungen von Harnstoff oder Guanidiniumchlorid. – S.a. ▸denaturiert. E denaturation.

**Denaverin:** neurotrop-muskulotropes ▸Spasmolytikum. E denaverine.

**Den|drit:** **1)** breitbasiger, relativ kurzer Zytoplasmaausläufer (s. Abb.) der bi- u. multipolaren Nervenzellen. Verzweigt sich peripher stark u. ist meist mehrfach vorhanden. Dient der zellulipetalen (afferenten = zellkörperwärts gerichteten) Leitung der über ▸Synapsen (die »Dendrizeptoren«) aufgenommenen Erregungen u. der Ernährung der Zelle. Besitzt in seinem Hauptstamm stets NISSL-Schollen. Das an seinen Synapsen entstandene Erregungs- = **Dendritenpotential** beeinflusst (evtl. ähnlich wie ▸EPSP u. ▸IPSP) die Zellerregbarkeit, wie überhaupt ausgedehnte dendritische Verzweigungen die Integration erregender u. hemmender Einflüsse begünstigen. – Die Potentialschwankungen im dipolartigen System »Zelle – Dendriten« sind ursächlich an der EEG-Kurve beteiligt. E dendrite. **2)** *Gerichtsmedizin* ▸Blitzfigur. E dendritic pattern.

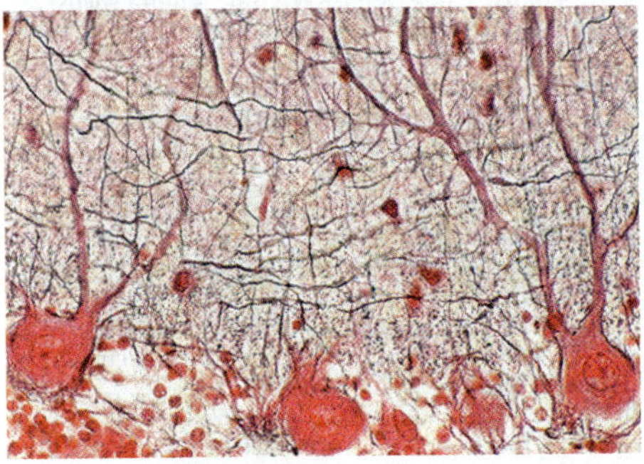

**Dendrit:** PURKINJE-Zellen des Kleinhirns mit rindenwärts ziehenden Dendriten (Histologie). [497]

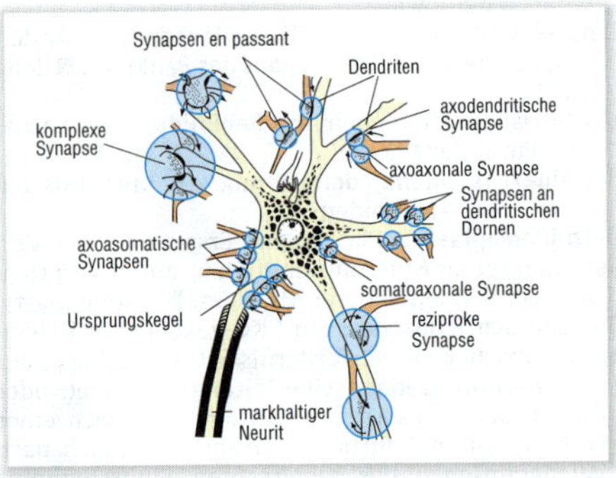


**Dendrit.** [30]

**den|driticus,** dendritisch: verzweigt, sich auf ▸Dendriten beziehend. E dendritic. – **d. Zellen:** Oberbegriff für erst in jüngerer Zeit als eigene Zellgruppe definierte Zellen mit bäumchenartigen Zellausläufern, mit denen sie Lymphozyten umfassen u. Antigen-Antikörper-Komplexe präsentieren. Unterschie-

D

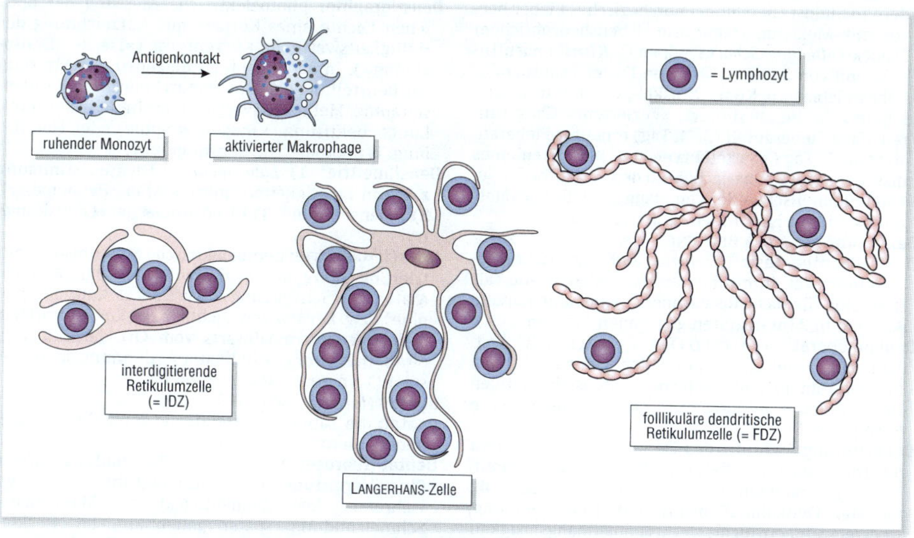


**dendritische Zellen:** Zellen des mononukleären Phagozytensystems. Während die ruhenden Monozyten sich nach Antigenkontakt zu aktivierten Makrophagen in den unterschiedlichsten Geweben entwickeln, gibt es ortsständige, spezialisierte antigenpräsentierende Zellen. Dazu gehören die interdigitierenden dendritischen Zellen (IDC) in der T-Zone der Lymphknoten, die follikulären dendritischen Retikulumzellen (FDC) im Keimzentrum der Lymphknoten u. die LANGERHANS-Zellen der Haut. Mit ihren ausgedehnten dendritischen Netzwerken können diese spezialisierten Zellen zahlreiche B- u. T-Lymphozyten umschließen u. das Antigen zellvermittelt präsentieren. [53]

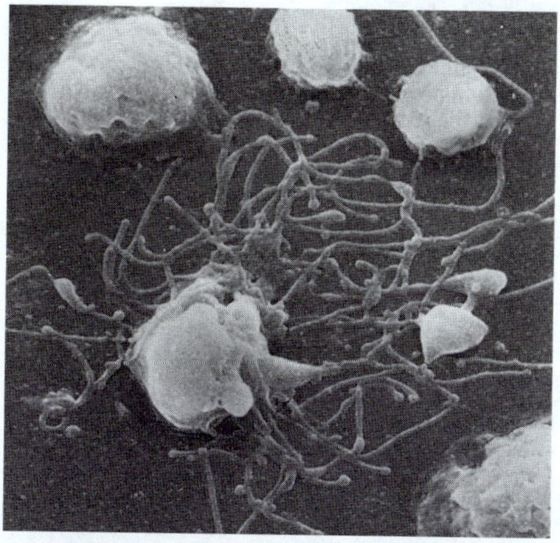

**dendritische Zellen:** Aufnahme mit dem Rasterelektronen-Mikroskop von dendr. Zellen aus einem Lymphknoten der Maus mit gelapptem Kern u. baumartigen Zytoplasmafortsätzen. [515]

den werden: **follikuläre dendritische Zellen** in den B-Zell-Arealen der lymphatischen Organe (v.a. Keimzentren der Sekundärfollikel); **interdigitierende dendritische Zellen** in den T-Lymphozyten-Regionen von Lymphknoten, Milz, Tonsillen, PEYER-Plaques u. Thymus; ▸LANGERHANS-Zellen in der Haut. Inzwischen wurden mit monoklonalen Antikörpern auch in fast allen nicht-lymphatischen Organen d. Z. nachgewiesen. S.a. Abb.

**Denecke-Payr-Zeichen** (KURT D., geb. 1903, Chirurg, Erlangen; ERWIN P.): durch Druck an der Innenseite des Fersenbeinhöckers ausgelöster Schmerz der Fußsohle u. hinter dem Innenknöchel bzw. (bei Dorsalflexion des Fußes) an der Wade als Frühsymptom einer tiefen Venenthrombose. E Payr's sign.

**De|nervations|gesetz (Cannon):** *Neurophysiologie* Denervierte Neurone (▸Denervierung) werden gegenüber Transmitter-Substanzen übererregbar infolge Abnahme der spaltenden Enzyme (Cholinesterasen, Aminooxidasen) u. erhöhter Empfindlichkeit der postsynaptischen Membranstrukturen. Besonders ausgeprägt ist die Übererregbarkeit im autonomen Nervensystem nach Zerstörung postganglionärer Nervenfasern. E Cannon's law of denervation.

**De|nervations|potential:** ▸Denervierungspotential. E denervation potential.

**De|nervierung,** Denervation: die »Entnervung« (»Enervation«), d.h. die teilweise oder totale Trennung eines Organ(system)s oder Großhirn(kern)gebietes von seinen nervalen Verbindungen durch gezielte Unterbrechung der entsprechenden Nerven oder der zentralen Leitungsbahnen bzw. Assoziationsfasern (▸Deafferenzierung). Angezeigt z.B. bei medikamentös nicht zu beeinflussenden chronischen Schmerzzuständen, spastischen Lähmungen (z.B. ▸LITTLE-Syndrom), bei vegetativer Fehlsteuerung, Durchblutungsstörung bzw. bei zentralmotorischen Störungen (z.B. Schizophrenie bzw. PARKINSON-Syndrom). Geeignete Methoden: ▸Neurotomie bzw. ▸Neurektomie, ▸Sympathektomie, Ganglien- oder Nervenausschaltung durch Alkohol- oder Phenol-Injektion (zuvor evtl. vorübergehend probatorisch als Novocain-Blockade), Ramiko-, Chordo-, ▸Leukotomie; s.a. ▸FOERSTER-, ▸STOFFEL-Operation, ▸Splanchnikektomie. E denervation. – **D., sakrale:** die D. der Beckeneingeweide (= Durchtrennung sakraler Nerven). E sacral d. – **D., zervikale:** die Ausschaltung des Halsteils des Grenzstrangs einschließlich des Ganglion stellatum nebst prä- u. postganglionären Fasern durch Novocain-Blockade, Ramikotomie oder Resektion, z.B. bei Embolie der Netzhaut-Zentralarterie, bei SUDECK-Syndrom, Angina pectoris, Lungenembolie (▸Sympathektomie). E cervical d.

**De|nervierungs|potential:** nach ▸Denervierung auftretende Potentialschwankung in einer erregbaren Struktur.

**Den|gue-Fieber** *(span. = Ziererei):* relativ gutartige Infektionskrankheit v.a. in den (Sub-)Tropen (Südostasien, Südpazifik, Afrika, südl. USA, Südamerika, Karibik), hervorgerufen durch die von ▸Aedes-Arten übertragenen Typen I u. II des **Dengue-Virus** (ein Flavivirus der Togaviridae [RNS-Viren], früher ARBO-Virus B); die Typen III u. IV rufen v.a. bei Kindern in Südostasien ein hämorrhagisches Fieber hervor mit Melaena, Hämaturie, lebensbedrohlichem Schock (**»Dengue-Schocksyndrom«**). ***Klinik:*** nach Inkubation von 5–8 (3–15) Tagen Dauer Exanthem u. hohes Fieber mit Kopf-, Muskel-, Gelenk- u. Kreuzschmerzen, die zu steifem, »geziertem« Gang führen; nach Fieberabfall (3.–4. Tag) erneuter Fieberanstieg am 5. Tag (»Sattelkurve«) mit Auftreten eines masern- oder scharlachähnlichen Exanthems u. Lymphknotenschwellungen; langsame Rekonvaleszenz; evtl. mit Neuritiden. E dengue fever.

**Denis Browne:** s. u. ▸BROWNE.

**Denis-Naunton-Test:** *Otologie* audiometrische Bestimmung der Intensitätsunterschiedsschwelle (als Indikator für das ▸Recruitment) eines mit kurzem Abstand in 2 Intensitäten gegebenen Prüftons.

**Denker-Operation** (ALFRED D., 1863–1941, HNO-Arzt, München): Radikaloperation der Kieferhöhle vom Mundvorhof aus; mit Entfernen der gesichtsseitigen Höhlenwand u. Bildung eines Zugangs zum unteren Nasengang.

**Denk|störung:** Störung des Denkvollzugs. E thought disorder. – **D., alogische:** D. mit Wort-, Begriffsarmut; bei Stirnhirnausfall. E loss of logical thinking. – **D., formale:** Denkablaufstörung mit Denkhemmung, -sperre, Ideenflucht, Zusammenhangslosigkeit (auch als Mangel an Assoziationen). E disorder of thought process. – **D., inhaltliche:** D. als z. B. Zwangs-, Wahnvorstellung; v. a. bei Psychosen. – S. a. ▸Anankasmus (als **Denkzwang**).

**Denkverlangsamung:** nachlassende Gedächtnisleistung mit reduziertem Tempo der Informationsaufnahme u. -verarbeitung; kann eine altersbedingte Veränderung, aber auch Hinweis auf eine PARKINSON-Krankheit, eine Depression oder beginnende Hirnleistungsstörung sein.

**Dennis-Sonde:** biegsames Gummi- oder Kunststoffrohr zur Rezidivprophylaxe des mechanischen Ileus; wird heute besonders wegen des Perforationsrisikos nur noch wenig verwendet.

**Denny-Brown-Syndrom** (D. D.-BR., brit. Neurologe): (1948) neuromuskuläre u. zentralnervöse Störungen als Paraneoplasie bei Karzinomen (v. a. beim kleinzelligen Bronchialkarzinom; evtl. als Frühsymptomatik, d. h. vor der klinischen Tumormanifestation); als Ataxie, Nystagmus, Tremor, Schwindel, Areflexie, Parästhesien, Prostigmin-resistente Myasthenie. E Denny-Brown sensory neuropathy.

**Denominatio communis internationalis,** Abk. DCI: *Pharmazie* (1953) die von der WHO in Listenform publizierten ungeschützten »Freinamen« (»generic names«) für pharmazeutische Substanzen. E generic (drug) names.

**De-novo-Angina pectoris:** die bei einem bislang beschwerdefreien Menschen erstmalig unter Belastung oder in Ruhe auftretende ▸Angina pectoris.

**Dens: 1)** der »Zahn« als Teil des Gebisses; s. u. ▸Dentes. E tooth. – **D. emboliformis:** zapfenförmig verkümmerter Zahn, z. B. bei BLOCH-SULZBERGER-Syndrom. E conical t. – **D. natalis:** vorgeburtlich durchgebrochener Zahn (macht als Frontzahn das Tragen einer Schutzkappe über der mütterl. Brustwarze nötig). – **D. sapientiae,** D. sophroneticus, D. serotinus: der »Weisheitszahn«. Der letzte, achte Zahn des bleibenden Gebisses. Erst spät durchbrechender 3. Mahlzahn = Molar. E wisdom t. – **D. sustenatus:** am vollen Durchbruch gehinderter (»retinierter«) Zahn. E impacted t. **2) D. (axis):** der kopfwärts gerichtete zapfenförm. Fortsatz (Apophyse) des 2. Halswirbels (= ▸Axis); besitzt eine vordere u. hint. Gelenkfläche für den vorderen Atlasbogen bzw. für das Ligamentum transversum atlantis. E dens.

**Dens|aplasie:** *Pathologie* das angeborene Fehlen des ▸Dens axis; führt zu erheblicher Funktionsstörung in der ▸Articulatio atlantoaxialis, evtl. auch zu fortschreitender spastischer Lähmung (Paraplegie). E odontoid aplasia.

**Densi|graphie:** photoelektrische Messung der optischen Dichte eines Körpers mit Aufzeichnung der Helligkeitswerte in Kurvenform (»Densi-, Densogramm«). In der Radiol. als diagnostische Messung zur Beurteilung der Lungendurchblutung (Statidensigraphie; Helligkeitsvergleich im In- u. Exspirium), Lungenbelüftung (Kinedensigraphie) oder Herzfüllung. E photoelectric densitography.

**Densi|me|trie: 1)** *Labormedizin* Dichtebestimmung z. B. von Flüssigkeiten (mittels Aräo-, Pyknometer). **2)** ▸Densigraphie. **3)** ▸Densitometrie. E densitometry.

**Dens(it)o|metrie:** photoelektrische Messung u. Registrierung *röntg* der Schwärzung photographischen Materials (Schwärzungskurve; s. a. ▸Autoradiographie) bzw. *kardiol* von Dichte- bzw. Konzentrationsänderungen stromabwärts vom Ort der Injektion eines Indikators (▸Indikatorverdünnungsmethode; s. a. ▸Oxymetrie). E densitometry.

**densus** *(latein.)*: dicht. E dense.

**dental:** die Zähne betreffend, von den Zähnen ausgehend (= dentogen). E dental.

**Dental|fluorose:** Störung der Zahnbildung infolge Fluor-Vergiftung (bei Langzeitzufuhr > 2 mg/Tag) während der Zahnentwicklung. Mangelhafte Schmelzbildung, später gelb-bräunliche, fleckige Schmelzverfärbung u. Entkalkung (»Denti scritti«). Die Zähne sind kariesresistent. – S. a. ▸SPIRA-Syndrom. E dental fluorosis.

**Dent|algia, -algie:** Zahnschmerz. E dentalgia, toothache.

**Dental|infektion:** dentogene, d. h. von einem Zahn- = »Dentalherd« ausgehende Infektion benachbarter oder zahnferner Gewebe (▸Herdinfektion). E dental infection.

**Dental|punkt:** s. u. ▸Nervendruckpunkte.

**Dentatum|atrophie (primäre):** erblich-degenerative »infantile Atrophie des Dentatum« (= Corpus dentatum, ▸Nucleus dentatus) u. der von ihm ausgehenden Bindearme, evtl. auch des Nucleus ruber, der oberen Oliven u. des Pallidums; zu Myoklonien an Kopf u. Rumpf, Dyssynergien, Intentionstremor, Ataxie, Adiadochokinese, spastischen Lähmungen, Sprachstörungen u. Intelligenzdefekt führend. E primary atrophy of the dentate nucleus.

**dentatus** *(latein.)*: mit Zähnen versehen, gezähnt; z. B. Nucleus dentatus (Dentatus). S. a. ▸Dentatum... E dentate.

**Den|tes: 1)** die Zähne (▸Zahn, dort Abb.; s. a. ▸Dens, ▸Denti scritti). Normalerweise als streng symmetrisch in die Zahnfächer (Alveolen) der Kiefer eingefügte knochenähnliche Organe für die Nahrungszerkleinerung u. Lautbildung. Teile des Zahnes: Zahnkrone, -hals u. -wurzel (Corona bzw. Collum bzw. Radix dentis [Letztere mit Apex radicis dentis = »Wurzelspitze«]) u. die Zahnpulpa, ▸Pulpa dentis. Beim Menschen treten in 2 zeitlich gestreckten Zahnungsvorgängen (▸Dentition) zunächst 20 Milchzähne (▸Milchgebiss) u. später 32 bleibende Zähne auf, u. zwar je 8 in jedem Kieferquadranten (s. a. ▸Gebissformel). E teeth. – **D. adversi,** D. primores: die Frontzähne (die Schneide- u. Eckzähne). – **D. caduci:** die Milchzähne; s. a. ▸Dentes decidui. – **D. canini:** die ▸Eckzähne. E canine t. – **D. com|positi:** zusammengewachsene bzw. miteinander verschmolzene Zähne; als **D. con|creti** mit gemeinsamem Zementmantel; die **D. con|fusi** mit gemeinsamem Schmelzmantel. – **D. decidui:** ▸Dentes caduci; als D. d. persistentes »bleibende Milchzähne« infolge Nichtanlage oder Verlagerung der entsprechenden bleibenden Zähne. E deciduous t. – **D. in|ci|sivi:** die Schneidezähne, die beiden mittleren Zähne jedes Kiefers, mesial der Eckzähne. E incisor t., incisors. – **D. mola|res,** D. multicuspidati, Molaren: die nur im bleibenden Gebiss vorhandenen, mehrhöckerigen Mahlzähne; die letzten = hinteren 3 Zähne jedes Kieferquadranten, der letzte als ▸Dens sapientiae. E molar t., molars. – **D. per|ma|nen|tes:** die bleibenden Zähne. E permanent

t. – **D. prae|molares,** D. bicuspidati: die beiden seitlich des Eckzahns folgenden – zweihöckerigen – Backenzähne jedes Kieferquadranten. E premolar t., premolars. **2) D. acustici,** »Gehörzähne«: durch parallele Furchen getrennte Leisten an der vestibularen Lippe der knöchernen Lamina spiralis des Innenohres. E auditory t.

**Denti scritti:** s.u. ▸Dentalfluorose. E mottled teeth.

**Denticulus** *(latein. = Zähnchen):* ▸Dentikel.

**Dentikel:** rundliches Gebilde (»Dentinkörnchen«) innerhalb der Zahnpulpa. – Gelegentlich Ursache neuralgiformer Beschwerden. E denticle. – **D., echtes:** nur aus Dentin bestehendes, von versprengten Dentinbildungszellen gebildetes D. E true d. – **D., falsches:** D. als Produkt der Pulpadegeneration; ein Dentinkern mit Kalkanlagerungen. E false d., pulp stone.

**Den|tin,** Dentinum, Ebur: das Zahnbein; durch ihren Mineralgehalt (u.a. Hydroxylapatit, Fluor, Kalkosphärit) knochenähnliche, gelblich-weiße Substanz, die die Zahnpulpa umschließt u. im Zahnkronenbereich von Schmelz, an der Wurzel von Zement bedeckt ist; verfärbt sich bei krankhafter Freilegung bräunlich, ist bei imperfekter ▸Dentinogenese bläulich; besteht aus lipid- u. proteinhaltiger Grundsubstanz (= Dentoidin; in Odontoblastennähe als Dentinoid) sowie aus kollagenen Dentinfibrillen u. aus einstrahlenden Zytoplasmafortsätzen der Odontoblasten, die als sog. radiäre Dentinfasern in Kanälchen liegen u. das Zahnbein ernähren, sowie aus einem Aminosäuren u. Enzyme enthaltenden Dentinliquor. Wird lebenslang von den Odontoblasten (Dentinoblasten) gebildet (von außen nach innen, unter Einengung des Pulparaumes); verkalkt kronennah nur unvollständig. S.a. Abb. E dentin(e).

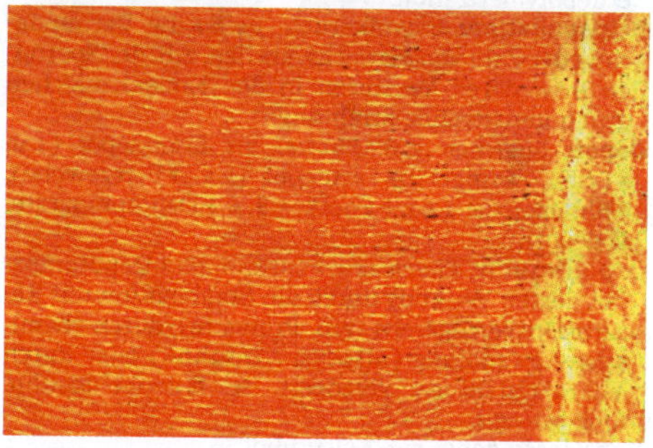

**Dentin:** Längsschnitt durch einen Zahn; Dentinkanälchen mit Dentinoblastfortsätzen (Färbung nach Schmorl). [422]

**Dentino|genese, -genesis:** Bildung des ▸Dentins. S.a. ▸Sekundärdentin. E dentinogenesis. – **D. imperfecta hereditaria,** CAPDEPONT-Zahndysplasie: autosomal-dominant erbliche Fehlbildung des Milch- u./oder des bleibenden Gebisses (als »Glaszähne«) mit verlegter Pulpahöhle, Bildung nur vereinzelter Dentinkanäle, fehlenden Dentinoblasten, kolbenförmiger Zahnwurzel, sekundär rissigem Schmelz mit bläulicher Transparenz; Abkauung der Zahnkrone führt zu Bisssenkung. Oft besteht auch eine Zahnunterzahl. S.a. Abb. E hereditary d. imperfecta.

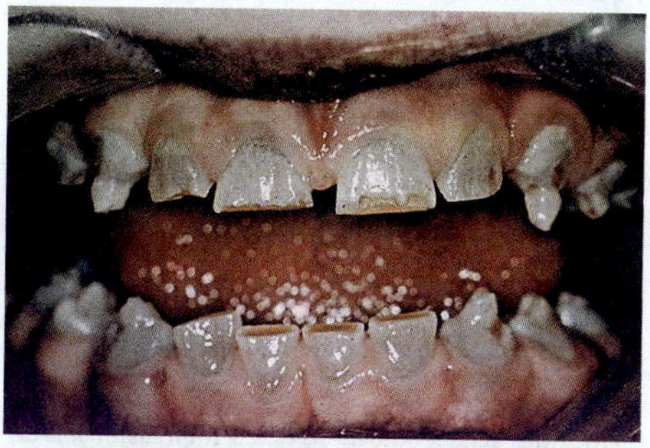

**Dentinogenesis imperfecta hereditaria.** [385]

**Den|ti|no|id:** die noch unverkalkte Grundsubstanz des ▸Dentins. E dentinoid.

**Den|ti|nom:** eine aus Dentinmassen bestehende Geschwulst (evtl. mit Odontoblasten = »Dentinoblastom«). – Meist als Abart des ▸Odontoms mit dentinähnlichen Verkalkungen. E dentinoma.

**Den|ti|tio, Dentition:** das »Zahnen«. Der Durchbruch des ▸Milchgebisses u. des bleibenden Gebisses (1. bzw. 2. D.; s. Abb.). E dentition, tooth eruption. –

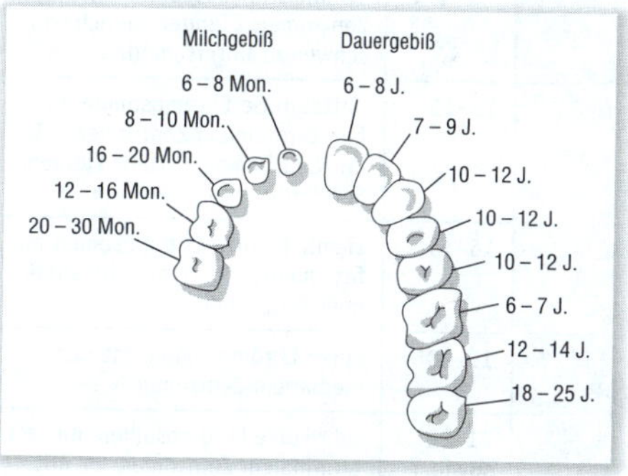


**Dentitio:** zeitlicher Ablauf der Dentitionen.

**D. difficilis:** Störung der D. der bleibenden Zähne, z.B. des unteren, evtl. verlagerten Weisheitszahns; führt zu lokalen entzündl. Komplikationen wie Druckschmerz, Kieferklemme, evtl. auch zu Abszedierung. – **D. praecox:** D. vor dem 6. Lebensmonat; evtl. als fetale D. (▸Dens natalis). E premature d. – **D. senilis:** s.u. ▸Dentitio tertia. E senile d. – **D. tarda:** verspätete D., z.B. des oberen bleibenden Eckzahns; z.B. bei ▸Kretinismus, ▸Rachitis, Thymuspersistenz. E delayed d. – **D. tertia:** der seltene Durchbruch eines 3. Zahnes im Alter (= D. senilis) oder eines bisher »retinierten« (nicht durchgebrochenen) Zahnes (= D. pseudotertia). E tertiary d.

**Dentitions|krankheit:** bei Kindern während der 1. ▸Dentition auftretender Speichelfluss sowie motorische Unruhe, evtl. auch subfebrile Temperaturen; i.w.S. auch die Symptome bei der ▸Dentitio difficilis des Erwachsenen. E dentition disease.

**Dentitions|zyste:** Zyste als Folge einer vorzeitigen Abhebung des Zahnsäckchens von der Krone eines noch nicht durchgebrochenen Zahnes. Kann vereitern oder zu Geschwürbildung führen (Dentitionsempyem bzw. -geschwür). E dentigerous cyst.

**dento...:** Wortteil »Zahn«, »Zähne«; s.a. ▸odonto...

**dento|faziales Syndrom:** (WEYERS, FÜLLING, 1963) eine ▸Ektodermaldysplasie infolge – unbekannter – embryonaler Schädigung. ***Klinik:*** angeborene Zähne, Lückengebiss, frühzeitiger Zahnausfall, angeborener grauer u. grüner Star, Mikrophthalmus, verkürztes Philtrum, verkümmerte Nasenspitze. E dentofacial dysplasia.

**dento|gen:** von den Zähnen ausgehend; s.a. ▸Dentalinfektion. E odontogenic.

**Dento|idin:** organische Grundsubstanz des ▸Dentins.

**Dento|logie:** Zahnheilkunde. E odontology, dentistry.

**dentur tales doses** *(latein.)* Abk. d.t.d.: *Pharmazie* Rezepturanweisung »Solche Dosen sollen gegeben werden!«; z.B. d.t.d. Nr. 10.

**De|nu|da|tion:** Verlust des Schleimhautepithels als ▸Strahlenschaden. E denudation.

**Denver-Klassifikation:** *Genetik* (Denver/Colo. 1960; London 1963) internationale Einteilung der menschlichen Chromosomen (Tab.). E Denver classification.

**De|orsum|duktion** *(latein. deorsum = abwärts):* ▸Infraduktion. E deorsumduction.

**De|oxy...** *(engl.): Biochemie* ▸Desoxy...

| Gruppe | Chromosom-Nr. | Morphologie |
|---|---|---|
| A | 1–3 | große Chromosomen mit fast medianem Zentromer, unterschieden durch dessen Größe u. Lage |
| B | 4–5 | große Chromosomen mit submedianem Zentromer, 4 länger als 5 |
| C | 6–12 sowie X | mittelgroße Chromosomen 6, 7, 8 u. 11 mit mehr medianem, 9, 10, 12 mit stärker submedianem Zentromer; X länger, jedoch von 6 schwer zu unterscheiden |
| D | 13–15 | mittelgroße Chromosomen mit fast terminalem Zentromer, 13 mit deutlichem, 14 mit kleinem Satelliten am kurzen Arm |
| E | 16–18 | ziemlich kurze Chromosomen mit fast medianem oder submedianem Zentromer |
| F | 19–20 | kurze Chromosomen mit fast medianem Zentromer |
| G | 21–22 sowie Y | sehr kurze Chromosomen mit fast terminalem Zentromer, 21 mit Satelliten am kurzen Arm, Y meist größer, mit geringer Divergenz der langen Arme |

**Denver-Klassifikation.**

**Dependenzpflege:** Initiierung u. kontinuierliche Ausübung von Aktivitäten zugunsten sozial abhängiger Personen (Säuglinge, Kinder, Erwachsene mit gesundheitlichen Einschränkungen) für eine bestimmte Zeit, um deren Gesundheit und Wohlbefinden zu fördern. Der Dependenzpflege-Handelnde übernimmt die Verantwortung für den situativen Selbstpflegebedarf der sozial von ihm abhängigen Bezugspersonen u. deren Entwicklung u. Ausübung der Selbstpflegekompetenz. Pflegekonzept aus der Selbstpflegetheorie von D. Orem. S. a. ▸Selbstpflege.

**De|personalisation:** *Psychologie* die »Entpersönlichung«. Das Gefühl der Fremdheit des eigenen »Ich« infolge Abspaltens des Ich-Bewusstseins vom Erleben (»Ich« u. »Welt« erscheinen unwirklich = »Depersonalisationserlebnis«, das »Ich« fremdbeeinflusst). Kommt u. a. vor bei Erschöpfung, in der Pubertät, bei Psychasthenie (»**Depersonalisationssyndrom**«), Schizophrenie, Borderline-Syndrom. E depersonalization.

**De|phosphorylierung:** *Biochemie* hydrolytische Abspaltung von Phosphat aus Phosphorsäuremonoestern durch Phosphatasen; – s. a. ▸Phosphorylierung. E dephosphorylation.

**De|pigmentierung:** angeborener (▸Albinismus) oder erworbener, allgemeiner oder örtlicher Pigmentmangel oder -schwund der Haut. E depigmentation.

**Depigmentierungsmittel:** Externa zur Ther. störender Hyperpigmentierungen; ***Wirkst.:*** z. B. Hydrochinon.

**De|pilation:** Enthaarung, ▸Epilation. E depilation.

**De|pletion: 1)** Flüssigkeitsarmut bzw. -entzug. E depletion. **2)** krankhafter Verbrauch körpereigener Stoffe, Auszehrung.

**Depletionstest:** Form des ▸Radiojodtests bei Verdacht auf eine Jodfehlverwertung. Im Rahmen eines vererbten Enzymdefektes (Typ-II-Defekt: Iodisationsstörung/Peroxidasedefekt) kann es in der quantitativen ▸Schilddrüsenszintigraphie nach Perchloratgabe zu einem Abfall der Zeit-Aktivitäts-Kurve um mehr als 15–20 % kommen. ***Durchführung:*** nach intravenöser Applikation von 3 MBq Iod-123-NaI i. v. quantitative Schilddrüsenszintigraphie mit einer Gammakamera bis 3 Std. p. i.; anschließend orale Applikation von 300 mg Natriumperchlorat und 1 u. 2 Std. nach Perchloratgabe erneute Quantifizierung des Schilddrüsen-Uptakes mittels ▸ROI-Technik.

**De|plumation:** *Ophthalmologie* ▸Madarosis. E deplumation.

**Depolari|sation, -sierung:** *Physiologie* die Verminderung (Aufhebung; evtl. auch Umkehr = »Overshoot«) des ▸Membranpotentials einer Muskel- oder Nervenzelle als Folge einer – natürlich oder künstlich (z. B. durch ▸Transmitter [s. a. ▸Acetylcholin] bzw. ▸Muskelrelaxanzien) herbeigeführten – Änderung der Eigenschaften der Zellmembran. Es kommt zu einer Permeabilitätssteigerung für Natriumionen u. damit zum $Na^+$-Einstrom in das Zellinnere (»Depolarisationsstrom«). Anschließend erfolgt der Ausstrom einer äquivalenten $K^+$-Menge. Im Allg. ist die D. verbunden mit einer unter- oder überschwelligen Erregung (s. a. ▸EPSP, ▸Aktionspotential). – Eine Dauer-D. erfolgt z. B. durch Suxamethonium. E depolarization.

**De|polarisations|block:** durch Depolarisation ausgelöste Inaktivierung von Nerven- u. Muskelzellen. E depolarization block.

**De|polarisations|schwankung:** aus der Summe der gerichteten Aktionspotentiale resultierende Schwankung einer bioelektrischen Kurve, z. B. als P-Zacke u. QRS-Komplex im EKG. E depolarization deflection.

**De|poly|merasen:** depolymerisierende Enzyme; i. e. S. die Desoxyribo- u. Ribonucleasen. E depolymerases.

**De|poly|merisation:** der Abbau (hoch)polymerer Substanzen zu kleineren Bruchstücken (bis zu Monomeren); z. B. *biochem* als Wirkung der ▸Depolymerasen. E depolymerization.

**De|popu|lation:** Entvölkerung; *patho* die Verminderung der Zahl von Parenchymzellen, z. B. der Spermien bzw. deren Vorstufen in den Samenkanälchen durch ionisierende Strahlung.

**Depot:** Speicher; z. B. *physiol* als Eisendepot (s. u. ▸Eisen, -mangel), ▸Fettdepot (s. a. ▸Fettgewebe), ▸Blutspeicher (s. a. ▸Pool). – S. a. ▸Depotpräparate. E depot.

**Depot|insulin:** *Pharmazie* ▸Insulin als ▸Depotpräparat, dessen Wirkung durch die Kombination mit Resorptionsverzögerern (z. B. Protamin), durch chemische Abwandlung (»Isocyanatinsulin«) oder durch Mikrokristallform verzögert ist. E depot insulin, long acting i.

**Depot|östrogene:** s. u. ▸Östradiol.

**Depotpenicilline:** ▸Penicilline, deren Resorption durch Bildung schwer löslicher Salze verzögert ist u. die deshalb verlängerte Wirkung haben; ***Wirkst.:*** z. B. Benzylpenicillin-Procain, Benzylpenicillin-Benzathin.

**Depotpräparate:** *Pharmazie* Arzneimittel mit gezielt verlängerter Wirkweise. Die Depotwirkung (als Ersatz für mehrere kleine Einzeldosen) wird erzielt durch zunächst unwirksame, erst im Körper aktivierbare Vorstufen des Mittels oder durch bestimmte Bindungsformen der Wirkstoffe (z. B. als Komplex-Verbindungen), ferner durch Kombination der Wirkstoffe mit resorptionsverzögernden, diffusionshemmenden hochmolekularen Hilfsstoffen, durch Verabfolgung der Mittel als Mikrokristallsuspension oder als Pressling-Implantat, ferner, bei festen Arzneiformen zur oralen Anw., durch verschieden lösliche Überzüge, durch Schichtung im Innern etc. E depot preparations.

**De|pravation:** Verschlechterung; *psych* der vom Intelligenzgrad unabhängige Verfall der sittlichen u. moral. Verhaltensweisen, v. a. als Suchtfolge. E depravation.

**De|pressio, Depression** *(latein. = Herabdrücken, Herabgedrücktsein)*: **1)** *Pathologie* örtliche krankhafte Einsenkung der Körper- oder einer Organoberfläche; z. B. eines Schädelknochens (s. a. ▸Impression). E depression. – **D. bulbi:** Abwärtswendung des Augapfels

(▶Infraduktion). **2)** *Arbeitsmedizin* Druckwechsel vom Normaldruck zum Unterdruck (s.a. ▶Dekompression). **3)** *Psychiatrie* seelische Störung, charakterisiert durch gedrückte, pessimist. Stimmungslage (»traurige Verstimmung«), evtl. auch mit Angstzuständen, Selbsttötungstendenzen. I.e.S. die depressive ▶Episode (früher »endogene D.«). S.a. Abb. – **D.,**

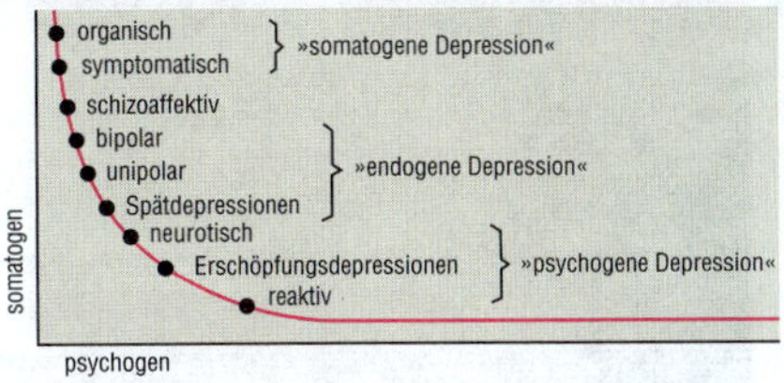


**Depressio:** nosologische Einordnung der Depressionszustände.

**endogene,** zyklothyme D.: veralteter, aber noch gebräuchlicher Begriff für eine depressive Störung ohne eindeutig erkennbaren Auslöser. *Ätiol.:* Biolog. Anlagefaktoren werden vermutet. S.u. ▶Episode, depressive. E endogenous d. – **D., exogene:** veralteter, jedoch noch gebräuchlicher Begriff für symptomatische Form einer depressiven Episode (▶Depression, symptomatische). – **D., larvierte:** Verlaufsform einer depressiven Episode, die sich v.a. in körperlicher Symptomatik äußert: z.B.: Schlafstörungen, Magenschmerzen, Kopf-, Rückenschmerz. – **D., pharmakogene:** exogene D. nach Behandlung mit stimmungsdämpfenden Pharmaka: z.B. Antihypertensiva, Neuroleptika, Antikonzeptiva, Hynotika, manche Antibiotika. Die Symptome sind nach Absetzen des Medikaments reversibel. – **D., reaktive:** veraltet für ▶Anpassungsstörung. – **D., senile:** alters-, involutionsbedingte D. mit zunehmender Verschärfung der negativen Charakterzüge, ängstlichem »Getriebensein« (Agitiertheit), Wertlosigkeits- u. Schuldgefühlen, Hypochondrie, Schlaflosigkeit, nihilistischen Wahnideen. Zumeist gleichbedeutend mit der arteriosklerostischen Form. S.a. ▶Altersdepression. E senile d. – **D., symptomatische:** depressive Störung mit eindeutig bestimmbarem Auslöser. Z.B. als Begleitsymptom einer organ. Erkrankung: hirnorganische Krankheit, Arteriosklerose, Hirnverletzung, Allgemeinerkrankung. – **D., vitale:** (K. SCHNEIDER) früherer Begriff für die ebenfalls veraltete Bezeichnung »endogene Depression«. S.u. ▶Episode, depressive. – **D., zyklothyme,** endogene D: veraltet, aber noch gebräuchlicher Begriff für bipolare ▶Störung.

**de|pressiv:** mit einer ▶Depression einhergehend, an Depression leidend. E depressive. – **d. Phase:** seelische ▶Depression im Verlauf einer bipolaren affektiven Störung. E d. phase. – **d. Syndrom:** *Psychologie* Bez. für die depressive Symptomatik ohne Aussage über deren Ursache; Symptome s. Tab. E d. syndrome.

| Kernsymptome | Zusatzsymptome |
|---|---|
| depressive Stimmung<br>Verlust von Interesse u. Freude<br>erhöhte Ermüdbarkeit | verminderte Konzentration u. Aufmerksamkeit<br>vermindertes Selbstwertgefühl u. Selbstvertrauen<br>Gefühle von Schuld u. Wertlosigkeit<br>negative u. pessimistische Zukunftsperspektiven<br>Suizidgedanken, -pläne u./oder -handlungen<br>Schlafstörungen<br>verminderter Appetit |

**depressives Syndrom:** Kernsymptome u. häufige Zusatzsymptome nach ICD-10. [130]

**De|pressor** *(latein. = Herabdrücker.): Anatomie* von sog. vasosensiblen Gebieten der Aortenwand u. Arteria carotis ausgehende u. zum Rautenhirn ziehende Nervenfasern. Als der zentralwärts leitende (afferente) Schenkel des blutdruckzügelnden ▶Depressorreflexes. I.e.S. aber der Nervus depressor (CYON-Nerv) als der eigentliche Depressornerv. E depressor.

**de|pressorisch:** hemmend, blutdrucksenkend (▶Depressor). E depressory.

**De|pressor|reflex:** *Physiologie* ein Kreislaufentlastungsreflex im Dienst der Selbststeuerung des Blutdrucks. Die durch Erregung von ▶Pressorezeptoren entstandenen Nervenimpulse werden als Afferenzen der Nervi vagus u. glossopharyngeus im Depressorenzentrum (Neuronennetze unten medial in der Medulla oblongata, die auch Erregungen aus dem Großhirn, Hypothalamus u. limbischen System integrieren) verarbeitet, u. es kommt über efferente Vagusfasern (▶Depressor) zur Hemmung der Wirkung des zu Herz u. Gefäßen ziehenden Sympathikus, d.h. zur »Zügelung« = Herabsetzung von Arterientonus, der Frequenz u. Kontraktionskraft des Herzens. – Die Ausschaltung des Reflexes führt zu ▶Entzügelungshochdruck. E depressor reflex.

**De|privation:** Beraubung, völlige Ausschaltung; Entbehrung. E deprivation. – **D., sensorische:** das langzeitige Fernhalten aller Sinneseindrücke; es bewirkt beim Menschen ein intensiv gesteigertes Verlangen nach Sinneseindrücken u. nach Körperbewegung, eine starke Suggestibilität, Denkstörungen, Konzentrationsschwäche, depressive Stimmung, evtl. auch Halluzinationen (wie bei extremer sozialer Isolierung). E sensory deprivation.

**De|privations|syndrom:** leiblich-seelischer Entwicklungsrückstand bei einem seiner Mutter bzw. einer Mutterperson »beraubten« Kind. – S.a. ▶Hospitalismus. E emotional deprivation syndrome.

**depuratus** *(latein.):* gereinigt. E purified.

**Depur(g)antia:** ▶Abführmittel. E laxatives.

**Deqi:** Sensation entlang einem Meridian (s.u. ▶Akupunktur); Gefühlsempfindung wie Kribbeln, Fließen oder Stromschlag; gilt als anzustrebende Reaktion, um eine Akupunkturwirkung auszulösen.

**Dequaliniumsalze:** ein ▶Antiseptikum. E dequalinium chloride.

**(de) Quervain...:** s.u. ▶QUERVAIN...

**Dercum(-Vitaut)-Syndrom:** ▶Adipositas dolorosa. E Dercum's disease.

**Derealisation:** Erleben, in dem die Wirklichkeit fremd, unlebendig u. bezugslos erscheint. E derealization.

**Dere|pression:** *Genetik* die Aufhebung der Repression durch Inaktivierung des ▶Repressors, der an einen spezif. »Effektor« (= Induktor) gekoppelt wird. Damit wird zunächst die entsprechende RNS-Synthese u. damit die Eiweißbiosynthese induziert. E derepression.

**Derivat:** die aus einer chemischen bzw. biochem. Stammverbindung theoretisch ableitbare bzw. hergestellte Verbindung. – S.a. ▶Blutderivat. E derivative.

**Derma** *(griech.):* die Haut, ▶Cutis. S.a. ▶Dermis. E derma, cutis.

**Derm|abrasion:** die Entfernung der obersten Haut- = Kutisschichten durch Abschleifen, z.B. mittels rotierender Fräse; s.a. ▶Peeling. E dermabrasion.

**Der|ma|centor:** eine Schildzecken-Gattung [Ixodidae]. Einzelne Arten wirksam als Überträger von Bakterien, Rickettsien u. Viren; z.B. übertragen sie Erreger von Felsengebirgsfieber, Sibir. Zeckenbissfieber, Q-Fieber.

**der|mal:** die Haut (▶Derma) betreffend (s.a. ▶kutan), in der Haut (s.a. ▶intradermal). E dermal, dermic.

**Dermal|fistel:** auch Dermalsinus; Fistelgang, dessen äußere Öffnung nahe der Mittellinie, meist über der Rima ani liegt u. der mit der Dura mater des Rückenmarks oder dem intraduralen Raum in Verbindung steht. Ursache ist eine während der Embryonal-

D

phase nicht vollzogene Trennung von kutanem Ektoderm u. Neuroektoderm. E dermal sinus.

**Derm|allergose:** allergische Hautkrankheit. E allergic dermatosis.

**Der|ma|nyssidae:** eine Familie ektoparasitischer Milben [Acarina]; ihre Gattung Dermanyssus ist Überträger von Rickettsiose- u. Virose-Erregern bzw. von Erregern juckender Erytheme.

**der|mat...:** Wortteil »Haut«.

**Dermatan|sulfat:** ein ▸Glykosaminoglykan; in Proteoglykanen – assoziiert mit Kollagen – in der Haut vorkommend. E dermatan sulfate.

**Dermat|ergose:** ungebräuchl. Begriff für beruflich bedingte Hautkrankheit (s.a. ▸Berufskrankheit). E occupational dermatosis.

**Dermaltica, -tika:** Wirkstoffe bzw. Präparate zur Beeinflussung der Hautbeschaffenheit u. zur Ther. von Hauterkr. E dermatics.

**Dermatite ocre (et purpurique) Gougerot:** örtliche ▸Hämosiderose im Knöchelbereich bei chronischer venöser ▸Insuffizienz.

**Der|ma|ti|tis:** i.e.S. akute, nichtinfektiöse, entzündliche Reaktion der Haut (mit Rötung, Schwellung, Bläschenbildung, Nässen, Krusten); auch toxisch (durch hautschädigende Noxen) oder v.a. allergisch bedingt. Übergänge zu eher chronischen Verlaufsformen (▸Ekzem) sind fließend. E dermatitis. – **D. actinica:** D. durch Wirkung von Licht-, UV- oder ionisierenden Strahlen, z.B. als ▸Dermatitis solaris, ▸Lichturtikaria. – Ferner chron., entzündl. Hautveränderungen infolge chron. Sonneneinwirkung; typ. in lichtexponierten Berufen; s.a. ▸Keratosis senilis. E actinic d. – **D., atopische:** ▸Ekzem, atopisches. – **D. atro|phicans:** zu Hautatrophie führende D.; i.e.S. die ▸Akrodermatitis chronica atrophicans; als D. a. maculosa die ▸Anetodermie, als D. a. macularis lipoides diabetica die ▸Necrobiosis lipoidica diabeticorum. E atrophic d. – **D. autogenica:** bewusste Applikation von Allergenen auf die Haut bei psychoneurotischen Patienten. – **D. bullosa:** ▸D. pratensis. – **D. b. hereditaria:** ▸Epidermolysis bullosa. – **D. cal|lorica:** D. durch Verbrennung bzw. Erfrierung; ▸D. combustionis bzw. ▸D. congelationis. – **D., chronisch-aktinische:** stark juckendes chron. Ekzem in lichtexponierten Arealen, das allein durch Lichtexposition unterhalten wird. – **D. com|bustionis,** D. ambustionis: die verschiedenen Grade der ▸Verbrennung der Haut. – **D. con|gelationis:** D. durch Kälteeinwirkung, s.a. ▸Erfrierung; mit Stadien analog denen der ▸Verbrennung. – Als chronische Schädigung ▸Perniones, ▸Erythrocyanosis puellarum u. ▸Akrocyanosis e frigore. – **D. cosmetica:** D. durch kosmetische Mittel; ▸Berloque-Dermatitis, ▸Vaselinoderm. E cosmetic d. – **D. es|charotica:** D. mit Bildung von Hautnekrosen, z.B. durch Einwirkung von Säuren, Alkalien, Schwermetallsalzen, durch Hitze (▸D. combustionis). E necrotizing d. – **D. ex|foliativa:** D. mit großlamellöser Schuppung; z.B. (Wilson) als toxischer Quecksilber-, Goldeffekt im Rahmen einer Zytostatikatherapie. Als **D. e. generalisata** Wilson-Brocq eine primär universelle, subakut oder chronisch-entzündliche ▸Erythrodermie. Die **D. e. neonatorum** (Ritter v. Rittershain) eine durch Staphylococcus aureus hervorgerufene Epidermolyse bei Neugeborenen. Mit Blasenbildung, oberflächlichen hochroten, nässenden Hautdefekten u. schwerer Beeinträchtigung des Allgemeinzustandes. E exfoliative d. – **D. gan|graenosa infantum:** das ▸Ekthyma gangraenosum. – **D. haemo|statica:** das bei Krampfadern (▸Ulcus varicosum) auftretende ekzematisierte Stauungserythem mit Purpura u. Hämosiderose; s.a. ▸Dermatopathia cyanotica. E stasis d. – **D. herpetiformis Duhring:** chron. rezidivierende Dermatose mit herpetiform gruppierten Bläschen und starkem, z.T. brennendem Juckreiz. Auftreten meist im Kindes- oder frühen Erwachsenenalter in Assoziation mit einer glutensensitiven Enteropathie. S.a. Abb. E herpetiform d. – **D. hidrotica:** ▸Miliaria. – **D. lichenoides:** als chronisch atrophierende D. l. der ▸Lichen sclerosus et atrophicus. – Als D. l. purpurica pigmentosa eine D. infolge unklarer ▸Kapillaritis, die zu blutdurchsetzten Papeln u. ▸Teleangiektasien führt. E lichenoid d. – **D. linearis:** ▸Larva migrans. E creeping eruption. – **D. mali|gna:** das chronisch-ekzematöse Frühstadium des ▸Paget-Karzinoms. E malignant papillary dermatitis. – **D. medicamentosa:** s.u. ▸Arzneimittelallergie. E drug eruption. – **D. multiformis gestationis:** ▸Herpes gestationis Milton-Bulkley. – **D. nummularis:** ▸Ekzem, nummuläres. – **D. palmaris et plantaris:** eine »dyshidrotische« (mit Schweißbildungsstörung einhergehende) ▸Epidermophytie der Hände u. Füße. E palmo-plantar d. – **D. papulosa juvenilis:** kleine, weißliche Papeln an Ellenbogen u. Knien bei Kindern mit Sebostase oder atopischer Diathese. Wird verursacht durch chronische mechanische Irritation. – **D. parasitaria:** D. durch Schmarotzer, z.B. bei Läusebefall (▸Pediculosis) oder als Sycosis parasitaria (=▸Trichophytia barbae profunda). – **D., peri|orale:** chron. Hauterkrankung des Gesichts mit perioral – aber mit charakteristischer Aussparung einer schmalen Zone direkt am Lippenrot – auftretenden erythematösen Papeln zumeist bei Frauen im 3. u. 4. Ljz., insbesondere nach übermäßigem Gebrauch von Feuchtigkeitscremes u. Kortikosteroiden. – **D. photo|allergica:** eine »photodynamische«, durch Lichteinwirkung u. ein – meist exogenes – Allergen (z.B. Sulfonamid, Phenothiazin) bedingte entzündlich-allergische Hautreaktion. E photoallergic d. – **D. photo|electrica:** ▸Lichtdermatitis durch Kohlenbogenlicht. – **D. photo|toxica:** D. als durch UV-Strahlen bedingte photodynamische Hautreaktion (s.a. ▸D. photoallergica) mit Erythem, Pigmentierung, evtl. Blasenbildung; z.B. als ▸Berloque-D. E phototoxic d. – **D. pratensis,** Wiesengräserdermatitis: phototoxische Reaktion in Form einer bizarren, streifigen, oft bullösen D. nach Gräserkontakt u. anschließender Sonnenbestrahlung (s.a. Abb.). – **D. pus|tularis:** ▸Akrodermatitis suppurativa continua Hallopeau. – **D., pyo|gene:** ▸Pyodermie. – **D., Rosazea-artige:** s.u. ▸Rosazea-artige D. – **D. seborrhoica, D. sebor|rho|ides:** das seborrhoische Ekzem. Evtl. als D. mediothoracica (in der vorderen oder hinteren Schweißrinne des Stammes). **D. seb. infantum:** im 1. Trimenon beginnende seborrhoische D., evtl. in der Leichtform (mitigiert, sog. **D. seb. larvata** Finkelstein). Als **D. seb. infantum Moro** dagegen die Erstreaktion des endogenen Ekzems, die meist an seitl. Gesichtsanteilen auftritt u. später beginnt. **D. seb. capitis:** der Gneis, das mikrobiell-seborrhoische Ekzem des behaarten Kopfes mit dicken, trockenen, schuppenkrustösen Auflagerungen. S.a. ▸Ekzem, seborrhoisches. E seborrhoic d. – **D. sicca,** Pulpitis sicca,

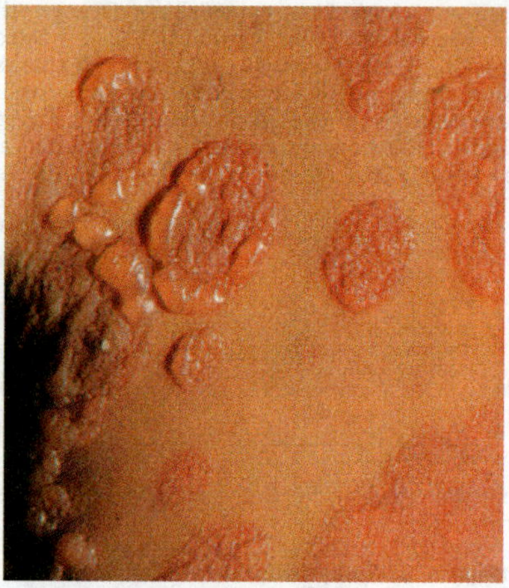

**Dermatitis herpetiformis Duhring.** [524]

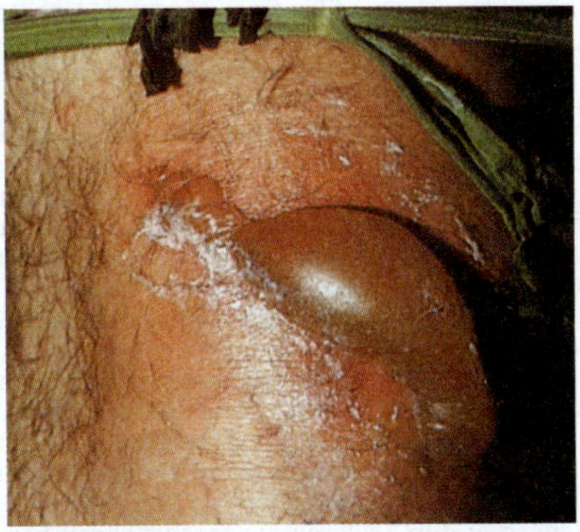

**Dermatitis pratensis:** Wiesengräserdermatitis nach Kontakt mit einer Herkulesstaude. [411]

D. hiernalis: Minimalvariante des endogenen Ekzems; v.a. bei Kindern an Fingern, Zehen, Fußsohle, Ferse; Gefahr der Verwechslung mit Mykose. – **D. solaris,** Sonnenbrand, Erythema solare: Entzündungsreaktion der Haut, gekennzeichnet durch Hautrötung sowie ggf. Blasenbildung wenige Stunden nach einer Überdosis an Sonnenbestrahlung oder künstlichem UV-Licht. S.a. ▸Gletscherbrand. E sunburn. – **D. toxica:** akute ▸D. venenata durch obligat-toxische Schädlichkeiten; ferner z.B. als allergische D. E toxic d. – **D. ulcerosa:** ▸Pyoderma gangraenosum. – **D. urticar(i)oides parasitica:** ▸Acarodermatitis urticarioides. – **D. venenata:** akute, durch hautwirksame Gifte bedingte Kontaktdermatitis, z.B. als Bade-, Rhus-, Hutband-D. – **D. verrucosa:** ▸Chromomykose.

**Dermato|biasis:** furunkelartige Hautschwellungen beim Menschen u. bei Haustieren in Süd-, Mittelamerika, verursacht durch von Blut saugenden Insekten übertragene Junglarven der Fliege Dermatobia hominis [Cuterebridae]. E dermatobiasis.

**Dermato|cellulitis:** entzündliche Infiltration der Lederhaut u. des Unterhautfettgewebes; s.a. ▸Cellulitis. E dermatocellulitis.

**Dermato|chalasis (Alibert):** ▸Chalodermie. E dermatochalasis.

**Dermat|odynie:** Schmerzhaftigkeit der Haut; i.e.S. die nicht exakt lokalisierbaren Schmerzen bei organischen Nervenleiden oder als Folge ▸viszerokutaner Reflexe. E dermatodynia.

**Dermato|fibrom(a),** Fibroma simplex: tumorähnliche gutartige Bindegewebswucherung der Dermis, die im Durchmesser bis 1 cm groß werden kann u. die Epidermis linsenförmig vorbuckelt. Vorkommen bevorzugt bei Frauen an Extremitäten u. Rumpf, meist solitär, gelegentlich auch multipel. Meist gefäßreich u. oft (speichernde) Histiozyten enthaltend (s.a. ▸Histiozytom). E dermatofibroma.

**Dermato|fi|bro|sarcoma protuberans:** ein bläulichroter, derber, vom Korium ausgehender Hauttumor an Rumpf (s. Abb.), Ohren u. Gliedmaßen. Histologisch ähnlich einem Fibrosarkom; neigt zu Rezidiven. Wächst infiltrierend, bildet jedoch nur selten Metastasen. E progressive and recurring dermatofibroma.

**dermato|gen:** von der Haut ausgehend. E dermatogenous.

**Dermato|glyphen:** die ▸Tastleisten. E dermatoglyphics.

**Dermato|gramm,** Dermogramm: Registrierung des Hautwiderstandes gegen elektrischen Gleichstrom, um Veränderungen der Schweißabsonderung oder der Durchblutung festzustellen; s.a. ▸galvanischer Hautreflex; Anw. z.B. bei der ▸Polygraphie des Nachtschlafes.

**Dermato|koniose:** durch Stäube verursachte Hauterkrankung; z.B. als Dermatitis. E dermatoconiosis.

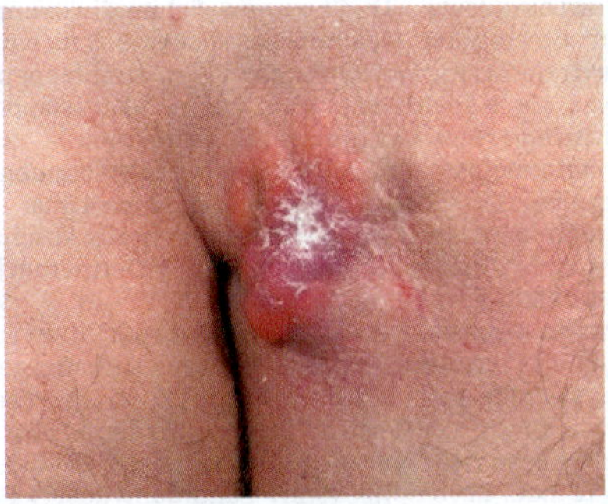

**Dermatofibrosarcoma protuberans.** [277]

**Dermato|leio|myom:** ▸Leiomyom der Hautanhangsgebilde oder -gefäße (= Angioleiomyom). E cutaneous leiomyoma.

**Dermato|logie:** medizinisches Fachgebiet, Wissenschaft u. Lehre von den ▸Hautkrankheiten, ausgeübt von **Dermatologen** (Hautärzten). E dermatology.

**Dermato|lyse:** *Pathologie* Lockerung der Hautfestigkeit; ▸Chalodermie, ▸Cutis laxa, ▸Anetodermie; s.a. ▸Dermolyse. E dermatolysis.

**Der|ma|tom: 1)** der seitlich-dorsale Bereich eines Ursegmentes (▸Somit), dessen Gewebe (ein Teil des intraembryonalen Mesenchyms) das Ursprungsgewebe für Korium u. Unterhaut darstellt. S.a. ▸Dermatomer. E 1)–3) dermatome. **2)** *Anatomie* als segmentales oder radikuläres D. der primär von einer hinteren Spinalnervenwurzel (subsidiär aber auch von Nervenästen der Nachbarsegmente) »sensibel« innervierte Hautbezirk (Abb.). S.a. ▸HEAD-Zone, ▸SHER-

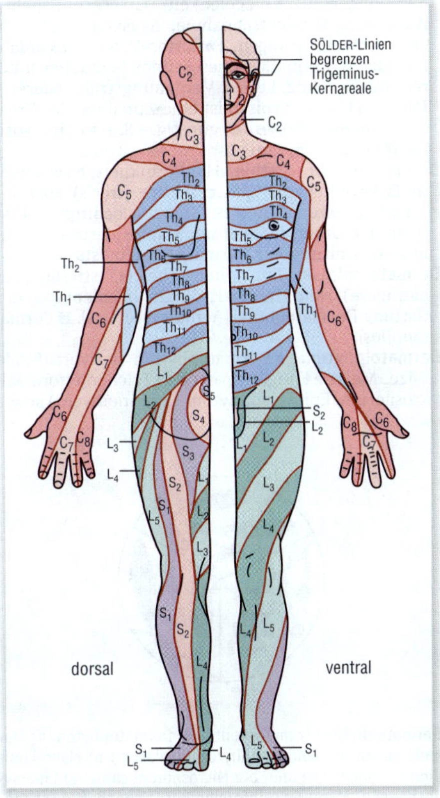


**Dermatom:** Dermatome der Haut. [68]

RINGTON-Gesetz. **3)** *Chirurgie* Schneidinstrument zur Gewinnung gleichmäßig dicker ▶Hautlappen für freie Transplantation (sog. Dermatomlappen, u. zwar als ▶Spalthaut-, ▶Vollhaut-, ▶Kutislappen). **4)** *Pathologie* »Hauttumor«. E dermatoma.

**Dermato|melasma:** die bräunliche Hautpigmentierung bei der ▶ADDISON-Krankheit. E melasma.

**Dermato|mer:** *Embryologie* der segmentale Abschnitt der embryonalen Körperhaut (s.a. ▶Dermatom[1]). E dermatomere.

**Dermato|mycosis,** Dermatomykose: durch Pilze verursachte Erkrankung der Haut u. ihrer Anhangsgebilde. **1)** epidermale u. follikuläre Mykosen, hervorgerufen durch: a) ▶Dermatophyten (»Fadenpilze«; s.a. ▶Tinea, ▶Trichophytia, ▶Mikrosporie, ▶Favus); b) Hefe- oder Sprosspilze (s.a. ▶Candidamykose, ▶Pityriasis versicolor); c) Schimmelpilze (s.a. ▶Onychomykose, ▶Piedra nigra, ▶Tinea nigra). **2)** dermale (tiefe, subkutane) Mykosen: s.a. ▶Chromomykose; ▶Sporotrichose; ▶Myzetom. **3)** Systemmykosen mit (häufig erster Hinweis) Hauterscheinungen; s.a. ▶Kryptokokkose, ▶Blastomykose, ▶Parakokzidioidomykose, ▶Histoplasmose, ▶Kokzidioidomykose. E dermatomycosis.

**Dermato|my|iasis:** Hautbefall durch Fliegenlarven, ▶Larva migrans.

**Dermato|mykose:** ▶Dermatomycosis.

**Dermato|myositis:** eine seltene, schleichend-chronische (evtl. aber akut beginnende) ▶Kollagenose von Haut, Muskeln u. inneren Organen, die bei Erwachsenen häufig als ▶Paraneoplasie auftritt. ***Klinik:*** diffuse oder segmentäre Bewegungsschmerzen, später Muskelatrophie u. -sklerose. An Kopf (um die Augenhöhlen), Hals, Rumpf und in Gelenknähe Ödeme, dann Erytheme u. – nach feiner Schuppung – Poikilodermie (Atrophie, Teleangiektasien, Pigmentationen). Typisch sind nach längerer Krankheitsdauer weißlich-rötliche Atrophien über den Finger- u. Kniegelenken (GOTTRON-Papeln). Außerdem Gewichtsabnahme, Muskeltonusschwäche, Schluckstörungen, (»Cotton-Wool-«)Exsudate im Auge u. Komplikationen seitens befallener innerer Organe (Herz, Lunge, Verdauungstrakt, Nieren). ***Diagn.:*** (Labor) Typisch ist eine Zunahme des Creatinins im Blut. ***Progn.:*** ungünstig. – S.a. ▶Polymyositis. E dermatomyositis.

**Dermato|pathia, -pathie:** Hautkrankheit, ▶Dermatose. E dermatopathy. – **D. cyanotica (cruris) Rost:** juckendes, ekzematisiertes, stauungsbedingtes Erythem der Unterschenkel mit Hämosiderose u. Dermoepidermitis. S.a. ▶Dermatitis haemostatica.

**Dermato|philose:** eine seltene (bei Haustieren aber häufigere) Hautkrankheit durch Strahlenpilze der Gattung Dermatophilus [Actinomycetales]. E dermatophilosis.

**Dermato|phyten:** ▶Dermatophytien hervorrufende Pilze. Meist ▶Fungi imperfecti (Trichophyton, Mikrosporum, Epidermophyton, Keratinomyces) sowie einige Pilze mit sexuellen Fruchtformen (Arthroderma, Nannizzia). S.a. Abb. E dermatophytes.

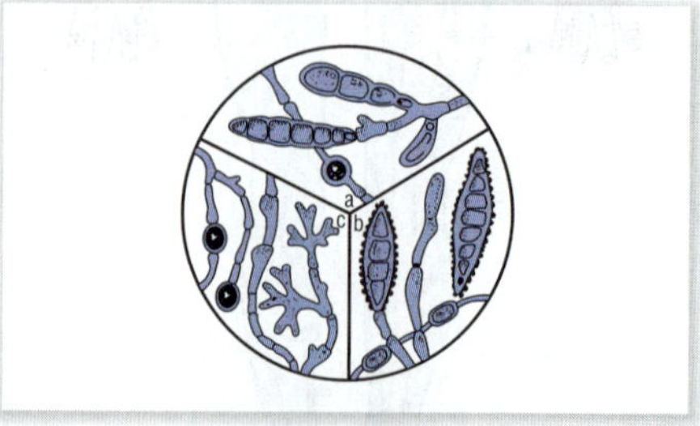


**Dermatophyten:** Formelemente bei Dermatophyten; a) Makrokonidien bei Epidermophyton floccosum; b) Makrokonidien u. Chlamydosporen bei Microsporum canis; c) Chlamydosporen u. Myzel-Geweihformen bei Trichophyton schoenleinii. [478]

**Dermato|phytid:** ▶Id-Reaktion bei Befall durch ▶Dermatophyten. E dermatophytid.

**Dermato|phytie:** Hautpilzerkrankung (Dermatomykose) durch ▶Dermatophyten; s.a. ▶Tinea, ▶Trichophytia, ▶Mikrosporie, ▶Favus. E dermatophytosis.

**Derm(at)or|rhagie:** Hautblutung; z.B. als ▶Purpura; i.e.S. das »Blutschwitzen«, ▶Hämhidrosis. E dermatorrhagia.

**Dermator|rhexis:** ▶Cutis hyperelastica. E dermatorrhexis.

**Der|ma|tose, Dermatosis:** krankhafte Hautveränderung jeglicher Art, u. zwar einschließlich der ▶Dermatitis (wird teilweise als Synonym gebraucht). S.a. ▶ashy dermatosis. E dermatosis. – **D., akute febrile neutrophile,** Abk. AFND: ▶SWEET-Syndrom. – **D., allergische:** durch allergische Mechanismen hervorgerufene, z.T. berufs- oder arzneimittelbedingte Hautveränderungen, insbesondere als Soforttyp- oder Spättypreaktion. Diagnose stützt sich auf epikutane (Epikutantest) u. intrakutane (Pricktest, Intrakutantest) Testverfahren. E allergic d. – **D. papulosa nigra:** nävoide, dunkelbraune Papeln an Wangen, Stirn, Hals u. Brust bei dunkelhäutigen Menschen. Histologische Ähnlichkeit mit seborrhoischen Keratosen. – **D. pigmentaria progressiva:** ▶SCHAMBERG-Krankheit. – **D., transitorische akantholytische:** ▶GROVER-Krankheit.

**Dermato|sklerose:** die straffe ▶Hautatrophie mit Streckung u. Massenzunahme der einzelnen Fasern, z.B. bei Sklerodermie. E dermatosclerosis.

**Dermato|skopie:** s.u. ▶Auflichtmikroskopie. E dermatoscopy.

**Dermato|stomatitis:** »Haut-Mundschleimhaut-Entzündung«; ▶BAADER-Dermatostomatitis. E dermatostomatitis. – **D., pluri|orifizielle:** die »Major-Form« des ▶Erythema exsudativum multiforme.

**Dermato|thlasie:** der neurotische oder wahnhafte Zwang zur Selbstbeschädigung der Haut. E dermatothlasia.

**dermato|trop:** ▶dermotrop. E dermatotropic.

**dermato|vis|zeral:** ▶kutiviszeral. E dermatovisceral.

**Dermato|zele:** die Schurzbildung bei Hautschlaffheit (▶Dermatolyse). E dermatocele.

**Dermato|zo|en|wahn:** wahnhafte Vorstellung, an einer ▶Dermatozoonose zu leiden. Kein einheitl. Krankheitsbild, kommt im Rahmen versch. psych. Störungen vor; häufig bei älteren Patienten. E delusion of dermatozoonosis.

**Dermato|zoo|nose:** **1)** Hauterkrankung durch in die Haut eingedrungene tier. Erreger. **2)** eine durch die Haut auf den Menschen übertragene infektiöse Erkrankung der Tiere (▶Zoonose). E dermatozoonosis.

**Dermato|zyste:** Hautzyste, z.B. ▶Atherom, ▶Epidermalzyste. S.a. ▶Dermoidzyste. E dermatocyst, skin cyst.

**Derm|atro|phia:** ▶Hautatrophie. E dermal atrophy.

**Der|mis,** Corium: *Anatomie* die derbe, kollagen-bindegewebige »Lederhaut«, die unter der ▶Epidermis gelegene Schicht der Haut (»Cutis«), unterteilt in Stratum reticulare u. Stratum papillare. E dermis, corium.

**Dermitis:** ▶Dermatitis. E dermatitis.

**Dermo|epi|dermitis:** entzündliche Veränderungen der obersten Hautschichten ohne Entwicklung spezifischer Primäreffloreszenzen; u. zwar erosiv-nässend (mit Erythem, Mazeration u. Bläschenbildung) oder erythematös-squamös, d.h. lamellär schuppend. – **D. impetiginosa, D. mi|crobica, D. purulenta:** infektiöse ekzematoide ▶Dermatitis ENGMAN-SUTTON.

**Dermo|graphia, -graphie, -graphismus:** die »Hautschrift«. Örtliche Gefäßreaktion als Folge einer mechanischen Reizung der Haut (Bestreichen nach Art des Schreibens). Ausdruck eines ▶Axonreflexes, mit einer von der vegetativen Ausgangslage abhängigen Verzögerung (Latenz). E derm(at)ographism, dermography. – **D. alba,** weiße D.: weiße Reaktionsform infolge Gefäßverkrampfungen (Vasokonstriktion); z. B. beim atopischen Ekzem u. beim Scharlacherythem. E white d. – **D. ery|thematosa, D. rubra,** rote D.: Rotfärbung nach mechan. Reizung infolge Gefäßweitstellung (Vasodilatation); bei gleichzeitig eintretender Plasmapherese als roter Wall bzw. als porzellanweißer, von einem breiten roten Saum umgebener Streifen (**D. oedematosa** = **D. elevata**). E red d. – **D. ru|bra,** rote D.: ▶D. erythematosa. – **D., urtikarielle,** D. oedematosa: D. bei ▶Urticaria factitia.

**Dermo|hypo|dermitis:** die Haut-Unterhaut-Entzündung. Akut entweder als Erythema nodosum (z. B. bei bakterieller Infektion, Trichophytie, Toxikodermie) oder diffus (u. evtl. eitrig einschmelzend). Subakut z. B. als ▶Necrobiosis lipoidica. – S. a. ▶Erythema induratum Bazin, ▶Besnier-Boeck-Schaumann-Krankheit, ▶Pfeifer-Weber-Christian-Syndrom, ▶Periarteriitis nodosa.

**Dermoid(zyste):** weiche, von Epidermis ausgekleidete Zyste, die Talg, Keratin u. auch Hautanhangsgebilde (Haare) enthalten kann. D. sind ektodermalen Ursprungs und bei Geburt vorhanden. Lokalisation an Lidrand, Nasenwurzel, Hals. Die Zystenwand besteht aus verhornendem Epithel mit ekkrinen und apokrinen Drüsen. – Keimzelltumoren (zystische Teratome) sind das **D. des Hodens** u. das **D. des Ovars.** Diese enthalten neben Hautanhangsgebilden auch andere – meist reife – Gewebsstrukturen (Zähne, Nervengewebe, Gewebe anderer Organe usw.); in der Lichtung meist reichlich Haare u. Talg. Selten maligne Entartung (Plattenepithelkarzinom). E dermoid cyst.

**Dermo|lyse:** die blasige Abhebung der Ober- u. Lederhaut, z. B. als Knochenbruchkomplikation (als sog. Spannungsblase); i. e. S. als degenerativ-papulöse Hautveränderung an Ellenbogen u. Knien; s. a. ▶Dermatolyse. E dermolysis.

**Dermo|me|trie:** Messung des Hautwiderstandes gegen elektrischen Gleichstrom; z. B. als Kriterium der Hautdurchblutung. E dermometry.

**Dermo|pathie, restriktive:** autosomal-rezessiv erbliche generalisierte Verhärtung u. fehlende Elastizität der Haut; führt zu fetaler ▶Akinesie.

**dermo|trop,** dermatotrop: mit – selektiver – Affinität für die Haut u. Wirksamkeit auf die Haut (u. die Halbschleimhäute). E derm(at)otropic.

**Dero(di)dymus:** ▶Dicephalus als Fehlbildung mit Verdoppelung auch im Halsbereich. E derodidymus.

**DES:** Abk. für ▶**Diethylstilbestrol.**

**des...:** Präfix »weg«, »ohne« (im funktionellen oder strukturellen Sinn). E de...

**Desacetyl|lanatosid:** *Pharmazie* Purpureaglykosid A u. B (s. a. ▶Digitalisglykoside). – **D. C,** Deslanosid, Digoxigenin-3-tridigitoxoglucosid: (genuines) Digitalisglykosid. E deslanoside.

**Des|allergisierung:** ▶Hyposensibilisierung. E desensitization.

**Des|amidasen:** Enzyme, die CO-N-Bindungen (außer Peptidbindungen) spalten. E deamidase.

**Des|amidierung:** Abspaltung von Ammoniak oder Aminen aus Amiden. E deamid(iz)ation.

**Des|aminasen:** Enzyme, die $NH_2$-Bindungen spalten (▶Desaminierung). E deaminase.

**Des|aminierung:** Abspaltung der Aminogruppe »-$NH_2$« aus organischen Aminoverbindungen durch Desaminasen. Unterschieden werden die **oxidative D.** durch Aminosäurenoxidasen (von Aminosäuren zu Ketosäuren u. Ammoniak) und die **dehydrierende D.** (s. a. ▶Glutamatdehydrogenase), Letztere wiederum als **hydrolytische D.** (z. B. von AMP zu IMP u. $NH_3$ durch die Adenylatdesaminase) u. als **nicht-oxidative D.** durch Aminosäuren-Ammoniak-Lyasen unter Bildung einer Doppelbindung. E deamin(iz)ation.

**Desault-Verband** (Pierre-Joseph D., 1744–1795, Chirurg, Paris): Verband zur zeitweiligen Ruhigstellung des Schultergürtels (v. a. bei Schlüsselbeinfraktur) unter gleichzeitigem »Redressement« des peripheren Fragments nach oben, außen u. hinten; A-Sch-E-(»Asche«-)Verband. S. a. Abb. E Desault's bandage.

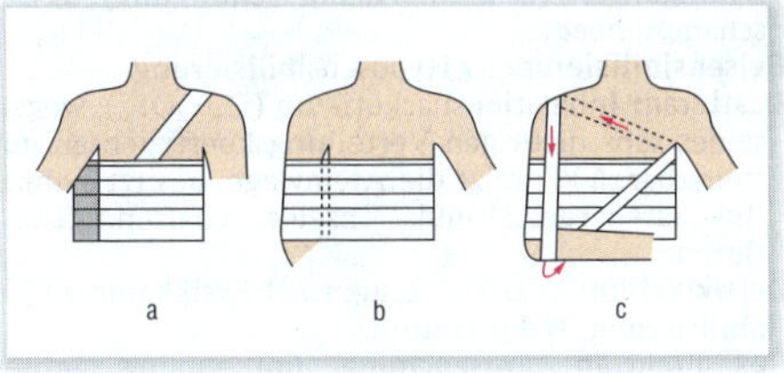


**Desault-Verband:** Bindetouren a) über Wattekissen in der Achselhöhle, b) über angelegten Arm, c) durch bzw. über Achsel-Schulter-Ellenbogen (»Asche«). [543]

**Desbuquois-Syndrom:** erbliche Bindegewebserkrankung mit Skelettveränderungen, überstreckbaren Gelenken u. Gesichtsveränderungen.

**Des|cemet** (Jean D., 1732–1810, Anatom, Paris). – **D.-Flecken:** Flecken in der D.-Membran bei ▶Descemetitis. – **D.-Membran:** ▶Lamina limitans posterior (der ▶Cornea). E Descemet's membrane.

**Des|cemetitis:** *Ophthalmologie* Entzündung der Descemet-Membran (▶Lamina limitans posterior) bei Cyclitis. Führt zu ▶Keratitis punctata. E descemetitis.

**Des|cemeto|cele, -zele:** *Ophthalmologie* ▶Keratozele. E descemetocele.

**de|scendens** *(latein.):* absteigend (vom Zentrum peripher- oder kaudalwärts); z. B. ▶Colon descendens (Deszendens). S. a. ▶deszendierend. E descending.

**De|scensus** *(latein. = Abstieg),* Deszensus: **1)** *Embryologie* die physiologisch in der Embryonal- oder Fetalperiode erfolgende Abwärts- = Kaudalverlagerung eines Organs. E descent. **2)** *Pathologie* die durch Bindegewebsschwäche bedingte, meist mit allgemeiner ▶Enteroptose kombinierte »Senkung« eines Organs, d. h. dessen Abgleiten aus seinem natürl. Lager (z. B. Descensus uteri, vaginae). – **D. cordis:** der D. der Herzanlage vom Hals- in den Brustkorb. – **D. ovarii:** *Embryologie* der D. des Eierstocks von der hinteren Bauchwand in das kleine Becken. – **D. testis:** *Embryologie* der D. des Hodens, u. zwar zunächst als nur scheinbarer D. von der Bauchwand bis an den inneren Leistenring infolge des relativ schnelleren, kopfwärts gerichteten Wachstums der Rumpfwand, ab 7. Mon. dann als echter D. entlang dem Processus vaginalis peritonei u. weiter durch den Leistenkanal entlang dem Gubernaculum testis in den Hodensack; evtl. inkomplett oder abweichend (▶Maldescensus testis, ▶Hodenektopie, s. a. ▶Pendel-, ▶Leistenhoden, ▶Kryptorchismus). E d. of testis. – **D. uteri:** die Gebärmuttersenkung; maximal mit Tiefstand der Portio uteri beim Pressen in Höhe des Scheideneingangs (eine darüber hinausgehende Absenkung gilt als ▶Prolaps); erfolgt bei Schwäche u./oder Defekt des Beckenbodens oder des Aufhängeapparates des Uterus; geht häufig einher mit örtlichem »Druckgefühl nach unten«, Kreuzschmerzen, Harninkontinenz, Gebärmutterveränderungen (▶Elongatio colli). – **D. vaginae,** Episiozele: die in Richtung Scheideneingang erfolgende Senkung der weibl. Scheide(nwandung), u. zwar mit leistenartiger Vorwölbung der Scheidenfalten (= Columna rugarum) bis zum Vortreten der Scheidenschleimhaut in die ▶Vulva (das Vortreten aus der Scham gilt als Scheidenprolaps). Vork. v. a. bei Zysto- u. Rektozele, nach zahlreichen Entbindungen, v. a. bei schlecht verheilter Dammnaht; ist verbunden mit »Druckgefühl nach unten«, ▶Harninkontinenz, Beschwerden bei der Stuhlentleerung.

**Deschamps-Nadel** (Joseph François L. D., 1740–1824, Chirurg, Paris): vorn nach rechts oder links rundhakenförmig gebogene Nadel in Ahlenform (mit spitzennahem Öhr) als Instrument für die umstechende Gefäßunterbindung (▶Ligatur), aber auch für Umschlingungen (z.B. Knochenumschlingung). E Deschamps' needle.

**De|sensibilisierung:** ▸Hyposensibilisierung.

**Desfluran:** Inhalationsnarkotikum ($C_3H_2OF_6$); wegen seines sehr niedrigen Verteilungskoeffizienten gut steuerbar. *NW:* reizt die Atemwege, besitzt sympathikoadrenerge Stimulationseigenschaften. E desflurane.

**De|sik|kation:** Wasserentzug; s.a. ▸Exsikkator, ▸Lyophilisierung. E desiccation.

**Des|in|fektion,** Entseuchung, Entkeimung: »totes oder lebendes Material in einen Zustand versetzen, dass es nicht mehr infizieren kann« (nach DAB); wird erreicht durch Verminderung der Keimzahl mit Abtötung oder Inaktivierung aller Krankheitserreger (pathogene Bakterien, Viren, Protozoen, u. zwar einschließl. der Sporen bildenden Formen); erfolgt durch chemische Mittel (▸Desinfektionsmittel) oder mittels physikalischer Verfahren dort, wo ▸Sterilisation nicht möglich (z.B. Hände-, ▸Hautdesinfektion) oder sinnvoll ist; s.a. ▸Sanitation. Als »**laufende D.**« die D. von Auswurf, Stuhl, Harn u. anderen Absonderungen am Krankenbett; ferner als Grob-, Fein-, Körper-, Sachen- (z.B. Geräte-D.), Luft-, Raum-D. (als Scheuer-, Schluss-D. usw., z.T. mit Desinfektionsapparaten u. -automaten). S.a. ▸Asepsis. E disinfection. – **D., partielle:** die gegen die vegetativen Erregerformen (nicht aber die Dauerformen) gerichtete D.; z.B. als ▸Händedesinfektion. E partial d.

**Desinfektionsmittel,** Desinficientia: zur ▸Desinfektion geeignete Mittel. V.a. ***chemische Stoffe:*** Chlor, Jod u. deren Verbindungen (z.B. Chlorkalk, Tosylchloramin, Povidon-Iod), Äthyl- u. Propylalkohol, Form- u. Glutaraldehyd, Benzoe- u. Undecylensäure, Phenolderivate (Thymol, Kresole, Chlorphenole, Hexachlorophen), Invertseifen (Benzylalkonium), Schwermetalle (Sublimat, Phenylmercuriborat, Merbromin, Silbernitrat), Chlorhexidin. I.w.S. auch ***physikalische Mittel*** (trockene oder feuchte Hitze, UV-, Kathoden- u. Röntgenstrahlen, Ultraschall, Elektrizität). Als Fein-D. entsprechende Mittel für Hände, Körper, allg. Hygiene u. Gynäkologie (s.a. ▸Antiseptika), als Grob-D. Mittel für Wäsche, Gegenstände, Räume u. Luft (auch als Aerosol), Ausscheidungen (Harn, Stuhl, Sputum), Abortgruben. E disinfectants.

**Des|in|festation:** *Hygiene* Vernichtung von Parasiten i.S. von Desinfektion u. Desinsektion. E disinfestation.

**Des|inficientia:** ▸Desinfektionsmittel. E disinfectants.

**Des|in|sektion:** *Hygiene* die Entwesung, d.h. die Bekämpfung oder Vernichtung von Körper- u. Wohnungsungeziefer (Insekten) mit chemischen Mitteln (Desinsektionsmittel; s.a. ▸Insektizide); z.B. Entlausung. – S.a. ▸Schädlingsbekämpfung. E disinsecti(zati)on.

**Des|in|sertion:** die unfallbedingte oder gezielte operative Ablösung einer Sehne oder Aponeurose von ihrem Ansatz- oder Ursprungspunkt, z.B. bei ischämischer Kontraktur, zur Muskel(lappen)mobilisierung bei Muskelplastik. – Auch Bez. *ophth* für Netzhautablösung. E disinsertion.

**Des|inte|gration:** **1)** *Pathologie* die Zerstörung von Gewebe-, Organzusammenhängen. **2)** Auflösung des Persönlichkeitsgefüges (z.B. bei ▸Schizophrenie). E disintegration.

**Des|in|toxikation:** ▸Entgiftung; auch die Entwöhnung (bei Sucht); ▸Dekorporation, ▸Dekontamination. E detoxication.

**Des|in|vagination:** die spontane Behebung oder *chir* therapeutische Beseitigung (▸Reposition) einer ▸Invagination; z.B. die intraoperative manuelle D. nach HUDSENSON (Behebung »von Hand«, v.a. bei ileozäkaler Darminvagination) oder die konservative D. durch Kontrasteinlauf (▸Einlaufreposition). E disinvagination.

**Desipramin:** trizyklisches ▸Antidepressivum. E desipramine.

**Desirudin:** rekombinantes ▸Hirudin; Antikoagulans. E desirudin.

**Desjardins-Punkt** (ABEL D., gest. 1955, Arzt, Paris): Druckschmerzpunkt 5–7 cm rechts axillarwärts vom Nabel (über der Mündungsstelle des Ductus pancreaticus) als Symptom der Pankreatitis. E Desjardins' point.

**Deslanosid,** Digoxigenin-3-tridigitoxoglucosid, Desacetyllanatosid C: genuines Herzglykosid aus Digitalis lanata (▸Digitalisglykoside). E deslanoside.

**Desloratadin:** ein ▸Antihistaminikum ($H_1$-Rezeptorenblocker). E desloratadin.

**des|mal:** ein Band (= Desma) bzw. Bänder betreffend, bandartig; i.w.S. bindegewebig (z.B. desmale ▸Ossifikation). E desmoid.

**Desmarres-Axiom** (LOUIS AUG. D., 1810–1882, Augenarzt, Paris), D.-Gesetz: Die Lähmung adduzierender Augenmuskeln bewirkt eine heteronyme, die der abduzierenden eine homonyme ▸Diplopie für nicht fixierte Objekte (d.h. jenseits der Kreuzungspunkte der Gesichtslinien bestehen ungekreuzte, diesseits gekreuzte Doppelbilder). E Desmarres law.

**Desmeninol,** (RS)-2-Hydroxy-4-(methylthio)buttersäure: Substanz zur Aminosäuresubstitution.

**Desmin-Filamente:** eine Gruppe der intermediären (= 10 nm) Filamente als Bestandteile des Muskelzellskeletts. E desmin filaments.

**desmo...:** Wortteil »Bänder«, »Bindegewebe«, »Verband« bzw. »fest gebunden«.

**Des|mo|cranium,** Desmokranium: erste, häutige Entwicklungsstufe des menschlichen Schädels, die vor dem Chondrokranium (= Primordialkranium) gebildet wird. E desmocranium.

**Desm|odont:** das ▸Periodontium.

**Desm|odynie:** von einem Band (Ligament) ausgehender Schmerz. E desmodynia.

**desmo|gen:** von einem Band ausgehend; auf bindegewebiger Grundlage. E desmogenous.

**Desmoid:** ein langsam progressiv wachsender, nicht metastasierender Bindegewebstumor (heute den Fibromatosen zugeordnet). E desmoid (tumor). – **D., ab|dominales:** meist bei Frauen in der Gravidität vorkommendes D. in den muskuloaponeurotischen Faszien der Bauchwand. – **D., extra|ab|dominales:** meist am Stamm, seltener an Extremitäten vorkommendes D. mit häufigen Rezidiven u. infiltrierendem Wachstum (»aggressive Fibromatose«, »hochdifferenziertes, nicht metastasierendes Fibrosarkom«).

**desmo|id:** bindegewebs-, sehnenartig. E desmoid.

**Desmo|lasen:** Enzyme, die »C-C«-Bindungen organischer Verbindungen spalten. **20,22-Desmolase-Mangel** führt zum Typ I des ▸adrenogenitalen Syndroms. E desmolases.

**Desmo|lyse:** **1)** *Pathologie* degenerative Erweichung u. Auflösung von Fasern der Interzellularsubstanz. **2)** *Chemie* Spaltung von Bindungen; s.a. ▸Desmolasen. E desmolysis.

**Desmo|pathie:** Erkrankung des Bandapparates. E desmopathy, ligamentous disease.

**Desmopressin,** Desamino-Cys[1]-D-Arginin[8]-Vasopressin, Abk. DDAVP: synthetisches Vasopressin-Analogon (s.a. ▸Vasopressin); ***Anw.*** als Antidiuretikum bei Diabetes insipidus u. Enuresis nocturna sowie als Hämostyptikum. E desmopressin.

**Des|mosin:** ein in Elastin vorhandenes Kondensationsprodukt, das – ebenso wie Isodesmosin – die Polypeptidketten des Elastins zu einem Netzwerk verbindet. E desmosine.

**Des|mo|som,** Macula adhaerens, Punktdesmosom: eine elektronenmikroskopisch erkennbare Zellmembranverdichtung mit sog. Tonofilamenten entlang interzellulären Spalten von Epithelien. E desmosome.

**Desm|urgie:** ▸Verbandlehre. E bandaging techniques.

**Des|obliteration:** Wiederherstellung der Passierbarkeit eines innen verlegten (= obliterierten) Gefäßab-

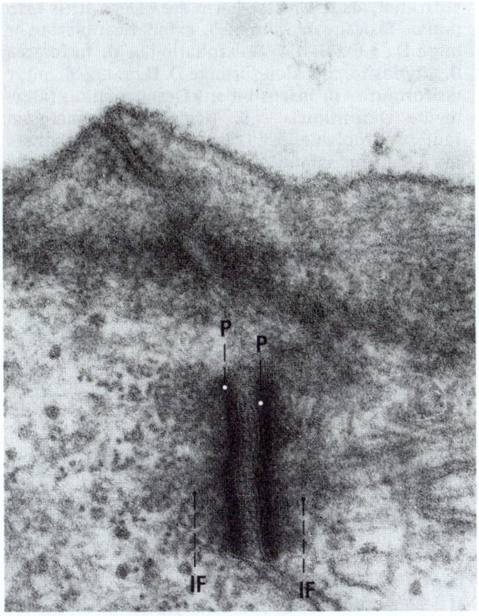


**Desmosom:** Intrazytoplasmatisch liegen die dichten desmosomalen Plaques (P); an ihnen sind Intermediärfilamente (IF) verankert. Zwischen den Zellen existiert ein 20–30 nm breiter Spalt, der von Glykoproteinen (Desmocollin, Desmoglein) ausfüllt ist. [53]

schnittes durch Ausräumung des Hindernisses, d.h. durch Thromb- bzw. Embolektomie (Ausschälung der verlegenden Innenschicht samt Thrombus bzw. Embolus). Erfolgt offen (am weit eröffneten Gefäß) oder aber »halb geschlossen« mittels spezieller Gefäßsonden (s.a. ▸Endarteriektomie); ferner als Gegenstrom-D. von distal her bei einem proximal gelegenen Verschluss. E disobliteration.

**Des|oblitero|tom:** (VOLLMAR-ULLRICH) ▸Ringstripper mit schneidender innen liegender Drahtschlinge zur halb geschlossenen Thrombendarteriektomie (▸Endarteriektomie) im aortoiliakalen Bereich.

**Desodorạntia:** *Pharmazie* Mittel zur Beseitigung bzw. Überdeckung (= **Desodori[si]erung**) schlechter u. störender Gerüche; z.B. Chlorophyll. E deodorants.

**Desogestrel:** ein ▸Gestagen zur Kontrazeption. E desogestrel.

**de|solạt(us)** *(latein.):* hoffnungs-, trostlos. E desolate.

**Des|organisatiọn:** *Pathologie* Aufhebung der natürlichen Gewebs- oder Zellstrukturen u. ihrer Funktionen als Charakteristikum bösartiger Tumoren. E disorganization.

**Des|orientiertheit:** mangelhafte bis fehlende Fähigkeit, sich in Raum u./oder Zeit (räumliche, zeitliche D.) oder bezüglich der eigenen Person zu orientieren. Auftreten v.a. bei Bewusstseinstrübung, schwerer Demenz, auch bei Psychosen. Neurophysiologisches Defizit auch möglich bei Ausfall basaler neokortikaler Strukturen. E disorientation.

**Desoximetason:** halogeniertes ▸Glucocorticoid zur topischen Anw. E desoximetasone.

**De(s)oxy...:** *Biochemie* Präfix »sauerstoffärmer«. Kurzzeichen: D-, d-. E deoxy...

**Des|oxy|adenosịn,** Adenindesoxyribosid: ein natürliches, aus Desoxyadeninnucleotiden entstehendes ▸Nucleosid. Wird phosphorolytisch zu Ribose-1-phosphat u. Adenin gespalten. E deoxyadenosine.

**Des|oxy|adenosyl|cobal|amịn:** die Coenzymform von Vitamin $B_{12}$. E 5'-deoxyadenosylcobalamin.

**Des|oxy|chọlsäure:** *Biochemie* eine natürliche Gallensäure. E deoxycholic acid.

**Des|oxy|cortico|steron:** ▸Desoxycorton.

**Desoxycortọn,** $C_{21}H_{30}O_3$, 4-Pregnen-21-ol-3,20-dion, Hydroxyprogesteron, Desoxycorticosteron, Abk.

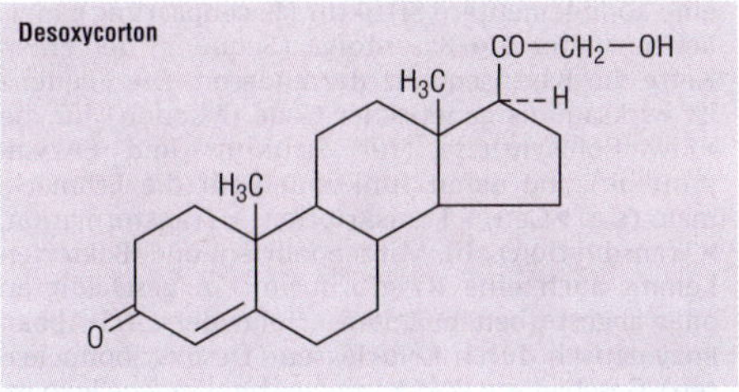


**Desoxycorton.**

DOC: natürliches (u. synthetisches) Nebennierenrindenhormon; Mineralocorticoid mit Aldosteron-ähnlicher Wirkung. *pharm* obsolet, statt dessen Anw. von ▸Fludrocortison. E deoxycort(icoster)one.

**Desoxy-Glucose-Test,** 2-Desoxy-D-Glucose-T.: Test zur Prüfung der Vollständigkeit einer selektiven Vagotomie; gibt Aufschlüsse über die Säureproduktion des Magens; heute nicht mehr üblich.

**Des|oxy|nucleotidyl-trans|ferase, terminale:** ▸TdT.

**Des|oxy|ribo|nuclease – D., neutrale,** DN-ase I, Streptodornase: zellstrukturgebundene ▸Hydrolase, u.a. in Pankreas (in Zymogengranula), Leber (in Zellkern u. Mitochondrien), Niere, Blut (in Plasma u. Thrombozyten, nicht in Leukozyten). Spaltet ▸Desoxyribonucleinsäure (DNS) in Oligonucleotide; spielt wahrscheinlich eine Rolle bei der ▸Apoptose. E deoxyribonuclease. – **D., saure,** DN-ase II: Hydrolase in Lysosomen u. Zellkernen zahlreicher Organe sowie in Blutplasma, Harn, Milch u. Schlangengift. Sie spaltet DNS unter Bildung von 3'-Mononucleotiden u. Oligonucleotiden. Die Plasma-Werte sind bei Lebererkrankungen u. Leukämie erhöht.

**Des|oxy|ribo|nuclein|säure,** Thymonucleinsäure, Abk. DNS: ein Grundtyp der Nucleinsäuren mit der allgemeinen Zusammensetzung (Base-[2-Desoxyribose]-Phosphorsäure)$_n$. Polynucleotid aus zahlreichen Mononucleotiden (▸Nucleotid), die jeweils durch 3',5'-Desoxyribosephosphorsäurediester-Brücken miteinander verbunden sind (Formel). Enthält die Basen ▸Adenin, ▸Thymin, ▸Guanin u. ▸Cytosin u. kommt in allen chromosomenhaltigen Zellen vor, zumeist an Eiweiß gebunden (»Desoxyribonucleoproteid«). Das Molekül besteht aus zwei zu einer Doppelhelix (▸WATSON-CRICK-Modell; s.a. ▸Nucleosom, ▸Superschraube) verdrillten Polynucleotidketten, die durch Wasserstoff-Brücken verbunden sind. Die Polynucleotidketten haben bezüglich der Basen

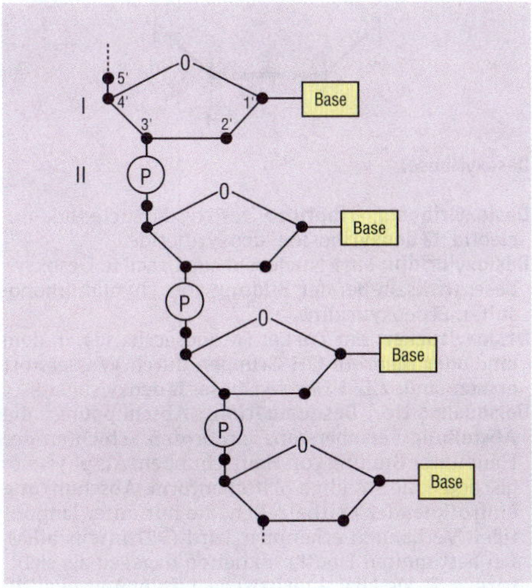


**Desoxyribonucleinsäure:** I = Desoxyribose (+ Nucleinbase); II = Orthophosphorsäurediester-Brücke (-O-[$PO_2$]-O-).

eine komplementäre Struktur (Basenpaarung); hierbei bestimmt die Basenfolge (Sequenz) der einen Kette die Basensequenz der anderen. Die Sequenz ist wirksam als genetischer Code (▸Codon) für die ▸Eiweißbiosynthese (für Struktur- und Enzymproteine) und damit funktionell für die Erbmerkmale (s.a. ▸Gen, ▸Transkription, ▸Transformation, ▸Transduktion). In Mitochondrien und Bakterien kommt auch eine Ringform vor. In geschädigten oder abgestorbenen Zellen erfolgt der DNS-Abbau enzymatisch durch ▸Nucleasen (Desoxyribonucleasen). Geschädigte DNS kann durch zelleigene Enzymsysteme repariert werden: Defektentfernung durch Nucleasen, Neusynthese des Segmentes durch ▸DNS-Polymerase u. dessen Einbau durch ▸Ligase. Der Nachweis von DNS erfolgt z.B. histol. durch ▸FEULGEN-Nuklealfärbung (rot/rotviolett), mit Methylgrün-Pyronin nach Ribonuclease-Einwirkung (Abwandlung der ▸PAPPENHEIM-Färbung) sowie absorptionsspektrographisch. E deoxyribonucleic acid, Abk. DNA. – **DNS, rekombinante:** Hybrid von DNS-Molekülen verschiedener Herkunft. E recombinant DNA.

**Des|oxy|ribo|nucleo|proteid:** die natürlich vorherrschende eiweißgebundene Form der Desoxyribonucleinsäure. E deoxyribonucleoprotein.

**Des|oxy|ribo(nucleo)|sid:** das beim Menschen aus 2-Desoxy-D-ribose u. einer Base (Desoxy-adenosin, -guanosin, -thymidin, -cytidin) bestehende ▸Nucleosid als Vorstufe der Desoxyribonucleinsäure bzw. der Desoxyribonucleotide. E deoxyribonucleoside.

**Des|oxy|ribo|nucleo|sid|triphosphate:** die Triphosphat-Form der ▸Desoxyribonucleotide; wird entspr. den ▸Nucleosiden als dATP, dTTP, dCTP u. dGTP bezeichnet. D. bildet das Synthesematerial für die Replikation; bei der DNS-Synthese wird vom energiereichen Triphosphat ein Diphosphat abgespalten.

**Des|oxy|ribo|nucleotid:** Mononucleotid (▸Nucleotid) als Teil des Polynucleotids Desoxyribonucleinsäure; 5'-Phosphorsäureester eines Desoxyribonucleosids; allgemeine Zusammensetzung: Base-[2-Desoxyribose]-Phosphorsäure. E deoxyribonucleotide.

**Des|oxyribose,** β-2-Desoxy-D-ribose, Thyminose: $C_5H_{10}O_4$; ein ▸Desoxyzucker des Typs Aldopentose, der – als Furanosid – ein Kohlenhydratbestandteil der Desoxyribonucleinsäure ist. Rötet fuchsinschweflige Säure (s.a. ▸FEULGEN-Nuklealreaktion). E β-2-deoxy-D-ribose.

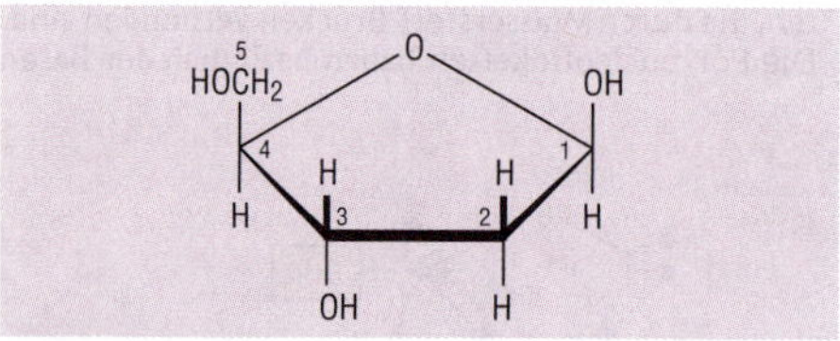


**Desoxyribose.**

**Des|oxy|ribosịd, -ribotid:** ▸Desoxyribonucleosid, -nucleotid. E deoxyriboside, deoxyribotide.

**Des|oxy|uridịn:** ein ▸Nucleosid aus Uracil u. Desoxyribose; wirksam bei der Bildung von Thymidinmonosulfat. E deoxyuridine.

**Des|oxy|zucker:** ein Zucker (Monosaccharid), in dem eine oder mehrere OH-Gruppen durch Wasserstoff ersetzt sind, z.B. ▸Desoxyribose. E deoxy sugar.

**De|squa|mạ|tio, Desquamation,** Abschuppung: die Abstoßung der obersten, verhornten Schichten der Haut unter Bildung von Hautschuppen. Als physiologische D. die ständige plättchenförm. Abschuppung eintrocknender Epithelzellen, die nur unter langzeitigen Verbänden erkennbar wird (= D. insensibilis). Bei bestimmten Hautkrankheiten dagegen als sichtbare, z.T. als charakteristische Schuppung mit Bildung von Hautschuppen verschiedener Farbe u. Form. Kann im Rahmen einer ▸Polychemotherapie auftreten, als schwerste Form die ▸Dermatitis exfoliativa. E desquamation. – **D. exfoliạtiva:** blätterförmige D.; ▸Exfoliatio. E exfoliation. – **D. furfurạcea, D. pityriasiformis:** kleieförmige D. E branny d., pityriasiform d. – **D. insensịbilis:** ▸Desquamation (allgemeine Definition). – **D. (lamellọsa) neonatọrum:** fein- bis groblamellöse D., universell in den bd. ersten Lebensmonaten als Folge der natürlichen postnatalen Austrocknung (bei Übertragung aber bereits bei der Geburt ausgeprägt). E postmaturity d. – **D. membranacea:** D. mit fetzenartiger Ablösung der Haut, z.B. bei Scharlach. E membranaceous d. – **D. psoriasifọrmis:** plättchenförmige D., s.a. ▸Psoriasis. E psoriasiform d.

**De|squamatiọns|katarrh:** ▸Desquamationspneumonie. E desquamation catarrh.

**De|squamations|phase:** Phase des weiblichen ▸Zyklus (allgemein vom 26. bis 30. Tag), in der die Abstoßung der ▸Functionalis der Gebärmutterschleimhaut (▸Decidua) u. nachfolgend die menstruelle Blutung erfolgen (bei Nichtbefruchtung). E desquamation phase.

**De|squamatiọns|pneumonie,** Desquamativpneumonie: Anfangsstadium der exsudativen Lungentuberkulose mit starker Makrophagenanreicherung in den Alveolen; wegen glasig-transparenten Aussehens auch als »gelatinöse Pneumonie« bezeichnet. E desquamative pneumonia.

**de|squamativ:** mit ▸Desquamation einhergehend. E desquamative.

**Des|til|la|ti|ọn:** *Chemie* Trennung u. Reinigung flüchtiger Flüssigkeiten u. Gemische durch Verdampfen im Destillierkolben u. nachfolgende Dampfkondensation im Kühler u. – evtl. fraktioniertes – Auffangen des flüssigen Destillats; im Rückstand verbleiben die festen u. schwerflüchtigen Stoffe. E distillation.

**destilliertes Wasser:** ▸Aqua destillata. E distilled water.

**destroyed lung** *(engl.):* durch Tuberkuloseherde weitgehend zerstörter u. funktionsloser Lungenanteil. Indikation zur operativen Entfernung eines Lungenflügels.

**De|struktiọn:** *Pathologie* die Zerstörung von Geweben oder Organen durch Verletzung, Entzündung; ▸destruktives Wachstum. E destruction.

**de|struktiv:** zerstörend; ▸Destruktion. E destructive.

**De|syn|chronisatiọn:** Störung der zeitlichen Abstimmung eines natürlichen Geschehens (▸Synchronisation), z.B. *kard* die sich als »örtliche Verspätung« im EKG manifestierende asynchrone Erregung der Herzmuskelfasern infolge Schädigung des Reizleitungssystems mit Störung der Erregungsausbreitung: QRS verbreitert u. erniedrigt bei unverändertem »Typ« u. konstanter QRS-Fläche. Ferner *neur* im EEG die ▸Alphablockierung. E desynchronization.

**De|szẹn|dens:** das ▸Colon descendens.

**De|szendenten:** Nachkommen, Verwandte in absteigender Linie. E descendants.

**de|szendierend:** absteigend, ▸descendens. E descending. – **d. Syndrom:** ▸sinopulmonales Syndrom.

**De|szẹnsus:** ▸Descensus. E descensus.

**Detajmiumbitartrat:** ▸Antiarrhythmikum der Klasse IA. E detajmium bitartrate.

**De|tẹktor:** ▸Strahlendetektor. E detector.

**De|ter|gẹn|zien:** *Chemie* synthetische, grenzflächenaktive ▸Netzmittel. E detergents.

**De|ter|mi|nạn|te:** **1)** Epitop: *Immunologie* der Teil des Antigen-Moleküls, der mit dem spezifischen Antikörper (AK) reagiert. – Oft sind mehrere Determinanten vorhanden, was die Möglichkeit zur Bildung verschiedener AK bietet; – s.a. ▸Carrier-Determinante. **2)** *Genetik* (WEISMANN) Plasmateilchen mit Wirksamkeit i.S. der ▸Determination von Organen, Organteilen. E determinant.

**determinante Gruppe:** ▸Determinante (1). E antigenic determinant, determinant group.

**De|ter|mi|na|tiọn:** in der Embryogenese die Festlegung der Anlagemuster oder der Entwicklungsrichtung von Zellen u. Geweben, die – wahrscheinlich durch Aktivierung des entsprechenden einschlägigen Gensatzes – realisiert werden, d.h. zur Differenzierung in der vorgesehenen Richtung führen. Die D. kann stabil (= definitiv) oder labil sein. E determination.

**de|terminiert:** auf eine bestimmte Entwicklung festgelegt (z.B. die d. ▸Blutstammzelle); s.a. ▸Determination.

**De|tonations|trauma:** ▸Explosions-, ▸Knalltrauma. E blast injury.

**(de-)Toni...:** s.u. ▸DEBRÉ-DE-TONI...

**De|torsion:** *Orthopädie* Ausgleich einer anomalen Dreh-, Torsionsstellung, z.B. durch Torsionsosteotomie. E detorsion, derotation.

**De|torsions|einlage:** *Orthopädie* Einlage (mit Supinationskeil u. Abstützung des äußeren Fußrandes) zur Korrektur der Pronationsstellung bei ▸Knick-Senk-Spreiz-Fuß. E detorsion insert.

**De|toxikation:** ▸Desintoxikation. E detoxi(fi)cation.

**Detritus:** breiige oder krümelige Überreste zerfallener Gewebs- u. Zellteile; z.B. in Nekrosen, als Abszessinhalt. E detritus.

**De|tru|sor:** Kurzbez. eines Musculus detrusor, i.e.S. des M. d. vesicae, des »Harnaustreibers«; das ist die grob gebündelte mehrschichtige Blasenwandmuskulatur, deren Kontraktion zur Harnentleerung führt durch Freigabe des Abflusses durch den M. sphincter vesicae internus u. M. retractor uvulae unter gleichzeitigem Verschluss der Harnleitermündungen durch den funktionell assoziierten M. trigonalis; Schwäche des D. nach chronischer Harnblasenüberdehnung hat eine kraftlose u. verzögerte Harnentleerung (▸Miktion) zur Folge; ein Reizzustand führt zu Krämpfen (= **Detrusorspasmen**) mit starkem Harndrang, erschwerter Miktion (▸Dysurie). Bei Störungen der nervalen Steuerung kommt es zur D.-Dysfunktion (häufig im Alter, z.B. bei Apoplex, Multiinfarkt-Demenz, ALZHEIMER-Krankheit oder PARKINSON-Syndrom). Für die idiopathische D.-Instabilität sind wahrscheinlich altersphysiologische Veränderungen u. psychische Einflüsse verantwortlich. E detrusor muscle (of urinary bladder).

**De|trusor-Sphink|ter-Dys|syn|ergie:** Störung der Miktion durch Ausbleiben der physiol. Erschlaffung des – meist äußeren – Blasensphinkters u. des Septum urogenitale.

**Detrusor-Sphinkter-Hypertrophie:** Größenzunahme des Musculus sphincter vesicae internus.

**Detrusor-Sphinkter-Instabilität:** Funktionsstörung des Musculus sphincter vesicae internus (s.u. ▸Detrusor) der Blase mit Harnentleerungsbeschwerden.

**De|tumes|zenz:** Abschwellung. E detumescence.

**Detur** *(latein.)* Abk. D.: Rezepturanweisung »es ist zu geben«. E give. – **D. cum formula,** Abk. D.c.f.: »abzugeben mit genauer Rezeptur auf dem Etikett«. – **D. suo nomine,** Abk. D.s.n.: »abzugeben unter dem richtigen Namen«.

**Deuel-Halozeichen:** *Geburtshilfe* auf der Röntgen-Beckenübersichtsaufnahme der Schwangeren eine halbmondförm. Aufhellung um den Schädel des Fetus als – durch Ablösung von Kopfhaut u. -schwarte (Galea) bedingtes – Mazerationszeichen bei ▸intrauterinem Fruchttod; heute obsolet. E halo sign.

**deut...** *(griech. deuteros):* Wortteil »zweit-«, »minder-«.

**Deu|ter|an|omal(op)ie:** die betonte »Grünschwäche« (= relative Rotsichtigkeit) als häufigere Form der Rot-Grün-Dichromasie (▸Deuteranopsie); der Erbgang ist rezessiv-geschlechtsgebunden (Vork. bei ca. 5 % der ♂). E deuteranomaly.

**Deuter|an|op(s)ie:** als sog. Grünblindheit die Rot-Grün-Dichromasie mit starker Störung der Grünempfindung. Der Erbgang ist rezessiv-geschlechtsgebunden (Vork. bei ca. 1 % der ♂). – S.a. ▸Deuteranomalopie. E deuteranopia.

**Deuteria:** die ▸Placenta.

**Deu|terium,** Deutohydrogen, Abk. D, Abk. $^2$H: *Physik, Chemie* »schwerer Wasserstoff«; ein stabiles Wasserstoff-Isotop (Atomgew. 2,0147) mit einem ▸Deuteron anstelle eines Protons als Atomkern. Anw. u.a. zur Markierung (»Deuterisieren«) chemischer Verbindungen. Sein Oxid ist das schwere ▸Wasser. E deuterium.

**Deut(er)on,** Abk. d: der aus je 1 Proton u. Neutron bestehende Kern des Deuterium-Atoms (Kernladungszahl 1, Massenzahl 2). Wegen der geringen Bindungsenergie (2,2 MeV) durch Stoßanregung leicht zerlegbar (Anw. als Geschoss für Kernreaktionen). S.a. ▸Tritium. E deuteron.

D

**Deutero|para:** die ▸Zweitgebärende.

**Deutero|porphyrin:** ein ▸Porphyrin, das durch Fäulnis (z.B. im Blutstuhl) aus Protoporphyrin entsteht. E deuterophorphyrin.

**Deutsche AIDS-Hilfe,** Abk. DAH: Bundesverband von rund 130 regionalen Mitgliedsorganisationen. Eine Organisation der Selbsthilfe von Betroffenen u. der Zusammenarbeit mit Fachleuten.

**Deutsche Horizontale,** Frankfurter Horizontale: *Röntgenologie* die »Ohr-Augen-Ebene« durch den oberen Rand der äußeren Gehörgangsöffnung (Porus acusticus externus) u. den tiefsten Punkt des unteren Augenhöhlenrandes. E Frankfurt line, eye-ear plane.

**Deutsche Krankenhausgesellschaft,** Abk. DKG: Bundesverband der Krankenhausträger der Bundesrepublik Deutschland als gemeinnütziger Zusammenschluss von Spitzen- u. Landesverbänden der Krankenhausträger.

**Deutscher Berufsverband für Altenpflege,** Abk. DBVA: Interessenvertretung von Fachkräften in der Altenpflege, die sich dafür einsetzt, dass alten Menschen eine zeitgemäße, professionelle u. bedarfsgerechte Dienstleistung angeboten wird.

**Deutscher Berufsverband für (Kranken-)Pflegeberufe,** Abk. DBfK: Organisation, die sich als berufliche Interessenvertretung aller Krankenpflege-, Kinderkrankenpflege- u. Altenpflegekräfte Deutschlands versteht. Ziele sind u.a. Mitsprache bei der Gesetzgebung, Qualitätssicherung pflegerischer Leistungen, Weiterentwicklung der Pflege in Theorie u. Praxis, Förderung der Pflegeforschung, Verbesserung von Arbeitsbedingungen u. angemessene tarifliche Entlohnung der Pflegekräfte. Verfügt über Landesverbände in fast allen Bundesländern.

**Deutscher Bildungsrat für Pflegeberufe:** Zusammenschluss der Interessenvertretungen für Pflegeberufe ADS, BA, BALK u. DBfK, um bundesweit grundsätzliche Aussagen zu Bildungsfragen der Pflegeberufe zu machen, Bildungskonzepte für Pflegeberufe zu entwickeln, Anforderungsprofile u. Richtlinien für die Anerkennung von Fort- u. Weiterbildungsstätten zu erarbeiten u. Stellung zu aktuellen bildungspolitischen Fragen in der Weiterbildung zu nehmen.

**Deutsches Arzneibuch,** Abk. DAB: s.u. ▸Arzneibuch. E German Pharmacopeia.

**Deutsches Homöo|pathisches Arzneibuch,** Abk. HAB: s.u. ▸Homöopathie. E German Homeopathic Pharmacopeia.

**Deutsches Institut für medizin. Dokumentation u. Information:** ▸DIMDI.

**Deutschländer-Fraktur** (CARL E. D., 1872–1942, Orthopäde, Hamburg): Spontanfraktur (▸Dauerfraktur) der Mittelfußknochen II u./oder III als Überlastungsschaden. Mit örtlicher Schwellung u. Schmerzen einhergehend; oft erst an der Kallusbildung erkennbar. E (metatarsal) march fracture.

**De|vagination:** ▸Desinvagination.

**De|vasatio, De|vas|kularisation:** das Zugrundegehen oder der Funktionsausfall von Blutgefäßen. Ferner der Ausschluss von der Blutversorgung durch ▸Ligatur. E devasation, devascularization.

**De|vas|tation:** systematische Ausrottung von Parasiten; s.a. ▸Desinfestation.

**DeVega-Plastik:** Raffung der Trikuspidalklappe durch fortlaufende Naht zur Korrektur einer Trikuspidalinsuffizienz. E DeVega's procedure, DeVega's valvuloplasty.

**De|viabilität:** *Serologie* Bindungskraft des ▸Komplements.

**De|viatio, Deviation** *(latein.):* Abweichung vom geraden Verlauf. S.a. ▸Schielwinkel. E deviation. – **D. septi:** ▸Septumdeviation. – **déviation conjuguée** *(franz.):* die assoziierte ▸Augenabweichung. E conjugated d. (of the eyes).

**Devic-Syndrom:** *Ophthalmologie* ▸Neuromyelitis optica. E Devic's syndrome.

**de|vital: 1)** ohne vitale Reaktionen. E devital(ized). **2)** *Zahnmedizin* pulpentot (▸Devitalisation [2]). E pulpless.

**De|vitalisation: 1)** Zellschädigung bis hin zum Verlust der Teilungsfähigkeit (bei ▸Neoplasmen gleichbedeutend mit Hemmung der Rezidiv- u. Metastasenbildung). E devitalization. **2)** das Abtöten der nicht mehr zu erhaltenden Zahnpulpa durch Einlagen von Arsen, Paraformaldehyd etc.; ermöglicht eine leichtere u. schmerzlose Pulpaentfernung. E pulp devitalization.

**De|voratio** *(latein.):* Schlucken, Schluckakt. E swallowing.

**Dewar-Gefäß:** Isoliergefäß mit doppelwandigem Vakuummantel. E Dewar flask.

**Dexamethason,** 9α-Fluor-16α-methylprednisolon: stark wirksames synthet. ▸Glucocorticoid mit geringen Mineralocorticoid-Eigenschaften; ***Anw.*** lokal an Auge, Ohr, Haut sowie zur Inhalation, systemisch u.a. bei Hirnödem. E dexamethasone.

**Dexamethason-Suppressionstest:** Screening-Methode zur Diagnostik des CUSHING-Syndroms. ***Durchf.:*** Bestimmung des Cortisolspiegels 10 Std. vor Gabe von 2 mg Dexamethason; 10 Std. nach Einnahme erneut Bestimmung des Plasmacortisolspiegels. Bei CUSHING-Syndrom ist entweder gar kein oder nur ein sehr geringer Abfall des Plasmacortisolspiegels festzustellen.

**Dexchlorpheniramin:** ein ▸Antiahistaminikum ($H_1$-Rezeptorenblocker). E dexchlorpheniramin.

**Dexibuprofen:** ein nichtsteroidales ▸Antiphlogistikum. E dexibuprofen.

**Dexio...** *(griech.):* Wortteil »rechts«. S.a. ▸Dextro...

**Dexketoprofen:** ein nichtsteroidales ▸Antiphlogistikum. E dexketoprofen.

**Dexpanthenol,** Panthenol, Pantothenylalkohol: Vitamin-B-Derivat (Dimethylbutyramid), das im Körper in ▸Pantothensäure umgewandelt wird. ***Anw.*** als Epithelisierungs- und Wundbehandlungsmittel. E dexpanthenol, pantothenol.

**dexter** *(latein.):* rechts befindlich, geschickt; s.a. ▸Dexteralität. E dexter, right.

**Dext(e)ralität:** funktionelles Überwiegen der rechten Körperhälfte bzw. des rechtsseitigen Organs eines Organpaares; i.e.S. die Rechtshändigkeit. E dextrality.

**Dextran,** $[C_6H_{10}O_5]_n$: wasserlösliches ▸Polysaccharid, das extrazellulär von ▸Leuconostoc mesenteroides enzymatisch aus Saccharose aufgebaut u. nur langsam durch Dextranase (= 1,6-Glucosidase) abgebaut wird. Klinische ***Anw.*** in Form hydrolytisch aufgespaltener Produkte (in physiologischer Kochsalz- bzw. anderer Elektrolyt-Lsg.) als ▸Plasmaexpander; Verwendung ferner als Osmotherapeutikum (s.u. ▸Diurese), bei Hirnödem u. apoplektischem Insult sowie als Zusatz für Röntgenkontrastmittel. – Das Sulfat (Dextran-Schwefelsäureester) des Dextrans wirkt als ▸Heparinoid. ***NW:*** Gefahr anaphylaktischer Unverträglichkeitsreaktionen, daher prophyl. Gabe von Hapten-Dextran. E dextran.

**Dextran-Kohle-Assay:** Trennung von freien u. gebundenen Steroiden durch Adsorption der freien an Dextran-Kohle-Partikel; v.a. zur ▸Rezeptorbestimmung (z.B. von Östrogenrezeptoren).

**Dextranomer:** ein Dextranderivat; ***Anw.*** als Wundreinigungsmittel. E dextranomer.

**Dex|trin:** »Stärkegummi«; ein Polysaccharidgemisch, das v.a. aus Oligo- u. Polymeren der ▸Glucose besteht. Es entsteht beim hydrolytischen oder therm. Abbau (»Dextrinisierung«) der Stärke bzw. wird durch Bacillus macerans als zyklisches SCHARDINGER-Dextrin gebildet. Hochmolekulares D. färbt sich mit Jod blau (Amylo-D.). – ***Anw.*** u.a. als Klebstoff, Schutzkolloid, Verdickungs- u. Bindemittel (in Pillen, Tabletten etc.). – S.a. ▸Grenzdextrine (β-Dextrine). E dextrin.

**Dextrin-1,6-glucosidase:** eine ▸Glykosidhydrolase (u.a. in Muskulatur u. Leber), die in kurzen Polysaccharidseitenketten (z.B. im Glykogen) endständige freie 1,6-Bindungen spaltet. Verminderte oder fehlende Aktivität des Enzyms stellt den ursächlichen Faktor der hepatorenalen ▸Glykogenosen (GIERKE-, POMPE-Syndrom, FORBES-Glykogenose) dar. E dextrin 6-α-glucosidase.

**dex|tro...:** Wortteil »rechts« (▸dexter); s.a. ▸Dex(io)...

**Dextro|angiokardio|graphie:** die ▸Angiokardiographie (Kontrastdarstellung) der rechten Herzhälfte einschließlich der Hohlvene u. der Arteria pulmonalis u. deren Äste. Erfolgt durch i.v. Verabfolgung des Röntgenkontrastmittels in eine Ellenbogenvene oder – via Herzkatheter – in die Hohlvene. Das typische Kontrastbild wird Dextrogramm genannt (s.a. Abb.). S.a. ▸Dextrokardiographie. E angiography of right side of heart.

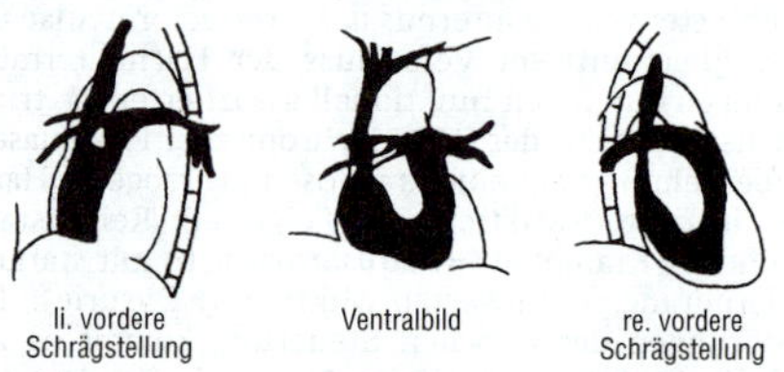


**Dextroangiokardiographie:** Schemazeichnung eines Dextrogramms in verschiedenen Aufnahmeebenen.

**Dextro|duktion:** die Augapfelwendung nach rechts; s.a. ▸Dextroversion. E dextroduction, right gaze.

**Dextro|elevation:** unwillkürliche Wendung des Augapfels nach rechts-oben. E elevation in right gaze.

**Dextro|gramm: 1)** die Röntgenbildserie der Dextroangiokardio- bzw. Dextrokardiographie. E dextrocardiogram. **2)** *Kardiologie* die »Rechtsform« des EKG; in den Brustwand-Ableitungen mit kleinem R, tiefem S u. kurzer Zeitspanne zwischen Beginn u. Gipfel des R; s.a. ▸Dextrokardiogramm (2).

**dextro|gyr, dextrogyral,** Abk. d: *Physik* rechtsdrehend. S.a. ▸Drehung (2), ▸Drehwert. E dextrorotatory.

**Dextro|infraduktion:** Senkung u. Rechtswendung des Augapfels. E depression in right gaze.

**Dextro|kardie:** Lage des Herzens überwiegend in der re. Brustkorbhälfte; i.e.S. die Spiegelbilddextrokardie als Fehldrehungs- = Inversionsfolge (Längsachse von li.-oben nach re.-unten u. nach re. gerichtete Herzspitze); s.a. ▸Dextroversio, ▸Dextropositio cordis. E dextrocardia.

**Dextrokardio|gramm: 1)** ▸Dextrogramm. **2)** das durch direkte (am Herzen erfolgende) Ableitung gewonnene EKG der rechten Herzhälfte. E dextrocardiogram.

**Dextrokardio|graphie:** die selektive Röntgenkontrastdarstellung der re. Herzhälfte u. des kleinen Kreislaufs nach Kontrastmittel-Injektion über einen transvenös in den re. Vorhof oder Ventrikel eingeführten Herzkatheter. – S.a. ▸Dextroangiokardiographie. E (selective) dextrocardiography.

**Dextro|klination:** die assoziierte (= beidseitige) Abweichung beider Augäpfel nach rechts. E dextroclination.

**Dextromethorphan:** ein ▸Antitussivum; Morphinderivat ohne analgetische Wirkung mit nur sehr geringem Suchtpotential (im Ggs. zum optisch isomeren Levomethorphan). E dextromethorphan.

**Dextro|positio(n):** *Pathologie* die Rechtsverlagerung eines natürlich linksseitigen Organes. E dextroposition. – **D. aortae:** die Rechtslage des Aortenbogens; reitende ▶Aorta, ▶Arcus aortae dexter. E d. of aorta. – **D. cordis:** eine erworbene, zug- oder druckbedingte Rechtsverlagerung des Herzens. – ▶Dextrokardie. E d. of heart. – **D. uteri:** *Gynäkologie* zug- oder druckbedingte Rechtsverlagerung der Gebärmutter einschließlich der Portio.

**Dextropropoxyphen:** starkes Analgetikum mit codeinähnlicher Wirkung (obsolet); ***NW:*** Sucht erzeugend (Wirkungspotenzierung durch Alkohol). E dextropropoxyphene.

**Dex|trose:** ▶Glucose. E dextrose.

**Dextro|supra|duktion:** Hebung des Augapfels unter gleichzeitiger Wendung nach rechts.

**Dextro|supra|version:** die Blickwendung nach rechts u. oben.

**Dextro|torsion:** *Pathologie* die Verdrehung (Torsion) um die Längsachse nach rechts. – Vielfach gleichsinnig gebraucht mit ▶Dextroversio. E dextrotorsion.

**Dextro|versio(n):** die Lage- oder Richtungsänderung nach rechts; *ophth* die Blickwendung nach rechts. E dextroversion. – **D. cordis:** durch gestörten ▶Descensus der Herzanlage bedingte, meist isolierte (ohne Rechtsverlagerung anderer Organe) Rechtsanomalie des Herzens als ▶Dextrokardie mit Pendeln u. Drehung des Herzens um seine Längsachse nach rechts (Dextrorotation, ▶Dextrotorsion); die linke Herzkammer liegt vorn, die rechte hinten, der Aortenbogen links u. die Hohlvenen rechts der Brustwirbelsäule. E d. of heart. – **D. uteri:** das durch Verdrängung/Verziehung bedingte »Abkippen« der Gebärmutter nach rechts bei normaler Portiostellung.

**De|zeleration:** Verlangsamung, Geschwindigkeitsabnahme in der Zeiteinheit; z. B. *geburtsh* die Verlangsamung der Herzschlagfrequenz der Leibesfrucht unter den Wehen; ▶Dip. E deceleration.

**De|zelerations|trauma:** Verletzung als Folge plötzlicher Unterbrechung einer schnellen Körperbewegung, z. B. bei Auffahrunfall, Flugzeugabsturz. Typisch sind v. a. Organabrisse, -einrisse (z. B. des Pankreas bzw. der Aorta), aufprall- u. schleuderungsbedingte Knochenbrüche (v. a. Schädel-, Bein-, Wirbelfrakturen); s. a. ▶Peitschenhiebsyndrom. E deceleration trauma.

**De|zere|bration:** **1)** im Tierexperiment die Ausschaltung des Großhirns durch Durchtrennung des Hirnstammes oder durch Unterbindung der Hirnschlagadern. **2)** Ausfall des Großhirns als Folge einer Blutung, Verletzung, Tumorbildung mit Unterbrechung der Hirnrinden-Hirnstamm-Verbindung; bietet das Bild der ▶Enthirnungsstarre (**Dezerebrationsstarre**) sowie einen Zustand mit Hirnstamm-gesteuertem primitivem Schlaf-Wach-Rhythmus sowie Paresen, Akinesen, Mutismus, extrapyramidalen Störungen, oralen Reflexautomatismen. E decerebration.

**Dezi...:** Präfix (bei Maßeinheiten) »das $10^{-1}$fache«.

**Dezi|bel,** Abk. dB, Abk. db: *Physik* dimensionslose Größe zur Definition einer Dämpfung oder Verstärkung um den $10^{-1}$fachen Wert des Bel; $1\,dB = 10 \log I_1/I_0 = 20 \log P_1/P_0$ ($I_1/I_0$, $P_1/P_0$ = Verhältnis zweier Intensitäten, Schallstärken etc. bzw. zweier Spannungen, Schalldrücke etc.). Durch die willkürliche Festlegung von $I_0$ u. $P_0$ gibt das dB einen Pegel an. Allgemein – unter Bezug auf die Schallintensität $10^{-16}\,W/cm^2$ bzw. den Schalldruck $2 \cdot 10^{-4}\,\mu bar$ (= Schwellenwert des Ohres bei 1000 Hz) – ist 1 dB der Intensitätsunterschied, den das menschl. Ohr eben noch wahrnimmt (u. damit = 1 Phon). E decibel.

**Dezi|dua:** ▶Decidua. E decidua.

**Dezidua|polyp:** an der ▶Decidua der Gebärmutter ein polypöses Gebilde ohne Chorionzotten, meist umgeben von konzentrisch geschichteten Blutgerinnseln. E decidual polyp.

**Dezidua|zellen:** vergrößerte, kohlenhydrat- u. fettreiche Zellen des Endometriumstromas der ▶Decidua. Nachweis im Abrasionsmaterial spricht für Schwangerschaft. E decidual cells.

**Dezimal|potenz, -verdünnung:** *Homöopathie* s. u. ▶Potenzierung (2).

**Dezi|meter|wellen:** elektromagnetische Wellenlängen im Dezimeterbereich (Frequenz um $10^9$ Hz, d. h. im Hochfrequenzbereich). ***Anw.*** als ▶Ultrakurzwellentherapie. E decimeter waves.

**D-Faktor:** das Antigen D des ▶Rhesus-Systems. E Rhesus factor D.

**DFDT,** Abk. für **D**i**f**luor**d**iphenyl**t**richloräthan: Fluorderivat des DDT®; ein Kontaktinsektizid. E DFDT.

**DFG:** Abk. für **D**eutsche **F**orschungs**g**emeinschaft.

**DFP:** **1)** Abk. für **D**iisopropyl-**f**luoro**p**hosphat; ein ▶Phosphorsäureester. **2)** Abk. für **D**ruck-**F**requenz-**P**rodukt (Herzfrequenz × systol. Blutdruck/100).

**DGE:** Abk. für **D**eutsche **G**esellschaft für **E**rnährung.

**DGS:** Abk. für **d**eutsche ▶**G**ebärden**s**prache.

**DHEA:** Abk. für ▶**D**e**h**ydro**e**pi**a**ndrosteron.

**Dhobie-Itch** *(Hindi-engl.):* die »Wäscherkrätze« in Südostasien. Kontaktdermatitis durch als Wäschetinte benutztes Bhilawano. Auch eine Epidermo- oder Trichophytendermatitis (Tinea cruris) in Form eines Ekzema marginatum.

**D-Hormone:** aus »Prohormonen« (Cholecalciferol, Ergocalciferol) durch Hydroxylierung gebildete aktive Formen des ▶Vitamin D; i. e. S. Calcitriol (▶1,25-Dihydroxycholecalciferol).

**DHS:** Abk. für ▶**d**ynamische **H**üft**s**chraube.

**D-H-S-Diagnostik:** *Mykologie* s. u. ▶RIETH.

**DHT:** Abk. für ▶**D**i**h**ydro**t**estosteron.

**Di:** *(sprich »d-i«)* ▶Diphtherie.

**di...:** Präfix **1)** »zwei«, »doppelt« (s. a. ▶bi...), **2)** »durch«, »hindurch«, »zwischen« (= dia...), **3)** »auseinander« (= dis...).

**Di$^a$:** das Antigen Di$^a$ des ▶Diego-Systems. E Di$^a$.

**dia...:** Präfix (▶di... [2]).

**Dia|betes** *(griech. = Hindurchgehenlassen):* Bezeichnung für Krankheiten mit vermehrter bzw. krankhaft gesteigerter Ausscheidung von Flüssigkeit u./oder bestimmten Stoffwechselprodukten durch die Niere (z. B. Amin-D. = infantile maligne ▶Cystinose, ▶Phosphat-D.) sowie i. e. S. der ▶Diabetes mellitus u. der ▶Diabetes insipidus. E diabetes.

**Diabetes insipidus,** D. spurius, Wasserharnruhr: Störung des Wasserstoffwechsels mit vermehrter Wasserausscheidung (Polyurie) u. entsprechend gesteigertem Durstgefühl (Polydipsie) bei mangelnder Konzentrationsfähigkeit der Nieren (spezifisches Gewicht des Harns < 1012). Bei fehlendem Flüssigkeitsersatz entwickelt sich schnell eine Hypernatriämie (hypertone Dehydratation). ***Formen:*** Eine Störung der Synthese oder Sekretion von ADH führt zum **D. i. neurohormonalis** s. **centralis**; dieser kann angeboren oder erworben sein (z. B. idiopathisch, durch Traumata, neurochirurgische Eingriffe, maligne oder benigne Tumoren, entzündlich, vaskulär). Der **D. i. renalis** (Adiuretin- oder Vasopressin-resistenter D. i.) ist eine rezessiv erbliche X-chromosomal angeborene Erkrankung aufgrund fehlender Ansprechbarkeit der Tubuli auf ADH. Sog. Pseudoendokrinopathie, bei der ADH-Gaben wirkungslos sind. ***Diagn.:*** ▶CARTER-ROBBINS-Test. E d. insipidus.

**Diabetes mellitus:** chron. Hyperglykämie mit daraus folgender Störung anderer Stoffwechselprozesse u. Organschäden. ***Ätiol.:*** Nach der Ursache ihrer Entstehung unterscheidet man verschiedene Diabetesformen (Tab.), denen entweder ein absoluter Insulinmangel (fehlende oder verminderte Insulinsekretion) oder ein relativer Insulinmangel zugrunde liegt. Der **Typ-1-Diabetes** tritt meist bei Jugendlichen unter 20 Jahren auf; er wird heute den Autoimmunerkrankungen zugeordnet, wobei es bei entsprechender genetischer Disposition unter dem Einfluss verschiedener Faktoren zu einer Insulitis mit nachfolgender Zerstörung der B-Zellen kommt. Der **Typ-2-Diabetes**

| |
|---|
| Typ-1-Diabetes |
| immunologisch vermittelt |
| idiopathisch |
| Typ-2-Diabetes |
| andere spezifische Typen |
| genetische Defekte der B-Zell-Funktion<br>• Chromosom 12, HNF-1α (früher: MODY 3)<br>• Chromosom 7, Glucokinase (früher: MODY 2)<br>• Chromosom 20, HNF-4α (früher: MODY 1)<br>• mitochondrale DNS<br>• andere |
| genetische Defekte der Insulinwirkung<br>• Typ-A-Insulinresistenz<br>• Leprechaunismus<br>• RABSON-MEDENHALL-Syndrom<br>• lipatrophischer D. m.<br>• andere |
| Erkrankungen des exokrinen Pankreas<br>• Pankreatitis<br>• Trauma, Pankreatektomie<br>• Neoplasie<br>• zystische Fibrose<br>• Hämochromatose<br>• fibrosierend verkalkende Pankreatopathie<br>• andere |
| Endokrinopathien<br>• Akromegalie<br>• CUSHING-Syndrom<br>• Glucagonom<br>• Phäochromozytom<br>• Hyperthyreose<br>• Somatostatinom<br>• Aldosteronom<br>• andere |
| medikamenten- oder chemikalieninduziert<br>• Vacor® (ein Rattengift)<br>• Pentamidin<br>• Nikotinsäure<br>• Glucocorticoide<br>• Schilddrüsenhormone<br>• Diazoxid<br>• β-adrenerge Agonisten<br>• Thiazide<br>• Phenytoin<br>• Alpha-Interferon<br>• andere |
| Infektionen<br>• kongenitale Rötelninfektion<br>• Zytomegalie<br>• andere |
| seltene Formen des immunvermittelten D. m.<br>• »Stiff-Person«-Syndrom<br>• Anti-Insulinrezeptor-Antikörper<br>• andere |
| andere, gelegentlich mit D. m. assoziierte genetische Syndrome<br>• DOWN-Syndrom<br>• KLINEFELTER-Syndrom<br>• TURNER-Syndrom<br>• WOLFRAM-Syndrom<br>• FRIEDREICH-Ataxie<br>• LAWRENCE-MOON-BIEDL-Syndrom<br>• Chorea HUNTINGTON<br>• Dystrophia myotonica<br>• Porphyrie<br>• PRADER-WILLI-Syndrom<br>• andere |
| Gestationsdiabetes |

**Diabetes mellitus:** nosologische Klassifikation (nach American Diabetes Association 1997, modifiz. 1999).

beginnt meist erst im höheren Lebensalter. Es besteht eine Insulinresistenz v. a. der Leber u. der Skelettmuskulatur, aber auch eine Störung der Inselfunktion. Als wichtigster Faktor für die Entstehung eines Typ-2-Diabetes gilt die Adipositas bzw. die ihr zugrunde liegende Lebensweise. ***Klinik:*** Polydipsie, Polyurie, Müdigkeit, Abgeschlagenheit, Leistungsminderung, Pruritus genitalis, Gewichtsabnahme, Sehstörungen; hypoglykämische Symptome sind in der Manifestationsphase des Typ-1-Diabetes möglich (Hungergefühl, Kaltschweißigkeit u. Tachykardie, Muskelkrämpfe, Übelkeit u. Erbrechen). Beim Typ-1-Diabetes sind die klassischen Symptome meist vorhanden, er beginnt fast immer akut mit einer diabetischen Ketoazidose. Der Typ-2-Diabetes beginnt dagegen allmählich, die klassischen Symptome fehlen häufig. ***Diagn.:*** Anamnese u. klinisches Bild, Glucose in Blut (s. Tab.) u. Urin, Bestimmung der glykierten Proteine (glykiertes Hämoglobin = $HbA_I$, Fructosamin), Insulin, Lipide, Ketonkörper, oraler Glucosebelastungstest, oraler ▸Glucosetoleranztest; s. a. Abb. Die Zuordnung zum Typ-1-Diabetes erfolgt bei Manifestation durch spezielle diagn. Verfahren wie z. B. Nachweis von Inselzell- u. Glutamatdecarboxylase-antikörpern, von Insulinautoantikörpern oder durch HLA-Typisierung. ***Kompl.:*** Akut können hypoglykämischer Schock, diabetische Ketoazidose, hyperglykämisches hyperosmolares Koma u. selten eine Lactatazidose auftreten. Folgeerkrankungen sind v. a. durch Gefäßveränderungen (Mikro- u. Makroangiopathie) bedingt; ihre Ausprägung hängt vom Alter bei Erstmanifestation, von der Dauer der Erkrankung, Qualität der Stoffwechseleinstellung u. Begleiterkrankungen ab. An erster Stelle steht die diabetische Retinopathie bis zur Erblindung, weitere Folgen sind die Nephropathie bis hin zur Niereninsuffizienz, die Neuropathie, das diabetische Fußsyndrom u. kardiovaskuläre Komplikationen. ***Ther.:*** allg. Maßnahmen wie Aufklärung des Patienten, gesunde Ernährung (s. a. ▸Diabeteskost), Reduzierung von Risikofaktoren; medikamentös mittels oraler Antidiabetika (Sulfonylharnstoffe, Biguanide, Glucosidasehemmer, Guar); parenteral mit Insulin v. a. bei Typ-1-Diabetes u. komplizierten Typ-2-Verläufen. Operativ ist eine Pankreas- oder Inseltransplantation möglich. **Ther.-Ziele** sind Erhaltung bzw. Wiederherstellung der Lebensqualität; Steigerung der Kompetenz der Betroffenen; Reduktion des Risikos makro- u. mikroangiopathischer Morbidität, von Letalität u. Folgeerkrankungen; Vermeiden des diabet. Fußsyndroms sowie Prävention u. Behandl. von Begleitsymptomen unter einer möglichst belastungs- u. nebenwirkungsarmen Therapie. ***Prophyl.:***

| Diagnose | Blutzucker-Kriterien (gemessen im venösen Plasma) |
|---|---|
| Normwert | • Spontan-BZ: < 100 mg/dl<br>• NBZ: < 110 mg/dl; bei NBZ 90–110 mg/dl evtl. jährl. Kontrolle |
| abnorme Nüchtern-glucose (IFP) | • Spontan-BZ: 100 – 199 mg/dl<br>• NBZ: 110 – 125 mg/dl<br>• OGTT: BZ im 2-Std.-Wert < 140 mg/dl |
| gestörte Glucose-toleranz (IGT) | • Spontan-BZ: 100 – 199 mg/dl<br>• NBZ: 110 – 125 mg/dl<br>• OGTT: BZ im 2-Std.-Wert 140 mg/dl–199 mg/dl |
| Diabetes mellitus | • Spontan-BZ: ≥ 200 mg/dl<br>• NBZ: ≥ 126 mg/dl<br>• OGTT: BZ im 2-Std.-Wert ≥ 200 mg/dl |

**Diabetes mellitus:** diagnostische Kriterien (nach American Diabetes Association und WHO). BZ = Blutzucker, NBZ = Nüchternblutzucker, OGTT = oraler Glucosetoleranztest.

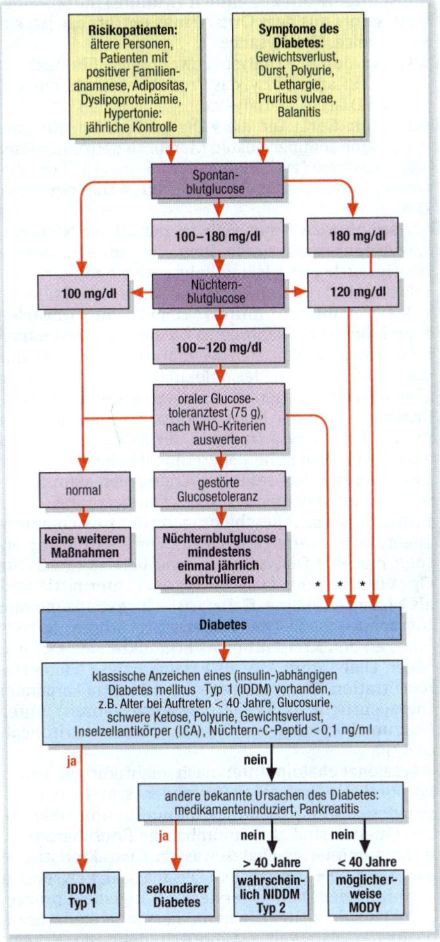


**Diabetes mellitus:** Diagnostik (*bei fehlenden Symptomen nur, wenn der Wert in mindestens einer Nachkontrolle bestätigt wurde). [5]

Zur Prävention von Folgeerkrankungen ist eine stabile Stoffwechsellage wichtigste Voraussetzung. E diabetes mellitus.

**Diabetes renalis,** primäre renale Glucosurie: autosomal-rezessiv vererbte Störung der proximal-tubulären Glucosereabsorption mit konstanter Glucosurie bei normalem Glucosebelastungstest. Es bestehen keine klin. Symptome, eine Ther. ist nicht nötig. E renal diabetes.

**Diabetes|kost:** die für die alleinige oder ergänzende diätetische Behandlung des Diabetikers bestimmte Kost, die unter Berücksichtigung einer genügenden Energiezufuhr individuell festgesetzte Mengen an Nahrungsfett, -eiweiß u. Kohlenhydraten enthält. Die Kohlenhydrataufnahme wird angepasst an die noch vorhandene Insulinproduktion bzw. die Insulinzufuhr. Unterschieden als Einstellungs- u. als Standarddiät (während der klin. Behandlung u. »Einstellung« des Therapieregimes), als Dauerkost (Erhaltungskost, aber auch als Aufbau-, Kalorienreduktionskost) u. als Sonderkost (z.B. Hafer-, Reis-, Obst-, Gemüsetage). S.a. ▸Broteinheit. E diabetic diet.

**Diabetes-Suchtest:** Test zur Früherkennung des latenten bzw. asymptomatischen Diabetes mellitus. Praktisch wichtig ist der orale ▸Glucosetoleranztest (OGTT), früher der ▸Unger-Madison-Tolbutamidtest. E diabetes screening test.

**Diabetes|typen:** s.u. ▸Diabetes mellitus. E types of diabetes.

**Diabetid:** heute ungebräuchlicher Ausdruck für Begleitkrankheit der Haut bei Diabetes mellitus; z.B. Furunkulose, Ekzeme, Necrobiosis lipoidica diabeticorum.

**diabetisch:** bei bzw. durch ▸Diabetes mellitus. E diabetic. – **d. Gangrän:** die v.a. an den Zehen (»Diabetesfuß«) vorkommende trockene oder – superinfiziert – feuchte Gangrän (Abb.) als Komplikation des Diabetes mellitus, bedingt durch eine Kombination von Arteriosklerose, diabetischer ▸Angiopathie u. ▸Polyneuropathie. E d. gangrene. – **d. Glomerulosklerose:** ▸Nephropathia diabetica. E d. glomerulosclerosis. – **d. Koma:** ▸Coma diabeticum. E d. coma. – **d. Nephropathie:** ▸Nephropathia diabetica. E d. nephropathy. – **d. Triopathie:** das ▸Kimmelstiel-Wilson-Syndrom, kombiniert mit diabetischer ▸Retinopathie u. ▸Polyneuropathie als Spätkomplikationen des ▸Diabetes mellitus. E d. triopathy.

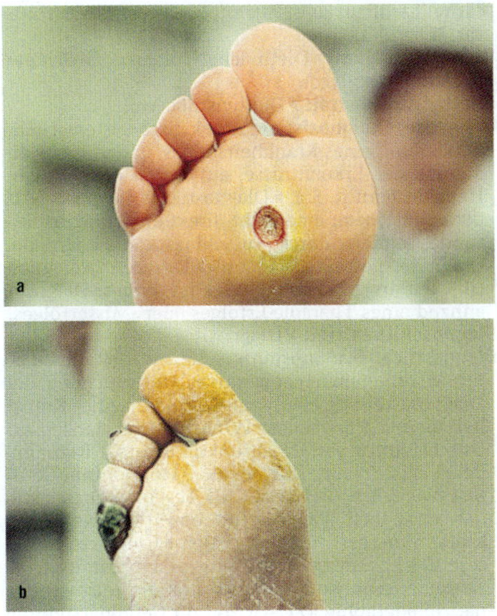


**diabetische Gangrän:** a) mikroangiopathisches Ulkus der Fußsohle; b) mikroangiopathische Zehengangrän. [89]

**diabetogen:** ▸Diabetes auslösend bzw. durch Diabetes bedingt. E diabetogenic, diabetogenous. – **d. Hormone:** Hormone, die durch Störung bzw. Destabilisierung des Kohlenhydratstoffwechsels einen ▸Diabetes mellitus auszulösen vermögen; u.a. ▸Somatotropin, ▸Glucocorticoide. E d. hormones.

**Dia|brose** *(latein. = Durchnagung):* ▸Arrosion.

**Di|acetyl|morphin,** Heroin, Diamorphin: Diessigsäureester des Morphins (als Analgetikum mindestens 5fach stärker als Morphin); ein – nicht verschreibbares – ▸Betäubungsmittel; s.a. ▸Heroinabhängigkeit, ▸Morphinismus. E diacetylmorphine, heroin.

**Dia|chorese:** ▸Defäkation.

**Dia|dem|verband:** ▸Thoraxdiadem.

**Dia|docho|kinese:** *Physiologie* der geordnete, rhythmische Ablauf rasch aufeinander folgender gegensinniger (=antagonistischer) Bewegungen. – Ggs. ▸Adiadochokinese. E diadochokinesia, -kinesis.

**Diät:** jede nach Erfahrungen u. physiologischen Erwägungen zusammengestellte, von der normalen Ernährung deutlich abweichende Kostform z.B. als Mittel zur gezielten therapeutischen (▸Krankenkost) oder prophylaktischen Beeinflussung des Stoffwechsels. Die Deutsche Gesellschaft für Ernährung unterscheidet folgende Kostformen: a) Vollkostformen (▸Vollkost u. leichte Vollkost); b) energiedefinierte Diäten: Reduktionskost, Diabetesdiät, purinreduzierte Kost; c) eiweiß- u. elektrolytdefinierte Diäten: Diät bei Hypertonie, Nieren- u. Leberinsuffizienz; d) Sonderdiäten: gastroenterologische Diät, diagnostische Diät. Darüber hinaus existieren zunehmend sog. alternative Kostformen. E diet.

**Diätetik: 1)** »Lehre von der vernunftgemäßen Lebensweise« (▸Eubiotik), ausgerichtet auf das körperlich-seelische Wohlbefinden. **2) Diätlehre:** Lehre von der Zusammensetzung der Nahrung u. der Wirkung der einzelnen Nahrungsmittel auf den – gestörten – Stoffwechsel. E dietetics.

**Di|äthyl|äther:** ▸Äther. E diethyl ether.

**Di|äthyl|amino|äthyl-:** die chemische Gruppierung $(C_2H_5)_2N{-}CH_2{-}CH_2{-}$; s.a. ▸DEAE-Cellulose.

**Diäthyl|barbitursäure,** Barbital: obsoletes ▸Barbiturat. E barbital.

**Di|äthylen|glykol,** Diethylenglycol: s.u. ▸Glykole. E diethylene glycol.

**Di|äthyl|stilb|östrol:** ▸Diethylstilbestrol.

**Dia|gnose, Dia|gnosis:** die nosologisch-systematische Benennung eines Krankheitsbildes, in der Praxis die Summe der Erkenntnisse, auf denen das ärztliche Handeln beruht. S.a. ▸Diagnostik. E diagnosis. – **D. per exclusionem:** eine nicht direkt aufgrund der Befunde, sondern durch Ausschluss konkurrierender Diagnosen gestellte Diagnose (▸Differentialdiagnostik). E d. by exclusion. – **D. ex juvantibus:** Diagnose anhand eines Therapie-Erfolges oder -Misserfolges.

**Diagnosehilfsmittel:** ▸Diagnostica.

**Diagnosti|ca, -ka:** Substanzen, die, oft im Rahmen einer weitergehenden apparativen Untersuchung, der Diagnosestellung bzw. dem Ausschluss einer Krankheit dienen. Verwendete ***Wirkst.:*** a) Substanzen zur Durchführung von Organfunktionstests, z.B. zur endokrinologischen Diagnostik (Hormonfunktionstests wie z.B. ▸TRH-Test, CRH-Test), zur Diagnostik der exokrinen Pankreasfunktion (▸Sekretin-Pankreozymin-Test), für den oralen ▸Glucosetoleranztest; b) ▸Kontrastmittel (Röntgenkontrastmittel, paramagnetische Kontrastmittel für die Magnetresonanztomographie, D-Galactose zur Gefäßdarstellung in der Sonographie oder ▸Fluorescein zur Fluoreszenzangiographie); c) ▸Antigene wie z.B. Tuberculin zur ▸Tuberculin-Diagnostik oder ▸Allergenextrakte zur Allergietestung. I.w.S. auch Mittel zur Diagnosevorbereitung wie Wirkst. zur Darmreinigung oder Entblähung des Darmes vor endoskopischen Untersuchungen oder bildgebender Diagnostik. E diagnostics.

**Dia|gnostik:** alle auf die »Erkennung« eines Krankheitsgeschehens als definierte nosologische Einheit (s.a. ▸Diagnose) gerichteten Maßnahmen. Umfasst die Erhebung der Anamnese, Untersuchung des Patienten, evtl. auch seiner Ausscheidungen, Körpersäfte (u.a. als Serumdiagnostik), Gewebe bzw. Zellen (▸Biopsie, ▸Zytodiagnostik), Strahlenanw. (als Röntgendiagnostik, Szintigraphie), Nutzung bioelektrischer Ströme (▸EKG, ▸EEG, ▸EMG) oder des Schalls (▸Audiometrie, ▸Ultraschall-Diagnostik). – I.w.S. auch Bez. für die »Diagnoselehre«. E diagnostic investigation. – **D., in|vasive:** D. unter Verletzung der Körperintegrität; z.B. Probeoperation, Biopsie, Angiographie, Arthroskopie, -graphie. – **D., pränatale:** s.u. ▸pränatale D.

**diagnostischer Strich:** der beidhändige tangentiale »Bindegewebsstrich« (▸Strich) bds. der Wirbelsäule, um aus »Krisselung« der Haut, »Verklebungen« der Haut mit der Unterhaut, ausbleibender oder übermäß. Hautrötung etc. auf segmentale, auch viszerokutan-reflektorische Störungen zu schließen.

**Dia|gramm:** zeichnerische Darstellung (z.B. als Kurve) gewonnener Werte. E diagram.

**Dia|kinese:** *Genetik* das Prophase-Endstadium der ▸Meiose (dort Abb.). E diakinesis.

**Dialkyldimethylammoniumchlorid:** ein ▸Desinfektionsmittel. E dialkyl dimethyl ammonium chloride.

**Dialysance:** die »Dialysierfähigkeit«; diejenige Menge einer Dialyse-zugänglichen (= »dialysablen«) Substanz, die pro Zeiteinheit (Minute) mittels eines Dialysators aus dem Organismus entfernbar ist; s.a. ▸Clearance. E dialysance.

**Dialysat:** durch ▸Dialyse gewonnener Fluidextrakt z.B. aus Pflanzen bzw. das Produkt einer therapeutischen ▸Dialyse. E dialysate.

**Dialysator:** Gerät für die ▸Dialyse; im Prinzip zwei durch eine semipermeable Membran getrennte Flüssigkeitsräume (evtl. ineinander hängend); Hämodialysator (= »künstliche Niere«, s.u. ▸Hämodialyse). E dialyzer.

**Dialyse:** physikalisches Prinzip, das allen ▸Nierenersatzverfahren zugrunde liegt; im Sprachgebrauch häufig auch mit ▸Hämodialyse gleichgesetzt. Verfahren zur Trennung molekulardispers u. kolloidal gelöster Teilchen mittels einer semipermeablen Membran (sog. Diaphragma), z.B. einer Cellophan- oder einer biologischen Membran. Diese lässt nur die ▸Diffusion niedermolekularer Stoffe entlang einem Konzentrationsgradienten zu, die nach Membranpassage in der Dialysierflüssigkeit das Dialysat bilden. Das Prinzip findet in der Medizin Anw. bei akuter u. chronischer Niereninsuffizienz, d.h. zur Eliminierung dialysefähiger endogener, dem Stoffwechsel entstammender Schlackenstoffe des Organismus, sowie zur Beschleunigung der Ausscheidung zugeführter Stoffe (z.B. Gifte). Die Ausführung erfolgt mittels ▸Dialysator, u. zwar befristet (z.B. für Op.-Vorbereitung, Diagnostik) oder intermittierend als ▸Langzeitdialyse. E dialysis. – **D., extra|korporale:** therapeutische D. (▸Nierenersatzverfahren) mittels eines an den Kreislauf eines Erkrankten angeschlossenen Dialysators. V.a. als ▸Hämodialyse oder ▸Hämofiltration. E extracorporeal d. – **D., intra|korporale:** therapeutische D. (▸Nierenersatzverfahren) unter Nutzung körpereigener Organe, z.B. als ▸Peritonealdialyse.

**Dialyse|enzephalo|pathie:** nach mehrjähriger extrakorporaler ▸Dialyse auftretender schwerer Hirnschaden, verursacht durch Aluminiumintoxikation. Die Quellen sind aluminiumhaltige Phosphatbinder u. kontaminiertes Dialysewasser. Charakteristische Zeichen sind ▸Dysarthrie, ▸Dysphasie u. ▸Dyspraxie (während der Dialyse verstärkt u. allgemein progredient) sowie später Demenz, Persönlichkeitsveränderungen (paranoid, psychotisch, delirant), Krämpfe, Myoklonien, Hirnnervenlähmungen, periphere Neuropathie. E dialysis encephalopathy, d. dementia.

**Dialyse|osteo|pathie:** Knochenveränderungen v.a. i.S. der ▸Osteomalazie als Folge einer über lange Zeit durchgeführten ▸Hämodialyse bei chronischer ▸Niereninsuffizienz. Verursacht v.a. durch Mangel an aktiviertem Vitamin D u. sekundären ▸Hyperparathyreoidismus infolge der Niereninsuffizienz, verstärkt durch die NW der Dialyse, insbes. Ablagerung von Aluminium im Knochengewebe u. Langzeitfolgen der Anwendung von ▸Heparin (Osteoporose). E dialysis(-related) osteopathy.

**Dialysier|flüssigkeit:** eine isoosmotische, meist auch isoionische, den blutchemischen Verhältnissen angepasste Lsg. als »Spülflüssigkeit« des Dialysators, in die bei therapeutischer Dialyse die diffusionsfähigen Stoffwechselprodukte bzw. Gifte eintreten. E hemodialysis solution.

**Dia|meter:** *Geburtshilfe* »Durchmesser«; die geradlinige Entfernung zwischen 2 Punkten (s.a. ▸Distantia u. ▸Conjugata als ▸Beckenmaße). E diameter. – **D. bi|parietalis:** beim Neugeborenen als »parietale Schädelbreite« die größte Entfernung der beiden Scheitelhöcker; normal ca. 9,5 cm. E biparietal d. (BPD). – **D. bi|temporalis:** beim Neugeborenen als kleinster Querdurchmesser des Schädels die Entfernung zwischen den Enden der Kranznahtschenkel; normal ca. 8 cm. E bitemporal d. – **D. con|jugata:** ▸Conjugata. E conjugate d. – **D. fronto|occipitalis:** als die größte Hirnschädellänge der Glabella-Opisthokranion-Abstand; beim Neugeborenen normal 12 cm. E occipitofrontal d. – **D. mediạna:** ▸D. sagittalis. E median d. – **D. ob|lịqua:** der »schräge ▸Durchmesser«, insbes. als ▸Beckenmaß. E oblique d. – **D. occipitomentạlis:** der größte »schräge Durchmesser« des Kopfes des Neugeborenen, d. h. zwischen Kinnspitze u. dem entferntesten Punkt des Hinterhauptes; normal ca. 13,5 cm. E occipitomental d. – **D. sagittạlis:** der gerade Durchmesser in der Sagittal-Median-Ebene; s. a. ▸Conjugata. E sagittal d. – **D. sub|mento|breg|mạtica:** der gerade Durchmesser des Kopfes des Neugeborenen von einer Stelle dicht unterhalb des Kinns zur großen Fontanelle; normal 9,5 cm. – **D. sub|occipito|breg|mạtica:** der gerade Durchmesser des kindl. Kopfes von der Mitte der großen Fontanelle zum Nacken; normal 9,5 cm. – **D. transversa:** der quere Durchmesser in einer Transversalebene, z. B. als **D. tuberalis** ein Durchmesser des ▸Beckenausgangs zwischen beidseitigem Tuber ischiadicum (Innenfläche). E transverse d.

**Di|amịn:** aliphatische oder aromat. Verbindung mit 2 Amino- = $NH_2$-Gruppen, z. B. ▸Putrescin, ▸Histamin. E diamine.

**Di|amịno|säure:** jede basische Aminosäure mit 2 Amino- = $NH_2$-Gruppen; z. B. Diaminocapron- u. -valeriansäure (= ▸Lysin bzw. ▸Ornithin). E diaminoacid.

**Di|amịn|oxidase,** Histaminase: Enzym in Blutplasma, Niere u. Leber, das Sauerstoff-unabhängig ▸Diamine unter Bildung von Ammoniak u. Wasserstoffperoxid zu Aminoaldehyden oxidiert. E diamine oxidase, histaminase.

**Dịamond** (LOUIS K. D., 1902–1999, Kinderarzt, Boston). – **D.-Blackfan-Syndrom,** kongenitale hypoplastische Anämie, Erythrogenesis imperfecta: chronische, normochrome, hypo- bis aplastische Anämie mit selektiver Störung der Erythrozytenbildung. ***Ätiol.:*** autosomal-dominant erblich; Beginn im 1. Lj. ***Diagn. u. Klinik:*** Typisch ist ein Erythroblastenmangel (»kongenitale ▸Erythroblastophthise« mit Retikulozytopenie) evtl. auch mit Fehlbildungen des Geschlechtstraktes, pseudomongoloidem Habitus (typ. Gesichtsausdruck), Mikrozephalus, Mikrophthalmus, Hypertelorismus, hohem Gaumen sowie Rückstand der geistigen u. körperl. Entwicklung. ***Ther.:*** Corticosteroide, Knochenmark-Transplantation. E anemia of Diamond-Blackfan. – **D.-Technik,** Nabelvenenmethode: ▸Austauschtransfusion bei Neugeborenen unter Einführung eines PVC-Katheters in eine Nabelvene.

**Dia|morphin:** ▸Diacetylmorphin. E diamorphine.

**Dia|pạsma:** Streupuder. E dusting powder.

**Dia|pedẹse:** Durchtritt zellulärer Blutbestandteile durch die intakte Wand der Blutkapillaren als physiologischer Vorgang bzw. – vermehrt – als krankhaftes Geschehen (▸Leuko-D., ▸Diapedeseblutung). E diapedesis.

**Dia|pedese|blutung,** Haemorrhagia per diapedesin: Blutaustritte durch krankhaft erweiterte Lücken zwischen den Kapillarendothelien; z. B. bei Stauung (Hämostase), hämorrhagischem Infarkt, hämorrhagischer ▸Diathese. E diapedetic bleeding.

**Dia|phakịe:** *Ophthalmologie* ▸Elektrodiaphakie.

**Dia|phanie:** Durchscheinen; s. a. ▸Diaphanoskopie.

**Dia|phano|skopie,** Diaphanie: mittels starker Lichtquelle (Diaphanoskop) erfolgende Lichtdurchstrahlung von Organwandungen von der Nachbarschaft aus zur groben Beurteilung der Gewebedichte oder des Inhaltes einer Körperhöhle (z. B. Nasennebenhöhle) anhand der Transparenz. E diaphanoscopy. – **D., dia|sklerạle:** diasklerale Durchleuchtung des Augapfels mit der LANGE-Lampe, bei der durch einen verspiegelten Glaskonus Licht an der punktförmigen Spitze austritt, das auf die anästhesierte Sklera gerichtet wird. Zur Feststellung von Verschattungen, z. B. durch das maligne Melanom der Aderhaut oder intraokulare Fremdkörper sowie zur Lokalisation des Ziliarkörpers vor Operationen u. zur Darstellung von Pigmentdefekten des Auges, besonders der Iris.

**Diaphenylsulfon:** ▸Dapson.

**Dia|phero|meter:** (NOYONS) Apparat zur Bestg. des Sauerstoff- u. Kohlendioxid-Druckes in der Atemluft anhand der Änderung des elektrischen Widerstands eines Platindrahtes in Abhängigkeit von der Wärmeleitfähigkeit der Gase.

**Dia|phorạse:** Oberbegriff für die ▸Lipoamid-dehydrogenase u. die NADPH-Dehydrogenase, deren angeborener Mangel zu ▸Methämoglobinämie führt. E diaphorase.

**Dia|phorẹse:** die Schweißsekretion als physiologisches Geschehen oder als Folgeeffekt schweißtreibender Mittel = **Diaphoretika** (obsolet). E diaphoresis.

D

**Dia|phrạgma** *(griech.)*: Scheide-, Zwischenwand. Gebräuchlicher Begriff für vielerlei Trennwände, z. B. *patho* als Atresie-Membran, *opt* Blende (s. a. ▸Lochbrille), *chem* als – aus Cellulose bzw. Kunststoff bestehende – poröse Elektrolyten-Trennwand für die ▸Dialyse u. ▸Elektrolyse, *gyn* ▸Diaphragmapessar, *anat* als natürliche anatomische Trennwand oder Begrenzung. Im engen Sinn Bezeichnung für das Zwerchfell. E diaphragm. **1) Diaphragma:** das in der unteren Thoraxapertur gelegene u. dort an Brustbein, Rippenbögen u. Lendenwirbelsäule befestigte »Zwerchfell« als brusthöhlenwärts gewölbte muskuläre Scheidewand zwischen dem Brust- u. Bauchraum. Der aus einem Lenden-, Rippen- u. Brustbeinteil bestehende Muskel besitzt zentral einen sattelförmigen Sehnenspiegel (▸Centrum tendineum), der bds. von den rein muskulären Teilen, den Zwerchfellkuppeln, überragt wird; wird vom Zwerchfellnerv (▸Nervus phrenicus) innerviert u. wirkt – durch Kontraktion – als wichtigster inspiratorischer Atemmuskel, beteiligt sich aber auch an der Bauchpresse. – Das primäre Zwerchfell des Embryos ist nur häutig; es geht aus dem Septum transversum, den Membranae pleuroperitoneales u. aus dem Mesenterium dorsale hervor. S. a. ▸Zwerchfell..., ▸Phren(ik)o... **2) D. pẹl|vicum,** Beckenzwerchfell: der eigentliche ▸Beckenboden (s. a. ▸D. urogenitale); beidseits vom Musculus levator ani im Afterbereich gebildete Platte als unterer Abschluss des kleinen Beckens. E pelvic d. **3) D. sẹllae:** der den Türkensattel (Sella turcica) überspannende, die Hypophyse bedeckende Teil der basalen Dura mater encephali. E sellar d. **4) D. uro|genitạle:** der Musculus transversus perinei profundus u. superficialis (samt bedeckenden Faszien) als der vordere Beckenbodenteil (s. a. ▸D. pelvicum); er wird von der Harnröhre, bei Frauen auch von der Scheide durchbrochen. E urogenital d.

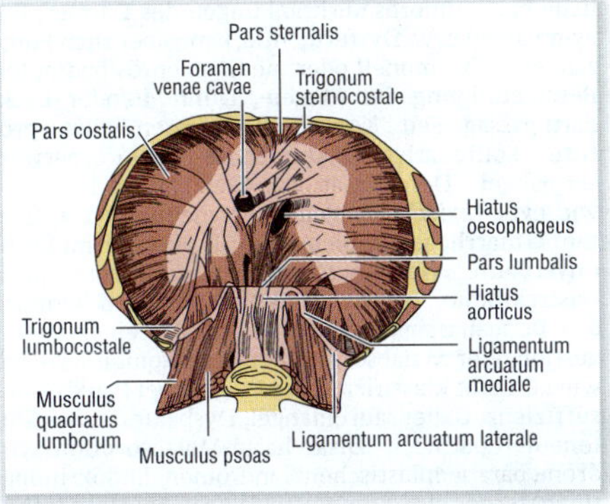


**Diaphragma:** Ansicht der Bauchhöhlenseite. [494]

**Dia|phragma|pessar:** *Gynäkologie* von einer Gummikappe überspannter Kunststoffring als Verschlusspessar zur Abdeckung der ▸Portio uteri i. S. der ▸Kontrazeption. E diaphragm (pessary).

**Dia|phragma|test:** Test zum indirekten Nachweis insulinähnlicher ▸Aktivität anhand der im positiven Fall am Zwerchfell der Ratte auftretenden Kontraktionen. E rat diaphragm assay.

**dia|phragmaticus** *(latein.):* zum Zwerchfell (▶Diaphragma) gehörend. E diaphragmatic.
**Diaphragm(at)itis:** *Pathologie* fieberhafte Entzündung (Myositis) des Zwerchfells; mit Hochstand u. Bewegungseinschränkung des Zwerchfells der erkrankten Seite, Oberbauch- u. Brustkorbschmerzen bis in die Schulter, Reizhusten; evtl. durch Pleuritis kompliziert. E diaphragmatitis.
**Dia|physe, Diaphysis:** das die Markhöhle enthaltende Mittelstück (Corpus, »Schaft«) der langen Röhrenknochen zwischen den beiden ▶Epiphysen. S.a. ▶Metaphyse. E diaphysis.
**dia|plazentar:** auf dem Wege über/durch die Plazenta. E dia-, transplacental. – **d. Infektion:** *Pathologie* Infektion des Embryos bzw. Feten durch Plazentapassage von Krankheitserregern aus dem mütterlichen in den kindl. Kreislauf. E diaplacental infection. – **d. Stoffaustausch:** der St. zwischen mütterlichem u. fetalem Kreislauf unter Passage der ▶Plazentarschranke; Blutgase u. niedermolekulare Stoffe passieren fast ungehindert, hochmolekulare dagegen nur selektiv; auf diesem Wege auch Sensibilisierung i.S. einer Allergie möglich. E transplacental metabolic exchange.
**Diar|rhö, Diarrhöe,** Diarrhoea: das Absetzen »ungeformten« (zu flüssigen = unzureichend eingedickten) Stuhles häufiger als dreimal pro Tag und in vermehrter Menge, evtl. mit Schleim- (D. mucosa = D. serosa), Eiter- oder Blutbeimengung. Tritt auf als **akute D.** (katarrhalisch = pituitös; z.B. bei Gastroenteritis) oder als **chronische D.** Wird u.a. benannt nach dem Entstehungsort (Magen-, Dünndarm-, Dickdarm-D.) bzw. nach der – auch extraintestinalen – Ursache (malassimilatorische D., sekretorische D.). ***Ätiol.:*** wird ausgelöst z.B. durch schleimhautreizende Nahrungsmittel (alimentäre, irritative D.), Arzneimittel, Laxanzienabusus, Allergene, Krankheitskeime (▶Dysenterie, ▶Säuglingsenteritis), entzündliche bzw. tumoröse Erkrankungen des Darmes, Enzymmangel bzw. Dysfermentie, kann aber auch Folge z.B. einer hormonell oder medikamentös bedingten Beschleunigung der Magen-, Dünn- u./oder Dickdarmpassage sein. ***Kompl.:*** In schweren Fällen (profuse = kolliquative D.) können als Folge Körperwassermangel (Dehydratation), Elektrolytverluste sowie evtl. toxische Allgemeinerscheinungen auftreten. E diarrhea. – **D. li|en|terica:** D., bei der im Stuhl unverdaute Nahrungsanteile vorkommen; nach Gastrektomie, bei Magen-Kolon-Fistel. E lienteric d. – **D., mal|assimilatorische:** D. infolge einer Maldigestion oder Malabsorption bzw. als kombinierte sowie als nicht klassifizierbare D. (z.B. bei Pankreasinsuffizienz, Gallensäuremangel, Dysbakterie; bei Glutenenteropathie, Disaccharid-Malabsorptionssyndrom, paraneoplastischen Syndromen, Endokrinopathien, ferner als Arzneimittelfolge u. bei Helminthosen; Postgastrektomie-, ZOLLINGER-ELLISON-Syndrom). Die malabsorbierten Stoffe u. deren bakteriell bedingte Spaltprodukte wirken osmotisch, Fette u. Gallensäuren zusätzlich sekretorisch. Die Stühle enthalten relativ wenig Elektrolyte. – **D. membranosa:** ▶Colica mucosa. E mucous d. – **D. para|doxa:** Scheindiarrhö bei Verstopfung (▶Obstipation), u. zwar als Folge einer akuten Stuhlverflüssigung durch starke Darmsaftsekretion infolge der Irritation des unteren Dickdarms durch Kotballen: »D. stercoralis« (oft mit schwerem Kollaps). E paradoxical d. – **D., seifige:** D. bei gestörter Fettverdauung, -resorption; im Stuhl vermehrter Gehalt an Kalkseifen (= Saponifikation); s.a. ▶Steatorrhö. – **D., sekretorische:** D. als Folge krankhaft gesteigerter Absonderung von Verdauungssäften, zu Elektrolyt- u. Wasserverlusten führend (wohingegen die Absorption der Nahrungsbestandteile ungehindert abläuft). Ursachen: Bakterien(toxine), Viren, Arzneimittel, Hormone, Gallensäuren, Schwermetalle; ferner Reizzustände durch inkomplette Dickdarmverengung, z.B. als paradoxe D. bei Rektumkarzinom; ferner bei Polypen, villösen Adenomen. Im Vordergrund stehen Folgen der Elektrolyt- u. Wasserverluste (v.a. Chlor- u. äquimolare Natriumionenmengen u. ihre osmotischen Wasseranteile; im Extremfall Cholera-ähnlich). – **D. stercoralis:** ▶D. paradoxa. E stercoral d. – **D. tropica:** ▶Sprue. E tropical d. – **D., vikariierende:** D. als Kompensationsversuch i.S. der Wasser- bzw. Metaboliten-Elimination bei Funktionsstörung der einschlägigen Ausscheidungsorgane.
**Diar|throsis:** **1)** *(BNA, JNA):* ▶Articulatio. **2)** *Pathologie* Arthrose (i.e.S. die D. interspinosa = ▶BAASTRUP-Syndrom). E diarthrosis.
**Dia|schisis:** *Neurologie* »Schock« einer Funktionseinheit des Zentralnervensystems; führt zu vorübergehendem Funktionsausfall des gesamten zugehörigen Neuronenkreises. E diaschisis.
**dia|skleral:** durch die Sklera; s.a. ▶Diaphanoskopie.
**Dia|skopie:** **1)** Röntgendurchleuchtung. E diascopy, transillumination. **2)** *Dermatologie* das Wegdrücken einer entzündl. Rötung mittels Glasspatel zur Darstellung der Eigenfarbe des Infiltrats. E diascopy.
**Dia|stase:** **1)** *Pathologie* Diastasis: **a)** *patho* das Auseinanderstehen, -weichen, -klaffen von Organteilen, die natürlicherweise engen Kontakt haben; als ▶Rektusdiastase, als D. von Gelenkenden der Knochen bzw. Knochenfragmenten, als Breitstand der Zähne (s.a. ▶Diastema). – **b)** *kard* die Phase der ▶Diastole der Herzventrikel unmittelbar vor der Vorhofkontraktion. E diastasis. **2)** *Enzymologie* Sammelbez. für die ▶Amylasen (Hydrolasen, die – als »diastatisches Enzym« – Kohlenhydrate aufspalten), d.h. für α-, β- u. γ-Amylasen. E diastase.
**Dia|stasis:** ▶Diastase (1). E diastasis.
**Dia|stema:** eine nicht durch Zahnverlust bedingte Zahnlücke. E diastema. – **D., echtes,** Trema: erbliche Lücke zwischen den oberen mittl. Schneidezähnen beider Gebisse, im Milchgebiss evtl. physiologisch. E true d. – **D., unechtes:** Lücke durch Raumüberschuss bei ▶Agenesie der seitlichen Schneidezähne, bei nasopalatinaler Zyste etc. E false d.
**Dia|stemato|crania:** ▶Kranioschisis. E diastematocrania.
**Dia|stemato|mye|lie:** *Pathologie* angeborene Rückenmarkfehlbildung mit Spaltung in zwei Stränge im BWS- oder LWS-Bereich; ferner Hautanomalien, Skoliose u. neurol. Ausfälle. E diastemato-, schizomyelia.
**Di|aster:** *Zytologie* die doppelte sternförmige Chromosomenanordnung während der späten Anaphase der ▶Mitose. E diaster.
**Dia|stole:** *Physiologie* das Stadium der Erschlaffung als Bewegungsphase eines muskulären Hohlorgans zwischen 2 Systolen; i.e.S. *kard* die D. der Herzkammern vom Beginn des erfolgten Taschenklappenschlusses der großen Herzgefäße bis zum Beginn des Segelklappenschlusses (wohingegen die Vorhofdiastole während der Kammersystole erfolgt). Abschnitte: ▶Proto-D. (die Phase der isometrischen Erschlaffung sowie der raschen Füllung), ▶Diastase u. Phase der Vorhofkontraktion. Die Dauer beträgt ca. 0,5–0,6 Sek.; bei Herzfrequenzerhöhung ist sie die überwiegend verkürzte Herzzyklusphase (u. zwar ohne wesentl. Rückwirkung auf die Herzfüllung). E diastole. – **D., aktive:** der Abschnitt der Diastole der Herzventrikel, in dem diese infolge Höhertretens der ▶Ventilebene der Segelklappen eine Sogwirkung entfalten. E active d. – **D., elektrische:** im EKG die T-P-Zwischenstrecke. E electrical d.
**Dia|stolikum:** *Kardiologie* diastolisches ▶Herzgeräusch. E diastolic murmur.
**dia|stolisch:** die ▶Diastole (v.a. des Herzens) betreffend. E diastolic. – **d. Galopp:** *Kardiologie* s.u. ▶Galopprhythmus. E d. gallop rhythm.
**dia|stro|phisch:** *Pathologie* verdreht, verkrüppelt. E diastrophic. – **d. Dysplasie,** d. Minderwuchs: ▶LAMY-MAROTEAUX-Syndrom (1).
**Dia|thermie,** Thermopenetration: die (ther.) Tiefenerwärmung des Körpers durch elektromagnetische

Schwingungen des Frequenzbereichs $10^6$–$10^{10}$ Hz (=300 m bis 3 cm); unterschieden als »klassische« Langwellen-D. u. als Kurzwellen-D. (▶Hochfrequenztherapie) einschl. der Ultrahochfrequenz- u. ▶Mikrowellentherapie (mit Dezi- bzw. Zentimeterwellen) sowie als d'Arsonvalisation. – Die Wärmewirkung erfolgt durch Energieumsatz am Ort (JOULE-Wärme). E diathermy. – **D., chirurgische:** D. unter Anw. einer sehr kleinen differenten Elektrode, an der gewebszerstörende Wärmegrade erreicht werden, so dass sie sich als Schneidinstrument, zur Blutstillung (Koagulation kleiner Gefäße) u. zur Diathermie eignet; ▶Elektrochirurgie. E surgical d., thermic cauterisation, hot cautery.

**Dia|these, Diathesis:** jede erblich-konstitutionelle, i.w.S. aber auch erworbene, Bereitschaft oder Neigung des Organismus zu krankhaften Reaktionen an bestimmten Organen oder Organsystemen. S.a. ▶Status, ▶Disposition. E diathesis. – **D., adeno|ide:** die exsudativ-lymphatische ▶Diathese. E adenoid d. – **D., allergische:** ▶Allergie, ▶Atopie. E allergic d. – **D., angio|neurotische,** vasoneurotische D.: Störungen der Gefäßregulation; mit Neigung zu Gefäßkrämpfen (z.B. als vasomotorische Angina pectoris, Migräne, RAYNAUD-Syndrom); s.a. ▶Angioneurose. E angioneurotic d. – **D., exsudative,** D. inflammatoria: (CZERNY) die besondere Disposition zu entzündlichen Reaktionen der Haut u. Schleimhäute; manifestiert sich schon im Kindesalter z.B. in ▶Dermatitis seborrhoides, Ekzem, häufigen Atemwegskatarrhen, Skrofulose; es bestehen fließende Übergänge zu bzw. Kombinationen mit allergischer, exsudativ-lymphatischer oder neuropathischer D. E exsudative d. – **D., exsudativ-lymphatische,** adenoide D.: (CZERNY) die bereits im Kindesalter erkennbare Neigung zu rezidivierenden Katarrhen der Luftwege u. zu Entzündung des lymphatischen Systems (z.B. Rachenmandelhyperplasie); s.a. ▶D., lymphatische. E exsudative-lymphatic d. – **D., hämorrhagische:** erbliche oder erworbene (toxisch-infektiöse, allergische, immunreaktive) Blutungsneigung i.S. einer Minus-▶Koagulopathie, Thrombozyto-, ▶Angiopathie; manifestiert sich als Purpura, ▶Petechien, ▶Ekchymosen, ▶Sugillationen, ▶Hämaturie, ▶Hämoptyse, ▶Epistaxis, ▶Melaena, Menorrhagien, Metrorrhagien etc.; s.a. ▶Verbrauchskoagulopathie. E hemorrhagic d. – **D., harnsaure,** D. urica: Neigung zu ▶Hyperurikämie, ▶Gicht. E gouty d. – **D., ikt|affine:** Neigung zu Krampfanfällen; bei Fehlbildungen, Differenzierungsmangel der Hirnrinde. – **D. in|flammatoria:** entzündliche D., ▶D., exsudative. E inflammatory d. – **D., lymphatische,** Lymphatismus, Status lymphaticus: Neigung zu ▶Hyperplasie der lymphatischen Organe (s.a. ▶D., exsudativ-lymphatische), v.a. bei pastösen Kindern; es besteht Resistenzschwäche gegen Infektionen. E lymphatic d. – **D. spasmodica:** ▶Spasmophilie. E spasmophilic d. – **D., thrombo|phile:** angeborene oder erworbene ▶Thromboseneigung. E thrombophilic d. – **D., vasoneurotische:** ▶D., angioneurotische. E vasoneurotic d.

**Diatomeen:** die in Süß- u. Meerwasser verbreiteten »Kieselalgen«. In der Rechtsmed. galt ein Vorhandensein von D. in Lunge oder Nieren der Leiche als Beweis für Tod durch Ertrinken. Diese Schlussfolgerung ist mittlerweile umstritten, da auch enterale (in vivo) Aufnahme möglich ist. Ebenso wird ein postmortales Eindringen von D. in den Körper diskutiert. E diatomeae, diatoms.

**Diazepam:** v.a. als Tranquilizer gebräuchliches ▶Benzodiazepinderivat. E diazepam.

**Diazepine:** Sammelbez. für Verbindungen mit dem Grundgerüst des Diazepins (heterozyklischer, 2 Stickstoff-Atome enthaltender 7-gliedriger Ring); z.B. ▶Benzodiazepine. E diazepines.

**Di|azetyl...:** s.u. ▶Diacetyl... E diacetyl...

**Di|azo...:** *Chemie* Präfix zur Kennzeichnung der »Azogruppe –N=N–«. E diazo...

**Di|azonium|salze:** Salze der allgemeinen Formel [Ar–$N{\equiv}N^+$]$X^-$ (Ar u. X symbolisieren einen aliphatischen

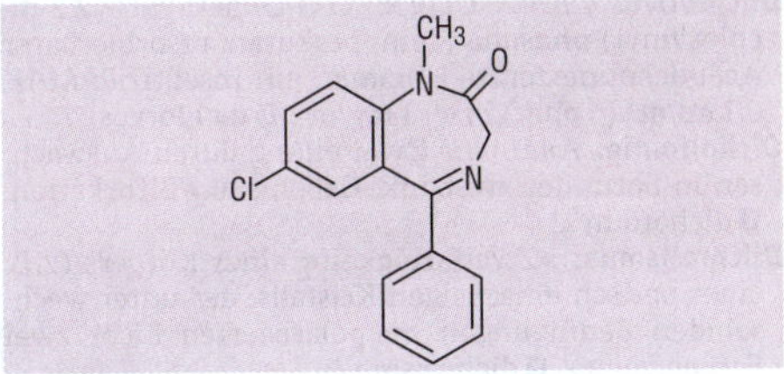


**Diazepam.**

bzw. einen Säurerest); ihre Kupplung mit Phenolen ergibt Azofarbstoffe; s.a. ▶Diazoreaktion. E diazonium salts.

**Di|azo|reaktion:** (EHRLICH 1882) allgemein mit Diazoreagens ausgeführte, auf der Kupplung eines ▶Diazoniumsalzes mit kupplungsfähigen Substanzen beruhende u. meist mit Bildung eines gefärbten Produktes ablaufende Reaktion; z.B. zum Nachweis von Diazokörpern im Harn bzw. – nach VAN DEN BERGH – zum Nachweis des direkten u. indirekten ▶Bilirubins im Serum (Rotfärbung durch Bildung von »Azobilirubin« erfasst direktes Bilirubin; indirektes Bilirubin reagiert erst nach Zusatz von Coffein-Lsg. oder Alkohol). E diazo reaction, diazotation.

**Di|azo|verbindung:** *Chemie* organische Verbindung mit der Azogruppe »–N≡N–«. E diazo compound.

**Diazoxid:** ein ▶Kaliumkanalöffner; ***Anw.*** als Antihypertonikum, Antihypoglykämikum. E diazoxid.

**Diaz-Syndrom:** aseptische ▶Epiphysennekrose des Talus. E aseptic talar necrosis.

**Di|benz|anthracen:** zu den karzinogen wirkenden, polyzyklischen aromatischen ▶Kohlenwasserstoffen gehörende Verbindung. E dibenzanthracene.

**Di|benz|azepin:** ein mit 2 Benzolringen kondensierter 7-gliedriger Ring; als **Dibenzazepin-Derivate** z.B. trizyklische Antidepressiva. E dibenzazepine (derivatives).

**Dibenzepin:** ein trizyklisches ▶Antidepressivum. E dibenzepin.

**Di|benzo|di|oxine; Dibenzofurane:** s.u. ▶Dioxine.

**Di|benz|pyren:** höhere 6kernige aromatische Kohlenwasserstoffe; wirken ▶karzinogen. E dibenzpyrene.

**Di|bo|thrio|cephalus:** ▶Diphyllobothrium.

**Dibromhydroxybenzolsulfonsäure:** ein Antiseptikum.

**DIC: 1)** *(engl.)* Abk. für **d**isseminated **i**ntravascular **c**oagulation: *Hämatologie* akute ▶Verbrauchskoagulopathie. **2)** *Physiologie* Abk. für ▶Dreieck-Impuls-Charakteristik.

**Di|carbonat:** ▶Bicarbonat.

**Di|carbon|säuren:** Carbonsäuren mit 2 Carboxyl-Gruppen (=COOH) im Molekül, z.B. Äpfel-, Bernstein-, Fumarsäure. E dicarboxylic acids.

**Di|cephalus,** Dizephalus, Derodidymus: *Pathologie* ▶Doppelfehlbildung mit 2 Köpfen u. einer mehr oder minder weit nach kaudal reichenden (Hals-)Wirbelsäulenverdoppelung (»Derodymus«). E dicephalus.

**1,2-Di|chlor|äthan, 1,2-Dichlorethan,** Äthylenchlorid, $CH_2Cl{\cdot}CH_2Cl$: *toxik* eine gewerblich genutzte Verbindung (hochtoxisches Lebergift; wenige ml oral können tödl. sein). ***Klinik:*** akute u. chron. Vergiftung nach Einatmung mit Übelkeit, Erbrechen, Schwindel, Benommenheit bis Bewusstlosigkeit. Später evtl. Nieren- u. Leberschäden. Auch Ursache von Kontaktdermatitis, Hornhauttrübungen. E dichloroethane.

**Di|chlor|phenol-indo|phenol-Natrium,** 2,6-Dichlorchinon-4-p-ketophenylimid-natrium, TILLMANN-Reagens: ein Redoxindikator (rH 20–22,5; Farbumschlag bläulich/farblos), z.B. zur Vitamin-C-Bestimmung; dient ferner zum direkten photometr. Nachweis des Fehlens der NAD(P)H-Dehydrogenase bei erblicher ▶Methämoglobinämie. E dichlorophenol-indophenol sodium, dichloroindophenol.

**Di|chlor|vos,** Abk. DDVP: O,O-Dimethyl-O-(2,2-**di**-chlorvinyl)-**phos**phat; ein perkutan resorbierbarer Acetylcholinesterase-Hemmer; ein Insektizid; ***MAK*** 0,1 ml/m³ (= ppm) bzw. 1 mg/m³. E dichlorvos.

**Dicho|tomie:** *Anatomie* Zweiteilung durch Auswachsen in Form der zweizink. Gabel; s.a. ▶Bifurkation. E dichotomy.

**Di|chro|ismus:** »Zweifarbigkeit« eines Körpers (z.B. eines optisch einachsigen Kristalls, der unter wechselnden Bedingungen im polarisierten Licht zwei Farben zeigt). E dichroism.

**Di|chromasie,** Bichromasie, Dichromatopsie: *Ophthalmologie* Farbenfehlsichtigkeit mit Erkennen von nur 2 der 3 Grundfarben (Prot-, Deuter-, Tritanopie). E dichromasia.

**di|chromatisch: 1)** zweifarbig. E dichromic, bicolored. **2)** farbenfehlsichtig i.S. der ▶Dichromasie. E dichromatic.

**Dichte,** Abk. D: *Physik* der auf eine Längen-, Flächen- oder Raumeinheit entfallende Betrag einer physikalischen Größe; i.e.S. die – von Temperatur u. Druck abhängige – spezifische Masse pro Volumeneinheit, unterschieden als absolute D. (angegeben in g/cm³ bzw. kg/m³) u. als relative D. (D. im Verhältnis zur D. eines Vergleichsstoffes, z.B. des Wassers, der Luft bei 4 °C bzw. 0 °C u. 760 Torr; Dichtezahl = spezif. Gewicht). E density.

**Dick|darm,** Intestinum crassum: etwa 1,30 m langer Darmabschnitt, der von der Valva ileocaecalis bis zum After (▶Anus) reicht. Besteht aus ▶Caecum mit Wurmfortsatz (Appendix vermiformis), ▶Colon u. ▶Rectum (einschließlich Canalis analis). Der histologische Aufbau lässt in den einzelnen Dickdarmabschnitten jeweils typ. Besonderheiten erkennen. ***Funktion:*** Umwandlung des Darminhalts in Stuhl (Fäzes) durch Gärungs- u. Fäulnisvorgänge, Wasser- u. Salzresorption (Rückresorption der Darmsäfte, Eindickung des Dünndarmbreis, Fäulnishemmung), Vitamin-K-Synthese durch Darmbakterien. E large intestine.

**Dickdarm|adenom:** *Pathologie* neoplastische Typen von Schleimhautpolypen, ▶Adenom(a), kolorektales. E adenoma of the large intestine.

**Dickdarm|adenomatosen, familiäre:** s.u. ▶Adenomatosis coli, ▶Lentigopolyposis (▶Peutz-Jeghers-Syndrom), ▶Gardner-Syndrom, ▶Turcot-Syndrom.

**Dickdarm|blase:** mit Hilfe eines ausgeschalteten Dickdarmabschnittes gebildete Ersatzblase; i.w.S. auch eine mittels eines Dickdarmsegmentes erweiterte Harnblase. Ersatzblasenbildung erfolgt durch Einpflanzen des Blasendreiecks (Trigonum vesicae) oder der Harnleiter in das isolierte Darmsegment (Zäkum, Sigma oder Rektum; s.a. Abb.). Die Harnableitung erfolgt meist durch den natürlichen oder einen künstlichen After (s.a. ▶Conduit), eine Appendikostomie, »feuchte« Kolostomie, bei Erweiterungs- oder Augmentationsplastik durch die Harnröhre.

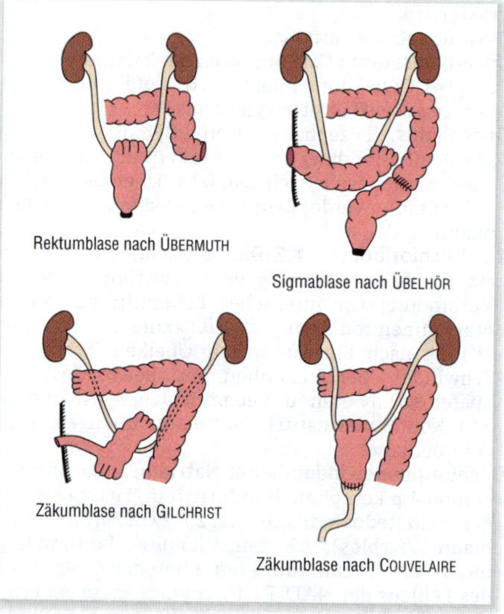


**Dickdarmblase.** [503]

**Dickdarm|divertikel:** echtes ▶Divertikel oder Pseudodivertikel (= Graser-Divertikel) des Dickdarms; v.a. das Letztere oft zahlreich entwickelt (»Divertikulose«). Enthält evtl. Kotballen (»Kotdivertikel«). Ist v.a. als Folge der Kotstauung und der fauligen Kotzersetzung oft entzündlich verändert (▶Divertikulitis); führt zu Übelkeit, Darmkrämpfen, Durchfällen sowie – bei Entzündung – zu lokaler Peritonitis (evtl. als sog. Linksappendizitis), evtl. zu Subileus, Abszedierung u. (gedeckter) Perforation, Fistelbildung. – Gefahr der bösartigen Entwicklung wird vermutet. E diverticula of colon.

**Dickdarm|entzündung:** ▶Colitis, ▶Proktitis. E colitis.

**Dickdarm|ileus:** *Chirurgie* ▶Ileus als Folge eines Dickdarmprozesses (z.B. bei Tumor; dann meist chronisch intermittierend u. zunächst wenig dramatisch; mit veränderter Stuhlform u. -frequenz, Darmsteifungen, perkutorisch nachweisbarer »Kolonrahmenblähung«, okkulter Blutung, gefolgt von »Späterbrechen« u. *röntg* Nachweisbarkeit von Dickdarm-, später auch Dünndarmspiegeln, ▶Spiegel). Als akuter D. z.B. bei Inkarzeration, Volvulus. E large intestine ileus.

**Dickdarm|karzinom:** ▶Darmkarzinom. E colon cancer.

**Dickdarm|passage:** Kurzbezeichnung für Röntgenkontrastdarstellung des Kolons u. Rektums im Rahmen der Magen-Darm-Passage (ca. 6–24 Std. nach Gabe des Kontrastmittels). E colon-rectum passage.

**Dickdarm|per|foration:** die ▶Darmwandperforation im Dickdarmbereich. Führt zu schwerem Peritonealschock, Peritonitis, Douglas-Schmerz, *röntg* zu subdiaphragmaler Luftsichel auf der Bauchübersichtsaufnahme. ***Kompl.:*** Kotfistel, -phlegmone. E colon perforation.

**Dickdarm|polyp:** *Pathologie* ▶Darmpolyp im Kolonbereich. E colon polyp.

**Dickdarm|polypose:** ▶Adenomatosis coli. E intestinal polyposis.

**Dicker Tropfen:** (Ronald Ross 1903) luftgetrockneter u. nach ▶Giemsa gefärbter Blutstropfen zum mikroskopischen Schnellnachweis von Parasiten (z.B. Malariaplasmodien; zwischen zerstörten Erythrozyten bläuliche Parasitenkörper erkennbar). E thick drop. – **dünner D. T.:** modifizierter Dicker Tropfen zur orientierenden Leukozyten-Differentialzählung; die Färbung erfolgt mit Giemsa-Lsg., die mit Leitungswasser verdünnt ist.

**Dickie-Körper:** stark lichtbrechende Körperchen im Zytoplasma der Lymphozyten nach Einwirkung erheblicher ionisierender Strahlung.

**Dick-Read-Verfahren:** *Geburtshilfe* s.u. ▶Read. E Read's precepts.

**Diclofenac:** nichtsteroidales ▶Antiphlogistikum u. Antirheumatikum (Phenylessigsäurederivat); ***NW:*** gastrointestinale Beschwerden u. Blutungen, nach parenteraler Gabe Schockgefahr. E diclofenac.

**Diclofenamid:** ein ▶Carboanhydrasehemmer; ***Anw.*** als Glaukommittel. E diclofenamide.

**Dicloxacillin:** ein Penicillase-stabiles ▶Penicillin zur ***Anw.*** bei Staphylokokken-Infektionen. E dicloxacillin.

**Dicoumarol:** Hemmstoff der Blutgerinnung (in faulendem Süßklee gefunden); als Therapeutikum obsolet. S.a. ▶Cumarin. E dicumarol.

**Di|cro|coeliasis:** Befall durch ▶Dicrocoelium. E dicrocoeliosis.

**Di|cro|coelium:** eine Wurmgattung; ▶Trematoden [Dicrocoeliidae]. – **D. dendriticum, D. lanceolatum:** der kleine Leberegel (5–12 mm lang). Entwickelt sich in zwei Zwischenwirten (1. Wirt sind Schnecken) u. gelangt durch zufälliges Verschlucken von Metazerkarien (z.B. in an Pflanzen sitzenden Ameisen?) in den menschl. Körper. ***Klinik:*** ruft dann nach einer Präpatentperiode von ca. 60 Tg. evtl. Beschwerden seitens der Gallenwege hervor (»Dicrocoeliasis«). E Dicrocoelium.

**Dicty...:** Wortteil »Netz«, »Netzhaut«; s.a. ▶Dikty...

**Di|cytosis:** das überwiegende Auftreten zweier Zelltypen (z.B. im Differentialblutbild).

**Didanosin,** Didesoxyinosin, Abk. DDI: ▶antiretrovirale Substanz zur Kombinationsther. bei HIV-Infektion. E dideoxyinosine.

**di|delphys** *(griech.):* mit gedoppeltem Uterus. E didelphic.

**Didesoxycytidin:** antiretrovirale Substanz (▶Reverse-Transkriptase-Hemmer). E dideoxycytidine.

**DIDMOAD-Syndrom:** familiäre, autosomal-rezessiv erbl. Erkrankung. ***Klinik:*** **Di**abetes **i**nsipidus, insulinabhängiger **D**iabetes **m**ellitus (evtl. nur Glucoselabilität oder -intoleranz), **O**ptikus**a**trophie, Innenohrschwerhörigkeit (engl.: **d**eafness). Manifestation meist < 15 Jahre.

**Di|dymitis:** ▶Orchitis. E didymitis.

**Di|dymus:** **1)** der Zwilling, die Zwillingsfehlbildung (Duplicitas). E twin, twindeformity. **2)** der Hoden (▶Testis). E testicle.

**Dieffenbach-Methode** (JOHANN FRIEDRICH D., 1792–1847, Chirurg, Berlin): **1)** Oberschenkelamputation nach der Zirkelschnittmethode. **2)** Epi- oder Hypospadie-Plastik durch beidseitige streifenförm. Anfrischung der Harnröhrenrinne u. Verschluss der Rinne durch Naht über einem Katheter (sog. Keilnaht). **3)** Korrektur des muskulären Schiefhalses durch subkutane Durchtrennung der Kopfnickersehne im Brustbeinbereich. **4)** Verschiebeplastiken zur Defektdeckung an Lippe, Nasenflügel, Ohrläppchen. E Dieffenbach's method.

**Diego-System:** Blutgruppensystem (fast nur bei Indianern, Japanern, Chinesen) mit dem Antigen $Di^a$ (»Diego-Faktor«) u. dem – bislang hypothetischen – $Di^b$. – Blutgruppenunverträglichkeiten zw. Mutter u. Kind kommen vor. E Diego blood groups.

**Di|elektrolyse:** ▶Iontophorese. E dielectrolysis.

**Di|en|cephalon,** Zwischenhirn, Dienzephalon: zwischen End- u. Mittelhirn liegender Teil des ▶Gehirns als Teil des Hirnstammes. Umfasst das ▶Thalamencephalon, den ▶Hypothalamus u. den III. Hirnventrikel. Enthält Zentren für die Oberflächensensibilität, die seelische Empfindung, die Seh-, Hör- u. Riechbahn u. für vegetative u. inkretorische Funktionen (▶Zwischenhirn-Hypophysen-System) sowie das Koordinationszentrum für die Übertragung sensibler Reize auf Kerne des extrapyramidal-motorischen Systems. Am Boden des D. befinden sich die ▶Hypophyse mit vorwiegend hormonsteuernder Funktion sowie die paarig angelegten Corpora mamillaria, die als Schaltstellen des ▶limbischen Systems anzusehen sind. Auf der dorsalen Fläche des Hirnstamms zwischen den oberen Hügeln der Vierhügelplatte liegt das ▶Corpus pineale, dessen Funktion bisher nicht sicher geklärt ist. E diencephalon.

**Di|ene:** *Chemie* ungesättigte, 2 Doppelbindungen enthaltende aliphatische Kohlenwasserstoffe der allgemeinen Formel $C_nH_{2n-2}$. E dienes.

**Dienogest:** ▶Gestagen mit antiandrogener Wirkung. E dienogest.

**Di|en|säure:** Bez. für ungesättigte ▶Fettsäuren mit 2 konjugierten Doppelbindungen (z.B. Linolsäure). E double unsaturated fatty acid.

**Di|ent|amoeba fragilis:** eine meist 2-kernige Amöbe; gelegentlich Erreger einer meist gutartigen Magen-Darm-Infektion mit den Symptomen einer milden Amöbenruhr (breiige Stühle, Blähungen, Leibschmerzen); klinische Erscheinungen meist nur bei Kleinkindern.

**di|en|zephal:** das Zwischenhirn (▶Diencephalon) betreffend. E diencephalic. – **d.-autonome Krise:** atypische epileptische Anfälle bei Erkrankung des Hypothalamus; es herrschen vegetative Symptome seitens der Eingeweide vor. E d.-autonomic attack. – **d. Syndrom:** Symptomenkomplex bei Hirntumoren (vorderer Hypothalamus oder Boden des III. Ventrikels) mit Abmagerung, Diabetes insipidus, Nystagmus, Temperaturregulationsstörungen.

**di|enzephalo|retinale Degeneration:** das ▶LAURENCE-MOON-BIEDL-Syndrom. E diencephalo-retinal degeneration.

**Di|enzephalose,** Diencephalosis: s.u. ▶Zwischenhirnsyndrome. E diencephalic dysfunction.

**Diethyl...:** international übliche Bez. für ▶Diäthyl...

**Diethylstilbestrol,** Abk. DES: Stilben-Derivat (synthetisches Östrogen) mit karzinogener Wirkung (embryotoxische Substanz): gehäuftes Auftreten von Genitalkarzinomen bei Frauen, deren Mütter in der Schwangerschaft D. erhalten hatten. *pharm* Abkömmling **Diethylstilbestroldiphosphat** (▶Fosfestrol) wird zur Tumortherapie eingesetzt. E (diethyl)stilbestrol.

**Dietlen-Syndrom** (HANS D., 1879–1955, Internist, Saarbrücken): röntgenologische Symptomatik bei ausgedehnten (Herzbeutel-)Zwerchfellverwachsungen. E Dietlen's syndrome.

**Dietrich-Krankheit** (HANS D., 1891–1956, Chirurg): aseptische Epiphyseonekrose der Mittelhandknochen (v.a. der Metakarpalköpfchen II u. III). E Dietrich's disease.

**Dieuaide:** *Kardiologie* – **D.-Schema:** Schema zur Bestimmung der elektrischen Herzachse anhand der R-Zacken in den Ableitungen I u. III. E Dieuaide's model. – **D.-Versuch:** Seitenlagerung des Pat., die normalerweise zu nachweisbaren EKG-Veränderungen infolge Achsverlagerung führt (sie bleiben bei mediastinaler Perikardschwiele aus). E D.'s procedure.

**Dieudonné-Agar** (ADOLF D., 1864–1945, Hygieniker, München): Nährboden aus defibriniertem Rinderblut, n-Natronlauge u. verflüssigtem Nähragar (pH 7,0) zum Nachweis von Cholera-Vibrionen.

**Dieulafoy** (GEORGES D., 1839–1911, Arzt, Paris). – **D.-Pankreaskrise:** Symptome des akuten Bauches zu Beginn einer hämorrhagischen ▶Pankreatitis. E acute abdomen at pancreatitis onset. – **D.-Ulcus,** Exulceratio simplex: Ulcus ventriculi im Bereich einer abnorm weit bis zur Muscularis mucosae verlaufenden Arterie, kann zu vital bedrohlichen arteriellen Blutungen führen. E Dieulafoy's ulcer.

**dif|ferent:** verschieden, ungleich bzw. eigentlich wirksam (z.B. diff. ▶Elektrode; s.a. ▶Differentialelektrode). E different.

**Dif|ferential...:** s.a. ▶Differenzierungs...

**Differential|agglutination(stest),** Abk. DAT: selektiver Nachweis agglutinierender, nicht im Rahmen einer Antigen-Antikörper-Reaktion wirksamer Serumbestandteile, z.B. als ▶WAALER-ROSE-Test. E Rose-Waaler test.

**Differential|blut|bild,** Abk. DBB: die im speziell (meist n. PAPPENHEIM) gefärbten ▶Blutausstrich (»Differentialausstrich«) ermittelte prozentuale Verteilung der kernhaltigen Zellen, d.h. der Leukozyten u. ggf. auch kernhaltiger Erythrozyten u. pathologischer Zellformen (Tab. u. Abb.). Dient zur qualitativen u. quant. Beurteilung des peripheren Blutes. Erfolgt durch Auszählen (Absuchen in Mäanderform) von jeweils 100 Zellen (oder eines Vielfachen); gleichzeitig Beurteilung der Erythrozytenqualität (Form, Größe, färberisches Verhalten). E hemogram.

**Differential|blut|senkung:** modifizierte ▶Blutkörperchensenkungsgeschwindigkeit, mit der auch Hämatokritvolumen, Serumgeline u. Fibrinogen quantitativ bestimmt werden. E differential blood sedimentation rate.

**Differential|diagnose,** Abk. DD: jede bei der ▶Differentialdiagnostik zu berücksichtigende Diagnose (Krankheit). E differential diagnosis.

**Differential|diagnostik:** ▶Diagnostik, ausgerichtet auf die Abgrenzung u. Identifizierung einer bestimmten Krankheit innerhalb einer Gruppe sympto-

D

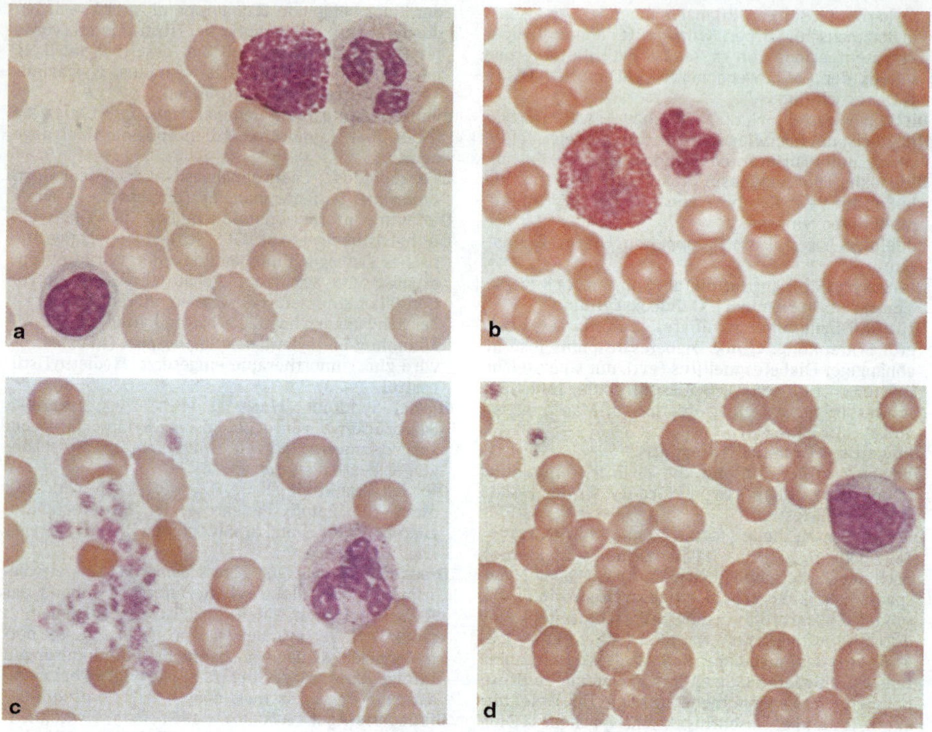

**Differentialblutbild:** a) basophiler Granulozyt (rechts oben), daneben neutrophiler Granulozyt, Lymphozyt (unten); b) eosinophiler Granulozyt (links) mit deutlicher Granularzeichnung des Zytoplasmas; c) Thrombozyten, wolkenartig zwischen Erythrozyten gelegen; d) Monozyt mit großem, etwas eingedelltem, bohnenförmigem Kern. [497]

| | | Erwachsene | | Kinder | | Säuglinge | |
|---|---|---|---|---|---|---|---|
| Leukozyten | | 4000–9000/µl = 4–9 G/l | | 8000–12000/µl = 8–12 G/l | | 9000–15000/µl = 9–15 G/l | |
| | | % | absolut | % | absolut | % | absolut |
| Granulozyten (Polymorph-kernige) | Neutrophile | 55–70 | 2200–6300/µl = 2,2–6,3 G/l | 35–70 | 2800–8400/µl = 2,8–8,4 G/l | 25–65 | 2250–9750/µl = 2,25–9,75 G/l |
| | Stabkernige | 3–5 | 120–450/µl = 0,12–0,45 G/l | 0–10 | -1200/µl = -1,2 G/l | 0–10 | -1500/µl = -1,5 G/l |
| | Segment-kernig | 50–70 | 2000–6300/µl = 2–6,3 G/l | 25–65 | 2000–7800/µl = 2–7,8 G/l | 22–65 | 2250–9750/µl = 2,25–9,75 G/l |
| | Eosinophile | 2–4 | 80–360/µl = 0,08–0,36 G/l | 1–5 | 80–600/µl = 0,08–0,6 G/l | 1–7 | 90–1050/µl = 0,09–1,05 G/l |
| | Basophile | 0–1 | -90/µl = -0,09 G/l | 0–1 | -120/µl = -0,12 G/l | 0–2 | -300/µl = -0,3 G/l |
| Mononukleäre | Monozyten | 2–6 | 80–540/µl = 0,08–0,54 G/l | 1–6 | 80–720/µl = 0,08–0,72 G/l | 7–20 | 630–3000/µl = 0,63–3,0 G/l |
| | Lymphozyten | 25–40 | 1000–3600/µl = 1–3,6 G/l | 25–50 | 2000–6000/µl = 2–6 G/l | 20–70 | 1800–10500/µl = 1,8–10,5 G/l |

Normalwerte der Leukozyten (in der oberen Zeile sind die alten Werte pro µl Blut, darunter die neuen offiziellen Werte in G/l = Giga/l entspr. $10^9$/l Blut angegeben; %-Werte sollen durch Anteil ersetzt werden, d.h. 50 % entspr. 0,5)

**Differentialblutbild.** [23]

matisch ähnlicher (oder z.T. sogar übereinstimmender) Krankheiten, d.h. die Abgrenzung gegen »Differentialdiagnosen«. **E** differential diagnosis.

**Differential|elektrode:** koaxiale Doppelelektrode (Hohlnadel mit isolierter Innennadel) zur Ableitung örtlicher Muskel- oder Nervenaktionspotentiale.

**Differential|zentrifugations|test (Quick):** ein Suchtest für plasmabedingte Vorphase-Störungen der Blutgerinnung anhand der Rekalzifizierungszeiten des Plasmas nach differentieller, also schwacher bzw. starker Zentrifugation (das Plasma hat einen hohen bzw. niedrigen Plättchengehalt; in letzterem Fall besteht bei einem plasmat. Gerinnungsdefekt eine erhebliche Gerinnungsverzögerung). **E** differential centrifugation test.

**differenziert:** s.u. ▸Differenzierung. **E** differentiated.

D

**Differenzierung:** Unterscheidung, Abweichung, Abwandlung. **1)** *Biologie* die gemäß einem erblichen Muster (»Bauplan«) erfolgende Umwandlung (auch Evolution) polyvalenter, d.h. in mehrfacher Richtung entwicklungsfähiger Strukturen (Zellen, Gewebe) u. potentieller Funktionen in spezialisierte Strukturen, Funktionen. **2)** *Pathologie* die strukturelle u. funktionelle Angleichung eines Tumorgewebes an das Muttergewebe (»Reifung«). **3)** *Histologie* das »färberische Differenzieren« bei der sog. regressiven Färbung; erfolgt durch Herauslösen überschüssigen Farbstoffes (mit Alkohol, Salzsäure etc.). E differentiation.

**Differenzierungs|anti|gene:** zu den tumorassoziierten Antigenen (▸Tumormarker) gehörende, für eine bestimmte Differenzierungsstufe charakteristische ▸Oberflächenantigene von Zellen; v.a. die D. von ▸Lymphozyten.

**Differenzierungs|grad:** s.u. ▸Grading.

**Differenzierungs|nähr|boden:** *Bakteriologie* Nährboden zur Bestimmung einer bestimmten Erregerart (oder -variation) anhand der biochemisch ausgelösten Farbänderung der dem Nährboden zugesetzten »Indikatorsubstanzen«. E differential culture medium.

**dif|ficilis** *(latein.)*, diffizil: schwierig. E difficult.

**Dif|fraktion:** *Physik* ▸Beugung. E diffraction.

**dif|fus,** diffusus: zerstreut, ausgebreitet, unscharf begrenzt. E diffuse.

**Diffusion: 1)** *Optik* ▸Streuung. **2)** *Physik* das auf eine gleichmäßige Verteilung (Durchmischung) im Raum gerichtete Sichausbreiten von Molekülen, Ionen zum Ausgleich des Konzentrationsunterschieds (»Konzentrationsgradient«) zwischen konzentrationsdifferenten Kompartimenten (Raumbereichen) des gegebenen Raumes; erfolgt nach dem FICK-Gesetz. E diffusion. – **D., behinderte:** die durch eine vollständig permeable Membran erfolgende D. (bei semipermeabler Membran erfolgt ▸Osmose), z.B. *physiol* die Sauerstoff-D. durch die Alveolarmembranen. E impeded d. – **D., einfache,** freie D., passive D.: Diffusion (2) von Molekülen durch die Zellmembran bis zum Ausgleich eines bestehenden Konzentrationsgradienten; die der hydrophoben Moleküle durch die Lipidschicht = Lipidphase der Membran (nimmt bis zu einem bestimmten Grenzwert des Verteilungskoeffizienten zu; nimmt mit zunehmendem Grad der Ionisation dieser lipidlöslichen = hydrophoben Substanzteilchen rapide ab, beschränkt sich also im Wesentlichen auf Nicht-Ionen [**nicht-ionische D.**]) erfolgt als D. kleiner hydrophiler Moleküle durch die Membranporen (= wässrige Phase der Membran), passierbar – entsprechend ihrer unterschiedlichen Größe – für Moleküle bestimmter Größe, woraus mit zunehmender Molekülmasse kontinuierliche Abnahme der Permeations- = Durchtrittsgeschwindigkeit resultiert; Passierbarkeit elektrisch geladener Poren selektiv begrenzt auf bestimmte Anionen bzw. Kationen. – Energiequelle dieser D. ist die Wärme- oder BROWN-Molekularbewegung. E free d., passive d. – **D., erleichterte,** katalysierte D.: die D. der Moleküle mit Affinität für in der Membranwand enthaltene ▸Carrier, eine zwar behinderte, jedoch relativ schnell ablaufende D. mit Energiequelle ebenfalls in der Molekularbewegung. E facilitated d.

**Diffusions|atmung:** die in der Lunge erfolgende Sauerstoffaufnahme in das Blut bei fehlender Ventilationsbewegung (z.B. *anästh* bei Anw. von Muskelrelaxanzien) als Effekt der sog. Hämoglobin-$O_2$-Pumpe. Wirksam für maximal 10 Min. u. nur nach vorausgegangener völliger Stickstoff-Elimination aus dem Alveolarbereich durch reine Sauerstoff-Atmung bzw. -Beatmung. Die D. ist keine Atmung im eigentlichen Sinne, da keine aktive Leistung vorliegt (Thoraxexkursion). E diffusion respiration.

**Diffusions|faktor:** enzymartige, die Ausbreitung von Keimen, Toxinen etc. im Gewebe fördernde Stoffe; v.a. ▸Hyaluronidasen. E spreading factor, diffusion f.

**Diffusions|hyp|oxie:** Hypoxie durch Abfall der alveolären $O_2$-Konzentration, bedingt durch schnelle Lachgasrückdiffusion nach Beendigung einer Allgemeinanästhesie mit Lachgasbeimischung; wird vermieden durch Beatmung mit reinem $O_2$ in den ersten Minuten der Narkoseausleitung. E diffusion hypoxia.

**Diffusions|kapazität:** *Physiologie* (BOHR u. KROGH) das Gasvolumen, das bei einem Druck von 760 mmHg u. 0 °C pro Minute bei Bestehen einer alveolo-kapillären Druckdifferenz von 1 mmHg aus den Lungenalveolen in das Lungenkapillarblut diffundiert in Abhängigkeit von der diffusionswirksamen Oberfläche der Alveolen u. Kapillaren. Beträgt beim gesunden, ruhenden Erwachsenen für Sauerstoff 15–20, für $CO_2$ 150–250 ml/mmHg/Min. E diffusing capacity, diffusion c.

**Diffusions|störung:** eine zu Gasaustauschstörung (s.a. ▸respiratorische Insuffizienz) führende Lungenfunktionsstörung infolge behinderter Sauerstoffdiffusion durch die Alveolarmembran (▸Alveolokapillarblock) oder infolge verkürzter Kontaktzeit zwischen Alveolarluft u. Blut (bei Einschränkung der kapillären Strombahn). E diffusing disorder.

**Diffusions|test:** ▸Agar-Diffusionstest.

**Diflorason:** halogeniertes ▸Glucocorticoid zur lokalen Anw. E diflorasone.

**Diflucortolon:** halogeniertes ▸Glucocorticoid zur lokalen Anw. E diflucortolone.

**DIG:** Abk. für **d**isseminierte **i**ntravasale **G**erinnung (▸Verbrauchskoagulopathie). E DIC.

**Di|galaktosyl-glucosyl|ceramidose:** ▸FABRY-Syndrom.

**di|gast|ricus** *(latein.)*: zweibäuchig, z.B. ▸Musculus digastricus. E digastric.

**Digby-Leigh-(Flatter-)Ventil:** ein »Nicht-Rückatmungsventil« (N-R-Ventil) zur Trennung der Ein- und Ausatemluft im halb offenen Narkose-▸Kreissystem.

**Di|genesis:** *Biologie* ▸Generationswechsel.

**(Di-)George-Syndrom** (ANGELO DI G., Kinderarzt, Philadelphia): ▸Thymusaplasie (ein Immundefektsyndrom mit kompletter oder inkompletter Thymusaplasie). E DiGeorge's syndrome.

**Di|gerieren:** *Pharmazie* Extrahieren von Wirkstoffen aus festen Arzneistoffen (v.a. Drogen) unter Anw. von Lösungsmitteln u. unter häufigem Schütteln.

**Di|ges|tion: 1)** Verdauung. **2)** ▸Digerieren. E digestion.

**Di|gestions|mittel,** Digestivum: *Pharmazie* **1)** verdauungsfördernde, die Verdauungsdrüsen u. die Resorption der Nahrungsbestandteile anregende Mittel, z.B. Bitterstoffe (Amara). E digestant, digestive. **2)** Lösungsmittel zum ▸Digerieren.

**Digestions|trakt:** der Verdauungstrakt, ▸Apparatus digestorius. E digestive tract.

**digestiv:** die Verdauung betreffend bzw. fördernd, durch sie hervorgerufen; ▸digestorius. E digestive.

**digestorius** *(latein.)*: der Verdauung dienend.

**Digilanid:** *Pharmazie* ▸Lanatosid; i.w.S. Digitalis-Präparate mit den genuinen Lanatosiden A, B u. C (= **Digilanide**). E lanatoside.

**Digi|purpidase:** Hydrolase, die im frischen Digitalisblatt aus genuinen ▸Digitalisglykosiden Glucose abspaltet (▸Digitoxin, ▸Digitalis). E digipurpidase.

**digital** *(latein.)*: **1)** digitalis: Finger bzw. Zehen betreffend; mit Hilfe der Finger (z.B. digitale Kompression von Blutgefäßen zwecks Blutstillung; oder ▸Digitalausräumung). **2)** mit Ziffern (oder äquivalenten Größen) arbeitend, z.B. Digitalrechner oder die digitale ▸Subtraktionsangiographie (DSA). E digital.

**Digital|aus|räumung:** die Entfernung von Frucht- u./oder Plazentateilen aus der Gebärmutterhöhle mit dem Zeige-(u. Mittel-)finger bei genügend eröffnetem bzw. geweitetem Zervikalkanal. E digital evacuation.

**Digitalin:** standardisiertes Gemisch von ▸Digitalisglykosiden; ***Anw.*** als ▸Ziliarmuskeltonikum. E digitalin.

**Digi|talis:** *Botanik* die Gattung »Fingerhut« [Scrophulariaceae]; s.a. ▸Digitalisglykoside. E digitalis. – **D. ferruginea:** »rostfarbener Fingerhut«; in Süd(ost)europa, Türkei. – **D. lanata:** »wolliger Fingerhut«; in Südosteuropa natürlich vorkommend u. kultiviert; Samen u. Blätter enthalten die Lanatoside A–E, Digoxin, Digitoxin sowie Saponine, Cholin, Acetylcholin. E Grecian foxglove. – **D. lutea:** »gelber Fingerhut«; verbreitet in Europa; mit Inhaltsstoffen wie D. lanata. E yellow d. – **D. purpurea:** »purpurroter Fingerhut«; in Westeuropa natürlich vorkommend sowie kultiviert; enthält je nach »chemischer Rasse« u. trocknungsbedingter enzymatischer Umwandlung der Primär- in Sekundärglykoside (▸Digitalisglykoside) in allen Teilen die Purpureaglykoside A u. B, Digitoxin, Gitoxin, Gitaloxin, die Saponine Digitonin, Gitonin, Tigonin u. Natigin sowie Flavone, Schleimstoffe, organ. Säuren, Cholin u. Acetylcholin; wird therapeutisch angewendet (erstmals vom engl. Arzt William Withering) z.B. als Samen, Blattdroge, Pulver; s.a. ▸Digitalistherapie. E foxglove.

**Digitalis-Anti|dot:** Fab-Fragmente von Immunglobulinen gegen Digitalis-Konjugate (»Antidigoxin-Fab«) zur Ther. lebensbedrohl. Rhythmusstörungen bei ▸Digitalisintoxikation. E digitalis antidote.

**Digitalis|effekte:** *Kardiologie* s.u. ▸Digitalistherapie; s.a. ▸Digitalisintoxikation. – Als EKG-Effekte die bei Digitalis-Verabfolgung vor Erreichen der vollen therapeut. Wirkung auftretende muldenförm. ST-Senkung, Abflachung oder biphasische Form (präterminale Negativität) des T sowie ▸QT-Verkürzung. E digitalis effects.

**Digitalisglykoside:** *Pharmazie* in Digitalis-Arten vorkommende, meist herzwirksame (▸Digitalistherapie) Glykoside der Cardenolid-Gruppe (Tab.). Im frischen Blatt als genuine oder Primärglykoside (Purpureaglykoside u. Lanatoside), aus denen beim Trocknen durch enzymatische Abspaltung (▸Digipurpidase) des Glucose- u. Digitoxoserestes die Sekundärglykoside (u. Aglykone) gebildet werden. I.w.S. auch (inkorrekte) Bez. für alle ▸Herzglykoside. E digitalis glycosids. – **D. 2. Ordnung:** ▸Digitaloide.

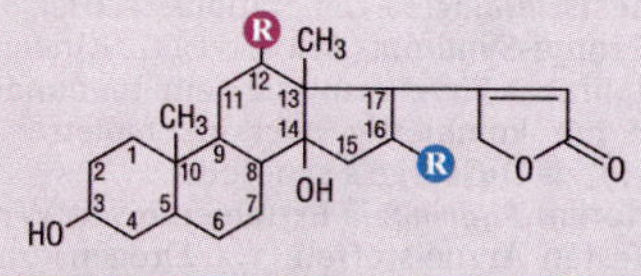


| Aglykon (= Genin) | R $anC_{12}$ | R $anC_{16}$ |
|---|---|---|
| 1. Digitoxigenin | –H | –H |
| 2. Gitoxigenin | –H | –OH |
| 3. Gitaloxigenin | –H | –O–CHO |
| 4. Digoxigenin | –OH | –H |
| 5. Diginatigenin | –OH | –OH |

**1. Digitoxigenin-glykoside**
Acetyldigitoxin
Digitoxin (= Digitoxosidum WHO)
Lanatosid A
Purpureaglykosid A

**2. Gitoxigenin-glykoside**
Lanatosid B
Purpureaglykosid B
Strospesid

**3. Gitaloxigenin-glykoside**
Gitaloxin
Verodoxin

**4. Digoxigenin-glykoside**
Desacetyllanatosid C (= Deslanosidum WHO)
Digoxinum WHO (= Digoxosid)
Lanatosidum C WHO

**5. Diginatigenin-glykoside**
Lanatosid D

**Digitalisglykoside.**

**Digitalisierung:** ▸Digitalistherapie. E digitalization.

**Digitalis|in|toxikation, Digitalismus:** *Kardiologie* die Vergiftung durch Digitalis-Überdosierung bzw. das Auftreten von Nebenerscheinungen vor Erreichen der optimalen Dosis (d.h. bei relativer Überdosierung). Frühsymptome sind Inappetenz, Übelkeit; danach Erbrechen (zentral ausgelöst) u. Diarrhöen, v.a. aber Rhythmusstörungen (Bigeminie, supraventrikuläre oder polytope ventrikuläre Extrasystolen, Sinustachykardie, Bradykardie < 60/Min., sinuaurikulärer Block, Knotenrhythmus, Vorhofflattern u. -flimmern, partieller oder totaler ▸Block, Ventrikeltachykardie u. -flimmern, elektrischer Alternans), Kopfschmerzen, Schwindel, Unruhe bis psychotischer Verwirrtheitszustand, Grün-Gelb-Sehen, Kornblumenphänomen, Flimmerskotom. E digitalis poisoning.

**Digitalis|therapie,** Digitalisierung: *Kardiologie* die Behandlung von Herzkranken mit Digitalispräparaten, v.a. mit Reinglykosiden (früher Folia u. Tinctura Digitalis), i.w.S. auch mit anderen ▸Herzglykosiden; insbes. bei Herzinsuffizienz jeder Art, bei schneller, totaler Arrhythmie u. paroxysmaler, supraventrikulärer Tachykardie. Hemmt die $Na^+/K^+$-ATPase (dadurch Verstärkung des transsarkolemmalen $Ca^{2+}$-Influxes u. verstärkte Aktivierung der kontraktilen Proteine), bewirkt eine Steigerung von Kraft, Grad u. Schnelligkeit der Herzkontraktion (= »positiv inotroper Effekt«) mit stärkerer systolischer Entleerung der Herzventrikel u. Abnahme der Restblutmenge sowie der Herzgröße, eine Erhöhung des $O_2$-Verbrauchs (jedoch in geringerem Maße, als von der Zunahme der Herzarbeit her zu erwarten wäre) sowie des venösen u. enddiastolischen Ventrikeldrucks, eine Steigerung des Herzminutenvolumens, eine Verlängerung der diastolischen Pause u. eine Senkung der Frequenz (Vaguswirkung = »negativ chronotroper Effekt«). E digitalis therapy. – **D., schnelle:** die – statt wie üblich in 7 Tg. – in 12 bis 36 Std. oder ca. 3 Tg. (**mittelschnelle D.**) herbeigeführte Volldigitalisierung bei schwerer Herzinsuffizienz.

**Digitaloide:** ähnlich wie ▸Digitalis wirkende »Herzglykoside 2. Ordnung«; sind enthalten in Strophanthus-, Adonis-, Scilla-, Convallaria-, Helleborus-Arten, in Nerium oleander etc.; ***Wirkst.:*** z.B. ▸Strophanthin, Adonidin, Convallatoxin. Weniger korrekt auch Bez. für alle ▸Herzglykoside (als »Digitaliskörper«). E digitalis-like substances, digitaloids.

**Digitalose:** 6-Desoxy-3-O-methyl-D-galaktose als Zuckerkomponente in Digitalisglykosiden. E digitalose.

**digitatus** *(latein.):* fingerförmig, mit fingerförmigen Fortsätzen. E finger-shaped, digitate.

**Digiti** *(latein.):* die Finger, Zehen; *orthop* s.u. ▸Digitus. – **D. manus:** die Finger; der Daumen (Digitus I = Pollex), Zeige- (D. II = Index), Mittel- (D. III = D. medius), Ring- (D. IV = D. anularis) u. Kleinfinger (D. V = D. minimus); mit – den zweigliedrigen Daumen ausgenommen – allgemein 3 Gliedern (▸Phalangen); im 2.–5. Grundgelenk (Articulationes metacarpophalangeales) sind alle Bewegungen außer der Rotation möglich, im Daumengrundgelenk u. in den Mittel- u. Endgelenken (Articulationes interphalangeales) nur Beugung u. Streckung. E fingers. – **D. pedis:** die Zehen; bezeichnet als ▸Hallux bzw. Digitus pedis II–V. E toes.

**Digi|tonin:** *Pharmazie* ein Saponin im Samen von Digitalis purpurea. Wirkt gewebereizend, hämolytisch; erschwert die Digitoxinresorption im Darm (Bildung schwer löslicher Additionsverbindungen). E digitonin.

**Digitoxigenin:** *Pharmazie* ▸Aglykon einiger ▸Digitalisglykoside u. anderer Herzglykoside. E digitoxigenin.

**Digitoxin, Digitoxosid:** meist Gitoxin-haltiges, sekundäres, durch ▸Digipurpidase aus Blättern verschiedener Digitalis-Arten gebildetes ▸Digitalisglykosid. ***Pharmakokinetik:*** wird im Darm fast vollständig resorbiert. Seine Wirkung tritt langsam ein, ist aber protrahiert (daher Kumulationsgefahr!). S.a. ▸Herzglykoside. E digitoxin.

**Digitus** *(latein.)*: Finger oder Zehe. E digit(us). – **D. flexus:** ▸Krallenzehe. E claw toe. – **D. hippo|craticus:** ▸Trommelschlägelfinger. E clubbed finger. – **D. malleus:** die ▸Hammerzehe. E hammer toe. – **D. mor|tuus:** (Reil 1807) der anfallsweise »abgestorbene« oder »tote«, extrem kalte u. schmerzhafte blasse Finger aufgrund einer ▸Angioneuropathie. E dead finger. – **D. recellens:** schnellender ▸Finger. E trigger finger. – **D. superductus:** eine extrem adduzierte, den weiter medial gelegenen Nachbarzehen aufliegende Zehe (meist die dorsal subluxierte 5. Zehe; angeboren oder erworben). – s.a. ▸Digitus valgus. – **D. valgus:** eine infolge Abduktionskontraktur in Richtung Fußaußenkante abweichende Zehe mit Subluxation im Grundgelenk u. evtl. mit Verlagerung unter oder über (»Digitus superductus«) die Nachbarzehe; meist als ▸Hallux valgus. – **D. varus:** eine infolge Adduktionskontraktur in Richtung Fußinnenkante abweichende Zehe; angeboren oder erworben (v.a. die 5. Zehe als Spreizfußfolge bei engem Schuhwerk; als ▸Digitus superductus).

**Di|glyceride,** Diacylglycerine: mit 2 Molekülen Fettsäuren veresterte Glycerinderivate; s.a. ▸Triglyceride. E diglycerides.

**Di|gnität:** Wert, Bedeutung; insbes. – bei Tumoren – die Bedeutung i.S. »Gut-« oder »Bösartigkeit« (= Benignität bzw. Malignität).

**Digoxigenin:** Aglykon der ▸Digitalisglykoside Digoxinum, Lanatosid C u. Deslanosid. E digoxigenin.

**Digoxin, Digoxosid:** herzwirksames, sekundäres ▸Digitalisglykosid aus Blättern der ▸Digitalis lanata, entstanden durch enzymatischen Abbau des Lanatosid C. ***Pharmakokinetik:*** die Wirkungsqualität entspricht dem Digitoxosid (aber Resorptionsquote u. Bindungsvermögen an Plasmaalbumine kleiner; Wirkungseintritt schneller, Wirkung kürzer). S.a. ▸Herzglykoside. E digoxin.

**Di(h)airese:** die verletzungsbedingte oder operative Abtrennung eines Körperteils (▸Amputation). E dieresis, amputation.

**Dihydralazin:** Vasodilatator mit direktem Angriff an der glatten Muskulatur; senkt den peripheren Widerstand durch Erweiterung der Arterien u. Arteriolen. ***Anw.*** als ▸Antihypertensivum., v.a. bei schwerer oder maligner Hypertonie u. Hochdruckkrisen. E dihydralazine.

**Di|hy|dro...:** *Chemie* Präfix mit Bedeutung »2 Wasserstoffatome mehr als die Stammverbindung«; s.a. ▸Di(hydr)oxy...

**Dihydrocode|in:** v.a. als Antitussivum angewandtes Dihydromorphin-Derivat (schwach wirksames opioides Analgetikum). E dihydrocodeine.

**Dihydro|ergocornin:** s.u. ▸Dihydroergotoxin. E dihydroergocornine.

**Dihydro|ergocristin:** s.u. ▸Dihydroergotoxin. E dihydroergocristine.

**Dihydro|ergocryptin:** s.u. ▸Dihydroergotoxin. E dihydroergocryptine.

**α-Dihydro|ergocryptin:** ein ▸Dopamin-Agonist; Mutterkornalkaloid; ***Anw.*** bei Morbus Parkinson. E alpha-dihydroergocryptine.

**Dihydro|ergotamin,** Abk. DHE: Mutterkornalkaloid (Hydrierungsprodukt des Ergotamins), α-Rezeptorenblocker mit intrinsischer Aktivität. ***Wirkung:*** stärker sympatholytisch, aber nur schwach uteruskontrahierend; erhöht den peripheren Venentonus. ***Anw.*** als Antihypotonikum u. durchblutungsförderndes Mittel z.B. bei hypotonen Kreislaufregulationsstörungen, zur Ther. u. Prophyl. vaskulär bedingter Kopfschmerzen. E dihydroergotamine.

**Dihydro|ergotoxin,** Co-Dergocrin: Gemisch aus den hydrierten ▸Mutterkornalkaloiden Dihydroergocornin, -cristin u. -cryptin. ***Wirkung:*** blockiert Alpharezeptoren u. stimuliert präsynaptische Dopamin-Rezeptoren, führt zu Vasodilatation. ***Anw.*** als Antidementivum bei Hirnleistungsstörungen im Alter u. als Antihypertonikum. E dihydroergotoxine (mesylate).

**Dihydromorphin:** synthet. Morphinderivat, Grundsubstanz für Dihydrocodein, Hydrocodon u. Hydromorphon. E dihydromorphinone.

**Di|hydro|orot|säure:** das erste, heterozyklische Zwischenprodukt der Biosynthese der Pyrimidinbasen aus Asparaginsäure u. Carbamylphosphat. Wird durch eine Dehydrogenase zu Orotsäure oxidiert. E dihydro-orotic acid.

**Di|hydro|tachy|sterin, -sterol:** 9,10-*seco*-5,7,22-Ergostatrien-3β-ol; der »antitetanische Faktor 10«. Ein UV-Bestrahlungsprodukt des Ergosterins. Besitzt eine dem Vitamin $D_2$ ähnliche Struktur (seine antirachitische Wirkung ist aber geringer). Führt zu einer Calciumresorption aus dem Intestinaltrakt. ***Anw.*** unter Kontrolle des Serumcalciums bei Hypoparathyreoidismus. E dihydrotachysterol.

**5α-Di|hydro|tes|to|steron,** Abk. DHT: das biologisch wirksamste ▸Androgen. Es entsteht hauptsächlich in der Peripherie (Haarfollikel, sek. Geschlechtsorgane) aus Testosteron unter Einwirkung der 5α-Reductase. E dihydrotestosterone.

**Di|hy|dro|xy...:** *Chemie* Präfix »mit 2 Hydroxylgruppen«. E dihydroxy...

**Di|hydro(xy)aceton,** $HOCH_2–CO–CH_2OH$: eine Triose (Dreikohlenstoffzucker), gebildet durch bakterielle Gärung aus Glycerin; ist mit Milchsäure u. Glycerinaldehyd isomer. E dihydroxyacetone.

**Di|hydroxy|cholan|säuren:** Gallensäuren mit 2 Hydroxylgruppen, z.B. Desoxycholsäure. E dihydroxycholanic acids.

**1,25-Di|hydroxy|chole|calci|ferol, -kalziferol,** Calcitriol: der in der Niere aus 25-Hydroxycholecalciferol (Calcidiol) gebildete eigentliche Wirkstoff des ▸Vitamin $D_3$. E dihydroxycholecalciferol, vitamine $D_3$.

**20,22-Di|hydroxy|cholesterin:** *Biochemie* ein Cholesterinderivat, wichtig als Vorstufe von ▸Pregnenolon. E 20,22-dihydroxycholesterol.

**3,4-Di|hydroxy|mandelsäure,** Abk. DOMA: *Biochemie* ein harngängiges Zwischenprodukt der (Nor-)Adrenalin-Inaktivierung (durch ▸Monoaminoxidase). E 3,4-dihydroxymandelic acid.

**3,4-Dihydroxy-β-phenyl|äthyl|amin,** Dopamin, Hydroxytyramin, $C_6H_3(OH)_2–CH_2–CH_2–NH_2$, 3,4-Dihydroxy-β-phenäthylamin: ▸Catecholamin, das in Gehirn, Nebenniere, sympathischen Nervenendigungen etc. vorkommt. Zwischenprodukt der Biosynthese des Adrenalins aus Phenylalanin bzw. – oxidativ – aus ▸Tyrosin; wird zu Noradrenalin umgewandelt. ***Funktion:*** ist – wie auch Serotonin u. Noradrenalin – Neurotransmitter der hypophyseotropen Hypothalamusgebiete (u. beteiligt u.a. an der Kontrolle der Prolactinsekretion; s.a. ▸dopaminerg). Ist bei Parkinsonismus typisch in den Kernen des extrapyramidalmotorischen Systems vermindert (Anheben des Serumspiegels durch DOPA möglich). *labor* Im 24-Std.-Sammelurin beträgt der Referenzbereich 65–563 µg (= 0,42–3,66 µmol); erhöht bei Phäochromozytom, Neuroblastom, Ganglioneurom. *pharm* ***Anw.*** als direktes Sympathomimetikum; ***Wirkung:*** in niedriger Dosierung selektive Erweiterung der Nieren- u. Splanchnikusgefäße, dadurch Steigerung besonders der renalen Perfusion; in höherer Dosierung α- u. β-sympathomimetische Wirkung, v.a. Erhöhung der Kontraktionskraft des Herzens. Besondere Bedeutung in der Ther. der akuten Herzinsuffizienz u. v.a. bei Schockzuständen mit drohendem oder bestehendem Nierenversagen. E 3,4-dihydroxy-β-phenethylamine.

**Di|hydroxy|phenyl|alanin,** L-3,4-Dihydroxyphenylalanin, Dopa, DOPA, $C_6H_3(OH)_2–CH_2–CH(NH_2)–COOH$: *Biochemie* eine Aminosäure, gebildet durch Hydroxylierung von Tyrosin als Zwischenprodukt bei der Melaninbildung u. bei der Biosynthese von (Nor-)Adrenalin. Steigert den Blutdruck u. den Blutzuckerspiegel; passiert leicht die Blut-Liquor-Schranke; ***Anw.*** als ▸Anti-PARKINSON-Mittel. S.a. ▸DOPA... E dihydroxyphenylalanine.

**2,5-Di|hydroxy|phenyl|essigsäure:** ▸Homogentisinsäure. E homogentisic acid.

**2,6-Di|hydroxy|purin:** ▸Xanthin. E xanthine.

**Diisopropylamin:** ein ▸Vasodilatator; ***Anw.*** als Antihypertonikum, bei Durchblutungsstörungen. E diisopropylamine.

**Di|jod|thyronin:** in der Schilddrüse vorkommendes Derivat des Thyronins. E diiodotyronine.

**Dijod|tyrosin,** Abk. DIT: jodiertes Tyrosin; Biosynthese-Vorstufe der Schilddrüsenhormone $T_3$ und $T_4$. E diiodotyrosine.

**Dikaliumclorazepat:** ein ▸Benzodiazepin; Tranquilizer. E dipotassium clorazepate.

**Di|karyon:** Zelle mit zwei Kernen. E diplokaryon.

**Dik|iatrie:** die ▸Rechtsmedizin. E forensic medicine.

**Di|krotie:** die Doppelgipfligkeit des peripheren Pulses infolge einer 2. (»dikroten«) Welle im Anschluss an den systolischen Pulsgipfel, u. zwar in dessen absteigendem Schenkel oder im aufsteigenden Schenkel der nächsten Pulswelle (= unter- bzw. überdikroter Puls). Physiologisch vorkommend bei gut reguliertem elast. Arteriensystem, bes. ausgeprägt bei Dauerleistungssportlern; erloschen bei Arteriosklerose, Aortenisthmusstenose; verschwindet bei Tachykardie (Aufpfropfen auf die – dadurch erhöhte – nachfolgende Pulswelle = »**Dikrotuspfropfung**«). E dicrotism.

**Dikty|itis,** Dictyitis: *Ophthalmologie* ▸Retinitis. E retinitis.

**Diktyo|som:** *Zytologie* Stapel der Zisternen (Sacculi) des GOLGI-Apparates bzw. G.-Feldes im lichtmikroskopischen Bild; s.a. ▸DALTON-Komplex. E dictyosome.

**dil.:** Abk. für ▸**dilutus**, ▸**dilue**.

**Di|laceratio** *(latein.):* Zerreißung; s.a. ▸Dilazeration. E dilaceration. – **D. cerebri:** Hirneinriss bei gedeckter Hirnverletzung (bei ▸Contusio, ▸Compressio cerebri).

**Di|latatio, Dilatation** *(latein.):* Erweiterung. **1)** Hohlorganaufdehnung zu diagnostischen oder prophylaktisch-therapeutischen Zwecken mittels eines ▸Dilatators oder mit den Fingern; s.a. ▸Bougierung, ▸Zervixdilatation, ▸Angioplastie. **2)** *Physiologie* die Weitstellung eines Hohlorgans (z.B. ▸Vasodilatation). **3)** *Pathologie* die dauerhafte Ausweitung eines Hohlorgans als Folge einer übermäßigen Druck- oder Volumenbelastung u./oder einer Schädigung der Wandelemente (z.B. als akute, adaptive, myogene etc. D. die entsprechende ▸Herzdilatation). E dilat(at)ion. – **D., idiopathische:** krankhafte Organweitstellung infolge Innervationsstörung; s.a. ▸Megakolon, ▸Megaureter, ▸Megazystis, ▸Ektasie.

**Dilatator: 1)** ▸Musculus dilatator; i.e.S. der M. dilatator pupillae. **2) Dilatatorium:** sonden-, stift-, olivenförmiges oder ▸filiformes, starres oder biegsames bzw. spreizbares Instrument zur – meist wiederholten oder stufenweisen – Organaufdehnung (▸Dilatation); z.B. ▸LEFORT-, ▸STARCK-D., ▸HEGAR-Stift, ▸HURST-Sonde. S.a. ▸Bougie. E dilat(at)or.

**...dilatator, ...dilatans:** erweiterndes Mittel, z.B. Broncho-, Vasodilatator.

**Dilazeration:** Zerreißung, ▸Dilaceratio; z.B. *ophth* die op. Zerreißung der »Nachtstarplatte« mittels Diszisionsnadel.

**Dillfrüchte:** ▸Anethi fructus.

**Diltiazem:** ein ▸Calciumantagonist (Benzodiazepin-Derivat). ***Wirkung:*** Wirkprofil ähnlich dem Verapamil; ▸Antiarrhythmikum der Klasse IV mit negativ chronotroper und negativ dromotroper Wirkung. ***Anw.*** bei tachykarden Herzrhythmusstörungen, Hypertonie, zur Angina-pectoris-Prophylaxe. E diltiazem.

**di|lue** *(latein.)* Abk. dil.: Rezepturanweisung »verdünne!«. E to be diluted.

**Dilutio, Dilution** *(latein.):* Verdünnung, z.B. *hom* aus Urtinkturen hergestellte flüssige ▸Potenz. S.a. ▸Trituration. E dilution.

**dilutus** *(latein.)* Abk. dil.: verdünnt.

**DIMDI,** Abk. für **D**eutsches **I**nstitut für **m**edizinische **D**okumentation und **I**nformation: (Köln) dem Bundesministerium f. Gesundheit nachgeordnete Behörde mit Sitz in Köln, in der umfassend med. Literatur u. sonstige med. (z.B. epidemiolog.) Daten unter EDV-Einsatz erfasst, ausgewertet, gespeichert u. zugänglich gemacht werden; z.B. Daten des Bundesinstituts f. Arzneimittel u. Medizinprodukte, Krankheitenregister u. -statistiken, Sozialdatenbank, Lebensmittelmonitoring, internat. Literatursammlungen; ferner werden im DIMDI internat. med. Klassifikationen (z.B. ICD) für den deutschsprachigen Raum (in Abstimmung mit zuständigen Stellen in Österreich u. der Schweiz) umgesetzt.

**Dimenhydrinat:** ein $H_1$-Rezeptorenblocker (▸Antihistaminikum); ***Anw.*** als ▸Antiemetikum. E dimenhydrinate.

**Dimension: 1)** die Ausmaße eines Körpers, definierbar durch seine Länge, Breite, Höhe; in der Geometrie die Anzahl der zur Darstellung von Punktmannigfaltigkeiten notwendigen Parameter (Strecken bzw. Vektoren, Koordinaten): Linien u. Kurven sind ein-, Flächen zwei-, der Raum dreidimensional. E dimension. **2)** *Physik* das aus Grundgrößenarten gebildete Potenzprodukt (ohne Zahlenfaktor), z.B. als D. der Kraft das Produkt aus Masse und Beschleunigung = Masse mal Länge mal $Zeit^{-2}$.

**Di|mer:** *Chemie* Verbindung aus 2 gleichartigen Molekülen; s.a. ▸Dimerie. E dimer.

**Dimercaprol,** 2,3-Dimercaptopropan-1-ol, British antilewisite, Abk. BAL: Komplexbildner (▸Chelatbildner). ***Anw.*** (i.m. in öliger Lösung) als Gegenmittel (▸Antidot) bei Schwermetallvergiftungen, z.B. bei Arsen-, Quecksilber-, Gold-, Chromvergiftung (nicht aber bei Silber-, Blei-, Thallium-, Eisenvergiftung). Abbau in der Leber. ***NW:*** Übelkeit, Erbrechen, Schwindel, Anstieg von Blutdruck u. Herzfrequenz, Darmkoliken, Temperatursteigerung bei Kindern. E dimercaprol, (British) antilewisite.

**2,3-Di|mercapto|propan(1)sulfonsäure,** Abk. DMPS: Derivat des Dimercaprols; wird als Antidot (Na-Salz) bei Quecksilbervergiftung angewandt.

**Dimerie:** *Genetik* die Abhängigkeit von 2 Allelenpaaren; s.a. ▸Polymerie. E dimerism.

**Di|methyl|acet|amid,** Abk. DMAC, $CH3–CO–N(CH_3)_2$: *Pharmazie* Dimethylamid der Essigsäure. Begünstigt die Hautpenetration von Pharmaka, wirkt in hohen Dosen halluzinogen (ähnlich wie LSD). E dimethylacetamide.

**Di|methyl|allyl|trans|ferase:** ein an der Biosynthese u.a. des Cholesterins beteiligtes Enzym. E dimethylallyl transferase.

**p-Dimethyl|amino|azo|benzol,** Abk. DAB: der karzinogene Monoazofarbstoff »Buttergelb«. ***Anw.*** als Indikator in der Azidimetrie (pH 2,9–4,0; Farbumschlag rot/gelb), z.B. im TÖPFER-Reagens für Salzsäurebestg. im Magensaft. E butter yellow, p-dimethylaminoazobenzene.

**Dimethyl|aminophenol,** Abk. 4-DMAP: Antidot bei Vergiftung durch Cyanide, Blausäure u. Schwefelwasserstoffe. E 4-dimethylaminophenol.

**Dimethyl|keton:** das ▸Aceton. E dimethylketone.

**Dimethyl|nitros|amin,** $(CH_3)_2N–NO$: eine Substanz, die durch ▸Alkylierung karzinogen wirkt u. Hepatome, aber auch Lebernekrosen hervorruft. E dimethylnitrosamine.

**3,4-Di|methyl|oxy|phenyl|essig|säure,** Abk. DMPE: Stoffwechselprodukt von Dopamin; wird beim PARKINSON-Syndrom – in Abhängigkeit von der Schwere des Tremors – im Harn ausgeschieden.

**Dimethylsulfoxịd,** Abk. DMSO, $(CH_3)_2SO$: topisches Antiphlogistikum; Resorptionsbeschleuniger zur Einschleusung von Externa in die Haut. ***NW:*** ruft unangenehmen Knoblauch-Geruch des Atems hervor. E dimethyl sulfoxide, DMSO.

**Di|methyl|thetin-homo|cystein-methyl|transferạse:** Enzym in der Leber, das vom intermediär auftretenden Methylgruppendonator Dimethylthetin eine Methylgruppe auf L-Homocystein überträgt (Bildung von L-▸Methionin, L-Methylthioglykolat).

**N,N-Dimethyl|trypt|amịn,** Abk. DMT: Substanz aus Samenhülsen von Piptadenia-Species (Leguminosae); ein 3–4 Std. wirkendes ▸Halluzinogen (wird geraucht oder injiziert). Ruft Farbvisionen, Bewegungsdrang, Bluthochdruck u. Athetosen hervor. E N,N-dimethyltryptamine (DMT).

**Dimeticon:** ein ▸Entschäumer; ***Anw.*** bei Meteorismus u. in Hautschutzmitteln. E dimeticon.

**Dimetinden:** ein $H_1$-Rezeptorenblocker; ▸Antihistaminikum. E dimetindene.

**Dịmitry-Operation:** intrakapsuläre Linsenextraktion mittels Sauglöffel (»Erysiphak«) bei Katarakt (▸Cataracta).

**Dimmer-Keratitis** (FRIEDRICH D., 1855–1926, Augenarzt, Graz): hochinfektiöse Keratitis nummularis mit Bildung zahlreicher, wie aus Kreidetupfen zusammengesetzter subepithelialer Infiltrate 1–2 Wochen nach akuter Konjunktivitis. Gleichzeitig schmerzhafte Lymphknotenschwellung vor dem Ohr. E (Dimmer's) keratitis nummularis.

**Di|morphịe, Dimorphismus:** *Biologie* das gleichzeitige oder sukzedane Auftreten zweier verschiedener Formen derselben Art. S.a. ▸Morphe. E dimorphism.

**4,6-Di|ni|tro-o-kre|sol,** Abk. DNOK, $CH_3–C_6H_2(NO_2)_2OH$: ein Kresolderivat. Diese Verbindung hemmt die Synthese des ▸Adenosintriphosphat u. wirkt dadurch stoffwechselsteigernd. Bewirkt bei akuter Vergiftung Temperaturerhöhung, Atemnot, Pulsbeschleunigung, Kollaps, Krampfanfälle, evtl. auch Tod (tödl. Dosis 0,35–3 g), bei chronischer Vergiftung Blut-, Leber-, Herz-, Nierenschädigung u. Abmagerung. ***Anw.*** als Herbi-, Fungi-, Insektizid. – Die gleichen tox. Wirkungen hat auch das **Dinitrophenol**. E 4,6-dinitro-ortho-cresol.

**Dinoprost:** Prostaglandin $F_{2}\alpha$; ***Anw.*** als Wehenmittel. E dinoprost.

**Dinoproston:** Prostaglandin $E_2$; ***Anw.*** als Wehenmittel. E dinoprostone.

**Di|octo|phyma renạle,** Ascaris canis: der »Nieren-«, »Riesenpälisadenwurm« [Nematodes; Dioctophymatidae]; ein bei Fleischfressern vorkommender Parasit, der u.a. die Nieren befällt (Eier im Harn nachweisbar). Entwickelt sich in 2 Zwischenwirten, darunter in Süßwasserfischen. Verzehr rohen Fisches kann zu Befall des Menschen führen (Nierenparenchymzerstörung, Hämat- u. Proteinurie, Abmagerung).

**Dioden-Laser:** Laser-System (Wellenlänge 980 nm) mit optimaler Absorption in allen Geweben; ersetzt die meisten der in der Medizin (v.a. Tumorresektion) verwendeten thermischen Laser; s.a. ▸Laser.

**Diogenes-Syndrom:** Symptomenkomplex körperlicher Vernachlässigung bei älteren Menschen (z.B. mangelnde Ernährung, Körperpflege). E Diogenes syndrome.

**Di|op|trie,** Brechkrafteinheit, Abk. dpt, Abk. dptr, Abk. D, Abk. BKE: Maßeinheit für die brechende Kraft optischer Systeme, u. zwar der Kehrwert der in Metern gemessenen Brennweite (D = 1/f). – Zur Kennzeichnung von Konvex- u. Konkavgläsern wird dem Symbol ein Plus- bzw. Minuszeichen vorangesetzt. E diopter.

**Di|op|t(r)o|metrịe:** ▸Optometrie. E dioptometry.

**Di|orchi|trẹma:** ein ostasiatischer Darmegel [Trematodes; Heterophyidae] mit Entwicklung in 2 Zwischenwirten (Schnecken, dann Fische). Beim Menschen führt Massenbefall zu uncharakteristischen Darmbeschwerden.

**Diosmin:** ein venentonisierendes Mittel. E diosmin.

**di|ọtisch:** beidohrig, ▸binaural. E binaural.

**1,4-Di|oxạn:** Diäthylendioxid, $C_4H_8O_2$. ***Anw.*** *histol* als Intermedium bei Paraffineinbettung. Wirkt nach Einatmung oder Hautresorption in höherer Konzentration nieren-, leberschädigend, narkotisch u. schleimhautreizend; führt zu Erbrechen, Polyurie u. späterer Harnsperre, Schlafsucht, Koma sowie zu Leukozytose. E dioxane.

**Di|oxịd, Dioxyd:** chemische Verbindung, bestehend aus einem Metall- oder Nichtmetallatom u. aus 2 Sauerstoffatomen, z.B. $CO_2$. E dioxide.



**Di|oxịn(e):** heterozyklische Verbindungen mit zwei Sauerstoffatomen; i.e.S. Kurzbezeichnung für polychlorierte Dibenzodioxine = PCDD, die (ebenso wie die – chem. und toxikologisch nahe verwandten – polychlorierten Dibenzofurane = PCDF) als unerwünschte Nebenprodukte bei Verbrennungsvorgängen (z.B. Müllverbrennung bei zu niedriger Temperatur) u. bei techn. Verarbeitung chlorierter aromatischer Verbindungen (u.a. 2,4,5-Trichlorphenol) entstehen können; z.B. als Verunreinigungen bei der Herstellung bestimmter Unkrautvertilgungs- u. Desinfektionsmittel (v.a. bei Überhitzung). Die Toxizität der D. ist sehr unterschiedlich; als giftigstes gilt das 2,3,7,8-Tetrachlordibenzoparadioxin (TCDD), das Hautschäden (▸Chlorakne) mit Übelkeit, Schwindelgefühl sowie Leberschäden verursacht. Die $LD_{50}$ beträgt für Meerschweinchen (als TCDD-empfindlichstem Versuchstier) 0,5 µg/kg. Im Tierversuch – mit kleinsten chronischen Gaben – sind z.B. Organschäden, Leberkarzinom u. Fehlbildungen bis Tod der Leibesfrucht erzeugbar. Das TCDD ist kaum wasserlöslich u. haftet daher im Erdreich (außer bei Ausschwemmung durch organ. Lösungsmittel). Durch Verbrennung bei hoher Temperatur mit Sauerstoffüberschuss kann das TCDD zerstört werden (Entgiftung von Rückständen). E dioxin(s).

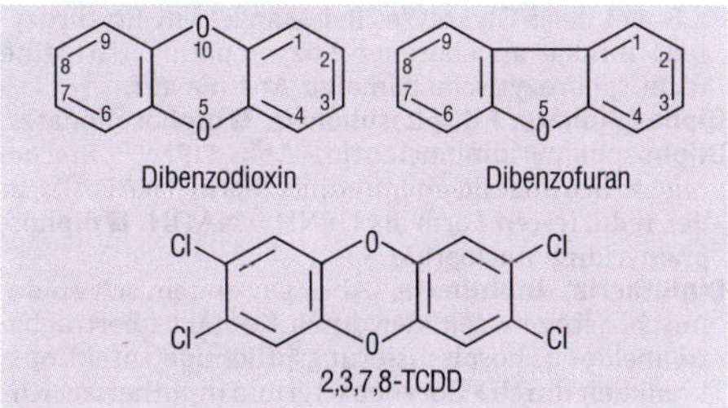


**Dioxine.**

**Dioxopromethazin:** ein ▸Antihistaminikum (Phenothiazin). E dioxopromethazine.

**Diọxy...:** s.u. ▸Dihydroxy...

**Dioxyacetọn:** ▸Dihydroxyaceton.

**Di|oxyd:** ▸Dioxid. E dioxide.

**Di|oxỵ|genạsen:** ▸Oxygenasen. E dioxygenases.

**Dip** *(engl. = tauchen):* Wortteil „Absinken, Abnahme". *Kardiologie* ▸early diastolic dip, ▸Dip-Phänomen. *Geburtshilfe* Absinken der Herzfrequenz (▸Dezeleration der kindlichen ▸Herztöne) bei gleichzeitiger Veränderung des Typus der Wehen als Phänomen bei der ▸Kardiotokographie.

**DIP:** Abk. für distales Interphalangeal-Gelenk.

**Di|peptịd:** ▸Peptid aus 2 Aminosäuren. E dipeptide.

**Di|peptidạsen:** lokal in der Dünndarmmukosa enthaltene Hydrolasen, die Dipeptide in die entsprechenden Aminosäuren spalten (z.B. Prolinase). E dipeptidases.

**Di|petalo|nẹma:** *Helminthologie* ▸Acanthocheilonema.

**DIP-Gelenk:** distales Interphalangealgelenk (Fingergrund-, Zehengrundgelenk).

**Di|phạllus, Diphallie:** Doppelbildung des Penis u. der Harnröhre, vollständig (»D. bifidus«) oder nur im Eichelbereich (»D. glandularis«). Häufig kombiniert mit Hypospadie, Spaltung des Hodensackes, Fehlbildungen des Afters, Mastdarms oder der Blase. **E** bifid penis, diphallus.

**di|phasisch:** ▸biphasisch. **E** diphasic.

**Diphenhydramin:** ein $H_1$-Rezeptorenblocker; ***Anw.*** als ▸Antihistaminikum, Antiemetikum u. Sedativum. **E** diphenhydramine.

**Di|phenyl:** $C_6H_5–C_6H_5$; eine Substanz in Steinkohlenteer; Anw. zum Schutz von Zitrusfrüchten gegen Pilzschäden (Schalen zum Genuss ungeeignet). **E** diphenyl.

**Diphenyl|amin|reaktion:** Reaktion unter Verwendung von Diphenylamin = $(C_6H_5)_2NH$, u. zwar zum Nitratnachweis, u.a. für Nahschussbeweis, zum DNS-Nachweis (▸DISCHE-Reaktion). **E** diphenylamine test.

**Diphenyl|arsin|chlorid,** $(C_6H_5)_2AsCl$, Clark I, Adamsit: ein Blaukreuz-Kampfstoff. Reizt in Dampfform die Augen sowie Schleimhäute der oberen Luftwege u. führt evtl. zu Lungenödem. **E** diphenylchlorarsine.

**Diphenyl|arsin|cyanid,** $(C_6H_5)_2AsCN$, Clark II: ein Blaukreuz-Kampfstoff. Entfaltet starke Reizwirkung an den Augen, im Nasen- u. Rachenbereich. **E** diphenylcyanoarsine.

**Diphenyl|butyl|piperidine:** Stoffklasse der ▸Neuroleptika; z.B. Fluspirilen u. Pimozid

**Diphenyl|hydantoin:** ▸Phenytoin. **E** diphenylhydantoine.

**Diphenylpyralin:** ein ▸Antihistaminikum; ***Anw.*** als Rhinologikum. **E** diphenylpyraline.

**Di|phospho|glycerinsäure: 1) 1,3-D., 1,3-DIPG, Negelein-Ester:** ein energiereiches Produkt der ▸Glykolyse (dort Schema), enzymatisch gebildet durch Diphosphoglyceromutase aus Glycerinaldehyd-3-phosphat (unter ATP-Bildung erfolgt Dephosphorylierung zu 3-Phosphoglycerinsäure). **E** diphosphoglyceric acid. **2) 2,3-D., Greenwald-Ester:** Zwischenprodukt der Umwandlung von 3- in 2-Phosphoglycerinsäure, z.B. bei der ▸Glykolyse. Bei Mangel (in Erythrozyten) infolge angeborener Enzymopathie tritt eine nicht-sphärozytische hämolyt. Anämie auf.

**Diphosphonate:** ▸Bisphosphonate. **E** diphosphonates.

**Di|phospho|pyridin|nucleotid,** Abk. DPN$^{(+)}$: *Biochemie* ▸Nicotinamid-adenin-dinucleotid (NAD$^{(+)}$); in der reduzierten Form als DPNH = NADH. **E** diphosphopyridine nucleotide.

**Diph|theria, Diphtherie,** Abk. Di: endemisch-epidemisch, aerogen, seltener durch Kontakt übertragbare, melde- u. hospitalisierungspflichtige Infektionskrankheit durch ▸Corynebacterium diphtheriae. ***Klinik:*** Inkubationszeit 1–7 Tage, dann Prodromalstadium mit Fieber u. Allgemeinsymptomen. Zunächst Rachendiphtherie mit weißlich grauen Belägen (Pseudomembranen), v.a. der Tonsillen, süßlichem Fötor u. regionärer Lymphadenitis; Nasendiphtherie mit blutig-serösem bis -eitrigem Sekret, v.a. beim Säugling. Prognostisch ungünstige Kehlkopfdiphtherie (»Krupp«) mit Heiserkeit, inspiratorischem Stridor u. Erstickungsgefahr. ***Diagn:*** bakteriologischer Erregernachweis (Nasen-Rachen-Wundabstrich) u. Prüfung auf Toxizität der isolierten Stämme. ***Ther.:*** Diphtherieantitoxin (frühzeitige Gabe bis zu 48 Std. nach Krankheitsbeginn mildert Krankheitsverlauf u. senkt Letalität); Penicillin. ***Kompl.:*** Gefahren der Erstickung u. des Herz- u. Kreislaufversagens (Früh- u. Spättod); ferner Myokarditis, Lähmungen (Gaumensegel, Augen, Beine; bilden sich i.d.R. zurück) u. Nephritiden. ***Progn.:*** wechselnde Letalität je nach Schwere des Krankheitsverlaufs, der Toxizität der Erregerstämme u. Abwehrlage des Organismus. ***Prophyl.:*** aktive Immunisierung (Drei- u. Zweifachschutzimpfung): Grundimmunisierung erfolgt meist als Mehrfachimpfung im frühen Säuglingsalter; Auffrischung alle 10 J. **E** diphtheria. – **D. cutanea:** die Hautdiphtherie als Infektion am Ort kleinster Epitheldefekte; außerdem als ▸Wund-, ▸Nabeldiphtherie u. als ▸Panaritium diphthericum. **E** cutaneous d. – **D. gravis:** Schwerform bzw. **D. gravissima fulminans** Schwerstform der D. = **maligne D.**; s.u. ▸D., toxische. **E** malignant d. – **D. ne|croticans haemorrhagica:** toxische, oft tödliche Diphtherie, v.a. der Tonsillen; mit Bildung grünschwarzer Beläge, Kraterbildung, Halslymphknotenschwellung, allgemeinem Verfall u. diphtherischer Enteritis (mit Kaffeesatz-artigem Erbrechen u. teils blutigen Durchfällen = D. stercoralis). – **D., progredi|ente:** fortschreitende mehrherdige D. des Tonsillen-Rachen-Bereichs mit Verschmelzen der Beläge u. evtl. Übergreifen auf die tieferen Atemwege (Schwinden des diphtherischen Krupps u. Erstickungsgefahr); oft mit Entwicklung zu toxischer D. – **D. scarlatinosa:** das diphtherieähnliche, aber nicht durch D.-Bakterien hervorgerufene »Scharlachdiphtheroid« (▸Diphtheroid bei Scharlach). – **D., toxische, D. septica:** D. mit Ödem- u. Nekrosenbildung sowie mit Toxin-Effekten, z.B. als frühzeit. Gaumensegellähmung, Polyneuropathie, Myokardschaden mit Kreislaufkollaps; führt – als D. gravissima fulminans – zu frühem Tod. – S.a. ▸Diphtheria necroticans. **E** septic d.

**Diphtherie|anti|toxin:** das nach Kontakt mit Diphtherietoxin oder -toxoid im Serum auftretende Immunglobulin mit spezifischem Neutralisationsvermögen gegen beide Antigene des Diphtheriebazillus (soweit nicht zellulär gebunden); ist durch ▸SCHICK-Test nachweisbar. ***Anw.*** als Hyperimmunserum (zur passiven Immunisierung) u. zum diagnost. Toxin-Nachweis (Flockungsreaktion). **E** diphtheria antitoxin.

**Diphtherie|bakterien, -bazillen:** ▸Corynebacterium diphtheriae. **E** Klebs-Loeffler bacillus.

**Diphtherie(formol)toxoid,** Diphtherie-Anatoxin: das durch Einwirkung von Formaldehyd auf Kulturfiltrate von Diphtheriebakterien gewonnene Umwandlungsprodukt des Diphtherietoxins, dessen antigene Eigenschaften erhalten, die toxischen aber ausgeschaltet sind. Dient zur aktiven Immunisierung von Pferd, Rind, Schaf zwecks Gewinnung von ▸Diphtherieantitoxin u. -impfstoff.

**Diphtherie|impf|stoff:** *Serologie* gelöstes oder adsorbiertes Diphtherieformoltoxoid für die aktive Immunisierung. Vor Anw. kann – zur Vermeidung von Überempfindlichkeitsreaktionen – eine Vorprüfung mit Toxoid-Verdünnung (=▸MOLONEY-Test) erfolgen. Findet auch als Kombinationsimpfstoff Anw. (mit Tetanus-Toxoid, abgetöteten Pertussis-Erregern u. inaktivierten Polio- u. Masernviren: »DT-«, »DPT-«, »Polio-DT«, »Polio-DPT«). **E** diphtheria vaccine.

**Diphtherie|krupp:** der bei Rachen-Kehlkopf-Diphtherie vorkommende echte ▸Krupp durch Pseudomembranen. Führt zu Husten, Heiserkeit, Aphonie, Stridor, Aushusten von Membranstückchen, Angstzuständen. Bedarf wegen Gefahr der Stenose der Atemwege der Intubation, Tracheotomie. **E** croup.

**Diphtherie|toxin, -antigen:** das Exotoxin der Diphtheriebakterien. Kann aus Kulturfiltraten gewonnen u. in Toxoid umgewandelt werden (s.a. ▸Diphtherieformoltoxoid). Ist stark toxisch (Hemmung der Cytochrom-b-Synthese?). Wird von Schleimhäuten resorbiert, wonach es unter Pseudomembranbildung Epithelien zerstört. Wirkt zytotoxisch auf Herz, Leber, Nieren, Nebennieren, periphere Nerven. **E** diphtheria toxin.

**Diphtherie|toxoid:** ▸Diphtherieformoltoxoid. **E** diphtheria toxoid.

**diph|therisch: 1)** durch ▸Diphtherie verursacht. **2)** diphtheroid: allg. auch verwendet für pseudomembranös-nekrotisierende Schleimhautentzündungen (des Respirations- und Gastrointestinaltraktes). **E** diphther(it)ic.

**Diph|theritis:** (BRETONNEAU 1826) ▸DIPHTHERIE. **E** diphtheritis.

**Diph|thero|id:** Diphtherie-ähnlicher, d.h. mit Pseudomembranbildung ablaufender, jedoch nicht durch Diphtheriebazillen verursachter Prozess, z.B. das

Scharlach-D. (▸Diphtheria scarlatinosa); s.a. ▸diphtherisch (2). E diphtheroid.

**Di|phyllo|bo|thriasis:** ▸Bothriocephalosis. E diphyllobothriasis.

**Di|phyllo|bo|thrium,** Dibothriocephalus: eine Bandwurm-Gattung [Diphyllobothriidae; Cestoda] mit bauchseitiger Geschlechtsöffnung u. dahinter gelegenem Tokostoma. Darmparasit des Menschen u. der Säuger. Der 1. Zwischenwirt sind Kleinkrebse (Cyclops, Diaptomus); 2. Zwischenwirt sind Fische oder (nach Fröschen, Schlangen als Primärwirt) sekundär Vögel, Säuger (»Transportwirt«); das Plerozerkoid (▸Sparganum) mancher Arten kommt auch beim Menschen vor. – **D. cordatum:** Parasit bei Hunden, Seehunden, selten beim Menschen. – **D. latum,** D. americanum s. taenioides, Bothriocephalus latus: »Breiter Fisch-« oder »Grubenkopfbandwurm«; bis über 10 m lang; besitzt einen abgeplatteten Kopf (▸Scolex) mit je einem Bothrium an beiden Seiten u. blassrötliche oder graue Kettenglieder (Proglottiden) mit bräunlich durchscheinendem Uterus; gravide Proglottiden sind 10–15 mm breit. Ein Darmparasit des Menschen u. verschiedener Karnivoren; s.a. ▸Bothriocephalosis, ▸Wurmeier. – **D. mansoni,** Ligula ma.: 60–100 cm langes, maximal 5–6 mm breites D.; Parasit von Fleischfressern; Prozerkoide in Cyclops, Plerozerkoide in Fröschen, Schlangen, Vögeln, Säugern sowie beim Menschen (bei »Mansoni-Sparganose«; in Ostasien vorkommend nach Prozerkoid-Aufnahme in Trinkwasser, Froschschenkeln).

**Dipivefrin:** ein Sympathomimetikum; ***Anw.*** als ▸Glaukommittel. E dipivefrine.

**Dipl|acusis,** Doppelhören: das Hören zweier – evtl. verschieden hoher – Töne statt des objektiv einzigen; ein- oder beidseitig (mon- oder binaural). Auch als ▸Echoerscheinung mit Nachhallen eines sich nicht wiederholenden Tones (= **D. echotica**, »Echohören«). E diplacusis, double disharmonic hearing.

**Di|plegia, -plegie:** die beidseitige Lähmung des gleichen Körperabschnitts. Meist als Folge einer bds. Pyramidenbahnschädigung, einer symmetrischen Schädigung motorischer Kerngebiete oder ihrer peripheren Fasern. E diplegia. – **D. atonica congenita:** die angeborene zerebellare oder infantile zerebrozerebellare D., ▸FOERSTER-Syndrom. E atonic-diplegic cerebral palsy. – **D. facialis:** beidseitige (periphere oder nukleare) Fazialislähmung; z.B. bei basaler Meningitis, doppelseitiger Schädelbasis-Felsenbein-Fraktur, Basilaris-Thrombose; oft kombiniert mit anderen Hirnnervenlähmungen; rezidivierend als ▸MELKERSSON-ROSENTHAL Syndrom. E facial d., bilateral Bell's palsy. – **D., familiäre progressive zerebrale:** D. als erbliche (heredofamiliäre) fortschreitende Erkrankung, z.B. das SCHOLZ-, ▸TAY-SACHS-Syndrom. E progressive cerebral familiar d. – **D. inferior:** Lähmung beider Beine als Folge einer Schädigung der peripheren motorischen Neurone oder der Pyramidenbahnen (d.h. als schlaffe bzw. spastische Form). E d. of lower limbs. – **D. masticatoria:** Kaumuskellähmung bei beidseitiger motorischer Trigeminuslähmung; z.B. bei verschiedenen Bulbärparalysen. E masticatory d., bilateral masticatory paralysis. – **D. spastica cerebralis, D. sp. infantilis:** bei Kindern nach prä- oder perinataler Hirnschädigung auftretende Lähmung. S.a. ▸LITTLE-Krankheit. E Little's disease. – **D. spastica progressiva:** s.u. ▸Spinalparalyse. E spastic spinal paralysis. – **D. superior:** Lähmung beider Arme bei umschriebener Halsmarkschädigung oder bei beidseitiger Verletzung des Plexus brachialis. – s.a. ▸Paraplegie.

**Di|plo...:** Wortteil »doppelt«, »Doppel(fehl)bildung«, Doppel... E double...

**Diplo|chei|rie:** teilweise oder vollständ. Doppelbildung der Hand. E dicheiria.

**Di|plo|coccus:** ältere – beschreibende – Bez. für paarweise auftretende Bakterien, die heute den Gattungen Strepto-, Peptostrepto-, Mikro- u. Peptococcus, Neisseria u. Veillonella zugeordnet werden. – **D. intra|cellularis:** ▸Neisseria meningitidis. – **D. pneumoniae:** ▸Streptococcus pneumoniae. E diplococcus.

**Di|ploe:** *(sprich di-plo-e)* die schwammige (spongiöse) Schicht zwischen den bd. festen Schichten der platten Schädeldachknochen (= Lamina externa u. L. interna). Die Hohlräume werden von den ▸Venae diploicae durchsetzt. E diploë.

**Di|plo|gono|porus:** eine Bandwurm-Gattung [Diphyllobothriidae]; Darmparasit Fleisch fressender Wildtiere, gelegentl. auch des Menschen. – **D. grandis:** in Japan nach Genuss ungenügend gekochter Plerozerkoid-haltiger Fische als Darmparasit des Menschen vorkommender Bandwurm. Befall führt zu kolikartigen Schmerzen, Wechsel von Diarrhö u. Obstipation, Anämie.

**Di|plo|idie:** das Vorhandensein zweier vollständiger homologer Chromosomensätze im Zellkern von Organismen mit sexueller Fortpflanzung (je 1 Satz der ♂ bzw. ♀ Keimzelle entstammend); s.a. ▸Diplont. E diploidy.

**Diplo|kokken:** ▸Diplococcus. E diplococci.

**Diplo|monadina:** *Protozoologie* eine Ordnung der Flagellaten; bilateral-symmetrische Doppelindividuen mit doppelter Kern- u. Geißelgruppen-Zahl; z.B. ▸Giardia lamblia.

**Diplo|mye|lie:** ▸Myeloschisis. E diplomyelia.

**Di|plont,** Diplobiont: Organismus mit einer höchstens auf die Gameten beschränkten haploiden Phase (z.B. Mensch); s.a. ▸Diploidie. E diplont.

**Diplo|phonie,** Diphthongie: krankhafter Stimmklang aus 2 verschiedenen Tönen, verursacht durch unterschiedlich schwingende Stimmbandabschnitte; z.B. bei Stimmbandknötchen. E diplophonia.

**Dipl|opia, Diplopie:** »Doppel(t)sehen«. Die Wahrnehmung zweier neben- oder (schräg) übereinander liegender Bilder eines Gegenstandes (= horizontale oder vertikale D.). Künstlich hervorzurufen durch Vorsetzen von Prismen oder durch leichte Augapfelverlagerung durch Fingerdruck. E diplopia. – **D., bin|okulare:** D. infolge Abbildung eines Dingpunktes auf unterschiedlichen (= »disparaten«) Netzhautstellen beider Augen; s.a. ▸Disparation; z.B. bei Störung des Gleichgewichtes der Augenmuskeln, bei Konvergenzlähmung. Wird diagnostiziert z.B. durch Vorsetzen einer Rot-Grün-Brille. Kommt vor beim Schielen als gekreuzte (= heteronyme oder temporale) D. oder als ungekreuzte (= homonyme D. = D. simplex), d.h. bei Strabismus divergens bzw. convergens (das zusätzliche Bild auf der Seite des nicht schielenden bzw. des schielenden Auges). E binocular d. – **D., mon|okulare:** D. infolge Abbildung eines Dingpunktes auf 2 Netzhautstellen desselben Auges, z.B. bei sklerosierter Linse (mit doppeltem Brennpunkt), Diplokorie, Iridodialyse, irregulärem Astigmatismus. E monocular d.

**Diplo|podie:** mehr oder weniger vollständige Doppelbildung eines Fußes. E dipodia.

**Diplo|som:** *Zytologie* **1)** Zentriol in Form eines Doppelkörnchens. **2)** gepaarte Heterochromosomen. E diplosome.

**Dipol, elektrischer:** System zweier elektrischer Ladungen gleicher Größe mit entgegengesetzten Vorzeichen in definiertem Abstand. E electrical dipole.

**Dip-Phänomen:** *Kardiologie* das vorübergehende Absinken der Erregbarkeitsschwelle der Myokardfasern während der Refraktärphase; s.a. ▸Dip. E dip phenomenon.

**Di|pros|opus:** »Doppelgesicht«; eine ▸Doppelfehlbildung mit 2 mehr oder weniger vollständigen Gesichtern. E diprosopus.

**Dips(o)...:** Wortteil »Durst«. E thirst...

**Dip|so|manie:** ▸Alkoholismus als »periodische (tage- oder wochenlange) Trunksucht« aus äußerer oder innerer Unruhe; zwischen den Trinkphasen besteht relative oder absolute Abstinenz. Vorwiegend von forensischer Bedeutung. E dipsomania.

**Di|ptera:** Zweiflügler, Ordnung der Insekten (darunter Mücken u. Fliegen) mit nur 1 Paar voll ausgebildeter Flügel (das hintere Paar ist zu Schwingkolben mit Sinnesorganen umgebildet). Med. Bedeutung als Zwischenwirt, Überträger von Krankheitserregern, insbesondere auf Lebensmittel, sowie als Parasiten.

**Di|pygus:** »Doppelsteiß«; eine ▸Doppelfehlbildung mit Verdoppelung des Beckens u. beider Beine. E dipygus.

**Di|pylidiasis:** Befall durch ▸Dipylidium caninum. ***Klinik:*** Krämpfe, Fieber, Nesselausschlag u. Durchfälle (aber auch symptomfreie Verläufe). E dipylidiasis.

**Dipylidium:** eine Bandwurm-Gattung [Dilepididae] mit mehreren Hakenreihen am Scolex, paarigen Geschlechtsorganen, netzförmigem Uterus. Voll entwickelte (»adulte«) Würmer als Dünndarmparasiten bei Karnivoren u. beim Menschen. – **D. caninum,** Alyselminthus ellipticus: der 20–40 cm lange u. 2–4 mm breite »Hundebandwurm«; sein Kopf ist abgeflacht u. trägt 4 Saugnäpfe u. Haken; die Eier sind in »Kokons« zusammengeklebt. Zwischenwirte sind Flöhe, z. B. ▸Ctenocephalides canis, ▸Pulex irritans; die Infektion des Endwirtes erfolgt oral (▸Dipylidiasis).

**Dipyridamol:** Vasodilatator (wirkt über eine Erhöhung der Adenosin-Konzentration an den Gefäßrezeptoren); ▸Thrombozytenaggregationshemmer. ***Anw.*** bei Koronarinsuffizienz wegen ▸Steal-Effekt obsolet, heute nur noch zur Schlaganfall-Prophylaxe eingesetzt. E dipyridamole.

**Direktion:** Begriff aus der Homöopathie für die funktionell steuernde Wirkung eines homöopathischen Arzneimittels.

**Direktschreiber:** elektromechanisches Registriergerät, dessen Schreibsystem unmittelbar auf durchlaufendes Papier aufzeichnet (im Ggs. zur »indirekten« photograph. Aufzeichnung mittels eines Kathodenstrahloszillographen). E direct recorder.

**Diro|filaria:** Gattung lebend gebärender = »viviparer« Fadenwürmer [Nematoden; Filariidae]. Parasiten (mit langer ▸Präpatentperiode) im Blutgefäßsystem u. im Unterhautbindegewebe von Säugern, selten des Menschen (»Dirofilariasis«), der offenbar nur Zufallswirt ist u. in dem die Würmer nicht geschlechtsreif werden (die ungescheideten Larven [Mikrofilarien] kreisen – bes. nachts – im peripheren Blut). – **D. conjunctivae,** Filaria palpebralis s. peritonei s. in|ermis: in Mittelmeerländern vorkommende D. (♂ 5–8, ♀ 16–20 cm), deren Mikrofilarien beim Menschen in Nase, Lidern u. am Unterarm gefunden werden. – **D. immitis:** in Europa, Asien u. Amerika vorkommende D.; nachgewiesen in Herzkammern (»Herzwurm«) u. im Venensystem von Fleischfressern; ist aber vermutlich auch humanparasitär. Zwischenwirte sind Culex, Aedes, Anopheles.

**Dirofilariasis:** Befall durch ▸Dirofilaria. E dirofilariasis.

**dis...:** Wortteil (Präfix) »Trennung«, »Gegenteil«; auch mit der Bedeutung von »dys...« u. »des...«.

**Disability:** nach WHO eine körperlich oder geistig bedingte Beeinträchtigung, die Tätigkeiten des täglichen Lebens behindert oder unmöglich macht.

**Di|sac|chari|dasen:** ▸Disaccharide spaltende Enzyme (Glykosidhydrolasen) der ▸Mikrovilli der Dünndarmschleimhaut des Menschen; ▸Glykosidasen, ▸Galaktosidase. E disaccharidases.

**Di|saccharide:** einfache, aus 2 Monosaccharid-Molekülen bestehende Zucker (Formel und Tab.); z. T. mit halbacetalischer OH-Gruppe (u. mit reduzierenden Eigenschaften; z. B. Maltose, Lactose). E disaccharides.

**Di|saccharid|intoleranz:** Unverträglichkeit einzelner ▸Disaccharide als Folge eines erblichen oder erworbenen Enzymmangels (▸Disaccharid-Malabsorptionssyndrom) u. nach ausgedehnter Dünndarmresektion. E disaccharide intolerance.

**Di|saccharid-Mal|absorptions|syndrom:** autosomal-dominant erbliche ▸Enzymopathie mit Lactase-, Saccharase-, Palatinase- (?) u./oder Isomaltase-Defekt u. mit entsprechender ▸Disaccharidintoleranz. ***Klinik:*** Durchfälle infolge erhöhten osmotischen Drucks in der Darmlichtung u. infolge bakterieller Zersetzung (Gärung) der nicht gespaltenen Zucker. E disaccharide malabsorption.

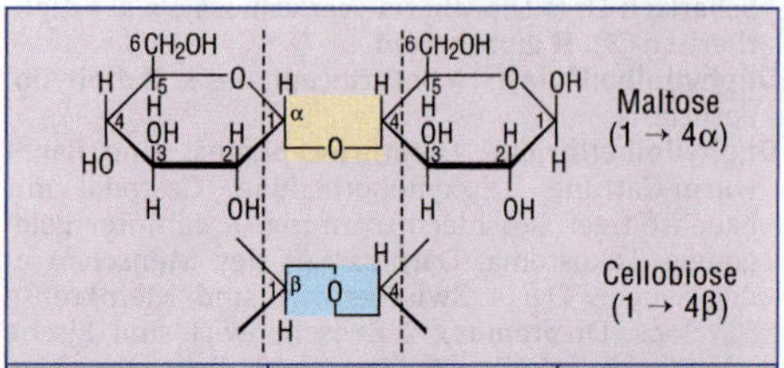


| Disaccharide | Bausteine | Verknüpfung |
|---|---|---|
| Gentiobiose | Glucose–Glucose | 1 → 6β |
| Isomaltose | Glucose–Glucose | 1 → 6α |
| Kojibiose | Glucose–Glucose | 1 → 2α |
| Lactose (Milchzucker) | Galaktose–Glucose | 1 → 4β |
| Maltose (Malzzucker) | Glucose–Glucose | 1 → 4α |
| Melibiose | Galaktose–Glucose | 1 → 6α |
| Nigerose | Glucose–Glucose | 1 → 3α |
| Primverose | Xylose–Glucose | 1 → 6β |
| Rutinose | Rhamnose–Glucose | 1 → 6β |
| Saccharose (Rohrzucker, Zucker, Sucrose) | Glucose–Fructose | 1 → 2β |
| Trehalose (Mykose) | Glucose–Glucose | 1 → 1α |
| Cellobiose | Glucose–Glucose | 1 → 4β |

**Disaccharide.**

**Dis|äquilibrium:** ▸Dysäquilibrium.

**Dis|azofarbstoffe:** ▸Azofarbstoffe mit 2 Azogruppen. E diazo dyes.

**Dische-Reaktion** (ZACHARIAS D., physiolog. Chemiker, Wien): DNS-Nachweis in Lösungen durch Erhitzen mit **D.-Reagens** (Diphenylamin-Lsg. in Eisessig u. konzentrierter Schwefelsäure) u. Photometrie der eintretenden Blaufärbung (595 nm). E Dische reaction/reagant.

**Dis|ci:** s. u. ▸Discus. E disks.

**dis|ciformis** *(latein.)*: scheibenförmig. E disciform.

**Discisio,** Diszision: operative Gewebs-, Organspaltung; s. a. ▸Dissektion. E discission. – **D. cataractae, D. lentis:** älteres Verfahren der Kataraktchirurgie. Bei angeborenem oder juvenilem partiellem grauem Star wird die vordere Linsenkapsel mittels einer sog. Diszisionsnadel gespalten, um eine totale Linsentrübung infolge Quellung durch eindringendes Kammerwasser zu erzielen; Voroperation der Linsenablassung (bei Kindern erfolgt u. U. Spontanresorption). – I. w. S. auch die kreuzförm. Spaltung der hinteren Linsenkapsel bei zartem Nachstar: Bildung einer Sehlücke, in die sich eine »Glaskörperperle« vorstülpt. E d. of cataract, d. of lens.

**Dis|citis:** *Pathologie* Entzündung eines ▸Discus. E discitis.

**Dis|cus** *(latein.)*, Diskus: Scheibe, Zwischenscheibe oder -streifen. S. a. ▸Disko... E disk. – **D. articularis,** Fibrocartilago interarticularis: gefäß- u. nervenfreie, aus Sehnengewebe u. Faserknorpel bestehende Gelenkscheibe als – meist – den Gelenkraum in 2 getrennte Kammern teilendes Gebilde, das dem Ausgleich von Inkongruenzen u. als Gelenkpuffer dient; s. a. ▸Meniscus. E articular d. – **Disci inter|calares:** die

»EBNER-Glanzstreifen« als stark lichtbrechende Querlinien im mikroskopischen Bild des Herzmuskels (s.a. ▸HENSEN-, ▸Z-Streifen). – **D. inter|pubicus:** die Gelenkscheibe der Beckensymphyse; enthält einen Synovia-haltigen Hohlraum, ist mit den Schambeinen verwachsen. E interpubic d. – **Disci inter|verte|brales,** Fibrocartilagines intervertebrales: die Zwischenwirbel- oder Bandscheiben als druckelastische Synchondrosen zwischen den Wirbelkörpern. Bestehen aus einem weichen Kern (Nucleus pulposus) u. einem umgebenden Faserknorpelring (Anulus fibrosus), sind auf der Ober- u. Unterseite von einer dünnen, fest verwachsenen Hyalinknorpelschicht bedeckt (Abb.). S.a. ▸Disko... E intervertebral d.s. – **D. nervi optici,** Papilla n.o.: die weißliche,

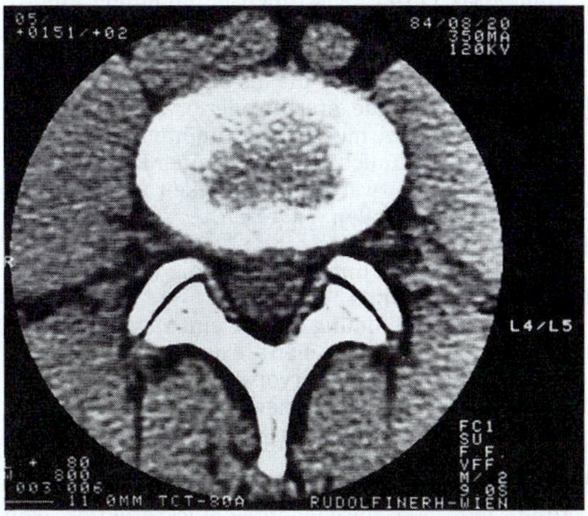


**Disci intervertebrales:** axiales Computertomogramm des Discus intervertebralis LIV/LV. [542]

scheibenförmige Sammelstelle der Axone der Ganglienzellen der ▸Retina am Augenhintergrund als Anfang des Sehnervs (▸Nervus opticus); besitzt eine zentrale Vertiefung (Excavatio disci), in der auch die Netzhautgefäße ein- bzw. austreten; s.a. ▸blinder Fleck. E optic d. – **D. ovigerus:** ▸Cumulus oophorus. E cumulus oophorus. – **D. tac|tilis:** s.u. ▸MERKEL-Zelle. E tactile d.

**disease** *(engl.):* Krankheit, z.B. limited oder extensive d. (s.u. ▸Bronchialkarzinom).

**disease activity score** *(engl.)* Abk. DAS: Gradmesser für die Aktivitätsbeurteilung u. den Therapieeffekt bei der rheumatoiden Arthritis; Parameter sind die Zahl der schmerzhaften u. geschwollenen Gelenke, die Blutsenkungsgeschwindigkeit u. die Einschätzung der Krankheitsaktivität durch den Patienten mittels einer visuellen Analogskala (VAS).

**disease management** *(engl.):* auf eine bestimmte (v.a. chronische) Krankheit bezogene systematische, prozessorientierte Versorgung des Patienten. Erfordert diagnostische u. therapeutische Kriterien i.S. von Leitlinen auf der Basis von ▸evidence-based medicine.

**Disease-Management-Programm,** Abk. DMP: strukturiertes u. standardisiertes Programm unter Berücksichtigung wissenschaftlicher Leitlinien zur Behandlung chronischer Krankheiten. Basiert auf festgelegten Eckpunkten von Diagnostik u. Therapie, die bei angemessener Behandlung bestimmter Krankheiten angesichts der verfügbaren Evidenz mindestens zu berücksichtigen sind. S.a. ▸evidence-based medicine.

**DISI:** Abk. für **d**orsale **i**ntercalierte **S**egment**i**nstabilität; Form der Instabilität nach distaler Radiusfraktur, bei der die distale Gelenkfläche des Os lunatum nach dorsal kippt u. das Os scaphoideum entweder in seiner normalen Position verbleibt oder nach volar kippt.

**Dis|jektion:** die Spaltung des Persönlichkeitsgefühls im Traum; das Sich-Erleben in doppelter Gestalt (als Akteur u. Zuschauer).

**Dis|junktion: 1)** ▸Chromosomendisjunktion. **2) D. der Koordination:** *Ophthalmologie* Störung der Blickkoordination: Stehenbleiben eines Auges bei Weiterbewegung des anderen. E disjunction.

**Disk|ektomie:** operative Entfernung eines ▸Discus, i.e.S. die Beseitigung eines Bandscheibenvorfalls. E diskectomy.

**Disk-Elektrophorese:** *Labormedizin* (ORNSTEIN u. DAVIS 1959) ▸Elektrophorese in **disk**ontinuierlichem Polyacrylamidgel (dünneres Sammelgel u. dichteres Trenngel) zur Trennung von Proteinen, Proteiden, Nucleinsäuren. Hohes Auflösungsvermögen (als Konzentrier- u. Molekülsiebeffekt). E disc electrophoresis.

**Dis|klination:** die unfreiwillige Drehung beider Augäpfel um die a.-p. Achse beim Blick nach oben; die vertikalen Meridiane konvergieren nach unten u. weichen oben auseinander; s.a. ▸Konklination. E disclination.

**Disko|graphie:** Röntgenkontrastdarstellung einer Bandscheibe. ***Formen:*** **indirekte D.** nach Duralsack- oder Periduralraumfüllung (»Peridurographie«) mit einem positiven oder neg. Röntgenkontrastmittel (RKM). **Direkte D.** nach Injektion eines pos. RKM in den Nucleus pulposus (»Nukleographie«). E disko-, discography.

**Dis|ko|lyse:** ▸Chemonukleolyse. E discolysis, chemonucleolysis.

**diskontinuierlich:** mit Unterbrechungen (= ohne Kontinuität); z.B. disk. Nervenleitung. E discontinuous.

**Dis|kontinuitäts|zonen:** bei der Spaltlampenuntersuchung sichtbare Schichten in der Linse aufgrund unterschiedlicher Brechkraft der Linsenfasern im Embryonal- u. im Alterskern sowie in der Linsenrinde u. -kapsel. E zones of discontinuity.

**Disko|pathie:** krankhafte Veränderungen an einer Bandscheibe (▸Discus intervertebralis), z.B. als ▸Bandscheibendegeneration. E discopathy, disk disease.

**dis|kordant:** gegenteilig, gegensinnig, unterschiedlich. E discordant.

**Dis|krepanz|typ:** *Kardiologie* s.u. ▸ZWILLINGER-Typ.

**dis|kret:** *klin* mit wenig auffallender ▸Symptomatik. E discrete.

**Dis|krimination:** Unterscheidung, z.B. *physiol* von Reizqualitäten, *nuklearmed* des unterschiedlichen Stoffwechselverhaltens radioaktiver Substanzen bzgl. ihrer ▸Inkorporation, Retention u. Speicherung. E discrimination.

**Diskriminator:** *Nuklearmedizin* elektronisches Gerät der Strahlungsmesstechnik zur Trennung von Impulsen verschiedener Höhe. E discriminator.

**Disk-Tine-Test:** der unter Verwendung eines »Stempels« (Metallplatte mit Edelstahlzinken) erfolgende ▸Intrakutantest mit Alttuberculin. E disc tine test.

**Diskus:** *Anatomie* ▸Discus. E disk.

**Diskus|prolaps:** ▸Bandscheibenprolaps.

**Dis|locatio, Dislokation: 1)** *Pathologie* Verlagerung bzw. Lageatypie (i.S. der Ek- bzw. Dystopie). **2)** *Genetik* ▸Chromosomendislokation. **3)** *Chirurgie* Fragmentverlagerung bei Knochenbrüchen. E dislocation. – **D. ad axim:** D. als reine Achsenknickung bei Knochenbruch, v.a. bei Infraktionen. – **D. ad latus:** die Bruchstückverlagerung zur Seite mit einer senkrecht zur (Röhrenknochen-)Längsachse entstehenden Stufenbildung bzw. als bajonett- oder gabelförmiges Versetzen. – **D. ad longitudinem:** die Knochenfragmentverschiebung in der Längsachse, u. zwar unter Verkürzung (= **D. a. l. cum contractione** s. **abbre|via|tione**) bei Kompressions- u. Depressionsfraktur, evtl. auch mit Einkeilung (= **D. a. l. cum im|pres|sione**), oder aber unter Verlängerung, u.U. sogar mit tastbarer Spaltbildung = Fragmentdiastase (= **D. a. l. cum dis|trac|tione** s. **elongatione**), z.B. infolge übermäßiger Extension. – **D. ad peri|pheriam:** Rotationsfehlstellung; die gegensinnige Verdrehung angrenzender Knochenbruchstücke (oder meist nur

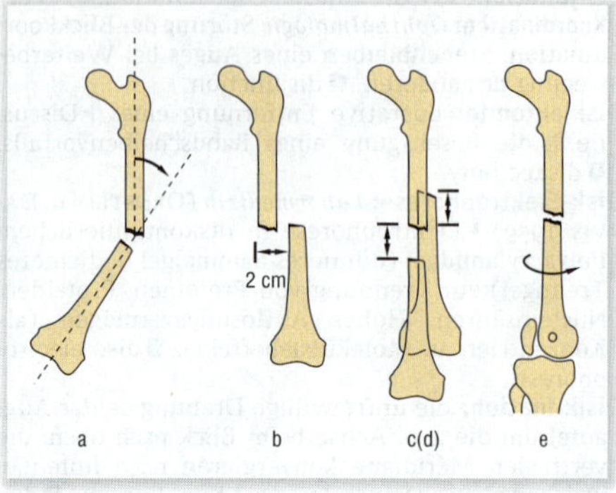


**Dislocatio:** a) Dislocatio ad axim; b) Dislocatio ad latus; c) Dislocatio ad longitudinem cum contractione; d) D. a. l. cum distractione; e) Dislocatio ad peripheriam. [224]

des peripheren Fragments) um die Längsachse, v.a. bei Schrauben- u. Trümmerbruch. – S.a. Abb.

**Dis|mutation,** Disproportionierung: Reaktion zwischen Molekülen einer Verbindung mittlerer Oxidationsstufe; ein Teil wird oxidiert, der andere gleichzeitig reduziert (durch Wirkung verschiedener ▶Oxidoreductasen). E dismutation.

**Di|somie:** **1)** *Pathologie* Duplicitas (▶Doppelfehlbildung). E disomy. **2)** *Genetik* das Vorhandensein a) zweier strukturell identischer Chromosomensätze im Kern bzw. b) eines zusätzlichen Chromosoms im haploiden Chromosomensatz (Symbol n+1). E disomy.

**Disopyramid:** ▶Antiarrhythmikum der Klasse IA mit chinidinartiger Wirkung; verlängert v.a. die Dauer des Aktionspotentials. ***Anw.*** bei Vorhofflattern u. -flimmern, supraventrikulären u. ventrikulären Arrhythmien sowie bei Extrasystolien. E disopyramide.

**disparate Netzhautpunkte:** s.u. ▶Disparation.

**Dis|paration:** die auf nicht korrespondierenden (»disparaten«) Netzhautstellen beider Augen erfolgende Abbildung eines Gegenstandspunktes. Abweichungen in vertikaler Richtung als Längs-D., in horizontaler Richtung als Quer-D. (eine geringgradige funktionelle Quer-D. ist wichtig für das räumliche = stereoskopische Sehen: die im Bereich des PANUM-Areals auf disparaten Punkten abgebildeten, unmittelbar am VIETH-MÜLLER-Kreis des ▶Horopters gelegenen Gegenstände werden einfach, aber in unterschiedlicher Entfernung vom Fixationspunkt gesehen). E (retinal) disparity.

**Dispensair-Methode:** die poliklinische Erfassung u. prophylaktische Betreuung bestimmter Personen(gruppen) etwa i.S. der Fürsorge. E dispensary (outpatient department).

**Dis|pensiermethode:** Arzneiverschreibung mit Angabe der Einzelmenge jedes Bestandteils (im Ggs. zur Dividiermethode). E detailed prescription.

**di|spers:** zerstreut, verteilt. E disperse.

**Di|spersion:** **1)** die spektrale Farbzerlegung weißen Lichtes durch Brechung (= Brechungs-D., s.a. chromatische ▶Aberration) oder Beugung (= Beugungs-D.). **2)** ▶Dispersionsphase. E dispersion.

**Di|spersions|kolloide:** thermodynamisch instabile kolloide polydisperse Systeme, die jedoch durch grenzflächenaktive Stoffe, so z.B. physiologische ▶Schutzkolloide, oder durch Emulgatorenzusatz stabilisierbar sind. E dispersoid.

**Di|spersions|phase:** das Ausschwärmen von Parasiten im Anschluss an die ungeschlechtliche Vermehrung im Wirtsorganismus; meist verbunden mit Wirtswechsel.

**Di|spersions|theorie des Hörens:** Auf das ovale Fenster auftreffende Schallwellen erzeugen in der Perilymphe jeweils ihrer Länge (λ) entsprechende Flüssigkeitswellen von abnehmender Fortpflanzungsgeschwindigkeit u. – durch Dispersion – abnehmender Wellenlänge; nach erfolgter Abschwächung der Flüssigkeitswellen auf ein bestimmtes minimales λ erfolgt die Energieübertragung auf die Basilarmembran des CORTI-Organs (s.a. ▶BÉKÉSY-Wirbeltheorie). – Demnach sprechen auf niedrige Frequenzen basisferne, auf hohe Frequenzen basisnahe Rezeptoren des ▶CORTI-Organs an.

**Dis|placement-Analyse:** der nach dem »Verdrängungsprinzip« erfolgende quantitative Nachweis kleinster Wirkstoffmengen. Methoden: Protein-binding-Assay (▶PBA), Radiorezeptor-Assay (mit Nutzung der Affinität von Membran- u. Zytoplasmarezeptoren für Radionuclide), Antikörper-Assay; Letzterer als Radioimmuno- (▶RIA), ▶Enzym-Immunoassay (EIA), Elektronenspinimmuno-, Fluoroimmuno-, Viroimmuno-Assay. E displacement analysis.

**Dis|position:** *Pathologie* die als besondere »Anfälligkeit« imponierende, ererbte oder erworbene Bereitschaft des Organismus, auf bestimmte Schädlichkeiten außergewöhnlich – meist i.S. einer Erkrankung – zu reagieren, u. zwar in Abhängigkeit von allgemeinen u. individuellen Faktoren. – s.a. ▶Diathese. E predisposition.

**dis|proportioniert:** unter Abweichung von den natürlichen Proportionen.

**Dis|ruption:** Fehlbildung infolge einer – während der Schwangerschaft erlittenen – exogenen Schädigung; z.B. als Thalidomid-Embryopathie. E disruption.

**dis|secans** *(latein.)*: zerschneidend, gewebstrennend, z.B. *patho* ▶Aneurysma dissecans. S.a. ▶Dissektion. E dissecting.

**Dis|sectio, -sektion** *(latein.)*: Zerschneidung, Aufspaltung. *chir* die ausgedehnte Blockresektion von Weichteilen, ▶Halsdissektion. Auch Bez. für gewebsschonende Exstirpation regionaler Lymphknoten (z.B. als Axilladissektion; ▶Lymphadenektomie). *anat, patho* die Sektion, ▶Obduktion. E dissection.
– **D., arterielle:** die – meist zwischen der Intima u. Media – erfolgende lamelläre Aufspaltung der Arterienwand durch den zwischen diese Schichten eindringenden Blutstrom als Folge eines Innenwanddefektes (z.B. bei Arteriosklerose, Arteriitis); s.a. ▶Aneurysma dissecans. E arterial d.

**Dis|semination:** **1)** »Aussaat«; die aus einem Krankheitsherd erfolgende ▶Streuung von Teilchen des Herdes oder von Krankheitserregern innerhalb des Organismus (s.a. ▶Generalisierung, ▶Metastasierung, ▶Herd...). **2)** die Keimverbreitung innerhalb einer Population, ▶Epidemie. E dissemination.

**dis|seminiert:** über ein Organ bzw. den Organismus verbreitet (▶Dissemination). E disseminated. – **d. Encephalomyelitis:** ▶multiple Sklerose. – **d. intravasale Koagulopathie,** Abk. DIC: die akute ▶Verbrauchskoagulopathie. E disseminated intravascular coagulopathy. – **d. neurendokrines System:** ▶APUD-System.

**Disse-Raum** (JOSEPH D., 1852–1912, Anatom, Göttingen, Halle, Marburg): der kapilläre, perisinusoidale, d.h. zwischen dem durchbrochenen Endothel der ▶Lebersinusoide u. den Leberzellplatten gelegene Raum, in welchen aus den ▶Sinusoiden Blutplasma austritt u. der somit den unmittelbaren Kontakt zwischen dem Blut u. den mit ▶Mikrovilli ausgestatteten Leberzellen ermöglicht. In ihn werden bei Störung der Funktion der Gallenkapillaren (Ductuli biliferi) Gallebestandteile u. – bei postsinusoidaler Störung (z.B. bei Leberzirrhose) – vermehrt Leberlymphe abgesondert (Letzteres führt infolge ungenügender Drainage über den Ductus thoracicus zu ▶Aszites). E Disse's space.

**Dis|similation:** **1)** ▶Katabolismus; der im Organismus unter Energiefreisetzung erfolgende Abbau der natürlich durch ▶Assimilation gebildeten Fette, Kohlenhydrate u. Eiweißstoffe; er läuft über verschiedene Zwischenstufen (Intermediärprodukte) ab u. führt zu Bildung von Kohlendioxid, Wasser u. Harnstoff als End- u. Ausscheidungsprodukte. **2)** Abbau der Sehsubstanzen der Netzhaut beim Farbensehen. E dissimilation.

**Dis|simulation:** Verbergen oder Verheimlichen von Krankheitssymptomen. E dissimulation.

**Dis|soziation:** Aufhebung einer Verbindung. E dissociation. **1)** *Chemie* der reversible Zerfall einer chem. Verbindung in Moleküle, Atome oder Ionen; als elektrolytische D. der Zerfall zu Ionen (»Ionisation«), z.B. als hydrolytische D. der Zerfall der echten Elektrolyte (z.B. NaCl) durch Aufhebung der Ionenbindungen infolge Wassereinwirkung; ferner der Zerfall potentieller Elektrolyte (z.B. organische Amine) nach Reaktion mit einem Lösungsmittel, u. zwar bis zum Erreichen eines Gleichgewichts zwischen den Konzentrationen der dissoziierten u. undissoziierten Moleküle (s.a. ▸Dissoziationskonstante); als thermische D. der Zerfall in Molekülbruchstücke bei genügend hoher Wärmeenergiezufuhr. **2)** *Neurologie* das unterschiedl. Verhalten der Liquorbestandteile bei den Liquorsyndromen (als albuminokolloidale u. -zytologische bzw. globulino-albuminoide D.) bzw. die unterschiedliche ▸Empfindungsstörung verschiedener Sensibilitätsqualitäten. E dissociated CSF findings. **3)** *Kardiologie* Störung des natürlichen Zusammenspiels der Herzkammern u. -vorhöfe (atrioventrikuläre D.). **4)** *Ophthalmologie* die Störung der Blickmotorik als dissoziierte ▸Augenabweichung. **5)** *Virologie* ▸uncoating. – **D., albuminokolloidale:** Vermehrung der γ-Globuline im Liquor bei gleichzeitig normalem Gesamteiweiß, z.B. bei Hirntumor, Neurosyphilis. E albumino-colloidal d. – **D., albumino|zytologische:** Vermehrung des Gesamteiweißes, v.a. der Albumine, im Liquor bei normaler oder nur gering erhöhter Zellzahl; z.B. bei stenosierendem Tumor des Zentralnervensystems, bei ▸GUILLAIN-BARRÉ-Syndrom. E albumino-cellular d., albumino-cytologic d. – **D., atrio|ventrikuläre, aurikuloventrikuläre D.:** unkoordinierter Schlagrhythmus der Kammern u. Vorhöfe des Herzens infolge vorübergehenden Sichüberschneidens zweier fast gleich frequent wirksamer Schrittmacher (Sinus- u. AV-Knoten) ohne Leitungsblock. E atrioventricular d. – **D., elektrolytische:** s.u. ▸Dissoziation (1). – **D., globulino-albuminoide:** relative Globulinvermehrung im Liquor bei normalem Gesamteiweiß, z.B. bei unbehandelter progressiver Paralyse. E globulin-albumin d. – **D., thermische:** s.u. ▸Dissoziation (1).

**Dissoziations|grad,** Ionisationsgrad: bei ▸Dissoziation (1) das Verhältnis des Anteils der dissoziierten Moleküle zur Molekülgesamtzahl. E dissociation rate.

**Dissoziations|konstante,** Abk. k: der Quotient aus dem Produkt der Konzentrationen von Molekülbruchstücken (Ionen, Atome) nach Einstellung des Dissoziationsgleichgewichts u. aus der Konz. der nicht zerfallenen Moleküle (bzw. der Quotient aus den Geschwindigkeitskonstanten der Bildung u. des Zerfalls einer Verbindung); gilt bei der elektrolytischen ▸Dissoziation (1) als Maß für die Stärke von Elektrolyten. E dissociation constant.

**dissoziative Identitätsstörung:** ▸multiple Persönlichkeit(sstörung).

**dissoziative Persönlichkeitsstörungen,** Konversionsstörungen: Oberbegriff für verschiedene psychogene (motorische u. sensible) Körperstörungen ohne verifizierbaren organischen Befund sowie für Störungen, die sich als Desintegration psychischer Funktionen äußern. Die d. P. werden als psychisch verursacht angesehen, d.h., es besteht ein zeitlicher Zusammenhang zu traumatisierenden Ereignissen, unlösbaren oder unerträglichen Konflikten oder gestörten Beziehungen. Die Definition der d. P. hat das traditionelle Konzept der »Hysterie« bzw. der hysterischen Neurose inzwischen weitgehend abgelöst.

**dissoziierte Sensibilitätsstörung:** s.u. ▸Empfindungsstörung. E dissociated sensory defect.

**dis|tal, distalis:** *Anatomie* weiter entfernt von der Körpermitte bzw. vom Herzen, vom Zentralnervensystem (Gegensatz: proximal). S.a. ▸peripher. *Zahnmedizin* von der Zahnbogenmitte abgewandt (Ggs.: mesial). E distal.

**Distal|biss:** die Bisslage bei krankhafter Rückwärtsverlagerung des Unterkiefers gegenüber dem Oberkiefer; beim Neugeborenen bis ca. zum Ende des 1. Lebensjahres physiologisch. E mandibular retrusion.

**Dis|tantia** *(latein.):* Abstand, z.B. *geburtsh* der Abstand typischer Beckenstrukturen als Parameter der Beckenbreite. S.a. ▸Beckenmaße, dort Tab. E distance, diameter. – **D. cristarum, D. inter|cris|talis:** der Abstand zwischen den Beckenkämmen. S.a. ▸D. spinarum. – **D. pubococcygea:** der Längsdurchmesser des Beckenausgangs zwischen Symphysenunterrand u. Steißbeinspitze; normal 9–10 cm, unter der Geburt um bis zu 2 cm größer. – **D. sacro|pubica:** der Abstand zwischen Symphysenunterrand u. unterem Kreuzbeinende als funktioneller Längsdurchmesser des Beckenausgangs; Norm 11–12 cm. E sacropubic diameter. – **D. spinarum:** der Abstand zwischen den Außenkanten der vorderen oberen Darmbeinstachel; normal 25–26 cm u. um etwa 3 cm kleiner als die D. cristarum; ist z.B. bei platt-rachitischem Becken verkürzt. E iliac spine distance. – **D. trochanterica:** Distanz zwischen beiden großen Rollhügeln (▸Trochanter); normal 31 cm; Werte < 28 cm geburtshilflich bedeutsam.

**Distanz|geräusch, -ton:** ▸Herzgeräusch (Herzton), das bereits ohne Stethoskop wahrnehmbar ist. E distant cardiac murmur.

**Dis|tension:** *Pathologie* Überdehnung, z.B. als krankheitsbedingte Gelenkkapselüberdehnung, v.a. durch einen sich chronisch wiederholenden Gelenkerguss; bildet die Grundlage spontaner Gelenkluxationen (»**Distensionsluxation**«). – S.a. ▸Extension, ▸Distraktion. E distention, distension.

**Di|sti|chia|sis:** angeborene (meist rezessiv erbliche) Lidrandanomalie mit einer 2. Reihe feiner Härchen hinter der Wimpernreihe. Gefahr der Binde- u. Hornhautreizung. E distichiasis.

**Di|stickstoff|oxid,** Stickoxydul, Lachgas: *Anästhesiologie* $N_2O$; farbloses, angenehm riechendes Gas mit berauschender u. analgetischer Wirkung. E nitrous oxide, laughing gas.

**Distigmin:** reversibel wirksamer ▸Cholinesterase-Hemmer. E distigmine.

**Di|stomie:** Fehlbildung i.S. der Mundverdoppelung. E distomia.

**Di|stomus:** Fehlbildung mit ▸Distomie.

**Dis|torsio, -torsion** *(latein. = Verdrehung, Verzerrung): chir* durch Drehung bedingte »geschlossene« Gelenkverletzung, bei der es, als Folge des gewaltsamen Überschreitens der physiologischen Bewegungsgrenzen, zunächst zu einer vorübergehenden leichtgradigen Verrenkung (▸Subluxation) mit sofortiger Selbstreposition kommt sowie zu einer Bänderüberdehnung oder -zerreißung (mit nachfolgender Blutung in das u. am Gelenk), evtl. kompliziert durch Knorpelabsprengung oder -verschiebung, Weichteilinterposition, Nervenverletzung mit Störung der Sensibilität oder Lähmung. ***Klinik:*** örtliche Schwellung, Druckschmerz, Gelenkerguss, abnorme Beweglichkeit. Als Spätschäden Schlottergelenk, »Gelenkmaus«, Meniskopathie, parossale Knochenneubildung. E distortion. – **D. pedis:** D. des Sprunggelenks, meist durch Umkippen über den äußeren Fußrand bei gleichzeitiger Außendrehung des Körpers (= Adduktions-D.); oft mit Riss der Gabel- u. Seitenbänder des Gelenks u. mit Knochenausrissen. E d. of foot, ankle sprain.

**Dis|traktion:** **1)** *Chirurgie* Streckung eines Gliedmaßenteiles oder des Rumpfes durch Zug u. Gegenzug; erfolgt von Hand oder apparativ (s.a. ▸Extension) bzw. instrumentell (▸Distraktor) sowie durch spezielle Lagerung; ***Anw.*** z.B. zur vorläufigen Knochenbruchbehandlung im Unfallschock, nach Verlängerungsosteotomie, zur Kontrakturmobilisierung, als

D

Schwebelagerung. E (dis)traction. **2)** *Gynäkologie* manuelle Aufdehnung des Muttermundes unter der Geburt (▶Zervixdilatation). E dilatation of cervix uteri.

**Dis|traktions|segment:** (STOECKEL) das unter der Geburt in Längs- u. Querrichtung überdehnte untere Uterinsegment im Zusammenhang mit einer Störung des Eintretens des Kindes in das kleine Becken, z. B. bei verschleppter Querlage. – S. a. ▶BANDL-Kontraktionsring.

**Dis|traktor:** Instrument bzw. Gerät zur ▶Distraktion; z. B. zur intraoperativen Spreizung der Zwischenrippenräume, zur Extensionsbehandlung (= Einrichtung von Knochenbrüchen unter Zug); z. B. ▶BÖHLER-Schraubenzugapparat, ▶KLAPP-Repositionsgerät. E distractor, spreader.

**Distraneurin®, »Distra«:** ▶Clomethiazol.

**Dis|trichiasis:** das Wachstum zweier Haare aus einer Haarfollikelöffnung. E districhiasis.

**Di|sulfid|brücke:** *Biochemie* die Gruppe »–S–S–« v. a. in Cystin bzw. cystinhaltigen Peptiden oder Eiweißkörpern etc. Ist im Intermediärstoffwechsel beteiligt an ▶Redoxsystemen (für Reduktion zu Sulfhydrylgruppen; z. B. Cystein ↔ Cystin). E disulfide bridge.

**Disulfiram,** Tetraethylthiuramidsulfid: Alkoholentwöhnungsmittel (»Antabus®«); ***Anw.*** bei Alkoholentziehungskuren. ***Wirkung u. NW:*** hemmt den Alkoholabbau auf der Stufe des Acetaldehyds (▶Acetaldehyd-Syndrom) u. erzeugt eine künstl. Alkoholintoleranz (v. a. Brechreiz, Schwindel, Kopfschmerzen; bei hohem Blutalkoholspiegel evtl. Atemstillstand, Schock). ***Kontraindikationen:*** Herzinsuffizienz, Kreislauflabilität u. Diabetes mellitus. E disulfiram.

**Dis|zision:** ▶Discisio. E discission.

**DIT:** Abk. für ▶Dijodthyrosin.

**Dithio|carbamoyl|hydrazin-Derivate:** synthetische Substanzen, die selektiv die hypophysäre Gonadotropin-Funktion hemmen; sog. Antigonadotropine (▶GnRH-Agonisten). E dithiocarbamylhydrazine derivatives.

**Dithranol:** topisch anwendbares Antiseptikum u. Antipsoriatikum (Anthrachinon-Derivat). ***Anw.*** war ursprünglich kompliziert (mehrfach täglich, steigende Konzentration u. Dauer), jetzt vereinfachte Verfahren: »Minuten«- u. »on/off«-Therapie. ***NW:*** starke Verschmutzung der Wäsche, Verfärbung der Haut; bei Überdosierung u. zu langer Einwirkung Gefahr von Verbrennungen. E dithranol, anthralin.

**Dittel-Stift** (LEOPOLD V. D., 1815–1898, Urologe, Wien): konischer Metallstift (∅ 10–30 Charr) zur Dehnung der äußeren Harnröhrenmündung. E conic bougie.

**Ditto|graphie:** *Neurologie* das sog. ▶Schreibstottern; Schreibstörung mit Wiederholung von Silben u. Wörtern. E repetition writing.

**Dittrich-Pfröpfe** (FRANZ D., 1815–1859, Arzt, Erlangen): bei Bronchiektasie u. Lungenabszess im Auswurf nachweisbare Klümpchen aus Fettsäurenadeln, Myelintropfen u. Bakterien. E Dittrich's plugs.

**Di|urese:** *Physiologie* die Harnbildung, -ausscheidung, unterschieden als ▶Filtrations- u. als ▶Wasserdiurese sowie als osmotische D. E diuresis. – **D., forcierte:** gesteigerte Diurese als Maßnahme z. B. bei Vergiftungen. Prinzip ist die anhaltende Steigerung der Substanzausscheidung durch die Niere mit Hilfe intravenöser Gaben eines stark wirksamen ▶Diuretikums (v. a. Furosemid) über einige Stunden bei gleichzeitiger ständiger Flüssigkeitszufuhr durch Infusion. Nur auf Intensivstationen durchzuführen. E forced d. – **D., osmotische,** Molekulardiurese: als Diurese i. e. S. die D. zur Bildung des Endharns aus dem Primärharn der Glomeruli, u. zwar durch Hemmung der Wasserrückresorption durch den osmotischen Druck des Harns, der auf den im Harn enthaltenen filtrierbaren, aber nur schwer rückresorbierbaren, inerten Stoffen basiert (z. B. auf Harnstoff); sie kann durch Zufuhr inerter Stoffe, z. B. Mannit, sowie durch bestimmte ▶Diuretika gesteigert werden (»forcierte D.«); tritt aber auch natürlich gesteigert auf als Folgeerscheinung bei Hyperglykämie u. nach Trinken von Meerwasser; s. a. ▶GAUER-HENRY-Mechanismus (als **Diuresereflex**). E osmotic d.

**Diuretica, -tika:** harntreibende, den Harnfluss (▶Diurese) fördernde Mittel. ***Anw.*** v. a. zur Förderung der Ausschwemmung extrazellulärer Flüssigkeit bei Ödemen (erfolgt durch Beeinflussung der Ausscheidung von Kationen u. Anionen körpereigener Salze durch die Niere; »Saluretika«) u. als Antihypertonika zur Behandlung der Hypertonie. ***Wirkprinzipien:*** Eingesetzt werden osmotische, stark wirkende und Kalium sparende D. sowie Thiazide (▶Benzothiadiazin-Derivate), die die Natriumrückresorption hemmen. ▶Carboanhydrasehemmer wirken durch Hemmung der Bicarbonatresorption diuretisch, werden allerdings nur noch zur Glaukomther. angewendet. Diuretische Wirkung haben auch Purin- bzw. ▶Xanthinderivate sowie Bestandteile bestimmter Pflanzen (wirksam durch unterschiedliche Wirkstoffe, u. a. durch ihren Gehalt an Kalium, ätherischem Öl). E diuretics. **1) D., osmotische:** D., die aus dem glomerulär filtrierten Harn nicht rückresorbiert werden u. im Tubulussystem osmotische Effekte i. S. der osmotischen ▶Diurese entfalten. ***Wirkst.:*** z. B. Mannit, Sorbit. **2) D., stark wirkende,** Schleifendiuretika: Carbonsäuren mit Hemmeffekt auf die Chlorid- u. Natriumrückresorption im aufsteigenden Ast der HENLE-Schleife. Wirken schnell u. auch bei reduzierter glomerulärer Filtrationsrate, steigern die Nierendurchblutung. ***Wirkst.:*** z. B. Furosemid, Torasemid, Etacrynsäure. Geeignet zur ***Anw.*** bei akutem Nierenversagen u. beim akuten Lungenödem. ***NW:*** vermehrte Kalium- u. Magnesiumausscheidung; Störung des Säure-Basen-Gleichgewichts in Richtung – hypochlorämische, metabolische – Alkalose. **3) D., Kalium sparende:** distal-tubulär u. in Sammelrohren der Nierenrinde wirksame D., welche die Natrium-, Chlorid- u. Bicarbonatausscheidung steigern u. die Kaliumionenausscheidung hemmen. ***Wirkst.:*** z. B. Triamteren, Amilorid, außerdem die ▶Aldosteron-Antagonisten.

**diuretisch:** die ▶Diurese betreffend. E diuretic.

**di|urnus** *(latein.):* am Tage vorkommend. E diurnal.

**diu|tinus** *(latein.):* langwierig, lang dauernd. E long lasting, protracted.

**div.:** Abk. für ▶**divide**.

**di|vergens, divergent:** auseinander weichend, z. B. ▶Strabismus divergens. S. a. ▶Divergenz. E divergent.

**Di|vergent-Scan** *(engl.):* s. u. ▶Ultraschalldiagnostik.

**Di|ver|genz: 1)** *Physik* das Auseinandergehen (»Divergieren«) der Lichtstrahlen als Effekt von Konkavlinsen oder Konvexspiegeln. E divergence. **2)** *Ophthalmologie* Abweichung der Augapfelachsen vom Parallelstand; als **horizontale D.** infolge ein- oder beidseitiger Auswärtswendung (Abduktion) der Augäpfel, z. B. beim ▶Strabismus divergens oder aber physiologisch beim Blick nach oben; s. a. ▶Divergenzreaktion. Als **vertikale D.** die Höhenabweichung einer oder beider Sehachsen infolge unkoordinierter Bulbusdrehbewegungen beim Höhenschielen (die rel. Höherstellung der re. Achse wird als »positiv«, die Tieferstellung als »negativ« bezeichnet). E 1), 2) divergence.

**Divergenz|lähmung:** starke Einwärtswendung (▶Konvergenz) der Augäpfel bei Brückenhaubenschädigung. E divergence paralysis.

**Divergenz|reaktion: 1)** *Ophthalmologie* das unter gleichzeitiger Pupillenerweiterung u. Nachlassen der Akkommodation erfolgende Auseinanderweichen der Augenachsen bei der Umstellung vom Nahsehen (▶Konvergenz) auf Fixation in der Ferne. **2)** *Neurologie* beim Vorstrecken der Arme mit geschlossenen Augen das Abweichen des herdseitigen Armes nach außen. E unilateral drifting.

**Di|ver|ti|cu|lum, Divertikel:** die umschriebene, meist sackförm. Wandausstülpung eines Hohlorgans.

I.e.S. das echte D. E diverticulum. – **D., echtes:** D. unter Beteiligung sämtlicher Wandschichten, u. zwar als angeborene Ektasie bzw. als Rest embryonaler Aussackungen (z.B. als ▸MECKEL-Divertikel) oder aber – zug-, druckbedingt – als erworbenes ▸Traktions- bzw. ▸Pulsionsdivertikel. – Ferner *embryol* sackförmige Ausbuchtung einer Organanlage, z.B. die ▸Allantois, die Hypophysen-, Leber-, Schilddrüsenanlage (s.a. ▸Foramen caecum). E true d. – **D., falsches:** eine erworbene, oft mehrfach ausgebildete (▸Divertikulose) Schleimhautvorstülpung (▸Mukosaprolaps) durch Lücken bzw. Risse der muskulären Wandschicht eines Organs (zumeist an Gefäßdurchtrittsstellen des Dünn- u. Dickdarms). Die Symptome sind oft uncharakteristisch, aber ausgeprägt bei Komplikationen wie Divertikulitis, Blutung, Perforation. Der Nachweis erfolgt endoskopisch, röntgenologisch. E false d. – **D. hypophysarium:** die embryonale ▸RATHKE-Tasche. E Rathke's pouch. – **D. laryngeale:** Ausbuchtung des MORGAGNI-Ventrikels; als Extremform die ▸Laryngozele. – **D. spurium:** das falsche ▸D. – **D. verum:** das echte ▸D.

**Divertikel|blase:** durch echte Divertikel fehlgestaltete Harnblase. Oft mit entzündlicher Verengung an den Divertikelmündungen (»Divertikelhalsstenose«) u. mit nachfolgender Harnverhaltung u. Steinbildung im Divertikel, ▸Divertikulitis, evtl. Bildung gut- oder bösartiger Tumoren. – S.a. ▸Balkenblase. E vesical diverticulosis.

**Divertikulitis:** Entzündung eines oder mehrerer Divertikel; oft auf die Umgebung übergreifend (Peridivertikulitis, s. Abb.). Vorkommen v.a. im Rahmen einer Dickdarmdivertikulose mit Stuhlretention. ***Klinik:*** krampfartige Schmerzen im linken Unterbauch, nach dem Essen verstärkt; Druckschmerzhaftigkeit, Stuhlunregelmäßigkeiten, Meteorismus, Völlegefühl, Übelkeit, Erbrechen, Fieber. ***Diagn.:*** Sonographie, Endoskopie, Kontrasteinlauf (mit wasserlöslichem Kontrastmittel). ***Kompl.:*** akut: Blutungen, gedeckte oder freie Perforation, Peritonitis; chronisch: Fistelbildung (v.a. Harnblase, Vagina), Striktur, Ileus. ***Ther.:*** konservativ (Stuhlregulierung, Nahrungskarenz, evtl. parenterale Ernährung, Antibiotika); operativ (möglichst frühelektiv) Darmresektion mit (temporärem) Ileostoma. Langfristig Ernährungsumstellung. E diverticulitis.

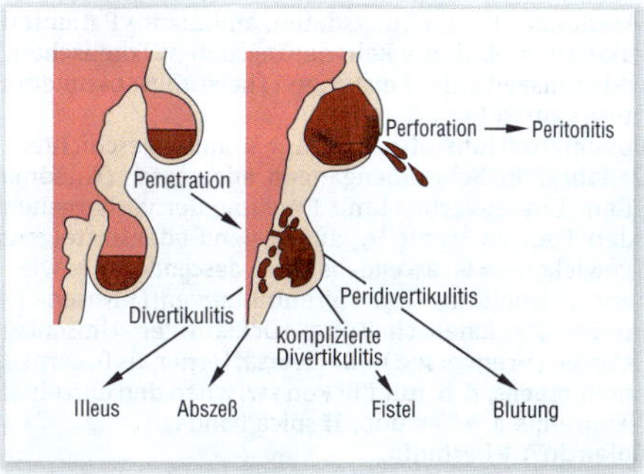


**Divertikulitis:** Divertikulitis, Peridivertikulitis (Penetration) u. deren akute Komplikationen. [415]

**Divertikulose:** Bestehen einer Vielzahl von Divertikeln, v.a. als Dickdarmdivertikulose. Verursacht v.a. durch ballaststoffarme Ernährung, kommt im höheren Lebensalter häufiger vor. Asymptomatischer Verlauf, bei Entwicklung einer ▸Divertikulitis kommt es zu Schmerzen, Blutungen u. zur Perforation. E diverticulosis.

**Divide,** Abk. div., Abk. D.: lateinische Rezepturanweisung »teile«. – **D. in partes aequales:** »teile in gleiche Teile«. E to be divided into equal parts.

**Di|vulsio** *(latein.):* gewaltsame Sprengung, Zerreißung. E divulsion.

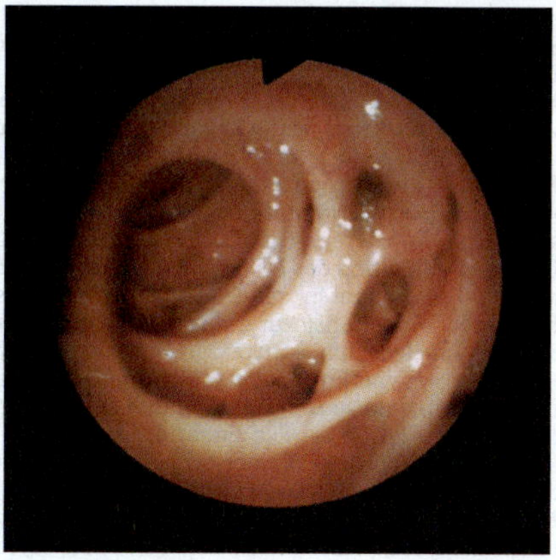

**Divertikulose:** endoskopischer Befund des Dickdarms. [450]

**Dixon-Mann-Zeichen:** ▸Mann-Zeichen (2). E Mann's sign.

**Dixon-Operation** (CLAUDE F. D., 1893–1968, Chirurg, Kansas): eine kontinenzerhaltende Methode der ▸Rektumamputation. E rectal pull-through procedure.

**Di|zephalie:** *Pathologie* Fehlbildung mit zwei vollständigen Köpfen; s.a. ▸Dicephalus. E dicephaly.

**dizygot:** ▸zweieiig; s.a. ▸Zygote. E dizygous, dizygotic.

**DKG:** Abk. für ▸Deutsche Krankenhausgesellschaft.

**DL: 1)** Abk. für ▸Dosis letalis. E lethal dose. **2)** dl: *Chemie* s.u. ▸Konfiguration. E right/left configuration.

**dl:** Abk. für Deziliter (= 100 ml). E dl.

**DL-Lysinmono(acetylsalicylat):** ▸Acetylsalicylsäure zur i.v. u. i.m. Injektion. E lysine acetylsalicylate.

**DLS-Syndrom:** (H. WEYERS 1971) eine ▸Ektodermaldysplasie mit Zahnbildungsstörung (= ▸Dysodontie; u. zwar überschüssige rudimentäre Zähne im Unterkiefer-Eckzahnbereich, Schmelzmangel, ▸Diastema, Okklusionsstörung), Leukotrichose (weiße Kopfhaarsträhne) u. rezidivierende Blutungen (Sanguinatio) des Verdauungstraktes; ferner verminderte Schweißbildung, Nagelwachstumsstörungen. E ectodermal dysplasia.

**DM...:** Abk. für ▸Dimethyl...

**DMARD** *(engl.)* Abk. für **d**isease **m**odifying **a**nti-**r**heumatic **d**rug: ▸Antirheumatica, langfristig wirksame.

**Dmelcos-Reaktion:** *Venerologie* ▸Intrakutantest auf ▸Ulcus molle mit Dmelcos-Antigen (gewonnen aus verschied. Streptobazillenstämmen).

**DMPE: 1)** Abk. für 3,4-**D**i**m**ethoxy**p**henyl**e**thylamin; eine mit Mescalin verwandte Substanz. **2)** Abk. für ▸3,4-**D**i**m**ethyloxy**p**henyl**e**ssigsäure.

**DMPS:** Abk. für ▸2,3-**D**i**m**ercapto**p**ropan-1-**s**ulfonsäure.

**DMSO:** Abk. für ▸**D**i**m**ethyl**s**ulf**o**xid.

**DNA** *(engl.)* Abk. für **d**eoxyribo**n**ucleic **a**cid : ▸Desoxyribonucleinsäure.

**DN-ase,** DNS-ase: Abk. für ▸Desoxyribonuclease. E DN-ase, DNAse.

**DNR:** Abk. für ▸**D**au**n**o**r**ubicin.

**DNS,** DNA: Abk. für ▸**D**esoxyribo**n**uclein**s**äure. E DNA.

**DNS-Gyrase:** s.u. ▸Gyrase.

**DNS-Klonierung:** Vermehrung von definierten DNS-Teilen durch selektive Züchtung von Wirtszellen (z.B. Colibakterien), in deren Genom ein bestimmtes fremdes DNS-Fragment eingefügt wurde (**DNS-Ligation** mit dem Enzym **DNS-Ligase** an ein Replikon). Das Fragment wird mit Hilfe »schneidender« Enzyme (Restriktionsendonuclease) gewonnen, evtl. mit anderen Fragmenten verknüpft (auch Wirkung von DNS-Ligase). Anschließend kann z.B. die Identifizierung eines noch unbekannten Gens durch ▸DNS-Sequenzanalyse erfolgen. S.a. ▸Gentechnologie. E DNA cloning.

**DNS-Nucleotidyl|trans|ferase:** die DNS-Polymerase I, vermutlich wirksam als ▸Reparaturenzym (auch in vitro). E DNA-nucleotidyl transferase.

**DNS-Poly|merase:** Enzyme, die in allen Zelltypen vorkommen u. den DNS-Strang (▸Desoxyribonucleinsäure) synthetisieren. Die DNS-P. III ist wichtig für die ▸Replikation der DNS an den als Matrize dienenden Teilsegmenten der DNS (den ▸Replicons), die unter Entspiralisierung der Doppelhelix aus 3'-Desoxynucleosidphosphaten (Desoxyadenosin-, -guanosin-, -thymidin- oder -cytidintriphosphat) erfolgt: n Desoxynucleosidtriphosphat + $DNS_n$ = n Pyrophosphat + 2 $DNS_n$. – Die Funktion der DNS-P. II ist noch unklar. DNS-Polymerase I: ▸DNS-Nucleotidyltransferase. E DNA polymerase.

**DNS-Profil:** Untersuchung einzelner ausgewählter Bereiche der Desoxyribonucleinsäure (z.B. nach Hybridisierung mit Einzellocus-DNS-Sonde oder Polymerase-Kettenreaktion mit Mikrosatelliten-Analyse) zur Feststellung genetischer Unterschiedlichkeit bzw. Identität. E DNA profiling.

**DNS-Reparatur:** s.u. ▸Reparaturenzyme. E DNA repair.

**DNS-Replikation:** s.u. ▸Replikation.

**DNS-Sequenz|analyse:** Bestimmung der ▸Basensequenz eines DNS-Strangs; zumeist werden unterschiedlich markierte Didesoxynukleotide in einer einzigen Reaktion den zu bestimmenden Basen zugefügt. An den entsprechenden Stellen bricht die Synthese durch die DNS-Polymerase ab, u. es entstehen DNS-Fragmente unterschiedlicher Länge, die mittels Elektrophorese im Polyacrylamid-Gel nachgewiesen werden können. Diese Methode löst ein Verfahren ab, bei dem in 4 Schritten jeweils einer der Basen ein Didesoxy(dd)-Derivat (Basenanaloga) zugefügt wird (Basen-Terminationsmethode nach SANGER). E DNA sequence analysis.

**DNS-Sonde:** in der ▸Gentechnologie genutztes, z.T. synthetisch hergestelltes, markiertes DNS-Segment; z.B. zum Nachweis tumorassoziierter Viren (HPV) bei Präkanzerosen der Zervix. Kennzeichnung erfolgt z.B. durch radioaktive Markierung oder Fluoreszenzfärbung. E DNA probe.

**DNṢ-Viren:** Viren mit DNS als genetischem Material (Genom); die tier- u. humanpathogenen Familien dieser Viren meist mit doppelsträngiger (Symbol: dd = DD = DS) DNS. Die Replikation der DNS erfolgt in der Wirtszelle (▸Virus). E DNA-viruses.

**DNS-Zytophotometrie:** s.u. ▸Durchflusszytometrie.

**Dobutamin:** $\beta_1$-Sympathomimetikum (N-p-Hydroxyphenyl-isobutyl-Derivat des Dopamins) ohne ausgeprägt vasokonstriktorische u. positiv chronotrope Wirkung. ***Anw.*** v.a. zur Steigerung des Herzzeitvolumens bei kardialer Dekompensation, z.B. kardialem Schock. ***NW:*** Herzrhythmusstörungen. E dobutamine.

**DOC:** Abk. für ▸Desoxycorton. E DOC.

**DOCA,** Abk. für **D**es**o**xy**c**orticosteron**a**cetat: ein Mineralcorticoid und Anwendungsform von ▸Desoxycorton. E DOCA.

**Docetaxel:** Zytostatikum aus der Gruppe der ▸Taxane. ***Anw.*** bei Mammakarzinom.

**Dọcht|drainage:** *Chirurgie* eine Kapillardrainage (▸Drainage) mit Hilfe dochtförmiger Gazestreifen; v.a. in Form des ▸Hippokrates-Fadens bei der Drainage von Analfisteln. E wick drainage.

**Dọcker|lunge:** Getreidestaubpneumokoniose bei mit Umladen von Saaten, Futter etc. beschäftigten Dockarbeitern.

**Dock-Zeichen** (GEORGE D., geb. um 1860, amerikan. Arzt): *Pathologie* Rippenranddefekte (Usuren) durch erweiterte Interkostalarterien als Zeichen der Aortenisthmusstenose.

**Docusat-Natrium:** Gleitmittel; Laxans. E docusate sodium.

**Dodd-Venen:** »Perforansvenen« des Oberschenkels im Bereich des Adduktorenkanals (▸Vena saphena, dort Abb.). E Dodd's veins.

**Dọdec..., Dodek...** *(griech. = dodeka):* Wortteil »zwölf«.. E twelve.

**Dodecylbenzolsulfonsäure:** antiseptisches Dermatikum.

**Dọ̈derlein-Stäbchen** (ALBERT D., 1860–1941, Frauenarzt, München): ▸Lactobacillus acidophilus (u. andere Lactobac.-Arten) als in der normalen Scheidenflora vorkommende Bakterien. – Lyophilisierte Stäbchen (in einer Schutzkolloidkapsel) werden verabfolgt zur örtl. Behandlung bei ▸Dysbakterie der Scheide u. Fluor vaginalis. E Döderlein's bacillus.

**Dọ̈hle-Körperchen** (KARL GOTTF. P. D., 1855–1928, Pathologe, Kiel): basophile ▸Einschlusskörperchen im Protoplasma neutrophiler Leukozyten bei Zellreifungsstörung (häufig im Initialstadium von ▸Scharlach, ▸Fleckfieber u. ▸Pneumonie). E Döhle's inclusion bodies.

**Doggen|nase:** angeborene mittlere Nasenspalte (»Rhinoschisis«) als eine Form der ▸Rhinodymie. – Auch die kurze Flachnase mit breiter, evtl. zentral eingezogener Spitze, tiefem Nasensattel, aufwärts gerichteten Nasenlöchern u. langem Philtrum bei PNM-Syndrom. E cleft nose.

**Dọgiel-Körperchen** (ALEXANDER STANISL. D., 1852–1922, Histologe, Leningrad): Corpuscula nervosa genitalia; sensible Spannungsrezeptoren der Klitoris bzw. Glans penis. E Dogiel's corpuscles, genital corpuscles.

**Do|gliọtti-Operation** (ACHILLE MARIO D., 1897–1966, Chirurg, Turin): **1)** (1951) ▸Gastrointrahepatoduktostomie. **2)** *Neurochirurgie* (1938) Durchschneidung des Lemniscus lateralis (Lemniskotomie) am oberen Teil der Brücke zur Durchtrennung der spinothalamischen u. der sekundären Trigeminusfasern zwecks Schmerzausschaltung im Bereich des V. u. IX. Hirnnervs; als Nebeneffekt tritt Thermanästhesie auf. E Dogliotti's procedure, D.'s lemniscotomy.

**Dohlen:** *Laryngologie* ▸Gammazismus. E gammacism.

**Dokumentation, medizinische:** Sicherstellen der Registrierung u. Wiederauffindbarkeit wichtiger gesundheitsrelevanter Informationen, die im Betreuungsprozess als Befunde (Befunddokumentation), krankheitsspezifische Aussagen (Krankenblatt für stationäre Behandlungsdaten, ambulante Patientenakte für ambulante Behandlungsdaten, Totenschein) oder ausgewählte Leistungen (Leistungsdokumentation) auftreten können.

**Dokumentations|pflicht:** s.u. ▸Krankengeschichte.

**Dọ|labra:** in Schraubengängen angelegter (Gliedmaßen-)Bindenverband mit Deckung der vorhergehenden Tour zu $^1/_3$ bis $^1/_2$; aufsteigend oder absteigend gewickelt (= **D. ascendens** bzw. **descendens**) sowie – zur Vermeidung von Faltenbildungen (»Nasen«) – unter Zwischenschaltung rückläufiger Umschlagtouren (»renversé«) = **D. reversa**; ferner als **D. serpens** oder **repens**, d.h. mit Lücken zwischen den einzelnen Touren; s.a. ▸Testudo. E spica bandage.

**Dolantịn®:** ▸Pethidin.

**Dolasetron:** ein ▸5-HT3-Antagonist; ***Anw.*** als Antiemetikum. E dolasetron.

**Dold-Färbung** (HERMANN D., 1882–1962, Bakteriologe, Tübingen, Freiburg): Differenzierungsfärbung zur Unterscheidung grampositiver Bakterien; Anfärben mit Karbol-Anilingrün-Lsg. u. LUGOL-Lsg., Entfärben mit Harnstoff-Alkohol u. Gegenfärben mit alkoholischem gesätt. Bismarckbraun in wässriger Lsg.; grün dargestellte Erreger werden als »doldpositiv«, braune als »doldnegativ« bezeichnet. E Dold's bacterial staining.

**dọlens, dolent** *(latein.):* schmerzhaft. E painful.

**dọlicho...:** Wortteil »lang«, »länglich«, »Überlänge«. E long-.

**Dolicho-Basilaris:** Überlänge der Arteria basilaris des Gehirns.

**Dolicho|enterie:** abnorme Länge des Darmtraktes (oft kombiniert mit Hypoplasie) als Folge erblicher entodermaler Fehlbildung, z. B. beim MARFAN-Syndrom I. Evtl. nur teilweise Überlänge, z. B. als Dolichoduodenum. – S. a. ▸Dolichomegaösophagus. E dolicho-enteria.

**Dolicho|gast|rie:** Überlänge des Magens, ▸Angelhakenform; meist als ▸Gastroptose. E dolichogastry.

**Dolicho|kephalie,** Dolichozephalie: Langköpfigkeit. E dolichocephaly.

**Dolicho|mega|öso|phagus:** übermäßige Länge u. Größe (Weite) der Speiseröhre als Sonderform des ▸Megaösophagus, meist kombiniert mit Aperistalsis, sog. Präventrikulose; s. a. ▸Aganglionose. E dolichomegaesophagus.

**Dolicho|melie:** die im Verhältnis zum Rumpf abnorme Gliedmaßenlänge; bei gleichzeitiger Grazilität der Gliedmaßen als **Dolichostenomelie** (= ▸MARFAN-Syndrom). E dolicho(steno)melia.

**Dolicho|steno|melie:** s. u. ▸Dolichomelie.

**Dolicho|zephalie:** ▸Dolichokephalie.

**Dollar|haut:** zahlreiche, wahllos verteilte kleine lineäre Haargefäßerweiterungen (▸Teleangiektasien) als Charakteristikum der Hautveränderung bei Leberzellinsuffizienz (Zirrhose); häufig mit ▸Lebersternchen kombiniert.

**Dollinger-Bielschowsky-Syndrom** (A. D., Arzt, Berlin; MAX B.): (1910) eine rezessiv erbliche ▸Gangliosidose. ***Klinik:*** verlangsamte frühkindliche geist. Entwicklung mit Verlernen des Sprechens u. Laufens u. allmählicher Erblindung; häufig auch »Kleinhirnausfälle«; terminal bulbäre Symptome u. Marasmus. E late infantile amaurotic idiocy.

**Dolman-Test:** Prüfung der Äugigkeit durch das Fixierenlassen eines Objekts durch ein kleines Loch einer Milchglasscheibe: es wird stets das »führende Auge« benützt. – s. a. ▸Dexteralität.

**Dolor** *(latein.):* Schmerz, Wehe (▸Dolores). Als örtlicher Schmerz eines der 5 klassischen Zeichen der ▸Entzündung. S. a. ▸Algesi... E dolor, pain.

**Dolores** *(latein.):* Schmerzen oder *geburtsh* Wehenschmerzen, ▸Wehen (**D. ad partum**). E labor pains. – **D. osteocopi nocturni**, D. terebrantes: »bohrende« Knochenschmerzen nachts u. bei Wärme als charakteristische Symptome der Osteoperiostitis simplex bei Syphilis des II. Stadiums. – **D. terebrantes:** ▸D. osteocopi.

**Dolorimeter:** Instrument zur Schmerzmessung, das eine Dosierung des ausgeübten Drucks gestattet.

**dolorosus** *(latein.):* schmerzhaft. E painful.

**Domäne:** abgegrenzte Region in Makromolekülen, z. B. in ▸Immunglobulinen (dort Abb.). Dort Gebilde aus Polypeptidketten mit Faltblattstruktur (durch Disulfidbrücken gefaltet); z. B. in den L-Ketten des IgG 2 Domänen ($V_L$ u. $C_L$), in den H-Ketten 4 ($V_H$, $C_{H1}$, $C_{H2}$, $C_{H3}$). Sie sind in ihrer Zusammensetzung konstant oder – terminal – variabel. E domain.

**dominant:** beherrschend, vorherrschend, *genet* im ▸Erbgang überdeckend (▸Dominanz). E dominant.

**Dominanz: 1)** *Genetik* bei Vorliegen einer ▸Heterozygotie das völlige Überwiegen der Wirkung eines ▸Allels über die Wirksamkeit eines bestimmten anderen Allels desselben (u. dann phänotypisch nicht erkennbaren) Gens, z. B. als Blutgruppen-Phänotyp A bei Genotyp A0; Ggs. ▸Rezessivität. – In der Humangenetik gilt ein pathogenes Allel bereits als dominant, wenn es phänotypische Manifestation des daneben noch vorhandenen rezessiven u. für den Normalphänotyp charakteristischen Allels verhindert, ungeachtet dessen, ob der heterozygote Phänotyp mit dem – nur selten bekannten – homozygoten übereinstimmt; dominant erblich in diesem Sinne sind u. a. Chondrodystrophie, MARFAN-Syndrom I, Neurofibromatose, Osteopsathyrose. – Allgemein gilt die Faustregel: Strukturanomalien sind meist dominant, Stoffwechselanomalien meist rezessiv erblich; s. a. ▸Erbgang. **2)** *Physiologie* das funktionelle Überwiegen eines Organs über das andere eines Organpaares; s. a. ▸Hemisphaerium. E dominance.

**Domperidon:** ein Dopamin-Antagonist; ***Anw.*** als Antiemetikum, ▸Prokinetikum. E domperidone.

**DOM-STP** *(engl. s.-t.-p. = Fröhlichkeit, Ruhe, Frieden)* Abk. für 2,5-**D**imethoxy-4-**m**ethylamphetamin – serenity-tranquility-peace: *Toxikologie* substituiertes Mescalin, ein Rausch- u. Suchtmittel. Vergiftungszeichen: schwere Angstzustände, Übelkeit, Magenkoliken, Krämpfe, extrapyramidal-motorische Störungen, Atemlähmung, Schock.

**Donald-Duck-Effekt:** die unnatürlich hohe, »gequetschte«, unverständl. Sprache beim Tiefentauchen unter Anw. einer Helium-Sauerstoff-Hochdruckatmosphäre. E Donald Duck speech.

**Donath-Landsteiner-Reaktion** (JULIUS D., 1870–1950, Internist, Wien; KARL L.): *Serologie* Nachweis biphasischer Kältehämolysine (**D.-L.-Antikörper**) im Serum durch Zusatz von Komplement u. von gewaschenen Human-Erythrozyten, 1-stündige Kühlung der Probe u. nachfolgend 1- bis 3-stünd. Aufbewahrung bei 37 °C; im positiven Fall erfolgt Hämolyse. S. a. ▸Kältehämoglobinurie (D.-L.-Kältehämoglobinurie durch D.-L.-Antikörper). E Donath-Landsteiner test.

**Donati-Naht:** evertierende, doppelte Einzelknopfnaht mit Ein- und Ausstich auf jeder Seite der Wunde.

**Donator** *(latein.),* Donor: Spender, Geber; z. B. in einem ▸Redoxsystem der Bindungselektronen abgebende Partner des Elektronen aufnehmenden ▸Akzeptors. E donor.

**Donders** (FRANS CORNELIUS D., 1818–1889, Arzt, Utrecht). – **D.-Brillenglasbestimmung:** subjektive Brillenglasbestimmung; erfolgt durch Feststellen der sog. freien Sehschärfe (Visus naturalis) und nachfolgende Bestimmung der höchsten erreichbaren Sehschärfe durch Vorsetzen sphärischer Gläser. E Donders' method. – **D.-Druck:** Differenz zwischen dem atmosphärischen Druck u. dem Druck im Interpleuralraum. Unter gewöhnlichen Verhältnissen liegen die beiden Pleurablätter über einer kapillären Flüssigkeitsschicht aneinander, so dass die Lungen bei der Erweiterung des Brustkorbs nur an dessen Innenfläche entlanggleiten, sich aber nicht von ihm abheben. Die Retraktionskraft der Lungen u. die Expansionskraft des Thorax verursachen einen messbaren Unterdruck in diesem Pleuralspalt (D.-Raum). Dieser Druck (pi) ist dann kleiner als der atmosphärische Druck bzw. der Druck in den Lungen (pa). Die Differenz pa–pi entspricht dem sog. negativen Druck oder D.-Druck. Bei der gewöhnlichen Einatmung beträgt pa–pi höchstens 1,3 kPa (~ 10 mmHg), bei gewöhnlicher Ausatmung 0,65 kPa (~ 4 mmHg). Durch plötzliche Erweiterung des Brustkorbs, besonders bei geschlossener Stimmritze, kann pa–pi bis auf 17 kPa (~ 130 mmHg) ansteigen. Umgekehrt wird pi durch eine Ausatmung bei geschlossener Stimmritze erheblich gesteigert, so dass es größer wird als pa. Der negative Druck in der Pleuraspalte führt zu einem Pneumothorax, wenn durch eine Verletzung der Pleura eine Verbindung zum atmosphärischen Druck hergestellt wird. E D.' pressure. – **D.-Gesetz (der konstanten Orientierung):** Lehrsatz von der konstanten Orientierung nach dem zu einer bestimmten Blickrichtung bei ruhig gehaltenem Kopf stets eine bestimmte Stellung des Augapfels gehört; unabhängig von der dazu führenden Augenbewegung. E D.' law. – **D.-Optometer:** Gerät zur objektiven Bestimmung von Brillenglasstärken; eine 50 cm lange Schiene mit mm-Skala u. einer Testfigur am »Null«-Ende (senkrechte schwarze Drähte oder Haare gegen weißen Hintergrund). Im Nahpunkt ist »gerade noch« einfaches Sehen der Testfigur möglich; der Fernpunkt wird unter Vorschalten einer Konvexlinse von 4 dpt. (später wieder zu subtrahieren!) bestimmt. – **D.-Raum:** s. u. ▸D.-Druck. E space of D., pleural cavity. – **D.-Ringe:** bei Glaukom (mit Epithelödem) wahrgenommene regenbogenfarbene Ringe (▸Halo) um eine Lichtquelle. E D.' rings.

**Donepezil:** reversibler ▸Acetylcholinesterase-Hemmer (Piperidinderivat); ***Anw.*** bei ALZHEIMER-Demenz zur Verzögerung des Verlusts kognitiver Funktionen. E donepezil.

**Donnan-Verteilung** (FREDERICK G. D., 1870–1956, Chemiker, London): der Regelmechanismus der Ionenverteilung bei den osmotischen Vorgängen, die zwischen Elektrolytlösungen an semipermeablen – z.B. biologischen – Membranen ablaufen, wenn eine der Lösungen zusätzlich undiffusible Teilchen, z.B. Eiweiß, enthält. In der Lösung, die negative undiffusible Ionen (Kolloide) enthält, kommt es hierbei – unter Einhaltung der ▸NERNST-Gleichgewichtsbeziehung u. unter Aufrechterhaltung der Elektroneutralität innerhalb der Kompartimente – zu einer Zunahme diffusibler positiver Ionen unter gleichzeitiger Zunahme diffusibler negativer Ionen im kolloidfreien, keine undiffusiblen Ionen enthaltenden Kompartiment unter Herstellung eines relativen Gleichgewichtszustandes (**D.-Gleichgewicht**) zwischen den Kompartimenten. Für Zellen ergibt sich daraus neben höherem osmot. Binnendruck u. hydrolysebedingter pH-Verschiebung (z.B. zwischen Ery u. Plasma) v.a. die Ausbildung von Ionenschichten längs der Zellmembran u. das darauf beruhende Membranpotential (**D.-Potential** ). E Donnan equilibrium.

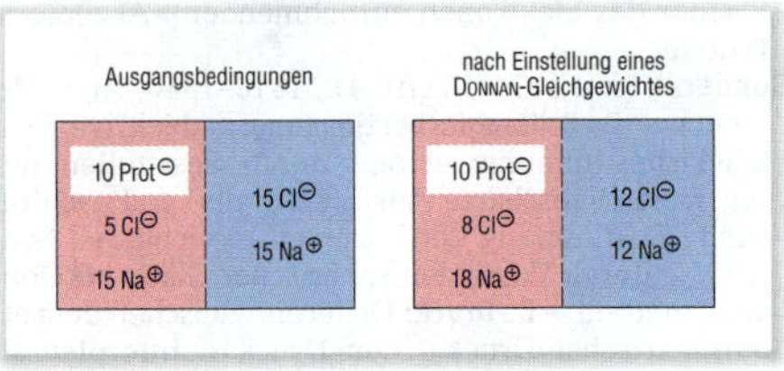


**Donnan-Verteilung:** Einstellung eines DONNAN-Gleichgewichtes an einer Membran (- - -), die für Protein-Anionen ($Prot^{(-)}$) nicht durchlässig ist. [144]

**Donné-Körperchen** (ALFRED D., 1801–1878, Arzt, Paris): *Gynäkologie* ▸Kolostrumkörperchen. E Donné's corpuscles, colostrum corpuscles.

**Donor:** ▸Donator.

**Donor|stamm,** $F^+$-Stamm: Bakterienstamm, der bei Konjugation mit gleichen Zellen Erbgut abzugeben vermag.

**Donovan** (CHARLES D., 1863–1951, irischer Tropenarzt, Madras). – **D.-Körperchen,** Donovania granulomatis: ältere Bezeichnung für ▸Calymmatobacterium granulomatis. E Donovan bodies. – **D.-Leishman-Körperchen:** ▸Leishmania donovani. E Leishman-Donovan bodies.

**Donovan(i)osis,** Granuloma inguinale (tropicum), G. venereum (inguinale): chronische, meist durch Geschlechtsverkehr übertragene Infektionskrankheit der äußeren Geschlechtsorgane u. des Afterbereichs. Hervorgerufen durch Calymmatobacterium granulomatis, kommt v.a. in Tropen u. Subtropen vor. ***Klinik:*** Nach der Inkubationszeit von wenigen Tagen bis zu 3 Mon. erfolgt Bildung eines trockenen oder geschwürig zerfallenden u. stark eiternden, meist schmerzlosen Knötchens an den Geschlechtsteilen mit Neigung zu Ausbreitung. Führt evtl. zu hochgradiger Verstümmelung der Geschlechtsorgane u. des Mastdarms. E donovanosis.

**DOOR-Syndrom** *(engl.):* autosomal-rezessiv (?) erbliches Krankheitsbild. Mit Innenohrschwerhörigkeit bis Taubheit (engl.: **d**eafness), **O**nychodystrophie, **O**steodystrophie u. geistiger Retardierung (engl.: **r**etardation).

**DOPA, Dopa:** gängige Bez. für ▸3,4-**D**ihydr**o**xy**p**henyl**a**lanin. E dopa.

**DOPA-Decarboxylase:** ein in der Niere, Leber u. dem Nervensystem vorkommendes Enzym, das am aromatischen Kern substituierte Phenylalanin- u. Phenylserin-Derivate zu biogenen Aminen (z.B. zu Noradrenalin, Dopamin) decarboxyliert. E dopa decarboxylase.

**DOPA-Decarboxylase-Hemmer,** DOPA-Decarboxylase-Blocker: Hemmstoffe der ▸DOPA-Decarboxylase, die, zusammen mit Levodopa verabreicht, dessen Abbau verzögern. ***Wirkst.:*** Carbidopa, Benserazid; ***Anw.*** zur Einsparung von Levodopa bei Parkinsonismus.

**Dopamin:** gängige Bezeichnung für ▸3,4-Dihydroxy-β-phenyläthylamin. S.a. ▸dopaminerg, ▸Dopase. E dopamine.

**Dopamin-Agonisten,** Dopaminrezeptor-Agonisten: Substanzen mit direkter dopaminerger Wirkung auf das ZNS. ***Wirkst.:*** Bromocriptin, Budipin, Cabergolin, Lisurid, Pramipexol, Pergolid, Ropinirol. ***Anw.:*** PARKINSON-Syndrom; Bromocriptin, Cabergolin u. Lisurid zusätzlich als ▸Prolactinhemmer, Lisurid auch zur Migräneprophyl. ***NW:*** Übelkeit, Erbrechen, Schwindel, Blutdrucksenkung, Dyskinesie, Halluzinationen.

**Dopamin-Antagonisten,** Dopamin-Rezeptorenblocker: Substanzen mit antagonistischer Wirkung an Dopaminrezeptoren. ***Wirkst.:*** ▸Neuroleptica (Phenothiazine, Butyrophenone), ▸Prokinetika (Metoclopramid, Domperidon). ***Anw.*** als Antiemetika. E dopamine antagonists.

**dopaminerg:** durch Freisetzung des Neurotransmitters ▸Dopamin, d.h. über **Dopamin-Rezeptoren** (insgesamt 5) wirksam. ***Vorkommen*** der Neurone: finden sich als Kerngruppen 1) in der Substantia nigra u. der Formatio reticularis (ihre Nervenfasern, die nigroneostriatale Bahn, enden im ▸Neostriatum u. beeinflussen extrapyramidal-motorische Abläufe); 2) im Tegmentum (gehören zum mesolimbischen System; Fasern ziehen zu Kerngebieten des limbischen Systems bzw. als mesokortikale Bahnen zur limbischen u. präfrontalen Hirnrinde); 3) im Nucleus infundibularis des Hypothalamus (bilden mit ihren im Hypophysenstiel, am Pfortadersystem endenden Fasern das tuberoinfundibuläre System). – Die d. Wirkung kann durch **Dopamin-Rezeptorenblocker** (▸Dopamin-Antagonisten) aufgehoben werden. E dopaminergic (receptors).

**DOPA-oxidase:** o-Diphenoloxidase. E dopa oxidase.

**Dopase,** Dopaminhydroxylase: ein kupferhaltiges Enzym, das in Gegenwart von Sauerstoff u. Ascorbinsäure (u. Dicarbonsäuren als ▸Cofaktor) aus ▸Dopamin ▸Noradrenalin bildet u. das auch Phenyläthylamin u. Tyramin hydroxyliert. E dopamine hydroxylase.

**Dopexamin:** $\beta_2$- u. Dopamin-Rezeptoren stimulierendes ▸Sympathomimetikum; ***Anw.*** zur Akutther. der schweren Herzinsuffizienz. E dopexamine.

**Doping** *(engl. = aufpulvern): Toxikologie* das künstliche Herbeiführen einer zeitlich begrenzten Leistungssteigerung durch Anw. eines Stimulans, das über Euphorisierung, Ermüdungsbeseitigung u. Selbstgefühlsteigerung etc. wirksam wird. ***Anw.*** v.a. für die nach internationalen Regeln verbotene sportl. Leistungssteigerung finden z.B. ▸Weckamine, Analeptika u. Kardiaka, Hormone u. Phosphorverbindungen. Die meisten dieser Stoffe sind im Harn oder im Speichel nachweisbar. Das D. birgt die Gefahr des akuten, evtl. tödl. Leistungsabfalls.

**Doppel|albuminämie:** ▸Bisalbuminämie.

**Doppel|amputation:** eine – u.U. gleichzeitige – traumatische bzw. operative Amputation beidseitiger analoger Gliedmaßen(abschnitte). E double amputation.

**Doppel|ballon|katheter:** ▸Ballonkatheter mit 2 unabhängig voneinander füllbaren Ballons; s.a. ▸Doppelballonsonde. E double balloon catheter.

**Doppel|ballon|sonde:** dreiläufige Sonde mit 2 unabhängig voneinander aufblasbaren Ballons am mundfernen Ende; z.B. nach ▸BLAKEMORE-SENGSTAKEN (zur Kompression blutender Ösophagusvarizen),

Bartelheimer (zur Gewinnung reinen Duodenalsaftes). – S.a. ▸Doppelsonde, ▸Ballonsonde. E double balloon tube.

**Doppel|befruchtung:** ▸Superfetatio. E double insemination.

**Doppel|bilder:** bei ▸Diplopie 2 gleichzeitig wahrgenommene Bilder des Sehraumes. E double images.

**Doppel|bindung:** *Chemie* von 2 ▸Valenzen gebildete »ungesättigte« (u. reaktionsfreudige) intramolekulare Atombindung, z.B. =C=C=, =C=NH, =C=O. E double bond.

**Doppel|blind|versuch:** *Pharmazie* s.u. ▸Blindversuch. E double-blind technique.

**Doppel|block:** Herzblock (▸Block) i.S. der Kombination eines totalen AV-Blocks oberhalb des atrioventrikulären Automatiezentrums mit einem teilweisen Block 2. Grades unterhalb dieses Zentrums. E double heart block.

**Doppel|brechung:** *Optik* die von der Einfallsrichtung des Lichtes abhängige Aufspaltung eines einfallenden Lichtstrahles in 2 Strahlen durch anisotrope Kristalle der nichtkubischen Reihe (u. durch ähnliche biologische Strukturen) sowie durch Einwirkung elektrischer oder magnetischer Felder. Beide Wellen pflanzen sich mit verschiedener Geschwindigkeit u. Wellenlänge fort u. weisen bei gefärbten Körpern u.a. auch eine unterschiedl. Absorption auf. E double refraction.

**Doppel|diffusion:** die zweidimensionale ▸Immunodiffusion. E double diffusion.

**Doppel|empfindung:** *Neurologie* die Beantwortung eines Einzelreizes in Form zweier zeitlich u. qualitativ getrennter Empfindungen als Folge einer Sensibilitätsstörung. E concomitant sensation.

**Doppel|färbung:** Kombination zweier verschiedener Färbungen an einem Präparat, u. zwar nacheinander (= Sukzedanfärbung, z.B. nach Ziehl-Neelsen) oder – mit Farbmischung – gleichzeitig (= Simultanfärbung). E double staining.

**Doppel|fehlbildung:** embryonale Entwicklungsstörung. Verdoppelung u. unvollständige Trennung einer ursprünglich einfachen Embryonalanlage. Führt zu zwei miteinander verbundenen Embryonen (»siamesische Zwillinge«); evtl. mit gemeinsamen Organanlagen. E conjoined twins.

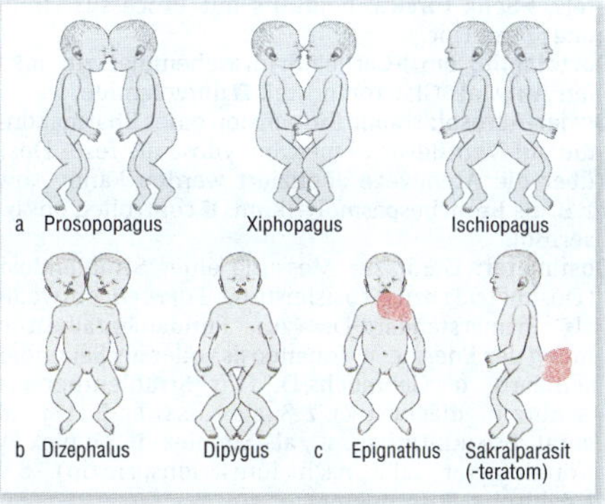


**Doppelfehlbildung:** Formen von Doppelfehlbildung; a) komplett symmetrisch = Pagusbildungen; b) inkomplett symmetrisch = Duplizitasbildungen; c) asymmetrisch = Autosit u. Parasit (nach Vogel). [300]

**Doppel|flinten|phänomen:** typischer sonographischer Befund als Hinweis auf Dilatation intrahepatischer Gallengänge.

**Doppel|gänger|erlebnis:** Erlebnis der Wahrnehmung des eigenen Leibes in Gestalt einer zweiten Person außerhalb der eigenen; physiol. bei starker Ermüdung, ferner bei Epilepsie, Delirien, Schizophrenie, organischen Hirnerkrankungen (Temporallappen).

**Doppel|geräusch:** durch ein kurzes freies Intervall getrenntes systolisches u. diastol. ▸Herzgeräusch bei Herzklappenfehler. Ferner als Gefäßgeräusch, z.B. als Duroziez-D. E double murmur.

**Doppel|gesicht:** ▸Diprosopus.

**Doppel|helix:** *Genetik* das ▸Watson-Crick-Modell. E double helix.

**Doppel|hören:** ▸Diplacusis. E diplacusis.

**Doppel|infektion:** gleichzeitige Infektion mit 2 verschiedenen Erregern. E coincidental double infection.

**Doppel|injektions|verfahren:** direkte ▸Arteriographie mit Zweitinjektion des Röntgenkontrastmittels am gleichen Ort einige Min. nach der ersten Gabe. Diese Technik begünstigt durch Ausnutzung des hyperämisierenden Effektes der Erstinjektion die Darstellung auch der kleinen Nebenäste. E double injection arteriography.

**Doppel-J-Schiene:** flexibles Rohr, das an beiden Enden J-förmig gebogen ist. Das eine Ende liegt in der Blase, das andere im Nierenbecken; ***Anw.*** bei Harnstauung u. zur Schienung nach Verletzung im Bereich der Harnleiter.

**Doppel|karzinom:** das gleichzeitige Bestehen zweier primärer Karzinome.

**Doppel|kontrast|verfahren,** Bikontrastmethode: die Röntgendarstellung eines Hohlorgans oder einer Körperhöhle mit gleichzeitiger Anw. eines positiven (z.B. Jod- oder Bariumpräparat) u. negativen (Gas, Luft) Röntgenkontrastmittels. Das positive Kontrastmittel hält die Rö.-Strahlen zurück u. erscheint als dünner Belag auf der Organwand, das negative lässt die Strahlung durch u. dient der Entfaltung des Organs. Meist zur Darstellung von Magen u. Dickdarm (▸Magen-Darm-Passage, ▸Kontrasteinlauf), aber auch für Ösophagus, Duodenum, Harnblase, Luftröhre u. Bronchien, Tuben u. Uterus, Gelenke (z.B. ▸Duodenographie, ▸Zystographie, ▸Arthrographie, ▸Hysterosalpingographie). E double contrast radiography.

**Doppel|lumen|tubus:** ▸Endotrachealtubus zur seitengetrennten Belüftung beider Hauptbronchien u. zur getrennten Narkosegaszufuhr; geeignet z.B. zur selektiven Lungenchirurgie, zum Schutz vor endobronchialer Sekret- u. Keimverschleppung u. zur seitengetrennten Bronchospirometrie. Modelle z.B. n. ▸Carlens, ▸Bryce-Smith; ferner n. Herzer, Stürtzbecher. – S.a. ▸Doppelmundtubus, ▸Doppeltrachealkanüle. E double lumen (endotracheal) tube.

**Doppel|mann:** *Genetik* ▸XYY-Syndrom. E 47XYY-man.

**Doppel|mund|tubus:** Beatmungsrohr (s.a. ▸Tubus) für die oropharyngeale ▸Intubation zwecks Mund-zu-Mund-Beatmung; besteht aus 2 an einer »Mundplatte« spiegelbildlich miteinander verbundenen Einzeltuben (davon 1 für den Mund des Spenders); z.B. der Safar-Tubus (sog. Doppel-Guedel), ▸Orotubus. E double mouth tube.

**Doppel|niere,** Langniere: zweigeteilte Niere als Fehlbildung infolge inkompletter Verschmelzung (Fusionsniere) der Teile der Nierenanlage. Meist mit doppeltem Nierenbecken u. getrennten Harnleitern (evtl. Ureter fissus), wobei der des meist kleinen oberen Nierenabschnitts in der Regel tiefer u. medial von dem des unteren in die Harnblase mündet (▸Meyer-Weigert-Gesetz). E renal duplication.

**Doppel|sehen:** ▸Diplopie. E diplopia, double vision.

**Doppel|sonde:** »doppelläufige« Darm- oder Magensonde, deren eine Lichtung als Instillations- u. Saugkanal dient, während die zweite in einen endnahen Ballon (▸Miller-Abbott-Sonde) mündet bzw. als seitlich gefensterter »Luftkanal« zur Verhütung des Ansaugens von Schleimhaut etc. an den Saugkanal dient. – S.a. ▸Doppelballonsonde. E double lumen tube.

**Doppel|spulen|niere:** spezielle Bauart einer sog. künstlichen Niere zur Ultrafiltration. S.a. ▸Kolff-Watschinger-Niere.

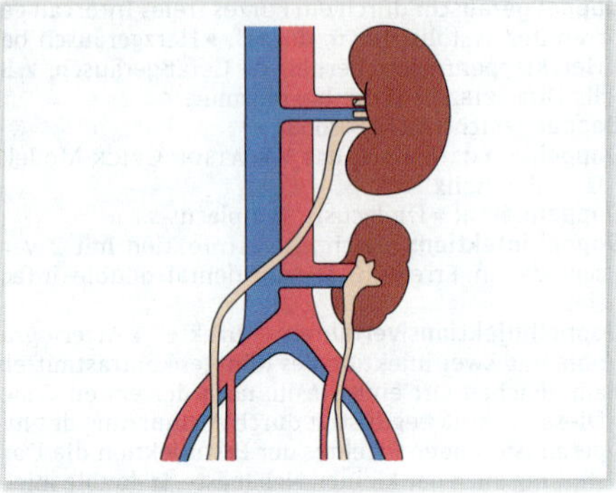

**Doppelniere:** schematische Darstellung der Nieren, Blutgefäße u. Harnleiter. [289]

**doppelt|kohlen|saures Natrium:** *Pharmazie* ▶Natriumhydrogencarbonat. E sodium bicarbonate.

**Doppel|ton:** zwei in kurzem Abstand aufeinander folgende Gefäßtöne; z.B. als ▶TRAUBE-Doppelton. – S.a. ▶Spaltung (der Herztöne). E double sound.

**Doppel|tracheal|kanüle:** eine zweiteilige Tracheotomiekanüle, deren inneres Rohr aus dem am Ort verbleibenden äußeren zur Reinigung bzw. Auswechslung herausgezogen werden kann. E sleeved tracheostomy tube.

**Doppel|tumor:** *Pathologie* ▶Doppelkarzinom.

**Doppelung:** **1)** *Pathologie* ▶Doppelfehlbildung. E double formation. **2)** *Chirurgie* das flächenhafte Übereinandernähen von Gewebsschichten (evtl. als Transplantataufsteppung) als Maßnahme zur Verstärkung z.B. von Faszien (Faszien-D.), zur Einscheidung. – Ferner die plastische Rekonstruktion von Hohlorganen unter Anastomosierung parallel fixierter Hohlorganabschnitte (z.B. ▶ENGEL-Operation aus Jejunumschlingen als ▶Ersatzmagen). E doubling.

**Doppler-Effekt** (CHRISTIAN ANDREAS D., 1803–1853, Physiker, Wien, Prag): das für Wellen aller Art gültige Phänomen der Frequenzänderung derart, dass bei (kontinuierlicher) Annäherung des Wellenzentrums an den Empfänger eine Frequenzsteigerung bzw. bei Zentrumsentfernung eine Frequenzminderung eintritt. Hat im Fall akustischer Wellen ein Höher- bzw. Tieferwerden der Töne zur Folge. – Praktische Anw. u.a. in der angiologischen ▶Ultraschalldiagnostik (»**Doppler-Sonographie**«). E Doppler effect.

**Dormia-Körbchen:** flexible Sonde mit – aus monofilem oder geflochtenem Draht gefertigtem – Körbchen unterhalb der Spitze als Instrument zur Fremdkörperextraktion aus Hohlorganen; evtl. mit in der Sondenlichtung gelegenem, der Fixierung des gefassten Fremdkörpers bzw. Konkrementes dienendem Zugseil (z.B. als HAMMEL-Extraktor®). Anw. z.B. bei der ERCP zur Konkremententfernung aus dem Gallengang.

**Dorn:** *Anatomie, Pathologie* ▶Spina, ▶Exostose; s.a. ▶Exostosebecken (= **Dornbecken**), ▶Verruca plantaris (= **Dornwarze**). E spine.

**Dornase alfa:** rekombinante humane DNAse; ***Wirkung:*** durch Verflüssigung zähen Sekrets Verringerung der Infektionshäufigkeit u. funktionelle Besserung; ***Anw.*** bei ▶Mukoviszidose. E dornase alfa.

**Dorn|fortsatz|spalte:** Spaltbildung des ▶Processus spinosus, ▶Spina bifida (posterior); s.a. ▶Spaltwirbel. E bifid spine.

**Dorn|warze:** *Dermatologie* ▶Verruca plantaris. E plantar wart.

**dor|sal:** ▶dorsalis. E dorsal.

**Dorsal|flexion:** die Hand- bzw. Fußbeugung in Richtung Hand- bzw. Fußrücken (▶Dorsum manus bzw. pedis); i.w.S. auch die Kopfneigung sowie die Wirbelsäulenbeugung nach rückwärts (= Hyperextension). Funktionell besser als **Dorsalextension** bezeichnet, da eigentlich eine Streckung vorliegt; die D. ist unmöglich bei Lähmung der Streckermuskeln. E dorsiflexion.

**dorsalis** *(latein.)*, dorsal: den Rücken, die Rückseite (▶Dorsum) eines Körperteils oder eines Organs betreffend. Zum Rücken hin gelegen, gerichtet, erfolgend oder gehörend (thorakal), z.B. die Dorsalsegmente ($D_{1-12}$) des Rückenmarks (Dorsalmark), die Dorsalnerven u. -wirbel (Pars thoracica medullae spinalis, Nervi thoracici oder Vertebrae thoracicae). E dorsal.

**Dorsal|wurzel:** hintere Spinalnervenwurzel (= ▶Radix dorsalis). E dorsal root.

**Dorsal|zysten:** streckseitige Pseudozysten mit gallertigem Inhalt über den Finger- bzw. Zehengelenken als Folge mechanischer Dauerreizung. E digital mucous pseudocysts.

**dorso|anterior:** mit nach vorn (zur mütterlichen Bauchdecke) gerichtetem Rücken der Leibesfrucht.

**dorso|inferior:** mit nach unten (zum mütterlichen Becken) gerichtetem Rücken der Leibesfrucht.

**dorso|posterior:** mit nach hinten (zum mütterlichen Rücken) gerichtetem Rücken der Leibesfrucht.

**dorso|superior:** mit nach oben (zum »Fundus« der Gebärmutter) gerichtetem Rücken der Leibesfrucht.

**dorso|ventral:** vom Rücken zum Bauch hin.

**dorso|volar:** vom Handrücken zur Hohlhand hin.

**Dor|sum:** **1)** der Rücken; die durch Nacken, Schultern bzw. Gesäß begrenzte Rückseite des Rumpfes. **2)** die dorsale (= hintere bzw. obere oder streckseitige) Seite eines Organs oder Körperteils. E back, dorsum. – **D. linguae:** der die Zungenpapillen u. Geschmacksknospen tragende »Zungenrücken«. E b. of the tongue. – **D. manus:** Handrücken; mit fast fettgewebsloser Unterhaut, sichtbarem Venengefäßnetz, mit Ästen der Nervi radialis u. ulnaris u. – in der Tiefe – mit den Sehnen u. Sehnenscheiden der Fingerstrecker, Ästen der Arteriae radialis u. ulnaris u. dem – die Mittelhandknochen u. Musculi interossei bedeckenden – tiefen Blatt der Fascia dorsalis. E b. of the hand. – **D. nasi:** der zwischen Nasenwurzel u. -spitze gelegene Nasenrücken. E b. of the nose. – **D. pedis:** der Fußrücken. E b. of the foot. – **D. penis:** die bei Erektion obere, am herabhängenden Glied vordere Fläche des Penis. E d. of penis. – **D. sellae:** die »Sattellehne«, der hintere Teil des Türkensattels, ▶Sella turcica; beidseits mit Processus clinoideus posterior.

**Dorzolamid:** ein ▶Carboanhydrasehemmer zur lokalen ***Anw.*** als Glaukommittel. E dorzolamide.

**Dosier-Aerosol:** stabile Suspension eines Pharmakons, die auf Ventildruck einer Spraydose als feste Dosis über die Atemwege appliziert werden kann; Anw. z.B. als Bronchospasmolytikum. E controlled dosage aerosol.

**Dosi|meter:** Gerät zur Messung einer Strahlendosis (Dosimetrie) bzw. -dosisleistung. ***Formen:*** entweder als Primärstandard-D. (zur Fundamentalbestimmung der Energie- u. Ionendosis) oder als Sekundärstandard- u. Gebrauchs-D. (für Strahlentherapie, -schutz u. -diagnostik); z.B. als KÜSTNER-Eichstandgerät, BOMKE-Universal-, als Simplex- u. Duplex-D., Kondiometer (alle nach Ionisationsprinzip). S.a. ▶Zählrohr. E dosimeter.

**Dosi|me|trie:** die Messung ionisierender Strahlen (Ionen-, Energiedosis) in Luft oder in bestrahlten bzw. strahlenexponierten Objekten mittels ▶Dosimeter. E dosimetry.

**Dosis**, Abk. Dos., Abk. D., Abk. d: *Pharmazie* die Arzneigabe, i.e.S. deren verordnetes Maß (Gewicht). *Radiologie* D. ionisierender Strahlen. Als integrale Energiedosis bzw. ▶Energiedosis(leistung), als ▶Kerma(leistung), ▶Ionendosis(leistung), Kenndosisleistung. Wichtig ist ferner das Sekundärelektronengleichgewicht u. die spezif. Gammastrahlenkonstante. Für die medizin. Anw. werden unterschieden die Oberflächen-, Austritts-, Herdminimal- bzw. Herdmaximal- u. Hautdosis, außerdem (nicht genormt) die Tiefen-, Gesamt-, Maximum-, Einfallsdosis sowie Erythem-, Epilations-, Gewebe-, Raum-, Herdraum-, Organdosis etc. Als D. im Strahlenschutz gelten u.a. die Äquivalent- (s.a. ▸Dosisäquivalent), Personen-, Körper-, Lebensalter-, Jahres- u. Ortsdosis. S.a. Tab. E dose. – **D., äquivalente:** *Radiologie* ▸Dosisäquivalent. – **D., biologisch-wirksame:** *Radiologie* die mit dem ▸RBW-Faktor multiplizierte Energiedosis. Einheit ist das Gray (Gy), ferner Zentigray, rad. – **D. curativa:** die erfahrungsgemäß zur Erzielung einer Heilung ausreichende D., evtl. als Minimaldosis. E curative d. – **D. effectiva,** D. efficax, ED, DE: Dosis mit therapeutischer Wirkung; als $ED_{50}$ die »mittlere wirksame D.« = Standard-D. = D. e. media, die bei 50 % die Wirkung hervorruft. S.a. ▸Einzelmaximaldosis. E effective d. – **D., fraktionierte:** ▸D. refracta. – **D., kumulierte:** *Radiologie* die während eines längeren Zeitraums – auch diskontinuierlich – aufgenommene integrierte Gesamtdosis. E cumulative d. – **D. letalis,** Abk. DL, Abk. D.l., Letaldosis, Abk. LD, Abk. ld: die tödl. Menge; als $LD_{99}$ die sicher tödliche D., die praktisch gleich ist der $LD_{100}$ = D. l. maxima = absolut letale D.; als $LD_{75}$ = fatal dose = FD die D., bei der 25 % überleben; als $LD_{50}$ = D. l. media die mittlere letale D., bei der 50 % sterben bzw. überleben (in der Radiologie erfolgt evtl. zusätzlich Angabe der Zeit des Effekteintritts, z.B. $LD_{50/30\,d}$ [Tod am 30. Tag]). E lethal d. – **D. refracta:** die Einzeldosis bei fraktionierter Verabfolgung. In der Radiologie bei fraktionierter Bestrahlung die pro Sitzung verabfolgte Strahlendosis. – **D. therapeutica:** D. mit erfahrungsgemäß kurativem oder palliativem Effekt, u. zwar als Einzel- oder Tages-D. E therapeutic d. – **D. tolerata,** Toleranzdosis, höchstzulässige D.: *Radiologie* die nach gültigen Rechtsvorschriften oder anerkannten Empfehlungen für einen anzugebenden Personenkreis nicht zu überschreitende Körper-, Lebensalter-, Jahres-, Vierteljahresdosis sowie die entsprechenden außergewöhnlichen Körperdosen (s.a. ▸Personendosis, dort Tab.). In der klinischen Strahlentherapie ist die D. dann erreicht, wenn die Summe der verabreichten Partialtoleranzen gleich dem ▸NSD-Wert ist. E tolerance d. – **D. toxica,** Abk. TD, Abk. Dos. tox., Abk. Dtox: eine D., die meist zu erheblichen schädlichen Nebenwirkungen führt; als $TD_{50}$ diejenige, bei welcher bei 50 % toxische Wirkungen auftreten. E toxic d.

| | |
|---|---|
| **D., D:** | Dosis. – **$D_{cur}$:** Dosis curativa. – **$D_{tox}$:** Dosis toxica |
| **DE:** | Dosis effectiva, Dosis efficax; = ED |
| **DIM:** | Dosis infectiosa media (mittlere Infektionsdosis) |
| **DL, D.l.:** | Dosis letalis; = LD |
| **Dos. tol.:** | Dosis tolerata. – **Dos. tox.:** Dosis toxica |
| **ED:** | Dosis effectiva; Einzeldosis; z. B. $ED_{50}$ = Dosis effectiva media |
| **EMD:** | Einzelmaximaldosis |
| **ID:** | Infektionsdosis |
| **LD, DL:** | Dosis letalis; z. B. $D_5$ = D. l. minima 5; $LD_{50}$= D. l. media; $LD_{100}$ = D. l. maxima |
| **MD:** | Maximaldosis |
| **MED:** | Maximaleinzeldosis |
| **MTD:** | Tagesmaximal- = Maximaltagesdosis |
| **ND:** | Normaldosis, Normdosis |
| **TD:** | Tagesdosis. – **$TD_{50}$** s. u. ▸Dosis toxica |
| **TMD:** | Tagesmaximaldosis |

**Dosis:** Begriffe (*radiol* s. a. ▸Dosiseinheiten).

**Dosis|äquivalent,** Äquivalentdosis, Abk. Dq: in der ▸Dosimetrie des Strahlenschutzes diejenige Röntgenstrahlen-Energiedosis, die (als Parameter für das Strahlenrisiko) aus der Dosis der jeweils angewendeten Strahlenart resultiert. Wird ermittelt als Produkt aus Energiedosis u. dem dimensionslosen Bewertungsfaktor q. Der Faktor beträgt für Beta-, Gamma-, Röntgenstrahlen = 1, für schnelle Neutronen u. Protonen bis 10 MeV u. für α-Teilchen = 10. Maßeinheit ist das Sievert (Sv = 100 rem). S.a. ▸RBW. E equivalent dose.

**Dosis|einheiten:** die Maßeinheiten für die Dosen ionisierender Strahlung. Z.B. für die Energiedosis das Gray (Gy), für die Energiedosisleistung das Gy/sec, für das Flächendosisprodukt C · $m^2$ · $kg^{-1}$ (C = Coulomb), für die Äquivalentdosis das J/kg (J = Joule). Ferner für die Aktivität radioaktiver Substanzen das Becquerel (Bq). E dose units.

**Dosis|leistung:** *Radiologie* die Energie- oder Ionendosis pro Zeiteinheit bzw. der Differentialquotient der Dosis nach der Zeit (bei zeitlich konstanter D. der Quotient aus Dosis u. Zeit). E dose rate.

**Dosis|leistungs|konstante:** Quotient aus Standardenergiedosisleistung u. der Aktivität (DIN 6814, Teil 4); Einheit: $Gym^2s^{-1}Bq^{-1}$. Die D. ersetzt die spezif. Gammastrahlenkonstante Γ.

**Dosis|rate:** *Radiologie* die Einzeldosis bei fraktionierter Bestrahlung; auch die ▸Dosisleistung.

**Dosis-Wirkungs-Kurve:** Kurve mit Darstellung der Wirkungsstärke eines Wirkstoffs (in Prozent der maximalen Wirkungsstärke = 100 %; Ordinatenwert) bei verschiedenen Wirkstoffkonzentrationen (mol/l; Abszissen-Wert). E dose response curve.

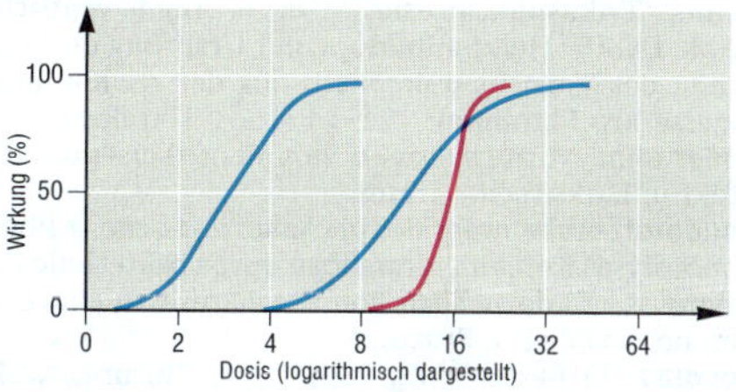


**Dosis-Wirkungs-Kurve:** Kurven verschiedener Substanzen.

**Dost-Gesetz:** »Gesetz von den korrespondierenden Flächen«, welches besagt, dass die planimetrisch ermittelten Flächen unter den Blutspiegel-Zeitkurven bei den verschiedenen Applikationsarten des Arzneimittels proportional zu den resorbierten Arzneistoffmengen (DOST-Prinzip) sind. Es eignet sich zur Bestimmung der enteralen Resorptionsquote eines Pharmakons; dieses wird zunächst i.v. u. nach seiner vollständigen Ausscheidung anschließend in gleicher Dosis per os verabfolgt, wobei in beiden Fällen der zeitl. Konzentrationsablauf im Blut gemessen wird; die resorbierte Menge in % der Dosis ist dann:

$$\frac{F_{per\ os}}{F_{i.v.}} \cdot 100$$

**Dost-Gesetz.**

Diese Beziehung ist nicht anwendbar, wenn ein »first pass effect« vorhanden ist, d.h. wenn das Arzneimittel bereits bei der Passage durch die Schleimhaut u. anschließend in der Leber enzymatisch inaktiviert wird, bevor es über den großen Kreislauf an den Wirkort gelangt.

**Dosulepin:** ein trizyklisches ▸Antidepressivum. E dosulepin.

**Dotter,** Vitellus: *Embryologie* der aus Eiweißkörpern, Kohlenhydraten, Neutralfetten, Lipoiden u. Lipochromen bestehende Speicherstoff in der Eizelle für den Aufbau des Embryos. Er nimmt bei den sehr dotterarmen bis mäßig dotterreichen Eiern (z.B. der Säuger) an der Furchung der Eizelle teil (u. ist vom restlichen Plasma nicht scharf getrennt); die Teilungsanregung erfolgt durch mütterliche Genprodukte. E yolk.

**Dotter|gang:** *Embryologie* ▸Ductus omphaloentericus. E yolk stalk.

**Dotter|sack|kreislauf:** *Embryologie* der geschlossene Blutkreislauf zwischen dem Dottersack (der bei dotterreichen Eiern durch Umhüllung des Dotters durch die Splanchnopleura entsteht) u. dem Embryo. Die Venen, die aus mesodermalen Blutinseln des Dottersacks entstehen, wachsen als Vena omphalomesenterica dextra bzw. sinistra auf den Embryo zu, bis zum Anschluss an den Herzschlauch, die Arteriae omphalomesentericae dringen von der Aorta her in die Splanchnopleura ein, unter Bildung eines Kapillarnetzes, das sich mit den netzartigen Blutinseln vereinigt. E yolk sac circulation.

**Dotter|sack|tumor:** nicht-seminomatöser Keimzelltumor (▸Hodentumoren). E yolk sac tumor.

**Dotter-Technik** (Charles D., amerik. Radiologe): (1964) Weitung von verschlossenen oder eingeengten (stenosierten) Arterien mit Kathetern mit aufsteigenden Durchmessern mittels ▸Seldinger-Technik ohne Verwendung eines Ballons (im Ggs. zur Angioplastie nach Grüntzig). E Dotter's technique.

**double outlet** *(engl. = doppelter Auslass): Kardiologie* seltene Positionsanomalie der bd. großen, dem Herzen entspringenden Schlagadern. Als Folge einer Rotationsanomalie, d.h. Umkehr (Inversion) der Drehung des embryonalen Herzbulbus. – **d. o. left ventricle,** Abk. DOLV: Ursprung von Aorta u. Pulmonalisstamm aus der li. Kammer, evtl. kombiniert mit einer Trikuspidalatresie. – **d. o. right ventricle,** Abk. DORV: Herzfehlbildung mit Ursprung der Aorta u. des Truncus pulmonalis aus der re. Kammer, meist als Extremfall der ▸Fallot-Tetralogie mit oder ohne Mitralatresie, u. mit Ventrikelseptumdefekt u. Links-rechts-Shunt.

**Doudoroff-Abbauweg:** der phosphorolytische (▸Phosphorolyse) Kohlenhydratabbau durch bakterielle Enzyme, i.e.S. der Abbau von Saccharose zu Glucosemonophosphat u. Fructose.

**Douglas** (1) Beverly D., 1891–1975, Chirurg, Nashville; 2) James D., 1675–1742, Anatom u. Chirurg, London; 3) John C. D., 1777–1850, Arzt, Dublin). – **D.-Abszess** (James D.): ein im hinteren D.-Raum vorkommender abgesackter Abszess. Ist vom hinteren Scheidengewölbe bzw. Mastdarm aus als fluktuierender Tumor tastbar. Vorkommen z.B. bei Adnexprozessen, (Peri-)Typhlitis. E Douglas abscess. – **D.-Falte** (James D.), D.-Ligament: ▸Plica rectouterina. E D. fold. – **D.-Hernie** (James D.), Douglasozele, Enterocele vaginalis posterior: *Gynäkologie* Eingeweidebruch infolge ▸Herniation von Baucheingeweiden in den hinteren D.-Raum; führt zu ballonartiger, evtl. bis zum Scheideneingang reichender Vorwölbung der hinteren-oberen Scheidenwand; ist evtl. kombiniert mit einer ▸Rektozele; geht stets mit Gebärmuttersenkung (▸Descensus) einher. E hernia in pouch of D. – **D.-Lavage** (James D.): diagnostische Spülung des D.-Raumes mittels D.-Punktion z.B. zur Gewinnung von Zellen zur Zytodiagnostik oder von Mikroorganismen. – **D.-Linie** (James D.): ▸Linea semicircularis. E D. line. – **D.-Plastik, D.-Siebplastik** (Beverly D.): die ▸Transplantation eines »durchlöcherten« ▸Vollhautlappens, der unter Belassen einzelner Hautinseln im Entnahmefeld gebildet wurde (diese begünstigen die Epidermisregeneration im Entnahmebereich); heute nicht mehr üblich. E D.' graft. – **D.-Punktion** (James D.): Punktion des hinteren D.-Raumes, v.a. von der Scheide aus (bei »Hufeisenabszess« aber auch durch die Bauchdecken) u. stets nur nach Blasenkatheterismus u. möglichst in Laparotomie-Bereitschaft; z.B. zur Entnahme von Peritonealflüssigkeit für die Zytodiagnostik, zur Bestätigung einer Blutung oder vor Inzision eines D.-Abszesses. E culdocentesis. – **D.-Raum** (James D.), »Douglas«: i.e.S. der hintere D.-Raum, d.h. die ▸Excavatio rectouterina. – Ferner als »seitlicher D.-Raum« der Recessus pararectalis u. als »vorderer D.-Raum« die ▸Excavatio vesicouterina. E D. pouch. – **D.-Selbstentwicklung, D.-Wendung** (John C. D.): *Geburtshilfe* (1819) eine Spontanwendung bei verschleppter Querlage mit oder ohne Armvorfall. Zunächst erfolgt unter extremer Ausziehung des Halses die Geburt der vorderen Schulter, dann das Tiefertreten der unteren Kindesteile durch die hintere Beckenhälfte vorbei an den oberen Teilen u. unter einer sich steißwärts verschiebenden Abknickung der Wirbelsäule. Es folgt, nach der bereits geborenen Schulter, die Geburt des Steißes, der hinteren Schulter u. des Kopfes. S.a. ▸Conduplicatio corpore. E D.' spontaneous evolution.

**Douglas(o)...:** Wortteil »Douglas-Raum«; z.B. **Douglasoskopie** (▸Kuldoskopie), **Douglaso|tomie** (hintere ▸Kolpotomie), **Douglaso|zele** (▸Douglas-Hernie).

**Dourmashkin-Sonde:** Harnleiter-Ballonkatheter für Harnleiterdehnung. E Dourmashkin's probe.

**Downbeat-Nystagmus:** nach unten schlagender, nicht unterdrückbarer ▸Nystagmus mit ▸Oszillopsien u. Gangataxie; kommt bei Schädigungen im Bereich des Hirnstammes vor.

**Downey-Zellen** (Hal D., 1877–1959, Minneapolis), monozytoide Z., Pfeiffer-Drüsenfieber-Z.: bei ▸Mononucleosis infectiosa vorkommende atypische mononukleäre, lymphomonozytäre Blutzellen (polymorph, gelappt, mit chromatinreichem, oft randständigem Kern). E Downey cells.

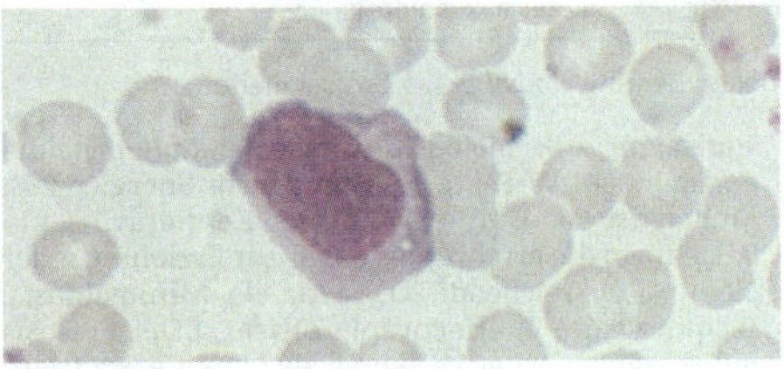

**Downey-Zellen:** typische Morphologie (R. Fischer, Institut für Pathologie, Univ. Köln). [87]

**Downhill-Varizen:** kompressionsbedingte ▸Ösophagusvarizen im oberen Drittel des Organs; z.B. bei Tumoren im Mediastinum. E Downhill's esophageal varices.

**Down-Staging:** ▸Induktionschemotherapie.

**Down-Syndrom** (John Langdon H. D., 1828–1896, Arzt, London), Trisomie 21, Mongolismus: ein Trisomie-Syndrom mit ▸geistiger Behinderung unterschiedlichen Ausmaßes u. einer Reihe körperlicher Merkmale (sog. Dysmorphiezeichen; Tab.). ***Ätiol.:*** zumeist klass. Trisomie, d.h. dreifaches Chromosom 21 in Folge einer ▸Non-Disjunction (selten als ▸Translokationtrisomie) mit der Folge einer extra- und intrauterinen Fehlbildung der Gewebe und Organe. Auftreten korreliert mit dem Alter der Mutter; Häufigkeit ca. 1 : 700 Lebendgeborene. Höhere Wahrscheinlichkeit für Erkrankung an Leukämien. ***Diagn.:*** Bei Verdachtsdiagnose muss die ▸Trisomie (dort genet. Erläuterung) des Chromosoms 21 durch Chromosomenanalyse nachgewiesen werden. ***Klinik u. Ther.:*** Eine ursächliche Therapie ist nicht möglich. Die bestehenden Behinderungen, so die – v.a. aktive – Sprachstörung (auch bedingt durch hohen Gaumen, große Zunge u. Zahnfehlstellungen), lassen sich durch gezielte Maßnahmen beeinflussen (Sprachtherapie, kieferorthopäd. Regulierung; bei extremer Makroglossie evtl. operative Korrektur); intensive Krankengymnastik (bei Muskelhypotonie, Bindegewebsschwäche, evtl. Bewegungsstörungen) ist erforderlich. Bei Erziehung u. Frühförderung in der Familie (sonst Gefahr des ▸Deprivationssyndroms) resultiert eine gute soziale Eingliederungsfähigkeit. Hilfsbedürftigkeit durch geistige Behinderung bleibt in der Regel bestehen. Die Infektanfälligkeit (v.a. obere Luftwege) bei verminderter humoraler u. zellulärer Immunität erfordert häufig rechtzeitige Anw. von Antibiotika, evtl. Substitution von Immunglobulinen. Bei angeborenen Herzfehlern u. evtl. Fehlbildungen im Magen-Darm-Trakt ist entsprechende fachl. Betreuung nötig. E Down's syndrome.

| Merkmal | Prozent der Fälle mit vorhandenem Merkmal |
|---|---|
| Entwicklungsverzögerung | 99,0 |
| typische Fazies | 90,0 |
| Lidachsenstellung (nach oben außen) | 86,5 |
| Brachyzephalie | 75,0 |
| Klinodaktylie V | 70,0–50,0 |
| Epikanthus | 67,0 |
| offener Mund | 65,0 |
| Vierfingerfurche | 59,0 |
| Sandalenlücke | 53,0 |
| Knopfnase | 53,0 |
| Lingua scrotalis | 51,0 |
| BRUSHFIELD-Flecke | 50,0 |
| Ohrmuscheldysplasie | 50,0 |
| Makroglossie | 41,0 |
| Herzfehler, angeboren | 60,0–40,0 |
| Muskelhypotonie | 31,0 |
| Brachydaktylie | 29,0 |
| Strabismus | 23,0–14,0 |

**Down-Syndrom:** Häufigkeiten einiger körperlicher Symptome. [321]

**Dow-Zeichen:** *Angiologie* kugelige Vorwölbungen (▸»Blow-out«) oberflächlicher Beinvenen im Stehen als Zeichen einer Insuffizienz der Venae perforantes. E Dow's sign.
**Doxapram:** ein ▸Analeptikum; ***Anw.*** zur Ther. von Atemstörungen. E doxapram.
**Doxazosin:** ▸Alpharezeptorenblocker (Chinazolin-Derivat) mit relativ langer Plasmahalbwertszeit. ***Anw.*** als Antihypertensivum u. bei benigner Prostatahyperplasie. E doxazocin.
**Doxepin:** stark sedierendes trizyklisches ▸Antidepressivum. E doxepine.
**Doxorubicin,** Adriamycin, Abk. ADR, Abk. ADM: zu den ▸Antibiotika gehörendes Zytostatikum (▸Anthracycline). ***NW:*** u.a. Kardiotoxizität, Knochenmarktoxizität (Myelosuppression), Alopezie, Nausea, Erbrechen, Stomatitis. E doxorubicin, adriamycin.
**Doxycyclin:** teilsynthetisches Tetracyclin-Derivat (▸Tetracycline) mit bakteriostatischer Wirkung auf alle Penicillin-sensiblen Erreger, zahlreiche gramnegative Bakterien, Chlamydien, Leptospiren, Mykoplasmen u. Rickettsien; in hoher Dosierung auch gegen Amöben wirksam. E doxycycline.
**Doxylamin:** ▸Antihistaminikum mit stark sedierender Wirkung; ***Anw.*** v.a. als Schlafmittel. E doxylamine.
**Doyne-Okklusor** (ROBERT W. D., 1857–1916, Augenarzt, Oxford): Abdeckschale zur Schielbehandlung.
**DPG,** Abk. für Diphosphoglycerat: ▸Diphosphoglycerinsäure.
**dpt, dptr:** Abk. für ▸Dioptrie. E diopter.
**DPT-Impfstoff:** Kombinations-Impfstoff gegen Diphtherie–Pertussis–Tetanus. E DPT-vaccine.
**DR, Dr:** Region im ▸HLA-System.
**Drabkin-Lösung:** Kaliumferricyanid, Kaliumcyanid u. Bicarbonat enthaltende Lösung für die ▸Hämiglobincyanid-Methode. E Drabkin's solution.
**Drachenwurm:** ▸Dracunculus medinensis. E Guinea worm, dragon worm.
**Dracontiasis, Dracunculosis:** ▸Drakontiase. E dracontiasis.
**Dracunculus:** eine Fadenwurmgattung [Nematodes; Dracunculidae] mit lippenloser, Papillen-eingefasster Mundöffnung. Reife (= adulte) Würmer kommen als Gewebsparasiten bei Wirbeltieren vor. – **D. medinensis,** D. fuelleborni, Filaria aethiopica s. medinensis s. tropica: der »Drachenwurm«, die einzige menschenpathogene (u. auch bei Säugern vorkommende) D.-Art; ruft durch Absiedlung im Unterhautgewebe die ▸Drakunkulose hervor. Das 2–4 cm lange Männchen stirbt nach der Kopulation; das bis 120 cm lange Weibchen entleert Larven ins Wasser; Zwischenwirt sind Kleinkrebse der Gattung Cyclops. E Guinea worm, Medina worm, dragon worm. – **D. oculi:** ▸Loa-loa. E loa loa.
**Drän; Drainage:** ▸Drain; ▸Drainage.
**Dragées,** Tabulettae obductae, Abk. Drg.: Arzneiform mit schichtenweise aufgetragenen, evtl. verschieden löslichen, Hüllsubstanzen um einen (festen) Arzneikern (sog. Kesseldragierung) oder, als »Manteltabletten«, mit einem dem Kern aufgepressten Überzug. E sugar-coated tablets.
**Dragstedt** (LESTER REYNOLD D., 1893–1975, Chirurg, Chicago). – **D.-Kombinations|ulkus:** Magengeschwür, kombiniert mit einem unter Duodenalstenosierung abheilenden Zwölffingerdarmgeschwür (▸Ulcus ventriculi u. duodeni). – **D.-Operation:** thorakale supradiaphragmale trunkuläre ▸Vagotomie zur Umstimmung der Magensekretion bei rezidivierendem peptischem Ulkus u. bei Anastomosengeschwür; führt zu Störung der Magenmotilität. E Dragstedt's operation.
**Draht|cerclage:** ▸Drahtumschlingung.
**Draht|ex|tension:** *Chirurgie* (KLAPP 1912, KIRSCHNER 1920) direkt am Knochen angreifender Zugverband zur Stellungskorrektur (▸Reposition) u. zum Am-Ort-Halten (Retention) von Knochenfragmenten bei Knochenbrüchen, aber auch zur Fragmentdistanzierung (▸Distraktor) bei Verlängerungsosteotomie, zur Kontrakturmobilisierung, Schwebelagerung etc.; mit Zugwirkung durch dosierbare, über Rollen – z.B. eines Lochstabgerätes – geleitete Gewichtszüge, die an einem durch den Knochen getriebenen, im »Extensionsbügel« gespannten ▸Bohrdraht oder ▸STEINMANN-Nagel angreifen. E wire extension.
**Draht|ligatur: 1)** Fixierung von Zähnen oder Zahngruppen mittels nicht rostenden Stahldrahtes bei Kieferfraktur, Parodontose oder als kieferorthopädische Maßnahme. **2)** *Chirurgie* s.u. ▸Drahtumschlingung. E wire ligature.
**Draht|naht:** Naht unter Verwendung rostfreien, mono- oder polyfilen (Stahl-)Drahtes, dessen Enden – je nach Stärke – durch Drahtschnürer zusammengedreht oder verknotet werden. Garantiert hohe Zugfestigkeit, bewirkt geringe Gewebereaktion. E wire suture.
**Draht|puls:** harter, gespannter Puls durch Anstieg des systolischen u. des diastol. Blutdrucks; s.a. ▸Druckpuls. E wiry pulse.
**Draht|schienung:** Frakturfixierung (v.a. bei Brüchen kleiner Knochen) durch »innere Schienung« (»Stiftung«) mit – evtl. perkutan – eingebohrten KIRSCHNER-Drähten; s.a. ▸Drahtspickung. E wire splinting.
**Draht|spickung:** die ▸Bohrdrahtosteosynthese (s.a. ▸Drahtschienung, ▸Transfixation). – Mit Drahtstiften auch Fixierung kleiner Knochenfragmente, Kno-

chentransplantate möglich. E osteosynthetic wiring, wire fixation.

**Draht|umschlingung,** Drahtcerclage: Knochenbruchbehandlung durch Fixierung fugenlos reponierter u. adaptierter Knochenfragmente mittels Drahtschlinge(n); ferner zur Fixierung eines Anlege-, Einlegespans. – S. a. ▶Cerclage, ▶Drahtnaht. E wire cerclage.

**Drain,** Drän: Hilfsmittel für die Ableitung (▶Drainage) von Wundabsonderungen, Eiter, Trans- u. Exsudat, Liquor (bei ▶Hydrocephalus) etc. Verwendet werden u. a. sterile, evtl. resorbierbare Gaze (für Docht- oder Kapillardrainage), Seiden- oder Catgutfäden (= Fadendrainage), Halbrinnen oder Laschen (KLAPP) bzw. Schläuche u. Röhren (meist mit seitlichen Öffnungen = »Fenstern«) aus Gummi oder Kunststoff; als spezielle Drains z. B. das Stopf- oder Steigrohr, der KEHR-Drain, sowie die ▶REDON-Drainage, bei der unter Sog drainiert wird. Die Einführung bzw. Ausleitung erfolgt meist am tiefsten Punkt des zu drainierenden natürlichen oder krankhaften Hohlraumsystems, evtl. durch eine besondere Inzisionswunde (oft in Kombination mit einer Gegeninzision). Sicherung erfolgt z. B. durch eine das Abgleiten in die Tiefe verhindernde Sicherheitsnadel. E drain.

**Drainạge,** Drainage: die Ableitung krankhafter oder vermehrter natürlicher Körperflüssigkeiten (u. Gase) mit Hilfe eines ▶Drains; evtl. unterstützt durch eine zweckmäßige Lagerung des Kranken; Ableitung erfolgt an die Körperoberfläche oder – mittels röhrenförmiger Endoprothese bzw. über eine Anastomosenfistel – in ein anderes Hohlorgan oder in das Gewebe (äußere bzw. innere D.), u. zwar zeitlich begrenzt (Sicherungs-D.) bzw. als Dauerdrainage. – Ferner Drainage-Operationen, z. B. Pyloroplastik, Hepatogastrostomie. E drainage. – **D., geschlossene:** D. mittels eines verlustfrei leitenden – intra- oder extrakorporalen – Systems, z. B. als ▶Liquordrainage oder als transhepatische Drainage. E closed d. – **D., transhepatische: 1) D., t. perkutane:** ▶PTCD. **2) D., diahepatische:** eine geschlossene Endlosdrainage (»**D. ohne Ende**) der Gallenwege mit Drainführung durch die Leber, z. B. bei Plastik wegen eines Choledochusdefektes. E transhepatic ring catheter d. – **D., transpapilläre:** Drainage der Gallenwege mittels eines durch die Papille eingeführten Drains. E transpapillary d., ERCP-d.

**Drainage|lagerung:** Körperstellungen, die unter Ausnutzung der Schwerkraft dem Sekretabfluss aus den einzelnen Bronchialabschnitten dienen. Sie sind bei chronisch-obstruktiven Lungenerkrankungen mit vermehrter Schleimbildung angezeigt. Ziel ist neben der Sekretfreiheit auch eine erleichterte Atemarbeit. I. w. S. zählen hierzu auch die Dehnlagen u. -stellungen, die neben Sekretolyse u. Sekretabtransport auch Thoraxmobilität u. Vitalkapazität verbessern. Dazu gehören die Dehnlagen nach HAASE sowie die z. T. modifizierten Dehnstellungen aus dem Hatha Yoga.

**Drakontiạse, Drakunkulose:** Erkrankung infolge Befalls durch den Fadenwurm ▶Dracunculus medinensis nach Infektion durch dessen Larven (aus im Trinkwasser vorhandenen Kleinkrebsen: Cyclops). ***Ätiol.:*** Die Larven durchdringen die Darmwand, heranwachsende Weibchen wandern dann in das Unterhautbindegewebe ein (v. a. an Knöcheln u. Füßen), wo sie tastbare Stränge hervorrufen. Die Männchen sterben ab u. sind als Kalkschatten in der Muskulatur nachweisbar. ***Klinik:*** Fieber, Juckreiz, Exanthem mit Blasen-, Geschwür-, evtl. Abszessbildung. E dracunculiasis.

**Dranginkontinenz:** unfreiwilliger Harnverlust unter Harndrang mit oder ohne unwillkürliche Kontraktionen des M. detrusor vesicae bei funktionierendem Spinktermechanismus; s. a. ▶Harninkontinenz. E urge incontinence.

**Dr-Antigene:** s. u. ▶HLA-System.

**Drạpanas-Operation:** bei Pfortaderhochdruck Anastomosierung der Vena mesenterica superior über eine Dacron®-Prothese mit der unteren Hohlvene als sog. H-Anastomose; vermeidet die bei mesenterikokavaler Anastomose (▶Bypass) erfolgende Ligatur der Einmündung der Venae iliacae. E Drapanas' operation.

**Drạs|tica, -tika:** stark wirkende, schleimhaut- u. gewebereizende ▶Abführmittel (obsolet). E drastics.

**dreamy state** *(engl.):* (H. JACKSON) »traumhafte Bewusstseinsstörung«. Mit ▶Mikroteleopsie, evtl. auch ▶Déjà-vu(-Erlebnis), im Rahmen eines psychomotorischen komplex partiellen Anfalls.

**Dreh...:** s. a. ▶Drehungs..., ▶Torsions..., ▶Rotations... E torsion, rotation.

**Dreh|anode:** in Röntgenröhren eine tellerförmige (Wolfram-)Anode, die sich um ihre Achse dreht. Dadurch wechselt bei festliegendem Elektronenbündel der Ort des Brennflecks ständig, wodurch die örtl. Temperaturbelastung geringer ausfällt als bei Stehanoden. E rotating anode.

**Dreh|bett:** ▶Krankenbett für querschnittsgelähmte Patienten.

**Dreh|krampf:** ▶»Spasmus rotatorius« (s. a. ▶Halsmuskelkrampf). E rotary spasm.

**Dreh|krankheit: 1)** *Veterinärmedizin* ▶louping ill. **2)** s. u. ▶Coenurus cerebralis. E gid.

**Dreh|muskeln:** ▶Musculi rotatores. E rotators.

**Dreh|nystagmus,** perrotatorischer Nystagmus: *Neurologie* der ▶Nystagmus bei Untersuchung auf dem Drehstuhl; er »schlägt« zu Beginn der Körperdrehung in Drehrichtung u. ist nach längerer Drehung gefolgt von einem – jeweils schwächeren – 1., 2., 3. usw. Drehnachnystagmus (»Postrotatorius I, II, III« usw.) mit jeweils entgegengesetzter Schlagrichtung. – S. a. ▶Drehschwindel. E rotatory nystagmus.

**Dreh|osteo|tomie:** ▶Osteotomie (quer oder schräg linear; evtl. mit Keil- oder Zapfenbildung) mit nachfolgender Drehung (Rotation) des distalen Fragmentes um die Längsachse im Ausmaß eines bestimmten Winkels; ***Anw.*** zur statischen oder funktionellen Korrektur einer krankhaften Gelenkstellung oder Knochentorsion, d. h. als Derotations- bzw. Detorsionsosteotomie. E rotation osteotomy.

**Dreh|prüfung:** Drehung des Probanden auf einem speziellen Drehstuhl oder aber mehrmaliges Hin-und-her-Drehenlassen des Kopfes (Stark- bzw. Schwachreizprüfung = ▶BÁRÁNY-Drehstarkreizprüfung bzw. ▶GRAHE-Versuch) als Langzeit- oder Pendeldrehung. Teil der ▶Vestibularisprüfung (bei Drehschwindel). E rotatory vestibular test.

**Dreh-Rutsch-Zeichen:** *Orthopädie* ▶Pivot-Shift-Zeichen.

**Dreh|schwindel:** Drehgefühl; das Gefühl, die Umgebung drehe sich um einen oder man selbst drehe sich bei stillstehender Umgebung. Häufig verbunden mit vegetativen Symptomen wie Blässe, Übelkeit u. Erbrechen. Physiologisch als Drehnachempfindung (s. a. ▶Drehnystagmus); krankhaft bei Durchblutungsstörungen im vertebrobasilären System bei Labyrinthschädigung (s. a. ▶MENIÈRE-Krankheit), häufig mit Ohrgeräuschen u. Hörsturz; anfallsartig, aber auch nach Verletzung; vaskulär als Labyrinth-Apoplexie; tritt auch auf bei Neuropathia vestibularis bzw. ▶Neuronitis vestibularis; als zentral-vestibulärer D. bei ▶multipler Sklerose, bei vertebrobasilärer Insuffizienz, Hirnstammenzephalitiden (mit zentralem Nystagmus), als zervikaler vertebragener Nystagmus (vaskulär-neural-sympathisch), kombiniert oder durch Störung von Rezeptoren (Segmentblockierungen). E rotatory vertigo.

**Drehung: 1)** *Geburtshilfe* die in Anpassung an die Beckenlichtung erfolgende Änderung der Einstellung des kindl. Kopfes unter der Geburt. E rotation. **2) D., spezifische,** Abk. [α]: *Physik* die Rechts- oder Linksdrehung (»Dextro-« bzw. »Lävorotation«) der Schwingungsebene des verwendeten Lichtes als charakteristische Stoffkonstante optisch aktiver Substanzen. S.a. ▶Drehwert. E specific rotation. **3)** *Ophthalmologie* Augapfeldrehung (Rollung) um die a.-p. Achse; als In-, Extorsion, Dextro-, Lävozykloversion.

**Drehungs|bruch,** Torsionsfraktur: indirekte Fraktur langer Röhrenknochen infolge Überschreitens der Drehfestigkeit des Knochens in der Folge einer Drehung des Körpers bei fixierter Gliedmaße oder umgekehrt. Der Bruchspalt ist gleichsinnig zur Torsionsrichtung spiralförmig; bei zusätzlicher Biegung, Stauchung evtl. auch Bildung eines als »Biegungskeil« bezeichneten Bruchstückes (= Fragmentes). E torsion fracture.

**Dreh|wert,** Abk. α: *Optik* der im Polarimeter gemessene Winkel zwischen der Polarisationsebene des ein- u. des austretenden Lichtstrahls als Folge einer optischen ▶Aktivität (s.a. ▶Drehung, spezifische). Je nach Drehsinn als »positiv« (= rechtsdrehend = dextrogyr = d = +) oder »negativ« (= linksdrehend = lävogyr = l = −) bezeichnet. E angle of rotation.

**Dreh|wurm:** ▶Coenurus.

**Dreieck-Impuls:** galvanischer Stromstoß mit schrägem Intensitätsanstieg zur Auslösung einer Muskelkontraktion. Dient in der Elektrodiagnostik als Parameter zur Kennzeichnung (»**Dreieck-Impuls-Charakteristik**«, DIC) der Erregbarkeit motorischer Einheiten: Die zur Auslösung der Kontraktion nötige Stromstärke steigt – ab einer nötigen Mindeststeilheit – mit der Schrägheit des Anstiegs; bei intaktem Motoneuron liegt der Akkommodationsschwellenwert (= Reizschwelle bei Impulsdauer von 1 Sek.) 3- bis 6-mal höher als die Rheobase (Absinken unter 3fachen Wert bis Gleichheit mit Rheobase ist ein Zeichen der Entartung). – S.a. ▶Rechteckimpuls, ▶Exponentialstrom. E triangular pulse.

**Dreiecks|bein:** ▶Os triquetrum. E triquetral bone.

**Drei|fach...:** s.a. ▶Tri..., ▶Triple..., ▶Drillings... E triple.

**Dreifach|bindung:** *Chemie* Atombindung durch 3 gemeinsame Elektronenpaare, z.B. $N\equiv N$. E triple bond.

**Dreifach|impfung:** z.B. als Impfung mit ▶DPT-Impfstoff. E triple vaccination.

**Drei|farben|empfindlichkeit:** Fähigkeit des Auges, jeden Farbeindruck durch Mischen der Grundfarben Rot, Grün u. Blauviolett entstehen zu lassen; s.a. ▶Trichromasie, ▶Zapfensehen. E trichromatopsia.

**Drei|farben|theorie,** Young-Helmholtz-Theorie: obsolete Annahme, dass es im visuell-sensorischen System des Menschen drei verschiebene Rezeptortypen gibt, die verschieden auf Licht mit Wellenlängen zwischen 400 u. 700 nm reagieren. Die Theorie ging davon aus, dass die wahrgenommene Farbe direkt dem Verhältnis der Reizstärken der drei Rezeptortypen entspricht; Weiß wird wahrgenommen, wenn alle drei Rezeptortypen gleich angeregt, Schwarz, wenn keiner der drei Rezeptortypen stimuliert werden.

**Drei|finger|furche:** quere Hohlhandfurche vor den Grundgelenken der 3 ellenseitigen Finger. E distal transverse crease.

**Drei|fuß|phänomen:** *Neurologie* ▶Amoss-Zeichen.

**Drei|gefäß|erkrankung:** ein durch arteriosklerotische Wandveränderungen aller 3 Koronaräste verursachtes Krankheitsbild; in der Regel einhergehend mit stabiler bzw. instabiler Angina-pectoris-Symptomatik als Ausdruck einer anfallsweisen Ischämie des Herzmuskels infolge stenotischer Verengung der Koronararterienlumina. Weitere Symptome sind Herzrhythmusstörungen als Folge der Schädigung des Reizleitungssystems. Unbehandelt hat die D. eine hohe Letalität. Sie gilt als eine der Hauptindikationen der aortokoronaren Bypass-Operation (ACVB; s.u. ▶Koronarchirurgie). Als operatives Verfahren bei der schwersten D. wird in letzter Zeit auch zunehmend die Herztransplantation angewandt, wenn keine Bypass-Op. mehr möglich ist. E three-vessel disease.

**Dreigläserprobe:** Test zur Unterscheidung einer Prostatainfektion u. einer Blasenentzündung; der erste Urinstrahl wird auf Keime der Urethra hin untersucht, der zweite Strahl (sog. Mittelstrahlurin) gibt Hinweise auf eine Blasenentzündung. Nach Massage der Prostata wird ein dritter Urinstrahl auf Keime hin untersucht.

**Drei|kant|lamellen|nagel:** dreikantiger Knochennagel (evtl. als Laschennagel), z.B. nach ▶Smith-Petersen.

**drei|köpfig:** ▶triceps.

**Drei|monats|spritze:** *Gynäkologie* s.u. ▶Ovulationshemmer.

**Dreiphasenpräparat:** s.u. ▶Ovulationshemmer.

**Drei|schichten|sputum:** Auswurf, der im Spitzglas 3 Schichten bildet: unten eitrig-krümelig, übel riechend, oben schaumig u. dazwischen serös-wässrig mit Schleimfäden; z.B. bei Bronchiektasien, Lungenabszess. E three-layer sputum.

**Drei|stufen|pille:** *Gynäkologie* s.u. ▶Ovulationshemmer.

**Dreitage|fieber: 1)** ▶Malaria tertiana. E tertian malaria. **2)** endemisches ▶Pappataci-Fieber. E pappataci fever. **3) kritisches D.:** ▶Exanthema subitum.

**drei|wertig:** *Chemie* zur Abgabe oder Aufnahme von 3 Elektronen befähigt, z.B. die Elemente Aluminium, Stickstoff, Phosphor. E trivalent.

**Drei|zack|hand:** die für ▶Achondroplasie charakteristische Spreizstellung der Finger (Abweichung der Finger II u. III daumenwärts bzw. IV u. V zur Ellenseite). E trident hand.

**Drepano|thalass|ämie:** ▶Sichelzellen-Thalassämie. E sickle-cell thalassemia.

**Drepano|zyt:** *Hämatologie* ▶Sichelzelle. E drepanocyte.

**Drepano|zytose:** *Hämatologie* ▶Sichelzellenanämie. E drepanocytemia.

**Dresbach-Syndrom** (Melvin D., 1874–1946, Physiologe, Philadelphia): *Hämatologie* (1905) ▶Elliptozytose. E Dresbach's anemia.

**Drescher|lunge:** ▶Farmerlunge. E thresher's pneumoconiosis.

**Dressler(-Harley)-Krankheit** (Anton D., 1815–1896, Arzt, Würzburg; Georg H., 1829–1896, Arzt, London): intermittierende ▶Hämoglobinurie. E Dressler's disease.

**Dressler-Myokarditis** (William D., 1890–1969, amerikan. Arzt): das Tage bis (8) Wochen nach Herzinfarkt auftretende »Postmyokardinfarkt-(PMI)Syndrom«: anhaltendes oder rezidivierendes Fieber, Brustschmerzen (evtl. »pektanginös«), abakterielle Perikarditis u. Pleuritis, u. zwar ohne EKG- oder laborklinische Hinweise für einen erneuten ▶Myokardinfarkt; wahrscheinlich eine ▶Autoimmunreaktion. E Dressler's myocarditis.

**Dreyfus-Syndrom** (Jules R. D., franz. Arzt): (1938) generalisierte ▶Platyspondylie.

**D-Rezeptoren:** s.u. ▶M-Rezeptoren.

**DRG** *(engl.)* Abk. für **d**iagnosis **r**elated **g**roups: Verfahren zur Fallgruppenbildung (▶Fallgruppe). Dieses in den USA entwickelte u. erstmalig 1983 angewandte Verfahren klassifiziert die Patienten entsprechend ihrer Hauptdiagnose in Gruppen, wobei die Hauptdiagnose aus den dominierenden Krankheitssymptomen bei der stationären Aufnahme der Patienten abgeleitet wird. Das in Deutschland 2003 eingeführte System basiert auf dem australischen (AR-DRG).

**Drift** *(engl.)* – **antigene D.:** kontinuierliche Veränderung der antigenen bzw. immunogenen Eigenschaften eines Virus (z.B. des Influenzavirus). E antigenic drift. – **genetische D.:** Änderung der Häufigkeit bestimmter Allele oder Gene in einer Population. Als ungerichtete D. (**random drift**) allein durch Zufallsverteilung auf die Gameten u. durch deren Zufallskombination, als gerichtete D. (**steady drift**) eine Drift mit Selektion. E genetic d.

**Drigalski-Nährboden** (Karl Wilhelm v. D., 1871–1952, Bakteriologe, Berlin): **1)** Nähragar zur Isolierung von Salmonellen (grüne Kolonien im Ggs. zu gelben der Escherichia coli). **2) D.-Conradi-Kulturmedium:** fester Nährboden aus Lactose, Kristallviolett B (zur Hemmung anderer Keime) u. Lackmus-Lsg. (als Indikator) zum Nachweis Milchsäure bildender Bakterien, v.a. bei ▸TPE-Diagnostik. Salmonellen bilden farblose, Coli rote Kolonien. E Drigalski-Conradi culture medium.

**Drillings|fehl|bildung:** Fehlbildung mit Körperteilen von 3 Individuen. E conjoined triplets.

**Dringlichkeits|operation:** eine nach allgemeinen klin. Erfahrungen u. Behandlungsgrundsätzen innerhalb einer – meist nach Std. – bemessenen Frist durchzuführende Op., deren Dringlichkeit aber einen Aufschub bis zur Hebung des Allgemeinzustandes (Schockprophylaxe, Routinevorbereitung) gestattet. E emergency surgery.

**DRK:** Abk. für **D**eutsches **R**otes **K**reuz. E German Red Cross.

**Drofenin:** ein Anticholinergikum; ▸Spasmolytikum. E drofenine.

**Drogen:** *Pharmazie* **1)** durch Trocknung relativ haltbar gemachtes Material pflanzlicher oder tierischer Herkunft als ▸Arzneimittel (aber auch als Gewürz, Riechstoff). Pflanzliche D. (getrocknete Pflanzen oder Pflanzenteile) werden eingeteilt nach Wirk- u. Inhaltsstoffen (Alkaloid-, Glykosid-, Gerbstoff-D. etc.), morphologischen Merkmalen (z.B. Blatt-, Wurzel-, Rinden-D.) u. Bearbeitungszustand (Roh-, Schnitt-, Pulver-D.); arzneiliche Anw. erfordert Angabe des Wirkstoffgehaltes; s.a. ▸Phytopharmaka. E crude drugs. **2)** (engl. = »drug«) Bez. für jegliche Wirksubstanzen mit therapiewidrigen Eigenschaften (z.B. ▸Suchtmittel; s.a. ▸Drogen..., s.a. ▸Doping). E addictive drugs.

**Drogen|abhängigkeit:** sowohl körperlich wie auch seelisch begründete ▸Abhängigkeit von (häufig mehreren) Drogen i.S. der ▸Suchtmittel, im engeren Sinn der illegalisierten Suchtmittel. E drug addiction, d. dependency.

**Drogen|beratung:** öffentliche (kommunale, staatliche) oder private Einrichtung zur Information über Suchtprobleme aller Art; insbesondere über Suchtgefahren, Therapie- u. Rehabilitationsmöglichkeiten von Suchtkranken.

**Drogen|entzug:** ▸Entzugsbehandlung. E drug withdrawal.

**Drogen|geschwür:** Dünndarmgeschwür nach Einnahme bestimmter Medikamente (z.B. Kaliumchlorid-Tabletten). E drug-induced ulcer.

**Drogenmissbrauch:** dauernde oder sporadische Anwendung von Arznei- oder Suchtmitteln, die ohne ärztliche Indikation bzw. der medizinischen Indikation widersinnig oder in ihrer Dosis unangemessen ist. I.w.S. handelt es sich auch dann um D., wenn ärztlich verordnete Arzneimittel nicht in der verordneten Menge, im vorgeschriebenen Dosierungsintervall u. in der angewiesenen Behandlungsdauer genutzt oder wenn die verschriebenen Arzneimittel aus der Apotheke zwar bezogen, aber nicht angewendet werden. Die aus D. resultierenden Folgen werden in der Bevölkerung unterschätzt. Missbrauch wird v.a. mit folgenden Arzneimittelgruppen getrieben: Analgetika, Hypnotika, Tranquilizer, Sedativa, Laxanzien. Die Ursachen sind vielschichtig u. liegen oft in mangelhafter Bewältigung individueller Konfliktsituationen. Häufig ist Arzneimittelmissbrauch verbunden mit Missbrauch von Alkohol, Nikotin u. Koffein (Genussmittelmissbrauch). S.a. ▸Abhängigkeit, ▸Suchtmittel.

**Dromedar|typ (Fanconi):** die z.B. für Poliomyelitis charakteristische zweigipflige Fieberkurve mit kurzem Schub im Initialstadium (d.h. bei Virämie) u. – nach fieberfreiem Intervall – mit erneutem Temperaturanstieg im präparalytischen Stadium. E double-peaked fever curve.

**Dromo|gramm:** *Angiologie* Blutstromgeschwindigkeitskurve, aufgezeichnet mit dem selbstregistrierenden Hämodromometer (**Dromograph**). E dromogram.

**Dromo|lep|sie:** ▸Epilepsia cursiva. E running fits.

**Dromo|manie:** ▸Poriomanie. E dromomania.

**dromo|trop:** die Erregungsleitung im Herzen beeinflussend, u. zwar beschleunigend (»positiv dromotrop«; z.B. als Sympathikuseffekt) oder verlangsamend (»negativ dr.«; z.B. Vaguseffekt). E dromotropic.

**Dronabinol:** synthetisches Tetrahydrocannabinol (Hauptwirkstoff aus Cannabis sativa var. indica; s.a. ▸Cannabidiol); ***Anw.*** bei schweren Schmerzen sowie bei muskulärer Spastik, z.B. bei multipler Sklerose; allerdings keine Vorteile gegenüber gängigen Opioiden. Betäubungsmittel; bisher in Deutschland nicht als Fertigarzneimittel erhältlich. E dronabinol.

**Drop-Anfälle** *(engl. = Tropfen, Fallen):* (KREMER) plötzliches anfallsweises Umfallen bei erhaltenem Bewusstsein als Symptom der intermittierenden ▸Basilaris-Insuffizienz. Vermutlich Folge eines vorübergehenden Versagens des hirnstammkontrollierten Haltungstonus. E drop attacks.

**Drop-Arm-Sign** *(engl.):* kraftloses Herabfallen des passiv zum 90° gehobenen Armes bei Rotatorenmanschettenruptur.

**Droperidol:** rasch u. kurz wirksames ▸Neuroleptikum; (Fluorbutyrophenon-Derivat, obsolet); früher ***Anw.*** *anästh* zur ▸Neuroleptanalgesie, zusammen mit dem Analgetikum Fentanyl. E droperidol.

**Drop-Finger** *(engl.): Chirurgie* der bei willkürlichem Streckversuch im Endgelenk gebeugt bleibende (hängende) Finger bei endgelenknahem Riss der Streckaponeurose.

**dropped beat** *(engl.): Kardiologie* gelegentlicher Ausfall einer AV-Überleitung u. damit einzelner Kammersystolen. Ursache kann ein atrioventrikulärer ▸Block 2. Grades (Typ MOBITZ I oder II) sein.

**Dropropizin:** ein ▸Antitussivum. E dropropizine.

**Drosera rotundifolia,** Sonnentau: Heilpflanze mit nachgewiesener Wirkung bei Krampf- u. Reizhusten bzw. Wundheilungsstörungen.

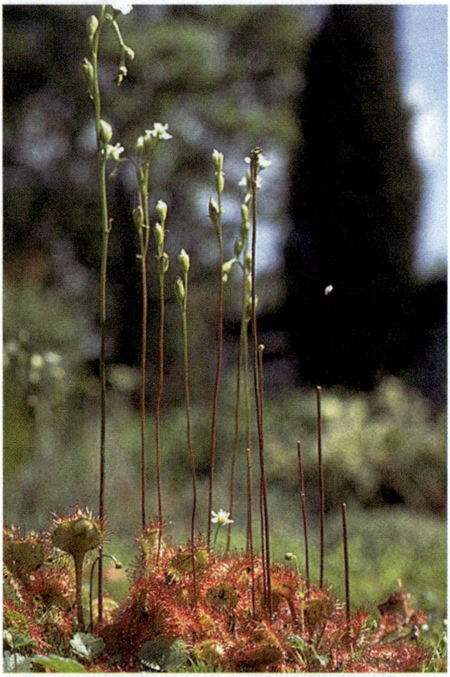

**Drosera rotundifolia:** Rundblättriger Sonnentau. [482]

**Droso|phila melanogas|ter:** die »Taufliege« = Fruchtfliege [Brachycera]; gilt wegen ihrer nur 4 Chromosomen sowie ihrer raschen Vermehrung u. leichten Züchtbarkeit seit T. H. MORGAN als klassisches Versuchstier in der Vererbungsforschung.

**Drospirenon:** ▸Gestagen (Spironolacton-Derivat) zur *Anw.* in Kombination mit Östrogen als Kontrazeptivum. E drospirenone.

**Drossel|marke:** *Gerichtsmedizin* fast waagerecht um den Hals verlaufende »Streifen« als Würgemale (▸Strangulation). Im Ggs. zur Strangmarke nach Erhängen auch im Bereich des Nackens deutlich. E strangulation marks.

**Drosselung:** die zeitweilige gezielte Unterdrückung der Blutströmung in einem Gefäß durch Abklemmen, ▸Bändelung, Verödung oder mittels Zügel, Tourniquet etc.; diagnostisch, d.h. zur Beurteilung der arteriellen Blutversorgung (z.B. anhand reaktiver Hyperämie beim sog. Drosselungstest), zur Embolieprophylaxe, z.B. bei Thrombektomie, Arteriotomie, Bändelungs-Operation, Herzoperationen; wird auch angewandt, um ein blutungsfreies Operieren zu ermöglichen. E clamping off.

**Drosselungs|hoch|druck:** gut- oder bösartiger Bluthochdruck (arterielle ▸Hypertonie) als Folge einer »Drosselniere« (durchblutungsgeminderte Niere bei tierexperimenteller oder bei krankhafter Drosselung der Nierenarterie oder ihrer intrahilären Äste). Das pathogenetische Prinzip ist wahrscheinlich der ▸GOLDBLATT-Mechanismus. E renal hypertension of the Goldblatt type.

**Drossel|vene:** **1)** ▸Vena jugularis. E jugular vein. **2)** kleinere Venen, die durch besonders angeordnete Muskulatur wie »Sperrvorrichtungen« wirken u. den Abfluss aus dem zugehör. Kapillarbett drosseln.

**Drotrecogin alfa:** rekombinantes humanes aktiviertes ▸Protein C. ***Wirkung:*** antithrombotisch, antiinflammatorisch u. profibrinolytisch; ***Anw.*** bei schwerer Sepsis mit akutem Multiorganversagen; ***NW:*** Blutungen. E drotrecogin alfa.

**Druck,** Abk. p, Abk. P: *Physik* Zustandsgröße, definiert als Kraft pro Flächeneinheit.

$$p = \frac{K}{F}$$

**Druck.**

Einheit ist das ▸Pascal (Newton/m$^2$; ▸SI-Einheiten), jedoch erfolgt auch Angabe in dyn/cm$^2$, Bar, Torr, at, cm$H_2O$, mm Quecksilbersäule. E pressure. – **D., hämo|dynamischer:** s.u. ▸Druck, intravasaler. E hemodynamic p. – **D., hydrodynamischer:** der in strömender Flüssigkeit im Staupunkt eines Hindernisses herrschende D. (»Staudruck«) = Differenz zwischen Gesamtdruck u. statischem Druck; entspricht der örtlichen kinet. Energie. E hydrodynamic p. – **D., hydro|statischer:** der in ruhender Flüssigkeit allseitig ausgeübte D., z.B. als D. der Blutsäule (v.a. von der Gefäßfüllung abhängig; s.a. ▸Blutdruck); ein wesentl. Faktor der Blutverteilung im Kreislauf. E hydrostatic p. – **D., intra|kardialer:** der in den Herzhöhlen herrschende D.; als Vorhof-, Ventrikeldruck; s.a. ▸Druck, kardialer. E intracardiac p. – **D., intra|kranialer, intra|kranieller D.:** der D. innerhalb des knöchernen Schädels, ▸Hirn-, ▸Liquordruck. E intracranial p. – **D., intra|ösophagealer:** mittels Ballonsonde im unteren Speiseröhrendrittel messbarer D.; entspricht – bei unbehinderter Druckübertragung – dem mittleren intrathorakalen D. – **D., intra|okularer:** ▸Augenbinnendruck. E intraocular p. – **D., intra|pleuraler:** der im Pleuraspalt herrschende (u. durch Pleurapunktion bestimmbare) intrathorakale Druck, der beim Gesunden stets negativ (= subatmosphärisch) ist u. als dynamischer D. zwischen Ein- u. Ausatmung wechselnde Werte erreicht (bei der Inspiration etwa –15 cm, bei der Exspiration –5 cm Wassersäule); wird als statischer Druck gemessen bei angehaltenem Atem u. bei offenen Atemwegen (steigt mit zunehmender Lungendehnung; beim Phasenwechsel von der Ein- zur Ausatmung entspricht er dem elastischen ▸Lungendruck); er sinkt bei Eröffnung des Pleuraspaltes auf Null u. erreicht positive Werte bei Ventilpneumothorax (▸Spannungspneumothorax). E intrapleural p. – **D., intra|thorakaler:** der Druck im Brustkorb, zwischen Lungenoberfläche u. Thoraxwandung; er wird bestimmt als intrapleuraler Druck (mit dem er praktisch identisch ist) oder – indirekt – als intraösophagealer Druck; er resultiert aus den hiluswärts gerichteten elastischen Kräften der Lunge (die wegen des luftdichten, zwischen ihr u. der Brustkorbwand befindlichen Spaltes der inspiratorischen Thoraxdehnung folgt) u. aus der Retraktionskraft des Thorax. E intrathoracic p. – **D., intra|vasaler:** der D. in der Lichtung eines Blutgefäßes; s.a. ▸Blutdruck, ▸Venendruck; i.w.S. der hämodynamische D., der in den einzelnen Abschnitten des Gefäßsystems herrschende hydrodynamische D.; s.a. ▸Niederdrucksystem, dort Abb. – Seine Größe wird bestimmt vom Durchfluss (Q) u. Abflusswiderstand ($\Delta P = Q \cdot R$). – S.a. ▸Kapillardruck. E intravascular p. – **D., intravesikaler:** Blasendruck, ▸Zystometrie. E intravesical p. – **D., kardialer:** der intrakardiale Druck; als »effektiver k. D.« der transmurale Druck. E (endo)cardiac p. – **D., kolloid|osmotischer:** der osmotische D. einer kolloidalen Lösung; er ist in biologischen Substraten als »onkotischer D.« wegen der Größe der Kolloide, z.B. der Proteine, relativ niedrig, weist aber substratentsprechend große Differenzen auf (beträgt z.B. im Plasma 25 mm, im Interstitium 2 mm Quecksilbersäule). E colloidal osmotic p. – **D., onkotischer:** s.u. ▸Druck, kolloidosmotischer. E oncotic p. – **D., osmotischer:** s.u. ▸Druck, kolloidosmotischer. E osmotic p. – **D., trans|bronchialer:** die Druckdifferenz zwischen dem intrabronchialen (im Bronchialbaum herrschenden) u. dem intrapleuralen Druck. E transbronchial p. – **D., trans|muraler kardialer:** die Differenz zwischen Vorhof- oder Ventrikeldruck u. dem intrapleuralen D. E transmural cardiac p. – **D., transpulmonaler:** die Differenz zwischen intratrachealem u. intrapleuralem D.; bei Werten über 60 mm Quecksilbersäule Gefahr der arteriellen Luftembolie. E transpulmonary p. – **D., trans|thorakaler:** die Druckdifferenz zwischen dem atmosphärischen = Außendruck u. dem intrapulmonalen D. (wichtig als Größe bei der passiven Überdruckbeatmung); s.a. ▸Druckbeatmung. E transthoracic p.

| | | |
|---|---|---|
| Pond durch Quadratzentimeter | 1 p/cm$^2$ | = 98,0665 Pa |
| technische Atmosphäre | 1 at | = 98066,5 Pa |
| physikalische Atmosphäre | 1 atm | = 101325 Pa |
| Torr | 1 Torr | = 133,322 Pa |
| konventionelle Meter-Wassersäule | 1 m$H_2O$ | = 9806,65 Pa |
| konventionelle Millimeter-Quecksilbersäule | 1 mmHg | = 133,322 Pa |
| Bar | 1 bar | = 100000 Pa |
| Dyn durch Quadratzentimeter | 1 dyn/cm$^2$ | = 0,1 Pa |

**Druck:** nichtkohärente Einheiten. [331]

**Druck|arthrodese,** Kompressionsarthrodese: ▸Arthrodese durch Anfrischung u. anschließendes Aneinanderdrücken der Gelenkenden; die Anfrischungsarthrodese i.e.S. E compression arthrodesis.

**Druck|atrophie:** umschriebener Gewebsschwund infolge langzeitiger örtlicher Druckeinwirkung mit resultierender Kreislaufbehinderung u. Hemmung der Gewebefunktion. E pressure-induced atrophy.

**Druck(be)atmung:** künstliche ▸Beatmung durch Lufteinblasung in die Lunge über einen Endotrachealtubus unter Erzeugung eines transthorakalen (vom Bronchialbaum lungenwärts u. durch die Thorax-

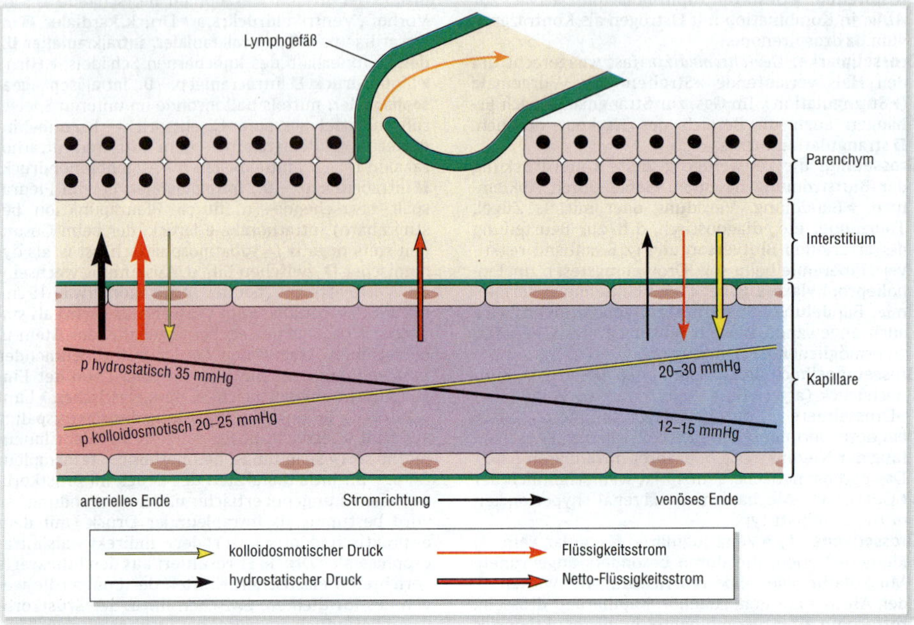


**Druck:** Flüssigkeitsstrom zwischen Gefäßlumen u. Interstitium längs einer Kapillare. Der Flüssigkeitsstrom wird an jedem Punkt der Kapillare durch die Differenz zwischen dem hydrostatischen u. dem kolloidosmotischen Druck bestimmt. Am arteriellen Ende bewirkt diese Druckdifferenz einen Flüssigkeitsausstrom aus dem Kapillarlumen in das Interstitium, am venösen Ende einen etwas leichteren Flüssigkeitseinstrom. Über die gesamte Kapillare ergibt sich durch die Druckverhältnisse ein leichter Netto-Ausstrom, der über die Lymphkapillare abtransportiert wird. Schwarze Pfeile zeigen den hydrostatischen Druck, gelbe Pfeile den kolloidosmotischen Druck an. Die roten Pfeile markieren die Flüssigkeitsverschiebung zwischen diesen beiden Kompartimenten. Die Dicke der Pfeile soll die jeweilige Druckgröße symbolisieren. Roter Pfeil mit schwarzem Rand ergibt den Netto-Ausstrom über die gesamte Kapillare. [53]

wand auswärts gerichteten) Druckgefälles, das mittels Kompression des Atembeutels oder – maschinell – des -balgs des Narkoseapparates bzw. des Beatmungsgerätes erzeugt wird. **E** positive pressure (artificial) respiration. – **D., intermittierende positive,** intermittent positive pressure ventilation, Abk. IPPV, intermittent positive pressure breathing, Abk. IPPB, intermittent positive pressure respiration, Abk. IPPR: kontrollierte Atmung als D., bei der die Drucksteigerung rhythmisch erfolgt i.S. einer künstlich erzeugten Einatmung = Inspiration; bei teilweise erhaltener Spontanatmung Druckanwendung evtl. nur endinspiratorisch. – **D., positivendexspiratorische:** ▸PEEP. – **D., positiv-negative,** Abk. PNPB: D. mit zusätzlicher Anw. negativen, aber über dem Druck der Atemmittellage bleibenden Druckes in der Exspirationsphase; heute nicht mehr üblich; s.a. ▸Wechseldruckbeatmung. **E** positive-negative pressure respiration.

**Druck|belastung:** *Kardiologie* vermehrte Herzbelastung durch Widerstandserhöhung im großen oder kleinen Kreislauf. **E** pressure load.

**Druck|differenz, arterio|venöse:** die Differenz der im arteriellen u. venösen Schenkel des Kreislaufs bestehenden Drücke als Voraussetzung für ein regelrechtes Strömungsgefälle. S.a. ▸arteriovenöse Differenz. **E** arteriovenous pressure difference.

**Druck|differenz|verfahren:** Erzeugung einer transpulmonalen Druckdifferenz (s.a. ▸Druckbeatmung) als Prophylaxe gegen Lungenkollaps bei der operativen Eröffnung des Pleuraspaltes (▸Thorakotomie); heute nicht mehr üblich. In der ursprünglichen Form erstmals praktiziert von SAUERBRUCH durch Anw. einer Unterdruckoperationskammer für das Operationsteam u. den Patienten, dessen Kopf – unter luftdichtem Abschluss am Hals – aus der Kammer ragte; das Prinzip der später entwickelten »eisernen Lunge«. **E** Sauerbruch's (low-pressure) method.

**Druck|empfindung:** Wahrnehmung der von ▸Druckrezeptoren erfassten Reize als Teilqualität des ▸Tastsinns. **E** pressure sensation, baroreception.

**Druckfall|krankheit,** Dekompressionskrankheit, Entschleusungskrankheit: akute Gesundheitsstörungen als Folge eines zu raschen Übergangs von atmosphärischem Überdruck zu Normaldruck (▸Dekompression) bzw. von Normal- zu Unterdruck (Depression). Es entsteht sehr schnell ein Druckgefälle zwischen dem Druck der Außenluft einerseits und dem Druck der in Blut u. Geweben gelösten Gase andererseits. Gilt u.U. als entschädigungspflichtige Berufskrankheit. ***Ätiol.:*** Vorkommen z.B. beim Auftauchen aus großer Tiefe, bei schnellem Ausschleusen aus Druckkästen (▸Caisson-Krankheit). ***Pathogen.:*** Prinzip ist die Entbindung von Stickstoff (Denitrogenisation) mit Bildung von Gasblasen in den Körperflüssigkeiten (Blut, Synovia etc.) u. Geweben sowie in Zellen (autochthone $N_2$-Entbindung). Die Druckfallkrankheit tritt auf, wenn die Dekompression (Druckfall) bezüglich des Ausgangsdrucks etwa ein Drittel beträgt (entspricht Höhen zwischen 8 u. 9 km). Bei Aufstiegen in der Unterdruckkammer in Höhen oberhalb von 8 km wird durch eine etwa halbstündige Voratmung mit reinem Sauerstoff eine Stickstoffdesaturation erzeugt, die der Druckfallkrankheit vorbeugt. ***Klinik:*** Juckreiz (sog. Taucherflöhe), Hautmarmorierung, sog. Moutons (papuloerythematöse, urtikarielle, evtl. auch ekchymatöse Hautveränderungen), Schmerzen (bends), Störungen der Atmung (chokes) u. des Nervensystems (Paresen, Parästhesien, Para-, Hemiplegie; Krämpfe, evtl. Koma). Als Dauerschäden evtl. chronische Skelettschäden (Osteoarthropathien). **E** decompression sickness.

**Druck-Fluss-Diagramm:** Diagramm zur grafischen Darstellung des Urinflusses in Abhängigkeit vom Druck in der Blase, wobei ein Messkatheter entweder suprapubisch oder über die Harnröhre in die Blase eingeführt wird; Anwendung zur Diagnostik von Blasenfunktionsstörungen.

**Druck|geschwür:** *Pathologie* ▸Dekubitus. E bedsore.

**Druck|gradient:** die Druckänderung zwischen (räumlich) definierten Punkten; z.B. *angiol* der Quotient aus der Differenz zwischen den Drücken am Ein- u. Ausstrom eines Gefäßes u. der Abschnittslänge; ferner *kard* durch Druckabfall jenseits verengter Herzklappen bedingte krankhafte Druckunterschiede zwischen einzelnen Herzhöhlen bzw. den Herzventrikeln u. den großen herznahen Gefäßen (z.B. **mesodiastolischer D.** zwischen linkem Vorhof u. li. Herzkammer bei Mitralstenose oder zwischen rechtem Vorhof u. re. Herzkammer bei Trikuspidalstenose); ferner systolischer Drucksprung zwischen li. Herzkammer u. Anfangsteil der Aorta bei Aortenstenose oder zwischen re. Herzkammer u. Stamm der Arteria pulmonalis bei Pulmonalstenose. E pressure gradient.

**Druck|hyper|trophie:** die aus einer chron. ▸Druckbelastung resultierende ▸Herzhypertrophie, z.B. bei Hochdruck, Aorten-, Pulmonalstenose. Zunächst als konzentrische D. (mit Zunahme der Fasern = Hyperplasie u. Verdickung der Kammerwände ohne wesentliche Herzvergrößerung); später als exzentrische D. (zunehmende ▸Herzdilatation, Vermehrung der Restblutmenge, Erhöhung des Füllungsdruckes u. Abnahme der Kammerwanddicke u. – nach Überschreiten des krit. Herzgewichtes – Gefügestörung mit Tonusverlust). E hypertrophy due to pressure overload.

**Druck|kammer:** eine geschlossene »pneumatische« Kammer, in der für Untersuchungen oder für Behandlungszwecke Überdruck bis zu 10 atü bzw. Unterdruck erzeugt werden kann = Überdruck- bzw. ▸Unterdruckkammer; Erstere z.B. als Taucherkammer, als Rekompressionskammer oder Sanitätsschleuse zur Behandlung bzw. Prophylaxe der ▸Druckfallkrankheit, ferner für die ▸hyperbare Oxygenation; – s.a. ▸Druckdifferenzverfahren. E pressure chamber.

**Druck|konus:** *Pathologie* das bei intrakranieller ▸Drucksteigerung mit Hirnmassenverschiebung u. Einklemmung basaler Hirnteile in natürliche Lücken resultierende Krankheitsbild. E pressure cone. – **D., temporaler:** D. bei tentorieller ▸Hernie, d.h. durch Einpressen basaler Schläfen- oder Mittelhirnanteile in den Tentoriumschlitz. – **D., zerebellarer:** D. infolge druckbedingter Verlagerung der Kleinhirntonsillen in das große Hinterhauptsloch (»tonsilläre Hernie«). E cerebello-cervical p. c., tonsillar herniation.

**Druck|lähmung:** Lähmung eines – meist oberflächlichen – peripheren Nervs durch anhaltenden oder wiederholten äußerlichen Druck (s.a. ▸Dehnungslähmung); gehäuftes Vorkommen bei HNPP; evtl. als eine entschädigungspflichtige Berufskrankheit. E pressure paralysis.

**Druckluft|krankheit:** *Arbeitsmedizin* Gesundheitsschäden im Zusammenhang mit Druckluftarbeit (Arbeit unter Luftdruck über 1 atm bis 4,5 atü); i.e.S. die ▸Druckfallkrankheit.

**Druck|marke:** umschriebene Rötung bis oberflächliche Abschürfung der Haut des Neugeborenen als Folge lang anhaltenden Drucks unter der Geburt bei Beckenverengung, nach Zangenentbindung. E pressure mark.

**Druck|messung:** s.u. ▸Blutdruckmessung, ▸Zystometrie, ▸Radiomanometrie, ▸Tokometrie. E pressure measurement. – **D., intra|kardiale:** Messen des in den Herzhöhlen herrschenden Druckes mittels eines in der Technik n. Cournand, Seldinger, Ross etc. bzw. nach Herzpunktion in die Herzlichtung eingeführten Katheters. Normalwerte Tab.; s.a. ▸zentraler Venendruck. E intracardiac p. m.

**Druck|nekrose:** ▸Nekrose durch Druckeinwirkung auf ein Gewebe. E pressure-induced necrosis.

**Druck|osteo|synthese,** Kompressionsosteosynthese: stabile ▸Osteosynthese durch dauerhaftes Gegeneinanderpressen der Bruchenden von Knochenfragmenten. Geschieht mittels Schrauben, Laschen, Doppeldrahtspannbügel, Klammern, Druckplatten (Lane-, Eggers-Platten, s.a. Abb.). Im engeren Sinn die D. als »AO-Methode«, d.h. Fragmentfixierung durch Platten u. Schrauben, evtl. auch Zuggurtung, mit dem Ziel der Unterdrückung resorptiver Vorgänge im Bruchspalt zur Förderung der »primären Knochenheilung«. S.a. ▸Fixateur externe. E compression osteosynthesis.

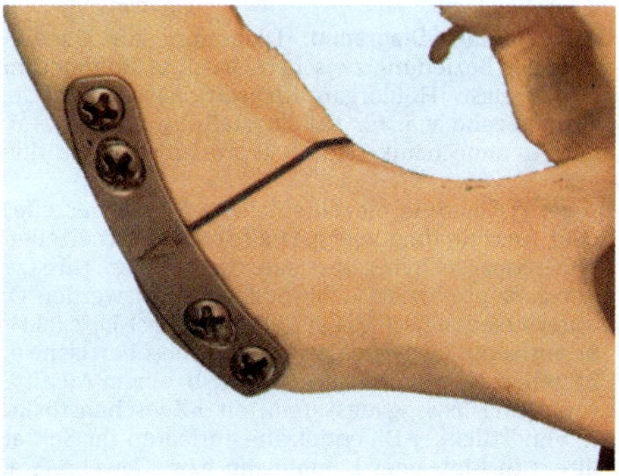

**Druckosteosynthese:** Anwendung am Unterkiefer im Modell. [75]

**Druck|puls:** der gespannte, langsame Puls als – nicht obligates – Symptom bei intrakranieller ▸Drucksteigerung. E pressure pulse.

**Druck|punkte:** **1)** typische Körperoberflächenpunkte, an denen sich durch (Finger-)Druck ggf. eine diagnostisch bedeutsame »Reaktion« auslösen lässt; z.B. die ▸Nervendruckpunkte, Schmerzpunkte bei Steinleiden oder ▸Appendizitisschmerzpunkte. **2)** Frey-D.: Ort der ▸Druckrezeptoren. E pressure points.

**Druck|rezeptor:** ▸Mechanorezeptor, der auf Druck reagiert. Reize für Merkel-Zellen, Ruffini-Körperchen u. freie Nervenendigungen sind Hautdeformationen. S.a. ▸Barorezeptoren. E pressure receptor.

**Druck|sella:** *Radiologie* die entkalkte, unscharf konturierte ▸Sella turcica als Symptom anhaltender intrakranieller ▸Drucksteigerung. Im späteren Stadium sind im hinteren Teil Defekte (s. ▸Usur) oder eine Erweiterung des gesamten Sella zu sehen. S.a. ▸Wolkenschädel. E pressure sella.

**Druck|sinn:** Teil des mechanischen Hautsinns u. damit der ▸Oberflächensensibilität, der über Mechanore-

| | a-Welle | x-Tal | v-Welle | y-Tal | Mittelwert |
|---|---|---|---|---|---|
| re. Vorhof | bis 5 | 0 | bis 5 | 0 | bis 4 |
| li. Vorhof | um 8 | 0 | um 10 | 0 | um 6–8 |
| | systolisch | | frühdiastolisch | spätdiastolisch | |
| re. Ventrikel | 20–30 | | 0 | bis 5 | |
| li. Ventrikel | um 120 | | 0 | um 7–10 | |

**Druckmessung, intrakardiale:** Angabe in mmHg.

zeptoren (▸Druckrezeptor) die Wahrnehmung von Druck vermittelt. E pressure sense, baresthesia.

**Druck|steigerung, intra|kranielle:** der sog. ▸Hirndruck, z.B. bei Kraniostenose, Hydrozephalus, Hirntumor, Metastasen, Hirnödem, Subarachnoidalblutung, epi- oder subduralem Hämatom. ***Klinik:*** Kopfschmerzen, Übelkeit, Erbrechen, Bewusstseinstrübung, Stauungspapille, ▸Druckpuls, systolische Blutdruckerhöhung (später -abfall) sowie präfinal ▸Druckkonus u. ▸Enthirnungsstarre. E increase in intracranial pressure.

**Druck|sturz:** der innerhalb von Sekunden(bruchteilen) erfolgende Luftdruckabfall (rapide bis explosive ▸Dekompression). – s.a. ▸Druckfallkrankheit. E sudden drop in pressure.

**Druck|topf:** ▸Autoklav.

**Druck|verband:** ▸Kompressionsverband. E pressure dressing.

**Druck-Volumen-Arbeit:** derjenige Teil der Herzarbeit, der – neben der Beschleunigungsarbeit – als Produkt aus ausgeworfenem Volumen und dem mittleren Blutdruck (als Förderungshindernis) resultiert; s.a. ▸Druck-Volumen-Diagramm. E pressure-volume work.

**Druck-Volumen-Diagramm:** Diagramm zur Darstellung der Beziehung zwischen Druck u. Volumen in einem elast. Hohlorgan für stationäre Zustände. Grundlegend v.a. für die Darstellung der Herz- u. der Atemmechanik (Abb.). E pressure-volume diagram.

**Drüse: 1)** Glandula: einzelne Zelle (z.B. ▸Becherzelle) oder Ansammlung von spezialisierten Epithelzellen (Drüsenparenchym), die eine spezifische, flüssige Substanz produziert u. absondert. Meist werden D. unterschieden nach Art der Stoffabgabe: ▸D., exokrine entleeren ihr Sekret auf eine Gewebsoberfläche u. bestehen aus einem Drüsenkörper u. einem Ausführungsgang bzw. -gangsystem mit »Zwischenstück« u. »Endstück«. ▸D., endokrine entleeren ihr Sekret direkt in Blut- oder Lymphbahn bzw. Gewebe (s.a. Abb.). Weitere Einteilungen sind möglich nach Beschaffenheit des Sekrets, Lage der D., Form des Drüsenendstücks u. Art des Absonderungsvorgangs. Einzelne Bezeichnungen s.u. ▸Glandula. E gland. – **D., alveolạ̈re:** exokrine D. mit bläschenförmigen Endstücken aus niedrigem, einschichtigem Epithel u. mit weiter Lichtung. E alveolar g. – **D., apo|krịne:** s.u. ▸D., exokrine. E apocrine g. – **D., azinộse:** exokrine D. mit weinbeerenförmigen Endstücken mit enger Lichtung. E acinar g. – **D., ẹk|krine:** s.u. ▸Drüse, exokrine. – **D., endo|krịne,** unechte D., Blutdrüse, Hor-

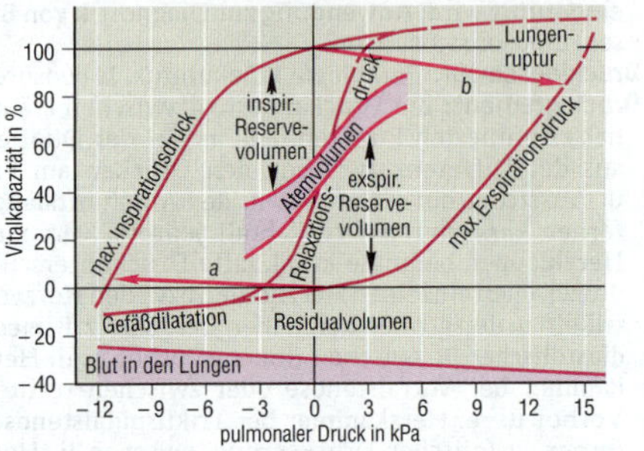


**Druck-Volumen-Diagramm:** Darstellung der Atemmechanik (Pfeile a u. b = Ein- bzw. Ausatmungsdrücke). [307]

mondrüse: D. ohne Ausführungsgang, die ihre Absonderung (Inkret; s.a. ▸Hormon) direkt in Blut- bzw. in Lymphgefäße oder in das Gewebe abgibt (z.B. Hypophyse, Schilddrüse, Nebenniere, Gonaden). E endocrine g. – **D., exo|krine,** exkretorische D., echte D.: D., die ihre Absonderung (Sekret) meist durch einen Ausführungsgang an eine freie Oberfläche (Haut, Verdauungstrakt) abgibt. Nach Art der Sekretbildung unterschieden als **ekkrine D.** (ohne lichtmikroskopisch erkennbaren Zytoplasmaverlust bei der Absonderung; z.B. die kleinen Schweißdrüsen), **apokrine D.** (unter Abstoßung des apikalen = gangseitigen Teils des Zellleibs; z.B. die Brustdrüse, axilläre Schweißdrüsen), **holokrine D.** (unter Zerfall der absondernden Zellen) u. **merokrine D.** (mit geringem Zytoplasmaverlust). E exocrine g. – **D., holo-krịne:** s.u. ▸D., exokrine. – **D., inkretọrische:** ▸D., endokrine. – **D., mero|krịne:** s.u. ▸Drüse, exokrine. – **D., muköse,** muzinöse D., Schleimdrüse: D., die schleimiges Sekret bildet; z.B. die ▸Glandula bulbourethralis. E mucous g. – **D., seröse,** Eiweißdrüse: D., deren Endstückzellen dünnflüssiges Sekret (z.B. eiweißreichen Speichel) absondern; z.B. die ▸Glandula parotis. S.a. Abb. E serous g. – **D., sero|muköse,** gemischte Drüse: D., die aus serös u. mukös absondernden Komponenten besteht; z.B. ▸Glandula sublingualis u. ▸Glandula submandibularis als ▸Speicheldrüsen. E seromucous g. – **D., sub|epitheliale:** D., die durch Einwachsen des Epithels in das umgebende Bindegewebe entstanden ist, wodurch das Sekret über einen langen Gang an die Oberfläche abgesondert wird (z.B. ▸Speicheldrüsen, ▸Leber). E subepithelial g. – **D., tubuläre,** tubulöse D.: D. mit röhrenförmigen End-

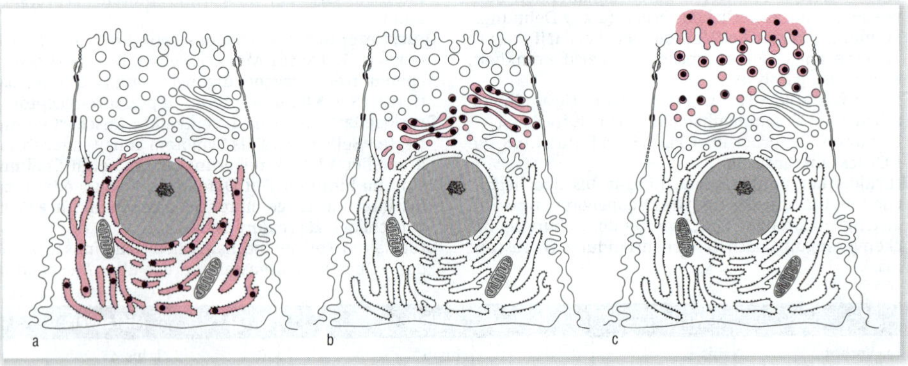


**Drüse:** intrazellulärer Transport von sekretorischen Proteinen (rosa) in einer exokrinen Drüsenzelle, sichtbar gemacht durch Autoradiographie (schematische Darstellung). Radioaktiv markierte Aminosäuren (schwarze Punkte), z. B. [$^{3}$H]-Leucin, werden in die Blutbahn injiziert. **a)** Nach wenigen Minuten erscheinen die markierten Aminosäuren im rauen endoplasmatischen Retikulum, wo sie in Proteine eingebaut werden. **b)** Nach 20–30 Minuten sind die neu synthetisierten Proteine im GOLGI-Apparat zu sehen. **c)** Dort werden sie in Sekretgranula verpackt, die nach weiteren 60 Minuten sezerniert werden. Die radioaktiv markierten Aminosäuren werden indirekt durch Überschichten der Gewebeschnitte mit einer Photoemulsion sichtbar gemacht. Die durch die radioaktive Strahlung entstandenen Silberkörner erscheinen im Elektronenmikroskop als elektronendichte (dunkle) Körnchen. [27]

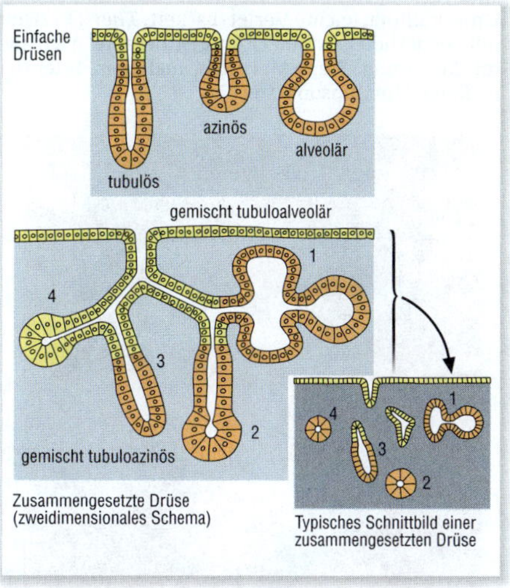


**Drüse, exokrine:** morphologische Klassifizierung von extraepithelialen exokrinen Drüsen. Die Zahlen 1–4 dienen als Orientierungshilfe zum Verständnis des Schnittbildes. Die sekretorischen Endstückepithelien sind orange gefärbt, das Gang- u. Oberflächenepithel gelb. [27]

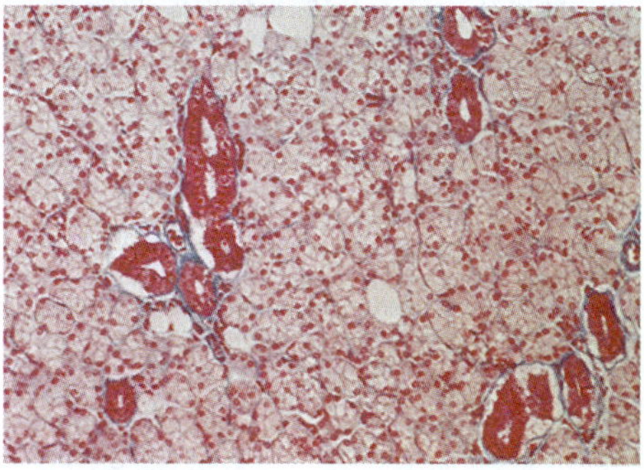

**Drüse, seröse:** azinöse seröse D. mit reich verzweigtem Gangsystem (mikrosk. Präparat der Glandula parotis). [497]

stücken, z. B. die ▶Glandulae intestinales. Ferner zusammengesetzte, aus alveolären u. azinösen Anteilen bestehende Drüsen mit röhrenförmig verlängertem Endstück. E tubular g. **2)** inkorrekte Bez. für ▶Lymphknoten.

**Drüsen|entzündung:** ▶Adenitis; s.a. ▶Hidradenitis, ▶Parotitis etc.; auch ▶Lymphadenitis. E adenitis.

**Drüsen|fieber:** ▶Mononucleosis infectiosa. E glandular fever.

**Drüsen|karzinom:** ▶Adenokarzinom.

**Drüsen|nerven|zelle:** Nervenzelle mit ▶Neurosekretion; z. B. im Hypothalamus. E glandular nerve cell.

**Drüsen|pest:** ▶Bubonenpest. E bubonic plague.

**drug dependence** *(engl.):* ▶Abhängigkeit von Drogen (i. S. von ▶Suchtmitteln), Arzneimittelabhängigkeit. – Gemäß WHO Sammelbegriff für (Arzneimittel-)Sucht u. Gewöhnung (engl.: drug addiction, habituation).

**drug holidays** *(engl.):* vorübergehendes Absetzen von Psychopharmaka, z. B. bei Beurlaubung psychiatrischer Patienten.

**Drummond-Kollaterale:** Kollateralarterie, die bei Verschlussprozessen an Darmarterien die A. mesenterica superior mit der A. m. inferior in der linken Kolonflexur verbindet.

**Drumstick** *(engl. = Trommelschlägel):* (W. M. DAVIDSON u. D. R. SMITH 1954) bei gesunden weibl. Personen in etwa 3 %, bei männl. Individuen in max. 0,5 % der neutrophilen Granulozyten vorkommender trommelschlägelförmiger Chromatinanhang (Geschlechtschromatin). Bestehend aus einem Kopfteil u. einer fadenförm. Verbindung zum Kern. Nachweisbar durch MAY-GRÜNWALD-, GIEMSA- oder PAPPENHEIM-Färbung. Zur sicheren genetischen Diagnose (▶Geschlechtsbestimmung) ist die Untersuchung von mindestens 500 Zellen nötig.

**Druse:** **1)** aus Fäden bestehende Vegetationsform bestimmter Pilze u. Bakterien (Actinomyces, ▶Nocardia). E filaments. **2)** *Histologie* »senile ▶Plaque«; ein v. a. in der Groß- u. Kleinhirnrinde u. meist vielfach vorkommendes Begleitgebilde bei verschiedenen Hirnatrophien (z. B. bei seniler Demenz, ▶ALZHEIMER-Krankheit etc.). **3)** DALEN-Körperchen; gelblich-weiße, rundliche, vom reaktiv gewucherten Netzhaut-Pigmentepithel ausgehende Hyalingebilde (evtl. mit Kalkeinlagerung); u. a. beerenartig an der Sehnervpapille. E drusen.

**Dry-Needling** *(engl.):* fächerförmiges Anstechen von ▶trigger-Punkten mit einer Akupunkturnadel bis zur Zuckung.

**D.S.:** lateinische Rezepturanweisung **d**a, **s**igna! (»gib [dem Patienten u.] kennzeichne [die Arznei]«). E mark and give (prescription).

**ds, DS,** Abk. für **d**oppel**s**trängig: z. B. ▶DNS, ▶RNS. E ds (double-stranded).

**DSA:** *Radiologie* Abk. für **d**igitale ▶**S**ubtraktions**a**ngiographie. E DSA.

**DSM,** Abk. für **D**iagnostisches und **S**tatistisches **M**anual Psychischer Störungen: psychiatrisches Klassifikationssystem. Erstellt von der Amerikanischen Psychiatrischen Vereinigung (American Psychiatric Association). Liegt auf Deutsch seit 1996 in der 4. Auflage vor (DSM-IV); die englische Ausgabe der Textrevision (DSM-IV-TR) ist seit 2000 verfügbar; DSM-V wird vorbereitet; s. a. ▶Klassifikation (dort Tab.). E Diagnostic and Statistical Manual of Mental Disorders.

**d.s.n.:** Abk. für ▶**d**etur suo **n**omine.

**D-Sonde:** Abk. für ▶**D**uodenalsonde.

**DST-Agar** *(engl.)* Abk. für **d**iagnostic **s**ensitivity **t**est agar: ▶Agar-Fertignährboden als Antagonisten-freies Standard-Präparat für Prüfung der Antibiotikaempfindlichkeit von Mikroorganismen.

**D-Streptokokken:** die Streptokokken der Gruppe D der ▶LANCEFIELD-Klassifikation; umfasst die Enterokokken. E group D streptococci.

**d.t.d.:** *Pharmazie* Abk. für ▶**d**entur **t**ales **d**oses.

**DTH** *(engl.)* Abk. für **d**elayed **t**ype **h**ypersensitivity: ▶Allergie vom Spättyp (s. u. ▶Reaktionstypen).

**DTIC:** Abk. für ▶Dacarbazin. E DTIC.

**$D_1$-Tri|somie-Syndrom:** ▶Trisomie 13. E Patau's syndrome.

**Dual|block:** lang anhaltende Muskelrelaxation bei wiederholter oder kontinuierlicher Gabe von depolarisierenden kurz wirksamen Muskelrelaxanzien (z. B. Succinylcholin) durch Änderung der blockierenden Eigenschaften der Substanz.

**Dualismus:** die polare Zweiheit als Seinsprinzip. – *physik* die Doppelnatur der Elementarteilchen, die sich sowohl wie Masseteilchen (Korpuskeln) als auch wie Wellenvorgänge (Materialwellen) verhalten; z. B. zeigt Licht sowohl Wellennatur (Beugung, Interferenz) als auch Korpuskeleigenschaften (▶COMPTON-Effekt der Photonen, ▶Lichtquant). Der Zusammenhang ist gegeben durch die Gleichung: $p = {}^{h}/\lambda$ (p = Impuls, h = ▶PLANCK-Wirkungsquantum, λ = Wellenlänge). E dualism.

**Duane** (ALEXANDER D., 1858–1926, Augenarzt, New York). – **D.-Syndrom:** s. u. ▶STILLING-TÜRK. E Duane's syndrome. – **D.-Test:** **1)** Prismenprobe zur Bestimmung des latenten Schielens (▶Heterophorie). E Duane's test. **2)** Betrachten einer Strichfigur zur Bestimmung des ▶Nahpunktes (bei dessen Unterschreiten der Strich doppelt gesehen wird). **3)** Parallaxentest: Prüfung auf Störungen des Gleichgewichts der Augenmuskeln anhand der bei Abdecken eines

Auges mittels Mattglas auftretenden Scheinbewegung eines zu fixierenden Lämpchens.

**Dubini-Syndrom** (ANGELO D., 1813–1902, Arzt, Mailand), Chorea electrica: seltene Myoklonie-Form der (vermutlich) epidemischen Enzephalitis. Mit raschen myoklonischen Gesichts- u. Gliedmaßenzuckungen, evtl. auch polyneuritische Lähmungen. Häufig letal. E Dubini's disease, electric chorea.

**Dubin-Johnson(-Sprinz)-Syndrom** (ISIDORE NATHAN D., 1913–1981, Pathologe, Washington): autosomal-rezessiv erbliche Störung der Ausscheidung konjugierten Bilirubins in die Galle, ab dem Kindesalter einhergehend mit in Schüben verlaufender Gelbsucht (▸Ikterus) ohne Cholestase; kombiniert mit Pigmentablagerung in der Leberzelle u. leichter Vergrößerung der – schokoladebraunen – Leber. Während der Schübe Vermehrung des direkten, aus den Leberzellen in das Blut »regurgitierenden« (u. des indirekten) Bilirubins (▸Hyperbilirubinämie) u. Ausscheidung von Gallenfarbstoffen im Harn (Bilirubin- u. Urobilinogenurie). Gleichartig gestört ist die Ausscheidung von Bromsulfalein u. jodhaltigen Röntgenkontrastmitteln. Bei D.-J.-Syndrom ist die Einnahme von Östrogenen (z.B. zur Kontrazeption) streng kontraindiziert!. E Dubin-Johnson syndrome.

**dubiọsus, dubiös:** zweifelhaft, z.B. dubiöse ▸Prognose. E dubious, doubtful.

**Dublette:** andere Bezeichnung für Couplet; die Aufeinanderfolge zweier Extrasystolen.

**Dubọis** (1) Delafield D., 1882–1959, Naturwissenschaftler, New York; 2) PAUL D., 1795–1871, Frauenarzt, Paris). – **D.-Abszesse** (PAUL D.): zahlreiche eiterhalt. Pseudozysten im Bries (▸Thymus) junger Säuglinge infolge Untergangs nicht verödeter Kiemengangsteile (z.B. bei konnataler Lues). E Dubois' abscesses. – **D.-Formel** (DELAFIELD D.): Formel zur Errechnung der Körperoberfläche (O) aus Körpergröße (in cm) u. -gewicht (in kg):
$O = \text{Größe}^{0{,}725} \cdot \text{Gewicht}^{0{,}425} \cdot 71{,}84$.
– **D.-Zeichen** (PAUL D.): angeborene Verkürzung des Kleinfingers bei ▸Dysenzephalie. E D.' sign.

**DuBois-Reymọnd-Gesetz** (EMIL H. DUB.-R., 1818–1896, Physiologe, Berlin): Die Erregung von Muskeln u. Nerven bei deren gezielter elektr. Reizung hängt von der Steilheit des Anstiegs u. von der absoluten Dichte des Stromes ab. E DuBois-Reymond's law.

**Dubọst-Dilatator** (CHARLES D., geb. 1914, franz. Chirurg): dreischenkliger Spreizdilatator für die Pulmonalklappe.

**Dubowitz** (VICTOR D., Kinderarzt, Sheffield). – **D.-Schema:** klinisch-neurologisches Befundschema am Neugeborenen zur Errechnung der intrauterinen Tragezeit (Reife). E Dubowitz' score. – **D.-Syndrom:** (1965) autosomal-rezessiv(?) erblicher Minderwuchs mit verzögerter Entwicklung der Knochenkerne. ***Klinik:*** Gesichtsfehlbildung (Unterentwicklung von Jochbein, Unterkiefer, seitlichen Augenbrauenpartien; ▸Hypertelorismus bei fehlendem Nasensattel) sowie Ohrentiefstand, spärlichem Haarwuchs, rezidivierenden ekzematoiden u. teleangiektatisch-erythematösen Hautveränderungen. Ferner Café-au-Lait-Flecken, Ichthyosis, Pachydermie, evtl. auch inkompletter Hodendeszensus. Die Intelligenz ist normal bis leicht vermindert. E Dubowitz' syndrome.

**Dubreuil-Chambardẹl-Syndrom** (GEORGES L. D., 1879–1970, Arzt, Lyon): Verlaufsform der Zahnkaries beim Jugendlichen. Beginn an den oberen Schneidezähnen, später Übergreifen auf das übrige Gebiss. E Dubreuil-Chambardel syndrome.

**Dubreuilh-Hụtchinson-Krankheit** (WILLIAM D., 1857–1935, Hautarzt, Bordeaux; SIR JONATHAN H.), Lentigo maligna, Melanosis circumscripta praeblastomatosa: scharf umschriebener, peripher langsam wachsender Pigmentfleck (Lentigo) der Haut von unterschiedlicher Farbintensität als Melanoma in situ. ***Klinik:*** tritt v.a. im Gesicht auf, bei Frauen auch am Unterschenkel (Abb.). Verdächtige Zeichen sind Jucken, roter Hof, rasches Wachstum, knotige Umwandlung, leichte Verletzbarkeit. ***Ther.:*** Exzision mit Sicherheitsabstand, Röntgentherapie nach histol. Sicherung. S.a. ▸Melanom, malignes. E lentigo maligna, Hutchinson's freckle.

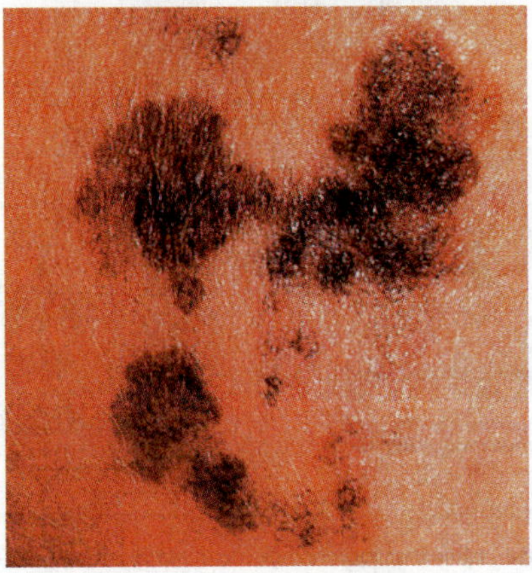

**Dubreuilh-Hutchinson-Krankheit.** [411]

**Duchẹnne** (GUILLAUME BENJ. A. D., 1806–1875, Nervenarzt, Paris). – **D.-Arạn-Syndrom:** spinale progressive ▸Muskelatrophie; i.e.S. deren Hand-Unterarm-Schulter-Typ. E Aran-Duchenne disease, spinal muscular atrophy. – **D.-Erb-Syndrom:** die obere ▸Armplexuslähmung, eine der häufigsten Geburtsverletzungen v.a. bei Zangenentbindungen. E Erb's palsy, brachial birth palsy (upper arm type). – **D.-Griesinger-Syndrom:** Sammelbegr. für das ▸DUCHENNE-ARAN-Syndrom u. dessen »Typ D.-G.« als Beckengürtelform. E spinal muscular atrophy (pelvic type). – **D.-Lähmung,** Tripelparalyse: die fortschreitende ▸Bulbärparalyse v.a. des Lippen-Mund-Schlund-Bereichs bei primär degenerativer Erkrankung der Kerne motorischer Hirnnerven (v.a. V, VII, X, XII), nicht selten im Rahmen des ▸D.-ARAN-Syndroms. ***Klinik:*** Atrophie der Zungen-, Kau- u. mimischen Muskulatur, kombiniert mit ▸faszikulären Zuckungen , fehlendem Lidschluss, evtl. auch mit Zwangslachen u. -weinen. Terminal Störung der Blutdruck- u. Atemregulation. E D.'s paralysis, Fazio-Londe disease, progressive bulbar paralysis. – **D.-Landouzy-Atrophie:** die fazioskapulohumerale Form der ▸Dystrophia musculorum progressiva. E Landouzy-Déjerine dystrophy, spinal muscular dystrophy, facioscapulohumeral type. – **D.-v.-Leyden-Syndrom:** die mit Pseudohypertrophie der betroffenen Muskulatur einhergehende Beckengürtelform der ▸Dystrophia musculorum progressiva. E classic X-linked recessive muscular dystrophy. – **D.-Muskel|dys|trophie:** die X-chromosomal-rezessiv erbliche infantile Form der ▸Dystrophia musculorum progressiva (Beckengürteltyp). – **D.-Syndrom:** ungenaue Bez. für ▸D.-Lähmung u. ▸D.-Muskeldystrophie sowie ältere Bez. für ▸Tabes dorsalis.

**Ducroquẹt-Korsett** (CHARLES D., 1872–1929, Orthopäde, Paris): Korsett zur Streck- = Extensionsbehandlung von Wirbelsäulen-Verkrümmungen; besteht aus einem Kopfaufhängeteil, der an 2 vorn u. hinten gegen den Beckenkorb abgestützten Masten befestigt ist, u. aus einem an dieser ▸Suspensionsschlinge angreifenden, über Rollen laufenden Extensionszug, der bei Streckung der Arme wirksam wird.

**Duct|ektasie:** s.u. ▸Milchgangektasie.

**Dụctuli** *(latein.):* kleine Gänge, Kanälchen. E ductules. – **D. bilịferi:** die zwischen den Leberläppchen gelegenen Gallengänge; sie bilden mit den sie begleitenden kleinen Pfortader- u. Leberarterienästen die »Trias der Portalfelder« (▸GLISSON-Dreieck). E biliary d.

– **D. efferentes testis:** die Ausführungskanälchen des Hodens (d.h. des ▸Rete testis) zum Ductus epididymidis als 1. Strecke der ableitenden Samenwege; bilden den Hauptteil des Nebenhodenkopfes. E efferent d. of testis. – **D. prostatici:** 15–30 beim Samenhügel in die Harnröhre mündende Ausführungsgänge der Vorsteherdrüse. E prostatic d.

**Duc|tus** *(latein.)* Plur. Ductus: Gang, Kanal. S.a. ▸Ductuli, ▸Canalis, ▸Canaliculus. E duct(us). – **D. alveolaris:** im ▸Lungenazinus die Fortsetzung (doppelte bis 3fache Aufzweigung) eines Bronchiolus respiratorius; besteht – wie die abschließend folgenden Sacculi alveolares – nur aus Lungenalveolen u. deren Septen; am Anfang glatte Muskulatur. E alveolar d. – **D. arteriosus,** D. Botalli: der kurze Verbindungsgang zwischen der Teilungsstelle des Truncus pulmonalis u. dem Aortenbogen; der physiologische Kurzschluss des fetalen ▸Kreislaufs zur Umgehung der noch funktionslosen Lunge durch das venöse Blut der oberen Körperhälfte. Wird normalerweise beim ersten Atemzug des Neugeborenen stilllgelegt u. bildet sich zum ▸Ligamentum arteriosum zurück. E d. of Botallo. – **D. a. apertus, D. a. persistens:** ein sich nach der Geburt nicht schließender D. arteriosus als angeborener ▸Herzfehler (dort Abb.). Bewirkt einen Links-rechts-Shunt mit u.U. massiver Überdurchblutung der Lunge u. Volumenbelastung des li. Ventrikels (mit exzentrischer ▸Linksherzhypertrophie bis -insuffizienz). ***Klinik:*** Karotidenhüpfen, Pistolenschuss-, HILL-Phänomen, TRAUBE-Doppelton, DUROZIEZ-Geräusch, Maschinen-Geräusch. Der Gang wird operativ durchtrennt bzw. durch Durchstechungsligatur ausgeschaltet; auch Verschluss mittels Kathetertechniken u. durch Prostaglandinsynthetasehemmer möglich. –Umgekehrt dient ein plastisch-operativ angelegter **künstlicher D. a.** als ▸Links-rechts-Shunt zur Verbesserung der Lungendurchblutung bei bestimmten angeborenen Herzfehlern, z.B. bei FALLOT-Tetra- u. Pentalogie, Trikuspidalatresie, Infundibulum- u. Pulmonalstenose; typische Operationsmethoden z.B. nach POTT, DUBOST, BLALOCK-TAUSSIG, KLINNER. E patent d. arteriosus. – **D. bili|feri:** die Gallengänge; ▸Ductuli biliferi, ▸Ductus interlobulares, ▸Canaliculi biliferi. E bile d. – **D. Botalli:** ▸D. arteriosus. – **D. chole|dochus:** der 6–8 cm lange, außerhalb der Leber im Ligamentum hepatoduodenale gelegene Hauptgallengang ab der Vereinigung des ▸Ductus hepaticus communis mit dem D. cysticus; er mündet in der Papilla duodeni major in den Zwölffingerdarm; s.a. ▸Choledochus... E common bile d. – **D. coch|le|aris:** der häutige, mit ▸Endolymphe gefüllte Schneckengang des Innenohres im Canalis spiralis cochleae, in dem er sich in $2^1/_2$ Windungen um die Spindel (▸Modiolus) zur Schneckenspitze windet. Ist umgeben von Scala tympani u. Scala vestibuli. S.a. Abb. E cochlear d. – **D. cys|ti|cus:** der Gallenblasengang; die Verbindung zwischen Gallen-

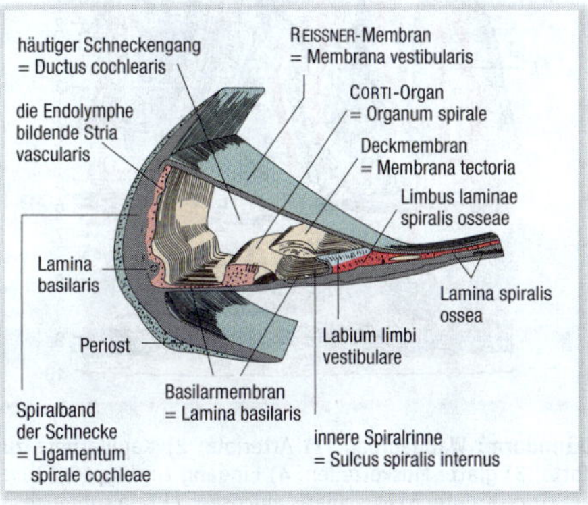


**Ductus cochlearis:** Querschnitt durch den Schneckengang. [379]

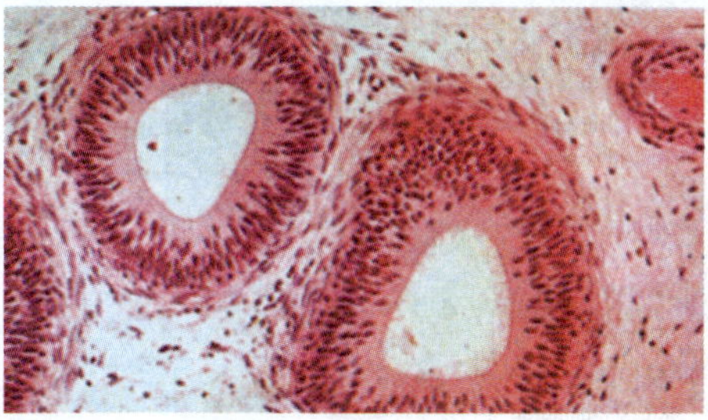

**Ductus epididymidis:** zweireihiges hochprismatisches Epithel mit Stereozilien. [497]

blase u. ▸Ductus choledochus; s.a. ▸Zystikus... – Einengung, u.a. durch Knickbildung, führt zu schmerzhaften Galleentleerungsstörungen (»D.-c.-Syndrom«). E cystic d. – **D. de|ferens,** D. spermaticus: der »Samenleiter«; der muskelstarke Ausführungsgang des Nebenhodens in Fortsetzung des D. epididymidis; verläuft gemeinsam mit Hodennerven u. -gefäßen im Samenstrang, besitzt nahe seiner Mündung eine Ampulle, vereinigt sich mit dem Gang der Samenblase zum D. ejaculatorius. E deferent d., spermatic d. – **D. eja|cu|la|torius:** der Endabschnitt des ▸D. deferens in der Prostata. – **D. endo|lym|phaticus:** der mit ▸Endolymphe gefüllte Gang des häut. Labyrinths, verbunden mit dem ▸Sacculus u. Utriculus; Druckausgleichorgan, das subdural als Saccus endolymphaticus endet. E endolymphatic d. – **D. epididymidis:** der – muskuläre – Nebenhodengang. Er nimmt die Ductuli efferentes auf u. bildet aufgeknäuelt den Kopfteil, Körper u. Schwanzteil des Nebenhodens; setzt sich fort als D. deferens. – **D. hepaticus communis:** der im Ligamentum hepatoduodenale verlaufende, aus der Vereinigung des re. u. li. Lebergallengangs (D. h. dexter bzw. sinister) hervorgehende Abschnitt der extrahepatischen Gallenwege zwischen Leber u. Mündung des ▸D. cysticus. E common hepatic d. – **D. inter|lobulares (hepatis):** die aus der Vereinigung der ▸Ductuli biliferi hervorgehenden Gallengänge; vereinigen sich kurz vor der Leberpforte zum D. hepaticus sinister bzw. dexter. – **D. lacti|feri:** die 15–20 Milchgänge der Brustdrüse als Sammelleiter der Ausführungsgänge eines Drüsenlappens. E lactiferous d.s. – **D. lymphaticus dexter:** der aus der Vereinigung mehrerer Lymphstränge (Trunci bronchomediastinalis dexter, jugularis u. subclavius) hervorgehende Lymphstamm, der – als sog. rechter ▸D. thoracicus – die Lymphe der re. oberen Körperhälfte in den re. Venenwinkel (▸Angulus venosus) führt. – **D. mesonephricus:** s.u. ▸Urnierengang. – **D. naso|la|crimalis:** der Tränen-Nasen-Gang; ca. 25 mm lang, im ▸Canalis nasolacrimalis gelegen. Verbindet den Tränensack mit dem unteren Teil der Nasenhöhle. E nasolacrimal d. – **D. omphalo(mes)entericus:** entodermaler Gang, der den embryonalen Darm mit dem Dottersack verbindet (»Darmstiel«, »Dottersackgang«). Seine Nichtrückbildung führt zur Entstehung einer Nabelfistel (▸Fistula omphaloenterica), einer ▸Enterozyste bzw. eines MECKEL-Divertikels. S.a. Abb. E omphalomesenteric d. – **D. pan|creaticus,** WIRSUNG-Gang: der Ausführungsgang der Bauchspeicheldrüse (in deren ganzer Länge); mündet zusammen mit dem ▸D. choledochus auf der Papilla duodeni major in den Zwölffingerdarm. E pancreatic d. – **D. p. accessorius,** D. p. minor, SANTORINI-Gang: inkonstanter, kleinerer, zusätzlicher Bauchspeicheldrüsengang über dem Hauptgang; er kommt aus dem Kopfteil u. Processus uncinatus der Drüse, mündet auf der ▸Papilla duodeni minor. – **D. para|meso|ne|phricus:** *Embryologie* der MÜLLER-Gang; er geht – bei bd. Geschlechtern – aus der Plica urogenitalis hervor als mesodermaler Epithelschlauch seitlich des WOLFF-Ganges (s.u. ▸Urniere) entwickelt sich zum Eileiter u. zum uterovagi-

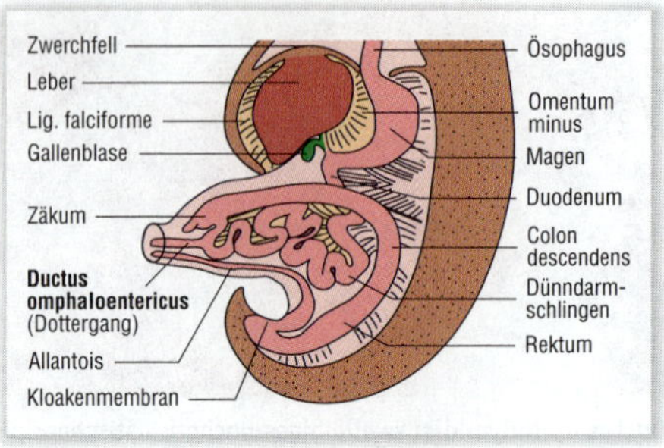


**Ductus omphalo(mes)entericus.** [311]

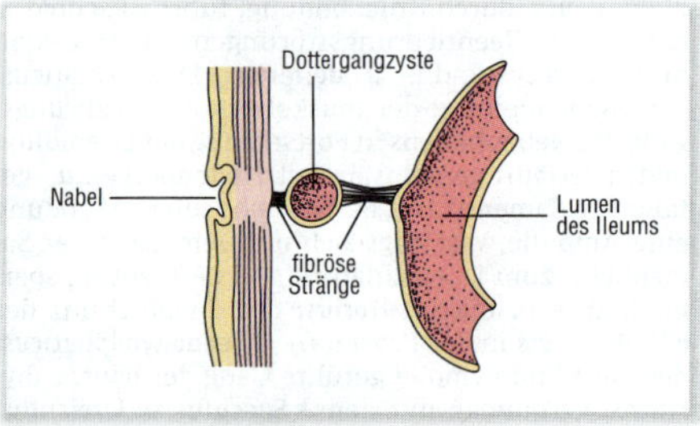


**Ductus omphalo(mes)entericus:** Dottergangzyste als Überbleibsel des D. omphaloentericus. [311]

nalen Kanal bzw. bildet – als Rudimente – beim ♂ die Appendix testis u. den Utriculus prostaticus (durch Wirkung von ▸Inhibin). – **D. para-ure|thrạles,** SKENE-Gänge: die Ausführungsgänge der ▸Glandulae urethrales rechts u. li. neben der Harnröhrenmündung der Frau. – **D. par|otịdeus,** STENON-Gang: der Ausführungsgang der Ohrspeicheldrüse (▸Glandula parotis); verläuft über dem Musculus masseter, durchbricht den M. buccinator u. mündet gegenüber dem 2. oberen Molaren in das Vestibulum oris (in der Papilla parotidea). E parotid d. – **D. pleuroperitonealis,** Pleuroperitonealkanal: s.u. ▸Septum transversum. – **D. re|ụniens,** HENSEN-Gang: kurzer, später verödender Gang zwischen dem Sacculus des Innenohres u. dem ▸D. cochlearis. E uniting d. – **D. semi|circulạres:** die 3 am Utriculus ansetzenden, ▸Endolymphe enthaltenden »häutigen ▸Bogengänge« des Innenohres (D. semicircularis anterior [=sup.], lateralis u. posterior), befestigt am Endost der knöchernen Bogengänge. Der Teil des ▸Vestibularapparates, der mit dem ▸Kupulaorgan seiner Ampullen der Wahrnehmung der Drehbewegungen in den 3 Raumebenen dient. E semicircular d.s. – **D. sub|lin|guạlis mạjor,** D. Bartholini: der kurze, unter der Zunge auf der ▸Caruncula sublingualis in die Mundhöhle mündende Hauptausführungsgang der Unterzungendrüse (▸Glandula sublingualis). Er wird ergänzt durch kleine Gänge (»D. Rivini«) entlang der Plica sublingualis. – **D. sub|mandibulạris, D. sub|maxillạris** (Whartoni): der Ausführungsgang der Unterkieferdrüse (▸Glandula submandibularis); mündet – mit dem D. sublingualis – auf der Caruncula sublingualis. E submandibular d. – **D. sudọri|fer:** Schweißdrüsenausführungsgang; mündet in einen Haarbalg oder frei auf der Haut. – **D. thorạcicus,** Brustmilchgang, D. chyliferus: der in der ▸Cisterna chyli beginnende, rechts hinter der Aorta aufsteigende Hauptlymphstamm des Körpers (mit Zufluss aus den Beinen, Baucheingeweiden u. der linken oberen Körperhälfte einschl. der li. Kopfseite); mündet links am ▸Angulus venosus in die Vena brachiocephalica; s.a. ▸D. lymphaticus dexter. – Sein Riss führt zu ▸Chylomediastinum, ▸Chylothorax oder – seltener – zu einer Lymphfistel (milchige Sekretion), Luftembolie; seine künstliche Drainage ermöglicht den Entzug von Lymphozyten, Pankreasenzymen u. – nach Lymphographie – von öligen Röntgenkontrastmitteln. E thoracic d. – **D. thyro|glossạlis:** *Embryologie* ein Epithelstrang (manchmal mit Lichtung) als vorübergehende Verbindung zwischen der sich abwärts verlagernden Schilddrüse u. ihrem primären Bildungsort am Foramen caecum der Zunge. Bei einer eventuellen teilweisen Nichtrückbildung (Persistenz) kommen akzessorische Schilddrüsen u. ein Lobus pyramidalis vor. E thyroglossal d. – **D. ụrachus:** *Embryologie* ▸Urachus. – **D. venọsus (Arantii):** *Embryologie* die Anastomose zwischen der Nabelvene (Vena umbilicalis) u. der unteren Hohlvene, in der der größte Teil des in der Plazenta arterialisierten Blutes den Leberkreislauf des Fetus umgeht; der Gang verödet nach der Geburt weitgehend zum Ligamentum venosum.

**Dụcuing-Zeichen:** Schaukelschmerz der Wade bei ▸Phlebothrombose im Unterschenkel. E Ducuing's sign.

**dUDP:** Abk. für 2'-Desoxyuridin-5'-**di**phosphat.

**Dünn|darm,** Intestinum tenue: 3–5 m langer, gewundener Teil des Darms. Reicht vom Pylorus des Magens bis zum Caecum. Besteht aus Zwölffingerdarm (▸Duodenum), Leerdarm (▸Jejunum) u. Krummdarm (▸Ileum). ***Aufbau:*** Der D. besteht aus fünf Wandschichten. Die Tunica mucosa (Schleimhaut) setzt sich zusammen aus Epithelium mucosae als einschichtigem Säulenepithel (zwei Zellarten: Saumzellen u. Becherzellen), Lamina propria mucosae aus retikulärem Bindegewebe u. Lamina muscularis mucosae mit glatten Muskelzellen. Die Tela submucosa besteht lockerem Bindegewebe, Gefäßen, Nerven u. Ganglien des Plexus submucosus (MEISSNER-Plexus). Gegenüber vom Ansatz des Mesenteriums liegen im Ileum Ansammlungen von lymphatischen Knötchen (Follikel), die als Noduli (Folliculi) lymphoidei aggregati (PEYER-Plaques) bezeichnet werden. Die Tunica muscularis besteht aus glatten Muskelzellen mit Stratum circulare u. Stratum longitudinale; zwischen diesen Schichten liegt der Plexus myentericus (AUERBACH-Plexus). Die Tunica adventitia bekleidet die extraperitoneal gelegenen Abschnitte, die Tunica serosa besteht aus Lamina propria serosae mit lockerem Bindegewebe u. Mesothel aus Peritonealepithel (s. Abb.). ***Funktion:*** dient der Bildung enzymhaltiger Verdauungssekrete, der Resorption u. Weiterleitung der aufgeschlossenen Nahrungsstoffe auf dem Venen- u. Lymphweg sowie der Weiterleitung der unverdauten Nahrung in Richtung ▸Dickdarm. E small intestine.

**Dünndarm|atresie:** *Pathologie* angeborener Lichtungsmangel des Dünndarms infolge Ausbleibens

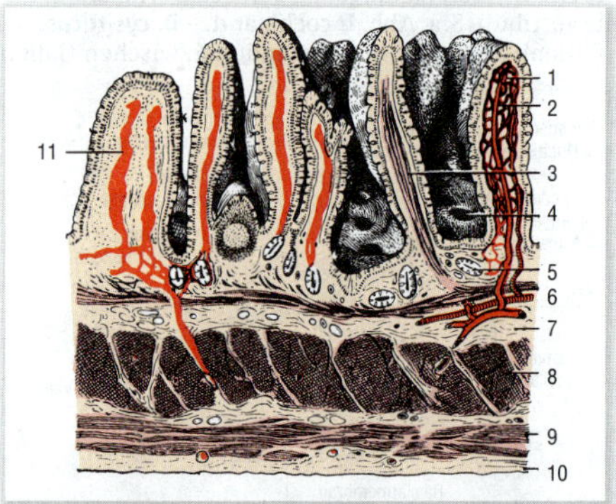


**Dünndarm:** Wandaufbau: 1) Arteriole; 2) Kapillarnetz zur Zotte; 3) glatte Muskelzellen; 4) Eingang zur Krypte; 5) LIEBERKÜHN-Krypte; 6) Muscularis mucosae; 7) Tela submucosa; 8) Ringmuskel; 9) Längsmuskel; 10) Serosa; 11) zentrales Chylusgefäß. [32]

der Rekanalisation des embryonal aus der Darmanlage entstandenen Epithelstrangs; v.a. im unteren Ileum, am Abgang des Ductus omphaloentericus, als Jejunal-, ▸Duodenalatresie. ***Klinik:*** weiße (Mekonium-freie), trockene, massearme »Hungerstühle«, fötides »Erbrechen im Strahl« (bei hohem Verschluss Galle- bzw. Mekonium-haltig), Austrocknung (▸Exsikkose), weicher Bauch ohne Darmgeräusche (»stilles Abdomen«); bei tiefem Verschlusssitz verzögerte Manifestation, u. zwar mit anfänglichem Meteorismus, Hyperperistaltik und »Dünndarmspiegeln«. E small intestinal atresia.

**Dünndarm|ausschaltung:** ▸Ileumausschaltung. E small intestinal bypass.

**Dünndarm|blase:** *Urologie* Ersatzblase bzw. operativ vergrößerte Harnblase als Resultat einer Plastik, bei der ein aus der Darmkontinuität ausgeschalteter Dünndarmteil als gestieltes Transplantat zwischen die Harnleiter u. die Harnröhre zwischengeschaltet bzw. mit einer zu kleinen Harnblase oder einem postoperativen Harnblasenrest vereinigt wird. Mögliche postoperative Komplikationen: hyperchlorämische Azidose, aszendierender Harnwegsinfekt, Reflux, Ureterstenose. S.a. ▸BRICKER-Blase; ▸Dickdarmblase. E enterocystoplasty.

**Dünndarm|divertikel:** ▸Divertikel im Dünndarmbereich; als echtes D. z.B. ein ▸MECKEL-Divertikel; als unechtes Divertikel Gebilde infolge einer Herniation von Dünndarmschleimhaut u. ihrer Submukosa durch Lücken der Darmwandmuskulatur an Durchtrittsstellen der aus dem Mesenterium kommenden Darmgefäße. Verursacht meist nur bei ▸Divertikulitis Beschwerden (z.B. Schmerzen in der Nabelgegend, evtl. Koliken). E small intestinal diverticulum.

**Dünndarm-Ersatzmagen:** ▸Ersatzmagen aus Dünndarm-, v.a. Jejunumschlingen. E jejunal substitute stomach.

**Dünndarm|fistel:** ▸Darmfistel des Dünndarmbereichs, u. zwar als innere oder äußere Duodenal-, Jejunum- oder Ileumfistel; z.B. bei CROHN-Krankheit, als Folge eines Tumors, einer Geschwürperforation, nach Darmverletzung oder nach op. Darmeingriffen (Insuffizienzfistel). E fistula of small intestine. – **D., künstliche:** operativ angelegte D.; als Ernährungsfistel oder – als tiefe ▸Ileostomie – eine Entlastungsfistel.

**Dünndarm|geschwür:** Darmgeschwür des Dünndarmbereichs, u. zwar als peptisches ▸Ulcus duodeni bzw. als ▸Ulcus pepticum jejuni (»Anastomosenulkus«) oder aber als Geschwür im Rahmen des ▸ZOLLINGER-ELLISON-Syndroms, bei Enteritis regionalis, Colitis ulcerosa, Darm-Tbk oder Bauchtyphus; auch als Folge der Einwirkung konzentrierten Kaliumchlorids. E ulcer of small intestine.

**Dünndarm|ileus:** ▸Ileus. E ileus of small intestine.

**Dünndarm|neo|plasmen:** *Pathologie* Tumoren im Dünndarmbereich. Primärtumoren (sehr selten): Karzinom (meist als Adenokarzinom; s.a. ▸Darmkarzinom), Sarkom (z.B. als Fibro-, Rhabdo- u. Leiomyo-, Lipo-, Angio-, Lympho- u. neurogenes Sarkom; zu Perforation neigend), Karzinoid (meist klein, häufig als »malignes« K. auf dem Lymphweg metastasierend; s.a. ▸Karzinoidsyndrom), Adenom (adenomatöser Polyp; s.a. ▸Lentigopolypose); Angiome (Hämangiom, Lymphangiom, Glomustumor), Lipome, Leiomyome. – Ferner Sekundärabsiedlungen (Metastasen). E neoplasms of the small intestine.

**Dünndarm|resektion:** operative Teilentfernung eines Dünndarmabschnittes, z.B. wegen eines Tumors, einer Darmwandnekrose; erfolgt unter Festlegung der Grenzen des erkrankten Darmanteils, Skelettierung des dazugehörigen Mesenterialabschnitts, Resektion des Darmstückes mit dem Mesenterium u. Anlegen einer End-zu-End-Anastomose. Die Toleranzgrenze liegt bei etwa 3 m Resektionslänge (darüber tritt ▸Malabsorption auf). E small intestinal resection.

**Dünndarm|saft:** die Absonderungen der BRUNNER-Drüsen; i.w.S. auch der Galle u. Bauchspeichel enthaltende ▸Duodenalsaft u. das Sekret der LIEBERKÜHN-Drüsen. E small intestinal juice.

**Dünndarm|spiegel:** auf der Röntgenleeraufnahme (v.a. am Stehenden) nachweisbare ▸Flüssigkeitsspiegel im Dünndarm als typisches Ileuszeichen. Lage, Größe u. Zahl weisen auf die Art u. Höhe des Darmverschlusses hin (Leitregel: Das Hindernis liegt bei Dünndarmileus unterhalb des letzten Spiegels, bei »hochgestellter Schlinge« an deren Basis). E small intestinal air fluid levels.

**Dünndarm|tumor:** ▸Dünndarmneoplasmen.

**Dünndarm|zotten:** ▸Villi intestinales.

**Dünndarm|zwischen|schaltung:** die Verpflanzung eines operativ isolierten Dünndarmsegmentes zwischen Stümpfe des Verdauungs- oder Harntraktes (▸Interposition) zur Wiederherstellung der Kontinuität; z.B. bei ▸Ösophagusplastik, Bildung eines Ersatzmagens, zum Harnleiter(teil)ersatz, Blasenersatz (▸Dünndarmblase). E small bowel interposition.

**Dünndarm|zyste:** ▸Enterozyste. E small intestinal cyst.

**Dünnschicht|chromato|graphie:** ▸Chromatographie als Austausch- u. Verteilungschromatographie unter Verwendung dünner, auf Glas- oder Kunststoffplatten fest haftender Sorptionsschichten (als Sorbens dient z.B. $Al_2O_3$, Kieselgur, Cellulosepulver); als ▸Gradientenelution unter Einsatz verschiedener Lösungsmittel(systeme). E thin-layer chromatography.

**Dünnschicht|elektro|phorese:** ▸Elektrophorese mit Cellulosepulver, Polyamid, Stärke etc. als Trägermedium in dünner Schicht; s.a. ▸Dünnschichtchromatographie. E thin-layer electrophoresis.

**Duensing-Fremdreflex** (FRIEDRICH D., geb. 1910, Nervenarzt, Göttingen): ein meist an mehreren Stellen (= multilokulär) durch kurze Hautreizung im Bereich der – stark vergrößerten – reflexogenen Zonen auslösbarer krankhafter ▸Fremdreflex in Form von Muskelzuckungen; nachweisbar bei Erkrankungen des extrapyramidal-motorischen Systems. E Duensing's reflex.

**Düsenvernebler:** druckluftbetriebenes Gerät zur Erzeugung feuchter Nebel, wird zur Inhalationstherapie bei Atemwegserkrankungen verwendet; als Lösungen bewährt haben sich hypertone Salzlösungen (z.B. Solelösung), häufig mit Zusatz ätherischer Öle, Kamille, Panthenol oder Mukolytika. E jet nebulizer.

**Düttmann-Bougie** (GERHARD D., geb. 1890, Chirurg, Essen): *Urologie* eine hohle, über eine Leitsonde führbare ▸Bougie zur Aufdehnung von Harnröhrenstrikturen. E Düttmann's sound.

**Duffy-Faktor:** das ▸Antigen $Fy^a$ des aus $Fy^a$ u. $Fy^b$ bestehenden, kombinant erblichen **Duffy-Systems** (benannt nach der Familie, bei der entsprechende Antikörper nachgewiesen wurden). Die Antikörper dieses Blutgruppensystems sind gelegentlich Ursache von Transfusionszwischenfällen, selten eines ▸Morbus haemolyticus neonatorum. E Duffy blood group factor.

**Duftdrüsen:** ▸Glandulae sudoriferae apocrinae. E apocrine sweat glands.

**Duftstoffe:** ▸Riechstoffe. E odorous substances.

**Dugnani-Lampe:** *Ophthalmologie* ein binokulares ▸Hornhautmikroskop zur Simultanuntersuchung aller Hornhautschichten. E Dugnani's microscope.

**Duhamel-Operation** (B. DU., franz. Chirurg): (1956) bei angeborenem ▸Megakolon eine abdominal-transanale Teilresektion des erkrankten Mastdarms u. Sigmas nach dem ▸Durchzugsverfahren.

**Duhring(-Brocq)-Krankheit** (LOUIS A. D., 1845–1913, Hautarzt, Philadelphia): ▸Dermatitis herpetiformis. E Duhring's disease.

**Duke-Methode** (WILLIAM W. D., 1883–1949, Pathologe, Kansas City): (1912) Bestimmung der primären ▸Blutungszeit (normal 2–5 Min.) durch Absaugen des nach einem Einstich (ca. 4 mm) am Ohrläppchen austretenden Blutes mittels Fließpapier (ohne Wundrandberührung) bis zum Blutungsstillstand. E Duke's (bleeding time) test.

D

**Dukes-Klassifikation** (C. E. D., engl. Pathologe): Klassifikation der Dickdarmkarzinome. DUKES A: auf die Darmwand beschränkt; DUKES B: Übergreifen des Tumorgewebes auf das Mesenterium; DUKES C (C1, C2): Befall der regionären Lymphknoten; DUKES D: Fernmetastasen. S. a. ▶ Darmkarzinom. E Dukes classification.

**Dukto|graphie:** ▶ Galaktographie. E ductography.

**Duktulus|atmung:** die bei den ersten Atemzügen unreifer Neugeborener erfolgende Aufblähung der ▶ Ductus alveolares, die zu rascher Volumenzunahme der Lunge führt, jedoch die Entfaltung der Lungenalveolen verhindert (u. zum Tod durch ▶ Asphyxie führt). E respiratory distress syndrome of newborn.

**Duktus:** ▶ Ductus. E duct.

**Dulcamara stipites,** Bittersüßstengel, Solanum dulcamara: Heilpflanze mit nachgewiesener antiphlogistischer, antiallergischer u. antimykotischer Wirkung; adjuvant bei chronischen Ekzemen. Die grünen, unreifen Beeren enthalten hohe Konzentrationen an giftigen Steroidalkaloiden.

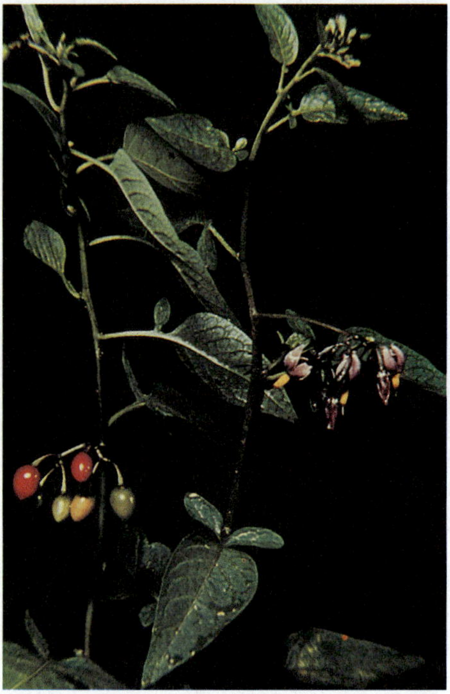

**Dulcamara stipites:** Bittersüßer Nachtschatten. [448]

**Dulcin:** *Diätetik* p-Äthoxyphenylharnstoff; ein »kalorienfreier« synthet. Süßstoff; wirkt in höheren Mengen hämolytisch, im Tierversuch kanzerogen (unterliegt dem Süßstoffgesetz). E dulcin, p-ethoxyphenylurea.

**Dulcit:** *Biochemie* ▶ Galaktit. E dulcitol.

**dUMP:** Abk. für **D**esoxy**u**ridin**m**ono**p**hosphat. E deoxyuridine monophosphate.

**Dumping|syndrom** *(engl. dump = »hinplumpsen«, entleeren, anhäufen):* ein ▶ Postgastrektomiesyndrom nach Magen-(Ösophagus-)Darmanastomose mit Magen-Darm-Kreislauf-Symptomatik, die sich mehr oder minder bald nach Nahrungsaufnahme manifestiert. ***Einteilung:*** Unterschieden werden das **Frühdumping**, verursacht durch rasche Entleerung des Speisebreis in den proximalen Dünndarm, Auftreten sofort bis innerhalb 1 Std. postprandial, und das **Spätdumping**, verursacht durch rasche Kohlenhydratresorption mit nachfolgender Hyperglykämie u. gegenregulatorischer Hypoglykämie, Auftreten 1–3 Std. postprandial. ***Klinik:*** Völlegefühl, Oberbauchschmerzen, Stuhldrang u. gesteigerte Darmperistaltik, Hypoglykämie, Schwächezustand, Gesichtsblässe, Tachykardie, Blutdruckanstieg. ***Ther.:*** konservativ durch diätetische Umstellung, operativ z. B. durch Umwandlungsoperation von ▶ BILLROTH II in BILLROTH I oder Dünndarmzwischenschaltung.

**Dunbar-Syndrom:** Darmischämie infolge Kompression des ▶ Truncus coeliacus durch den Zwerchfellansatzteil.

**Duncan-Mechanismus** (JAMES MATTHEW D., 1826–1890, Frauenarzt, Edinburgh, London): *Geburtshilfe* »exzentrischer Lösungsmodus« der am Tubenwinkel haftenden Plazenta. Die Plazentalösung beginnt am unteren Pol, der zuerst in die Scheide geboren wird, so dass die Lösungsblutung frühzeitig von außen sichtbar wird (»dirty DUNCAN«). – Ein anderer Modus ist der Mechanismus mit Lösungsbeginn am Oberrand (s. a. ▶ SCHULTZE-Modus). E Duncan's mechanism.

**Dunkel|adap(ta)tion:** s. u. ▶ Adaptation des Auges. E dark adaptation.

**Dunkel|feld|mikroskopie:** Auf- oder Durchlichtmikroskopie, bei der durch eine spezielle Beleuchtung (z. B. mittels Dunkelfeldkondensor) nur die vom Objekt gebeugten Lichtstrahlen in das Objektiv fallen, wodurch die Objekte hell vor dunklem Hintergrund erscheinen. Geeignet für kleine Objekte im nativen, feuchten Deckglaspräparat, bes. zum Treponema-pallidum-Nachweis. E dark-field microscopy.

**Dunkel|nystagmus:** Pendelnystagmus bei Kleinkindern, die in dunklen Wohnungen vernachlässigt aufwachsen; führt zu Kopfwackeln (▶ Spasmus nutans). – Ferner das ▶ Augenzittern der Bergleute. E darkness tremor, miner's nystagmus.

**Dunkel|probe (Seidel):** ▶ Glaukom-Provokation durch 1-stündigen Aufenthalt im Dunkelraum; die durch Pupillenerweiterung bedingte Verdickung der Irisperipherie bewirkt Einengung des Kammerwinkels, Behinderung des Kammerwasserabflusses u. Steigerung des Augenbinnendrucks (Anstieg > 10 mmHg gilt als pathologisch). E darkroom test.

**Dunlap(-Rieth-Hopkins)-Methode:** (1950) auf eine Wachstumshemmung (i. S. des HUETER-VOLKMANN-Gesetzes) abzielende konvexseitige operative Verklammerung mehrerer Wirbelkörper bei der Adoleszentenkyphose. E Dunlap's kyphosis correction.

**Dunst|bad:** die Anw. von Wasserdunst oder von Quellgasen einer Mineralquelle als Heilmittel. E vapor bath.

**duo|denal,** duodenalis: den Zwölffingerdarm (▶ Duodenum) betreffend; s. a. ▶ Duodenal... E duodenal.

**Duo|denal|atresie:** durch ▶ Aplasie bedingte Undurchgängigkeit (▶ Atresie) des Zwölffingerdarms; zumeist abschnittsbegrenzt (klappen- oder membranförmig) oder seltener total (strangförmig). Auftreten rel. häufig bei Frühgeburten u. DOWN-Syndrom u. kombiniert mit weiteren Fehlbildungen. ***Klinik:*** (s. a. ▶ Dünndarmatresie) Ausweitung des Magens u. des oberen Duodenums, eingefallener Unterbauch u. fehlende Peristaltikgeräusche, »Erbrechen im Strahl« nach der Nahrungsaufnahme (meist schon am 1. Tag auftretend, wobei das Erbrochene gallehaltig oder gallefrei = »weiß« ist, je nach Lage der Atresie unter- oder oberhalb der Papilla duodeni). Mekoniumabgang ist häufig vorhanden; ferner weitere Zeichen des ▶ Duodenalileus. ***Diagn.:*** röntgenol. Doppelspiegel im Oberbauch; negativer ▶ FARBER-Test. ***Ther.:*** Duodenoduodenostomie, Duodenojejunostomie nach Resektion des entsprech. Darmabschnittes. E duodenal atresia.

**Duodenal|divertikel:** ein – meist konkavseitiges – ▶ Divertikel des Zwölffingerdarms; ist oft asymptomatisch; oder aber es bestehen in den Rücken ausstrahlende Schmerzen des Oberbauchs oder im Nabelgebiet ein sog. Pankreaslinksschmerz sowie Aufstoßen. Ist u. U. von ▶ Divertikulitis (u. deren Komplikationen) gefolgt. E duodenal diverticulum.

**Duodenal|fistel:** innere oder äußere ▶Darmfistel mit Ursprung im Zwölffingerdarm; u.a. bei Geschwürs-, Tumordurchbruch bzw. infolge postoperativer Nahtinsuffizienz am Duodenalstumpf; ferner als operative D., z.B. als Katheterfistel an einem nicht verschließbaren Duodenalstumpf anlässlich einer Magenresektion (▶Duodenostomie). – Die pathologische innere D. z.B. als Gallenwegsfistel (evtl. symptomarm, larviert; meist aber mit Dyspepsie, Refluxcholangitis, Diarrhöen, evtl. Ikterus) oder als Kolon-, Nierenfistel; ferner als nicht drainierende F., d.h. mit Darminhaltsentleerung in die Peritonealhöhle (stets mit Schock, Peritonitis, »akutem Bauch«). – Das Sekret äußerer Fisteln ist alkalisch riechend u. gallig. Unbehandelt führt die D. rasch zu Inanition, Exsikkose, Anurie. – Nachweis erfolgt durch Darstellung mittels Röntgenkontrastmittel, aber auch durch orale Farbstoffgabe. E duodenal fistula.

**Duodenal|geschwür:** ▶Ulcus duodeni. E duodenal ulcer.

**Duodenal|ileus:** Darmverschluss (▶Ileus) mit Passagestörung im Zwölffingerdarm, z.B. bei ▶Duodenalatresie, ▶Duodenalstenose, arteriomesenterialem Darmverschluss, primärem Megaduodenum. Als mechanischer Ileus typisch mit explosionsartigem Erbrechen (das Erbrochene ist bei suprapapillärem Verschluss [sog. Magenileus] ein gallefreier weißer, saurer Schleim, bei infrapapillärem Verschluss profus gallig). Führt infolge der Wasser-, Elektrolyt- u. Enzymverluste schnell zu allgemeiner Austrocknung (▶Exsikkose) u. Verfall (▶Inanition, ▶Kachexie), chloropriver Azotämie (später Alkalose). E duodenal ileus.

**duo|denalis** *(latein.):* ▶duodenal.

**Duo|denal|karzinom:** Karzinom des Zwölffingerdarms (s.a. ▶Darmkarzinom); selten als Primärtumor (meist ein ▶Adenokarzinom). Typisch mit Symptomen der ▶Duodenalstenose u. mit rasch eintretender Kachexie. E duodenal cancer.

**Duodenal|mobilisierung:** die Isolierung des Zwölffingerdarms aus seiner physiologischen Fixierung an der Bauchwand, z.B. bei Duodenotomie, Duodenalresektion oder -anastomosierung. E mobilization of duodenum.

**Duodenal|papille:** ▶Papilla duodeni.

**Duodenalperforation:** Durchbruch des Zwölffingerdarms, meist als Komplikation eines Geschwürs (Ulcus duodeni), sehr selten auch bei Karzinom des Zwölffingerdarms; zunächst stechende Schmerzen im Oberbauch, zunehmende Zeichen des akuten Abdomens als Ausdruck einer Peritonitis.

**Duodenal|reflex:** *Physiologie* die über den Nervus vagus erfolgende Hemmung der Magenperistaltik als Folge der Aufdehnung des Zwölffingerdarms durch den Speisebrei u. wahrscheinlich auch durch die im Speisebrei (▶Chymus) enthaltene Salzsäure u. Produkte der Eiweißverdauung; s.a. ▶Enterogastron. E enterogastric reflex.

**Duodenal|saft:** der von den Drüsen des Zwölffingerdarms (▶Glandulae duodenales) nach Anregung durch örtliche Säuerung, mechanische Reize u. Sekretin u. unter Kontrolle des Nervus vagus produzierte Verdauungssaft (eine natrium-, bicarbonat- u. muzinreiche, Di- u. Aminopeptidasen enthaltende Flüssigkeit). – I.w.S. der im Zwölffingerdarm entstehende Mischsaft aus diesem Sekret u. aus Magensaft, Bauchspeichel u. Galle. Das pH liegt bei 5,9–6,6. Gewinnung zu diagnostischen Zwecken erfolgt durch ▶Duodenalsonde. E duodenal juice.

**Duodenal|sonde,** D-Sonde: langer, dünner, graduierter Schlauch aus Gummi oder flexiblem Kunststoff zur Einführung in den Zwölffingerdarm. Zahlreiche Modelle, z.B. nach ▶Einhorn (mit perforierter Metallolive) u. ▶Ganter. Nach durch Mund oder Nase erfolgter Einführung in den Magen (bis zur Marke 50–60 cm) erfolgt das weitere Vorschieben bei Beckenhoch- u. Rechtsseitenlage des Probanden (bis zur Marke 70–80 cm). Dient v.a. zur Gewinnung von ▶Duodenalsaft, A-, B- u. C-Galle, Biopsiematerial (Spezialsonden, z.B. nach Henning, Mahlo) sowie für ther. Galleabsaugung, Medikamentenzufuhr etc. E duodenal tube.

**Duodenal|stenose:** Einengung der Lichtung des Zwölffingerdarms (hohe ▶Darmstenose), bedingt durch Druckwirkung von außen (z.B. durch einen Tumor, Pancreas anulare, Verwachsungen) oder durch Verlegung von innen her (Obturation). Führt zu – evtl. chronisch intermittierendem – ▶Duodenalileus, Magendehnung (Gastrektasie). E duodenal stenosis. – **D., angeborene:** Minderform der D., meist durch Membran, die operativ gesprengt werden kann.

D

**Duodenal|stumpf:** das nach Magenresektion Typ ▶»Billroth II« oder nach »Resektion zur Ausschaltung« (▶Finsterer-Drüner-Operation) aus seiner Verbindung mit dem Magen gelöste obere Ende des Zwölffingerdarms, i.e.S. das auch typisch verschlossene Ende (Nahtinsuffizienz führt zu ▶Duodenalfistel). E duodenal stump.

**Duodenal|verschluss:** *Chirurgie* Nahtversorgung des ▶Duodenalstumpfes; s.a. ▶arteriomesenterialer Duodenalverschluss. E duodenorrhaphy.

**Duoden|ektomie:** die teilweise bis subtotale Entfernung des Zwölffingerdarms, z.B. bei ▶Duodenopankreatektomie. E duodenectomy.

**Duo|denitis:** akute oder chronische Entzündung der Schleimhaut des Duodenums, evtl. aber auch seiner tieferen Schichten; oft mit Beteiligung der Gallenwege u. des Ausführungsgangs der Bauchspeicheldrüse (mit Schwellung der Papilla duodeni, u.U. auch mit Stauungsikterus [▶Duodenoenterocholangitis]). Besonders schwer als phlegmonöse D. mit Nekrosen u. Gefahr der Perforation (▶Duodenalfistel). E duodenitis.

**Duodeno|entero|chol|angitis:** ▶Cholangitis infolge einer zu Papillenschwellung u. zu Gallerückstau führenden ▶Duodenitis mit nachfolgender Infektion der Gallenwege; oder deszendierende, hämato-/lymphogene Cholangitis mit sekundärer Duodenitis. E duodeno(entero)cholangitis.

**Duodeno|entero|stomie:** Anastomose(nbildung) zwischen Zwölffingerdarm u. tieferen Dünndarmabschnitten; ▶Duodenojejunostomie. E duodenoenterostomy.

**duodeno|gastraler Reflux:** s.u. ▶Reflux. E enterogastric reflux.

**Duodeno|graphie:** Kontrastmitteldarstellung des Zwölffingerdarms (Abb.) im Rahmen der ▶»Magen-Darm-Passage«; evtl. als gezielte »Duodenalserie« (Serienaufnahmen des Zwölffingerdarms). E duodenography. – **D., hypo|tone:** D. nach dem ▶Doppelkontrastverfahren, ausgeführt nach primärer medikamentöser Darmerschlaffung durch Verabfolgung von »Bariummilch« u. Einbringen von 150 ml Luft in das Duodenum. E hypotonic d.

**Duodeno|jejuno|skopie:** s.u. ▶Duodenoskopie.

**Duodeno|jejuno|stomie:** operative Vereinigung (Anastomosierung) des Zwölffingerdarms mit dem Jejunum zur Versorgung eines nach Magenresektion nicht verschließbaren Duodenalstumpfes oder zwecks Umwandlung einer äußeren in eine innere ▶Duodenalfistel; ferner als palliative, supra- oder infrapapilläre (= obere bzw. untere) Umgehungsanastomose. E duodenojejunostomy.

**Duodeno|pan|kreat|ek|tomie:** die unter Durchtrennung des Ductus choledochus erfolgende »En-bloc-Resektion« des Magenantrums (evtl. als subtotale Magenresektion), Duodenums u. des Pankreaskopfteils als Radikaloperation v.a. eines Karzinoms des Zwölffingerdarms oder der Bauchspeicheldrüse. Die Wiederherstellung der Sekretpassage (▶Duodenalsaft) u. der Speisebrei- = Ingestpassage erfolgt durch Mehrfachanastomosierung, d.h. durch Gastro-, Pankreato- u. Choledocho- bzw. Cholezystojejunostomie. Typisch z.B. nach Cattel, Child, Whipple. E duodenopancreatectomy.

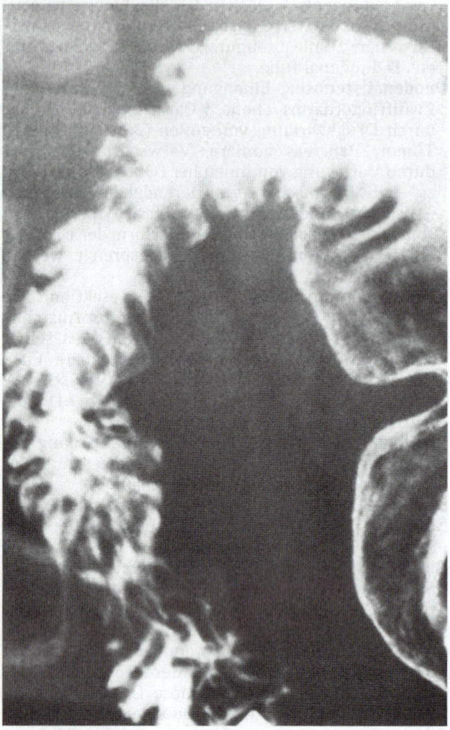

**Duodenographie.** [541]

**Duodeno|skopie:** Untersuchung des Zwölffingerdarms (u. des oberen Jejunums = Duodenojejunoskopie) mittels eines flexiblen ▸Endoskops (Faseroptik-Instrument); evtl. kombiniert mit einer retrograden endoskopischen ▸Cholangiographie (u. Pankreatikographie) oder mit einer ▸Papillotomie (z.B. zur Steinentfernung aus dem Bereich der ▸Papilla duodeni). E duodenoscopy.

**Duodeno|stomie:** die operative Anlage einer äußeren ▸Duodenalfistel. E duodenostomy.

**Duodeno|tomie:** die operative Eröffnung des Zwölffingerdarms. E duodenotomy.

**Duo|denum,** Zwölffingerdarm: etwa 30 cm langer Anfangsteil des Dünndarms (Intestinum tenue). Verläuft hufeisenförmig, folgt auf den Magen (Pylorus); ist überwiegend retroperitoneal gelegen u. fixiert. Im D. werden ein oberer horizontaler, absteigender, unterer horizontaler u. ein aufsteigender Teil unterschieden (Letzterer vom »Mesenterialstiel« gekreuzt) sowie 2 Knieteile (Flexura duodeni superior u. inferior). Er geht an der Flexura duodenojejunalis in den Leerdarm (▸Jejunum) über. Ist mit ▸Duodenalsaft absondernden BRUNNER-Drüsen (▸Glandulae duodenales; s. Abb) ausgestattet, nimmt (meist an der ▸Papilla duodeni major) die Ausführungsgänge seiner Anhangsdrüsen (Leber u. Bauchspeicheldrüse) auf. Das D. besitzt grundsätzlich den gleichen Wandbau wie andere Dünndarmabschnitte. Besitzt ferner LIEBERKÜHN-Drüsen u. KERCKRING-Falten (Plicae circulares; fehlen im Bulbus). Im Unterschied zum Jejunum sind die Plicae circulares besonders im oberen Abschnitt kleiner. E duodenum. – **D. liberum:** ein D. mit angeborenem Fortbestehen eines freien Mesenteriums. – **D. mobile:** ein abnorm bewegliches D., z.B. infolge ▸Malrotation, bei ▸Enteroptose. E mobile d.

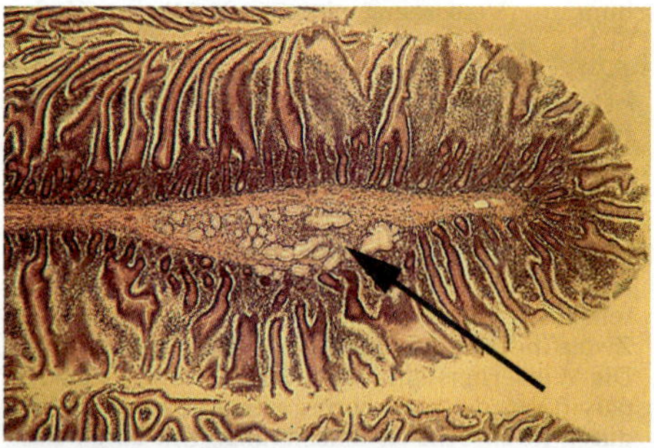

**Duodenum:** histologischer Schnitt, HE-Färbung; KERCKRING-Falte (Mucosa u. Submucosa) mit BRUNNER-Drüsen (Pfeil). [422]

**Duodenum|mobilisierung:** *Chirurgie* ▸Duodenalmobilisierung. E mobilization of the duodenum.

**Duo|krinin:** ein bei Magensäureeinwirkung auf die Schleimhaut des Zwölffingerdarms gebildetes u. dessen BRUNNER-Drüsen zur Sekretion anregendes »Darmhormon«. E duocrinin.

**Duplay** (ÉMANUEL S. D., 1836–1924, Chirurg, Paris). – **D.-Bursitis:** ▸Bursitis der Bursa subdeltoidea. – **D.-Krankheit,** Schultersteife: ▸Periarthritis humeroscapularis. E Duplay's disease. – **D.-Spekulum:** zweiteiliges, trichterförm., mittels Stellschraube spreizbares ▸Nasenspekulum.

**Duplet:** s.u. ▸Multiplet.

**du|plex** *(latein.):* doppelt. E double.

**Duplex®-Dosimeter:** *Radiologie* ▸Dosimeter mit Dosisleistungsanzeige. Es basiert auf dem Ionisationsprinzip u. ist mit einer Elektronenröhre ausgestattet.

**Duplex-Sonographie:** Abbildung des Herzens und des darin bewegten Blutes oder von Blutgefäßen (z.B. Nierengefäße) mittels Ultraschall-Echoimpulsverfahren (B-Bild; s.a ▸Ultraschalldiagnostik) mit gleichzeitiger Messung der Strömungsgeschwindigkeit des Blutes mittels ▸Ultraschall-DOPPLER-Methode. S.a. Abb. E duplex sonography.

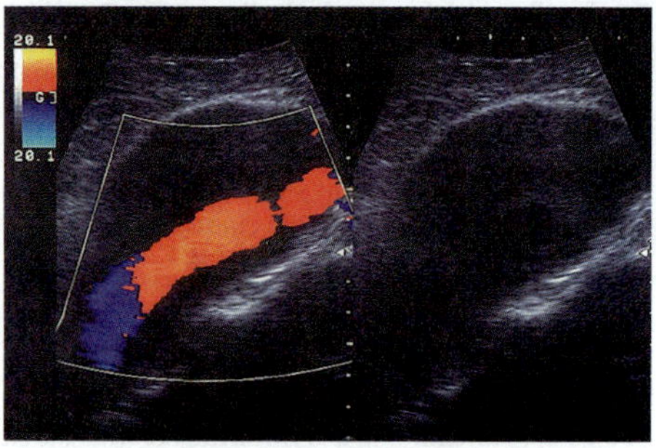

**Duplex-Sonographie:** farbcodierte Form der Duplex-Sonographie. Darstellung des Blutflusses in der Aorta abdominalis bei großem Bauchaortenaneurysma mit ausgedehntem thrombosiertem Randsaum. [499]

**du|plicatus** *(latein.):* doppelt, verdoppelt.

**Du|plicitas:** ▸Doppelfehlbildung. E duplicitas.

**Du|plikation,** Verdopplung: *Genetik* ▸Genduplikation. E duplication.

**Duplikatur:** »Verdoppelung«, *anat* z.B. des Peritoneums im Bereich der Mesenterien; *patho* Doppelbildung innerer Organe (s.a. ▸Doppelfehlbildung); *chir* ▸Doppelung. E duplication.

**Duplizitäts|theorie:** *Ophthalmologie* Die Zapfen u. Stäbchen der Netzhaut sind 2 funktionell unterschiedliche Typen von Rezeptoren: Erstere für das Sehen bei größeren Leuchtdichten (Tages- u. ▸Farbensehen), Letztere für das ▸Dämmerungssehen. E theory of retinal rods and cones.

**Dupuy-Dutemps** (LOUIS D.-D., 1871–1946, Augenarzt, Paris). – **D.-D.-Operation:** Entfernung des Augapfels (Enukleation) mit anschließendem Einnähen einer Paraffinkugel in die TENON-Kapsel zur Verbesserung des Halts einer Augenprothese. E Dupuy-Dutemps operation. – **D.-D.-Zeichen:** ▸CESTAN-Zeichen (1). **E** Cestan's sign.

**Dupuytren** (GUILLAUME D., 1777–1835, Chirurg, Paris). – **D.-Krankheit:** fortschreitende, häufig beidseitige Beugekontraktur eines oder mehrerer Finger (D.-Finger) v.a. der Ellenseite durch Schrumpfung der hypertrophierten Palmaraponeurose (D.-Faszie) einschließlich der Sehnenscheiden u. der Haut, kombiniert mit Faszienwucherung zwischen Beugesehnen u. an den Gefäßnervenbündeln. Evtl. kombiniert mit ▸BOUCHARD-Knoten, Induratio penis plastica oder seltener mit gleichartigem Prozess der Sohlenaponeurose. Autosomal-dominante Vererbung mit herabgesetzter Penetranz und variabler Expressivität wird vermutet. Die Fingerversteifung (mit Beugestellung im Grund- u. Mittelgelenk; später auch Streckstellung im Endgelenk) führt evtl. zu Subluxation der Finger im Mittelgelenk. ***Einteilung*** in Schweregrade je nach Streckdefiziten. N: kein Streckdefizit, nur Knoten oder Strang in der Hohlhand; I: Streckdefizit 0–45°; II: 45–90°; III: 90–135°; IV: > 135°. Die Schweregrade II–IV werden auch als **Dupuytren-Kontraktur** bezeichnet. **E** Dupuytren's disease. – **D.-Verbrennungsgrade:** Schweregrade der ▸Verbrennung. I = Rötung (Erythem; als Schaden bei Temp. um 60°); II = Blasenbildung (Vesikation; bis 70°); III = Zerstörung der ▸Cutis unter Erhaltung der Papillen (bis 100°); IV = Zerstörung bis in das Unterhautgewebe reichend (ab 100°); V = Muskelverschorfung; VI = Verkohlung bis auf die Knochen (Combustio escharotica). **E** D.'s classification of burns.

**Dura:** Kurzbezeichnung der ▸Dura mater. **E** dura.

**Dura|drainage:** Ableitung des Liquor cerebrospinalis bei kommunizierendem ▸Hydrocephalus durch indirekte (über den Drain) Anastomosierung des Durasackes mit Bauch- oder Pleurahöhle, Ureter etc. **E** subdural drainage.

**Dura|hämatom:** *Pathologie* das epi- bzw. subdurale ▸Hämatom; s.a. ▸Pachymeningitis haemorrhagica. **E** epidural/subdural hematoma.

**dural(is)** *(latein.):* die Dura mater betreffend. **E** dural.

**Dura|lyse:** operative Ablösung der Dura bzw. die Lösung von Dura-Verwachsungssträngen bei der ▸Laminektomie. **E** lysis of dura.

**Dura mater:** die äußere, straffe Hüllhaut des Zentralnervensystems (s.a. ▸Meningen), bestehend aus kollagenem Bindegewebe u. einer niedrigen inneren, einschichtigen Epithelschicht; sie ist von der ▸Arachnoidea durch das Cavum subdurale (Subduralraum) getrennt. **E** dura (mater). – **D. m. cranialis,** Pachymeninx: die »harte Hirnhaut«; ihre gefäßführende äußere Schicht ist als Periost der Schädelknochen der Schädelinnenfläche bis ins Schulalter überall fest verhaftet (später aber nur an der Hirnbasis), im Bereich der venösen Sinus u. Duraduplikaturen, der Gefäß- u. Nervenaustrittsstellen; ihre innere Schicht (mit Vasomotoren u. sensiblen Nervenendigungen) dringt unter Verdoppelung (»Duraduplikaturen«; ▸Falx cerebri, Falx u. ▸Tentorium cerebelli) zwischen die Großhirnhälften bzw. zwischen Groß- u. Kleinhirn vor; bildet als Diaphragma sellae das Dach der Hypophysentasche u. beteiligt sich an der Bildung einer Tasche für das Ganglion trigeminale u. der Wand der venösen Hirnblutleiter (▸Sinus durae matris). **E** cranial d., cephalic d., cerebral d. – **D. m. spinalis:** die harte Rückenmarkshaut als Fortsetzung der D. m. cerebri ab dem großen Hinterhauptsloch. Ihre äußere Schicht (Stratum periostale) bildet das Periost im Bereich des Wirbelkanals u. ist an die Bandscheiben fixiert; das innere Blatt ist vom äußeren durch den Periduralraum getrennt, aber durch Binde- u. Fettgewebe, Venenplexus mit ihm verbunden; es umgibt als D. m. spin. i.e.S. – einen im Wirbelkanal hängenden Sack bildend – das Rückenmark einschließlich dessen Filum terminale u. der ▸Cauda equina. Der »Durasack« ist ab dem Segment $S_2$ mit dem Filum fest verwachsen u. strahlt in das Steißbeinperiost ein. **E** spinal d. m.

**Durand** (1) JOSEPH D., Hautarzt, Lyon; 2) P. D., franz. Arzt, Tunis). – **D.-Holzel-Syndrom** (P. D.): (1959) angeborenes ▸Lactasemangel-Syndrom. **E** alactasia. – **D.(-Nicolas-Favre)-Krankheit** (JOSEPH D.): ▸Lymphopathia venerea. **E** Durand-Nicolas-Favre disease. – **D.-Vakzine** (P. D.): **1)** Streptobazillen-Vakzine für die Diagnostik u. Behandlung des ▸Ulcus molle. **E** Durand's vaccine. **2) D.-Giroud-Vakzine:** Fleckfieber-Impfstoff mit Formalin-inaktivierten Kultur-Rickettsien. **E** spotted fever vaccine (D.-Giraud).

**Dura|plastik:** liquordichter, spannungsfreier Verschluss einer Duralücke; z.B. mittels eines gestielten Temporalfaszien-, Galealappens, bei großem Defekt mittels freien Transplantats (Fascia lata, Amnionhaut, Peritoneum, lyophilisierte Dura oder aber Polyäthylenfolie). **E** duraplasty.

**Dura|scheide:** **1)** die Durahülle um die hintere Spinalnervenwurzel ab dem Eintritt in das Foramen intervertebrale u. mit Fortsetzung auf den peripheren Teil des Spinalnervs (s.a. ▸Perineurium). **E** dural sheath. **2)** ▸Vagina externa nervi optici. **E** external sheath of optic nerve.

**Durch|blutung:** die natürliche Durchströmung eines Körperabschnitts mit Blut als Leistung des Herz-Kreislauf-Systems. Die D. kann für einzelne Organe stark schwanken u. erfolgt in Anpassung an den örtlichen Blutbedarf u. an die Kreislauf-Gesamtsituation. Relativ konstant bleibt die D. in Organen wie Gehirn u. Nieren durch spezielle Regulationsmechanismen (s.a. ▸Schock, ▸Zentralisation). Die D. ist prinzipiell abhängig von der arteriovenösen Druckdifferenz (P) u. dem Strömungswiderstand (W): $I = {}^{P}/_{W}$. Sie wird gesteuert durch den Basistonus der arteriellen Gefäße, die örtliche Gewebstemperatur, chemische Substanzen (Acetylcholin, Adrenalin, örtlich anfallende Stoffwechselprodukte wie Lactate, Carbonate, Adenosinverbindungen; ferner Histamin), durch Änderungen des $O_2$-Partialdruckes im Blut u. durch die Gefäßnerven. S.a. ▸Druck, intravasaler. **E** blood flow, blood supply, perfusion.

**durchblutungsfördernde Mittel:** Wirkstoffe, die lokal u./oder systemisch angewandt werden, um die Durchblutung in Geweben, Körperteilen oder Organen zu erhöhen. ***Wirkst.:*** v.a. ▸Vasoadilatanzien, außerdem zur syst. Ther. Ginkgopräparate, als Externa (Hyperämika) Bienengift, Cayennepfeffer u. Salicylsäureabkömmlinge.

**Durch|blutungs|störung:** krankhaft veränderte (i.e.S. verminderte) ▸Durchblutung von Teilen des Gefäßsystems. Führt meist zu Funktionsstörungen der betroffenen Organe (s.a. ▸Ischämie). Die Symptome sind abhängig von der Art des Gefäßes (Arterien, Arteriolen, Kapillaren, Venen), von der Körperregion, vom Ausmaß u. von den Kompensationsmöglichkeiten der Störung. **E** circulatory disorder. – **D., kardiale, koronare D.:** ▸Koronarinsuffizienz. **E** coronary insufficiency. – **D., periphere arterielle:** die periphere arterielle ▸Verschlusskrankheit; – i.w.S. auch die peripheren funktionellen Gefäßstörungen (Tab.). **E** peripheral circulatory insufficiency. – **D., zerebrale,** zerebrovaskuläre Insuffizienz: zusammenfassender Begriff für Störungen der zerebralen Zirkulation durch Gefäßläsionen (Stenosen, Obliterationen, Gefäßschlängelungen) im Bereich der vier hirnzuführenden Gefäße (▸Aortenbogensyndrom) oder der zerebralen Gefäße. ***Ätiol.:*** Wichtigste Grundlage für die Entwicklung einer z. D. sind arteriosklerotische Gefäßveränderungen u. Hypertonie. Häufigste Hirndurchblutungsstörungen durch Verschluss der großen Gefäße im Bereich der Arteria carotis interna (25 %); mehr oder weniger typische Syndrome in Abhängigkeit vom Gefäßversorgungsgebiet, z.B. Arteria carotis oder vertebralis, aber auch deren Äste wie Arteria cerebri anterior und media. Normalerweise liegt eine konstant hohe Durchblutung des Gehirns vor, die durch zahlreiche äußere u. innere Anastomosen u. Kollateralverbindungen sowie Autoregulation gesichert ist. Die zerebralen Arterien selbst

| funktionelle (vasomotorische) Gefäßstörungen |
|---|
| 1. vasokonstriktorisch: z. B. primäres u. sekundäres vasospastisches Syndrom (RAYNAUD-Krankheit), Digitus mortuus, Akrozyanose, Ergotismus<br>2. vasodilatatorisch: z. B. Erythromelalgie |
| **obliterierende Gefäßkrankheiten (»Verschlusskrankheiten«)** |
| 1. arteriell: Arteriosklerose, diabetische Angiopathie, entzündliche Gefäßkrankheiten (Arteriitis, Endangiitis), Thrombosen, Embolien<br>a) im Extremitätenbereich: periphere arterielle Verschlusskrankheit<br>b) viszeral (z. B. Karotisverschluss, koronare Herzkrankheit, Nierenarterienstenose, Verschlüsse größerer Aortenäste)<br>2. venös: tiefe Venenthrombose, Thrombophlebitis, Phlebitis |
| **Mikrozirkulationsstörungen** |
| 1. gefäßbedingt<br>2. durch verminderte Blutfließfähigkeit (s. a. ▸Hämorrheologie) |
| **sonstige Formen** |
| Gefäßfehlbildungen, Kompression (z. B. durch Tumoren), traumatische Gefäßschäden |
| **Mischformen** |

**Durchblutungsstörungen:** die wichtigsten Ursachen.

sind funktionelle Endarterien. Eine Mangeldurchblutung des Gehirns ist über eine Störung der Sauerstoff- u. Substratzufuhr eng an eine Beeinträchtigung des Hirnstoffwechsels u. damit eine Hirnfunktionsstörung gekoppelt; sie führt entweder zu reversiblen fokalen neurologischen Symptomen oder zu morphologischen Parenchymnekrosen in Form eines kompletten Infarkts. ***Klinik:*** Zu unterscheiden sind akute (primär neurologische Störung) und chronische (primär psychische Störung) Verlaufsformen der Durchblutungsstörung. Die klinische Symptomatik kann in Abhängigkeit vom Schweregrad der Ischämie in vier verschiedene, bezüglich Therapie und Prognose relevante Stadien unterschieden werden (s. Tab.). E cerebrovascular insufficiency.

| | |
|---|---|
| **A** | **Multiinfarktdemenz oder zerebrovaskuläre Insuffizienz** |
| **B** | **zerebraler Insult** |
| | a) ischämischer Insult |
| | 1. Thrombose |
| | 2. Hirnembolie |
| | 3. entzündliche Gefäßprozesse |
| | 4. Gefäßfehl- u. -neubildungen |
| | 5. Gefäßspasmen nach Subarachnoidalblutung (SAB) |
| | b) Hirnblutung |
| | 1. hypertonische Massenblutung |
| | 2. »spontane« Hirnblutung |
| | 3. Aneurysma- u. Angiomblutungen (SAB) |
| | 4. Blutungen anderer Ursachen |
| **C** | **Hirnnerven- u. Sinusthrombosen** |
| | a) blande Thrombosen |
| | b) entzündliche Thrombosen |

**Durchblutungsstörungen, zerebrale:** Pathophysiologie. [390]

| Schweregrad | Klinische Symptomatik |
|---|---|
| **Stadium I** | asymptomatisch |
| **Stadium II** transitorische ischämische Attacke (TIA) | Symptomatik (z. B. Aphasie, Hemiparese, homonyme Hemianopsie, Apraxie) bildet sich innerhalb von 24 Stunden vollständig zurück; keine morphologischen Veränderungen |
| **Stadium IIb** prolongiertes reversibles ischämisches neurologisches Defizit (PRIND) | Symptomatik bildet sich langsam (> 24 Stunden), aber vollständig zurück |
| **Stadium III** progressiv fortschreitender Insult (progressive stroke, PS) | Symptomatik allmählich zunehmend oder Entwicklung eines ischämischen Insults; fehlende oder inkomplette Rückbildungstendenz der neurologischen Symptome |
| **Stadium IV** ischämischer Insult (completed stroke, CS) | Symptomatik mit sehr geringer Rückbildungstendenz; führt zum Tod oder zu chronischen neurologischen Defiziten |

**Durchblutungsstörungen, zerebrale:** Stadieneinteilung nach Schweregrad der Ischämie u. klinischer Symptomatik.

**Durch|bruch:** *Pathologie* ▸Perforation; *dent* s. u. ▸Dentition (»Zahn-D.«). E perforation.

**Durchbruch|blutung:** *Gynäkologie* uterine Blutung als Folge relativen Hormonmangels bei exogener Hormonzufuhr; z. B. bei Anw. von ▸Ovulationshemmern. S. a. ▸Abbruchblutung, ▸Follikelpersistenz. E breakthrough bleeding.

**Durchfall:** ▸Diarrhö. E diarrhea.

**Durch|fluss|hoch|druck:** Bluthochdruck (▸Hypertonie) infolge erhöhten Blutvolumenangebotes; z. B. im Lungenkreislauf (= pulmonale Hypertonie) als Folge eines erhöhten ▸Durchflussvolumens bei unverändertem Strömungswiderstand, z. B. bei einem ▸Ventrikelseptumdefekt mit großem Shuntvolumen (▸Links-rechts-Shunt). E circulatory hypertension.

**Durch|fluss|photometer:** s. u. ▸Durchflusszytometrie.

**Durch|fluss|volumen:** das eine bestimmte Strecke oder Öffnung eines Hohlsystems pro Zeiteinheit passierende Volumen, z. B. das ein definiertes Gefäß (s. a. ▸Farbstoffverdünnungsmethode) bzw. eine Herzklappe passierende Blutvolumen. E circulation volume.

**Durch|fluss|zyto|metrie:** kontinuierliche Messung zellulärer Parameter (Volumen, Fluoreszenz nach Fluorochromierung bzw. Immunfluoreszenz, Bestimmung des Chromatins, Absorption) von Einzelzellen einer Zellsuspension, die durch eine Messeinrichtung strömt (z. B. modifiziertes ▸Partikelzählgerät, Fluorimeter bzw. als »Durchflussphotometer«). Die Einzelimpulse werden in ▸Impulshöhenanalysatoren verarbeitet u. zu einer Verteilungskurve oder zu einem mehrdimensionalen Verteilungsbild zusammengesetzt (ermöglicht u. a. die Erstellung eines DNS-Histogramms, die Erkennung der Zelltypenverteilung u./oder von pathologischen Veränderungen, z. B. zur Identifikation verschiedener Subpopulationen eines Malignoms). E flow cytometry.

**Durch|flutung:** die ▸Hochfrequenztherapie im Kondensatorfeld.

**Durch|gangs|arzt,** D-Arzt: Chirurg oder Orthopäde, der aufgrund der Vorschriften der gesetzlichen Unfallversicherung von einer Berufsgenossenschaft bestellt ist zur Durchführung des sog. D-Arzt-Verfahrens (Kernstück der berufsgenossenschaftl. Heilbehandlung) bei allen ihn unmittelbar aufsuchenden oder ihm überwiesenen Unfallverletzten. Ihm obliegen im Rahmen dieses Verfahrens die Untersuchung u. Erstversorgung des Verletzten u. – falls erforderlich – die Weiterleitung zur stationären Behandlung bzw. an Ärzte anderer Fachrichtungen, ferner die schriftliche Fixierung der getroffenen Maßnahmen im »D-Arzt-Bericht«.

**Durch|gangs|kanal:** s.u. ▸Metarteriole. **E** thoroughfare channel.

**Durch|gangs|syn|drome:** unspezifische, körperlich begründbare ▸Psychosen (als affektive, amnestische, halluzinatorische u. paranoide Syndrome), die sich durch Rückbildung in Stunden bis wenigen Tagen u. durch Fehlen einer Bewusstseinsstörung auszeichnen. **E** symptomatic transitory psychotic syndromes.

**Durch|hang:** *Chirurgie* Schwebelage auf einem Gurt unter der Lendenwirbelsäule oder der Brustkorbvorderseite (**dorsaler** bzw. **ventraler D.**); z.B. bei der BÖHLER-Aufrichtungsbehandlung von Wirbelbrüchen. – S.a. ▸RAUCHFUSS-Schwebe. **E** postural reduction.

**Durch|leuchtung:** 1) ▸Röntgendurchleuchtung. **E** fluoroscopy, radioscopy. 2) ▸Diaphanoskopie. **E** diaphanoscopy, transillumination.

**Durch|licht|mikro|skopie:** Lichtmikroskopie, bei der die Strahlen der Lichtquelle vor Erreichen des Objektivs das Objekt durchdringen bzw. von ihm gebeugt werden (Hell- bzw. Dunkelfeldmikroskopie); s.a. ▸Auflichtmikroskopie. **E** transmission light microscopy.

**Durch|liegen:** ▸Dekubitus. **E** bedsore.

**Durch|messer:** ▸Diameter. **E** diameter. – **D. biparietaler,** Abk. BIP, Abk. BPD: ein wichtiger fetaler Parameter bei der intrauterinen ▸Kephalometrie. **E** biparietal d. – **D., schräger: 1)** *Geburtshilfe* Bezeichnung für die Lage des Fetus relativ zu den diagonalen Durchmessern des maternen Beckeneingangs. Man unterscheidet einen I. schrägen D. (»I. Schräger«) von einem II. schrägen D. (»II. Schräger«), wobei der »I. Schräge« von links vorn nach rechts hinten u. der »II. Schräge« von rechts vorn nach links hinten verläuft (Abb.). Die Einstellung des vorangehenden fetalen Teils (Pfeilnaht, Rima ani) bzw. des fetalen Körpers wird nach dem Durchmesser bezeichnet, mit dem er zur Deckung gebracht werden kann (z.B. Pfeilnaht im I. Schrägen). **2)** *Röntgenologie* Bezeichnung für die Stellung des Patienten zum Strahlengang: »1. schräger D.« (»Fechterstellung«) mit rechter Schulter vorn, »2. schräger D.« (sog. ▸Boxerstellung) mit linker Schulter vorn (am Bildschirm). **E** oblique diameter.

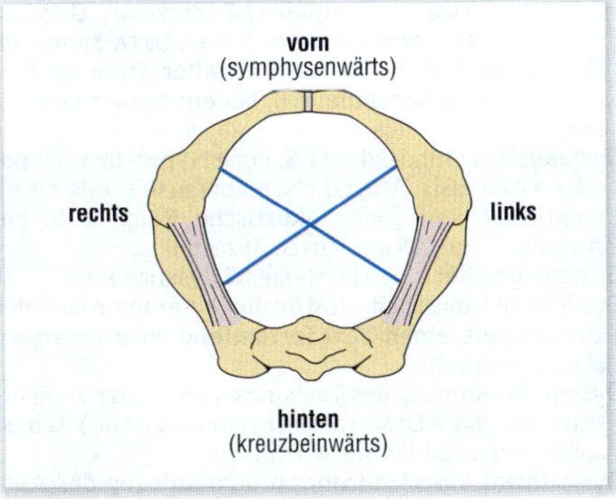


**Durchmesser, schräger.**

**Durchschlafmittel:** ▸Hypnotika mit verlängerter Wirkung; z.B. Phenobarbital, Flunitrazepam, Flurazepam, Nitrazepam. S.a. ▸Einschlafmittel. **E** long-lasting hypnotics.

**Durch|schneiden:** unter der Geburt das – auf das ▸Einschneiden folgende – Durchtreten (= Durchgepresstwerden ohne erneutes Zurücktreten) des vorangehenden Teils des Geburtsobjektes oder eines seiner nachfolgenden Abschnitte durch die Schamspalte (Bezugspunkt: deren hintere Umrandung); in der 1. Phase mit typischem Klaffen des Afters; s.a. ▸Durchtritts... **E** crowning, passage through introitus.

**Durch|seuchung:** die Verbreitung einer endemischen Infektionskrankheit in einer Bevölkerung mit der Folge, dass sowohl stumme Infektionen als auch abortiv oder manifest verlaufende Erkrankungen eine vorübergehende oder dauernde spezifische ▸Immunität zur Folge haben (»Durchseuchungsimmunität«). **E** endemic infection.

**Durch|spülung:** ▸Lavage, ▸Perfusion. **E** irrigation, lavage, perfusion.

**Durchstechungsligatur:** Unterbindung einer Gewebestruktur (z.B. Gefäß) mit gleichzeitiger Durchstechung (Knoten kann nicht abrutschen).

**Durch|stich|verfahren:** Gliedmaßenamputation mit Bildung eines Weichteildoppellappens durch Durchstechen des Weichteilmantels mittels Amputationsmesser dicht am Knochen u. nachfolgende Weichteildurchtrennung in Richtung Strecker- u. Beugerseite. **E** amputation by transfixion, soft tissue advancement flaps.

**Durch|strömungs|messer:** *Anästhesiologie* Durchflussmesser für Gase, Gasgemische; z.B. Rotameter; s.a. ▸Flowmeter. **E** flowmeter.

**Durch|tritts|blutung:** ▸Diapedeseblutung.

**Durch|tritts|ebene:** am Fetus die Ebene des engsten Berührungsgürtels zwischen dem »vorangehenden Teil« u. der Wand des Geburtskanals (»Durchtrittskanal«). Bei Kopflagen das ▸Planum suboccipitofrontale (bei Hinterhauptslage; optimal, mit 32 cm Kopfumfang), Pl. frontooccipitale (bei Vorderhauptslage), Pl. maxilloparietale (bei Stirnlage) oder tracheloparietale (bei Gesichtslage); bei Beckenendlagen der Hüftumfang (bei Fußlage Umfang nur etwa 24 cm; funktionell bes. ungünstig, da nur eine schlechte Abdichtung u. unzureichende Dehnung des ▸Weichteilschlauches erfolgen). **E** plane of passage.

**Durch|wanderungs|peritonitis:** Bauchfellentzündung (▸Peritonitis) infolge Erregereindringens durch eine Organwand in die freie Bauchhöhle, z.B. bei Pyosalpinx, Gallenblasenempyem, Appendizitis, Ileus. **E** migratory peritonitis.

**Durch|zug:** zwischen den Beinen liegendes, an einem bauchumfassenden Leibtuch befestigtes feuchtes Tuch; evtl. kombiniert mit einem Leibumschlag. **E** draw sheet.

**Durch|zugs|verfahren:** plastische Operationseingriffe unter Durchleitung eines Hohlorganstumpfes in den aboralen Stumpf desselben Organs oder in ein anderes Hohlorgan, u. zwar direkt durch die klaffende Stumpföffnung oder aber durch einen zuvor stumpf vorgebohrten Gewebetunnel. I.e.S. die »kontinenzerhaltende« Darmresektion im Sigma-Mastdarm-Bereich, wobei die Darmenden erst nach Ausleitung des oralen Darmendes durch den ausgestülpten (»eventrierten«) aboralen (= afternahen) Stumpf durch Nähte vereinigt werden, wonach die Rückverlagerung erfolgt (auch andere Techniken möglich; ▸DUHAMEL). **E** pull-through procedures.

**Duret(-Berner)-Blutung** (HENRI D., 1849–1921, Chirurg, Lille): Blutung in das Mittelhirn u. in den IV. Ventrikel bei gedeckter Kopfverletzung. **E** Duret's hemorrhage.

**Duritis:** ▸Pachymeningitis. **E** pachymeningitis.

**Duroziez** (PAUL L. D., 1826–1897, Arzt, Paris). – **D.-Doppelgeräusch:** *Kardiologie* durch leichten Stethoskopdruck auf die Schenkelarterie auslösbares u. hörbares Gefäßgeräusch mit einem kurzen, hochfrequenten systolischen Anteil (Pistolenschussphänomen) als Folge großer Pulsamplitude u. einem längeren diastolischen Anteil (durch Blutreflux, Strömungsbeschleunigung?). Typisch z.B. bei offenem ▸Ductus arteriosus Botalli, ▶Aortenklappeninsuffizienz. S.a. ▶TRAUBE-Doppelton. E Duroziez' (double) murmur. – **D.-Syndrom:** eine (fetale endokarditische?) ▶Mitralstenose mit Anämie, ▶Enteroptose, ▶Hämorrhoiden. E D.' disease.

**Durst:** das im Dienste der Wasserregulation auftretende, Flüssigkeitsaufnahme (Trinken) veranlassende komplexe Gemeingefühl (»Durstgefühl«). Wird ausgelöst durch Trockenheit im Rachenraum u. hirnwärts gerichtete Impulse über den IX. u. X. Hirnnerv sowie – als Trinkbedürfnis – von ▶Osmorezeptoren im Hypothalamus, die gleichzeitig auch die Ausschüttungen von ▶Vasopressin auslösen. E thirst.

**Durst|fieber,** Salzfieber: bei kalorienreicher, relativ oder absolut flüssigkeitsarmer Ernährung oder bei Körperwasserverlusten (▶Exsikkose, ▶Dehydration) auftretendes Fieber; v.a. beim Säugling u. als Symptom des Salzstauungssyndroms. E salt fever, thirst fever.

**Durst|versuch:** der »Konzentrationsversuch« als 2. Teil des ▶VOLHARD-Wasserversuchs. E concentration test.

**Durst|zentrum:** s.u. ▶Hypothalamus. E thirst center.

**durus** *(latein.)*: hart. E hard.

**Duverney(-Thieme)-Querbruch** (JOSEPH G. D., 1648–1730, Chirurg, Anatom, Avignon, Paris): ▶Beckenringbruch in Form des Querbruchs der Beckenschaufel ohne Hüftpfannenbeteiligung; bei Lage des Bruchspaltes unterhalb des vorderen oberen Darmbeinstachels gefolgt von einer kopfwärts gerichteten Verschiebung des oberen Fragmentes (führt zu scheinbarer Beinverlängerung); s.a. ▶Beckenfraktur, dort Abb. E Duverney's fracture.

**Dwarf...** *(engl.)*: ▶Zwerg...

**Dychno-Bunnell-Naht:** *Chirurgie* die Nahtvereinigung gleichkalibriger Sehnenstümpfe durch eine sich in bd. Stümpfen mehrfach kreuzende (Draht-) Naht, die nach Knotung (mit Fältelung der Sehne) weitgehend »versenkt« wird. S.a. ▶BUNNELL-Naht. E Dychno-Bunnell tenorraphy.

**Dydrogesteron:** synthetisches ▶Gestagen; ***Anw.*** bei Dysmenorrhö, Corpus-luteum-Insuffizienz u. Endometriose. Kein Ovulationshemmer!. E dydrogesterone.

**Dye-Exklusionsmethode:** s.u. ▶Tumorresistenz-Tests.

**Dye-Laser:** s.u. ▶photodynamische Therapie.

**Dyggve-Melchior-Clausen-Syndrom:** eine (autosomal-rezessiv erbliche?) meta-epiphysäre enchondrale ▶Dysostosis mit dysproportioniertem Minderwuchs, Platyspondylie, Beckenfehlbildung; kombiniert mit geistiger Retardierung. E Dyggve-Melchior-Clausen syndrome.

**Dyke-Davidoff-Masson-Syndrom:** reaktive asymmetrische Schädelknochenveränderungen nach Hirnverletzung u. -atrophie im frühen Kindesalter mit asymmetrisch erweiterten Nasennebenhöhlen. E Dyke-Davidoff-Masson syndrome.

**Dyke-Young-Syndrom:** (1938) makrozytäre hämolytische ▶Anämie mit verminderter osmotischer ▶Erythrozytenresistenz, leicht erhöhtem Färbeindex, Milzvergrößerung, gesteigerter Blutbildung (»hyperplastische« Erythropoese; mit megaloblastoiden Formen) u. Retikulozytose. Verlauf mit Remissionen u. Rezidiven. E Dyke-Young anemia.

**...dymus:** Suffix »Didymus« (= zusammenhängende Doppelbildung).

**dyn, Dyn:** *Physik* Einheit der Kraft (heute durch ▶Newton ersetzt). – $1\,\text{dyn} = 1\,\text{g} \cdot \text{cm} \cdot \text{sec}^{-2} = 10^{-5}\,\text{N}$. E dyne.

**Dynamik** *(griech. dynamis = bewegende Kraft)*: **1)** *Physik* ein Teilbereich der Mechanik, befasst mit dem Zusammenhang von Kraft u. Beschleunigung u. mit der mathemat. Analyse der Bewegungsgesetze. E dynamics. **2)** Schwung, Triebkraft; *psych* die Veränderung seelischer Verhaltensweisen unter dem Einfluss von Instinkten, Trieben, Strebungen etc. E psychodynamics.

**dynamisch:** eine bzw. die bewegende Kraft (▶Dynamik) betreffend (z.B. dyn. ▶Ileus), kraftvoll. E dynamic.

**dynamische Hüftschraube,** Abk. DHS: Schraube zur Stabilisierung von pertrochantären Schenkelhalsfrakturen, die nach dem Gleitlaschenprinzip konstruiert ist: Der Schraubenschaft kann im Plattenzylinder gleiten u. ermöglicht so durch das auf die Bruchstücke einwirkende Körpergewicht eine »dynamische« Kompression. Der Heilungsprozess wird beschleunigt.

**Dynamo|graphie:** die graphische Darstellung der Kontraktionskraft isolierter Muskel(gruppe)n. E dynamography.

**Dynamo|meter:** auf der Basis mechanischer Verformung funktionierender »Kraftmesser«, z.B. zum Messen der Kontraktionskraft einer Muskelgruppe; s.a. ▶Ophthalmodynamometer. E dynamometer.

**Dynein:** ein sog. Motorprotein, das wie ▶Kinesin für den intrazellulären Transport von Zellorganellen verantwortlich ist. D. besitzt einen Stielabschnitt, der an der Oberfläche von Membranen haften kann, u. einen Kopfabschnitt, der an ▶Mikrotubuli (dort Abb.) bindet u. unter Spaltung von ATP zyklische Konformationsänderungen durchführt. D. transportiert Organellen an das Minusende der Mikrotubuli. Auch Chromosomenfunktionen bei der Zellteilung werden durch D. gesteuert.

**Dyn|orphine:** eine Gruppe ▶opioider Peptide; ursprünglich in der Hypophyse u. im Hypothalamus nachgewiesen; beschrieben wurden bisher α-Neoendorphin, Dynorphin A (1–8) u. Dynorphin B; s.a. ▶Endorphine. E dynorphins.

**dys-** *(griech.)*: das Präfix »Störung«, »Fehlbildung«, »Fehlfunktion«, »krankhafte« (evtl. »schmerzhafte«) Erschwernis. Analog auch das Präfix »dis« (▶Dis...).

**Dys|äquilibrium(-Syndrom): 1)** eine autosomal-rezessiv erbliche, angeborene, nicht fortschreitende Form der zerebellaren ▶Ataxie. **2)** ▶Hämodialyse-Dysäquilibrium. E disequilibrium (syndrome).

**Dys|äs|thesie: 1)** schmerzhafte Missempfindung; u.a. als eine durch inadäquate Reize ausgelöste Wahrnehmung, v.a. als durch Berührungsreize ausgelöstes Zeichen gestörter Oberflächensensibilität (z.B. als »D. der Arme« das ▶WARTENBERG-Syndrom). – Wird oft synonym gebraucht mit ▶Parästhesie. – S.a. ▶Dysakusis, ▶Dysaphie, ▶Parageusie. E dysesthesia. – **D., para|kardiale:** ▶DA-COSTA-Syndrom. E pericardial d. **2)** das Erleben aller äußeren Eindrücke als unangenehm, z.B. bei endogener Depression.

**Dys|akusis:** Fehlhörigkeit i.S. der ▶Hyper- bzw. Hypo- oder ▶Anakusis. Auch die schmerzauslösende Überempfindlichkeit gegen akustische Reize (z.B. bestimmte Töne). E dysacusis, dysacousia.

**Dys|ana|gnosie:** s.u. ▶Dyslexie. E dysanagnosia.

**Dys|anti|graphie:** Schreibstörung (▶Agraphie) i.S. der Unfähigkeit, einen Text fortlaufend abzuschreiben. E dysantigraphia.

**Dys|aphie:** Störung des Tastsinns, insbes. der Formerkennung (s.a. ▶Dysästhesie, ▶Astereognosie). E dysaphia, impaired tactile sensibility.

**Dys|arthrie:** Sprechstörung infolge Störung der Aussprache (▶Artikulation); s.a. ▶Dyslalie, ▶Stottern. E dysarthria. – **D., bulbäre:** D. bei ▶Bulbärparalyse (v.a. bei Schäden der Hirnnerven V, VII, IX, X u. XII); die Sprache ist infolge schlaffer Lähmungen verwaschen (»unartikuliert«), näselnd u. heiser. E bulbar d. – **D., extra|pyramidale:** »zentrale« D. bei Störungen des strio-pallidären Systems; u. zwar Wort-, Satzteilwiederholungen (▶Palilalie), v.a. an Satzenden, u. zunehmende, zu verwaschener Sprache führende Sprechgeschwindigkeit (= ▶Tachylalie; mit Übergang in Murmeln = ▶Tachyphrasie), Monodynamik (gleichmäßig erhöhte oder verminderte Stimmhöhe = Mega- bzw. Mikrophonie) u. Monotonie (Einförmigkeit), ferner laryngeale D. E striopallidal d. –

**D., laryngeale:** D. als Teilerscheinung der extrapyramidalen D., u. zwar Sprechveränderung i. S. von Störungen der Stimmbildung (gleichförmige Tonhöhe) u. der Lautbildung, kombiniert mit Atemstörungen. **E** laryngeal d. – **D., pyramidale:** zentrale Sprechstörung bei Spastik der Artikulationsmuskulatur infolge Störung des Pyramidenbahnsystems, z. B. nach Apoplexie; die Sprache ist verwaschen, explosiv, die Stimme hyperkinetisch, gepresst oder hauchig bis fast aphonisch. **E** spastic d.

**Dys|ar|throse:** *Pathologie* Fehlfunktion oder Fehlbildung eines Gelenks. **E** dysarthrosis, joint dysplasia.

**Dys|auto|nomie:** ▶ RILEY-DAY-Syndrom. **E** dysautonomia.

**Dys|auxie:** *Pathologie* Wachstumsstörung mit nur geringer Minderung des Längen-, Gewichtswachstums. **E** dysauxesis.

**Dys|bakterie:** quantitative u. qualitative Störung des Gleichgewichts der Mund- oder ▶ Darmflora; s. a. ▶ Dysbiose. **E** dysbacteria.

**Dys|barismus:** Krankheitszustände infolge Änderung des Umgebungsluftdruckes, z. B. als ▶ Aeroembolismus, ▶ Barotrauma, ▶ Druckfall-, ▶ Druckluftkrankheit. **E** dysbarism.

**Dys|baro|gnosis:** *Neurologie* Störung der – zur ▶ Oberflächensensibilität gehörigen – Druckempfindlichkeit (»Barognosis«); meist als leichte ▶ Abarognosis.

**Dys|balsia, Dysbasie:** Gehstörung, z. B. bei Erkrankung des Nervensystems (d. h. bei Spastik, Lähmungen, Ataxie, Chorea), Muskeldystrophien. S. a. ▶ Abasie. **E** dysbasia. – **D. angio|sclerotica u. D. angio|spastica:** die ▶ Claudicatio intermittens; s. a. ▶ Angina abdominalis. **E** angiosclerotic d., angiospastic d. – **D. arterio|sclerotica:** angiosklerotische D. durch Arteriosklerose; v. a. mit ▶ Brachybasie. **E** arteriosclerotic d. – **D. lordotica pro|gressiva:** die ▶ Torsionsdystonie ZIEHEN-OPPENHEIM. **E** torsion neurosis.

**Dys|biose:** qualitative u. quantitative Störung des Gleichgewichts der ▶ Darmflora (»Dysmikrobie«, ▶ Dysbakterie), z. B. nach Langzeitbehandlung mit Breitbandantibiotika, bei Gärungs-, Fäulnisdyspepsie. **E** intestinal dysbacteria.

**Dys|bulia:** Störung der Willensbildung; Willenshemmung; s. a. ▶ Abulia. **E** dysbulia, weakness of volition.

**Dys|chezie:** erschwerter, evtl. schmerzhafter Stuhlgang, kombiniert mit Obstipation durch Kotstauung in der Mastdarmampulle als Folge einer Störung der Reflexe der Stuhlentleerung (▶ Defäkation); u. a. bei After-, Rückenmarkerkrankungen. **E** dyschezia.

**Dys|cholie:** Störung der Zusammensetzung der Galle u./oder des Galleflusses (s. a. ▶ Cholerese).

**Dys|chon|dro|matose, -plasia, -plasie:** ▶ Chondrodysplasie. S. a. ▶ Dysplasie. **E** dyschondroplasia. – **D. haem|an|gio|matosa:** ▶ MAFUCCI-Syndrom. **E** d. with hemangiomas.

**Dys|chroa:** ▶ Dyschromatose. **E** dyschro(i)a.

**Dys|chromasia, -chromasie:** Veränderung der Hautfarbe infolge Einlagerung körpereigener oder körperfremder (v. a. Schwermetalle, Carotin) Pigmente.

**Dys|chromat|op|sie:** ▶ Farbenfehlsichtigkeit. **E** dyschromatopsia.

**Dys|chromatose, -chromatosis,** Dyschroa, Dyschrom(at)odermie: *Dermatologie* Veränderung der Hautfarbe durch systemische Ablagerung körpereigener Pigmente, z. B. bei Hämochromatose, Malaria, Bronzediabetes, Leberzirrhose, ADDISON- u. BASEDOW-Krankheit, Pellagra, Sprue. S. a. ▶ Dyschromie. **E** dyschromatosis. – **D. universalis hereditaria:** ▶ Melanosis diffusa congenita.

**Dys|chromia, -chromie:** Einlagerung anderer körpereigener Pigmente als Melanin oder körpereigener Pigmente in die Haut. **Endogene Dyschromien:** Hämosiderose, Gallenfarbstoff-Einlagerung (s. a. ▶ Bronze-Baby), Karotinose, Ochronose. **Exogene Dyschromien:** Argyrose, Chrysiasis, Wismut-Einlagerung, Hydrargyrose, Medikamente (z. B. Amiodaron, Minocyclin), Tätowierungen (dekorativ oder unbeabsichtigt, z. B. durch Kohlenstaub, Schmutz, Pulver oder Amalgam). **E** dyschromia. – **D. gingivae saturnina e bismuto:** ▶ Bismutsaum.

**Dys|chylie:** Störung der Funktion der Speichel- u. Schleimdrüsen, v. a. des Verdauungs- u. Atmungstraktes, u. zwar bezüglich der Produktion u. Zusammensetzung sowie der Absonderung der entsprechenden ▶ Sekrete. **E** dyschylia.

**Dys|diadocho|kinese:** gestörte ▶ Diadochokinese; u. a. als Brady-, ▶ Adiadochokinese. **E** dysdiadochokinesis, -kinesia.

**Dys|elastosis:** s. u. ▶ Elastosis.

**Dys|elektrolyt|ämie:** die quantitative u. qualitative Verschiebung der Elektrolytwerte im Blut.

**Dys|embryom:** embryonales ▶ Teratom. **E** dysembryoma. – **D., dermo|ides:** ▶ Dermoidzyste. **E** dermoid cyst, dermoid. – **D., nephrogenes:** der ▶ WILMS-Tumor.

**Dys|en|teria, -enterie:** entzündliche Erkrankung des Dickdarms, i. e. S. die ▶ Bakterienruhr. S. a. ▶ Virusenteritis. **E** dysentery. – **D. catar|rhalis:** ▶ Sprue. – **D. en|demica:** ▶ Amöbenruhr; als D. hepatica mit Leberbeteiligung (Amöbenabszess, Hepatitis). **E** amebic d. – **D., epidemische:** ▶ Bakterienruhr. – **D. fulminans:** die „stürmische" Form der ▶ Bakterienruhr; mit Wasserverlusten (▶ Exsikkose), toxischer Allgemeinschädigung, Kreislaufkollaps. **E** fulminating d. – **D. hepatica:** s. u. ▶ D. endemica. – **D. mali|gna:** die tödlich verlaufende ▶ Bakterienruhr. **E** malignant d.

**Dys|enzephalie:** Oberbegriff für morphologische u. funktionelle Gehirnanomalien; s. a. ▶ Dyszephalie. **E** dysencephalia, encephalic malformation.

**Dys|enzymie,** Dysfermentie: gestörte Absonderung u. fehlerhafte Zusammensetzung der ▶ Enzyme (i. e. S. der Darmenzyme); s. a. ▶ Enzymopathie.

**Dys|ergasie:** psychotisches Zustandsbild mit nachweisbaren Hirnstoffwechselstörungen. **E** dysergasia.

**Dys|fibrinogen|ämie:** hämorrhagische ▶ Diathese infolge Bildung anomalen Fibrinogens; z. T. als vererbtes Leiden. – Ferner Oberbegriff für Hypo-, Hyper- u. ▶ Afibrinogenämie. **E** dysfibrinogenemia.

**Dys|functio, -funktion:** ▶ Funktionsstörung. **E** dysfunction. – **D., familiäre, autonome:** ▶ RILEY-DAY-Syndrom. **E** familial autonomic d. – **D., plazentare:** ▶ Übertragungssyndrom; s. a. ▶ Plazentainsuffizienz. **E** placental d. – **D. pluri|glandularis dolorosa:** ▶ CURTIUS-Syndrom II.

**dysfunktionelle Blutungen:** s. u. gynäkologische ▶ Blutungen (azyklische B., funktionelle B.).

**Dys|gamma|globulin|ämie: 1)** ▶ Immundefekt infolge mangelnder Synthese von ▶ Immunglobulin; s. a. ▶ Hypogammaglobulinämie. **2)** Synthese »falscher« Immunglobuline (z. B. beim Plasmozytom). **E** dysgammaglobulinemia.

**Dys|genesia, -genesie:** anlagebedingte Fehlentwicklung i. S. der Fehlbildung eines Organs oder Organteils. S. a. ▶ Dysplasie. **E** dysgenesis. – **D., lympho|plasmozytäre hereditäre (Hitzig):** ▶ Agammaglobulinämie vom Schweizer Typ. – **D., ovarielle:** ▶ Gonadendysgenesie mit Störung der Gonadenentwicklung erst nach erfolgter Differenzierung zum Ovar (das Primärfollikel besitzt oder – anderer Typ – nicht bildet). **E** gonadal d. – **D., plasmozytare hereditäre:** die kongenitale ▶ Agammaglobulinämie Typ BRUTON. – **D., retikuläre:** autosomal-rezessiv erblicher schwerer kombinierter ▶ Immundefekt; mit Störung der B-, T-Zell-Systeme u. der phagozytierenden Zellen; Fehlen der B-Lymphozyten u. Plasmazellen sowie stark verminderte Immunglobulinkonzentration (bei normaler Erythro- u. Thrombozytopoese); ferner mit ▶ Thymushypoplasie; *histol* im ▶ Thymus sind keine ▶ HASSALL-Körperchen nachweisbar, die Lymphknoten enthalten keine ▶ Primärfollikel u. Keimzellen. Gefahr therapieresistenter Sepsis bereits im Neugeborenen- bzw. Säuglingsalter. **E** reticular d. – **D., testikuläre:** ▶ KLINEFELTER-Syndrom (s. a. ▶ Gonadendysgenesie). **E** testicular d.

**dys|genetisch:** auf ▶ Dysgenesie bezüglich. **E** dysgenic. – **d. Geschwulst:** ▶ Choristom.

**Dys|gẹnik:** *Genetik* (BARTHELMESS 1956) die Wissenschaft von den das Erbgut verschlechternden (»dysgenischen«) Faktoren. E dysgenics.

**Dys|genitalịsmus:** Fehlentwicklung der – äußeren u. inneren – Geschlechtsorgane; ▸Dystrophia adiposogenitalis, ▸Geschlechtsentwicklung. E dysgenitalism.

**Dys|germinọm(a):** ein Tumor des Eierstocks, der dem Seminom des Hodens entspricht (auch als Seminom des Ovars bezeichnet) u. der Gruppe der Keimzelltumoren zugeordnet wird. Zeigt i. Allg. keine hormonelle Aktivität, kommt vorwiegend bei jungen Frauen vor. Relativ niedrige Malignität, hohe Radiosensibilität. – S.a. ▸Germinom (des ZNS). E dysgerminoma. – **D., dermoịdes:** die ▸Dermoidzyste.

**Dys|geụsia:** *Neurologie* ▸Parageusie. E dysgeusia.

**Dys|glossịe:** Sprechstörung (▸Dysarthrie) infolge anatomischer Anomalien der peripheren Sprechwerkzeuge, z.B. der Zunge, des Gaumens, der Zähne etc. (= linguale, palatale, dentale D.).

**Dys|gna|thịe:** Fehlentwicklung der Kieferbasen; z.B. als ▸Prognathie, ▸Progenie, Retrognathie, Retrogenie. E dysgnathia.

**Dys|gnosịe:** Störung des (Form-)Erkennungsvermögens als ▸Herdsymptom; eine leichte ▸Agnosie; *psych* auch Bez. für Intelligenzminderung. E dysgnosia.

**Dys|grammatismus:** Sprachstörung i.S. grammatischer u. Syntaxfehler; s.a. ▸Agrammatismus. E dysgrammatism.

**Dys|graphịe:** Schreibstörung i.S. einer leichten ▸Agraphie. E dysgraphia.

**Dys|grypnịe:** krankhafte Schlafstörung. E sleep disorder.

**Dys|gyrịe:** Störung der Bildung der sekundären (endgültigen) Hirnwindungen der Hirnrinde; z.B. als ▸Pachygyrie, ▸Mikrogyrie, ▸Agyrie.

**Dys|hi|drịe, -hi|drosis:** **1)** Störung der Schweißdrüsentätigkeit (▸Hyper-, ▸Oligo-, ▸Anhidrosis). **2)**

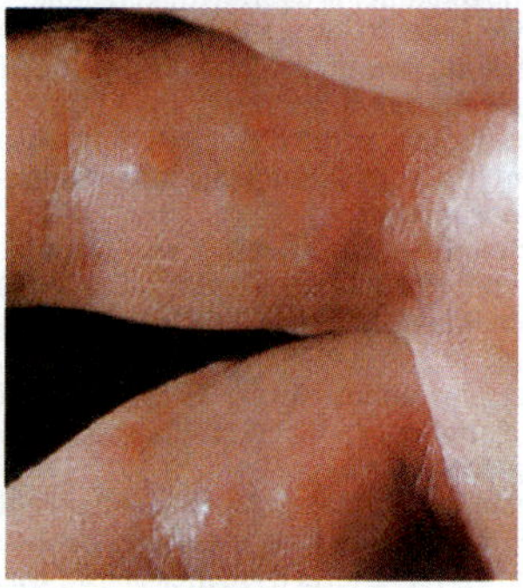

**Dyshidrie.** [411]

(FOX) akute Bildung Sagokorn-artiger, juckender Bläschen (▸Pompholyx) an Händen u. Füßen als Reaktion auf äußere (bakterielle, mykotische oder chem.) oder innerlich wirksame (z.B. medikamentöse) schädliche Stoffe. Ferner genuin oder aufgrund psych. Faktoren sowie als Teilmanifestation des endogenen Ekzems. Ausbildung großer Blasen werden als ▸Cheiropompholyx oder ▸Podopompholyx bezeichnet. E dyshidria, dyshidrosis. – **D. lamellosa sicca:** Halskrausen-artige Schuppung der Handinnenfläche durch eintrocknende dyshidrosiforme Bläschen.

**Dys(h)orịe:** *Pathologie* Störung der ▸Permeabilität des Gefäßendothels mit Durchtritt von Blut(bestandteilen) in das Gewebe. – S.a. ▸Diapedese. E dysoria.

**Dys|hormịe:** Antriebsstörung durch mangelnde Koordination der seelischen Bewegungsantriebe, z.B. bei Selbstunsicherheit; extrem ausgeprägt bei ▸Katatonie.

**Dys|idrọ|sis:** ▸Dyshidrosis. E dysidrosis.

**Dys|kali|ämịe:** krankhafte Verschiebung der Relation zwischen intra- u. extrazellulärem ▸Kalium. Vorkommen z.B. bei ▸WESTPHAL-, ▸ACHOR-SMITH-, ▸GAMSTORP-Syndrom; s.a. ▸Hypo-, ▸Hyperkaliämie. E dyspotassemia.

**Dyskalkulie:** Rechenschwäche; ▸Teilleistungsschwäche, deren Ursache bisher nicht eindeutig geklärt ist.

**Dys|karyọse:** gestaltliche ▸Atypie u. funktionelle Unreife des Zellkerns. E dyskaryosis.

**Dys|kata|brọsis, -kata|porie:** ▸Dysphagie.

**Dys|kephalo(syn)daktylịe:** ▸WAARDENBURG-Syndrom.

**Dys|keratọse, -keratosis:** Störung der Verhornung (s.a. ▸Keratinisation) der Haut, i.e.S. nur Verhornungsstörung einzelner Stachelzellen unter Bildung von »Ballon-«, »Mantelzellen« (Thylakozyten), die zu kernhaltigen Hornzellen zusammenschrumpfen; z.B. bei ▸DARIER-Krankheit, angeboren bei ▸ZINSSER-ENGMAN-COLE-Syndrom u. ▸Ichthyosis congenita; als bösartige D. bei BOWEN-Syndrom, Spinaliom. S.a. ▸Parakeratose. E dyskeratosis.

**Dys|kinẹsia, -kinesie:** Störung oder schmerzhafte Fehlfunktion eines Bewegungsablaufs, insbes. an den Hohlorganen. E dyskinesia. – **D. ạlgera:** D. infolge nicht organisch begründeter Schmerzen. E pain-induced d. – **D., biliạ̈re:** D. der Gallenwege, z.B. bei vegetativer Dystonie, ▸Colon irritabile; manifestiert sich in Koliken der Gallenblase u. des ▸Sphincter ODDI u. in Störungen der Galleentleerung. – S.a. ▸Postcholezystektomiesyndrom. E biliary d. – **D. inter|mịttens angio|sclerọtica:** s.u. ▸Dysbasie. E intermittent d. – **D., tardive:** s.u. ▸Neuroleptika. E tardive d. – **D. uterịna:** Anomalien der ▸Wehen. E uterine d.

**Dys|kọi|mesis:** Schlaflosigkeit, i.e.S. als Einschlafstörung. E dyscoimesis.

**Dys|korịe:** Verlagerung u. Entrundung der Pupille; ferner *neur* die abnorme ▸Pupillenreaktion. E dyscoria.

**Dys|kranịe:** krankhafte Schädelform, ▸Allozephalie; s.a. ▸Dyszephalie. E dyscrania.

**Dys|krasịe:** **1)** (HIPPOKRATES) falsche Zusammensetzung der Körpersäfte. E dyscrasia. **2)** fehlerhafte Blutzusammensetzung (»Dysämie«; z.B. Koagulopathie), ▸Diathese. E blood d.

**Dys|krinịe:** Störung der Bildung/Absonderung der Drüsensekrete. E dyscrinism.

**Dys|lalịe,** Stammeln: eine Sprechstörung als Störung der ▸Artikulation (3) mit Auslassen einzelner Laute bzw. Lautverbindungen oder mit deren fehlerhafter Bildung bzw. mit deren Ersatz durch andere Laute (▸Sigmatismus, ▸Rhotazismus). – S.a. ▸Rhinolalie, ▸Paralalie, ▸Gammazimus, ▸Deltazismus, ▸Kappazismus. E dyslalia.

**Dys|lexịe:** *Neurologie* **1)** erschwertes Lesevermögen (oft kombiniert mit Sprachschwäche). **2)** leichte ▸Alexie als ▸Herdsymptom; evtl. als stockendes Lesen (d.h. mit »Häsitieren«) bis völlige Lesehemmung nach anfänglich fließendem Lesen; oder als Dysanagnosie (Nichterkennen von Wortbedeutungen). E dyslexia.

**Dyslipoproteinämie,** Fettstoffwechselstörung: Oberbegriff für Abweichungen des Lipoproteintransports u. des Fettmetabolismus. ***Klassifik.:*** Je nach Ätiol. werden primäre u. sekundäre Formen unterschieden (s. Tab.). **Primäre D.** sind genetisch determiniert, oft autosomal-dominant vererbt u. machen ca. 80 % der D. aus. **Sekundäre D.** treten bei verschiedenen Grunderkrankungen auf. Eine deskriptive Klassifik. orientiert sich an der Höhe der Cholesterin- u. Triglyceridwerte (▸Hypercholesterinämie, ▸Hypertriglyceridämie) bzw. an den Lipoproteinkonzentrationen im Serum (Einteil. nach FREDERICKSON, ▸Hyperlipoproteinämie); Letztere erfasst allerdings nicht die HDL-Cholesterine. ***Diagn.:*** Wichtig ist neben der Bestimmung der absoluten Blutfettwerte auch deren Verteilung auf die verschiedenen Lipoproteinfraktionen.

**Dys|lọgia,** Dyslogie: Sprachstörung aufgrund einer Oligophrenie oder bei infantiler Demenz; z.B. als

| primäre Dyslipoproteinämien | |
|---|---|
| primäre Hypercholesterinämien | familiäre Dyslipoproteinämien |
| | polygene Dyslipoproteinämien |
| | familiäre ApoB-100-Defekte |
| | familiäre kombinierte Hyperlipidämie |
| primäre Hypertriglyceridämien | familiäre kombinierte Hyperlipidämie |
| | familiäre kombinierte Hypertriglyceridämie |
| | familiäre Dysbetalipoproteinämie |
| | familiärer Lipoproteinlipase- oder Apoprotein-C-II-Mangel |
| Störungen mit Veränderungen einzelner Lipoproteinfraktionen | Lipoprotein (a)-Hyperlipoproteinämie |
| | familiäre Hypo-α-Lipoproteinämie |
| **sekundäre Dyslipoproteinämien** | |
| Krankheitsbilder mit Hypertriglyceridämie u./oder Hypercholesterinämie | Adipositas, Bewegungsmangel, Diabetes mellitus, Alkoholgenuss, Hypothyreoidismus, nephrotisches Syndrom, chronische Niereninsuffizienz, cholestatische Lebererkrankungen, CUSHING-Syndrom, Medikamente (Corticosteroide, Diuretika, Betablocker, orale Kontrazeptiva, Isotretinoin) |

**Dyslipoproteinämie:** Einteilung nach RENZ-POLSTERER u. BRAUN. [420]

▸Echolalie, ▸Logorrhö, ▸Verbigeration, ▸Tachylalie; s.a. ▸Dysphrasie. E dyslogia.

**Dys|maturität:** Reifungsstörung; i.e.S. *gyn* die pränatale ▸Dystrophie. E dysmaturity.

**Dys|megalo|phanie:** optische Größentäuschung infolge einer Sehbahnstörung; s.a. ▸Dysmegalopsie.

**Dys|megal|op|sie:** optische Größentäuschung infolge Störung der peripheren Reizempfindlichkeit (= Perzeptionsstörung), z.B. bei Netzhautödem; i.w.S. auch infolge anderer Störung des Sehvorgangs. E dysmegalopsia.

**Dys|melie:** Gliedmaßenfehlbildung; ▸Pero-, ▸Phoko-, ▸Amelie, ▸Thalidomid-Embryopathie. E dysmelia.

**Dysmenor|rhoea, -rhö:** Menstruation mit kolikartigen Unterleibschmerzen (evtl. schon vor Blutungsbeginn), unabhängig von der Blutungsstärke; häufig auch mit Allgemeinbeschwerden, Rückenschmerzen. Als symptomatische D. (bei Gebärmuttererkrankungen) oder idiopathisch (z.B. funktionell) sowie psychogen. E dysmenorrhea. – **D., kongestive:** D. bei ▸Kongestion in den inneren Geschlechtsorganen. – **D. mem|branacea,** Endometritis dissecans s. exfoliativa: D. mit Ausstoßung der Gebärmutterschleimhaut als zusammenhängende Membran, wahrscheinlich infolge hormoneller Störung (Hyperfollikulinämie!). E membranous d. – **D., ob|struktive:** D. durch Abflussbehinderung des Menstrualblutes, z.B. bei Uterusabknickung, Zervixstenose. E obstructive = mechanical d.

**Dys|metallose:** Störung des Haushalts der metallischen Elektrolyte (Ionen).

**Dys|me|trie:** Störung der willkürlichen Bewegungsabläufe als Entfernungsfehlleistungen (▸Hyper- oder ▸Hypometrie); evtl. kombiniert mit Asynergie, Muskelschwäche (Hypotonie, Asthenie); v.a. bei Schädigung des Kleinhirns u. zugeordneter Leitungsbahnen im Rahmen der zerebellaren ▸Ataxie. E dysmetria.

**Dys|mimie:** Störung von Mimik, Gestik. E dysmimia.

**Dys|mnesie:** ▸Gedächtnisstörung; z.B. als ▸Paramnesie. E dysmnesia.

**Dys|morphia, -morphie:** Fehlbildung, insbes. als anlagebedingte Deformität, s.a. ▸Dysgenesie. Meist bezeichnet nach den als Leitsymptom geltenden Fehlbildungen, z.B. als Hirnschädel-Gesichtsschädel-Dysmorphien (einschließlich Kieferfehlbildung) = **kranio-mandibulo-faziale D.**-Formen. So u.a. das DZIERZYNSKI-, CORNELIA-DE-LANGE-, WILDERVANCK-Syndrom, ferner verschiedene ▸Dysostosen, ▸Dyskranien, ▸Dysplasien, ▸Dyszephalien. E dys|morphia, -morphism. – **D., tibiale u. fibulare, D. dia|physäre:** ▸WEISMANN-NETTER-Syndrom.

**Dys|morpho|phobie,** körperdysmorphe Störung: wahnhafte Überzeugung, ein Körperteil sei hässlich bzw. durch Krankheit entstellt. Der empfundene Makel bestimmt über das Selbstwertgefühl der Betroffenen; häufige Reaktionen sind Vermeidung des eigenen Anblicks (Spiegelbild) oder Versuche der Eigenbehandlung (z.B. bei Akne). E dysmorphophobia, body dysmorphic dysorder.

**Dys|morph|op|sie:** ▸Metamorphopsie; s.a. ▸Dysmegalopsie, ▸Dysmegalophanie, ▸Dysopsie.

**Dys|noe|sie:** *(sprich: no-e-sie)* Störung des begrifflichen Denkens.

**Dys|noia:** *Psychologie* alte Bez. für akute Schizophrenieform mit Zerfahrenheit des Denkens, traumartigen Zuständen u. Wahrnehmungsstörungen.

**Dys|odie:** Auftreten übler Körpergerüche; ▸Foetor.

**Dys|odontie:** **1)** Fehlentwicklung der Zahnanlage. **2)** Störung der Zahnung (▸Dentition); s.a. ▸DLS-Syndrom. E dysodontiasis.

**Dys|onto|genese:** Störung der Fruchtentwicklung (▸Ontogenese); führt zu ▸Embryo- u. ▸Fetopathien. E dysontogenesis.

**Dys|ony|chie,** Onychodysplasie: erbliche Nagelanomalien, z.B. Koil-, ▸Leuk(o)onychie, ▸Onycholysis, -madesis, Dystrophia unguium canaliformis.

**Dys|op|sia, -op(s)ie:** subjektiv fehlerhaftes Sehen von Form (▸Dysmorphopsie) und Einzelheiten. E dysop(s)ia. – **D. algera:** D. mit Augen-, Kopfschmerzen, z.B. als Folge angespannten Sehens in die Ferne (auch am Bildschirm), Fixierens weißer Gegenstände.

**Dys|orie:** ▸Dyshorie. E dysoria.

**Dys|osmie, Dysos|phresie:** Störung des Geruchssinns. E dysosmia.

**Dys|ostosis, -ostose:** i.e.S. auf einzelne Skelettabschnitte beschränkte, gestörte Knochenentwicklung (Tab.). Auch klin. Bez. für die verschiedenen Formen der ▸D. enchondralis. E dysostosis. – **D. acro|facialis:**

| | |
|---|---|
| 1. | isolierte Dysplasien des Schädels (Dyszephalien) |
| 2. | kraniomandibulofaziale Dysmorphie-Syndrome |
| 3. | Extremitäten-Dysplasien (Dysmelien) |
| 4. | Dysplasien des Becken- u. Schultergürtels |
| 5. | Dysplasien der Wirbelsäule |
| 6. | Dysplasien der Rippen u. des Sternums |

**Dysostosis:** Einteilung (s.a. ▸Dysplasia). [418]

**1) Weyers-Syndrom:** autosomal-dominant erbliche D. der Kiefer u. der Gliedmaßenenden; mit Unterkieferspalte u. unechtem ▸Diastema, verkümmerten mittl. Schneidezähnen, Sechsfingrigkeit, ▸Synostosen der Mittelhandknochen. E acrofacial d. **2) D. a. Typ Nager:** ▸NAGER-DE-REYNIER-Syndrom. **3) D. a. Typ Genée-Wiedemann:** überwiegend postaxialer Typ mit kurzen V. Fingern u. Zehen u. kurzen Unterarmen. **4)** ein schwer verlaufender Typ RODRIGUEZ. – **D. cleido|cranialis,** SCHEUTHAUER-MARIE-SAINTON-Syndrom, HULTKRANTZ-Syndrom: autosomal-dominant erbliche D. mit Fehlen oder Unterentwicklung (Hypoplasie) des Schlüsselbeins u. Unterentwicklung der Gesichtsknochen u. Zähne (Dysodontie) sowie mit Bildung von Stirnhöckern (▶Tubera frontalia), Sattelnase. Kombinationen mit weiteren Skelettfehlbildungen kommen vor. **E** cleidocranial d. – **D. cranio(orbito)facialis:** ▶CROUZON-Syndrom. **E** craniofacial d. – **D. en|chon|dralis:** vielfältige, erbliche, an den Epi- u./oder Metaphysen der langen Röhrenknochen auftretende Störungen der Knochenbildung aus den knorpelig vorgebildeten Knochenvorstufen; – nach internationaler Nomenklatur der ▶Dysplasie des Skelettsystems (Osteochondrodysplasie) zugeordnet. **E** enchondral d. – **D. e. meta|epiphysaria:** (CATEL 1951) rezessiv erbliche D. mit generalisierten Störungen der subperiostalen ▶Ossifikation an den Wachstumsfugen sowie den Epi- u. Metaphysen, die zu disproportioniertem Kleinwuchs mit eingeschränkter oder erhöhter Gelenkbeweglichkeit u. zu Skelettfehlbildungen (v.a. an der Wirbelsäule) führt; wird von manchen Autoren unterteilt in das BARTENWERFER-, CATEL-HEMPEL- u. MORQUIO-Syndrom. – **D. e. meta|physaria: 1) Chondrodysplasia metaphysaria Typ Murk Jansen:** autosomal-dominante(?), auf die Metaphysen beschränkte D. mit dem Bild der Chondrodystrophie (disproportionierter Minder- oder Zwergwuchs mit fast normaler Rumpflänge); mit Bildung extremer O-Beine, fleckig-wolkigen Verdichtungen im Humerus u. Femur. **E** metaphysial dysplasia. **2) D. e. m. Typ Schmid:** autosomal-dominant erbliche D. im Sinne der Chondrodystrophie (mit unproportioniertem Minderwuchs bei allgemein kurzen, dicken Knochen mit pilzförmig aufgetriebenen Metaphysen); auch als »Pseudorachitis« bezeichnet. S.a. ▶Achondroplasie. **3)** ▶VAANDRAGER-PENA-Syndrom. – **D. epiphysaria:** ▶D. polyepiphysaria. – **D. mandibulo|facia|lis,** BERRY-Syndrom, FRANCESCHETTI-ZWAHLEN-Syndrom, TREACHER-COLLINS-Syndrom: autosomal-dominant erbliche (variable Expressivität, 60 % Neumutationen) D. infolge Fehlentwicklung des 1. Kiemenbogens u. der 1. Kiemenfurche; ***Klinik:*** nach außen unten verlaufende (»antimongoloide«) Lidspalten, evtl. auch ▶Kolobom des Unterlides, Ober- u. Unterkieferunterentwicklung (mit Unterentwicklung des Jochbogens) u. übergroßer Mund, hoher Gaumen u. rudimentäre Zahnleisten, Ohrmuscheldysplasie, evtl. Gehörgangsatresie, Taubheit. **E** mandibulofacial d. – **D. poly|epiphysaria:** ein heterogener, autosomal-dominant erblicher, zahlreiche Epiphysen betreffender Typ der enchondralen D.; auch als ▶RIBBING-Syndrom u. ▶FAIRBANK-Dysostose unterschieden. **E** multiple epiphysial dysplasia. – **D. spondylo|epiphysaria:** ▶Dysplasia spondyloepiphysaria. **E** spondyloepiphysial dysplasia.

**Dys|par|eunie,** Algopareunie: Schmerzen der Frau beim Geschlechtsverkehr; bei organischen Unterleibserkrankungen bzw. (Dammriss-)Narben usw. oder infolge neurotischer Störungen (z.B. Partner-Ablehnung). **E** dyspareunia.

**Dys|pepsia, -pepsie: 1)** nicht organisch bedingte Verdauungsstörungen infolge Veränderung der Enzymproduktion (als ▶Gärungs- bzw. Fäulnis-D.) bzw. Störungen der Darmmotilität u. -flora. **2)** zusammenfassende Bezeichnung für Oberbauchbeschwerden unterschiedlicher Genese, z.B. bei chronischer Gastritis, Motilitätsstörungen, Refluxösophagitis, Ulcera ventriculi et duodeni, peptischer Stenose, Sklerodermie, Achalasie, ZENKER-Divertikel. Kann auch Hinweis auf ein Ösophaguskarzinom sein. ***Klinik:*** Völlegefühl, Schmerzen, Übelkeit, Sodbrennen etc. **E** dyspepsia. – **D. acida:** D. infolge ▶Hyperazidität des Magensaftes. **E** acid d. – **D. an|acida:** D. infolge Salzsäuremangels des Magensaftes (Hyp- bzw. ▶Anazidität). **E** anacidic d. – **D. infantum:** Störung der Darmmotorik (Durchfall) bei Kindern; entweder durch Ernährungsfehler oder infolge parenteraler Infektionen (z.B. Zystopyelitis), die zu einer sekundären Ferment-, d.h. Verdauungsstörung mit Gewichtsabnahme führen.

**Dys|pepsie-Coli:** *Bakteriologie* die heute besser als enteropathogene Escherichia coli (= EPEC) bezeichneten Stämme der ▶Escherichia coli (v.a. Typ O26:B6, O55:B5, O111:B4, O127:B8, O128:B12), die als Erreger der »endemischen« Säuglingsenteritis (infektiöser Hospitalismus) bzw. der Coli-Enteritis auftreten; ferner die als EHEC bekannten enterohämorrhagischen ▶Escherichia coli. **E** dyspepsia E. c.

**Dys|phagia, -phagie:** Störung des Schluckaktes mit Druckgefühl oder Schmerz hinter dem Brustbein oder im Oberbauch. Tritt meist aufgrund einer Fehlfunktion der Speiseröhre auf, u.a. bei Speiseröhrenerkrankung (▶Ösophagusdivertikel, ▶Ösophagitis, ▶Ösophaguskarzinom, ▶Ösophagusstenose), bei Erkrankungen des Zentralnervensystems (z.B. bei Tollwut), beim PLUMMER-VINSON-Syndrom, bei neurovegetativer ▶Dystonie. **E** dysphagia. – **D. amyotactica:** D. infolge Störung der Schluckmuskulatur bei Erkrankung des ▶Nervus glossopharyngeus, aber auch als psychosomatische Störung. – **D. globosa:** ▶Globussyndrom. – **D., hyper|tonisch-atonische:** beim Säugling aufgrund nervöser Störungen vorkommende D. Ist gelegentlich Ursache habituellen Erbrechens. **E** hypertonic-atonic d. – **D. lusoria:** D. infolge Druckes auf die Speiseröhre durch eine ▶Arteria lusoria. ***Klinik:*** Retrosternalschmerzen, Erbrechen, evtl. auch Tachykardie u. ▶Stridor; beim Säugling auch Atemerschwernis (Dyspnoe) beim Trinken. – **D. para|doxa:** D. mit Schmerzen nur beim Schlucken kleinerer Bissen; z.B. bei ▶Hiatushernie, ▶Dolichomegaösophagus. – **D. para|lytica:** D. infolge Lähmung der Rachen- u./oder Speiseröhrenmuskulatur. – **D., sideropenische:** das ▶PLUMMER-VINSON(-PATERSON-KELLY)-Syndrom. – **D. vallecularis:** D. infolge Koordinationsstörung der Schluckmuskulatur. Führt zum Verbleiben von Speiseresten vor der Speiseröhre (im Recessus piriformis, in den Valleculae epiglotticae). **E** vallecular d. – **Valsalva-D.:** D. bei Zungenbeinbruch oder -luxation.

**Dys|phasie:** Sprachausdrucksstörung (= Diktionsstörung) i.S. einer leichten Aphasie; als ▶Herdsymptom. **E** dysphasia.

**Dys|phemie:** das ▶Stottern. **E** dysphemia.

**Dys|phonia, -phon(em)ie:** Stimmbildungsstörung (= Phonationsstörung) bei Kehlkopferkrankung, -fehlfunktion; allgemein als heisere, raue u./oder belegte Stimme; i.e.S. die gestörte Singstimme. **E** dysphonia. – **D. clericorum:** D. infolge Überbeanspruchung der Stimme (bei Predigern, Rednern); meist schmerzhaft; s.a. ▶D. spastica. **E** preacher's d. – **D., hyperdynamische,** hyperfunktionelle D., hyperkinetische D.: Stimmbeeinträchtigung als Folge intensiven u. lauten Sprechens (oft beruflich bedingt). ***Klinik:*** Heiserkeit, Missempfindungen u. Schmerzen im vord. Kehlkopfbereich, Räusperzwang u. Trockenheitsgefühl. – **D., hypodynamische,** hypofunktionelle D., hypokinetische D.: Stimmbeeinträchtigung als Folge eines Spannungsverlustes der Stimmlippen. Geringe Stimmintensität mit Heiserkeit. – **D. paralytica:** Heiserkeit bis Stimmverlust (Aphonie) bei Schädigung des ▶Nervus vagus, N. recurrens (▶Rekurrenslähmung). **E** paralytic d. – **D. puberum:** D. während des Stimmwechsels. **E** d. of puberty. – **D. spastica,** Aphonia spastica, Mogiphonie: gepresste, abgehackte, knarrend einsetzende Stimme infolge Zusammenpressens der Stimmlippen beim Stimmbildungs- = Phonationsversuch; v.a. bei Rednern (s.a. ▶D. clericorum) u. als neurotisches Symptom. **E** spastic d.

**Dys|phorie:** die banale Alltagsverstimmung. Aber auch krankhafte Stimmungen bei hirnorganischen Erkrankungen. **E** dysphoria.

**Dys|phrasie:** zentralnervös bedingte ▶Sprachstörung; als Sprachtempo- u. -rhythmusstörung, verbunden mit Paragrammatismen bzw. Agrammatismen (▶Dysgrammatismus), ▶Akataphasie, Wiederholungen (Verbigerationen, Echolalie), ▶Neologismen. **E** dysphrasia.

**Dys|plạsia, -plasie:** Fehlgestaltung, Fehlbildung als Folge gestörter formaler (morphologischer) Gewebs- u. Organentwicklung. In der Orthopädie die Skelett-D. (Osteochondrodysplasien; z.T. noch als Dysostosis bezeichnet). In der Zytologie die epitheliale D., d.h. Differenzierungsstörungen des Plattenepithels. Diese zeigt sich v.a. als Epithelumwandlung mit Verlust der Differenzierung. Wird je nach Schweregrad bezeichnet als D. I (rückbildungsfähig; meist mit Zeichen gesteigerter Regeneration), D. II (nicht mehr reversibel; mit Zeichen der Reifungsstörung) oder D. III (Entdifferenzierung der Zellen = intraepitheliales Karzinom). S.a. Abb., ▸Neoplasie, ▸Präkanzerose, ▸Carcinoma in situ. **E** dysplasia. – **D., bronchopulmonạle:** *Pädiatrie* s.u. ▸bronchopulmonale Dysplasie. – **D. cervicis:** *gyn* s.u. ▸CIN. – **D. chondrạlis:** ▸Chondrodysplasie (s.a. ▸Hemichondrodystrophie, ▸Osteogenesis imperfecta, ▸Dysostosis). **E** chondrodysplasia. – **D. cọxae con|gẹnita:** *Orthopädie* die zur Entwicklung der sog. angeborenen ▸Hüftluxation führende Flachheit u. Steilheit der Hüftpfanne (»Flachpfanne«) mit Unterentwicklung des Pfannenerkers u. mit abnormer Weite des Hüftgelenks. **E** congenital d. of hip joint. – **D., diastrophische:** ▸Lamy-Maroteaux-Syndrom (1). – **D. ectodermạlis:** die ▸Ektodermaldysplasie. **E** ectodermal d. – **D. encephalo|ophthạlmica,** D. macularis: die D. der Netzhaut, ▸Reese-Syndrom. **E** encephalo-ophthalmic d. – **D., epiphysäre (multiple):** ▸Dysostosis polyepiphysaria. – **D., epitheliale:** s.u. ▸Dysplasie. **E** epithelial d. – **D. ex|ostọtica:** enchondrale ▸Dysostose langer Röhrenknochen mit Entwicklung knorpeliger (»kartilaginärer«) ▸Exostosen. – **D., fibrọse:** ▸Fibrodysplasie; i.e.S. die ▸Osteodystrophia fibrosa. **E** fibrous d. of bone. – **D., fibro|muskuläre:** v.a. bei ♀ vorkommende segmentale, nicht-atheromatöse Arteriopathie mit Proliferation der glatten Muskulatur u. des fibrösen Gewebes der Media bzw. Intima. Befällt – neben sonstigen Viszeralarterien – v.a. die Nierenarterien u. die A. carotis interna; ist mögliche Ursache von Hirndurchblutungsstörungen; angiographisch durch perlschnurartige Veränderungen nachweisbar. – **D. lin|guo|faciạlis:** (Grob) eine Kombination zahlreicher Gesichts- u. Gliedmaßenfehlbildungen; breiter Nasenrücken, flache Nasenspitze, kleine Nasenöffnungen, Epikanthus, Oberlippen- u. Gaumenspalte, Ober- u. Unterkieferkerben u. Zahnstellungsanomalien sowie enchondrale metaphysäre ▸Dysostosen, Brachy- u. Klinodaktylie. **E** linguofacial d. – **D., okzipitale:** z.B. ▸Atlasassimilation. – **D. poly|epi|physạria:** erblicher epiphysärer ▸ Kleinwuchs mit Verkürzung u. Verplumpung der Gliedmaßen (v.a. der Enden), z.T. auch mit Bewegungseinschränkung u. Kontrakturen; s.a. ▸Pleonostose, ▸Silfverskiöld-Syndrom, ▸Albright-Osteodystrophie, ▸Dysostosis polyepiphysaria. – **D. poly|ostọtica fi|brọsa:** ▸Jaffé-Lichtenstein-Syndrom. **E** polyostotic fibrous d. – **D., renohepato-pankreatische:** s.u. ▸Caroli-Krankheit. – **D. spondylo|epiphysạria: 1) D. sp. congẹnita:** autosomal-dominant erbliche, frühzeitig – evtl. bei Geburt – manifeste D. mit disproportioniertem ▸Minderwuchs (kurzer Rumpf mit Hyperlordose der Wirbelsäule bei ▸Platyspondylie; relativ lange Gliedmaßen mit Verknöcherungsdefekten rumpfnaher Epiphysen); ferner fortschreitende ▸Myopie. ***Ätiol.:*** Mutation des COL2A1-Gens auf Chromosom 12. ***Pathogen.:*** Veränderung des Typ-II-Kollagens. **2) D. sp. intermẹdia:** ältere, nicht zutreffende Bez. für das ▸Morquio-Syndrom (eine Mukopolysaccharidose). **3) D. sp. tạrda:** (Maroteaux-Lamy, Bernard) X-chromosomal-dominant erblicher Wachstumsrückstand der Wirbelsäule (generalisierte ▸Platyspondylie; ohne wesentliche Kyphose) u. ein leicht fassförmiger Thorax mit Brustbeinvorwölbung; evtl. auch Dysostose peripherer Gliedmaßenepiphysen; sekundär Entwicklung einer Spondyl- u. Koxarthrose.

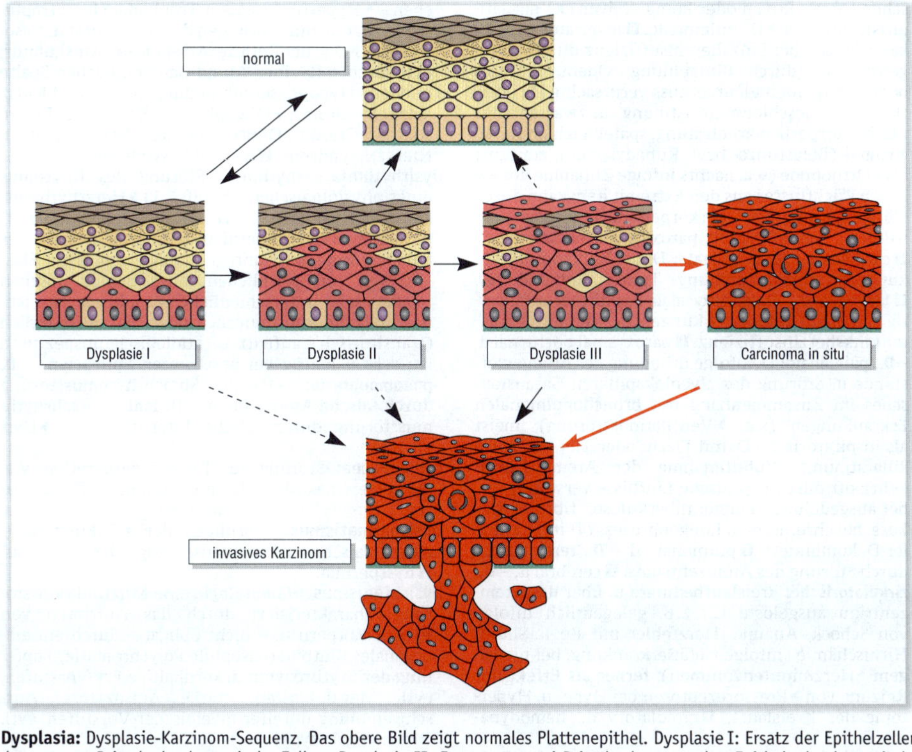


**Dysplasia:** Dysplasie-Karzinom-Sequenz. Das obere Bild zeigt normales Plattenepithel. Dysplasie I: Ersatz der Epithelzellen des unteren Drittels durch atypische Zellen. Dysplasie II: Ersatz von zwei Dritteln des normalen Epithels durch atypische Zellen. Dysplasie III: weitgehender Ersatz des normalen Epithels durch atypische Zellen. Carcinoma in situ: vollständiger Ersatz durch atypische Zellen. Im unteren Bild die Entwicklung zum invasiven Plattenepithelkarzinom. [53]

E spondyloepiphysial d. – **D. spondylo|metaphysaria:** Fehlbildung der Wirbel u. Röhrenknochenmetaphysen, ▸Dysostosis enchondralis metaphysaria. – **D., thanato|phore:** infolge extrem kurzer Rippen mit Einengung des Thoraxraumes zu respiratorischer Insuffizienz u. postpartal zum Tode führender Minderwuchs. E thanatophoric dwarfism.

**dysplastisch:** fehlentwickelt (▸Dysplasie). E dysplastic.

**Dys|pnoe,** Kurzatmigkeit: jede Form einer Atemstörung. Subjektive Zeichen sind z. B. Atemnot, Lufthunger, Kurzatmigkeit, Beklemmung. Objektive Kriterien sind Tachypnoe mit oberflächlichen, Hyperpnoe mit vertieften oder ungleichmäßigen Atemzügen. ***Einteilung*** nach Pathogenese: Hindernisse in den Atemwegen (meist mit inspiratorischem bzw. exspiratorischem Stridor); pulmonal, kardial, metabolisch (azidotisch oder alkalotisch), zerebral (BIOT-Atmung, CHEYNE-STOKES-Atmung), hypoventilatorisch sowie D. aufgrund seltenerer Ursachen. E dyspnea, shortness of breath. – **D., abdominale:** D. infolge erschwerter Zwerchfellatmung bei Bauch-, Bauchhöhlenerkrankungen, z. B. bei ▸Aszites, Tumor, ▸Peritonitis. E abdominal d. – **D., asthmatische:** exspiratorische ▸D. bei Asthma. E asthmatic d. – **D., azidotische:** D. infolge toxischer (Azidose-bedingter) Reizung des Atemzentrums; typisch mit vertiefter u. verlangsamter Atmung; z. B. als »diabetische D.« (mit »großer ▸Atmung« = KUSSMAUL-Atmung, im Koma). E acidotic d. – **D., ex|spiratorische:** D. als Erschwernis der Ausatmung; mit exspiratorischem Giemen u./oder Brummen u. unter vermehrtem Einsatz der Atemhilfsmuskeln; u. a. bei Verkrampfung der Bronchien (Bronchialasthma, Asthmabronchitis), Lungenemphysem. E expiratory d. – **D., inspiratorische:** D. als Erschwernis der Einatmung (u. allgemein ungenügender Atemleistung); oft mit – supraklavikulären, epigastrischen – Einziehungen der Weichteile u. Stridor einhergehend; meist als Folge einer mechanischen (obstruktiven oder kompressiven) ▸Ventilationsstörung; s. a. ▸D., pulmonale. E inspiratory d. – **D., kardiale:** die bei Linksherzinsuffizienz durch »Lungenstarre« (durch Blutstauung, Ödem, Fibrose) oder durch einen Pleuraerguss verursachte D.; oberflächliche, beschleunigte Atmung, u. zwar anfangs nur bei körperlicher Belastung, später auch im Ruhezustand (Belastungs- bzw. Ruhedyspnoe); zunächst als ▸Orthopnoe (v. a. nachts infolge Zunahme des venösen Rückflusses aus den Extremitäten; kann durch Höherlagerung des Oberkörpers noch ausgeglichen werden), schließlich als paroxysmale nächtliche D. E cardiac d. – **D., laryngeale:** D. bei Kehlkopferkrankung (Stimmbandlähmung, Tumor, Entzündung). E laryngeal d. – **D., par|oxysmale nächtliche:** anfallsartig nachts auftretendes ▸Lungenödem bei ausgeprägter Linksherzinsuffizienz. E paroxysmal nocturnal d. – **D., pulmonale:** D. infolge Erhöhung der Atemwiderstände u. Störung des alveolokapillären Gasaustausches im Zusammenhang mit bronchopulmonalen Erkrankungen (s. a. ▸Ventilationsstörung); meist als inspiratorische D. mit Flach- oder Tief- oder Auxiliaratmung (Zuhilfenahme der Atemhilfsmuskeln); oft durch psychische Einflüsse verstärkt; u. a. bei ausgedehnter Lungentuberkulose, -fibrose, Silikose; bei chronischem Lungenprozess oft mit kardialer D. kombiniert. E pulmonary d. – **D., zerebrale:** D. durch Störung des Atemzentrums. E cerebral d. – **D., zirkulatorische:** kreislaufbedingte u. über das Atemzentrum ausgelöste D., z. B. gelegentlich infolge von Schock, Anämie, Herzfehler mit Re.-li.-Shunt, Hirnischämie (infolge Gefäßerkrankung; bei niedrigem ▸Herzminutenvolumen); ferner als Effekt der Reizung von ▸Pressorezeptoren bei Hypo- u. Hypertonie des Kreislaufs. E circulatory d., hemodynamic d.

**dys|pno|isch:** mit erschwerter Atmung, durch ▸Dyspnoe bedingt. E dyspneic.

**Dys|poria:** *Pathologie* ▸Mukoviszidose.

**Dys|pragia intermittens angio|sclerotica intestinalis:** ▸Angina abdominalis.

**Dyspraxia intermittens:** der Claudicatio intermittens entsprechende belastungsabhängige Schmerzen der Arme infolge Durchblutungsstörungen bei peripherer arterieller Verschlusskrankheit im Stadium II nach FONTAINE.

**Dys|praxie:** leichte ▸Apraxie. E dyspraxia.

**Dys|protein|ämie:** quantitative Abweichung im Verhältnis der Eiweißkörper (Proteine) des Blutplasmas bei – meist – normalem Gesamteiweißspiegel; kommt vor z. B. als ▸paraneoplastisches Syndrom bei intrathorakalen Tumoren (▸Bronchialkarzinom); evtl. verbunden mit qualitativen Veränderungen einzelner Proteinfraktionen (i. e. S. jedoch ohne Berücksichtigung der Immunglobuline). – S. a. ▸Patho-, ▸Hetero-, ▸Paraproteinämie. E dysproteinemia.

**Dys|pygie:** *Pathologie* abnorme Kreuz- u. Steißbeinentwicklung.

**Dys|reflexie:** Störung der Reflexe; z. B. bei ▸Dysrhaphie. E dysreflexia.

**Dys|regulation:** Fehlregulation (s. a. ▸Regulation). E dysregulation.

**Dys|rhaphie:** *Pathologie* Störung der Schließung des Neuralrohrs bei der Weiterentwicklung der Rückenmarksanlage u. – im Zusammenhang damit – Störung der Wirbelsäulenbildung; auch Bezeichnung für die resultierenden Fehlbildungen (▸Dysrhaphiesyndrom). E dysraphia, -raphism.

**Dys|rhaphie|syndrom,** Status dysrhaphicus, dysrhaphische Myelodysplasie: angeborene, meist vielfältige Fehlbildungen als Folge einer ▸Dysrhaphie. Im Vordergrund stehen Wirbelsäulenfehlbildungen mit mehr oder minder ausgeprägten Teilfehlbildungen des Rückenmarks bzw. der Rückenmarkshäute (▸Rhachischisis, ▸Spina bifida; s. a. ▸Kranioschisis), die kombiniert sind mit weiteren Skelettfehlbildungen (z. B. Pes valgus u. planus, Trichterbrust, Halsrippen), mit örtlichen Haaranomalien i. S. der – örtlichen – ▸Hypertrichose, mit Trophödem bzw. trophischen Ulzera, mit Störungen der Sensibilität u. Vasomotorik sowie der Reflexe, Atrophie der Muskulatur, evtl. auch mit einer Mund-Gaumen-Rachen-Spalte u./oder Hypophysenfehlbildungen (z. B. ▸KALLMANN-Syndrom), ▸Oligophrenie. Besondere Typen: ARNOLD-CHIARI-, DANDY-WALKER-, KLIPPEL-FEIL- u. NIELSEN-Syndrom. E dysraphic syndrome.

**Dys|rhythmia, -rhythmie:** Störung des Rhythmus eines physiologischen Ablaufs. **1)** ▸Herzrhythmusstörung (= **kardiale D.**). E (cardiac) dysrhythmia. **2)** obsoleter, da uneinheitlich definierter Begriff, der eine abnorme, sehr unregelmäßige, gemischte EEG-Tätigkeit mit reichlichen langsamen u. raschen Wellen sehr unterschiedlicher Amplitude bezeichnen soll, die kontinuierlich oder diskontinuierlich (transitorisch) auftritt u. ätiologisch unspezifisch ist; relativ häufig bei bestimmten Epilepsien. – **D. pneumophrasia:** D. als Sprachrhythmusstörung durch falsche Atemgebung. – **D. tonia:** Sprachrhythmusstörung durch falsche Intonation; s. a. ▸Dysphrasie.

**Dys|sebacea:** Störung der Talgdrüsensekretion; v. a. als Folge eines Mangels an ▸Vitamin $B_2$. E dyssebacea.

**Dys|spermatismus:** Störungen der ▸Ejakulation. – Auch falsche Zusammensetzung des Spermas. E dysspermia.

**Dys|splenismus:** *Hämatologie* eine Milzfunktionsstörung, charakterisiert durch das Auftreten von ▸JOLLY-Körpern u. – nicht obligat – durch ein embryonales Blutbild (basophile Polychromasie, Tüpfelung der Erythrozyten u. kernhaltige Ery-Vorstufen, evtl. Megaloblasten, starke Anisozytose, Ausschwemmung unreifer myeloischer Vorstufen, evtl. Organmegakaryozytose).

**Dys|stasie:** *Neurologie* Störung des Stehens u. Beschwerden beim Stehen. E dys(s)tasia.

**Dys|steatosis:** *Dermatologie* ▸Dyssebacea.

**Dys|symbolie:** Unfähigkeit zu verständlicher Darlegung von Gedanken u. Problemen des persönlichen Bereichs; bei Schizophrenie. E dyssymbolia.

**Dys|synergie:** Störung des Zusammenwirkens zusammengehöriger Funktionseinheiten; Ggs. ▸Synergie; z. B. *neur* als ▸Ataxie. – S. a. ▸Dyskinesie. E dyssynergia.

**Dys|taxia:** *Neurologie* Störung der Koordination von Bewegungsabläufen; s. a. ▸Ataxie. E dystaxia.

**Dys|telektase:** verminderter Luftgehalt eines Lungenbereichs als Vorstufe einer ▸Atelektase, eines Lungenkollapses.

**Dys|thanasie:** qualvolles Sterben (mit langer ▸Agonie). – Auch Bez. für das mit allen verfügbaren (v. a. apparativen) Mitteln erfolgende Hinausschieben eines meist unabwendbaren Todes. E dysthanasia.

**Dys|therm(as)ie:** *Neurologie* Störung des Temperatursinnes u./oder der ▸Wärmeregulation. E disturbed sense of temperature, dysthermosia.

**Dysthymia:** bleibende oder immer wiederkehrende depressive Verstimmung. Die einzelnen depressiven Phasen erreichen nicht oder nur selten den Schweregrad einer depressiven Episode. Wurde früher als neurotische Depression bezeichnet.

**Dys|thymie: 1)** ▸Dysthymia. **2)** ältere Bez. für milde zyklothyme Depression (Zyklothymie); s. a. ▸manisch-depressive Erkrankung. **3)** (H. J. EYSENCK) Varianten neurotischer Zustände, einhergehend mit Angst- u. Zwangszuständen sowie mit reaktiven Depressionen (sog. ▸Psychasthenie). E dysthymia. – **D., endoreaktive:** Depressionszustand mit Krankheitsgefühl, v. a. als Folge körperlicher Schwäche u. gleichzeitiger Stresswirkungen.

**Dys|tokie:** abnormaler Geburtsverlauf; i. e. S. Anomalien der ▸Wehen mit mangelhafter Zervixerweiterung (= »zervikale D.«) oder bei Uterusspasmus. E dystocia.

**Dys|tonie, -tonia:** Störung eines natürlichen Spannungszustandes (Tonus); als umschriebenes Krankheitsbild unterschieden in **primäre** (idiopathische) **Dystonien** mit genetischer Ursache (z. B. Mutation im Gen für Torsin A auf Chromosom 9) u. **symptomatische Dystonien** als Begleitsymptomatik anderer Erkrankungen (z. B. bei ▸DA-COSTA-Syndrom). E dystonia. – **D., kinetische:** spastische ▸Bradykinesie. E spastic bradykinetic d. – **D., menstru|elle:** ▸Dysmenorrhö. E dysmenorrhea. – **D. musculorum deformans:** idiopathische ▸Torsionsdystonie. – **D., neurogenitale:** ▸Pelipathia vegetativa. – **D., neuro|vegetative:** meist multifaktoriell (Stress, Infekt, Konstitution etc.) bedingte Störungen von Körperfunktionen infolge einer Fehlregulation des vegetativen Nervensystems u. dessen dienzephaler Steuerungszentren i. S. einer Hyper- oder Hypotonie des Sympathikus oder Parasympathikus (u. evtl. mit raschem Wechsel in u. zwischen diesen beiden Systemanteilen; ▸Sympathikotonie, ▸Vagotonie). Je nach Art der Störung der allgemeinen Regulation bzw. deren Rhythmik ist die Manifestation sehr verschiedenartig, wobei aber die Symptome seitens des Ortes höchster Empfindlichkeit (d. h. seitens empfindlich reagierender Organe) bzw. der größten Irritation (Locus minoris resistentiae bzw. majoris irritationis) vorherrschen. Verlaufsstadien (n. HETENY): vegetatives Stadium (Übererregbarkeit des Systems ohne Organdisposition), organotrop-funktionelles St. (Organfunktionsstörung, z. B. Magenneurose), St. der Organkrankheit (z. B. Magengeschwür), St. der Latenz (z. B. bei rezidivierendem Magengeschwür), St. der fixierten Gewebsveränderung (z. B. als Pylorusstenose); in jedem Stadium ist aber ein Prozessstillstand möglich. Als häufige Form die neurozirkulatorische D. E neurovegetative d., autonomic dysregulation. – **D., neuro|zirkulatorische, vasomotorische D.:** neurovegetative Dystonie mit Symptomen seitens des Herz-Kreislauf-Systems aufgrund einer Blutverteilungsstörung: kalte, feuchte Gliedmaßen, Kopfschmerzen, Schwindel, Herzklopfen, evtl. – bei Betonung der Störung des Lungenkreislaufs – Lungen-, Atembeschwerden (»Atemkorsett«, »Phrenikokardie«; ▸DA-COSTA-Syndrom).

**dys|top:** am falschen Ort (▸Dystopie) gelegen bzw. erfolgend; z. B. dystope ▸Erregungsbildung; s. a. ▸ektopisch. E dystopic.

**Dys|to|pia, -topie,** Heterotopie: das Vorkommen eines Organs oder Gewebes an einer ungewöhnl. Stelle (▸Dislokation, ▸Ektopie), z. B. ▸Hodendystopie, ▸Nierendystopie. E dystopia, dystopy. – **D. intestinalis:** Fehllage der Darmabschnitte bei Non- u. ▸Malrotation, ▸Ptose; s. a. ▸Dislocatio.

**Dys|tro|phia, -trophie:** *Pathologie* durch Mangel- oder Fehlernährung bedingte Störungen u. Veränderungen des ganzen Organismus (▸Dystrophie-Syndrom) oder nur einzelner Körperteile oder Gewebe (z. B. die Störung der örtlichen ▸Trophik infolge einer am jeweil. Ort eingetretenen Störung der Gefäß- u./oder Nervenversorgung, s. a. ▸Degeneration). Ferner, als Suffix gebr., Wortteil für „Entwicklungsstörungen des Skeletts" (z. B. als ▸Chondrodystrophie). E dystrophy, dystrophia. – **D. adiposa:** fettige ▸Degeneration. – **D. adiposogenitalis,** FRÖHLICH-Syndrom, hypothalamischer Symptomenkomplex: eine sich kurzfristig entwickelnde Fettsucht, bei Kindern verbunden mit Minderwuchs u. sexueller Unreife, ausgelöst durch hormonelle Störungen aufgrund von Zerstörung verschiedener Hypothalamuskerne mit partieller Hypothalamus-Hypophysen-Insuffizienz. Betroffen sind meist Gonadotropine u. STH. E adiposogenital d., Babinski-Fröhlich syndrome. – **D. bullosa:** ▸Epidermolysis. – **D. corneae:** *Ophthalmologie* ▸Hornhautdystrophie, z. B. als ▸HAAB-DIMMER-, ▸FEHR-HAMBRESIN-, ▸FUCHS-Dystrophie, ▸GROENOUW-, ▸FRANÇOIS-Syndrom. E corneal d. – **D., fetale:** s. u. ▸D., pränatale. – **D., infantile neuro|axonale,** neuroaxonale D. SEITELBERGER: (1952) seltene autosomal-rezessiv erbliche neurodegenerative Störung mit unbekanntem Stoffwechseldefekt, der zu einer großwabigen Ganglienzelldegeneration mit Lipoidansammlung u. spongiösen Veränderungen führt. Manifestation im späten Säuglingsalter, es kommt zu statomotorischer u. mentaler Entwicklungsverzögerung mit Regression, Spastik mit Hyperreflexie, Krampfanfällen, später Optikusatrophie mit Amaurose. Schließlich Übergang in amaurotische Idiotie mit bulbärer Symptomatik. Ist möglicherweise mit der α-N-Acetylgalaktosaminidase-Defizienz (SCHINDLER-Krankheit) identisch. E infantile neuroaxonal d. – **D., intrauterine:** s. u. ▸D., pränatale. – **D. mesodermalis con|genita:** ▸EHLERS-DANLOS-Syndrom, ▸MARFAN-Syndrom (Arachnodaktylie), ▸MARCHESANI-Syndrom. E congenital mesodermal d. – **D. musculorum:** *Neurologie* ▸Muskeldystrophie. E muscular d. – **D. m. hyper|plastica,** D. m. vera: eine meist im Erwachsenenalter auftretende, in Atrophie übergehende Hypertrophie der Muskulatur. – **D. m. neuralis:** ▸CHARCOT-MARIE-Krankheit. E Charcot-Marie muscular atrophy. – **D. m. pro|gressiva myo|pathica,** ERB-Muskeldystrophie: *Neurologie* eine Gruppe erblicher (heredodegenerativer), mit Enzymanomalien einhergehender chronischer Myopathien mit fortschreitendem Schwund rumpfnaher Muskeln unter Durchsetzung mit Fettgewebe u. mit Fibrose. Bei Kindern u. anfangs evtl. mit Überwiegen einer echten Muskelhypertrophie oder einer Pseudohypertrophie (»Barockherkules«). – Als infantile, X-chromosomal erbliche lumbopelvifemorale Form (Beckengürtelform) das DUCHENNE-Syndrom u. das juvenil-adulte BECKER-KIENER-Syndrom (s. a. ▸Dystrophin): mit »Watschelgang«, erschwertem, als »An-sich-Hochklettern« erfolgendem Aufrichten, evtl. mit »Gnomenwaden«; bei ausgeprägter Pseudohypertrophie als Typ DUCHENNE-GRIESINGER; später auch Rumpf-, Schultergürtel- oder Oberarmbeteiligung. – Langsam fortschreitend die autosomal-rezessiv erbliche = benigne juvenile Form, bösartig die X-chromosomal erbliche infantile, bis zum 5. Lj. beginnende u. meist vor dem 20. Lj. tödliche Form. – Als skapulohumerale (Schultergürtelform) eine dominant erbliche Form: beginnt im 7.–30. Lj., schreitet langsam fort; führt zu Vorspringen der Schlüsselbein-Brustbein-Gelenke, Abstehen der Schulterblätter (Scapulae alatae), »losen oder verrutschten Schultern«, Atrophie der Oberarmmuskulatur (Bizeps-Trizeps-▸Dissoziation); später Atrophie der Rumpf-, Beckengürtel-, Beinmuskeln. – Unter Gesichtsmuskelbeteiligung der Typ LANDOUZY-DÉJERINE (fazioskapulohumerale Form; frühkindlich beginnend). E progressive muscular d. – **D. myo|tonica:** ▸CURSCHMANN-BATTEN-STEINERT-Syndrom. E myotonic d. – **D. neo|natorum:** ▸Säuglingsdystrophie. – **D. oedematosa:** ▸Trophödem. E trophic d. – **D., prä|natale:** Nichtgedeihen der Leibesfrucht; Folgen: im Verhältnis zur Schwangerschaftsdauer zu niedriges Geburtsgewicht u. Unreifezeichen (»Dysmaturitätszeichen«); z. B. bei ▸Plazentainsuffizienz, ▸Übertragung, Rauchen der Schwangeren. E prenatal d. – **D. un|gui|um:** Nagelwachstumsstörungen, z. B. als ▸BEAU-REIL-Furche, bei ▸Onychoschisis, ▸Onychoklasie, Koil- u. ▸Pachyonychie. E nail d. – **D., zerebro|makuläre:** *Neurologie* ▸STOCK-SPIELMEYER-VOGT-Syndrom. E cerebromacular d.

**Dys|trophie-Syndrom, alimentäres:** *Pathologie* Störung des Ernährungszustandes durch lang dauernde Fehlernährung (meist als Eiweiß- u. Vitaminmangel) sowie evtl. zusätzlich durch gleichzeitige übermäßige körperliche u. seelische Belastung, Infektion. ***Klinik:*** allgemeine Ödembildung (»Wassersucht«, als sog. ▸Hungerödem, feuchte Dystrophie, insbes. bei akutem Eiweißmangel), Parotitis, Schleimhautveränderungen, Muskelschwäche, Absinken der Eiweißkörper im Blut (▸Hypoproteinämie; kombiniert mit ▸Dysproteinämie), Stoffwechselstörungen, Abnahme der Knochensubstanz (▸Hungerosteopathie), Neuritiden, sekundäre Leberschädigung; als Spätschäden evtl. psychische u. Potenzstörungen.

**Dys|trophin:** im Sarkolemm der Zellmembran von Muskelfaserzellen gelegenes Protein, das beim Beckengürteltyp der ▸Dystrophia musculorum progressiva vermindert ist; s. a. ▸Sarcoglykane. E dystrophin.

**Dys|tropie:** das Ausschließungsverhältnis zweier – krankhafter – Zustände (Gegensatz: Syntropie).

**Dys|ur(es)ie:** der schmerzhafte Harndrang mit Erschwernis des Wasserlassens (▸Miktion); v. a. bei Blasen-, Prostata-, Harnröhrenerkrankungen. E dysuria.

**Dys|zephalie:** *Pathologie* krankhafte Abweichung der Kopfform, ▸Allozephalie; z. B. beim ▸WAARDENBURG-Syndrom; s. a. ▸Dysmorphie, ▸DZIERZYNSKY-Syndrom. Der Begriff ▸Dyskranie wird z. T. auch synonym gebraucht. E dyscephaly.

**Dys|zephalie|syndrome:** Sammelbezeichnung für Kopf- bzw. Hirnschädelformen, die vom normalen Durchschnitt abweichen; ▸Makrozephalie, ▸Mikrozephalie, ▸Kraniostenose. – S. a. ▸Dyskranie; ▸Dysostose. E dyscephaly syndromes, cranial dysmorphism.

**Dys|zephalo|syn|daktylie,** Akrozephalosyndaktylie: ▸WAARDENBURG-Syndrom. E Waardenburg's syndrome.

**dys|zerebral:** auf ungenügender Gehirnausbildung u./oder -funktion beruhend.

**D-Zellen:** »Deltazellen«. **1)** im Inselorgan der Bauchspeicheldrüse Zellen mit fein granuliertem Zytoplasma, ▸Gastrin bildend (wie auch ähnliche Zellen des Magens). E delta cells of pancreas, D cells. **2)** im Hypophysenvorderlappen schwach Aldehydfuchsin-positive Zellen mit spärlichen, schwach basophilen Plasmagranulationen; bilden das ▸follikelstimulierende Hormon (FSH) und das ▸luteinisierende Hormon (LH). E delta cells of anterior lobe of hypophysis. **3)** die ▸Somatostatin bildenden APUD-Zellen des Verdauungstraktes. E somatostatin-producing D cells.

**Dzierzynsky(-Klippel-Feldstein)-Syndrom:** familiäre ▸Dyszephalie (Akro-, Oxy- oder Skaphozephalie, Verdickung der Schädelknochen) u. Periostverdickung mit Verhärtung angrenzender Weichteile an den Phalangen, Schlüsselbeinen u. dem Brustbein; evtl. auch Trichterbrust, Brachyphalangie. E familial hyperplastic periosteal dystrophy.

# E

E

**E 605®:** *Toxikologie* ▸Parathion.

**E:** Zeichen *biochem, pharm* für Einheit, Glutaminsäure (im Ein-Buchstaben-Code), *physik* Elastizitätsmodul, elektrische Potentialdifferenz, Energie, Extinktion, Redoxpotential, Beleuchtungsstärke (Lux), elektromotorische Kraft, *zytol* APUD-Zellen des Urogenitaltraktes, *serol* Antigen **E** (s.a. ▸Rhesus-System), *bakt* Escherichia (**E.**; s.a. ▸E-Ruhr), *kard* ejection click, *ophth* Emmetropie, *toxik* Ecstasy. – Ferner Symbol im Nahrungsmittel-Zutatenverzeichnis der Europ. Wirtschaftsgemeinschaft. S.a. ▸»ε«.

**$E_{1-7}$:** Symbol für Reifestadien roter Blutkörperchen (Erythrozyten); ▸Erythropoese (dort Schema).

**$E_M$:** Symbol für ▸Membranpotential.

**e:** Zeichen für Basis des natürlichen Logarithmus u. der Exponentialfunktion (= 2,7182818284...), *physik, nuklearmed* elektrische Elementarladung, Elektron ($e^-$) bzw. Positron ($e^+$), *serol* Antigen e (s.a. ▸Rhesus-System).

**e..., ex...** *(latein.):* Vorsilbe »aus«, »heraus«, »von... an«, »wegen«. S.a. ▸ex..., ▸ek...

**ε, E:** der griechische Buchstabe Epsilon; auch Kurzzeichen für *physik* Dielektrizitätskonstante, elektrische Feldkonstante ($\varepsilon_0$); ferner *chem* Positionszeichen für Substituenten etc. (s.a. ▸alpha-ständig). S.a. ▸Epsilon..., ▸E-Zelle.

**EA̤:** Abk./Zeichen für *kard* Extremitätenableitung, *chir* Enteroanastomose, *serol* Erythrozytenantikörper, Beginn der Komplementaktivierung (»E« für Erythrozyt, »A« für Ambozeptor [Antikörper]), *biol, päd* Entwicklungsalter.

**EAC̣-Rosette:** s.u. ▸Rosettentest. 🅴 EAC rosette.

**EACS̤,** Abk. für Epsilon-Aminocapronsäure: *Pharmazie* ▸ε-Aminocapronsäure. 🅴 EACA.

**Ẹagle-Lösung** (Harry E., geb. 1905, Immunologe, Baltimore): *Labormedizin* organ. Nährstoffe, Mineralien, Vitamine, Phenolrot (als Indikator) u. Konservierungsmittel in isotoner Kochsalzlösung als »Medium« für Gewebekulturen. 🅴 Eagle's solution, E.'s medium.

**Ẹagleton-Zeichen** (Wells Ph. E., 1865–1946, Neurologe, Newark/N.J.): ▸Nystagmus als neurologischer Lokalisationshinweis.

**Ẹales-Krankheit** (Henry E., 1852–1913, Augenarzt, Birmingham), Angiopathia retinae juvenilis (Axenfeld), Periphlebitis retinae: massive proliferative Retinopathie mit Netzhaut- u. ▸Glaskörperblutungen, im fortgeschrittenen Zustand auch Traktionsamotio, Rubeosis iridis u. Neovaskularisationsglaukom. Ursache unbekannt; vorwiegend betroffen sind männliche, sonst gesunde Patienten im 2.–3. Ljz. 🅴 Eales' disease.

**e-Antigen:** ein aus dem Hepatitis-B-Virus-c-Antigen entstandenes Antigen. 🅴 e antigen.

**EAR̤, EaR:** *Physiologie* Abk. für ▸Entartungsreaktion. 🅴 RD.

**Ẹarle-Lösung** (W. R. Earle, amerikan. Onkologe): *Labormedizin* isotone Salzlösung mit Glucose u. Phenolrot (als Indikator) für Gewebekultur. 🅴 Earle's solution.

**ẹarly cạncer** *(engl.):* ▸Frühkarzinom.

**ẹarly diastọlic dip** *(engl.):* rascher (früh-) protodiastolischer Abfall des Ventrikeldrucks mit Wiederanstieg als Übergang in ein erhöhtes Plateau (engl.: square root curve). Infolge Einstrombehinderung in der Diastole bei Myo-, Endokardfibrose, Pericarditis constrictiva etc.

**EA̤-Rosette:** *Immunologie* s.u. ▸Rosettentest. 🅴 EA-rosette.

**EAST,** Abk. für Enzym-Allergo-Sorbent-Test: Test zum Nachweis spezifischer IgE-Antikörper durch Enzymimmunologische Markierungsverfahren.

**Eastern-Equine-Encephal(omyel)itis-Virus,** Abk. EEE-Virus: in den USA, in Mittel- u. Südamerika sowie Südostasien vorkommendes ARBO-Virus A (der Familie Togaviridae). Pathogen für Pferde (▸Encephalomyelitis equina), Vögel, gelegentlich aber auch Erreger von Erkrankungen des Menschen. Überträger: Zecken u. Stechmücken.

**EAṬ:** Abk. für ▸Ehrlich-Aszites-Tumor.

**Ẹaton** (1) G. O. E., amerikan. Humangenetiker; 2) Monroe D. E., amerikan. Bakteriologe). – **Ẹ.-Agent** (Monroe D. E.), Mycoplasma pneumoniae: s.u. ▸Mykoplasmen. – **E.-McKusick-Syndrom** (G. O. E.; Victor Almon McK., geb. 1921, amerikan. Humangenetiker): autosomal-dominant erbliche Kombination von Schienbeindefekt (Hypo- oder Aplasie), Großzehenverdopplung, dreigliedrigem, z.T. verdoppeltem Daumen. 🅴 Eaton-McKusick syndrome.

**Eau-de-Cologne-Dermatitis:** „Kölnisch-Wasser-Dermatitis" als ▸Berloque-Dermatitis. 🅴 berloque dermatitis.

**Eau de Javel(le):** s.u. ▸Chlorgasdesinfektion.

**EB̤:** Abk. für ▸elektrophoretische Beweglichkeit.

**EBAḌ** *(engl.):* Abk. für ▸exfoliative bronchoalveolar disease.

**Ebastin:** gering sedierendes ▸Antihistaminikum; ***NW:*** Gefahr der QT-Verlängerung, v.a. in Kombination mit Azol-Antimykotika u. Erythromycin. 🅴 ebastin.

**Ẹbbecke-Phänomen** (Ullrich E., 1883–1960, Physiologe, Bonn): bei vegetativer Labilität ein ▸Dermographismus in Form einer Quaddel mit rotem Hof durch überschießende örtliche vasomotorische Hautreaktion.

**Ebbe-und-Flut-Drainage:** *Urologie* ▸Tidaldrainage.

**Ẹbbinghaus-Lụckentest** (Hermann E., 1850–1909, Psychologe, Halle): ▸Intelligenztest anhand der sinnvollen Ergänzungen von Wort- u. Silbenlücken eines Textes durch den Probanden. 🅴 Ebbinghaus test.

**Ẹbbing-Variante:** *Hämatologie* Variante der ▸Pelger-Huet-Anomalie der Leukozyten.

**Ebene:** anatomische, anthropologische, röntgenologische, geburtshilfliche etc. Orientierungs-, Bezugsebene, z.B. die Frontal-, Sagittal-, Transversal-, ▸Medianebene (Mediansagittalebene), *gyn* ▸Beckenebenen, ▸Planum. 🅴 plane.

**EBḲ:** *Labormedizin* Abk. für ▸Eisenbindungskapazität. 🅴 IBC.

**Ẹbner** (Victor v. E., 1842–1925, Anatom, Graz, Wien). – **Ẹ.-Drüsen:** die rein serösen ▸Drüsen der Zunge, die in die Gräben der Wallpapillen münden. 🅴 Ebner's glands. – **E.-Glanzstreifen:** die ▸Disci intercalares. –

**E.-Halbmonde,** GIANUZZI-Halbmonde, HEIDENHAIN-Halbmonde: in den gemischten (seromukösen) Speicheldrüsen der Mundhöhle die kappenförmigen serösen Anteile der Endstücke. E Gianuzzi's demilunes.

**Ebola-Fieber:** in Zentralafrika (Gebiet des Ebola-Flusses) erstmals 1976 aufgetretenes ▸hämorrhagisches Fieber (mit Exanthem, Pharyngitis, Myalgien, Magen-Darm-Symptomen, Geschwürbildung an Gaumen u. Zahnfleisch) durch das Ebola-Virus der Familie Rhabdoviridae (Gruppe Filoviren; darin auch das Marburg-Virus). Letalität um 50 %. E Ebola hemorrhagic fever.

**Ebolo|lalie, -phra|sie:** *Psychologie* Sprachstörung in Form zusammenhanglosen Einschaltens von Lauten in Wörter oder von Wörtern in Sätze.

**EBP** *(engl.)* Abk. für **e**strogen **b**inding **p**rotein: Östrogen-bindendes Protein.

**Ebrie|tas:** der unkomplizierte ▸Alkoholrausch. E alcoholic drunkenness, inebriety.

**Ebstein** (WILHELM E., 1836–1912, Internist, Göttingen). – **E.-Anomalie:** ▸EBSTEIN-Syndrom. – **E.-Diät:** Diät mit starker Einschränkung von Eiweiß u. Kohlenhydraten bei hohem Fettanteil; für Abmagerungskur. – **E.-Pel-Krankheit:** *Hämatologie* ▸HODGKIN-Krankheit. E Pel-Ebstein disease. – **E.-Syndrom,** E.-Anomalie: seltene angeborene Herzfehlbildung mit Deformierung (u. Insuffizienz) der – in den re. Ventrikel verlagerten – Trikuspidalklappe (= ▸Valvula atrioventricularis dextra), verbunden mit Vergrößerung des re. Vorhofs u. der funktionell in den Vorhof einbezogenen klappennahen Ventrikelanteile (»Aurikularisation«, »Atrialisation«). Meist vergesellschaftet mit offenem ▸Foramen ovale oder Vorhofseptumdefekt. S.a. Abb. E E.'s anomaly.

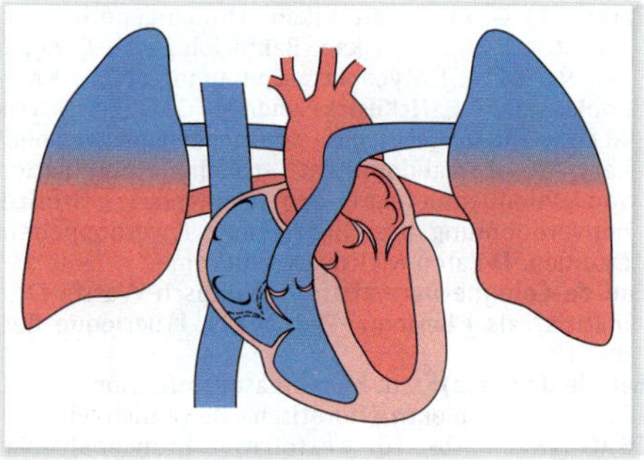

**Ebstein-Syndrom.** [238]

**Ebul|lis|mus:** das »Aufkochen des Blutes« als Begriff der Luftfahrtmedizin für die ▸Druckfallkrankheit. E ebullism.

**Ebur** *(latein.):* Elfenbein, ▸Dentin. E ivory, dentin.

**Ebur|nea|tio, Eburni|fikation, Eburnisation:** *Pathologie* elfenbeinartige Umwandlung des Knochens (▸Osteosklerose) mit Zunahme der Rindenschicht (▸Kompakta) auf Kosten der ▸Spongiosa bei der Ostitis ossificans. E eburnation. – **E. algica:** ▸LERICHE-COURTY-Syndrom.

**EBV:** Abk. für Epstein-Barr-Virus. E EBV.

**EC: 1)** *Biochemie* Abk. für Enzyme Commission(-System) der Internationalen Union für Biochemie (IUB). E EC. **2)** Symbol für einen Typ von Zellen des APUD-Systems im Magen-Darm-Trakt. Als **$EC_1$** für Zellen des Magens/Darms als Produzenten der Substanz P, als **$EC_2$** für Darmwandzellen als Produzenten von ▸Motilin. **3)** ▸EC-Schema.

**ec:** Präfix »(her)aus«; s.a. ▸e..., ▸ek..., ▸ex...

**ECAO-Virus:** s.u. ▸ECHO-Viren.

**ECAT:** Abk. für **C**omputer-**a**ssistierte **E**missions-**T**omographie (▸Emissionscomputertomographie). S.a. ▸Single-Photon-Emissionscomputertomographie (SPECT), ▸Positronen-Emissions-Tomographie (PET).

**ECBO-Virus:** s.u. ▸ECHO-Viren.

**ECC** *(engl.)* Abk. für **e**mergency **c**ardiac **c**are: kardiale ▸Reanimation.

**Ec|chon|droma:** ▸Ekchondrom. E ecchondroma.

**Eccles-Sherrington-Gesetz** (SIR JOHN C. E., 1903–1997, Physiologe, Canberra; Nobelpreisträger 1963 »für Entdeckungen über den Ionen-Mechanismus bei der Erregung u. Hemmung in den peripheren u. zentralen Bereichen der Nervenzellmembran«): ▸SHERRINGTON-Gesetz.

**ECCO-Virus, ECDO-:** s.u. ▸ECHO-Viren.

**Ecdyson:** *Biochemie* ▸Ekdyson.

**ECE** *(engl.)* Abk. für **e**ndothelin **c**onverting **e**nzyme: Enzym, das die Bildung aktiver ▸Endotheline aus ihren Vorstufen katalysiert.

**ECEO-Virus:** s.u. ▸ECHO-Viren.

**ECF: 1)** *(engl.)* Abk. für **e**xtra**c**ellular **f**luid: *Physiologie* ▸Extrazellularflüssigkeit. **2)** Abk. für **E**osinophilen-**c**hemotaktischer **F**aktor: *Immunologie* mehrere i.S. der ▸Chemotaxis auf eosinophile Granulozyten wirkende Stoffe (▸Zytokine bzw. Lymphokine); z.B. ECF-A (ein bei Anaphylaxie freigesetzter Entzündungsmediator). E eosinophil chemotactic factor (of anaphylaxis).

**ECG: 1)** ▸Elektrokardiogramm (-cardiogramm). E ECG. **2)** ▸Elektrokortikogramm (-corticogramm).

**Echid|nis|mus:** Vergiftung durch Schlangengift (**Echidna**: eine Viperngattung). E viper venom poisoning.

**Echidno|phaga:** eine Flohgattung [Pulicidae]; das Weibchen wird nach Einbohren in die Haut (mittels Stechrüssel) stationärer Ektoparasit an Geflügel, aber auch am Menschen.

**Echina|cea,** Kegelblume: Sonnenhut (Familie: Asteraceae); wirksame Inhaltsstoffe (je nach Stammpflanze u. angew. Pflanzenteil qualitativ u. quantitativ unterschiedlich): u.a. Alkylamide (Echinacein), Heteropolysaccharide, ätherisches Öl; E. wirkt anregend (immunmodulatorisch) auf das Abwehrsystem (Steigerung der Phagozytoseleistung von Makrophagen u. Granulozyten). ***Anw.*** u.a. zur Immunstärkung, z.B. bei rezidivierenden Infekten (Atemwege, ableitende Harnwege), Herpes simplex; äußerlich zur Wundbehandlung (z.B. bei schlecht heilenden Wunden). – **E. angustifolia:** schmalblättriger Sonnenhut; angew. Pflanzenteil: Kraut, Wurzel. – **E. pallida:** blassfarbener Sonnenhut, blassfarbene Kegelblume; angew. Pflanzenteil: Echinaceae pallidae radix (blassfarbene Sonnenhutwurzel). – **E. purpurea:** Purpursonnenhut; angew. Pflanzenteil: Echinaceae purpureae herbae (Purpursonnenhutkraut).

**Echino|chasmus perfoliatus:** ein Trematode [Echinostomatidae]. Der Wurm ist Dünndarmparasit von Hund, Katze, Schwein, selten auch des Menschen

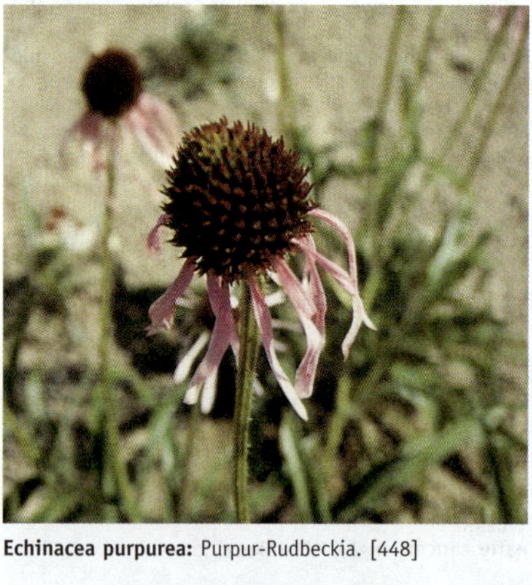

**Echinacea purpurea:** Purpur-Rudbeckia. [448]

(▸Echinostomiasis); Zwischenwirte sind Schnecken, Süßwasserfische.

**Echino|coccosis:** ▸Echinokokkose. E echinococcosis.

**Echinococcus,** Echinokokkus: eine Bandwurmgattung [Cestoda, Taeniidae]; kleine Dünndarmparasiten der Fleischfresser bzw. ihre – von einer Chitinhülle umgebenen u. eine innere Keimschicht mit Brutkapseln besitzenden – ▸Finnen. Erreger der ▸Echinokokkose (mit wenigstens 2 Arten). E Echinococcus. – **E. alveolaris:** Finne des ▸E. multilocularis. – **E. cys|ticus:** Finne des ▸E. granulosus. – **E. granulosus,** Taenia echinococcus, Polycephalus echinococcosus, Hydatigena granulosa: der allgemein verbreitete (»ubiquitäre«) Blasen- oder Hundebandwurm; Länge 3–6 mm; sein Kopf (Scolex) ist mit vier Saugnäpfen (Acetabula) u. einem doppelten Hakenkranz ausgestattet, der vorn auf einer kleinen Kopfausbuchtung (Rostellum) sitzt; die Kette (Strobila) besteht meist aus 3 Gliedern (Proglottiden). Zwischenwirte sind Schaf, Rind u. Mensch. Die sich nach Verschlucken des Eies im Magen-Darm-Kanal entwickelnde Larve (Oncosphaera) wandert – in Vielzahl – über das Pfortadersystem v.a. in Lunge, ZNS, Leber, Niere, Herz, Milz, Knochen, Peritonealhöhle u.a. ein, wo sich die – von Granulationsgewebe umgebene – Hydatide, die Finne (Echinokokkenblase, »Blasenwurm«), bildet (bezeichnet als E. cysticus s. unilocularis s. hydatidosus s. vesicularis). Diese entwickelt sich – meist in der Leber – zur typischen kindskopfgroßen »Hydatidenzyste«; aus der die Hydatide auskleidenden Keimschicht sprossen Brutkapseln in das Innere dieser Mutterhydatide, zunächst ohne, später mit Scolices (»E. cysticus sterilis« bzw. »E. c. fertilis«); diese Kapseln können einreißen u. Scolices als »Hydatidensand« in die Hydatide entlassen; durch die Hydatidenwand werden ferner nach außen Brutkapseln ausgebildet, die zu freien Tochterblasen werden. Durch Öffnen (Einriss, z.B. bei Op.) der primären Zysten kommt es zur Aussaat der z.T. frei schwimmenden Scolices u. zur Bildung sekundärer Zysten (= **E. multicysticus**; jede Zyste mit eigener Membran); s.a. Abb. – **E. multilocularis:** der Dünndarmbandwurm des Rotfuchses, der auf Hund u. Katze übertragbar ist. Seine Länge beträgt 1,1–3,7 mm; die Strobila besteht meist aus 4 Gliedern. Zwischenwirte sind Wildtiere u. der Mensch; die Entwicklung läuft ab wie bei E. granulosus. Die Verbreitung ist herdmäßig (Russland, Deutschland, Österreich, Länder in Süd-/Südosteuropa). Seine Finne ist der ▸E. multivesicularis. – **E. multivesicularis,** E. alveolaris: die Finne des ▸E. multilocularis; sie entwickelt sich bei ▸Echinokokkose des Menschen meist in der Leber als vielblasiger, wuchernder Tumor, dessen Bläschen eine gallertige Masse mit vereinzelten Scolices enthalten. Obwohl Blut- u. Lymphgefäße in sie einwandern, erfolgt ihr nekrotischer Zerfall im Zentrum – starke Leberschädigung. – **E. unilocularis, E. vesicularis:** Finne des ▸E. granulosus.

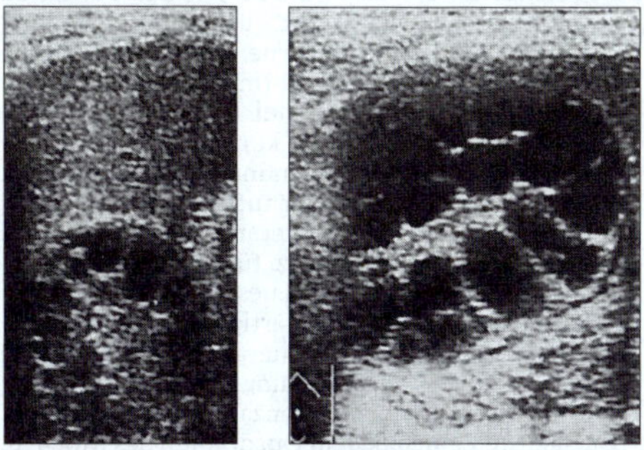

**Echinococcus cysticus:** Der mehrzystische Prozess im rechten Leberlappen zeigt eine glatte Abgrenzung gegenüber dem umgebenden verdichteten Leberstrukturmuster. [513]

**Echino|idea:** die Klasse »Seeigel« der Echinodermata; Meeresbewohner mit Unterhautskelett mit beweglichen, hautüberzogenen, brüchigen, bei manchen Arten (Asthenosoma) giftigen Stacheln oder Giftdrüsen.

**Echino|kokken:** *Helminthologie* s.u. ▸Echinococcus.

**Echinokokken|blase:** Hydatide des ▸Echinococcus cysticus. E hydatid cyst.

**Echino|kokkose:** durch Finnen von Echinococcus granulosus oder E. multilocularis bedingte Erkrankung des Menschen (als Zwischen- bzw. Fehlwirt der Echinococcus-Arten). Infektion erfolgt durch Aufnahme der Eier mit der Nahrung (weitere Entwicklung s.u. ▸Echinococcus granulosus). Bei Befall durch Echinococcus granulosus erfolgt Erkrankung der Leber (60 %), aber auch der Lunge, Milz, Nieren, des ZNS, der Knochen u. der Haut (bis zu faustgroße Hautzysten). ***Klinik:*** anfangs uncharakteristisch, später dann durch Verdrängungs- u. Kompressionserscheinungen geprägt, evtl. durch Vereiterung der Echinokokkuszysten u. durch Zystenperforation (mit sekundärer Bauch- u./oder Brustfellbeteiligung u. – fast immer – mit schweren allerg. Allgemeinerscheinungen). Befall durch Echinococcus multilocularis führt zu fieberloser chronischer Erkrankung mit zunehmender Lebervergrößerung u. extremem Ikterus. ***Diagn.:*** ▸Casoni-Test, Hämagglutinationstest, KBR, Röntgen, CT, Ultraschall u. Angiographie. ***Ther.:*** chirurgisch oder medikamentös (▸Mebendazol). Bei größerer Ausdehnung schlechte Prognose. ***Prophyl.:*** Hygiene beim Umgang mit Hunden, Katzen u. Füchsen; regelmäßige Entwurmung von Haustieren (Katze, Hund). E echinococcosis, hydatid disease.

**Echino|oph|thalmie:** bürstenartige Anordnung der Augenwimpern. E echinophthalmia.

**Echino|paryphium par|aulum,** Echinostoma columbae: ein Saugwurm [Trematoda] als Darmparasit von Enten, Tauben, sehr selten (Russland) des Menschen (s.a. ▸Echinostomiasis). Länge 3–10 mm; Entwicklungszyklus nicht bekannt.

**Echino|rhynchus:** eine auch beim Menschen vorkommende Gattung der ▸Acanthocephala; s.a. ▸Polymorphus, ▸Macracanthorhynchus.

**Echino|stoma:** *Helminthologie* s.u. ▸Echinostomiasis.

**Echino|sto|mia|sis:** vorwiegend in Südostasien vorkommender Befall des Menschen mit den Saugwürmern [Echinostomatidae; Klasse ▸Trematoda] Echinostoma ilocanum (auch bei Hund u. Wanderratten vorkommend), Echinostoma lindoense (auf Celebes) sowie Echinochasmus perfoliatus. Der Verlauf ist meist asymptomatisch, bei sehr starkem Befall aber Leibschmerzen, Durchfälle, evtl. auch toxische Anämie. Infektion erfolgt v.a. durch Genuss von Süßwasserschnecken u. -muscheln (Zwischenwirte). S.a. ▸Echinoparyphium. E echinostomiasis.

**Echino|zyten:** ▸Stechapfelform der Erythrozyten; ein Kunstprodukt, z.B. im Ausstrich durch Trocknung bedingt. E echinocytes.

**Echo|äs|thesie:** Reizwahrnehmung an einer vom Reizort entfernten Stelle. E echoesthesia.

**Echo|akusis:** *Otologie* Echohören (▸Diplacusis echotica).

**Echo|enzephalo|graphie:** ▸Ultraschall-Diagnostik des Schädelinneren, insbes. des Gehirns. Die oszillographisch dargestellten Einzelechos treten normalerweise als »Initial-«, »Mittel-« u. »Endecho« in Erscheinung (reflektiert von der schallgeberseitigen Außenfläche des Schädels bzw. vom Septum pellucidum bzw. von der Tabula interna des Schädelknochens der Gegenseite); ferner Echos der Ventrikelwände u. pathologische Echos; heute weitgehend durch moderne Verfahren ersetzt (CT, Kernspinresonanztomographie). E echoencephalography.

**Echo|erscheinungen,** Echomatismus: *Psychologie* zwanghafte Nachahmung der Sprache (▸Echolalie), der Bewegungen (= Echokinese, -praxie) u./oder Gebärden (= Echomimie) von Personen der Umgebung;

v.a. bei inveterierter, chronifizierter ▸Schizophrenie u. bei seniler ▸Demenz. E echomatism.

**Echo|fenster:** der 4. Zwischenrippenraum u. andere Anlotungsorte links neben dem Brustbein, über dem zweckmäßig der »Schallkopf« (Transducer) für die Echokardiographie angelegt wird. E echo(cardiographic) window.

**Echo|flow-Scan** *(engl.)*: ▸Ultraschall-Diagnostik des Gefäßsystems z.B. mittels Real-Time-B-mode oder DOPPLER-Imaging-System (Computer-gestützte DOPPLER-Ultraschalldiagnostik mit Darstellung der Gefäße).

**Echo|graphie: 1)** *Physik* Prinzip der ▸Ultraschall-Diagnostik. E echography, sonography. **2)** *Neurologie* **a)** Wortwiederholungen beim Schreiben als Form der ▸Echoerscheinungen. **b)** Sonderform der Aphasie, bei der ein Text abgeschrieben, aber nicht verstanden wird u. bei der auch nicht spontan geschrieben werden kann. E echographia.

**Echo|hören,** Echoakusis: ▸Diplacusis echotica. E echoacousia.

**Echo|kardio|graphie:** Ultraschalldiagnostik des Herzens, ▸Ultraschall-Echokardiographie. E echocardiography.

**Echo|kinese:** s.u. ▸Echoerscheinungen. E echokinesis, echopraxia.

**Echo|lalie,** Echophrasie: *Psychologie* zwanghaftes Nachsprechen von Wörtern u. Sätzen als ▸Echomatismus. – **E., physiologische:** Stufe der kindlichen, dem Spracherwerb dienenden Sprachentwicklung (9.–15. Mon.), in der vorgesprochene Laute u. einfache Wörter mehr oder weniger unverständlich wiederholt werden. – Auch als Symptom von frühkindlichem Autismus vorkommend. E echolalia, echo speech.

**Echo|lamino|graphie:** ▸Echotomographie.

**Echo|matismus:** ▸Echoerscheinungen.

**Echo|pali|lalie,** Spiegelsprache: *Psychologie* krankhafte Wiederholung (»Iteration«) gesprochener Wörter.

**Echo|phrasie:** ▸Echolalie. E echophrasia.

**Echo|systole:** *Kardiologie* ▸Umkehrextrasystole.

**Echo|tomo|graphie,** Ultraschalltomographie: ▸Ultraschall-Diagnostik als Schnittbildverfahren. Die nach dem B-Verfahren erzeugten, durch Lichtpunkthellsteuerung als unterschiedlich helle Lichtpunkte erfassten Echos der Abtastzeilen werden – nach Verarbeitung im elektron. Rechner – gleichzeitig zur Darstellung gebracht (als Echtzeitverfahren = Real-Time-Scan), so dass eine flächenhafte Darstellung resultiert, von der ein Bild (»Sonogramm«) angefertigt wird. Je nach Erzeugung der Einzelimpulse durch die Art der Schallkopfausrichtung wird ein Parallel-, Divergent- oder Convergent-Scan erzeugt. Hierbei ist die Ausrichtung der Impulse parallel nebeneinander bzw. in der Tiefe des Gewebes auseinander weichend bzw. zueinander strebend. E ultrasonic tomography.

**ECHO-Viren** *(engl. orphan = Waise)* Abk. für **e**nteric-**c**ytopathogenic-**h**uman-**o**rphan viruses: allgemein verbreitete, spezifisch beim Menschen krankheitserregende (= humanpathogene) ▸Picornaviren mit 34 Serotypen (1–9, 11–27, 29–34; 10 = Reovirus; 28 = Rhinovirus; die »jüngeren« E.-V.-Isolate als ▸Enteroviren); »Waise«, weil weder systematisch noch pathogenetisch eindeutig einzuordnen; rundlich, 20–30 nm groß, RNS-haltig, durch Äther u. Natriumdesoxycholat nicht inaktivierbar, jedoch hitzeempfindlich; isoliert aus dem Stuhl (auch ohne manifeste Erkrankung), Liquor, Rachenabstrich u. Blut; züchtbar auf Gewebekultur (Amnion des Menschen, Affenniere); Typendifferenzierung auch durch Plaque-Technik. – Erreger fieberhafter Krankheiten (häufig als explosive Epidemien) der Atmungsorgane (E 6, 8, 11, 20, 28) u. des Magen-Darm-Traktes (E 2, 7, 11, 12, 14, 18, 19), aber auch von Enzephalitis, lymphozytärer Meningitis, (passageren) Lähmungen (E 1–21), Myalgien, Peri- u. Myokarditis, Lebererkrankungen (4 u. 9) sowie von rötelnähnlichem Exanthem (E 2, 4, 6, 9, 14, 16, 18), v.a. bei Kindern in den gemäßigten Zonen u. typisch mit Sommer-Herbst-Gipfel. Übertragung erfolgt durch Schmutz-, Schmier- u. Tröpfcheninfektion. Entsprechende tierpathogene Viren: ECAO, ECBO, ECCO, ECDO, ECEO, ECMO, ECPO, ECSO usw. (**e**nteric **c**ytopathogenic **a**vian – oder **bo**vine, **c**at, **d**og, **e**quine, **m**onkey, **p**orcine, **s**wine – **o**rphan). E echoviruses.

**E-Chromosomen:** *Genetik* **1)** Bruchstücke der B-Chromosomen. **2)** Chromosomengruppe der ▸Denver-Klassifikation.

**Echt|zeit|verfahren:** das schnelle B-Mode-Verfahren der ▸Ultraschall-Diagnostik, d.h. mit Erstellung von Real-Time-Scans. Moderne Geräte liefern auch Bilder (Sonogramme). E real-time ultrasonography.

**Eckhard erektile Gefäßbüschel** (CONRAD E., 1822–1905, Physiologe, Gießen): kurze u. direkt in die Schwellkörper des Penis mündende Endarterien. E Eckhard's erectile vascular tufts.

**Ecklin-Syndrom** (TH. E., Kinderarzt, Basel), Anaemia splenica congenita: ältere Bez. für die heute als Symptom (z.B. bei angeborener Lues) geltende, bei Neugeborenen beobachtete gutartige, normoblastisch-myeloblastische hyperregeneratorische ▸Anämie mit Leber- u. Milzvergrößerung.

**Eck|zahn,** Dens caninus, Augenzahn, Hundszahn: der 3. u. längste Zahn in jedem Quadranten des Milch- u. des Dauergebisses; einhöckrig, im Oberkiefer mit 1, im Unterkiefer (stets kleiner) evtl. mit 2 Wurzeln. E canine (tooth).

**ECL:** Zelltyp des APUD-Systems in der Magenwand; Produzenten von Histamin.

**Ec|lamp|sia:** *Gynäkologie* ▸Eklampsie. E eclampsia. – **E. imminens:** *Gynäkologie* drohende ▸Eklampsie. – **E. saturnina:** Krampfzustände bei Bleivergiftung. – **E. sine eclampsia:** *Gynäkologie* s.u. ▸Eklampsie.

**ECMO** *(engl.)* Abk. für **e**xtra**c**orporeal **m**embrane **o**xygenation: *Anästhesiologie* ▸Membranoxygenation.

**ECMO-Virus:** s.u. ▸ECHO-Viren. E ecmovirus.

**ECochG,** Abk. für **E**lektro**coch**leo**g**raphie: ▸Elektrokochleographie.

**ECoG,** Abk. für **E**lektro**co**rtico**g**raphie: ▸Elektrokortikogramm.

**E. coli:** *Bakteriologie* Abk. für ▸Escherichia coli.

**Econazol:** ein ▸Azol-Antimykotikum zur topischen Anw. E econazole.

**Economo-Krankheit** (CONSTANTIN E., FREIHERR V. SAN SERFF, 1876–1931, Neurologe, Wien), Europäische Schlafkrankheit, Encephalitis epidemica s. lethargica: Enzephalitis unklarer Ursache (Influenza-Viren?), die nach dem 1. Weltkrieg epidemisch, später nur endemisch auftrat. Eine Polioencephalitis an Mittel-, Zwischenhirn (auch Hypothalamus) u. Substantia nigra mit der **E.-Trias** (Fieber, Schlafsucht, Hirnnervenlähmungen) als Leitsymptomen. Führt – nach Defektheilung – zu postenzephalitischem ▸Parkinsonismus. E (v.-)Economo encephalitis.

**Economy-Class-Syndrom:** tiefe Venenthrombose nach längerer Reise (Flugzeug, Bus) mit eingeengter Sitzgelegenheit.

**ECP** *(engl.)* Abk. für **e**osinophil **c**ationic **p**rotein: Marker bei Allergie (normal < 12,5 µg/l).

**ECPO-Virus, ECSO-:** s.u. ▸ECHO-Viren. E ecsovirus, ecpo-.

**écraseur** *(franz.)*: eine Drahtschlinge oder kleingliedrige Metallkette zum Abquetschen u. Abtragen (**écrasement**) von z.B. Polypen; wenig gebräuchlich. – In der Veterinärmedizin zur Kastration (durch Abquetschen des Eierstockbandes) verwendet. E écraseur.

**EC-Schema:** Abk. für ▸Polychemotherapie mit den Zytostatika **E**pirubicin, **C**yclophosphamid.

**Ec|stasy: 1)** *(engl.)* ▸Ekstase. **2)** 3,4-Methylendioxymethamphetamin, Abk. MDMA, XTC: v.a. als »Designer-Droge« zur Steigerung der Leistungsbereitschaft eingesetztes synthetisches Phenyläthylamin-Derivat (ein Amphetamin-Analogon, BTM!). ***Klinik:*** Akute Vergiftungserscheinungen u. Todesfälle sind mit Hyperthermie, Krämpfen, Schock u. Nierenversagen beschrieben. Bei chron. Gebrauch steht die Neurotoxizität im Vordergrund, die Serotonin-Rezeptoren werden geschädigt.

**Ec|stro|phia:** *Pathologie* ▸Ekstrophie. **E** exstrophy.

**Ect...:** s.a. ▸Ekt...; ▸Ekto...

**Ecthyma:** ▸Ekthym.

**Ecto|tricho|phyton:** *Mykologie* ▸Trichophyton.

**eczema** *(engl./französ.): Dermatologie* ▸Ekzem.

**ED: 1)** *Radiologie* Abk. für **E**rythem**d**osis (▸Hauterythemdosis), ▸Einfall**d**osis. **2)** *Pharmazie* Abk. für **E**ffektiv**d**osis (s.u. ▸Dosis), **E**inzel**d**osis (als $\mathbf{ED_{max}}$ die Einzelmaximaldosis).

**Edaphon:** *Biologie* Gesamtheit der auf u. im Erdboden lebenden Organismen (»Geobionten«).

**Edelgase:** die reaktionsträgen Elemente der 0. bzw. 8. Hauptgruppe des Periodensystems: Helium, Neon, Argon, Krypton, Xenon, Radon. **E** noble gases, inert gases.

**Edelmann-Reflex** (ADOLF E., 1885–1939, Arzt, Wien): Dorsalflexion der Großzehe bei passiver Beugung des gestreckten Beins als Hirndruckzeichen. **E** Edelmann reflex.

**edel|metall|reduzierte Legierungen:** *Zahnmedizin* Legierungen, deren Gehalte an Gold u. Metallen der Platingruppe < 95 % u. > 75 % sind.

**Eden-Hybinette-Operation:** operatives Verfahren bei ▸BANKART-Läsion; Anlagerung eines Knochenspans am vorderen Rand der Schulterblattpfanne mit Versetzung des Musculus subscapularis nach außen.

**Eder-Puestow-Instrumentarium:** Dilatatoren für den Magen-Darm-Trakt.

**Ede|tat:** *Chemie* Salz der **Edetinsäure** (▸Äthylendiamintetraessigsäure = EDTA). **E** edetate.

**EDG:** Abkürzung für ▸**E**lektro**d**ermato**g**raphie, ▸Elektro**d**urogramm.

**Edinger** (LUDWIG E., 1855–1918, Neurologe, Frankfurt/M.). – **E.-Bahn,** E.-Bündel: ▸Tractus spinothalamicus. – **E.-Hinterstrangfeld:** kleines, an die hintere graue Kommissur des Rückenmarks angrenzendes Feld im Hinterstrang als Bereich des »Hinterstranggrundbündels« des ▸Fasciculus proprius posterioris. **E** Edinger's postcommissural zone. – **E.-Westphal-Kern:** (ALEXANDER W.) der paarige autonome Lateralkern des ▸Nervus oculomotorius. **E** E.-Westphal nucleus.

**Edman-Methode:** *Biochemie* s.u. ▸Eiweißstruktur. **E** Edman method.

**EDRF** *(engl.)* Abk. für **e**ndothelium **d**erived **r**elaxing **f**actor: s.u. ▸Stickstoffmonoxid.

**Edridge-Green-Klassifikation:** Einteilung der Farbenfehlsichtigkeit nach den Spektralfarben (Rot, Orange, Gelb, Grün, Blau, Violett) in 6 Gruppen. – Die Farbensinnprüfung erfolgt mittels **E.-Gr.-Lampe** (mit auswechselbaren Farbscheiben), sog. Laternentest. **E** Edridge-Green lamp, E.-G. classification.

**EDTA** *(engl.)* Abk. für **E**thylene **D**iamine **T**etra-**A**cetate: *Chemie* ▸Äthylendiamintetraessigsäure.

**EDV: 1)** *Kardiologie* Abk. für **e**nd**d**iastolisches **V**entrikelvolumen. **2)** Abk. für **e**lektronische **D**aten**v**erarbeitung.

**Ed|ward|si|el|la tarda:** *Bakteriologie* gramnegatives Stäbchen [Enterobacteriaceae] von fraglicher Pathogenität; aus Stuhl u. Urin isoliert.

**Edwards-Syndrom:** *Genetik* ▸Trisomie 18. **E** Edward's syndrome.

**EDX:** Abk. für ▸Cyclophosphamid.

**EEC-Syndrom:** autosomal-dominant erbliche Kombination von Spalthand u./oder -fuß (▸**E**ktrodaktylie), ▸**E**ktodermaldysplasie (z.B. zarte Haut, dünnes Haar, Mikro- bis Anodontie, Nageldystrophie) u. Lippen-Kiefer-Gaumenspalte (engl.: **c**lefting). Nicht immer Vollausprägung aller Symptome, zu denen auch Fehlbildungen des Harntraktes (**u**rinary **t**ract) zählen (**EECUT-Syndrom**). **E** EEC syndrome, EECUT syndrome.

**EEE** *(engl.)* Abk. für **e**astern **e**quine **e**ncephalitis: ▸Encephalomyelitis equina, auch das entspr. Virus.

**EE-Form,** Abk. für exoerythrozytäre Form: *Parasitologie* besondere Form der Malaria-▸Plasmodien. **E** exoerythrocytic form.

**EEG:** *Neurologie* Abk. für **E**lektro**e**nzephalo**g**ramm (bzw. ▸-graphie).

**EEG-Audiometrie:** *Otologie* objektive ▸Audiometrie unter EEG-Anw. Mittels Computer werden aus dem EEG die durch die akustischen Reize ausgelösten Potentialschwankungen (evozierte Potentiale) ermittelt (Computer-Audiometrie). **E** electric response audiometry (= ERA).

**EEG-Mapping:** unzutreffendes Synonym »brain mapping«; EDV-gestütztes Verfahren zur Darstellung der räumlichen Verteilung hirnelektrischer, auch reizkorrelierter (evozierte Potentiale = EP-Mapping) Aktivität. Sog. Maps (Karten) werden aus an definierten Punkten gemessenen oder durch Interpolation gewonnenen Potentialwerten erstellt. Das Mapping gibt Auskunft über die ständig wechselnde Verteilung der an der Kopfoberfläche registrierten Potentialfelder, nicht jedoch über deren Herkunft, u. ist auch keine Darstellung anatomischer Strukturen wie bei bildgebenden Verfahren.

**EET,** Abk. für **E**rythrozyten-**E**isen-**T**urnover: *Hämatologie* Eisenstoffwechsel der roten Blutkörperchen; s.a. ▸Eisen (dort Schema).

**EEV** *(engl.)* Abk. für **e**ncircling **e**ndocardial **v**entriculotomy: zirkuläre Umschneidung Arrhythmie-auslösender Myokardbereiche zur Ausschaltung ihrer bioelektrischen Wirksamkeit.

**EF: 1)** Abk. für **E**xtrinsic-**F**aktor: *Hämatologie* ▸Vitamin $B_{12}$. **2)** *Kardiologie* Abk. für ▸**E**jektions**f**raktion. **3)** Abk. für **E**longations**f**aktor: *Genetik* s.u. ▸Eiweißbiosynthese.

**EF-4** *(engl.)* Abk. für **e**ugonic **f**ermenter **4**: eine Gruppe aus menschlichen Tierbisswunden isolierter Mikroorganismen; noch ohne Gattungs- u. Speziesbezeichnung. **E** EF-4 group.

**EF₆:** *Kardiologie* ▸Brustwand-Ableitung über dem Schwertfortsatz (= $V_E$). **E** ensiform lead.

**E.-Faktor,** Abk. für Erythematodes-Faktor: *Dermatologie* s.u. ▸Lupus erythematodes. S.a. ▸EF.

**E-Faktor, e-:** *Serologie* das Antigen E oder e des ▸Rhesus-Systems. **E** Rhesus factor E, e.

**Efavirenz:** nichtnukleosidaler ▸Reverse-Transkriptase-Hemmer; ***Anw.*** als Virostatikum bei HIV-Infektion. **E** efavirenz.

**Efeu:** ▸Hedera helix.

**effectiveness** *(engl.):* Wirksamkeit eines Wirkstoffs, einer Technik, einer Dienstleistung unter Alltagsbedingungen; Begriff aus der klinisch-epidemiologischen Qualitätsforschung; s.a ▸efficacy.

**Effector: 1)** *Physiologie* Organe oder Gewebe, die auf Hormone oder neuronale Impulse reagieren (z.B. motor. Endplatten). **2)** *Genetik* ▸Effektor (2).

**Effekt:** s.u. ▸Wirkung...

**effektiv:** tatsächlich, wirksam; s.a. ▸Effektivwerte.

**Effektiv|dosis:** ▸Dosis effectiva. **E** effective dose (= ED).

**Effektiv|werte:** wirksame Werte physikalischer Größen, gekennzeichnet durch tiefgestellten Index »eff«; z.B. effektive ▸Dosis, eff. ▸Halbwertszeit, eff. ▸Temperatur, eff. ▸Wellenlänge.

**Effektor: 1)** *Physiologie* das »Erfolgsorgan«, d.h. der den motorischen bzw. sekretorischen Effekt erzeugende Anteil des Reflexbogens (Organ, Gewebe); s.a. ▸Effector. **2)** *Genetik* Begriff der Molekularbiologie (▸JACOB-MONOD-Modell) für in der Zelle wirksame Stoffwechselprodukte (Metaboliten), Hormone, zyklisches ▸Adenosinmonophosphat zur Regulation der Genaktivität. S.a. ▸Effektorenzym. **3)** *Enzymologie* natürlicher oder synthetischer Stoff (z.B. Ca, Cl, Komplexbildner; s.a. ▸Effektor [2]), der die Wirkung von Enzymen fördert (= Aktivator, Stabilisator, Komplement) oder hemmt (= Inaktivator, ▸Inhibitor oder Destruktor). S.a. ▸Operon. **E** effector.

**Effektor|enzym:** vom Membranrezeptor nach Bindung des zugehör. Liganden in die Zelle abgegebenes Enzym. **E** effector enzyme.

**Effektor|zelle:** *Immunologie* ausführende Zelle (Lymphozyt oder Makrophage) des Immunmechanismus,

u. zwar die Antikörper bildende B-Zelle sowie die – enddifferenzierte – T-Helfer-Zelle ($T_H$; T 4) u. die T-Suppressorzelle/zytotoxische Zelle ($T_S$; T 8). E effector cell.

**Effeminatio:** *Psychologie* **1)** Entwicklung/Vorhandensein seelischer u. körperlicher weiblicher Eigenschaften beim Mann. **2)** passive Homosexualität des Mannes. E effemination.

**ef|fe|rens** *(latein.):* herausführend, ableitend (z. B. Vas efferens [= Arteriola glomerularis efferens]); analog **efferent** vom Zentrum zur Peripherie (= zentrifugal) leitend: zur Muskulatur oder zu Eingeweiden (= somato- bzw. viszeroefferent); s. a. ▶Efferenz. E efferent.

**Efferent-Loop-Syndrom** *(engl.):* ▶Syndrom der abführenden Schlinge.

**Efferenz:** die von Nervenzellen über ihren Neuriten weggeleiteten Erregungen; werden je nach beteiligter Nervenfaserart als α-, β-, γ-E. bezeichnet; i. e. S. die vom Zentralnervensystem zu effektorischen Systemen (▶Effektor) geleitete Erregung. – Ferner die zuständigen Leitungsbahnen (▶Neuron). E efference.

**Efferenz|kopie:** s. u. ▶Reafferenzprinzip.

**efferves|cens** *(latein.):* aufbrausend. E effervescent.

**efficacy** *(engl.):* Wirksamkeit im Sinne der Ergebnisqualität eines Wirkstoffs, einer Technik, einer Dienstleistung unter Idealbedingungen; Begriff aus der klinisch-epidemiologischen Qualitätsforschung.

**effi|cax** *(latein.):* drastisch wirkend, erfolgreich. E efficacious, efficient.

**Efflatio(n)** *(latein. = Herausblasen):* Aufstoßen.

**Effleurage** *(franz.):* die »Streichung« als Grundhandgriff der ▶Streichmassage. E effleurage.

**Effloreszenz,** Morphe, Hautblüte: morphologisches Grundelement einer krankhaften Hautveränderung, entweder als direkte Folge der Erkrankung (**Primär-E.**) oder als sekundäre Veränderung der Primär-E. (**Sekundär-E.**). S. a. ▶Urtica, ▶Vesicula. Formen s. Abb. E efflorescence.

**Ef|flu|vi|um** *(latein. = Ausfließen):* Ausfall, Entleerung. E effluvium. – **E. capillorum:** ▶Haarausfall; s. a. ▶Alopezie. – **E. seminis:** ▶Ejaculatio; s. a. ▶Pollution.

**Ef|flux** *(latein.):* Ausfließen (▶Effluvium). Auch i. S. von ▶Abortus u. (GÜNTHER) ▶Reflux.

**Effort|syndrom** *(engl. effort = Anstrengung, Überanstrengung):* ▶DA-COSTA-Syndrom, ▶Hyperventilationssyndrom.

**Effort|synkope:** *Kardiol.* Bewusstseinsverlust (▶Synkope) unter körperlicher Belastung; als zerebrale ▶Ischämie, z. B. bei hochgradiger Aortenstenose. E effort syncope.

**Effort|thrombose:** ▶Thrombose par effort, Achselvenenthrombose.

**E-Formen:** Abk. für ▶exoerythrozytäre Formen (der Malaria-Plasmodien). E extraerythrocytic stages.

**EFS:** *Biochemie* Abk. für essentielle ▶Fettsäure.

**Egel:** Sammelbez. für Wurmarten der Ordnung Hirudinea u. Digenea [Trematoda]. E leech.

**Egel|seuche:** Erkrankung durch Leberegelbefall. E fascioliasis, liver fluke infestation.

**Eges|ta** *(latein.):* das Ausgeworfene, z. B. der Auswurf (▶Sputum), Kot. E discharge.

**Eges|ti|on:** ▶Exozytose.

**EGF** *(engl.):* Abk. für ▶epidermal growth factor, als **EGFR** dessen Membranrezeptor.

**EGG:** Abk. für ▶Elektrogastrographie.

**Ego** *(latein.):* das ▶Ich. E ego.

**Ego|morphismus:** *Psychologie* Projektion der eigenen Nöte, Befürchtungen, Verhaltenseigenheiten etc. auf einen anderen Menschen.

**Ego|pathie:** verbal-aggressives Verhalten des Psychopathen gegenüber anderen Personen (d. h. deren Beleidigung, Herabsetzung) mit dem Ziel der Erhöhung des Eigenwertes u. als Mittel zum Abreagieren eigener Konflikte bzw. Ablenken. Tritt auch auf bei Vergiftungszuständen. **2)** (K. P. KISKER) Bez. für schizophrene Zustandsbilder wie flüchtige schizophrene

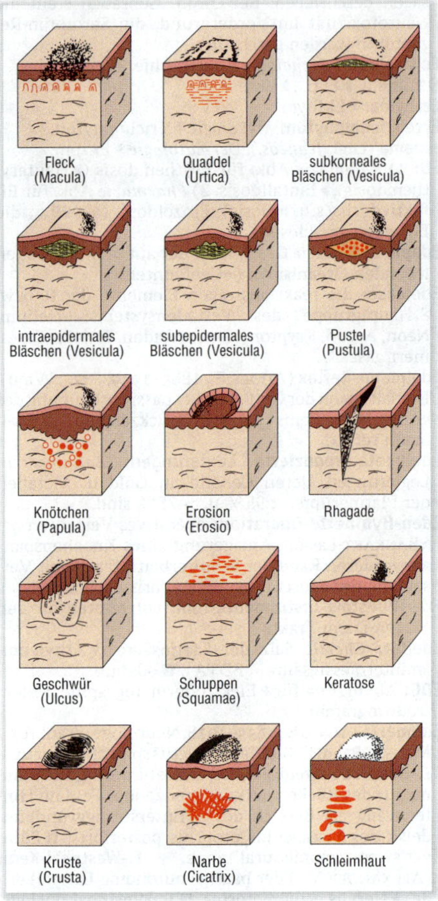


**Effloreszenz:** Primär-u. Sekundär-E. der Haut. [409]

Episoden, periodische Krisen etc., wobei aber nicht chronisch-progrediente Kernschizophrenien gemeint sind. E egopathy.

**Ego|tropie:** älterer Oberbegriff für Egozentrizität (Selbstbezogenheit; das Ins-Zentrum-Stellen des »Ich«) u. Narzissmus. E egotropy, egocentricity.

**E-Haken:** *Ophthalmologie* ▶SNELLEN-Haken, als ▶Sehzeichen.

**Ehalt-Operation** (WALTHER E., 1902–1976, Chirurg, Graz): transartikuläre Fixation des Hüftgelenkes mittels steil durch das Gelenk eingeführten Dreilamellennagels, zusätzlich para- oder intraartikulärer Knochenspan.

**EHEC:** Abk. für enterohämorrhagische ▶Escherichia coli. E EHEC.

**E-Hepatitis:** s. u. ▶Virushepatitis E.

**Ehlers-Danlos(-Meekeren)-Syndrom** (EDVARD LAURITZ E., 1863–1937, dän. Dermatologe; HENRI ALEXANDRE D., 1844–1912, Dermatologe, Paris; JOB JANSZOON VAN M., 1611–1666, Chirurg, Amsterdam), Fibrodysplasia elastica generalisata: angeborene »Mesenchymose«, d. h. eine Synthese- u./oder Vernetzungsstörung der Kollagene. ***Ätiol.:*** wird autosomal-dominant (Typen I–IV, VII A u. B, VIII) bzw. -rezessiv (VI, VII C) u. X-chromosomal vererbt (IX). ***Klinik:*** typische Haut- u. Weichteilveränderungen (▶Cutis hyperelastica [außer Typ IV], abnorme Hautverletzlichkeit, Ekchymosen, Schlaffheit von Narben, Überstreckbarkeit der Gelenke, Hypotonie der Muskulatur [»Kautschukmensch«]), mit ▶Osteoporose, Blutungen, Gefäßrupturen (Typ IV) u. a. m. ***Histol.:*** mangelhafte Verflechtung der straffen kollagenen Fasernetze, Fehlbildung der Elastika, zystische Hohlräume. E Ehlers-Danlos syndrome.

**Ehlret-Lähmung** (HEINRICH E., geb. 1870, dtsch. Pathologe): nach Wiederherstellung der elektrischen Erregbarkeit des Muskels fortbestehende »Gewohnheitslähmung« infolge psychischer Fixation oder Verlust der Innervationsbahnung (v.a. bei Kindern). E Ehret paralysis.

**Ehrlich** (PAUL E., 1854–1915, dtsch. Arzt, Begründer der Chemotherapie; 1908 Nobelpreis für Medizin für die Entwicklung u. den Ausbau des »spez. Standardprinzips« in der Immunbiologie). – **E.(-Pröscher)-Aldehydprobe:** Nachweis von Urobilinogen bzw. Stercobilinogen im frischen, erkalteten Harn durch Zusetzen von 3 Tr. E.-Reagens (2 g p-Dimethylaminobenzaldehyd in 100 ml 20 %iger Salzsäure). Rotfärbung in der Kälte spricht für vermehrte, nach Erwärmen für normale Urobilinogen-Ausscheidung. Verfälschung möglich durch – v.a. tryptophanreiche – Eiweiße, Medikamente, Bilirubin (Grünfärbung). – **E.-Diazolreagens:** s.u. ▸E.-Reaktion. – **E.-Fingerversuch:** *Serologie* ▸Fingerversuch. – **E.-Reagens:** s.u. ▸E.-PRÖSCHER-Aldehydprobe. – **E.-Reaktion:** *Labormedizin* wenig spezifischer (u. kaum noch gebräuchl.) Bilirubinnachweis mit frisch zubereitetem (!) E.-Diazoreagens (Sulfanilsäure in HCl-Lsg. u. wässrige Natriumnitrit-Lösung) im mit konzentrierter Salzsäure versetzten Chloroformauszug oder direkt im Harn nach Ansäuern mit Essigsäure; bei Anwesenheit von Bilirubinglucuronid erfolgt Violett- bis Blaufärbung. S.a. ▸WATSON-SCHWARTZ-Test (»E.-Umkehrprobe«). – Auf der Kupplung von Bilirubinglucuronid mit diazotierter Sulfanilsäure basiert der Bilirubinnachweis im Blut nach HIJMANS-VAN DEN BERGH. E Ehrlich's reaction. – **E.-Seitenkettentheorie:** historische Theorie der Antikörper-Entstehung (s.a. ▸Selektionstheorie [2]); ▸haptophore Gruppe, ▸Antigen. E E.'s side-chain theory. – **E.(-Aszites)-Tumor:** transplantabler Mäusetumor (von einem spontanen Mammakarzinom abgeimpft), der bei Verimpfung in die Bauchhöhle als Aszitestumor (EAT), sonst als solides Adenokarzinom wächst. E E. tumor. – **E.-Zelle: 1)** ▸Mastzelle. **2)** ▸Megaloblast.

**Ehrlich-(Doppel-)Bläschenkatheter:** *Gynäkologie* kurzer Gummikatheter mit 2 aufblasbaren Gummibläschen zum bds. Verschluss großer Blasen-Scheiden-Fisteln. E Ehrlich's double balloon catheter.

**Ehrlichia:** Gattung gramnegativer, mit den Rickettsien verwandter Bakterien (E. equii, E. phagocytophilia u. E. chaffeensis); Zoonose-Erreger bei Haustieren (Hund, Rind, Pferd); können – v.a. durch Zeckenbiss übertragen – beim Menschen ein Krankheitsbild (»**Ehrlichiose**«) mit Fieber, Kopf- u. Muskelschmerzen sowie Transaminasenerhöhung hervorrufen.

**EHWZ:** Abk. für **E**liminations**h**alb**w**ertsz**eit** (bei ▸Clearance).

**Ei,** Ovum: die weibliche Fortpflanzungszelle (Eizelle) vielzelliger Tiere. Beim Menschen das in der Ovogenese aus dem ▸Ovocytus primarius u. secundarius durch 2 Reifeteilungen (Reduktions-, dann Äquationsteilung; s.a. ▸Meiose) hervorgehende Gebilde mit der es bedeckenden »Glashaut« (▸Zona pellucida) u. Corona radiata. Die Größe der menschl. Eizelle beträgt 120–200 µm (bei Tieren – abhängig v.a. vom Dottergehalt – zwischen 20 µm [einige Nematoden, ▸Wurmeier] u. 22 cm [Riesenhai]). Sie wird je nach Menge des Dotters (Vitellus; s.a. ▸Furchung) unterschieden als alezithal, oligo- oder polylezithal (dotterfrei, -arm bzw. -reich) u. nach dessen Verteilung als iso-, telo-, zentrolezithal (gleichmäßig, polar bzw. zentral); ist beim Menschen oligo- u. isolezithal. S.a. Abb. E egg, ovum. – **Ei, embryoniertes:** vorbebrütetes Hühnerei; gilt als Substrat der Wahl für die Züchtung bestimmter Viren (▸Eikultur), z.B. der meisten Pocken- u. Myxoviren.

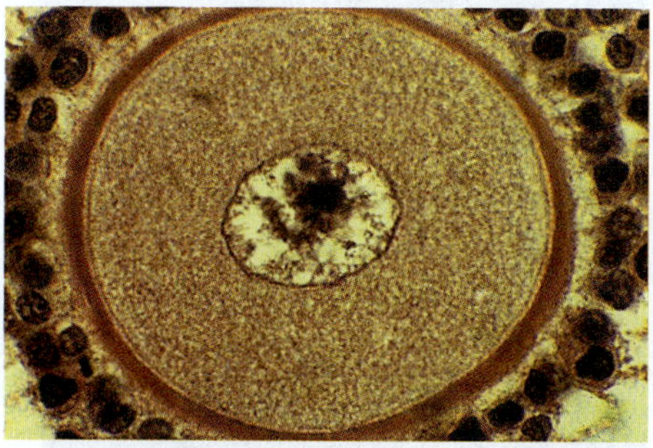

**Ei:** histologischer Schnitt durch das Ovar. Die Eizelle mit großem Zellkern ist umgeben von der Zona pellucida u. der Corona radiata. [422]

**EIA:** Abk. für ▸Enzym-Immunoassay.

**Eilabnahme:** *Gynäkologie* der etwa 2 Min. dauernde, sich periodisch wiederholende Vorgang der Übernahme der Eizelle in den Eileiter durch den Trichter (Infundibulum). E ovum pick-up.

**Eilballen:** *Embryologie* Ansammlungen von Ureiern u. epitheloiden Zellen in der Keimdrüsenanlage; Bildung der E. schließt ab mit der Geburt. E egg cluster.

**Eilbe,** Taxus baccata: Nadelbaum, dessen sämtliche Teile (bis auf den roten Samenmantel) giftig sind und der in der Medizin u. Homöopathie genutzt wird. Wirksame Inhaltsstoffe sind Alkaloide, z.B. das Herzgift Taxol (s.u. ▸Taxine) u. Flavonoide. Zubereitungen aus Eibennadeln sind in homöopathischen Dilutionen der Urtinktur gegen Rheuma, Gicht, Magenschmerzen, Nieren- u. Blasenerkrankungen enthalten.

**Eilbisch:** ▸Althaea officinalis.

**Eilbläschen:** *Gynäkologie* der Eifollikel; ▸Folliculi ovarici, ▸GRAAF-Follikel. E ovarian follicle.

**Eilchel:** *Anatomie* ▸Glans (penis oder clitoridis). E glans.

**Eichellentzündung:** ▸Balanitis. E balanitis.

**Eichenrinde:** ▸Quercus cortex.

**Eicher-Prothese:** aus Vitallium-Legierung gefertigte Hüftkopfprothese mit Schenkelhalsteil u. Stahlstift (für den Femurschaft).

**Eichhorst-Krankheit** (HERMANN E., 1849–1921, Internist, Zürich): interstitielle ▸Neuritis (»fascians«). E Eichhorst's neuritis.

**Eicken-Haken** (CARL V. E., 1873–1960, dtsch. Otologe): kräftige, gekrümmte Metallsonde, mit der bei der **E.-Hypopharyngoskopie** der – zuvor anästhesierte – Kehlkopf nach vorn gezogen u. so der Hypopharynx trichterförmig geöffnet wird (für Einblick bis zur 1. Ösophagusenge). E Eicken's probe, E.'s method.

**Eicolsalnolide:** Sammelbezeichnung für Prostaglandine, Thromboxane u. Leukotriene. E eicosanoids.

**Eicosalpentalensäure** *(griech. eikosi = zwanzig):* Metabolit (über Eicosatetraensäure) der Linolensäure. Ausgangsprodukt für Bildung von Prostaglandinen, Prostacyclin $I_3$, Thromboxan $A_3$. E eicosapentaenoic acid.

**Eid des Hippokrates:** s.u. ▸Genfer Gelöbnis. E Hippocratic oath.

**Eideltica, -tika:** *Pharmazie* ▸Halluzinogene.

**Eidetiker:** Mensch mit eidetischer Begabung, d.h. mit Begabung, optische – i.w.S. auch akustische u. taktile – Wahrnehmungen weitgehend wirklichkeitsgetreu mit sinnlicher Anschaulichkeit vor seinem geistigen Auge zu reproduzieren (d.h. **eidetische Anschauungsbilder** zu entwerfen). E eidetic.

**Eidotter:** *Biologie* **1)** Vitellus: ▸Dotter (s.a. ▸Ei). E vitellus. **2)** das Eigelb, die aus Bildungs- u. Nahrungsdotter zusammengesetzte Eizelle des Vogeleies. E (egg) yolk.

**EIEC,** Abk. für **e**ntero**i**nvasive **E**scherichia **c**oli: ein darmpathogener Escherichia-coli-Stamm (▸Escherichia coli, enterohämorrhagische).

**Eierlschalen-Erythrozyten:** *Hämatologie* ▸Fragmentozyten.

E

**Eierschalen|fraktur:** beschreibende Bez. für zahlreiche Wandeinbrüche an Knochenzysten; typisch bei Osteoarthropathie (in Oberschenkel- u. Oberarmkopf) nach Dekompressionskrankheit. E eggshell fracture.

**Eierschalen|hilus:** s.u. ▸Eierschalensilikose.

**Eierschalen|knittern:** das über dünnen Knochenlamellen (bei Knochenzysten, -tumoren) tastbare »Pergamentknistern«. E eggshell crackling.

**Eierschalen|silikose:** ▸Silikose mit schalenartigen Verkalkungen unter der Kapsel der Lymphknoten, besonders am Lungenhilus (»Eierschalenhilus«). E eggshell silicosis.

**Eierstock:** ▸Ovarium. E ovary.

**Eierstock-Arkade:** Anastomose zwischen Arteria ovarica u. einem Ramus ovaricus der Arteria uterina.

**Eierstock|entzündung:** ▸Oophoritis; s.a. ▸Adnexitis. E oophoritis, ovaritis.

**Eierstock|krebs:** ▸Ovarialkarzinom.

**Eierstock|tumoren:** ▸Ovarialtumoren.

**Eierstock|zellen, interstitielle:** epitheloide Zellen, die aus den Bindegewebszellen der Theca folliculi interna untergegangener Eifollikel entstehen u. als »interstitielle Eierstockdrüse« Östradiol bilden.

**Eifersuchtswahn:** wahnhafte, kritiklose Eifersuchtsideen, z.B. bei schizophrener Psychose. Als **alkoholischer E.** bei Alkoholparanoia (nach Entzug abklingend), kann nach langjährigem Alkoholkonsum auch ohne aktuellen Rausch auftreten. E jealousy mania, delusion of infidelity.

**Ei|follikel,** Eibläschen: *Gynäkologie* ▸Folliculi ovarici. E graafian follicle, ovarian follicle.

**Eigelb:** *Biologie* ▸Eidotter (2).

**Ei|gelenk:** ▸Articulatio ellipsoidea (dort Abb.).

**eigen...:** s.a. ▸aut(o)..., ▸ipsi..., ▸proprio..., ▸selbst... E self.

**Eigen|anamnese:** die auf den eigenen Angaben des Kranken basierende Krankheitsvorgeschichte. E autoanamnesis.

**Eigen|apparat:** Leitungssysteme des Rückenmarks für spinale Reflexe u. Automatismen, gebildet von Schalt- = Inter- = Zwischenneuronen, deren Axone Nervenzellen gleicher oder benachbarter Segmente verbinden. Es sind dies die Fasciculi proprii u. der Fasciculus interfascicularis = semilunaris, septomarginalis u. triangularis. Wird im Rautenhirn ergänzt durch die Formatio reticularis.

**Eigen|blut|behandlung,** Autohämotherapie: unspezifische ▸Reiztherapie durch intramuskuläre Injektion kleiner Mengen entnahmefrischen venösen Eigenblutes, meist in verdünnter bzw. veränderter Form. ***Ind.:*** zur Immunmodulation, bei allergischer Diathese, Erkrankungen des rheumatischen Formenkreises, Hautkrankheiten u. zur roborierenden Behandlung. S.a. ▸Eigenserumbehandl. E autohemotherapy.

**Eigen|blut|transfusion:** ▸Bluttransfusion von vorher dem gleichen Individuum als Blutspender entnommenen ▸Blutkonserven (»Eigenblutspende«); v.a. für geplante Operationen. E auto(hemo)transfusion.

**Eigen|filter:** *Radiologie* die Gesamtheit der von der Nutzstrahlung zu durchdringenden Wandungen eines Röntgen- oder Elektronenstrahlers (DIN 6814). Dazu zählen auch sonstige filternde Schichten der Röntgen- oder Beschleunigungsröhre sowie des Röhrengehäuses, der Isoliermittel u. der fest angebrachten (d.h. nicht ohne Werkzeug lösbaren) Filter.

**Eigen|fluoreszenz,** Primärfluoreszenz: sichtbares Leuchten von Körpergeweben u. -zellen bei Einwirkung von Ultraviolett-Strahlung. E primary fluorescence, autofluorescence.

**Eigen|frequenz:** Frequenz, mit der ein schwingungsfähiges System nach einmaligem Anstoß schwingt, s.a. ▸Resonanz. E resonant frequency.

**Eigen|grau:** ▸Eigenlicht...

**Eigen|hemmung:** *Serologie* bei ▸Komplementbindungsreaktionen die vom Serum selbst (d.h. ohne Antigenzusatz) ausgelöste Hemmung der Hämolyse infolge bakterieller etc. Verunreinigung. – **E., rekurrente:** *Physiologie* Selbsthemmung einer Erregung durch die efferenten Entladungen der Motoneuronen aufgrund rückläufiger Seitenverbindungen zu den ▸Renshaw-Zellen. E autogenous inhibition.

**Eigen|impfstoff:** *Serologie* ▸Autovakzine.

**Eigen|licht (des Auges),** Eigengrau: die ohne Lichteinwirkung oder andere physikalische Stimulierung bestehende Lichtempfindung »grau« aufgrund physiologischer Vorgänge in der Netzhaut (Ruheaktivität des B- u. D-Systems [= Hell- u. Dunkelsystems] mit Überwiegen des Letzteren) oder in höheren optischen Zentren. S.a. ▸Schwarzempfindung.

**Eigen|reflex,** propriorezeptiver Reflex: Reflex, bei dem Reizorgan u. Reizrealisator makroskopisch das gleiche Organ sind; z.B. die monosynaptischen Muskeldehnungsreflexe (wobei Sehnen- u. Muskelspindeln als Rezeptor u. Muskelfasern des gleichen Muskels als Effektor des Reflexbogens wirksam sind); z.B. der Bizepssehnenreflex. – Ggs. ▸Fremdreflex. E proprioceptive reflex.

**Eigen|rhythmik:** *Physiologie* ▸Auto(r)rhythmie.

**Eigen|schwingung:** ▸Eigenfrequenz.

**Eigen|serum|behandlung,** Autoserotherapie: unspezifische Reiztherapie durch intramuskuläre Injektion kleiner Mengen aus Eigenblut gewonnenen Serums. E autoserotherapy.

**Eigen|strahlung: 1)** die für ein radioaktives Element charakteristische Strahlung von spezifischer Wellenlänge. S.a. ▸charakteristische Röntgenstrahlung. E characteristic radiation. **2)** die innere ▸Strahlung.

**Eigen|vakzine,** Eigenimpfstoff: ▸Autovakzine. E autovaccine.

**Eihäutchen,** primäre Eihülle: *Gynäkologie* die Zellmembran der Eizelle (▸Ei), die nach der Imprägnation ganz oder nur am sog. Empfängnishügel verstärkt sein kann. E primary egg membrane, yolk membrane.

**Eihäute,** sekundäre Eihüllen: Amnion u. Chorion sowie Dezidua (als Teil der Gebärmutterschleimhaut) als eine die Frucht u. das Fruchtwasser umgebende »Fruchthülle« bei Reptilien, Vögeln, Säugern (Abb.). Sie gewährleisten die Entwicklung (Schutz

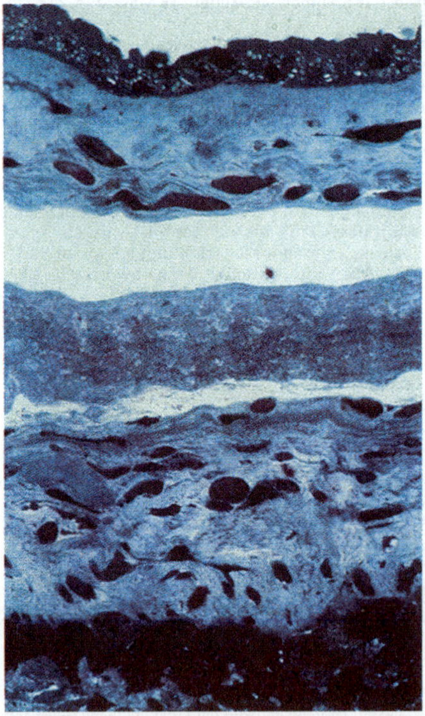


**Eihäute:** Querschnitt durch die menschliche Eihaut. [188]

vor mechanischer Schädigung) u. Ernährung des Embryos. S.a. ▶Eihäutchen. E fetal membranes, secondary egg membranes.

**Ẹihaut|retention:** Verhaltung von Eihautresten in der Gebärmutter nach Abschluss des Geburtsgeschehens; z.B. nach übermäßiger Forcierung der ▶Nachgeburt. E retained membranes.

**Ẹihaut|stich:** ▶Blasensprengung, ▶Amniozentese.

**Ẹihügel:** *Anatomie* ▶Cumulus oophorus.

**Eikenẹlla corrọdens:** *Bakteriologie* kleines, gramnegatives, mit der Gattung Brucella verwandtes Stäbchenbakterium; aus Atemtrakt, Abszessen, Wunden isoliert, ebenso bei Meningitis, Endokarditis.

**Ẹi|klar:** *Biologie* das den Eidotter umgebende »Eiweiß« des Vogeleies mit ca. 14 % Trockenstoffen, v.a. Albumin. E eggwhite.

**Ei|ko|no|mẹter:** *Ophthalmologie* Gerät zum Messen der ▶Aniseikonie durch Bestimmung des Unterschieds der Gesichtswinkel, unter denen bei Betrachtung mittels ▶Haploskop ein Objektpaar gleich groß oder vom Fixationspunkt gleich weit entfernt erscheint. E eiconometer, eikonometer.

**Eikos...:** Wortteil »20«, s.u. ▶Eicos...

**Ẹikultur,** Hühnerembryokultur: Züchtung z.B. von Viren, Rickettsien in der Chorioallantoismembran, in der Allantois-, Amnionhöhle oder im Dottersack bebrüteter Geflügeleier nach entsprechender Eipunktion. E chicken embryo culture.

**Ẹileiter:** ▶Tuba uterina. S.a. ▶Tuben... E oviduct.

**Ẹileiter|durchblasung:** ▶Pertubation.

**Ẹileiter|entzündung:** ▶Salpingitis.

**Ẹileiter|mündung:** ▶Ostium uterinum tubae.

**Ẹileiter|schwangerschaft:** ▶Graviditas tubarica. E tubal pregnancy.

**Ẹileiter|sterilisation:** Sterilisation durch Unterbindung des Eileiters (z.B. pelviskopisch durch ROEDER-Schlinge) oder durch Schaffung einer Barriere durch Eileiterabklemmung mittels HULKA-Klemme, BLEIER-Clip oder YOON-Ring (ebenfalls pelviskopisch). Als offene E. durch einfache Tubenligatur oder mit nachfolgender blutungsfreier Tubendurchtrennung.

**EIMA,** Abk. für **e**xtra-**i**ntrakranielle **M**ikro**a**nastomose: Verbindung zwischen Arteria temporalis superficialis u. Arteria cerebri media.

**Ẹi|membran:** *Histologie* ▶Eihäutchen.

**Eimẹria:** eine Protozoen-Gattung [Coccidia; ▶Sporozoa], deren Arten als Darmparasiten bei Haus- u. Nutztieren vorkommen. Erreger der ▶Kokzidiose (auch des Menschen).

**Ẹi|mole:** *Gynäkologie* ▶Blutmole; s.a. ▶Mole. E hydatidiform mole.

**Ei|mụtter|zelle:** *Gynäkologie* ▶Ovocytus; s.a. ▶Ei. E germ cell.

**Ẹin|äugigkeit: 1)** ▶Zyklopie. E cyclopia. **2)** angeborene oder erworbene Monophthalmie (= einseitige ▶Anophthalmie). E monocularity.

**Ẹin|atmung:** ▶Inspiration.

**Ẹin|bettung: 1)** *Histologie* Einbringen entwässerten u. fixierten Gewebes in Einbettmasse (z.B. Paraffin, Celloidin) zur Erzielung von Schnittfestigkeit für Mikrotomschnitte. E embedding. **2)** *Embryologie* Eieinbettung, ▶Nidation. E implanting.

**Ein-Cistron...:** *Genetik* s.u. ▶Ein-Gen-ein-Enzym-Hypothese.

**Ẹinfach|bindung:** *Chemie* von einer einzigen Valenz gebildete Atombindung; s.a. ▶Doppelbindung. E single bond.

**Ẹinfach|sehen:** das ▶binokulare Sehen (s.a. ▶Doppelbilder). E binocular vision.

**Ẹinfall(s)dosis:** veraltete Bez. für die von einem Röntgen- oder Gammastrahler unter Bestrahlungsbedingungen erzeugte Standard-Ionendosis, gemessen »frei Luft« im Fokus-Haut-Abstand im Bereich des Zentralstrahls. E incidence dose.

**Ẹinfall(s)feld:** veraltete Bez. für die bei Strahlentherapie von der Strahlung getroffene Oberfläche des Objekts (s.a. ▶Bestrahlungsfeld). E field of incidence.

**Ẹinfluss|phänomen:** *Radiologie* Aussparungen im ▶Angiogramm durch Zufluss kontrastmittelfreien Blutes aus Nebenästen; kann Gefäßverengungen vortäuschen. E phleboid influx phenomenon (Eisholdt).

**Ẹinfluss|stauung: 1)** venöse Stauung – u. Druckerhöhung – im Bereich der oberen (Kopf, Gliedmaßen, ▶Vena-cava-superior-Syndrom; s. Abb.) oder unteren Körperhälfte infolge Verlegung oder Kompression der Hohlvenen (▶Vena cava) oder infolge Einstrombehinderung in die re. Herzhälfte (z.B. bei Pericarditis constrictiva u. bei Rechtsherzinsuffizienz). ***Klinik:*** Venenerweiterung, Zyanose u. Ödem im Stauungsbereich, bei Stauung der unteren Kava auch Leber-, Nierenstauung. E inflow congestion. **2)** Harnstauung in den Harnwegen vor der Blase.



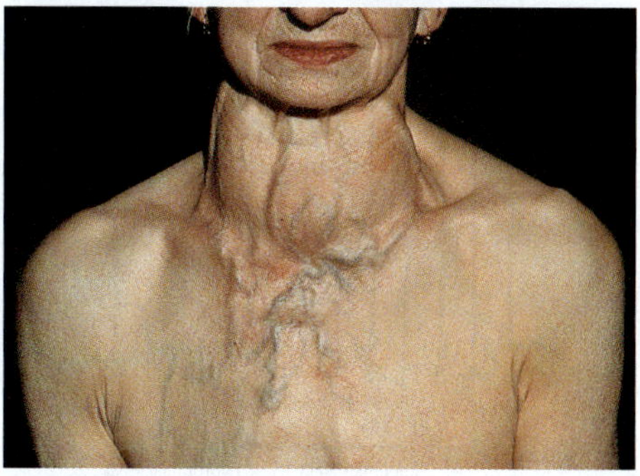

**Einflussstauung:** obere Einflussstauung bei Struma permagna mit retrosternalen Anteilen. [89]

**Einfuhr:** orale, parenterale oder enterale Flüssigkeitsaufnahme. S.a. ▶Wasserhaushalt.

**Ẹingebungs|psychose:** ältere Bez. für **1)** ekstatische E. (der »glückliche Pol« der Angst-Glück-Psychose), **2)** progressive E. (paranoide Form der Schizophrenie mit maßlosen Größenideen).

**Ein-Gen-ein-Enzym-Hypothese:** *Genetik* ältere Annahme, dass jeweils 1 Gen (bzw. 1 Chromosomenlocus) die Synthese eines Enzyms kontrolliert. – Spätere Formulierungen als »Ein-Gen-ein-Protein-« u. als »Ein-Cistron-ein-Polypeptid-Hypothese«. E one gene-one enzyme hypothesis.

**eingewachsener Nagel,** Unguis incarnatus: das äußerst schmerzhafte Sicheindrängen der Nagelplatte in die Weichteile des Nagelfalzes, v.a. bei eingerolltem lateralen Nagelrand; allgemein mit bakterieller Superinfektion; z.B. nach unsachgemäßem Beschneiden der Nägel. ***Ther.:*** ▶EMMERT-Nagelplastik. E ingrown nail.

**Ẹingeweide,** Viszera: die in den großen Körperhöhlen (Schädel-, Brust-, Bauch-, Beckenhöhle) gelegenen Organe; auch Kurzbez. für Baucheingeweide. S.a. ▶Splanchn(o)... E viscera.

**Ẹingeweide|bruch:** die ▶Hernie. E internal hernia, splanchnocele.

**Ẹingeweide|schädel:** *Anatomie* ▶Splanchnokranium.

**Ẹingeweide|senkung:** ▶Enteroptose. E splanchnoptosis.

**Ẹingeweide|würmer,** Enthelminthen: als ▶Endoparasiten in Eingeweiden lebende Helminthen (▶Trematoden, ▶Zestoden u. ▶Nematoden). E intestinal helminths.

**Eingreifrichtwert:** *Umweltmedizin* die Dosis radioaktiver Strahlung der fünf Radionuklide $^{131}$Jod, $^{134}$Caesium, $^{137}$Caesium, $^{90}$Strontium, $^{239}$Plutonium, gemessen in Becquerel/kg eines Lebensmittels. Bei Erreichen des E. darf das Lebensmittel nicht mehr in den Verkehr gebracht werden.

**Einheit:** zum Zwecke der quantitativen Angabe von Größen definierte, experimentell oder anhand eines »Standards« reproduzierbare Bezugsgröße (»Maßeinheit«); z.B. *physik* die seit 1978 geltenden (gesetzlich vorgeschriebenen) ▶SI-Einheiten bzw. – in der Medizin – die anhand ihrer Wirkung am lebenden Objekt ermittelten **biologischen Einheiten** (s.a. *pharm, enzym, labor* ▸Internationale Einheit, ▸Enzymeinheit). E unit.

**Einheits|membran:** *Zytologie* **1)** ▸Elementarmembran (als Biomembran der Zelle u. der Zellorganellen). **2)** das ältere DANIELLI(-DAVSON)-Modell (Abb.) der ▸Zellmembran. Diese ist konzipiert als Doppelschicht von Lipidmolekülen (wirksam als Ionen-Diffusionsbarriere), die beidseits umgeben ist von einer – weniger hydrophoben – Proteinschicht, welche die Lipidschicht stützt u. durch Fusion der inneren mit der äußeren Lage in der Lipidschicht Poren als Ionen-Durchtrittsstellen bildet. E unit membrane.

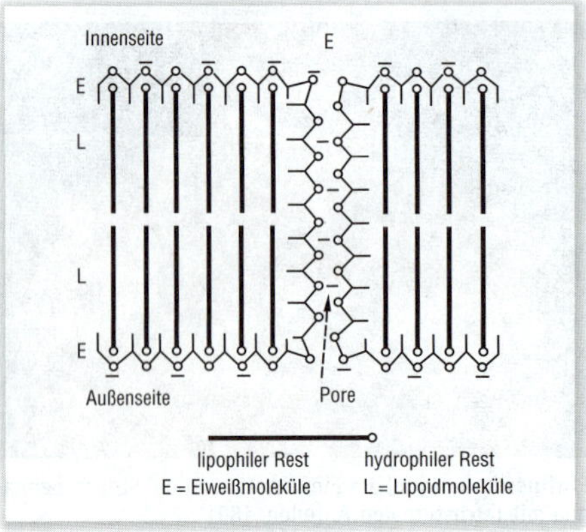


**Einheitsmembran:** DANIELLI(-DAVSON)-Modell. [147]

**Einhorn-Duodenalsonde** (MAX E., 1862–1953, Internist, New York): dünne, biegsame Gummi- oder Kunststoffsonde mit röntgenschattengebender längs durchbohrter Olive an der Spitze als verbreiteter Typ der ▸Duodenalsonde. E Einhorn's tube.

**Einhorn-Schema:** chemotherapeutische Behandlung von Hodentumoren mit der Kombination von Cisplatin, Vinplastin und Bleomycin.

**Einklatschung:** Einbringen von Salbe in die Haut durch Klatschmassage. E patting (inunction).

**Einklemmung: 1)** zu Bewegungseinschränkung, meist auch zu Gelenkerguss führende Verlagerung abgesprengter oder gelockerter Knorpel-, Knochenteilchen (Gelenkmaus, Meniskus etc.) innerhalb des Gelenkspaltes. E articular constriction. **2) Inkarzeration:** das die natürlich vorhandene örtliche Verschieblichkeit (u. Funktion) von Organen aufhebende Festpressen von Organ(teil)en (z.B. Bruchinhalt, Hirnteile, Gebärmutter mit ▸Retroflexio unter der Schwangerschaft) durch Einschnürung in einer Bruchpforte oder durch sonstigen Druck aus der Nachbarschaft (Kompression), insbes. nach vorheriger atypischer Verlagerung, Abknickung, Drehung etc. Kann durch Druck auf die zugehörigen Gefäß-Nervenbahnen zu Durchblutungsnot (▸Ischämie, ▸Infarzierung) u. Gewebsuntergang (▸Nekrose) führen; löst charakteristische örtliche (u.a. Schmerz, s.a. ▸Hernia incarcerata) u. allgemeine Einklemmungserscheinungen (z.B. Schock, Intoxikation) aus. S.a. ▸Incarceratio. E incarceration.

**Ein-Kompartiment-Modell:** (DOST) einfachstes pharmakolog. Kompartimentmodell zur Verfolgung von Konzentrationsverläufen bei intravasaler (intravenöser) oder extravasaler Verabfolgung eines Stoffes unter Berücksichtigung seiner Verteilung auf ein einziges Kompartiment, z.B. Blut oder Extrazellularraum, u. die aus diesem erfolgende Ausscheidung, z.B. durch die Niere. Der wechselseitige Austausch mit anderen Kompartimenten bleibt unberücksichtigt. Die Analyse erfolgt anhand der Elimination, wobei Anfangskonzentration u. Eliminationskonstante ($k_e$) als Parameter dienen bzw. – bei oraler Gabe – die fiktive Anfangskonzentration, die Invasionsgeschwindigkeitskonstante ($k_a$) u. die $k_e$.

$$\text{Pharmakon} \xrightarrow{k_a} \boxed{\text{Körper}} \xrightarrow{k_e} \text{Ausscheidung}$$

**Ein-Kompartiment-Modell.**

**Einkoten:** ▸Enkopresis.

**Einlage: 1)** ▸orthopädische (Schuh-)Einlage. E arch support. **2)** in eine Körperhöhle eingebrachte radioaktive Substanz zur intrakavitären ▸Strahlentherapie. E insertion. **3)** das in eine Zahnkavität oder in den Wurzelkanal eingebrachte Medikament zum Zwecke der Desinfektion, Imprägnierung, ▸Devitalisation; i.w.S. auch die Einlagefüllung (»Inlay«). E temporary filling.

**Einlauf:** ▸Darmeinlauf. E enema.

**Einlauf|re|position:** *Chirurgie* ▸Desinvagination(sversuch) durch Kontrastmitteleinlauf unter fortlaufender Röntgenkontrolle; ein in der Kinderchirurgie selten angewandtes Verfahren; nicht mehr üblich. E hydrostatic reduction of intussusception.

**Einmal...:** s.a. ▸Einweg... E one-way, disposable.

**Einmal|geräte,** Einweggeräte: sterile, evtl. auch pyrogenfreie Geräte (größtenteils aus Plastikmaterial) zur einmaligen Verwendung. E single-use instruments.

**Einmonats|pille, -spritze:** Konzeptionsverhütung durch einmal im Monat erfolgende Einnahme oder Injektion von ▸Ovulationshemmern. E once a month pill/injection.

**Ein|nässen:** ▸Enuresis.

**Ein|ort(s)theorie:** Theorie über die Schallanalyse im Innenohr, der zufolge sich für jede Schallfrequenz ein Schwingungsmaximum an einem spezifischen Ort der Basilarmembran bildet; s.a. ▸Lamina basilaris (dort Abb.). E single-site (entotic resonance) theory.

**Ein-Phasen-Methode:** *Gynäkologie* ▸Konzeptionsverhütung durch Östrogen-Gestagen-Kombinationspräparate als ▸Ovulationshemmer. E monophasic oral contraceptives.

**Einphasenpräparat:** s.u. ▸Ovulationshemmer.

**Einrenkung,** Einrichtung: *Chirurgie* ▸Reposition.

**Einrenkungs|phänomen:** ▸ORTOLANI-Phänomen.

**Einschlafmittel:** Schlafmittel (s.u. ▸Hypnotica) mit rasch eintretender, kurz dauernder Wirkung; z.B. Benzodiazepine, Antihistaminika mit hypnotischer Wirkung. E soporific.

**Einschlaf|stadium: 1)** *Anästhesiologie* Einleitungsstadium; das ▸Narkosestadium I (geprägt durch Schmerzfreiheit = »Analgesie« u. ▸Amnesie) einschließlich der Übergangsphase in das Stadium II (Bewusstlosigkeit). E primary stage of anesthesia. **2)** *Physiologie* s.u. ▸Schlaf. E predormitum, falling asleep.

**Einschleichen: 1)** *Physiologie* elektrische Reizung mit leicht ansteigender Reizintensität; hierbei nimmt die Möglichkeit einer überschwelligen Erregung mit fallender Änderungsgeschwindigkeit des Reizes ab. S.a. ▸Einschleichzeit. E creeping. **2)** *Pharmazie* langsam ansteigende Dosierung eines Medikaments.

**Einschleich|zeit,** Chronherpie: *Physiologie* Halbwertszeit eines exponentiell verzögerten Reizstromes von doppelter Stärke der ▸Rheobase, der gerade noch erregend wirkt. Ein Parameter der Akkommodation von Nerv u. Muskel.

**Einschlussblennorrhö:** *Ophthalmologie* ▸Einschlusskörperchen-Konjunktivitis. E inclusion(-body) blennorrhea.

**Einschluss|körper(chen):** in Zellen nach Fixierung u. Färbung lichtmikroskopisch sichtbare »Partikeln«. V.a. als Phänomen bei Virusinfektionen nachweisbare virusspezifische Strukturen in Zellkern oder Zytoplasma; als Kerneinschlüsse Typ A z.B. bei Herpes simplex, Zoster, Varizellen, Zytomegalie, Gelbfieber u.a., Typ B bei Poliomyelitis, Rift-Tal-Fieber u.a.; als Plasmaeinschlüsse bei Pocken, Molluscum contagiosum, Tollwut u. bei Chlamydien-Infektionen (s.a. ▸Elementarkörperchen). S.a. ▸DÖHLE-Körperchen. E inclusion bodies.

**Einschluss(körperchen)enzephalitis,** maligne subakute Panencephalitis: s.u. ▸Encephalitis. E inclusion-body encephalitis.

**Einschluss(körperchen)konjunktivitis,** Einschlussblennorrhö: eine Bindehautentzündung bei Neugeborenen, hervorgerufen durch Chlamydia trachomatis (meist die Serotypen D–K; auch im Vaginalsekret der Mutter nachweisbar). 7–9 Tage nach der Geburt als akuter Schwellungskatarrh (mit schleimig-eitrigen Absonderungen) mit Lidödem u. Verdickung (papilläre Hypertrophie) der Bindehaut; im Abstrich werden PROWAZEK-Einschlusskörperchen gefunden. – Bei Erwachsenen tritt die E. als ▸Schwimmbad-Konjunktivitis, sog. Paratrachom, auf. E inclusion(-body) conjunctivitis of the newborn.

**Einschluss(körperchen)krankheit, generalisierte (zytomegale):** ▸Zytomegalie. E (cytomegalic) inclusion disease.

**Einschlusskörpermyositis:** eine Form der sekundären Myopathie; neuromuskuläre Erkrankung, die histologisch gekennzeichnet ist durch »rimmed vacuoles« (mit einem Rand versehene Vakuolen) und eosinophile zytoplasmatische Einschlüsse; entzündliche Erkrankung unklarer Genese. E inclusion-body myositis.

**Einschlusszyste, epitheliale:** s.u. ▸Bindehauttumoren.

**Einschmelzung,** Nekrolyse: *Pathologie* eitrige Umwandlung u. Verflüssigung eines Gewebes. E necrolysis.

**Einschneiden:** *Geburtshilfe* das Sichtbarwerden des vorangehenden Kindsteiles zwischen den Schamlippen; s.a. ▸Durchschneiden. E passage through introitus.

**Ein|schwemm|katheter:** *Kardiologie* dünnwandiger Plastik-(Ballon-)Katheter, der nach Venenpunktion vom Blutstrom über die V. cava durch den rechten Vorhof u. die rechte Herzkammer in die Pulmonalarterie bis zum Herzen (Rechtsherzkatheterismus), evtl. auch in die großen Herzgefäße mitgeführt werden kann. Angewendet z.B. zur »blutigen« Druckmessung (s.a. ▸Wedge-Druck) u. zur Blutentnahme. S.a. ▸SWAN-GANZ-Katheter; ▸Herzkatheterismus. E flow-directed catheter.

**Einschwemmungssyndrom:** ▸TUR-Syndrom.

**Einspritzung:** ▸Injektion.

**Einstein-Gleichung:** in der Quantentheorie des Lichts die Formel E = nhν (h = PLANCK-Wirkungsquantum; ν = Zahl der Schwingungen pro Sek., ▸Hertz; n = Numerus = Vielfaches).

**Ein|stei|ni|um,** Abk. Es: *Chemie* nach ALBERT EINSTEIN (1879–1955) benanntes 3-wertiges radioaktives Element der Actiniden-Gruppe (Transurane) mit OZ 99; seine Isotope $^{246}$Es – $^{256}$Es mit Halbwertszeiten zwischen 7 Min. u. 320 Tagen. E einsteinium.

**Einstell|mechanismus: 1)** beim Säugling durch Berührung von Lippen oder Mundwinkel auslösbare Saugbewegungen u. Drehen des Kopfes nach der Seite des Reizes. – Beim Erwachsenen analog als krankhaftes Enthemmungsphänomen nach einer Hirnschädigung (▸Fressreflex, ▸Zwangsschnappen). E oral reflex mechanism, snouting. **2)** Mechanismus der ▸Fruchteinstellung. E positioning.

**Einstellung: 1)** die individuelle Erprobung u. Festsetzung einer geeigneten Diät. **2)** *Pharmazie* bei langzeitiger Behandlung mit Arzneimitteln (»Dauermedikation«) die auf Erprobung basierende Festlegung der wirkungsvollsten Dosis u. Verabreichungsart (z.B. von Insulin, Digitalis, Cumarinderivaten). E 1), 2) adjustment. **3)** Praesentatio: ▸Fruchteinstellung. E presentation. **4)** die Blickbewegungen zur Fixierung des Objektes. E gaze for object fixation.

**Einstellungs|nystagmus:** kurzzeitiger, feinschlägiger ▸Nystagmus bei extrem seitlicher Blickrichtung; eine passagere Störung des Augenmuskelgleichgewichts ohne diagnostische Bedeutung. S.a. ▸Blickrichtungsnystagmus. E fixation nystagmus.

**Ein|strom|geräusche:** *Kardiologie* diastolische ▸Herzgeräusche; s.a. ▸Phonokardiographie. E inflow (diastolic) murmurs.

**Ein|tags|fieber,** Ephemera: v.a. im Herbst u. Winter vorkommendes, 1- bis 3-tägiges Fieber mit schwerem Krankheitsgefühl, meist auch mit ▸Herpes simplex der Lippen. E ephemeral fever.

**Eint|hoven** (WILLEM E., 1860–1927, Physiologe, Leiden; Nobelpreisträger 1927). – **E.-Dreieck:** *Kardiologie* hypothetisches Dreieck für die ▸Extremitätenableitung = E.-Ableitung des ▸Elektrokardiogramms. E Einthoven's triangle. – **E.-Galvanometer:** Saitengalvanometer mit Projektionsmikroskop für die Elektrokardiographie. E E.'s galvanometer.

**Einträufelung:** ▸Instillation. – Auch – i.w.S. – die tropfenweise verabfolgte ▸Infusion. E instillation, drip.

**Eintritt des Kopfes:** der Zeitpunkt, in dem der größte Kopfumfang des Kindes die ▸Beckeneingangsebene überschreitet. E engagement of head.

**Eintritts|block:** *Kardiologie* die »Schutzblockierung« bei ▸Parasystolie. E entrance block.

**Eintritts|effekt,** GAUSS-Effekt: Verlangsamung (▸Dip) des kindlichen Herzschlages beim ▸Eintritt des Kopfes in das kleine Becken. E engagement effect.

**Eintritts|schwelle:** Plasmakonzentration eines Stoffes, deren Überschreiten zur Ausscheidung (»Eintritt«) in den Harn führt; s.a. ▸Nierenschwelle. E entrance threshold.

**Eintritts|wehen,** Stellwehen: wehenartige Schmerzen beim ▸»Eintritt des Kopfes« in das kleine Becken (= Dolores praeparantes). E premonitory pains.

**Einwärts|schielen:** ▸Strabismus convergens; s.a. ▸Esophorie.

**Einweg|spritze:** steril verpackte Kunststoff-Injektionsspritze (evtl. mit Inhalt u. Kanüle) zum nur einmaligen Gebrauch. E single-use syringe.

**Einwilligungs|recht:** das Recht des Patienten, zu einem vom Arzt beabsichtigten Eingriff seine Einwilligung zu geben oder zu verweigern. ***Kinder unter 14 Jahren:*** Notwendig ist die Einwilligung der gesetzl. Vertreter (Eltern, Vormund). ***Jugendl. zw. 14 u. 18 Jahren:*** Ausführliche Prüfung der Einw.-Fähigkeit ist vorgeschrieben. Falls nicht gegeben, ist auch hier die Einwilligung der gesetzlichen Vertreter unerlässlich. ***Erwachsene:*** Bei Verlust der Einw.-Fähigkeit ist u. U. der Betreuer mit dem Aufgabenkreis Gesundheitsfürsorge oder das Vormundschaftsgericht zuständig, nicht automatisch die Angehörigen des Patienten.

**einzeitig:** derart vorgehend, dass das Behandlungsziel in einer Sitzung erreicht wird. E one-stage.

**Einzel|faser|elektro|myo|graphie:** extrazelluläre Registrierung der elektrischen Aktivität einzelner Muskelfasern mit Spezialelektroden, die mit sehr kleinen Ableiteflächen (Durchmesser ca. 25 mm) bestückt sind; auch als Multielektroden mit spezieller apparativer Ausstattung. ***Anw.*** z.B. zur Untersuchung der Faserdichte einzelner ▸motorischer Einheiten. E single-fiber electromyography.

**Einzelknopf|naht:** chirurgische Naht, bei der die beiden Fadenenden nach Durchzug durch die Wundränder – diese adaptierend – seitlich oder über der Schnittlinie geknüpft u. verknotet werden. ***Anw.*** als Knopfnahtreihe; ferner mehrschichtig als »Etagennaht«. E button suture.

**Einzeller,** Protista: Sammelbez. für alle aus nur einer Zelle bestehenden, selbstständig lebenden Organismen, z.B. Bakterien u. blaugrüne Algen (niedere Protisten, Prokaryonten), sowie für Protozoen, Pilze u. Algen (höhere Protisten, Eukaryonten). E unicellular organisms, protista.

**Ein-Zell-Kultur: 1)** die aus einer einzigen überimpften Erregerzelle hervorgegangene »reine« Bakterienkultur (»Reinkultur«). Die »Mutterzelle« wird aus einem ▸hängenden Tropfen mittels Mikromanipulator oder aus einem ▸BURRI-Tusche-Präparat ausgelesen. E pure culture. **2)** aus einer singulären Zelle entstandener Klon; s.a. ▸monoklonal.

**Einzel|maximal|dosis,** Abk. EMD: *Pharmazie* die gemäß DAB bei der Rezeptur zu beachtende maximale Einzeldosis. S.a. ▸Dosis effectiva, ▸Tagesmaximaldosis. – Die Überschreitung dieser Dosis muss im Falle der ▸Betäubungsmittel besonders gekennzeichnet werden (Ausrufungszeichen u. Wiederholung der Mengenangabe in Buchstaben [Ausschreiben der Zahl]). E maximal single dose.

**Einzelmittelhomöopathikum:** aus einer einzigen Ausgangssubstanz potenziertes homöopathisches Arzneimittel.

**Einzel|strang:** *Genetik* die einzelne Polynucleotidkette der Doppelhelix (▸WATSON-CRICK-Modell). E single strand.

**Einzel|zell|nekrose:** der durch Zellbrüche (Fragmentierung) u./oder Verlust der Kernanfärbbarkeit charakterisierte Untergang einzelner Zellen als unumkehrbares Stadium der ▸Degeneration (Dystrophie). E single-cell necrosis.

**Einziehung: 1)** inspiratorische E.: sichtbares Einsinken der Zwischenrippenräume – oft auch des Epigastriums u. Jugulums – bei erschwerter Einatmung (bei Stenose der oberen Luftwege); Zeichen eines erhöhten negativen intrathorakalen Drucks. E intercostal retraction. **2) systolische E.:** E. der Brustwand in Höhe der Herzspitze während der Systole; bei ▸Accretio cordis. E retraction over cardiac apex.

**Ei|reifung,** Oogenese, Ovogenesis: *Embryologie* die unter 2 Reifeteilungen erfolgende Entwicklung der ▸Oogonien zum reifen ▸Ei. Die 1. Teilung beginnt bereits vor der Geburt, geht aber zunächst nur bis zum Diktyotänstadium (bleibt vor der Metaphase stehen) u. wird erst nach Erreichen der Follikelreife vollendet, wobei aus der großen diploiden Zelle (=primäre Oozyte = Ovocytus primarius) 2 unterschiedliche haploide Zellen hervorgehen, u. zwar die sekundäre Oozyte (=Ovocytus secundarius) u. das 1. Polkörperchen, welches zwischen der Zona pellucida u. der Zellmembran der sekundären Oozyte zu liegen kommt. Die anschließende, ohne DNS-Replikation erfolgende 2. Reifeteilung setzt mit dem Eisprung (▸Ovulation) ein, wird aber nur im Falle einer Befruchtung vollendet (bei Nichtbefruchtung geht die Zelle zugrunde); sie führt zur Bildung des Reifeies u. eines weiteren, des sog. 2. Polkörperchens; parallel erfolgt separat die Teilung des 1. Polkörperchens in 2 Polkörperchen. S.a. ▸Follikelreifung. E oogenesis.

**Eis|an|ästhesie:** s.u. ▸Kälteanästhesie. E cryoanesthesia.

**(v.) Eiselsberg** (ANTON FREIHERR V. E., 1860–1939, Chirurg, Wien). – **E.-Operation:** die mehrfach modifizierte ▸BILLROTH-Operation II als Magenresektion mit Anastomosierung des Jejunums mit dem Magenstumpf an dessen Hinterwand bzw. am Querschnitt des Restmagens, zuletzt (1905) modifiziert als Gastroenterostomia antecolica posterior laterolateralis (in Form einer »Alpha-Anastomose«). Heute nur noch von historischer Bedeutung. – **E.-Phänomen:** vom Bauch in die rechte bzw. linke (auch bds.) Schulter ausstrahlende Schmerzen als Hinweis auf eine Phrenikusreizung infolge Erkrankung der Leber/Gallenblase bzw. Bauchspeicheldrüse.

**Eisen,** Ferrum, Abk. Fe: metallisches Element mit OZ 26, Atomgew. 55,847; in Eisenverbindungen meist 2-wertig (Ferro-Verbindungen; wirken als Reduktionsmittel, sind in Magen u. Duodenum resorbierbar), seltener 3-wertig (Ferri-Verbindungen; wirken als Oxidationsmittel). Wesentliches Element für die Oxidationsabläufe in der Zelle (s.a. ▸Redoxsystem, ▸Häm, ▸Cytochrom), für Sauerstoffspeicherung (in ▸Myoglobin) u. Sauerstofftransport (in ▸Hämoglobin). Wird – in Abhängigkeit von der Salzsäure des Magens – in der Schleimhaut des Duodenums u. Jejunums mit Hilfe eines eigenen Transportsystems resorbiert in Mengen, die den durch physiologische Verluste (Epithelabschilferung; bei ♀ auch Menstruation) entstandenen Bedarf decken (bei ♂ ca. 1 mg/d; ca. 10 % des – v.a. komplexgebundenen, 3-wert. – Nahrungseisens; größere Mengen bei Eisenmangel u. entsprechender therap. Zufuhr von v.a. 2-wert. Eisen). E. wird im Pfortaderblut von Transferrin gebunden (physiologische Bindungsnutzung ca. 30 %) u. an die Bedarfsorte gebracht; wird als »Funktionseisen« eingebaut in Fe-haltige Enzyme der Zellen u. in Myoglobin (ca. 11,6 %), dient der Bildung von ▸Hämoglobin (ca. 70 % des Gesamtbestandes), wird – soweit nicht sofort benötigt – als Speicher- = Depoteisen im retikuloendothelialen System abgelagert (v.a. in Leber, Milz, Knochenmark; u. zwar an Ferritin u. Hämosiderin gebunden; etwa 18,6 %; bei Bedarf mobilisierbar), ist im Plasma als $Fe^{3+}$ an ▸Transferrin gebunden (ca. 0,1 %; s.a. ▸Eisenbindungskapazität). Ist als freies, nichtgebundenes Eisen giftig; das aus Erythrozyten freigesetzte Eisen (täglich 20–25 mg) wird zumeist wieder an Hämoglobin gebunden. Der Gesamtbestand des Körpers an Fe (▸Eisenpool) beträgt 4–5 g (davon im Hämoglobin etwa 3 g; Mengenverhältnisse s. Abb.; 1 mg entspr. 18 µmol Fe). Zu Mangelerscheinungen s.u. ▸Eisenmangel; Überangebotszustände s.u. ▸Hämochromatose, ▸Hämosiderose, ▸Siderose; ▸Eisenvergiftung. S.a. ▸Ferri-, ▸Ferro-, ▸Ferrum, ▸Sidero-. E iron, ferrum.

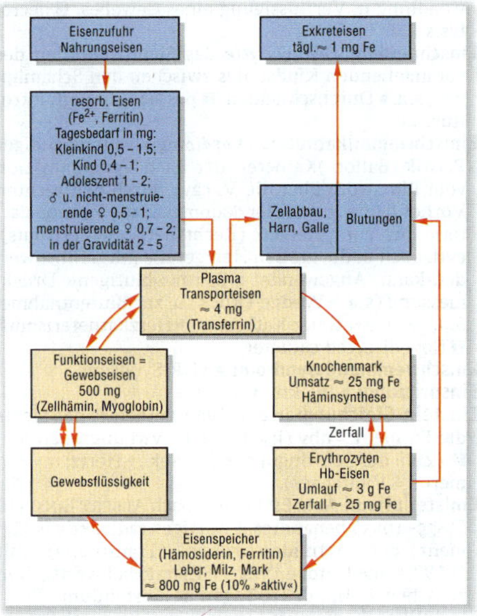


**Eisen:** Eisenstoffwechsel.

**Eisen-59,** Abk. $^{59}Fe$: *Radiologie* als Radioeisen ein β- (0,27, 0,46 u. 15,8 MeV) u. γ-Strahler (1,29, 1,1 u. 0,19 MeV); physikalische Halbwertszeit: 45,1 d; kritische Organe: Milz, Blut u. Knochenmark. Diagnostische Anw. erfolgt für kinetische Stoffwechselanalysen (z.B. Plasmaeisen-Turnover bzw. ▸Eisenclearance; Erfassung von Fe-Einbau in Erythrozyten, Fe-Verteilung auf Leber, Milz, Knochenmark; s.a. ▸Ferrokinetik). – Ähnlich verwendet wird auch Eisen-55. E iron-59.

**Eisenaspartat:** zweiwertige Eisenverbindung zur oralen Substitutionsther.; s.a. ▸Eisen. E ferrous aspartate, iron aspartate.

**Eisenbahn|nystagmus:** physiologischer optokinetischer ▸Nystagmus bei Blick aus dem fahrenden Zug. E railroad nystagmus, optokinetic n.

**Eisen|bestimmung:** der quantitative oder qualitative Nachweis von Eisen. Erfolgt z.B. photometrisch im Serum oder Plasma als $Fe^{2+}$-Bestg. (nach Reduktion von $Fe^{3+}$) nach Bildung eines Farbkomplexes, z.B. mit Bathophenanthrolin; Normalwerte: ♀ 6,6–26 µmol/l (37–145 µg/dl) bzw. ♂ 10,6–28,3 µmol/l (59–158 µg/dl); Fehlbestimmungen möglich bei Verwendung eisenhaltiger Blutentnahmegefäße u. durch Hämolyse. – Ferner histologisch z.B. durch ▸Berliner-Blau-Reaktion. E iron determination.

**Eisen bindendes $\beta_1$-Globulin:** ▸Transferrin.

**Eisen bindendes Milchprotein:** ▸Lactoferrin.

**Eisen|bindungs|kapazität,** Abk. EBK, IBC: Testmethode zum Nachweis von ▸Eisenmangel oder ▸-überladung. – **E., latente,** Abk. EBK frei, LEBK, UEBK: die freie, ungesättigte EBK des Transferrins (= TEBK-Serumeisen), d.h. die EBK, die über die normale $^1/_3$-Sättigung des Transferrins möglich ist. Sie ist erhöht bei Eisenmangel, stark erniedrigt bei Hämochromatose, Eisenüberladung bei Lebererkrankungen u. bei Hämoglobin-Synthesestörungen. E iron-binding capacity. – **E., totale,** Abk. EBK total, TEBK: die Gesamtkapazität des ▸Transferrins, Eisen zu binden (normal: 48–66 µmol Eisen/l bzw. 270–370 µg Eisen/dl); ist erhöht bei Eisenmangel, erniedrigt bei Infekten, Tumoren, Transferrinmangel. Die Bestimmung erfolgt z.B. durch Fällung mit Magnesiumcarbonat, radiochemisch mit Eisen-59 oder aber durch Bestimmung des Transferrins durch radiale Immunodiffusion (z.B. nach der Formel: Transferrin [mg/dl] × 1,25 = TEBK [µg/dl]).

**Eisen|bindungs|reaktion:** *Histochemie* (HALE) Nachweis saurer Glykosaminoglykane durch Einbringen der Gewebeschnitte in angesäuerte Eisen(III)-hydroxid-Lsg. u. Sichtbarmachen des Hydroxids $Fe(OH)_3$ mit Eisen(II)-cyanid (= Berliner-Blau-Reaktion).

**Eisenchlorid:** 2- oder 3-wertige Eisenverbindung zur Substitutionsther.; s.a. ▸Eisen. E ferrous chloride, iron chloride.

**Eisen|chlorid|probe,** FÖLLING-Probe: einfache Suchprobe auf ▸Phenylketonurie; im positiven Fall tritt nach Zusatz von 10%igem Eisen(III)-chlorid zur frischen angesäuerten Harnprobe Grünfärbung auf, ebenso – im »Windeltest« – nach Auftropfen der Lösung auf die frisch eingenässte Windel; Test erst im 2. Lebensmonat positiv. S.a. ▸GUTHRIE-Test. E ferric chloride test.

**Eisen|clearance:** das Verschwinden des transferringebundenen Eisens aus dem Blutserum; s.a. ▸Ferrokinetik. Die Messung erfolgt mit Eisen-59 (Bestimmung der Halbwertszeit). Gesteigert z.B. bei Transferrinmangel. E iron clearance.

**Eisen|depot:** s.u. ▸Eisen. E iron depot.

**Eisendraht|phlebitis:** Venenentzündung – v.a. an den Beinen – mit starker Verhärtung, aber ohne wesentliche Verdickung des Gefäßes. E wire-like phlebitis.

**Eisendraht|puls:** sehr harter Puls mit kleiner Amplitude. E wiry pulse, wire-like pulse.

**Eisenfumarat:** 2-wertige Eisenverbindung zur oralen Substitutionsther.; s.a. ▸Eisen. E ferrous fumarate, iron fumarate.

**Eisengluconat:** 2- oder 3-wertige Eisenverbindung zur Substitutionsther.; s.a. ▸Eisen. E ferrous gluconate, iron gluconate.

**Eisenglycinsulfat:** 2-wertige Eisenverbindung zur oralen Substitutionsther.; s.a. ▸Eisen. E ferrous glycine sulfate, iron glycine sulfate.

**Eisen|hämat|oxylin-Färbung:** *Histologie* Färbung mit Eisenhämateinlack (aus Hämatoxylin- u. Eisen[III]-chlorid); als ▸WEIGERT-, ▸HEIDENHAIN-Färbung. E iron hematoxylin stain.

**Eisen-Harnstoff|agar:** *Bakteriologie* ▸KLIGLER-Eisenagar. E iron urea agar.

**eisenharte Struma:** ▸RIEDEL-Struma.

**Eisenhexacyanoferrat:** Antidot bei Thalliumvergiftung u. zur Dekorporation nach Radiocäsium. E ferric hexacyanoferrate, ferric ferrocyanide.

**Eisen|hut:** *Botanik* Aconitum-Arten; s.a. ▸Aconitin (Vergiftung). E aconite, monkshood.

**Eisenhydrogenaspartat:** 2-wertige Eisenverbindung zur oralen Substitutionsther.; s.a. ▸Eisen. E ferrous hydrogen aspartate.

**Eisen|lunge:** *Pathologie* **1)** ▸Siderosis pulmonum. **2)** ▸Lungenhämosiderose (s.a. ▸CEELEN-GELLERSTEDT-Syndrom).

**Eisen|mangel:** Missverhältnis zwischen Eisenaufnahme u. Eisenbedarf (mindestens 10 mg Fe/d; davon werden ca. 10% als $Fe^{2+}$ resorbiert; s.a. ▸Eisen, Schema) infolge mangelnden Angebotes oder einer Eisenresorptionsstörung (z.B. nach Magenresektion, bei beschleunigter Darmpassage) oder erhöhten Fe-Verbrauchs (bei Infekten, Tumoren, Schwangerschaft, chron. Blutungsanämien). – **E., latenter:** E., bei dem das Serum-Fe erniedrigt, die ▸Eisenbindungskapazität erhöht ist. – **E., manifester:** E. mit ▸Eisenmangelanämie, Organschäden (z.B. brüchige Haare u. Fingernägel, Rissigkeit der Haut, atrophische u. trockene Schleimhäute), Adynamie. S.a. ▸PLUMMER-VINSON-Syndrom. – **E., prä|latenter:** E. mit Verminderung des Plasma-Ferritins u. des Eisendepots in Ferritin u. in Hämosiderin ohne Veränderung von Blutbild, Serum-Eisen u. Eisenbindungskapazität. E iron deficiency (latent; manifest; prelatent).

**Eisenmangel|anämie,** Anaemia oligosideraemica, sideropenische Anämie: häufigste Form der hypochromen Anämie durch gestörte Hämoglobinbildung infolge manifesten ▸Eisenmangels; meist mit Verringerung des Erythrozytenvolumens (Mikrozytose) sowie mit Anulo-, Aniso- u. Poikilozytose. Sonderformen: ▸CEELEN-GELLERSTEDT-Syndrom u. ▸FABER-Anämie. S.a. sideroachrestische ▸Anämie; ▸Eisentherapie. E iron deficiency anemia.

**Eisenmenger** (VICTOR E., 1864–1932, Arzt, Wien). – **E.-Komplex,** E.-Syndrom, E.-Tetralogie: seltener angeborener Herzfehler mit der klassischen Tetralogie: Ventrikelseptumdefekt, reitende Aorta (Blutzufuhr erfolgt aus der re. u. li. Kammer), pulmonale Hypertonie u. Rechtsherzhypertrophie mit Blausucht infolge des Rechts-links-Shunts. E Eisenmenger's complex. – **E.-Reaktion:** die bei Herzfehlern mit aortopulmonalem, Ventrikel- oder Vorhofseptumdefekt mit primärem Links-rechts-Shunt durch den fortschreitenden Druckanstieg im Lungenkreislauf (pulmonale Hypertonie) u. den konsekutiven, den Druck in der linken Herzhälfte übersteigenden Druckanstieg in der rechten Herzhälfte erfolgende Shuntumkehr (= Rechts-links-Shunt) mit entsprechender Zyanose. – **E.-Syndrom: 1)** (P. WOOD) Bez. für alle angeborenen Herzfehler mit primärem Links-rechts-Shunt eines solchen Ausmaßes, dass sich eine pulmonale Widerstandserhöhung mit konsekutiver Shuntumkehr entwickelt (▸EISENMENGER-Reaktion) mit entsprechender Zyanose. Dies ist der Fall bei ca. 27% der Ventrikel-, 7% der Vorhofseptumdefekte, 13% der offenen Ductus Botalli. – Nach Eintritt der E.-Reaktion verbietet sich in der Regel ein operativer Verschluss der das Vitium kennzeichnenden Kurzschlussverbindung wegen der Gefahr der Auslösung eines akuten Rechtsherzversagens. **2)** ▸EISENMENGER-Komplex. E E.'s syndrome (Paul Wood's revised concept).

**Eisenoxid:** Diagnostikum für die Kernspintomographie; dient dem Nachweis von Lebertumoren. E ferrous oxide, iron oxide.

**Eisenpigment:** gefärbte natürliche Substanzen mit Fe-Gehalt, z.B. Porphyrine (nebst Derivaten) u. andere Metallproteide (z.B. Hämosiderin). E iron pigment.

**Eisenpool:** *Physiologie* das Gesamteisen im Organismus, s.u. ▸Eisen. E iron pool.

**Eisenpräparate:** Arzneimittel zur ▸Eisentherapie.

**Eisenquelle:** natürliche Heilquelle mit mindestens 10 mg Eisen pro kg Wasser (inkorrekt: »Stahlquelle«). S.a. ▸Eisensäuerling. E chalybeate spring.

**Eisen|reaktion:** ▸Berliner-Blau-Reaktion; s.a. ▸Eisenbestimmung. E Prussian blue reaction.

**Eisensaccharose:** 3-wertige Eisenverbindung zur Substitutionsther.; s.a. ▸Eisen. E ferrous sucrose, iron sucrose.
**Eisen|säuerling:** Quelle mit einem Gehalt an freiem, gelöstem Kohlendioxid von > 1000 mg u. an Eisen von > 10 mg pro kg Wasser.
**Eisensorbitol:** 3-wertige Eisenverbindung zur parenteralen Substitutionsther.; s.a. ▸Eisen. E iron sorbitol.
**Eisen|speicher|krankheit:** Krankheitsbild infolge vermehrter Ablagerung von Eisen in Geweben: ▸Hämochromatose, ▸Hämosiderose. E iron storage disease.
**Eisen|star:** *Ophthalmologie* ▸Siderosis lentis.
**Eisen(staub)lunge:** ▸Siderosis pulmonum.
**Eisen|stoffwechsel:** s.u. ▸Eisen (dort Abb.). E iron metabolism.
**Eisensuccinat:** 2-wertige Eisenverbindung zur oralen Substitutionsther.; s.a. ▸Eisen. E ferrous succinate, iron succinate.
**Eisensulfat:** 2-wertige Eisenverbindung zur oralen Substitutionsther.; s.a. ▸Eisen. E ferrous sulfate, iron sulfate.
**Eisen|therapie:** Behandlung von ▸Eisenmangel, u. zwar oral mit resorbierbaren 2-wertigen Eisenverbindungen, z.B. Eisen(II)-sulfat (= Ferrum sulfuricum oxydatum, $FeSO_4 + 7H_2O$) oder – bei Resorptionsstörungen u. Unverträglichkeit – parenteral mit Fe(III)-Verbindungen i.v.; Dosierung: 100–300 mg pro Tag. Wichtigste ***NW*** ist Obstipation, bei oraler Therapie kann es zu Übelkeit, Erbrechen u. Diarrhöen kommen. S.a. ▸Eisenvergiftung. E ferrotherapy.
**Eisen|über|ladung:** Überangebot an Eisen mit nachfolgender Ablagerung in die Gewebe: langsam-progredient v.a. bei ▸Hämochromatosen u. ▸Anämien mit ineffektiver Blutbildung, schnell nach häufigen Transfusionen bei therapierefraktären Anämien. Transferrin-Sättigung > 80 % (= latente ▸Eisenbindungskapazität erniedrigt), erhöhte Werte des Serumferritins (u. der SGOT u. SGPT) u. Anstieg des Nicht-Hämoglobin-Eisens in den Erythrozyten sprechen für eine relevante E. (= manifestes Stadium). E iron overload.
**Eisen|utilisations|rate:** der von den Erythrozyten nach Injektion von Eisen-59 aufgenommene (inkorporierte) Anteil; normal 80–90 %. S.a. ▸Ferrokinetik.
**Eisen|vergiftung:** Vergiftung durch versehentliche Einnahme von Eisentherapie-Präparaten durch Kleinkinder (letale Dosis von Eisen[II]-sulfat [s.a. ▸Eisentherapie]: 3–10 g). ***Klinik:*** blutiges Erbrechen, Durchfall, Teerstuhl, Schock (evtl. nach zunächst scheinbarer Besserung), später Zyanose u. Lungenödem. – Gegenmittel: Deferoxaminum. E iron poisoning.
**Eis|essig:** s.u. ▸Essigsäure. E glacial acetic acid.
**Eisessig|probe:** *Gerichtsmedizin* s.u. ▸TEICHMANN-Kristalle.
**Ei|sprung:** *Gynäkologie* ▸Ovulation. E ovulation.
**Eis|wasser|bad:** früher angewandte künstliche Unterkühlung (▸Hypothermie) für Operationszwecke, indem der Narkotisierte in einer eiswassergefüllten Wanne auf die gewünschte Körpertemperatur gebracht wird; s.a. ▸Hibernation. E ice water bath.
**Eiswasser|test:** **1)** ▸Cold-Pressure-Test. **2)** (BORS) Prüfung der Reflexaktivität der Harnblase durch Auffüllung mit Eiswasser. E iced water test.
**Eiter,** Pus: durch belebte (▸Eitererreger) oder unbelebte (auch sterile) Fremdkörper hervorgerufenes entzündliches ▸Exsudat (s.a. ▸Entzündung), z.B. in infizierten Wunden, bei Phlegmone, in Abszessen, Furunkeln, bei Infektionen von Körperhöhlen bzw. Hohlorganen (z.B. ▸Pyothorax, ▸Pyaskos, ▸Pyonephrose [»Eitersackniere«]), bestehend aus zahlreichen polymorphkernigen Leukozyten (▸Eiterkörperchen), nekrotischen Gewebezellen (Detritus) u. wenig Serum. Die Farbe u. Viskosität sind abhängig von den beteiligten Erregern (z.B. blauer Eiter bei Pseudomonas-Infektion). E pus.
**Eiter|ausschlag:** ▸Pyodermie.
**Eiterbeule:** ▸Furunkel, ▸Karbunkel.
**Eiter|bläschen:** ▸Pustula.
**Eiter|erreger:** die Bildung von ▸Eiter auslösende Mikroorganismen, v.a. Staphylo- u. Streptokokken, ferner Pneumo-, Gono-, Meningokokken, Pseudomonas aeruginosa, Aktinomyzeten u.a.m. E pyogenic agents, pyogens.
**Eiter|flechte, -grind:** ▸Impetigo contagiosa.
**Eiter|körperchen, -zellen:** zerfallende u. dabei lytische Fermente freisetzende segmentierte Granulozyten, auch Lympho- oder Monozyten-ähnliche Zellen, die – in großer Zahl – die trübe, rahmige Beschaffenheit des Eiters bedingen. Ihre Fermente führen ▸Einschmelzung vorhandener Nekrosen herbei. E pus corpuscles, pus cells.
**Ei|tod:** das Absterben des reifen Eies nach dem Follikelsprung im Falle der Nichtbefruchtung; Ursache der Menstruation.
**Ei|transport, -wanderung:** Fortbewegung des im Eileitersekret schwimmenden Eies in die Gebärmutter. Wird gesteuert durch die Eileiterperistaltik u. die Flimmerbewegungen des Tubenepithels. S.a. Abb. E migration of ovum, passage of ovum.

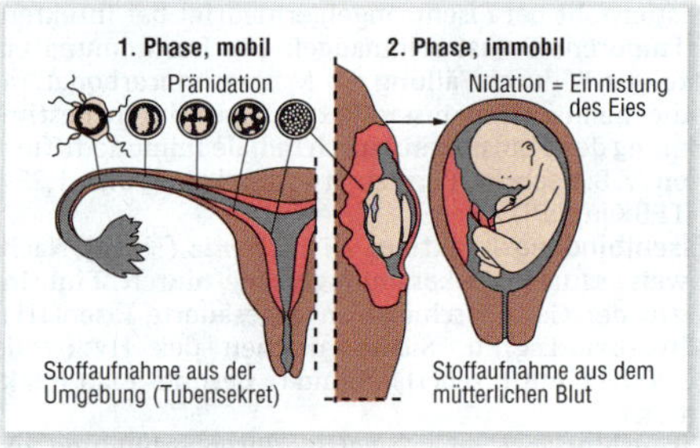


**Eitransport:** Ernährung des Eies während des Transportes durch die Tube u. nach der Implantation im Endometrium. [111]

**Eiweiß,** Eiweißkörper, Peptide, Proteine, Polyaminosäuren: *Biochemie* weit verbreitete, in tierischen u. pflanzlichen Zellen aus ▸Aminosäuren durch ▸Peptidbindungen zusammengesetzte Naturstoffe (s.u. ▸Eiweißbiosynthese), die charakteristische Ketten- u. Raumstrukturen (▸Eiweißstruktur) bilden u. durchschnittlich aus 50 % Kohlenstoff, 7 % Wasserstoff, 16 % Stickstoff, 20 % Sauerstoff u. 2 % Schwefel bestehen. Nach Größe (Molekulargewicht) unterschieden als Oligopeptide (mit weniger als 10 Aminosäuren [As.]), Polypeptide (mit 10–100 As.) u. Proteine (Makropeptide; mit mehr als 100 As.). Nach ihrer Gestalt unterschieden in lang gestreckte (fibrilläre) Proteine, die als Stütz- u. Struktursubstanzen dienen (z.B. Keratin, Kollagen, Elastin, Myosin), u. in kugelige (globuläre) Proteine (s.a. ▸Globulin, ▸Albumin), die vielfältige Funktionen in ▸Zellkern, -membran u. Zytoplasma sowie in Körperflüssigkeiten (▸Plasmaproteine, ▸Immunglobuline, ▸Peptid- u. ▸Proteohormone, ▸Enzyme) erfüllen oder dem Sauerstofftransport dienen (Hämoglobin, Myoglobin). Proteine, die mit Stoffen ohne Eiweißcharakter zusammengesetzt sind, werden auch Proteide genannt (Chromo-, Glyko-, Hämo-, Lipo-, Nucleo-, Metall-, Phosphoproteide oder -proteine). S.a. ▸Peptid..., ▸Protein..., ▸Proteo..., ▸Plasmaproteine, ▸Eiweiß... E protein, proteins.
**Eiweiß|analyse:** s.u. ▸Plasmaproteine, ▸Eiweißbestimmung, ▸-elektrophorese; s.a. ▸Eiweißstruktur.
**Eiweiß|ausscheidung (im Harn):** ▸Proteinurie. E albuminuria, proteinuria.
**Eiweiß|bedarf:** *Physiologie* s.u. ▸Eiweißminimum, ▸Ernährung. E protein requirement.
**Eiweiß|bestimmung:** Messung der Eiweißkonzentration (Gesamteiweiß), u. zwar durch die ▸Biuretreaktion oder durch Bestimmung des Stickstoffgehaltes nach dem ▸KJELDAHL-Verfahren; ferner in verdünn-

ten Lösungen mit dem FOLIN-CIOCALTEU-Reagens nach LOWRY, durch Messung der Lichtabsorption bei 280 nm oder refraktometrisch u.a.m.; im Harn auch qualitativ mit Sulfosalicylsäure, meist als Papierstreifenmethode (s.a. ▶Proteinurie). – Als klinische Eiweißnachweismethoden ferner u.a. die ESBACH-, HELLER-, MILLON-, NONNE-APELT-Probe. **E** protein assay, protein determination.

**Eiweiß|bindung:** s.u. ▶Bindung. **E** protein binding.

**Eiweiß|bio|synthese,** Eiweißneogenese, Eiweißanabolie: für Zellen u. Gewebe charakteristischer, genetisch u. hormonell kontrollierter Aufbau körpereigener Proteine (Polymerisierung freier zelleigener Aminosäuren) nach der chromosomalen, auf der ▶Desoxyribonucleinsäure (DNS) festgelegten Information. Der einer Polypeptidkette entsprechende Abschnitt (Cistron, Gen; s.a. ▶Operon) der DNS besteht aus einer festgelegten Folge (Nucleotidsequenz) der Nucleinbasen Adenin, Guanin, Thymin u. Cytosin. Jeweils drei aufeinander folgende Basen (»Basentripletts«; mit 64 Kombinationsmöglichkeiten!) tragen die Information, d.h. das Code-Signal (»Codogen«) für je eine bestimmte Aminosäure. Sie können jedoch auch als »Start- oder Initiatorcodon« ein Signal für den Anfang bzw. als (nicht informatives = nicht codogenes) »Terminal-Codon« ein Zeichen für das Ende einer Polypeptidkette darstellen. Am Genort wird der schraubenförmig gewundene DNS-Doppelstrang (Doppelhelix) aufgetrennt (gespreizt) u. die Information auf eine Boten-Ribonucleinsäure (Messenger-RNS, mRNS) übertragen. Dieser Vorgang ist die ▶Transkription (s.a. ▶Transcriptase), wobei jeweils eine neue komplementäre Basenfolge (»Codon«) für jeweils eine bestimmte Aminosäure entsteht. Hierbei entspricht dem Adenin auf der DNS das Uracil auf der mRNS, dem Guanin das Cytosin, dem Thymin das Adenin u. dem Cytosin das Guanin (in ▶Riesenchromosomen wird der ganze Vorgang als »Puffing-Phänomen« sichtbar). Die mRNS tritt aus dem Zellkern als »Informosom« aus u. lagert sich im Zytoplasma ▶Ribosomen-Aggregaten (Polysomen) an, die als »multikatalytische Einheiten« die Übersetzung des genetischen Codes (die ▶Translation) in die ▶Aminosäurensequenz steuern. Durch Initiationsfaktoren gesteuert, paart sich das Startcodon der mRNS während der Anfangsphase der Synthese (Initiationsphase) mit dem entsprechenden Anticodon einer Transfer- = tRNS, die als Aminosäurenüberträger wirkt. Während der Molekülverlängerung (Elongationsphase) wird die Polypeptidkette aus Aminosäuren zusammengebaut, die durch Aminoacyl-tRNS-Synthetasen aktiviert und an die tRNS mit charakteristischer »Kleeblatt«-Struktur gebunden sind. Bei der Entstehung der Polypeptidkette lagern sich (unter Einfluss von Elongationsfaktoren) entsprechend den vorgegebenen Codons die »Anti-Codons« der tRNS an die mRNS an. Die tRNS wird an die Aminoacyl-Bindungsstelle (A-site, acceptor site) des Ribosoms gebunden, die dadurch eine Änderung der ▶Konformation erfährt. Dadurch wird die tRNS zur Peptidyl-Bindungsstelle (P-site, donor site) des Ribosoms verlagert u. (infolge der tRNS-mRNS-Bindung) zugleich die mRNS am Ribosom um 1 Codon verschoben (»die mRNS wandert entlang dem Ribosom«). An die frei gewordene A-Stelle des Ribosoms u. an das »nachrückende« Codon wird eine neue basenkomplementäre tRNS gebunden u. die von ihr transportierte Aminosäure durch Transpeptidase des Ribosoms (esterartig) mit der zuvor an die Peptidyl-Bindungsstelle verlagerten Aminosäure geknüpft (»Peptidbindung«). An diesem Punkt beginnt die Verlängerung der Proteinkette. Der Vorgang wiederholt sich so lange, bis durch ein Stoppcodon der mRNS der Abschluss (Termination) signalisiert u. die fertige Polypeptidkette mit ihrer charakteristischen ▶Eiweißstruktur durch Terminationsfaktoren abgelöst wird. S.a. ▶Eiweißsynthese. **E** protein biosynthesis.

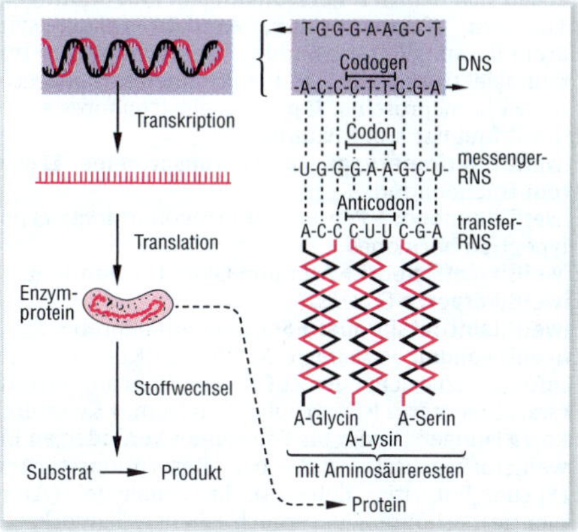


**Eiweißbiosynthese:** schematische Darstellung der Informationsweitergabe. [186]

**Eiweiß|de|naturierung:** s.u. ▶Denaturierung.

**Eiweiß|elektro|phorese:** nach dem Prinzip der ▶Elektrophorese durchgeführte Auftrennung eines Eiweißgemisches (meist Serum, aber auch Urin, Liquor u. andere Körperflüssigkeiten) auf einem Träger (Filterpapier, Celluloseacetat u. -nitrat, Stärke, Agar, Polyacrylamidgel), der mit einer ▶Pufferlösung (meist pH 8,6) getränkt ist, aber auch als trägerfreie Elektrophorese. In einer feuchten Kammer wird eine konstante elektr. Gleichspannung für eine bestimmte Trennzeit angelegt, in der die Proteine von der Auftragsstelle aus entsprechend ihrer Ladung (s.a. ▶isoelektrischer Punkt) u. damit ihrer elektrophoretischen Beweglichkeit (Wanderungsgeschwindigkeit) entlang einer Trennstrecke von der Kathode (–) zur Anode (+) wandern (auf Abb. von re. nach li.). Präalbumin u. Albumin (IEP = 4,7) laufen am schnellsten, gefolgt von $\alpha_1$-, $\alpha_2$-, $\beta_1$- u. $\beta_2$-Globulin; Gamma($\gamma$)-Globuline (IEP = 5,8–7,3) wandern besonders langsam oder werden durch gegenläufig wirksame Kräfte (▶Elektroendosmose) zur Kathode gezogen. Nach erfolgter Färbung der Proteine wird das gewonnene ▶Elektropherogramm durch Extinktionsmessung in eine Kurve übertragen (Abb.), deren Anteile angegeben werden bzw. nach ▶Eiweißbestimmung in Konzentration (g/l) umgerechnet werden können. Veränderungen der Kurve (Werte) er-

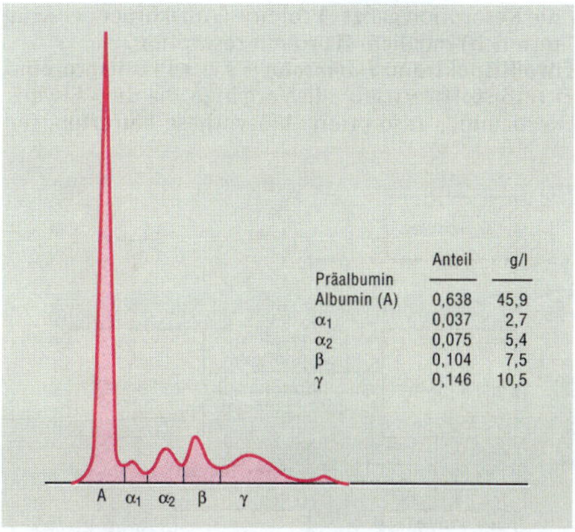


**Eiweißelektrophorese:** Extinktions-Orts-Kurve nach Auftrennung des Serums einer klinisch gesunden Person mit der Celluloseacetatfolien-Elektrophorese. Gesamteiweißwert 72 g/l. Die Senkrechten auf der Abszisse markieren die Grenzen der Fraktionen (von li. nach re. Albumine bis Gammaglobuline). [518]

geben sich bei Nierenerkrankungen, Entzündungen, Tumoren, Gammopathien, Antikörpermangelsyndrom u.a.m. Weitergehende Untersuchungen: ▸Immunoelektrophorese, ▸Lipoproteinelektrophorese, s.a. ▸Plasmaproteine. **E** protein electrophoresis.

**Ẹiweiß|fäulnis:** s.u. ▸Fäulnis.

**Ẹiweiß|fraktionierung:** s.u. ▸Plasmaproteine. **E** protein fractionation.

**Ẹiweiß|hormone:** ▸Peptid- u. ▸Proteohormone. **E** polypeptide hormones.

**Ẹiweiß|ko|effizient:** ▸Albumin-Globulin-Quotient.

**Ẹiweiß|körper:** ▸Eiweiß.

**Ẹiweiß|labilitäts|probe:** ▸Serumlabilitätsprobe.

**Ẹiweiß|mangel:** *Pathologie* Mangel an Körpereiweiß infolge unzureichender Zufuhr von Nahrungseiweiß (s.a. alimentäres ▸Dystrophie-Syndrom, ▸Kwashiorkor, ▸Hunger...) oder als Folge eines veränderten Eiweißstoffwechsels, z.B. bei Resorptionsstörung (Sprue, Enteritis, Zöliakie), Enzymmangel (Afermentie), erhöhtem Verbrauch (Fieber, Tumorkachexie, Hyperthyreose), Hemmung der ▸Eiweißbiosynthese (bei Leberparenchymschaden, hormonaler Störung), Eiweißverlust (bei Eiterung, Blutung, ▸Proteinurie, exsudativer ▸Gastroenteropathie), ferner bei Störung des RNS-Stoffwechsels; betroffen sind zunächst v.a. die Albumine. **E** protein deficiency.

**Ẹiweiß|mangel|an|ämie:** ▸Anämie durch Störung des Hämoglobinaufbaus infolge ▸Eiweißmanges (häufig verbunden mit ▸Eisen- u. ▸Vitaminmangel; daher uneinheitliche Anämie-Formen). **E** protein-deficiency anemia.

**Ẹiweiß|mangel|ödem:** ▸Hungerödem. **E** protein-deficiency edema.

**Ẹiweiß|minimum:** *Physiologie* die Mindesteiweißmenge, die dem Körper wegen der ständigen Stickstoffausscheidungsverluste, d.h. zwecks Ausgleich der Stickstoffbilanz u. damit zur Vermeidung von Substanzverlust, zugeführt werden muss. Schätzbar durch den kleinsten, bei eiweißfreier Ernährung ausgeschiedenen Stickstoffwert; s.a. ▸Stickstoffbilanz. – Der tatsächliche Eiweißbedarf liegt wesentlich höher als der aus dem Stickstoffverlust errechnete, u. er ist abhängig vom Gehalt an Eiweißbegleitstoffen in der Nahrung sowie vom Gehalt tierischen oder pflanzlichen Eiweißes an – insbesondere essentiellen – ▸Aminosäuren. S.a. ▸Ernährung, ▸Eiweißmangel; s.a. ▸Eiweißumsatz. **E** minimal protein requirement.

**Ẹiweiß|quotient, -relation:** ▸Albumin-Globulin-Quotient.

**Ẹiweiß|resorption:** die Aufnahme von Aminosäuren in die Darmwand (des Jejunums u. Ileums) nach der ▸Eiweißverdauung. – Bei Säuglingen ist auch die Resorption ganzer Proteine (Antikörper der Muttermilch) möglich. **E** protein resorption.

**Ẹiweiß|spektrum:** *Hämatologie* s.u. ▸Plasmaproteine.

**Ẹiweiß|stoffwechsel:** alle Vorgänge, die die ▸Eiweißverdauung, -resorption, -biosynthese betreffen, ferner alle Um- u. Abbauvorgänge von Eiweiß im intermediären Stoffwechsel (Abb.). S.a. ▸Anabolismus, ▸Katabolismus, ▸Eiweißumsatz. **E** proteometabolism.

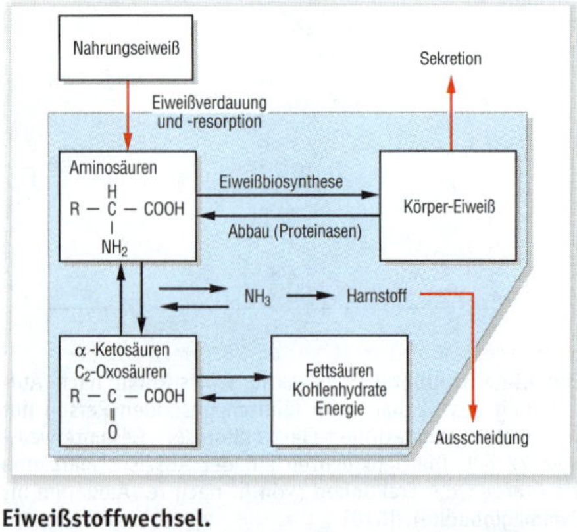


**Eiweißstoffwechsel.**

**Ẹiweiß|struktur:** *Biochemie* Bau u. Gestalt der Eiweißkörper (Peptide, Proteine). Als »Primärstruktur« die während der ▸Eiweißbiosynthese festgelegte Reihenfolge (Aminosäurensequenz) u. Zahl der Aminosäuren. Als Sekundärstruktur die räumliche Anordnung der Moleküle, z.B. schraubenförmig gewunden (▸Helix) oder regelmäßig abgewinkelt (▸Faltblattstruktur). Als Tertiärstruktur die räumliche, über die Sekundärstruktur hinausgehende Anordnung der Polypeptidketten, z.B. in Form von Knäueln (globuläre Struktur), die über längere Strecken durch Wasserstoffbindungen, Disulfidbindungen, Ionenbeziehungen u. Fremdmoleküle stabilisiert werden, ferner durch Einstülpung hydrophober Gruppen in das Innere der Ketten, bedingt durch das umgebende wässrige Milieu; s.a. ▸Immunglobuline. Als Quartärstruktur die räumliche Anordnung mehrerer Untereinheiten (Polypeptidketten) zu einem funktionsfähigen Proteinmolekül, z.B. ▸Hämoglobin. – Zur Analyse der Primärstruktur werden Proteine entweder unkontrolliert durch starke Säuren oder Basen abgebaut oder kontrolliert durch Einwirkung proteolytischer Enzyme (s.a. ▸Endopeptidasen, ▸Exopeptidasen) in kleinere Bruchstücke zerlegt (Proteolyse). Bei der Sequenzanalyse (1950) nach PEHR EDMAN (1914–1977) reagiert die N-terminale (d.h. außen stehende, nicht gebundene) Aminogruppe mit Phenylisothiocyanat, wodurch die Peptidkette schrittweise um eine Aminosäure verkürzt wird; in einer Apparatur (»Sequenator«) kann die Aminosäurensequenz von Polypeptiden automatisch bestimmt werden. – Die Analyse der Tertiär- u. Quartärstruktur erfolgt durch Beugung kurzwelliger Strahlen (Elektronen, Neutronen, Röntgen- oder γ-Strahlen) an kristallisierten Molekülen oder mit höchstauflösender Elektronenmikroskopie auch an gelösten Proteinen. Die Ergebnisse werden in Großrechnern zu einem dreidimensionalen Molekülbild zusammengefügt. **E** protein structure.

**Ẹiweiß|synthese:** *Biochemie* ▸Eiweißbiosynthese; ferner die Herstellung von Eiweißstoffen durch ▸Peptidsynthese u. durch Verfahren der ▸Gentechnologie. **E** protein synthesis.

**Eiweißtoxin:** s.u. ▸Toxin. **E** proteotoxin.

**Ẹiweiß|umsatz:** der v.a. durch Hormone (STH, Thyroxin, Androgene, Corticosteroide) gesteuerte ständ. Abbau von Körpereiweiß zu Aminosäuren u. die durch anabole Hormone geförderte Resynthese von Eiweißkörpern (▸Eiweißbiosynthese) aus dem Aminosäurenpool; beim Menschen sind pro Tag betroffen ca. 100 g Gewebeeiweiß u. 400–800 g Gesamteiweiß, davon ca. $^{1}/_{3}$ Enzymeiweiß; s.a. ▸Eiweißstoffwechsel. **E** protein turnover.

**Ẹiweiß|verdauung:** der mehrstufige Zerkleinerungsprozess von Nahrungseiweiß im Magen-Darm-Trakt durch Enzyme (▸Endo- u. ▸Exopeptidasen) des Magens (▸Pepsin) u. der Bauchspeicheldrüse (▸Trypsin, ▸Chymotrypsin, ▸Elastase, ▸Kollagenase, ▸Kallikrein u. ▸Carboxypeptidasen) bis zu den der Eiweißresorption zugänglichen Aminosäuren, s.a. ▸Verdauung... **E** proteopepsis.

**Ẹiweiß|verlụst|syndrom:** exsudative ▸Gastroenteropathie. **E** protein-losing enteropathy.

**Ei|zelle:** ▸Ei; s.a. ▸Ovocytus; s.a. ▸Zygote.

**E|ja|cu|lạ|tio,** Ejakulation, Effluvium seminis: die beim Mann auf der Höhe des Orgasmus reflektorisch (▸Ejakulationsreflex) ausgelöste »Samenausstoßung«, bewirkt durch Kontraktion glatter u. quer gestreifter Muskulatur der Samenleiterampullen, Samenblase, Prostata bzw. des Beckenbodens. – Bei mechanischen Störungen (z.B. Harnröhrennarben) oder diabetischer Neuropathie des inneren Schließmuskels kann die E. retrograd in die Harnblase erfolgen. – **E. prạecox:** vorzeitiger, d.h. vor oder bei Beginn des

Geschlechtsverkehrs erfolgender Samenerguss. S.a. ▶Masters-Johnson-Behandlung. – **E. retarda:** verzögerter Samenerguss. E ejaculation (premature; delayed).

**Ejakulat:** Produkt der Ejakulation; ▶Sperma. E ejaculate.

**Ejakulation:** ▶Ejaculatio.

**Ejakulations|reflex:** der durch Summierung der von der Eichel (▶Glans penis) kommenden Reize ausgelöste »Bulbokavernosus-Reflex«, der zur Samenabgabe (▶Ejaculatio) führt; er ist durch seelische Faktoren ausgesprochen förder- u. hemmbar u. strahlt stark in das sympathische System aus (beeinflusst u.a. Atmung u. Kreislauf). – Bei Schädigung des Kreuzbeinteils des Rückenmarks (dem Sitz des Reflexzentrums = **Ejakulationszentrum**) ist Samenerguss (▶Pollution) ohne Erektion möglich; bei Schädigung des Hals- oder Brustteils des Rückenmarks sind normale Erektion u. Ejakulation möglich, jedoch ohne Orgasmus. E ejaculatory reflex, ejaculation reflex.

**ejection click** *(engl.)* Abk. E: ▶Austreibungston.

**E|jek|ti|ons|fraktion,** Abk. EF: die »Austreibungsfraktion«, das die tatsächliche Herzauswurfleistung definierende Verhältnis zwischen ▶Herzschlagvolumen u. enddiastolischem Volumen des Herzens; messbar durch Ventrikeldarstellung mit Röntgenkontrastmitteln; Normalwert: ≧ 65 %; ist z.B. bei Herzinsuffizienz (z.B. nach Myokardinfarkt oder bei Kardiomyopathien) trotz erhöhten Füllungsvolumens vermindert. E ejection fraction.

**Ejektions|phase (der Aorta):** *Physiologie* die durch die systolische Pulswelle u. ▶Windkesselfunktion bedingte Auswurfphase der Aorta, gekennzeichnet durch den Staudruck (Differenz zwischen Gesamtdruck u. kinetischem Druck) als Funktion der Strömungsgeschwindigkeit. E ejection phase.

**Ejrup-Verfahren** (Erik V. B. E., geb. 1910, Internist, Stockholm): Prüfung des Kollateralkreislaufs bei Verlegung größerer Extremitätenarterien anhand der Pulsverkleinerungszeit nach Muskeltätigkeit. E Ejrup maneuver.

**ek...** *(griech.):* Präfix »heraus«, »weg«, »außerhalb«. S.a. ▶ex..., ▶e...

**Ekbom-Syndrom:** ▶Wittmaack-Ekbom-Syndrom.

**Ek|chon|drom:** dem Knochen einzeln oder in der Vielzahl (Ekchondro[mato]sis) aufsitzender, gutartiger knorpeliger Tumor (▶Chondrom); s.a. kartilaginäre ▶Exostose; ▶Enchondrom. E ecchondroma.

**Ekchondro(mato)se:** s.u. ▶Ekchondrom. E ecchondro(mato)sis.

**Ek|chy|mose,** Ecchymosis: kleinflächige Hautblutung. E ecchymosis.

**Ekdyson:** das Häutungshormon der Insekten; ein Steroid. E ecdysone.

**EKG, Ekg:** Abk. für ▶Elektrokardiogramm; auch Jargonbez. für das Elektrokardiographie-Gerät (zahlreiche Modelle, darunter auch transportable für Notfallsituationen). E ECG.

**Ekiri:** *Pädiatrie* im Sommer in Japan vorkommende akute, epidemische Säuglingstoxikose unklarer Genese; mit hypokalzämischer Tetanie u. heftigen Durchfällen einhergehend. E ekiri.

**ek|krin:** nach außen absondernd; s.u. ▶Drüse. E eccrine.

**EKK-Virus:** Adenoviren, v.a. der Serogruppen 3, 7, 19, 8 als Erreger der epidemischen Keratokonjunktivitis. Der Nachweis im Konjunktivalabstrich ist nach dem Infektionsschutzgesetz meldepflichtig. E epidemic keratoconjunctivitis virus, EKC virus.

**Ek|kye|sis:** extrauterine ▶Gravidität; veralteter Begriff. E eccyesis.

**Ek|lamp|sie, Eclampsia:** schwangerschaftsbedingte Erkrankung, die im letzten Schwangerschaftsdrittel als ▶Spätgestose während der Geburt oder im Wochenbett auftritt. In Form des für die Krankheitsbezeichnung typischen, meist durch Kopfschmerzen, Augenflimmern, Magenkrämpfe u. Ödeme angekündigten (**drohende E.**) eklamptischen Anfalls mit plötzlichen, »blitzartigen« tonisch-klonischen Krämpfen (**E. convulsiva**), gefolgt von Bewusstlosigkeit. Selten, als Aufpfropfgestose, auch ohne Krämpfe (**E. sine eclampsia**) primär in ein tiefes Koma übergehend. Beide Formen als Hirnsymptome eines den Gesamtorganismus betreffenden Geschehens, das sich auch an anderen Organen, z.B. an der Plazenta (Infarkte, vorzeitige Lösung, Insuffizienz), der Niere (als akutes Nierenversagen), der Leber (Nekrosen, Ikterus) manifestieren kann. Ist vermutlich bedingt durch Verkrampfung der Gefäße (Arteriolen u. Kapillaren) und/oder Veränderungen der Gefäßpermeabilität. S.a. ▶eklamptischer Symptomenkomplex. E eclampsia. – **E., rachitogene, Säuglingseklampsie, tetanoide E.:** Tetanie-Manifestation beim Kind. Gekennzeichnet durch zuerst tonische, dann klonische Krampfanfälle mit Bewusstseinsverlust, durch vorgewölbte Fontanellen, erhöhten Liquordruck, Pfötchenstellung. Im Allg. gute Prognose, evtl. aber Tod im Status eclampticus.

**Ek|lamp|sis|mus:** Präeklampsie; s.u. ▶eklamptischer Symptomenkomplex. E pre-eclampsia.

**ek|lamptischer Anfall:** s.u. ▶Eklampsie.

**eklamptischer Symptomenkomplex:** *Geburtshilfe* leichte u. schwere (als drohende ▶Eklampsie) Formen der Präeklampsie (Eklampsismus). Die – als Spätgestose – wegen der in unterschiedlicher Kombination u. Stärke auftretenden Leitsymptome ▶Ödem (engl.: edema), ▶Proteinurie, ▶Hypertonie (ab 140/90 mmHg) als **EPH-Gestose** bezeichnet werden. Ihre Früherkennung stellt eine wichtige Aufgabe der Schwangerenbetreuung dar. – S.a. ▶Gestose. E eclampsism.

**Ek|lip|se:** *Virologie* die »Dunkelphase« der Virusvermehrung, in der die Syntheseprozesse ablaufen u. das infektiöse Agens (Virus) in der Wirtszelle nicht nachweisbar ist. E eclipse.

**Ek|mne|sie: 1)** Zeitgitterstörung; Störung des Zeiterlebens mit »Sichzurückversetzen« in die Kindheit u. mit entsprechender Handlungs- u. Sprechweise. Tritt auf in tiefer Hypnose, im psychogenen Dämmerzustand u. bei seniler Demenz. **2)** anterograde ▶Amnesie. E 2) ecmnesia.

**EkP:** Abk. für ▶ereigniskorrelierte Potentiale.

**Ekphoration:** ältere Bezeichnung für das Abrufen einer Erinnerung.

**Ek|phyma:** *Dermatologie* Auswuchs, Höcker. E ecphyma.

**Eks|tase:** rauschhafter, ins Extrem gesteigerter Gemütszustand (Affekt) mit meist religiös-glückhaftem Inhalt, mit Schwinden der Grenzen des Ich- u. Gegenstandsbewusstseins u. der Kritik. Vorkommend bei Massensuggestion (Unio mystica, Schamanismus), bei Angst-Glück-Psychose, als Effekt von Halluzinogenen (= **toxische E.**). E ecstasy.

**Eks|tro|phia, Ekstrophie,** Exstrophie: *Pathologie* eine meist angeborene Fehlbildung, bei der die Schleimhautfläche eines Hohlorgans mehr oder weniger nach außen gestülpt ist. Als häufigste Form die ▶Blasenekstrophie (als ventrale ▶Spaltbildung). E ecstrophy, exstrophy.

**Ek|ta|sia, Ektasie:** dauerhafte Lichtungsausweitung (auch als teilweise Ausbuchtung) eines Hohlorgans, insbes. auch eines Blut-, Lymphgefäßes (Angiektasie, Teleangiektasie, Phlebektasie), z.B. vor u. hinter Stenosen oder als idiopath. Dilatation. E ectasia. – **E. corneae:** *Ophthalmologie* ▶Staphyloma. E corneal e. – **E. der Pia|venen:** ▶Foix-Alajouanine-Syndrom. – **E. ven|triculi:** ▶Gastrektasie.

**Ek|thym(a),** Ecthyma, Lochschwäre: linsen- bis münzgroßes, scharfrandiges, relativ oberflächliches Hautgeschwür, meist bedingt durch hämolysierende Streptokokken (**E. simplex** s. **superficiale streptogenes**). Eine ▶Pyodermie, v.a. der Beine. Heilt unter Narbenbildung ab. E ecthyma. – **E. cachecticorum:** ▶Ekthyma gangraenosum. – **E. contagiosum,** Stomatitis pustulosa contagiosa, Maul- oder Lippengrind, E. infectiosum: die »Schafpocken«, verursacht durch ein Pockenvirus der Paravaccinia-Untergruppe. Erkrankung junger Schafe u. Ziegen, die durch Kontaktinfektion auch auf Melker, Tierpfleger etc. übertragen wird u. (nach einer Inkubationszeit von 3–6 Tg.) zu Bläschen-, Pustel- oder Geschwürbildung v.a. an Händen u. Armen führt, evtl. auch zu Fieber u. Lymphknotenschwellungen. In Epidermiszellen treten SALYI-Einschlusskörperchen auf. Heilung in 4–6 Wochen. E contagious e., orf. – **E. gan|graenosum, E. cachecticorum, E. terebrans infantum,** Dermatitis gangraenosa infantum: durch Hospitalismuserreger, darunter ▸Pseudomonas aeruginosa (bläul.-grünl. Eiter), hervorgerufenes, meist generalisiertes E. bei abwehrgeschwächten Personen. Insbesondere bei dystrophisch-kachektischen Kindern, kann zu einer ▸Sepsis führen.

**ek|to...,** ecto...: Vorsilbe »außerhalb«, »von außen«, »nach außen«; s.a. ▸exo...

**Ek|to|blast, Ek|to|derm,** Epiblast: *Embryologie* das äußere ▸Keimblatt des Embryoblasten der Säuger u. des Menschen. Aus ihm geht die Anlage des Zentralnervensystems u. der Sinnesorgane hervor. Z.B.: Neuralplatte, -falten, -rinne, -rohr; Ohrplakode (wird zum Ohrgrübchen u. -bläschen), Linsenplakode (vom Augenbläschen, einer Aussackung des 1. Gehirnbläschens, induziert; wird zum Linsenbläschen innerhalb des Augenbechers). Ferner die Haut u. ihre Anhangsgebilde sowie, durch Invagination im Bereich des Primitivstreifens, teilweise das ▸Mesoderm. Bildet den Boden der Amnionhöhle. S.a. ▸Entoderm, ▸Mesoderm, ▸Gastrulation. E ectoblast, ectoderm.

**ekto|dermal:** das ▸Ektoderm betreffend. E ectodermal.

**Ek|to|der|mal|dys|plasie:** *Pathologie* erbliche Entwicklungsstörungen aller oder nur einzelner aus dem ▸Ektoderm sich entwickelnder Organe; Fehlbildungen u. Funktionsstörungen unterschiedlicher Form, z.B. der Schweißdrüsen (mit ▸An-, ▸Oligo- oder ▸Hyperhidrosis) oder der Talgdrüsen (als Hypoplasie), der Haut (Schlaffheit; Cutis laxa), der Haare (▸Hypotrichosis), der Zähne, Nase, Augen, des äußeren Ohres; auch Störungen des Geschmacks- u. Geruchssinns u. Intelligenzdefekte. Entsprechende, häufig familiär auftretende Symptomenkombinationen als »**Ektodermal(dysplasie)-Syndrome**« werden durch Beschreibung definiert oder nach den Erstautoren benannt, z.B. ▸Anhidrosis hypotrichotica SIEMENS, ▸BÖÖK-, ▸GORLIN-GOLTZ-, ▸EEC-, ▸dentofaziales Syndrom. S.a. ▸neurokutane Syndrome. E ectodermal dysplasia.

**Ekto|derm(at)osis:** Virusinfektion mit bevorzugtem Betroffensein der vom ▸Ektoderm abstammenden Organe; z.B. als Herpes, Pocken, Encephalitis lethargica, Poliomyelitis (»neurotrope Ektodermose«). – i.w.S. auch Krankheiten anderer Ursache, aber mit entsprechender Bevorzugung ektodermaler Organe, z.B. **E. erosiva pluriorificialis** (▸FIESSINGER-RENDU-Syndrom), **kongenitale E.** (▸STURGE-WEBER-Syndrom), **polymorphe E.** (▸Erythema exsudativum multiforme). E ectoderm(at)osis.

**Ekto|enzym:** jedes von Zellen in die Umgebung, z.B. in den Verdauungstrakt, abgegebene (»extrazelluläre«) Enzym; s.a. ▸Exkretions-, ▸Sekretionsenzyme. E ectoenzyme.

**Ekto|gonie:** *Parasitologie* ▸Metaxenie. E ectogony.

**Ekto|hämo|lysin:** hämolysierendes bakterielles ▸Ektotoxin (z.B. der hämolysierenden Streptokokken; führt zur Entfärbung des Blutagars). E ectohemolysin.

**Ekto|kardie,** Kardiozele: angeborene Verlagerung (Ektopie) des Herzens aus dem Brustkorb, z.B. bei ▸Thorakoschisis vor den Brustwanddefekt (**Ektocardia thoracica**; s. Abb.) oder in Richtung Kopf (**E. cephalica** s. **cervicalis**); bei krankhaften Zwerchfelllücken in den Bauchraum (**E. subthoracica** s. **abdominalis**). S.a. ventrale ▸Spaltbildung. E ectocardia.

**Ek|to|mie:** das Herausschneiden, i.e.S. die vollständige op. Entfernung eines Organs (s.a. ▸Exstirpation). E -ectomy.

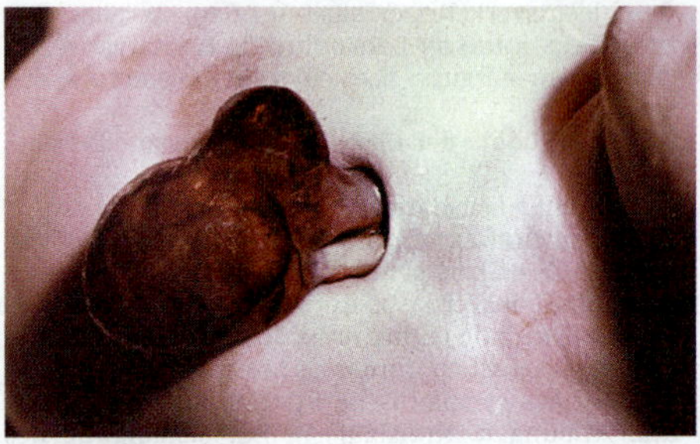

**Ektokardie:** thorakale Ectopia cordis. [114]

**Ekto(para)sit:** auf der Körperoberfläche schmarotzender ▸Parasit (z.B. Einzeller, Wurm, Arthropode). E ectoparasite.

**ekto|phytisch:** ▸exophytisch.

**Ek|to|pià, Ektopie,** Ectopia, E(xtra)version: angeborene oder erworbene Verlagerung eines Gewebes oder Organs an die Körperoberfläche oder an eine ungewöhnliche Stelle innerhalb des Körpers. S.a. ▸ektopisch, s.a. ▸Dystopie. E ectopia, ectopy. – **E. cordis:** ▸Ektokardie. – **E. lentis,** Linsenektopie: **1)** die meist doppelseitige, angeborene Verlagerung der Augenlinse, meist nach seitlich-oben, infolge Unterentwicklung (Hypoplasie) des Aufhängebandes, meist mit E. pupillae kombiniert; führt zu monokularem Doppeltsehen u. hochgradiger Brechungsmyopie. Vorkommen isoliert oder bei MARFAN- sowie MARCHESANI-Syndrom. E e. lentis. **2)** traumatische Linsenluxation. E dislocated lens. – **E. portionis,** Portioektopie, Ektropium: die »Pseudoerosion« der ▸Portio vaginalis durch Ausstülpung der Schleimhaut der Uteruszervix, so dass deren einschichtiges Zylinderepithel unter Zapfenbildung das örtliche Plattenepithel überzieht (s. Abb.). Häufiger Befund während Geschlechtsreife u. Schwangerschaft. S.a. ▸Umwandlungszone, ▸FISCHEL-Ektopie. E e. of portio, cervical ectropion. – **E. pupillae,** Korektopie: angebo-

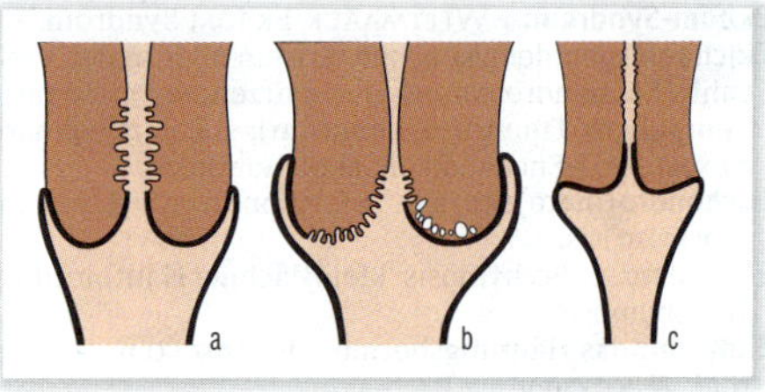


**Ektopia portionis:** Plattenepithel-Zylinderepithel-Grenze der Portio vaginalis; a) vor der Menarche, b) während der reproduktiven Phase (Ektopia portionis; li.: glanduläre Pseudoerosion; re.: Pseudoerosion mit aufsteigender Überhäutung, sog. Umwandlungszone), c) nach der Menopause. [177]

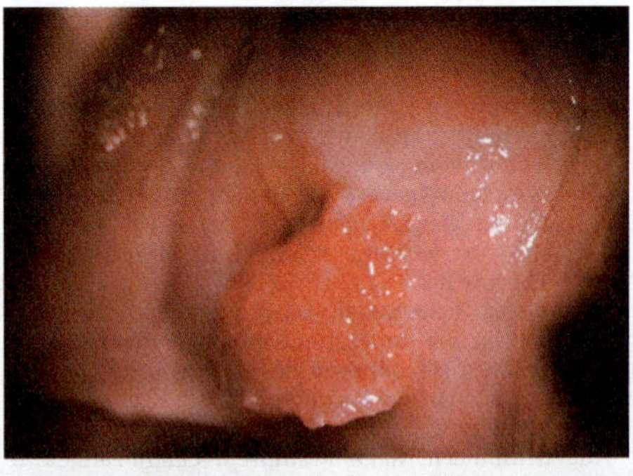

**Ektopia portionis:** Spekulumbefund. [359]

rene Verlagerung der Pupille infolge ungleichmäßigen Wachstums des Augenbechers oder infolge Strangbildung zwischen Pupillarrand u. Glaskörperraum; meist mit E. lentis kombiniert. E ectopic pupil. – **E. spinalis:** ▸Meningomyelozele. E spinal e. – **E. testis:** ▸Hodenektopie. E testicular e. – **E. ureteris:** Verlaufsanomalie des Harnleiters, bei Doppelniere meist des oberen, mit Mündung außerhalb der Harnblase, z.B. in der Scheide (oder im Scheidenvorhof), Harnröhre, Gebärmutter bzw. beim Mann (seltener) in der hinteren Harnröhre, den Samenblasen oder im Samenleiter. – **E. vesicae urinalis:** ▸Blasenektopie; s.a. ▸Blasenekstrophie.

**ektopisch:** nicht an typischer Stelle liegend (s.a. ▸Ektopie) bzw. erfolgend. E ectopic. – **e. Hormonbildung:** s.u. ▸paraneoplastische Syndrome. E e. hormone formation. – **e. Reizbildung:** *Kardiologie* s.u. ▸Erregungsbildung. E e. impulse formation.

**Ekto|plasma,** Exoplasma: die äußere Schicht des ▸Zytoplasmas; ist bei manchen Zellen durch ihre Dichte oder durch Anfärbbarkeit vom ▸Endoplasma unterscheidbar. Enthält kleine, durch Mikropinozytose entstandene Bläschen (▸Vesikeln) u. lässt Mikrofilamente erkennen, welche – wie auch der schnell mögliche Wechsel zwischen Sol- u. Gelphase – beteiligt sind an der ▸Endozytose u. Exozytose. E ectoplasm, exoplasm.

**Ekto|pro|these:** an der Körperoberfläche befestigte »Vorlegeprothese«. S.a. ▸Endoprothese, ▸Epithese. E ectoprosthesis.

**Ekto|thrix:** *Mykologie* s.u. ▸Trichophyton. E ectothrix.

**Ektotoxin,** Exotoxin: hochgiftiges, meist thermolabiles, von Bakterien abgesondertes ▸Toxin (Polypeptid), gegen das der Körper ▸Antitoxine bilden kann (Bildung aber auch durch ungiftige ▸Toxoide anregbar). Wichtigste E.-Bildner: Diphtherie-, Gasödem-, Tetanus-, Botulismuserreger. S.a. ▸Enterotoxin, ▸Endotoxin. E exotoxin.

**Ektozoon:** tierischer ▸Ektoparasit. E ectozoon.

**Ek|tro|chei|rie:** *Pathologie* hochgradige angeborene Handfehlbildung, s.a. ▸Ektromelie. E ectrocheiry.

**Ektro|daktylie:** angeborene Fehlbildung des Handskeletts, u. zwar als Verstümmelung oder Fehlen (= Oligodaktylie) von Fingern oder Zehen (»Spalthand u. -fuß«). Meist nicht genetisch bedingt; gelegentlich aber auch unregelmäßig autosomal-dominant erblich. S.a. ▸Ektromelie; ▸EEC-Syndrom. E ectrodactyly.

**Ektro|melie:** Gliedmaßenfehlbildung (eine ▸Dysmelie) durch Hypoplasie eines langen Röhrenknochens. E ectromelia.

**Ek|tro|pi|on:** ▸Ektropium.

**Ektropionieren:** Umklappen des Unter- oder Oberlids zur Fremdkörperentfernung oder zur Betrachtung der Lidbindehaut; als »doppeltes E.« (in Lokalanästhesie!) die weite Ausstülpung zur Darstellung der oberen Übergangsfalte.

**Ek|tro|pium, Ektropion: 1)** *Gynäkologie* ▸Ektopia portionis. E ectropion. **2)** *Ophthalmologie* anhaltende teilweise Auswärtswendung eines Augenlids, mit ▸Conjunctivitis u. Tränenträufeln (▸Epiphora, infolge Eversion auch des Tränenpünktchens). Als **E. cicatriceum** durch Narben, infolge Lähmung des Musculus orbicularis oculi als **E. paralyticum** und **E. senile** bei Altersatrophie. S.a. Abb. – **E. iridis, E. uveae:** Auswärtswendung des Iris-Pigmentepithels am Pupillarrand als angeborene Anomalie sowie bei Irisatrophie u. Glaukom. – Ggs. ▸Entropium. E iridectropium.

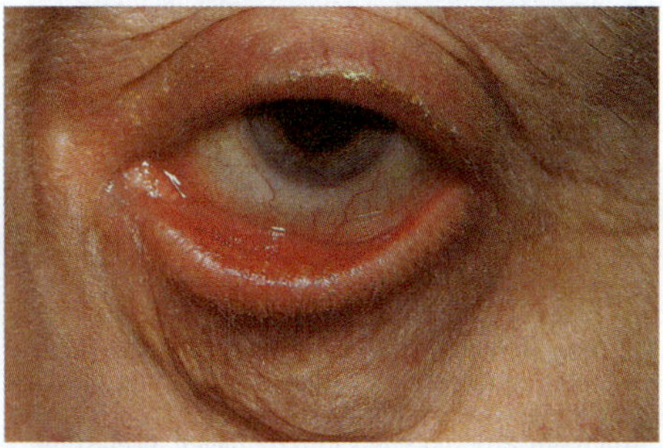

**Ektropium:** Auswärtswendung des Unterlids. [456]

**Ek|tro|po|die:** Fußfehlbildung; s.a. ▸Ektromelie. E ectropody.

**EKV:** Abk. für Elektrokardioversion.

**EKyG:** Abk. für ▸Elektrokymogramm.

**Ek|zem, -zema,** Eczema: nichtkontagiöse Epidermodermitis mit typischem klinischem (Juckreiz, Erythem, Papel, Seropapel, Bläschen, Schuppung, Krustenbildung, Lichenifikation im Sinne von synchroner oder metachroner Polymorphie) u. dermatohistologischem (Spongiose, Akanthose, Parakeratose, lymphozytäre Infiltration) Erscheinungsbild. Meist auf dem Boden einer Überempfindlichkeit. E eczema. – **E., atopisches,** atopische Dermatitis, Neurodermitis, endogenes E., E. atopicum: häufige, nicht ansteckende Hauterkrankung, zumeist bei Kindern u. jugendl. Erwachsenen. ***Ätiol.:*** Das atopische E. ist eine erbliche Dispositionskrankheit. Zusammen mit der allergischen Rhinokonjunktivitis u. dem allergischen Asthma bronchiale bildet es den Formenkreis der Atopien. Neben der atopischen Disposition stellen die gestörte Immunregulation, vegetative Dysregulation, trockene Haut u. erhöhte IgE-Bildung die wesentlichen pathophysiol. Faktoren dar. Es finden sich Allergien auf Nahrungsmittel u. Aeroallergene, zudem spielen psychosomatische Faktoren eine entscheidende Rolle. ***Klinik:*** chron. oder chron. rezidivierender Verlauf. Beginnt vielfach als Milchschorf im Säuglingsalter; befällt bei Säuglingen Gesicht u. Streckseiten, später bevorzugt große Beugen, Handgelenke u. Hals. Es besteht eine deutliche Hautentzündung mit zahlreichen Kratzeffekten, da der Juckreiz ein kardinales u. außerordentlich quälendes Symptom ist. Später Verdickung der Haut (Lichenifikation, s. Abb.). Neben der mehr lokalisierten Form gibt es auch disseminierte Erscheinungen (Neurodermitis disseminata). ***Ther.:*** Die Behandlung richtet sich v.a. gegen den Juckreiz, wozu meist kortikoidhaltige Externa notwendig sind. Ernährungsumstellung u. Entspannungsverfahren zum

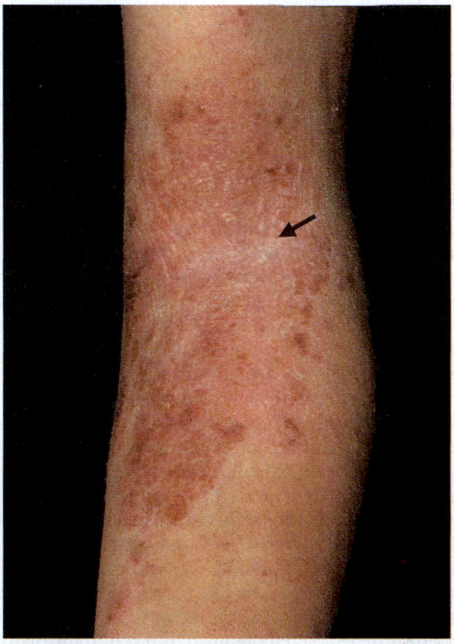

**Ekzem, atopisches:** charakteristische Veränderungen in der Ellenbeuge. Ein mäßig scharf begrenzter Herd mit Schuppung, Krusten u. Lichenifikation im Zentrum (Pfeil). [53]

E

Stressabbau können hilfreich sein. ***Kompl.:*** bakterielle Infektion (Impetigo), Virusbesiedlung (Ekzema herpeticatum) oder weitere atopische Krankheiten. **E** atopic e., neurodermatitis. – **E. coxsaccium:** Generalisierung von Coxsackie-Viren bei atopischem E. – **E., dyshidrosiformes:** im Palmoplantarbereich lokalisiertes E. mit Bläschenbildung als Sonderform des atopischen E., eines allergischen oder kumulativ-toxischen Kontaktekzems, bei hämatogener Streureaktion, einer Mykose oder ungeklärter Ursache. – **E. flexurarum:** Beugenekzem (s.u. ▸Ekzem, atopisches). – **E., herpeticatum:** mit Herpes-simplex-Virus superinfizierte Dermatose, meist bei atopischem E. Klinisch gekennzeichnet durch dicht stehende Bläschen oder Erosionen. **E** Kaposi's varicelliform eruption. – **E.**

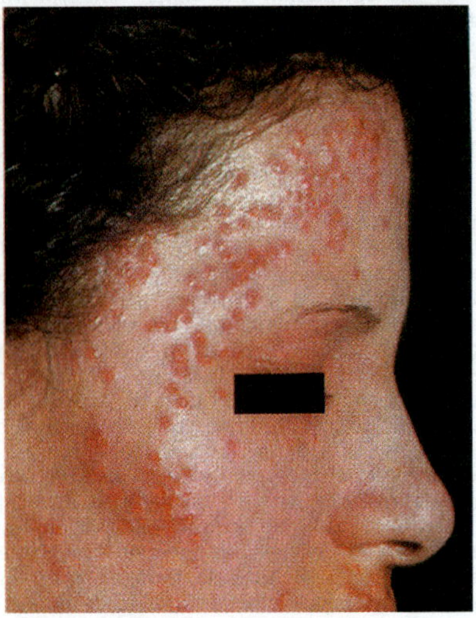

**Ekzema herpeticatum.** [411]

**hiemalis:** Austrocknungsekzem bei Kindern, Menschen mit atopischer Diathese oder älteren Patienten mit Sebostase. Sonderformen bei Hornhauteinrissen: eczéma craquelée; e. cannelée. – **E. inter|triginosum:** E. der Körperfalten als akut gereizte ▸Intertrigo; z.B. das intertriginös-pityriasiforme E. großer Körperfalten. **E** intertrigo. – **E. infantum:** E. unterschiedlicher Genese beim Kind (z.B. atopisches, seborrhoisches, Lippen-, Kontakt-Ekzem). – **E. lichenificatum:** chronisches E. mit vergröbertem Hautrelief (auch als Kratzeffekt bei lang dauerndem Juckreiz). **E** lichenoid e. – **E. madidans:** akutes, stark nässendes E. mit samtartig geschwollenem, hochrotem Grund. – **E. marginatum Hebra,** Dermatomycosis marginata, Tinea inguinalis (= heute gebräuchlichere Bezeichnung): durch Pilze (Epidermophyton floccosum, Trichophyton mentagrophytes u. rubrum) hervorgerufenes E. in Form schuppender, polyzyklischer Hautveränderungen mit begrenzendem Randwall, bräunlich-rotem Zentrum; an Oberschenkelinnenseiten oder in großen Körperfalten (▸Tinea corporis). **E** tinea inguinalis. – **E., mikrobielles,** E. nummulare: disseminierte, münzförmige, meist scharf abgegrenzte Ekzemherde mit Nässen u. Krustenbildung; diskutiert werden mikrobielle Faktoren (Bakterien) im Herd selbst oder extrakutan (z.B. Bronchiektasen, chron. Tonsillitis, chron. Prostatitis). – **E. molluscatum:** Generalisierung vom Molluscum-contagiosum-Virus bei atopischem E. – **E. neuriticum:** E. mit Begrenzung auf das Versorgungsgebiet eines peripheren Nervs; z.B. bei ▸Meralgia paraesthetica. – **E., nummuläres,** nummulär-mikrobielles E.: häufige Ekzemerkrankung mit scharf begrenzten scheibenförmigen Erythemen, Bläschen u. Krustenauflagerungen insbesondere an den Streckseiten der Extremitäten mit ungeklärter Ätiopathogenese. **E** nummular e. – **E. para|traumaticum:** »Wundekzem« um Fisteln u. eitrige Hautprozesse. **E** infectious eczematoid dermatitis. – **E., se|bor|rhoi|sches:** häufiges E. ungeklärter Ätiol., insbesondere bei Männern im mittleren Alter mit unscharf begrenzten Erythemen, bevorzugt am behaarten Kopf, im Gesicht u. Brust- u. Rückenbereich. Die Besiedlung mit Pityrosporum ovale als auslösendes Agens wird diskutiert. – **E., s. der Säuglinge:** kleinfleckige flächenhafte Erytheme mit leichter Schuppung am behaarten Kopf u. in Körperfalten bei Säuglingen; Manifestation meist innerhalb der ersten drei Lebensmonate. – **E. unguium:** Nagelveränderungen bei Paronychie, Onychomykose, Psoriasis vulgaris etc. **E** nail dystrophy. – **E. vaccinatum:** E. mit pockenförmigem Ausschlag als Komplikation der Pockenschutzimpfung beim Ekzematiker. – **E. varicosum:** Stauungsekzem bei Krampfadern (▸Varikose) des Unterschenkels; durch örtliche Mangeldurchblutung ausgelöst; meist Rötung mit großlamellöser Schuppung, mit oder ohne Hämosiderose u. Hautverhärtung, oft von Geschwüren (▸Ulcus varicosum) begleitet. **E** stasis dermatitis, varicose e. – **E. verrucosum:** Generalisation von humanen Papillom-Viren (HPV) bei atopischem E. – **E. vulgare,** E., exogenes, pathergisches E.: ▸Kontaktekzem, ▸Kontaktdermatitis.

**Ekzema|tid:** Ekzemformen mit Vorwiegen der Schuppung u. Fehlen der Exsudation; z.B. als DARIER-E. (zirzinäres Ekzem, Pityriasis sicca) die »parakeratotische« Form des seborrhoischen Ekzems; s.a. ▸Erythrodermie (dysseborrhoische). **E** eczematid(e).

**Ekzematisation:** *Dermatologie* **1)** plötzliches Akutwerden eines subakuten oder chronischen Ekzems durch exo- oder endogene Reizung = »ekzematisiertes Ekzem« (mit ▸Status punctosus). **E** eczematization. **2)** Auftreten ekzematöser Veränderungen bei juckenden Dermatosen.

**Ekzema|to|gen:** *Immunologie* ein ▸Allergen (meist niedermolekulares ▸Hapten), das – in der Haut an ein Trägereiweiß gekoppelt – über Auslösung einer zellulären ▸Immunreaktion zum ▸Ekzem führt. Als E. wirken z.B. Kunststoffe, Kosmetika, Medikamente, mikrobielle u. pflanzliche Ausscheidungsprodukte. **E** eczematogenic substance, contact allergen.

**Ekzem|star:** *Ophthalmologie* als Begleiterscheinung bei schwerem endogenem ▸Ekzem frühzeitig auftretender grauer Star (Cataracta syndermatotica). **E** atopic cataract.

**EL:** Abk. für ▸Erythroleukämie.

**Elacin:** Degenerationsprodukt des ▸Elastins.

**Ela|idin|säure:** das *trans*-Isomer der Ölsäure (= »**Elainsäure**«; als *cis*-Form). Künstliche Umwandlung erfolgt bei der Fetthärtung (»**Elaidinierung**«). **E** elaidic acid.

**Elaio...,** Elaeo...: Wortteil „Öl", „Fett"; s.a. ▸Oleo...

**Elai|om:** *Pathologie* ▸Oleom, ▸Paraffinom. **E** eleoma.

**Elapidae, Elapinae:** die tropische u. subtropische Schlangenfamilie »Giftnattern«, darunter die Kobra, Mamba, Harlekinschlange, mit z.T. tödlichen Bissfolgen. **E** elapids.

**Elastance** *(engl)* Abk. E: »elastischer Lungenwiderstand«. Eine Größe der Atmungsphysiologie, die den Druckzuwachs bei einem bestimmten Volumenzuwachs angibt (für Lunge-Thorax beträgt z.B. der Höchstwert 8,5 $cmH_2O/l$). Entspricht dem reziproken Wert der ▸Compliance. **E** elastance.

$$E = \frac{\Delta P}{\Delta V} \quad (\Delta P, \Delta V = \text{Druck- bzw. Vol.differenz})$$

**Elastance.**

**Elas|tase, -tinase,** Pankreatopeptidase E: Eiweiß, v.a. ▸Elastin spaltendes ▸Pankreasenzym. Es entsteht aus Proelastase nach Aktivierung durch Trypsin. Auch ein Produkt von ▸Makrophagen. **E** elastase.

**Elastika:** *Histologie* ▸Tunica elastica.

**Elastin:** fibrilläres, elastisches Skleroprotein (s.a. ▸Eiweiß). Hauptbestandteil des elastischen ▸Bindegewebes. Besteht aus langen, geknäuelten, durch ▸Desmosin (Kondensationsprodukt aus Lysin) verknüpften Polypeptidketten; Bausteine sind v.a. Glykokoll, Alanin, Valin, Prolin, Leucin u. Isoleucin. Besitzt Affinität zu bestimmten Farbstoffen (z.B. zu Bilirubin bei Ikterus); s.a. ▸Elastase. E elastin, elasticin.

**Elasti|zi|tät:** die mechanische Eigenschaft eines Systems oder Stoffes (auch eines Körpergewebes), durch ein mechanisches Spannungsfeld (z.B. Dehnung, Druck) nur vorübergehend verformt zu werden, d.h. nach Aufhören der Wirkung in den ursprüngl. Zustand zurückzukehren. E elasticity.

**Elastizitäts|hochdruck:** Blutdruckerhöhung (▸Hypertonie) infolge – funktionell oder organisch bedingter – Zunahme der elastischen Widerstände (= Abnahme der Elastizität) im Arteriensystem bei normalem peripherem Widerstand; gekennzeichnet durch vergrößerte Druckamplitude bei stark erhöhtem systolischem u. normalem bis erniedrigtem diastolischem Druck, d.h. bei erhöhtem Mitteldruck; s.a. ▸Widerstandshochdruck. E hypertension due to loss of elasticity of arterial walls.

**Elasto|dys|trophie:** *Pathologie* Schwund der elastischen Fasern als natürlicher Alterungsprozess arterieller Gefäße, v.a. der Aorta (Verlust der Windkesselfunktion, Erweiterung der Lichtung). E dystrophy of elastic tissue.

**Elasto|fibrose:** ▸Elastomyofibrom. E elastofibrosis.

**Elasto|ido|sis cutanea nodularis, E. cutis cystica et comedonica:** eine fast nur bei älteren Männern vorkommende kolloid-degenerative Hautatrophie (als Cutis rhomboidalis) mit gelblich-transparenten Follikelzysten u. »Mitessern«. V.a. an Lidern u. Schläfen. Oft kombiniert mit seniler ▸Keratose, ▸Epitheliomen. E nodular elastoidosis.

**Elasto|klasis,** Elastorrhexis: *Pathologie* durch ▸Degeneration bedingter Zerfall elastischer Fasern (z.T. mit feinkörniger Verkalkung); generalisiert v.a. bei ▸GROENBLAD-STRANDBERG-Syndrom. E elastorrhexis.

**Elastom(a):** ▸Pseudoxanthoma elasticum. – S.a. ▸GROENBLAD-STRANDBERG-Syndrom. – **E. diffusum:** diffuse, z. T. scharf begrenzte Plaques im Gesicht bei lichtgeschädigter Haut. – **E. intra|papillare perforans verruci|forme Miescher:** rötlich-braune, warzenartige Papeln mit abgeheiltem Zentrum, ringförmig bis girlandenförmig an Hals u. Nacken seitlich angeordnet. E Miescher's elastoma. – **E., isoliertes:** isolierte Vermehrung elastischer Fasern in der Brustregion. – **E., juveniles:** spezieller Bindegewebsnaevus bei Kindern mit Vermehrung von Bindegewebsfasern an Brust, Abdomen oder Oberschenkeln.

**Elasto|mere:** *Chemie* natürliche u. synthetische Stoffe (Kautschuk, Silicone), die bei Zimmertemp. ohne Elastizitätsverlust mindestens auf die doppelte Länge gestreckt werden können. E elastomers.

**Elasto|myo|fibrom:** tumorähnliche Verdickung der Herzwand bei ▸Fibroelastosis endocardica. E elastomyofibroma.

**Elastor|rhexis:** *Pathologie* ▸Elastoklasis.

**Elastosis,** Dyselastose: **1)** Auftreten elastischer Fasern mit vermehrter Elastase-Resistenz in der Lamina elastica interna mittlerer Arterien (v.a. bei Arteriosklerose, Arteriitis temporalis). **2)** Einlagerung Elastin-ähnlicher Substanzen in die Gefäßwand. **3)** kolloide ▸Degeneration elastischer Fasern, z.B. in der Haut als Alterserscheinung; Teilsymptom der sog. Landmannshaut (Elastosis actinica; s.u. ▸Dermatitis actinica). E elastosis. – **E. perforans serpiginosa,** Keratosis follicularis serpiginosa: annuläre oder serpiginöse Herde mit keratotischen Papeln. Elastisches Fasermaterial wird durch die Epidermis nach außen eliminiert. Auftreten entweder isoliert oder im Rahmen anderer Erkrankungen.

**ELCA:** Abk. für ▸Excimer-Laser-Coronarangioplastie.

**Eldridge-Syndrom** (ROSWELL E., amerik. Humangenetiker): **1)** ▸STRASBURGER-HAWKINS-E.-Sy. **2)** E.-BERLIN-MONEY-MCKUSICK-Sy.: angeborene, autosomal-rezessiv erbliche beidseitige Innenohrschwerhörigkeit (ohne Vestibularausfälle), Myopie, verzögerte Sprachentwicklung, leichte autistische Verhaltensstörung. E Eldridge-Berlin-Money-McKusick syndrome.

**electric response audiometry** *(engl.):* ▸ERA.

**Ele|doi|sin,** Moschatin: ein – synthetisierbares – toxisches ▸Peptid im Sekret von Kraken (Eledone moschata, E. aldrovandi); stark gefäßerweiternd u. blutdrucksenkend (die übrige glatte Muskulatur kontrahierend), diuresehemmend. E eledoisin.

**Elei|din:** halbflüssige, fett- u. eiweißreiche azidophile Substanz im ▸Stratum lucidum der Haut, entstanden durch Umwandlung der Keratohyalingranula. E eleidin.

**Elek-Plattentest:** In-vitro-Nachweis (als ▸Immunodiffusion) der Toxinbildung durch Diphtheriebakterien: Aufimpfen der Erreger auf Proteose-Pepton-agar (**E.-Nährbodenplatte** ) senkrecht zu einem darauf liegenden, mit Diphtherie-Antitoxin getränkten sterilen Papierstreifen u. 24- bis 48-stündige Bebrütung, wonach Präzipitationsstreifen an den Berührungsstellen zwischen – diffundiertem – Toxin u. dem Antitoxin auftreten. Modifiziert (Zusatz fallender Antitoxinmengen) als **E.-Ouchterlony-Test** für quantitative Toxinbestimmung.

**Elek|ti|on:** Auswahl, *biol* ▸Selektion.

**elektiv:** auswählend, hervorhebend. E elective.

**Elektiv|nährboden:** *Bakteriologie* Nährboden, der aufgrund seiner Zusammensetzung u. des pH das Wachstum bestimmter Arten oder Gruppen von Krankheitserregern fördert – u. gleichzeitig das Wachstum anderer, störender Arten unterdrückt. ***Anw.*** z.B. bei ▸TPE-Diagnostik (selektiv wirksam sind Farbstoffe, oberflächenaktive Substanzen) u. bei Cholera-Diagnostik (selektiv pH 9,0); s.a. ▸Anreicherungsnährboden; s.a. ▸Differenzierungsnährboden. E selective culture medium.

**Elektra-Komplex:** der nach der Tochter des Königs Agamemnon der griechischen Mythologie benannte »weibliche« ▸Ödipus-Komplex: die überbetonte Bindung der Tochter an den Vater (bei gleichzeit. Feindseligkeit gegenüber der Mutter); Zuneigung zu älteren Männern. E Electra complex.

**elektrisch:** die Elektrizität betreffend, mit elektr. Strom betrieben (s.a. ▸Elektro...). E electrical. – **e. Feld:** das von einer ▸elektrischen Ladung im Raum erzeugte Kraftfeld, in dem auf andere Ladungen Kräfte ausgeübt werden; die Stärke ist ein Vektor (daher »Vektorfeld«), dessen Richtung am betrachteten Ort gleich ist der Kraft, die dort eine positive Ladung erfährt (die Kraft auf negative Ladung ist der Feldstärke entgegengerichtet). E e. field. – **e. Ladung,** Abk. $e_0$: als Elementarladung die negative L. des ▸Elektrons u. die positive des Protons; erkennbar an der gegenseitigen Kraftwirkung (Abstoßung zwischen gleichnamigen, Anziehung zwischen ungleichnamigen Ladungen). Ist an Masse gebunden, u. die Summe von + u. – ist in abgeschlossenen Systemen konstant (z.B. im nicht angeregten Atom; Elektronenentfernung führt zu Bildung positiver, -zufuhr zu Bildung negativer Ionen). Die Größe der Arbeit, die zur Verschiebung einer definierten elektr. Ladung im elektr. Feld benötigt wird, wird als elektrisches Potential bezeichnet (ist bei Verschiebung positiver Ladung in Feldrichtung negativ, bei Verschiebung gegen Feldrichtung positiv [mit Energieaufwand verbunden]). Die Differenz des Potentials zwischen 2 Punkten des Feldes heißt Potentialdifferenz (wird als elektrische Spannung bezeichnet; ihr Auftreten im elektr. Feld ist an das Auftreten eines Überschusses einer Sorte elektr. Ladungen gebunden, der durch Spannungsquellen [durch Trennung von Ladungen] erzeugt wird, u. zwar durch elektromagnetische Induktion, thermoelektrisch, photoelektrisch oder aber mechanisch [Reibungselektrizität]; s.a. ▸Generator, ▸Volt). E e. charge. – **e. Messer, e. Schlin-**

E

ge: *Chirurgie* Elektroden zur Inzision oder Abtragung prominenter Gebilde, z.B. Polypen. S.a. ▸Elektrochirurgie. E electrocautery, electric knife. – **e. Stille:** Abwesenheit elektrischer Potentialschwankungen. Im EKG oder EEG als »Nulllinie«; im EMG Abwesenheit von Spontan- u. Willküraktivität. E electrocerebral silence. – **e. Unfall:** *Pathologie* Unfall durch Übergang elektrischen Gleich- oder Wechselstroms auf den menschl. Körper bei Berührung zweier unter Spannung stehender Pole. Die Auswirkung (= Elektrotrauma) ist abhängig von Stromstärke, Spannung, Einwirkungsdauer, Stromweg (z.B. über das Herz), Widerstand (Art u. Ausdehnung der Berührungsfläche, Feuchtigkeit, Blutfülle), Frequenz. ***Klinik:*** Strommarken (evtl. Metalleinsprengung) an der Ein- u. Austrittsstelle (»thermische Nekrosen«), bei Starkstrom ausgedehnte Verbrennungen (Flammenbogen), Schockzustände. Bei Hochspannungsunfall (Nennspannung 1000 V, Stromstärkebereich IV) oft als Lichtbogenverletzung; s.a. ▸Blitzstar, ▸Blitzschlagsyndrom. E e. accident.

**Elektro|akupunktur:** *Therapie, Diagnostik* ▸Akupunktur (auch Aurikulopunktur) mit elektrischen Kippschwingungen (Frequenz 0,9–10 Hz). E electroacupuncture.

**Elektro|anästhesie:** *Anästhesiologie* ▸Lokalanästhesie durch gezielten Stromfluss im Bereich des entsprechenden Nervenstamms; s.a. ▸Elektronarkose. E electroanesthesia.

**Elektro|atrio|gramm,** Abk. EAG, Abk. Eag: *Kardiologie* Aufzeichnung der vom Sinusknoten ausgehenden Erregungsausbreitung im rechten, dann im linken Herzvorhof. Im üblichen EKG als P-Zacke – einschl. PQ bzw. PR – dargestellt (die Repolarisation $T_a$ wird vom QRS-Komplex verdeckt u. wird nur unter pathologischen Verhältnissen sichtbar). S.a. ▸Elektrokardiogramm (dort Abb.). E electroatriogram.

**Elektro|block:** *Physiologie* Aufhebung der Erregbarkeit u. der Fähigkeit zur Erregungsfortleitung elektrisch reizbarer Strukturen durch konstanten Gleichstrom; s.a. ▸An- bzw. ▸Katelektrotonus.

**Elektro|chirurgie:** *Chirurgie* Oberbegr. für ▸Galvanokaustik u. chirurgische ▸Diathermie (= Endothermie; als ▸Elektrotomie, ▸-koagulation u. ▸-desikkation) als Nutzung der unter der kleinflächigen »aktiven« ▸Elektrode entstehenden JOULE-Wärme; Vorteile: Verminderung von Blutung, Wundresorption u. Tumorzellverschleppung; gesteigerte Asepsis. S.a. ▸Laser. E electrosurgery.

**Elek|tro|de:** *Physik* die Übergangsstelle elektrischer Energie, insbes. die von einem Elektronen- (Metall) auf einen Ionenleiter (Elektrolyt) oder ein Dielektrikum. – In der Elektromedizin die – zweckentsprechend als Punkt, Knopf, Scheibe, Platte, Nadel, Lanzette, Pinsel, Ring, Rolle, Manschette, Sonde, Schlinge geformte, evtl. auch in einen Katheter, Saugnapf (»Napf-« oder »Saugelektrode«) eingebaute – Kontaktfläche eines Leiters, die der direkten oder indirekten Zuführung elektrischer Potentiale oder der Ableitung elektrischer Biopotentiale aus dem Körper dient; z.B. als Ableitungs-, Koagulations-, Reiz-, Schneidelektrode, E. für ▸Iontophorese. E electrode. – **E., aktive:** zur Erzielung hoher Stromdichte möglichst kleinflächig gestaltete E. als Ableitungs-, Reiz-, Schneidelektrode etc. Als Ableitungs-E. eine Oberflächen- oder Haut-E. oder eine einzustechende Subdermal- = Nadelelektrode; analog **differente E.** mit niedrigerem Übergangswiderstand. E active e. – **E., in|aktive, indifferente E., passive E.:** großflächige E., die den Stromkreis widerstandsarm schließt. E indifferent e., silent e. – **E., negative:** ▸Kathode. – **E., nicht polarisierbare:** in der Elektrophysiologie benutzte E., bei deren Anw. Polarisationsvorgänge im Elektrodenbereich u. damit Störungen des Systems Elektrode – Elektrolyt – erregtes Gewebe (Haut, Nerven) vermieden werden; typisch z.B. als Silber-Silberchlorid-Elektrode (Ag/AgCl-Elektrode). – **E., positive:** ▸Anode.

**Elektro|de|fibrillation:** *Kardiologie* **1) externe, transthorakale E.:** ▸Elektrokonversion zur Beseitigung eines Kammerflimmerns oder -flatterns durch einen über großflächige Elektroden auf die Thoraxwand applizierten Wechsel- oder Gleichstromstoß (»Elektroschock«) bestimmter Spannung, Form u. Dauer (»Elektrokardioversion«). Kurz dauernde Depolarisation aller Myokardfasern eliminiert die ektopische Reizbildung. **2) interne E.:** E. intraoperativ durch direkt an das freigelegte Herz abgegebenen Stromstoß oder dauerhaft mit einem implantierbaren ▸Kardioverter-Defibrillator. E internal electrocardioversion.

**elektro|dermale Phänomene:** elektrische Phänomene bzw. Prozesse im Bereich der Haut, z.B. die elektr. Hautleitfähigkeit u. der elektr. Hautwiderstand (bzw. deren Veränderungen; beide als exosomatische, d.h. nur unter Zufuhr äußerer Energie, also über eine angelegte Spannung, als Biosignal ableitbare Größen) sowie das elektr. Hautpotential (ein endosomatisches, d.h. vom Organismus, in diesem Falle von der Haut, selbst generiertes Biopotential bzw. Biosignal). E electrodermal phenomena.

**Elektro|dermato|graphie,** Abk. EDG: **1)** Registrierung bioelektrischer Potentiale der Haut, z.B. des psychogalvanischen Hautreflexes, mittels unpolarisierbarer Elektroden. E electrodermatography (EDG). **2) Elektro|dermato|metrie:** diagnostische Messung (u. Aufzeichnung) des elektrischen Gleich- oder Wechselstromwiderstands zwischen 2 Hautelektroden. Abhängig von der Leitfähigkeit u. von der Polarisierbarkeit der obersten Hautschichten (Beziehungen zur vegetativen Innervation, v.a. über die Schweißdrüsenaktivität). E electrodermatometry.

**Elektro|de|sikkation, -dehydratation:** die »elektrochirurgische« Zerstörung eng umschriebener oberflächlicher Gewebsbezirke durch Hochfrequenzstrom hoher Spannung u. geringer Stärke. Erfolgt mittels nadelförmiger, in Gewebsnähe gebrachter oder in das Gewebe eingestochener Elektrode. S.a. ▸Hochfrequenzchirurgie, ▸Elektrotomie. E electrodesiccation.

**Elektro|diagnostik:** diagnostische Methoden, die **a)** bioelektrische (= im Körper entstandene) Spannungen abgreifen u. registrieren (z.B. EKG, EMG, EEG), **b)** mit Hilfe elektrischer Ströme Reize zur Erregbarkeitsprüfung setzen (z.B. zur Prüfung der sog. faradischen Erregbarkeit; s.a. ▸Entartungsreaktion, ▸PFLÜGER-Gesetz, ▸Rheobase, ▸Chronaxie, ▸Reizzeit-Spannungs-Kurve u. ▸Dreieck-Impuls-Charakteristik), **c)** elektr. Eigenschaften von Geweben messen (z.B. ▸Elektrodermatographie). E electrodiagnosis.

**Elektro|dia|phakie:** Veraltetes Verfahren zur Augenlinsenentfernung mit Hilfe einer Diathermienadel.

**Elektro|duro|gramm:** Ableitung von bioelektrischen Hirnströmen durch direkt der Dura mater anliegende Elektroden. E EEG recording from dura.

**Elektro|end|osmose:** im elektrischen Spannungsfeld eine durch negative Festladungen des Trägers (z.B. Agar) hervorgerufene Flüssigkeitsbewegung von der Anode zur Kathode, die die – entgegengesetzt gerichtete – Wanderung der Proteine bei der ▸Eiweißelektrophorese hemmt. E electroendosmosis.

**Elektro|enzephalo|gramm,** Abk. EEG: das durch Elektroenzephalographie gewonnene Kurvenbild. E electroencephalogram (EEG).

**Elektro|enzephalo|graphie,** Abk. EEG: das Registrieren bioelektrischer Potentialschwankungen im Gehirn (»hirnelektrische Aktivität«) mit einem Elektroenzephalographen. ***Funktionsweise:*** Die Signale bestehen in Spontanaktivität (Ruhe-EEG), unter Provokationsmaßnahmen (meist Hyperventilation, Photostimulation) oder durch Sinnesreize »evozierter« Aktivität (▸evozierte Potentiale). Die Routineableitung erfolgt mit Oberflächenelektroden, in bestimmten Fällen (bewusstlose Patienten, z.T. bei Abnahme evozierter Potentiale) mit feinen Nadelelektroden vom Skalp. Sie wird auf mindestens 12–16–20 Diffe-

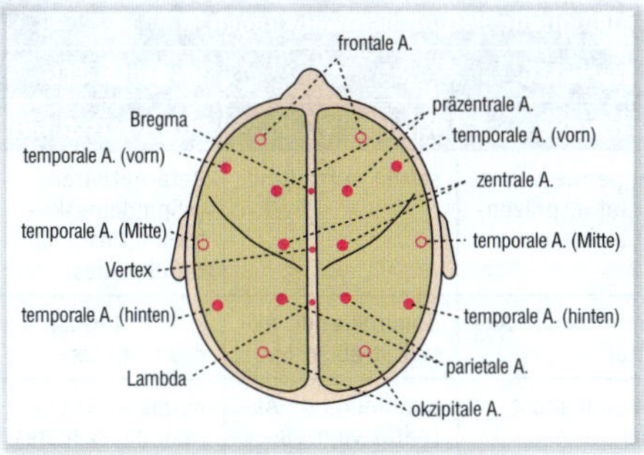


**Elektroenzephalographie:** Ableitungspunkte (A.).

rentialverstärkern (»Kanälen«) simultan registriert u. auf Papier u./oder Datenträger aufgezeichnet (s.a. Abb.). Die Elektroden werden in mehreren aufeinander folgenden Kombinationen (»Montagen«) so zusammengeschaltet, dass entweder Potentialdifferenzen »bipolar« zwischen je zwei Elektroden über bestimmten Hirnregionen sichtbar werden, oder es entsteht eine »Bezugsableitung« (Referenzableitung) zwischen je einer Hirnregion u. über einer hirnelektrisch möglichst wenig aktiven Region (z.B. Ohrläppchen). Auf diese Weise können sowohl die normalen als auch die abnormen – i.d.R. unspezifischen – EEG-Wellenmuster nach Form u. räumlicher (spatialer) sowie zeitlicher (temporaler) Verteilung analysiert werden. ***Anw.:*** Eine Domäne des EEG ist die Epilepsiediagnostik. Die Quellen von Potentialschwankungen der Großhirnrinde sind Potentiale von Nervenzellkörpern, Axonen, Dendriten u. Synapsen sowie postsynaptische Potentiale. Grundlage der EEG-Wellen sind die in der Rindenoberschicht generierten exzitatorischen postsynaptischen (EPSP) u. inhibitorischen postsynaptischen Potentiale (IPSP). Ihre in Abhängigkeit vom Thalamus geregelte ▸Synchronisation u. Desynchronisation rufen die EEG-Tätigkeit hervor. Wesentliche steuernde Einflüsse kommen auch von der ▸Formatio reticularis. **E** electroencephalography.

**Elektro|fokussierung:** ▸isoelektrische Fokussierung. **E** electrofocussing.

**Elektro|galvanismus:** das Auftreten elektrischer Ströme im Mund zwischen Zahnfüllungen aus unterschiedlichen Metallen; dadurch können – rezidivierende – oberflächliche Defekte (Erosionen) der Mund- u. Zungenschleimhaut ausgelöst werden. **E** electrogalvanism.

**Elektro|gastro|graphie:** Aufzeichnung der Aktionsströme der Magenmuskulatur, abgeleitet mit Hilfe einer differenten Elektrode im Mageninnern oder – bei sehr Mageren – an der Bauchwand. **E** electrogastrography.

**Elektro|gymnastik,** Elektromyostimulation: Stimulation funktionsgestörter Muskulatur durch Anw. elektrischer Muskelreizung in Form von ▸Schwellstrom (tetanisierend) oder von Einzelimpulsen, deren Reizparameter (Intensität, Stromstärke, Anstieg, Impuls- u. Pausendauer) der Akkommodationsfähigkeit der paretischen Muskeln angepasst werden. **E** electrogymnastics.

**Elektro|heilschlaf:** ▸Elektroschlaftherapie.

**Elektro|hystero|graphie:** die Ableitung u. Aufzeichnung der Aktionsströme der Uterusmuskulatur. **E** electrohysterography.

**Elektro|immuno|diffusion:** **1)** ▸Elektrosynärese. **2)** zweidimensionale ▸Immunoelektrophorese (LAURELL). **E** electroimmunodiffusion.

**Elektro|kar|dio|gramm,** Herzstromkurve, Abk. EKG: das vom ▸Elektrokardiographen aufgezeichnete Kurvenbild (zeitlicher Verlauf) der bioelektrischen Potentiale bzw. Potentialdifferenzen, die bei der ▸Erregungsausbreitung u. -rückbildung im Herzen entstehen. Die Ableitung (bi- oder unipolar; s.a. ▸Extremitäten- u. ▸Brustwandableitung; dort Abb.) erfolgt mit Hilfe von Elektroden von der Körperoberfläche oder direkt vom Herzen (z.B. bei Herzoperationen; ist auch mittels spezieller, in das Herz eingebrachter Elektroden möglich, s.a. ▸HIS-Bündel-Elektrokardiogramm). Das gewonnene Kurvenbild (Elektrokardiogramm; Abb.) wird durch zahlreiche, diagnostisch

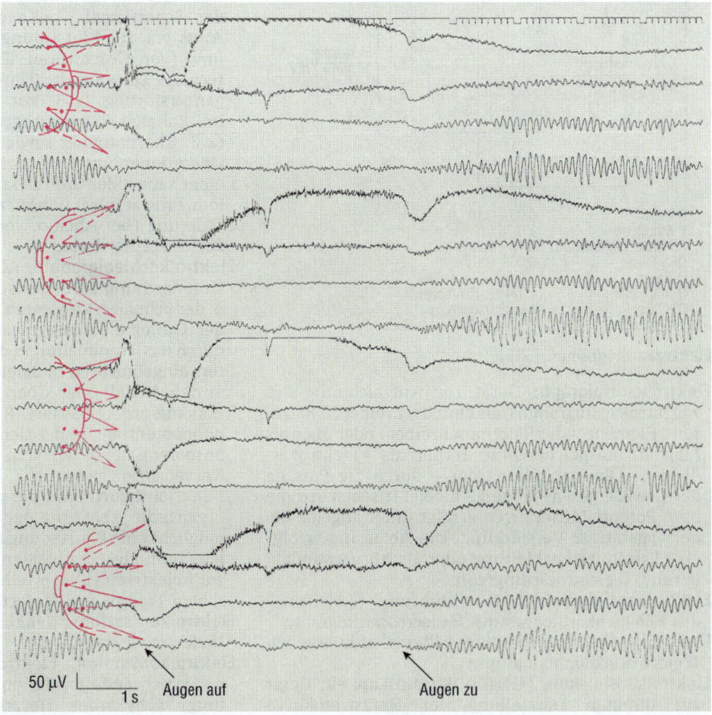


**Elektroenzephalographie:** normales EEG vom α-Typ mit Blockierung der α-Tätigkeit durch Augenöffnen. [214]

| Wellen-bezeichnung* | Wellen-form | Frequenz pro Sek. | Amplitude in µV | physiologische Potentialschwankungen | | |
|---|---|---|---|---|---|---|
| | | | | im Wach-EEG | | im Schlaf-EEG |
| | | | | Erwachsene | Kinder | alle Altersstufen |
| Beta-Wellen | 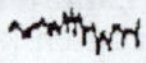 | 14–30 | 5–50 | gruppenweise frontal u. präzentral auftretend | selten auftretend | Beta-Aktivität (»Spindeln«) Kriterium des leichten Schlafes |
| Alpha-Wellen | 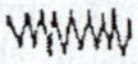 | 8–13 | 20–120 | dominierende Aktivität | dominierende Aktivität ab 5. Lj. | kein Kriterium des Schlafes |
| Theta-Wellen | 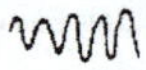 | 4–7 | 20–100 | konstant nicht auftretend | dominierende Aktivität vom 18. Mon. bis 5. Lj. | normales Kriterium des Schlafes |
| Delta-Wellen | 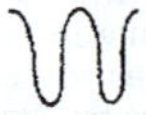 | 0,5–3 | 5–250 | nicht auftretend | dominierende Aktivität bis 18. Mon. | Begleiterscheinung des Tiefschlafs |
| Gamma-Wellen | – | 31–60 | –10 | Gesetzmäßigkeiten von Auftreten u. Lokalisation nicht näher bekannt | | |

** ferner unterschieden ein Schlafspindelfrequenzbereich mit 11–15 Hz sowie sog. Komplexe (Kombination von mind. zwei verschiedenen Wellen)*

**Elektroenzephalographie:** Wellentypen u. deren Merkmale. [79] [301]

auswertbare Faktoren beeinflusst (s.a. ▸Erregungsdauer, ▸Erregungsleitungs- und ▸-rückbildungsstörung). – s.a. ▸Vektorkardiogramm, ▸Langzeit-EKG, ▸Frank-Ableitung. 🄴 electrocardiogram, Abk. ECG. – **E., fetales:** von der Bauchwand u. vom Rücken der Mutter etwa ab der 17. Schwangerschaftswoche ableitbares EKG der Leibesfrucht; dient als Mittel zur Erkennung der Reife des ▸Fetus u. möglicher Gefahrenzustände. 🄴 fetal ECG.

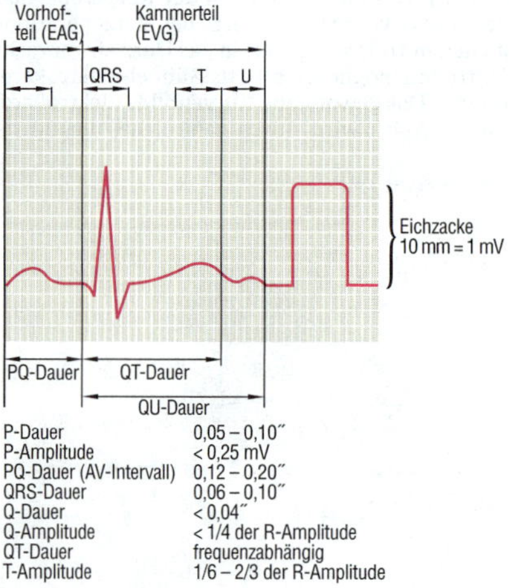


**Elektrokardiogramm.** [335]

**Elektro|kardio|graph:** Gerät zur Aufzeichnung des ▸Elektrokardiogramms; als Direktschreiber (z.B. Düsen-, Pigment- oder Thermoschreiber) oder aber als Magnetbandspeichergerät; ferner als ▸Elektrokardioskop. Die Darstellung der – durch die Passage der Gewebe geschwächten – bioelektrischen Ströme bzw. Potentialdifferenzen erfolgt unter angemessener apparativer Verstärkung. Die Ableitung erfolgt als ▸Extremitätenableitung oder als ▸Brustwandableitung. 🄴 electrocardiograph.

**Elektro|kardio|graphie:** Durchführung (Ableitung) des ▸Elektrokardiogramms. 🄴 electrocardiography.

**Elektro|kardio|phono|graphie:** ▸Phonokardiographie. 🄴 electrocardiophonography.

**Elektro|kardio|skop,** (Oszillo-)Kardioskop: ein Gerät zur direkten Darstellung der Herzstromkurve (▸Elektrokardiogramm) auf einem Sichtgerät (▸Kathodenstrahloszillograph). 🄴 electrocardioscope.

**Elektro|kardio|version:** *Kardiologie* ▸Elektrokonversion; s.a. ▸Elektrodefibrillation.

**Elektrokauter:** ▸elektrisches Messer.

**Elektro|kauterisation:** operative Gewebszerstörung durch Anw. elektrischen Stromes; als ▸Elektrokoagulation u. ▸-tomie; i.w.S. die ▸Galvanokaustik. 🄴 electrocautery.

**Elektro|koagulation:** sog. Kaltkaustik zur operativen Zerstörung umschriebener Gewebsbezirke durch Hochfrequenzstrom (bipolare ▸Diathermie) hoher Stromstärke u. geringer Spannung, wobei durch Wasserdampfbildung (Gewebsaustrocknung) u. Eiweißkoagulation in der Folge örtlicher Wärmeentwicklung (»Thermokoagulation«) ein tief greifender Schorfkegel = »Koagulationskegel« entsteht. ***Anw.*** v.a. zur Blutstillung, Verschorfung u. Stichelung (von Geschwüren, Tumoren, Hämangiomen), ferner – als »gezielte Tiefenkoagulation« – zur Organzerstörung (z.B. zur Hypophysenzerstörung), im Rahmen schmerztherapeutischer Maßnahmen (z.B. Chordotomie) sowie als **endoskopische E.** (bei Operationen unter ▸Endoskopie; evtl. unter Einsatz einer Saug- oder Greifelektrode; z.B. bei Blasenpapillom, Prostataresektion) u. zur diaskleralen Netzhautfixierung (bei Ablatio, vor Magnetextraktion etc.). 🄴 electrocoagulation.

**Elektro|kochleo|graphie,** Abk. ECochG: Methode zur Untersuchung der elektrischen Aktivität der Cochlea u. des primären afferenten Neurons hauptsächlich in der Otologie. Transtympanisch wird mittels einer durch das Trommelfell in die Nähe des runden Fensters eingebrachten Nadelelektrode, extratympanisch mittels Nadel- oder Oberflächenelektrode vom Gehörgang aus registriert. Registriert werden Mikrophonpotentiale, in der Genese ungeklärte Summationspotentiale u. das vom N. acusticus stammende Nervenaktionspotential. Letzteres erlaubt eine Funktionsbeurteilung des gesamten peripheren Hörorgans, die Ableitung der Mikrophonpotentiale ermöglicht eine Beurteilung der Funktion der Haarzellen (zumindest der basalen Anteile) der Cochlea z.B. zur objektiven Hörschwellenbestimmung bei akustischem Trauma u.a. 🄴 electrocochleography.

**Elektro|konisation:** *Gynäkologie* s.u. ▸Konisation. 🄴 electroconization.

**Elektro|konversion,** Elektroversion, Elektroreduktion, Synchrondefibrillation, Kardioversion: Behandlung tachykarder Herzrhythmusstörungen (z.B.

Kammertachykardie, Vorhofflattern u. -flimmern) durch einen über eine großflächige Spezialelektrode durch die Brustkorbwand präkordial oder transthorakal (paravertebral) auf das Herz abgegebenen Gleichstromstoß, der – vom EKG gesteuert – ca. 20 ms nach der R-Zacke, d.h. außerhalb der »vulnerablen Phase«, verabfolgt wird. Einsatz in Kurznarkose möglich; anschließend – in der Aufwachphase – $O_2$-Beatmung u. Monitoring. – Wird im Falle des Kammerflimmerns als ▸Elektrodefibrillation bezeichnet. Bei therapierefraktären tachykarden Herzrhythmusstörungen werden implantierbare ▸Kardioverter-Defibrillatoren eingesetzt. E electroversion, electrocardioversion.

**Elektro|konvulsion:** Krampf bei ▸Elektrokrampftherapie.

**Elektro|kortiko|gramm,** Abk. ECG: intraoperativ durch Ableiten von der freigelegten Hirnrinde gewonnenes Hirnstrombild (s.a. ▸Elektroenzephalogramm); s.a. ▸Subkortikographie. E electrocorticogram.

**Elektro|krampf|therapie:** psychiatrische Behandlung durch Einsatz eines durch elektrischen Strom künstlich herbeigeführten generalisierten Krampfanfalls. Älteres Verfahren, wird in jüngerer Zeit wieder vermehrt angewendet. Durch den Schädel des – narkotisierten u. durch Muskelrelaxanzien entspannten – Patienten wird für 1–9 Sek. Strom (verschiedene Impulsformen) geleitet (Elektroden an einer Schädelhälfte oder beidseits angelegt). ***Ind.:*** schwerste, therapieresistente Depressionen u. perniziöse Katatonie. E electroconvulsive therapy.

**Elektro|kymo|graphie,** Fluorokardiographie: *Radiologie* Registrierung (**Elektrokymogramm**) der Randbewegungen des Herzens u. der großen Gefäße über die Zeit. Die Methode misst Intensitätsänderungen der durchtretenden Röntgenstrahlen an bestimmten Punkten des Herzschattens während der Durchleuchtung. Die Helligkeitswerte werden mittels Photozelle (u. ▸Sekundärelektronenvervielfacher) erfasst. Das Verfahren ist veraltet. E electrokymography.

**Elektro|larynx:** künstlicher Kehlkopf, der – über dem Tracheostoma angebracht oder in den Mund eingeführt – Stimmgebung auf elektronischem Wege ermöglicht. E electronic voice.

**Elektro|lunge:** Reizstromgerät zur atemsynchronen elektrischen Erregung der Atemhilfsmuskulatur, evtl. auch des Zwerchfells oder der Nervi phrenici (»elektrophrenische Atmung«); Übertragung der Stromimpulse erfolgt über eine Ein- u. Ausatmungselektrode durch die Haut. E electrophrenic respiration.

**Elektro|lyse:** *Chemie* die durch elektrischen Strom bewirkte Umsetzung von Ionen eines – gelösten oder geschmolzenen – ▸Elektrolyten, wobei im Allg. an der Kathode Reduktions- (z.B. $Na^+ + e^- \rightarrow Na$), an der Anode Oxidationsvorgänge (z.B. $2\,Cl^- \rightarrow Cl_2 + 2e$) stattfinden. E electrolysis. – **E., therapeutische,** Elektropunktur, Elektrostixis, Galvanopunktur: *Dermatologie* Entfernung von Haaren, kleinen Warzen oder ähnlichen Hautgebilden durch eine eingestochene Nadelelektrode als Kathode (verursacht Laugenverätzung, ▸Koagulation).

**Elektro|lyte:** Substanzen, die in wässriger Lösung oder in geschmolzener Form der elektrolytischen ▸Dissoziation unterliegen, d.h. zum Teil in positive Kationen u. in negativ geladene Anionen zerfallen. – *biochem* s.u. ▸Elektrolythaushalt. E electrolytes.

**Elektrolyt|haushalt:** *Physiologie* Gesamtheit der Vorgänge von Aufnahme, Ausscheidung, Bestandsicherung u. Verteilung der Körperelektrolyte (insbes. $Na^+$, $K^+$, $Mg^{2+}$, $Ca^{2+}$, $Cl^-$, $SO_4^{2-}$) sowie deren Regulation; allgemein eng verknüpft mit dem Wasserhaushalt (s.u. ▸Wasser-Elektrolyt-Haushalt). Die Mehrzahl der osmotisch wirksamen Substanzen sind kleinmolekulare anorganische Elektrolyte (im Blutplasma ca. 300 mosmol). Störungen des Elektrolytgleichgewichts kommen vor v.a. bei Elektrolytverlusten (z.B. durch Durchfall, Erbrechen; hierbei häufig kombiniert mit Störung im ▸Säure-Basen-Gleichgewicht) oder bei Erkrankungen endokriner Drüsen (z.B. bei Hyperaldosteronismus, ADDISON-Krankheit). S.a. ▸Hyponatriämie, ▸Hyperosmolarämie, ▸Salzmangel-, ▸Magnesiummangel-, ▸Salzstauungssyndrom, ▸Hypokaliämie. E electrolyte metabolism.

**Elektrolyt|koma,** falsches Koma: komatöser Zustand infolge qualitativer oder quantitativer Veränderung der Körperelektrolyte, z.B. als Coma hypochloraemicum (s.a. ▸Leberkoma).

**Elektrolyt|therapie:** über den Magen-Darm-Trakt oder parenteral (durch Infusion) erfolgende Zufuhr von Elektrolyten (Lösungen) bei Störungen des Elektrolythaushalts.

**elektro|magnetische Strahlung:** *Physik* Wellenstrahlung (Transversalwellen [im Gegensatz zu longitudinalen Schallwellen]), die sich mit Lichtgeschwindigkeit auch im Vakuum ausbreitet u. deren Energieträger zeitlich-periodische elektromagnetische Felder sind. **Elektromagnetisches Feld:** die Überlagerung eines zeitlich veränderlichen elektrischen Feldes mit dem induzierten, zeitlich veränderlichen magnetischen Feld (u. umgekehrt). E electromagnetic radiation.

**Elektro|mano|meter:** Druckmessgerät, das als mechanoelektrischer Wandler (»Druck-Transducer«) druckbewirkte Verformungen einer speziellen Membran in druckproportionale elektrische Spannungen umwandelt. ***Anw.*** z.B. zur blutigen Druckmessung in Blutgefäßen, Herzhöhlen; s.a. ▸Enddarmelektromanometrie. E electromanometer.

**Elektromassage:** **1)** Anw. von TRÄBERT-Strom (Ultrareizstrom mit analgetisch wirkenden Rechteckimpulsfolgen von 143 Hz u. 2 ms Impulsdauer) in der Reizstromtherapie zur Schmerzlinderung. **2)** Anw. elektrischer Massagegeräte unterschiedlicher Frequenz.

**elektro|mechanische Entkoppelung:** Ausfall der ▸elektromechanischen Koppelung.

**elektro|mechanische Koppelung:** *Physiologie* die Umsetzung der an der Zellmembran eintretenden Erregung (= Aktionspotential) in eine Kontraktion der Muskelzelle, wobei die hierbei in das Zellinnere einströmenden Calciumionen als Vermittler wirken (Aktivierung des kontraktilen Systems; ▸Actin, ▸Myosin). – Koppelung blockierbar durch ▸Calciumantagonisten. E electromechanical coupling.

**Elektromechanotherapie:** Anw. von ▸Schwellströmen zur elektrischen Übungsbehandlung der Extremitätenmuskulatur, bei der die Muskeln gegen mechanische Widerstände Arbeit leisten müssen.

**Elektro|medizin:** nicht einheitlich gebrauchter Sammelbegriff für einige Anwendungsbereiche elektrotechnischer u. elektronischer Verfahren in Diagnostik u. Therapie. Im Allg. werden zur E. gerechnet: Elektrokardiographie; Phonokardiographie; elektrische Messung von Blutdruck, Pulsfrequenz u. Blutfluss; Elektroenzephalographie; kardiopulmonale Funktionsdiagnostik; Patientenüberwachung in der Intensivpflege u. im Operationssaal; Elektrotherapie des Herzens; Reizstromapplikation, Hochfrequenzwärmetherapie; Ultraschalltherapie u. -diagnostik; Elektrochirurgie. Nicht hinzugezählt werden z.B. die Radiologie, einschließlich der Nuklearmedizin, die medizinische Akustik, die Aerosoltechnik. Korrekter wären die Zusammenfassung der physikalisch-technischen Seite aller genannten u. anderen Gebiete unter dem alles umfassenden Begriff Medizintechnik (mit der medizinischen Physik als Grundlagenwissenschaft) und die Einschränkung des Begriffs Elektromedizin auf die Bereiche, in denen elektrische Vorgänge im Körper ein wesentliches Merkmal sind (z.B. EEG, EKG, Reizstromanwendung). E electromedicine.

**elektromedizinische Systemdiagnostik:** Messung des elektrischen Hautwiderstandes bzw. des elektrischen Potentials in Akupunkturpunkten bzw. Reaktionspunkten zur Diagnostik von Funktionsstörungen in Organsystemen u. zum Medikamententest. Dazu zählen z.B. die Elektroakupunktur nach VOLL (EAV), der sog. VEGA-Test etc.; die e. S. spielt eine wichtige Rolle in der ▸Regulationsmedizin. S.a. ▸Akupunktur.

**Elektro|meter:** Gerät zur Messung der Kraft ▸elektrischer Ladungen. E electrometer.

**elektro|motorische Punkte:** ▸Muskelreizpunkte.

**Elektro|myo|graphie,** Abk. EMG: die Registrierung der bioelektrischen Aktivität der Muskulatur als Elektromyogramm, i.d.R. durch Insertion von Nadelelektroden (»Nadelmyographie«). Dargestellt werden die Ruheaktivität u. das Aktivitätsmuster bei verschiedenen Stärkegraden von ▸Willkürinnervation. In Ruhe werden im gesunden Muskel als physiologische Spontanaktivität gefunden: Einstichaktivität, Endplattenpotentiale sowie (endplattennah) Endplattenrauschen, außerdem einzelne Fibrillationspotentiale (s.a. Abb.). Bei geringer Willkürinnervation werden Form, Dauer u. Amplitude der je nach Innervationsrate des untersuchten Muskels sehr verschieden konfigurierten Aktionspotentiale (Potentiale motorischer Einheiten) analysiert, bei zunehmender Innervationsstärke deren Rekrutierung (das Hinzutreten weiterer Aktionspotentiale) u. die Entladungsfrequenz der bereits arbeitenden Aktionspotentiale. Bei Maximalinnervation wird ein dichtes Interferenzmuster erzielt. – Bei Erkrankungen u. Schädigungen der Muskulatur (z.B. Myopathie, Myositis) u. des peripheren Nervensystems (z.B. Polyneuropathie, Nervenwurzelkompression, Poliomyelitis) können in Ruhe charakteristische pathologische Spontanaktivität (v.a. Fibrillationspotentiale, positive scharfe Wellen [s.a. Abb.], bizarre hochfrequente u. myotone Entladungen) sowie Veränderungen des Willküraktivitätsmusters (Deformierung u./oder Störung der Rekrutierung von Aktionspotentialen) auftreten. Dadurch können myogene u. neurogene Prozesse identifiziert u. hinsichtlich Lokalisation, Ausmaß, Akuität, Dauer u. Prognose beurteilt werden. E electromyography.

**Elektro|myo|stimulation:** ▸Elektrogymnastik.

**Elek|tron,** Negatron, Abk. $e^-$: stabiles ▸Elementarteilchen mit Eigenrotation (▸Spin), behaftet mit der kleinsten elektrischen Ladungsmenge $e_0 = 1{,}603 \cdot 10^{-19}$ Coulomb (sog. Elementarladung); seine extrem geringe Ruhemasse $m_0$ beträgt $0{,}9108 \cdot 10^{-31}$ kg. Kommt vor als Hüllenelektron im Atom, wird als $\beta^-$-Teilchen beim Kernzerfall (radioaktiver Zerfall) frei, tritt frei auf in Kathodenstrahlen bei der Gasentladung, ist der Ladungsträger des elektr. Stroms; s.a. ▸Elektronen..., ▸Dualismus. E electron.

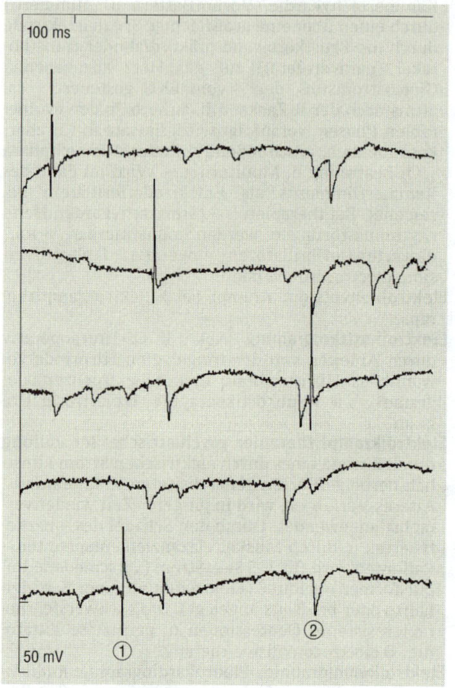


**Elektromyographie:** pathologische Spontanaktivität im EMG als 1) Fibrillationspotentiale, 2) positive scharfe Wellen. [214]

**Elektro|narkose:** allgemeine Betäubung durch – über Schädelelektroden verabfolgten – Gleich- u. Rechteckstrom, nieder- u. hochfrequenten Wechselstrom, wechselstromüberlagerten Gleichstrom oder durch interferierende u. modulierte Ströme. – Wegen z.T. erheblicher Nebenerscheinungen (Herzrhythmusstörung, tonisch-klonische Muskelkrämpfe, ▸Laryngospasmus, übermäßige Speichelabsonderung, komatöse Zustände, Hypertonie) bisher kaum praktisch angewendet, u.a. – modifiziert – zur ▸Elektroschlaftherapie akuter Psychosen. E electronarcosis.

**Elektronen übertragendes Flavoprotein,** Abk. ETF: ▸Flavinenzym der ▸Atmungskette.

**Elektronen|akzeptor:** *Chemie* »Elektronenempfänger« (s.u. ▸Redoxpotential). E electron acceptor.

**Elektronen|beschleuniger:** Teilchenbeschleuniger für Elektronen; als ▸Linearbeschleuniger, ▸Synchrotron

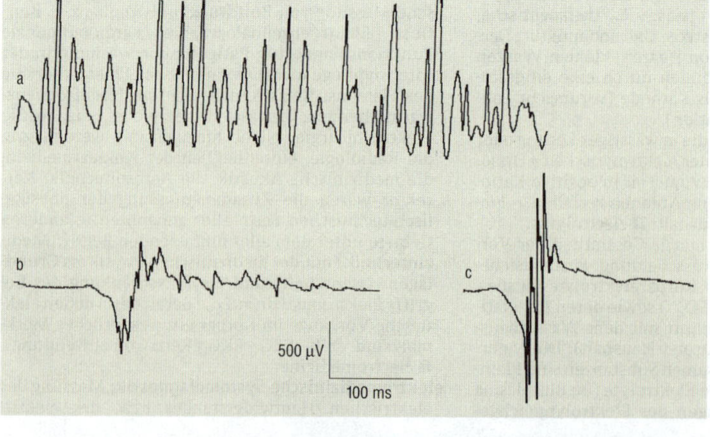


**Elektromyographie:** Elektromyogramm mit a) normalem Aktivitätsmuster (M. biceps brachii), b) u. c) schwer deformierten Aktionspotentialen bei Nervenläsion. [214]

oder als ▶Betatron (Letzteres unzutreffend bezeichnet als Elektronenschleuder). Der E. ist ein Umlauf- oder Kreisbeschleuniger nach dem Prinzip des Wechselstromtransformators, in dem die Sekundärwicklung durch ein evakuiertes ringförmiges Rohr ersetzt ist. Darin »eingeschlossene« Elektronen werden auf einer Kreisbahn durch ein zeitlich sich veränderndes Magnetfeld beschleunigt (bis 45 MeV). Die »schnellen Elektronen« werden entweder direkt therapeutisch genutzt (▶Elektronentherapie) oder in Form der ultraharten Röntgenstrahlung angewendet, die beim Auftreffen der Elektronen auf Schwermetalle (Bremsstrahlung) entsteht. E electron accelerator.

**Elektrọnen|donator:** »Elektronenspender« (s.u. ▶Redoxpotential). E electron donor.

**Elektrọnen|emission:** »Elektronenaussendung«; s.u. ▶Betastrahlung, ▶Photoeffekt, ▶COMPTON-Effekt, ▶Paarbildung. E electron emission.

**Elektrọnen|formel:** Darstellung der Bindungsverhältnisse innerhalb eines Moleküls durch Kennzeichnung der – gebundenen u. ungebundenen – Valenzelektronen in der äußersten Elektronenschale des Atoms (s. Abb.). E electronic structure formula.

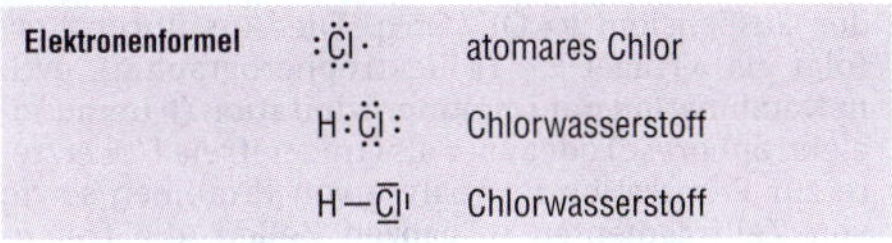


**Elektronenformel.**

**Elektrọnen|hülle:** s.u. ▶Atom. E electron shell.

**Elektrọ(nen)linse:** s.u. ▶Elektronenmikroskop.

**Elektrọnen|mikroskop,** Abk. **EM** (RUSKA, 1939, später gewürdigt durch den Nobelpreis 1986; zusammen mit G. BINNING u. H. ROHRER [Tunnelelektronenrastermikroskop, 1983]): Mikroskop, das zur ungehinderten Ausbreitung der Elektronen als gasdichter Zylinder konstruiert ist u. mit dem unter Ausnutzung des besonders kurzwelligen Charakters der Elektronenstrahlung (s.a. ▶Dualismus) kleinste Strukturen sichtbar gemacht werden (▶Elektronenmikroskopie). ***Prinzip:*** Die von einer Glühkathode stammenden u. anschließend beschleunigten u. mit Hilfe eines Kondensors zu einem Strahl vereinigten Elektronen durchstrahlen das Objekt. Bei der erzielten Beschleunigung der Elektronen beträgt deren Durchdringungsfähigkeit nur ca. 100 nm. Daher befindet sich das Objekt auf sehr dünnen Objektträgern (Metallnetzchen mit bedeckender Plastikfolie). Nach Objektpassage wird der Elektronenstrahl durch Elektrolinsen (rotationssymmetrische elektrostatische oder -magnetische Felder anstelle optischer Linsen) geführt, wobei die Objektivlinse ein vergrößertes Zwischenbild liefert, dessen Ausschnitt – durch eine Projektivlinse stark vergrößert – auf einem Fluoreszenzschirm erscheint. Das Schirmbild kann betrachtet werden mit Hilfe eines optischen Mikroskops oder auf einem Fernsehschirm, auf den es über einen Bildverstärker projiziert wird (das Prinzip gilt nicht für das Emissionsmikroskop). Das Auflösungsvermögen liegt unter 1 nm (ca. 2 Å); Nachvergrößerung ist im Gerät selbst oder photographisch möglich. ***Systeme:*** **a)** Emissionsmikroskop; die abbildenden Elektronen gehen vom Objekt selbst aus durch Heizung oder Elektronenbestrahlung (z.B. ▶Feldelektronenmikroskop), werden aber auch von Radioisotopen abgestrahlt, die als Tracer zur Markierung der Objektbestandteile dienen; **b)** Elektronenrastermikroskop (für Elektronenrastermikroskopie [engl.: scanning electron microscopy; SEM]); zeilenweise Abtastung mit einem feinen Elektronenstrahl; zur Untersuchung von Oberflächen; Auflösung ca. 10 nm. Eine Sonderform ist das Tunnelelektronenrastermikroskop, das mit Leitungselektronen des Festkörpers arbeitet, wodurch das Eindringen in den atomaren Bereich möglich wird; **c)** Durchstrahlungs- = Übermikroskop (für Durchstrahlungselektronenmikroskopie [engl.: transmission electron microscopy; TEM]; Elektronen werden am dünnen Objekt gestreut u. absorbiert); **d)** Stereo-Elektronenmikroskop (Durchstrahlung des Objektes aus zwei verschiedenen Richtungen). – Bei Untersuchungen biol. Objekte erfolgt deren Kontrastierung durch Aufdampfen von Schwermetallsalzen, wodurch die schwache, auf der geringen Masse ihrer Atome beruhende Streuung verstärkt wird. S.a. Abb. E electron microscope.

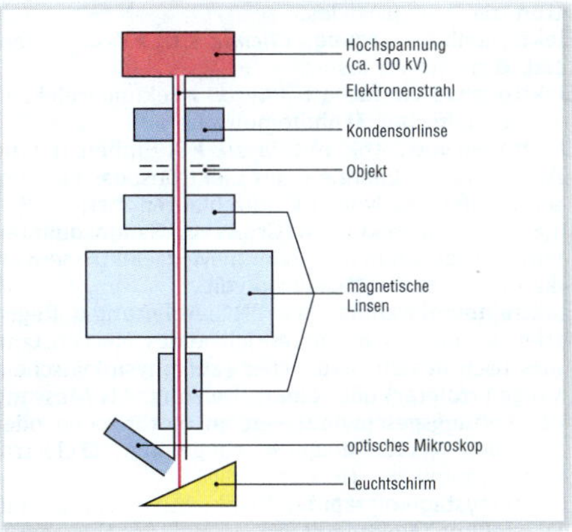


**Elektronenmikroskop:** Funktionsschema. [440]

**Elektrọnen|mikroskopie:** Untersuchung feinster Strukturen mit ▶Elektronenmikroskopen. Insbesondere in der Zytologie, Bakteriologie, Virologie, Genetik u. Biochemie gelingt nach entsprechender Bearbeitung des Materials (s.u. ▶Ultramikrotom, ▶Kontrastierungsmittel, ▶Negativkontrastierung) u. Einsatz von Großrechnern zur Bildrekonstruktion die Darstellung bis hin zur molekularen Ebene (Höchstauflösungsmikroskopie). E electron microscopy.

**Elektronen|rạster|mikroskop:** s.u. ▶Elektronenmikroskop.

**Elektrọnen|schleuder:** nicht fachgerechte Bez. für das Betatron (s.u. ▶Elektronenbeschleuniger). E betatron.

**Elektronen|spịn|resonanz,** Abk. ESR: Fähigkeit nicht spinkompensierter Hüllenelektronen (Elektronen mit nicht kompensiertem magnet. Moment, z.B. in paramagnet. Substanzen; bei ungepaarten Elektronen in Radikalen), in einem konstanten Magnetfeld durch Absorption senkrecht dazu eingestrahlter hochfrequenter elektromagnet. Strahlung ($\nu \sim 10^9$ Hz) die quantenmechan. bedingte Orientierung im Magnetfeld zu ändern u. dadurch von einem Zustand niedriger Energie in den einer höheren überzugehen. Genutzt in der **Elektronenspinresonanzspektroskopie** (ESR-Spektroskopie, paramagnet. Resonanzspektroskopie) zum Nachweis von paramagnet. Molekülen u. von Ionen der Übergangsmetalle sowie zur Messung ihres stoffcharakterist. ESR-Spektrums (Bestimmung der magnet. Momente). S.a. ▶Kernspinresonanz(tomographie). E electron spin resonance, electron paramagnetic resonance, Abk. EPR.

**Elektronen|sterilisatiọn:** ▶Kaltsterilisation mit β-Strahlen (s.a. ▶Elektronen); v.a. in der Pharmazie u. Lebensmittelindustrie. E electron sterilization.

**Elektrọnen|strahl:** *Physik* geradlinige, gebündelte Bewegung beschleunigter Elektronen im Vakuum; s.a. ▶Kathodenstrahlen, ▶Dualismus. E electron beam.

**Elektronen|strahl|mịkro|sonde:** durch Elektronenstrahl geleitete Mikrosonde, z.B. zur Messung der NaCl-Konzentration in Tubuluszellenmaterial.

**Elektrọnen|strahl|oszillo|graph:** Kathodenstrahloszillograph.

**Elektronen|therapie:** ▸Strahlentherapie mit schnellen Elektronen (s.a. ▸Elektronenbeschleuniger), deren Verteilungsmechanismus im Gewebe etwa dem von Röntgen- u. γ-Strahlen entspricht. Energien bis 18 MeV sind für Oberflächen- u. Halbtiefen-, bis 45 MeV auch für Tiefentherapie geeignet, wobei die günstige Dosisverteilung eine gute Herdanpassung ermöglicht. E electron-beam therapy.

**Elektronen|transport|partikel,** Abk. ETP: *Biochemie* aus Mitochondrien isolierte (z.B. durch Ultraschall) Bruchstücke der Mitochondrienmembran, die Multienzymsysteme der ▸Atmungskette enthalten. E electron-transport particles.

**Elektronen|übertragung:** *Chemie* s.u. ▸Redoxpotential. E electron transfer.

**Elektronenvervielfacher:** *Physik* ▸Sekundärelektronenvervielfacher. E photomultiplier.

**Elektronen|volt,** Abk. eV: *Physik* ▸SI-Einheit für die Änderung der Energie eines Elektrons, das eine Potentialdifferenz von 1 V durchlaufen hat; 1 eV = $1{,}6\text{–}10^{-19}$ Wattsekunden (Größe von Gammaquanten wird angegeben in Kilo- oder in Megaelektronenvolt [keV bzw. MeV]). E electron volt.

**Elektro|neuro|graphie,** Abk. ENG: Ableitung u. Registrierung der Aktionspotentiale eines Nervenstammes nach dessen natürlicher (auf physiologischem Wege erfolgter) oder elektr. Reizung. Als Messung der Leitungsgeschwindigkeit an motorischen oder sensiblen Nerven diagnostisch genutzt. E electroneurography.

**Elektro|nystagmo|graphie:** die objektive Erfassung u. Darstellung (**Elektronystagmogramm**) des Nystagmus bezüglich Frequenz u. Amplitude der Ausschläge von der Mittelstellung (»Mi.«, Abb.). ***Prinzip:*** bei der Vestibularisprüfung als Ableitung (mittels temporal u. frontal angebrachter Elektroden) der Schwankungen des elektrischen Feldes in der Umgebung des Dipols »Augapfel« (Netzhaut negativ, Kornea positiv). Entspricht den Änderungen des sich linear mit dem Blickwinkel ändernden Bestandspotentials zwischen Netzhaut u. Umgebung. Eine Variante der ▸Elektrookulographie. E electronystagmography.

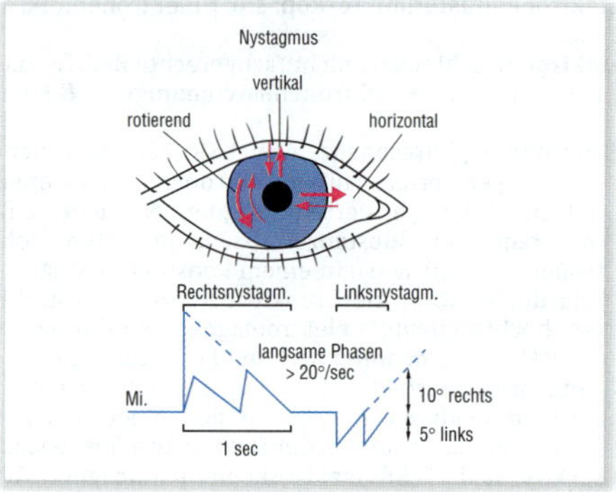


**Elektronystagmographie.** [181]

**Elektro|okulo|graphie,** Abk. EOG: indirekte Erfassung u. Darstellung des Ruhe-Bestandspotentials des Auges anhand der Änderungen der bioelektrischen Spannungs-(= Potential-)differenz zwischen dem vorderen u. hinteren Pol des Auges als Folge einer Lageänderung des Augapfels, der als elektrischer Dipol aufzufassen ist (Kornea positiv, Retina negativ). Die Potentialänderungen schlagen sich in Spannungsänderungen der Umgebung nieder, die ihrerseits mittels periokulärer Elektroden ableitbar sind. Die EOG-Antwort wird vom retinalen Pigmentepithel erzeugt. E electrooculography.

**Elektro|olfakto|metrie:** objektive Geruchsprüfung mit graphischer Darstellung der an Riechzellen nach Reizung durch Duftstoffe entstehenden, von distal nach proximal (= hirnwärts) kleiner werdenden Aktionspotentiale (evozierte EEG-Potentiale). S.a. ▸Riechzelle (dort Abb.). E electroolfactometry.

**Elektro|ophthalmo|graphie:** **1)** Elektromyographie der äußeren Augenmuskeln. **2)** ▸Elektrookulographie.

**Elektro|osmose:** ▸Elektroendosmose. E electroosmosis.

**Elektro|phero|gramm,** Pherogramm: *Labormedizin* das bei der ▸Elektropherographie auf dem Trägermaterial im Allg. mit Farbreagenzien entwickelte oder optisch registrierte Schaubild (s.a. ▸Eiweißelektrophorese; dort Abb.). E electrophoretogram, electropherogram.

**Elektro|phero|graphie:** sog. Träger- oder Zonenelektrophorese (als ▸Elektrophorese mit festem Trägermaterial), z.B. Papier- u. Gel-Elektrophorese; s.u. ▸Eiweißelektrophorese (dort Abb.). E electropherography.

**Elektrophorese:** (TISELIUS 1930) die Wanderung elektrisch geladener Teilchen in flüssigen Medien im – möglichst homogenen – elektrischen Feld. Die Wanderungsgeschwindigkeit v ist dabei proportional der Feldstärke E u. der Ionenladung Q u. umgekehrt proportional dem Teilchenradius r u. der Viskosität η der Suspension: $v = QE/6\pi r\eta$. Die Ausführung erfolgt als »Träger-E.« (▸Elektropherographie), evtl. in Kombination mit Immunpräzipitation (▸Immunoelektrophorese) oder aber als (träger)freie E., Letztere zur Präparation u. Analyse von Proteinen sowie von Zellfragmenten u. ganzen Zellen, die frei in einem Puffer suspendiert sind (Zellelektrophorese) u. entsprechend ihrer Oberflächenladung aufgetrennt werden; s.a. ▸elektrophoretisch...; ▸Elektrosyn(h)ärese. E electrophoresis.

**elektrophoretische Beweglichkeit,** Abk. EB: effektive Wanderungsgeschwindigkeit elektrisch geladener Teilchen bei der ▸Elektrophorese, bezogen auf die Einheit der Feldstärke [$cm^2 \cdot V^{-1} \cdot sec^{-1}$]. E electrophoretic mobility.

**elektrophoretischer Mobilitätstest, Elektrophorese-Mobilitätstest,** Abk. EMT: Veränderung der effektiven Wanderungsgeschwindigkeit stabilisierter Indikatorpartikel (z.B. Tannin-behandelter = »tannierter« Schaf-Erythrozyten [ETS] als Indikatorzellen) im elektrischen Feld bei der ▸Elektrophorese unter dem Einfluss von Stoffen (Lymphokine?), die von spezifisch sensibilisierten Lymphozyten abgegeben werden. Die Messung der Wanderungsgeschwindigkeit der Ery (bezogen auf die Einheit der Feldstärke [$cm^2 \cdot V^{-1} \cdot sec^{-1}$]) erfolgt in der Messkammer eines Zytopherometers unter Beobachtung durch ein Phasenkontrastmikroskop.

**elektro|phrenische Atmung:** ▸Beatmung durch rhythmische elektrische Reizung des Zwerchfells bzw. seiner Nerven (= Nervi phrenici); nur noch von histor. Bedeutung. S.a. ▸Elektrolunge. E electrophrenic respiration.

**Elektro|physiologie:** die ▸Physiologie der Bioelektrizität, z.B. bei Erregung(svorgängen). E electrophysiology.

**elektrophysiologische Untersuchung,** Abk. EPU: Ableitung des ▸Elektrokardiogramms mit einem Herzkatheter direkt aus dem Inneren des Herzens. E electrophysiological study, EPS.

**Elektro|präzipitation:** ▸Elektrosyn(h)ärese. E electroprecipitation.

**Elektro|prothese:** *Orthopädie* durch eine eingebaute elektrische Kraftquelle betriebene Prothese für Unterarmamputierte. Die Bewegungsauslösung erfolgt durch Druckkontakt bei Kontraktion eines Muskels (= Vaduzer Prothese) oder durch Muskelaktionspotentiale (= myoelektrische Prothese). E electroprosthesis.

**Elektro|punktur:** therapeutische ▸Elektrolyse. E electropuncture.

**Elektro|pyr|exie:** künstliche ▸Überwärmung durch Kurzwellen als Fiebertherapie. E inductothermy.

**Elektro|reduktion:** ▸Elektrokonversion.
**Elektro|resektion:** Entfernung von Weichteilen (▸Resektion) mit elektrochirurgischen Mitteln; i.e.S. die urologische E. als transurethrale ▸Resektion (TUR) bzw. transurethrale ▸Prostataresektion (TUR-P). **E** electrical resection.
**Elektro|retino|graphie,** Abk. ERG: Registrierung der bei Belichtung des Auges (z.B. durch »Elektronenblitz« = sog. Blitz-ERG) auftretenden komplexen Potentialschwankung. Das Summenpotential (»Ganzfeld-ERG«) besteht aus Teilpotentialen des Pigmentepithels u. der Netzhautrezeptoren sowie aus dem (auch bei Dunkelheit vorhandenen) korneoretinalen Bestandspotential des Dipols Auge. Mit Hilfe von Außenelektroden (Elektrodenhaftschale an der Kornea gegen indifferente Schläfenelektrode) wird ein **Elektroretinogramm** abgeleitet und von einem Kathodenstrahloszillographen angezeigt (s. Abb.); es ist ein wichtiges Diagnostikum bei tapetoretinaler ▸Degeneration, Siderose (»Erlöschen« des ERG) sowie Retinopathia pigmentosa. Das Helligkeits-ERG (H-ERG) dient der Beurteilung der Sinneszellenfunktion. Die Kurve zeigt nach einem frühen Retinarezeptorpotential eine a-Welle als Ausdruck eines späten Rezeptorpotentials (LRP [L für engl. late]). Diese Welle ist bei gestörter Reizrezeption weniger tief. Es folgt ein stufenweiser Anstieg (»oszillatorische Potentiale«) als Ausdruck von Impulsen in Zellen der inneren Körnerschicht; dieser Teil ist vermindert bei Krankheiten mit Netzhautbeteiligung, Nachtblindheit. Den Gipfel der Ableitung bilden die b- u. x-Welle. Sie entstehen ebenfalls durch Aktivität der Zellen der inneren Körnerschicht auf Impulse aus den Stäbchen- bzw. Zapfenzellen. Diese Impulse sind bei Zentralarterien-Verschluss unterdrückt. Der nachfolgende Ausschlagabfall ist Ausdruck eines Aus-(Off-)Effektes nach Lichtreizbeendigung. Eine nach sekundärer Belichtung unter Gleichstromverstärkung folgende c-Welle ist Ausdruck der Pigmentepithel-Aktivität. Weitere Arten: Muster-ERG (M-ERG) unter Einsatz sich umkehrender Muster (z.B. Schachbrettmuster) u. elektronischer Auswertung; spiegelt die Aktivität der Ganglienzellen der dritten Netzhautschicht wider. Multifokales ERG (mf-ERG) zur spezifischen Untersuchung seperater Netzhautareale vorwiegend im Bereich des hinteren Pols der Netzhaut. S.a. ▸Elektrookulographie, ▸Elektronystagmographie. **E** electroretinography, electroretinogram.

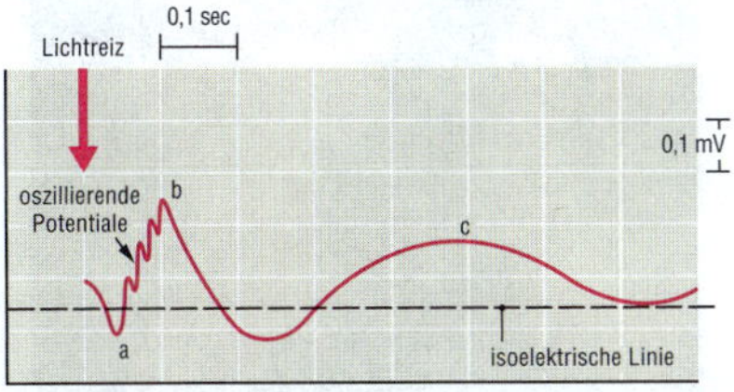


**Elektroretinographie:** Ableitungsbefund mit a-, b- u. c-Welle. [9]

**Elektro|schlaftherapie,** Elektro(heil)schlaf: Modifikation der ▸Elektronarkose, die eine dem Schlaf ähnliche »kortikale Schutzhemmung« hervorruft u. zu »entspannter Schläfrigkeit« führt. ***Anw.*** z.B. bei Schlafstörungen, depressiven u.a. Neuroseformen, ▸Chorea. **E** electrosleep, electric sleep induction.
**Elektro|schock:** **1)** *Psychologie* ▸Elektrokrampftherapie. **2)** *Kardiologie* Stromstoß für ▸Elektrokardioversion, ▸Elektrodefibrillation. **E** electroshock. **3)** Schock als Folge eines ▸elektrischen Unfalls. **E** electroplexy.
**Elektro|smog:** Bezeichnung für die Gesamtheit der in einem gegebenen Raum vorhandenen elektromagnetischen Felder; solche Felder entstehen überall dort, wo Strom fließt. Eine Einwirkung des E. auf andere bewegte elektrische Ladungen, z.B. in Zellstrukturen, ist nachgewiesen; die Wirkung elektrischer Felder für den Organismus ist nur im niederfrequenten Bereich irrelevant.
**Elektro|sphygmo|graphie:** *Kardiologie* s.u. ▸Sphygmographie. **E** electrosphygmography.
**elektro|statische Linse:** ein inhomogenes elektrostatisches Feld als Elektrolinse des ▸Elektronenmikroskops. **E** electrostatic lense.
**Elektro|stimulation:** Anwendung elektrischer Stimuli zu diagnostischen oder therapeutischen Zwecken. Diagnostisch z.B. zur Messung der Nervenleitgeschwindigkeit oder der neuromuskulären Impulsübertragung bei Myasthenia gravis, therapeutisch z.B. als transkutane ▸Nervenstimulation (TNS), als chronische intrazerebrale Stimulation in verschiedenen Hirngebieten bei Pharmakoresistenz z.B. von Epilepsie oder Tremor; Letzteres als Behandlungsmethode noch im experimentellen Stadium. In der Kardiologie zur künstlichen Stimulation des Herzens als Therapiemaßnahme zur Unterbrechung behandlungsbedürftiger Arrhythmien u. zur Sicherung der entsprechenden Diagnose sowie zur Überprüfung der Effektivität eingesetzter Antiarrhythmika. ***Anw.*** erfolgt bei atrialen u. ventrikulären Tachykardien, so bei Vorhoftachykardie u. -flattern, Knotentachykardie, Tachykardie bei Präexzitations-Syndrom, anhaltender ventrikulärer Tachykardie, rezidivierendem Kammerflattern u. -flimmern; s.a. ▸Herzschrittmacher. **E** electrostimulation.
**Elektro|stimulations|analgesie:** s.u. ▸Akupunktur.
**Elektro|syn(h)ärese,** Überwanderungs|elektrophorese, Gegenstrom|elektrophorese: Immunopräzipitation in Agarose-Gel, bei der die Immunoglobuline (Ig) des Antiserums unter Gleichstromeinwirkung aufgrund der ▸Elektroendosmose in Richtung Kathode (−), die Antigene (AG) mit niedrigerem ▸isoelektrischem Punkt durch ihre Ladung zur Anode (+) wandern (s.a. ▸Eiweißelektrophorese) u. sich zwischen den Auftragungspunkten unter Bildung von Präzipitationsbanden treffen (Abb.). **E** electrosyneresis, immunofiltration.

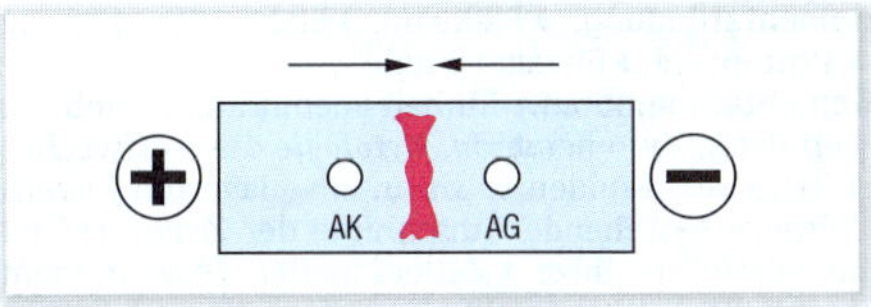


**Elektrosyn(h)ärese.**

**Elektro|thalamo|gramm,** Abk. EThG: Hirnstromableitung vom Thalamus als Sonderform der Elektroenzephalographie; veraltete Methode. **E** electrothalamogram.
**Elektro|therapie:** therapeutischer Einsatz elektrischen Stromes in der Schmerztherapie (elektrische ▸Nervenstimulation), bei ▸Elektrochirurgie, ▸-gymnastik, ▸Diathermie, ▸Galvano-, ▸Nieder-, ▸Hochfrequenztherapie, als kardiologische E. bei ▸Elektrokardioversion bzw. -defibrillation, programmierter Elektrostimulation, HIS-Bündel-Ablation. **E** electrotherapeutics, electrotherapy.
**Elektro|tomie:** *Chirurgie* das »elektrische Schneiden« von Körpergeweben durch Hochfrequenzstrom mittels – nadel-, lanzett- oder schlingenförmiger – aktiver Elektrode, an der es zu intensiver Hitzeentwicklung auf engstem Raum u. zu Wasserdampfexplosionen bei Funkenzahlen von 50000–70000/s kommt (sog. Funken- oder Schmelzschnitt). – Dieser »Scharfschnitt« unterscheidet sich vom »Schorfschnitt« (»Koagulationsschnitt«; mit langsamer Schnittführung bei erhöhter Stromstärke). **E** electrotomy.
**Elektro|tono|graphie:** *Ophthalmologie* ▸Tonographie.
**Elektro|tonus:** *Physiologie* die Zustandsänderung erregbarer Strukturen bei Durchfluss eines Gleich-

stroms; als An- oder als ▸Katelektrotonus; s.a. ▸PFLÜGER-Zuckungsgesetz. E electrotonus.

**Elẹktro|trauma, -unfall:** ▸elektrischer Unfall.

**Elektro|uro|graphịe:** Aufzeichnung der mittels Elektrozystomanometer gemessenen Binnendrücke der Harnblase. E electrourography.

**Elektro|ventrikulo|grạmm,** Abk. EVG: *Kardiologie* der auf die Erregungsausbreitung u. -rückbildung in der Kammermuskulatur (»Kammerschwankung«) bezogene Abschnitt des ▸Elektrokardiogramms, bestehend aus dem ▸QRS-Komplex, der ▸ST-Strecke u. der ▸T-Zacke (evtl. auch einer ▸U-Welle). E electroventriculogram.

**Elektro|versiọn:** *Kardiologie* ▸Elektrokonversion.

**Elektro|zysto(mano)mẹter:** Gerät zur Messung des Harnblasenbinnendruckes, ▸Elektrourographie.

**Ele|mẹnt:** Grundbestandteil, Urstoff, einfachster Teil. – *chem* aus Atomen gleicher positiver Kernladungszahl (= Ordnungszahl) u. entsprechender Elektronenzahl u. gleicher (= Rein-E.) oder verschied. Neutronen- bzw. Massenzahl (= Misch-E.) aufgebauter »Grundstoff« der Materie, der auf chemischem Wege nicht weiter zerlegbar u. nur durch kernphysikalische Reaktionen in ein anderes E. umwandelbar ist (s.a. ▸Atom, ▸Isotop, ▸Nuclid, ▸Radionuclid). – Als **radioaktives E.** mit nur instabilen Isotopen (als natürliche die der Ordnungszahl 84–92 im ▸Periodensystem; als künstliche die der OZ 43–61 sowie die Transurane u. einzelne instabile Isotope stabiler Elemente; s.a. ▸Zerfallskette). Als **stabiles E.** dagegen ohne Teilchen- oder Strahlungsemission. E element. – **E., thermo|elẹktrisches:** ▸Thermoelement.

**Elementạr|anfall:** s.u. ▸Epilepsia partialis. E elementary partial epilepsy.

**Elementạr|fibrille:** *Histologie* ▸Mikrofibrille; s.a. ▸Myofilament. E elementary fiber.

**Elementạr|gefährdung:** s.u. ▸Notfall.

**Elementạr|halluzination:** s.u. ▸Halluzination.

**Elementạr|körperchen:** das ▸Virion. – Auch Bez. für intrazelluläre, lichtmikroskopisch sichtbare Gebilde (z.B. große Virusstrukturen in Einschlusskörperchen; auch ▸Chlamydien). E elementary body.

**Elementạr|ladung:** ▸Elektron, ▸elektrische Ladung, ▸Proton; s.a. ▸Elementarteilchen.

**Elementạr|membran,** Einheitsmembran, Membrana cellularis, Zytomembran: *Zytologie* die stoffwechselaktive, aus Lipiden u. an- u. eingelagerten Eiweißkörpern bestehende Außenhülle der Zellen (▸Zellmembran) u. ihrer ▸Zellorganellen (soweit membranhaltig). Ihre elektronenmikroskopisch unterscheidbaren Schichten sind – von außen nach innen – die Lamina externa, intermedia u. interna. Ist zur Erfüllung ihrer zahlreichen biologischen Aufgaben befähigt durch die relative Beweglichkeit ihrer Strukturbausteine (erklärbar durch das »Flüssigkeitsmodell« der ▸Zellmembran) u. durch die in Reaktion auf verschiedene Signalstoffe (Hormone, Transmitter, Metaboliten) anregbare Änderung der räumlichen Anordnung ihrer Moleküle (Konformation). S.a. ▸Einheitsmembran (2); ▸Membranrezeptor. E unit membrane.

**Elementạr|morphe:** Primäreffloreszenz (s.u. ▸Effloreszenz). E primary lesion.

**Elementạr|puls:** *Kardiologie* ▸Primärpuls.

**Elementạr|teilchen:** die nicht mehr weiter zerlegbaren, einfachsten Bausteine der Materie (deren Kleinstteilchen; als materielle Form der Energie), die sowohl Wellen- als auch Korpuskeleigenschaften besitzen u. sich spontan ineinander umwandeln; z.B. Photon, Elektron, Positron, Proton, Neutron. – Werden auch vereinfachend in 2 Familien eingeteilt; **1)** Quarks: punktförmige Kraftquellen als Bausteine des ▸Atomkerns; so bestehen Protonen u. Neutronen jeweils aus 3, Mesonen dagegen aus 2 Quarks; die Quarks werden mit Symbolen bezeichnet, u. zwar mit u (up), c (charm), t (top), d (down), s (strangs), b (beauty). **2)** Leptonen; das Elektron sowie das Elektron-Neutrino, Myon-Neutrino, Tau-Neutrino, Myon u. Tau. E elementary particles.

**Elementạr|wirbel:** schematische Darstellung eines Wirbels (Abb.), aus der sich die Entwicklung aller Fehlbildungen als Hemmung der Vereinigung (Fusion) der in der vorknorpeligen Periode angelegten Wirbelabschnitte ableiten lässt. E elementary vertebral body.

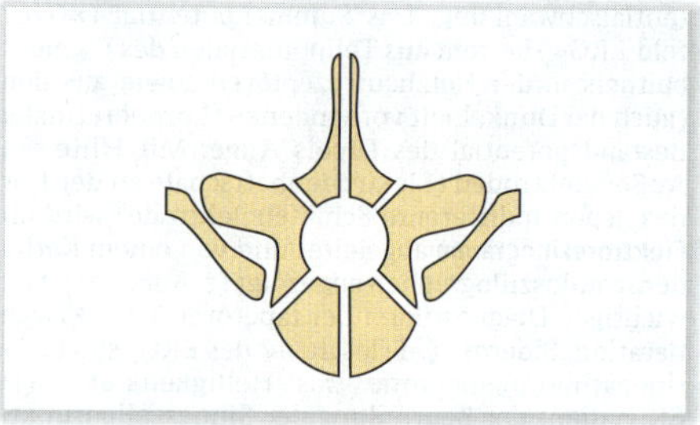

**Elementarwirbel:** schematische Darstellung nach PUTTI (1910) u. DIETHELM (1943). [221]

**Ẹleo...:** ▸Elaio...

**Elephantịasis:** durch chronische Lymphstauung (▸Lymphödem) bedingte Vergrößerung eines Körperabschnitts (Abb.), v.a. der abhängigen Körperpartien (untere Gliedmaßen, äußere Geschlechtsorgane), aber auch der Brust (Mamma). Angeboren z.B. bei (lympho-, hämangiomatösen u.a.) Fehlbildungen, bei ▸Neurofibromatose v. RECKLINGHAUSEN, beim ▸NONNE-MILROY-MEIGE-Syndrom. Erworbene Formen nach Verschluss der Lymphbahnen, z.B. durch Tumormetastasen, Narben, Streptokokken, Filarien; auch nach entzündlichen Prozessen wie Erysipelen oder Akne inversa. E elephantiasis. – **E. genito(ano)rectạlis,** HUGUIER-JERSILD-Syndrom, »Esthiomène«: chronisch-entzündliche Lymphstauungszustände mit monströsen Schwellungen des männl. Gliedes u. des Hodensacks bzw. der weibl. Scham u. mit Schnürengen (Strikturen) des Mastdarms als Spätfolge der ▸Lymphopathia venerea. E anogenital e. – **E. nostras:** alle einheimischen Formen der E. im Unterschied zur E. tropica. – **E. trọpica:** E. der Beine u. des Hodensacks, seltener der Arme, der weibl. Scham, des männl. Gliedes oder der Brüste durch Befall mit den Fadenwürmern Wuchereria bancrofti oder W. malayi (Letztere fast ausschließlich Beine befallend). E filarial e.

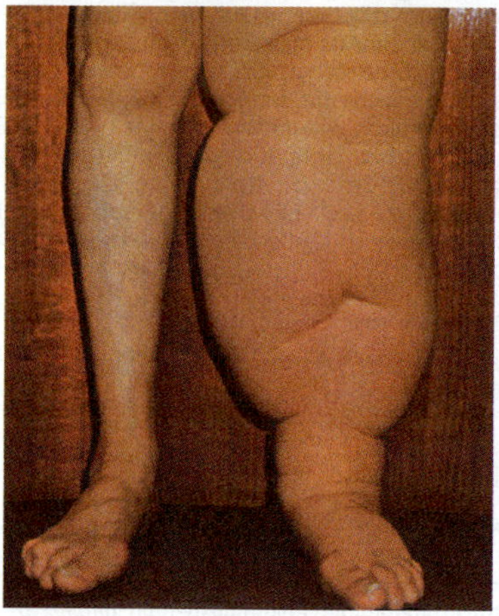

**Elephantiasis:** Lymphödem des Beines. [463]

**Eletriptan:** ein ▸5-$HT_1$-Agonist; ***Anw.*** zur Attackenbehandlung bei Migräne. E eletriptan.

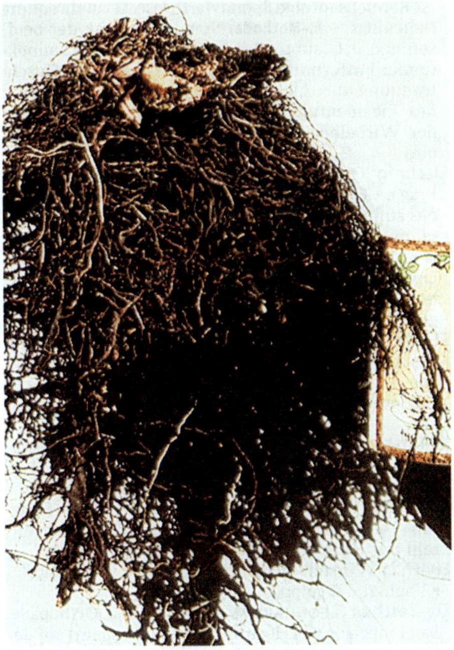

**Eleuterococcus senticosus:** Eleuterokokkuswurzel; syn. Russischer Ginseng. [448]

**Eleutherococcus senticosus,** Taigawurzel, Teufelsbusch: Heilpflanze mit nachweislicher Wirkung bei Müdigkeit, Schwächegefühl, Leistungs- u. Konzentrationsschwäche. ***Kontraind.:*** Hypertonie.

**Ele|va|tio, Elevation:** Anhebung, z. B. **1)** das Heben des Armes im Schultergelenk über die Horizontale, **2)** die Aufwärtsbewegung des Augapfels (▸Supraduktion), **3)** aufwärts = kopfwärts erfolgende Verdrängung eines Organs. – Ferner **4)** auch Anhebung eines Kurvenabschnittes (z. B. der ST-Strecke des EKG). E elevation.

**Elevations|schmerz:** Bauchschmerz, ausgelöst durch Anheben der ▸Portio der Gebärmutter (»Portio-Lüftungsschmerz«), z. B. bei Parametropathia spastica oder bei organischen Erkrankungen des inneren Genitales.

**Elevatorium:** flaches, stumpfrandiges Hebelinstrument zum Anheben von Knochenfragmenten, Sehnen u. a. E elevator.

**ELF:** ▸ELF-Schema.

**Elfenbein|epiphyse:** diffus verdichtete (sklerosierte, »eburnisierte«) Knochenepiphyse, z. B. beim COCKAYNE-Syndrom. E eburnated bony epiphysis.

**Elfenbein|wirbel,** Marmorwirbel: diffus verdichteter (sklerosierter, »eburnisierter«) Wirbel, z. B. bei Marmorknochenkrankheit; selten auch als angeborene Anomalie (meist solitär). E eburnated or ivory vertebra.

**ELF-Schema:** Abk. für ▸Polychemotherapie mit den Zytostatika Etoposid, Leucovorin® (Folinsäure), 5-Fluorouracil.

**Elias-Zeichen:** Klopfschalldämpfung bds. der Dornfortsätze $Th_{1-3}$ bei Ausweitung des Aortenbogens. E Elias' sign.

**Elimination,** Ausscheidung, Beseitigung, Ausschaltung: Summe aller Vorgänge, die zur Konzentrationsabnahme eines Pharmakons im Körper führen. Umfasst die Ausscheidung des unveränderten Stoffs (renale u. extrarenale ▸Exkretion) u./oder seine chemische Veränderung (Biotransformation = Verstoffwechslung eines Arzneimittels). Bei pathologischer Veränderungen der Nieren- u./oder Leberfunktion sowie bei einer Vergrößerung des Verteilungsvolumens kann die E. erheblich verzögert sein. Das Ausmaß der Verlängerung wird durch die Biotransformations- u. renalen Exkretionsraten determiniert. *Gastroenterologie* der unmittelbar nach Beendigung der Therapie einer Helicobacter-pylori-Infektion geführte Nachweis des Verschwindens des Keimes. E elimination. – **E., mitotische:** *Genetik* Nichteinschluss anomaler Chromosomen in die Tochterkerne bei der Mitose. E mitotic elimination. – **E., zelluläre:** Verschwinden genetisch unbalancierter Zellen aus einer Zellpopulation.

**Eliminations|diät:** diagnostische oder therapeutische Diät mit Elimination aller möglichen Nahrungsmittelallergene und Erreichen von Symptomfreiheit; sollte nur unter ärztlicher Kontrolle durchgeführt werden. E elimination diet.

**ELISA** *(engl.)* Abk. für **e**nzyme-**l**inked **i**mmuno**s**orbent **a**ssay: ein ▸Enzym-Immunoassay, bei dem der spezifische Antikörper (AK) gegen das Antigen (AG) als zu messende Substanz an die Wand des Probengefäßes (oder an Polymerkügelchen) chemisch fest gebunden wird. Daran lagert sich das AG der Probenlösung (z. B. einer Serumprobe) an, und der Probenrest wird abgewaschen. An voll wirksames Enzym gekoppelte Antikörper werden zugesetzt u. binden sich an jedes im Erstschritt fixierte AG-Molekül; der Rest wird weggewaschen. Die Enzymaktivität des über AK-AG-AK (Sandwich-Technik) mit der Röhrchenwand (bzw. dem Polymer) verbundenen Enzyms wird nach Zugabe des entsprechenden Substrates photometrisch gemessen.

**Eli|xier** *(arabisch = Stein der Weisen)* Abk. Elix.: alkoholischer Pflanzenauszug mit Zusätzen (heute meist als Mixtura oder Tinctura composita bezeichnet). E elixir.

**Elkind-Phänomen:** vorübergehender Anstieg der Strahlenempfindlichkeit von Zellen einige Stunden nach Bestrahlung. Hinweis auf eine strahlensensible Stoffwechselphase während der Erholung. S. a. ▸Recovery.

**Elle:** *Anatomie* ▸Ulna. E ulna. – **E., federnde, schnellende E.:** v. a. bei Frauen vorkommende, meist atraumatische Subluxation des Ellenköpfchens mit federnder Volarverschieblichkeit u. örtlichem, in die Finger ausstrahlendem Schmerz. Eintretend bei Volarbeugung u. Supination der Hand. Bei konstitutioneller Bänderschwäche, bei Entwicklungsstörung i. S. einer Abortivform der ▸MADELUNG-Deformität oder als HULTÉN-Plusvariante, ferner auch nach einem Speichen-Kompressionsbruch.

**Ell(en)bogen:** *Anatomie* ▸Cubitus (mit Regio cubitalis ant. u. post., Fossa cubitalis, dort Abb.). E elbow.

**Ellenbogenfraktur:** ▸Olekranonfraktur.

**Ellenbogen|gelenk:** ▸Articulatio cubiti. E cubital joint, elbow joint.

**Ellenbogen|höcker:** ▸Olecranon.

**Ellenbogen|luxation:** die Verrenkung (▸Luxation) im Ellenbogengelenk, meist nach Sturz auf den vorgestreckten Arm, aber auch angeboren. E elbow dislocation.

**Ellenbogen|manschette,** Ellenbogenhülse: Armstulpe (starre Kunststoffröhre) zur Einschränkung der Beweglichkeit im Ellenbogengelenk des Säuglings oder Kleinkindes bei juckenden Hauterkrankungen.

**Elliot** (ROBERT H. E., 1864–1936, engl. Augenarzt). – **E.-Skotom:** unregelmäßige Vergrößerung des blinden Flecks bei Glaukom. E Elliot's sign. – **E.-Trepanation:** als druckentlastende Op. bei Glaukom die Bildung einer Abflussöffnung für das Kammerwasser; nach Abpräparieren eines Bindehautlappens Trepanieren der Sklera (1-mm-Trepan), kombiniert mit einer peripheren ▸Iridektomie. Das ausfließende Kammerwasser bildet ein Sickerkissen unter der Bindehaut. Inzwischen zugunsten von Weiterentwicklungen (▸Goniotomie) verlassen. E E.'s trephinisation.

**El|lip|sis:** das »unbewusste« Weglassen für die Satzkonstruktion notwendiger Wörter. E ellipsis.

**Ellipso|id|gelenk:** ▸Articulatio ellipsoidea.

**Ellipto|zyt,** Ovalozyt: ovaler ▸Erythrozyt (die Differenz beider Durchmesser beträgt mind. 2 μm). E elliptocyte.

**Ellipto|zytose,** DRESBACH-Syndrom: das dominant erbliche Auftreten von Elliptozyten im Blut; meist als belanglose Formabweichung (bis 10 % gelten als Normalbefund), bei Vollträgern (ab 30 % solcher Zellen) besteht Disposition zu hämolytischer Anämie. E elliptocytosis.

**Ellis** (1) CALVIN E., 1826–1883, Arzt, Boston; 2) FRANK E., Strahlentherapeut, Oxford; **3)** RICHARD W. B. E., 1902–1966, Kinderarzt, London). – **Ellis(-van)-Creveld-Syndrom** (RICHARD W. B. E.; S. VAN C., 1894–1971, holländ. Kinderarzt), Chondroektodermaldysplasie: seltener, autosomal-rezessiv erblicher Komplex von Fehlbildungen an Organen meso-ektodermalen Ursprungs. Einhergehend mit metaphysär-subperiostaler Knorpelbildungsstörung (ähnlich der ▸Chondrodystrophie). ***Klinik:*** »Sitzriese« mit Mikromelie (Verkürzung v.a. der rumpffernen Gliedmaßenteile), Hexadaktylie, angeborene Herzfehler, Herzbuckel, Lippenunterentwicklung (Mikrocheilie) als »Pseudohasenscharte«, Fehlbildung der Nägel (evtl. auch Alopezie), s.a. Abb. E Ellis-van Creveld syndrome. – **E.-Formel** (FRANK E.):

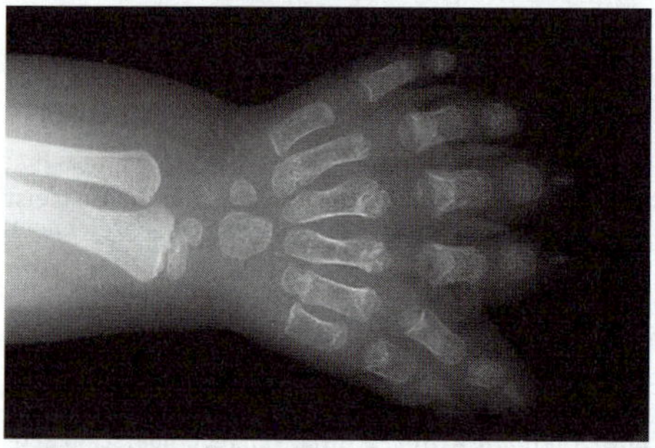

**Ellis(-van)-Creveld-Syndrom:** Hexadaktylie. [519]

Grundformel zur Bestimmung von Toleranzdosen in der Strahlentherapie. $D = (NSD)\,N^{0,24}T^{0,11}$. – **E.-Zeichen** (CALVIN E.): extrem kranialkonvexe Umformung der oberen Begrenzung der (Klopfschall-)Dämpfung (▸DAMOISEAU-ELLIS-Linie) bei der Resorption eines Pleuraergusses. E E.' sign.

**Ellison-Zollinger-Syndrom:** s.u. ▸ZOLLINGER.

**Ellsworth-Howard-Test** (READ E., JOHN E. H., Biochemiker, Baltimore), Phosphaturietest: quantitative Bestimmung der Phosphatausscheidung im Harn 3-stdl. vor u. nach Gabe von ▸Parathormon bei starker Flüssigkeitszufuhr. Normal ist eine 5- bis 6fache Steigerung der Phosphaturie in 3–5 Std.; bei Unterfunktion der Epithelkörperchen (▸Hypoparathyreoidismus) Steigerung um das 10- bis 50fache, bei Pseudohypoparathyreoidismus höchstens um das 2fache. E Ellsworth-Howard test.

**E|lon|ga|tio, Elongation: 1)** *Pathologie* Verlängerung; z.B. die eines (Hohl-)Organs bei entsprechender chron. Überlastung; bei aganglionärem Segment als »Megadolichoveränderung«. – **E. cervicis, E. colli, E. portionis:** *Gynäkologie* abnorme Verlängerung des Gebärmutterhalsteils (bis zu 12 cm) durch eine vorwiegend bindegewebige Massenzunahme (▸Hypertrophie) bei körperlich überlasteten u. in schneller Folge gebärenden Frauen mit Entwicklung eines Uterusdeszensus (insbes. mit Prolaps). ***Klinik:*** Druckgefühl »nach unten«, Ausfluss (▸Fluor). **2)** *Genetik* s.u. ▸Eiweißbiosynthese. **3)** Abk.: $\xi$: Teilchenverschiebung durch die Schwingung im Schallfeld. E elongation.

**Elongationsfaktoren:** *Biochemie* s.u. ▸Eiweißbiosynthese. Analog: **Elongationsphase.**

**Elsberg** (CHARLES A. E., 1871–1948, Chirurg, New York). – **E.-Krankheit:** ▸Radikulitis des Cauda-equina-Bereichs infolge Spondylarthrose. E cauda equina radiculitis. – **E.-Methode:** Standardtechnik der beidseitigen, u.U. subtotalen (»erweiterten«) ▸Laminektomie: Entfernung der Dornfortsätze unter Durchtrennung des Ligamentum interspinale, Ablösung des Ligamentum flavum, schrittweise Entfernung der Wirbelbögen. E Elsberg's method of laminectomy.

**Elschnig** (ANTON E., 1863–1939, Augenarzt, Graz, Prag). – **E.-Syndrom:** Lidfehlbildung mit Verlagerung des äußeren Lidwinkels nach außen-unten u. ▸Ektropium des Unterlides, häufig mit Spaltbildungen. E Elschnig's syndrome. – **E.-Theorie:** Die sympath. Ophthalmie beruht auf einer anaphylaktoiden Reaktion gegenüber dem Uveagewebe des verletzten Auges. – **E.-Versuch:** ▸Fluoresceinversuch (2).

**EL-System,** Abk. für elektrophoretisches Lipoprotein-System: die durch Elektrophorese definierbare erbliche Vielfalt (▸Plasmaproteinpolymorphismus) der Lipoproteine hoher Dichte ($HDL_1$). Genetischer Marker.

**El-Tor-Krankheit:** ▸Cholera durch ▸Vibrio cholerae Biovar eltor.

**E|lu|at:** durch ▸Elution erhaltene Lösung. E eluate.

**E|lu|ti|on:** das Herauslösen (»Auswaschen«, »Eluieren«) adsorbierter Stoffe aus festen Adsorptionsmitteln mit Hilfe von Lösungsmitteln. E elution.

**Ely|tr...:** Wortteil »weibliche Scheide«; s.a. ▸Kolpo..., ▸Vaginal... E colpo...

**Ely-Zeichen** (LEONHARD W. E., 1868–1944, Orthopäde, San Francisco): **1)** Hochstand des Schambeins auf der Seite einer chronischen Erkrankung des Iliosakralgelenks. **2)** gleichzeitige Beugung u. Abspreizung des Beins im Hüftgelenk bei Kniebeugung in Bauchlage als Zeichen eines kontrakten Musculus tensor fasciae latae u. der Faszie.

**EM:** Abk. für **1)** **E**rwerbs**m**inderung, **2)** **E**lektronen**m**ikroskopie.

**Em:** *Chemie* Abk. für ▸**Em**anation.

**E|man:** *Balneologie* Einheit für die Radon-Konzentration in Luft oder Quellwässern; 1 Eman = $10^{-10}$ Ci/l.

**Emanation,** Abk. Em: *Chemie* jedes gasförmige radioaktive Element einer natürlichen Zerfallsreihe; i.e.S. das Radon (»Radium-E.«). E emanation.

**Emanations|therapie:** Trink-, Bade- u. Inhalationskuren (z.B. als Stollenkur in Badgastein) mit radioaktiven Gasen, meist mit Radon.

**EMAP:** Abk. für **e**voziertes ▸**M**uskel**a**ktions**p**otential.

**Embol|ektomie:** *Chirurgie* operative Entfernung eines ▸Embolus aus der arteriellen Strombahn nach Eröffnung des Gefäßes (▸Arteriotomie) unter Gefäßzügel- oder Klemmenverschluss; möglichst innerhalb der ersten 6 Std. (sonst Gefahr eines ▸Crush-Syndroms u. ▸Tourniquet-Schocks). Ausnahmsweise als **direkte E.** unter Sicht u. nach Absaugen oder »Ausmelken« von Appositionsthromben; als **indirekte E.** die retro- oder prograde »Fernembolektomie« mit Hilfe eines emboliefern eingeführten Spezialinstruments (FOGARTY-Ballonkatheter, Saugkatheter etc.) oder durch retrogrades Ausspülen, u. zwar bei embolischem Verschluss des Beines von der Leiste, bei Verschluss im Armbereich von der Ellenbeuge aus. S.a. ▸Embolotrypsie. E embolectomy. – **E., pulmonale:** ▸TRENDELENBURG-Op. E pulmonary e.

**Em|bo|lia cutis medicamentosa:** *Dermatologie* Durchblutungsnot (▸Ischämie) der Haut mit resultierenden Nekrosen nach versehentlicher intraarterieller Injektion kristalloider Substanzen.

**Em|bo|lie:** plötzlicher Verschluss eines Blutgefäßes (meist Arterie) durch einen ▸Embolus. I.w.S. der durch Funktionsausfälle der betroffenen Organe gekennzeichnete Folgezustand (s.a. ▸Infarkt). ***Ätiol.:*** Häufigste Form ist die ▸Thrombembolie, d.h. die E. durch Verschleppung von Thrombusteilen von Aneurysmen der Herzwand (seltener der vorgeschalteten Gefäße), aus den Vorhöfen bei absoluter Arrhythmie, bei Herzklappenerkrankung, Myokardinfarkt, Endokarditis, entzündlichen Gefäßerkrankungen (▸Thrombophlebitis, ▸Arteriitis), u. zwar v. a. als ▸Lungenembolie (nach Venenthrombose), als ▸Hirnembolie, viszerale E. oder als E. der Gliedmaßenarterien (s. Abb.), insbes. an deren Verzweigungen. S. a. ▸Embolie, gekreuzte. ***Klinik:*** beginnt häufig mit einem peitschenschlagartigen Schmerz als Folge der Verkrampfung des betroffenen Gefäßes u. seiner Kollateralen, evtl. auch mit ▸Schock. Bei der Gliedmaßenembolie folgen Blässe der Extremität (s. Abb.), evtl. auch Marmorierung; Fehlen der peripher des Verschlusses sonst typisch tastbaren Pulse; später Ausfälle der Nerven (Sensibilitäts- u. Bewegungsstörungen; evtl. auch Lähmungen, Abschwächung bis Fehlen der Reflexe) sowie Störungen der Gewebsernährung in Form von Hautatrophie u. Gangrän. S. a. ▸Fett-, ▸Luft-, ▸Fruchtwasser-, ▸Parasitenembolie; ▸Pseudoembolie. E embolism. – **E., gekreuzte, paradoxe E.:** E., bei der der Embolus aus dem venösen Schenkel des großen Kreislaufs über Rechts-links-Shunt (z. B. durch ein offenes Foramen ovale, einen Vorhof- oder Ventrikelseptumdefekt) in den arteriellen Schenkel des großen Kreislaufs (u. nicht wie üblich in die Pulmonalis) gelangt. E crossed e., paradoxical e. – **E., künstliche:** ▸Embolisation. E induced e., iatrogenic e. – **E., metastatische:** E. durch Tumorgewebe. E metastatic e. – **E., retro|grade:** E. durch Verschleppung des Embolus gegen den Blutstrom als Folge einer gegen die Strömung gerichteten Drucksteigerung, z. B. beim Hustenstoß oder bei erhöhtem intraabdominalem Druck. E retrograde e. – **E., septische:** die häufig vielfache E. durch erregerhaltige (mikrobielle) Emboli aus einem infizierten Gebiet. S. a. ▸Embolomykose. E septic e., pyemic e.

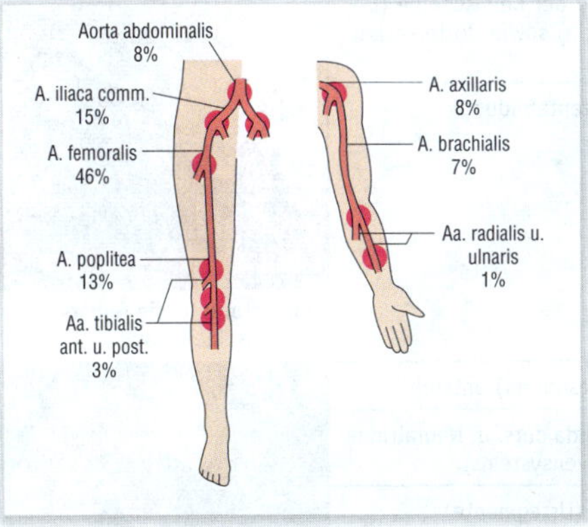


**Embolie:** Häufigkeit, bezogen auf die großen Extremitätenarterien. [556]

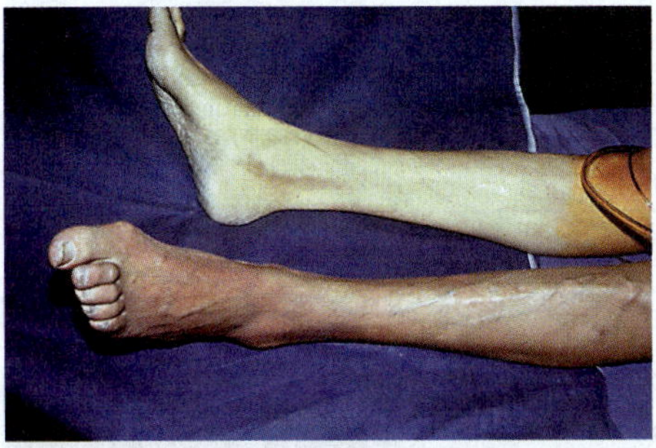

**Embolie:** akute Ischämie bei embolischem Verschluss; der rechte Unterschenkel ist deutlich blasser als der linke. [201]

**Emboli̱e|prophylaxe:** s. u. ▸Thromboseprophylaxe.

**emboli|fọrm(is):** »pfropfenförmig«, nach Art eines ▸Embolus.

**Embolisation:** kathetergesteuerter Gefäßverschluss mit Spiralen, Mikropartikeln, Gewebeklebern, z. B. zur Blutstillung oder als **Tumorembolisation** nach lokaler Zytostatikagabe (z. B. bei hepatozellulärem Karzinom, bei inoperablen Lebermetastasen), als palliative Maßnahme bei inoperablem Nierenzellkarzinom. E embolization.

**Embolo|lali̱e, -phrasie:** häufige Verwendung sinnloser Flickwörter beim Sprechen. E embololalia, -phrasia.

**Embolo|mykọse:** massiver Einbruch von Pilzen (Hefen u. Systemmykosen-Erreger) in die Blutbahn mit Verstopfung (s. a. ▸Embolie) von Kapillaren u. Arteriolen. E embolomycosis.

**Embolo|trypsi̱e:** *Chirurgie* Behebung der ▸Embolie einer – mittelgroßen – Gliedmaßenarterie durch am freigelegten u. herzwärts abgeklemmten Gefäß erfolgende Ablösung u. Zerkleinerung des Embolus mit Hilfe der Finger u. nachfolgende Verschiebung der Teilchen in ein weniger wichtiges Nebengefäß; obsolet; s. a. ▸Embolektomie.

**Ẹm|bolus,** Gefäßpfropf: jedes Gebilde bzw. Material, das – durch die Blutbahn verschleppt – zum Verschluss eines Gefäßes führt (▸Embolie); z. B. Thrombusteile, Zellhaufen (Parenchym-, Tumorzellen), Parasiten, Bakterien, Pilzmyzel, Fremdkörper (z. B. Gefäßkatheterteile), Fett, Luft. Die Pathogen. der Embolie ist nur teilweise geklärt. Nur frischere Thromben scheinen mobil zu sein. Rasch entstandene Thromben haben die höchste Emboliefrequenz infolge ihres hohen Anteils an lockerem Fibrin. Höhere Emboliefrequenz im höheren Alter, da Thrombusorganisation verzögert abläuft. Frauen sind häufiger betroffen, durch Fettleibigkeit begünstigt. Ursächlich bedeutsam sind in über 90 % Herzkrankheiten, 70–80 % rheumatische Herzkrankheiten besonders bei Vorhofflimmern, 10 % Herzinfarkt mit wandständigen Thromben, 5 % Endokarditis, 1 % Aneurysmen. E embolus. – **E., blander:** nicht infizierter E. E bland e. – **E., reitender:** in oder an einer Gefäßgabelung hängender E.; z. B. an der Aortenbifurkation, an der Teilungsstelle der A. iliaca communis. E riding e., saddle e. – **E., septischer:** s. u. ▸Embolie, septische. E pyemic e., septic e.

**Ẹm|bryo:** *Biologie* der Keim bis zum Erreichen seiner endgültigen Form, s. u. ▸Embryogenese; s. a. ▸Fetus. E embryo.

**Embryobiopsie:** s. u. ▸Präimplantationsdiagnostik.

**Embryo|blạst:** das aus der inneren Zellmasse der Morula des Säugetiereies – also auch beim Menschen – hervorgegangene knötchenförmige, am mütterl. Pol der ▸Blastozyste gelegene Gebilde, aus welchem sowohl der Embryo als auch das Amnionepithel, das Entoderm des primären Dottersacks (HEUSER-Membran), die Allantois u. das Mesoderm für die Eihäute hervorgehen. Wird bald – mit Ausnahme einer Kontaktstelle (▸Haftstiel) – durch einen Spalt vom zunächst eng umschließenden Trophoblasten getrennt u. dann Embryonalknoten genannt. Der Spalt wird ausgefüllt durch ein vermutl. dem Entoderm entstammendes, netzartiges Gewebe (extraembryonales Retikulum). Der Knoten ragt in die aus dem Spalt entstehende Höhle; der Keim heißt jetzt ▸Blastozyste (Keimbläschen; im Stadium der Einnistung). Die Zellen des Knotens ordnen sich in 2 Lagen u. bilden so die ▸Keimscheibe, deren endometriale Seite sich zum ▸Ektoderm (äußeres Keimblatt) weiterentwickelt. Von diesem geht die durch Amnioblasten erfolgende Bildung der Amnionhöhle aus (den Boden der Höhle bildet die Keimscheibe); die in Richtung Gebärmutterhöhle gelegene Lage wird zum ▸Entoderm (inneres Keimblatt), von dem die Bildung des primären Dottersacks ausgeht. Zwischen den beiden Lagen entwickelt sich dann das ▸Mesoderm (mittleres Keimblatt). E embryoblast.

**Embryo|genẹse:** Entwicklungsabschnitt des Keimes von der Befruchtung des Eies (s. a. ▸Blastogenese) über die ▸Furchung u. Gastrulation bis zur Heraus-

| Keimalter | Größe | Stadium (n. CARNEGIE) | Entwicklungsschritte (n. KEITH MOORE) | |
|---|---|---|---|---|
| 1. Woche | (Scheitel-Steiß-Länge) | 1 | Befruchtung | 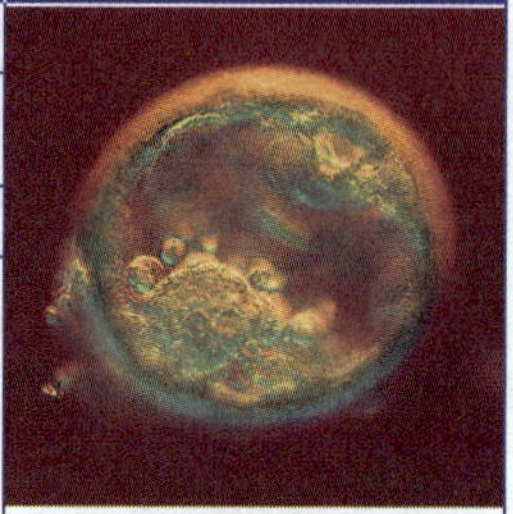<br>Blastozystenstadium |
| | | 2 | 2-Zellen-Stadium<br>Maulbeerstadium | |
| | | 3 | Blastozyste | |
| | | 4 | Einnistung in die Gebärmutterschleimhaut beginnt | |
| 2. Woche | bis 1 mm | 5 | Einnistung in die Gebärmutterschleimhaut mit Bildung der Keimscheibe (Ektoderm, Entoderm) sowie Dottersack u. Amnionhöhle | 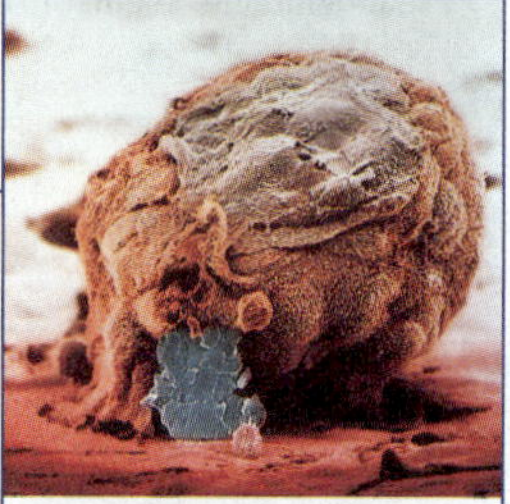<br>Einnistung in die Gebärmutterschleimhaut |
| | | 6 | beginnende Plazentabildung | |
| 3./4. Woche | 3. Woche<br>1,5 mm | 7 | 3. Keimblatt (Mesoderm) entsteht | 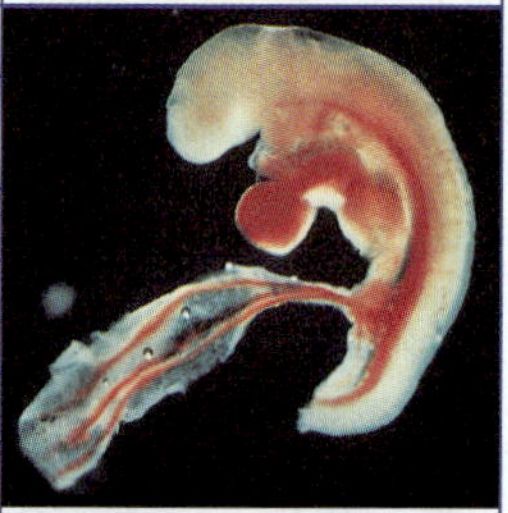<br>Blutzirkulation beginnt |
| | | 8 | Bildung von Chorda dors. u. Neuralrinne (Anlage des Nervensystems) | |
| | | 9 | Somitenbildung (Ursegmente) | |
| | | 10 | Neuralrohr faltet sich ab<br>Kreislauf funktionsfähig | |
| | 4. Woche<br>4 mm | 11 | Gehirnanlage vorhanden | |
| | | 12 | Arm- u. Beinknospen | |
| 5./6. Woche | 5. Woche<br>8 mm | 13 | Sinnesorgane (Auge, Ohr...) entstehen<br>primitive Mundhöhle | 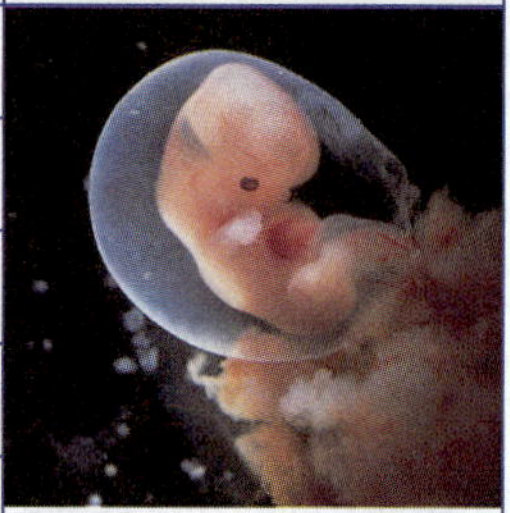<br>Hand- u. Gesichtsentwicklung |
| | | 14 | Handplatten<br>(Paddel) Gesichtswülste | |
| | | 15 | Hirnbläschen, Fußplatten, Gesichtsbildung | |
| | | 16 | Oberlippen- u. Gaumenbildung<br>Netzhautbildung | |
| | 6. Woche<br>13 mm | | | |
| 7./8.Woche | | 17 | Finger entstehen | 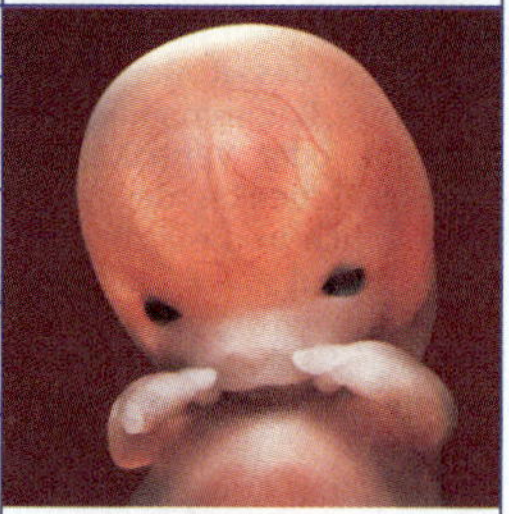<br>Finger entstanden |
| | | 18 | Augenlider, Zehen entstehen<br>Knochenbildung beginnt | |
| | 7. Woche<br>18 mm | 19 | Verlängerung u. Aufrichtung des Rumpfes | |
| | | 20 | Arme in Ellenbogen abgewinkelt, Finger getrennt | |
| | | 21 | Genitale erkennbar, aber nicht differenziert | |
| | 8. Woche<br>30 mm | 22 | Anlage aller wichtigen äußeren u. inneren Organe vorhanden<br>erste spontane elektrische Aktivität, muskuläre Reaktion auf äußere Reize | |

**Embryogenese:** Zeittafel der Entwicklungsschritte des menschlichen Keimes unter besonderer Berücksichtigung der Embryonalzeit (1.–8. Woche). [501]

bildung der Organanlagen (»Organogenese«; beim Menschen bis zum 16. Tag post conceptionem abgeschlossen); s. a. Tab.; ▶Embryopathie (dort Abb.). Die Umbildung (»Transformation«) zum Fetus umfasst das Verschwinden der 2.–4. Branchialspalten (Kiemenspalten), die Gesichtsentwicklung, die spontane Rückverlagerung des physiologischen Nabelbruchs; gleichzeitig beginnt die Plazentaabgrenzung. E embryogenesis.

**Em|bryo|ịd:** *Pathologie* ▶Teratoid. E embryoid.

**Embryo|kardịe:** **1)** das Verharren (»Persistenz«) des Herzens auf der embryonalen (bzw. fetalen) Entwicklungsstufe; hierbei besteht ein offenes ▶Foramen ovale (das sich meist im 4.–6. Lebensmonat, nicht selten aber erst Ende des 1. oder 2. Lj. schließt). E embryocardia, persistent fetal-type circulation. **2)** Pendel-, Ticktack-Rhythmus: gleich laute Herztöne mit gleichen Intervallen u. ohne erkennbare atmungsbedingte Schwankungen als Auskultationsphänomen bei Myokarditis, fortgeschrittener Herzdilatation, supraventrikulärer Tachykardie. E tic-tac rhythm.

**Embryo|logịe:** Lehre von der Entwicklung des Keimlings von der Befruchtung bis zur Geburt, i. e. S. auch die »Entwicklungsgeschichte« i. S. der Ontogenie (Ontogenese). E embryology.

**Em|bry|ọm:** das reife (echte) ▶Teratom. E embryoma.

**embryo|nạl(is):** zum Embryo gehörend, während der Embryogenese; *patho* unreif (z. B. **e. Adenosarkom der Niere** = Wilms-Tumor; s. a. ▶Carcinoma embryonale). E embryonal.

**Embryonạl|anlage:** die ▶Keimscheibe; beim Säuger u. Menschen der ▶Embryoblast. E embryonal anlage.

**Embryonạl|hüllen:** ▶Eihäute.

**Embryonạl|katarakt:** eine nur den ▶Embryonalkern betreffende angeborene Linsentrübung (▶Cataracta). E embryonal cataract.

**Embryonạl|kern (der Augenlinse):** das durch 2 reflektierende Zonen (»Diskontinuitätszonen«) abgegrenzte innerste Kerngebiet der Linse, dessen Bildung von der Embryonalzeit bis in die früheste Kindheit reicht. E embryonal nucleus of lens.

**Embryonạl|knoten:** s. u. ▶Embryoblast.

**Embryonạl|kreislauf:** s. u. ▶Dottersack-, ▶Allantoiskreislauf. E embryonic circulation.

**Embryonạl|mole:** *Gynäkologie* ▶Abortivei mit fehlgebildeter oder verkümmerter Embryonalanlage.

**Embryonạl|periode:** die Phase der ▶Embryogenese.

**Embryonenschutzgesetz,** Abk. ESchG: Gesetz vom 13. Dezember 1990, das den Ablauf der In-vitro-Fertilisation (▶Embryotransfer) sowie den Umgang und die Forschung mit den dabei erzeugten Embryonen regelt; im Besonderen befasst sich das ESchG mit **1)** der missbräuchlichen Anwendung von Fortpflanzungstechniken, **2)** der missbräuchlichen Verwendung menschlicher Embryonen, **3)** der heute möglichen Geschlechterauswahl (verboten), **4)** der eigenmächtigen Befruchtung, eigenmächtigen Embryoübertragung u. künstlichen Befruchtung mit Samenzellen eines verstorbenen Mannes, **5)** der künstlichen Veränderung menschlicher Keimbahnzellen, **6)** dem ▶Klonen (Kerntransfer), sowie 7) der Chimären- u. Hybridbildung. Nach dem ESchG sind das Forschen an Embryonen, Eingriffe in die Keimbahn sowie die Eizellspende (Leihmutter) grundsätzlich verboten; untersagt sind außerdem die Implantation von mehr als 3 befruchteten Eizellen bei der In-vitro-Fertilisation (Ausnahme: bestimmte Erbkrankheiten), das Klonen von Menschen sowie die Erzeugung von Chimären zwischen Mensch u. Tier.

**Embryo|pạthia:** ▶Embryopathie; z. B. die **E. diabẹtica** bei ▶Diabetes mellitus der Mutter (s. a. ▶Fetopathia diabetica) oder die **E. rubeọlica**, die ▶Rötelnembryopathie als typische ▶Virusembryopathie.

**Embryo|pathịe:** die Schädigung des Embryos während des 1. Trimenons bzw. deren krankhafte Auswirkungen als Folge einer Schädigung des mütterlichen Organismus. ***Ätiol.:*** Auslöser von Fehlbildungen sind »teratogene Noxen« (Infektion, körpereigene oder -fremde Giftstoffe [darunter Alkohol; ▶Alkoholembryopathie], physikalische Einwirkungen). Bedeutsam ist die Einwirkung solcher Noxen während der Organentwicklungsphase der ▶Embryogenese, d. h. in der schädigungsempfindlichen (»sensitiven«) Entwicklungsphase der Frucht (»teratogene Terminations-« bzw. »Determinationsphase«). Beim Menschen reicht diese Phase vom 18. bis 85. Tag nach der Befruchtung; s. a. ▶Fetopathia, ▶Kyematopathie. ***Formen:*** Die Fehlbildungen (u. U. eine Fehl-, Totgeburt) zeigen Abhängigkeit sowohl von der Art der Wirkung bzw. des schädigenden Faktors wie auch v. a. vom Zeitpunkt des Einwirkens, da die »kritische Phase« für die einzelnen Körperteile u. Organanla-



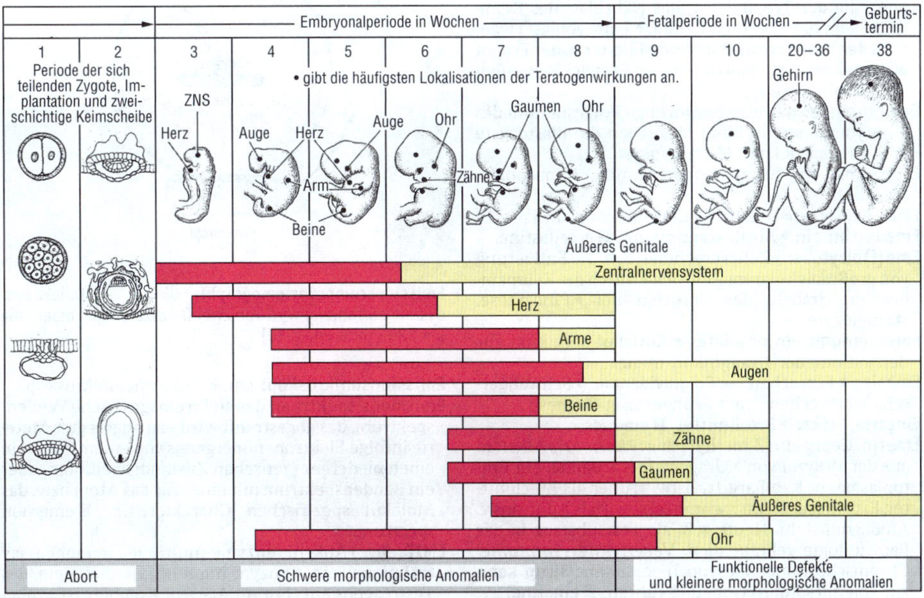


**Embryopathie:** Zeittafel der Organentwicklung bei Embryo u. Fetus mit den gegenüber Schädigungsreizen besonders empfindlichen Perioden u. möglichen Folgen. [501]

gen zeitlich verschieden liegt (s.a. Abb.). – s.a. ▸Strahlen-, ▸Thalidomid-, ▸Sauerstoffmangel-, ▸Virus-, ▸Röteln-Embryopathie). E embryopathy.

**Embryo|tomia, -tomie,** Dissectio fetus: *Geburtshilfe* Zerstückelung der Leibesfrucht in der Gebärmutter bei Geburtshindernis mit Lebensgefahr für die Mutter oder bei Fruchttod. ***Methoden:*** Basiotripsie, Dekapitation (**E. cervicalis**) oder i.e.S. die **E. thoracalis** (mit Wirbelsäulendurchtrennung im Brustbereich u. Exenteratio fetus). E embryotomy.

**embryo|toxisch:** den Embryo schädigend, zu ▸Embryopathie führend. E embryotoxic.

**Embryo|toxon:** hornhautnaher heller Trübungsring am Auge des Neugeborenen; oft gekoppelt mit blauen Skleren. Entsteht durch intrazelluläre Fettablagerungen. I.w.S. auch der Arcus lipoides juvenilis (u.a. als Begleiterscheinung bei Osteogenesis imperfecta) u. das RIEGER-Syndrom (**E. anterius** bzw. **posterius**). E embryotoxon.

**Embryo|transfer,** Abk. ET: Übertragung (Verbringen) des oder der nach extrakorporaler Befruchtung (= In-vitro-Fertilisation) in einem speziellen, für die »Brutpflege« geeigneten Medium für ca. 48–72 Std. inkubierten »Embryos« (frühembryonaler Zellverband bis Blastozyste) in die physiologisch zur Aufnahme des Eies (s.a. ▸Nidation) bereite bzw. hierfür künstlich (hormonal synchron) stimulierte Gebärmutterhöhle oder den Eileiter; u. zwar in die Gebärmutter oder den Eileiter der genetischen Mutter (= die Frau, der das Ei entnommen wurde) oder aber einer nichtgenetischen Mutter (die Eizelle entstammt einer der sterilen Frau gegenüber als Spenderin fungierenden Frau [»Eizellspende«]; oder es handelt sich um eine die Austragung des ▸Retortenbabys übernehmende »Leih-« oder »Mietmutter«). – Die benötigte Eizelle wird nach Anregung der Follikelreifung unter Ultraschallkontrolle mittels Punktionsnadel (durch Vakuumpumpensog) entnommen u. anschließend mit Sperma des Ehemannes oder Fremdsperma zusammengebracht (Frisch- oder tiefgekühltes Sperma). – Meist werden mehrere Eizellen gewonnen u. befruchtet (die nicht ad hoc zum Transfer gelangenden können konserviert werden). Die gesetzlichen Richtlinien sind im Embryonenschutzgesetz (ESchG) festgelegt. S.a. ▸Sterilität. E embryo transfer.

**Embryo|trophe:** die Nahrung (als Histio- u. Hämotrophe), die der Trophoblast, das Nährblatt des Keimlings, dem befruchteten Ei (s.a. ▸Embryoblast) während der Wanderung durch den Eileiter u. der Frucht während der ersten intrauterinen Entwicklung zuleitet. E embryotroph.

**Embryo|zyste:** das bläschenförmige Folgestadium des Embryonalknotens; beim Menschen die Blastozyste (s.u. ▸Embryoblast). E embryocyst.

**EMC,** Abk. für **E**ncephalo**m**yo**c**arditis: ▸Enzephalomyokarditis.

**EMD:** *Pharmazie* Abk. für ▸Einzel**m**aximal**d**osis.

**Emedastin:** ein ▸Antihistaminikum. E emedastine.

**Eme(i)o|zytose:** »Zellerbrechen«; d.h. die Entleerung von großmolekularem Zellinhalt durch die Zellmembran in Umkehr des Vorgangs der ▸Pinozytose. E emeiocytosis.

**Emepronium:** ein obsoletes ▸Anticholinergikum zur Behandlung der Dranginkontinenz.

**Emesis:** ▸Erbrechen. – **E. gravidarum:** ▸Schwangerschaftserbrechen; s.a. ▸Frühgestose. E emesis.

**Emetica, -tika:** ▸Brechmittel. E emetics.

**Emetin,** Cephaelin-3-methyläther: *Pharmazie* Alkaloid aus der Wurzel von ▸Uragoga ipecacuanha; ein Protoplasma- u. Kapillargift. ***Anw.*** früher als Brechmittel, Expektorans, Amöbenmittel sowie als Adjuvans v. Amöbenmitteln. Heute z.B. als Testsubstanz in der Parasitologie gebräuchlich. ***Vergiftungssymptome:*** Chronische Einnahme von Ipecacuanha-Sirup kann zur **Emetin(kardio)myopathie** führen. E emetine.

**EMG:** **1)** Abk. für ▸Elektro**m**yo**g**raphie, -gramm. E EMG. **2)** Abk. für **E**xomphalos-**M**akroglossie-**G**igantismus: Leittriade des ▸WIEDEMANN-BECKWITH-Syndroms.

**E|mi|gra|ti|on:** »Auswanderung«; z.B. von Blutzellen durch die Gefäßwand (▸Diapedese) bzw. *gyn* als ▸Überwanderung. E emigration.

**Emi|nen|tia:** *Anatomie* Erhöhung, Vorsprung, Wulst. E eminence. – **E. ilio|pubica:** Knochenerhebung an der Nahtstelle des oberen Schambeinastes mit dem Darmbein. E iliopubic e. – **E. inter|condylaris:** Vorsprung auf der Gelenkfläche des Plateaus des Schienbeinkopfes zwischen den beiden Kondylen. E intercondylar e.

**E|mis|sa|ri|um:** *Anatomie* den Schädelknochen durchbrechender Gefäßkanal. E emissarium.

**E|missio** *(latein.):* Entleerung (z.B. von Harn, Sekret), Ausfluss. S.a. ▸Emission. E emission. – **E. nocturna:** ▸Pollution. E nocturnal e. – **E. seminis:** ▸Ejaculatio. E seminal e.

**Emission:** **1)** *Hygiene* Abgabe fester, flüssiger u. gasförm. Stoffe in die freie Luft (z.B. als Schwebstoffe über Industrieanlagen, Abgase von Verkehrsmitteln, Asphalt- u. Teerstaub). S.a. ▸Immission. E emission. **2)** *Physik* Aussendung elektromagnetischer Wellen oder von Elementarteilchen. **3)** S.a. ▸Emissio.

**Emissions|analyse:** ▸Spektralanalyse. E emission analysis.

**Emissions|computer|tomo|graphie,** Abk. ECT: ein Schichtaufnahmeverfahren (Tomographie) in der ▸Szintigraphie. Die Aktivitätsverteilung in transaxialer Schicht des untersuchten Organs wird durch schrittweises Erfassen der austretenden Strahlung ermittelt. Dazu dienen zwei rotierende ▸Szintillationskameras (s. Abb.), deren registrierte Signale anschließend in einem elektronischen Datenverarbeitungsgerät zu einem Gesamtbild zusammengesetzt werden. Erfolgt unter Anw. von Gamma- oder Positronenstrahlern als ▸Single-Photon-Emissionscomputertomographie (SPECT) bzw. ▸Positronen-Emissions-Tomographie (PET). E emission computer-assisted tomography, ECAT.

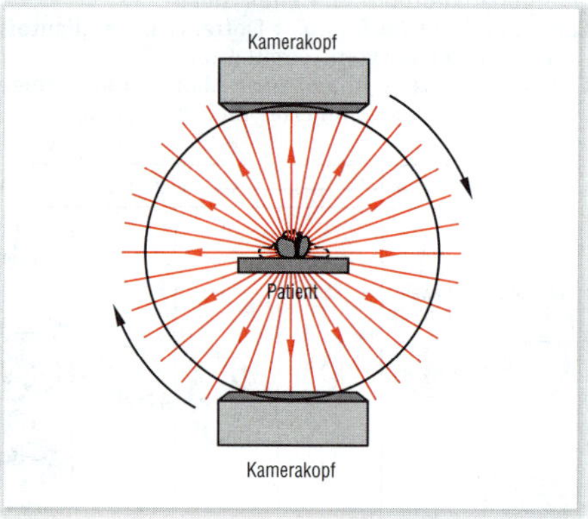


**Emissionscomputertomographie:** Die aus dem Objekt austretende Strahlung wird von zwei Detektoren gemessen, die um 180° rotieren. [210]

**Emissions|mikroskop:** s.u. ▸Elektronenmikroskop.

**Emissions|spektrum:** das elektromagnetische Wellenspektrum, das abgestrahlt wird von angeregter Materie infolge Elektronenübergangs von einem höher- in einen niederenergetischen Zustand; ein Linien- oder ein Bandenspektrum mit einer für das Atom bzw. das Molekül spezifischen Charakteristik. E emission spectrum.

**EMIT** *(engl.)* Abk. für **e**nzyme-**m**ultiplied **i**mmunoassay **t**echnique: ein ▸Enzym-Immunoassay, in dem das Testreagens ein (Enzym-AG-)AK-Komplex ist, wobei das Enzym durch die AK-Bindung inaktiviert ist. Das AG als die zu messende Substanz des Untersuchungsgutes verdrängt entsprechend seiner Konzentration einen Teil des gebundenen Enzym-AG vom AK, wobei das Enzym aktiviert u. somit messbar wird. Die Enzymaktivität ist dabei proportional der AG-Konzentration der Probe. Eine Trennung von löslicher u. AG-gebundener Phase ist nicht notwendig.

**EMK: 1)** *Physik* Abk. für **e**lektro**m**otorische **K**raft. **2)** Abk. für **E**rythema-**m**igrans-**K**rankheit.

**Emmert** (1) CARL E., Chirurg, Bern; 2) EMIL E., 1844–1911, Augenarzt, Bern). – **E.-Nagel|plastik** (CARL E.): (1884) Korrektur des eingewachsenen Nagels durch paramediane Keilresektion einschließlich des Nagelwalls u. der Nagelmatrix. – **E.-Phänomen** (EMIL E.): die proportional zum scheinbaren Objektabstand wechselnde Wahrnehmungsgröße des Nachbildes.

**Emmet** (THOMAS A. E., 1828–1919, Frauenarzt, New York). – **E.-Operation:** plastische Korrektur eines ▸EMMET-Risses durch keilförmige Anfrischung der – vernarbten – Wundränder u. Schleimhautmobilisierung in den Wundwinkel. **E** Emmet's trachelorrhaphy. – **E.-Riss:** durch Überdehnung bedingter, geburtstraumatischer Riss des Muttermundes u. der Portio, der oft bis in das Scheidengewölbe reicht. Meist mit nachfolgendem Zervikalektropium, Fluor, Narbenbeschwerden, spastischen Reizzuständen, Menstruationsstörungen, erschwerter ▸Konzeption.

**Emme|tropie,** Abk. E: die »Normalsichtigkeit«; der Brechungszustand des Auges, bei dem sich parallel einfallende Lichtstrahlen beim Blick in die Ferne in der Netzhautebene vereinigen. Als exakte E. selten; gröbere Abweichungen als ▸Ametropie. **E** emmetropia.

**Em|mon|sia, Emmonsiella:** zwei Pilzarten (E. crescens u. E. parva), die gelegentlich zu Befall der Atemwege führen (Adiaspiromykose, z. B. Lungen-A.).

**Emodine:** *Pharmazie* Hydroxyanthrachinon-Derivate; Aglykone von Glykosiden, die als ▸Anthrachinone vorkommen, z. B. in Rhamnus-, Rheum-Arten, Sennes-Blättern (Folia sennae), Cortex Frangulae. ***Wirkst.:*** z. B. Aloe- u. Frangula-Emodin, Rhein, Chrysophansäure; sind z. B. in sog. natürlichen Laxanzienkombinationen enthalten. Die Anthrachinon-Glykoside werden im Darm zu E. gespalten, diese dann zu den eigentlich laxierend wirksamen Anthranolen bzw. Anthronen reduziert. **E** emodins.

**E|mol|li|en|tia:** *Pharmazie* Mittel, die die Haut erweichen u. geschmeidig machen, z. B. Seife, Fett, Glycerin. **E** malagmas, emollients.

**E.M.O.-Syndrom:** ein Symptomenkomplex mit **E**xophthalmus, umschriebenem prätibialem **M**yxödem u. **O**steoarthropathia hypertrophicans bei Immunthyreopathien (s. u. ▸Hyperthyreose).

**E|mo|ti|on:** (starke) Gemütsbewegung mit enger Verbindung zu unbewussten Inhalten, Instinktreaktionen u. vegetativen Regulationen. **E** emotion.

**emotional, emotionell:** gefühlsbetont, mit Emotionen zusammenhängend, Emotionen betreffend.

**Emotions|psychose: 1)** affektive Psychose: psych. Störung i. S. der zykloiden ▸Psychose. **E** affective psychosis. **2)** eine in Zusammenhang mit einer Gemütserschütterung ausbrechende Psychose mit paranoiden u. katatonen Erscheinungen; meist rasch verlaufend u. mit guter Rückbildungstendenz.

**Emotions|stupor,** Emotionslähmung, Affektschock, Affektstupor: Zustand des – meist vorübergehenden – Versagens (»Erstarrung«) aller psychischen (als ▸»Blackout«), gelegentl. auch motorischen Fähigkeiten, wie er bei affektiv Störbaren nach heftiger u. plötzl. seelischer Erschütterung eintritt, z. B. im Zusammenhang mit einer lebensbedrohenden Katastrophe. Nach Ende der Gefahr kommt es evtl. zu einem Dämmerzustand mit Amnesie oder einem anhaltenden Depersonalisationssyndrom. – Ferner kann der E. Begleitsymptom vieler psychischer Erkrankungen sein. **E** emotional stupor.

**Em|pa|thie:** Eindrucksempfänglichkeit, einfühlendes Verständnis. **E** empathy.

**Em|peri|polesis:** Fähigkeit der Lymphozyten, andere Zellen zu durchwandern und zu umwandern. **E** emperipolesis.

**Empfängnis:** *Biologie* ▸Konzeption. **E** conception.

**Empfängnis|hügel,** Conus attractionis: die zapfenförm. Vorwölbung des Eiplasmas, die dem Spermium amöboid entgegenwächst. **E** fertilization cone.

**Empfängnis|verhütung:** Kontrazeption, ▸Konzeptionsverhütung. **E** contraception.

**Empfängnis|zeit, gesetzliche:** gemäß §§ 1592 u. 1717 BGB die Zeit vom 181. bis zum 302. Tag vor der Geburt des Kindes. Wichtig für Nachweis oder Ausschluss einer Vaterschaft.

**Empfindlichkeit: 1)** *Physiologie* ▸Sensibilität. **2)** *Radiologie* ▸Strahlensensibilität. **E** sensibility, sensitivity, esthesia. **3)** die Einstellung eines Verstärkers, mit dem bioelektrische Signale registriert werden in Bezug auf die Höhe der dargestellten Potentialamplituden.

**Empfindlichkeits|asthma:** Bronchialasthma, bei dem sich infolge Herabsetzung der Toleranzschwelle für unspezifische Reize ein »bronchiales Reizsyndrom« entwickelt, so dass sonst unterschwellige Reize wie z. B. atmosphärische Einflüsse, Kaltluft, Tabakrauch etc. asthmatische Atemerschwernis auslösen. **E** sensibility asthma.

**Empfindung:** *Physiologie* in der Wahrnehmungslehre Bezeichnung für jeden durch Reizeinwirkung auf ein Sinnesorgan bedingten seelischen Elementarvorgang, der – gemäß der Assoziationspsychologie – zur »Wahrnehmung« wird (s. a. ▸Apperzeption). – Von der Gestaltpsychologie verdrängt zugunsten des Begriffs ▸Wahrnehmung, die als räumlich u. zeitlich organisierte Abbildung der Außenwelt in der phänomenalen Welt des Subjekts definiert wird und das Umfeld, Nachwirkungen früherer Reize u. die subjektive Einstellung berücksichtigt. **E** feeling, sensation.

**Empfindungs|dissoziation:** dissoziierte ▸Empfindungsstörung; z. B. bei Querschnittssyndrom. **E** dissociation of sensation.

**Empfindungs|losigkeit:** ▸Anästhesie, ▸Analgesie.

**Empfindungs|modalität,** Sinnesmodalität: *Physiologie* die Gesamtheit der von einem gegebenen Sinnesorgan vermittelten – untereinander nicht vergleichbaren – Empfindungen (= Gesamtheit der ▸Sinnesqualitäten); s. a. ▸Submodalität. **E** sensory modality.

**Empfindungs|schwelle:** *Physiologie* die geringste Stärke eines adäquaten Sinnesreizes, die ausreicht, eine bewusste Empfindung auszulösen. **E** threshold of sensation.

**Empfindungs|störung:** Abschwächung bis Ausfall einer Sinnesempfindung (s. a. ▸Empfindung); i. e. S. die ▸Hypästhesie bis ▸Anästhesie als Krankheitssymptom. – **E., dissoziierte,** Empfindungsdissoziation: E. mit beeinträchtigter Schmerz- u./oder Temperaturempfindung bei erhaltener Berührungs- u. Tiefensensibilität infolge Schädigung des Vorderseitenstrangs oder der Kreuzung der spinothalamischen Bahn in Nähe des Zentralkanals (z. B. bei BROWN-SÉQUARD-Lähmung, Syringomyelie, Hämatomyelie, kanalnahem Rückenmarkstumor). **E** sensation deficit, dissociated sensation.

**Em|phraxis:** Verstopfung, z. B. von Gefäßen, Hautporen. **E** emphraxis.

**Em|phy|sem, Em|phy|se|ma:** das übermäßige oder ungewöhnliche Vorkommen von Luft (Gas) in Körpergeweben, -organen oder -höhlen, entweder als Folge einer krankhaften Verbindung mit natürlich gas- oder lufthaltigen Organen (z. B. nach Verletzung, Perforation, Operation) oder durch künstliches gezieltes Einbringen von Luft (Insufflation; z. B. Pneumo-, Pneumoretroperitoneum) oder durch bakterielle Gasbildung (z. B. als E. malignum); i. e. S. der vermehrte Luftgehalt der Lungen (▸Lungenemphysem). **E** emphysema. – **E. aquo|sum:** die ▸Ertrinkungslunge. – **E. bronchiol(o)ectaticum (Loeschke):** im Kleinkindesalter (z. B. bei spastischer Bronchitis,

Bronchiolitis, Keuchhusten) vorkommendes Lungenemphysem mit maximaler Erweiterung der ▸Bronchioli respiratorii sowie der Ductus u. Sacculi alveolares. – **E. bullosum:** s.u. ▸Lungenemphysem. E bullous e. – **E. cutis:** ▸Hautemphysem. E cutaneous e. – **E. hepatis:** Schaumleber (s.u. ▸Schaumorgan). – **E. intes|tini:** ▸Darmemphysem. E intestinal e. – **E., lobäres:** kongenitale Fehlbildung eines Lappen- = Lobärbronchus mit Ventilmechanismus mit der Folge einer grotesken, lebensgefährlichen, einseit. Überblähung des dazugehörigen Lungenabschnitts (= Lappens). Lebensrettende ***Ther.***: operative Entfernung des betroffenen Lungenabschnitts. – **E. malignum:** ▸Gasödem. – **E. mediastinale:** ▸Mediastinalemphysem; s.a. ▸Air-Block-Syndrom. E mediastinal e. – **E. pulmonum:** ▸Lungenemphysem; s.a. ▸Volumen pulmonum auctum, ▸Altersemphysem, ▸Airtrapping. E pulmonary e. – **E. subcutaneum:** ▸Hautemphysem. E subcutaneous e.

**Emphysem|bronchitis:** eine chronisch-rezidivierende ▸Bronchitis (u./oder Bronchiolitis) auf dem Boden einer chronischen bronchial-obstruktiven Bronchopneumopathie mit ▸Lungenemphysem; meist mit bronchospastischer Komponente u. mit Neigung zu Bronchiektasie.

**Emphysem|enzephalo|pathie:** hirnorganisches Syndrom durch Sauerstoffnot (Hypoxämie) infolge chronischen Lungenemphysems; charakterisiert durch Bewusstseinstrübung (als Somnolenz), Gedächtnislücken, Erregung, ▸Hirndruck, evtl. auch Koma. E cor pulmonale encephalopathy.

**Emphysem|herz:** das im Röntgenbild schmale, lang gestreckte »Steilherz« bei Zwerchfelltiefstand durch ▸Lungenemphysem; s.a. ▸Cor pulmonale. E pulmonary heart disease, emphysema heart.

**Emphysem|thorax:** der erweiterte, starre, in Einatmungsstellung fixierte Brustkorb als – nicht obligate – Folge der Änderung der Atemmechanik bei chronischem Lungenemphysem; die inspiratorische Hebung der Rippen erfolgt bis zur Horizontalen (unter Vergrößerung des epigastrischen Winkels), die Zwischenrippenräume sind verbreitert, die Rückenkrümmung verstärkt, der Hals erscheint verkürzt. Als Extremform der ▸Fassthorax. E emphysematous thorax, barrel chest.

**Em|pi|rie:** auf Erfahrung beruhende Erkenntnis. E empiricism.

**empirisch:** auf Erfahrung (früheren Wahrnehmungen, ▸Empfindung, systematischer Beobachtung, Messung, Experiment) beruhend. E empiric(al).

**Em|plastrum,** Abk. Empl.: das »Pflaster« als Arzneizubereitung zur äußerlichen Anw. Das sind – v.a. kommerziell hergestellte – Zubereitungen, bestehend aus auf textiles Material oder auf Folien aus Weichplastik aufgestrichenen Klebemassen; Letztere bestehen aus Kautschuk/Harz (= Collemplastrum; Klebekraft ist temperaturabhängig; Haltbarkeit gering; lichtempfindlich, hautreizend, nicht sterilisierbar) oder Polyacrylat (thermostabil, haltbar, lichtbeständig, reizarm, wasserfest, sterilisierbar). Unterschieden werden **1)** Heftpflaster (zur Fixierung von Verbänden, Befestigung medizinischer Instrumente auf der Haut oder – in Verbindung mit Mullkompressen – als Wundschnellverbände), **2)** medikamentöse Pflaster (enthalten zusätzlich Arzneistoffe; gehören daher nach dem Arzneimittelgesetz nicht zu den Verbandstoffen, sondern zu den fiktiven Arzneimitteln; z.B. als Rheumapflaster, Hühneraugenpflaster, Zugpflaster), **3)** Spezialpflaster (Okklusivpflaster, Testpflaster, Wundnahtpflaster, Sprühpflaster sowie als Grundlage für transdermale therapeutische Systeme [TTS]). E plaster. – **E. ad|hae|si|vum:** Heftpflaster. E adhesive p. – **Emplastra extensa:** bereits ausgestrichen (z.B. auf Leinen) zur Verfügung stehende Pflastermassen.

**Em|pro|stho|tonus,** Episthotonus: *Neurologie* Spannungszustand des Körpers in nach vorn gebeugter Haltung; s.a. ▸Opisthotonus. E emprosthotonus.

**Empyem(a):** Eiteransammlung in einer natürlich vorgebildeten Körperhöhle oder einem Hohlorgan (s.a. ▸Abszess) infolge metastatischer bakterieller Entzündung der Auskleidung (Wandserosa bzw. -mukosa) oder nach Übergreifen (Perforation, Durchwanderung) eines eitrigen Prozesses aus der Nachbarschaft bzw. durch direkte Keimeinschleppung nach Verletzung (»posttraumatisch«). Typisch z.B. als Pleura-, Herzbeutel-, Bauchhöhlen-, Gelenk-, Nasennebenhöhlen-, Wurmfortsatz-, Gallenblasen-, Gelenkempyem (auch als eitr. Pleuritis, Perikarditis etc. bezeichnet; s.a. ▸Pyozephalus, ▸Pyosalpinx, ▸Pyometra etc.). E empyema. – **E. ichor|rhosum:** E. mit jauchigem Exsudat nach Mischinfektion durch Fäulniserreger (v.a. Clostridien, Veillonellen, Coli-Bakterien, anaerobe Staphylokokken). E ichorous e. – **E. interlobare:** ▸Interlobärempyem. E interlobar e. – **E. necessitatis:** allmählich durch einen Zwischenrippenraum nach außen durchbrechendes Pleuraempyem (v.a. als unter Druck stehendes Totalempyem), angekündigt durch phlegmonöse Rötung, Vorwölbung u. Ödem der Thoraxwand. Perforation erfolgt meist nahe dem Brustbein unter Bildung verzweigter Fistelgänge (nie an der tiefsten Stelle, deshalb keine Spontanheilung).

**Empyem|resthöhle:** ein Pleuraempyem mit oder ohne Fistel, dessen starre Pleuraschwarten eine Spontanheilung nicht mehr zulassen bzw. das trotz Punktions- oder Drainagebehandlung bzw. Rippenresektion nicht zur Ausheilung kam. E empyemic residual cavity.

**Empy|omphalus:** *Pädiatrie* eitrige Nabelwundeninfektion des Neugeborenen, z.B. bei Arteriitis u. Periarteriitis bzw. Thrombophlebitis u. Periphlebitis umbilicalis; i.e.S. die Blennorrhoea umbilici.

**EMT:** *Biochemie* Abk. für ▸elektrophoretischer Mobilitätstest.

**Emulgatoren,** Emulgenzien: *Chemie* Hilfsstoffe zur Stabilisierung von ▸Emulsionen. Molekular lösliche Stoffe als lio-bipolare Moleküle, die – in geringer Menge der wässrigen oder öligen Phase (von Emulsionen) zugesetzt – in der Grenzfläche phasenorientiert angereichert werden, die Zerteilung der inneren Phase durch Herabsetzen der Grenzflächenspannung erleichtern u. die Zerteilungsbeständigkeit der Emulsion erhöhen. Unterschieden als **anionen|aktive E.** (z.B. Natriumpalmitat, Triäthanolaminoleat, Natriumdodecylsulfonat, Natriumcholat), **kationenaktive E.** (z.B. Benzalkoniumbromid, Cetylpyridiniumchlorid), **amphotere E.** (z.B. Lecithin), **nicht|ionogene E.** (z.B. Cetylalkohol, Glycerinmonostearat, Sorbitantrioleat, Polyäthylenglycolstearat). E emulsifiers.

**Emulgator|krankheit:** *Dermatologie* ▸Bläschenkrankheit.

**Emulgieren:** Emulsionsbildung, s.u. ▸Emulsion. E emulsifying.

**E|mul|sio, Emulsion,** Abk. Emuls.: *Chemie* disperses System aus zwei nicht oder nur begrenzt ineinander löslichen Flüssigkeiten, wobei die eine Flüssigkeit als »disperse Phase« (= »innere Phase« = »Emulgendum«) sehr fein u. gleichmäßig in der anderen, dem »Emulsionsmittel« (= »Dispergens« = »äußere« oder »homogene Phase«), verteilt ist. Je nach Bildungs- bzw. Herstellungsart (Dispersions-, Kondensationsmethoden) u. Emulgator entstehen Öl-in-Wasser-E. (»O/W-E.«, z.B. Milch) oder Wasser-in-Öl-E. (»W/O-E.«, z.B. Butter). – Die Emulsionsbildung ist das Prinzip der physiologischen Fettverdauung (Emulsionsbildung erfolgt durch Gallensäuren, aus Lipiden, Lipoiden, Letztere werden dadurch für Enzyme angreifbar u. im wässr. Darmmilieu löslich u. resorbierbar). – Wegen hervorragender Transporteigenschaften sind Emulsionen auch von Bedeutung als Linimente, Cremes, Salben etc. – Das »Brechen« der E. erfolgt durch a) Verdampfen einer Phase, b) elektrische Entladung, c) Aufhebung der stabilisierenden Wirkung des Emulgators durch Adsorption oder durch Demulgatoren (»**Emulsions|brecher**«; ändern Ladungszustand u. Grenzflächenspannung der emulgierten Teilchen). E emulsion.

**Emulsions|kol|lo|id, Emulso|id:** *Chemie* ▶Emulsion, deren dispergierte Teilchen die Größe von Kolloiden aufweisen (⌀ $10^{-4}$–$10^{-7}$ cm). S.a. ▶Dispersionskolloide. E emulsion colloid, emulsoid.

**Emulsionsstabilisator:** s.u. ▶Emulgatoren.

**-en:** *Chemie* Wortteil mit Bedeutung »Doppelbindung«.

**ENA** *(engl.)* Abk. für extractable nuclear antigens: extrahierbare Kernantigene.

**Enalapril:** ein ▶ACE-Inhibitor. ***Anw.*** als Antihypertensivum; senkt den peripheren Widerstand über die Hemmung des Angiotensin-Converting-Enzyms.

**Enalaprilat:** ein ▶ACE-Inhibitor zur parenteralen Anw. E enalaprilat.

**En|amelom:** eine bis linsengroße geschwulstartige »Schmelzperle« (▶Zahnschmelz) am Zahnhals oder an der Zahnwurzelteilungsstelle; ohne klin. Bedeutung. E enameloma.

**En|ame|lum:** der ▶Zahnschmelz (= Substantia adamantina); s.a. ▶Adamant..., ▶Amelo... E enamel.

**En|anthem:** Schleimhautausschlag als flächenhafte oder fleckige ▶Effloreszenz im Mund- u. Rachenbereich. Kommt zusätzlich zum typischen Exanthem im Verlauf bestimmter Infektionskrankheiten vor, z.B. bei Scharlach, Masern, Röteln, kann aber auch bei ▶Toxikodermie auftreten. E enanthema.

**En|an|tio|me|rie:** s.u. ▶Isomerie. E enantiomerism.

**En|ar|thron, Enarthrum:** freier ▶Gelenkkörper.

**En-bloc-Resektion:** *Chirurgie* in einem einzigen Operationsgang (»einzeitig«) erfolgende Entfernung eines bösartigen – evtl. bereits mehrere Organe umfassenden – Tumors »in einem Stück«. E en bloc resection.

**Encasing** *(engl. to encase = umhüllen):* Allergen-(Milben-)undurchlässiger Zwischenbezug für Matratzen; Anwendung bei ▶Hausstaubmilbenallergie.

**En|cau|ma:** Brandwunde; ferner das ▶Ulcus corneae.

**Encephal...:** Wortteil »Gehirn« (▶Encephalon); s.a. ▶Enzephal...

**En|ce|pha|li|tis,** Enzephalitis, Gehirnentzündung: akute, chronische oder latente Entzündung von Hirngewebe. Es handelt sich um ein weniger einheitliches Krankheitsbild als das einer Meningitis, häufig auch Mitbefall der Hirnhäute (Meningoenzephalitis) und/oder des Rückenmarks (Enzephalomyelitis), evtl. auch der Spinalnervenwurzeln (Enzephalomyeloradikulitis). ***Ätiol.:*** Viren: z.B. bei Herpes simplex, Zytomegalie, Varizellen, Masern, Lassa-Fieber, AIDS; Bakterien: bei Milzbrand, Typhus, Ruhr, Listeriose, Gasödem, Syphilis, seltener Borreliose, durch Rickettsien z.B. bei Fleckfieber, TSUTSUGAMUSHI-Fieber, WOLHYN-Fieber, Kuhfieber, durch Chlamydien v.a. bei Ornithose; Parasiten: z.B. bei Trichinose, Schlafkrankheit, CHAGAS-Krankheit, Malaria, Toxoplasmose; parainfektiöse Begleitmeningitis: bei infektiös-toxischen Ursachen bzw. allergischen Reaktionen (anaphylaktischer Schock, bei Nahrungs- oder Arzneimittelallergien oder immunologischen Prozessen). ***Klinik:*** psychische Veränderungen, Bewusstseinseintrübung, Fieber, neurologische Herdsymptome je nach Ort der Entzündung. S.a. ▶Polio-, ▶Leuko- u. ▶Panenzephalitis. E encephalitis. – **E. epidemica,** E. lethargica: ▶ECONOMO-Krankheit. – **E. equina:** ▶Encephalomyelitis equina. – **E. japonica:** v.a. in Japan (1924), Malaysia u. Indien vorkommende Virusenzephalitis durch ein ARBO-Virus B (▶Japan-Enzephalitis-Virus). Tritt auch in China, Indien, Kambodscha, Laos, Vietnam auf; identisch mit russischer Herbstenzephalitis. Typisch verlaufend mit Somnolenz, epileptischen Krisen, akuten Psychosen; verläuft bei älteren Erwachsenen in bis zu 80% tödlich. E Japanese B e. – **E. le|thar|gi|ca:** ▶ECONOMO-Krankheit. – **E. ma|li|gna sub|acuta,** subakute sklerosierende Panenzephalitis, Abk. SSPE, BOGAERT-Leukoenzephalitis, subacute sclerosing panencephalitis: eine E. (bevorzugt bei Knaben) mit schleichendem Beginn u. 3-phasigem Verlauf (Apathie u. Demenz, dann Muskelzuckungen, als Myoklonien u. epileptische Anfälle, schließlich Persönlichkeitszerfall u. Enthirnungsstarre). Histologisch werden subkortikale Entmarkung, Gliaknötchen u. -wucherungen sowie typische Einschlusskörperchen gefunden. – Wird auch hervorgerufen durch das Masernvirus. – **E. metas|tatica:** E. durch hämatogen-embolische Keimverschleppung. Disseminiert multipel, gelegentlich solitär (▶Hirnabszess) bei Sepsis bzw. Pyämie (Erreger Staphylokokken, Streptokokken, Coli-, Proteus-, Pyozyaneusbakterien, Influenzabakterien). E metastatic-embolic e. – **E., para|neo|plastische:** paraneoplastische Erkrankung des ZNS, v.a. des limbischen Systems (**limbische E.**) bzw. des Mesencephalons, des Pons u. der Medulla oblongata (**Hirnstamm-E.**). Erstere mit psychischen Symptomen, Letztere v.a. mit Hemiparesen; bei beiden evtl. auch zerebellare Ataxie, Polyneuropathien, Pyramidenzeichen, Depressionszustände paranoid-halluzinatorischer Art. – **E. post|vaccinalis:** ▶Impfenzephalitis. – **E. purulenta:** eitrige E., meist als ▶E. metastatica durch embolische Verschleppung von Eitererregern oder umschrieben als ▶Hirnabszess. E purulent e., suppurative e. – **E., retikulo|histio|zytäre granulomatöse,** primäre Retikuloendotheliose des Gehirns: seltene, meist im 5. u. 6. Ljz. nach chronischen Infektionskrankheiten auftretende E. Vorkommen z.B. bei Listeriose, Brucellose, Tuberkulose, Pilzinfektion, Schlafkrankheit. ***Klinik:*** verläuft evtl. in Schüben, zeigt eine vielfältige neurologische u. psychische Symptomatik (Hirnstamm-, Zwischenhirn-, Stammganglien-, Balkensymptome). – **E., Russische:** s.u. ▶Frühjahr-Sommer-Enzephalitis. E Russian spring-summer e., Russian tick-borne e. – **E. toxo|plasmatica:** E. bei ▶Toxoplasmose. E toxoplasma e.

**Encephalito|zoon:** toxoplasmaähnliche Parasiten, die v.a. im Gehirn von Säugetieren Zysten bilden; teils zur Familie Toxoplasmidae, teils zu den Nosematidae [Microsporidia] gerechnet. Pathogenität für Menschen ist nicht gesichert.

**En|ce|pha|lo...:** Wortteil »Gehirn«; s.a. ▶Enzephal...

**Encephalo|enteritis acuta:** ältere Bez. für ein von der herkömmlichen ▶Säuglingsintoxikation abzugrenzendes, scheinbar enzephalitisches Krankheitsbild mit neurologischen Ausfällen, Krämpfen, tagelanger Bewusstlosigkeit; vermutlich als Folge von Hirnödem oder nicht erkennbarer Sinusthrombose mit resultierenden Hirnnekrosen. E acute encephaloenteritis.

**En|cephalo|malacia,** Enzephalomalazie: die – meist herdförmige – Hirnerweichung infolge ▶Hirnembolie, arterieller Thrombose oder chronischen Sauerstoffmangels (▶Hirnischämie, s.a. ▶Hirninfarkt); der vollständige oder teilweise Gewebsuntergang führt zu entsprechenden ▶Herdsymptomen; später treten Abbauvorgänge mit Narbenbildung ein. E encephalomalacia. – **E. alba:** die weiße oder »molkige« E., d.h. ohne Blutaustritt in das Gewebe. S.a. ▶lakunäres Syndrom. E white e. – **E. rubra:** rote oder hämorrhagische E., d.h. mit Blutaustritt in das Hirngewebe. E red e. – **E. subcorticalis chronica (arteriosclerotica):** die ▶BINSWANGER-Demenz. E Binswanger's vascular subcortical e.

**En|cephalo|meningitis:** ▶Meningoenzephalitis, s.a. ▶Encephalitis. E meningoencephalitis.

**En|cephalo|mye|li|tis,** Enzephalomyelitis: Entzündung des Gehirns u. Rückenmarks (s.u. ▶Encephalitis, ▶Myelitis); meist als Infektion, v.a. durch Viren (z.B. Tollwut, s.a. ▶Lyssa), wahrscheinlich aber auch toxisch-allergisch. E encephalomyelitis. – **E. der Kinder:** ▶BROWN-SYMMERS-Krankheit. E e. of childhood. – **E. equina,** Encephalitis equina: die in Nord- u. Südamerika epidemisch auftretende amerikanische »Pferdeenzephalitis« durch ARBO-Viren A (als Alphaviren der Familie Togaviridae das Eastern-, Western-, Venezuelan-equine-encephalitis- =

EEE-, WEE- bzw. VEE-Virus; das Reservoir sind Vögel; die Übertragung erfolgt durch Blut saugende Insekten). Infektion des Menschen kommt selten vor, gelegentlich auch epidemisch, u. ist mit hoher Sterblichkeit belastet; der Krankheitsbeginn ist unspezifisch (Fieber, Schwindel, Erbrechen, Kopfschmerz). E equine e. – **E. disseminata:** ▸multiple Sklerose. E disseminated e. – **E. periaxialis concentrica:** ▸BALÓ-Krankheit. – **E. periaxialis scleroticans:** ▸multiple Sklerose. – **E. postvaccinalis:** ▸Impfenzephalomyelitis. E postvaccinal e.

**Encephalo|myo|carditis:** ▸Enzephalomyokarditis.

**En|ce|pha|lon,** Enzephalon: das ▸Gehirn.

**Encephalo|pathia, Enzephalopathie:** krankhafte, nichtentzündliche Hirnveränderung unterschiedlicher Ätiologie u. Klassifikation; der Begriff wird auch für erregerbedingte Hirnveränderungen benutzt. Endogen-exogene Faktoren mit recht variabler neurologischer u./oder psychischer Symptomatik. E encephalopathy. – **E. diabetica:** verbreitete degenerative Hirnveränderungen bei Diabetes mellitus. E diabetic e. – **E. hepatica:** wahrscheinlich durch Ammoniak-Mercaptane oder falsche Transmitter bedingte E. ***Klinik:*** Lethargie, Verwirrtheit, flapping tremor, extrapyramidale Bewegungsstörungen, Amnesie, Stupor, schließlich Koma; s.a. ▸hepatozerebrales Syndrom. E hepatic e. – **E. hyper|tensiva:** ▸Hypertensionsenzephalopathie. E hypertensive e. – **E., metabolische:** E. durch Stoffwechselstörung, z.B. bei Enzymopathien, endokrinen Störungen, Niereninsuffizienz, Lebererkrankungen, Störungen des Wasser-Elektrolyt- oder Säure-Basen-Haushalts. E metabolic e. – **E., myo|klonische infantile:** ▸KINSBOURNE-Syndrom. – **E. post|icterica infantum:** ▸Kernikterus (= Bilirubinenzephalopathie). E posticteric infantile e. – **E., post|kombustionelle:** E. nach großflächigen Verbrennungen; v.a. bei Kindern. – **E. saturnina:** ▸Bleienzephalopathie. E lead e. – **E. spongiformis bovina:** ▸BSE; s.a. ▸TSE. – **E., subkortikale progressive:** ▸BINSWANGER-Enzephalopathie. E subcortical progressive e. – **E. traumatica:** ▸Boxerenzephalopathie, ▸FRIEDMANN-Syndrom. – **E. uraemica (renalis):** bei Niereninsuffizienz auftretende E. ***Klinik:*** Verwirrtheit, epileptische Anfälle, Erbrechen, schließlich Koma. E uremic e.

**Encephalor|rhagie:** die »Massenblutung« im Bereich des Gehirns (s.u. ▸Hirnblutung; ▸Apoplexia cerebri). E encephalorrhagia, cerebral hemorrhage.

**En|chei|rese:** Handgriff, Operation.

**en|chon|dral,** endochondralis: im Knorpel gelegen bzw. entstehend; z.B. die e. ▸Dysostose, e. ▸Ossifikation. E enchondral.

**En|chon|drom(a),** zentrales (Osteo-)Chondrom: gutartiger, knorpeliger Tumor, der sich vorwiegend innerhalb des Knochens entwickelt (= inneres E.), seltener aber auch nach außen vorspringt (= äußeres E.); v.a. in der proximalen Metaphyse des ▸Humerus u. des ▸Femurs, in Fingergliedern, an der Beckenschaufel; Ggs. ▸Ekchondrom. E enchondroma. – **E., mali|gnes:** ▸Chondrosarkom. E malignant e.

**Enchondromatose:** multiple Enchondrome; s.a. ▸Hemichondrodystrophie. E enchondromatosis.

**Enchondrosis intervertebralis:** ▸Bandscheibendegeneration. E intervertebral enchondrosis.

**encounter group** *(engl. = Begegnung):* Gruppe (12–15 Personen), in welcher v.a. »sensitivity training« betrieben wird (d.h. das gegenseitige Aussprechen u. Kennenlernen von Gefühlen) und weniger die ▸Gruppendynamik im Mittelpunkt steht.

**End|amoeba:** *Protozoologie* ▸Entamoeba.

**End|ang(i)itis,** Endoang(i)itis: die Entzündung der Gefäßinnenwand (»**End|angium**«, die ▸Tunica intima). E endangiitis. – **E. ob|literans,** Endarteriitis oder Thrombangiitis obliterans, V.-WINIWARTER-BUERGER-Krankheit: arterielle ▸Verschlusskrankheit durch einen entzündlichen Wandprozess der Arterien (v.a. der ▸Tunica intima), der zu Anlagerung von Thromben u. zu Gefäßverschluss führt. Die Ätiologie des Krankheitsbildes ist weder histologisch noch serologisch klar definiert, so dass seine Zuordnung zu den Arteriitiden bzw. der Arteriosklerose weiterhin strittig bleibt. Letztlich handelt es sich um eine klinische Entität, die durch epidemiologische u. lokalisatorische Kriterien »definiert« ist: Es erkranken fast ausschließlich jugendliche, meist männliche Raucher im Alter von 20–40 Jahren. Betroffen sind v.a. die mittelgroßen u. kleinen Extremitätenarterien (im Gegensatz zur Arteriosklerose oft auch der oberen Extremität), so dass eine arterielle Verschlusskrankheit vom Unterschenkel- bzw. Unterarmtyp sowie vom akralen Typ resultiert. Als besonders typisch gilt eine Mitbeteiligung der Venen in Form von Phlebitiden. Die Erkrankung führt häufig zum Gliedmaßenverlust; die Lebenserwartung ist aber weitgehend normal, da innere Organe im Regelfall nicht mitbetroffen sind. E e. obliterans.

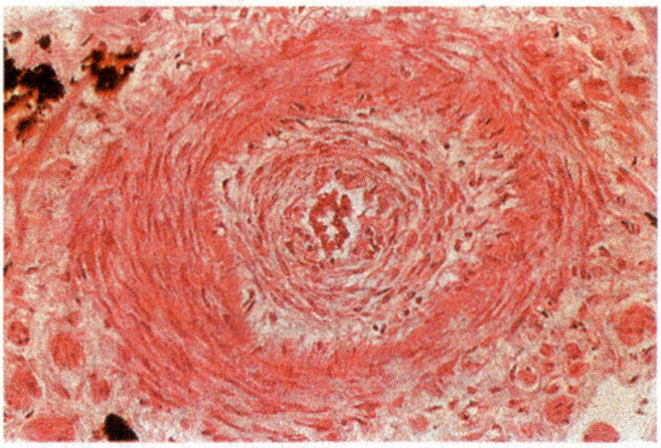

**Endang(i)itis obliterans:** Einengung der Gefäßlichtung durch fibrotische Verdickung von Intima u. Media (Histologie). [178]

**End|aortitis:** entzündliche Veränderung der Aortenintima; meist im Rahmen einer generalisierten ▸Endarteriitis, z.B. bei Infektionskrankheiten (auch als Übergreifen einer syphilitischen ▸Mesaortitis auf die Intima) oder als allergisch-rheumatisches Geschehen; s.a. ▸Aortenbogen-Syndrom. E endaortitis.

**End|arterie:** jeder Endast einer großen Organschlagader ohne Verbindung (▸Kollaterale) mit einem benachbarten Versorgungsgefäß, d.h. als einziger Blutweg zum zugehörigen Kapillarnetz (▸Endstrombahn); der Verschluss führt zum ▸Infarkt. E endartery. – **E., funktionelle:** Arterie, deren Anastomosen im Falle ihres Verschlusses keine ausreichende Sauerstoffversorgung des regelhaft von ihr versorgten Gebietes gewährleisten können; z.B. die ▸Koronararterien. E functional e.

**End|arteri|ektomie,** Intimektomie: die »intramurale ▸Desobliteration« einer durch – alte – Thrombose, Embolie oder eine segmentale Arteriosklerose verschlossenen größeren Arterie durch Ausräumen des am Verschlussort gelegenen Thrombus einschließlich der ihm anhaftenden Gefäßinnenwand (»Intima«), d.h. als Thrombendarteriektomie. Erfolgt als »**direkte**« oder »**offene E.**« nach Längseröffnung des Gefäßes (Arteriotomie) u. nach Freilegung des gesamten Verschlussbereichs durch Ausschälung der Verschlussmasse einschließlich der Intima u. Tunica elastica interna mittels Dissektionsspatel oder mittels Gasdruck ($CO_2$-Einblasung) = »Gas-E.«. Als »**halb offene E.**« erfolgt sie von Quereinschnitten aus (z.B. nach DOS SANTOS vor u. hinter dem Verschluss) mittels Ringstripper. E endarterectomy.

**end|arteriell:** ▸intraarteriell.

**End|arter(i)itis,** Endoarter(i)itis: Innenwandentzündung arterieller Gefäße, ▸Endangiitis; s.a. ▸Arteriitis. E endarteritis. – **E. ob|literans:** ▸Endangiitis obliterans. E e. obliterans, obliterating e.

**Endarteriolitis:** entzündlich-proliferativer, meist lichtungsverlegender (»obliterierender«) Prozess der Innenwand (»Intima«) der Arteriolen. E endarteriolitis.

**end|au|ral:** im Innern des Ohres, im Innenohr.
**End|bäumchen:** *Anatomie* ▸Telodendrien; s.a. ▸Rete.
**End|darm:** zusammenfassende Bez. für ▸Colon u. ▸Rectum (einschließlich des »Kontinenzorgans« ▸Canalis analis). E endgut.
**Enddarm-Elektromanometrie:** Messen des Binnendrucks im Enddarm zur Beurteilung der anorektalen Kontinenz mittels Ballonsonde u. Druckwandler (▸Elektromanometer). E rectal manometry.
**End|echo:** s.u. ▸Echoenzephalographie.
**En|de|mie:** in einer Gegend heimische Krankheit, von der ein größerer Anteil der Bevölkerung regelmäßig erfasst wird; s.a. ▸Epi-, ▸Pandemie, ▸Endemoepidemie. E endemic disease.
**en|demisch:** als Endemie auftretend; z.B. e. Struma, e. Syphilis. E endemic.
**Endemo|epidemie:** Epidemie, die auf einen bestimmten Raum beschränkt bleibt (also mit endemischem Charakter). E endemoepidemia.
**end|er|go|nische Reaktion:** chemische Umsetzung, die – unter Zunahme der freien Energie des Systems – nur bei Energiezufuhr abläuft; hierbei ist der Energieinhalt des Produktes höher als der der gesamten Reaktanten. S.a. ▸endotherme Reaktion. E endergonic reaction.
**en|dermal:** in der Haut, ▸intrakutan. E endermic.
**En|dermose:** ungebräuchlicher Ausdruck für Herpesartigen Schleimhautausschlag. E endermosis.
**Ender-(Rund-)Nagel** (JOSEPH E., geb. 1915, österreichischer Chirurg): federnder, runder ▸Knochennagel. E Ender nail.
**en|desmal:** im Bindegewebe.
**End|faden:** *Anatomie* ▸Filum terminale des Rückenmarks.
**End|gruppen:** *Chemie* endständige Monomere mit reaktionsfähigen Gruppen (Aldehyd-, Hydroxyl-, Carboxylgruppen) in einem Polymer. *Biochemie* in Proteinen N-terminale Aminosäuren mit freier α-Carboxylgruppe; s.a. ▸Eiweißstruktur. E end groups.
**End|hirn:** ▸Telencephalon. E endbrain.
**End|knopf, synaptischer:** *Histologie* Endknopf der ▸Synapse. E synaptic ending.
**End|körperchen, sensible:** *Histologie* ▸Corpuscula nervosa terminalia.
**End|kolben, sensible:** Corpuscula bulloidea (s.u. ▸Corpuscula nervosa term.). E end-bulbs.
**End|netz:** *Histologie* in der Nähe der freien Oberfläche mancher epithelialer Zellen (insbes. mit ▸Bürstensaum) befindliches Netzwerk aus ineinander verflochtenen Längs- u. Querfilamenten (▸Mikrofilamente). S.a. ▸Mikrovilli. E terminal web.
**En|do...,** endo...: Vorsilbe »innen«, »drinnen«. S.a. ▸En(d)...
**Endo-Agar** (SHIGERU E., 1869–1937, Bakteriologe, Kyoto): Nähragar mit Zusatz von Lactose, Fuchsin-Lsg. u. frischer Natriumsulfit-Lsg.; zur Differenzierung der ▸Enterobacteriaceae (farblose Shigella- u. Salmonella-Kolonien; Rotfärbung – durch Lactosespaltung u. Aldehydbildung – der Kolonien von Escherichia coli). E Endo's agar.
**Endo|amylase:** ▸α-Amylase. E endoamylase.
**Endo|an|eurysmor|rhaphie:** *Chirurgie* Behandlung eines ▸Aneurysmas durch Spaltung u. Ausräumung des Aneurysmasackes u. dessen nachfolgende Verkleinerung durch eine »innere Raffnaht«. E endoaneurysmorrhaphy.
**Endo|antigen:** ein vom Organismus selbst oder in ihm gebildetes Antigen, z.B. als Produkt des Zwischenstoffwechsels bzw. als Parasiten- u. Bakterienprodukt; i.w.S. auch krankhaft veränderte körpereigene Substanz (▸Autoantigen; s.a. ▸Autoimmun...).
**Endo|blast|tumor:** ▸Endotheliom; i.w.S. von Gewebe des ▸Entoblasten ausgehende Geschwulst.
**Endo|brachy|ösophagus:** ▸BARRETT-Syndrom.
**endo|bronchial:** in der Lichtung eines Bronchus.
**Endo|bronchial|blocker:** ▸Bronchusblocker.
**Endo|bronchial|katheter:** weicher bis halbstarrer Katheter (evtl. mit Metallspitze) zum Absaugen von Sekret aus den Bronchien (v.a. Hauptbronchus); am Vorderende evtl. mit aufblasbarem Ballon (auch als ▸Bronchusblocker u. – in »röntgenpositiver« Spezialausführung – zur Kontrastmittelverabfolgung für Bronchographie). E endobronchial catheter.
**Endo|bronchial|tubus:** Tubus zur selektiven Beatmung nur eines Lungenflügels entweder als Ein-Lumen-Tubus (GORDON-GREEN) oder als abgewandelter, zwei völlig getrennte Lichtungen enthaltender (»doppellumiger«) ▸Endotrachealtubus mit Sporn für Fixierung an der Trachea-Bifurkation als Spezialtubus zur einseitigen »endobronchialen« ▸Intubation (Einführung in einen Hauptbronchus) u. damit zur isolierten Beatmung – u. Absaugung – jedes Lungenflügels (des nicht intubierten durch eine seitliche Öffnung oberhalb des Sporns), evtl. unter gleichzeitiger Blockade des anderen; für die linke Lunge v.a. der CARLENS-Tubus mit Modifikation (MACINTOSH-LEATHERDALE, BRYCE-SMITH), für die rechte das spiegelbildliche Modell nach WHITE, BRYCE-SMITH u. SALT. E endobronchial tube.
**Endo|bronchitis:** ▸Bronchitis als reine Schleimhautentzündung. E endobronchitis. – **E. caseosa:** Bronchustuberkulose (Ausscheidungs-Tbk) mit flächenhaften »käsigen« Nekrosen der Bronchialschleimhaut. E caseous e.
**Endo|bypass** *(engl.)*: durch Kathetertechniken eingebrachte kunststoffummantelte Stents zur Wiederherstellung des ursprünglichen Gefäßlumens bei arteriellen oder venösen Verschlüssen, bei längeren Stenosen u. Aneurysmen.
**Endo|carditis:** ▸Endokarditis.
**Endo|car|di|um:** ▸Endokard.
**Endo|cervicitis:** *Gynäkologie* Entzündung der Cervixschleimhaut (sog. Endometritis cervicis). E endocervicitis.
**Endocranium:** ▸Endokranium.
**Endo|derma:** ▸Entoblast. E endoderm.
**Endo|dermo|phytose:** ▸Trichophytie (durch Endodermophyton [ältere Bez. für Trichophyton concentricum]). E endodermophytosis.
**Endo|enzym:** **1)** Enzym, das Bindungen in polymeren Substraten (z.B. in Stärke, Eiweiß) im Innern der Moleküle spaltet (z.B. ▸Endopeptidase), s.a. ▸Exoenzym. **2)** intrazelluläres Enzym, das nicht abgesondert wird; Ggs. ▸Ektoenzym. S.a. ▸Zellenzym. E endoenzyme.
**endo|gast|ral,** intragastral: im Mageninnern.
**endo|gen:** im Körper entstehend, aus innerer Ursache, anlagebedingt; i.w.S. auch ▸kryptogen. E endogenous. – **e. Magenfaktor:** ▸Intrinsic-Faktor. – **e. Opioidsystem:** ▸EOS.
**Endoglin:** für die Gefäßveränderungen der Arteriolen, Kapillaren u. Venolen des ▸OSLER-Syndroms verantwortliches Eiweißmolekül; Ursache ist eine genetische Veränderung auf dem Chromosom 9, seltener auf dem Chromosom 12.
**Endo|intoxikation:** ▸Autointoxikation.
**Endo|kard,** Endocardium: die alle Hohlräume (einschließlich der Herzklappen) auskleidende glatte Innenhaut des Herzens, schichtweise aufgebaut – von innen zum Herzmuskel hin – aus Endothel, feinfaserigem kollagenem Bindegewebe, elastischen Fasern u. einzelnen glatten Muskelzellen. E endocardium.
**Endokard|dys|plasie, Endokardelastose:** ▸Fibroelastosis endocardica. E endocardial dysplasia.
**Endokard|ektomie:** (GUIRAUDON) Exzision geschädigter Endokardbereiche, z.B. bei Reizbildungsstörungen i.S. des Reentry nach Myokardinfarkt. E endocardectomy.
**Endokard|fibrose:** Gruppe von Herzerkrankungen, die zu fibrotischer Verdickung des Endokards führen, z.B. die E. beim ▸Karzinoid-Syndrom, die ▸Endocarditis parietalis fibroplastica (LÖFFLER) u. die ▸Fibroelastosis endocardica. E endocardial fibrosis.
**endo|kardial:** im Herzinnern bzw. das Endokard betreffend. E endocardial, intracardiac.
**Endo|karditis, -carditis:** die Entzündung der Herzinnenhaut (▸Endokard), meist als E. der Herzklappen

E

(E. valvularis) am Schließungsrand einer Klappe (häufig als Ursache eines Herzklappenfehlers). Auch im Bereich der Vorhof- u. Kammerwände (E. parietalis), Sehnenfäden u. Papillarmuskeln. ***Formen:*** je nach Entstehung unterschieden als 1) abakterielle E. (auf Antigen-Antikörper-Reaktionen u. Immunkomplexe zurückzuführende Formen; z. B. E. rheumatica, E. LIBMAN-SACKS, E. parietalis fibroplastica), als 2) infektiöse E. (die bakterielle E. u. die ▸Endocarditis mycotica) u. als 3) Mischform (bakterielle E. auf dem Boden einer abakteriellen bzw. als E. durch Sensibilisierung im Verlauf einer bakt. E.); S. a. Schema. E endocarditis. –

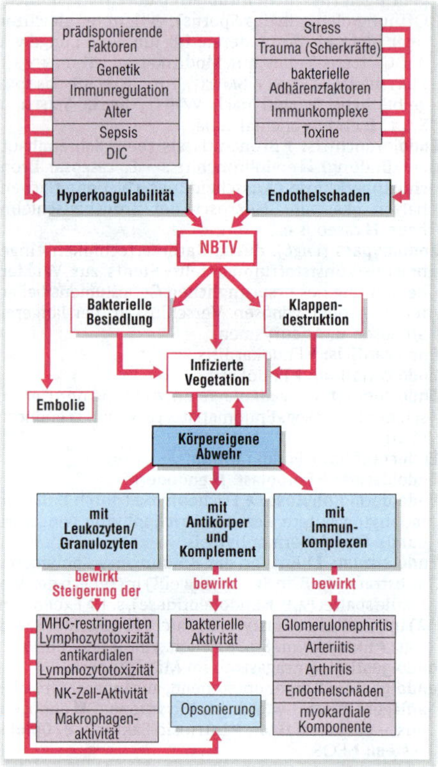


**Endokarditis:** Pathogenese der infektiösen E. Eine zentrale Rolle kommt der nicht-bakteriellen thrombotischen Vegetation (NBTV) zu, die eine entscheidende Voraussetzung für die Infektion der Vegetation ist. Mit der Infektion der Vegetation wird die Endokarditis ein »systemisches« Krankheitsbild. Es können Embolien, Abszessbildung u. immunologische Folgereaktionen dominieren (modifiziert nach B. MAISCH). [88]

**E., bakterielle: 1)** subakute E. (E. lenta) mit anfänglich unklaren Temperaturen, mit Anämie, zunehmender Herzinsuffizienz u. langem, schubweisem Verlauf (mindestens 6 Wochen); meist an vorgeschädigten Herzklappen (nach E. rheumatica, bei arteriosklerotischen Schäden oder angeborenen Herzfehlern) oder auch an prothetischen Klappen u. verursacht durch Erreger geringer – evtl. sich steigernder – Virulenz, so v. a. durch Streptococcus viridans (einem Keim der normalen Mundflora), ferner durch Enterokokken, gramnegative Keime der Darmflora, Staphylokokken u. Pilze; der Erregernachweis erfolgt durch wiederholte Blutkulturen am Beginn der Fieberanstiege. E subacute bacterial e. **2)** akute E. nach Bakteriämie mit Erregern hoher Virulenz (z. B. β-hämolysierende Streptokokken, Staphylococcus aureus, Pneumokokken, Gonokokken u. gramnegative Bakterien), die auch an intakten Herzklappen zu ausgedehnten Zerstörungen (E. ulcerosa) führen können; der Verlauf ist dramatisch, gekennzeichnet durch Fieber, Schüttelfröste, zu ▸Dekompensation führende Herzinsuffizienz, Bewusstseinseintrübung; es besteht erhöhte Emboliegefahr. E acute bacterial e. – **E. chordalis:** E. vorwiegend im Bereich der Sehnenfäden als Teilerscheinung einer E. valvularis. E e. of chordae tendineae. – **E., eosinophile:** ▸Endocarditis parietalis fibroplastica. – **E. gonorlrhoica:** bakterielle E. durch Gonokokken. E gonorrheal e. – **E. lenta,** Sepsis lenta: (SCHOTTMÜLLER 1910) ursprüngliche Bezeichnung für die durch Streptococcus viridans verursachte E.; heute mit der subakuten bakteriellen E. synonym. E e. lenta. – **E. Libman-Sacks:** abakterielle E. mit größeren Fibrinthromben auf der Mitral-, aber auch an der Aorten- u. Pulmonalklappe u. mit starker Neigung zu örtlicher entzündlicher Infiltration; häufig begleitet von ▸Pericarditis u. Pleuritis. Eine Manifestation des viszeralen ▸Lupus erythematodes (LIBMAN-SACKS-Syndrom). E Libman-Sacks e. – **E. Löffler:** ▸**E. parietalis fibroplastica.** E Löffler's fibroplastic e. – **E., marantische:** abakterielle E. im Verlauf zehrender Erkrankungen (Krebs, Tuberkulose); führt zu Bildung von Thromben an den Herzklappen. E marantic e. – **E. mycotica:** E. durch Pilzbefall (Candida, Actinomyces, Histoplasma, seltener Aspergillus, Blastomyces, Coccidioides, Cryptococcus, Mucor), der meist von einem Lungenherd auf die Herzwand übergreift. E mycotic e. – **E. Osler:** eine subakute bakterielle E. – **E. parietalis fibroplastica,** Endomyocarditis eosinophilica, LÖFFLER-Syndrom II: akute, in 2–4 Mon. tödliche E. v. a. der rechten Herzkammer; führt zu Verdickung u. zellulärer Infiltration (überwiegend »Eosinophilie«) des Wandendokards mit Beteiligung des Myokards. Kommt bei verschiedenen Krankheiten vor, wobei aber eine Vermehrung der eosinophilen Granulozyten gemeinsames Merkmal ist; z. B. als allergisch-hyperergische E. (z. B. bei Asthma bronchiale, Periarteriitis nodosa), als paraneoplastische E. (z. B. bei HODGKIN-u. Non-HODGKIN-Lymphomen, Bronchialkarzinom; ferner bei eosinophiler Leukämie). E Löffler's parietal fibroplastic e. – **E. polyposa:** bakterielle E. mit polypösen thrombotischen Auflagerungen an den Klappen; s. a. ▸E. ulceropolyposa. – **E. rheumatica (verrucosa):** die häufigste Form der E., bei der meist 1–3 Wochen nach einer Infektion mit β-hämolysierenden A-Streptokokken warzenähnliche Auflagerungen (Fibrin, Thrombozyten) v. a. an den Schließungsrändern der Mitral- u. Aortenklappe auftreten (s. a. ▸Herzklappenfehler); ist Teilerscheinung einer Pankarditis bzw. des ▸rheumatischen Fiebers. E rheumatic (verrucous) e. – **E. serosa, E. simlplex:** eine klinisch stumme entzündliche Endokardreaktion, mit *histol* Verquellung u. leistenförmigem Ödem (v. a. der Klappenschließungsränder u. der Sehnenfäden), Aufsplitterung der elastischen Lamelle, Vermehrung des Kollagengehaltes des Endokards, später mit Hyalinisierung u. Sklerosierung; es kommt zu

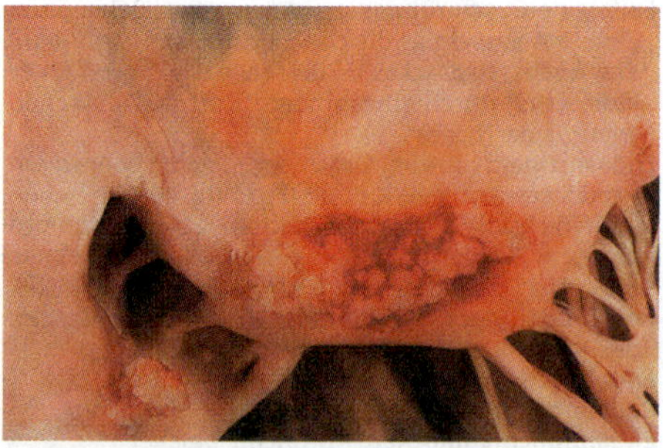

**Endocarditis verrucosa:** Auflagerungen an der Mitralklappe. [178]

Verklebungen der Sehnenfäden. E serous e. – **E. ulcero|polyposa:** bakterielle E. (oft bei E. lenta) mit destruktiven u. thrombotischen Veränderungen. – **E. ulcerosa:** hochakute Form der bakteriellen E., die zu schwerer Klappennekrose mit Geschwürsbildung u. mit – zunächst geringer – Thrombenbildung führt. E ulcerated e. – **E. valvularis:** E. des Herzklappenendokards. E valvular e. – **E. verrucosa:** Anfangsstadium der bakteriellen u. der rheumatischen E. mit wärzchenförmigen thrombotischen Auflagerungen (s. Abb.). E verrucous e.

**Endokard|kissen:** natürliche Wucherungen des Endokards an den – außen durch Furchen (Sulcus atrio- u. bulboventricularis) abgegrenzten – »intermetameren Engen« des embryonalen Herzschlauches; die frühen Vorstufen der Herzklappen; s. a. ▸Septum primum atriorum (dort Abb.). E endocardial cushions.

**Endokard|kissen|defekt:** Herzfehler als Folge einer Entwicklungsstörung des ▸Endokardkissens; z. B. der ▸Vorhofseptumdefekt als Ostium-primum-Defekt (= ASD I; evtl. kombiniert mit Anomalien der Mitral- u./oder Trikuspidalklappe) sowie der partielle u. der komplette (persistierende) ▸Atrioventrikularkanal. E endocardial cushion defect.

**Endo|karenz:** mangelhafte Nutzung der dem Körper ausreichend zugeführten u. auch ausreichend aus dem Darm resorbierten Stoffe der Nahrung; z. B. fehlende Vitamin-K-Aktivität als Folge der Cumarin-Wirkung; s. a. ▸Enterokarenz. E endogenous deficiency.

**Endo|ko|agu|la|ti|on:** endoskopische Elektrokoagulation (z. B. als Papillotomie; als Harnblaseneingriff). – Die gesteuerte Anw. destruktiver Wärme auch zur Blutstillung gebräuchlich. E endoscopic coagulation.

**Endo|kommensalismus:** kommensale Lebensweise (▸Kommensalen) im Körperinnern des Wirts. E endobiotic commensalism.

**endo|kranial:** im Schädelinnern (▸intrakranial). E endocranial.

**Endo|kran(i)itis:** ▸Pachymeningitis externa.

**Endo|kranium:** *Anatomie* **1)** ▸Chondrokranium. **2)** ▸Dura mater encephali. E endocranium.

**endo|krin:** in den Blutkreislauf Stoffe (i. e. S. Hormone) absondernd (▸endokrine Organe), das Endokrinium betreffend; z. B. e. Therapie (▸Hormontherapie). E endocrine.

**endokrine Ophthalmo|pathie,** endokrine Orbitopathie, Abk. EO: Autoimmunerkrankung, die häufig (40–60 %) von autoimmunen Hyperthyreosen (▸BASEDOW-Erkrankung) begleitet wird, jedoch auch bei euthyreoter oder hypothyreoter Stoffwechsellage auftreten kann. Kausaler Zusammenhang zwischen Orbitopathie u. Schilddrüsenerkrankung ist nicht bewiesen. ***Pathol.:*** gekennzeichnet durch immunologisch vermittelte Entzündungsreaktion unter Beteiligung einzelner oder aller äußerer Augenmuskeln sowie entzündliche Infiltration des orbitalen Fettgewebes; später Fibrose der Augenmuskeln. ***Klinik:*** Leitsymptom ist der ein- oder beidseitige entzündliche ▸Exophthalmus. Am häufigsten betroffen sind Frauen zwischen 30 u. 50 Jahren. Spätkomplikationen sind Hornhautulzera (maligner Exophthalmus bei fehlendem Lidschlussvermögen) u. irreversibler Sehverlust (durch Kompression des N. opticus). ***Ther.:*** keine kausale Behandl. möglich, symptomatisch durch Gabe von Tränenersatzmitteln, in schweren Fällen systemische Gabe von Kortikosteroiden, evtl. auch Orbitaspitzenbestrahlung (Wirkung fraglich); operativ (transpalpebrale u./oder ossäre Dekompression). S. a. Abb. E endocrine ophthalmopathy.

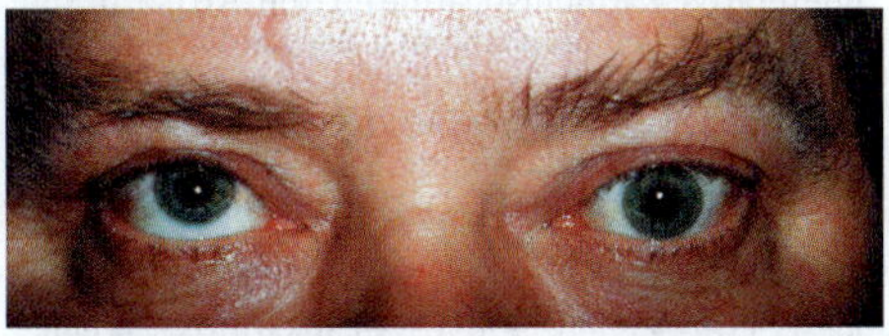

**endokrine Ophthalmopathie:** beidseitiger Exophthalmus. Die Augenabweichung links beim Blick nach oben ist Folge einer Muskelverkürzung des li. M. rectus inferior. [401]

**endokrine Organe:** Organe mit ausschließlicher oder wesentlicher endokriner Tätigkeit. Dazu gehören z. B. Hypophyse, Schilddrüse, Nebenniere bzw. Pankreas, Ovar, Testis als Hormone absondernde Organe. S. a. ▸Drüse, endokrine; ▸Endokrinium. E endocrine organs.

**endokriner Star:** grauer Star (▸Cataracta) bei Erkrankung endokriner Organe; z. B. C. diabetica, C. tetanica.

**endokrines System:** ▸Endokrinium.

**Endo|kri|ni|um:** die Gesamtheit der endokrinen Organe einschließlich der steuernden bzw. regulativen Zentren als funktionelle Einheit »endokrines System«. E endocrine system.

**Endokrino|logie:** Wissenschaft, die sich mit den Funktionen u. der Regulation des endokrinen Systems befasst, insbes. auch mit der Pathophysiologie der Hormonproduktion u. -wirkungen. I. e. S. Teilgebiet der ▸Inneren Medizin, das sich mit der Erkennung u. nichtoperativen Behandlung (einschließlich Intensivtherapie) endokriner Erkrankungen, deren Auswirkungen auf metabolische Prozesse u. Gewebe sowie mit Stoffwechselleiden befasst. Die Weiterbildungszeit beträgt 2 Jahre. E endocrinology.

**Endo|krino|pathie:** Erkrankung endokriner Drüsen mit Störung der Hormonproduktion oder -regulation (einschließlich der Änderung der Ansprechbarkeit der Zielorgane) u. den resultierenden Folgeerscheinungen im Gesamtorganismus. E endocrinopathy. – **E., paraneoplastische:** endokriner Überfunktionszustand bei hormonaktivem Tumor, ausgehend v. a. von Zellen des APUD-Systems. E paraneoplastic endocrine syndrome.

**Endo|krino|therapie:** **1)** ▸Hormontherapie. **2)** Regulierung einer Fehlfunktion endokriner Organe durch op. Eingriff am Hormonorgan (z. B. Schilddrüsenresektion, Hypophysektomie, Adrenalektomie, »Markkürettage« der Nebenniere). E endocrine therapy.

**endokrin-vegetatives Syndrom:** das ▸CURTIUS-Syndrom (2).

**Endo|labyrin|thitis:** Entzündung des häutigen Labyrinths im Innenohr. E endolabyrinthitis.

**endo|laryngeal:** im Kehlkopf gelegen. E endolaryngeal.

**Endo|leak** *(engl.):* Leck in einem mit Gefäßprothese versorgten Aneurysma. Beim **E. Typ 1** ist das Leck in der Endoprothese selbst, beim **E. Typ 2** in einer retrograd perfundierten Arterie, die dem Aneurysmasack entspringt.

**Endo|limax nana:** eine kosmopolitische Darmamöbe (Größe bis 10 µm) des Menschen; harmloser ▸Kommensale im Dickdarm.

**Endo|lympha,** Endolymphe: die klare, lymphartige Flüssigkeit in den Hohlräumen des häutigen Labyrinths; sie wird von der Stria vascularis abgesondert u. im Saccus endolymphaticus rückresorbiert. Der relativ hohe Kalium- u. niedrige Natriumgehalt entsprechen denen der ▸Intrazellularflüssigkeit. E endolymph.

**endo|lymphatische Nuclidtherapie:** Strahlentherapie durch Einbringen von radioaktivem $^{131}$J in eine Lymphbahn, ursprünglich zur Behandlung der chronischen lymphatischen Leukämie; mit P-32-Lipiodol oder J-131-Lipiodol zur Behandlung des Melanoms im Stadium I u. II. E endolymphatic irradiation.

**Endo|lymph|hydrops:** Hydrops des Endolymphraumes des Innenohrs; s. a. ▸TUMARKIN-Anfall, ▸MENIÈRE-Krankheit.

**Endo|lysin:** bei Leukozytenzerfall (z. B. im Eiter) frei werdendes Lysin; wirkt bakterizid. E endolysine.

**Endo|me|tra:** ▸Endometrium.

**Endo|me|trio|se, -metriosis:** gutartige Wucherung von Gebärmutterschleimhaut, die außerhalb der zusammenhängenden Endometriumschicht, der Innenschicht der Gebärmutter, gelegen ist (▸Ektopie); das Wachstum ist hormonabhängig u. kommt daher nur im geschlechtsreifen Alter vor (nach der Menopause tritt Verkümmerung der Gebilde ein); ist mit starken Beschwerden vor u. während der Menstruation verbunden. Kommt v.a. in der Gebärmuttermuskulatur (E. uteri interna), aber auch außerhalb der Gebärmutter vor als ▸E. genitalis externa sowie in etwa 5 % als ▸E. extragenitalis. [E] endometriosis. – **E. extragenitạlis:** E. mit Sitz außerhalb der Geschlechtsorgane, z.B. in der Harnblase, Lunge, in Bronchien, im Darm, Peritoneum. – **E. (genitạlis) extẹrna:** E. mit Sitz außerhalb der Gebärmutter-, Eileiterschleimhaut, z.B. im Eierstock (▸E. ovarii), im DOUGLAS-Raum, der Scheide, Scham u. Portio, an den Mutterbändern (ca. 55 %). [E] e. externa, adenomyosis externa. – **E. (genitạlis) intẹrna,** primäre E.: die ▸E. uteri interna u. ▸E. tubae als Endometriosen mit direktem Zusammenhang mit der Gebärmutterschleimhaut (ca. 40 %). – **E. ovạrii:** E. genitalis externa im Eierstock; die Blutansammlung führt zur ▸Schokoladenzyste. [E] ovarian e., adenoma endometrioides uteri. – **E., sekundäre:** die ▸E. genitalis externa u. ▸E. extragenitalis. – **E. tụbae:** E. genitalis interna mit Sitz im Eileiter; Blutstauung führt zur ▸Hämatosalpinx. – **E. ụteri intẹrna:** die Wucherung der Gebärmutterschleimhaut in u. gegen das Myometrium als häufigste Form der E., meist nach dem 35. Lj.; führt zu allgemeiner oder ungleichmäßiger Vergrößerung des Uterus mit Bildung kleiner Hohlräume mit bräunlichem Gallertinhalt, zu Hyper- u. Dysmenorrhö, Menorrhagien, später auch zu Fertilitätsstörung. Wird – v.a. im angloamerikan. Schrifttum – neuerdings bezeichnet als Adenomyosis (uteri interna). [E] e. interna, adenomyosis.

**Endo|metrịtis:** Entzündung der Gebärmutterschleimhaut (Endometrium) durch aus der Scheide verschleppte normale Eigenkeime oder durch krankheitserregende Außenkeime, selten infolge Keimaussaat auf dem Blutweg. [E] endometritis. – **E. cẹrvicis ụteri:** die Cervicitis (= Zervizitis, Zervixkatarrh), d.h. die primäre oder sekundäre Entzündung der Schleimhaut (u. tieferer Schichten) des Gebärmutterhalses, z.B. bei Gonorrhö, nach Entbindung, Abort bzw. – häufiger – in der Folge anatomischer Veränderungen der Scheide u./oder Zerstörung der Scheidenflora; führt zu Ablösung der Drüsenepithelien, sekundär zu Epidermisation; kann das Parametrium miterfassen; äußert sich in Ausfluss (zervikaler ▸Fluor). [E] cervicitis, trachelitis. – **E. cọrporis ụteri:** seröse bis eitrige E. der Gebärmutterhöhle, meist als Folge einer aufsteigenden oder – bei Adnexerkrankung – absteigenden Infektion, häufig nach Geburt, Fehlgeburt oder Abrasio, aber auch als reaktive Entzündung nach Radium-Therapie. ***Klinik*** (häufig beginnend bzw. verstärkt während der Menstruation): geringe Dauerblutung, wehenartige Schmerzen, Druckempfindlichkeit der Gebärmutter; führt evtl. zu ▸Metritis (»Endomyometritis«), Salpingitis (u.U. zu Pyosalpinx, Hydrosalpinx), Salpingo-Oophoritis/Tubovarialabszess, Pelveoperitonitis, DOUGLAS-Abszess, ▸Pyometra. – **E. deciduạlis,** Decidu(al)itis: die E. als – seltene – Entzündung der ▸Decidua der Schwangeren infolge einer de- bzw. aszendierenden Infektion (hämatogen; durch infiziertes Fruchtwasser bei stehender Blase); führt zu schmerzhaften Uteruskontraktionen, Blutungen, evtl. zu Abort. [E] decidual e. – **E. gonor|rhọica:** meist chronische, vorwiegend zervikale E. bei Gonorrhö. ***Klinik:*** gelblicher, eitrig-schleimiger, gonokokkenhaltiger, später aber unspezifischer Ausfluss (zervikaler ▸Fluor); bei – seltenem – Aufsteigen der Infektion in die Gebärmutterhöhle u. den Eileiter starke Schmerzen, peritoneale Reizsymptome, Schmierblutung, evtl. Salpingitis, Tubenverschluss u. Sterilität. – **E. post abọrtum:** E. nach Fehlgeburt, bei Ausbleiben der dezidualen Schleimhautreinigung; ***Klinik:*** serofibrinös-eitrige Dauerblutung im Wechsel mit blutig-eitrigem Fluor, Fieber, Krankheitsgefühl, Druckschmerzhaftigkeit der Gebärmutter. – **E. puerperạlis:** von den Geburtswunden ausgehende, auf die Uterusinnenwand beschränkte E.; u.U. durch Stauung der ▸Lochien begünstigt (s.a. ▸Puerperalfieber). [E] puerperal e. – **E. senịlis:** E. auf dem Boden einer Altersatrophie der Uterusschleimhaut; mit starkem serösem oder – bei Coli-Infektion – eitrigem Ausfluss, evtl. mit Pyometra; oft langwierig. [E] senile e. – **E. tuberculọsa:** geschwürige E. bei – meist primärer – Adnextuberkulose. ***Klink:*** in ca. 40 % Schmierblutungen oder ▸Metrorrhagien. [E] tuberculous e.

**Endo|mẹ|trium,** Tunica mucosa uteri: die faltenlose Schleimhaut der Gebärmutter, bestehend aus einfachem zylindrischem, an vielen Stellen in die Tunica propria eingesenktem Flimmerepithel. Sie unterliegt während der Geschlechtsreife einem zyklischen Auf- u. Abbau (s.a. ▸Decidua, ▸Funktionalis, ▸Genitalzyklus). [E] endometrium.

**Endometrium|ablation:** Verödung der Gebärmutterschleimhaut zur Vermeidung einer operativen Entfernung der Gebärmutter. ***Ind.:*** v.a. therapieresistente Endometriumblutungen. Zur ***Anw.*** kommen u.a. Laser (YAG-Laser, Diodenlaser), Mikrowellenstab u. Ballonmethoden (mit Denaturierung der Schleimhaut durch erhitzte Flüssigkeit).

**Endomẹtrium|biop|sie:** ▸Strichabrasio.

**Endomẹtrium|hyper|plasie:** ▸Hyperplasie, adenomatöse.

**Endomẹtrium|karzinom:** ▸Korpuskarzinom des Uterus.

**Endometrium|resektion:** die komplette Entfernung der Gebärmutterschleimhaut mit dem Hysteroskop. ***Ind.:*** Blutungsstörungen.

**Endo|mitọse:** in somatischen Zellen (beim Menschen z.B. in Leber u. Knochenmark) regelmäßig vorkommende Chromosomenvermehrung ohne Auflösung der Kernmembran u. ohne Bildung einer Mitosespindel (▸Spindelapparat), also eine DNS-Verdopplung ohne Zellteilung. E. führt zu Bildung von Riesenkernen u. zu Endopolyploidie, d.h. zu Zellen mit mehrfachen (> 2) Chromosomensätzen. Läuft die E. in der Interphase ohne sichtbare Veränderung der Kernstruktur ab, wird dies Endoreduplikation genannt. – Phasenbezeichnung in Anlehnung an die Mitosephasen: Endoprophase etc. S.a. ▸Mitose. [E] endomitosis.

**Endo|morphine:** ▸Endorphine.

**Endo|myces:** eine den perfekten Hefen nahe stehende Pilzgattung [Endomycetaceae]. – **E. lactis:** Milchschimmel (dessen imperfekte Form: ▸Geotrichum candidum).

**Endo|mykọse:** **1)** ▸Mykose innerer Organe. **2)** Mykose durch endogene Pilze wie z.B. Candida albicans. [E] endomycosis.

**Endo|myo|kạrd|bi|opsịe:** ▸Myokardbiopsie.

**Endo|myo|kạrd|fi|brọse,** Endomyokardose: Fibrose (u. Verdickung) des Endokards u. der endokardnahen Herzmuskulatur (= subendotheliales Myokard) eines oder beider Herzventrikel; Bildung eines zellarmen, kollagenreichen Endokards mit Granulationsgewebe, organisierten Fibrinablagerungen, jungem Bindegewebe u. homogener Grundsubstanz. Führt zu Klappenfehlern, Herzvergrößerung, Extrasystolie, Stauungserscheinungen mit Atemnot. – V.a. als obliterative Kardiomyopathie im trop. Afrika; in Südafrika auch als Teilphänomen der kardiovaskulären Kollagenose (mit Mucopolysaccharid-Ablagerung im Endokard-Bindegewebe); ferner analog als sog. kryptogene Herzerkrankung. S.a. ▸Fibroelastosis endocardica (»**konnatale E.**«). [E] endomyocardial fibrosis.

**Endo|myo|kar|dịtis:** Entzündung des Endo- u. Myokards (s.u. ▸Endo-, ▸Myo-, ▸Pankarditis). [E] endomyocarditis.

**Endo|myo|peri|kardịtis:** ▸Pankarditis. [E] endomyopericarditis.

**Endo|my|si|um:** das zwischen den Skelettmuskelfasern als Gleitgewebe gelegene lockere, an Blutkapillaren reiche, kollagen- u. gitterfaserige Bindegewebe. E endomysium.
**endo|nasal:** im Naseninnern.
**Endo|neu|ri|um:** *Anatomie* das an Blutkapillaren reiche lockere Bindegewebe zwischen den peripheren Nervenfasern. S.a. ▸Perineurium. E endoneurium.
**Endo|neuro|lyse:** die interfaszikuläre ▸Neurolyse; die Freipräparierung einzelner Nervenfaserbündel eines peripheren Nervs. E interfascicular neurolysis.
**Endo|nu|clea|se:** Enzym, das ▸Desoxyribonucleinsäure oder Ribonucleinsäure im Innern des Moleküls spaltet; s.a. ▸Desoxyribonuclease, ▸Restriktionsenzyme, ▸Exonuclease, ▸Replikation. E endonuclease.
**endo|nu|kle|ar:** innerhalb des Zellkerns (= Nucleus). E endonuclear.
**Endo|parasit,** Endosit: im Innern seines Wirtes lebender Parasit (»Endophyt« bzw. »Entozoon«), z.B. Protozoen, Helminthen. E endoparasite, endosite.
**endo|pelvin:** im Innern des ▸Beckens. E intrapelvic.
**Endo|pep|ti|da|sen,** Peptidylpeptidhydrolasen, Proteinasen: Peptidasen, die Polypeptidketten (▸Eiweiß) im Innern an den Peptidbindungen hydrolytisch aufspalten zu Peptiden kleinerer Kettenlänge, z.B. (Chymo-)Trypsin. S.a. ▸Exopeptidasen. E endopeptidases.
**Endo|per|oxide:** kurzlebige Zwischenprodukte der Biosynthese von ▸Prostaglandinen, die selbst starke pharmakologische Wirkungen entfalten können. Werden als labile Verbindungen gebildet durch ▸Cyclooxygenase-Aktivität aus ▸Arachidonsäure (werden dann durch Isomerasen umgesetzt zu Prostaglandinen, Prostacyclin, Thromboxanen). E endoperoxides.
**Endo|pharynx:** Schlundraum, ▸Cavitas pharyngis.
**Endo|phleb|ektomie:** s.u. ▸Phlebothrombektomie. E endophlebectomy.
**Endo|phle|bitis:** die Entzündung der Veneninnenwand (s.a. ▸Phlebitis). E endophlebitis. – **E., chemische:** s.u. ▸Varizenverödung. E chemical e. – **E. (obliterans) hepatica:** fibrinoide Verquellung der ▸Intima der Lebervenen mit entzündlichen granulierenden Prozessen (u. Lichtungsverlegung) als Teilerscheinung einer generalisierten Thrombangiitis obliterans; s.a. ▸BUDD-CHIARI-Syndrom. – **E. portalis:** ▸Pylephlebitis. E portal e.
**Endoph|thalmia, -thalmie:** Veränderung der inneren Gewebsschichten des Auges, z.B. durch Entzündung (▸Endophthalmitis). E endophthalmia. – **E. phacoallergica:** autoallergische Reaktion auf Reste von Linsengewebe nach einer Star-Operation (Diszision oder extrakapsuläre Extraktion); s.a. ▸Ophthalmie, sympathische. – **E. septica:** E. (meist als Glaskörperabszess) infolge metastatischer Infektion.
**End|ophthalmitis:** infektiös bedingte Entzündung des Augeninneren durch Bakterien oder Pilze, wobei alle intraokularen Strukturen mit Ausnahme der Bulbuswand betroffen sein können. Kann zu massiver Sehverschlechterung u. schmerzhafter Erblindung oder Verlust des Auges führen. **Exogene E.:** umfasst die posttraumatische E. als Folge schwerer Augen-eröffnender Verletzungen, die postoperative E. nach Augenoperationen (Katarakt-Op.!) und die E. per continuitatem bei schweren Hornhautinfektionen mit Ausbreitung in das Augeninnere. **Endogene E.:** Entstehung durch hämatogen fortgeleitete Absiedlung von Keimen (Sepsis) in das Auge bei primär außerhalb des Auges ablaufender Infektion; insbesondere bei Patienten mit allgemeiner Abwehrschwäche (z.B. AIDS, Organtransplantation, Zytostatikagabe, neoplastische Prozesse, Drogensüchtige). E endophthalmitis. – **E., mykotische:** E. durch Pilzbefall, v.a. Candida; dann Hinweis auf drohende Candida-Sepsis.
**Endo|phyt:** pflanzlicher ▸Endoparasit. E endophyte.
**Endo|phytie:** in die Tiefe gerichtetes (»endophytisches«) Wachstum von Gewebe, v.a. von – bösartigen – Tumoren. – Ggs. ▸exophytisch. E inward growing.

**Endo|plasma,** Endozytoplasma: die flüssige, nach Färbung meist körnchenhaltige (durch Zelleinschlüsse »granulierte«) innere Hauptmasse des Zellplasmas (▸Zytoplasma); enthält den Zellkern u. die Zellorganellen (Zentriol u. Zentroplasma ausgenommen); s.a. ▸Ektoplasma. E endoplasm.
**endo|plas|ma|tisches Re|ti|kul|um,** Reticulum endoplasmicum: ein im Zellplasma (Endoplasma) gelegenes Zellorganell. Als System kommunizierender, bläschen- oder schlauchförmiger Hohlräume (Sacculi, Tubuli u. Cisternae; begrenzt von einer Biomembran) u. konzentrischer Membran-Doppellamellen. Es ist mit dem kernnahen Raum (perinukleäre Zisterne) u. über den GOLGI-Apparat mit dem Extrazellularraum verbunden. Nahe dem Zellkern gelegen, v.a. bei Zellproliferation sowie in Drüsen-, Nerven- u. Embryonalzellen reichlich ausgeprägt. Fehlt jedoch in reifen, kernlosen Erythrozyten, in Thrombozyten u. in Bakterien. Die aus Phospholipiden u. Proteinen bestehenden Wände (s.a. ▸Zellmembran) enthalten RNS. Sie sind z.T. mit Ribosomen besetzt (**raues e. R.** = granuläre oder **r**[ough]-**Form**), z.T. auch ohne Ribosomenbesatz (**glattes e. R.** = glatte, agranuläre oder **s**[mooth]-**Form**). Die Rauform gelegentlich als dicht gelagerte parallele Zisternen (Ergastoplasma). Enthält als Retikuloplasma von den Ribosomen gebildete Polypeptide in Form von Granula, welche anschließend im GOLGI-Apparat zur Endform der Proteine heranreifen. Ist im Übrigen elektronenoptisch kontrastarm. ***Funktionen:*** außer dem Polypeptid-Transport die Synthese von Glykogen, Potentialverteilung in der Zelle (Calcium-Ionen-Akkumulation), Entgiftung von Endo- u. Exotoxinen. Wird in seiner Glattform gebildet durch Knospung aus der Rauform, aus welcher auch die Kernmembran gebildet wird. S.a. ▸sarkoplasmatisches Retikulum. E endoplasmic reticulum.
**Endo|poly|plo|idie:** *Genetik* s.u. ▸Endomitose. E endopolyploidy.
**Endo|prothese:** alloplastische Prothese zur Einpflanzung in das Körperinnere, z.B. als ▸Gefäß-, ▸Gelenkprothese; als palliative Maßnahme bei Ösophaguskarzinom (Freihaltung der Passage, Abdichtung einer ösophagotrachealen Fistel) oder bei Magenkarzinom; ▸HÄRING-Prothese. E endoprosthesis.
**Endo|radio|sonde,** Intestinalsender, Heidelberger Kapsel: verschluckbarer Miniatursender, der während der Magen-Darm-Passage laufend die aktuelle Wasserstoffionenkonzentration misst u. deren Werte in Funksignale umsetzt (»schlauchlose pH-Messung«). E endoradiosonde, Heidelberg capsule.
**Endo|re|du|plikation:** *Genetik* s.u. ▸Endomitose.
**End|organ: 1) motorisches E.:** die motorische ▸Endplatte. E end organ (sensory; motor). **2) sensibles E.:** ▸Corpusculum nervosum terminale.
**End|or|phine,** endogene Morphine, opioide Peptide: körpereigene Peptide des ZNS (»Neuropeptide«) mit opiatartiger Wirkung durch ihre Bindung an die gleichen Membranrezeptoren wie das Morphin (Opiatrezeptoren). Nachgewiesen außer beim Menschen auch bei allen Wirbeltieren (im Hypophysenmittellappen, in Mandel- u. Schweifkern, in der Stirnhirnrinde). Bisher isoliert u. sequenziert α-, β-, γ-E. (Teilsequenzen des – als Vorstufe anzusehenden – β-Lipotropins; u. zwar eine 31-Aminosäuren-Sequenz, entsprechend dem C-terminalen Drittel des Letzteren, das seinerseits aus dem Proopiomelanocortin entsteht; die verwandten Enkephaline entstammen dagegen dem Proenkephalin A, die Dynorphine dem Proenkephalin B = Prodynorphin). Wirken analgetisch durch Blockade der Übertragung der Schmerzreize im Hinterhorn des Rückenmarks (an der 1. Umschaltungsstelle der Schmerzbahn) sowie – im Nebeneffekt – temperatursenkend oder -hebend. Gehören zur Gruppe der peptidergen Transmitter (wie auch das – ebenfalls als Ligand der genannten Rezeptoren fungierende – Enkephalin). Modulieren – wie auch die »Substanz P« – im schmerz-

regulierenden System des Organismus durch Schmerzunterdrückung die Auseinandersetzung mit der Umwelt (dämpfen dadurch die schmerzbedingten Begleitreaktionen; wirken v.a. antagonistisch auf die von ▸Catecholaminen dominierten Systeme der Stress-Reaktion). Ihre Plasmakonzentration nimmt im Alter signifikant ab, was bei der Therapie chronischer Schmerzen berücksichtigt werden muss. – Sind durch pharmakologische Antagonisten, z.B. Naloxon, aus der Rezeptorbindung verdrängbar. – Entsprechende Rezeptoren außer im ZNS auch in Magen-Darm-Trakt-Leitungsbahnen. E endorphins.

**Endo|salpingiose:** s.u. ▸LMP-Tumoren.

**Endo|salpingitis:** auf die Schleimhaut beschränkte ▸Salpingitis. E endosalpingitis.

**Endo|sepsis:** ▸Sepsis durch »körpereigene« Keime als Folge einer Resistenzminderung des Wirtsorganismus. E endosepsis.

**Endo|skop:** röhrenförmiges Instrument mit Lichtquelle u. optischem System (prograde bzw. Seitenblickoptik) für die ▸Endoskopie. ***Formen:*** starr oder als flexibles E. mit ▸Faseroptik; z.B. Arthro-, Broncho-, Gastro-, Duodeno-, Prokto-, Sigmoido-, Kolo-, Kuldo-, Mediastino-, Ösophago-, Rekto-, Thorako-, Urethro-, Ventrikulo-, Zystoskop sowie das Mother-Baby-Endoskop; ferner für Choledocho-, ▸Laparoskopie etc. E endoscope. – **E., elektronisches:** Fiberendoskop mit Mikroprozessor (Chip als miniaturisierte Fernsehkamera) an der Spitze; der Chip liefert elektronische Signale zu einem Videoprozessor, der sie zu einem Monitorbild verarbeitet. ***Anw.*** für Ösophagus-, Darmtraktdiagnostik.

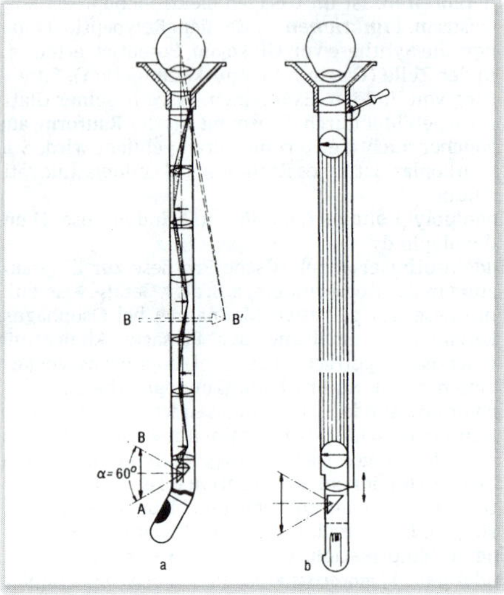


**Endoskop:** Strahlengang im a) konventionellen Endoskop, b) Fiberendoskop. [208]

**Endo|skopie:** diagnostische Betrachtung (»Spiegelung«) von Körperhöhlen u. Hohlorganen mit einem ▸Endoskop; z.T. kombiniert mit operativen Eingriffen (z.B. Meniskotomie, Gewebsentnahme [▸Biopsie], -durchtrennung, Appendektomie, Cholezystektomie) u. Röntgendiagnostik (z.B. endoskopische retrograde ▸Cholangiographie). S.a. ▸endoskopisch-sonographische Diagn. E endoscopy.

**endo|skopisch:** mittels ▸Endoskopie. E endoscopic. – **e.-sonographische Diagnostik:** Endoskopie mittels Fiberendoskops mit Ultraschall-Transducer; für Magenwand- u. Ösophagusdiagnostik sowie zur Untersuchung angrenzender Strukturen (z.B. Lymphknoten, Gallenwege u. -gefäße, Pankreas usw.).

**End|osmose:** osmotische Flüssigkeitsdiffusion (▸Osmose) aus einem hypotonen Außenmedium in ein durch eine semipermeable Membran geschlossenes System; s.a. ▸Exosmose. E endosmosis.

**endo|somatisch:** im Organismus erfolgend, dem Organismusinnern entstammend (z.B. als im Organismus generiertes = e. Biosignal).

**Endo|sono|graphie:** Endoskopie u. Ultraschalldiagnostik des oberen Magen-Darm-Traktes mit dem Ultraschallgastroskop (Seitenblickgastroskop; an seiner Spitze eine rotierende Ultraschallsonde). E endosonoscopy.

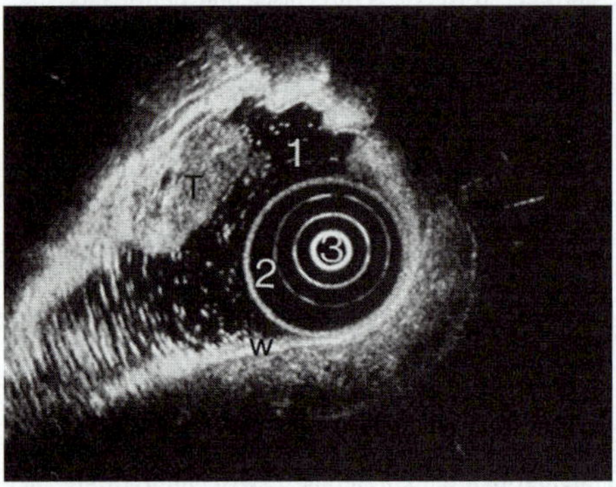


**Endosonographie:** Darstellung eines polypös wachsenden Magenkarzinoms (T) im Bereich der großen Kurvatur des Magens. Magenlumen (1), Ballon (2), Schallkopf (3), Magenwand (w). Ultraschallfrequenz: 12,0 MHz. [513]

**Endo|spore:** asexuelle oder sexuelle Pilzspore, die im Innern einer Zelle oder eines ▸Fruktifikationsorgans gebildet wird, z.B. Askospore. E endospore.

**end|ostal:** im Knochen (intraossal). E endosteal.

**Endo|statin:** ein Faktor, der die ▸Angiogenese u. damit das Tumor- u. Metastasenwachstum hemmt.

**End|ost(e|um),** Periosteum internum: die dem Periost vergleichbare, aber dünnere u. lückenhafte Bindegewebshaut, die die Markhöhle des Knochens auskleidet. E endosteum.

**Endo-Stirn-Lift:** Verfahren der plastischen Chirurgie zur Beseitigung altersbedingter Stirnfalten.

**End|ostose:** Knochenhypertrophie (»Hyperostose«), bei der sich das überschießend gebildete, neue Knochengewebe nach innen, d.h. zur – dadurch enger werdenden – Markhöhle hin anlagert; s.a. ▸Periostose. E en(d)ostosis. – **E., multiple chon|drogene:** ▸Osteopoikilie. – **E., solitäre:** ▸Enostom.

**Endo|sympathose, genitale:** veraltete Bezeichnung für ▸Pelipathia vegetativa.

**Endo|tenon:** *Histologie* ▸Mesotendineum.

**Endo|thel:** ▸Endothelium.

**Endothelialisierung:** Bildung neuer Gefäßinnenhaut (▸Endothelium).

**Endo|theline,** Abk. ET: vasoaktive Peptide, die v.a. im Endothel der Gefäßwände (aber auch in vielen anderen Organen) gebildet werden u. zur Vasokonstriktion führen; spielen wahrscheinlich eine Rolle in der Pathogenese der Hypertonie. Aktive E. entstehen aus ihren Vorstufen unter Beteiligung des **»endothelin converting enzyme«** (ECE) u. wirken auf **Endothelinrezeptoren** (sog. ET-A- u. ET-B-Rezeptoren). Die *pharm* Hemmung durch ECE-Blocker oder ET-Rezeptor-Antagonisten verspricht Fortschritte in der Hypertoniebehandlung. E endothelins.

**Endothe|lio|blastom:** ▸Endotheliom.

**Endo|theliom(a),** Endothelioblastom: Tumor mit Ursprung im Endothel; i.e.S. als – meist bösartiges – Neoplasma des Blut- u. Lymphgefäßendothels (= Hämangio- bzw. Lymphangio-E.). – Entsprechende Tumoren der serösen Häute (Pleura, Perikard u. Peritoneum) werden als Mesotheliom, als Hirnhauttumoren, als Meningiom bezeichnet. E endothelioma. – **E. capitis Kaposi:** ▸Turbantumor. – **E., diffuses:** ▸Ewing-Sarkom. – **E., malignes:** ▸Hämangiosarkom.

**Endotheliose:** ▸Retikuloendotheliose. E reticuloendotheliosis. – **E., kapilläre:** degenerative u. proliferative Endothelveränderungen bei der nichtthrombopenischen Purpura. E capillary r.
**Endo|thelium:** das einschichtige Plattenepithel, das die Herzräume u. die Blut- u. Lymphgefäße auskleidet (als Epithel der serösen Häute der Körperhöhlen = Mesothel); besteht aus platten, wechselnd gestalteten Zellen, deren Ränder sich u. U. überlappen können (s. a. ▸Endothelporen). E endothel(ium).
**endothelium derived relaxing factor** *(engl.)* Abk. EDRF: ein endothelialer Faktor, der zur Vasodilatation führt (▸Stickstoffmonoxid).
**Endothel|poren:** 50–70 nm große, meist von einer zentralen Membran (= Diaphragma) verschlossene, kreisrunde Öffnungen in dünnen Endothelflächen, gehäuft in Darm- u. Drüsenkapillaren. E endothelial pores.
**Endothel|seeding:** Ausbringen von Endothelzellen in Kunststoff-Gefäßprothesen zur schnelleren Endothelialisierung u. Vermeidung überschießender Intimaproliferation.
**endo|therme Reaktion:** *Chemie* Umsetzung von Stoffen, die – unter Zunahme der ▸Enthalpie des Systems – nur bei Wärmezufuhr abläuft; s. a. ▸endergonische u. ▸exotherme Reaktion. E endothermic reaction.
**Endo|thermie:** die nichtchirurgische ▸Diathermie.
**Endo|thrix:** s. u. ▸Trichophyton; s. a. ▸endotrich.
**Endo|toxikose:** a) durch ▸Endotoxine hervorgerufene bzw. b) auf Autointoxikation beruhende Erkrankung. E endotoxicosis.
**Endotoxin:** wärmeunempfindliches (= thermostabiles), erst bei Zellauflösung frei werdendes Toxin an der Zellwand der – v. a. gramnegativen – Bakterien; Kohlenhydrat-Protein-Phospholipid-Komplexe oder -Symplexe (= Lipopolysaccharide, identisch mit dem O-Antigen; der Lipoidanteil ist Träger der Toxizität). Wirkungen an Mensch u. Versuchstier: Fieber, Leukopenie, entzündliche Gefäßveränderungen, Aktivierung der Blutgerinnung, des Komplement- u. Immunsystems, der Kinine; neueren Forschungen zufolge bewirkt der frühe Kontakt mit E. (z. B. Kinder auf Bauernhöfen) offenbar eine ▸Immunreaktion vom Typ I, die vor einer Sensibilisierung gegenüber Allergenen schützt (sog. Bauernhofeffekt). E endotoxin.
**Endotoxinschock:** septischer ▸Schock.
**endo|tra|che|al:** in der Luftröhre; z. B. e. ▸Intubation (mittels Endotrachealtubus). E endotracheal.
**Endotracheal|ka|theter:** Kunststoffkatheter verschiedener Form u. verschiedenen Durchmessers zum Absaugen des Tracheobronchialsystems; s. a. ▸Endotrachealtubus. E endotracheal catheter.
**Endotracheal|narkose:** s. u. ▸Intubationsnarkose. E endotracheal anesthesia.
**Endotracheal|tubus:** ein Kunststoff-, Gummirohr (2–40 Charr) zur Einführung in die Luftröhre (durch Mund oder Nase, evtl. durch ein Tracheostoma) für die Intubationsnarkose; meist mit einem aufblasbaren Ballon (»Manschette« = Cuff) zur Abdichtung der Trachea ausgestattet. ***Formen:*** z. B. nach MAGILL (mit u. ohne Manschette), WOODBRIDGE (aus Latex; mit Stahlspirale), COLE (für Neugeborene u. Kleinkinder ohne Manschette) oder als Oxford-non-kinking-T. – s. a. ▸Doppellumentubus, ▸Endobronchialtubus. E endotracheal tube.
**endo|trich:** *Dermatologie* im Haarinnern.
**endo|ureteral:** im Harnleiterinneren.
**endo|urethral:** im Harnröhreninnern.
**endo|vesikal:** im Harn- bzw. – i. w. S. – im Gallenblaseninnern; z. B. e. Zytostatikatherapie bei Harnblasenkarzinom. E endovesical.
**End|oxidase:** das letzte Enzym der ▸Atmungskette, meist die ▸Cytochromoxidase. E endo-oxidase.
**endo|zervikal:** im Zervikalkanal. E endocervical.
**Endozervix:** die Schleimhautauskleidung des Gebärmutterhalses (Cervix uteri). E endocervix.
**Endozyklus:** Zellzyklus mit ▸Endomitose.

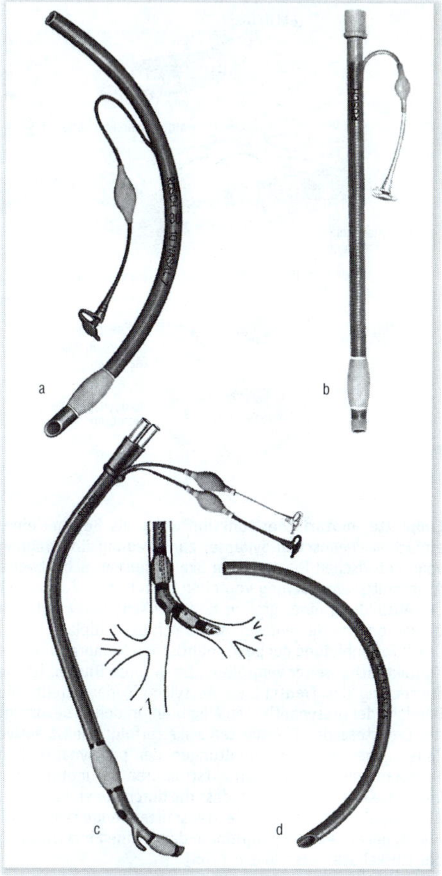


**Endotrachealtubus:** a) Tubus mit Luftmanschette nach MAGILL; b) Spiraltubus nach WOODBRIDGE; c) Doppellumentubus nach CARLENS; d) Tubus ohne Luftmanschette nach MAGILL. [39]

**Endo|zytose:** Stoffaufnahme in die Zelle durch örtliche Einstülpung der Zellmembran um das Substrat u. Entleerung des dadurch entstehenden Bläschens (Vesikel) in das Zellinnere. Oberbegriff für Pino- u. Phagozytose. E endocytosis.
**End|phalanx:** *Anatomie* ▸Phalanx distalis.
**End|platte, motorische:** das Endorgan für die ▸Erregungsübertragung von der cholinergen motor. Nervenfaser somatomotorischer Nerven auf die postsynaptische Membran, d. h. auf den quer gestreiften ▸Muskel. Durch die impulsbedingte plötzliche Freisetzung von ▸Acetylcholin aus Bläschen dieser neuromuskulären Synapse wird nach dessen Bindung an die n-Cholinozeptoren das ▸Endplattenpotential ausgelöst (s. a. Abb.). Dieser Effekt ist durch Muskelrelaxanzien, z. B. Curare, blockierbar. E (motor) end-plate.
**Endplatten|potential,** Abk. EPP: durch Depolarisation des Ruhemembranpotentials im subsynaptischen Bereich der motorischen ▸Endplatte (dort Abb.) ausgelöstes Generatorpotential, das ein Muskelaktionspotential nach sich zieht. Nach Diffusion des Acetylcholins durch die präsynaptische Membran der Endplatte u. den Synapsenspalt wird dieser Transmitter reversibel an ▸Membranrezeptoren gebunden u. ändert die Durchlässigkeit der Ionenkanäle der postsynaptischen Membran für kleine Ionen ($Na^+$, $K^+$ u. $Cl^-$) im Rahmen der Erregungsübertragung. Die auftretenden Aktionspotentiale pflanzen sich in Wellenform entlang der Zellmembran fort. Sie haben

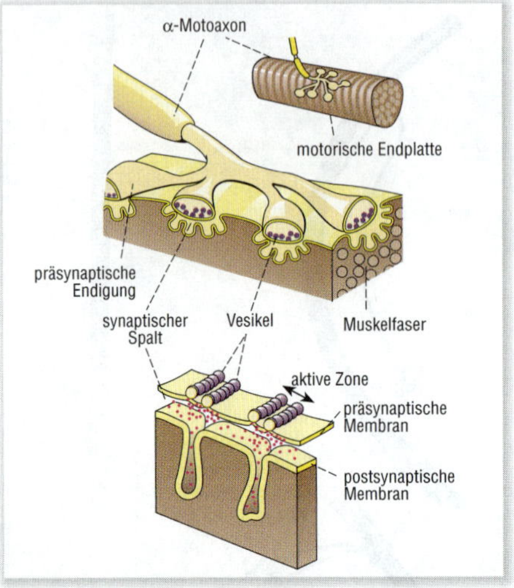


**Endplatte, motorische:** Funktionsweise als Beispiel einer einfachen chemischen Synapse, zur Erregungsübertragung vom motorischen Nerv auf den Skelettmuskel. Schrittweise Ausschnittsvergrößerung von oben nach unten. Zum Zweck der Ausbildung einer großen Kontaktfläche verzweigt sich die motorische Nervenfaser im Bereich der Endplatte stark. Durch Faltenbildung der postsynaptischen Membran wird die Kontaktfläche weiter vergrößert. Im unteren Bildteil ist die Freisetzung des Transmitters Acetylcholin dargestellt. Die Bereiche der präsynaptischen Membran, in denen bevorzugt die Exozytose der Transmittervesikel erfolgt, heißt aktive Zone (gegenüber den Einfaltungen der postsynaptischen Membran gelegen). Die Kontaktstrukturen der motorischen Endplatte sind so ausgelegt, dass die durch ein einlaufendes Aktionspotential freigesetzte Transmittermenge sicher ausreicht, um ein Aktionspotential u. damit eine Einzelzuckung der Muskelfaser auszulösen. [165]

Ionenverschiebungen im Zelläußeren zur Folge i.S. einer Elektronegativität der Umgebung, was zu Schwankungen in der elektr. Feldstärke führt, die sich bis zur Körperoberfläche ausbreiten u. dort durch Elektroden registriert werden können (▸Elektromyographie). E end-plate potential.

**Ẹnd|produkt|hemmung,** Feedback-Hemmung: die ▸Regulation eines oder mehrerer Enzyme einer Enzymkette durch das Endprodukt der Synthesekette (s.a. ▸Operon).

**Ẹnd|stellungs|nystagmus:** in extremer – meist seitlicher – Endstellung des Auges auftretender ▸Nystagmus. E end-position nystagmus.

**Ẹnd|strom|bahn,** terminale Strombahn: organspezifisch unterschiedlich lange Strecke feinster Gefäßverzweigungen, die sich von den – im Tonus glattmuskulär variablen – Endarteriolen über die nachfolgenden Kapillaren bis zu den aus den Kapillaren hervorgehenden Venolen erstreckt (Abb.). Von Bedeutung für die ▸Mikrozirkulation u. damit für den Gas-, Flüssigkeits- u. Stoffaustausch (s.a. ▸Kapillarbett). Weist an Besonderheiten dichotome Teilungen, arteriovenöse Kurzschlussverbindungen (s.a. ▸Shunt) u. »Brückengefäße« (Letztere für bevorzugte direkte Blutströmung zwischen Endarteriolen u. Venolen) auf. Die an den »nutritiven« Kapillaren erfolgende Auswärtsfiltration u. Einwärtsresorption wird ergänzt durch eine Flüssigkeitsbewegung zu den ▸Lymphkapillaren. E terminal vessels.

**end|systọlisch:** gegen Ende der Herzsystole. E endsystolic. – **e. Ventrikelvolumen:** ▸Restblut.

**End-zu-Ẹnd-Anastomose,** terminoterminale Anastomose: **1)** Wiedervereinigung von Hohlorganstümpfen nach Teilentfernung (Resektion) von Hohlorga-

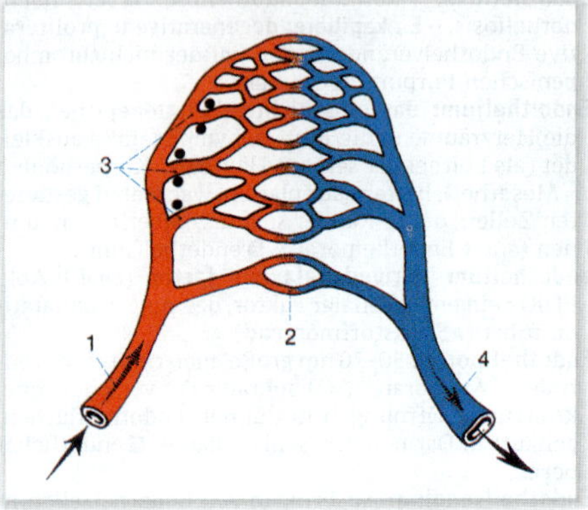


**Endstrombahn:** 1. Arteriole; 2. arteriovenöse Anastomose; 3. Kapillaren mit präkapillaren Sphinkteren; 4. Venole. [411]

nen u. bei Zwischenschaltungsverfahren (Interposition). E end-to-end anastomosis. **2)** End-zu-End-Vereinigung von Sehnen-, Nervenstümpfen.

**End-zu-Sẹit-Anastomose,** terminolaterale Anastomose: *Chirurgie* ▸Anastomose zwischen einem durch Resektion bedingten endständigen Hohlorganstumpf u. einem für die Vereinigung seitlich eröffneten anderen Abschnitt des gleichen Organs oder einem anderen Hohlorgan; v.a. in der Gefäßchirurgie (z.B. BLALOCK-TAUSSIG-Anastomose, portokavaler u. splenorenaler Shunt), zur ▸Neoimplantation des Harnleiter- oder Choledochusstumpfes in den Darm, als Magen-Darm- oder Darmanastomose. E end-to-side anastomosis.

**Ẹn|ema:** ▸Klistier. E enema.

**Ener|gẹ|tik:** die Lehre von den Gesetzen der Energie. E energetics.

**Energẹtika, psychotrope:** *Pharmazie* ▸Psychotonika.

**Ener|gie:** Fähigkeit eines Körpers oder Systems, Arbeit zu leisten. SI-Einheit ist das ▸Joule. Während Pflanzen durch die ▸Photosynthese zur Nutzung von Licht (Strahlungsenergie) befähigt sind, muss dem menschlichen Körper chemische Energie für den ▸Stoffwechsel durch die Nahrung (▸Ernährung) zugeführt u. mit Hilfe der ▸Atmungskette auf energiereiches ▸Adenosintriphosphat (ATP) übertragen werden; s.a. Tab., Wärmebildung, ▸Glykolyse, ▸Mitochondrien, Energie... S.a. ▸Enthalpie, ▸Entropie. E energy.

**Energiẹ|bilanz:** *Physiologie* Differenz zwischen der – durch Nahrungsaufnahme erfolgenden – Energiezufuhr (Kalorienzufuhr) u. dem Energieverbrauch (im Stoffwechsel). Bei positiver E. wird Energieüberschuss in Form von Reservematerial gespeichert, bei negativer E. erfolgt Abbau von Reserven. E metabolic balance.

**Energiẹ|dosis:** dosimetrische Basisgröße für die Beschreibung der Wechselwirkung zwischen Strahlung u. Materie (definiert die von einer ionisierenden Strahlung in einem Material erzeugte Dosis, d.h. die wirksame Energie pro Masse des bestrahlten Materialvolumens); s.a. ▸Dosiseinheiten, ▸Strahlungsfeldgrößen. SI-Einheit: Gy (= Gray; 1 Gy = 1 J [Joule]/kg; ältere Einheit: Rad [rad]). E absorbed dose. – **E., integrale:** ▸Integraldosis.

**Energiẹ|quotient,** Abk. EQ: *Physiologie* Quotient aus Energie- oder Kalorienzufuhr (s.a. ▸Energieumsatz) u. Körpergewicht bzw. -oberfläche. S.a. ▸HEUBNER-Quotient. E energy quotient.

**Energiẹ|umsatz:** *Physiologie* die im Betriebs- u. Baustoffwechsel erfolgende Umwandlung der Energie der Nahrungsstoffe in körpereigene Energieformen u. deren Nutzung (▸Stoffwechsel); ermöglicht Tätigkeitsbereitschaft (= Grundumsatz) u. Leistung (= Tätigkeitsumsatz) bzw. Strukturerhaltung (= Erhal-

| Art der Energieumwandlung | | | Vorkommen |
|---|---|---|---|
| chemische Energie | → | mechanische Arbeit | Muskel, Herz, Geißeln der Bakterien |
| | | | Wanderung weißer Blutzellen |
| chemische Energie | → | osmotische Arbeit | Sekretion der Drüsen, Resorption im Darm, Aufnahme u. Abgabe von Substanzen gegen Konzentrationsgefälle |
| chemische Energie | → | Elektrizität | Nervenzellen, elektrisches Organ gewisser Fische |
| chemische Energie | → | chemische Energie | Synthese von Zellbausteinen, Hormonen, Fermenten |
| chemische Energie | → | Licht | Glühwürmchen, Leuchtbakterien |
| Licht | → | Elektrizität | Netzhaut |
| Licht | → | chemische Energie | Kohlensäureassimilation der Pflanzen |
| Schallwellen | → | Elektrizität | Gehörorgan |

**Energie:** Beispiele von Energieumwandlungen in lebenden Organismen. [288]

tungsumsatz) der Zellen. Die Messung erfolgt kalorimetrisch oder über Bestimmung des Sauerstoffverbrauchs. S.a. ▸Kalorienbedarf, ▸Ernährung. **E** energy exchange.

**E|ner|vie|rung:** *Chirurgie* ▸Denervierung. **E** enervation.

**En-face-Nische:** *Röntgenologie* die bei der Kontrastmittel-Untersuchung des Magens in der Aufsicht als rundlicher Schattenfleck mit ringförmigem Aufhellungshof dargestellte ▸Ulkusnische. S.a. ▸HAUDEK-Nische (= Profilnische).

**Enfluran,** $C_3H_2OClF_5$, 2-Chlor-1,1,2-trifluorethyl(difluormethyl)ether: ein ▸Inhalationsnarkotikum. Relativ gut steuerbar; geringere Metabolisierung als Halothan; seltener immunassoziierte Leberschädigung. **E** enflurane.

**Enfurvitide:** ein Fusionsinhibitor. **E** enfurvitide.

**ENG:** *Neurologie* Abk. für ▸Elektroneurographie. **E** ENG.

**Enge:** *Pathologie* ▸Stenose; s.a. ▸Striktur.

**Engel|flügel|stellung:** *Neurologie* ▸Scapula alata.

**Engel-Lymphknoten:** Lymphknoten-Kette am geschlossenen Ductus arteriosus Botalli u. seitlich des Aortenbogens.

**Engelmann-Krankheit:** s.u. ▸CAMURATI-E.

**Engel-Operation,** Pantaloon-Anastomose: Ersatzmagenbildung aus dem Jejunum ohne Wiedereinschaltung des Duodenums; erfolgt durch ausgedehnte Seit-zu-Seit-Anastomosierung des zu- u. abführenden Schenkels der Jejunumschlinge (»Doppelung«) dicht unterhalb der Ösophagus-Jejunum-Anastomose; heute nicht mehr üblich.

**Engelwurz:** ▸Angelica radix.

**enges Becken:** s.u. ▸Becken. **E** contracted pelvis.

**Englische Krankheit:** ▸Rachitis. **E** rickets.

**Englisches Schloss,** Junctura per contabulationem: *Geburtshilfe* Zangenschloss (z.B. der SMELLIE-Zange), bei dem die Vereinigung der Löffel durch zwei vorspringende, ineinander passende »Tafeln« erfolgt.

**Engman-Krankheit** (MARTIN F. E., 1869–1953, amerik. Hautarzt): **1)** infektiöse ekzematoide ▸Dermatitis. **2)** ▸ZINSSER-ENGMANN-COLE-Syndrom.

**Engpass-Syndrom:** ▸Kompressionssyndrom, ▸Kompartmentsyndrom; s.a. ▸Schultergürtel-, ▸Poplitea-Kompressionssyndrom.

**En|gramm:** die im zentralen Nervensystem hinterlassene – sicher komplexe – Gedächtnisspur (»mnemische Spur«) eines Reiz- oder Erlebniseindrucks, die dessen geistige Reproduktion zu einem späteren Zeitpunkt ermöglicht; s.a. ▸Gedächtnis. **E** engram.

**Engström-Respirator** (C. G. E., schwed. Anästhesist): elektrisch betriebenes, volumenkonstantes u. frequenzgesteuertes Beatmungsgerät für die Über- oder Wechseldruckbeatmung. **E** Engström ventilator.

**Eng|winkel|glaukom:** *Ophthalmologie* s.u. ▸Glaucoma. **E** narrow-angle glaucoma.

**Enhancement** *(engl.):* Steigerung, Verstärkung; z.B. einer pharmakol. Wirkung oder *radiol* der Dichte (Dichteanhebung) innerhalb des Gewebes bei der Computertomographie durch Kontrastmittelgabe (z.B. zur besseren Abgrenzung eines Tumors); Beschleunigung (z.B. des Wachstums). – **E., immunologisches:** immunologischer Zustand mit verlängerter Überlebenszeit von Antigenen dadurch, dass zugeführte oder im Körper gebildete sog. Enhancing-Antikörper mit Oberflächenantigenen von Zielzellen interagieren, woraufhin diese von den Rezeptoren der Effektorlymphozyten nicht mehr als fremd erkannt werden; z.B. werden bei tierexperimentellem Tumorwachstum durch die Wirkung derartiger Antikörper die Tumorzellen nicht vernichtet oder Transplantate nicht abgestoßen. – Die genannten Antikörper bewirken darüber hinaus auch keine Aktivierung des Komplementsystems oder der natürl. Killerzellen. – ▸Enhancing-Phänomen.

**Enhancer** *(engl.):* stumme Nucleotidsequenzen, die die ▸Transkription in Eukaryonten verstärken können, nachdem diese von einem Promotor gestartet wurde. Gegenspieler sind die Silencer.

**Enhancing-Phänomen:** das Resistentwerden von (Tumor-)Zellen gegen andere Antikörper als Folge der Bindung von Antigenen durch plasmatische Antikörper (s.a. ▸Enhancement, immunologisches).

**En|kanthitis:** entzündliche Schwellung des Tränenwärzchens (Caruncula lacrimalis). **E** encanthitis.

**En|kapsidation:** *Virologie* die Kapsidbildung (s.u. ▸Virion). **E** encapsidation.

**En|kap|sis:** Bauprinzip, bei dem mit Hilfe bindegewebiger Hüllsysteme Formelemente kleiner Ordnung zu solchen höherer Ordnung zusammengesetzt werden. Ist Voraussetzung für eine differenzierte Bewegung der Einzelelemente gegeneinander.

**Enkeph...:** s.a. ▸Enceph..., ▸Enzeph...

**En|ke|pha|li|ne:** Neuropeptide als Pentapeptide, die – wie die ▸Endorphine – natürliche Analoga der Opiate sind (u. ebenfalls im Gehirn gefunden werden; aber auch im AUERBACH-Plexus u. in D-Zellen des APUD-Systems im Magenantrum, Duodenum u. Pankreas; steigern dort den Muskeltonus, verlangsamen die Passage). **E** enkephalins.

**Enkopresis,** Einkoten: wiederholtes Absetzen von Kot an nicht dafür vorgesehene Stellen, und zwar mind. einmal monatlich über mind. 3 Monate. Vereinzelt mit Kotschmieren über den ganzen Körper. Entweder als unphysiol. Verlängerung der kindlichen Inkontinenz (**primäre E.**) oder als Verlust der Kontinenz nach bereits erworbener (und mind. 6 Monate erhaltener) Fähigkeit der Darmkontrolle (**sekundäre E.**). Kann Symptom einer sozialen oder emotionalen Störung sein, aber auch als Einzelstörung vorkommen. In ca. 25 % d. Fälle mit Enuresis kombiniert. Auftreten infolge organischer (intestinaler oder neurologischer Störungen) oder aber – beim organisch gesunden Kind von mind. 4 Jahren – als psychogene, milieubedingte Entleerungsstörung (»Evakuationsstörung«). Letztere wird erklärt als Rückentwicklung (Regression) in die frühkindliche Verhaltensweise als Reaktion auf die ersten Sozialisierungsmaßnahmen bei schwierigem Mutter-Kind-Verhältnis; evtl. als epileptisches Äquivalent. E encopresis.

**Eno|la|se,** Abk. ENO, Phosphopyruvathydratase: ein bei der ▸Glykolyse wirksames Enzym. E enolase.

**Enol|form:** s.u. ▸Keto-Enol-Tautomerie. E enol form.

**En|oph|thal|mie, Enophthalmus:** das Zurücksinken des Augapfels in die Augenhöhle; z.B. im Alter, bei hochgradiger Abmagerung (Schwund des Augenhöhlenfettgewebes), bei unfallbedingtem Defekt der knöchernen Orbita sowie bei ▸HORNER-Syndrom. E enophthalmos, enophthalmia.

**En|ophthalmitis:** ▸Endophthalmitis.

**En|ost(e)om:** *Pathologie* ein innerhalb des Knochens gelegenes, meist sehr langsam wachsendes ▸Osteom. S.a. ▸Endostose.

**En|otes:** Vergrößerung des Augapfels u. der Lider, z.B. bei ▸Hydrophthalmus.

**Enoxacin:** ein Chemotherapeutikum; Gyrasehemmer (▸Chinolon-Antibiotikum).

**Enoxaparin:** ein niedermolekulares ▸Heparin.

**Enoximon:** Kardiakum; ▸Phosphodiesterase-Hemmer.

**Enoyl-CoA-hy|dra|ta|se,** Krotonase, Enoyl-hydra(ta)se: an Fettsäuresynthese u. -abbau beteiligtes Enzym, das β-Hydroxyacyl-CoA reversibel zur $\Delta^{2,3}$-Acyl-CoA-Verbindung dehydratisiert.

**ENS:** Abk. für enterisches ▸Nervensystem.

**en|si|for|mis** *(latein.)*, xiphoideus: schwertförmig. E ensiform.

**Enslin-Trias:** die Symptomentrias Turmschädel, »Glotzaugen« (Exophthalmus) u. adenoide Wucherungen. E Enslin's syndrome.

**Entacapon:** ein ▸COMT-Hemmer; *Anw.* als Parkinsonmittel. E entacapone.

**Ent|ästelungs|insuffizienz:** die – auf Fehlen des »debranching enzyme« für Glykogen beruhende – FORBES-Glykogenose.

**Ent|amoe|ba,** Endamoeba: eine – kommensal u. parasitär lebende – Amöbengattung der Rhizopoda [Amoebina]; ein Einzeller mit typischer Kernstruktur (mit kleinem, ziemlich zentral gelegenem Binnenkörper; das Chromatin perlschnurartig der Membran anliegend). – **E. coli:** die häufigste, meist apathogene Darmamöbe; die wenig bewegliche vegetative Form ist 20–30 µm groß, mit deutlich sichtbarem Kern u. zahlreichen, Bakterien enthaltenden Protoplasmavakuolen; die Zystenform ist kugelig, unreif 1- bis 2-kernig (mit sehr großer Vakuole), reif 8-kernig (17–25 µm) u. mit gleicher Kernstruktur in allen Stadien. – **E. dis|par, E. dys|enteriae:** s.u. ▸Entamoeba histolytica. – **E. gingivalis:** harmloser Bewohner im Zahnbelag. – **E. hartmanni:** apathogene, der E. histolytica ähnliche, jedoch kleinere (5–10 µm) u. durch Antigenanalyse unterscheidbare Amöbe. – **E. histolytica,** Amoeba dysenterica: der Erreger der ▸Amöbenruhr (s. Abb.). Morphologisch unterschieden als **a)** pathogene vegetative Gewebsform (Magnaform = E. dysenteriae; 20–30 µm groß, mit feinwabigem Protoplasma u. phagozytierten Erythrozyten) u. **b)** als bedingt pathogene vegetative Darmlumenform (Minutaform = E. dispar; 12–20 µm groß, mit größeren, nur vereinzelt Bakterien enthaltenden Vakuolen; ferner Zysten [12–16 µm] als Dauerform). Erstere Form lebhaft beweglich (evtl. mit typ. Scheinfüßchen = »Bruchsackpseudopodien«), 1-kernig; die nur von der Minutaform gebildeten Zysten (daher Ruhrkranke nie Überträger) kugelig, reif 4-kernig u. mit Kernstruktur wie bei vegetativen Formen, unreif 1- oder 2-kernig u. mit balkenförm. Chromidialkörpern u. großer bzw. kleiner Vakuole. Nachweis s.u. ▸Amoeba. E Entamoeba.

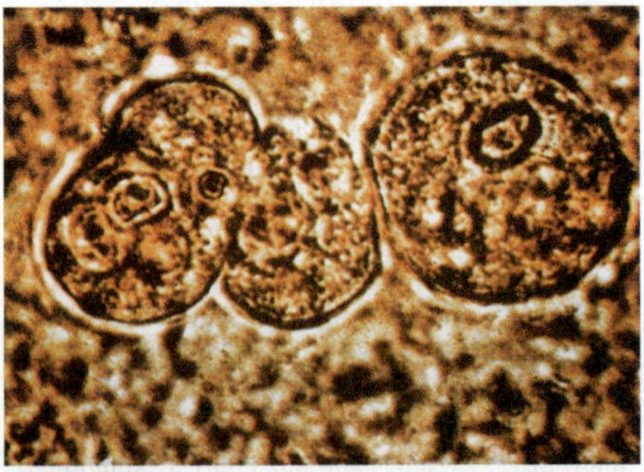

**Entamoeba histolytica:** Magnaformen im Stuhl (HEIDENHAIN-WESTPHAL-Färbung). [156]

**Ent|artung:** *Pathologie* ▸Degeneration; als **maligne E.** die Umwandlung eines primär gutartigen Gewebes in einen bösartigen Tumor. E degeneration.

**Ent|artungs|reaktion,** Abk. EaR, Abk. EAR: Veränderungen der elektrischen Erregbarkeit der Muskulatur bei Schädigung der Nervenfaser, u. zwar Verlangsamung der Muskelkontraktion (träge, »wurmförmige« Zuckung) u. Erhöhung der Reizschwellen, evtl. auch Umkehr des ▸PFLÜGER-Zuckungsgesetzes (▸Anodenschließungszuckung ist größer als ▸Kathodenschließungszuckung). Bei der inkompletten E. ist ein Teil der Muskulatur noch vom Nerv aus erregbar, während bei der kompletten E. die Erregbarkeit für die indirekte galvanische u. die direkte faradische Reizung erloschen ist. E reaction of degeneration, R.D.

**Ent|bindung:** Leitung einer ▸Geburt; i.w.S. auch die Geburt (Partus). E delivery.

**Entbindungs|bett:** s.u. ▸Krankenbett.

**Entbindungs|lähmung:** **1)** mütterliche Geburtslähmung: Ischiadikuslähmung der Mutter nach Entbindung. E sciatic nerve syndrome. **2)** geburtstraumatische (obere u. untere) ▸Armplexuslähmung beim Kind, selten auch Fazialis- oder Phrenikusparese. E birth paralysis.

**Entbindungspfleger:** männl. Berufsbezeichnung in der Geburtshilfe. S.a. ▸Hebamme.

**Entbindungs|zange:** s.u. ▸Zange.

**Entblutungs|tod:** ▸Verblutung.

**Ent|differenzierung:** Rückentwicklung einer Zelle in den undifferenzierten (embryonalen) Zustand, bei Keimzellen u. Regenerationsgeweben gewöhnlich unter Rückgewinnung der Pluripotenz; bei malignen Tumoren hat eine entdifferenzierte (anaplastische) Zelle alle spezifischen Zellstrukturen verloren (i.d.R. ein Zeichen großer Malignität; s.a. ▸Grading, ▸Anaplasie). E dedifferentiation.

**En|te|lechie:** *Biologie* Begriff der Naturphilosophie für die autonome, immaterielle Naturkraft als notwendige Voraussetzung für die Lebensprozesse. – Bei ARISTOTELES das auf Selbstverwirklichung gerichtete Prinzip. E entelechy.

**Enten|form des Herzens:** s.u. ▸Aortenherz.

**Enten|schnabel|bruch:** Abrissfraktur des hinteren oberen Teils des Fersenhöckers (Tuber calcanei) mit Verlagerung des Bruchstückes nach oben infolge Achillessehnenzugs (ergibt keilförmig klaffenden Bruchspalt). E Achilles tendon avulsion.

**Enten|schnabel|spekulum:** *Gynäkologie* selbsthaltendes Spekulum; z.B. CUSCO-Spekulum. E duckbill speculum.

**en|te|ral:** die Eingeweide (i.e.S. den Darm) betreffend. E enteral.

**En|ter|amin:** *Biochemie* ▸Serotonin. E enteramine.

**enteric cytopathic human orphan viruses** *(engl.)*: ▸ECHO-Viren.

**en|te|ri|cus** *(latein.)*: die Eingeweide, i.e.S. den Darm (v.a. den Dünndarm) betreffend. E enteric.

**En|te|ri|tis:** Entzündung der Darmwand, i.e.S. der des Dünndarms; s.a. ▸Colitis. Oft kombiniert mit einer Magenschleimhautentzündung (▸Gastroenteritis) oder einer Dickdarmschleimhautentzündung (▸Enterokolitis); s. a. ▸Säuglingsenteritis. Geht einher mit – oft wässrigen u. übel riechenden – Durchfällen, evtl. auch Erbrechen, Fieber. Wird verursacht durch Allergene, durch Giftsubstanzen (▸Enterotoxine oder Chemikalien), radioaktive Strahlung (= **E. actinica**), Infektion, z.B. durch Shigellen (▸Bakterienruhr), Salmonellen (▸Salmonellenenteritis), Strepto-, Staphylokokken, Campylobacter, Viren (Enteroviren; Rotaviren, Adenoviren; s. a. ▸Virusenteritis), Vibrionen (▸Cholera), Clostridium-Arten, Tuberkulose-, Coli-Bakterien (Coli-E.; v. a. durch ▸Dyspepsie-Coli [»dyspeptische E.«; führt beim Säugling dann evtl. durch Flüssigkeitsverluste rasch zu gefährlicher Dehydratation mit Störungen des Elektrolythaushaltes]). E enteritis. – **E. all|ẹrgica:** Entzündung des ganzen Darms mit Schleimhautödem u. hochgradiger Gewebseosinophilie infolge Allergie gegen Nahrungsmittelallergene (z.B. Milch, Ei, Schokolade, Hefe, Nüsse, Käse, Fisch, Früchte, Gemüse), aber auch gegen Medikamente (z.B. Breitbandantibiotika). Verläuft akut oder chronisch, meist unter dem Bild der ▸Colica mucosa (evtl. mit Abgang von Blut, als hämorrhagische E.). – **E. catar|rhạlis:** E. mit Schleimhautschwellung u. reichlicher Darmschleimabsonderung. – **E. chrọnica:** E. mit schleichendem, lang dauerndem u. rezidivierendem Verlauf; führt meist zu Abmagerung, starkem Flüssigkeitsverlust (▸Exsikkose) u. Vitaminmangelerscheinungen. Kommt vor v. a. bei Protozoeninfekt, bei Vergiftung durch Chemikalien (z.B. Blei, Quecksilber), bei Enzymschwäche, bei Erkrankungen der Bauchspeicheldrüse u. Leber, seltener nach akuter E. – **E. diph|thẹrica,** E. pseudomembranacea necroticans: akute E. mit Bildung von Pseudomembranen (s. a. ▸Diphtherie), oberflächlichen (▸Erosion) bis tiefen, geschwürigen (»ulzerösen«) Darmwandschäden; wird verursacht bakteriell, toxisch (z.B. durch Quecksilber; aber auch bei Urämie), mechanisch (durch Kotstauung: »sterkorale Diphtherie«). – **E., dys|pẹptische:** s. u. ▸Enteritis (Einleitung). – **E. folliculạris:** v. a. bei Jugendlichen vorkommende E. mit Schleimhauthypertrophie u. Schwellung der Lymphfollikel. – **E. haemor|rhạgica:** E. mit Blutabgang; i. e. S. ▸E. necroticans. – **E., isch|ämische:** ischämische ▸Enteropathie. – **E. ne|crọticans,** akuter Darmbrand: akute E. mit fleckförmigem Schleimhautuntergang (▸Nekrose) durch Gasödemerreger (Lebensmittelvergiftung); mit schwersten, blutigen Durchfällen, Erbrechen, Darmkrämpfen, Kreislaufschwäche, Abgang nekrotischer Schleimhautfetzen; führt evtl. zu – mechanischem oder paralytischem – ▸Ileus, geschwürigem Durchbruch (Perforation), Peritonitis. – Als pseudomembranöse E. n. die E. diphtherica.

**Enteritis regionạlis Crohn:** chronisch-entzündliche Darmerkrankung, die alle Abschnitte des Magen-Darm-Traktes betreffen kann, am häufigsten das terminale Ileum (80 %), in ca. 50 % Kolon u. terminales Ileum. ***Klinik:*** v. a. Abdominalschmerzen, Diarrhö, Gewichtsverlust u. Fieber. Der Schweregrad der Erkrankung wird mit Hilfe von Aktivitätsindizes beschrieben, am gebräuchlichsten ist der Aktivitätsindex nach BEST (CDAI). Verlaufsformen: chronische Aktivität bei ca. 20 %, intermittierende Aktivität bei ca. 35 %, 5–10 Jahre nach Diagnosestellung sind ca. 45 % klinisch inaktiv. ***Histol.:*** diskontinuierliche transmurale Entzündung mit ulzerösen Läsionen (Aphthen, Ulcera, Fissuren), entzündliches Infiltrat (Lymphozyten, Plasmazellen, Makrophagen, Granulozyten usw.), lymphoidzellige Herde, Granulome, Läsionen an Muskeln, Nerven, Gefäßen u. Bindegewebe. Extraintestinale Manifestationen wie bei Colitis ulcerosa. ***Kompl.:*** toxisches Megakolon, Perforation, Ileus, Blutung, Fisteln, Abszesse, Strikturen, Stenosen sowie erhöhtes Karzinomrisiko bei CROHN-Kolitis. ***Ther.:*** Formuladiät, parenterale Ernährung, medikamentös mit 5-Aminosalicylsäure, Kortikosteroiden, Metronidazol. Chirurgische Therapie ist bei ca. 90 % der Patienten im Verlauf der Erkrankung notwendig, z.B. Ileozäkalresektion, Kolon- oder Rektumresektion. ***DD:*** Colitis ulcerosa, infektiöse Enteritiden, antibiotikaassoziierte pseudomembranöse ▸Enterokolitis, Strahlenenteritis, ischämische Kolitis etc. E regional enteritis, Crohn's disease.

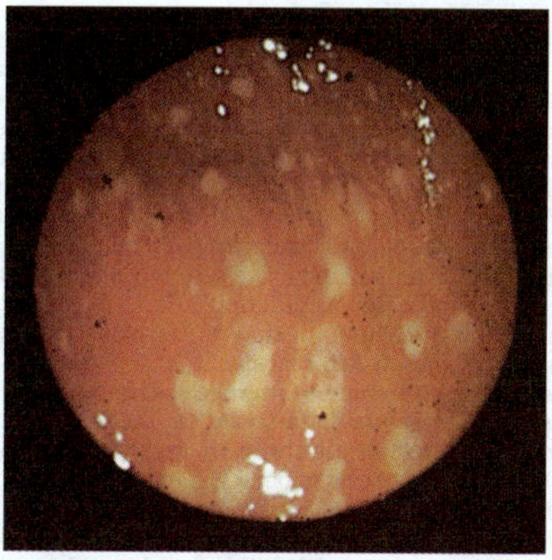

**Enteritis regionalis Crohn:** endoskopischer Befund. [450]

**Enterịtis|bakterien:** ▸Salmonellen (i. w. S. auch andere bakterielle Enteritiserreger, die Diarrhö erzeugen). E enteritis-causing bacteria.

**Enterịtis|rheumato|ịd:** ▸enteroartikuläres Syndrom.

**Ẹn|te|ro...:** Wortteil »Darm«, »Darmtrakt«.

**Entero|ana|stomọse:** *Chirurgie* ▸Darmanastomose. E enteroanastomosis, enteroenterostomy.

**entero|artikulạ̈res Syndrom,** Enteritisrheumatoid: symptomatische (toxisch-allergische) Arthritis im Verlauf oder im Gefolge einer ▸Enterokolitis; s. a. ▸REITER-Krankheit. E enteropathic arthritis.

**Entero|bạcter:** aerobe, bewegliche, gramnegative Bakterien der Familie ▸Enterobacteriaceae (E. cloacae, E. aerogenes u. E. liquefaciens), die v. a. Harnwegsinfektionen hervorrufen.

**Entero|bacteriacẹae:** Bakterienfamilie der Ordnung **Enterobacteriales**; u. a. mit den Gattungen Escherichia, Edwardsiella, Citrobacter, Salmonella, Shigella, Klebsiella, Enterobacter, Hafnia, Serratia, Proteus, Yersinia, Morganella u. Erwinia. Aerobe oder fakultativ anaerobe, gramnegative, gerade, z. T. peritrich begeißelte Stäbchen, die z. T. normale Darmbewohner (▸Darmflora) des Menschen, z. T. aber auch humanpathogen sind. Sie sind durch ihre biochemischen Leistungen (▸bunte Reihe) u. ihr Kolonienwachstum auf ▸Elektivnährböden sowie durch ihre Antigene unterscheidbar (s. a. ▸TPE-Diagnostik).

**Entero|bịasis,** Oxyuriasis: Befall u. Erkrankung durch ▸Enterobius vermicularis. ***Klinik:*** Afterjucken, Durchfall, nervöse Störungen. E enterobiasis.

**Enterọ|bi|us vermiculạris,** Oxyuris s. Fusaria vermicularis, Madenwurm, Pfriemenschwanz: sehr verbreiteter darmparasitärer Fadenwurm [Nematoden; Oxyuridae] des Menschen (wirtsspezifisch; selten aber

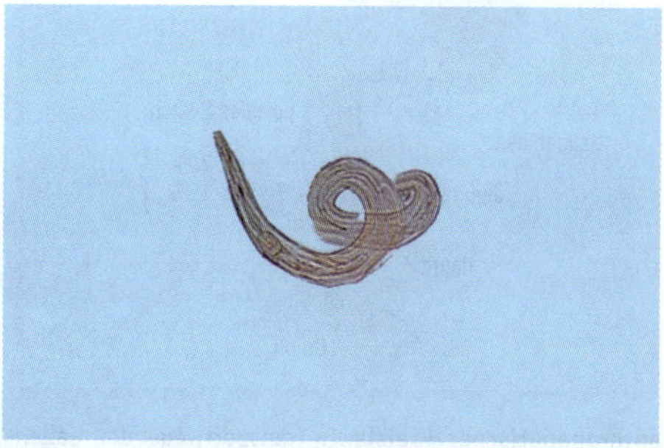

**Enterobius vermicularis:** erwachsenes Männchen. [182]

auch bei Zoo-Affen). Erreger der ▸Enterobiasis u. der ▸Appendicopathia oxyurica. Die geschlechtsreifen Würmer sind 9–12 (♀, hinten verschmälert) bzw. 2–5 mm (♂, hinten eingerollt; s. Abb.) groß, die Eier ca. 55 : 30 µm (abgeflacht; s.a. ▸Wurmeier). Die Entwicklung geschluckter (seltener durch Retrofektion in den Darm gelangter) Larven zu reifen Würmern erfolgt in 37–101 Tg. an der Schleimhaut des Dünn- u. oberen Dickdarms (»intramurale« Entwicklung ist umstritten). Die reifen Männchen sterben bald nach der Kopulation, die Weibchen erst nach Abwanderung in tiefere Darmabschnitte u. nach Eiablage im Afterbereich.

**Entero|cẹle:** *Chirurgie* ▸Enterozele. E enterocele.

**entero|chrom|affịne Zellen,** CIACCIO-Z., KULTSCHITZKY-Z., SCHMIDT-Z.: die chrom- u. argentaffinen, »basalgekörnten« oder »gelben« Zellen, die verstreut in der Speiseröhren- u. Magen-Darm-Schleimhaut sowie in Gallengängen liegen u. als ▸APUD-Zellen ein diffuses endokrines System darstellen, dem auch die Inselzellen des Pankreas zugehören. Bilden Polypeptidhormone, z.B. ▸Gastrin, ▸Sekretin, ▸Somatostatin, ▸VIP, ▸Enteroglucagon, ▸Cholezystokinin. E enterochromaffin cells.

**Entero|cọccus:** *Bakteriologie* ▸Enterokokken.

**Entero|entero|stomịe:** *Chirurgie* ▸Darmanastomose.

**Enter(o)epi|plo|zẹle,** Darmnetzbruch: *Chirurgie* obsolete Bez. für ▸Enterozele mit Darmschlingen u. Netz im Bruchsack. E enteroepiplocele.

**Entero|gast|rọ|ne,** Anthelone: Gewebshormone ▸enterochromaffiner Zellen des Duodenums, welche die Magensekretion u. -beweglichkeit hemmen. E enterogastrones.

**entero|gẹn:** im Darm (Dünndarm) entstanden. E enterogenous.

**Entero|gluc|agọn:** Polypeptid des ▸enterochromaffinen Systems; unterscheidet sich in Struktur, Molekulargewicht u. biologischen Eigenschaften vom ▸Glucagon, wirkt aber ebenfalls als funktioneller Partner des ▸Insulins. E enteroglucagon.

**entero|hämorrhạgisch:** im Magen-Darm-Trakt zu Blutungen (Hämorrhagien) führend, z.B. e. ▸Escherichia coli (EHEC). E enterohemorrhagic.

**entero|hepạtischer Kreislauf:** Transportweg für die mit der Galle ausgeschiedenen u. in tieferen Darmabschnitten wieder rückresorbierbaren u. in die Leber gelangenden Substanzen; z.B. e. Kr. des Bilirubins (wird nach Umwandlung z.B. zu Urobilinogen z.T. rückresorbiert u. gelangt mit dem Pfortaderblut wieder zur Leber). I.e.S. der entsprechende Kreislauf der Gallensäuren, die – v.a. als Desoxycholsäure in die Leber zurücktransportiert – in den Leberparenchymzellen rekonjugiert u. danach erneut in die Galle ausgeschieden werden (Abb.). Darüber hinaus wird die Lithocholsäure z.T. zu Sulfolithochol-Glycin oder -Taurin umgesetzt und – da weniger gut rückresorbierbar – der schnelleren Ausscheidung mit dem Stuhl zugeführt. E enterohepatic circulation.

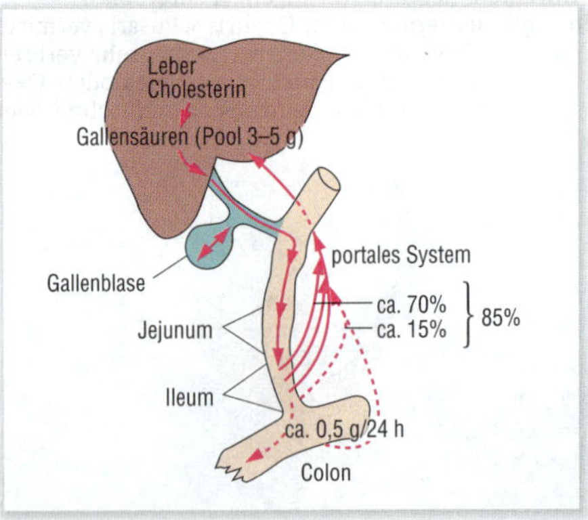


**enterohepatischer Kreislauf:** Transportwege der Gallensäuren. [361]

**entero|hepạtisches Syndrom:** aszendierende chronische ▸Cholangitis.

**Entero|hydro|zẹle:** Kombination von Entero- u. Hydrozele (z.B. Hernia encystica, Hydrocele hernialis). E enterohydrocele.

**Entero|karẹnz:** Nährstoffmangel infolge unzureichender Resorption bei ausreichender Zufuhr; v.a. bei zu schneller Darmpassage nach ungünstiger Darmanastomosierung (absichtlich z.B. als jejunoilealer ▸Bypass), nach ausgedehnter Dünndarmresektion, bei zu geringer Speicherkapazität eines ▸Ersatzmagens mit resultierendem ▸Dumpingsyndrom. S.a. ▸Endokarenz, ▸Exokarenz, ▸Maldigestion, ▸Malresorption.

**Entero|kinạse:** ▸Enteropeptidase. E enterokinase.

**Entero|klẹi|sis:** *Chirurgie* Deckung einer Darmperforation, z.B. mit Netz. E enterocleisis.

**Enteroklyse:** röntgenologische Kontrastmitteldarstellung des Dünndarms mittels einer in diesen Darmabschnitt vorgeschobenen Sonde.

**Entero|kọkken:** zur normalen ▸Darmflora gehörende Streptokokken der serologischen Gruppe D (nach ▸LANCEFIELD); s.a. ▸Streptokokken... E enterococci.

**Entero|kolịtis,** Enterocolitis: Schleimhautentzündung des Dünn- u. Dickdarms (s.u. ▸Enteritis, ▸Colitis). E enterocolitis. – **E., eosino|phịle:** Eosinophileninfiltration in Ileum u. Kolon, führt zu krampfartigen Bauchschmerzen u. Diarrhö. – **E. ne|crọticans neonatọrum:** v.a. auf Intensivstationen für Neugeborene beobachtete E., die v.a. im Zusammenhang mit der Besiedlung des Darmes durch die normale Bakterienflora hochaseptischen Milieus beobachtet wird; hierbei vermehren sich fakultativ pathogene Erreger in Abwesenheit ihrer natürlichen Gegenspieler schnell, u. ihre toxischen Produkte, die v.a. im unteren Ileum resorbiert werden, zerstören am Ort der Resorption die Mukosa. – **E., pseudo|membranọse:** nach ischämischer ▸Enteropathie sowie als Nebenwirkung lang dauernder Antibiotikatherapie (z.B. mit Tetracyclin) auftretende, lebensgefährl. E. (Letztere durch Überwucherung mit Clostridium difficile). E pseudomembranous e.

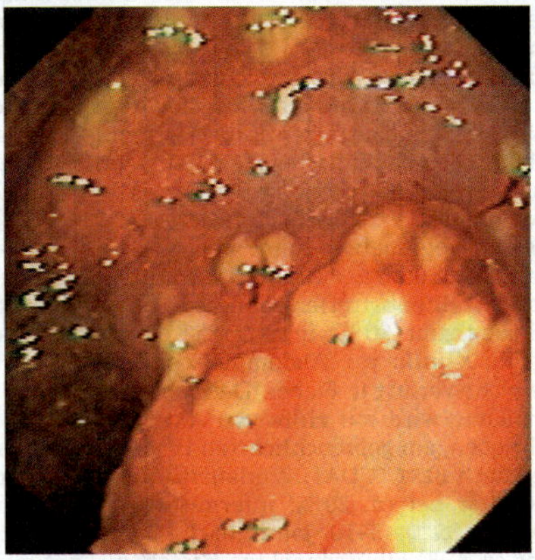

**Enterokolitis, pseudomembranöse:** Veränderungen der Darmschleimhaut im endoskopischen Bild. [89]

**Entero|kolos|tomịe:** *Chirurgie* die operative Vereinigung (»Anastomosierung«) des Dünndarms mit dem Dickdarm. E enterocolostomy.

**Entero|koniọse:** *Pathologie* Staubablagerungen in den Lymphknoten des Darms; ohne Krankheitswert.

**Entero|kystọm:** ▸Enterozyste. E enterocystoma.

**Entero|lịth:** ▸Kotstein. E enterolith.

**Entero|mọnas họminis:** 1-kerniges, ovales (4–10 µm) Geißeltierchen (Flagellat [Polymastigida]) ohne Axostyl, undulierende Membran u. Zytostom. Als ▸Trophozoit ein harmloser Darmbewohner des Menschen u. einiger Tiere; Zyste oval, reif 4-kernig.

**Enter|omphalus:** ▸Nabelbruch.

**Entero|myiasis:** Fliegenlarvenbefall des Darms (▸Myiasis); s.a. ▸Gasterophilus. E enteromyiasis.

**Entero|mykose:** Pilzbefall des Magen-Darm-Kanals, z.B. als Soor; s.a. ▸Mykosen. E enteromycosis.

**En|te|ron** *(griech.):* der Darm, i.w.S. der Verdauungstrakt (Canalis alimentarius); i.e.S. der Dünndarm.

**Entero|neurose:** *Psychologie* Neurose, die sich an den Verdauungsorganen manifestiert (z.B. als Obstipation, Durchfälle, Colica mucosa).

**Entero|pathie:** Sammelbegriff für nichtentzündliche Erkrankungen der (Magen-)Darm-Schleimhaut, v.a. für die zu Eiweißverlusten u. zu Resorptionsstörungen führenden. E enteropathy. – **E., exsudative:** exsudative ▸Gastroenteropathie. E protein-losing e. – **E., glutenbedingte:** ▸Zöliakie. E gluten e. – **E., ischämische:** E. bei Mangeldurchblutung, z.B. durch Gefäßveränderungen im Bereich der Arteria mesenterica superior oder als Schockfolge.

**Entero|pep|ti|dase,** Enterokinase: eiweißspaltendes Enzym im Darmsaft, das aus Trypsinogen unter Abspaltung eines Hexapeptids (Val-[Asp]$_4$-Lys) Trypsin bildet u. damit die proteolytischen Pankreasenzyme aktiviert. – Ein autosomal-rezessiv erblicher Mangel ist gekennzeichnet durch chronische Durchfälle, Aszites, Ödeme, Eiweißmangeldystrophie, Wachstumsstörung. E enteropeptidase, enterokinase.

**Entero|pexie:** operative Fixierung des Darmes, z.B. an die Bauchwand. E enteropexy.

**Entero|pro|teor|rhö:** ▸Gastroenteropathia exsudativa.

**Entero|ptose,** Splanchnoptose: allgemeine Senkung der Baucheingeweide; konstitutionell bedingt, infolge Bindegewebsschwäche, oder erworben, z.B. bei Lockerung der Bauchdecken nach starker Abmagerung, nach zahlreichen Geburten, Aszites. Verursacht Schweregefühl, ziehende, bei Rückenlage meist nachlassende Kreuz- oder Rückenschmerzen, schnelle Ermüdbarkeit, oft chron. ▸Obstipation. E enteroptosis.

**Entero|rezeptor:** ▸Interorezeptor des Verdauungstraktes. E gut receptor.

**Entero|schisis:** Hemmungsfehlbildung durch unvollständigen Schluss der embryonalen Darmrinne. – Aus einem evtl. sekundären Verschluss resultiert eine Verdoppelung des betreffenden Darmabschnitts. E enteroschisis.

**Entero|stase:** Verzögerung bis Stopp der ▸Darmpassage; ▸Koprostase. E enterostasis.

**Entero|stomie:** operative Darm-, i.e.S. Dünndarmausleitung (▸Ileo-, ▸Jejunostomie) auf die Körperoberfläche, meist die seitl. Bauchwand, zwecks künstlicher Ernährung, Ableitung des Darminhalts (bei Ileus zur Anastomosensicherung), zum Einbringen von Arzneimitteln u. Spülflüssigkeit. Mit oder ohne Schrägkanalbildung in der Bauchdecke (z.B. als ▸WITZEL-Fistel; s.a. ▸Katheterenterostomie), auch als Kotfistel (s.a. ▸Kolo-, ▸Zäkostomie; ▸Anus praeter). E enterostomy.

**Entero|thorax:** krankhafte Verlagerung von Darmteilen in die Brusthöhle. Vorkommen bei echtem Darmprolaps (Abb.) sowie bei Zwerchfellhernie u. Zwerchfellruptur, i.w.S. auch bei der ▸Relaxatio diaphragmatica. E enterothorax.

**Entero|tomie:** Schnitteröffnung des Darms unter gleichzeitiger Absaugung des Darminhalts (z.B. mit dem MOYNIHAN-, MIXTER-Rohr); v.a. zur Darmentleerung bei Ileus, zur Fremdkörper- (Tonnenstein, verschluckter Gegenstand, Askaridenknäuel) u. Tumorentfernung (Polyp). – Auch die Querdurchtrennung, z.B. bei Darmresektion. E enterotomy.

**Entero|toxikation:** ▸Autointoxikation durch im Darm entstehende Gifte (Indol, Skatol, Putrescin, Cadaverin, Methylmercaptan etc.), z.B. bei ▸Ileus. E enterotoxism, autointoxication.

**Entero|toxin:** im Darmtrakt wirksames ▸Ektotoxin einiger Stämme verschiedener Bakterien (z.B. Sta-

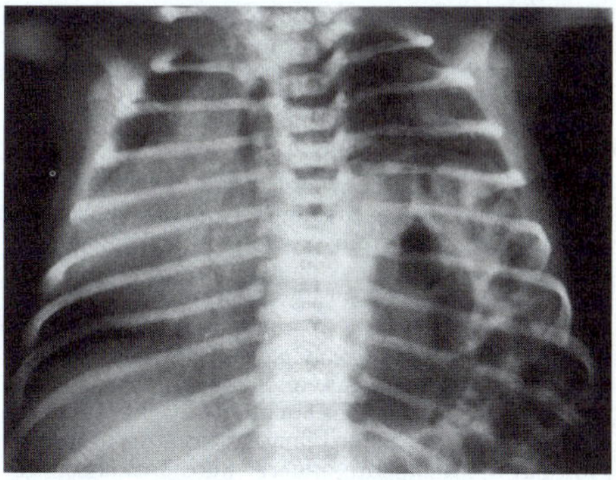

**Enterothorax:** Ursache ist ein Zwerchfelldefekt links (Säugling). Die linke Thoraxhälfte ist größtenteils von Darmschlingen ausgefüllt. [334]

phylokokken, Vibrionen, Clostridien), das zu ▸Lebensmittelvergiftungen (*klin* ▸Enteritis) führen kann; z.B. das hitzestabile E. coagulasepositiver Staphylokokken (s.u. ▸Staphylokokkenenteritis). E enterotoxin.

**entero|trop:** mit besonderer Neigung (Affinität) zum Befall des Darmtraktes. E enterotropic.

**Entero|typhus:** ▸Typhus abdominalis.

**Entero|viren:** der Familie ▸Picornaviridae zugehörige Viren, welche v.a. Infektionen des Verdauungstraktes hervorrufen (jedoch auch in anderen Geweben vermehrungsfähig sind). Umfassen als humanpathogene Viren die 3 Serotypen des ▸Poliomyelitisvirus (als Prototypen), die Coxsackie-Viren A u. B, die jüngeren Isolate der ▸ECHO-Viren (chronologisch durchnummeriert; darunter als Serotyp 72 das ▸Hepatitisvirus A) sowie die Gattungen ▸Cardiovirus, ▸Rhinovirus u. ▸Aphthovirus. E enteroviruses.

**Entero|zele,** Darmbruch: *Chirurgie* innere oder äußere ▸Hernie mit (Dünn-)Darmschlingen als Bruchinhalt. E enterocele.

**Entero|zeptor:** ▸Enterorezeptor.

**Entero|zo|en:** ▸Darmparasiten. E enterozoa.

**Entero|zyste, -zystom,** Enterokystom, Dottergangszyste, ROSER-Zyste: angeborene Zyste mit darmschleimhautartiger Wandauskleidung (evtl. mit Flimmerhaaren) als Überbleibsel des Dottergangs (▸Ductus omphaloentericus). E enterocyst, enterocystoma.

**Entero|zyt,** Saumzelle: die an der Resorption des Darminhalts beteiligte prismatische Dünndarmepithelzelle mit lichtungsseitigem Mikrovilli-Saum. E enterocyte.

**Entfaltungs|knistern, -rasseln:** das »inspiratorische Knisterrasseln« (▸Rasselgeräusch) über den wenig belüfteten hinteren unteren Lungenabschnitten des Bettlägerigen, hörbar bei tiefer Einatmung unmittelbar nach dem Aufrichten; ist bedingt durch Wiederentfaltung der Alveolen u. Bronchiolen. S.a. ▸Crepitatio indux u. redux. E expansion crackling rales.

**Entfettungskur:** ▸Abmagerungskur; s.a. ▸Reduktionskost.

**Ent|fremdungs|depression:** endogene ▸Depression mit ausgeprägtem Gefühlsmangel (Absterben der Gefühle; mit Unfähigkeit, zu weinen oder zu lachen; dem Kranken erscheint alles fremd u. leer). E nihilistic or alienation depression.

**Entfremdungs|erlebnis:** Erlebnis der ▸Depersonalisation. E depersonalization experience.

**Entgiftung,** Detoxikation: **1)** die Bekämpfung von Giftwirkungen (▸Vergiftung), z.B. durch Gaben eines ▸Antidots, ▸Antitoxins; ferner durch extrakorporale Dialyse, ▸Hämoperfusion. **2)** das durch biochemische Stoffwechselvorgänge erfolgende Unschädlichmachen giftiger Substanzen im Organismus (v.a. in der Leber), meist durch Umwandlung in löslichere, leichter ausscheidbare Verbindungen. *Mechanismen:* Oxidation, Reduktion (z.B. Nitro- zu Aminoverbindungen), Hydrolyse, Entalkylierung, Decarboxylierung oder Desaminierung, Kondensation (Ammoniak zu Harnstoff) u. – häufig – Konjugation (Paarung, Kopplung; z.B. mit ▶Glucuronsäure [Bilirubin-K.], mit Schwefelsäure [z.B. als Phenol-, Kresol-, Indoxyl-Entgiftung], Glykokoll [Benzoe- zu Hippursäure], Cystein) sowie Alkylierung (z.B. Methylierung von Pyridin) u. Acetylierung (z.B. der Sulfonamide), Desalkylierung. S.a. ▶Giftung. E detoxi(fi)cation. **3)** planmäßiges Absetzen des Suchtmittels bei ▶Abhängigkeit. Therapeutisch wird entweder die Dosis von Medikamenten der gleichen Substanzklasse des Suchtmittels (bei Opiatentgiftung z.B. Methadon) langsam reduziert, oder es werden Medikamente anderer Substanzklassen gegeben (z.B. Clomethiazolgabe bei Alkoholentzug), so dass ein nur gering ausgeprägtes ▶Entzugssyndrom entsteht. S.a. ▶Entzugsbehandlung. E withdrawal, detoxification (engl.).

**Entgiftungs|zentrum:** **1)** Vergiftungszentrum: medizinische Einrichtung mit angeschlossener ▶Intensivstation zur Untersuchung u. Behandlung (▶Entgiftung; ▶Reanimation) von Vergiftungsfällen. **2)** toxikologisches ▶Informationszentrum (als Forschungs- u. Informationsinstitut). E toxicological center.

**Enthaarung:** ▶Epilation; s.a. ▶Haarausfall.

**En|thalpie,** Abk. H, GIBBS-Wärmefunktion: die die innere Energie u. Volumenarbeit zusammenfassende Zustandsgröße der Thermodynamik: $H = U + p \cdot V$. Messbar anhand der Enthalpieänderung: $\Delta H = \Delta U + p \cdot \Delta V + V \cdot \Delta p$ (p = Druck; V = Volumen; H = Enthalpie; U = innere Energie). S.a. ▶Entropie. E enthalpy. – **E., freie,** Abk. G: Maß für die Arbeitsfähigkeit eines Systems, definierbar durch die Änderung der freien E. nach der Gleichung $\Delta G = \Delta H - T \cdot \Delta S$ (T = absolute Temperatur, ΔS = Änderung der ▶Entropie).

**Ent|helminthen:** ▶Eingeweidewürmer.

**Enthemmung:** **1)** Minderung (bis Ausfall) des hemmenden Einflusses höherer Nervenzentren, so dass niedere, weniger komplexe Hirnfunktionen überhand nehmen (z.B. als automatische ▶Hyperkinesen mit Ursprung im Neostriatum bei Erkrankungen des extrapyramidalen Systems). **2)** Entfesselung von Affekten bei Fortfall von Hemmmechanismen, z.B. durch Wirkung von Rauschmitteln (Alkohol), bei Psychosen, organischen Hirnerkrankungen u. -verletzungen. S.a. ▶Deblockierung (2).

**En|the|so|pathie:** *Orthopädie* Insertionstendopathie (s.u. ▶Tendopathie). E enthesopathy.

**Ent|hirnungs|starre,** Dezerebrationsstarre: *Neurologie* die nach Hirnstammunterbrechung (▶Dezerebration) – z.B. nach Hirnverletzung, Mittelhirneinklemmung (bei Hirndruck, -tumor) oder nach Einbrechen einer Hirnblutung in die Hirnventrikel – unter Bewusstseinsverlust auftretende spastische Streckhaltung des Rumpfes u. der Gliedmaßen (mit Innenrotation der Arme), begleitet von Pupillenerweiterung mit Lichtstarre. S.a. ▶Dekortikationsstarre. E decerebrate rigidity.

**Ent|hüllung:** *Virologie* ▶Uncoating.

**Ent|jungferung:** ▶Defloration.

**Ent|kalken:** **1)** *Histotechnik* präparative Entfernung von Kalksalzen aus Knochen oder Zähnen mittels Säuren oder EDTA. **2)** *Pathologie* ▶Dekalzifikation. E decalcification.

**Ent|keimung:** *Bakteriologie* Entfernung aller Mikroorganismen (einschließlich toter Formen) aus Gasen u. Flüssigkeiten durch Sterilfiltration; i.w.S. die ▶Desinfektion, ▶Sterilisation. E sterilization.

**Ent|kernung:** **1)** der physiologische Zellkernverlust im Verlauf der ▶Erythropoese. E denucleation. **2)** **E. der Persönlichkeit:** Wesensveränderung mit Verlust des »Persönlichkeitskerns« (z.B. Gewissen, Gesinnung, Pflicht-, Takt-, Verantwortungsgefühl, höhere Interessen), z.B. bei Morphinismus, Weckamin- u. Schmerzmittelmissbrauch. E loss of personal items.

**Entkoppelung, elektromechanische:** fehlende oder stark herabgesetzte Kontraktion des Herzmuskels bei kaum veränderten Aktionspotentialen; kommt z.B. durch Substanzen zustande, die den Calcium-Einstrom in die Zelle behindern; kann auch durch Verminderung der Calcium-Konzentration außerhalb der Herzmuskelzelle erfolgen. E (electromechanical) decoupling.

**Entlassungsplanung:** Pflegeintervention zur Vorbereitung der Verlegung oder Entlassung eines Patienten von einem Pflegeniveau auf ein anderes innerhalb oder außerhalb einer Pflegeeinrichtung. Die E. umfasst die Unterstützung des Pat., der Angehörigen oder der Bezugspersonen bei der Vorbereitung der Verlegung oder Entlassung sowie Planung einer kontinuierlich pflegerischen Versorgung; Koordination der Leistungen verschiedener Anbieter zur Sicherstellung einer pünktlichen Verlegung oder Entlassung; Erkennen von Lernbedürfnissen u. erforderlichen Fertigkeiten, die vom Pat. oder dessen Angehörigen im Hinblick auf die Entlassung erlernt werden müssen; Einschätzung der Entlassungsbereitschaft des Pat.

**Entlastungs|blutung:** s.u. ▶Entlastungshyperämie.

**Entlastungs|depression:** *Psychologie* ▶depressives Syndrom nach Beendigung einer extremen externen, emotionalen, körperlichen oder intellektuellen Belastung. Wird von manchen Autoren der depressiven Reaktion zugeordnet (BLEULER), von anderen als Manifestation einer endogenen zyklothymen Störung angesehen. E relief depression.

**Entlastungs|fistel:** ▶Enterostomie zur Darminhaltableitung, z.B. bei »kritischer« (= gefährdeter) Darmanastomose, Ileus. E decompressive fistula.

**Entlastungs|hochdruck:** **1)** hochgradige arterielle ▶Hypertonie durch pressorische Kreislaufreflexe infolge Druckentlastung in bd. Sinus carotici. **2)** ▶Entzügelungshochdruck. E carotid sinus hypertension (neurogenic).

**Entlastungs|hyperämie:** reaktive Durchblutungssteigerung eines Körperabschnitts oder Organs nach plötzlicher Minderung eines die örtliche Blutzirkulation behindernden Drucks; führt u.U. zu akuter Entlastungsblutung (v.a. als Harnblasenblutung bei einzeitiger schneller Entleerung mittels Katheterismus nach längerer Harnverhaltung) oder zum Entlastungskollaps. E reactive hyperemia.

**Entlastungs|operation:** *Chirurgie* Eingriff (meist Dringlichkeitsoperation), der eine sofortige Druckentlastung bewirkt; z.B. die Ventildrainage bei Spannungspneumothorax, eine ▶Entlastungsfistel, die ▶Entlastungstrepanation. E relieving operation.

**Entlastungs|schnitt:** *Chirurgie* Erweiterung eines Operationsschnittes (bzw. zusätzlicher Schnitt) zur Erzielung eines spannungslosen Nahtverschlusses der Haut, z.B. bei größerem Hautdefekt, bei der Behandlung narbenbedingter ▶Kontrakturen; meist kombiniert mit Hautmobilisierung. Typisch z.B. auch die entsprechenden Inzisionen bei der V-, Y-, Z-Plastik u. der Zickzack-Schnitt. E relieving incision.

**Entlastungs|syndrom:** Leistungsminderung (u.U. mit ▶Entlastungsdepression) u. vegetative Fehlsteuerung des Herz-Kreislauf-Systems infolge plötzlicher körperlicher Entlastung, z.B. bei Hochleistungssportlern nach Abbruch des Trainings im Zustand der Höchstform, nach Examen, bei zuvor belasteten Personen im Urlaub, als »Pensionärskrankheit«.

**Entlastungs|trepanation:** *Chirurgie* ▶Schädeltrepanation als Palliativoperation mit oder ohne Duraeröffnung zur Entlastung bei ▶Hirndruck nach Schädelverletzung mit intrakranieller Blutung, bei posttraumatischem Spannungshydrozephalus oder Ödem, Hirntumor mit Stauungspapille sowie bei malignen raumfordernden Hirninfarkten. E decompressive trephination.

**Ent|lausung:** Beseitigung von Kopf-, Kleider- u./oder Filzläusen von Körper, Bekleidung, Ausrüstung oder aus Räumen mittels mechanischer, thermischer oder chemischer Mittel (s.a. ▸Desinsektion), z.B. durch Läusekamm, durch trockene Heißluft (auch Bügeln), strömenden Dampf bzw. durch Hexachlorcyclohexan u.andere Kontaktinsektizide in gelöster oder Puderform, Blausäure (Raumdurchgasung). E delousing.

**Entmarkung,** Demyelinisierung: *Pathologie* Schädigung u. Verlust von ▸Myelin im zentralen oder peripheren Nervensystem bei ▸Entmarkungskrankheiten oder nach primärer Schädigung von Neuronen (an Zellkörper oder Axon; s.a. ▸Waller-Degeneration) sowie nach allgemeiner Schädigung der Neuronen, der markbildenden Glia oder der ▸Markscheiden durch entzündliche, immunpathologische, toxische etc. Vorgänge. S.a. ▸Myelindegeneration, ▸Myelinolyse. E demyelination, demyelinization. – **E., segmentale,** periaxonale Segmentdegeneration: über ein mehr oder minder langes Nervensegment diskontinuierlich erfolgende Demyelinisierung als Folge einer chronischen Druckwirkung oder als krankheitsbedingtes Geschehen (z.B. bei Polyneuropathien). Führt zu Störung der Nervenfunktion.

**Entmarkungs-Encephalomyelitis:** ▸multiple Sklerose.

**Entmarkungskrankheiten:** Krankheiten mit entzündlicher oder degenerativer bzw. degenerativ-metabolischer ▸Entmarkung (Markscheidenzerfall), z.B. als postinfektiöse u. postvakzinale Enzephalopathien oder – als E. i.e.S. – die ▸multiple Sklerose, ▸Leukoenzephalitis, ▸Neuromyelitis optica, ▸Leukodystrophie (einschließlich Pelizaeus-Merzbacher-Krankheit), Cockayne- u. Alexander-Krankheit. E demyelinating diseases.

**Entmischung, tropfige:** *Pathologie* ▸Degeneration des Zellprotoplasmas mit Auftreten dicht gedrängter Tröpfchen (»kleinvakuoläre Entartung«; s.a. ▸Degeneration, vakuoläre); rückbildungsfähig oder Vorstufe schwerer Zellveränderungen.

**Ent|mündigung:** s.u. ▸Betreuung.

**Entner-Doudoroff-Abbau:** aerober Abbau der Glucose zu Pyruvat u. 3-Phosphoglycerinaldehyd. Nur bei einigen Bakterien nachgewiesen.

**En|to...:** s.a. ▸Endo...

**Ento|blast, -derm(a):** *Embryologie* das innere ▸Keimblatt des ▸Embryoblasten, aus dessen einschichtigem Epithel die Epithelien des Verdauungstraktes (außer Mundhöhle u. After [Stomadeum bzw. Proctodeum]) u. seiner Drüsen (d.h. auch der Leber u. des Pankreas), der Schilddrüsen, Epithelkörperchen, des Thymus, Atmungstraktes (Ursprung: Lungenknospe), der Harnblase u. Harnröhre hervorgehen. E entoblast, entoderm.

**Ento|miasis,** Entomosis: Insektenbefall bzw. durch Insekten verursachte Erkrankung.

**Entomo|logie:** Lehre von den Gliederfüßern [Arthropoda]; i.e.S. die Insektenkunde. E entomology.

**Entomo|phthora:** bei ▸Phykomykose nachweisbarer Pilz (Phykomyzet).

**Ento|plasma:** ▸Endoplasma.

**ent|optisch:** im Innern des Auges (entstanden). – **e. Erscheinungen:** durch anatomische Gegebenheiten des Augeninnern bedingte Erscheinungen oder Wahrnehmungen, z.B. Purkinje-Aderfigur bzw. die Wahrnehmung von Trübungen in Glaskörper (als ▸»mouches volantes«), Linse oder Hornhaut bzw. – bei der Durchleuchtung mit blauem Licht – die die Netzhautkapillaren durchwandernden Leukozyten. E entoptic imaging.

**Ent|opto|skop:** Instrument zur Untersuchung der Transparenz der brechenden Medien des Auges.

**ent|otisch:** im Ohr entstanden. – **e. Geräusch:** Ohrensausen, ▸Tinnitus aurium. E entotic murmur.

**Ento|zoon:** tierischer ▸Endoparasit.

**Ent|persönlichung:** *Psychologie* ▸Depersonalisation.

**Entrapment-Syndrom:** ▸Engpass-Syndrom.

**En|tropie,** Abk. S: *Physik* (Clausius) Zustandsgröße der Thermodynamik, die ein Maß für die Unordnung eines abgeschlossenen Systems bzw. für die Irreversibilität eines Vorgangs darstellt. Definiert durch die Gleichung $S = Q/T$ (T = Temperatur [als Intensitätsfaktor der Wärmeenergie neben deren Kapazitätsfaktor S], Q = Wärmemenge). Je ausgeglichener die Energieverteilung des Systems ist (d.h., je weitgehender die Verteilung einer Wärmemenge ist), desto höher ist seine Entropie (Dimension: Joule/Grad). Alle Vorgänge laufen unter Entropiezunahme einem Gleichgewichtszustand entgegen; s.a. ▸Enthalpie. E entropy.

**En|tro|pion, -pium:** Einwärtsstülpung des Lidrandes. Als **E. congenitum** durch ein ▸Epiblepharon. Organisch bedingt, z.B. durch Schrumpfung der Lidfaserplatte, nach Verletzung, Verätzung, oder beim Trachom, als **E. cicatriceum** (Narben-E.). Selten spastisch v.a. am Unterlid, z.B. bei ▸Blepharospasmus im Alter oder nach Augen-Op. S.a. ▸Ektropium. E entropion. – **E. uveae, Iridentropium:** die Einwärtsbiegung des ziliaren Irisabschnitts. E e. uveae.

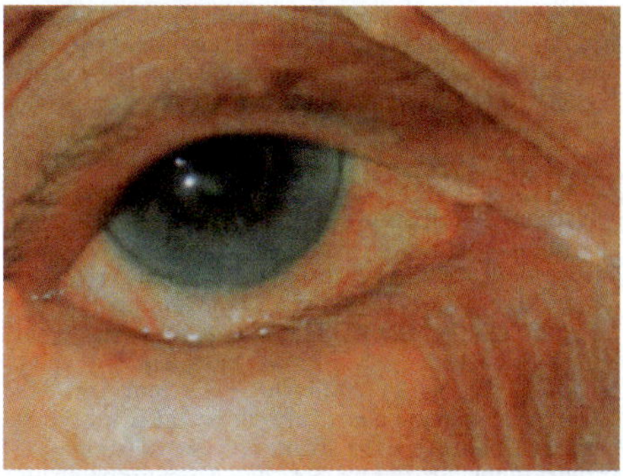

**Entropion:** Das Lid ist nach innen gekippt; die Wimpern scheuern am Augapfel. [351]

**Ent|schäumer:** Substanzen, die durch ihre Anreicherung in der Grenzfläche zwischen Flüssigkeit u. Gas die Oberflächenspannung verändern u. Schaumbildung verhindern, z.B. Öle, Paraffin, Siliconöle, Methylpolysiloxane (***Anw.*** bei Meteorismus, Flatulenz, zur Vorbereitung der Endoskopie, Sonographie), Octanol. E defrothing agents.

**Ent|schleusungs|krankheit:** ▸Druckfallkrankheit.

**Ent|seuchung:** ▸Desinfektion. E decontamination.

**Ent|sicherungs|schwindel:** Schwindelgefühl bei chronischem Labyrinthausfall, das nur bei Ausfall der den Labyrinthausfall kompensierenden Faktoren (Gesichtssinn, Tiefensensibilität) auftritt, z.B. in der Dunkelheit.

**Ent|spannungs|atelektase:** passive ▸Atelektase infolge Aufhebung des elastischen Spannungszustands des Lungengewebes durch Erhöhung des intrapleuralen Drucks (▸Kollapstherapie) oder durch örtliche mechan. Kompression (= Kompressionsatelektase). E relaxation atelectasis.

**Entspannungs|behandlung:** krankengymnastisches Verfahren. Unter Ausnutzung psychophysischer Wechselbeziehungen werden durch vorwiegend rhythmusbetonte Gymnastik u. Schulung des kinästhetischen Empfindens eine Entspannung u. Rhythmisierung des Organismus einschließlich der vegetativen Funktionskreise eingeleitet. Angewendet bei vegetativen Regulationsstörungen, psychophysischer Erschöpfung.

**Entspannungs|kollaps:** Kreislaufversagen (▸Synkope) durch eine Störung der Vasomotorenregulation mit überschießender Erweiterung der peripheren Gefäße, z.B. beim dekompensierten ▸Schock. E vasodepressor syncope, vasomotor collapse.

**Entspannungs|verfahren:** Oberbegriff für unterschiedliche Methoden zur körperlichen u. seelischen Entspannung mit fließenden Übergängen zu psychotherapeutischen Verfahren. Dazu gehören z.B. ▸autogenes Training, ▸Biofeedback, progressive ▸Muskelrelaxation nach JACOBSON, konzentrative ▸Bewegungstherapie; i.w.S. auch die (ärztliche) ▸Hypnose, Musiktherapie oder Techniken anderer Kulturen (z.B. Meditation, Yoga). ***Wirkungen:*** u.a. gezielte Entspannung der willkürlichen Muskulatur u. der hautnahen Blutgefäße, Beeinflussung unwillkürlicher Körperfunktionen (z.B. Herz-Kreislauf-System, Atmung, Verdauungssystem), Schmerzlinderung. ***Anw.:*** u.a. in Kliniken zur Operationsvorbereitung, zur Prävention u. Rehabilitation (z.B. Schutz vor alltäglichen Reizüberflutungen u. Krisen fördernden Dauerirritationen), im Rahmen einer Psychotherapie oder eines umfassenden schmerztherapeutischen Ansatzes. **E** relaxation methods.

**Entspannungs|zeit, kardiale:** die Zeitspanne der Diastole zwischen dem Schluss der Aortenklappen u. der Öffnung der AV-Klappen, in der die isometrische Kontraktionsrückbildung der Kammermuskulatur (mit Absinken des Ventrikeldrucks) erfolgt. **E** (cardiac) relaxation period.

**Ent|stauungs|therapie:** Methode der ▸Physiotherapie, mit deren Hilfe Lymphödeme behandelt werden (z.B. Armlymphödeme nach Operation eines Mammakarzinoms). Z.B. 2-phasige Therapie nach FÖLDI: zunächst manuelle ▸Lymphdrainage u. Bandagierung, Dauer ca. 4–8 Wochen; dann Erhaltung der erreichten Verbesserung des Lymphabflusses. S.a. ▸Lymphdrainage.

**Ent|wesung:** ▸Desinsektion. **E** desinfestation.

**Ent|wicklung:** **1)** *Biologie* s.u. ▸Evolution; s.a. ▸Phylo-, ▸Onto-, ▸Embryo-, ▸Kyemato-, ▸Morphogenese, ferner ▸Wachstum..., ▸Reifung..., ▸Reife... . **E** development, evolution. **2)** *Geburtshilfe* die vom Arzt oder von der Hebamme auszuführenden Kunsthilfen unter der Geburt (s.u. ▸Extraktion). **E** evolution.

**Entwicklungs|alter,** Abk. EA: das Alter unter Bezugnahme auf die körperliche u. geistige Entwicklung im Vergleich zum Durchschnittsniveau Gleichaltriger. S.a. ▸Entwicklungsquotient, ▸Intelligenzalter. **E** developmental age.

**Entwicklungs|beschleunigung:** *Biologie* ▸Akzeleration. **E** accelerated development.

**Entwicklungs|geschichte:** ▸Ontogenese; i.w.S. Sammelbegriff für Embryologie, Onto- u. Phylogenese.

**Entwicklungs|kinesiologie,** E-Technik: physiotherapeutische Behandlungsmethode auf neurophysiologischer Grundlage, durch die angeborene motorische Basismuster aus der Säuglingszeit reaktiviert werden können. Die Methode wurde 1970 von PETER HANKE entwickelt. ***Anw.:*** ist sowohl bei Kindern als auch bei Erwachsenen in allen Fachbereichen anwendbar u. dient der Umprogrammierung pathogener Belastungssituationen, Erzielung von Schmerzfreiheit, Verbesserung der Koordination, Korrektur muskulärer Dysbalancen, Dehnung verkürzter Strukturen und Verbesserung des sensomotorischen Allgemeinzustandes. ***Prinzip:*** Die für die Behandlung wichtigsten motorischen Basismuster sind die des Kriechens u. des Drehens. Dabei ist das Kriechmuster die Grundlage für Ausbildung u. Differenzierung höherer motorischer Prozesse, das Drehmuster die Voraussetzung für den aufrechten Gang. Die Behandlung erfolgt in definierter Ausgangsstellung auf dem tilt table (Kipptisch). Die Umprogrammierung pathologischer motorischer Muster wird durch Bahnungshilfen verstärkt u. gelenkt. Durch flächige Führungskontakte (Aktionsverstärker) werden Muskeldehnungsimpulse mit Längenveränderung der stimulierten Muskelregion ausgelöst.

**Entwicklungs|quotient,** Abk. EQ: Quotient aus ▸Entwicklungs- u. Lebensalter. S.a. ▸Intelligenzquotient. **E** developmental quotient.

**Entwicklungs|test:** psychologischer Test für Kinder zur Ermittlung des ▸Entwicklungsquotienten anhand von Sinnesfunktionen, Körperbeherrschung, sozialem Kontakt, Lernen, Materialbehandlung u. geistiger Produktion; s.a. ▸Intelligenztest. **E** developmental test.

**Entwicklungs|verzögerung:** ▸Retardierung. **E** retardation (mental; psychomotor).

**Ent|wöhnung:** **1)** ▸Entwöhnungsbehandlung. **E** withdrawal. **2)** *Pädiatrie* Abstillen. **E** weaning, ablactation.

**Entwöhnungs|behandlung:** langfristige, 6–12 Monate dauernde, stationäre Therapie meist in Fachkliniken, die sich direkt an eine ▸Entgiftung (3) oder ▸Entzugsbehandlung anschließen kann. Je nach Fachklinik liegt der Schwerpunkt z.B. in tiefenpsychologischen Verfahren, Verhaltenstherapie, Familientherapie, Arbeitstherapie.

**Entwöhnungs|mittel:** Substanzen, die unterstützend bei einer ▸Entgiftung gegeben werden. ***Wirkst.:*** a) zur Behandlung des ▸Entzugssyndroms: z.B. Clonidin, Clomethiazol; b) bei Alkoholabhängigkeit: Acamprosat (Anti-Craving-Mittel), Disulfiram (erzeugt Alkohol-Unverträglichkeit); c) bei Opiatabhängigkeit: z.B. ▸Methadon-Substitution bei Morphinabhängigkeit, Naltrexon (Opiatantagonist); d) zur Raucherentwöhnung: z.B. Substitution von Nicotin als Pflaster oder Kaugummi, Bupropion (Antidepressivum, ***NW:*** u.a. Krampfanfälle, psychotische Zustände!).

**Ent|wurzelungs|depression:** chronische ▸Anpassungsstörung als Folge einer Entwurzelungssituation, z.B. nach Deportation, Vertreibung, wobei dem Totalverlust von Heimat, Familie, Besitz, Arbeitsplatz, Ehre u. Ansehen bes. Bedeutung zukommt. **E** uprooting depression.

**Entziehungs|psychose:** veraltete Bez. für eine Psychose als Erscheinung des ▸Entzugssyndroms, v.a. als **Entziehungsdelir** des chron. Alkoholikers (Delirium tremens = ▸Alkoholdelir).

**Ent|zügelungs|hochdruck,** neurogener Hochdruck: Bluthochdruck (▸Hypertonie) mit Tachykardie infolge Versagens der Blutdruckregulation wegen mechanischer (unfallbedingter), entzündlicher, toxischer oder degenerativer Schädigung der Blutdruckfühler (▸Pressorezeptoren) oder deren Leitungsbahnen (z.B. bei Schädelbasisfraktur, Tumor, Polyneuritis). S.a. ▸Entlastungshochdruck (1). **E** neurogenous hypertension.

**Ent|zündung,** Inflammatio: die vom Bindegewebe u. den Blutgefäßen getragene Reaktion des Organismus auf einen äußeren oder innerlich ausgelösten Entzündungsreiz mit dem Zweck, diesen zu beseitigen oder zu inaktivieren u. die reizbedingte Gewebsschädigung zu reparieren (s.a. ▸Wundheilung). ***Auslöser:*** mechanische Reize (Fremdkörper, Druck, Verletzung) u. andere physikalische Faktoren (ionisierende Strahlen, UV-Licht, Wärme, Kälte), chemische Stoffe (Laugen, Säuren, Schwermetalle, bakterielle ▸Toxine, ▸Allergene u. ▸Immunkomplexe) sowie Erreger (Mikroorganismen, Würmer, Insekten) bzw. krankhafte Stoffwechselprodukte, entgleiste Enzyme, bösartige Tumoren. Das Geschehen wird mit der Endung »-itis« gekennzeichnet. ***Ablauf:*** Am Beginn steht eine kurze Arteriolenverengung (durch Adrenalinwirkung) mit Mangeldurchblutung u. Gewebsalteration, gefolgt von der Entwicklung der klassischen örtlichen Entzündungszeichen (»Kardinalsymptome«; nach GALEN u. CELSUS), d.h. von Rötung (Rubor; Gefäßerweiterung durch Histamin), Wärme (Calor; durch örtliche Stoffwechselsteigerung), Schwellung (Tumor; durch Austritt eiweißreicher Flüssigkeit aus den – u.a. durch Histamin – veränderten Gefäßwänden, unterstützt durch die verlangsamte Blutzirkulation i.S. der ▸Prästase bis ▸Stase), Schmerz (Dolor; als Folge der erhöhten Gewebsspannung u. schmerzauslösender Entzündungsprodukte, z.B. Bradykinin) u. Funktionsstörung (Functio laesa). Der Vorgang wird ergänzt durch Störung des Elektrolythaushaltes (Transmineralisation), Einwanderung neutrophiler Granulozyten (Abb.) u. Monozyten durch die Gefäßwände (s.a. ▸Leukotaxis),

Letzteres mit dem Zweck, den Entzündungsreiz u. geschädigte bis nekrotische Zellen zu beseitigen (▸Phagozytose). Ferner wandern Lymphozyten-Effektorzellen ein, die zur Bildung spezifischer Antikörper gegen den Entzündungsreiz führen (▸Immunreaktion), sowie eosinophile ▸Granulozyten (in der Heilungsphase bzw. – sehr frühzeitig – bei allergisch-hyperergischem Geschehen). Durch die bei der Reaktion erfolgende Aktivierung des ▸Komplementsystems werden Bruchstücke (C3a u. C5a) dieses Systems frei, die – wie das Histamin u. Bradykinin – als Mediatoren der Entzündung wirken, u. zwar i.S. der Anregung der ▸Chemotaxis der zitierten Blutzellen. Außerdem wird die ▸Blutgerinnung aktiviert. In der Folge tritt eine Schädigung (Dystrophie u. Koagulationsnekrose) des zugeordneten Organparenchyms ein. Der Gesamtorganismus reagiert je nach Intensität u. Art der E. mit ▸Fieber, Stress (s.a. ▸Adaptationssyndrom), Leukozytose u. Veränderungen in der Zusammensetzung der Plasmaproteine (▸Akute-Phase-Reaktion), die zu einer beschleunigten ▸Blutkörperchensenkungsreaktion führen. S.a. Schema. E inflammation. – **E., eitrige:** E. mit massiver Beteiligung von Leukozyten, die – unter gleichzeitigem Zerfall u. Freisetzung lytischer Fermente – zur Einschmelzung (▸Kolliquationsnekrose) u. zu Bildung von ▸Eiter führen. Meist durch ▸Eitererreger, aber auch durch Fremdkörper hervorgerufen. – s.a. ▸Abszess, ▸Phlegmone, ▸Empyem. E purulent i. – **E., exsudative:** durch Austritt von Flüssigkeit u./oder von Blutzellen geprägte E.; als seröse, fibrinöse, hämorrhagische oder eitrige Entzündung. E exudative i. – **E., fi|brinöse:** E. mit starkem Austritt von Blutplasma (Plasmadiapedese), wobei Fibrinogen zu Fibrin gerinnt u. zur Bildung eines ablösbaren Belags (Pseudomembran; s.a. ▸Enterokolitis, pseudomembranöse) führt (s.a. ▸Kruppmembran), unter dem aber tiefe Nekrosen (Geschwüre) entstehen können. Die Fibrinschicht wird, z.B. in Körperhöhlen, vielfach durch einsprossendes Granulationsgewebe »organisiert«. E fibrinous i. – **E., gan|gräneszierende,** ichoröse oder verjauchende E.: v.a. bei Personen mit verminderter Resistenz vorkommende E. mit Bildung übel riechender Nekrosen infolge zusätzlicher bakterieller Zersetzung (s.a. ▸Gangrän) mit Entstehung von Aminen, Mercaptan u. Schwefelwasserstoff. E gangrenous i. – **E., granulomatöse:** chronische E. mit Bildung »spezifischer«, knötchen- oder knotenförmiger Granulome (meist aufgebaut aus einem Saum von ▸Epitheloidzellen u. mononukleären Entzündungszellen; manchmal mit zentraler, verkäsender oder abszessartiger Nekrose); z.B. bei Tuberkulose, Lues, Boeck-Sarkoidose, retikulohistiozytär-abszedierender Granulomatose (Lymphogranuloma venereum, Tularämie, Katzenkratzkrankheit, Pseudotuberculosis mesenterialis). E granulomatous i. – **E., hämor|rhagische:** E. mit Bildung von blutigem ▸Exsudat (Austritt von Erythrozyten), v.a. bei Infektion mit hochvirulenten Erregern. E hemorrhagic i. – **E., ka|tar|rhalische:** s.u. ▸Entzündung, seröse. E catarrhal i. – **E., ne|krotisierende:** E. mit geringer Fibrinausschwitzung, aber starkem Gewebszerfall infolge rasch einsetzender, langer u. schwerer Durchblutungsstörung oder infolge primärer schwerer Gewebsschädigung durch ▸Zytotoxizität des auslösenden Faktors; s.a. ▸Kaverne, ▸Verkäsung. E necrotic i. – **E., proliferative, produktive E.:** E., bei der die Neubildung von Bindegewebe im Vordergrund steht (s.a. ▸Wundheilung) u. die allgemein zu Defektheilung führt, d.h. zu narbigem Ersatz des untergegangenen Gewebes, v.a. bei chronischer E. E proliferative i. – **E., pseudo|membranöse:** s.u. ▸Entzündung, fibrinöse. E pseudomembranous i. – **E., seröse:** E. mit »Serumdiapedese«, d.h. mit vorwiegendem Austritt albuminreicher Flüssigkeit (»seröses Exsudat«) aus den Gefäßen; führt an Schleimhäuten gleichzeitig zu Aktivierung der Schleimbildung (= katarrhalische E.). E serous i. – **E., spezifische:** E., die aus ihrem geweblichen Bild einen Rückschluss auf die sie erzeugende Ursache gestattet (z.B. Tuberkulose, Syphilis, Lymphopathia venerea); s.a. ▸Entzündung, granulomatöse. E specific i. – **E., ulzeröse:** exsudative oder nekrotisierende E. mit eintretender Geschwürbildung. E ulcerative i.

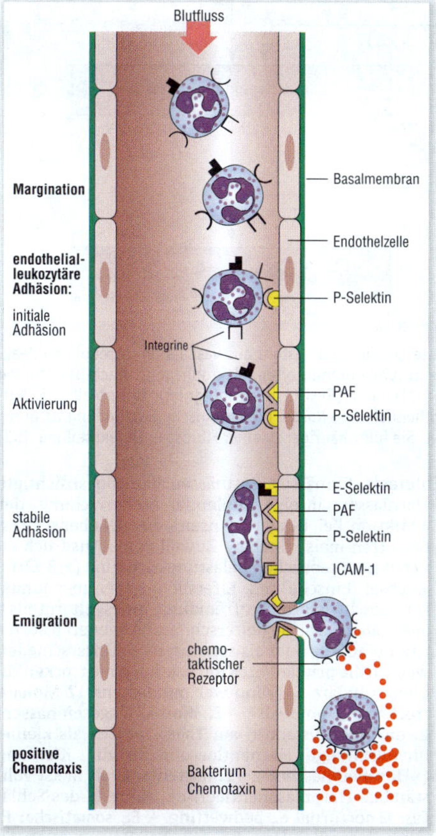


**Entzündung:** zelluläre Reaktion der neutrophilen Granulozyten. Margination u. Adhäsion an das Endothel über Adhäsionsmoleküle, Emigration durch interzelluläre Endothellücken u. Wanderung längs eines Chemotaxingradienten zum Ort der stärksten Gewebeschädigung. [53]

**Entzündungs|bestrahlung:** Reizbestrahlung (s.a. ▸Röntgenreiztherapie) zur Behandlung von Entzündungen; bewirkt u.a. Gewebsazidose, Hemmung der Exsudation u. Leukozytenansammlung, Bindegewebsaktivierung. E antiphlogistic irradiation.

**entzündungshemmende Mittel:** ▸Antiphlogistika. E antiphlogistics.

**Entzündungs|mediator:** ▸Mediator.

**Entzugs|behandlung:** Behandlung, die über eine reine ▸Entgiftung (3) hinausgeht und bei der Ärzte, Psychologen, Psychotherapeuten, Sozialpädagogen u. Pflegekräfte mit den Abhängigen (Suchtkranken) psychische, soziale u. medizinische Probleme bearbeiten (**qualifizierte E.**). Die E dauert 3–12 Wochen und sollte/kann sich direkt an eine ▸Entwöhnungsbehandlung anschließen. Derzeit wird die E. von den Krankenkassen bezahlt, die Entwöhnungsbehandlung von den Rentenversicherungsträgern.

**Entzugs|blutung (hormonale):** nach Beendigung der Verabfolgung (»Absetzen«) von Ovarialhormonen auftretende Blutung aus der Gebärmutterschleimhaut, mit der das geschrumpfte Endometrium abgestoßen wird. E hormonal abstraction hemorrhage.

**Entzugs|delir(ium):** *Psychologie* s.u. ▸Entzugssyndrom. E withdrawal delirium.

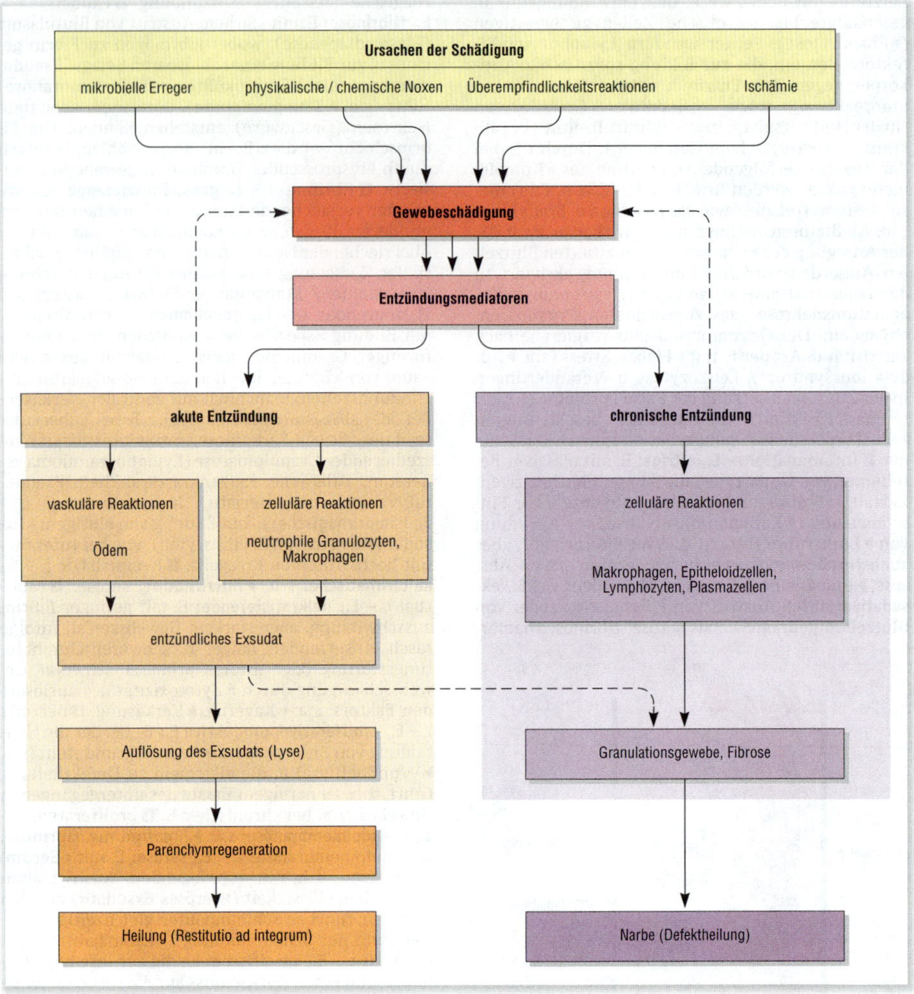


**Entzündung:** Ablauf der akuten u. chronischen Prozesse. Die akute Entzündung besteht aus vaskulären u. zellulären Reaktionen mit Ausbildung eines entzündlichen Exsudates (Ödem, neutrophile Granulozyten, Makrophagen). Nach Beseitigung des schädigenden Agens löst sich das Exsudat auf, u. es kommt zur Heilung (Restitutio ad integrum). Unterbleibt die Auflösung des Exsudates, entwickeln sich Granulationsgewebe u. schließlich eine Narbe. Die chronische Entzündung ist durch lymphoplasmazelluläre oder histiozytäre Infiltrate gekennzeichnet. Sie führt häufiger zu einer Fibrose u. Defektheilung. [53]

**Entzugs|syndrom: 1)** Entzugserscheinungen, Abstinenzsyndrom: Symptomatik, die auftritt, wenn bei ▸Abhängigkeit das Suchtmittel (Opioide, Alkohol, Benzodiazepine etc.) plötzlich abgesetzt wird. ***Klinik:*** Zittern, Unruhe, Angst, Übelkeit, Erbrechen, Durchfälle, Krampfanfälle, Schlaflosigkeit, Delirien (v.a. bei chronischem Alkoholismus), Dämmer- oder Verstimmungszustände, v.a. aber auch lebensbedrohliche Kreislaufstörungen (Schockzustände) u.a. **E** withdrawal syndrome. **2)** *Angiologie* ▸Anzapfsyndrom; s.a. ▸Steal-Effekt. **E** (vascular) steal syndrome.

**Enu|cleatio, Enukleation** *(latein. = Entkernung):* das »Ausschälen« eines abgekapselten Fremdkörpers, v.a. aber eines in sich gut begrenzten Organs oder eines abgegrenzten Tumors ohne Mitentfernung benachbarten Gewebes, z.B. als Myom-E. (auch endoskopisch, d.h. pelviskopisch möglich). **E** enucleation. – **E. bulbi:** die Totalentfernung des Augapfels durch Ausschälen aus der Tenon-Kapsel; endet mit der Naht der Bindehautwunde u. Druckverband; später Bulbusersatz. S.a. ▸Exenteratio orbitae.

**En|ula, En|ulis:** Granulationsgeschwulst innerhalb des Kieferkörpers; die zentrale Form der ▸Epulis.

**En|uresis,** Einnässen, Bettnässen: das unbeabsichtigte Harnlassen infolge fehlender Beherrschung der ▸Miktion bei Kindern jenseits des 4. Lebensjahres, betroffen meist Knaben. Zuweilen als Ausdruck einer akuten seelischen Belastungssituation (z.B. Ortswechsel, Einschulung, Eifersucht gegenüber jüngeren Geschwistern; Entfremdung eines Elternteils), aber auch als Begleiterscheinung generalisierter Krampfanfälle oder als somatische E. Unterschieden werden die primäre E. (Kind war noch nie trocken) u. die sekundäre E. (Kind war mindestens 12 Monate trocken). **E** enuresis. – **E. diurna,** Tageseinnässen: E. im Wachzustand (»am Tage«); meist als kleine, unvollständige Harnentleerung in die Kleidung (»Hoseneinnässen«). – **E. nocturna:** E. als meist vollständige Harnblasenentleerung während des Schlafes. **E** nocturnal e., bedwetting. – **E., somatische:** E. aus organischer Ursache, z.B. bei Reifungsstörung des Automatismus der ▸Miktion, bei neurogenen Störungen (z.B. Enzephalitis, Myelitis, Spina bifida), Fehlbildung der ableitenden Harnwege, bei Harnwegsinfektion, Diabetes mellitus oder insipidus, somatische Ursachen müssen bei der primären E. zunächst ausgeschlossen werden. – **E. spuria,** unechte E.: Harnträufeln bei anomaler Harnleitermündung (Harnleiterektopie), Harnleiterfistel oder Sphinkterinkontinenz.

**En|urtikaria:** Bronchialschleimhautschwellung als Teilerscheinung der pathogenetischen Asthma-Trias (= E. + vermehrte Schleimbildung = Dyskrinie + ▶Bronchospasmus).

**env:** Symbol für das **Env**elope-Gen der ▶Retroviren.

**Envelope** *(engl. = Hülle): Virologie* die Außenhülle des ▶Virions mancher Viren; gebildet durch Umhüllung des Nucleocapsids bei der Virusvermehrung.

**environmental illness** *(engl.):* Umweltkrankheit, unscharfer Begriff für das ▶Multiple-chemical-Sensitivity-Syndrom.

**Environto|logie** *(engl. environment = Umwelt):* Umweltlehre, mit der Umwelt u. den Ursachen/Folgen ihrer Veränderungen befasste Wissenschaft. **E** environtology.

**En|ze|phal...:** s. a. ▶Encephal...

**Enzephalismus:** Reizerscheinungen i. S. einer ▶Encephalitis bei schwerer Allgemeininfektion. **E** acute organic brain syndrome.

**Enzepha|litis:** ▶Encephalitis. **E** encephalitis.

**En|ze|phalo...:** Wortteil »Encephalon« (= Gehirn); s. a. ▶Encephalo...

**Enzephalo|arterio|graphie:** ▶Hirnangiographie.

**Enzephal|ödem:** ▶Hirnödem.

**Enzephalo|graphie:** Oberbegriff für ▶Elektro-, ▶Pneumo-, ▶Echo-, ▶Ventrikulographie, i. w. S. auch für die ▶Hirnangiographie. **E** encephalography, cerebral imaging.

**Enzephalo|malazie:** ▶Encephalomalacia.

**Enzephalo|megalie:** ▶Megalenzephalie.

**Enzephalo|meningitis:** ▶Meningoenzephalitis.

**Enzephalo|meningozele:** s. u. ▶Enzephalozele. **E** encephalomeningocele, meningoencephalocele.

**Enzephalo|myelitis:** ▶Encephalomyelitis.

**Enzephalo|myelo|graphie:** *Röntgenologie* gleichzeitige Kontrastdarstellung der Hohlräume des Gehirns u. Rückenmarks nach Kontrastmittelinjektion in den Subarachnoidalraum. **E** encephalomyelography.

**Enzephalo|myo|karditis,** Encephalomyocarditis, EMC-Syndrom: durch Picornaviren (▶Cardiovirus; ▶Coxsackie-Viren) hervorgerufene Krankheit v. a. des zentralen Nervensystems u. des Herzmuskels. Nach einer Inkubationszeit von 5–8 Tg. (?) meist akuter Beginn mit Fieber (2.–4. Tag, »Dreitagefieber«), Kopfschmerz, schwerem Krankheitsgefühl, Erbrechen, Lichtscheu, Zeichen der ▶Meningitis, evtl. auch Halluzinationen, Koma, Paresen, Pharyngobronchitis. **E** encephalomyocarditis. – **E. des Neugeborenen:** Myokarditis durch Coxsackie-Viren. **E** neonatal e.

**En|ze|phalon,** Encephalon: das ▶Gehirn (die ZNS-Strukturen oberhalb des Rückenmarks [Medulla spinalis]). **E** encephalon.

**Enzephalo|ophthalmo|dysplasie:** ▶Reese-Syndrom.

**Enzephalo|pathie:** ▶Encephalopathia. **E** encephalopathy.

**enzephalo|pathisches Syndrom:** psychische Symptomatik bei Hirnschädigung (▶Encephalopathia); s. a. ▶Zirrhoseenzephalopathie. **E** organic brain syndrome.

**Enzephalo|pneumo|graphie:** *Röntgenologie* ▶Pneumoenzephalographie; ▶Ventrikulographie. **E** encephalopneumography.

**Enzephalor|rhagie:** veralteter Begriff für ▶Hirnblutung. **E** encephalorrhagia.

**Enzephalo|schisis:** Hirnfehlbildung in Form einer durchgehenden medianen Spalte. **E** encephaloschisis.

**Enzephalose:** (veralteter) Sammelbegriff für degenerative Hirnerkrankungen u. nichtentzündliche Hirnschädigungen (▶Encephalopathia). **E** encephalosis, cerebrosis.

**Enzephalotomie: 1)** »operativer Hirnschnitt«; als ▶Lobo-, ▶Leukotomie, ▶Undercutting. **2)** *Geburtshilfe* s. u. ▶Kraniotomie. **E** encephalotomy.

**Enzephalo|zele:** Hemmungsfehlbildung mit fehlerhafter Gehirnanlage u. medianer Schädellücke (an Nasenwurzel, Stirn, Schädelbasis, Hinterkopf), durch die sich Hirnteile nach außen vorwölben, u. zwar ohne Mitbeteiligung der Hirnliquorräume (Kenenzephalozele) oder mit Hirnventrikelanteilen (Enzephalozystozele), häufig einschließlich eines Hirnhautsackes (Enzephalomeningozele = Meningoenzephalozele bzw. Enzephalozystomeningozele). **E** encephalocele. – **E., traumatische:** ▶Hirnprolaps durch eine unfallbedingte Schädellücke. **E** traumatic brain prolapse.

**Enzephalo|zysto|zele:** s. u. ▶Enzephalozele. **E** encephalocystocele.

**Enzianwurzel:** ▶Gentianae radix.

**En|zoo|tie:** das endemische Auftreten einer Infektionskrankheit bei Tieren. **E** enzootic (disease).

**Enzym** *(griech. en zyme = in der Hefe),* Ferment: für den ▶Stoffwechsel aller Organismen (s. a. ▶Bakterienenzyme) unentbehrliche Eiweißkörper, die als Biokatalysatoren die biochemischen Vorgänge durch Senkung der notwendigen Aktivierungsenergie ermöglichen, sie beschleunigen u. in eine gewünschte Richtung ablaufen lassen, ohne selbst verändert zu werden. Durch ihre ▶Eiweißstruktur sind sie befähigt, den Stoff, dessen Reaktion sie steuern sollen, zu erkennen (Substratspezifität), und ermöglichen so die Vielfalt gleichzeitiger Stoffwechselvorgänge. ***Enzymregulation:*** Die ▶Eiweißbiosynthese der E. kann dem Bedarf angepasst werden (▶Enzyminduktion, ▶Enzymrepression, s. a. ▶Jacob-Monod-Modell, s. a. ▶Enzymhemmung) u. ist organabhängig unterschiedlich (s. u. ▶Enzymdiagnostik; s. a. ▶Isoenzyme, ▶Makroenzyme) sowie individuell verschieden (s. u. ▶Enzympolymorphismus). ***Coenzyme u. Effektoren:*** Manche E. benötigen für ihre Wirkung niedermolekulare Stoffe (Cofaktoren, z. B. Metallionen), ▶prosthetische Gruppen oder ▶Coenzyme (entsprechend wird das vollständige E. als Holoenzym, der Eiweißbestandteil als Apoenzym bezeichnet) oder aber den räumlichen Zusammenhang mit anderen E. (Multienzymkomplex). E. können im Körper entsprechend ihrer Funktion an Strukturen gebunden sein (▶Zell- u. ▶Zellkernenzyme, Mitochondrienenzyme; auch an der Zellmembran usw.) oder frei in Körperflüssigkeiten vorliegen (z. B. ▶Exkretions-, ▶Serum-, ▶Verdauungsenzyme). ***Terminologie:*** E. werden meist nach der von ihnen katalysierten Reaktion oder nach dem spezifischen Substrat benannt unter Zusatz der Endung »-ase«. Nach internationalen Empfehlungen werden sie in sechs Hauptgruppen eingeteilt: 1. ▶Oxidoreductasen, 2. ▶Transferasen, 3. ▶Hydrolasen, 4. ▶Lyasen, 5. ▶Isomerasen u. 6. ▶Ligasen, wobei jedes Enzym entsprechend eine durch Punkte in Untergruppen eingeteilte EC-Nummer (= Enzyme Commission) erhält, z. B. 1.1.1.27 = Lactatdehydrogenase. Ferner existieren

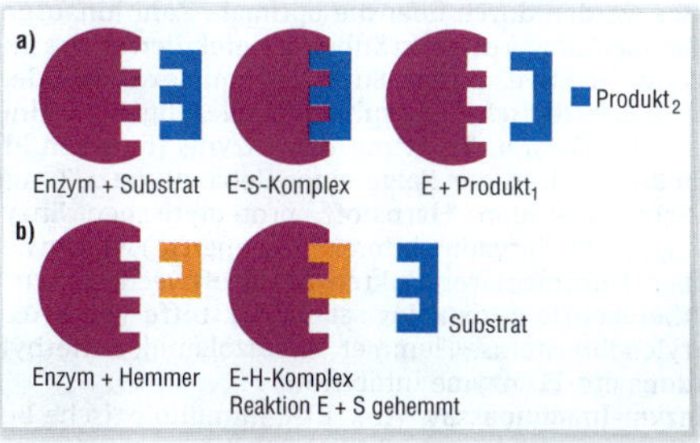


**Enzym:** a) enzymkatalysierte Reaktion. Das Enzym passt zum Substrat wie das Schloss zum Schlüssel. E-S = Enzym-Substrat. Das Enzym bleibt unverändert; es entstehen hier zwei Produkte. b) Kompetitive Hemmung. Ein dem spezifischen Substrat ähnlicher Stoff blockiert die Enzym-Substrat-Reaktion. [15]

E

weiterhin historische Bezeichnungen (z.B. Trypsin). *labor* E. dienen häufig der Diagn. u. Verlaufkontrolle von Krankheiten. S.a. ▶ Enzym(o)... E enzyme.

**Enzym|aktivator:** Stoff, der ein Enzym in seine wirksame Form versetzt; z.B. durch Abspalten eines Teils der inaktiven Vorstufe, des Proenzyms (Beispiel: ▶ Blutgerinnung), oder durch Strukturveränderung (s.u. ▶ Aktivator). E enzyme activator.

**Enzym|aktivität:** *Biochemie* s.u. ▶ Enzymeinheit. E enzyme activity.

**enzymatische Analyse:** **1)** Bestimmung enzymatisch zugänglicher Stoffe (Substrate) in Körperflüssigkeiten u. Zellen mit Hilfe gereinigter – z.T. von Bakterien stammender – Enzyme (z.B. Cholesterin mit Cholesterinoxidase, Harnstoff mit Urease), wobei meist in einer nachfolgenden »Indikatorreaktion« Farbstoffe entstehen, die der Photometrie zugänglich sind. **2)** ▶ Enzymdiagnostik. **3)** ▶ Enzym-Immunoassay. E enzymatic analysis.

**Enzym|block:** Blockade eines Stoffwechselablaufs infolge ▶ Enzymhemmung oder genetisch bedingter oder erworbener Inaktivität bzw. Abwesenheit eines Enzyms; s.a. ▶ Enzymopathie. E enzymatic block.

**Enzym|defekt:** s.u. ▶ Enzymopathie. E enzyme defect, enzymatic defect.

**Enzym|diagnostik:** analytische Bestimmung von Enzymaktivitäten in biologischem Material (z.B. Serum), v.a. zur Erkennung von Organ-, Gewebeschädigungen anhand des ▶ Enzymmusters; z.B. Untersuchung der Verdauungsenzyme sowie Analysen der Enzyme u. ▶ Isoenzyme im Serum. E enzyme diagnostics.

**Enzym|einheit:** Maßgröße der Enzym-Konzentration (Aktivitäts-Bezugseinheit). Nach Empfehlungen (IUB, IUPAC u. IFCC) soll die katalytische Aktivität (z) eines Enzyms bei 30 °C (d.h. Umwandlung von 1 Mol Substrat pro Sekunde) in Katal (kat = mol/s) angegeben werden. Katal ersetzt die bisher übliche internationale Einheit (i.e., IU, U, µmol/min; meist bei 25 °C gemessen; 1 nanokat = 0,06 U; 1 U = 16,67 nkat), die aber häufig weiterverwendet wird. Die katalytische Konzentration (katalytische Aktivität pro Volumen) wird in kat/l angegeben. Früher wurden zahlreiche Eponyme (z.B. WOHLGEMUTH-Einheit) sowie praktisch abgeleitete Einheiten (z.B. mg Substratumsatz/min.) verwendet. E enzyme unit.

**Enzym|hemmung, -inhibierung:** Hemmung der Aktivität eines Enzyms durch Einflussnahme auf das Enzymprotein oder auf das Coenzym bzw. auf das Substrat. Die E. kann reversibel oder unumkehrbar sein. Die ***kompetitive*** Hemmung beruht auf der Konkurrenz von Substrat u. Inhibitor um das substratbindende »aktive Zentrum« des Enzyms u. ist aufzuheben durch erhöhtes Substratangebot. Bei der ***nichtkompetitiven*** Hemmung ist die Bildungs- oder Zerfallsgeschwindigkeit des Enzym-Substrat-Komplexes durch Veränderung des Enzymproteins herabgesetzt. Bei der Hemmung ***infolge Substratüberschusses*** werden durch über die optimale Zahl hinausgehende Anlagerung von Substratmolekülen an das Enzym inaktive Enzym-Substrat-Komplexe gebildet. Die ***allosterische*** E. beruht auf Änderung der Affinität des alloster. Zentrums des Enzyms für einen Effektor, z.B. in der Folge einer Behandlung z.B. mit Schwermetallen, Harnstoff, proteolytischen Enzymen. – Als **Enzyminhibitoren** (Enzymgifte) wirken neben Intermediärprodukten des Stoffwechsels auch therapeutisch-toxikologische Wirkstoffe wie ▶ Acetylcholinesterase-Hemmer, Acetazolamid, α-Methyldopa etc. E enzyme inhibition.

**Enzym-Immunoassay,** Abk. EIA: immunologische Bestimmung biologisch aktiver Substanzen in Körperflüssigkeiten (analog dem ▶ RIA), wobei die Reaktion zwischen Antigen (AG) u. spezifischem Antikörper (AK) durch eine nachfolgende Bestimmung eines an das AG oder den AK gebundenen ▶ Enzyms (z.B. Meerrettichperoxidase oder andere pflanzliche, bakterielle oder tierische Enzyme) nachgewiesen wird. Form des ▶ Immunoassays, die sich v.a. für Medikamente, Hormone (Titerbestimmung) u. Proteine (Tumormarker) eignet und annähernd so empfindlich ist wie der RIA (ohne den Nachteil des Umgangs mit radioaktiven Stoffen). Häufig verwendete Verfahren sind ▶ EMIT (enzyme-multiplied immunoassay technique) und ▶ ELISA (enzyme-linked immunosorbent assay).

**Enzym|induktion:** als »enzymatische Adaptation« die Fähigkeit von Organismen u. Organen, unter dem Einfluss eines Substrates sog. induzierte Enzyme zu bilden (▶ Eiweißsynthese bei Bedarf) oder die Enzymaktivität zu vermehren. E enzyme induction.

**Enzyminhibitor:** Substanz mit Wirkung i.S. der ▶ Enzymhemmung. E enzyme inhibitor.

**Enzym|kinetik:** die den enzymatischen Reaktionsabläufen zugrunde liegenden Gesetzmäßigkeiten. S.a. ▶ Enzymeinheit, ▶ MICHAELIS(-MENTEN)-Konstante, ▶ LINEWEAVER-BURK-Verfahren, ▶ HILL-Darstellung. E enzyme kinetics.

**Enzym|muster,** Enzymprofil: die für Organe je nach Funktion typische quantitative, z.T. auch qualitative (s.a. ▶ Isoenzyme) Ausstattung mit Enzymen, die bei Zellschädigung in Körperflüssigkeiten gelangen (Schema, s.a. ▶ Enzymdiagnostik) u. Aussagen über Sitz u. Ausmaß der Schädigung (s.a. ▶ Leberenzymmuster; ▶ Myokardinfarkt, dort Abb.) sowie – bei weiteren Kontrollen – über Krankheitsverlauf u. Therapieerfolg ermöglichen. E enzymatic pattern.

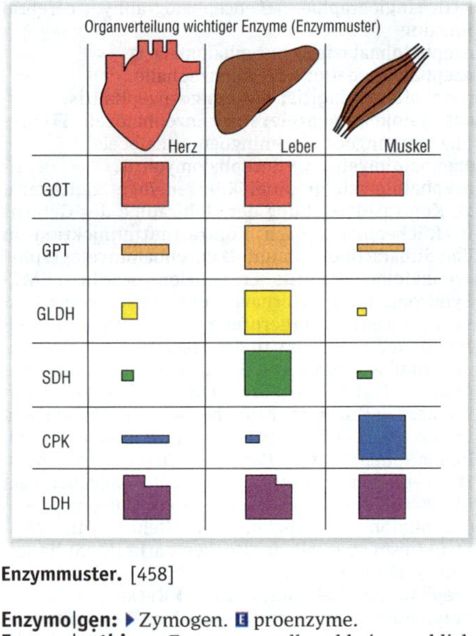


**Enzymmuster.** [458]

**Enzymo|gen:** ▶ Zymogen. E proenzyme.

**Enzymo|pathie,** Enzymmangelkrankheit, erbliche Stoffwechselkrankheit, Molekularkrankheit: Oberbegriff für angeborene, primär auf einem genetisch bedingten Enzymdefekt beruhende Krankheiten mit Störung des Stoffwechsels. Der Defekt besteht in ungenügender oder fehlender Synthese (▶ Eiweißbiosynthese) eines Enzyms oder in einer zu Funktionsstörung führenden Anomalie seiner ▶ Eiweißstruktur (s.a. ▶ Enzympolymorphismus). Die Stoffwechselstörung manifestiert sich in einzelnen oder mehreren folgender Mechanismen: **a)** mangelhafte Bildung biologisch wichtiger Stoffe (z.B. bei Galaktoseintoleranz, MACARDLE-Syndrom, Albinismus, Thalassämie), **b)** Stauung u. nachfolgender Verlust von Stoffwechselprodukten (z.B. bei Oxal-, Xanthin-, Pentosurie), **c)** Zellvergiftung bzw. Stoffwechselbehinderung durch die im Abbau blockierten Metaboliten (bei Phenylketonurie, Ahornsirupkrankheit, Galaktosämie, Fructoseintoleranz, Akatalassämie, Glykogenose, hepatolentikulärer Degeneration

| Organ | Enzyme | Spezifität |
|---|---|---|
| Gallenwege | Leucin-Aminopeptidase | +++ |
| | alkal. Phosphatase | ++ |
| | Coeruloplasmin | ++ |
| Herzmuskel | α-Hydroxybutyratdehydrogenase | ++ |
| | Creatinkinase | ++ |
| | Gesamtlactatdehydrogenase | + |
| | GOT | + |
| Knochen | alkal. Phosphatase | ++ |
| Leber | Ornithin-Carbamoyl-Transferase | +++ |
| | Cholinesterase | +++ |
| | GPT | ++ |
| | GOT | + |
| | Gesamtlactatdehydrogenase | + |
| | Aldolase | + |
| | γ-GT | ++ |
| Mundspeicheldrüse | Amylase | ++ |
| Pankreas | Lipase | +++ |
| | Amylase | ++ |
| | GOT | + |
| Prostata | saure Prostataphosphatase | +++ |
| Skelettmuskel | Creatinkinase | ++ |
| | Aldolase | + |
| | Gesamtlactatdehydrogenase | + |
| | GOT | + |
| | GPT | + |

**Enzymmuster:** Enzyme im Serum zur Organdiagnostik (nach Richterich). [335]

etc.), **d)** relativer Mangel an Enzymen für den Abbau erhöht anfallender Nebenketten des Stoffwechsels (bei Alkaptonurie, Virilismus), **e)** Vergiftung durch übermäßig gebildete Stoffwechselnebenprodukte der Haupt- u. Nebenketten (bei Hartnup-Krankheit, Porphyrie). E enzymopathy.

**Enzymo|penie:** Mangel an einem oder mehreren körpereigenen Enzymen (s.a. ▸Enzymopathie). E enzyme deficiency.

**Enzym|poly|morphismus:** Auftreten genetisch bedingter, biochemisch unterscheidbarer Varianten von Enzymen (s.a. ▸Vaterschaftsausschluss); äußert sich oft in verminderter, evtl. aber auch gesteigerter Enzymaktivität im Vergleich zur Durchschnittsbevölkerung. Ist meist ohne Krankheitswert für den Betroffenen, macht sich aber manchmal durch individuell unterschiedliche Verträglichkeit von Medikamenten, Giften oder Nahrungsmitteln bemerkbar u. führt im Extremfall zu ▸Enzymopathie; s.a. ▸Isoenzyme (organspezifisch). E enzyme polymorphism.

**Enzym|profil:** ▸Enzymmuster. E enzyme profile.

**Enzym|repression:** Hemmung einer Enzymsynthese; erfolgt entweder durch das Produkt der Enzym-Substrat-Reaktion (= Endprodukthemmung), z.B. Unterdrückung der Bildung von Tryptophansynthetase durch Tryptophan sowie durch chemisch ähnliche Stoffe (sog. Corepressoren), oder aber durch Zwischenprodukte (= Katabolitrepression); s.a. ▸Repressor. E enzyme repression.

**Enzym|test:** **1)** eine Nachweismethode für Erythrozytenantikörper, bei der die verwendeten Blutkörperchen mit Enzymen (Papain, Trypsin) proteolytisch vorbehandelt werden. **2)** Bestimmung einzelner Enzyme im Rahmen der ▸Enzymdiagnostik. **3)** ungenauer Oberbegriff für Bestimmungsmethoden unter Verwendung von Enzymen, z.B. ▸enzymatische Analyse, ▸Enzym-Immunoassay. E enzyme assay.

**Enzym|urie:** krankhafte Ausscheidung von Enzymen im Harn bei Dysfunktion oder Defekt eines Enzym(system)s. E enzymuria.

**en|zystieren:** *Pathologie* einkapseln, mit einer Kapsel umgeben; s.a. ▸Zyste. E encyst.

**Eo:** *Hämatologie* Abk. für **eo**sinophiler ▸Granulozyt (Plural: **Eos**).

**Eo-CSF** *(engl.)* Abk. für **e**osinophilic **c**olony **s**timulating **f**actor: Faktor der Blutbilddifferenzierung, wird von ▸Interleukin-5 gefördert.

**EOG:** Abk. für ▸Elektrookulographie. E EOG.

**EOS**, Abk. für **e**ndogenes **O**pioid**s**ystem: Bezeichnung für Funktionszusammenhang der im Organismus gebildeten opioidartigen Substanzen, die in Stress- u. Schmerzsituationen ausgeschüttet werden u. schmerzlindernde Wirkung besitzen; bekannt sind bisher Proopiomelanocortin, Proenkephalin u. Prodynorphin; s.a. ▸opioide Peptide.

**Eo|sin:** *Histologie* vom Fluorescein abgeleiteter saurer, roter Xanthenfarbstoff zur Färbung »eosinophiler« Gewebebestandteile wie Zytoplasma (z.B. ▸Hämatoxylin-Eosin-Färbung), Erythrozyten u. eosinophile Granula (z.B. durch ▸May-Grünwald-Färbung), Spermatozoen (z.B. E.-Nigrosin), zur Fluorochromierung der Markscheidenlipoide. E eosin.

**Eosin-Latex-Fixations|test:** Objektträgermethode zum Nachweis des Rheumafaktors in Kapillarblut oder Blutserum mit 1- u. 2%iger Eosin-Lösung u. Latex-Partikeln. E eosin-latex fixation test.

**Eosin-Methylen|blau-Agar**, EMB-Nährboden: *Bakteriologie* ein lactosehaltiger Nährboden mit Eosin G u. Methylenblau u. Aqua dest. zur Isolierung von Salmonellen u. Shigellen aus dem Stuhl (beide farblos; E. coli blau, Aerobacter rosa tingiert). E eosin-methylene blue agar.

**Eosino|penie:** Verminderung (bis Fehlen) der eosinophilen ▸Granulozyten im peripheren Blut. Klinisch bedeutsam v.a. als Stress-E., als E. beim Cushing-Syndrom (infolge vermehrter Corticosteroidausschüttung) u. bei Behandlung mit ACTH oder Corticosteroiden, bei akuten Infektionen (z.B. Typhus abdominalis) u. bei Vergiftungen durch körperfremde oder -eigene Stoffe. Tritt auch bei körperlicher Arbeit auf. – s.a. ▸biologische Leukozytenkurve. E eosinopenia.

**eosino|phil:** *Histologie* sich bevorzugt mit Eosin färbend (s.a. ▸azidophil) bzw. vorwiegend aus Eosin bevorzugenden Zellen bestehend; z.B. e. ▸Hypophysenadenom, e. ▸Granulom, e. Infiltrat (s.u. ▸Lungeninfiltrat), e. Zelle (▸azidophile Zelle, z.B. der Hypophyse; i.e.S. der eosinophile ▸Granulozyt), e. Heilphase (der Leukozytenkurve). S.a. ▸Eosinophil... E eosinophilic, eosinophile.

**Eosinophilen|leuk|ämie**, eosinophile Leukose: ▸Leukämie mit wucherhafter Vermehrung (Proliferation) eosinophiler Granulozyten aller Reifungsstufen. Die Abgrenzung gegen eine ▸Eosinophilie ist oft schwierig; ein nachweisbares ▸Philadelphia-Chromosom spricht für eine Variante der chronischen myeloischen Leukämie. E eosinophilic leukemia.

**Eosinophilen|sturz:** rasch einsetzende Eosinopenie. S.a. ▸biologische Leukozytenkurve.

**Eosinophiler**, Abk. Eo: der eosinophile ▸Granulozyt. E eosinophilic leukocyte, eosinophile.

**Eosino|philia infectiosa**, eosinophiles Leukämoid, eosinophile Kollagenose: vorwiegend im Kindesalter auftretende hochgradige Leukozytose mit Eosinophilie. ***Klinik:*** Fieber, katarrhalische Erscheinungen

E

(▸Entzündung), Milz- u. Lebervergrößerung, Lymphknotenschwellungen (eosinophile Infiltration), evtl. auch eosinophile Infiltrate in Lungen u. Myokard. Prognose meist günstig. E infectious eosinophilia.

**Eosinophilie: 1)** Neigung bestimmter Zell- u. Gewebestrukturen, sich mit Eosin anzufärben (s.u. ▸eosinophil). E eosinophilia. **2)** vermehrtes Vorkommen eosinophiler Granulozyten in Blut (normal 2–4% bzw. 80–360/mm³; Grenzwert 450/mm³), Knochenmark u./oder Geweben. Eine biologische Reaktion (z.B. in der »eosinophil-lymphozytären Heilphase« der ▸Entzündung; ▸biolog. Leukozytenkurve), aber auch ein charakteristischer Befund verschiedenartigster Krankheiten (Tab.), z.B. bei – u.a. medikamentös bedingter – ▸Allergie, myeloischer ▸Leukämie, eosinophilem ▸Lungeninfiltrat (LÖFFLER), nach Infektionen u. Vergiftungen, bei Wurmbefall oder Parasiten, Lymphogranulomatose; ferner als familiäre E. (ohne Krankheitswert); s.a. ▸Eosinophilia infectiosa. – **E., tropische,** WEINGARTEN-Syndrom, MEYERS-KOUWENAAR-Syndrom: v.a. in Südostasien u. Mittelamerika als Frühstadium eines Wuchereria-Befalls vorkommende hochgradige Eosinophilie mit Lungeninfiltrationen, asthmoider Bronchitis, Lymphknotenschwellung, Milzvergrößerung. E tropical e.

| | |
|---|---|
| **allergische Erkrankungen** | Heuschnupfen, Asthma, akute Urtikaria, Hypersensitivität, angioneurotisches Ödem, Vaskulitis, Serumkrankheit, STEVENS-JOHNSON-Syndrom, akute Lungenhämosiderose |
| **Dermatitiden** | atopische Dermatitis, Pemphigus, Psoriasis, Dermatitis herpetiformis, Ichthyose, Pruritus, Pityriasis rubra |
| **Tumoren** | HODGKIN-Krankheit, Non-HODGKIN-Lymphome, Karzinomatose, epitheliale Tumoren, Hirntumoren, Melanome, Mycosis fungoides, myeloproliferative Erkrankungen, familiäre Histiozytose |
| **hypereosinophiles Syndrom** | LÖFFLER-Syndrom, LÖFFLER-Endokarditits, Panarteriitis nodosa, Eosinophilenleukämie |
| **Parasiten** | Protozoen (Pneumocystis carinii, Amöben, Malaria, Toxoplasmose) Würmer (Trichinen, Filarien, Trematoden, Askariden, Toxokarien, Echinokokken, Tänien, Zystizerken, Hakenwürmer, Skabies) |
| **gastrointestinale Erkrankungen** | Colitis ulcerosa, CROHN-Krankheit, eosinophile Gastroenteritis, Eiweißverlustenteropathie |
| **Virusinfektionen** | Zytomegalie-Pneumonie, infektiöse Lymphozytose, Katzenkratzkrankheit, infektiöse Mononukleose |
| **hereditäre Erkrankungen** | familiäre Eosinophilie, hereditäre Eosinophilie |
| **Verschiedenes** | Immundefekte, chronische Nierenerkrankungen, GOODPASTURE-Syndrom, Sarkoidose, Nebenniereninsuffizienz, Zustand nach Splenektomie, Zustand nach fieberhaften Infektionen (»Morgenröte der Genesung«), Pneumonien, Peritonealdialyse, Kollagenosen, Graft-versus-Host-Erkrankung |

**Eosinophilie:** Ursachen. [388]

**Eosinophilie-Myalgie-Syndrom:** Muskelschmerzen (Myalgie), Eosinophilie u. Faszienentzündung sowie Allgemeinsymptome (Schwäche, Fieber) nach Einnahme von verunreinigtem L-Tryptophan (1989–1991). E eosinophilia-myalgia syndrome.

**Eosino(philo)blast:** (UNDRITZ) Blut- oder Knochenmarkstammzelle der eosinophilen ▸Granulozyten. E eosinoblast.

**Eosino|taxis:** die ▸Leukotaxis eosinophiler Granulozyten. E eosinotaxis.

**Eosinozyt:** eosinophiler ▸Granulozyt. E eosinocyte.

**Eosin-Vitalitätstest:** *Andrologie* Schnelldifferenzierung vitaler u. toter (unbeweglicher) Spermien durch Färben mit Eosin-Lsg. (wobei sich nur Letztere anfärben).

**Eo|taxin:** ein ▸Chemokin (s.a. ▸Zytokine, ▸Lymphokine), das auf eosinophile Granulozyten anziehend wirkt. E eotaxin.

**E-4-P:** Abk. für **E**rythrose-**4**-**p**hosphat.

**EPA** *(engl.)* Abk. für **e**icosa**p**entaenoic **a**cid: ▸Eicosapentaensäure.

**Ep|akme:** die Intensitätszunahme vor dem Kulminationspunkt (Akme), z.B. die Steigerung der Symptome vor der Krise. E epacme.

**Epaulettenzeichen:** die tastbare, im Röntgenbild sichtbare leere Schultergelenkspfanne bei Luxation des Schultergelenks.

**EPEC:** Abk. für **e**ntero**p**athogene ▸**E**scherichia **c**oli; s.a ▸Dyspepsie-Coli, ▸Coli-Dyspepsie.

**Ep|en|dym:** das einschichtige, kubische bis hochprismatische, von ▸Ependymzellen gebildete, nur in der Embryonalzeit voll mit Flimmerhärchen besetzte Epithel als ▸Glia der Hohlräume des zentralen Nervensystems (Ventrikel, Aquaeductus, Canalis centralis) u. als Bedeckung des Plexus choroideus. E ependyma.

**Epen|dy|mi|tis:** *Neurologie* vom Ependym ausgehende Entzündung. E ependymitis. – **E. callosa,** Ependymsklerose: diffuse chronische E. mit schwieliger Verdickung der unter dem Ependym gelegenen Glia als Folge einer chronischen Liquorstauung (bei chronischem Hydrozephalus). E sclerosing e. – **E. granularis:** E. mit körniger Gliawucherung, z.B. bei progressiver Paralyse, Tuberkulose; evtl. mit nachfolgender Verengung des Aquäduktes. E granular e.

**Ependymo|blastom:** bösartiger Tumor, gebildet von **Ependymoblasten** (embryonale Ependymzellen), aber auch von Spongioblasten als Ependymoblastenvorstufen; evtl. durch ▸Anaplasie aus einem Ependymom hervorgehend. – Auch inkorrekte Bez. für ein Astrozytom mit perivaskulären Mänteln aus länglichen Zellen. E ependymoblastoma.

**Ependy|mom,** Ependym(o)epitheliom, -gliom, -zytom, Pfeilerzellgliom: Hirntumor i.e.S.; vom Ependym (Auskleidung der Hirnkammern) ausgehender, meist relativ gutartiger Tumor; maligne Entartung möglich (anaplastisches E.). ***Klinik:*** gemäß der Lokalisation (Verschluss der Hirnkammern) v.a. Hirndruckzeichen mit Kopfschmerzen u. Übelkeit. ***Diagn.:*** Computer-, Kernspintomographie. ***Ther.:*** Als hirneigene Tumoren sind E. – unabhängig von ihrer Dignität – operativ nur bedingt vollständig entfernbar. E ependymoma.

**Ependym|zelle, Ependymo|cytus:** die das ▸Ependym bildende Gliazelle. E ependymal cell, ependymocyte.

**Ependym|zyste,** Plexuszyste: vom Ependym der Hirnventrikel gebildete, erbs- bis kirschgroße Kolloidzyste; s.a. ▸Monroi-Zyste. E ependymal cyst.

**Ep|erythro|zoon:** auf Oberflächen tierischer Erythrozyten parasitierender, ring- oder kokkenförm. Erreger [Rickettsiales, Anaplasmataceae].

**EPG:** Abk. für **E**lektro**p**upillo**g**raphie.

**Ephebo|genese:** der Gestaltwandel des Jünglings (»Ephebe«) während der Pubertät.

**Ephebo|philie:** homosexuelle Neigung zu Jünglingen.

**Ephedra sinica,** Meerträubel, Ma Huang: strauchartige Trockenpflanze; wächst in Asien u. dem Mittelmeerraum. Das alkaloidhaltige Kraut dient zur Gewinnung von ▸Ephedrin. Nachgewiesene Wirkung bei Atemwegserkrankungen (antitussiv, indirekt sympathomimetisch, zentral stimulierend). ***Kontraind.:*** bei Angst- u. Unruhezuständen, arterieller Hypertonie, Engwinkelglaukom, Hirndurchblutungsstörungen, Prostataadenom, Phäochromozytom u. Thyreotoxikose.

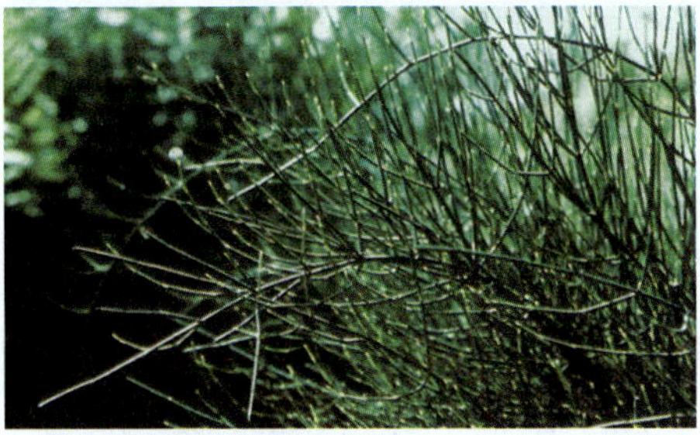

**Ephedra sinica.** [448]

**Ephedrịn,** (1R,2S)-2-Methylamino-1-phenyl-1-propanol: *Pharmazie* Alkaloid aus Ephedra-Arten (als L-Ephedrin; synthetisch als – weniger wirksames – DL-Ephedrin; s. Formel). Indirekt wirkendes ▸Sympathomimetikum mit zentral erregender Wirkung. ***Anw.:*** wegen seiner vasokonstriktorischen Wirkung lokal (Nasentropfen) zur Abschwellung der Nasenschleimhaut, am Auge als Mydriatikum, bei Bronchialasthma, in Hustensäften, zur Blutdrucksteigerung bei Hypotonie. ***NW:*** in höheren Dosen NW am ZNS (Erregtheit, Schlaflosigkeit) u. am Herzen (Tachykardie). **E** ephedrine.

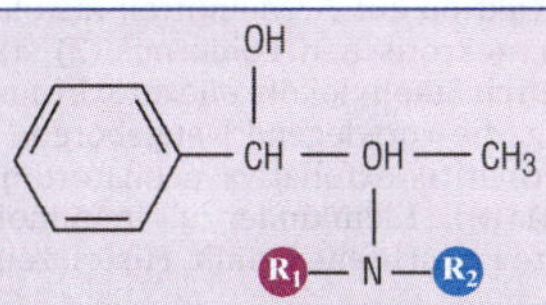


| Alkaloid | R1 | R2 |
|---|---|---|
| L-Norphedrin | – H | – H |
| D-Norpseudoephedrin (Cathin) | | |
| L-Ephedrin | – $CH_3$ | – H |
| Pseudoephedrin | | |
| (D-Ephedrin, Isoephedrin) | | |
| DL-Ephedrin | | |
| N-Methylephedrin | – $CH_3$ | – $CH_3$ |
| N-Methylpseudoephedrin | | |

**Ephedrin.**

**Ephe|lị|den,** Lentigo aestiva, Sommersprossen: dominant erbliche, gelblich-bräunliche Pigmentflecken der Haut durch Pigmenthäufung in Basalzellen u. durch vereinzelte Pigmentzellen (Chromatophoren) im Stratum papillare. Treten bevorzugt symmetrisch in den mittleren Gesichtsteilen u. an den Armen auf in früher Jugend, vorwiegend bei Blonden u. Rothaarigen, verstärkt im Frühjahr u. Sommer; im Alter erfolgt meist Rückbildung. **E** ephelides.

**ephe|mẹr:** nur einen Tag dauernd, vorübergehend.

**Ephe|mẹ|ra,** Febris ephemer(ic)a: ▸Eintagsfieber.

**EPH-Gestose, -Syndrom** *(engl.)* Abk. für edema-proteinuria-hypertension gestosis: *Geburtshilfe* Spätgestose (s.u. ▸Eklampsie, eklamptischer Symptomenkomplex) mit den Leitsymptomen Ödeme, ▸Proteinurie u. ▸Hypertonus. Bezüglich der Schädigungsverursachung wäre d. Reihenfolge PHE richtiger (daher auch d. Bezeichnung »hypertensive Erkrankung in der Schwangerschaft«; der Begriff schließt außer der Präeklampsie u. Eklampsie auch die Folgen chronisch kardiovaskulärer oder renal-hypertensiver Erkrankungen mit ein, die vor der Schwangerschaft bestanden). Stadieneinteilung u. Nomenklatur s.u. ▸Gestose.

**EPI:** Abk. für ▸**Epi**rubicin.

**Epi...:** Präfix »auf«, »an«, »bei«, »neben«, »durch«, »von«, »während«, »nach ... hin«, »über«, »oberhalb«. – Bezeichnet in der chemischen Nomenklatur Diastereomere (»Epimere«; s.u. ▸Epimerie).



**4'-EPI-Adriamycịn:** ▸Epirubicin.

**Epi|biọ|se:** Organismenwachstum auf anderen Lebewesen; z.B. Bakterienwachstum auf der Haut.

**Epi|blẹ|pha|ron:** eine übermäßig entwickelte Deckfalte des Oberlids bzw. ein Lidhautwulst des Unterlids; familiär-erblich bei Neugeborenen mit ▸Entropium congenitum; im Alter, als seniles E., in Verbindung mit spastischem Entropium. **E** epiblepharon.

**epi|bulbạ̈r:** einem ▸Bulbus aufliegend. – **e. Tumor:** ein ▸Bindehauttumor. **E** epibulbar.

**Epi|cạrdium:** ▸Epikard.

**Epi|chrọ|sis:** veraltete Bezeichnung für eine Verfärbung der Haut. – **E. alphọsis:** ▸Albinismus. – **E. ephẹlis:** Hautpigmentierung nach UV-Bestrahlung (s.a. ▸Epheliden). **E** induced hyperpigmentation. – **E. leu|cạsmus, E. poecila:** ▸Vitiligo.

**Epi|condylịtis:** entzündlicher oder degenerativer (= **Epicondylopathia**) Prozess im Bereich eines ▸Epicondylus. **E** epicondylitis. – **E. hụmeri:** E. eines Oberarmepicondylus (meist des seitlichen = E. h. lateralis). Führt v.a. zu unterarm- u. handwärts ausstrahlenden Druck- u. Spontanschmerzen (verstärkt z.B. bei Dorsalextension der Hand, Faustschluss, Wringen, Tennisschlag) u. evtl. zu entzündlicher örtl. Schwellung; pathologisch werden v.a. Veränderungen i.S. der ▸Tendopathie gefunden (s.a. ▸Insertionstendopathie). Tritt auf nach Überanstrengung (z.B. als »Tennisellenbogen«), aber auch bei ▸Zervikalsyndrom (oft mit ▸Periarthritis humeroscapularis). **E** humeral e.

**Epicọndylus:** der einem Gelenkknorren (Condylus) aufsitzende Knochenvorsprung für Muskelursprünge oder -ansätze. **E** epicondyle. – **E. laterạlis:** seitlicher Epicondylus; als **E. fibulạris** der wadenbeinseitige des Oberschenkelknochens (▸Femur; dient dem Ligamentum collaterale laterale des Kniegelenks als Ursprung/Ansatz); als **E. radiạlis** der speichenseitige des Oberarmknochens (▸Humerus; Ursprungsort der oberflächlichen Streckmuskeln u. des M. anconeus). **E** lateral e. (of femur; of humerus). – **E. mediạlis:** der innere = mediale E.; als **E. tibiạlis** der schienbeinseitige des Femurs (Ursprung des Lig. coll. med. des Kniegelenks); als **E. ulnạris** der ellenseitige des Humerus (Ursprungsort der oberflächlichen Beuger u. des M. pronator teres). **E** medial e. (of femur; of humerus).

**Epicọnus (medullaris):** der dem Conus medullaris vorgelagerte kurze Abschnitt des Rückenmarks, dem die Wurzeln der Spinalnerven des unteren Lendenmarks u. des oberen Sakralmarks entspringen; s.a. ▸Epikonus... **E** spinal epiconus.

**epi|dẹmicus** *(griech./latein.):* ▸epidemisch.

**Epi|de|miẹ:** massenhaftes Auftreten einer Krankheit, v.a. einer Infektionskrankheit, in einem begrenzten Gebiet u. Zeitraum; als Tardiv-E. (durch Kontakt ausgelöst: »Kontakt-E.«) mit langsamem, als Explosiv-E. mit steilem Anstieg der Erkrankungsziffer (z.B. bei Verseuchung von Milch, Wasser, Lebensmitteln). Wesentlich für die Ausbreitung sind der ▸Kontagionsindex der Krankheit u. die Besiedlungsdichte; s.a. ▸Seuche, s.a. ▸Endemie, ▸Pfropfepidemie, ▸Pandemie. **E** epidemic (disease). – **E., psychische:** durch

Masseninduktion – v.a. bei erhöhter Bereitschaft, z.B. in Krisenzeiten – gehäuftes gleichzeitiges Auftreten psychischer Störungen (z.B. als Suizidepidemie). E psychic e.

**Epi|demio|logie:** Lehre von der Häufigkeit (Prävalenz u. Inzidenz) u. Verteilung von Krankheiten u. Gesundheitsstörungen sowie von deren Ursachen u. Risikofaktoren in Bevölkerungsgruppen (im Vergleich zur Gesamtbevölkerung oder mit anderen Gruppen), deren Verlauf u. deren sozialen u. volkswirtschaftlichen Folgen; umfasst ferner Untersuchungen über den Wert diagnostischer Methoden u. der Vorbeugemaßnahmen u. deren statistische Darstellung; s.a. ▸Prävention, ▸Präventivmedizin. Das Teilgebiet Infektionsepidemiologie befasst sich in diesem Sinne mit den übertragbaren Krankheiten (»Seuchenlehre«) einschließlich der Differenzierung u. der Lebensweise der Erreger u. deren Übertragungsart u. mit der Seuchenstatistik. E epidemiology.

**epi|de|misch,** epidemicus: epidemieartig auftretend, eine ▸Epidemie betreffend. E epidemic.

**epi|der|mal:** die Oberhaut (▸Epidermis) betreffend. E epidermal. – **e. growth factor** *(engl.)* Abk. EGF: (S. Cohen, Nobelpreis 1986) der **epidermale ▸Wachstumsfaktor**. Ein Molekül mit MG 6000, das im Tierversuch über einen EGF-Membranrezeptor (EGFR = HER1) u. Aktivierung einer Tyrosinkinase zu vermehrter Wachstumsaktivität epidermaler Gewebe führt. Weitere EGF-Membranrezeptoren wurden als HER2, HER3 u. HER4 bezeichnet (**h**uman **e**pidermal growth factor **r**eceptor).

**Epidermal|zyste:** solitärer, prall-elastischer, hautfarbener Knoten. Entsteht durch Proliferations-Retentions-Hyperkeratose im Infundibulum der Follikel mit Retention der Hornmassen. Die Zystenwand enthält ein Stratum granulosum. ***Formen:*** **traumatische E.** durch Verlagerung von Epidermiszellen in die Dermis, **sekund. E.** nach Akne conglobata. Ferner **Skrotalzysten:** E. am Skrotum (Sebocystomatosis scroti) sowie **multiple Epidermalzysten** beim Gardner-Syndrom. E epidermal cyst. – **E., traumatische:** derb-elastisches, Atherom-ähnliches Gebilde der Haut infolge verletzungsbedingter Verlagerung (u. Wucherung) lebensfähiger Epidermiszellen in die Tiefe der Haut. E e. inclusion c.

**Epi|der|mis,** Oberhaut: die gefäßlose, in den oberen Schichten aus verhorntem Plattenepithel bestehende Außenschicht der Körperhaut (▸Cutis). Diese wird unterteilt in Stratum basale (über dem Str. papillare der Dermis = Corium) u. Str. spinosum als Keimschicht, Str. granulosum als Verhornungsschicht u. Str. lucidum u. Str. corneum als Hornschicht (Abb.). S.a. ▸Haut. E epidermis.

**Epidermis|lappen:** *Chirurgie* ein der Oberhaut entnommener Hautlappen zur freien ▸Hauttransplantation.

**Epider|mitis:** Schwellung, Bläschenbildung u. Nekrose der Haut als Grundreaktion einer ekzematösen Kontaktdermatitis. E epidermitis.

**Epidermo|dys|plasia verruci|formis,** Lewandowsky-Lutz-Syndrom: Hautverhornung (dysplastische Keratose) mit Bildung verschmelzender warzenartiger Papeln, v.a. an Gliedmaßen, Hals, Gesicht; Induktion durch humane ▸Papillomaviren; maligne Entartung möglich. E epidermodysplasia verruciformis, Lewandowsky-Lutz disease.

**Epi|dermo|id(zyste):** ▸Epidermalzyste (einschl. Atherom), ▸Dermoidzyste. E epidermoid cyst.

**Epidermo|lysis:** Bläschen- oder Blasenbildung innerhalb oder unter der Oberhaut. E epidermolysis. – **E. acuta toxica,** Necrolysis acuta toxica, Lyell-Syndrom, »Syndrom der verbrühten Haut«: lebensbedrohlicher akuter Untergang fast der gesamten Oberhaut ohne wesentliche Entzündungsreaktion. ***Klinik:*** Nekrotisierung u. Ablösung sowie Blasenbildung ähnlich einer Hautverbrühung; typisch mit pos. Nikolsky-Phänomen. ***Ätiol.:*** Es werden zwei Formen unterschieden: **1)** arzneimittelbedingte E. a. t. (toxische epidermale Nekrolyse). Allergisch-toxische Reaktion auf Arzneimittel; histol. eine Ablösung der nekrotischen Epidermis. **2)** staphylogene E. a. t.: durch Staphylokokkenexotoxin ausgelöste Erkrankung, die vorwiegend Neugeborene u. Säuglinge (▸Dermatitis exfoliativa neonatorum Ritter v. Rittershain), Kleinkinder u. immunologisch geschwächte Erwachsene befällt. Histol. zeigt sich sub-

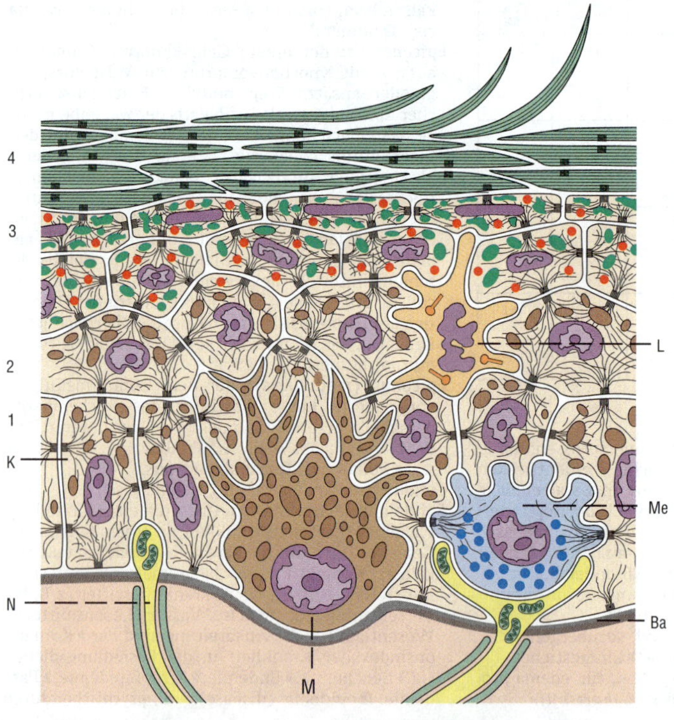


**Epidermis:** schematische Darstellung mit den regelmäßig in diesem mehrschichtigen, verhornenden Plattenepithel vorkommenden Zelltypen. Die Keratinozyten bilden die Masse der Epithelzellen u. lassen von basal nach apikal eine kennzeichnende Umwandlung erkennen, die in einer Schichtenbildung zum Ausdruck kommt; 1. Stratum basale, 2. Stratum spinosum, 3. Stratum granulosum, 4. Stratum corneum. Im Stratum granulosum treten die Keratohyalingranula als erster Hinweis für die Verhornung auf. Die Zellen produzieren des Weiteren Lamellenkörper (rot), deren Lipide den Interzellularraum versiegeln. Die Melanozyten bilden dunkelbraune Melanosomen, die auch in die Keratinozyten übertragen werden. Die Merkel-Zellen sind innervierte Rezeptorzellen, die aber vermutlich auch lokal aktive Faktoren produzieren. Die Langerhans-Zellen sind den Antigen-präsentierenden Zellen zuzuzählen. Freie Nervenendigungen dringen in die unteren Epidermisschichten ein. [498]

| Erbgang | Form | Klinik |
|---|---|---|
| **intraepidermale Blasenbildung (nichtdystrophisch)** | | |
| autosomal-dominant | E. b. h. simplex KÖBNER | häufigste Erkrankung dieser Gruppe; bei mechanischer Belastung der Haut auftretende Blasenbildung, bereits bei der Geburt vorhanden; bevorzugt an Händen, Ellenbogen, Knien, Füßen u. Fersen; Abheilung nach Erosion u. Entleerung serösen Inhalts narbenlos; gelegentlich Milien vorhanden |
| | E. b. h. simplex WEBER-COCKAYNE = E. b. manuum et pedum aestivalis | v. a. in der warmen Jahreszeit (bevorzugt bei ♂) in der Kindheit oder im frühen Erwachsenenalter auftretende Blasenbildungen an Händen u. Füßen; Rückgang in der kühlen Jahreszeit |
| | E. b. herpetiformis DOWLING-MEARA | sehr selten; Erkrankungsalter in der Kindheit; schwere Blasenbildung stammbetont, herpetiform gruppiert, z. T. hämorrhagisch; Nagelverlust |
| | E. b. h. simplex Typ Ogna (GEDDE-DAHL) | auf eine Mutation in der südwestnorwegischen Gemeinde Ogna zurückgehende, angeborene, lebenslang bestehende, saisonunabhängige Blasenbildungen an den Akren sowie an Händen u. Füßen; evtl. auch Onychogrypose der Zehennägel |
| | E. b. h. simplex mit scheckiger Pigmentierung (FISCHER, GEDDE-DAHL) | |
| X-chromosomal-dominant | Dystrophia bullosa hereditaria, Typus maculatus s. Amsterdam (MENDES DA COSTA, VAN DER VALK) | sehr selten; pemphigoide Blasen sowie Hyper- u. Depigmentierungen, Hypotrichie, konisch zulaufende Finger mit Nagelanomalien, Akrozyanose, Hornhautdystrophie, Mikrozephalie mit Oligophrenie; die Blasen beruhen auf Zytolyse (Epidermolyse); Lebenserwartung herabgesetzt |
| **junktionale Blasenbildung (nichtdystrophisch)** | | |
| autosomal-rezessiv | E. b. h. letalis HERLITZ = E. b. atrophicans generalisata gravis | bereits bei der Geburt oder kurz danach auftretende Bildung z. T. hämorrhagischer Blasen an der Haut sowie an der Mund-, Luftröhren-, Bronchialschleimhaut; Erosionen u. Verkrustung sowie bakterielle Sekundärinfektion führen zu tödlich verlaufender Sepsis |
| | E. b. h. atrophicans generalisata mitis, Typ Disentis | erstmals in der Gemeinde Disentis (Schweiz) beobachtete Erkrankung mit angeborener Neigung zu allgemeiner Blasenbildung, evtl. auch mit Nagelfehlbildungen; Schleimhäute nicht beteiligt |
| | E. b. h. atrophicans localisata (SCHNYDER, ANTON-LAMPRECHT) | sehr selten; verwandt mit HERLITZ-Typ (inverser Typ). Nur Unterschenkel u. Füße betroffen; evtl. Nageldeformitäten, Zahnschmelzdefekte; Abheilung mit Milien |
| | E. b. h. atrophicans inversa (GEDDE-DAHL, ANTON-LAMPRECHT) | |
| | E. b. h. progressiva s. neurotrophica = E. b. h. mit Hypakusis (GEDDE-DAHL) | Blasenbildungen in Kindheit u. Adoleszenz, kombiniert mit dystrophischen Nagelveränderungen, gefolgt von diffuser u. fortschreitender Hautatrophie u. von langsam fortschreitender neurogener Innenohrschwerhörigkeit |
| **intraepidermale Blasenbildung (dystrophisch)** | | |
| autosomal-dominant | E. b. h. dystrophica PASINI = E. b. h. dystrophica et albopapuloidea | selten; mit Blasenbildung bei der Geburt oder in den ersten Lebensjahren; in der späteren Kindheit oder im Erwachsenenalter ferner kleine, harte, weißliche, perifollikuläre, langsam größer werdende Papeln (nicht am Ort der Blasenbildung; v. a. lumbosakral u. in den Schweißrinnen des Gesäßes) |
| | E. b. h. dystrophica dominans = E. b. hyperplastica (COCKAYNE-TOURAINE-Syndrom) | Blasenbildung meist bereits bei der Geburt oder in früher Kindheit, bevorzugt an den Akren u. im Gesäßbereich; Abheilung mit Atrophie, teilweise auch mit Keloid-artiger Wulstung; ferner Onychogrypose-artige Dystrophien der Finger- u. Fußnägel, Schleimhaut-Erosionen, -Ulzerationen u. -Narben |
| autosomal-rezessiv | E. b. h. dystrophica generalisata = E. b. polydysplastica (HALLOPEAU-SIEMENS-Krankheit) | Blasenbildung sehr variabel, teilweise traumatisch, teilweise scheinbar spontan, v. a. an den Akren u. im Gesäßbereich; gefolgt von Hautatrophie mit Hyper- u. Depigmentierung, Bildung von Milien, Verlust des Papillarmusters; ferner Onychodystrophie u. Nagelverluste, dermatogene Beugekontrakturen mit Klauenhandbildung; auch Beteiligung der Schleimhäute (Verdauungs- u. Atemtrakt, Genitale, Bindehaut) |
| | E. b. h. dystrophica inversa (GEDDE-DAHL) | Hautveränderungen v. a. in den großen Hautfalten u. Gesäßfalten, jedoch nicht an den Akren |
| | E. b. mit kongenitalem lokalisiertem Fehlen der Haut (BART-Syndrom) | Blasenbildung ähnlich der E. b. h. dystrophica dominans, jedoch Abheilung spontan innerhalb weniger Monate, gelegentlich unter Bildung von Synechien u. Milien |

**Epidermolysis bullosa hereditaria:** Einteilung (nach dem Ort der Blasenbildung) u. Klinik.

E

korneale Blasenbildung. ***Ther.:*** Betalaktamase-stabile Antibiotika. E toxic epidermal necrolysis. – **E. bullọsa,** Abk. EB: heterogene Gruppe von seltenen, meist angeborenen (▸E. bullosa hereditaria) oder erworbenen (▸E. bullosa acquisita) Erkrankungen mit Neigung zu Blasenbildung. E epidermolysis bullosa. – **E. b. acquisita:** E. b., die keine erkennbare genetische oder exogene Ursache zeigt. Tritt erst im späteren Lebensalter auf, wird als Autoimmunerkrankung angesehen (Ablagerung von IgG, aber auch IgA- u. IgM an der Basalmembran; Auftreten von Komplementfaktoren). Kommt im Rahmen von entzündlichen Darmerkrankungen (Morbus CROHN), Stoffwechselkrankheiten (Diabetes mellitus), multiplem Myelom, Amyloidose, Lupus erythematodes, chronischer Thyreoiditis vor. Betroffen sind v.a. Hände, Ellenbogen, Knie u. Füße; Blasenbildung erfolgt subepidermal, häufig mit Narbenbildung. Ausschlussdiagnose. – **E. b. hereditaria:** heterogene Gruppe seltener erblicher Erkrankungen, die durch lokalisierte oder generalisierte Neigung der Haut u. Schleimhaut zu Blasenbildung spontan oder bereits bei geringfügigen mechan. Traumen gekennzeichnet ist. ***Klassifik.:*** Die verschiedenen Genotypen lassen sich nach **klinischen** (vernarbend [dystrophisch] – nicht vernarbend [nichtdystrophisch]), **genetischen** (Erbgang: autosomal-dominant, autosomal-rezessiv, X-chromosomal-rezessiv) und **ultrastrukturellen** Kriterien einteilen. Letztere orientieren sich an der elektronenmikroskopisch oder immunhistologisch lokalisierbaren Spaltungsebene.

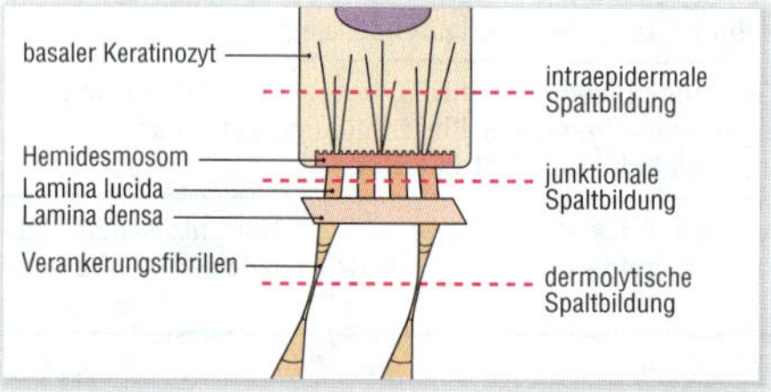


**Epidermolysis bullosa hereditaria:** histologische Grundlage zur Klassifikation. [322]

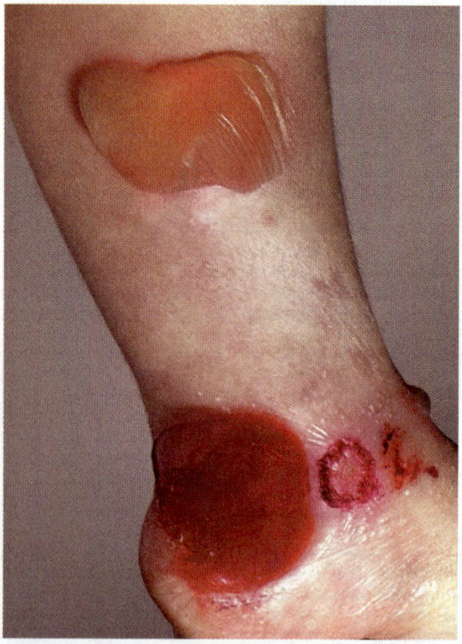

**Epidermolysis bullosa hereditaria.** [524]

Danach lassen sich 3 Untergruppen voneinander abgrenzen (s. Abb.): E. b. simplex mit intraepidermaler (**epidermolytischer**), E. b. junctionalis mit junktionaler (**junktiolytischer**) und E. b. dystrophica mit subepidermaler (**dermolytischer**) Blasenbildung. Die intraepidermalen u. junktionalen Formen sind nichtdystrophische E., die autosomal-dominant, autosomal-rezessiv oder X-chromosomal-rezessiv vererbt werden. Die subepidermalen Formen gehen immer mit Vernarbung einher; der Erbgang ist autosomal-dominant oder autosomal-rezessiv (s.a. Tab.). ***Ther.:*** Vermeiden von Trauma u. Hitze, regelmäßige Hautpflege, frühzeitige Blaseneröffnung u. desinfizierende Lokalbehandlung; antibiotische Behandl. bei Superinfektion; ggf. operative Korrektur von Stenosen u. Synechien. Familienberatung. E e. b. hereditaria.

**Epidermo|mykọse:** auf die Oberhaut beschränkte ▸Dermatomykose; s.a. ▸Epidermophytie. E dermatomycosis.

**Epidermo|phyten:** Pilze, die die Oberhaut (Epidermis), nicht aber die Haare befallen. Sie gehören zu den Gattungen ▸Epidermophyton, Trichophyton, Microsporum. E epidermophytes.

**Epidermo|phytịd:** ▸Mykid bei Epidermophytie. E dermatophytid.

**Epidermo|phytiẹ:** Pilzbefall der unbehaarten Haut durch ▸Epidermophyton floccosum; als Dermatophytie zusammen mit Mikrosporie u. Trichophytie unter ▸Tinea eingeordnet. E dermatophytosis.

**Epidermo|phyton floccọsum:** Hautpilz (Epidermophyt) mit keulenförmigen Makrokonidien (keine Mikrokonidien!); bildet auf anfangs graugrünlicher Kulturoberfläche nach 1–2 Wo. weiße Flöckchen; in alten Kulturen Chlamydo- u. Arthrosporen. Erreger von Ekzema marginatum u. ▸Epidermophytie. Dringt selten in Haarfollikel ein.

**Epidermo|zoo|phobiẹ:** ▸Dermatozoenwahn.

**Epi|didym|ektomiẹ:** Entfernung des Nebenhodens, meist kombiniert mit teilweiser bis subtotaler Entfernung des Samenstrangs (= Epididymovasektomie). E epididymectomy.

**Epi|dị|dy|mis,** Nebenhoden, Parorchis: das dem Hoden hinten aufliegende Organ. Wird von den ausführenden Kanälchen des Hodens (Ductuli efferentes) u. dem Nebenhodengang (Ductus epididymidis) gebildet. Besteht aus Kopf-, Körper- u. Schwanzteil (▸Caput, ▸Corpus u. ▸Cauda epididymidis) und dient der Ableitung u. Speicherung von Samenfäden (s. Abb.). E epididymis, parorchis.

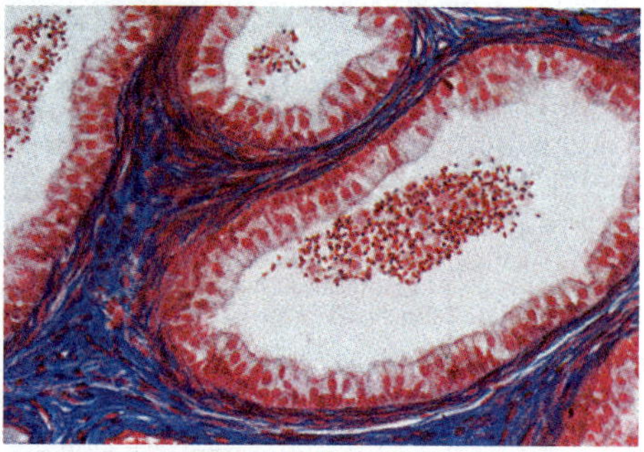

**Epididymis:** Querschnitt durch den Nebenhoden, histologisches Präparat. [28]

**Epididymịtis:** die Entzündung des Nebenhodens. ***Ätiol.:*** v.a. als Komplikation nach Prostataresektion, bei Harnröhren-Samenblasen-Entzündung (nach Katheterung oder Bougierung), Gonorrhö, Urogenitaltuberkulose, unspezifischer Prostatitis, jedoch auch hämatogen oder unfallbedingt. ***Klinik:*** rasch zunehmender, in die Leistenbeuge ausstrahlender Druck- u. Spontanschmerz, höckrige Nebenhodenschwellung mit Beteiligung des Samenstrangs (Epididymofunikulitis), Rötung der Hodensackhaut, evtl. auch »Reizhydrozele«, Fieber. Der Hoden ist oft unbeteiligt. ***Kompl.:*** Abszedierung, u.U. auch Perforation mit Fistelbildung, Verlegung der Samenwege (Obliterationsaspermie). E epididymitis. – **E. chronica fibrosa Flesch-Thebesius:** eine unspezifische E. mit starker Bindegewebswucherung. – **E. gonor|rhoica:** die hochfieberhafte, höchst akute E. bei ▸Gonorrhö (deren – nächst der Prostatitis – häufigste Komplikation); mit bis faustgroßer, äußerst schmerzhafter, nach 5–8 Tg. abklingender Schwellung v.a. des Nebenhodenschwanzes u. mit Samenstrangödem. – **E. gummosa:** E. im III. Stadium der Syphilis; meist mit Erweichung der Gummen u. – im Spätstadium – mit Fistelbildung. – **E. syphilitica:** chronische, stets beidseitige E. (meist im Rahmen einer Orchiepididymitis) im II. Stadium der ▸Syphilis; mit schleichendem Beginn, derber Infiltration des Kopfabschnitts; eine weniger schmerzhafte Form als DORN-E. – **E. tuberculosa:** die – allgemein ohne Fieber verlaufende – Nebenhodentuberkulose als häufigste Teilerscheinung der ▸Genitaltuberkulose; meist einseitig im Schwanzteil beginnend; mit schmerzlosen Knoten, später mit wulstartiger Auftreibung durch käsige Granulationsmassen (mit Fortsetzung auf Samenstrang, Hoden u. Hodensack: »tuberkulöser Rosenkranz«); führt häufig zu Durchbruch u. Fistelbildung, oft auch zu Reizhydrozele.

**Epi|didymo|deferentitis, -funikulitis:** katarrhalische bis eitrige, u.U. abszedierende ▸Epididymitis mit Ausdehnung auf den Samenstrang (evtl. bis zur Prostata). Meist auch Beteiligung des Hodensacks u. der Tunica vaginalis des Hodens. E epididymodeferentitis.

**Epididymo|graphie:** *Röntgenologie* Kontrastdarstellung des Nebenhodens im Rahmen der ▸Vasovesikulographie.

**Epididymo|orchitis:** Entzündung des Nebenhodens u. Hodens (▸Epididymitis, ▸Orchitis). E epididymo-orchitis.

**Epididymo|vas|ektomie:** s.u. ▸Epididymektomie. E epididymovasectomy.

**Epididymo|vaso|stomie:** die operative Verbindung (Anastomosierung) der Lichtung des – zuvor durchtrennten – Samenleiters mit der Lichtung des Nebenhodenkopfes zur Beseitigung eines entzündlichen Samenleiterverschlusses mit Aspermie bzw. als Refertilisierungseingriff nach Sterilisation. E epididymovasostomy.

**4′-Epi-Doxorubicin:** ▸Epirubicin.

**epi|dural,** extradural, supradural: auf (außerhalb) der ▸Dura mater; am Schädel zwischen äußerem Durablatt u. dem Schädelknochen, im Wirbelsäulenbereich auf dem Durasack bzw. zwischen dem Periost des Wirbelkanals u. dem Durasack (im Epiduralraum); z.B. epid. ▸Hämatom, epid. ▸Abszess. E epidural.

**Epidural|an|ästhesie:** ▸Periduralanästhesie; s.a. ▸Kaudalanästhesie. E epidural anesthesia.

**Epidural|hämatom,** Epiduralblutung: meist traumatisch verursachte Blutung im Epiduralraum (nach Schädelbasisfraktur mit Zerreißung der A. meningea) mit langsamer Abhebung der Dura mater vom Knochen u. zunehmender Kompression des Gehirns. ***Klinik:*** nach zunächst symptomfreiem Intervall (= »luzides Intervall«) Auftreten zerebraler Symptome. E epidural hematoma.

**Epidural|raum:** s.u. ▸epidural. E epidural space.

**Epiduritis:** *Pathologie* die – meist chronische – Entzündung des außen der Dura angrenzenden Gewebes, v.a. des im Epiduralraum der Wirbelsäule befindlichen (= epispinalen) Fett-Bindegewebes; z.B. bei Wirbelosteomyelitis. E epidural inflammation.

**4′-EPI-DX:** ▸Epirubicin.

**epi|fas|zi|al:** auf einer Faszie. E epifascial.

**epi|gastrisch:** im Oberbauch gelegen, zwischen Rippenbögen u. dem Nabel gelegene Region. – **e. Einziehung:** s.u. inspirator. ▸Einziehung. – **e. Reflex:** physiologischer Fremdreflex über die Rückenmarkssegmente $Th_{5-6}$; Bauchwandeinziehung im Epigastrium als Reaktion auf eine senkrechte Strichziehung von der Brustwarze abwärts. E epigastric.

**Epi|gastrium:** Oberbauch, die zwischen den Rippenbögen u. dem Nabel gelegene Regio epigastrica. E epigastrium.

**Epi|gast|ro|zele:** ▸Hernia epigastrica. E epigastrocele.

**epi|genetisch:** die Interaktion (I.) **a)** verschiedener genetischer Faktoren betreffend, z.B. die I. der Produkte verschiedener Genorte (z.B. im ▸AB0-Blutgruppensystem) oder **b)** die I. von genetischen u. von Umweltfaktoren. Bedeutsam v.a. in der ▸Embryogenese u. in der weiteren ▸Differenzierung. E epigenetic.

**Epiglott(id)ektomie:** vollständige (▸Exstirpation) oder subtotale Entfernung des Kehldeckels (▸Epiglottis) bei Epiglottiskarzinom. Erfolgt entweder direkt – unter endoskopischer Sicht (durch Stützendoskop [SEIFFERT]) – oder nach Schlundspaltung (▸Pharyngotomie). E epiglottidectomy.

**Epi|glot|tis:** *Anatomie* der Kehldeckel; elastisch-knorpelige Platte mit Schleimhautüberzug, die, hinter der Zungenwurzel gelegen, beim Schluckakt den Kehlkopfeingang abdeckt (passiv, unter Zungendruck). E epiglottis.

**Epiglottis|karzinom:** das sog. äußere ▸Kehlkopfkarzinom, das meist von der kehlkopfseitigen Fläche des Kehldeckels ausgeht. E carcinoma of the epiglottis.

**Epiglottitis:** Schleimhautentzündung des Kehldeckels, meist im Rahmen einer Laryngopharyngitis. E epiglottitis. – **E. phlegmonosa (oedematiens) acutissima:** nicht seltene, akute, schwerste phlegmonöse, eitrige, fast nur bei Kleinkindern vorkommende Verlaufsform der Entzündung des Kehldeckels infolge Infektion mit Haemophilus influenzae. ***Klinik:*** septisches Krankheitsbild mit Schluckstörung, hohem Fieber, inspiratorischer Stridor mit zunehmender Ateminsuffizienz, Epiglottis stark gerötet u. verdickt (Epiglottisödem); führt unbehandelt in 24–48 Std. zum Tode. Therapie mit Intubation u. Antibiotika lebensrettend.

**Epi|gna|thus:** asymmetrische Doppelfehlbildung (Duplicitas), die als ▸Teratom am Oberkiefer bzw. Gaumen (als Epipalatum) oder Keilbein (als Episphenoid) sitzt, die Mundhöhle ausfüllt (u. evtl. aus dem Mund ragt); Minimalform: behaarter Rachendachpolyp. E epignathus.

**Epi|kan|thus:** Lidfalte. E epicanthus. – **E. lateralis:** die seltene Lidfalte am äußeren Augenwinkel. E lateral e. – **E. medialis:** angeborene sichelförm. Hautfalte vor beiden Augenlidern, die den inneren Lidwinkel, bei stärkerer Ausbildung am Oberlid auch die mediale Kommissur verdeckt u. bei Lidschluss nicht verstreicht (im Gegensatz zur sog. Mongolenfalte). Ist beim Feten normalerweise stets (= Plica marginalis fetalis), beim Säugling in etwa 30 %, jenseits des 10. Lj. nur noch ausnahmsweise vorhanden (jedoch in hohem Prozentsatz der Personen mit ▸DOWN-Syndrom). E medial e.

**Epi|kard,** Lamina visceralis (pericardii): das mit der äußeren Oberfläche des Herzmuskels verwachsene »innere Blatt« des Perikards als äußerste Schicht der Herzwand; erstreckt sich auch über die herznahen Teile der großen Gefäße (als gemeinsame Arterienscheide der Truncus pulmonalis u. Aorta). E epicardium.

**Epi|kardia:** ▸Antrum cardiacum. E epicardia.

**Epi|karditis:** Epikardentzündung; s.a. ▸Pericarditis. E epicardial myocarditis.

**Epi|kon|dylitis, -kondylo|pathie:** s.u. ▸Epicondylitis. E epicondylitis.

**Epi|kon|dylus:** *Anatomie* ▸Epicondylus.

**Epi|konus-Syndrom:** durch Rückenmarksfehlbildung, -verletzung, -tumor oder -entzündung (**Epikonusmyelitis**) in Höhe des ▸Epiconus medullaris hervorgerufene ***Klinik:*** Empfindungsstörungen in entsprechenden Spinalnervenbereichen, Ausfall der Achillessehnenreflexe, Lähmung der Oberschenkelstrecker u. -außenrotatoren, Unterschenkelbeuger u. der Wadenmuskeln, Schwäche des Blasenschließmuskels; bei totaler Querschnittsschädigung auch Blasen-Mastdarm-Lähmung. E epiconus syndrome.

**Epi|kranio|tomie:** *Chirurgie* Durchtrennung der Kopfschwarte. E epicraniotomy.

**Epi|kra|ni|um:** die Kopfschwarte als Weichteilbedeckung des Hirnschädels, bestehend aus Haut, Unterhaut u. ▶Galea aponeurotica. E epicranium.

**Epi|krise:** **1)** Schlussbetrachtung; die abschließende krit. Beurteilung eines Krankheitsverlaufs, meist in Form eines Berichts mit differentialdiagnostischen Überlegungen u. endgültiger Diagnose. **2)** die nach einer Krise auftretenden Krankheitserscheinungen. E epicrisis.

**epi|kritisch:** **1)** die ▶Epikrise betreffend. **2)** die exakte Erkennung sensibler Reize betreffend (▶Sensibilität, epikritische). E epicritic.

**epi|kutan:** der Haut (Kutis) aufliegend, die Hautoberfläche betreffend. E epidermal.

**Epikutantest,** Pflastertest: diagnostischer Test zum Nachweis einer Kontaktallergie durch eine zelluläre Überempfindlichkeit (allergische Spättypreaktion). Das vermutliche Allergen wird in einer Aluminiumkammer auf einen kleinen Bezirk normaler Haut (zumeist am Rücken) aufgebracht u. bis zu 48 Std. fixiert. Die Testreaktion wird nach 48 u. 72 Std. abgelesen. Eine entzündliche Ekzemreaktion wird als positiv betrachtet (s. Abb.). E patch test. – **E., belichteter:** ▶Photopatch-Test. – **E., offener:** Testverfahren zum Nachweis von Soforttypreaktionen bei Verdacht auf eine hochgradige Sensibilisierung oder Proteinkontakt-Dermatitis.

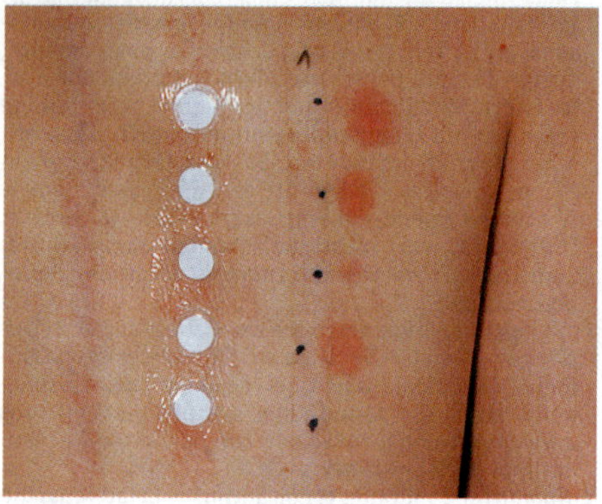

**Epikutantest:** Testanordnung (Ausschnitt) bei allergischem Kontaktekzem. Befund: Typ-IV-Sensibilisierung auf Duftstoffmix, Propylenglykol, Triclosan, eigene Externa. [410]

**Epilation, Epilierung:** Entfernung von Kopf- u./oder Körperhaaren aus kosmetischen Gründen oder zu Behandlungszwecken (v.a. bei Pilzkrankheiten). Erfolgt mittels Galvanopunktur, Pflasterbehandlung, Epilierzange (z.B. Zilienpinzette) u. Epilatorien (z.B. Bimsstein, Epilierpasten u. -cremes auf Sulfid-, Stannit- oder Thioglykolat-Basis), Strahlenbehandlung (bewirkt Dauerepilation; obsolet!). E epilation.

**Epi|lep|sia, Epilepsie,** Fallsucht, St.-Valentins-Krankheit, Morbus sacer: Oberbegriff für zerebrale Funktionsstörungen mit anfallsweise auftretenden Spontanentladungen zentraler Neurone. Gemeinsames Kennzeichen aller E.-Formen ist eine gesteigerte Krampfbereitschaft zentraler Nervenzellverbände, hervorgerufen durch ein Ungleichgewicht zwischen hemmenden u. fördernden Neurotransmittern. Nicht zur Epilepsie i.e.S. zählen die ▶Gelegenheitskrämpfe, die nur unter spez. Belastung auftreten (z.B. Fieberkrämpfe, Anfälle unter Alkoholentzug). ***Epidem.:*** Inzidenz durchschn. 50 von 100 000; Prävalenz in Europa 650 auf 100 000 Einwohner; betroffen insg. 0,8 % der Gesamtbevölkerung. Fokale, nicht altersgebundene E. häufiger bei ♂, generalisierte Formen u. Petit Mal im Schulalter häufiger bei ♀. ***Ätiol.:*** **idiopathische**, also nicht durch eine andere Krankheit bedingte Formen, denen charakteristische Veränderungen in Genen zugrunde liegen, die für umschriebene Untereinheiten von neuronalen Natrium- und Kaliumkanälen bzw. für nikotinartige cholinerge Rezeptorsubtypen kodieren; den **symptomatischen** E. liegt eine Hirnschädigung zugrunde (Trauma, Tumor, Entzündung, Stoffwechselstörung, Durchblutungsstörung, Fehlbildung); **kryptogene** E. sind trotz ungeklärter Ätiol. vermutl. den symptom. Formen zuzuordnen. ***Klassifik.:*** Die Komplexität des Krankheitsbildes erfordert es, verschiedene Faktoren zu berücksichtigen. Dazu gehören z.B. Anfallstyp, Ätiol., Anatomie, auslösende Faktoren, Erkrankungsalter, Schweregrad, Chronizität, Beziehungen zum Tagesrhythmus, Prognose. Derzeit sind zwei parallel anzuwendende Klassifikationssysteme gebräuchlich (lt. Internationaler Liga gegen Epilepsie = ILAE): zum einen die Unterscheidung zwischen **generalisierten** u. **fokalen Anfällen**, zum anderen zwischen **generalisierten** u. **fokalen E.-Syndromen**, denen keine spezif. Ursache u. Progn., aber gemeinsame Kennzeichen zugeordnet werden können (z.B. Manifestationsalter); s. Tab. Je nach Lokalisation des Herdes werden fokale Formen in Frontal-, Temporal-, Okzipital- u. Parietallappen-E. unterteilt. Die verschiedenen Formen können auch kombiniert auftreten. ***Diagn.:*** (Fremd-)Anamnese, EEG (in ca. 30 % spezif. Veränderungen wie Spitzen, steile Wellen oder Spitze-Welle-Komplexe, in weiteren 20 % sind Veränderungen provozierbar), Computertomographie, Kernspintomographie (mit oder ohne Kontrastmittel), ggf. Angiographie. ***DD:*** ▶Anfall anderer Ursache. ***Ther.:*** Behandl. der Grundkrankheit, medik. Ther. (▶Antiepileptica), ggf. op. Intervention (▶Epilepsiechirurgie), bei Therapieresistenz evtl. ▶Vagusnerv-Stimulation, Expositionsprophylaxe (z.B. Vermeiden von Schlafentzug u. Hyperventilation; Meiden bestimmter visueller, somatosensorischer u. akustischer Reize). E epilepsy. – **E., adversive:** ▶Adversivepilepsie. E adversive e. – **E., akinetische:** epileptische Anfälle, bei denen plötzlich in einer Bewegung innegehalten wird; meist ohne Muskeltonusstörung, evtl. aber Hinstürzen; s.a. ▶E., generalisierte. E akinetic e. – **E., audiogene, akustikogene E.:** Reflex-E., deren Anfälle durch einen akustischen Reiz ausgelöst werden. E audiogenic e. – **E., auditive:** epileptische Anfälle mit akustischen Sinnestäuschungen. E auditive-hallucinatory e. – **E. corticalis,** Rindenepilepsie: ▶E., fokale. – **E. cursiva,** Dromolepsie: E. mit Anfällen von Bewusstseinseinschränkung u. Automatismen, die zu Gehbewegungen führen. E running fits. – **E., diffuse:** **1)** E. mit regellos am Tage u. in der Nacht auftretenden generalisierten Anfällen. E e. without circadian influence. **2)** symptomatische E. bei verbreiteten Hirnschäden. E symptomatic e. – **E. diurna:** E. mit nur am Tage, im Wachzustand auftretenden Anfällen. E daytime e. – **E., emotionelle:** E. mit Anfällen, ausgelöst durch Gemütsbewegungen. – **E., fokale:** E. mit partiellen, auf bestimmte Muskelgruppen begrenzten, von einem bestimmten Bezirk der Hirnrinde ausgehenden Anfällen (die sich aber sekundär zu generalisierten Anfällen entwickeln können); s.a. ▶JACKSON-Anfall. E focal e. – **E., fotogene, E. fotosensible:** ▶E., photogene. – **E., generalisierte:** E. mit Anfällen, die auf gleichzeitiger Entladung von Nervenzellen beider Großhirnhemisphären beruhen (im EEG bilateral synchrone Muster) u. sich an bd. Körperhälften äußern, u. zwar meist in Form von Krämpfen oder als Myoklonien, seltener als ▶E. nonconvulsiva oder – gelegentlich – mit muskulärem Tonusverlust (= atonische Krisen); ferner – als »sekundäre Generalisation« – v.a. tonisch-klonische Krämpfe im Anschluss an nicht ge-

| Formen | Klinik | |
|---|---|---|
| **generalisiert** (initial beide Hemisphären betroffen) | Absencen | • mit Bewusstseinsstörung<br>• mit milden myoklonischen Komponenten<br>• mit atonischen Komponenten<br>• mit tonischen Komponenten<br>• mit Automatismen<br>• mit vegetativen Komponenten<br>• gemischt |
| | myoklonische Anfälle | |
| | klonische Anfälle | |
| | tonische Anfälle | |
| | tonisch-klonische Anfälle | |
| | atonische (astatische) Anfälle | |
| **fokal** (Krampfgeschehen initial örtlich begrenzt) | einfach-fokaler Anfall | ohne Vigilanzstörungen<br>• mit motorischen Sympt.<br>• mit sensiblen oder sensorischen Sympt.<br>• mit vegetativen Sympt.<br>• mit psychischen Sympt. (Aphasie, dysmnestische Sympt., kognitive Störungen, affektive Symptomatik, Illusion, strukturierte Halluzination) |
| | komplex-fokaler Anfall | mit herabgesetzter Vigilanz:<br>• nachfolgend<br>• von Anfang an |
| | sekundär-generalisierter Anfall | • einfach-fokal mit Entwicklung zum generalisierten Anfall<br>• komplex-fokal mit Entwicklung zum generalisierten Anfall |
| **Sonderformen** | Status epilepticus | |
| | Epilepsia partialis continua | |
| | postiktale Lähmung | |
| | nicht klassifizierbar | |

**Epilepsia:** Klassifikation der epileptischen Anfälle.

neralisierte (fälschlich als Aura angesehene) Krämpfe; s.a. ▸E., zentrenzephale. 🅴 generalized e. – **E., genuine,** endogene E., essentielle E., idiopathische E., kryptogenetische E.: E. ohne eine mit den derzeitigen Methoden nachweisbare Ursache. 🅴 idiopathic e. – **E., halluzinatorische:** E., deren nicht generalisierte Anfälle (infolge von Entladung in der Peripherie des Schläfenlappens oder der sensorischen Hirnrindenfelder) nur oder hauptsächlich aus Sinnestäuschungen bestehen, u. zwar in Form einfacher sensitiver (z.B. auditiver, olfaktiver, somatosensibler, visueller) oder komplexer (mehrere Sinnesarten betreffender) Halluzinationen. 🅴 e. with hallucinations. – **E., hereditäre,** familiäre E., genetische E.: genuine E., bei der eine familiäre Belastung angenommen werden kann (wobei jedoch meist ein Zusammenhang mit organischen Ursachen oder einer Stoffwechselstörung besteht). 🅴 hereditary e. – **E., idiopathische:** ▸E., genuine. – **E. laryngealis:** inkorrekte Bezeichnung für respiratorische Affektkrämpfe (»Kehlkopfschlag«), v.a. bei Kindern als Gelegenheitskrämpfe mit Bewusstseinsverlust (akute Anoxie des Gehirns infolge Glottiskrampfs). 🅴 laryngeal e. – **E., limbische:** partielle psychomotorische E. (Temporallappen-E.) mit aus abnormer Erregung des limbischen Systems (u. Übergreifen auf Nachbarsysteme) resultierenden Anfällen; z.B. als Hippokampusanfälle; Dämmerattacken mit psychomotorischen (z.B. Wutanfälle) u./oder -sensorischen Symptomen (Trugwahrnehmungen, Déjà- u. Jamais-vu-Erlebnisse). 🅴 limbic e. – **E. major:** ▸E., generalisierte. 🅴 major e. – **E. menstrualis:** E. mit Anfällen hauptsächlich z.Z. der Menses (z.T. erklärbar durch eine endokrin bedingte Senkung der Krampfschwelle). 🅴 catamenial e. – **E., metabolische:** funktionelle E., deren Anfälle (generalisierte oder halbseitige Krämpfe) bei entsprechender Prädisposition aus einer Stoffwechselstörung resultieren (v.a. bei Störungen im Pyridoxin-, Phenylalanin-, Elektrolyt- u. Wasserhaushalt u. bei Hypoglykämie, Hypokalzämie u. Urämie); v.a. bei Neugeborenen u. Säuglingen (meist halbseitig) vorkommend; bei Erwachsenen z.B. als Schwangerschaftsepilepsie (s.a. ▸Eklampsie). 🅴 metabolically induced e. – **E. minor, E. mitior:** ▸Petit mal. 🅴 petit mal e., absence e. – **E., musiko|gene:** E. als bes. Form der Reflexepilepsie; die Anfälle treten – evtl. mit Latenz bis zu 20 Min. – nach musikal. Eindrücken (allgemein oder bei best. Melodien) auf. Meist als psychomotorische Anfälle. 🅴 musicogenic e. – **E., myo|klonische:** E. mit Anfällen von isolierten oder in Serien auftretenden, lokalisierten oder massiv-generalisierten Myoklonien (s.a. ▸Myoklonus, epileptischer), häufig kombiniert mit begrenzten oder allgemeinen Krämpfen; Sonderformen sind die eigentl. Myoklonusepilepsien (Typ ▸Unverricht-Lundborg u. Muskens), die ▸E. partialis continua u. die E. myoclonica intermittens (Rabot 1899). 🅴 myoclonic e. – **E. nocturna:** E. (aller ätiologischen Formen) mit nur oder fast ausschließlich nachts, im Schlafzustand, auftretenden Anfällen (sog. Schlafepilepsie). 🅴 nocturnal e. – **E. non|convulsiva:** E. mit Anfällen ohne Krämpfe, z.B. eine generalisierte E. mit Anfällen in Form von Absencen, eine partielle E. mit sensorischen, vegetativen u. komplexen psychischen Erscheinungen. 🅴 nonconvulsive e. – **E. partialis:** E. mit nichtgeneralisierten Anfällen, die auf der lokalisierten Entladung von Neuronen nur einer Großhirnhemisphäre beruhen. Die Anfälle manifestieren sich **a)** in elementaren, d.h. in motorischen, sensorischen (Elementaranfall; sensorischer Anfall) oder – abdominalen, epigastrischen etc. – vegetativen Symptomen oder **b)** in komplexen, d.h. psy-

E

| Einteilung | Formen | |
|---|---|---|
| **fokal** (Krampfgeschehen initial örtlich begrenzt) | idiopathisch (genuin) | • gutartige E. des Kindesalters mit zentrotemporalen Spikes<br>• E. des Kindesalters mit okzipitalen Paroxysmen<br>• primäre Lese-E. |
| | symptomatisch | • chronisch progrediente E. partialis continua (Kojewnikow-Syndrom) des Kindesalters<br>• Syndrome, charakterisiert durch spezifische Arten der Anfallsauslösung (z. B. Fehlbildungen, Stoffwechselstörungen) |
| | kryptogen | |
| **generalisiert** (initial beide Gehirnhälften betroffen) | idiopathisch (genuin) | • benigne familiäre Neugeborenenkrämpfe<br>• benigne Neugeborenenkrämpfe<br>• benigne myoklonische E. des Kleinkindalters<br>• E. mit pyknoleptischen Absencen (Pyknolepsie, Schulkindalter)<br>• juvenile Absencen-E.<br>• Impulsiv-Petit-Mal-E. (juvenile myoklonische E.)<br>• Aufwach-Grand-Mal-E. u. andere generalisierte idiopathische E.<br>• E. mit spezifischen Anfallsauslösern |
| | kryptogen oder symptomatisch | • E. mit Blitz-Nick-Salaam-Krämpfen (West-Syndrom)<br>• Lennox-Gastaut-Syndrom<br>• E. mit myoklonisch-astatischen Anfällen<br>• E. mit myoklonischen Absencen |
| | symptomatisch | unspezifische Ätiologie<br>• myoklonische Frühenzephalopathie<br>• frühinfantile epileptische Enzephalopathie mit suppression burst<br>• andere<br><br>spezifische Syndrome<br>• angeborene Erkrankungen mit Anfällen als vorherrschendes Symptom |
| **E. mit unklarer Zuordnung** | fokal u. generalisiert | • Neugeborenenkrämpfe<br>• schwere myoklonische E. des Kleinkindalters<br>• E. mit anhaltenden Spike-Wave-Entladungen im synchronisierten Schlaf<br>• Aphasie-E.-Syndrom (Landau-Kleffner-Syndrom)<br>• andere |
| | ohne eindeutige Zeichen | alle Fälle mit generalisierten tonisch-klonischen Anfällen, bei denen die Befunde keine eindeutige Zuordnung zu generalisiert oder fokal erlauben (z. B. beim Schlaf-Grand-Mal). |
| **spezielle Syndrome** | situationsbezogene Anfälle | • Fieberkrämpfe<br>• isolierte Anfälle oder isolierter Status epilepticus<br>• Anfälle in bestimmten akuten Situationen (z. B. metabolische oder toxische Ereignisse) |

**Epilepsia:** Klassifikation der Syndrome.

chischen u. psychosensorischen Symptomen (Automatismen). Nach dem Ort der Entladung werden sie auch z. B. als Frontallappen-, Insel-E., präzentrale Anfälle unterschieden. Der Anfall kann aber in einen generalisierten übergehen. E partial e., focal e. – **E. p. continua (Kojewnikow):** eine partielle E. mit somatomotorischen Anfällen ohne Bewusstseinsverlust, d. h. mit über Stunden oder Tage anhaltenden ▸Myoklonien (häufig auch mit Lähmungen u. Empfindungsstörungen, ▸Parästhesien) in einer Gliedmaße oder einer Gesichtshälfte. E Koshevnikoff's (= Kozhewnikow's) e. – **E., photo|gene, E. photosensible:** Reflexepilepsie, deren Anfälle (meist epileptische Absencen) durch Lichtreize ausgelöst werden; evtl. – bei zentrenzephalen Formen – als myoklonische Form oder als großer Anfall, z. B. beim Fernsehen (s. a. ▸Photostimulation). E photogenic e., photosensitive e. – **E. pro|pulsiva:** E. mit Anfällen, bei denen es zu Vorwärts- = Propulsivbewegungen kommt infolge massiver allgemeiner Myoklonien des Rumpfes (▸Taschenmesserphänomen) u. der Gliedmaßen; meist als ▸Propulsiv-Petit-Mal. – **E., psycho|gene:** ▸Affektepilepsie. E affect-induced e. – **E., psychomotorische:** E. mit Anfällen, bei denen sowohl psychische Störungen als auch Bewegungsautomatismen auftreten; meist bei Entladungen im Schläfenhirn. E psychomotor e., complex partial e. – **E., salivatorische:** E. mit partiellen Anfällen (als Entladung in der Insel oder dem Operkulum), die mit Bewusstseinstrübung u. starker Speichelabsonderung ablaufen. E partial seizures with hypersalivation. – **E. senilis:** in höherem Lebensalter auftretende E., meist infolge Hirngefäßsklerose (v. a. des Schläfenhirns), aber auch bei Alzheimer-Krankheit oder Multiinfarktdemenz. E old age e. – **E., sensorische:** ▸E. partialis mit Trugwahrnehmungen. E sensory e. – **E., symptomatische:** organische, auf einer nachweisbar anfallsauslösenden Erkrankung des Gehirns beruhende E., z. B. nach Hirnverletzung, -entzündung, Vergiftung, bei intrakraniellen Tumoren, Angiopathie, Fehlbildung. E symptomatic e. – **E. tarda,** E. tardiva, Spätepilepsie: E., bei der Anfälle erst im späteren Lebensalter (meist nach dem 30. Lj.) auftreten. E late e., tardy e. – **E. traumatica:** symptomatische E. als Folge einer

Hirnverletzung; die ersten Anfälle treten meist bis zum 2. J. nach dem Unfall auf, selten aber erst viel später. E (post)traumatic e. – **E., versive:** E. mit partiellen Anfällen (Entladung in der Hinterhauptsregion) in Form von Drehbewegungen, z.B. als konjugierte Blickwendung oder als Kopfwendung, u. zwar zur Gegenseite bzw. – seltener – zur Seite der gestörten Hemisphäre (Kontra- bzw. Ipsiversivkrise). E versive e. – **E., visuelle:** E. mit anfallsweisen optischen Sinnestäuschungen in Form einfacher Erscheinungen (Flimmerskotom, geometrisch strukturierte Muster wie bei Migräne) oder komplizierter Szenen (Panoramavisionen, filmhafte Abläufe, Metamorphopsie, Heteropsie, Makro- u. Mikropsie etc.). E e. with visual manifestations. – **E., zentrenzephale:** generalisierte E., für deren Anfälle die klinischen u. EEG-Befunde einen Auslösemechanismus im Zwischen- oder im Mittelhirn annehmen lassen (d.h. bei fehlenden klinischen oder radiologischen Zeichen einer Hemisphärenschädigung). E centrencephalic e.

**Epilepsie|chirurgie:** operative Eingriffe im Gehirn zur Besserung oder Beseitigung einer ▸Epilepsie. ***Ind.:*** Versagen medik. Ther., v.a. bei fokalen Formen. ***Ziel:*** Beseitigung der Anfälle ohne (neue) postoperative neurologische u. neuropsychologische Ausfälle sowie Besserung der neuropsychologischen Befunde u. der psychosozialen Situation des Pat. ***Verfahren:*** Lokalisationsdiagnostik mittels MRT, PET, SPECT, Videometrie, Stereo-EEG. Bei **resektiven Eingriffen** (temporale u. extratemporale Resektion, Hemisphärektomie) wird Gewebe mit dem Ziel entfernt, die Anfallsquelle zu beseitigen; bei den wesentlich seltener durchgeführten **diskonnektiven Eingriffen** (Kallosotomie, subpiale Transsektionen) werden Faserverbindungen durchtrennt, um die Anfallsausbreitung zu verhindern. E epilepsy surgery.

**Epilepsie|psychose:** akuter, meist innerhalb von Stunden oder Tagen abklingender psychotischer Zustand (evtl. mit Wahnbildung u. Sinnestäuschungen) als Folge oder Begleiterscheinung einer Epilepsie (als Anfallsäquivalent oder im anfallsfreien Zustand). Im EEG fehlen oft alle patho. Zeichen (»forcierte Normalisierung«). Meist als Dämmerzustand; evtl. auch ein verkannter psychomotorischer oder Petit-Mal-Status. Ferner chronische Formen verschiedenster Art, die alle als endogen angesehen werden (wie auch das Anfallsleiden). E epileptic psychosis.

**epilepti|form:** epilepsieartig, jedoch nicht sicher ▸epileptisch. E epileptiform.

**epi|leptisch:** die ▸Epilepsie betreffend, durch E. hervorgerufen, an E. leidend. E epileptic. – **e. Anfall:** s.u. ▸Epilepsie. E e. seizure. – **e. Wesensänderung:** umstrittener Begriff für die typischen seelischen u. charakterlichen Veränderungen des Epileptikers (z.B. allg. Verlangsamung, Schwerfälligkeit, Umständlichkeit, Neigung zu Eigensinn, Monotonie, Pedanterie, »Klebrigkeit«, Perseveration, Brutalität, Reizbarkeit, Egozentrizität, devot-pathetische Überschwänglichkeit, frömmelnde Religiosität). Das Ausmaß u. die individuell verschiedene Symptomatik hängen weitgehend ab von der prämorbiden (vor der Krankheit bestehenden) Persönlichkeitsstruktur, der Anfallshäufigkeit, der Reaktion des Kranken auf sein Leiden, den gesellschaftlichen Folgen der Erkrankung und der medikamentösen Behandlung. E e. personality change.

**epileptoid:** epilepsieartig, epileptischem Verhalten ähnlich; veralteter Begriff. E epileptoid.

**Epilieren:** *Dermatologie* ▸Epilation. E epilate.

**Epi|loia:** tuberöse ▸Hirnsklerose. E epiloia.

**Epi|mer:** **1)** *Embryologie* der hintere (dorsale) Teil eines ▸Myotoms; wird innerviert vom hinteren Ast des entsprechenden Spinalnervs. E epimere. **2)** *Chemie* Produkt der ▸Epimerasen(-Aktivität); s.a. ▸Epimerie. E epimer.

**Epi|merasen:** Enzyme der Gruppe Isomerasen, die – umkehrbar – Substrate in die entsprechenden epimeren Verbindungen (Epimere) umwandeln, d.h. die räumliche Anordnung an einem Kohlenstoffatom verändern; z.B. führt die Reaktion Glucose ↔ Galaktose durch die UDP-Glucose-4-Epimerase zu Epimerisation am Kohlenstoffatom 4 (s.a. die Formeln ▸Glucose u. ▸Galaktose). E epimerases.

**Epi|merie:** Form der ▸Isomerie, s.u. ▸Epimerasen. E epimerism.

**Epi|mysium:** *Anatomie* ▸Perimysium. E epimysium.

**Epi|nephr|ek|tomie:** ▸Adrenalektomie.

**Epinephrin:** ▸Adrenalin. E epinephrine.

**Epi|nephritis:** **1)** akute oder chronische Entzündung der bindegewebigen Nierenkapsel. S.a. ▸Paranephritis. E epinephritis. – **E. purulenta:** epinephritischer ▸Abszess. **2)** ▸Adrenalitis.

**Epi|nephrom:** ▸Hypernephrom. E epinephroma.

**Epi|nephros:** Nebenniere, ▸Glandula suprarenalis.

**Epi|neu|rium:** die bindegewebige Hülle des peripheren Nervs, die die – jeweils vom Perineurium umschlossenen – Nervenfaserbündel umkleidet u. zum »Nervenstamm« zusammenfasst. E epineurium.

**Epi|or|chium:** das dem Hoden verhaftete Blatt (▸Lamina visceralis) der ▸Tunica vaginalis testis.

**Epi|phänomen:** Begleiterscheinung. E epiphenomenon.

**Epi|pharyngitis:** ▸Angina retronasalis. E epipharyngitis.

**Epi|pharyngo|skopie:** ▸Rhinoscopia posterior.

**Epi|pharynx:** der Nasenrachen (▸Pars nasalis pharyngis). E nasopharynx.

**Epi|pho|ra:** das »Tränenträufeln«; infolge gesteigerter Bildung von Tränenflüssigkeit (z.B. bei Bindehaut-, Hornhaut-, Trigeminusreizung, Erkrankung des anderen Auges, Nasen[nebenhöhlen]erkrankung, Sicca-Syndrom) oder bei Abflussstörung durch Verschluss der Tränenwege (insbes. der Canaliculi; klin. als »Tumor lacrimalis«), bei Ek- oder Entropium. E illacrimation, epiphora.

**epi|phre|nal, epiphrenisch:** oberhalb des Zwerchfells. E epiphrenic. – **e. Ampulle:** ▸Vestibulum gastro-oesophageale.

**epi|phy|sär, epiphyseal(is):** die Epiphyse (allgemein eine Knochenepiphyse) betreffend. E epiphyseal, epiphysial.

**Epiphysarea|hüfte:** *Orthopädie* ▸Coxa epiphysaria.

**Epi|physe:** *Anatomie* **1)** Hirnepiphyse = Epiphysis cerebri: das ▸Corpus pineale. E pineal gland. **2)** ▸Epiphysis (die Knochenepiphyse); s.a. ▸Epiphyseo..., ▸Epiphysio... E epiphysis. – **E., akzessorische:** ▸Pseudoepiphyse. – **E., persistierende:** s.u. ▸Epiphysenfuge. – **E., sekundäre:** ▸Apophyse.

**Epiphys|ektomie:** **1)** *Chirurgie* teilweise bis subtotale op. Entfernung (Resektion) einer Knochenepiphyse. E epiphysectomy. **2)** *Neurochirurgie* ▸Epiphysenexstirpation. E pinealectomy.

**Epiphysen|abriss:** Abrissfraktur im Bereich der Epiphysenfuge eines Röhrenknochens u. mit teilweiser oder totaler ▸Dislokation dieses Gelenkabschnitts (evtl. auch mit Hämarthros); v.a. bei Jugendlichen (der gleiche Unfallmechanismus führt beim Erwachsenen zur Luxation). – Sonderform: Ausriss einer ▸Apophyse (Spina iliaca, Epicondylus, Trochanter minor). E avulsion of epiphysis.

**Epiphysen|dreieck:** *Röntgenologie* ▸LUDLOFF-Fleck.

**Epiphysen|ex|stirpation:** *Neurochirurgie* Entfernung der Zirbeldrüse (Corpus pineale), v.a. bei Pinealoblastom, Pinealom; meist nur als entlastende – elektr. – ▸Enukleation, als Kürettage oder Absaugung. E pinealectomy.

**Epiphysen|fuge:** die bei der – unter Vergrößerung des knöchernen Epiphysenkerns ablaufenden – Verknöcherung (▸Ossifikation) der knorpeligen Knochenvorstufen verbleibende Knorpelscheibe (s.a. ▸Cartilago epiphysialis) zwischen der Metaphyse u. der Epiphyse; trennt beide Markhöhlenbereiche, wirkt bis zum Epiphysenschluss als Wachstumszone des Knochens. Ihr längeres Fortbestehen (Persistenz) führt in der Regel zu Riesenwuchs, vorzeitiger Schluss zu Minderwuchs. S. a. ▸Epiphysenlinie. E epiphysial cartilage, e. plate.

**Epiphysen|hormon:** ▸Melatonin.

**Epiphysen|kern:** s. u. ▸Knochenkern, s. a. ▸Ossifikation.

**Epiphysen|linie:** die zarte Verdichtungszone (im Röntgenbild als Linie), die beim Erwachsenen nach Epiphysenschluss anstelle der Epiphysenfuge verbleibt. E epiphysial line.

**Epiphysen|lösung:** ▸Epiphysiolyse.

**Epiphysen|nekrose:** ▸Knochennekrose in einer Epiphyse (einschließlich der Metaphyse) oder einer Apophyse. Als umschriebener Herd (evtl. mit Sequestration) oder – ausgedehnter – als »spontane E.« mit ▸Epiphysiolyse (u. oft mit nachfolgendem teilweisem Untergang des Gelenkkopfes u. einer chronischen Gelenkerkrankung). E necrosis of epiphysis. – **E., aseptische,** Osteochondropathie, Chondroosteonekrose: die »juvenile« Form der ▸Osteochondrose, charakterisiert durch Zerrüttungszonen, Dauerbruch, Trümmerzysten u. -felder, Umbauzonen an mechanisch stark beanspruchten Schwachpunkten des Skeletts. Histologisch findet man inselartige, zunächst nicht demarkierte Kleinstnekrosen infolge Schädigung der Knochenzellen sowie Resorptions- u. Abbauvorgänge. Es bestehen fließende Übergänge zu »Überlastungsschaden«, »Ermüdungsbruch« etc. bzw. zu physiologischen Anpassungsvorgängen (v. a. LOOSER-Umbauzonen). Bekannte Lokalisationsformen werden meist nach dem Erstbeschreiber benannt, Beispiele s. Abb. E aseptic osteonecrosis. –

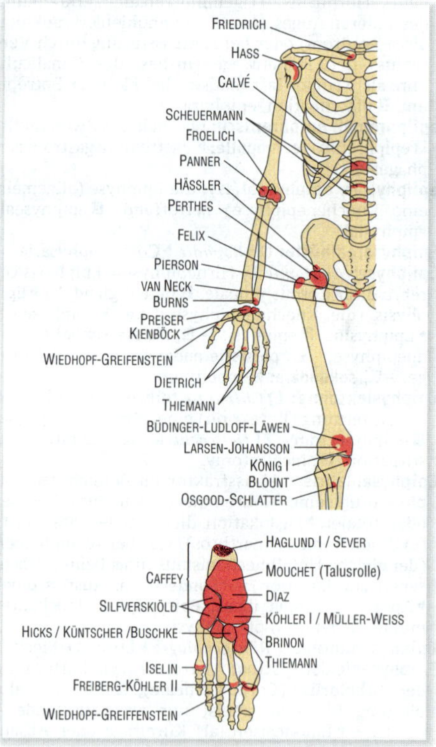


**Epiphysennekrose, aseptische:** Lokalisationen u. Eigennamen von Formen der aseptischen Epiphysennekrose. [321]

**E., symptomatische:** E. bei Systemerkrankung des Skeletts, v. a. bei Fehlfunktion der ▸Hypophyse, bei Spätrachitis u. angeborener Syphilis oder aber als Folge örtlicher Blutversorgungsstörung (u. a. nach Embolie, Knochenbrüchen) oder einer örtlichen Knochenerkrankung (z. B. Karies, Osteomyelitis, BRODIE-Abszess); ***Kompl.:*** Fraktur, Deformitätsheilung, Ankylose, Pseudarthrose, Destruktionsluxation, Wachstumsstörung (meist Knochenverkürzung).

**Epiphysen|schluss:** der endgültige Schluss (Synostose) der Epiphysenfugen der Röhrenknochen; der Zeitpunkt ist ein Kriterium für das abgeschlossene Längenwachstum, bei Mädchen im 16.–18. (20.), bei Knaben im 18.–21. (23.) Lj. E closure of the epiphysial plate.

**Epiphysen|stiel:** *Anatomie* ▸Habenula.

**Epiphysen|störung, multiple hereditäre:** *Orthopädie* ▸RIBBING-Syndrom (1).

**Epiphysen|tumor:** s. u. ▸Hirntumor, ▸Pinealom.

**Epiphysen|wanderung:** s. u. ▸Epiphysiolyse.

**Epiphyseo|dese:** *Chirurgie* »Epiphysenfesselung« zur Ausschaltung der Knochenbildung im Epiphysenbereich zwecks gelenkter Hemmung des Längenwachstums bei Jugendlichen, z. B. an ▸Femur, ▸Tibia. Erfolgt entweder durch – zeitlich begrenzte – Epiphysenklammerung mittels krampenartiger BLOUNT-CLARKE-Klammer (temporäre E.) oder durch Einpflanzung eines Knochenspans (nach Resektion bzw. »Kürettage« der Epiphysenscheibe). E epiphysiodesis.

**Epiphyseo|se:** ▸Epiphysose. E epiphysiopathy.

**Epiphysio|lyse,** Epiphysenlösung: *Pathologie* die teilweise oder totale Zusammenhangstrennung eines Knochens in der Epiphysenfuge als Sonderform des Knochenbruchs bei Jugendlichen; entweder als **akute traumatische E.,** z. B. am Oberschenkelknochen als ▸Coxa vara adolescentium traumatica (**Epiphysiolysis capitis femoris acuta**), als »Husten-E.« des Rippenköpfchens bei florider MOELLER-BARLOW-Krankheit, als geburtstraumatische E. mit Pseudoparalyse des Arms, ferner nach übermäßiger ▸Extension, schwieriger Reposition oder Marknagelung eines Knochenbruchs; oder aber die **spontane E.** (meist als E. lenta oder sog. Epiphysenwanderung) als Ausdruck eines Überlastungsschadens, z. B. als ▸Coxa vara infantum (idiopathica) bzw. als intrakapsuläre Schenkelhalsfraktur (ohne Krepitation!), meist auf dem Boden einer enchondralen ▸Dysostose oder einer septischen oder aseptischen ▸Epiphysennekrose. E epiphysiolysis.

**Epiphysis: 1)** die »Knochenepiphyse«; das zunächst vollknorpelige (▸Cartilago epiphysialis) Gelenkende eines Röhrenknochens mit dem sich darin entwickelnden ▸Knochenkern; ist zunächst durch die ▸Epiphysenfuge von der Diaphyse »getrennt«, nach Epiphysenschluss mit ihr unter gemeinsamer Markraumbildung knöchern verwachsen; s. a. ▸Pseudoepiphyse. E epiphysis. **2) E. cerebri:** ▸Corpus pineale.

**Epiphy|sose:** ein während der Pubertät auftretendes Krankheitsbild mit unregelmäßigen Verkalkungsherden in einer oder mehreren Knochenepiphysen u. mit örtlichen »Wachstumsschmerzen«; s. a. ▸Apophysose.

**epi|ploi|cus:** dem großen Netz (Epiploon) zugehörig. E epiploic, omental.

**Epiploitis:** ▸Omentitis.

**Epi|plo|on:** *Anatomie* das große Netz, ▸Omentum majus; s. a. ▸Omento...

**Epiplo|zele,** Netzbruch: Hernie mit Netzteilen als Bruchinhalt. E epiplocele.

**Epi|pygus:** *Pathologie* ▸Doppelfehlbildung mit der Kreuzbeingegend als Haftstelle. E epipygus.

**Epirubicin,** Abk. EPI, 4'-EPI-Doxorubicin, Abk. 4'-EPI-DX, 4'-Epi-Adriamycin: zytostatisch wirksames Antibiotikum (▸Anthracycline). ***NW:*** u. a. Kardiotoxizität, Knochenmarktoxizität (Myelosuppression), Alopezie, Nausea, Erbrechen. E epirubicin.

**Episcopo:** s. u. ▸L'EPISCOPO.

**Episio|tomie:** der (Scheiden-)Dammschnitt. Eine den Scheideneingang erweiternde teilweise Dammdurchtrennung (Perineotomie). Wird von der Scheide her mittels Scherenschlag ausgeführt. ***Anw.*** zur Verhütung eines Dammrisses oder zur Erleichterung bzw. Beschleunigung der Geburt, z. B. bei Deflexionslage, bei operativer Entbindung, zur Schonung des Kopfes der Leibesfrucht bei Frühgeburten. ***Techniken:*** **1) mediane E.**; ausgeführt in der Mittellinie (Abb. »a«); kann bei drohendem Riss des M. sphincter ani durch einen Bogenschnitt erweitert werden. **2) laterale E.** (»b«); mit Schnittbeginn 2 cm neben der Mitte in Richtung Tuber ischiadicum; schlechtere Heilungstendenz. **3) mediolaterale E.** (»c«); von der Kommissurmitte in etwa 45° zur Seite. – Ferner der SCHUCHARDT-Schnitt (»d«), der nur bei operativer vaginaler Entbindung oder ▸Embryotomie angewendet wird. – Die Wundversorgung erfolgt durch ▸Dammnaht. E episiotomy.

**Episio|zẹle:** ▸Descensus vaginae.

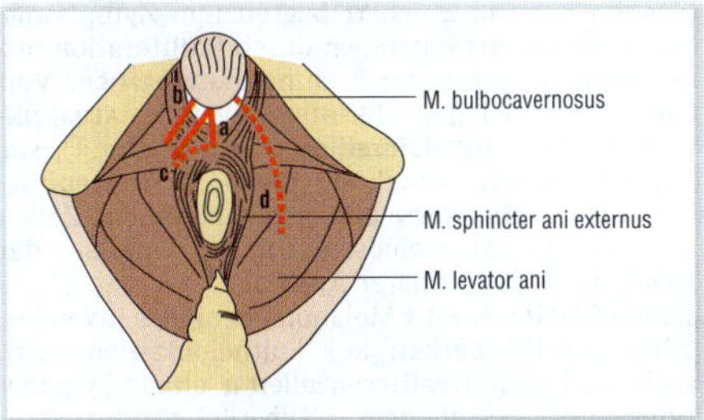


**Episiotomie.** [347]

**Epi|sklẹra,** Lamina episcleralis: Schicht lockeren Bindegewebes auf der Lederhaut des Auges; enthält den ▸Episkleralplexus; hängt durch lose Bindegewebszüge mit der TENON-Kapsel zusammen. E episclera.

**Epi|sklerạl|plexus:** Gefäßnetz der ▸Episklera; es durchspült das Gebiet um den Hornhautlimbus u. den Iris-Hornhaut-Winkel u. führt das über den SCHLEMM-Kanal zugeführte Kammerwasser ab. Ist somit beteiligt an der Regulation des intraokularen Drucks. E episcleral plexus.

**Epi|sklerịtis:** Entzündung der Episklera (Abb.). Selten flächenhaft, meist umschrieben, z. B. segmental (u. mit blauvioletter Gefäßinjektion bei fortbestehender Verschieblichkeit der Bindehaut) oder als solitäres, schmerzhaftes Knötchen (v. a. bei rheumatischen Erkrankungen, Gicht, Kollagenosen, Tbk). – **E. metastạtica furunculifọrmis:** erweichende u. später durchbrechende Abszessmetastase der Episklera, z. B. bei Tbk. – **E. partiạlis, E. periodica fugax:** bei ♀ oft z. Zt. der Menstruation auftretende E. mit flüchtiger, intensiver Hyperämie u. Schwellung, evtl. auch knötchenförmiger Infiltration. E episcleritis.

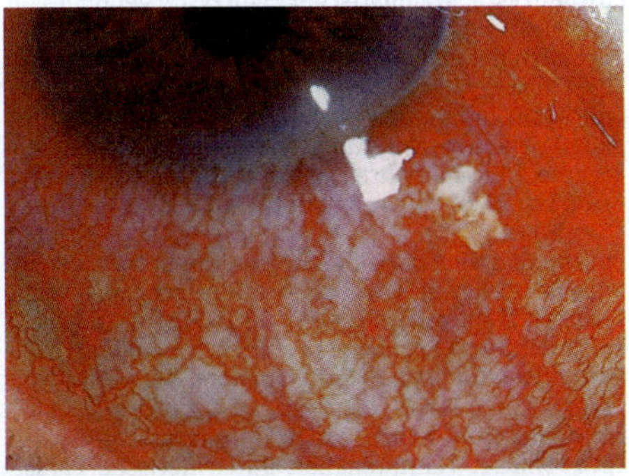

**Episkleritis:** E. bei rheumatoider Arthritis. [389]

**Episọde:** die Zeitspanne der Krankheitserscheinungen bei einer völlig rückbildungsfähigen akuten ▸Psychose. E episode. – **E., depressive:** innerhalb des Organismus entstandene D. (früher: endogene Depression), die aber nicht durch erkennbare körperl. Erkrankungen oder äußeren seelischen Anlass begründbar ist. ***Klinik:*** traurige Verstimmung, Gefühl der Hoffnungslosigkeit u. inneren Leere, Willens-, Denk- u. Antriebshemmung, evtl. vorwiegend körperlich empfunden (als Schwäche oder Herzangst). Bei sonst guter Prognose muss eine häufig drohende Selbsttötung verhindert werden. ***Ther.:*** Antidepressiva, Prophylaxe mit Lithium.

**Epi|sọmen:** ▸Plasmide. E episomes.

**Epi|spadịe,** Fissura urethrae superior: die obere Harnröhrenspalte; eine auf Entwicklungsstörung der Kloakenmembran beruhende Hemmungsfehlbildung mit Durchbruch des Sinus urogenitalis vor bzw. (♀) hinter dem Genitalhöcker. Bei ♂ entweder als Erweiterung der Harnröhrenmündung oder als klaffender Spalt im Bereich der Eichel bzw. der oberen (dorsalen) Fläche des Gliedschaftes (im letzteren Fall kombiniert mit Genitalhypoplasie u. Symphysenspalte); bei ♀ meist als totale Spaltbildung (verbunden mit Klitoris- u. Symphysenspalte, Abflachung des Schambergs, evtl. auch Blasenekstrophie). S. a. ▸Hypospadie. E epispadias.

**Epi|stasịe, -stasis:** *Genetik* Überdeckung u. damit Unterdrückung der Manifestation eines (hypostatischen) Gens durch ein anderes (epistatisches), nichtalleles Gen, das dominant oder rezessiv sein kann. E epistasis.

**Epi|stạxis,** Nasenbluten: Blutung aus den Gefäßen der Nasenschleimhaut, v. a. im Bereich des Locus Kiesselbachii, u. zwar aus örtlicher Ursache (z. B. Rhinitis sicca ant., Verletzung) oder als symptomatische E. (u. a. bei Hypertonie, Arteriosklerose, Blutgerinnungsstörungen, akuten Infekten, akuter Leukämie, OSLER-RENDU-WEBER-Syndrom, WEGENER-Granulomatose) bzw. – ohne erkennbare Ursache – als habituelle oder essentielle E. (häufig in der Pubertät). E epistaxis, nosebleed. – **E., renạle:** (GULL) angioneurotische oder vasofunktionelle ▸Hämaturie.

**Epi|stho|tọnus:** *Neurologie* ▸Emprosthotonus.

**Epị|stro|pheus:** ältere Bez. für den 2. Halswirbel (▸Axis); früher auch Bez. für den ▸Atlas.

**Epi|tạrsus:** angeborenes ▸Pterygium des Augenbereichs. E epitarsus.

**Epi|thạlamus:** der hintere, dem ▸Thalamus aufliegende Teil des Zwischenhirns. Besteht aus Corpus pineale, Habenula, Trigonum habenulae u. Commissura habenularum. E epithalamus.

**Epi|thạlaxis:** massive Zerstörung des Darmepithels als allergisches Phänomen bei Cholera. E epithalaxia.

**Epi|thẹl:** *Histologie* das dem Ekto- u. Entoderm, z. T. auch dem ▸Mesoderm entstammende Deckgewebe, das aus – in einer oder mehreren Schichten angeordneten – fast lückenlos zusammengefügten ▸Epithelzellen u. wenig Interzellularsubstanz besteht u. keine Gefäße enthält. Ein Schutz- u. Stoffwechselorgan mit der Fähigkeit zur Resorption (z. B. Alveolar-, Darmepithel) u. Sekretion (s. a. ▸Drüse), das die äußere Körperoberfläche bedeckt (▸Epidermis) bzw. die Hohlorgane u. Körperhöhlen auskleidet (▸Tunica mucosa, Mesothel, Ependym); ferner das hochdifferenzierte Sinnesepithel. Morphologisch unterschieden als einschichtiges Platten-E., kubisches (= isoprismatisches E.) u. prismatisches E.; ferner als mehrreihiges E. (auch mehrzeilig, -schichtig), d. h. aus mehreren Lagen verschieden hoher Zellen bestehend, z. B. als mehrschichtiges ▸Plattenepithel u. als Übergangsepithel (mit Übergängen zwischen geschichtetem kubischem u. geschichtetem Plattenepithel). S. a. ▸Flimmerepithel, ▸Mikrovilli. E epithelium.

**Epithẹl|fasern,** Epitheliofibrillen: ▸Tonofibrillen. E epitheliofibrils.

**Epithẹlgeschwülste:** ▸Epitheltumoren.

**Epithẹl|grenze:** **1)** *Gynäkologie* s. u. ▸Kolposkopie; s. a. ▸Ektopia portionis. E epithelial border. **2)** *Gastroenterologie* s. u. ▸BARRETT-Syndrom.

**Epithelialisierung:** ▸Epithelisierung.

**Epithe|li|en:** die verschiedenen Epithele; ferner *urol* Bez. für ▸Epithelzellen im ▸Harnsediment. E epithelia, epithelial cells.

**Epithelio|lyse:** Epithelabhebung; ▸Epidermolysis; s.a. ▸Epithelitis exsudativa. E epitheliolysis.

**Epithe|lio|m(a):** jede Geschwulst mit Ursprung im Epithel; i.e.S. aber nur Bez. für die gutartigen Tumoren wie Adenom, Papillom, Fibroepitheliom etc. E epithelioma. – **E. atheroma|to|ides cysticum, E. adenoides cysticum,** Trichoepithelioma papulosum multiplex, Acanthoma adenoides cysticum, Brooke-E., Fordyce-E., Jarisch-E.: Fehlbildungen des Haarsystems in Form zahlreicher, glasstecknadelkopf- bis erbsgroßer, derber, hautfarbener bis weißlich-gelblicher, aus Epithelschläuchen bestehender Knötchen in symmetrischer Anordnung im Gesicht oder auf dem Kopf; evtl. familiär gehäuft, meist gutartig (s. Abb.). – **E. baso|cellulare:** ▸Basaliom. E basal cell epithelioma. – **E. (calci|ficans) Malherbe:** solitäre, von normaler Haut bedeckte, harte Geschwulst der Unterhaut, meist im Gesicht oder an oberen Gliedmaßen; Histologie: bindegewebsreich, verkalkend, mit »basophilen« u. »Schattenzellen«. E calcifying e. of Malherbe. – **E. contagiosum:** ▸Molluscum contagiosum. – **E. cuniculatum:** bei älteren Männern vorkommender exophytischer Tumor an distalen Abschnitten der Fußsohle. Histologisch definiert als ein spinozelluläres Karzinom niedriger Malignität. – **E., intra|epitheliales: 1)** ▸Bowen-Darier-Dermatose. E Bowen's disease. **2)** intradermales Basaliom Borst-Jadassohn: warziger Hauttumor mit im Epithel gelegenen Nestern pluripotenter Epidermiszellen; maligne Entartung möglich. E intradermal e. – **E. papillare:** ▸Papillom; s.a. ▸Hautpapillom. – **E. spinocellulare:** ▸Plattenepithelkarzinom. – **E. suprarenale:** ▸Hypernephrom.

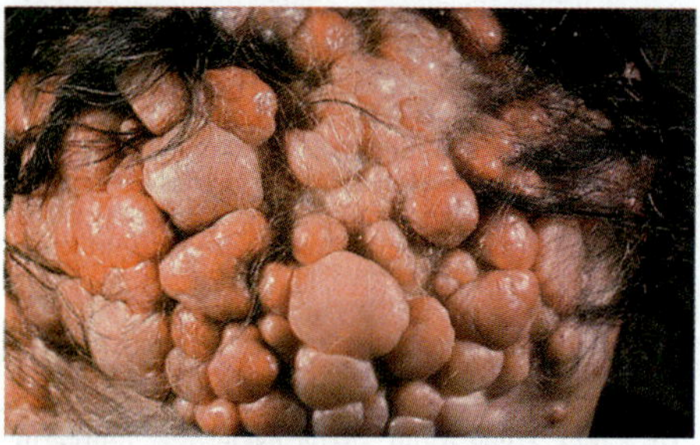

**Epithelioma atheromatoides cysticum:** Epitheliom auf dem behaarten Kopf. [523]

**Epitheliosis: 1)** *Ophthalmologie* Wucherung (Proliferation) des Bindehautepithels bei Trachom. **2)** *Infektiologie* die Hauterscheinungen bei Virusinfektionen, z.B. bei Pocken u. Vaccinia, Molluscum contagiosum. **3)** *Gynäkologie* Oberbegriff für Epithelproliferationen mit oder ohne Atypien bei Mastopathie. E epitheliosis.

**Epithelisierung, Epithelisation: 1)** die reparative Epithelbildung bei ▸Wundheilung, ausgehend von den intakten Randpartien, erhalten gebliebenen Epithelinseln. E epitheli(ali)zation. **2)** *Chirurgie* ▸Hauttransplantation. E epithelium transplantation.

**Epithelisierungsmittel:** Externa zur Wundbehandlung, die die Epithelbildung fördern; ***Wirkst.:*** z.B. Dexpanthenol, Panthenol; ***Anw.*** bei oberflächlichen Hautdefekten.

**Epi|the|litis exsudativa:** *Radiologie* die schwere Strahlenreaktion der Haut mit blasiger Epithelabhebung (Epitheliolyse), die nach Überschreiten der Toleranzdosis bei Einzeitbestrahlung auftritt; s.a. ▸Radiodermatitis. E epithelite.

**Epi|the|li|um:** *Anatomie* ▸Epithel.

**Epithel|körperchen:** ▸Glandulae parathyroideae. E parathyroid glands.

**Epithelkörperchen|adenom:** gutartiger Nebenschilddrüsentumor, der mit vermehrter Hormonbildung einhergeht. Meist mit Vermehrung der dunklen, seltener der wasserhellen oder azidophilen Zellen. Führt zu primärem ▸Hyperparathyreoidismus. E parathyroid adenoma.

**Epithelkörperchen|hormon:** ▸Parathormon.

**Epithelkörperchen|karzinom:** hormonaktives Adenokarzinom der Nebenschilddrüse. Die Zellen u. Kerne sind größer als beim Epithelkörperchenadenom und zeigen zahlreiche Atypien u. Mitosen. Wächst destruierend, bildet Nah- u. Fernmetastasen. E parathyroid carcinoma.

**epitheloid:** epithelähnlich. E epithelioid.

**Epi|thelo|id|zelle: 1)** *Pathologie* Bindegewebszelle von epithelzellenartigem Aussehen u. mit großem, blassem Kern u. unscharf begrenztem Zytoplasma. Zellen dieser Art entstehen durch Proliferation histiozytärer Zellen unter Bildung mosaikartiger Verbände, z.B. bei der ▸Besnier-Boeck-Schaumann-Krankheit (»**epitheloidzellige Granulomatose**«); s.a. ▸Epitheloidzelltuberkel, ▸Syphilis (III). E epithelioid cell. **2)** *Histologie* epithelzellenähnliche Zellen in echten a.v. Anastomosen u. in den Polkissen der Niere (juxtaglomerulärer Apparat).

**Epitheloidzell|nävus:** ▸Melanom, benignes juveniles.

**Epitheloidzell|tuberkel:** aus Epitheloidzellen (evtl. auch aus Langhans-Riesenzellen u. einem Lymphozytensaum) bestehendes ▸Tuberkel als histologisches Kennzeichen der produktiven Tuberkulose.

**Epithel|perlen: 1)** *Pathologie* ▸Hornperlen. E epithelial pearls. **2)** *Pädiatrie* ▸Bohn-Perlen. **3)** *HNO* Epidermoide im Bereich alter Trommelfellnarben.

**Epithel|pfropfung:** *Chirurgie* ▸Braun-Pfropfung.

**Epithel|schutz|vitamin:** ▸Vitamin A.

**Epithel|tumoren:** Oberbegriff für gut- u. bösartige Tumoren des Plattenepithels, Drüsenepithels u. Urothels. – **E., gutartige:** ▸Papillom, ▸Adenom. – **E., bösartige:** ▸Plattenepithelkarzinom, ▸Adenokarzinom, ▸Urothelkarzinom. E epithelial tumors.

**Epithel|zelle,** Epitheliocytus: platte, kubische oder prismatische, allgemein teilungsfähige Zelle eines ▸Epithels. Ist im Zellverband durch schmale Interzellularspalten von Nachbarzellen getrennt, mit denen sie durch Gebilde des Verbindungskomplexes (▸Zonula occludens, adhaerens; Desmosom) der Zellmembranen zusammengehalten wird. E epithelial cell.

**Epithel|zylinder:** s.u. ▸Harnzylinder. E epithelial cast.

**Epithel|zyste, traumatische:** Hautzyste, gebildet von – verletzungsbedingt – in die Tiefe verlagerten Epidermisteilchen. S.a. ▸Epidermalzyste. E traumatic epithelial cyst.

**Epi|these:** individuell modelliertes Organersatzstück aus Werkstoff, v.a. zur Bedeckung von Gesichtsdefekten (einschl. Ohren), aber auch zur Anw. unter funktionellen Gesichtspunkten; s.a. ▸Prothese. E epithesis.

**Epi|top:** die die Spezifität der Antikörper bestimmenden Bereiche eines Antigens (die antigene ▸Determinante). E epitope.

**Epi|tro|chlea:** ▸Epicondylus ulnaris.

**epitympanaler Raum, Epitympanon:** ▸Recessus epitympanicus. E epitympanum.

**Epi|tympanitis:** ▸Otitis media epitympanica.

**Epi|zoo|nose:** Hautkrankheit durch tierische Parasiten mit Lebensbereich auf der Körperoberfläche (»**Epizoen**«; z.B. Flöhe). E epizoonosis.

**Epi|zoo|tie:** *Veterinärmedizin* »epidemieartiges« Auftreten seuchenhafter Erkrankungen bei Tieren; s.a. ▸Enzootie. E epizootic (disease).

**Epi|zysto|tomie:** *Urologie* ▸Sectio alta.

**Epi|zyt:** *Histologie* ▸Epithelzelle, i.e.S. die ▸Deckzelle (= Podozyt). E epicyte.

**EPL:** Abk. für essentielles Phospholipid.

**E-Plasmodien:** *Protozoologie* die extraerythrozytären Formen der Malaria-Plasmodien.

**Eplerenon:** ein selektiver ▸Aldosteron-Antagonist, der spezifischer an die Mineralocorticoid-Rezeptoren bindet u. damit weniger antiandrogene u. progestagene Wirkungen aufweist; ***Anw.*** als Antihypertonikum (Anw. bei Herzinsuffizienz im Rahmen klinischer Studien). E eplerenone.

**EPM** *(engl.)* Abk. für **e**lectro**p**horetic **m**obility: elektrophoretische Beweglichkeit.

**EP-Mapping:** s.u. ▸EEG-Mapping.

**EPO:** Abk. für ▸Erythro**po**ietin.

**Ep|ökie: 1) Epiözie:** nichtparasitäre Lebensweise eines Organismus auf einem anderen. **2)** auf eine Hausgemeinschaft beschränkte Epidemie.

**Epoetin:** ▸Erythropoietin. – **E. alfa:** rekombinantes humanes Erythropoietin der Glycoform α; ***Anw.*** als Antianämikum z.B. bei renaler Anämie. – **E. beta:** rekombinantes humanes Erythropoietin der Glycoform β; ***Anw.*** ebenfalls als Antianämikum.

**Ep|ony|chi|um,** Nagelhäutchen: der schmale Hornsaum des Nagelwalls. E eponychium.

**Ep|onym** *(griech. eponymos = Namengebender):* durch einen Personennamen (meist Autorenname) gekennzeichneter Begriff, z.B. ADDISON-Krankheit.

**Ep|oo|pho|ron,** Parovarium, ROSENMÜLLER-Organ, WRISBERG-Körper: der Nebeneierstock; ein Urnierenrest in der Mesosalpinx. E epoöphoron, organ of Rosenmüller.

**Ep|oxide: 1)** reaktionsfähige, zyklische, organ. Äther, die zu Epoxidharzen (z.B. als Einbettungsmittel verwendet; v.a. in der Elektronenmikroskopie) polymerisierbar sind. **2)** im Organismus aus Arzneimitteln u. anderen körperfremden Stoffen gebildete aliphatische u. aromatische Metaboliten evtl. mit toxischer, mutagener u. karzinogener Wirkung. Vorstufen sind Hydroperoxide (die z.B. durch Lipoxygenase-Aktivität aus Arachidonsäure gebildet werden). E epoxi(d)es.

**EPP:** *Physiologie* Abk. für ▸**E**nd**p**latten**p**otential.

**Eppinger(-Faltitschek)-Sternchen:** ▸Naevus araneus.

**Eprazinon:** ein nichtopioides ▸Antitussivum. E eprazinone.

**Eprosartan:** ein ▸Angiotensin-Rezeptor-Antagonist; ***Anw.*** als Antihypertonikum. E eprosartan.

**éprouvette** *(franz.):* ▸Reagenzglas.

**EPS:** Abk. für ▸**e**xtra**p**yramidalmotorisches **S**ystem.

**Epsilon-Aminocapronsäure:** *Pharmazie* ▸ε-Aminocapronsäure.

**Epsilon-Zeichen:** *Röntgenologie* das ▸FROSTBERG-Zeichen.

**Epsilon-Zelle:** s.u. ▸E-Zelle.

**EPSP:** Abk. für **e**xzitatorisches **p**ost**s**ynaptisches ▸**P**otential. E EPSP.

**Epstein (1)** EMIL E., 1875–1951, Pathologe, Wien; **2)** MICHAEL ANTHONY E., geb. 1921, brit. Virologe, Bristol, Oxford). – **E.-Barr-Virus** (MICHAEL ANTHONY E.; YVONNE M. B., brit. Virologin), Abk. EB-Virus, Abk. EBV: humanes Herpesvirus Typ 4 (HHV-4), erstmals 1964 aus einem BURKITT-Lymphom (Lymphosarkom bei afrikan. Kindern) isoliert. Virusart der Gattung Lymphocryptovirus (s. Abb.) mit den 2 Subtypen A u. B. ***Vorkommen u. Infektion:*** Viren weltweit beim Menschen verbreitet; Durchseuchung der Bevölkerung 90–95 %. Parenterale (Blut, Spenderorgane) u. Kontakt-Übertragung (Speichel). Primärinfektion im Kindesalter bleibt in der Regel asymptomatisch, im Adoleszenten- u. jungen Erwachsenenalter führt sie in ca. 50 % nach Inkubationszeit von 7–21 Tagen zur Primärerkrankung (▸Mononucleosis infectiosa). Virus verbleibt latent in B-Lymphozyten u. Epithelzellen der Speicheldrüsen, Tonsillen u. des Pharynx (Latenz). Virusreaktivierung in der Regel asymptomatisch. Lymphotropes EBV induziert Lymphozytenproliferation, die durch gesundes Immunsystem gestoppt wird (benigne Lymphozytenproliferation der selbstlimitierenden infektiösen Mononukleose). Kann bei Immunsuppression zu chronisch infektiöser Mononukleose führen, ferner Assoziation mit polyklonalen lymphoproliferativen Erkrankungenen, X-Chromosomen-gebundener lymphoproliferativer Erkrankung (XLP, DUNCAN-Syndrom), oraler ▸Haarzellleukoplakie (bei AIDS); wahrscheinlich ätiologischer Kofaktor bei BURKITT-Lymphom, SCHMINCKE-Tumor (▸Lymphoepitheliom, v.a. in Asien), immunoblastischem B-Zell-Lymphom bei Immunsupprimierten. E Epstein-Barr virus. – **E.-Syndrom** (EMIL E.): autosomal-dominant erbliche Kombination von Nephritis, Innenohrschwerhörigkeit u. Thrombozytopenie (mit großen Thrombozyten). E E.'s syndrome.

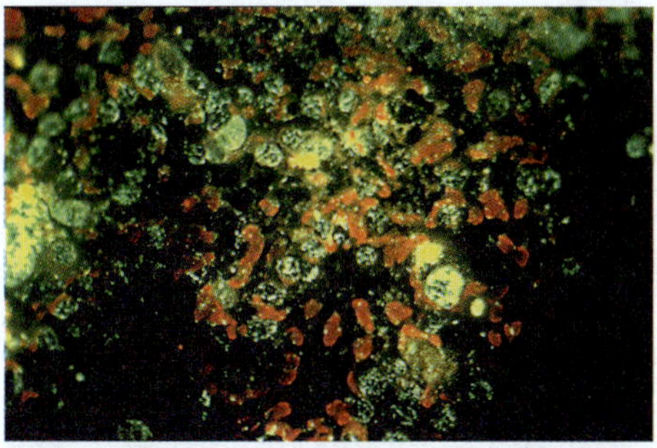

**Epstein-Barr-Virus:** EBV-spezifische nukleäre Antigene in Zellen eines EBV-assoziierten undifferenzierten Nasopharyngealkarzinoms (Anti-Komplement-Immunfluoreszenz, 120fache Vergrößerung). [549]

**EPT:** Abk. für **e**ndoskopische **P**apillo**t**omie.

**Eptacog alfa:** aktivierter rekombinanter Blutgerinnungsfaktor VII; ***Anw.*** als Antihämorrhagikum bei Pat. mit Hemmkörpern gegen Blutgerinnungsfaktor VIII oder IX. E eptacog alfa.

**Eptifibatid:** ein ▸Glykoprotein-IIb/IIIa-Inhibitor; Thrombozytenaggregationshemmer; Fibrinogen-Antagonist. E eptifibatide.

**EPU:** Abk. für ▸**e**lektro**p**hysiologische **U**ntersuchung. E EPS.

**Ep|ulis:** jede dem Zahnfleisch aufsitzende Geschwulst, i.e.S. die dem Alveolarfortsatz halbkugelig oder pilzförmig aufsitzende gutartige Granulationsgeschwulst einschl. deren zentraler Form (Enulis). E epulis. – **E. congenita,** NEUMANN-Syndrom: seltene, v.a. bei Mädchen am Oberkiefer vorkommende, angeborene Zahnfleischgeschwulst; meist als Myoblastenmyom, aber auch als Neurom oder rudimentäres Odontom aufgefasst (keine Granulationsgeschwulst!). – **E. ebur|nea:** harte Geschwulstbildung des Zahnfleisches infolge zentraler Osteoidbildung mit sekundärer Verkalkung. – **E. fibro(mato)sa,** Epulofibrom: derbe, blasse Zahnfleischgeschwulst unklarer Genese, bestehend aus ausgereiftem Bindegewebe, u.U. mit Knochenbildung im Innern. – **E. fissurata:** faltenförmige Zahnfleischhyperplasie am Kieferkamm u. im Mundvorhof als Reaktion auf chronischen Reiz durch schlecht sitzende Zahnprothesen. – **E. giganto|cellularis:** die häufigste Form der Epulis. Sie geht vom Zahnhalteapparat aus u. ist oft gestielt. Gutartig, aber zu Rezidiven neigend; wird hervorgerufen durch chronische Resorptionsvorgänge u. entzündliche Reize. E giant cell e.

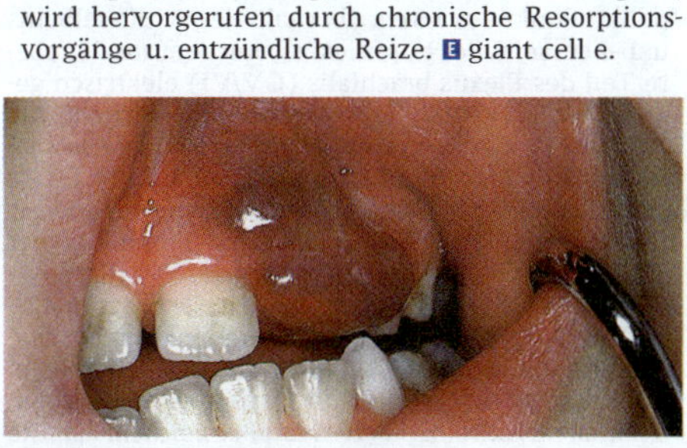

**Epulis gigantocellularis.** [178]

**EQ:** **1)** *Physiologie* Abk. für ▸Energiequotient. **2)** *Psychologie* Abk. für ▸Entwicklungsquotient.
**equine** *(engl.):* ▸Pferde...
**equi|nus** *(latein.):* beim Pferde vorkommend, Pferde...; z.B. Pes equinus u. equinovarus (▸Spitz- oder ▸Klumpfuß), ▸Cauda equina.
**Equisetum arvense,** Schachtelhalm: Heilpflanze mit nachgewiesener Wirkung bei posttraumatischem Ödem, Entzündungen der ableitenden Harnwege u. Nierengrieß; adjuvant bei Wundheilungsstörungen.

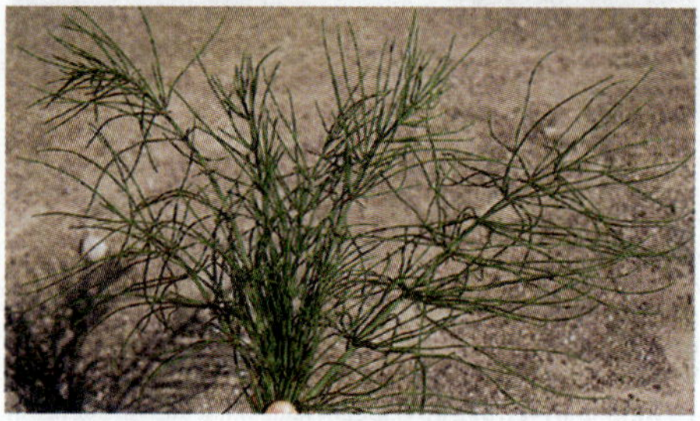

**Equisetum arvense:** Acker-Schachtelhalm. [399]

**ER:** **1)** Abk. für ▸Eigenreflex. **2)** Abk. für ▸endoplasmatisches Retikulum. **E** ER. **3)** Abk. für ▸Elektroresektion.
**Er:** *Chemie* Zeichen für ▸Erbium.
**ERA** *(engl.)* Abk. für electrical response audiometry: objektive Hörprüfung, bei der die elektrische Nervenaktivität abgeleitet wird, die während des Hörvorgangs im Innenohr aufgebaut u. über den Hörnerv weitergeleitet wird. Bei der ERA erzeugt ein Reizgenerator Schallreize unterschiedlicher Frequenz u. Lautstärke. Abgeleitet werden die elektrischen Potentiale (entspricht dem Prinzip des EEG).
**Eradikation:** *Therapie* vollständige, »auf die Wurzel (Radix) gehende« Vernichtung = Ausrottung eines Krankheitsgeschehens bzw. eines Erregers; z.B. **Eradikationstherapie** von ▸Helicobacter pylori (empfohlene Therapieschemata mit Antibiotika, $H_2$-Rezeptorenblockern, Säurehemmern). **E** eradication.
**Erb** (WILHELM H. E., 1840–1921, Neurologe, Heidelberg). – **E.-Charcot-Syndrom:** spastische ▸Spinalparalyse. – **E.-Devic-Syndrom:** ▸Neuromyelitis optica. – **E.-Lähmung,** E.-Paralyse, E.-DUCHENNE-Lähmung: die obere ▸Armplexuslähmung. **E** Erb's palsy. – **E.-Landouzy-Déjerine-Syndrom:** fazioskapulohumerale Form der ▸Dystrophia musculorum progressiva. Dominant-autosomal erblich; beginnt an der mimischen Gesichtsmuskulatur u. greift über auf Schultern u. Oberarme; meist in jugendlichem Alter. – **E.-Muskelatrophie, E.-Muskeldystrophie:** ▸Dystrophia musculorum progressiva. – **E.-Oppenheim-Goldflam-Syndrom:** ▸Myasthenia gravis pseudoparalytica. – **E.-Punkt:** **1)** Punctum quintum: der zentrale Auskultationspunkt des Herzens im 3. Zwischenrippenraum (ICR) links parasternal, an dem fast alle Geräuschphänomene wahrnehmbar sind, v.a. die leisen hochfrequenten Sofortdiastolika bei der Aorten- u. Pulmonalinsuffizienz. **E** E.'s point. **2)** Supraklavikularpunkt: Punkt etwa 3 cm oberhalb des Schlüsselbeins u. 1–2 cm seitl. des Kopfnickers, von dem aus der obere Teil des Plexus brachialis (C V/VI) elektrisch gereizt werden kann. – **E.-Reaktion:** die ▸myotonische Reaktion. – **E.-Sklerose:** die primäre Form der spinalen Lateralsklerose; mit spastischer Paraplegie, Steife (»Rigidität«) der Gliedmaßen u. Hyperreflexie als E.-Trias; aber ohne Störungen der ▸Trophik u. der Sinneswahrnehmungen. **E** E.'s sclerosis. – **(Rotter-)E.-Syndrom:** ▸LARSEN-Syndrom. **E** E.'s syndrome. – **E.-Trias:** s.u. ▸ERB-Sklerose. – **E.-Wellen:** durch galvanische Reizung auslösbares »Muskelwogen« beim ▸THOMSEN-WESTPHAL- u. ▸CURSCHMANN-BATTENSTEINERT-Syndrom. – **E.-Westphal-Zeichen:** starke Abschwächung bis Fehlen des Patellarsehnenreflexes (Unterbrechung des sensiblen Reflexbogenschenkels) bei Tabes dorsalis. **E** E.'s sign. – **E.-Zeichen:** **1)** gesteigerte galvanische Erregbarkeit der motorischen Nerven (z.B. des N. ulnaris u. facialis) als Zeichen der ▸Tetanie. **2)** bei Tabes dorsalis das Fehlen der Pupillenerweiterung nach Schmerzreizung der Wangenhaut.
**Erb|anlage:** ▸Gen; i.w.S. auch die auf den Genen beruhende Potenz eines Organismus zur Ausbildung bestimmter Merkmale. **E** genetic trait, hereditary factor.
**Erb|bild:** ▸Genotyp.
**Erb|biologie:** ▸Genetik.
**Erb|chorea:** *Neurologie* ▸Chorea HUNTINGTON.
**Erb|einheit:** ▸Gen.
**Erb|gang:** *Genetik* die Vererbungsweise eines Merkmals (bzw. einer Erbkrankheit), abzuleiten aus seiner zahlenmäßigen Verteilung in der Nachkommenschaft (evtl. auch bei den Vorfahren) unter Verwendung statistischer Methoden; s.a. ▸Gen, ▸Vererbung, ▸Dominanz, ▸Rezessivität, ▸MENDEL-Gesetze. **E** inheritance. – **E., autosomaler:** Vererbungsweise eines Merkmals, dessen Gen auf einem ▸Autosom (d.h. nicht auf einem Geschlechtschromosom) liegt; s.a. ▸E., gonosomaler. **E** autosomal i. – **E., autosomal-dominanter:** autosomaler E., bei dem bereits das (heterozygote) Vorhandensein des Merkmal-prägenden Gens auf einem der beiden homologen Chromosomen genügt, um das Merkmal in Erscheinung treten zu lassen; s.a. ▸Dominanz. – **E., autosomal-rezessiver:** autosomaler E., bei dem das Gen auf beiden homologen Chromosomen als homozygot rezessives Allel vorhanden sein muss, um das Merkmal in Erscheinung treten zu lassen. – **E., geschlechtsbegrenzter:** E., bei dem das vererbte Merkmal nur (oder gehäuft = relative Geschlechtsbegrenzung) in einem der beiden Geschlechter auftritt; der E. kann hierbei autosomal oder gonosomal sein. – **E., gono|somaler: geschlechtsgebundener E.** eines Merkmals, dessen bestimmende Gene auf einem Geschlechtschromosom (X- oder Y-Chromosom) liegen; im Ggs. zum autosomalen E. verschieden, je nachdem, ob das Gen durch die Mutter (homo- oder heterozygot) oder durch den Vater (hemizygot) eingeführt wird. **E** sex-linked i. – **E., X-chromosomal-dominanter:** gonosomaler E., bei dem das Merkmal vom Vater immer auf seine Töchter, nie jedoch auf seine Söhne übertragen wird (da das X-Chromosom bei ♂ immer von der Mutter stammt). 50 % der Kinder heterozygoter Mütter u. alle Kinder homozygoter Mütter zeigen das Merkmal. – **E., X-chromosomal-rezessiver:** gonosomaler E., bei dem das von der heterozygoten – gesunden – Mutter (= Konduktorin) stammende Merkmal (z.B. Hämophilie) bei 50 % der Söhne, jedoch bei keiner Tochter (davon 50 % Konduktorinnen) in Erscheinung tritt; bei ♀ ist das Merkmal nur sichtbar, wenn das Gen auf beiden X-Chromosomen (homozygot) vorhanden ist. **E** X-linked i.
**Erb|grind:** *Dermatologie* ▸Favus.
**Erb|gut:** ▸Genotyp.
**Erb|information:** genetische ▸Information.
**Erbium,** Abk. Er: *Chemie* 3-wertiges Element (Metall) der Lanthaniden-Gruppe; OZ 68, Atomgew. 167,26, spezifisches Gew. 4,7; 15 Isotope ($^{158}Er$–$^{172}Er$), davon neun radioaktiv (u.a. die β-Strahler $^{169}Er$ u. $^{171}Er$; Halbwertszeit 9,4 bzw. 7,8 h).
**Erb|krankheit,** Heredopathie: *Genetik* familiär gehäuft auftretende Krankheit, für deren Entstehung erbliche Anlagen die entscheidende Rolle spielen (s.a. ▸Erbgang), wobei die wesentlichen Symptome entweder ohne erkennbaren Einfluss von Umweltfaktoren auftreten oder aber auf Reize hin, die normalerweise keine derartige Wirkung haben (z.B. bei Xeroderma pigmentosum); s.a. ▸Enzymopathie, s.a. ▸Prädisposition. **E** hereditary disease, heredopathia.
**Erb|lehre:** ▸Genetik. **E** genetics.
**Er|bleichungs|herd:** *Pathologie* ▸Nekrose von Ganglienzellen der Hirnrinde (bei erhaltener Glia) als Folge

einer vorübergehenden Durchblutungsstörung; stets mehrfach (disseminiert) vorhanden.

**Erblichkeit,** Heredität: die Beteiligung von Genen an der Ausbildung phänotypischer Eigenschaften (Merkmale), charakterisiert durch ihr statistisch gesetzmäßiges Wiedererscheinen in der Nachkommenschaft (▸Erbgang). E heredity.

**Er|brechen,** Emesis, Vomitus: die rückläufige Entleerung von Magen- oder Darminhalt (s.a. ▸Galle-, ▸Koterbrechen) als komplexes, vom ▸Brechzentrum gesteuertes Reflexgeschehen mit ▸Efferenzen in den Nervi vagus u. glossopharyngeus, den Nerven der Atemwege u. den Nerven für die Bauchdeckenmuskeln u. das Zwerchfell. ***Ätiol. u. Pathogen.:*** vieldeutiges Symptom, da die Auslösung sowohl durch Afferenzen erfolgt, die der Rachen- oder Magenschleimhaut, dem Geruchs- oder Geschmacksorgan oder dem Vestibularapparat entstammen (s.a. ▸Kinetosen), wie auch direkt durch mechanische oder chemisch-toxische Reizung des Brechzentrums (**zerebrales E.**; z.B. bei Hirndruck, aber auch durch Enthemmung bulbärer Mechanismen) sowie psychogen oder als Nebenwirkung einer Zytostatikatherapie (s.a. ▸ANE-Syndrom, ▸Erwartungserbrechen). Als **habituelles E.** das aus organischen, funktionellen oder seelischen Ursachen auftretende gewohnheitsmäßige E., z.B. bei Magentorsion, Aerophagie, Kaskadenmagen, Kardiainsuffizienz, hypertonisch-atonischer ▸Dysphagie, bei Esszwang, Schulangst. Weitere Formen: ▸acetonämisches E. (ketonämisches E.), ▸Hämatemesis (kaffeesatzartiges E.), ▸Hyperemesis (unstillbares E.). ***Pathophysiol.:*** Anhaltendes E. führt zu Verlust von Körperflüssigkeit (Exsikkose) u. Störung des Wasser-Elektrolyt-Haushalts mit metabolischer Alkalose. Weitere Komplikationen sind ein evtl. auftretendes MALLORY-WEISS-Syndrom u. Mangelernährung. ***Ther.:*** Antiemetika. – Erbrochenes ist ein wichtiges Asservat für kriminalistische Spurensicherung (zuletzt aufgenommene Nahrung, Giftnachweis). E vomiting. – **E., epidemisches,** BRADLEY-Krankheit: akute, einige Stunden bis wenige Tage dauernde Infektionskrankheit (ECHO-Viren?) mit Erbrechen, Übelkeit, Kopfschmerzen, Schwindel, meist auch Fieber u. evtl. Liquorpleozytose; Ausbreitung – v.a. im Winter – besonders in Betrieben, Schulen, Bädern (»Bädergrippe«). E epidemic v. – **E., hypo|chlor|ämisches, hypo|natri|ämisches E.:** E., das durch Salzverlust bzw. durch die Hypochlorämie u. -natriämie durch Reizung des Brechzentrums unterhalten wird. E hypochloremic v.

**funktionelle Ursachen**

- psychogen, Schwangerschaft, funktionelle Ösophaguserkrankungen

**organische Ursachen**

- Ösophagus: Tumoren, Entzündungen, Stenosen, Divertikel, Mediastinaltumoren einschl. Bronchialkarzinom
- Magen: akute Gastritis, Ulkus, narbige oder tumoröse Stenosierung (postoperative Magenatonie), Pylorospasmus (bei Kindern)
- Dünndarm u. Dickdarm: akute Gastroenteritis, mechanischer Ileus, Obstruktion
- Leber, Galle, Pankreas: Entzündungen, Cholelithiasis, Tumoren
- Peritoneum: akute Peritonitis (diffus u. lokal)

**extraabdominelle Erkrankungen**

- zerebral: Meningitis, Enzephalitis, MENIÈRE-Krankheit, Migräne, Glaukom, Tumoren, Schädel-Hirn-Traumen, Blutungen, hypertone Krisen
- Stoffwechselentgleisungen: diabetisches Präkoma, Lactatazidose, Urämie, Thyreotoxikose, ADDISON-Krankheit

**exogene Ursachen**

- zahlreiche Medikamente (Digitalis, Zytostatika, Antibiotika, Opiate etc.)
- Intoxikationen (Pilzgifte, Alkohol etc.)

**Erbrechen:** Ursachen. [192]

**Erb|schädigung:** Änderung des Genotyps mit pathogener oder letaler Wirkung auf die Nachkommen infolge Gen- oder (unbalancierter) ▸Genommutation. E genetic damage.

**Erbsen|bein:** *Anatomie* ▸Os pisiforme. E pisiform (bone).

**Erbsen|pflücker|krankheit:** ▸Feldfieber A.

**Erb|veits|tanz:** *Neurologie* ▸Chorea HUNTINGTON.



**ERC** *(engl.)* Abk. für expiratory reserve capacity: das exspiratorische ▸Reservevolumen.

**ERCP, ERCS:** Abk. für endoskopisch-retrograde Cholangio-Pankreatikographie (s.u. ▸Pankreatographie) bzw. Cholangioskopie. E ERCP.

**ERC-Viren,** Abk. für ECHO-28-Rhino-Coryza-Viren: alte Bez. für die ▸Rhinoviren.

**Erd|alkalien,** alkalische Erden: *Chemie* die in Wasser mit alkalischer Reaktion löslichen Oxide der **Erdalkalimetalle** (Elemente der 2. Hauptgruppe des Periodensystems: ▸Be, ▸Mg, ▸Ca, ▸Sr, ▸Ba). E alkaline earth elements, alkaline earth metal oxides.

**Erd|beer|gallen|blase:** ▸Cholesteatose der Gallenblase. E strawberry gallbladder.

**Erd|beer|gelee|sputum:** durch Blutbeimengung rosa bis rötlich verfärbter schleimiger Auswurf bei bösartigen Lungen- bzw. Bronchialtumoren. E strawberry jelly type sputum.

**Erd|beer|pocken:** ▸Frambösie.

**Erd|beer|zunge,** Himbeerzunge: die für Scharlach charakteristische Zunge (nach Abstoßen des Belags am 2.–3. Tag). Mit geschwollenen Papillen auf hochroter Schleimhaut. Gelegentlich auch z.B. bei Hepatitis, Leberzirrhose, Zystopyelitis oder allergisch-toxischen Zuständen. E strawberry tongue.

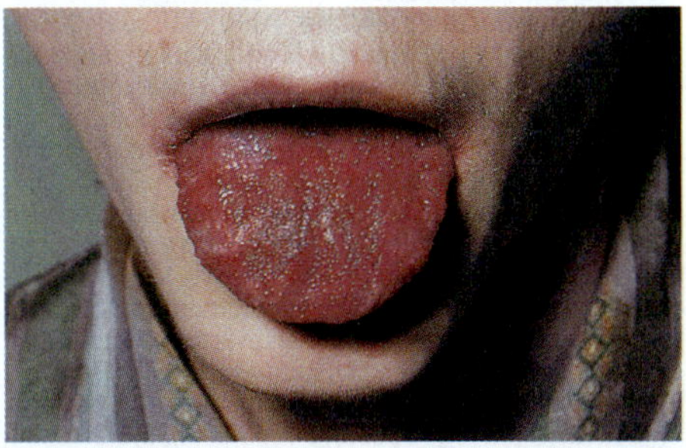

**Erdbeerzunge:** charakteristisch bei Scharlach. [89]

**Erden:** meist farblose, schwer schmelzbare, »erdige« Metalloxide wie Tonerde ($Al_2O_3$ = Aluminiumoxid), Titandioxid, Oxide der ▸Seltenen Erden u. Erdsäuren (»saure Erden«). E earths. – **E., alkalische:** ▸Erdalkalien.

**Erd|essen:** *Psychologie* ▸Geophagie.

**Erdheim** (JAKOB E., 1874–1937, Pathologe, Wien). – **E.-Chester-Krankheit:** Form der Lipogranulomatose, die durch multiple ▸Lipoidgranulome mit cholesterinhaltigen Schaumzellen in inneren Organen, Knochen, Orbita u. im Retroperitoneum charakterisiert ist. – **E.-Syndrom: 1)** hypophysäre Störungen (Minderwuchs, Dystrophia genitalis) u. Hirndruck (Kopfschmerzen, Sehstörungen) bei langsam wachsendem ▸Kraniopharyngiom (**E.-Tumor**). E Erdheim disease. **2)** akromegale Makrospondylie (SCAGLIETTI-DAGNINI): ätiologisch ungeklärte Größenzunahme der Schlüsselbeine u. einzelner Wirbel (**E.-Wirbel**) einschließlich der Bandscheiben. ***Klinik:*** Kyphosebildung, Bewegungseinschränkung, örtliche u. ausstrahlende Schmerzen. **3)** *Kardiologie* ▸GSELL-E.-Syndrom.

**erdige Quellen:** natürliche »Calcium-Magnesium-Hydrogencarbonat-Wässer« mit Gesamtmineralisation von mindestens 1 g/kg Wasser, wobei unter den Kationen Ca u./oder Mg, unter den Anionen Hydrogencarbonat vorherrschen.

**Erd|metalle:** die Metalle der 3. Gruppe des Periodensystems: Aluminium, Scandium, Yttrium, Lanthan u. die Lanthaniden (= Seltenerdmetalle). E earth metals.

**Erd|öl|asphalt|krebs:** Karzinom bei Arbeitern in Erd- oder Schieferölraffinerien, Braunkohlenretortenanlagen etc.; klinisch unter dem Bild einer chronischen Dermatitis mit Melanodermie, Hyperkeratosen, Warzen oder Papillomen; gilt ggf., u. U. auch bei Schleimhautbefall (Larynx, Lunge), als ▸Berufskrankheit.

**Erd|phosphate, amorphe:** Calcium- u. Magnesiumphosphat ($Ca_3[PO_4]_2$ bzw. $Mg_3[PO_4]_2$) im Harnsediment; von klinischer Bedeutung bei krankhafter Alkali- u. ▸Phosphaturie. E earthy phosphates.

**Erdrauchkraut:** ▸Fumaria officinalis.

**Er|drosseln:** Zusammenschnüren des Halses mittels eines horizontal umgelegten Strangulierungswerkzeugs. Durch unvollständige Kompression der Halsarterien bei weitgehendem Verschluss der Venen treten zunächst Blutstauung im Kopfbereich, später Bewusstseinsverlust u. Tod infolge Sauerstoffmangels auf; bei Druckeinwirkung auf den Sinusknoten evtl. Reflextod. E strangulation.

**Erd|sporen:** *Bakteriologie* in Gartenerde oder im getrockneten Sand-Lehm-Kulturgemisch gebildete Sporen; s. a. ▸Sporenbildner.

**Erectio:** Aufrichtung (▸Erektion). – **E. incompleta:** Schwäche der ▸Erektion des männlichen Gliedes (psychogen oder organisch); s. a. ▸Impotentia coeundi. E incomplete erection.

**Erector** *(latein. = Aufrichter)*, Erektor: *Anatomie* Musculus erector; z. B. Erectores pilorum (▸Musculi arrectores pilorum), E. trunci (▸Musculus erector spinae). E erector (muscle).

**ereigniskorrelierte Potentiale,** Abk. EkP: späte Komponenten von i. d. R. akustisch oder visuell, auch somatosensorisch mit spezieller Reizdarstellung ausgelösten ▸evozierten Potentialen. Die EkP beruhen im Gegensatz zu den frühen »exogenen« Potentialkomponenten als »endogene« Komponenten auf spezifischen intrapsychischen Prozessen u. begleiten die kognitive Verarbeitung des Reizes. E event-related potentials.

**ereismatisches System:** der von Elementen des pyramidalen u. extrapyramidalen Systems gebildete Funktionskomplex der Haltungs- u. Stellreflexe als Grundlage zielgerichteter motorischer Aktionen (»Stützmotorik«). E posture regulating system.

**erektil:** zu ▸Erektion fähig. E erectile.

**Erektion:** das mechanisch oder psychoreflektorisch ausgelöste Sichaufrichten des Penis, der Clitoris oder der Brustwarzen durch Anschwellen der Schwellkörper (d. h. durch arterielle Hyperämie bei behindertem Blutabfluss); s. a. ▸Erectio incompleta, ▸Priapismus, ▸Erektionsreflex. E erection.

**Erektions|hilfen:** mechanische Hilfsmittel zur Erreichung einer Erektion bei erektiler Dysfunktion. Zur Anw. gelangen prinzipiell zwei ***Methoden:*** technische Mittel zur Behinderung des venösen Abflusses (z. B. elastischer Ringschlauch, der um die Penis-Basis gelegt wird) u. Vakuumapparate, mit deren Hilfe sich der Penis mit Blut füllt.

**Erektions|reflex:** durch mechanische Reizung der Haut der Glans penis bzw. Clitoris u. der Schamlippen ausgelöste ▸Erektion des männlichen Gliedes bzw. des Kitzlers. Die ▸Afferenz erfolgt v. a. über den Nervus pudendus, die ▸Efferenz über die Nervi splanchnici pelvini; das – parasympathische – Reflexzentrum (bei ♂ gleichzeitig für ▸Ejakulationsreflex) liegt im Sakralmark (S II–V). Der Reflex ist durch psychische Faktoren hemmbar u. förderbar. E erection reflex.

**Erektions|störung:** mangelhafte oder fehlende Versteifung des Penis, wobei die sexuelle Erregung vorhanden sein kann; der Vollzug des Geschlechtsverkehrs ist erschwert oder nicht möglich ohne spezielle therapeutische Maßnahmen; s. a. ▸Erektionshilfen, ▸Schwellkörperautoinjektionstherapie. Neben organischen Ursachen (z. B. Erkrankungen im Bereich des Genitalsystems, Gefäßerkrankungen, Operationen im Urogenitalbereich, diabetische Neuropathie) kommen v. a. psychische Störungen in Frage; s. a. ▸Impotenz. E erectile dysfunction.

**Eremo|phobie:** krankhafte Furcht vor dem Alleinsein bzw. auch vor einsamen Plätzen. E eremophobia.

**Erep|sine, -tasen:** historische Bez. für von der Darmschleimhaut abgesonderte ▸Peptidasen. E erepsins.

**ere|thisch:** erregbar, reizbar, gereizt, »nervös«. E erethistic. – **e. Habitus:** ▸Erethismus. E hyperkinetic behavior. – **e. Syndrom:** ▸KRAMER-POLLNOW-Syndrom. E hyperkinetic syndrome (of childhood).

**Erethismus, Erethie:** krankhaft gesteigerte Erregbarkeit, ruheloser Bewegungsdrang. In der älteren Psychiatrie jede Form stärkerer u. dauerhafter Erregung (z. B. **E. ebriosorum** der Alkoholiker, **E. mercurialis** bei chron. Quecksilbervergiftung, **E. tropicus** als Form des Sonnenstichs); bezeichnet heute dranghafte ▸Hyperkinesen bei Kindern. E erethism. – **E. vaginae:** *Gynäkologie* ▸Vaginismus.

**Erfahrungsheilkunde:** empirische Medizin, deren wissenschaftliche Aufarbeitung aussteht; s. a. ▸Komplementärmedizin.

**Erfolgs|organ:** das Organ, an dem in der Folge einer Reizung eine humoral oder durch ▸Erregungsleitung (s. a. ▸Reflexbogen) übermittelte Fernreaktion erfolgt. E effector organ.

**Erfordernis|hoch|druck:** der zur Aufrechterhaltung des Gewebefiltrationsdrucks erforderliche Systemblutdruck, i. e. S. der Hochdruck im Endstadium einer arteriellen ▸Hypertonie bei fortgeschrittenen Gefäßwandveränderungen. E compensatory hypertension.

**Er|frierung,** Congelatio: akuter Gewebsschaden durch Kälteeinwirkung, v. a. infolge Mangeldurchblutung (verursacht durch Gefäßwandschaden, Stase, Agglutinationsthrombose), aber auch infolge direkten thermischen Angriffs. Unterschieden werden vier Grade (s. a. ▸Verbrennung); I°: starke Rötung durch reaktive Hyperämie (= Congelatio erythematosa); II°: Ödem- u. Blasenbildung infolge erhöhter Permeabilität der durch Sauerstoffmangel geschädigten Gefäßwand (= Congelatio bullosa); III°: Nekrosen (Kältebrand) infolge weitgehender Drosselung der Blutzufuhr (= Congelatio gangraenosa s. escharotica); IV°: »Vereisung« des Gewebes mit Koagulationsnekrose. Allgemeine Unterkühlungsfolgen s. u. ▸Hypothermie. – Als Restzustände kommen vor: Frostbeulen (Perniones), Hyper- u. Parakeratosen, Hautatrophien (Verlust des Papillarkörpers u. der Epithelleisten, Untergang elastischer Fasern etc.), Pigmentationen. – **E., invisible:** äußerlich kaum erkennbarer Kälteschaden infolge langzeitiger Aus- u. Durchkühlung; u. zwar funktionelle (rote Stase) u. organische Gefäßschäden (Endothelschädigung, subendotheliale Quellung, Thrombenbildung etc.), diskontinuierliche Nervendegenerationen, Muskel- u. Fettgewebsnekrosen, Knochenschäden (Kälteostitis, -arthritis, reversible Sequestrierung). E congelation, freezing.

**Erfrierungs|koma:** ▸Coma als Folge einer Kälteeinwirkung mit gefährlichem Absinken der Kerntemperatur. E coma secondary to congelation.

**ERG:** Abk. für ▸Elektroretinogramm bzw. -graphie. E ERG.

**erg:** *Physik* Einheit der Arbeit (Energie); $1\,erg = 1\,dyn \cdot cm = 1\,cm^2 \cdot g \cdot sec^{-2}$. – Im MKS-System früher »Erg« (»Großerg«) anstelle des jetzt gültigen SI-Wertes »Joule« ($1\,Erg = 1\,J = N \cdot m = 1\,m^2 \cdot kg \cdot sec^{-2}$).

**Ergänzungs|luft:** inspiratorisches Reservevolumen. E complemental air.

**Ergänzungs|stoffe:** akzessorische ▸Nährstoffe.

**Ergänzungs|test:** *Psychologie* ▸EBBINGHAUS-Lückentest. E completion test.

**Ergas|to|plasma:** *Histologie* der ribosomenbesetzte (»raue« oder »granuläre«) Anteil des ▸endoplasmatischen Retikulums, deutlich z. B. in Basalfilamenten, basophilen oder NISSL-Schollen. Ist bei hohem Eiweißumsatz der Zelle bes. ausgeprägt (in Zellen exokriner Drüsen; Leber-, Nerven- u. Embryonalzellen), bei Hunger, Hypoxie, Überlastung, Vergiftung etc. aber zurückgebildet (Chromatolyse). E ergastoplasm.

**Ergin: 1)** Lysergsäureamid: ein Secale-Alkaloid aus Mutterkorn von Claviceps paspali u. aus Samen von Rivea corymbosa (»badoh«) u. Ipomoea-Arten. Wird als Rauschmittel (»Ololiuqui«) angewandt; beträchtlich schwächer als LSD. E ergine, lysergamide. **2)** *Biochemie* »Wirkstoff«; Sammelbezeichnung für Enzyme, Hormone u. Vitamine. E ergin.

**Ergocalciferol:** ▸Vitamin $D_2$. E ergocalciferol.

**Ergocornin; Ergocristin; Ergocryptin; Ergokryptin:** s. u. ▸Ergotoxin. E ergocornine, -cristine, -cryptine.

**Ergo-EKG:** *Kardiologie* Belastungs-EKG (bei ▸Ergometrie). E stress-ECG.

**Ergo|graphie:** die mittels eines »Ergographen« erfolgende Messung (s. a. ▸Ergometrie) u. Aufzeichnung der körperlichen Leistungsfähigkeit (z. B. anhand des Leistungsnachlassens bei Ermüdung) oder der Muskelkraft (an Einzelmuskel oder Muskelgruppe, z. B. der Fingerbeuger n. MOSSO). E ergographics.

**Ergo|manie:** *Psychologie* Beschäftigungsdrang.

**Ergo|meter:** Diagnostikgerät für die ▸Ergometrie im Liegen, Sitzen oder Stehen (als Fußkurbelgerät, Fahrradergometer, Ergostat); die Messung der erbrachten Leistung (in Watt) erfolgt an einer mechanisch oder elektromagnetisch gebremsten Schwungmasse bei – wählbarer – Einstellung der geeigneten Drehzahl u. Belastung. E ergometer.

**Ergo|metrie:** Messung der körperlichen Leistung (meist mit Fahrradergometer) u. der sich unter Leistung verändernden Parameter wie Herzfrequenz, arterieller Druck, Herzstromkurve (▸Belastungselektrokardiogramm [Ergo-EKG]), Atemzeitvolumen u. Sauerstoffaufnahme/Kohlendioxid-Abgabe (Ergospirometrie), Sauerstoffsättigung des Blutes (Ergooxymetrie), intrakardiale Druckwerte, klinisch-chemische u. hämatologische Werte. Dient v. a. zur Diagnostik einer KHK, bei instabiler oder neu aufgetretener Angina pectoris ist das Belastungs-EKG kontraindiziert. E ergometry.

**Ergometrin(um),** N-(2-Hydroxy-1-methyl-äthyl)-D(+)-lysergamid, $C_{19}H_{23}N_3O_2$: wasserlösliches Secale-Alkaloid vom Säureamidtyp; ***Wirkung:*** Wehen erregend, hemmt Uterusblutungen; hat keine sympatholytische Wirkung. ***Anw.*** (als E. tartaricum oder maleinicum) in der Nachgeburtsperiode, bei inkomplettem Abort, bei starken Gebärmutterblutungen. S. a. ▸Ergotamin. E ergometrine, ergonovine, ergobasine.

**Ergo|nomie:** Aufgabengebiet der Arbeitsphysiologie, das sich – in Zusammenarbeit von Psychologen, Physiologen u. Technikern – mit der »Anpassung der Arbeit (bzw. der Arbeitsplätze) an den Menschen« u. der »Anpassung des Menschen an die Arbeit« befasst. E ergonomics.

**Ergo|oxy|metrie:** s. u. ▸Ergometrie. E ergo-oximetry, oximetry during stress.

**Ergo|som:** *Genetik* ▸Polyribosom. E ergosome.

**Ergo|spiro|metrie:** s. u. ▸Ergometrie. E ergospirometry.

**Ergo|stase:** Ergometrie-Begriff für eine hinreichende Anpassung an die jeweilige Belastung; daran erkennbar, dass die Pulsfrequenz von der 4. bis zur 6. Min. um weniger als 8 Schläge ansteigt. E relative steady state.

**Ergo|stat:** dem fußbedienten ▸Ergometer (»Fußkurbelgerät«) im Prinzip ähnliches Drehkurbelgerät (Handkurbel). E ergostat.

**Ergo|sterin, Ergosterol,** Provitamin $D_2$, 5,7,22-Ergostatrien-3β-ol, $C_{28}H_{44}O$: ein in Pflanzen, Mutterkorn u. Hefe vorkommendes Mykosterin u. Begleiter des Cholesterins im Hühnerei (gleiche Biosynthese); wird photochemisch umgewandelt durch UV-Licht über Prācalciferol in Vitamin $D_2$ (Ergocalciferol) sowie in Lumi- u. Tachysterin als Nebenprodukte. E ergosterol.

**Ergot|alkaloide:** ▸Mutterkornalkaloide. E ergot alkaloids.

**Ergotamin,** $C_{33}H_{35}N_5O_5$: neben dem Ergometrin wichtigstes Secale-Alkaloid (Lysergsäure-Derivat; s. Formel). ***Wirkung:*** kontrahierend auf glatte Muskulatur der Gebärmutter u. Gefäße (periphere Vasokonstriktion; s. a. ▸Ergotismus) u. zentral-sympatholytisch (Blockade der α-Rezeptoren). ***Anw.*** zur Migräne-Kupierung. E ergotamine.

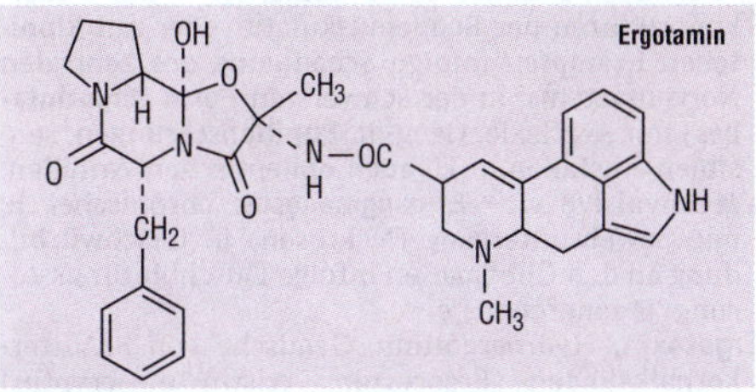


**Ergotamin.**

**Ergot|aminin:** ein Isolysergsäure-Derivat. Isomer des Ergotamins. E ergotaminine.

**Ergotherapeut,** Beschäftigungs- u. Arbeitstherapeut: gesetzlich geschützte Berufsbezeichnung für Personen, die eine 3-jährige Ausbildung zur Ausübung der ▸Ergotherapie absolviert u. mit einer Prüfung abgeschlossen haben. Arbeitsbereiche sind v. a. Rehabilitationszentren, Alten- u. Pflegeheime, Kinder- u. Unfallkrkh., Nervenkliniken u. Einrichtungen für geistig u. körperlich Behinderte. E ergotherapist.

**Ergo|therapie:** Oberbegriff für Beschäftigungs- u. Arbeitstherapie. Strebt die Wiederherstellung oder erstmalige Herstellung verloren gegangener oder noch nicht vorhandener körperlicher, geistiger u./oder seelischer Funktionen an mit dem Ziel, größtmögliche Selbstständigkeit u. Unabhängigkeit des Pat. im tgl. Leben zu erreichen. ***Aufgaben:*** E. umfasst die Wiedereingliederung in Gesellschaft u. Arbeitsleben in Bezug auf Aktivität u. Leistungsfähigkeit u. a. mit systematischer Förderung u. Nutzung handwerklicher u. künstlerischer Fertigkeiten, kognitiver Leistungsfähigkeit u. lebenspraktischer Handlungen. Die Maßnahmen der E. sprechen sowohl die Sinnesfunktionen u. die motorische Steuerung als auch die höheren Hirnleistungen, wie Sinnesverarbeitung, Aufmerksamkeit, Vigilanz, Gedächtnis sowie die Psychoemotionalität, insbesondere die Motivation, an. Darüber hinaus hat E. nachhaltige günstige Rückwirkung auf die Gesamtpersönlichkeit des Kranken. Ist von Bedeutung v. a. in den Bereichen Orthopädie, Unfallchirurgie, Neurologie und, mit etwas anderer Zielsetzung, in der Geriatrie, Psychiatrie bzw. psychosomatisch-psychotherapeutischen Behandlung (z. B. in Suchtkliniken) Unterschieden werden u. a. folgende ***Bereiche:*** funktionswiederherstellende E. (Wiederherstellung von körperlichen oder geistigen Funktionen), funktionserhaltende E. (Erhaltung von Funktionen über längere Krankheitsdauer), Selbstständigkeitstraining (▸ATL), berufsvorbereitende E.; außerdem Beratung über eine adäquate Hilfsmittelversorgung sowie Unterstützung beim u. Anleitung zum Gebrauch (ggf. unter Einbeziehung der Angehörigen). E ergotherapy.

**Ergo|thionein,** $C_9H_{15}N_3O_2S$, (Erythro-)Thionein, Thiasin: *Biochemie* eine in Mutterkorn u. Sporen von Claviceps purpurea, in Erythrozyten, Leber, Niere, Harn u. Sperma vorkommende schwefelhaltige Aminosäure (Betain des Thiolhistidins). E (ergo)thioneine.

**Ergotismus:** die Vergiftung durch ▸Secale cornutum (»Mutterkorn«), wie sie v.a. im Mittelalter als Kribbelkrankheit, St.-Antonius-Feuer, Ignis sacer durch Verzehr mit Claviceps befallenen Getreides häufig vorkam u. jetzt wieder durch Selbstherstellung von Mehl oder »Müsli« aus ungereinigtem Getreide beobachtet wird; ferner die Vergiftungserscheinungen bei unkontrollierter Anw. von Secale-Alkaloiden (z.B. Ergotamin bei Migränetherapie). ***Klinik:*** bei akutem E. Parästhesien in den Gliedmaßen, Magen- u. Darmstörungen, Kopfschmerz, Verwirrtheit bis Bewusstlosigkeit; bei chronischem E. Durchblutungsstörungen durch Vasospasmus, v.a. der Gliedmaßenarterien, aber auch der Herzkranzarterien, Karotiden u. Nierenarterien. E ergotism. – **E. convulsịvus,** E. spasmodicus: chronischer E. mit Dauerkontrakturen der Beugemuskulatur oder mit klonischen Krämpfen infolge Schädigung des zentralen Nervensystems; in der schwersten Form (**Ergotintabes**) mit Areflexie, Gang- u. Pupillenstörungen, sensiblen Ausfällen, u.U. auch epileptischen Anfällen. E convulsive e. – **E. gangraenọsus:** chronischer E. mit Gewebsuntergang (Nekrosen) u. Geschwürbildung an den Gliedmaßen infolge Durchblutungsstörung. E gangrenous e.

**Ergotoxịn,** Hydroergotinin: Gemische von ▸Mutterkornalkaloiden (Ergocornin, -cristin u. -cryptin) mit Uterus-kontrahierender u. sympatholytischer Wirkung. E ergotoxine.

**ergo|trọp:** *Physiologie* wirksam in Richtung einer Leistungssteigerung, i.e.S. (W. R. Hess) in Richtung einer Mobilisierung der zur Selbsterhaltung gegenüber der Umwelt notwendigen Energien; s.a. ▸trophotrop. – Die **e. Reaktion** (»Ergotropie«), die über das **e. System** (Sympathikus u. Nebennierenmark) reflektorisch ausgelöst wird (Sympathikotonus, Adrenalinausschüttung etc.), dient der Steigerung der Fähigkeit zu Arbeitsleistung, Angriff oder Flucht u. ist gekennzeichnet durch Erhöhung des Bewusstseinsgrades, Aktivitätssteigerung des Herzens u. Kreislaufs, Mobilisierung von Glykogen, Hemmung der Verdauungsaktivität; in dieser »ergotropen« Funktionsphase kommt es u.U., bei maximalem Verbrauch der Stoffwechselreserven, zur Erschöpfung. E ergotropic.

**Er|grauen (der Haare):** ▸Canities.

**Er|guss:** entzündliche (▸Exsudat) oder kreislaufbedingte (▸Transsudat) Flüssigkeitsansammlung in präformierten Körperhöhlen oder im Gewebe (▸Ödem, ▸Anasarka). Je nach Zusammensetzung (s.a. ▸Entzündung) bezeichnet als serös, serofibrinös, hämorrhagisch (s.a. ▸Hämatom), eitrig (▸Empyem, ▸Pyaskos), chylös, gallig etc.; s.a. ▸Aszites, ▸Perikard-, ▸Gelenkerguss, ▸Pleuritis exsudativa bzw. carcinomatosa, ▸Peritonealkarzinose, ▸Pleuraerguss. E effusion.

**Er|hängen,** Suspensio: Tötung durch Zusammenschnüren des Halses in einer festen oder – meist – laufenden Schlinge unter Einfluss des Körpergewichts, wobei Bewusstlosigkeit u. Tod rasch durch Blutleere des Gehirns (Kompression der Arteriae carotideae u. vertebrales) eintreten, evtl. auch durch mechanische Verlegung der Atemwege (Druck des Zungengrunds gegen die Rachenhinterwand), selten durch Fraktur des Dens axis (Genickbruch). E hanging.

**Er|haltungs|dosis:** ▸Dosis eines Medikaments (z.B. Digitalis), die nach erreichter Sättigung zur Aufrechterhaltung des wirksamen Blutspiegels tgl. weiter zu verabreichen ist; entspricht der vom Organismus im Sättigungszustand eliminierten Menge. E maintenance dose.

**Er|haltungs|umsatz:** s.u. ▸Energieumsatz.

**Erholung:** Beseitigung von Ermüdungserscheinungen oder einer – rückbildungsfähigen – Schädigung unter Wiederherstellung der normalen Leistungsfähigkeit des Organismus oder eines Organs oder Gewebes. E recovery.

**Erichsen-Zeichen** (Sir John E. E., 1818–1896, dän. Chirurg, London): durch beidseitigen Druck auf die Darmbeine ausgelöster Rückenschmerz bei Erkrankung der Iliosakralgelenke. E Erichsen's sign.

**Erigieren:** Aufrichten (▸Erektion).

**Erinnerung:** das Wieder-ins-Bewusstsein-Treten früherer Vorstellungsinhalte u. Erlebnisse durch Aktualisierung von Gedächtnisspuren (▸Engramm), i.e.S. der einzelne Gedächtnisinhalt. – Die Erinnerungsfähigkeit kann durch Erlebniseinflüsse oder hirnorgan. Prozesse (z.B. präsenile u. senile Demenz) gestört sein. S.a. ▸Amnesie. E memory.

**Erinnerungs|delir(ium):** **1)** ▸Erinnerungshalluzination. **2)** Erinnerung, die unter einem starken Affekt neu u. teilweise phantastisch verzerrt erlebt wird (z.B. im hysterischen Dämmerzustand).

**Erinnerungs|fälschung:** Ausfüllen von Gedächtnislücken durch Phantasie-, Wunschvorstellungen (aber auch das unabsichtliche Umgestalten von Gedächtnisinhalten, z.B. bei Zeugenaussagen). Krankhaft gesteigert v.a. bei Pseudologia phantastica, progressiver ▸Paralyse, ▸Schizophrenie, ▸Korsakow-Psychose; s.a. ▸Pseudomnesie. E memory falsification.

**Erinnerungs|halluzination:** vermeintliche Erinnerung an Ereignisse der Vergangenheit, die aber nie stattgefunden haben; i.e.S. die ▸Déjà...Erlebnisse. E memory hallucination.

**Erinnerungs|illusion:** »Umdichtung« wirklicher Erinnerungen, meist unter günstiger Heraushebung der eigenen Person. E memory illusion.

**Erinnerungs|insel:** aus einer Periode der Amnesie (z.B. einem ▸Dämmerzustand) verbleibende vereinzelte, meist undeutliche Erinnerungen.

**Erinnerungs|lücke:** ▸Amnesie. E memory gap.

**Erinnerungs|täuschung:** s.u. ▸Erinnerungsillusion, ▸Erinnerungshalluzination. S.a. ▸Erinnerungsfälschung. E memory fusification.

**Erio|dictịn,** $C_{21}H_{22}O_{11}$: ein Flavonoid (Pyronfarbstoff) z.B. in Paprikaschoten, Schalen u. Saft von Zitrusfrüchten; wirkt – wie auch sein Aglykon **Eridictyol** – permeabilitätshemmend (ähnlich dem »Vitamin P«); Antagonist der Hyaluronidase. E eriodictin.

**Erionit:** ▸Faserstäube.

**Erizi|skọp:** *Ophthalmologie* Gerät zur Bestimmung der Sehschärfe mit Hilfe der chromatischen Aberration.

**Erkältung:** allgemeine oder begrenzte Abkühlung des Körpers. I.w.S. die Erkältungskrankheiten, d.h. die akuten, infektiösen – meist virusbedingten – katarrhalischen Erkrankungen der oberen Luftwege (für die früher eine Abkühlung als Ursache angenommen wurde). I.e.S. der banale Schnupfen (▸Coryza) durch Picorna- (v.a. Rhino-), Corona-, Adeno-, Myxo-, Reoviren. E common cold.

**Erkältungsbad:** medizinisches Bad mit überwiegend expektorierender Wirkung auf die Atemwege. Es wirkt z.T. auch hyperämisierend, lokalanästhetisch, antiseptisch u. broncholytisch. Als wirksame Substanzen können z.B. Cineol (Eukalyptusöl), Koniferenöl, Thymianöl, Menthol enthalten sein.

**Erker:** ▸Pfannenerker des Hüftgelenks.

**Erkrankung:** Zustand der ▸Krankheit eines Organismus. E illness.

**Erkrankungs|bereitschaft:** ▸Disposition.

**Erkrankungs|häufigkeit:** ▸Morbidität; s.a. ▸Kontagionsindex. E morbidity.

**Erlacher-Schiene** (Philipp J. E., österr. Orthopäde): eine die Finger im Grundgelenk beugende Spezialschiene zur Behandlung der Ulnarislähmung.

**Erlebnis|form, oneiroide:** traumähnlicher Zustand, meist im Rahmen schizophrener oder manisch-depressiver Störungen. Prognose gut. E dreamlike state.

**Erlebnis|reaktion:** sinnvoll motivierte gefühlsmäßige Antwort auf ein Erlebnis.

**Erlenmeyer** (Emil E., 1825–1909, Chemiker, München). – **E.-Kolben:** konischer Glaskolben mit breiter Grundfläche u. mehr oder minder engem Hals; Laborgerät. – **E.-Kolben-Phänomen:** Auftreibung der distalen langen Röhrenknochen in Form des E.-Kolbens bei der GAUCHER-Krankheit. E E. flask deformity.

**Erlöser|idee:** krankhafte Überzeugung, Gottes Sohn u. zur Erlösung der Welt berufen zu sein; v.a. bei der Schizophrenie, Glückspsychose.

**Ermüdung: 1)** *Physiologie* die als Folge der Inanspruchnahme biochemisch u. psychisch bedingte Verschiebung des Gleichgewichts aller mit einem Stoffwechsel ausgestatteten biologischen Systeme eines Organismus oder Organs, die – als im Wesentlichen zentralnervöser Vorgang – zur Herabsetzung der Funktionsfähigkeit u. des Leistungsvermögens führt (u. durch Ausruhen u. Schlaf reversibel ist). E fatigue. **2)** Materialermüdung eines Gewebes oder eines Implantats (z.B. Knochen bzw. Knochennagel) als Folge der chronischen Überlastung. S.a. ▸Dauerfraktur (»**Ermüdungsfraktur**«).

**Ermüdungs|lähmung:** vorübergehende Muskellähmung bei ▸Myasthenia gravis pseudoparalytica. E fatigue-induced paralysis.

**Ermüdungs|nystagmus:** die nach Aufhören eines Endstellungsnystagmus auftretenden Augenzuckungen infolge Ermüdung der Augenmuskeln. E fatigue-induced nystagmus.

**Ermüdungs|syndrom:** die energetisch-dynamische ▸Herzinsuffizienz. E fatigue syndrome.

**Ernährung:** Zufuhr u. Aufnahme der zur Erhaltung des Lebens, d.h. des Betriebs- u. Baustoffwechsels, notwendigen Flüssigkeit u. festen Nährstoffe (Eiweiß, Fett, Kohlenhydrate, auch Salze, Vitamine, Spurenstoffe); für den Menschen möglichst in Form »gemischter«, d.h. tierischer u. pflanzlicher Kost. In der Naturheilkunde spielt die Ernährung eine herausragende Rolle. S.a. ▸Vollkost, ▸Diät, ▸Nährstoffe, ▸Säuglingsernährung. E nutrition, feeding. – **E., enterale:** Sondenernährung, z.B. als Formuladiät über eine Magen- oder Dünndarmsonde. – **E., keimfreie:** E. mit hitze- oder strahlensterilisierten Nahrungsmitteln, z.B. bei Patienten mit Immunsuppression (auf keimfreier Station). E sterile n. – **E., künstliche: 1)** E. des Säuglings mit Flasche u. Löffel, wobei Mutter- oder Ammenmilch oder aber künstl. Säuglingsnahrung verfüttert wird. E artificial n. **2)** E. auf nichtphysiologischem Wege (mittels Sonde, Fistel; als parenterale E.), z.B. bei Bewusstseinsstörung. E artificial f. – **E., par|enterale:** E. durch (meist zentralvenöse) i.v. Dauertropfinfusion, z.B. von Eiweiß-Hydrolysaten (Aminosäurengemische), Kohlenhydraten (Glucose u. Lävulose in RINGER- oder physiol. NaCl-Lsg.) u. Vitaminen. E parenteral f. – **E., trans|duodenale:** E. durch eine bis in den unteren Zwölffingerdarm bzw. in das obere Jejunum eingeführte Sonde zur vorübergehenden Entlastung des Magens, z.B. bei Entleerungsstörungen. E transduodenal f.

**Ernährungs|balance:** die über eine ausgeglichene (dem Bedarf des Körpers hinsichtlich des kalorischen Gehalts, der Zusammensetzung der Nahrung etc. entsprechende) Ernährungsbilanz hinaus anzustrebende optimale Abstimmung der Nahrungsbestandteile (Nähr-, Mineral-, Ballaststoffe, Vitamine) aufeinander. E nutritional balance.

**Ernährungs|fistel:** künstliche äußere ▸Fistel des oberen Verdauungstraktes zum Zwecke der künstlichen (Sonden-)Ernährung, z.B. bei Passagehindernis, zur zeitweiligen Ausschaltung eines Verdauungstraktabschnittes (z.B. der Speiseröhre, des Magens) vor einer entsprechenden Radikal-Op., zur Vermeidung einer langfristigen oralen oder nasalen Sondenernährung. ***Hauptformen:*** zervikale Ösophagostomie, Gastrostomie (Technik nach WITZEL, KADER, MARION u.a., evtl. n. TAVEL mit Jejunuminterposition), Jejunostomie (WITZEL, MAYDL etc.). Die operativen E. im Bereich des Magens u. oberen Dünndarms werden zunehmend durch die perkutane endoskopische Gastrostomie ersetzt. E alimentary fistula.

**Ernährungs|krankheiten:** die durch quantitative u./oder qualitative Fehlernährung (Unter- oder Überernährung) hervorgerufenen Krankheiten, z.B. Obstipation, Diabetes, Adipositas; des Weiteren Krankheiten, die in Zusammenhang mit der Ernährung stehen, z.B. Atherosklerose, Hypertonie, Fettstoffwechselstörungen etc.; zu unterscheiden von Verdauungskrankheiten (▸Malabsorption, ▸Maldigestion) u. Krankheiten infolge Aufnahme von Fremdkörpern, Fremdstoffen (einschl. Allergenen) u. Krankheitserregern mit der Nahrung; s.a. ▸Ernährungsstörung. E nutritional diseases.

**Ernährungs|ödem:** Hungerödem; s.a. ▸Kwashiorkor.

**Ernährungs|störung:** Gedeihstörung beim Säugling oder Kleinkind infolge Überschreitung der Verträglichkeitsgrenze (»Toleranz«). Steht im Zusammenhang mit verschiedenen Belastungen, z.B. bei Ernährungsfehlern (**E. »ex alimentatione«**), enteraler oder parenteraler Infektion (**E. »ex infectione«**), endogener Belastung (**E. »e constitutione«**) oder Pflegefehlern (**E. »e curatione«**). Zumeist eine Auswirkung mehrerer dieser Faktoren. Unterteilung nach FINKELSTEIN in akute Durchfallerkrankung (Dyspepsie, Intoxikation) u. in chronische Störungen (Ansatzstörung i.e.S.: ▸Dystrophie, ▸Atrophie). S.a. ▸Mehl-, ▸Milchnährschaden, ▸Säuglingsernährung, ▸-intoxikation. E trophopathy, malnutrition.

**Ernährungs|zustand,** Abk. EZ: der ernährungsbedingte Körperzustand (als Befund des klinischen ▸»Status«), beurteilt nach dem Verhältnis von Körpergewicht u. Körpergröße, nach Stärke des Hautfettpolsters (Dicke der abgehobenen Haut) etc. E nutritional condition.

**Ernst** (1) FRANZ E., 1887–1947, Kieferchirurg, Berlin; 2) PAUL E., 1859–1937, Pathologe, Zürich). – **E.-Körperchen** (PAUL E.): *Bakteriologie* s.u. ▸BABES-ERNST-K. – **E.-Methode** (FRANZ E.): »Notschienung« des im Körperteil gebrochenen Unterkiefers durch an den Zähnen fixierte Drahtschlaufen (Ligaturen), die mit Gummi- oder Drahtzügen an eine im intakten Oberkiefer gleichartig angebrachte »Hilfsschiene« verschnürt werden.

**Ernte|fieber:** ▸Feldfieber.

**Ernte|krätze:** ▸Trombidiose.

**ERO** *(engl.)* Abk. für **e**voked **r**esponse **o**lfactometry: objektive ▸Olfaktometrie.

**Er|öffnungs|periode:** der Abschnitt des Geburtsvorgangs vom Beginn der Eröffnungswehen bis zur vollständigen Eröffnung des Muttermunds. Im Anschluss folgt die Austreibungsperiode, s.a. Abb. E first stage of labor, period of dilatation.

**Er|öffnungs|wehen:** regelmäßig in kürzer werdenden Abständen (anfangs 10–15, schließl. 3–4 Min.) wiederkehrende, an Stärke u. Dauer (15–60 Sek.) allmählich zunehmende Wehen, die unter dem »Sichstellen« der Fruchtblase den Zervikalkanal eröffnen. E first stage pains.

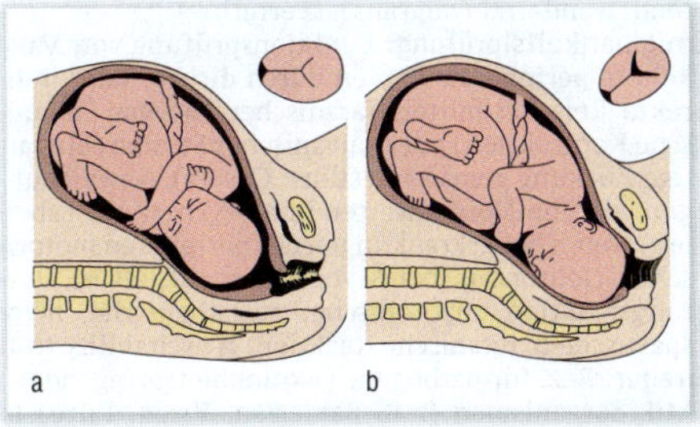


**Eröffnungsperiode:** E. bei Geburt aus vorderer Hinterhauptslage; a) Eintritt des Kopfes in das kleine Becken; b) Tiefertreten u. Rotation des Kopfes. [161]

**erogene Zonen:** Körperoberflächenbereiche (v.a. die Geschlechtsregion, Brustwarzen, die Gegend um Mund, Zunge, Hals u. After), deren Reizung zu sexueller Erregung führt. E erogenous zones.

**Erosio, Erosion:** nässender, nicht blutender, nur das Epithel betreffender Substanzverlust der Haut oder Schleimhaut; mechanisch oder infektiös bedingt, ferner als Sekundäreffloreszenz nach Papeln oder Blasen. Abheilung erfolgt ohne Narbenbildung; s.a. ▸Ulcus. E erosion. – **E. corneae:** Epitheldefekt der Hornhaut des Auges; meist als Verletzungsfolge; ein scharfrandiger, matter Fleck, der sich nach Instillation 2%iger Fluorescein-Lsg. grün färbt; verbunden mit sehr schmerzhaftem Tränenfluss u. Lichtscheu; Gefahr der Sekundärinfektion (Keratitis). E corneal e. – **E. falsa:** *Gynäkologie* ▸Ektopia portionis; s.a. ▸Erosio vera. – **E., flache, E., inkomplette:** E. der Magenschleimhaut im Niveau der Mukosa gelegen, ohne Randwall, akute Form. – **E. inter|digitalis candida|mycetica, E. inter|digitalis blasto|mycetica, E. interdigitalis mycotica:** ▸Sprossformmykose der Finger- u. Zehenzwischenräume (meist III u. IV) durch Candida albicans; hochrote, stark juckende Erosionen u. Hautrisse (Rhagaden) unter weißlich-krümeligen Mazerationsprodukten. E interdigital e. – **E., komplette:** E. der Magenschleimhaut mit zentraler Nekrose u. aufgeworfenem Randwall ohne erkennbares Ulkus, chronische Form. – **E. papillaris:** wuchernder bzw. vegetierender Hautepitheldefekt (Papillenhypertrophie). E papillary e. – **E. vera:** E. an der Portio vaginalis der Gebärmutter, z.B. bei Prolaps, als Verletzungs-, Entzündungsfolge. S.a. ▸Ektopia portionis, ▸Erythroplakie. E cervical e.

**erosiv(us)** *(latein.):* mit Bildung von Erosionen einhergehend, z.B. ▸Gastritis erosiva. E erosive.

**Erotik:** die auf Sexualität zurückführbaren menschlichen Vorstellungen u. Handlungen, i.e.S. als sublimierte Form des Sexuellen; ästhetisches u. spannungsbildendes Element zahlreicher Darstellungen in Dichtung, Belletristik u. bildender Kunst. – In der Psychoanalyse Begriff für alle Tatbestände, die unmittelbar dem Eros (Libido) in seinen verschiedensten Manifestationen entspringen (z.B. Anal-, Oral-, Urethralerotik). E erotism (e.g. anal, oral).

**Ero(to)grapho|manie:** krankhaftes Bedürfnis, Obszönes schriftlich darzustellen.

**Eroto|manie:** **1)** Liebestollheit, Hypererosie: *Psychologie* übersteigertes Suchen u. Eingehen sexueller Beziehungen zum anderen Geschlecht (»Weiber-« bzw. »Mannstollheit«) beim sonst psychisch Gesunden. E erotomania. **2)** »Liebeswahn« (als Wahnkrankheit).

**Eroto|phobie:** krankhafte Abneigung gegen sexuelle Beziehungen. E erotophobia.

**ERPC,** Abk. für **e**ndoskopische **r**etrograde **P**ankreatiko-**C**holangiographie: *Röntgenologie* s.u. ▸Pankreatographie.

**erraticus** *(latein.):* umherirrend, unregelmäßig auftretend, wandernd (migrans). E erratic.

**Erreg|bar|keits|prüfung:** Funktionsprüfung von Muskeln u. peripheren Nerven durch direkte oder indirekte Reizung mittels faradischer (normal: tetanische Kontraktion) oder galvanischer Ströme (blitzartige Zuckung gemäß ▸PFLÜGER-Gesetz). Abweichungen von den Normalwerten (s.a. ▸STINTZING-Tabellen) treten bei Erkrankungen des peripheren motorischen Neurons u. bei Myopathien auf, als ▸Entartungsreaktion, myotonische, myasthenische, myospastische u. tetanische Reaktion. E excitability test.

**Erreger:** Bez. für pathogene (»krankheitserregende«) Mikroorganismen (z.B. Bakterien, Viren, Pilze) u. Parasiten. E agents.

**Erregung:** **1)** *Psychologie* Zustand gesteigerter geistig-seelischer u./oder motorischer Funktionen; reaktiv oder – in krankhaftem Ausmaß – als Begleiterscheinung oder wesentliches Symptom vieler psychischer Krankheitszustände, v.a. als manische (s.a. ▸Manie), depressive (bei agitierter ▸Depression) u. katatone E. (s.a. ▸Katatonie), bei symptomatischen Psychosen, bei Vergiftungen, organischen Hirnerkrankungen, dementiellen Syndromen; s.a. ▸Erethismus, ▸Exzitationsstadium. E excitement. **2)** *Physiologie* die spezifische Reaktion erregbarer Systeme auf einen äußeren Reiz oder einen inneren Anstoß (»Spontan-E.«); im allgem. Sinn jede Änderung der bioelektrischen Zellmembranspannung (▸Ruhemembranpotential); i.e.S. die auf flüchtiger elektrischer Umladung der Zellmembran beruhende steile ▸Depolarisation mit Entwicklung eines – fortleitbaren – Spitzenaktionspotentials (▸Aktionspotential) als Rezeptor-, postsynaptisches bzw. Endplattenpotential; s.a. ▸Re-, ▸Hyperpolarisation; ▸Erregungs... E excitation.

**Erregungs|ausbreitung:** *Kardiologie* die Ausbreitung der im ▸Sinusknoten entstehenden Erregung (▸Erregungsbildung) über den rechten, dann den linken Herzvorhof (EKG: ▸P-Zacke) u. weiter im spezifischen ▸Erregungsleitungssystem auf das Kammermyokard, zunächst im Herzseptum u. in der Basis des re. septalen Papillarmuskels (EKG: ▸Q-Zacke in $V_5/V_6$, ▸R-Zacke in $V_1/V_2$), dann von der Herzspitze re. zum Conus pulmonalis, li. zur basisnahen Hinterwand (EKG: RS-Komplex), so dass sich bd. Kammern annähernd gleichzeitig kontrahieren (die Einflussvor der Ausflussbahn); s.a. ▸Herzzyklus, ▸TAWARA-Schenkel (dort Abb.); ▸aberrierend. E spread of stimulus.

**Erregungs|bildung:** **1)** *Physiologie* s.u. ▸Erregung. **2)** *Kardiologie* die spontane Bildung des Herzaktionspotentials, normalerweise rhythmisch im ▸Sinusknoten (als Ort der höchsten Erregungsfrequenz; s.a. ▸Herzschrittmacher, ▸Herzrhythmus...). Die während der Erregungspause infolge $Na^+$-Einstroms in das Faserinnere (Generatorpotential) langsam erfolgende ▸Depolarisation löst nach Erreichen des Schwellenpotentials (normal zwischen −70 und −60 mV) eine vollständige rasche Depolarisation u. ein fortgeleitetes ▸Aktionspotential aus. E pacemaker function. – **E., ek|topische:** außerhalb des Sinusknotens erfolgende E. (als ▸Ersatzrhythmus oder als ▸Extrasystole).

**Erregungs|dauer:** *Kardiologie* als elektrische ▸Systole die Q-T-Dauer im EKG (ohne enge Beziehung zur mechanischen Funktion des Herzens); sie ist verkürzt v.a. nach Digitalisierung u. bei Hyperkalzämie, verlängert infolge Verlängerung des ST-Abschnitts bei Hypokalzämie bzw. infolge Verlängerung der T-Welle bei Vagusreizung, Kaliummangel, Links- u. Rechtsherzhypertrophie, Myokardinfarkt, totalem AV-Block, Myokardstoffwechselstörung. E duration of activation.

**Erregungs|leitung:** *Physiologie* Fortleitung einer überschwelligen Erregung als Aktionspotential; erfolgt in Muskel- u. in markarmen Nervenfasern als **kontinuierliche E.** in kleinsten Abständen (fortlaufende vorübergehende Umkehr der Membranpolarisation i.S. außen negativ, innen positiv), in markreichen Nervenfasern als **saltatorische E.** (diskontinuierlich-springend, mit Bildung von Aktionspotentialen nur an den RANVIER-Schnürringen; dazwischen erfolgt »elektrotonische« Ausbreitung als Longitudinalstrom mit höherer Leitungsgeschwindigkeit; s.a. ▸Fasergruppen). S.a. ▸Erregungsausbreitung. E stimulus conduction (e.g. saltatory).

**Erregungs|leitungs|störung:** *Kardiologie* die durch örtliche oder allgemeine Störfaktoren (Membranprozess, Ischämie, Nekrose, Stoffwechselgifte etc.) bewirkte Geschwindigkeitsminderung bis Unterbrechung im ▸Erregungsleitungssystem des Herzens (einschließlich des Myokards). Es resultieren Verspätungen, Ausfälle oder Blockierungen (EKG: Verbreiterung oder Typenwandel von P oder QRS, R-Q-Verlängerung oder ▸Block). S.a. ▸Herzrhythmusstörung (dort Tab.), ▸TAWARA-Schenkel (dort Abb.). E disturbance of conduction.

**Erregungs|leitungs|system:** das – morphologisch von der Arbeitsmuskulatur unterschiedene – »spezifische Muskelsystem« des Herzens (Abb.), das die vom Sinusknoten ausgehende Erregung nach Verzögerung im AV-Knoten in die Kammern weiterleitet (▸Erregungsausbreitung). Es besteht aus dem Sinus-

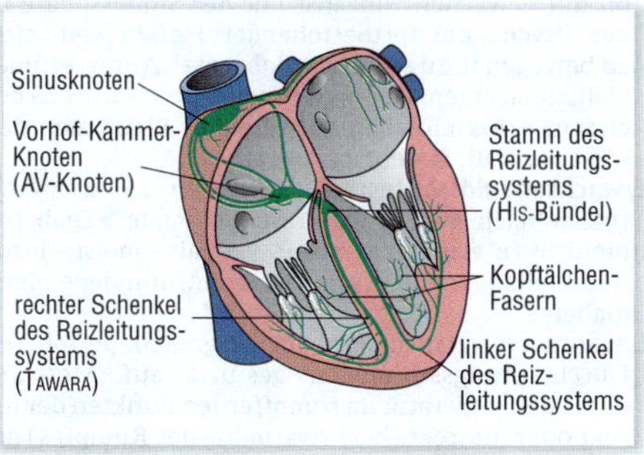


**Erregungsleitungssystem:** Lage der Strukturen im Herzen.

u. dem AV-Knoten, dem His-Bündel, dem li. u. re. ▸Tawara-Schenkel (dort Abb.) u. den Purkinje-Fasern. E conduction system (of the heart).

**Erregungs|potential:** *Physiologie* ▸Aktionspotential.

**Erregungs|rück|bildung,** Repolarisation: *Physiologie* die nach vollständiger Erregung des einzelnen Muskel- oder Nervenelements erfolgende Wiederherstellung des Ruhemembranpotentials u. der positiven Außenladung. E repolarization.

**Erregungs|rück|bildungs|störung:** *Kardiologie* Störung der Repolarisation des Herzmuskels (EKG: Änderung der **Erregungsrückbildungsschwankung** = ▸T-Zacke, u. zwar T-Abflachung oder -Negativierung, ST-Hebung oder -Senkung). Als sekundäre E. nach Störung der ▸Erregungsausbreitung (z. B. Schenkelblock, Extrasystole), als primäre durch verschiedenste Einflüsse auf das Myokard (physiologische, metabolische, hämodynamische, extrakardiale Faktoren; z. B. körperliche Belastung, Fieber, Azidose, Alkalose, Hypoxie, Digitalis, Hormone etc.); s. a. ▸Herzrhythmusstörung (dort Tab.), ▸S-T-Strecke. E disturbance of repolarization.

**Erregungs|rück|kehr:** abnorme Variante der ▸Erregungsausbreitung im Herzen, die – nach zunächst normalem Verlauf – längs der unterschiedlich refraktären Muskelgruppen (»Längsdissoziation der Erregbarkeit«) rückläufig = retrograd erfolgt u. u. U. zu erneuter Vorhof- u. Kammererregung führt (EKG: einzelne ▸Umkehr-Extrasystolen, die von einer Interferenzdissoziation kaum zu unterscheiden sind). S. Abb. E reentry.

**Erregungs|stadium:** *Anästhesiologie* ▸Exzitationsstadium.

**Erregungs|sturm:** in der Panik als Folge überstarker Erlebnisreize auftretende stürmische Steigerungen der Motorik (= Hyperkinesen), z. B. Schreien, Zittern, Krämpfe, Zuckungen, Kreuz- u. Querrennen. E storm of agitation.

**Erregungs|trans|formation:** *Physiologie* elektrofunktionelle ▸Koppelung.

**Erregungs|über|tragung:** *Physiologie* s. u. ▸Synapse, ▸Transmitter. E impulse transmission (e.g. synaptic).

**Erro:** veralteter Gattungsname v. a. für ARBO-Viren.

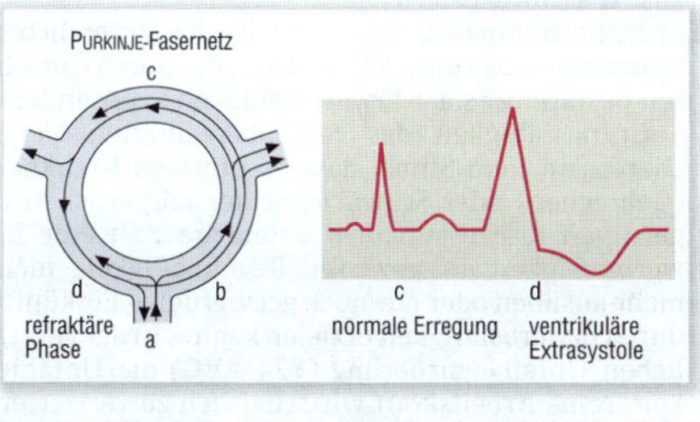


**Erregungsrückkehr:** (Reentry-Mechanismus) Abschnitt »d« vorübergehend noch refraktär; Resultat ist eine ventrikuläre Extrasystole, im Fall der Kreisbewegung eine salvenartige Extrasystolie bzw. eine Tachykardie. [489]

**Ersatz:** ▸Substitution; s. a. ▸Sekundär... E substitute.

**Ersatz|bewegung:** unwillkürliche Bewegung der gesunden Seite (Gliedmaße) beim Versuch, die gelähmte zu bewegen. E synkinetic contralateral movement.

**Ersatz|blase:** *Urologie* s. u. ▸Dickdarm-, ▸Dünndarmblase. E artificial bladder.

**Ersatz|glied:** ▸Prothese.

**Ersatz|knochen:** Knochen, die durch peri- u. enchondrale ▸Ossifikation aus ihren hyalinknorpelig vorgebildeten Vorstufen hervorgehen: alle Rumpf- u. Gliedmaßenknochen (außer Schlüsselbeinmittelteil) u. die meisten der Schädelbasis (Siebbein, Teile des Schläfen-, Keil- u. Hinterhauptsbeins); s. a. ▸Bindegewebsknochen. E replacement or cartilage bones.

**Ersatz|magen:** *Chirurgie* ein für die Nahrungsaufnahme geeignetes Ersatzreservoir (»pouch«), das nach erforderlicher Magenentfernung (▸Gastrektomie) autoplastisch aus Dünn- u./oder (seltener) Dickdarmteilen u. möglichst mit Anschluss an den Zwölffingerdarm in zahlreichen Varianten gebildet wird; z. B. durch terminolaterale ▸Ösophagojejunostomie mit breiter Anastomose zwischen den Lichtungen beider Dünndarmschlingenschenkel, so als »Pantalon-Anastomose« oder »Sandwich-Anastomose«, evtl. mit zusätzlicher Fußpunkt- bzw. Y-Anastomose (Lahey bzw. Hunt, Barraya et alii); oder durch Zwischenschaltung (Interposition) eines Jejunumsegments zwischen Speiseröhre u. Duodenum, u. zwar einläufig (z. B. nach Tomoda; weniger gebräuchliche Verfahren heute: der E. in Form der – anisoperistaltischen – α-Anastomose [Karnbaum]) oder mehrläufig (Soupault, Nakayama, Wangensteen), u. U. auch ringförmig (Knöfler); auch durch Zwischenschaltung eines Querkolonsegments (D'Errico-Moroney) oder des Ileozäkalabschnitts. E stomach replacement.

**Ersatz|rhythmus:** Herzrhythmus bei Ausfall des ▸Sinusknotens mit ▸Erregungsbildung entweder im AV-Knoten oder in Purkinje-Fasern oder in tiefer gelegenen Abschnitten des ▸Erregungsleitungssystems. E escape rhythm.

**Ersatz|stimme:** ▸Ösophagusstimme nach totaler Laryngektomie. E artificial voice.

**Ersatz|systole:** *Kardiologie* die bei temporärem Ausfall oder erheblicher Verlangsamung der ▸Erregungsbildung im Sinusknoten (z. B. bei starker Vagotonie) von einem sekundären oder tertiären ▸Reizbildungszentrum ausgelöste Systole. E escaped beat, escape systole.

**Erscheinungs|bild, -typ:** *Genetik* ▸Phänotyp.

**Erschein(ungs)zeit,** Abk. EZ: *Kardiologie* s. u. ▸Kreislaufzeit, s. a. ▸Farbstoffverdünnungsmethode (dort Abb.). E appearance time.

**Erschlaffung:** s. u. ▸Muskelerschlaffung, ▸Relaxation.

**Erschöpfung: 1)** durch Überbeanspruchung hervorgerufener Zustand stark geminderter Leistungsfähigkeit des Organismus. **2) E., posttetanische:** Verschlechterung der neuromuskulären Übertragung, die nach Ermüdung eines Muskels durch maximale Anspannung oder durch Applikation einer tetanischen Reizserie (mindestens 20/s) am innervierenden Nerv auftritt. E exhaustion.

**Erschöpfungs|reaktion:** ▸myasthenische Reaktion.

**Erschöpfungs|syndrom,** nervöse Erschöpfung: ▸Neurasthenie. E burnout syndrome. – **E., chronisches:** ▸Müdigkeitssyndrom, chronisches. – **E., postremissives:** (K. Heinrich) im Anschluss an einen psychotischen Schub auftretender Zustand mit Ähnlichkeit zu depressiver Verstimmung (z. B. Antriebsschwäche, Niedergeschlagenheit, Reizbarkeit).

**Erschütterung: 1)** *Pathologie* ▸Commotio; s. a. ▸Kommotions... **2)** *Psychologie* durch ein schmerzlich empfundenes Ereignis ausgelöste depressive Reaktion. E psychic trauma.

**Erst...:** s. a. ▸Früh..., ▸Primär..., ▸Anfangs..., ▸Initial...

**Erstarrungs|punkt:** der – vom Luftdruck abhängige – »Gefrierpunkt«, bei dem ein reiner, kristallisierender Stoff unter Freiwerden von Wärme erstarrt; s.a. ▸Gefrierpunktserniedrigung. E freezing point.

**erste Hilfe:** die am Verletzten oder akut Erkrankten durch Laien, Heilgehilfen oder einen Arzt ausgeübten ersten, vorläufigen Maßnahmen (z.B. Lagerung, Notversorgung von Blutungen/Wunden, Schienung, Wiederbelebung, Schockprophylaxe etc.) als Vorbereitung für den Transport u. mit dem Ziel der Abwendung akuter Lebens- u. Gesundheitsgefahren. Nach dem Gesetz macht sich strafbar, »wer bei Unglücksfällen oder gemeiner Gefahr oder Not nicht Hilfe leistet, obwohl dies erforderlich u. den Umständen nach zuzumuten, insbesondere ohne erhebliche eigene Gefahr u. ohne Verletzung anderer wichtiger Pflichten möglich ist« (§§ 323 c StGB). S.a. ▸Reanimation. E first aid.

**Erst|gebärende:** ▸Primipara. E I-para, primipara.

**Erstickung,** Suffocatio: das Absterben eines Gewebes oder Organs als Folge fehlender Sauerstoffzufuhr durch eine Störung von Atemmechanik oder der äußeren ▸Atmung (= **äußere E.**) oder aber bei Fehlen des Sauerstofftransports oder Störungen der inneren ▸Atmung (= **innere E.**). – i.w.S. auch der Tod des Organismus infolge E. lebenswichtiger Gewebe u. Organe (bes. des ZNS), entweder als gewaltsamer oder als Unfalltod bei Thoraxkompression, Strangulation (Erhängen, Erwürgen), Ertrinken, Fremdkörperaspiration, Knebelung, durch Gaseinwirkung, Sauerstoffmangel etc. E suffocation, asphyxiation.

**Erstickungs|blutungen:** ▸BAYARD-Ekchymosen. E asphyxiation ecchymoses.

**Erstickungs-T,** Kirchturm-T: im EKG das bei ▸Myokardinfarkt anfangs vorkommende flüchtige hohe, spitze T, das dem Nachweis oft entgeht, da es in eine monophasische Deformierung übergeht. E ischemic or anoxic T(-wave).

**Ertaubung:** s.u. ▸Taubheit. – **E., akute, apoplektiforme E.:** ▸Hörsturz. E acute loss of hearing, apoplectiform deafness.

**Ertrinken:** das Sichanfüllen der Lungenalveolen mit Flüssigkeit, i.e.S. durch Einatmungssog (Aspiration), aber auch durch Sekretstauung u. -vermehrung. – I.w.S. der ▸Ertrinkungstod. E drowning.

**Ertrinkungs|lunge:** Lunge nach ▸Ertrinkungstod; ist maximal gebläht, unelastisch, blass, u. es fließt schaumige Flüssigkeit ab; weist evtl. PALTAUF-Flecken auf. E drowned lung.

**Ertrinkungs|tod,** Ertrinken: der plötzliche Tod im Wasser nach Untersinken infolge akuter Bewusstseinstrübung (auch als Magen-, Herz-, Kälte-, Erschöpfungstod etc.) = **mittelbarer E.** oder aber ohne vorangehenden Bewusstseinsverlust = **primärer** oder **unmittelbarer E.**, wobei – nach Atemanhalten, dann Ausatmung – Wassereinatmung u. Erstickung folgen. – Im Salzwasser wird als letzte Todesursache ein Lungenödem angenommen (Diffusion der Salze in das Blut, Austritt von Serum in die Alveolen, hypovolämischer ▸Schock), in Süßwasser ein meist rasch einsetzendes Kammerflimmern (v.a. infolge Erniedrigung des Na/K-Quotienten nach ▸Hämodilution u. durch Hypoxie). Bei Überleben treten evtl. nach mehrstündiger Latenz Fieber, Atemnot u. Zyanose auf (»secondary drowning«). E death by drowning.

**Eruca|säure:** eine in zahlreichen Samenölen vorkommende einfach ungesättigte Fettsäure. E erucic acid.

**Eruc(ta)tio, Eruktation:** ▸Aufstoßen. E eructation.

**E-Ruhr:** die ▸Bakterienruhr durch Shigella sonnei (= »E-Ruhrbakterien«). E E-dysentery.

**Eruptio, Eruption:** Ausbruch, Hervortreten, z.B. eines Hautausschlags (aber auch der Ausschlag selbst, meist i.S. des ▸Exanthems). E eruption. – **E. bullosa:** Blasenausschlag. E bullous e. – **E. dentis:** ▸Dentitio. E tooth e. – **E. varicelliformis:** ▸Ekzema herpeticatum. E Kaposi's varicelliform e.

**ERV:** Abk. für exspiratorisches ▸Reservevolumen. E ERV.

**Erwachen, dissoziiertes:** die – v.a. bei Narkolepsie vorkommende – Störung der Schlaf-Wach-Regulation mit Erwachen zunächst nur der Sinnessphäre u. der Psyche bei fortbestehender Unfähigkeit, sich zu bewegen u. zu sprechen; dabei evtl. Angstgefühle, Halluzinationen. Ist durch Wachrütteln sofort zu beenden. – Als plötzlich auftretendes Phänomen der ▸Wachanfall. E sleep paralysis.

**Erwachsenen|diabetes:** der zwischen 25. u. 64. Lj. (meist nach 40. Lj.) manifest werdende ▸Diabetes mellitus (u.a. maturity-onset type) als – meist – insulinunabhängiger Typ 2. E non-insulin-dependent diabetes.

**Erwärmungs|versuch:** Test zur Diagnostik peripherer Durchblutungsstörungen, gestützt auf Messung der Hauttemperatur an rumpffernen Punkten der direkt oder indirekt (bei Erwärmung des Rumpfes) erwärmten Gliedmaßen. Durchblutungsstörungen führen zu vermindertem Temperaturanstieg. E calefaction test.

**Erwartungs|angst:** mit vegetativen Störungen (Erblassen, Herz- u. Atemstörungen, Magen-Darm-Missempfindungen) verbundene Angsthaltung gegenüber einem belastenden Zukunftsgeschehen (z.B. Examen). E expectation anxiety.

**Erwartungs|erbrechen:** psychogen ausgelöstes Erbrechen im Rahmen einer Zytostatikatherapie, das bereits vor Verabreichung des Medikamentes eintreten kann; s.a. ▸ANE-Syndrom. E (psychogenic) anticipatory vomiting.

**Erwartungs|neurose:** Hemmung im Sprach-, Geh-, Schlafverhalten usw. aus Angst vor erneutem Misslingen des bereits einmal – auch zufällig – Misslungenen; keine Neurose i.e.S. (bestenfalls neurot. Symptom). E expectation neurosis.

**erweichende Mittel:** ▸Emollientia. E emollients.

**Erweichung:** mit Konsistenzminderung, evtl. mit Verflüssigung des Gewebes einhergehendes Krankheitsgeschehen, z.B. als **rote E.** von Hirngewebe (Encephalomalacia haemorrhagica). – An Erweichungsherden im Hirnbereich (z.B. nach Gefäßverschluss, Verletzung) kommt es zu vollständiger oder zu unvollständiger E. (mit Nekrose aller Gewebsanteile bzw. mit Erhaltenbleiben der Glia), u. zwar mit typischen Stadien: Nekrose (= I), Abbau (= II), gliös-mesodermale ▸Organisation (= III). E softening, malacia.

**Erweichungs|nekrose:** ▸Kolliquationsnekrose.

**Erweiterung:** ▸Dilatation, ▸Ektasie. E enlargement.

**Erwerbs|fähigkeit:** in der gesetzlichen Unfallversicherung die Fähigkeit, seine Arbeitskraft wirtschaftlich zu verwerten; in der gesetzlichen Rentenversicherung die Fähigkeit, eine Erwerbstätigkeit in gewisser Regelmäßigkeit auszuüben. – Eine Minderung der E. (MdE) wird vom Arzt unter Berücksichtigung anerkannter Richtlinien (Tabellen) in % geschätzt (u. im Begutachtungsbefund fixiert) u. ist z.B. für die Anw. des Schwerbehindertengesetzes maßgeblich; die MdE entspricht dem Grad der Behinderung, abgeleitet nach WHO-Definition aus den Faktoren Schaden (»impairment«), funktionelle Einschränkung (»disability«) u. soziale Beeinträchtigung (»handicap«); auch eine hohe MdE schließt (z.B. nach entsprechender Schulung) eine Berufstätigkeit nicht aus E earning capicity.

**Erwerbs|unfähigkeit,** Abk. EU: in der gesetzlichen Rentenversicherung (§ 1247 RVO) die durch Gutachten bestätigte (s.a. ▸Erwerbsfähigkeit) verminderte Leistungsfähigkeit des rentenberechtigten Versicherten in dem Sinne, dass er »infolge Krankheit (Gebrechen) oder Schwäche seiner körperlichen u. geistigen Kräfte auf nicht absehbare Zeit eine Erwerbstätigkeit in gewisser Regelmäßigkeit nicht mehr ausüben oder nur noch geringfügige Einkünfte durch Erwerbstätigkeit erzielen kann«. In der gesetzlichen Unfallversicherung (§ 24 AVG) die Unfähigkeit, seine Arbeitskraft wirtschaftlich zu verwerten, wobei der Verletzte aber nur auf Arbeiten verwiesen werden darf, die ihm unter Berücksichtigung seiner Ausbildung u. seines bisherigen Berufes zugemutet werden können. Im Versorgungsrecht die Minderung der Erwerbsfähigkeit eines Beschädigten um mehr als 90 %. E disability.

**Erwinia:** Gattung gramnegativer, meist beweglicher, stäbchenförmiger Bakterien der Familie Enterobacteriaceae. Gilt als Pflanzen schädigend, für Menschen als opportunistisch krankheitserregend. E Erwinia.

**Erwürgen:** Töten durch ein- oder beidhändiges Zusammendrücken des Halses (Drosselung der Blutzufuhr zum Gehirn u. Kompression der Luftwege, evtl. auch Reizung des Glomus caroticum mit Sekundenherztod). E strangulation.

**Ery:** *Hämatologie* Abk. für ▸**Ery**throzyt. E RBC (red blood cell).

**Ery|si|pel, Ery|si|pe|las,** (Wund-)Rose, Streptodermia cutanea lymphatica: akute Hautinfektion durch Streptokokken, die von einem Epitheldefekt (Wunde, Rhagade, Interdigitalmykose) ausgeht. Flächenhafte Ausbreitung des Erythems (s. Abb.). ***Klinik:*** hochrote, von der Umgebung stufenförmig abgesetzte, flammenförmig vordringende »heiße« Haut- (oder Schleimhaut-)Infiltration, begleitet von mehr oder weniger schweren Allgemeinerscheinungen, v.a. mit hohem Fieber. ***Auftreten:*** meist im Gesicht (Gesichtsrose = E. faciale) mit erheblicher Ödembildung, oft auch an den Extremitäten oder als Nabelerysipel. Bei chronisch-rezidivierendem Verlauf auch symptomarmes (mitigiertes ) Erysipel möglich. S.a. ▸Erysipelatoid, ▸Erysipeloid. E erysipelas. – **E. bullosum:** E. mit Blasenbildung. E bullous

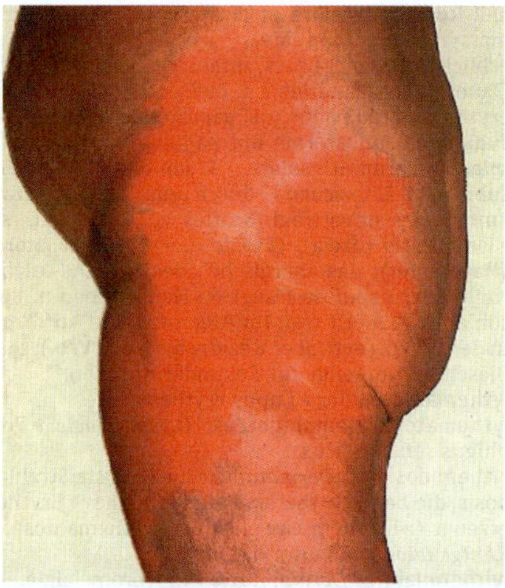

**Erysipel.** [524]

e. – **E. ecchymatosum:** E. mit Blutung in Form von ▸Ekchymosen. – **E. gangraenosum:** E. mit örtlichem Gewebstod (▸Nekrose); bei herabgesetzter Abwehrkraft des Betroffenen (z.B. beim Säugling u. Diabetiker), aber auch nach Thrombose; die Prognose ist ernst, da der Verlauf evtl. septisch ist (= malignes E.). E gangrenous e. – **E. gla|brum, E. laevigatum:** die Anfangsform des Erysipels mit noch glatter glänzender Haut. – **E. haemorrhagicum:** eine mit Blutungen einhergehende Form des E. – **E. mi|grans,** Wanderrose: E. mit Ausbreitung in verschiedenen Richtungen unter zentraler Abheilung. E wandering e. – **E. phlegmonosum, E. abscedens:** auf tiefere Hautschichten u. das Unterhautfettgewebe übergreifendes E. mit eitriger Einschmelzung. E phlegmonous e. – **E. suum, E. zoonoticum:** ▸Erysipeloid.

**Erysipelatoid:** *Dermatologie* bei Staphylokokkensepsis vorkommendes Pyämid (als blaurotes makulöses Erythem, z.T. mit kleinsten Bläschen). E erysipelatoid.

**Erysipeloid,** Pseudoerysipel, Schweinerotlauf: Infektionskrankheit durch ▸Erysipelothrix insidiosa, auch E. rhusiopathiae. Scharf abgesetztes, allmählich fortschreitendes, blaurotes Erythem (meist der Hände). Verläuft ohne Schwellung u. ohne Fieber (ausnahmsweise aber septikämisch); heilt nach etwa 3 Wo. vom Zentrum her ab. Die Infektion erfolgt durch Eindringen der Erreger bei Hautverletzungen im Umgang mit erregerhaltigem älterem Fleisch u. Fisch (s.a. ▸Fischrose). Übertragungsgefahr von Mensch zu Mensch gering. E erysipeloid.

**Erysipelo|thrix insidiosa, E. erysipeloides, E. rhusiopathiae, E. murisepticus,** Bacillus erysipelatos suis: die einzige selbstständige Art der Gattung E. Erreger des Erysipeloids des Menschen u. des Rotlaufs bei Schweinen, Schafen, Vögeln, Fischen. Unbewegliche Stäbchen, fakultativ anaerob, katalasenegativ. Sind grampositiv, in älteren Kulturen gramnegativ. Neigung zu fadenförmigem Wachstum; säure-, nicht aber gasbildend auf Glucose, Fructose, Mannose, Lactose, Galaktose (nicht auf Saccharose).

**Ery|them(a):** flächenhafte Hautrötung infolge Erweiterung u. vermehrter Füllung der Blutgefäße (nach deren Ursache unterschieden als aktives u. passives, d.h. durch arterielle oder venöse ▸Hyperämie bedingtes E.). Es verschwindet – im Gegensatz zur Purpura – unter Druck. Tritt meist als angioneurotischer Zustand oder aber als entzündliche Reaktion auf; s.a. ▸Erythrodermie. E erythema. – **E. a frigore:** durch Kälte verursachtes E.; ▸Erfrierung. – **E. ab acribus:** E. durch chemische Substanzen; als I. Grad einer »kaustischen« Reaktion (s.a. ▸Verbrennung) oder einer Kontaktdermatitis. – **E. ab igne,** Livedo reticularis e calore: netzartige Rötung durch Wärmeentwicklung, die in Hyperpigmentierung (BUSCHKE-Hitzemelanose) übergehen kann. – **E. actinicum:** E. durch Einwirkung von ▸Ultraviolett B oder von Röntgenstrahlen; evtl. als Vorstufe der ▸Dermatitis actinica. – **E., aktives:** s.u. ▸Erythem (Einleitung). – **E. anulare centrifugum,** DARIER-Krankheit: blaurotes E., das sich in z.T. girlandenförmigen Ringfiguren ausbreitet; besitzt einen papulösen, z.T. etwas schuppenden Randwall. Dauer 8–14 Tg., evtl. aber monatelang. Polyätiologische Hautreaktion, z.B. bei malignen Tumoren, Infektionen (u.a. Meningitis, Tuberkulose, Fokalinfektionen, Streptokokken-, Virusinfektionen), Wurmbefall. Provokation durch Salicylate, Chloroquin, Penicillin; Nahrungsmittelallergie (z.B. Fisch). – **E. a. familiare:** familiär gehäuftes, ringförmiges E. – **E. a. (rheumaticum) Lehndorff-Leiner:** kaum sichtbares, bläulich-blassrotes, kreis- oder kreissegmentförmiges E. nach Art eines Exanthems bei Kindern mit chronischem Gelenkrheumatismus (u. Endokardbeteiligung). – **E. arthriticum epidemicum:** ▸Haverhill-Fieber. – **E. autum|nale:** ▸Trombidiose. – **E. bullosum:** E. mit Blasenbildung, ▸E. exsudativum multiforme; als **E. b. chronicum Gross** das bullöse ▸Pemphigoid; als **E. b. Neisser** die »Obsturtikaria« mit Blasenbildung an bd. Handflächen; als **E. b. vegetans Unna** der ▸Pemphigus vegetans. – **E. caloricum:** als Hitze-E. vorübergehende Hautrötung durch Wärmeeinwirkung; s.a. ▸Verbrennung. – **E. cen|trifugum:** ▸E. anulare centrifugum. – **E. c. sym-**

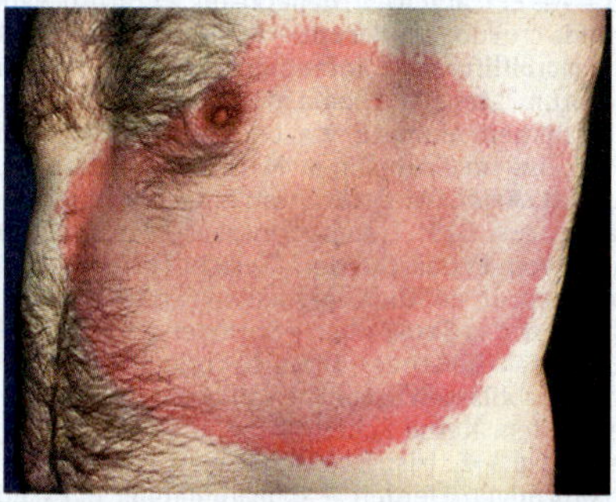

**Erythema chronicum migrans Afzelius-Lipschütz.** [277]

**metricum:** ein kaum schuppender ▸Lupus erythematodes chronicus discoides. – **E. chronicum mi|grans Afzelius-Lipschütz:** flächenhaftes, großbogig begrenztes E.; geht meist von einem Zeckenbiss aus und breitet sich unter zentraler Abblassung langsam über große Flächen aus (»Ringerythem«, s. Abb.). Ist charakteristisch für die (v.a. durch Borrelia burgdorferi hervorgerufene) E.-migrans-Krankheit (▸Lyme-Krankheit). – **E. circinatum:** ▸E. anulare (rheumaticum) LEHNDORFF-LEINER. – **E. contusiforme:** ▸Erythema nodosum HEBRA. – **E. dyschromicum perstans:** ▸ashy dermatosis. – **E. elevatum (et) diutinum:** ein oft jahrelang fortbestehendes E. mit Bildung hell-, später lividroter, in Kreissegmenten oder Girlanden gruppierter glatter Papeln mit eingesunkenem Zentrum an Stamm u. Gliedmaßen. – **E. exsudativum multiforme (Hebra), E. m. Kaposi,** Erythanthema exsudativum AUSPITZ: als »Scheibenrose« ein E., das gehäuft im Frühjahr u. Herbst akut auftritt (s. Abb.). ***Klinik:*** mehr oder weniger starke Allgemeinerscheinungen (u.U. Gelenkbeschwerden) an Hand- u. Fußrücken, Gesicht, Nacken u. Halbschleimhäuten. Zeigt sich in Form bis zu fingernagelgroßer rundlicher Herden verschiedenster Anordnung (E. multiforme maculosum, papulatum, tuberculatum, vesiculosum, bullosum; E. anulatum, circinatum, gyratum, iridis, marginatum) und Ausbreitung (E. e. minus bzw. majus). S.a. als Majus-Syndrome: ▸BAADER-Dermatostomatitis, ▸STEVENS-JOHNSON-, ▸FUCHS-Syndrom. Neigt stark zu Rückfällen, als **E. m. rheumatoides** der ▸Rash beim ▸STILL-Syndrom. – **E. faciale perstans:** konstitutionelle (»Typus

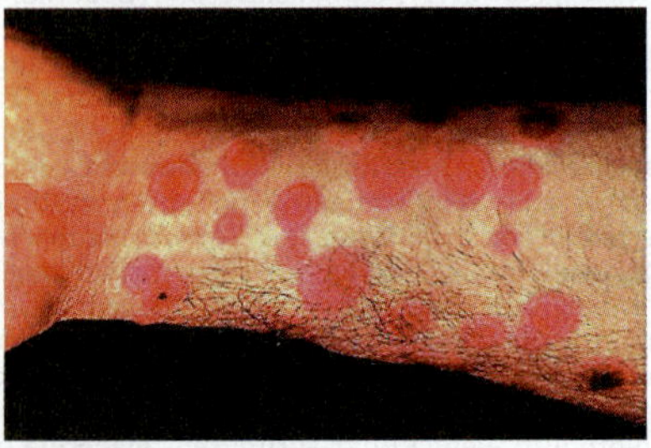

**Erythema exsudativum multiforme (Hebra).** [524]

rusticanus«) Gesichtsröte. – **E. fugax:** flüchtige, unregelmäßig begrenzte Hautrötung. – **E. glaciale:** ▸Gletscherbrand. – **E. gluteale (infantum):** ▸Windelausschlag. E napkin e. – **E. gyratum repens,** E. g. serpens: ein flüchtig kriechendes E. multiforme bei Kranken mit bösartigen Tumoren innerer Organe. – **E. induratum Bazin,** Tuberculosis cutis indurativa: v.a. bei jungen Frauen mit Tuberkulose der Eingeweide u. Erythrocyanosis crurum vorkommendes, als ▸Tuberkulid aufgefasstes E. in Form plattenförmiger, zuweilen erweichender u. durchbrechender, blauroter derber Infiltrate in tiefen Hautschichten der Waden; heilt nach Monaten unter Pigmentierung u. Einziehungen ab. – Als **E. i. atypicum Denecke** die ▸Erythrocyanosis frigida crurum puellarum. – **E. infectiosum (acutum), E. i. morbilliforme, E. infantum febrile,** Exanthema variegatum, Megalerythema infectiosum, Ringelröteln, 5. Krankheit: akutes E. v.a. bei ♀ Kindern u. Jugendlichen, das im Frühjahr u. Herbst oft epidemieartig auftritt. ***Ätiol.:*** Manifestation einer Infektion durch Parvovirus B19; Inkubationszeit 7–14 Tg. ***Klinik:*** greift vom Primärort, dem Gesicht (oft »Schmetterlingsfigur«), auf die Gliedmaßen (Streckseiten), den Stamm u. das Gesäß über. »Springende«, flächenhaft zusammenfließende, bläulich-rötliche Herde, die zentral abblassen u. ring- u. landkartenförmige Figuren bilden. Keine Schleimhaut- u. Lymphknotenbeteiligung. – **E. iris:** E. exsudativum multiforme mit Iris-förmigen Herden. – **E. marginatum:** E. exsudativum multiforme mit zentral abgeheilten Herden. – **E. m. rheumaticum:** ▸E. anulare (rheumaticum) LEHNDORFF-LEINER. – **E. mi|grans: 1) E.-m.-Krankheit:** ▸Lyme-Krankheit. E Lyme disease. **2)** ▸E. anulare centrifugum. **3)** (ROSENBACH) ▸Erysipeloid. – **E. necroticum migrans:** obligate kutane Paraneoplasie bei Glukagon sezernierenden Tumoren. Bizarr konfigurierte, später anuläre Erytheme mit zentralen Bläschen. Auftreten v.a. an den Beinen. – **E. neonatorum:** das physiologische E. des Neugeborenen wenige Std. nach der Geburt (bei Frühgeborenen bes. intensiv); klingt am 2. Tag ab; Folge der ungewohnten Umweltreize bei noch großer Hauttransparenz; als Extremformen das »Tomatengesicht« bei Fetopathia diabetica; s.a. ▸Erythema toxicum neonatorum, ▸E. infectiosum, ▸Windelausschlag. – **E. nodosum Hebra,** Knotenrose: bei Kindern u. jungen Erwachsenen schubweise auftretende, blaurote, schmerzhafte, durch Vaskulitis bedingte knotige Infiltrate meist an den Streckseiten der Unterschenkel als ▸parallergische Hautreaktion auf Gebrauch von Arzneimittel (Jod, Brom, Salicylate, Antipyrin, Phenacetin, Sulfonamide u.a.) oder zu Beginn der Immunisierung (bei Tbk, Sarkoidose [▸LÖFGREN-Syndrom], Lepra, Masern, Scharlach, Keuchhusten), bei Haarzellenleukämie, Lymphopathia venerea, Syphilis, Strepto- u. Staphylokokkeninfektion sowie als ▸Trichophytid. – **E. palmare et plantare symptomaticum:** Dauererythem der Handinnenflächen u. Fußsohlen. Tritt auf bei chron. Lebererkrankungen, Polyarthritis, Karzinomen, systemischem Lupus erythematodes oder Gravidität. – **E. palmo|plantare congenitum symmetricum; E. palmare et plantare hereditarium,** Palmarsyndrom: familiäres, unregelmäßig-dominant erbliches, ausgedehntes, intensiv hell- bis blaurotes Dauer-E. der Handteller u. Fußsohlen; s.a. ▸Palmarerythem. E red palms. – **E. papulatum (Willan):** E. exsudativum multiforme mit papulösen Herden. – **E. solare:** ▸Dermatitis solaris. – **E. subitum:** ▸Exanthema subitum. – **E. toxicum:** E. durch unmittelbare Einwirkung eines unverträgl. Stoffes auf die Haut (s.a. ▸Dermatitis toxica). E toxic e. – **E. t. neonatorum (Mayerhofer):** das allergische oder toxische, urtikarielle oder papulöse Dauer-E.. Handflächen u. Fußsohlen sind meist frei. Im Allg. spontane Auflösung in der 2. Wo. (evtl. aber Rezidiv bis zur 6. Wo.); seine Bläschenform neigt zur Sekundärinfektion.

**Erythematodes:** der ▸Lupus erythematodes.

**Erythematoid, pemphigoides:** *Dermatologie* ▸Pemphigus seborrhoicus.

**Erythem|dosis: 1)** *Dermatologie* die kleinste Strahlendosis, die bei Lichttherapie ein deutliches ▸Erythem erzeugt (»Erythemschwelle«). E erythema dose. **2)** *Röntgenologie* ▸Hauterythemdosis.

**Ery|therm|algie:** *Dermatologie* ▸Erythromelalgie.

**Erythr|ämie,** Erythroblastose: die symptomatische Vermehrung unreifer u. reifer roter Blutzellen v.a. im Knochenmark (i.d.R. deren bösartige Formen). E erythremia. – **E., akute,** akute Erythroblastose der Erwachsenen: (DI GUGLIELMO) als akute myeloische Leukämie (nach FAB-Klassifikation M6) verlaufende »neoplastische« Erkrankung des Bildungssystems der roten Blutkörperchen (▸Erythropoese). ***Klinik:*** Fieber, Leber- u. Milzvergrößerung, oft schwere normochrome ▸Anämie (infolge Ausreifungsstörung) mit peripherer Ausschwemmung atypischer unreifzelliger Erythroblasten; ferner Blutplättchenmangel mit Blutungsneigung; Knochenmarkbefund: Linksverschiebung der Erythropoese (z.T. mit atypischen Formen wie Paraerythroblasten, PAS-positive Erythroblasten, Hämozytoblasten, große lymphoide Retikulumzellen), meist auch eine verminderte Leukozyten- u. Plättchenbildung. Die Ery-Lebenszeit ist verkürzt. In späten Stadien zunehmende Steigerung der Granulopoese (v.a. Myeloblasten), Übergang zur Erythroleukämie oder zur akuten Myeloblastenleukämie. E acute e. – **E., chronische,** chronische reine Erythroblastose des Erwachsenen (Typ HEILMEYER-SCHÖNER): eine der akuten E. ähnliche

Erkrankung, jedoch schleichend verlaufend u. mit weniger ausgeprägten Veränderungen der Erythroblasten (evtl. mit anfänglichem Fehlen der atypischen, PAS-positiven Erythroblasten im peripheren Blut). E chronic e.

**Erythr|algie:** die symptomatischen Formen der ▶Erythromelalgie. E erythralgia.

**Ery|thrasma (inter|triginosum),** Zwergflechte Baerensprung: eine Pseudomykose der Haut durch Corynebacterium minutissimum (Abb.) Scharf u. großbogig begrenzte, braun- bis kupferrote, kaum schuppende, flächenhafte Erytheme v.a. an Oberschenkelinnenseiten (Hodensack bleibt frei!), in den Leistenbeugen u. Achselfalten. Im Ggs. zur Tinea corporis fehlt die Randbetonung. Bei ▶Wood-Licht ziegelrote Fluoreszenz der Herde. E erythrasma.

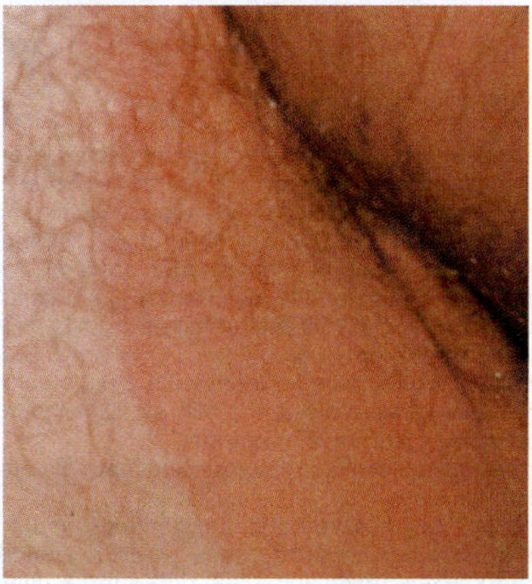

**Erythrasma (intertriginosum).** [411]

**Ery|thrismus:** die rötliche Übereinstimmung (Komplexion) von Haut u. Haaren bei dunkelhäutigen Rassen; i.w.S. auch die Rothaarigkeit (▶Rutilismus). E erythrism.

**Erythrit,** $HOCH_2–(CHOH)_2–CH_2OH$, Erythroglucin, Erythrol, Phyzit: *Biochemie* natürlicher Zuckeralkohol (süß) in Algen u. niederen Pilzen u. – verestert – in Flechten; die optisch aktive D- u. L-Form ist synthetisierbar. E erythritol.

**Erythro-** *(griech.):* Wortteil »rot«, »rotes Blut«. – Ferner *chem* Vorsilbe zur Kennzeichnung von Diastereomeren (s.a. ▶Stereomerie), bei denen sich die funktionellen Gruppen an zwei benachbarten asymmetrischen C-Atomen in *cis*-Stellung befinden (Gegensatz: *threo-*).

**Erythro|blast:** unreife, kernhaltige Vorstufe des Erythrozyten im Knochenmark u. in Herden der extramedullären ▶Erythropoese. E erythroblast.

**Erythro|blast|ämie,** Erythroblastose: das Auftreten von Erythroblasten im peripheren Blut; fast stets krankhaft, z.B. bei akuter myeloischer Leukämie des Typs M6 nach FAB-Klassifikation (s.a. ▶Erythrämie, ▶Erythroleukämie), fetaler ▶Erythroblastose, ▶Embryopathia diabetica, ▶Morbus haemolyticus neonatorum. E erythroblastemia.

**Erythroblasten|phthise:** ▶Erythroblastophthise.

**Erythro|blastom:** geschwulstartige Wucherung des ▶erythropoetischen Systems mit Bildung fehlentwickelter Erythroblasten u. Megakaryozyten. Als primäre Erkrankung oder als Tumorform der ▶Erythrämie; mit Sitz im Knochenmark (»medullär«; selten) u. extramedullär (in der Leber, z.B. als Hamartom angesehen), evtl. auch generalisiert (= **Erythroblastomatose**). E erythroblastoma.

**Erythro|blasto|penie:** Verminderung der Erythroblasten im Knochenmark mit Hemmung der Erythropoese u. mit Retikulozytenmangel im peripheren Blut. Als **akute E.** bei Eiweißmangel (z.B. bei ▶Kwashiorkor); evtl. mit Riesenerythroblasten im Knochenmark; s.a. ▶Knochenmarkaplasie, ▶Owren-Syndrom; als **akute benigne E.** oder Gasser-Anämie eine v.a. nach Virusinfekten, Tonsillektomien, Splenektomien usw. auftretende, gutartige, toxisch-allergische E. bei Kindern. Als **chronische E.** angeboren (als ▶Diamond-Blackfan-Syndrom) oder erworben (diverse chronische hypoplastische Anämien des Erwachsenen). E erythroblastopenia.

**Erythro|blasto|phthise:** Schwund des erythropoetischen Gewebes im Knochenmark; s.u. ▶Anämie, aplastische, s.a. ▶Erythroblastopenie.

**Erythro|blas|tose: 1)** ▶Erythrämie. **2)** ▶Erythroblastämie. **3) E., fetale:** Erythroblastenvermehrung im Blut Neugeborener (10 000–400 000/mm³) als Ausdruck krankhaft gesteigerter – v.a. extramedullärer – Blutbildung (▶Erythropoese) nach Hämolyse oder Blutverlusten, z.B. bei ▶Morbus haemolyticus neonatorum, angeborener Infektion (v.a. Toxoplasmose, Listeriose, Zytomegalie, Syphilis), Sepsis, Fetopathia diabetica, okkulten fetalen Blutungen (fetomaternale oder -fetale Transfusion). E fetal erythroblastosis.

**Erythro|chromie:** *Dermatologie* ▶Xanthochromie.

**Erythro|cuprein:** ▶Hämocuprein. E erythrocuprein.

**Erythro|cyanosis,** Erythrozyanose: *Dermatologie* flächenhaftes, u.U. brennendes oder juckendes Erythem bläulicher Tönung mit follikulären ▶Hyperkeratosen u. teigigem Infiltrat. E erythrocyanosis. – **E. (frigida) crurum puellarum,** Erythema induratum atypicum Denecke, Klingmüller-E., **E. supra|malleolaris:** bei »drallen« Mädchen vorkommende blaurote, wenig schmerzhafte Verfärbung der Unterschenkel (nicht der Füße) mit teigiger Schwellung (»Rot-Dickschenkel«), Irisblendenphänomen u. Bier-Flecken, kombiniert mit allgemeiner follikulärer ▶Keratose u. Neigung zu ▶Pernionen.

**Erythro|cytosis:** ▶Erythrozytose. E erythrocytosis.

**Erythro|derm(i)a, -dermie, -dermatitis:** generalisierte entzündliche Rötung u. Schuppung der Haut (»von Kopf bis Fuß«), oft mit Juckreiz u. Frösteln (Wärmeabgabe) verbunden. Als, auf unveränderter Haut entstandene, **primäre E.** meist symptomatisch, z.B. bei Mycosis fungoides, Lymphogranulomatose, Leukämie, Retikulose. Als **sekundäre E.** bei Ausbreitung einer begrenzten Hautkrankheit (Dermatose), z.B. bei Ekzem, Lichen ruber, Psoriasis vulgaris, Pemphigus, Pityriasis rubra pilaris, und als **Alters-E. (Melano-E.)**, mit Kachexie u. Lymphknotenschwellung. E erythroderm(i)a. – **E. acuta toxica,** Toxicodermia acuta: Scharlach- oder Masern-ähnliches ▶Exanthem mit nachfolgender Schuppung, verursacht meist durch Arzneimittel (Quecksilber, Chinin, Opiate etc.), aber auch durch Vergiftung (z.B. Tollkirschen, Arsen); oft intensiver Juckreiz, schweres Krankheitsgefühl, hohes Fieber. – **E. atopica Hill:** universelles leuchtend rotes, stark schuppendes ▶Erythem mit allgemeiner Lymphknotenschwellung, kalten Gliedmaßen u. äußerst quälendem Juckreiz als schwerste Komplikation des endogenen Ekzems beim ▶Säugling. E atopic e. – **E. de|squamativa neonatorum Leiner-Moussous:** eine sich akut von den intertriginösen Flächen auf die gesamte Körperdecke ausbreitende, großlamellös schuppende, ödematöse E., evtl. mit Anämie u. Darmstörungen; die Maximalform des seborrhoischen ▶Ekzems, v.a. bei Brustkindern (1.–2. Mon.); häufig mit Candida-Infektion. E Leiner's disease. – **E., dys|sebor|rhoische,** Alterserythrodermie: jenseits des 5. Ljz. – u. meist auf dem Boden einer seborrhoischen Konstitution – auftretende chronische, zu ▶Kachexie führende E. mit kleieförmiger Schuppung der Haut (ohne Atrophie u. Sklerosierung). – **E. exfoliativa:** ▶Dermatitis exfoliativa Ritter v. Rittershain u. Wilson-Brocq. – Als **E. e. universalis congenitalis familiaris** die E. ichthyosiformis. – **E. ichthyosiformis cum eruptione pemphigoide,** Epidermodysplasia hystricoides bullosa, Ichthyosis hystrix: angeborene E. mit Blasenbildung (selten, dann als E. i. congenita bullosa BROCQ) sowie großfetzigen Epidermisablösungen u. Hyperkeratose (Bild des »verbrühten Kindes«) als entzündlich-exsudative Variante (Keratose + Erythem + Blasenbildung) der ▸Ichthyosis congenita. Die Veränderungen beruhen auf einer intraepidermalen Spaltbildung. Autosomal-dominanter Erbgang. E bullous congenital ichthyosiform e. – **E., maligne retikulämische:** ▸SÉZARY-Syndrom. – **E. psoriatica:** eine fast die gesamte Haut erfassende ▸Psoriasis. E psoriatic e.

**Erythro|dia|pedese:** Durchtritt von Erythrozyten durch die Kapillarwand infolge Lockerung der Endothelien u. der Fibrillentextur bei krankhafter hochgradiger Gefäßerweiterung u. stark verlangsamter Blutströmung (Prästase). E erythrodiapedesis.

**Erythro|dontie:** Rotfärbung der Zahnsubstanz bei familiärer Porphyrinurie. E erythrodontia.

**Erythro|genin:** s.u. ▸Erythropoetin.

**Erythro|kata|lyse:** der Erythrozytenabbau. E erythrokatalysis.

**Erythro|kerato|dermia:** angeborene (verschiedene Formen) oder erst später auftretende krankhafte Hautverhornung (▸Keratodermie) an Stamm u. Gliedmaßen mit wechselnder erythematöser Note. E erythrokeratodermia. – **E. figutata variabilis Mendes de Costa:** autosomal-dominant vererbte Hautstörung mit veränderlichen Erythemen u. bleibenden Hyperkeratosen. Beginn in früher Kindheit. – **E. progressiva Burns:** autosomal-dominant erbliche Sonderform mit Schwerhörigkeit u. Hornhautveränderungen. E keratitis-ichthyosis-deafness syndrome. – **E. p. symmetrica Gottron:** autosomal-dominant vererbt, Beginn in früher Kindheit.

**Erythro|kinetik:** der Erythrozytenumsatz, quantitativ erfassbar v.a. durch Radiomarkierung ($^{51}$Cr, $^{59}$Fe); s.a. ▸Ferrokinetik. E erythrokinetics.

**Erythro|klasie:** die v.a. auf mechanische Einflüsse zurückzuführende ▸Hämolyse (z.B. durch Herzklappenprothesen aus Kunststoff, bei Hämodialyse, bei mechanischer Resistenzprüfung in vitro); s.a. ▸Anämie, erythroklastische. E erythroclasis.

**Erythro|kont:** eine bei schwerer Anämie (z.B. perniziöser oder hämolytischer), bei Leukämie, Malaria im Blutausstrich v.a. bei verstärkter GIEMSA-Färbung innerhalb der Erythrozyten sichtbar werdende azurophile Stäbchenstruktur (2–3 µm). E erythroconte.

**Ery|throl:** *Biochemie* ▸Erythrit. E erythrol.

**Erythro|leuk|ämie, -leukoblastose, -leukose,** Abk. AEL: akute myeloische Leukämie des Typs M6 der FAB-Klassifikation mit Beteiligung des ▸erythropoetischen Systems (Auftreten atypischer Myelo- u. abnormer Erythroblasten). E erythroleukemia. – **E., symptomatische,** erythroleukämoide Reaktion: Auftreten kernhaltiger Vorstufen der Erythrozyten u. unreifer Zellen der weißen Reihe (▸Granulozytopoese) im peripheren Blut bei extramedullärer Blutbildung im Zusammenhang mit bösartigen Tumoren, die Knochenmarkmetastasen bilden, selten auch bei schweren hämolytischen Krisen. E symptomatic e.

**Erythro|lyse:** *Hämatologie* ▸Hämolyse. E erythrolysis.

**Erythro|lysin:** *Serologie* Hämolysin. E erythrolysin.

**Erythrom:** *Neurologie* umschriebener Erythrozytenaustritt aus Hirngefäßen nach Gehirnerschütterung. E Duret microhemorrhage.

**Erythro|mel|algie,** Ery(thro)thermalgie, Akromelalgie, MITCHELL-Krankheit: eine seltene, idiopathische oder symptomatische (z.B. bei Polycythaemia vera, Gicht) Hautkrankheit mit Durchblutungsstörung (Trophangioneurose als neurovaskuläres Syndrom). Es treten anfallsweise Schmerzen in Händen u. Füßen, eine aktive Hyperämie u. Ödeme der befallenen Körperteile auf. E erythromelalgia, erythermalgia.

**Erythro|melie:** ▸Zyanose blauschwarzer Tönung bzw. Erythemstadium der Körperenden bei ▸Akrodermatitis chronica atrophicans. E erythromelia.

**Erythromycin:** ein ▸Makrolidantibiotikum aus Streptomyces erythreus (Formel). ***Wirkung:*** wirksam gegen grampositive u. einige gramnegative Bakterien, Mykoplasmen u. Chlamydien durch Hemmung der Proteinsynthese; ist schwach toxisch. ***Anw.*** meist als Salz oder Ester, z.B. Glucoheptonat, Lactobionat, Estolat (= E.-propionat-laurylsulfat), Stearat. ***Nachteile:*** rasch eintretende Resistenzsteigerung u. die in therapeutischen Dosen nur bakteriostatische Wirkung. E erythromycin.

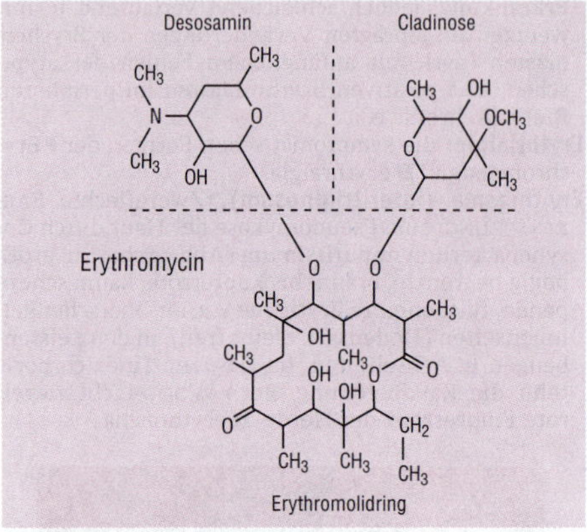


**Erythromycin.**

**Erythro|myelo|blastom:** Geschwulst aus Myelo- u. (weniger) Erythroblasten; meist als Knochenmarktumor. E erythromyeloblastoma.

**Erythro|myelose:** akute ▸Erythroleukämie. E erythremic myelosis.

**Erythron,** Erythrozytenorgan: *Hämatologie* die Gesamtmasse der Erythrozyten u. deren Kern-Zellreifungsklassen, unabhängig von deren intra- oder extravasaler (s.a. ▸Erythropoese) Lage; i.w.S. Bezeichnung für Erythroblastennester im Knochenmark. E erythron.

**Erythro|parasiten:** *Mikrobiologie* in oder auf roten Blutkörperchen parasitierende Erreger, z.B. Babesien, Eperythrozoen, Plasmodien. E erythroparasites.

**Erythro|pathie:** Krankheitsbild, dem eine Hämoglobino- u./oder Enzymopathie zugrunde liegt und das meist mit typischen ▸Erythrozytenanomalien einhergeht; z.B. die Sichelzellenanämie, Elliptozytose, Thalassämie u. – als enzymopenische E. – z.B. die sideroachrestische u. die enzymopathische Methämoglobinämie. Ferner auch endo- oder exogen toxische Formen (z.B. bei Infektionen, Urämie bzw. durch Medikamente, gewerbliche Chemikalien). E erythropathy.

**Erythro|penie:** Verminderung der Erythrozytenzahl im peripheren Blut (s.u. ▸Anämie). E erythropenia.

**Erythro|phage:** ▸Phagozyt, der Erythrozyten – oder Hämoglobinreste – enthält. – Zur **Erythrophagozytose** kommt es v.a. bei erworbenen serogenen hämolytischen Anämien, u. zwar v.a. in Knochenmark, Milz (evtl. mit Splenomegalie) u. Leber. E erythrophage.

**Erythro|phthise:** ▸Erythroblastophthise.

**Erythro|plakia portionis:** roter Fleck am oder um den äußeren Muttermund. Bedarf der diagnostischen Abklärung (Erosio vera? Ektopie? Umwandlungszone? beginnendes Karzinom?). E erythroplakia portionis.

**Erythroplakie, orale:** der ▸Erythroplasie analoges Carcinoma in situ der Mundschleimhaut mit samtartig geröteten, von spritzerartigen Leukoplakien durchsetzten Läsionen. ***Ther.:*** Exzision.

**Erythro|plasie (Queyrat):** relativ scharf begrenzte, wenig infiltrierte, feucht glänzende oder erosive, als Präkanzerose geltende Veränderung an Eichel, weiblicher Scham (heute als ▸VIN [III] bezeichnet), Lippen oder Mund; die Schleimhautvariante der ▸BOWEN-Dermatose. E erythroplasia of Queyrat.

**Erythro|po(i)ese,** Erythro(zyto)genese, Erythroneozytose: Bildung der Erythrozyten durch mitotische

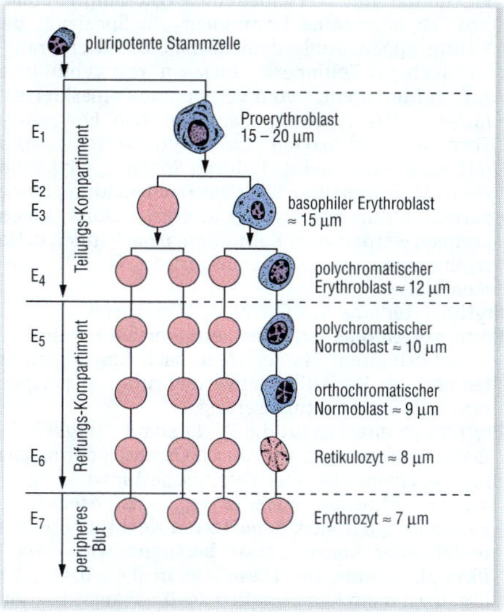


**Erythropo(i)ese:** Reifungsschema der Erythrozyten. [74]

Zellteilung u. -reifung aus unreifen kernhaltigen Vorstufen (Abb.). Erfolgt perisinusoidal im Knochenmark, während der Fetalzeit u. unter krankhaften Verhältnissen auch in Leber u. Milz (**extramedulläre** oder **metaplastische E.**); s. a. ▶ Blutbildung, ▶ Erythropoetin. Reifungscharakteristika: Zunahme des Hämoglobingehalts, Verlust der Zellorganellen (Mitochondrien, Ribosomen) u. schließlich Ausstoßung der Kerne. E erythro(cyto)poiesis.

**Erythropo(i)etịn, erythropoetischer Faktor,** Häm(at)opoietin: zu den ▶ Zytokinen gehörender hämatopoetischer Wachstumsfaktor; in der Niere gebildeter (bei Sauerstoffmangel vermehrt), auch synthetisch bzw. gentechnologisch (»rekombinantes« E., Epoetin) herstellbarer Wirkstoff (Glykoprotein, MG 30–40 · $10^3$), der auf dem Blutweg (»humoral«) die Erythropoese anregt (Zelldifferenzierung, schnelle Vermehrung der Retikulo- u. Erythrozytenzahl im peripheren Blut, Steigerung der Purin- u. Hämsynthese, des Eisenstoffwechsels u. des Sauerstoffverbrauchs). Wird aus seiner inaktiven Vorstufe (Pro-E.) im Blut durch Erythrogenin abgespalten. Die Blutwerte sind erniedrigt bei Hungeranämie, Infektionen, rheumatischen Erkrankungen, chronischen Nephropathien u. Neoplasmen, erhöht bei Blutungs-, hämolytischer, hypo- u. aregeneratorischer Anämie, chron. Hypoxie (s. a. ▶ Höhenanpassung) sowie während der Schwangerschaft, im Nabelschnurblut u. – evtl. mit Polyglobulie kombiniert – bei Nierenerkrankungen wie Nierenzellkarzinom (paraneoplastisches Syndrom), Zystenniere, Nierenarterienstenose. E erythropoietin.

**erythropo(i)ẹtisches System:** die Gesamtheit der roten Blutzellen (Erythrozyten u. deren Vorstufen), i. w. S. einschließlich der den Erythrozyten- u. Hämoglobin-Auf- u. -Abbau regulierenden nervalen u. humoralen Faktoren der ▶ Erythropoese. E erythropoietic system.

**Erythro|prosop|algịe (Bing):** *Dermatologie* Erythromelalgie mit Beteiligung der Akren (= vorstehenden Teile) des Gesichts; i. e. S. das Horton-Syndrom (▶ Arteriitis temporalis).

**Ery|thropsie, -thropie,** Hämalopsie, Rotsehen: Sehstörung (Chromatopsie), bei der alle Objekte in einem rötlichen Farbton erscheinen, z. B. bei Linsenverlust (Aphakie), nach starker Blendung u. bei Schneeblindheit. E erythropsia.

**Ery|throp|sịn:** ▶ Rhodopsin. E erythropsin.

**Ery|thrọ|se: 1)** $C_4H_8O_4$: *Chemie* ein in D- u. L-Form vorkommendes Monosaccharid (Aldotetrose). – Als E.-Phosphat ein Metabolit des Pentosephosphatzyklus. E erythrose. **2)** *Dermatologie* ▶ Erythrosis.

**Erythrọsis,** Erythrose: flächenhafte, unscharf begrenzte, rötlich-bläuliche Hautverfärbung, z. B. bei Polycythaemia vera, Diabetes mellitus, Pellagra; s. a. ▶ Erythem. E erythrosis. – **E. faciạlis:** ▶ Couperose. – **E. interfolliculạris cọlli Miescher,** Cutis punctata linearis colli: E. mit punktförm. Aussparungen der Follikel, v. a. seitlich am Hals, als Folge dauernder Sonneneinwirkung bei Land- u. Bauarbeitern, Seeleuten etc. E poikiloderma of Civatte. – **E. pigmentạta fa|ci|ẹi Brocq:** ▶ Melanosis perioralis et peribuccalis.

**Erythro|therm|algịe:** ▶ Erythromelalgie.

**Erythro|trichịe:** Rothaarigkeit. E redhairedness.

**Erythro|zyanọse:** ▶ Erythrocyanosis.

**Erythro|zyt,** Abk. Ery: das »rote Blutkörperchen« als reife, bei den Säugern kernlose (u. ohne Mitochondrien u. endoplasmatisches Retikulum), bei den übrigen Vertebraten kernhaltige Endform der ▶ Erythropoese. Beim Menschen eine scheibenförmige Zelle mit zentraler Delle an der Ober- u. Unterseite u. dadurch in der Seitenansicht bikonkaver Form (s. a. Abb.). Hoch spezialisierter »korpuskulärer« Bestandteil des Blutes ohne eigenen Atmungsstoffwechsel, der mit seinem Hämoglobin den Sauerstofftransport im Organismus vollzieht und aktive ATP-abhängige Stoffwechselleistungen wie Methämoglobin-Reduktion, Kationenpumpe u. andere Membranfunktionen vollbringt. Die Lebensdauer beträgt unabhängig vom Alter 100–120 Tg. (tgl. Ersatz ca. 0,8 %, ▶ Blutmauserung). Bei Hypoxie erfolgt Calciumionenvermehrung im Zellinnern, u. Verformbarkeit u. Elastizität nehmen ab (dadurch Verschlechterung der Mikrozirkulation). S. a. ▶ Erythrozyten...; ▶ Anämie, ▶ Blut..., ▶ Hämato..., ▶ Hämo..., ▶ Stammzellen. E erythrocyte, red blood cell. – **E., ge-**

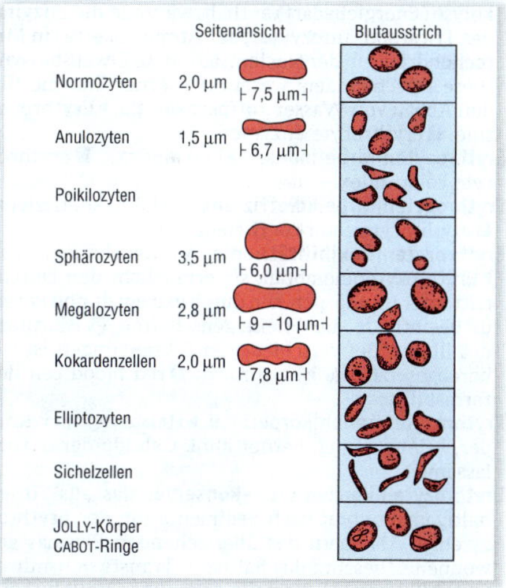


**Erythrozyt:** normale u. pathol. Erscheinungsformen. [120]

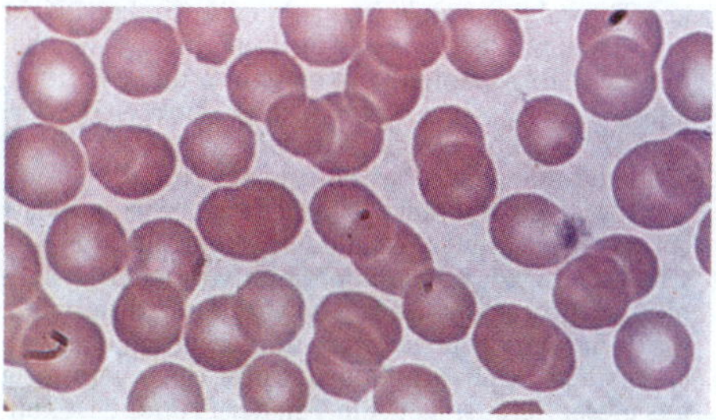

**Erythrozyt:** Blutausstrich. [198]

**tüpfelter:** s.u. ▸basophile Tüpfelung. – **E., vitallgranulierter:** ▸Retikulozyt.

**Erythrozyten|agglomeration:** *Hämatologie* s.u. ▸Agglomeration. E erythrocyte agglomeration.

**Erythrozyten|agglutination:** *Serologie* ▸Hämagglutination; s.a. ▸Agglutination... E erythrocyte agglutination.

**Erythrozyten|aggregation:** *Hämatologie* ▸Agglomeration. S.a. ▸Erythrozytenvolumenverteilungskurve. E red blood cell aggregation.

**Erythrozyten|anomalie:** Abweichung des Erythrozyten von der normalen Form oder Größe, z.B. als ▸Makro-, ▸Mikro-, ▸Megalozyt; s.a. ▸Erythrozyt (dort Abb.). Ist entweder erworben, v.a. bei Stoffwechselstörungen (z.B. Megalozyten bei Vitamin-$B_{12}$-Mangel, ▸Anulozyten bei Eisenmangel) u. Erkrankungen der Blutbildungssysteme (z.B. Poikilozyten bei Leukämie u. aplastischer Anämie), oder angeboren (z.B. Kugel-, Sichel-, ▸Targetzellen, ▸Elliptozyten; s.a. ▸Fragmentozyt); meist als Folge einer Veränderung der ▸Erythrozytenmembran bei einem Enzymdefekt u. bei pathologischem Hämoglobin; s.a. ▸Erythropathie. E erythrocyte anomaly.

**Erythrozyten|antigene:** s.u. ▸Blutgruppen; s.a. ▸Antigen... E erythrocytic antigens.

**Erythrozyten|antikörper:** s.u. ▸Blutgruppenantikörper, ▸Isohämagglutinin, ▸Isohämolysin, ▸Isoantikörper; s.a. ▸Autoantikörper (dort Tab.). E anti-erythrocytic antibodies.

**Erythrozyten|diagramm:** ▸PRICE-JONES-Kurve.

**Erythrozyten|enzyme:** die im Laufe der ▸Erythropoese zunehmend spezialisierte Enzymausstattung des menschlichen Erythrozyten, der bei Vollreife neben Hämoglobin (ca. 33 % des Ery-Frischgewichtes) u. der Carbonatdehydratase, dem Träger des Gastransports, v.a. Enzyme des aktiven Elektrolyttransports (für Osmoregulation, Kationenpumpe) u. der ▸Glykolyse (Energiebedarf) enthält, während die Enzyme des Tricarbonsäurezyklus, der Atmungskette (in Mitochondrien) u. der Nucleinsäuren- u. Eiweißbiosynthese verschwinden; wesentlich ferner Enzyme für den Abbau von Wasserstoffperoxid; s.a. ▸Erythropathie. E erythrocyte enzymes.

**Erythrozyten|färbe|index:** ▸Färbeindex. E erythrocyte color index.

**Erythrozyten|färbe|ko|effizient:** ▸Färbekoeffizient. E erythrocyte color coefficient.

**Erythrozyten|flexibilität:** die Verformbarkeit der ▸Erythrozytenmembran; sie ermöglicht den Durchtritt roter Blutkörperchen durch extrem dünne Poren u. beeinflusst die Fließeigenschaften (Viskosität) des Blutes. Bei verschiedenen Erkrankungen ist sie herabgesetzt; s.a. ▸Erythrozyt. E red blood cell deformability.

**Erythrozyten|innen|körper:** s.u. ▸HEINZ-, ▸JOLLY-Körper, ▸CABOT-Ring. Ferner ähnl. Gebilde der α-Thalassämie.

**Erythrozyten|konzentrat, -konserve:** das aus citrathaltigem Vollblut nach Sedimentation der Erythrozyten u. Abheben des überstehenden Plasmas gewonnene, beschränkt haltbare Transfusionsmittel (s.a. ▸Blutersatz). Vorteile gegenüber Vollblutkonserve: geringere Volumen- u. Citratzufuhr u. weniger Sensibilisierung durch andere Blutbestandteile (Leuko-, Thrombozyten); höherer therapeutischer Effekt bei Anämien. Bei Eiweißunverträglichkeit sowie hämolytischen Anämien können gewaschene Erythrozyten (s.u. ▸Erythrozytenwäsche) verabreicht werden. E red blood cell concentrate.

**Erythrozyten|mauserung:** ▸Blutmauserung.

**Erythrozyten|membran:** die ▸Zellmembran der Erythrozyten; besteht aus Lipiden (Neutrallipide, v.a. Cholesterin, Phospholipide, Sphingolipide, Glykolipide) u. Proteinen, die z.T. mit ihrem hydrophoben Teil von innen oder außen in der Lipidmembran stecken oder – bei hydrophobem Mittelteil – beidseitig aus dieser herausragen; ein Teil der Proteine ist kontraktil (Spectrine, Actin, Glykophorin), bestimmt die Flexibilität mit; verschiedene Glyko-Sphingolipide bzw. Glykoproteine bestimmen die Spezifität der ▸Blutgruppen. Außerdem enthält die Membran – wie auch das Zellinnere – locker u. fest gebundene, z.T. in Membrankrypten verborgene (»maskierte«) Enzyme. Die typische, jedoch in sich bewegliche Form der Erythrozyten (s.a. ▸Erythrozytenflexibilität) wird wahrscheinlich durch Spectrin, Glykophorin u. Actin gehalten. Die Oberflächenladung ist negativ, v.a. durch Neuraminsäurereste. Durch Ionenpumpen werden aktiv Kaliumionen nach innen u. Natriumionen nach außen transportiert. E erythrocyte membrane.

**Erythrozyten|organ:** ▸Erythron. E erythron.

**Erythrozyten|regeneration:** gesteigerte ▸Erythropoese bei erhöhtem Blutzerfall u. nach Blutungen; erkennbar an Retikulozytenvermehrung im peripheren Blut. S.a. ▸Blutmauserung.

**Erythrozyten|resistenz:** die Widerstandsfähigkeit der Erythrozyten gegen eine durch Osmose oder mechanische, chemische oder thermische Einwirkung bedingte Auflösung (▸Hämolyse). – **E., osmotische:** E., die in hypotonen, gepufferten Kochsalzlösungen in fallender Konzentration bestimmt wird (Abb.). Physiol. beginnt die Hämolyse in 0,46–0,42 %iger Lsg. u. ist dann komplett in 0,34–0,30 %iger Lsg. Anfang u. Ende der Hämolyse bestimmen die »Resistenzbreite«. Die E. ist herabgesetzt z.B. bei Kugelzellanämie, erhöht bei akutem Blutverlust, nach Milzentfernung (▸Splenektomie), evtl. bei perniziöser Anämie. Eine gleichzeitige Erhöhung der Resistenzbreite u. der Maximalresistenz ist typisch für ▸Thalassämie. E erythrocyte resistance (osmotic).

**Erythrozyten|schatten:** ▸Blutkörperchenschatten; s.a. ▸Erythrozytenstroma. E ghost (corpuscle).

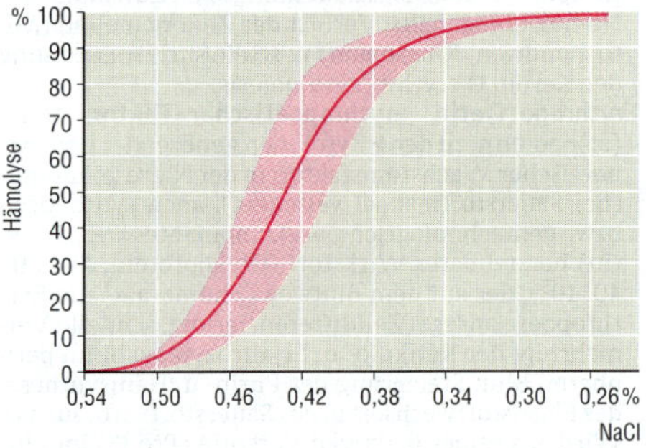


**Erythrozytenresistenz, osmotische:** Konzentration der NaCl-Lösung (Abszisse), Hämolysegrad in % (Ordinate). [14]

**Erythrozyten|senkungs|geschwindigkeit:** ▸Blutkörperchensenkungsreaktion. E erythrocyte sedimentation rate (= ESR).

**Erythrozyten|stroma:** das Gerüst der Erythrozyten, d.h. die nach Hämolyse zurückbleibende Eiweißgerüstsubstanz samt – freien u. gebundenen – Lipiden; der ▸Blutkörperchenschatten. E ghost.

**Erythrozyten|suspension:** Aufschwemmung von Erythrozyten in physiologischer Kochsalzlösung; dient u.a. zur Blutgruppen-Bestg., zum Nachweis seltener Erythrozytenantigene, für den COOMBS-Test.

**Erythrozyten|verformbarkeit:** ▸Erythrozytenflexibilität. E red blood cell deformability.

**Erythrozyten|verteilungs|kurve:** ▸PRICE-JONES-Kurve. E erythrocyte distribution curve.

**Erythrozyten|volumen:** **1)** Gesamtvolumen: das aus der Gesamtblutmenge u. dem ▸Hämatokrit errechnete Volumen aller Ery; s.a. ▸Blutvolumen. E red blood cell volume. **2)** Einzelvolumen: das elektronisch (s.u. ▸Erythrozytenvolumenverteilungskurve) bestimmte oder aus dem Hämatokrit u. der Erythrozytenzahl berechnete mittlere zelluläre Volumen (MCV) der einzelnen Erythrozyten; ca. 90 fl (= $\mu m^3$). E mean corpuscular volume (= MCV).

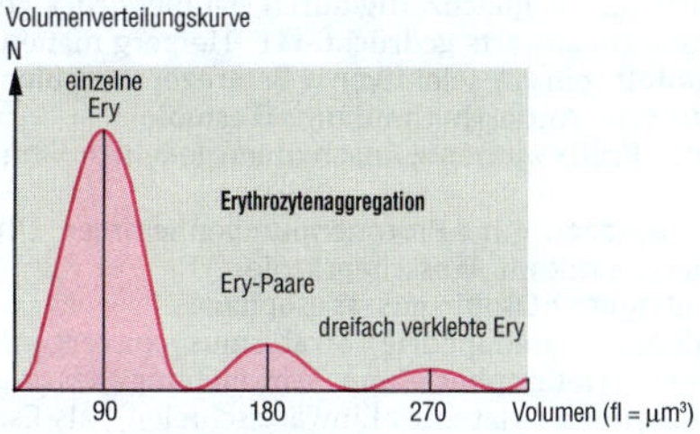


**Erythrozytenvolumenverteilungskurve.**

**Erythrozyten|volumen|verteilungs|kurve:** die graphische Darstellung der mit einem – dafür eingerichteten (z. B. Zentralstrahlkapillare, Impulshöhenanalysator) – Partikelzählgerät gemessenen symmetrischen Volumenverteilung der Erythrozyten. Veränderungen des Durchschnittvolumens (MCV) oder der Verteilungsform kommen z. B. bei verschiedenen Formen der Anämie vor. E red blood cell volume distribution curve.

**Erythrozyten|wäsche:** weitgehende Abtrennung der Erythrozyten vom Plasmaeiweiß; s. a. ▶ Erythrozytenkonzentrat. Erfolgt durch Zentrifugieren des ungerinnbar gemachten Bluts, Abpipettieren des Plasmas einschließlich der Thrombo- u. Leukozyten, Suspendieren des Ery-Sediments in physiologischer Kochsalzlösung, erneutes Zentrifugieren u. Abpipettieren der NaCl-Lsg. Der Vorgang ist mehrfach zu wiederholen. E erythrocyte washing.

**Erythrozyten|zählung:** Bestg. der Zahl der Erythrozyten pro Volumeneinheit; wird in T/l (Tera [entspr. $10^{12}$] pro Liter) bzw. $10^6/mm^3$ angegeben. Messung meist elektronisch im ▶ Partikelzählgerät (Normalbereich: 4,4–6,0 T/l) bzw. mikroskopisch in der ▶ Zählkammer (Normalbereiche: bei ♀ 4,2–5,5 T/l; bei ♂ 4,5–6,3 T/l). E red blood cell count.

**Erythrozyten|zylinder:** aus roten Blutkörperchen bestehender ▶ Harnzylinder; meist bei Glomerulonephritis. E red blood cell cast, erythrocyte cast.

**Erythrozyt|hämie:** ▶ Erythrozytose. E erythrocythemia.

**Erythro|zyto|blast:** ▶ Erythroblast. E erythrocytoblast.

**Erythrozyto|lyse:** ▶ Hämolyse. E erythrocytolysis.

**Erythrozyto|pathie:** ▶ Erythropathie.

**Erythrozyto|penie:** Verminderung der Erythrozyten im peripheren Blut; s. a. ▶ Anämie. E erythrocytopenia.

**Erythrozyto|poese:** ▶ Erythropoese.

**Erythro|zytose:** **1)** erhöhte Erythrozyten-Zahlen im peripheren Blut (s. a. ▶ Erythrozytenzählung). E erythrocytosis. **2)** ▶ Polyglobulie; s. a. ▶ Polycythaemia rubra vera. E erythremic polycythemia.

**Erythro|zyt|urie:** ▶ Hämaturie, i. e. S. die Mikrohämaturie. E erythrocyturia.

**Erythr|urie:** Ausscheidung rötlichen Harns, i. e. S. bei Hämat- u. Hämoglobinurie, aber auch bei Urobilinogen-, Bilirubin- u. Porphyrinurie sowie nach Einnahme bzw. Genuss bestimmter Arzneimittel bzw. Nahrungsmittel (z. B. Rote Bete). E erythruria.

**Erziehungsurlaub:** Möglichkeit der Arbeitsunterbrechung für den Erziehenden bis zu 36 Monaten. Wird geregelt durch das Bundeserziehungs- bzw. Bundeserziehungsgeldgesetz (§§ 15, 16, 18 u. 19 BErzGG).

**ES:** *Kardiologie* Abk. für ▶ Extrasystole. E ES.

**Es:** **1)** *Psychologie* (FREUD) das Unbewusste als Bereich triebhaften Drangs; die durch Triebe (Eros: Destruktionstrieb) bestimmte Instanz als eine der 3 Schichten des Seelischen (▶ Schichtenlehre). Das Es wird dem rational-willensgeprägten Ich als der Sphäre des Bewusst-Seelischen gegenübergestellt (s. a. ▶ Über-Ich); es kennt keinen Widerspruch, keine Negation oder Zeit, sondern strebt die direkte Befriedigung des triebhaften Verlangens an. E id. **2)** *Chemie* Zeichen für ▶ Einsteinium. E Es.



**Esbach-Probe** (GEORGES H. E., 1843–1890, Arzt, Paris): Eiweiß-Nachweis im Harn anhand der gelblichen Fällung nach Zusatz von **E.-Reagens** (wässrige Pikrinsäure-Zitronensäure-Lsg.; 1+2 g in 100 ml); die grobquantitative Bestg. erfolgt im graduierten »Albuminimeter«. E Esbach's method, E.'s reagent.

**escaped beat** *(engl.): Kardiologie* ▶ Ersatzsystole.

**Escape-Mechanismus** *(engl. = entweichen): Immunologie* unkontrolliertes, »außer Kontrolle geratenes« Wachstum von Tumorzellen, die durch die Immunabwehr des Körpers nicht erfasst wurden.

**Escharo|tomie:** Inzision des Verbrennungsschorfes (**Eschar**) zur mechan. Entlastung. E escharotomy.

**Esch-Becken** (PETER E., 1874–1952, Frauenarzt, Marburg, Münster): das ▶ Kartenherz- bzw. Schnabelbecken (Letzteres in sich zusammengedrückt) bei Osteodystrophia fibrosa u. Osteogenesis imperfecta.

**Escher-Hirt-Syndrom:** autosomal-dominant erbliche Schallleitungsschwerhörigkeit (infolge fehlender Amboss-Steigbügel-Verbindung [verkürzter Ambossschenkel; Steigbügelkopfaplasie]); kleine Ohrmuscheln mit großem, verdicktem Ohrläppchen.

**Escherich-Bakterium** (THEODOR E., 1857–1911, Kinderarzt, Graz, Wien): ▶ Escherichia coli.

**Escherichia coli,** Coli-Bakterium: Art der Gattung Escherichia (Fam. Enterobacteriaceae); kurze, fakultativ anaerobe, bewegliche oder unbewegl., gramnegative, gasbildende Stäbchen, die Glucose vergären u. Milchzucker säuern; kommen ubiquitär in Boden, Wasser u. Stuhl vor. Das Bakterium ist wichtiger Bestandteil der physiologischen Darmflora des Menschen (u. verschiedener Vertebraten; ist der geeignete Indikator für fäkale Wasserverunreinigung), ist aber fakultativ auch Krankheitserreger, v. a. von Säuglingsdiarrhö u. Harninfektionen; s. a. ▶ Coli... Anhand der O- u. H-Antigene werden zahlreiche verschiedene Serotypen unterschieden; s. a. ▶ Dyspepsie-Coli. – Forschungsobjekt v. a. der Biochemie, Genetik, Molekularbiologie. E E. coli, colibacillus. – **E. c., enterohämorrhagische,** Abk. EHEC: durch Gen-Austausch veränderte u. virulent gewordene, v. a. bei Rindern vorkommende E. c., die mit kontaminierten Nahrungsmitteln oder direkt (fäkal-oral von Mensch zu Mensch oder Tier zu Mensch) übertragen werden u. bei 5–10 % der Infizierten (v. a. Kinder) ein ▶ hämolytisch-urämisches Syndrom auslösen

| | ETEC | EIEC | EHEC | EPEC |
|---|---|---|---|---|
| **Lokalisation** | Dünndarm | Dickdarm | Dickdarm | Dünndarm |
| **Morphologie** | intakte Mukosa, Hyperämie | Entzündung, Ulzeration, Nekrosen | Destruktion der Mikrovilli, Nekrosen | Destruktion der Mikrovilli |
| **Pathogenese** | Enterotoxin | Invasion in die Enterozyten | Verozytotoxin | Adhären, Enterozyten |
| **Klinik** | Reisediarrhö, Diarrhö bei Kindern | blutige Diarrhö | hämolytisch-urämisches Syndrom | Diarrhö bei Säuglingen u. Kindern |

ETEC = enterotoxische E.-coli-Stämme; EHEC = enterohämorrhagische E.-coli-Stämme; EIEC = enteroinvasive E.-coli-Stämme; EPEC = enteropathogene E.-coli-Stämme

**Escherichia coli:** infektiologische Aspekte bei darmpathogenen E.-coli-Stämmen. [53]

können. Mildere Formen führen zu hämorrhagischer Colitis, einfacher Coli-Dyspepsie oder verlaufen asymptomatisch; s. a. Tab. Treten in Gemeinschaftseinrichtungen z. T. endemisch auf. Isoliert wurden v. a. Serovar O157:H7, O157:$H^-$, O26:H11 u. O111:$H^-$. E enterohemorrhagic E. coli.

**Escobar-Syndrom:** wahrscheinlich autosomal-rezessiv erbliches Krankheitsbild mit Flügelfellbildungen (multiple Pterygien), Kamptodaktylie, Syndaktylie, Kleinwuchs, Schwerhörigkeit, Gesichts- u. Genitalfehlbildungen. E pterygium syndrome.

**ESCOP** *(engl.)* Abk. für **E**uropean **S**cientific **C**ooperation **o**f **P**hytotherapy: Kommission auf europäischer Ebene, die sich darum bemüht, über die Ländergrenzen hinweg einheitliche europ. Monographien über Phytopharmaka zu erstellen, die von jedem EU-Mitgliedsland anerkannt werden.

**Escudero-Nemenow-Zeichen** (Pedro E., 1877–1963, argentin. Internist; M. N., Röntgenologe, St. Petersburg): *Röntgenologie* bei tiefer Einatmung erfolgende Abflachung eines Rundschattens der Lunge als Zeichen für seine zystische Natur (v. a. Echinokokkuszyste).

**Eserin:** ▸Physostigmin. E eserine, physostigmine.

**ESES-Syndrom,** Abk. für **e**lektrischer **S**tatus **e**pilepticus während des **S**chlafes: zerebrales Anfallsleiden des Kindesalters (Erkrankungsgipfel 8. Lj.) mit überwiegend nächtlichen Krampfanfällen u. leichter ▸Retardierung. E ESES syndrome.

**ESG,** Abk. für **E**rythrozyten**s**enkungs**g**eschwindigkeit: ▸Blutkörperchensenkungsreaktion. E ESR.

**esL:** Abk. für **e**lektro**s**tatische **L**adungseinheit. E esu (electrostatic unit).

**Esmarch** (Johann F. A. v. E., 1823–1908, Chirurg, Kiel). – **E.-Blutleere:** auf indirekte Blutstillung an Gliedmaßen gerichtete präoperative »künstliche Blutleere« mittels einer **E.-Binde** (umsponnene Gummibinde, etwa 6 cm breit, bis 2 m lang; s. a. ▸Expulsionsbinde), eines E.-Schlauchs (Gummischlauch) oder einer pneumatischen Manschette. Erfolgt allgemein mit proximal des vorgesehenen Operationsgebiets beginnendem u. in Richtung des Rumpfes ausgeführtem Ausstreichen des Blutes aus der erhobenen Gliedmaße; die nachfolgende elastische Abschnürung vor (= proximal) dem Op.-Gebiet muss zum Verschwinden des örtlichen peripheren Pulses führen. Nach Beendigung der Blutleere tritt eine reaktive Hyperämie auf mit Blutungsgefahr, u. U. auch ein ▸Tourniquet-Schock.– Die Anw. kann zu Drucklähmung (v. a. des Nervus radialis) u. zu ischämischer Kontraktur führen; kontraindiziert bei Entzündung, bösartigem Tumor, Arteriosklerose, Thrombose. E Esmarch's tourniquet. – **E.(-Heiberg)-Handgriff** (Jacob Munch v. H.): Handgriff zur Freihaltung des Rachens von der in der Narkose, im Schock oder Koma zurücksinkenden Zunge bzw. zur gewaltsamen Mundöffnung: Durch Fingerdruck gegen den Kieferwinkel des in Rückenlage befindlichen Patienten wird der Unterkiefer – u. damit das Zungenbein – nach vorn u. gleichzeitig durch Daumendruck gegen das Kinn abwärts gedrückt. E E.-Heiberg maneuver.

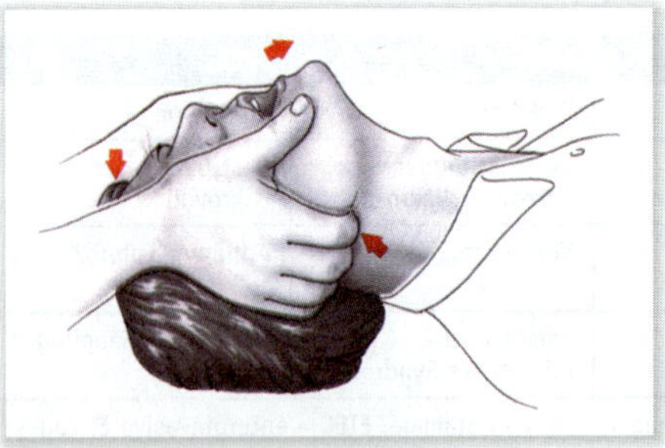

**Esmarch(-Heiberg)-Handgriff:** Reklination des Kopfes, Öffnen des Mundes, Vorschieben des Unterkiefers. [432]

**Esmolol:** ein $\beta_1$-selektiver ▸Betarezeptorenblocker; *Anw.* als Antiarrhythmikum. E esmolol.

**eso...:** Präfix »innen«, »nach innen gekehrt«, »hinein in...«.

**Esomeprazol:** ein ▸Protonenpumpenhemmer; Ulkustherapeutikum. E esomeprazole.

**Esophagus:** ▸Ösophagus. E esophagus.

**Eso|phorie,** Endophorie, Strabismus convergens latens: ▸Heterophorie mit Abweichung des Auges nach innen (= latentes Einwärtsschielen), als Esohyperphorie bzw. -hypophorie kombiniert mit Abweichung nach oben bzw. unten. E esophoria.

**Eso|phylaxie:** nach innen gerichtete biologische Schutzfunktionen der Haut gegen Infektionen als endokrine Leistung der Epidermiszellen. E esophylaxis.

**Eso|tropie,** Innenschielen: hierzu zählen **1)** frühkindliche Schielsyndrome, charakterisiert durch großen konvergenten Winkel (variabel), Nystagmus (Latens-Typ), dissoziiertes Höhenschielen, blickrichtungsabhängige Winkelunterschiede, Kopfschiefhaltung (alle Symptome können auch einzeln auftreten). **2)** Mikrostrabismus convergens, typisch ist die anomale Sensorik bei kleinem Winkel mit anomaler Fusion, anomaler Stereopsis u. anomaler Korrespondenz. Es besteht höchste Amblyopiegefahr. Betroffen sind vor allem Kinder. **3)** normosensorisches Spätschielen (ältere Kinder u. Erwachsene), akuter Beginn der Symptome (Abreißen der Fusion) mit deutlich erkennbarem Winkel u. oft Diplopie. Sensorik normal. **4)** akkommodative Esotropie, akkommodativer Konvergenzexzess; relativ seltene Schielformen, treten meist intermittierend auf, zeitweise stehen die Augen parallel. Beim akkommodativen Konvergenzexzess ist das Schielen nur bei Nahsehen nachweisbar. Sensorik: in der Abweichphase Suppression, bei Parallelstandsphase (fast) normales Binokularsehen. E esotropia.

**Espundia** *(span. = Beule):* örtliche (Bolivien) Bezeichnung für die ▸Haut-Schleimhaut-Leishmaniase.

**ESR:** **1)** *(engl.)* Abk. für **e**rythrocyte **s**edimentation **r**ate: ▸Blutkörperchensenkungsreaktion. **2)** Abk. für ▸Elektronenspinresonanz.

**Essen auf Rädern:** von gemeinnützigen Organisationen angebotene mobile Dienstleistung zur Verköstigung von alten oder hilfsbedürftigen Menschen. Das fertig zubereitete u. portionsweise abgepackte Essen wird entweder wöchentlich bzw. monatlich tiefgefroren zum Aufwärmen geliefert oder täglich frisch zubereitet und warm gebracht.

**Essen|reichen:** Pflegeintervention zur Unterstützung des Pat. beim Essen u. Trinken, zur Aufrechterhaltung seines physiologischen Gleichgewichts, zur Befriedigung des physischen Wohlbefindens und zur Erhaltung des sozialen u. kulturellen Umfelds, um seine optimale Lebensqualität zu fördern. Direkte pflegerische Tätigkeit, die Anleitungs-, Kontroll- u. Überwachungsaufgaben mit einschließt.

**Essentia** *(latein.):* ▸Essenz.

**essentiell:** wesentlich, selbstständig. E essential. **1)** *Pathologie* nicht organisch bedingt oder ohne bekannte Ursache (etwa ▸idiopathisch, ▸kryptogen). **2)** *Biochemie* lebensnotwendig, z. B. e. Aminosäuren, e. Ekzem (Ekzema atopicum), e. Fettsäuren, e. Lymphozytenphthise.

**Essenz,** Essentia: konzentrierte Zubereitung (z. B. Destillat, Extrakt) natürlicher oder künstlicher Aromastoffe als Geruchs- oder Geschmackskorrigens für Arzneien. E essence.

**Esser** (Johannes F. S. E., 1878–1946, holländ. Chirurg). – **E.-May-Plastik:** plastische Erweiterung der Orbita durch Implantation einer Plombe zur Bildung einer prothesenfähigen Augenhöhle. – **E.-Pierce-Gillies-Plastik:** totaler Ohrmuschelersatz durch einen hinter dem Ohr gestielten, mit Rippenknorpel verstärkten Haut-Periostlappen u. – in 2. Sitzung –

durch Ohraufrichtung mittels Einpflanzung einer sichelförmigen Plombe. – **E.-Plastik:** zweischichtiger plastischer Verschluss eines Oberkieferhöhlen-Gaumen-Defekts durch einen Umschlaglappen aus Wangen- u. Gaumenschleimhaut u. durch einen türflügelart. Epidermislappen aus der Nasolabialfalte (Angularislappen). E Esser graft.

**Essig:** ▸Acetum; s.a. ▸Acet... E vinegar.

**Essig|bakterien:** ▸Acetobacter.

**Essigsäure,** $CH_3COOH$, Acidum aceticum, Äthansäure: ätzende organische Säure in 30- bis 95 %iger wässeriger Lösung (> 95 %ig als Eisessig = Acidum aceticum glaciale). *toxik* ***Vergiftung*** führt zu Hämolyse, Schock, Azidose, Lungenödem, Nierenversagen. *pharm* ***Anw.*** als Ätzmittel, Ansäuerungsmittel. – Salze: Acetate. E acetic acid. – **E., aktivierte:** s.u. ▸Acetyl-Coenzym A. E activated a. a.

**Essig|säure-Gentiana|violett-Lösung:** Lsg. aus 3 Tr. gesättigter alkohol. Gentianaviolett-Lsg. in 500 ml verdünnter Essigsäure als Farblösung für Leukozytenzählung. E acetic acid-gentian violet solution.

**Essig|säure-Koch|probe:** Eiweiß-Nachweis im Harn durch die nach Erhitzen u. Zusatz einiger Tr. 10 %iger Essigsäure eintretende weiße Fällung (durch Phosphat oder Carbonat bedingte Harntrübungen verschwinden dagegen).

**Essig|säure-Probe:** **1)** ▸Rivalta-Probe. E acetic acid test. **2)** *Gynäkologie* s.u. ▸Kolposkopie. **3)** Essigsäure-Kochprobe.

**essigsaure Tonerde:** ▸Aluminium aceticum solutum. E Burow's solution.

**Ess|löffel:** übliches Dosiermaß für flüssige Arzneien; ca. 15 ml (Wasser). E table spoon.

**Ess|störungen:** Oberbegriff für psychosomatische Störungen in Verbindung mit der Nahrungsaufnahme; dazugerechnet werden ▸Anorexia nervosa, ▸Bulimia nervosa, Adipositas u. Essattacken bzw. Erbrechen bei anderen psychischen Störungen. E eating disorders.

**E-Stadien:** die ▸exoerythrozytären Formen der Malariaplasmodien. E E-stages.

**Ester:** chemische Verbindung, entstanden – unter Wasserabspaltung – durch »Veresterung« (Kondensationsreaktion vergleichbar der anorgan. Salzbildung) einer organ. oder anorgan. Säure (oder deren Derivate) mit Alkoholen; z.B. die organischen E. der allg. Formel R-COOR' (R,R' = $CH_3$, $C_2H_5$ usw.). Aus mehrwertigen Säuren entstehen saure oder neutrale E., aus Glycerin u. Fettsäuren die Neutralfette (Glyceride), aus langkettigen Carbonsäuren u. Alkoholen die Wachse. E ester.

**Esterasehemmer:** ▸Acetylcholinesterasehemmer.

**Esterasen:** ▸Enzyme (▸Hydrolasen), die Esterbindungen (▸Ester) hydrolytisch aufspalten (Esterhydrolasen), z.B. (Acetyl-)Cholinesterase. E esterases.

**Ester|bilirubin:** das direkte ▸Bilirubin.

**Ester|fett|säuren:** veresterte ▸Fettsäuren. E esterized fatty acids.

**Ester|hydrolasen:** ▸Esterasen.

**Esthesio|neuroblastom,** Olfaktoriusneuroblastom: langsam wachsender, aber maligner, seltener intrakranieller Tumor im Bereich der Rinne des Nervus olfactorius; meist im mittleren Lebensalter. ***Klinik:*** u.a. Ausfall des Riechvermögens, Irritation der Frontalhirnbasis, Meningitis. ***Diagn.:*** Computer-, Kernspintomographie. E esthesioneuroblastoma.

**Esthiomène:** genito(ano)rektale ▸Elephantiasis. E esthiomene.

**Estlander-Létiévant-Operation:** extrapleurale Thorakoplastik durch subperiostale Rippenresektion; ***Anw.*** bei Empyemresthöhle.

**Estradiol:** internationaler Freiname für ▸Östradiol.

**Estramustin:** ein Zytostatikum (▸Alkylanzien); zusätzlich östrogen wirkendes Kombinationsmolekül aus Östradiol u. Stickstofflost. ***Anw.*** v.a. bei Prostatakarzinom. E estramustine.

**Estriol:** internationaler Freiname für ▸Östriol.

**Estrogene:** internationaler Freiname für ▸Östrogene. E estrogens.

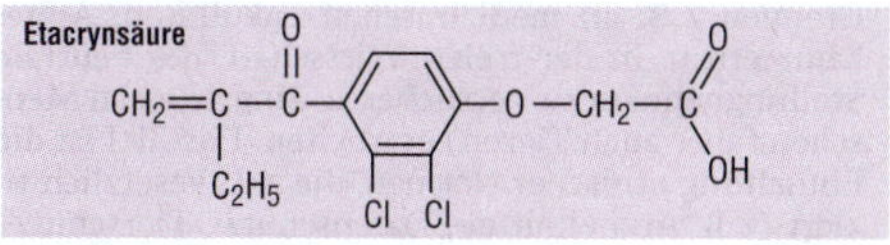


**Etacrynsäure.**

**ESV,** Abk. für **e**nd**s**ystolisches **V**entrikelvolumen: ▸Restblut.

**ESWL:** Abk. für **e**xtrakorporale ▸**S**toß**w**ellen**l**ithotripsie.

**ET:** **1)** Abk. für ▸**E**mbryo**t**ransfer. **2)** Abk. für ▸**E**ndo**t**heline.

**Etacrynsäure,** Ethacrinsäure, 2,3-Dichlor-4-(2-ethylacryloyl)phenoxyessigsäure: ▸Diuretikum mit saluretischen Eigenschaften (s. Abb.). E ethacrynic acid.

**Etagen|aorto|graphie:** *Röntgenologie* ▸Aortographie zur »selektiven« Darstellung eines Bauchaortenabschnitts einschließlich seiner Organäste (z.B. Nierenarterien) durch Einbringen des Kontrastmittels über einen in entsprechende Aortenbereiche vorgeschobenen Gefäßkatheter mit weiter Lichtung u. nur seitlichen Öffnungen. E layer aortography.

**Etagen|naht:** schichtweise, z.T. versenkte Naht tiefer Wunden unter Wiedervereinigung der einzelnen Schichten (»schichtweiser Wundverschluss«) in anatomischer Reihenfolge (z.B. Peritoneum, Faszie, Unterhautgewebe, Haut) u. unter Vermeidung »toter« Räume. E layer suture.

**Etagen|tuberkulose:** von einem kolliquativen Tuberkuloseherd des Halsbereichs »per continuitatem« zum Gesicht aufsteigende Hauttuberkulose (▸Lupus vulgaris).

**Etamivan:** ein ▸Analeptikum. E etamivan.

**Etanercept:** selektives Immunsuppressivum; ▸Tumor-Nekrose-Faktor-α-Antikörper; ***Wirkung:*** Es bindet TNF-α u. verhindert so sein Andocken an der Zelloberfläche; ***Anw.*** als langfristig wirksames Antirheumatikum. E etanercept.

**état** *(franz.):* Zustand, ▸Status. E état, condition, state. – **é. craquelé:** stark ausgetrocknete, spröde Haut mit netzförmig einreißenden Schuppenauflagerungen u. Juckreiz; v.a. nach Gebrauch von Fettlösern, synthetischen Detergenzien u. nach ständig erfolgtem längerem Waschen. E eczema craquelé. – **é. criblé:** siebartige Lückenbildungen in der Gehirnsubstanz, z.B. bei Hirnsklerose. – **é. de fromage:** ▸Porenzephalie. – **é. mamelonné:** flache warzenförm. Höckerung der ▸Areae gastricae (früher als atrophisch-hyperplastische Gastritis gedeutet, heute als Normalbefund angesehen). – **é. vermoulu:** wurmstichiges Aussehen der Großhirnrinde im Alter infolge Gewebszerfalls um sklerosierte Arteriolen.

**Eta-Zellen:** ▸Schwangerschaftszellen des Hypophysenvorderlappens.

**ETEC,** Abk. für **e**ntero**t**oxische **E**scherichia **c**oli: ein darmpathogener Escherichia-coli-Stamm (▸Escherichia coli, enterohämorrhagische).

**ETF** *(engl.)* Abk. für **e**lectron-**t**ransferring **f**lavoprotein: ▸Elektronen übertragendes Flavoprotein.

**Eth...:** *Pharmazie* internationale Schreibweise für ▸Äth...

**Ethacridin:** ein lokales ▸Antiseptikum (Acridinderivat). E ethacridine.

**Ethacrinsäure:** ▸Etacrynsäure.

**Ethambutol,** 2,2'-(Ethylendiamino)dibutanol: ▸Antituberculoticum, gegen das sich nur langsam Resistenz u. keine Kreuzresistenz gegenüber anderen Antituberculotica entwickelt. ***NW:*** wirkt bei längerer Anw. neurotoxisch (Sehnervschädigung). E ethambutol.

**Ethenzamid:** ein ▸Analgetikum. E ethenzamide.

**EThG:** Abk. für ▸**E**lektro**th**alamo**g**ramm.

**Ethik-Kommissionen:** aus Ärzten (verschiedener Fachrichtungen), Juristen, Theologen u. anderen Wissenschaftlern sowie Laien zusammengesetzte

Gremien z.B. an medizinischen Fakultäten, Ärztekammern u. in der freien Wirtschaft, die neutrale Stellungnahmen zu Versuchen u. Eingriffen an Menschen (aber auch Tieren) erarbeiten. Das Ziel ist die Einhaltung ethischer Normen, die z.T. gesetzlich fixiert (z.B. Arzneimittel-, Datenschutz-, Tierschutz-, Grundgesetz) oder veröffentlicht wurden (z.B. Deklaration von Helsinki bzw. Tokio [World Medical Association], Bekanntmachungen der Bundesärztekammer, in den USA Regeln des Department of Health and Human Services u. der Food and Drug Administration) oder aber aus der interdisziplinären Diskussion formuliert werden. E ethics commissions.

**Ethinylestradiol,** Äthinylöstradiol: ein oral wirksames synthetisches ▸Östrogen; biologisch weit aktiver als natürliches ▸Östradiol. ***Anw.*** v.a. in kontrazeptiven Kombinationspräparaten. E ethinylestradiol.

**Ethinylnortestosteron:** ▸Norethisteron.

**Ethisteron,** 17-Ethinyl-testosteron: ein oral wirksames, synthetisches ▸Gestagen (Testosteron-Derivat), obsolet.

**Eth|moid:** *Anatomie* ▸Os ethmoidale. E ethmoid (bone).

**ethmoidalis, ethmoide(u)s** *(griech./latein.):* siebähnlich, das Siebbein (Os ethmoidale) betreffend. E ethmoid(al).

**Ethmoid|ektomie:** Ausräumung des Siebbeins; evtl. als – Ethmoidosphenoidotomie – die Keilbeinhöhle einbeziehend. E ethmoidectomy.

**Ethmoiditis:** ▸Sinusitis der Siebbeinzellen. E ethmoiditis.

**Ethmoido|sphenoido|tomie:** s.u. ▸Ethmoidektomie.

**Ethno|logie, Völkerkunde:** Wissenschaft, die unter vergleichender Betrachtung primitiver Kulturen das Wesen der menschl. Kultur u. ihre Entwicklung bis zur Entstehung der Hochkulturen erforscht. Als »**medizinische E.**« die Entwicklung der ärztl. Kunst u. der zur Hygiene in Beziehung stehenden Sitten u. Gebräuche betreffend. E ethnology.

**Etho|logie: 1)** *Psychologie* die sich auf Erfahrungsregeln gründende Lehre vom menschlichen Charakter. **2)** *Biologie* ▸Verhaltensforschung. E ethology.

**Ethosuximid:** ein ▸Antiepileptikum zur Ther. der Petit-Mal-Epilepsie. E ethosuximide.

**Ethyl(en)...:** internationale Schreibweise für ▸Äthyl...

**Ethylenimine:** *Pharmazie* alkylierende ▸Zytostatika mit Ethylenimin als wirksamer Gruppe. E ethylene iminoquinone, inproquone.

**Ethylhydrogenfumarat:** ein Fumarsäureester; systemische ***Anw.*** bei schwerer Psoriasis; ***NW:*** Diarrhö, Flush, Magen-Darm-Beschwerden, Blutbildveränderungen, Anstieg des Serumkreatinins. E ethylhydrogenfumarate.

**Ethyllinolat:** eine Fettsäure zur Hautpflege in Dermatika.

**Etidocain:** ein obsoletes ▸Lokalanästhetikum vom Amidtyp mit 2- bis 3-mal stärkerer Wirksamkeit als Lidocain. E etidocaine.

**Etidronsäure:** ein ▸Bisphosphonat, Osteolyse-Hemmstoff. E etidronic acid.

**Etikettierung:** Markierung, ▸Radiomarkierung. E labeling.

**Etilefrin:** ein ▸Sympathomimetikum; ***Anw.*** als Antihypotonikum. E etilefrine.

**Etofenamat:** ein nichtsteroidales ▸Antiphlogistikum; Antirheumatikum. E etofenamate.

**Etofibrat:** ein Clofibrinsäure-Derivat; ***Anw.*** als ▸Lipidsenker bei schweren Hypertriglyceridämien, Hypercholesterinämien u. kombinierten Fettstoffwechselstörungen. E etofibrate.

**Etofyllin:** ein Theophyllin-Derivat (s.u. ▸Theophyllin), Vasodilatator.

**Etofyllin|clofibrat:** ein ▸Clofibrinsäure-Derivat; ***Anw.*** als Lipidsenker. E etofylline clofibrate.

**Etomidat:** ein potentes u. rasch wirksames Hypnotikum ohne analgetische Komponente; ***Anw.*** v.a. zur Narkoseeinleitung u. Ergänzung anderer i.v. Anästhetika. ***Vorteil:*** besitzt große Sicherheitsbreite bei geringen respiratorischen u. kardiovaskulären NW. E etomidate.

**Etonogestrel:** ein ▸Gestagen (Desogestrel-Metabolit); ***Anw.*** als subkutanes Implantat zur hormonellen ▸Konzeptionsverhütung. E etonogestrel.

**Etoposid,** Abk. VP-16: zu den ▸Spindelgiften gehörendes ▸Zytostatikum; ***NW:*** u.a. Knochenmarktoxizität (Myelosuppression), Nausea, Erbrechen, Alopezie. E etoposide.

**Etozolin:** obsoletes Schleifendiuretikum. E etozolin.

**ETP:** Abk. für ▸Elektronentransportpartikel.

**Etretinat:** ein obsoletes Vitamin-A-Derivat (s.a. ▸Retinoide); ***Anw.*** v.a. bei schwerer Psoriasis u. anderen Verhornungsstörungen der Haut (z.B. Ichthyosis vulgaris). ***NW:*** erheblich, z.B. Cheilitis, Haut- u. Schleimhautreizungen. Teratogen, daher Anw. bei Frauen im gebärfähigen Alter nur nach Ausschluss einer Schwangerschaft u. unter zuverlässiger Empfängnisverhütung auch über das Ende der Behandlung hinaus. E etretinate.

**$E_1$-Trisomie:** ▸Trisomie 18. E Edwards' syndrome.

**EU: 1)** Abk. für ▸Erwerbsunfähigkeit. **2)** Abk. für Extrauteringravidität: s.u. ▸Gravidität. E EUG.

**Eu:** *Chemie* Zeichen für ▸**Europium.**

**eu...** *(griech.):* Vorsilbe »gut«, »wohl«, »normal«.

**Eu|bacteriales:** eine Ordnung der ▸Schizomycetes; nach der ▸Bakterienklassifikation von BERGEY nicht mehr als Taxon gebräuchlich.

**Eu|bacterium:** eine Gattung grampositiver, obligat anaerober Stäbchenbakterien, die im Mund u. Darmtrakt vorkommen; einige Arten wurden bei verschiedenen Infektionen (z.B. Abszess) nachgewiesen.

**Eu|biose, Eubakterie:** das »mikrobielle«, zwischen Erregern u. ihrem Wirtsorganismus bestehende Gleichgewicht; i.e.S. (»intestinale E.«) aber das – nicht genau definierbare – Gleichgewicht der Darmflora; s.a. ▸Dysbiose, ▸Dysbakterie.

**Eubiosetherapeu|tica, -tika:** Arzneimittel, die eine gesunde Darm- oder Vaginalflora fördern sollen; ***Wirkst.:*** z.B. verschiedene Mikroorganismen wie Lactobacillen u./oder Milchsäure.

**Eu|biotik:** Lehre von der vernunftgemäßen Lebensweise. E eubiotics.

**Euböa-Fieber:** ▸Q-Fieber.

**Eu|bolismus:** Zustand des Stoffwechselgleichgewichts. E eubolism.

**Eucalyptus globulus:** der in den Subtropen kultivierte »Fieberbaum« [Myrtaceae], dessen harz-, gerb- u. bitterstoffhaltige Blätter bzw. das aus ihnen gewonnene ätherische Eukalyptusöl (Oleum Eucalypti, 1,5–3 %; mit mind. 70 % 1,8-Cineol [= **Eucalyptol**], Pinen, Camphen u.a.) als Heilmittel ***Anw.*** finden zur Inhalation bei Atemwegserkrankungen sowie als Einreibung bei Atemwegs- u. rheumatischen Erkrankungen. E eucalyptus (tree; oil).

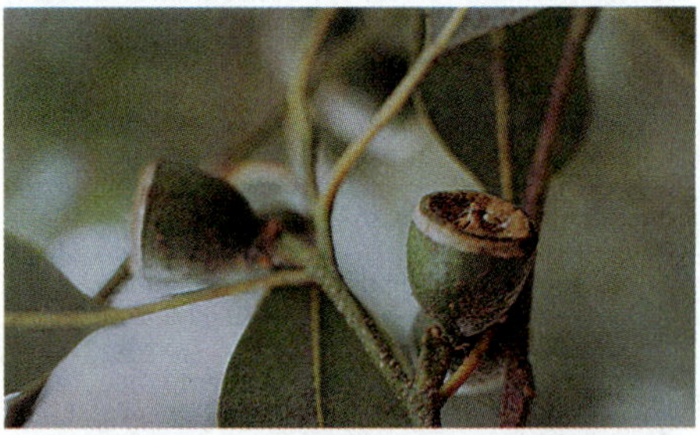

**Eucalyptus globulus:** Gewöhnlicher Fieberbaum. [482]

**Eu|chlor|hy|drie:** die normale Salzsäurebildung des Magens. E euchlorhydria.

**Eu|cholie:** die normale Beschaffenheit der Galle. E eucholia.

**Eu|chromatin:** der aktive Anteil (bzw. die aktive Zustandsform) des ▸Chromatins; im Interphasenkern (bzw. im aktiven Zustand) infolge Entspiralisierung der DNS nur schwach anfärbbar; s.a. ▸Heterochromatin. E euchromatin.

**Eu|chromat|opsie:** das normale ▸Farbensehen; s.a. ▸Trichromasie. E euchromatopsy.

**Eu|chromosomen:** ▸Autosomen.

**Eu|chylie:** Normalität des ▸Chylus bezüglich Menge u. Zusammensetzung. E euchylia.

**Eu|chymie:** Normalität des ▸Chymus bezüglich Menge u. Zusammensetzung.

**Eudel-Sonde:** Weichgummi-Sonde mit spitzennahen »subterminalen Augen« u. endständiger Metallolive (oder Quecksilber-gefülltem Beutel); dient zur Dünndarmabsaugung bei Darmverschluss. E Eudel's tube.

**Eu|dia|docho|kinese:** das ungestörte Wechselspiel zwischen Muskeln gegensätzlicher Wirkung, d.h. zwischen Agonisten u. Antagonisten, bei rasch aufeinander folgenden gegensätzlichen Bewegungen; s.a. ▸Adiadochokinese, ▸Synergie. E normal diadochokinesis.

**Eu|ergie:** die volle Leistungsfähigkeit.

**Eu|flagellata:** ▸Flagellata.

**Eu|genik,** Erbhygiene: histor. Bez. für ein ideologisch-wissenschaftliches Konzept, das sich – bezogen auf die Erkenntnisse der Humangenetik – mit Problemen der Verbesserung der Erbanlagen künftiger Generationen befasst. Im Nationalsozialismus führte die E. u.a. zu Zwangssterilisationen von Menschen, denen »erbliche Minderwertigkeit« zugesprochen worden war, u. bildete schließlich auch mit die ideologische Grundlage für die Vernichtung sog. lebensunwerten Lebens. E eugenics.

**eugenische Indikation:** s.u. ▸Schwangerschaftsabbruch. E eugenic indication.

**Eu|globulin|fraktion:** durch Verringerung der Salzkonzentration (z.B. durch Dialyse gegen dest. Wasser oder durch Verdünnung) gefällter Anteil v.a. hochmolekularer Plasmaproteine (z.B. IgM, $\alpha_2$-Makroglobulin, Lipoproteine u.a.), dessen Zusammensetzung von der Ionenstärke u. vom pH der Lösung abhängt. E euglobulin fraction.

**Eu|glyk|ämie:** normaler Blutzuckerspiegel. E euglycemia, normoglycemia.

**Eu|gnathie:** neutrale Stellung von Zahnreihen u. Kieferbögen (▸Neutralbiss). E eugnathia.

**eu|gonisch:** *Bakteriologie* mit üppigem Wachstum. E eugonic.

**Eu|kalyptus|öl:** s.u. ▸Eucalyptus globulus. E eucalyptus oil.

**Eu|kanthus:** ein besonders ausgeprägt entwickelter innerer Lidwinkel mit vergrößertem Tränenwärzchen.

**Eu|ka|pnie:** normaler ▸Kohlendioxid-Gehalt des Blutes. E eucapnia.

**eu|karyot:** mit hochdifferenziertem echtem, von einer Membran umgebenem Zellkern (= **Eukaryon**). S.a. ▸Eukaryoten. E eukaryotic.

**Eu|karyoten:** Organismen, die in ihren Zellen einen echten Kern (mit Chromosomen), ein endoplasmatisches Retikulum, Mitochondrien u. andere Plastide aufweisen; s.a. ▸Prokaryoten. E eukaryotes.

**Eu|keratin:** *Biochemie* s.u. ▸Keratin. E eukeratin.

**Eu|kinesie:** Normalität der Bewegungsabläufe. E eukinesia.

**Eu|krasie:** Begriff der Humoralpathologie für die normale, ausgewogene Zusammensetzung der Körpersäfte. E eucrasia.

**Eulen|augen|zelle:** **1)** vielgestaltige, Makrophagen-ähnliche Zelle mit relativ großem Kern u. stark hervortretendem Kernkörperchen (Nucleolus; als »Eulenaugenkern«) in ASCHOFF-Knötchen. E Aschoff's cell. **2)** bei generalisierter ▸Zytomegalie im Harn- u. Speichelsediment u. frei in den Nierentubuli vorkommende, stark vergrößerte Zelle mit im Kern gelegenen zentralen basophilen »Einschlusskörperchen« u. hellem Hof. E megalocyte.

**Eulenburg** (ALBERT E., 1840–1917, Neurologe, Berlin). – **E.-Sprengel-Syndrom:** die ▸SPRENGEL-Deformität. E Sprengel's deformity. – **E.-Syndrom:** ▸Paramyotonia congenita. E Eulenburg's disease.

**(v.-)Euler-Liljestrand-Mechanismus, -Reflex** (HANS V. E.-CHELPIN, 1873–1964, dt. Biochemiker, Stockholm; Nobelpreisträger 1929; GÖRAN L., 1886–1968, Pharmakologe, Physiologe, Stockholm), alveolokapillärer Reflex: Reflex, der bei Minderbelüftung (Hypoventilation) der Lunge mit nachfolgender ▸Hypoxämie u. ▸Hyperkapnie zur Engstellung der kleinen arteriellen Lungengefäße des minderbelüfteten Bereichs u. durch Blutumleitung in belüftete Bereiche zum pulmonalen Hochdruck führt. E v. Euler-Liljestrand alveolocapillary reflex.

**Eu|menor|rhö:** die normale, schmerzlose Menstruationsblutung. E eumenorrhea.

**Eu|mycetes, -mycota, -myzeten:** die echten Pilze (▸Fungi), die im Gegensatz zu den Schleimpilzen (Myxomykota, Myxomyzeten) meist Hyphen oder Sprosszellen entwickeln.

**Eu|nuch:** ein vor der Pubertät kastrierter Mann (»Frühkastrat«), dessen Erscheinung durch konstitutionelle Veränderungen (Eunuchismus) geprägt ist: Hochwuchs mit betonter Unterlänge (als Folge verzögerten Epiphysenschlusses, v.a. an Becken u. Beinen), unterentwickelte Muskulatur (durch Eiweißstoffwechselstörung), zarte, blasse Haut, kindliche Stimme (Reifungshemmung des Kehlkopfes) sowie – infolge Androgenmangels – kindliche Gesichtszüge, ausgeprägtes Fettpolster im Hüft-, Gesäß-, Brustbereich, Osteoporose, Fehlen der sekundären Geschlechtsmerkmale; ferner fehlende Potenz, Kleinheit der Prostata u. Samenblasen u. »Kastrationshypophyse«. – Ähnliche, u.U. weniger ausgeprägte Veränderungen bei ▸Eunuchoidismus. E eunuch.

**Eu|nuchismus:** die konstitutionellen Veränderungen beim ▸Eunuchen; i.w.S. auch die schweren Formen des ▸Eunuchoidismus; s.a. ▸Hypogonadismus, ▸Anorchidie. E eunuchism.

**Eu|nuchoidismus:** die durch ▸Hypogonadismus infolge Hodenschädigung vor der Pubertät bzw. durch Hodenverlust (▸Anorchidie) beim Mann bedingten Konstitutionsveränderungen wie beim Eunuchen. – **E., fertiler:** ▸PASQUALINI-Syndrom. E eunuchoidism. – **E., tardiver:** die durch ▸Hypogonadismus infolge Spätkastration (nach der Pubertät) bedingten körperlichen Veränderungen (Rückbildung des Bartwuchses u. der Körperbehaarung sowie der Prostata).

**Eu|pepsie:** Normalität der Verdauungsfunktion. E eupepsia.

**Eu|phorica, -phoretika:** Medikamente, die eine ▸Euphorie hervorrufen (»**euphorisierend**« wirken), z.B., die dem ▸Betäubungsmittelgesetz unterliegenden, Morphin, Cocain, Weckamine; führen häufig zu Abhängigkeit. E euphoretics, euphoriants.

**Eu|phorie:** gesteigertes, dem objektiven Zustand nicht entsprechendes Lebens- u. Glücksgefühl; u.a. auch als Nebenwirkung von Medikamenten (z.B. Corticosteroide, ▸Euphorica); in Extremform unter Einwirkung von Rauschmitteln u. bei (Hypo-)Manie, ferner bei seniler Demenz, organischen Hirnprozessen. S.a. ▸Dysphorie. E euphoria.

**Eu|ploidie:** *Genetik* Vorliegen eines vollständigen, einfachen (haploiden), doppelten (diploiden) oder ganzzahlig mehrfachen (polyploiden) ▸Chromosomensatzes (dort Tab.); s.a. ▸Aneuploidie. E euploidy.

**Eu|pnoe:** die normale, ungestörte ▸Atmung. E eupnea.

**Eu|praxie:** Fähigkeit zu zweckmäßiger Ausführung koordinierter Bewegungen; Ggs. ▸Apraxie. E eupraxia.

**Eu|reflexie:** normales (»physiologisches«) Reflexverhalten. E normal reflex status.

**Eu|rhythmie** *(griech. = Gleichmaß, Takt):* **1)** Regelmäßigkeit der Herzschlagfolge. E eurhythmia, normal (healthy) rhythm. **2)** Heileurhythmie: Bewegungskunst, die in der ▸anthroposophischen Medizin auch therapeutisch eingesetzt wird. Dabei werden Laut- u. Sprachrhythmen mit bestimmten Bewegungsfolgen verknüpft.

**Euro...:** s.a. ▸Eury...
**Europäische Blastomykose:** ▸Kryptokokkose. E European blastomycosis.
**Europium,** Abk. Eu: ein 3-, seltener 2-wertiges Element der Lanthaniden-Gruppe; OZ 63, Atomgew. 151,96; 21 Isotope ($^{144}$Eu–$^{160}$Eu), davon 19 radioaktiv.
**Eurotransplant:** nichtkommerzielle Organisation mit Sitz in Leiden (Holland), deren Ziel die Förderung der Organtransplantation ist; Vermittler u. Koordinator von Organen auf internationaler Ebene mit engem Kontakt zu nationalen Transplantationszentren, Laboren für Gewebetypisierung sowie Krankenanstalten mit Intensivstationen in Belgien, der Bundesrepublik Deutschland, Holland, Luxemburg u. Österreich.
**Eury...:** Wortteil »breit«, »weit«.
**Eury|gnathismus:** Vorhandensein eines breiten Oberkiefers bzw. Jochbogens. E eurygnathism.
**Eurynter:** Instrument zur Aufdehnung eines Hohlorgans, z.B. Kolp-, Metr-, Prokteurynter.
**Eury|ökie:** Fähigkeit von Organismen, unter stark schwankenden Umweltbedingungen zu (über)leben.
**Eury|opie:** auffallende Größe der Augen infolge anomal weiter Lidspalten. E euryopia.
**eury|oxy|biont:** anpassungsfähig an sehr unterschiedliche Sauerstoff-Konzentrationen.
**Eury|rhinie:** Breitnasigkeit.
**Eury|somie:** extrem breiter Konstitutionstyp.
**eury|therm:** lebensfähig in unterschiedlichen Temperaturbereichen. – Ggs. ▸stenotherm. E eurythermic.
**Eurytrema pancreaticum:** 15–18 mm langer Trematode [Dicrocoeliidae]; ein in Ostasien u. Brasilien im Pankreas-, Gallengang des Schweins, Rindes, Schafes u. Affen, gelegentlich auch beim Menschen parasitierender Wurm.
**Eustachio** (BARTOLOMEO E., 1520–1574, Anatom, Rom). – **Eu.-Kanal,** EU.-Röhre: ▸Tuba auditoria (Eustachii). E eustachian tube. – **Eu.-Klappe:** ▸Valvula venae cavae inferioris. E eu. valve.
**Eu|strongylose:** Befall mit dem Nierenwurm **Eustrongylus gigas** (▸Dioctophyma renale).
**Eu|systole:** die bezüglich Kraft, Geschwindigkeit, Dauer u. Auswurfleistung normale Systole des Herzens. E eusystole, normal heart beat.
**Eu|thanasie:** E. bedeutet ursprünglich »schöner Tod«. Der Begriff ist aber heute mit einer schweren historischen Hypothek belastet, da im Nationalsozialismus damit der Massenmord an psychisch Kranken u. Behinderten bezeichnet wurde. Daher sollte der Begriff E. heute nicht mehr unkritisch u. geschichtslos verwendet werden; ▸Sterbehilfe. E euthanasia.
**Eu|thymie:** Zustand der Ausgeglichenheit u. Harmonie des Seelenlebens. E euthymia.
**Eu|thy|phorie:** die normale Lage bd. Gesichtslinien in einer Horizontalebene; d.h. das Zusammenfallen von Gesichtsebene u. Horizont ohne Bestehen einer ▸Hypo- bzw. ▸Hyperphorie. E euthyphoria.
**eu|thyreot:** mit normaler Schilddrüsenfunktion (**Euthyreose**); z.B. e. ▸Struma. E euthyroid.
**Euthy|skopie:** Schielbehandlung mit dem »Euthyskop« n. CÜPPERS, einem sehr lichtstarken elektr. Augenspiegel. Durch Blendung wird hierbei der Bereich der exzentrischen Fixation (in der »Pseudomakula«) am Schielauge ausgeschaltet, wodurch ein funktionelles Übergewicht der Fovea centralis u. zentrale Fixation erreicht werden. E euthyscopy.
**Eu|tokie:** normaler Verlauf einer Entbindung. E eutocia, normal delivery.
**Eu|tonie:** Normalität eines ▸Tonus, i.e.S. des Muskeltonus (= Muskelspannung). E eutonicity.
**Eu|topie:** normale Lage der Organe; Ggs. ▸Dystopie.
**Eu|trophie:** guter Ernährungszustand. E eutrophy.
**eV:** Abk für ▸Elektronenvolt. E eV, ev.
**Evacuatio,** Evakuation: künstliche Entleerung eines Hohlorgans. – **E. uteri:** instrumentelle oder digitale Gebärmutterausräumung; z.B. bei Abort, bei Plazentaresten.
**Evaginatio(n):** **1)** *Chirurgie* ▸Desinvagination. **2) E. optica:** *Embryologie* paarige seitl. Ausstülpung des Zwischenhirns als Vorstufe der Augenblase. E optic evagination.
**Evakuation:** ▸Evacuatio. E evacuation.
**Evans** (**1)** CURTIS A. E., 1879–1947, amerikan. Kinderarzt; **2)** HERBERT E., 1882–1971, amerikan. Anatom; **3)** ROBERT S. E., amerikan. Arzt, geb. 1912; **4)** WILLIAM E., engl. Kardiologe). – **E.-Blau** (HERBERT E.): ein blauer Diazofarbstoff zur Intravitalfärbung. E Evans' blue. – **E.-Lloyd-Thomas-Syndrom** (WILLIAM E.): eine gelegentlich zu Stenokardien führende Lageanomalie des Herzens. ***Diagn.:*** röntg. erkennbar an einem in beiden schrägen Durchmessern auftretenden Sichabsetzen des Herzunterrandes vom Zwerchfell u. dem Sichtbarwerden der unteren Hohlvene bei tiefer Einatmung. EKG: negatives T, PQ- u. ST-Senkung in Ableitung II u. III (bei normalem P). E suspended heart syndrome. – **E.-Regel** (CURTIS A. E.): Faustregel zur Berechnung des notwendigen Plasma- u. Elektrolytersatzes bei Verbrennungen 2.–3. Grades des Kindes in den ersten 24 Std. (je zur Hälfte als kolloidale u. als Elektrolyt-Lsg.): 2 ml pro kg Körpergewicht u. Prozent der verbrannten Körperoberfläche. – Modifikation für Erwachsene: ml-Zahl aus kg Körpergewicht mal % verbrannter Oberfläche (in den zweiten 24 Std. halbiert) + jeweils 2000 ml 5%ige Glucose-Lsg. E E.' (infusion) rule. – **E.(-Fisher)-Syndrom** (ROBERT S. E.): *Hämatologie* erworbene, auf Autoaggression gegen Erythro- u. Thrombozyten beruhende hämolytische Anämie mit Thrombozytopenie u. Blutungsdiathese; ferner Hypersplenismus u. Antikörper-Mangel-Syndrom. E E.' syndrome.
**Evaporieren:** Eindicken von Flüssigkeit durch Wasserentzug im Vakuumapparat. E evaporation.
**Evasion:** pharmakokinetischer Ausdruck für die Gesamtheit aller Eliminationsvorgänge, die im Organismus eine Verringerung der Wirkstoffkonzentration am Rezeptor hervorrufen (z.B. Ausscheidung über Niere u. Darm oder Inaktivierung durch Biotransformation). E evasion.
**Even|tratio (viscerum), Eventration:** **1)** Vorfall von Baucheingeweiden aus der Bauchhöhle ohne Bauchfellbedeckung; erfolgt meist vor die Bauchdecken oder in die Brusthöhle. Ist angeboren bei Bauchspalte, erworben nach Verletzungen oder Operationen (infolge Nahtdehiszenz bzw. Platzbauch). E eventration. – **E., temporäre:** *Chirurgie* vorübergehende intraoperative ▸Vorlagerung des Darms auf die Körperoberfläche, z.B. die eines Darmsegments bei Vorlagerungsresektion oder – als totale E. – des ganzen, nicht natürlich fixierten Darmes zur raschen Orientierung bei Obturationsileus. S.a. ▸Extraperitonealisierung. E temporary e. **2)** *Geburtshilfe* s.u. ▸Evisceration. – **E. hernialis,** Eventrationshernie: ▸Hernie mit großen Teilen der Baucheingeweide als – meist irreponibler – Bruchinhalt, z.B. als Narbenhernie nach medianer Laparotomie. E hernial e. – **E., rachitische:** der »Froschbauch« des Kleinkindes bei ▸Rachitis als Folge einer Erschlaffung der Bauchwandmuskulatur u. »Breiterstellung« der Linea alba. E rachitic e. – **E., umbilikale,** Omphalozele: ▸Nabelschnurbruch. E umbilical e.
**Eversio, Eversion:** Ausstülpung, Verlagerung nach außen (auch i.S. der Ektopie). Auch die Auswärtsdrehung des Rückfußes im unteren Sprunggelenk (bedeutsam als Teilmechanismus der ▸Knöchelfraktur als **Eversionsfraktur**). E eversion.
**Eversions-End|arteri|ektomie:** ▸Endarteriektomie mit Transsektion der Arterie u. Entfernung des Verschlusszylinders durch Umkremplung mit anschließender Anastomosennaht.
**Eves-Tonsillenschnürer:** gerades Tonsillotom mit teleskopartigem Schaft (mit Sperrmechanismus) u. aufsetzbarer, durch Grifföse nzug zuschnürbarer Drahtschlinge; für Tonsillenkappung.
**EVG:** *Kardiologie* Abk. für ▸Elektroventrikulogramm. E EVG.

**evidence-based medicine** *(engl.)* Abk. EBM: Medizin, die auf wissenschaftlich belegbaren Tatsachen aufbaut. Auch medizinische Behandlung, die sich auf die beste vorhandene Evidenz stützt, welche sich aus der Kombination systematischer Erforschung vorhandener Wissensbestände und individueller klinischer Erfahrung ergibt.

**Eviratio:** Verlust des männlichen Gefühlslebens u. Charakters u. deren Ersatz durch weibliche Eigenschaften (einschließlich des sexuellen Empfindens). **E** eviration.

**Evisceratio, Eviszeration,** Exenteration: ausgedehnte bis totale op. Entfernung von Eingeweiden aus einer Körperhöhle. **1)** Entfernung der Baucheingeweide (»Eventration«) u. Brusteingeweide der Leibesfrucht bei der ▸Embryotomie. **2) E. pelvis:** (BRUNSCHWIG 1948) erweiterte Radikaloperation bei lokal fortgeschrittenem Zervix- bzw. Vaginalkarzinom ohne Befall der paraaortalen Lymphknoten, auch bei isoliertem zentralem Rezidiv: als Standard-Op. die Exstirpation der Vaginalwand, Gebärmutter, Adnexe u. Harnblase unter Belassung des Mastdarms (= **vordere E.**); bei Tumorübergriff auf den Mastdarm als »En-bloc«-Entfernung von Uterus, hinterer Vaginalwand samt Mastdarm (= **hintere E.**) oder – als **totale E.** – mit zusätzlich vorangestellter Entfernung regionaler Lymphknoten u. mit einer die Standardorganentfernung ergänzenden Rektumamputation u. supravesikaler Harnableitung; heute nicht mehr üblich. **E** evisceration.

**eVolt,** Abk. eV: Abk. für Elektronenvolt.

**Evolutio, Evolution: 1)** *Biologie* die stammesgeschichtliche Entwicklung der Organismen im Laufe der Erdgeschichte, die auf der kombinierten Wirkung von erblicher Variation (durch Mutation u. Umkombinierung durch Bastardierung), Selektion u. Isolation der Genotypen beruht. Auffallende Phänomene sind u.a. Anpassung, Differenzierung, Spezialisierung, Reduktion, morphologische Reihen. S.a. ▸Phylogenese, ▸Orthogenese, ▸Selektion, ▸Abstammungslehre. **E** evolution. **2)** *Embryologie* Entfaltung vorgebildeter Anlagen (auch i.S. der Präformationstheorie). – **E. spontanea:** *Geburtshilfe* die ▸Selbstentwicklung des Kindes. **E** spontaneous e.

**Evolutions|druck:** die Wirkung von Mutation, Bastardierung (Introgression) u. ▸Selektion auf die Häufigkeit bestimmter Gene in einer Population.

**evozierte Potentiale:** durch Reizung eines Sinnesorgans oder seiner afferenten Nerven auslösbare Potentialänderungen am Gehirn. In der Regel als Summenpotentiale von der Hirnoberfläche abgeleitet mit Technik wie beim EEG; Hervorhebung aus der Hintergrundaktivität durch elektron. Mittelungsverfahren (averaging). **E** evoked potentials, e. response. – **akustisch e. P.:** durch Schallreizung des Hörorgans auslösbare e. P. Meist als akustisch evozierte Hirnstammpotentiale (AEHP) zur Hörprüfung mittels electric response audiometry (▸ERA, ▸BERA) oder zur neurol. Diagnostik (z.B. Hirnstammerkrankungen, Kleinhirnbrückenwinkeltumoren). – **motorisch e. P.,** magnetisch e. P.: Messung efferenter Anteile des zentralen u. peripheren motorischen Systems mittels Magnetstimulation. – **olfaktorisch e. P.:** für die objektive ▸Olfaktometrie genutzte e. P., ausgelöst durch ▸Riechstoffe. – **somatosensorisch e. P.,** Abk. SEP, somatisch e. P.: e. P., die nach Reizung sensibler bzw. gemischter Nerven oder des Rückenmarks oder von sensiblen Hirnrindenarealen registriert werden; z.B. zur Diagnostik von Entmarkungskrankheiten. – **visuell e. P.,** Abk. VEP: e. P. nach optischer Reizung (z.B. wechselndes Schwarzweiß-Schachbrettmuster). Ergeben nach Summation eine mehrgipflige Kurve, deren erster positiver Gipfel (»P 100«) nach ca. 100 ms auftritt (verzögert bei Entmarkungsprozessen in der Sehbahn).

**Evulsio:** das Herausreißen. **E** avulsion. – **E. nervorum:** ▸Neurexhairese. **E** nerve avulsion.

**E.W.: 1)** Abk. für Eingetragenes Warenzeichen. **2)** Abk. für Eiweiß.

**Ewald (1)** CARL ANTON E., 1845–1915, Gastroenterologe, Berlin; **2)** JULIUS R. E., 1855–1921, Physiologe, Straßburg). – **E.-Gesetz** (JULIUS R. E.): **1)** Die Endolymphströmung im Bogengang erzeugt einen in der Ebene dieses Bogengangs schlagenden Nystagmus, dessen langsame Komponente der Strömungsrichtung entspricht. **E** Ewald's law. **2)** Die stärkere Wirkung der ampullenwärts gerichteten (»ampullopetalen«) Strömung der Endolymphe besteht bei horizontaler, die der ampullofugalen bei vertikaler Lage des Bogengangs. – **E.-Hörtheorie** (JULIUS R. E.): bei Schwingungen der Perilymphe entstehen auf der Basilarmembran des Innenohrs stehende Wellen u. – je nach Wellenlänge – »Schallbilder«, die der Empfindung eines bestimmten Tones entsprechen. S.a. ▸Einorttheorie, ▸BÉKÉSY-Wirbeltheorie. – **E.-Labyrinth|druckversuch** (JULIUS R. E.): Luftdruckerhöhung u. -erniedrigung (mittels POLITZER-Ballon) im äußeren Gehörgang zum Nachweis einer Labyrinthfistel anhand des auftretenden Schwindels u. Kompressions- bzw. Aspirationsnystagmus. – **E.-Probemahlzeit** (CARL ANTON E.): ▸BOAS-E.-Probefrühstück.

**Ewart-Zeichen** (WILLIAM E., 1848–1929, Arzt, London), PINS-Zeichen: Bronchialatmen oder aufgehobenes Atemgeräusch (bei Kompressionsatelektase) sowie Schallverkürzung am unteren li. Schulterblattwinkel bei großem Perikarderguss. **E** Ewart's sign.

**E-Wasser:** »entmineralisiertes Wasser«. **E** demineralized water.

**Ewing-Sarkom** (JAMES E., 1866–1943, Pathologe, New York), Omoblastom, Peritheliom, diffuses Endotheliom: undifferenziertes Rundzellensarkom des Knochens; dritthäufigster maligner ▸Knochentumor, v.a. bei Kindern bis zum 15. Lj. Weicher, von Nekrosen u. Blutungen durchsetzter Tumor mit Ursprung im Knochenmark (Markretikulum oder Endothel der Markgefäße; »endotheliales Myelom«)

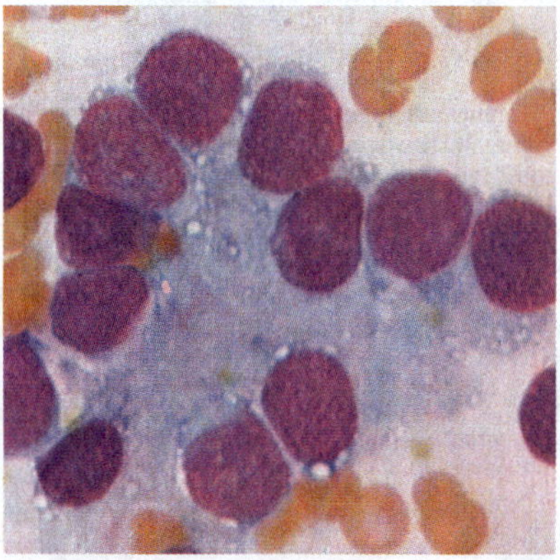

**Ewing-Sarkom:** typischer Tumorzellverband mit Vakuolisierung des Zytoplasmas (Histologie). [198]

langer Röhrenknochen u. des Beckens. Histologisch ähnlich dem Retikulosarkom mit sehr früher Skelettmetastasierung u. mit Spätmetastasen in die Lungen. ***Klinik:*** örtlich Schmerz u. Schwellung; evtl. Fieber, Abgeschlagenheit, später Anämie, erhöhte Blutkörperchensenkungsreaktion. ***Progn.:*** konnte durch eine Kombination aus Operation, hoch dosierter Chemotherapie u. lokaler Strahlentherapie erheblich verbessert werden. S.a. Abb. **E** Ewing's sarcoma.

**ex..., ex** *(latein.):* Vorsilbe »aus«, »heraus«, »weg«, z.B. **ex alimentatione** (als Ernährungsfolge), **ex constitutione** (aufgrund der Konstitution), **ex infectione** (aufgrund einer Infektion), **ex juvantibus** (aus ge-

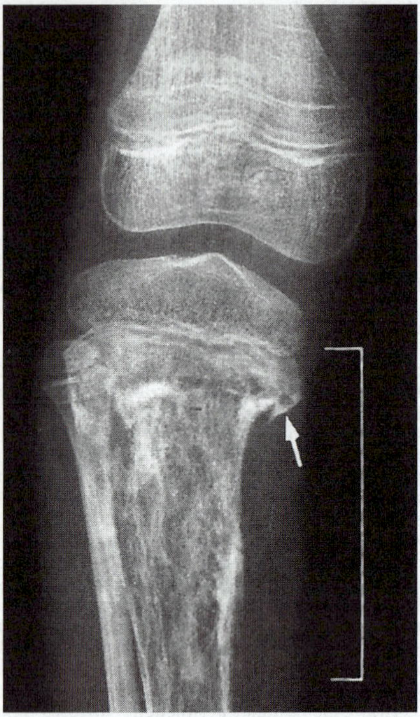

**Ewing-Sarkom:** Veränderungen am Unterschenkel bei einem sechsjährigen Mädchen, vier Monate fälschlich als Osteomyelitis gedeutet! Die Klammer begrenzt den betroffenen Bezirk. Etwa 1 cm unterhalb der Epiphysenlinie ist der Knochen eingestaucht. [404]

wonnener Erfahrung, z.B. »Diagnose ex juvantibus«).
**Ex|acerbạtio:** ▸ Exazerbation.
**Ex|an|thẹm, Exanthema** *(griech. exantheo = ich blühe auf):* Hautausschlag. Vom Gefäßbindegewebe ausgehender, akut auftretender Ausschlag, der große Teile des Körpers befallen kann (»**generalisiertes E.**«). Häufig bei infektiösen Allgemeinerkrankungen (Masern, Röteln, Scharlach, Typhus, Fleckfieber, GIANOTTI-CROSTI-Syndrom usw.). Auch als allergisches oder toxisch bedingtes E. (Letzteres z.B. als Reaktion auf Medikamente, ▸ Arzneimittelexanthem, Abb.). Je nach Art der Effloreszenzen bezeichnet z.B. als makulös, papulös, urtikariell, morbilliform etc. S.a. ▸ Erythema. E exanthema. – **E. lichenoịdes et psoriasifọrme:** ▸ Pityriasis lichenoides chronica. – **E., postvakzinạles:** Impfkomplikation als makulös-urtikarielles, polymorphes, meist generalisiertes E. wenige Tage nach einer Impfung (Früh-E.) oder aber erst in der 2. Wo. – **E. sụbitum,** Erythema subitum, Erythema infantum, Roseola infantum, Pseudorubellae, Dreitagefieber GLANZMANN, postfebriles Exanthem, ZAHORSKY-Krankheit, 6. Krankheit: exanthematische Infektionskrankheit bei Säuglingen u. Kleinkindern, hervorgerufen durch Viren (humanes Herpes-simplex-Virus Typ 6). Nach Inkubationszeit von 1–2 Wochen ein 3–4 Tage dauerndes Fieber. Kurz vor oder bei der Entfieberung zeigen sich für etwa 2 Tage große, blassrote Flecken (v.a. am Stamm). Im Blutbild neutrophile Leukopenie u. Lymphozytose. – **E. variegạtum:** ▸ Erythema infectiosum.

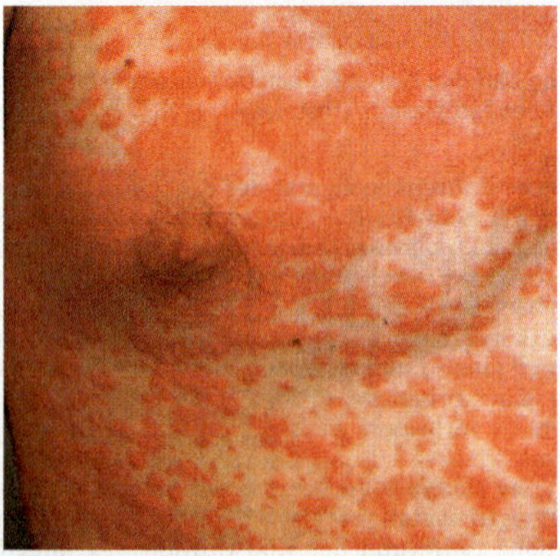

**Exanthem:** morbilliformes Arzneimittelexanthem. [411]

**ex|anthemạticus, exanthematisch:** mit ▸ Exanthem einhergehend, nach Art eines Exanthems. E exanthematous.
**Exanthẹm|krankheit:** Allgemeinerkrankung, deren wesentliches Symptom – neben Beteiligung anderer Organe – ein Hautausschlag ist (s.u. ▸ Exanthem). E exanthematic disease.
**Ẹx|arm|prothese:** Armprothese mit Schulterkappe zum Ersatz eines im Schultergelenk bzw. dicht darunter abgesetzten Arms.
**Ex|articulạtio, Exartikulation:** *Chirurgie* Absetzen einer Gliedmaße oder eines ihrer Abschnitte im Gelenk. E exarticulation, disarticulation.
**Ex|azerbatiọn:** neuerliche Verschlimmerung einer Krankheit; z.B. die **Ex|azerbations|phthise** (im Jugend- u. Erwachsenenalter vorkommende progressive Organ-Tbk, in der Lunge meist von sog. SIMON-Spitzenherden ausgehend). E exacerbation.
**Ex|bein|prothese:** Beinprothese mit Beckenschale (bzw. Hüftkorb) u. Tragevorrichtung als Ersatz eines im Hüftgelenk oder dicht darunter abgesetzten Beines. E long leg prosthesis with pelvic band.
**Exc...:** s.a. ▸ Exk..., ▸ Exz...
**Ex|cavạtio:** *Anatomie* Aushöhlung, Ausbuchtung. E excavation. – **E. dịsci,** E. papillae nervi optici s. fasciculi optici: Vertiefung der Sehnervpapille (▸ Discus nervi optici), in der die Zentralgefäße des Auges (A. u. V. centralis retinae) ein- bzw. austreten; imponiert als weißliche Scheibe (infolge ungenügender Bedeckung der Lamina cribrosa mit Blutkapillaren enthaltenden Nervenfasern) u. ist evtl. sehr klein (»Gefäßtrichter«), im Alter abgeflacht, u.U. als atrophische ▸ Exkavation. E e. of optic disk. – **E. recto-uterịna,** Fossa recto-uterina: der hintere DOUGLAS-Raum; die breite Bauchfelltasche zwischen Mastdarm u. Gebärmutter (einschließlich der Adnexe), die bis in Höhe des hinteren Scheidengewölbes in das kleine Becken hinabreicht. E rectouterine e. – **E. recto|vesicạlis,** Fossa rectovesicalis, Cavum rectovesicale, PROUST-Raum: beim Mann die Bauchfelltasche zwischen Mastdarm u. Harnblase bis hinab in Höhe der Samenbläschen. E rectovesical e. – **E. vesico-uterịna:** der vordere DOUGLAS-Raum, die spaltförmige Bauchfelltasche zwischen Gebärmutter u. Harnblasenscheitel. E vesicouterine e.
**Excimer-Laser:** Verfahren in der Lasertechnologie, bei dem als Lasermedium ein angeregtes Edelgas-Halogen-Gemisch verwendet wird. Die Anw. der Technik ermöglicht präzises Ätzen von Strukturen im Mikrometerbereich bei verschiedenen Kunststoffen sowie in biologischen Geweben, z.B. arteriosklerotischen Plaques, Haaren, Haut, Hornhaut, Sklera.
**Excimer-Laser-Koronarangioplastie,** Abk. ELCA: Verfahren der perkutanen transluminalen Koronarangioplastie (▸ PTCA), das der Vorbereitung der Ballonangioplastie dient u. bei dem Plaquematerial mit dem Hochfrequenzlaser vorab entfernt wird; gilt als umstritten.
**Ex|cịsio:** *Chirurgie* ▸ Exzision. E excision.
**Ex|citạtio** *(latein.):* ▸ Erregung. S.a. ▸ Exzitations... E excitation.
**Ex|clụsio** *(latein.):* Ausschluss, z.B. ▸ Diagnosis per exclusionem. E exclusion.

**Exemestan:** ein Aromatasehemmer; ▸Antiöstrogen; ***Anw.*** in der Tumortherapie bei fortgeschrittenen Mammakarzinomen. E exemestane.

**Ex|enteratio, Exenteration:** Ausweidung. *gyn* die Entfernung der Baucheingeweide der Leibesfrucht bei der ▸Embryotomie (s.a. ▸Evisceratio). E exenteration. – **E. bulbi:** heute kaum noch praktizierte operative Ausweidung des Augapfels unter Erhaltung von Lederhaut u. Sehnerv; v.a. nach perforierender Verletzung, z.B. nach schwersten Bulbustraumen. S.a. ▸Enucleatio bulbi. – **E. orbitae:** die Ausweidung des gesamten Augenhöhleninhaltes mit oder ohne Erhaltung der Lider, evtl. unter Teilentfernung der Augenhöhle; bei retrobulbären (hinter dem Augapfel auftretenden) bösartigen Tumoren. E orbital e. – **E. pelvis:** ▸Evisceratio pelvis. E pelvic e.

**ex|ergon(isch)e Reaktion:** chemische Umsetzung, die unter Energiefreisetzung u. damit unter Abnahme der freien Energie des Systems verläuft. S.a. ▸exotherm. E exergonic reaction.

**Ex|foliatio, Exfoliation** *(latein. = das Abblättern):* das Sichabstoßen des Epithels der Haut oder Schleimhaut in geschichteten Schuppen, Lamellen oder Membranen (s.a. ▸Desquamation), evtl. in Krusten. S.a. ▸Kollodiumhaut. E exfoliation. – **E. areata linguae,** Lingua geographica, Glossitis exfoliativa marginata, Excoriatio chronica linguae, Landkartenzunge: als »Wanderplaques der Zunge« rasch veränderliche, verschieden große, belagfreie Abschilferungsbezirke der Zunge mit gelb-weißlichen Randsäumen. Ätiologie unklar; oft in Verbindung mit ▸Lingua plicata. E geographic tongue. ▸Dyshidrosis lamellosa sicca.

**Ex|foliations|zyto|diagnostik:** s.u. ▸Zytodiagnostik. E exfoliative cytodiagnosis.

**ex|foliativ(us)** *(latein.):* lamellös schuppend, z.B. e. ▸Dermatitis. E exfoliative.

**exfoliative broncho|alveolar disease** *(engl.)* Abk. EBAD: fieberhafte Lungenkrankheit mit Nekrosen des respiratorischen Alveolarepithels; führt zu Brustkorbschmerzen, Dyspnoe, Zyanose.

**Ex|härese, Exhairese:** *Chirurgie* »Herausziehen« eines Nervenstammes (**Neurexhairese**, z.B. Phrenikus-, Trigeminus-E.) oder eines Venenabschnitts (**Phlebexhairesis**, ohne oder unter vorheriger Gefäßeröffnung, d.h. als extra- oder intraluminäres Venenstripping). E exeresis.

**Ex|haustio** *(latein.):* ▸Erschöpfung. E exhaustion. – **E. uteri:** sekundäre ▸Wehenschwäche.

**Ex|hibitionismus:** sexuelle Lust an Entblößung der Geschlechtsteile in Gegenwart fremder – meist andersgeschlechtlicher – Personen. E exhibitionism.

**Ex|humierung:** das – meist aus gerichtsmedizinischen Gründen erfolgende – Wiederausgraben einer Leiche. E exhumation.

**Exit|block,** Austrittsblock: *Kardiologie* Störung der ▸Erregungsleitung infolge Blockierung bereits am Ort der Reizbildung (Sinusknoten oder ektopisches Automatiezentrum); erkennbar nur als Block 2. Grades. E exit block.

**Exitus** *(latein. = Ausgang):* Kurzform für **E. letalis** (= tödl. Ausgang) = ▸Tod. E death.

**Ex|kavation:** *Anatomie* ▸Excavatio. – **E., atrophische:** abgeflachte, porzellanweiße ▸Excavatio disci bei Sehnerv- = Optikusatrophie. – **E., glaukomatöse:** steilwandig abfallende ▸Excavatio disci beim Glaukom; meist mit randständigen Gefäßabknickungen. E excavation (atropic; glaucomatous).

**Ex|klusion:** **1)** Ausschluss (s.a. ▸Exclusio). **2)** Ausschaltung eines Auges vom Sehakt (s.a. ▸Okklusionstherapie). E exclusion.

**Ex|kochleation,** Excochleatio: das Auslöffeln, Auskratzen mittels »scharfen Löffels«; z.B. als »scharfe« Abszessausräumung (z.B. im Knochen bei Osteomyelitis). E excochleation.

**Ex|koriation,** Excoriatio: Koriumfreilegung; tiefere Abschürfung mit seröser Sekretion u. punktförmigen Blutungen; s.a. ▸Exfoliation. E excoriation.

**Ex|krement,** Excrementum: »Ausscheidung«; das vom Organismus nach außen abgegebene, nicht mehr verwertbare Stoffwechselprodukt (▸Exkret), i.e.S. der Stuhl (▸Fäzes). E excrement.

**Ex|kret,** Excretum: »Ausscheidung«; das von den Ausscheidungsorganen des Organismus nach außen abgesonderte toxische Stoffwechselprodukt (oder Fremdstoff). E excretion.

**Ex|kretion,** Excretio: »Ausscheidung«; die Entfernung (»Eliminierung«) organischer u. anorganischer, fester, gelöster oder flüchtiger, körpereigener oder -fremder Substanzen durch die Ausscheidungsorgane (Lunge, Haut, Niere, Leber, Dickdarm, Talg- u. Schweißdrüsen); *pharm* Aussonderung eines Arzneimittels in unveränderter Form (s.a. ▸Evasion, ▸Elimination); s.a. ▸Sekretion, ▸Drüse, ▸Exkrement. E excretion.

**Ex|kretions|enzyme:** Enzyme, die aus den Zellen ausgeschleust werden und ihre katalytische Wirkung extrazellulär u. physiologischerweise nicht im Blut ausüben. Zu den E. gehören Pepsinogen, Alphaamylase, saure Phosphatase (tartrathemmbar) der Magenschleimhaut, des Pankreas bzw. der Prostata. Sie gelangen nur unter pathologischen Bedingungen in größerer Menge in das Blutplasma (z.B. Alphaamylase bei akuter Pankreatitis) und sind dann von großer diagnostischer Bedeutung. S.a. ▸Enzymmuster, ▸Sekretions-, ▸Zellenzyme.

**Ex|kretions|ikterus:** cholestatischer ▸Ikterus.

**ex|kretorisch,** excretorius: die Ausscheidung (▸Exkretion) betreffend. E excretory.

**Ex|kursion:** der Bewegungsausschlag aus einer Gleichgewichtslage (Mittelstellung); z.B. die Atemexkursion. E excursion.

**Ex|kurvation:** Auswärtsverbiegung, z.B. eines Knochens (Varusdeformität) bzw. als zu Stellungsanomalie des Oberlides führende Außenkrümmung des Lidknorpels. E excurvation.

**Exner-Reflex:** reflektorische Erschlaffung der umgebenden Darmwand nach Einspießen einer verschluckten Nadel. Führt u.U. zum Kippen der Nadel (»Kopf« nach vorn) in die klaffende Öffnung u. zur Austreibung durch Peristaltik. E Exner's needle reflex.

**exo...:** Vorsilbe »außerhalb«; s.a. ▸ekto..., ▸ex...

**Exo|enzym:** **1)** Enzym, das in einem polymeren Substrat (z.B. Stärke, Protein) das endständige Monomer abspaltet. **2)** ▸Ektoenzym. E exoenzyme.

**exo|erythrozytär:** außerhalb der roten Blutkörperchen. E exoerythrocytic. – **e. Formen der Malariaplasmodien,** Gewebsformen, E-Stadien, EE-Plasmodien: diejenigen Stadien der primären ▸Schizogonie der Malariaerreger (s.a. ▸Malariazyklus), die sich direkt nach der durch die Mücke erfolgten Übertragung der Sporozoiten (= präerythrozytäre Formen) in Zellen des Leberparenchyms finden. Sie rufen keine krankhaften Veränderungen hervor, bilden aber die Quelle für den Parasitenbefall der Erythrozyten, in denen die sekundäre Schizogonie erfolgt. Sie sind, da sie auch nach der Ausschwemmung von Merozoiten – der E-Formen i.e.S. – fortbestehen, Ursache der Malariarezidive. E e. stages.

**exo|gen:** durch äußere Ursachen entstanden, von außen in den Körper eingeführt. E exogenous.

**Exo|hypo|phorie:** ▸Exokataphorie.

**Exo|hystero|pexie:** *Gynäkologie* ▸Antefixationsoperation. E exohysteropexy.

**Exokarenz:** mangelhafte Zufuhr von Nährstoffen; s.a. ▸Endo-, ▸Enterokarenz.

**Exo|kata|phorie,** Exohypophorie: latentes Aus- u. Abwärtsschielen: Heterophorie mit Augenabweichung nach außen (= Exophorie) u. unten (= Kataphorie, ▸Hypophorie). E exocataphoria.

**exo|krin:** nach außen absondernd; z.B. e. ▸Drüse. E exocrine, eccrine.

**Exo|krino|pathie:** Erkrankung einer oder mehrerer Drüsen mit äußerer Sekretion, z.B. das SJÖGREN-Syndrom.

E

**Ex|omphalos, -omphalo|zele: 1)** ▸Nabelschnurbruch. E omphalocele. **2)** ▸Nabelbruch (Hernia umbilicalis). – Als **E.-Makroglossie-Gigantismus-Syndrom** das ▸WIEDEMANN-Syndrom. E exomphalos.

**Exon:** synthesekodierendes DNS-Segment, s.u. ▸Gen. E exon.

**Exo|neuro|lyse:** s.u. ▸Neurolyse (2). E external neurolysis.

**Exo|nuclease:** Enzym, das ▸Desoxyribonucleinsäure oder ▸Ribonucleinsäure von deren freiem Ende her in kleine Bruchstücke spaltet; s.a. ▸Endonuclease. E exonuclease.

**Exo|pathie:** durch äußere Ursachen hervorgerufene (»exogene«) Erkrankung. E exopathy.

**Exo|peptidasen:** *Enzymologie* Peptidasen, die aus Polypeptiden endständige Aminosäuren hydrolytisch abspalten. E exopeptidases.

**Exo|pexie:** das operative Anheften eines inneren Organs an der Körperoberfläche (sog. Vorlagerung; s.a. ▸Eventration). E exopexy.

**Exophiala:** Schimmelpilz-Gattung u.a. mit der Art **E. castellanii** (= Microsporum mansonii = Cladosporium mansonii), einem Erreger von Hautmykose.

**Exo|phorie:** das latente Auswärtsschielen; s.u. ▸Heterophorie, s.a. ▸Exokataphorie. E exophoria.

**Ex|oph|thalmus, Exophthalmie, Exophthalmos,** Protrusio bulbi, Ophthalmoptose: krankhaftes, ein- oder beidseitiges Vortreten des Augapfels aus der Augenhöhle, evtl. bis zur Unmöglichkeit des Lidschlusses. Führt zu Komplikationen wie Doppeltsehen (infolge herabgesetzter Bulbusbeweglichkeit = »exophthalmische Ophthalmoplegie«), vermehrte Absonderung über die Bindehaut (Chemosis), Austrocknung der Hornhaut (▸Xerophthalmie). ***Ätiol.:*** Volumenzunahme des retrobulbären Gewebes (bei ▸endokrinem E.), entzündliche Infiltration (**E. inflammatorius**, z.B. bei Tenonitis, Orbitalphlegmone), Blutungen oder retrobulbäre Tumoren (▸Orbitatumoren), Sinus-cavernosus-Thrombose, Parasitenbefall, Okulomotoriuslähmung. Seltener bei ▸HAND-SCHÜLLER-CHRISTIAN-Krankheit, ▸CROUZON-Syndrom. E exophthalmos. – **E., alternierender:** ▸E. intermittens. E alternating e. – **E., endo|kriner:** der meist beidseitige (ca. 90 %) E. bei Immunhyperthyreose (▸BASEDOW-Krankheit, dort auch Abb.), bei der sich immunologische Prozesse auch im Bereich der Orbita abspielen können. Entsteht durch eine lymphozytär-histiozytäre Infiltration des Retrobulbärgewebes, welche zusammen mit einer Verdickung der Augenmuskeln durch Glykosaminoglykan-Einlagerungen zu einer retrobulbären Massenzunahme führt. Gleichzeitig besteht ein Lidödem. E Grave's ophthalmopathy, endocrine e. – **E. intermittens,** periodischer E., alternierender E.: E. bei angeborener oder erworbener Varikozele der Augenhöhle, der nur während einer örtlichen venösen Stauung (durch Senken u. Drehen des Kopfes mit Druck auf die V. jugularis) auftritt. E intermittent e. – **E., maligner:** schwere, sich steigernde u. schmerzhafte Form des E., die zu Konjunktivitis, Hornhautgeschwüren, evtl. ▸Panophthalmie führt. Als endokriner ▸Exophthalmus sowie u.a. bei ▸CROUZON-Syndrom, akuter Entzündung. E malignant e. – **E. pulsans:** beidseitiger E. mit fühl- u. sichtbarem systolischem Pulsieren des Augapfels u. mit über diesem hörbarem systolischem ▸Doppelton sowie mit Venektasien in der Bindehaut, Augenmuskelstörungen, ▸Optikusatrophie u. starkem »Kopfrauschen«. Meist (75 %) infolge verletzungsbedingter Kurzschlussverbindung zwischen der Orbitalarterie u. der Orbitalvene bzw. dem Sinus cavernosus. E pulsating e.

**exo|phytisch:** nach außen, d.h. über die Oberfläche hinaus wachsend; z.B. das e. Wachstum eines ▸Kollumkarzinoms. E exophytic.

**Exo|plasma:** ▸Ektoplasma. E ectoplasm.

**Ex|orbitismus:** ▸Exophthalmus.

**Ex|osmose:** *Chemie* osmotische Flüssigkeitsdiffusion in ein hypertones Außenmedium. E exosmosis.

**Exo|spore:** durch Abschnürung nach außen gebildete Pilzspore; als sexuelle (z.B. Basidiospore) oder asexuelle (z.B. in Konidien) Spore. E exospore.

**Ex|ostose, -ostosis,** Ep|ostoma: *Pathologie* umschriebene, von der Knochenoberfläche nach auswärts gerichtete, breit- oder schmalbasig aufsitzende Knochenneubildung (»Auswuchs«). Als reaktives Gebilde (Osteophyt) auf mechanische, entzündliche Reize des Periosts, Perichondriums oder »myotendinöser Zonen« (evtl. als geschwulstartige Hyperplasie). Auch als echte Geschwulst (▸Osteom, ▸Osteoidoste-

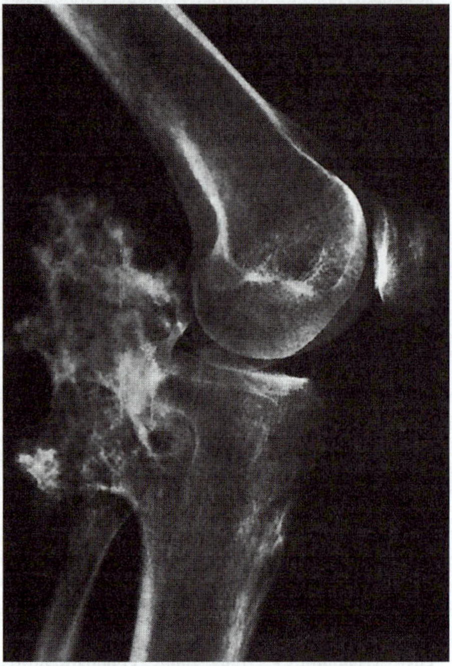

**Exostose, kartilaginäre:** Ausbreitung von der Tibia-Metaphyse in die Kniekehle. [403]

om), u. zwar einzeln oder vielfach. E exostosis. – **E., kartilaginäre,** Chondroosteom, Osteochondrom: von Knorpelgewebe bedeckte E., die sich nur während der Wachstumsperiode durch enchondrale ▸Ossifikation vergrößert. Mit Wachstumsabschluss erfolgt Ersatz der Knorpelkappe durch eine Knochenlamelle u. fibröses Periost. Kommt v.a. vor in epiphysennahen Diaphysen der langen Röhrenknochen (insbes. ▸Femur, ▸Tibia u. ▸Humerus). S.a. Abb. E cartilaginous e. – **Exostosen, multiple kartilaginäre,** exostotische Dysplasie, Osteoplasia exostotica, Ekchondrosis ossificans, multiple Osteomatose, chondrale Osteome: heterogene, autosomal-dominant erbliche, v.a. beim ♂ Geschlecht vorkommende Systemerkrankung des Skeletts mit vielfachen kartilaginären Exostosen, oft beidseitig symmetrisch; manifestiert sich meist im 1. Ljz. oder in der Pubertät, fast stets unter Wachstumshemmung der betroffenen Knochen (u. führt evtl. zu Kleinwuchs); weitere Komplikationen: Druckatrophien (Usuren), Bewegungseinschränkung, Drucklähmung, periphere Durchblutungsstörung, Gelenkfehlstellungen; selten auch maligne Entartung. E multiple cartilaginous exostoses.

**Ex|ostose|becken,** Dornbecken, KILIAN-Becken: *Gynäkologie* durch solitäre oder zahlreiche (»Stachelbecken«) bindegewebige oder kartilaginäre Exostosen fehlgebildetes Becken; stellt nur selten ein Geburtshindernis dar. E pelvic exostoses.

**exotherme Reaktion:** chemische Umsetzung (z.B. Verbrennung), die unter Wärmefreisetzung u. damit unter Abnahme der ▸Enthalpie des Systems abläuft u. zu stabilen Reaktionsprodukten führt. S.a. ▶exergonische u. ▶endotherme Reaktion. E exothermic reaction.

**Exo|toxin:** *Bakteriologie* ▶Ektotoxin. E exotoxin.

**Exo|tropie:** Auswärtsschielen, ▶Strabismus divergens; s.a. ▶Exophorie. E exotropia.

**Exo|zytose:** das Ausschleusen gespeicherter Stoffe (z.B. Enzym-, Hormongranula) bzw. der Restkörper (unverdautes, den ▶Phagolysosomen entstammendes Material in Bläschenform) aus der Zelle; Ggs. ▶Endozytose. S.a. ▶Emigration. E exocytosis.

**Expansions|zyste:** durch Zunahme ihres Inhalts wachsende Zyste.

**expansiv:** *Pathologie* sich ausbreitend, verdrängend. E expansive. – **e.-konfabulatorisches Syndrom:** »maniforme« Krankheit mit Neigung zur Selbstüberschätzung u. zu erfundenen konfabulatorischen Erzählungen; bei progressiver Paralyse, aber auch nach Hirnverletzung, bei fieberhaftem Infekt (z.B. Typhus, Erysipel; bei Fleckfieber nach Entfieberung). – **e. Wachstum:** verdrängendes Wachstum gutartiger Tumoren, das zum Untergang des komprimierten spezifischen Gewebes (▶Parenchym) der Nachbarorgane führt. Bisweilen bildet sich dabei aus dem verdrängten Organ eine »Tumorkapsel« (z.B. bei der benignen Prostatahyperplasie). S.a. ▶Invasion (1), ▶Infiltration. E e. growth.

**Expectorantia, Expektoranzien:** Heilmittel, die die Schleimentfernung aus den oberen Luftwegen fördern. Unterscheidung in **Sekretolytica** (Mucolytica), die die Bildung dünnflüssigeren Schleims stimulieren, der leichter abgehustet werden kann (***Wirkst.:*** z.B. Acetylcystein, Ambroxol, Bromhexin) und **Sekretomotorica** (Hustenmittel), die den Abtransport des Schleims fördern (***Wirkst.:*** z.B. emetinhaltige Drogen u. ätherische Öle, meist auch spasmolytisch wirksam). E expectorants.

**Expektorat:** das Produkt der ▶Expektoration, ▶Sputum. E expectorate.

**Expektoration, Expektorieren:** das »Aushusten« von Schleim, Blut, Eiter, Fremdstoffen bzw. -körpern aus dem Bronchialsystem; als sog. maulvolle Expektoration (meist schleimig-eitrig) z.B. bei Bronchiektasie, putrider Bronchitis u. kavernöser Lungentuberkulose. S.a. ▶Expektorat. E expectoration.

**Expellatio:** die gegen den Willen des Patienten erfolgende Entlassung aus stationärer Behandlung. E expulsion.

**Experiment:** Versuch mit dem Zweck, eine wissenschaftlich begründete Vorstellung (Hypothese) an einem – kontrollierten Einflüssen ausgesetzten – Modell durch Beobachtung oder Messung von Veränderungen (d.h. **experimentell**) zu beweisen oder zu widerlegen. In der medizinischen Forschung aller Fachgebiete werden physikalische, chemische, biochemische u. biologische Systeme als Modell eingesetzt (▶Zell- u. ▶Gewebekulturen, ▶Versuchstiere u. – bei erwiesener Unschädlichkeit – Menschen), und zwar – bei biologischer Streuung der Ergebnisse – unter vielfacher Wiederholung des Modellversuchs u. Herbeiführung einer Entscheidung durch statistische Methoden. E experiment.

**Ex|plantat:** das zwecks Gewebszüchtung oder Transplantation entnommene Gewebestück bzw. Organ(teil); i.w.S. auch ein wieder entferntes ▶Implantat. E explant.

**Explantation:** Gewebe- oder Organentnahme beim Verstorbenen zum Zweck der Gewebekultur oder ▶Transplantation. Gesetzliche Voraussetzungen sind die testamentarische Einwilligung des Verstorbenen oder das schriftliche Einverständnis der nächsten Angehörigen des Verstorbenen sowie die Feststellung des ▶Hirntodes. E explantation.

**Exploratio, Exploration:** Ausforschung, Untersuchung, ▶Austastung (»**E. interna**«). I.e.S. die Erhebung der Vorgeschichte (▶Anamnese) durch Befragen des Patienten. E exploration.

**Explorativ|laparotomie:** *Chirurgie* ▶Probelaparotomie. E exploratory laparotomy.

**Explosions|trauma:** *Chirurgie* durch den Stoß einer Druckwelle (ab 0,07 atü) auftretende Verletzung durch Schleuderung des Körpers sowie durch Splitter u. weggeschleudertes Material; i.w.S. auch die evtl. Vergiftung durch Explosionsgase u. das ▶Knalltrauma. E explosion trauma.

**Explosiv|epidemie:** ▶Epidemie mit sehr raschem Ansteigen der Erkrankungszahl. E fulminant epidemic.

**Exponential|kurve:** *Mathematik* Kurve als Produkt der graphischen Darstellung eines nach einer Exponentialfunktion ($y = a \cdot b^x$) verlaufenden Vorgangs, u. zwar in halblogarithmischer Darstellung eine Gerade; häufiger Kurventyp für Wachstums- u. Zerfallsvorgänge u. für Dosis-Wirkungs-Beziehungen. E exponential curve.

**Exponential|strom:** elektrischer Impuls mit Anstieg in Form einer Exponentialkurve. ***Anw.*** zur selektiven Reizung geschädigter motorischer Einheiten (die Wirkung ist ähnlich der des ▶Dreieck-Impulses).

**Ex|position:** Zustand, in dem ein Organismus äußeren Einflüssen ausgesetzt ist (z.B. radioaktiver Strahlung, Wärme, Kälte, Lärm, Luftverschmutzung). Ferner auch Bez. für das Hineinversetzen in diesen Zustand (**Exponieren**). E exposure.

**Expositions|prophylaxe:** die Vorbeugemaßnahmen (▶Prophylaxe) bei gegebener ▶Exposition; i.e.S. *hyg* die bei Auftreten einer Infektionskrankheit zu treffenden (seuchen)hygienischen Maßnahmen zum Schutz eines gefährdeten Personenkreises. S.a. ▶Strahlenschutz. E anti-infectious measures.

**Expositions|test:** ▶Provokationstest.

**exposure dose** *(engl.): Radiologie* die ▶Ionendosis.

**Ex|pressio,** Exprimieren: das Herauspressen; *geburtsh* das Ausstoßen (»Expulsion«) der Frucht aus der Gebärmutter; als **manuelle E.** das Herausdrücken der Leibesfrucht bzw. nur deren Kopfes (bzw. der Plazenta) durch den Geburtshelfer bei fehlender oder ungenügender Bauchpresse der Gebärenden (u. nur bei Nichtvorliegen räumlicher Geburtshindernisse). Erfolgt durch den KRISTELLER-, CREDÉ-, NAUJOKS-, WIEGAND-MARTIN-V.-WINCKEL-Handgriff. E expression.

**ex|pressiv:** ausdrückend, zum Ausdruck bringend; ausdrucksstark. E expressive.

**Ex|pressivität:** der Grad der bei gleicher Allelkombination verschieden ausfallenden phänotypischen Ausprägung einer Erbanlage; wird beeinflusst v.a. durch – nichtallele – Gene (»Modifikationsgene«) u. durch äußere Faktoren; ist von der Spezifität der Genwirkung schwer abgrenzbar. E expressivity.

**Ex|primat:** das aus einem Organ (z.B. aus Tonsillenkrypten, Prostata) durch »Ausdrücken« gewonnene Material. E exprimate.

**Ex|pulsion:** Austreibung; z.B. der Leibesfrucht (▶Expressio), des Blutes aus dem Herzen (s.a. ▶Austreibungszeit); s.a. ▶Extrusion. E expulsion.

**Expulsions|binde:** Gummibinde zum »Auswickeln« einer Gliedmaße mit dem Ziel der Blutverdrängung, z.B. als Maßnahme der ▶Autotransfusion oder ▶Blutleere; i.e.S. die ▶ESMARCH-Binde.

**Expulsiv|blutung:** massive, aus einem größeren Choroidea-Gefäß während oder nach einer »bulbuseröffnenden« Operation erfolgende Blutung in den Augapfel, die unter Sprengung der Wundnaht den Augapfelinhalt aus der Wunde drängt. E expulsive hemorrhage.

**Ex|san|guin...:** Wortteil »Ausbluten«; z.B. **Exsanguinationstransfusion** (weitgehende ▶Austauschtransfusion).

**Exsiccantia, Exsikkanzien:** *Pharmazie* »(aus)trocknende Mittel« (s.u. ▶Adsorbentia). E desiccants.

**Ex|sik|ka|tion:** Austrocknung; s.a. ▶Exsikkose. E exsiccation, desiccation.

**Exsikkations|ekzematid:** »präekzematöser« Zustand (s.a. ▶Ekzem) nach stärker austrocknenden Waschprozeduren mit Seifen bzw. Syndets; u. zwar Herde mit trockener Schuppung (ähnlich der Pityriasis bis Psoriasis) u. zentraler Rötung auf insgesamt trockener (sebostatischer) Haut. E xerotic dermatitis.

**Exsikkations|fieber:** ▸Durstfieber. E thirst fever.

**Exsikkations|syndrom:** ▸Salzstauungssyndrom. E exsiccation syndrome.

**Exsikkator,** Desikkator: luftdichtes, meist evakuierbares (= Vakuum-E.) Glasgefäß, das auf dem Boden hygroskopische Substanzen enthält (z.B. konzentrierte Schwefelsäure, Calciumchlorid, Phosphorpentoxid, Kieselgel) u. zur Trocknung feuchter oder zur Aufbewahrung feuchtigkeitsempfindlicher Stoffe dient. E desiccator.

**Ex|sikkose,** Exsikkation: »Austrocknung« des Organismus als Folge einer negativen Flüssigkeitsbilanz, ▸Dehydratation; stets als kombinierte Störung des ▸Wasser-Elektrolyt-Haushalts; s.a. ▸Pseudopolyglobulie. E exsiccosis. – **E., extra|zelluläre:** E. mit Verminderung der extrazellulären Flüssigkeit (EZF) zugunsten der intrazellulären (IZF), v.a. durch Salzverluste bei Erbrechen, Durchfall, Schwitzen, salzloser Diät (s.a. ▸Salzmangelsyndrom). – **E., globale:** kombinierte extra- u. intrazelluläre E., führt in 10–15 Tg. zum Tode. – **E., intra|zelluläre:** E. mit Verminderung der IZF bei gleichzeitiger Erhöhung des extrazellulären osmotischen Drucks als Folge unzureichender Wasseraufnahme (= Durst- oder ▸Wassermangel-E.) oder abnormer Wasserverluste (z.B. bei Diabetes insipidus). Klinik s. Tab. E intracellular e.

**ex|spektativ:** abwartend; z.B. die – dem spontanen Krankheitsverlauf nicht vorgreifende – e. Behandlung. E expectant.

**Ex|spiratio, Exspiration:** die Ausatmung der Luft aus den Lungen (s.a. ▸Atmung, ▸Atemluft etc.); sie erfolgt bei ruhiger Atmung durch passive Rückkehr zur Atemruhelage, bedingt durch die Elastizität der Lunge u. des Brustkorbs u. unterstützt durch Höhertreten des Zwerchfells, als **forcierte E.** auch unter willentlicher aktiver Beteiligung der inneren Interkostalmuskeln (▸Atemmuskulatur, dort Tab.). E expiration.

**Exspirations|reserve|volumen,** Abk. ERV: das Lungenvolumen, das nach normaler Ausatmung noch durch willkürliche Fortsetzung der ▸Exspiration (bis zur Grenze des ▸Residualvolumens) entleert werden kann. S.a. ▸Spirographie. (dort Abb.). E expiratory reserve volume.

**Exspirations|stoß:** ▸Atemstoßtest.

**Exspirations|volumen, forciertes,** Sekundenkapazität: s.u. ▸Atemstoßtest. E forced expiratory volume.

**ex|spiratorisch:** die Ausatmung bzw. Ausatmungsphase (▸Exspiration, ▸Exspirium) betreffend. E expiratory.

**Ex|spirium:** die Phase der Ausatmung (▸Exspiration). – Auch klinische Bez. für das Ausatmungsgeräusch als Phänomen der ▸Auskultation; z.B. das **verlängerte E.** bei behinderter Ausatmung (bei Asthma bronchiale, spastischer Bronchitis, obstruktivem Lungenemphysem u. Stauung im kleinen Kreislauf), das **verschärfte E.** (meist auch verlängert) als Normalbefund über den seitlichen Halsbereichen u. über der re. Lungenspitze sowie bei Kindern noch über der ganzen Lunge (als solches aber auch bei Bronchus- u. Trachealstenose, beginnender Lungen-Tbk, kleiner Lungeninfiltration). E expirium.

**Ex|stirpation:** die Entfernung eines umschriebenen Gewebeteils; z.B. als **diagnostische E.** die komplette Entfernung eines veränderten Gewebebereichs »im Gesunden« bei Haut-, Weichteil- u. Brustdrüsentumoren oder als Lymphknotenentnahme. – Auch Kurzbezeichnung der Totalexstirpation (Entfernung eines Organs; s.a. ▸Ektomie), evtl. unter Einbeziehung von Nachbarstrukturen (▸»En-bloc...«). E extirpation.

**Ex|strophie:** *Pathologie* ▸Ekstrophie.

**Ex|sudat:** *Pathologie* die im Rahmen einer Entzündung aus den Gefäßen ausgetretene Flüssigkeit (s.a. ▸Exsudation), die mehr oder weniger trübe ist, je nach Eiweiß- u. Zellgehalt (Plasmaproteine bzw. Leukozyten, u.U. auch Erythrozyten); je nach Zusammensetzung bezeichnet als serös, fibrinös, hämorrhagisch, eitrig etc. S.a. ▸Transsudat. E exudate.

**Ex|sudation:** *Pathologie* »Ausschwitzung« bestimmter Anteile des Bluts (▸Exsudat) durch die infolge ▸Entzündung veränderten Gefäßwände in Nachbargewebe oder auf eine innere oder die äußere Körperoberfläche. E exudation.

**Exsudations|zyste:** ▸Zyste als Folge einer örtlich begrenzten (»umschriebenen«) Ansammlung von ▸Exsudat (oder Extravasat) im Gewebe (s.a. ▸Zyste, falsche) oder in vorgebildeten Höhlen, z.B. als Hydro-, ▸Haematocele, ▸Hygrom, Blutzyste. E exudation cyst.

**ex|sudativ:** mit ▸Exsudation bzw. Exsudatbildung einhergehend, z.B. die e. ▸Entzündung, ▸Diathese, ▸Gastroenteropathie, ▸Tuberkulose. E exudative.

**ext.:** Abk. für ▸externus.

**extended-field radiation** *(engl. = erweitertes Feld):* Bestrahlung direkt befallener u. benachbarter Regio-

| primärer Wassermangel | primärer Salzverlust oder kombinierter Wasser- u. Salzverlust |
|---|---|
| *Ursachen* | |
| fehlende Flüssigkeitszufuhr (Bewusstlose, mangelnde Pflege Kranker) | Erbrechen, Durchfälle, Schwitzen, Salzverlust durch die Niere (Nierenerkrankungen, Saluretika, ADDISON-Syndrom), Coma diabeticum, Aszites u. Pleurapunktionen |
| *Klinik* | |
| Durstgefühl, später Unruhe bis zum Delirium, trockene Haut u. Schleimhäute, Tachykardie, Hypotonie, Oligurie, Temperatursteigerung | Müdigkeit, Apathie bis zum Koma, trockene Haut u. Schleimhäute, Tachykardie, Hypotonie, Kollapsneigung, Diurese unterschiedlich, abdominale Beschwerden bis zum Ileus |
| *Laborbefunde* | |
| ↑Hämatokrit<br>↑ Natrium im Serum<br>↑ Creatinin (gering)<br>↑ Harn: spezif. Gewicht | Hämatokrit stark ↑<br>Natrium normal oder ↓<br>Creatinin ↑<br>z.T. patholog. Harnbefunde, bes. bei renalen Ursachen |
| *Einfluss von Getränken* | |
| sehr gut | gering |
| *Kochsalzzufuhr* | |
| gefährlich | günstige Wirkung |

**Exsikkose, intrazelluläre.** [335]

nen bei HODGKIN-Syndrom oder malignen Non-HODGKIN-Lymphomen.

**Ex|tensiọn** *(latein. = Ausdehnung, Ausbreitung, Streckung):* **1)** *Physiologie* Bewegung einer Gliedmaße bzw. eines Gliedmaßenabschnitts oder der Wirbelsäule aus der Beuge- in die Streckstellung; i.w.S. auch die Überstreckung (Hyperextension). **E** extension. **2)** *Chirurgie* Streckung des Körpers bzw. Rumpfes oder einer Gliedmaße durch Anw. von Zug in Richtung der Längsachse, evtl. kombiniert mit einem Quer-, Rotations- oder gar Gegenzug (Kontra-E. oder Distraktion). ***Anw.*** zur ▶Reposition u. ▶Retention von Knochenbrüchen, nach Osteotomie. Erfolgt entweder von Hand (manuell) u. kurzfristig oder aber als Dauerzug, v.a. als Nagel- bzw. ▶Drahtextension; z.B. auch als ▶Suspension (z.B. nach SCHEDE), ▶Hängegips, Streckverband, Overheadextension. **E** extension, traction.

**Extensiọns|apparat:** Gerät für Behandlung durch horizontalen u./oder vertikalen Dauerzug z.B. als KLAPP-Repositionsapparat; i.e.S. Vorrichtungen zur Streckbehandlung (s.a. ▶Redression) der Wirbelsäule (bei Wirbelbruch, Skoliose, Bandscheibenschaden), z.B. als ▶Extensionskorsett, Redressionsapparat, GLISSON-Schlinge, CRUTCHFIELD-Klammer. **E** traction device.

**Extensions|behandlung:** krankengymnastisches Verfahren, bei dem durch gezielte, meist intermittierende Zugbelastung bestimmte Abschnitte der Wirbelsäule u. die zugehörige Muskulatur passiv gedehnt werden. Ausführung entweder unter Ausnutzung des Körpergewichtes oder mittels elektronisch gesteuerter Geräte, z.T. unter gleichzeitiger Wärmeapplikation, z.T. im Wasser. ***Anw.*** bei Einklemmung von Nervenwurzeln

**Extensiọns|bügel:** hufeisenförmiger »Drahtspannbügel« für die ▶Drahtextension bzw. für das Einspannen eines STEINMANN-Nagels oder KIRSCHNER-Drahtes. **E** traction bow.

**Extensiọns|draht:** ▶Bohrdraht zum Einspannen in Extensionsbügel. **E** traction wire.

**Extensiọns|fraktur:** indirekter Knochenbruch durch Gewalteinwirkung auf die gestreckte Gliedmaße. Typisch z.B. als supra- bzw. perkondyläre Schrägfraktur des Humerus beim Kind, COLLES-u. BARTON-Radiusfraktur, E. der Wirbelsäule (Aussprengung des Wirbelkörper-Hinterrandes in den Wirbelkanal), E. der Fußknöchel (Malleolarfraktur). **E** extension fracture.

**Extensiọns|korsett:** Korsett zur Streckung (▶Redression) der Wirbelsäule bei Skoliose; z.B. das ▶DUCROQUET-, ▶Milwaukee-Korsett. **E** hyperextension orthosis.

**Extensiọns|schiene:** Bein- oder Armlagerungsschiene zur Extensionsbehandlung (meist durch Gewichts- oder Federzug) von Knochenbrüchen; z.B. als BRAUN-, KIRSCHNER-, KRAPP-Schiene. **E** extension splint.

**Extensiọns|tisch:** Operationstisch für chirurgische oder orthopädische Eingriffe an den Gliedmaßen u. am Becken unter Einsatz eines konstanten dosierbaren Zugs (z.B. über Fußmanschette oder Drahtextension); speziell konstruierte Arm- u. Beinteile ermöglichen eine den gegebenen Umständen angemessene ▶Extension in Schwebelage (z.B. für bestimmte Osteosynthesen). **E** traction table.

**Extensiọns|verband:** zur Anw. eines Dauerzugs (▶Extension) geeigneter Verband, der auch die Wund-, evtl. auch eine zusätzl. Übungsbehandlung etc. zulässt. Der Angriff der Zugmittel erfolgt entweder an der Körperoberfläche (Arm- oder Beinmanschette, Trikotschlauch, Heftpflaster-, Gips-, Zinkleimverband, Filzschuh [LINARTZ], GLISSON-Schlinge, Extensionshülse etc.) oder direkt am Knochen (= ossäre Extension; mittels Extensionsdraht, -nagel oder -klammer). Als Zugkraft dienen Gewichtszüge, auch Gummi-, Feder-, Schrauben-, Quengelzüge. **E** extension bandage.

**extensive disease:** s.u. ▶Bronchialkarzinom.

**Ex|tẹnsor:** *Anatomie* ▶Musculus extensor. **E** extensor.

**Extensọren|loge:** das von der Unterschenkelfaszie (Fascia cruris) u. dem Septum intermusculare anterius cruris (als Gruppenfaszie gegen die Peronealmuskeln) gebildete Fach für die Streckergruppe (Mm. tibialis anterior, extensor digitorum longus u. hallucis longus).

**Extensọren|reflex:** ▶Streckreflex. **E** extensor reflex.

**Extensor-hạllucis-Phänomen:** *Neurologie* Großzehenstreckung beim Versuch, das gestreckte Bein gegen Widerstand im Kniegelenk zu beugen; ein »homolaterales striäres« Reizsymptom (evtl. als Frühsymptom der Chorea minor). **E** extensor hallucis phenomenon.

**extẹrior, -ius** *(latein.):* weiter außen, außenseitig. **E** exterior.

**Extẹrna:** äußerlich anzuwendende Heilmittel (pharmazeutische Darreichungsformen), z.B. Cremes, Emulsionen, Gele, Pasten, Salben, Pflaster. **E** external agents.

**extẹrnus** *(latein.):* außen gelegen, äußerer..., fremd. **E** external.

**extero(re)zeptịv:** von außen kommende (d.h. mechanische, thermische, optische, akustische, olfaktive, gustative) Reize aufnehmend; z.B. e. ▶Reflex. **E** exteroceptive.

**Extero(re)zẹptor:** ▶Rezeptor als Endorgan der Sinnesorgane, das durch Umweltreize erregt wird, z.B. als ▶Mechanorezeptor, Photorezeptor (▶Stäbchen-, ▶Zapfenzelle); s.a. ▶exterozeptiv. – Ggs. ▶Interorezeptor. **E** exteroceptor.

**Ex|tinktiọn:** Auslöschung, Vernichtung. **1)** *Optik* Schwächung eines (Licht-)Strahls durch ▶Absorption u. ▶Streuung (▶TYNDALL-Effekt) in einem Medium; s.a. ▶Extinktionskoeffizient. **2)** *Physiologie* das allmähliche Erlöschen eines ▶bedingten Reflexes, wenn auf einen bedingten Reiz der unkonditionierte nicht mehr folgt. **E** extinction.

**Extinktiọns|ko|effizient:** wellenlängen- u. stoffabhängiger Proportionalitätsfaktor des ▶LAMBERT-BEER-Gesetzes; der molare **dekadische E.** (»ε«) entspricht der ▶Extinktion (1) einer molaren Lösung in 1 cm dicker Schicht; der molare **natürliche E.** (»κ«) = 2,303 ε. **E** extinction coefficient.

**Extinktiọns|messung:** ▶Kolorimetrie, ▶Photometrie. **E** extinction measurement.

**Ex|torsiọn:** »Auswärtsrollung« des Augapfels um die sagittale Achse; s.a. ▶Zyklotropie. **E** extorsion.

**Extr.:** *Pharmazie* Abk. für ▶Extractum.

**ẹx|tra...** *(latein.):* Vorsilbe: außerhalb.

**Extra|agglutinịn:** irregulärer agglutinierender ▶Isoantikörper.

**extra|artikulạ̈r:** außerhalb eines Gelenks; z.B. e. ▶Arthrodese. **E** extraarticular.

**extra|bulbạ̈r:** außerhalb eines ▶Bulbus, z.B. außerhalb des Bulbus oculi (Augapfel). **E** extrabulbar.

**Ẹxtra|chromosom:** überzähliges ▶Chromosom (z.B. bei Trisomie).

**extra|chromosomạl:** *Genetik* außerhalb eines Chromosoms gelegen; z.B. e. ▶Gen. **E** extrachromosomal.

**Ex|trạctio:** ▶Extraktion. **E** extraction.

**Ex|trạctum,** Extrakt: durch ▶Extrahieren gewonnener, mit löslichen Substanzen des Extraktionsgutes angereicherter Auszug oder Presssaft aus frischen Pflanzenteilen, Drogen (getrocknete Pflanzen bzw. -teile), Nahrungsmitteln; z.B. als E. tenue (dünnflüssig), E. spissum (nach Erkalten dick), E. siccum (Trocken-E.; im Vakuum eingedampft), E. fluidum oder liquidum (flüssig) bzw. – je nach Extraktionsmittel – als E. aquosum, spirituosum u. aethereum. **E** extract. – **E. Belladọnnae:** auf ca. 1,5 % Hyoscyamin eingestellter Trocken-E. aus Blättern von ▶Atropa Belladonna. **E** belladonna extract.

**extra|durạl(is):** außerhalb der Dura mater, i.e.S. ▶epidural. **E** extradural, epidural.

**extra|embryonạl:** außerhalb des Embryos bzw. nicht direkt am Aufbau des Embryos beteiligt (z.B. das e.

Mesenchym, e. Zölom sowie die Eihäute). E extraembryonic.

**extra|faszial:** an der Außenseite bzw. außerhalb einer Faszie.

**extra|fusal:** *Histologie* außerhalb einer Spindel; z. B. e. ▸Muskelfaser. E extrafusal.

**extra|genital:** nicht im Geschlechtsorganbereich.

**extra|hepatisch:** außerhalb der Leber (z. B. prä-, posthepatisch), ohne Beteiligung der Leber. E extrahepatic.

**Ex|trahieren,** Extraktion: **1)** das »Herausziehen« von Bestandteilen aus einem festen oder flüssigen Substanzgemisch durch Lösungsmittel (z. B. Wasser, Alkohol, Äther, Chloroform), in denen die gewünschten Substanzen gut, störende Begleitstoffe jedoch schlecht löslich sind. **2)** ▸Extraktion. E extraction.

**extra|insulär:** außerhalb oder ohne ursächliche Beteiligung des Inselorgans der Bauchspeicheldrüse.

**extra|intestinal:** außerhalb des Verdauungs-, i. e. S. des Darmtraktes.

**extra|kampin:** außerhalb des Gesichtsfeldes.

**extra|kapsulär:** außerhalb einer Gelenk- oder Organkapsel (= peri- oder epikapsulär). E extracapsular.

**extra|kardial:** außerhalb des Herzens, z. B. die e. ▸Geräusche. E extracardiac.

**extra|korporal:** außerhalb des Körpers, z. B. die e. Dialyse (▸Hämodialyse), der e. ▸Kreislauf, die e. Befruchtung, die e. Stoßwellenlithotripsie. E extracorporeal.

**extra|kranial:** außerhalb des knöchernen Schädels. E extracranial.

**Ex|trakt:** ▸Extractum; s. a. ▸Extrahieren. E extract.

**Ex|traktion,** Extractio: »Herausziehen«; z. B. die ▸Zahnextraktion, die Fremdkörperextraktion, die ▸Linsenextraktion, die Augenfremdkörper-Extraktion (diaskleral, mittels Magneten) bzw. *chem* das ▸Extrahieren. E extraction. – **E. des Kindes:** geburtshilfliche E., manuell (s. a. ▸Manualhilfe) oder instrumentell (▸Vakuumextraktion, ▸Zangenentbindung). Als »**ganze E.**« (in Vollnarkose) bei Beckenendlage bei noch nicht geborenem Steiß (der Zug erfolgt am »vorliegenden« Bein unter stetigem Höhergreifen der Hände) oder bei reiner Steißlage (Zug mit dem seitengleichen Zeigefinger unter dessen Einsatz an der vorderen Schenkelbeuge, dazu Druck [▸Expressio] von oben). Die Entwicklung der Schultern u. Arme erfolgt durch (klassische) ▸Armlösung, die des Kopfes mittels ▸VEIT-SMELLIE-Handgriff. Als »**halbe E.**« die E. bei bereits geborenem Steiß; nach 2–3 Min. besteht Asphyxiegefahr. E breech e. (total; partial).

**extra|lemniskales System:** *Anatomie* die nicht im ▸Lemniscus medialis zum Thalamus u. weiter zur Großhirnrinde ziehenden nervösen Leitungsbahnen der ▸Somatosensibilität, die – nach Umschaltung in der Formatio reticularis – in die kaudalen u. intralaminären Thalamuskerne projizieren; sind von geringerer somatotoper u. differenzierender sensibler Leistungsfähigkeit als die des ▸lemniskalen Systems; wahrscheinlich Aktivator der Formatio reticularis. E extralemniscal system.

**extra|median:** außerhalb der Mittellinie, -ebene; ▸paramedian.

**extra|medullär:** außerhalb des Knochen- oder Rückenmarks. E extramedullary.

**extra|meningeal:** außerhalb der Hirnhäute (= extra- oder ▸epidural). E extrameningeal.

**extra|mural:** außerhalb einer Organwand. E extramural.

**extra|nu|kleär:** außerhalb eines Kerns (▸Nucleus), v. a. des Zellkerns (d. h. im Zellplasma). E extranuclear.

**extra|oral:** außerhalb der Mundhöhle, z. B. *dent* e. ▸Schienenverband (**Extraoralverband**). E extraoral.

**extra|pelvin:** außerhalb des (knöchernen) Beckens. E extrapelvic.

**extra|peri|kardial:** außerhalb des Herzbeutels (z. B. das e. ▸Reiben). E extrapericardial.

**extra|peritoneal:** außerhalb oder an der Außenseite des Bauchfells (▸Peritoneum), z. B. e. Bauchorgane (Abb.). Als Zugangsweg: ohne Eröffnung der freien Bauchhöhle (operativ) vorgehend (z. B. e. ▸Schnittentbindung = Sectio caesarea extraperitonealis). E extraperitoneal.

**Extra|peritonealisierung:** die op. Verlagerung eines Bauchorgans aus der Peritonealhöhle, u. a. als – unter Nahtverschluss der freien Bauchhöhle erfolgende – Verlagerung des abgetrennten u. ausgelösten Rektosigmoids in das kleine Becken im Rahmen einer abdominosakralen Mastdarmexstirpation; ferner als ▸Vorlagerung sowie Mobilisierung eines teilweise vom Bauchfell bedeckten inneren Organs durch Entfernung des fest anhaftenden Peritonealüberzugs, z. B. an der Harnblase. E extraperitonealization.

**extra|pleural:** außerhalb der ▸Pleura, i. e. S. außerhalb ihres Brustwandteils, d. h. des Rippenfells; auch außerhalb bzw. unter Nichteröffnung des Pleuraraums operativ vorgehend. E extrapleural.

**extra|pulmonal:** außerhalb der Lunge. E extrapulmonary.

**extra|pyramidal:** *Neurologie* außerhalb der Pyramidenbahn, das ▸extrapyramidal(motorisch)e System betreffend.

**extra|pyramidaler Symptomen|komplex, e. Syndrom,** striopallidärer Symptomenkomplex: *Neurologie* die Krankheitsbilder bei Schädigung/Erkrankung des Pallidums u. Striatums als Teilstrukturen des ▸extrapyramidal(motorisch)en Systems. Im Vordergrund stehen Störungen des Muskeltonus u. der Bewegungsabläufe; danach werden klinisch unterschieden das hypokinetisch-hypertonische Syndrom einschließlich der Formen des extrapyramidalen Tremors, hyperkinetisch-hypotone Syndrome (choreatisch, ballismisch, athetotisch, torsionsdyston, myoklonisch) u. extrapyramidale Paroxysmen. Typisch für die hypokinetische Form sind Muskelsteife (▸Rigor), Bewegungsarmut (▸Hypokinese; u. a. Störung der Mimik [»Maskengesicht«]) u. Muskelzittern, ferner Gangstörungen (kleinschrittiger, unelastischer, schwer zu bremsender Gang mit mangelnden Mitbewegungen u. mit – meist – vornübergeneigtem Rumpf; s. a. ▸Parkinsonismus); die hyperkinetischen Formen sind gekennzeichnet durch schleudernde Bewegungen (▸Chorea, ▸Ballismus), Grimassieren u. ▸Athetose. E extrapyramidal syndrome.

**extra|pyramidal(motorisch)es System,** Abk. EPS: *Anatomie* die außerhalb des Pyramidensystems gelegenen, der Modifizierung der Bewegungsmuster der Großhirnrinde, v. a. der Durchführung langsamer motorischer Halte- u. Bewegungsakte dienenden Teile des zentralen Nervensystems, die in funktioneller Zusammenarbeit mit dem – nicht streng zu trennenden – pyramidal(motorisch)en System tätig werden. Es sind dies als »kortikaler« Teil weite Bereiche der Hirnrinde einschließlich darunter = subkortikal gelegener Strukturen des beidseitigen Stirn-, Schläfen- u. Scheitellappens sowie des Hinterhauptslappenbereichs u. die – meist doppelläufigen – Verbindungsbahnen an die Stamm- oder ▸Basalganglien u. die von diesen zu motorischen Mittelhirnkernen, zur ▸Formatio reticularis u. von dort absteigend zu den pyramidal(motorisch)en Systemen des Rückenmarks, v. a. zu den ▸Motoneuronen, verlaufenden Leitungsbahnen (Tractus reticulo-, rubro-, vestibulo-, olivo- u. tectospinalis. S. a. ▸Nucleus (dort Schema). E extrapyramidal (motor) system.

**extra|renal:** außerhalb der Niere; nicht von den Nieren ausgehend. E extrarenal.

**Extra|schlag:** *Kardiologie* ▸Extrasystole.

**extra|sellär:** außerhalb des bzw. neben dem Türkensattel (Sella turcica) = parasellär. E extrasellar.

**Extra|systole,** Abk. ES: vorzeitige Kontraktion des Herzmuskels (evtl. nur einzelner Herzteile) infolge anomaler Erregungsbildung. Führt zur Störung des Grundrhythmus (Abb.); ist oft ohne Krankheitswert. Das Auftreten in regelmäßigen Abständen wird als

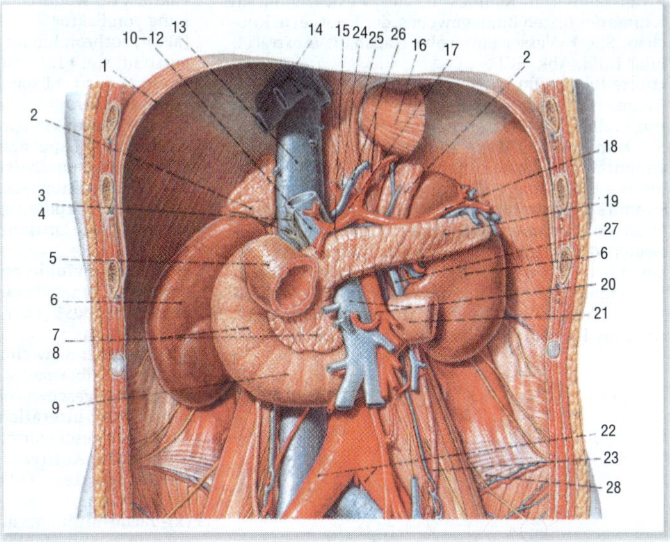


**extraperitoneal:** Lage der extraperitonalen Bauchorgane. 1 Diaphragma; 2 Glandula suprarenalis (adrenalis); 3 Ductus hepaticus communis; 4 Ductus cysticus; 5 Duodenum, Pars superior; 6 Ren (Nephros); 7 Duodenum, Pars descendens; 8 Caput pancreatis; 9 Duodenum, Pars inferior (horizontalis); 10 Ductus choledochus (biliaris); 11 V. portae hepatis; 12 A. hepatica propria; 13 V. cava inferior; 14 Vv. hepaticae; 15 A. hepatica communis; 16 Pars cardiaca; 17 Truncus coeliacus; 18 A. splenica (lienalis) + V. splenica; 19 Pancreas; 20 A. + V. mesenterica superior; 21 Flexura duodenojejunalis; 22 A. iliaca communis; 23 Ureter; 24 Hiatus aorticus; 25 Hiatus oesophageus; 26 A. + V. gastrica sinistra; 27 V. mesenterica inferior; 28 M. quadratus lumborum. [496]

Allorrhythmie bezeichnet (z.B. Bi-, Tri- u. Polygeminie; Abb.). – s.a. ▸Umkehrextrasystole. E extrasystole. – **E., atriale:** ▸Vorhof-E.; s.a. Abb. (h). E atrial e. – **E., blockierende:** sehr frühzeitige Vorhof-E., die zwar vom noch refraktären AV-System nicht übergeleitet wird, aber im EKG eine P-Q-Verlängerung bedingt. E blocking e. – **E., infra|nodale,** knotennahe E.: ▸Bündelstamm-E. E infranodal e. – **E., inter|polierte:** E. zwischen 2 Normalschlägen u. ohne kompensatorische Pause. E interpolated e. – **E., nodale:** im ▸Atrioventrikularknoten entstandene E. E nodal e. – **E., sinusale,** Sinusextrasystole: im ▸Sinusknoten entstandene E. mit normalem Intervall zur nächsten Erregung (von der Sinusarrhythmie kaum zu unterscheiden). E sinus e. – **E., ven|tri|kuläre:** ▸Kammerextrasystole (s.a. Abb.). E ventricular e.

**Extra|systolie:** durch ▸Extrasystolen gekennzeichnete Herzrhythmusstörung; ist beim Fetus (7.–8. Mon.) im Rahmen der Entwicklung des vegetativen Nervensystems physiologisch. E extrasystoly.

**extra|thorakal:** außerhalb des Brustkorbs bzw. -raumes. E extrathoracic.

**Extraton:** s.u. ▸Herzton, dritter u. vierter.

**extra|uterin:** außerhalb der Gebärmutter bzw. ihrer Höhle (Cavum uteri); z.B. die e. ▸Gravidität (**Extrauteringravidität**). E extrauterine.

**Extra|vasat:** aus einem Gefäß (Vas), i.w.S. auch aus einem Organ in das benachbarte Gewebe ausgetretene Körperflüssigkeit (Blut oder Lymphe bzw. Harn). E extravasate.

**extra|vaskulär:** außerhalb eines Blut- oder Lymphgefäßes. E extravascular.

**extra|ven|trikulär:** außerhalb eines Herz- (= supraventrikulär) oder Hirnventrikels; ferner an der Außenseite des Magens (Ventriculus). E extraventricular.

**extra|vertiert:** mit der Tendenz, seine Interessen mehr den Geschehnissen der äußeren Welt zuzuwenden (aufgeschlossen, kontaktfreudig); Ggs. ▸introvertiert. E extrovert.

**extra|vesikal:** außerhalb der Blase. E extravesical.

**extra|zellulär, -lar:** außerhalb der Zelle. E extracellular.

**Extra|zellular|flüssigkeit,** Abk. EZF: die Gesamtheit der außerhalb der Körperzellen im Extrazellularraum befindlichen ▸Körperflüssigkeit. Das Volumen ergibt sich aus den Untereinheiten Blutplasma, interstitielle Flüssigkeit und Lymphe, Flüssigkeit des

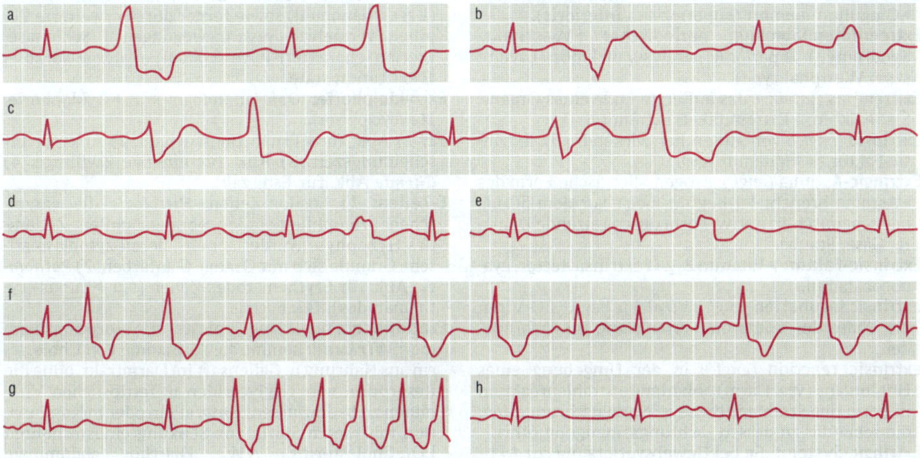


**Extrasystole:** E. der Herzkammern. a) monomorphe (Bigeminie); b) polymorphe (Bigeminie); c) polymorphe (Trigeminie); d) interpolierte; e) kompensierte; f) gekoppelte; g) paroxysmale tachykarde (Salve); h) Vorhofextrasystole.

▸transzellulären Raumes u. der ▸extrazellulären Räume des festen Bindegewebes, der Knorpel u. Knochen. S.a. ▸Wasser-Elektrolyt-Haushalt. E extracellular fluid, Abk. ECF.

**Extra|zellular|raum,** Abk. EZR, extrazelluläres Kompartiment: *Physiologie* die Gesamtheit der die ▸Extrazellularflüssigkeit enthaltenden Körperbereiche. S.a. ▸Inulinraum. E extracellular space.

**Extremität:** obere bzw. untere Gliedmaße (s.a. ▸Membrum, ▸Extremitas). E extremity, limb.

**Extremitäten|ableitung: 1) E., bi|polare, Standardableitung n. Einthoven:** EKG-Ableitung mittels jeweils zweier differenter großflächiger Elektroden, die am re. u. li. Arm u. am li. Bein angelegt sind. Gestattet Bestimmung der Momentanvektoren. Als Abltg. I vom li. Arm u. re. Arm, als II vom li. Bein u. re. Arm, als III vom li. Bein u. li. Arm (Abb. a). **2) E.,**

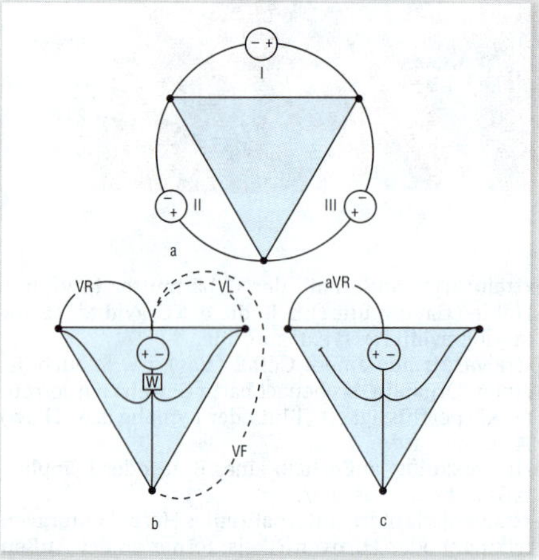


**Extremitätenableitung, bipolare:** EINTHOVEN-Dreieck mit Schaltschema; a) bipolare E. (I, II, III); b) unipolare E. mit WILSON-Elektrode (W) vom re. Arm (VR), vom li. Arm (VL) bzw. Fuß (VF) nach entspr. Umschaltung der differenten Elektrode (gestrichelt); c): unipolare E. nach GOLDBERGER vom re. Arm (aVR), vom li. Arm (aVL) bzw. Fuß (aVF) nach entspr. Umschaltung der differenten u. Unterbrechung der zugehörigen indifferenten Elektrode (nicht dargestellt).

**uni|polare:** von WILSON (1931) vorgeschlagene E. (VR, VL, VF) mit einer differenten u. einer indifferenten Elektrode. Modifiziert als GOLDBERGER-Ableitung (Abb. b bzw. c). E limb-lead (bipolar; unipolar).

**Extremitäten|gürtel:** *Anatomie* Gliedmaßengürtel, ▸Cingulum membri (superioris u. inferioris).

**Extremitäten|lähmung, periodische:** ▸WESTPHAL-Syndrom (1). E periodic paralysis of limbs (Laverié type; Westphal type).

**Ex|tremitas** *(latein.):* das äußerste Ende eines Organs. S.a. ▸Akren, ▸Extremität. E extremity.

**extrinsic** *(engl.):* von außen her wirkend; z.B. Extrinsic-Faktor (= ▸Vitamin $B_{12}$).

**Extrinsic-Asthma** *(engl.):* exogen-allergische Form des ▸Asthma bronchiale, Beginn meist vor dem 30. Lj., oder chemisch-irritative Form durch reizende Dämpfe, Gase, Stäube.

**Extrinsic-Faktor:** ▸Vitamin $B_{12}$. E extrinsic factor, cyanocobalamin.

**extrinsic incubation** *(engl.): Virologie* bei ARBO-Viren die Phase der primären Vermehrung im Arthropoden.

**extrinsic reaction** *(engl.):* in der Umgebung eines Hohlorgans (v.a. Darm) ablaufende Strahlenreaktion in Form der Strahlenfibrose u. Narbenschrumpfung, die sekundär zu dessen Lichtungseinengung führt.

**Extrinsic-System:** die bei Gewebsverletzung zur Aktivierung der ▸Blutgerinnung (dort Schema) führenden Substanzen: ▸Gewebsthromboplastin aktiviert Faktor VII, wodurch über Faktor X unter Mitwirkung von Faktor V, Calciumionen u. Phospholipiden (als ▸Prothrombinase) aus Prothrombin Thrombin entsteht; s.a. ▸Intrinsic-System. E extrinsic system.

**Extron:** *Genetik* ▸Exon.

**Extrophia, Extrophie:** *Pathologie* ▸Ekstrophie. – **E. vesicae:** ▸Blasenekstrophie.

**Ex|trusion: 1)** Expulsion: das »Heraustreten« der Zähne aus dem Kiefer; physiologisch bei der Zahnung (▸Dentition); gestört z.B. bei Fehlen des Antagonisten, Parodontopathie. **2)** »Sekretausschleusung« aus der Drüsenzelle; s.a. ▸Exozytose. E extrusion.

**Ex|tubation, Extubieren:** *Anästhesiologie* das Wiederentfernen eines Tubus (Endotracheal- oder Endobronchialtubus) oder einer Tracheotomiekanüle. E extubation.

**Ex|tumeszenz:** Schwellung, Geschwulst.

**ex|uberans:** übermäßig hervortretend, wuchernd.

**ex|ulcerans:** geschwürbildend; ▸Exulzeration.

**Ex|ulceratio, -ulzeration:** Geschwürbildung (▸Ulcus). I.e.S. der geschwürige Zerfall, z.B. eines Tumors, i.w.S. das Auftreten eines nur oberflächlichen Gewebsdefektes (▸Erosion, ▸DIEULAFOY-Ulcus). E ulceration.

**E(x)-vacuo-Blutung:** durch plötzliche Druckminderung in einem Hohlorgan ausgelöste Blutung, z.B. als Harnblasenblutung nach zu rascher Harnblasenentleerung durch Katheterisierung oder Punktion wegen Harnstauung. E hemorrhage e vacuo.

**Ex|vagination:** *Chirurgie* die Behebung einer ▸Invagination; ferner – beim Durchzugverfahren – das vorübergehende Ausstülpen des Enddarms vor den After. E disinvagination.

**ex|zentrisches Sehen:** peripheres ▸Sehen.

**Ex|zentrizität:** *Ophthalmologie* der Abstand (in °) eines bestimmten Gesichtsfeldpunktes vom Fixationspunkt.

**Exzess|lactat:** bei Lactatazidose das im Verhältnis zum Pyruvat besonders stark vermehrte Lactat. E excess lactate.

**Ex|zidieren, -zision:** *Chirurgie* das »Herausschneiden«. E excision. **1)** die Entfernung eines Gewebe- oder Organteils (»Exzisat«) mit einem scharfen Instrument (Skalpell, Schneideelektrode). S.a. ▸Probeexzision. **2)** als zellulärer Reparaturmechanismus, z.B. das Herausschneiden von strahlengeschädigten Basen aus dem DNS-Molekül durch Enzyme.

**Ex|zitabilität:** *Physiologie* Erregbarkeit. E excitability.

**Ex|zitation:** Aufregung, ▸Erregung; s.a. ▸Reiz... E excitement, excitation.

**Ex|zitations|stadium:** *Anästhesiologie* das durch Bewusstlosigkeit, eine – u.U. schwer zu beherrschende – motorische Unruhe u. erhöhten Muskeltonus (BELL-Phänomen) sowie ferner durch erweiterte Pupillen, vermehrte Augenbewegungen u. Schleimsekretion charakterisierte 2. Stadium der ▸Narkose. E excitation state.

**Ex|zyklo|phorie:** *Ophthalmologie* s.u. ▸Zyklophorie. E excyclophoria.

**EZ: 1)** Abk. für ▸Ernährungszustand. **2)** Abk. für Erscheinungszeit. **3)** Abk. für **e**ineiige **Z**willinge. **4)** *Chemie* Abk. für **E**ster**z**ahl.

**E-Zellen: 1)** Epsilon-Zellen: *Histologie* die »atypischen azidophilen« oder »orangeophilen Zellen« des Hypophysenvorderlappens, deren zytoplasmatische Granula sich mit Orange G anfärben. **2)** *Pathologie* Abk. für Erythematodes-Zellen (s.u. ▸Lupus erythematodes). E L.E. cells.

**Ezetimib:** ein selektiver Cholesterin-Absorptionshemmer; ***Wirkung:*** hemmt die Aufnahme von Cholesterin aus Nahrung u. Gallensaft im Darmtrakt, ohne die Resorption von Triglyceriden u. fettlöslichen Vitaminen zu beeinflussen. ***Anw.*** allein oder in Kombination mit einem Statin zur Senkung eines erhöhten LDL-Cholesterins; ***NW:*** Diarrhö, abdominale Schmerzen. E ezetimibe.

**EZF, EZR:** Abk. für ▸Extrazellularflüssigkeit, ▸-raum.

# F

**F:** Kurzzeichen für *chem* Fluor, *physik* Fokus, Farad, Fahrenheit (= °F), Fusionspunkt (= Schmelzpunkt), Energieflussdichte, Kraft (latein.: **f**ors), *kard* (im PKG) Reiben, *genet* Filialgeneration ($F_{1,2}$...), *biol* Formspezies, *biochem* Phenylalanin (im Ein-Buchstaben-Code), *gyn* Felderung (als Kolposkopiebefund).

**f:** Kurzzeichen für *physik* Frequenz, Aktivitäts-, Reibungskoeffizient, Femto-, *pharm* fac, fiat, fiant, formula (Rezepturanweisungen), *biol* RBW-Faktor.

**FAB:** *Pathologie, Hämatologie* s.u. ▸FAB-Klassifikation.

**Fab, $F_{ab}$** *(engl.)* Abk. für **f**ragment, **a**ntigen **b**inding, Abk. für fragment **anti**body: antigenbindendes Fragment oder Fab-Fragment, als Teil der ▸Immunglobuline.

**Fa|bẹl|la:** inkonstantes kleines Sesambein (Sesamum) oberhalb des fibularen Femurkondylus am Ursprung des seitlichen Kopfes des Musculus gastrocnemius; evtl. zwei- oder dreigeteilt (**F. bi-, tripartịta**). – **F. dolorọsa:** druck- u. spontanschmerzhafte (zunehmend bei passiver Streckung, abnehmend bei Beugung) F., z.B. bei Chondromalazie, Kniegelenkarthrose. E fabella.

**Fạber-Anämie** (Knud Helge F., 1862–1956, Internist, Kopenhagen), Kaznelson-Anämie, Chloranämie: (1909) schwere Eisenmangelanämie infolge Störung der Eisenresorption bei ▸Achlorhydrie; meist einhergehend mit Trockenheit u. Sprödigkeit der Haut, Mundwinkelschrunden, Nagelveränderungen, Canities praematura, Heiserkeit, Dysphagie u. Glossitis. E Faber's anemia.

**Fab-Fragment:** ▸Fab. E Fab fragment.

**Fabian-Spirale:** (1978) intraprostatischer Stahl-Katheter (sog. urologische Spirale); Endoprothese zur Überwindung einer durch Prostatahyperplasie oder -karzinom bedingten, unterhalb der Blase gelegenen Obstruktion; erlaubt einen vollständigen kontinenten Sphinkterverschluss.

**Fa|bịs|mus:** ▸Favismus. E fabism.

**FAB-Klassifikation:** Einteilungsschema der akuten ▸Leukämien (dort Tab.), vorgeschlagen (1976) von der French-American-British cooperative group. E FAB classification.

**Fabrịcius-Möller-Probe:** ein Amylase-Nachweis im Harn. E Fabricius-Möller amylase test.

**Fabrịcius-Operation:** die »femorale Methode« der Schenkelhernien-Op.; nach Freilegen des horizontalen Schambeinastes Durchtrennung des Ligamentum Gimbernati u. Vereinigung des mobilisierten Poupart-Bandes mit dem Schambein(periost).

**Fạbry-Syndrom** (Johannes F., 1860–1930, Dermatologe, Dortmund), F.-Krankheit, Angio(kerato)ma corporis diffusum: eine auf Mangel an Ceramidtrihexosidase beruhende Phosphatid-Speicherkrankheit mit Ablagerung v.a. von Ceramidtrihexosid in Gefäßwänden, glatter Muskulatur u. inneren Organen (v.a. Nieren). Rezessiv (X-gebunden) erblich, androtrop. ***Klinik:*** zahlreiche kleine, hyperkeratot., livide Angiome an Haut u. Schleimhäuten, Bluthochdruck, Herzdilatation, Ödeme, Niereninsuffizienz, Schlängelung der Netzhautgefäße (Tortuositas vasorum retinae). Bei Jugendlichen auch Parästhesien u. rheumatische Beschwerden. Führt zum Tode, meist durch Urämie. – Bei »symptomlosem F.-Syndrom« zunächst nur Proteinurie (mit Glomerulus-Epithelien im Harn), Vermehrung von Trihexosyl- u. Digalaktosylceramid u. schwache Galaktosidase-Aktivität in den Leukozyten. E Fabry's disease, diffuse angiokeratoma.

**FAC:** ▸FAC-Schema.

**fac,** Abk. **f** *(latein.):* Rezepturanweisung: mache!

**fạce lifting** *(engl.): Chirurgie* Straffung der Gesichtshaut zur Beseitigung von Falten, Hängebacken, Doppelkinn etc. durch Mobilisierung des Unterhautfettgewebes u. durch streifenförmige Hautexzision(en).

**Fa|cẹt|te: 1)** *Zahnmedizin* angeschliffene Fläche auf dem Zahn durch Abrasion; z.B. bei ▸Bruxismus, Fehlkontakt. E facet. **2)** *Ophthalmologie* kleiner, durchsicht., nicht fluoresceinanfärbbarer Substanzdefekt der Hornhaut nach Geschwürabheilung. **3)** *Chirurgie* Gelenkfacette (s.a. ▸Facettektomie). E articular facet.

**Facett|ek|tomịe:** die operative Abtragung des Wirbel-Gelenkfortsatzes im Bereich seiner Gelenkfacette (u.U. nur des medialen Anteils = Hemifacettektomie), v.a. bei intraforaminalem Bandscheibenprolaps der Halswirbelsäule; z.B. als **facet fenestration operation**, d.h. als kleinflächige, unter Wirbelbogenteilresektion erfolgende Freilegung der komprimierten hint. Spinalnervenwurzel ohne Abtragung des Prolapses. E facetectomy.

**Facetten-Tumor:** Adenom des Pankreas, dessen »plurihormonelle« Qualitäten wechselweise in Erscheinung treten: z.B. Hypergastrinämie (mit Ulkusleiden) u. Hypoglykämien bzw. Diarrhöen nach Art des Verner-Morrison-Syndroms, Parathormon-Effekte, Karzinoid-Symptome.

**Fach|arzt,** Abk. FA: approbierter Arzt, der in einem bestimmten Fachgebiet die dafür vorgeschriebene Weiterbildung (nach ▸Weiterbildungsordnung) absolviert hat u. zur Führung einer Gebietsbezeichnung, z.B. Facharzt (oder Arzt) für Augenheilkunde, berechtigt ist. E specialist.

**fa|ciạ|lis** *(latein.):* zum Gesicht gehörend, das Gesicht betreffend. – **Facialis**: Kurzform für ▸Nervus facialis. S.a. ▸Fazialis... E facial.

**Fạcies** *(latein.)*, Fazies: Äußeres, Gestalt. *Biol* kleinste Vegetationseinheit der Pflanzen und Bakterien. *Anat* das Gesicht (einschl. pathognomonischer Ausprägungen) oder die (Ober)fläche eines Organs. E facies, face, surface. – **F. abdominạlis**, F. peritonealis: das ängstlich verfallene, blasse Gesicht bei schwerer Baucherkrankung (v.a. Peritonitis); z.T. identisch mit ▸F. hippocratica. E abdominal face. – **F. acromegạlica:** das Gesicht bei ▸Akromegalie. E acromegalic face. – **F. adeno|ịdea:** Gesichtsausdruck bei adenoidem Habitus: halb offener Mund, evtl. schief stehende Schneidezähne. E adenoid face. – **F. antonịna:** Gesichtsveränderungen bei tuberkuloider Lepra: beidseitige Lidptose, Lagophthalmus, Ektropium, schlaffe Lippen, Verformung der Wangen, Augenmuskellähmung, Keratitis u. fehlende Tränenabsonderung.

E facies antonina. – **F. articu|lạris:** die hyalinknorpel. Gelenkfläche. E articular s. – **F. auricu|lạris:** die große, ohrmuschelförmige Gelenkfläche am hinteren Darmbeinende bzw. die gleichartige Fläche seitlich am Kreuzbein als Gelenkflächen des Kreuz-Darmbein-Gelenks (▶Articulatio sacroiliaca). E auricular s. (of ilium; of sacrum). – **F. car|dịa|ca:** Gesicht bei chronischer Herzinsuffizienz mit kleinem Herzminutenvolumen; eingefallene Wangen, müder, ängstl. Gesichtsausdruck, blasse, feuchte, leicht zyanot. Haut. E cardiac facies. – **F. caudạlis vertebrae:** die untere Wirbelkörperfläche; beim Erwachsenen die verkalkte Grundplatte mit Randleiste, an der die Zwischenwirbelscheibe fixiert ist. E caudal s. of vertebra. – **F. cerebrạlis:** die den vorderen Teil der mittleren Schädelgrube bildende konkave Fläche des großen Keilbeinflügels; enthält das Foramen ovale u. spinosum. E cerebral s. – **F. craniạ|lis vẹrte|brae:** die obere Wirbelkörperfläche; beim Erwachsenen die verkalkte Deckplatte einschließlich Randleiste, an der die Zwischenwirbelscheibe fixiert ist. – **F. dorsạlis:** die Rückseite, Streckerseite; z.B. als **F. dors. ọssis sạcri** die raue, konvexe Rückfläche des Kreuzbeins. E dorsal s. (of sacrum). – **F. gạst|rica:** **1)** Gesicht des Magen-, insbes. Ulkuskranken; eingefallene Wangen, scharfe Nasolabialfalten, fahle Hautfarbe. **2)** die dem Magen anliegende länglich-konkave Milzfläche vor dem Milzhilus. E gastric s. of spleen. – **F. hip|po|crạtica,** F. decomposita: das Gesicht des Moribunden: spitze, blasse, kühle Nase, vorstehende, blasse Kinnpartie, eingefallene Schläfen, kühle Ohren, fahlgraue Hautfarbe, kalter Schweiß auf der Stirn; mit ▶F. abdominalis teilidentisch. E hippocratic face. – **F. Hutchinson:** das Gesicht bei nukleärer ▶Ophthalmoplegie: starre, unbewegl. Augen, gesenkte Lider, gehobene Brauen, gerunzelte Stirn, schläfriger Ausdruck; evtl. auch leichter Exophthalmus. E Hutchinson's face. – **F. infẹrior:** Unterfläche eines/des Organs. E inferior s. – **F. intẹrna:** die Innenfläche; z.B. als **F. int. ossis frontạlis** die dem Großhirn zugekehrte konkave Fläche des Stirnbeins. E internal s. – **F. leon(t)ina, F. leprosa:** Gesichtsveränderung bei ▶Lepra lepromatosa. Sie wird verursacht durch starke Knotenbildung, tiefe Furchen besonders auf der Stirn u. über der Nasenwurzel, wulstartige Anschwellung der Augenbrauengegend bei gleichzeitigem Haarausfall. Infiltration von Kutis u. Subkutis mit Ausbildung unförmiger Hauttumoren im Bereich von Augenbrauen, Wangen u. Kinn bewirken eine »löwenähnliche« Physiognomie. S.a. ▶Leontiasis. E leonine face. – **F. lunạta:** **1)** der randständige, knorpelbedeckte, halbmondförm. Teil der Hüftgelenkpfanne. E lunate s. **2)** ▶Mondgesicht. E moon face. – **F. mediạlis:** zur Körpermitte gerichtete (Organ-)Fläche. E medial s. – **F. mitrạ|lis:** das Gesicht bei Mitralstenose (u. anderen Herzkrankheiten mit kleinem Herzminutenvolumen); mit typischer Ausschöpfungszyanose der Wangen u. Lippen. E mitral facies. – **F. myopạ|thica:** »Sphinxgesicht«; schlaffer, müder Gesichtsausdruck bei Muskeldystrophie u. Dystrophia myotonica. E myopathic facies. – **F. pelvịna ọssis sạ|cri:** die vordere, dem Innern des kleinen Beckens zugekehrte, stark längs- u. schwach querkonkave Fläche des Kreuzbeines; mit Lineae transversae u. Foramina sacralia pelvina. E pelvic s. of sacrum. – **F. pos|tẹrior:** die hintere Fläche, Seite; s.a. ▶Facies dorsalis; z.B. als **F. post. cọrneae** die gegen die vordere Augenkammer gerichtete, von flachem Endothel bedeckte konkave Hornhautfläche. E posterior s. – **F. sa|cro|pelvịna ọssis ịlii:** die dem Kreuzbein zugekehrte Hüftbeinfläche. E sacropelvic s. of ilium. – **F. scar|latinọsa:** das Gesicht bei Scharlach; gleichmäßige Rötung der Wangen mit scharf abgesetztem blassem Kinn-Mund-Dreieck (»zirkumorale Blässe«). E face of scarlatina. – **F. scrofulọsa:** *Pädiatrie* das Gesicht bei ▶Skrofulose. E scrofulous face. – **F. temporạlis:** die Schläfenseite der entspr. Schädelknochen. E temporal s. – **F. tetanica:** das Gesicht bei ▶Tetanus. E tetanic face. – **F. vis|cerạlis:** die den übrigen Baucheingeweiden zugewandte Fläche von Bauchorganen; z.B. an der Leber u. Milz mit deren ▶Hilum. E visceral s. (of liver; of spleen).

**Facilitation** *(latein.):* Förderung, Erleichterung. *Physiol* ▶Bahnung. E facilitation.

**fạcio...:** Wortteil »Gesicht«.

**FAC-Schema:** Abk. für ▶Polychemotherapie mit den Zytostatika 5-**F**luorouracil, **A**driamycin, **C**yclophosphamid.

**factitious syndrome** *(engl.):* ▶Münchhausen-Syndrom.

**fac|tịtius** *(latein.):* künstlich erzeugt (artifiziell). E factitious, artificial.

**FAD:** Abk. für ▶**F**lavin-**a**denin-**d**inucleotid. – Als **FADH$_2$** dessen im Zwischenstoffwechsel = intermediär reduzierte Form. E FAD (flavin adenine dinucleotide).

**Faden:** Nahtfaden, ▶Naht. E thread, suture.

**Faden|drainage:** äußere oder innere Dauerdrainage mittels eingelegter chirurg. Seidenfäden, wirksam als Kapillardrainage (auch mit nichtkapillärem Material als »Leitstruktur«); früher zur Lymphdrainage bei Elephantiasis. E capillary drainage, thread drainage.

**Faden|fänger:** *Chirurgie* **1)** häkelnadelartiges Instrument zum Entfernen sich abstoßenden Nahtmaterials aus einer Fadenfistel. **2)** recht- oder spitzwinklige Fangsonde zum Vorziehen des Fadens aus einem Ligaturträger. E suture hook.

**Faden|fistel:** von – nicht inertem, nicht einheilendem – Nahtmaterial ausgehende äußere oder innere Fremdkörperfistel, entstanden nach Durchbruch eines Seroms bzw. eines um den Faden gebildeten, sich zu einem sterilen oder unsterilen Abszess entwickelnden Granuloms (Fadengranulom). Heilung nur nach Fadenresorption bzw. -ausstoßung (»Fadeneiterung«) oder nach operativer Fistelrevision.

**Faden|gra|nulom:** s.u. ▶Fadenfistel. E suture granuloma.

**Faden|myzel:** aus fadenförmigen Elementen gebildetes Pilzgeflecht der ▶Fadenpilze = echtes Myzel (im Ggs. zum Spross-, Pseudomyzel).

**Faden|pilze:** Hyphomyzeten; imperfekte Pilze (▶Fungi) der Ordnung Hyphomycetales (= Moniliales), die ihre asexuellen Sporen frei am Myzel bilden; s.a. ▶Tinea. E Hyphomycetes, filamentous fungi.

**Faden|würmer:** ▶Nematodes. E threadworms, nematodes.

**faecalis** *(latein.)*, fäkal: Stuhl (▶Fäzes) betreffend, kotig. E fecal, stercoral.

**Fạeces:** ▶Fäzes. E feces.

**faeculentus** *(latein.)*, fäkulent: kot(art)ig. E feculent.

**Fädchen|keratitis:** *Ophthalmologie* eine ▶Kerat(oconjunctiv)itis sicca mit fädigen Gebilden (»Keratitis filiformis«) aus vermehrt abschilferndem, durch den Lidschlag zu Fäden geformtem Hornhautepithel. E filamentary keratitis.

**fäkal:** ▶faecalis. E fecal.

**Fäkal|urịe:** Auftreten von Stuhl (Kot) = Fäkalien im Harn bei einer Blasen-Darm-Fistel. E fecaluria.

**Fällungs|reaktion:** **1)** *Chemie* die Umsetzung zwischen Fällungsmittel u. gelöster Substanz, die bei Überschreiten der Löslichkeitsgrenze des entstehenden schwer löslichen Produkts zur Bildung eines Niederschlags führt. Durch gezielte Veränderung von ▶pH, Temperatur oder Konzentration der Reaktionspartner ist eine fraktionierte Fällung mehrerer Lösungsbestandteile möglich. – Wichtig als analytische u. präparative Methode (s.u. ▶Plasmaproteine). **2)** *Immunologie* ▶Präzipitationsreaktionen. E precipitation reaction.

**Fällungs|zonen:** bei ▶Präzipitationsreaktionen die bei Zugabe verschiedener Antigen(AG)-Mengen zu Ansätzen des Antikörper(AK)-haltigen Testserums unterschiedenen Zonen: »Zone des AK-Überschusses«, schmale »Äquivalenzzone« (im Bereich einander entsprechender AG- und AK-Konzentration) und »Zone des AG-Überschusses«.

**Färbe|index,** Hämoglobinquotient, Abk. FI: eine Relativzahl als Parameter des Hämoglobin(Hb)-Gehaltes der Erythrozyten (Ery): der Quotient aus ermitteltem Hb (in Prozent der Norm = 100) u. der Ery-Zahl. Normwert 1,0; Werte > 1 bei hyperchromer, < 1 bei hypochromer Anämie. S.a. ▶Färbekoeffizient. E color index.

$$FI = \frac{Hb\% \text{ (Normwert} = 100\%)}{\text{Ery (in Mio)/mm}^3 \cdot 20}$$

**Färbeindex.**

**Färbe|koeffizient,** MCH, mittlerer korpuskulärer Hämoglobingehalt, $Hb_E$, Hämoglobinkoeffizient: der mittlere Hämoglobin(Hb)-Gehalt des Einzelerythrozyten in Picogramm oder Femtomol (berechnet aus den laborspezifischen Einheiten). Normwert 28–36 pg (pg · 0,062 = fmol). E mean corpuscular hemoglobin, MCH.

$$MCH = Hb_E = \frac{\text{Hb-Gehalt (in g/dl)} \cdot 10}{\text{Ery (in Mio)/}\mu l} = \frac{\text{Hb-Gehalt (in g/l)}}{\text{Ery (in Tera [T]} = 10^{12})/l}$$

**Färbekoeffizient.**

**Färbung:** *Histologie* Behandlung von Geweben, Zellen, Mikroorganismen mit Farbstoffen zwecks mikroskopischer Untersuchung/Analyse; auch als Doppel-, Simultan-, Sukzedan-, Vital-, Supravital-, Differenzierungs-, Selektivfärbung u.a.m. – Unterschieden werden u.a. **diffuse F.** (gleichmäßige Anfärbung; begünstigt die Erkennung bei durchfallendem Licht), **direkte F.** (= substantive F.; ohne vorherige Beizung), **indirekte F.** (Beizenfärbung; Farbstoff u. Beize werden gleichzeitig als sog. Farblack angewandt oder aber ein- oder zweizeitig nacheinander), **panoptische F.** (Simultanfärbung verschiedener Zell- u. Gewebebestandteile in einem Präparat, z.B. PAPPENHEIM-Färbung, Panchromfärbung), **progressive F.** (einzeitige u. einfachste histologische F.; Farbstoffangebot erfolgt bis zur optimalen Anfärbung), **regressive F.** (zweizeitige F.: primär Überfärbung u. nachfolgend Herauslösen des überschüssigen Farbstoffs bis zur Darstellung der gewünschten Strukturen = Differenzierung), **selektive F.** (gezielte Anfärbung eines bestimmten Gewebe- oder Zellbausteins, z.B. von Fett, Glykogen, Amyloid). E staining, stain.

**Fäulnis:** die vorwiegend durch Fäulnisbakterien verursachte anoxidative Spaltung stickstoffhaltiger organischer Substanzen (v.a. als Eiweißfäulnis) unter Bildung von – z.T. übel riechenden – Gasen u. Zwischenprodukten (z.B. Kohlendioxid, Schwefelwasserstoff, Ammoniak bzw. Indol, Skatol). Biologisch im Darm (in den ▶Fäzes; vermehrt bei ▶Fäulnisdyspepsie). S.a. ▶Verwesung. E putrefaction.

**Fäulnis|alkaloide:** ▶Ptomaine. E ptomaines, putrescence alkaloids.

**Fäulnis|bakterien:** ▶Fäulnis verursachende Bakterien; als Aerobier v.a. Bacillus subtilis, Proteus, Pseudomonas; als Anaerobier zahlreiche Arten von ▶Clostridium (z.B. Cl. botulinum, histolyticum). E putrefaction inducing bacteria, putrefactive b.

**Fäulnis|dys|pepsie:** eine meist chron. Verdauungsstörung mit Zunahme der Fäulnisprozesse im Dünn- u. v.a. Dickdarm infolge mangelhafter Eiweißverdauung (z.B. bei Enzymmangel, übermäßigem Eiweißangebot) u. Eiweißresorption. Wird u.a. begünstigt durch krankhaft aktivierte entsprechende ▶Darmflora, fehlende peptische Verdauung, entzündlichen Darmprozess, Tumoren mit verstärkter eiweißreicher Sekretion. ***Klinik:*** vermehrte Peristaltik, Durchfälle, ▶Fäulnisstühle. E putrescence dyspepsia.

**Fäulnis|stuhl:** Stuhl bei ▶Fäulnisdyspepsie; von alkalischem Geruch, breiig oder flüssig, dunkelbraun, mit Beimengungen von Schleim, oft auch kleiner Fleischfetzen (Beefsteak-Stuhl; mikroskopisch: Muskelfasern mit erhaltener Querstreifung). E putrified stool.

**Faex:** zu Heilzwecken verwendete Hefe; als **F. medicinalis** (»medizinische Hefe«) speziell präparierte Bierhefe (Saccharomyces cerevisiae), ein hellbraunes Pulver, reich an Eiweiß u. Vitaminen ($B_1$, $B_2$, $B_6$, Nicotinsäureamid, Pantothen-, Folsäure). Dient nach 2-std. Erhitzung auf 100 °C (**F. siccata**) als Pillenmasse. E (therapeutic) yeast.

**Fä|zes,** Faeces: der Stuhl, Kot. Ist normalerweise dickbreiig bis fest (bildet ab dem unteren Dickdarm eine Kotsäule), matt (bei Fettstuhl aber glänzend), je nach Gallenfarbstoffgehalt u. Nahrung gelb bis dunkelbraun u. – v.a. durch den Skatolgehalt – faulig riechend; allgemein mit neutraler Reaktion (bei flüssigen Entleerungen meist sauer, bei festen alkalisch). Enthält organische u. anorganische Bestandteile (Kalkseifen, Cholesterin, Purinbasen, Eiweißfäulnisprodukte, zersetzte Gallenbestandteile bzw. $K^+$, $Ca^{2+}$, $Mg^{2+}$, $Fe^{2+}$, $PO_4^{3-}$, $Na^+$, $Cl^-$, $S^{2+}$), ferner unverdauliche (Cellulose, Haare, Horn, Pflanzenbestandteile) Nahrungsbestandteile, aber auch unverdaute Nahrungsreste (Muskel-, Bindegewebsfasern, Stärke, Fett) sowie Spaltpilze, Hefen, Bakterien, evtl. auch Parasiten. Die tägliche Menge beträgt 60–250 g. Ist krankheitsbedingt z.T. pathognomonisch verändert, z.B. als ▶Teer-, ▶Gärungs-, ▶Fäulnis-, ▶Reiswasserstuhl, als acholischer »zerhackter« u. »zerfahrener« Stuhl, ▶Bleistift-, Schafkotstuhl. S.a. ▶Kopro..., ▶Kot..., ▶Stuhl... E feces, stool.

**Fago|pyrismus,** Buchweizenkrankheit, -ausschlag: *Toxikologie* Urtikaria mit Übelkeit, Erbrechen, Durchfällen, Krämpfen infolge ▶Photosensibilisierung der Haut durch Naphthodianthron-Derivate (insbes. **Fagopyrin**) der stärkehaltigen Samen u. der Blüten des Buchweizens (**Fagopyrum esculentum**). E fagopyrism.

**Fagopyrum esculentum,** Buchweizen: Heilpflanze mit nachgewiesener Wirkung bei chronisch venöser Insuffizienz Stadium I–II, Mikrozirkulationsstörung; Anw. auch zur Prophylaxe der Arteriosklerose.

**Fahnen|lappen:** *Chirurgie* ▶Cross-Finger-Plastik.

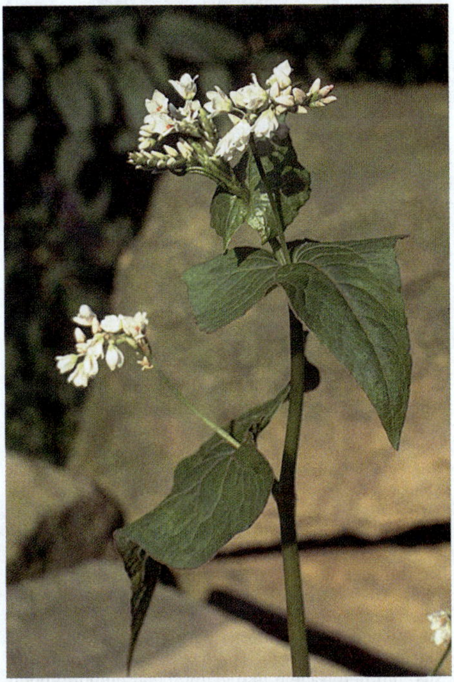

**Fagopyrum esculentum:** Echter Buchweizen. [482]

**Fahr** (Theodor F., 1877–1945, Pathologe, Hamburg). – **F.(-Volhard)-Nephrosklerose:** die maligne ▸Nephrosklerose. E F.-Volhard disease. – **F.-Syndrom,** F.-Krankheit: *Neurologie* (1931) eine idiopathische, nichtarteriosklerotische intrazerebrale Verkalkung, bevorzugt der Basalganglien u. des Nucleus dentatus (bei der familiären Form); wird oft als Zufallsbefund bei radiologischen Untersuchungen festgestellt. Die Erkrankung geht mit Demenz, evtl. auch Krampfanfällen, extrapyramidalen und Kleinhirn-Symptomen (Hyper-, evtl. Akinesien, Rigidität der Muskulatur, Koordinationsstörungen) einher; wird auch bei mitochondrialen Enzephalopathien (z. B. ▸MELAS-Syndrom) gefunden. Bei Übergreifen auf die innere Kapsel kann es zu Lähmungen (Hemi-, Paraplegien) kommen. Wird verursacht durch Abscheidung kolloidaler, eiweißreicher Flüssigkeit, die sekundär verkalkt (Eiweißkonkremente als ▸Pseudokalk). Die Ätiopathogenese ist unklar, wird z. B. bei unbehandelter Nebenschilddrüseninsuffizienz beobachtet. E Fahr's syndrome.

**Fåhraeus(-Lindquist)-Effekt** (Robin F., geb. 1888, Hämatologe, Uppsala): die »dynamische« Verminderung des Hämatokrits in Kapillaren durch die – im Vergleich zum umgebenden Plasma – höhere Strömungsgeschwindigkeit der Erythrozyten. E Fåhraeus' phenomenon, F.-Lindquist effect.

**Fahrradergometrie:** Messung von Herz-Kreislauf-Parametern unter Pedaltreten. Anwendung z. B. als nichtinvasives Verfahren zur Diagnostik einer Koronarinsuffizienz. Während der Patient zunehmend belastet wird (steigende Drehzahl, zunehmender Widerstand), wird ein Elektrokardiogramm aufgezeichnet u. der Blutdruck gemessen. E bicycle ergometry.

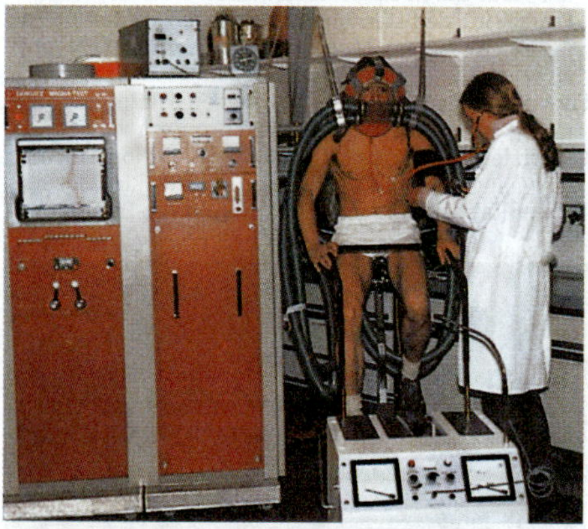

**Fahrradergometer:** Die Versuchsperson ist über eine Atemmaske mit Schläuchen an ein Spirometersystem angeschlossen. Der $O_2$-Verbrauch wird auf der Kurve links im Bild aufgezeichnet. Die Leistung kann eingestellt u. an den Instrumenten vorn rechts abgelesen werden (Sportphysiologie Hannover). [15]

**Fairbank-Dys|ostose:** eine familiär-erbliche Knochenerkrankung i. S. einer generalisierten Hyperostose ohne Pachydermie. Beginnt im Kindesalter mit belastungsunabhängigen Knochenschmerzen (Rippen, lange Röhrenknochen). Führt v. a. zu Sklerosierung der Schädelbasis, Schulterblätter, Schlüsselbeine u. Wirbel (vertikale Steifung). E Fairbank's disease.

**Fairley-Test:** sog. Blasenauswaschtest zum Nachweis einer Niereninfektion; dabei wird die Blase mit ca. 3–4 l sterilem Wasser keimfrei gespült. Enthält daraufhin der über einen liegenden Katheter gesammelte Urin noch Keime, liegt eine Infektion im Bereich der Nieren vor.

**Fajans-Conn-Test:** ▸Sulfonylharnstofftest.

**Fakir|hand:** *Neurologie* Hand mit stark gebeugten, sich mit den Nägeln in die Hohlhand einbohrenden Fingern; z. B. bei fortgeschritt. Paralysis agitans.

**Faktor:** ursächliche »Komponente« oder Teilursache eines Prozesses, z. B. als Blutgruppenmerkmal (Blutkörperchen- oder Serumeigenschaft; s. a. ▸Rhesusfaktor), ▸Rheuma-, Vererbungs-, Wachstumsfaktor, als Faktor der ▸Blutgerinnung (dort Schema; s. a. ▸Thrombozytenfaktoren). E factor (e.g. coagulation f.). – **Faktor I:** ▸Fibrinogen; F.-I-Mangel: ▸Afibrinogenämie. E factor I, fibrinogen. – **F. II:** ▸Prothrombin; F.-II-Mangel: ▸Hypoprothrombinämie. E factor II, prothrombin. – **F. III:** Thromboplastin (Blut- bzw. Gewebsthrombokinase); inzwischen durch den Begriff ▸Prothrombinase ersetzt. E factor III, tissue f., prothrombinase. – **F. IV:** die Calcium-($Ca^{2+}$)-Wirkung bei der Blutgerinnung. E factor IV, calcium f. – **F. V,** Proaccelerin, Plasma-Ac-Globulin: (Owren) thermolabiler, lagerungsinstabiler Blutgerinnungsfaktor, der zur Bildung der ▸Prothrombinase beiträgt. – Angeborener F.-V-Mangel (Hypoproaccelerinämie): ▸Parahämophilie A. E factor V, proaccelerin. – **F. VI,** Accelerin: labiler Blutgerinnungsfaktor, dessen Existenz nicht bestätigt werden konnte. E factor VI, accelerin. – **F. VII,** Proconvertin, Prothrombinogen, Co-Thromboplastin: relativ hitzebeständiger, in der Leber gebildeter Blutgerinnungsfaktor, der – wahrscheinlich durch Gewebethromboplastin aktiviert – den Faktor X zu Xa aktiviert; ist bei Früh- und Neugeborenen vermindert, bei Hochschwangeren vermehrt. – Angeborener F.-VII-Mangel: ▸Hypoproconvertinämie. E factor VII, proconvertin, conversion accelerator. – **F. VIII AP,** Abk. für **Faktor-VIII-**assoziiertes Protein: den ▸(v.-)Willebrand-Faktor bindendes Protein; Fehlen oder Funktionsausfall führt zum ▸(v.-)Willebrand-Jürgens-Syndrom. – **F. VIIIc,** antihämophiles Globulin A (AHG A), antihämophiler F. A (AHF A), Plättchen-Cofaktor I, Hämophilie-Faktor VIII oder A: ein relativ thermo- u. lagerungsinstabiler, in den Endothelzellen gebildeter Blutgerinnungsfaktor (ein $\beta_2$-Globulin) im Blutplasma, der – durch Thrombin aktiviert – an der Bildung des endogenen Prothrombinumwandlungsfaktors (▸Prothrombinase) teilnimmt. Bei Mangel besteht ▸Hämophilie A oder Angiohämophilie A. E antihemophilic f. (AHF), antihemophilic globulin (AHG). – **F. VIII RCoF:** ▸Ristocetin-Cofaktor. – **F. VIII vWF:** ▸(v.-)Willebrand-Faktor. – **F. IX,** antihämophiles Globulin B (AHG B), antihämophiler F. B (AHF B), Hämophilie-F. IX oder B: lagerungsstabiler, im Blutplasma in inaktiver Form enthaltener Blutgerinnungsfaktor, der bei der Gerinnung zu IXa aktiviert wird (u. nur als solcher qual. u. quant. im Serum nachweisbar ist). Bei Mangel besteht ▸Hämophilie B. E factor IX, plasma thromboplastin component (= PTC), antihemophilic f. B, Christmas f. – **F. X,** Stuart(-Prower)-F.: ein relativ thermostabiler, in der Leber gebildeter Blutgerinnungsfaktor (ein $\alpha$-Globulin) im Blutplasma, der durch das Intrinsic- oder Extrinsic-System zu Xa aktiviert wird u. an der Bildung der ▸Prothrombinase beteiligt ist. Ein angeborener Mangel (autosomal-rezessiv erblich) manifestiert sich als hämorrhagische Diathese. E factor X, Stuart(-Prower) f., autoprothrombin C. – **F. XI,** Rosenthal-Faktor, antihämophiles Globulin C: ein Blutgerinnungsfaktor im Blutplasma; nimmt als XIa gemeinsam mit XIIa im Intrinsic-System an der Bildung des Prothrombinumwandlungsfaktors teil. – Ein angeborener Mangel (»PTA-Mangelsyndrom«, ▸Rosenthal-Krankheit) manifestiert sich als autosomal-rezessiv erbliche hämorrhag. ▸Diathese (mit geringer Blutungsneigung, nur bei Homozygoten). E factor XI, plasma thromboplastin antecedent C (= PTA C), antihemophilic f. C. – **F. XII,** Hageman-Faktor, Oberflächenfaktor: ein Blutgerinnungsfaktor (ein Globulin mit enger Beziehung zum Kinin- u. zum fibrinolyt. System) im Blutplasma, der bei Kontakt mit benetzbaren Oberflächen aktiviert wird u. die Vorphase der Blutgerinnung einleitet. Angeborener F.-XII-Mangel kommt als autosomal-rezessiv erbliche Blutgerinnungsstörung vor (meist ohne Blutungsneigung). **E** Hageman f., glass contact f. – **F. XIII,** fibrinstabilisierender Faktor: ein Blutgerinnungsfaktor (eine Transamidase) im Blutplasma u. an Thrombozyten, der durch Thrombin aktiviert wird u. das bereits gebildete Fibrin vernetzt (Stabilisierung des Gerinnsels). Mangel (autosomal-rezessiv erblich oder symptomatisch, z. B. bei Karzinom, Leberzirrhose etc.) führt zu hämorrhagischer Diathese mit Störung der Wundheilung. **E** fibrin stabilizing f. – **F. XIV:** FITZGERALD-F., aktiviert F. XII. **E** high molecular weight kininogen. – **F. XV:** FLETCHER-F. (Präkallikrein; s. u. ▸Kallikrein), aktiviert F. XII als Cofaktor. – **F. A:** z. B. antihämophiler ▸Faktor VIII. – **F. B,** antihämophiler F. B: ▸Faktor IX. **E** f. B. – **F. C:** ein Wachstumsfaktor der Vitamin-$B_{12}$-Gruppe (weitere derart. Derivate als Faktor D, E, F, G etc.). Ferner der antihämophile F. C: ▸Faktor XI. **E** C-f. – **F. S:** ▸Biotin. – **F. T,** Vitamin T: ▸Carnitin. – **F. X:** z. B. ▸Biotin. – **F., anti|an|ämischer:** Substanzen, die die Blutbildung (Erythropoese) anregen (u. das Wachstum von Lactobac. casei beschleunigen), z. B. Folsäure, Vit.-$B_c$-Konjugat (in Spinatblättern, Leber). **E** antianemic f. – **F., anti|hämo|philer:** ▸Faktor VIIIc, IX u. XI. **E** antihemophilic f. – **F., antinukleärer:** ▸antinukleäre Faktoren. **E** antinuclear f. – **F., atrialer natriuretischer:** s. u. ▸atrial. **E** atrial natriuretic f. – **F., Heparin neutralisierender,** PF4: s. u. ▸Thrombozytenfaktoren.

**Faktoren|austausch:** ▸Rekombination, ▸Crossover.

**Faktoren|serum:** Antiserum zur Bestimmung – einzelner oder mehrerer – antigener bakterieller Faktoren; u. a. für die GRUBER-Reaktion, zur Salmonellen-Einordnung in das KAUFFMANN-WHITE-Schema (anhand von O- u. H-Antigen), zur Pneumokokkendifferenzierung. **E** factor serum.

**Faktoren|wechsel:** *Bakteriologie* Wechsel der Zusammensetzung antigener Faktoren (v. a. bei Enterobakterien), insbes. die O-, Vi- u. H-Antigene betreffend. **E** change of factors.

**fakultativ:** bei Möglichkeit, den Möglichkeiten entsprechend, wahlfrei (Ggs. ▸obligat). **E** facultative.

**Falci|cula** *(latein. = kleine Sichel)*, Falcula: ▸Falx cerebelli (= Kleinhirnsichel). **E** falcula.

**falci|formis** *(latein.):* sichelförmig. **E** falciform.

**Falci|parum-Malaria:** die durch Plasmodium falciparum verursachte Malaria tropica. **E** tropical malaria, falciparum m.

**Fall|fuß:** schlaff herabhängender Fuß (mit Steppergang) z. B. bei ▸Fibularislähmung. **E** dangle foot, drop f.

**Fallgruppe:** Kategorie von homogenen Behandlungsfällen, zu denen Pat., deren Versorgung ein gleichartiges oder zumindest ähnliches Profil von Behandlungsleistungen erfordert, zusammengefasst werden. Für die Erfassung der Fallmischung werden Verfahren der Fallgruppenklassifikation herangezogen. Die Bezahlung der Leistungen von homogenen F. erfolgt durch ▸Fallpauschalen.

**Fall|hand,** Kusshand: am aufrecht oder horizontal gehaltenen Unterarm herabhängende Hand (mit leicht im Grundgelenk gebeugten Fingern) bei ▸Radialislähmung. **E** drop hand, wrist-drop, carpoptosis.

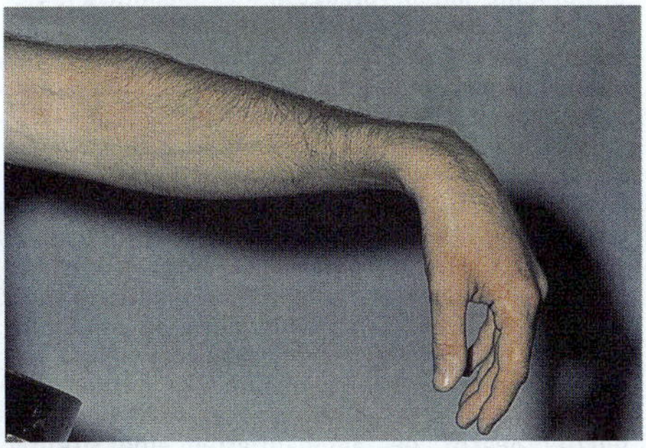

**Fallhand.** [89]

**Fallopio** (GABRIELE F., 1523–1562, ital. Anatom). – **F.-Kanal:** ▸Canalis facialis. **E** fallopian canal. – **F.-Tube:** ▸Tuba uterina. **E** fallopian tube.

**Fallot** (ETIENNE L. A. F., 1850–1911, Arzt, Marseille). – **F.-Pentalogie,** F. V: eine FALLOT-Tetralogie mit zusätzlichem Vorhofseptumdefekt. **E** pentalogy of Fallot. – **F.-Tetralogie, Tetrade,** F. IV: (1888) eine angeborene Herzfehlbildung (ca. 10 % aller angeborenen Vitien) (Abb.) mit hoch sitzendem, großem Ventrikelseptumdefekt mit Ausflusstraktstenose rechts (hypoplastisches Infundibulum), überreitender Aorta u. Hypertrophie des re. Ventrikels. ***Klinik:*** angeborene Zyanose (»blue baby«; aber auch weißer ▸FALLOT), Trinkschwäche, Gedeihstörungen, Entwicklungsverzögerung, Venektasien, Trommelschlägelfinger u. -zehen (mit Uhrglasnägeln), Belastungsdyspnoe (daher entlastende Hockstellung: »squatting baby«), Lingua geographica, trockene Zahnkaries u. Neigung zu Parodontopathie, Minderwuchs; Auskultationsbefund: scharfes Systolikum im 2.–3. Interkostalraum li., hebende Aktion der re. Herzkammer (synchron epigastrische Pulsationen). ***Diagn.:*** im Rö.-Bild helle Lungenfelder, keine Hiluspulsation, Herz zunächst normal, später »cœur en sabot«, fehlender Pulmonalisbogen, im 2. schrägen Durchmesser helles »Aortenfenster«. Im EKG extreme Rechtsabweichung von QRS mit P dextrocardiale. Im Herzkatheterismus (wie die ▸Angiokardiographie wichtig für die exakte Diagnose) abnorm niedriger Pulmonalisdruck, stark erhöhter Druck im re. Ventrikel. ***Ther.:*** Operation nach BLALOCK, POTTS, BROCK durch eine aortopulmonale Anastomose; heute meist op. Totalkorrektur. **E** F.'s tetrad, tetralogy of F. – **F.-Trilogie, Triade,** F. III: angeborene Herzfehlbildung (Abb.) mit, meist valvulärer, Pulmonalstenose (bei normalem Pulmonalisursprung), Vorhofseptumdefekt u. extremer Hypertrophie (u. nachfolgender Dilatation) des re. Ventrikels. ***Klinik:*** Symptome bei leichten bis mittelschweren Fällen erst im Schulalter, u. zwar abnehmende körperl. Leistungsfähigkeit, Belastungsdyspnoe, Zyanose (zunächst als Belastungs-Z.; in der Pubertät permanent

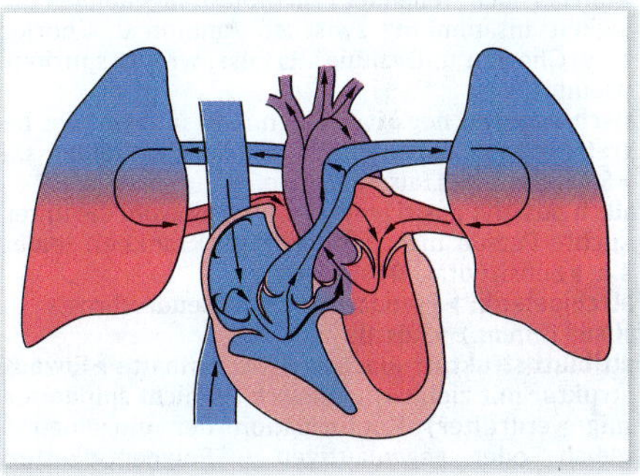

**Fallot-Tetralogie.** [238]

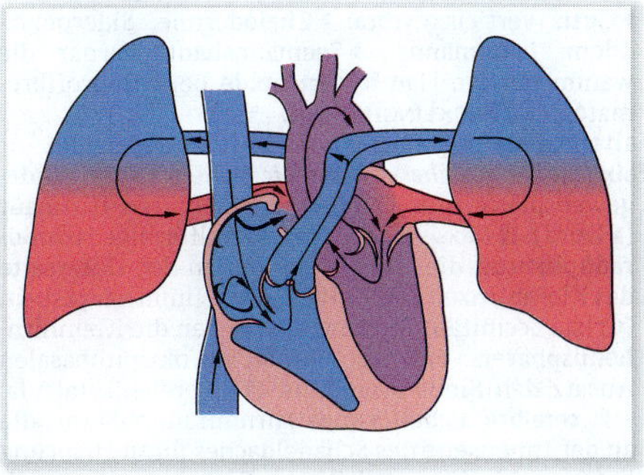

**Fallot-Trilogie.** [238]

F

als sog. Spätzyanose), hohe a-Welle im ▸Jugularvenenpuls, stark hebende Pulsation über dem re. Ventrikel, systol. Schwirren über der Pulmonalis, Vorhofton, langes, meist über den Aortenton hinausgehendes Systolikum in Spindelform (Maximum spätsystolisch im 2. ICR li. parasternal), leiser Pulmonalton bei breiter Spaltung des 2. Herztones, Ejection-Click. ***Diagn.:*** im Rö.-Bild helle Lungenfelder, zarte Hilusgefäße, Rechtsvergrößerung des Herzens, poststenotische Dilatation der Pulmonalis, kleine Aorta. Im EKG ausgeprägte Rechtshypertrophie. – Ist bei voller Ausbildung nur durch Herzkatheter u. Angiokardiographie von der Tetralogie zu unterscheiden. **E** F.'s triad, trilogy of F. – **F., weißer:** FALLOT-Tetra- oder Trilogie ohne manifeste Zyanose (da nur eine unbedeutende Pulmonalisstenose u. kein Rechts-links-Shunt bestehen). **E** white F., pink F.

**Fallout** *(engl.):* i.e.S. radioaktiver partikelförmiger Niederschlag (durch Sedimentation aus der Atmosphäre oder durch Auswascheffekt) z.B. nach Atombombenexplosionen oder nach Unfällen in Atomkraftwerken (Tschernobyl 1986); u.U. viele hundert Kilometer vom Ursprungsort entfernt.

**Fallpauschale:** Entgeltverfahren im Krankenhausbereich zur Finanzierung aller Leistungen, die für eine homogene ▸Fallgruppe eingesetzt werden. Somit werden alle Einzelkosten direkt u. die geschlüsselten Gemeinleistungen (Gemeinkosten) indirekt auf die Kostenträger verrechnet. Die Finanzierung der Leistungen orientiert sich auch an der Krankenhausverweildauer, die für jede Fallpauschale festgelegt wird. Von der Verweildauer muss die Grenzverweildauer unterschieden werden. F. werden in der ▸Bundespflegesatzverordnung mit Punkten gewichtet, die Preise pro Punkt werden auf Landesebene durch Verträge festgelegt.

**Fallsucht:** veralteter Begriff für ▸Epilepsie. **E** falling sickness, epilepsy.

**falsch,** falsus: unrichtig, nicht »echt« (= spurius), vom ursprünglich Definierten abweichend (s.a. ▸Pseudo...); z.B. **f. Keloid** (▸Narbenkeloid), **f. Stimmband** (Plica vestibularis), **f. Wasser** (*gyn* die zu Geburtsbeginn bei noch stehender Fruchtblase abgehende Flüssigkeitsansammlung zwischen Amnion u. Chorion bzw. Chorion u. Dezidua). **E** false, wrong, spurious, pseudo...

**falsch negativ:** negativer diagn. Test, obwohl der betreffende Patient an der fragl. Krankheit leidet; s.a. ▸Sensitivität. **E** false-negative.

**falsch positiv:** positiver diagn. Test, obwohl die untersuchte Person nicht an der fragl. Krankheit leidet; s.a. ▸Sensitivität. **E** false-positive.

**Falsch|gelenk:** ▸Pseudarthrose. **E** pseudarthrosis.

**fal|sus** *(latein.):* ▸falsch.

**Falt|blatt|struktur:** *Biochemie* flächenhafte ▸Eiweißstruktur mit ziehharmonikaart. (u. nicht spindelförmig verdrillter) Konformation der einzelnen – gleich- oder gegenläufigen – Polypeptidketten. **E** leaflet structure.

**Falte:** *Anatomie* ▸Plica. **E** fold, plica.

**Falten|haut:** Leitsymptom des sog. Faltenmenschen; ▸Cutis verticis gyrata, ▸Chalodermie, Skleromyxödem, Landmanns-, ▸Seemannshaut. Ferner die wammenartige Hauthypertrophie bei ▸Neurofibromatosis v. RECKLINGHAUSEN.

**Falten|zunge:** ▸Lingua plicata. **E** fissured tongue.

**Falx** *(latein. = Sichel): Anatomie* sichelförmige Bindegewebsplatte bzw. Duplikatur der harten Hirnhaut (▸Dura). **E** falx. – **F. cerebelli:** sichelförmige Hirnduraduplikatur, die – mit Ursprung an der Unterseite des Kleinhirnzeltes u. entlang dem Hinterhauptsbein (Crista occipitalis interna) – zwischen die Kleinhirnhemisphären vordringt; enthält im okzipitobasalen Ansatz den Sinus occipitalis. **E** f. cerebelli, falcula. – **F. cere|bri:** sichelförmige Hirnduraduplikatur, die an der Innenseite des Schädeldaches ihren Ursprung hat (von der Crista galli bis zur Protuberantia occipitalis interna; in ihrer Basis der Sinus sagittalis superior), kurz oberhalb des Balkens u. des Kleinhirnzeltes (Tentorium) endet u. sich somit zwischen beide Großhirnhemisphären einsenkt; in ihrem freien unteren Rand der Sinus sagittalis inferior. **E** f. cerebri. – **F. inguinalis,** HENLE-Ligament: die »Leistensichel«; dreieckiger Sehnenfaserzug an der Leistenkanal-Hinterwand; zieht von der Transversusaponeurose bogenförmig einstrahlend in das Ligamentum pectineale. **E** f. ingualis, conjoint tendon. – **F. septi atriorum:** ▸Valvula foraminis ovalis.

**Falx|meningiom:** ein der Falx cerebri meist einseitig aufsitzendes ▸Meningiom; wächst in den Sinus sagittalis ein oder greift auf die Gegenseite über. **E** falx meningioma.

**Falzi|tomie,** Sichelschnitt: ▸PAYR-Methode (3). **E** falcitomy.

**Famciclovir:** ein Virostatikum (Aminopurinderivat, Purinantagonist); ***Anw.*** v.a. bei Herpes zoster. **E** famciclovir.

**Fames** *(latein.):* Hunger. **E** hunger.

**familiär, familiaris:** in einer Familie gehäuft auftretend (u. damit mitunter erblich). **E** familial.

**Familie:** *Biologie* die der Gattung übergeordnete Kategorie (▸Systematik, dort Tab.). Umfasst Formen mit Übereinstimmung in phylogenetisch wichtigen Merkmalen. Nomenklaturmerkmal ist das Suffix *zool* -idea bzw. *botan/mikrob* -aceae (auch -ae). **E** family (systemic).

**Familien|antigen:** seltenes, oft nur in einer Fam. gefundenes erbliches Antigen der roten Blutkörperchen (meist benannt nach dem erstgefundenen Träger); z.T. als Ausprägung seltener Allele bekannter Blutfaktorensysteme. Kann bei Schwangerschaft u. nach Bluttransfusion durch Bildung homologer Antikörper Komplikationen auslösen.

**Familien|planung:** gezielte ▸Geburtenregelung. **E** family planning.

**Familien|therapie:** Psychotherapie-Form, bei der – neben dem Patienten – dessen Familie in die Behandlung einbezogen wird (evtl. auch weitere Bezugspersonen = Systemtherapie); als psychotherapeutische Sitzung mit der ganzen Familie (= **Familienpsychotherapie**) oder als ▸Angehörigengruppe, ferner als Beratung in praktischen Lebensfragen. **E** family therapy.

**FAMMM-Syndrom:** ▸Nävuszellnävussyndrom, dysplastisches.

**Famotidin:** ein ▸$H_2$-Rezeptorenblocker. ***Wirkung:*** hemmt die Histamin-vermittelte Säure- u. Pepsinsekretion des Magens; ***Anw.*** v.a. zur Ulkustherapie; in der Intensivmedizin zur Prophylaxe von Stressulzera. **E** famotidine.

**Fanconi** (GUIDO F., 1892–1979, Kinderarzt, Zürich). – **F.-Anämie,** familiäre infantile aplastische Anämie: wahrscheinlich einfach-rezessiv erbliche Sonderform der konstitutionellen ▸Panmyelopathie mit Manifestation zwischen 4.–10. Lj. Von F. 1927 erstmals erkannt, wobei heute diejenigen konstitutionellen Panmyelopathien als F.-Anämie bezeichnet werden, bei denen neben der Knochenmarkinsuffizienz typische Fehlbildungen bzw. charakteristische Chromosomenveränderungen nachweisbar sind. Seltene Erkrankung mit Bevorzugung des männlichen Geschlechts. ***Klinik:*** chronisch fortschreitende ▸Panzytopenie mit hyper- oder normochromer Anämie, später auch Granulo- u. Thrombozytopenie; Infektanfälligkeit; Hautpigment- u. Skelettanomalien (mit Minderwuchs, Radiusaplasie, -hypoplasie, evtl. Agenesie des Os sacrum); Nierenfehlbildung; Strabismus; Hypogenitalismus; Hemmung der geistigen Entwicklung. ***Diagn.:*** Nachweis erhöhter Chromosomenbrüchigkeit als konstantes Merkmal. ***Ther.:*** kurativ nur durch Knochenmarktransplantation möglich. ***Progn.:*** schlecht; erhöhte Wahrscheinlichkeit für Malignome, v.a. Leukämien. **E** Fanconi's anemia, familial hypoplastic anemia. – **F.-Nephropathie:** infantile Form der ▸Cystinose. – **F.-Syndrom:** unterschiedlich benutzter Begriff, der am häufigsten eine Störung des Transports von Aminosäuren, Phosphat oder

Glukose im Bereich der Nierentubuli bezeichnet mit Anreicherung der entsprechenden Substanzen im Harn u. Mangel im Blut (z.B. ▸ Debré-Toni-Fanconi-Syndrom, ▸ Phosphatdiabetes, ▸ Cystinose). ***Ätiol.:*** angeboren oder erworben durch andere Krankheiten, Giftstoffe, Entzündungen oder Autoimmunprozesse. ***Klinik:*** Die Symptome hängen davon ab, welche Substanzen betroffen sind. In fast allen Fällen kommt es früher oder später zu einer Nierenfunktionsstörung bis hin zur Niereninsuffizienz. Die fehlenden Substanzen werden durch entsprechende Medikamente u. Ernährung ausgeglichen. E F.'s syndrome. **1)** Abderhalden-F.-S., F.-Lignac-S.: infantile ▸ Cystinose. E Lignac-F. syndrome. **2)** ▸ Debré-de Toni-Fanconi-Syndrom. E De Toni-F. syndrome. **3)** F.-Hegglin-S.: subakute pseudosyphilit. ▸ Bronchopneumonie. E F.-Hegglin syndrome. **4)** F.-Patrassi-S.: erbliche, der ▸ Thalassaemia minor nahe stehende hämolytische ▸ Anämie mit Makrozytose, Hyperchromie, gesteigerter u. verbreiteter osmot. ▸ Erythrozytenresistenz, »mittelmeerländischem« Blutbild (▸ Elliptozytose), Leber- u. Milztumor. E F.-Patrassi syndrome. **5)** F.-Schlesinger-S.: chronische idiopath. ▸ Hyperkalzämie. E F.-Schlesinger syndrome. **6)** F.-Zinsser-S.: Kombination des ▸ Zinsser-Engman-Cole-Syndroms mit ▸ Fanconi-Anämie. E F.-Zinsser syndrome. – **F.-Typ:** ▸ Albright-Butler-Bloomberg-Syndrom.

**Fango** *(ital. = Schlamm):* am Boden von Thermalquellen abgelagerter Mineralschlamm bzw. durch atmosphärische Einwirkung verwitterter Basalttuff (z.B. Eifelfango). ***Anw.*** als dickbreiige, unter Wasserzusatz angeteigte Packungsmasse für örtliche Peloid-Therapie bei chronischen schmerzhaften Erkrankungen des Bewegungsapparates, z.B. Lumbalgien, HWS-Syndrom, Osteoporose, Arthrosen, Tendopathien, Weichteilrheumatismus u.a. E fango, mud.

**Fan|nia:** eine Fliegen-Gattung [Muscidae, Fanniinae] gemäßigter Zonen; Larven mehrerer Arten sind fakultative Wundschmarotzer bei Mensch u. Tier u. außerdem Erreger nichttraumatischer ▸ Myiasis (Harnwege, Mastdarm, Gehörgang). E Fannia.

**F-Antigen:** *Immunologie* **1)** Abk. für ▸ Forssman-Antigen. **2)** Abk. für Fimbrien-Antigen: s.u. ▸ Fimbria (2).

**FAP,** Abk. für **f**amiliäre **a**denomatöse **P**olypose: s.u. ▸ Adenomatosis coli.

**Farad,** Abk. F: nach dem Physiker Faraday benannte SI-Einheit der elektrischen Kapazität (eines Kondensators, der durch die Elektrizitätsmenge 1 Coulomb auf die Spannung 1 Volt aufgeladen wird). E farad.

**Faraday-Käfig** (Michael F., 1791–1867, Physiker, London): vom Einfluss äußerer elektr. Felder mittels metallisch leitender Wände abgeschirmter Raum. ***Anw.*** z.B. zur störungsfreien Messung bioelektrischer Erscheinungen (EKG, EEG, EMG). E Faraday's cage.

**Faradisation:** diagnostische (z.B. bei Erregbarkeitsprüfung) oder zu Behandlungszwecken erfolgende Anw. ▸ faradischer oder ▸ neofaradischer Ströme zur Reizung von Muskeln u. Nerven; s.a. ▸ Reizstrom... E faradization.

**faradischer Strom:** im physikalischen Sinn ein unsymmetrischer Wechsel-, im physiologischen Sinn ein unterbrochener Gleichstrom; s.a. ▸ Reizstrom. – Die Nerven- u. Muskelerregbarkeit durch faradischen bzw. ▸ neofaradischen Strom erlischt bei Schäden des peripheren motorischen Neurons früher als die galvanische Erregbarkeit (▸ Entartungsreaktion). E faradic (= induced) current.

**Farb-Doppler,** Farb-Duplex-Sonographie: flächenhafte Darstellung der Flussgeschwindigkeit in der ganzen Ausdehnung eines Ultraschallschnittbildes durch flächenhafte Registrierung der Flussgeschwindigkeit an vielen Messpunkten mit gepulstem Doppler im Mehrkanalverfahren (»multi-gate«) u. Farbkodierung der je Messpunkt gemittelten Flussgeschwindigkeit (Abb.). In Echtzeit können so Gefäßgeometrie u. Strömungsverhalten des Gefäßinhaltes flächenhaft gleichzeitig beobachtet werden (»Angiodynographie«). S.a. ▸ Ultraschall-Diagnostik. E color duplex sonography.

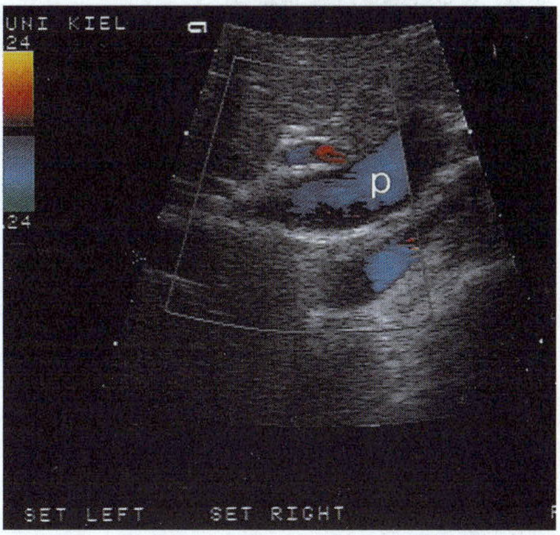


**Farb-Doppler-Sonographie:** Aufnahme der Leberpforte. Oberhalb der Pfortader (p), in der sich ein Fluss vom Schallkopf weg zeigt (blau), findet sich die Arteria hepatica propria mit Fluss zum Schallkopf hin (rot) u. dann Strömungsumkehr mit Fluss vom Schallkopf weg (blau). Die Differenzierung der Arteria hepatica propria vom Gallengang ist so problemlos möglich. Unterhalb der Pfortader (p) die angeschnittene Vena cava inferior. [513]

**Farb-Duplex-Sonographie:** ▸ Farb-Doppler.

**Farbe: 1)** *Physiologie* der durch das Auge vermittelte Sinneseindruck der ▸ Farbempfindung. E color. **2)** ▸ Farbstoff, Pigment. S.a. ▸ Chrom(at)o... E pigment.

**Farb|empfindung:** *Physiologie* die durch den Reiz der Spektralfarben des Lichtes, d.h. durch Reizung der Netzhautzapfen ausgelösten Sinneseindrücke als zentralnervöser Vorgang, der die subjektive Analyse des Reizes (Farbton, Sättigung, Helligkeit) ermöglicht; s.a. ▸ Farbensehen. – Entsprechende Empfindungen aber auch ohne adäquaten äußeren Reiz endogen bedingt (im Traum, als ▸ Synästhesie, Halluzinogeneffekt). E color sensation.

**Farben|agno|sie,** amnestische Farbenblindheit: die trotz vorhandener Farbentüchtigkeit durch Schädigung der basalen Okzipitalhirnregion (Zentrum des Farbensehens) bedingte Unfähigkeit, die wahrgenommenen Farben richtig zu benennen. E color agnosia.

**Farben|ambly|opie:** selektiv herabgesetzte Empfindlichkeit für Farbunterschiede ohne stärkere Farbensinnstörung. E color amblyopia.

**Farben|an|omalie:** die ▸ Farbenfehlsichtigkeit i.S. der herabgesetzten Farbempfindung für eine oder mehrere Farben; u. zwar als Protanomalie (Rotschwäche), Tritanomalie (Blauschwäche), Deuteranomalie (Grünschwäche). E dyschromatopsia.

**Farben|asthen|opie,** Farben(seh)schwäche: normales, jedoch bei intensiver Anstrengung der Augen rasch schwächer werdendes Farbunterscheidungsvermögen. E color asthenopia, weakness of color discrimination.

**Farben|blindheit – F., amnestische:** ▸ Farbenagnosie. E color blindness. – **F., partielle:** ▸ Farbenfehlsichtigkeit mit Ausfall der Farbempfindung für eine (▸ Dichromasie) oder zwei der drei Grundfarben (▸ Monochromasie). – **F., totale:** ▸ Achromatopsie.

**Farben|dreieck:** (v. Kries) für die dreidimensionale Darstellung aller Farbenmischungen geeignetes gleichseitiges Dreieck mit den Primärfarbvalenzen Rot, Grün u. Blau als Endpunkte. S.a. Abb. E color triangle.

**Farben|fehl|sichtigkeit,** Chromatodysopsie, Dyschromatopsie: angeborene (v.a. als Rot-Grün-Blindheit) oder erworbene (Sehbahnschädigung zwischen Reti-

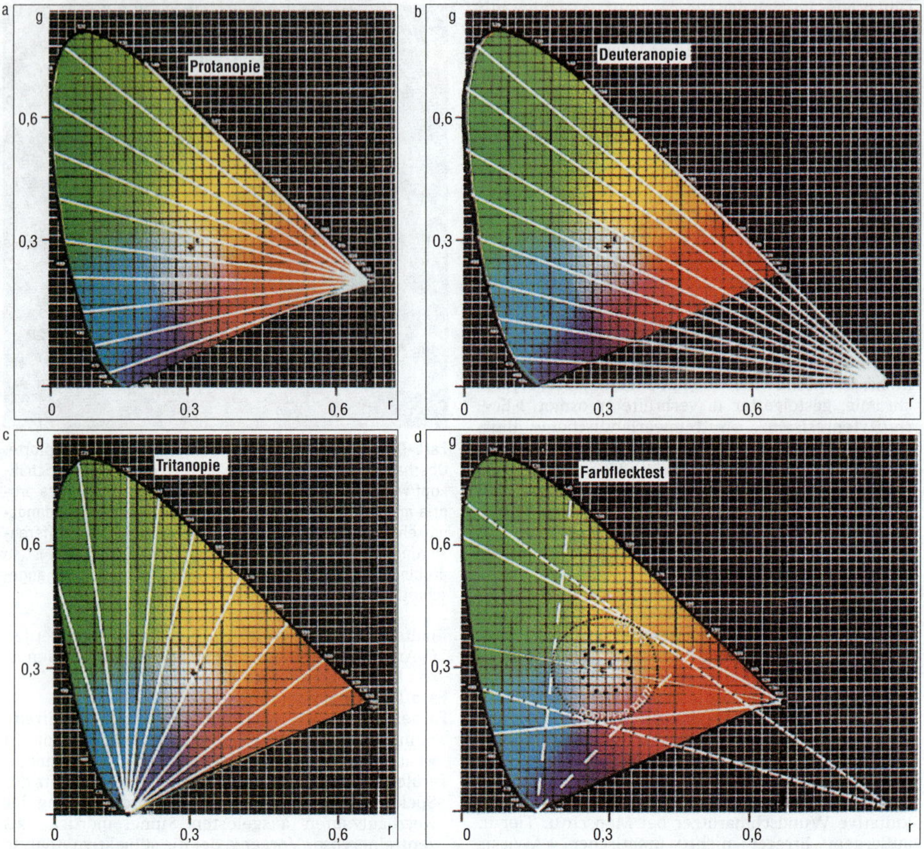


**Farbendreieck:** Das F. stellt einen Querschnitt durch eine Ebene gleicher Helligkeit in einem dreidimensionalen Farbenraum dar. Der Rotanteil einer Mischfarbe wird angegeben durch die Primärvalenz r, der Grünanteil durch g und der Blauanteil durch den verbleibenden Rest (1–[r+g]). Die Verwechslungsgeraden der Rotschwachen (Protanomalen) schneiden sich in der roten Ecke des Farbendreiecks (a), die der Grünschwachen (Deuteranomalen) außerhalb des Farbendreiecks (b) u. die der Blauschwachen (Tritanomalen) in der blauen Ecke des Farbendreiecks (c). Die Lage der Verwechslungsgeraden u. damit die Art der Farbensinnstörung wird durch die Verwechslung in Farbanordnungstests bestimmt (d). Modifiziert nach E. Zrenner. [98]

na u. Hirnrinde), durch ▸Farbensinnprüfung feststellbare Abweichung von der normalen Farbensichtigkeit (▸Trichromasie); u. zwar als ▸Farbenanomalie oder als partielle ▸Farbenblindheit, d.h. als Rot-, Grün- oder Blaublindheit (= Prot-, Deuter- bzw. Tritanopsie); betrifft evtl. nur bestimmte Gesichtsfeldteile, z.B. bei Skotom, Netzhautablösung; ▸Farbendreieck (dort Abb.). E dyschromatopsia.

**Farben|hemi|an|op(s)ie:** halbseitige Farbenblindheit; meist infolge Schädigung der Sehrinde. E color hemianopsia.

**Farb(en)kontrast:** die bzgl. Farbton, Helligkeit oder Sättigung veränderte Farbempfindung bei gleichzeitiger Einwirkung zweier unterschiedl. Farbreize auf benachbarte (▸Simultankontrast) bzw. bei aufeinander folgender Einwirkung auf identische Netzhautstellen (▸Sukzessivkontrast). Bestimmt v.a. den Farbeindruck bei Grau u. Weiß. Beruht auf der antagonistischen Organisation des ▸rezeptiven Feldes bzgl. der Lichtwellenlängen. E color contrast.

**Farben|kreis:** aus den vier »Urfarben« Rot, Grün, Gelb, Blau zusammengesetzter Kreis zur Darstellung der Farbempfindungen; s.a. ▸Gegenfarbentheorie.

**Farben|namen|amnesie:** ▸Farbenagnosie. E amnesia of colors.

**Farben|normal|sichtigkeit:** die ▸Trichromasie. E normal color vision.

**Farben|sehen:** **1)** Farbensinn: *Physiologie* die an die Funktion der Zapfen der Netzhaut gebundene Fähig-

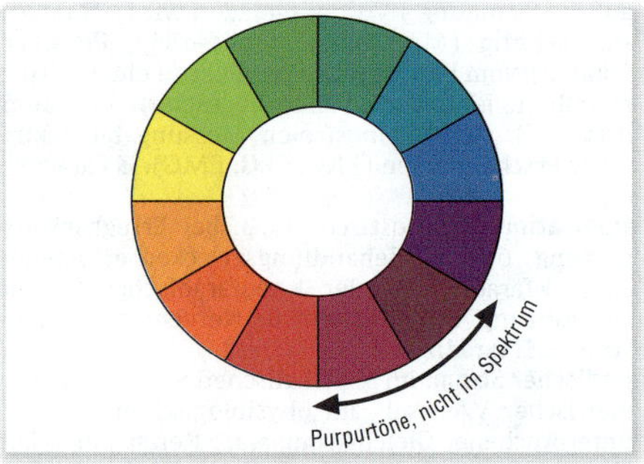


**Farbenkreis:** Die lineare Farbskala des Spektrums schließt sich im subjektiven Erleben durch Purpurtöne, die sich durch Mischung von spektralem Rot u. spektralem Violett hervorrufen lassen, zu einem Kreis. Gegenüberliegende Farben sind zueinander komplementär. [165]

keit des menschl. Auges, das sichtbare Licht nicht nur nach der Intensität (= Lichtsinn), sondern auch nach der Wellenlänge »farbig« zu bewerten. S.a. ▸Zapfensehen; ▸Dämmerungssehen. E color vision, perception of color. **2)** *Pathologie* ▸Chromatopsie. E chromatopsia.

**Farben|seh|schwäche:** ▸Farbenasthenopie.

**Farben|sinn:** ▶Farbensehen (1). E color perception, color sense.

**Farben|sinn|prüfung:** Prüfung der Augen auf Farbentüchtigkeit bzw. ▶Farbenfehlsichtigkeit; erfolgt z. B. mit Hilfe der ▶pseudoisochromatischen Tafeln nach ISHIHARA, dem Farbtest nach VELHAGEN oder dem saturierten u. desaturierten FARNSWORTH-Panel-D15-Test. E color perception testing.

**Farben|sko|tom:** umschriebener absoluter oder relativer Gesichtsfeldausfall für Farben; z. B. bei Optikusschaden als Rot-Grün-, bei Netz- u. Aderhauterkrankung als Blau-Gelb-Ausfall. E color scotoma.

**Farben|ste|reo|skopie:** *Physiologie* **1)** Stereoskopie mit Bildtrennung durch Farbfilter (Anaglyphen-Verfahren), i. e. S. nach dem ROLLMANN-Koppelungsverfahren (Projizieren der Teilbilder durch verschiedenfarbige – sich gegenseitig auslöschende – Filter u. Betrachtung mit komplementär gefärbten Brillengläsern). **2)** Pseudostereoeffekt, indem auf rotem Untergrund liegende blaue oder grüne Bilddetails in einer anderen Bildebene zu liegen scheinen (z. B. bei farbigen mikroskop. Präparaten).

**Farb(en)tafel:** Tafel für ▶Farbensinnprüfung. E color perception table.

**Farben|theorien:** Theorien über das Zustandekommen von Farbempfindungen (selektive Bewertung von Wellenlängen) durch den Wahrnehmungsapparat; z. B. die ▶Dreifarbentheorie und die ▶Gegenfarbentheorie. S. a. ▶Zapfensehen. E theories of color.

**Farben|tüchtigkeit:** ▶Trichromasie. E normal color vision, trichromatopsia.

**Farben|zer|streuung:** *Optik* chromatische ▶Aberration. E color dispersion.

**Farber-Test** (SIDNEY F., geb. 1903, Pädiater, Boston/ Mass.): mikroskopische Mekonium-Untersuchung zur Differentialdiagnostik des angeborenen Darmverschlusses (▶Darmatresie) beim Neugeborenen; Fehlen von Lanugohaaren u. Vernixzellen spricht für primäre Atresie. E Farber's test.

**Farbkontrast:** ▶Farbenkontrast.

**Farb|reaktion:** *Labormedizin* chemische Umsetzung, bei der farbige Produkte entstehen; z. B. Biuretreaktion. E color reaction.

**Farb|stoff(e):** im Sichtbaren intensiv Licht absorbierende chemische Verbindungen mit färbenden Eigenschaften; s. a. ▶Färbung, ▶Chromogen, ▶Auxochrom. E dye(s), stain(s). – **F., natürliche:** endogene, in Pflanze oder Tier gebildete F. (z. B. Hämin, Melanin, Carotinoide); ferner, als **anorganische F.**, die ▶»Pigmente«, u. zwar mineralischer Natur oder chemisch nach- u. neu gebildete. E (natural) pigments.

**Farbstoff-(Funktions-)Proben:** s. u. ▶Chromodiagnostik, ▶Clearance, ▶Farbstoffverdünnungsmethode.

**Farb|stoff|mangel:** *Dermatologie* ▶Albinismus, ▶Vitiligo, ▶Pigmentdermatosen. E dyschromia.

**Farb|stoff|sediment:** im Harn sedimentierte körpereigene Farbstoffe, z. B. kristallines Bilirubin (orangefarbene, braungelbe oder rubinrote Nadeln; rhombische Tafeln), schollig-amorphes oder kristallines Hämoglobin (z. B. auf Harnzylindern).

**Farbstoff(verdünnungs)methode:** Chromodiagnostik-Verfahren zur Bestimmung von Blutvolumina (z. B. zentrales oder totales Blutvolumen, Plasma-, Herzminuten-, Schlag-, Ventrikelinnenvolumen; Durchflussvolumen verschiedener Organe), Kreislaufzeiten (z. B. mittl. Kreislaufzeit), Shunts u. Klappeninsuffizienzen (u. deren Ausmaße); u. zwar als fortlaufende – meist photoelektrische – blutige oder unblutige Messung (stromaufwärts vom Injektionsort, mittels Densito- oder Ohroxymeter) u. Registrierung der Verdünnung eines »im Stoß« in die Blutbahn (Gefäße, Herzhöhle) injizierten Farbstoffs (z. B. Indocyanin). Die so gewonnene Primär- u. Rezirkulationskurve (Abb.), je nach Messstelle als arterielle (einschließlich der li. Herzhälfte), venöse (einschl. der re. Herzhälfte) oder zentrale (bei Injektion in einen Herzventrikel u. Messung dicht unterhalb Semilunarklappe; zur Bestg. des enddiastolischen, endsystolischen Volumens u. des Schlagvolumens), wird beeinflusst durch die Länge u. das Volumen des Gefäßabschnitts zwischen Injektions- u. Messstelle sowie durch die Strömungsgeschwindigkeit u. anatomischen Gefäßverhältnisse (z. B. Shunts bzw. a.-v. Fisteln, Klappenfehler etc.). S. a. ▶Indikatorverdünnungsmethode. E dye dilution method.

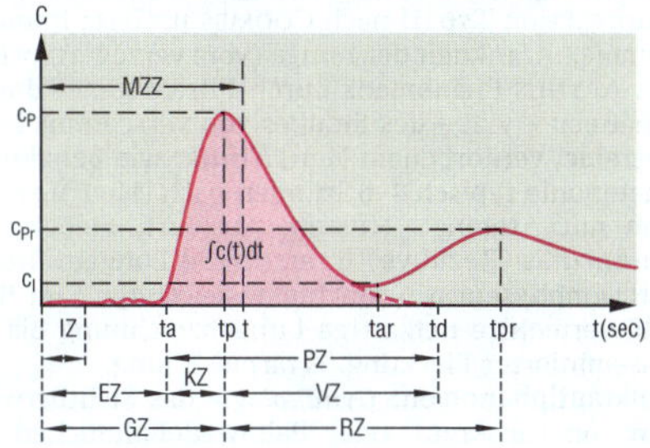


**Farbstoff(verdünnungs)methode: EZ:** Erscheinungszeit = ta (appearance time); **GZ:** Gipfelzeit = tp (peak concentration time); **IZ:** Injektionszeit; **KZ:** Konzentrationszeit = ta → p = tp-ta (build-up time); **MZZ:** mittlere Zirkulationszeit = t (mean transit time); **PZ:** Passagezeit = ta → d = td-ta (passage time); **RZ:** Rezirkulationszeit = tp → pr = tpr-tp (recirculation time); **VZ:** Verdünnungszeit = tp → d = td-tp (disappearance time); **tar:** appearance time of recirculate dye (Erscheinungszeit des rezirkulierenden Farbstoffs); **td:** 1 % peak concentration (1 % Farbstoffkonzentration der extrapolierten Kurve); **tpr:** peak concentration time of recirculate dye (Gipfelzeit des rezirkulierenden Farbstoffs); $c_l$**:** least concentration (minimale Farbstoffkonzentration); $c_p$**:** peak concentration (maximale Farbstoffkonzentration); $c_{pr}$**:** peak concentration of recirculate dye (maximale Konzentration des rezirkulierenden Farbstoffs).

**Farb|szinti|graphie:** bildgebendes Verfahren der ▶Szintigraphie, bei dem das nuklearmedizinische Bild in Farbe dargestellt wird (**Farbszintigramm**), um auch kleine Impulsdifferenzen besser zu erkennen (s. a. Abb.). E color scanning.

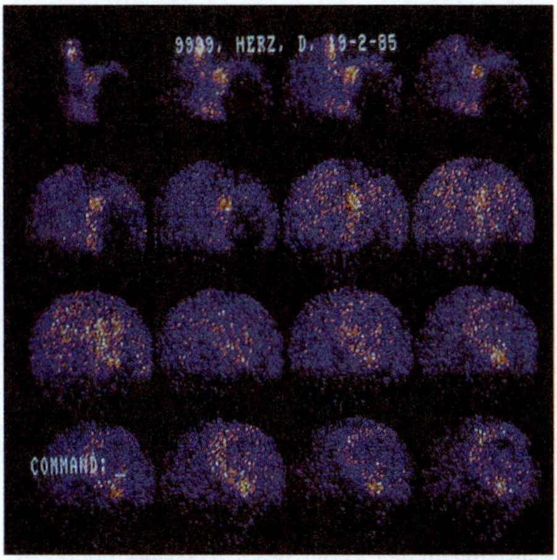


**Farbszintigraphie:** abschnittsweise Darstellung des Herzens und der großen herznahen Gefäße mit der Gamma-Kamera (Prof. Dr. H. GREMMEL, Kiel).

**Farb|um|schlag:** *Chemie* der Farbwechsel eines ▶Indikators. E change of color.

**Farb|valenz:** *Physiologie* die jedem Farbreiz (auch mehreren Reizen gemeinsam) zugeordnete subjektive Wirkung auf das Auge bzw. auf den Beobachter. E color valence.

**Farb|versuch:** *Neurologie* Prüfung der freien Liquorpassage durch Farbstoff-Injektion in das Hirnventri-

F

kelsystem u. Farbstoff-Nachweis im Liquor des Rückenmarks. E CSF staining test.

**Farbzelle:** *Histologie* ▸Chromatophor.

**Farciminum, Farcinia:** *Veterinärmedizin* ▸Malleus (Rotz). E farcy.

**Farina:** *Pharmazie* Mehl, Kleie. E farina, flour.

**Farmer|haut:** ▸Dermatitis actinica. E farmer's skin.

**Farmer|lunge:** eine exogen allergische Alveolitis; Immunreaktion Typ III nach COOMBS u. GELL; Immunkomplex-Krankheit der Lunge (vom verzögerten Typ des ARTHUS-Phänomens durch Pilzantigene) durch Einatmen – v.a. – des Staubes von verschimmeltem Getreide, verdorbenem Heu. ***Klinik:*** wie bei akuter Pneumonie typisch 4–6 Stunden nach (Heu-)Exposition mit Atemnot, Husten, Auswurf, Fieber; bei Chronizität (Rezidive) interstitielle Lungenfibrose, evtl. Emphysem u. Bronchiektasie. ***Diagn.:*** im Rö.-Bild vermehrte netzartige Lungenzeichnung bis zu disseminierter Fleckung. E farmer's lung.

**Farn|kraut|phänomen:** *Gynäkologie* das Sichtbarwerden von Farnkraut- oder Palmwedel-ähnlichen Figuren (auskristallisiertes NaCl) im ungefärbten, eingetrockneten Ausstrich des Gebärmutterzervixschleims der präovulatorischen Phase u. zur Zeit der Eifreisetzung (▸Ovulation). Die Untersuchung **(Farntest)** wird in der Zyklusdiagnostik angewendet. E ferning (phenomenon).

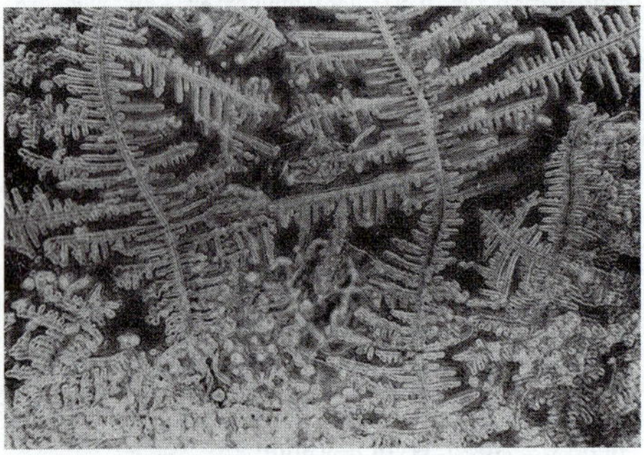

**Farnkrautphänomen.** [555]

**Fas|cia:** **1)** ältere Bez. für Bindenverband; z.B. F. ocularis (Augenbinde), F. repens (▸Dolabra repens), F. nodosa (Kreuzknotenbinde). **2)** *Anatomie* die kollagenbindegewebige Hülle der Skelettmuskeln (»Muskelbinde«; auch Muskellogen begrenzend, um Muskelgruppen) bzw. das die Halsweichteile, den Rumpf u. Gliedmaßen rings umgebende, unter der Körperdecke (Integumentum commune) gelegene Hüllorgan (»Körperfaszie, -binde«); dient z.T. auch als Muskelursprung u. -ansatz. E fascia. – **F. apo|neurotica:** ▸Aponeurose; z.B. die **F. ante|brachii** als Oberflächenfaszie der Unterarmmuskeln; oder die **F. brachii** als Oberflächenfaszie des Oberarms, deren humerusfixierte Septa intermuscularia mediale u. laterale die Beuge- u. Streckmuskeln trennen; s.a. ▸VOLKMANN-Kontraktur. – **F. clavi|pectoralis:** die Lücke zwischen dem Musculus pectoralis minor u. M. subclavius überbrückende F., die in die Achselhöhlenfaszie übergeht u. am Schlüsselbein haftet; sie ist mit der Vena subclavia fest verbunden (daher Gefahr der Luftembolie bei Verletzung). E clavipectoral f. – **F. cremasterica:** am äußeren Leistenring beginnende, den M. cremaster bedeckende Hodenhülle. E cremasteric f., Cooper's f. – **F. dia|phragmatis pelvis:** die gegen die Fossa ischiorectalis gerichtete, die Unterfläche des M. levator ani bedeckende CRUVEILHIER-Faszie. E Cruveilhier's f. – **F. dia|phragmatis uro|genitalis:** die der Dammhaut zugekehrte, die Unterfläche des M. transversus perinei profundus bedeckende BUCK-Faszie. E Buck's f. – **F. lata:** die derbe, an Leistenband, Becken u. Kreuzbein, Patella u. Kniegelenkkapsel fixierte, alle Oberschenkelmuskeln umscheidende Oberflächenfaszie; bildet unterhalb des Leistenbandes den äußeren Schenkelring. – **F. obturatoria:** die mit dem Periost des Hüftbeinlochs verwachsene F. als Teil der Beckenfaszie (▸F. pelvis parietalis); überzieht den M. obturator int. zur Fossa ischiorectalis hin u. bildet den Canalis pudendalis. E obturator f. – **F. pectoralis:** Oberflächenfaszie des Brustkorbs; ist an Schlüssel- u. Brustbein fixiert u. bedeckt den großen Brustmuskel. E pectoral f. – **F. pelvis:** die Beckenfaszie; entspringt an der Linea terminalis u. dem Schambein, kleidet das kleine Becken aus; ihr äußeres Blatt = **F. p. parietalis** bedeckt die Beckenwand samt Gefäßen, Nerven u. Muskeln; besteht aus F. obturatoria u. F. diaphragmatis pelvis sup.; das innere Blatt = **F. p. visceralis** umhüllt die Beckeneingeweide. E pelvic f. – **F. pros|tatae:** die »Prostatakapsel« als Teil der ▸F. pelvis visceralis. E f. of prostate. – **F. psoi|ca:** von den Lendenwirbelkörpern entspringender, den M. psoas major bedeckender Teil der F. iliaca; bahnt spondylitischem LWS-Senkungsabszess den Weg. – **F. re|nis:** das die Niere u. Nebenniere umschließende Bindegewebe an der Fettkapseloberfläche. E renal f. – **F. spermatica externa et interna:** die am äußeren Leistenring beginnende, Hoden, Nebenhoden u. Samenstrang umschließende, beutelförmige Ausstülpung als Fortsetzung der äußeren F. des M. obliquus externus abdominis, die innere der F. transversalis entstammend. E spermatic f. (internal; external). – **F. thoraco|lumbalis:** beidseits über der autochthonen Rückenmuskulatur gelegene Faszie zwischen Dornfortsätzen der Lendenwirbel, Rippenwinkeln u. Darmbeinkamm; wird durch Muskelursprungssehnen verstärkt. E thoracolumbar f. – **F. transversalis:** Faszie zwischen dem Peritoneum parietale u. der Bauchmuskulatur bzw. dem Zwerchfell; bedeckt ventral die innere Fläche des M. transversus abdominis u. seine Aponeurose u. gewährleistet so die Verschieblichkeit der Bauchmuskulatur gegen das Peritoneum.

**fas|cicularis** *(latein.):* ▸faszikulär. E fascicular.

**Fas|ci|cu|lus,** Faszikel: *Anatomie* Faserstrang als Muskel- bzw. Nervenfaserbündel (s.a. ▸Funiculus, ▸Tractus). E fascicle, bundle, fasciculus. – **F. anterior proprius:** das »FLECHSIG-Bündel« des Vorderstrangs des Rückenmarks. E Flechsig's bundle. – **F. atrioventricularis:** das vom ▸Atrioventrikularknoten ausgehende HIS-Bündel des Erregungsleitungssystems des Herzens; sarkoplasma- u. glykogenreichere Myokardfasern, die ab dem Übergang vom membranösen zum muskulösen Abschnitt der Herzkammerscheidewand je einen subepikardial im Septum verlaufenden Schenkel, das Crus sinistrum u. Crus dextrum, bilden (▸TAWARA-Schenkel für die li. bzw. re. Herzkammer) u. sich schließlich als PURKINJE-Fasern (Rami subendocardiales) an die Arbeitsmuskulatur der Kammern verteilen. E b. of His. – **F. cuneatus:** der »BURDACH-Strang«, die seitliche, hirnwärts zunehmend breitere Leitungsbahn des Hinterstrangs des Rückenmarks mit Fortsetzung im verlängerten Mark (Medulla oblongata, dort ein Nervenkern [Nucleus cuneatus]), bestehend aus Nervenfasern der hinteren Wurzeln der Spinalnerven des Hals- u. des oberen Brustmarkbereichs für Tast- u. Tiefensensibilität. E cuneate fascicle, Burdach's tract. – **F. dorso|lateralis:** ▸Tractus dorsolateralis. E dorsolateral fascicle. – **F. gracilis:** der GOLL-Strang; die schlankere mediale Leitungsbahn des Hinterstrangs des Rückenmarks mit Fortsetzung in das verlängerte Mark (Medulla oblongata; dort mit Kern: Nucleus gracilis); enthält – von innen nach außen geschichtet – Tast- u. Tiefensensibilität vermittelnde Nervenfasern der Hinterwurzeln der Spinalnerven des Steiß-, Kreuzbein-, Lenden- u. unteren Brustmarks; im Halsteil des Rückenmarks ist ihm der ▸F. cuneatus aufgelagert. – **F. inter|fascicularis:** ▸F. semilunaris. E interfascicular fascicle. – **F. lateralis plexus bra|chialis:** das speichenseitige Bündel des Armplexus (= ▸Plexus brachialis; in dessen Pars infraclavicularis), das aus je 1 vorderen Ast der Trunci superior u.

medialis (aus $C_{5-7}$) hervorgeht; es teilt sich auf in den Nervus musculocutaneus u. die laterale Zinke des N. medianus; bei Leitungsunterbrechung treten Lähmung der Schulterblattmuskeln u. der Musculi biceps, brachialis u. flexor carpi radialis u. Anästhesie der speichenseitigen Unterarmseite bis zum Daumenballen auf. E fasciculus lateralis plexus brachialis. – **Fasciculi longitudinales:** Längsfaserzüge, z.B. Nervenfasern paramedian an der Oberfläche der Brücke bzw. Bindegewebszüge zwischen 2. Halswirbel (Axiskörper) u. Vorderrand des großen Hinterhauptslochs bzw. Faserzüge der Palmaraponeurose in das Unterhautbindegewebe der Finger. – Als **F. l. posterior** das »SCHÜTZ-Bündel« (»graues Längsbündel KÖLLIKER«) im zentralen Höhlengrau ventral des Aquädukts, das von vegetativen Zentren des Hypothalamus (u. Fasern aus der Brücke) zur Formatio reticularis der Medulla oblongata zieht, sich im Tractus reticulospinalis des Rückenmarks fortsetzt u. Impulse des Hypothalamus auf Herz, Gefäße, Darm u. Harnblase überträgt. Als **F. l. medialis** das paarige »mediale Längsbündel« vom Nucleus interstitialis des Mittelhirns durch die Formatio reticularis des Hirnstamms u. im Rückenmark-Vorderstrang bis zum Ende des Brustmarks; eine efferente Bahn der Augenmuskelkerne, der Kerne der Gleichgewichts- u. Hörbahn u. sensibler Nerven, die diese Kerne mit den motorischen Vorderhornzellen verbindet u. der Koordination der Augen- u. Kopf-, Haltungs- u. Stellreflexbewegungen dient. E longitudinal fascicles. – **F. l. inferior u. superior:** im ▶Cingulum je ein

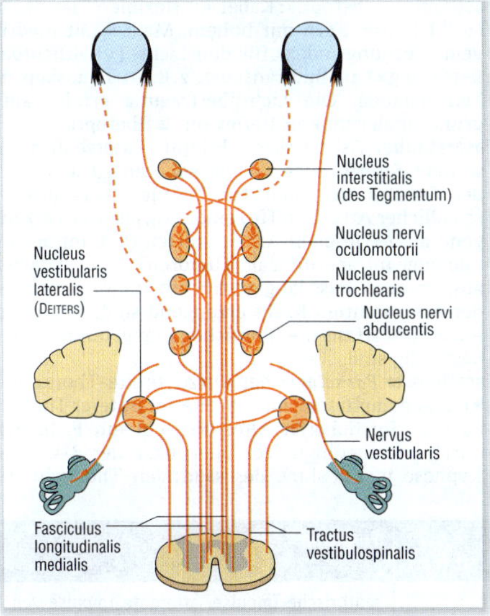


**Fasciculi longitudinales:** Verlauf des F. l. medialis. [34]

unteres und oberes Assoziationsfaserbündel zwischen Schläfen- u. Hinterhauptslappen bzw. Stirn- u. Hinterhaupts- sowie Schläfenlappen. – **F. mamillaris princeps:** das vom Mamillarkörper (Corpus mamillare) kommende Stammbündel der **Fasciculi mamillotegmentalis** u. **-thalamicus**; das Erstere, dünnere = GUDDEN-Haubenbündel mit Fasern zum gleichseitigen vorderen Hügel der Vierhügelplatte, senkt sich ab Mittelhirn- bis Brückenhaube in den motorischen Haubenkern der Formatio reticularis ein u. verbindet das Riechzentrum mit dem extrapyramidalen System; das Letztere = »VICQ-D'AZYR-Bündel« zieht im ▶Fornix zum vorderen Thalamuskern, der mit dem Globus pallidus verbunden ist, so dass eine Verbindung vom Riechhirn zum extrapyramidalen System resultiert. E mamillotegmental fascicle + mamillothalamic fascicle (= Vicq d'Azyr's bundle). – **F. medialis plexus brachialis:** das ellenseitige Bündel des Armplexus (▶Plexus brachialis; in dessen Pars infraclavicularis), gebildet nur vom Truncus inferior (aus $C_8$ u. $Th_1$); es teilt sich in die mediale Zinke der Medianusgabel u. dann in die Nervi ulnaris, cutaneus brachii medialis, cutaneus antebrachii medialis; bei Leitungsunterbrechung Lähmung der meisten beugeseit. Vorderarm- u. Handmuskeln u. Anästhesie der volaren Handfläche u. der ellenseitigen Handrückenhälfte. – **F. occipitalis transversus:** das »WERNICKE-Bündel«; Assoziationsfasern zwischen Scheitel- u. hinterer Okzipitalregion u. dem hinteren Schläfen- u. vorderen Okzipitallappen. E transverse occipital fascicle. – **F. opticus:** ▶Nervus opticus. E optic nerve. – **F. pos|terior plexus brachialis:** das hintere Bündel des Armplexus (▶Plexus brachialis), gebildet von den hinteren Ästen der Trunci superior, medius u. inferior (aus $C_{5-8}$ u. $Th_1$); teilt sich in die Nervi axillaris, radialis, subscapularis u. thoracodorsalis auf; bei Leitungsunterbrechung Lähmung der Musculi subscapularis, latissimus dorsi, teres major, deltoideus u. aller Armstrecker, Unempfindlichkeit in der Deltoideuspartie, einem großen Teil der Ober- u. Unterarmstreckseite u. in der speichenseitigen Handrückenhälfte. – **Fasciculi proprii:** die der grauen Substanz des Rückenmarks schalenförmig aufliegenden »Binnen-, Elementar- oder Grundbündel« des sog. Eigenapparates des Rückenmarks, bestehend aus Zwischenzellen-Perikaryen u. -Fasern, wobei die Letzteren eine Verbindung zwischen Zellen des gleichen Segmentes bzw. mehrerer Segmente herstellen u. so Kollateralen zwischen sensiblen Spinalganglienzellen u. motorischen Vordersäulenzellen bilden (aber auch – über die Formatio reticularis – efferente Impulse aus entfernteren ZNS-Bereichen weitervermitteln); stehen im Dienste der Koordination der Rückenmarkssegmente. Je ein solches Bündel ist dem Vorder-, Hinter- u. Seitenstrang eigen (**F. p. anteriores**, **laterales** u. **posteriores**). E fasciculi proprii, ground b. – **F. pyramidalis:** der zentrale Abschnitt der Pyramidenbahn mit Fibrae corticospinales u. corticonucleares des pyramidal-motorischen Systems, deren Erstere im ▶Tractus corticospinalis anterior u. lateralis zu den Motoneuronen des Rückenmarks verlaufen, deren Letztere an die entsprechenden Hirnnervenkerne gehen. E pyramidal tract. – **F. retro|flexus:** das MEYNERT-Bündel als Anschlussbahn des Tractus corticohabenularis zum Nucleus interpeduncularis; Teil der efferenten Riechbahn, durch Fasern zum Nucleus reticularis tegmenti mit dem extrapyramidalen System verbunden. E Meynert's (retroflex) fasciculus. – **Fasciculi rubro|reticulares:** die »MONAKOW-Fasern« des Tractus rubrospinalis vom roten Kern (▶Nucleus ruber) zum Nucleus reticularis. E Monakow's fasciculus. – **F. semilunaris,** F. interfascicularis: das »SCHULTZE-Komma«; im Querschnitt kommaförmiges Bündel zentral im Hinterstrang des Hals- u. Brustmarks; Teil des Eigenapparates; absteigende Kollateraläste von Neuriten der Hinterwurzel des Spinalnervs, die an Nervenzellen der Vorder- u. Hintersäule des Rückenmarks, des Nucleus dorsalis u. der Substantia intermedia enden; besteht aus kurzen absteigenden Neuriten der Hinterstrangbahnen (als Neuronen der direkten u. indirekten Rückenmarkreflexe). E comma tract of Schultze, semilunar fascicle. – **F. septo|marginalis:** das ovale Bündel = BRUCE-Faserbündel; Fortsetzung des F. interfascicularis im Lendenmark, dorsal an der Grenze zwischen dem beidseitigen F. gracilis; Teil des Eigenapparates. E septomarginal fascicle. – **F. subcallosus:** ▶Assoziationsfasern vom Schweifkern (Nucleus caudatus) unter dem Balken des Gehirns zum Stirn-, Schläfen- u. Hinterhauptslappen. E subcallosal fasciculus. – **F. thalamicus:** das FOREL-Bündel vom inneren Teil des Globus pallidus durch die innere Kapsel zum Thalamus. E fields of Forel. – **Fasciculi thalamo|corticales:** ▶Radiationes thalamicae. – **F. triangularis:** das GOMBAULT-PHILIPPE-Bündel als Fort-

F

setzung des F. septomarginalis dorsomedial im Sakralmark. **E** triangle of Philippe-Gombault.

**Fas|ci|itis,** Fasziitis, Fasziopathie: *Pathologie* (entzündlicher) Prozess des Fasziengewebes; meist im Rahmen entzündlicher rheumatischer Erkrankungen; evtl. als Prozess, der mit schrumpfender Verschwielung ausheilt (»Holzphlegmone«). **E** fasciitis. – **F., eosinophile,** SHULMAN-Syndrom: F. mit Eosinophilie u. Sklerodermie-ähnl. Verhärtungen im subkutanen Bindegewebe. S.a. ▸Panniculitis. **E** eosinophilic f., Shulman's syndrome. – **F. palmaris,** DUPUYTREN-Kontraktur: s.u. ▸DUPUYTREN-Kranheit. – **F. re|troperitonealis:** das ▸ORMOND-Syndrom.

**Fasciola: 1)** *Anatomie* Bändchen. **2) Cladocoelium:** *Helminthologie* Gattung endoparasitischer Egel [Trematoda]. – **F. hepatica, F. humana,** Distomum hepaticum, Cladocoelium hepaticum: der weltweit verbreitete »große Leberegel«; ein blattförm. Gallengangsparasit bei Säugern u. beim Menschen. 2–3 cm breit, 8–13 mm lang; Zwischenwirte sind Süßwasserschnecken (z.B. Galba, Lymnaea). Der Haupterreger der ▸Fascioliasis; s.a. ▸Wurmeier. **E** Fasciola hepatica.

**Fascio|liasis, Fasciolosis:** die »Leberegelkrankheit« des Menschen durch Befall mit ▸Fasciola hepatica. Die geschlechtsreifen Egel parasitieren v.a. in Gallenwegen u. Duodenum (nach Verschleppung auch in Haut, Augen). ***Klinik:*** rezidivierende Cholangitis, evtl. mit Verschlussikterus u. schmerzhafter Lebervergrößerung, remittierendes Fieber, Anämie. Infektion erfolgt durch Genuss roher Pflanzen (Brunnenkresse) u. Leber. Diagnose durch Wurmeiernachweis in Stuhl, Duodenalsaft. **E** fascioliasis.

**Fasciolidae:** Familie endoparasitischer (in Gallengängen, Darm) blattförmiger Egel [Digenea, Trematodes] mit meist mehrphasischem Entwicklungszyklus (1. Zwischenwirt Schnecken, 2. Pflanzen). – Gattungen: Fasciola, ▸Fasciolopsis, Fascioloides. **E** Fasciolidae, fasciolids.

**Fasciol|opsiasis:** die »Darmegelkrankheit« des Menschen durch ▸Fasciolopsis buski; mit Ansiedlung geschlechtsreifer Egel in Magen u. Dünndarm. ***Klinik:*** Oberbauchkrämpfe, Erbrechen, blutige Durchfälle (später graugelbe Stühle), Anämie, Ödeme, Aszites. Infektion erfolgt v.a. durch rohe Wassernüsse u. kandierte Knollen von Eleocharis dulcis. **E** fasciolopsiasis.

**Fasciol|opsis buski,** F. fülleborni, Distomum buski, Fasciola buski: der Große oder Riesendarmegel [▸Fasciolidae] in Süd- u. Ostasien. Erreger der ▸Fasciolopsiasis, Größe 3–7 × 1,5 cm; Zwischenwirt sind Wasserschnecken; die Metazerkarien befinden sich an Wasserpflanzen. **E** Fasciolopsis buski.

**Faser,** Fibra: *Histologie* fadenförm. Gewebselement mikro- bis makroskopischer Größe, z.B. Bindegewebs-, Muskel-, Nerven-, Gliafaser, **ad|ren|ergische F., argyro|phile F.** (s.u. ▸Gitterfasern), **elastische F.** (aus ▸Elastin u. ▸Kohlenhydraten aufgebaut), **intrafusale F.** (quer gestreifte Muskelfasern in Muskelspindeln), **kollagene F.** (zugfeste, nicht dehnbare Fasern aus dem Gerüsteiweiß »Kollagen«, das sog. Bindegewebsfibrillen mit Kittsubstanz bildet; wird von elastischen Fasern begleitet u. gerafft; kommt vor in kollagenem Bindegewebe, Knorpel, Knochen, Zahnbein), **postganglionäre F.** (markarme bis marklose, efferente Faser autonomer Nervenzellen der Grenzstrangganglien bzw. prävertebraler Ganglien sowie der Hirnnervenganglien; überträgt den Reiz auf glattes Muskelgewebe, Epithel-, Drüsengewebe des Erfolgsorgans), **präganglionäre F.** (markhaltige, efferente Faser autonomer Nervenzellen im Rückenmark oder Hirnstamm; tritt über entsprechende ▸Synapsen der Perikaryen mit postganglionären Fasern in Verbindung), **retikuläre F.** (▸Gitterfasern); s.a. ▸Fibro..., ▸Sklero... **E** fiber (adrenergic, elastic, intrafusal, collagenous, postganglionic, preganglionic, reticular).

**Fasergruppe:** *Physiologie* Kategorie der Fasern peripherer Nerven, charakterisiert durch den Durchmesser u. weitgehende Übereinstimmung bezüglich Leitungsgeschwindigkeit, Reizschwelle und Potentialform. S.a. Tab. **E** fiber group.

**Faserknorpel,** Fibrocartilago: das an nicht maskierten kollagenen Fasern reiche Knorpelgewebe mit Kittsubstanz u. wenigen Zellen; z.B. in Zwischenwirbelscheiben, Symphyse. **E** fibrous cartilage.

**Faser|krebs:** *Pathologie* ▸Skirrhus. **E** scirrhus cancer.

**Faseroptik,** Fiberoptik: Kabel aus flexiblen Glasfasern (∅ 30–70 µm; Kern mit hohem, Mantel mit niedrigem Brechungsindex) für den Licht- (»Kaltlichtbeleuchtung«) u. Bildtransport, z.B. in Endoskopen, Leuchtstäben. Die Lichtübertragung erfolgt aufgrund totaler innerer Reflexion. **E** fiberoptics.

**Faserstäube:** Asbestfasern, Erionit (Faserzeolith) u. weitere faserförmige Stäube gehören zu den (von der Senatskommission zur Prüfung gesundheitsschädlicher Arbeitsstoffe) eindeutig als Krebs erzeugend ausgewiesenen Arbeitsstoffen (v.a. intrapleurale oder intraperitoneale Tumoren); es wird davon ausgegangen, dass lang gestreckte Staubteilchen jeder Art potentiell Krebs erzeugend sind, sofern sie – wie Asbestfasern – hinreichend lang, dünn u. biobeständig sind.

**Fassthorax:** *Pathologie* der kurze, breite Thorax bei ▸Lungenemphysem; mit erweiterter unterer Thoraxapertur. Im höheren Alter entsteht ein F. häufig durch altersbedingte Veränderungen der BWS mit Kyphose u. Zunahme des sagittalen Thoraxdurch-

| Faserdurchmesser | Histologie | Fasergruppe | | Leitungsgeschwindigkeit (ca.) | Funktion |
|---|---|---|---|---|---|
| 3–20 µm dick | dicke Fasern mit relativ dicker Markscheide | A | α | 80–120 m/s | motorische Impulse, afferente Impulse von Muskelspindeln u. Sehnenorganen |
| | | | β | 60 m/s | Berührungsimpulse der Haut |
| | | | γ | 40 m/s | efferente Impulse zu den kontraktilen Abschnitten der intrafusalen Muskelfasern |
| | | | δ | 20 m/s | Impulse von Mechanorezeptoren, Kalt-, Warm- u. Schmerzpunkten der Haut (rasche Schmerzfasern) |
| 1–3 µm dick | dünne Fasern oder dünne Markscheide | B | | 10 m/s | präganglionäre vegetative Fasern |
| 1 µm dick | marklose Fasern | C | | 1 m/s | postganglionäre vegetative Fasern u. afferente Fasern des Grenzstrangs, Impulse von Mechano-, Kalt- u. Warmrezeptoren, langsame Schmerzfasern |

**Fasergruppen.** [469]

messers ohne Beeinträchtigung der Lungenfunktion. E barrel-shaped thorax, barrel chest.

**Fasten:** Nahrungskarenz (bei ausreichender Flüssigkeitszufuhr) z.B. zur »Entschlackung«, Umstimmung; eine Variante ist das ▸Heilfasten. E fasting.

**Fas|ti|gium** *(latein. = Giebel):* Gipfel einer Krankheit, eines Fiebers; *anat* die »Giebelkante« des Daches des IV. Ventrikels. E fastigium.

**Fasz...:** s.a. ▸Fasc...

**Faszie:** ▸Fascia. E fascia.

**Faszi|ek|tomie:** die operative Entfernung von Faszien- u. Aponeurosengewebe (= Aponeurektomie); z.B. bei DUPUYTREN-Kontraktur. E fasciectomy.

**Fas|zien|doppelung, -duplikatur:** *Chirurgie* die umschriebene Verdoppelung von Faszien- oder Aponeurosenblättern, z.B. zur Verstärkung von Bruchpfortenverschlüssen durch Aufsteppen eines Türflügellappens oder als ▸Faszienplastik mit Fascia lata. E fascial duplication.

**Fas|zien|fensterung:** *Chirurgie* streifenförmige Teilentfernung einer subkutanen Extremitätenfaszie bei Elephantiasis zwecks Verbesserung der Lymphströmung zwischen oberflächlichen u. subfaszialen Lymphbahnen; obsolet. E fascial windowing.

**Faszien|geschwulst:** als ▸Desmoid oder als – v.a. – fibroplastisches Sarkom, als – stets sarkomatöses! – fasziogenes Osteom. E fascial tumor.

**Faszien|klappe:** *Kardiologie, Chirurgie* künstliche, aus körpereigener Faszie gebildete Herzklappe. E fascial valvular prosthesis.

**Faszien|kontraktur:** *Pathologie* Fehlstellung mit Gelenkkontraktur infolge Faszienschrumpfung, z.B. als DUPUYTREN-Kontraktur. E fascial contracture.

**Faszien|naht:** *Chirurgie* **1)** Naht einer Faszie. **2)** »lebende« Naht mit Faszienstreifen als Nahtmaterial. E fascial suture, fasciorrhaphy.

**Faszien|plastik:** *Chirurgie, Orthopädie* plastische Operation unter Verwendung von Faszиengewebe (meist Fascia lata) als freies oder gestieltes Transplantat; z.B. als Faszienarthroplastik (z.B. Überkleidung neugeformter Gelenkenden), Faszienbandplastik (d.h. als Ligamentrekonstruktion oder zur Sehnen-, Muskelverlängerung, als Schnürplastik), Fasziendoppelung, als ▸Fasziodese, zur Organsuspension (z.B. Wanderniere); ferner zum Dura-Ersatz (F.-Duraplastik; z.B. mittels Faszie des Schläfenmuskels), Herzklappenersatz (▸Faszienklappe), zur Blutstillung (durch Abdecken oder Verwendung als »lebende Naht«), Einscheidung eines Aneurysmas (HALSTEDT), als **Faszienringplastik** (z.B. zur »Fesselung« des Radiusköpfchens oder zur Sphinkterraffung bei Analprolaps). E fascioplasty.

**Faszien|querschnitt:** die operative Durchtrennung einer Faszie quer zur Faserrichtung, z.B. der vorderen u. hinteren Rektusscheide beim ▸PFANNENSTIEL-Schnitt. E fascial transection.

**Faszien|ruptur:** Zerreißung einer Faszie, insbes. einer Muskelfaszie (Bildung einer echten ▸Muskelhernie). E fascial rupture.

**Faszien|technik:** ▸Bindegewebsmassage mit tangentialer Verschiebung von Haut u. Unterhaut gegen darunter liegende Muskelfaszien u. Gefäßscheiden.

**faszi|kulär:** in Form eines kleinen Bündels (»Faszikel«), in Bündeln angeordnet, Bündel betreffend. E fascicular. – **f. Block:** *Kardiologie* s.u. ▸Hemiblock, ▸trifaszikulärer Block. E f. block. – **f. Zuckungen,** Faszikulation: *Neurologie* fibrilläres Zittern; diskrete, subkutane spontane Kontraktionen einzelner Einheiten des Skelettmuskels als Ausdruck erhöhter Erregbarkeit, v.a. bei Rückenmarksprozessen, aber auch bei Ermüdung; auch provozierbar u.a. durch Kältereiz; im ▸Elektromyogramm treten hierbei **Faszikulationspotentiale** auf (Entladungen einzelner motorischer Einheiten, häufig mit großer Amplitude u. polyphasisch). E fasciculation.

**Faszio|dese:** Verstärkung u. Raffung des Kapsel-Bandapparates mittels Faszientransplantat. E fasciodesis.

**Faszio|losis:** *Parasitologie* ▸Fascioliasis.

**Faszio|pathie:** primär nichtentzündliche oder -degenerative Erkrankung (aber mit entzündlichen oder degenerativen Begleiterscheinungen) der Faszien (Palmarfasziopathie = DUPUYTREN-Kontraktur, Fasciopathia nodularis, Fasciopathia plantaris).

**Faszio|tomie:** operativer Faszienschnitt, i.e.S. als selbstständ. Eingriff, z.B. als Spaltung des Lacertus fibrosus bei örtlicher Gefäßkompression oder einer Muskelfaszie bei ▸Kompartmentsyndrom. Ferner als **prätibiale F.** zur Behandlung der chronischen venösen ▸Insuffizienz mit Durchtrennung der prätibialen Faszie. E fasciotomy.

**fatal dose,** Abk. **FD** *(engl.):* die $DL_{75}$ (▸Dosis letalis).

**Fatigue-Syndrom** *(engl. fatigue = Erschöpfung, Ermüdung, Müdigkeit):* ▸Müdigkeitssyndrom, chronisches.

**Fau|ces** *(latein.):* die seitliche Begrenzung der natürl. Rachenenge (Isthmus faucium) als Schlund. – Weniger korrekt auch synonym für ▸Pharynx. E fauces.

**Fauci-Schema:** Therapiekonzept zur Behandlung der ▸WEGENER-Granulomatose; Kombination von Cyclophosphamid u. Prednison; dadurch wird bei ca. 80 % der Patienten eine Remission erreicht.

**Faulbaum:** *Botanik* ▸Rhamnus frangula.

**Faulbrand:** *Pathologie* feuchte ▸Gangrän. E wet gangrene.

**Faulecke:** *Dermatologie* ▸Angulus infectiosus oris. E perlèche.

**Faust|schluss|probe:** angiologische Untersuchung bei Verdacht auf arterielle Verschlusskrankheit der Unterarm- u. Handarterien anhand der Latenz der reaktiven Hyperämie nach bis zu 50-mal in Sekundentempo wiederholtem Faustschluss; Beurteilung analog der Lagerungsprobe n. RATSCHOW; s.a. ▸ALLEN-Test. E closed-fist stress test, hand-grip exercise.

**Faust|zeichen,** HOCHSINGER-Faustphänomen: reflektorischer Faustschluss bei Druck auf den Sulcus bicipitalis medialis; Tetanie-Zeichen. E closed-fist sign.

**Faux-Profil:** Röntgenaufnahme des Beckens mit Darstellung des Hüftgelenks in 2 Ebenen, wobei das Becken um ca. 40° um die Körperlängsachse aus der a.p. Ebene herausgedreht wird; v.a. bei Verdacht auf Hüftgelenksdysplasie.

**Favid,** Achoriid: Mykid bei Sensibilisierung gegen (den Favus-Erreger) Trichophyton schoenleinii. E favid.

**Fav|is|mus,** Fabismus, Bohnen-Krankheit, CIPRIANI-Krankheit: v.a. im Mittelmeerraum vorkommende X-chromosomal vererbte Krankheit mit Mangel an aktiver Glucose-6-phosphat-dehydrogenase u. Unterproduktion von NADPH u. reduziertem Glutathion in den Erythro- u. Thrombozyten. ***Klinik:*** Einige Std. bis 2 Tg. nach Genuss roher Saubohnen (Vicia faba) oder nach Einatmen des Blütenstaubes treten krisenhafte Hämolysen (mit Anämie) auf sowie allgemeines Unwohlsein, Fieber, Erbrechen, Durchfälle, Leberschmerz, Subikterus, Hämoglobinurie (in 8 % letale Anurie), Haut-Schleimhaut-Blutungen. ***Ätiol.:*** Auslösung der Krisen außer durch das Aglykon des Convicins u. durch Anthrachinone (?) der Fababohne auch durch best. Heilmittel, z.B. Malariamittel, Sulfonamide, Nitrofurane, Chloramphenicol, Phenacetin. E favism, fabism.

**Favre** (MAURICE F., 1876–1954, Dermatologe, Lyon). – **F.-Durand-Nicolas-Krankheit:** (1913) ▸Lymphopathia venerea. – Hierbei treten sog. **F.-Gamma-Körperchen** auf (basophile, mit Kernfarbstoffen darstellbare, kugel-, hantel- oder halbmondförm. Gebilde im Plasma von Leuko-, Monozyten u. in Retikulumzellen der Bubonen). E Favre-Durand-Nicolas disease, lymphogranuloma venereum. – **F.-Racouchot-Krankheit:** noduläre Elastose mit Zysten und Komedonen. Variante der senil-aktinischen Keratose. Auftreten an Jochbögen, Schläfen u. Periorbitalregion. Dort finden sich auf Elastose Komedonen u. Follikelzysten.

**Fa|vus,** Dermatomycosis, Porrigo, Tinea favosa, Kopfgrind: eine ansteckende, chron. Pilzerkrankung (▸Dermatomycosis) der Haare, der Epidermis des behaarten Kopfbereichs u. der Nägel (▶Onychomycosis favosa), hervorgerufen durch ▶Dermatophyten (v.a. ▶Trichophyton = Achorion schoenleinii u. quinckeanum). Oft familiär gehäuft (daher als »Erbgrind« bezeichnet). Geht einher mit Bildung von Favusskutula (= Favusschildchen, -schuppen; s. Abb), d.h. von gelblichen Gebilden, die aus einem Pilzhyphengeflecht u. epithelialem Detritus bestehen u. die zentral vom wie bestäubt aussehenden Haar durchbohrt sind. Sie gehen aus einem am Haarfollikel entstehenden Püstelchen hervor, das unter zentraler Einsenkung u. Abhebung der dann gelben Ränder eintrocknet u. Plaques bildet; nach Entfernung der Schildchen resultiert eine glatte Vertiefung oder ein Geschwürchen mit Tendenz zu Narbenbildung u. narbiger ▶Alopezie. Bevorzugt befallen wird das Kopfhaar der Kinder, seltener die Lanugobehaarung, jedoch tritt auch mit Abschluss der Pubertät keine Spontanheilung ein. Vielfach ein von Tieren übertragener F. (**animạler F.** = Tierfavus, der durch Pilze der Gattung Trichophyton u. Microsporum hervorgerufen wird; s.a. ▶Mikrosporie). **E** favus. – **F. capillịtii:** F. der

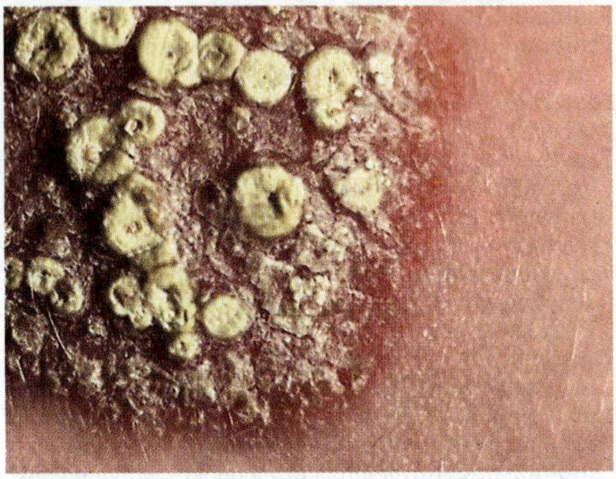

**Favus:** typische Schildchen. [524]

Kopfhaut. – **F. cicạ|tricans:** F. mit starker Narbenbildung. – **F. cọrporis:** F. der Lanugobehaarung des Körpers; führt zu Lanugoverlust (= Cutis glabra). – **F. erythẹmato|squamọsus:** F. mit entzündlich geröteten Herden u. blasig-pustulösem Beginn (= **F. herpẹticus**).

**Fạvus|alo|pe|zie:** *Dermatologie* irreversibler, narbig bedingter, fleck- oder netzförmiger Haarverlust (Alopezie) bei ▶Favus. **E** favus alopecia.

**Favus|sku|tu|lum:** *Dermatologie* Favusschildchen (s.u. ▶Favus). **E** favus scutulum.

**Fạwcett-Plaques** (EDWARD F., 1867–1942, Anatom, Bristol): *Pathologie* kleinste Teleangiektasien an Fingerbeeren beim ▶OSLER-Syndrom. **E** Fawcett's plaques.

**Fazẹtte:** ▶Facette. **E** facet, facette.

**fa|zi|al, Fa|zi|al...:** das Gesicht (Facies) betreffend.

**Faziạ|lis:** ▶Nervus facialis. **E** facial nerve, VII$^{th}$ cranial nerve.

**Faziạ|lis|anas|tomosen:** *Neurochirurgie* Vereinigung eines durchtrennten gesunden Nervs (Nervus glossopharyngeus, N. accessorius oder N. hypoglossus) mit dem ausgefallenen Fazialis zur Korrektur einer peripheren ▶Fazialislähmung, d.h. zur Reinnervation der Gesichtsmuskulatur. S.a. ▶Fazialisplastik. **E** facial nerve anastomoses.

**Faziạlis|de|kompression:** *Neurochirurgie* Druckentlastung des Nervus facialis bei unfallbedingter oder idiopathischer (ischämischer) ▶Fazialislähmung; erfolgt durch Eröffnung des Fazialiskanals u. Freilegung des Nervs vom lateralen Bogengang bis zum Foramen stylomastoideum u. Spaltung der Nervenscheide. **E** facial nerve decompression.

**Faziạlis|kanal:** *Anatomie* ▶Canalis facialis. **E** facial canal.

**Faziạlis|knie:** *Anatomie* ▶Genu nervi facialis. **E** genu of facial nerve.

**Faziạlis|kon|traktur:** *Neurologie* Dauerkontraktion von Gesichtsmuskeln als Zustand bei unvollständiger Rückbildung einer peripheren ▶Fazialislähmung; u. zwar Lidspaltenverengung, verschärfte Nasolabialfalte, Mundwinkelhebung. Die Restlähmung ist bes. deutlich bei Willkürbewegungen. Außerdem treten Mitbewegungen von Wangenmuskeln u. Platysma bei Lidschluss u. des Musculus orbicularis oculi bei Mundbewegungen auf. **E** contracture of facial muscles.

**Faziạlis|krampf:** ▶Spasmus facialis. **E** facial spasm.

**Faziạlis|lähmung,** Prosopoplegie, Fazioplegie: *Neurologie* Lähmung der Muskeln, die durch den Nervus facialis innerviert werden. ***Ätiol.:*** ischämische oder – seltener – traumatische (nach Schädelbruch, -Op.), otitis- oder vergiftungsbedingte oder aber idiopathische Lähmung (Parese oder Paralyse) des Nervus facialis bzw. der von ihm versorgten Gesichtsmuskulatur, u. zwar ein- oder beidseitig (Mono- bzw. ▶Diplegia facialis), isoliert oder mit anderen Störungen kombiniert. ***Klassifik.:*** nach dem Ort der Schädigung unterschieden als **zentrale** oder als **supranukleäre F.** (bei Schädigung im unteren Teil der vorderen Zentralwindung der Gegenseite bzw. des Tractus corticonuclearis, d.h. im durch die innere Kapsel zum Kern des N. facialis ziehenden Fazialissystem, aber oberhalb des Nervenkerns; Lähmungen v.a. im Mundbereich, da die Stirn aus dem beidseitigen Rindengebiet versorgt wird) u. als **periphere F.**, die wiederum als **nukleäre** u. als **infranukleäre F.** unterschieden wird (Schädigung im Nervenkern bzw. im Nerv selbst; beide Formen meist einseitig, mit verstrichener Stirn- u. Nasolabialfalte, Unmöglichkeit des Stirnrunzelns u. aktiver Mundbewegungen, Lagophthalmus; bei letzterer Form evtl. auch Gehörstörung als Hyperakusis u. Geschmacksstörung in den vorderen zwei Dritteln der Zunge). ***Ther. u. Progn.:*** Behandlung der Grunderkrankung; unterstützend Muskeltraining. Meist vollständige oder teilweise Rückbildung der Parese. **E** paralysis of the facial nerve. – **F., familiäre idiopathische periphere:** eine F. mit unbekannter Genese (Virusinfektion + konstitutionelle Faktoren?); zu Rückfällen neigend; evtl. mit Gesichtsschwellungen (= MELKERSSON-ROSENTHAL-Syndrom). **E** peripheral familial idiopathic paralysis of the facial nerve. – **F., rheumatische periphere:** ▶BELL-Lähmung. S.a. ▶MOEBIUS-Syndrom. **E** Bell's palsy.

**Faziạlis|neur|algie:** die im Allgemeinen vom ▶Ganglion geniculi ausgehende ▶Gesichtsneuralgie. **E** facial neuralgia.

**Faziạlis|neuritis:** supranukleäre, nukleäre oder infranukleäre Neuritis des Nervus facialis, z.B. bei Herpes zoster, Poliomyelitis, chemotoxisch (durch Alkohol, Streptomycin). **E** neuritis of the facial nerve.

**Faziạlis|parese:** ▶Fazialislähmung. **E** facial nerve paresis.

**Faziạlis|phänomen:** ▶CHVOSTEK-Zeichen.

**Faziạlis|plastik:** *Neurochirurgie* die op. Überbrückung eines Defekts des Nervus facialis zur Reinnervation der Gesichtsmuskulatur; erfolgt durch Interposition eines freien autologen Nerventransplantats, bei partieller Neurotmesis u.U. in Form der »Einlegetransplantation« (TICKLE, JONGKEES), aber auch durch End-zu-End-Naht der Stümpfe; evtl. nach Fazialismobilisierung. S.a. ▶Fazialisanastomose. **E** plastic restoration of the facial nerve.

**Faziạlis|sporn:** *Otologie* der bei der ▶Radikaloperation des Mittelohrs geschonte Teil der hinteren knöchernen Gehörgangswand, in dem der Nervus facialis verläuft. **E** facial nerve spur.

**Faziạlis|tic:** *Neurologie* ▶Tic im Gesicht bei konstitutionell Nervösen u. bei krankhaften Reizzuständen im Streifenkern (= Corpus striatum) oder im Fazialisbereich. **E** facial tic, Bell's spasm.

**Faziạlis|zeichen:** ▶CHVOSTEK-Zeichen. **E** Chvostek's sign.

**Fazio-Londe-Syndrom,** familiäre infantile progressive Bulbärparalyse: im Kindesalter beginnende (rezessiv erbl.?) tödl. Erkr. mit fortschreitender Lähmung der unteren motorischen Hirnnerven (Dysphagie, Dysarthrie, Abduzens- u. supranukleäre Fazialislähmung) sowie mit Pyramidenzeichen u. fortschreitender spinaler Muskelatrophie. E Facio-Londe syndrome, familial infantile progressive bulbar paralysis.

**Fazio|plegie:** ▸Fazialislähmung. E facioplegia.

**FCA:** *Immunologie* komplettes ▸FREUND-Adjuvans.

**Fc-Fragment,** fragment **c**rystalline: *Serologie* das durch Papain-Spaltung darstellbare Fragment der ▸Immunglobuline (dort Schema) mit MG ~ 40 000; über das »Hinge«-Peptid (s.u. ▸hinge region) mit beiden Fab-Fragmenten verbunden. Es ist zuständig für Komplement- u. Gewebsbindung (der zytophilen ▸Antikörper). E Fc fragment.

**F-Chromo|somen:** *Genetik* **1)** kleine Bruchstücke der B-Chromosomen. **2)** Chromosomen der F-Gruppe der ▸Denver-Klassifikation.

**FCR(ezeptoren):** Membranrezeptoren (an Lymphozyten u. Makrophagen) für das ▸Fc-Fragment.

**FD,** Abk. für fatal dose: *Pharmazie* ▸Dosis letalis.

**FDA:** Abk. für ▸**F**ood and **D**rug **A**dministration.

**Fd-Fragment,** fragment **d**ifficult: *Serologie* ein aus Fab-Fragmenten darstellbares Fragment der ▸Immunglobuline; es besteht aus dem N-terminalen Abschnitt der H-Kette. E Fd fragment.

**FDP:** **1)** ältere Abk. für ▸**F**ructose**d**i**p**hosphat. **2)** Abk. für ▸**F**ibrinogen**d**egradations**p**rodukte. E fibrinogen degradation products.

**fd-Phagen:** ▸Bakteriophagen mit einem ca. 12 % DNS enthaltenden Hüllprotein (ca. 1900 Monomeren aus 49 Aminosäuren). E fd-bacteriophages.

**FDS:** Abk. für ▸Farb-Doppler-Sonographie.

**Fe:** *Chemie* Symbol für ▸Eisen (Ferrum). E Fe.

**fEBK:** Abk. für freie ▸**E**isen**b**indungs**k**apazität.

**fe|bril,** fe|brilis: fieberhaft, mit Fieber (▸Febris). E febrile.

**Fe|bris** *(lat.):* ▸Fieber; i.w.S. auch fieberhafte Erkrankung. E fever. – **F. (aestivo)autumnalis:** (Sommer-) Herbst-Fieber; Bezeichnung u.a. für Feldfieber, Malaria tropica (als **F. algida** deren komatöse Form mit niedriger Hauttemp.). E estivoautumnal f. – **F. aphthosa:** Maul- u. Klauenseuche. E aphthous f. – **F. asep|ti|ca,** F. insons: Fieber, das nicht infektionsbedingt ist; z.B. infolge giftiger Eiweißkörper (s.a. ▸Pyrogene). E aseptic f. – **F. bilio|sa:** mit Gelbsucht einhergehende fieberhafte Erkrankung, z.B. »ikterische« Malaria, »ikt.« Rückfallfieber, ▸Leptospirosis icterohaemorrhagica; als **F. b. et haemoglobin|urica** das ▸Schwarzwasserfieber. E bilious f. – **F. continua,** Continua, Kontinua: Fieber mit über 4 Tage (bis Wochen) ungefähr gleich bleibender Temperaturerhöhung > 39 °C, d.h. mit Tagesschwankungen von weniger als 1 °C; z.B. bei Pneumonie, Bauchtyphus. E continuous f. – **F. ephemera:** ▸Eintagsfieber. E ephemeral f. – **F. ex|an|thematica,** F. petechialis: ▸Fleckfieber. E exanthematous f. – **F. flava:** ▸Gelbfieber. E yellow f. – **F. gast|rica:** leichte Verlaufsform des Bauchtyphus. E enteric f. – **F. hectica:** Fieber mit sehr großen Schwankungen; bei chronisch-septischen Erkrankungen, Tbk. E hectic f. – **F. herpetica:** ▸Herpes simplex. E herpetic f. – **F. intermittens:** Fieber mit Tagesschwankungen von mehr als 1 °C u. einer Minimaltemp. in Höhe oder unterhalb des Normalwertes. E intermittent f. – **F. inversa:** Fieber, bei dem im Gegensatz zum üblichen Fieberverhalten abends Temperatursenkung (= Remission) eintritt; v.a. bei Tbk. E inverse f. – **F. mediterranea, F. melitensis:** ▸Mittelmeerfieber. E Mediterranean f. – **F. milia|ris:** ▸Miliaria. E miliary f. – **F. oscillans:** Fieber mit ausgeprägten Tagesschwankungen zwischen 37 u. 40 °C. – **F. periodica:** Fiebertyp mit freien Intervallen, z.B. ▸F. recurrens, ▸F. undulans; als regelmäßige F. p. die Fiebertypen der Malaria (▸F. quartana, ▸F. quotidiana, ▸F. tertiana). E periodic f. – **F. pharyngoconjunctivalis:** ▸Pharyngokonjunktivalfieber. E pharyngoconjunctival f. – **F. puerperalis:** Wochenbettfieber, s.u. ▸Puerperalfieber. E puerperal f. – **F. purulenta:** ▸Febris septica. E purulent f. – **F. quartana:** das jeden 4. Tag (mit Intervall von 48 Std.) auftretende Fieber bei Malaria quartana; als **F. qu. tri|plex** eine ▸F. quotidiana. E quartan f. – **F. quintana:** das jeden 5. Tag, d.h. mit 3-tägigem Intervall auftretende ▸Wolhynische Fieber. E quintan f., trench f. – **F. quotidia|na:** die sich täglich wiederholenden Fieberanfälle bei Malaria tropica; auch als bes. Fiebertyp bei Malaria tertiana u. quartana = F. tertiana duplex bzw. F. quartana triplex infolge Auftretens von 2 bzw. 3 in ihrer Entwicklung um 24 bzw. 48 Std. differierenden Parasitengenerationen. E quotidian f. – **F. recurrens:** Fieber mit relativ regelmäßig wiederkehrenden Temperaturerhöhungen u. freien Intervallen, die beide mehrere Tage dauern; bei Rattenbiss- u. Wolhynischem Fieber, Cholangitis, Pyelitis; i.e.S. das ▸Rückfallfieber. E recurrent f., relapsing f. – **F. remittens:** Fieber mit Temperaturschwankungen von mehr als 1 °C u. einer Minimaltemp. über dem Normalwert. E remittent f. – **F. rheumatica:** das ▸rheumatische Fieber. E rheumatic f. – **F. septica, F. suppurativa:** ein meist plötzlich mit hohem Temperaturanstieg u. Schüttelfrost einsetzendes Fieber bei Eindringen von Stoffen infektiös-toxischen Ursprungs in die Blutbahn; später je nach Sepsisherd intermittierend oder kontinuierlich. E septic f. – **F. tertiana:** das jeden 3. Tag, d.h. mit 24-Std.-Intervall auftretende Fieber bei Malaria tertiana; als **F. t. du|plex** eine ▸F. quotidiana. E tertian f. – **F. traumatica:** Fieber im Zusammenhang mit Verletzungen; als zentrales Fieber oder als Wundfieber. E traumatic f., wound f. – **F. typho|ides:** ▸Typhus abdominalis. E typhoid f. – **F. undulans:** Fieber mit längeren, evtl. Wochen dauernden Temperaturerhöhungen in Form allmählichen Anstiegs u. Abfalls u. mit fieberfreien Perioden; z.B. als PEL-EBSTEIN-Fiebertyp bei Lymphogranulomatose; i.e.S. die **F. u. Bang,** eine durch Brucella abortus hervorgerufene Infektionskrankheit. Infektionsquelle sind v.a. erkrankte Rinder. ***Klinik:*** Die Inkubationszeit dauert 2–3 Wo., evtl. Monate. Beim Menschen 4–6 allmählich kürzer ausfallende Perioden undulierenden Fiebers; ferner Bakteriämie, Eosinophilie, Leukopenie, Schweißausbrüche, Anorexie, Muskel- u. Gelenkschmerzen, nervöse Reizbarkeit. Bakterielle Metastasen führen evtl. zu BANG-Pneumonie, Orchitis, Epididymitis, Myo- u. Endokarditis, Neurobrucellose, Gelenkergüssen. Als Spätfolge kommt Leberzirrhose vor. ***Diagn.:*** wird gesichert durch Blutkultur, Hauttest, KBR, Agglutinationsprobe. – Als **F. u. melitensis** das Malta- oder ▸Mittelmeerfieber. E undulant f. – **F. urethralis:** ▸Katheterfieber. E urethral f. – **F. uveo|parotidea:** **1)** fieberhafte Schwellung der Ohrspeicheldrüsen mit ein- oder beidseitiger Uveitis bei BOECK-Sarkoidose. **2)** ▸HEERFORDT-Syndrom. E uveoparotid f.

**Febri|zitieren,** Febricitatio: Fieberfrösteln.

**Febuprol:** ein ▸Cholereticum. E febuprol.

**Fechner-Gesetz** (GUSTAV TH. F., 1801–1887, Arzt, Physiker, Leipzig): *Physiologie* psychophysisches Gesetz, wonach die Stärke einer Sinnesempfindung E proportional dem Logarithmus der Reizstärke S ist. Ist von FECHNER aus dem WEBER-Gesetz abgeleitet. E Fechner's law, Weber-F. law.

**Fechter|stellung:** **1)** *Röntgenologie* Stellung des Untersuchten im 1. schrägen Durchmesser, d.h. mit der re. Schulter vorn am Bildschirm (im Ggs. zur Boxerstellung; Abb.). E right anterior oblique position, RAO position. **2)** *Pädiatrie* Boxerstellung: krampfhafte Anwinkelung der Arme (gesteigerter Muskeltonus infolge kreislaufbedingter Hypoxämie) bei Säuglingsintoxikation. **3)** *Neurologie* die typ. Körperhaltung bei adversiver Epilepsie. E fencer's posture.

**Fechtner-Syndrom:** eine Variante des ▸ALPORT-Syndroms mit peripherer Neuropathie u. Störungen der Thrombozytenfunktion.

**Fe|cun|da|tio** *(latein.):* Befruchtung. E fecundation.

**Fede(-Riga)-Geschwür,** Aphthen RIGA: ▸Stomatitis herpetica. E Riga-Fede disease, R.-F. ulcer.

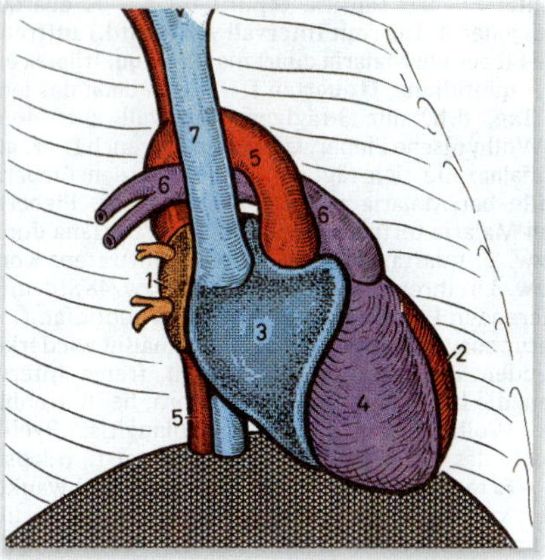


**Fechterstellung:** 1 = linker Vorhof, 2 = linker Ventrikel, 3 = rechter Vorhof, 4 = rechter Ventrikel, 5 = Aorta, 6 = Truncus pulmonalis, 7 = Vena cava superior. [16]

**Feder|strich|kultur:** Bakterienkultur, angelegt durch strichförmiges Auftragen einer stark verdünnten Mikrobensuspension mittels Zeichenfeder auf ein steriles Deckglas; z.B. zur Beobachtung in der feuchten Kammer, zur Anlage einer Ein-Zell-Kultur. E pen streak culture.

**Feed|back** *(engl.): Kybernetik, Physiologie* ▸Rückkopplung, *biochem* ▸Endprodukthemmung.

**feeding on demand** *(engl.):* Stillen oder Füttern des Neugeborenen nach Bedarf. S.a. ▸self-demand feeding.

**Feer** (EMIL F., 1864–1955, Kinderarzt, Zürich). – **F.-Krankheit** (HARRY SWIFT, Kinderarzt, Adelaide, London ), Akrodynie(-Syndrom), FEER-SELTER-SWIFT-K., SELTER-SWIFT-FEER-K.: eine Stammhirnenzephalopathie des Kleinkindesalters. ***Ätiol.:*** Quecksilbervergiftung, z.B. durch Hg-haltige Arzneimittel, Thermometer oder Batterien. ***Klinik:*** Wesensveränderung, Inappetenz, Hyperhidrosis (mit »Mäusegeruch«), feuchte Akrozyanose mit Parästhesien u. lanzinierenden Schmerzen (Akrodynie), groblamellöse Hautschuppung, Haarausfall, Gingivitis, Zahnlockerung u. -ausfall, Speichelfluss, Muskeladynamie mit Motilitätsstörungen (»Känguruhstellung«), Tremor; Tachykardie, Bluthochdruck, Lichtscheu, Hyperglykämie. ***Ther.:*** evtl. mit D-Penicillin. E Feer's disease, acrodynia, pink disease. – **F.-Reaktion:** die Allgemeinreaktion bei Tuberculin-Verabfolgung. – **F.-Zahl:** 1000 ml/Tag als maximales Flüssigkeitsangebot im Säuglingsalter. E F. number.

**Fehl|bildung:** vor der Geburt entstandene – oder zumindest angelegte – Fehlgestaltung eines Organismus oder seiner Organ(teil)e; entweder als einfache oder als kombinierte Einzelfehlbildung durch Entwicklungshemmung (Aplasie, Agenesie, Hypoplasie, Atresie, Dystopie, Choristie, Dysrhaphie, Fusion bzw. Nichtverschmelzung, Malrotation etc.) oder aber als Doppelbildung. Ist genetisch bedingt (d.h. durch Geno- oder Gametopathie; s.a. ▸Phänotypus) oder aber umweltbedingt = epigenetisch-peristatisch (meist als Organisatorschaden; ▸Blasto-, ▸Embryopathie), wobei – im Gegensatz zur Fetopathie (mit »Reifungsstörungen«) – wegen phasenspezifischer Wirkung ▸Phänokopien entstehen, die den Zeitpunkt der Keimschädigung in etwa erkennen lassen. S.a. ▸Dysgenesie, ▸Dysplasie, ▸Varietät. E malformation, deformity.

**Fehlbildungs|komplex:** ▸Symptomenkomplex als Phänotyp oder -kopie beim Individuum. E complex of deformities.

**Fehlbildungs|syndrom:** Syndrom mit charakteristischer Kombination angeborener Fehlbildungen (s.a. ▸Symptomenkomplex). E deformity syndrome.

**Fehl|drehung:** *Pathologie* ▸Malrotation. E malrotation.

**Fehl|einmündung der Lungenvenen:** ▸Lungenvenentransposition. S.a. ▸Transposition. E transposition of pulmonary veins.

**Fehl|ernährung:** unzureichende u. qualitativ minderwertige Zufuhr von Nahrung u. Flüssigkeit, kann zu Ernährungsstörungen führen. Häufig bei alten Patienten. Zahlreiche körperliche Störungen oder Erkrankungen werden durch F. ausgelöst oder begünstigt, z.B. Infektanfälligkeit, Anämien, Demenz, Immobilität u. Dekubitalulzera durch Unterernährung; Hypertonie, Adipositas u. Diabetes Typ 2 durch Überernährung; Obstipation u. Divertikulitis durch Ballaststoffmangel etc. E malnutrition.

**Fehl|geburt:** die tot geborene Leibesfrucht von weniger als 1000 g Gewicht bei fehlenden Zeichen der ▸Lebendgeburt. – Bis 1979 galt eine Körperlänge von 35 cm als Obergrenze (s.a. ▸Totgeburt); wird nicht beurkundet. Bez. auch verwendet für ▸Abort. E miscarriage.

**Fehl|haltung:** **1)** *Geburtshilfe* ▸Deflexionshaltung des Fetus. E malpresentation, deflexion attitude. **2)** *Orthopädie* **a)** ▸Haltungsfehler; **b)** ▸Fehlstellung. E malposition.

**Fehl|heilung:** *Chirurgie* Frakturheilung in unkorrekter Stellung; s.a. ▸Pseudarthrose, ▸Defektheilung. E malunion, vicious union.

**Fehling-Lösung** (HERMANN V. F., 1812–1885, Chemiker, Stuttgart): *Labormedizin* ein vor Gebrauch frisch herzustellendes Reagens aus gleichen Teilen von 2 Grundlösungen (I: wässr. Kupfersulfat-Lsg.; II: Seignettesalz- u. Ätznatron-Lsg.) für den qualitativen Glucose-Nachweis im Harn (**F.-Probe**), u. zwar anhand der Reduktion der Kupfer(II)-Salze zu gelbrot-braunem, unlösl. Kupfer(I)-oxid beim Kochen der mit Wasser 1 + 1 verdünnten F.-Lsg. mit einigen Tropfen Harn. Positiv reagieren auch Fructose, Maltose, Galaktose, Lactose, Pentosen, Harnsäure, Creatinin, Ketonkörper, Phenolderivate, Vitamin C, Streptomycin, Oxytetracyclin, Sulfanilamid u.a.m. Bei hohem Eiweißgehalt Störung durch Biuretreaktion (Violettfärbung). E Fehling's solution.

**Fehl|sichtigkeit:** *Ophthalmologie* ▸Ametropie. E ametropia.

**Fehl|sprossung:** die bei ▸Reinnervation nach ▸Neurotmesis stattfindende Sprossung von Nervenfasern in einen anderen als den ursprünglich versorgten Muskel; Ursache ist eine extrafaszikuläre ▸Neurotisation. Eine F. lässt sich durch simultane EMG-Registrierungen aus mehreren Muskeln objektivieren. Kann zu funktioneller Beeinträchtigung (z.B. Hand) oder kosmetischer Entstellung (z.B. Gesicht) führen.

**Fehl|stellung:** angeborene (z.B. Coxa vara) oder erworbene (z.B. Deformitätsheilung), bezüglich Achse u./oder Konfiguration falsche »Stellung« (Torsion, Rotation, Seiten- u. Längendislokation etc.) eines Knochens oder Skelettabschnitts. E malposition.

**Fehl|wirt:** *Parasitologie* Wirtsorganismus, der regelmäßig oder gelegentlich von Endoparasitenlarven befallen wird u. in dem deren Weiterentwicklung beeinträchtigt ist. E accidental host.

**Fehr(-Hambresin)-Hornhautdystrophie** (OSKAR F., geb. 1871): eine rezessiv erbliche parenchymatöse Dystrophie der Hornhaut des Auges im 1. Ljz. mit deren nachfolgender leichter Trübung. Später treten unscharf begrenzte Flecken auf (auch im Bereich der Peripherie u. DESCEMET-Membran); dadurch kommt es zu einer früh einsetzenden Sehminderung, die mit steigendem Alter zunimmt. E Fehr's corneal dystrophy.

**FEIBA** *(engl.)* Abk. für **f**actor **e**ight **i**nhibitor **b**ypassing **a**ctivity: Fraktion aus humanem Blutplasma, die aktivierten Faktor IX enthält; ***Anw.*** bei Hemmkörperhämophilien.

**Feigwarze:** *Dermatologie* ▸Condyloma acuminatum. E genital wart.

**Feil-Krankheit** (ANDRÉ F., geb. 1889, Neurologe, Paris): ▸KLIPPEL-FEIL-Syndrom. E Klippel-Feil syndrome.

**Fein|des|infektion:** ▸Desinfektion der Hände, des Körpers u. der Feinwäsche. Als **Feindesinfektionsmittel** dienen hautverträgliche Desinfektionsmittel mit Wasch- u. Reinigungswirkung, z. B. Phenol-Seifen, quartäre Ammoniumverbindungen oder organische Quecksilberverbindungen. E (fine) disinfection.

**Feinmesser-Zelig-Syndrom:** eine ▸Ektodermaldysplasie mit Innenohrschwerhörigkeit (bis Taubheit), angeborenen Nagelfehlbildungen (Onychohypoplasie) u. Schielen (als Strabismus convergens).

**Fein|nadel|biopsie:** für Punktionszytologie (z. B. der Mamma, Lunge, Leber, Prostata) entwickelte Technik der Gewebsentnahme mit einer Punktionsnadel (evtl. unter sonograph. Kontrolle). Geeignete Kanülen sind z. B. die MENGHINI-, FRANZÉN-Nadel. S. a. ▸Stanzbiopsie. E fine needle biopsy.

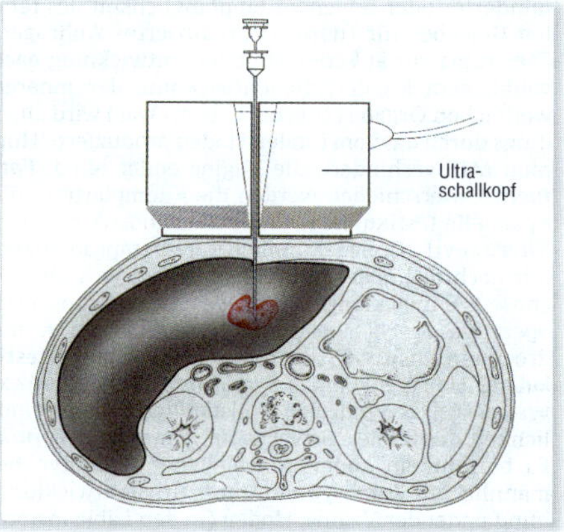


**Feinnadelbiopsie:** schematische Darstellung einer ultraschallgeführten F. der Leber. [459]

**Fein|struktur:** *Histologie* der nur elektronenmikroskopisch erkennbare Aufbau der Gewebe u. Organe. E ultrastructure, fine structure.

**Feiung:** die aktive ▸Immunisierung. E active immunization. – **F., stille:** die auf unbekannte Weise erfolgende Immunisierung (wahrscheinlich anlässlich unbemerkter Aufnahme der Keime u. Auseinandersetzung mit ihnen). S. a. ▸Durchseuchung. E occult i.

**F-EKG:** Abk. für ▸Funktions-Elektrokardiogramm.

**Fe|kun|da|tion,** Fecundatio: *Biologie* ▸Befruchtung. E fecundation.

**Fel:** (latein.) ▸Galle. E bile. – **F. Suis:** *Pharmazie* Schweinegalle; enthält reichlich Chol-, Desoxychol-, Lithochol-, Chenodesoxycholsäure u. andere Gallensäuren; ***Anw.*** als Cholagogum (▸Cholereticum) sowie als Gallenwegs-Spasmolytikum. E pig b. (extract). – **F. Tauri, F. Bovis:** *Pharmazie* Ochsen-, Rindergalle; enthält reichlich Gallensäurensalze, Gallenfarbstoffe, Phosphatide und Neutralfette. ***Anw.:*** dient – gereinigt, getrocknet u. gepulvert (= **F. T. depuratum siccum**) oder zum Extrakt eingedickt (**F. T. inspissatum**) – als Cholagogum u. Laxans. E ox b. (extract).

**Felbamat:** ein ▸Antiepileptikum; ***Anw.*** im Rahmen einer Kombinationsther. bei LENNOX-GASTAUT-Syndrom. E felbamate.

**Felbinac:** ein nichtsteroidales ▸Antiphlogistikum zur topischen Anw. E felbinac.

**Feld|block:** *Anästhesiologie* Infiltrationsanästhesie des vorgesehenen Operationsareals. E field block.

**Feld|elektronen|mikroskop:** ein ▸Elektronenmikroskop, bei dem die Elektronen durch **Feldemission** (Auslösen von Elektronen aus einer Metalloberfläche durch ein elektr. Feld) erzeugt werden.

**Feldenkrais-Methode** (MOSHÉ F., 1904–1984, Physiker, Verhaltensphysiologe, Paris, Israel): pädagogisch-psychotherapeutisches Konzept zur Gestaltung von Lernprozessen. Im Mittelpunkt steht das Bewusstmachen von Bewegungsabläufen u. Körperfunktionen durch Training geistiger u. körperlicher Funktionen. Die Anw. erfolgt als Einzel- bzw. als Gruppenunterricht.

**Felderhaut:** Struktur der Hautoberfläche (mit Ausnahme der Hohlhand u. Fußsohle, ▸Leistenhaut) mit Unterteilung durch schmale Furchen in unregelmäßige, rautenförmige Felder. In den Furchen stehen die Haare.

**Felderung:** *Gynäkologie* (HINSELMANN) Begriff der ▸Kolposkopie für den als Krebs-Ursprungsbereich geltenden pathologischen Epithelbefund der Gebärmutterportio in Form gelblicher, rot eingerahmter Felder. E tesselated mosaicism.

**Feld|fieber:** Sammelbegriff verschiedener ▸Leptospirosen. E field fever. – **F. A,** Erbsenpflückerkrankheit, Schlammfieber, Erntefieber: akute, hochfieberhafte, grippeähnliche anikterische Leptospirose, hervorgerufen durch Leptospira grippotyphosa, seltener durch L. autumnalis u. die L.-hebdomadis-Gruppe, die von der Feldmaus mit dem Harn ausgeschieden werden. ***Klinik:*** nach einer Inkubationszeit von 5–14 Tg. Schüttelfrost, Kopf-, Muskel- u. Bauchschmerzen, Episkleritis, scharlachartiges Exanthem, häufig auch Meningitis; ggf. anzeigepflicht. ▸Berufskrankheit. – **F. B,** Sejroe-Fieber, Japanisches bzw. Australisches Siebentagefieber: F.-Erkr. mit dem klinischen Bild des F. A, hervorgerufen durch Leptospira sejroe, saxkoebing oder hebdomadis (übertragen in Dänemark v. a. von der Ähren-, Gelbhals- u. Waldmaus, in Japan von der Feldmaus).

**Feld|größe:** *Radiologie* der Inhalt einer senkrecht zum Zentralstrahl stehenden Fläche, die alle Punkte mit einer Primärstrahlen-Dosisleistung von 50 % des Maximalwerts enthält; s. a. ▸Bestrahlungsfeld. E field size.

**Feld|ionen|mikroskop,** Protonenmikroskop: ▸Elektronenmikroskop mit direkter Bilderzeugung auf dem Leuchtschirm durch positive Ionen bzw. Protonen, gewonnen durch Feldemission an einer kalten Einkristallspitze.

**Feldmann-Test:** *Otologie* ▸Audiometrie zur Prüfung der Hörermüdung u. Langzeitadaptation; hierbei wird am zu prüfenden Ohr in Abständen von 1 Min. die zur »Verdeckung« eines konstanten Dauertons gerade nötige Geräuschlautstärke bestimmt.

**Feldman-Sabin-Test** (HENRY A. F., geb. 1914, amerikan. Epidemiologe): s. u. ▸SABIN.

**Feld|stärke:** *Physik* die vektorielle Feldgröße im Falle des Kraftfeldes; sie gibt Betrag u. Richtung der Kraft an, die ein Körper im betrachteten Raumpunkt erfährt, wenn er die für das betreffende Kraftfeld charakteristische skalare Eigenschaft (z. B. elektrische Ladung, Masse) im Betrag 1 besitzt. – **F., elektrische:** der Feldvektor $\vec{E}$, definiert durch die mechanische Kraft $\vec{F}$, die in einem elektr. Feld auf einen mit der elektr. Ladung q versehenen Prüfkörper ausgeübt wird ($\vec{F} = q \cdot \vec{E}$); SI-Einheit: Volt durch Meter (V/m). – **F., ma|gnetische:** der Feldvektor $\vec{H}$, definiert durch das mechanische Drehmoment, das in einem ▸Magnetfeld auf einen magnetischen Dipol ausgeübt wird; als SI-Einheit gilt Ampere durch Meter (A/m). E field strength.

**Feld|studie, -versuch,** Terrainversuch: wissenschaftlicher Versuch unter praxisnahen Bedingungen. E field trial.

**Fe|li|nose:** ▸Katzenkratzkrankheit. E felinosis.

**Felix-Syndrom:** die – seltene – aseptische Knochennekrose am Trochanter major.

**Fel|latio,** Coitus oralis: orale Stimulation des Penis. E fellatio(n).

**Fell|chen:** krankhafte Behaarung (▸Hypertrichose) über Wirbelsäulenspalten (v. a. im Lendenabschnitt).

F

**fel|le|us** *(latein.)*: die Galle betreffend. E bilious.

**Felodipin:** ein ▶ Calciumantagonist vom Dihydropyridin-Typ; ***Anw.*** als Antihypertonikum. E felodipine.

**Felsen|bein:** *Anatomie* ▶ Pars petrosa ossis temporalis (= Felsenbeinpyramide + Warzenfortsatz). E petrous bone.

**Felsenbein|aufnahme:** *Röntgenologie* spezielle Aufnahmetechniken zur Felsenbeindarstellung; z.B. nach CHAUSÉE, FISCHGOLD-METZGER, SCHUELLER, STENVERS, ALTSCHUL-UFFENORDE (»Felsenbeinvergleich«). E radiograph of petrous bone.

**Felsenbein|fraktur:** Schädelbasisbruch im Bereich des Felsenbeins des Schläfenbeins (als otobasale Fraktur). ***Klinik:*** Blutung (Sugillation) an Warzenfortsatz, Ohrmuschel u. – evtl. – Rachenhinterwand; beim Längsbruch ferner randständiger Trommelfellriss, Blutung aus dem Ohr (bei Verletzung des Sinus petrosus superior sprudelnd), evtl. auch Liquor-Hirnbrei-Austritt; beim – meist durch das Innenohr erfolgenden – Querbruch Trommelfell intakt u. keine äußere Blutung, aber Blutabfluss in den Rachen, Blickabweichung zur kranken Seite, Fazialislähmung u. Innenohrausfall (Innenohrtaubheit, Drehschwindel, Nystagmus); bei Absprengung der Pyramidenspitze Schädigung der Hirnnerven V u. VI. ***Kompl.:*** Meningitis, Hirnabszess; s.a. ▶ GRADENIGO-Syndrom. E petrous bone fracture.

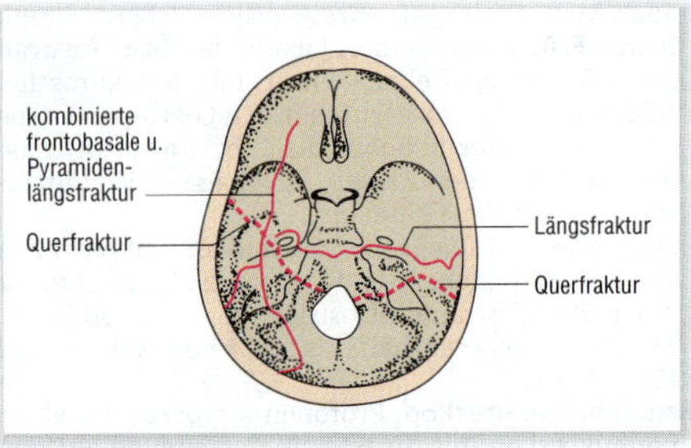


**Felsenbeinfraktur:** Bruchformen. [20]

**Felsen|gebirgs(fleck)fieber,** Zeckenfleckfieber: akute, endemische, fleckfieberähnliche Infektionskrankheit in Nord- u. Südamerika. ***Ätiol.:*** Erreger sind ▶ Rickettsia rickettsii (1907 von H. T. RICKETTS entdeckt); in den USA häufigste ▶ Rickettsiose. Überträger sind verschiedene Zeckenarten, besonders Wald-, Ratten- u. Hundezecke (Dermacentor nutalli u. salivarnum). Reservoir sind neben zahlreichen Wildtieren auch Vögel. Inkubationszeit 3–8 Tage. ***Klinik:*** Beginn der Krankheit akut mit starken Kopf-, Muskel- u. Gelenkschmerzen u. Temperaturanstieg auf 40–41 °C, Continua von 2–3 Wochen. Bei 80 % der Erkrankten generalisiertes makulöses, hämorrhagisches, z.T. konfluierendes morbilliformes Exanthem, das sich unter Antibiotikatherapie schnell zurückbildet. In vielen Fällen bereits ab 2. oder 3. Tag schwerer toxischer Krankheitszustand mit Verwirrtheit, deliranten oder somnolenten Bildern im Sinne einer Enzephalitis. Ebenfalls toxisch bedingte Kreislaufstörungen (Tachykardie, Hypotonie, Tachypnoe u. Zyanose); ferner Nekrosen an Zehen, Fingern, Ohrläppchen etc. ***Ther.:*** Chloramphenicol, Tetrazyklin. ***Progn.:*** Unbehandelt lag die Letalität früher hoch, regional unterschiedlich 10–80 %, heute bei optimaler Behandlung unter 2 %. E Rocky Mountain spotted fever.

**Felty-Syndrom** (AUGUSTUS ROI F., 1895–1964, Internist, Hartford/Conn.): fast immer Rheumafaktor-positive Sonderform der rheumatoiden ▶ Arthritis bei – v.a. männl. – Erwachsenen. Mit Milz- u. Lebervergrößerung, Leukopenie (insbes. Granulozytopenie) u. Thrombozytopenie, Lymphknotenschwellungen, Hautpigmentationen. S.a. ▶ STILL-Syndrom. E Felty's syndrome.

**Felypressin,** 2-(Phenylalanin)-8-lysinvasopressin, $Phe^2$-$Lys^8$-Vasopressin: synthetisches Vasopressin-Analogon (s.a. ▶ Vasopressin); ***Anw.*** als Vasokonstriktor. E felypressin.

**feminin(us)** *(latein.)*: weiblich. E female.

**Feminisierung,** Feminierung, Verweiblichung: je nach Ursache unterschiedlich starke Ausprägung sekundärer weiblicher Geschlechtsmerkmale beim männlichen Individuum (also Geschlechtschromosom XY, männl. Keimdrüsen). Tritt z.B. auf nach Kastration, Ovarientransplantation, bei Behandlung mit gegengeschlechtlichen Hormonen, Leberzirrhose. E feminization. – **F., testikuläre,** Androgen-Insuffizienz-Syndrom, Androgen-Resistenz-Syndrom: X-chromosomal-rezessiv erbliches Krankheitsbild, bei dem genetisch männl. Individuen (Karyotyp XY) einen weiblichen Phänotyp entwickeln. Form der ▶ Intersexualität. ***Pathogen.:*** Eine Veränderung des Gens für die Androgenrezeptoren, lokalisiert auf dem langen Arm des X-Chromosoms (Xq11–q12), führt zu verminderter oder fehlender Empfänglichkeit des fetalen Gewebes für (normal) produziertes Androgen. Dies führt zur äußeren genitalen Entwicklung nach weiblichem Muster; die Entwicklung der inneren weiblichen Organe (Uterus, Tuben, Ovar) wird allerdings durch das vom fötalen Hoden produzierte Hormon MIF verhindert; die Vagina endet blind. ***Formen:*** Unterschieden werden die ▶ komplette u. die ▶ partielle testikuläre F. Pränataldiagnostik möglich. ***Ther.:*** evtl. Gonadektomie (Karzinomprophylaxe) mit nachfolgender Hormonersatzther.; je nach psychosex. Entwicklung u. Merkmalsausprägung evtl. operative Geschlechtskorrektur. E testicular f., androgen insensitivity syndrome. – **F., komplette testikuläre,** Hairless-Woman-Syndrom, GOLDBERG-MAXWELL-MORRIS-Syndrom: vollständige Unempfindlichkeit des fetalen Gewebes für Androgene. ***Klinik:*** Es besteht ein komplett weiblicher Phänotyp bei männlichem Karyotyp mit guter Brustentwicklung, blind endender Vagina, Hoden (in den Labia majora, intraabdominal oder im Leistenkanal), primärer Amenorrhö u. Sterilität. Häufig Inguinalhernien (Hoden enthaltend), fehlende oder spärliche Sekundärbehaarung, leicht erhöhte LH-, Testosteron- u. Östradiolspiegel, FSH normal. Psychisches Geschlecht ist weiblich. E complete androgen insensitivity syndrome, CAIS. – **partielle t. F.:** verminderte Sensibilität der Androgenrezeptoren. ***Klinik:*** Aussehen des äußeren Genitales je nach Ausprägung (Grad 1–6) von ganz männlich bis komplett weiblich. Häufig Hypospadie, kleine Hoden; in der Pubertät Brustentwicklung, spärl. Sekundärbehaarung. E partial androgen insensitivity syndrome, PAIS.

**Femoral|hernie,** Hernia femoralis: ▶ Schenkelhernie. E femoral hernia.

**Fe|mo|ra|lis:** *Anatomie* Kurzbezeichnung für ▶ Arteria, ▶ Vena u. ▶ Nervus femoralis.

**femoralis** *(latein.)*: zum Oberschenkel (Femur) gehörend. S.a. ▶ Femoral... E femoral.

**Femoralis|lähmung:** durch Schädigung des Nervus femoralis bedingte Lähmung der von diesem Nerv versorgten Muskeln. ***Klinik:*** aufgehobener Patellarsehnenreflex, Sensibilitätsstörung oben-innen an der Unterschenkelstreckseite, Aufhebung der Streckung im Kniegelenk, evtl. auch der Beugung im Hüftgelenk (bei distaler bzw. bei hoher oder kompletter Nervenschädigung). E femoral nerve paralysis.

**Femoralis-profunda-Shunt:** (HOELTZENBEIN 1967) operative Kurzschlussanastomose (Siliconkautschukschlauch-Verbindung) zwischen Arteria und Vena circumflexa femoris lateralis (mit venösem Schlauchschenkel bis in die Vena profunda femoris) als Anschluss für die intermittierende ▶ Hämodialyse. E femoralis profunda shunt.

**Femoralis|reflex,** REMAK-Zeichen: *Neurologie* auf kräftiges Bestreichen der Oberschenkelinnenseite erfolgende reflektorische Beugung in Hüft- u. Kniegelenk u. Dorsalflexion des Fußes (Flucht-, Abwehr-

reflex) als ▸ Pyramidenzeichen. E femoral reflex, Remak's sign.
**Femọral|kanal:** ▸ Canalis femoralis. E femoral canal.
**Fẹmto...,** Abk. f: Maßeinheiten-Präfix mit Bedeutung des $10^{-15}$fachen. E femto...
**Fẹ|mur:** der Oberschenkelknochen; der längste u. stärkste Röhrenknochen, unterteilt in Kopf, Hals u. Schaft mit Gelenkknorren (▸ Caput, ▸ Collum, ▸ Corpus femoris, ▸ Condylus lat. u. med.). S.a. ▸ Oberschenkel..., ▸ Schenkel..., ▸ Hüftkopf..., ▸ Femoral..., ▸ Femur... E femur, thigh bone.
**Femur|aplasie, -defekt:** angeborenes Fehlen (teilweise oder vollständig) des Oberschenkelknochens. E femoral aplasia.
**Fẹmur|kondylen|kappe:** *Chirurgie* alloplastische, aus Stahl, Vitallium gefertigte Nachbildung des unteren Gelenkendes des Oberschenkelknochens (▸ Femur), die bei einer auf dieses Ende beschränkten – das Schienbein u. evtl. auch Kreuzbänder nicht tangierenden – Resektionsarthroplastik des Kniegelenks diesem Knochenende aufzusetzen ist. E femur condyle cap.
**Fen...:** s.a. ▸ Phen...
**Fenchel:** *Botanik* die Gattung Foeniculum, i.e.S. *pharma* ▸ Foeniculum vulgare (ferner Pimpinella anisum u. – als »wilder F.« – Oenanthe aquatica). E fennel.
**Fenchel|wasser,** Aqua Foeniculi: *Pharmazie* wässriger Auszug des Fenchelöls (Oleum Foeniculi); ***Anw.*** als Augenwasser, Geschmackskorrigens, aber auch gegen Meteorismus u. Säulingsdyspepsie mit Durchfall. E fennel water.
**Fenchon:** Monoterpen; enthalten im ätherischen Öl von ▸ Foeniculum vulgare; ***Anw.*** als Harnwegsantiseptikum, Karminativum. E fenchone.
**Fendilin:** ein älterer ▸ Calciumantagonist mit antiarrhythmischer u. vasodilatatorischer Wirkung auf die Koronargefäße. ***Anw.*** bei Koronarinsuffizienz; besitzt wie das Prenylamin auch einen lokalanästhetischen Effekt. E fendiline.
**Fenẹs|tra** *(latein. = Fenster):* natürliche oder operativ angelegte fensterartige Öffnung in einer Organwand. E fenestra, window. – **F. cọch|lẹaris:** das »Schneckenfenster«; eine runde, durch eine Membran verschlossene Öffnung in der Labyrinthwand der Paukenhöhle am Ende der ▸ Scala tympani. E cochlear w., round w. – **F. nov|ovạlis:** operativ angelegtes Knochenfenster im horizontalen Bogengang; ▸ Bogengangsfensterung. E fenestra novovalis. – **F. ves|tịbuli,** F. ovalis, F. semiovalis: das »Vorhoffenster«; die durch die Steigbügelplatte verschlossene Öffnung in der Labyrinthwand der Paukenhöhle. Der Ort der Schallwellenübertragung von den Gehörknöchelchen auf das Innenohr. E vestibular w., oval w.
**Fenestration:** ▸ Fensterung. E fenestration.
**Fenetyllin:** ein zentral wirkendes ▸ Sympathomimetikum; ***Anw.*** als Psychoanaleptikum bei hyperkinetischem Syndrom. Wird als zentrales Stimulans häufig zu Suchtzwecken missbraucht. E fenethylline.
**Fenger-Plastik** (CHRISTIAN F., 1840–1902, Chirurg, Chicago): Nierenbeckenplastik bei kurzer Nierenbeckenausgangsstenose; Längsinzision der Enge mit nachfolgender Quervernähung über einem Schienungsdrain (bleibt 8–10 Tg. in situ). E Fenger plasty.
**Fenipentol:** ein ▸ Choleretikum. E fenipentol.
**Fenofibrat:** ein Clofibrat-Analogon; ***Anw.*** als ▸ Lipidsenker bei schweren Hypertriglyceridämien, Hypercholesterinämien u. kombinierten Fettstoffwechselstörungen. E fenofibrate.
**Fenoterol:** ein $\beta_2$-Sympathomimetikum (▸ Betasympathomimetika). ***Anw.*** als Broncholytikum u. Tokolytikum. E fenoterol.
**Fenster:** ▸ Fenestra. E window. – **F., aorto|pulmonales:** *Kardiologie* aortopulmonaler ▸ Septumdefekt, ▸ Aortenfenster. E aortopulmonary w., aortic septal defect.
**Fenster|hören:** *Otologie* die bei Unterbrechung oder Fehlen der Schallleitungskette des Mittelohrs erfolgende Schallaufnahme durch direkte Schallwelleneinwirkung auf das ovale Fenster (▸ Fenestra vestibuli). Es besteht hochgradige Schallleitungsschwerhörigkeit.
**Fenster|typ:** *Kardiologie* **1)** weit offener persistierender ▸ Ductus areriosus Botalli. **2)** großer aortopulmonaler ▸ Septumdefekt. E window type.
**Fensterung: 1) Fensterungs-Operation, Fenestration:** fenster(nischen)art. Gewebsausschneidung, z.B. als Zugangsbildung an ein Organ (**äußere F.**, z.B. CALDWELL-LUC-Operation als Kieferhöhleneröffnung) oder zur Bildung einer drainierenden oder druckentlastenden Verbindung zweier Hohlsysteme (**innere F.**, z.B. als LÄWEN-Balkenfenster, DANDY-Ventrikulostomie), evtl. mit anschließender plastischer Deckung (▸ Bogengangsfensterung, submuköse ▸ Septumresektion). E fenestration. – **F., interlaminạre:** die Resektion des Ligamentum flavum zwischen 2 benachbarten Wirbelbögen (evtl. mit Teilentfernung angrenzender Knochenteile) als Zugang zum Epiduralraum bei der op. Behandlung des dorsolateralen Bandscheibenprolapses (n. BROWN u. LOVE). **2)** fensterartiges Ausschneiden eines Gipsverbandes (über einer Wunde, Fistel etc.) oder einer Gliedmaßenprothese (zur Gewichtsminderung).
**Fentanyl,** Phentanyl, N-(1-Phenethyl-4-piperidyl)propionanilid: kurz u. sehr stark wirksames morphinartiges Analgetikum (▸ Betäubungsmittel); ***Anw.*** v.a. zur Prämedikation u. Anästhesie (einschl. ▸ Neuroleptanalgesie). E fentanyl.

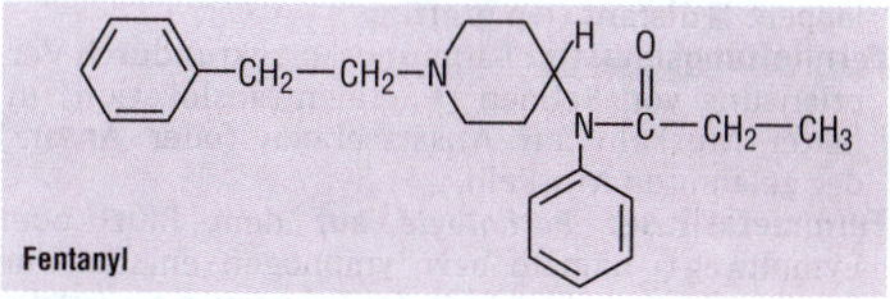


**Fentanyl.**

**Fentanyl-TTS:** ▸ TTS.
**Fenticonazol:** ein ▸ Azol-Antimykotikum zur topischen Anw. E fenticonazole.
**Fenwick-Ulkus** (EDWIN-HURRY F., 1856–1944, Urologe, London): ein chronisches, unspezif. Einzelgeschwür im ▸ Trigonum der Harnblase; eine Sonderform der Zystitis. Führt zu ▸ Hämaturie u. Entwicklung einer Reizblase (mit Kapazitätseinschränkung). E Fenwick's disease, Hunner-F. ulcer.
**Fenz-Symptom** (EGON F., 1907–1972, Internist, Wien): durch passive Drehung des nach vorn gebeugten Kopfes ausgelöster Schmerz im Einflussbereich einer ▸ Spondylose der Halswirbelsäule (= Zervikalspondylose).
**Féréol-Lähmung** (LOUIS HENRI FÉLIX F., 1825–1891, Arzt, Paris): seitliche ▸ Blicklähmung infolge zentraler Störung des Musculus rectus medialis der einen u. des M. rectus lateralis der anderen Seite. E Féréol's desease.
**Ferguson** (1) ALBERT B. F., Röntgenologe, Brookline/Mass.; 2) CHARLES F., amerik. Urologe). – **F.-Methode** (ALBERT B. F.): *Röntgenologie* s.u. ▸ Skoliosimetrie. E Ferguson's method. – **F.-Operation** (CHARLES F.): *Urologie* zweizeitige ▸ Ureterosigmoideostomie. – **F.-Reflex** (CHARLES F.): *Gynäkologie* ▸ Kopf-Zervix-Reflex.
**Fermẹnt:** ältere (klinische) Bez. für ▸ Enzym. E ferment = enzyme.
**Fermẹnt|an|omalie:** ▸ Enzymopathie. E enzyme anomaly, enzymopathy.
**Fermentation, Fermentierung:** *Pharmazie* ▸ Gärung. Die industriell durchgeführte Veredelung pflanzlicher Rohstoffe durch enzymatische Vorgänge sowie die Gewinnung von Antibiotika (z.B. Penicillin) durch bakterielle enzymatische Prozesse. E fermentation.
**Fermẹnt|block:** ▸ Enzymblock.

**Fẹrmo|serum:** durch fermentative Behandlung (mit Proteinasen) an Begleiteiweiß armes ▸Immunserum.

**Fern|auf|nahme:** Röntgenaufnahme mit großem Fokus-Film-Abstand zur Darstellung des Objekts in annähernd natürlicher Größe durch Projektion mit praktisch parallelem Strahlenbündel; z.B. als Herzfernaufnahme mit 2 m Abstand. E teleradiograph, teleroentgenograph.

**Fern|bestrahlung:** ▸Telegammatherapie. E teleradiotherapy.

**Fern|brille:** Brille zur Korrektur von Fehlsichtigkeiten i.S. einer Myopie, Hyperopie oder eines Astigmatismus zur Optimierung des Sehvermögens in der Ferne. S.a. ▸Fernpunkt. E distance glasses.

**Fern|embol|ek|tomie:** *Chirurgie* indirekte, pro- oder retrograde ▸Embolektomie bzw. ▸Endarteriektomie mittels eines (in oder gegen Richtung der Blutströmung) fern der Gefäßverlegung (am Ort der Wahl) in das Blutgefäß eingeführten Instruments (FOGARTY-Katheter). E indirect embolectomy.

**Fẹrn|embolie:** Embolie fern vom Primärherd, d.h. vom ▸Thrombus; s.a. ▸Fernmetastase. E distant embolism.

**Fẹrn|lappen|plastik:** *Chirurgie* zum Defektersatz gebräuchliche ▸Plastik durch einen größeren ▸Vollhautlappen (»Arterien-« oder »Insellappen«), der – fern vom vorgesehenen definitiven Einpflanzungsort (Implantationsbett) gebildet – ein- oder mehrzeitig, d.h. direkt bzw. über eine oder mehrere Zwischenstationen, an den Zielort verpflanzt wird. Verwendung finden v.a. Türflügel-, Brücken-, Rundstiellappen. E distant flap grafting.

**Fern|leitungs|plastik:** Lähmungskorrektur durch Verpflanzung von Sehnen (▸Sehnentranslokation) intakter Muskeln auf Ansatzsehnen (oder Ansatz) der gelähmten Muskeln.

**Fẹrn|metas|tase:** *Pathologie* auf dem Blut- oder Lymphweg (= hämato- bzw. lymphogen) entstandene Geschwulstmetastase fern des Primärtumors (u. des regionalen Lymphknotensystems). E distant metastasis.

**Fern|punkt:** auf der verlängerten Augenachse – normalerweise im Unendlichen – gelegener Punkt, auf den das Auge bei voller Erschlaffung des Akkommodationsapparates (bei »Fernsehen« = Sehen in die Ferne; ab 5 m) eingestellt ist. E far point.

**Fẹrn|sichtigkeit:** *Ophthalmologie* ▸Alterssichtigkeit. E far-sightedness.

**Fẹrn|sinn:** *Physiologie* die auch auf Distanz wahrnehmenden Sinne Gesicht, Gehör u. Geruch.

**Fernström-Operation:** (1964/65) Behandlung eines ▸Bandscheibenprolapses durch Auslöffeln (Exkochleation) des Nucleus pulposus u. nachfolgende Stahlkugelimplantation (als Bandscheibenkern).

**Fern|wirkung:** **1)** *Radiologie* Begriff der Strahlenbiologie für die indirekte, allgemeine oder ein unbestrahltes Organ betreffende Wirkung einer lokalen ▸Strahlentherapie. E distant effect. **2)** *Pathologie* Herdfernwirkung (s.u. ▸Herd).

**Fer|ri...:** Wortteil »Eisen(III)«; s.a. ▸Ferrum...

**Ferri|häm|chlorid:** ▸Hämin. E ferriheme chloride.

**Ferri|häm|hy|dro|xid:** ▸Hämatin. E ferriheme hydroxide.

**Ferrihämoglobịn:** ▸Hämiglobin; s.a. ▸Methämoglobin... E ferrihemoglobin.

**ferri|prịv:** auf Eisenmangel beruhend; s.a. ▸sideropenisch.

**Ferritịn:** ein dem ▸Hämosiderin verwandtes Eisenspeicherprotein (ein Eisenproteid), das aus einer Apoferritinschale u. aus zentralen Eisenhydroxid-Oxid-Mizellen besteht. Liegt vor v.a. in Milz, Leber, Darmschleimhaut, Knochenmark u. RES; in geringem Maße im Blutserum (♀ 30–120 ng/ml; ♂ 30–260 ng/ml. Erniedrigt bei ▸Eisenmangel, erhöht z.B. bei Hämochromatose, alkoholischen Lebererkrankungen, Tumoren u. Entzündungen). E ferritin.

**Fẹrro...:** *Chemie* Wortteil »Eisen«, i.e.S. das zweiwertige Eisen = »Eisen(II)«. E ferro...

**Ferro|chelatase,** GOLDBERG-Enzym: wichtiges Enzym der Hämsynthese, das unter Bildung eines Chelatkomplexes zweiwertiges Eisen in Protoporphyrin einbaut. Bei erythropoetischer Protoporphyrie ist die F.-Aktivität vermindert. E ferrochelatase.

**Ferro|cyto|chrom:** s.u. ▸Cytochrom-c-Peroxidase. E ferrocytochrome.

**Ferro|kinẹtik:** Lehre von den »Bewegungen« des ▸Eisens (dort Stoffwechselschema) im gesunden u. kranken Organismus; Untersuchungen erfolgen meist mit Eisen-59 (z.B. ▸Eisenclearance, ▸Eisenutilisationsrate, ▸Erythrokinetik). E ferrokinetics.

**Ferro|porphyrin:** *Biochemie* Verbindung aus ▸Porphyrin u. zweiwertigem Eisen, z.B. das ▸Häm. E ferroporphyrin, heme.

**Ferrozyt:** ▸Siderozyt. E siderocyte.

**ferru|gịneus** *(latein.)*: rostbraun. E ferruginous.

**Fer|rum** *(latein.)* Abk. Fe: ▸Eisen. S.a. ▸Ferri..., ▸Ferro... **1)** *Chemie, Pharmazie* Eisenverbindungen, Eisenpräparate; z.B. **F. sulfuricum oxydatum** = Eisen-(II)-Sulfat (s.u. ▸Eisentherapie). E ferrum (Fe), iron (salts). **2)** *Chirurgie* Glüheisen (Thermokauter). E actual cautery.

**Ferse,** Calx: der vom Fersenbein geformte hintere Fußteil. S.a. ▸Fersen... E heel.

**Fersen|bein:** der ▸Calcaneus; s.a. ▸Kalkaneus..., ▸Fersen..., ▸Hacken... E heel bone, calcaneus.

**Fersen|dekubitus:** häufiges Druckgeschwür beim bettlägerigen Patienten, v.a. im Stadium II der arteriellen Verschlusskrankheit (AVK); lässt sich durch sorgfältige Pflege u. Dekubitusprophylaxe vermeiden (s.a. ▸Dekubitus).

**Fẹrsen|phänomen:** *Neurologie* ▸Achillessehnenreflex. E ankle jerk.

**Fẹrsen|schmerz:** ▸Achillodynie, ▸Kalkaneodynie; oft mit Fersensporn (▸Kalkaneussporn); entzündlich bes. bei Spondylitis ankylosans, REITER-Syndrom u.a.; degenerativ bes. bei Spondylosis hyperostotica. E heelpain.

**Fersen|sitz:** die Hockstellung mit Aufsetzen des Körpers auf die Fersen als kreislaufentlastende Ruhestellung, v.a. bei FALLOT-Tetralogie (»squatting baby«). E squatting on the heels.

**Fersen|sporn:** ▸Kalkaneussporn, s.a. ▸Fersenschmerz. E calcaneal spur.

**Fertigarzneimittel:** pflanzliches Arzneimittel in gebrauchsfertiger Zubereitung, z.B. in Form von Extrakt, Dragees, als Mono-Droge oder in fixer Kombination von Heilpflanzen.

**fer|til, fertilis:** fruchtbar (▸Fertilität). E fertile.

**Fertilisation:** **1)** *Biologie* ▸Befruchtung; s.a. ▸Insemination; ferner als »In-vitro-F.« (s.u. ▸Embryotransfer). E fertilization. **2)** *Gynäkologie* die konservative oder op. (Wieder-)Herstellung der Fruchtbarkeit (▸Fertilität); s.a. ▸Refertilisierung. – **F., assistierte:** auch Mikroinsemination; Zusatzmaßnahmen zur In-vitro-Fertilisation (▸Embryotransfer), die z.B. darin bestehen, die Zona pellucida der Eizelle anzubohren (sog. Zonadrilling) oder teilweise artifiziell zu spalten, um ein Eindringen des Spermiums zu erleichtern, oder die Spermien direkt in das Oolemma der Eizelle zu injizieren (sog. intracytoplasmatische Spermieninjektion, ▸ICSI).

**Fer|ti|li|tät:** Fruchtbarkeit, geschlechtliche Vermehrungsfähigkeit. Besteht beim Mann (»Zeugungsfähigkeit« = Potentia generandi) von der Pubertät bis ins hohe Alter, bei der Frau (als Potentia concipiendi) von der Menarche bis zur Menopause (u. ist voll ausgebildet mit Ende des 2. Ljz.); Ggs. ▸Sterilität; s.a. ▸Potentia, ▸Fertilitäts... E fertility.

**Fertilitäts|dia|gnostik:** s.u. ▸Fertilitätsstörungen. E fertility testing.

**Fertilitäts|störungen:** Störungen der Fruchtbarkeit (▸Fertilität); nur z.T. begründet durch Störungen der Geschlechtsorgane, insbesondere der ▸Gonaden, so als Hypoplasie, Aplasie, Agenesie, fehlende Ovulation (anovulatorische Zyklen), Amenorrhözustände bzw. Aspermie, Azoo-, Oligozoospermie. Ihrer Erkennung (= Fertilitätsdiagnostik) dienen u. a. Sexualanamnese, Untersuchung des inneren u. äußeren Genitales (einschließlich radiologischer Methoden u. Biopsie), Bestimmungen des Geschlechtschromatins, Hormonanalyse, Untersuchung des Ejakulats (▶ Spermatogramm, ▶ Postkoital-Test) bzw. zytologische u. andere spezielle Scheidenuntersuchungen (s. a. ▶ zytohormonale Funktionsdiagnostik) sowie die Messung der ▶ Basaltemperatur. E fertility disorders.

**Ferucarbotran:** kolloide, wässrige Suspension superparamagnetischer Eisenoxid-Partikel, die von Carboxydextran umhüllt sind; Kontrastmittel für die Kernspintomographie; ***Anw.*** zur Darstellung fokaler Leberläsionen. E ferucarbotran.

**Ferumoxsil:** silikonisiertes paramagnetischee Eisenoxid; Kontrastmittel für die Kernspintomographie; ***Anw.*** zur Markierung des Verdauungstraktes. E ferumoxsil.

**Fesselung(soperation):** *Chirurgie, Orthopädie* die bei habitueller Luxation, Bänderriss oder Lähmungen erfolgende operative Wiederherstellung der Gelenkfunktion (evtl. aber auch nur kosmet. Korrektur) durch eine aktive oder passive mechan. »Fesselung« des Gelenks bzw. des entsprechenden Knochens mit Hilfe von Muskeln bzw. Faszienstreifen, Seide, Draht etc. E ...desis.

**Festbeträge:** für Arzneimittel festgelegte Grenzpreise, bis zu denen Krankenkassen die Kosten übernehmen.

**Fest|phasen-Immuno|assay,** Abk. FIA: Immunoassay, bei dem entweder Antigen oder Antikörper an eine feste Phase (z. B. Polystyrol-Partikel) gebunden sind. E solid phase immunoassay.

**Fet:** ▶ Fetus. E fetus.

**fetal,** fetalis: den ▶ Fetus bzw. die Fetalperiode betreffend; z. B. **fe. (= intrauterine)** ▶ Bluttransfusion, **fe. Entwicklung** (▶ Fetogenese), **fe.** ▶ **Hämoglobin, fe.** ▶ **Erythroblastose, fe. Krankheit** (▶ Fetopathie), **fe. Sulfoglykoprotein** (s. u. ▶ Tumorantigene). S. a. ▶ Embryonal... E fetal.

**fetal distress** *(engl.)*: Azidose infolge akuter oder chronischer plazentarer Mangelversorgung. Früher »intrauterine Asphyxie«.

**Fetal|blut|analyse,** Abk. FBA: *Geburtshilfe* unter der Geburt ausgeführte fortlaufende Mikroanalysen des aus der Haut des vorangehenden Teils gewonnenen Blutes als Möglichkeit zur Erkennung drohender intrauteriner Asphyxie; Abb. E fetal blood gas analysis.

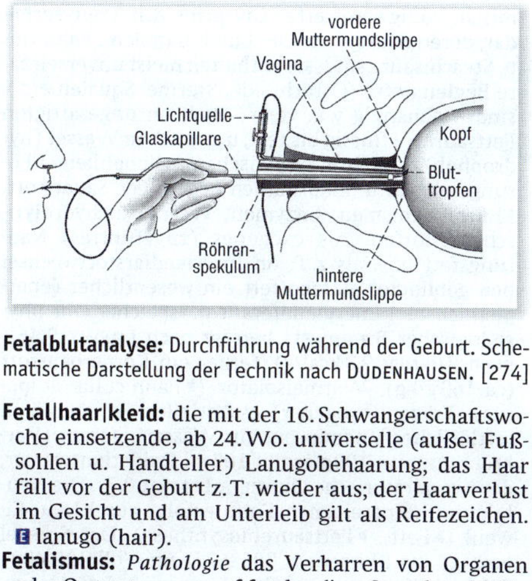


**Fetalblutanalyse:** Durchführung während der Geburt. Schematische Darstellung der Technik nach DUDENHAUSEN. [274]

**Fetal|haar|kleid:** die mit der 16. Schwangerschaftswoche einsetzende, ab 24. Wo. universelle (außer Fußsohlen u. Handteller) Lanugobehaarung; das Haar fällt vor der Geburt z. T. wieder aus; der Haarverlust im Gesicht und am Unterleib gilt als Reifezeichen. E lanugo (hair).

**Fetalismus:** *Pathologie* das Verharren von Organen oder Organgruppen auf fetalen (i. w. S. auch auf frühkindlichen) Entwicklungsstufen, z. B. die Embryokardie. E fetalism.

**Fetal|kreis|lauf:** ▶ Kreislauf, fetaler. E fetal circulation.

**Fetal|periode:** der Zeitabschnitt der ▶ Fetogenese. E fetal period.

**Fetal|tod:** s. u. ▶ Fehlgeburt, ▶ Totgeburt. E fetal death.

**Fetischismus:** *Psychologie* Sexualverhalten, bei dem die geschlechtl. Erregung nur bei Anblick oder Berührung von Gegenständen (z. B. Wäschestück, Haarlocke) einer geliebten oder auch unbekannten Person erfolgt. E fetishism.

**feto|fetale Trans|fusion:** der gelegentlich bei eineiigen Zwillingen im Mutterleib über Anastomosen der ▶ Placenta erfolgende Blutübertritt von einem Fetus zum anderen. Führt evtl. zu Blutarmut (▶ Anämie) u. Minderwuchs bzw. – beim »Blutempfänger« – zu Blutüberfülle (▶ Plethora); s. a. ▶ fetomaternale Transfusion. E fetofetal transfusion.

**Feto|genese:** *Embryologie* Fortsetzung der ▶ Embryogenese; unterschieden als frühe F. (61.–180. Tag) und späte F. (181. Tag bis zur Geburt); in der frühen F. erfolgen die Entwicklung des äußeren Genitales u. die Gewebereifung mit beginnenden Organfunktio-

| Schwangerschaftswoche | Länge (in cm) | Gewicht (in g) | Fruchtentwicklung |
|---|---|---|---|
| 12. | 7,5–10 | | Extremitäten stummelförmig, Geschlechtsdifferenzierung äußerlich sichtbar, Afteröffnung u. Augenbrauen vorhanden |
| 16. | 16 | | Körperform fertig entwickelt, Verklebung der Lidränder (»Lidnaht«), Haut krebsrot, Lanugobehaarung an Stirn u. Kinn, Beginn der Skelettverknöcherung, Bildung der Zahnhartsubstanzen, Blutbildung in der Leber |
| 20. | 25 | | Käseschmiere (▶ Vernix) an Stirn u. Kinn, Darmpech (▶ Mekonium), Descensus des Zäkums als Teil der Darmrotation, Verdauungsenzyme vorhanden, Blutbildung im Knochenmark |
| 24. | 30–32 | | Lanugobehaarung am ganzen Körper, endgültige Epidermis = Hautleisten an Handflächen u. Fußsohlen |
| 28. | 35–40 | 1000 | Erreichen der extrauterinen Lebensfähigkeit, Fettpolster noch ungenügend, Gesicht greisenhaft, Kopfhaar 0,5 cm lang, Descensus der Hoden, Lösung der Lidnaht, Stimme wimmernd |
| 32. | 46 | 1800 | Vermehrung der Käseschmiere, Haut rot |
| 36. | 51 | 2500 | stärkeres Fettpolster, Fingernägellänge erreicht Fingerkuppen; im Fall einer Geburt kräftige Stimme |
| 40. | 49–53 | 3200 | ▶ Reifezeichen voll entwickelt |

**Fetogenese.**

nen (Darm, Nieren, Muskulatur), in der späten F. folgen das Wachstum, die Differenzierung u. Reifung der Organe sowie die Ausbildung des Fettpolsters; s.a. ▸Morphogenese, ▸Histogenese. E fetation.

**feto|maternale Trans|fusion:** Blutübertritt vom ▸Fetus in den Kreislauf der Mutter; meist infolge Verletzung der Blutkapillaren der Mutterkuchenzotten (z.B. bei Placenta praevia, anlässlich geburtshilflicher operativer Eingriffe, bei vorzeitiger ▸Plazentalösung); kann zu einer lebensgefährl. Anämie des Kindes führen, aber auch zur ▸Sensibilisierung der Mutter i.S. einer ▸Rhesus-Inkompatibilität. E fetomaternal transfusion.

**Feto|metrie,** Fetalometrie: intrauterine Messung des Fetus, meist durch Ultraschalluntersuchung; s.a. ▸Durchmesser, biparietaler. E fetometry.

**Feto|pathia, -pathie,** Fetose: *Pathologie* Sammelbegriff für Krankheiten, die bereits beim ▸Fetus auftreten (Folge der Fruchtschädigung während der ▸Fetalperiode). Sie werden verursacht durch diaplazentar auf dem Blutweg erfolgende Einwirkungen, z.B. durch Infektion (Syphilis, Toxoplasmose, Listeriose, Zytomegalie, Herpes, Coxsackie B), durch mütterliche Hormone, Produkte einer mütterlichen Stoffwechselstörung, Gifte (z.B. bei Alkoholismus), mütterliche Antikörper bei Blutgruppen-Inkompatibilität (▸Morbus haemolyticus neonatorum, auch F. serologica). S.a. ▸Embryopathie (dort Abb.), ▸Kyematopathie. E fetopathy. – **F. dia|betica:** die F. bei (Prä-) Diabetes mellitus der Schwangeren. ***Klinik:*** Übergröße des Kindes (▸Riesenkind mit Geburtsgewicht > 4000 g) u. Neigung zu postpartaler ▸Hypoglykämie durch erhöhte eigene Insulinproduktion, Polyglobulie, Atemnotsyndrom, Hypoparathyreoidismus, Hyperbilirubinämie, evtl. – bei ▸Kardiomegalie – Zyanose, Neigung zu Azidose, Elektrolyt-Stoffwechselstörung, häufig auch ▸Hydramnion u. Plazentaanomalien; erhöhte Fehlbildungsrate v.a. des Herzens, hohe Sterblichkeit (prä- u. perinatal). ***Prophyl.:*** gute Stoffwechseleinstellung u. engmaschige Kontrolle der Schwangeren. E diabetic f. – **F. serologica:** s.u. ▸Fetopathia.

**feto|plazentare Einheit:** s.u. ▸fetouteroplazentare Einheit.

**feto|plazentare Trans|fusion:** s.u. ▸fetofetal, ▸-maternal.

**Feto|protein:** *Serologie* ▸AFP (= Alpha-Fetoprotein), ▸Gamma-Fetoprotein. E fetoprotein, fetoglobulin.

**Fetose:** ▸Fetopathie.

**Feto|skopie:** im Rahmen der ▸pränatalen Diagnostik durchführbare Betrachtung des Fetus mit einem speziellen Endoskop (»Fetoskop«) zur Feststellung von Fehlbildungen; die F. wird hauptsächlich zur pränatalen Diagnostik einiger seltener, schwerwiegender Hauterkrankungen eingesetzt, wobei auch die Entnahme einer Biopsie möglich ist. E fetoscopy.

**feto(utero)plazentare Einheit:** *Geburtshilfe* das Zusammenwirken von biochemischen Leistungen der maternen, plazentaren u. fetalen Anteile, v.a. bei der Biosynthese von Östrogenen. Die Plazenta kann die Vorstufe Dehydroepiandrosteron-Sulfat (DHEA-S) aus Acetat nicht selbst synthetisieren u. bezieht sie vom Fetus u. von der Mutter; dagegen fehlt dem Fetus die enzymatische Ausstattung, um daraus Androstendion, Östron u. Östradiol (u. schließlich Östriol) zu bilden. E fetoplacental complex.

**Fett:** ▸Fette, ▸Fettgewebe. E fat, lipid, fatty tissue.

**Fett|abbau:** *Physiologie* **a)** der v.a. im Zwölffingerdarm u. oberen ▸Jejunum erfolgende Abbau des Nahrungsfettes als die der ▸Fettresorption vorangehende Fettverdauung; u. zwar als schrittweise hydrolytische Aufspaltung der Neutralfette durch Enzyme (▸Lipasen) der Bauchspeicheldrüse u. des Dünndarms in Di- u. Monoglyceride, Fettsäuren u. Glycerin bis zu einem für die Emulgierung mit Gallensäuren optimalen Gemisch; s.a. ▸Fettklärungsreaktion. E lipolytic digestion. **b)** der im Intermediärstoffwechsel erfolgende Abbau (»Katabolismus«) von Körperfett, z.B. als Abbau des Speicherfetts bei ungenügender Nahrungszufuhr; s.a. ▸Fette, ▸Fettbiosynthese, ▸Fettsäureabbau. E lipid catabolism, catabolism of fat.

**Fett|atrophie:** *Pathologie* unter Fettgewebszunahme ablaufende ▸Atrophie (= Adipositas ex vacuo, ▸Vakatfettwucherung). E fatty atrophy.

**Fett|bio|synthese,** Lipogenese: *Physiologie* **1)** der hormonell gesteuerte Aufbau körpereigener Fette v.a. in der Leber u. im Fettgewebe; durch enzymatische Umsetzung von 2 Molekülen Acyl-CoA (aus der Fettsäurebiosynthese) u. Glycerinphosphat (aus dem Glucoseabbau) wird zunächst Diglyceridphosphat (= Phosphatidsäure) gebildet u. nach dessen Dephosphorylierung (durch Phosphatase) α,β-Diglycerid, aus dem durch Reaktion mit einem weiteren Acyl-CoA-Molekül Triglycerid entsteht. E lipogenesis. **2)** die Resynthese der Triglyceride in der Darmwand aus den beim ▸Fettabbau entstandenen u. resorbierten Monoglyceriden oder aus Fettsäuren (Veresterung mit in der Darmwand gebildetem Glycerin).

**Fett|degeneration:** *Pathologie* die fettige ▸Degeneration. E fatty degeneration.

**Fett|depot:** *Anatomie* die typischen Ablagerungsstellen für Körperfett; v.a. die Zellen des Unterhautfettgewebes, des Mesenteriums, des großen Netzes, des Nierenlagers (s.a. ▸Fettzelle); i.w.S. auch das dort abgelagerte »Depotfett«. – Diese Depotbildung wird durch Insulin gefördert; die Wiedermobilisation wird durch Adrenalin bewirkt. E fat depot.

**Fett|diar|rhö:** ▸Steatorrhö (2). E fatty diarrhea.

**Fett|dys|pepsie:** *Enterologie* Störung der Fettverdauung u./oder -resorption; u.a. infolge ungenügender Durchmischung der Nahrung mit Verdauungssäften (z.B. nach Gastrektomie; bei Lipase-, Gallensäuremangel), bei gestörter Dünndarmschleimhautfunktion (z.B. Zöliakie), Verkürzung des zur Resorption fähigen Darmbereichs (z.B. nach Dünndarmausschaltung, -resektion). Folgen sind ein kalorisches Defizit, Vitaminmangel, ▸Malabsorptionssyndrom u. Fettdurchfälle (▸Steatorrhö).

**Fette,** Acylglycerine: *Biochemie* die sich durch gemeinsame stoffliche u. physiologisch-chemische Merkmale auszeichnenden Ester des ▸Glycerins mit gesättigten u. ungesättigten – mittleren oder höheren – Fettsäuren (Formel). Sie werden mit den fettähnlichen Stoffen, den ▸Lipoiden, systematisch zur Gruppe ▸Lipide zusammengefasst. Die pflanzlichen u. tierischen Fette stellen – artspezifische – Gemische völlig veresterten Glycerins, d.h. Triglyceride dar, deren Säuren v.a. Öl-, Linol-, Linolen-, Palmitin- u. Stearinsäure sind; sie enthalten meist unverseifbare Begleitstoffe (Carotinoide, Sterine, Squalen etc.); sind – abhängig v.a. vom Gehalt an ungesättigten Fettsäuren – flüssig bis fest, unlöslich in Wasser (hydrophob), löslich in organischen (»lipophilen«) Lösungsmitteln u. empfindlich gegenüber Sauerstoff, Mikroorganismen, Enzymen, Wärme u. hydrolytischen Stoffen. Als exogenes (zugeführtes) Nahrungsfett u. – als z.T. im Intermediärstoffwechsel neu gebildetes – Depotfett ein wesentlicher (energiereichster) Energielieferant u. -speicher (ihr physiologischer Brennwert beträgt nach LOEWY 9,461, nach RUBNER 9,3 kcal/g), ferner ein Körperbaustoff (ca. 160 g/kg), Wärmeisolator (▸Panniculus adiposus), Träger (exogener) essentieller Fettsäuren u. fettlöslicher Vitamine u. ein Wasserlieferant (Verbrennung von 100 g ergibt 107 ml Oxidationswasser; der ▸respiratorische Quotient beträgt 0,7). Die Neubildung körpereigenen Fetts erfolgt aus KH u. Eiweiß (▸Fett-, ▸Fettsäurebiosynthese). Der Spiegel beträgt im Blutserum 385–675, im Vollblut 400–722 mg/100 ml; mit dem Stuhl werden 2–5 g/24 h ausgeschieden. *analyt* Die Charakterisierung erfolgt durch Dichte, Brechungsindex, Kennzahlen (z.B. Verseifungs-, Rhodan-, Hydroxylzahl). Der Nachweis erfolgt nach Extraktion, Ausschütteln (Butyrome-

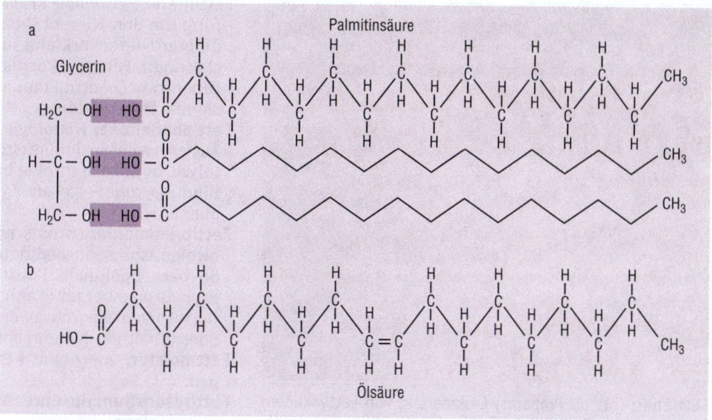


**Fette:** a) Triglycerid mit gesättigter Fettsäure Palmitinsäure; b) einfach ungesättigte Fettsäure Ölsäure. [15]

trie) durch ▸Chromatographie, ▸Photometrie oder enzymatisch sowie – indirekt – durch Bestg. der β-Lipoproteine, ferner *histochem* mit ▸Fettfarbstoffen, durch Osmiumsäurereduktion (Schwärzung) u. – nach Fluorochromierung – im Polarisationsmikroskop. S.a. ▸Adip(o)..., ▸Lip(o)... E neutral fat.

**Fett|embolie:** *Pathologie* ▸Embolie durch in der Blutbahn auftretende Fetttröpfchen (als freigesetzte Gewebs- u./oder ausgefällte Plasmafette), z.B. nach Knochenbruch mit Knochenmarksbeteiligung, Weichteilquetschung, Verbrennung, Starkstromverletzung, Injektion ölhaltiger Präparate in die Blutbahn. Das klinische Bild ist je nach Lokalisation verschieden; u.U. kann es neben einer Ateminsuffizienz u. zerebralen Symptomen (hämorrhagische Hirninfarkte) zu einer ▸Verbrauchskoagulopathie (**Fettembolie-Defibrinierungssyndrom**) kommen. E fat embolism.

**Fett|farb|stoffe:** schwach saure, schwach basische oder indifferente Azo- u. Anthrachinon-Farbstoffe zur selektiven Fett- u. Lipoidfärbung in Geweben. Verwendet werden v.a. Scharlachrot, Sudan III (s. Abb.), Sudanbraun, -schwarz. E lipoid dyes, lipochromes.

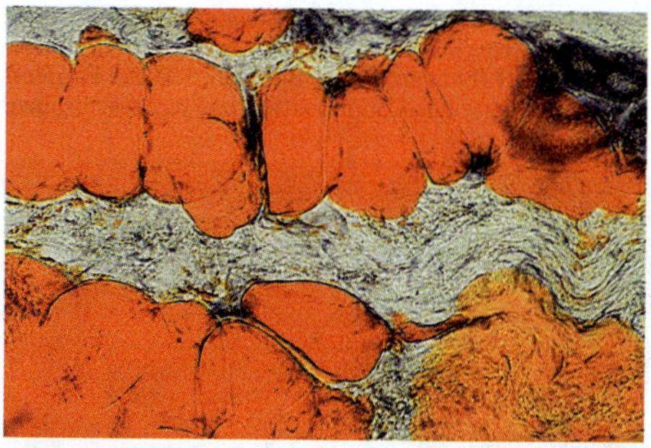

**Fettfarbstoffe:** histolog. Schnitt durch das Unterhautfettgewebe. Sudan-III-Färbung; Fett in den Fettzellen orange gefärbt. [422]

**Fett|geschwulst:** ▸Lipom. E lipoma.

**Fett|gewebe:** *Anatomie* das lockere, evtl. läppchenförmige Gewebe, das v.a. aus – univakuolären – ▸Fettzellen (»weißes Fett«) u. aus Gitterfasern besteht; es findet sich v.a. in der Unterhaut (▸Panniculus adiposus), der Achselhöhle, Leistengegend u. Nierenfettkapsel sowie im großen Netz (Omentum majus); wirkt als Speicher- (»Depotfett«), Stützgewebe (Baufett), ferner als Kälteschutz, Wasserspeicher u. als druckelastisches Polster. Es geht ab dem 4. Fetalmonat aus den vom Mesenchym angelegten »Keimlagern« (retikuläres Bindegewebe mit argyrophilen Fasern) hervor. E fatty tissue, adipose tissue.

– **F., braunes:** das aus vielvakuolären lipochromreichen Fettzellen u. aus polygonalen, fettfreien, an Mitochondrien reichen Zellen bestehende Fettgewebe; kommt beim Menschen in unbedeutender Menge vor (z.B. in der Umgebung des Thymus), jedoch reichlich bei Tieren, v.a. bei Winterschläfern. E brown adipose tissue.

**Fett|gewebs|bruch,** Fetthernie: Vorfall (Prolaps) eines präperitonealen ▸Lipoms bzw. eines abgrenzbaren Fettgewebspfropfes durch eine Faszienlücke entlang einer Gefäßscheide in das Unterhautgewebe; evtl. einhergehend mit einer Bauchfellausziehung (Hernia incipiens), v.a. im Oberbauch (epigastrisch) in der Linea alba u. in Nabelnähe; s.a. ▸Adipozele. E fat hernia.

**Fett|gewebs|entzündung:** ▸Panniculitis. E inflammation of fatty tissue.

**Fett|gewebs|geschwulst:** ▸Lipom. E lipoma.

**Fett|gewebs|nekrose:** örtliche Zerstörung von Fettgewebe, z.B. im Unterhautfettgewebe des Neugeborenen (▸Adiponecrosis subcutanea neonatorum) oder als Folgegeschehen nach Quetschung, Erfrierung, Injektion nekrotisierender Medikamente (als steatolyt. Granulom, als Oleom oder Paraffinom), v.a. aber als Nekrose infolge Lipase-Aktivierung bei der akuten ▸Pankreatitis. E fatty tissue necrosis, adiponecrosis.

**Fett|hals:** ▸MADELUNG-Fetthals.

**Fett|herz:** das Herz des Fettleibigen (einschl. der Adipositas cordis u. des Cor adiposum). – Auch inkorrekte Bez. für die fettige Degeneration des Herzmuskels. E fatty heart.

**Fett|klärungs|reaktion:** *Physiologie* die nach Infusion einer Fettemulsion erfolgende Aufspaltung der im Blut als ▸Chylomikronen vorliegenden Fette durch das Enzym Lipoproteinlipase (»clearing factor«) unter Heparin-Beteiligung in Fettsäuren u. Glycerin (10–15 g Fett/Std.). E lipolytic clearing reaction.

**Fett|körnchen|zylinder:** ▸Harnzylinder, die bei Erkrankungen des Nierenparenchyms durch Anlagerung von Fettkörnchen an Epithelien entstehen. E fatty cast.

**Fettlappeninterposition:** *Chirurgie* Verpflanzung von Fettgewebe in Form eines freien oder gestielten ▸Transplantats zwischen benachbarte anatomische Gebilde, z.B. als Zwischenlagerung (▸Interposition) in Gelenken zur Prophylaxe von Gelenkversteifungen bei Plastiken (bei Resektionsarthroplastik).

**Fett|leber,** Hepar adiposum, Steatosis hepatis: übermäßiger Fettgehalt des Leberparenchyms mit Fettablagerung in Tröpfchenform, die mindestens 50 % der Hepatozyten betrifft; evtl. mit Nekrose, Entzündung oder Fibrose. Die Leber ist teigig weich, gelblich, evtl. vergrößert. ***Ätiol.:*** Vorkommen z.B. bei Adipositas, Eiweißmangel, Diabetes mellitus, chron. Alkoholismus, als Folge von Lebergiften. ***Pathophysiol.:*** resultiert aus vermehrtem Fettangebot (als Nahrungsfett oder aus ▸Fettdepots), gesteigerter körpereigener

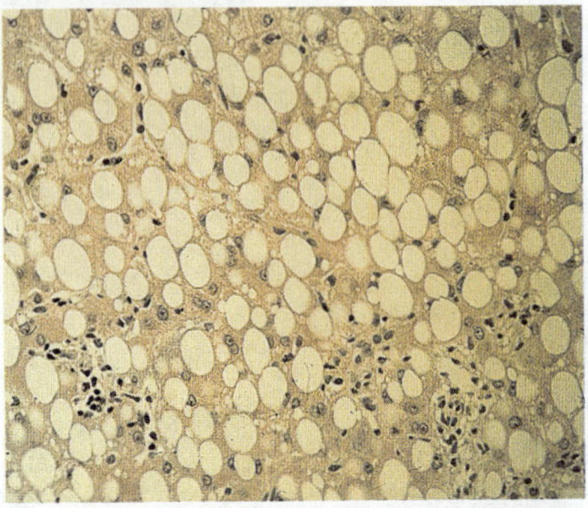

**Fettleber:** (histol. Präparat) Einlagerung von Fettvakuolen in Leberzellen (Fett durch die Verarbeitung herausgelöst), wodurch der Zellkern an den Rand gedrängt wird. [53]

Fettbildung (▸Fettbiosynthese), Störungen des oxidativen Fettsäurenabbaus oder aus Abtransportstörungen (bei Lebererkrankungen). ***Diagn.:*** Leberbiopsie, Sonographie. E fatty liver.

**Fett|leber|hepatitis:** sekundär entzündliche Reaktion mit degenerativ-nekrotisierender Leberschädigung, die keine Korrelation zur Fetteinlagerung zeigt. Unterschieden werden akute u. subakute Verlaufsform. Letztere kann subjektiv unbemerkt verlaufen, die Transaminasen sind häufig pathologisch. Die akute Form tritt oft mit Ikterus, Fieber u. Leukozytose auf; die Leber ist druckempfindlich, die Transaminasen sind deutlich erhöht. Wichtig ist das Ausschalten der auslösenden Noxe, um einen Übergang in eine ▸Leberzirrhose zu verhindern. S.a. ▸Zieve-Syndrom. E fatty hepatitis.

**Fett|leber|krankheit:** ▸Kwashiorkor.

**Fett|leibigkeit:** ▸Adipositas. E obesity.

**fett|löslich:** ▸lipophil. E fat-soluble.

**Fett|mark,** Medulla ossium flava: *Anatomie* das »gelbe«, aus Fettzellen bestehende, nicht Blut bildende Knochenmark (KM), das nach der Geburt, u. zwar – zuerst am Hand- u. Fußskelett – das »rote KM« ersetzt (nicht jedoch in den Wirbelkörpern, Rippen u. dem Brustbein). Bei vermehrtem Blutbedarf (z.B. bei Anämie) ist Rückbildung in rotes Mark möglich. E yellow bone marrow.

**Fett|niere:** *Pathologie* krankhafte Fettgewebsvermehrung um den Nierenhilus; erfolgt bei krankheitsbedingter Nierenverkleinerung evtl. als sog. Vakatwucherung. – Ferner inkorrekte Bez. für die fettige ▸Degeneration (»Fettmetamorphose«) des Nierenparenchyms. E fatty kidney.

**Fett|phane|rose:** *Histologie* das dem Zelltod folgende Sichtbarwerden der Fettstoffe der Zelle infolge ▸Autolyse, evtl. auch infolge bakterieller Zerstörung der Bindung der Fette an Zytoplasmaproteine. E lipophanerosis.

**Fett|pneumonie:** chronische interstitielle Pneumonie infolge aspirationsbedingten Eindringens öliger oder öl- bzw. lipoidhalt. Substanzen in die Lunge, z.B. nach Bronchographie mit öligem Röntgenkontrastmittel, nach Oleothorax-Perforation. Exzess paraffin- oder ölhaltiger Nasentropfen. E lipid pneumonia.

**Fett|polster:** *Anatomie* ▸Panniculus adiposus. E fat pad.

**Fett|resorption:** die unter Mitwirkung von Phosphatiden erfolgende Aufnahme des beim ▸Fettabbau entstandenen, durch Gallensäuren unter Bildung von Mizellen emulgierten Gemisches aus Neutralfett, Fettsäuren, Di- u. Monoglyceriden in die Schleimhaut des oberen Dünndarms (danach ist der Speisebrei = Chymus im Ileum nahezu fettfrei). Auf die Resorption folgt der Übertritt der durch die ▸Fettbiosynthese in den Schleimhautzellen entstandenen Neutralfette in die Lymphbahn u. in den venösen Kreislauf bzw. der Transport der – wasserlöslichen – Fettsäuren über den Pfortaderkreislauf in die Leber (wo Letztere oxidiert werden; ▸Fettsäureabbau). E fat absorption.

**Fett|säure:** s.u. ▸Fettsäuren. E fatty acid. – **FS, aktivierte:** ▸Acyl-CoA. E activated f. a.

**Fett|säure|ab|bau:** *Biochemie* der in den Mitochondrien nach vorheriger Aktivierung (Bildung von Acyl-CoA durch Acyl-CoA-synthetase; Abb., Pos. 1) erfolgende schrittweise enzymat. Abbau der Fettsäuren (FS) durch β-Oxidation: Dehydrierung des Acyl-CoA zur α,β-ungesättigten Verbindung (Abb., Pos. 2), Wasseranlagerung unter Bildung einer β-Hydroxysäure (Abb., Pos. 3), Dehydrierung zu β-Ketosäure (Abb., Pos. 4), thioklastische Spaltung in Gegenwart von CoA zu Acetyl-CoA (Abb., Pos. 6) u. einem um 2 C-Atome kürzeren Acyl-CoA (Abb., Pos. 5; u. weiter nach dem gleichen Mechanismus). Die Oxidation des Acetyl-CoA erfolgt dann im ▸Citratzyklus zu $CO_2$ u. $H_2O$ (bei vermehrtem Anfall, z.B. bei Hunger, Diabetes, erfolgt Kondensation zu Acetessigsäure;

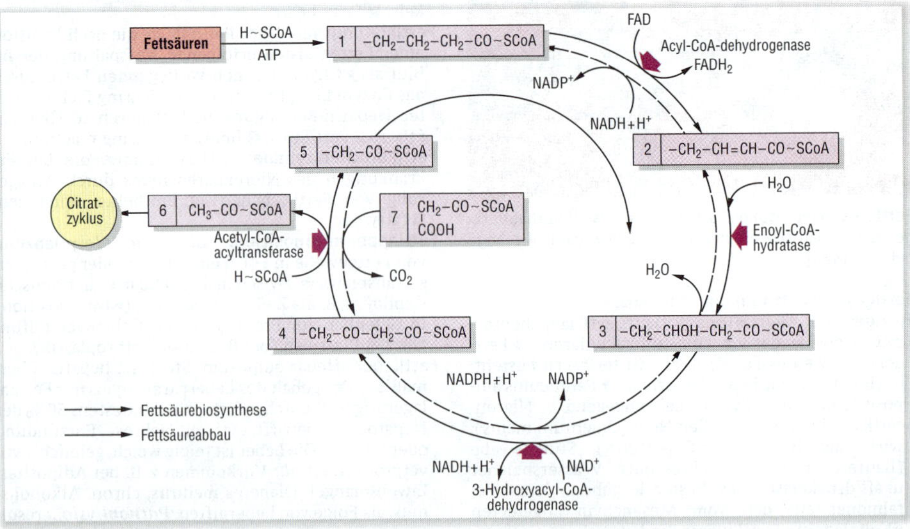


**Fettsäureabbau:** die sog. Fettsäure-Spirale (nach F. Lynen).

s.a. ▸ Acetoacetat). Der Energiegewinn beträgt z.B. 130 Mol ATP/Mol Palmitinsäure. Das Prinzip gilt für geradzahlige – gesättigte u. ungesättigte – FS. Bei ungeradzahligen u. α-methylverzweigten FS (z.B. aus Isoleucin, Valin) erfolgt die Bildung von Acetyl-CoA u. – in der letzten Stufe – von Propionyl-CoA; Letzteres wird zu Methylmalonyl-CoA carboxyliert u. in Succinyl-CoA umgewandelt u. über den ▸ Citratzyklus abgebaut. – Abbau β-methylverzweigter Fettsäuren s.u. ▸ Leucin. E degradation of fatty acids.

**Fett|säure|bio|synthese:** *Physiologie* der im Zytoplasma (v.a. der Leber-, Darmschleimhautzellen; auch in der Brustdrüse bei ▸ Laktation) unter Beteiligung von Thioestern eines Trägerproteins (»acyl carrier protein«, ACP) stattfindende Aufbau von Fettsäuren aus Acetyl-CoA: Zunächst erfolgen die Carboxylierung des Acetyl-CoA zu Malonyl-CoA (▸ Fettsäureabbau, dort Abb.; Spirale Pos. 7) u. – an einem Multienzymkomplex (Fettsäuresynthetase) – dessen Anlagerung an Acetyl-CoA oder an CoA-Derivate höherer Fettsäuren unter $CO_2$-Abspaltung u. Bildung einer β-Ketofettsäure; die weitere Synthese läuft umgekehrt ab wie der Fettsäureabbau, u. zwar unter Verlängerung der Fettsäurekette jeweils um 2 C-Atome (bis zu $C_{16}$- bzw. $C_{18}$-Fettsäure; die Entstehung von $C_{20-24}$-FS u. der ungesättigten FS ist ungeklärt). E biosynthesis of fatty acids.

**Fett|säure|ester:** *Biochemie* die aus Fettsäuren (FS) u. Alkoholen gebildeten ▸ Ester; z.B. aus FS u. Glycerin die ▸ Triglyceride oder aus FS u. langkettigen Alkoholen die Wachse. E fatty acid esters.

**Fett|säuren,** Abk. FS: die nach ihrem Vorkommen in Fetten benannten Säuren. Als **gesättigte F.** sind es aliphatische Monocarbonsäuren der allgemeinen Formel $C_nH_{2n+1}$–COOH (n = Anzahl der Kohlenstoffatome ohne das C der Carboxylgruppe); z.B. die Essig-, Butter-, Palmitin-, Stearinsäure (die beiden Letzteren als $C_{15}$- bzw. $C_{17}$-Säuren). Als **ungesättigte F.** mit der allgemeinen Formel $C_nH_{2n-1,3,5}$–COOH; sie werden unterschieden als einfach, doppelt (= Diensäuren) oder dreifach (= Triensäuren) bis mehrfach ungesättigte F. (z.B. die Ölsäure bzw. Linolsäure bzw. Linolensäure bzw. Arachidonsäure [eine Tetraensäure]); einige der ungesättigten F. sind **essentielle F.** (= EFA [A für **a**cids] = Vitamin F = Vitagene), v.a. eine Linolsäure u. die Arachidonsäure; diese werden vom Säugetierorganismus nicht synthetisiert, u. ihr Fehlen in der Nahrung hat Mangelerscheinungen zur Folge, da sie Bestandteil von Phospholipiden sind u. Prostaglandin-Vorstufen sowie Substanzen der Zellmembran darstellen u. auch für den Mitochondrienstoffwechsel notwendig sind. Als Empfehlung für die Zufuhr von Nahrungsfetten gilt, dass je ein Drittel gesättigte, einfach ungesättigte u. mehrfach ungesättigte F. enthalten sein sollten. – Als **natürliche F.** sind es v.a. **unverzweigte F.** mit gerader Zahl an Kohlenstoffatomen u. mit *cis*-Konfiguration, z.B. in Fetten (s.a. ▸ Triglyceride) u. Wachsen sowie – v.a. als ungesättigte F. – in Phosphatiden, Cholesterinestern, aber auch **(methyl)verzweigte F.**, z.B. in Frauenmilch, Wollwachsen, Lipiden von Mykobakterien, oder Hydroxy-F., z.B. in Cerebrosiden; im Körper durch ▸ Fettabbau oder durch Fettsäurebiosynthese gebildete F. werden – proteingebunden – im Blut transportiert, von Leber- u. Fettgewebszellen aufgenommen; sie dienen als Energiequelle u. als Bausteine für die Fett- u. Lipoidbiosynthese; die Normalwerte betragen im Serum 240–420 (davon ca. 3 bis max. 10 % unverestert), Blut 290–420, Galle ca. 270 mg/100 ml (davon 0,3 % unverestert). Mit dem Stuhl werden ca. 4 g/24 Std. ausgeschieden. Der Serumspiegel ist durch Insulin (Senkung), durch Adrenalin, Corticotropin, Glucagon u. das Wachstumshormon (Erhöhung) sowie über den Kohlenhydratstoffwechsel beeinflussbar. – Technisch gewonnene F. (bzw. ihre Salze = Seifen) dienen als Konservierungs-, Desinfektionsmittel (insbes. die langkettigen u. 2fach ungesättigten). – *analyt* Die Bestimmung erfolgt titri-, oxidi-, kolori- oder photometrisch u. durch (Gas-)Chromatographie, durch Ultraviolett-Spektrophotometrie. E fatty acids [saturated; unsaturated; essential]. – **ω-3-F.:** ▸ Omega-3-F. – **F., freie, unveresterte F.,** FFS, UFS, NFS: die im Intermediärstoffwechsel bei der Fettmobilisierung freigesetzten u. als albumingebundene Energie liefernde (anstelle von Glucose) Transportform im Serum auftretenden F.; sie besitzen eine Insulin-antagonistische Wirkung, werden bei schwerem Diabetes mit verstärkter Lipolyse vermehrt freigesetzt u. begünstigen die Bildung von Ketonkörpern. E free f. a. (FFA). – **F., veresterte:** die in den Lipoiden u. Fetten gebundenen F. E esterified f. a.

**Fett|säure|nadeln:** dünne, v.a. spitze, farblose Kristalle aus freier Fettsäure; z.B. im Stuhl bei Steatorrhö, im Sputum als Bestandteil der DITTRICH-Pfröpfe. E fatty acid needles.

**Fett|säure-Spirale:** s.u. ▸ Fettsäureabbau (dort Abb.).

**Fett|schürze:** *Pathologie* örtliche Fettgewebsvermehrung (zonale Adipositas) des unteren Bauchdeckenbereichs; hängt schürzenartig über die Leistengegend.

**Fett|seifen:** *Enterologie* im Stuhl ausgeschiedene Seifen, z.T. kristallin als »Seifennadeln«; v.a. bei Steatorrhö ohne Lipasemangel (s.a. ▸ Fettstuhl). E fatty acid soaps.

**Fett|sklerem:** *Pädiatrie* s.u. ▸ Sklerem.

**Fett|stein:** *Urologie* ▸ Urostealith. Auch – inkorrekt – ein Harn-Fremdkörper mit wachsartiger Hülle. E fat stone.

**Fett|stoff|wechsel:** ▸ Fette, ▸ Fettabbau u. Fettbiosynthese. Störungen (▸ Dyslipoproteinämie) gehen meist einher mit einer Erhöhung der Blutfette und können im Rahmen einer Gesamtstoffwechselstörung, bei Hyperlipämie oder bei gestörtem Fettabbau (Gallemangel, abnorm schneller Dünndarmtransport) vorkommen. E lipometabolism.

**Fett|stuhl:** lehmartiger, glänzender Stuhl mit reichlichem Gehalt an Neutralfetten (bei Lipasemangel), Fettseifen u. Fettsäuren; s.a. ▸ Steatorrhö. E greasy stool, fatty stool.

**Fett|sucht:** ▸ Adipositas. E obesity.

**Fett|synthese:** ▸ Fettbiosynthese. E lipid synthesis.

**Fett|transport:** *Physiologie* die auf dem Lymph- u. Blutwege erfolgende Beförderung von Neutralfetten u. Fettsäuren zwischen Darm, Leber u. Fettgewebe, v.a. mit Hilfe von Lipoproteinen u. Albuminen (▸ Chylomikronen, s.a. freie ▸ Fettsäuren). E fat transport.

**Fett|verdauung:** s.u. ▸ Fettabbau. E fat digestion.

**Fett|wachs:** *Gerichtsmedizin* ▸ Adipocire. E adipocere.

**Fett|zelle,** Lipozyt, Adipozyt: als **weiße F.** (univakuoläre F.) eine runde, bis 200 µm große, mit Nachbarzellen netzartige Strukturen (Synzytien) bildende Zelle des weißen ▸ Fettgewebes, typisch mit einer großen, zellfüllenden Fettvakuole u. peripherer Lage des flachen Zellkerns u. der Mitochondrien, u. eingehüllt von Gitterfasern (»Fettzellmembran«); als **braune F.** (plurivakuoläre F.) die ebenfalls Synzytien bildende, lipochromhaltige Zelle des braunen ▸ Fettgewebes. E fat cell, adipocyte, lipocyte.

**Fett|zir|rhose,** Steatocirrhosis: *Pathologie* Leberzirrhose als Folgezustand der Fettleber, auch Leberzirrhose mit mehr oder weniger starker Verfettung der Parenchymzellen; geht mit Bildung bindegewebiger Septen im Läppchenzentrum u. periportal einher. Das Organ ist gelblich, vergrößert, glattrandig, vermehrt konsistent u. (häufig) von glatter Oberfläche. E fatty cirrhosis.

**Fett|zylinder:** ▸ Fettkörnchenzylinder. E fat(ty) cast.

**Fe|tus,** Foetus, Fet, Foet: das Ungeborene im Mutterleib vom Abschluss der Embryonalperiode (ab 61. Tag) bis zur Geburt. Seine Ernährung erfolgt über die ▸ Placenta (diaplazentar) u. über die Nabelschnur. Sämtliche Organe sind angelegt, u. die Körperform ist fertig entwickelt (▸ Fetogenese). E fetus. – **F. compressus:** bei Zwillingsschwangerschaft abgestorbener, mumifizierter (ausgetrockneter u. geschrumpfter), platt gedrückter F. E paper-doll fetus. – **F. macerạtus:** toter F. nach mindestens 3-tägiger intrauteriner Verhaltung; weist typische, durch ▸Autolyse verursachte Veränderungen auf: zunächst blasige (Mazeration 1. Grades), nach 2–4 Wo. großflächige Hautabhebung, mit graubrauner Verfärbung; anschließend Zusammensinken der Schädelknochen (= 2. Grad); später Weichteil- und Skelettauflösung (= 3. Grad). E macerated f.

**feuchte Kammer:** *Histochemie* eine mit feuchtem Filterpapier ausgelegte PETRI-Schale oder ein entsprechend ausgelegter hohlgeschliffener Objektträger (mit Deckglas) als Behältnis zum Feuchthalten des Untersuchungspräparates (bzw. als Verdunstungsschutz).

**Feuchtigkeit:** als **absolute F.** (Luftfeuchtigkeit) die in einem luft-, gas- oder dampferfüllten Raum in der Volumeneinheit enthaltene Wasserdampfmenge. Als **relative F.** das (in %) angegebene) Verhältnis der in einem luft- oder gaserfüllten Raum vorhandenen Wasserdampfmenge zu der bei gleicher Temperatur im Zustand der Sättigung aufnehmbaren. E moisture, humidity (absolute; relative).

**Feuchtigkeits|aus|tauscher:** s.u. ▸Wärme- u. Feuchtigkeits... E humidity exchanger.

**Feuchtigkeits|messer:** ▸Hygrometer.

**Feucht|inhalation:** therapeutische Inhalation eines sog. **Feuchtnebels** (Tröpfchengröße > 10 µm, Dichte 50–500 $mm^3$/l) mittels eines Feuchtverneblers. E moist inhalation.

**Feucht|keime:** ▸Pfützenkeime. E humidity rods.

**Feuer|lamelle:** s.u. ▸Cataracta calorica.

**Feuer|mal:** *Dermatologie* ▸Naevus flammeus. E nevus flammeus.

**Feuer|star:** *Ophthalmologie* ▸Cataracta calorica. E heat-ray cataract.

**Feuer|stein|leber:** *Pathologie* die vergrößerte, bräunlich-graue, feste Leber bei angeborener Syphilis mit interstitieller »Hepatitis«, miliaren Syphilomen u. fetalen Blutbildungsherden. E brimstone liver.

**Feulgen** (ROBERT J. W. F., 1884–1955, physiol. Chemiker, Gießen). – **F.-Nuklealreaktion:** *Histochemie* die – mittels Photometrie quantitativ fassbare – Färbung der DNS, der Zellkerne, Chromosomen, Plastiden, Bakterien u. Viren: nach (mild-)saurer hydrolytischer Abspaltung der Purinbasen erfolgt die Umsetzung der zurückbleibenden Desoxyribose (mit freier Aldehydgruppe an $C_1$) mit SCHIFF-Reagens (fuchsinschweflige Säure; 1 Std.) zu rotviolettem Farbstoff. – Auch als elektive Kernfärbung geeignet. E Feulgen's reaction, F. stain. – **F.-Plasmalreaktion:** rotviolette Färbung des Plasmals (▸Acetalphosphatide) im Zytoplasma nach Behandlung eines unfixierten Ausstrichs oder Gefrierschnitts mit 1 %iger Sublimat-Lsg. u. (nach $H_2O$-Spülung) mit SCHIFF-Reagens.

**$FEV_1$:** Abk. für die forcierte exspiratorische Einsekundenkapazität (= Volumen/1 s); das nach maximaler Inspiration innerhalb der ersten Sekunde ausgeatmete Volumen. E $FEV_1$ (forced expiratory volume).

**Fèvre** (MARCEL F., Chirurg, Paris). – **F.-Languepin-Syndrom:** angeborener, erblicher (wahrscheinl. autosomal-dominantes Gen mit variabler Expressivität) Fehlbildungskomplex mit Flügelfellbildungen (Pterygien) in den Kniekehlen (u. sekundärem Spitzfuß) u. der Dammgegend, Syndaktylie, Lippen-Gaumen-Spalte, Unterlippenfisteln u. Fehlbildungen der Geschlechtsorgane. – **F. (-Pellerin)-Zeichen:** *Röntgenologie* bei der ileozäkalen ▸Invagination im Säuglingsalter die nach Kontrastmitteleinlauf erkennbaren Lagebesonderheiten u. Formen der Füllungsdefekte (z.B. Becher-, Zapfen-, Kokarden-, Amputationsform) als »Indikatoren« für den Versuch einer Einlaufreposition oder aber für die chirurgische Intervention.

**Fexofenadin:** ein nicht sedierender $H_1$-Rezeptorenblocker (s.u. ▸Antihistaminica); Metabolit des Terfenadins. E fexofenadine.

**Feyrter** (FRIEDR. F., 1895–1973, Pathologe, Göttingen). – **F.-Krankheit:** die interstitielle plasmazelluläre ▸Pneumonie. – **F.-Organ:** das insuläre ▸Gangorgan.

**FFA** *(engl.)* Abk. für free fatty acids: freie ▸Fettsäuren (FFS).

**F-Faktor:** *Bakteriologie* s.u. ▸Sexpili. E F-factor.

**FFP** *(engl.)* Abk. für fresh frozen plasma: *Anästhesiologie* bei –80 °C tiefgefrorenes menschliches Plasma. Zur Infusion wird das FFP im Warmwasserbad aufgetaut. Die Aktivität der Gerinnungsfaktoren ist im FFP erhalten. ***Ind.:*** als Komponentensubstitution bei Verlust oder Inaktivierung von Gerinnungsfaktoren (v.a. Faktor V), bei schweren Blutverlusten, Massentransfusionen, Polytraumatisierten u. Patienten mit schweren Hepatopathien. Die Lagerungszeit des FFP beträgt bis zu 5 Jahre; s.a. ▸Plasmakonserve.

**FFS:** Abk. für freie ▸Fettsäuren. E FFA.

**fg,** Abk. für Femtogramm: Maßeinheit (1fg = $10^{-15}$g).

**$F_{1,2}$-Generation:** 1., 2. etc. ▸Filialgeneration.

**FGF** *(engl.)* Abk. für fibroblast growth factor: fetales Wachstumsstimulans für Fibroblasten; aus Gehirn isoliert.

**FG-Syndrom:** (F. G. waren die Initialen der ersten beschriebenen Familie) X-chromosomal-rezessiv erbliches Syndrom mit geistiger Behinderung, muskulärer Hypotonie, Analstenose u./oder Obstipation, Makrozephalie, Hypertelorismus u. anderen Gesichtsveränderungen. E FG syndrome.

**FHA:** *Radiologie* Abk. für ▸Fokus-Haut-Abstand. E FSD.

**FIA:** *Immunologie* **1)** Abk. für inkomplettes ▸Freund-Adjuvans. **2)** Abk. für ▸Festphasen-Immunoassay. **3)** Abk. für Fluoreszenz-Immunoassay: ▸Immun(o)-fluoreszenz.

**fiat** *(latein.)* Abk. f.: *Pharmazie* Rezepturanweisung »es werde!«.

**Fịber|endoskop,** Fibroskop: mit ▸Faseroptik ausgerüstetes, flexibles (evtl. mit nur objektivseitigem biegsamem Teil) Kaltlichtendoskop; der Lichttransport erfolgt durch die Mantelfasern, die Bildübertragung durch ein zentrales, parallel geordnetes »Bildleitbündel«. E fiberscope.

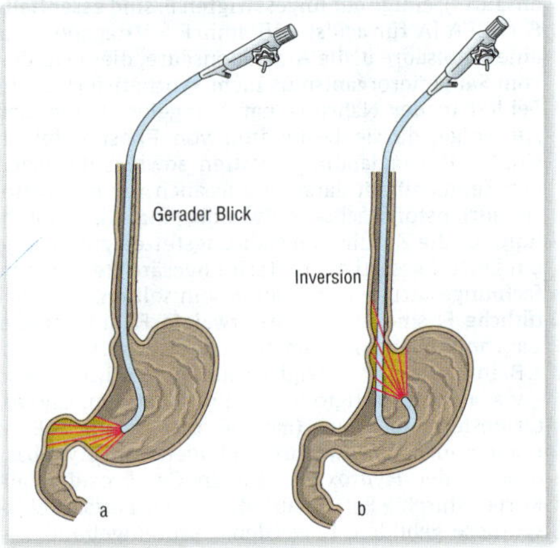


**Fiberendoskop:** biegsames F. (Glasfaser-Endoskop). [39]

**Fị|bra** *(latein.):* Faser, ▸Fibrae. E fibra, fiber.

**Fị|brae:** *Anatomie* Fasern, z.B. Nervenfasern (s.a. ▸Tractus). E fibers. – **F. arcuạtae:** bogenförmige Nervenfasern; als **F. a. brẹves** die ▸U-Fasern (MEYNERT), als **F. a. cẹrebri** oder Fasciculi longi die langen, mit bloßem Auge erkennbaren bogenförm. Assoziationssysteme der weißen Substanz des Endhirns: das ▸Cingulum, der Fasciculus longitudinalis superior u. inferior, subcallosus u. uncinatus, der Gyrus diagonalis u. Fornix. E arcuate f. – **F. circulạres,** Musculus compressor lentis (MUELLER): die zirkulär verlaufenden vorderen inneren Fasern des ▸Musculus ciliaris. E circular f. – **F. cortico|hypo|thalạmicae:** Nervenfasern vom Stirn- u. Schläfenlappen zum Hypothalamus; Teil des zentralen vegetativen Steuerungssystems. – **F. cortico|nucleạres:** die Fasern des seitlich der Pyramidenbahn zu Hirnnervenkernen der Brücke ziehenden Teiles des pyramidal-motorischen Systems. Als F. fronto- u. parietotemporopontinae vom Stirnhirn bzw. vom Schläfen-Scheitellappen zur Brücke; von dort Verbindung zum Kleinhirn. E corticonuclear f. – **F. cortico|spinạles:** die Pyramidenbahnfasern (▸Tractus corticospinalis). E corticospinal f. – **F. hypo|thalamo|thalạmicae:** efferente Fasern des zentralen Höhlengraus mit Umschaltung auf kortikale Projektionssysteme. Ihre beidseitige Unterbrechung (= präfrontale ▸Leukotomie) beseitigt schlagartig schwerste Schmerzzustände. – **F. lẹntis:** die im Bereich des Linsenkerns kernlosen, im Bereich der Linsenrinde kernhaltigen Linsenfasern; sechskantig-prismatische, durch Kittsubstanz verbundene Zellen, die wie Fassdauben quer über den Linsenäquator ziehen u. mit den Treffpunkten ihrer S-förmig gekrümmten Enden auf der Vorder- u. Hinterfläche der Linse jeweils den »Linsenstern« bilden. E f. of lens. – **F. occipito|geniculạtae:** In der GRATIOLET-Sehstrahlung verlaufender Faserzug. Er verbindet die Sehrinde mit dem seitl. Kniehöcker (Corpus geniculatum laterale) zur Bahnung oder Dämpfung optischer Erregungen in dieser subkortikalen Schaltstation. Analog: **F. occipitopontịles** stellen Verbindung zu den Brückenkernen (Übermittlung optischer Erregung an das Kleinhirn) dar. Die **F. occipitotectales** ziehen zur Vierhügelplatte (Colliculi inferiores laminae tecti). E Gratiolet's f. – **F. pectinạtae:** von der Crista terminalis ausgehende kammartige Muskelzüge (Musculi pectinati) im rechten Herzvorhof. E pectinate f. – **F. perforạntes:** ▸SHARPEY-Fasern des Periosts. E perforating f. – **F. pyramidạles:** die sich in der Medulla oblongata kreuzenden oder direkt absteigenden Faserbündel der ▸Pyramidenbahn. E pyramidal f. – **F. zonulạres,** F. suspensoriae: die zwischen Ziliarkörper u. Linsenkapsel ausgespannten, sehr dünnen Aufhängefasern der Augenlinse. E zonular f.

**Fibrate:** ▸Lipidsenker, die in chem. Struktur u. Wirkungsmechanismus dem Clofibrat ähneln. ***Wirkst.:*** z. B. Bezafibrat, Gemfibrozil.

**Fi|brịllae, Fibrillen:** *Anatomie* Fasern mikroskopischer Größenordnung, z. B. aus fädigen Eiweißmolekülen bestehende Strukturelemente der Bindegewebsfasern oder im Zytoplasma von Muskel- (▸Myofibrillen), Nerven- (▸Neurofibrillen) u. ▸Epithelzellen (des mehrschichtigen, mechanisch beanspruchten Plattenepithels; ▸Tonofibrillen). Ferner als **maskierte F.** die in die Kittsubstanz des hyalinen Knorpels eingebetteten unsichtbaren kollagenen F. E fibrils.

**fi|brillär, fibrillaris:** aus Fibrillen bestehend. – **f. Zuckung:** s. u. ▸faszikulär. E fibrillary twitch.

**Fi|brillatịon, Fibrillieren:** irreguläre u. asynchrone Kontraktionen von Herzmuskelanteilen, z. B. beim Vorhof- u. Kammerflimmern. – Auch inkorrekte Bez. für ▸faszikuläre Zuckungen des Skelettmuskels. E fibrillation.

**Fibrillen:** ▸Fibrillae. E fibrils.

**Fibrillin:** großes (350 000 D) Glykoprotein, das v. a. von Fibroblasten u. glatten Muskelzellen produziert wird; Bestandteil der Mikrofibrillen u. elastischen Fasern; Gendefekt beim ▸MARFAN-Syndrom. E fibrillin.

**Fibrillo|lyse:** *Pathologie* die ▸Degeneration fibrillärer Strukturen; i. e. S. die Desintegration der Neurofibrillen bzw. -filamente zu körnigen bis feinstaubigen, später verklumpenden u. Knäuel bildenden argentophilen Zerfallsprodukten. E fibrillolysis.

**Fi|brin:** der Blutfaserstoff, der bei der ▸Blutgerinnung (dort Schema) unter Einwirkung von ▸Thrombin aus ▸Fibrinogen entsteht: zunächst Bildung löslicher Fibrinmonomere, die – über lösliches Fibrin – in Gegenwart von Calciumionen u. Faktor XIII zu einem unlöslichen Fibrinnetz polymerisieren (das aber durch Fibrinolysin aufgelöst wird). – Dient als technisch hergestelltes Produkt u. a. zur refraktometrischen Pepsin-Bestg. im Magensaft, als Fibrinschaum zur ▸Fibrintherapie. S. a. ▸Fibrin(o)... E fibrin. – **F., subchoriales:** LANGHANS-Streifen in der Placenta; s. a. ▸Zytotrophoblast. E Langhans' stria.

**Fibrịn|abbau|produkte:** *Hämatologie* durch Einwirkung von Fibrinogenasen (v. a. Plasmin) entstandene Fibrin-Bruchstücke; s. a. ▸Fibrinogendegradationsprodukte. E fibrin degradation products.

**Fibrịn|ämie:** *Pathologie* Auftreten von ▸Fibrin im strömenden Blut im Rahmen des ▸Defibrinationssyndroms, u. a. nach Schlangengift-Einwirkung. Kleinere zirkulierende Fibrinpolymerisate führen zu Mikroembolisationen. E fibrinemia.

**Fibrin|asthenie (Fanconi):** *Hämatologie* Gerinnungsstörung beim konnatal-syphilitischen Säugling; führt zur Bildung gerinnungshemmender netzförm. Eiweißniederschläge ($\alpha_2$-Makroglobuline), die im Blutausstrich sichtbar werden.

**Fibrin|degradationsprodukte:** ▸Fibrinabbauprodukte, z. B. **Fibrin(-D)-Dimer** (erhöht z. B. bei DIC, Thrombembolien, Verbrauchskoagulopathie); s. a. ▸Fibrinogendegradationsprodukte. E fibrin degradation products.

**Fibrịn|gerinnsel:** das fädig-netzförmige Gerinnsel als Produkt der Blutgerinnung; ferner die membranartigen Auflagerungen (»Pseudomembranen«) bei fibrinöser Entzündung (z. B. bei der Diphtherie). E fibrin clot.

**Fibrinisierung:** *Chirurgie* ▸preclotting. E fibrination.

**Fibrin|kleber:** biologischer Gewebekleber mit niedriger Reißfestigkeit, s. u. ▸Fibrintherapie. E fibrin glue.

**Fibrin|monomer|komplexe,** Abk. FMC: aus Fibrinmonomeren (s. u. ▸Fibrin) u. Fibrinogen gebildete lösliche Komplexe, die v. a. bei Verbrauchskoagulopathie u. Thromboseneigung in vivo in messbarem Umfang entstehen u. durch Fällungsmethoden (z. B. mit Protaminsulfat) nachweisbar sind. E fibrin monomer complexes.

**fibrinös,** fibrinosus: fibrinhaltig, -reich, mit Fibrinbildung einhergehend. E fibrinous.

**Fi|bri|no|gẹn:** der »Faktor I« der ▸Blutgerinnung. Ein löslicher Eiweißkörper, ein Glykoprotein, das Hexose, Acetylhexosamin, Acetylneuraminsäure enthält; es wandert in der Elektrophorese zwischen β- u. γ-Globulinen (= $\beta_2$), ist u. a. mit Äthanol, Äther, Ammoniumsulfat fällbar u. gerinnt unter Hitzeeinwirkung; wird in der Leber gebildet u. rasch umgesetzt (biol. HWZ ca. 5 Tg.); kommt v. a. im Plasma (2–4,5 g/l) u. zu etwa 20 % außerhalb des Blutes vor (in Interstitium, Exsudaten etc.); wird auch therapeutisch angewendet, z. B. bei ▸Afibrinogenämie, ▸Hypofibrinogenämie; s. a. ▸Fibrintherapie. – F. ist nachweisbar u. a. durch »Hitzefibrin-Bestg.« n. SCHULZ u. – nach Ausfällung mit Thrombin u. Calciumionen – mittels Tyrosin-, Biuret-, Mikro-KJELDAHL-, CLAUSS-Gerinnungszeitmethode, nephelometrisch, immunologisch. Die Serumkonzentration ist evtl. krankhaft erhöht (Hyperfibrinogenämie), z. B. – als Akute-Phase-Protein – bei Infektion, Tumoren, oder vermindert (Fibrinogenopenie; als Hypo- bis Afibrinogenämie), z. B. bei schwerer Leberschädigung, konstitutioneller ▸Fibrinopenie. Hohe F.-Kon-

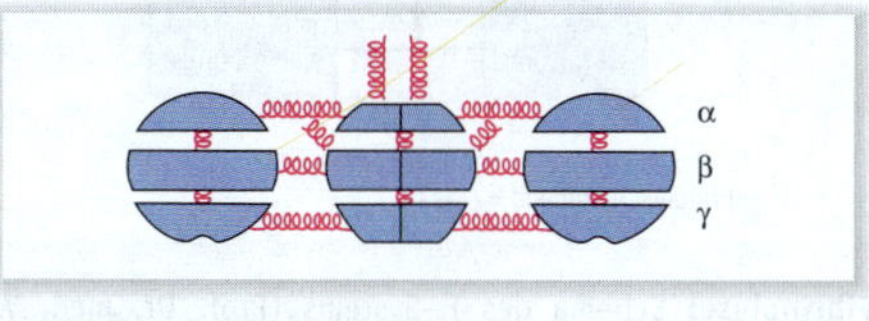


**Fibrinogen:** Struktur des Moleküls. [69]

F

zentrationen stellen einen Risikofaktor für kardio- u. zerebrovaskuläre Erkrankungen dar. Abbau- u. Spaltprodukte treten auf nach Einwirkung fibrinspaltender proteolytischer Enzyme (**Fibrinogenasen**; z.B. Thrombin [Bildung der Fibrinopeptide A, B, AB u. Y], Plasmin, Trypsin, Chymotrypsin; s.a. ▸Fibrinogendegradationsprodukte). E fibrinogen, factor I.

**Fibrinogen-Antagonisten:** Glykoprotein-IIb/IIIa-Rezeptorantagonisten; ***Wirkung:*** hemmen die Bindung von Fibrinogen an den aktivierten Glykoprotein-IIb/IIIa-Rezeptor (= Fibrinogen-Rezeptor), wodurch die Quervernetzung der Thrombozyten durch Fibrinogen verhindert wird. ***Wirkst.:*** z.B. Eptifibatid, Tirofiban; ***Anw.*** als Thrombozytenaggregationshemmer bei kardialer Ischämie. E fibrinogen receptor antagonists.

**Fibrinogen|degradations|produkte,** Abk. FDP: Abbauprodukte des Fibrinogens bzw. Fibrins, die die Polymerisation von ▸Fibrin u. die Bildung u. Wirkung von ▸Thrombin hemmen, z.T. auch das Haftvermögen (Adhäsion) der Blutplättchen an fremden Oberflächen herabsetzen. E fibrinogen degradation products.

**Fibrino|geno|lyse:** die unter Plasmineinwirkung erfolgende Spaltung von ▸Fibrinogen; im strömenden Blut bei rascher intensiver Zufuhr oder Freisetzung von Plasminogen-Aktivatoren, z.B. nach Strepto-, Urokinase-Injektion, bei starker Blutstauung. E fibrinogenolysis.

**Fibrino|geno|penie:** ▸Hypofibrinogenämie, ▸Fibrinopenie. E fibrinogenopenia.

**Fibrinoid:** *Pathologie* Bez. für färberisch wie Fibrin (»fibrinähnlich«) aussehende Gewebsveränderungen meist degenerativer Art (fibrinoide Degeneration, f. Nekrose); typisch für Immunreaktion. E fibrinoid.

**Fibrino|kinasen:** s.u. ▸Fibrinolyse (dort Abb.). E fibrinokinases (= plasminogen activator).

**Fi|brino|lyse:** *Hämatologie* die enzymatisch-proteolytische Auflösung von Fibringerinnseln im Organismus, z.B. bei Thrombosen, Pneumonie; Steigerungen der Aktivität im **Fibrinolysesystem** (Abb.) sind nachweisbar z.B. durch Bestimmung der Spontanfibrinolyse eines Vollblutgerinnsels (»clot observation test«) oder mit Hilfe verdünnten rekalzifizierten Plasmas (Euglobulinlysezeit) im Rahmen der ▸Thrombelastographie u. durch die ▸Fibrinplatten-Methode. Hemmung erfolgt durch **F.-Inhibitoren** (Blockierung des aktiven Fibrinolysins durch ▸Antiplasmin oder durch Antifibrinolytika). – s.a. ▸Fibrinolysetherapie. E fibrinolysis.

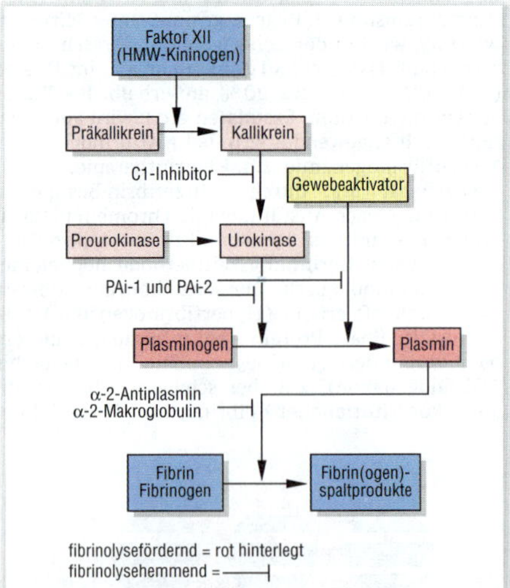


**Fibrinolyse:** Schema des F.-Systems (Prof. Dr. med. W. Theiss, München).

**Fibrino|lyse|syndrom:** das sich v.a. durch Blutungen (als Purpura) manifestierende Krankheitsbild (»fibrinolytische Diathese«) bei Überaktivität des Fibrinolysesystems (s.u. ▸Fibrinolyse, dort Schema); die »Hyperfibrinolyse« tritt auf als Hyperfibrinogenolyse nach Aktivierung des ▸Plasmins (»Fibrinolysin«) durch Fibrinolysekinasen (Aktivatoren des Fibrinolysesystems, z.B. Gewebslysokinase, Staphylo-, ▸Streptokinase) oder – häufiger – als Folge einer im Blutgefäßsystem erfolgenden Blutgerinnung. Voll aktiviertes Plasmin greift dann – nach Überspielen der Antiplasmine – v.a. die ▸Faktoren I, V u. VIII im Plasma an; zusätzlich werden die Bildung von Fibrin u. die Funktion der Blutplättchen durch Fibrinogen- u. Fibrindegradationsprodukte gestört. E fibrinolytic disorder.

**Fibrino|lyse|therapie:** die medikamentöse Auflösung von Blutgerinnseln (Thromben, Emboli) bei peripheren Gefäßverschlüssen, Lungenembolie, Mesenterialinfarkt, Myokardinfarkt etc. Angewendet werden in der Regel ▸Streptokinase, APSAC oder ▸Urokinase u. der ▸Gewebe-Plasminogenaktivator (rt-PA). In Erprobung sind ▸Prourokinase (scu-PA) u. ▸Chimären von Gewebeaktivator u. Prourokinase. Eine F. zur Reperfusion ischämischen Gewebes beim Myokardinfarkt sollte möglichst innerhalb der 3-Std.-Grenze erfolgen, spätestens aber vor Ablauf von maximal 6 Std.; bei tiefer Venenthrombose u. Lungenembolie bestehen gute Erfolgschancen noch während der ersten 7 Tage, vertretbar ist eine F. noch bis zu 4 Wochen nach dem Ereignis. Arterielle Verschlüsse können noch nach Wochen bis Monaten erfolgreich behandelt werden. ***Formen:*** Unterschieden werden eine systemische u. eine lokale F., wobei der systemischen F. meist der Vorzug gegeben wird. Bei der **systemischen F.** werden Fibrinolytika intravenös appliziert. Die Dauer der F. richtet sich nach dem Ort des Verschlusses. Während die systemische F. z.B. beim frischen Myokardinfarkt nur über einen Zeitraum von 60 Minuten erfolgt, werden Lungenembolien über 24–48 Stunden, tiefe Beinvenenthrombosen hingegen noch länger fibrinolytisch behandelt. Obligatorisch nach systemischer F. ist eine Heparinisierung, um einen erneuten Verschluss zu verhindern. Dabei wird eine Verlängerung der Thrombinzeit um das 2- bis 3fache angestrebt. Der Heparinisierung schließt sich in der Regel eine Cumarin-Therapie an. Bei der **lokalen F.** (»Katheterlyse«; z.B. selektive intrakoronare Fibrinolyse) wird ein Katheter in unmittelbarer Nähe des Thrombus platziert. Dieser kann dann über den Katheter gezielt mit Fibrinolytika umspült u. aufgelöst werden; Anw. auch bei Stenosen der proximalen Arteria subclavia, seltener bei Stenosen der Aa. vertebrales u. der Karotiden. E fibrinolytic therapy (systemic; local).

**Fibrino|lysin:** veralteter Begriff für ▸Plasmin. E fibrinolysin (= plasmin).

**Fibrino|lyso|kinase:** veralteter Begriff für ▸Plasminogenaktivator. E fibrinolysokinase (= plasminogen activator).

**Fibrinolytika,** Thrombolytika: Mittel für die ▸Fibrinolysetherapie, die entweder selbst direkt fibrinolytisch wirksam sind oder die körpereigene Fibrinolyse verstärken. ***Wirkst.:*** Zu den Ersteren zählen Plasmin (nur noch lokale Anw.) u. Trypsin (nicht mehr üblich). Zur letzteren Gruppe gehören v.a. die Aktivatoren des Plasminogens (▸Anistreplase = APSAC, ▸Gewebe-Plasminogenaktivator = rt-PA, ▸Streptokinase, ▸Urokinase, ▸Prourokinase = scu-PA). Allenfalls geringe klinische Bedeutung haben niedermolekulare Substanzen, die körpereigene Aktivatoren der Fibrinolyse freisetzen u. nur schwach wirksam sind (**»indirekte F.«**, z.B. Biguanide, Anabolika, Nikotinsäure). S.a. ▸Staphylokinase. E fibrinolytic agents.

**fi|brino|lytisch:** ▸Fibrinolyse erzeugend. E fibrinolytic.

**Fibrino|penie, konstitutionelle:** *Hämatologie* ein erblicher, klinisch evtl. stummer Fibrinogenmangel. E fibrinopenia, congenital hypofibrinogenemia.
**Fibrin(o)peptide:** s.u. ▸Fibrinogen. E fibrinopeptides.
**fibrinosus** *(latein.):* ▸fibrinös. E fibrinous.
**Fibrin|platten-Methode:** Bestimmung der Fibrinolyse-Aktivität durch Einbringen der Testlösung in vorgestanzte Löcher einer Fibrinplatte u. Ausmessung der entstehenden Lysehöfe. E fibrin plate method.
**Fibrin|polyp:** *Pathologie* s.u. ▸Plazentapolyp.
**Fibrin|schaum:** *Chirurgie* aus der COHN-Fraktion I hergestellte sterile, schaum. Masse hoher Plastizität als Mittel für die ▸Fibrintherapie. E fibrin foam.
**Fibrin|spalt|produkte,** Abk. FSP: s.u. ▸Fibrinabbauprodukte, ▸Fibrinogendegradationsprodukte. E fibrin split products.
**fibrin|stabilisierender Faktor:** *Hämatologie* ▸Faktor-XIII. E fibrin stabilizing factor.
**Fibrin|stein:** *Urologie* Harnstein aus Eiweiß u. einem Fibringerüst. E fibrin calculus.
**Fibrin|therapie:** *Chirurgie* Anw. von Fibrinschaum (nach Durchtränken mit Thrombin-Lsg.) zur örtlichen intraoperativen Blutstillung an parenchymatösen Organen. Aufgrund der sekundären bindegewebigen Durchwachsung auch als plastischer Duraersatz u. zur Hohlraumverödung verwendet (z.B. Kavernenobliteration); ferner zur Verklebung der Pleurablätter zur Palliativbehandlung von (malignen) Pleuraergüssen. E fibrinotherapy.
**Fibrin|thrombus:** ein v.a. aus faserigen Fibrinmassen bestehender Abscheidungsthrombus; oft als »Fibrinstern« um abgestorbene Zellen. E fibrin thrombus.
**Fi|bro|adenie:** *Pathologie* **1)** Degeneration des Milzgewebes mit Vermehrung des Bindegewebes der Follikel (u. sekundärer Lymphozytenverminderung) u. »aktiver Dilatation« des Organs; z.B. bei Leberzirrhose, im 1. Stadium der BANTI-Krankheit (»BANTI-Milz«). **2)** ▸Milzvenenthrombose. E fibroadenia.
**Fi|bro|adenom(a),** Adenofibrom: ein im Allgemeinen gutartiger Tumor aus Bindegewebe (▸Fibrom) u. aus eingeschlossenem Drüsengewebe; z.B. im Eierstock (**F. ovarii**; i.e.S. als Cystadenoma pseudopapilliferum), in der Prostata, Brustdrüse (häufigster gutartiger Mammatumor). E fibroadenoma. – **F. cys|ticum:** ▸Mastopathie (dort Abb.). – **F. in|tra|canaliculare:** F. der Mamma mit starker Bindegewebsproliferation u. Verdrängung u. Kompression der elongierten Ductuli u. Azini; auch als **F. i. phylloides** (mit im Schnitt blattartigen Stromawucherungen; evtl. Metaplasien u. sarkomatöse Entartung). E intracanalicular f. – **F. peri|canaliculare:** F. der Mamma mit periazinärer u. periduktulärer Wucherung des Bindegewebes. E pericanalicular f.

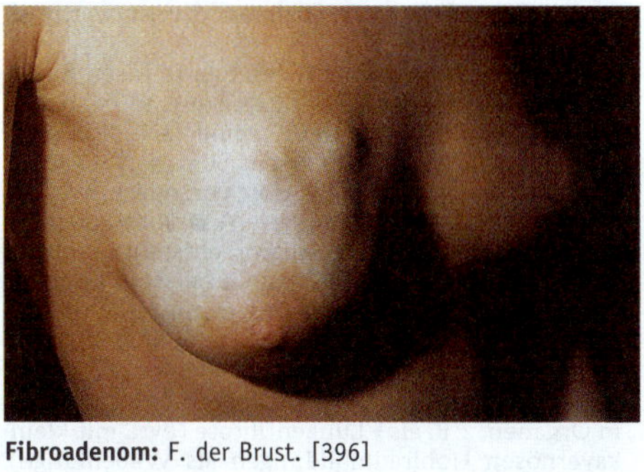

**Fibroadenom:** F. der Brust. [396]

**Fi|bro|adenomatosis, Fibroadenose:** Bildung zahlreicher gutartiger ▸Fibroadenome, z.B. beim PRINGLE-Syndrom (tuberöse ▸Hirnsklerose); ferner Bez. für Fibroadenom-ähnliche Veränderungen im Rahmen der fibrozystischen Mastopathie. E fibroadenomatosis. – **F. biliaris:** von den intrahepat. Gallengängen abstammende, kleine, aus Tubuli bestehende, Sekret u. Gallepigmente enthaltende Tumoren der Leber. – **F. cys|tica:** ▸Mastopathie. – **F. uteri:** ▸Endometriose.
**Fibro|blast,** Desmozyt: junge, dem ▸Mesenchym entstammende Zelle mit großem Zellleib u. etwas abgeplattetem Kern. Beteiligt sich an der Bildung von Interzellularsubstanz des Bindegewebes (Grund-, Kittsubstanz, Bindegewebsfasern) u. wird mit Beendigung dieser Sekretionstätigkeit zum ▸Fibrozyten. E fibroblast.
**fibroblast growth factor** *(engl.):* ▸FGF.
**Fibroblastom(a),** Desmozytom: *Pathologie* Tumor aus ▸Fibroblasten u. faseriger Zwischensubstanz (u. Gefäßen); u.a. als fibroblastisches ▸Meningiom, ▸Neurofibrom. E fibroblastoma.
**Fibro|cartilago:** *Histologie* ▸Faserknorpel. E fibrocartilage. – **F. falcata:** ▸Meniskus. E semilunar f. – **F. inter|verte|bralis:** die Bandscheibe (▸Discus intervertebralis). E intervertebral f.
**Fibro|dys|plasia,** Dysplasia fibrosa: Gewebsfehlbildung mit Zunahme (Proliferation) faserigen Bindegewebes; i.e.S. die ▸Osteodystrophia fibrosa (»Fibrodystrophie«). E fibrodysplasia, fibrous dysplasia. – **F. elastica generalisata:** ▸EHLERS-DANLOS-Syndrom. – **F. ossificans progressiva:** ▸MÜNCHMEYER-Syndrom.
**Fibr|ödem, idiopathisches:** Lippen- u. Wangenfibrose (»Tapirmaul«) beim MELKERSSON-Syndrom.
**Fi|bro|elastosis:** die gesteigerte Bildung faserigen = fibrösen u. elastischen Bindegewebes. E fibroelastosis. – **F. endocardica,** Endokarddysplasie, idiopathische Kardiomegalie: angeborene, ätiologisch ungeklärte Herzerkrankung, bei der im Endokard u. im subendokardialen Gewebe porzellanweiße schwielige Verdickungen auftreten (»inneres Panzerherz«); oft kombiniert mit anderen Herz- bzw. Aortenfehlbildungen. Sie ist entweder bereits in den ersten Lebenswochen manifest (u. rapid verlaufend) oder tritt als akute Krankheit im 1. Halbjahr oder chronisch nach dem 6. Mon. auf. ***Klinik:*** Gedeihstörung, Kardiomegalie, Tachykardie, Herzgeräusch (auch ohne Klappenfehler), Erbrechen, pertussiformer Husten; Prognose infaust. – Auch Bez. für die ▸Endomyokardfibrose. E endocardial f.
**Fibro|epitheliom(a):** Tumor aus bindegewebigen u. epithelialen Anteilen (Pinkus). Sonderform eines Basalioms bei älteren Menschen, besonders an der Haut u. an Schleimhäuten. E fibroepithelioma.
**fibrös,** fibrosus: aus faserigem Bindegewebe bestehend, bindegewebig, mit Bindegewebsbildung einhergehend (= fibroplastisch). E fibrous.
**Fibro|histio|zytom,** (malignes) fibröses Histiozytom, atypisches Fibroxanthom: einer der häufigsten malignen Tumoren der Weichgewebe. Auftreten meist im mittleren Lebensalter. Leitet sich vom fibrohistiozytären Gewebe ab u. enthält neben fibrösen Tumoranteilen auch Histiozyten, Riesenzellen u. reichlich Gefäße. E (malignant) fibrous histiocytoma.
**Fibro|karzinom:** ▸Skirrhus. E fibrocarcinoma.
**Fibro|keratoma Unna:** kleines ▸Fibroma pendulans (meist als Vielfachbildung) an Lidern u. Hals älterer Frauen. Fibrokeratome kommen auch an Nägeln (ausgehend v. Nagelfalz) vor u. verursachen Onychodystrophie. E fibrokeratoma.
**Fibro|lipom:** ein Lipom mit reichlichem Fettgewebsanteil, v.a. in Haut, Nieren, Ösophagus. E fibrolipoma.
**Fibro|lipomatosis dolorosa:** ▸Adipositas dolorosa. E lipomatosis neurotica.
**Fi|brom(a):** eine gutartige, meist rundlich-kugel. Geschwulst aus faser- oder zellreichem Bindegewebe (= F. durum bzw. molle); evtl. als Vielfachbildung (▸Fibromatose). E fibroma. – **F. cavernosum:** F. mit zahlreich erweiterten Gefäßen (= teleangiektatisches F.); z.B. in der Nasen-, Rachenhöhle. E telangiectatic f., angiofibroma. – **F. cys|ticum:** F. mit zentralen Erweichungen oder Ausweitungen von Lymphgefäßen (i.e.S. das lymphozystische F. des Uterus). E cystic f. – **F. durum,** Filom: das faserreiche u. zellarme »harte«

F.; als Sonderform das ▸Keloid. E hard f. – **F. invạdens:** ▸Desmoid. – **F. mọlle:** das als »Fleischwarze« aus lockerem oder maschigem, oft auch zellreichem Bindegewebe bestehende »weiche F.«. E skin tag, soft f. – **F. mollụscum:** ein meist zellreiches (weiches), oft schleimhaltiges Hautfibrom, v.a. bei ▸Neurofibromatose. – **F. myxomatọdes:** ▸Fibromyxom. E myxofibroma. – **F. pẹndulans, F. pẹndulum:** die häufigste, gestielte Form des ▸F. molle; ▸Fibrokeratoma. S.a. Abb. E pendulous f. – **F. sarcomatọdes, F. sarcomatosum:** ▸Fibrosarkom. E fibrosarcoma. – **F. sịmplex Unna,** Fibrosis subepidermalis nodularis: ein solitäres F. durum der Haut; bis erbsgroß, hautfarben oder rötlichbraun, glatt; weitgehend identisch mit Dermatofibroma lenticulare. – **F. symmẹtricum gingivale:** F. beidseits im Seitenzahnbereich, die letzten Mahlzähne gaumen- bzw. zungenseitig umfassend; meist wohl als anlagebedingte Systemerkrankung.

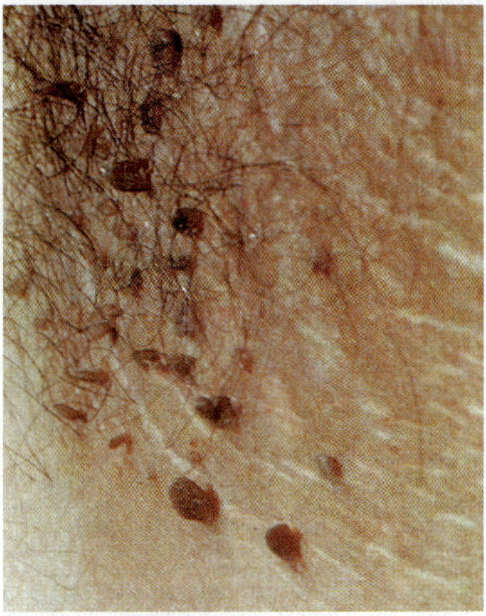

**Fibroma pendulans.** [277]

**Fibro|matọse, -matosis:** Bez. für Wucherungen aus kollagenem Bindegewebe, meist ohne scharfe Begrenzung; werden heute als neoplastische Bildungen niedriger Malignität angesehen. Auch Bez. für das multiple Auftreten von ▸Fibromen. Evtl. als **generalisierte angeborene F.** (autosomal-rezessiv erblich, mit Bildung zahlloser hamartomartiger Bindegewebsknoten u. fibröser Gefäßverschlüsse im Unterhautgewebe u. in den inneren Organen). Ferner als **aggressive F.** (▸Desmoid, extraabdominales), als **F. osteoplạstica** (»Leontiasis ossea«, ▸Kraniosklerose), **F. ven|trịculi** (▸Linitis plastica). E fibromatosis (congenital generalized). – **F. der Gingiva:** kongenitale, idiopathische, gingivale Hyperplasie. – **F., juvenile hyaline:** ▸MURRAY-Syndrom. – **F., infantile digitale:** kuppelförmiger Tumor an der Dorsalseite der distalen Finger; bei Mädchen häufiger als bei Jungen.

**Fibro|modulin:** ein ▸Proteoglykan. E fibromodulin.

**Fibro|my|algie:** die generalisierte ▸Tendomyopathie; evtl. Beziehung zum chron. ▸Müdigkeitssyndrom. E fibromyalgia.

**Fibro|myọm:** Myom mit reichlich Bindegewebe. Meist als Fibroleiomyom (z.B. des Uterus, Magens). E fibromyoma.

**Fibro|myxo|elastọsis:** ▸Fibroelastosis endocardica. E fibromyxoelastosis.

**Fibro|myxom,** Fibroma mucinosum: ein durch Verflüssigung der Grundsubstanz schleimig durchsetztes Fibrom. E fibromyxoma.

**Fibro|nectin, -nektin,** Abk. Fn, CIG: Plasmaprotein mit Neigung, mit verschiedenen Substraten eine Bindung einzugehen (McDONAGH: »Molekülkleber«). Wichtiges Opsonin. Ein bei Elektrophorese in der Betafraktion wanderndes Glykoprotein (als Dimer aufgebaut), im Plasma in einer Konzentr. von 240–400 µg/ml; MG: 2 · 220 000; wird an Oberflächen von Epithel- u. Endothelzellen, Makrophagen, Leberzellen sowie als Kittsubstanz u. als Gerüstprotein gefunden. Hauptbildungsort Leberzellen (daher bei Lebererkrankungen niedrige Fn-Plasmawerte). Bei malignem Aszites erhöhte Fn.-Konzentration. Tritt in Granulationsgewebe auf, vermittelt – durch Faktor XIII (Transamidase) kovalent an Fibrin gebunden – Adhäsion von Fibroblasten an Kollagenfibrillen (begünstigt dabei Fixierung des Fibrinnetzes; die Bindung von Fibroblasten wird durch Heparin begünstigt, durch Hyaluronsäure gehemmt); in das Netz einwandernde Fibroblasten bilden dann dieses Protein u. Kollagen. Ferner antithrombotische Wirkung. Wird durch Proteinasen (z.B. der Leukos) abgebaut, was zu Kapillarlecks führt. E fibronectin, cell-surface protein.

**Fibro|neurọm:** ▸Neurofibrom. E fibroneuroma.

**Fibro|plasịe:** die krankhaft vermehrte Bildung faserigen Bindegewebes, auch i.S. der ▸Fibrose. E fibroplasia. – **F., poly|ostotische:** F. als fibrös-zystischer Knochenumbau beim JAFFÉ-LICHTENSTEIN- u. ALBRIGHT-Syndrom. E fibrous dysplasia of bone. – **F., retrokristallịne, retrolentale F.:** *Ophthalmologie* **1)** angeborenes Fortbestehen (oder Hyperplasie) des fetalen Glaskörpers; meist verbunden mit totaler Netzhautablösung u. Mikrophthalmie, Hydro- oder Mikrozephalus, Gaumenspalte, Syndaktylie, Herz-, Gefäß- u.andere Fehlbildungen. E retrolental f. **2)** Frühgeborenenretinopathie, TERRY-Syndrom: die sich bei untergewichtigen Frühgeburten als Folge eines Über- oder Unterangebots von Sauerstoff im Brutkasten in der 2.–10. Wo. nach der Geburt meist beidseits entwickelnde periphere Neubildung von Netzhautgefäßen, verbunden mit Blutungen, evtl. auch mit Glaskörpertrübung (spontane Rückbildung möglich), gefolgt von Gewebsverdichtungen in der Netzhautperipherie sowie von Deformierungen u. Netzhautablösung an der Sehnervpapille u. sekundärem ▸Enophthalmus, z.T. auch mit teilweiser Katarakt; es bestehen Lichtscheu, später okulodigitales Phänomen, grobschlägiger Nystagmus. E retinopathy of prematurity.

**Fibro|sarcọma, -sarkom:** ein den Bau fibrösen Bindegewebes nachahmendes Sarkom. Seine weniger Kollagenfasern bildende unreife (spindelzellige u. polymorphzellige) Form ist extrem bösartig. – Kommt u.a. in Knochen bzw. am Periost vor; meist im höheren Alter (s.a. ▸Knochentumoren). E fibrosarcoma. – **F. der Haut:** maligner Hauttumor, entsteht in normaler Haut oder auf atrophischen Narben (Lupus vulgaris, Röntgenoderm, Xeroderma pigmentosum). – **F. ovạrii muco|cellulạre:** falsche Bez. für ▸KRUKENBERG-Tumor.

**Fibrọ|se, -sis:** krankhafte Bindegewebsvermehrung in Organen, z.B. als ▸Lungenfibrose (evtl. mit kleinkavernösen Hohlraumbildungen als Wabenlunge), ▸Leberfibrose, Blasenausgangsfibrose (▸MARION-Syndrom). E fibrosis. – **F. cys|tica:** ▸Mukoviszidose (= F. pancreatica cystica), ▸Mastopathie. E cystic f., mucoviscidosis. – **F., infantịle endo|kardiạle:** ▸Fibroelastosis endocardica. – **F., kongenitale hepatische:** angeborene Bindegewebsvermehrung der Leber mit polyzystischen Veränderungen in Niere u. Pankreas; verbunden mit weiteren Fehlbildungen wie Situs inversus, Herzfehler, kurzer Nacken, flache Nase; meist bereits in der ersten Lebenswoche letal endend; wahrscheinlich infantile Form des CAROLI-Syndroms. E congenital hepatic f. – **F. der Plantaraponeurose:** ▸LEDDERHOSE-Syndrom. – **F. poly|ostọtica:** das ▸JAFFÉ-LICHTENSTEIN-Syndrom. – **F., retroperitoneạle:** das ▸ORMOND-Syndrom. E retroperitoneal f. – **F., zystische:** ▸Mukoviszidose.

**Fibrositis(-Syndrom):** Oberbegriff für die – z.T. als »Weichteilrheumatismus« bezeichneten – schmerzhaften Zustände bzw. krankhaften Vorgänge an Muskeln (▶Myositis) u. den bindegewebsreichen Strukturen der Skelettweichteile (▶Tendinitis, ▶Tendovaginitis, ▶Fasciitis, ▶Bursitis, ▶Periostitis, ▶Periarthritis), Nervenscheiden (▶Neuritis) etc. **E** fibrositis, muscular rheumatism. – **F. ossificans Greig:** die Myositis ossificans progressiva. – **F., subkutane,** Panniculitis: ▶Cellulitis.

**Fibro|skop:** ▶Fiberendoskop. **E** fiberscope.

**fibrosus** *(latein.):* ▶fibrös. **E** fibrous.

**Fibro|thorax:** *Pathologie* eine breit mantelförmig der Lunge aufliegende Pleuraschwarte als organisierter Pleuraerguss. **E** fibrothorax.

**Fibro|xanthom(a),** Histiocytoma, Histioxanthoma: ▶Histiozytom. **E** fibroxanthoma. – **F. thecacellulare:** ▶Thekazelltumor.

**Fibro|zyt,** Fibrocytus, Spindelzelle: *Histologie* fixe Bindegewebszelle; länglich, flächig ausgebreitet, fortsatzreich, mit plattem, elliptoidem Kern. Die Ruheform des ▶Fibroblasten. **E** fibrocyte.

**Fi|bu|la:** das Wadenbein; der seitliche, schmächtigere Knochen des Unterschenkels. Besteht aus einem schlanken Schaft (Corpus) u. verdickten Endstücken (Fibulaköpfchen = Caput fibulae, gelenkig verbunden mit dem Schienbeinkopf; unten der Außenknöchel = Malleolus lateralis). **E** fibula.

**Fibula|fraktur:** der Wadenbeinbruch. Meist als indirekt entstandener Bruch im Rahmen einer Unterschenkel- oder Knöchelfraktur (häufig kombiniert mit Sprunggelenkverletzung), seltener als direkt entstandene ▶Fraktur, z.B. als isolierter Quer-, Trümmer- oder Stückbruch des mittleren Drittels oder als Abrissfraktur des Köpfchens (häufig mit ▶Fibularislähmung). **E** fracture of fibula.

**Fibula|reflex:** die auf Beklopfen des Wadenbeinköpfchens als Muskeleigenreflex erfolgende Kontraktion des ▶Musculus biceps femoris; s.a. ▶Fibularisphänomen. **E** idiomuscular biceps femoris reflex.

**Fi|bu|la|ris:** *Anatomie* Kurzbezeichnung des ▶Nervus peroneus u. der ▶Arteria peronea.

**fibularis:** das Wadenbein (▶Fibula) betreffend (s.a. ▶Peroneal...), an der Außenseite (= lateral) des Beines. **E** fibular, peroneal.

**Fibularis|lähmung,** Peroneuslähmung: Funktionsausfall der vom ▶Nervus peroneus = N. fibularis (insbes. N. p. profundus) nervös versorgten Fuß- u. Zehenstreckmuskeln als Folge einer Erkrankung oder Schädigung des Nervs; u.a. als Berufsschaden (gemäß der 7. BKVO) z.B. bei Bodenlegern, Dachdeckern infolge Kompression durch die Sehne des Musculus biceps femoris. ***Klinik:*** fehlende Fußhebung (Dorsalflexion), Lähmungsspitzfuß, Steppergang. **E** peroneal nerve paralysis.

**Fibularis|phänomen,** LUST-Phänomen: *Neurologie* kurze Hebung u. Pronation des Fußes auf Beklopfen des Nervus fibularis hinter dem Wadenbeinköpfchen als Zeichen für ▶Tetanie u. ▶Spasmophilie. **E** Lust's phenomenon.

**Fichtennadelöl,** Piceae aetheroleum: ätherisches Öl; in spezieller Aufbereitung (Bad, Dampf) nachweislich wirksam bei Katarrhen der Luftwege u. rheumatischen Beschwerden. ***Kontraind.:*** Asthma bronchiale, Keuchhusten.

**Ficin:** *Enzymologie* eine ▶Endopeptidase mit Papain-ähnlicher Spezifität im Milchsaft von Feigen (Ficus); ***Anw.*** z.B. *serol* beim ▶Enzymtest. **E** ficin.

**Fick** (1) ADOLF F., 1829–1901, Physiologe, Zürich, Würzburg; 2) RUDOLF F., 1866–1939, Anatom, Berlin). – **F.-Diffusionsgesetz** (ADOLF F.): Die pro Zeiteinheit durch eine Schicht (z.B. Membran, Alveolarwandung) diffundierende Stoffmenge (z.B. $O_2$) ist der Differenz der Stoffkonzentrationen zwischen beiden Schichtseiten u. der Schichtfläche proportional sowie umgekehrt proportional der Schichtdicke. **E** Fick's law of diffusion. – **F.-Gleichung** (ADOLF F.): Formel zur Bestimmung des Herzminutenvolumens (HMV) durch Sauerstoffmessungen. S.a. ▶F.-Prinzip. **E** Fick formula. – **F.-Prinzip** (ADOLF F.): *Physiologie* Prinzip, wonach die pro Zeiteinheit von einem Organ aufgenommene Menge einer Substanz gleich dem Produkt aus arteriovenöser Konzentrationsdifferenz dieses Stoffes u. Volumendurchfluss (pro Zeiteinheit) des Lösungsmittels (meist Blut) ist. Aus der aufgenommenen Substanzmenge u. a.-v. Differenz kann so der Blutdurchfluss eines Organs bestimmt werden (z.B. als Herzminutenvolumen, ▶F.-Gleichung). **E** Fick principle. – **F.-Zeichen** (RUDOLF F.): *Röntgenologie* ▶Vakuumphänomen. **E** vacuum phenomenon.

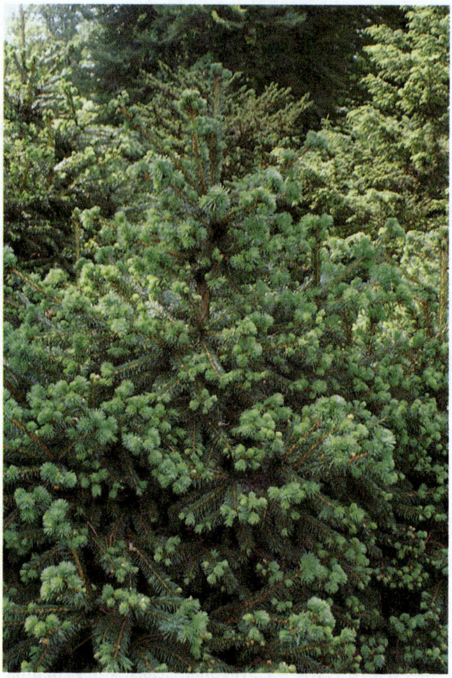

**Fichtennadelöl:** Gemeine Fichte. [399]

$$\text{HMV} = \frac{O_2\text{-Aufnahme (ml/min)} \cdot 100}{\text{a.-v. } O_2\text{-Differenz (Vol.\%)}}$$

**Fick-Gleichung.**

**Fieber,** Febris, Pyrexie: Überschreitung der Körperkerntemperatur von 38,3 °C als Folge einer zentralen Verstellung des Sollwerts in den Wärmeregulationszentren. Die Körpererwärmung wird entweder durch Verminderung der Wärmeabgabe (Verengung der Hautgefäße und dadurch Verminderung der Hautdurchblutung) u./oder Steigerung der Wärmebildung (sog. Schüttelfrost, d.h. gesteigerte Muskelaktivität bei starkem Fieberanstieg) veranlasst. Die normale Körperkerntemperatur liegt bei 37 ± 1 °C; eine Temperatur von 41,4 °C wird fast nie überschritten. Die Körperkerntemperatur wird am genauesten rektal gemessen. ***Ätiol.:*** physiologisch durch normale Einflüsse auf das Regulationszentrum, z.B. bei allgemeiner Anspannung (Lampenfieber) oder bei körperlicher Arbeit; meist pathophysiologische Einflüsse: entweder direkt ausgelöst durch Krankheitsprozesse im Gehirn (zentrales Fieber; z.B. bei Hirntumor, Ventrikelblutung, Liquordruckerhöhung) oder aber indirekt durch herangeführte Pyrogene wie Bakterien u. deren Zerfallsprodukte (dann häufig mit Schüttelfrost), körpereigene (z.B. postinfarzielle, postkombustionelle, neoplasmogene) Abbau-

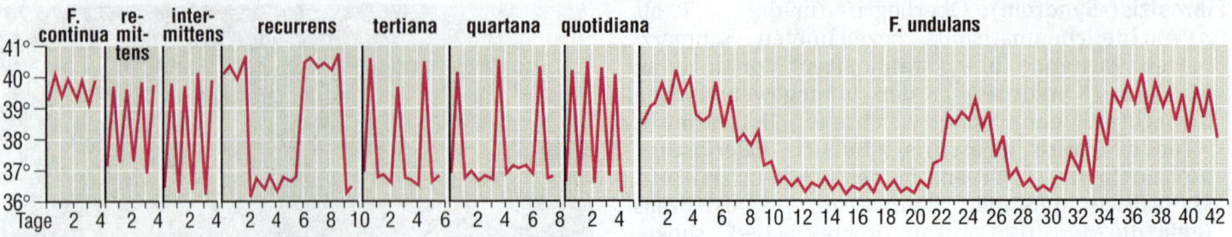


**Fieber:** Fiebertypen. [185]

produkte, evtl. auch bestimmte Steroide (fraglich). Im Alter setzt die Fieberreaktion häufig erst verspätet ein, ist abgeschwächt oder fehlt ganz. F. ist abends im Allg. höher als morgens u. zeigt oft einen krankheitsspezifischen Verlauf (Fiebertyp, Abb.). Dieser wird allerdings durch den Einsatz von Medikamenten unterdrückt. Vom Fieber zu unterscheiden ist die ▸Hyperthermie, die eine dem Körper aufgezwungene Überwärmung bei normalem Sollwert darstellt, z. B. bei zu hoher Umgebungstemperatur. E fever. – **F., alimentäres:** ▸Durstfieber des Säuglings unter eiweißreicher, flüssigkeitsarmer Nahrung. E alimentary f. – **F., aseptisches:** F. ohne Zeichen einer Infektion nach Verletzung, Operation; wahrscheinlich ausgelöst durch Resorption von Stoffen aus ▸Nekrosen. E aseptic f. – **F., biliäres:** intermittierendes oder remittierendes F. bei Cholangitis. E biliary f. – **F., ephemeres:** ▸Eintagsfieber. E ephemeral f. – **F., hämorrhagisches:** F. mit charakteristischer Blutungsneigung (= hämorrhagische ▸Diathese). E hemorrhagic f. – **F., künstliches:** F. als Ergebnis der ▸Fiebertherapie. E artificial f. – **F., rheumatisches:** s. u. ▸rheumatisch. E rheumatic f. – **F., typhoides:** ▸Typhus abdominalis. E typhoid f. – **F. unbekannter Ursache,** f. of unknown origin: Temperaturerhöhung auf über 37,5 °C (bei jüngeren Patienten über 38,3 °C), die mindestens 3 Wochen besteht u. nach einwöchiger stationärer Diagnostik noch ungeklärt ist. E FUO. – **F., zentrales, zerebrales F.:** s. u. ▸Fieber (Einleitung). E central f., cerebral f.

**Fieber|bläs|chen:** ▸Herpes simplex (febrilis). E fever blister.

**Fieber|delir:** ein im Verlauf hochfieberhafter Zustände auftretendes ▸Delirium. E febrile delirium.

**Fieber|erythem:** Fieberröte; die meist großfleckige Hautrötung (v. a. der Wangen) bei fieberhaften Erkrankungen als Ausdruck der Weitstellung peripherer Blutgefäße (Vasodilatation). E fever rash, hectic flush.

**Fieber|krämpfe:** zerebrale, tonisch-klonische Krampfanfälle im Säuglings- u. Kleinkindalter, verursacht durch schnellen Fieberanstieg bei akuten Erkrankungen. Meist harmlos; falls rezidivierend, evtl. Erstmanifestation einer ▸Epilepsie. E febrile convulsions.

**Fieber|krise:** ein im Verlauf einer fieberhaften Erkr. – meist nach max. Temperaturanstieg mit Verwirrtheit (= Perturbatio critica) – erfolgender rascher Fieberabfall; entweder mit fortschreitender Besserung oder aber mit Kreislaufzusammenbruch (u. Exitus letalis). E febrile crisis.

**Fieber|kurve:** graphische Darstellung der meist 2-mal tgl. ermittelten Körpertemperaturwerte. Wichtig als Hilfsmittel der Diagnostik u. Prognostik (s. Abb.). Im Kurvenverlauf werden unterschieden: Anstiegsstadium (Stadium incrementi), Gipfelstadium (St. fastigium) u. Abfallstadium (Stadium decrementi = Deferveszenz; mit ▸Lyse oder ▸Fieberkrise). – Im allg. Sprachgebrauch das hierfür zur Verfügung stehende, genormte Blatt, das auch für die Eintragung weiterer Beobachtungsdaten (Puls, Stuhlgang, Blutbild, Urinstatus etc.) u. therapeutische u. diagnostische Vermerke genutzt wird. E fever curve, fever chart.

**Fiebermittel:** *Pharmazie* fiebersenkende (Antipyretika, Antifebrilia), i. w. S. auch Fieber erzeugende Mittel (▸Pyretika, ▸Pyrogene). E antipyretic agents.

**Fieber|therapie:** Fieberprovokation als Maßnahme i. S. der Umstimmungstherapie; durch Pyretika als künstliche Infektion; auch falsche Bez. für künstliche ▸Hyperthermie durch physikal. Maßnahmen (Überwärmungsbad, Diathermie). E pyretotherapy.

**Fieber|typ:** s. u. ▸Febris (dort Abb.); s. a. ▸Fieberkurve.

**Fiedler-Myokarditis** (Carl L. A. F., 1835–1921, Arzt, Dresden): eine frühkindlich auftretende idiopathische, akute oder subakute interstitielle ▸Myokarditis. Symptome dieser Herzkrankheit, die evtl. mit einem kurzen fieberhaften Vorstadium mit Katarrh der oberen Atemwege u. Diarrhö beginnt, sind schwere Atemnot mit Zyanose, Tachykardie, Galopprhythmus, Herz- u. Lebervergrößerung, Ödeme; der Verlauf ist meist tödlich. Der Herzmuskel weist Infiltrate u. sekundäre degenerative Veränderungen, evtl. auch eine starke Bindegewebsreaktion (fibröse Proliferation) auf. E Fiedler's myocarditis.

**Fiessinger-Rendu-Syndrom** (Noël F., 1881–1946, Anatom, Paris; Henri Jules L. M. R.), Ektodermosis erosiva, Epidermosis pluriorificialis: (1917) fieberhafte Allgemeinerkrankung mit pseudomembranöser Entzündung der Halbschleimhäute an Mund (»Cheilostomatitis«), Nase, Geschlechtsorganen u. After, kombiniert mit ▸Erythema exsudativum multiforme (v. a. an den Gliedmaßen, an Vorhaut u. Hodensack). E Fiessinger-Rendu syndrome, Stevens-Johnson syndrome.

**fièvre boutonneuse** *(franz.):* ▸Boutonneuse-Fieber.

**FIGLU-Test,** Abk. für **F**ormimino**glu**taminsäuretest, Histidinbelastungstest: *Hämatologie* orale Gabe von ▸Histidin (15–20 g) u. anschließende Kontrolle der Ausscheidung seines Stoffwechselprodukts Formiminoglutaminsäure (= FIGLU oder FIGS) durch die Niere (Normalausscheidung 1,25 mg/24 Std.; bei Folsäuremangel u./oder Leberfunktionsstörung stark, weniger bei Vitamin-$B_{12}$-Mangel vermehrt). E formiminoglutamic acid excretion test.

**FIGO:** Abk. für **F**édération **I**nternationale de **G**ynécologie et d'**O**bstétrique. – **FIGO-Stadien:** klinische Stadieneinteilung (Lokalisation, Ausdehnung) gynäkologischer Tumoren.

**figuratus, figuriert:** durch mehr oder weniger deutliche geometrische Formen (eines Ausschlags), d. h. durch Bogen, Ringe, Kokarden, Schlangenlinien, »Landkarten« gekennzeichnet. E figured.

**Fila** *(latein.):* Fäden. S. u. ▸Filum. E fila.

**Fi|la|ment(um):** fadenförmiges Gebilde; z. B. *histol* das Muskelfilament (▸Myofilament; s. a. ▸Actin),

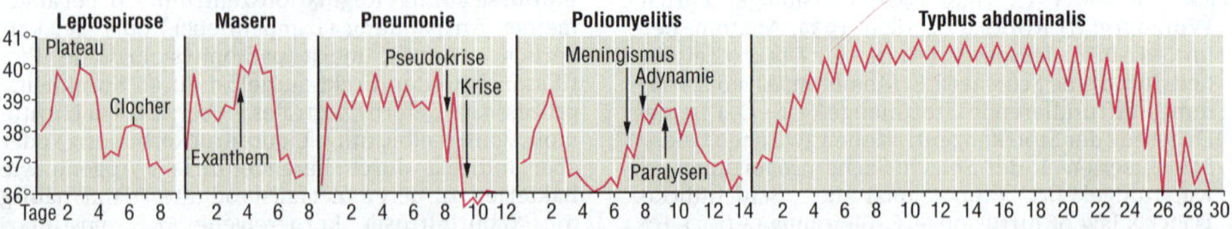


**Fieberkurve:** charakteristische F. bei Infektionskrankheiten. [185]

die Protofibrille der kollagenen Bindegewebsfaser, die Einzelfaser der Spinalnerven u. Nervenäste; *urol* ▸Harnfilament. E filament. – **Filamente, intermediäre:** zytoplasmatische Faserstruktur als Bestandteil des Zellskeletts. E intermediate f.s.

**Filament-Gleit-Theorie:** Theorie der ▸Muskelkontraktion. Danach gleiten Actin- u. Myosinfilamente ineinander, ohne ihre eigene Länge zu verändern.

**Fi|lạria, Filarie:** fadenförmige, meist außerhalb des Verdauungstraktes parasitierende Würmer, u. zwar Nematoden der Ordnung ▸Spirurida, v.a. der Überfamilie ▸Filarioidea. S.a. ▸Microfilaria. Der Befall führt zu ▸Filariose. E Filaria. – **F. ban|crọfti:** ▸Wuchereria bancrofti. – **F. conjunc|tịvae:** s.u. ▸Dirofilaria. – **F. dracunculus:** ▸Dracunculus medinensis. – **F. lọa:** ▸Loa-Loa. – **F. pẹrstans:** ▸Acanthocheilonema perstans. – **F. vọlvulus:** s.u. ▸Onchocerca.

**Filariasis:** ▸Filariose. E filariasis.

**Fi|lạ|rien:** ▸Filariidae (s.a. ▸Filaria). E filariae.

**Filạrien|abszess:** Abszess bei Verlegung der Lymphwege durch erwachsene Filarien; ausgelöst durch deren tox. Zerfallsprodukte u. zusätzlich – über offene Wurmgänge – durch bakterielle Infektion; v.a. am Oberschenkel (bei Brugia malayi), Hodensack (Wuchereria bancrofti), Fuß (Dracunculus medinensis). E filaria abscess.

**Filạrien|lymph|angitis,** Elephantiasisfieber: in allen Stadien der ▸Filariose vorkommende – oft mit Varikose der Lymphknoten u. Lymphstauung im Hodensack kombinierte – zentrifugal fortschreitende, allergische ▸Lymphangitis; im Frühstadium mit periodischer, schmerzhafter Schwellung regionärer Lymphknoten, Fieber, Erbrechen, Anschwellung der Gliedmaßen, evtl. auch Hautödem; im Spätstadium meist auch ▸Filarienabszess u. erysipelartige Erscheinungen. E filarial lymphangitis, filaria elephantiasis.

**Fi|la|ri|ịdae:** Familie (sub)tropischer Würmer; ▸Nematoden der Ordnung Spiruridae (▸Filarioidea). Außerhalb des Verdauungstraktes lebende Parasiten, z.B. ▸Wuchereria, ▸Brugia, ▸Onchocerca, ▸Loa. Ihre jugendlichen Stadien (▸Microfilaria) werden von Blut saugenden Insekten aus dem peripheren Blut oder Spalten des Unterhautfettgewebes aufgenommen u. als Larven auf die Haut des Endwirts abgegeben, in die sie aktiv eindringen (nachfolgend Absiedlung in bestimmte Organsysteme). E Filariidae.

**Fi|la|rio|idea:** die Überfamilie »Fadenwürmer« der Spirurida [Nematodes]; umfasst u.a. die Familie ▸Filariidae.

**Filariọse,** Filariasis: Befall durch Fadenwürmer der Überfamilie ▸Filariidae. Äußert sich als F. des Menschen (der einzige Endwirt) – nach Übertragung von Mikrofilarien durch Blut saugende Insekten (Ausnahme: der durch Kleinkrebse übertragene Dracunculus medinensis) einsetzend – mit typischen Erscheinungen je nach Sitz der erwachsenen Würmer der verschiedenen Arten; s.a. ▸Onchozerkose, ▸Drakunkulose. E filariasis.

**Filgrastim:** gentechnologisch (»rekombinanter«) in E. coli hergestellter humaner Granulozyten-Kolonien-stimulierender Faktor (G-CSF; ▸Zytokin). ***Anw.*** als Immunstimulans (s.u. ▸CSF). E filgrastim.

**Filial:** ▸Metastasen.

**Filiạlgeneration:** *Genetik* die Generation der Nachkommenschaft eines Elternpaares oder einer Elterngeneration. – Bei Kreuzungen mendelnder Allele unterscheiden sich die 1. F. (»Tochtergeneration«, $F_1$) u. die daraus durch interne Weiterkreuzung hervorgehende 2. F. (»Enkelgeneration«, $F_2$) sowie die folgenden Generationen ($F_3$, $F_4$ etc.) bezüglich der Aufspaltung ihrer phänotypischen Merkmale (▸Phänotyp) entsprechend den ▸MENDEL-Regeln. E filial generation.

**filialisiert:** *Pathologie* von Tochtergeschwülsten (Metastasen) durchsetzt. E metastasized.

**Filière** *(franz.)*: Messlehre mit kreisrunden Bohrungen zur Kaliber-Bestg. von Kathetern u. Bougies. E French scale.

**filifọrm(is):** fadenförmig. E filiform.

**Filipendula ulmaria,** Mädesüß, Spierstaude: zu den Rosazeen zählende Heilpflanze. In spezieller Aufbereitung (Blüten) nachweislich wirksam bei Erkältungskrankheiten (antiphlogistisch, adstringierend, antipyretisch).

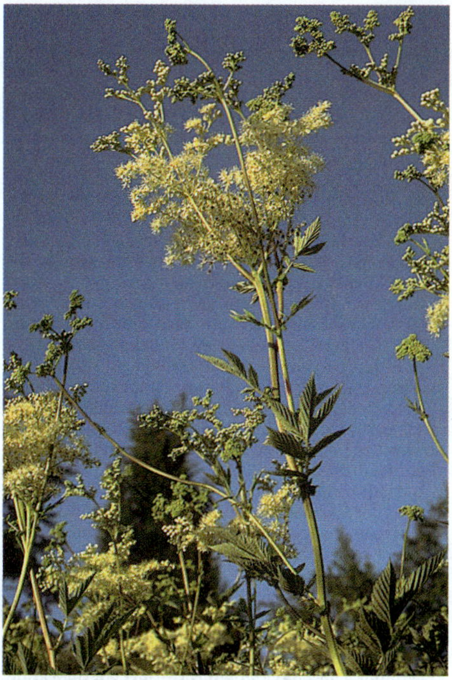

**Filipendula ulmaria.** [482]

**Filmbildner:** Wirkstoffe in benetzenden Augentropfen; ***Wirkst.:*** z.B. Polyvidon, Polyvinylalkohol, Hypromellose, Carbomer; ***Anw.*** bei trockenem Auge als »künstliche Tränen« u. zur Nachbenetzung von Kontaktlinsen.

**Fịlm|dosimeter:** ein v.a. im Strahlenschutz verwendetes ▸Dosimeter (▸Strahlenschutzplakette) zur Ermittlung der Ionendosis einer Röntgen-, Gamma- oder Elektronenstrahlung aus der Schwärzung der photographischen Emulsion von Filmen; bei Verwendung von Kernspur-Emulsion auch zur Ermittlung der ▸Dosisäquivalent schneller Neutronen. E film badge.

**Film|oxy|ge|na|tor:** ein ▸Oxygenator, dessen Platten ständig u. gleichmäßig mit einem Blutfilm bedeckt werden oder in Blut eintauchen; in dem sich an der Plattenoberfläche entwickelnden Blutfilm erfolgt Gasaustausch; typische Modelle n. GIBBON, KAY-GROSS, MELROSE. E film oxygenator.

**Film|verband:** reizlose, nicht mit der Wunde verklebende Kunststoff-Folie, kombiniert mit saugfähiger Verbandstoffauflage; evtl. mit Aluminium beschichtet. Gewährleistet einen schonenden Verbandwechsel. E adhesive tape.

**Filo|viridae:** eine Familie von RNS-Viren (umfasst das Marburg- u. das Ebola-Virus); mit fadenförmigem Virion (»**Filovirion**«); Größe: 790–970 × 80 nm. E Filoviridae.

**Filter,** Filtrum: **1)** *Chemie* poröses Material zur physikalischen Abtrennung fester Stoffe aus Flüssigkeiten u. Gasen (▸Filtration); je nach Porengröße als Hart- (feinporig) oder als Weich-F.; je nach Material als Papier-F. (reine, ungeleimte Cellulose), Tuch-F. (Natur-, Chemie-, Glasfaser; Asbest), Glas-F. (Glaswolle, Sinterglas), Membran-F. (sog. Ultra-F.; z.B. BECHTOLD-Membran) oder Keramik-F. (meist als Filterplatten = Fritten oder ▸Filterkerzen). – Anw. u.a. als Bakterien-F. (»bakteriendichtes F.«), Bio-F. (für Trinkwassergewinnung durch Entkeimung; meist als Sand-F. mit angesiedelten Bakterien fressenden Mikroorganismen). **2)** *Radiologie* zu Härtung u. Ausgleich (= Homogenisierung), evtl. auch nur zur Schwächung einer Photonenstrahlung in den Strahlengang einzubringende Metallschicht (Al, Cu, Fe, Pb; ferner THORÄUS-F.). Der Filterwert wird in mm Dicke des Filtermaterials angegeben. **3)** *Optik* Vorrichtung zur Aussonderung bestimmter Wellenbereiche aus dem sichtbaren u. unsichtbaren Lichtspektrum, z.B. Absorptions-, Dispersions-, Interferenz-F. **E** filter.

**Filter|kerze:** zylindrisches ▸Filter aus Porzellanerde u. Quarzsand (nach PASTEUR, CHAMBERLAND) oder aus Kieselgur (n. BERKEFELD) als Hartfilter zur Abtrennung von Verunreinigungen (v.a. Mikroorganismen) aus Flüssigkeiten; regenerierbar (z.B. durch Ausglühen). **E** Berkefeld filter, Chamberland filter.

**Filter|kuchen:** s.u. ▸Filtration. **E** marc.

**Filtration,** Filtrieren: *Physik* die Abtrennung fester Stoffe aus Flüssigkeiten u. Gasen durch ▸Filter; erfolgt als Oberflächen-F. durch Siebwirkung, als Tiefen-F. durch Adsorptionswirkung oder Teilchenablagerung in den Filterkapillaren. Dient als Klär- bzw. Trenn-F. der Gewinnung reiner Flüssigkeit (= Filtrat) u./oder des zurückbleibenden Feststoffes (= Filterkuchen) aus der das Filter passierenden Flüssigkeit. **E** filtration.

**Filtrations|diurese:** *Physiologie* die ▸Diurese aufgrund der Vermehrung des Filtratvolumens der Niere; erfolgt v.a. bei ansteigendem Blutdruck im Anschluss an einen Kreislaufkollaps. **E** filtration diuresis.

**Filtrations|druck:** *Physik* bei Filtration die Druckdifferenz zwischen Zu- u. Ablaufseite. – **F., effektiver:** Druckgradient, der die Größe des durch eine Kapillarmembran filtrierten Flüssigkeitsvolumens bestimmt. Dieser ▸Gradient resultiert aus dem kolloidosmotischen Druck des Gewebes u. aus dem intravasalen Blutdruck abzüglich des interstitiellen Drucks u. des kolloidosmotischen Drucks des Plasmas. Da in der Niere der kolloidosmot. Druck des Gewebes wegen der Eiweißfreiheit des Glomerulusfiltrats unbedeutend ist, gilt: kapillärer Druck (ca. 70 mmHg) minus tubulärer Druck (ca. 20 mmHg) minus intravasaler kolloidosmot. Druck (20 mmHg) = 30 mmHg. Bei Blutdruckabfall auf < 60 mmHg erfolgt keine Filtration mehr. **E** (effective) filtration pressure.

**Filtrations|fraktion,** Abk. FF: *Physiologie* der in den Glomeruli der Niere filtrierte Anteil des Blutplasmadurchflusses durch die Nieren (s.a. ▸Glomerulusfiltrat); beträgt beim Menschen normal ca. 20 %. Wird errechnet als Quotient aus der Inulin- u. p-Aminohippursäure(PAH)-Clearance. **E** filtration fraction.

**Filtrations|rate, glomeruläre,** Abk. GFR: *Physiologie* das Volumen des ▸Glomerulusfiltrats pro Zeiteinheit; ist abhängig vom effektiven ▸Filtrationsdruck u. vom Filtrationswiderstand der Glomerulusmembran (deren Dicke, Fläche, Porengröße); beträgt beim Menschen ca. 125 ml/Min. bzw. 180 l/Tag (d.h. 60faches Plasmavolumen; unterliegt der Rückresorption in ▸Tubuli). Abnahme zwischen dem 20. u. 90. Lj. um ca. 35 %. Die Bestimmung erfolgt indirekt anhand der ▸Clearance von Substanzen, die ausschließlich u. frei = uneingeschränkt filtriert, jedoch nicht rückresorbiert oder sezerniert u. auch nicht in der Niere verstoffwechselt werden (z.B. Inulin, Polyfructosan S). **E** glomerular filtration rate.

$$GFR = \frac{U \cdot V}{P}$$

**Filtrationsrate, glomeruläre:** U = Urinkonzentration; V = Harnvolumen; P = arterielle Plasmakonzentration.

**Filtrations|theorie der Harnbereitung:** ▸LUDWIG-Theorie. **E** filtration theory of urine formation.

**Filtrat|volumen, glomeruläres:** *Physiologie* nicht korrekte Bez. für die glomeruläre ▸Filtrationsrate.

**Filum** *(latein. = Faden)* Plur. Fila: *Anatomie* fadenförmiges Gebilde. **E** filum. – **F. durae matris spinalis:** der solide fadenförmige Strang der ▸Dura mater spinalis, der, mit dem ▸F. terminale verschmolzen, dorsal in das Steißbeinperiost übergeht. **E** f. of spinal dura mater. – **Fila olfactoria:** ▸Nervi olfactorii. **E** olfactory fila. – **Fila radicularia:** die Wurzelfasern der Spinalnerven. **E** radicular fila. – **F. terminale:** der rudimentäre »Endfaden« des Rückenmarks in Fortsetzung des ▸Conus medullaris in der Cauda equina; er verschmilzt mit dem F. durae matris spinalis. **E** terminal f.

**Filzlaus:** *Parasitologie* ▸Phthirus pubis; s.a. ▸Pedikulose. **E** crab louse.

**Fim|bria, -brie** *(latein. = Franse)*: **1)** *Anatomie* fransenartiges Gebilde; z.B. als **F. hippocampi** ein weißer Faserstrang, medial auf dem Hippocampus liegend, sich fortsetzend als Crus fornicis in den Fornix (Teil der Riechbahn); oder die **Fimbriae tubae**, die Fransen des Eileiters, die dessen bauchhöhlenseitige Öffnung am Infundibulum umgeben (die längste = **F. ovarica** reicht bis zum oberen Eierstockpol u. besitzt ovarialseitig eine Rinne für den Abtransport des – durch Eisprung frei gewordenen – Eies). **E** fimbria. **2)** *Bakteriologie* der Pilus, der haarartige Zellwandanhang vieler Bakterien (z.B. bei Escherichia, Shigella, Salmonella, Proteus); er enthält **F**- oder **Fimbrien-Antigen.**

**Fim|bri|ektomie:** *Gynäkologie* operative Sterilisation der Frau durch Entfernung der Fimbrien u. Unterbindung der Eileiter. Trotz seltener Versager relativ sicher; vaginal durchführbar. **E** fimbriectomy.

**Fim|brien|schwangerschaft:** Tubenschwangerschaft im Bereich der Fimbrien (v.a. der ▸Fimbria ovarica). **E** tubo-ovarian pregnancy.

**Fimbrio|lyse:** mikrochirurgische Trennung mäßiggradig verklebter Fimbrien des Eileiters zur Wiederherstellung ihrer Funktion bei Sterilität; s.a. ▸Salpingostomie. **E** fimbrioplasty.

**Final|stadium:** *Pathologie* das letzte Stadium eines Krankheitsprozesses, i.e.S. das vor dem Tode (= Präfinalstadium = Agonie). **E** final stage, end s., terminal s.

**Finasterid:** ein ▸5-Alpha-Reductase-Hemmer; ***Anw.*** bei benigner Prostatahyperplasie u. androgenetischer Alopezie. **E** finasteride.

**Fin|cham-Koinzidenz|opto|meter:** ▸Optometer zur objektiven Bestimmung der Brechkraft des Auges mit Hilfe einer auf die Netzhaut projizierten Strichfigur.

**Finger:** ▸Digitus, Digiti manus. **E** finger. – **F., schnellender,** Digitus recellens: die Beuge- oder – meist – Streckhemmung eines Fingers, die sich – evtl. nur passiv – unter deutlichem, meist schmerzhaftem Schnappen überwinden lässt; Ursache ist eine meist spindelförmige Sehnenverdickung (Tendinitis hyperplastica) einer Beugesehne, die das glatte Durchgleiten durch die Sehnenscheide behindert u. meist rheumatisch oder durch Dauerüberlastung bedingt ist; ggf. eine anzeigepflichtige Berufskrankheit. **E** trigger finger.

**Finger|abdruck:** ▸Daktylogramm. **E** fingerprint.

**Finger|agno|sie:** *Neurologie* die Unfähigkeit, bei offenen Augen die eigenen Finger zu unterscheiden, zu benennen u. vorzuzeigen. Eine Störung der Körperfühlsphäre (Autotopagnosie) bei Schädigung des Gyrus angularis der dominierenden Großhirnhälfte; Teil des GERSTMANN-Syndroms. **E** finger agnosia.

**Finger|apoplexie:** paroxysmales ▸Fingerhämatom.

**Finger|auswechslung:** *Chirurgie* Verpflanzung eines funktionell weniger wichtigen Fingers unter Erhaltung seiner Gefäße u. Nerven (»neurovaskuläre ▸Transplantation«) zum Ersatz eines fehlenden Fingers, meist als ▸Daumenersatz. **E** change of fingers.

**Finger|beere,** terminaler Tastballen, Torulus tactilis: die mit Fettpolster u. besonders zahlreichen MEISSNER-Tastkörperchen (Abb.) ausgestattete, kapillarenreiche beugeseitige Vorwölbung des Fingerendglieds; das Tastleistenbild ist geprägt durch – für die ▸ Daktyloskopie wichtige – individuell festgelegte Schlaufen, Wirbel u. Wellen. E tactile elevation.

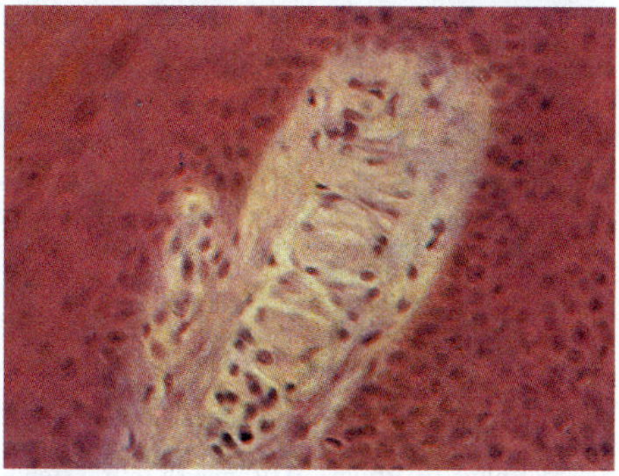

**Fingerbeere:** Längsschnitt durch ein MEISSNER-Tastkörperchen (histol. Bild). [497]

**Fingerdeformitäten:** unterschiedliche Deformierungen der Finger, z. B. aufgrund einer Strecksehnenruptur über den Mittelgelenken bei Articulosynovitis (▸ Knopflochdeformität); s. a. ▸ Schwanenhalsdeformität, ▸ Schusterdaumen; Abb.

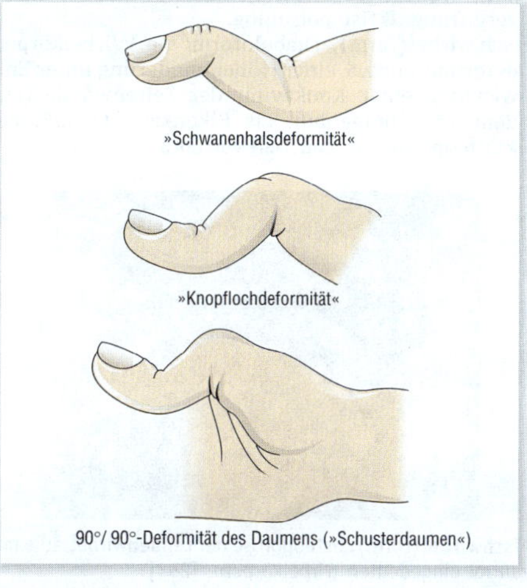


**Fingerdeformitäten.** [349]

**Finger|ersatz:** *Chirurgie* ▸ Fingerauswechslung; auch als freie Zehentransplantation möglich. E finger reconstruction.

**Finger-Finger-Perkussion:** indirekte ▸ Perkussion, bei der ein Finger der einen Hand auf einen der Körperoberfläche aufgelegten der anderen Hand klopft.

**Finger-Finger-Versuch:** *Neurologie* Prüfung der Fähigkeit zur Koordination der Bewegungen durch Aneinander-führen-Lassen der Spitzen beider Zeigefinger in der Horizontalen (erst bei offenen, dann bei geschlossenen Augen); s. a. ▸ Finger-Nase-Versuch. E finger-to-finger test.

**Finger|hämatom, par|oxys|males,** ACHENBACH-Syndrom, Fingerapoplexie: v. a. bei Frauen anfallsweise (spontan oder nach mechanischer Belastung) u. unter heftigen Schmerzen auftretende kleine Hämatome (mit Begleitödem) der Fingergreifflächen; Blutgerinnung normal. Ätiologie unklar. E digital paroxysmal aneurysm, Achenbach's syndrome.

**Finger|hut:** *Botanik* die Gattung ▸ Digitalis. E foxglove, digitalis.

**Finger|knöchel|polster:** *Pathologie* als **echte F.** die meist beidseits symmetrisch ausgebildeten, kirschkerngroßen, evtl. leicht zyanotischen (»gestrichelten«) oder zentral eingesunkenen polsterart. Verdickungen seitlich der Mittelgelenke des Zeige- bis Kleinfingers, bedingt durch Durchblutungsstörungen mit nachfolgender Epidermisdegeneration u. vermehrter Verhornung; gelegentlich bei DUPUYTREN-Kontraktur, Induratio penis plastica. Als **unechte F.** einzeln stehende gelbliche Schwielen auf der Mittelgelenkstreckseite bei normaler Vasomotorik als Folge einer chronischen mechanischen (berufsbedingten) Irritation. E knuckle pads.

**Finger|kon|trak|tur:** ▸ Kontraktur der Finger als Beuge-, Streckkontraktur oder in Form einer seitlichen Abweichung; am Daumen auch als Adduktions-, Oppositionskontraktur; evtl. als angeborene (meist beidseit.) F. – Typisch u. a. als Pollex rigidus, Kampto- oder Klinodaktylie, komplette, rheumat. Abweichung zur Ellenseite (Ulnardeviation; als »Windmühlenflügelfinger«). S. a. ▸ DUPUYTREN-, ▸ KRUKENBERG-, ▸ VOLKMANN-Kontraktur. E contraction of fingers.

**Finger|nagel:** ▸ Unguis; s. a. ▸ Nagel..., ▸ Onycho... E fingernail.

**Finger-Nase-Versuch:** *Neurologie* als Prüfung auf Bewegungskoordination u. Taxie das Herbeiführenlassen (zunächst bei offenen, dann bei geschlossenen Augen) einer raschen, zielsicheren Berührung der Nasenspitze durch eine Zeigefingerspitze (nach weit ausholender Armbewegung); s. a. ▸ Finger-Finger-Versuch. E finger-nose test.

**finger prints** *(engl.):* in der Doppelkontrastdarstellung des Kolons sichtbare narbig bedingte Impressionen des oberen Colon descendens bei der CROHN-Krankheit (▸ Enteritis regionalis).

**Finger|pumpe:** ventilloses Pumpenmodell für die Herz-Lungen-Maschine; langausgezogene Metallzylinder (»Finger«) pressen nach- u. nebeneinander alternierend die blutführenden Schläuche zusammen u. massieren so die Blutsäule vorwärts. E finger pump.

**Finger|reflexe:** *Neurologie* diagnostisch genutzte Reflexe im Fingerbereich (»Fingerzeichen«); v. a. der BECHTEREW-JACOBSOHN-, MAYER-, ROSNER-, GORDON-Reflex. E pyramidal signs in the hand (finger) region.

**Finger|schiene:** *Chirurgie* Schiene zur Ruhigstellung von Fingern; z. B. nach BÖHLER-, als schmale CRAMER-Schiene, Gipslonguette, Aluminiumstab, Holzspatel; ferner – als Korrektivschienen – Modelle n. SEYFARTH, OPPENHEIMER, LEWIN, MOMMSEN, BUNNELL (Beugeschiene) u. KANAVEL (Handschuhquengel). E finger splint.

**Finger|sprache:** ▸ Gebärdensprache. E finger spelling, dactylology.

**Finger|umlauf:** *Pathologie* ▸ Panaritium. E whitlow, felon.

**Finger|versuch:** Einwirkenlassen von Eis- u. von Warmwasser auf einen künstlich venös gestauten Finger als Test auf serogene hämolytische Anämie (bei positivem Test wird im anschließend entnommenen Blut Hämolyse bzw. Erythrophagozytose nachweisbar). E finger test.

**Finis** *(latein.):* Ende, Tod. E end, death.

**Finkelstein-Formel** (HEINRICH F., 1865–1942, Kinderarzt, Berlin): *Pädiatrie* Formel zur Errechnung der täglichen Trinkmenge (ml) in der Neugeborenenperiode: (Lebenstag – 1) × 70–80. E Finkelstein's milk formula.

**Finne: 1)** Hydatide, Blasenwurm: die Jugendform von Bandwürmern (»Bandwurmfinne«), z. B. der Gattungen ▸ Cysticercus, ▸ Echinococcus, ▸ Coenurus. E hydatid. **2)** *Dermatologie* das Knötchen der Akne (vulgaris), des »Finnenausschlags«. E pimple, acne papule.

**Finnen|balg:** die wirtseigene, die ▸Finne der Bandwürmer umgebende fibröse Kapsel (»Zystenmembran«).

**Finochietto-Extensionsbügel** (ENRIQUE F., 1881–1948, Chirurg, Buenos Aires): Platte zur – verstellbaren – Fixierung aller dreigliedr. Finger für die Übertragung eines Längszuges, z. B. zur ▸Reposition von Unterarm- u. Handgelenkfrakturen. E Finochietto's stirrup.

**Finsen** (1) JON C. F., 1826–1885, Arzt, Nykøbing/Dänemark; 2) NIELS RYBERG F., 1860–1904, Arzt, Kopenhagen). – **F.-Behandlung** (NIELS RYBERG F.): *Dermatologie* Ultraviolett-Bestrahlung mit der **F.-Lampe** (Bogenlampe); u. zwar des Lupus vulgaris u. bestimmter Erythematodes-Formen; i. w. S. die UV-Ganzkörperbestrahlung (»Bogenlichtbad«). E Finsen treatment. – **F.-Krankheit** (JON C. F.): ▸Bornholmer Krankheit.

**Finsterer** (HANS F., 1877–1955, Chirurg, Wien). – **F.-Drüner-Operation:** »Resektion zur Ausschaltung« bei nicht resezierbarem peptischem ▸Ulcus duodeni. Durchtrennung des Magens im Antrumbereich u. Aushülsung der Magenschleimhaut im präpylorischen Magenstumpf, wonach dessen verbleibende Seromuskularismanschette als blinder Stumpf verschlossen wird. Es folgt dann eine Magenresektion nach BILLROTH II. – **F.-Operation:** (1914) Modifikation der BILLROTH-II-Magenresektion durch retrokolische Anastomosierung des im oberen Schnittbereich zuvor verschlossenen Magenstumpfes End-zu-Seit mit dem Jejunum (= Gastrojejunostomia retrocolica terminolateralis partialis inferior). Zusätzlich Aufsteppung des zuführenden Jejunumschenkels auf die Verschlussnaht des oberen Magenquerschnitts. – **F.-Zeichen:** paradoxe Pulsverlangsamung bei schwerer intraperitonealer Blutung.

**FIO$_2$:** in der Anästhesiologie die inspiratorische $O_2$-Konzentration; gibt den prozentualen Anteil von Sauerstoff an. Ein FIO$_2$ von 0,3 bedeutet 30 Vol.-% $O_2$ im Inspirationsgas.

**first pass effect** *(engl.): Pharmazie* ▸DOST-Gesetz.

**First-set-Reaktion** *(engl.): Immunologie* s. u. ▸Transplantatabstoßung.

**Fisch|augen-Syndrom:** angeborener ▸LCAT-Mangel.

**Fisch|band|wurm:** ▸Diphyllobothrium latum. E fish tape worm.

**Fischel-Ektopie** (WILHELM F., 1852–1910, Frauenarzt, Prag): *Gynäkologie* Epithel aus dem Zervikalkanal, das unter physiologischem Östrogeneinfluss auf die Portiooberfläche ausgestülpt (ektropioniert) wird; kommt bei 30–50 % der weibl. Neugeborenen vor, verschwindet in der Kindheit u. tritt in der Pubertät u. Geschlechtsreife bei vielen Frauen wieder auf. Kein krankhafter Befund! s. a. ▸Ektopia portionis.

**Fischer** (1) EMIL HERMANN F., 1852–1919, Chemiker, Berlin; 1902 Nobelpreis für Chemie; 2) HANS F., 1881–1945, Chemiker, München; 1930 Nobelpreis für Chemie; 3) HEINRICH F., 1857–1925, Arzt, Wiesbaden; 4) HEINRICH F., 1884–1943, Hautarzt, Rostock, Köln; 5) H.O.L. F., Biochemiker, Sohn v. EMIL. F.). – **F.-Druckverband** (HEINRICH F., 1857–1925): bei oberflächl. Thrombophlebitis Druckverband (z. B. elastische Binde) des ganzen Beines ohne Drosselung der Arterien. E Fischer's compression bandage. – **F.(-Baer)-Ester** (H.O.L. F.): *Biochemie* ▸Glycerinaldehyd-3-phosphat. – **F.-Hemi|bili|rubin|reaktion** (HANS F.): der Nachweis von Urobilinogen (= Hemibilirubin) im Harn durch Ausschütteln des Chloroformextrakts mit 0,1n-Natronlauge u. Zusatz von 1–2 Tr. 10 %iger Kupfersulfat-Lsg. u. 8–10 Tr. 33 %iger Natronlauge; bei Violettfärbung positiv. – **F.(-Buschke)-Syndrom** (HEINRICH F., 1884–1943): eine autosomal-dominant erbliche, frühkindlich manifeste Systemerkrankung der Haut u. Hautanhangsgebilde (Ektodermaldysplasie); mit Palmoplantarkeratose, Hyperhidrose, Nagel- u. Haaranomalien (Onychogrypose u. -lyse bzw. Hypotrichose). – **F.-Zuckerprobe** (EMIL HERMANN F.): der Glucose-Nachweis im Harn durch Phenylglucosazonbildung (als gelbe Kristalle) beim Erwärmen mit wässriger Lösung von 10 % Phenylhydrazinhydrochlorid u. 15 % Natriumacetat. E F.'s test, Kiliani-F. reaction.

**Fisch|flossen|star,** Cataracta pisciformis: *Ophthalmologie* ein erblicher grauer Star (▸Cataracta) mit fischflossenartigen Bändern an der Oberfläche des embryonalen Linsenkerns. E pisciform cataract.

**Fisch|gift:** s. u. ▸Ichthyismus; s. a. ▸Fugu-Vergiftung. E fish poison.

**Fischgold-Metzger-Linie:** ▸Bimastoidlinie. E Fischgold's bimastoid line.

**Fisch|maul|atmung:** die relativ langsame Schnappatmung bei – insbes. hypokaliämischer – diabetischer ▸Azidose. E gasping for breath.

**Fisch|maul|schnitt,** Steigbügelschnitt: *Chirurgie* hufeisenförmiger querer Schnitt an der Fingerkuppe (etwa 3 mm vom Nagelrand, maximal bis zur Beugefalte des Endgelenkes) zur »Aufklappung« des Endgliedes bei ▸Panaritium; auch allgemein Bezeichnung für Hautschnitt bei Extremitätenamputationen. E fishmouth incision.

**Fisch|maul|stenose:** *Kardiologie* angeborene oder erworbene schlitzförm. (»Knopfloch«-)Stenose einer Herzöffnung (▸Ostium). E fishmouth mitral stenosis.

**Fisch|öl|fett|säuren:** ▸Omega-3-Fettsäuren.

**Fisch|rose,** Fischhändlerrotlauf: *Pathologie* das – meist berufsbedingte – ▸Erysipeloid an Händen u. Unterarmen in der Umgebung durch Flossengräten hervorgerufener Wunden. E fish-handler's disease.

**Fisch|schuppen|krankheit:** ▸Ichthyosis. E fish skin, ichthyosis.

**Fisch|vergiftung:** ▸Ichthy(i)smus; s. a. ▸Lebensmittelvergiftung. E fish poisoning.

**Fisch|wirbel(form),** Diaboloform: die Wirbelkörperdeformierung i. S. einer Höhenminderung unter Entwicklung einer Konkavität der Seitenwände (auf dem a.p. Röntgenbild als Bikonkavität); z. B. bei ▸Osteoporose. E (cod)fish vertebra.

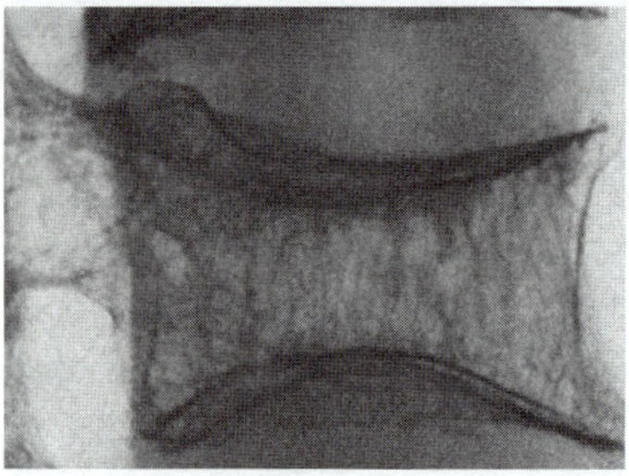

**Fischwirbel(form):** Osteoporose der Lendenwirbelsäule mit zentral eingedellten Wirbelkörpern. [251]

**FISH:** Abk. für ▸Fluoreszenz-in-situ-Hybridisierung.

**Fisher-Syndrom** (MILLER F., amerik. Neurologe): eine idiopathische Polyneuritis mit Augenmuskellähmung (beidseitige Ophthalmoplegie) u. Ataxie, Erlöschen der Eigenreflexe, evtl. auch mit schlaffen Lähmungen. E (Miller) Fisher's syndrome.

**Fissur, Fissura** *(latein.):* Spalte, Furche, Einschnitt (s. a. ▸Sulcus, ▸Fossa, ▸Incisura); tief reichender, strichförmiger Haut- bzw. Schleimhautriss; als natürliches (evtl. embryonales) Gebilde bzw. als krankhafte Spaltbildung, Letztere z. B. als Bauch-, Gesichts-, Hals-, Lippen-, Schambein-, Brustbeinspalte (▸Thorakoschisis), als Blasen- oder als Harnröhrenspalte (▸Blasenekstrophie bzw. ▸Hypo-, ▸Epispadie), als ▸Knochenfissur (»Haarbruch«). E cleft, fissure. – **F. ani:** ▸Analfissur. E anal f. – **F. branchialis,** Kiemenfurche: *Embryologie* s. u. ▸Kiementaschen. E branchial f. – **F. calcarina:** ▸Sulcus calcarinus (s. a. ▸Kalkarina...). E calcarine sulcus. – **F. horizontalis: 1)** die horizontale Kleinhirnfurche zwischen Lobulus semilu-

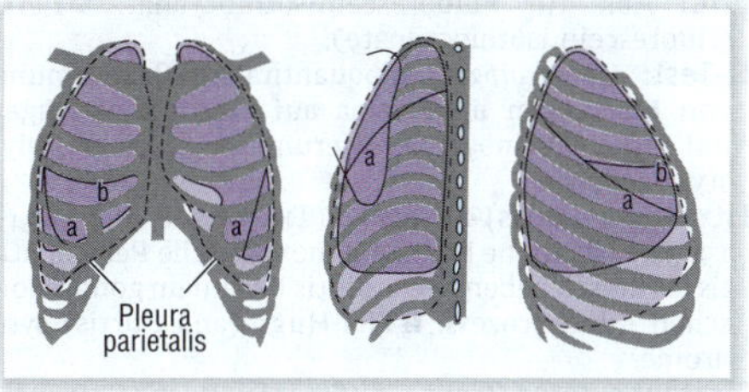


**Fissur:** Fissurae interlobares der Lungen (projiziert auf die Brustkorbwand); a) Fissura obliqua; b) Fissura horizontalis. [494]

naris superior u. inferior. E horizontal f. **2)** die von der Fissura obliqua der Lunge abgehende, annähernd horizontal nach vorn verlaufende Spalte zwischen rechtem Mittel- u. Oberlappen (Abb. »b«). – **F. ligamẹnti terẹtis:** als »Fossa venae umbilicalis« die Leberspalte zwischen linkem Leberlappen u. Lobus quadratus = vorderer Teil der linken Längsfurche; enthält das Ligamentum teres. E f. of round ligament of liver. – **F. l. venọsi:** die Spalte zwischen linkem Leberlappen u. dem Lobus caudatus, der hintere Teil der li. Längsfurche; enthält das Ligamentum venosum. E f. of ligamentum venosum. – **F. longitudinạlis cerebralis:** die bis zum Balkenkörper reichende, die Falx cerebri enthaltende mediane »Spalte« zwischen den Großhirnhälften. E longitudinal f. of cerebrum. – **F. mediạna antẹrior:** die mediane Längsspalte vorn im Rückenmark, die fast an dessen graue Substanz reicht u. die Vorderstränge trennt. E anterior median f. – **F. oblịqua pulmọnis:** in beiden Lungen die von hinten-oben nach vorn-unten verlaufende Trennfurche zwischen linkem Ober- u. Unterlappen bzw. zwischen rechtem Ober- u. Mittellappen (Abb. »a«). E oblique f. of lung. – **F. orbitạlis infẹrior:** die Augenhöhlenbodenspalte zwischen großem Keilbeinflügel, Oberkiefer u. Jochbein; Durchtrittsstelle für Nervus zygomaticus u. N. u. Arteria infraorbitalis. – **F. o. supẹrior:** die Augenhöhlendachspalte zwischen großem u. kleinem Keilbeinflügel; Durchtrittsstelle für die Hirnnerven III, IV, VI u. $V_1$ u. die Venae ophthalmicae sup. u. inf. E orbital f. (superior). – **F. Sylvii:** *Anatomie* ▸Sulcus lateralis cerebri. – **F. transvẹrsa cẹrebralis:** die breite u. tiefe Querspalte zwischen Groß- u. Kleinhirn; darin liegt das über die hintere Schädelgrube ausgebreitete Kleinhirnzelt (▸Tentorium cerebelli). E transverse f. of cerebrum.

**Fissur|ek|tomie̤:** Exzision einer Fissur, z.B. einer Harnröhrenfissur (bei Epi- bzw. Hypospadie).

**Fissụren|karies:** Zahnkaries in den Kauflächenfissuren der Backen- u. Mahlzähne (= Prämolaren bzw. Molaren). E (pit and) fissure caries.

**fịssus** *(latein.):* gespalten. E fissured, cleft.

**Fịstel,** Fistula: *Pathologie* abnormer, röhrenförmiger Gang, der von einem Hohlorgan oder einem – evtl. krankhaft bedingten – Hohlraum ausgeht u. an der Körperoberfläche ausmündet (= **äußere F.** = Fistula externa) oder nur im Körperinneren verläuft (= **innere F.** = Fistula interna) u. evtl. mehrere innere Organe verbindet (= **kommunizierende F.**). Als **inkomplette F.** mit nur einer Mündung (am anderen Ende blindendig), als **komplette F.** doppelmündig; als **komplexe F.** besteht sie aus mehreren miteinander verbundenen (»kommunizierenden«) Gängen mit mehreren Mündungen (sehr komplex als sog. Fuchsbaufistel). Sie ist entweder angeboren (= **kongenitale F.**; z.B. als ▸Urachusfistel, ▸Halsfistel, ▸Epispadie, ▸Hypospadie) oder stellt eine **krankhaft erworbene F.** dar (z.B. als ▸Darmfistel bei CROHN-Krankheit, ▸Narbenfistel, ▸Duodenalfistel; s.a. ▸Fistula) bzw. ist als **künstliche F.** operativ angelegt (z.B. als ▸Ernährungsfistel, ▸Harnröhrenfistel, ▸Bogengangsfistel, ▸Trachealfistel, ▸Zäkumfistel [▸Zäkostomie]). E fistula. – **F., arterio|venöse:** s.u. ▸arteriovenös. E arteriovenous f. – **F., extra|sphinktäre:** ▸Fistula anorectalis mit Fistelgang peripher des Afterschließmuskels. E extrasphincteric f. – **F., intra|sphinktäre:** ▸Fistula anorectalis mit Fistelgang einwärts des Afterschließmuskelrings. E intrasphincteric f. – **F., kommissurale:** beidseitige komplexe Fistel, z.B. als ▸Fistula anorectalis (dort Abb.). E commissural f. – **F., trans|sphinktäre:** ▸Fistula anorectalis (dort Abb.) mit Fistelgang durch den Afterschließmuskel. E transsphincteric f.

**Fịstel|karzinom:** Karzinom mit Ursprung in einer Fistelauskleidung.

**Fistel|probe:** s.u. ▸Fistelsymptom, s.a. ▸EWALD-Labyrinthdruckversuch. E fistula exploration.

**Fistel|symptom:** *Otologie* durch Druckerhöhung im Gehörgang ausgelöster Drehschwindel u. Augenzittern (▸Nystagmus; als Druck-N.) als Zeichen einer ▸Bogengangsfistel; z.B. beim Schnäuzen, Druck auf den Bauch, Lufteinblasung mittels POLITZER-Ballon (sog. Fistelprobe). E labyrinthine fistula sign.

**Fistula:** *Pathologie* die ▸Fistel (s.a. ▸Fistulo...); s.a. ▸Shunt. E fistula. – **F. ani:** ▸Analfistel; auch als ▸Atresia ani analis. E anal f. – **F. ano|rectạlis:** komplette oder inkomplette Mastdarmfistel; mündet als äußere Fistel am Damm (▸F. perinealis) oder in die Scheide (F. anovaginalis). Verläuft als subkutane oder submuköse Fistel unter der Haut bzw. Schleimhaut, Letztere z.B. als intra-, extra- oder transsphinktäre Fistel (s. Abb.). Die Fistel kann auch blind enden (»anorektaler Sinus«) oder als komplexe Fistel um den After gelegen sein, z.B. als Hufeisen-F. (s.a. Abb.). E anorectal f. – **F. aorto|intestinạlis:** Fistel zwischen Bauchaorta u. Dünndarm, z.B. bei Aortenaneurysma oder postoperativ nach Aortotomie; führt zu akuter, u.U. massiver Blutung, aber auch zu geringen Intervallblutungen. E aortointestinal f. – **F. biliạris:** ▸Gallenfistel; mit Mündung an der Körperoberfläche = F. biliocutanea oder in innere Organe, z.B. die Bronchien = F. bronchobiliaris; als **F. biliodigestịva** eine Verbindung zwischen Gallengangsystem bzw. Gallenblase u. Magen oder Darm, z.B. nach Perforation bei Cholelithiasis, posttraumatisch oder als künstliche Fistel zur Galleableitung in Magen oder Dünndarm = biliogastrische bzw. biliointestinale Anastomose. E biliary f. – **F. broncho|pleuralis:** in die Pleurahöhle einmündende ▸Bronchusfistel, z.B. bei Nahtinsuffizienz nach Lungenteilentfernungen, nach Abszess- oder Kavernenruptur; führt zu Spontanpneumothorax, meist auch Pleuraempyem (evtl. mit äußerer Fistelmündung). E bronchopleural f. – **F. cervico|laqueạtica:** Scheidenfistel zwischen Zervikalkanal u. Scheidengewölbe; als geburtstraumatische – evtl. instrumentelle – Folge, z.B. bei Zervixrigidität oder als Geschwürsfolge (bei Zervixtuberkulose,

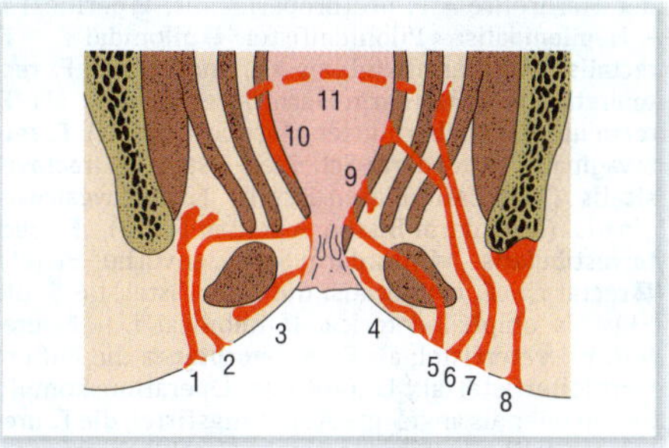


**Fistula anorectalis:** 1) inkomplette ischiorektale Fistel; 2) komplette ischiorektale F.; 3) inkomplette subkutane F.; 4) komplette subkutane F.; 5) komplette transsphinktäre F.; 6) komplette pelvirektale F.; 7) inkomplette pelvirektale F.; 8) Beckenknochenfistel; 9) inkomplette submuköse F.; 10) komplette submuköse F. (Fistula bimucosa); 11) kommissurale F. [137]

-karzinom etc.). E f. cervicolaqueatica. – **F. cholecysto|duodenạlis:** v.a. als künstliche biliodigestive Fistel die ▸Cholezystoduodenostomie. Analog: **F. c.-gastrica** (Cholezystogastrostomie) und **F. c.-intestinalis** (▸Cholezystojejunostomie). S.a. ▸Cholezystostomie. E cholecystoduodenal f. – **F. coronaro|cardiạlis:** die – meist angeborene – Anastomose zwischen der li. u./oder re. Herzkranzarterie u. den Koronarvenen (einschl. des Sinus coronarius) oder den Herzhöhlen. E coronary arteriovenous f. – **F. gast|rica:** Magenfistel; z.B. als äußere künstliche Fistel (F. gastrocutanea) die Ernährungsfistel, ▸WITZEL- u. ▸KADER-Fistel; als innere künstliche Fistel z.B. die ▸Gastroenterostomie = GE oder ▸Gastroduodenostomie; als postperforative Fistel mit Mündung in den Dickdarm = **F. gastrocolica** z.B. bei Karzinom, Magenwandphlegmone, Perforation eines Anastomosengeschwürs (bei Zustand nach GE), als **F. gastrojejunocolica** in das Colon transversum. E gastric f. – **F. ischiorectạlis:** ▸F. anorectalis (dort Abb.), die von einem Prozess unterhalb der Levatorplatte ausgeht; z.B. bei Periproktitis. E ischiorectal f. – **F. omphaloentẹrica:** die Dottergangsfistel, ausgehend von einem fortbestehenden ▸Ductus omphaloentericus u. am Nabel mündend; als inkomplette Fistel bei nur zum Nabel hin offenem Gangteil als »nässender Nabel«; als komplette Fistel mit Entleerung von Darminhalt, Schleim, Galle. E omphaloenteric f. – **F. pelvi|rectạlis:** Fistel zwischen Beckenorganen u. Mastdarm; durch die Levatorplatte als ▸F. anorectalis (dort Abb.). E pelvirectal f. – **F. perineạlis:** Damm- = Beckenboden-Fistel; als ▸F. anorectalis oder – bei Analatresie – als Fistula anoperinealis; auch als künstliche F. der Harnröhre = F. urethroperinealis. E perineal f. – **F. pilonidalis:** ▸Pilonidalfistel. E pilonidal f. – **F. rectạlis:** Mastdarmfistel; als ▸F. anorectalis, **F. recto|urethrạlis** (Mastdarm-Harnröhren-Fistel), als **F. recto|uterịna** (Gebärmutter-Mastdarm-Fistel), **F. rectovaginạlis** (Mastdarm-Scheiden-Fistel), **F. rectovesicạlis** (Mastdarm-Blasen-Fistel), **F. rectovesicovaginạlis** (Mastdarm-Blasen-Scheiden-Fistel), **F. recto|vestibularis** (Mastdarm-Scheidenvorhof-Fistel). E rectal f. – **F. umbilicalis:** die Nabelfistel, i.e.S. die ▸Fistula omphaloenterica. E umbilical f. – **F. uretẹrica:** Ureterfistel; als **F. ureterocutạnea** die äußere Harnleiterfistel als Unfallfolge, Operationskomplikation oder als angelegte Ableitungsfistel; die **F. ureterogenitạlis** mit Mündung in die Geschlechtsorgane, u. zwar angeboren, v.a. aber als Geburts-, Operationskomplikation; als **F. ureterorectạlis** (Harnleiter-Mastdarm-Fistel) perforationsbedingt. E ureteric f. – **F. uterovaginalis:** Gebärmutter-Scheiden-Fistel, s.a. ▸Scheidenfistel (= **F. vaginalis**). – **F. vesicạlis:** ▸Blasenfistel; als **F. vesicocọlica** eine Blasen-Dickdarm-Fistel, z.B. nach Durchbruch eines Blasendivertikels oder -karzinoms; als **F. vesicoperineạlis** die Blasen-Damm-Fistel, z.B. nach Harnphlegmone, nach endovesikalem Blaseneingriff, als Schuss-, Pfählungsfolge; als **F. vesicoumbilicạlis** die ▸Urachusfistel; als **F. vesicovaginalis** die ▸Blasen-Scheiden-Fistel. E vesical f.

**Fistul|ektomịe:** *Chirurgie* die – komplette – operative Entfernung (Exzision) eines Fistelgangs; meist nach ▸Fistulographie u. unter Einführung einer Fistelsonde; möglichst mit Beseitigung des Ausgangsherdes. E fistulectomy.

**Fistulo|graphịe:** Röntgendarstellung einer Fistel nach deren direkter – evtl. endoskopischer – Füllung mit einem positiven Kontrastmittel (KM) bzw. nach indirektem KM-Heranbringen (z.B. Kontrasteinlauf, Arterio-, Phlebo-, Urographie). Evtl. unter Markierung der äußeren Fistelöffnung durch einen Metallring. – I.w.S. auch die Fisteldarstellung (u. Abflusskontrolle) durch – z.B. intraoperative – örtliche Farbstoff-Injektion. E fistulography.

**Fistulo|tomịe:** *Chirurgie* operative Fistelspaltung (Umwandlung in ein Geschwür); u.U. durch langzeitige Anw. eines Zugfadens (»Fadendurchzugsmethode«). E fistulotomy.

**FITC:** Abk. für ▸Fluoresceinisothiocyanat. E FITC (fluorescein isothiocyanate).

**Fi-Test:** *Hämatologie* halbquantitative Bestimmung von Fibrinogen im Plasma auf dem Objektträger mit Hilfe Fibrinogen-Antiserum-überzogener Polystyrolteilchen.

**Fitz-Hugh(-Curtis)-Syndrom** (THOMAS F.-H., 1894–1963): historische Bez. für gonorrhoische Perihepatitis als umschriebene Peritonitis bei einem gonorrhoischen Adnexprozess. E Fitz-Hugh (and Curtis) syndrome.

**Fixateur extẹrne** *(franz. = äußerer Spanner): Chirurgie* standardisierter (z.B. nach AO-Technik) Metallstab als Konstruktionselement zur Frakturstabilisierung unter Zuhilfenahme von z.B. STEINMANN-Nägeln. ***Anw.*** in Rahmenform (Abb.) oder für dreidimensionale Konstruktionen, z.B. ▸Ringfixateur. E external fixation.

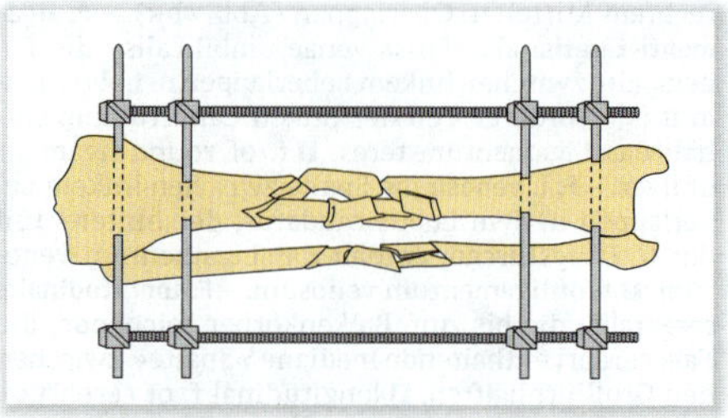

**Fixateur externe:** zweidimensionale Form. [312]

**Fixateur interne** *(franz. = »innerer Spanner«): Chirurgie* schraubbares Metallstabsystem zur Stabilisierung von Kochenbrüchen. Im Unterschied zum ▸Fixateur externe wird dabei der Kraftträger (Spanner) knochennah im Weichteilmantel versenkt. ***Anw.*** z.B. zur Stabilisierung von Wirbelsäulenverletzungen.

**Fixation:** ▸Fixierung. E fixation. – **F., federnde:** *Chirurgie* bei unfallbedingter Verrenkung (▸Luxation) die durch abnorme Weichteilspannung bewirkte federnd-elastische Steife des distalen (= luxierten) Skelettabschnitts in der – typischen – Dislokationsstellung, in die er nach passivem Dislokationsausgleich wieder zurückschnellt (auch in Narkose) u. die erst nach fachgerechter ▸Reposition behoben wird. Sie fehlt bei schwerer Band- u. Kapselzerreißung.

**Fixatiọns|nystagmus:** ▸Einstellungsnystagmus. E fixation nystagmus.

**Fixations|reflex:** **1)** Adaptationsreflex, Fixationsrigidität: *Neurologie* die bei allgemeiner, extrapyramidal bedingter Steigerung des Muskeltonus nach einer passiv ausgelösten Muskelverkürzung erfolgende reflektorische Spannungsanpassung des Muskels, die sich durch das ▸Zahnradphänomen äußert. E fixation reflex, adaptation reflex. **2)** *Ophthalmologie* die reflektorische Wendung der Augen zum Lichtreiz derart, dass die einfallenden Strahlen auf die Netzhautmitte (Fovea centralis) treffen.

**Fixationsverband:** Verband zur vorübergehenden Ruhigstellung nach einer Verletzung. Dazu zählen der ▸DESAULT-, ▸GILCHRIST- u. ▸Rucksackverband.

**Fixer:** Drogensüchtiger, der sich Suchtmittel (z.B. Heroin) durch Injektion verabfolgt. E junkie, i.v. drug abuser.

**Fixierung,** Fixation: **1)** *Chirurgie* die mechan. Befestigung, z.B. eines Hilfsmittels, Drains oder aber einer Gliedmaße oder eines Organs, z.B. die Stabilisierung eines Knochenbruchs durch ▸Osteosynthese, ▸Fixateur externe, Kontentiv-, ▸Extensionsverband, bzw. die Anheftung (»Pexie«) von fehlgelegenen (»dystopen«) Organen, z.B. die Antefixatio uteri, Nephropexie. **2)** *Ophthalmologie* das bewusste Richten des Blicks (»Einstellung«) auf ein Objekt (den Blick- oder Fixierpunkt) derart, dass dieses in der Netzhautmitte, der Fovea centralis (**zentrale F.**), u.U. auch außerhalb derselben abgebildet wird (**exzentrische** oder **parazentrale F.**). **3)** *Histologie, Bakteriologie* die Stabilisierung des Strukturgefüges von Geweben, Organen, Mikroorganismen usw. in möglichst lebensähnlichem Zustand, z.B. durch Einlegen in Fixierungsflüssigkeit (Alkohole, Formalin etc.), Gefriertrocknung, Erhitzen (3-maliges Durchziehen des beschickten Objektträgers durch die BUNSEN-Brenner-Flamme). **4)** *Psychologie* die erlebnisbedingte seel. Festlegung auf bestimmte Vorstellungs- u. Wahrnehmungsinhalte; nach S. FREUD das Verharren des libidinösen u. aggressiven Triebs u. der Beziehungen des »Ich« zu Triebobjekten u. Personen auf frühen Entwicklungsstufen. E 1), 3), 4) fixation, 2) binocular fixation.

**FK:** Abk. für ▸Fremdkörper.

**fl,** Abk. für Femtoliter: Maßeinheit (1fl = $10^{-15}$ Liter).

**f.l.a.** *(latein.)* Abk. für fiat lege artis: *Pharmazie* »es geschehe kunstgerecht«.

**flạccidus** *(latein.):* weich, schlaff; z.B. Pars flaccida des Trommelfells. E flaccid, weak, lax.

**Flach...:** s.a. ▸Platt..., ▸Platy...

**Flach|fuß:** *Orthopädie* ▸Knick-Platt-Fuß. E flatfoot.

**Flach|pfanne:** s.u. ▸Dysplasia coxae congenita.

**Flach|rücken:** *Orthopädie* Haltungsabnormität der Wirbelsäule, gekennzeichnet durch Abnahme ihrer physiologischen Krümmungen in der ▸Sagittalebene infolge rein kompensatorischer Streckung (v.a. Abnahme der ▸Lendenlordose; dann Abflachung der Brust- und Halswirbelsäule und Steilstellung des Beckens). Bei Fehlbildung der Wirbelsäule (v.a. des 5.LW), Rachitis, bei lumbaler SCHEUERMANN-Krankheit. E flat back.

**Flachs:** s.u. ▸Leinsamen. E flax.

**Flachs|lunge:** ▸Byssinose. E cotton-dust asthma, byssinosis.

**Flach|warze:** **1)** *Gynäkologie* eine Brustwarze, die nur wenig oder gar nicht das Warzenhofniveau überragt u. sich schlecht aufrichtet. Kann zu Stillschwierigkeiten führen (Stillhilfe durch Saughütchen oder Abpumpen der Milch). **2)** *Dermatologie* ▸Verruca plana. E flat wart.

**Flach|wirbel:** ▸Platyspondylie. E flat body of vertebra.

**Flack-Knoten:** *Anatomie* der ▸Sinusknoten des Herzens. E Flack's node.

**Flächen...:** s.a. ▸Planum, ▸Paries. E plane(s)...

**Flächen-Dosis-Produkt:** ein Dosisbegriff v.a. zur Beurteilung der Strahlenbelastung in der Röntgendiagnostik; wird definiert als Integral der Gleichgewichtsionendosis über eine Schnittfläche durch das Nutzstrahlbündel in einem Bereich vom Brennfleck, in dem die Dosis zum Quadrat des Brennfleckabstands umgekehrt proportional ist. – SI-Einheit: $Gycm^2 = 10^{-4}\ Gym^2$ (oder Coulomb $\cdot\ m^2 \cdot kg^{-1}$).

**Flächen|kymo|graphie:** *Röntgenologie* s.u. ▸Kymographie.

**Flächen|quotient:** *Pädiatrie* Quotient aus Exspirations- u. Inspirationsfläche zweier p.a. Thoraxaufnahmen; zur Bestimmung des ▸Residualvolumens beim Kleinkind.

**Flächen|vektor:** *Kardiologie* EKG-Begriff für den aus – meist 2 – QRS-Flächen verschiedener Ableitungen konstruierten Integralvektor zur Bestg. des Ventrikelgradienten. E spatial vector.

**Fla|gellata, Flagellaten,** Geißeltierchen: Protozoen mit einer oder mehreren Geißeln (zumindest in einem Entwicklungsstadium). Werden systematisch meist als Mastigophora bezeichnet (mit den Unterklassen Phyto- u. Zoomastigia). In der Regel ein Zellkern, frei lebende Arten mit Zellmund, bei Parasiten osmotische Ernährung. Vermehrung durch Zweiteilung (Längsteilung), bisweilen Zystenbildung. Zahlreiche Arten leben parasitisch in den verschiedensten Tierklassen sowie beim Menschen. Medizinisch bedeutsam: ▸Trypanosoma, ▸Leishmania, ▸Giardia lamblia, ▸Chilomastix mesnili, ▸Trichomonas. E Flagellata.

**Fla|gel|lation:** *Psychologie* Geißelung als sadistische bzw. masochistische Sexualpraktik. E flagellation.

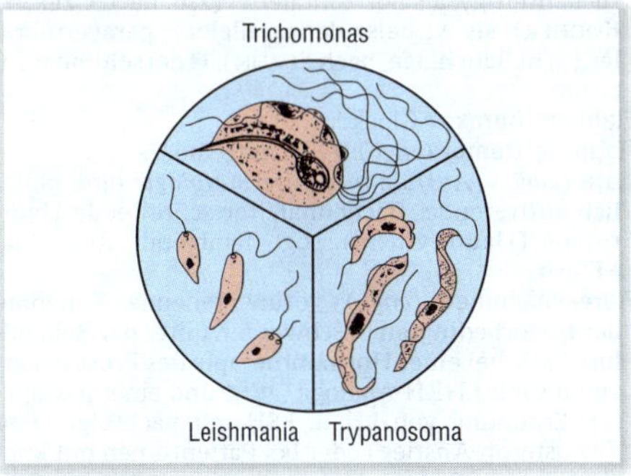


**Flagellata.** [478]

**Fla|gẹllum,** Flimmer: Oberbegriff für Geißel (i.e.S.) u. Wimper (= Kinozilie), die wichtigsten Bewegungsorganellen der Zelle (der Bakterien u. Protozoen, v.a. der Mastigophora sowie der Spermatozoen [in Letzteren als das aus Mikrotubulus-Paaren bestehende Axonem]); s.a. ▸Flimmerepithel (dort Abb.). Ein zu kreisender bis schlagender Bewegung befähigter fadenförmiger Zellfortsatz, der aus dem ▸Basalkörper (unter der Zellmembran) u. dem herausragenden Schaft besteht (in Letzterem u.a. ein Strang aus kontraktilen Makromolekülen bzw. ein Bündel kleintubulärer Fibrillen). E flagellum.

**Flaggenhand:** *Neurologie* Handfehlstellung mit fast rechtwinkliger Abweichung des 2. u. 5. Fingers zur Ellenseite (Ulnarabduktion) bei Daumenstellung in Richtung Unterarm-Längsachse. Bei Poliomyelitis-bedingtem Ausfall der – speichenseitigen – Musculi flexor u. extensor carpi radialis.

**flail chest** *(engl.):* ▸Flatterbrust.

**flake fracture** *(engl.):* ▸Abschälungsfraktur.

**Flammenphotometrie:** *Labormedizin* ▸Spektrophotometrie, geeignet zur quantitativen Bestimmung gelöster Substanzen anhand des bei Zerstäubung u. Verdampfung in einer Flamme auftretenden (Linien-)Spektrums in einem mit Filter ausgestatteten (Flammen-)Photometer. Die Konzentrationsberechnung erfolgt aus der Lichtintensität (mit Hilfe einer Eichkurve). E flame photometry.

**Flammentest:** *Pulmologie* Ausblasenlassen einer Flamme zur Groborientierung über die Ausatmungskapazität.

**Flammpunkt,** Abk. FP: *Physik* die Temperatur, bei der eine brennbare Substanz verdampft zu einem – bei Zündflammenannäherung aufflammenden – Dampf-Luft-Gemisch. E flash-point.

**Flanke:** *Anatomie* der seitliche Rumpfteil zwischen Rippenbogen u. Darmbeinkamm; s.a. ▸Lenden..., ▸Lumbal... E flank.

**Flanken|atmung:** *Pulmologie* **1)** eine ▸Thorakalatmung mit betonten Seitwärtsbewegungen der unteren Rippen bei der Einatmung. Meist kombiniert mit ausgeprägter Zwerchfellatmung (»kostodiaphragmaler Mechanismus«) als Atemtyp bei Fettleibigkeit. E thoracic respiration. **2)** Atemerschwernis infolge Atemwegsenge (»Stenoseatmung«), gekennzeichnet durch Einziehung der seitlichen Teile der unteren Zwischenrippenräume.

**Flankenschmerzen:** Schmerzen im Bereich des seitlichen Bauchraumes, zwischen Rippenbogen u. dem Bereich des seitlichen Hüftkamms. Als Ausstrahlungsschmerzen bei Erkrankungen der Niere, der Wirbelsäule, des kleinen Beckens, der Lunge oder der Bauchorgane oder als harmloses »Seitenstechen« z.B. bei sportlicher Betätigung.

**Flanken|schnitt,** Lendenschnitt, Lumbalschnitt: Operationsschnitt durch die Lendenweichteile, v.a. zur Nieren- u. Harnleiterfreilegung, Sympathektomie, Drainage des Retroperitonealraumes; als Schrägschnitt (v. BERGMANN, ISRAEL; nach LURZ mehr rückenseitig), als horizontaler F. (z. B. nach CZERNY-KOCHER), als wirbelsäulenparalleler = paravertebraler F. (in Bauchlage, nach SIMON). E dorsolumbar incision.

**Flanken|thorax:** ▸Glockenthorax.

**flapping tremor** *(engl.)*: ▸Flattertremor.

**flare** *(engl. = Aufflammen)*: *Dermatologie* eine plötzlich auftretende, flächenhaft fortschreitende Hautrötung (Hauterythem), sog. flammende Röte. S. a. ▸Flush.

**Flare-Phänomen** *(engl.)*: vorübergehende Zunahme der tumorbedingten Beschwerden unter der Behandlung; z. B. bei einer Hormontherapie des Prostatakarzinoms mit LHRH-Analoga (aufgrund einer passageren Erhöhung von LH u. FSH mit nachfolgendem Testosteron-Anstieg) oder bei Patientinnen mit knochenmetastasiertem Mammakarzinom unter Strahlen- oder zytostatischer Therapie (im Skelettszintigramm zunehmende Nuclidspeicherung, Knochenbeschwerden).

**Flaschen|zug|naht:** *Chirurgie* in zwei Zügen gelegte Einzelnaht (1. Stich tief, der 2. darüber), bei deren Zuziehen zunächst die tieferen, bei weiterem Anspannen u. Verknoten die oberen Schichten breit adaptiert werden; dient als entlastende Wundnaht, blutstillende Naht an parenchymatösen Organen.

**flash** *(engl.)*: *Toxikologie* das blitzartige Eintreten der Drogenwirkung bei i. v. Injektion.

**flashback** *(engl.)*: noch Tage (bis Monate) nach der Einnahme erneut auftretende Drogenwirkung.

**flat condylomata** *(engl.)*: flache Kondylome; s. u. ▸Condyloma.

**Flatter|ar|rhythmie:** *Kardiologie* ▸Arrhythmie infolge von ▸Vorhofflattern. E atrial flutter arrhythmia.

**Flatterbrust:** *Chirurgie* instabile Thoraxwand bei Rippenserienfraktur.

**Flatterflimmern:** *Kardiologie* das ▸Flimmerflattern. E flutter fibrillation.

**Flatter|formen:** *Bakteriologie* Kolonieformen mit durch Bakteriophagen ausgefransten Rändern.

**Flattern:** *Kardiologie* ▸Kammerflattern, ▸Vorhofflattern; beide mit Flatterwellen. E flutter. – **F., unregelmäßiges, unreines F.:** ▸Flimmerflattern. E impure f.

**Flatter|tremor:** grobschlägiges Händezittern bei hepatischem Präkoma (u. anderen Lebererkrankungen), bei Myo- u. Enzephalopathie. E flapping tremor, asterixis.

**Flatterwellen,** Abk. F-Wellen: *Kardiologie* das Kurvenbild des Vorhof- bzw. Kammerflatterns im EKG. E F-waves.

**Flatulenz:** s. u. ▸Flatus. E flatulence.

**Flatus** *(latein.)*, Wind, Blähung: durch den After abgehende Darmgase. Vermehrter Abgang: Flatulenz. E flatus. – **F. vaginalis:** ▸Garrulitas vulvae.

**Flaum(haar):** ▸Lanugo.

**Flavan:** *Biochemie* das Grundgerüst (s. Formel) der zu den ▸Flavonoiden gehörenden Flavanone, Flavanole (Catechine), Flavanonole u. deren Polymere. E flavan.

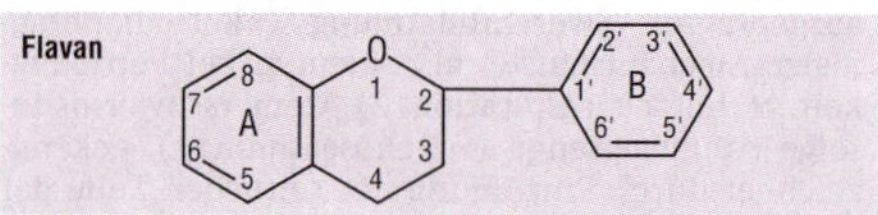

**Flavan.**

**Flavedo:** *Dermatologie* ▸Xanthodermie. E flavedo.

**Flav|ektomie:** *Chirurgie* Abtragung (Fensterung) des ▸Ligamentum flavum zwischen 2 Wirbelbögen bei ▸Laminektomie. E excision of ligamentum flavum.

**Flavin:** *Biochemie* das (zum Alloxazin tautomere) Isoalloxazin $C_{12}H_{10}N_4O_2$, eine in Lösung fluoreszierende Verbindung. Es ist zu reversibler Aufnahme von 2 Wasserstoffatomen befähigt (Formel; Bildung einer farblosen Dihydro-Verbindung) u. ist der Grundkörper der ▸Flavine (1) sowie von ▸Flavin-adenin-dinucleotid u. ▸Flavin-mononucleotid. – s. a. ▸Flavinenzyme. E flavin.

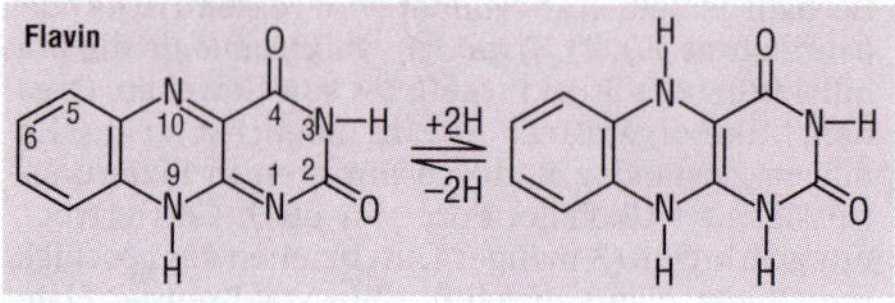


**Flavin.**

**Flavin-adenin-dinucleotid,** Abk. FAD: Alloxazinadenindinucleotid, $C_{27}H_{33}N_9O_{15}P_2$; eine aus Flavin, Ribit (ein Zuckeralkohol; eine Pentose), Phosphorsäure u. Adenosin aufgebaute Verbindung (jedoch kein echtes Dinucleotid). Es ist wegen der reversiblen Bindungsfähigkeit von Wasserstoff (▸Flavin) als ▸prosthetische Gruppe zahlreicher Flavinenzyme wichtig für biologische ▸Redoxreaktionen. Seine Biosynthese erfolgt aus ▸Flavin-mononucleotid u. ▸Adenosin-5-triphosphat. E flavin-adenine dinucleotide.

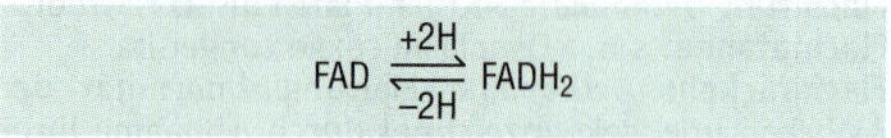


**Flavin-adenin-dinucleotid.**

**Flavine:** **1)** Lyochrome: *Biochemie* vom ▸Flavin durch Substitution in der 9-Stellung abgeleitete Verbindungen (gelbe u. grünliche Farbstoffe), u. a. Riboflavin (= Vitamin $B_2$) u. dessen Antagonisten (Lumiflavin u. -chrom, Isoribo-, Arabo- u. Galaktoflavin). **2)** ▸Acridin-Farbstoffe. E flavins.

**Flavin|enzyme,** Flavoproteine: die sog. gelben Enzyme. Die Eiweißkörper enthalten die Flavinabkömmlinge wie Riboflavin (▸Vitamin $B_2$), ▸Flavin-mononucleotid oder – häufiger – ▸Flavin-adenin-dinucleotid als ▸prosthetische Gruppe, mittels derer sie bei biologischen Oxidationen Wasserstoff bzw. Elektronen von einem Substrat (z. B. NADPH, NADH, Amino-, Brenztraubensäure) auf ein nachfolgendes Enzymsystem, seltener – unter Bildung von Wasserstoffsuperoxid – auf Sauerstoff oder andere Akzeptoren übertragen. Zuerst isoliert (WARBURG u. CHRISTIAN 1932) wurde die NADPH-dehydrogenase, das sog. WARBURG-Atmungsferment = »altes gelbes Ferment«. Bei den – zzt. metallhaltigen – z. Z. ca. 60 bekannten Enzymen handelt es sich um Oxidoreductasen (s. a. ▸Atmungskette, dort Schema). E flavoenzymes, flavoproteins.

**Flavin-mono|nucleotid,** Riboflavinnucleotid, Riboflavin-5'-Phosphat, Abk. FMN: das 6,7-Dimethyl-8-ribitylflavin, $C_{17}H_{21}N_4O_9P$. Ein Derivat des Alkohols Ribit (jedoch kein echtes Nucleotid). Es ist die ▸prosthetische Gruppe einiger ▸Flavinenzyme u. wirkt als reversibles ▸Redoxsystem durch Bildung von reduziertem Flavin-mononucleotid (Symbol: $FMN_{red}$; $FMNH_2$), aus dem durch (Auto-)Oxidation wieder FMN entsteht. Die Biosynthese erfolgt aus Riboflavin u. ATP unter Mitwirkung von Riboflavin-kinase u. Magnesium ($Mg^{2+}$). E flavin mononucleotide.

**Flavi|virus:** eine Gattung der Togaviridae (früher ▸ARBO-B-Viren); darunter die Erreger von Gelbfieber, Zentraleuropäischer u. Russischer Zeckenenzephalitis, Dengue-Fieber, Japanischer, St.-Louis-, Murray-Valley-Enzephalitis, ferner das GB-Virus-C. E flavivirus.

**Flavo|bacterium:** Gattung gramnegativer, fakultativ anaerober Stäbchenbakterien mit rotem bis gelbbraunem Pigment. E Flavobacterium.

**Flavon:** *Pharmazie* 2-Phenylbenzo-γ-pyron (= 2-Phenyl-chromon), Formel. Der einzige nicht hydroxylierte pflanzl. Farbstoff der von ihm ableitbaren Gruppe »Flavone« der ▸Flavonoide (deren Grundkörper). E flavone.

**Flavo|noide:** Naturstoffe, deren Grundgerüst das Phenylchroman ist (Molekularformel: $C_6$–$C_3$–$C_6$, der

Flavon

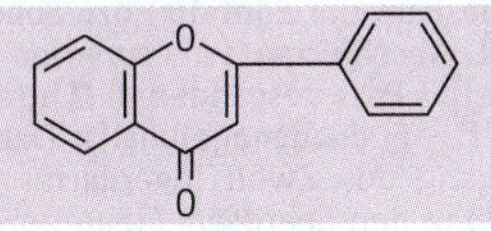

**Flavon.**

Ring A + $C_2$ bis $C_4$ + Ring B der Formel ▶Flavan). Unterschieden als Flavone u. Flavanole (= 3-Hydroxyflavone), Flavanone (= 2,3-Dihydroflavone), Flavanonole (= 3-Hydroxy-2,3-dihydroflavone) sowie die chemisch verwandten Anthocyanidine, Catechine, Chalkone u. Aurone. Gelbe oder rote bis blaue Pflanzenfarbstoffe, die mit der Nahrung in den tierischen u. menschlichen Körper gelangen, für den sie wichtig sind als Redoxsystem, Wasserstoff-Akzeptor und Schutzstoff gegen Autoxidation von Vitamin C u. Adrenalin. S.a. ▶Bioflavonoide. E flavonoids.

**Flavo|proteine:** ▶Flavinenzyme. E flavoproteins.

**Flavoxat:** ein muskulotropes ▶Spasmolytikum; ***Anw.*** als miktionsbeeinflussendes Mittel z.B. bei Dranginkontinenz. E flavoxate.

**fla̦vus** *(latein.):* goldgelb, gelb; z.B. Ligamentum flavum. E yellow.

**Flecainid:** ein ▶Antiarrhythmikum der Klasse IC ohne erkennbare Wirkung auf die Aktionspotentialdauer; hat Ähnlichkeit mit den lidocainartig wirkenden Substanzen. ***Anw.*** v.a. bei supraventrikulären u. ventrikulären Arrhythmien. E flecainide.

**Flèche** *(franz. = Pfeil): Orthopädie* der nach Forestier zur Bestimmung der Lordosierbarkeit der Halswirbelsäule bei Spondylarthritis gemessene Abstand des Hinterkopfs von einer senkrechten Wand bei wandanliegendem Gesäß u. Rücken.

**Flechsig-Bündel** (Paul Emil F., 1847–1929, Neurologe, Leipzig): der ▶Tractus spinocerebellaris posterior des Rückenmarks. E Flechsig's fasciculus, F.'s tract.

**Flechte: 1)** *Botanik* ▶Lichenes. **2)** *Dermatologie* volkstümliche Bez. für verschiedene chron. Hautkrankheiten, z.B. ▶Ekzem, ▶Psoriasis, ▶Pityriasis, ▶Lichen, ▶Tinea. E lichen. – **F., fressende:** ▶Lupus vulgaris (aber auch andere verstümmelnde Hautkrankheiten). – **F., nagende:** ▶Lupus erythematodes chronicus discoides.

**Fleck:** *Dermatologie* ▶Macula. E spot. – **F., blauer:** blutungsbedingte Haut-Weichteil-Veränderungen wie ▶Sugillation, ▶Suffusion, ▶Hämatom, ▶Macula caerulea (Taches bleues). E black and blue mark. – **F., blinder, des Auges:** *Anatomie* s.u. ▶blind. E blind spot. – **F., gelber, des Auges:** Macula lutea, Stelle des schärfsten Sehens (Fovea). E yellow spot. – **F., roter:** die ▶Erythroplakie.

**Flecken|mal:** *Dermatologie* ▶Lentigo, ▶Café-au-Lait-Fleck, ▶Naevus spilus bzw. pigmentosus, ▶Chloasma. E pigmented lesion.

**Flecken|syphilid:** *Dermatologie* ▶Roseola syphilitica.

**Fleck|fieber, -typhus,** Febris petechialis: Oberbegriff für die mit kontinuierlichem Fieber (▶Febris) u. einem fleckigen Hautausschlag (»Exanthem«) einhergehenden ▶Rickettsiosen; i.e.S. für das epidemische F. E spotted fever, epidemic typhus. – **F., en|demisches:** das murine F. E endemic t. – **F., epi|demisches,** Typhus exanthematicus, Läusefleckfieber: das klassische, auch als Hunger- oder Kriegstyphus bezeichnete F. ***Epidem. u. Ätiol.:*** weltweit, v.a. unter schlechten hygien. Bedingungen (insbes. starker Verlausung) auftretende akute epidemische Infektionskrankheit mit hoher Sterblichkeit. Sie wird hervorgerufen durch ▶Rickettsia prowazeki (Überträger: Läuse, v.a. Kleiderläuse; Reservoir: Menschen). ***Klinik:*** beginnt – nach einer 10- bis 14-tägigen Inkubationszeit – mit raschem Fieberanstieg, bohrenden Kopf- u. Gliederschmerzen mit Abgeschlagenheit, Schüttelfrost, Atemwegs- u. Herzerkrankung (Tracheobronchitis, Myokarditis), Kreislaufschwäche, typischer Aufgedunsenheit u. Rötung des Gesichts u. Bindehautentzündung. Nach 2–4 Tagen tritt ein 8–10 Tage dauerndes anhaltendes Fieber um 40 °C (Continua) auf, ab dem 4.–7. Krankheitstag ein charakteristischer fleckiger Hautausschlag (makulopapulöses petechiales Exanthem), die Fleckfieberroseolen (zuerst am Rumpf, dann an Extremitäten), begleitet von Zeichen der Schädigung des Gehirns (Panenzephalitis; mit Bewusstseinstrübung, deliranter Erregung, Unruhe in Form extrapyramidaler Hyperkinesen, bulbärer Lähmung; evtl. auch Sinusthrombose, Koma, Kreislaufversagen. ***Progn.:*** Inkomplette Heilung kann z.B. eine zentrale Schwerhörigkeit, spastische Lähmungen, eine symptomat. Epilepsie oder Narkolepsie zur Folge haben. Das Spätrezidiv wird als Brill-Krankheit bezeichnet. ***Diagn.:*** Der Nachweis erfolgt durch Komplementbindungsreaktion, ▶Weil-Felix-Reaktion, Rickettsien-Agglutination. ***Ther.:*** Breitband-Antibiotika. ***Prophyl.:*** Verbesserung der hygienischen Bedingungen mit Bekämpfen der Kleiderlaus; Schutzimpfung (mit Lebend- oder – meist – Totimpfstoff, z.B. nach Weigl aus Därmen infizierter Läuse). E louse-borne t., epidemic t. – **F., murines,** Rattenfleckfieber, Flohfleckfieber: das weltweit verbreitete »endemische F.«, hervorgerufen durch Rickettsia typhi s. mooseri (Überträger: Flöhe u. Läuse; Reservoir: v.a. Ratten). Nach einer Inkubationszeit von 9–14 Tagen treten Symptome wie beim epidemischen F. auf, jedoch schwächer (mit Roseolen, v.a. am Stamm), wie auch der Verlauf milder ist u. meist spontane Heilung eintritt. E murine t., flea-borne t. – **F., Südamerikanisches:** das ▶Felsengebirgs(fleck)fieber. E Rocky Mountain spotted fever.



**Fleisch, wildes:** ▶Caro luxurians. E proudflesh.

**Fleisch|beschau:** gesetzlich geregelte Untersuchung von Schlachttieren. Nach dem Fleischhygiene-Gesetz müssen Schlachttiere vor u. nach der Schlachtung auf ihre Tauglichkeit für den Genuss hin untersucht werden. Die Untersuchung geschieht durch einen amtlich bestellten Tierarzt oder einen speziell ausgebildeten Fleischkontrolleur, der die Erlaubnis zur Schlachtung erteilt u. danach das Fleisch zum Verkauf freigibt. Fleisch fressende Tiere (z.B. Schweine) sind nach den gesetzlichen Bestimmungen zusätzlich auf Trichinen zu untersuchen. E examination of meat.

**Fleischer-Hornhautentartung** (Bruno F., 1874–1965, Augenarzt, Erlangen): als Typ I die ▶Fehr-Hambresin-, als Typ II die ▶Groenouw-(Hornhaut-)Dystrophie. S.a. ▶Kayser-Fleischer-Ring. E Fleischer's vortex, Groenouw's corneal dystrophy.

**Fleischmann-Divertikel** (Gottfried F., 1777–1850, Anatom, Erlangen): *Anatomie* eine Ausbuchtung des Zwölffingerdarms unterhalb der Vater-Papille.

**Fleisch|mole:** *Pathologie* das durch Auslaugung des Hämoglobins lehm- bis lachsfarbene Endprodukt einer ▶Blutmole bzw. Breus-Mole. E fleshy mole.

**Fleischner-Atelektase:** *Pulmologie* ▶Plattenatelektase. E Fleischner lines (indicating platelike atelectasis).

**Fleisch|vergiftung:** ▶Lebensmittelvergiftung durch Verzehr verdorbenen – rohen (insbes. Hackfleisch) oder zubereiteten – Fleisches, das bei Fäulnis giftige Eiweißzersetzungsprodukte, bei bakteriellem Befall (z.B. durch Staphylokokken, Salmonellen, Clostridium botulinum) Bakterientoxine enthält (s.a. ▶Botulismus). Allgemein als akuter Brechdurchfall. E meat poisoning.

**Fleisch|verpacker-Asthma:** *Pulmologie* Bronchialasthma durch Einatmen der beim Verschweißen der PVC-Verpackungsfolien entstehenden Dämpfe (Salzsäure? Phosgen?). E meat-packer asthma.

**Fleisch|wasser:** *Bakteriologie* durch Ansetzen mageren Fleisches mit kaltem Wasser entweder in der Kälte oder im Kochprozess gewonnene Flüssigkeit; dient – sterilisiert – als Nährsubstrat für Bakterienkultur. E meat infusion, beef extract.

**Fleisch|wasser|harn:** *Urologie* der infolge Blutung aus dem Harntrakt (als Makrohämaturie) rosafarbene Harn.

**Fleroxacin:** ein Gyrasehemmer (▶Chinolon-Antibiotikum).

**Fletcher** (Sir William F., 1872–1938, britischer Arzt, London, Malaya). – **F.-Faktor,** Präkallikrein, Kallikreinogen: bisher nicht näher definierter Faktor, der gemeinsam mit dem Fitzgerald-, Williams- u. Flaujeac-Faktor bei der Aktivierung des Hageman-Faktors (Faktor XII) beteiligt ist, von diesem aktiviert wird und den Beginn des Intrinsic-Systems der Blutgerinnung beeinflusst. Diejenigen Pat. mit Störungen der Kontaktphase der Blutgerinnung bei normalem Faktor-XII-Gehalt des Blutplasmas weisen keine oder nur wenig ausgeprägte hämorrhagische Diathese auf. S.a. ▶Kallikrein. E Fletcher factor, prekallikrein. – **F.-Probe:** Untersuchung auf Störung des Abflusses des ▶Chylus im Ductus thoracicus; im positiven Test wird der Übertritt geschluckten Sudanfarbstoffes in einem vorhandenen Pleuraerguss (Chylothorax) nachweisbar.

**Flexibilität, Flexibilitas:** Biegsamkeit; *psych* die differenzierte seel. (u. körperl.) Reaktionsfähigkeit auf wechselnde Umweltbedingungen; *hämat* s.u. ▶Erythrozytenflexibilität. E flexibility. – **F. cẹrea:** *Psychologie* eigenartig wächserner Spannungszustand (Tonus) der Muskulatur mit passivem reglosem Verharren in jeder – noch so unbequemen, oft bizarren – gegebenen Stellung. Wird gefunden v.a. bei katatoner Schizophrenie, seltener in Hypnose u. bei organischen Hirnerkrankungen. E waxy flexibility.

**Flẹxio, Flexion:** Beugung; die aktive oder passive Bewegung einer Gliedmaße, eines Gliedmaßenteils oder der Wirbelsäule aus der Streck- bzw. Mittelstellung (s.a. ▶Neutral-Null-Methode) in die Beugestellung; i.w.S. auch die so erreichte Beugestellung (jedoch als sog. Dorsalflexion die Streckung = Extension!); s.a. ▶Anteversion. E flexion. – **F. ụteri:** *Gynäkologie* Abwinkelung des Gebärmutterkörpers gegen den Gebärmutterhals (▶Anteflexio, ▶Retroflexio u. ▶Lateroflexion). E -flection (e.g. retroflection).

**Flexions|fraktur,** Beugefraktur: ein Knochenbruch (▶Fraktur), bei dem die bruchauslösende Gewalt entweder auf die gebeugte Gliedmaße einwirkt (u.a. als Typ der ▶Radiusfraktur) oder aber eine die maximale Beugungsfähigkeit überschreitende Beugung erzwingt (z.B. bei Wirbelsäulenbruch durch Schleuderverletzung; ▶Peitschenhieb-Syndrom). E bending fracture.

**Flexions|haltung:** Beugehaltung des kindl. Kopfes unter der Geburt; sie stellt sich normalerweise aus einer indifferenten Mittelstellung ein beim Tiefertreten in den Geburtskanal durch Einpassen des Kopfellipsoids in die Führungslinie des Beckens u. wird erst beim Austreten des Kopfes aus den Geburtswegen aufgegeben. – Als max. F. die ▶Roederer-Einstellung. E flexion attitude, vertex presentation.

**Flexions|kontraktur:** ▶Beugekontraktur. E flexion contracture.

**Flexner** (Simon F., 1863–1946, amerikan. Pathologe). – **F.-Bakterium:** ▶Shigella flexneri. E Flexner's bacillus. – **F.-Wintersteiner-Rosetten:** histologisch sichtbare typische Rosetten-artige Anordnung von Tumorzellen beim ▶Retinoblastom.

**Flexor:** *Anatomie* Kurzform für Musculus flexor (= Beugemuskel, Beuger). E flexor.

**Flexor|tonus:** die Muskelspannung der Beugemuskeln; sie wird reflektorisch z.B. durch Erregungen der »Flexorreflexafferenzen« (Impulse aus Haut- u. Muskelnerven) unterhalten, ist bei Schädigungen des Rückenmarks häufig gesteigert (Spastik). E flexor tone.

**Fle|xụra, Flexur** *(latein.)*: *Anatomie* Biegung, Krümmung. E flexure. – **F. cọli dẹxtra u. sinịs|tra:** die rechte bzw. linke Krümmung des Dickdarms (Colon), u. zwar – lebernah – im rechten bzw. – nahe dem unteren Milzpol – im linken Oberbauch re. bzw. li. an den Enden des Colon transversum. E right/left colic f. – **F. duodẹni inferior u. supẹrior:** Krümmung des Zwölffingerdarms unten (am Übergang der Pars descendens in die Pars horizontalis) bzw. oben (am Übergang des 1. Abschnitts = Pars superior in den absteigenden Teil = Pars descendens). E inferior/superior duodenal f. – **F. duodeno|jejunạlis:** Darmkrümmung am Übergang des Zwölffingerdarms (dessen Pars ascendens) in den Leerdarm (Jejunum). E duodenojejunal f.

**Fliegen:** *Entomologie* ▶Brachycera. E flies.

**fliegende Hitze:** subjektiv empfundene »Hitzewallungen« (v.a. im Kopf), meist im Rahmen des ▶Klimakteriums. E hot flashes, hot flushes.

**Fliegen|maden|krankheit:** ▶Myiasis. E myiasis.

**Fliegen|pilz:** ▶Amanita muscaria. E fly agaric.

**Flieger|amaurose:** s.u. ▶Fliegerkrankheit.

**Flieger|krankheit:** luftfahrtbedingte ▶Druckluft- bzw. Druckfallkrankheiten (▶Barotrauma), z.B. als ▶Blackout (»Fliegeramaurose«), Aerootitis (Fliegerohr). – Ferner als Fliehkraft(überlastungs)kollaps der orthostatische ▶Kollaps infolge radialer oder linearer Beschleunigungen in Flug- u. Raumfahrzeugen. S.a. ▶Flug... . E air sickness.

**Fließ|fähigkeit:** s.u. ▶Viskosität. E fluidity.

**Fließ|gleich|gewicht:** *Physik* Zustand konstanter Mengenverhältnisse u. konstanter Umsatzgeschwindigkeit in einem offenen System (im thermodynamischen Sinne), insbes. *physiol* im Zwischenstoffwechsel; im Allgemeinen ein Zustand mit stabiler Einstellung auf dem Niveau minimaler Entropieerzeugung bei Konstanz des Zu- u. Abflusses der Ausgangs- u. Endprodukte sowie der äußeren u. inneren Bedingungen (z.B. Enzymaktivität, Diffusion). E steady state.

**Flimmer:** ▶Flagellum; s.a. ▶Flimmern, ▶Flimmer...

**Flimmer|ar|rhythmie:** *Kardiologie* die absolute ▶Arrhythmie bei Vorhofflimmern. E fibrillation arrhythmia.

**Flimmer|aura:** epilept. ▶Aura mit Flimmerskotomen u./oder bunten Kreisen. E scintillating aura.

**Flimmer|bewegung,** Flimmern: ständige, nach Schlagrichtung u. -folge koordinierte Bewegung der Flimmern oder Kinozilien eines Flimmerepithels; bewirkt den Transport von Flüssigkeit u. kleinen Teilchen in Richtung einer Körperöffnung, z.B. von Staub in den Bronchien zum Kehlkopf. E ciliary action.

**Flimmer|epithel:** *Histologie* ▶Epithel, das an seiner freien Oberfläche mit eigenbeweglichen, zytoplasmatischen Flimmerhärchen (Kinozilien; Abb.) ausgestattet ist, d.h. mit Gebilden, die aus streng geordneten kontraktilen (?) Mikrotubuluspaaren bestehen. – s.a. ▶Mikrotubuli, ▶Flagellum. E ciliated epithelium.

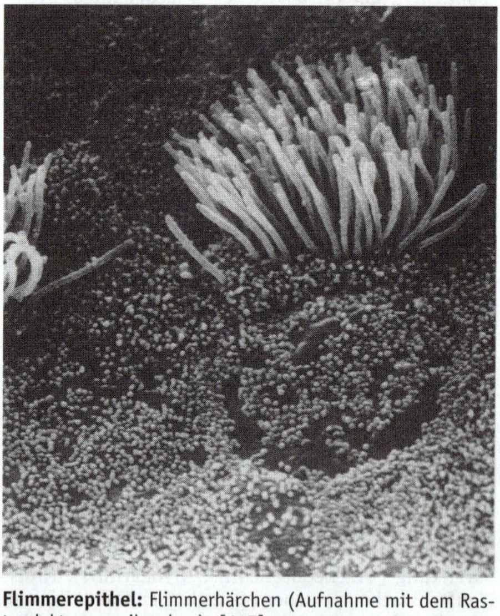

**Flimmerepithel:** Flimmerhärchen (Aufnahme mit dem Rasterelektronenmikroskop). [417]

**Flimmer|flattern,** Flatterflimmern: *Kardiologie* ein ▸Vorhofflimmern, das im EKG wechselnde Serien von fast regelmäßigen P-Wellen (wie bei ▸Vorhofflattern) u. von Flimmerwellen bei unregelmäßigen R-R-Intervallen aufweist. E flutter fibrillation.

**Flimmer|licht|aktivation,** Abk. FLA, intermittierende Photostimulation: ▸Photostimulation. E intermittent photostimulation, flicker activation.

**Flimmer|licht|diskriminierung:** apparative Bestimmung der Fähigkeit zur Erkennung von Flimmern mit Hilfe variabler Flimmerfrequenzen für rotes, blaues u. weißes Licht. E flicker discrimination.

**Flimmern: 1)** *Ophthalmologie* das ▸Augenflimmern; ferner Flimmerempfindung, d.h. Wahrnehmung von Helligkeits- oder Farbschwankungen bei Lichtwellenfrequenzen zwischen einigen Hertz u. der Verschmelzungsfrequenz. E flicker. **2)** *Kardiologie* ▸Kammerflimmern, ▸Vorhofflimmern. E fibrillation (atrial; ventricular). **3)** *Anatomie* ▸Flimmerbewegung.

**Flimmer|skotom:** *Ophthalmologie* durch Durchblutungsstörung des Gehirns ausgelöste halb- oder beidseitige anfallsweise Flimmerempfindung (▸Flimmern[1]) mit gleichzeitiger Beeinträchtigung der – v.a. zentralen – Sehschärfe. Meist Vorläufer- oder Begleitsymptom einer Migräne oder aber Hauptsymptom einer isolierten Augenmigräne; s.a. visuelle ▸Epilepsie. – Bei höhergradigen Gesichtsfeldausfällen als Amaurosis partialis fugax bezeichnet. E scintillating scotoma.

**Flimmer(verschmelzungs)frequenz:** »kritische Fusionsfrequenz«; die Frequenz (20–60 Hz), bei der ein Farb- oder Helligkeitsflimmern (▸Flimmern) zu flimmerfreiem einheitlichem Bild verschmilzt (»Verschmelzungsphänomen«). E (critical) flicker fusion frequency.

**Flimmer|wellen,** Abk. F-Wellen: *Kardiologie* s.u. ▸Kammer-, ▸Vorhofflimmern. E fibrillary waves, ff-waves.

**Flint-Geräusch** (Austin F., 1812–1886, Internist, New York), Austin Flint-Geräusch: tiefes, spätdiastolisches oder präsystolisches ▸Herzgeräusch bei Aorteninsuffizienz (maximal über der Herzspitze) infolge der funktionellen Mitralstenose (Strömungsdruck des aortalen Pendelblutes auf ein Mitralsegel?). E (Austin) Flint murmur.

**Floccilatio, Floccilegium:** *Psychologie* ▸Flockenlesen.

**Flocci volitantes:** *Ophthalmologie* ▸Flockensehen.

**Flocculus:** *Anatomie* die »Kleinhirnflocke«; der dem mittleren Kleinhirnstiel (Pedunculus cerebelli medius) anliegende, kleine Kleinhirnteil an der Kleinhirnunterfläche; gehört stammesgeschichtlich zum Archeocerebellum. E flocculus, floccule.

**Flocken|lesen,** Floccilatio, Floccilegium, Krozidismus: zitteriges Herumfingern in der Luft oder über der Bettdecke; v.a. bei exogenen Psychosen, ferner bei tuberkulöser Meningitis oder Alkoholentzug. E floccillation.

**Flocken|sehen:** durch altersbedingte oder krankhafte Veränderungen des Glaskörpers im Auge bedingte (»entoptische«) Wahrnehmung kleiner dunkler, bei den Augenbewegungen mitwandernder Flecken (»Flocci volitantes«). E myiodesopsia.

**Flockungs|reaktion:** *Serologie* Sammelbegriff für Reaktionen, die zu Ausflockung der Probe führen. Z.B. als ▸Serumlabilitätsproben, als immunologische ▸Präzipitationsreaktionen, als unspezifische Seroreaktionen bei Syphilis (z.B. die Citocholreaktion, ▸Meinicke-Klärungsreaktion, ▸Cardiolipin-Flockungstest einschl. ▸VDRL-Test) u. entsprechende Reaktionen im Liquor. E flocculation test.

**Flöten|schnabel|katheter:** Harnleiter- oder Harnblasenkatheter mit Flötenmundstück-ähnlicher Spitze, die in der Schrägung ein ovales »Auge«, evtl. auch seitliche »Fenster« trägt. E whistle-tip catheter.

**Floh,** Plur. Flöhe: *Entomologie* ▸Aphaniptera. E flea.

**Floh|fleck|fieber:** murines ▸Fleckfieber. E flea-borne typhus.

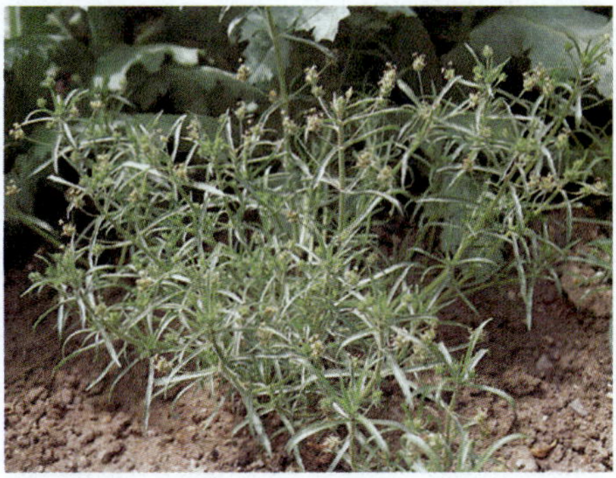

**Flohsamen:** Flohkraut (Plantago afra). [399]

**Floh|samen:** Samen des Flohkrauts (▸Plantago afra). E plantago seeds.

**Floh|stiche,** Pulikose, Pulicosa: v.a. an bekleideten Hautpartien gruppenweise angeordnete Quaddeln u. juckende Papeln nach Stich durch Flöhe (v.a. Menschenfloh = Pulex irritans; aber auch Hunde-, Katzenfloh). E flea bites.

**Flopper-Fuß:** Überlastungsschaden des Kahnbeins (Os naviculare) bei Hochspringern. E flopper foot.

**floppy infant** *(engl. = schlaffes Kind):* dystoner Allgemeinzustand bei Kindern mit Myopathie, spinaler u./oder zerebraler Erkrankung. ***Ätiol.:*** Beginn kongenital oder in frühester Kindheit. Vorkommen bei mesenchymalen Anomalien (Gelenke, Sehnen, Muskeln) oder angeborenen Myopathien. Auch als Begleiterscheinung u.a. bei Marfan-, Ehlers-Danlos- oder Zellweger-Syndrom. ***Klinik:*** Verminderung des kontraktilen, reflektor. Muskeltonus. Typisch ist eine Überstreckbarkeit der Gelenke.

**floppy valve** *(engl.): Kardiologie* eine myxomatös, entzündlich oder fibrotisch veränderte schlaffe Herzklappe, z.T. mit Deformierung im Sinne eines ▸Aneurysmas; evtl. mit begleitenden Zeichen einer mesodermalen Dystrophie (z.B. Marfan-Syndrom). Meist eine Mitralklappe (s.a. ▸Mitralsegelprolaps), wobei die dadurch bedingte Mitralinsuffizienz (»Floppy-Valve-Syndrom«; ohne Klappenringdilatation) einen atypischen Befund bei der ▸Auskultation ergibt: ein – im Phonokardiogramm bandförmiges – hochfrequentes Systolikum, das durch ein geräuschfreies Intervall vom 1. Herzton abgesetzt u. meist von einem deutl. ▸Click eingeleitet ist, oder aber nur ein – meist mesosystolischer – Click (durch die in den Vorhof vorgewölbte Klappe).

**Flora intestinalis:** ▸Darmflora. E intestinal flora.

**Flores** *(latein.):* Blüten als therapeutisch genutzte Blütendroge. Ferner Bez. für blütenförmige mineral. Substanzen. E flowers, blossoms. – **F. Althaeae:** Eibischblüten (von Althaea officinalis). E althea f. – **F. Arnicae:** Arnikablüten (von Arnica montana). E arnica f. – **F. Chamomillae:** Kamillen; die Blütenköpfchen von ▸Matricaria chamomilla. Als **F. Ch. romanae** Römische Kamillen, die Blütenköpfchen von Anthemis nobilis. E chamomile f. – **F. Sulfuris,** Schwefelblüte: ▸Sulfur sublimatum. E f. of sulfur. – **F. Tiliae:** s.u. ▸Tilia.

**florid(e):** blühend; heftig, stark ausgeprägt. E florid.

**Flor|kontrast:** *Ophthalmologie* die scheinbare Farbänderung eines grauen Testzeichens in die Gegenfarbe des Umfelds nach Bedecken mit dünnem durchscheinendem Papier (Florpapier). Entsprechende F.-Tafeln (z.B. n. Cohn) dienen zur Feststellung von Farbensinnstörungen (der Kontrasteffekt fehlt bei Farbenblindheit).

**Flossen|fuß; -hand:** *Pathologie* Flossenform des Fußes bzw. der Hand infolge unvollständiger embryonaler Differenzierung; i.e.S. der Löffelfuß bzw. die Löffelhand bei subtotaler oder totaler Zehen- bzw. Fingerverwachsung (▸Syndaktylie). – Als Flossenhand ferner die Fehlstellung der Hand i.S. einer Überstreckung der Finger (Hyperextensionskontraktur) mit begleitendem bläulichem Hautödem (»Schwellhand«) bei Syringomyelie des Halsmarkbereichs. E seal-fin deformity.

**Flow|meter** *(engl.)*, Durchflussmesser, Durchströmungsmesser: Gerät zur Strömungsmessung einer Flüssigkeit (z. B. Blut) oder eines Gases bzw. Gasgemisches (z. B. an Narkosegeräten) in ml/Zeiteinheit; z. B. als Tropfenzähler, LUDWIG-Stromuhr, Bubble-Flowmeter, PITOT-, VENTURI-Rohr, Rotameter, REIN-Thermostromuhr, Ultraschall-F. (»Ultraschall-DOPPLER«). E flowmeter.

**Flucht|gerät:** kleines, leicht zu bedienendes Atemschutzgerät zur umgebungsunabhängigen kurzzeit. (etwa 45 Min.) Versorgung mit Atemluft; sog. Selbstretter für Arbeitsplätze mit Gefahr plötzlichen Sauerstoffmangels oder des Auftretens giftiger Gase. E rescue respirator.

**Flucht|reflex:** ein über mehrere ▸Synapsen ablaufender, durch Schädigungsreize (Schmerzreize) ausgelöster ▸Reflex i. S. einer Beugung in Hüfte u. Knie u. einer Streckung (Dorsalflexion) des Fußes u. der Großzehe sowie Spreizung der übrigen Zehen; führt durch Verkürzung der gereizten Gliedmaße zur Entfernung vom Schädigungsreiz (»Verkürzungsreaktion«). Kommt vor bei Unreife oder Schädigung der Pyramidenbahn. – Als Teilreflex z. B. der ▸BABINSKI-Reflex. E shortening reaction.

**Flucloxacillin:** ein Penicillinase-festes ▸Penicillin. E flucloxacillin.

**Fluconazol:** ein ▸Antimykotikum (Triazol). ***Anw.*** bei oberflächlichen u. systemischen Mykosen; gute Resorbierbarkeit. E fluconazole.

**Fluc|tu̥a|tio vibra|to̥ria:** das durch die bei der ▸Perkussion auszuführende Beklopfung ausgelöste Hin-und-her-Wogen (»Undulieren«) eines frei beweglichen Hohlraumergusses. S. a. ▸Fluktuation. E fluctuation.

**Flucytosin:** ein ▸Antimykotikum (fluoriertes Pyrimidinderivat) zur i. v.-Verabreichung. E flucytosine.

**Fludarabin|phosphat:** ein zu den ▸Antimetaboliten zählendes Zytostatikum (Purin-Analogon); ***Anw.*** bei chronischer lymphatischer Leukämie; ***NW:*** u. a. Myelosuppression, Fieber, Infekte. E fludarabin phosphate.

**Fludrocortison:** ein ▸Mineralocorticoid; ***NW:*** bei hoher Dosierung Hypokaliämie, metabolische Alkalose, Wasserretention (Ödeme), Blutdrucksteigerung. E fludrocortisone.

**Flügel|bein:** das je einen großen u. kleinen Flügel (Ala major u. minor) tragende ▸Os sphenoidale. E sphenoid bone.

**Flügel|fell:** *Pathologie* ▸Pterygium.

**Flügel|gaumengrube:** ▸Fossa pterygopalatina.

**Flügel|kanüle:** als Typ der Verweilkanüle (z. B. für Infusionen, Daueranästhesie etc.) eine Injektionskanüle mit einer flügelartig abstehenden Griff- bzw. Fixierungsplatte vor dem Konus. Als gerade F. z. B. die STRAUSS-, BECK-Kanüle. E butterfly cannula.

**Flügel|schlagen,** Flügelschlagtremor: *Neurologie* ausfahrende Bewegungen der Arme, ausgelöst z. B. durch Armhalteversuch, u. a. bei ▸WILSON-Krankheit, Erkrankung des Nucleus dentatus des Kleinhirns u. im ▸Leberkoma. E wing beating.

**Flügel|stellung des Schulterblattes:** ▸winging. E winged scapula.

**Flügel|zellen:** von Sehnenfasern gepresste u. diesen flügelartig angeschmiegte ▸Fibrozyten einer Sehne. E wing cells.

**Flüssigkeit:** *Anatomie* die ▸Körperflüssigkeit, unterteilt in ▸Extra-, ▸Intrazellular-, ▸interstitielle u. ▸transzelluläre Flüssigkeit. E body fluid.

**Flüssigkeitsbilanz:** Gegenüberstellung von Wassereinfuhr und -ausfuhr. S. a. ▸Wasserhaushalt.

**Flüssigkeits|ersatz:** die Auffüllung eines Defizits an Körperflüssigkeit durch Flüssigkeitszufuhr über den Magen-Darm-Trakt (enteraler F.) oder Verabfolgung geeigneter Lösungen in das Blutgefäßsystem (parenteraler F.), z. B. als ▸Infusion von Traubenzucker-, physiologischer Kochsalzlösung, Bluttransfusion (evtl. nur Plasmafraktionen, Expander); s. a. ▸Flüssigkeitstherapie. E fluid replacement.

**Flüssigkeits|haushalt:** *Physiologie* ▸Wasserhaushalt; s. a. ▸Dehydratation, ▸Exsikkose, ▸Hyperhydratation. E fluid balance, water balance.

**Flüssigkeits|lunge:** ▸fluid lung.

**Flüssigkeits|regel:** Faustregel für den Flüssigkeitsbedarf (= 2000 $ml/m^2$ Körperoberfläche) des Säuglings jenseits der Neugeborenenperiode: in den ersten Mon. $^1/_7$–$^1/_5$, am Ende der Säuglingszeit $^1/_{10}$ des Körpergewichts, max. 1000 ml/Tag (= FEER-Zahl).

**Flüssigkeits|retention:** Störung des ▸Wasser-Elektrolyt-Haushalts i. S. einer ungenügenden Ausscheidung; führt zu Zunahme des Körpergewichts, ▸Ödemen u. Ergüssen, evtl. auch Blutdruckanstieg; v. a. bei Nieren-, Herzkrankheiten, endokrinen Störungen, aber auch medikamentös bedingt. E fluid retention.

**Flüssigkeits|spiegel:** die waagerechte obere Grenzfläche einer Flüssigkeit gegen ein Gas. Nachweis durch Röntgenaufnahmen bzw. Durchleuchtung; (s. a. Abb.). E air-fluid level.

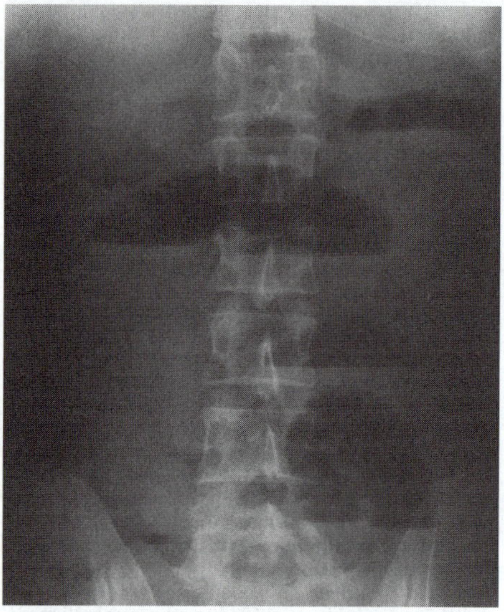

**Flüssigkeitsspiegel:** Spiegelbildung bei Dünndarmileus (Abdomen-Übersichtsaufnahme). [194]

**Flüssigkeits|therapie:** Zufuhr von Wasser u. Elektrolyten unter Berücksichtigung des laufenden Bedarfs (= Erhaltungstherapie) u. entstandener oder zu erwartender Verluste (»Defizitdeckung«); s. a. ▸Flüssigkeitsersatz. – I. w. S. die künstl. (parenterale) Ernährung, die Osmo- u. Dialysetherapie. E fluid therapy, rehydration therapy.

**Flüssigkeits|verlust:** Verlust von Körperflüssigkeit mit resultierender Störung des ▸Wasser-Elektrolyt-Haushalts, z. B. bei ▸Polyurie, ▸Diarrhö, ▸Erbrechen; Blutverlust; s. a. ▸Dehydratation, ▸Exsikkose. E fluid loss.

**Flüster|probe:** ▸Sprachabstandsprüfung. E whisper test.

**Flufenaminsäure:** ein nichtsteroidales ▸Antiphlogistikum zur topischen Anw.

**Flug|gast|thrombose:** ▸Thrombose im Bereich der Beine bei langen Flugreisen; als pathogenetische Faktoren gelten – außer Prädisposition u. Barotrauma – das stundenlange nahezu unbewegliche Sitzen u. die häufigen Mahlzeiten. E air-passenger thrombosis.

**Flug|krankheit:** ▸Luftkrankheit; s. a. ▸Fliegerkrankheit. E air sickness.

**Flug|medizin,** Luft- u. Raumfahrtmedizin: medizinischer Bereich, der sich mit Problemen bei Vordrin-

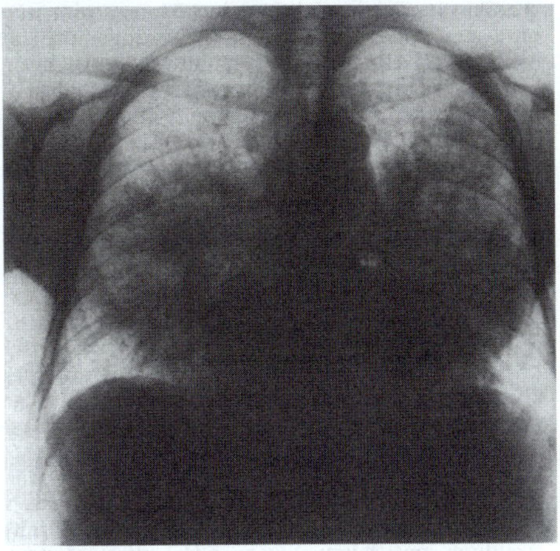

**fluid lung:** »Flüssigkeitslunge« bei Überwässerung im akuten Nierenversagen. [292]

gen in höhere Schichten der Atmosphäre u. in den Weltraum einschließlich der physikalischen u. medizinischen Besonderheiten des Aufenthaltes in Luft- u. Weltraum (insbes. Reaktionen des Organismus bei Bewegungen im Raum, Einwirkung von Beschleunigungen bis zur Schwerelosigkeit, Strahlenbelastung, Sauerstoffmangel etc.) sowie des Wohlergehens des Flugpersonals u. der Passagiere befasst und in dem Ärzte nach entsprechender Weiterbildung eine Zusatzbezeichnung erwerben können.

**Fluidität:** die Fließeigenschaften (s.a. ▸Viskosität). S.a. ▸Membranfluidität. E fluidity.

**fluid lung** *(engl. = feuchte Lunge):* das subakute ▸Lungenödem als Folge einer massiven u. zu schnellen Infusion oder Transfusion (passagere Linksherzinsuffizienz). – Ferner Bez. für die urämische Lunge (die Lunge bei ▸Urämie). S. Abb.

**Fluido|metrie:** Messung der Fließeigenschaften des Blutes.

**Fluido|pneumo|thorax:** *Pathologie* die gleichzeitige Anwesenheit von Luft u. Flüssigkeit im Pleuraraum, z.B. als Hydro-, Sero-, Pyo-, Hämo-, Chylopneumothorax; ergibt im Röntgenbild ▸Flüssigkeitsspiegel.

**flui|dus** *(latein.):* fließend, flüssig. E fluid.

**Fluktuation:** Wellenbewegung, Schwankung. E fluctuation. **1)** die tastbare wellenförm. Flüssigkeitsbewegung in einer Körperhöhle, z.B. bei Aszites oder Abszess; s.a. ▸Fluctuatio. **2)** das Wandern der Nulllinie im EKG. **3)** *Geburtshilfe* die sich kurzfristig wiederholenden Abweichungen der Herzfrequenz des Fetus von der Basisfrequenz (»baseline«) bei der ▸Kardiotokographie. Sie werden erfasst durch »Schlag-zu-Schlag«-Registrierung; je nach Bandbreite der Schwankungsamplituden werden 4 »Oszillationstypen« (HAMMACHER) unterschieden: saltatorisch (Differenz = $\Delta > 25$), undulatorisch (normal), eingeengt undulatorisch, silent ($\Delta$ HF $< 5$).

**Flumazenil:** ein kompetitiver ▸Antagonist der Benzodiazepine an den spezifischen Rezeptoren; ***Anw.*** bei schweren Benzodiazepin-Vergiftungen. E flumazenil.

**Flumetason:** ein hautspezifisches ▸Fluorcorticoid. E flumethasone.

**Flu|mina pilo|rum:** die durch jeweils gleiche Anordnung u. gleich gerichteten Verlauf der Körperhaare entstehenden kon- oder divergierenden (evtl. kreuzenden) »Haarströme«. E hair streams.

**Flunarizin:** ein ▸Calciumantagonist (sog. Calciumüberladungsblocker; difluoriertes Cinnarizin-Analogon). ***Anw.*** bei vestibulärem Schwindel u. zur Migräneprophylaxe. E flunarizine.

**Flunisolid:** ein halogeniertes ▸Glucocorticoid zur inhalativen Applikation; ***Anw.*** bei Asthma bronchiale. E flunisolide.

**Flunitrazepam:** ein Hypnotikum u. Sedativum (▸Benzodiazepin); ***Anw.*** bei Schlafstörungen, in der Anästhesiologie v.a. zur Prämedikation u. Narkoseeinleitung. E flunitrazepam.

**Fluocinolon|acetonid:** ein halogeniertes ▸Glucocorticoid zur topischen Anw. E fluocinolone acetonide.

**Fluocinonid:** ein halogeniertes ▸Glucocorticoid zur topischen Anw. E fluocinonide.

**Fluocortinbutyl:** ein halogeniertes ▸Glucocorticoid zur topischen Anw. E fluocortin butyl.

**Fluocortolon:** ein ▸Fluorcorticoid (Glucocorticoid) zur oralen oder lokalen Anw. E fluocortolone.

**Fluor,** Abk. F: **1)** *Chemie (sprich: flu-or)* 1-wertiges Element der Halogen-Gruppe, Atomgew. 18,9984, OZ 9. Ein schwach gelbgrünes, »erstickendes«, giftiges Gas (s.a. ▸Fluorvergiftung), das sich – als reaktionsfähigstes Element – oft explosionsartig mit zahlreichen Elementen zu ▸Fluoriden umsetzt; es steigert bei synthetischem Einbau in organische Verbindungen deren Beständigkeit u. Wirksamkeit (▸Fluorcorticoide). Es kommt als Spurenelement bei Tier u. Mensch vor (▸Fluoride; s.a. ▸Fluorprophylaxe). Seine 6 Isotope ($^{16}F$–$^{21}F$) sind mit Ausnahme von $^{19}F$ radioaktiv (β-Strahler). E fluorine (F). **2)** der dünn- bis dickflüssige Scheidenausfluss als **Fluor vaginalis** = **F. genitalis**, u. zwar i.e.S. der bei vermehrter Bildung von Sekret in der weibl. Scheide, z.B. infolge mechanischer (z.B. Pessar, Prolaps) oder chemischer Reizung (Scheidenspülung), bei Infektion (Bakterien, Trichomonaden, Soor), Scheidenkarzinom. Häufig kombiniert mit Juckreiz, bei gleichzeitiger Kolpitis auch mit örtlichen Schmerzen. Als **F. albus** (= Leukorrhö, Weißfluss) das vermehrte, nichtentzündliche, weißl. Scheidensekret, v.a. bei jungen Mädchen u. in der 1. Zyklushälfte, bes. vor dem Eisprung (ohne Krankheitswert). Als **F. a. posterior** der eitrige Schleimausfluss aus dem After bei Proktitis; als **funktioneller** oder **nervöser F.** die vasomotorisch bedingte vermehrte Sekretzunahme z.B. bei Ovarialinsuffizienz, seel. Störungen/Aufregung etc.; tritt oft nur schubweise auf, meist als primärer F. aus dem Gebärmutterhals u. den BARTHOLIN-Drüsen als glasklare, Epithelien u. DÖDERLEIN-Stäbchen enthaltende Absonderung; als **F. neonatorum** der milchähnlich-schleimige Ausfluss bei Neugeborenen am 3.–5. Tg. als Reaktion auf den Ausfall der plazentaren Östrogene, u. als solcher ohne Krankheitswert. Der korporale, tubare u. **zervikale F.** sind dagegen durch die Scheide abgehende Absonderungen aus dem inneren Genitale, z.B. bei Entzündung, Tumor. E vaginal discharge.

**Fluor|apatit:** $3\,Ca_3(PO_4)_2 + CaF_2$; aus Hydroxylapatit durch Austausch der OH-Gruppen gegen Fluorionen entstehender Apatit; Folge ständiger Aufnahme kleiner Fluormengen z.B. aus fluoriertem Trinkwasser; ▸Dentalfluorose, ▸Fluorosteopathie. E fluorapatite.

**Fluorcorticoide:** *Pharmazie* synthetische ▸Corticosteroide (meist als ▸Glucocorticoide) mit antiallergischer u. entzündungshemmender (antiphlogistischer) Wirkung. Strukturell abgeleitet vom 1,4-Pregnandien-3,20-dion (Formel I; $R_1$ bis $R_5$ = H, $R_6$ = $CH_3$) bzw. vom 4-Pregnen-3,20-dion (Formel II) u. an $R_1$ u./oder $R_2$ fluoriert. E fluorocorticoids.

**Fluorescein,** Fluoreszein, Resorcinphthalein: *Chemie* Xanthenfarbstoff (Formel); gelbe oder rote Kristalle,

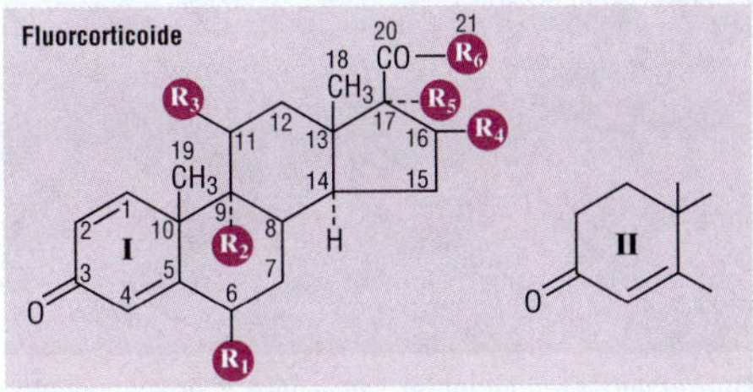


**Fluorcorticoide.**

Fluorescein

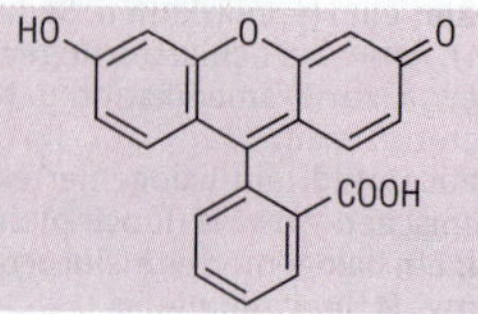


**Fluorescein.**

die in heißem Alkohol, in Aceton oder Alkalilaugen löslich sind u. dann eine intensiv gelbgrüne Fluoreszenz geben. Wird v.a. als wasserlösliches Kalium- oder Natriumsalz verwendet, *diagn* für ▸ Fluoresceinversuche, den Pankreolauryltest u. zur ▸ Fluoreszenz-Angiographie, *therap* gegen Erytheme u. *ophth* zur Entgiftung von Methylviolett im Auge (0,5 %ige Lsg.), *histol, immun* zur Vitalfärbung u. zur Differenzierung von Fuchsinfärbungen, zur ▸ Fluorochromierung (v.a. **Fluorescein|isocyanat** bzw. **-isothiocyanat** zur Kupplung mit Antikörpern; s.a. ▸ Immunofluoreszenz), *analyt* als Fluoreszenzindikator (pH 4,0–4,5, farblos/grün). – ***Derivate*** mit medizinischer Bedeutung sind u.a. Erythrosin, Rose bengale, Fluoresceindifettester (Ester mit geradkettigen $C_8$–$C_{16}$-Fettsäuren; nicht resorbierbar, durch Lipase verseifbar; dienen zur Bestg. der Serumlipase u. Diagnostik der exokrinen Pankreasfunktion anhand des freigesetzten Fluoresceins in Harn u. Serum). E fluorescein.

**Fluorescein|versuch: 1) Fluorescein-Augenprobe:** Prüfung der Intaktheit der Hornhautoberfläche durch Einträufeln von Fluorescein in den Bindehautsack; Epitheldefekte zeigen Fluoreszenz. E fluorescein dye test. **2)** die Elschnig-Permeabilitätsprüfung der Blut-Kammerwasser-Schranke anhand des zeitlichen Auftretens u. der Intensität einer – mit dem Biomikroskop beobachteten – Grünfärbung des Kammerwassers in der vorderen Augenkammer nach i.v. Injektion von Fluoresceinnatrium-Lsg. **3)** ▸ Fluoreszenz-Angiographie. **4)** eine Vitalitätsprobe bei Darmischämie. Bei erhaltener Mikrozirkulation kommt es zum Aufleuchten der vitalen Darmabschnitte im UV-Licht (▸ Wood-Licht) nach i.v. Injektion von ▸ Fluorescein (Na-Salz-Lösung, 10–15 mg/kg KG).

**Fluo|res|zenz:** *Physik* die relativ rasch abklingende Lichtemission durch Atome oder Moleküle, die durch Absorption energiereicher Strahlen angeregt wurden. Als **primäre F.** die Eigenfluoreszenz; als **sekundäre F.** das – in der Fluoreszenzmikroskopie genutzte – farbige Aufleuchten der mit einem Fluorochrom angefärbten Substanzen u. Gewebebausteine im Ultraviolettlicht. E fluorescence.

**Fluoreszenz-Angiographie:** *Ophthalmologie* die ▸ Angiographie als Intravitalfärbung des Augenhintergrundes durch i.v. Injektion einer Fluoresceinnatrium-Lsg.; dient der Erkennung von Störungen der Hämodynamik, Läsionen des Kapillarbetts u. vaskulär bedingten Netzhautschädigungen mittels ▸ Ophthalmoskopie. E fluorescein angiography, fluorescence a.

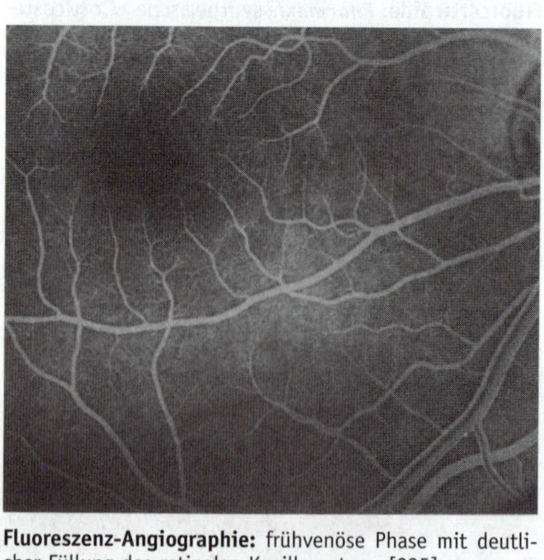

**Fluoreszenz-Angiographie:** frühvenöse Phase mit deutlicher Füllung des retinalen Kapillarnetzes. [235]

**Fluoreszenz|durchfluss|zytometrie:** s.u. ▸ Durchflusszytometrie.

**Fluoreszenz|färbung:** *Histologie* ▸ Fluorochromierung. E fluorescent staining.

**Fluoreszenz-in-situ-Hybridisierung,** FISH: diagnostische Methode, mit der in Zellen einzelne Chromosomen, Chromosomenabschnitte u. sogar einzelne Gene im Fluoreszenzmikroskop farbig sichtbar gemacht werden können. Die Kennzeichnung erfolgt mit markierten ▸ DNS-Sonden. ***Anw.*** z.B. zur Erfassung spezifischer Chromosomenveränderungen in Malignomzellen. E fluorescence in situ hybridization.

**Fluoreszenz|methode,** Lumineszenzmethode: Sichtbarmachung von Substraten (unbehandelt oder nach ▸ Fluorochromierung) anhand der primären oder sekundären Fluoreszenz bei Be- oder Durchstrahlung mit kurzwelligem oder ultraviolettem Licht (in der Fluoreszenzmikroskopie z.B. UV einer Quecksilberdampflampe mit der Wellenlänge 300–400 nm). Die Objekte leuchten in den Farben des Spektrums auf schwarzem Hintergrund auf; s.a. ▸ Immunofluoreszenz.

**Fluoreszenz|mikroskopie:** s.u. ▸ Fluoreszenzmethode. E fluorescence microscopy.

**Fluoreszenz|phänomen:** *Dermatologie* Fluoreszenz in einem spezif. Farbton bei Bestrahlung von Pilzen bzw. von pilzbefallenen Haaren mit der Wood-Lampe. E fluorescence phenomenon.

**Fluoreszenz|photometrie:** ▸ Fluorophotometrie. E fluorescence photometry.

**Fluoreszenz|schirm:** *Röntgenologie* ▸ Leuchtschirm. E fluoroscopic screen.

**Fluoreszenz-Treponemen-Antikörpertest,** Abk. FTA: Darstellung von Treponemen-Antikörpern durch indirekte Immunofluoreszenz zum serologischen Syphilis-Nachweis; ein fixierter Ausstrich einer Treponema-pallidum-Suspension wird mit dem zu testenden Serum im Inkubator bebrütet, danach in Puffer gewaschen u. mit fluoreszierendem Antihumanglobulin versetzt. Der Test wird als »FTA-ABS-Test« nach Absorption gemeinsamer Gruppenantigene durch Vorbehandlung mit Reiter-Spirochäten ausgeführt oder als (19S-)IgM-FTA-ABS-Test mit Nachweis Treponemen-spezifischer IgM-Antikörper (z.B. bei angeborener Syphilis). E fluorescent treponemal antibody [absorption] test, FTA[-ABS] test.

**Fluores|zyt:** *Hämatologie* ein durch Gehalt an ▸ Porphyrinen im UV-Licht fluoreszierender Erythrozyt. Vermehrung derartiger Ery (normal unter 1‰) bei Blutungs-, Bleianämie, Porphyrie. E fluorocyte.

**Fluo|ride:** *Chemie* Salze der Fluorwasserstoffsäure (HF; Acidum hydrofluoricum), z.B. Calcium fluoratum. – Ferner Bez. für die Gesamtheit des als freie Ionen »$F^-$« im Körper enthaltenen Fluors; Normalwerte: Serum 0,01–0,045, Gesamtblut 0,01–0,10 mg/100 ml; in Zahnschmelz 10–34, Dentin 24–76, Knochen (altersabhängig) 94–270 mg/100 g Trockengewicht; rasche Darmresorption; die Harnausscheidung beträgt 0,3–1,5 mg/24 Std. Sind wichtig v.a. für die Zahnerhaltung (▸ Fluorprophylaxe) u. zur Prophylaxe der Osteoporose. – Fluoride sind im Übrigen giftig (▸ Fluorvergiftung; hemmen u.a. die Glykolyse durch Enzymhemmung; bewirken Eisen- u. Calciummangelerscheinungen durch Bildung schwer löslicher Eisen- bzw. Calciumverbindungen) u. stark ätzend; *MAK:* 2,5 mg/m³ (als Fluor). E fluorides.

**Fluor(id)ierung:** Zusatz von Fluor-Präparaten (z.B. Natriumfluorid) zu Trinkwasser u. Milch als Form der ▸ Fluorprophylaxe. E fluoridation.

**Fluorimetrie:** ▸ Fluorophotometrie.

**Fluor|kohlen|wasser|stoffe:** *Chemie* mit Fluor, häufig zusätzlich mit Chlor u. Brom substituierte ▸ Kohlenwasserstoffe; wenig giftige Gase oder niedrig siedende Flüssigkeiten, nicht brennbar, chemisch sehr beständig; finden *Anw.* u.a. *anästh* als Narkosemittel (z.B. Halothan). E fluorohydrocarbons.

**Fluoro|chrome:** s.u. ▸Fluorochromierung. E fluorochromes.

**Fluoro|chromierung,** Fluoreszenzfärbung: Anfärbung von Zell- u. Gewebestrukturen (z.B. als Anfärbung von Lipoiden) oder von (über)lebenden Zellen (= **Intravital-F.**) mit Fluorochromen (Fluoreszenzfarbstoffe; z.B. Acridinorange, Auramin, Fluorescein) bzw. mit stark verdünnter Fluorochrom-Lsg. (z.B. Acridinsulfat) zur kontrastreichen mikroskopischen Darstellung im Ultraviolett- oder Blaulicht; s.a. ▸Immunofluoreszenz. E fluorochroming, fluorescent staining.

**Fluorocytosin:** ▸Flucytosin. E 5-fluorocytosine.

**Fluorometholon:** halogeniertes ▸Glucocorticoid zur topischen Anw. am Auge. E fluorometholone.

**Fluoro(photo)metrie:** Bestimmung fluoreszierender, in einer nicht fluoreszierenden Flüssigkeit gelöster Substanzen mit Hilfe von WOOD-Licht u. einer photoelektrischen Zelle; meist als Fluorospektro(photo)metrie mit monochromatischem Licht zur Anregung der Fluoreszenz u. Filterung des abgestrahlten Lichtes mit einem weiteren Monochromator. E fluoro(photo)metry.

**Fluorose:** *Pathologie* ▸Dentalfluorose, ▸Fluorosteopathie; s.a. ▸SPIRA-Syndrom. E fluorosis.

**Fluoro|skopie:** jedes Verfahren, das die ▸Fluoreszenz zur Herstellung sichtbarer Bilder mittels unsichtbarer Strahlen benutzt; i.e.S. die Röntgen-Durchleuchtung. E fluoroscopy.

**Fluoro|spektro|metrie:** s.u. ▸Fluorophotometrie. E fluorospectrometry.

**Fluor|osteo|pathie:** die ▸Osteoporose, ▸Osteomalazie u. – v.a. – hochgradige Osteosklerose (mit Anreicherung von Fluorapatit) bei der chron. Fluorvergiftung; klinisch mit Gliederschwere, Steifheit der Wirbelsäule u. des Brustkorbs, Kurzatmigkeit, Parästhesien. E osteofluorosis.

**Fluoro|uracil,** Abk. FU, 5-Fluorouracil, Abk. 5-FU: zu den ▸Antimetaboliten gehörendes Zytostatikum (Pyrimidin-Antagonist); *NW:* u.a. Knochenmarktoxizität (Myelosuppression), Nausea, Erbrechen, Diarrhö, Stomatitis, Alopezie. E fluorouracil.

**Fluoro|zyt:** ▸Fluoreszyt. E fluorocyte.

**Fluor|prophylaxe:** *Zahnmedizin* die Verabreichung von Fluorpräparaten ab dem 5. Fetalmonat (Zufuhr via Placenta) ca. bis zum 10. Lj. zur Optimierung der Verkalkung der Zahnhartsubstanz; s.a. ▸Fluorierung. Als Kariesprophylaxe ferner die örtl. Anw. fluorhaltiger Zahnpasten, Mundwässer sowie die »Fluorlack-Methode« (Bildung einer Schutzschicht aus säurebeständ. Fluorapatit, auch Hemmung der Bakterienenzyme u. damit der lokalen Säurebildung aus Kohlenhydraten?). Bei Überdosierung Gefahr der Fluorvergiftung!. E fluoride prophylaxis.

**Fluor|vergiftung:** Vergiftung durch Einatmung von Fluor oder Aufnahme seiner Derivate (z.B. Flusssäure, Fluoride, Fluorosilicate) in den Verdauungstrakt. Die **akute F.** führt zu Schleimhautverätzung, Übelkeit, blutig-schleimigem Erbrechen, blutigen Durchfällen, Urtikaria bzw. Lungenödem, evtl. auch zu Tetanie, in schweren Fällen zu Sehstörungen, epileptiformen Krämpfen, Kammerflimmern, Bewusstlosigkeit, Flüssigkeitsverlust mit Schock. Die **chronische F.**, meist als inhalativ verursachte Berufskrankheit, manifestiert sich in Husten, Auswurf, Atemnot, (Dental-)Fluorose, Fluorosteopathie, evtl. Fluorkachexie. E fluorosis.

**Fluor|wasser|stoff|säure:** stark ätzende Säure (verursacht schlecht heilende Wunden), fällt Calcium aus; Salze: ▸Fluoride. E hydrofluoric acid.

**Fluostigmin,** Diisopropylfluorphosphat, Abk. DFP: *Pharmazie* obsoleter ▸Acetylcholinesterase-Hemmer. E isofluorphate.

**Fluoxetin:** ein selektiver ▸Serotonin-Wiederaufnahmehemmer. E fluoxetine.

**Flupentixol:** ein starkes ▸Neuroleptikum mit relativ geringer schlafanbahnender Wirkung; *Anw.* zur Dauerbehandlung (evtl. als Depot-Form) bei Schizophrenie, in niedrigen Dosen als Antipsychotikum. E flupentixol.

**Fluphenazin:** ein starkes ▸Neuroleptikum (Phenothiazinderivat). E fluphenazine.

**Flupirtin:** ein spinal u. zentral wirksames, zusätzlich muskelrelaxierendes ▸Analgetikum; neuronaler Kaliumkanalöffner. E flupirtin.

**Flupredniden:** ein halogeniertes ▸Glucocorticoid zur topischen Anw. E fluprednidene.

**Flurazepam:** ein Tranquilizer u. Hypnotikum (▸Benzodiazepin). E flurazepam.

**Flurbiprofen:** ein nichtsteroidales ▸Antiphlogistikum zur topischen Anw. am Auge. E flurbiprofen.

**Flush, Flushing** *(engl. = Erröten):* anfallsweise, spontan oder nach körperlicher Anstrengung auftretende, heftige Hautröte (Erythem), v.a. der oberen Brustkorbbereiche u. – mit Hitzegefühl – des Kopfes. Symptom beim ▸Karzinoidsyndrom (»**flush syndrome**«; infolge erhöhter Ausschüttung von Serotonin), als Reaktion auf Alkohol bei Einnahme von ▸Disulfiram, als Nebenwirkung v.a. vasoaktiver Medikamente.

**Flushtank-Zeichen** *(engl. flushtank = WC-Spülkasten): Urologie* bei Hydronephrose das Schwinden der Schwellung des gleichseitigen Lendenbereichs nach Entleerung (Miktion) einer großen Harnmenge.

**Fluspirilen:** ein ▸Neuroleptikum (Butyrophenon-Derivat); *Anw.* bei schizophrenen Psychosen, Angst- u. Spannungszuständen. E fluspirilene.

**Fluss|dichte, magnetische:** s.u. ▸Magnetfeld.

**Flussfieber, Japanisches:** ▸Tsutsugamushi-Fieber. E scrub typhus.

**Fluss|säure:** 30- bis 80%ige wässrige Fluorwasserstoff-Lösung.

**Fluss|spat:** Calciumfluorid; $CaF_2$. E fluorspar.

**Fluss|spat|lunge:** eine – mehr oder weniger akute – Mischstaubsilikose bei Arbeitern in Flussspatgruben; Ursache ist wahrscheinlich der Quarzanteil des Nebengesteins; bei 10% zusätzlich eine Tuberkulose.

**Fluss|zeit:** *Urologie* s.u. ▸Uroflowmetrie. E flow time.

**Flutamid:** ein ▸Antiandrogen; *Anw.* als Hormonpräparat in der Tumorther. (bei metastasiertem Prostatakarzinom).

**Fluticason:** ein halogeniertes ▸Glucocorticoid zur topischen, v.a. inhalativen Anw. E fluticasone.

**Fluvastatin:** ein ▸HMG-CoA-Reductase-Hemmer; ▸Lipidsenker; *Anw.* zur Ther. primärer Hypercholesterinämien, kombinierter Hypercholesterinämien u. Hypertriglyceridämien, bei denen die Hypercholesterinämie im Vordergrund steht. E fluvastatin.

**Fluvoxamin:** ein selektiver ▸Serotonin-Wiederaufnahmehemmer.

**Fluxio, Fluxion** *(latein.):* Fließen; *med* Durchströmung eines Gewebes oder Organs (s.a. ▸Perfusion). Auch Bez. für den arteriellen Blutandrang zum Kopf.

**Fm:** *Chemie* Zeichen für **F**er**m**ium.

**fm:** *Physik* die SI-Einheit **F**emto**m**eter (= $10^{-15}$ m).

**FMN-adenylyltransferase:** ein Enzym, das aus ▸Flavinmononucleotid (**FMN**) ▸Flavin-adenin-dinucleotid (FAD) u. Pyrophosphat bildet.

**fmol,** Abk. für **F**emto**mol**: Maßeinheit (1 fmol = $10^{-15}$ Mol).

**FMP,** Abk. für **F**ructose**m**ono**p**hosphat: *Biochemie* s.u. ▸Fructose-1- bzw. -6-phosphat. E FMP.

**FNH:** Abk. für **f**okal **n**oduläre ▸**H**yperplasie (der Leber).

**FOA,** Abk. für **F**okus-**O**bjekt-**A**bstand: *Röntgenologie* Entfernung zwischen dem Brennfleck der Röhre (d.h. der Strahlenquelle) und dem Objekt. E focus-object distance, Abk. FOD.

**Focus** *(latein.):* Herd, ▸Fokus. E focus.

**Fodéré-Zeichen:** Unterlidödeme als Zeichen gestörter Nierenfunktion.

**Föhn:** warmer, trockener Fallwind auf der Leeseite von Gebirgen, z.B. als Alpen-F. an der Nordseite

F

des Alpenhauptkammes bei südlich gelegenen Tiefdruckzonen: Nach luvseitiger Abkühlung, Kondensation u. Ausregnen (Verringerung der Feuchte unter Aufnahme der Kondensationswärme) erfolgen beim leeseitigen Absteigen eine starke dynamische Erwärmung (1 °C/100 m Höhenabnahme) u. Abnahme der relativen Feuchte (≧20 %). Die Wirkung der Föhnwetterlage auf »wetterfühlige« Personen, v.a. vor Durchbruch des Föhnwinds in die bodennahe Luftschicht (»Vorföhn«), ist pathogenetisch weitgehend ungeklärt; sie führt entweder zu »Föhnkrankheit« (v.a. psychovegetative Störungen wie Reizbarkeit, allgemeine Unlust, Schlafstörung, migräneartige Kopfschmerzen) oder zu gehobener Stimmungslage (Euphorie). E foehn.

**Fölling-Probe** (IVAR ASBJÖRN F., 1888–1973, Physiologe, Oslo): ▸Eisenchloridprobe.

**Foe|ni|cu|lum vul|gare:** Fenchel [Umbelliferae]; seine reifen Spaltfrüchte (Fructus Foeniculi) bzw. deren ätherisches Öl (Oleum Foeniculi; enthält Anethol, D-Fenchon, Terpene) dienen u.a. als Spasmolytikum, Carminativum, Expektorans; Augenwasser. E fennel.

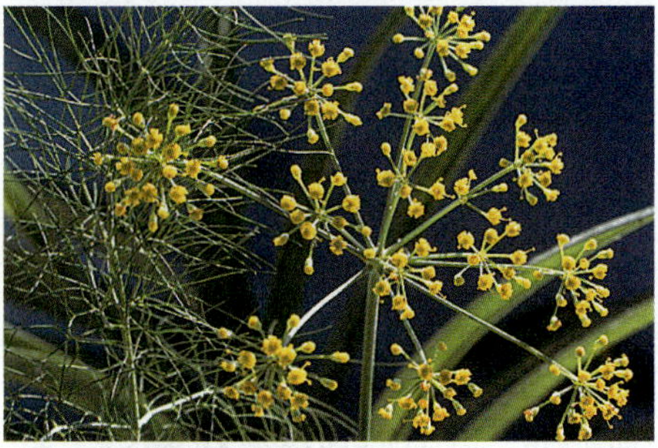

**Foeniculum vulgare.** [482]

**Foerster** (OTFRIED F., 1873–1941, Nervenarzt, Breslau). – **F.-Dandy-Operation:** ▸Neurotomie innerhalb des Durasackes als Maßnahme bei spastischem ▸Schiefhals. – **F.-Operation: 1)** *Neurochirurgie* ▸Chordotomie im oberen Brustteil des Rückenmarks zur Beseitigung schwerer Schmerzzustände (z.B. bei Karzinom im kleinen Becken; Tabes dorsalis). E (spinothalamic) chordotomy. **2)** Rhizotomia posterior: als beidseitige intradurale Resektion der hinteren Spinalnervenwurzeln (Radiculotomia posterior) bei spastischen Lähmungen (v.a. bei der LITTLE-Krankheit), tabischen Krisen. Die Unterbrechung der Leitung sensibler Erregungen (Deafferenzierung) der Arme erfolgt an $C_4$–$D_1$(–$D_3$), der Beine an $L_2$–$S_2$ (Teilsensibilität durch Schonung von $L_4$ u. $S_1$). S.a. ▸Radikulotomie. E Foerster's rhizotomy. – **F.-Penfield-Operation:** die Entfernung von Hirn-Dura-Narben bzw. Unterspritzung des Herdes bei fokaler ▸Epilepsie. – **F.-Subsidiärzonen:** *Neurologie* schmerzhafte Hautfelder durch Ausstrahlung von Schmerzempfindungen in benachbarte ▸Dermatome. E zones of pain irradiation. – **F.-Syndrom: 1)** Atonia astasia, Diplegia atonica congenita: *Neurologie* die angeborene (evtl. geburtstraumatisch erworbene) hypotone Form der infantilen ▸Zerebralparese; mit Verlust oder Abnahme der Spannung (Tonus) der gesamten Skelettmuskulatur, Haltverlust des Kopfes (»Head-drop«-Symptom), Überstreckbarkeit der Gelenke, ▸Ataxie; bei Hypothalamusbeteiligung auch Fieber; ferner Störung der geistigen Entwicklung. Vork. u.a. bei einer auf die Zentralwindungen übergreifenden Sklerose des Stammhirns, Degeneration von Striatum, Pyramidenbahn oder Hirnrinde. E atonic-astatic syndrome. **2)** Symptome seitens des Hirnstammes bei Gehirnerschütterung, -prellung (▸Commotio cerebri, ▸Contusio cerebri).

**Föt:** ▸Fetus; s.a. ▸Feto..., ▸Fetal... E fetus.

**foetidus, fötid:** stark übel riechend, stinkend. E fetid.

**Foetor** *(latein.)*: stinkender Geruch. I.e.S. der krankheitstypische Mundgeruch (**F. ex ore**) bei Stomatitis, chronischer Tonsillitis u. Zahnerkrankungen. Als **F. ex pulmone** bei Lungenerkrankungen wie Bronchiektasien, Lungenabszess, -gangrän. Als **F. hepaticus** bei ▸Leberkoma u. akuter ▸Leberdystrophie. Als **F. uraemicus** der harnähnliche (urinöse) Geruch bei ▸Urämie (nur bei Anwesenheit ureasehaltiger Bakterien in der Mundhöhle!). E fetor. – **F. ex ore,** Kakostomie, Halitosis: übler Geruch aus dem Mund. ***Ätiol.:*** fehlende Mundhygiene, zahlreiche kariöse Defekte, nekrotisierende Entzündungen der Gingiva oder der Pulpa, Tonsillitis, gastrointestinale Erkrankungen, pulmonale Erkrankungen. ***Ther.:*** bei oraler Ursache Hygienisierung u. Sanierung der Mundhöhle, Gesundheitserziehung. E cacostomia, halitosis.

**Foetus:** ▸Fetus. E fetus.

**Fogarty-Katheter** (THOMAS J. F., amerikan. Arzt, Bethesda/Md.): ein Instrument für die pro- oder retrograde Fernembolektomie, -thrombektomie. ***Aufbau:*** etwa 75 cm langer Kunststoffkatheter mit 10-cm-Graduierung, mit aufblasbarer Ballonmanschette am Vorderende u. mit einem Plastikkonus (LUER-Lock-Typ; mit Angabe der Ballonkapazität). ***Anw.:*** Nach Durchstoßen des Gerinnsels erfolgen Füllung des Ballons u. – durch langsamen Zug – das Hervorholen des ▸Embolus einschließlich der sekundären Thromben (»En-bloc-Extraktion«). ***Sonderform:*** Ein drahtumsponnenes, biegsameres Modell dient auch als Okklusionskatheter für Notfalltamponade. E Fogarty catheter.

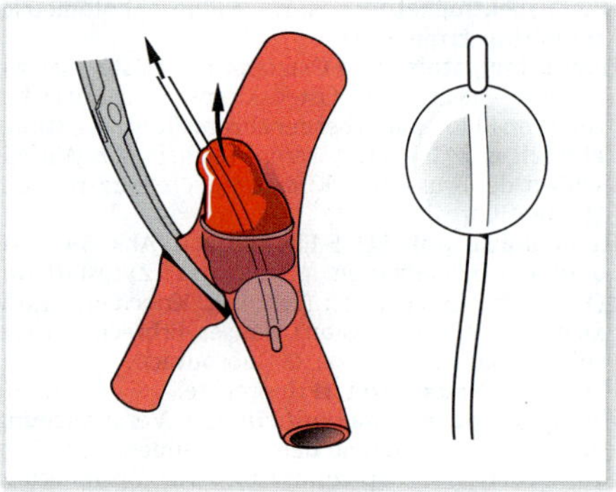

**Fogarty-Katheter:** Entfernung eines Thrombus.

**Foix** (CHARLES F., 1882–1927, Internist u. Nervenarzt, Paris). – **F.-Alajouanine-Syndrom,** Angiodysgenesia spinalis, Myelopathia necroticans: eine variköse Fehlbildung der hinteren Rückenmarksvenen (Pia-Venen) mit neurologischen Ausfallserscheinungen durch sekundäre örtliche Rückenmarkserweichungsherde. Beginnt meist akut mit Zeichen einer ▸Querschnittslähmung (mit – anfangs spastischer, später schlaffer – ▸Diplegie der Beine). Führt innerhalb von 1–2 Jahren zum Tode. E spinal angiodysgenesis. – **F.-Syndrom:** (1922) einseitige Augenmuskellähmung (▸Ophthalmoplegie) mit ▸Exophthalmus, beidseitiges Lid- u. Bindehautödem u. Stauung im Bereich der Gesichtsvenen, Schmerzen u. Ausfälle im Gebiet des 1. Astes des Nervus trigeminus als Folge eines Krankheitsprozesses an der Außenwand des gleichseitigen Sinus cavernosus (z.B. Hypophysentumor, Kavernosusthrombose, Karotisaneurysma in Nähe des Siphons dieser Schlagader). E hypophyseal-sphenoidal syndrome.

**fokal:** einen Krankheitsherd (▸Fokus), ein Herdgeschehen bzw. *physik* den Brennpunkt, Brennfleck betreffend. E focal. – **f. Beleuchtung:** die Beleuchtung der vorderen Teile des Augapfels mit Hilfe eines scharf begrenzten Strahlenbündels (d.h. mittels Spaltlampe).

**Fokạl|abstand:** ▸Brennweite. E focal distance.
**Fokal|block:** *Kardiologie* ▸Block, fokaler. E focal block.
**Fokạl|infektion:** ▸Herdinfektion (s.a. ▸Fokus). E focal infection.
**fokal noduläre Hyperplasie:** ▸Hyperplasie.
**Fokạl|sepsis:** ▸Sepsis durch eine von einer Herderkrankung (z.B. einem Zahn-, Tonsillenherd) ausgehende, z.T. direkt in die Blutbahn erfolgende Streuung von Krankheitserregern mit Fernwirkungen i.S. des Herdgeschehens. E focal septicemia.
**Fokạl|toxikose:** Vergiftung i.S. einer Allgemeinerkrankung (Toxikose) durch die Abgabe der in einem Herd (▸Fokus) i.S. der Herdkrankheitslehre gebildeten giftigen Substanzen (z.B. Eiweißabbauprodukte) in herdferne Körpergebiete.
**Fokus,** Abk. F: **1)** *Optik* (Pl.: Fokusse) der ▸Brennpunkt bzw. *röntg* ▸Brennfleck. **2)** *Pathologie* »Herd«, d.h. jede lokale Gewebsveränderung, die über ihre nächste Umgebung hinaus krankhafte Fernwirkungen auslöst; i.e.S. (Pischinger u. Kellner) ein histo- u. physiologisch veränderter Bindegewebsbezirk, der verursacht ist durch nicht abbaubares anorganisches Material (z.B. Zahnwurzelfüllmaterial, Metall) oder – v.a. – durch nicht abgebaute tote Körpersubstanz (z.B. Gewebs-, Zell-, Bakterientrümmer; ▸Detritus) u. der auf humoralem u. neuralem Wege allgemeine Störungen der Regulationsprozesse u. der Abwehrvorgänge bewirkt, welche die Basis für andere herdferne Störungen bilden oder die Heilung herdunabhängig entstandener Beschwerden verhindern; s.a. ▸Fokal..., ▸Herd... E focus.
**Fokus-Film-Abstand,** Abk. FFA: *Radiologie* die Entfernung zwischen dem Röhrenbrennfleck (d.h. der Strahlenquelle) u. der Röntgenfilmebene im Zentralstrahl. E focus-film distance, target-to-film distance.
**Fokus-Haut-Abstand,** Abk. FHA: *Radiologie* Entfernung zwischen dem Brennfleck der Röhre (d.h. der Strahlenquelle) u. der zugewandten Körperoberfläche. Analog auch der **Fokus-Objekt-Abstand** (FOA). E focus-skin distance, Abk. FSD.
**fokussierter Ultraschall,** Abk. FUS: gebündelte Ultraschallwellen, die in ihrem Brennpunkt Hitze erzeugen; je nach Einwirkungsintensität entsteht bei Behandlung von Gewebe eine Koagulationsnekrose; ***Anw.*** in der Tumortherapie (z.B. Abtragung von Prostatatumoren).
**Fokussierung:** *Physik* die Zusammenführung divergierender Licht-, Elektronen- oder Röntgenstrahlen in einem Punkt. E focussing.
**Foley** (Frederic Eugene Basil F., geb. 1891, amerik. Urologe, St. Paul/Minn.). – **F.-Katheter:** zylindrischer Ballonkatheter (12–30 Charr) mit voller Spitze u. 2 gegenüberliegenden seitl. Augen. Geeignet zur Harnblasendauerspülung, Tamponade der Prostataloge, retrograden Darstellung von Fisteln des Harn- u. Geschlechtstraktes (wobei der Katheterballon der einseitigen Abdichtung der Fistel bei der Kontrastmittelinjektion dient). E Foley catheter. – **F.-Plastik:** Nierenbeckenplastik bei Hydronephrose aufgrund einer hohen Ureterinsertion. ***Durchf.:*** Längsinzision des zwischen Nierenbecken u. Harnleiter gelegenen »Sporns« unter Y-förmiger Schnittverlängerung in den unteren Nierenbeckenteil, gefolgt vom Einnähen des heruntergezogenen Dreieckzipfels des »Y« in den unteren Wundwinkel des Harnleiters u. einer Seit-zu-Seit-Vereinigung von Ureter u. Nierenbecken (am tiefsten Punkt). Dann vorübergehende Anastomosensicherung durch einen ▸Schienenkatheter. E Foley operation.
**Folge|krankheit:** s.u. ▸Sekundär... E sequela.
**Fọlia** *(latein.):* Blätter. **1)** *Anatomie* blattartiges Gebilde, z.B. **F. cerebẹlli**, die durch Furchen entstehenden blattförmigen Kleinhirnwindungen an der Oberfläche der Kleinhirnhälften u. – als F. vermis – am Kleinhirnwurmgipfel (zwischen Declive u. Tuber vermis). E folia. **2)** *Pharmazie* als »Blattdrogen« genutzte

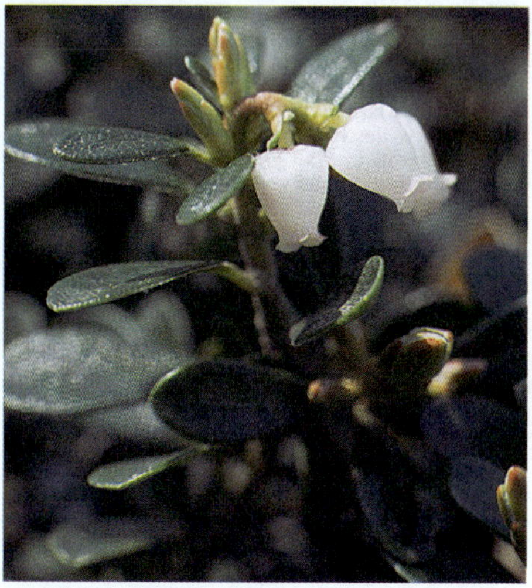

Foliae Uvae ursi: Echte Bärentraube. [482]

Pflanzen (s.a. ▸Herba, ▸Tee, ▸Species), heute meist in der umgekehrten Reihenfolge bezeichnet (z.B. statt F. Cocae jetzt Cocae Folium). E leaves. – **F. antiasth|mạtica:** Folia Stramonii pulverisata u. Kalium nitricum aa 20,0. – **F. Belladọnnae:** die Blätter von Atropa Belladonna; mit 0,3 % Alkaloidgehalt, v.a. ▸Hyoscyamin. – **F. Cọcae:** die Blätter von Erythroxylum coca als Stimulans. – **F. Digitạlis:** »Digitalisblätter«; die Blätter des Fingerhutes »Digitalis purpurea«; Herzmittel, Diuretikum. – **F. Sẹnnae:** »Sennesblätter«; die Blätter von Cassia angustifolia; lt. DAB 7 mit mindestens 2,5 % Sennosid A u. B; ein Abführmittel (Laxans). – **F. Stramọnii,** Folia Daturae: »Stechapfelblätter«; Blätter von Datura stramonium; ein Antiasthmatikum; als **F. Str. nitrạta**, »Asthmakraut«, ein mit Kaliumsalzen präpariertes Räuchermittel. – **F. Ụvae ụrsi:** »Bärentraubenblätter«; Blätter von Arctostaphylos uvaursi. Wirksam als Harndesinfiziens; lt. DAB mit mindestens 0,6 % Hydrochinonderivaten, bes. Arbutin.
**fo|liạ|tus** *(latein.):* mit Blättern besetzt, z.B. Papillae foliatae (der Zunge). E foliate.
**Fọlie: 1)** dünnes Plättchen, dünnes blattförmiges Unterleg- oder Auftragmaterial; z.B. *dent* ein Metallblatt einer Stärke von < 1,5 mm, *ther* ▸Wundfolie, *röntg* ▸Verstärkungsfolie. E foil. **2) Foliẹ** *(latein. follis = Blasebalg, Aufgeblasenheit, Wahn): Psychologie* psychische Krankheit. E psychosis, folie. – **F. à deux, F. simultanée** *(franz.):* induzierte psychische Störung (meist psychotisch) nach Übernahme wahnhafter Überzeugungen o.ä. Symptome eines psych. Kranken durch eine zweite, gesunde oder ebenfalls psych. gestörte Person.
**Folien|film:** die in der Röntgendiagnostik meistgebrauchte Filmart. Anw. finden meist zwei Folien als ein in die Filmkassette eingeklebtes Verstärkungsfolienpaar (der Röntgenfilm wird zwischen die Leuchtseiten der vorderen – meist schwächeren – u. hinteren Folie eingelegt). E screen-film combination.
**Folin(in)säure:** ▸5-Formyltetrahydrofolsäure.
**Folin-Wu-Harnsäurebestimmung** (Otto Knut Olof F., 1867–1934, schwed. Chemiker, Boston/Mass.; Hsien Wu, 1893–1959, chines. Biochemiker): *Labormedizin* kolorimetr. Bestimmung des Harnsäuregehaltes im Urin. E Folin's test.
**Fọlium:** Blatt, blattförmiges Gebilde; ▸Folia.
**Follị|clis:** *Dermatologie* das oberflächliche, knötchenförm., papulonekrotische ▸Tuberkulid. E folliclis.
**fol|licu|lạris** *(latein.):* ▸follikulär. E follicular.
**Follịculi:** *Anatomie* kugelige, bläschenförmige oder solide Gebilde (Sing. ▸Folliculus). E follicles. – **F.**

**(glandulae thyroideae):** die bläschenförmigen, im Durchmesser 20–500 μm großen Schilddrüsenfollikel, deren Wand aus einschichtigem kubischem bis prismatischem Epithel u. einer Basalmembran (Gitterfaserhülle) besteht; sie sind die Struktur- u. Funktionseinheit des hormonbildenden Parenchyms der Drüse u. groß u. prall gefüllt (= Speicherform) bei verminderter, weniger voll bei vermehrter Drüsentätigkeit. E f. of thyroid gland. – **F. linguales:** die Zungenbalgdrüsen; höckrige Schleimhautwulstungen am Zungengrund, hervorgerufen durch das unter der Schleimhaut gelegene lymphatische Gewebe, deren Gesamtheit als Zungenmandel (Tonsilla lingualis) bezeichnet wird; in die zwischen den Wülsten gelegenen Vertiefungen (Zungenbalghöhlen) münden Ausführungsgänge der Zungengrunddrüsen. E lingual f. – **F. lymphatici,** Noduli lymphatici, Lymphonoduli: die Lymphfollikel; als sog. Primärfollikel rundliche Anhäufungen retikulären Bindegewebes u. freier Zellen (v. a. Lymphozyten; auch Lymphoblasten, Histiozyten, Plasmazellen), die Struktureinheiten der retikulär-bindegewebigen lymphatischen Organe; Ort der zellulären Immunauseinandersetzung; bei Ausbildung eines ▸Keimzentrums werden sie als Sekundärfollikel bezeichnet; s. a. ▸Nodi lymphatici (dort Abb.). Sie kommen als **F. l. aggregati** dicht gehäuft in u. unter der Schleimhaut des Wurmfortsatzes u. unteren Dünndarms (Ileum) vor, in Letzterem als PEYER-Plaques, d. h. als ovale u. bis zu 2 cm breite u. mehrere cm lange Platten, die – v. a. bei Bauchtyphus – beetartig hervortreten u. zu geschwürigem Zerfall neigen; als **F. l. solitarii** liegen sie einzeln in der Schleimhaut von Magen, Enddarm, Kehlkopf. Als **F. l. lienales** (= MALPIGHI-Körperchen) die grauweißen Lymphfollikel der Milz mit hellem Keim- oder Reaktionszentrum u. mit einer exzentrisch liegenden Arterie, die – insgesamt als weiße Milzpulpa bezeichnet – Ort der zellulären Immunauseinandersetzung sind. E lymphatic f. – **F. ovarici,** Eifollikel, F. ovarii: kugeligen »Eibläschen« verschiedener Größe u. Gestaltung in der Rindenzone des Eierstocks, als dessen Parenchym. Sie werden nach ihrem Entwicklungsgrad unterschieden: **Folliculus ovaricus primordialis:** der beim Neugeborenen als einzige Form vorhandene »Primordialfollikel«; ein solides Gebilde, bestehend aus einer Eizelle u. einer einschichtigen Lage von Follikelepithelzellen; **Folliculus ovaricus primarius:** der »Primärfollikel« mit kubischen Epithelzellen; **Folliculus ovaricus secundarius** (F. o. vesiculosus): der bereits bläschenförmige »Sekundärfollikel«, bestehend aus mehrschichtigem Epithel (Membrana granulosa), welches die die Eizelle bedeckende »Glashaut« ( Zona pellucida = Oolemma) ausscheidet und außen von verdichtetem Bindegewebe umgeben ist (▸Theca folliculi, vom Follikelepithel durch eine Basalmembran getrennt); **Folliculus ovaricus maturus:** der »Tertiärfollikel« (▸GRAAF-Follikel), bei dem die im Eihügel (▸Cumulus oophorus) gelegene Eizelle außer von der Glashaut noch von strahlenkranzartig angeordneten Epithelzellen umgeben ist (Corona radiata), gebildet von der Membrana granulosa. E ovarian f.

**Fol|liculitis,** Follikulitis: Entzündung des Haarfollikels (Folliculus pili). Als infektiöse F. bedingt durch Bakterien (meist Staphylococcus aureus, s. Abb.) oder ▸Trichophyton. Als nichtinfektiöse Erkrankung z. B. die rezidiv. Follikulitiden u. a. bei Diabetes mellitus. S. a. ▸Effloreszenzen. E folliculitis. – **F. barbae:** ▸F. simplex barbae. – **F. candidomycetica:** F. durch Candida albicans, häufig im Bartbereich u. bei reduzierter Immunlage. – **F. capitis abs|scedens et suffodi|ens:** die Akne conglobata (s. u. ▸Akne vulgaris) im Bereich des behaarten Kopfes, u. zwar deren schwerste Form: vom Nacken übergreifende F., bei der tiefe u. verschmelzende Abszesse u. keloidartige Narben auftreten. – **F. de|calvans:** zu Haarverlust führende Follikelentzündung. Als **F. d. capillitii Brocq** die durch Staphylococcus aureus haemolyticus bedingte,

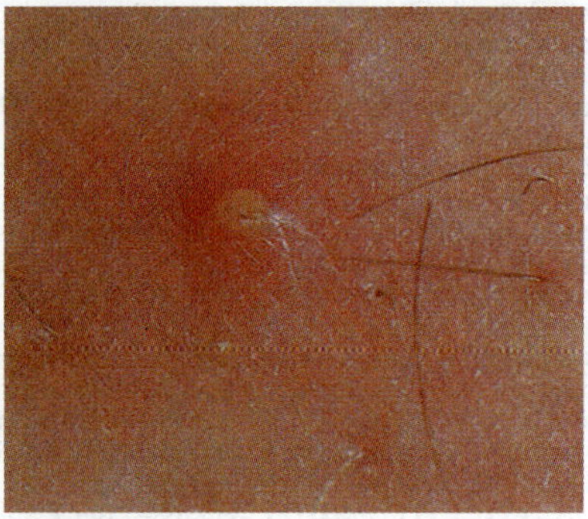

**Folliculitis:** Entzündung durch Staphylococcus aureus. [411]

zu Narbenbildungen führende F. der Kopfhaut. Als **F. d. faciei** die zu Vernarbung führende F. im Gesicht. – **F. eczematosa:** F. als Sekundärinfektion auf einem Ekzem in der Bartregion (F. e. barbae) oder an der Nase bei chron. Rhinitis (F. e. vestibuli nasi). – **F., eosinophile pustulöse:** eosinoph. Pustulose. Auftreten vorw. bei jungen japanischen Männern. Disseminiertes Auftreten von Pusteln und peripherer Eosinophilie. Pusteln mit Eosinophilen liegen intraepidermal. – **F. epilans:** zu Haarverlust führende F.; die ▸F. decalvans oder die ▸Alopecia atrophicans (Pseudopelade). – **F. profunda:** die bakterielle F. barbae, bei der tiefere Bereiche der Haarfollikel befallen sind. – **F. scleroticans nuchae Ehrmann:** die sklerosierende ▸Akne des Nackens. – **F. sim|plex barbae,** Sycosis barbae non parasitaria: F. im Bartbereich, bei der (im Gegensatz zur F. profunda) die Entzündung eher oberflächennah ist, jedoch etwas tiefer als bei der ▸F. superficialis. – **F. super|ficialis staphylogenes,** Impetigo BOCKHART, Staphyloderma follicularis superficialis: prall mit gelblichem Eiter gefüllte, haardurchbohrte Pusteln mit rotem Hof auf vorgeschädigter Haut. Auftr. z. B. in mazerierten Körperfalten oder unter abdeckenden Verbänden. – **F. sycosi|formis atro|phicans:** die lupoide ▸Akne.

**Folliculosis,** Follikulose: Krankheit mit kleinknotigen (»follikelartigen«) Lymphozytenanhäufungen, z. B. ▸Conjunctivitis follicularis. E folliculosis.

**Fol|li|cu|lus,** Follikel: *Anatomie* epithelausgekleidetes bläschenartiges Gebilde, z. B. die Haarfollikel, die Kolloidfollikel der Schilddrüse, die reiferen Stadien des Eifollikels (▸Folliculi ovarici, ▸GRAAF-Follikel) oder aber hügelige solide Gebilde in Form von Zellansammlungen, v. a. als Lymphfollikel (▸Folliculi lymphatici); s. a. ▸Follikel... E follicle. – **F. dentis:** ▸Zahnsäckchen. – **F. ovaricus,** Eifollikel: s. u. ▸Folliculi ovarici. – **F. pili:** der ▸Haarfollikel. E hair f.

**Follikel:** ▸Folliculus, ▸Folliculi. E follicle(s).

**Follikel|atresie,** Atresia folliculi: *Gynäkologie* Untergang eines Eifollikels (Folliculus ovaricus) ohne Erreichen der vollen Reife. E follicular atresia.

**Follikel|hormon:** das im GRAAF-Follikel gebildete 17-β-Östradiol u. im Corpus luteum gebildete Progesteron; i. w. S. die ▸Östrogene. E folliculin, estrone.

**Follikel|per|sistenz:** *Gynäkologie* das Verharren eines tertiären Eifollikels im bläschenförmigen Zustand unter Ausbleiben des Follikelsprungs u. gefolgt von rascher Follikelrückbildung ohne Entwicklung eines Gelbkörpers (▸Corpus luteum). In diesem Zustand (= »Aluteinismus«) wird jedoch weiter Follikelhormon gebildet, was zu verspäteter, verlängerter u. verstärkter Menstruationsblutung aus dem stärker entwickelten, glandulär-zystisch umgewandelten Endometrium führt; s. a. ▸anovulatorischer Zyklus.

**Follikel|phase:** *Gynäkologie* die 1. Phase (1.–14. Tag) des normalen zweiphasigen Menstruationszyklus, in der im Eierstock ein oder mehrere Eifollikel heranreifen (▸Folliculi ovarici) u. in der infolge der zunehmenden Östrogenbildung ein gleichmäßiges Dickenwachstum (Proliferation) der Gebärmutterschleimhaut (▶ Endometrium) erfolgt, begleitet von Wachstumseffekten der Brustdrüse u. des Scheidenepithels; die ▶ Basaltemperatur liegt allgemein bei < 36,9 °C. S.a. ▶ Lutealphase. E proliferative stage, estrin stage.

**Follikel|reifung:** *Gynäkologie* die unter hormonalen Impulsen (FSH, LH) erfolgende Entwicklung des Primärfollikels zum GRAAF-Follikel (s.a. ▶ Folliculi ovarici), die natürlich mit dem Follikelsprung (▶ Ovulation) ihren Abschluss findet. Erfolgt unter Vermehrung der scharf gegen die ▶ Theca folliculi abgegrenzten Granulosazellen u. unter Auflockerung u. zunehmender ▶ Hyperämie der Follikelumgebung. S.a. Abb. E follicular maturation.

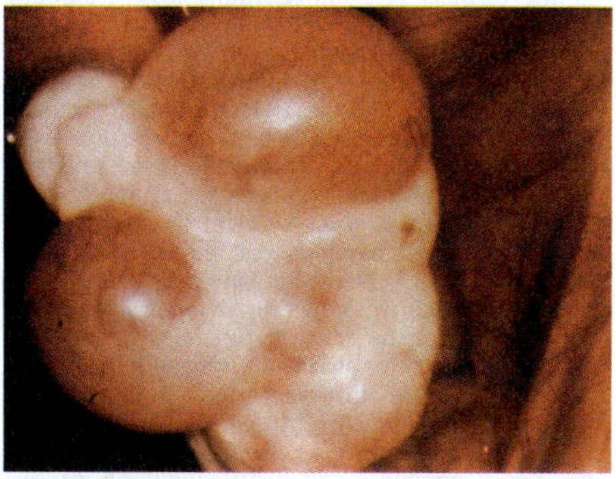

**Follikelreifung:** Ovar mit mehreren Follikeln nach Stimulation (Endoskopie). [287]

**Follikel|sprung:** ▶ Ovulation. E rupture of follicle.

**follikelstimulierendes Hormon,** Follitropin, Follikelreifungshormon, Abk. FSH: im Hypophysenvorderlappen gebildetes, unter Einwirkung des FSH-Releasing-Faktors ausgeschüttetes Glykoprotein, dessen Serumwerte für ♂ u. ♀ etwa gleich hoch liegen (nach Menopause erhöht); wird durch die Niere ausgeschieden. ***Funktion:*** fördert (zusammen mit LH) u.a. die ▶ Follikelreifung bzw. die Spermatogenese u. die Entwicklung der Hodenkanälchen. Ist Hauptbestandteil des Serumgonadotripins. Die ***Bestimmung*** erfolgt mit immunometrischen Methoden. *pharm* ***Anw.*** als rekombinantes FSH (biotechnisch aus dem Urin gewonnen) bei ♀ mit Anovulation sowie vor assistierter Konzeption, bei ♂ zur Stimulation der Spermatogenese. S.a. ▶ Gonadotropine (dort Schema). E follicle-stimulating hormone.

**Follikel|zyste: 1) Follikelhydrops:** *Gynäkologie* Zyste als Resultat einer ▶ Follikelpersistenz; der nachfolgende langsame Untergang der Granulosazellen führt zur Einstellung der Östrogenbildung. E follicular cyst, cystic follicle. **2)** *Dermatologie* falsches ▶ Atherom.

**Folliklis:** ▶ Folliclis.

**follikulär,** follicularis, folliculosus: an (Haar-)Follikel gebunden, vom Follikel ausgehend, durch Follikel (des Eierstocks) ausgelöst; in Form eines Follikels. E follicular.

**Follikulär|katarrh:** ▶ Conjunctivitis follicularis. E follicular conjunctivitis.

**Follikulitis:** ▶ Folliculitis. E folliculitis.

**Follitropin:** ▶ follikelstimulierendes Hormon. E follitropin. – **F. alfa:** rekombinantes humanes follikelstimulierendes Hormon in der Glykoform α; ***Anw.*** bei ♀ mit anovulatorischen Zyklen oder im Rahmen der assistierten Konzeption; bei ♂ zur Stimulation der Spermatogenese bei Hypogonadismus. – **F. beta:** humanes follikelstimulierendes Hormon in der Glykoform β; ***Anw.*** wie F. alfa.

**Folsäure,** $C_{19}H_{19}N_7O_6$, Pteroylglutaminsäure, Acidum folicum, Vitamin $B_c$: dem Vitamin-B-Komplex zuge-

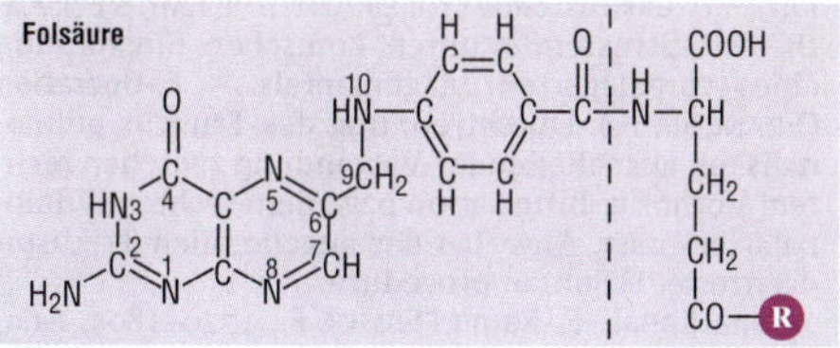


**Folsäure.**

hörige Substanz (Pteridin-Derivat, s. Formel), Hauptvertreter der im Zwischenstoffwechsel eng mit ihr verbundenen Gruppe der »Folsäuren« (»R« = Rest in Formel). ***Vorkommen:*** ein essentieller Nahrungsbestandteil, enthalten in grünen Pflanzenblättern, Leber, Hefe, Kuh- u. Muttermilch (hier den Säuglingsbedarf deckend). Der Gesamtkörperbestand beträgt bis 15 mg, der tägliche Mindestbedarf ca. 400 μg (er wird z.T. gedeckt durch die Biosynthese des Stoffes durch die ▶ Darmflora). ***Funktion:*** ist wichtig u.a. für Biosynthese der ▶ Nucleinsäuren, die Blutbildung u. als Coenzym. ***Mangelerscheinungen:*** treten auf bei ungenügender Zufuhr, v.a. aber bei gestörter Resorption (Malabsorptionssyndrom), erhöhtem Bedarf (Schwangerschaft, Vitamin-$B_{12}$-Mangel) sowie bei Störung des Folsäurestoffwechsels durch ▶ Folsäureantagonisten. Es zeigen sich Blutbildungsstörungen (megaloblastische ▶ Anämie bei Granulo- u. Panzytopenie), Psoriasis u.a.m.; die sensomotorische Polyneuropathie ist wahrscheinlich Folge eines Folsäuremangels. E folic acid. – **F., aktivierte:** Derivate der Tetrahydrofolsäure zum Transport von Einkohlenstoff-Einheiten ($C_1$).

**Folsäure-Antagonisten:** *Pharmazie* synthetische Verbindungen mit Strukturähnlichkeit zur ▶ Folsäure (»**Folsäure-Analoga**«); ***Wirkst.:*** z.B. Amethopterin (= Methotrexat), Aminopterin. ***Wirkung:*** Sie hemmen – durch ihre hohe Affinität zur Dihydrofolatreductase – die Bildung von Tetrahydrofolsäure aus Folsäure u. stören damit die Biosynthese der ▶ Nucleinsäuren. ***Anw.*** wegen ihres zytostatischen Effektes zur Behandlung akuter Leukämien u. maligner Tumoren. – ***Antidot*** (bei toxischen Reaktionen bzw. Überdosierung) ist ▶ $N^5$-Formyltetrahydrofolsäure. E folic acid antagonists.

**Fomivirsen:** ein ▶ Virostatikum (Antisense-Oligonukleotid); ***Anw.*** intravitreal bei Cytomegalie-Virus-Retinitis im Rahmen von AIDS. E fomivirsen.

**Fondaparinux:** ein synthetisches Heparin-Analog (Pentasaccharid); Antithrombotikum; ***Wirkung:*** selektive Hemmung des Gerinnungsfaktors Xa. ***Anw.*** zur Prophyl. von Thromboembolien bei Pat. mit großen Hüftgelenk- u. Kniegelenkoperationen; ***NW:*** erhöhtes Blutungsrisiko. Hüftgelenk- u. Kniegelenkoperationen. E fondaparinux.

**Fonio-Thrombozyten|zählung** (ANTON F., 1881–1968, Chirurg, Bern): das im nach MAY-GRÜNWALD (3 Min.) u. GIEMSA (30–60 Min.) gefärbten Blutausstrich (aus einem mit 14%iger Magnesiumsulfat-Lsg. vermischten Blutstropfen) erfolgende Auszählen der zwischen ausgezählten 1000 Erythrozyten liegenden Blutplättchen, gefolgt von Berechnung der absoluten Zahl pro $mm^3$. E Fonio's platelet count.

**Fonsecaea:** *Mykologie* ▶ Phialophora.

**Fontaine(-Ratschow)-Einteilung** (RENÉ F., geb. 1899, Chirurg, Paris; MAX R.): eine klinische Stadieneinteilung der peripheren Durchblutungsstörungen; unterscheidet nach dem Beschwerdegrad die Stadien I–IV, d.h. den symptomlosen, keine Beschwerden verursachenden Verschluss (I) bzw. die ▶ Claudicatio intermittens (II), das durch Verschluss bedingte Hinken als Belastungsinsuffizienz bzw. Ischämieschmerzen bereits im Ruhezustand, bei waagerechter Lage, sog. Ruheinsuffizienz (III), bzw. Nekrosen infolge Mangeldurchblutung (IV).

**Fontan (1)** FRANÇOIS F., zeitgen. franz. Thoraxchirurg; **2)** JULES ANTOINE EMILE F., 1849–1931, Chirurg, Toulon). – **F.-Gastrostomie** (Jules Antoine Emile F.): Katheter-Gastrostomie unter konischer Einstülpung eines vorgelagerten Magenzipfels. – **F.-Operation** (François F.): Durchtrennung des Truncus pulmonalis mit anschließender Verbindung zwischen rechtem Vorhof u. Bifurkation bzw. dem rechten Pulmonalarterienast. Anw. bei der angeborenen Trikuspidalatresie. E Fontan procedure.

**Fontana-Kanal, F.-Raum** (Felice F., 1720–1805, Anatom, Florenz), Spatia anguli iridocornealis: Spalträume in dem der vorderen Augenkammer angrenzenden Ligamentum pectinatum, über die das Kammerwasser in den Schlemm-Kanal (▸Sinus venosus sclerae) abfließt. E spaces of Fontana.

**Fon|ta|nel|la, Fontanelle:** *Anatomie* angeborene natürliche Knochenlücke des Schädeldachs (Fonticulus), die von Resten des Primordialkraniums bindegewebig überdeckt ist u. sich normalerweise bis zum 2. Lj. knöchern schließt. Beim Neugeborenen finden sich normal 6 solcher Lücken, jedoch sind weitere Bildungen (akzessorische F.) möglich an jeder Stelle, an der sich 3 u. mehr Ossifikationszentren berühren. E fontanelle, fontanel. – **F., met|opische:** zusätzliche F. an der Stirnbeinhaut = Sutura metopica. – **F. obelica,** F. sagittalis: Erweiterung der Pfeilnaht des Neugeborenen an ihrem stärksten Krümmungspunkt. – **F., parietale:** zusätzliche F. im Scheitelbein; i.e.S. die streng symmetrischen Fenestrae parietales.

**Fontanellen|punktion:** Punktion des Subduralraumes beim Säugling mittels einer im seitlichen Winkel der – meist vorderen – Fontanelle senkrecht eingeführten dünnen Punktionskanüle; v.a. zur Diagnostik des subduralen Hämatoms bzw. der Pachymeningiosis haemorrhagica interna. – Auch die Ventrikel- u. Sinuspunktion sind via Fontanelle möglich.

**Fontanellen|spannung, gesteigerte:** *Pädiatrie* Spannungszunahme der großen Fontanelle des Säuglings infolge subduraler oder subarachnoidaler Flüssigkeitsansammlung, z.B. bei Meningitis, Hydrozephalus, Subarachnoidalblutung. E tense fontanel.

**Fon|ti|cu|lus:** ▸Fontanelle. E fonticulus, fontanel. – **F. anterior,** F. major, F. frontalis s. quadrangularis: die rautenförmige, 2–3 cm lange »große« oder »Stirnfontanelle« am Vorderende der Pfeilnaht, begrenzt von den Scheitelbeinen u. Stirnbeinhälften; ihr Schluss erfolgt im 9.–16. Monat. – **F. antero|lateralis,** F. sphenoidalis, F. temporalis: die paarige »Keilbeinfontanelle« vorn-seitlich zwischen Stirnbein, Scheitelbein, Schläfenbeinschuppe u. großem Keilbeinflügel; schließt sich in der 6. Woche. – **F. posterior,** F. minor, F. occipitalis s. triangularis: die – dreieckige – »kleine« oder »Hinterhauptsfontanelle« am hinteren Pfeilnahtende, begrenzt von Scheitelbeinen u. Hinterhauptsbein; schließt sich in der 6. Lebenswoche. – **F. postero|lateralis,** F. mastoideus: die »Warzenfontanelle« hinten-seitlich zwischen Scheitelbein, Hinterhauptsbein u. Warzenfortsatz; schließt sich in der 6. Lebenswoche.

**Food and Drug Administration** *(engl.)* Abk. FDA: zentrale Behörde für das Arzneimittelwesen in den USA.

**FOP,** Abk. für Fibrodysplasia **o**ssificans **p**rogressiva: ▸Münchmeyer-Syndrom.

**Forage** *(franz. = Bohrung): Chirurgie* z.B. Beseitigung eines Blasenhalshindernisses (benigne Prostatahyperplasie) durch Elektrokoagulation oder die Schenkelhalsbohrung zur Behandlung einer Koxarthrose.

**Fo|ra|men** *(latein.):* Öffnung, Vertiefung. S.a. ▸Foramina, ▸Apertura, ▸Ostium. E opening, passage, foramen. – **F. apicis radicis dentalis:** die Öffnung des Zahnwurzelkanals an der Wurzelspitze; für den Durchtritt der Blut- u. Lymphgefäße, Nerven zur Pulpa. – **F. caecum lin|guae,** F. Morgagnii: dreieckige Vertiefung in der Medianlinie der Zunge, an der Spitze des V-förmigen Sulcus terminalis, am Ursprungsort der epithelialen Schilddrüsenanlage. – **F. epi|ploicum,** F. Winslowi: schlitzförmige Öffnung der ▸Bursa omentalis unter dem freien rechten Rand des Ligamentum hepatoduodenale, oben begrenzt vom Proc. caudatus der Leber, unten von der Flexura duodeni superior. – **F. infra|orbitale:** Öffnung des Canalis infraorbitalis an der Vorderfläche des Oberkiefers; Austrittsstelle der gleichnam. Nerven u. Gefäße. – **F. infra|piriforme:** der untere Teil des ▸Foramen ischiadicum majus am kleinen Becken; begrenzt von der Incisura ischiadica major u. dem Musculus piriformis; Durchtrittsstelle des Nervus ischiadicus u. N. cutaneus femoris posterior, der unteren Glutealgefäße u. des unteren Glutealnervs sowie Passageort der Arteria u. Vena pudenda interna u. des N. pudendus in die Fossa ischiorectalis. – **F. (interatriale) primum bzw. secundum:** neuere Bezeichnung des ▸Foramen ovale septi interatrialis. – **F. interventriculare,** F. Monroi: beidseits am Vorderende der Tela choroidea des III. Ventrikels seitlich der Columna fornicis gelegene Öffnung als Verbindung zum jeweil. Seitenventrikel des Gehirns. – Krankheitsbedingte Blockaden führen zu Hydrozephalus des Seitenventrikels. – **F. inter|vertebrale:** das Zwischenwirbelloch; beidseits zwischen den Ursprüngen angrenzender Wirbelbögen bzw. den entsprech. Gelenkfortsätzen, auch von der zugehörigen Bandscheibe begrenzt; darin liegen das entspr. Spinalganglion u. ein Spinalnerv. S.a. ▸Foramina sacralia. – **F. ischiadicum majus u. minus:** das seitensymmetrische paarige große bzw. kleine Sitzbeinloch, begrenzt von der Incisura ischiadica major bzw. minor u. den Ligamenta sacrospinale u. sacrotuberale; Ersteres ist durch den Musculus piriformis unterteilt in ein ▸Foramen supra- u. ▸F. infrapiriforme. – **F. jugulare:** das »Drosselloch« in der hinteren Schädelgrube zwischen Hinterhaupt- u. Felsenbein; Mündungsort des Sinus sigmoideus in die V. jugularis interna, Durchtrittsort der V. jugularis interna u. der Hirnnerven IX, X u. XI (im hint. Teil), deren Schädigung typ. Syndrome nach sich zieht, z.B. Avellis-, Jackson-, Sicard-, Schmidt-, Tapia-, Vernet-, Villaret-Syndrom. – **F. lacerum:** unregelmäßig begrenztes, von Knorpel ausgefülltes Loch an der Schädelbasis, in der mittl. Schädelgrube vor der Felsenbeinspitze. – **F. Luschkae:** ▸Apertura lateralis ventriculi quarti. – **F. Magendii:** ▸Apertura mediana ventriculi quarti. Bei krankheitsbedingten Verschlüssen kommt es zu Liquorstauung im Gehirn (= Hydrocephalus occlusus). – **F. magnum:** das »große Hinterhauptsloch« in der hinteren Schädelgrube als deren Verbindung zwischen Schädelhöhle u. Wirbelkanal; der Durchtrittsort des verlängerten Marks. – **F. mandibulae:** Loch an der Innenfläche des aufsteigenden Unterkieferastes; Eintrittsstelle der Alveolarnerven, -gefäße. – **F. mastoideum:** Loch an der Wurzel des Warzenfortsatzes in Richtung auf den Hirnblutleiter »Sinus sigmoideus«. – **F. Monroi:** ▸F. interventriculare. – **F. nutriens:** Öffnung des – knochenernährende Gefäße führenden – Canalis nutriens auf der Knochenoberfläche. – **F. obturatum:** das von der ▸Membrana obturatoria bedeckte ovale Loch in der seitl. Wand des knöchernen Beckens, mit Canalis obturatorius am Oberrand für die gleichnam. Gefäße u. Nerven. – **F. occipitale magnum:** ▸F. magnum. – **F. omentale:** ▸F. epiploicum. – **F. ovale: 1)** ein Loch im großen Keilbeinflügel für den Durchtritt des 3. Trigeminusastes. **2) F. o. septi interatrialis:** der beim Fetus u. Neugeborenen natürlich vorhandene Vorhofseptumdefekt, durch den Blut unter Umgehung des Lungenkreislaufs vom re. in den li. Vorhof des Herzens gelangt; kann für stumpfen transseptalen ▸Herzkatheterismus genutzt werden. – Als **F. (o.) primum** oder **F. (interatriale) primum** die sich rasch vergrößernde sek. Lücke im hinteren oberen Abschnitt der primären Herzscheidewand (▸Septum primum; dort Abb.; von Tandler F. secundum genannt), die bei möglichem Fortbestehen als Ostium-primum-Defekt bezeichnet wird. Als **F. (o.) secundum** oder **F. (interatriale) secundum** die zwischen dem unteren, sichelförm. Rand des Septum secundum u. dem Rest des Septum primum bestehen bleibende Öffnung zwischen den Herzvorhöfen, von TANDLER F. o. s. definitivum genannt; ihr Fortbestehen wird als Ostium-secundum-Defekt bezeichnet. S. a. ▸Vorhofseptumdefekt. – **F. o. persistens:** s. u. ▸Vorhofseptumdefekt. 🅴 patent f. ovale. – **F. parietale:** Schädeldachöffnung beidseits paramedian im hinteren Scheitelbeinbereich für die Vena emissaria parietalis. Besonders große Löcher (= Foramina parietalia permagna) kommen vor als dominant erbliche Anomalie (= CATLIN-Zeichen, ▸BONNAIRE-Syndrom). – **F. rotundum:** das runde Loch im Wurzelteil des großen Keilbeinflügels; für den 2. Trigeminusast in Richtung Gesicht. – **F. spinosum:** im großen Keilbeinflügel hinter dessen F. ovale; für A. meningea media u. N. meningeus. – **F. stylomastoideum:** die äußere Mündung des ▸Canalis facialis; Austrittsort des N. facialis. – **F. subseptale:** vorübergehend bestehende Verbindung zwischen den noch unvollständig getrennten Vorhofhälften; von TANDLER F. ovale primum genannt. – **F. suprapiriforme:** der obere Teil des F. ischiadicum majus; für die oberen Glutealgefäße u. den N. gluteus sup. (aus dem kleinen Becken zum Gesäß). – **F. transversarium:** Loch im Querfortsatz der Halswirbel, in dem (normalerweise ab 6. HW) die ▸Arteria vertebralis u. ihr venöser Begleitplexus verlaufen. – **F. venae cavae:** großes Loch im Centrum tendineum des Zwerchfells als Durchtrittsstelle der unteren Hohlvene. – **F. vertebrale:** das vom Wirbelkörper u. -bogen umschlossene »Wirbelloch«. – **F. Winslowi:** ▸F. epiploicum.

**Foramina:** *Anatomie* Löcher, Öffnungen; s. a. ▸Foramen. – **F. ethmoidalia:** Siebbeinlöcher in der medialen Augenhöhlenwand; für die gleichnamigen Blutgefäße, Nerven. – **F. parietalia permagna:** s. u. ▸Foramen parietale. – **F. sacralia:** die vorderen u. hinteren, durch einen Kanal verbundenen Kreuzbeinlöcher für die vorderen bzw. hinteren Äste der sakralen Spinalnerven. 🅴 foramina (e.g. ethmoidal, sacral).

**Foraminotomie:** *Chirurgie* die operative Erweiterung des ▸Foramen intervertebrale zur Freilegung des Spinalnervs bzw. des Ganglion spinale. 🅴 foraminotomy.

**Forbes** (1) ALEXANDER P. F., 1882–1965, amerikan. Arzt; 2) GILBERT B. F., geb. 1915, Kinderarzt, Dallas/Texas). – **F.-Albright-Syndrom** (ALEXANDER P. F.; FULLER A., 1900–1969, Arzt, Boston): ▸Galaktorrhö-Amenorrhö-Syndrom aufgrund gutartiger Prolactinome. 🅴 Forbes-Albright syndrome. – **F.-Syndrom** (GILBERT B. F.): Typ III der ▸Glykogenose (dort Tab.), bedingt durch autosomal-rezessiv erblichen Mangel an Amylo-1,6-glucosidase. Mit Glykogenablagerung in Leber, Muskeln u. Herz, bei der von manchen Autoren unterschiedenen **F.-Hers-Glykogenose** nur in der Leber. 🅴 F' disease.

**forbidden clones** *(engl. = verbotene Klone):* (BURNET 1959) potentiell autoreaktive Zellklone, die gewöhnlich während der Fetalentwicklung verschwinden, dennoch zur Ausbildung kommen können. S. a. ▸Selektionstheorie.

**Forceps** *(latein. = Zange):* **1)** Geburtszange (▸Zange, ▸Zangenentbindung). **2)** zwingenförmiges Organ. 🅴 forceps, pick-ups. – **F. major:** die hintere »Balkenzwinge«; Gebilde aus U-förmig verlaufenden Fasern im hinteren Teil des »Balkens« (▸Corpus callosum), die die hinteren Anteile der Hinterhauptslappen beider Großhirnhälften verbinden. – **F. minor:** die »vordere Balkenzwinge«; sie besteht aus U-förmig durch das Knie des Balkens (▸Corpus callosum) verlaufenden Fasern als Verbindung beider Stirn- u. Scheitellappen.

**Fordyce-Krankheit** (JOHN ADDISON F., 1859–1925, Dermatologe): **1)** ektop. (»freie«) Talgdrüsen (»F.-Drüsen«) in Form einzeln oder multipel gruppierter, stecknadelknopfgroßer, kaum vorspringender, gold- oder weißgelber Knötchen an Mundschleimhaut (gegenüber Zahnschlussreihe), Lippeninnenfläche u. Eichel bzw. Schamlippen. 🅴 Fordyce's spots. **2)** ▸FOX-FORDYCE-Krankheit.

**Foregger-Laryngoskop:** Laryngoskop zur Intubation der Trachea; im Unterschied zum MACINTOSH-Laryngoskop ist der Spatelteil gerade geformt.

**Forel** (AUGUSTE F., 1848–1931, Psychiater, Zürich). – **F.-Feld:** *Anatomie* ein Areal weißer Substanz in der Haube des Mittelhirns hinter dem roten Kern (Nucleus ruber). Teilt sich in Richtung Zwischenhirn (subthalamisch) in die Felder 1 u. 2 auf. 🅴 Forel's field. – **F.-Kreuzung:** ▸Decussatio tegmenti ventralis. 🅴 F.'s decussation.

**forensisch:** gerichtlich. 🅴 forensic. – **forensische Medizin:** Gerichtsmedizin, ▸Rechtsmedizin. – **forensische Psychiatrie:** Teilbereich der ▸Psychiatrie, der sich mit juristischen Fragen bei psychisch Kranken befasst, z. B. der strafrechtlichen Verantwortlichkeit, der Frage der Unterbringung in einer geschlossenen Anstalt oder der ▸Betreuung. 🅴 forensic psychiatry.

**Forestier** (JACQUES F., 1890–1978, Internist, Aix-les-Bains). – **F.-Syndrom:** ▸Hyperostosis vertebralis senilis ankylosans. 🅴 Forestier's disease. – **F.-Zeichen:** ▸Flèche.

**Forestisation, bipolare:** *Chirurgie* der Lichtbogenschnitt als Elektrotomie mittels bipolaren Funkenapparats, wobei der Stromkreisschluss durch den Patienten über die inaktive Elektrode erfolgt; eine Weiterentwicklung des – unipolaren – DE-FOREST-Funkenschnitts.

**Form|aldehyd,** HCHO, Methanal: *Chemie* farbloses, stechend riechendes, in Alkohol u. Wasser lösliches Gas, das leicht polymerisierbar u. kondensierbar ist (z. B. mit Phenol oder Harnstoff zu Kunstharzen). Kommt u. a. vor in Tabakrauch, Pressspanplatten, geräucherten Lebensmitteln; ist als **aktivierter F.** ein Produkt des Zwischenstoffwechsels (für Übertragung von C1-Resten; bei Methanolvergiftung stark vermehrt). ***Wirkung:*** F. denaturiert Eiweißkörper, hemmt Enzyme u. wirkt bakteriostatisch bis bakterizid. Kann durch die Haut eindringen, wirkt allergisierend, haut- u. schleimhautreizend. ***Vergiftungserscheinungen:*** Nach Einatmen bzw. nach Einnahme als Lösung treten Bindehautentzündung, Entzündung der Atemwege bzw. des Verdauungstraktes (hier auch Nekrosen mit – tödlicher – ▸Magenperforation), Nierenschäden, Rausch, Atemnot auf. F. gehört zu den Stoffen mit begründetem Verdacht auf ein Krebs erzeugendes Potential. ***Anw.*** *pharm* u. a. als Desinfektionsmittel, Antiseptikum, Konservierungsmittel, *histol* als Härtungs- u. Fixiermittel sowie *serol* zur Entgiftung von Toxinen (▸Formoltoxoid). ***MAK:*** 0,5 ml/m³ (= ppm). 🅴 formaldehyde. – **F. solutus:** ▸Formalin®; s. a. ▸Formol...

**Formalin®:** 35–37 %ige wässrige Lösung von ▸Formaldehyd (mit Methanolzusatz gegen Polymerisation). 🅴 formalin, formol.

**Form|amid:** Ameisensäureamid $HCO{-}NH_2$. Seine *pharmaz* genutzten Derivate wirken z. B. als Chemotherapeutika (z. B. Formo-Sulfathiazol), Zytostatika (z. B. N-Formyl-N-hydroxyaminoessigsäure). 🅴 formamide.

**Form|amidase:** ein Enzym (in Leber, Niere, Milz, Darm), das am Stoffwechsel von ▸Tryptophan beteiligt ist; spaltet N-Formyl-L-kynurenin zu Formiat u. Kynurenin. 🅴 formamidase.

**Formatio reticularis,** Substantia reticularis: ein dreidimensionales, z. T. Zellanhäufungen nach Art von Nervenkernen enthaltendes Maschenwerk des Nervensystems im Rauten-, Mittel- u. Zwischenhirn; ein Schaltzentrum, das hirnwärts geleitete Impulse (▸Afferenzen) von Sinnesorganen, Rückenmark u. Großhirn zu efferenten (organgerichteten) Impulsen umsetzt im Sinne sinnvoller, koordinierter, motorischer u. vegetativer Leistungen unter Abstimmung auf außerhalb dieses Systems (extraretikulär) ablaufende Vorgänge. Es ist maßgebend für den Bewusstseins- u. Wachzustand, die Modulierung von Wahrnehmungen der Sinnesorgane, für die Beeinflussung von Haltung u. Bewegung (über MAGOUN-Zentren), die zentrale Kreislauf- u. Atmungsregula-

F

tion, die vegetativ-endokrinen Funktionen im Hypothalamus u. für komplexe vegetativ-skelettmotorische Reflexe (hierbei durch Bahnungs- u. Hemmungsanteile wirkend). E reticular formation.

**formativ:** Gestaltung betreffend bzw. auslösend.

**Formen|wechsel:** *Bakteriologie* die bei manchen Mikroorganismen (v.a. Enterobacteriaceae) vorkommende Änderung ihrer immunologischen, manchmal auch morphologischen Eigenschaften, insbes. als ▸H-O-, ▸O-, ▸S(T)R- u. ▸VW-Formenwechsel. E colony variation.

**Formestan:** in der Tumortherapie eingesetztes ▸Antiöstrogen (Aromatasehemmer).

**Formicatio:** *Neurologie* ▸Ameisenlaufen. E formication.

**Formiciasis:** die Hautveränderungen (z.B. Quaddeln; bei tropischen Arten auch Vergiftungssymptome) nach Biss oder Stich von Ameisen (Formica). E formiciasis.

**Form|imino|glut|amin|säure:** s.u. ▸FIGLU-Test.

**Formlegetest,** Abk. FLT: *Psychologie* Prüfung der räumlichen Auffassungs- u. Vorstellungsgabe durch Aneinanderlegen von Pappteilen nach Vorlage im Zeitlimit.

**Formol|gel-Reaktion:** eine ▸Serumlabilitätsprobe, die insbes. bei Vermehrung der Gammaglobuline positiv ausfällt, z.B. bei Leberschäden, Plasmozytom, Retikulosen; auch positiv bei hohem Fibrinogengehalt. E formol-gel test.

**Formol®:** wässrige Lösung von ▸Formaldehyd.

**Formol|titration:** (Sörensen) volumetrische Bestimmung von Aminosäuren, Hydroxamsäuren u. Cystin, basierend auf der Umsetzung der Aminogruppen mit Formaldehyd u. Titration der –COOH-Gruppen mit Natronlauge (Phenolphthalein als Indikator). E formol titration.

**Formol|toxoid,** Anatoxin: ein durch Einwirkung von ▸Formol entgiftetes ▸Ektotoxin mit erhaltener Antigenität; dient – zwecks besserer Wirksamkeit an Adjuvanzien (z.B. Aluminiumhydroxid) adsorbiert – als Impfstoff (z.B. gegen Diphtherie, Tetanus). E formol toxoid.

**Formoterol:** ein lang wirksames $\beta_2$-Sympathomimetikum (s.u. ▸Betasympathomimetica); Bronchodilatator; inhalative ***Anw.*** bei Asthma bronchiale. E formoterol.

**Formulae** *(latein.)*: Arzneiformeln als Rezeptursammlung (meist mit eigener Terminologie). E formulas.

**Formyl-:** das von der Ameisensäure (Acidum formicicum = Formylsäure) abgeleitete Radikal »–CHO«. E formyl.

**Formyl|glutamat-formyl|trans|ferase:** eine ▸Transferase (der Säugerleber), die den Formylrest in reversibler Reaktion von N-Formyl-L-glutamat auf Tetrahydrofolsäure (▸Folsäure) überträgt unter Bildung von aktivierter Ameisensäure u. Glutamat. E formylglutamate formyltransferase.

**$N^5$-Formyltetrahydrofolsäure,** Citrovorum-Faktor, Folinsäure SF, Folinınsäure, Leucovorin: natürliches und synthetisches (L-Form; z.B. in Leber, Hefe; bzw. DL-Form) Derivat der ▸Folsäure. Wachstumsfaktor für Mikroorganismen (z.B. Lactobac. casei) u. beteiligt an der Übertragung von Einkohlenstoffresten. *pharm* ***Anw.*** als Antidot bei Überdosierung von Folsäureantagonisten sowie als Antianämikum (statt Folsäure). E $N^5$-formyltetrahydrofolic acid, folinic acid.

**$N^{10}$-Formyl|tetra|hydro|folsäure:** aktivierte Ameisensäure; eine ▸Folsäure. E $N^{10}$-formyltetrahydrofolic acid.

**Forney(-Robinson-Pascoe)-Syndrom:** angeborener, erblicher Fehlbildungskomplex mit Mitralinsuffizienz (u. Rechtsschenkelblock), Schallleitungstaubheit (Steigbügel-Fixation), zahlreichen Skelettanomalien, Augenfehlbildungen (Irishypoplasie u. -heterochromie, Strabismus). E Forney-Robinson-Pascoe syndrome.

**fornicatus** *(latein.)*: gewölbt. E fornicate.

**Forniko|tomie:** *Neurochirurgie* eine ▸stereotaktische Hirnoperation (Koagulationen) im Bereich des ▸Fornix cerebri bei psychomotorischer ▸Epilepsie. E fornicotomy.

**For|nix** *(latein.)*: Gewölbe, Kuppel, Dach. E fornix. – **F. (cerebri):** im Endhirn das unter dem Balken (Corpus callosum) gelegene, aus weißer Substanz bestehende Dach des III. Hirnventrikels, das an den Mamillarkörpern (▸Corpus mamillare) endet und vom ▸Hippocampus kommend im Pes hippocampi beginnt. Wird unterteilt in Corpus, Columnae, Crura u. Taeniae fornicis. Besteht, als Teil des ▸limbischen Systems, aus Nervenfasern der (kortikofugalen) Riechbahnen von Uncus u. Pes hippocampi zum Corpus mamillare. – **F. conjunctivae:** die obere (**F. superior**) oder untere (**F. inferior**) Übergangsfalte zwischen der Bindehaut des Augapfels u. der Lider. Sie besitzt für freie Beweglichkeit des Augapfels Reservefalten. In die obere Falte mündet schläfenseitig die Tränendrüse. – **F. gastricus,** F. ventricularis, Magenkuppel: s.u. ▸Magen. – **F. des Nierenkelchs:** das die Nierenpapille ringförmig umgebende Gewölbe des kleinen Nierenkelchs (Calix minor). Dort befinden sich die Musculi levator u. sphincter fornicis. – **F. pharyngis:** das Schlunddach. Der den hinteren Nasenöffnungen zugekehrte, an die Schädelbasis angeheftete obere Teil des ▸Epipharynx. – **F. vaginae:** das Scheidengewölbe. Der die ▸Portio der Gebärmutter überragende u. sie umfassende Teil der Scheide.

**Fornix|kaskade:** s.u. ▸Kaskadenmagen.

**Fornix|ruptur:** Einriss des Nierenbeckens im Übergangsbereich zum Parenchym durch plötzliche starke Druckerhöhung im Nierenbecken; gefürchtete Komplikation bei forcierter Diurese u. gleichzeitiger Nierenkolik. Eine forcierte Diurese sollte deshalb nur im kolikfreien Intervall erfolgen.

**Fornix-Sinus|reflux:** *Urologie* Austritt von Flüssigkeit aus dem Fornix der Nierenkelche in den Nierenhilus, evtl. auch in dortige Lymphbahnen, Venen (= pyelolymphatischer bzw. -venöser Reflux); i.e.S. als Übertritt von Röntgenkontrastmittel bei der retrograden ▸Pyelographie. E pyelotubular backflow.

**Forrester-Brown-Schiene:** *Orthopädie* Spreizschiene (Hüftring mit 2 Beinschienen) zur Behandlung der angeborenen Hüftluxation in modifizierter Lorenz-Stellung.

**Forrester-Klassifikation:** Einteilung der Herzleistung nach hämodynamischen Kriterien in vier Klassen (I–IV), wobei als Hauptkriterium die Pumpleistung des linken Ventrikels dient. Letztere wird einer Funktionskurve entnommen, bei welcher der Füllungsdruck des linken Ventrikels (PCV) gegen die Auswurfleistung des linken Ventrikels (= ▸Herzindex) aufgezeichnet ist; **Klasse I:** PCV < 18 mmHg, Herzindex > 2,2 l/min/m², pulmonale Rasselgeräusche nicht nachweisbar, normale Hämodynamik; **Klasse II:** PCV > 18 mmHg, Herzindex > 2,2 l/min/m², pulmonale Rasselgeräusche vorhanden, periphere Minderperfusion nicht nachweisbar, aber erhöhter Preload; **Klasse III:** PCV < 18 mmHg, Herzindex < 2,2 l/min/m², keine pulmonalen Rasselgeräusche, aber periphere Minderperfusion bei ungenügendem Preload nachweisbar; **Klasse IV:** PCV > 18 mmHg, Herzindex < 2,2 l/min/m², linksventrikuläres Pumpversagen (kardiogener Schock).

**Forrest-Klassifikation:** Einteilung der Aktivität einer Ulkusblutung nach endoskopischen Aspekten in verschiedene Klassen (s. Tab.).

**Forssel-Syndrom** (Jarl F., 1912–1964, Internist, Helsinki): eine sekundäre Erythrozytenzunahme bei Nierenerkrankungen (als »nephrogene ▸Polyglobulie«). E nephrogenous polycythemia.

**Forssman-Antigen** (John F., 1868–1947, Patho-, Bakteriologe, Lund), Abk. F-Antigen, heterogenetisches Antigen: eine komplexe, hitzeresistente Substanz (ein ▸Heteroantigen), deren Injektion z.B. bei Kaninchen die Bildung von **F.-Antikörpern** (▸Heterohämagglutinine) auslöst. Sie kommt in roten Blutkör-

| | |
|---|---|
| Ia: | spritzende arterielle Blutung |
| Ib: | Sickerblutung |
| II: | sistierende Blutung |
| III: | Ulkus ohne Blutungsstigmata |
| Die Einteilung wird heute ergänzt durch die Unterteilung des Stadiums II in: | |
| IIa: | sichtbarer Gefäßstumpf |
| IIb: | adhärentes Koagel |
| IIc: | Hämatinbelag |

**Forrest-Klassifikation.** [22]

perchen und Geweben von Säugetieren sowie in Pflanzen und Bakterien vor, aber nicht z.B. bei Menschen, Affen, Kaninchen, Ratten. E Forssman antigen.

**Forssmann-Cournand-Katheter** (WERNER F., 1904–1979, Chirurg, Mainz, Düsseldorf; 1956 Nobelpreis für Medizin »für Entdeckungen zur Herzkatheterisierung«): Herzkatheter; i.e.S. der ▸COURNAND-Katheter. E Forssmann-Cournand catheter.

**Fortner-Verfahren** (JOSEF F., 1893–1969, Veterinär, Berlin), F.-Deckglaskultur: mikroskopisch kontrollierbare Bakterienkultur (auch als Ein-Zell-Kultur) als Mikrokultur auf einem durch Deckglas abzudeckenden Hohlschliff-Objektträger mit dünner Agarhaut, die in Kreuzform mit einem zugeschmolzenen Kapillarfaden beimpft wird; zur Anaerobierzüchtung erfolgt außerdem reichliches Aufimpfen von Sauerstoffzehrern (z.B. Serratia marcescens).

**Fort|pflanzung,** Propagatio(n): die Erzeugung von Nachkommen (s.a. ▸Reproduktion) mittels spezieller Fortpflanzungszellen u. Befruchtung (u. mittels analoger Vorgänge, z.B. Automixis) bzw. die ungeschlechtliche Bildung undifferenzierter – embryoähnlicher – Verbreitungs- u. Dauerformen. Die Typen-Einteilung im Schema (n. LUCKHAUS 1965) berücksichtigt die geschlechtliche Differenzierung (= **sexuelle F.**; mit Gamogonie, Gamogenese) bzw. deren Fehlen (= **asexuelle**, apomiktische oder agame F.; Agamogonie, Agamogenese), die Zahl der unmittelbar beteiligten Zellen (dizytogene F. oder Amphigonie, monozytogene F. oder Zytogonie, polyzyto- oder polygene F.), den Typ der Fortpflanzungszellen (Gameten, Agameten) bzw. der ungeschlechtlichen somatischen Zellen (= somatogene = vegetative F.) u. deren Bildungsmechanismus (mito-, meio- bzw. agametische F.). E reproduction.

**Fort|pflanzungs|organe:** ▸Genitalapparat. E reproductive organs.

| Fortpflanzung | | | | | | | |
|---|---|---|---|---|---|---|---|
| ungeschlechtlich | | | | geschlechtlich | | | |
| somatisch | | agametisch | | agametisch | gametisch | | |
| polyzytogen | monozytogen | monozytogen | | monozytogen | monozytogen | dizytogen | |
| 1 | 2 | 3 | 4 | 5 | 6 | 7 | 8 |
| 1: Brutknospen, z.B. Echinokokkusfinne; Fragmentation, z.B. Actinomyces; 2: Zellteilung, Zellsprossung, z.B. Protisten, Sprosshefen; 3: mito-agametisch, z.B. Penicillium (Gonidien); 4: meio-agametisch, z.B. Moose, Farne (Sporen); 5: meio-agametisch, z.B. Basidiomyzeten; 6: Parthenogenese, z.B. Honigbiene (♂); 7: mito-agametisch, z.B. Moose, Farne (Gameten); 8: meio-gametisch, z.B. Mensch, Wirbeltiere | | | | | | | |

**Fortpflanzung.**

**forward failure** (*engl.*): Vorwärtsversagen, ▸low-output failure, kardiogener ▸Schock.

**Forward-Failure-Theorie:** Die Herzinsuffizienz beruht auf »Vorwärtsversagen«, d.h. auf – myokardfunktionell bedingter – Schlagvolumenminderung als Hauptursache, die über Abnahme der Nierendurchblutung u. des Glomerulusfiltrats zur Wasser- u. Kochsalzverhaltung führt, gefolgt von Zunahme des Flüssigkeitsvolumens u. des zirkulierenden Blutvolumens, des Venen- u. Kapillardrucks u. von der Ausbildung von Ödemen u. Ergüssen. – Ggs. ▸backward failure.

**For|zeps:** *Geburtshilfe* ▸Zange(nentbindung). *Anatomie* ▸Forceps. E forceps (delivery).

**Foscarnet,** Trinatrium-Phosphonoformat: ein ▸Virostatikum (Pyrophosphat-Analogon). ***Wirkung:*** hemmt die virale DNS-Polymerase sowie (in geringerem Maß) auch die reverse Transcriptase des HIV. ***Anw.:*** v.a. bei Zytomegalie, aber auch gegen andere Herpesviren wirksam; insbes. bei bedrohlichen Zytomegalie-Virus-Infektionen bei AIDS indiziert. E foscarnet.

**Fosfestrol,** Diethylstilbestroldiphosphat: ein synthetisches ▸Östrogen, blockiert die androgene Stimulation. ***Anw.*** zur Tumorther. bei Prostatakarzinom.

**Fosfomycin:** ein niedermolekulares (gut gewebegängiges) bakterizides ▸Antibiotikum (Phosphonsäureepoxid) mit breitem Wirkungsspektrum. »Reserveantibiotikum«; die Wirksamkeit ist von der Glucose-6-Phosphat-Konzentration im Zielgewebe abhängig. E fosfomycin.

**Fosinopril:** ein ▸ACE-Inhibitor; ***Anw.*** als Antihypertonikum.

**Fossa** (*latein.*): *Anatomie* Graben, Grube. S.a. ▸Fovea, ▸Sulcus, ▸Fissura, ▸Cavitas, ▸Excavatio. E fossa. – **F. acetabuli:** der raue, knorpelfreie Grund der Hüftgelenkspfanne. – **F. axillaris:** Achselhöhle (Axilla; z.T. synonym mit Regio axillaris = den Weichteilen dieses Bereichs). – **F. cranii:** jede der 3 »Schädelgruben« an der oberen Fläche der ▸Schädelbasis (Basis cranii interna). Die vordere, **F. c. anterior**, ist paarig, wird gebildet vom Stirn- u. Siebbein u. vom kleinen Keilbeinflügel; in ihr lagern der gleichseitige Stirnlappen des Gehirns u. der Bulbus olfactorius; die mittlere, **F. c. media**, ist paarig, liegt zwischen dem kleinen Keilbeinflügel u. der Felsenbeinkante u. wird gebildet vom großen Keilbeinflügel, von der vorderen Felsenbeinfläche u. der Schläfenbeinschuppe; in ihr liegt der gleichseitige Schläfenlappen; zentral – zwischen den beiden Gruben – liegen das ▸Chiasma opticum u. die Hypophyse; die hintere, **F. c. posterior**, ist unpaar u. liegt zwischen Felsenbeinkante u. Sulcus transversus, wird gebildet vom Hinterhauptsbein, von der hinteren Felsenbeinfläche u. dem Rücken des Türkensattels (▸Sella); sie enthält das Kleinhirn, die Brücke u. das verlängerte Mark. – **F. epi|gast|rica:** die Herz- oder Magengrube der vorderen Bauchwand unterhalb des Brustbeins zwischen den Rippen (Regio epigastrica). – **F. hypo|physialis**, F. pituitaria: die Hypophysengrube, die Vertiefung des Türkensattels (▸Sella turcica), der Sitz der ▸Hypophyse. – **F. iliaca:** die konkave Innenseite der Darmbeinschaufel. – **F. infra|spinata:** der flachkonkave Abschnitt der Rückfläche des Schulterblatts unterhalb der Spina scapulae. – **F. infra|temporalis:** die Unterschläfengrube; enthält den Kronenfortsatz des Unterkiefers, die Mm. pterygoidei, Nerven des 3. Trigeminusastes, die A. maxillaris mit Ästen, setzt sich in die F. pterygopalatina fort. – **F. is|chio-analis,** F. ischiorectalis: tiefe, von Fettgewebe ausgefüllte Grube beidseits zwischen innerer Faszie des Musculus obturator internus u. der äußeren des M. levator ani (Diaphragma pelvis = Beckenzwerchfell). Wird von Schamgefäßen u. N. pudendus durchzogen. – **F. lateralis cerebri:** die fetale »SYLVIUS-Grube« an der seitlichen Fläche der Großhirnhemisphären zwischen Stirn-, Schläfen- u. Scheitellappen, in der die Insel liegt; wird durch Auswachsen dieser Lappen zum ▸Sulcus lateralis ein-

F

geengt. – **F. navicularis urethrae:** der kahnförmig erweiterte Endabschnitt der Harnröhre innerhalb der Eichel (▶ Glans penis). – **F. ole|crani:** Grube an der Streckseite des inneren Oberarmkondylus, in die bei Streckung des Unterarms das Olecranon eintritt. – **F. ovalis: 1)** der ▶ Hiatus saphenus. **2)** die flache, ovale Vertiefung in der rechten Seite der Vorhofscheidewand des Herzens an der Stelle des fetalen ▶ Foramen ovale; versehen mit einem niedrigen Randwall (Limbus fossae ovalis), der beim transseptalen ▶ Herzkatheterismus zur Orientierung dient. S.a. ▶ Vorhofseptumdefekt. – **F. poplitea:** die rautenförmige Kniekehle. Begrenzt von den Sehnen der Unterschenkelbeuger u. den Köpfen des M. gastrocnemius. In ihr verlaufen die A. poplitea mit Begleitvene u. die Nervi peroneus communis (am Rand) u. tibialis. – **F. pterygo|palatina:** die tiefe, oben relativ breite »Flügelgaumengrube«. Wird begrenzt vom Flügelfortsatz des Keilbeins (Processus pterygoideus) hinten, von der vertikalen (»perpendikularen«) Platte des Gaumenbeins medial u. dem Oberkiefer vorn. Eine der zentralen Verteilungsstellen für Gefäße u. Nerven (Arteria maxillaris, 2. Trigeminusast). S.a. Abb. – **F. retro|mandibularis:** ▶ Parotisloge. – **F. rhomboidea:** die Rautengrube, der rautenförmige Boden des IV. Hirnventrikels. – **F. supraspinata:** der flachkonkave Raum oberhalb der Schulterblattgräte, Ursprung des Musculus supraspinatus. – **F. supra|vesicalis:** an der inneren Bauchoberfläche die paarige, dreieckige »Grube oberhalb des Harnblasenscheitels«. Begrenzt von den Nabelfalten (Plicae umbilicalis mediana u. medialis), Bruchpforte der supravesikalen Hernie. – **F. temporalis:** die flache, sich in die Fossa infratemporalis fortsetzende Schläfengrube an der Außenseite des Schädels zwischen Linea temporalis u. Jochbogen, Ursprung des M. temporalis. – **F. tonsillaris:** die »Mandelbucht« zwischen den Gaumenbögen, der Sitz der Gaumenmandel.

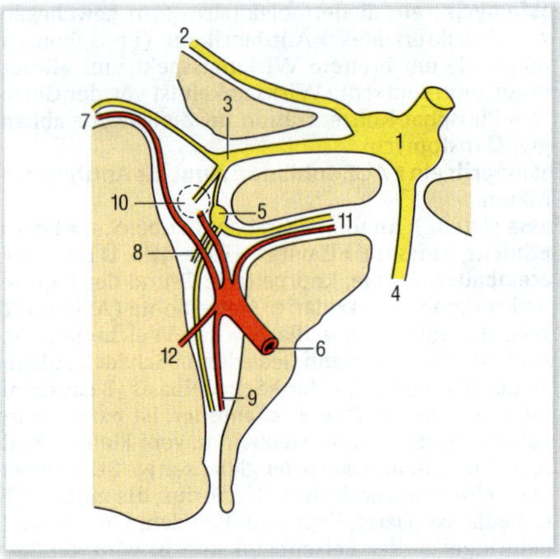


**Fossa pterygopalatina:** Schemazeichnung in lateraler Projektion (nach REISNER-GOSEPATH). 1) Ganglion trigeminale 2) N. ophthalmicus; 3) N. maxillaris; 4) N. mandibularis; 5) Ganglion pterygopalatinum; 6) A. maxillaris; 7) N. u. A. infraorbitalis; 8) Ramus alveolaris posterior; 9) N. palatinus u. A. palatina descendens; 10) R. nasalis post. u. A. sphenopalatina im For. sphenopalatinum; 11) N. petrosus superficialis major mit N. petr. profundus u. A. canalis pterygoidei; 12) A. alveolaris superior posterior.

**Fos|su|la** *(latein.):* kleine Grube. S.a. ▶ Foveola. E fossula.

**(Foster)-Kennedy-Syndrom:** s.u. ▶ KENNEDY.

**Fothergill-Operation** (WILLIAM EDWARD F., 1865–1926, Frauenarzt, Manchester): ▶ Manchester-Operation. E Fothergill operation.

**foto...:** s.u. ▶ photo...; s.a. ▶ Licht...

**foudroyant** *(franz. foudroyer = blitzen, niederschmettern):* »blitzartig« einsetzend u. rapid verlaufend. E fulminant.

**Fouineau-Zeichen:** »reflektorische Kehlkopfkrise« als Zeichen eines drohenden akuten Lungenödems.

**Fournier** (JEAN ALFRED F., 1832–1915, Hautarzt, Paris). – **F.-Krankheit:** (1883) Infektion der Weichteile des männl. Genitales mit Teilnekrose u. Gangrän des Hodensackes u. des Dammes. ***Diagn.:*** Im Abstrich nachweisbar sind eine bakterielle Mischflora u. Candida albicans. ***Klinik:*** Die scharf begrenzten Hautnekrosen breiten sich foudroyant in der Subkutis aus, u. es kommt zum septischen Schock. Ein ähnlicher Krankheitsverlauf wurde inzwischen auch bei Frauen beobachtet. Manchmal ist die Erkr. assoziiert mit Störungen der Immunabwehr. E Fournier's gangrene. – **F.-Narben:** ▶ PARROT-Furchen. – **F.-Prüfung:** *Neurologie* Prüfung auf ▶ Ataxie durch Beobachtung des – auf Kommando auszuführenden – Sicherhebens vom Sitz, des plötzlichen Stehenbleibens (aus dem Gehen) u. des Sichumdrehens. – **F.-Zähne:** erste Mahlzähne mit Schmelzmangel; treten bei angeborener Syphilis auf. – **F.-Zeichen:** ▶ PARROT-Furchen. E F.'s sign. **2)** ▶ F.-Zähne. **3)** ▶ Säbelscheidentibia bei angeborener Syphilis u. Frambösie. **4)** scharfe Begrenzung eines Haut-, Schleimhautgeschwürs als Hinweis auf syphilitischen Ursprung.

**Fovea** *(latein.):* Grube. S.a. ▶ Fossa. E fovea, pit. – **F. centralis:** die Sehgrube. Die etwa 4 mm schläfenwärts der Sehnervenpapille im Bereich des »gelben Flecks« (▶ Macula lutea; s.a. ▶ Makulareflex) gelegene kleine Netzhautgrube. Stelle des scharfen Sehens (s.a. ▶ Foveola), da hier die nicht an der Lichtreizaufnahme beteiligten Schichten der Netzhaut zur Seite gedrängt sind. Dadurch können die Lichtstrahlen ungehindert zu den ▶ Zapfenzellen gelangen, die ausschließlich für helles Tageslicht empfindlich sind. Deshalb ist kein scharfes Sehen bei Dunkelheit möglich. Als **foveales Verschwinden** wird das bei Dunkeladaption auftretende kleine ▶ Skotom bezeichnet. – **F. radialis:** ▶ Tabatière.

**Fo|veo|la** *(latein.):* Grübchen. S.a. ▶ Foveolae, ▶ Fovea. E foveola. – **F. (cen|tralis):** das »Sehgrübchen«; eine Vertiefung im Zentrum der ▶ Fovea centralis; die Stelle des schärfsten Sehens.

**Foveolae** *(latein.):* Grübchen. – **F. gast|ricae:** die trichterförmigen Einsenkungen des Magenschleimhautepithels zwischen den Magenfalten (Plicae villosae); Mündungsort der Glandulae gastricae. – **F. granulares,** PACCHIONI-Fossulae: Grübchen in der Innenschicht der Scheitelbeine bds. des Sulcus sagittalis, v.a. im Bereich der ehemaligen großen Fontanelle, in die die seitlichen Lakunen des ▶ Sinus sagittalis superior mit Diploevenen u. den PACCHIONI-Granulationen eingebettet sind. E granular pits.

**Foville-Syndrom** (ACHILLE L. FR. F., 1799–1878, Psychiater, Rouen, Toulouse): **1)** Syndrom der kaudalen Brückenhaube: Sy. bei Hirndurchblutungsstörung

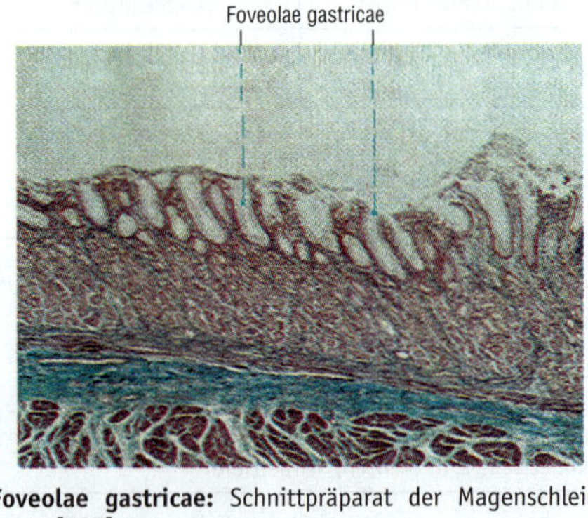


**Foveolae gastricae:** Schnittpräparat der Magenschleimhaut. [497]

(Insuffizienz der A. basilaris) im vertebrobasilären System; alternierende ▸Lähmung (»altern. Hemiplegie«) bei umschriebenem Krankheitsherd im hinteren unteren Bereich der Brückenhaube; u. zwar eine Fazialis- u. Abduzenslähmung auf der Herdseite u. eine spastische Halbseitenlähmung auf der Gegenseite, eine horizontale ▸Blicklähmung zur Herdseite u. evtl. eine konjugierte Blicklähmung zur Gegenseite (bei Lähmung des Musculus rectus internus des einen u. des M. rectus lateralis des anderen Auges = **F.-Zeichen**). E Foville's syndrome. **2)** Syndrom des kaudalen Brückenfußes: ▸MILLARD-GUBLER-Syndrom.

**Fowler** (1) EDMUND PRINCE F., amerik. Otolaryngologe; 2) GEORGE RYERSON F., 1848–1906, Chirurg, New York). – **F.(-Murphy)-Lagerung** (GEORGE RYERSON F.): bei Bauchfellentzündung (▸Peritonitis) Beckentieflagerung mit angezogenen Knien zur Begünstigung der Ansammlung u. Abkapselung vorhandenen Exsudats im DOUGLAS-Raum. E Fowler's position, Murphy's treatment. – **F.-Test** (EDMUND PRINCE F.): *Otologie* überschwellige ▸Tonaudiometrie zum Nachweis des ▸Recruitment bei einseitiger Schwerhörigkeit. Vergleich der Lautheitsempfindung beider Ohren für gleiche Töne u. stufenweise Steigerung der Tonintensität im kranken Ohr, bis der Ton gleich laut wie im gesunden Ohr empfunden wird. Durchführung bei verschiedenen Schallpegeln (von der Hörschwelle bis zur Schmerzgrenze). E F.'s test, alternate binaural loudness balance test, ABLB.

**Fox** (1) GEORGE HENRY F., 1846–1937, Hautarzt, New York; 2) WILLIAM TILB. F., 1836–1879). – **F.-Fordyce-Krankheit** (GEORGE HENRY F.; JOHN ADDISON FORDYCE, 1858–1925; Hautarzt, New York): stark juckende, gruppierte, hirsekorngroße, gelblich-bräunliche Papeln (apokrine Milaria) in den Achselhöhlen, an Brustwarzen u. Geschlechtsorganen, an Nabel u. Damm; fast nur bei geschlechtsreifen Frauen (hier mit Spontanremission bei Schwangerschaft). Eine ▸Akanthose u. ▸Hyperkeratose mit Verschluss der Ausführungsgänge der apokrinen Drüsen mit Sekretstauung u. entzündlicher Umgebungsreaktion. E Fox-Fordyce disease. – **F.-Krankheit** (WILLIAM TILB. F.): **1)** ▸Epidermolysis bullosa hereditaria. E Fox's disease. **2)** Impetigo TILBURY FOX: eine oberflächliche ▸Streptodermie mit kurzem Blasenstadium u. lang anhaltender Bildung honiggelber Krusten.

**FP, Fp:** *Physik* Abk. für ▸Flammpunkt, Fusionspunkt.

**F-1-P:** Abk. für ▸Fructose-1-Phosphat. Analog: ▸F-1,6-P, ▸F-6-P.

**f.p.** *(latein.)* Abk. für fiat pulvis: *Pharmazie* »ein Pulver bereiten«.

**Fr:** Kurzzeichen für Francium, Franklin.

**Fractura** *(latein.): Chirurgie* Bruch, ▸Fraktur. E fracture. – **F. comminutiva:** ▸Komminutivfraktur. E comminuted f.

**Fraenkel-Gas(brand)bazillus** (EUGEN F., 1853–1925, Pathologe, Hamburg): ▸Clostridium perfringens Typ A.

**Fränkel(-Weichselbaum)-Diplokokkus** (ALBERT F., 1848–1916, Internist, Berlin): *Bakteriologie* ▸Streptococcus pneumoniae.

**Fräse:** spanabhebender Bohreinsatz, z.B. für Schädeltrepanation, modellierende Arbeiten, Fräsbehandlung der Haut (▸Dermabrasion, ▸Peeling). E fraise.

**fragil** *(latein.):* zerbrechlich. S.a. ▸Fragilitas. E fragile.

**fragile X syndrome** *(engl.):* s.u. ▸MARTIN-BELL-Syndrom.

**Fra|gi|li|tas:** Zerbrechlichkeit, Brüchigkeit, Sprödigkeit; z.B. der Haargefäße, ▸Kapillarfragilität, der Knochen (F. ossium, z.B. bei ▸Osteogenesis imperfecta, ▸(VAN-DER-)HOEVE-Syndrom). E fragility. – **F. crinium:** Haarbrüchigkeit; ▸Trichorrhexis, ▸Trichoklasie. E brittle hair.

**Fragilo|zyt:** Erythrozyt mit herabgesetzter osmotischer u./oder mechanischer Resistenz, z.B. bei Kugelzellenanämie, hämolytischem Ikterus. E fragilocyte.

**Frag|ment:** Bruchstück; z.B. als Knochenfragment (s.u. ▸Fraktur) oder *genet* als Chromosomenbruchstück (Symbol: fr). E fragment.

**Frag|men|ta|tion: 1)** das Auseinanderbrechen; z.B. der schollenförmige Zerfall von Skelettmuskelfasern nach Erfrierung, der (agonale?) Zerfall der Myokardfasern, der Zellkernzerfall (▸Karyorrhexis), der Chromosomenzerfall, der teilweise oder totale Zerfall von Organismen in regenerationsfähige Bruchstücke als Art der vegetativen Fortpflanzung. E fragmentation. **2)** *Immunologie* ▸Fragmentierung. – **F., funktionelle, des Herzens:** die bei Vorhof- oder ▸Kammerflimmern unkoordinierte Aktion einzelner Herzteile (»Dissoziation« in sich gegenseitig beeinflussende Bereiche) infolge Verlustes der Stabilität des Ruhepotentials des Arbeitsmyokards u. spontaner lokaler diastolischer Depolarisationen mit Bildung entsprechender Aktionspotentiale (= ektop. Schrittmacherherde), z.B. bei Strophanthinvergiftung, Sauerstoffmangel.

**Fragment|dias|tase:** *Chirurgie* das Klaffen eines Fraktur- oder Osteotomiespalts (▸Dislocatio ad longitudinem cum elongatione).

**Fragmentierung:** die präparative Zerlegung von ▸Immunglobulinen in Bruchstücke (z.B. IgG in Fab- u. Fc-Fragmente), v.a. durch Enzyme wie ▸Papain u. ▸Pepsin. E fragmentation.

**Fragmento|zyt:** stark fehlgebildeter ▸Erythrozyt (Abb.). Vork. v.a. bei intravasaler Hämolyse (s.a. ▸Schistozyt); ferner bei der Poikilozytose (»**Fragmentozytose**«) der ▸Thalassaemia major. E helmet cell.

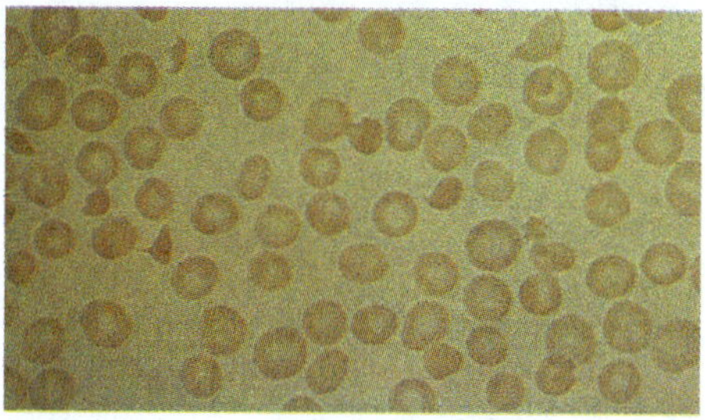

**Fragmentozyt:** multiple Fragmentozyten im Blutausstrich. [87]

**Fraisen:** veralt. für ▸Krampfanfälle bzw. ▸Epilepsie des Kindesalters.

**Fraktionierung:** die Unterteilung eines Vorgangs, die Auftrennung in Einzelportionen (Fraktionen), z.B. als fraktionierte Magenausheberung, fraktionierte ▸Bestrahlung, als stufenweise Stoffgemischauftrennung durch Destillation, Fällung (bei COHN-Plasmafraktionierung), Adsorption (bei Chromatographie), Extraktion, Sedimentation (Ultrazentrifugierung), Elektrophorese; s.a. ▸Zellfraktionierung. E fractionation.

**Frak|tur,** Fractura: Bruch, i.e.S. der Knochenbruch, die Trennung des Zusammenhalts eines über seine Elastizitätsgrenze hinaus belasteten Knochens unter Bildung zweier oder mehrerer Bruchstücke (Fragmente) mit oder ohne deren Verschiebung (▸Dislocatio). Als sichere Zeichen gelten abnorme Beweglichkeit, Reibegeräusche bei Bewegung (▸Crepitatio), Achsenfehlstellungen, freiliegende Knochenenden bei offenen Frakturen sowie die entsprechenden Röntgenbefunde, als unsichere Zeichen Hämatom, Schmerz u. Funktionsstörung. Als Komplikationen treten Nerven-, Gefäß- u. Gelenkverletzungen, Schock, Fettembolie, eine ischämische Kontraktur, Nekrosen, Brückenkallus, Pseudarthrose sowie ▸SUDECK-Dystrophie auf. *Ätiol.:* meist als Folge einer direkten, örtlich begrenzten oder indirekten, fortgeleiteten Gewalteinwirkung (**direkte** bzw. **indirekte F.**) auf gesunde Knochen (**traumatische F.**;

evtl. als Mehrfachbruch, Stückbruch eines Knochens; evtl. aber viele Knochen betreffend, z.B. Serienfraktur; s.a. ▸Polytrauma); oder sie tritt bei normaler Belastung u. ohne Gewalteinwirkung auf an krankhaft veränderten Knochen (**pathologische F.**, ▸Spontanfraktur), evtl. auch als Folge krankhafter Überlastung (▸Dauerfraktur); s.a. ▸Epiphysennekrose, ▸Epiphysiolyse. ***Einteilung:*** Sie wird bezeichnet z.B. nach dem Frakturort (z.B. Radius-, Schädel-, Unterarmfraktur), der Ursache (z.B. Schussbruch), dem Mechanismus (z.B. Kompressions-, Biegungs-, Berstungs-, Drehungs-, Stauchungs-, Zug-, Ausriss-, Abrissfraktur; Abduktions-, Adduktionsfraktur; s.a. ▸Luxationsfraktur), dem Vorliegen oder Nichtvorliegen einer Hautdurchtrennung am Frakturort (offene = komplizierte bzw. geschlossene F.), dem Frakturverlauf (Längs-, Quer-, Schräg-, Spiral-, T-, Y-, V-Fraktur; s. Abb.), der Vollständigkeit oder Unvollständigkeit der Durchtrennung (**komplette** oder **inkomplette F.**; Fractura perfecta bzw. imperfecta; als Letztere z.B. die Grünholzfraktur, Infraktion, der Spaltbruch, der Haarbruch = Fissur), der Verlagerung der Bruchstücke (Impressionsfraktur; Depressionsfraktur); s.a. ▸Fraktur... **E** fracture. – **F., geschlossene,** unkomplizierte F.: F. ohne freie Verbindung des Bruches zur Körperoberfläche, d.h. mit intakter Weichteilbedeckung. **E** closed f., simple f. – **F., intra|artikuläre:** Fraktur, die in eine (knorpelüberzogene) Gelenkfläche zieht; u.a. als T-, Y-Fraktur, Abb.; führt zu Bluterguss (▸Hämarthros) u. Gelenkinstabilität, evtl. auch Fragmentdislokation, Absprengung von Knochen-Knorpel-Sequestern (s.a. ▸Abschälungsfraktur); evtl. als Luxationsfraktur; s.a. ▸Epiphysiolyse. **E** intraarticular f. – **F., komplizierte:** »offene F.«, die sog. Wundfraktur mit offener Verbindung des Bruches mit der Körperoberfläche nach Durchspießung der Haut durch ein Bruchstück oder nach Eindringen des verletzenden Gegenstandes an den Knochen (in letztem Falle zweitgradig oder – bei zusätzlichen Muskel-, Nerven-, Gefäßverletzungen – als drittgradige komplizierte F.). **E** complicated f. – **F., neurogene:** pathologische F. als Folge einer Entkalkung bei Erkrankungen/Verletzungen des Rückenmarks. **E** neurogenic f. – **F., offene:** komplizierte F. **E** open f. – **F., sub|kapitale:** eine intraartikuläre F. dicht unterhalb des Gelenkkopfes, z.B. als Oberarmfraktur im ▸Collum anatomicum oder als mediale ▸Schenkelhalsfraktur; evtl. als reine »Kalotten-Fraktur«; ***Kompl.:*** ischämische Nekrose des Kopfteils des Knochens, Einkeilung u. Rotation des proximalen Fragments. **E** subcapital f. – **F., sub|periostale:** Knochenbruch mit intakt gebliebener Beinhaut (»Periostmantel«) u. ohne Fragmentverschiebung (z.B. Grünholz- oder Wulstfraktur von Radius u. Ulna, v.a. bei Kindern u. Jugendlichen). **E** subperiosteal f. – **F., supra|kondyläre:** Schräg- oder Querfraktur des distalen (rumpffernen) Humerus- bzw. Femurschaftendes vor (proximal) den Kondylen, also extraartikulär; am Oberarm aber häufig kombiniert mit einem – die ▸Trochlea durchsetzenden (= transtrochlearen) – Y- oder T-förm. Mehrfachbruch, also intraartikulär. **E** supracondylar f. – **F., therapeutische:** ▸Osteoklasie, ▸Osteotomie. **E** osteoclasis. – **F., wachsende:** Spaltbruch (Fissur) der wachsenden Schädelkalotte unter Eröffnung der Liquorräume u. Periostabhebung; der Bruchspalt verbreitert sich mit zunehmendem Schädelwachstum, so dass sich meist eine »traumatische Meningo- oder Zephalozele« ausbildet u. infolge Knochenrandabbaus durch das pulsierende Hirngewebe u. Fehlen der Dura (als Periost) die Heilung ausbleibt. **E** growing f.

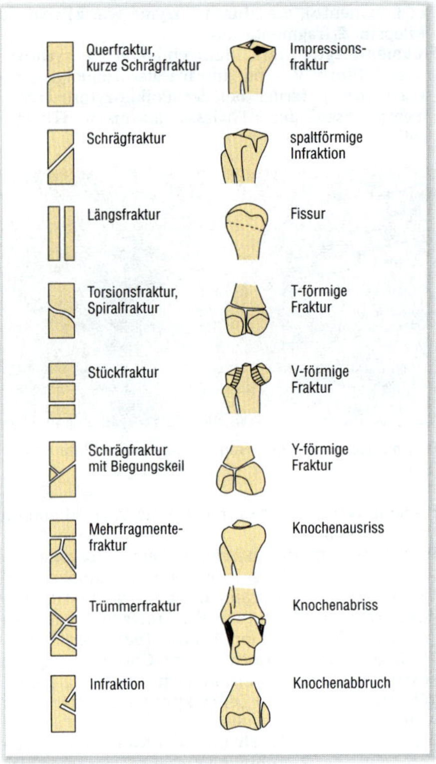


**Fraktur:** schematische Darstellung der Frakturtypen. [543]

**Fraktur|behandlung:** die konservativen u./oder operativen Maßnahmen zur Erzielung einer belastungsstabilen u. funktionell befriedigenden Heilung von Knochenbrüchen in möglichst – dreidimensional – achsengerechter Stellung u. ohne Verkürzung. Unterschieden werden drei Grundprinzipien: Reposition, Retention und Rehabilitation. Zunächst Einrichtung der Fragmente (**Reposition**), u. zwar allein durch – der jeweiligen ▸Fraktur angepasste – spezielle Handgriffe (Repositionsmanöver), evtl. unter Zuhilfenahme von Streckapparaten (▸Extension) u. eines Röntgenbildwandlers. Wird gefolgt von Ruhigstellung in erzielter Stellung (**Retention**) mit Hilfe eines Gipsverbandes u./oder eines Dauerstreckzuges sowie entsprechender Lagerungsschienen. Je nach Situation ist eine operative (»blutige«) Reposition in Kombination mit Fixierung der Bruchstücke durch Nägel, Schrauben, Platten adäquat, wobei möglichst »Übungsstabilität« angestrebt wird (Möglichkeit zu sofortiger Aufnahme von Bewegungsübungen; s.a. ▸Osteosynthese) und offene Brüche in geschlossene umgewandelt werden. Die operative Behandl. erfolgt immer unter Beachtung der Gegenanzeigen (Schock, Stoffwechselentgleisungen, schlechte – z.B. dermatologisch bedingte – Hautverhältnisse) und unter Infektionsprophylaxe (Antibiotika, Saugdrainage etc.). An Reposition u. Retention schließen sich physiotherapeutische Maßnahmen bis zur Vollmobilisierung an (**Rehabilitation**). **E** fracture treatment. – **F., funktionelle:** unter Verzicht auf Reposition erfolgende Knochenbruchbehandlung durch kurzzeitige Fixierung (z.B. Hängegips, DESAULT-Verband) u. bald folgende Übungsbehandlung; bei in funktionell unbedenklicher Stellung eingekeilten Brüchen, z.B. bei subkapitaler ▸Fraktur älterer Menschen. **E** functional f. t.

**Fraktur|heilung:** die Verfestigung (»Konsolidierung«) eines Knochenbruchs bis zu voller Belastungsfähigkeit, bei Röhrenknochen unter Wiederherstellung der Markhöhle. Als **primäre F.** die nur bei schmalem, irritationsfreiem Spalt erfolgende kallusfreie »angiogene« Heilung durch spaltüberbrückendes Sichvorschieben von Kapillaren aus eröffneten HAVERS-Kanälen unter begleitender Osteoklasten- u. nachfolgender Osteoblastentätigkeit, d.h.

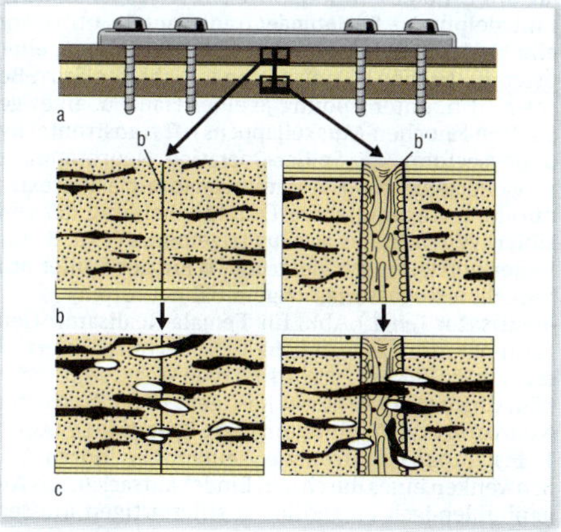


**Frakturheilung:** primäre angiogene F. bei stabiler Osteosynthese = Kontaktheilung (b' + c); b, + c: Spaltheilung. [367]

durch Bildung von ▸Osteomen aus den Bruchflächen, z. B. bei Osteosynthesen nach dem AO-Verfahren (s. a. Abb.). Als **sekundäre F.** die Heilung durch Bildung u. allmählichen Umbau des ▸Frakturkallus. S. a. Tab. 🅴 fracture healing.

**Fraktur|kallus:** das bei der sekundären ▸Frakturheilung (dort Tab.) im u. am Bruchspalt entstehende Ersatzgewebe; s. a. ▸Callus luxurians. 🅴 fracture callus.

**Fraktụr|krankheit:** *Chirurgie* Muskel- u. Knorpelatrophie, Schrumpfungen der Gelenkkapsel u. -bänder, Knochenatrophie sowie chronische örtliche Störungen der Blutzirkulation meist als Folgen langer Ruhigstellung nach Knochenbrüchen. 🅴 fracture disease.

| | |
|---|---|
| 1.–5. Tag | **Hämatomkallus:** perifrakturelles Hämatom mit Gerinnungsvorgängen, »fibrinöse Verspannung« der Fragmente. Klinik: Fraktur mobil |
| 5.–10. Tag | **Wundleimkallus:** gelatinöse Masse mit Abbaustoffen (Autolysine); Einwanderung von Fibroblasten u. Kapillaren in die Gerinnsel, Umwandlung des Hämatoms in unreifes Bindegewebe. Klinik: Fraktur noch mobil; verschmälerter Bruchspalt durch verstärkten Muskeltonus (»Frakturkompression«) |
| 10.–15. Tag | **Granulationskallus:** Zelldifferenzierung mit Proliferation von Fibro-, Osteo- u. Chondroblasten sowie Bildung von interzellulären Fasersystemen, Osteoid, Chondroidmatrix. Klinik: Fraktur »zieht an« |
| 15.–21. Tag | **provisorischer Kallus:** Osteoklastentätigkeit, Ersatz nekrot. Knochens an den Fragmentstümpfen durch Resorption u. Neubildung, Umwandlung von Kallus u. Osteoid in verkalkte Knochentrabekel. Klinik: Fraktur »federt«, u. U. bewegungsstabil; Schwinden der Schmerzen |
| 21.–60. Tag | **endgültiger Kallus:** Modellierung (v. a. durch Volumenabnahme) u. Konsolidierung der neu gebildeten Knochenmassen, Ersatz des Fasermarks durch Fettmark, Wiederherstellung der Markhöhle. Klinik: Fraktur »fest« u.belastungsstabil; röntg.: abgeschlossene Rekalzination (»knöcherne Heilung«) |

**Frakturheilung:** Stadien als Sekundärheilung der geschlossenen Fraktur.

**Fraktụr|nagelung:** die ▸Frakturbehandlung durch ▸Osteosynthese unter Verwendung von ▸Knochennägeln, die in die Markhöhle versenkt werden (▸Marknagelung) oder zur Befestigung abgesprengter Bruchstücke dienen (v. a. als transkortikale »Stiftung«). 🅴 nailing.

**Fraley-Syndrom,** F.-Anomalie: intermittierende stenosebedingte Harnstauung in einem oberen Nierenkelch = Hydrokalix. 🅴 Fraley's syndrome.

**Fram|bö|sie** *(franz. framboise = Himbeere),* Framboesia tropica, Buba, Yaws, Pian: eine in feuchten Subtropen vorkommende, chronische nichtvenerische ansteckende Infektionskrankheit durch Treponema pertenue (Schmierinfektion). ***Klinik:*** Nach 3- bis 4-wöchiger Inkubationszeit tritt an der Haut, am Erregereintrittsort, eine Papel oder ein Geschwür auf (**Frambösiom**, als sog. Muttereffloreszenz oder Primärläsion), gefolgt von einem papillomatösen Hautausschlag (Exanthem) als 1. Krankheitsstadium. Danach, im Sekundärstadium, Schwellung örtlicher Lymphknoten, Kopf- u. Gliederschmerzen, mäßiges Fieber, schubweise Generalisation der – erregerhaltigen, nässenden – Papeln; nach 2–3 J. das Tertiärstadium mit destruktiven Veränderungen an Haut u. Skelettsystem (Geschwüre, Gummen, Rhinopharyngitis mutilans = Gangosa, Ostitis u. Periostitis mit Säbeltibia) ohne Beteiligung innerer Organe u. des Zentralnervensystems. Der Verlauf ähnelt dem der Syphilis, jedoch sind die Syphilisseroreaktionen nur im Blut, nicht aber im Liquor positiv. 🅴 yaws.

**Framycetịn,** Neomycin B: ein Glykosid-Antibiotikum aus Streptomyces decaris bzw. Str. lavandulae (s. u. ▸Neomycin). 🅴 framycetin, neomycin B.

**Franceschetti** (ADOLPHE FR., 1896–1968, Augenarzt, Genf). – **F.-Erosion:** *Ophthalmologie* eine dominant erbliche ▸Hornhautdystrophie mit wiederholtem Auftreten von Defekten (Erosionen). 🅴 recurrent erosive corneal dystrophy. – **F.-Jadassohn-Syndrom:** ▸BLOCH-SULZBERGER-Syndrom. – **F.-Klein-Wildervanck-Syndrom:** ▸WILDERVANCK-Syndrom (1). – **F.-Zwahlen-Syndrom:** ▸Dysostosis mandibulofacialis. 🅴 Franceschetti's syndrome.

**Fran|ci|sẹl|la:** *Bakteriologie* zur Gruppe der Pasteurellen bzw. Tularämieerreger gehörige Gattung kleiner, gramnegativer Stäbchen. Als Typenart die **F. tularensis**, ein aerobes, unbewegliches Bakterium, der Erreger der ▸Tularämie; wird durch Gliederfüßler (Arthropoden) von Wildtieren auf den Menschen übertragen (aber auch direkt u. durch Wasser). 🅴 Francisella.

**Françọis-Syndrom** (JULES F., 1907–1984, belg. Augenarzt, Gent): autosomal-rezessiv erbliche Osteolyse der Hände u. Füße mit Hornhauttrübungen u. Hautxanthomen. 🅴 François syndrome.

**Frangenheim** (PAUL F., 1876–1930, Chirurg, Köln). – **F.-Krankheit:** ▸Hyperostosis facialis symmetrica familiaris. – **F.-Rupp-Syndrom:** ▸Ostitis fibrosa maxillarum.

**Frank** (1) ERNEST F., Kardiologe, Philadelphia/Pa.; 2) OTTO F., 1865–1944, Physiologe, München). – **F.-Ableitung** (ERNEST F.): korrigiertes orthogonales, kubisches EKG-Ableitungssystem für die Vektorkardiographie. 🅴 Frank's lead. – **F.-Starling-Gesetz** (OTTO F.; ERNEST HENRY ST.): *Kardiologie* die von ST. definierten Gesetzmäßigkeiten der Anpassungsmechanismen des isolierten Herzens an Änderungen der Füllung u. des Auswurfdrucks. Gesetz **I:** Mit zunehmender diastolischer Herzkammerfüllung nimmt die Arbeit pro Schlag bis zu einem Maximum zu, um bei weiterer Dehnung wieder abzufallen. (Das Gesetz gründet sich auch auf Druck-Volumendiagramm-Befunde FRANKS am Kaltblüterventrikel.) – **II:** Die Sauerstoffaufnahme des Herzens ist eine Funktion der enddiastolischen Faserlänge (theoretisch nur bei völliger Konstanz der extrakardialen Einflüsse gültig). 🅴 Frank-Starling rule.

**Frankenhäuser-Ganglion** (FERDINAND F., 1832–1894, Frauenarzt, Jena): das Ganglion des Plexus uterovaginalis in Höhe der Cervix uteri. E Frankenhäuser's ganglion.

**Franke-Syndrom** (GUSTAV F.): eine familiäre Entwicklungsstörung mit der »Trias« Gaumenfehlbildung, Nasenseptumdeviation u. adenoide Vegetationen.

**Frankiaceae:** eine Familie der Actinomycetales.

**Frankl-Hochwart-Pellizzi-Marburg-Syndrom** (LOTHAR v. F.-H., 1862–1914, Neurologe, Wien), zentrale Pubertas praecox, Vierhügelsyndrom: durch raumfordernde Prozesse in der Vierhügelplatte ausgelöste ▸Pubertas praecox.

**Franklin-Syndrom** (EDWARD C. F., Arzt, New York): ▸Schwerkettenkrankheit. E Franklin's disease.

**Franz|brannt|wein:** ▸Spiritus Vini gallici.

**Franzén-Methode:** Feinnadel-Aspirationsbiopsie der Prostata.

**Franz-Rahmen:** *Chirurgie* ein zusammenlegbarer, selbsthaltender Bauchdeckenspreizer mit 4 verstellbaren Haken. E Franz self-retaining retractor.

**Frauen|heilkunde,** Gynäkologie: Fachrichtung der Medizin, die sich mit der Erkennung, Verhütung, konservativen u. operativen Behandlung einschließlich der psychosomatischen Aspekte von Krankheiten der weiblichen Geschlechtsorgane u. der Brustdrüsen, der gynäkologischen Endokrinologie u. der Reproduktionsmedizin befasst. Wird mit der ▸Geburtshilfe zu einem medizinischen Fachgebiet zusammengefasst. Die Weiterbildungszeit bis zum Facharzt für F. u. Geburtshilfe (**Frauenarzt**; engl. = gynecologist and obstetrician) beträgt 5 Jahre. E gynecology.

**Frauen|jahre:** s.u. ▸PEARL-Index. E woman years.

**Frauenmantelkraut,** Alchemilla vulgaris, Achemillae herba: krautige Pflanze, die adstringierende u. entzündungshemmende Wirkstoffe enthält; ***Anw.*** bei unspezifischen Durchfallerkrankungen; wird in der traditionellen Phytotherapie auch bei Dysmenorrhö u. klimakterischen Beschwerden eingesetzt.

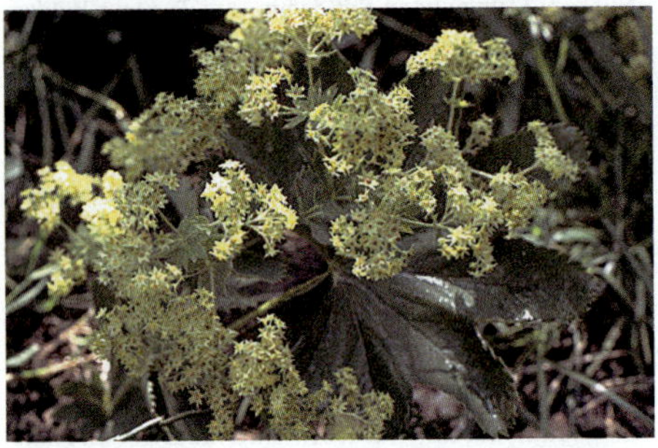

**Frauenmantelkraut:** Gewöhnlicher Frauenmantel. [482]

**Frauen|milch,** Brustmilch, Humanmilch: die von der Brustdrüse der Frau nach der Entbindung abgesonderte Milch, die die für den Säugling erforderlichen Nährstoffe in optimaler Form u. Menge enthält. Sie variiert aber in Abhängigkeit von der Stilldauer, Tagesleistung, Ernährung, Konstitution, v.a. aber von der Stillphase (▸Laktation), d.h. als ▸Kolostrum, als Zwischenmilch (= transitorische Milch; vom 4. bis 14. Tag post partum) u. als **reife F.** (geringerer Eiweiß- u. Salz-, aber höherer Lactosegehalt). Sie ist im Vergleich zu Kuhmilch eine eiweiß- u. schlackenärmere, lactosereiche Albuminmilch mit hohem Gehalt an essentiellen Fettsäuren, Vitamin A u. C, Lipase u. Diastase u. enthält mütterliche Abwehrstoffe (Immunstoffe) u. Blutgruppenantikörper, aber auch von der Mutter eingenommene Stoffe, so Nicotin, Medikamente (z.B. Opiate, Schlafmittel, Alkohol, Sulfonamide, manche Antibiotika). E human milk, breast milk.

**Frauenmilch|intoxikation:** Krankheitszeichen i.S. der WERNICKE-Pseudoenzephalitis bei Brustkindern von Müttern mit latenter oder manifester ▸Beriberi. E breast milk intoxication.

**Frazier** (CHARLES HARRISON F., 1870–1936, Chirurg, Philadelphia). – **F.-Methode:** transfrontale intrakranielle ▸Hypophysektomie unter Vornahme einer osteoplastischen ▸Trepanation im Schläfen-Stirn-Bereich (d.h. unter Bildung je eines Haut- u. eines gestielten Knochen-Muskellappens). E transfrontal hypophysectomy. – **F.-Spiller-Operation,** Neurotomia retrogasseriana: bei ▸Trigeminusneuralgie die extradurale, retroganglionäre Durchschneidung der sensiblen Wurzeln des Nervus trigeminus (2. u. 3. Ast) in der mittleren Schädelgrube. E Frazier-Spiller procedure, retrogasserian trigeminal neurotomy.

**F-Realisator** *(engl.)* Abk. für Female-Realisator: Gen(gruppe), die das weibliche Geschlecht realisiert.

**Freeman** (1) ERNEST ARTHUR F., 1900–1975, engl. orthopäd. Chirurg; 2) WALTER J. F., geb. 1895, Psychiater, Neurochirurg, Washington). – **F.-Operation** (WALTER J. F.): (1948) präfrontale Leukotomie durch 30°-Schwenken eines durch den Bindehautsack u. das Augenhöhlendach eingeführten stilettartigen Messers (Leukotom) in der Frontalebene. – Als F.-WATTS-Op. die bereits 1942 angegebene Standardmethode der ▸Leukotomie. E prefrontal lobotomy, prefrontal leukotomy. – **F.-Sheldon-Syndrom** (ERNEST ARTHUR F.; JOSEPH HAROLD SH., 1893–1972, britischer Arzt): autosomal-dominant erbliches Syndrom mit kleinem Mund u. Klumpfuß. E Freeman-Sheldon syndrome.

**freezing arthritis** *(engl.)*: ▸Periarthritis humeroscapularis.

**Frei-Antigen** (WILHELM S. F., 1885–1943, Hautarzt, Berlin): *Dermatologie* mit physiologischer Kochsalzlösung verdünnter u. inaktivierter Eiter aus Lymphopathia-venerea-Bubonen; Substrat für den **F.-Intrakutantest** auf ▸Lymphopathia venerea (48 Std. nach intrakutaner Injektion von 0,1 ml treten im pos. Fall Rötung u. Papelbildung auf). E Frei's antigen.

**Freiberg-Köhler-Syndrom** (ALBERT HENRY F., 1869–1940, Chirurg, Cincinnati; ALBAN K.), KÖHLER-S. II: spontane aseptische ▸Epiphysennekrose des Köpfchens des 2., seltener des 3. oder 4. Mittelfußknochens (v.a. rechts bei ♀ im Jugendalter), häufig kombiniert mit Spreizfuß. ***Klinik:*** Schwellung, örtlicher Druck- u. Belastungsschmerz, später evtl. Deformierung des betroffenen Grundgelenkes. E Freiberg's infraction.

**freier Körper:** ▸Corpus liberum, freier ▸Gelenkkörper. E loose body.

**Freiluft|behandlung:** *Pädiatrie* unterstützende Therapie von Atemwegserkrankungen bei Säuglingen u. Kleinkindern durch Aufenthalt in Frischluft. Mindert infolge rel. Kühle, Feuchte u. Staubarmut sowie großer Fluktuation den Hustenreiz, fördert die Expektoration u. wirkt beruhigend. E open-air treatment.

**Frei|name:** *Pharmazie* ▸generic name.

**Frejka-Spreizkissen:** breites, zwischen die Beine einzulegendes, mit Bändern über Beckengürtel u. Schultern fixierbares Kissen zur Spreizbehandlung der sog. angeborenen Hüftluxation. E Frejka pillow splint.

**Fremd|ana|mnese:** aus den Angaben der Patienten-Umgebung ermittelte Anamnese. E indirect anamnesis.

**Fremd|anti|gen:** ein ▸Antigen, das von Lebewesen einer anderen Art oder von einem anderen Individuum der gleichen Spezies stammt (= xeno- = hetero- bzw. allogenes Antigen). E alloantigen, xenoantigen.

**Fremd|körper,** Abk. FK, Corpus alienum: unbelebtes oder belebtes Gebilde, das auf unnatürlichem Wege in den Organismus gelangt ist bzw. künstlich eingebracht worden ist, so z.B. Stäube, Aspirate bzw. ein ▸Transplantat, ▸Implantat (u.a. als ▸Schrittmacher, Nahtmaterial). Löst aufgrund seiner physikalischen oder auch chemischen Eigenschaften bei Verträglichkeit (Toleranz) wie auch bei Unverträglichkeit eine charakteristische Entzündung (= Fremdkörperreaktion) aus, die die Bildung eines Fremdkörpergranuloms, evtl. – bei Infektion – eines Abszesses, bei Immunintoleranz eine Abstoßungsreaktion zur Folge hat; kann aber auch mechanische Schäden setzen, z. B. Drucknekrose, Perforation, Lichtungsverlegung (z. B. als Fremdkörperileus durch Askariden). – Entsprechende Wirkungen auch durch körpereigene FK, z. B. Sequester, Emboli, Gallen-, z. B. Tonnensteine. Ist als metallischer FK mit Hilfe von Suchgeräten genau ortbar, z. B. für die op. Entfernung. 🅴 foreign body.

**Fremd|körper|aspi|ration:** das Eindringen eines Fremdkörpers in die Atemwege, insbes. aber in die Luftröhre oder die Bronchien als Effekt einer ungewollten Aspiration, d. h. eines plötzlichen Sogeffektes bei ungewollter, unter Durchbrechen des reflektorischen Glottisschlusses erfolgender Einatmung (Inspiration), z. B. oft bei Kleinkindern, Bewusstlosen. Führt zu Husten, Atemerschwernis (Dyspnoe), abnormen Atemgeräuschen, bei längerer Dauer evtl. zu Lungenentzündung (Aspirationspneumonie). 🅴 aspiration of foreign body.

**Fremd|körper|em|bolie:** ▸Embolie durch Verschleppung von z. B. Herzkatheter-, Gefäßkatheter-, Kanülenbruchstücken, Geschossen, Granatsplittern, aber auch von Tumorgewebe (nach Einwachsen von Geschwülsten in die Blutgefäße) in die Herzhöhlen oder die Blutbahn; s. a. ▸Fett-, ▸Luft-, ▸Thrombembolie. 🅴 foreign-body embolism.

**Fremd|körper|granulom:** das an Riesenzellen u. Plasmazellen reiche Granulationsgewebe um einen ▸Fremdkörper (s. Abb.) als Gebilde i. S. einer den Fremdkörper abkapselnden oder aber ihn letztendlich auflösenden, evtl. abszedierenden ▸Entzündung. – Als Fremdkörpertuberkel ein zentral nekrotisches, scheinbar verkästes Gebilde (»Pseudotuberkel«), z. B. in der Lunge u. deren Lymphknoten bei ▸Silikose. 🅴 foreign-body granuloma.

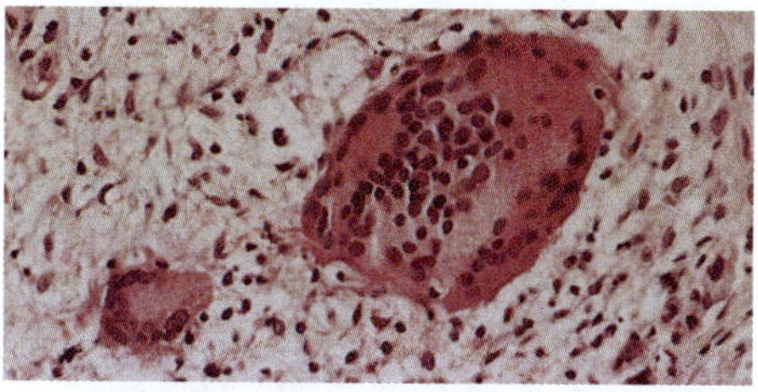

**Fremdkörpergranulom:** F. des Lederhautgewebes mit Riesenzellen (histol. Aufnahme). [178]

**Fremd|körper|meningitis:** ▸Meningitis als Folge der Verabfolgung von Sera, Arznei- u. Kontrastmitteln in die Liquorräume sowie durch in den Liquor eingedrungene Tumorteilchen oder Blut. 🅴 foreign body-induced meningitis.

**Fremd|körper|riesen|zelle:** die zu ▸Phagozytose befähigte, durch den örtlichen Reiz eines ▸Fremdkörpers aus Histiozyten u. aus Endothelzellen der – entzündlich bedingten – Gefäßsprossen entstandene vielkernige ▸Riesenzelle (mit Kern stets in der dem Fremdkörper abgewandten Protoplasmazone); ein typischer ▸Makrophage im ▸Fremdkörpergranulom. 🅴 foreign-body giant cell.

**Fremd|re|flex:** ein ▸Reflex, bei dem im Gegensatz zum Eigenreflex Reizempfänger (Rezeptor) u. Reizbeantworter (Effektor) verschiedenen Organen zugehören (z. B. Haut u. Muskel). Er läuft stets über mehrere Schaltstellen (ist »polysynaptisch«), evtl. – mit Reizstärkenzunahme – unter Ausbreitung über mehrere Rückenmarksegmente; mit langer Reflexzeit u. ausgeprägter Ermüdbarkeit; Beisp.: als Kremasterreflex u. als schmerzausgelöster = »nozizeptiver« Beugereflex. S. a. ▸Fluchtreflex. 🅴 multisynaptic reflex.

**Fremd|serum:** artfremdes (▸xenogenes) Serum. 🅴 xenogenic serum.

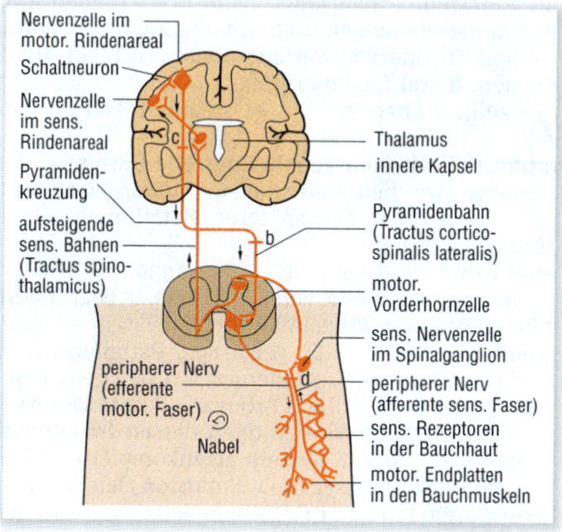


**Fremdreflex:** Schema des Bauchhautreflexes als Fremdreflex. Unterbrechung im peripheren (d) u. zentralen Abschnitt (b, c) der Reflexbahn führt gleichermaßen zur Hypo- oder Areflexie. [68]

**Fremd|stoff:** körperfremde Substanz mit schädlicher oder nützlicher Wirkung auf den Organismus (Gift, Arzneimittel); s. a. ▸Xenobiotika. 🅴 xenobiotic.

**Fré|mis|se|ment** *(franz.):* ▸Fremitus, ▸Schwirren.

**Fre̩|mi|tus:** das tast- u./oder abhörbare Vibrieren der Leibes- oder Brustwand. 🅴 fremitus. – **F. bronchia̩lis:** tastbare Brustwandvibration als Fortleitung grober u. dunkler ▸Rasselgeräusche. – Die Bezeichnung dient – inkorrekt – auch als Synonym für ▸Stimmfremitus (= F. pectoralis) u. ▸Bronchophonie. S. a. ▸Perikardreiben, ▸Pleuralfremitus. 🅴 bronchial f.

**Frenke̩l-Syndrom** (HENRI F., 1864–1934, Augenarzt, Paris): als Spätfolgen einer Augapfelprellung Schädigungen u. Funktionsstörungen der Regenbogenhaut, der Linse u. der Netzhaut; als ▸Mydriasis infolge von Rissen des Musculus sphincter pupillae, Schwäche der Pupillenreflexe, Linsenverlagerung (Subluxation) u. retrolentaler Pigmentierung. 🅴 Frenkel's anterior ocular traumatic syndrome.

**freno|sekretorisch:** sekretionszügelnd.

**Fren(ul)o|tomi̩e:** Durchtrennung eines Frenulums; z. B. als Einschnitt in das Zungenbändchen zu dessen Verlängerung (bei ▸Ankyloglossie). 🅴 frenotomy.

**Fre̩|nu|lum** *(latein. = kleiner Zügel):* Haut- oder Schleimhautlängsfalte zwischen zwei Organ(teil)en; z. B. zwischen den kleinen Schamlippen u. dem Kitzler, zwischen Lippe u. Ober- bzw. Unterkiefer. – **F. li̩nguae:** das Zungenbändchen; mediane Schleimhautlängsfalte zwischen Zungenunterfläche u. Unterkiefer. – **F. praepu̩tii:** das Hautbändchen zwischen Unterseite der Eichel des männl. Gliedes u. der Vorhaut. 🅴 frenulum (e.g. of prepuce).

**Frenzel-Brille** (HERMANN F., 1895–1967, Hals-Nasen-Ohren-Arzt, Göttingen), Nystagmus-Brille: eine Brille mit kleinen Glühbirnen bds. am Brillenrahmen; wird zur Nystagmusprüfung verwendet. 🅴 Frenzel goggles.

**frequent:** beschleunigt. 🅴 frequent.

**Frequenz,** Abk. ν: die Häufigkeit eines wiederkehrenden Ereignisses je Zeiteinheit; z. B. *physik* die Schwingungszahl (f) je Zeiteinheit (Reziprokwert der Schwingungsdauer), mit der Einheit »Hertz« (Hz = 1 Schwingung/Sek.). 🅴 frequency.

**Frequenz|dis|soziation, atrio|ventrikuläre:** ▸Dissoziation (3). 🅴 atrioventricular frequency dissociation.

**Frequenz|hoch|druck:** Bluthochdruck (arterielle ▸Hypertonie) infolge erhöhter Herzfrequenz bei mangelnder Regulation des Gefäßsystems. 🅴 neurogenic hypertension with tachycardia.

**fresh frozen plasma** *(engl.):* ▸FFP.

**Fress|reflex:** Saug-, Kau- u. Schluckbewegungen nach Bestreichen der Lippen oder Zunge; beim Säugling als ▸Einstellmechanismus; beim Erwachsenen Enthemmungsphänomen nach Schädigung der zu motorischen Hirnnerven verlaufenden zentralen Hirnbahnen. E oral feeding reflex.

**Fress|zelle:** ▸Phagozyt; s.a. ▸Osteoklast. E scavenger cell.

**Fretum Halleri:** embryonale Engstelle (Isthmus) des Herzens zwischen Ventrikel u. Bulbus arteriosus, d.h. im Bereich der späteren Semilunarklappen. E isthmus Halleri.

**Freud-Lehre** (SIGMUND F., 1856–1939, Psychiater, Neurologe, Wien): die von F. u. J. BREUER begründete ▸Psychoanalyse. E freudian theory.

**Freund** (**1**) JULES TH. F., geb. 1892, Pathologe, New York; **2**) WALTHER F., Kinderarzt, Breslau). – **F.-Adjuvans** (JULES TH. F.): öliges Adjuvans, das im Tierexperiment als Zusatz zum Antigen dessen Immunisierungseffekt steigert. Besteht als inkomplettes Adjuvans aus einer Wasser-in-Öl-Emulsion (leichtes Paraffinöl u. ein Emulgator), als komplettes A. zusätzlich aus abgetöteten Mykobakterien (meist Mycobact. butyricum). E Freund's adjuvant. – **F.-Haarschopf** (WALTHER F.): beim älteren Säugling das kammartige Hochstehen der – während des physiologischen Haarwechsels nicht ausgefallenen – Scheitelhaare (sowie »Geheimratsecken«); v.a. bei Neuropathie.

**Frey** (**1**) LUCIE F., 1852–1932, franz. Ärztin; **2**) MAX VON F., 1852–1932, Physiologe, Würzburg). – **F.-Reizhaare** (MAX VON F.): ein Satz von Haaren u. Borsten abgestufter Dicke zum Aufsuchen der Druckpunkte der Haut u. zur Bestimmung der Reizschwellen der Punkte. Modifiziert – als kleiner Pinsel – zur klinischen Untersuchung der Berührungsempfindlichkeit. E Frey's hairs. – **F.-Syndrom** (LUCIE F.): ▸aurikulotemporales Syndrom. E F.'s syndrome.

**Freyer-Operation** (SIR PETER J. F., 1852–1921, engl. Chirurg): Prostata-Entfernung als Ausschälung aus der »Loge« mit dem Finger (Enukleation) nach Harnblaseneröffnung oberhalb der Symphyse (suprapubische transvesikale ▸Prostatektomie), gefolgt von Drainage durch »Steigrohr«. E Freyer's operation.

**Friderichsen-Waterhouse(-Bamatter)-Syndrom:** s.u. ▸WATERHOUSE.

**Friedenreich-Bakterien:** gramnegative, den Corynebakterien ähnliche Stäbchen, die zum ▸HÜBENER-F.-THOMSEN-Phänomen führen.

**Friedewald-Formel:** Formel zur annähernden Berechnung des LDL-Cholesterins im Nüchternserum: Vom Gesamtcholesterin werden $^1/_5$ der gemessenen Triglyceridkonzentration (~VLDL-Cholesterin) u. das – durch Präzipitation bestimmte – HDL-Cholesterin abgezogen.

**Friedländer-Bazillus** (CARL F., 1847–1887, Pathologe, Berlin): die ▸Klebsiella pneumoniae; gramnegativer Erreger der **F.-Pneumonie**, einer häufig bei älteren u. abwehrgeschwächten Menschen als Zweiterkrankung vorkommenden Lungenentzündung, die der Pneumokokkenpneumonie ähnelt. E Friedländer's bacillus.

**Friedman(-Lapham)-Reaktion:** biologischer Schwangerschaftsnachweis am Kaninchen; heute nicht mehr gebräuchlich. E Friedman's test.

**Friedmann-Syndrom** (MAX F., 1858–1925, Neurologe, Mannheim): **1**) unfallbedingte, fortschreitende Hirnerkrankung (Enzephalopathie) auf der Grundlage einer Kreislaufregulationsstörung (Vasoneurose); Schwindel, Kopfschmerzen, Reizbarkeit, vorzeitige Ermüdbarkeit, Schlafstörungen, Nachlassen der sprachlichen Leistungen, Herz- u. Kreislaufschwäche. E posttraumatic encephalopathy. **2**) ▸Pyknolepsie.

**Friedreich** (NICOLAUS F., 1825–1882, Internist, Würzburg, Heidelberg). – **F.-Ataxie,** spinozerebellare Heredoataxie: eine früh in Erscheinung tretende rezessiv erbliche Kleinhirn-Rückenmark-Erkrankung (Gen-Position 9q13-21.1) mit fortschreitendem Schwund der Hinterstränge u. der Rückenmark-Kleinhirn-Bahnen (Tractus spinocerebellaris), oft auch der Pyramidenbahnen u. der Kleinhirnrinde, mit nachfolgender Störung der Bewegungsabläufe (▸Ataxie), Störung der Oberflächen- u. Tiefensensibilität, ▸Nystagmus, Sprachstörung, Spastik (als »**F.-Fuß**« Hohlfuß mit Krallenzehen; als »**F.-Hand**« mit Überstreckung des Handgelenks u. der Fingergrundgelenke bei gleichzeitiger Beugestellung in den anderen Fingergelenken), Wesensänderung, Demenz. Auch leichtere = abortive Formen u. Kombination mit Muskelatrophien, Herzfehler, Stoffwechselleiden kommen vor. E Friedreich's ataxia, spinocerebellar degeneration. – **F.-Duchenne-Dystrophie:** die pseudohypertrophische Form der ▸Dystrophia musculorum progressiva myopathica. – **F.-Kavernenzeichen:** Wechsel des ▸tympanitischen Klopfschalls über großen Lungenkavernen: bei Inspiration höher, bei Exspiration tiefer. – **F.-Syndrom:** ▸Paramyoclonus multiplex. – **F.-Zeichen:** Halsvenenkollaps in der Diastole des Herzens (steiler, kurzzeit. d/y- = v/y-Abfall im Jugularvenenpuls) bei Rechtsherzinsuffizienz, Panzerherz, Endomyokardfibrose u. anderen restriktiven (zu verminderter Auswurfleistung führenden) Herzerkrankungen. E F.'s sign.

**Friedrich** (**1**) HEINR. F., 1893–1954, Chirurg, Erlangen; **2**) PAUL LEOPOLD F., 1864–1916, Chirurg, Greifswald, Marburg, Königsberg). – **F.-Syndrom** (HEINR. F.): aseptische Nekrose des brustbeinseitigen Schlüsselbeinendes, d.h. am Sternoklavikulargelenk. – **F.-Wundversorgung** (PAUL LEOPOLD F.): die Technik der operativen Behandlung von Wunden, die innerhalb 8 Stunden nach Verletzung zur Versorgung kommen u. als nicht infiziert gelten. Es erfolgt »Wundanfrischung« durch im Allgemeinen keilförmiges Ausschneiden (Exzision) der Ränder u. des Grundes (bei Quetschung u.U. weit im Gesunden) mit Entfernung von zerstörtem Gewebe, Fremdkörpern etc. Danach Wundverschluss durch primäre ▸Naht.

**Friesel:** ▸Miliaria.

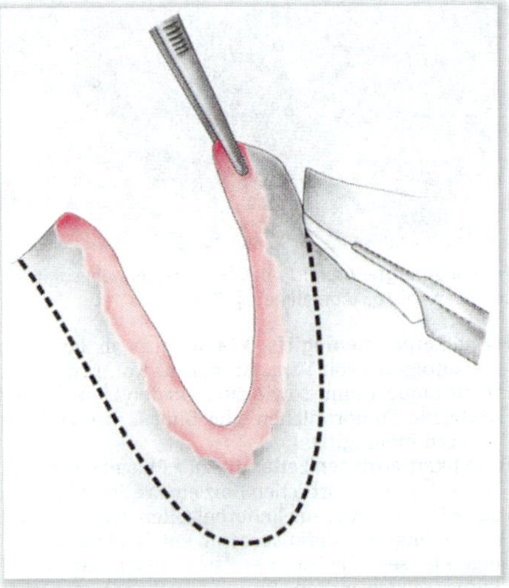

**Friedrich-Wundversorgung:** Zone der Wundausschneidung. [39]

**Frigi|darium:** *Medizingeschichte* das Kaltwasserbad u. der Abkühlungsraum im altrömischen Bad; s.a. ▸Caldarium.

**Fri|gi|di|tät:** veralteter (oft abwertend gebrauchter) Begriff für sexuelle Funktionsstörungen der Frau (»sexuelle Gefühlskälte«); heute als Orgasmusstörungen oder verminderte Libido bezeichnet; häufig liegt weniger eine Störung der Orgasmusfähigkeit als eine gestörte Partnerschaftsbeziehung vor. E frigidity.

**Frigo...** *(latein.: Kälte = frigor):* Wortteil »Kälte«; s.a. ▸Psychro..., ▸Kryo...

**Friktion:** **1)** Einreibung, z. B. mit Salben. **2)** kreisförmiges Reiben mit den Fingerspitzen, z. B. bei bestimmten Massagen. **3)** in der Sexualwissenschaft Bez. für die Bewegungen des Penis in Vagina oder Anus beim Geschlechtsverkehr, wodurch beim Mann meist der Orgasmus herbeigeführt wird.
**Friktions|mittel:** *Pharmazie* Einreibung; z. B. Schmierkur (= Friktionskur).
**frisbee finger** *(engl.)*: Hautabrasion an der Wurfhand als Sportschaden.
**Frisch|blut:** ältere Bez. für ▶Warmblut; s. a. ▶Frischblutkonserve. **E** fresh blood.
**Frisch|blut|konserve:** eine maximal 72 Std. alte – bezüglich der Erythrozyten als frisch geltende – ▶Blutkonserve; s. a. ▶Warmblut.
**Frisch|färbung:** Färbung unfixierter Zellen (Gewebe) unmittelbar nach Entnahme oder aber in der Zellkultur. S. a. ▶Frischpräparat.
**Frischluft|behandlung:** ▶Freiluftbehandlung. **E** open-air treatment.
**Frisch|präparat:** mikroskopisches Präp. aus unfixiertem Zell- oder Gewebematerial, z. B. als Zupf-, Quetsch-, Häutchen-, Ausstrichpräparat.
**Frisch|zellen|therapie,** NIEHANS-Zellulartherapie: die Behandlung durch intramuskuläre Injektion einer Aufschwemmung von Gewebsteilchen oder Organfragmenten (»heteroplastische Implantation«) nach deren steriler Entnahme aus dem tierischen Organismus (Feten oder Jungtiere, meist Schafe) u. nach spezieller Zubereitung. U. a. wegen Überempfindlichkeitsreaktionen bis hin zum anaphylaktischen Schock u. der Möglichkeit viraler Infektionen mit erheblichen Risiken behaftet. Die Anw. wurde 1988 vom damaligen Bundesgesundheitsamt weitgehend eingeschränkt. **E** Niehans' therapy.
**Fritsch** (HEINRICH F., 1844–1915, Frauenarzt, Breslau, Bonn). – **F.-Haken:** stumpfer Bauchdeckenhaken mit U- oder sattelförmig gebogenem Blatt u. gefenstertem Griff. **E** Fritsch's hook. – **F.-Handgriff:** »kombinierter H.« als Notmaßnahme zur Blutstillung nach der Entbindung: Eine Hand presst die Scham in die Scheide, während die andere Hand mittels CREDÉ-Handgriff die Gebärmutter der Ersteren entgegendrückt. **E** F.'s maneuver. – **F.-Lagerung:** bei Blutung in der Nachgeburtsperiode leichte Beckenhochlagerung mit übereinander geschlagenen Beinen zur Beurteilung des Blutungsausmaßes anhand des sich zwischen Schenkeln u. Schamberg ansammelnden Blutes. **E** F.'s position. – **F.-Opitz-L.:** für gynäkologische ▶Laparotomie die Lagerung unter gesteigerter Lordose der Lendenwirbelsäule durch Unterschieben eines Keils unter das Kreuzbein. – **F.-Syndrom:** ▶ASHERMAN-F.-Syndrom.
**Fröhlich-Syndrom** (1) ALFRED F., 1871–1953, Neurologe, Pharmakologe, Wien; 2) F. F., Würzburg): **1)** (ALFRED F.): ▶Dystrophia adiposogenitalis. **E** Fröhlich's syndrome, F.'s obesity. **2)** (F. F.): ▶Bauchdeckenaplasie. **E** prune belly syndrome.
**Froelich-Syndrom** (RENÉ F., 1867–1945, Orthopäde, Nancy): eine aseptische Apophysennekrose am Humeruskondylus.
**Frohse-Arkade:** Faszienzug des Musculus supinator etwas unterhalb des Ellenbogengelenkes; in Höhe der F.-A. kann es zum ▶Supinatortunnelsyndrom kommen.
**Froin-Symptom** (GEORGES F., 1874–1926, Arzt, Paris): *Neurologie* spontane, massive Gerinnung des bei Lumbalpunktion gewonnenen Liquors als Zeichen eines den Spinalkanal oberhalb der Punktionsstelle einengenden Prozesses (»Sperrliquor«, mit erheblicher Eiweißvermehrung); Leitsymptom des meist tumorbedingten ▶NONNE-FROIN-Syndroms. **E** Froin's syndrome.
**Froment-Zeichen** (JULES F., 1878–1946, Internist, Lyon): als Zeichen der ▶Ulnarislähmung die zum Halten eines feinen Gegenstandes (z. B. Zeitungspapier) zwischen Daumen u. Zeigefinger spontan ausgeführte Daumenendgliedbeugung anstelle einer

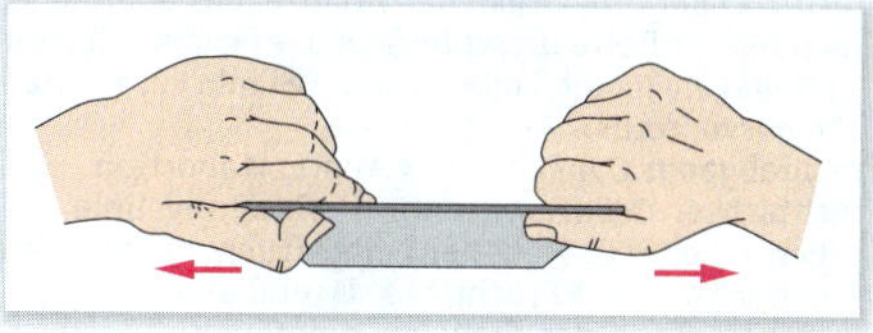

**Froment-Zeichen:** positives F.-Zeichen der linken Hand. [373]

Daumenadduktion (Innervation des M. flexor pollicis longus statt des M. adductor pollicis); bei gleichzeitiger Medianuslähmung fehlt das Zeichen. **E** Froment's sign.
**Frommel-Krankheit:** ▶CHIARI-FROMMEL-Syndrom. **E** Frommel's disease.
**frondosus:** zottenreich; z. B. ▶Chorion frondosum.
**Frons:** die ▶Stirn (als ▶Regio capitis). **E** frons, forehead. – **F. quadrata:** ▶Caput quadratum.
**frontal:** ▶frontalis.
**Frontal|auf|nahme,** seitliche Aufnahme, Queraufnahme: verwirrende Bez. für die seitl. Röntgenaufnahme mit Strahlengang in der ▶Frontalebene von rechts nach links (dextrosinistral = »sinistral«) bzw. umgekehrt (sinistrodextral = »dextral«). **E** lateral radiograph.
**Frontal|ebene:** die in Richtung Körperlängsachse auf der Mediansagittal- bzw. ▶Sagittalebene senkrecht stehende Körperebene (etwa parallel zur Stirn). **E** frontal plane, coronal plane.
**frontalis** *(latein.)*: zur Stirn (Frons) gehörig, die Stirn betreffend, stirnwärts (d. h. nach vorn) gerichtet (z. B. die Stirnnaht, ▶Sutura frontalis), parallel zur Stirn verlaufend (▶Frontalebene). *Neurologie* den Stirnlappen, das Stirnhirn (Lobus frontalis) betreffend. **E** frontal.
**Frontal|lappen|epilepsie:** ▶Epilepsie mit Anfällen aufgrund neuronaler Entladung oder Schädigung im vorderen Stirnhirnbereich; kurze Anfallsdauer, oft bizarre u. heftige motorische Automatismen, häufig ohne postiktale Verwirrtheit; bei Entladungsausbreitung auf motorische präzentrale Hirnrindenbereiche oder auf subkortikale Strukturen jedoch Adversiv-, JACKSON-Anfälle oder tonisch-klonische generalisierte Krämpfe. **E** frontal lobe epilepsy.
**Frontalo|tomie:** Durchtrennung der Galea aponeurotica im Bereich des Musculus frontalis.
**fronto...:** Wortteil »Stirn« (Frons), »Stirnbein« (Os frontale), »Stirnlappen« (Lobus frontalis cerebri).
**fronto|basale Fraktur:** s. u. ▶Schädelbasisfraktur. **E** frontobasal fracture.
**Front|zähne:** die Schneide- u. Eckzähne. **E** anterior teeth, canines and incisors.
**Frosch|bauch:** Bauchauftreibung beim rachitischen Säugling infolge Schlaffheit der Bauchmuskulatur (Myopathia rachitica) u. ▶Meteorismus (bei Obstipation, evtl. aber Darmatonie). Bewirkt bei gleichzeitiger Rippenrachitis Glockenthorax. **E** frog belly.
**Frosch|geschwulst:** *Pathologie* ▶Ranula.
**Frostberg-Zeichen** (NILS F., Röntgenologe, Stockholm): ε-förmige Verziehung oder Verdrängung (»Bild der umgekehrten 3«) des absteigenden Teils des Zwölffingerdarms im Kontrastbild als Zeichen einer Erkrankung der Bauchspeicheldrüse (Karzinom, Pankreatitis). **E** Frostberg's sign.
**Frost|beule:** *Dermatologie* ▶Pernio. **E** chilblain.
**Frost|erythem:** Hautrötung (reaktive ▶Hyperämie) als I. Grad der ▶Erfrierung. **E** frostbite erythema.
**Frost|phase:** Phase des ▶Schüttelfrosts bei künstlichem Fieber oder fieberhafter Infektionskrankheit. **E** chills.
**frozen hilus** *(engl.)*: durch Tumorwachstum starrer (»gefrorener«) Lungenhilus.
**frozen shoulder** *(engl. = froststarre Schulter)*: ▶Periarthritis humeroscapularis.

**Frucht: 1)** *Botanik* Organ der Pflanze, das den/die Samen bis zur Reife umschließt; s.a. ▸Fructus. E fruit. **2)** *Gynäkologie* die Leibesfrucht (▸Embryo, ▸Fetus). E embryo, fetus.

**Fruchtabgang:** *Gynäkologie* ▸Abort. E abortion.

**Fruchtachse:** *Geburtshilfe* die Verbindungslinie zwischen Scheitel u. Steiß der Leibesfrucht als gedachte Längsachse; s.a. ▸Fruchtlage. E fetal axis.

**fruchtbare Tage der Frau:** als empfängnisgünstigste Tage (Tage des Konzeptionsoptimums) die 4 bis 5 Tage des Zyklus vor dem intermenstruellen Anstieg der ▸Basaltemperatur. E fertile days.

**Frucht|bar|keit:** ▸Fertilität. E fertility, fecundity.

**Frucht|blase:** der von den ▸Eihäuten gebildete, die Leibesfrucht u. das Fruchtwasser umschließende, vom Amnion u. Chorion gebildete Sack, der unter der Geburt, unter Wehenwirkung, zur Entfaltung des Zervikalkanals dient (s.a. ▸Blasensprung). E bag of waters, amniotic sac.

**Frucht|einstellung,** Einstellung, Praesentatio: die Lagebeziehung des vorangehenden Kindsteiles zum Geburtskanal, wobei der vorangehende = »führende« Teil als »eingestellt« gilt: bei Kopflagen das Hinter- oder Vorderhaupt, bei Quer- oder Schräglagen eine Schulter oder ein Arm, bei Beckenendlagen der Steiß u./oder ein Fuß (oder bd. Füße), evtl. ein oder bd. Knie. – In den Begriff wird oft auch die Fruchtstellung (= Positio; ▸Stellung) einbezogen. E fetal presentation.

**Frucht|haltung,** Habitus: die Lagebeziehung der einzelnen Kindsteile zueinander während der Geburt, beim Passieren des Geburtskanals. Als Regel- = Normalhaltung die unter tiefer Kopfbeugung gegen den Brustkorb = Flexionshaltung; als regelwidrig gelten dagegen Streckhaltungen (▸Deflexionshaltung) sowie eine indifferente Haltung bzw. ▸Beckenendlagen (Steiß- bzw. Fuß- oder Knielage). E fetal attitude.

**Frucht|kapsel|aufbruch:** das Einreißen des Eibetts bei der Eileiterschwangerschaft; als **innerer F.** der Tubarabort, als **äußerer F.** die ▸Tubenruptur. E intratubal/extratubal rupture.

**Frucht|lage,** Situs: die Lage des Fetus in der Gebärmutter, bestimmt nach dem Verhältnis seiner Längsachse (Fruchtachse) zu der des Uterus; unterschieden als Längs- (▸Kopf-, ▸Beckenendlage), ▸Quer- und ▸Schräglage (Schieflage). – Die Angabe erfolgt meist kombiniert, s.a. ▸Stellung. E fetal lie.

**Frucht|schmiere:** *Geburtshilfe* ▸Vernix caseosa.

**Frucht|stellung:** *Geburtshilfe* ▸Stellung. E position.

**Frucht|tod|syndrom:** Blutgerinnungsstörung bei der Schwangeren bei – mindestens 5 Wochen zurückliegendem – ▸intrauterinem Fruchttod (der inzwischen nicht ausgestoßenen Frucht). E fetal death syndrome.

**Frucht|verhaltung:** *Gynäkologie* Nichtausstoßen eines abgestorbenen Embryos oder Fetus; s.u. verhaltener ▸Abort. E missed abortion.

**Frucht|wasser:** die ▸Amnionflüssigkeit; ihr Abgang erfolgt nach ▸Blasensprung oder -sprengung. E amniotic fluid.

**Frucht|wasser|aspi|ration:** das Eindringen von Fruchtwasser in die Atemwege des Fetus. E amniotic fluid aspiration.

**Frucht|wasser|diagnostik:** die serologische, chemische, spektrometrische u./oder zytologische bzw. chromosomale Untersuchung des – durch Punktion (Amniozentese oder transvaginal) gewonnenen – Fruchtwassers, z.B. zur ▸pränatalen Diagnostik sowie zur Erkennung des Gesundheitszustands der Leibesfrucht (v.a. Bestimmung des Rhesusfaktors bzw. – bei Verdacht auf ▸Morbus haemolyticus – der Bilirubinkonzentration). E amniotic fluid diagnostics, a. f. evaluation.

**Frucht|wasser|embolie:** Eindringen von Fruchtwasser (evtl. auch Mekonium [Mekoniumembolie]) in den mütterlichen Blutkreislauf durch Eihaut-Zervix-Risse oder über den venösen Randsinus der Placenta. Kommt nach dem Blasensprung, am Ende der Eröffnungs- oder in der Austreibungsperiode vor u. führt bei massivem Eindringen zu Kreislaufkollaps, oft sogar zu raschem Tod (kardiopulmonaler Reflex?). Ein verzögertes Eindringen führt zu Blutgerinnungsstörungen, evtl. zu tödlichen Blutungen infolge Fibrinogenmangels (▸Verbrauchskoagulopathie). E amniotic fluid embolism.

**Frucht|wasser|punktion:** s.u. ▸Amniozentese.

**Frucht|zucker:** ▸Fructose. E fructose.

**Fructo|kinase:** ▸Ketohexokinase. E fructokinase.

**Fructo|lyse-Test:** Prüfung der Fertilität anhand des Verbrauchs der ▸Fructose im frischen Ejakulat u. unter Berücksichtigung der Spermiendichte; normal (nicht aber bei ▸Azoospermie) erfolgt Absinken des Fructosegehalts innerhalb 2 Std. um ca. 200–800 γ/ml.

**Fructos|ämie:** das Vorkommen von Fruchtzucker im Blutplasma beim ▸Fructoseintoleranz-Syndrom. E fructosemia.

**Fructos|amine:** Ketoamin-Form der Plasmaproteine (v.a. glykiertes Albumin); normal 200–285 µmol/l, erhöht bei ungenügender Einstellung des Blutzuckerspiegels bei Diabetes mellitus. E fructosamines.

**Fructosane:** aus Fructose-Einheiten aufgebaute Polysaccharide, z.B. Inulin. E fructosans.

**Fructose,** D-Fructose, Lävulose, $C_6H_{12}O_6$, Fruchtzucker: natürliches, durch Hefe vergärbares Monosaccharid (Ketohexosetyp), das frei (kristallin) als Fructopyranose, gebunden vorwiegend als Fructofuranose (s. Abb.) vorliegt. ***Eigenschaften u. Vorkommen:*** ergibt bei Reduktion D-Sorbit u. D-Mannit (1:1), ist optisch aktiv, u. zwar linksdrehend; kommt vor in Früchten, Honig sowie – gebunden – als Glykosid, mit Glucose als Saccharose, polymer in Fructosanen (z.B. Inulin). ***Stoffwechsel:*** F. ist Energielieferant für Spermatozoen (vermindert bei Unterfunktion der LEYDIG-Zwischenzellen; s.a. ▸Fructolyse-Test). Wird nur langsam im Darm resorbiert, kann auch im Körper synthetisiert werden. Wird zu Glykogen umgebaut oder insulinabhängig u. nach ▸Phosphorylierung in der Leber abgebaut (s. Abb.). Dabei katalysiert Aldolase die Umsetzung zu Dihydroxyacetonphosphat (mit nachfolgender Einmündung

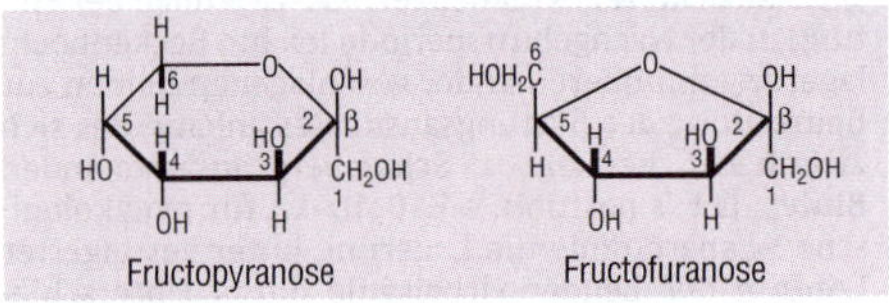


**Fructose:** Formel.

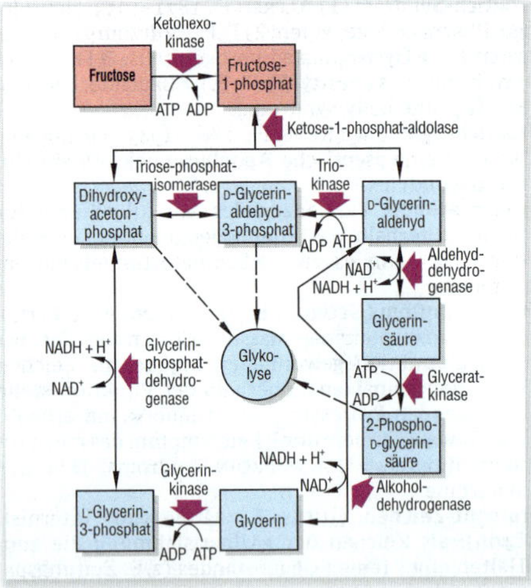


**Fructose:** Stoffwechsel.

in die ▶Glykolyse) u. zu D-Glycerinaldehyd, das zu 2-Phosphoglycerinsäure oder zu Glycerinaldehyd-3-Phosphat umgewandelt wird, wodurch der Anschluss an den Kohlenhydratstoffwechsel hergestellt wird. ***Diagn.:*** Der Nachweis erfolgt u. a. durch Reduktionsproben u. Vergärung (wie bei ▶Glucose); enzymatisch. Im Harn nachweisbar nach Verzehr, bei ▶Fructosurie, bei ▶Fructoseintoleranz-Syndrom, schwerem ▶Diabetes mellitus. – Dient als Süßmittel für Diabetiker. E fructose.

**Fructose-1,6-diphosphat:** der HARDEN-YOUNG-Ester; Diphosphorsäureester der Fructofuranose (▶Fructose); ein Zwischenprodukt der ▶Glykolyse. E fructose 1,6-bisphosphate.

**Fructose|intoleranz(-Syndrom),** erbliche Lävuloseintoleranz: (1956) autosomal-rezessiv erbliche ▶Enzymopathie mit Störungen im Fructosestoffwechsel durch Mangel an Ketose-1-phosphat-aldolase, des Enzyms für die Bildung von ▶Fructose-1-phosphat (s. a. ▶Aldolase). ***Pathogen.:*** Zugeführte Fructose wird nur unvollständig abgebaut. Es kommt zu Fructosämie (u. -urie) und zu Verdrängung der Glucose mit ▶Hypoglykämie (bis zum Schock) u. zu hypoglykämischen Leber-, Nieren-, Gehirnschäden (Intelligenzdefekt). Beim Säugling evtl. nur Ernährungsstörungen. Typisch ist das fast kariesfreie Gebiss. E hereditary fructose intolerance.

**Fructose-1-phosphat,** ROBISON-TANKO-Ester: Phosphorsäureester der Fructopyranose (▶Fructose); entsteht, u. a. in der Dünndarmschleimhaut, aus Dihydroxyacetonphosphat u. D-Glycerinaldehyd. Hemmt beim ▶Fructoseintoleranz-Syndrom, nach Fructosegaben angehäuft, die Gluconeogenese. E fructose 1-phosphate.

**Fructose-6-phosphat,** NEUBERG-Ester: Phosphorsäureester der Fructofuranose (▶Fructose); ein im Kohlenhydratstoffwechsel gebildetes Zwischenprodukt aus Glucose-6-phosphat u. aus Fructose-1,6-diphosphat sowie im Pentosephosphatzyklus. E fructose 6-phosphate.

**Fructos|urie:** Auftreten von Fructose im Urin (Mellit-urie) bei autosomal-rezessiv vererbtem Mangel an Fructokinase; eine F. kann auch bei schwerer Einschränkung der Leberfunktion vorkommen. E fructosuria.

**Fruc|tus:** arzneilich verwendete (getrocknete) Früchte von Heil- u. Gewürzpflanzen (heute meist in der umgekehrten Reihenfolge bezeichnet, z. B. Anisi Fructus). E fruits. – **F. Anisi:** Früchte von Illicium verum bzw. von Pimpinella anisum; Letztere als Expektorans u. Carminativum. E anise f., a. seeds. – **F. Carvi:** der Kümmel; Früchte von Carvum carvi; Carminativum. E caraway f., c. seeds. – **F. Colocynthidis:** Koloquinten; Früchte von Citrullus colocynthis; Drastikum. E colocynth f. – **F. Cynosbati:** Hagebutten; Scheinfrüchte von Rosa canina; enthalten reichlich Vitamin C u. Gerbstoffe; ein Diuretikum. E rose hips. – **F. Foeniculi:** Fenchel; Früchte von Foeniculum vulgare; ein Carminativum. E fennel f., f. seeds. – **F. Juniperi:** Wacholderbeeren (als harntreibende Pflanzenpräparate verw.). E juniper berries.

**Früh|ab|nabelung:** die Abnabelung nach der ersten Versorgung des Neugeborenen, etwa 1–1½ Min. nach der Geburt; s. a. ▶Sofort-, ▶Spätabnabelung. E early omphalotomy.

**Früh|abort:** ▶Abort bis zur 16. Schwangerschaftswoche. E early abortion, first trimester a.

**Früh|ab|szess:** ein nach offener Hirnverletzung rasch eintretender Hirnabszess durch umschriebene Gewebseinschmelzung. E short-latency brain abscess.

**Früh|dia|gnose:** die sich u. a. auf typische Vor-, Umfelduntersuchungen stützende Erkennung einer Krankheit zu einem möglichst frühen Zeitpunkt; außer von individueller auch von sozialmedizinischer Bedeutung z. B. bei Infektionskrankheiten (z. B. Tbk, Pocken, Scharlach), lebenswichtig u. a. bei bestimmten angeborenen (erblichen) Krankheiten sowie v. a. bei endo- oder exogenen Vergiftungen, innerer Blutung, bösartigen Tumoren. S. a. ▶Vorsorgeuntersuchungen. E early diagnosis.

**frühdiastolisch:** in der frühen ▶Diastole, d. h. bis ~0,2 Sek. nach dem 2. Herzton. E early diastolic. – **f. Dip:** ▶early diastolic dip.

**Früh|epilepsie:** **1)** eine bereits beim Neugeborenen oder in den ersten Lebensjahren vorhandene ▶Epilepsie. E early life-onset epilepsy. **2)** unmittelbar oder sehr bald nach einem Unfall auftretende ▶Epilepsia traumatica. E immediate posttraumatic epilepsy.

**Früh|erkennungs|untersuchungen:** ▶Vorsorgeuntersuchungen.

**Früh|ery|them:** eine bereits 1–3 Std. nach Röntgenbestrahlung mit mind. 60 % der Hauterythemdosis (HED) auftretende krankhafte Hautrötung (▶Erythem), zunächst als zarte Rosafärbung (6–8 Std.), dann als gleichmäßige feine Rötung (2–3 Tg.), gefolgt von Rückbildung oder aber – bei höheren Dosen – in das Haupterythem übergehend. Tritt bei Anw. schneller Elektronen evtl. bereits während der Bestrahlung auf; fehlt bei Megavolt-Therapie mit üblichen Dosen.

**Früh|ex|anthem:** das ca. 8–9 Wo. nach Infektion auftretende Erstexanthem bei der generalisierten Frühsyphilis (zu Beginn des Sekundärstadiums).

**Früh|geborenen|an|ämie:** physiologische »Blutarmut«, die sich mit dem zunehmenden Reifegrad des Frühgeborenen allmählich ändert. Im 1. Trimenon normo- bis hyperchrome ▶Anämie mit Schwäche der Blutbildung im Knochenmark u. mit stärkerem Hämoglobin- u. Erythrozytenabbau; im 2. Trimenon als hypochrom-sideropenische Anämie.

**Früh|geborenen|ikterus:** der beim Frühgeborenen besonders stark ausgeprägte physiologische ▶Icterus neonatorum mit starker Neigung zu ▶Hyperbilirubinämie u. besonders heftig bei Unreife (Immaturität). Es besteht Gefahr der ▶Bilirubin-Enzephalopathie (Kernikterus); bei kritischem Serumbilirubinwert (16 mg/dl) empfiehlt sich daher die ▶Austauschtransfusion bzw. eine ▶Blaulichtbestrahlung. E jaundice of prematurity.

**Früh|geborenen|retino|pathie:** die retrokristalline ▶Fibroplasie. E retinopathy of prematurity.

**Früh|geborenes:** jedes Neugeborene bei Geburt vor der vollendeten 36. SSW. Auftreten in ca. 5 % aller Geburten; ***Ätiol.*** s. Schema. ***Klinik:*** Probleme ergeben sich aus der Unreife der Organsysteme u. daraus folgenden klinischen Schwierigkeiten, z. B. periodische Atmung, Apnoen u. Bradykardien, Hirnventrikelblutungen, Leukomalazie, psychomotorische Retardierung, Frühgeborenenretinopathie, hyalines Membransyndrom (Surfactant-Mangel), persistierender Ductus arteriosus, Hypoglykämie, indirekte Hyperbilirubinämie, Kernikterus, Infektneigung, Hypothermie. ***Progn.:*** Die Lebensaussichten hängen außer vom Reifegrad in hohem Maße von der Pflege u. deren möglichst raschem Einsatz ab. Die perinatale Sterblichkeit ist hoch. E premature baby, p. infant.

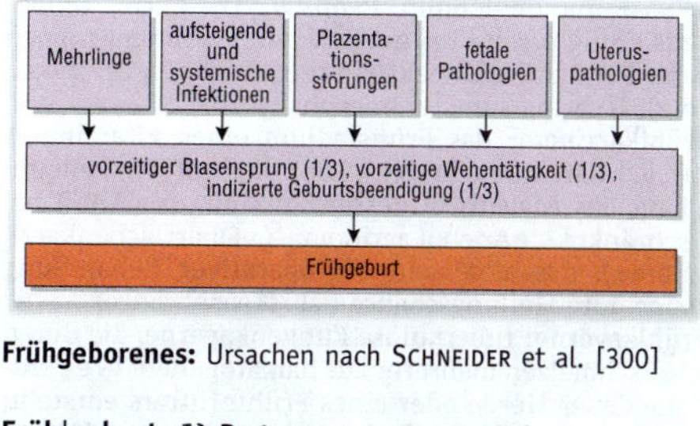


**Frühgeborenes:** Ursachen nach SCHNEIDER et al. [300]

**Früh|geburt:** **1) Partus praematurus:** Geburt nach der 28. u. vor Ende der 36. Schwangerschaftswoche (Ursachen: s. u. ▶Frühgeborenes; in 60 % der Fälle aber unbekannt). E premature delivery. – **F., künstliche:** aus gegebener medizinischer Indikation (z. B. wegen einer schweren Krankheit) vor dem errechneten Geburtstermin eingeleitete Entbindung (nicht aber die sog. geplante Geburt aus rein organisatorischen Gründen). **2)** ▸Frühgeborenes. – **F., verhaltene:** ▸missed labour.

**Früh|generalisation:** bei der rasch fortschreitenden (= »progressiven«) Primärtuberkulose der Lunge, v.a. bei Späterstinfektion, die durch Zerfall des Primärherds oder der Lymphknoten des ▸Primärkomplexes bedingte, über den Bronchialbaum oder die Blutbahn erfolgende frühe Allgemeinausbreitung (u. zwar als ▸Miliartuberkulose, ▸Pleuritis, ▸Peritonitis, ▸Meningitis, ▸Urogenitaltuberkulose), begleitet von Erythema nodosum, Polyarthritis.

**Früh|gestose:** eine schwangerschaftsspezifische Erkrankung (▸Gestose), die aus noch nicht einwandfrei geklärter Ursache in den ersten Schwangerschaftsmonaten auftritt u. allgemein nach 3–4 Monaten abklingt; gekennzeichnet durch Übelkeit (Nausea) u. Brechneigung. Letztere als einfache »Emesis«, v.a. als morgendliches Erbrechen (▸Vomitus matutinus), oder aber ganztägig = ▸Hyperemesis gravidarum; beide Formen mit Speichelfluss (Ptyalismus), Juckreiz. E early eclamptic toxemia, early pregnancy-induced hypertension.

**Früh|herd:** (KAYSER-PETERSEN) bei der ▸Lungentuberkulose das ▸ASSMANN-Frühinfiltrat als alleiniger Ausgangspunkt der Erwachsenenphthise. E early lesion.

**Frühinvalidität:** vorzeitige, d.h. vor Erreichung des Rentenalters eingetretene Erwerbsunfähigkeit infolge körperlicher oder geistiger Ursachen (akute u. chronische Krankheiten und Unfallfolgen).

**Früh|jahrs|konjunktivitis,** Conjunctivitis vernalis: beidseitige, chronisch-allergische Bindehautentzündung mit Ausbildung von Bindehautfollikeln, Papillen u. Riesenpapillen, v.a. im Frühjahr bis Herbst aktiv. Betroffen sind vorwiegend Männer, Manifestation zumeist vor dem 10. Lj.; oft mehrjähriger Verlauf mit spontaner Rückbildung während der Pubertät, Hornhautbeteiligung bei schweren Verläufen möglich. E vernal conjunctivitis, spring c.

**Früh(jahr)-Sommer-(Meningo-)Enzephalitis,** Abk. FSME: durch Zecken übertragene, biphasische Infektionskrankheit mit Befall des Gehirns. ***Ätiol.:*** wird übertragen durch FSME- bzw. TBE-Viren (TBE = tick-borne encephalitis) der Familie Togaviridae (früher ARBO-Viren). ***Einteilung:*** unterschieden als Zentraleuropäische E. (CEE) mit endemischen Herden z.B. im süddeutschen Raum u. in Österreich sowie der tschechischen Republik u. der Slowakei, in Polen, Finnland, Schweden, Ex-Jugoslawien u. als Russische Fernost-Enzephalitis (RFSE) mit meist schwererem Verlauf in osteuropäischen u. sibirischen Gebieten der Ex-UdSSR. ***Klinik:*** grippales Vorstadium von einigen Tagen (Kopfschmerzen, Gliederschmerzen, Fieber); in der 2. Phase kommt es zur Hirnhautentzündung (Meningitis) bzw. – v.a. bei älteren Personen (40.–60. Lj.) – zu Enzephalitis, gefolgt von schlaffen Lähmungen v.a. im Schultergürtelbereich. ***Ther.:*** passive Immunisierung mit FSME-Immunglobulin. ***Prophyl.:*** Die aktive Immunisierung erfolgt bei gefährdeten Personengruppen mit Formaldehyd-inaktivierten Viren (FSME-Vakzine). E spring-summer encephalitis.

**Früh|karzinom:** das Frühstadium eines ▸Karzinoms (s.a. ▸Carcinoma in situ). I.e.S. das auf die Schleimhaut des Magens u. dessen Submukosa (Abb.) beschränkte ▸Adenokarzinom (»Oberflächenkarzinom«), das allgemein bei operativer Behandlung eine gute Heilungschance hat. E early cancer.

**Früh|kaverne:** tuberkulöse Lungenkaverne, die durch Verschmelzen mehrerer auf hämatogenem Weg entstandener Herde oder eines Frühinfiltrats entsteht; ist glattwandig, rundlich u. elastisch (ohne Wandstarre). Bildet sich entweder spontan zurück, oder es folgt die Umbildung zum »Rundherd« bzw. weiteres Fortschreiten (Phthise). E early cavern.

**früh|kindlich:** die ersten Lebensjahre, i.w.S. auch die Fetalperiode betreffend; z.B. die **fr. Reflexe** (s.u. ▸Säuglingsalter) bzw. der fr. ▸Hirnschaden. E early infantile.

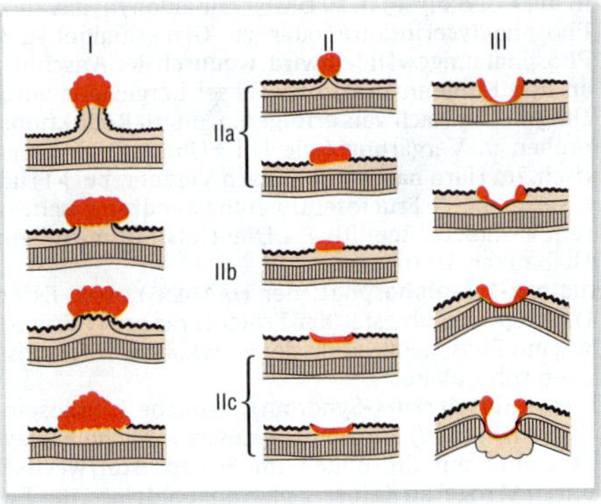


**Frühkarzinom:** Einteilung der Frühkarzinome des Magens. Typ I = vorgewölbte Form; Typ II = oberflächl. Form (a = erhaben, b = eben, c = eingesenkt); Typ III = exkavierte Form (Japan. Ges. für gastroenterol. Endoskopie). [100]

**Früh|latenz:** das frühe Stadium der Syphilis bis 2 Jahre nach Infektion, in dem, trotz Befalls der Meningen u. einer positiven WASSERMANN-Reaktion im Liquor, klinische Erscheinungen weitgehend fehlen. E early latent syphilis.

**Frühmobilisation:** durch Physiotherapeuten oder Krankenpflegepersonal vorbereitetes frühzeitiges Aufstehen von Patienten, z.B. nach Operationen.

**Früh|mobilisierung:** das Aufstehenlassen (»Mobilisieren«) des Patienten innerhalb der ersten 24 Std. nach der Operation, v.a. zur unspezifischen Thrombose- u. Pneumonieprophylaxe; im gleichen Sinn evtl. zusätzlich frühzeitige Bein- u. Atemgymnastik. E early ambulation, early mobilization.

**Früh-Perthes,** Luxations-PERTHES: *Orthopädie* Hüftkopfnekrose u. -verformung ähnlich dem Endzustand einer PERTHES-Krankheit als Frühkomplikation einer angeborenen Hüftluxation nach gelungener Reposition u. Fixierungsbehandlung (Repositionstrauma? Folge ultraphysiol. Retentionsstellung?).

**Früh|reaktion:** **1)** *Allergologie* die als Folge einer Antigen-Antikörper-Reaktion u. der daraus resultierenden Freisetzung biologisch aktiver Substanzen (z.B. Histamin, Serotonin) auftretende Überempfindlichkeitsreaktion (s.u. ▸Reaktionstypen [Sofortreaktion]). E early response, immediate (type hypersensitivity) reaction. **2)** *Radiologie* das ▸Früherythem sowie die Blasen-, Darmfrühreaktion; i.w.S. auch die sog. Hauptreaktion der akuten ▸Radiodermatitis. E early reaction, acute reaction.

**Früh|reife:** ▸Pubertas praecox. E precocious puberty.

**Früh|schwanger|schaft:** die ersten vier Monate der Schwangerschaft. E early pregnancy.

**Früh|sommer|enzephalitis:** s.u. ▸Frühjahr-Sommer…

**Früh|sterblichkeit:** ▸Neugeborenensterblichkeit.

**Früh|syphilis:** die Stadien der ▸Syphilis (auch der angeborenen) bis Ende des 2. Jahres nach Infektion: das seronegative u. -positive Primärstadium, Sekundärstadium u. die ▸Frühlatenz. E early syphilis.

**Früh|toxikose:** *Geburtshilfe* ▸Frühgestose.

**Frukti|fikations|organe:** die sich aus dem vegetativen, der Ernährung dienenden ▸Myzel entwickelnden Fruchtkörper der Pilze; als asexuelle F. z.B. die ▸Konidien, Asken der Askosporen, als sexuelle Apothezien. E fructification organs.

**Frukto…:** ▸Fructo… E fructo…

**frustran:** vergeblich, ohne Effekt (z.B. als f. ▸Herzkontraktion).

**Frustration:** aufgezwungener Verzicht auf Erfüllung bestimmter Triebwünsche, Bedürfnisse u. Strebungen, verbunden mit einem Enttäuschungserlebnis. E frustration.

**FSF,** Abk. für fibrinstabilisierender Faktor: ▸Faktor-XIII.

**FSH:** Abk. für ▸follikelstimulierendes Hormon. E FSH.

**FSME:** Abk. für ▸Frühjahr-Sommer-Meningoenzephalitis., verursacht durch das **FSME-Virus** (= TBE-Virus) der Familie ▸Togaviridae. E TBE, tick-borne encephalitis.

**FSP,** Abk. für Fibrin- bzw. Fibrinogenspaltprodukte: ▸Fibrinogendegradationsprodukte, ▸Fibrinabbauprodukte. E fibrin split products.

**fT,** Abk. für Femtotesla: Maßeinheit (1 ft = $10^{-15}$ Tesla).

**FTA-Test:** *Serologie* Abk. für ▸Fluoreszenz-Treponemen-Antikörper-Test. E FTA test.

**FU; 5-FU:** Abk. für ▸Fluorouracil.

**Fuchs** (1) ALFRED F., 1870–1927, Neurologe, Wien; 2) ERNST F., 1851–1930, Augenarzt, Lüttich, Wien). – **F.-Delle** (ERNST F.): vorwiegend im Randbereich auftretende Verdünnung u. Eindellung der Hornhaut, hervorgerufen durch eine Atrophie des Hornhautstromas bei lokal beeinträchtigender Stoffwechselsituation, z.B. nach Augenoperationen. – **F.-Fleck** (ERNST F.), FOSTER-Fleck: braun-schwarzer Pigmentfleck des Augenhintergrundes (in der Macula lutea) durch Wucherung des Pigmentepithels nach Makulablutung infolge starker Myopie-bedingter Dehnung. – **F.-Heterochromie** (ERNST F.): erworbene Verschiedenfarbigkeit der Regenbogenhaut mit chron. Zyklitis am helleren Auge. Typisch sind feine, sternchenförmige Rückflächenbeschläge auf der Hornhaut, das Fehlen hinterer Synechien, das frühe Auftreten einer hinteren Linsentrübung sowie eine deutliche Glaskörpertrübung. Bei insgesamt gutartigem Verlauf kaum medikam. beeinflussbar, oft im weiteren Verlauf Sekundärglaukom. E Fuchs' heterochromia. – **F.-Hornhautdystrophie** (ERNST F.): teilweise autosomal-dominant vererbte Hornhautendothel-Dystrophie ohne systemische Beteiligung. Beidseitige Manifestation im mittleren Lebensalter in Form einer Cornea guttata (Endothelvergröberung) mit späterer Dekompensation der gesamten Hornhaut infolge fortschreitender Endothelinsuffizienz. Bei erheblicher Sehverschlechterung u. Schmerzen Durchführung einer Hornhauttransplantation. E F.' (corneal) dystrophy. – **F.-Rosenthal-Zählkammer** (ALFRED F.; S. M. R., amerikan. Arzt): eine ▸Zählkammer für Liquorelemente, von den üblichen Blutzählkammern nur durch größeren Rauminhalt (3,2 $mm^3$) unterschieden. Die Angabe der Zellzahl erfolgt in »Drittel-Zellen«. E F.-Rosenthal counting chamber. – **F.-Syndrom** (ERNST F.): (1876) ein akutes ▸Erythema exsudativum multiforme majus; mit klinischen Erscheinungen ähnlich denen der ▸BAADER-Dermatostomatitis, jedoch ohne Fieber. E F.' syndrome.

**Fuchs|bau|fistel:** komplexe ▸Fistel mit verzweigtem Gangsystem u. Ausbuchtungen. E complete split fistula.

**Fuchsin:** (1858) ein basischer Triphenylmethan-Farbstoff; als Handelsprodukt verunreinigt u.a. durch Parafuchsin (= Pararosanilin) u. Acridin-Verbindungen; löst sich in Wasser rot. Wird verwendet zur ▸Fuchsinfärbung u. als Nährbodenzusatz (z.B. für ENDO-Agar); ferner *ther* in der CASTELLANI-Lösung. Wichtige Derivate: Malachitgrün, Kristallviolett. E fuchsin.

**Fuchsin|färbung:** Anfärbung von Gewebe- u. Zellbestandteilen (v.a. Bindegewebsfasern, Knochenzellen, Zellkerne, Mastzellen) mit wässriger, schwach angesäuerter Lsg. von ▸Fuchsin oder dessen Derivaten, z.B. als fuchsinschweflige Säure (SCHIFF-Reagens; s.a. ▸FEULGEN-Nukleal- u. Plasmalreaktion) oder *bakt* ZIEHL-Karbolfuchsin (ZIEHL-NEELSEN-Färbung). E fuchsin stain.

**Fucose,** $C_6H_{12}O_5$, Methylpentose, 6-Desoxy-l-galaktose: ein methylierter Desoxyzucker (s.a. Formel). Kommt im menschlichen Organismus vor u.a. in Muco- u. Glykoproteinen, in der Frauenmilch, in

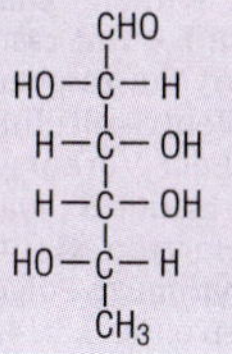


L-Fucose, $C_6H_{12}O_5$

**Fucose.**

Blutgruppensubstanzen (A, B u. H, $Le^a$). Ferner u.a. in antigenen Polysacchariden der Bakterienzellwand u. in **Fucosiden** (herzwirksame Digitalisglykoside). Wird aus ▸Fructose-6-phosphat biosynthetisiert. E L-fucose.

**Fucosidose(-Syndrom):** eine Mucolipidose; eine ▸Enzymopathie bei autosomal-rezessiv erblichem Mangel des Fucoside spaltenden Enzyms **β-D-Fucosidase**. Mit fortschreitender ▸Spastik, Krampfanfällen, geistiger Retardierung, z.T. auch mit Gesichtsdysmorphie (Gargoylismus), Milz-, Leber-, Herzvergrößerung, Skelettveränderungen. E fucosidosis.

**Führungs|draht:** ▸KIRSCHNER-Bohrdraht (mit Trokarspitze) als Führungsachse für Knochennägel mit Innenbohrung. E guide wire.

**Führungs|linie:** *Gynäkologie* ▸Beckenführungslinie.

**Fülleborn-Anreicherung** (FRIEDR. R. F., 1866–1933, Hygieniker, Tropenarzt, Hamburg): eine von mehreren »Flotationsmethoden« in der Parasitendiagnostik des Stuhles; Anreicherung von Wurmeiern (Nematoden-, Hymenolepis-Eier) mittels einer modifizierten WILLIS-Kochsalzauftrieb-Methode; in der Aufschwemmung der Stuhlprobe mit gesättigter (35,8 %iger) NaCl-Lsg. steigen die spezifisch leichteren Eier an die Oberfläche, von wo sie mittels Deckglas oder Öse auf Objektträger übertragen werden können. E Fülleborn's method.

**Fülle(perioden):** die mit ▸Gestaltwandel einhergehenden 3 Wachstumsperioden des Menschen (1.–4., 8.–10. u. 15.–20. Lj.) mit Überwiegen des Gewichts- über das Längenwachstum; s.a. ▸Streckphasen.

**Füllung:** **1)** *Zahnmedizin* Versorgung Karies-bedingter Zahndefekte mit plastischen Materialien; als Dauer- oder als provisorische = temporäre F.; i.w.S. auch das in den Defekt (Kavität) eingebrachte Füllungsmaterial (»Plombe«). **2)** *Kardiologie* das Einströmen des unter Druck- u. Saugwirkungen rückströmenden venösen Blutes in das Herz während der Diastole; der dabei wirksame herzwärts gerichtete venöse Druckgradient ist ein arterieller Restdruck, der von Atmung u. ▸Muskelpumpe unterstützt wird; der Sog beruht v.a. auf der systolischen Verschiebung der ▸Ventilebene der Herzklappen in Richtung Herzspitze, zu Beginn der Füllungszeit auch auf der passiven diastolischen Saugwirkung infolge der systolischen Verformung elastischer Herzstrukturen. Die Füllung des re. Herzens wird durch Inspiration u. Auspressen der Venen bei Muskelarbeit unterstützt. S.a. ▸Füllungsphase. **3)** *Röntgenologie* Einbringen von Kontrastmittel in ein Hohlorgan; i.w.S. auch das so gewonnene Füllungsbild. E filling.

**Füllungs|druck des Herzens:** als »effektiver F.« die Differenz von intraventrikulärem u. intrathorakalem Druck; als enddiastolischer Ventrikeldruck der Druck gegen Atmosphäre zum Zeitpunkt der Q-Zacke des EKG u. bei Umschlag von der Aus- in die Einatmung; die mittlere Höhe des F. wird auch angegeben als mittl. Höhe des Flächenintegrals, das durch die Druckhöhe im Vorhof bei AV-Klappenöffnung u. zu Beginn der Vorhofkontraktion sowie durch den Druckablauf zwischen diesen u. der Nulllinie begrenzt ist. E filling pressure of heart.

**Füllungs|phase:** die zweizeitige Phase der Blutfüllung der Herzkammern während der Diastole (in der normal ca. 400 ms dauernden »Füllungszeit« zwischen Öffnung u. Schluss der Atrioventrikularklappen).

In der frühen Diastole (protodiastolisch) die »schnelle F.« mit raschem Abfall der Vorhofdruckkurve (v/y) u. raschem Bluteinstrom (> $^2/_3$ der gesamten Ventrikelfüllung), dann die restliche Füllung während der Vorhofsystole. Während der schnellen F. entsteht der 3., während der Vorhofkontraktion der 4. ▸Herzton. E filling phase.

**Fünfer|rhythmus:** Folge von fünf ▸Herztönen durch Auftreten eines 3. u. 4. Herztons u. eines systolischen Extratons oder aber eines Extratons bei gedoppeltem 1. u. 2. Herzton. E five heart tones per cycle.

**Fünfer|stenose:** (DOERR) die – meist konische – angeborene höchstgelegene ▸Aortenisthmusstenose in Höhe der Mündung der 5. Kiemenbogenarterie. E aortic stenosis at level of the 5th aortic arch.

**Fünf|jahres|heilung:** die nach Behandlung einer Malignomerkrankung mit Erreichen einer 5-jährigen Überlebenszeit ohne Rezidiv- oder Metastasenbefund angenommene Dauerheilung als Kriterium für den Therapieerfolg. E five-year cure.

**Fünf|tage|fieber:** ▸Wolhynisches Fieber. E trench fever.

**Fünfte Krankheit:** ▸Erythema infectiosum acutum. E fifth disease.

**Fünf Wandlungsphasen,** Fünf Elemente: in der Vorstellung der ▸Traditionellen Chinesischen Medizin fünf sog. himmlische Prinzipien, die als synonyme Begriffe für die Elementarkräfte stehen: Wasser = Erstarren u. Ordnung, Holz = Dynamisieren, Feuer = Expandieren u. Chaos, Erde = Gestaltungskraft u. Masse, Metall = Kondensieren; jeder Phase werden Jahreszeiten, Organe, Emotionen, Umweltenergien, Farben etc. zugeordnet. Die F. stehen in Wechselbeziehung zueinander ähnlich einem Regelkreis mit Regulation u. Gegenregulation.

**Fürbringer-Methode** (PAUL F., 1849–1930, Internist, Jena, Berlin): *Chirurgie* heute aus hygienischen Gründen nicht mehr übliche Methode der Desinfektion der Hände u. Unterarme vor operativen Eingriffen: 10 Min. Bürsten mit Seife unter heißem Fließwasser, Nägelreinigen, 3–5 Min. Abreiben mit 70 %igem Alkohol unter Verwendung sterilen Mulls; evtl. 3 Min. Abspülen in 1‰-Sublimat-Lsg. oder anderem Desinfektionsmittel. E Fürbringer's method (of disinfection).

**Fürsorge, nachgehende:** die Betreuung eines körperlich oder geistig Kranken als Rehabilitationshilfe nach Entlassung aus der unmittelbaren Heilbehandlung. E after-cure.

**Fütterungs|tuberkulose,** Ingestionstuberkulose: die beim Säugling u. Kleinkind v.a. durch Genuss roher Milch von tuberkulösen Rindern, aber auch als Kontakt- u. Schmierinfektion zustande kommende Erstinfektion im Bereich des Verdauungstraktes mit Mycobacterium tuberculosis (meist Typus bovinus). Eine F. durch Milch tuberkulöser Mütter ist umstritten. E ingestion tuberculosis.

**fugax** *(latein.):* flüchtig. E fugitive.

**Fugen|horizontale:** *Röntgenologie* die HILGENREINER-Linie (als gedachte Linie durch die Y-Fuge bd. Hüftgelenke).

**Fugu-Vergiftung:** die oft tödliche Vergiftung nach Genuss unsachgemäß zubereiteter, ▸Tetrodotoxin enthaltender Fische der Ordnung Plactognathi. Innerhalb 30 Min. treten Empfindungsstörungen (Parästhesien) u. Lähmungen (Atemzentrum, Zwerchfell) auf, evtl. – in max. 24 Std. – Tod. E fugu poisoning.

**Fukose:** ▸Fucose. E fucose.

**Ful|gu|ratio(n):** **1)** *Pathologie* Blitzschlageinwirkungen, ▸Blitzschlagsyndrom. **2)** *Chirurgie* Anw. elektrischer Funkenentladungen mittels einer knopfförm. Elektrode; i.e.S. die ▸Elektrodesikkation (abgewandelt, mittels bipolarer Elektrode u. geringer Stromstärke bei hoher Spannung, als tiefenwirksamere **Fulgurolyse**). E fulguration.

**Fuligo** *(latein. = Ruß):* schwarzbrauner Zungen-, Zahn-, Lippen- und Mundschleimhautbelag beim Hochfiebernden.

**Fullerton-Drainage:** eine Drainage der Prostataloge bzw. des Blasenbodens durch das Diaphragma urogenitale; mit Ausleitung seitlich am Damm. E Fullerton's drainage.

**fulminans** *(latein.):* blitzartig. I.w.S. glänzend, ausgezeichnet (**fulminant**). E fulminant.

**Fumarat:** Salz der ▸Fumarsäure. E fumarate.

**Fumaria officinalis,** Erdrauch: Heilpflanze mit nachgewiesener Wirkung bei krampfartigen Beschwerden der Gallenwege u. des Magen-Darm-Trakts.

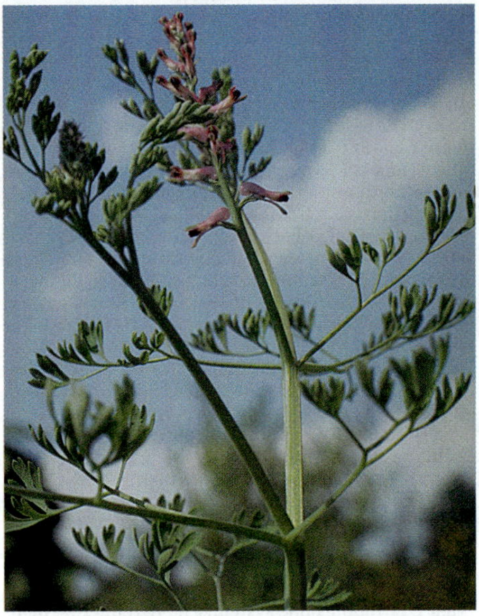

**Fumaria officinalis:** Gemeiner Erdrauch. [482]

**Fumarsäure,** HOOC–CH=CH–COOH: in zahlreichen Pflanzen (u.a. in Fumaria officinalis) vorhandene *trans*-Äthylendicarbonsäure, deren *cis*-Isomer die Maleinsäure ist. ***Entstehungswege:*** Zwischenstoffwechselprodukt im ▸Citratzyklus (entsteht durch Oxidation der Bernsteinsäure in Gegenwart der Lyase »Fumarase« = Succinatdehydrogenase) u. im Harnstoffzyklus (durch Spaltung der Argininbernsteinsäure) u. beim Abbau von ▸Phenylalanin bzw. ▸Tyrosin (durch Hydrolyse), von Adenylbernsteinsäure (bei der Biosynthese von ▸Nucleotiden) u. von Asparaginsäure (Desaminierung). *pharm* ***Anw.*** als Antipsoriatikum. E fumaric acid.

**Func|tio** *(latein. = Tätigkeit):* ▸Funktion. E function. – **F. laesa:** »gestörte Funktion« als klassisches Entzündungszeichen u. als – nicht obligates – Zeichen von Verletzungen des Bewegungsapparates (▸Fraktur, ▸Luxatio, ▸Contusio); s.a. ▸Funktionsstörung.

**functionalis** *(latein.):* eine Tätigkeit (▸Funktion) betreffend, funktionell. S.a. *gyn* ▸Funktionalis. E functional.

**Funda** *(latein. = Schleuder):* »Schleuderverband«; ein teilweise abdeckender Kopfverband durch Anw. eines hängemattenartigen, bis auf das breit bleibende Mittelstück beidendig zu je 2 Haltezügeln längs geschlitzten Bindenstücks, dessen Zügelpaare gekreuzt über dem gegenseitigen Kopfpol geknotet werden; z.B. als Scheitel-, Augen-, Nasenverband (= **F. capitis** bzw. **oculi** bzw. **nasi**). E funda.

**Fund|ektomie:** die operative Entfernung des Grundteiles bzw. Bodens (▸Fundus) eines Hohlorgans; i.e.S. *chir* die Teilentfernung des oberen Magenpols, des ▸Fundus gastricus (= »umgekehrte BILLROTH-I-Operation« = »Resectio inversa«) mit anschließender Magenstumpfvereinigung mit der Speiseröhre (▸Ösophagogastrostomie), entweder als ▸Kardiektomie oder als Korpus- u. Antrum-erhaltende ▸Magenresektion mit obligater Pyloromyotomie (als Reflux-Prophylaxe), seltener als Segmentresektion oder als tubuläre Resektion (WANGENSTEEN); heute nur noch von historischer Bedeutung. E fundectomy.

**fundiformis** *(latein.)*: blindsackförmig. E fundiform, looped.

**Fundo|pexie:** die operative Befestigung (Fixierung) des ▸Fundus eines Hohlorgans; z. B. die des Magenfundus an die Bauchwand bei ▸Hiatushernie. E fundopexy.

**Fundo|plicatio:** die manschettenartige Umnähung des zuvor durch Zügelzug in die Magenlichtung herabgezogenen unteren (intraabdominalen) Speiseröhrenteils mittels zweier aus der Vorder- u. Hinterwand des Magengrundes (▸Fundus gastricus) gebildeter Falten; dient zur Wiederherstellung des Schlussmechanismus (Kontinenz) des Magens gegen die Speiseröhre, z. B. bei Refluxösophagitis, Hiatushernie; wird evtl. kombiniert mit Gastropexie. E fundoplication.

**Fundo|skopie:** Betrachtung eines Organfundus; i. e. S. die ▸Ophthalmoskopie. E fundoscopy.

**Fun|dus** *(latein.)*: Grund oder Boden(teil) eines Hohlorgans, das blinde Ende taschenförmiger Gebilde (s. a. ▸Fornix), wie auch das Blindende einer operativ durchtrennten Darmschlinge oder das Ende eines Bruchsackes. Ferner Kurzbezeichnung für den ▸Augenhintergrund (**F. oculi**) oder für seine Anomalien u. krankhaften Veränderungen. E fundus. – **F. angiosclerοticus:** der Augenhintergrund bei Gefäßsklerose; unregelmäßig breite Gefäße, Reflexstreifen, GUNN-Kreuzungsphänomen, Perlschnurvenen; aber auch als »kahler Fundus«, ▸F. senilis. E angiosclerotic retinopathy. – **F. diabeticus:** der Augenhintergrund bei ▸Retinopathia diabetica. – **F. gast|ricus,** F. ventricularis: der oberste, der Magenkuppel (▸Fornix) entsprechende Teil des Magens, dessen Schleimhaut die ▸Glandulae gastricae propriae (»Fundusdrüsen«) enthält. E gastric f. – **F. hypertonicus:** der

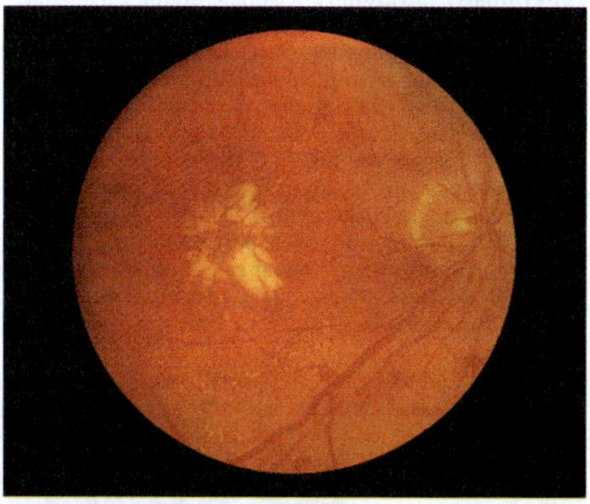

**Fundus hypertonicus:** veränderte Netzhaut mit streifig-fleckigen Blutungen u. beginnenden Lipoidablagerungen in der Makulagegend. [437]

typische Augenhintergrund bei Elastizitätshochdruck (Abb.). Pralle Füllung der stärker geschädigten Arterien sowie deren goldgelber Lichtreflex (»Kupferdrahtarterien«), erweiterte u. geschlängelte Venen mit Kaliberschwankungen, GUNN-Kreuzungsphänomen u. SALUS-Zeichen; evtl. kapilläre Blutungen. S. a. ▸Retinopathia hypertonica. – **F. myopicus:** der Augenhintergrund bei extremer Kurzsichtigkeit (▸Myopie); Atrophie (»Rarefizierung«) des Pigmentepithels am hint. Pol, evtl. auch ein ▸Conus temporalis, Einrisse der BRUCH-Membran. – **F. senilis:** der Augenhintergrund im Greisenalter; matt, lichtreflexarm u. mit flacher, blassgelber bis -grauer Vertiefung (Exkavation) der Papille des Sehnervs mit Aderhautatrophie in deren Umgebung sowie mit Schwund der Präkapillaren der Netz- u. Aderhaut = »kahler F.«; ferner arteriosklerotische Veränderungen. – **F. uteri:** der die Eileitermündungen überragende blindsackförmige obere Teil des Gebärmutterkörpers. S. a. ▸Fundusstand. – **F. ventricularis:** ▸F. gastricus. – **F. vesicae urinariae,** Infundibulum vesicae: der beckenbodenwärts gerichtete hintere-untere Abschnitt der Harnblase mit den Einmündungen der Harnleiter (klinisch – als »Blasengrund« – auch den Harnröhrenabgang umfassend). E f. of urinary bladder.

**Fundu|skop:** ▸Ophthalmoskop. E funduscope.

**Fundus|reflex-Test:** *Ophthalmologie* ▸Skiaskopie.

**Fundus|stand:** die durch Tastuntersuchung (▸Palpation) zu bestimmende Höhe des oberen Pols der Gebärmutter (▸Fundus uteri) im Verhältnis zu Symphyse,

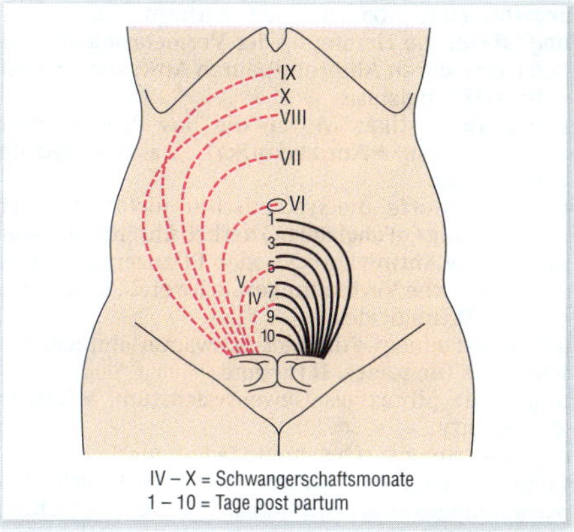


**Fundusstand.**

Nabel u. Schwertfortsatzspitze (Abb.) als Kriterium für das Schwangerschaftsalter bzw. die nach der Geburt erfolgende Rückbildung (Involution) des Uterus. E height of fundus.

**Fung|ämie:** das Vorkommen von Pilzen, Pilzelementen im Blut nach Einbrechen eines pilzbedingten Prozesses in die Blutbahn. E fungemia.

**Fungi,** Mycophyta, Mycota, Eumycetes, Mycetes: die Unterabteilung »echte Pilze« der Thallophyten;

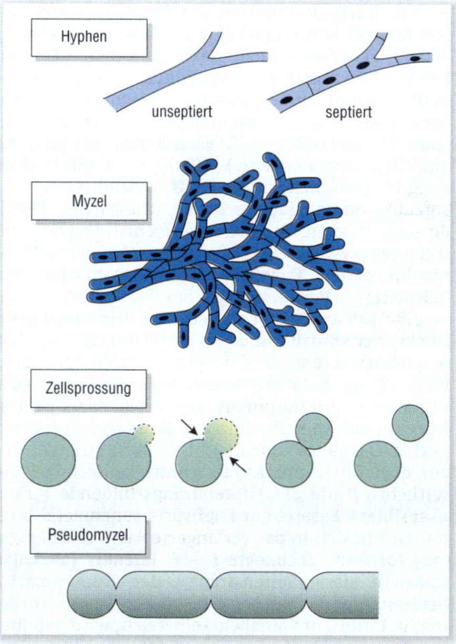


**Fungi:** Wachstumsformen der Pilze. Hyphen, Myzel, Zellsprossung u. Pseudomyzel. [53]

chlorophyllfreie Pflanzen, bestehend aus einem Vegetationskörper u. ▸Fruktifikationsorganen. Ihre Klassen sind z.B. nach GÄUMANN die Archi-, Phyco-, Asco- u. Basidiomycetes; s.a. ▸Zygomyzeten. Wichtig als opportunistisch oder als obligat humanpathogene Erreger von Endo- bzw. Systemmykosen (▸Mykosen). – Als dimorphe Pilze solche, die je nach Umgebungstemperatur in der Myzel- oder in der Hefephase wachsen, ein Myzel oder ein Pseudomyzel bilden; s. Abb. – **F. imperfecti**, Adelomyzeten, Deuteromycetes: Pilze, die im Gegensatz zu den perfekten (**F. perfecti**) keine sexuellen, sondern nur vegetative Sporen bilden, u. zwar verschiedene asexuelle Fruchtformen. E (perfect/imperfect) fungi.

**fungiform(is):** pilzförmig. E fungiform.

**Fungi|stase:** die Hemmung der Vermehrung von Pilzen (ohne deren Abtötung) durch Anw. von ▸Fungistatica. E fungistasis.

**Fungistatica, -tika:** Mittel, die das Pilzwachstum hemmen (s.u. ▸Antimykotika). S.a. ▸Fungizide. E fungistats.

**Fungizide:** Stoffe, die systemisch u. nichtsystemisch Pilzabtötung (»**Fungizidie**«) herbeiführen; z.B. medizinische (▸Antimykotika) oder Pflanzenschutzmittel (organische Verbindungen, Schwefel-, Kupferpräparate). E fungicides.

**fungo|ides:** einem Pilz oder Schwamm ähnlich. S.a. ▸Mycosis fungoides. E fungoid.

**Fungosität:** pilzartiges Gewebswachstum, ▸Fungus. E fungosity.

**fungosus,** fungös: schwammig (▸Fungus).

**Fun|gus** *(latein.)*: Pilz, Schwamm (▸Fungi). *Pathologie* schwammiges oder schwammartiges Gebilde (z.B. als Granulom). S.a. ▸Myzetom. – **F. articuli:** »Gelenkfungus« als Form der ▸Gelenktuberkulose. – **F. cerebri:** der ▸Hirnprolaps. E brain prolapse. – **F. durae matris:** den Schädelknochen durchwachsendes (»penetrierendes«) ▸Meningiom. – **F. medullaris:** ▸Carcinoma medullare. – **F. umbilicalis:** das ▸Nabelgranulom. – **F. vasculosus:** ▸Hämangiom; i.e.S. schwammige ▸Granulome der Haut, Schleimhaut bei Syphilis (Gumma) u. Tuberkulose.

**Funi|culi|tis,** Funikulitis: Entzündung eines strangförm. Gebildes. I.e.S. die Entzündung des Samenstrangs (▸Funiculus spermaticus) bei Ausbreitung einer Samenleiterentzündung (Deferentitis), evtl. im Anschluss an eine Hoden- oder Nebenhodenentzündung (Orchitis; Epididymitis), mit schmerzhafter Samenstrangschwellung, Fieber u. – sekundär – Fibrose, Verwachsungen; als endemische F. eine – evtl. zu ▸Septikämie führende – Streptokokken-Superinfektion einer Filarienlymphangitis (durch Wuchereria bancrofti). – **F. verte|bralis:** Entzündung einer Spinalnervenwurzel (▸Radikulitis) infolge Reizung im Zwischenwirbelloch. E funiculitis.

**Funiculus** *(latein.)*: kleiner Strang, strangartiges Gebilde oder strangförmige Gewebsformation (im Zentralnervensystem). S.a. ▸Fasciculus, ▸Tractus. E funiculus, cord. – **F. anterior (medullae spinalis):** der beidseitige »Vorderstrang« des Rückenmarks, die »weiße Substanz« zwischen der vorderen medianen Rückenmarksspalte u. den – motorischen – Vorderwurzelfasern; enthält die Pyramiden-Vorderstrangbahn (Tractus corticospinalis ventralis) sowie die ▸Tractus vestibulospinalis, spinothalamicus ventralis u. reticulospinalis ventralis. E anterior f. – **F. cuneatus (medullae spinalis),** BURDACH-Stränge: der auf dem Rückenmarksquerschnitt keilförmige, die seitlichen Teile des Hinterstrangs bildende Strang »sensibler« Fasern, der kopfwärts zunehmend breiter wird u. sich in das verlängerte Mark (»Oblongata«) fortsetzt. E cuneate f. – **F. lateralis (medullae spinalis):** der »Seitenstrang« des Rückenmarks, beidseits dessen weißer Substanz zwischen vorderem u. hinterem Spinalwurzelbereich; wird gebildet von den – markhaltigen – Fasern der »sensiblen« Leitungsbahnen: ▸Tractus spinothalamicus lateralis (für Schmerz-, Wärme-, Kältereize), dem – randständigen – Tractus spinocerebellaris ventralis u. dorsalis (für Tiefensensibilität) u. den – motorischen – Fasern der Pyramiden-Seitenstrangbahn (Tr. corticospinalis lateralis) sowie extrapyramidal-motorischen Bahnen, ▸Tractus rubrospinalis, tecto-, reticulo-, olivospinalis. – **F. posterior (medullae spinalis):** der Hinterstrang des Rückenmarks beidseits zwischen der hinteren medianen Rückenmarksfurche u. dem Eintrittsbereich der Hinterwurzelfasern; gebildet vom F. cuneatus u. F. gracilis; beide stehen im Dienste der Empfindungsleitung (▸Sensibilität) für Druck, Berührung, Vibration u. ▸Tiefensensibilität. Fortsetzung ist die mediale Schleife = ▸Lemniscus medialis. – **F. spermaticus:** der bis zu 20 cm lange »Samenstrang« vom oberen Hodenpol bis zum inneren Leistenring; er besteht aus dem Samenleiter (▸Ductus deferens),den Begleitgefäßen (Vasa spermatica) u. Lymphgefäßen sowie – bis in den Leistenkanal – aus Fortsetzungen der Hodenhüllen. E spermatic c. – **F. umbilicalis:** die ▸Nabelschnur. E umbilical c.

**funikulär:** einen Strang (▸Funiculus) betreffend, strangförmig; z.B. die f. ▸Spinalerkrankung. E funicular.

**Fu|ni|ku|litis:** ▸Funiculitis. E funiculitis.

**Funikulo|lyse:** *Chirurgie* das Freipräparieren u. Verschieblichmachen (Mobilisierung) des Samenstrangs, evtl. einschl. des Hodens (= Funikuloorchidolyse); meist bei Retentio testis (evtl. kombiniert mit anschließender Hodenfixierung = Orchidopexie). E funiculysis.

**Funikulose:** die funikuläre ▸Spinalerkrankung. E funiculosis.

**Funken|schnitt:** *Chirurgie* ▸Elektrotomie.

**Funktion:** der einem Organ, einer anatomischen Struktur zugeordnete Geschehensablauf, auch als Beitrag zur Leistung eines übergeordneten Systems; s.a. ▸Functio laesa. E function.

**Funktionalis,** Stratum functionale endometrii: *Histologie* die oberen höhlenwärts gelegenen, der Basalis (▸Stratum basale endometrii) aufliegenden Schichten der Gebärmutterschleimhaut (Endometrium), bestehend aus einer dichteren oberflächl. Schicht (Stratum compactum = »Kompakta«) u. einer muskelwärts folgenden lockeren (Stratum spongiosum = »Spongiosa«). Sie nimmt in der Proliferationsphase des Zyklus an Dicke zu (s.a. ▸Decidua) u. dient der Einnistung (Nidation) des befruchteten Eies. Bei Nichtbefruchtung wird sie abgestoßen (Menstruation) u. danach wieder aus der Basalschicht aufgebaut. E pars functionalis.

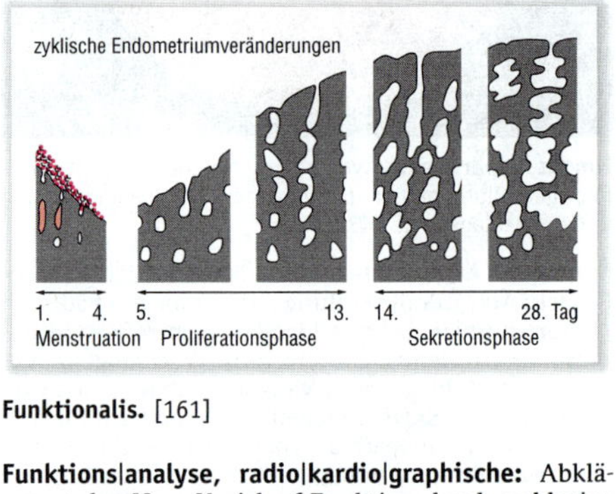


**Funktionalis.** [161]

**Funktions|analyse, radio|kardio|graphische:** Abklärung der Herz-Kreislauf-Funktion durch unblutige Bestimmung des Blut-, Plasma-, Erythrozyten- u. Herzminutenvolumens durch Einsatz (Injektion) eines radioaktiven Isotops. Erfolgt mittels Impulsmessungen über den Herzhöhlen.

**Funktions|aufnahme:** *Röntgenologie* Aufnahme eines Skelettabschnitts in einer – möglichst extremen – Funktionsstellung (in Ergänzung der typ. »Ruheaufnahmen«).

**Funktions|bewertung, geriatrische:** diagnostischer Prozess, der verschiedene Dimensionen u. Disziplinen umfasst u. medizinische, psychosoziale u. funktionale Probleme erkennen soll, um einen Behandlungs- u. Betreuungsplan zu erarbeiten. Die Durchführung erfolgt neben der rein medizinischen Untersuchung mittels verschiedener standardisierter Tests, welche u.a. die Selbsthilfefähigkeit sowie kognitive u. affektive Probleme beurteilen (z.B. BARTHEL-Index, Mini-Mental-Status, BECK-Depression Inventory). E geriatric assessment.

**Funktions|eisen:** die Gesamtheit des im Organismus aktiven Eisens (Hämoglobin-, Myoglobin-, Zell- u. Transporteisen).

**Funktions-EKG (Kienle):** eine spezielle EKG-Technik zur Erfassung von frühen Herzinsuffizienzphasen. Ableitung erfolgt mittels sog. F-Elektroden (stiftförmige E. an einem asymmetrischen Plexiglaskreuz). Die Ableitungen $F_1/F_2$ geben Potentiale der re., $F_3/F_5$ der li. Kammer, $F_6/F_7$ der Hinterwand wieder.

**Funktions|erhaltungszeit:** die Zeit vom Beginn der Sauerstoffnot (▶Ischämie) eines Gewebes oder Organs bis zum Aufhören seiner Funktion. Beträgt z.B. für das Herz nach Abklemmen der Kranzgefäße 6–10 Min. S.a. ▶Überlebenszeit.

**Funktions|kreis:** die im Zentralnervensystem erfolgende wechselseitig geschlossene Verknüpfung der Funktionen des Zentrums u. der Peripherie nach Art des Regelkreises; z.B. der Kreis mit den Elementen adäquater Reiz, Rezeptor, afferenter Nerv, Synapse, efferenter Nerv, motorische Endplatte u. Muskel, aber auch – innerhalb des ZNS – komplexe, in sich selbst zurücklaufende Erregungs- u. Hemmungskreise. E feedback circuit.

**Funktions|pflege:** stationäres Pflegesystem, in dem alle direkten u. indirekten Pflegearbeiten so zusammengefasst u. verteilt werden, dass jeweils ein/e Mitarbeiter/in des Pflegepersonals gleiche oder sich ähnelnde Aufgaben bei allen in Frage kommenden Patienten durchführt; s.a. ▶Bereichspflege.

**Funktions|probe:** klinische Prüfung der Funktion eines Organs oder Organsystems durch Leistungsmessung unter spezifischer, auf bestimmte natürliche Leistungen abzielender Belastung; oft z.B. als ▶Leberfunktionsdiagnostik, ▶Nierenfunktionsprüfung, ▶Lungenfunktionsprüfung, ▶Vestibularisprüfung, ▶Audiometrie, hämodynamische ▶Funktionsprüfung. E function(al) test.

**Funktions|prüfung, hämodynamische:** klinische Untersuchung der Herz-Kreislauf-Funktion in Bezug auf die Leistungskapazität durch Bestimmung sich ergänzender Parameter unter gezielter organspezifischer Belastung. Erfolgt z.B. mittels Analyse der Blut- u. Atemgase, Bestimmung der Herzfrequenz, des Blut-, Herzminuten- u. des endsystolischen u. enddiastolischen Volumens, des venösen, arteriellen u. intrakardialen Blutdrucks, EKG, PKG. Typische Tests sind z.B. ▶Ergometrie, ▶Thermodilution, Stufen-, Kletter-, SCHELLONG-, FLACK-, MASTER- u. Harvard-Test, der VALSALVA-BÜRGER-Versuch. E hemodynamic functional testing.

**Funktions|stellung:** diejenige Stellung einer Gliedmaße oder eines ihrer Abschnitte im Ruhezustand (Muskelentspannung), die eine optimale Ausgangslage für Willkürbewegungen oder die Haltetätigkeit, d.h. für die phasische oder tonische Funktion darstellt. E position of function.

**Funktions|störung,** Dysfunktion: jede durch äußere oder innere (exo- oder endogene) Faktoren bedingte Störung der normalen Funktion von Zellen, Geweben oder Organ(system)en. Sie kann Störungen der ▶Regulation (Verminderung von Leistung u. Anpassungsfähigkeit) sowie morphologische (pathologisch-anatomische) Veränderungen zur Folge haben u. so ein Krankheitsgeschehen auslösen oder aber als Zeichen einer Krankheit in Erscheinung treten. S.a. ▶Functio laesa. E functional lesion, f. disorder.

**FUO, f.u.o.** *(engl.)* Abk. für fever of unknown origin: Fieber unbekannter Ursache.

**Furan,** Furfuran: $C_4H_4O$ (Formel); eine leicht entflammbare, in Dampfform narkotische Flüssigkeit, die leicht durch die Haut resorbiert wird. Ihr Grundgerüst ist die Basis zahlreicher Arzneimittel, darunter Furosemid, Nitrofurane, Furanochrome (z.B. Khellin) u. ▶Furanocumarine. – *toxik* Polychlorierte Dibenzofurane (s.u. ▶Dioxine) gelten als Umweltgifte. E furan, furane.

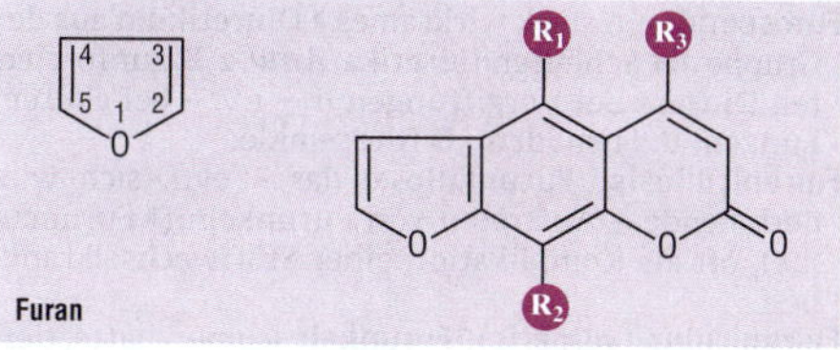


**Furan.**

**Furano|cumarine:** heterozyklische Verbindungen (Cumaringerüst mit kondensiertem Furanring), die in zahlreichen Pflanzen (z.B. Ruta graveolens, Achillea millefolium) vorkommen; z.T. bewirken sie durch ▶Photosensibilisierung Hauterkrankungen (z.B. die Wiesengräserdermatitis). Sie finden z.T. ther. Anw., z.B. bei ▶Vitiligo. E furocoumarins.

**Furanose:** die fünfgliedrige Ringform (mit einem Sauerstoffatom) der ▶Monosaccharide als Resultat der unter Halbacetalbildung erfolgenden innermolekularen Verknüpfung zwischen den C-Atomen 1 u. 4 (d.h. zwischen der Carbonylgruppe u. der $C_4$-Hydroxylgruppe) der Monosaccharidkette. S.a. ▶Ribose. E furanose.

**Furazolidon:** ein ▶Chemotherapeutikum; ***Anw.*** bei Vaginalinfektionen, u.a. durch Trichomonaden. E furazolidone.

**Furche:** *Anatomie* ▶Sulcus. E furrow.

**Furchung,** Furchungsteilung: gesetzmäßig aufeinander folgende mitotische Teilungen (▶Mitose) der Zy-

| | | | |
|---|---|---|---|
| 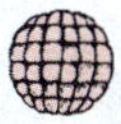 | 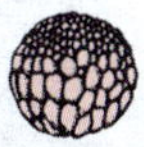 | 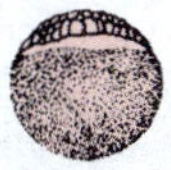 | 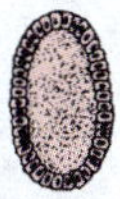 |
| **Furchung** | | | |
| holoblastisch (total) | | meroblastisch (partiell) | |
| adäqual | inäqual | diskoidal | superfiziell |
| 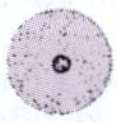 | 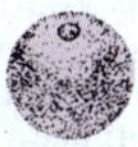 | 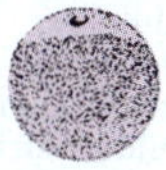 | 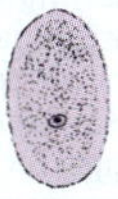 |
| **Eizelle** | | | |
| oligo-lezithal | telolezithal | | zentro-lezithal |
| isolezithal | anisolezithal | | |
| Tiergruppe | | | |
| z.B. Branchio-stoma, Mammalia (Säuger) | z.B. Dipnoi (Lungen-fische), Amphibien | z.B. Knorpel-, Knochen-fische, Sauropsida (Reptilien, Vögel) | z.B. Spinnen-tiere, viele Krebstiere; Tausend-füßler, Insekten |

**Furchung.** [86]

gote im Anschluss an das aus der Befruchtung resultierende 2-Zell-Stadium. Führt zu Bildung von Furchungszellen (▸Blastomeren) unter Längs- u. Querfurchenbildung entsprechend den Teilungsebenen; führt über die ▸Morula zur Bildung einer ▸Blastozyste (s.a. ▸Blastula); Abb. E cleavage.

**Furfur tritici:** ▸Weizenkleie.

**fur|fu|rạ|ceus** *(latein.):* kleieförmig schuppend.

**Furfuran:** ▸Furan. E furfuran.

**Furo|cumarịne:** s.u. ▸Furano...

**Fụror** *(latein.):* Wut, Raserei, Tobsucht. E rage, furor.

**Furosemịd:** ein stark wirksames ▸Diuretikum aus der Gruppe der Schleifendiuretika; ***Anw.*** z.B. zur forcierten Diurese bei Vergiftungen u. – i.v. – bei akutem Lungen- u. Hirnödem. E furosemide.

**Fu|run|cu|lọsis,** Furunkulose: das – evtl. sich wiederholende – Auftreten von Furunkeln (▸Furunculus); oft als Komplikation einer Stoffwechselkrankheit.

**Fu|rụn|culus (vulgạris), Furụnkel:** schmerzhafte, tiefgehende, knotige Entzündung des Haarbalgs durch Staphylokokken (oder Mischflora) mit zentraler Einschmelzung (▸Nekrose; »Pfropf«), die die Haut durchbricht u. abgestoßen wird (gefolgt von narbiger Heilung). Tritt auf bei Hauterkrankungen (▸Impetigo, ▸Sycosis) oder durch Streuung bei eitrigen Erkrankungen, u. zwar einzeln oder gehäuft, evtl. schubweise (▸Furunculosis). S.a. ▸Karbunkel, ▸Hordeolum. E furuncle, boil. – **F. atọnicus Alibert:** ▸Periporitis mit schlaffer dünner Decke der einzelnen Eiterpustel. – **F. gan|graenẹs|cens, F. malignus:** der Milzbrandkarbunkel mit ausgedehnter zentraler Nekrose. – **F. vespạjus:** schmerzarmer, durch seine zahlreichen Öffnungen Wespennest-ähnlicher »Siebfurunkel«.

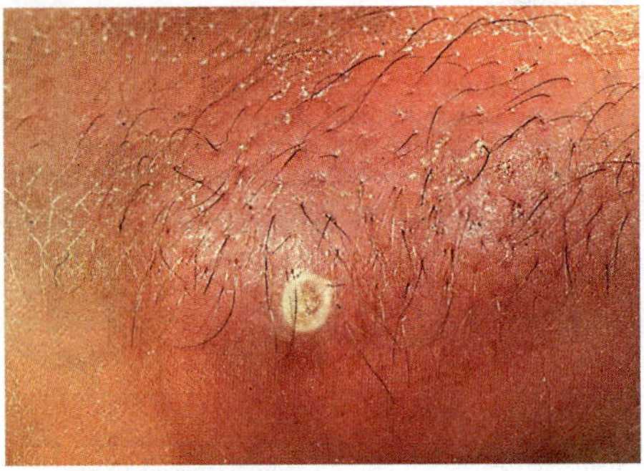

**Furunculus (vulgaris).** [524]

**FUS:** Abk. für ▸fokussierter Ultraschall.

**Fusafungin:** ein ▸Antibiotikum aus Kulturen von Fusarium lateritium Wr.; lokale ***Anw.*** bei Infektionen der oberen Atemwege. E fusafungine.

**Fu|sa|rium:** *Mykologie* eine Formgattung der ▸Fungi imperfecti; bildet sichelförmige Makrokonidien; ihre sexuelle Hauptfruchtform gehört zur Klasse Ascomycetes. Bildet z.T. Antibiotika, z.T. Mykotoxine.

**Fus|cịn:** **1)** beim Abbau des Blutfarbstoffs (Hämoglobin) entstehende braune Pigmente; zwei- oder mehrkernige (polymere) Pyrrol-Derivate, z.B. Bileukan (= Probilifuscin), Bilifuscin u. andere ▸Gallenfarbstoffe. **2)** der gelbbraune Melaninfarbstoff der Aderhaut des Auges. E fuscin.

**fụscus** *(latein.):* dunkel, schwärzlich, schwarzbraun.

**Fusel|öl:** Gemisch höherer Homologe des Äthylalkohols, u. zwar v.a. Amyl- u. Isoamylalkohol; entsteht bei der alkohol. Gärung aus Aminosäuren des Rohmaterials. Prägt Geschmack u. Bouquet von Wein u. Branntwein; ist in höherer Konzentration giftig. E fusel oil.

**Fusidinsäure:** ein ▸Antibiotikum mit Steroidstruktur; wirkt durch Hemmung der Proteinsynthese in den Bakterien. ***Anw.*** überwiegend lokal, v.a. bei schweren Staphylokokkeninfektionen als Reservemittel. E fusidic acid.

**fusi|fọrm(is)** *(latein.):* spindelförmig, aus Spindelzellen bestehend. E fusiform.

**Fusi|formis:** (Prévot) ▸Fusobacterium.

**Fusi|moto|neurone(n):** γ-▸Motoneurone(n) im Vorderhorn des Rückenmarks, welche die in Muskelspindeln (= intrafusal) gelegenen Muskelfasern innervieren. Ihre Gesamtheit wird als **fusimotorisches System** bezeichnet. E gamma motoneurons, fusimotor cells.

**Fusion:** Verschmelzung; z.B. *physik* die Kernverschmelzung, *patho, embryol* Organverschmelzung (z.B. bei ▸Verschmelzungsniere = Fusionsniere), die *genet* ▸Chromosomenfusion; *kard* ▸Kombinationssystole. Ferner *physiol* beim »binauralen Hören« die harmonische Verschmelzung der auf der getrennten beidohrigen Reizaufnahme beruhenden Hörempfindungen bzw. bei binokularem Einfachsehen die Verschmelzung der auf korrespondierenden Netzhautstellen der beiden Augen entstehenden Bilder zu einem einzigen Bild (s.a. ▸Fusionsbewegungen) als Hirnrindenleistung. E fusion.

**Fusions|bewegungen:** die unwillkürlichen, koordinierten Augenbewegungen mit dem Ziel des beidäugigen (»binokularen«) Einfachsehens; allgemein als Konvergenz- u. Divergenzbewegungen (= positive bzw. negative Fusion), die bei Abbildung eines Objekts auf nicht übereinstimmenden (»disparaten«) Netzhautstellen durch einen Reflex erzwungen werden (»Fusionszwang«).

**Fusionshemmer,** Fusionsinhibitoren: Wirkstoffe, die eine Infektion humaner Zellen durch HIV verhindern u. damit die Viruslast senken; ***Wirkung:*** Durch Bindung an eine Intermediärstruktur des HIV-Proteins gp41, die beim Eintritt von HIV in die Zielzelle (= Fusion) entsteht, wird das Andocken des HI-Virus an der T-Zelle verhindert. ***Wirkst.:*** z.B. Enfurvitide; ***NW:*** v.a. Reaktionen an der Einstichstelle. E fusion inhibitors.

**Fusions|niere:** ▸Verschmelzungsniere. E fused kidney.

**Fusions|test:** *Ophthalmologie* Prüfung der Fusionsfähigkeit (s.a. ▸Fusionsbewegungen), z.B. mittels Synoptophor, Nachbildmethode.

**Fusions|zwang:** s.u. ▸Fusionsbewegungen. E ocular fusion reflex.

**Fuso|bactẹrium:** Gattung anaerober, gerader oder gebogener, unbeweglicher oder durch peritriche Begeißelung beweglicher gramnegativer Stäbchen der Familie Bacteroidaceae. Einige Arten sind humanpathogen. – **F. fusi|fọrme,** F. plauti, Fusiformis fusiformis: bewegliche, paarweise oder in Ketten liegende Stäbchen mit metachromatischen Einschlusskörperchen. Sie werden bei Angina Plaut-Vincent zusammen mit Borrelia vincentii (= Treponema v.) nachge-

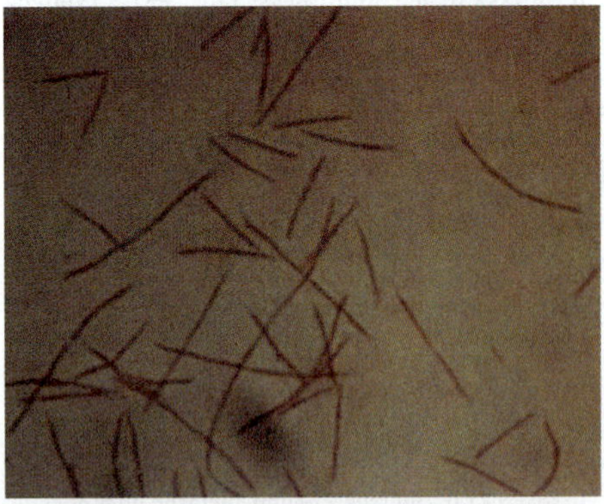

**Fusobacterium:** gramnegative Stäbchen mit zugespitzten Enden (mikroskop. Bild). [479]

wiesen, kommen ferner bei Aktinomykose, Lungengangrän, Hirnabszess, aber auch in der intakten Mundhöhle vor. – **F. ne|cro|phorum,** Sphaerophorus necrophorus: der Bazillus der Kälberdiphtherie; Erreger von Nekrobazillose bei Tieren bzw. der ▸Sphärophorose des Menschen. – **F. nucleatum,** Fusiformis nucleatus: anaerobes, einzeln oder paarweise liegendes Stäbchen; wird z.T. in Symbiose mit anderen Keimen bei Alveolarpyorrhö, Mundbogenphlegmone, aber auch in intakter Mundhöhle gefunden. – **F. polymorphum:** nach neuester Erkenntnis identisch mit F. nucleatum. E Fusobacterium.

**Fuso|borreliose,** Fusospirochätose: die bei ▸fusospirillärer Symbiose auftret. Erkrankungen, z.B. die Plaut-Vincent-Angina. E fusoborreliosis.

**fuso|spirilläre Symbiose:** *Bakteriologie* das massenhafte gemeinsame Vorkommen von Fusobacterium-Arten u. Spirochäten der normalen Haut- u. Schleimhautflora als Folge von Krankheiten, die zu Gewebsnekrosen u. damit zur Schaffung anaerober Gewebsverhältnisse führen. Folge sind Fusospirochätosen (= Fusoborreliosen) wie die Angina Plaut-Vincent, Stomatitis ulcerosa, Alveolarpyorrhö, Noma, Nosokomialgangrän, Balanitis circinata, Ulcus tropicum, Lungengangrän etc. E fusospirillary symbiosis.

**Fuso|spirochätose:** s.u. ▸fusospirilläre Symbiose. E fusospirochetosis.

**Fuß:** *Anatomie* ▸Pes. – Als physiologische Variante z.B. der Griechische F. (1. Zehe kürzer als die 2., aber länger als die 3.). E foot. – **F., Chinesischer:** durch frühkindliche Bandagierung verformter Fuß: Fersenbein senkrecht nach unten u. 2.–5. Zehe extrem sohlenwärts gebogen, sog. Goldene Lilie oder Straußenfuß der Chinesin.

**Fuß|amputation:** Amputation im Fußbereich, typisch z.B. nach Sharp-Jäger, Hilgenfeld, Helferich, Syme, Pirogoff mit Variationen. S.a. ▸Fußexartikulation. E foot amputation.

**Fußbad:** Teilbad der Füße u. Unterschenkel, je nach Indikation als Wechselfußbad, in kaltem oder ansteigend warmem Wasser, z.B. bei Varikosis, Kreislaufstörungen, arterieller Verschlusskrankheit.

**Fuß|baller|knie:** Bänder- u. Meniskusschaden bei Fußballern.

**Fußblatt,** Podophyllum peltatum: Heilpflanze, deren Wurzelstock u. Harz das antimitotisch wirksame ▸Podophyllin enthalten.

**Fuß|brand:** ▸Gangrän des Fußes, u.a. bei Gefäßerkrankungen (Mikro-, Makroangiopathien), auch als ▸Immersions-Kälte-Nässe-Schaden. E gangrene of the foot.

**Fuß|deformität:** als angeborene oder erworbene Fußfehlformen z.B. Riesenwuchs des Fußes, der ▸Klump-, Spitz-, Spreiz-, Hacken-, Hohlfuß (s.a. ▸Pes, dort Abb.). Häufig kombiniert mit – meist typischen – Zehenfehlbildungen, z.B. Hallux valgus, ▸Hammerzehe, ▸Krallenzehe, ▸Digitus superductus, ▸Oligo-, ▸Makro-, ▸Mikro-, ▸Syn-, ▸Poly-, ▸Ektro-, ▸Klinodaktylie. E foot deformity.

**Fuß|ex|artikulation:** die operative Total- oder Teilabsetzung des Fußes in einer Gelenklinie, z.B. Mittelfußabsetzung nach Chopart oder Lisfranc; meist nur als erster Akt einer (osteoplastischen) Fußamputation. E foot exarticulation.

**Fuß|fortsatz|entzündung:** *Nephrologie* ▸glomeruläre Minimalveränderungen. E podocyte inflammation.

**Fuß|geschwulst:** Marschgeschwulst; s.a. ▸Jansen-Fußgeschwulst.

**Fuß|gewölbe:** die für die Funktion u. Statik des Fußes wichtigen, sohlenwärts konkaven natürl. Wölbungen des Fußes; u. zwar das vom Fersenbeinauftrittspunkt zu den Mittelfußköpfchen reichende Längsgewölbe (aktiv durch Muskeln verspannt; an der Fußinnenkante am höchsten) u. das seitlich abfallende Quergewölbe. Höchster Punkt in Höhe des Sprungbeins. Beide sind wichtige Elemente der Statik des Fußes. E arch of foot.

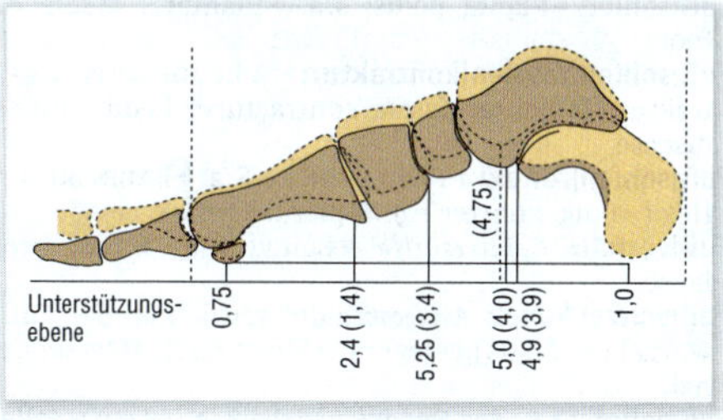


**Fußgewölbe:** schematischer Längsschnitt im belasteten u. unbelasteten Zustand (durchgezogene bzw. gestrichelte Linien; Angaben in cm). [329]

**Fuß|höcker, dorsaler:** quere Fußrückenverdickung über dem Gelenk zwischen 1. Mittelfußknochen u. 1. Keilbein bei Arthrose des Gelenkes.

**Fuß|klonus:** *Neurologie* ▸Klonus (d.h. Zittern) des Fußes als Reaktion auf eine ruckartige, anhaltende passive Streckung des Fußes (Dorsalflexion) bei leicht gebeugtem Unterschenkel. Gilt als ▸Pyramidenzeichen, u. zwar als erschöpflicher F. bei einer Seitendifferenz oder als fortdauernder = »unerschöpflicher« F. E ankle clonus.

**Fuß|knöchel:** ▸Malleolus. E malleolus.

**Fuß|lage:** *Geburtshilfe* ▸Beckenendlage mit »Vorliegen« eines oder beider Füße (= **unvollkommene** bzw. **vollkommene F.**). E footling presentation.

**Fuß|luxation:** die Verrenkungen im Fußbereich; als Luxatio tali im oberen Sprunggelenk, als Luxatio pedis sub talo (= L. talotarsalis) im unteren Sprunggelenk oder – sehr selten – als L. im Chopart-Gelenk (Vorfußluxation) oder im Lisfranc-Gelenk (meist mit Fehlstellung aller Mittelfußknochen zur Streckseite u. seitwärts, aber auch als »divergierende F.«) bzw. als isolierte ▸Luxation des Sprung-, Kahn-, Würfelbeins bzw. der Keilbeine. E dislocation of foot.

**Fuß|mykose:** ▸Fußpilz(erkrankung).

**Fuß|phänomen:** ▸Fußklonus. – **F., paradoxes:** ▸Westphal-Reflex (2).

**Fuß|pilz(erkrankung):** die ▸Epidermophytie im Fußbereich; i.w.S. auch andere Sprossformmykosen des Fußes. E tinea pedis, athlete's foot.

**Fuß|platte:** *Anatomie* die Basis des Steigbügels (▸Stapes).

**Fuß|punkt|anas|to|mose:** Vereinigung von Hohlorganen (▸Anastomose) am funktionell günstigsten tiefsten Punkt; i.e.S. die am tiefsten Punkt der Jejunumschlinge angelegte Braun-Anastomose.

**Fuß|reflexzonen|massage:** spez. Form der ▸Reflexzonenmassage.

**Fuß|rolle:** rollenartiger Absatz oder Sohlenteil am orthopädischen Schuh als Hilfsmittel, das bei Fußversteifung (Aufhebung des natürl. »Fußabrollens«) das Abrollen ermöglicht.

**Fuß|rücken|reflex:** der am Fußrücken (Dorsum pedis) auslösbare Bechterew-Mendel-Reflex. – Als distaler F. (Markow-, Pseudo-Bechterew-Mendel-Reflex) ferner ein Eigenreflex der Zehenbeuger, auslösbar durch Schlag auf die Basis der 3. u. 4. Zehe. E Bekhterev-Mendel reflex.

**Fuß|schweiß:** *Dermatologie* s.u. ▸Hyper-, ▸Bromhidrosis. E hyperhidrosis of feet.

**Fuß|skelett:** die Knochen des Fußes: Sprungbein (Talus), Fersenbein (Calcaneus), Kahnbein (Os naviculare), Würfelbein (Os cuboideum), 3 Keilbeine (Ossa cuneiformia), 5 Mittelfußknochen (Ossa metatarsalia), die Glieder der 5 Zehen (▸Phalanx). – Ferner zahlreiche kleine akzessorische Knochen der Fußwurzel, u. zwar als selbstständige, nicht mit dem zugehörigen Knochen verschmolzene ▸Apophysen, als zusätzliche Knochenkerne, Sesambeine, s.a. ▸Kalkaneus..., ▸Talus..., ▸Navikulare..., ▸Metatarsal..., ▸Hallux, ▸Tarsus. E pedal skeleton, foot bones.

**Fuß|sohle:** ▸Planta pedis; s.a. ▸Plantar… **E** sole of foot.

**Fuß|sohlen|faszien|kontraktur:** LEDDERHOSE-Kontraktur. **E** plantar fascia contracture, Ledderhose's disease.

**Fuß|sohlen|reflex:** ▸Plantarreflex. S.a. ▸BABINSKI-Reflex (= umgekehrter F.). **E** plantar reflex.

**Fuß|vorfall:** *Geburtshilfe* ▸Beinvorfall. **E** foot prolapse.

**Fuß|wurzel|kanal:** *Anatomie* der seitlich an der Fußwurzel (▸Tarsus) gelegene ▸Sinus tarsi. **E** tarsal canal.

**Fuß|zelle: 1) F. der Hodenkanälchen:** ▸SERTOLI-Zelle. **E** Sertoli's cell. **2) F. der Nierenkörperchen,** Podozyt: ▸Deckzelle. **E** podocyte.

**Fus|tigation:** Schlagen (Geißelung), z.B. mit Birkenreisern zur Durchblutungsförderung nach Dampfbad. **E** fustigation.

**Fusus:** Spindel, als Sehnen- oder Muskelspindel. **E** spindle.

**Fus|zin:** ▸Fuscin. **E** fuscin.

**F-Wellen: 1)** *Kardiologie* Flatter- bzw. Flimmerwellen. **2)** eine bei der motorischen ▸Elektroneurographie v.a. bei Ableitung von der Hand- u. Fußbinnenmuskulatur leicht registrierbare Muskelkontraktion; ist Ausdruck einer Erregung von Alpha-▸Motoneuronen mit nachfolgender Impulsaussendung über das entsprechende Axon zum Muskel. **E** F-waves.

**$Fy^a$(-Faktor):** *Serologie* s.u. ▸Duffy-Faktor. Analog: $Fy^b$. **E** Duffy blood group antigen ($Fy^a$; $Fy^b$).

# G

**G:** Kurzzeichen für *physik* Giga-, Gauß, *radiol* Flächen-Dosis-Produkt (FDP), *biochem* Glycin, Guanin, Guanosin (Guo), Gangliosid, Globulin, *anat* Glandula, Ganglion (Ggl.), *genet* für **G**-Chromosomen der Denver-Klassifikation, für Phasen des ▸Zellzyklus (**$G_0$, $G_1$, $G_2$** [engl. gap = Lücke]), *patho* Grading.
**g:** Kurzzeichen für *physik* Gramm, Gravitation.
**γ; Γ:** griech. Buchstabe ▸Gamma.
**GA** *(engl.)* Abk. für **g**astric **a**nalysis: Magensaftuntersuchung.
**Ga:** *Chemie* Symbol für ▸**Gallium**.
**GABA** *(engl.)*, Gaba, Abk. für **g**amma-**a**mino**b**utyric **a**cid: ▸γ-Amino-n-buttersäure. E GABA.
**GABAerg:** auf GABA (▸γ-Amino-n-buttersäure) als Neurotransmitter ansprechend; z. B. die ▸GABA-Rezeptoren. E GABA-ergic.
**Gabapentin:** ▸Antiepileptikum. ***Anw.*** auch bei neuropathischen Schmerzen wie Polyneuropathie u. Zoster-Neuralgie.
**GABA-Rezeptoren:** ▸GABAerge Rezeptoren mit hemmender Wirkung, die durch z. B. Benzodiazepine verstärkt wird ($GABA_A$-Rezeptoren). E GABA receptors.
**Gabel|band:** *Anatomie* ▸Ligamentum tibiofibulare.
**Gabel|mücke:** alte Bez. für ▸Anopheles.
**Gabel|rippe:** *Pathologie* Rippe mit gabelartiger Zweiteilung des vorderen Endes. E bifid rib.
**Gabelungs|osteo|tomie:** *Orthopädie* ▸BAEYER-Bifurkationsoperation.
**GAD** *(engl)* Abk. für **g**lutamic **a**cid **d**ehydrogenase: ▸Glutamatdehydrogenase.
**Gadobensäure; Gadobutrol; Gadodiamid; Gadopentetsäure; Gadoteridol:** paramagnetische ▸Kontrastmittel für die Kernspintomographie. E gadobenate dimeglumine, gadobutrol, gadodiamide, gadopentetate dimeglumine, gadoteridol.
**Gadolinium,** Abk. Gd: 3-wertiges Element der Lanthanidengruppe; OZ 64, Atomgewicht 157,25; 18 Isotope ($^{145}Gd$–$^{162}Gd$), davon 12 radioaktiv. *diagn* ***Anw.*** als paramagnetisches Kontrastmittel; z. B. **Gadopentetsäure** (ein Cholat), **Gadodiamid**, **Gadoteridol**. E gadolinium.
**Gähnen:** Reflexgeschehen mit unwillkürlichem Aufreißen des Mundes u. tiefer, langsamer, sekundenlang auf ihrem Höhepunkt verharrender Einatmung; z. B. bei Ermüdung; ferner als **Gähnkrampf, -zwang** (Chasmus; bei Hypoxie, Bewusstseinstrübung, Hirndruck u. als epilept. Aura). E yawning.
**Gänse|blümchen|form,** Margeritenform: s. u. ▸Plasmodium malariae. E malarial rosette.
**Gänsefingerkraut:** ▸Potentillae anserinae herba.
**Gänse|gurgel|arterie:** s. u. ▸MÖNCKEBERG-Sklerose.
**Gänse|gurgel|ureter:** der bei ▸Urotuberkulose durch schwielige Periureteritis u. infiltrative Wandentzündung in ein weitgehend starres Rohr verwandelte Harnleiter. E goose neck ureter.
**Gänse|haut:** ▸Cutis anserina. E goose flesh.
**Gaenslen-Handgriff** (FREDERICK J. G., 1877–1937, amerikan. Chirurg, Milwaukee): **1)** Zusammendrücken der Hand von den Seiten her in Höhe der Fingergrundgelenke; ruft bei rheumatischer Arthritis frühzeitig örtliche Schmerzen hervor. **2)** in Rückenlage Druckfixierung des in Hüft- u. Kniegelenk extrem gebeugten einen Beines (damit auch der gleichseitigen Lumbosakralgegend), während das andere kräftig im Hüftgelenk überstreckt wird (in der gleichseitigen Kreuzbeingegend ausgelöster Schmerz spricht für Krankheitsprozess des Iliosakralgelenks). E Gaenslen's sign.
**Gänsslen-Erbsyndrom** (MAX G., 1895–1969, Internist, Tübingen): ▸Kugelzellenanämie. E Minkowski-Chauffard syndrome.
**Gär|röhrchen:** *Bakteriologie* als DURHAM-Röhrchen ein einseitig geschlossenes Glasröhrchen, das umgekehrt in ein kohlenhydrathaltiges flüssiges Nährmedium gestellt wird. In diesem steigt das bei Abkühlung erstarrende Medium hoch; bei bakterieller Gärung werden darin Gasbläschen sichtbar. E fermentation tube.
**Gärtner** (AUGUST G., 1848–1934, dt. Arzt). – **G.-Bazillus:** ▸Salmonella enteritidis. E Gärtner's bacillus. – **G.-Zeichen:** *Kardiologie* Gefülltbleiben der Handrückenvenen auch bei Heben der Arme über Herzhöhe; bei venöser Rückstauung. E Gärtner's vein phenomenon.
**Gärtod:** ▸Silotod.
**Gärung:** anaerober – i. w. S. auch aerober – enzymatischer Kohlenhydratabbau durch Mikroorganismen zu organischen, nicht vollständig oxidierten Endstufen; z. B. die **alkoholische G.** (Abbau durch Hefen zu Äthanol u. $CO_2$), Milchsäuregärung (Milchzuckerabbau durch Milchsäurebakterien zu Milchsäure; ohne Nebenprodukte); ferner als **gemischte G.** (nach verschiedenen Stoffwechselschemata u. mit verschiedenen Endprodukten), Butanol- u. Glycerin-, Essig-, Ameisen-, Propion-, Butter- u. Zitronensäuregärung; im weitesten Sinne auch der Abbau anderer Naturstoffe, z. B. Eiweiß (anaerob durch Fäulnisbakterien; mit Bildung von Methan oder Schwefelwasserstoff). S. a. ▸Fermentation, ▸Fäulnis, ▸Verwesung. E fermentation.
**Gärungs|bakterien:** ▸Säurebakterien. E fermentation bacteria.
**Gärungs|dys|pepsie, -entero|kolitis:** die aus mangelhafter Verdauung der Kohlenhydrate (KH), so bei Enzymmangel u./oder übermäßigem KH-Angebot bzw. bei schlechter KH-Resorption (z. B. bei Mono- u. Disaccharid-Malabsorption), resultierende Verdauungsstörung mit Zunahme der ▸Gärung im Dünn- u. v. a. Dickdarm, häufig gefördert durch veränderte Darmflora, evtl. auch durch fehlende peptische Verdauung oder entzündliche Darmprozesse. Führt zu vermehrter Peristaltik, Meteorismus, Blähungen (Flatulenz), Durchfällen (Gärungsstühle: breiig oder flüssig, hellgelb, säuerlich riechend, mit Gasbläschen durchsetzt). E fermentative dyspepsia.
**Gär(ungs)probe:** der Nachweis von Kohlenhydraten durch Vergären der entsprechenden Probe mit Hefe u. Messen des gebildeten Kohlendioxids im Gärröhrchen oder -saccharimeter. E fermentation probe.
**Gärungs|reihe:** Verfahren zur Prüfung der Gärfähigkeit von Mikroorganismen (z. B. Hefen) unter Ver-

wendung von Kohlenhydraten (Glucose, Galaktose, Saccharose, Maltose, Lactose, Raffinose, Melibiose, Xylose). E fermentation line.

**Gärungs|stuhl:** s.u. ▸Gärungsdyspepsie.

**Gaffky** (GEORG TH. A. G., 1850–1918, Bakteriologe, Gießen). – **G.-Ebert-Bazillus:** ▸Salmonella typhi. – **G.-Skala:** Schema zur quantitativen Beurteilung des Gehalts an Tuberkulosebakterien eines Sputums anhand der im Ausstrich pro Gesichtsfeld (Immersionsobjektiv 1:12) festgestellten Anzahl; »GAFFKY 1« bedeutet ca. 1000, »G. 10« ca. $10^8$ Keime pro ml Auswurf. Parameter für Schweregrad einer ▸Tuberculosis. E Gaffky scale or table.

**Gaffkya:** *Bakteriologie* grampositive, in Körperflüssigkeiten in regelmäßigen Tetraden gelagerte Kokken. Sind wegen zunächst ungenauer Beschreibungen vermutlich den Gattungen Micrococcus (aerob), Peptococcus (anaerob) sowie der Spezies Aerococcus viridans [Streptococcaceae] zuzuordnen.

**GAG:** Abk. für ▸**Glucosaminoglykan.**

**Gaillard** (FRANÇOIS L. G., 1805–1869, Chirurg, Poitiers). – **G.(-Arlt)-Naht:** über eine Perle geknüpfte Naht zur Verkürzung des Unterlides bei Entropion. – **G.-Syndrom:** Rechtsverschiebung des Herzens bei Pneumothorax oder Pleuraverwachsungen.

**Gaisböck-Syndrom** (FELIX G., 1868–1955, Internist, Innsbruck), Polycythaemia (rubra) hypertonica: mit Bluthochdruck kombinierte, meist gutartige ▸Polyzythämie ohne Milztumor. E Gaisböck's syndrome.

**Gal:** *Biochemie* Kurzform für ▸**Gal**aktose.

**Galact..., Galakt...:** Wortteil »Milch(zucker)«. S.u. ▸Galakt..., ▸Lact..., ▸Lakt...

**Galakt|ämie:** ▸Lipämie (mit milchähnlichem Aussehen des Serums). E galactemia.

**Galaktagoga:** Mittel zur Förderung der Milchabsonderung bei Wöchnerinnen. E galactagogues.

**Galaktane:** aus Galaktoseresten aufgebaute, z.T. schwer verdauliche Polysaccharide; als Reservestoffe u. Bestandteile von Zellwänden weit verbreitet (z.B. in Agar-Agar). E galactans.

**Galaktase:** *Enzymologie* ▸Galaktosidase.

**Galaktit:** *Biochemie* 6-wertiger Alkohol (Hexit), der durch Reduktion von Galaktose entsteht. Wird bei Galaktosediabetes u. hereditärer Galaktoseintoleranz im Harn ausgeschieden. E dulcitol.

**Galakto|cerebroside:** galaktosehaltige ▸Cerebroside v.a. im Gehirn; z.B. das Cerebron, Kerasin; s.a. ▸Galaktosyl-Ceramid-Lipidose (= **Galaktocerebrosidose**). E galactocerebrosides.

**Galakt|ödem:** Brustschwellung durch gestaute Milch. E galact edema.

**Galakto|flavin:** s.u. ▸Flavine. E galactoflavin.

**galakto|gen:** Milch bildend; s.a. ▸laktogen.

**Galakto|graphie:** ▸Mammographie mit retrograder Röntgenkontrastmittel-Füllung des Milchgangsystems (»Duktographie«). E galactography.

**Galakto|kinase:** *Enzymologie* Phosphokinase in der Milchdrüse, Leber, Niere, im Gehirn; bildet aus ▸Galaktose ▸Galaktose-1-phosphat (erster Schritt der Galaktoseverwertung); phosphoryliert auch Galaktosamin; s.a. ▸Galaktosediabetes. E galactokinase.

**Galakto|kinese:** die Milchentleerung aus der weiblichen Brust; s.u. ▸Laktation.

**Galakto|lipide:** *Biochemie* galaktosehaltige ▸Lipide, z.B. Ganglioside, ▸Cerebroside. E galactolipids.

**Galakto|poese:** Milchbildung; s.u. ▸Laktation. E galactopoiesis.

**Galaktor|rhö:** *Gynäkologie* ▸Milchfluss. E galactorrhea.

**Galaktorrhö-Amenorrhö-Syndrom:** Oberbegriff für endokrin bedingte Erkrankungen, die durch abnorme Laktation, Anovulation u. Ausbleiben der Menstruation gekennzeichnet sind. Ursache ist meist ein Prolaktin bildendes Hypophysenvorderlappen-Adenom, seltener Medikamente, Akromegalie, Hypothyreose. Klinische Formen: ▸FORBES-ALBRIGHT-, ▸ARGONZ-DEL-CASTILLO-, ▸CHIARI-FROMMEL-Syndrom. E galactorrhea-amenorrhea syndrome.

**Galaktos|ämie:** vermehrtes Vorkommen von Galaktose im Blut bei ▸Galaktoseintoleranz. E galactosemia.

**Galaktos|amin,** Chondrosamin, Abk. GalN: ein ▸Aminozucker (2-Amino-2-desoxy-D-galaktose) in Gangliosiden, Glykosaminoglykanen (z.B. in Chondroitinschwefelsäure, -sulfaten), Glykolipiden u. Blutgruppensubstanzen. E galactosamine.

**Galaktose,** Cerebrose, Abk. Gal, $C_6H_{12}O_6$: mit D-Glucose stereoisomeres Monosaccharid (des Typs Aldohexose); optisch aktiv ($[\alpha]\,^{20}_{D}$ +80,5°). Kommt vor in Oligo- u. Polysacchariden (Lactose, Raffinose), Gangliosiden, Cerebrosiden, Glykolipiden, Glykosaminoglykanen u. Pektinstoffen. Wichtige Energiequelle für Säuglinge. ***Stoffwechsel:*** Der Ab- u. Umbau der im Darm freigesetzten G. erfolgt v.a. in der Leber: 1) Phosphorylierung durch Galaktokinase (u. ATP) zu Galaktose-1-phosphat; 2) Reaktion dieses Phosphats mit Uridindiphosphatglucose (katalysiert durch Galaktose-1-phosphat-Uridyltransferase) unter Bildung von Uridindiphosphatgalaktose u. Glucose-1-phosphat; nachfolgend wird die aktivierte Galaktose durch Uridindiphosphatgalaktose-4-Epimerase (»Waldenase«) in Uridindiphosphatglucose (UDPG) epimerisiert (WALDEN-Umkehr); UDPG kann in Glykogen eingebaut werden u. steht dann – via Glykogenolyse – zur Einschleusung in den Stoffwechsel bereit. Da die durch die Transferase u. Epimerase erfolgenden Reaktionen frei reversibel sind, kann umgekehrt auch Galaktose biosynthetisiert werden; Schema. ***Nachweis:*** erfolgt durch ▸Reduktionsproben, ▸TOLLENS-Probe, Farbreaktion mit Anthron u. o-Toluidin, Oxidation mit $HNO_3$, Polarimetrie oder enzymatisch mit G.-Dehydrogenase ($NADH_2$-Bildung in Tris-Pufferlösung) oder G.-Oxidase ($H_2O_2$-Bildung). E galactose.

**Galaktose|belastung:** ▸Galaktosetoleranztest.

**Galaktose|diabetes,** Galaktosämie I: autosomal-rezessiv erbliche Kohlenhydrat-Stoffwechselstörung als ▸Enzymopathie infolge Mangels an Galaktokinase. Bedeutet Galaktoseunverträglichkeit wegen Unfä-

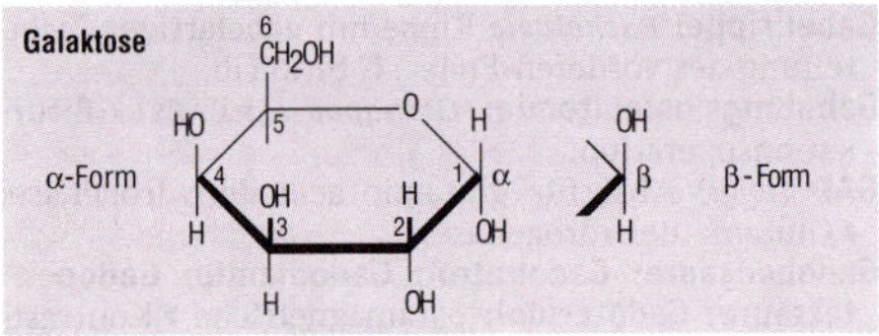


**Galaktose.**

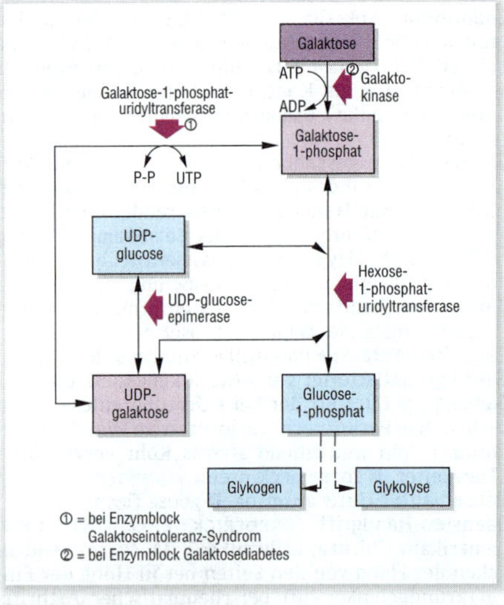


**Galaktose:** Stoffwechsel.

higkeit zur Bildung von Galaktose-1-phosphat (s.a. ▸Galaktose). Führt zu Stauung von Galaktose in Blut (Galaktosämie) u. Geweben sowie zur Galaktosurie. Ein Teil der Galaktose wird zu D-Xylulose-5-phosphat u. Dulcit abgebaut; Letzteres gilt als Verursacher der hierbei auftretenden ▸Cataracta u. von Intelligenzdefekten. Ist gutartiger als die erbliche ▸Galaktoseintoleranz. ***Ther.:*** galaktosearme Diät, v.a. Vermeiden der Muttermilch. E galactose diabetes.

**Galaktose|epi|merase-Mangel:** ▸Galaktoseintoleranz Typ III.

**Galaktose-Fructose-Intoleranz:** angeborene Stoffwechselstörung mit Nichtverwertung der Monosaccharide Galaktose u. Fructose. ***Klinik:*** akute Hypoglykämien mit epileptiformen Anfällen, Bewusstseins- u. Reflexstörungen, rezidivierende Bauchschmerzen mit Erbrechen, Bauchauftreibung. Besserung durch Diät. S.a. ▸Galaktoseintoleranz. E galactose-fructose intolerance.

**Galaktose-Glucose-Mal|absorption:** s.u. ▸Glucose-Galaktose... E galactose-glucose malabsorption.

**Galaktose|intoleranz,** Galaktoseunverträglichkeit: ▸Enzymopathie mit Störungen im Galaktosestoffwechsel. ***Klassifik.:*** **G. I** (▸Galaktosediabetes), **G. II** (▸Galaktoseintoleranz, hereditäre), **G. III** (infolge Galaktose-Epimerase-Mangels). ***Klinik:*** variabel je nach vorliegendem Defekt. Leichte Verlaufsformen mit Gedeihstörungen, Leber- u. Milzvergrößerung, Linsentrübung. Schwere Formen führen direkt nach erster Milchzufuhr zu Nahrungsverweigerung, Erbrechen, Durchfall, schweren Leber- u. Nierenfunktionsstörungen u. zerebralen Schädigungen. ***Diagn.:*** Neugeborenen-Screening, pränatanale Diagnostik mgl. ***Ther.:*** lebenslange galaktosefreie Ernährung. E galactose intolerance. – **G., hereditäre,** kongenitale Galaktosämie: angeborene, autosomal-rezessiv erbliche Krankheit mit Fehlen oder Aktivitätsherabsetzung der Galaktose-1-phosphat-uridyltransferase (s.a. ▸Galaktose). ***Klinik:*** führt mit Beginn der Milchfütterung (auch Muttermilch) zu Erbrechen, Durchfällen, Gedeihstörung, Leber- u. Milzvergrößerung, Gelbsucht, Aszites, Ödemen, Eiweißmangel u. -verlusten (▸Hypoprotein- u. ▸Hypoprothrombinämie bzw. Proteinurie mit Hyperaminazid- u. Galaktosurie). Evtl. Leberzirrhose u. – ggf. rückbildungsfähig – ▸Cataract (Schichtstar-ähnlich oder Schalentrübung). Bei Überleben besteht Intelligenzdefekt (unbehandelt in den ersten Wochen tödlich). ***Diagn.:*** Nachweis von Galaktose in Harn u. Blut. Die Erfassung heterozygoter Anomalieträger durch Enzymbestimmung in den Erythrozyten u. Galaktosetoleranztest. ***Ther.:*** milchfreie Diät, Kunstmilch (SCHREIER).

**Galaktose-1-phosphat,** D-Galaktose-1-phosphat, Abk. Gal-1-P: Zwischenprodukt des Galaktosestoffwechsels (▸Galaktose); wird bei ▸Galaktoseintoleranz angehäuft in Augenlinse, roten Blutkörperchen u. allgemein in Geweben (v.a. in Leber, Gehirn, Nieren). E galactose-1-phosphate.

**Galaktose-1-phosphat-uridyl(yl)transferase:** Enzym, das die Umsetzung von Galaktose-1-phosphat u. Uridintriphosphat (UTP) zu UDP-galaktose u. Pyrophosphat katalysiert. S.a. ▸Galaktose (dort Schema), ▸Galaktoseintoleranz. E galactose-1-phosphate uridyltransferase.

**Galaktose|star:** s.u. ▸Galaktoseintoleranz, ▸-diabetes, ▸-1-phosphat. E galactosemic cataract.

**Galaktose|toleranz|test,** BAUER-Probe: spezifische, auf den Kohlenhydratstoffwechsel gerichtete Leberfunktionsprobe durch Galaktosegabe u. Clearancebestimmung des Stoffes im Blut; verminderte Clearance bei Hepatitis, Leberzirrhose (nicht bei Fettleber) u. Galaktoseintoleranz (bei klinisch manifesten Formen gefährlich!). E galactose tolerance test, Bauer's test.

**Galakto|sid:** *Biochemie* Glykosid mit Galaktose als Kohlenhydratkomponente. E galactoside.

**Galakt(osid)asen:** *Enzymologie* zwei Typen von Disaccharidasen. – **α-Galaktosidasen:** Enzyme, die α-D-Galaktoside (z.B. Melibiose, Raffinose) zu Galaktose u. Alkohol hydrolysieren. – **β-Galaktosidasen:** Enzyme, die β-D-Galaktoside (Lactose, Vicianose) hydrolysieren u. Galaktosereste auf geeignete Akzeptoren übertragen. Enzymdefekte können zu ▸Sphingolipidosen (dort Schema) oder zur milden Verlaufsform (Typ B) der Mucopolysaccharidose IV (▸MORQUIO-Syndrom) führen. E galactosidases.

**Galaktos|tase:** *Gynäkologie* ▸Milchstauung. E galactostasia, galactostasis.

**Galaktos|urie:** Auftreten von Galaktose im Harn, v.a. als Leitsymptom der ▸Galaktoseintoleranz sowie – provoziert – bei Leberfunktionsstörung. E galactosuria.

**Galaktosyl-Ceramid-Lipidose,** Galaktocerebrosidose: ▸KRABBE-Syndrom [1]; s.a. ▸Sphingolipidosen (dort Schema).

**Galakto|waldenase:** s.u. ▸WALDEN-Inversion. E UDP-glucose epimerase, galactowaldenase.

**Galakto|zele: 1)** ▸Milchzyste. **2)** Hydrozele mit milchigem Inhalt. E galactocele.

**Galaktozyt:** Milch erzeugende Epithelzelle der Brustdrüse. E galactocyte.

**Galakt|urie:** ▸Phosphaturie. E galacturia.

**Galakt|uron|säure:** Uronsäure der ▸Galaktose; G. aus D-Galaktose z.B. in Pektin, Pneumokokken-Polysaccharid. – Salze: Galakturonate. E galacturonic acid.

**Galantamin:** ein ▸Cholinesterase-Hemmer; Nikotinrezeptor-Modulator; ***Anw.*** bei leichter bis mittelgradiger ALZHEIMER-Demenz. E galantamine.

**Galant-Reflex** (S. G., schweizer. Arzt): am unter dem Bauch in Schwebe gehaltenen Säugling durch Reizung der Hautpartien etwa in Nierenhöhe ausgelöste Wirbelsäulenkrümmung u. Beckenwendung; ein bis etwa zum 9. Monat physiologischer Säuglingsreflex (s.u. ▸Säuglingsalter). E Galant infantile reflex.

**Galea apo|neurotica,** Aponeurosis epicranialis: die feste, parallelfaser. Sehnenplatte über dem Schädeldach, mit dem Periost locker, mit der Kopfhaut fest verbunden; s.a. ▸Musculus epicranius.

**Galeazzi** (RICCARDO G., 1866–1952, Chirurg, Mailand). – **G.-Fraktur:** distale Radiusschaftfraktur mit Luxation des Ellenköpfchens (Gegenstück zur MONTEGGIA-Fraktur). E Galeazzi's fracture. – **G.-Zeichen:** die kompensatorische Wirbelsäulen-Skoliose bei angeborener Hüftluxation. E G.'s sign.

**Galen,** Galenos, Galenus: griechischer Arzt aus Pergamon (129–199 n. Chr.). Leibarzt der Kaiser MARC AUREL, COMMODUS u. SEPTIMIUS SEVERUS. Autor einer umfangreichen Schriftensammlung über das damalige medizinische Wissen, das er zu einem System ausbaute (»Galenismus«). – **G.-Vene:** ▸Vena cerebri magna. E Galen's vein. – **G.-Ventrikel:** ▸Ventriculus laryngis.

**Galenica:** *Pharmazie* ▸Galenika.

**Galenik,** pharmazeutische Technologie: Wissenschaft, befasst mit der Zubereitung, Formgebung u. technologischen Prüfung der Arzneimittel. E galenism.

**Galenika, galenische Mittel:** nach GALEN benannte Arzneimittel, die – im Ggs. zu Rohdrogen u. chemischen Stoffen – Zubereitungen wie Salben, Pflaster, Tinkturen, Extrakte, Mazerationen etc. aus natürlichen Wirk-, Grund- u. Hilfsstoffen sind. E galenicals.

**Galeopsis segetum:** Hohlzahnkraut; Heilpflanze mit nachgewiesener Wirkung bei leichtem Katarrh der Luftwege (adstringierend, expektorierend).

**Galeo|tomie:** operative Durchtrennung der Galea aponeurotica, z.B. zur Entspannung der Kopfhaut bei Alopecia praematura. – s.a. ▸Epikraniotomie.

**Galer|op(s)ie:** Störung des Gesichtssinns, wobei Gegenstände abnorm hell, klar u. leuchtend erscheinen.

**Galgangae rhizoma, Galgantwurzelstock:** ▸Alpinia officinarum.

**Gallae quercinae,** Eichengallen, Galläpfel: durch Stich u. Eiablage der Gallwespe in die Sprossspitzen der Eiche Quercus infectoria entstandene, u.a. Tannin, Gallussäure enthaltende Wucherungen der Gall-

eiche (Quercus infectoria); Adstringenzien. E nutgalls.
**Gallat:** Salz der Gallussäure. E gallate.
**Gallavardin** (L. G., franz. Kardiologe). – **G.-Galopprhythmus:** der präsystolische Galopprhythmus (mit dumpfem Vorhofton) beim atrioventrikulären ▸Block oder bei AV-Dissoziation. S. a. ▸Umkehr-Extrasystole. E Gallavardin's phenomenon. – **G.-Tachykardie:** extrasystolische paroxysmale ▸Tachykardie; weist auch im Intervall häufig Extrasystolen oder Extrasystolenketten auf. E G. tachycardia.
**Galle: 1)** Bilis, Fel: das laufend produzierte Sekret der Leberparenchymzelle (s. a. ▸Cholerese), das dem Dünndarm teils direkt als gelbe »Lebergalle«, teils indirekt – nach vorausgegangener Eindickung u. Speicherung in der Gallenblase – bei Bedarf (v. a. nach fettreicher Mahlzeit: bewirkt Gallenblasenkontraktion durch Cholezystokinin) als gelbe bis dunkelgrüne »Blasengalle« zugeführt wird. Enthält neben Elektrolyten u. Muzinen ▸Gallensäuren (zumeist mit Glycin u. Taurin »konjugiert«), Farbstoffe (v. a. Bilirubin) u. Cholesterin, die in der Gallenblase durch Wasserentzug im Durchschnitt eine Eindickung auf das ca. 10fache erfahren (Trockensubstanz von 1–2 % auf 15–20 %). ***Funktion:*** Emulgierung der Fette im Rahmen der Fettverdauung durch Gallensäuren, Aktivierung der lipolytischen u. proteolyt. Bauchspeichel- u. Darmenzyme, Ausscheidung von Fremdstoffen (z. B. Medikamente); s. a. ▸enterohepatischer Kreislauf, ▸Syndrom der eingedickten Galle, ▸Chol... E gall, bile. – **G., pleio|chrome:** G. mit erhöhtem Farbstoffgehalt bei vermehrtem Anfall von Blutabbauprodukten (z. B. bei hämolytischer Anämie). E pleiochromatic b. – **G., weiße:** durch mangelnde Exkretion der Gallenfarbstoffe in die Gallenwege entfärbte G. bei Leberfunktionsstörungen (▸Cholestase). E white b. **2)** Gallapfel, ▸Gallae.
**galle|treibende Mittel:** »Cholagoga« (▸Cholekinetika, ▸Choleretika). E cholagogues.
**Galle|bouillon:** *Bakteriologie* Gemisch aus Nährbouillon u. steriler Rindergalle (evtl. nur Gallensalze); v. a. zur Salmonellen-Anreicherung. E bile broth.
**Galle|erbrechen,** Cholemesis: Erbrechen gallehaltigen Darminhaltes (aus dem Zwölffingerdarm); entweder durch Gallereflux oder bei hohem Darmverschluss (▸Ileus). E cholemesis, vomiting of bile.
**Galle|löslichkeits|test:** Differenzierung vergrünender Streptokokken von Pneumokokken durch Zusatz steriler Rindergalle zur Kultur (Pneumokokken lösen sich auf); s. a. ▸Optochin®-Test. E bile solubility test.
**Gallen|blase,** Vesica biliaris, Vesica fellea, Cholecystis: birnenförmiges Hohlorgan an der Unterfläche der Leber, welches der Eindickung der Lebergalle zu Blasengalle (durch Wasserresorption) und der Speicherung von Galle dient. 8–12 cm lang; Fassungsvermögen etwa 50 ml. Füllt sich – bei Dauerkontraktion des Musculus sphincter ampullae hepatopancreaticae – über den Ductus cysticus; entleert sich bei Bedarf oder Vollfüllung durch reflektorische Erschlaffung des Sphinkters. ***Aufbau:*** Teilabschnitte der Gallenblase sind die nach kaudal gerichtete Kuppe (Fundus vesicae biliaris, Gallenblasengrund), der Körper (Corpus vesicae biliaris) und der Hals (Collum vesicae biliaris), der sich in den Ductus cysticus fortsetzt, welcher sich mit dem Ductus hepaticus communis zum Ductus choledochus vereinigt. ***Struktur:*** Schichten der Gallenblase sind die Tunica mucosa, Tunica muscularis (aus gitterartig angeordneten glatten Muskelzellen) u. die Tunica adventitia (Peritoneum). Die Tunica mucosa besteht aus Epithelium (einschichtiges Säulenepithel mit Bürstensaum für die Wasserresorption und Schlussleisten) u. Lamina propria mucosae (lockeres Bindegewebe); die Schleimhaut bildet Querfalten (im Halsteil mit HEISTER-Klappe), wodurch im Schnitt die epithelumgrenzten LUSCHKA-Räume vorgetäuscht werden. Der nach kaudal gerichtete Teil wird von Peritoneum überzogen, der im Leberbett (Fossa vesicae biliaris) gelegene nicht. E gallbladder, cholecystis. – **G., nicht dargestellte:** negatives ▸Cholezystogramm.
**Gallen|blasen|abszess:** abszedierende ▸Cholezystitis; s. a. ▸Gallenblasenempyem. E gallbladder abscess.
**Gallen|blasen|apoplexie,** Apoplexia cholecystidis: hämorrhagische Infarzierung einer flottierenden Gallenblase (meist durch ▸Stieldrehung; v. a. bei älteren, abgemagerten Menschen). ***Klinik:*** Oberbauchschmerzen (rechts), Erbrechen, Kollaps; großer, schmerzhafter Tumor an typischer Stelle. Meist Cholezystektomie notwendig.
**Gallen|blasen|atresie:** Fehlen der Gallenblasenlichtung; angeboren (bei rudimentärer, meist intrahepatischer Gallenblase) oder als Entzündungsfolge (s. a. ▸Schrumpfgallenblase). E gallbladder atresia.
**Gallen|blasen|drainage:** operative Galleableitung aus der Gallenblase. Zwei Möglichkeiten: **äußere Drainage** durch ▸Cholezystostomie; meist als Palliativmaßnahme bei Unmöglichkeit einer die Ursache angehenden Operation; **innere Drainage** durch biliodigestive Anastomose (z. B. als ▸Cholezystoduodeno-, ▸Cholezystoenterostomie). S. a. ▸Gallenfistel. E gallbladder drainage.
**Gallen|blasen|dys|kinesie:** biliäre ▸Dyskinesie.
**Gallen|blasen|empyem:** Eiteransammlung in der Gallenblase als Folge einer eitrigen bis phlegmonösen ▸Cholezystitis bei Zystikusverschluss (meist durch Stein) oder nach Infektion eines Gallenblasenhydrops. Das Organ weist eine Überdehnung (▸Ektasie), Wandverdünnung u. Fibrinauflagerungen auf, begleitet von pericholezystitischem Infiltrat. ***Klinik:*** akutes Oberbauchsyndrom, lokaler Druck- und Spontanschmerz, evtl. Ausstrahlung in die re. Schulter, Schüttelfrost. ***Kompl.:*** Durchwanderungsperitonitis, ▸Gallenblasenperforation, pericholezystitischer Abszess (▸Pericholezystitis). E empyema of gallbladder.
**Gallen|blasen|entzündung:** ▸Cholezystitis.
**Gallen|blasen|fistel:** s. u. ▸Gallenfistel. E gallbladder fistula.
**Gallen|blasen|funktionsprüfung:** sonographische Ermittlung des Gallenblasenvolumens vor u. nach einer Reizmahlzeit. E gallbladder function test.
**Gallen|blasen|gang:** ▸Ductus cysticus; s. a. ▸Zystikus... E cystic duct.
**Gallen|blasen|hals:** ▸Collum vesicae biliaris. E gallbladder neck.
**Gallen|blasen|hydrops:** Vergrößerung der Gallenblase bei Zystikusverschluss (durch Stein, Tumor) bei erhaltener Schleimhautsekretion, z. B. bei akuter Cholezystitis oder bei Choledochusverschluss. E hydrocholecystis.
**Gallen|blasen|karzinom:** Karzinom der Gallenblasenwand. Ist meist adenomatös, seltener zirrhös, anaplastisch oder ein Plattenepithelkarzinom. Häufigster maligner Tumor des biliären Systems; v. a. Frauen ab dem 60. Lebensjahr; in ca. 90 % bei gleichzeitig vorhandenen Gallensteinen (▸Cholelithiasis). Die Porzellangallenblase gilt als Präkanzerose. ***Klassifik.:*** nach dem ▸TNM-System. ***Klinik:*** Es handelt sich um einen Tumor, der klinisch oft lange Zeit stumm ist (s. a. ▸COURVOISIER-Zeichen). Mgl. Symptome sind Schmerzen im rechten Oberbauch, Ikterus, Gewichtsabnahme, evtl. tastbarer Tumor. Metastasierung erfolgt in regionäre Lymphknoten, per continuitatem in die Leber u. – evtl. frühzeitig! – hämatogen über Leber u. Lungen in den großen Kreislauf. ***Diagn.:*** Sonographie, sonographisch gezielte Feinnadelpunktion. ***Ther.:*** Operation, endoskopische oder perkutane Einlage von Gallengangs-Endoprothesen. E gallbladder carcinoma.
**Gallen|blasen|perforation:** *Chirurgie* Ruptur der Gallenblase, z. B. bei ▸Gallenblasenempyem bzw. -steinen (▸Cholelithiasis), selten traumatisch; entweder als a) freie ▸Perforation in die Bauchhöhle (führt zu diffuser oder abgesackter galliger Peritonitis), häufiger – bei entzündlichen Netzverklebungen –

als b) gedeckte Perforation (mit nachfolgendem pericholezystitischem oder subphrenischem Abszess), c) als Durchbruch in ein Hohlorgan (v.a. Magen, Duodenum, Querkolon) oder – selten – d) durch die Bauchdecken. Folge: innere bzw. äußere Gallefistel. **E** gallbladder perforation.

**Gallen|blasen|punktion:** intraoperative, laparoskopische oder sonographisch gesteuerte Punktion der Gallenblase im Rahmen der Cholezystektomie sowie zur Punktatgewinnung für mikroskopische Auswertung (auch Zytodiagnostik), bakteriologische Untersuchung, chem. Analyse.

**Gallen|blasen|tumoren:** Gallenblasengeschwülste; als gutartige G.: Adenome, Fibrome, Lipome u. Myome; bösartig: das ▸Gallenblasenkarzinom; s.a. ▸Cholangiom. **E** tumors of gallbladder.

**Gallenblasen|verdoppelung:** angeborene, verschiedengradige Verdopplung des Lumens der Gallenblase (s. Abb.). Reicht von äußerlich nicht sichtbarer Unterteilung (septierte Gallenblase) bis zur vollständigen Dopplung, nebeneinander oder an verschiedenen Leberlappen gelegen.

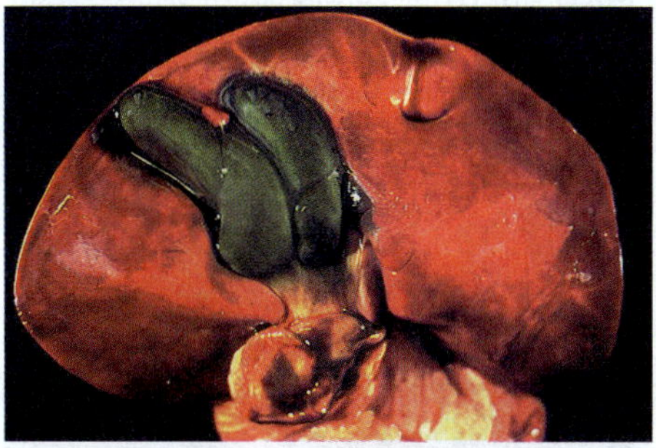

**Gallenblasenverdoppelung.** [114]

**Gallen|dys|syn|ergie:** ▸Dyskinesie der Gallenwege.

**Gallen|farb|stoffe:** *Biochemie* Farbstoffe, die durch Oxidation des beim Erythrozytenabbau frei werdenden Hämoglobins entstehen: zunächst durch oxidative Spaltung des Porphyrinrings das grüne Choleglobin bzw. ▸Verdoglobin, dann durch Abspaltung des Eisens u. der Eiweißkomponente das ▸Biliverdin (tritt normalerweise nicht im Blut auf, da es durch ein Leberenzym zu Bilirubin katalysiert wird, das

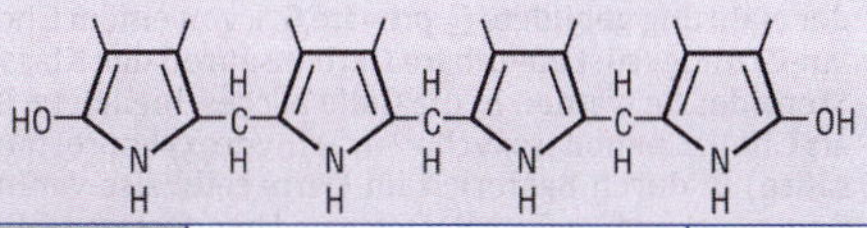

| | | |
|---|---|---|
| **Bilane** | Urobilinogen (= Meso-bilirubinogen, Grundgerüst siehe Formel) | farblos |
| | Stercobilinogen | farblos |
| **Biliene** | Urobilin | gelb |
| | Stercobilin | gelb |
| | Dihydromesobilirubine | gelb |
| **Bilidiene** | Mesobiliviolin (= Kopro-M.) | violett |
| | Mesobilirhodin | rot |
| | Bilirubin | gelb |
| | Mesobilirubin | gelb |
| **Bilitriene** | Glaucobilin | blaugrün |
| | Biliverdin | blaugrün |

**Gallenfarbstoffe:** mit Tetrapyrrol-Grundgerüst.

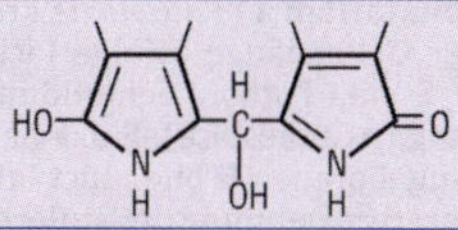

| | |
|---|---|
| Propentdyopent (Grundgerüst siehe Formel) | farblos |
| Bilileukan (= Probilifuscin) | farblos |
| Mesobilileukan (= Promesobilifuscin) | farblos |
| Bilifuscin | braun |
| Mesobilifuscin | braun |

**Gallenfarbstoffe:** mit Dipyrrol-Grundgerüst.



– als Glucuronid – mit der Galle ausgeschieden u. im Darm durch Reduktion der Vinylgruppen zu Mesobilirubin sowie weitere Reduktion zu Mesobilinogen, ▸Urobilinogen u. ▸Stercobilinogen umgesetzt wird). Ein Teil der G. gelangt nach Resorption im Darm mit dem Pfortaderblut erneut zur Leber (▸enterohepatischer Kreislauf); die meisten werden aber durch den Darm ausgeschieden (▸Stercobilin, ▸Urobilin u. weitere Abbauprodukte als Stuhlfarbstoffe; im Wesentlichen durch Tätigkeit der Darmflora entstanden), z.T. auch über die Niere (nach Resorption im Mastdarm [über den ▸Plexus venosus rectalis] u. unter Umgehung der Leber). – Bei bestimmten Lebererkrankungen besteht eine vermehrte Produktion der G. oder eine Störung ihrer Ausscheidung mit der Galle (s.a. ▸Ikterus). **E** bile pigments.

**Galle(n)fistel,** Biliärfistel: von der Gallenblase bzw. den extra- oder intrahepatischen Gallengängen ausgehende innere oder äußere galleführende ▸Fistel. ***Einteilung:*** als **äußere G.** mit Mündung an der Körperoberfläche (Fistula biliocutanea) oder in innere Organe, z.B. die Bronchien (Fistula bronchobiliaris) oder als **innere G.** (Fistula biliodigestiva), bei der eine Verbindung zwischen Gallengangsystem bzw. Gallenblase u. Magen oder Darm besteht. ***Ätiol.:*** spontane äußere G. postoperativ, infolge Nahtinsuffizienz oder nach Entfernung einer Gallengangsdrainage; eine operativ angelegte äußere Entlastungsfistel, z.B. als Drainagefistel (▸Gallenblasendrainage). Spontane innere G. nach erfolgter Gallenwegeperforation (z.B. ▸Gallenblasenperforation) durch Steine, nach Durchbruch eines Duodenalulkus oder posttraumatisch; außerdem künstliche (operativ angelegte) innere Entlastungsfistel zur Galleableitung in Magen oder Dünndarm (= biliogastrische bzw. biliointestinale Anastomose). ***Kompl.:*** bei innerer G. v.a. Schrumpfgallenblase mit chronisch rezidivierender Cholangitis, bei äußerer G. z.B. Osteoporose, gestörte Fettresorption, Elektrolytverlust. **E** biliary fistula.

**Gallen|gang:** Sammelbegriff für galleleitende Systemteile der Leber (= Gallenwege): ▸Ductuli biliferi (anschließend an Gallenkapillaren = ▸Canaliculi biliferi), ▸Ductus interlobulares, ▸Ductus hepaticus, ▸D. cysticus u. ▸D. choledochus. S.a. ▸Cholangio..., ▸Choledocho..., ▸Hepatiko... **E** bile duct.

**Gallen|gangs|ab|szess:** Wandabszess bei eitriger ▸Cholangitis; evtl. gefolgt von cholangitischem ▸Leberabszess. **E** biliary abscess.

**Gallengangs|atresie, Gallen|gangs|agenesie:** angeborenes teilweises Fehlen meist der inneren, seltener der äußeren (= extrahepatischen) Gallengänge bzw. deren ungenügende bis fehlende Lichtungsbildung infolge embryonaler Fehlentwicklung v.a. der Gallenblasenknospe; führt zu Gallerückstau (▸Cholestase) mit Gelbsucht u. Leberschädigung u. erfordert schnellstens eine plastisch-operative Korrektur durch biliodigestive ▸Anastomose oder Lebertransplantation. **E** biliary atresia.

**Gallen|gangs|blutung:** ▸Hämatobilie. **E** biliary hemorrhage.

**Gallen|gangs|dilatation:** **1)** *Pathologie* krankhafte Erweiterung der Gallengänge infolge Lichtungsverlegung (durch Stein, Tumor, Fehlbildung, Striktur) u. Gallestauung (▸Cholestase). S.a. ▸Gallengangserweiterung, angeborene. **E** bile duct dilatation. **2)** *Chirurgie* operative Dehnung der äußeren Gallenwege mittels Dilatationssonde; erfolgt offen, nach Eröffnung des Choledochus (Choledochotomie), bzw. – bei eröffnetem Duodenum – von der Duodenalpapille aus (= transduodenal-transpapillär) oder endoskopisch (evtl. unter Papillendurchtrennung, d.h. als Papillo- bzw. ▸Sphinkterotomie im Sinn einer Ballondilatation).

**Gallen|gangs|drainage:** ▸Choledochus-, ▸Hepatikus-drainage. **E** biliary drainage.

**Gallen|gangs|endo|skopie:** ▸Choledochoskopie; s.a. endoskopisch-retrograde ▸Cholangiographie, ▸ERCP.

**Gallen|gangs|entzündung:** ▸Cholangitis, ▸Cholangiolitis.

**Gallen|gangs|erweiterung:** ▸Gallengangsdilatation. – **G., angeborene:** embryonal entstandene Weitstellung (Ektasie) eines intrahepatischen Gallengangssegmentes, evtl. kombiniert mit Leberfibrose oder mit Ektasie auch der Nierentubuli; Sonderform: CAROLI-Syndrom. S.a. ▸Gallengangsatresie.

**Gallen|gangs|karzinom:** ein malignes ▸Cholangiom. **E** cholangiocarcinoma. – **G., extra|hepatisches:** meist als infiltrierendes Adenokarzinom in Gegend der Choledochusmündung (Papilla duodeni). S.a. ▸KLATSKIN-Tumor.

**Gallen|gangs|perfusion:** über T-Drain erfolgende Perfusion i.S. der ▸Chemolitholyse.

**Gallen|gangs|plastik:** *Chirurgie* reparative, konstruktive oder rekonstruktive Plastik (meist) zur Überbrückung eines Gallengangsdefekts, z.B. als ▸GOETZE-Zipfelplastik, RODNEY-SMITH-Mukosaplastik (transhepatische äußere Gallengangsdrainage), durch Zwischenschaltung (»Interposition«) natürlicher oder künstlicher röhrenförmiger Gebilde (z.B. Dünndarmsegment bzw. Endoprothese). S.a. ▸Choledochoduodenostomie, ▸HEPP-COUINAUD-Operation.

**Gallen|gangs|verschluss:** Stenose oder Verschluss im Bereich der Gallenwege (z.B. Ductus hepaticus oder choledochus), der zu einem Verschlussikterus führt (s.u. ▸Ikterus, posthepatischer).

**Galle(n)grieß:** kleinste Gallensteine (meist in der Vielzahl).

**Galle(n)kapillaren:** ▸Canaliculi biliferi. **E** bile capillaries.

**Galle(n)kolik,** Colica biliaris: plötzlich, oft nachts (erhöhter Vagotonus!) einsetzende krampfartige Schmerzen im rechten Oberbauch infolge Dehnung u./oder Verkrampfung der Gallenblase, -gänge; evtl. mit Ausstrahlung in die rechte Brustseite, Schulter, Rücken (über Verbindungen des Zwerchfellnervs mit dem Plexus cervicalis); oft auch ▸Bauchdeckenspannung, Galleerbrechen, Schüttelfrost. Als Steinkolik (s.a. ▸Cholelithiasis), aber auch bei steinfreier Gallenblasen-, Gallengangsentzündung. Auslösung durch Diätfehler u. psychischen Stress. **E** biliary colic.

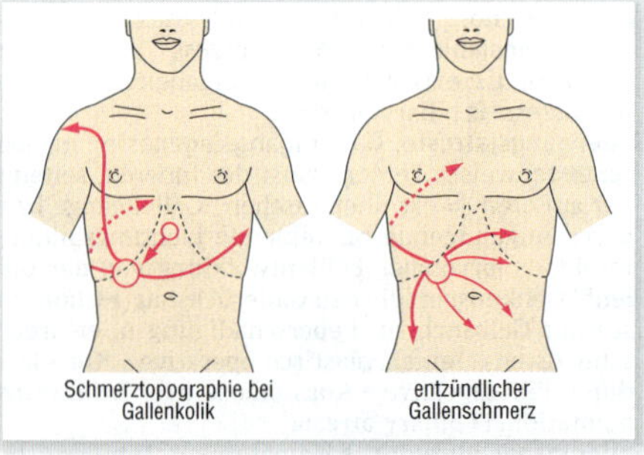


**Gallenkolik.** [225]

**Galle(n)konkrement,** Gallenstein, Cholelith: steinartiges Gebilde innerhalb der Gallenblase u. -wege, das mineralogisch aus den drei Komponenten Cholesterin, Pigmentsubstanzen u. Kalziumsalzen bestehen. Weitere Bestandteile wie ▸Glykosaminoglykane oder Spurenelemente sind mengenmäßig bedeutungslos. Je nach dem Übergewicht der beiden Hauptanteile werden Cholesterin- u. Pigmentsteine unterschieden, Kalizumsalze werden bei beiden Steinarten eingelagert. Bei den Cholesterinsteinen gibt es Solitärsteine u. multiple Steine (Tonnen- u. Facettensteine; s.a. Abb.), bei den Pigmentsteinen solitäre u. multiple, schwarze u. braune sowie röntgenpos. u. -neg. Steine. Jede Steinbildung in der Galle (▸Cholelithiasis) geht mit einer Übersättigung der Gallenflüssigkeit einher: bei den Cholesterinsteinen durch Cholesterin, bei den Pigmentsteinen fallen Gallenfarbstoffe als Abbauprodukte des Hämoglobins aus. Die schwarzen Pigmentsteine entstehen ohne, die braunen unter Mitwirkung von Bakterien; sie bestehen aus Kalziumbilirubinat. Das wasserunlösliche Cholesterin kann nur in Gegenwart von genügend Gallensäuren u. Lecithin ausgeschieden werden. Bei Störung des Verhältnisses von Gallensäure u. Phospholipiden zum Cholesterin entsteht die sog. lithogene Galle. **E** gallstone. – **G., stummes:** G. ohne klinische Beschwerden (z.B. ohne Gallenkoliken). **E** silent g.

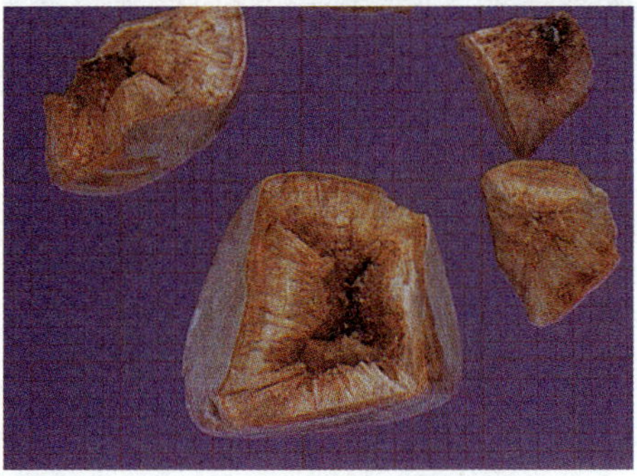

**Galle(n)konkrement:** Cholesterinstein mit deutlicher weißlicher Kalkeinlagerung. [87]

**Galle(n)pfropf|syndrom:** *Pädiatrie* ▸Syndrom der eingedickten Galle. **E** inspissated bile syndrome.

**Gallen|säuren:** im Leberparenchym aus Cholesterin der Nahrung gebildete (= **primäre G.**), von einem Cholan-Grundgerüst ableitbare Carbonsäuren der Klasse Steroide; sie werden in die Galle ausgeschieden (z.B. als Chol-, Chenodesoxychol- u. Trihydroxykoprostansäure) u. durch Bakterien im Darm teilweise verändert (= **sekundäre G.**; z.B. Desoxy-, Ursodesoxy- u. Lithocholsäure). Bei täglicher Produktion von ca. 0,8 g werden mit der Galle täglich insgesamt 20–30 g ausgeschieden, die aber z.T. im enterohepatischen Kreislauf erhalten bleiben (bis 90 %), z.T. mit dem Stuhl ausgeschieden werden. Die gebildeten G. werden größtenteils – nach Aktivierung durch Coenzym A – mit Taurin oder Glykokoll zu Tauro- bzw. Glykocholsäuren ($^1/_3 : ^2/_3$) verknüpft (gepaarte = konjugierte G.; s.a. ▸Konjugation). Sind nur in Form ihrer in Galle vorliegenden Alkalisalze wasserlöslich u. oberflächenaktiv u. als solche wichtig für die Fettverdauung u. -resorption (Lipaseaktivierung, Fettemulgierung, Bildung wasserlöslicher Choleinsäuren; Wirkung i.S. der ▸Cholerese, Resorption der – fettlöslichen – Vitamine D u. K u. der Carotine, Ausscheidung von Eisenporphyrinen; Löslichkeit des Cholesterins in der Galle). **E** bile acids.

**Gallen|säuren|mal|absorption, Gallen|säuren|verlust-Syndrom:** die durch Stoffwechsel- oder Transportblock im ▸enterohepatischen Kreislauf der Gallensäuren bedingte Erschöpfung der Kapazität der Leber bezüglich der Gallensäurensynthese; v.a. nach ausgedehnter Dünndarmentfernung (Resektion des terminalen Ileums) u. bei Überwucherung des Dünndarms mit Anaerobiern, begünstigt durch eine »blinde« Schlinge (bei Fistelbildung oder durch Op.), Divertikulose, Agammaglobulinämie, Aufsteigen von Dickdarmkeimen in den Dünndarm bei Anastomosen; als angeborene Störung der Gallensäurenresorption im terminalen Ileum (z.B. TYGSTRUP-WALSH-Krankheit) mit Manifestation bereits im Jugendalter. Folge ist ein vorzeitiger Abbau der primären zu sekundären Gallensäuren. ***Klinik:*** Diarrhö, Steatorrhö, Oxalatsteine in abführenden Harnwegen, Cholelithiasis, meist verminderte Vitamin-$B_{12}$-Resorption. **E** bile acid losing syndrome.

**Gallen|stein:** ▶Gallenkonkrement; s.a. ▶Cholelithiasis, ▶Gallenkolik. **E** gallstone, biliary calculus.

**Gallensteinauflöser:** Mittel für die ▶Cholelitholyse.

**Gallen|stein|auflösung:** ▶Cholelitholyse.

**Gallen|stein|ileus:** akuter oder chronischer (intermittierender) mechanischer ▶Ileus, durch einen in die Darmlichtung perforierten, meist großen (▶Tonnenstein), die Darmlichtung weitgehend ausfüllenden Gallenstein. **E** gallstone ileus.

**Gallen|stein|lithotripsie:** ▶Cholelithotripsie.

**Gallen|stein|perforation:** der Spontandurchbruch der äußeren Gallenwege infolge eines zu Wandschädigung führenden Gallensteins mit oder ohne Durchtritt desselben, meist als gedeckte ▶Gallenblasenperforation bei Solitärstein. **E** gallstone perforation.

**Gallen|stein|zertrümmerung:** ▶Cholelithotripsie.

**Gallen|wege:** Oberbegriff für Gallengänge u. -blase. **E** bile ducts.

**Gallenwegsdrainage, perkutane transhepatische:** ▶PTCD.

**Gallen|wegs|dys|kinesie:** s.u. ▶Dyskinesie, biliäre. **E** biliary duct dyskinesia.

**Galle(n)zylinder:** ▶Gallethrombus.

**Galle|peritonitis:** gallige ▶Peritonitis. **E** biliary peritonitis.

**Gallert, Gallerte:** steif-elastische (gelatinöse) Masse aus eingedicktem Saft pflanzlichen (z.B. Pektin) oder tierischen (z.B. Kollagen) Ursprungs. **E** gelatin.

**Gallert|bauch,** Pseudomyxoma peritonei: *Pathologie* Ansammlung gallertiger Massen in der Bauchhöhle nach Einriss pseudomuzinöser Zysten (z.B. Cystadenoma mucinosum) oder einer ▶Mukozele des Wurmfortsatzes. **E** gelatinous ascites.

**Gallert|gewebe:** gallertiges (embryonales) ▶Bindegewebe; s.a. ▶Nucleus pulposus.

**Gallert|karzinom, -krebs:** ▶Carcinoma mucoides.

**Gallert|mark:** das im Greisenalter u. bei chronischen (kachektisierenden) Erkrankungen gelatinös umgewandelte Fettmark. **E** gelatinous marrow.

**Gallert|zyste:** s.u. ▶Gallertbauch.

**Galle|sekretion:** Galleabsonderung; s.u. ▶Cholerese, ▶Cholekinese; s.a. ▶Paracholie. **E** biliary secretion.

**Galle|stauung:** ▶Cholestase. **E** bile stasis.

**Galle|thrombus, intra|hepatischer:** homogener, aus eiweißreicher Galle bestehender Ausguss (»Zylinder«, kein echter Thrombus) in den Gallenkapillaren bei Cholestase mit Stauungsikterus. **E** intrahepatic bile thrombus.

**Gallie-Methode:** Bruchpfortenverschluss durch fortlaufende »lebende Naht« mit Fascia-lata-Streifen (sog. Schnürplastik); heute nicht mehr üblich. **E** Gallie's procedure.

**Gallium,** Abk. Ga: 1-, 2- u. 3-wertiges Element der Borgruppe; OZ 31, Atomgew. 69,72; 13 Isotope; ***nuklearmed Anw.*** finden $^{67}$Ga für Szintigraphie (einschl. Metastasen, Lymphogranulomatose, Abszesse), $^{68}$Ga für Gehirnszintigraphie, $^{72}$Ga wegen seiner bis 20fachen Speicherung in Knochentumoren. **E** gallium.

**Gallopamil:** ein ▶Calciumantagonist; ▶Antiarrhythmikum der Klasse IV. ***Anw.*** v.a. bei tachykarden Herzrhythmusstörungen. **E** gallopamil.

**Gallussäure:** gelbliches, schwer wasserlösl. Kristallpulver. ***Anw.*** als Adstringens (obsolet). Salze: Gallate. **E** gallic acid.

**Galopp|rhythmus:** »Dreierrhythmus« des Herzens, d.h. mit zusätzlichem ▶Herzton (HT). Als **diastolischer G.** der protodiastolische G. Als **präsystolischer G.** (Atrial-, Aurikular-, Vorhofgalopp) mit niederfrequentem, dumpfem Vorhofton (sog. 4. HT) u. mit Betonung des regulären 2. HT; physiologisch im Kindesalter; beim Erwachsenen Ausdruck einer kompensierten Druckbelastung (z.B. bei Herzklappenstenose, Hypertonie) oder einer Linksherzinsuffizienz nach Infarkt. Als **systolischer G.** ein G. mit meist scharfem systolischem Extraton; nur als frühsystolischer ▶Click bedeutungsvoll; evtl. nach Pleuritis oder Perikarditis, bei Thoraxdeformierung oder (Mediastinal-)Pneumothorax. Als **protodiastolischer G.** (Ventrikel-, 3. HT-, diastol. Galopp) ein G. mit 3. HT 0,12–0,16 Sek. nach Beginn des 2. HT (mit Betonung auf dem 1. oder 2. HT); wichtigste Form; bei Jugendlichen physiologisch, beim Erwachsenen, außer bei einigen Herzfehlern u. bei hyperzirkulatorischen Kreislaufsituationen, evtl. als Zeichen beginnender oder manifester Herzinsuffizienz. S.a. ▶GALLAVARDIN-Galopprhythmus, ▶Summationsgalopp. **E** gallop rhythm.

**GALT: 1)** Abk. für ▶**Gal**aktose-1-phosphat-uridylyl**t**ransferase. **2)** *(engl.)* Abk. für **g**ut-**a**ssociated **l**ymphoid **t**issue: der im Darm befindliche größte Anteil des Schleimhaut-assoziierten lymphoiden Gewebes (▶MALT); das intestinale Immunsystem.

**Galton-Pfeife:** in der Tonhöhe verstellbare Pfeife zur Bestg. der oberen Hörgrenze; historisch. **E** Galton's whistle.

**Galvani** (LUIGI G., 1737–1798, Anatom und Geburtshelfer, Bologna): Begründer der Elektrophysiologie durch seinen Froschschenkelversuch (1789).

**Galvanisation:** Anw. galvanischen Stroms zu Diagnose- u. Behandlungszwecken (▶Galvanokaustik, ▶-therapie; s.a. ▶Elektrotonus). **E** galvanization.

**galvanischer Hautreflex,** Abk. GHR: sehr langsame Spannungsschwankungen im EEG (oder ▶Dermatogramm) durch Änderungen des Hautwiderstandes bzw. des Hautpotentials bei (psycho)vegetativen Vorgängen wie auch beim Schwitzen; z.B. verändert während der REM-Phasen des Schlafes. **E** galvanic skin reflex, Abk. GSR.

**galvanischer Strom:** konstanter Gleichstrom; s.a. ▶faradischer Strom. **E** galvanic current.

**Galvano|kaustik:** Elektrochirurgie unter Verwendung eines mit Gleichstrom glühend gemachten **Galvanokauters** (auswechselbare Drahtschlinge, meist messer-, schlingen-, kugel-, zangen- oder lanzettförmig); v.a. zur Gewebszerstörung und -abtragung, flächenhaften Blutstillung, Strangdurchtrennung (z.B. Thorakokaustik). Die Tiefenwirkung ist begrenzt, aber gut dosierbar (z.B. schwache »Grauglut«). **E** galvanocautery.

**Galvano|punktur:** therapeutische ▶Elektrolyse.

**Galvano|therapie:** ▶Elektrotherapie durch Anw. eines nach der Stromempfindung dosierten Gleichstroms. Dient v.a. zur Durchblutungsverbesserung, Steigerung der motorischen Erregbarkeit, Linderung bzw. Überdeckung neuralgischer u. myalg. Beschwerden. Auch als ▶Iontophorese, ▶STANGER-Bad. **E** galvanotherapy.

**Gamaschen|ulkus:** typische gamaschenförmige Ausbreitung des varikösen Geschwürs (▶Ulcus cruris).

**Gamasidiosis:** papulöser, vesikulärer oder urtikarieller, v.a. nachts stark juckender Ausschlag (Exanthem) durch Befall mit Milben der Untergruppe **Gamasides** (v.a. Dermanyssus gallinae s. avium).

**Gamet,** Gamozyt: reife, zur geschlechtlichen Befruchtung befähigte Keimzelle als Endstadium der ▶Gametogenese, beim Menschen die Eizelle (Makrogamet) bzw. das Spermium (Mikrogamet). Allgemein haploid (Ausnahmen: diploide Parthenogenese u. Mitoseunregelmäßigkeiten); s.a. ▶Gametozyt. **E** gamete.

**Gameten|transfer, intra|tubarer:** Einbringen laparoskopisch aus dem Ovar entnommener Eier – zusammen mit frisch gewonnenem Sperma des Mannes – in den Eileiter zur künstl. Befruchtung; s. a. ▶ Embryotransfer. E gamete intrafallopian transfer (GIFT).

**Gameto|genese:** Gametenbildung; ▶ Eireifung, ▶ Spermatogenese. E gametogenesis.

**Gameto|gonie:** *Biologie* geschlechtliche ▶ Fortpflanzung. E gametogony.

**Gameto|pathie:** *Genetik* strukturelle oder funktionelle Schädigung oder Chromosomenaberration von Gameten bzw. die auf diesen Veränderungen basierenden Keimschäden (▶ Kyematopathie).

**Gameto|zyt:** unreife Gametenvorstufe; ▶ Ovocytus, ▶ Spermatozyt; *protozool* ▶ Gamont. E gametocyte.

**Gameto|zyt|ämie:** Vorkommen von Gametozyten der Malariaerreger im Blut bei Personen mit Malaria tropica, v. a. auch nach Behandlung mit schizontoziden bzw. gametoziden ▶ Malariamitteln. E gametocytemia.

**Gamma,** Abk. γ, Γ: 3. Buchstabe des griech. Alphabets; Kurzzeichen für Gammastrahlen. – »Gamma«-Termini s. a. unter dem Hauptwort. – »γ« ist Symbol für die Gravitationskonstante u. die Gewichtseinheit Mikrogramm (»µg« = $10^{-6}$ g).

**Gamma|aktivität:** s. u. ▶ Gammawellen. E gamma activity.

**Gamma|alkoholiker:** s. u. ▶ Alkoholiker.

**Gamma|amino|buttersäure,** Abk. GABA: *Biochemie* ▶ γ-Amino-n-buttersäure. E γ-aminobutyric acid.

**Gamma-Enolase:** ▶ NSE.

**Gamma|fasern:** Nervenfasern (▶ Fasergruppe Aγ) im peripheren Nerv des Warmblüters mit Leitungsgeschwindigkeit von 45–25 m/Sek. Motorische G. ziehen zur intrafusalen Muskulatur der Muskelspindeln (den Fusimotoneuronen), sensible kommen von Lungendehnungs- u. Pressorezeptoren sowie von Mechanorezeptoren (der Haut). E gamma fibers.

**Gamma-Feto|protein:** ein bei Personen mit bösartigen u. gutartigen Tumoren gefundenes Antigen; bei Feten v. a. in Darm, Milz u. Thymus vorhanden. E γ-fetoprotein.

**Gamma|globulin(e),** γ-Globuline: ▶ Immunglobuline (s. a. ▶ Antikörper) als ▶ Plasmaproteine mit der geringsten anodischen Wanderungsgeschwindigkeit (–0,5 bis –2,65 · $10^{-5}$ $cm^2/V \cdot s$) in der ▶ Eiweißelektrophorese, sog. Gammaglobulinfraktion. E gamma globulin(s).

**Gamma|globulin|faktoren:** s. u. ▶ Gm- u. ▶ Km-System.

**Gamma|globulin|mangelkrankheit:** Antikörpermangelsyndrom; Mangel an ▶ Gammaglobulinen; ▶ Agamma-, ▶ Hypogammaglobulinämie. E agammaglobulinemia.

**Gamma|globulin|prophylaxe:** passive ▶ Immunisierung; s. a. ▶ Immunglobulinfraktion.

**Gamma|granula:** s. u. ▶ Gammazellen.

**Gamma-GT:** Abk. für ▶ γ-Glutamyltransferase.

**Gamma|hämolyse:** ohne Hämolyse erfolgendes Wachstum von Bakterien auf Blutagar; s. a. ▶ Streptokokken-Klassifizierung; ▶ Alpha- u. ▶ Betahämolyse. E gammahemolysis.

**Gamma|kamera:** *Nuklearmedizin* ▶ Szintillationskamera. E gamma camera.

**gamma-motorisches System,** γ-System: die Gesamtheit der γ-Motoneuronen (= **Gammaneuronen**; s. a. ▶ Gammafasern). E gamma motor system.

**Gamma-Nagel:** Kombination aus einer Schraube für den Hüftkopf und einem Nagel für den Femurschaft zur operativen Versorgung von Schenkelhalsfrakturen; beide Elemente sehen in der Vorderaufsicht aus wie der griechische Buchstabe Gamma.

**Gamma|rhythmus:** *Neurologie* s. u. ▶ Gammawellen. E gamma rhythm.

**Gamma|spektro|metrie:** s. u. ▶ Gammastrahlung.

**Gamma|strahlen:** ▶ Gammastrahlung. E gamma rays.

**Gamma|strahlenkonstante, spezifische,** Γ: *Radiologie* s. u. ▶ Dosisleistungskonstante.

**Gamma|strahler:** Gammastrahlung emittierendes Radionuclid. E gamma radiator.

**Gamma|strahlung,** γ-Strahlung: (DIN 6814) Photonenstrahlung, die von angeregten Atomkernen ausgesandt wird, wenn sie in einen Zustand kleinerer Energie übergehen, oder die bei Elementarteilchenprozessen entsteht. Zur Charakterisierung genügt die Angabe des Nuclids; bei Übergängen aus einem metastabilen Zustand muss dies angegeben werden. Das Spektrum der G. angeregter Atomkerne ist ein Linienspektrum mit Photonenenergien, die für den betreffenden Kern charakteristisch sind; es lässt sich durch Gammaspektrometrie (▶ Szintillationszähler mit ▶ Impulshöhenanalysator) untersuchen und ermöglicht die Erkennung u. Aktivitätsbestimmung des betreffenden Radionuclids; s. a. ▶ Strahlen..., ▶ Szinti... E gamma radiation.

**Gamma|system:** ▶ Fusimotoneuronen, ▶ gamma-motorisches System. E gamma system.

**Gammatismus:** *Psychologie* ▶ Gammazismus.

**Gamma|tron®:** eine Telegamma-Bestrahlungsanlage (s. u. ▶ Telecurietherapie).

**Gamma-Typ der Schwerkettenkrankheit:** *Hämatologie* s. u. ▶ Schwerkettenkrankheit.

**Gamma-Wellen,** Abk. γ-W.: *Neurologie* eine rasch ablaufende Wellenform des EEG mit Frequenz über 30/s; bisher ohne klinische Bedeutung. E gamma waves.

**Gamma|zellen:** große, helle Zellen mit schlecht färbbaren Körnchen (γ-Granula) im Hypophysenvorderlappen; Art chromophober Zellen, die das Wachstum der Schilddrüse regulieren u. aus denen wahrscheinlich die sog. ▶ Schwangerschaftszellen hervorgehen.

**Gammazismus,** gammacism: *Psychologie* Stammeln mit Fehlbildung des Lautes »G«, der entweder weggelassen oder durch »D« ersetzt wird; Form der ▶ Dyslalie.

**Gammen:** *Mykologie* ▶ Chlamydosporen.

**Gammexan:** ▶ Hexachlorcyclohexan. E lindane.

**Gammo|pathie:** *Hämatologie* **1) G., monoklonale:** als Paraproteinämie das Auftreten monoklonaler Immunglobuline (s. u. ▶ Paraproteine [1], dort Abb.; s. a. ▶ Myelom, multiples); ferner als monoklonale G. unbestimmter Signifikanz (= MGUS = benigne monoklonale G.) bei ca. 3 % aller > 70-Jährigen. E gammopathy. **2) G., polyklonale:** Erhöhung der ▶ Immunglobuline im Blut als Reaktion zahlreicher Zellklone (z. B. bei Leberzirrhose, Infektion, AIDS).

**Gamna(-Gandy)-Körperchen, -Knötchen:** *Pathologie* tabakbraune oder gelbe (mit Resten organisierten Blutes), harte Knötchen in vergrößerter Milz, evtl. auch in Leber u. Ovar. E Gamna(-Gandy) nodules.

**Gamo|genesis, -gonie:** geschlechtl. ▶ Fortpflanzung. E gamogenesis, gamogony.

**Gamone:** den Ablauf der Kopulation (bzw. Konjugation) steuernde, in den Gameten oder deren Hüllen enthaltene art- u. geschlechtsspezifische chem. Stoffe; z. B. Andro-, Gynogamone, Termone. E gamones.

**Gamont:** *Protozoologie* (Mero-)Gameten bildende Zelle (= Gametozyt), v. a. bei Sporozoen (z. B. Plasmodium); s. a. ▶ Schizont. E gamont.

**Gamo|zyt:** ▶ Gamet; s. a. ▶ Gametozyt.

**Gamstorp-Syndrom** (INGRID G., schwed. Kinderärztin): Adynamia episodica hereditaria: periodische schlaffe Lähmungen (Dauer ca. 1 Std.) der Extremitäten u. des Rumpfes infolge autosomal-dominant erblicher Störung des Kaliumstoffwechsels; als hyper- u. hypokaliämischer Typ. E Gamstorp episodic adynamia.

**Ganciclovir:** Virostatikum; hemmt v. a. die virale DNS-Polymerase. ***Anw.*** bei Zytomegalie-Infektionen (v. a. bei AIDS). E ganciclovir.

**Gandy-Knötchen:** s. u. ▶ GAMNA.

**Gang:** **1)** *Anatomie* Ductus, Ductulus, Canalis, Canaliculus. E duct. **2)** die Art des Gehens; krankhafte Abweichungen z. B. als ▶ Brachybasie, ▶ Hinken, ▶ Stepper-, ▶ Scheren-, ▶ Watschelgang (s. a. Abb.). E gait. – **G., ataktischer:** unsicherer, breitbeiniger G. mit ausfahrenden Beinbewegungen u. übertriebenem Anheben u. hackendem Aufsetzen der Füße, v. a. bei Störung der Tiefensensibilität. E ataxic g. – **G., paraparetischer:** Gangstörung bei beidseitiger spastischer

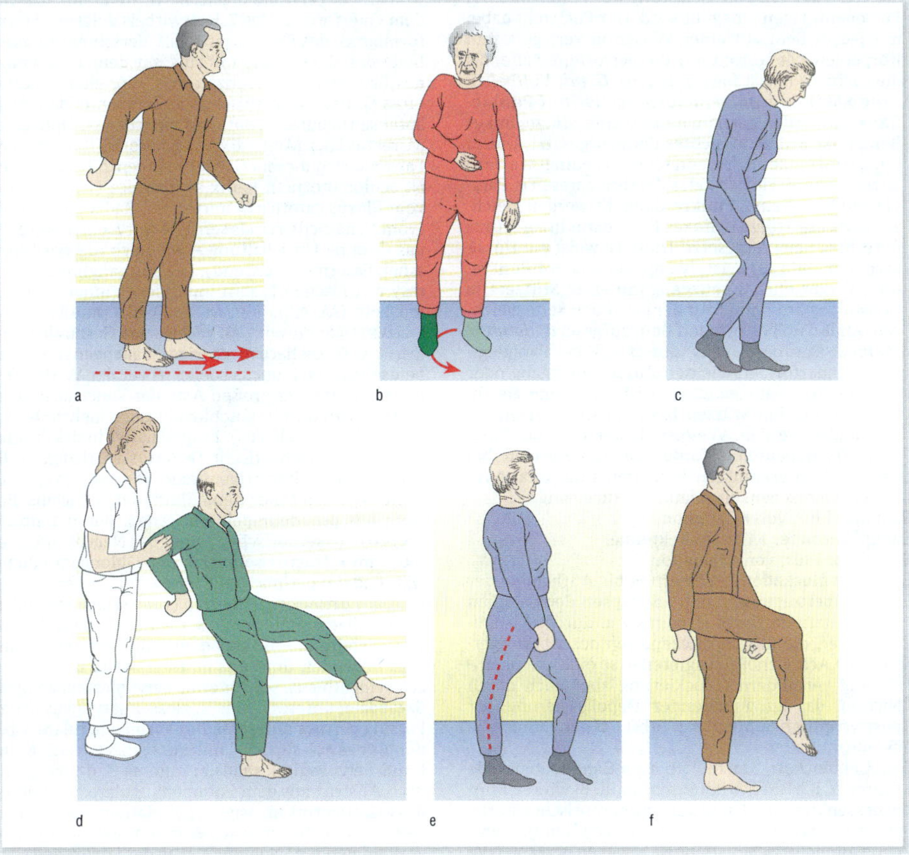


**Gang:** charakteristische Gangstörungen; a) Robotergang (Scherengang) bei spastischer Parese der Beine; **b**) Gang bei rechtsseitiger, älterer, zentraler Hemiparese mit Zirkumduktion des rechten Beines u. Beugehaltung des adduzierten Armes; **c**) kleinschrittig propulsiver, »schlurfender« Gang bei PARKINSON-Krankheit; **d**) ataktischer Gang mit Rumpfataxie und Hypermetrie bei Kleinhirnerkrankung; **e**) Watschelgang bei Schwäche der Beckengürtel-Oberschenkel-Muskulatur, Aufsetzen des Standbeines mit durchgestrecktem Knie; **f**) Steppergang (Storchengang) bei peripherer Fußheberparese. [89]

Lähmung (Paraparese); mit nur langsamer Fortbewegung der kaum vom Boden gelösten Füße. – **G., paretischer:** variable, vom jeweiligen Funktionsausfall (Lähmung) abhängige Gangstörungen bei Schädigungen des 2. motorischen Neurons (der Pyramidenbahn); mit schwach ausgeprägter schlaffer Lähmung der zugehörigen Beinmuskulatur. – **G., spastischer:** variable Gangstörungen bei Schädigung des 1. (zentralen) motorischen Neurons (der Pyramidenbahn); mit mehr oder minder ausgeprägter Verkrampfung (Spastizität) der betroffenen Beinmuskulatur. Als **spastisch-ataktischer G.** (d. h. mit zusätzlicher Ataxie) v. a. bei ▸multipler Sklerose. E spastic g. – **G., zerebellarer:** taumelnder, unsicherer G. (»G. des Betrunkenen«) bei gestörter Kleinhirnfunktion (bei einseitiger Schädigung Abweichen zur kranken Seite). E cerebellar g.

**Gang|abweichung:** *Neurologie* das unwillkürliche Abweichen von der eingeschlagenen Gehrichtung, v. a. bei Funktionsstörung des Kleinhirns oder Vestibularapparates. E gait deviation.

**Gang|analyse:** Untersuchung u. Beurteilung des Bewegungsablaufes beim Gehen. Der normale Gang setzt sich aus Stand- u. Schwungphase zusammen. Die G. ist geeignet zur Dokumentation des Gangbildes (z. B. prä- und postoperativ), Bewegungsanalyse des gesamten Körpers oder einzelner Gelenke (Dysbalancen, Beurteilung der intermuskulären Koordination), Anpassung u. Funktionsprüfung von Prothesen/Orthesen, bei Verwendung von Kraftmessplatten auch zur Messung von Teilbelastungen u. Beurteilung des Einsatzes von Gehhilfen. Eine G. lässt sich durch visuelle Beobachtung (große Erfahrung erforderlich!) erstellen oder mit Unterstützung technischer Hilfsmittel wie Videoaufzeichnung, High-Speed-Photographie, Pedobarographie oder als computergestützte Ganganalyse. ***Kriterien:*** Beurteilt werden Fußstellung u. -belastung; Abrollbewegung; Schrittlänge, Schrittrhythmus u. Spurbreite; Knie, Hüfte, Becken; Schultern, Ellenbogen; reaktiver Armschwung. ***Normwerte*** (Mittelwerte): **Kadenz** (Anzahl der Schritte pro Min.): Männer 111 Schritte, Frauen 117 Schritte; **Geschwindigkeit:** 82 m pro Min.; **Schrittlänge:** Männer 1,46 m, Frauen 1,28 m; **Schrittbreite:** ca. 10 cm.

**Gang|formen:** bei Funktionsstörungen u. Erkrankungen der unteren Extremität eingesetzte Gehtechniken, wobei der Patient durch Gehhilfen wie z. B. Unterarmgehstützen oder durch den Therapeuten unterstützt wird. ***G. ohne oder nur mit Teilbelastung:*** **Schwunggang:** betroffenes Bein wird im Gehrhythmus in der Luft nach vorn bewegt; G. ohne Belastung. Wegen des Bewegungsablaufes, der sich deutlich vom normalen Gangbild abhebt, heute kaum noch gebräuchlich. **Unbelasteter 3-Punkte-Gang:** betroffenes Bein wird mit Bodenkontakt zwischen die Stützen gesetzt, dabei entweder nur Sohlenkontakt oder Belastung mit dem Eigengewicht des Beines (ca. 15 kg). **Teilbelasteter 3-Punkte-Gang:** entspricht dem unbelasteten 3-Punkte-Gang, wobei anfänglich die vom Arzt erlaubte Belastung mit Hilfe von zwei Personenwaagen eingeübt wird. Der Pat. steht dabei mit jedem Bein auf einer Waage u. verlagert sein Körpergewicht so weit auf die betroffene Seite, bis die zulässige Belastung erreicht ist. ***G. mit Vollbelastung oder mind. halbem Körpergewicht:*** **4-Punkte-Gang:** Es werden nacheinander rechte Stütze, linkes Bein, linke Stütze u. rechtes Bein vorgesetzt. Dieser Gang wird eingesetzt, wenn schmerzbedingt viel Entlastung erforderlich ist oder Zerebralparesen u. Paraplegien bestehen. **2-Punkte-Gang:** Es werden gleichzeitig rechte Stütze u. linkes Bein, dann linke Stütze u. rechtes Bein vorgesetzt. Diese G. weist ein flüssigeres Gangbild auf u. ist – wenn mgl. – dem 4-Punkte-Gang vorzuziehen. **Kreuzgang mit einer Stütze:** Die Gehstütze wird immer auf der gesunden Seite gleichzeitig mit dem betroffenen Bein aufgesetzt. ***Sonderformen:*** Darüber hinaus gibt es z.B. bei Paraplegikern Sonderformen wie den Zugschwunggang oder den Durchschwunggang, wobei beide Beine gleichzeitig bis zu den Stützen bzw. vor die Stützen geschwungen werden. Weitere, Unterstützung durch einen Therapeuten erfordernde, Gangformen bei neurologisch erkrankten Patienten sind Rotations-, Zügel-, Oberschenkel-, Klatsch-, Sturmgang.

**Gan|glia:** Plur. von ▸Ganglion.

**Gan|gli|ektomie:** ▸Ganglionektomie.

**Gan|glien:** Plur. von ▸Ganglion.

**Gan|glien|blockade:** Erschwerung bis Aufhebung der Impulsübertragung in den ▸Synapsen der Ganglien des vegetativen Nervensystems v.a. durch ▸Ganglienblocker, die mit den Rezeptoren des Überträgerstoffes ▸Acetylcholin reagieren u. so eine ▸Depolarisierung verhindern (Blockierung aber auch durch Nicotin, das zu anhaltender Depolarisierung der postsynaptischen Membran führt). E ganglionic block(ade).

**Ganglienblocker:** Stoffe, die zu ▸Ganglienblockade führen, z.B. Hexamethoniumbromid. Bewirken Blutdrucksenkung u. Dämpfung vasomotorischer Reflexe (Ausschaltung sympathischer Ganglien u. damit der vasomotorischen Impulse); wegen starker NW (durch unvermeidbare Parasympathikusblockade) heute nicht mehr verwendet. E ganglionic blockers.

**Gan|glien|leiste:** ▸Neuralleiste.

**Gan|glien|zelle,** Gangliozyt: eine ▸Nervenzelle (s.a. ▸Ganglion). E ganglion cell.

**Gan|glien|zellschicht:** *Histologie* ▸Stratum ganglionare (der Netzhaut); s.a. ▸Stratum granulosum cerebelli. E ganglion cell layer.

**Gan|gli|itis:** ▸Ganglionitis. E gangliitis.

**Gan|glio|blast:** *Embryologie* ▸Neuroblast. E ganglioblast.

**Gan|glio|lyse:** Untergang von Ganglienzellen; führt u.a. zu ▸Chromatolyse. E gangliolysis.

**Gan|gliom(a):** aus Ganglienzellen aufgebauter Tumor; i.e.S. das ▸Ganglioneurom; s.a. ▸Sympathoblastom. E glioma.

**Gan|glion:** **1)** Überbein: ▸Hygrom. E myxoid cyst, ganglion. **2)** G. nervosum, Abk. Ggl., Plur. Ganglia, Ggll.: der von einer Kapsel umschlossene »Ganglienzellknoten« (Nervenzellen u. -fasern mit umhüllenden gliösen Mantelzellen) als Verdickung im Verlauf der Hirnnerven u. der Rückenmark- = Spinalnerven (G. spinale) u. als cholinerge Schaltstelle im vegetativen Nervensystem (s.a. ▸Nervensystem). E ganglion (Plur. ganglia). – **Ggll. aortico|renalia:** autonome G. um die Nierenarterien. – **G., autonomes,** vegetatives G.: zum ▸vegetativen Nervensystem gehörendes G. E autonomic g. – **G. cardiacum magnum:** ▸Wrisberg-Ganglion. – **Ggll. cervicales: G. c. inferius,** das untere Halsganglion des Grenzstrangs (▸Truncus sympathicus). Analog: **G. c. medium** das mittlere, **G. c. superius** das obere Halsganglion. S.a. ▸G. vertebrale. – **G. cervicale uteri,** Frankenhäuser-G.: plattenförmiges G. des Plexus uterovaginalis im Bereich der großen Gebärmuttergefäße (Vasa uterina) nahe der Cervix uteri u. dem hinteren Scheidengewölbe. – **G. cervico|thoracicum,** G. stellatum: das vor dem Querfortsatz des 7. Halswirbels gelegene sternförmige G. des Grenzstrangs als Verschmelzungsgebilde des G. cervicale inferius mit dem 1. Ganglion des Brustteils des Grenzstrangs. – **G. ciliare,** Schacher-G.: parasympathisches G., 2 cm hinter dem Augapfel seitlich des N. opticus (zwischen N. Opticus u. M. rectus lat.). Mit Radix oculomotoria (Radix brevis; Fasern des in diesem G. beginnenden 2. Neurons des N. oculomotorius), Radix sympathica (Radix longa; vom Plexus caroticus internus) u. Radix nasociliaris (vom N. nasociliaris; als sensible Nervi ciliares breves das G. ohne Umschaltung – wie auch die sympathischen Fasern – verlassend). Die postganglionären parasympathischen Fasern innervieren innere Augenmuskeln (M. ciliaris u. M. sphincter pupillae). S.a. ▸Charlin-Syndrom. – **G. cochleare:** ▸G. spirale cochlearis. – **G. coeliacum:** paariges Bauchganglion, das beidseits des ▸Truncus coeliacus vor der Wirbelsäule am Abgang der großen Äste der Bauchaorta liegt und oft ringförmig geschlossen oder mehrteilig ist (s.a. ▸Plexus coeliacus). Eingeschaltet in das vegetative Bauchaortengeflecht (▸Plexus aorticus). – **G. Gasseri:** ▸Ganglion trigeminale. E gasserian g. – **G. geniculi:** G. am Knie (Geniculum) des N. facialis. Besteht aus pseudounipolaren Zellen, deren zentrale Fortsätze (= sensorischer Anteil des Nervus intermedius) im ▸Tractus solitarius der Oblongata enden, während die peripheren im N. facialis u. der Chorda tympani zur Zunge verlaufen (für Geschmackszellen der Papillae fungiformes). S.a. ▸Melkersson-Rosenthal-Syndrom. – **G. impar:** median, vor dem Steißbein liegendes, unpaares u. unterstes G. des ▸Truncus sympathicus. – **G. inferius nervi glossopharyngei, G. caudale:** unteres G. des N. glossopharyngeus in der Fossula petrosa unterhalb des Formen jugulare. Größer als das ▸G. superius nn. glossopharyngei. – **G. inferius nervi vagi, G. caudale:** unteres G. des N. vagus nach Austritt aus dem Foramen jugulare. Größer als das ▸G. superius nn. vagi. – **Ggll. intra|muralia:** die in den Nervengeflechten der Wandung der Hohlorgane vorkommenden Ganglien, z.B. in der Darmwand (s.a. ▸Plexus myentericus). Bestehen aus parasympathischen Zellen (s.a. ▸Ganglienblocker), postganglionären sympathischen Fasern u. – durchlaufenden, zentralwärts gerichteten – sensiblen Fasern. – **Ggll. lumbalia:** Grenzstrang-Ggll. der Lendenwirbelsäule. – **G. mesentericum inferius:** im ▸Plexus mesentericus inferior gelegenes, prävertebrales sympathisches G. – **G. mesentericum superius:** sympathisches G. entlang der Aorta in Höhe der A. mesenterica superior. – **G. oticum,** Arnold-G.: autonomes (parasympathisches) G. unterhalb des Foramen ovale medial des N. mandibularis. Enthält Zellen des 2. Neurons des ▸N. glossopharyngeus, welcher als N. petrosus minor an das G. herantritt. Von ihm aus erfolgt v.a. die Versorgung der Ohrspeicheldrüse (Glandula parotis); je ein Ramus communicans geht an den N. auriculotemporalis, an die Chorda tympani u. an den Ramus meningeus. Wird von Sympathikusfasern (von der A. carotis interna kommend) durchzogen. – **G. parasympatheticum:** autonomes, meist in Nähe des Erfolgsorgans gelegenes G., z.B. das G. ciliare, oticum, geniculi, pterygopalatinum. S.a. ▸vegetatives Nervensystem (Pars parasympathica). – **G. pterygo|palatinum,** Meckel-G.: autonomes (parasympathisches) G. im oberen Teil der ▸Fossa pterygopalatina (dort Abb.) gegenüber dem Foramen sphenopalatinum am N. maxillaris. Es hat 3 Wurzeln: die hier endende parasympathische (= N. petrosus major; vom N. intermedius), die sympathische (= N. petrosus profundus) u. die sensible (= Nn. palatini). Postganglionäre Fasern innervieren die Tränendrüse u. Drüsen der Nasen- u. Gaumenschleimhaut. S.a. ▸Sluder-Syndrom. – **Ggll. renalia:** kleine Ganglienzellgruppen im Plexus renalis. Versorgen die Niere; mit Verbindung zu Nervenästen der Nebenniere u. des ▸Plexus coeliacus. – **G. semi|lunare:** ▸G. trigeminale. – **G. spinale:** das in jedem Zwischenwirbelloch gelegene »sensible« Spinal-G. der hinteren Wurzel des Spinalnervs. Enthält pseudounipolare, z.T. auch bi- u. multipolare (sympathische u. parasympathische) Nervenzellen. Die zentralen Neuriten bilden jeweils eine hintere Spinalnervenwurzel, die peripheren Fortsätze zusammen mit Fasern der vorderen Wurzel jeweils einen gemischten Spinalnerv. – **G. spirale cochlearis,** CORTI-G.: sensorisches G. im Spindelkanal der Ohrschnecke. Enthält bipolare Nervenzellen, deren periphere Fortsätze zu den Hörzellen ziehen u. deren zentrale Fortsätze das 1. Neuron der Hörbahn bilden. – **G. splanchnicum:** G. des N. splanchnicus major in Höhe des 12. Brustwirbels. – **G. stellatum:** ▸G. cervicothoracicum. – **G. sub|mandibulare,** FAESEBECK-G., BLANDIN-G.: parasympathisches G. zwischen N. lingualis u. Glandula submandibularis zur Umschaltung präganglionärer Fasern der Chorda tympani (aus dem N. intermedius). Versorgt die Unterkiefer- u. Unterzungendrüse sowie Zungendrüsen. – **G. superius, G. rostrale:** sensibles, im Foramen jugulare gelegenes G. sup. nn. glossopharyngei (= MÜLLER- oder EHRENRITTER-G.) und G. sup. nn. vagi; von Letzterem ausgehend die Rr. meningeus u. auricularis n. vagi. Entsprechen im Aufbau Spinalganglien. – **G. sympatheticum:** autonomes G. mit Nervenzellen des Sympathikus. v.a. im Grenzstrang (▸Truncus sympathicus) gelegene Ganglien (**Ggll. cervicalia, thoracalia, lumbalia, sacralia** u. **pelvina**). E sympathetic g. – **G. trigeminale,** G. semilunare, G. Gasseri: an d. Felsenbeinpyramide gelegenes, pseudounipolares sensibles G. des N. trigeminus. Entspricht einem Spinalganglion; gegliedert in ophthalm., maxill. u. mandibul. Fasern. – **G., vegetatives,** autonomes G.: s.u. ▸vegetatives Nervensystem. – **G. vertebrale,** G. intermédiaire: fast regelmäßig vorhandenes, kleines Ganglion zwischen G. cervicale sup. u. medium; vor der A. vertebralis gelegen. – **G. vestibulare,** ROSENTHAL-FERRÉ-G., SCARPA-G.: G. der Pars vestibularis (Gleichgewichtsorgan) des VIII. Hirnnervs; im Boden des inneren Gehörgangs. Enthält bipolare sensor. Nervenzellen. Periphere Fortsätze (als Pars superior u. Pars inferior) ziehen zu den Sinneszellen des vorderen u. seitl. Bogengangs, zentrale Fortsätze schließen sich zum N. vestibularis zusammen. E vestibular g. **3)** Bez. für Hirnkerne (▸Basalganglien).

**Gan|gli(on)ektomie:** *Chirurgie* **1)** komplette Ausschälung eines Überbeins. **2)** Entfernung (Exstirpation) eines Ganglions des Nervensystems (z.B. des Ggl. trigeminale) oder eines Ggl. spinale oder eines oder mehrerer Grenzstrangganglien. E ganglionectomy.

**Gan|glio|neurom(a),** Gangliozytom, Glioneuro(blasto)m, Ganglio(glio)m, echtes Neurom: infiltrierend wachsender, aber relativ gutartiger Tumor (Neoplasma), bestehend aus weitgehend ausdifferenzierten Ganglienzellen u. reichlich SCHWANN-Zellen. Einteilung in myelinisierte u. nicht myelinisierte Formen. V.a. vorkommend bei Kindern u. Jugendlichen, u. zwar im Kleinhirn (Purkinjom), Schläfenhirn, Hypothalamus. E ganglioneuroma. – **G. mali|gnum:** seltenes, ausgedehnt metastasierendes G. mit Zellformen zwischen undifferenzierten ▸Sympathoblasten u. ausdifferenzierten Ganglienzellen; v.a. retroperitoneal u. im Mediastinum. E malignant g.

**Gan|glionitis:** Ganglion- bzw. Ganglienentzündung; z.B. an Spinalganglien als Polyganglionitis oder – mit Spinalnervenwurzelbeteiligung – als Ganglioradikuloneuritis, z.B. bei Zoster, Polyneuritis. E ganglionitis. – **G. ciliaris acuta:** G. des ▸Ganglion ciliare; mit Mydriasis u. Pupillenstarre. – **G. Gasseri:** G. des ▸Ganglion trigeminale, meist Virusinfektion (v.a. ▸Herpes simplex).

**Ganglio|plegica, -plegika:** obsolete Bez. für ▸Ganglienblocker. E ganglioplegics.

**Gan|glio|side:** saure Glykolipide. ***Aufbau:*** Ceramid (Sphingosin + 1 Fettsäure [Stearin-, Lignocerinsäure] + 1 Oligosaccharid [aus Galaktose oder Glucose] bzw. der Aminozucker N-Acetylglucos- u. -galaktosamin) u. Sialinsäure (beim Menschen v.a. N-Acetylneuraminsäure); s.a. Schema. ***Vork.:*** v.a. in grauer (8,65 % der Gesamtlipide) u. weißer Hirnsubstanz (4,16 %) sowie in geringeren Mengen in Zellmembranen anderer Gewebe; s.a. ▸Gangliosidosen. E gangliosides.

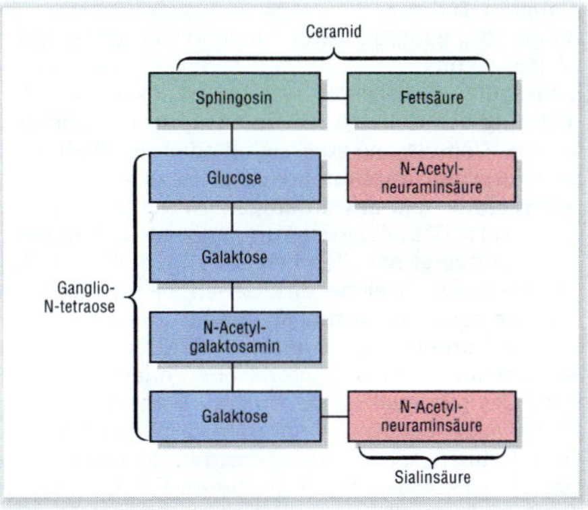


**Gangliosid:** G.-Bausteine.

**Gan|gliosidosen:** *Genetik* durch Enzymdefekte bedingte Krankheiten mit vermehrter Speicherung der Ganglioside $G_{M1}$, $G_{M2}$ oder $G_{M3}$, u.U. auch $G_D$ (nach SVENNERHOLM) v.a. im zentralen Nervensystem (meist rasch fortschreitenden Verfall verursachend) sowie – abhängig vom Typ der G. – auch in anderen Organen. Klinisch häufig als sog. amaurotische (zu fortschreitender Erblindung führende) familiäre Idiotie bezeichnet (obsolet) u. nach dem Manifestationsalter unterschieden. Als $G_{M1}$-G. (DERRY) der Typ 1 als **generalisierte G.** (LANDING-Krankheit; infantile Form infolge β-Galaktosidase-Mangels als Pseudo-HURLER-Syndrom) u. der Typ 2 (**juvenile G.**, auch spätinfantil; lokalisiert u. ohne viszerale Beteiligung; beide mit β-Gangliosidase-Mangel). Als $G_{M2}$-G. mit 3 Typen: Typ 1 das ▸TAY-SACHS-Syndrom, Typ 2 die SANDHOFF-JATZKEWITZ-Variante (mit Globosid-Speicherung in Eingeweiden u. Oligosaccharid-Ausscheidung im Harn), Typ 3 als juvenile $G_{M2}$-G. (BERNHEIMER-SATTELBERGER); 1 u. 3 mit Mangel an Hexosaminidase A, Typ 2 mit A- u. B-Mangel. – Dagegen ohne Gangliosid-Speicherung z.B. das ▸STOCK-SPIELMEYER-VOGT-, ▸KUFS-Syndrom. E gangliosidoses.

**Gan|glio|sympath|ektomie:** seltene Bez. für ▸Sympathektomie (d.h. mit Entfernung von Grenzstrangganglien). E gangliosympathectomy.

**Gan|glio|zyt,** Ganglienzelle: ▸Nervenzelle (s.a. ▸Ganglion). E gangliocyte, ganglion cell.

**Gan|glio|zytom:** ▸Ganglioneuroma. E gangliocytoma.

**Gang|organ, insuläres,** 2. Inselorgan: (FEYRTER) die Zellen des APUD-Systems im Epithel der Pankreasausführungsgänge, aus denen sich knotige Hyperplasien oder – selten – Inselzelladenome entwickeln können.

**Gangosa,** Rhinopharyngitis mutilans: verstümmelnde (= mutilierende) ▸Rhinopharyngitis bei ▸Frambösie. E gangosa.

**Gan|grän, Gangraena,** gangränöse Nekrose, Brand: durch Minderdurchblutung oder mechanische oder thermische Schädigung hervorgerufener Gewebsuntergang mit Gewebserweichung (▸Koagulationsnekrose), Schrumpfung, Vertrocknung (Mumifikation) u. Schwarzfärbung (trockene G.). Aus zusätzlicher Infektion durch Fäulnisbakterien (führt zu grünlicher Eiweißzersetzung unter Bildung üblen Geruchs) resultiert eine feuchte G. mit Erweichung, evtl. Verflüssigung des nekrotischen Gewebes. E gangrene. – **G. con|gelationis:** G. als 3. Grad der ▸Erfrierung. E g. due to freezing. – **Gangrän der Haut,**

**postoperative:** ▸Pyoderma gangraenosum. – **G., diabetische:** s.u. ▸diabetisch. E diabetic g. – **G. emphysematọsa:** ▸Gasödem. E gas g. – **G., feuchte:** s.u. Gangrän. E moist g., wet g. – **G., juvenịle:** G. bei arterieller ▸Verschlusskrankheit (Endangiitis obliterans). – **G. mụltiplex cachecticọrum:** ▸Ekthyma gangraenosum. – **G. pulmonis:** ▸Lungengangrän. – **G., trockene:** s.u. Gangrän. E dry g.

**gan|gränös, gangraenosus:** in Form einer Gangrän. E gangrenous.

**Gangschule,** Gehschule: systematisches u. gezieltes Training der Gehtechnik, um ein physiol. Gangbild u. max. Gehleistung zu erzielen oder zu erhalten sowie aufgrund unphysiologischer Bewegungsmuster auftretende sek. Erkrankungen zu vermeiden oder zu bessern. Grundlage ist eine genaue ▸Ganganalyse. *Ind.:* angezeigt bei allen Erkrankungen oder Funktionsstörungen, welche das Gehen beeinträchtigen, z.B. bleibende Bewegungsbehinderungen wie Paresen der unteren Extremität und kurzzeitige Einschränkungen infolge Operationen oder Verletzungen. Das gilt insbesondere dann, wenn vorübergehend oder dauernd Gehhilfen erforderlich sind oder Gehbehinderte bzw. Amputierte eine Orthese bzw. Prothese benötigen. In diesen Fällen lernt der Patient deren richtigen Gebrauch (s.a. ▸Gangformen) und wird an Alltagssituationen (verschiedene Bodenbeläge, Hindernisse) herangeführt. Neben dem korrekten Gang muss der Pat. auch Aufstehen u. Hinsetzen sowie Treppensteigen mit der Gehhilfe üben. Bei Benutzung von Gehhilfen ist besonders auf deren korrekte Höhe zu achten.

**Gang|störung:** s.u. ▸Gang, ▸Dysbasia; s.a. ▸Gehprüfung. E gait disturbance.

**Ganirelix:** ein Gonadorelin-Antagonist (s.u. ▸GnRH-Antagonisten). E ganirelix.

**Gano|blạst:** ▸Adamantoblast.

**Ganser-Syndrom** (Sigbert G., 1853–1931, Psychiater, Dresden), Pseudodemenz, sog. Scheinblödsinn, Zweckpsychose: als »hysterischer Dämmerzustand« beschriebene Wunsch- u. Zweckreaktion in Form des Vorbeiredens, Vorbeihandelns u. Nicht-wissen-Wollens; wird interpretiert als Ausdruck der Simulation einer Geisteskrankheit, in seelisch belastenden Situationen, z.B. bei Häftlingen als Ausdruck einer Gefängnispsychose. – Analoge Symptome auch in Dämmerzuständen nach Apoplexie u. Hirnverletzung, bei Hirntumor und progressiver Paralyse beobachtet. E Ganser's syndrome.

**Ganter-Sonde:** ▸Duodenalsonde (Weichgummi; 15–18 Charr) mit zentraler Öffnung u. 8 spiralig angeordneten spitzennahen Augen. E Ganter's tube.

**Ganz...:** s.a. ▸Total..., ▸Voll...

**Ganz|heits|medizin:** eine Richtung der Medizin, die bestrebt ist, Krankheiten nicht nur als Einzelerscheinung – bezogen auf das entsprechende Organ oder Organsystem – zu begreifen, sondern bei Diagnostik u. Therapie den körperlich-geistigen Gesamtzustand des Patienten zu erfassen, d.h. von einem Krankheitsbegriff ausgeht, der Krankheiten als Störung dieses Gesamtzustandes betrachtet; s.a. ▸Psychosomatik. In der Naturheilkunde u. ▸Regulationsmedizin werden darunter eine Diagn. u. Ther. verstanden, die neben der Berücksichtigung aller Aspekte der Krankheitsentstehung auch verschiedene Gesichtspunkte in der Behandlung (▸multimodales Therapiekonzept) berücksichtigen und unterschiedliche Methoden mit dem Ziel synergistischer Therapieeffekte kombinieren. E holistic medicine.

**Ganz|körper|aufnahme:** *Röntgenologie* ▸Fernaufnahme des gesamten Skeletts; s.a. ▸Wirbelsäulen(ganz)-aufnahme.

**Ganz|körper|bestrahlung:** etwa gleichmäßige Exposition des gesamten Körpers gegenüber einer ionisierenden Strahlung. Als Strahlenunfall (Schäden s.u. ▸Strahlensyndrom) oder als ▸Strahlentherapie v.a. vor ▸Knochenmarktransplantation, ferner bei generalisierten Hautkrankheiten (z.B. Mycosis fungoides) u. bei Blutkrankheiten. Zur Erzielung einer homogenen Dosis werden ▸Ausgleichskörper nach ▸Ganzkörpertomographie und Rechneroptimierung gefertigt. E whole body irradiation.

**Ganz|körper|hyper|thermie, extrakorporale:** s.u. ▸Hyperthermie, künstliche.

**Ganzkörper-MR-Angiographie:** ▸Angiosurf.

**Ganz|körper|plethysmo|graphie:** ▸Plethysmographie zur Messung des Atemwegswiderstands (bronchialer Strömungswiderstand, »air-way resistance«) u. des funktionellen Residualvolumens mittels eines als luftdichte Kabine (Inhalt 400–800 l) gebauten Plethysmographen, in dem der Proband sitzt u. durch einen Pneumotachographen mit Verschlussventil unter thermostabilen Bedingungen atmet; Abb. E whole body plethysmography.

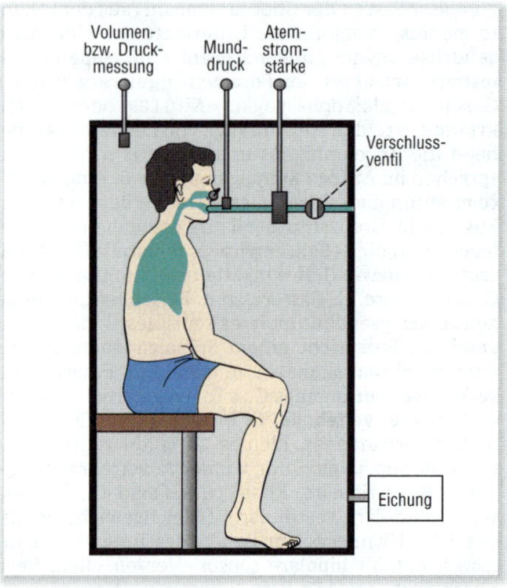


**Ganzkörperplethysmographie:** schematischer Aufbau der Messkabine. [165]

**Ganz|körper|szinti|graphie:** s.u. ▸Szintigraphie.

**Ganz|körper|tomo|graphie:** Computer-Tomographie des Kopfes u. Rumpfes (Arme u. Beine, Thorax-, Bauch- u. Beckenorgane umfassend); v.a. zur Bestrahlungsplanung. E whole body tomography.

**Ganz|körper|zähler:** Messgerät, das mit gammaspektroskopischen Methoden die insgesamt inkorporierten gamma- oder betastrahlenden Stoffe erfasst (Letztere über die Bremsstrahlung). E whole body counter.

**GAP(DH):** *Biochemie* Abk. für ▸**G**lycerin**a**ldehyd**p**hosphat(-**d**e**h**ydrogenase).

**gap junction** *(engl. gap = Lücke)*, Nexus: als sog. offene Verbindung der elektronenmikroskopisch erkennbare schmale Spalt zwischen zwei Zellen, über den der Austausch kleinerer Moleküle (u. damit Informationsaustausch) möglich ist.

**GAR:** Abk. für ▸**G**lycin**a**mid**r**ibonucleotid.

**Garceau-Katheter:** graduierter konischer Harnleiterkatheter mit Flötenspitze. E Garceau catheter.

**Garcin(-Guillain)-Syndrom:** *Neurologie* ▸Halbbasis-Syndrom. E Garcin syndrome.

**Gardner** (**1**) Eldon J. G.; geb. 1909, Humangenetiker, Utah, Logan; **2)** Frank H. G.; Pädiater, Boston; **3)** Lyatt I. G.; amerik. Pädiater u. Humangenetiker, Syracuse; **4)** W. James G., 1898–1987, amerikan. Neurochirurg). – **G.-Diamond-Syndrom** (Frank H. G.): eine v.a. bei vegetativ labilen jungen Frauen vorkommende »autoerythrozytäre Sensibilisierung« mit schmerzhaften Unterhautblutungen (v.a. Extremitäten); durch Eigenblutinjektion reproduzierbar (Reaktion auf Erythrozyten-Stroma). E Gardner-Diamond syndrome. – **G.-Operation** (W. James G.):

(1946) Resektion des ▸Nervus petrosus major nach osteoklastischer Schädeltrepanation; bei therapieresistenter Migräne u. zur Denervierung der Tränendrüse bei schwerer Keratitis bullosa. – **G.-Silengo-Wachtel-Syndrom** (LYATT I. G.): Dysmorphie-Syndrom mit männl. Pseudohermaphroditismus, multiplen Maldeformitäten (Mikrognathie, Herzfehler, Gaumenspalte) und schlechter Überlebensprognose. Entspricht dem ▸SMITH-LEMLI-OPITZ-Syndrom Typ III. E Gardner-Silengo-Wachtel syndrome. – **G.-Syndrom** (ELDON J. G.): **1)** hereditäre Adenomatosis: (1951) autosomal-dominant erbliche Kolonpolyposis, die durch Vorhandensein extraintestinaler Manifestationen (z.B. Osteome, Weichteiltumoren) von der familiären adenomatösen Polyposis (▸Adenomatosis coli) differenziert wird. E Gardner's syndrome. **2)** ▸TURNER-G.-Syndrom. – **G.-Wels-Extension:** Extension der Halswirbelsäule, wobei die temporale Schädelkalotte beidseits als Einwirkungspunkt der Extension dient.

**Gardnerella vaginalis,** Corynebacterium vaginale, Haemophilus vaginalis: kapnophile, gramlabile, unbewegliche Stäbchenbakterien von umstrittener Pathogenität (Vaginitis, Urethritis).

**Gard-Platte:** *Bakteriologie* ▸Schwärmplatte. E Gard plate.

**Gargal|ä(sthe)sie:** Kitzelgefühl bei stärkerer Berührungsreizung. E gargalesthesia.

**Gargoylismus:** sog. ▸Wasserspeiergesicht; ▸PFAUNDLER-HURLER-Syndrom; s.a. ▸Mucopolysaccharidosen. E gargoylism.

**Garland-Dreieck** (GEORGE M. G., 1848–1926, amerikan. Arzt): die neben der Wirbelsäule (= paravertebral) medial-kranial über der Dämpfung eines Pleuraergusses nachweisbare Zone absoluter oder relativer Schallaufhellung (als rechtwinkliges Dreieck; mit ▸DAMOISEAU-ELLIS-Linie [dort Abb.] = **G.-Linie** als Hypotenuse). E Garland's triangle, G.'s line.

**Garré-Osteomyelitis** (KARL G., 1857–1928, Chirurg, Breslau, Bonn): ▸Osteomyelitis sicca G. E Garré's disease.

**Garrulitas vulvae,** Incontinentia vulvae s. vaginalis: *Gynäkologie* hörbares Entweichen von Luft aus der Scheide bei Descensus vaginae; i.w.S. auch bei der Scheiden-Mastdarm- = Rektovaginalfistel durch die Scheide abgehende Darmgase (Flatus vaginales).

**Gartenbohne:** ▸Phaseolus vulgaris.

**Gartner-Gang** (HERMANN TRESCHOW G., 1785–1827, Anatom, Kopenhagen): funktionsloser Gang des Epoophorons im Ligamentum latum uteri; ein Urnierenrest. E Gartner's duct.

**GAS** *(engl.)* Abk. für **g**eneral **a**daptation **s**yndrome: ▸Adaptationssyndrom.

**Gas:** *Physik* Aggregatzustand der Materie, bei dem – im Gegensatz zur Flüssigkeit – der Abstand zwischen den frei beweglichen Molekülen beliebig veränderlich ist. Thermodynamisch unterschieden als »**ideales G.**« (G., dessen punktförmige Moleküle sich wie elastische Kugeln frei im zur Verfügung stehenden Raum bewegen, keine Anziehungskräfte aufeinander ausüben u. deren Eigenvolumen gegenüber dem Gesamtvolumen vernachlässigbar klein ist) u. als »**reales G.**« (Eigenvolumen der Moleküle u. Wechselwirkung untereinander nicht mehr vernachlässigbar). S.a. ▸Dampf; *patho* ▸Physo..., ▸Pneum(o)..., ▸Aero... E gas. – **G., radioaktives:** ▸Emanation. E radioactive gas.

**Gas|abszess:** *Pathologie* ▸Abszess, bei dem außer typischer Abszess-Symptomatik Gasbildung besteht als Folge einer Entzündung bei Mischinfektion durch Eitererreger (v.a. Coli u. Proteus) u. apathogene Anaerobier. Die Gasbildung erfolgt – im Gegensatz zum Gasbrand – nur im interstitiellen Gewebe, nicht in der Muskulatur. E gas abscess.

**Gas|analyse:** *Physiologie* s.u. ▸Atemgas-, ▸Blutgasanalyse. E gas analysis.

**Gas|austausch,** Gaswechsel: *Physiologie* der Austausch gasförmiger (evtl. gelöster) Stoffe zwischen Organismus u. Außenmedium, z.B. der G. in der Lunge (die äußere ▸Atmung). E gas exchange.

**Gas|bad:** Begasung eines Körperteils oder des ganzen Körpers mit einem Gas (z.B. Kohlendioxid, Radon), i.w.S. auch mit Heißluft u. Dampf.

**Gas|bazillen:** ▸Gasödemerreger. E gas bacteria.

**gas-bloat syndrome** *(engl.)*: das sog. Magenballonsyndrom; unangenehmes Völlegefühl im Oberbauch mit erschwertem Aufstoßen als typische Komplikation nach Fundoplicatio-Operation zur Therapie der Hiatushernie.

**Gas|brand:** ▸Gasödem. E gas gangrene.

**Gas|chromato|graphie:** ▸Chromatographie zur analytischen oder präparativen Trennung von Gas- oder vollständig verdampfbaren Flüssigkeitsgemischen, die bei erhöhter Temperatur mit Hilfe eines inerten Trägergases (z.B. $H_2$, $N_2$, He) als mobiler Phase in die Trennsäule geleitet werden, die eine Trennflüssigkeit (z.B. Siliconol, Paraffin; auf indifferentem, saugfähigem Trägermaterial) oder ein Adsorptionsmittel (z.B. Aktivkohle, Silikagel, $Al_2O_3$) als stationäre Phase enthält (= Gas-Flüssigkeits- bzw. Gas-Adsorptionschromatographie). Anzeige der Gaskomponenten erfolgt durch Detektoren (z.B. Wärmeleitfähigkeitsmesszelle, Ionisations-, Elektroneneinfang-, Flammendetektor) u. Registrierung als »peaks« (die Fläche bzw. Höhe entspricht der Konzentration der durch ihre Verweildauer charakterisierten Substanzen). Vorteile sind geringer Substanzbedarf, kurze Trennzeiten, vielseitige Anw. (u.a. zur Bestimmung von Blutalkohol, Giften in Körperflüssigkeiten). E gas chromatography.

**Gas|end|arteri|ektomie:** *Chirurgie* s.u. ▸Endarteriektomie. E gas endarteriectomy.

**Gas|enzephalo|graphie:** *Neurologie* ▸Pneumoenzephalographie.

**Gas|gangrän:** ▸Gasödem. E gas gangrene.

**Gas|gesetze:** *Physik* z.B. das ▸DALTON-, ▸GAY-LUSSAC-Gesetz. E gas laws.

**Gaskell** (WALTER H. G., 1847–1914, Physiologe, Cambridge). – **G.-Brücke:** ▸Fasciculus atrioventricularis. E Gaskell's bridge. – **G.-Effekt:** Verzögerung bzw. Ausbleiben von Aktionspotentialen infolge Hyperpolarisation der Zellmembran, z.B. am Myokard nach lang dauernder Vagusreizung. E G. effect. – **G.-Munk-Phänomen:** *Kardiologie* gehäufte Extrasystolen mit zunehmendem Intervall als Ausdruck einer Allorrhythmie nach starken äußeren Reizen. E G.-Munk phenomenon.

**Gas|konstante:** *Physik* in der »Zustandsgleichung idealer Gase« die bei Bezug auf 1 Mol universell gültige u. von der Gasart unabhängige Konstante R = 8,3 J/grad · mol. E universal gas constant.

**Gas|myelo|graphie:** *Röntgenologie* ▸Pneumomyelographie.

**Gas|narkose:** ▸Inhalationsnarkose.

**Gas|ödem,** Gasgangrän, Gasphlegmone, Gasbrand, Emphysema malignum sive septicum, malignes Ödem: nicht ansteckende, auf Kriegsschauplätzen epidemische, schwere Wundinfektion mit rasch fortschreitendem Gewebstod (Nekrose) der Muskulatur durch Gasödemclostridien (▸Gasödemerreger). Inkubationszeit 8–48 Std. ***Ätiol.:*** Infektionswege sind (starke) Wundverschmutzung, besonders Verkehrsverletzungen mit Weichteilquetschungen; Darmverletzung (gangränöse Appendicitis, Peritonitis); artifizieller Abort; Spritzengasbrand (nach unsteriler intraglutäaler Injektion); endogene Entstehung, z.B. in durchblutungsgestörten Extremitäten; Bissverletzungen. ***Klinik:*** Das ausgeprägte Krankheitsbild ist das einer Sepsis mit Bazillämie u. Toxinämie. Pathognomonisch sind plötzlich einsetzender starker Wundschmerz, Schockpuls mit kaltem Schweiß, sichtbarer Körperverfall; sich schnell entwickelnder Ikterus deutet auf tödlichen Ausgang. ***Diagn.:*** klinisch (Bakteriologie kommt zu spät; wichtig jedoch Primärpräparate des Wundsekrets): süßlich-stinkender Geruch des Wundsekrets, mit Gasblasen ver-

G

mengt; Hautverfärbung über der Wunde oft zunächst weißgelblich, später gelbgrün bis kupferrot oder auch bläulich bis schmutzig grünlich. Starker Wundschmerz (»zu enger Verband«). Hautemphysem mit luftkissenartigem Gefühl nicht beweisend (Phlegmone durch Mischinfektion mit Coli-Bakterien u. anaeroben Fäulniskeimen). Typisch ist die im Röntgenbild sichtbare »Fiederung« der Muskulatur. ***Ther.:*** breite Eröffnung der Infektionsbereiche (evtl. Amputation) mit Gasödemserum, Antibiotika (z.B. Penicillin), hyperbare Oxygenation, evtl. ergänzt durch Hämodialyse. ***Progn.:*** sehr hohe Letalität. E gas(eous) edema, gas gangrene, gas phlegmon.

**Gas|ödem|erreger:** Sporen bildende, anaerobe u. toxinbildende Bakterien, die – meist als Gemisch mehrerer Arten – die Gasödemkrankheit verursachen; v.a. ▸Clostridium perfringens, Cl. novyi, Cl. septicum u. Cl. histolyticum. E gas edema agents.

**Gas|ödem|serum:** polyvalentes, heterologes (von Pferd, evtl. Rind, Hammel gewonnenes) ▸Immunserum mit den Antitoxinen gegen die 4 wichtigsten ▸Gasödemerreger. E polyvalent heterologous antiserum for gas gangrene.

**Gasperini-Syndrom,** kaudales Brückenhauben-Syndrom: *Neurologie* bei Krankheitsprozessen tieferer Anteile des ▸Tegmentums auftretende Lähmung: herdgleichseitige (=homolaterale) Abduzens-, Fazialis- u. Trigeminusparese, teilw. Taubheit sowie herdgegenseitige (= kontralaterale) Sensibilitätsstörungen der Gliedmaßen. E caudal tegmentum syndrome.

**Gas|phlegmone:** ▸Gasödem. E gas phlegmon.

**Gasping-Zentrum** *(engl. gasp = schwer atmen):* Nervenzellenansammlung oberhalb des Hypoglossuskerns als hypothetisches Zentrum für die sog. ▸Schnappatmung (die aber wahrscheinlich nur Ausdruck einer Teilfunktion bei gestörter Gesamtfunktion des komplexen Atemzentrums ist).

**Gasser** (1) CONRAD G., 1912–1982, Kinderarzt, Zürich; **2)** JOHANN LAURENTIUS G., 1723–1765, Anatom, Wien). – **G.-Ganglion** (JOHANN LAURENTIUS G.): ▸Ganglion trigeminale. E gasserian ganglion. – **G.-Syndrom** (CONRAD G.): **1)** akute benigne ▸Erythroblastopenie. **2)** ▸hämolytisch-urämisches Syndrom. **3)** ▸VAHLQUIST-G.-Syndrom. E Gasser's syndrome.

**Gasser|ektomie:** *Neurochirurgie* Entfernung (Exstirpation) des Ganglion trigeminale (Gasseri). E gasserian ganglionectomy.

**Gassner-(Dreifach-)Nährboden:** Lactose-Agar mit Wasserblau u. Metachromgelb (als Indikator für Lactosespaltung) zur elektiven Salmonellendiagnostik (Proteus- und Ruhrbakterien werden gehemmt). E Gassner (triple) culture medium.

**Gas|sterilisation:** Sterilisation durch Äthylenoxid (ÄO); verbunden mit Explosionsgefahr (geringer bei Anw. eines ÄO-$CO_2$-Gemisches). Gummi-, Leder-, Kunststoff-Material nimmt hierbei reichlich ÄO auf, daher (Hauttoxizität!) nicht unmittelbar nach Sterilisation zu verwenden. E gas sterilization.

**Gas|strom|messer:** in den Ausatmungsschenkel des Gasleitsystems eines Narkoseapparates eingeschaltete »Gasuhr« zur Bestimmung des Atemhubvolumens (evtl. auch – direkt – des Atemminutenvolumens). S.a. ▸Durchströmungsmesser, ▸Flowmeter, ▸Rotameter.

**Gaster:** der ▸Magen; i.w.S. der Bauch. S.a. ▸Gastr(o)... E stomach.

**Gastero|philus:** Gattung »Magenfliegen« [Gasterophilidae]; darunter z.B. **G. intestinalis** s. **equi**, dessen Larven obligate Endoparasiten im Magen-Darm-Trakt (junge Larven im Unterhautgewebe) von Pferden u. anderen Einhufern sind u. beim Menschen Ursache einer Hautkrankheit (=**Gasterophilosis cutis**) sein können.

**Gastr...:** Wortteil »Magen«, »Bauch«; s.a. ▸Gastro...

**Gastr|algie:** Magenschmerz; s.a. ▸Gastrospasmus. E gastralgia, stomach ache.

**Gastr|ek|tasie:** akute oder chronische Erweiterung des – meist gleichzeitig auch tiefer tretenden u. entleerungsgestörten – Magens (z.B. bei postoperativer Magenatonie, bei Überfüllung, ▸Pylorusstenose). E gastrectasis, gastrectasia.

**Gastr|ek|tomie:** *Chirurgie* als sog. totale Magenresektion die operative Entfernung des ganzen Magens (Magenexstirpation), z.B. bei Neoplasma, Linitis plastica. Erfordert zur Wiederherstellung der Kontinuität des Verdauungstraktes für die Ingestpassage Bildung eines ▸Ersatzmagens. Bei bösartigen Magentumoren auch als erweiterte G., d.h. mit Resektion erkrankter Nachbarorgane (Resectio totalis extensa). E gastrectomy. – **G., subtotale:** die ausgedehnte Magenresektion (etwa 75 % u. mehr), u. zwar als distale Magenresektion (ab der MAYO-Linie u. einschließlich Pylorektomie) oder als proximale Resektion (als »antrumerhaltende Ektomie« heute nicht mehr üblich). S.a. ▸Gastroenterostomie. E subtotal g.

**gastric banding** *(engl.):* ▸Magenband.

**gastric cooling** *(engl.):* Magenunterkühlung durch direkte Magenspülung mit Eiswasser oder durch entsprechenden Durchlauf einer intragastral liegenden Ballonsonde; als Maßnahme bei akuter Blutung.

**Gast|ricin:** pepsinähnliches Enzym (Protease) im Magensaft, das Peptide hydrolysiert (pH-Optimum bei 3 [3,5]). Wahrscheinlich ein Pepsin I (entsprechend den Gruppen I u. II der 7 Pepsinogene). E gastricsin.

**gastric inhibitory polypeptide** *(engl.):* ▸GIP.

**gastricus** *(latein.):* den Magen betreffend. S.a. ▸gastrisch.

**Gastrika:** **1)** Gastrica: *Pharmazie* Magenmittel. Dazu gehören z.B. ▸Ulkustherapeutika, ▸Prokinetika, magenwirksame Enzympräparate. **2)** *Anatomie* Kurzbezeichnung der Arteria bzw. Vena gastrica.

**Gastrin:** ein Peptidhormon aus 17 Aminosäuren. ***Stoffwechsel:*** G. wird von den G.-Zellen (▸APUD-Zellen) der Schleimhaut des Magenantrums produziert u. den Drüsen des Magenfundus u. -korpus auf dem Blutweg zugeführt. – Die Freisetzung wird ausgelöst durch Vagusreizung sowie durch Dehnungs- oder Chemorezeptoren im Magen; Hemmung erfolgt bei Antrum-pH-Wert < 2. ***Funktionen:*** G. regt die Sekretion von Magensäure (in hohen Dosen aber Hemmung), mit zunehmender Konzentration auch von Pepsin u. Pankreassaft an. Es aktiviert die Magen-Darm-Muskulatur einschließlich der Kardia u. des Pylorus (▸Refluxgastritis; duodenogastraler ▸Reflux). Erhöhte G.-Konzentration im Serum bei ZOLLINGER-ELLISON-Syndrom. – Dient auch zur klinischen Bestimmung der Magensäuresekretion (maximal nach subkutaner Injektion von 0,5 µg/kg Körpergewicht); s.a. ▸Pentagastrin; ▸GIP. – G. bildende Zellen existieren auch im Pankreas (wahrscheinlich die D-Zellen); s.a. ▸Gastrinom. E gastrin.

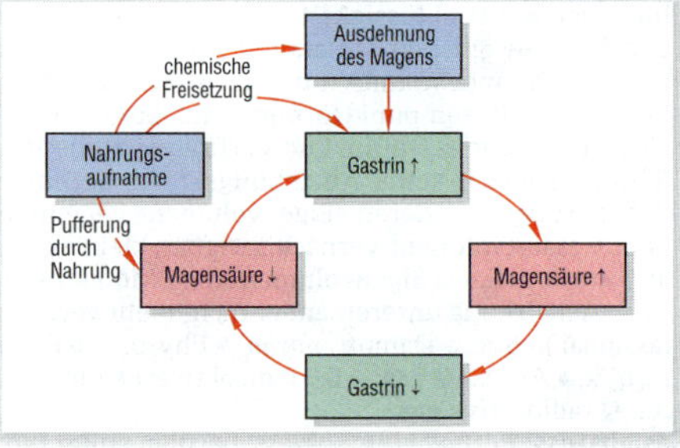


**Gastrin:** gastrinabhängige Regulation der Magensäure. [550]

**Gastrinom:** Gastrin produzierender Pankreastumor (ein Apudom) als Ursache des ▸ZOLLINGER-ELLISON-Syndroms. – Als Hyperplasie der G-Zellen im Magenantrum das »POLAK-Syndrom« (mit gleicher Klinik). E gastrinoma.

**Gastrinrezeptor-Antagonisten:** Substanzen, die die Chemozeptoren für ▸Gastrin u. ▸Cholezystokinin im Magen-Darm-Trakt blockieren; ***Wirkst.:*** z.B. ▸Proglumid; ***Anw.*** bei Magen-Darm-Ulzera. 🅴 gastrin receptor antagonists.

**gastrisch:** den Magen betreffend. 🅴 gastric. – **g. Krisen:** bei Tabes dorsalis heftigste kolikartige Schmerzen in der Magengegend, mit starkem Würgen, Erbrechen großer Mengen – meist hyperaziden – Magensaftes (bei Bluterbrechen [= Hämatemesis] als »schwarze Krise«), gesteigerter Magenperistaltik, Blässe, Pulsbeschleunigung. – Stunden- bis tagelanges Bestehen kann zu ▸Marasmus führen. 🅴 gastric crisis.

**Gastritis:** akute oder chronische Magenschleimhautentzündung. Einhergehend mit Hyperämie, Zellinfiltrationen u. evtl. Erosionen; multifaktoriell bedingt durch exogene oder endogene Noxen. 🅴 gastritis. –

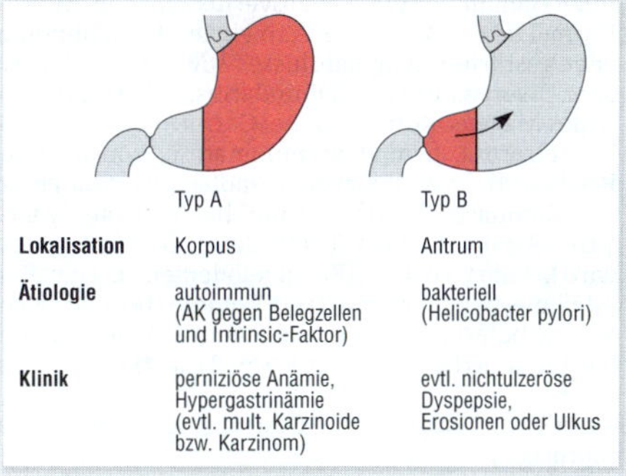


**Gastritis:** Lokalisationstypen (modifiziert nach Borchard). [53]

**G., akute:** tritt auf als akute diffuse, akute erosive (G. erosiva), phlegmonöse u. Refluxgastritis. ***Ätiol.:*** Auslösende Faktoren sind Genussgifte (Alkohol, Nikotin), Medikamente (Salicylate, nichtsteroidale Antiphlogistika, Zytostatika), Allergien, thermische u. chemische Noxen, Strahlentherapien, Stresssituationen (z.B. Verbrennungen, Polytraumen, Sepsis), Operationen oder bakterielle Kontamination. ***Diagn.:*** Gastroskopie mit Biopsie. ***Ther.:*** Nahrungskarenz, Flüssigkeitszufuhr, Bettruhe, Ausschalten der ursächlichen Faktoren. Es besteht eine hohe Rate von Spontanheilungen. 🅴 acute g. – **G., allergische:** G. infolge Nahrungsmittelallergie; meist akut u. oft kombiniert mit Allergiesymptomen außerhalb des Verdauungstraktes. Beginnt mit angioneurotischem Ödem der Magenschleimhaut; später Blasenbildung, wulstige Schleimhautschwellung. – **G., chronische:** chronische Verlaufsform der Magenschleimhautentzündung. ***Klassifik.:*** Die Einteilung erfolgt nach der 1994 überarbeiteten Sidney-Klassifikation (s. Tab.); ferner nach Ätiologie u. Histologie in Typ A, B u. C (s.a. Abb.): **Typ A** erscheint unter dem Bild einer Korpusgastritis. Es handelt sich um eine Autoimmungastritis mit der Bildung von Autoantikörpen gegen Belegzellen u. evtl. gegen Intrinsic-Faktor. ***Klinik:*** Achlorhydrie u. Vitamin-$B_{12}$-Mangelanämie (perniziöse Anämie) sowie erhöhter Gastrinspiegel. Diagnostisch sollte nach weiteren Autoimmunerkrankungen gesucht werden. Es besteht eine erhöhte Neigung zur Entwicklung eines Magenkarzinoms. ***Ther.:*** Vitamin-$B_{12}$-Substitution, regelmäßige Kontrollgastroskopien zum Ausschluss eines Karzinoms. **Typ B** erscheint unter dem Bild einer Antrumgastritis, ausgelöst durch Besiedelung mit Helicobacter pylori. ***Diagn.:*** Gastroskopie mit Biopsie u. dem Nachweis von Helicobacter pylori (bioptisch durch Histologie oder Urease-Schnelltest, serologisch durch AK-Nachweis). ***Ther.:*** Eradikation von Helicobacter pylori mittels verschiedener Chemotherapeutika, z.B. Kombination von Omeprazol mit Amoxicillin oder »Triple-Therapie« mit Wismutsalz, Metro-

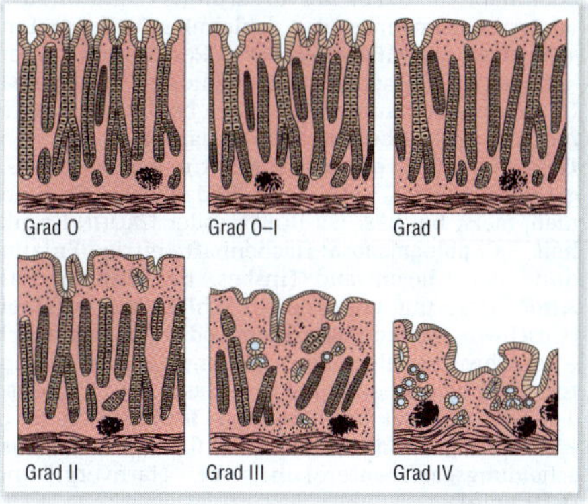


**Gastritis, chronische:** Schweregrade anhand des histologischen Schleimhautbefundes. [386]

| Typ der Gastritis | ätiologische Faktoren |
|---|---|
| **nichtatrophisch** | Helicobacter pylori<br>andere Faktoren (?) |
| **atrophisch** | |
| autoimmun | Autoimmunität |
| multifokal-atrophisch | Helicobacter pylori |
| | Ernährungsfaktoren<br>Umweltfaktoren (?) |
| **spezielle Formen** | |
| chemisch | chemische Reizung<br>Galle<br>nichtsteroidale Antirheumatika<br>andere Substanzen (?) |
| radiogen | Strahlenschaden |
| lymphozytär | idiopathische (?) Immunmechanismen<br>Gluten<br>Medikamente (Ticlopidin)<br>Helicobacter pylori (?) |
| nichtinfektiös/ granulomatös | Crohn-Krankheit<br>Sarkoidose<br>Wegener-Granulomatose u. andere Vaskulitiden<br>Fremdkörper<br>idiopathisch |
| eosinophil | Nahrungsmittelsensitivität<br>andere Allergene (?) |
| andere infektiöse Gastritiden | Bakterien, Viren, Pilze, Parasiten |

**Gastritis, chronische:** Sidney-Klassifikationssystem (Stand 1994). [305]

nidazol u. Amoxicillin bzw. Tetracyclin. **Typ C** ist eine chemisch bedingte G., z.B. durch Gallereflux. – **G. cirrhoticans:** ▸Linitis plastica. 🅴 cirrhotic g. – **G. corrosiva,** Ätzgastritis: hämorrhagische pseudomembranöse G. unmittelbar nach Verschlucken von Ätzgiften (Säuren, Laugen). ***Klinik:*** außer den typischen Gastritiszeichen v.a. heftige Schmerzen, Schock u. Ätzschorfe bis Nekrosen (als Koagulations- bzw. ▸Kolliquationsnekrosen), die unter Narbenbildung (u.U. Pylorusstenose) abheilen, oft zu Magenperforation, evtl. zu Spätgeschwüren führen. 🅴 corrosive g. – **G. cystica:** ▸Gastropathia hypertrophica gigantea. – **G., eitrig-abszedierende:** durch Strepto-

oder Staphylokokken hervorgerufene G. mit Bildung von Abszessen unter der Schleimhaut, die zu Einschmelzen der Muskelschicht u. Perforation führen können; s.a. ▸Gastritis phlegmonosa. – **G. erosiva:** G. mit Schleimhautdefekten, welche die Muscularis mucosae nicht überschreiten u. narbenlos abheilen. **E** erosive g. – **G. granularis:** ▸état mamelonné. – **G., granulomatose:** G. mit epitheloidzelligen Granulomen, meist bei BESNIER-BOECK- oder CROHN-Krankheit. – **G. phlegmonosa:** flächenhafte eitrige Entzündung der Magenwand (insbes. der Submukosa). ***Ätiol.:*** Ursprung entweder in Schleimhautdefekten (Geschwür, Erosion, Karzinom) oder – metastatisch – bei schwerer Allgemeininfektion; v.a. durch Strepto-, Staphylo-, Pneumokokken, Gasbrand-, Proteus-, Typhus-, Coli-Bakterien bedingt. **E** phlegmonous g. – **G. stenosans:** ▸Linitis plastica. – **G., urämische:** Ausscheidungsgastroenterokolitis bei Harnvergiftung (▸Urämie).

**Gastro|anastomose:** ▸Gastrogastrostomie. **E** gastroanastomosis.

**Gastro|cnemius,** Gastroknemius: *Anatomie* ▸Musculus gastrocnemius. **E** gastrocnemius.

**Gastro|discoides hominis:** in Süd- u. Südostasien vorkommender Saugwurm (Trematode); Darmparasit von Mensch u. Schwein. Erreger der **Gastrodisciasis** (= **Gastrodiscoidiasis**; mit Reizung v.a. des Zäkums u. Kolons, schleimigen Durchfällen).

**gastro|duo|denal:** den Magen und Zwölffingerdarm (Gaster bzw. Duodenum) betreffend. **E** gastroduodenal. – **g. Anastomose:** ▸Gastroduodenostomie. **E** g. anastomosis.

**Gastro|duodenal|sonde:** dünner flexibler, meist röntgenfähiger Schlauch aus Kunststoff oder Weichgummi als Magensonde oder Duodenalsonde zu Diagnostik oder Therapie. ***Ind.:*** Gewinnung von Magensaft zur Diagn.; Ableitung von Magensaft, Blut oder Luft zur Entlastung; Entfernen von Mageninhalt vor Narkose; postop. Entlastung von Anastomosen; Magenspülung nach Intoxikation; Zufuhr von Sondennahrung. ***Formen:*** einläufige G. zur Kurzzeitanwendung (PVC-Kunststoff oder Gummi); ein- oder doppellumige Verweilsonden zur Langzeitanwendung (säurebeständ. Kunststoff, v.a. Polyurethan, Silikonkautschuk); Sondenlänge: 75–120 cm, ∅ Ernährungssonden ∅ 8–12 Ch., Entleerungs- u. Spülsonden ∅ 12–15 Ch., Magenschlauch ∅ ca. 30 Ch. **E** gastroduodenal tube.

**Gastro|duoden|ektomie:** heute nicht mehr übliche op. Teil- oder Totalentfernung (Exstirpation) des Magens u. Zwölffingerdarms (Duodenum) unter Mitresektion von Pankreaskopf u. Choledochus. **E** gastroduodenectomy.

**Gastro|duodenitis:** gleichzeitige ▸Gastritis u. ▸Duodenitis; s.a. ▸Gastroenteritis. **E** gastroduodenitis.

**Gastro|duodeno|skopie:** auf das Duodenum ausgedehnte ▸Gastroskopie. **E** gastroduodenoscopy.

**Gastro|duodeno|stomie:** Bildung einer ▸Anastomose zwischen Magen u. Zwölffingerdarm zur Umgehung eines nicht resezierbaren hohen Zwölffingerdarmgeschwürs (▸Ulcus duodeni), aber auch nach Geschwürentfernung (Ulkusexzision), bei ▸Pyloroplastik (z.B. nach ▸HEINECKE-MIKULICZ, FINNEY [s.a. ▸Gastroenterostomie, dort Abb.], JUDD, MOSHEL) u. nach Pförtnerentfernung (Pylorektomie) bzw. distaler Magenresektion i.S. der ▸BILLROTH-Operation I. S.a. ▸Antirefluxplastik (dort Abb.). **E** gastroduodenostomy.

**Gastro|dynie:** Magenschmerz. **E** gastrodynia.

**Gastro|enteritis:** gleichzeitige Schleimhautentzündung des Magens u. Dünndarms (▸Gastritis, ▸Enteritis), evtl. unter Einbeziehung des Dickdarms (= Gastroenterokolitis). Kommt vor bei bakteriellen Infektionen (= **G. infectiosa**), v.a. mit Salmonellen (= **G. paratyphosa**, ▸Salmonellenenteritis; s.a. ▸Lebensmittelvergiftung), Shigellen (Bakterienruhr), Staphylokokken, Dyspepsie- u. Coli-Bakterien, Viren (»**epidemische G.**«, ▸Virusenteritis), Toxoplasma gondii, ferner bei Vergiftungen (z.B. Quecksilber) u. Alkoholismus. S.a. ▸Säuglingsenteritis, ▸Gastroenteropathie. **E** gastroenteritis. – **G., eosinophile:** G. mit Bluteosinophilie, eosinophilen Infiltraten in der Magen- u. Dünndarmwand, Leibschmerzen, Erbrechen, eosinophilem Aszites. **E** eosinophilic g.

**Gastro|entero|kolitis:** s.u. ▸Gastroenteritis. **E** gastroenterocolitis.

**Gastro|entero|logie:** Teilgebiet der ▸Inneren Medizin, das sich mit der Prophylaxe, Erkennung u. konservativen Behandlung von Krankheiten der Verdauungsorgane befasst. Die Weiterbildungszeit beträgt 2 Jahre. **E** gastroenterology.

**Gastro|entero|pathie:** eine Magen-Darm-Erkrankung. **E** gastroenteropathy. – **G., exsudative, G. Eiweiß verlierende,** GORDON-Syndrom: Sammelbegriff für angeborene oder erworbene »exsudative Enteropathie« mit massivem Eiweißverlust in den Magen-Darm-Trakt z.B. infolge vermehrter Lymphbildung oder gestörten Lymphabflusses sowie bei Polyposis oder Divertikulosis des Dünndarms, Polyadenomatose des Magens. Kommt vor bei CROHN-Krankheit, Colitis ulcerosa, Lymphogranulomatose, konstriktiver Perikarditis, Kwashiorkor, Lymphangiectasia enteralis familiaris, WHIPPLE-Krankheit), u. als MÉNÉTRIER-Syndrom (das z.T. mit der e. G. gleichgesetzt wird). Führt zu Eiweißmangelödemen u. Hypalbuminämie, hypokalzämischer ▸Tetanie (bei normalem Serumcholesterinspiegel), gelegentlich zu Fettstühlen (Steatorrhö). S.a. ▸GORDON-Test. **E** protein-losing g.

**Gastro|entero|ptose:** s.u. ▸Gastroptose. **E** gastroenteroptosis.

**Gastro|entero|stomia, -stomie,** Abk. G.E.: (WÖLFLER 1881) Anastomosierung von Magen u. Dünndarm unter Umgehung eines distalen Magen- bzw. Duodenalverschlusses, v.a. bei inoperablem stenosierendem Magenkarzinom. Bezeichnung des Eingriffs nach der Anheftungsstelle der Darmschlinge an der Magenvorder- oder -hinterwand (**G. anterior** bzw. **posterior**) bzw. nach der Lage der G. zum Querkolon (**G. antecolica** bzw. **retrocolica**). Wichtigste Methoden der vorderen G. sind die G. antecolica anterior antiperistaltica (WÖLFLER) bzw. isoperistaltica (WÖLFLER, LÜCKE, ROCKWITZ) bzw. ypsiloniformis (sog. WÖLFLER II; auch nach ROUX) oder die G. anterior retrocolica (BILLROTH), heute alle mit obligater ▸BRAUN-Enteroanastomose (Ausnahme: G.E. nach ROUX). Als hintere, funktionell günstigere G. die G. posterior retrocolica (V. HACKER, PETERSEN) u. antecolica (HALL, MONASTYRSKY). Ferner Sonderverfahren (s.a. Abb.). – Die G. ist obligater Teil der Ma-

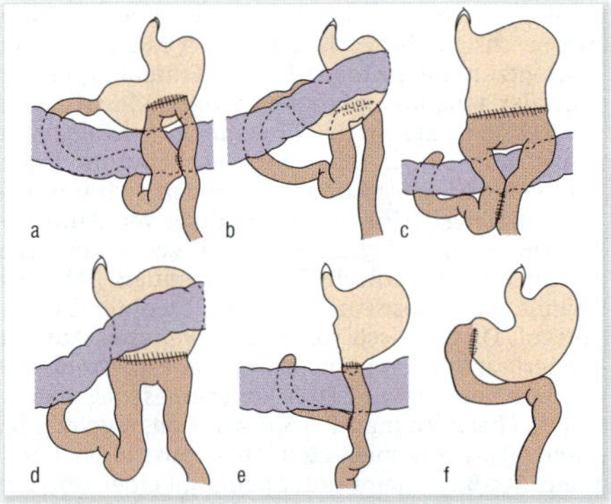


**Gastroenterostomia: a)** vordere, antekolische G. mit kurzschließender Jejunojejunostomie (BRAUN-Anastomose); **b)** hintere, retrokolische G. **c)** BILLROTH II in der Modifikation nach KROENLEIN; **d)** BILLROTH II in der Modifikation nach REICHEL-POLYA (retrokol. Gastrojejunoskopie); **e)** BILLROTH II in der Modifikation nach ROUX (Anastomose in Y-Form); **f)** FINNEY-Pyloroplastik oder Gastroduodenostomie. [205]

genresektion nach ▸BILLROTH II (u. deren Modifikationen). E gastroenterostomy.
**gastro|gen:** vom Magen ausgehend. E gastrogenic.
**Gastro|ileal|reflex:** *Physiologie* die durch Magendehnung (nach Speiseaufnahme) ausgelöste reflektorische Steigerung der Peristaltik im unteren Teil des Ileums. E gastroileac reflex.
**gastro|intestinal:** Magen u. Dünndarm betreffend. E gastrointestinal.
**Gastro|intra|hepato|dukto|stomie:** (DOGLIOTTI 1951) biliodigestive ▸Anastomose durch Einpflanzung des intrahepatischen Teils des linken Ductus hepaticus in die Magenvorderwand unter Adaptation der Leberresektionsfläche an den Magen; als Plastik bei extrahepatischer Gallenwegsenge; s.a. ▸Gallengangsplastik.
**Gastro|jejuno|stomie:** *Chirurgie* operative Vereinigung der Lichtung des Magens u. Jejunums, z.B. als Seit-zu-Seit-Anastomose bei typischer ▸Gastroenterostomie oder als End-zu-Seit-Anastomose bei der ▸BILLROTH-Magenresektion II (u. deren Modifikationen); in beiden Fällen evtl. als Y-Anastomose n. ROUX. – Ferner als Teil einer Ösophagoplastik. E gastrojejunostomy.
**gastro|kardialer Symptomenkomplex:** ▸ROEMHELD-Syndrom. E gastrocardiac syndrome.
**Gastro|knemius-Syndrom:** ▸Poplitea-Kompressionssyndrom. E gastrocnemius syndrome.
**gastro|kolischer Reflex:** durch Nahrungsaufnahme (v.a. Frühstück) ausgelöste Massenbewegung des Dickdarms (»Colon«), u.U. mit Einleitung der ▸Defäkation. E gastrocolic reflex.
**Gastro|lith:** Magenstein, im Allgemeinen auf der Basis eines Fremdkörpers (z.B. ▸Bezoarstein). E gastrolith.
**Gastro|lyse:** *Chirurgie* sehr selten gebrauchter Begriff für die Durchtrennung krankhafter Verwachsungen des Magens mit seinen Nachbarorganen; auch die Magenskelettierung, z.B. bei Magenresektion. E gastrolysis.
**Gastro|malazie:** *Pathologie* die noch vor der Leichenfäulnis einsetzende saure Selbstverdauung der Magenwand. E gastromalacia.
**Gastro|myiasis:** Befall des Magens mit Fliegenlarven, meist im Rahmen einer Darmmyiasis.
**Gast|rone:** die Magensekretion hemmende Substanzen im Magensaft; ▸Enterogastron. E gastrones.
**gastro|ösophagealer Reflux,** Abk. GER: s.u. ▸Reflux. E gastroesophageal reflux.
**Gastro|pagus:** symmetrische, im Bereich der Bauchwand vereinigte ▸Doppelfehlbildung (Duplicitas). E gastropagus.
**Gastro|parese:** ▸Magenatonie. E gastroparesis.
**Gastro|pathia, -pathie:** organische u./oder funktionelle Magenerkrankung; z.B. die **G. allergica** (allergische ▸Gastritis), die G. nervosa (funktionelle Magenbeschwerden ohne organischen Befund). E gastropathy. – **G. hyper|trophica gigantea,** Polyadenomatose des Magens, MÉNÉTRIER-Syndrom: diffuse »foveoläre« Hyperplasie der Magenschleimhaut mit polypoider Verbreiterung (z.T. auch Ödem) der Schleimhautfalten, Ersatz der Beleg- durch Schleimzellen; häufig als ▸Gastroenteropathia exsudativa; im Alter oft fortschreitend, evtl. kombiniert mit Adenomen verschiedener endokriner Drüsen (multiple ▸Adenomatose). Ist eine fakultative Präkanzerose eines ▸Magenkarzinoms. ***Klinik:*** Eiweißverlust mit Ödemen, Hypo- bzw. Anazidität, Oberbauchbeschwerden, Erbrechen, Diarrhö. E giant hypertrophic gastritis.
**Gastro|pexie:** die operative Anheftung des Magens zur Lage- u. Formkorrektur bei Magensenkung (=▸Gastroptose), u. zwar an die Bauchdecke u. Ligamente unter Raffung des großen Netzes, v.a. aber bei Kaskadenmagen, Refluxösophagitis u. Hiatushernie (hierbei unter Korrektur auch des HIS-Winkels; s.a. ▸Fundoplicatio). E gastropexy.
**gastro|phrenisches Syndrom:** nach Operationen an Magen (Kardia) u. Speiseröhre auftretende Nacken- u. Schulterschmerzen nach Nahrungsaufnahme; als Folge der Magendehnung erfolgt verwachsungsbedingte Reizung des Zwerchfellnervs (N. phrenicus) mit Ausstrahlung der Irritation in den Halsteil des Sympathikus. E gastrophrenic syndrome.
**Gastro|plastik:** Form- u./oder Funktionsplastik des Magens, z.B. als ▸Kardia-, ▸Pyloroplastik, Ersatzmagen; ferner bei Speiseröhrenersatz. E gastroplasty.
**Gastro|plegie:** Magenlähmung, ▸Magenatonie.
**Gastro|plicatio:** Magenlichtungseinengung bei organischer Magendilatation; erfolgt durch seromuskuläre Raffnähte ohne Lichtungseröffnung; s.a. ▸Fundoplicatio, ▸Magenbypass. E gastroplication.
**Gastro|ptose:** angeborener oder erworbener (v.a. abmagerungsbedingter) Tiefstand des Magens (unterer Pol reicht im Extremfall in das kleine Becken); oft mit Enteroptose verbunden (= Gastroenteroptose). Evtl. besteht eine Entleerungsstörung. E gastroptosis.
**Gastror|rhagie:** ▸Magenblutung. E gastrorrhagia.
**Gastror|rhaphie:** **1)** Naht der Magenwand, i.e.S. als Übernähung einer freien Perforation eines peptischen Geschwürs (▸Ulcus) u. evtl. kombiniert mit Deckung durch das Netz u. durch Vagotomie. – **2)** Behebung einer ▸Gastroschisis. E gastrorrhaphy.
**Gastror|rhexis:** ▸Magenruptur. E gastrorrhexis.
**Gastro|schisis:** ▸Bauchspalte; s.a. ▸Paromphalozele. E gastroschisis.
**Gastro|skop:** ▸Endoskop zur Betrachtung des Mageninneren; ursprünglich als starres (KUSSMAUL), heute als biegsames (voll- oder terminalflexibel; WOLF-SCHINDLER-HENNING 1932), durch ▸Faseroptik (Gastrofibroskop) u. Kaltlicht weiterentwickeltes Instrument für die **Gastroduodenoskopie**; mit Möglichkeit zu Gewebsentnahme (Magenbiopsie) u. zur Durchführung versch. Eingriffe, z.B. Laser-/Elektrokoagulation, Unterspritzung blutender Gefäße, Polypektomien, PEG-Anlagen etc. E gastroscope.
**Gastro|spasmus:** schmerzhafter Dauerkrampf des Magens mit tonischer Kontraktion der Magenmuskulatur; oft mit Erbrechen, z.B. bei Ulcus, Karzinom, akuter Gastritis oder psychogen. E gastrospasm.
**Gastro|staxis:** *Pathologie* Sickerblutung aus der Magenschleimhaut. E gastrostaxis.
**Gastro|stomie:** das operative Anlegen einer äußeren Magenfistel (»**Gastrostoma**«) zur künstlichen Ernährung unter Umgehung der Speiseröhre (seltener zur retrograden Ösophagusbougierung); die Ernährungsfistel z.B. unter Verwendung eines Schlauches, Katheters (= Kathetergastrostomie), um den der Fistelkanal aus der an die Bauchwand herangezogenen vorderen Magenwand gebildet wird (u. der gerade oder schräg verläuft, z.B. als ▸KADER-Fistel bzw. ▸WITZEL-Fistel [dort Abb.]) bzw. aus einem gestielten Magenwand- oder Magenschleimhautzipfel (»Mukosafistel«), der zu einem Rohr modelliert wird (evtl. unter Bildung einer als Ventil wirksamen Klappe = »tubovalvuläre Fistel«; z.B. nach DEPAGE-JANEWAY-SPIRACK); evtl. auch Zwischenschaltung eines Dünndarmsegments (Jejunuminterposition [TAVEL]). E gastrostomy. – **G., kontinente:** G. mit ventilartiger Wirkung der Bauchwandmuskulatur am Fistelkanal (z.B. nach FRANK). E Frank's operation. – **G., perkutane endoskopische:** endoskopisch angelegte äußere Magenfistel als minimal invasiver Eingriff, gegenüber dem operativen Verfahren heute bevorzugt.
**Gastro|tomie:** operative Schnitteröffnung (Inzision) des Magens; z.B. zur Fremdkörperentfernung, zur Untersuchung (Inspektion, Exploration) der Lichtung, zur retrograden Dehnung der Kardia/Speiseröhre, Blutstillung, Probeexzision. Ferner bei Magenresektion u. – schleimhautverschonend, auf Serosa u. Muskularis begrenzt – bei der ▸Kardiomyotomie. E gastrotomy.
**Gastro|zele:** ▸Magendivertikel. – Auch Bezeichnung für Hernie mit Magen als Inhalt (»Magenhernie«). E gastrocele.

**Gastrula:** *Embryologie* s.u. ▸Gastrulation. E gastrula.
**Gastrulation:** die während der Embryogenese nach der Blastulation eintretende Einstülpung u. Faltung des Keimes, bei der die Gastrula = Becherkeim entsteht, bestehend aus einem äußeren (Ektoderm) u. inneren (Entoderm), später auch mittleren (Mesoderm) Keimblatt. – Ferner jede Form der Keimblätterbildung. E gastrulation.
**Gas|uhr:** *Anästhesiologie* ▸Gasstrommesser. E gasometer.
**Gas|vergiftung:** Vergiftung durch Einwirkung von Gasen; i.e.S. die Kohlenmonoxidvergiftung v.a. durch Auspuffgase, früher als Leuchtgasvergiftung. E carbon monoxide poisoning.
**Gas|zeichen:** spontaner negativer Röntgenkontrast der Pfortaderaufzweigung infolge Gasbildung durch eingewanderte Darmbakterien; Hinweis auf ungünstige Prognose einer Darmkrankheit, v.a. eines Ileus.
**Gate-Theorie** *(engl.)*, Gate-Control-Theorie: (R. MELZAC, P. D. WALL, 1965) Theorie zur Erklärung des Zustandekommens verschiedener Schmerzerscheinungen, welche anatomische, physiologische u. psychische Gesichtspunkte berücksichtigt. Geht von der Annahme aus, dass ein besonderer Nervenmechanismus im Hinterhorn des Rückenmarks vorhanden ist, der wie ein Tor funktioniert. Dieses kann den Strom der von den peripheren Fasern zum Zentralnervensystem gehenden Nervenimpulse verstärken oder abschwächen. Trifft dort ein Schmerzimpuls aus dem Körper ein, wird er zunächst einer schmerzmodulierenden, d.h. verstärkenden oder schwächenden Beeinflussung ausgesetzt, ehe er als Schmerzwahrnehmung ins Bewusstsein gelangt. Der »Tormechanismus« kann auch durch absteigende Nervenimpulse vom Gehirn beeinflusst werden. E gate-control theory.
**Gatifloxacin:** ein ▸Breitspektrum-Gyrasehemmer. E gatifloxacin.
**Gattung,** Genus: *Biologie* der Art über-, der Familie nachgeordnetes ▸Taxon der ▸Systematik (dort Tab.). E genus.
**Gaucher-Krankheit** (PHILIPPE CH. E. G., 1854–1918, Hautarzt, Paris), G.-Syndrom: meist autosomal-rezessiv erbliche ▸Sphingolipidose als eine auf Mangel an Glucocerebrosidase beruhende Speicherkrankheit mit Speicherung von ▸Cerebrosiden in den Zellen (**G.-Zellen**) des retikulohistiozytären Systems (v.a. in Milz, markhaltigen Knochen). ***Klinik:*** großer Bauch infolge Milz- u. – weniger – Lebervergrößerung, Lymphknotenschwellungen, fleckige Pigmentierung der Haut u. evtl. der Mundschleimhaut, Verdickung der Bindehaut, Osteoporose mit spontanen Knochenbrüchen, Minderwuchs, evtl. Infantilismus, hypochrome Anämie, Leuko- u. Thrombozytopenie, Hyperkalzämie; seltener auch Lungenveränderungen (netzartige bis miliare interstitielle Infiltration). ***Einteilung:*** Nach dem Verlauf werden 3 Formen unterschieden: 1) chronisch, ohne neurologische Symptome; Beginn meist vor dem 20. Lebensjahr (adulte Form); 2) subakut, mit Beginn im Kleinkindalter u. neurologischen Ausfällen (juvenile Form); 3) akut, mit massiven neurologischen Ausfällen u. Beginn im Säuglingsalter (infantile oder zerebrale Form). E Gaucher's disease.

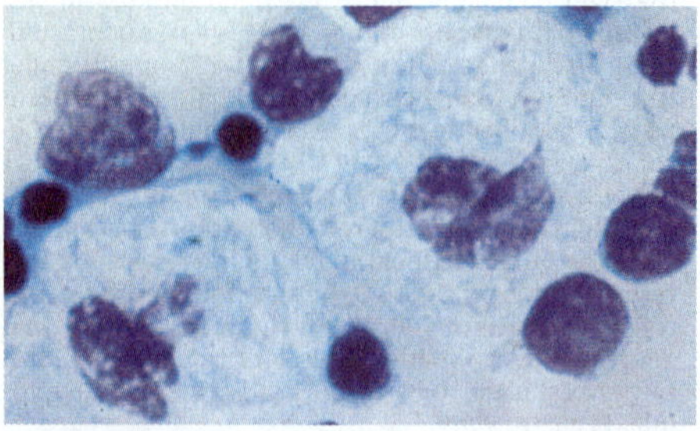

**Gaucher-Krankheit:** mit Glucocerebrosiden angefüllte, »papierknitterartig« aussehende G.-Zellen (Knochenmarkausstrich). [387]

**Gauer-Henry-Mechanismus** (OTTO G., 1909–1979, Physiologe, Berlin; JAMES H., amerik. Arzt): »Diuresereflex« zur Aufrechterhaltung eines der Herzfunktion angemessenen Blutvorrats im Brustkorbraum; ein Reflexgeschehen mit von den Volumenrezeptoren ausgehenden zentralwärts gerichteten Impulsen (Afferenzen) u. mit Efferenzeffekt i.S. der Veränderung der Wasserausscheidung der Niere, wobei dem Zusammenspiel von Adiuretinmechanismus u. natriuretischem Peptid eine entscheidende Rolle zukommt. E Gauer-Henry mechanism.
**Gaugele-Schiene** (KARL G., geb. 1878, Orthopäde, Zwickau): abnehmbare Lagerungsschiene zur – variablen – Retention einer reponierten angeborenen ▸Hüftluxation (Luxationshüfte) in leicht ausgeprägter ▸LORENZ-Stellung, die Funktionstherapie ermöglicht.
**Gault-Reflex:** bei Simulationsprobe auf Hörstörung ausgelöster kochleopalpebraler Reflex (als Lidzwinkern) als Reaktion auf ein Geräusch. E Gault's reflex.
**Gaumen:** ▸Palatum. E palate. – **G., hoher, gotischer G.,** Hypsistaphylia: hochgewölbter Gaumen bei gleichzeitiger Schmalform des Oberkiefers, sowohl rassisch bedingt als auch bei verschiedenen Krankheiten/Entwicklungsstörungen (z.B. bei angeborener hämolytischer Anämie bzw. Dysostosen). E high p., gothic p.
**Gaumen|bein:** ▸Os palatinum.
**Gaumen|bogen:** ▸Arcus palatopharyngeus u. palatoglossus (= hinterer bzw. vorderer G.). E palatal arch.
**Gaumen|defekt, angeborener:** die ▸Gaumenspalte. E congenital palatal defect.
**Gaumen|ecken|geschwüre:** ▸BEDNAR-Aphthen.
**Gaumen|lappen|plastik:** s.u. ▸Gaumenspalte.
**Gaumen|mandel:** ▸Tonsilla palatina; s.a. ▸Tonsill... E palatine tonsil.
**Gaumen|mandel|hyper|plasie:** meist gegen Ende des 3.–4. Lj. auftretende Vergrößerung der – zerklüfteten u. Pfröpfe enthaltenden – Tonsillae palatinae. ***Klinik:*** kloßige Sprache, evtl. Lymphknotenvergrößerung am Kieferwinkel (u.U. mit Schluckstörung), allgemeine Abgeschlagenheit. E hyperplasia of the palatine tonsil.
**Gaumen|obturator,** Gaumenprothese: ▸Obturator für Gaumendefekte bei ▸Lippen-Kiefer-Spalte, ▸Cheilognathoschisis und nach Tumoroperationen. E cleft palate prosthesis or obturator.
**Gaumen|plastik,** Palatoplastik: *Chirurgie* plastische Korrektur der ▸Gaumenspalte (dort Methoden). E palatoplasty, uranostaphyloplasty.
**Gaumen|reflex:** *Neurologie* **1)** Hebung des Gaumensegels u. -zäpfchens bei Berührung des weichen Gaumens. Fremdreflex mit Afferenzen in den Nn. trigeminus u. glossopharyngeus u. – motorischen – Efferenzen im N. vagus; ist nur bei einseitigem Fehlen diagnostisch verwertbar i.S. eines Verdachtes auf Erkrankung im Kerngebiet der genannten Nerven. E palatal reflex. **2)** HENNEBERG-LAEHR-Reflex: Kontraktion des ringförmigen Muskels der Mundöffnung (M. orbicularis oris) bei Bestreichen des harten Gaumens; ein krankhafter Fremdreflex bei Pseudobulbärparalyse. E palato-orbicularis oris reflex.
**Gaumen|rück|verlagerung:** meist zweizeitige Rückverlagerung des weichen Gaumens, v.a. zur Korrektur eines ungenügenden Schlund- = Pharynxschlusses (mit Sprechstörung), z.B. bei weitem Mesopharynx, Zäpfchen-Gaumensegel-Hypoplasie, bei Gaumenspaltenplastik bzw. bei narbiger Verziehung nach dieser Op.; z.B. nach ERNST-HALLE, GILLIES-FRY, TRAUNER, SCHUCHARDT. E push-back operation of soft palate.
**Gaumen|segel:** ▸Velum palatinum.
**Gaumen|segel|blutung, apoplekti|forme,** Staphylohaematoma, MARTIN(-BOSVIEL)-Syndrom: plötzliche, ursächlich unklare Blutergussbildung an der

Spitze oder Rückfläche des Gaumenzäpfchens (bei normaler Blutungs- u. Gerinnungszeit); v.a. bei Männern. Verursacht Fremdkörpergefühl, Schluckbeschwerden, Würgereiz, evtl. Erstickungsgefühl. Prognose gut (es kommt zu Einriss oder Resorption des Hämatoms); evtl. Rückfälle. E apoplectic type of staphyledema.

**Gaumen|segel|krampf,** Uranospasmus: *Neurologie* tonischer oder klonischer ▸Spasmus des Velum palatinum; bei Hirnerkrankungen, Tetanus, Tollwut. E spasm of the soft palate.

**Gaumen|segel|lähmung,** Uranoplegie: periphere (meist nach Diphtherie, seltener nach Typhus oder Grippe; meist rückbildungsfähig) oder zentrale (Schädigung des Vagus- oder Glossopharyngeuskernes, z.B. bei Hirnstamminsulten), ein- oder doppelseitige Lähmung der Muskulatur des weichen Gaumens u. Gaumensegels. Hat mangelhaften Abschluss der Mundhöhle gegen den Nasenrachen beim Sprechen u. Schlucken zur Folge (führt zu Rhinolalia aperta bzw. zum Ausfließen geschluckter Flüssigkeit durch die Nase). E paralysis of the soft palate.

**Gaumen|segel|nystagmus:** ein- oder doppelseitige schnelle Flimmerbewegungen (Myorrhythmie; 2–3 pro Sek.) des – evtl. hypertrophen – Gaumensegels, meist auch der Schlund- u. Kehlkopfmuskulatur, evtl. auch der mimischen Muskulatur u. des Zwerchfells. Wird verursacht durch Krankheitsprozess des Gehirns (Nucleus dentatus cerebelli, Nucl. ruber, Olive, zentrale Haubenbahn). E nystagmus veli palatini, palatal nystagmus.

**Gaumen|spalte,** Uranoschisis, Palatoschisis, Palatum fissum: das durch Störung der ▸Ontogenese bedingte (= dysontogenetische) Nichtzusammenwachsen der beiden Gaumenhälften miteinander bzw. mit der Nasenscheidewand. Je nach Ausdehnung als okkulte oder submuköse G. (nur Spalte des harten Gaumens mit Muskeldiastase, aber mit geschlossener Schleimhautbedeckung; bei Anspannung wird in der Mittellinie eine durchscheinende Zone = ▸Zona pellucida sichtbar; Gaumensegel kurz; rückwärtiger Nasenscheidewandteil nicht ausgebildet), als Zäpfchenspalte (Uvula bifida), Gaumensegel- = Velumspalte oder als subtotale u. totale G. (sog. ▸Wolfsrachen); evtl. mit ▸Lippen- u. ▸Kieferspalte kombiniert; s.a. ▸Gesichtsspalte. ***Klinik:*** unverständliche Sprache (offenes Näseln); Neigung zu Erkältungs- u. Mittelohrerkrankungen; *Ther.:* Behandlung erfolgt durch frühzeitige (vor Sprachbildung) Operation, d.h. durch Verschluss des weichen (= Staphyloplastik) u. harten Gaumens (= Uranoplastik) mit Rekonstruktion des Gaumengewölbes: Mobilisierung der Gaumenweichteile (Periostschleimhautlappen) u. dreischichtiger Verschluss (Nasenboden, Muskulatur, Mundschleimhaut). Standardverfahren: Brückenlappen- (u.a. v. LANGENBECK, ERNST, AXHAUSEN, GANZER), Stiellappen-Methode (VEAU, ROSENTHAL, SCHUCHARDT, TRAUNER). S.a. ▸AXHAUSEN-Op., ▸Gaumenrückverlagerung. S. Abb. E cleft palate, urano(staphylo)schisis.

**Gaumen|tonsille:** ▸Tonsilla palatina.

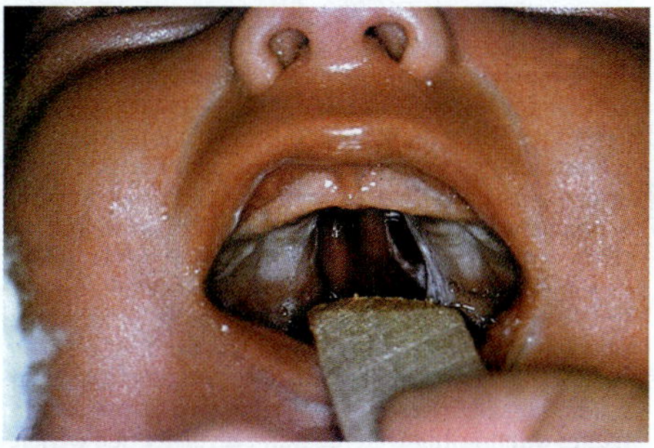

**Gaumenspalte.** [523]

**Gaumen|verschluss|platte:** ▸Obturator. E obturator plate of the palate.

**Gaumen|zäpfchen:** ▸Uvula. E uvula.

**Gauß** (1) CARL FRIEDR. G., 1777–1855, Mathematiker u. Astronom, Göttingen; **2)** CARL J. G., 1875–1957, Frauenarzt, Würzburg). – **G.-Bilicky-Veramesser** (CARL J. G.): *Gynäkologie* bajonettartiger Messstab (Serie mit jeweils 0,25 cm Längensteigerung) zur Bestimmung der Conjugata vera. – **G.-Dilatator** (CARL J. G.): ▸HEGAR-Stift mit Lichtung. – **G.-Effekt** (CARL J. G.): *Geburtshilfe* ▸Eintrittseffekt. E Gauss' effect. – **G.-Kurve** (CARL FRIEDR. G.): die glockenförmige, symmetrische Kurve der ▸Normalverteilung. E gaussian curve. – **G.-Ton** (CARL FRIEDR. G.): in der experimentellen Otologie genutzter Ton (Abb.). – **G.-Zeichen**

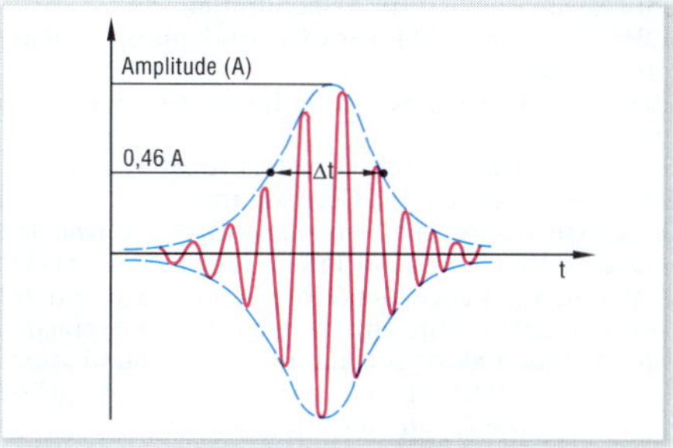


**Gauß-Ton:** Diagramm einer bestimmten Frequenz (rot) mit zeitlichem Verlauf der Amplitude in Form einer GAUSS-Kurve (gestrichelt). [181]

(CARL J. G.): **1)** Verschieblichkeit der Gebärmutterportio (»Wackelportio«) gegen den Gebärmutterkörper (infolge Auflockerung des Isthmus uteri) als Schwangerschaftsfrühzeichen ab Mens III. E G.' sign. **2)** beim waagerecht in Seitenlage gehaltenen Neugeborenen mit Schiefhals (Caput obstipum) das Nichtabsinken des Kopfes, wenn der gesunde Halsmuskel oben liegt (u. umgekehrt).

**Gayet-Wernicke-Syndrom:** *Neurologie* s.u. ▸Pseudoencephalitis. E Wernicke's syndrome.

**Gay-Lussac-Gesetz** (LOUIS J. G.-L., 1778–1850, Physiker u. Chemiker, Paris): Das Volumen eines idealen ▸Gases vergrößert sich, genügend kleinen konstanten Druck vorausgesetzt, bei 1 °C Temperaturerhöhung um 1/273,16 (= 0,0036610 = Ausdehnungskoeffizient »α« des Volumens bei 0 °C). – Entsprechendes gilt für den Druck des idealen Gases bei konstantem Volumen. E Gay-Lussac's law.

**Gaza-Operation** (WILHELM VON G., 1883–1936, dt. Chirurg): Durchtrennung der segmentalen prä- u. postganglionären Rami communicantes des Grenzstrangs als »sympathische ▸Denervierung« bei trophischen Störungen u. chronischen Schmerzzuständen, v.a. bei gastrischen Krisen. E Gaza procedure.

**Gaze** *(franz. = nach der Stadt Gaza in Palästina):* imprägniertes Mullgewebe. Auch Bez. für ▸Verbandmull. E gauze.

**G-Bänder, G-Banden:** die nach GIEMSA-Färbung erkennbaren u. den ▸Chromomeren entsprechenden ▸Chromosomenbänder. E G-bands.

**GBG:** **1)** Abk. für **G**esetz zur **B**ekämpfung der **G**eschlechtskrankheiten. **2)** *Biochemie* Abk. für glycinreiches Beta-Glykoprotein (s.u. ▸Komplement).

**GBM:** Abk. für **g**lomeruläre **B**asal**m**embran.

**GBT,** Abk. für **G**lutaminsäure-**b**renztraubensäure-**t**ransaminase: *Biochemie* ▸Alaninaminotransferase.

**GB-Virus-C,** Abk. **GB-C:** ein Flavivirus, das bei der Suche nach Hepatitisviren bei einem Patienten mit den Initialen G. B. gefunden wurde und dem sog. Hepatitis-G-Virus (HGV) entspricht. Es gilt bisher als apathogen (verursacht keine Hepatitis). Es verzögert die Entwicklung der Immunschwäche bei HIV-Infektion.

**gcal:** Abk. für Grammcalorie; s.a. ▸Kalorie.
**Gc-Gruppen, Gc-System** *(engl.)* Abk. für group-specific component: (Jan Hirschfeld 1959) erblicher ▸Plasmaproteinpolymorphismus in der $\alpha_2$-Globulinfraktion, u. zwar des Vitamin D bindenden Proteins (DBP; Transportprotein des Vitamins $D_3$ u. seiner natürlichen Derivate). Mit der Elektrophorese sind 3, mit der isoelektrischen Fokussierung 6 häufige Genotypen nachweisbar; ferner ca. 100 seltenere genet. Varianten. Genetisch gekoppelt mit ▸Bisalbuminämien, sonst von anderen ▸Serumgruppen unabhängig.
**GCS** *(engl.):* Abk. für ▸**G**lasgow **C**oma **S**cale.
**G-CSF** *(engl.)* Abk. für **g**ranulocytes-**c**olony **s**timulating **f**actor: hämatopoetischer Wachstumsfaktor (s.u. ▸CSF).
**GD:** *Radiologie* Abk. für **G**esamt**d**osis.
**Gd:** *Chemie* Zeichen für ▸**Gad**olinium.
**GDH:** *Enzymologie* Abk. für **G**lycerin-3-phosphat-**deh**ydrogenase.
**GDP:** Abk. für **G**uanosin-5'-**dip**hosphat (s.u. ▸Guanosin).
**G.E., GE:** *Chirurgie* Abk. für ▸**G**astro**e**nterostomie.
**Ge:** *Chemie* Zeichen für **Ge**rmanium.
**Gebärdensprache:** ein eigenständiges vollwertiges Sprachsystem, das Gehörlose in verschiedenen regionalen u. nationalen Gehörlosengemeinschaften entwickelt haben. Im Unterschied zu Lautsprachen, die über den akustisch-auditiven Kommunikationskanal vermittelt werden, wird G. visuell-motorisch realisiert. Die G. sind ausdifferenzierte Zeichensysteme, die unabhängig von der Lautsprache über einen umfassenden Wortschatz (Lexik) u. eine komplexe Grammatik verfügen, die dieselben universellen linguistischen Funktionen besitzt wie die Lautsprache. Aus sprachwissenschaftlicher Sicht sind sie vollwertige Sprachen und den Lautsprachen gleichwertig. G. teilen sich wie Lautsprachen in verschiedene nationale u. regionale Einzelsprachen bzw. Dialekte auf. Im Ggs. zur deutschen G. (DGS) u. anderen natürlichen G. sind künstliche »Codes« wie die lautsprachbegleitenden Gebärden (LBG) in Deutschland oder »seeing exact English (SEE)« in den USA keine vollwertigen Sprachsysteme. Sie enthalten aus der jeweiligen Landes-G. entlehnte lexikalische Gebärdenzeichen bzw. erfundene Zeichen, orientieren sich an der Grammatik der Lautsprache und dienen v.a. als pädagogisches Mittel zur Visualisierung von Morphemen (kleinste bedeutungstragende Einheiten; meist Wörter oder Wortteile) der Lautsprache in Gehörlosen- oder Schwerhörigenschulen.
**Gebär|mutter:** ▸Uterus; s.a. ▸Hystero... **E** womb, uterus.
**Gebär|mutter|entzündung:** ▸Metritis, ▸Endometritis.
**Gebär|mutter|hals:** ▸Cervix uteri (s.a. ▸Zervix..., ▸Zerviko..., ▸Kollum...).
**Gebär|mutter|hals|krebs:** ▸Kollumkarzinom.
**Gebär|mutter|höhle:** Cavitas uteri.
**Gebär|mutter|infarkt:** ▸Apoplexia uteroplacentaris. **E** uterine infarct.
**Gebär|mutter|körper:** ▸Corpus uteri. **E** body of uterus.
**Gebär|mutter|krampf:** ▸Tetanus uteri. **E** uterine cramps.
**Gebär|mutter|krebs:** ▸Kollum-, ▸Korpuskarzinom. **E** carcinoma of the uterus.
**Gebär|mutter|riss:** ▸Uterusruptur, ▸Zervixriss. **E** uterine tear, cervical t.
**Gebär|mutter(-Scheiden)-Vorfall:** ▸Uterusprolaps. **E** uterovaginal prolapse.
**Gebär|mutter|senkung:** ▸Descensus uteri.
**Gebäude|krankheit:** sprachlich missverständliche Bezeichnung für ein Krankheitsbild, das sich als Reaktion auf Verunreinigung geschlossener Räume (Stäube, Gase, flüchtige organische Stoffe, Schimmelpilze etc.), aber auch im Zusammenhang mit psychologischen Faktoren (z.B. Bildschirmarbeit) entwickeln kann; gekennzeichnet durch Reizerscheinungen im Nasen-Rachen-Raum, Hautreaktionen, neurotoxische Zeichen, unspezifische Überempfindlichkeit, evtl. Magenbeschwerden. **E** Sick-Building-Syndrom, Abk. SBS.
**Gebiss:** die Gesamtheit der Zähne (s.u. ▸Dentes); s.a. ▸Gebiss..., ▸Dent..., ▸Zahn... **E** dentition, set of teeth.
**Gebiss|formel:** die »Zahnformel« des Gebisses (jeweils eine Hälfte) von Mensch (u. Tier) unter Verwendung der Buchstaben I (Incisivus = Schneidezahn), C (Caninus = Eckzahn), P (Prämolar), M (Molar; für Milchgebiss entsprechende Kleinbuchstaben) u. Zahlen. S.a. Formel; ▸Zahnschema. **E** dental formula.

| | | | | | |
|---|---|---|---|---|---|
| Milchgebiss des Menschen | i | c | | m | |
| | 2 | 1 | | 2 | = 20 |
| | 2 | 1 | | 2 | |
| bleibendes Gebiss des Menschen | I | C | P | M | |
| | 2 | 1 | 2 | 3 | = 32 |
| | 2 | 1 | 2 | 3 | |

**Gebissformel.**

**Gebiss|regulierung:** Normalisierung des Gebisses durch kieferorthopädische Behandlung. **E** orthodontic treatment.
**Gebiss|schema:** ▸Zahnschema.
**GebO:** Abk. für **Geb**ühren**o**rdnung.
**Geborenen|ziffer,** Geburtenhäufigkeit: Verhältnis der Zahl der Lebendgeborenen innerhalb eines Kalenderjahrs zur durchschnittlichen Bevölkerung (in Jahresmitte), meist pro 1000 angegeben. **E** birth rate.
**Gebrauchs|blick|feld:** s.u. ▸Blickfeld.
**Gebrauchsschule:** Wiedererlernen der für das tägliche Leben wichtigsten Gebrauchsfunktionen, z.B. einer geschädigten Hand. Teil der ergotherapeutischen Behandlung.
**Gebührenordnung für Ärzte:** ▸GOÄ.
**Geburt:** **1)** das Geborenwerden. **E** birth. **2)** Entbindung, Niederkunft, Partus: Ausstoßung des Schwangerschaftsprodukts (im jurist. Sinne nur der Frucht = Geburtsobjekt) aus dem Mutterleib. Das Geschehen wird unterteilt in die Eröffnungs-, Austreibungs- u. Nachgeburtsperiode (sowie Postplazentarperiode); s.a. ▸Geburtsmechanismus (dort Abb.), ▸Geburtstermin, ▸Fehl-, ▸Früh-, ▸Lebend-, ▸Spät-, ▸Totgeburt, ▸Wehen... **E** parturition, delivery, labor. – **G., getimte** *(engl. = die richtige Zeit wählen):* ▸G., programmierte. – **G., natürliche:** **1)** G., deren gesamter Ablauf nur durch natürliche Geburtskräfte von Mutter u. Kind erfolgt. – Ferner **2)** die schmerzarme G. als Effekt vorbereitender Maßnahmen (z.B. ▸Read-Entbindungsverfahren). – **G., programmierte:** Entbindung, die – unter Bezugnahme auf relevante Tatsachen des Gesundheitszustandes der Schwangeren u. des Schwangerschaftsverlaufes u. unter Berücksichtigung der möglichst weitgehenden Fruchtreife – zu einem für optimal gehaltenen Zeitpunkt medikamentös eingeleitet, im Verlauf medikamentös gesteuert u. evtl. schließlich durch Vakuumextraktion beendet wird. **E** induced labor. – **G., protrahierte:** die wegen Anomalien der Wehentätigkeit, der Geburtswege oder des Geburtsobjekts bei der Erstgebärenden länger als 18 Std., bei der Mehrgebärenden länger als 12 Std. dauernde Geburt. **E** prolonged or protracted labor. – **G., rechtzeitige:** G. zum Zeitpunkt der abgeschlossenen Fruchtreife (s.a. ▸Geburtstermin, ▸-objekt). **E** labor at full term. – **G., regelwidrige,** Dystokie: jede nicht aus der re. oder li. ▸Hinterhauptslage erfolgende G., die meist auch mit einem krankhaften Geburtsmechanismus einhergeht (z.B. bei hinterer Hinterhaupts-, bei Vorderhaupts-, Scheitel-, Steiß-, Gesichts-, Beckenend-, Quer- u. Schräglage, innerer oder äußerer Überdrehung des Kopfs, tiefem Quer- oder hohem Geradstand); ferner jede in irgendeiner Phase nicht physiologisch ablaufende G.,

z. B. bei ▸Vorliegen oder -fallen kleiner Teile oder der Nabelschnur, bei Beckenanomalie u. sonstigen Fehlbildungen der Geburtswege oder der Frucht, bei Blutungen, Nachgeburtsstörungen. – **G., sanfte:** G., bei der die äußeren Bedingungen sowohl für die Gebärende als auch für das Kind möglichst wenig traumatisierend sind. Die G. findet in einer fast beschaulichen Atmosphäre statt (Stille im Kreißsaal, Vermeiden von Hektik, gedämpftes Licht). Der Wehenschmerz wird gering gehalten, das Neugeborene verbleibt nach der Geburt in Körperkontakt zur Mutter, die Abnabelung erfolgt später als üblich, die Vernix caseosa wird belassen. Nach LEBOYER (franz. Gynäkologe) wird auf diese Weise der »Geburtsschock« des Kindes gemindert, der Mutter ein natürliches Erleben der Geburt garantiert. – **G., überstürzte,** Partus praecipitatus: ungewöhnlich rasch (in weniger als 2 Std.), sonst aber normal ablaufende G., z. B. nach schneller Muttermundseröffnung bei gut dehnbarem Geburtskanal, sehr kleiner Frucht oder bei extrem starken Wehen; häufig mit heftigen Geburtsschmerzen u. gestörter Nachgeburtsperiode. Es besteht beim Kind Gefahr eines Tentoriumrisses u. intrakranieller Blutungen. S. a. ▸Sturzgeburt. **E** precipitate labor.

**Geburten|häufigkeit, -rate, -ziffer:** ▸Geborenenziffer. **E** birth rate.

**Geburten|kontrolle, -regelung:** Sammelbegriff für Maßnahmen zur Verhütung unerwünschten Nachwuchses. S. u. ▸Konzeptionsverhütung, ▸Kontrazeption. **E** birth control, contraception.

**Geburten|überschuss:** demographisches Grobmaß für die Bilanz Geburten/Sterbefälle, errechnet als Differenz aus Geborenen- u. Sterbeziffern.

**Geburts|beginn:** Zeitpunkt, zu dem regelmäßig alle 10 Min. auftretende, insgesamt über $^1/_2$ Std. anhaltende Wehen einsetzen u. eine ständig zunehmende Muttermundöffnung bewirken oder aber zu dem der Fruchtwasserabgang erfolgt (bei 10–15 % der Gebärenden) bzw. das ▸Zeichnen einsetzt. Für den natürlichen Beginn werden v. a. Verschiebungen im Follikelhormon-Progesteron-Verhältnis bzw. im Oxytocin-Oxytocinase-Gleichgewicht (auch örtlich) als wesentlich angesehen, wobei dem Oxytocin (Antagonist des den Uterus ruhig stellenden Progesterons) wegen abnehmenden Abbaus durch Oxytocinase eine wesentliche Rolle zuzukommen scheint. **E** onset of labor.

**Geburts|dauer:** Zeitspanne vom Geburtsbeginn bis zur Ausstoßung der Plazenta; s. a. ▸Geburt, protrahierte. **E** length of labor.

**Geburts|einleitung:** künstliche Einleitung der Geburt vor spontanem Wehenbeginn. Maßnahme bei Gefährdung des Kindes, z. B. bei Übertragung, Blutgruppen-Unverträglichkeit (z. B. ▸AB0- oder ▸Rh-Inkombatibilität), Spätgestose, Diabtes mellitus der Mutter, vorzeitigem Blasensprung ohne Wehen innerhalb von 24 Std. Erfolgt konservativ, z. B. durch Gaben von ▸Wehenmitteln, u./oder operativ durch manuelle bzw. instrumentelle Dehnung des Muttermundes oder durch Fruchtblasensprengung. **E** induction of labor.

**Geburts|fleck,** Geburtsmal: **1)** blassroter Fleck an Stirn oder Nase (Kapillarerweiterung; als sog. Storchenbiss), der im Laufe des 1. Lj. verschwindet. **2)** ▸Mongolenfleck.

**Geburts|geschwulst:** Schwellung des vorliegenden Kindsteils mit blutig-seröser Weichteildurchtränkung, die nach dem Blasensprung infolge des vom Muttermund ausgeübten Drucks (»zirkulärer Schnürring«) erfolgt. Am Kopf als Kopfgeschwulst = Caput succedaneum.

**Geburts|gewicht:** das bei der Geburt vorhandene Gewicht des Kindes; beträgt im Durchschnitt 3000–3500 g bei einer Durchschnittslänge von 49–52 cm; s. a. ▸Geburtsobjekt. **E** birth weight.

**Geburts|helfer|hand:** *Neurologie* die Pfötchenstellung bei Tetanie; s. u. ▸Karpopedalspasmen. **E** obstetrician's hand.

**Geburtshilfe:** Fachrichtung der Medizin, die sich mit der Überwachung normaler und pathologischer Schwangerschaften sowie der Vorbereitung, Durchführung u. Nachbehandlung normaler u. pathologischer Geburten einschließlich der erforderlichen Operationen befasst. Wird mit der ▸Frauenheilkunde zu einem medizinischen Fachgebiet zusammengefasst. **E** obstetrics.

**Geburts|hindernis:** jeder die Geburtswege verengende Faktor, der den Durchtritt des Kindes durch den Geburtskanal unmöglich macht, z. B. Tumor im kleinen Becken, Beckenverengung u. -deformierung, vorgefallene »kleine Teile«.

**Geburts|kanal:** der Knochen-Weichteil-Kanal, den das Kind bei der Geburt durchwandert; unterteilt in den knöchernen G. des kleinen Beckens u. den – aus unterem Gebärmuttersegment, -hals (Zervix), Scheide, Scham (Vulva) und Beckenbodenmuskulatur bestehenden – Dehnungs- oder Durchtrittsschlauch (Weichteilansatzrohr, -kanal, -schlauch). S. a. Abb. **E** birth canal, parturient canal.

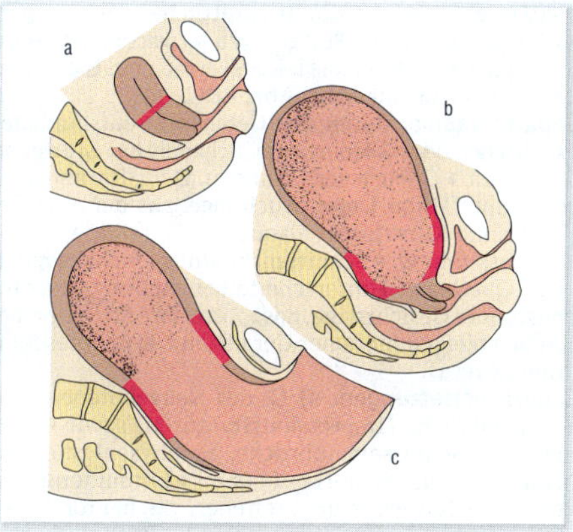


**Geburtskanal:** **a**) Uterus ohne Schwangerschaft. Der Isthmus (rot) verschließt das Corpus uteri (gleicher Zustand bis Mens III); **b**) der Isthmus uteri als Teil des Fruchthalters ab Mens III; **c**) der Isthmus als Anfangsteil des Durchtrittsschlauches (Fruchtaustreiber allein das Corpus uteri). [346]

**Geburts|lähmung:** ▸Entbindungslähmung.

**Geburts|lage:** ▸Fruchtlage. **E** presentation of fetus.

**Geburts|mal:** ▸Geburtsfleck. **E** birth mark.

**Geburtsmaße:** s. u. ▸Geburtsobjekt.

**Geburts|mechanismus:** das nach dem »Gesetz vom geringsten Zwang« ablaufende Zusammenwirken der Gebärmuttermuskulatur (Myometrium, als »Wehenmotor«, »Fruchtaustreiber«), des Geburtskanals u. -objekts, das zur Eröffnung des Geburtsweges u. zur Austreibung des Kindes führt. Ist als regelrechter

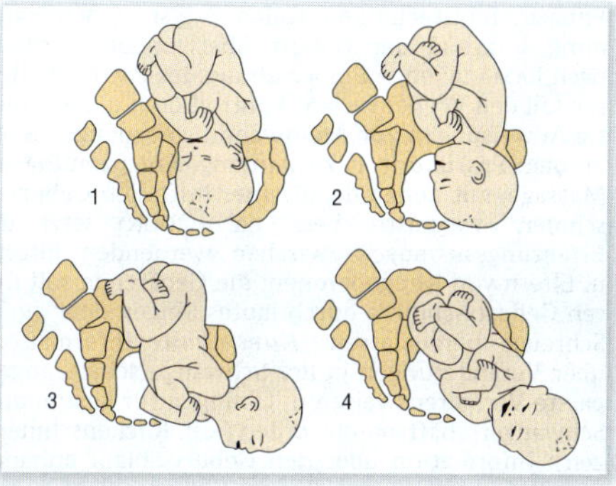


**Geburtsmechanismus:** normale Entwicklung bei Schädellage. [509]

G

G. (bei dorsoanteriorer Hinterhauptslage) dreiphasig: **1. Phase** (»Eintrittsmechanismus«; bei Erstgebärenden in den letzten Schwangerschaftswochen, bei Mehrgebärenden mit Wehenbeginn): quere Stellung u. ungezwungene Haltung des Kopfes bzw. der Pfeilnaht zur Beckeneingangsebene (s. a. ▸Asynklitismus, ▸Synklitismus); **2. Phase** (»Durchtrittsmechanismus«) mit Tiefertreten des Kopfes (Dehnung des Geburtskanals) mit gleichzeitiger Beugung = »Flexion« (in Anpassung an die runde Beckenhöhle) u. innerer Drehung = »Rotation« (um 90°; der Nacken ist dann schamfugenwärts gerichtet), wodurch das Hinterhaupt zur Leitstelle wird u. die günstigste Durchtrittsebene (Planum suboccipitobregmaticum = 32 cm) erreicht wird (s. a. ▸Einschneiden, ▸Durchschneiden); **3. Phase:** Rückwärtsbeugung (»Deflexion«) u. äußere Drehung des Kopfes (Abb., 3 u. 4; s. a. ▸Austrittsmechanismus). **E** mechanism of labor.

**Geburts|objekt:** das zu gebärende Kind, an dem als »große Teile« Kopf, Rücken u. Steiß u. als »kleine Teile« Arme u. Beine unterschieden werden.

**Geburts|termin:** Zeitpunkt, an dem die Geburt normalerweise – nach durchschnittlicher Schwangerschaftsdauer von 280 Tg. – zu erwarten ist; wird meist nach der ▸NAEGELE-Regel errechnet. **E** estimated date of confinement, Abk. EDC.

**Geburts|trauma:** durch den Geburtsakt entstandener seelischer oder körperlicher Schaden bei Mutter u. Kind; s. a. ▸Geburtsverletzungen. **E** birth trauma.

**geburts|unfähige Lage:** Fruchtlage, aus der eine Geburt ohne Kunsthilfe (manuelle ▸Extraktion, ▸Zangenentbindung, ▸Schnittentbindung) nicht möglich ist: Querlage, Hinterscheitelbeinstellung, mentoposteriore Gesichtslage, nasoposteriore Stirnlage, bestehen bleibender hoher Geradstand. **E** malpresentation of fetus.

**Geburts|verletzungen: a)** G. des Neugeborenen: v. a. Schädelbrüche (Impressionsfrakturen) sowie Gliedmaßen-, Schlüsselbeinbrüche, Epiphysenlösung an Humerus- u. Femurkopf (s. a. ▸Entbindungslähmung), Schulterzerrung; seltener, v. a. bei forcierter Geburt, innere Verletzungen, z. B. Pneumothorax, Leber-, Nebennieren- oder Hirnblutung; **b)** G. der Mutter: v. a. als Damm-, Scheiden-, Zervix- (häufig) u. Gebärmutterriss (▸Uterusruptur). **E** birth injuries.

**Geburtsvorbereitung:** Vermittlung von Information sowie Einüben von wehenerleichternden bzw. geburtsfördernden Körperhaltungen, Atem- u. Entspannungstechniken ab der 25.–28. Schwangerschaftswoche, um den Teufelskreis aus Angst – Verspannung – Schmerz unter der Geburt zu durchbrechen. Kurse für Frauen oder Paare werden von Hebammen oder Physiotherapeuten angeboten. ***Methoden:*** nach LEBOYER: eine Art »Schwangerschaftsyoga«, bei dem durch Atemübungen in Verbindung mit lang gezogenen Tönen (shanting) der Geburtsschmerz weggeatmet werden soll; nach DICK-READ: Durch aufklärende Gespräche sowie Atmungs- u. Entspannungstechniken sollen Angst u. Verspannung während der Geburt überwunden werden; nach LAMAZE: enge Einbeziehung des Partners; dieser soll den Wehenverlauf kontrollieren u. rechtzeitig Anweisungen zur Atemtechnik geben; nach KITZINGER: Paarübungen zu Atmung, Entspannung u. Massage, mit denen der Partner hilft, den Geburtsschmerz »wegzustreichen«; nach ODONT: setzt auf Erfahrungsaustausch zwischen werdenden Eltern u. Eltern von Neugeborenen; die Gebärende soll ihren Geburtsschmerz durch lautes Singen oder auch Schreien »herauslassen«. ***Kursinhalte:*** Information über Veränderungen in der Schwangerschaft, angepasste Verhaltensweisen u. Übungen für bestimmte Schwangerschaftsbeschwerden (z. B. Rückenschmerzen); Information über den Geburtsablauf anhand von Bild- u. Filmmaterial, dem Geburtsablauf angepasste Verhaltensweisen erklären; Schulung der Körperwahrnehmung u. Entspannungsfähigkeit (z. B. progressive Muskelentspannung nach JACOBSON); Einübung von wehenerleichternden u. geburtsfördernden Körperhaltungen; Atemschulung für die Geburtsarbeit; Ermöglichung von Gesprächen u. Erfahrungsaustausch.

**Geburts|wehen:** Oberbegr. für ▸Eröffnungs-, ▸Press- u. ▸Nachgeburtswehen; s. a. ▸Schwangerschaftswehen, ▸Vor-, ▸Nachwehen. **E** uterine contractions.

**Geburts|zange:** ▸Zange, ▸Zangenentbindung. **E** delivery forceps.

**Gedächtnis:** die Fähigkeit, Sinneswahrnehmungen oder seelische Vorgänge im Gehirn zu speichern, so dass sie bei geeigneter Gelegenheit ins Bewusstsein treten können; s. a. ▸Engramm, ▸Lernen. Unterschieden v. a. als Neu- oder ▸Kurzzeitgedächtnis, Alt- oder ▸Langzeitgedächtnis sowie Wissens-, Verhaltens-, auditives, motorisches, visuelles etc. Gedächtnis. S. a. ▸Gedächtnisstörung. **E** memory.

**Gedächtnis|illusion,** Allomnesie: Gedächtnisstörung mit Veränderung, Entstellung u. Verfälschung von Gedächtnisinhalten, jedoch – im Ggs. zur Halluzination – ohne spontanes Erfinden von Erinnerungen. S. a. ▸Déjà-vu... **E** falsification of memory.

**Gedächtnis|störung,** Dysmnesie: Störungen von Gedächtnis u. Lernleistungen. Vorkommen besonders bei ▸Demenz, ▸Psychosen, aber auch bei ▸Schizophrenien u. ▸Depressionen (3) möglich. Unterschieden nach Art der betroffenen Leistungen. **Störungen des deklarativen Gedächtnisses** betreffen die willkürliche Erinnerung an Daten u. Fakten (semantisches Gedächtnis) bzw. Lebensereignisse (episodisches Gedächtnis). Diese werden auch als explizite G. zusammengefasst. Vorkommen insbesondere bei Läsionen im Temporallappen. **Prozedurale Gedächtnisstörungen** betreffen v. a. die unwillkürliche Aneignung motorischer oder kognitiver Handlungsabläufe (z. B. Spielen eines Musikinstruments, Binden eines Knotens oder Erlernen eines Tastenschlüssels am PC). Vorkommen z. B. bei Erkrankungen der Basalganglien wie Chorea HUNTINGTON oder PARKINSON-Syndrom. **Störungen des Arbeitsgedächtnisses** referieren auf die Fähigkeit, Wahrnehmungs- u. Gedächtnisinhalte momentan bewusst und damit einer kognitiven Verarbeitung verfügbar zu machen. Vorkommen insbesondere bei Veränderungen des Frontallappens oder bei Schizophrenien. **E** memory disturbance, dysmnesia.

**Gedächtnis|zelle:** *Immunologie* ▸Memory-Zelle.

**Gedanken|eingebung:** eine Form der ▸Ich-Störungen; wahnhafte Überzeugung, dass einem fremde Gedanken eingegeben werden. Gehört zu den charakteristischen Symptomen der Schizophrenie (»Symptom 1. Ranges« nach K. SCHNEIDER). **E** forced thinking.

**Gedanken|entzug:** Überzeugung, dass einem die eigenen Gedanken von außen her »entzogen« werden; Form der ▸Ich-Störungen bei Schizophrenie (»Symptom 1. Ranges« nach K. SCHNEIDER).

**Gedeih|kurve:** *Pädiatrie* ▸Gewichtskurve.

**Gedeih|störung:** *Pädiatrie* ▸Ernährungsstörung. **E** failure to thrive.

**Gee-Heubner-Herter(-Thaysen)-Krankheit:** ▸Zöliakie. **E** Gee's disease, celiac disease.

**Gefängnis|psychose:** ▸Haftreaktion, ▸GANSER-Syndrom. **E** prison psychosis.

**Gefäß:** Sammelbezeichnung für Blutgefäße (s. u. ▸Arteria, ▸Arteriola, ▸Vena, ▸Venula, ▸Vas capillare) u. ▸Lymphgefäße (▸Vas lymphaticum); s. a. ▸Gefäßsystem, ▸Angio..., ▸Vaso..., ▸Lymphangio..., ▸Vaskulo... **E** vessel, vas. – **G., aberrierendes:** vom normalen Verlauf abweichendes G., v. a. als Blutgefäß; z. B. als »unteres Polgefäß« der Niere, das den Harnleiter kreuzt u. (Teil-)Ursache einer Harnleiterenge, v. a. einer ▸Ureterabgangsstenose, sein kann; s. a. ▸Arteria lusoria. **E** vas aberrans.

**Gefäß|arrosion:** »Gefäßannagung«, s. u. ▸Arrosion.

**Gefäß|bändchen(keratitis):** ▸Keratitis fascicularis.

**Gefäß|band:** auf der Röntgen-Thoraxaufnahme das gemeinsame Schattenband aus Arteria pulmonalis,

Aorta ascendens, oberer Hohlvene u. – als Fortsetzung nach oben – Truncus brachiocephalicus. E vascular bundle.

**Gefäß|bank:** *Chirurgie* Gewebebank, die in Nährflüssigkeit konservierte oder gefriergetrocknete (»lyophilisierte«), v.a. allogene Arterien- u. Venentransplantate, daneben aber auch entsprechende ▸Gefäßprothesen bereithält; historischer Begriff. E vessel bank.

**Gefäß|chirurgie: 1)** operative Behandlung von Gefäßkrankheiten, -verletzungen durch plastische Verfahren (▸Plastik); v.a. als chirurgische Therapie koronarer, peripherer u. zerebraler ▸Durchblutungsstörungen. S.a. ▸Gefäßersatz, ▸-naht, ▸-prothese, ▸Patch-Graft, ▸Angioplastie, ▸Desobliteration. E vascular surgery. **2)** Teilgebiet der ▸Chirurgie, das sich mit der Erkennung u. operativen Behandlung sowie der Nachsorge u. Rehabilitation von Erkrankungen des Gefäßsystems einschließlich der Verletzungen u. Fehlbildungen befasst. Die Weiterbildungszeit beträgt 3 Jahre.

**Gefäß|dehnungs|ton:** *Kardiologie* ▸Austreibungston. E ejection sound.

**Gefäß|ent|zündung:** ▸Angiitis. E vascular inflammation.

**Gefäß|ersatz:** der Ersatz eines geschädigten Blutgefäßes (oder einer Gefäßstrecke) oder von Teilen der Gefäßwand durch ein – auto-, allo- oder xenogenes – Transplantat (▸Gefäßtransplantation) oder durch eine alloplastische ▸Gefäßprothese, u. zwar als Umleitungs- (▸Bypass) oder Interpositionsplastik; ferner der Wanddefektersatz durch Aufsteppen eines ▸Patch. E vascular substitute (or prosthesis or graft).

**Gefäß|erweiterung, -ektasie:** *Pathologie* **1)** s.u. ▸Vasodilatation, ▸Angi-, ▸Arteri-, ▸Phlebektasie, ▸Varize. E vascular dilatation, v. ectasia. **2)** ▸Angioplastie.

**Gefäß|fehlbildungen:** ▸Angiodysplasie.

**Gefäß|geräusch:** bei ▸Auskultation über einem Blutgefäß wahrnehmbares Geräusch, z.B. als Klopfen der Pulswelle bei der Blutdruckmessung, als Strömungsgeräusch bei Gefäßenge (▸Stenose) bzw. -kompression, als Schwirren über Gefäßerweiterungen (Ektasien) oder bei übermäßigem Gefäßreichtum (▸Vaskularisation; z.B. bei Tumor), als »Maschinen-« oder »Lokomotivgeräusch« über einer arteriovenösen Fistel. E vascular murmur.

**Gefäß|geschwulst:** ▸Angiom, ▸Häm-, ▸Lymphangiom. E vascular tumor.

**Gefäß|injektion:** Sichtbarwerden feiner Blutgefäße als Folge von – entzündlicher – Blutfülle (▸Hyperämie); v.a. als **konjunktiva̱le G.** (bei Konjunktivitis; fein verzweigte hellrote Äderchen auf hellem Grund in der Bindehaut des Auges, zur Hornhaut hin abnehmend u. mit der Bindehaut verschieblich) oder – nur ophthalmoskopisch erkennbar – als **perikornea̱le** oder **zilia̱re G.** (bei Keratitis u. Iridozyklitis; Erweiterung der tiefen Kapillaren der Lederhaut des Auges [▸Sclera] u. des oberflächlichen Randschlingennetzes des Ziliarkörpers als diffuser bläulich-roter Kreis um den Limbus corneae; nicht mit der Konjunktiva verschieblich); gemischte Form u.a. bei akutem Glaukom, Contusio bulbi. E injection (e.g. circumcorneal).

**Gefäß|katheterismus, -katheterisierung:** Einführung einer Röhre (evtl. eines speziellen Katheters, s.a. ▸Gefäßsonde) in ein Blutgefäß **a)** zur vorübergehenden oder bleibenden Anastomosierung mittelgroßer u. kleiner Gefäße, **b)** zum vorübergehenden Anschluss an eine Herz-Lungen-Maschine, **c)** für länger dauernde Infusionstherapie (mittels Venae sectio), für Angiokardiographie u. intrakardiale Druckmessung (▸Herzkatheter), zentrale Venendruckmessung. S.a. ▸Katheter, ▸Seldinger-Methode, ▸Sones-Technik, ▸Kavakatheter. E blood vessel catheterization.

**Gefäß|klemme:** *Chirurgie* Klemme zum Fassen blutender Gefäße oder Gefäßstümpfe (ohne Schädigung der Gefäßwand) für die anschließende Naht, Durchstechung oder Unterbindung (▸Gefäßligatur), z.B. Modelle n. Péan, Halsted sowie atypische Ausführungen zum vorübergehenden kompletten Ab- oder tangentialen Ausklemmen der Arterien(wand) bei Gefäß-, Herzoperationen, für Gefäßnaht oder -Rekonstruktion z.B. als Satinski-, Potts-, DeBakey-, Bulldogg-, Ligatur- oder Mikrogefäßklemme; evtl. als Aorten-, Pulmonalisklemme etc. bezeichnet. E blood vessel clamp, hemostat.

**Gefäß|knäuel:** ▸Glomerulus; s.a. ▸Glomus.

**Gefäß|kompression:** Zusammendrücken von Gefäßen, i.e.S. zur ▸Blutstillung; s.a. ▸Vasokonstriktion. E vascular compression, angiopressure.

**Gefäß|krampf:** ▸Angiospasmus. E angiospasm.

**Gefäß|krankheit:** Angiopathie, u. zwar als ▸Mikro- oder als ▸Makroangiopathie. E angiopathy.

**Gefäß|ligatur:** das am Ort der Wahl bzw. einer (auch operativen) Verletzung erfolgende Unter- bzw. Abbinden eines Blutgefäß(stumpf)es, evtl. als Durchstechungs-, Umstechungsligatur; s.a. ▸Clip, ▸Gefäßnaht. E vascular ligation.

G

**Gefäß|mal:** Naevus flammeus; s.a. ▸Gefäßschwamm.

**Gefäßmittel:** gefäßerweiternde (▸Vasodilatanzien) bzw. gefäßverengende (▸Vasokonstringenzien) Mittel.

**Gefäß|muskulatur:** s.u. ▸Tunica media.

**Gefäß|naht:** Naht zur Vereinigung von Blutgefäßstümpfen sowie bei Streifenplastik, Defektverschluss; erfolgt in atraumatischer Technik u. unter adaptierender beidendiger Ausstülpung der Intima (evertierende Naht), evtl. mit abschließender fortlaufender Naht der evertierten Ränder; oder aber als **maschinelle G.** mittels ▸Nähapparat. E angiorrhaphy, vascular suture.

**Gefäß|neben|schluss:** *Pathologie* ▸Shunt; s.a. ▸Bypass.

**Gefäß|neurose:** ▸Angioneurose. E angioneurosis.

**Gefäß|pol:** die Eintritts- u. Austrittsstelle des Vas (= Arteriola glomerularis) afferens bzw. efferens am Nierenkörperchen. E vascular pole.

**Gefäß|prothese:** *Chirurgie* nahtloses Kunststoffrohr (angemessener Länge u. Lichtung, evtl. mit vorgefertigten Abgangsstellen für größere Äste) als Gefäßersatz z.B. aus Polytetrafluorethylen (PTFE), v.a. zur Überbrückung von Gefäßdefekten u. für Bypass-Operationen (▸Prothesenshunt). – Ferner das – sterile – allogenetische Gefäßtransplantat (Arterie oder Vene; im Allg. einem – gesunden – Unfalltoten spätestens 6–8 Std. nach dem Tod entnommen u. durch Lyophilisierung haltbar gemacht; s.a. ▸Gefäßbank). E vascular prosthesis.

**Gefäß|ring:** krankhafte Ringbildung durch atypische Arterien bei ▸Aortenbogenanomalie; s.a. ▸Arteria lusoria, ▸Circulus arteriosus. E vascular ring.

**Gefäß|ruptur:** Einriss oder Zerreißung eines Gefäßes, i.e.S. als Blutgefäßriss als Folge eines Missverhältnisses zwischen Gefäßwand(elastizität) u. Innendruck (z.B. bei ▸Aneurysma, ▸Angio-, ▸Arteriosklerose) oder als Folge einer Gefäßarrosion bzw. -verletzung. E vascular rupture.

**Gefäß|schatten|figur:** *Ophthalmologie* ▸Purkinje-Aderfigur.

**Gefäß|scheide:** *Anatomie* ▸Adventitia.

**Gefäß|schwamm:** *Pathologie* ▸Hämangiom; s.a. ▸Angiom.

**Gefäß|schwirren:** bei der Palpation fühlbares Vibrieren der Arterie, typisch für Aneurysmen u. a. v. Fisteln.

**Gefäß|sklerose:** ▸Angiosklerose. E vascular sclerosis. – **G., zerebrale:** ▸Zerebralarteriensklerose.

**Gefäß|sonde:** stumpfe oder gekröpfte Sonde zur Austastung von Gefäßlichtungen, zur Lagekorrektur von Gefäßprothesen, ▸Desobliteration (z.B. ▸Ringstripper) etc.; ferner Sonden bzw. Katheter zur (Fern-) Embolektomie, z.B. ▸Fogarty-Katheter. E vascular probe, v. catheter.

**Gefäß|spinne:** *Dermatologie* ▸Naevus araneus.

**Gefäß|stamm:** ▸Truncus.

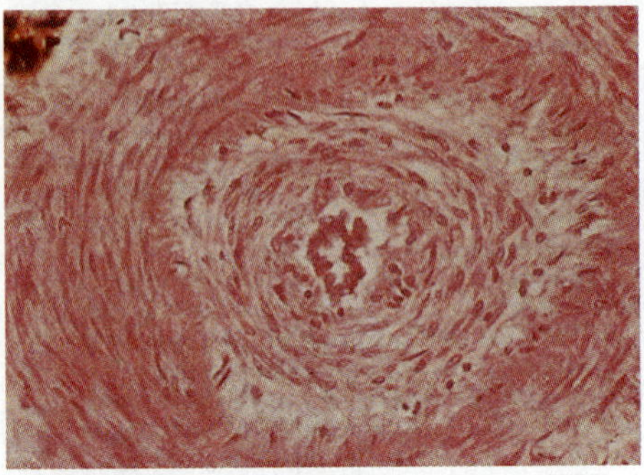

Gefäßstenose: Verengung einer Arterie durch fibrotische Verdickung von Intima u. Media bei chronischer Endangiitis obliterans (histolog. Bild). [178]

**Gefäß|stenose:** Gefäßverengung bis Verschluss. Ursachen z. B. arterielle ▸Verschlusskrankheit, Thrombosen, Tumoren; selten operationsbedingt. S.a. Abb. E angiostenosis.

**Gefäß|syndrom, zerebrales:** **1)** Syndrom der zerebralen Gefäßschwäche: konstitutionelle sowie z. B. bei Arteriosklerose, im Klimakterium, nach Hirnverletzung vorkommende Funktionsschwäche der Hirngefäße; zeigt sich u.a. in Neigung zu Errötung (z. B. beim Bückversuch n. KRETSCHMER) u. in allgemeiner Leistungsminderung; veralteter Begriff. E cerebrovascular insufficiency. **2)** Krankheitsbilder infolge Durchblutungsstörungen (▸Ischämie) im Bereich der Hirnarterien (Näheres s. u. dem Arteriennamen, ▸Arteria...).

**Gefäß|system:** *Anatomie* die Gesamtheit der arteriellen u. venösen Blutgefäße einschließlich der Gefäße der ▸Endstrombahn (i. w. S. auch der Lymphgefäße), die zusammen mit dem Herzen eine funktionelle Einheit bilden (s.a. ▸Kreislauf; ▸Blutkreislauf), die sich – je nach arteriellem bzw. venösem Systemteil (»Schenkel«) bzw. Kapillarenbereich – durch anatomische u. funktionelle Besonderheiten auszeichnet. Die Bildung erfolgt zuerst aus Mesenchym des Mesoderms (in der Dottersackwand u. im ▸Haftstiel) u. dann auch anderer Bereiche, wahrscheinlich unter Entwicklung eines allgemeinen Haargefäßnetzes (primärer Kapillarplexus), das unter Einfluss hämodynamischer u. erblicher Einflüsse zur endgültigen Form heranreift. S.a. ▸Vaskularisation. E vascular system.

**Gefäß|ton:** bei Aorteninsuffizienz über großen Arterien bei Auskultation feststellbarer scharfer systolischer Ton, insbes. an Gefäßknickstellen (z. B. über der A. femoralis am Leistenband); ferner als ▸TRAUBE-Doppelton, Pistolenschussphänomen (▸DUROZIEZ-Doppelgeräusch). E vascular sound.

**Gefäß|transplantation:** die ▸Transplantation von Arterien (auch Aorta), Venen bzw. Lymphgefäßen als Methode des ▸Gefäßersatzes; s.a. ▸Bypass. E vascular transplantation.

**Gefäß|umhüllung:** *Chirurgie* ▸Bändelung(soperation), ▸wrapping.

**Gefäß|verschluss:** Verlegung (▸Obliteration) einer Gefäßlichtung durch einen Thrombus, Embolus oder Wandprozess (z. B. bei Atherosklerose, Syphilis, Endangiitis obliterans); i. w. S. auch das – begrenzte – Fehlen der Gefäßlichtung (Gefäßatresie) sowie die ärztlich ausgeführten Verschlüsse durch Naht, Unterbindung (▸Ligatur), Quetschung (= Angiotripsie) u. Verödung (z. B. als Krampfader- oder ▸Varizenverödung). Als krankhafter G. gefolgt von ▸Ischämie (u. evtl. Folgen), ▸Claudicatio. E vascular obliteration.

**Gefäß|wand|degeneration, zystische:** isolierte Degeneration der äußeren Gefäßwandschicht (▸Adventitia) einer Extremitätenarterie (v. a. der A. poplitea) unter Zystenbildung in der Gefäßwand u. mit sekundärem Lichtungsverschluss, klinisch mit den Zeichen der ▸Claudicatio (mit raschem Symptomenwechsel). E cystic degeneration of arterial wall.

**Gefäß|widerstand:** s. u. ▸Strömungswiderstand, ▸Widerstand; s.a. ▸Kreislaufwiderstand. E vascular resistance.

**Gefahrstoffverordnung,** Abk. Gefahrstoff-VO: Gesetzesrichtlinie über den Umgang mit gefährlichen Arbeitsstoffen. Die Fassung vom 15. 11. 1999 (BGBl. I, S. 2233; 2000 I, S. 739), zuletzt geändert durch Gesetz vom 20. 7. 2000 (BGBl. I, S. 1045), enthält verschärfte Bestimmungen. Danach müssen alle in den Handel gebrachten Gefahrstoffe mit der genauen Bezeichnung der Substanz sowie mit einer Gefahrenbezeichnung (z. B. »sehr giftig«, »kann Krebs erzeugen« etc.) versehen sein. Nach der G. sind auch bestimmte Schutzmaßnahmen beim Umgang mit solchen Substanzen vorgeschrieben. Die maximal zulässige Arbeitsplatzkonzentration (MAK-Wert) darf nicht überschritten werden.

**Gefangenen|koller:** ▸Haftreaktion.

**Geflecht:** *Anatomie* ▸Plexus.

**Geflecht|knochen,** Bälkchenknochen: *Anatomie* Oberbegriff für die Bindegewebsknochen u. die ihnen in der Embryonalperiode bezüglich der Struktur ähnlichen Ersatzknochen. Als perichondraler G. mit dichtem, als enchondraler mit weitmaschigem Aufbau u. charakteristischen Einschlüssen restlicher Knorpelgrundsubstanz. Ab Ende des 2. Lj. erfolgt Umbau in Lamellenknochen. E woven (or reticulated) bone.

**Geflügel|pest, atypische:** die »Pneumoenzephalitis der Hühnervögel« (Newcastle disease [ND]) durch das ND-Virus (NDV), ein Paramyxovirus. Als Kontaktinfektion des Menschen die »Newcastle-Konjunktivitis« u. »Hühnerinfluenza«. – Zu unterscheiden von der »klassischen G.« (durch Orthomyxoviren). E atypical avian plague.

**Geflügel|tuberkulose:** s. u. ▸Mycobacterium avium. E avian tuberculosis.

**Geflügel|typhus:** häufigste Salmonellose des Geflügels, hervorgerufen durch Salmonella gallinarum; als »weiße Kükenruhr« oder als stumme chronische Krankheit alter Tiere u. mit Dauerausscheidung der Erreger in Kot u. Eiern (durch Letztere auf Menschen übertragbar; ▸Salmonellose). E avian typhus.

**Gefrier|ätzung:** Fixierungsartefakte vermeidende Präparation lebensfähiger, schnell auf −100 °C eingefrorener Zellen etc. von Schnittoberflächen für die Untersuchung im ▸Elektronenmikroskop. Das entstandene Eis wird im Hochvakuum absublimiert (»Ätzung«), wonach vom entstandenen Relief durch Schrägaufdampfen von Platin ein Abdruck hergestellt wird, der im Durchstrahlmikroskop ein negatives Oberflächenbild ergibt. E freeze-etching.

**Gefrier|mikrotom:** *Histologie* ▸Mikrotom, in dem das frische oder fixierte Material vor dem Schneiden eingefroren = gehärtet wird (mit $CO_2$-Schnee oder durch Tiefkühlung von Präparathalter u. Messer). E freeze microtome.

**Gefrier|punkt:** ▸Erstarrungspunkt. E freezing point.

**Gefrier|punkts|erniedrigung:** die Herabsetzung des Gefrierpunkts eines reinen Lösungsmittels durch einen in ihm gelösten Stoff (falls Elektrolyt, dann bezüglich Intensität abhängig vom Dissoziationsgrad; s.a. ▸Osmolarität). E freezing point depression.

**Gefrier|schnitt:** *Histologie* mit ▸Gefriermikrotom angefertigter Gewebeschnitt. E frozen section.

**Gefrier|sonde:** *Chirurgie* ▸Kältesonde; s.a. ▸Kryochirurgie. E cryoprobe.

**Gefrier|trocknung,** Lyophilisation: schonende (Struktur u. Eigenschaften erhaltende) Konservierung von Gewebe durch Einfrieren u. Entfernen des Wassers (Eises) durch Sublimation im Vakuum; Aufbewahrung erfolgt unter Feuchtigkeitsausschluss bei Raumtemperatur (alle Vorgänge unter sterilen Kautelen). E freeze-drying, lyophilization.

**Gefüge|dilatation:** Umordnung im Gefüge der Herzmuskulatur (der Kammerwand) mit gleichzeitiger Abnahme der Schichtzahl der Muskelfasern; z. B. –

krankhaft – bei Herzmuskelentzündung, Stoffwechselstörung oder Koronarinsuffizienz (hat eine Überdehnung zur Folge, klinisch eine chronische Herzinsuffizienz mit vermehrter Restblutmenge).

**Gefüge|störung:** *Orthopädie* Störung (meist Lockerung) des anatomisch-funktionellen Gefüges im ▸Bewegungssegment (dort Abb.) im Zusammenhang mit Degeneration (Verschleißschäden); führt durch Fehlbelastungen zu Sekundärschäden (Spondylose).

**Gefühls|lähmung, akute:** einer starken Gemütserschütterung (z. B. bei Katastrophe) folgende Gleichgültigkeit; s. a. ▸Affekt. **E** emotional emptiness.

**Gegen...:** s. a. ▸Anti..., ▸Kontra...

**Gegen|extension:** die der Zugrichtung einer Extension, v. a. Dauerextension, entgegenwirkende Zugmaßnahme am selben Körperabschnitt, i. w. S. durch entsprechenden Einsatz des Körpergewichts (z. B. bei Lagerung auf schiefer Ebene). **E** counterextension.

**Gegen|färbung:** ▸Kontrastfärbung. **E** counterstain.

**Gegen|farben|theorie:** Theorie des Farbensehens, der zufolge die Farbempfindung durch den Zapfenapparat (▸Zapfensehen) auf den Erregungsverhältnissen der Gegenfarbenpaare Rot/Grün und Gelb/Blau sowie von Schwarz/Weiß beruht; z. B. tritt Rotempfindung bei Überwiegen der Rot- über die Grünerregung auf, während Erregungsgleichheit im Paar »unbunt« bedeutet. Die Theorie stützt sich auf das Phänomen des farbigen Sukzessiv- u. Simultankontrastes (Umschlagen der Empfindung i. S. der Gegenfarbe nach langzeitiger bzw. bei gleichzeitiger intensiver Betrachtung einer Testfarbe). **E** theory of contrasting colors.

**Gegen|feld|bestrahlung:** Mehrfeldertechnik, bei der die ▸Bestrahlung von zwei gegenseitigen Feldern aus erfolgt. Vorteil: Möglichkeit der Anw. einer höheren Herddosis bei weitgehend homogener Dosisverteilung im durchstrahlten Körpervolumen. **E** opposing-field irradiation.

**Gegen|gift, -mittel:** *Toxikologie* ▸Antitoxin, ▸Antidot. Telefonische Auskunft über Gegenmittel (u. weitere Maßnahmen) erfolgt in Notfällen durch das regionale toxikologische ▸Informationszentrum. S. a. ▸Vergiftung. **E** antitoxin, antidote.

**Gegen|halten:** *Neurologie* s. u. ▸Stützreaktion, positive. **E** positive support reaction, »gegenhalten«.

**Gegen|irritations|verfahren:** ein schmerztherapeutisches Verfahren, bei dem über elektrische Nervenreizung mittels Elektroden im Schmerzgebiet, d. h. über ein zusätzliche »Irritation«, der Schmerz gemindert oder ausgeschaltet wird. Der schmerzlindernde Effekt kommt wahrscheinlich über eine Aktivierung des schmerzhemmenden Systems zustande. Eine mögliche Erklärung liefert die ▸Gate-Theorie; i. w. S. zählen auch Reizverfahren wie das ▸Schröpfen u. die transkutane elektrische ▸Nervenstimulation (TENS) zu den G.

**Gegen|pulsation:** *Kardiologie* mechanische Kreislaufstützung durch Pulsationen (»Ballonpulsationen«) entgegen der natürlichen Blutströmung; s. a. ▸Blutkreislauf. **E** counterpulsation.

**Gegen|punkt|zeiger:** *Radiologie* ▸Backpointer.

**Gegen|regulations|diabetes:** ▸Diabetes mellitus, bei dem die unter Insulin eintretende Blutzuckersenkung durch gegenregulatorische Einflüsse abgebremst wird u. auf die eine Hyperglykämie-»Spitze« folgt. **E** rebound hyperglycemia.

**Gegen|stoß:** *Chirurgie* ▸Contrecoup. **E** contre-coup.

**Gegen|strom|elektro|phorese:** ▸Elektrosynärese. **E** counter-electrophoresis.

**Gegen|strom|prinzip, -system:** *Physiologie* Substratkonzentrierung durch wiederholte Nutzung von Konzentrationsgradienten quer zur semipermeablen Wand gegensinnig durchströmter Röhren. Hat Bedeutung z. B. für die Harnkonzentrierung im Nierenmark: Das System besteht aus parallelen, gegensinnig durchströmten, auf- u. absteigenden Teilen der Henle-Schleife, aus den distalen Tubulusanteilen (s. a. ▸Tubulusfunktionen), den Sammelrohren u.

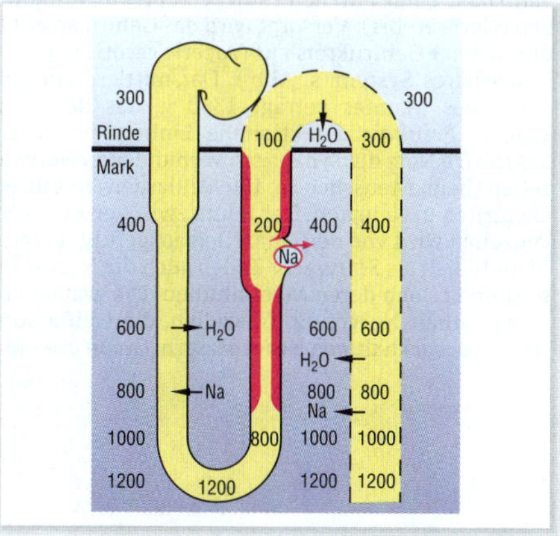


**Gegenstromprinzip:** schematische Darstellung des Gegenstromprinzips im Nierenmark. Zustand unter ADH-Einfluss, mit maximaler Harnkonzentrierung (Werte in mosm/kg). [522]

den zugehörigen Nierengefäßen (Vasa recta). S. a. Abb.; ▸Harnbereitung.

**Gegen|übertragung:** *Psychologie* s. u. ▸Übertragung. **E** countertransference.

**Geh|gips(verband):** gepolsterter Bein- oder Unterschenkelgipsverband mit angegipster Fußrolle (oder Gehbügel, Gummiabsatz), so dass trotz Ruhigstellung eine Belastung des Beines möglich ist. **E** walking cast.

**Gehhilfe:** individuell ausgewähltes u. angepasstes Hilfsmittel zur Unterstützung oder Entlastung. Gebräuchl. G. sind z. B. ***Gehbock:*** Gehgestell in starrer oder beweglicher Ausführung. Eignet sich v. a. für unsichere Patienten; er erfordert aber ausreichend Kraft in den Armen. ***Gehstützen*** (Gehstöcke): relativ gute Standsicherheit beim Vierpunkt-Gehstock, leichte Handhabung des einfachen Gehstocks, Unterarmgehstützen bei Teilmobilität flexibel nutzbar für alle Formen der Belastung; verschiedene Gangarten mgl. (▸Gangschule). Voraussetzungen sind das Vorhandensein der Gleichgewichts- u. Koordinationsfähigkeit sowie ausreichende Kraft in den Armen u. Rumpfstabilität. ***Gehwagen:*** Gestelle mit Rädern und gepolsterten Armstützen (z. B. Rollator, Eulenburg-Gehwagen) für alle Belastungsstufen, v. a. bei älteren, gangunsicheren Pat. Setzt Kraft zum Stützen, Stehen u. Gehen voraus. ***Ind.:*** Beispiele für den Einsatz verschiedener Gehhilfen: **vollständige Entlastung** eines Beines durch Gehwagen, Rollator oder zwei Unterarmgehstützen; **unbelasteter Sohlenkontakt:** Dreipunktgang (Gangformen) mit zwei Unterarmgehstützen oder Rollator; **Teilbelastung:** Dreipunktgang mit zwei Unterarmgehstützen oder Rollator; **Vollbelastung** (bei Schmerzsyndromen): Zwei- oder Vierpunktgang mit zwei Unterarmgehstützen oder einem Handstock.

**Gehirn,** Encephalon: im knöchernen Schädel gelegener Teil des zentralen Nervensystems. ***Gliederung u. Makroanatomie:*** Das G. besteht aus beiden Großhirnhälften, dem ▸Hirnstamm (Truncus encephalicus) u. dem Endhirn (▸Telencephalon; mit ▸Cortex cerebralis, Nucleus caudatus, Putamen, Claustrum, Corpus amygdaloideum) – nach anderer Einteilung aus Zwischenhirn (▸Diencephalon), Mittelhirn (▸Mesencephalon), Hinterhirn (Metencephalon) u. Nachhirn (Myelencephalon, ▸Medulla oblongata). Metencephalon u. Medulla oblongata bilden zusammen das ▸Rhombencephalon. Das G. ist umgeben von den Hirnhäuten (▸Meninges). Zum G. zu rechnen sind das Liquor- u. Ventrikelsystem mit zwei Seitenventrikeln, einem dritten Hirnventrikel (im Bereich des Zwischenhirns gelegen) u. einem vierten Hirnventrikel. Zeigt Furchen (Sulci cerebri) u. Windungen (Gyri cerebri). Versorgt wird das Gehirn arteriell durch den ▸Gehirnkreislauf (Arteria carotis u. vertebrobasiläres System; s. Abb.). Das mittlere Hirngewicht des Mannes beträgt 1350 g, das der Frau 1250 g. ***Feinbau:*** Funktionelle Einheit des G. ist das riesige Netz der synaptisch verbundenen Nervenzellen (beim Menschen ca. 100 Milliarden) mit ihren Dendriten u. Neuriten. Der Raum zwischen den Nervenzellen wird von den Gliazellen ausgefüllt. Letztere umhüllen als SCHWANN-Zellen auch die Nervenfasern und bilden deren Myelinhüllen. Die graue Substanz enthält Nerven- u. Gliazellen, die weiße Substanz die markhaltigen Nervenfasern. Graue u. weiße Hirnsubstanz sind durch die Blut-Hirn-Schranke vom Blut getrennt. ***Funktion:*** Das G. ist das zentrale »Organ« der bewussten u. unbewussten Verarbeitung der auf den Körper des Menschen einwirkenden Reize, des Denkens u. Fühlens, des zielgerichteten Tuns, des Lernens u. der Erinnerung. Eine der wichtigsten Leistungen des menschlichen G. ist die Informationsverarbeitung in Sprache. Auch Steuerungszentrale einer Vielzahl von Organfunktionen sowie der Atmung, der Herzfrequenz u. der Temperaturregulation. Das G. ist der Ursprungsort der ▸Hirnnerven (I–XII). Eng mit der Tätigkeit des G. sind die endokrinen Drüsen verbunden, wobei die ▸Hypophyse als hormonelle Steuerungsdrüse eine wesentliche

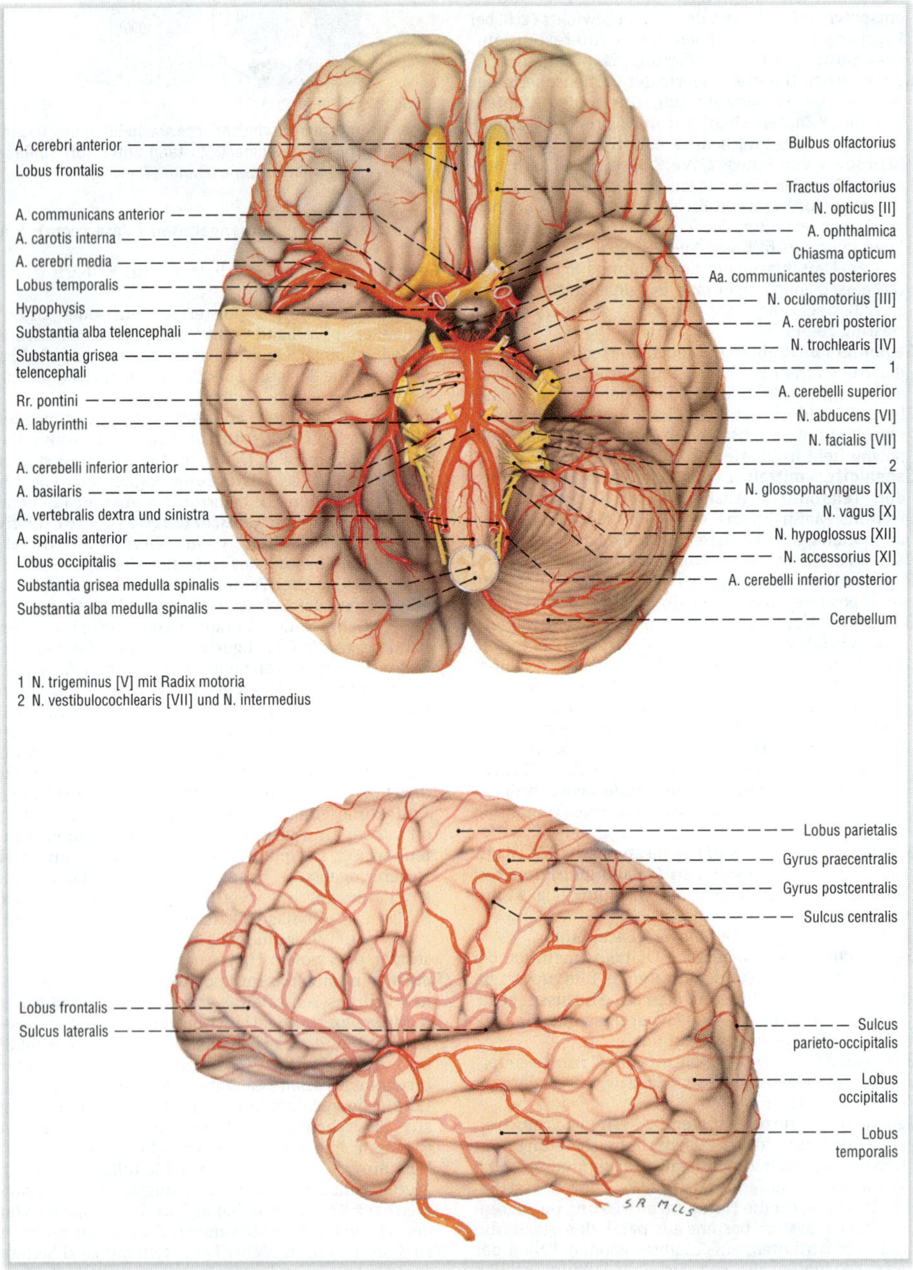


**Gehirn:** Basal- u. Seitenansicht mit Hirnnerven u. arterieller Versorgung.

Vermittlerrolle spielt. ***Stoffwechsel:*** Das G. besteht v.a. aus Wasser, Lipiden (Cholesterin, Phospho- u. Glykolipide, wenig Cholesterinester u. Neutralfette), Eiweiß (mit relativ hohem Gehalt an freien Aminosäuren) u. wenig Kohlenhydraten (v.a. Glykogen). Es ist ein besonders stoffwechselaktives Organ. Es beansprucht bei nur 2 % des Körpergewichtes ca. 20 % des Grundumsatzes; vorwiegend Glukoseumsatz u. hoher Sauerstoffverbrauch (das Absinken des Umsatzes unter den Bereitschaftsumsatz, z.B. in Narkose, Koma, Schock führt zum Erlöschen der Erregbarkeit, bei Absinken unter den Strukturumsatz zu Zelltod).

**Gehirn...:** s.a. ▸Hirn..., ▸Enzephal..., ▸Encephal...

**Gehirn|anhang:** ▸Hypophyse. E pituitary.

**Gehirn|arterien|aneurysma:** *Pathologie* echtes oder falsches ▸Aneurysma v.a. der basalen Arterien des ▸Gehirnkreislaufs (v.a. im Circulus arteriosus Willisii). Klinisch oft stumm oder paralytisch v.a. bei Störung der Hirnnerven; bei Einriss erfolgt (bisweilen mit apoplektiformen Symptomen) ▸Subarachnoidalblutung bzw. Hirnblutung (intrazerebrales Hämatom). E cerebral aneurysm.

**Gehirn|arterio|sklerose:** ▸Zerebralarteriensklerose. E cerebral arteriosclerosis.

**Gehirn|blutung:** ▸Hirnblutung. E cerebral hemorrhage.

**Gehirn|durch|blutung:** ▸Hirndurchblutung.

**Gehirn|entzündung:** ▸Encephalitis.

**Gehirn|erschütterung:** ▸Commotio cerebri. E brain concussion.

**Gehirn|erweichung: 1)** ▸Encephalomalacia. E cerebral softening. **2)** progressive ▸Paralyse.

**Gehirn|gefäße:** s.u. ▸Gehirnkreislauf. E cerebral blood vessels.

**Gehirn|haut|entzündung:** ▸Meningitis.

**Gehirn|kammer,** Hirnventrikel: ▸Ventriculi cerebri.

**Gehirn|kreislauf:** das Kreislaufsystem des Gehirns; der arterielle Schenkel (s.a. ▸Hirnarterien, ▸Hirndurchblutung), gebildet von Ästen der beidseitigen ▸Arteria carotis interna u. – für die Hirnteile hinter der Linie Sulcus parieto-occipitalis/Corpus mamillare – von der ▸Arteria vertebralis bzw. basilaris (für Hirnstamm, Kleinhirn, hinteres Großhirn). A. carotis u. A. vertebralis sind durch den ▸Circulus arteriosus Willisii miteinander verbunden u. weisen weitere Queranastomosen auf (Abb.; s.a. ▸Arteria cerebri). Aus dem etwa Nervenzellen-parallelen kontinuierlichen Raumgitter der Kapillaren (s.a. ▸letzte Wiesen) wird das Blut durch Hirnvenen u. Hirnblutleiter (▸Venae cerebri, ▸Sinus durae matris) in die Jugularvenen geleitet. S.a. ▸Blut-Liquor-Schranke. E cerebral circulation.

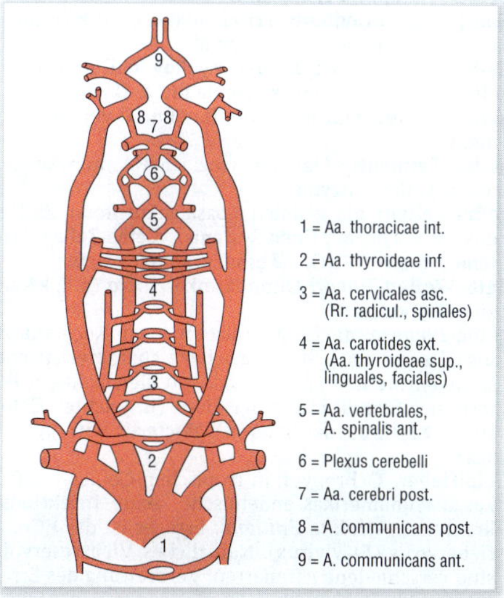


**Gehirnkreislauf:** arterielle Queranastomosen. 1) Aa. thoracicae int.; 2) Aa. thyroideae inf.; 3) Aa. cervicales asc. (Rr. radiculares spinales); 4) Aa. carotides ext. (Aa. thyroideae sup., linguales, faciales); 5) Aa. vertebrales, A. spinalis ant.; 6) Plexus cerebelli; 7) Aa. cerebri post.; 8) A. communicans post.; 9) A. communicans ant. [135]

**Gehirn|metastasen:** s.u. ▸Hirntumoren.

**Gehirn|nerven:** ▸Hirnnerven. E cranial nerves.

**Gehirn|ödem:** ▸Hirnödem. E cerebral edema.

**Gehirn|prellung:** ▸Contusio cerebri. E brain contusion.

**Gehirn|quetschung:** ▸Compressio cerebri. E compression of the brain.

**Gehirn-Rückenmark-Flüssigkeit:** ▸Liquor cerebrospinalis. E cerebrospinal fluid (CSF).

**Gehirn|schlag:** ▸Apoplexia cerebri. E stroke.

**Gehirn|sichel:** ▸Falx cerebri.

**Gehirntumor:** ▸Hirntumor.

**Gehirn|windungen:** Gyri cerebri; s.a. ▸Gyrus.

**Gehirn|zentren:** Hirnbezirke mit speziellen zentralnervösen Funktionen im Dienste der ▸Motorik, ▸Sensibilität, ▸Sensorik. Befinden sich sowohl in der Großhirnrinde (= **kortikale G.**; s.a. ▸Hirnrindenkarte, ▸Area) als auch darunter (= **subkortikale G.**; z.B. Kreislaufzentrum). E brain centers.

**Gehör: 1)** ▸Gehörsinn. E hearing. **2)** Hörvermögen. S.a. ▸Hör...

**Gehör|fehler:** s.u. ▸Schwerhörigkeit. E hearing disorder.

**Gehör|gang:** ▸Meatus acusticus. E auditory canal.

**Gehör|gangs|ekzem:** s.u. ▸Otitis externa. E eczema of the auditory canal.

**Gehör|gangs|entzündung:** ▸Otitis externa.

**Gehörgangsfurunkel:** s.u. ▸Otitis.

**Gehör|gangs|plastik:** Form- u. Funktionsplastik des Gehörgangs; meist mittels Stiellappen, z.B. bei ▸SOURDILLE-Operation, u./oder eines freien Hauttransplantates, z.B. bei dessen Atresie, Narbenstenose. I.e.S. als Schlussakt einer Radikaloperation des Mittelohrs bzw. einer ▸Tympanoplastik. E plastic surgery of the auditory canal.

**Gehör|gangs|reflex:** ▸KISCH-Reflex. E auditory reflex.

**Gehör|knöchelchen:** ▸Ossicula auditus. E auditory ossicles.

**Gehör|losigkeit,** Surditas: ▸Taubheit. E deafness.

**Gehör|nerv:** der akustische Teil des VIII. Hirnnervs, ▸Pars cochlearis nervi vestibulocochlearis. E auditory nerve.

**Gehör|organ:** der im Dienste des ▸Gehörsinnes stehende Teil des Hör- u. Gleichgewichtsorganes (= Organum vestibulocochleare). Besteht aus dem als Schalltrichter wirkenden äußeren Ohr (Auris externa), dem Mittelohr (Auris media; als Schallverstärker) u. dem Innenohr (Auris interna, ▸CORTI-Organ), das als Analysator der akustischen Reize das Hörorgan i.e.S. darstellt (im Ggs. zu den als ▸Schallleitungsapparat bezeichneten beiden erstgenannten Abschnitten), sowie aus der ▸Hörbahn u. den ▸Hörzentren. E hearing organ.

**Gehör|prüfung:** *Otologie* ▸Audiometrie, ▸Hörprüfung. E hearing test.

**Gehör(s)sinn,** Gehörempfinden: Vermögen zur Wahrnehmung u. Beurteilung von akustischen Erscheinungen (Longitudinalwellen bestimmter Frequenzen) bzw. Gesamtheit aller anatomischen Strukturen u. physiologischen Prozesse, auf denen dieses Vermögen beruht (auditives System; s.a. ▸Gehörorgan). Über äußeren Gehörgang, Trommelfell u. Gehörknöchelchenkette werden die Schallwellen an das Innenohr geführt, wobei es zu einer Druckverstärkung im ovalen Fenster u. damit Anpassung an das eine hohe akustische Impedanz besitzende, schallharte Medium der Perilymphe der Schnecke kommt. Die entstehenden Wanderwellen erregen die Haarzellen des CORTI-Organs, welche die Erregungen an den Hörnerven weitergeben. Die zentrale

Verarbeitung erfolgt in der Medulla oblongata, besonders den Olivenkernen, im Mittelhirn (untere Zweihügel der Lamina quadrigemina), im Thalamus (besonders im Kern des medialen Kniehöckers) u. in der Großhirnrinde (primäre u. sekundäre auditive Projektionsfelder). Der Ausschnitt aus der Schallwelt, den der Gehörsinn des Menschen aufnehmen kann, liegt bei Schwingungsfrequenzen von 0,02 bis 20 kHz. S.a. ▸Hörschwelle, ▸Richtungshören. **E** sense of hearing.

**Geh|prüfung:** Vorwärts- u. Rückwärts-gehen-Lassen mit offenen oder geschlossenen Augen, evtl. auf vorgezeichnetem Strich oder Fuß-vor-Fuß. Dient zur Beurteilung der Beinmotorik (z.B. Stepper-, Watschelgang, Zirkumduktion), Bewegungskoordination (s.a. ▸Ataxie), der Besonderheiten der Schrittlänge (z.B. Kleinschrittigkeit bei PARKINSON-Syndrom), eventueller Seitenabweichungen (einseitig bei Hemisphären-, torkelnd bei diffusem Kleinhirnschaden), der Mitbewegungen u.a.m. S.a. ▸Gehtest, ▸Gang. **E** test of gait.

**Geh|reflex:** *Pädiatrie* ▸Schreitreflex. **E** stepping reflex.

**Geh|spur:** *Orthopädie* ▸Ichnogramm.

**Geh|störung:** ▸Dystaxie, s.a. ▸Gang.

**Geh|test:** *Angiologie* Feststellen der Schrittzahl bzw. Zeit bis zum Auftreten von Wadenschmerzen (Claudicatio intermittens) bei zügigem Gehen mit definierter Geschwindigkeit oder auf einem Laufband mit variierbarer Geschwindigkeit. **E** claudication test, treadmill test.

**Geigel-Reflex** (RICHARD G., 1859–1930, Internist, Würzburg), Leistenreflex, Femoroabdominalreflex: Zusammenziehung (Kontraktion) der untersten Bündel des gleichseitigen inneren schrägen Bauchmuskels als Reaktion auf Reizung der Haut an der Innenseite des Oberschenkels. **E** Geigel's reflex.

**Geiger(-Müller)-Zählrohr** (HANS G., 1882–1945, WALTHER M.; deutsche Physiker): Gerät (mit Zählvorrichtung) zum quantitativen Nachweis einzelner, das Zählrohr durchsetzender ionisierender Teilchen oder Quanten, deren jedes in der Gasfüllung eine Ionisation erzeugt, die zu einer Elektronenlawine anschwillt (Gasentladung). **E** Geiger(-Müller) counter tube.

**G-E-Index:** Abk. für ▸granuloerythrozytärer Index.

**Geipel-Aschoff-Knötchen:** rheumatisches Granulom (s.u. ▸Rheumatismus nodosus).

**Geißel:** peitschenförmiges Fortbewegungs- bzw. Strudelorganell von Bakterien (∅ ca. 0,02 μm) u. Proto- u. Parazoen (analog auch der Schwanz der Spermien); die Feinstruktur entspricht der Zilie (s.a. ▸Flagellum), jedoch ist die G. relativ lang u. kommt meist in geringerer Zahl vor. Bewegungsweise helikoid drehend oder in Sinuswellen schwingend. **E** flagellum.

**Geißel|antigen,** H-Antigen: *Bakteriologie* Antigen der Geißeln von Mikroorganismen; durch Anw. spezifischer Antiseren gegen derartige Antigene wird die serologische Typisierung der Keime ermöglicht; s.a. ▸Salmonella, ▸O-Antigen. **E** flagellar antigen.

**Geißel|färbung:** färberische Darstellung fixierter u. gründlich gebeizter Bakteriengeißeln. **E** flagella stain.

**Geißel|kern:** *Protozoologie* ▸Kinetoplast.

**Geißel|phase:** als gruppen- u. typenspezifische ▸Phase die 2 verschiedenen Formen des Vorkommens der immunologisch nachweisbaren Bestandteile der Geißelantigene von Salmonellen.

**Geißel|tierchen:** ▸Flagellata.

**Geistes|krankheit:** unterschiedlich definierter (daher in der neueren med. Literatur kaum noch verwendeter) Begriff für psychiatrische ▸Krankheiten; früher im Gegensatz zur ▸Gemütskrankheit v.a. für schizophrene Psychosen gebräuchlich. Im Privatrecht umfasst G. geistige Störungen erheblichen Ausmaßes. **E** mental illness.

**geistige Behinderung:** mangelnde Fähigkeit (nach psychiatrischer Terminologie angeboren oder früh erworben) zur Erfüllung der intellektuellen Normen (z.B. normale Schulbildung). Die Einteilung in vier Schweregrade richtet sich nach dem Ausmaß der ▸Intelligenzminderung. Auch Bez. für die damit verbundene Beeinträchtigung der selbstständigen Lebensführung, die durch entsprechende Frühförderung und Eingliederungshilfen gemindert werden kann. **E** mental handicap.

**geknöpft:** *Chirurgie* mit knopfartig verdicktem Ende (z.B. geknöpfte Sonde).

**Gekröse:** ▸Mesenterium (i.w.S. auch das ▸Mesocolon, ▸Mesogastrium etc.). **E** mesentery.

**Gekröse|darm,** Intestinum tenue: ▸Dünndarm.

**Gel:** *Chemie* formbeständig-elastisches disperses System, dessen Bestandteile (Dispersum) infolge hoher Viskosität nicht mehr frei beweglich, sondern im Dispergens netzartig angeordnet sind. Unterschieden als – flüssigkeitshaltige – Lyogele (Gallerte; z.B. der Glaskörper, ▸Corpus vitreum) u. als – festere – Xerogele (z.B. Agar-Agar, Gelatine, Kautschuk, Silikagel), die aber durch Flüssigkeitsaufnahme (meist mit Quellung) in Lyogele übergehen können. **E** gel.

**Gelasma** *(griech.): Psychologie* verkrampftes bzw. zwanghaftes Lachen. **E** gelasmus, forced laughter.

**Gelatine:** für die Ernährung minderwertiges Eiweiß mit hohem Glykokoll-, Prolin- u. Hydroxyprolingehalt (aber ohne Tryptophan u. mit nur wenig Cystein, Tyrosin). ***Herstellung:*** gewonnen durch Verkochen von teilweise hydrolysiertem Kollagen von Bindegewebe, Haut u. Knochen. ***Eigenschaften:*** quillt in kaltem Wasser, löst sich in heißem zu viskoser Flüssigkeit u. erstarrt (ab 1 %ig. Lsg.) beim Erkalten (Gallerte); Verflüssigung bei > 35 °C oder durch proteolyt. Enzyme. ***Anw.*** als lokales Hämostyptikum u. als ▸Plasmaexpander (G.-Derivate); insbes. aber auch zur Herstellung von Arzneikapseln. **E** gelatin.

**Gelatine|nähr|boden:** Nährmedium mit Gelatinezusatz (für die Stich- u. Plattenkultur); zur Anaerobierzüchtung u. zum Nachweis proteolytischer Bakterienenzyme (»Gelatineverflüssigung« durch Clostridiopeptidase u.a.). **E** gelatin culture medium.

**Gelatinepolysuccinat:** kolloidales ▸Volumenersatzmittel mit einem mittleren Molekulargewicht von 30 000; ***Anw.*** zur Volumensubstitution u. zur Hämodilution. **E** gelatine polysuccinate.

**gelatinosus** *(latein.):* gelatinös, gallertig.

**Gelatio** *(latein.):* ▸Congelatio.

**Gelb(-Blau)-Blindheit:** Tritanomalie (s.u. ▸Trichromasie). **E** tritanopia, tritanomaly.

**Gelbe-Fingernägel-Syndrom:** ▸yellow nail syndrome.

**gelber Fleck:** *Anatomie* ▸Macula lutea. **E** yellow spot.

**gelbes Band:** ▸Ligamentum flavum. **E** yellow ligament.

**gelbes Ferment:** ▸Flavinenzyme; s.a. ▸Atmungsenzyme. **E** yellow enzyme.

**gelbe Zellen:** die gelblich »basalgekörnten« Zellen des enterochromaffinen Systems (»**Gelbe-Zellen-System**«). S.a. ▸APUD... **E** basal granular cells.

**Gelbe-Zellen-Tumor:** Dünndarmkarzinoid (s.u. ▸Karzinoidsyndrom).

**gelbe Zyanose:** die für Mitralstenose mit Rechtsherzinsuffizienz u. Stauungsleber charakteristische Wangenröte u. Lippenzyanose mit gleichzeitiger ikterischer Grundtönung der Haut (u. leichter Gelbsucht [▸Ikterus] der Skleren). **E** icterus with cyanosis.

**Gelb|fieber,** Ochropyra: in tropischen Gebieten Afrikas u. Südamerikas endemische, akute Infektionskrankheit. ***Ätiol. u. Epidem.:*** Erreger ist das ▸Gelbfiebervirus (Flavivirus). Natürliches Virusreservoir sind verschiedene Affenarten, Verbreitung des Erregers durch Stechmücken (Aedes aegypti in Afrika, Haemagogus-Arten in Südamerika). Der Mensch ist bei diesem Busch- oder Dschungelgelbfieber nur zufällig im Infektionszyklus. Weitere Krankheitsausbreitung in menschlichen Siedlungen durch anthrophile Mückenarten. Stadtgelbfieber (klassisches G.): Inkubationszeit 6 Tage. ***Klinik:*** akuter Krankheitsbeginn mit hohem Fieber, Kopf-, Glieder- u. Rückenschmerzen. Nach vorübergehender Besserung erfolgt Stadium der Organmanifestation mit verschiedenen Verlaufsformen wie hepatischer Form mit Ikterus u. Leberinsuffizienz, hepatorenales Syndrom mit Niereninsuffizienz (▸COUNCILMAN-Körper). Je nach Verlauf sind Herzmuskelschädigung, hämorrhagische Diathese oder bei Hirnödem oder Enzephalomeningitis psychoneurologische Erscheinungen möglich. In schweren Fällen Kombinationen der Symptome, fulminante Verlaufsform endet in wenigen Tagen in über 50 % letal. Bei Ausheilung lebenslange Immunität. ***Diagn.:*** klinische Symptome, virologisch, serologisch. Meldepflichtige Infektionskrankheit. ***Ther.:*** symptomatisch. ***Prophyl.:*** wichtigste Maßnahme Gelbfieberschutzimpfung, Mückenbekämpfung. **1) G., klassisches, urbanes G., Stadt-G.:** s.u. ▸Gelbfieber. 🅴 urban yellow fever. **2) G., silvatisches:** ▸Buschgelbfieber. 🅴 jungle yellow fever.

**Gelbfieber|impfstoff:** s.u. ▸Gelbfiebervirus. 🅴 yellow fever vaccine.

**Gelbfieber|virus:** ein ARBO-Virus B (Genus Flavivirus der Togaviridae; ∅ 22–38 nm), der Erreger des Stadt- u. des Buschgelbfiebers. Inaktivierbar bei 60 °C in 10 Min.; ist lyophilisiert länger haltbar; Züchtung möglich im embryonierten Hühnerei u. in Gewebekulturen (Plaquebildung). Durch mehrere Passagen abgeschwächte Kulturviren (v.a. der Stamm 17D) werden zur Schutzimpfung verwendet; der Impfschutz besteht für etwa 10 Jahre. 🅴 yellow fever virus.

**Gelbildner:** ▸Quellstoffe; *ophth* ***Anw.*** als ▸Filmbildner.

**Gelb|knoten:** ▸Xanthom; i.w.S. auch das Nävoxanthoendotheliom, das lipoidspeichernde ▸Histiozytom (▸Adenoma sebaceum). 🅴 yellow nodule.

**Gelb|körper:** *Gynäkologie* ▸Corpus luteum; s.a. ▸Luteinisation. 🅴 yellow body.

**Gelbkörperhormon:** ▸Progesteron. 🅴 luteohormone.

**Gelbkörper|insuffizienz:** ▸Lutealinsuffizienz.

**Gelbkörper|phase:** *Gynäkologie* ▸Lutealphase.

**Gelbkörper|reifungs|hormon:** ▸luteinisierendes Hormon. 🅴 luteinizing hormone.

**Gelbkörper|zyste:** ▸Luteinzyste. 🅴 corpus luteum cyst.

**Gelb|kreuz:** Bez. aus dem 1. Weltkrieg für haut- u. schleimhautschädigende chemische ▸Kampfstoffe; z.B. Dichlordiäthylsulfid (▸Lost).

**Gelb|sehen:** ▸Xanthopsie.

**Gelb|sucht:** ▸Ikterus. 🅴 jaundice. – **G., epidemische:** ▸Virushepatitis A. 🅴 epidemic j.

**Gelb|wurz, Javanischer:** ▸Curcumae xanthorrhizae rhizora.

**Gel|chromatographie:** *Labormedizin* ▸Gelfiltration. 🅴 gel (filtration) chromatography.

**Gel|diffusionstest:** *Labormedizin* ▸Agardiffusionstest; s.a. ▸Immunodiffusion. 🅴 gel diffusion test.

**Geld|rollen|agglutination, -bildung,** Pseudoagglutination, Rouleau-Bildung: Erythrozytenaggregation (▸Agglomeration) in Form geldrollenartiger Gebilde (z.T. verzweigte Ketten) durch hochmolekulare Plasmaproteine. Nach Verdünnung mit Kochsalz-Lsg. auflösbar. Fehlerquelle bei der Blutgruppenbestimmung bei verschiedenen Erkrankungen (z.B. bei Plasmozytom). S.a. ▸Sludge-Phänomen. 🅴 rouleaux formation.

**Geld|schein|haut:** *Dermatologie* ▸Dollarhaut.

**Gelee:** Zubereitung mit Gelatine oder Carragheen o.Ä. als Grundlage; verflüssigt sich bei gelindem Erwärmen. 🅴 jelly.

**Gelegenheits|anfall, -krampf,** Okkasionskrampf: einzelner Anfall, verursacht durch ungünstiges Zusammentreffen einer vorübergehend erniedrigten Krampfschwelle u. einer stärkeren Reizeinwirkung. ***Ätiol.:*** Alkoholentzug bei Alkoholikern (häufigste Ursache bei Erwachsenen), Stoffwechselstörungen oder endo- bzw. exogene Vergiftungen (Aceton-, Hypoglyk-, Hypokalzämie, Urämie, Hydratation; Alkoholwirkung), akuter Sauerstoffmangel als Hypoxie oder Ischämie (Asphyxie, respiratorischer Affektkrampf, ischämische Krise, Herzrhythmusstörung, ADAMS-STOKES-Anfall), Enzephalitis. Tritt bei Kindern meist als ▸Fieberkrampf auf. S.a. ▸Epilepsie. 🅴 event-induced seizure, episodic attack.

**Gelegenheits|wirt:** Wirtsart, die nur gelegentlich oder nur dann vom Parasiten befallen wird, wenn der spezifische Wirt nicht zur Verfügung steht. 🅴 occasional parasite, intermittent parasite.

**Gelenk:** *Anatomie* ▸Articulatio, ▸Junctura; s.a. ▸Arthro… – Klinisch haben sich für Gelenke v.a. des Hand-, Fußbereichs Kurzbezeichnungen eingebürgert; z.B. CP (Karpometakarpal-G.), DIP, PIP (**d**istales bzw. **p**roximales **I**nter**p**halangeal-G.), MP (**M**etakarpo**p**halangeal-G.). 🅴 joint. – **G., falsches:** ▸Pseudarthrose. 🅴 false j. – **G., schnappendes:** ▸Gelenkschnappen. 🅴 snapping j.

**Gelenk|achse:** ideelle – frontale, sagittale oder vertikale – Achse, um die eine Gelenkbewegung erfolgt. Ein Gelenk kann 1 (= Scharniergelenk), 2 (= Ei- u. Sattelgelenk) oder 3 (= Kugelgelenk) Achsen haben; ▸Articulatio (dort Abb.). 🅴 joint axis.

**Gelenk|bänder: 1)** die fibröse Gelenkkapsel an der Außenseite verstärkende fibröse Stränge u. Platten (»Verstärkungsbänder«); v.a. als Kollateralbänder. **2)** den inneren Gelenkzusammenhalt verstärkende Bänder (»Binnenbänder«, Ligamenta intracapsularia), z.B. die Kreuzbänder. **3)** Bänder, durch die mehrere Knochen (z.B. Kahn- u. Fersenbein) zu einer Artikulationseinheit verbunden werden (Ligamenta interossea). 🅴 articular ligaments.

**Gelenk|beschwerden:** Symptome, die degenerativ oder durch Entzündungen in einem Gelenk oder im Bereich seiner umgebenden Bänder, Sehnen u. Schleimbeutel verursacht werden oder Folge einer Gewalteinwirkung auf das Gelenk sind. In höherem Lebensalter ist die ▸Arthrosis deformans häufigste Ursache. Unbehandelt können G. zum Funktionsverlust des Gelenks führen.

**Gelenk|beweglichkeit:** die je nach Gelenktypus (▸Articulatio) unterschiedliche Möglichkeit der Bewegung eines knöchernen Körperabschnitts; unterschieden als »aktive« u. »passive« B.; s.a. ▸Bewegung, *orthop* Messung nach der ▸Neutral-Null-Methode. 🅴 (range of) joint motion.

**Gelenk|chondro|matose:** ein oder mehrere (»polytope«) Gelenke betreffende ▸Chondromatose, v.a. des Knie- u. Ellbogengelenks, u. zwar als tumorartige Wucherungen mit Ursprung in embryonal in die Synovialis versprengten Knorpelkeimen; i.e.S. die Osteochondromatosis articularis (REICHEL-Syndrom) mit schmerzhafter Gelenkschwellung mit Erguss, Neigung zur Bildung freier Gelenkkörper; Prognose gut; evtl. Synovektomie nötig. 🅴 synovial chondromatosis.

**Gelenk|dis|torsion:** s.u. ▸Distorsion. 🅴 sprain.

**Gelenk|eiterung,** Arthritis purulenta: eitrige Entzündung mit Beschränkung auf die Gelenkinnenhaut = Synovialis (Synovialitis purulenta; s.a. ▸Gelenkempyem) oder aber auf deckende Weichteile u. den Bandapparat übergreifend (▸Gelenkkapselphlegmone), u.U. den Gelenkknorpel u. gelenknahe Knochenbereiche einbeziehend (= Totalvereiterung, Panarthritis). S.a. ▸Panaritium articulare. 🅴 pyarthrosis.

**Gelenk|empyem:** auf die Synovialis beschränkte ▸Gelenkeiterung (= Synovialitis), v.a. als Verletzungsfolge oder metastatisch u. bei gelenknaher Eiterung. 🅴 intraarticular empyema.

**Gelenk|entzündung:** ▸Arthritis (als Mon-, ▸Polyarthritis); s.a. ▸Gelenkerguss, ▸-eiterung, ▸-fungus. 🅴 arthritis.

**Gelenk|erguss,** Hydarthros, Hydrops articularis: von der Synovialmembran in das Gelenkinnere abgesondertes seröses, serofibrinöses, fibrinöses oder blutiges ▸Exsudat. Ursachen sind Verletzung oder Entzündung des Gelenks (s.a. ▸Synovialitis), gelenknahe (paraartikuläre) Krankheitsprozesse, Allergien

G

etc. Führt zu Gelenkschwellung mit Verstreichen der Konturen, evtl. auch mit Fluktuation (s.a. ▸Kniegelenkerguss), Funktionsstörung mit Schonhaltung u. evtl. – v.a. bei Eiterbildung (s.a. ▸Gelenkeiterung) – zu Schüttelfrost. Die Diagnose wird u.a. gesichert durch Gelenkpunktion. E joint effusion.

**Gelenk|erkrankung:** ▸Arthritis, ▸Arthrose, ▸Arthropathie; s.a. ▸Spondylarthritis, ▸-arthrose. E arthropathy.

**Gelenk|eröffnung:** ▸Arthrotomie.

**Gelenk|flüssigkeit:** ▸Synovia; s.a. ▸Gelenkerguss. E joint fluid, synovial f.

**Gelenk|formen:** s.u. ▸Articulatio (dort Abb.).

**Gelenk|fraktur:** Knochenbruch mit Beteiligung der Gelenke bzw. an den Gelenkenden der Knochen (»intraartikuläre ▸Fraktur«). E intraarticular fracture.

**Gelenk|fungus,** Fungus articuli, Synovialitis fungosa: die trocken-granulierende Form der ▸Gelenktuberkulose mit überschießender Bildung schwammiger, grauroter Granulationen. Klinisch durch Blässe des geschwollenen Gelenkes (»Tumor albus«) imponierend. E fungal arthritis.

**Gelenk|höhle:** ▸Cavitas articularis. E joint cavity.

**Gelenk|hydrops:** ▸Gelenkerguss; s.a. ▸Hämarthros. E hydrarthrosis.

**Gelenk-Index:** aus einzelnen Parametern des Gelenkbefundes (Zahl der betroffenen Gelenke, Schmerzhaftigkeit, Gelenkumfang, Schwellung usw.) rechnerisch zu ermittelnde Kenngröße zur Beurteilung des Gesamtgelenkbefundes, vorwiegend im Rahmen von Verlaufsbeobachtungen u. therapeutischen Studien (z.B. LANDSBURY-G.-I.).

**Gelenk|infektionen,** bakterielle Arthritis, eitrige Arthritis, septische Arthritis: Voraussetzung: Erreger **im** Gelenk. Sog. spezifische (Tuberkulose, Gonokokken, Brucellen, Lues) u. unspezifische Infektionen (z.B. Staphylokokken, Streptokokken, Pneumokokken, Meningokokken).

**Gelenk|innenhaut:** ▸Membrana synovialis; s.a. ▸Synovial... E synovium.

**Gelenk|kapsel|phlegmone:** *Pathologie* über die Synovialis hinaus die Gelenkkapsel (▸Capsula articularis) u. die umgebenden Weichteile ergreifende flächenhafte ▸Gelenkeiterung mit ausgeprägten – oft septischen – Allgemeinsymptomen u. schweren örtlichen Entzündungszeichen. Führt – wie auch der Gelenkabszess – evtl. zu Gelenkzerstörung (v.a. Knorpel- u. Knocheneinbeziehung; ▸Panarthritis), aber auch zu Gelenkkapseldurchbruch mit Ausbreitung in die Gelenknachbarschaft, evtl. auch zu Fistelbildung, Osteomyelitis, Erkrankungen gelenknaher Blutgefäße (Thrombose), knöcherner oder weichteilbedingter Versteifung (▸Ankylose, ▸Kontraktur, ▸Defektheilung). E phlegmon of articular capsule.

**Gelenk|knorpel:** Cartilago articularis bzw. ▸C. epiphysialis. E articular cartilage.

**Gelenk|knorren:** ▸Condylus.

**Gelenk|körper, freier,** Gelenkmaus, Corpus liberum: ein sich frei in der Gelenkhöhle bewegendes Gebilde, dessen Leitsymptom Einklemmungen sind (oft akut unter dem Bild der absoluten Gelenksperre = »Maussymptom«). ***Ätiol.:*** **1)** unmittelbare Gelenkverletzung: Knorpel- u./oder Knochen-, Knochenauswuchsabsprengung; Abscherung von Synovialiszotten, Kapselteilen; Menisken-, Bänderzerreißung; **2)** mittelbare (zweizeit.) Verletzung (▸Osteochondrosis dissecans); **3)** Entzündung: Synovialitis mit Hyalinisierung u. Verkalkung von Exsudatbestandteilen (Arthrolith-Bildung); Osteoarthritis mit Abstoßung von Gelenkkörperteilen); **4)** krankhaft wuchernde (hyperplasiogene) Bildungen u. Tumoren (Osteochondromatosis articularis [REICHEL-Syndrom], Lipom, Chondrom, Fibrom, Osteom); **5)** Fehlbildung von Gelenkstrukturen; **6)** Eindringen von Fremdkörpern. ***Klinik:*** häufigste Lokalisationen: Knie-, Ellenbogen-, Hüft- u. obere Sprunggelenke. Können klinisch stumm sein, aber auch Krepitation und intermittierend akute, z.T. heftige Schmerzen bedingen, zur Einschränkung der Beweglichkeit bis hin zur Gelenkblockierung führen sowie einen Gelenkerguss auslösen. ***Diagn.:*** im Röntgennegativbild nur nachweisbar, wenn sie Knochen oder Kalk enthalten, rein knorpelige freie Gelenkkörper nur durch ▸Arthrographie oder ▸Arthroskopie sichtbar. E loose body, joint mouse.

**Gelenk|kontraktur:** abnorme, meist prozessabhängig typisch gelenkentlastende Dauerzwangsstellung eines Gelenkes mit Einschränkung bis Aufhebung der Beweglichkeit; v.a. als Beuge- oder Streckkontraktur (Flexions- bzw. Extensionskontraktur), aber auch als Ad- u. Abduktions- oder Rotationskontraktur. S.a. ▸Hüftkontraktur, ▸Kniegelenkkontraktur. E joint contracture.

**Gelenk|kontusion,** Gelenkprellung, -quetschung: eine durch Stauchung der Gelenkflächen (indirekte oder direkte Gewalteinwirkung) entstehende Schädigung eines Gelenks, i.e.S. des Gelenkknorpels. Kann zur Gelenkblutung (Hämarthros) führen, äußerlich evtl. zu Quetschungszeichen. Meist komplikationslose Heilung. E joint contusion.

**Gelenk|luxation:** ▸Luxation. E joint dislocation.

**Gelenk|maus:** freier ▸Gelenkkörper. E joint mouse.

**Gelenk|panaritium:** ▸Panaritium articulare.

**Gelenk|pfanne:** *Anatomie* pfannenartiges Gelenkende von Knochen; als Hüftgelenkpfanne das – durch eine Pfannenlippe besonders tiefe – ▸Acetabulum (s.a. ▸Pfannen...); ferner als Schultergelenkpfanne (▸Cavitas glenoidalis). E acetabulum.

**Gelenk|plastik:** ▸Arthroplastik bzw. Arthroalloplastik (s.a. ▸Gelenkprothese). E arthroplasty.

**Gelenk|prellung:** ▸Gelenkkontusion.

**Gelenk|prothese:** dem teilweisen oder totalen operativen Gelenkersatz dienende ▸Endoprothese zur Einpflanzung bei der Arthroplastik; Metall- oder Kunststoffnachbildung oder -überkleidung eines einzigen – zuvor modellierten – Gelenkendes bzw. -abschnitts (z.B. Hüftkopfprothese, Hüftgelenkpfanne) oder beider Gelenkenden (als meist in den Markhöhlen – zementiert oder zementfrei – zu verankernde Totalprothese mit Kugel- oder Scharniergelenk). Als Material dienen Vitallium, Fluon®, Teflon® oder Polyamide, seltener Plexiglas. Als Hüftgelenkprothese z.B. eine Vitalliummulde (für »Cup-Plastik«, z.B. nach WAGNER), ein Hüftkopf-Schenkelhalsersatz

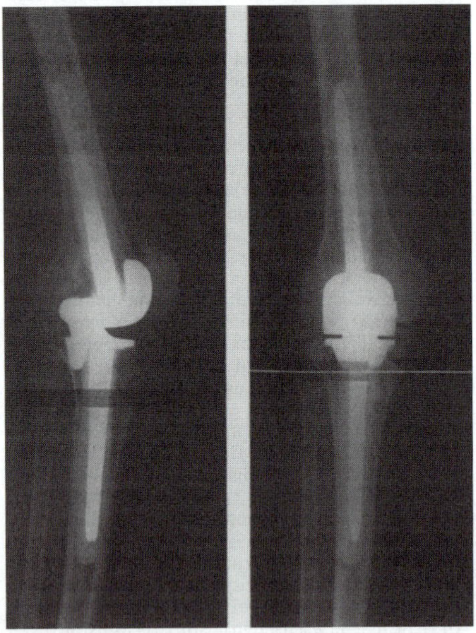

**Gelenkprothese:** Scharnier-Arthroplastik (Typ GUEPAR). [403]

(u.a. nach JUDET, MOORE), eine Totalprothese (CHARNLEY, MÜLLER, MITTELMEIER [Keramik]); ferner z.B. als Knie- (WALLDIUS, SHIERS sowie als »GSB«- oder als »PCA«-G. [porous coated anatomical]), Schulter- (HEINZE) oder Fingergelenkprothese (FLATT), Tibiakopf- (DE PALMA) u. Femurkondylenkappe. E joint prosthesis.

**Gelenk|punktion:** ▶Punktion der Gelenkhöhle. E arthrocentesis, joint tap.

**Gelenk|quetschung:** ▶Gelenkkontusion.

**Gelenk|resektion,** Osteoarthrektomie: operative Entfernung eines ganzen Gelenks (einschließlich Gelenkkapsel = totale oder **extrakapsuläre G.**; Resektionsosteotomie) oder – häufiger – eines Teiles der Gelenkstrukturen (=partielle G.) zur Entfernung erkrankter bzw. deformierter Knorpel-Knochen-Bereiche; s.a. ▶Arthrektomie. – Vielfach als 1. Schritt einer Gelenkplastik. E arthrectomy.

**Gelenk|rezeptor:** in Gelenkkapseln (RUFFINI-Rezeptoren) u. perikapsulären Faszien lokalisierter ▶Propriozeptor, der Richtung und Geschwindigkeit von Gelenkbewegungen misst. S.a. ▶Tiefensensibilität. E joint receptor.

**Gelenk|rheumatismus:** s.u. ▶Rheumatismus. E articular rheumatism, rheumatoid arthritis.

**Gelenk|scheibe:** ▶Discus, ▶Meniscus articularis.

**Gelenk|schlaffheit:** ▶Schlottergelenk. – **G., angeborene multiple:** ▶EHLERS-DANLOS-Syndrom.

**Gelenk|schmiere:** ▶Synovia. E synovial fluid.

**Gelenk|schnappen:** vom Inneren oder der Umgebung des Gelenks ausgehendes (»intra- oder extraartikuläres«), oft krankheitstypisches (pathognomonisches) Schnappgeräusch, z.B. bei Meniskusschäden, rezidivierender Subluxation, Coxa saltans (»schnappende Hüfte«). E snapping joint.

**Gelenk|schwamm:** ▶Gelenkfungus.

**Gelenkschwellung:** Auftreibung eines Gelenks oder dessen Umgebung. ***Ätiol.:*** Die Schwellung des Gelenks selbst (»weiche« G.) besitzt eine teigige, pastöse Konsistenz, gibt auf Fingerdruck nach, und der Gelenkinhalt lässt sich in den entgegengesetzten Teil der Gelenkhöhle drücken. Sie ist bedingt durch einen Erguss u./oder eine Synovialitis v.a. im Rahmen von entzdl. Gelenkerkrankungen (rheumatoide ▶Arthritis, ▶Gelenkinfektionen), aber auch bei Tumoren, orthopäd. Erkrankungen (z.B. Meniskusläsion, Osteochondrosis dissecans), einer Vaskulitis oder Kollagenose sowie reaktiv z.B. bei Chondrokalzinose, Lyme-Krankheit, Spondylarthritis. Der Gelenkumfang kann knöchern vermehrt sein (»harte« G.) bei Arthrose; betroffen sind dabei insbesondere Fingerend- u. -mittelgelenke. Des Weiteren können extraartikuläre Fettpolster bei Adipositas (v.a. Kniegelenke), periartikuläre Schwellungen durch ein Ganglion, eine Bursitis oder einen Tumor sowie diffuse Ödeme z.B. bei Kollagenosen oder Schulter-Hand-Syndrom auftreten. ***Diagn.:*** als Screening BSG, CRP, BB; bei Verdachtsdiagnose ggf. Rheumafaktoren, ANA, HLA-B27, Harnsäure; Röntgen; erregerspezifische Diagnostik.

**Gelenk|spalt:** die Gelenkhöhle bzw. *röntg* der auf der Skelett-Leeraufnahme u. dem ▶Arthrogramm von den knöchernen, größtenteils knorpelbedeckten Gelenkflächen begrenzte Zwischenraum. E joint space.

**Gelenk|sperre:** **1)** akute (z.B. bei Gelenkmaus, Luxation) oder chronische (▶Gelenksteife) Aufhebung der Gelenkbeweglichkeit; i.w.S. die operativ bewirkte Beweglichkeitsbegrenzung eines Gelenks (▶Arthrorise, ▶Arthrodese). E locked joint. **2)** Begrenzungs-, Fixierungsvorrichtung an Extremitätenprothesen.

**Gelenk|steife:** weitgehende, krankhafte Einschränkung der ▶Gelenkbeweglichkeit (▶Ankylose); angeboren, z.B. bei Arthrogryposis multiplex, oder erworben, z.B. unfallbedingt, bei Systemerkrankung (u.a. als diabetische G.) oder als Inaktivitätsfolge (System- bzw. Inaktivitätssteife); s.a. ▶Lötsteife, ▶Teilregenerat, ▶Sperrsteife. E ankylosis. – **G., artifizielle:** ▶Arthrodese. E artificial a.

**Gelenk|tuberkulose,** Arthritis tuberculosa: Gelenkmanifestation der Tuberkulose, v.a. am Hüftgelenk oder am Kniegelenk; als hämato- oder lymphogene Infektion der Synovialis (primäre oder synoviale Form; mit den typischen spezifischen Gewebsveränderungen) oder als Folge des Einbruchs eines gelenknahen Knochenherdes (sekundäre oder ossale Form; mit Knorpel- u. Knochenzerstörung [Karies]). Führt zu serösem oder serofibrinösem Gelenkerguss, evtl. zu käsigem Zerfall, Bildung von Fisteln, kalten Abszessen oder aber zu fibrös-schrumpfenden oder wuchernd-überschießenden, knotigen Granulationen (▶Gelenkfungus). E tuberculous arthritis, tuberculosis of joints and bones.

**Gelenk|tumoren:** eher seltene, von der Synovialmembran, der Gelenkkapsel oder vom periartikulären Bindegewebe ausgehende Neoplasmen; gutartige G.: Hamartome, Gangliome, Chondromatome, Lipome, Fibrome, Hämangiome, benignes ▶Synovialom; bösartige G.: malignes ▶Synovialom.

G

**Gel|filtration:** zur Reinigung u. Trennung von Eiweißkörpern (z.B. Enzyme, ▶Plasmaproteine) besonders geeignete Methode der ▶Chromatographie, bei der die stationäre Phase aus gequollenen Gelkörnern besteht u. die Trennung nach der Teilchengröße erfolgt: Große Teilchen wandern mit der Flüssigkeit zwischen den Gelkörnern hindurch, kleine werden in den Poren zurückgehalten u. erscheinen zuletzt im Eluat. E gel (filtration) chromatography.

**Gelierungs|dosis:** Strahlendosis, die eine Styrol-Polyester-Lsg. in einer Gelatinekapsel schlagartig in ein viskoses Gel übergehen lässt.

**Gellé-Versuch** (MARIE E. G., 1834–1923, Ohrenarzt, Paris): die Schallleitung betreffende Gehörprüfung durch Luftkompression (mit SIEGLE-Trichter, POLITZER-Ballon) im Gehörgang u. Aufsetzen einer angeschlagenen $a_1$-Stimmgabel auf den Scheitel, die normalerweise bei der herbeigeführten Druckerhöhung abgeschwächt, bei Otosklerose jedoch unverändert gehört wird (= »**Gellé positiv**« bzw. »**Gellé negativ**«). E Gellé test.

**Gelöbnis, Ärztliches:** ▶Genfer Gelöbnis.

**Gelo|plegie:** ▶Lachschlag. E geloplegia.

**Gelo|trip|sie:** lokale knetende Massage von Myogelosen. E gelotripsy.

**Gel-Permeations|chromatographie:** die ▶Gelfiltration. E gel permeation chromatography.

**Gel|präzipitation:** *Labormedizin* s.u. ▶Präzipitationsreaktionen, ▶Immunodiffusion, ▶OUCHTERLONY-Technik. E gel precipitation.

**Gemcitabin:** zu den ▶Antimetaboliten zählendes Zytostatikum (Pyrimidin-Analogon); ***Anw.*** bei fortgeschrittenem Pankreaskarzinom u. Bronchialkarzinom; ***NW:*** u.a. Myelosuppression, Erbrechen, Diarrhö. E gemcitabine.

**Gemeinschafts|bewegung:** *Physiologie* ▶Komplexbewegung. E complex movement.

**Gemelli** *(latein. gemellus = doppelt):* ▶Zwillinge; s.a. ▶Gemini. E twins.

**Gemeprost:** Prostaglandin-$E_1$-Derivat (s.u. ▶Prostaglandine); ***Anw.*** als Vaginalzäpfchen zur Zervixerweiterung.

**Gemfibrozil:** Clofibrat-Analogon; ▶Lipidsenker. ***Anw.*** bei schweren Hypertriglyceridämien, Hypercholesterinämien u. kombinierten Fettstoffwechselstörungen. E gemfibrozil.

**Gemini** *(latein. geminus = paarweise):* ▶Zwillinge. – **G. conjuncti:** ▶siamesische Zwillinge.

**Gemino|logie:** ▶Zwillingsforschung. E gemellology.

**gemischt|geschlechtlich:** ▶bisexuell.

**Gemma:** **1)** *Pharmazie* (latein.) Knospe. **2)** Gemme: *Mykologie* ▶Chlamydospore. **3)** *Embryologie* Organknospe. E gemma.

**Gemme:** *Mykologie* ▶Chlamydospore.

**Gemüt:** das gefühlsgetragene u. emotionale Verhalten i.S. der anteilnehmenden Liebes- u. Bindungsfähigkeit (im Ggs. zum intellektuellen Verstandesleben). E affect, emotionality.

**Gemüts|armut:** Mangel an affektiv-emotionaler Ansprechbarkeit (d.h. an Mitgefühl, Warmherzigkeit, Mitleid etc.). In extremer Ausprägung (= Gemütlosigkeit, »moral insanity«) eine Variante des psychopathischen Verhaltens. E hypoaffectivity.

**Gemüts|krankheit:** obsolete Umschreibung für affektive ▸Psychosen. – Früher als Bez. für Seelenkrankheit – im Ggs. zur ▸Geisteskrankheit – gebraucht. E affective illness.

**Gemüts|losigkeit:** s.u. ▸Gemütsarmut.

**Gemüts|verödung:** Nachlassen der Fähigkeit zu Anteilnahme u. mitmenschlichen Bindungen infolge krankhafter Vorgänge. Tritt v.a. auf bei Alterskrankheiten des Gehirns (z.B. bei seniler u. präseniler Demenz), auch bei Depression, Psychosen. E loss of affect, emotional flattening.

**Gen,** Erbeinheit, Erbfaktor, Erbanlage: die in der Zelle identisch reproduzierte u. auf die Tochterzellen verteilte Informationseinheit für die Ausprägung eines Erbmerkmals (s.a. ▸Erbgang); bestehend aus einer Folge (Gensequenz; s.a. ▸Code, genetischer) von Nucleotiden der ▸Desoxyribonucleinsäure (Ausnahme: RNS-Viren), die für die ▸Eiweißbiosynthese eines Polypeptids bzw. – als ▸Cistron – einer Polypeptidkette zuständig ist; s.a. ▸Transkription, ▸Translation. Die die ▸Eiweißstruktur eines Genprodukts bestimmenden Teile (Exons) eines Gens können durch Introns oder Inserts unterbrochen sein, deren Bedeutung noch nicht eindeutig geklärt ist. Molekularbiologisch sind innerhalb eines Gens kleinere Mutations- u. Rekombinationseinheiten (▸Muton, ▸Recon) unterscheidbar. Gene sind in ▸Chromosomen hintereinander aufgereiht; gleichartige, jedoch durch Mutation individuell verschiedene Gene befinden sich als ▸Allel an entsprechender Stelle des homologen Chromosoms. Bei Mikroorganismen scheint die Regulation der Genaktivität durch Operator- u. Regulatorgene zu erfolgen (▸JACOB-MONOD-Modell; s.a. ▸Genaktivierung, ▸Derepression, ▸Operator-Gen), während man beim Menschen nur weiß, dass Hormone (v.a. Steroidhormone) die Genaktivität beeinflussen können; s.a. ▸Gen... E gene. – **G., bewegliches:** (MCCLINTOCK) ▸Transposon. – **G., extrachromosomales, extranukleäres G.:** Erbfaktor außerhalb der Chromosomen in einem anderen Organell oder im organellfreien Zytoplasma. Modifiziert oder ergänzt im Allgemeinen die Wirkung chromosomaler Gene, z.B. die ▸Plasmide. E extrachromosomal g., extranuclear g. – **Gene, gekoppelte:** s.u. ▸Koppelung. S.a. ▸Gene, kombinante. – **G., gonosomạles:** in einem Geschlechtschromosom (Genosom) liegendes Gen. – **G., hol|ạndrisches:** im Differentialsegment des Y-Chromosoms liegendes, nur vom Vater auf den Sohn, nie jedoch auf weibliche Nachkommen übertragbares Gen. E holandric g. – **Gene, kombinante:** Allelenpaar, das in heterozygoter Kombination (▸Heterozygotie) nicht einen dominanten oder intermediären, sondern die Phänotypen beider Allele unabhängig voneinander entwickelt; z.B. die Allele der Blutgruppen A u. B, M u. N. – **Gene, kryptische,** stille G.: nur unter bestimmten Bedingungen zur Expression gelangende, z.B. durch inserierte Fremd-DNS blockierte Gene bzw. promotorlose Gene (aktivierbar erst nach Deblockierung oder Koppelung an Promotor). E silent g.

**...gen:** Suffix **1)** »bewirkend«, **2)** »entstanden«.

**Gẹna:** Wange, ▸Bucca. E cheek.

**Gẹn|aktivierung:** das Ingangsetzen der Synthese des Primärproduktes eines Gens (= Synthese von mRNS) durch Bereitstellung des Reaktionssubstrats u./oder durch den ▸Promotor (1) u./oder durch Aufhebung einer Repression (d.h. durch Derepression), eingeleitet z.B. durch bestimmte Hormone oder biochemische u. biophysikalische Milieubedingungen (z.B. Temperatur, Licht, Lage im Zellverband, Nährmedium). E gene activation.

**Gen|amplifikation:** selektive Vervielfachung eines bestimmten Gens; z.B. eines ▸Onkogens; künstlich durch die ▸Polymerase-Kettenreaktion. E gene amplification.

**Gen|analyse,** Gentest: weit gefasster Begriff, der v.a. als Synonym für Genomanalyse gebraucht wird, aber auch für Teilmethoden wie genetischer Fingerabdruck, DNS-Profil u. DNS-(Sequenz-)Analyse sowie für Methoden, die bei der Diagnostik genetisch bedingter Krankheitsbilder, bei der pränatalen Diagnostik u. zur Identitätsfeststellung angewendet werden; i.w.S. auch für die Methoden zum Vaterschaftsausschluss. E genetic analysis, gene analysis.

**Gẹn|austausch:** ▸Crossover, ▸Rekombination.

**Gẹn|blockierung:** im Rahmen der physiologischen ▸Regulation der Genaktivität der der Genaktivierung entgegengesetzte Vorgang (s.u. ▸Repression[1]); auch Bez. für toxisch bedingte Gen-Inaktivierung. S.a. ▸Enzymblock. E block of gene(s).

**Gen|chirurgie:** *Genetik* ▸Gentechnologie.

**Gen|defekt:** durch Mutation verändertes Gen, das eine Fehlfunktion oder einen Enzymdefekt bzw. ein »monogenes« Krankheitsbild bedingt. E gene defect, genetic defect.

**Gen|drift:** genetische ▸Drift. E genetic drift.

**Gen|duplikation:** die dauerhafte Verdoppelung (bis Vervielfachung) einzelner Gene oder Gengruppen (mit anschließender getrennter Entwicklung) als wesentlicher Mechanismus der Evolution. S.a. ▸Chromosomenduplikation. E gene duplication.

**Gẹne:** s.u. ▸Gen. E genes.

**Generalisation:** ▸Generalisierung.

**generalisạtus, generalisiert:** verallgemeinert, allgemein ausgebreitet (s.a. ▸Generalisierung).

**Generalisierung,** Generalisation: **1)** *Pathologie* Ausbreitung einer Krankheit (z.B. Ekzem, Tbk) oder eines Anfallsgeschehens auf den ganzen Körper oder auf ein Organsystem; s.a. ▸Streuung (2), ▸Früh-, ▸Spätgeneralisation, ▸Bakteriämie, ▸Virämie, ▸Sepsis. **2)** *Physiologie* in der PAWLOW-Lehre das Auftreten einer bedingten Reaktion in einer der Erstreaktion ähnlichen Situation. **3)** Verallgemeinerung, in der Lerntheorie die Übertragung eines Übungserfolges auf ähnliche situative Zusammenhänge. E generalization.

**Generạl|lamelle,** Grundlamelle: die in den lamellären Knochen das HAVERS-Lamellensystem u. die Schaltlamellen gegen das Periost bzw. gegen die Markhöhle abgrenzende zylindrische Knochenlamelle (**äußere** bzw. **innere G.**). E ground (or concentric) lamella.

**Generạtio: 1)** (latein.) Zeugung, Fortpflanzung. E reproduction. **2)** Generation. E generation.

**Generatiọns|psychose,** Gestationspsychose: im Zusammenhang mit der Schwangerschaft bzw. dem Wochenbett auftretende ▸Psychose. E gestational psychosis, postpartum psychosis.

**Generatiọns|wechsel:** *Biologie* der Wechsel einer Art als Wechsel zwischen einer Generation von Individuen mit zweigeschlechtlicher u. einer (oder mehreren) mit parthenogenetischer oder vegetativer Fortpflanzung (s.a. ▸Fungi perfecti u. imperfecti). Häufig an Wirtswechsel gebunden (z.B. bei Trypanosomen, Cestoda). E alternate generation.

**Generations|zeit: 1)** *Biologie* der sich von Mitose zu Mitose erstreckende Lebenszyklus einer Einzelzelle; s.a. ▸Zellzyklus. **2)** *Hämatologie* Thromboplastingenerationszeit, ▸QUICK-Wert. E generation time.

**generatịv:** die Fortpflanzung betreffend; fertil. E generative. – **g. Follikel:** der einzige in einem ▸Genitalzyklus zum Follikelsprung reifende Eifollikel. E g. follicle.

**Generạtor:** *Physik* Vorrichtung zur Erzeugung elektrischen Stromes; als **elektrostatischer** oder **kapazitiver G.** zur Erzeugung hoher Gleichspannungen bei kleinen Strömen (z.B. Influenzmaschine), als **induktiver G.** zur Erzeugung hoher Gleich-, Wechsel- u. Drehströme bei niedrigen Spannungen. Als Mechanismen für die Trennung elektrischer Ladungen sind wirksam Induktion, elektrochemische, thermo- u. photoelektrische Effekte, Reibungskräfte. E generator.

**Generica, Generika:** Fertigarzneimittel, die nicht unter einem eingetragenen Warenzeichen, sondern unter ihrem ▸generic name (international empfohlener Freiname) im Handel sind.

**generic name** *(engl.):* der zur Wirkstoffdeklaration von Arzneistoffen international empfohlene Freiname.

**Genese, Genesis:** Entstehung, Entwicklung. E genesis.

**Genesung:** ▸Rekonvaleszenz. E recovery.

**genetic engineering** *(engl.):* ▸Gentechnologie.

**Genetik,** Erblehre, Vererbungslehre: Wissenschaft von den Übertragungsmechanismen erblicher Merkmale sowie von deren Bedeutung für Gesundheit u. Krankheit. Die **Medizinische G.** befasst sich mit klinischer Diagnostik u. Differentialdiagnostik genetisch bedingter Erkrankungen unter Berücksichtigung labordiagnostischer Möglichkeiten sowie der Risikoermittlung u. genetischen Beratung der Pat. u. deren Familien. Ärzte können nach entsprechender Weiterbildung diese Zusatzbezeichnung erwerben. S.a. ▸Humangenetik. E genetics.

**genetisch:** *Biologie* die Entstehung oder Entwicklung betreffend; entwicklungsgeschichtlich (▸Genetik), erblich bedingt; z.B. genet. Information (s.u. ▸Eiweißbiosynthese, ▸Gen, ▸Genom), genet. ▸Code (s.a. ▸Codon), ▸genet. Beratung, ▸genet. Block, genet. Manipulation (▸Gentechnologie), genet. Krankheiten (s.u. ▸Chromosomenaberration [dort Tab.]), genet. Strahlenschaden (s.u. ▸Genmutation); s.a. ▸Gen... E genetic.

**genetische Beratung:** die mit der Schwangeren oder Schwangerschaftswilligen bzw. deren Partner erfolgende individuelle Erörterung des Risikos, ein Kind mit einer genetisch bedingten Krankheit zur Welt zu bringen. Hilfsmethoden: genaue Familienanamnese, u.U. biochemische, zytologische, anthropologische Untersuchung, Anamnese möglicher teratogener Einflüsse, u.U. pränatale Diagnostik. Konsequenzen: **a)** keine; **b)** Konzeptionsverhütung; **c)** u.U. Schwangerschaftsabbruch; **d)** frühzeitig einsetzende pädiatrische Diagnostik u. Therapie beeinflussbarer Erbkrankheiten. E genetic counseling.

**genetischer Block:** Blockade von Stoffwechselprozessen, die infolge Mangels oder Defekts z.B. eines Enzyms in ihrem Fortgang blockiert werden, z.B. ▸Phenylketonurie.

**genetischer Finger|abdruck:** individualspezifisches Muster, das nach Gel-Elektrophorese von – mit Restriktionsendonucleasen zerlegter – DNS entsteht (s.a. ▸DNS-Profil); Ausgangsmaterial sind kernhaltige Zellen aus Blut, Sperma, Haarwurzelzellen, Geweben. E genetic fingerprint.

**Gen|expression:** Ausbildung der in einem ▸Gen festgelegten Eigenschaft, die aus dem genet. Code herausgelesen, umgeschrieben (Transkription) u. übersetzt (Translation) wird. E gene expression.

**Genfer (Ärzte-)Gelöbnis:** vom Weltärztebund 1948 in Genf beschlossene Neufassung der ärztlichen Berufspflichten (in Anlehnung an den Hippokratischen Eid; gesetzlich niedergelegt im Heilberufe-Kammergesetz [HKaG] in der Fassung vom 9.8.1996): »Bei meiner Aufnahme in den ärztl. Berufsstand gelobe ich feierlich, mein Leben in den Dienst der Menschlichkeit zu stellen. Ich werde meinen Beruf mit Gewissenhaftigkeit u. Würde ausüben. Die Erhaltung u. Wiederherstellung der Gesundheit meiner Patienten soll oberstes Gebot meines Handelns sein. Ich werde alle mir anvertrauten Geheimnisse auch über den Tod des Patienten hinaus wahren. Ich werde mit allen meinen Kräften die Ehre u. die edle Überlieferung des ärztl. Berufes aufrechterhalten u. bei der Ausübung meiner ärztl. Pflichten keinen Unterschied machen weder nach Religion, Nationalität, Rasse noch nach Parteizugehörigkeit oder sozialer Stellung. Ich werde jedem Menschenleben von der Empfängnis an Ehrfurcht entgegenbringen u. selbst unter Bedrohung meine ärztl. Kunst nicht in Widerspruch zu den Geboten der Menschlichkeit anwenden. Ich werde meinen Lehrern u. Kollegen die schuldige Achtung erweisen. Dies alles verspreche ich feierlich auf meine Ehre.«. E Geneva doctor's oath.

**Genfer Konvention:** das durch die Bemühungen von HENRI DUNANT (1864) in Genf geschlossene internat. Übereinkommen zur Verbesserung des Schicksals der Verwundeten u. Kranken bei den im Feld stehenden Heeren; 1949 erweitert auf Angehörige der Marine u. auf Kriegsgefangene sowie durch Beschlüsse zum Schutz der Zivilbevölkerung in Kriegszeiten u. zum Schutz des Sanitätsdienstes mit dem Ziel der ungehinderten Erfüllung seiner humanitären Aufgabe. Schutzzeichen: »Rotes Kreuz«, »Roter Halbmond«, »Roter Löwe«, »Roter Davidstern« etc. E Geneva convention.

**Gen|fluss,** Genwanderung, Migration: die Änderung der ▸Genfrequenzen bzw. das Auftreten neuer ▸Allele in einer Bevölkerung durch Vermischung mit Angehörigen anderer Bevölkerungen. E gene flow, migration.

G

**Gen|frequenz,** Genhäufigkeit: die Häufigkeit einzelner alleler Gene in einer Bevölkerung (s.a. ▸Population); wird ermittelt durch Untersuchung einer repräsentativen Stichprobe. E gene frequency.

**Genick|starre:** *Pathologie* ▸Meningismus, ▸Meningitis. E nuchal rigidity, stiffness of neck.

**geniculatus** *(latein.):* mit Knoten versehen, knoten-, knieförmig. S.a. ▸Genikulatum... E geniculate(d).

**Geniculum** *(latein.):* kleines Knie. – **G. nervi facialis:** *Anatomie* das im G. canalis facialis (Knickung des Fazialiskanals im Felsenbein) befindliche »äußere Fazialisknie« (Knie des ▸Nervus facialis).

**Genikulatum|neuralgie:** ▸Neuralgia geniculata. E geniculate neuralgy.

**Genin:** *Biochemie* ▸Aglykon. E genin.

**Ge|nio...:** Wortteil »Kinn«, i.w.S. »Unterkiefer«.

**Genio|cheilo|schi|sis:** *Pathologie* angeborene Unterkiefer-Lippen-Spalte. E geniocheiloschisis.

**Genio|glossus:** *Anatomie* ▸Musculus genioglossus.

**Genio|hyo|ideus:** *Anatomie* ▸Musculus geniohyoideus.

**genital,** genitalis: das ▸Geschlecht, die ▸Geschlechtsorgane (»Genitale«), die Zeugung, Geschlechtliches betreffend. E genital.

**Genital|apparat:** die Organa genitalia des Systema urogenitale, d.h. die Gesamtheit der ausschließlich der Fortpflanzung dienenden ▸Geschlechtsorgane. E genital organs.

**Genitale:** ▸Geschlechtsorgane. E genitals.

**Genital|entwicklung:** die ▸Geschlechtsentwicklung. E genital development.

**genitale Phase:** (S. FREUD) psychische Entwicklungsphase nach Abschluss der frühkindlichen analen, oralen u. phallischen Phase. Beginnt nach einer Latenzphase (ca. 8. Lj.) und endet etwa mit Anfang der Pubertät (ca. 13. Lj.). Primat der Libido u. mit der Entwicklung der Sexualität der reifen Persönlichkeit. E genital phase.

**Genital|fluor:** *Gynäkologie* ▸Fluor (vaginalis). E genital discharge.

**Genital|herpes:** ▸Herpes simplex.

**Genital|hormone:** ▸Geschlechtshormone. E genital hormones, sex h.

**Genitalien:** ▸Geschlechtsorgane (i.e.S. – klinisch – die äußeren). E genital organs, genitals.

**genitalis** *(latein.):* ▸genital. E genital.

**Genital|krise:** Veränderungen der Geschlechtsorgane des Neugeborenen 5–6 Tg. nach der Geburt: vorübergehende Hypertrophie von Prostata u. Hoden bzw. Hyperämie der Vulva mit Genitalblutungen; Schwellung der Brustdrüsen; evtl. Komedonenbildung.

**Genital|prolaps:** *Gynäkologie* ▸Scheiden-, ▸Uterusprolaps.

**Genital|tuberkulose:** Tuberkulose der Geschlechtsorgane (als meist hämatogene sekundäre Tuberkulose; auch deren häufigste extrapulmonale Form). Beim männlichen Geschlecht als Orchitis, Epididymitis, Vesikulitis u. Prostatitis (meist im Rahmen der ▸Urogenitaltuberkulose), beim weiblichen v.a. als Salpingitis (Adnex-Tbk) u. Endometritis, aber auch als Tbk des Eierstocks, der Scheide u. Scham, seltener der Zervix, Portio. E genital tuberculosis.

**Genitạl|zyklus,** Sexualzyklus: als **generativer G.** die vom Hypophysenvorderlappen u. Eierstock gesteuerten zyklischen Veränderungen im Organismus der geschlechtsreifen Frau, in deren sich wiederholendem Verlauf v.a. das Reifen u. Springen eines Eifollikels (▸Ovulation) u. dessen Umwandlung in einen Gelbkörper (▸Corpus luteum) erfolgen u. in dem – unter dem Einfluss der vom Follikelepithel produzierten ▸Östrogene – von der Basalis (▸Stratum basale endometriale) aus der Aufbau der Gebärmutterschleimhaut (▸Endometrium) erfolgt wie auch – unter dem Einfluss des ▸Progesterons – deren Umwandlung in eine sezernierende, für die Eieinnistung (▸Nidation) geeignete Form bzw. – bei Eitod – die ▸Menstruation eintritt. Das alles begleitet von hormonell bedingten Veränderungen, evtl. auch Störungen in fast allen Körpergeweben (**vegetatịver G.**). S.a. Abb.; ▸Menstruationszyklus, ▸Gonadotropine (dort Schema), ▸Basaltemperatur. E genital cycle.

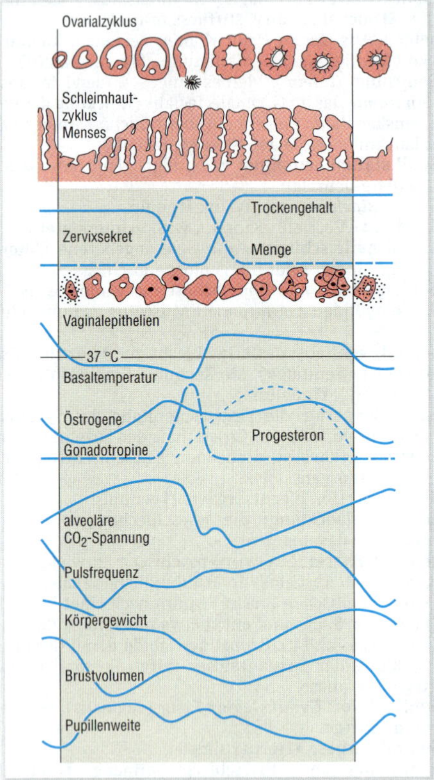


**Genitalzyklus.** [307]

**genito|ano|rektales Syndrom:** ▸Elephantiasis genito(ano)rectalis. E anogenital elephantiasis.

**Gẹnius mọrbi** *(latein.):* der vorherrschende Charakter einer Krankheit, der über die Schwere u. den Verlauf aussagt.

**Gẹn|karte:** ▸Chromosomenkarte; i.e.S. auch die Darstellung der Feinstrukturen (▸Recons, ▸Mutons, ▸Sites) eines Gens bzw. die Zuordnung der einzelnen ▸Genloci zu den verschiedenen ▸Chromosomen, den Chromosomenarmen u. den einzelnen Chromosomenbanden. E genetic map.

**Gẹn|komplex:** Gruppe von Genen, die ein bestimmtes ▸Phän gemeinsam beeinflussen oder die durch Duplikation entstanden sind u. unterschiedliche Funktion haben. E gene cluster.

**Gẹn|konstrukt:** das beim Gentransfer übertragene genetische Material. E gene construct.

**Gẹn|kopp(e)lung:** ▸Koppelung. E gene linkage.

**Gẹn|locus,** Genort: die Lage eines Gens auf einem Chromosom, i.w.S. auch die entsprechende Position des Allels auf dem homologen Chromosom, d.h. eine bestimmte Stelle der ▸Chromosomenkarte. E gene locus.

**Gẹn|manipulation:** ▸Gentechnologie.

**Gẹn|mutation:** eine nur ein ▸Gen betreffende Mutation, die nicht mikroskopisch als strukturelle ▸Chromosomenaberration, sondern nur durch ein verändertes Genprodukt (z.B. als Enzymdefekt) erkennbar ist; entsteht – z.B. durch Einwirkung ionisierender Strahlung – auf der molekularen Ebene der ▸Desoxyribonucleinsäure durch Änderung der Reihenfolge u./oder Zahl (Deletion = Verlust, Insertion = Einfügung) der Nucleotide u. somit der genet. Information; s.a. ▸Codon- = Punktmutation, ▸Transition, ▸Transversion. E gene mutation.

**Geno|dermatọse, -dermie:** eine unter Mitwirkung eines Erbfaktors entstehende Hautkrankheit. E genodermatosis.

**Geno|kopịe:** ein durch ein anderes, ähnlich wirkendes Gen verursachter gleicher Phänotyp. E genocopy.

**Genọm:** der vollständige Satz der Gene im haploiden ▸Chromosomensatz der Zellen eukaryoter Organismen, d.h. die gesamte genetische Information einer Keimzelle (i.w.S. auch die einer di- u. polyploiden Zelle); entspricht bei Bakterien dem Chromosom, bei Viren der gesamten Nucleinsäure. E genome.

**Genom|analyse:** Untersuchung der vollständigen Erbsubstanz (▸Genom) bezüglich Struktur **(strukturelle G.)** u./oder Funktion **(funktionelle G.)** mit verschiedenen Methoden der Genanalyse, v.a. Genomsequenzierung. Kann global im Rahmen eines Genomprojekts zur Komplettdarstellung des Genoms einer Species (z.B. ▸Humangenom) bzw. eines Organismus (Bakterien-, Viren-, Pflanzengenom) erfolgen oder aber bei einzelnen Menschen z.B. unter der Fragestellung, ob ein bestimmtes Krankheitsbild vorliegt oder ein bestehendes Krankheitsbild genetisch bedingt ist. Die Ergebnisse einer individuellen G. sind besonders sensible geschützte personenbezogene Daten, da versucht wird, daraus Rückschlüsse auf Lebenserwartung u. Krankheitsanfälligkeit zu ziehen. E genome analysis.

**Genọm|mutation,** Ploidiemutation: Änderung der Chromosomenzahl im Genom; sie führt bei Vervielfachung des ganzen Chromosomensatzes zur ▸Polyploidie oder – einzelne Chromosomen betreffend – zur Aneuploidie, d.h. zur numerischen ▸Chromosomenaberration (z.B. ▸Trisomie oder ▸Monosomie). E genomic mutation.

**Genom|projekt, Genomprogramm:** regionale oder globale Kooperation von Forschergruppen mit dem Ziel, die komplexe Aufgabe einer kompletten Genomanalyse bei einer Species zu lösen. Das menschliche = **humane G.** s.u. ▸Humangenom. E genome project, genomic project.

**Genom|sequenzierung:** Genomanalyse durch ▸DNS-Sequenzanalyse einzelner DNS-Teilstücke, die überlappend zusammengesetzt werden, wobei Regionen kontinuierlicher Sequenz (Contigs, contiguous sequences) entstehen. E genome sequencing.

**Geno|pathịe:** durch ▸Genmutation (i.w.S. auch durch Chromosomenaberration) entstandene ▸Erbkrankheit; z.B. als ▸Enzymopathie.

**Gẹn|ort:** ▸Genlocus. E gene locus.

**Ge|no|typ:** das gesamte, bei sexueller Fortpflanzung anteilig von beiden Elternteilen stammende Erbgut eines Organismus; d.h. die Gene u. ihre entsprechenden, auf den homologen Chromosomen liegenden Allele, durch deren gemeinsames Wirken – bzw. durch deren Dominanz oder Rezessivität (s.a. ▸Erbgang) – der ▸Phänotyp geprägt wird. E genotype.

**Gẹn|produkt:** jedes aufgrund der genetischen Information eines Gens (bzw. dessen Codons) von der Zelle (deren Ribosomen) synthetisierte Protein, z.B. ein Enzym, Eiweißkörper (kodiert durch Strukturgen), ein Repressor (durch Regulatorgen). Das **primäre G.** ist stets eine RNS-Sequenz, aus der – über ▸Processing – ▸messenger-RNS entsteht. E gene product.

**Gen|regulation:** s.u. ▸Gen.

**Gẹn|sequenz:** s.u. ▸Gen. E gene sequence.

**Genta|micin, -mycin, -myzin,** $C_{17-18}H_{34-36}N_4O_7$: aus Micromonospora purpurea (u. anderen Arten) isolierter Aminoglykosid-Antibiotika-Komplex (s.u. ▸Aminoglykosid-Antibiotika) mit Streptomycin-ähnlicher Trisaccharidstruktur; Breitbandantibiotikum mit bakteriostatischer, in hoher Konzentration bakterizider Wirksamkeit gegen grampositive u. -negative Erreger. E gentamycin.

**Gen|technik|gesetz, GenTG,** Gesetz zur Regelung der Gentechnik: 1993 in Deutschland erlassenes, mehrfach fortgeschriebenes (2. Gesetz zur Änderung des G. vom 16.8.2002) u. an EU-Recht angepasstes Gesetz, das gentechnische Anlagen u. Arbeiten, die Freisetzung gentechnisch veränderter Organismen und das In-Verkehr-Bringen von Produkten, die solche Organismen enthalten oder aus solchen bestehen, regelt. Damit ist nicht nur die ▸Gentechnologie i.e.S. (Gentransfer) abgedeckt, sondern auch das breite Spektrum zwischen ▸Gentherapie, ▸Klonen, Klonierung u. landwirtschaftlicher Nutzung. In der Schweiz wird zwischen Humanbereich u. Außerhumanbereich unterschieden. In Österreich umfasst das G. ausdrücklich auch die Genanalyse u. Gentherapie am Menschen.

**Gen|techno|logie:** Wissenschaft, die sich i.e.S. mit der Übertragung von Genen (Gentransfer) auf fremde Organismen befasst, um diese zur Genexpression des Spendergens zu veranlassen. So gelingt es u.a., die genetische Information für menschliche Hormone (z.B. Insulin, Wachstumshormon), Interferon, Faktor VIII usw. durch entsprechend zerschnittene (▸Restriktionsenzyme; dort ausführl. Erläuterung) Stücke menschlicher Desoxyribonucleinsäure auf geeignete Wirtszellen, z.B. auf Escherichia coli, zu übertragen (▸Transformation), um diese zur Produktion therapeutisch nutzbarer Präparate anzuregen (s.a. ▸Hybridom). – Zur (pränatalen) Diagnostik von Molekularkrankheiten können die krankhaft veränderten Gene mit den entsprechenden – gentechnologisch hergestellten u. radioaktiv markierten – DNS-Stücken (sog. Sonden bzw. probes) durch Hybridisierungstechniken verglichen werden. – Ein weiteres Feld der G. ist die Synthese von Oberflächenstrukturen infektiöser Partikel, die für diagnostische Zwecke (z.B. AIDS) oder zur Herstellung von Impfstoffen (z.B. gegen Virushepatitis B) verwendet werden. I.w.S. gehören zur G. alle Methoden, die im ▸Gentechnikgesetz abgedeckt sind. E gene technology, genetic engineering.

**Gẹn|test:** ▸Genanalyse. E gene test.

**Gẹn|therapie:** Behandlungsansätze am genetischen Material innerhalb der Körperzellen = **somatische G.** (im Ggs. zur ethisch unzulässigen Keimbahntherapie). Diese werden in der BRD durch die »Richtlinien zum Gentransfer in menschl. Körperzellen« der Bundesärztekammer geregelt. Vor Studienbeginn ist ein Antrag bei der »Kommission Somatische G.« (KSG) der Bundesärztekammer einzureichen (Schweiz: Eidgenössische Fachkommission für biologische Sicherheit; Österreich: wissenschaftlicher Ausschuss für Genanalyse u. Gentherapie am Menschen bei der Gentechnikkommission). Ein **Gentherapieregister** wird am Koordinierungszentrum für Klinische Studien (KKS) geführt. Unterschieden werden die Studien nach Art (in vivo u. ex vivo = G. an Körperzellen nach Entnahme, dann Reimplantation), nach Art des Vektors (viral oder nichtviral). Nach dem ersten Todesfall bei Anw. der G. 1999 wurden restriktive Maßnahmen ergriffen. Zur Behandlung maligner Tumoren befinden sich zzt. folgende Ansätze in der Erprobung: **1)** Antisense-Oligonucleotide (gegen die mRNS des bcr-abl-Gens bei chronischer myeloischer Leukämie; gegen das bcl-2-Gen bei follikulären Lymphomen); **2)** Transfektion von Tumorzellen (Einschleusung von Thymidinkinase bei Glioblastomen u. Ovarialkarzinomen, um die Tumorzellen für eine Therapie mit dem Anti-Herpes-Virus-Medikament Ganciclovir sensibel zu machen; Einschleusung von Interleukin-2 in Melanomzellen, um eine Immunantwort gegen die Tumorzellen zu stimulieren; Transfektion von Lungenkarzinomen mit p53-Tumor-Suppressor-Gen); **3)** Transfektion von Effektorzellen (Einschleusung von Tumor-Nekrose-Faktor in tumorinfiltrierende Lymphozyten [TIL], um ihre Zytotoxizität zu erhöhen). Ferner einige Ansätze zur G. von HIV-Infektionen, eine Studie zur G. einer kardiovaskulären Erkrankung u. eine zur G. einer monogenen Erbkrankheit (chron. Granulomatose). E gene therapy.

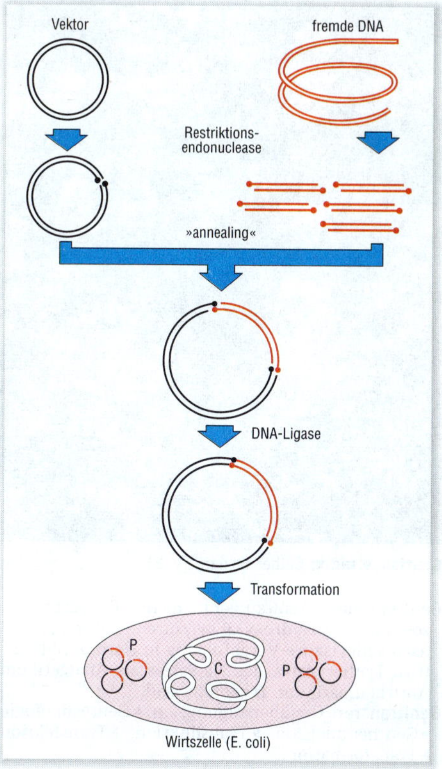


**Gentechnologie:** Übertragung fremder genetischer Information auf eine Wirtszelle (C = Chromosom) unter Verwendung von Restriktionsfragmenten u. Plasmiden (P). [529]

**Gentianae radix,** Enzianwurzel: als getrocknete Droge wirksam bei Appetitlosigkeit u. dyspeptischen Beschwerden, leichter Pankreassekretionsstörung. Die frische Wurzel gilt als die bitterste heimische Droge; ihr Genuss führt zu Übelkeit u. rauschartigen Zuständen. S.a. Abb.

**Gentianaviolett,** Methylviolett B, Pyoktanin: Gemisch aus Hexa-, Penta- u. Tetramethylrosanilinchlorid. Triphenylmethanfarbstoff mit bakterio- u. fungistatischen Eigenschaften. ***Anw.*** äußerlich als Antiseptikum (als wässrige Lsg.), innerlich als Wurmmittel; *labor* ferner zur Bakterien- (GRAM-Färbung) u. histolog. Färbung, für Leukozytenzählung (TÜRK-Reagens). E gentian violet.

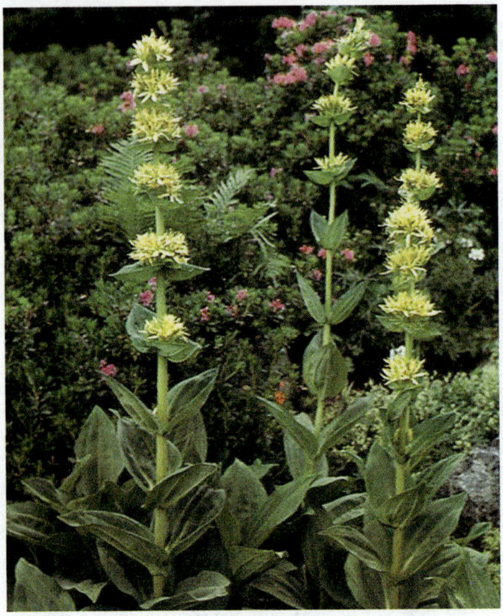

**Gentianae radix:** Gelber Enzian. [448]

**Gentisinsäure,** Acidum gentisinicum, Dihydroxybenzoesäure, 5-Hydroxysalicylsäure: Substanz, die nach Salicylsäure-Verabfolgung in Harn u. Blut auftritt. Früher ***Anw.*** des Na-Salzes als Analgetikum, Antirheumatikum. E gentisic acid.

**Gen|transfer:** Genübertragung, s.u. ▸Gentechnologie, ▸Gentherapie; s.a. ▸Transduktion; ▸Transfektion, ▸Transformation.

**Genu: 1)** *(latein.):* ▸Knie, Kniegelenk (▸Articulatio genus). **2)** Knick. E genu, knee. – **G. capsulae internae:** der Bereich zwischen vorderem u. hinterem Schenkel der – wegen der Keilform des Linsenkerns – V-förmigen inneren Kapsel. – **G. laxum:** ▸Wackelknie. – **G. nervi facialis:** als »inneres Fazialisknie« die um den Kern des Nervus abducens erfolgende Biegung des VII. Hirnnervs kurz nach seinem Ursprung. S.a. ▸Geniculum. – **G. recurvatum,** Hohlknie: *Pathologie* Überstreckbarkeit des Kniegelenks, das dann hinter der Beinachse liegt (nach vorn geöffneter Winkel zwischen Ober- u. Unterschenkel). Als angeborene (evtl. erbliche) Fehlbildung sowie bei Bänderschwäche, nach unfallbedingter oder sonstiger Kapselüberdehnung, Lähmung (v.a. Poliomyelitis), nach Gelenkzerstörung. Zeichen sind Hinken, Gelenkinstabilität. E back-knee. – **G. valgum,** Knickbein, X-Bein: *Pathologie* Abweichung des Kniegelenks nach innen aus der Achse des gestreckten Beines: dadurch Abknickung der Unterschenkel nach außen (nach außen offener Winkel zwischen Ober- u. Unterschenkelachse); oft in Verbindung mit Knickfußstellung. Ist physiologisch bei 2- bis 6-jährigen Kindern. Kommt vor z.B. als Belastungsdeformität bei Heranwachsenden, ferner infolge Unfalls, örtlicher, krankhafter Zerstörungen, Systemerkrankungen des Skeletts, selten als angeborene Fehlbildung (dann meist mit Patellaluxation). Führt zu Aneinanderreiben der Knie (»Kniebohrer«), Watschelgang, Überstreckbarkeit, Wackelknie, u.U. zu Reizerguss, bei Einseitigkeit zu Beckenschiefstand, Skoliose. E knock-knee. – **G. varum,** Säbelbein, Reiterbein, O-Bein: Abweichung des Kniegelenks nach außen u. Verbiegung der Beinachse nach außen, d.h., die Achsen durch Ober- u. Unterschenkel bilden einen nach innen offenen Winkel; bei den symptomatischen Formen zusätzlich auch Coxa vara. Ist (beidseitig) physiologisch beim Neugeborenen; kommt (ein- oder beidseitig) krankhaft vor bei Skeletterkrankungen (z.B. Rachitis, Osteomalazie, Dysostosen, PAGET-Syndrom, altersbedingte Degeneration, Deformitätsheilung); führt zu Watschelgang, rascher Ermüdung, evtl. auch Schmerzen. – Varisierung eines Beines tritt auch zur Kompensation einer Beinverkürzung der Gegenseite auf. E bowleg.

**genuin:** angeboren, selbstständig, echt; im klin. Sprachgebrauch auch »essentiell«, »idiopathisch« (d.h. ohne erkennbare Krankheitsursache). E genuine.

**Genus** *(latein.):* Gattung. S.a. ▸Systematik (dort Tab.).

**Gen|wirk|kette:** die aneinander schließende Funktion mehrerer an der Ausprägung eines Merkmals beteiligter Gene.

**Geo|medizin:** Forschungszweig der Medizin, der die Krankheiten u. ihre Verbreitung zu geographischen Bedingungen in Beziehung setzt; verfolgt u.a. die internationale Bekämpfung von Epidemien u. weltweiten Seuchen. E geomedicine.

**Geo|parasitologie:** Forschungsrichtung, befasst mit der Verbreitung der – krank machenden – Parasiten in Abhängigkeit von den landschaftlichen Regionen. E geoparasitology.

**Geo|phagie:** *Psychologie* das Essen von Erde. E geophagism, geophagia.

**George-Syndrom:** ▸DI-GEORGE-Syndrom.

**Georg-Methode** (HEINZ G., geb. 1920, Chirurg, Heidelberg): Op. eines älteren geschlossenen Strecksehnenabrisses am Fingerendglied durch Raffung des überbrückenden Narbengewebes (nach Unterminierung der Dorsalaponeurose) u. Endgliedfixierung in Überstreckstellung.

**Geo|trichose:** vermehrte Besiedlung der Haut u./oder Schleimhäute (v.a. im Atmungs-, Verdauungstrakt) durch ▸Geotrichum; mit Bildung weißlicher Beläge. E geotrichosis.

**Geo|trichum:** Pilzgattung [Fungi imperfecti, Moniliaceae] mit verzweigten, septierten, in ▸Arthrosporen zerfallenden Hyphen; ohne Sprosszellbildung. – **G. candidum:** häufigste Art der Gattung G., deren perfektes Stadium als »Milchschimmel« (Endomyces lactis) weit verbreitet ist; verursacht bei massenhaftem Auftreten die ▸Geotrichose.

**Geo|tropismus:** *Biologie* an der Schwerkraft orientierte Wachstums- oder Einstellbewegung festsitzender Organismen (s.a. ▸Tropismus). E geotropism.

**gepaarte Säuren:** die bei Entgiftungsreaktionen im Organismus entstehenden Äther- oder Estersäuren (z.B. Ätherschwefelsäuren); s.a. ▸Gallensäuren.

**Gerad|lage:** *Geburtshilfe* ▸Längslage. E longitudinal presentation.

**Gerad|stand:** *Geburtshilfe* Einstellung des kindlichen Kopfes mit längs verlaufender, in Richtung Symphyse bzw. Kreuzbein weisender (vom Untersucher aus gesehen: senkrechter) Pfeilnaht im Geburtskanal. E longitudinal position. – **G., hoher:** regelwidriger G. mit nach vorn (dorsoanteriorer G.) oder hinten (dorsoposteriorer G.) weisendem Hinterhaupt über oder im Beckeneingang; führt durch Fehlanpassung an die Form des Beckeneingangsraumes zu Behinderung (Stillstand) des ▸Geburtsmechanismus. Ursache sind meist mechanische Faktoren (z.B. Nabelschnur- oder Armvorfall bzw. ein zu langes, quer verengtes oder plattes Becken der Mutter). Evtl. durch Seitenlagerung korrigierbar; u.U. ist aber Schnittentbindung nötig. E high stage l.p. – **G., tiefer:** beim regelrechten ▸Geburtsmechanismus (dort Abb. [2]) auftretender G. am Beckenboden durch Anpassung an den Beckenausgangsraum. E low stage l.p.

**Geräusch:** Gemisch aus Tönen, deren Frequenzen nicht im harmonischen Verhältnis zueinander stehen u. deren Amplitudenverhältnisse zeitlich veränderlich sein können (keine Periodik). Ist durch Frequenzfilterung auf ein bestimmtes Frequenzband beschneidbar (dadurch Tonhöheneindruck). – Klinisch – bei der ▸Auskultation – als *kard* ▸Herzgeräusch, ▸Gefäßgeräusch, *pulm* ▸Atemgeräusch. E murmur, noise. – **G., extra|kardiales, parakardiales G.:** über dem Herzen, u.U. auch im Rhythmus des Herzschlags auftretendes G. als Auskultationsphänomen mit Ursprung außerhalb der Herzhöhlen, z.B. bei Aortensklerose, -isthmusstenose, offenem Ductus Botalli, als Perikardreiben. E extracardial m. – **G. des fallenden Tropfens,** Gutta cadens: *Pulmologie* metallisch klingendes Rasseln oder Knacken als Auskultationsphänomen über größeren Lungenhohlräumen (Pneumothorax, Kaverne). – **G., fortgeleitetes:** *Kardiologie* Herz- oder Gefäßgeräusch, das – meist auf dem Gefäßweg fortgeleitet – z.B. (auch) über herznahen Gefäßen oder sogar über herzfernen Brustkorbpartien (Rücken) hörbar ist; s.a. ▸Distanzgeräusch. E transmitted m. – **G. des gesprungenen Topfes:** ▸Bruit de pôt fêlé. E cracked-pot sound.

**Geräusch|audio|metrie: 1)** Spielaudiometrie, bei der ein auf ein überschwelliges Geräusch »konditioniertes« Kind durch Variation der Geräuschintensität untersucht wird. **2) Geräuschtonverdeckungstest:** ▸Audiometrie mit Bestimmung der Verdeckbarkeit eines definierten Tones durch ein Geräusch; erlaubt Differenzierung der Art der Innenohrschwerhörigkeit.

**Geraghty-Katheter:** feiner, endständig aufgebogener Plastikkatheter zur Sondierung des Ductus ejaculatorius zwecks Spülung oder Röntgenkontrastdarstellung der inneren Samenwege. E Geraghty catheter.

**Gerato...:** Wortteil »Greisen«; ▸Geri..., ▸Geronto...

**Gerbasi-Anämie** (MICHELE G., ital. Pädiater, Palermo), pseudoperniziöse Säuglingsanämie, reversible Megaloblastenanämie des Kleinkindalters: seltene, v.a. in Italien beschriebene Anämie bei Säuglingen u. Kleinkindern. Zumeist im Anschluss an eine Infektion; gehäuft bei Kindern mangelernährter Mütter. Im Blutbild Makrozytose, im Knochenmark Megalo- u. Normoblastose, Form- u. Kernanomalien der myeloischen Elemente, Histiozytose, Thrombozytenatypien; ferner Leberparenchymschaden. Prognose günstig (Heilung durch Folsäure oder die Vitamine $B_2$ u. $B_{12}$).

**Gerbode-Defekt** (FRANK G., 1907–1984): Ventrikelseptumdefekt zwischen linker Herzkammer u. rechtem Vorhof an der Basis der Trikuspidalklappe. ***Ätiol.:*** angeboren, traumatisch, als Folge einer Endokarditis, nach Aortenklappenersatz.

**Gerbsäure:** ▸Tannin. E tannic acid.

**Gerbstoffe:** pflanzliche Substanzen mit phenolischen Hydroxylgruppen, welche die Haut in Leder verwandeln (porös austrocknend, nicht mehr verleimbar, fäulnisgeschützt). ***Einteilung:*** unterschieden als hydrolysierbare (Gallotannine u. Ellagen-G.) u. kondensierte G. (Catechin- u. Flavandiolderivate) sowie – i.w.S. – auch zur Gerbung geeignete synthetische organische u. anorganische Substanzen (Synthane, Harz-G. bzw. Chrom-, Aluminium-, Eisensalze etc.). ***Anw.*** u.a. als ▸Adstringenzien. E tannins.

**Gerhardt-Schallwechsel** (CARL A. G., 1833–1902, Internist, Berlin): ▸BIERMER-Schallwechsel. E Gerhardt's sign.

**geriatric assessment** *(engl.):* Einschätzung des Gesamtzustands eines alten Patienten zur Klärung therapeutischer u. pflegerischer Maßnahmen. Neben der organmedizinischen Beurteilung spielen auch die Betrachtung kognitiver u. psychischer Fähigkeiten sowie des sozialen Umfeldes eine wichtige Rolle. Das G. wird anhand standardisierter Testverfahren durchgeführt.

**Ger|ia|trie:** die »Altersheilkunde«; s.a. ▸Gerontologie. E geriatrics.

**Geriatrika:** Arzneimittel, die substituierend, roborierend u. stimulierend wirken i.S. der Steigerung der körperlichen u. geistigen Leistungsfähigkeit des alten Menschen: Multivitaminpräparate, Enzyme, lipotrope Stoffe, Geschlechtshormone, ▸Anabolica oder gefäßabdichtende Mittel; ferner die Mittel im Rahmen der unspezifischen Reizkörpertherapie.

**gerichtliche Medizin, Gerichtsmedizin:** ▸Rechtsmedizin. S.a. ▸forensische Psychiatrie. E forensic medicine.

**Gerinnsel:** ▸Blut-, ▸Fibrin-, ▸Speckhautgerinnsel. E clot.

**Gerinnsel|retraktion:** ▸Retraktion. E clot retraction.

**Gerinnung:** ▸Blutgerinnung, ▸Koagulation; s.a. ▸Fibrin... E clotting, coagulation. – **G., disseminierte intravasale,** Abk. DIG: ▸Verbrauchskoagulopathie.

**Gerinnungs|aktivität:** die durch ein spezif. Testsystem bestimmte Aktivität eines Blutgerinnungsfaktors.

**Gerinnungs|defekt:** ▸Koagulopathie. E coagulopathy.

**Gerinnungs|faktoren:** die ▸Faktoren der ▸Blutgerinnung (dort Schema); s.a. ▸Thrombozytenfaktoren. E coagulation factors.

**Gerinnungs|inhibitor:** Substanz, die die ▸Blutgerinnung hemmt; z.B. ▸Antikoagulanzien (s.a. ▸Heparin), ▸Antithrombine, Antikörper gegen Gerinnungsfaktoren (s.a. ▸Immunhemmkörperhämophilie). E coagulation inhibitor.

**Gerinnungs|nekrose:** *Pathologie* ▸Koagulationsnekrose.

**Gerinnungs|status,** Koagulogramm: das Ergebnis der gezielten Durchführung mehrerer, die Funktion der ▸Blutgerinnung, ▸Fibrinolyse und/oder der Thrombozyten prüfender Tests zur Diagnostik von Gerinnungsstörungen oder bei Thromboseneigung. E coagulogram.

**Gerinnungs|störung:** *Hämatologie* ▸Koagulopathie. E coagulopathy.

**Gerinnungs|thrombus:** durch rasche Blutgerinnung innerhalb des Blutgefäßsystems (v.a. bei Stase) entstehendes, die Gefäß-, meist Venenlichtung sofort völlig einengendes bis – meist – verschließendes Blutgerinnsel, gekennzeichnet durch ein normales Verhältnis der im Blut enthaltenen roten u. weißen Blutkörperchen (daher: »roter Thrombus«), glatte Oberfläche u. Fehlen einer festen Verbindung zur Gefäßwand (s.a. ▸Abscheidungsthrombus). E red thrombus.

**Gerinnungszeit:** ▸Blutgerinnungszeit. E coagulation time.

**Gerinnungszeitmethode (nach Clauss):** Fibrinogen-Bestimmung im mit Veronal-Acetatpuffer (pH 6,7) verdünnten Citratplasma (0,2 ml) durch Messen der Blutgerinnungszeit nach Zusatz von 0,2 ml gepufferter Thrombin-Lsg. (pH 7,6; 50 NIH-Einheiten).

**Gerling-Drain:** ▸T-Drain (aus Weichgummi; ein Schenkel gefenstert) für Gallenwegsdrainage.

**Germanin:** ▸Suramin.

**Germanium,** Abk. Ge: chem. Element, OZ 32, Atomgew. 72,59; hat ausgesprochene Halbleitereigenschaften.

**German-Syndrom:** ▸Hypokinesie-Sequenz mit Lymphödem. E German's syndrome.

**Germen:** *Genetik* ▸Keimbahn.

**germinal:** den Keim, die Keim(bahn)zellen betreffend, z.B. g. Tumoren (▸Keimzelltumoren). S.a. ▸germinativ. E germinal.

**Germinal|zell|aplasie:** ▸CASTILLO-Syndrom. E germinal cell aplasia.

**Germinalzelltumoren:** ▸Keimzelltumoren.

**germinativ:** ▸germinal. – **g. Übertragung:** die Übertragung von Krankheitserregern über Keimzellen (s.u. ▸Rickettsia tsutsugamushi). E germinative transmission.

**Germino|blast:** *Hämatologie* ▸Zentroblast. E germinoblast.

**Germino|blastom,** zentroblastisch-zentrozytisches Lymphom: ▸BRILL-SYMMERS-Syndrom. S.a. ▸Non-HODGKIN-Lymphome. E giant follicular lymphoma.

**Germinom:** Keimzelltumor im zentralen Nervensystem; entspricht im histologischen Aufbau den ▸Seminomen der Keimdrüsen; Lokalisation v.a. im Bereich der Epiphyse (Zirbeldrüse), wurde früher mit den ▸Pinealomen gleichgesetzt. ***Klinik:*** wird bestimmt durch Sitz des Tumors; Zeichen des sich entwickelnden Verschlusshydrozephalus (▸Hydrocephalus occlusus). ***Diagn.:*** Computer-, Kernspintomographie, stereotaktische Biopsie. ***Ther.:*** Operation u. Bestrahlung. E germinoma.

**Germino|zyt:** *Hämatologie* ▸Zentrozyt.

**Germiston-Virus:** in Südafrika durch Culex-Mücken übertragenes Virus der Familie Bunyaviridae.

**germizịd:** keimtötend. E germicide, -cidal.

**Gero|dẹrma: 1)** ▸Altershaut. **2)** ▸Gerodermia. E geroderma.

**Gero|dẹrmia, -dermie:** zu greisenhaftem Aussehen führende Hautatrophie mit Rauheit, Trockenheit, schlaffer Runzeligkeit, z.B. bei hypophysärem Minderwuchs. E geroderm(i)a. – **G. genito|dys|trọphica Rummo-Ferranini,** Gerogenitodystrophie: angeborene G. als Sonderform der ▸Progerie mit Haar- u. Nageldystrophie, Genitalhypoplasie u. Minderwuchs. – **G. osteo|dys|plạstica heredităria:** erbliche G. als Sonderform der ▸Progerie mit Akromikrie, Coxa valga, Osteoporose, angeborener Hornhauttrübung u. Glaukom.

**Geröll|zyste,** Trümmerzyste: gelenknahe Zyste als Folge der Knochenzerstörung infolge statischer Fehl- oder Überbelastung sowie v.a. im Frühstadium der Arthrosis deformans (vor dem definitiven Gelenkknorpelschwund). Auf Atrophie bzw. Abbau subchondralen Gewebes mit Zerbrechen geschädigter Knochenbälkchen u. Blutung folgt die allmähliche Einpressung der Trümmer in die Markräume, dann die Zystenbildung durch Resorption der Zelltrümmer u. des Blutes. E subchondral cyst.

**Gero|genito|dys|trophịe:** ▸Gerodermia genitodystrophica. E gerogenitodystrophy.

**Gerontoepidemiologie:** Lehre von der Häufigkeit und der Verteilung bestimmter Erkrankungen bei alten Patienten (s.a. ▸Epidemiologie).

**Geronto|logịe,** Alternsforschung, Geratologie: die Wissenschaft von Physiologie u. Pathologie des »alternden« Menschen (d.h. in den verschiedenen Lebensaltern). Dabei beschäftigt sich die **Gerohygiene** mit den Beziehungen der Umweltbedingungen zu Altern u. Gesundheit, insbes. in der Involutionsphase u. im Greisenalter (Senium). Die **Geroprophylaxe** versucht eine Prävention v.a. der chronisch-entzündlichen, degenerativen u. neoplastischen Erkrankungen, wie sie zu früher Invalidität führen; s.a. ▸Geriatrie, ▸Geriatrika. E gerontology, geriatrics.

**Gerontopsychiatrie:** Fachgebiet der Medizin, das sich mit psychischen Krankheiten und Störungen bei alten Menschen befasst.

**Geron|tọxon (cọrneae):** ▸Arcus senilis corneae.

**Geronto|zyten:** überalterte Erythrozyten, die in der Milz abgefiltert u. abgebaut werden.

**Gerota** (Dimitrie G., 1867–1939, Anatom, Bukarest). – **G.-Fạszie:** Teil der Fascia subperitonealis zwischen Mastdarm u. Kreuzbein. E Gerota's fascia. – **G.-Kapsel:** ▸Fascia renis.

**Gerson-Diät:** (1930) kochsalzarme, vitamin- u. mineralreiche Kost bei Tuberkulose. E Gerson diet.

**Gerstenberger-Rachitis:** ▸Rachitis hepatica.

**Gersten|korn:** ▸Hordeolum. E hordeolum, sty.

**Gersten|krätze:** ▸Acarodermatitis urticaroides. E barley scabies, harvest mite dermatitis.

**Gerstmann** (Josef G., 1887–1969, Nervenarzt, Wien, New York). – **G.-Prüfung:** modifizierter ▸Romberg-Versuch mit mehrfachem Rumpf-beugen-Lassen bei geschlossenen Augen u. bei Schlussstellung der Füße; Fallneigung spricht für zerebellare Ataxie. E Gerstmann test. – **G.(-Badal)-Syndrom:** ▸Angularis-Syndrom. E angular gyrus syndrome. – **G.-Sträussler(-Scheinker)-Syndrom:** autosomal-dominant erbliche Ataxie mit Manifestation erst im Erwachsenenalter; mit fortschreitender ▸Demenz; es werden Prionen induzierbare ▸Kuru-Plaques nachgewiesen. E G.(-Sträussler-Scheinker) syndrome.

**Gerụch:** *Physiologie* ▸Geruchssinn; s.a. ▸Riech... E smell.

**Geruchs|agnosie,** olfaktorische Agnosie: das Unvermögen, Gerüche trotz erhaltener Wahrnehmung zu unterscheiden. E olfactory agnosia.

**Geruchs|aura:** olfaktorische ▸Aura. E olfactory aura.

**Geruchs|fasern:** die Fasern der Nervi olfactorii (= Neuriten der ▸Riechzellen). E olfactory fibers.

**Geruchs|halluzination:** olfaktive ▸Halluzination. E olfactory hallucination.

**Geruchs|nerven:** ▸Nervi olfactorii. S.a. ▸Riechbahn. E olfactory nerves.

**Geruchs|organ:** ▸Organum olfactorium. E organ of smell, olfactory organ.

**Geruchs|prüfung:** ▸Olfaktometrie. E olfactory test.

**Geruchs|sinn:** *Physiologie* Sinnessystem, das – mit Hilfe des Geruchsorgans – der Wahrnehmung/Empfindung von Duftstoffen dient im Dienste der Umweltorientierung u. Nahrungsbeurteilung, aber auch der Zusammenführung der Geschlechter. – Eng verknüpft mit dem limbischen System. E sense of smell.

**Geruchs|zentrum:** ▸Riechzentrum; s.a. ▸Riechbahn. E olfactory center.

**Gerüst|eiweiß:** *Biochemie* ▸Skleroprotein; s.a. ▸Gerüstsubstanz. E scleroprotein.

**Gerüst|mark|zone:** s.u. ▸Lehndorff-Zeichen.

**Gerüst|sklerose:** kollagen-hyaline Umwandlung des Lungengewebes (progressive Fibrose der Alveolar- u. Bronchiolenwände u. des Interstitiums). Folgen: pulmonale Hypertonie u. Rechtsherzinsuffizienz. E sclerosis of the stroma.

**Gerüst|substanz: 1)** *Histologie* die – v.a. mechanische Funktionen erfüllende – »formlose« oder »paraplastische Substanz« wie Fibrillen, Kittsubstanz etc. **2)** *Biochemie* Substanz mit Stützfunktion: ▸Skleroproteine (z.B. Keratin, Kollagen), Polysaccharide (Cellulose, Chitin), Glykosaminoglykane (z.B. Hyaluronsäure u. Chondroitinschwefelsäure im Bindegewebe).

**Gesäß(backen):** ▸Nates. E buttocks, clunes.

**Gesạ̈ß|muskel:** ▸Musculus gluteus (maximus, minimus u. medius). E gluteus.

**Gesạ̈ß|nerven:** ▸Nervi clunium (inf., med., sup.). E gluteal nerves.

**Gesamt...:** s.a. ▸Global..., ▸Ganz..., ▸Total...

**Gesamt|azidität:** *Physiologie* Sammelbegriff für alle sauer reagierenden Substanzen des Magensaftes (freie u. gebundene Salzsäure sowie sonstige Wasserstoffionen abspaltende Substanzen wie Milch- u. Buttersäure). E total acidity.

**Gesamt|basen:** *Physiologie* die Gesamtheit der Kationen ($Na^+$, $K^+$, $Ca^{2+}$, $Mg^{2+}$ etc.) im Blutserum; Normalwerte: 146–155 mval/l; s.a. ▸Pufferbasen, ▸Wasser-Elektrolyt-Haushalt. E total basicity.

**Gesamt|dosis: 1)** *Radiologie* Summe der während einer Serie der fraktionierten Bestrahlung verabfolgten Dosen (Herddosen). E total dose. **2)** *Pharmakologie* die während einer Behandlung bzw. einer Versuchsreihe insgesamt verabreichte Arzneimittelmenge.

**Gesamt|eiweiß:** *Labormedizin* s.u. ▸Eiweißbestimmung. E total protein.

**Gesamt|erythrozyten|volumen:** ▸Erythrozytenvolumen (1). E total erythrocyte volume.

**Gesamt-IgE:** gesamte im Blutserum gemessene Menge an ▸Immunglobulin E; erhöhtes Gesamt-IgE kann ein Hinweis für Atopie oder Parasitenbefall sein.

**Gesamt|körper|clearance:** *Nephrologie* ▸Totalclearance. E whole body clearance.

**Gesamt|körper|wasser:** die Summe von Extra- u. Intrazellularflüssigkeit des Lebenden abzüglich der darin gelösten Stoffe; s.a. ▸Körperflüssigkeit. E total body water.

**Gesamt|lipide:** der nach geeigneter Extraktion (z.B. mit Methanol/Chloroform-Mischung) nachweisbare Gehalt an Lipiden im Blutserum (Normalwert: 500–920 mg/dl); setzt sich zusammen aus Fetten u. Fettsäuren, Cholesterin u. Phosphatiden. E total lipids.

**Gesamt|puls|summe:** Summe aus Arbeits- u. Erholungspulssumme (Schema) als arbeitsphysiologische Größe zur Ermittlung einer – auf den Kreislauf bezogen – optimalen körperlichen Leistung.

**Gesamt|stick|stoff:** *Labormedizin* die in Blut (Serum), Galle, Harn oder Stuhl mit der Kjeldahl-Methode quantitativ bestimmte Stickstoffmenge (»Gesamt-N«); setzt sich zusammen aus dem N-Gehalt des Ge-

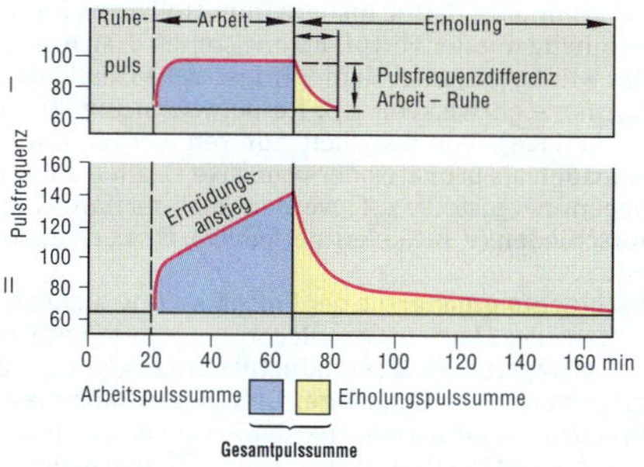


**Gesamtpulssumme:** Pulssummen bei leichter (I) u. schwerer (II) Muskelarbeit. [308]

samteiweißes u. aus dem ▸Reststickstoff (Rest-N). E total nitrogen.

**Gesamt|umsatz:** *Physiologie* die aus Grundumsatz u. Umsatzerhöhung durch Stoffwechselsteigerung resultierende Umsatzgröße des Stoffwechsels, abhängig v.a. von Muskelarbeit, Verdauung und Umgebungstemperatur (bzw. Wärmeabgabe). E total metabolic rate.

**Gesamt|unschärfe:** die aus der geometrischen, der Bewegungs- u. Materialunschärfe (Film, Verstärkerfolie) resultierende Unschärfe eines Röntgenbildes, wobei die größte Teilunschärfe für die G. maßgebend ist. E total unsharpness.

**Gesamt|ventilation:** *Physiologie* die Summe aus Totraum- u. Alveolarventilation. E total ventilation.

**Geschabsel:** *Gynäkologie* bei der ▸Abrasion gewonnenes Material.

**Geschäfts|fähigkeit:** Fähigkeit, allgemein zulässige Rechtsgeschäfte selbstständig vollwirksam vorzunehmen. Geschäftsfähig ist, wer das 18. Lj. vollendet hat (beschränkte G. nach Vollendung des 7. Lj.). Geschäftsunfähig ist, wer das 7. Lebensjahr noch nicht vollendet hat und wer sich bei Geschäftsabschluss in einem (dauerhaften) Zustand krankhafter Störung der Geistesfähigkeit befindet, der die freie Willensbildung ausschließt. E legal competence.

**Geschlecht:** der biologische Unterschied der Angehörigen derselben Art durch das Vorhandensein von ♂ bzw. ♀ Keimdrüsen oder Fortpflanzungszellen. E sex. – **G., chromosomales, genetisches G.:** das durch die spezifische, zytologisch feststellbare, Ausstattung mit Geschlechtschromosomen (▸Karyogramm, ▸Kerngeschlecht) genetisch angelegte Geschlecht der Körperzellen; s.a. genetische ▸Chromosomenaberration, ▸Geschlechtsentwicklung. E chromosomal sex, genetic sex. – **G., genitales:** der durch die äußeren Geschlechtsorgane, die Geschlechtsgänge u. die sekundären ▸Geschlechtsmerkmale charakterisierte Phänotyp; s.a. ▸Intersexualität. E genital sex. – **G., gonadales:** das durch die in der Embryo-Fetogenese gebildeten Keimdrüsen vorbestimmte (»determinierte«) G., das im Allgemeinen durch das chromosomale G. bestimmt wird. E gonadal sex.

**Geschlechtlichkeit:** ▸Sexualität. E sexuality.

**Geschlechts|akt:** ▸Beischlaf. E coitus.

**Geschlechts|apparat:** Gesamtheit der ▸Geschlechtsorgane. E genitals, sexual organs.

**Geschlechts|begrenzung:** *Genetik* s.u. ▸Erbgang, geschlechtsbegrenzter.

**Geschlechts|bestimmung:** *Genetik* **1)** Geschlechtsdetermination (s.u. ▸Geschlechtsentwicklung). **2)** Geschlechtsdiagnostik: Bestimmung des chromosomalen ▸Geschlechts (genotypische G.) durch zellkernmorphologische Untersuchung **a)** auf Chromatinkörper (s.u. ▸BARR-Kernanalyse, s.a. ▸Drumstick), **b)** durch Analyse der Geschlechtschromosomen im ▸Karyogramm. E sex determination.

**Geschlechts|chromatin:** **1)** ▸BARR-Körper. **2)** ▸Drumstick (G. der neutrophilen Granulozyten). E sex chromatin.

**Geschlechts|chromosomen:** ▸Gonosomen. E sex chromosomes.

**Geschlechts|determination:** Festlegung der ▸Geschlechtsentwicklung. E sex determination.

**Geschlechts|differenzierung:** ▸Geschlechtsentwicklung. E sex(ual) differentiation.

**Geschlechts|di|morphismus:** Auftreten zweier durch das ▸Geschlecht unterscheidbarer Formen einer Art. E sexual dimorphism.

**Geschlechts|drüsen,** Gonaden, Keimdrüsen: ▸Ovarium u. ▸Testis. E gonads, sex glands.

**Geschlechts|entwicklung:** bei höheren Tieren u. beim Menschen die bereits durch die Vereinigung von Ei- u. Samenzelle (s.a. ▸XX/XY-Mechanismus) chromosomal festgelegte Entwicklung der Geschlechtsdrüsen (Ovar bzw. Testis), die unter Beteiligung der ▸Geschlechtshormone intrauterin zur Ausbildung der ♀ oder ♂ Geschlechtsorgane (Tab.) sowie zur Prägung der sekundären (u. tertiären) ▸Geschlechtsmerkmale nach der Geburt (s.a. ▸Pubertät) führt. Während die ♀ G. weitgehend unabhängig abläuft, wird bei der ♂ G. die Weiterentwicklung des MÜLLER-Ganges durch ein »Anti-MÜLLER-Hormon« aktiv unterdrückt. S.a. ▸Zertation, ▸Keimdrüsen. E sexual development.

| männlich | Embryonalanlage | weiblich |
|---|---|---|
| Testis (Hoden) | Genitalfalte der Urniere | Ovarium (Eierstock) |
| Nebenhodengang (Ductus epididymidis) u. Samenleiter (Ductus deferens) | Urnierengang (WOLFF-Gang) u. Urnierenreste | GARTNER-Gang u. Nebeneierstock (Epoophoron) |
| Appendix testis u. Utriculus prostaticus | MÜLLER-Gang | Eileiter (Tuba uterina), Gebärmutter, Scheide (Uterus, Vagina) |
| Colliculus seminalis | MÜLLER-Hügel | Ostium vaginae |
| Schwellkörper (Corpus cavernosum, Corpus spongiosum), männliches Glied (Penis) | Genitalhöcker, Genitalfalten | Kitzler (Clitoris), kleine Schamlippen (Labia minora pudendi), Vestibulum vaginae, Bulbus vestibuli |
| Hodensack (Scrotum) | Genitalwülste | große Schamlippen (Labia majora pudendi) |

**Geschlechtsentwicklung.** [324]

**Geschlechts|falten:** *Embryologie* s.u. ▸Geschlechtshöcker.

**geschlechts|gebunden:** s.u. ▸Erbgang, gonosomaler. E sex-linked.

**Geschlechts|höcker,** Tuberculum genitale, Genitalhöcker: embryonales Gebilde am ventralen oberen Teil der – beidseits von Genital- oder Geschlechtsfalten u. Geschlechtswülsten umgebenen – Urogenitalmembran. S.a. ▸Geschlechtsentwicklung (dort Tab.). E genital tubercle.

**Geschlechts|hormone,** Sexualhormone: Hormone der Keimdrüsen (Eierstöcke, Plazenta bzw. Hoden) u. der Zona reticularis der Nebennierenrinde, die an der Prägung der ▸Geschlechtsmerkmale beteiligt sind und die Geschlechtsfunktionen ermöglichen. Dazu gehören ▸Östrogene u. ▸Gestagene (s.a. ▸Genitalzyklus) sowie ▸Androgene (s.a. Schema); i.w.S. auch die ▸Gonadotropine. E sex hormones.

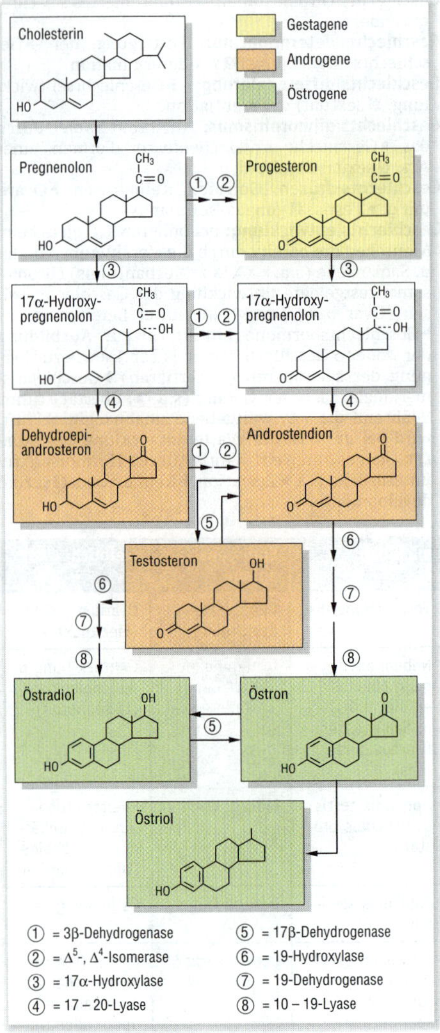


**Geschlechtshormone:** Biosynthese.

**Geschlechts|kopplung:** s. u. ▸Erbgang, gonosomaler.

**Geschlechts|krankheiten,** venerische Krankheiten: ansteckende Krankheiten, die vorwiegend durch Geschlechtsverkehr übertragen werden. Hierzu zählen i. e. S. Syphilis, Gonorrhö, Ulcus molle (»dritte G.«) u. Lymphopathia venerea (»vierte G.«), u. zwar ohne Rücksicht darauf, an welchen Körperteilen die Symptome auftreten u. auf welche Weise die G. erworben wurden. Als venerisch übertragene Krankheiten gelten auch einschlägig übertragene Mykosen (v. a. durch Candida), Trichomoniasis, Donovanosis, der Herpes, fraglich auch die Virushepatitis B. (s. a. ▸AIDS). In Deutschland gilt das Infektionsschutzgesetz. Nach § 7 (3) ist der direkte oder indirekte Nachweis von Treponema pallidum u. HIV durch die Leiter von Medizinischen Untersuchungsämtern oder öffentlichen Untersuchungsstellen einschließlich der Krankenhauslaboratorien zu melden. – Fachrichtung der Medizin, die mit ▸Hautkrankheiten zu einem medizinischen Fachgebiet zusammengefasst wird. E venereal diseases, sexual transmitted diseases, STD.

**Geschlechts|merkmale:** die geschlechtsspezifischen Charakteristika (s. a. ▸Geschlechtsentwicklung), unterschieden als primäre G. (▸Geschlechtsorgane) u. als sekundäre G. (die nicht in unmittelbarem Zusammenhang mit der Fortpflanzung stehen u. sich erst in der ▸Pubertät unter dem Einfluss der ▸Geschlechtshormone entwickeln: z. B. Körperbehaarung, Brüste, Stimmlage). Von manchen Autoren werden nur die Gonaden als primäre oder primitive G. allen anderen gegenübergestellt; z. T. werden auch tertiäre G. unterschieden (z. B. Skelettmerkmale). E sex characteristics.

**Geschlechts|organe:** die der Fortpflanzung dienenden Organe des Harn- u. Geschlechtsapparates (▸Apparatus urogenitalis). E reproductive organs, genital organs, genitals. – **G., äußere,** Organa genitalia masculina bzw. feminina externa: der Penis (einschließlich männlicher Urethra = Harn-Samen-Röhre) u. der Hodensack bzw. die Scham (Pudendum femininum: Mons pubis, Schamlippen, Scheideneingang, Kitzler u. weibliche Harnröhre). E external g. o. – **G., innere,** Organa genitalia masculina bzw. feminina interna: Hoden, mit Nebenhoden, Samenleiter u. -blase sowie die Prostata bzw. die Eierstöcke u. Eileiter, die Gebärmutter u. Scheide. E internal g. o.

**Geschlechts|trieb:** das auf sexuelle Befriedigung gerichtete Gesamt sexueller Regungen u. Gefühle als biologische Voraussetzung für die geschlechtliche Fortpflanzung. E sex drive.

**Geschlechts|umkehr:** s. u. ▸Intersexualität.

**Geschlechts|verhältnis,** Sexualproportion: Zahlenverhältnis zwischen ♂ u. ♀ Individuen in einer Population; meist angegeben als Zahl der ♂ Individuen, bezogen auf 100 ♀. E sex ratio. – **G., primäres:** G. unmittelbar nach der Befruchtung; beim Menschen ca. 150 ♂ : 100 ♀. – **G., sekundäres:** G. bei der Geburt; beim Menschen ca. 106 ♂ : 100 ♀.

**Geschlechts|verkehr:** ▸Beischlaf. E sexual intercourse.

**Geschlechts|wülste:** *Embryologie* s. u. ▸Geschlechtshöcker.

**Geschlechts|zelle:** ▸Gamet; s. a. ▸Spermatogenese, ▸Eireifung. E sex cell.

**Geschlechts|zyklus:** ▸Genitalzyklus. E genital cycle.

**geschlossene Anstalt:** veraltete Bezeichnung für ein psychiatrisches Fachkrankenhaus mit überwiegend geschlossenen Abteilungen. E closed institution.

**Geschmack: 1)** ▸Geschmackssinn. E sense of taste. **2)** Wahrnehmung u. Empfindung der ▸Geschmacksqualitäten. E gustatory sensation, perception of gustatory modalities.

**Geschmacks|anomalien:** Abschwächung (Hypogeusie) bis Ausfall (▸Geschmackslähmung) der Empfindung für einzelne oder alle ▸Schmeckstoffe oder ▸Geschmacksqualitäten oder aber deren Fehlwahrnehmung (Parageusie). E anomalies of taste.

**Geschmacks|bahn:** *Anatomie* die 3-Neuronen-Leitungsbahn des Geschmacksorgans für die Geschmacksempfindung; beginnt mit Nervenfasern der Hirnnerven IX (N. glossopharyngeus) u. VII (N. facialis; über die Chorda tympani u. den N. lingualis des N. trigeminus), die als Geschmacksfasern durch Synapsen mit den Geschmackszellen der Geschmacksknospen des hinteren bzw. der beiden vorderen Zungendrittel verbunden sind u. im Kern des ▸Tractus solitarius enden. Von dort leiten Fasern des 2. Neurons – die Mittellinie kreuzend u. weiter in der medialen Schleife (= ▸Lemniscus) verlaufend – zum Thalamus der Gegenseite (jedoch auch Verbindungen zu Zentren der Kau- u. Schluckbewegung). Das 3. Neuron leitet durch die »innere Kapsel« u. das Centrum semiovale zum Geschmackszentrum (»psychogeusisches Zentrum«; wahrscheinlich im hinteren Teil des Gyrus parahippocampalis). E gustatory path(way).

**Geschmacks|halluzination:** gustative Halluzination. E gustatory hallucination.

**Geschmacks|knospe:** ▸Caliculus gustatorius. E taste bud.

**Geschmacks|lähmung,** Ageusie: *Neurologie* Aufhebung der Geschmackswahrnehmung, u. zwar für alle Qualitäten oder aber als dissoziierte G., d.h. als isolierter Ausfall einzelner Qualitäten, z.B. bei Läsion der Chorda tympani Ageusie für süß, salzig u. sauer bei erhaltenem Geschmack für bitter; als Cocaineffekt der Ausfall der Bitterempfindung. E ageusia.

**Geschmacks|nerven:** s.u. ▸Geschmacksbahn. E gustatory nerves.

**Geschmacks|organ,** Organum gustus: die Gesamtheit der durch die ▸Geschmacksbahn mit den zugehörigen Hirnzentren verbundenen, im Dienste des Geschmackssinnes stehenden Geschmackspapillen. E organ of taste.

**Geschmacks|papillen:** die ▸Papillae foliatae, fungiformes u. vallatae der Zunge; s.a. ▸Geschmacksorgan. E gustatory papillae.

**Geschmacks|prüfung:** *Neurologie* Aufbringen (mittels Glasstab) wasserlöslicher Schmeckstoffe der 4 ▸Geschmacksqualitäten auf die Zunge, u. zwar getrennt für vordere, seitliche u. hintere Zungenabschnitte u. unter Ausschaltung des Geruchssinnes; s.a. ▸Saporimetrie. – In der (Lebensmittel-)Industrie meist Bestimmung von Geschmack, Geruch u. Aroma nebeneinander. Wird z.B. mit wasserlöslichen Stoffen (süß, sauer, bitter, salzig) oder generell zur Wertbeurteilung von Lebensmitteln durchgeführt. Ermittelt werden können generelle Unterschiede zwischen Lebensmitteln (Abweichung von der Norm) u. wertmäßige Unterschiede (Gütegrad, nach Punktsystemen geordnet; Verbrauchererwartung; Beliebtheitsentscheidung). Um eine statistisch-mathematische Auswertung zu ermöglichen, müssen folgende Punkte berücksichtigt werden: Genauigkeit, Reproduzierbarkeit, Objektivität (Signifikanz). Neuerdings sind verschiedene Untersuchungsmethoden ausgearbeitet worden, z.B. Zweier-, Triangel-, Duo-Triotest, Profilmethode, Schwellenwertbestimmung. Zur Auswertung wird die Binomialverteilung herangezogen. E gustometry.

**Geschmacks|qualität:** *Physiologie* Grunddimension der Geschmacksempfindung, die sich nicht weiter zerlegen, aber beliebig kombinieren lässt. Vier reine, durch ▸Geschmacksprüfung unterscheidbare Qualitäten: süß, salzig, sauer, bitter. E quality of taste.

**Geschmacks|sinn:** *Physiologie* Sinnessystem zur Wahrnehmung von gustativen = Geschmacksreizen u. zur Empfindung der ▸Geschmacksqualitäten. Die Rezeptoren des Geschmackssinnes liegen in den Geschmacksknospen (▸Caliculi gustatorii) der Zunge; s.a. ▸Geschmacksorgan (dort Abb.). E sense of taste.

**Geschmacks|störung:** ▸Geschmacksanomalien.

**Geschmacks|zellen:** besondere Epithelzellen mit Rezeptorfunktion in den Geschmacksbechern oder -knospen (Caliculi gustatorii) der zum ▸Geschmacksorgan gehörigen ▸Geschmacks- oder Zungenpapillen. Besitzen an der Spitze pinselförmig angeordnete Mikrovilli als Geschmacksstiftchen (Filum gustativum). Die Zellleiber sind synaptisch verbunden mit den teilweise in die Geschmacksknospe eindringenden (= »intragemmalen«) Geschmacksfasern der ▸Geschmacksbahn. E gustatory (or taste) cells.

**Geschmacks|zentrum:** s.u. ▸Geschmacksbahn. E gustatory (or taste) center.

**Geschwindigkeit:** zurückgelegte Weglänge während eines Zeitintervalls; SI-Einheit: Meter pro Sekunde (m/s). E velocity.

**Geschwindigkeits|konstante,** Abk. k: spezifische Geschwindigkeit einer chemischen oder enzymatischen Reaktion (bei Konzentration 1 der Ausgangsstoffe). E velocity constant.

**Geschwür:** *Pathologie* ▸Ulkus, Ulcus. – Auch Laienbezeichnung für Furunkel, Karbunkel, (bösartiger) zerfallender Tumor. E ulcer.

**Geschwulst,** Tumor: *Pathologie* **1)** allgemeine Bezeichnung für eine umschriebene Gewebsschwellung (»Anschwellung«), z.B. als klassisches Zeichen der ▸Entzündung. E swelling. **2) »echte« G.,** Blastom: ▸Neoplasma. S.a. ▸Karzinogenese, ▸Krebs..., ▸Tumor... E blastoma, neoplasm.

**Geschwulst|thrombus:** **1)** in die Gefäßlichtung einwachsendes Neoplasma. **2)** ▸Thrombus, dessen Bildung auf der Reizung der Gefäßwand durch ein ▸Neoplasma beruht. E tumor thrombus.

**gesetzliche Krankenversicherung:** s.u. ▸Krankenkasse, gesetzliche.

**Gesịcht:** **1)** Facies: *Anatomie* die vom Gesichtsschädel u. den aufgelagerten Weichteilen (Knorpel, mimische u. Kaumuskeln, Haut) gebildete Vorderfläche des Kopfes. – Diagnostisch bedeutsame Veränderungen u. Fehlbildungen des G. S.u. ▸Facies bzw. unter z.B. ▸Gesichtsspalte, ▸Arrhinenzephalie, ▸Zyklopie, Mikro-, ▸Hypergnathie. E face. **2)** *Physiologie* ▸Gesichtssinn. E sense of seeing.

**Gesichts|atrophie:** *Neurologie* umschriebener Gesichtsschwund beim ▸Moebius-Syndrom. E facial atrophy. – **G., halbseitige:** ▸Hemiatrophia faciei progressiva.

**Gesichts|bogen:** *Orthodontie* **1)** ▸Headgear. **2)** Teil des ▸Artikulators. E face-bow.

**Gesichts|einstellung:** *Geburtshilfe* s.u. ▸Gesichtslage. E face presentation.

**Gesichts|feld,** Sehfeld: der bei unbewegtem (Geradeausblick) u. adaptiertem Auge gesehene Bereich als ▸rezeptives Feld sämtlicher Ganglienzellen der Netzhaut (s. Abb.). Störungen bzw. Einengungen sind für die Diagnostik von Augen- u. neurologischen Erkrankungen bedeutsam (s.u. ▸Hemianopsie, dort Abb.; ▸Skotom). Die genaue Bestimmung des G. erfolgt mit dem ▸Perimeter (s.a. ▸Kampimetrie), entweder als manuell-kinetische Perimetrie (Testmarke bestimmter Größe u. Intensität wird von außen in das Gesichtfeld bewegt) oder als statische Computerperimetrie (Verwendung stationärer Testmarken). Eine einfache Gesichtsfeldprüfung ohne Gerät ist möglich, indem der Untersucher ein Auge schließt,

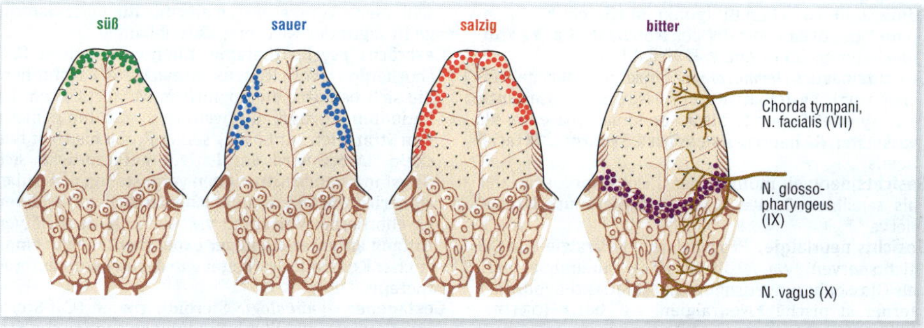


**Geschmacksorgan:** Aufsicht der Zungenoberfläche mit Markierung der Areale, von denen aus die vier Geschmacks-Grundempfindungen besonders leicht ausgelöst werden können. Die an der Vermittlung der Geschmacksempfindungen beteiligten drei Hirnnerven sind eingetragen. [165]

G

mit einer Hand das gegenüberliegende Auge des Patienten verdeckt u. die freie Hand etwa in halber Entfernung von verschiedenen Seiten aus in sein eigenes G. führt, das im Normalfall mit dem des Untersuchten weitgehend deckungsgleich sein sollte (Parallelversuch). E field of vision, visual field.

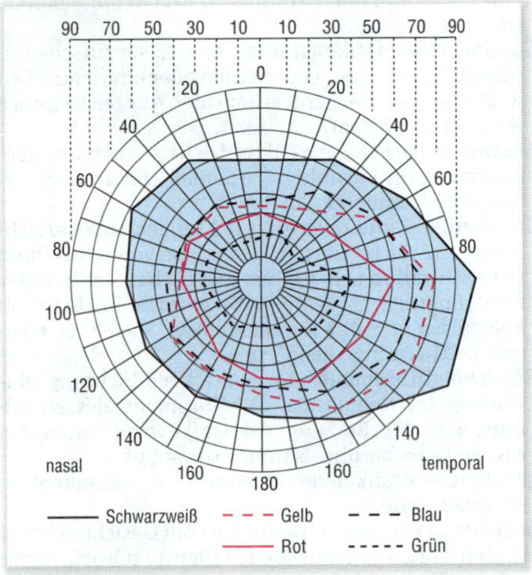


**Gesichtsfeld:** Begrenzungen des G. für Schwarzweiß und die einzelnen Farben. [470]

**Gesichts|halluzination:** veraltete Bez. für optische ▶Halluzination.
**Gesichts|haltung:** *Geburtshilfe* stärkster Grad der ▶Deflexionshaltung (s.a. ▶Gesichtslage). E facial attitude.
**Gesichts|kolobom:** Wangenspalte; s.u. ▶Gesichtsspalte, schräge. E facial oblique cleft.
**Gesichts|krampf:** *Neurologie* **1) G., mastikatorischer,** Kinnbackenkrampf: tonischer u./oder klonischer Krampf (als ▶Kiefersperre, Trismus oder Zähneknirschen, -klappern) der vom Nervus trigeminus innervierten Kaumuskulatur. **2) G., mimischer:** ▶Spasmus facialis. E facial spasm.
**Gesichts|lähmung:** ▶Fazialislähmung. E facial paralysis.
**Gesichts|lage:** *Geburtshilfe* die Schädellage mit der stärksten Deflexionshaltung des Kopfes unter der Geburt; Führungspunkt ist der Mund; größter Schädelumfang: Planum submentoparietale. Meist als mentoanteriore G. (Kinn vorn, symphysenwärts gerichtet); bei ausgetragener Frucht ganz selten als mentoposteriore G. (Kinn gegen Kreuzbein gerichtet, Spontangeburt unmöglich); s.a. ▶Kopflagen (dort Abb.). E face presentation.
**Gesichts|linie:** *Ophthalmologie* gedachte Verbindungslinie zwischen Bildpunkt, mittlerem ▶Knotenpunkt u. Fovea centralis der Netzhaut. S.a. ▶Kardinalelemente (dort Abb.). E visual line.
**Gesichts|nävus:** *Dermatologie* einzelner oder mehrfacher (evtl. systematisierter) ▶Nävus des Gesichts; z.B. **symmetrischer G.** als ▶Adenoma sebaceum; als **vaskulärer G.** bei STURGE-WEBER-Syndrom. E facial nevus.
**Gesichts|nerv:** als motorischer G. der ▶Nervus facialis; als sensibler G. der ▶Nervus trigeminus. E facial nerve.
**Gesichts|neur|algie,** Prosopalgie: ▶Neuralgie der Gesichtsnerven, v.a. als ▶Trigeminusneuralgie, evtl. als Glossopharyngeusneuralgie (▶SICARD-Syndrom); ferner atypische ▶Neuralgien, z.B. bei ▶HORTON-, ▶SLUDER-, ▶CHARLIN-, ▶BONNET-Syndrom; auch Neuralgien bei Erkrankungen der Ohren, Augen, Nasennebenhöhlen, Zähne, bei Durchblutungsstörung des Gehirns, Hirntumor, Arteriitis temporalis; als atypisches Symptom ferner bei endogener Depression. S.a. ▶Gesichtssympathalgie. E prosopalgia.
**Gesichts|rose:** *Dermatologie* ▶Erysipel im Gesicht als häufigste Erysipel-Lokalisation. Meist als schmerzhaftes Erythem (evtl. symmetrisch, als Schmetterlingserysipel); gelegentlich als Wandererysipel (Erysipelas migrans). E facial erysipelas.
**Gesichts|schädel:** ▶Cranium viscerale.
**Gesichts|schmerz:** ▶Gesichtsneuralgie.
**Gesichts|schwindel:** *Ophthalmologie* eine bei Augenmuskellähmung infolge der Doppelbilder auftretende Gleichgewichtsstörung. E double image-induced vertigo.
**Gesichts|sinn:** das Sinnessystem (▶Sinn), das auf dem Vermögen des ▶Sehorgans basiert, optische Reize (elektromagnetische Wellen zwischen 350 und 750 nm) zu empfinden u. wahrzunehmen. Sehen beruht v.a. auf der Wahrnehmung von Hell-Dunkel-Kontrasten, wobei einzelne Gegenstände durch die Empfindung des farbigen Kontrastes unterschieden werden. E sense of seeing.
**Gesichts|skoliose:** Asymmetrie der Gesichtshälften (kranke Seite kürzer u. breiter) u. seitliche Verbiegung des Gesichts- u. Hirnschädels i.S. der ▶Skoliose; z.B. bei Schiefhals.
**Gesichts|spalte,** Fissura facialis: angeborene Spaltbildung des Gesichts; oft mit Skelettfehlbildungen kombiniert. Wichtigste Formen: ▶Lippen- (Oberlippe), ▶Kiefer-Gaumen-Spalte; seltener als ▶Wangenspalte (horizontale bzw. schräge G.) oder als Nasen-, Unterlippen-, Unterkiefer-, Zungenspalte (▶Lingua bifida). E facial cleft. – **G., horizontale,** quere Gesichts- oder Wangenspalte: G. in Verlängerung des Mundwinkels (evtl. schräg aufwärts), u. zwar entweder als vollständiges, u.U. bis zum Masseter oder zum Ohr (an den Tragus) reichendes, als »Riesenmund« imponierendes völliges Klaffen oder nur als Hautfurche. Als Hemmungsfehlbildung oder – evtl. einseitig – infolge Druckwirkung von Amnionsträngen. – **G., mediane:** ▶MYER-Syndrom. – **G., schräge,** schräge Wangenspalte, Meloschisis, Gesichtskolobom, MORIAN-Spalte: von der Oberlippe oder Nasenöffnung zum Auge oder zum seitl. Haaransatz führende G.
**Gesichts|straffung:** *Chirurgie* ▶face lifting.
**Gesichts|sympath|algie:** *Neurologie* anfallsartige Gesichtsschmerzen im Projektionsgebiet des Ganglion ciliare (▶CHARLIN-Syndrom) u. pterygopalatinum (▶SLUDER-Neuralgie), begleitet von starken Krankheitszeichen des Vegetativums. E sympathetic prosopalgia.
**Gesichts|tic:** *Neurologie* ▶Fazialis-Tic. E facial tic.
**Gesichts|winkel: 1)** *Ophthalmologie* der für die Größe des Netzhautbildes maßgebende objektive Winkel zwischen den von den Begrenzungen des Sehdings zum Knotenpunkt des Auges gezogenen Hauptstrahlen. E visual angle. **2)** als Fazialwinkel der von der Schädelbasisebene (Nasion zu Sphenoidale) u. der Geraden zwischen Nasion u. Nasospinale eingeschlossene Winkel. Parameter für die Oberkieferlage in sagittaler Richtung. E facial angle.
**Gesprächs(psycho)therapie,** Klienten-zentrierte Psychotherapie: von ROGERS entwickelte Psychother., die sich bemüht, die kognitiven Möglichkeiten des Patienten bewusst zu erweitern u. mit ihm gemeinsam Strategien zur Lösung seiner Probleme zu entwickeln. Dabei wird der Patient aufgefordert, sich Angst machende Situationen vorzustellen u. darüber zu berichten. Die G. unterscheidet sich von anderen psychotherap. Verfahren v.a. dadurch, dass sie von Anfang an unter ständiger experimenteller u. empirischer Kontrolle erarbeitet wurde. E client-centered therapy.
**Gestagene:** *Gynäkologie* Steroidhormone ($C_{21}$-Steroide; Formel), die, durch Bindung an spezifische Steroidrezeptoren, für die Vorbereitung u. Erhaltung einer Schwangerschaft bedeutsam sind (u. auch eine schwach androgene Wirkung besitzen). ***Hormone***

***bzw. Wirkst.:*** v.a. das ▶ Progesteron (dort Beschreibung der allgemeinen Wirkungen) sowie das 20α- u. 20β-Hydroxyprogesteron; i.w.S. auch die v.a. vom Progesteron u. Nortestosteron abgeleiteten (meist bei $R_1$–$R_5$ substituierten; Formel) zahlreichen synthetischen Verbindungen mit Progesteron-artiger (»Progestativa«) oder abgewandelter Wirkung (sind durch Veresterung mit Fettsäuren am $C_{17}$ stärker u. durch Einführung des Äthinylrestes $-C{\equiv}CH$ auch oral wirksam); s.a. ▶ Geschlechtshormone, ▶ Corticosteroide (dort Schemata). Die Wirkung ist mit der der ▶ Östrogene korreliert. ***Anw.*** (häufig zusammen mit Östrogenen) bei Amenorrhö, Metropathia haemorrhagica, Endometriose, drohendem u. habituellem Abort u. in Kontrazeptiva (»Pille«), in der Tumortherapie (z.B. bei Mamma-, Endometriumkarzinom) v.a. Medroxyprogesteronacetat, Megestrolacetat. E gestagens.

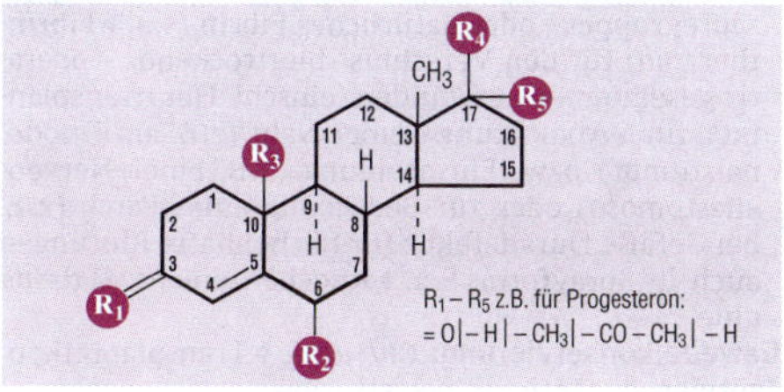


**Gestagene:** molekulares Grundgerüst.

**Gestagen|embryopathie:** die evtl. mögliche ▶ Virilisierung weibl. Embryonen durch androgene Restaktivität therapeutisch eingesetzter Gestagene in der Frühschwangerschaft. E progesterone embryopathy.

**Gestagen|rezeptor:** ▶ Progesteronrezeptor.

**Gestagen|test:** ▶ Progesterontest.

**Gestalt|(psycho)therapie:** von Perls (ca. 1940) begründete Form der ▶ Psychotherapie. Anw. bei neurotischen Persönlichkeiten, die ihr Selbst vor ihrer Umwelt nicht richtig wahrnehmen können. Die G. soll die Person in die Lage versetzen, diese Beziehung wiederherzustellen. E gestalt therapy.

**Gestalt|wandel:** die typischen, zu Änderung der ▶ Wachstumsproportionen, des motorischen Verhaltens u. der seelischen Struktur führenden Veränderungen des Körperwachstums. Der 1.G. beim Übergang vom Klein- zum Schulkind (7.Lj.), der 2.G. (▶ Ephebogenese) in der ▶ Pubertät. E morphogenesis.

**Gestatio, Gestation** *(latein. = das Tragen):* Oberbegriff für ▶ Schwangerschaft (G. i.e.S. ab Konzeption), Geburt u. Wochenbett (bis zur Rückbildung der schwangerschaftsbedingten Veränderungen). E gestation.

**Gestations|alter:** das kalendarische Alter der Leibesfrucht (s.a. ▶ Fetus) bzw. des Neugeborenen ab erfolgter Befruchtung (»Konzeptionsalter«). E gestation age.

**gestations|bedingt:** schwangerschaftsbedingt; z.B. g. ▶ Trophoblasterkrankungen.

**Gestations|nephrose:** s.u. ▶ Schwangerschaftsniere. E gestational nephrosis.

**Gestations|psychose,** Generationspsychose: ▶ Psychose mit Beziehung zur ▶ Gestation. E gestational psychosis.

**Gestations|toxikose:** ▶ Gestose. E gestational toxicosis.

**Gestoden:** ein synthetisches ▶ Gestagen (Nortestosteron-Derivat). E gestoden.

**Gestonoron|caproat:** ein synthetisches ▶ Gestagen; ***Anw.*** in der Tumorther. bei Prostataadenom, progressivem Mamma- u. Endometriumkarzinom. E gestonorone caproate.

**Gestose,** Schwangerschaftstoxikose: Oberbegriff für die schwangerschaftsspezifischen Krankheiten als Ausdruck einer Stoffwechselentgleisung unter der Belastung durch die Gravidität. Nach dem zeitlichen Bezug zur Schwangerschaftsdauer unterschieden als ▶ Frühgestose (im 1. Schwangerschaftsdrittel, z.B. Hyperemesis gravidarum, Ptyalismus) u. als ▶ Spätgestose (im letzten Drittel; u. zwar als ▶ EPH-Gestose oder eklamptischer Symptomenkomplex; s.u. ▶ Eklampsie). Das 2. Drittel der Schwangerschaft bleibt im Allgemeinen frei (sog. ▶ Toleranzstadium). E gestosis. – **G., mono|symptomatische:** Gestose mit nur einem der für die EPH-Gestose typischen Hauptmerkmale, z.B. einer Hypertonie.

**Gesundheit:** nach WHO »Zustand vollständigen körperlichen, geistigen u. sozialen Wohlbefindens«. Die alleinige Umschreibung des Begriffs i.S. von Abwesenheit von Krankheit u. Gebrechen ist demnach unvollständig. G. ist nach der allgemeinen Erklärung der Menschenrechte der UN ein Grundrecht. Die Bewahrung u. Verbesserung der G. sind Zweck des staatlich regulierten Gesundheitssystems. Die Qualität eines Gesundheitssystems misst sich demnach an der Realisierung dieses Rechts für die Bürger eines Staates. E health.

**Gesundheitsamt:** staatliche oder kommunale Einrichtung des öffentlichen Gesundheitswesens mit vielfältiger gesetzlich geregelter Aufgabenstellung: Umwelthygiene, gesundheitliche Vorsorge u. Gesundheitsförderung, Schulgesundheitspflege (auch Jugendzahnpflege), hygienische Überwachung von Einrichtungen, Gesundheitsberichterstattung, ärztliche Untersuchungen (auch gerichtsärztlicher Dienst), Heilpraktikerüberprüfung. Die ärztlichen Aufgaben u. die Leitung obliegen den im G. tätigen ▶ Amtsärzten.

**Gesundheitsförderung:** nach WHO (▶ Ottawa-Charta) alle Maßnahmen, die sowohl auf die Veränderung u. Förderung des individuellen Verhaltens als auch der Lebensverhältnisse im positiven Sinne abzielen. Ziel der G. ist es, bestehende Ungleichheiten bezüglich des Gesundheitszustandes u. der Lebenserwartung unterschiedlicher sozialer Gruppen zu reduzieren. Die G. erstreckt sich auf fünf wesentliche Handlungsbereiche: **1)** Entwicklung einer gesundheitsfördernden Gesamtpolitik, **2)** Schaffung gesundheitsfördernder Lebenswelten, **3)** Unterstützung gesundheitsbezogener Gemeinschaftsaktionen, **4)** Neuorientierung der Gesundheitsdienste u. anderer gesundheitsrelevanter Einrichtungen, **5)** Förderung der Entwicklung persönlicher Kompetenzen.

**Gesundheitsindikatoren:** Parameter, die in definierter Weise und in Zahlen belegbar den gegebenen Gesundheitszustand einer Bevölkerung anzeigen, z.B. Kindersterblichkeitsrate, Inzidenz meldepflichtiger Erkrankungen, Arbeitsunfähigkeit.

**Gesundheitsmodell, holistisches:** an Umwelt, Lebensweise, Struktur, Inanspruchnahme, Arbeitsweise u. Wirksamkeit des Gesundheitswesens orientiertes Gesundheitskonzept; im Mittelpunkt stehen nicht bereits manifeste (chronische) Erkrankungen, sondern deren Entstehung u. Modifizierbarkeit.

**Gesundheitspass:** zur Einreise in bestimmte Länder erforderliches Dokument, das z.B. Auskünfte über den Gesundheitszustand, Impfungen oder die Blutgruppe enthält.

**Gesundheitsquote:** der Quotient aus den Gesamtausgaben für Gesundheit u. dem Bruttosozialprodukt; Begriff aus der Public-Health-Forschung.

**Gesundheitsreformgesetz,** Abk. GRG: Reformgesetz vom 1.1.1989 mit dem wesentlichen Ziel einer partiellen Einschränkung der Kassenleistungen; s.a. ▶ Selbstbeteiligung.

**Gesundheitsrisiko:** statistische Häufigkeit, mit der – bezogen auf eine Population – unter Einwirkung eines schädigenden Umwelteinflusses ein bestimmtes Krankheitsbild auftritt.

**Gesundheitssoziologie:** Lehre von den Beziehungen zwischen Gesellschaft, Gesundheit u. Krankheit.

**Gesundheitsstrukturgesetz:** Reformgesetz vom 1.1.1993, das wie das ▶ Gesundheitsreformgesetz eine vermehrte Eigenleistung der Versicherten u.

eine Angebotsbeschränkung vorsieht. Die Ausgaben der Krankenkassen sollen sich an der Entwicklung der Grundlohnsummen orientieren in dem Sinne, dass z.B. die Budgets der Krankenhäuser analog zur Grundlohnentwicklung angepasst werden. Die Budgets werden gedeckelt (Budgetdeckelung).

**Gesundheitssystemforschung:** Forschung, die sich mit dem Bedarf, der Inanspruchnahme, Ressourcen, Prozessen, Ergebnissen u. zuschreibbaren Resultaten von systematisch organisierten Ansätzen der Krankheitsverhütung, -bekämpfung oder -bewältigung befasst. Die G. untersucht ganze Gesundheitssysteme, Subsysteme u. größere Institutionen bzw. Programme u. verknüpft diese Elemente analytisch-bewertend. **E** public health sciences.

**Gesundheitsverhalten:** das je nach Persönlichkeitsstruktur unterschiedliche Verhalten eines Individuums zu gesundheitsrelevanten Fragen, z.B. Teilnahme an Vorsorgeuntersuchungen, Rauchen, Ernährung usw.

**Gesundheitswesen:** Gesamtheit aller Einrichtungen des Staates, die der Förderung u. Erhaltung der Gesundheit sowie der Vorbeugung u. Bekämpfung von Krankheiten dienen. Teilt sich auf in das öffentliche G., das Krankenhauswesen u. den Bereich der ambulanten Versorgung (z.B. durch niedergelassene Ärzte). Das **öffentliche G.** umfasst die Gesundheitsbehörden aller Verwaltungsebenen (Bund, Länder, Kreise, Kommunen). Auf Bundesebene erstrecken sich ihre Aufgaben auf die Gesetzesgebung (z.B. Bundesseuchengesetz, Lebensmittelgesetz, Bundesärzteordnung). Die Länder sind verantwortlich für die Organisation des öffentl. Gesundheitsdienstes – zuständig ist das Gesundheitsamt unter Aufsicht der Medizinalaufsichtsbehörde beim Regierungspräsidenten sowie des Gesundheitsministers des Landes. Aufgaben sind die Gesundheitspflege mit Maßnahmen zur Erhaltung u. Förderung der Gesundheit, gesundheitsrelevante Maßnahmen wie Aufklärung u. Beratung, die Überwachung von Gesundheitseinrichtungen u. der im Gesundheitsbereich Tätigen, Beobachtung u. Dokumentation der gesundheitl. Gesamtsituation sowie die Seuchenbekämpfung. Zu den Einrichtungen im G. gehören neben den Gesundheitsdiensten auch die Einrichtungen der ambulanten u. stationären Krankenbehandlung sowie der Schwangerenberatung u. Säuglingspflege, das Betriebsarztwesen, alle Lehreinrichtungen zur Ausbildung der im Gesundheitswesen tätigen Personen (Universitätskliniken mit den angeschlossenen Lehrinstituten, Krankenpflegeschulen), ferner alle im medizinischen Bereich tätigen konfessionellen u. karitativen Organisationen, außerdem Rettungsdienste u. Rehabilitationseinrichtungen aller Art. Gesetzliche Richtlinien für das G. sind aufgeteilt zwischen Bund u. Ländern. Ärzte können sich zum Facharzt für öffentliches G. weiterbilden. **E** health service.

**Getreide|eiweiß:** die Eiweißkörper im Getreidekorn bzw. im daraus gewonnenen Mehl; z.B. die biologisch höherwertigen Gluteline u. die minderwertigen (lysinfreien) Prolamine (z.B. ▸Gliadine im Roggen u. Weizen; Avenin, Hordein, Zein). **E** grain protein.

**Getreide|staub|lunge:** ▸Farmerlunge.

**GeV:** Abk. für **G**iga**e**lektronen**v**olt.

**Gewächs,** Geschwulst: ▸Neoplasma.

**Gewebe,** Textus: *Histologie* ein durch spezifische Leistungen gekennzeichneter Verband gleichartig entwickelter = »differenzierter« Zellen (samt deren ▸Interzellularsubstanz); z.B. Epithel, Binde-, Stütz-, Muskel-, Nervengewebe, Blut. S.a. ▸Gewebs..., ▸Histo... **E** tissue.

**Gewebe|aktivator:** ▸Gewebe-Plasminogenaktivator.

**Gewebe|bank:** Einrichtung (an Kliniken, pathologischen oder anatomischen Instituten) zur Herstellung, Lagerung (einschl. Sterilitätskontrolle) u. Abgabe konservierter Gewebe (s.a. ▸Transplantatkonservierung); z.B. Blut-, Haut-, Knochenbank. **E** tissue bank.

**Gewebe|entnahme:** Entnahme von Körpergewebe v.a. für diagnostische Maßnahmen (Histologie, Zytologie); ist trotz zunehmender Bedeutung moderner bildgebender Verfahren immer noch unverzichtbare Grundlage jeder Tumordiagnostik; u.a. als ▸Biopsie (auch endoskopische Biopsiemöglichkeiten, z.B. perkutane, endoskopisch gesteuerte Feinnadelpunktion), ▸Probeexzision, ▸Punktion, Abstrich (z.B. bei gynäkologischen Tumoren, s.u. ▸PAPANICOLAOU-Abstrich).

**Gewebe|fluoreszenz,** Histofluoreszenz: s.u. ▸Fluorochromierung. **E** tissue fluorescence.

**Gewebe|halbwert|tiefe,** Abk. GHWT: Tiefe derjenigen Schicht im durchstrahlten Gewebe, die unter den gewählten Bedingungen (Strahlenqualität, Fokus-Haut-Abstand, Feldgröße) aufgrund des Dosisabfalls nur noch die Hälfte der ▸Oberflächendosis erhält. **E** tissue half-value layer.

**Gewebe|kleber:** *Chirurgie* Kunststoffkleber (Acrylsäuregruppen) oder natürliches Fibrin (s.a. ▸Fibrintherapie) für den Verschluss bluttrockener – operativ gesetzter – Hautwunden (einschl. Hauttransplantat), für »Abdichtung« einer Naht (z.B. am Duodenalstumpf) bzw. Einscheidung (z.B. einer Nervenanastomose) oder zur Bedeckung eines Patch (z.B. bei Gefäß-, Duradefekt); für flächenhafte Blutungen auch in Sprayform. S.a. ▸Knochenzement. **E** tissue glue.

**Gewebe|konservierung:** *Chirurgie* ▸Transplantatkonservierung. **E** tissue preservation.

**Gewebe|kultur,** Abk. GK: **1)** In-vitro-Züchtung explantierter, zur Differenzierung u. Aussprossung fähiger Gewebsfragmente in einer geeigneten ▸Nährlösung; s.a. ▸Deckglaskultur, ▸GEY-Methode; ▸Zellkultur. **E** tissue culture. **2)** ▸Viruszüchtung in einer GK.

**Gewebe|lehre:** ▸Histologie.

**Gewebe-Plasminogenaktivator:** physiologischer, in vielen Geweben nachweisbarer Aktivator der Fibrinolyse (tissue-type plasminogen activator = t-PA). Glykoprotein mit einem Molekulargewicht von etwa 68 000 D; in nativer Form 1-kettig (single-chain tissue-type plasminogen activator = sct-PA), nach Plasminspaltung der Peptidbindung Arg 275-Ile 276 2-kettig (two-chain tissue-type plasminogen activator = tct-PA). Für ▸Fibrinolysetherapie gentechnologische Herstellung als rt-PA (recombinant tissue-type plasminogen activator).

**Gewebe|spiegel:** die Konzentration einer Substanz im Gewebe bzw. in der Gewebsflüssigkeit. **E** tissue level.

**Gewebe|typisierung:** *Immunologie* Untersuchung von Lymphozyten auf ▸Histokompatibilitätsantigene (▸HLA-System), die denen anderer Gewebe entsprechen; s.a. ▸Transplantationsimmunität. **E** tissue typing.

**Gewebe|verträglichkeit:** ▸Histokompatibilität.

**Gewebe|züchtung:** s.u. ▸Gewebekultur. **E** tissue cultivation.

**Gewebs...:** s.u. ▸Gewebe..., ▸Histo...

**Gewebs|antigen:** an der Oberfläche einer Gewebezelle lokalisiertes Antigen; s.a. ▸Histokompatibilitätsantigene, ▸HLA-System. **E** tissue-specific antigen.

**Gewebs|atmung:** innere ▸Atmung. **E** tissue respiration.

**Gewebs|atypie:** *Pathologie* s.u. ▸Atypie.

**Gewebs|basophilom:** *Pathologie* ▸Mastozytom.

**Gewebs|clearance:** *Radiologie* die – v.a. zur Beurteilung der örtlichen Durchblutung gemessene – Elimination (bzw. aus einem örtlichen Depot erfolgte Resorption) eines radioaktiven körperfremden Stoffes aus einem Gewebe, z.B. von intra- oder subkutan bzw. intramuskulär injiziertem $^{24}$NaCl, $^{133}$Xe. **E** tissue clearance.

**Gewebs|druck:** ▸Turgor; s.a. ▸Tonus. **E** tissue pressure.

**Gewebs|fehlbildung:** ▸Choristie, ▸Hamartie. **E** tissue maldevelopment.

**Gewebs|form: 1)** die Magnaform der ▸Entamoeba histolytica (nach Eindringen in das Gewebe). **E** tissue form. **2)** ▸exoerythrozytäre Formen der Malariaplasmodien.

**Gewebs|hormone,** aglanduläre Hormone: Hormone, die nicht von ▸Drüsen, sondern von einzelnen, in bestimmten Organen oder Organsystemen lokalisierten Zellen (s.a. ▸APUD-Zellen) gebildet werden; z.B. ▸Intestinalhormone, ▸Neurohormone, ▸Kinine, ▸Angiotensin, ▸Erythropoietin, biogene ▸Amine, ▸Prostaglandine. **E** tissue hormones.

**Gewebs|immunität:** Immunität gegen körpereigenes (Autoimmunität) oder fremdes Gewebe (▸Transplantationsimmunität). **E** tissue immunity.

**Gewebs|kinase:** ▸Gewebsthrombokinase. **E** extrinsic thromboplastin.

**Gewebs|makrophage:** ▸Histiozyt.

**Gewebs|mastzelle:** s.u. ▸Mastzelle. **E** heparinocyte.

**Gewebs|spannung:** *Physiologie* ▸Turgor; s.a. ▸Tonus. **E** tissue tension.

**Gewebs|thrombokinase, -thromboplastin:** in Zellmikrosomen vorkommendes Phospholipid, das bei Gewebsverletzung die ▸Blutgerinnung über den Faktor VII aktiviert (s.a. ▸Extrinsic-System). S.a. ▸Prothrombinase. **E** extrinsic thromboplastin.

**Gewebs|tod:** ▸Nekrose.

**Gewebs|trümmer:** ▸Detritus.

**Gewebs|unverträglichkeit:** ▸Histoinkompatibilität.

**Gewebs|wanderzelle:** ▸Histiozyt.

**Gewerbe...:** s.a. ▸Arbeits..., ▸Berufs...

**Gewerbe|akne,** Acne professionalis, Industrieakne: *Dermatologie* ▸Akne, hervorgerufen durch berufsspezifische Schädlichkeiten; z.B. als Ölakne, Perna(= Perchlornaphthalin)-Krankheit, Halogenakne, Chlorakne. – Ggf. als entschädigungspflichtige Berufsdermatose. **E** occupational acne.

**Gewicht:** **1)** die durch Wägung bestimmte ▸Masse eines Körpers; SI-Einheit: Kilogramm. S.a. ▸Körpergewicht. **E** mass. **2)** Gewichtskraft: *Physik* die durch die Erdanziehung (s.a. ▸Gravitation) auf einen Körper ausgeübte Kraft $G = m \cdot g$ (m = Masse des Körpers, g = Fallbeschleunigung); Einheit: Newton (früher auch Pond oder Dyn). **E** weight. – **G., kritisches:** s.u. ▸Herzgewicht. **E** critical weight. – **G., spezifisches:** ▸Gewicht (2) pro Volumeneinheit; Einheit: $N \cdot m^{-3}$; s.a. ▸Dichte. **E** specific gravity.

**Gewichts|alter:** das dem ▸Körpergewicht eines Kindes entsprechende Alter einer vergleichbaren Kinderpopulation.

**Gewichtsentwicklung:** Zunahme des Körpergewichts im Laufe der Entwicklung eines Individuums. Geburtsgewicht hängt von Tragzeit u. verschiedenen pränatalen Faktoren wie der Plazentafunktion ab. Durchschnittliches Geburtsgewicht eines reifen Neugeborenen liegt bei 3400 g. Jungen sind im Mittel etwas schwerer als Mädchen, Erstgeborene leichter als die nachfolgenden Geschwister. Im 1. Vierteljahr nimmt ein Kind tgl. ca. 25 g, im 2. ca. 20 g, im 3. ca. 15 g u. im 4. ca. 10 g zu. Bis zum 5. Lebensmonat verdoppelt sich das Geburtsgewicht ungefähr, bis zum 10.–12. Lebensmonat verdreifacht es sich, mit 2,5 Jahren liegt eine Vervierfachung vor. Im 6. Lebensjahr hat es sich ca. versechsfacht, mit 10 Jahren verzehnfacht.

**Gewichts|kurve:** die aus dem täglich oder wöchentlich aufgezeichneten Körpergewicht des Säuglings gewonnene »Gedeihkurve«. **E** weight curve.

**Gewöhnung,** Habituation: **1)** *Psychologie* eine sich durch stetige – auch unbemerkte – Wiederholung bildende, in der Regel relativ automatisierte Verhaltensweise, ähnlich dem bedingten Reflex. **E** habituation. **2)** Toleranzentwicklung: *Pharmazie* fortschreitende Anpassung des Organismus an immer stärkere Reizquanten, so dass – infolge Toleranzerhöhung – zur Erzielung einer bestimmten Wirkung ständig höhere Arzneimitteldosen erforderlich werden; s.a. ▸Tachyphylaxie. – Bei Anw. von Betäubungsmitteln, Genussgiften evtl. zur Suchtentwicklung führend. **E** acquired tolerance.

**Gewọlbe:** *Anatomie* ▸Fornix.

**Gewohnheits|lähmung:** ▸Ehret-Lähmung. **E** persistent post-paralytic disuse.

**Gewürznelke:** ▸Caryophylli flos.

**Gey-Methode:** Zell- u. Gewebekultivation in sog. Rollröhrchen (die in einem rotierenden Gestell so bewegt werden, dass die Kulturen abwechselnd von der Nährlösung bedeckt oder frei sind). **E** Gey's method.

**Gezeiten|drainage:** *Urologie* ▸Tidaldrainage. **E** tidal drainage.

**GF** *(engl.)* Abk. für growth factor: ▸Wachstumsfaktoren (2).

**GFR:** *Nephrologie* Abk. für glomeruläre ▸Filtrationsrate.

**GF-Syndrom:** ▸G-Syndrom.

**Ggl.:** Abk. für ▸Ganglion.

**GGTP:** *Biochemie* Abk. für ▸γ-Glutamyltranspeptidase.

**GH** *(engl.)* Abk. für growth **h**ormone: ▸Somatotropin.

**Ghedini(-Weinberg)-Reaktion:** *Serologie* gruppenspezifische Komplementbindungsreaktion mit Hydatidenflüssigkeit als Antigen zum Nachweis von Echinokokken-Antikörpern im Blut (u. im Peritoneal-, Pleuraexsudat). **E** Weinberg's test.

**Gherini-Zeichen:** *Chirurgie* Fehlen des – von Fascia lata u. M. gluteus medius gebildeten – Stranges zwischen dem Beckenkamm u. dem Trochanter major als Tastbefund bei Abrissfraktur des Trochantermassivs.

**GHIH** *(engl.)* Abk. für growth **h**ormone **i**nhibiting **h**ormone: ▸Somatostatin.

**Ghon-Herd** (Anton Gh., 1866–1936, Arzt, Wien, Prag): verkalkter tuberkulöser Primärherd in der Lunge als peripherer Anteil des (Ghon-)▸Primärkomplexes. **E** Ghon's focus.

**Ghost** *(engl. = Geist):* **1)** Schattenzelle, ▸Blutkörperchenschatten. **2)** Proteinhülle eines Bakteriophagen nach Ausstoßen der DNS.

**GHR:** Abk. für ▸**g**alvanischer **H**aut**r**eflex.

**GHRH** *(engl.)* Abk. für growth **h**ormone **r**eleasing **h**ormone: ▸Releasing-Hormon für ▸Somatotropin.

**GHRIH** *(engl.)* Abk. für growth **h**ormone **r**elease **i**nhibiting **h**ormone: ▸Somatostatin.

**GHWT, GHWS:** *Radiologie* Abk. für ▸Gewebe**h**alb**w**ert**t**iefe bzw. -**s**chicht. **E** THVL (tissue half-value layer).

**Giano-Syndrom** *(ital. = Janus):* Bret-Syndrom (s.u. ▸Swyer-James-Syndrom).

**Gianotti-Crosti-Syndrom,** Akrodermatitis papulosa (eruptiva) infantum: Viruserkrankung, vermutlich Folge einer Hepatitis-B-Erstinfektion, bei Kindern unter 10 Jahren plötzlich aufschießender, ca. 2–8 Wo. dauernder lichenoid-papulöser Hautausschlag an Gesicht (Aussparung der Schleimhäute) u. Gliedmaßen, begleitet von geringem Fieber, Milz- u. Lymphknotenschwellung sowie anikterischer Virushepatitis. Bei der G.-C.-Krankheit ist im Serum Hepatitis-B-Antigen nachweisbar. **E** Gianotti-Crosti syndrome.

**giant cell** *(engl.):* Riesenzelle, auch als ▸Zytomegalie-Zelle.

**Gianuzzi-Halbmonde** (Giuseppe G., 1837–1876, Physiologe, Siena): *Histologie* ▸Ebner-Halbmonde. **E** Giannuzzi's demilunes.

**Gịardia lạmblia,** Lamblia intestinalis: birnenförmiger, 10–20 μm großer Darmflagellat. Weltweit verbreitete Protozoengattung; Erreger der ▸Giardiasis. *Diagn.:* Nachweis der stark bewegl. vegetativen Formen im Nativpräp. (bei Diarrhö, Duodenalsondierung) oder nach Hämatoxylin-Färbung (s. Abb.); ovale Zysten (bis 14 μm, sehr kräft. Membran) auch im normalen Stuhl.

**Giardịasis,** Lambliasis: Dünndarminfektion (Duodenum, oberes Jejunum) mit ▸Giardia lamblia (früher: Lamblia intestinalis); häufig mit Gallenblasenbefall (Cholezystitis). Asymptomatisch oder aber Diarrhöen (im Wechsel mit Obstipation; evtl. auch Steatorrhö) infolge Resorptionsstörung durch dichten Lamblienrasen. **E** lambliasis, giardiasis.

**Gibbon** (**1**) John Heysham G., 1903–1973, amerikan. Arzt; entwickelte erste Herz-Lungen-Maschine

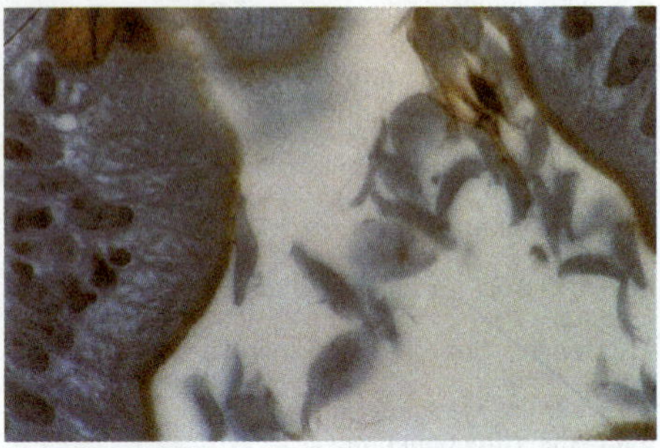

**Giardia lamblia:** mehrere sichelförmige Gebilde in der Umgebung des Epithelbürstensaumes (Hämatoxylinfärbung). [87]

(1937); **2)** QUINTON V. G., 1813–1894, amerikan. Chirurg). – **G.-Hernie** (QUINTON V. G.): große indirekte Leistenhernie mit Hydrozele (= Hydrocele complicata). E Gibbon's hernia. – **G.-Oxygenator** (JOHN HEYSHAM G.): *Anästhesiologie* ▶Filmoxygenator mit Wiederumlaufpumpe. Die Sauerstoffbeladung des angesaugten venösen Blutes erfolgt bei dessen filmartigem Ablauf über ein vertikales Stahldrahtgitter eines Behältnisses, das mit einem Sauerstoff-Kohlendioxid-Gemisch beschickt ist. Die Konstanz des Blutfilms am Gitter wird durch Wiederumlauf des bereits arterialisierten Blutes gewährleistet; das »Blutgleichgewicht« zwischen Patient u. Gerät wird elektronisch gesteuert. E Gibbon's film oxygenator.

**Gibbs** (JOSIAH WILLARD G., 1839–1903, amerikan. Physiker). – **G.-Energie:** die freie ▶Enthalpie. E Gibbs free energy. – **G.-Gleichgewicht:** ▶DONNAN-Verteilung. E G.-Donnan equilibrium.

**Gibbus,** anguläre Kyphose: »Spitzbuckel« der Wirbelsäule als stärkster Grad einer kurzbogigen (spitzwinkligen), auf wenige Wirbel beschränkten ▶Kyphose. Als Dauerdeformität meist Folge des Zusammenbruchs eines oder zweier Wirbelkörper bei tuberkulöser Spondylitis (s. a. ▶POTT-Trias) oder einer unfallbedingten Kompressionsfraktur (»Bruchbuckel«, ▶KÜMMELL-VERNEUIL-Syndrom), seltener einer Wirbelosteomalazie oder der CALVÉ-Krankheit. E hump.

**Gibbus|becken:** Verformung des Beckens bei ▶Kyphose. E kyphotic pelvis.

**Gibert-Krankheit:** ▶Pityriasis rosea. E Gibert's disease.

**Gibney-Krankheit:** schmerzhafte Fibrositis im Bereich der Spinalmuskeln.

**Gibson** (**1)** GEORG ALEXANDER G., 1854–1913, Arzt, Edinburgh; **2)** J. LOCKART G., Augenarzt; **3)** QUENTIN H. GIBSON, zeitgenöss. brit. Biochemiker). – **G.-Geräusch** (GEORGE A. G.): systolisch-diastolisches »Maschinengeräusch« mit Punctum maximum im 3. Zwischenrippenraum links bei offenem Ductus Botalli. E Gibson murmur. – **G.-Gliom** (J. LOCKART G.): beidseitiges intraokuläres ▶Gliom des Sehnervs. E Gibson's glioma. – **G.-Methode** (J. LOCKART G.): bei Schielamblyopie Darbietung geeigneter Bilder (z. B. Vogel u. Käfig) im ▶Haploskop, um die zentrale Hemmung des vom Schielauge gesehenen Bildes auszuschalten. – **G.-Syndrom** (QUENTIN H. GIBSON): enzymopathische ▶Methämoglobinämie. E Gibson's disease.

**GICA** *(engl.)* Abk. für **g**astro**i**ntestinal **c**ancer **a**ntigen: ein Tumormarker.

**Gicht: 1)** Harnsäuregicht, Uratgicht: Störung des ▶Purinstoffwechsels mit Ablagerung von Harnsäure in Gelenken (Gelenkgicht, Arthritis urica) u. Organen. Häufig gleichzeitiges Auftreten mit Adipositas, Fettstoffwechselstörungen, Diabetes mellitus u. Hypertonie (metabolisches Syndrom). Zählt zu den Kristallarthropathien. ***Ätiol.:*** Die Veranlagung zur **primären Gicht** wird vererbt, betrifft v. a. Männer mittleren Alters, selten auch Frauen jenseits der Menopause. Bei erhöhter Zufuhr von Purinen kann die anfallende Harnsäure nicht ausreichend über die Nieren ausgeschieden werden (Hyperurikämie). Deshalb lagern sich die Harnsäurekristalle v. a. in den Gelenken, seltener in den Nieren ab u. führen dort zur typischen Entzündungsreaktion. Seltener ist die **sekundäre Gicht**, v. a. als Folge eines erhöhten Zelluntergangs (z. B. bei myeloischer Leukämie). ***Klinik:*** Oft lösen äußere Faktoren einen Anfall aus, z. B. purin- u. aminosäurereiche Nahrung, Alkoholgenuss, körperliche Anstrengung, Unterkühlung. In der Nacht oder frühmorgens kommt es plötzlich zu einem **akuten Gichtanfall.** Das betroffene Gelenk (meist monoartikulär, v. a. das Großzehengrundgelenk; Podagra) ist hochrot, überwärmt u. sehr druckschmerzhaft, evtl. besteht mäßiges Fieber. Bei Frauen über 65 Jahren häufiger Befall der Fingermittel- u. -endgelenke. Im weiteren Verlauf Wechsel zwischen akuten Gichtanfällen (immer kürzere Abstände, zunehmend geringere Schmerzhaftigkeit) u. symptomfreien Intervallen. Nach 5–15 Jahren ohne Therapie Entwicklung der **chronischen Gicht** mit Gelenkdeformierungen u. Harnsäureablagerungen in Weichteilen u. Knochen (▶Gichtknoten), besonders an Finger- u. Zehengelenken sowie im Bereich des Ohrknorpels. Zusätzlich kann in allen Stadien durch Uratablagerungen eine Schädigung innerer Organe (▶Gicht, viszerale), insbesondere der Niere (Gichtnephropathie) auftreten. ***Diagn.:*** beim akuten Gichtanfall Blutuntersuchung (Hyperurikämie mit Serumwerten über 420 µmol/l bzw. 7,0 mg/dl; Blutsenkung beschleunigt, Leukozytose), selten Gelenkpunktion (mikroskopisch Uratkristalle nachweisbar); Nachweis der chronischen G. mittels Röntgenuntersuchung des betroffenen Gelenks. Diagn. Kriterien (WHO- u. andere internationale Empfehlungen, gekürzt): typische Anfälle akuter u. stark schmerzhafter Arthritis mit kompletter Remission innerhalb von 14 Tagen; erhöhte Harnsäurekonzentration im Serum; Nachweis von Harnsäurekristallen in der Synovia; Nachweis von Gichtknoten. ***Ther.:*** im akuten Anfall Colchicin (und Corticosteroide sowie Antiphlogistika), zusätzlich kühlende Alkoholumschläge u. Ruhigstellung des betroffenen Gelenks; in der interkritischen Phase v. a. Gabe von Allopurinol (ein Xanthinoxidase-Hemmer) oder Urikosurika wie Probenecid, Sulfinpyrazon. Unterstützend Ernährungsanpassung (purinarme Kost) u. Gewichtsreduktion bei Adipositas (keine Fastenkuren, da Harnsäurespiegel dadurch erhöht wird). Hohe Flüssigkeitszufuhr; tägliche Urinmenge sollte mindestens 2 l betragen (Vorbeugung gegen Harnsäuresteinbildung); bei Bewegungseinschränkung Maßnahmen wie bei Rheuma. ***Prophyl.:*** Unterkühlung u. extreme körperliche Anstrengung vermeiden, Verzicht auf Kaffee, Bier, Innereien, Wild, Sardinen u. Fleischextrakte; Fleisch nur in kleinen Portionen; geeignete Eiweißträger sind Milch, Milchprodukte u. Eier. ***Progn.:*** unter Ther. gut, abhängig von einer evtl. vorhandenen Nierenschädigung. E gout. – **G., extraartikuläre:** ▶Gicht, viszerale. – **G., primäre:** erbliche Form der Harnsäure-Gicht. – **G., sekundäre:** G. infolge gesteigerten Purinstoffwechsels u. Hyperurikämie, v. a. durch Zellzerfall. Vorkommen z. B. bei Leukämie, Polyzythämie, malignen Lymphomen (v. a. nach Bestrahlungen u. Zytostatika-Anw.), chronischen Vergiftungen. – **G., viszerale,** Eingeweidegicht: Schädigung innerer Organe durch Ablagerung von Harnsäurekristallen u. sekundäre entzündliche Reaktionen. Vorkommen besonders im Nierenmark, v. a. an der Papillenspitze (»Gichtniere«) mit Entwicklung zur Schrumpfniere (s. a. ▶Harnsäureinfarkt); ferner im Myo- u. Endokard (»Gichtherz«). E visceral g. **2)** ▶Kalkgicht. E calcium g.

**Gicht|herz:** s. u. ▶Gicht, viszerale. E gouty heart.

**Gicht|knoten,** Gichttophus: bei bestehender ▶Gicht auftretende Knoten aus büschelartigen Harnsäurekristallen (Mononatriumurat-monohydrat) u. umgebendem, reaktivem Granulationsgewebe. Kommen v. a. in geringer durchbluteten Geweben wie Knorpel (z. B. als »Gichtperle«, Frühsymptom im Ohrknorpel), Sehnen, Schleimbeuteln u. in gelenknahen Knochenbezirken vor (s. Abb.). E gouty tophus.

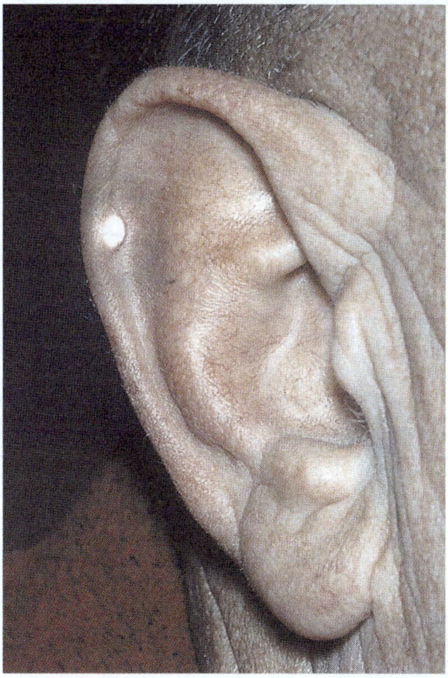

**Gichtknoten:** typische Lokalisation am Ohr. [89]

**Gicht|nephropathie, -niere:** s. u. ▸Gicht, viszerale. E gout nephropathy, g. kidney.
**Gicht|perle:** Gichtknoten im Ohrknorpel. E auricular tophus.
**Gicht|tophus:** ▸Gichtknoten.
**Giebel-Rohr:** segmentiertes Kunststoffrohr zur atemtherapeutischen künstl. Totraumvergrößerung. Aufgrund seiner Kontraindikationen u. Risiken Anw. heute überwiegend zugunsten modernerer ▸SMI-Trainer verlassen.
**Giedion-Syndrom:** (1966) ▸trichorhinophalangeales Syndrom; s. a. ▸Langer-G.-Syndrom.
**Giemen:** trockenes – vorwiegend exspiratorisches – ▸Atemgeräusch von fast pfeifendem Charakter. Kommt zusammen mit Pfeifen, Schnurren u. Brummen vor als »Rhonchi sonori et sibilantes« bei krampfhaft verengten Bronchiolen mit zähem Sekret (bei Asthma bronchiale, spastischer Bronchitis). E rhonchus.
**Giemsa-Färbung** (Gustav G., 1867–1948, Chemiker, Bakteriologe, Hamburg): als modifizierte Romanowsky-Färbung eine Differentialfärbung methanolfixierter Blut- und Knochenmark-Ausstriche mit G.-Azur-Eosin-Methylenblau-Lösung (verdünnt 1 + 33,3 mit Aqua dest.; pH 6,8–7,0; 30–45 Min., s. a. Abb.). Resultat: Zellkerne rotviolett; eosinophile Granula rötlichbraun, basophile blau, neutrophile rotviolett; Zytoplasma von Lymphozyten blau; Erythrozyten blassrot; Blutplättchen blau mit violettem Innenkörper; Kerne von Parasiten u. Protozoen leuchtend rot. E Giemsa stain.

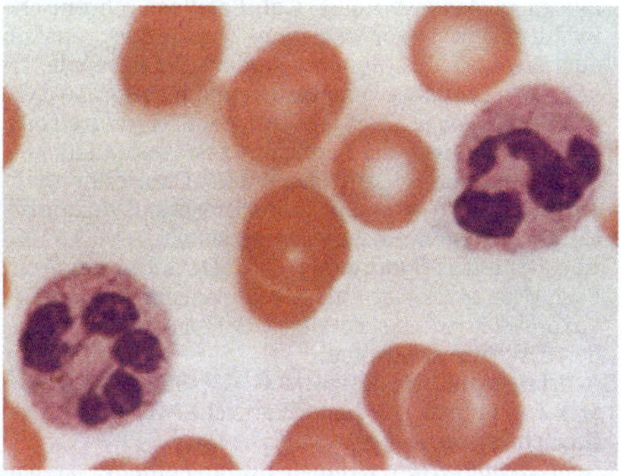

**Giemsa-Färbung:** Blutausstrich. [540]

**(von-)Gierke-Krankheit** (Edgar O. C. von G., 1877–1945, Pathologe, Karlsruhe), van-Creveld-v.-G.-Krankheit: der autosomal-rezessiv erbliche – hepatorenale – Typ 1 der ▸Glykogenose. ***Klinik:*** Nüchternhypoglykämien als Folge eines Mangels an Glucose-6-phosphatase. Führt – außer zu den Kardinalsymptomen der Glykogenose – zu Leberinsuffizienz, hämorrhagischer Diathese (infolge Thrombozytopathie durch Glykogenanreicherung), später zu Nierenvergrößerung, Infantilismus (adiposogenitaler Typ mit Puppengesicht), Hornhautdystrophie (Typ Meesmann). E (von) Gierke's disease.
**Gierke-Zellen** (Hans P. B. G., 1847–1886, Anatom, Tokio, Breslau): kleine spindelförmige Nervenzellen in der Substantia gelatinosa des Rückenmarks, deren Neuriten teils hier enden, teils in das Grundbündel des Seitenstrangs ziehen. E Gierke cells.
**Giesinger Beiß:** ▸Trombidiose.
**(van-)Gieson-Färbung** (Ira Th. van G., 1866–1913, Pathologe, New York): Bindegewebsfärbung mit Pikrinsäure u. gesättigter wässr. Säurefuchsin-Lösung 20 + 1 (»Pikrofuchsin«, s. Abb.) nach Vorfärbung mit Eisenhämatoxylin. Resultat: Zellkerne schiefergrau bis schwarzbraun; Zytoplasma u. Muskelzellen gelb; Kollagenfasern rot. E (van) Gieson stain.

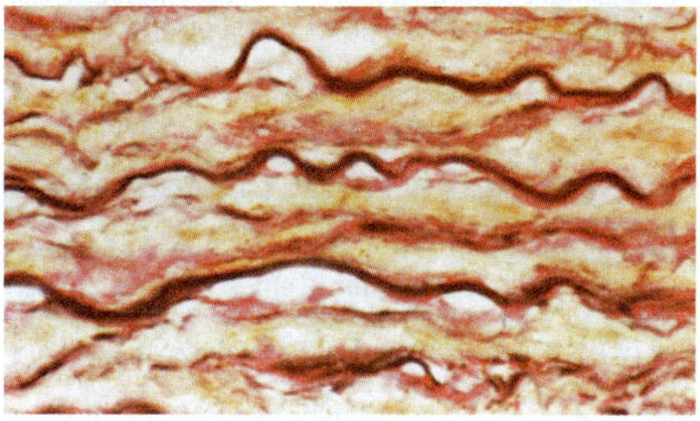

**(van-)Gieson-Färbung:** elastisches Gewebe der Aorta (mikrosk. Präparat). [540]

**Gießbecken|knorpel:** ▸Cartilago arytaenoidea. S. a. ▸Arytänoid...
**Gieß(er)|fieber,** Metalldampffieber, Zinkfieber: einige Stunden nach Einatmen des (zinkoxidhaltigen) Metallrauchs v. a. von Zink u. dessen Legierungen auftretender Fieberanfall (bis 40 °C; »Messingmalaria«) mit Abgeschlagenheit, Gelenk- und Muskelschmerzen, Husten, Schüttelfrost, Schweißausbruch; nach einigen Stunden Erholung. Es kommt zu Gewöhnung oder aber zu zunehmender Empfindlichkeit; Dauerschäden wurden nicht beobachtet. E metal fume fever.
**Gießer|star:** ▸Cataracta calorica.
**Gießkannen|schimmel:** *Mykologie* ▸Aspergillus.
**GIF** *(engl.)* Abk. für growth hormone inhibiting factor: ▸Somatostatin.
**Gifford-Zeichen** (Harold G., 1858–1929, Augenarzt, Omaha/Nebr.): **1)** Schwierigkeit bis Unmöglichkeit der Oberlid-Ektropionierung als Zeichen der Sklerodermie (sowie bei Basedow-Krankheit, Myxödem). **2)** ▸Orbikularisphänomen. E Gifford's sign.
**Gifte,** Toxika, Schadstoffe, Venena: dem Organismus zugeführte Naturstoffe (▸Toxine, Giftpflanzen), Chemikalien, Arzneistoffe etc., die in relativ kleinen Mengen – z. T. erst nach Umwandlung im Körper (▸Giftung) – Funktionsstörungen, Gesundheitsschä-

den oder den Tod hervorrufen (▸Vergiftung). ***Einteilung:*** Unterschieden werden – je nach Angriffspunkt – Blut-, Enzym-, Haut-, Herz-, Leber-, Lungen-, Nerven-, Nierengift etc. ***Giftwirkung:*** abhängig von Menge, Konzentration u. Löslichkeit, Verabfolgung bzw. Ort der Einwirkung u. deren Dauer (s.a. ▸Summationsgift), Resorbierbarkeit, Verteilung im Organismus, individuellem Körperzustand. ***Giftelimination:*** Die Ausscheidung, z.T. nach Abbau oder Umwandlung durch Entgiftungsreaktionen, erfolgt über den Magen-Darm-Kanal (Galle, Faeces), die Niere, Lunge, Haut, z.T. Muttermilch. ▸Antidota können die Toxizität von G. vermindern oder aufheben. E poisons, toxins.

**Giftigkeit:** ▸Toxizität.

**Gift|informationszentrum:** toxikologisches ▸Informationszentrum; s.a. ▸Vergiftung. E toxicological information center.

**Gift|kunde:** ▸Toxikologie.

**Gift|nebel:** ▸Smog.

**Giftpflanzen:** Pflanzen, deren Inhaltsstoffe nach Aufnahme Vergiftungserscheinungen bis hin zum Tode auslösen können. G. kommen in allen Regionen, Lebensräumen u. Pflanzengesellschaften vor. Abhängig von der Dosis können auch Heilpflanzen als G. wirken (z.B. Eisenhut, Fingerhut, Maiglöckchen, Tollkirsche). Die toxischen Inhaltsstoffe sind chemisch u. in ihrer Wirkungsweise sehr unterschiedlich. Bisher wurden über 20 verschiedene Giftstoffgruppen identifiziert, darunter Alkaloide, Glykoside, Saponine u. Bitterstoffe. ***Klinik:*** G. können unterschiedliche Symptome hervorrufen: häufig Magen-Darm-Störungen, Erbrechen u. Übelkeit; seltener oder bei hohen Dosen Störungen des Herz-Kreislauf- u. zentralen Nervensystems bis zu (tödlicher) Atemlähmung. S.a. ▸Informationszentrum, toxikologisches.

**Gift|pilze:** s.u. ▸Pilzvergiftung. E poisonous mushrooms.

**Gift|schlangen:** Schlangenarten, nach deren Biss Vergiftungserscheinungen auftreten (Vorkommen s. Tab.). S.a. ▸Schlangenbiss. E poisonous snakes.

**Gift|spinnen:** s.u. ▸Spinnengift; s.a. ▸Arachnidismus. E poisonous spiders.

**Giftung:** die durch den Stoffwechsel im Organismus stattfindende Umwandlung eines Stoffes zu Gift (bzw. zu einer pharmakologisch wirksameren Substanz), z.B. von Methanol zu Formaldehyd, von Parathion (E 605) zu Paraoxon.

**Giga...,** Abk. G: *Physik* Maßeinheiten-Präfix mit der Bedeutung des $10^9$fachen.

**Gigantismus:** ▸Riesenwuchs. E gigantism.

**Giganto...:** Wortteil »riesig groß«; s.a. ▸makro..., ▸mega(lo)..., ▸Riesen...

**Giganto|blast:** abnorm großer ▸Megaloblast im Knochenmark bei unbehandelter perniziöser Anämie. E gigantoblast.

**giganto|cellularis:** riesenzellig, s.a. ▸Carcinoma gigantocellulare, ▸Riesenzell...

**Giganto|mastie,** Makromastie: mächtige Vergrößerung der weiblichen ▸Mamma, meist durch Drüsenhypertrophie u. Fettvermehrung. E gigantomastia.

**Giganto|melie:** *Pathologie* Riesenwuchs einer oder mehrerer Gliedmaßen; s.a. ▸Akromegalie.

**Gigant|ophthalmus:** weit überdurchschnittliche Größe des Augapfels bei harmonischer Proportion seiner Teile; s.a. ▸Hydrophthalmus, ▸Megalokornea. E megalophthalmus.

**Giganto|rhynchus cestodiformis:** ▸Moniliformis moniliformis.

**Giganto|somie:** ▸Riesenwuchs. E gigantism.

**Giganto|spermie:** s.u. ▸Megalospermie. E gigantospermia.

**Giganto|zyt:** großer Megalozyt (∅ 12 µm u. mehr) in Knochenmark u. Blut bei unbehandelter perniziöser Anämie. E gigantocyte.

**Gigli-Säge** (Leonardo G., 1863–1908, Frauenarzt, Florenz): *Chirurgie* Drahtsäge (gedoppelter u. in sich verwendelter bzw. vierfach geflochtener Stahldraht) zur weichteilschonenden Knochendurchtrennung (▸Osteotomie) durch Sägen »von innen nach außen« (z.B. bei Schädeltrepanation). E Gigli saw.

| Vorkommen | Schlangen |
|---|---|
| **Afrika** | |
| Nord- | Viperidae (Bitis-, Cerastes- u. Vipera-Arten), afrikanische Kobras, Boomslang-, Echis-Arten* |
| Zentral- | Viperidae, Kobras, Mambas, Boomslang* |
| Süd- | Viperidae, Kobras (Kapkobra*), Mambas, Boomslang* |
| **Amerika** | |
| Nord- | Crotalidae (Klapperschlangen u. Sistrurus-Arten), Korallenschlangen-, Agkistrodon-Arten* |
| Mittel- u. Süd- | Crotalidae (Klapperschlangen-, Bothrops-, Agkistrodon-Arten, Buschmeister*), Korallenschlangen* |
| **Asien** | |
| West- | Viperidae (Bitis-, Cerastes- u. Vipera-Arten), Kobras |
| Mittel- | Viperidae, Kobras, Seeschlangen, Kraits* |
| Nordost- | Viperidae, Kobras, Kraits, Crotalidae, Seeschlangen |
| Südost- (Hinterindien) | Viperidae, Kobras, Kraits, Crotalidae, Seeschlangen |
| **Australien Neuguinea Indonesien Philippinen** | Viperidae, Crotalidae, Elapidae, Seeschlangen |
| **Europa** | Viperidae (Vipera-Arten; z.B. in Deutschland: Kreuzotter, Kupferotter u. Aspisviper) |
| * monospezif. Serum verfügbar | |

**Giftschlangen.**

**GIH** *(engl.)* Abk. für growth Hormone inhibiting hormone: ▸Somatostatin.

**Gilbert (1)** Judson B. G., geb. 1898, Urologe, Schenectady/N.Y.; **2)** Nicolas Augustin G., 1858–1927, Internist, Paris; **3)** Wilhelm G., geb. 1879, Opthalmologe, Hamburg). – **G.-Lereboullet-Syndrom** (Nicolas Augustin G.): ▸Meulengracht(-G.)-Syndrom. E Gilbert-Lereboullet syndrome. – **G.-Ophthalmia Lenta** (Wilhelm G.): chronisch-rezidivierende Iritis mit ▸Hypopyon als Initialstadium der ▸Behçet-Krankheit. E ophthalmia lenta. – **G.-Syndrom: 1)** (Nicolas Augustin G.), Coli-Bazillose: chronische Pyämie durch körpereigene (bei enterorenalem oder Heitz-Boyer-Syndrom) oder körperfremde Colibazillen (bei enterohepatischem oder Abrami-Syndrom). E colibacillosis. **2)** (Judson B. G.): durch bösartigen, massiv in die Lungen metastasierenden, hormonell aktiven Hodentumor (meist Chorionepitheliom) ausgelöste ▸Endokrinopathie mit Gynäkomastie. E choriogenetic gynecomastia.

**Gilbert-Dreyfus-Syndrom** (J. C. G.-D., geb. 1902, Arzt, Paris): partielle testikuläre ▸Feminisierung mit Gynäkomastie u. – skrotaler – ▸Hypospadie. E Gilbert-Dreyfus' syndrome.

**Gilchrist-Krankheit** (Thomas C. G., 1862–1927, Hautarzt, Baltimore): Nordamerikanische ▸Blastomykose. E Gilchrist's disease.

**Gilchrist-Operation:** *Urologie* Bildung einer Ersatzblase als Zäkumblase (▸Dickdarmblase; dort Abb.) unter Ausleitung des Ileumstumpfes als »Harnröhrenersatz« durch die Bauchdecken; erzielt durch Nutzung der BAUHIN-Klappe eine Verbesserung der Kontinenz.

**Gilchrist-Verband:** v.a. bei subkapitaler Humerusfraktur zur Ruhigstellung angewandte Verbandtechnik mit über den Arm geführtem Schlauchverband, der (nach Einschnitt in Achselhöhe) über den Nacken zum Handgelenk (1. Schlaufe) u. dann hinter dem Rücken zum Oberarm (2. Schlaufe) geführt wird; auch als Fertigverband erhältlich (s.a. Abb). E Gilchrist's bandage.

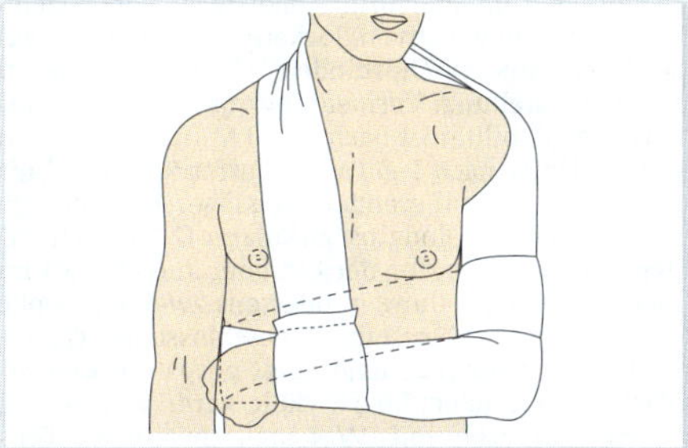

**Gilchrist-Verband.** [240]

**Gilford-Syndrom** (HASTINGS G., 1861–1941, Chirurg, London): *Pädiatrie* ▸Progerie. E Hutchinson-Gilford syndrome.

**Gill-Dekompression:** bei Spondylolisthesis mit neurologischen Ausfällen durch Wurzelkompression eine ein- oder beidseitige ▸Laminektomie u. Nervenentlastung (Neurolyse) im Bereich der Zwischenwirbellöcher, ergänzt durch Spanversteifung des betroffenen Wirbelsäulenabschnitts. E Gill's decompression.

**Gilles-de-la-Tourette-Syndrom:** *Neurologie* ▸TOURETTE-Syndrom. E Gilles de la Tourette's syndrome.

**Gillespie-Syndrom: 1)** (ROBERT D. G., geb. 1897, Psychiater, London): ▸okulodentodigitales Syndrom. **2)** (FREDERICK D. G., Ophthalmologe, Parkersburg, USA): familiärer beidseitiger Regenbogenhautmangel (Aniridie) mit zerebellarer ▸Ataxie u. ▸Dysarthrie, ▸Oligophrenie, Ohr- u. Lidfehlbildungen, ▸Plattfuß.

**Gil-Vernet-Operation:** *Urologie* paraanale extrasphinktäre ▸Prostatektomie durch intrakapsuläre ▸Enukleation nach vorangestellter Längsspaltung der Organkapsel hinten in der Medianlinie u. nach sphinkterschonender Durchtrennung der Harnröhre. E Gil-Vernet operation.

**Gimbernat-Hernie,** LAUGIER-Hernie: Hernia femoralis mit Austritt des Bruchsacks durch einen Spalt im Ligamentum lacunare (= **G.-Band**). E Laugier's hernia.

**gịnger paralysis** *(engl. ginger = Ingwer):* die Vergiftung durch alkoholische Getränke aus – mit Trikresylphosphat extrahierten – Ingwerwurzelauszügen. Trat nach einer Massenvergiftung in Nordamerika (1929–1931) nicht mehr auf.

**Gịngiva:** das »Zahnfleisch«; die unverschieblich mit dem Kieferperiost verwachsene Mundschleimhaut, die die Alveolarfortsätze (= **G. alveolạris**), die Alveolarsepten u. deren Ränder bedeckt (= **G. areolạris**) u. die Zahnhälse umschließend dem Zement anliegt u. die Alveolen gegen die Mundhöhle abdichtet (= **G. marginạlis** = Zahnfleischsaum). Besteht aus mehrschichtigem Plattenepithel auf gefäß- u. nervenreichem, kollagenem Bindegewebe. S.a. ▸Parodontium. E gingiva (alveolar; areolar; marginal).

**Gingivạ|infiltration:** s.u. ▸Gingivitis hyperplastica.

**Gingivịtis,** Parodontitis (marginalis) superficialis: oberflächliche Entzündung des Zahnfleischsaumes; mechanisch (durch Zahnstein), infektiös (s.a. ▸Gingivostomatitis, ▸Stomatitis), toxisch (bei ▸Schwermetallvergiftung) oder hormonell (z.B. Schwangerschaft, ▸G. gravidarum) bedingt oder als lokale Reaktion bei Allgemeinerkrankungen (z.B. Leukämie, s.a. ▸G. hyperplastica). E gingivitis. – **G. catar|rhạlis:** exsudative G. mit Rötung, Schwellung u. Blutungstendenz. E catarrhal g. – **G. gangraenọsa:** ▸G. ulcerosa. E gangrenose g. – **G. gravidạrum:** in Abhängigkeit vom Östrogenspiegel auftretende G. der Schwangeren (bei ca. 50 %), u. zwar – immer mit Blutungsneigung – als chronische marginale oder als hyperplastische G. sowie unter dem Bild der Epulis (s.a. Abb.); Rückbildung 6–20 Tg. nach der Entbindung. E pregnancy g. – **G. hyperplạstica,** G. hypertrophicans: chron. verlaufende Entzündung u. Hyperplasie des Zahnfleisches; u.a. bei Hämoblastosen (v.a. bei akuten monozytären oder myelomonozytären Leukämien), Speicherkrankheiten, unter Hydantointherapie bei Epilepsie. E hyperplastic g. – **G. sịm|plex:** ▸G. catarrhalis. – **G. ulcerọsa:** G. mit geschwürigem Zerfall der Zahnfleischoberfläche. E ulcerative g.

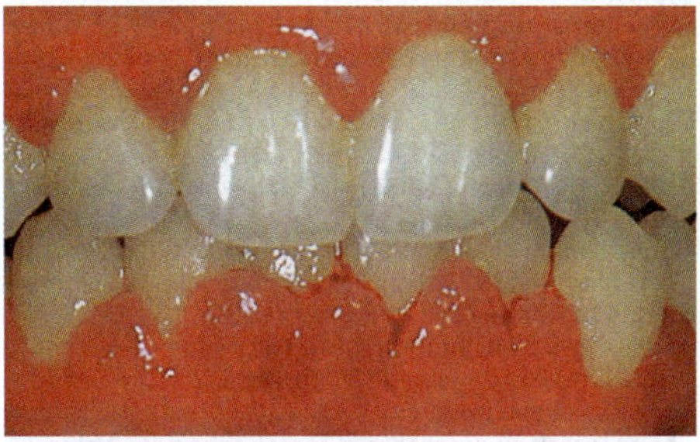

**Gingivitis gravidarum:** Entzündung im Bereich der Zahnfleischpapillen. [178]

**Gingiv(o)|ektomịe:** Abtragen der Zahnfleischtaschen bis zum Fundus unter gleichzeitiger Wiederherstellung der physiologischen Kontur der Gingiva bei fortgeschrittener marginaler Parodontopathie. E gingivectomy.

**Gingivo|stomatịtis:** auf die gesamte Mundschleimhaut übergreifende Gingivitis; i.e.S. die ▸Stomatitis herpetica. E gingivostomatitis.

**Gịn|glymus,** Scharniergelenk: ▸Articulatio cylindroidea (dort Abb.). E ginglymus.

**Ginkgo biloba,** Ginkgobaum, Silberbaum: Heilpflanze, der seit alters her vielfältige Wirkungen zugesprochen werden. Diese Effekte konnten teilweise mit tierexperimentellen u. klinischen Studien bestätigt werden. Angewandter Pflanzenteil: Ginkgoblätter (Ginkgo bilobae folium); Inhaltsstoffe u.a. Flavonoide, Procianidine, Diterpenoide, Terpenlactone (Ginkgolide, Bilobalid). ***Anw.*** (in Form von Extrakten mit standardisiertem Wirkstoffgehalt) v.a. bei peripheren u. zentralen arteriellen Durchblutungsstörungen. Die Wirkung bei »Hirnleistungsstörungen« wird kontrovers diskutiert.

**Ginseng:** *Pharmazie* ▸Panax ginseng. E ginseng.

**Giongo-Spirale:** Sonde mit spiraligem Ende für die Lösung von Harnleitersteinen. E Giongo spiral.

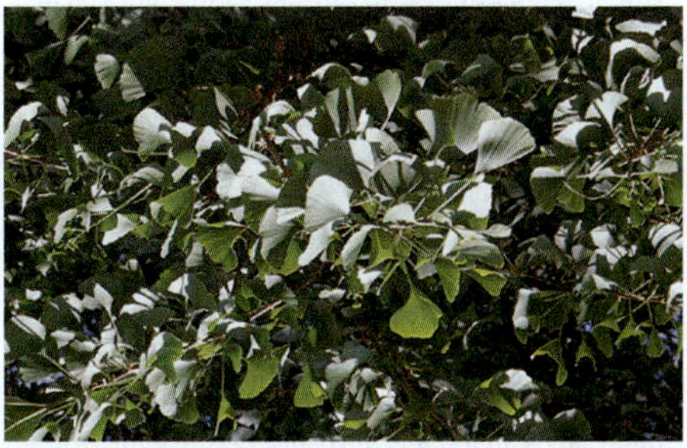

**Ginkgo biloba.** [399]

**Giovannini-Krankheit:** ▶Beigel-Krankheit. E Giovannini's disease.

**GIP,** Abk. für gastrisches inhibitorisches Polypeptid: ein aus dem oberen Dünndarm stammendes Polypeptid (▶Gewebshormon), das die Absonderung der Magensäure u. des Pepsins sowie die Magenperistaltik hemmt u. die – durch Glucose angeregte – Insulinsekretion verstärkt. S.a. ▶Gipom. E gastric inhibitory polypeptide.

**Gipfel|blase,** Kuppelblase: *Röntgenologie* Luftblase im oberen Bereich des Zwölffingerdarms.

**Gipfel|bucht:** ▶Recessus epitympanicus.

**Gipfel|index:** *Kardiologie* der Abstand der beiden Gipfel einer 2-gipfligen ▶P-Zacke; Intervall > 40 Millisekunden spricht für Wahrscheinlichkeit einer linksatrialen Überlastung.

**Gipfel|sekretion:** die Spitze der Säureabsonderung im Magen (= »peak acid output«, ▶PAO).

**Gipfel|zeit:** *Kardiologie* ▶Farbstoffverdünnungskurve (dort Abb.).

**Gipom:** ein ▶GIP produzierendes ▶Apudom, ausgehend von den K-Zellen des Dünndarms. E GIPoma.

**Gips: 1)** *Chemie* Calciumsulfat ($CaSO_4 \cdot 2H_2O$); *techn* durch Erhitzen entsteht der wasserärmere »gebrannte G.« ($CaSO_4 \cdot {}^1/_2H_2O$; Calcium sulfuricum ustum), der mit Zusatz von ca. 50 % Wasser (s.a. ▶Gipsverband) rasch zu einer festen Masse erhärtet (Abbindezeit u. Härte von Brenntemp. u. Zusätzen abhängig). E gypsum. **2)** Klinikjargon für einen ▶Gipsverband. E plaster (of Paris).

**Gips|bett:** in Bauchlage über den gesamten Rumpf (evtl. auch über Hinterhaupt u. die Oberschenkel) anmodellierte »Gipsliegeschale« zur Ruhigstellung der Wirbelsäule; z.B. bei Wirbelfraktur, Tumoren, nach Spondylodese; zur Kyphosekorrektur meist als ▶Lorenz-Reklinationsbett oder als Bauchliegeschale; ferner zur Skoliosekorrektur. E plaster bed.

**Gips|binde:** mit gebranntem Gips beschickte Mullbinde (meist mit Klebstoffzusatz als fixierte, nicht streuende G.) für den ▶Gipsverband. E plaster bandage, plaster dressing.

**Gips|höschen:** in ▶Lorenz-Stellung anmodellierter Gipsverband für den Beckengürtel, i.e.S. als etwa von den Brustwarzen bis an die Knöchel reichender Verband zur Behandlung der angeborenen ▶Hüftluxation; geeignet auch bei einer Oberschenkelfraktur des Kindes; s.a. ▶Gipshose. E Whitman's plaster.

**Gips|hose:** das Hüftgelenk fixierender Gipsverband, der das Becken u. einen Oberschenkel einschließt; s.a. ▶Gipshöschen.

**Gips|hülse:** zylinderförmiger Gipsverband, v.a. zur Ruhigstellung nur eines Gliedmaßengelenkes (als »Tutor«), v.a. des Kniegelenkes (als von der Hüfte bis zum oberen Sprunggelenk reichende G.).

**Gips|korsett:** *Orthopädie* ▶Böhler-Mieder. E body cast.

**Gips|krawatte:** als »kleiner Minervagips« den Hals umfassender Gipsverband (s.a. ▶Halskrawatte), der den unteren Unterkieferrand einbezieht u. bis an den Hinterhauptshöcker bzw. unten bis an das Brustbein, die Schlüsselbeine, die Akromien u. die Schulterblattgräten reicht; als »großer Minervagips« mit Gipssteg über der Stirn. Zur Entlastung der Halswirbelsäule nach Verletzungen und bei Spondylitis. E plaster collar.

**Gips|liege|schale:** ▶Gipsbett.

**Gips|longuette:** Gipsverbandmaterial in Form langer streifenförmiger Platten aus übereinander gefalteten, gleich langen u. gleich breiten Gipsbinden(stücken). – Auch der daraus gefertigte Gipsverband als ▶Gipsschale oder in Steigbügelform; ferner als Grundlage eines zirkulären Gipsverbandes.

**Gips|schale:** in der Regel ein aus Gipslonguetten gefertigter, muldenförmig anmodellierter Gipsverband, aber auch eine nach Teilentfernung eines zirkulären Gipsverbandes belassene Liegeschale, allgemein als Gliedmaßenverband (▶Gipsschiene); erlaubt Funktionstherapie, Haut- u. Wundpflege sowie Ruhigstellung durch »Wiederanwickeln« (v.a. zur Nacht).

**Gips|schiene:** aus Gipsbinden bzw. -longuetten gefertigte Schiene; s.a. ▶Gipsschale. E plaster splint.

**Gips|verband:** fester Stützverband aus Gipsbinden u./oder -longuetten und Polstermaterial zur Ruhigstellung von Körperteilen nach Frakturen, Operationen oder bei Entzündungen. Die Gebrauchseigenschaften der Gipsbinde wurden durch Zusätze verbessert; als Alternative werden auch wasserunempfindliche Kunststoffe genutzt. Häufigste Methode zur Aufrechterhaltung (Retention) des Repositionsergebnisses in der konservativen Knochenbruchbehandlung. ***Anlagetechnik:*** Abpolsterung oberflächlicher Knochen u. Nerven, lockeres Abrollen der wasserdurchtränkten Gipsbinden, Gelenkfixierung in Funktionsstellung, Vermeidung von Dellen im Gipsverband. Stabilität ist nach ca. 30 Min. erreicht, endgültige Härte nach 1–3 Tagen. Entfernung mit Gipsschere oder oszillierender Gipssäge. ***Formen:*** geschlossener G. (Rundgips, zirkulärer G.): umschließt den gesamten Umfang der Extremität; dient fast immer der Ruhigstellung mindestens zweier Gelenke. Gespaltener G. (Spaltgips): geschlossener G., der nachträglich durchgehend längs gespalten und mit elastischen Binden überwickelt wird, v.a. bei frischen Frakturen mit Weichteilschwellung. Gipsschiene oder -schale: umfasst nur einen Teil des Extremitätenumfangs, v.a. bei noch zu erwartender Weichteilschwellung. Gipstutor (Gipshülse): umgibt die Extremität wie eine Hülse u. kann leicht abgenommen werden; dient der Ruhigstellung eines Gelenks. Rumpfliegeschale (Rückenschale): zur Ruhigstellung der Wirbelsäule, z.B. bei entzündlichen Prozessen; nach Fertigstellung der Rückenschale können der Pat. gedreht u. ein Bauchdeckel angefertigt werden (Sandwich-Gips) Gehgips: geschlossener Gips mit einer Gehfläche, wenn die Extremität belastet werden darf. Gipskorsett (Rumpfgips): kann vom Becken bis zum unteren Thorax reichen und ist meist abnehmbar, z.B. bei stabilen Wirbelkörperfrakturen. Sonderformen: redressierende G. zur schrittweisen Korrektur von Deformitäten (z.B. bei Klumpfüßen), Quengelgipse zum Dehnen von Kontrakturen. ***Kompl.:*** Zirkulationsstörungen (deshalb Längsspaltung des Gipsverbandes bei allen frischen Verletzungen), Druckschäden an Nerven, Drucknekrosen der Haut, allergische Hautreaktionen, Immobilisierungsschäden an Gelenken, Knochen, Weichteilen, Thrombose; ▶Sudeck-Dystrophie. Häufige Kontrollen u.a. auf Drucknekrosen, Gefäß-Nerven-Kompression (s.a. ▶Cast-Syndrom) sowie Aufklärung des Patienten über Möglichkeiten der Verhinderung solcher Schäden sind notwendig. E plaster bandage or cast.

**Girard-Hernienoperation** (Charles G., 1855–1916, Chirurg, Genf): modifizierte ▶Bassini-Operation als Radikaloperation einer indirekten Leistenhernie, u. zwar als 3-schichtiger Bruchpfortenverschluss unter Verzicht auf eine Spaltung der Fascia transversalis u. eine Samenstrangverlagerung: Naht des M. obliquus internus abdominis, Fixierung der medialen = oberen Lefze der gespaltenen Externusaponeurose vor dem Samenstrang an das Leistenband u. Aufsteppen des lateralen (unteren) Aponeurosenlappens über den beiden Nahtreihen auf die mediale Lefze (»Fasziendopplung«). E Girard's method.

**Girdlestone-Operation** (Gathorne R. G., 1881–1950, Orthopäde, Oxford): radikale Hüftgelenkresektion (Schenkelhals u. -kopf u. Hüftpfanne) zur Behandlung schwerer Hüftgelenkserkrankungen (v.a. Entzündungen, z.B. Coxitis tuberculosa) mit Zerstörung von Kopf u. Pfanne. E Girdlestone procedure.

**Girgolaff-Operation:** eine Faszienstreifen-Fesselung des Humeruskopfes bei habitueller Schulterluxation. E Girgolaff's operation.

**Girlandenbypass:** aortokoronarer Venenbypass, der durch eine oder auch mehrere Seit-zu-Seit- u. eine

End-zu-Seit-Anastomose mehrere Koronargefäßabschnitte versorgt.

**Gitaloxigenin:** s.u. ▸Digitalisglykoside (dort Tab.).

**Gitelmann-Syndrom:** (H.J. GITELMANN 1966) autosomal-rezessiv erbliche Krankheit der Niere; Transportdefekt im distalen Tubulus, der dem Effekt von Thiazid-Diuretika ähnelt u. mit dem Verlust von Magnesium u. Kalium über den Urin einhergeht. Die Calcium-Ausscheidung ist normal. Typisch sind Muskelschwäche, tetanische Anfälle mit Erbrechen, Bauchschmerzen u. Fieber.

**Gi|thagin:** *Toxikologie* ein Saponin der Kornrade (Agrostemma githago). – Die Vergiftung (**Githagismus**; durch mit Kornradesamen verunreinigte Getreideprodukte) ist gekennzeichnet durch Brechdurchfall, später Schwindel, Kopfschmerzen, evtl. Kreislaufstörungen, Krämpfe, Atemlähmung. E githagin.

**Gitoxigenin:** s.u. ▸Digitalisglykoside (dort Tab.). E gitoxigenin.

**GITS,** Abk. für gastrointestinales therapeutisches System: *Pharmazie* Arzneimittelbehälter in Tablettenform, aus dem das Medikament im Magen-Darm-Trakt durch langsames Eindringen von Wasser (durch eine semipermeable Membran) aus einer kleinen Öffnung kontinuierlich freigesetzt wird.

**Gitter:** **1)** *Optik* periodische Anordnung von Materialteilchen (Atome, Moleküle; z.B. als Kristallgitter) oder von makroskopischen Gebilden (s.u. ▸Gittermonochromator). E grating. **2)** *Physik* in der Elektronenröhre die gitterförmige Elektrode zwischen Kathode u. Anode zur Steuerung des Röhrenstroms. E screen.

**Gitter|blende:** *Röntgenologie* ▸Rasterblende. E bucky diaphragm.

**Gitter|bruch:** *Chirurgie* Bauchwandhernie (v.a. Narben-, epigastrische ▸Hernie) mit mehreren bis zahlreichen schlitzartigen oder runden Bruchlücken in der äußeren Aponeurosenplatte. E abdominal hernia.

**Gitter|fasern, retikuläre,** Reticulinfasern: *Histologie* zug- u. biegungsfeste argyrophile Fasern aus dem Gerüsteiweiß »Reticulin«, die in submikroskopische Mikrofibrillen unterteilt u. periodisch gebändert sind; s. Abb. Bestandteil des retikulären Bindegewebes, lymphatischer Organe, der Basalmembranen (im Grenzgebiet von Stroma u. Parenchym; z.B. als Gitterfaserhülle von Kapillaren, Muskel- u. Nervenfasern, Nierenkanälchen, Drüsensträngen des Hypophysenvorderlappens); bilden das Gitterfasernetz des Leberläppchens (das den Leberzellplatten aufliegende Gitterfaserhäutchen [»Plattenbeläge«]), durch das sich die Mikrovilli der Leberzelle in den DISSE-Raum erstrecken. E reticular fibers.

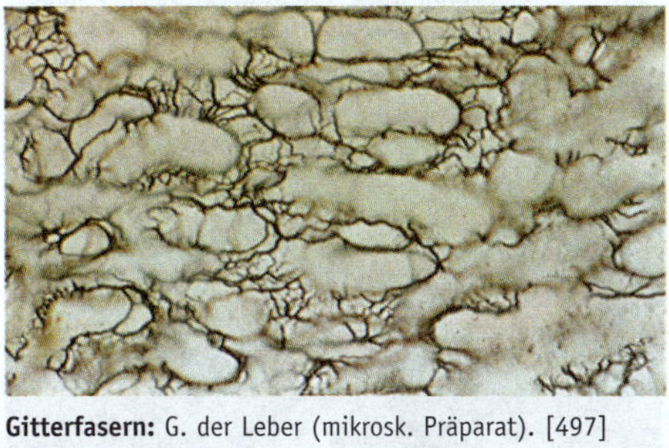

**Gitterfasern:** G. der Leber (mikrosk. Präparat). [497]

**Gitter|keratitis:** ▸Keratoconjunctivitis herpetica. E reticular keratitis, herpetic k.

**Gitter|lunge:** von gefäßführenden Strängen u. Septen durchzogenes Resthöhlensystem nach Lungenabszess oder -gangrän. E shaped lung.

**Gitter|monochromator:** Gerät, in dem die spektrale Zerlegung des Lichtes (Bildung eines Gitterspektrums) durch ▸Beugung an einem – z.B. aus vielen parallelen Strichen oder Spalten bestehenden – optischen Gitter erfolgt; ermöglicht die genaue Einstellung eines schmalen Wellenbereichs des Lichtes, z.B. im Spektrophotometer oder Fluoreszenzmikroskop. E diffractometer.

**Gitter|spektrum:** *Optik* s.u. ▸Gittermonochromator. E diffraction spectrum.

**Gitter|theorie,** Einphasen-Th., Netzwerk-Th., Frame-work-Th.: *Immunologie* (MARRACK u. HEIDELBERGER) Bei der Antigen(AG)-Antikörper(AK)-Reaktion legen sich in einem einphasischen Vorgang bi- bzw. multivalente AK in einem Netz- oder Gittersystem dem multivalenten AG an. S.a. ▸BORDET-Theorie (Zweiphasentheorie). E frame-work theory.

**Gitter|zellen:** bindegewebige Zellelemente des Endoneuriums bzw. Perineuriums, die nach chem. Herauslösung des Fettes gitterartig imponieren. E gitter cells.

**GK:** Abk. für **1)** Glycerin-kinase; **2)** Gewebekultur; **3)** Ganzkörper(...).

**G-Karte:** Abk. für »Gesundheitskarte« (der Bundeswehr).

**Glabella** *(latein. = kleine Glatze):* der relativ wenig gewölbte, von haarfreier Haut bedeckte Teil des Stirnbeins zwischen den Augenbrauenbogen; ein kraniometrischer Punkt. E glabella.

**Glabella|reflex:** angeborener Reflex, bei dem es bei leichtem Fingeraufschlag auf die Glabellaregion es zu einem kurzen Lidschlag mit Augenschluss kommt. E glabella reflex.

**Glabella|syndrom:** bei bestimmten Krankheiten des Nasen-Rachen-Raums reflektorisch ausgelöste, sich periodisch morgens u. abends steigernde Schmerzen im Glabellabereich mit Ödem im oberen Nasenscheidewandbereich.

**Glabrifikation:** ▸Glatzenbildung.

**Glama:** *Ophthalmologie* harte oder klebrige Sekretanhäufung im inneren Lidwinkel.

**Glandi|lemm:** *Anatomie* die bindegewebige Drüsenkapsel. E glandilemma, glandular capsule.

**glando|trop:** auf Drüsen einwirkend. E glandotropic. – **g. Hormone:** auf Drüsen einwirkende Hormone (i.e.S. des Hypophysenvorderlappens), die andere Hormone freisetzen. E g. hormones.

**Glandula,** Abk. Gl., Plur. Glandulae, Pluralform der Abk. Gll.: die ▸Drüse. – Auch alte Bez. für Follikel, Glomus, Lymphknoten. E gland. – **Gll. anales:** Drüsen in den Sinus anales des ▸Canalis analis. E anal g's. – **Gll. areolares:** apokrine tubuloalveoläre Drüsen im Brustwarzenhof der Frau; feuchten die Mamille beim Saugen an. E areolar g's. – **Gll. bronchiales:** gemischte (seromuköse), tubuloazinöse Drüsen der Bronchialschleimhaut; ▸Glandulae tracheales u. bronchiales. E bronchial g's. – **Gll. buccales:** seromuköse ▸Speicheldrüsen der Wangenschleimhaut (▸Gll. salivariae). E buccal g's. – **Gl. bulbo-urethralis:** die paarige tubuloalveoläre COWPER-Drüse im Diaphragma urogenitale, die in den hinteren Teil der ♂ Harnröhre mündet; ihr zähschleimiges transparentes Sekret wirkt als Gleitmittel beim Geschlechtsverkehr. E bulbourethral g. – **Gll. cardiacae:** in der Pars cardiaca gelegene tubuläre Drüsen, mitbeteiligt an der Bildung von ▸Magensaft. E cardiac g's. – **Gll. ceruminosae:** die apokrinen Ohrenschmalzdrüsen im äußeren Gehörgang. E ceruminous g's. – **Gll. cervicales uteri:** Drüsen des Halskanals der Gebärmutter, die den glasigen ▸Zervixschleim absondern. E cervical g's of uterus. – **Gll. ciliares,** MOLL-Drüsen, Wimperndrüsen: apokrine, tief im Lidrand gelegene Schweißdrüsen, die in die Haarbälge der Wimpern münden. Innervation durch das Ganglion ciliare. E ciliary g's. – **Gll. circum|anales:** tubulöse Schweiß- u. Duftdrüsen um den After, in Haarbälge mündend. E circumanal g's. – **Gll. conjunctivales:** (KRAUSE) Schleimdrüsen in der Bindehaut des Auges. E conjunctival g's. – **Gll. cutis:** die Hautdrüsen, z.B. Schweiß-, Duft-, Talg-, Wimpern-, Milchdrüsen. E cutaneous g's. – **Gll. duodenales:** die reichlich verzweigten tubuloazinösen BRUNNER-Drüsen in der

Submukosa des Zwölffingerdarms; münden in Krypten bzw. zwischen den Zotten u. sondern den ▸Duodenalsaft ab. E duodenal g's. – **Gll. endo|crinae,** Gll. sine ductibus: die endokrinen (= hormonbildenden) Drüsen: Gl. thyroidea, parathyroidea, pituitaria, suprarenalis, Corpus pineale, Thymus. E endocrine g's. – **Gll. gastricae:** die Magendrüsen (in der Fundus- u. Korpusschleimhaut); verzweigt-gerade Drüsenschläuche mit Epithel aus Haupt-, Beleg- u. Nebenzellen, die den ▸Magensaft bilden. E gastric g's. – **Gll. gustatoriae:** Geschmacksdrüsen am Boden der Wallpapillen der Zunge. Ihr Sekret dient der Lösung von Geschmacksstoffen u. dem Freispülen des Ringgrabens. E gustatory g's. – **Gll. intestinales,** Cryptae intestinales: die tubulösen Darmdrüsen; die auch als LIEBERKÜHN-Drüsen oder -Krypten bezeichneten Einstülpungen der Darmschleimhaut mit im basalen Teil gelegenen Drüsenzellen mit azidophilen Körnchen (= ▸PANETH-Körnerzellen); sie münden im Dünndarm zwischen den Zotten, im Dick- u. Mastdarm frei in die Darmlichtung. E intestinal g's. – **Gll. labiales:** Lippendrüsen; stecknadelkopfgroße, seromuköse ▸Speicheldrüsen (Gll. salivariae minores) in der Submukosa der Lippenschleimhaut. E labial g's. – **Gl. lacrimalis:** die beidseitige Tränendrüse oberhalb des äußeren Lidwinkels; mündet mit zahlreichen kleinen Ausführungsgängen in den oberen Bindehautsack. – Zusätzlich kleine Tränendrüsen (Gll. lacrimales accessoriae) in der Oberlid-Bindehaut. E lacrimal g. – **Gll. linguales:** die mukösen oder serösen ▸Speicheldrüsen der Zunge (als Gll. salivariae minores); ferner in der Zungenspitze die **Gl. lingualis anterior** (BLANDIN-NUHN-Drüse) mit Ausführungsgängen neben dem Zungenbändchen. E lingual g's. – **Gl. mammaria:** die Brust- oder Milchdrüse; apokrine Drüse, bestehend aus 10–20 Drüsenläppchen mit tubuloalveolären Endstücken u. mit Milchgängen (Ductus lactiferi, die nach Erweiterung [= Sinus lactiferi] als Ductus excretorii auf der Brustwarze münden); s.a. ▸Mamma. Die Milch wird gebildet durch Absonderung von Casein-Granula u. Lipidtröpfchen durch den ▸GOLGI-Apparat. E mammary g. – **Gl. mucosa:** Schleimdrüse; s.u. ▸Drüse. E mucous g. – **Gll. nasales:** die Nasendrüsen; verzweigte tubuloalveoläre, seromuköse Drüsen der Nasenschleimhaut. E nasal g's. – **Gll. olfactoriae:** die verzweigten tubulösen, vorwiegend serösen BOWMAN-Drüsen in der Riechschleimhaut (Area olfactoria) der Nase. E olfactory g's. – **Gll. palatinae:** kleine Speicheldrüsen des harten u. weichen Gaumens. E palatine g's. – **Gll. para|thyroideae,** Nebenschilddrüsen: die 4 etwa weizenkorngroßen Epithelkörperchen jeweils oben u. unten an der Rückseite beider seitlichen Schilddrüsenlappen; sie bilden das ▸Parathormon. E parathyroid g's. – **Gll. para-urethrales:** klinische Bez. für die äußere Drüsengruppe der Prostata (▸Gll. prostaticae). Submuköse, tubuloalveoläre Drüsen. E paraurethral g's. – **Gl. parotis:** die Ohrspeicheldrüse; die beidseitige zweiteilige (hinter dem aufsteigenden Unterkieferast u. – oberflächlicher – auf dem Kaumuskel gelegen) u. größte, rein seröse, tubuloazinöse ▸Speicheldrüse (mit Schaltstücken, Speichelröhren u. Ausführungsgängen), deren Hauptgang (Ductus parotideus) auf der Papilla parotidea mündet. E parotid g. – **Gl. pinealis:** ▸Corpus pineale. – **Gl. pituitaria:** ▸Hypophyse. E pituitary g. – **Gll. praeputiales,** TYSON-Drüsen: die Vorhautdrüsen am Penishals, Eichelkranz u. Vorhautinnenblatt. Bilden – unter Verfettung ihrer Zellen – das ▸Smegma. E preputial g's. – **Gll. prostaticae:** die 30–50 Einzeldrüsen der ▸Prostata; s.a. ▸Gll. para-urethrales. E prostate g's. – **Gll. pyloricae:** die Magendrüsen des Pförtnerbereichs; tubuloalveoläre Schleimhautdrüsen, die alkalischen Schleim u. ▸Gastrin absondern. E pyloric g's. – **Gll. salivariae:** Speicheldrüsen (des Mundes). Als **Gll. s. majores** die großen (Gll. submandibularis, sublingualis u. parotis), als **Gll. s. minores** die kleinen (Gll. labiales, buccales, molares, palatinae, linguales, Gl. lingualis ant.). E salivary g's. – **Gll. sebaceae,** Talgdrüsen, Balgdrüsen: ektodermale, holokrine, tubuloalveoläre Einzeldrüsen im Korium der Haut u. Halbschleimhäute, die unter dem Einfluss von Androgenen stehen. Sie münden in die Haarbälge (Gll. sebaceae pilares); ferner als frei auf die Haut mündende Drüsen die Gll. s. separatae. E sebaceous g's. – **Gl. sero|mucosa; Gl. serosa:** s.u. ▸Drüse. E seromucous g. – **Gll. sine ductibus:** »Drüsen ohne Ausführungsgänge«, ▸Gll. endocrinae. – **Gl. sub|lingualis:** die Unterzungendrüse; auf dem M. mylohyoideus gelegene gemischte (überwiegend muköse), fast keine Schaltstücke u. Sekretröhren enthaltende Speicheldrüse mit EBNER-Halbmonden; ihr Hauptausführungsgang (Ductus sublingualis major) mündet unter der Zunge auf der Caruncula sublingualis; zahlreiche Ductus minores münden auf der anschließenden Falte. E sublingual g. – **Gl. sub|mandibularis:** die Unterkieferdrüse (s. Abb.). Eine fast völlig unter dem M. mylohyoideus im Trigonum submandibulare gelegene tubuloazinöse (überwiegend seröse) ▸Speicheldrüse mit Schaltstücken u. Sekretröhren u. mit EBNER-Halbmonden. Ihr Ausführungsgang (Ductus submandibularis) mündet gemeinsam mit dem Gang der Gl. sublingualis in die Mundhöhle. Sie bildet außer Speichel auch zahlreiche biologisch aktive Peptide. E submandibular g. – **Gll. sudoriferae:** die Schweiß- u. Duftdrüsen (apokrin bzw. ektokrin); ektodermale Knäueldrüsen in der Unterhaut; münden mit korkenzieherartig gewundenen Ausführungsgängen auf der Hautoberfläche. Vorkommen: Achselhöhle, Schambeinregion, große Schamlippen, Hodensack, Damm u. After; s.a. ▸Hidraden... E sudoriferous g's. – **Gl. suprarenalis:** die Nebenniere; beidseits eine dem oberen Nierenpol aufsitzende endokrine Drüse; Abb.; s.a. ▸Nebennierenmark, ▸Nebennierenrinde. – Gelegentlich zusätzliche Drüsen auch

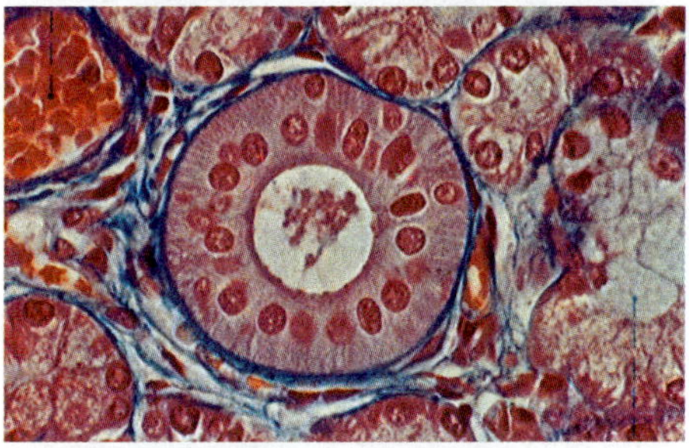

**Glandula submandibularis:** Streifenstück mit prismatischen Epithelzellen (histolog. Bild). [497]

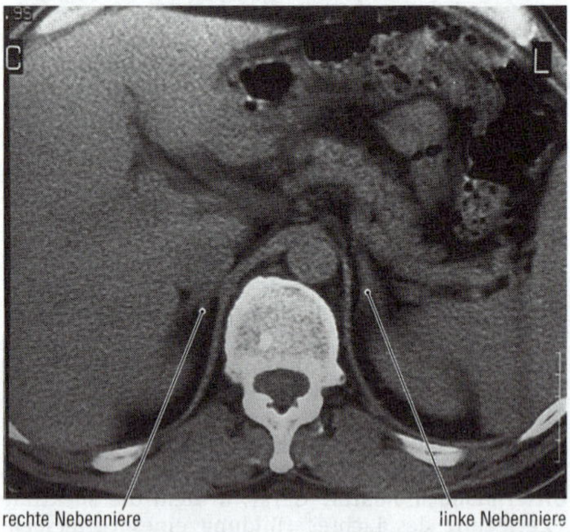


**Glandula suprarenalis:** normale Nebennieren beidseits im Computertomogramm (Kontrastmittel). [472]

retroperitoneal, im Hoden, Eierstock, Ligamentum latum. E suprarenal g. – **Gll. tarsales,** MEIBOM-Drüsen: je 20–30 im Ober- u. Unterlidknorpel gelegene Liddrüsen als alveoläre Talgdrüsen mit Ausführungsgängen auf die hintere Lidkante. E tarsal g's. – **Gl. thyroidea:** die ▸Schilddrüse; s.a. ▸Thyreo... – Gelegentlich auch – als Reste des embryonalen Ductus thyreoglossus – zusätzliche Drüsen (= Gll. thyroideae accessoriae) in den Halsweichteilen, z.B. als Gl. suprahyoidea = ▸ZUCKERKANDL-Drüse über dem Zungenbein. E thyroid g. – **Gll. tracheales et bronchiales:** seromuköse Drüsen der Luftröhren- u. Bronchialschleimhaut. E tracheal and bronchial g's. – **Gll. urethrales:** die kleinen Harnröhrendrüsen; verzweigte tubulöse Schleimdrüsen; beim Mann die LITTRÉ-Drüsen, bei der Frau als SKENE-Drüsen bezeichnet (s.a. ▸Gll. bulbo-urethralis u. ▸Gll. para-urethrales). E urethral g's. – **Gll. uterinae:** Gebärmutterdrüsen (im Fundus u. Corpus uteri; s.a. ▸Glandulae cervicales); schlauchförmige, gewundene u. verzweigte, bis in die Basalschicht des ▸Endometriums reichende Drüsen der Gebärmutterschleimhaut. Sie unterliegen zyklischen Veränderungen u. regenerieren nach der Menstruation (▸Proliferationsphase). E uterine g's. – **Gl. vestibularis major,** BARTHOLIN-Drüse: die beidseitige große, tubuloalveoläre, Schleim bildende Scheidenvorhofdrüse im Diaphragma urogenitale am Hinterrand der Vorhofschwellkörper; mündet seitlich des Scheideneingangs; feuchtet – wie die kleinen Vorhofdrüsen (**Gll. vestibulares minores**) in Harnröhrennähe – den Vorhof an. E vestibular g's.

**glandulär-zystische Hyperplasie:** s.u. ▸Hyperplasie. E glandular cystic hyperplasia.

**Glandulo|graphie:** *Röntgenologie* ▸Adenographie.

**Glans:** *Anatomie* die Eichel. E glans. – **G. clitoridis:** vordere Verdickung des Kitzlers (▸Clitoris) aus kavernösem = Schwellkörpergewebe. E glans clitoridis. – **G. penis:** vordere, vom Harnröhrenschwellkörper (Corpus spongiosum) gebildete Verdickung des Penis. E glans penis.

**Glanz|auge:** das durch vermehrte Tränenabsonderung u. weite Lidspalte feucht-glänzend erscheinende Auge; z.B. als Frühsymptom der BASEDOW-Krankheit. E glossy eye.

**Glanz|finger; Glanz|ferse:** s.u. ▸Glanzhaut. E glossy skin.

**Glanz|haut,** Leioderma, Atrophoderma neuroticum: glattglänzende, oft papierdünne Haut infolge – zentralnervös, peripher-neurogen oder posttraumatisch bedingter – Atrophie; z.B. als »Glanzfinger« bei Neuritis, als »Glanzferse« bei angeborener Syphilis (durch Reiben, Scheuern des Syphilids). E glossy skin, leiodermia.

**Glanzmann** (EDUARD G., 1887–1959, Kinderarzt, Bern). – **G.-Dreitagefieber:** ▸Exanthema subitum. E roseola infantum. – **G.-Naegeli-Syndrom:** *Hämatologie* s.u. ▸Thrombasthenie. E Glanzmann's thrombasthenia. – **G.-Riniker-Syndrom,** essentielle Lymphozytophthise: *Hämatologie* ▸Agammaglobulinämie, Schweizer Typ. E G.-Riniker syndrome.

**Glanz|streifen:** *Histologie* ▸Disci intercalares. E intercalated disks.

**Glaro|meter:** Gerät zur Messung der Blendungsempfindlichkeit anhand der Sehschärfenminderung durch ein blendendes Licht etwa 5° seitlich der Sehprobe(ntafel). E glarometer.

**Glas:** s.u. ▸Brillengläser; s.a. ▸Linse (als ▸Konkav-, ▸Konvexlinse), ▸Zylinderglas. E glass, lens.

**Glas|auge:** ▸Kunstauge. E glass eye.

**Glasbläser|hand:** massive Verschwielung des Handtellers mit Schrumpfen der Palmaraponeurose u. der Musculi interossei. E glassblower's hand.

**Glasbläser|star:** *Ophthalmologie* ▸Cataracta calorica. E glassblower's cataract.

**Glas|drusen:** *Ophthalmologie* die »Altersdrusen des Pigmentepithels« des Auges als kugelige Vorwölbungen der verdickten ▸Glashaut.

**Glasfaser|optik:** ▸Faseroptik; s.a. ▸Fiberendoskop. E glass fiberoptic.

**Glasgow Coma Scale** *(engl.)*: ein Punkte-Schema zur Bewertung von Hirnfunktionsstörungen nach einer Schädel-Hirn-Verletzung; eine Bewertung mit einer Gesamtpunktzahl von weniger als 8 Punkten entspricht einer schweren Störung. Kriterien sind Augenöffnen, verbale Reaktion auf Ansprache u. motorische Reaktion (s. Tab.).

| **Augenöffnen** | | **Größe** |
|---|---|---|
| spontan | 4 Punkte | eng |
| auf Anruf | 3 Punkte | |
| auf Schmerz | 2 Punkte | mittel |
| auf Schmerz nicht | 1 Punkt | |
| **beste motorische Antwort** | | weit |
| auf Aufforderung | 6 Punkte | entrundet |
| auf Schmerz gezielt | 5 Punkte | |
| auf Schmerz ungezielt | 4 Punkte | |
| Beugesynergismen | 3 Punkte | |
| Strecksynergismen | 2 Punkte | |
| keine Schmerzabwehr | 1 Punkt | |
| **verbale Antwort** | | **Reaktion** |
| koordiniertes Gespräch | 5 Punkte | + prompt |
| unkoordiniertes Gespräch | 4 Punkte | (+) verlangsamt |
| einzelne Wörter | 3 Punkte | – keine |
| unverständliche Laute | 2 Punkte | |
| keine Antwort | 1 Punkt | |
| durch Addition 3–15 Punkte möglich | | |

**Glasgow Coma Scale.** [268]

**Glasgow-Zeichen:** systolisches Geräusch über der Oberarmarterie (A. brachialis) bei Aortenaneurysma. E Glasgow's sign.

**Glas|haut:** *Anatomie* Basalmembran. – Als Lamina cuticularis vitrea die ektodermale Schicht der ▸BRUCH-Membran (Complexus basalis) der Choroidea. E basement membrane. – **G., innere:** ▸Zona pellucida um die Eizelle.

**Glas|knochen:** *Röntgenologie* Knochenstruktur mit nur zarter Spongiosa u. dünner Rindenschicht als Bild bei ▸Knochenbrüchigkeit; s.a. ▸HOEVE-Syndrom.

**Glas|körper:** ▸Corpus vitreum. E vitreous body.

**Glaskörper|ablösung:** *Ophthalmologie* teilweise bis totale Abhebung des Glaskörpers von der Netzhaut; v.a. bei starker Myopie, ferner nach perforierender Augenverletzung, Operation mit Augapferöffnung, bei Netz- u. Aderhauterkrankungen, als Alterserscheinung. E vitreous detachment.

**Glaskörper|blutung:** *Ophthalmologie* Blutaustritt in den Glaskörper, z.B. bei Augenverletzung, Periphlebitis, Hypertonie, diabetischer Retinopathie, subarachnoidaler Blutung (▸TERSON-Syndrom) sowie als »juvenile rezidivierende G.« (▸EALES-Krankheit). Führt zu Sehstörung durch Wahrnehmung roter Wolken. Evtl. gefolgt von Netzhautabhebung, ▸Cataract, ▸Glaukom. E intravitreal hemorrhage.

**Glaskörper|entzündung:** ▸Hyalitis.

**Glaskörper|glitzern:** *Ophthalmologie* ▸Synchisis scintillans.

**Glaskörper|trübung:** *Ophthalmologie* Verlust der optischen Homogenität des Glaskörpers durch Reste embryonalen Gewebes oder durch Einlagerung von Kalkseifenkristallen, Zelleinwanderung mit Faserbildung als Infektionsfolge. Zarte Trübungen (Cholesterinkristalle) im mittleren u. höheren Alter gelten als physiologisch; s. a. ▸Synchisis scintillans u. nivea. E vitreous opacity.

**Glaskörper|verflüssigung:** *Ophthalmologie* Übergang der Glaskörpergallerte in den Solzustand (s. a. ▸Synchisis corporis vitrei); Vork. im Alter, bei Diabetes mellitus, hochgradiger Myopie, intraokularem Metallsplitter, nach Uveitis u. nach Ablatio retinae. E vitreous liquefaction.

**Glaskörper|vorfall:** Glaskörperhernie (= Hernia corporis vitrei). E vitreous hernia.

**Glas|lamelle:** *Anatomie* ▸Lamina basalis choroideae (s. a. ▸Glashaut).

**Glas|mensch:** *Orthopädie, Pädiatrie* s. u. ▸Hoeve-Syndrom. E van der Hoeve's syndrome.

**Glas|pocken:** ▸Alastrim.

**Glas|zähne:** bläulich-transparente Zahnkronen bei ▸Dentinogenesis imperfecta hereditaria.

**Glatiramer|acetat:** Gemisch aus hydrophilen Polypetiden; Wirkmechanismus bisher nicht geklärt; ***Anw.*** zur Reduktion der Schubfrequenz bei Pat. mit schubförmig remittierender multipler Sklerose; ***NW:*** v. a. lokale Reaktionen an der Einstichstelle. E glatiramer acetate.

**Glatt|form,** S- = Smooth-Form: *Bakteriologie* Kolonieform mit glänzender Oberfläche u. glattem Rand; s. a. ▸Rauform, ▸M-Form.

**Glatzen|bildung:** zu vorübergehender oder bleibender Haarlosigkeit führender Haarausfall (▸Alopecia) bzw. Ersatz der Kopfhaare durch Lanugohaare (bei Erhaltung der seitlichen u. hinteren Partien); i. e. S. die konstitutionelle, symmetrische, von den Stirnhöckern bis zum Hinterkopf (dort als sog. Tonsur) reichende G. des Mannes im 2.–4. Ljz. (»androgenetische G.«).

**Glauber|salz** (Johann R. Glauber, 1604–1668, dt. Arzt, Apotheker u. Chemiker), Natriumsulfat: salinisches osmotisches ▸Abführmittel (nach manchen Autoren obsolet), v. a. in Form der **G.-Wässer** (Natriumsulfatwässer) = Trinkheilwässer mit abführender, choleretischer oder cholagoger Wirkung. E Glauber's salt.

**Glaucoma, Glaukom,** grüner Star: fortschreitende Sehnervenatrophie in Folge eines zu hohen Augeninnendrucks (s. a. ▸Tonometer) mit typischen Veränderungen des Sehnervenkopfes u. des Gesichtsfeldes (s. a. ▸Bjerrum-Zeichen). Auch Sammelbegriff für ätiologisch unterschiedliche Augenerkrankungen mit zeitweise oder dauernd erhöhtem Augeninnendruck (> 26 mmHg) als Leitsymptom, später häufig auch mit Sehnervenatrophie u. typischer Papillenexkavation, Gesichtsfeldausfällen, Minderung der Sehkraft (▸Visus) u. grünlichem Reflex der Linse (grüner Star). ***Formen:*** als anlagebedingtes, **primäres G.** mit einer Abflussbehinderung des Kammerwassers im Schlemm-Kanal (▸Sinus venosus sclerae), u. zwar entweder als Weitwinkelglaukom (▸G. simplex) oder durch Einengung des Kammerwinkels (▸Angulus iridocornealis; s. a. ▸Gonioskop), d. h. als Engwinkelglaukom bzw. Winkelblock-G. (s. a. ▸Glaukomanfall, G. chronicum congestivum). – Als **sekundäres G.** eine häufige Komplikation anderer Augenerkrankungen (z. B. Uveitis, Linsenluxation, tapetoretinale Degeneration, Gefäßveränderungen, Verletzungen, intraokulare Tumoren; s. a. ▸Pigmentglaukom). ***Diagn. u. Prophyl.:*** Die Erfassung einer Glaukomgefahr (»Glaukomdisposition«) erfolgt durch wiederholte Druckmessungen mit dem ▸Tonometer (Tagesprofil) u. Belastungsproben (medikamentöse Pupillenerweiterung, Coffein-, Wasserbelastung, Kälteprobe, Halsvenenstauung, Dunkel-, Thomassen-Probe u. a. m.; s. a. ▸Glaukomanfall). Frühsymptome des Glaukoms sind morgendliche Kopfschmerzen, anfallsweise Sehstörungen mit Augenschmerzen, vorzeitige Alterssichtigkeit, Sehen farbiger Ringe um Lichter. E glaucoma. – **G. absolutum:** Erblindung als Endzustand aller Glaukomtypen; 15 % der Erblin-

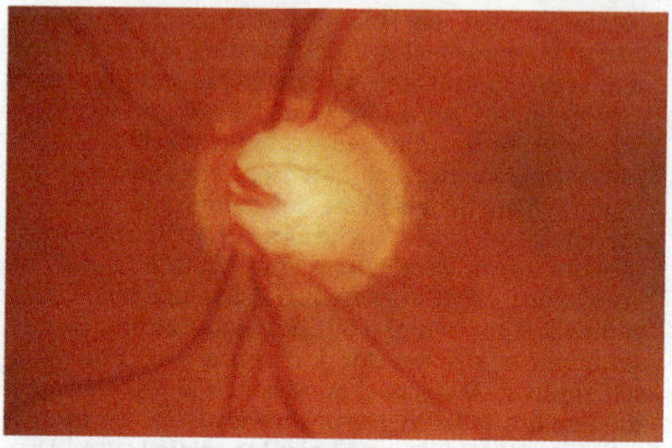

**Glaucoma:** typisches Augenhintergrundbild mit Optikusatrophie (abgeblasste Papille, vertiefter Gefäßtrichter u. abgeknickte Gefäße). [456]

dungen im Alter beruhen auf einem Glaukom. E absolute g. – **G. acutum congestivum:** ▸Glaukomanfall. E acute congestive g. – **G. apoplecticum:** ▸G. haemorrhagicum. E apoplectic g. – **G. capsulare,** Pseudoexfoliationsglaukom, Kapselhäutchenglaukom: G. infolge Verlegung des Kammerwinkels mit schuppenartigem, fibrillärem Basalmembranprotein, welches vermutlich durch krankhaft veränderte Gefäßendothelien erzeugt wird und sich im ganzen vorderen Augenabschnitt ablagert. – **G. chronicum: 1) G. chr. congestivum:** schleichende Verlaufsform des Engwinkelglaukoms (s. u. ▸Glaucoma). E congestive g., chronic angle closure g. **2) G. chr. simplex:** ▸G. simplex. E chronic simple g. – **G. haemorrhagicum, G. apoplecticum:** akutes sekundäres G. mit schweren Stauungserscheinungen an intra- u. extraokularen Gefäßen nach Zentralvenenthrombose. E hemorrhagic g. – **G. imminens:** drohendes G., s. u. ▸Glaukomanfall. E imminent g. – **G. infantile:** kongenitales Weitwinkelglaukom aufgrund fehlender Differenzierung des Trabekelwerks im Kammerwinkel. E infantile g. – **G. inflammatorium:** Glaukom in Folge intra- oder extraokulärer Entzündungen (z. B. ▸Uveitis, ▸Skleritis, Trauma). E inflammatory g. – **G. pro|dromale:** s. u. ▸Glaukomanfall. – **G. simplex,** Weitwinkelglaukom: primäres G. ohne Einengung des Kammerwinkels; entsteht durch Abflussbehinderung im Schlemm-Kanal infolge örtlicher, altersbedingter Veränderungen (z. B. Verdichtung der Trabekel); *ther* konservativ (z. B. Pilocarpin) oder Glaukomoperation. E simple g. – **G., zyklitisches:** ▸Posner-Schlossmann-Syndrom. E cyclitic g.

**Glaukom|anfall:** ein sich innerhalb von Stunden unter heftigen Schmerzen entwickelndes Engwinkelglaukom (s. u. ▸Glaucoma) mit Erhöhung des Augeninnendrucks auf das 3- bis 5fache der Norm. ***Vork.:*** v. a. im höheren Alter sowie bei geringer Bulbuslänge (▸Hyperopie). ***Klinik:*** Härte des Augapfels (»steinharter Bulbus«), entrundete, weite Pupille mit trägem oder fehlendem Lichtreflex, Epithelödem, meist hochgradige ziliare Injektion mit Chemosis. Dem Anfall gehen oft Prodromalerscheinungen (Glaucoma prodromale s. imminens) voraus, so nach Trinken von Kaffee, Tee oder großen Flüssigkeitsmengen, nach Aufregungen oder bei anders ausgelöster Hyperämie der Kopfgefäße: Kopfschmerzen u. Sehstörungen (Nebelsehen, Sehen farbiger Ringe), etwas erweiterte Pupille, seichte Augenvorderkammer, gestichteltes Hornhautepithel, verbreiterte u. stark geschlängelte Episkleralvenen. ***Ther.:*** zunächst medikamentöse Senkung des Augeninnendrucks durch lokale Gabe von Parasympathomimetika (Pilocarpin) und systemische Gabe von Carboanhydrase-Hemmern, ggf. auch durch Infusionen mit 20 %igem Mannitol. Nach Drucksenkung Iridektomie am erkrankten Auge. Wegen des hohen Anfallsrisikos am primär nicht erkrankten Auge ist ebenfalls Iridektomie oder Iridotomie zu empfehlen. E acute congestive glaucoma.

**Glaukom|disposition:** s.u. ▸Glaucoma.
**Glaukommittel:** Substanzen zur Senkung eines erhöhten Augeninnendruckes; ***Wirkst. u. Wirkung:*** a) zur systemischen u. lokalen Anw.: ▸Carboanhydrasehemmer (z.B. Acetazolamid, Diclofenamid, Dorzolamid) hemmen die Kammerwasser-Produktion; b) zur lokalen Anw.: ▸Betarezeptorenblocker (z.B. Timolol) u. ▸Clonidin drosseln die Produktion des Kammerwassers; Miotica (▸Parasympathomimetica wie z.B. Pilocarpin, Carbachol), Sympathomimetica (z.B. Dipivefrin) u. Prostaglandinderivate (z.B. Latanoprost, Bimatoprost) fördern den Abfluss des Kammerwassers.
**Glaukom|operationen:** *Ophthalmologie* ▸Iridenkleisis, ▸ELLIOT-Trepanation, Trabekulotomie (▸Goniotomie), Trabekulektomie, ▸Iridektomie, Viskokanalostomie, tiefe ▸Sklerektomie. E glaucoma procedures.
**Glauk|opsie:** *Ophthalmologie* ▸Chloropsie.
**Glaukose:** Blindheit als Glaukomfolge. E glaucosis.
**Glc.:** *Biochemie* Abk. für ▸**Glucose**.
**GlcN:** Abk. für ▸**Glucosamin**.
**GLDH:** Abk. für ▸**Glutamat-dehydrogenase**.
**gleich|erbig:** *Genetik* ▸homozygot.
**Gleich|gewicht: 1) vegetative Balance:** *Physiologie* die Ausrichtung des vegetativen Systems auf die Schaffung oder Aufrechterhaltung stabiler Arbeitsverhältnisse des Organismus. **2)** *Physiologie* ▸Gleichgewichtssinn. E static sense. **3)** *Physik, Chemie* Zustand/Lage eines materiellen Systems, wobei sich auftretende Kräfte, Drehmomente etc. (bzw. deren Wirkungen) oder ablaufende Reaktionen gegenseitig kompensieren (ohne dass sich das System im Ganzen oder in seinen Teilen unbedingt in Ruhe befinden muss), eine charakteristische Größe des Systems konstant bleibt. S.a. ▸Fließgleichgewicht. E equilibrium.
**Gleichgewichts|konstante:** *Chemie* s.u. ▸Massenwirkungsgesetz. E equilibrium constant.
**Gleichgewichts|organ:** *Anatomie* der ▸Vestibularapparat. E equilibrium organ.
**Gleichgewichts|sinn:** *Physiologie* das Sinnessystem im Dienste der Gleichgewichtsempfindung u. -regulation (Körpergleichgewichtserhaltung) im Raum unter Bezug auf die Schwerkraftrichtung. Als Rezeptoren wirken Sinneszellen des ▸Vestibularapparats (im Bereich des Bogengangsystems u. der Macula utriculi u. sacculi befindlichen Haarzellen [»Gleichgewichtszellen«] des Makula- u. Kupulaorgans des häutigen Labyrinths; s.a. ▸Statoconia, ▸Endolymphe), Propriozeptoren der Skelettmuskulatur u. Gelenke für Tiefensensibilität sowie Hautrezeptoren. Das System ist eng verknüpft mit dem Mittelhirn (einschl. Augenmuskelkernen) u. dem Kleinhirn (als »Reflexzentrum«). S.a. ▸Makulaorgan, ▸Kupulaorgan. (dort Abb.). E static sense, equilibrium sense.

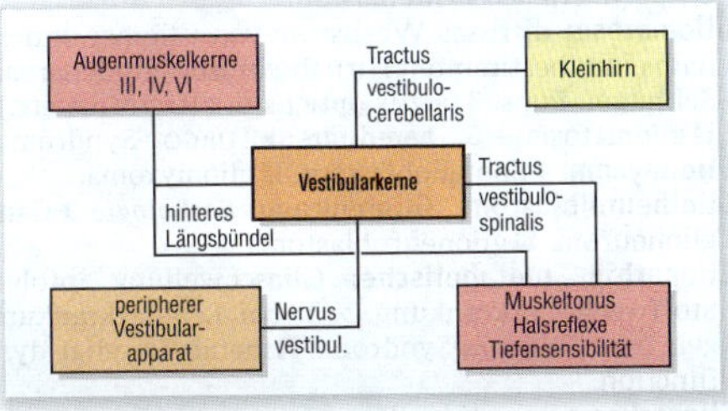


**Gleichgewichtssinn.** [108]

**Gleichgewichts|störung:** *Neurologie* s.u. ▸Schwindel (dort Schema); s.a. ▸Vestibularisprüfung. E imbalance.
**Gleichgewichts|zellen:** s.u. ▸Gleichgewichtssinn.
**Gleich-Operation:** lineare (schräge) Verschiebungsosteotomie des Kalkaneus (oder plantare Keilosteotomie mit anschließender Vorverlagerung) zur Fußgewölbeaufrichtung bei spastisch oder ossär fixiertem Plattfuß. E Gleich's operation.
**Gleich|strom:** nur in eine Richtung fließender elektrischer Strom (z.B. eines galvanischen Elements = galvanischer Strom), Einsatz in der physikalischen Therapie zur Schmerzbehandlung (s.a. ▸Galvanotherapie). E unidirectional or direct current, galvanic current.
**Gleichverteilungs|methoden:** s.u. ▸Herzszintigraphie.
**Gleich|wert:** *Radiologie* der »Filterwert« einer gegebenen Stoffschicht, angegeben als Dicke eines Vergleichsstoffes (v.a. Aluminium, Kupfer, Blei), die in Bezug auf die Strahlenhärtung bzw. -schwächung dieselbe Veränderung der Strahlung hervorruft. E attenuation equivalent.
**Gleit|bruch, -hernie,** Pseudohernie: ▸Hernie, bei der ein, meist retroperitoneales, Organ wandständig, d.h. auf seiner Bindegewebsschicht, durch die Bruchpforte gleitet (u. somit nicht Inhalt, sondern Wandbestandteil des Bruchsacks ist), z.B. als gleitende ▸Hiatushernie, v.a. aber bei länger bestehenden »wachsenden« (medialen) Leistenhernien älterer Männer. E slipped hernia, sliding hernia.
**Gleit|hoden:** leichteste Retentio-testis-Form. Der Hoden lässt sich aus dem Leistenkanal in den Hodensack ziehen, gleitet aber nach Loslassen sofort zurück. E sliding testicle.
**Gleit|mittel:** ▸Lubrikanzien. E lubricants.
**Gleit|sicht|glas:** *Ophthalmologie* ▸Progressivglas.
**Gleit|theorie (der Muskelkontraktion):** (HUXLEY) s.u. ▸Myosin.
**Gleit|wirbel:** ▸Spondylolisthesis, ▸Pseudospondylolisthesis.
**Glénard-Syndrom:** die ▸Enteroptose. E Glenard's syndrome.
**Glenn-Operation:** die ▸Kava-Pulmonalis-Anastomose. E Glenn's operation.
**glenoidal(is), glenoides** *(latein.)*: dem Augapfel ähnlich, z.B. Cavitas glenoidalis (die mit glänzendem Überzug versehene Schultergelenkpfanne). E glenoid.
**Gleno|sporella loboi:** *Mykologie* ▸Loboa loboi.
**Gletscher|brand,** Erythema glaciale: ausgeprägte Hautentzündung (▸Dermatitis solaris), kombiniert mit Keratoconjunctivitis photoelectrica als Folge intensiver direkter Sonneneinwirkung, verstärkt durch Lichtreflexion an Schnee- u. Eisflächen. E glacial sunburn.
**Glia,** Neuroglia: das vom ▸Ektoderm abstammende interstitielle Zellgewebe des Nervensystems (NS), das die Räume zwischen Nervenzellen u. Blutgefäßen bis auf einen 20 nm breiten Spalt ausfüllt, die Markscheiden bildet u. Stütz-, Nähr- u. Phagozytosefunktionen ausübt. Als G. des peripheren Nervensystems sind es die Hüll- oder Mantelzellen der Ganglienzellen u. die ▸SCHWANN-Zellen der Nervenfasern. In der zentralen G. werden unterschieden: 1) Makroglia (Astroglia; als Kurzstrahler = protoplasmatische ▸Astrozyten u. als Langstrahler = Astrocytus fibrosus), 2) Mikroglia, u. zwar als a) Oligodendrogliazellen, b) HORTEGA-Gliazellen, 3) Ependymzellen, 4) bes. Formen (GOLGI-Epithelial-, MÜLLER-Stützzellen, FAÑANAS-Zellen, Pituizyten). Die Gliazellen (▸Gliozyten) bleiben – im Gegensatz zu den Nervenzellen – vermehrungsfähig. Die histologische Darstellung erfolgt durch Metallsalzimprägnation (z.B. Silberimprägnation) oder Färbung (WEIGERT, HOLZER). Die in den einzelnen Hirnrindenbezirken unterschiedliche Gliaarchitektonik wird zu morphologischen u. funktionellen Differenzierungen des Gehirns herangezogen (s.a. ▸BRODMANN-Areae). – **G., epitheliale:** ▸Ependym. E neuroglia, glia.
**Glia|blastom:** ▸Glioblastom. E glioblastoma.
**Gliadin(e):** *Biochemie* biologisch minderwertige, alkohollösl. Prolamine in Weizen- u. Roggenkörnern, die mit den Glutelinen das Gluten bilden. – Häufiges

Allergen; Ursache der Zöliakie (Sprue); eine **Gliadin-freie Diät** ersetzt diese Getreideprodukte durch Reis-, Kartoffel-, Maisstärke u. Sojamehl (u. enthält ferner Obst, Gemüse, Milchderivate u. Fleisch). E gliadin(s).

**Gliadin|toleranz|test:** Zufuhr von Gliadin (350 mg/kg/Tag) mit der Nahrung nach 4-wöchiger Gliadinkarenz; führt bei Zöliakie zum Anstieg des Stuhlfetts, Auftreten chromatographisch schnell wandernder Peptide u. zu klinischer Verschlechterung. E gliadin tolerance test.

**Glia|filz:** gewucherte Zytoplasmafortsätze (Fasern) der Astrozyten (▸Glia) als Knötchen im Rückenmark bei multipler Sklerose.

**Glia|grenz|membran:** Grenzhaut aus Astrozytenfortsätzen an der Oberfläche des zentralen Nervensystems (ZNS), die mit der angrenzenden Intima der Pia verklebt ist u. sich an den eintretenden Gefäßen fortsetzt. Verhindert Berührung von Nervenzellen mit dem ZNS-Bindegewebe u. fungiert als Stoffwechselschranke. E membrana limitans.

**Glia|knötchen:** perivaskuläre Ansammlung von Gliazellen in der grauen Substanz des Zentralnervensystems bei bestimmten Enzephalitisformen (einschließlich der multiplen Sklerose). – Ähnl. Knötchen auch bei tuberöser Hirnsklerose. E glial nodes.

**Glia|narbe:** Wucherung faserbildender Astrozyten im Bereich herdförmiger Parenchymdefekte des Zentralnervensystems (bei Hirnmalazie, -nekrose, Entmarkungsherden, Degeneration etc.); s.a. ▸Gliose. E glial scar.

**Glia|protein|filamente:** intermediäre Filamente der ▸Glia.

**Glia|scheide:** von Gliazellen gebildete Scheide um Nervenfasern; im ZNS bestehend aus Oligodendrozyten, im peripheren Nervensystem aus SCHWANN-Zellen.

**Glia|sklerose:** wallartige Vermehrung faserbildender Glia beim Untergang von Markscheiden (»graue Degeneration«, z.B. bei multipler Sklerose u. anderen degenerativen Hirnprozessen). E glial sclerosis.

**Glia|stift, spinaler:** dorsal des Rückenmarkkanals über mehrere Segmente verlaufende ▸Gliose in Stiftform (»Stiftgliose«), evtl. mit kleineren zystischen Veränderungen. Pathogenese u. klinisches Bild wie bei ▸Syringomyelie. E spinal gliotic rod.

**Glia|zelle,** Gliocytus: s.u. ▸Glia. E glia cell.

**Glibenclamid; Glibornurid; Gliclazid:** orale ▸Antidiabetica (Sulfonylharnstoff-Derivate). E glibenclamide, glibornuride, gliclazide.

**Glied:** Gliedmaße. E extremity, limb. – **G., männliches:** ▸Penis. E penis.

**Glieder|füßer:** *Zoologie* ▸Arthropoda.

**Glieder|gürtel|dys|trophie:** Bezeichnung für die autosomal-rezessiv, seltener -dominant erblichen Formen der ▸Dystrophia musculorum progressiva mit Beginn im Beckengürtel-Oberschenkel-Bereich (selten Schultergürtelbereich). E limb-girdle dystrophy.

**Glied|ersatz:** *Orthopädie* s.u. ▸Kunstglied, ▸Prothese.

**Glieder|spore:** *Mykologie* ▸Arthrospore.

**Glieder|starre:** gehemmte Gliedmaßenbeweglichkeit, z.B. als ▸Ankylose, ▸Arthrogryposis (angeborene G.), ▸Gelenksteife, ▸Rigor sowie beim ▸LITTLE-Syndrom (= spastische G.). E rigidity of limbs.

**Glieder|taxe:** erfahrungsbegründete, vertraglich fixierte Entschädigungswerte der privaten Unfallversicherung für die Funktionsminderung von Gliedmaßen u. Organen als Schadensfolge, ausgedrückt in Bruchteilen der Gebrauchsfähigkeit; s.a. ▸Erwerbsfähigkeit. E compensation for loss of limbs.

**Glieder|zittern:** *Neurologie* ▸Tremor. E trembling of limbs.

**Gliedmaßen:** ▸Extremitäten(...), ▸Extremitas.

**Glimepirid:** orales ▸Antidiabeticum (Sulfonylharnstoff). E glimepiride.

**Glinide:** orale ▸Antidiabetica, die – wie die Sulfonylharnstoffe – die Insulin-Freisetzung fördern. ***Wirkst.:*** z.B. Repaglinid, Nateglinid; ***Anw.*** bei Diabetes mellitus Typ 2, Einnahme vor den Hauptmahlzeiten; ***NW:*** u.a. Hypoglykämie, Erhöhung der Leberwerte, unter Repaglinid auch Sehstörungen. E glinides.

**Glio|blast,** Spongioblast: embryonale Zelle des Neuralrohrs bzw. der Neuralleiste, aus der die Gliazellen hervorgehen. E glioblast.

**Glio|blastom, Glioblastoma multiforme,** Astrozytom Grad III–IV, buntes Gliom: Hirntumor mit Lokalisation zumeist im Großhirn. V.a. in höherem Alter auftretendes, undifferenziertes, malignes ▸Gliom (histol. Klassifikation der WHO Grad 4; s.a. ▸Hirntumoren) mit ausgeprägter Zellpolymorphie (z.T. mehrkernige Riesenzellen, zahlreiche Mitosen), ausgedehnten regressiven Umwandlungen, Gefäßknäuelbildung, Kapillarsprossung u. Endothelhyperplasie u. sehr schnellem infiltrierendem Wachstum, häufig über den Balken in die andere Hirnhemisphäre (»Schmetterlingsgliom«). ***Klinik:*** (bei meist kurzer Anamnese) u.a. Kopfschmerzen, Anfälle, Wesensveränderungen, plötzlich auftretende Lähmungserscheinungen oder Sprachstörungen (Fehldiagnose: Schlaganfall). ***Diagn.:*** Computer-, Kernspintomographie, Hirnszintigraphie, stereotaktische Biopsie. ***Ther.:*** Operation, Bestrahlung und Chemotherapie. S.a. Abb. E glioblastoma.

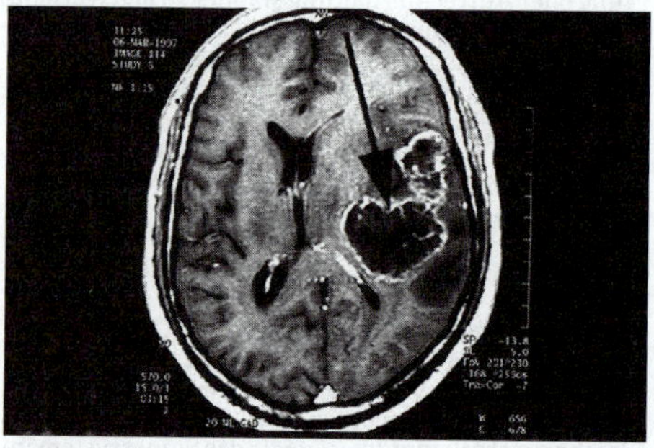

**Glioblastom:** Der Tumor (Pfeil) verdrängt seitengleiches Gewebe über die Mittellinie. [488]

**Gliom(a):** Sammelbez. für echte, von der ▸Glia ausgehende, unterschiedlich differenzierte Tumoren im Gehirn (seltener im Rückenmark oder in den Hirnnerven, s.a. ▸Retinoblastom); gehören zu den häufigsten intrakraniellen Tumoren; werden unterteilt in die Untergruppen ▸Astrozytome, ▸Oligodendrogliome u. ▸Glioblastome; s.a. ▸Ependymom, ▸Medulloblastom, ▸Hirntumoren. E glioma. – **G., diffuses:** ▸Gliomatose. – **G. durum:** fibrilläres ▸Astrozytom. – **G. ganglionare:** ▸Ganglioneurom. E ganglionic g. – **G., mali|gnes:** ▸Glioblastom. – **G., mikrozelluläres:** ▸Oligodendrogliom. – **G., peripheres:** ▸Neurinom. – **G., polymorphes:** ▸Glioblastom.

**Gliomatose:** diffuses Wachstum von Gliomen innerhalb eines bestimmten Hirnabschnitts (Rindenareal, Sehhügel, Pons, Tractus opticus u. olfactorius etc.). E gliomatosis. – **G., hereditäre:** ▸TURCOT-Syndrom.

**Glio|myxom:** ▸Spongioblastom. E gliomyxoma.

**Glio|neuro|blastom, Glioneurom:** *Pathologie* ▸Ganglioneurom. E glioneuroblastoma.

**Gliopathie, metabolische:** Gliaschwellung infolge Stoffwechselerkrankung, z.B. bei Lebererkrankungen oder WILSON-Syndrom. E metabolic glial dysfunction.

**Gliosarkom:** bösartiger Tumor des Gehirns; meist als ▸Glioblastom mit sarkomatöser Komponente; tritt vorwiegend im Schläfenlappen auf.

**Gliose, Gliosis:** *Pathologie* Vermehrung faserbildender Glia bzw. Neubildung von Gliafasern, meist als Narbengewebe des zentralen Nervensystems (**reparatorische G.**). Im Gehirn z.B. als **lobäre G.** (lappenbegrenzte), als **hemisphärische G.** (eine Hemisphäre erfassende, d.h. unilaterale) oder als **basiläre G.** (in

Hirnstamm, Thalamus, Striatum). Im Rückenmark (**spinale G.**) u.a. bei Dysrhaphie, Syringomyelie. E gliosis.

**Glio|zyt:** Gliazelle; s.a. ▸Glia. Als Gliocytus centralis der Ependymo-, Astro-, Oligodendrocytus u. Mikroglia, als Gliocytus periphericus der G. ganglii u. terminalis sowie der Neurolemmocytus (G. der Ganglien, der Nervenendkörperchen, des Neurolemms). E gliocyte.

**Glio|zytom:** *Pathologie* ▸Glioblastom. E gliocytoma.

**Glipizid; Gliquidon; Glisoxepid:** orale ▸Antidiabetica (Sulfonylharnstoff-Derivate). E glipizide, gliquidone, glisoxepide.

**Glisson** (FRANCIS G., 1597–1677, Arzt, London). – **G.-Dreieck, G.-Feld,** Canalis portalis: das 3- oder mehreckige »(Peri-)Portalfeld«, der Bindegewebszwickel der Capsula fibrosa perivascularis (**G.-Kapsel**) an der Grenze mehrerer ▸Leberläppchen (dort Abb.). Enthält je einen Ast der Vena u. Arteria interlobularis (aus der V. portae bzw. A. hepatica) u. einen Gallengang (»**G.-Trias**«) sowie kleinste Lymphgefäße. Wichtig für histol. Beurteilung von Lebererkrankungen. E portal canal. – **G.-Krankheit:** ▸Rachitis. E Glisson's disease. – **G.-Schlinge,** artificialis corporis suspensio: halfterartiger, gepolsterter Leder- oder Gummiring (mit seitl. Schlaufen) als Mittel für eine am Kopf (Unterkiefer u. Hinterhauptshöcker) angreifende Zug- oder Extensionsbehandlung. Meist als schräge/vertikale Suspension mit Schrägbett oder am Suspensionsgalgen (**G.-Schwebe**), z.B. bei Halswirbelsäulenverletzungen, zervikalem Bandscheibensyndrom, Spondylitis. E G.'s sling.

**Glissonitis:** Entzündung der GLISSON-Kapsel. E glissonitis.

**Glitazone,** Thiazolidindione: orale ▸Antidiabetica (Thiazolidin-Derivate); sog. Insulin-Sensitizer. ***Wirkung:*** Besserung der Insulinresistenz, Steigerung der Glukoseaufnahme in die periphere Muskelzelle, Hemmung der Lipolyse u. der hepatischen Glukoneogenese. ***Wirkst.:*** z.B. Rosiglitazon, Pioglitazon, Troglitazon; ***Anw.*** bei Diabetes mellitus Typ 2; ***NW:*** u.a. Hypo- u. Hyperglykämie, Gewichtszunahme, Ödeme. E glitazones, thiazolidinediones.

**Glitzerzelle:** *Urologie* ▸STERNHEIMER-Zelle. E glitter cell.

**Gln:** *Biochemie* Abk. für ▸**Glutamin**.

**GLO,** Abk. für **Gly**oxalase: *Serologie* s.u. ▸GLO-System.

**Global|insuffizienz, pulmonale:** s.u. ▸respiratorische Insuffizienz. E alveolar respiratory insufficiency.

**Global|test:** labordiagnostisches Verfahren, das ein komplexes Geschehen erfasst; z.B. die ▸Thrombelastographie, die LEE-WHITE-Methode der Gerinnungszeitbestimmung.

**Globin:** die Eiweißkomponente des ▸Hämoglobins. E globin.

**Globin|hämo|chrome:** Häm (mit $Fe^{3+}$) + denaturiertes Globin als Produkte eines irreversiblen pathologischen Hämoglobinabbaus. E globin hemochromes.

**Globoid|zelle:** Typ einer mehrkernigen Riesenzelle im Herdgebiet der infantilen familiären Hirnsklerose (KRABBE-Syndrom). E globoid cell.

**Globosid I:** *Biochemie* das dem Gangliosid ähnliche Hauptglykolipoid (aus Ceramid, Lactose, Galaktose u. N-Acetylgalaktosamin) aus Erythrozyten u. Niere des Menschen; Abbau über Ceramidtrihexosid (s.a. ▸FABRY-Syndrom [=eine **Globosidabbaustörung**]). E globoside.

**globosus** *(latein.):* kugelig, sphärisch. E globose.

**Globo|zoo|spermie:** Vorkommen rundköpfiger Spermien (im Spermatogramm).

**Globuli** *(latein. = Kügelchen)* Sing. Globulus: *Pharmazie* kugelförmige Arzneizubereitungen. E globules. – **G. vaginales,** Ovula, Vaginalkugeln: Scheidenzäpfchen. E vaginal suppositories.

**Globulin:** Gruppe von Proteinen, die in reinem Wasser unlöslich, aber in verdünnten Neutralsalzlösungen löslich sind (Einsalzung). Bei höheren Salzkonzentrationen fallen die Globuline aus (Aussalzung). ***Eigenschaften u. Stoffwechsel:*** Sie sind durch eine große Mannigfaltigkeit in Struktur u. Funktion gekennzeichnet. Im Blutplasma machen die Globuline etwa 40 % des gesamten Proteins aus (▸Plasmaproteine). Nach der Beweglichkeit in der ▸Eiweißelektrophorese unterscheidet man Alpha-1-, Alpha-2-, Beta- u. Gammaglobuline. Der hauptsächliche Bildungsort der Globuline ist die Leber. Eine wichtige Ausnahme sind die ▸Immunglobuline, deren Synthese in Plasmazellen erfolgt. Globuline haben eine relative Molekülmasse von $1{,}5 \cdot 10^5 - 1{,}3 \cdot 10^6$; Koagulation bei etwa 60 °C. Globuline sind durch Enzyme oder Hydrolyse abbaubar. ***Funktion:*** bei Tier u. Mensch mitverantwortlich für pH-Regelung, als Energielieferant, für den onkotischen Druck, für Transportfunktionen, für Hämostase. Gammaglobuline sind Teile der Globulinfraktion der Plasmaproteine, zu dem die Immunglobuline u. Komponenten des Komplementsystems (Komplement) gehören. Bei der Blutgerinnung spielen Globuline wie der Faktor XI (antihämophiles Globulin C), Faktor IX (antihämophiles Globulin B) sowie Faktor VIII (antihämophiles Globulin A) eine wichtige Rolle. E globulin. – **G., antihämophiles:** ▸Faktor VIII, IX, XI. – **G., Corticosteroid-bindendes:** ▸Transcortin. E corticosteroid binding g. – **γ-Globulin:** ein ▸Immunglobulin. – **G., kälteunlösliches:** ▸Fibronectin. E cold insoluble g. – **G., Sexualhormon-bindendes:** ▸SHBG. E sex-hormone binding g. – **G., Thyroxin bindendes:** s.u. ▸Thyroxin. E thyroxine binding g.

**Globulin-Albumin-Quotient:** Kehrwert des ▸Albumin-Globulin-Quotienten.

**Globulo|maxillar|zyste:** eine ontogenetische Oberkieferzyste zwischen Schneide- u. Eckzahn.

**Globulus:** Kügelchen; s.u. ▸Globuli. E globulus.

**Globus** *(latein. = Kugel, Klumpen): Neurologie* Kurzbezeichnung für ▸Globussyndrom. E globus. – **G. abdominalis:** Völlegefühl im Leib. E g. abdominalis. – **G. hystericus:** s.u. ▸Globussyndrom. E g. hystericus. – **G. leprosus,** Lepraglobi: s.u. ▸Leprazellen. – **G. pallidus,** Pallidum: der – wegen seines Reichtums an markhaltigen Nervenfasern blass erscheinende – Teilkern des ▸Nucleus lentiformis, eines der Stammganglien des ▸extrapyramidalmotorischen Systems; besteht aus großen Nervenzellen, deren Neuriten zu Thalamus, Nucleus subthalamicus, Nucleus ruber, Substantia nigra, Formatio reticularis u. zum limbischen System ziehen; s.a. ▸Nucleus (dort Abb.). E globus pallidus.

**Globus|syndrom:** intermittierendes Fremdkörper- u. Engegefühl im Schlund (»Kloß« im Hals) bei organischen Erkrankungen im Schlund-Kehlkopf-Speiseröhren-Bereich; aber auch als psychogenes Krankheitsbild. Oft kombiniert mit vasomotorischer Rhinitis, Migräne, MENIÈRE-Syndrom; auch Begleitsymptom bei einer endogenen Depression. E globus syndrome.

**Glockenbilsenkraut:** ▸Scopolia carniola.

**Glocken|epiphyse:** glocken-, becher- oder pilzförmige Auftreibung der Epiphysen langer Röhrenknochen (mit Verbreiterung der kalkarmen Metaphyse) bei florider Rachitis. E cupping of metaphysis.

**Glocken|thorax:** in seinen unteren Bereichen weit gestellter Brustkorb, z.B. bei rachitischem Froschbauch. E barrel chest.

**Glom|angiom:** ▸Glomustumor. E glomangioma.

**Glom|ektomie:** operative Entfernung des ▸Glomus caroticum. E glomectomy.

**glomeratus, glomeriformis** *(latein.):* knäuelförmig, geknäuelt.

**Glomerula, Glomeruli:** Knäuel, ▸Glomerulus. – **G. olfactoria, G. olfactorii:** im ▸Bulbus olfactorius gelegene knötchenförmige Auftreibungen sekundärer Dendriten der ▸Mitralzellen der ▸Riechbahn (dort Abb.). Umschaltstelle (▸Synapse) afferenter Impulse aus zahlreichen Riechzellen auf jeweils 1 Mitralzelle u. auf Büschelzellen. Relaisstelle für modulierende rekurrente Impulse der, ebenfalls im Bulbus gelegenen, Körnerzellen. Die komplizierte Verschaltung garantiert die Unterscheidbarkeit der Gerüche. E olfactory glomeruli.

**glomeruläre Minimalveränderungen,** Lipoidnephrose, Fußfortsatzerkrankung: meist zur ▸Glomerulonephritis gerechnete, nicht sicher entzündliche Glomerulopathie. Eine v.a. bei Kindern auftretende Krankheit. ***Klinik:*** Symptome des ▸nephrotischen Syndroms infolge erhöhter Eiweißdurchlässigkeit der Basalmembran des ▸Glomerulus. Dort sind im Gegensatz zur Glomerulonephritis jedoch keine Immunkomplexe nachweisbar. ***Diagn.:*** Histolog. zeigen sich außer einer Verschmelzung der Podozytenfortsätze keine Veränderungen der Glomeruli (s. Abb.); häufig Ablagerungen von Lipoid u. Eiweiß im proximalen Tubulusepithel. ***Sonderform:*** fokal-segmentale Glomerulosklerose. E minimal lesions glomerulonephritis, minimal-changes nephritis.

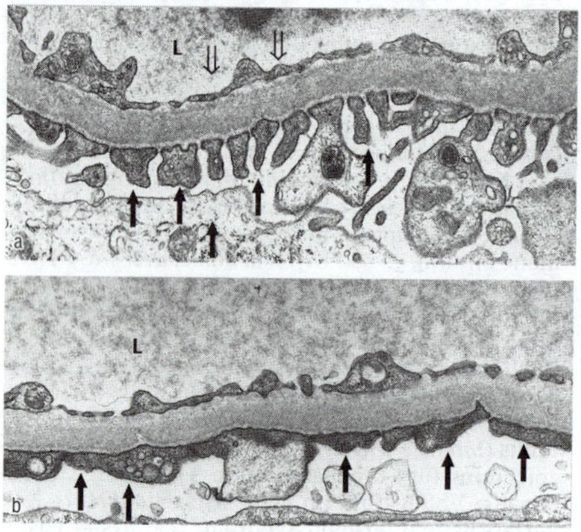


**glomeruläre Minimalveränderungen:** minimale Glomerulonephritis mit nephrotischem Syndrom. **a**) Ausschnitt aus einer normalen Glomerulusschlinge. Lumenwärts (L = Lumen) das normale gefensterte Endothel (Doppelpfeile). Angrenzend eine normale Basalmembran sowie zahlreiche außen aufliegende Podozytenfortsätze (Pfeile). Vergr. 9800fach; **b**) im Vergleich die Podozytenverschmelzungen (Pfeile) bei der Minimal-change-Glomerulonephritis. Basalmembran u. Endothel sind unauffällig (L = Lumen). Vergr. 9800fach. [53]

**Glomerulitis:** Entzündung der Glomeruli bei ▸Glomerulonephritis; charakterisiert durch Proliferation ortsständiger Zellen innerhalb der Nierenkörperchen, d.h. der Endothel-, Mesangium- u./oder Epithelzellen sowie durch Infiltration ortsfremder Zellen (Granulozyten, Makrophagen). S.a. Abb. E glomerulitis.

**Glomerulo|nephritis,** Abk. GN: beidseitige entzündliche Nierenerkrankung, die zunächst diffus oder herdförmig an den Nierenkörperchen (Glomeruli) abläuft. Sie führt dort zu einer Schädigung der Filtermembran mit Protein- u. Hämaturie. Eine G. kann kurz u. heftig (**akute G.**), rasch fortschreitend (**rapid progressive G.**) oder langsam bzw. schleichend (**chronische G.**) verlaufen und ist nach der Pyelonephritis zweithäufigste Ursache der chron. ▸Niereninsuffizienz. ***Ätiol. u. Klassifik.:*** Die Vorgänge im Einzelnen sind bei den meisten G. nicht geklärt, bekannt sind jedoch verschiedene zugrunde liegende Mechanismen, bei denen immer das Immunsystem beteiligt ist. a) Die weitaus größte Gruppe ist dadurch gekennzeichnet, dass sich Immunkomplexe bilden, die an den Glomeruli Entzündungsreaktionen verursachen. Diese Antigen-Antikörper-Komplexe können als Folge anderer Krankheiten (z.B. Streptokokkeninfekt, Lupus erythematodes, Periarteriitis nodosa, Purpura rheumatica) durch gegen Bakterienantigene gebildete Antikörper entstehen, im Blut zirkulieren u. sich

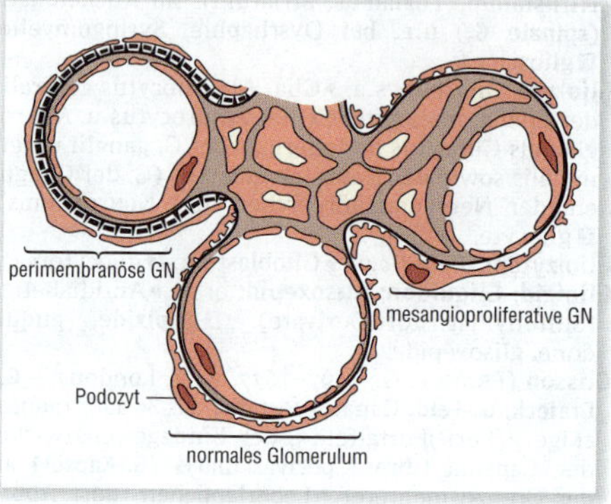


**Glomerulitis:** schematische Darstellung zweier typischer Formen der Glomerulonephritis (modif. nach BOHLE, THOENES u. ZOLLINGER). Links: perimembranöse Glomerulonephritis mit spikesartigen Basalmembranausstülpungen, Immunkomplexablagerungen u. Verlust der Fußfortsätze. – Rechts: mesangioproliferative Glomerulonephritis mit Vermehrung der Mesangiumzellen u. -matrix sowie Kapillarlumeneinengung.

an den Nierenkörperchen ablagern. Dort setzen sie eine Reihe schädigender Mechanismen (s. Schema) in Gang. Sie können in Gewebsproben (nach Nierenbiopsie) durch Immunfluoreszenz an der Basalmembran als körnchenförmige Ablagerungen von Immunglobulinen u. Komplementfaktoren nachgewiesen werden (Immunkomplex-Typ der G. b) Seltener (ca. 5 %) wird eine G. durch Autoantikörper gegen die Basalmembran des Glomerulus verursacht, die sich streng linear an die Membran binden u. zu deren Schädigung führen (Anti-Basalmembran-Antikörper-Nephritis sowie Anti-GBM-Nephritis; auch isoliert als rasch fortschreitende extrakapilläre Glomerulonephritis). c) Weitere Formen der Glomerulonephritis werden über aktivierte T-Zellen oder Komplement verursacht. Es existiert eine Vielzahl verschiedener G., die sich diesen Mechanismen unterordnen lassen, aber im Einzelnen sehr unterschiedlich verlaufen, unterschiedliche mikroskopisch sichtbare Veränderungen zeigen, verschieden behandelt werden u. sich hinsichtlich der Progn. unterscheiden (s. Tab., Abb.). Auf der anderen Seite kann eine G. vorwiegend als Nierenerkrankung (**primäre G.**) oder als **sekundäre G.** begleitend bei Systemerkrankungen (z.B. Kollagenose, GOODPASTURE-Syndrom, ALPORT-Syndrom) ablaufen, wobei wiederum das breite Spektrum der Verlaufsformen abgedeckt werden kann. ***Klinik:*** häufig keine subjektiven Beschwerden. Auftreten können Proteinurie, Hämaturie, Ausscheidung von Harnzylindern, Oligurie, Hypertonie, Ödeme, Nierenschmerzen, evtl. ▸nephrotisches Syndrom. ***Ther.:*** abhängig vom Typ der G. Behandlung der Grunderkrankung, daneben evtl. Antihypertonika, Kortikoide, Immunsuppressiva. Bei Niereninsuffizienz ▸Nierenersatzverfahren. E glomerulonephritis. – **G., akute:** G. mit kurzer Anamnese u. heftigem Verlauf, meist als ▸G., endokapilläre. E acute g. – **G., chronische:** Latenzstadium einer G. Führt langsam zu ▸Niereninsuffizienz u. doppelseitiger Schrumpfniere. E chronic g. – **G., diffuse endokapillär-proliferative,** exsudative Glomerulonephritis: histologisch definierte Glomerulonephritisform mit Mesangiumzellproliferation u. intrakapillärer Akkumulation von Leukozyten. – **G., diffuse extrakapilläre,** mesangioproliferative Glomerulonephritis mit diffuser Halbmondbildung: histologisch definierte Glomerulonephritisform, gekennzeichnet durch extrakapilläre Zellproliferation (Halbmonde) in mindestens 80 % der Glomeruli. Charakteristisch für die rapid progressive Glomerulonephritis. – **G., diffuse**

| Typ | Ursache | Befund | Prognose |
|---|---|---|---|
| Minimal-Change-Nephritis | vermutlich durch T-Zellen vermittelt | nephrotisches Syndrom | meist spontane Heilung; sonst Behandlung mit Kortikoiden |
| membranöse Glomerulonephritis (perimembranöse Glomerulonephritis) | Immunkomplexe im Blut (z. B. bei Medikamenten, Viren, Tumoren u. a.) | nephrotisches Syndrom, evtl. Hämaturie | insg. sehr gut, wenn medik. Ther. frühzeitig begonnen |
| membranoproliferative Glomerulonephritis (mesangiokapilläre Glomerulonephritis) | Typ I: im Blut zirkulierende Immunkomplexe Typ II: Autoantikörper gegen Komplement-Konvertase | nephrotisches Syndrom, evtl. Hämaturie | mehr als die Hälfte der Betroffenen entwickelt nach 5 Jahren ein dialysepflichtiges Nierenversagen |
| endokapilläre Glomerulonephritis (exsudativ-proliferative, postinfektiöse Glomerulonephritis) | meist im Anschluss an Streptokokkeninfektion | akut auftretende Hämaturie, Proteinurie | insgesamt sehr gut, 80 % heilen ohne Folgen aus; sonst Übergang in mesangioproliferative Glomerulonephritis mit Nierenversagen |
| mesangioproliferative Glomerulonephritis | Folge der endokapillären Glomerulonephritis, begleitend bei Systemerkrankungen | Hämaturie, Proteinurie | gut, selten Übergang in chronisches Nierenversagen |
| extrakapilläre Glomerulonephritis (diffuse Halbmond-Glomerulonephritis) | Immunkomplexe im Blut oder Autoantikörper gegen die Basalmembran der Glomeruli; häufig bei Systemerkrankungen | Hämaturie, Proteinurie | rasch fortschreitend, nach wenigen Monaten dialysepflichtiges Nierenversagen |

**Glomerulonephritis:** Formen, Ursachen, Befund u. Verlauf.

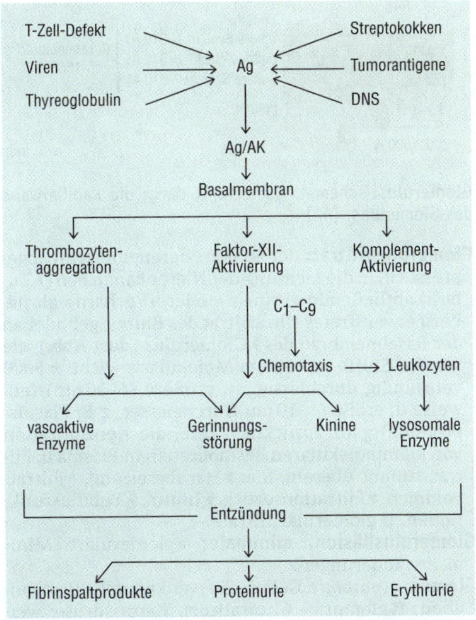


**Glomerulonephritis:** Verknüpfung der humoralen u. zellulären Faktoren, die an der Basalmembran zur Entzündung führen. [534]

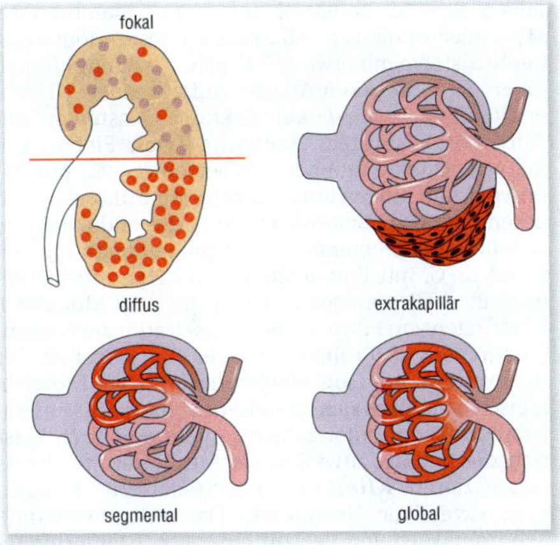


**Glomerulonephritis:** Verteilungsmuster der Erkrankung (modifiziert nach CLASSEN, DIEHL, KOCHSIEK). [53]

**membranoproliferative,** membranöse proliferative G., mesangiokapilläre G.: histologisch definierte Glomerulonephritisform, gekennzeichnet durch Kapillarwandverdickung und Mesangiumzellproliferation. Sie ist Ausdruck einer schweren G. – **G., diffuse sklerosierende,** proliferativ-sklerosierende G.: histologisch definierte Glomerulonephritisform, gekennzeichnet durch ausgedehnte Sklerosierungen der Glomeruli. Es handelt sich um ein Terminalstadium, zumeist bereits mit Niereninsuffizienz, wobei der genaue Typ der ursprünglichen Glomeruluserkrankung nicht mehr erkennbar ist. – **G., endo|kapilläre,** exsudativ-proliferative G., Poststreptokokkenglomerulonephritis: Glomerulonephritis mit typischem Befund nach Streptokokkeninfektion. ***Ätiol.:*** 7–20 Tage nach Infektion (zumeist der oberen Luftwege, der Tonsillen) mit bestimmten hämolysierenden Streptokokkenstämmen (Gruppe A, Typ 1, 4, 12, 25, 41, 49, 51) Auftreten einer diffusen endokapillär-proliferativen Glomerulonephritis vom Typ der Immunkomplexnephritis. ***Klinik:*** Ödeme, Makrohämaturie, Proteinurie, Hypertonie; evtl. Einschränkung der Nierenfunktion. ***Ther.:*** Antibiotika, Diuretika, Bettruhe, Herdsanierung. ***Progn.:*** Ausheilung in über 60 % der Fälle. Übergang in eine chron. G. ist mgl. **E** endocapillary g. – **G., extra|kapilläre:** ▸G., rapid progressive. **E** extracapillary g. – **G., fokal-segmental sklerosierende:** zur Glomerulosklerose führende Glomerulonephritis mit fokalem Befall einzelner Glomeruli. Häufige Begleiterkrankung ist ein nephrotisches Syndrom. – **G., hämor|rhagische:** akute G. mit ▸Hämaturie, meist ohne Proteinurie u. Hypertonie. **E** hemorrhagic g. – **G., hypokomplementämische:** Form der G. ohne bestimmte morphologische Ausprägung, die sich durch besondere pathogen. Mechanismen auszeichnet. Vorkommen z. B. bei Lupus erythematodes disseminatus, Endocarditis lenta, Kryoglobulinämie, nach Streptokokkeninfekt. Bei der membranoproliferativen Glomerulonephritis (Typ II) führt ein humoraler Nephritisfaktor zur Komplementaktivierung (Erniedrigung des C3 bei normalem C1). – **G., IgA-Typ,** mesangiale IgA-G., BERGER-Nephropathie: Sonderform der mesangialen G. Immunhistologisch nachgewiesene IgA-Ablagerungen im Mesangium. Häufigste Glomerulonephritis des Erwachsenen, vorwiegend bei jungen Männern auftretend. ***Klinik:*** intermittierende Mikro- bzw. Makrohämaturie, häufig in Verbindung mit Hypertonie. – **G., membranöse,** perimembranöse G.: typische Form der G. vom Immunkomplex-Typ mit Verdickung der Basalmembran der Glomeruluskapillaren u. ausgeprägtem nephrotischem Syndrom. Auch medikamentös (z.B. durch Penicillamin), parainfektiös (z.B. bei Hepatitis B, Malaria) oder paraneoplastisch verursacht. E (peri)membranous g. – **G., membrano|proliferative:** G. mit Bildung einer Membran zwischen Endothel u. unveränderter Basalmembran. Es kommt zu mesangialer Proliferation, membranöser Depotbildung u. Schlingenverdickung. Nach histologischen Kriterien werden folgende Typen unterschieden: Typ I u. II: obligate, ausgeprägte C3-Verminderung; Typ III: Basalmembrandestruktionen. E membranoproliferative g. – **G., mesangiale, mesangioproliferative G.:** G. mit Proliferation der Mesangiumzellen. Immunhistologisch häufiger Nachweis von IgA- oder IgM-Ablagerungen. E mesangioproliferative g. – **G., minimal proliferierende interkapilläre:** ▸glomeruläre Minimalveränderungen. E minimal proliferative intercapillary g. – **G., perimembranöse:** ▸G. membranöse. E perimembranous g. – **G., postanginöse:** Glomerulonephritisform mit etwa 1–3 Wochen nach Abklingen einer Streptokokken-Angina auftretender Nierenentzündung (s.a. ▸Fokalinfektion). Ansteigen des Antistreptolysintiters. Klinische Trias: Fieber, Hämaturie, Ödeme und/oder Hypertonie. – **G., proliferative:** Sammelbez. für G.-Formen mit mikroskopisch erkennbarer ▸Glomerulitis; i.e.S. die endokapilläre G. – **G., rapid progressive, rasch progrediente G.,** subakute G.: G. mit Entwicklung einer Niereninsuffizienz innerhalb weniger Wochen (bis zu 3 Monaten). Eindringen von Fibrin in den Kapselraum des Nierenkörperchens u. Proliferation der Epithelzellen der BOWMAN-Kapsel (sog. Halbmonde). ***Ätiol.:*** Morphologisch handelt es sich zumeist um eine diffuse extrakapilläre Glomerulonephritis; immunologisch lässt sich die r. p. G. zuweilen als Autoimmunnephritis klassifizieren. ***Klinik:*** Ödeme, Hämaturie, Proteinurie, exzessiver Hochdruck. Das ▸GOODPASTURE-Syndrom weist den Verlauf einer r. p. Glomerulonephritis auf. E rapidly progressive g. – **G., rekurrierende:** Wiederauftreten einer G. in der transplantierten Niere, wenn der Empfänger als renales Grundleiden eine Glomerulonephritis hatte. – **G., sklerosierende:** zur ▸Glomerulosklerose führende G. – **G., thrombokapilläre:** ▸LÖHLEIN-Herdnephritis. E Löhlein's nephritis.

**Glomerulo|pathie:** Sammelbegriff v.a. für Nierenkrankheiten mit nicht (sicher) entzündlichen krankhaften Veränderungen der Glomeruli (z.B. ▸glomeruläre Minimalveränderungen, Glomerulosklerose, Nierenamyloidose usw.), jedoch auch für die ▸Glomerulonephritis. S.a. ▸Nephropathie. E glomerulopathy.

**Glomerulosa:** ▸Zona glomerulosa (der Nebenniere).

**Glomerulo|sklerose:** narbige Umwandlung von Nierenkörperchen als Folge zahlreicher Nierenkrankheiten. E glomerulosclerosis. – **G., diabetische:** ▸KIMMELSTIEL-WILSON-Syndrom. E diabetic g. – **G., fokalsegmentale:** ▸glomeruläre Minimalveränderungen mit herdförmiger u. segmentaler G. u. mit schwerem ▸nephrotischem Syndrom. E focal segmental g.

**glomerulosus** *(latein.):* nach Art eines Glomerulus, reich an Gefäßknäueln. E glomerular.

**Glomerulus, Glomerulum:** *Anatomie* kleines Gefäß- oder Nervenbündel (s.a. ▸Glomus). I.e.S. der G. der Nierenrinde (**Glomerulus corpusculi renalis**) als Knäuel bildende Kapillarschleife des arteriellen Wundernetzes der Niere, an das diese mit einer zu- u. abführenden Arteriole (Arteriola glomerularis afferens bzw. efferens = Vas afferens bzw. efferens; Abb. S.u. ▸juxtaglomerulärer Apparat) angeschlossen ist. Bildet zusammen mit der BOWMAN-Kapsel (▸Capsula glomerularis) das MALPIGHI-Körperchen (▸Corpusculum renale). Durch die Wand des G. (Schema, s.a. ▸Glomerulitis, dort Abb.) wird das ▸Glomerulusfiltrat gepresst. E glomerulus.

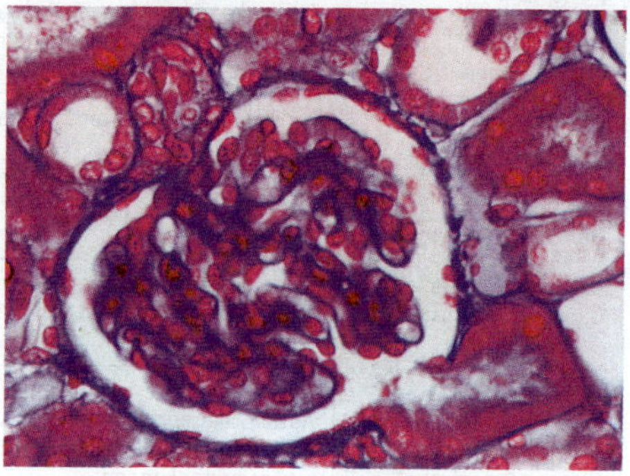

**Glomerulus:** histologisches Präparat. [540]

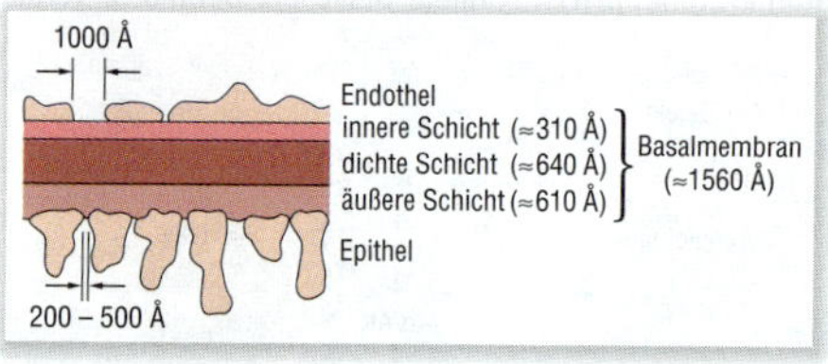


**Glomerulus:** schemat. Querschnitt durch die Kapillarwand des Glomerulus. [42]

**Glomerulus|filtrat:** der an den Nierenglomeruli abgepresste u. in die Lichtung der Nierenkanälchen (▸Tubuli) abfließende »Primär-« oder »Vorharn« als nahezu eiweißfreies Ultrafiltrat des Blutes, gebildet an der Basalmembran des ▸Glomerulus (dort Abb.), die nur für Stoffe mit einem Molekulargewicht < 5000 vollständig durchlässig ist, größere (6–10 nm) teilweise u. große (> 10 nm Durchmesser, z.B. Plasmaproteine) ganz zurückhält, d.h., die Konzentration von kleinmolekularen Bestandteilen in Plasma u. Filtrat stimmt überein. S.a. ▸Harnbereitung, ▸Filtratvolumen, ▸Filtrationsdruck, ▸Inulin, ▸Tubulusfunktionen. E glomerular filtrate.

**Glomerulus|läsion, minimale:** ▸glomeruläre Minimalveränderungen.

**Glomus:** *Anatomie* Gefäß-, Nervenknäuel, ▸Paraganglion. E glomus. – **G. caroticum,** Karotisdrüse: weizenkorngroßes parasympathisches Paraganglion in der Wand der Karotisgabel, das als Chemorezeptor auf Änderungen der Partialdrücke der Blutgase u. des Blut-pH reagiert u. so zur Steuerung von Atmung u. Kreislauf beiträgt. Die Exstirpation des G. gilt als operative Möglichkeit zur Beeinflussung des Asthma bronchiale. E carotid g. – **G. coccygeum,** Steißknäuel: unpaares, von Ästchen der Arteria sacralis media gebildetes, bindegewebig bekapseltes Gefäßknäuel vorn an der Steißbeinspitze. E coccygeal g. – **G. cutaneum:** ▸Glomusorgan. Analog: **G. neuro|myo|arteriale.** E cutaneous g. – **G. jugulare, G. tympanicum:** Paraganglion im Verlauf des Nervus tympanicus in der Fossa jugularis (der Schädelbasis). Ein hiervon ausgehender, meist langsam in Richtung Felsenbein, Paukenhöhle u. Warzenfortsatz wachsender ▸Glomustumor äußert sich in zunehmender einseitiger Hörminderung, Schwindelerscheinungen, pulssynchronen Ohrgeräuschen. E jugular g.

**Glomus|organ,** MASSON-Glomus, HOYER-GROSSER-Organ, Anastomosis arteriovenosa glomeriformis: kleines abgekapseltes, knäuelartiges Gefäßgebilde in der Unterhaut. Fragliche Steuerungsorgane der Wärmeregulation. E glomus body.

**Glomus|tumor,** Glomangiom, Angiomyoneurom: von einem Glomus ausgehende blutreiche, trotz langsamen Wachstums als maligne anzusehende Tumoren mit Ausgang vom ▸Glomus jugulare bzw. ▸Glomus caroticum. Als multiple G. (generalisiert oder regional) ein autosomal-dominant erbliches Leiden. E glomus tumor. – **G., intrakranieller:** s.u. ▸Glomus jugulare. E intracranial g. t. – **G., peripherer:** (MASSON 1924) kleiner gutartiger, schmerzhafter, bläulicher Tumor der Unterhaut mit Ursprung in einem ▸Glomusorgan; bevorzugt an Zehen u. Fingern, v.a. unter dem Nagel (s. Abb.). Besteht aus arteriovenösen Anastomosen mit dickwandiger zuführender Arterie (mit epitheloidartiger Muskulatur); hat innige Beziehung zu marklosen Nervenfasern. E glomangioma.

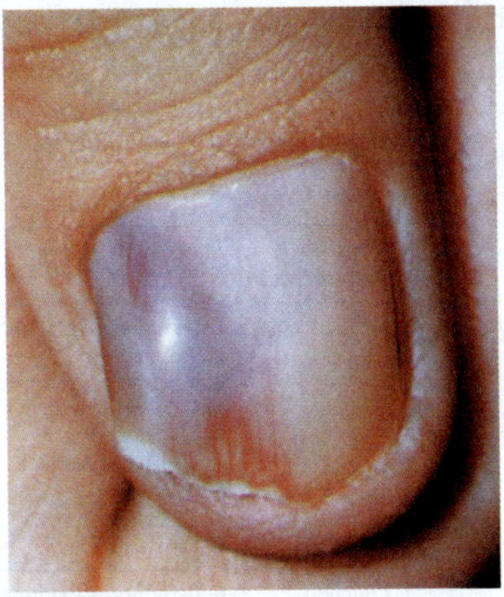

**Glomustumor, peripherer:** subungualer Tumor. [411]

**Glossa** *(griech.)*: die Zunge, ▸Lingua. E tongue.

**Gloss|anthrax:** Milzbrandkarbunkel an der Zunge. E glossanthrax.

**Gloss|ektomie:** operative Entfernung bzw. Teilentfernung der Zunge. E glossectomy, glossosteresis.

**Glossina,** Zungenfliege, Tsetsefliege: im tropischen Afrika verbreitete Fliegengattung; Blutsauger v.a. an Säugern; Überträger der Schlafkrankheit (s.u. ▸Trypanosoma).

**Glossitis:** akute oder chronische Entzündung der Zungenschleimhaut (= **G. superficialis**), häufig mit Beteiligung auch tieferer Zungenschichten (= **G. profunda**) u. der Mundschleimhaut (▸Stomatitis) sowie des Gaumens. Bei Infektionskrankheiten, Abwehrschwäche, nach Verletzung, im Rahmen eines Mundsoors (s.u. ▸Candidamycosis) u. als Allergie. – Auch inkorrekte Bez. für ähnliche, aber durch ▸Atrophie bedingte Zustände (= G. atrophicans; Zunge glatt, hochrot), v.a. bei Anämie, z.B. als ▸MOELLER-HUNTER-Glossitis, bei Vitaminmangel, Kachexie; s.a. ▸Lingua. E glossitis. – **G. atrophicans:** s.u. ▸Glossitis. E atrophic g. – **G. dissecans:** G. mit tiefen, schmerzhaften Einrissen. E dissecting g. – **G. exfoliativa: 1)** ▸MOELLER-HUNTER-Glossitis. E Moeller's g. **2)** Exfoliatio areata linguae. E geographic tongue. – **G. granulomatosa:** G. mit Schwellungen u. Leukoplakien beim ▸MELKERSSON-ROSENTHAL-Syndrom. E granulomatous g. – **G. gummosa:** gummöse Zungensyphilis. E gummy g. – **G. par|enchymatosa:** Zungenabszess. E parenchymatous g. – **G. phlegmonosa:** Phlegmone der Zunge; z.B. bei Peritonsillitis, nach örtlicher Verletzung (durch Fremdkörper, kariösen Zahn, Insektenstich), bei schwerer Infektionskrankheit; Gefahr der Entwicklung einer Hals-, ▸Mundbodenphlegmone. E phlegmonous g. – **G. rhombica mediana:** Hemmungsfehlbildung der Zunge mit Fortbestehen des embryonalen Tuberculum impar (am Verschmelzungsort der seitlichen Zungenwülste) als rhombisches oder ovales, samtweiches, rötliches, evtl. chronisch geschwüriges Feld in der Mitte des mittleren Zungendrittels; typisch mit Brennen beim Genuss gewürzter Speisen. E median rhomboid g.

**Glosso...:** Wortteil »Zunge«; s.a. ▸Zungen...

**Gloss|odynie:** Zungenbrennen, z.B. bei perniziöser Anämie (MOELLER-HUNTER-Glossitis), COSTEN-Syndrom, SJÖGREN-Syndrom, Diabetes mellitus, psychogen. E glossodynia.

**Glosso|labial|pharyngeal|paralyse:** »Zungen-Lippen-Schlund-Lähmung«, ▸DUCHENNE-Lähmung. E glosso-labio-pharyngeal paralysis.

**Glosso|lalie:** der Sprache ähnelnde Lautäußerungen, jedoch mit einer der Umwelt unverständlichen Ausdrucksweise; z.B. bei Schizophrenie. E glossolalia.

**Glosso|manie:** Sprachstörung mit spielerischen Wort- u. Lautneubildungen (Neologismen) ohne jede Syntax; bei Geisteskrankheiten.

**Glosso|pharyngeus:** Kurzbezeichnung des ▸Nervus glossopharyngeus (»Zungen-Schlund-Nerv«). E glossopharyngeal nerve.

**Glosso|pharyngeus|krampf:** *Neurologie* ▸Schlundkrampf. E glossopharyngeal spasm.

**Glosso|pharyngeus|neuralgie:** ▸SICARD-Syndrom. E glossopharyngeal neuralgia.

**Glosso|pharyngeus|parese:** Lähmung des ▸Nervus glossopharyngeus; mit Empfindungs- u. Geschmacksstörungen im hinteren Zungendrittel, am Gaumen u. im oberen Schlundbereich u. mit fehlendem Würgereflex. E glossopharyngeal paresis.

**Glosso|pharyngikus:** ▸Glossopharyngeus.

**Glosso|phobie:** Lalophobie (▸Logophobie). E glossophobia.

**Glosso|plegie,** Zungenlähmung: s.u. ▸Nervus hypoglossus. E glossoplegia.

**Glosso|ptosis:** das Zurücksinken der Zunge in den Schlund (in den Meso-Hypopharynx) mit Verlegung des Kehlkopfeingangs und Erstickungsgefahr; Folge der Muskelerschlaffung bei Bewusstlosigkeit. E glossoptosis.

**Glosso|schisis,** Lingua bifida: angeborene Längsspaltung der Zunge als Hemmungsfehlbildung (unvollständige Vereinigung der embryonalen seitlichen Zungenwülste).

**Glosso|spasmus:** ▸Zungenkrampf. E glossospasm.

**Glosso|trichie,** Haarzunge, Glossophytie: ▸Lingua pilosa nigra. E glossotrichia, hairy tongue.

**Glosso|zele: 1)** zystische Zungengeschwulst. **2)** das Herausragen der Riesenzunge (▸Makroglossie) aus dem Mund. E glossocele.

**glossy skin** *(engl.)*: durch trophische Störung bedingte ▸Glanzhaut im Versorgungsbereich eines erkrankten (bzw. durchtrennten) Nervs.

**GLO-System:** *Serologie* die zwei etwa gleich häufig in der Bevölkerung auftretenden, biochemisch unterscheidbaren Varianten (▸Enzympolymorphismus) der **Gly**oxalase I; z.B. nutzbar für ▸Vaterschaftsausschluss. E glyoxalase system.

**glotticus** *(latein.)*: die Zunge betreffend. E glottic.

**Glottis:** der von Stimmlippen, Stimmmuskeln, Stellknorpeln, Stimmritze u. Conus elasticus gebildete stimmbildende Teil des Kehlkopfes. E glottis.

**Glottis|karzinom:** ▸Kehlkopfkarzinom.

**Glottis|krampf:** ▸Laryngospasmus.

**Glottis|lähmung:** Stimmbandlähmung, s.u. ▸Kehlkopflähmung, ▸Rekurrenslähmung. E laryngeal paralysis.

**Glottis|ödem:** akute, lebensbedrohliche Schleimhautschwellung im Glottisbereich (s.u. ▸Kehlkopfödem). *Ther.:* Corticoide (hoch dosiert), endotracheale Intubation, bei drohendem Verschluss ▸Koniotomie. S.a. ▸Angioödem. E glottis edema.

**Glottis|spalte:** ▸Rima glottidis. E glottic fissure.

**Glu:** *Biochemie* Abk. für ▸**Glu**taminsäure.

**Gluc...:** s.a. ▸Gluk..., ▸Glyk..., ▸Glyc...

**Glucagon:** von den α- = A-Zellen der Inseln der Bauchspeicheldrüse (s. Abb.) aus der Vorstufe »Proglucagon« produziertes (u. künstlich synthetisierbares), aus 29 Aminosäuren bestehendes Peptidhormon (Molekulargewicht: 3485). ***Funktion:*** Gegenspieler des Insulins, der den ▸Glykogenabbau in der Leber u. die ▸Gluconeogenese fördert; wirkt über die Stimulierung der Adenylatcyclase u. über vermehrte Bildung zyklischen Adenosin-3',5'-monophosphats. ***Regelung:*** Der Plasmaspiegel liegt normal bei 0,5–6 μg/l, steigt aber bei Absinken des Blutzuckers an, was zu dessen Wiederanstieg führt u. damit eine ausreichende Versorgung des hochgradig glucosebedürftigen Gehirns mit Glucose sichert (z.B. im Schock, in der Postresorptionsphase nach Nahrungsaufnahme, bei erhöhter Muskelaktivität); die Sekretion wird ferner **gesteigert** durch Aminosäuren einer proteinreichen Mahlzeit, durch Triglyceride einer fettreichen Mahlzeit, durch Catecholamine u. Reizung des Sympathikus. Sie wird dagegen **gehemmt** durch reine Kohlenhydratkost oder durch Somatostatin-Infusion. S.a. ▸Glucagonbelastung, ▸Glucagonom, ▸Enteroglucagon, ▸Glucagon-Insulin-Quotient. *ther* ***Anw.*** v.a. beim hypoglykämischen Schock, bei endoskopischen Untersuchungen u. beim Glucagontest. E glucagon.

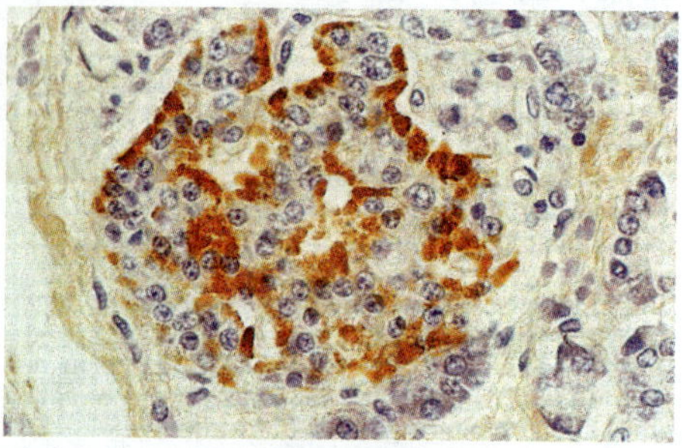

**Glucagon:** gelbbraun gefärbte Glucagon-Zellen des Pankreas (histolog. Bild). [178]

**Glucagon|belastung, Glucagontest:** parenterale Zufuhr von Glucagon zur Diagnostik. Nur noch selten angewandt bei Verdacht auf ▸Insulinom. E glucagon tolerance test.

**Glucagon-Insulin-Quotient:** das – im Hungerzustand u. bei Diabetes mellitus erhöhte – Verhältnis Glucagon/Insulin. E insulin-glucagon ratio.

**Glucagonom(a), Glukagonom:** Glucagon produzierender Tumor (Adenom oder Karzinom) der $A_2$-Zellen des Inselorgans, der sich manchmal durch eine ▸Epidermolysis acuta toxica manifestiert. Gehört zu den ▸Apudomen. E glucagonoma.

**Glucane, Gluk(os)ane:** aus Glucose aufgebaute Polysaccharide wie Cellulose, Glykogen, Stärke. E glucans.

**α-Glucan-phosphorylase:** ein beim ▸Glykogenabbau wirksames Enzym (eine Phosphorylase); s.a. ▸Glykogenose (dort Tab.). E (α-)glucan phosphorylase.

**Gluck-Operation** (THEMISTOKLES G., 1853–1942, Chirurg, Berlin): **1)** halbseitige Kehlkopfentfernung (▸Hemilaryngektomie) nach Spaltung des Schildknorpels (▸Laryngofissur) samt den obersten Luftröhrenspangen u. der Membrana thyrohyoidea unter Schonung von Hypopharynx u. Sinus piriformis; abschließend Bildung eines Tracheostomas. **2)** Kehlkopfentfernung (▸Laryngektomie) mit oder ohne Erhaltung der Epiglottis, u.U. mit Entfernung auch der Schlundvorderwand. E Gluck's operation.

**Gluco|cerebrosidase:** Enzym im Stoffwechsel der Sphingolipide (▸Sphingolipidose).

**Gluco|cerebrosidose:** ▸GAUCHER-Krankheit. E glucocerebrosidosis.

**Gluco|corticoide, -cortine:** in der Zona fasciculata der ▸Nebennierenrinde unter dem Einfluss von ▸Corticotrophin gebildete ▸Corticosteroide (dort Biosynthese-Schema). ***Hormone:*** v.a. ▸Corticosteron und ▸Cortisol, deren Plasmakonzentration einem ausgeprägten, vom ▸Hypothalamus (dort Regelkreis-Schema) über den Hypophysenvorderlappen gesteuerten Tagesrhythmus folgt (Minimum um 24 Uhr, Maximum zwischen 6 u. 8 Uhr morgens, hier 70 % der Cortisol-Tagesproduktion); ferner das ▸Cortison sowie eine Reihe synthetisch hergestellter Präparate (*pharm* ***Wirkst.*** mit im Vergleich zu Cortisol u. Corticosteron nur noch schwach mineralokortikoider Wirkung: a) nicht halogenierte G.: z.B. Methylprednisolon, Prednison, Prednisolon, Prednyliden; b) halogenierte G.: z.B. Betamethason, Dexamethason, Fluocortolon, Triamcinolon). ***Bindung/Ausscheidung:*** Die G. werden im Plasma spezifisch an ▸Transcortin (ferner an Erythrozyten u. Albumin) gebunden transportiert; am Wirkort diffundieren sie durch

| | | |
|---|---|---|
| **akute Einnahme** | zentrales Nervensystem | • Euphorie<br>• Schlaflosigkeit<br>• Psychose<br>• periphere Neuropathie |
| | Elektrolytregulation | • Kaliumverlust<br>• Natriumretention<br>• Ödem<br>• Herzinsuffizienz |
| | Glucosestoffwechsel | manifester Diabetes |
| **chronische Einnahme** | Habitus | Cushingoid, Fettsucht, Mondgesicht |
| | Haut | • Erythem<br>• Striae<br>• Elastizitätsverlust<br>• Purpura<br>• Ekchymosen<br>• Hirsutismus, Akne |
| | Knochen | • Osteoporose (Rippen, Wirbelkörper, distaler Radius)<br>• aseptische Knochennekrosen (Femurkopf) |
| | Wachstum | • Hemmung des Längenwachstums<br>• vorzeitiger Epiphysenschluss |
| | Augen | • Katarakt<br>• Erhöhung des intraokulären Drucks, Glaukom |
| | Muskulatur | Myopathie |
| | Gastrointestinaltrakt | • (peptisches?) Magenulkus<br>• Pankreatitis<br>• Dünndarmulzera<br>• Kolonulzera? |
| | Hemmung der zellulären Immunität | • Manifestation latenter Infektionen<br>• Mykobakterien, Pilz-, Virusinfektionen<br>• Toxoplasmose, Pneumocystis |
| | Gonaden | • Hypogonadismus<br>• Zyklusschwankung |
| | Steroidentzugssyndrom | Fieber, Anorexie, Übelkeit, Lethargie, Arthralgie |

**Glucocorticoide:** Nebenwirkungen. [3]

die Zellmembran u. gelangen (an einen ▸Steroidrezeptor gebunden) durch das Zytoplasma in den Zellkern, wo sie die Bildung (▸Eiweißbiosynthese) bestimmter Enzyme bewirken u. in verschiedener Weise in den Stoffwechsel eingreifen. Die Ausscheidung der G. erfolgt nach Kopplung an Glucuronsäure v.a. durch die Niere. ***Funktion:*** Förderung der ▸Gluconeogenese aus Aminosäuren u. Intermediärprodukten, dadurch Katabolismus mit Muskelatrophie u. Osteoporose bei erhöhter Konzentration; Förderung einer diabetischen Stoffwechsellage; Hyperlipidämie, gesteigerter Fettabbau u. Umverteilung des Fettes (Stammfettsucht); Anstieg der Leukozyten, Verminderung der eosinophilen Granulozyten u. Lymphozyten, Verminderung des lymphatischen Gewebes u. Unterdrückung der B- u. besonders T-Lymphozyten-Aktivität (führt zu Infektanfälligkeit, antiallergischer u. immunsuppressiver Wirkung); Vermehrung von Erys u. Thrombozyten (Thromboseförderung); Entzündungs-, Exsudations- u. Proliferationshemmung von Bindegewebe, Epithelien u. Mesenchym, dadurch antiphlogistische Wirkung bei verzögerter Wundheilung u. ulzerogene Wirkung. In der Schwangerschaft u. bei Einnahme von Ovulationshemmern sind G. infolge einer Erhöhung der Transcortinspiegel erhöht, die freien Glucocorticoide sind jedoch normal; es entsteht keine gesteigerte G.-Wirkung. *pharm* ***Anw.*** v.a. als entzündungshemmende, antiallergische u. immunsuppressive Substanzen sowie zur Schockbehandlung u. als Substitutionspräparate bei ADDISON-Krankheit; ***NW*** bei lang dauernder Überdosierung: ▸Nebennierenrindeninsuffizienz (durch Hemmung der eigenen G.-Produktion), ▸Steroidosteoporose, ▸Steroidulkus, ▸Steroidhaut (bei längerfristiger externer Anw.), »therapeutisches« ▸CUSHING-Syndrom, erhöhte Infektionsanfälligkeit (s. Tab.). S. a. ▸Lokalcorticoide. E glucocorticoids. – **G., inhalative:** synthetische G. zur Einbringung in die Atemwege; ***Wirkst.:*** z.B. Beclometason, Budesonid, Flunisolid, Fluticason. ***Anw.*** als antiinflammatorische Basismedikation bei Asthma bronchiale; ***NW:*** oropharyngeale Candidiasis, Heiserkeit; bei Tagesdosen bis ca. 1500 µg keine relevanten systemischen NW. E inhalation g.

**Gluco|genese:** die Glucosebildung im Organismus durch Abbau von Kohlenhydraten, insbes. von Glykogen; s.a. ▸Gluconeogenese. E glucogenesis.

**Gluco|kinase:** die Glucose-spezifische ▸Hexokinase. E glucokinase.

**Gluco|lipoide:** Glucose(derivate) enthaltende ▸Lipoide, z.B. Cerebroside. E glucolipoids.

**Gluco|neogenese:** hormonell gesteuerte Neubildung von ▸Glucose aus nicht zu den Kohlenhydraten gehörenden Stoffen (Lactat, glykogene Aminosäuren, Intermediate des Zitronensäurezyklus, Glycerol) in Leber u. Nieren. Hauptquellen der G. der Leber sind Lactat u. Alanin aus der Muskulatur (Glukose-Lactat-Zyklus, Glucose-Alanin-Zyklus) u. Glycerol aus dem Fettgewebe (Fettabbau); Glutamin dient der G. in der Niere. Bei der G. werden die reversiblen Reaktionen der Glykolyse in umgekehrter Richtung durchlaufen; die quasi-irreversiblen Reaktionen (Hexokinase, Phosphofructokinase, Pyruvatkinase) werden durch alternative Reaktionen umgangen, die durch die Schlüsselenzyme der G. (Pyruvatcarboxylase, Phosphoenolpyruvatcarboxykinase, Fructose-1,6-bisphosphatase, Glucose-6-phosphatase) katalysiert werden. Die G. verläuft zum großen Teil über die Zwischenstufen der Glykolyse (s. Abb.). Sie wird gehemmt durch Insulin, gesteigert durch Glucocorticoide, Glucagon u. Adrenalin. E gluconeogenesis.

**Gluco|penie:** Glucosemangel, ▸Hypoglykämie. E glucopenia.

**glucoplastisch:** ▸glukogen.

**Glucoprotamin:** Desinfektionsmittel; ***Anw.*** zur Flächen- u. Instrumentendesinfektion. E glucoprotamine.

**Gluco|proteine:** ▸Glykoproteine. E glucoproteins.

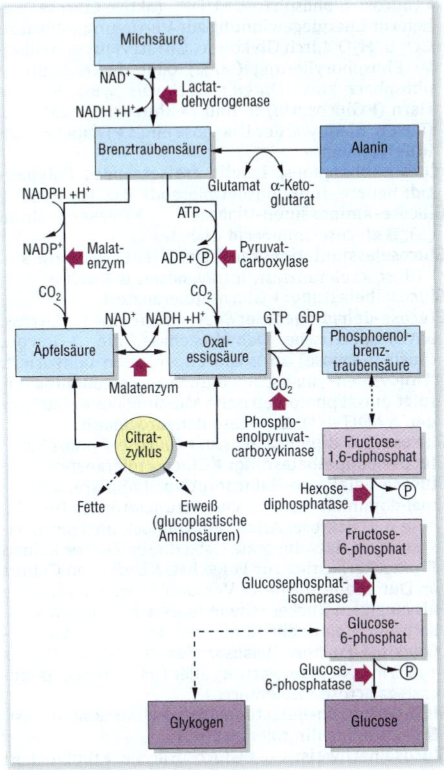


**Gluconeogenese.**

**Gluco|pyranose:** s.u. ▸Glucose. E glucopyranose.

**Glucos|ämie:** (vermehrtes) Auftreten von Glucose im Blut, ▸Hyperglykämie. E glucosemia.

**Glucos|amin,** Abk. GlcN, Aminoglucose, 2-Amino-2-desoxy-D-glucose: Aminozucker; Baustein der Glykosaminoglykane, Glykoproteide u. -lipoide. *pharm* ***Anw.*** als Gelenktherapeutikum bei Arthrose. E glucosamine.

**Glucos|amino|glykan:** ▸Glykosaminoglykan, dessen Hexosamin-Anteil nur aus Glucosamin besteht.

**Glucose,** D-Glucose, Dextrose, Glykose, $C_6H_{12}O_6$, Stärkezucker, Traubenzucker, Abk. Glc: ein mit Galaktose stereoisomeres Monosaccharid des Typs Aldohexose. Liegt v.a. in pyranoider Form als α-D(+)-Glucopyranose vor (s. Abb.), selten als Glucofuranose. ***Eigenschaften:*** ist optisch aktiv, durch Hefe vergärbar; Molekulargewicht 180 (s.a. ▸HAWORTH-Formel). Vorkommen frei u. gebunden, z.B. als Baustein von Polysacchariden (z.B. Glykogen, Stärke, Cellulose, Dextran), Glykosiden, Nucleotiden u. Glykolipiden. ***Stoffwechsel:*** G. ist eine Schlüsselsubstanz im Kohlenhydratstoffwechsel. Sie gelangt aus dem Dünndarm (▸Glucoseresorption) über die Pfortader zur Leber u. wird zusammen mit der durch Gluconeogenese oder Glykogenolyse gebildeten G. z.T. in das Blut abgegeben, z.T. zu Glykogen umgewandelt u. in Muskel u. Leber gespeichert, z.T. in Fett umgewandelt u. gespeichert. Ihre stoffwechselaktiven Formen

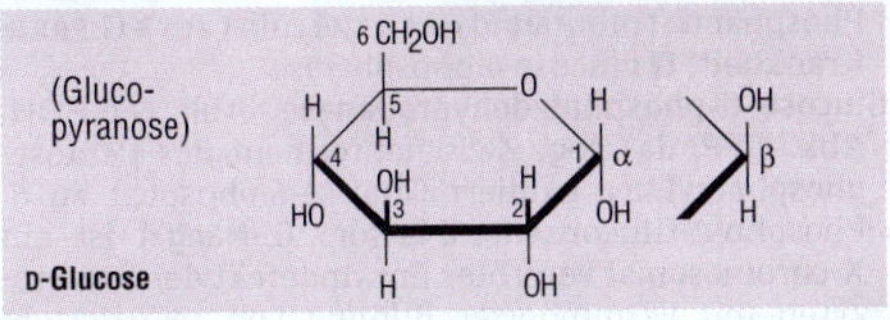


**Glucose.**

▶ Glucose-6-phosphat u. ▶ UDPG (**aktive Glucose**) stehen zur Energiegewinnung zur Verfügung: Abbau zu $CO_2$ u. $H_2O$ durch Glykolyse, Citratzyklus u. oxidative Phosphorylierung (90 %) oder durch Pentosephosphatzyklus. ***Diagn.:*** Nachweis wird v. a. im Harn (▶ Glucosurie) u. Blut (▶ Blutzucker) durchgeführt u. dient v. a. der Diagnose eines ▶ Diabetes mellitus. **E** glucose.

**glucoseabhängiges, Insulin freisetzendes Polypeptid:** neuere, funktionsdefinierende Bez. für ▶ GIP.

**Glucose-Aminosäuren-Diabetes:** ▶ DEBRÉ-Syndrom (5). **E** glucose-aminoacid diabetes.

**Glucose|assimilationskoeffizient:** *Labormedizin* s. u. ▶ Glucosetoleranztest, intravenöser. **E** K-value.

**Glucose|belastung:** ▶ Glucosetoleranztest.

**Glucose-dehydrogenase:** *Enzymologie* eine NAD- bzw. NADP-spezifische Dehydrogenase, die D-Glucose (auch D-Xylose) zu D-Glucono-δ-lacton dehydriert. ***Anw.*** zur enzymatischen Blutzuckerbestimmung (erfolgt durch photometrische Messung des entstehenden $NADH+H^+$). **E** glucose dehydrogenase.

**Glucose-1,6-diphosphat:** s. u. ▶ Glucose-1-phosphat.

**Glucose|doppelbelastung:** ▶ Glucosetoleranztest.

**Glucose-Galaktose-Malabsorption:** familiäre, autosomal-dominant erbliche Verwertungsstörung für Glucose u. Galaktose. ***Ätiol.:*** Enzymblock im Transportsystem, so dass die orale Gabe dieser Zucker keinen Blutzuckeranstieg zur Folge hat. ***Klinik:*** von Geburt an Durchfälle, die unter Verabreichung von Fructose als einzigem Zucker schwinden. – Über diese Malabsorption hinausgehend die seltene erbliche **Glucose-Galaktose-Fructose-Malabsorption** (BURKE u. DANKS 1966) mit Nichtverwertung aller Disaccharide. **E** glucose-galactose intolerance.

**Glucose-Insulin-Belastungstest:** ▶ HIMSWORTH-Test. **E** glucose-insulin tolerance test.

**Glucose|nachweis:** s. u. ▶ Glucosurie; s. a. ▶ Blutzucker. **E** dextrose test.

**Glucose-oxidase,** Abk. GOD: Glucose-spezifisches Enzym (Flavinenzym), das Glucose sauerstoffabhängig unter Bildung von Wasserstoffperoxid zu Gluconsäure oxidiert. ***Anw.*** zur enzymatischen Bestimmung von Glucose in Blut u. Harn (mit Nachweis des $H_2O_2$ mittels einer durch Peroxidase vermittelten Farbreaktion). **E** glucose oxidase.

**Glucose-1-phosphat,** CORI-Ester, Abk. G-1-P: Zwischenprodukt beim Abbau von Stärke, Glykogen u. anderen glucosehalt. Polysacchariden durch α-Glucanphosphorylase; beteiligt an Glykogenaufbau (über UDPG), Galaktosestoffwechsel, Glucuronsäurebildung. Wird über Glucose-1,6-diphosphat umgewandelt in ▶ Glucose-6-phosphat. **E** glucose 1-phosphate.

**Glucose-6-phosphat,** ROBISON-Ester, Abk. G-6-P: stoffwechselaktive Form der Glucose (durch Phosphorylierung mit ATP u. Hexokinase); wird durch ▶ Glucose-6-phosphatase zu Glucose umgesetzt. Ein Zwischenprodukt in ▶ Glykolyse, Pentosephosphatzyklus, Glykogenauf- u. -abbau, Glucuronsäurebildung (▶ Glucose; UDPG-Metabolismus); Normalwert in Erythrozyten 39–127 μmol/l. **E** glucose 6-phosphate.

**Glucose-Phosphat-Aminosäuren-Diabetes:** ▶ DEBRÉ-Syndrom (5). **E** Abderhalden-Fanconi syndrome.

**Glucose-6-phosphatase,** Abk. G-6-Pase: Enzym in den an das endoplasmatische Retikulum gebundenen Mikrosomen der Leber, Niere u. Dünndarmschleimhaut, das Glucose-6-phosphat (auch D-Glucosaminphosphat) zu D-Glucose hydrolysiert (der Vorgang wird aktiviert durch $Mg^{2+}$, gehemmt durch Glucose, Phosphat u. Tolbutamid). Mangel führt zur ▶ GIERKE-Krankheit. **E** glucose 6-phosphatase.

**Glucose-6-phosphat-dehydrogenase,** Abk. G-6-PDH, Abk. GPP: das sog. Zwischenferment des Pentosephosphatzyklus; oxidiert Glucose-6-phosphat zu 6-Phospho-D-Gluconsäure-δ-lacton. **G.-Mangel** ist ein X-chromosomal vererbter Enzymdefekt der Erythrozyten mit verminderter Bildung von reduziertem Glutathion. Durch Infektionen, den Genuss von Saubohnen oder Medikamente (Sulfonamide, Acetylsalicylsäure, Primaquin etc.) können hämolytische Krisen ausgelöst werden. Typischer Nachweis von HEINZ-Innenkörperchen in den Erythrozyten. Angeborener Mangel an diesem Enzym bietet offenbar einen Schutz vor Malaria-Erregern. **E** glucose 6-phosphate dehydrogenase.

**Glucose|phosphat-isomerase,** Oxoisomerase, Phosphohexose-isomerase, Phosphogluco(se)-isomerase, Abk. PHI, Abk. PGI: Enzym der ▶ Glykolyse, das Glucose-6- u. Fructose-6-phosphat isomerisiert. Erhöhung kann auf maligne Erkrankungen (v. a. Mamma-, Ovarial-, Bronchial-, Prostatakarzinom) hinweisen (▶ Tumormarker). Ein Enzymdefekt in den Erythrozyten (**G.-Defekt**; mit autosomal-rezessivem Erbgang) führt zu schwerer hämolytischer Anämie. **E** glucose phosphate isomerase.

**Glucose-1-phosphat-uridyl(yl)transferase,** UDPG-pyrophosphorylase: ein am ▶ Glykogenaufbau beteiligtes Enzym. **E** glucose 1-phosphate uridyltransferase.

**Glucose-1-phosphokinase:** ▶ Phosphoglucokinase. **E** glucose 1-phosphate kinase.

**Glucose|phosphorylierung:** die Energie verbrauchenden Teilreaktionen der ▶ Glykolyse (Umsetzung von 2 Molekülen Adenosintri- in 2 Moleküle Adenosindiphosphat), in denen die Umwandlung der Glucose über Glucose-6-phosphat, Fructose-6-phosphat und Fructose-1,6-diphosphat zu 2 Molekülen Triosephosphat erfolgt. **E** glucose phosphorylation.

**Glucose|resorption:** ein natriumabhängiger, ATP verbrauchender (= aktiver) Transportmechanismus, durch den die natürlich vorkommende D-Glucose u. andere Monosaccharide (nicht jedoch die L-Glucose) aus der Dünndarmlichtung durch die Schleimhautzelle u. nachfolgend in die Pfortader gelangen. **E** glucose resorption.

**Glucose|rückresorption:** s. u. ▶ Tubulusfunktionen; s. a. ▶ Glucosurie. **E** glucose reabsorption.

**Glucose|test:** *Labormedizin* **1)** ▶ Glucosetoleranztest; s. a. ▶ Blutzucker, ▶ Glucosurie, ▶ Glykosyl-Albumin, glykosyliertes ▶ Hämoglobin, ▶ Sulfonylharnstofftest. **2)** (C. H. BIRNBERG 1958): Bestimmung des Ovulationstermins anhand des Glucosegehalts des Zervikalsekrets (mittels spezifischer enzymatischer Farbreaktion n. KESTON). **E** Birnberg's test.

**Glucose|toleranz:** Fähigkeit, die Zufuhr einer definierten Menge von Glucose (s. a. ▶ Glucosetoleranztest) ohne das Auftreten sicher krankhafter Blut- u. Harnzuckerwerte (s. a. ▶ Glucosurie) zu ertragen. **E** glucose tolerance. – **G., pathologische,** gestörte Glukosetoleranz: s. u. ▶ Diabetes mellitus. **E** impaired g. t.

**Glucose|toleranztest,** Abk. GTT: Zufuhr von definierten Traubenzuckermengen zur Prüfung der ▶ Glucosetoleranz bei Verdacht auf – noch symptomlose – Zuckerkrankheit (asymptomatischer ▶ Diabetes mellitus). **E** glucose tolerance test. – **G., intravenöser,** Abk. IVGTT: Infusion einer Glucoselösung (z. B. n. CONARD 0,33 g/kg als 40 %ige Lsg. in 2 Min.) mit nachfolgender Bestimmung der Blutzuckerwerte in Abständen von 10 Min. über 1 Std. Aus der halblogarithmischen Darstellung der Glucosekonzentration (ln) in Beziehung zur Zeit (linear) werden die Zeit bis zum Erreichen der halben Maximalkonzentration (Halbwertszeit T) abgelesen und der Glucoseassimilationskoeffizient ($K_G$) wie folgt berechnet: $100 \cdot T^{-1} \cdot \ln 2$ (prozentuale Eliminationskonstante); $K_G < 1$ = diabetisch, $K_G > 1{,}2$ = normal. – **G., oraler,** Abk. OGTT: Probetrunk mit Glucose, gefolgt von mehrfacher Bestimmung der Blutzuckerwerte. Normalwerte: nüchtern u. nach 3 Std. < 5,6 mmol/l (100 mg/dl), nach 1 Std. < 11,1 mmol/l (200 mg/dl), nach 2 Std. < 7,8 mmol/l (140 mg/dl); 2-Stunden-Werte > 140–199 nachweisbar bei gestörter Glucosetoleranz, > 200 bei manifestem Diabetes; s. a. ▶ STAUB-Effekt. Ferner wird der Test in der Diagnostik der Akromegalie mit der Frage nach der Suppression der Wachstumshormonspiegel durch Hyperglykämie eingesetzt. Die orale Doppelbelastung

(STAUB-TRAUGOTT-Versuch) hat nur noch historischen Wert.

**Gluco|sid:** aus Glucose u. einem Aglykon (oder einem weiteren Zuckermolekül) bestehendes ▸Glykosid. E glucoside.

**Gluco|sidasen:** *Enzymologie* Hydrolasen, die glucosehaltige Disaccharide (selten höhere Zucker) zu Monomeren aufspalten (speziell am Glucosemolekül) u. unter speziellen Bedingungen außerdem einen Glucosyl-Transfer katalysieren; v.a. die α-G. (»Maltase«), die in Dünndarmschleimhaut, Serum, Milchdrüsen u. Skelettmuskel glykosidische Bindungen in α-D-Glucopyranosiden spaltet (Dünndarm-Werte vermindert beim Disaccharid-Malabsorptionssyndrom); s.a. ▸Glykogenose (dort Tab.). Ferner diverse β-Glucosidasen (Gentio-, Cellobiase etc.) in Duodenum, Leber, Niere, Milz (u. Mikroorganismen) für die β-D-Glucopyranoside; sie katalysieren häufig die Bildung eines anderen Glykosids oder Disaccharids. E glucosidases.

**Gluco|steroide:** ▸Glucocorticoide.

**Glucos|urie,** Glyk(os)urie: Ausscheidung von Glucose im Harn nach Überschreiten der physiologischen »Nierenschwelle« bei Blutzuckerwerten > 9 mmol/l (z.B. nach reichlichem Kohlenhydratgenuss oder bei Diabetes mellitus); ferner bei erniedrigter Nierenschwelle, entweder infolge erhöhter Glucosefiltration der Glomeruli (z.B. in der Schwangerschaft) oder aber infolge verminderter tubulärer Rückresorption (**renale G.**, s.u. ▸Tubulusfunktion). S.a. ▸Tubulopathien, ▸Diabetes renalis, ▸Melliturie. – Im Alter steigt die Nierenschwelle an, so dass eine G. trotz eines bestehenden Diabetes mellitus ausbleiben kann. – *labor* Glucosurie-Nachweis erfolgt als Suchtest halbquantitativ durch Farbreaktion mit Kupferoxid u. durch Teststreifen mit getrockneter ▸Glucose-oxidase; quantitativ zur Verlaufs- u. Therapiekontrolle bei Diabetes mell. aus definierten Sammelportionen (24-Std.-Urin oder Aufteilung in mehrstündige Intervalle oder als Zweiturin nach vollständiger Entleerung der Blase vor dem Frühstück) mit ▸Glucose-dehydrogenase oder Hexokinase, ferner durch Polarimetrie oder Reduktionsproben (FEHLING, BENEDIKT, NYLANDER); falsch positive Ergebnisse durch Einnahme großer Mengen von Vitamin C oder Acetylsalicylsäure. E glucosuria.

**Gluc|urese:** ▸Glucosurie.

**Gluc|uronid:** *Biochemie* gepaarte ▸Glucuronsäure.

**β-Gluc|uronidase,** Abk. GRD, Abk. β-GU: *Enzymologie* Hydrolase, die aus β-D-Glucuroniden den Glucuronsäurerest abspaltet (keine Wirkung auf α-Glucuronide u. Glucoside) u. unter bestimmten Bedingungen einen Glucuronsäure-Transfer katalysiert. Reichlich nachweisbar in Leber, Niere, Milz, Nebenhoden u. Karzinomgewebe (in Lysosomen labil gebunden). β-G. spaltet als bakterielles Enzym im Darm hydrolytisch Glucuronide unter Bildung meist wieder lipoidlöslicher, resorbierbarer Stoffe. E β-glucuronidase.

**Gluc|uronsäure:** *Biochemie* $C_6H_{10}O_7$; eine mit Iduronsäure stereoisomere Uronsäure; ist bei Mensch (u. Tieren) Bestandteil von Glykosaminoglykanen (z.B. in Hyaluronsäure, Chondroitinschwefelsäure A u. C, Heparin); bildet in Form der aktiven G. unter Mitwirkung der Glucuronyltransferase v.a. in der Leber durch »Konjugation« mit Bilirubin, Steroidhormonen und Abbauprodukten, Phenolen, Benzoesäure, Arzneimitteln etc. wasserlösliche Glucuronide (**gepaarte G.**), die durch die Niere u. Leber ausgeschieden werden können (wichtige Entgiftungsreaktion; gestört z.B. bei CRIGLER-NAJJAR-Syndrom; s.a. ▸Ikterus, hepatischer [b]). E glucuronic acid.

**Gluc|uronyl|transferase:** s.u. ▸Glucuronsäure.

**Glücks|haube: 1)** vom Amnion gebildeter haubenartiger Überzug des kindlichen Kopfes unter der Geburt bei übermäßiger Festigkeit der Eihäute (u. Ausbleiben des regulären Blasensprungs); bedeutet erhöhte Aspirations- u. Asphyxiegefahr. E caul. **2)** *Chirurgie* ▸Appendizitis mit Netzkappe.

**Glückspillen:** v.a. für ▸Serotonin-Wiederaufnahmehemmer, aber auch andere Psychopharmaka gebrauchte Bez. bei Missbrauch.

**glue-sniffing** *(engl.)*: das – süchtige – Leimschnuppern; s.u. ▸Schnüffler.

**Gluk...:** s.u. ▸Gluc...

**Gluk|agon:** ▸Glucagon.

**glukogen, glukoplastisch:** als mögliche Ausgangssubstanz für die ▸Gluconeogenese zur Verfügung stehend, z.B. gl. ▸Aminosäuren (z.B. in Casein, Gelatine u. Gliadin [zu 48 bzw. 65 bzw. 80 %]); Gluconeogenese ferner aus Milch-, Brenztrauben-, Fumar-, Zitronen-, Essigsäure. E glucogenic.

**gluko|priv:** ▸glykopriv.

**Glukose:** ▸Glucose.

**Gluk|urese:** ▸Glucosurie.

**Glu-NH₂:** ▸Glutamin.

**Glutä..., Glutae...:** s.u. ▸Glute...

**Glut|amat:** Salz der ▸Glutaminsäure. E glutamate.

**Glut|amat-decarboxylase:** Enzym, das an der Synthese der GABA beteiligt ist; autosomal-rezessiv erblicher Defekt führt zu Krampfanfällen, die auf Vitamin $B_6$ ansprechen. E glutamate decarboxylase.

**Glut|amat-dehydrogenase,** Glutaminsäure-dehydrase, Abk. GLDH, Abk. GSDH: v.a. in den Mitochondrien der Leber vorhandenes Enzym, das L-Glutamat in reversibler Reaktion mit $NAD^+$ oder $NADP^+$ über α-Iminoglutamat zu α-Ketoglutarat u. $NH_3$ umsetzt (wichtig für Aminosäureaufbau); Anstieg der Serumwerte bei Lebererkrankungen. S.a. ▸Enzymmuster. E glutamate dehydrogenase.

**Glut|amat-form|imino|transferase:** am Histidinabbau beteiligtes Enzym (v.a. Leber). E glutamate formiminotransferase.

**Glut|amat-oxal|acetat-transaminase,** Abk. GOT: ▸Aspartat-amino-transferase, s.a. ▸Enzymmuster. E glutamic-oxaloacetic transaminase.

**Glut|amat-pyruvat-transaminase,** Abk. GPT: ▸Alaninaminotransferase, s.a. ▸Enzymmuster. E glutamic-pyruvic transaminase.

**Glut|amat-Rezeptoren:** auf erregende Aminosäuren (▸Glutaminsäure bzw. Glutamat) als ▸Transmitter ansprechende Rezeptoren im zentralen Nervensystem; Untertypen sind die AMPA-, Kainat- u. NMDA-Rezeptoren. E glutamate receptors.

**Glut|amin,** L-Glutamin, Glutaminsäure-β-mono-amid, Levoglutamidum, Abk. Gln, Abk. Glu-NH2, Abk. Q: *Biochemie* natürliche Aminosäure, gebildet – durch Glutaminsynthetase – aus Glutaminsäure, ATP u. $NH_4^+$; Spaltung erfolgt durch Glutaminase. Wichtig v.a. für den Hirnstoffwechsel (durchdringt Blut-Hirn-Schranke) sowie als $NH_2$-Donor bei Transaminierungen (z.B. Synthese von Purinen u. Glucosamin), für $NH_3$-Bindung u. -Transport, für Umsetzung mit Phenylessigsäure zu Phenacetylglutamin als Entgiftungsreaktion. Wird beim Hartnup- und LOWE-Syndrom vermehrt im Harn ausgeschieden. E glutamine.

**Glut|aminase:** *Enzymologie* Amidase (v.a. in Leber-, Nieren-, Gehirn- u. Muskulaturzellen), welche die Säureamidbindung im L-Glutamin hydrolysiert u. so Glutaminsäure u. Ammoniak bildet. E glutaminase.

**Glut|aminat:** Salz der ▸Glutaminsäure.

**Glut|amin-PRPP-amido|transferase,** Glutaminphosphoribosylpyrophosphat-amidotransferase: Enzym des ▸Purinstoffwechsels (dort Schema), dessen erhöhte Aktivität für einen Teil der Gichterkrankungen verantwortlich gemacht wird.

**Glutaminsäure,** L-Glutaminsäure, Acidum glutami(ni)cum, 1-Aminopropan-1,3-dicarbonsäure, Abk. E, Abk. Glu: natürlich vorkommend in Peptiden (Glutathion, Folsäuren) u. Proteinen (v.a. im Gehirn; in Milch-, Getreideprodukten). Eine nichtessentielle glukoplastische Aminosäure; ein reaktionsfähiges Stoffwechselprodukt, das gebildet wird aus α-Ketoglutarsäure durch Umsetzung mit Ammoniak ($NH_3$) u. $NAD(P)H_2$ in Gegenwart der Glutamat-dehydrogenase (Abbau umgekehrt im ▶Citratzyklus; ferner zu $NH_3$) oder durch Transaminierung (s.a. ▶Glycinaminotransferase) mit α-Aminosäuren sowie beim Abbau der Aminosäuren Histidin, Arginin, Ornithin, Prolin u. Hydroxyprolin. Wird umgewandelt in γ-Aminobuttersäure (durch Decarboxylierung), Glutamin (durch Bindung von Ammoniak), Glutathion, Folsäure. – Als »exzitatorische Aminosäure« wichtigster (erregender) ▶Transmitter im zentralen Nervensystem (s.a. ▶Glutamat-Rezeptoren). – Salze: Glutam(in)ate; s.a. ▶Glutamat... E glutamic acid.

**Glut|amin|synthetase:** Enzym (v.a. in Gehirn u. Leber; gebunden an Mikrosomen u. Mitochondrien), das unter Verbrauch von ATP aus L-Glutamat u. Ammoniak L-Glutamin bildet. E glutamine synthetase.

**γ-Glutamyl|cystein-synthetase:** an der Biosynthese des ▶Glutathions beteiligtes Enzym, das (z.B. in Erythrozyten) aus L-Glutamat u. L-Cystein γ-L-Glutamyl-L-cystein bildet. E (γ-)glutamylcysteine synthetase.

**γ-Glutamyl|transferase, -transpeptidase,** Abk. GGTP, Abk. γ-GT: v.a. in der Niere, in Pankreas, Leber, Milz u. Dünndarm vorhandenes Enzym, das Glutamylreste von Glutathion auf Peptide überträgt. Die Enzymaktivität im Serum ist typischerweise bei Leber- u. Gallenwegserkrankungen erhöht. Ein ▶Tumormarker, v.a. bei primärem Leberzellkarzinom, Lebermetastasen. E (γ-)glutamyl transpeptidase.

**Glutaral,** Glutaraldehyd: Desinfektionsmittel; ***Anw.*** zur Flächen- u. Instrumentendesinfektion. E glutaral.

**Glutar|azid|urie:** (vermehrte) Ausscheidung von ▶Glutarsäure im Harn, i.e.S als autosomal-rezessiv erbliche Stoffwechseldefekte. – **G. Typ I:** Enzymdefekt der Glutaryl-CoA-dehydrogenase, der zu einer im Säuglingsalter beginnenden neurodegenerativen Krankheit führt: choreoathetotische, hyperkinetische Bewegungsabläufe, Sprachstörung, geistige Behinderung. – **G. Typ II:** Störung Elektronen übertragender Flavinenzyme bzw. der Ubichinon-Oxidoreductase, die zu multiplem Acyl-CoA-Dehydrogenase-Mangel mit verschiedenen klin. Ausprägungen führt. Bereits im Neugeborenenalter Lethargie, Apnoe, Bradykardie, Hypotonie, Hepatomegalie, metabolische Azidose, Hypoglykämie, Hyperammoniämie (mit typischem Geruch); ferner eine Neugeborenenform mit Fehlbildungen sowie eine milde, später beginnende Form. E glutaric aciduria.

**Glutar|säure,** Acidum glutaricum: Propandicarbonsäure; ein Abbauprodukt des Lysins; unterliegt dem Fettsäureabbau nach Umwandlung in Glutaryl-CoA; Ausscheidung im Harn ca. 2,5 mg/24 Std. E glutaric acid.

**Glutar|(säuredi)aldehyd,** $OCH–(CH_2)_3–CHO$: *histol* Fixierungsmittel (auch für Elektronenmikroskopie). E glutaraldehyde.

**Glut|aryl-CoA-synthetase:** Enzym (z.B. in Leber, Muskulatur), das Glutarsäure, CoA u. ATP (oder GTP bzw. ITP) zu Glutaryl-CoA, ADP u. anorganischem Phosphat umsetzt. E glutaryl-CoA synthetase.

**Glutathion,** γ-L-Glutamyl-L-cysteinylglycin, Glutathion-Sulfhydryl, Abk. GSH: v.a. in Erythrozyten (2,5 μmol/ml) vorhandenes Tripeptid, das deren Membran vor oxidierenden Substanzen schützt. Dabei wird – katalysiert durch die Glutathion-peroxidase – GSH durch $H_2O_2$ in GSSG (Glutathiondisulfid) oxidiert, woraus durch die Glutathion-reductase mit NADPH als Wasserstoffdonator GSH regeneriert wird. Der Aufbau von GSH erfolgt durch ▶γ-Glutamylcystein-synthetase u. ▶Glutathionsynthetase. Deren Mangel (mit autosomal-rezessivem Erbgang) führt zu leichter hämolytischer Anämie. *ophth* ***Anw.*** in intraokularer Spüllösung bei Eingriffen am Auge. E glutathione.

**Gluta|thion-peroxidase:** *Enzymologie* eine Peroxidase in Erythrozyten (s.u. ▶Glutathion), deren Mangel (mit autosomal-rezessivem Erbgang) zu hämolytischer Anämie führt. Die G. wirkt im antioxidativen Verteidigungssystem gegen toxische Sauerstoffmetaboliten. E glutathion peroxidase.

**Gluta|thion-reductase,** Abk. GR, Abk. Gr: ein Flavinenzym, das in Erythrozyten ▶Glutathion regeneriert (u. dadurch als Oxidationsschutz gegenüber $H_2O_2$ wirkt). – Angeborener Mangel oder verringerte Aktivität kann zu hämolytischer Anämie führen. E glutathione reductase.

**Gluta|thion-synthetase:** *Enzymologie* ATP-abhängige Transferase, die aus γ-L-Glutamyl-L-cystein u. Glycin ▶Glutathion bildet. E glutathione synthetase.

**gluteal(is)** *(griech. gloutos = Gesäß)*, glutäal: das Gesäß bzw. die Gesäß- = Glutealmuskeln betreffend. E gluteal.

**Gluteal|(druck)punkte:** ▶Nervendruckpunkte im Bereich der Gesäßmuskeln. E gluteal pressure points.

**Gluteal|hernie:** ▶Hernia ischiadica. E gluteal hernia.

**Gluteal|linie:** ▶Linea glutea.

**Gluteal|muskel:** ▶Musculus gluteus. E gluteal muscle.

**Gluteal|reflex:** Kontraktion des Musculus gluteus maximus bei kurzer Reizung der Gesäßhaut bzw. der darüber hinausgehenden reflexogenen Zone; ein ▶DUENSING-Fremdreflex. E gluteal reflex.

**Glutelin,** Glutenin: eine wasserunlösliche Getreideeiweißfraktion; enthält v.a. Glutaminsäure, Prolin u. essentielle Aminosäuren; bildet zusammen mit ▶Gliadin das Gluten (»Klebereiweiß«) des Weizens (80 % seines Gesamtproteins), das die Backfähigkeit des Weizenmehls bedingt (sein Gliadingehalt ist die Ursache der sog. Glutenunverträglichkeit = Glutenenteropathie). E glutelin.

**Gluten:** s.u. ▶Glutelin. E gluten.

**glutenfreie Diät:** inkorrekte Bezeichnung für ▶Gliadin-freie Diät. E gluten-free diet.

**Glutenin:** ▶Glutelin.

**Gluten-sensitive Entero|pathie:** ▶Zöliakie. E gluten-enteropathy.

**Gluteus:** Kurzbezeichnung des ▶Musculus gluteus.

**Glutin:** ▶Gelatine.

**Glutinin,** Agglutinoid: *Serologie* ▶Antikörper, inkompletter. E incomplete antibody.

**glutinosus** *(latein.)*: leimartig, klebrig, zäh. E glutinous.

**Glutoid:** mit Formaldehyd gehärtete Gelatine für magensaftresistente Kapseln u. Pillen.

**Gly:** *Biochemie* Abk. für ▶**Gly**cin.

**Glyc...:** s.a. ▶Glyk...

**Glycer|aldehyd:** ▶Glycerinaldehyd.

**Glycerat:** Salz der Glycerinsäure. E glycerate.

**Glyceride:** *Biochemie* Glycerin-Ester; unterschieden je nach Anzahl der Säurereste als Mono-, Di- u. ▶Triglyceride. – Physiologisch wichtig die Kephaline, Lecithine u. Fette, *ther* z.B. ▶Glyceryltrinitrat. E glycerides.

**Glycerin,** Glyzerin, Glycerol, Propan-1,2,3-triol, $HOCH_2$-$CHOH$-$CH_2OH$: einfachster 3-wertiger Alkohol. Farb- u. geruchlose, süß schmeckende, visköse, hygroskop., mit Wasser mischbare Flüssigkeit; bildet mit Säuren Ester (▶Glyceride). Ein natürlicher Bestandteil der Lipide; wird beim Fettabbau im Darm freigesetzt u. zur Leber transportiert u. geht – nach Umsetzung mit ATP zu Glycerin-3-phosphat (durch Glycerin-kinase) oder nach Oxidation u. Phosphorylierung zu Glycerinaldehyd-3-phosphat bzw. Glycerinsäure-2-phosphat – in den Kohlenhydrat- oder Fettstoffwechsel ein (▶Fette, Glykolyse, Glycerin...); *therap* ***Anw.*** als Abführmittel (Zäpfchen, Einlauf), zur Abtreibung von Gallen- u. Harnsteinen, als Hautpflegemittel u. in der Otologie. E glycerin, glycerol.

**Glycerin|agar:** *Bakteriologie* Nährboden mit Glycerin; zur Züchtung von Tuberkulose-, BANG-, Rotz-Bakterien.

**Glycerin|aldehyd,** $OHC$-$CHOH$-$CH_2OH$: eine Aldotriose, entsteht als Zwischenprodukt des Fructosestoffwechsels, ferner durch Dehydrierung des aus den Fetten stammenden Glycerins; wird umgewandelt in Zwischenprodukte der ▶Glykolyse oder in Glycerin. E glyceraldehyde.

**Glycerin|aldehyd-3-phosphat,** D-Glycerin|aldehyd-3-phosphat, Abk. GAP, FISCHER(-BAER)-Ester, 3-Phosphoglycerinaldehyd: wichtiges Zwischenprodukt der ▶Glykolyse (dort Schema), des Pentosephosphatzyklus, des Fructosestoffwechsels u. der Photosynthese. E glyceraldehyde 3-phosphate.

**Glycerin|aldehyd|phosphat-dehydrogenase(n),** Abk. GAPDH, Abk. GPD: Enzym(e) der ▶Glykolyse (Schema). E glyceraldehydephosphate dehydrogenase.

**Glycerin|ester:** ▶Glyceride.

**Glycerin-kinase:** Enzym (v.a. in Leber), das Glycerin(aldehyd) ATP- (oder UTP-)abhängig zu Glycerin-3-phosphat phosphoryliert (Abbau u. Synthese von Glyceriden). X-chromosomal-rezessiv erblicher **G.-Mangel** führt zu Wachstumsverzögerung, Osteoporose. E glycerol kinase.

**Glycerin|phosphat-acyltransferase:** Enzym, das an der Biosynthese von Triglyceriden (Fetten) u. Phosphatidsäuren beteiligt ist; überträgt den Acylrest einer Acyl-CoA-Verbindung auf L-Glycerin-3-phosphat unter Bildung einer Lysophosphatidsäure u. von CoA. E glycerolphosphate acyltransferase.

**Glycerin|phosphat-dehydrogenase:** zwei Enzyme, deren Zusammenwirken den Transport von Reduktionsäquivalenten ($H^+$) durch die Mitochondrienmembran ermöglicht (α-Glycerophosphatzyklus). **1)** GREEN-MEYERHOF-Enzym: Oxidase in Mitochondrien, die in Gegenwart von FAD L-Glycerin-3-phosphat zu Dihydroxyacetonphosphat oxidiert. **2)** NAD-spezifisches Enzym im Zytoplasma, beteiligt an der Biosynthese von Triglyceriden u. Phospholipiden (dehydriert L-Glycerin-3-phosphat zu Dihydroxyacetonphosphat [reversibel]). S.a. ▶Glykolyse. E glycerolphosphate dehydrogenase.

**Glycerin|säure:** Oxidationsprodukt des Glycerins; s.a. ▶Phosphoglycerinsäure. E glyceric acid.

**Glycero...:** s.a. ▶Glycerin...

**Glycerol|dihydrogen|phosphat:** Verbindung zur Phosphat-Substitution.

**Glyceroltrinitrat, Glycerintrinitrat:** s.u. ▶Glyceryl...

**Glyceron:** ▶Dihydroxyaceton. E glycerone.

**Glycero|phosphatide:** s.u. ▶Phosphatide. E glycerol phosphatides.

**Glycero|phosphat|zyklus:** s.u. ▶Glycerinphosphat-dehydrogenase. E glycerophosphate cycle.

**Glycero|phosphoryl|cholin,** Abk. GPC: s.u. ▶Glycerophosphorylcholinesterase. E glycerophosphorylcholine.

**Glycero|phosphoryl|cholinesterase:** am Abbau des ▶Phosphatidylcholins beteiligtes Enzym (v.a. in Leber u. Nervengewebe), das Glycerophosphorylcholin zu L-Glycerin-3-phosphat u. Cholin hydrolysiert. E glycerophosphorylcholine diesterase.

**Glyceryltrinitrat,** Glyceroltrinitrat, Nitroglycerin: hochexplosive Flüssigkeit (Sprengöl); *ther* ***Anw.*** als 0,1–1 %ige Lösung bei Angina pectoris. ***Wirkung:*** G. wirkt v.a. durch Senkung des enddiastolischen Drucks u. der Volumenbelastung des Herzens (Preload = Vorlast) sowie der systolischen Wandspannung (Afterload = Nachlast), da die peripheren Gefäße erweitert werden u. somit weniger Blut dem Herzen zugeführt wird; der Sauerstoffverbrauch wird vermindert, die Koronardurchblutung kann bei spastischer Komponente (PRINZMETAL-Angina) verbessert werden. E glyceryl trinitrate, nitroglycerin.

**Glycin,** Aminoessigsäure, Glykokoll, Leimzucker, $H_2N-CH_2-COOH$, Abk. Gly, Abk. G: die einfachste (nichtessentielle) ▶Aminosäure; ist glukoplastisch, optisch inaktiv; Bestandteil v.a. der Skleroproteine (z.B. Kollagen). Wird gebildet aus Serin (Abspaltung aktivierten Formaldehyds durch Serin-hydroxymethyltransferase), aus L-Threonin (Acetaldehydabspaltung durch Threonin-aldolase) oder Glyoxylat (durch Transaminierung). Seine Umwandlung (durch Glycin-oxidase, Glycin-aminotransferase) erfolgt zunächst zu Glyoxylsäure, dann in Ameisen- (oder Oxal-)säure; wahrscheinlich aber auch Abbau über Serin. Wird zu Sarkosin u. Betain (Glycinbetain) methyliert; durch Glycinacyl-transferase erfolgt ▶Acylierung, z.B. zu Hippursäure (Entgiftungsreaktion); ferner Paarung mit Gallensäuren (▶Glyko[desoxy]cholsäure). Ist das wichtigste Zwischenprodukt der Biosynthese von Porphyrinen, Purinen, Creatin u. Glutathion; wirkt wahrscheinlich als inhibitorischer Neurotransmitter an ▶Interneuronen i.S. der reziproken Innervation von Agonisten u. Antagonisten der Gelenkmuskulatur. E glycine.

Glyceryltrinitrat

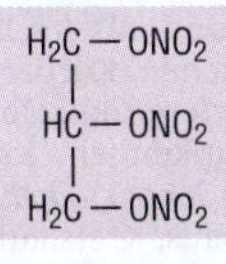

**Glyceryltrinitrat.**

**Glycin|ämie:** ▶Hyperglycinämie. E glycinemia.

**Glycin|amidino|transferase:** eine ▶Transferase als Schlüsselenzym der Creatinsynthese. E glycine amidinotransferase.

**Glycin|amidribo(nucleo)tid,** Abk. GAR: Zwischenprodukt der ▶Purin-Biosynthese (dort Schema). E glycineamide ribonucleotide.

**Glycin|amino|transferase,** Glutaminsäure-glycin-transaminase: Enzym, das Glyoxylat mit Glutamat zu ▶Glycin (u. Ketoglutarat) umsetzt (reversibel). E glycine aminotransferase.

**Glycinosis, Glyzinose:** eine Störung des Aminosäurestoffwechsels mit angeborener Aminoazidurie (426 mg/24 Std.; normalerweise 25) u. Glycinämie (11,2 mg/100 ml Plasma; normal 0,65); ferner Neutropenie, Unverträglichkeit von Nahrungseiweiß, Erbrechen, Exsikkose, Azidose; häufig psych. Retardierung. S.a. ▶Hyperaminoazidämie u. ▶-urie, ▶Hyperglycinämie. E hyperglycinemia.

**Glycin|oxidase:** Enzym, das ▶Glycin zu Glyoxylsäure (u. Ammoniak u. Wasserstoffperoxid) oxidiert. E glycine oxidase.

**glycinreiches Beta-Globulin,** $C_3$-Proaktivator, Abk. GBG: *Biochemie* ein Faktor des alternativen Weges im ▶Komplementsystem. E glycine-rich β-glycoprotein.

**Glycin|urie, familiäre,** G. DE VRIES: ein einfach-dominant erblicher Defekt des Transports von Glycin im proximalen Tubulus; führt zu vermehrter Glycinausscheidung im Harn (Hyperglycinurie) bei normalem Plasma-Glycinspiegel, evtl. zu mit Glycin imprägnierten Oxalatsteinen. E familial glycinuria.

**Glyco...:** s.a. ▶Glyko...

**Glycopyrronium(bromid):** ein Muscarin-Rezeptor-Antagonist; ▶Parasympatholyticum; ▶Spasmolyticum.

**Glycyr|rhiza glabra:** Schmetterlingsblütler (Leguminose), dessen Wurzel (Radix Liquiritiae, Süßholz) als Hauptwirkstoffe **Glycyrrhizin** u. Flavonglykoside enthält, ferner Cumarinderivate, Stärke, Asparagin, Bitterstoffe, Glucose, Mannit. ***Anw.*** als Expektorans, Diuretikum u. Geschmackskorrigens (Succus Liquiritiae) und bei Gastritis u. Magengeschwüren. S. Abb.

**Glyk...:** s.a. ▶Gluc..., ▶Gluk..., ▶Glyc..., ▶Glyz...

**Glyk|ämie:** ▶Blutzucker. E glycemia.

**Gly|kane:** ▶Polysaccharide. E glycans.

**Glyko|cholie:** Auftreten von Zucker in der Galle. E glycocholia.

**Glykocholsäure:** $C_{26}H_{43}NO_6$; eine gepaarte ▶Gallensäure, die – neben Taurocholsäure – Hauptbestandteil der menschlichen Galle ist (als Na-Salz); entsteht durch Aktivierung der Cholsäure mit Coenzym A u. Konjugation mit Glykokoll; wird im Darm durch die Darmflora hydrolytisch gespalten. E glycocholic acid.

**Glyko|gen,** tierische Stärke: $(C_6H_{10}O_5)_n$; Makromolekül von zweigartiger Struktur: lineare Kette mit α-1,4-glucosidischen Bindungen u. Verzweigungsstellen nach jeweils 8–12 Glucose-Einheiten durch α-1,6-glucosidische Bindungen (▶Glykogenaufbau);

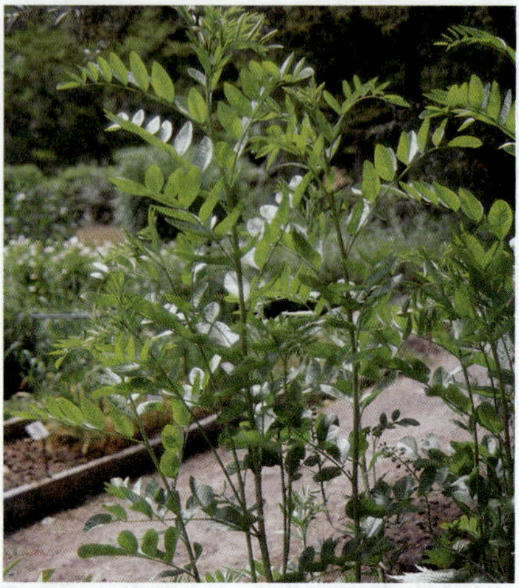

**Glycyrrhiza glabra.** [399]

Molekulargewicht $10^6$–$10^7$. G. ist optisch aktiv, reduziert nicht Fehling-Lsg., gibt mit Jod Braun- bis Violettfärbung. Es ist gegen Alkalien stabil; wird gespalten durch Säuren (Hydrolyse) zu Glucose, enzymatisch (durch Amylase) zu Maltose. Stellt die Kohlenhydrat-Speicherform beim Menschen dar; Speicherung v.a. in Leber (ca. 100 g; 5–6 % des Organs; bei Hunger 0,1 %, bei KH-reicher Kost > 10 %; s.a. Abb.) u. Muskulatur (ca. 300 g; Abbau bei Muskelarbeit zu Milchsäure). S.a. ▸Cori-Zyklus, ▸Blutzucker. E glycogen.

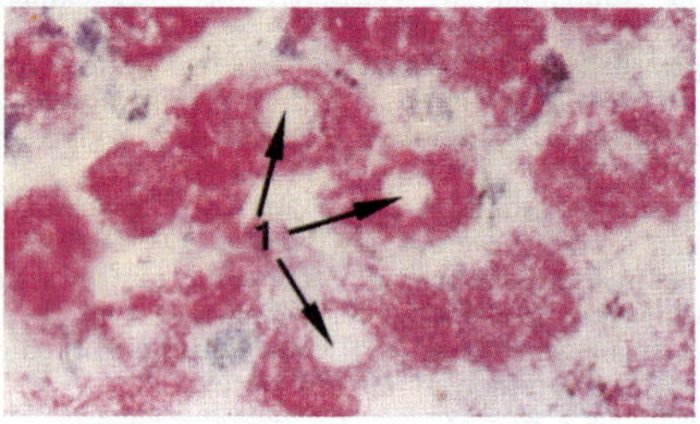


**Glykogen:** Anreicherung in Leberzellen. Das G. erscheint rot, die Zellkerne (1) bleiben ungefärbt (histolog. Bild). [540]

**Glykogen|abbau,** Glykogenolyse: *Biochemie* der Abbau von Glykogen zu Glucose-1-phosphat (G-1-P) u. Glucose (in der Leber) oder zu Milchsäure (Muskel, Leber) durch Abspaltung α-1,4-glucosidisch gebundener, endständiger Glucosemoleküle durch α-Glucanphosphorylase unter Aufnahme von Phosphat. Wird reguliert indirekt über das Phosphorylasekinase-System, z.B. durch Glucagon (nicht im Muskel) u. Adrenalin (Erhöhung der Cyclo-3',5'-AMP-Konzentration der Zelle u. ATP-abhängige Aktivierung der Phosphorylasekinase) oder einen $Ca^{2+}$-aktivierbaren Proteinfaktor im Muskel. E glycogenolysis.

**Glyko|genase:** ▸β-Amylase. E glycogenase.

**Glykogen|aufbau,** Glyko|genese, -genie: die Biosynthese von Glykogen, u. zwar v.a. in Muskel u. Leber aus Glucose-6-phosphat (G-6-P) über Glucose-1-phosphat (Phosphoglucomutase-Reaktion) u. UDP-Glucose (Koppelung mit UTP, Freisetzung von Pyrophosphat [(P)–(P)] durch Übertragung des Glucosylrestes auf bereits vorhandenes niedermolekulares G., Schema); wird gesteuert über die UDP-Glucose-glykogen-glucosyltransferase (je 1 G-6-P-abhängige bzw. -unabhängige = D- bzw. I-Form [dependent bzw. inde-

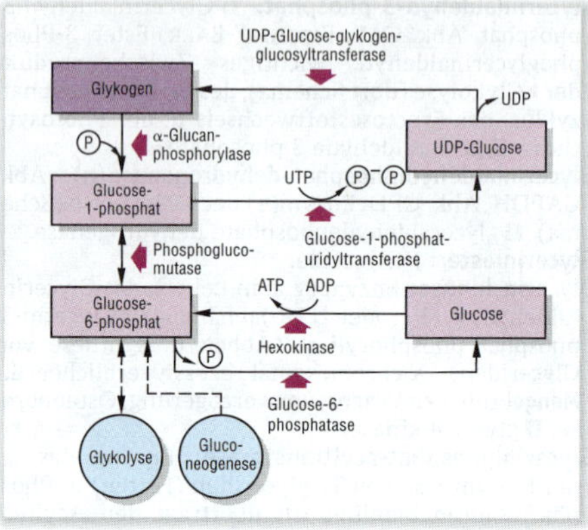


**Glykogenaufbau.**

pendent]); wird gehemmt durch Glucagon u. Adrenalin, gesteigert durch Insulin. E glycogenesis.

**Glyko|genese, Glykogenie:** ▸Glykogenaufbau.

**Glyko|genolyse:** ▸Glykogenabbau.

**Glyko|genose:** Gruppe angeborener Stoffwechselkrankheiten mit Enzymdefekten, bei denen Glykogen nicht oder nur ungenügend zu Glucose umgebaut werden kann. Am bekanntesten sind: Typ I (von Gierke), Typ II (Pompe-Syndrom) u. Typ III (Forbes-Syndrom); s. Tab. ***Diagn.:*** stufenweises Vorgehen: 1) Anamnese, klin. Untersuchung; Labor (CK, TSH, BSG); EMG, Nervenleitgeschwindigkeit; 2) standardisierter Arbeitstest; weitere Untersuchungen je nach Einzelfall: 3) Muskelspektroskopie; 4) spez. Labordiagn. (Enzyme in Blutzellen, Hämolysediagnostik); 5) Mutationsanalyse; 6) Muskelbiopsie. E glycogenosis.

**Glykogen|speicherkrankheit, Glykogenthesaurismose:** ▸Glykogenose, i.e.S. die v.-Gierke-Krankheit (als klassische u. häufigste Form). E glycogen storage disease.

**Glyko|geusie:** süße Geschmacksempfindung bei mechanischer Reizung der Geschmackspapillen oder auch ohne äußeren Reiz, z.B. bei Fazialislähmung, Tabes dorsalis. E glycogeusia.

**Glyko|hämoglobine:** glykosyliertes ▸Hämoglobin.

**Glyko|hist|echia:** abnorm hoher Zuckergehalt in Körpergeweben bei nicht überhöhtem Blutzucker. E glycohistechia.

**Glyko|kalix:** der Kohlenhydratanteil der ▸Zellmembran (Glykoproteine u. -lipide). An der Oberfläche der Mikrovilli der absorbierenden Zellen der Darmschleimhaut (i.e.S. Enterozyten) als Filamentschicht (0,1–0,3 μm); enthält saure u. neutrale Mukoide mit Carboxyl- u. Sulfatgruppen, ferner Ig-Rezeptoren, außerdem zahlreiche Antigene (darunter solche des HLA-Systems); die G. wirkt durch ihren Enzymgehalt mit an der Aufnahme von Substraten in die Zelle. E glycocalyx, fuzzy coat.

**Glyko|koll:** *Biochemie* ▸Glycin. E glycocoll.

**Glyko|koll|krankheit:** ▸Glycinosis.

**Glykol:** Äthylenglykol (s.u. ▸Glykole). E ethylene glycol.

**Glykol|aldehyd,** $HOCH_2$-CHO: einfachster Aldehydalkohol (Aldol). E glycolaldehyde.

**Glyko|lat:** Salz oder Ester der Glykolsäure. E glycolate.

**Glykole:** 2-wertige Alkohole; z.B. Ethylen- = Äthylenglykol (Gefrierschutzmittel) u. Diäthylenglykol (farb- u. geruchlose Flüssigkeit von süßem Geschmack; Verwendung als techn. Lösungsmittel. Wirkt im menschlichen Körper als Gift; kleinste tödl. Dosis 14 g, mittlere tödl. Dosis 40–50 g; *Vergiftungssymptome:* Trunkenheit, Krämpfe, Nierenversagen, Koma, Tod im Schock; *Ther.:* Äthanol zur Hemmung des Glykolabbaus, Kreislaufstabilisierung, Hämodialyse). E glycols.

| Typ | Glykogenose | Enzymmangel | biochemischer Befund | klinische Symptomatik |
|---|---|---|---|---|
| I | hepatorenale Gl.; ▸v. GIERKE-Krankheit | Glucose-6-phosphatase | normales Glykogen, in Leber u. Nieren angereichert | Hypoglykämie, Hyperlipämie, Ketose, Hyperurikämie, Hepatomegalie, Kleinwuchs |
| II | generalisierte, maligne Gl.; POMPE-Krankheit; Cardiomegalia glycogenica | α-1,4-Glucosidase | normales Glykogen, in allen Organen angereichert | Muskelhypotonie, Herzinsuffizienz, neurolog. Symptome; Exitus im Säuglingsalter |
| III | hepatomuskuläre, benigne Gl.; CORI-Krankheit; FORBES-Syndrom (weitere Varianten: Typ III B bis III F, u. a. FORBES-HERS) | Amylo-1,6-glucosidase | abnormes Glykogen (stark verzweigt; kurze äußere Ketten), in Leber u. selten in Skelett- u. Herzmuskulatur | Hepatomegalie, Hypoglykämie; milde Verlaufsform |
| IV | leberzirrhotische, retikuloendotheliale Gl.; ANDERSEN-Krankheit; ▸Amylopektinose | α-1,4-Glucan: α-1,4-glucan-6-glykosyltransferase | abnormes Glykogen (wenig verzweigt; lange äußere Ketten), in Leber u. RES von Milz u. Lymphknoten | Leberzirrhose, Hepatosplenomegalie; früh tödlich |
| V | muskuläre Gl.; ▸MCARDLE-Krankheit | α-Glucan-phosphorylase des Muskels | normales Glykogen, in der Skelettmuskulatur angereichert | generalisierte Myasthenie u. Myalgie, Myoglobinurie |
| VI | hepatische Gl.; ▸HERS-Krankheit | α-Glucan-phosphorylase der Leber | normales Glykogen, in der Leber angereichert | Hepatomegalie, relativ gutartig |
| VII | muskuläre Gl.; TARUI-Krankheit | Phosphofructokinase des Muskels | normales Glykogen in der Skelettmuskulatur | Muskelkrämpfe, Myoglobinurie |
| VIII | hepatische Gl. (X-chromosomaler Erbgang) | Phosphorylase-b-kinase der Leber | normales Glykogen in der Leber | klinisch milde Manifestation, Hepatomegalie, Hypoglykämie |

**Glykogenose:** Klassifikation.

**Glyko|lip(o)ide:** kohlenhydrathaltige Lipide (mit ≧50 % KH-Anteil; meist als Glucose, z. T. Galaktose, Oligosaccharide; an Ceramid gebunden); z. B. Oligohexoside, ▸Sphingoglykolipide u. G. der Erythrozytenmembran. Vork. in Bakterien (z. B. Mykoside der Tbk-Bakterien), Pflanzen u. Tieren (v. a. Gehirn), als Blutgruppensubstanzen (ABH) u. Globosid I (in Erythrozyten). E glycolipids.

**Glykol|säure,** Hydroxyessigsäure, Acidum glycolicum, $CH_2(OH){\cdot}COOH$: pflanzliche Säure, wird durch die Glykolsäureoxidase zu Glyoxylsäure (u. weiter zu ▸Glycin) umgesetzt. E glycolic acid.

**Glyko|lyse:** der Abbau von ▸Glucose im Zytoplasma nach dem EMBDEN-MEYERHOF-Schema. Beginnt mit der Phosphorylierung (Bildung von Glucose-6-phosphat durch Hexokinase) u. führt a) unter anaeroben Bedingungen (v. a. im Muskel; aber auch unter Sauerstoffangebot in Tumorzellen [= **aerobe G.**]) zu Bildung von 2 Molekülen Milchsäure (Schema; Energiegewinn: 2 Mol. ATP = 36 kcal/Mol.); führt b) unter aeroben Bedingungen, d. h. bei ausreichendem Sauerstoffangebot, zunächst bis zur Brenztraubensäure u. dann über den ▸Citratzyklus (beginnend mit Bildung von Acetyl-Coenzym durch Pyruvatdehydrogenase) u. die Atmungskette, d. h. in der aeroben Phase, zu Bildung von Kohlendioxid u. Wasser (ebenfalls mit Energiegewinn). In roten Blutkörperchen, die ihren Energiebedarf auch unter aeroben Bedingungen ausschließlich durch anaeroben Glucoseabbau decken, entsteht als zusätzliches Zwischenprodukt 2,3-Diphosphoglycerinsäure (RAPOPORT-LUEBERING-Zyklus). Ein Teil der Reaktionen ist prinzipiell umkehrbar, aber exergonisch (u. daher physiologischerweise irreversibel). Geschwindigkeitsbestimmend ist die Phosphofructokinase-Reaktion (Hemmung durch ATP; Steigerung durch ADP, AMP, Phosphat-Ionen). S. a. ▸Pentosephosphatzyklus. E glycolysis.

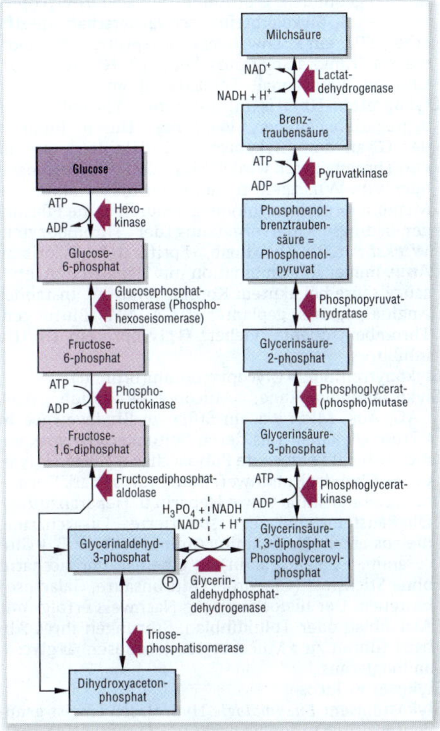


**Glykolyse.**

**Glyko|neogenese:** ▸Gluconeogenese. E glyconeogenesis.

**Glyko|peptid-Anti|bioti|ca, -ka:** gegen multiresistente Staphylococcus- u. Enterococcus-Stämme häufig noch wirksame sog. Reserve-Antibiotika mit einer Peptidoglykan-Teilstruktur, die früher in einem nebenwirkungsreichen Glykopeptid-Gemisch verabreicht wurden. Als gereinigte nephro- u. ototoxische Substanzen werden Vancomycin u. Teicoplanin angeboten.

**Glyko|peptide:** s.u. ▸Glykoproteine. E glycopeptides.

**Glyko|phorin:** ein integrales Protein der ▸Erythrozytenmembran, biochemisch heterogen (z.B. G.A = Mn-Glykoprotein, G.B = Ss-Glykoprotein) u. mit verschiedenen Blutgruppenantigenen verbunden; s.a. ▸Glykoproteine. E glycophorin.

**glyko|priv:** durch Mangel an verfügbarer Glucose hervorgerufen. E glycoprival, glycoprivous.

**Glyko|proteine, Glyko|proteide,** Abk. GP: ▸Eiweiße mit Kohlenhydrat(=KH)-Anteil (i.e.S. nur die G. mit > 5 % KH), der aus kurzen, Galaktose, Mannose, Fucose, Galaktos- u. Glucosamin oder Sialinsäure enthaltenden Seitenketten besteht (entsprechend die kurzkettigeren Glykopeptide; s.a. ▸Peptide). Zu den G. gehören (außer Albumin) die meisten ▸Plasmaproteine (dort Tab.), sezernierte ▸Blutgruppensubstanzen u. Proteine der ▸Zellmembran, z.B. die G., deren hoher Sialinsäureanteil (Sialo-G., z.B. Glykophorin) die negative Oberflächenladung der ▸Erythrozytenmembran bewirkt u. deren Kohlenhydratstrukturen antigene Eigenschaften haben können; oder die G. der Thrombozytenmembran, von denen die funktionell wichtigsten als GP mit einer römischen Ziffer (I–IX) u. einem Kleinbuchstaben (a oder b) bezeichnet werden (z.B. GPIIb). E glycoproteins. – **$\alpha_1$-Glyko|protein, saures,** Abk. AGP, Orosomukoid: ein ▸Plasmaprotein der $\alpha_1$-Globulinfraktion, dessen Konzentration in der akuten Phase einer Entzündungsreaktion (Akute-Phase-Protein) u. bei Gewebszerfall, z.B. maligner Tumoren, erhöht ist. Bei malignen Prozessen ist ▸Pteridin an saures $\alpha_1$-Glykoprotein gebunden. E orosomucoid, acid $\alpha_1$-glycoprotein. – **$\beta_1$-Glyko|protein, schwangerschaftsspezifisches,** SP1: ein ▸Schwangerschaftsprotein; ▸Tumormarker (tumorassoziiertes Antigen); Hauptanw. bei Chorion-, Embryonal-, Teratokarzinomen.

**Glykoprotein-IIb/IIIa-Inhibitoren:** Thrombozytenaggregationshemmer; ***Wirkung:*** Durch Bindung der G. an den Glykoprotein-IIb/IIIa-Rezeptor auf den Thrombozyten wird die Bindung von Fibrinogen oder VON-WILLEBRAND-Faktor an dieses aktivierte Membranprotein verhindert, dadurch keine Fibrinogen-bedingte Quervernetzung der Thrombozyten. ***Wirkst.:*** z.B. Abciximab, Eptifibatid, Tirofiban; ***Anw.*** immer in Kombination mit Heparin u. Acetylsalicylsäure bei akutem Koronarsyndrom, instabiler Angina pectoris, geplanter PTCA; ***NW:*** Blutungen, Thrombozytopenie, Fieber. E glycoprotein IIb/IIIa inhibitors.

**Glykopyrronium:** ▸Glycopyrronium(bromid).

**Glykos|amino|glykane,** Mucopolysaccharide, Abk. GAG, Abk. MPS: v.a. im Stütz- u. Bindegewebe in ▸Proteoglykanen (als deren Seitenketten) vorkommende nicht verzweigte Polysaccharid-Ketten (Hyaluron-, Chondroitinschwefelsäure [Ch.sulfat], Dermatan-, Keratansulfat sowie Heparin u. Heparansulfat). Die Bausteine sind – evtl. sulfatierte – Disaccharide, die aus einem Hexosamin (Aminozucker, z.B. ▸Glucosamin, ▸Galaktosamin) u. einem Monosaccharid ohne Stickstoff (Glucuron-, Iduronsäure, Galactose) bestehen. Der histochemische Nachweis erfolgt mit Alzianblau oder Toluidinblau. Störungen ihres Abbaus führen zu ▸Mucopolysaccharidosen. E glycosaminoglycans.

**Glykose:** ▸Glucose.

**Glykosid|asen:** *Enzymologie* Hydrolasen (meist gruppenspezifisch), die Glykoside, v.a. Disaccharide, spalten, z.B. α- u. β-Galaktosidase, α- u. β-Glucosidase, β-D-Fucosidase, Trehalase. S.a. ▸Dextrin-1,6-glucosidase. E glycosidases.

**Glykoside:** v.a. pflanzliche Verbindungen, entstanden durch Reaktion der acetalischen Hydroxylgruppe am $C_1$ eines Zuckers (je nach Zuckerrest: Gluco-, Galakto-, Manno-, Fructosid usw.) mit OH-Gruppen von Alkoholen u. Phenolen oder anderen Zuckern (= Hetero- bzw. Holoside), NH-Gruppen von Aminen (= N-Glykoside, z.B. Nucleoside) oder SH-Gruppen von Senfölen (= Thio-Glucoside, z.B. Sinigrin) unter Wasseraustritt. Sind enzymatisch (▸Glykosidasen) oder hydrolytisch spaltbar in Zucker u. ein Aglykon (Genin). *ther* ***Anw.*** finden v.a. die Herz-G. (z.B. Digitalis- u. Strophanthus-G.), Saponine (z.B. Digitonin, Gitonin, Tigonin), Flavonoid-G. (z.B. Quercitrin, Hesperidin) u. glykosidische Antibiotika (z.B. Strepto-, Oleando-, Neomycin). E glycosides.

**Glykosid|hy|dro|lase:** Glykosidase.

**Glyko|sphingo|lipide:** ▸Sphingoglykolipide. E glycosphingolipids.

**Glykos|urie:** ▸Glucosurie. E glycosuria.

**Glyko|syl|albumin:** durch nichtenzymatische Bindung von Glucose bei erhöhtem Blutzucker entstandenes Albumin-Derivat, das zur Therapiekontrolle bei Diabetikern nachgewiesen werden kann. S.a. glykosyliertes ▸Hämoglobin. E glycosylated albumin.

**Glyko|syl|transferasen:** Enzyme, die Zuckerreste übertragen; z.B. bei der Biosynthese der Glykoproteine. E glycosyltransferase.

**Glyk|urie:** ▸Glucosurie. E glycuresis.

**Glyoxal:** Antiseptikum (Aldehyd); ▸Desinfektionsmittel. E glyoxal.

**Gly|oxalase:** als G.I die ▸Lactoyl-glutathion-lyase (s.a. ▸GLO-System); als G.II die Hydroxyacylglutathion-hydrolase. E glyoxalase (I or II).

**Gly|oxalin:** ▸Imidazol.

**Gly|oxal|säure:** ▸Glyoxylsäure.

**Gly|oxylat:** Salz der ▸Glyoxylsäure. E glyoxalate.

**Gly|oxylat|zyklus:** bei Mikroorganismen eine Variante des ▸Citratzyklus, durch die Fettsäuren oder Essigsäure in Kohlenhydrate überführt werden können. E glyoxalate cycle.

**Glyoxylsäure,** OHC-COOH, Acidum glyoxylicum, Glyoxalsäure: einfachste Aldehydcarbonsäure; entsteht beim Abbau von Glycin u. L-Hydroxyprolin; s.a. ▸Hyperoxalurie, ▸Oxalose. – Salze: Glyoxalat, Glyoxylat. *toxik* Zwischenprodukt des Glykol-Abbaus; wirkt direkt toxisch auf die Nierentubuli bis hin zum urämischen Koma. E glyoxylic acid.

**$G_M$:** Abk. für ▸Ganglioside mit einem Sialinsäurerest. Vertreter: $G_{M1}$, $G_{M2}$, $G_{M3}$.

**GM-CSF:** s.u. ▸CSF.

**Gmelin-Probe:** (1826) Bilirubinnachweis im Harn durch Überschichten von G.-Reagens (aus Salpetersäure) mit Harn (Farbreaktionen). E Gmelin's test.

**GMP: 1)** Abk. für ▸**G**uanosin**m**ono**p**hosphat. **2)** Abk. für **G**lucose(**m**ono)**p**hosphat. **3)** Abk. für **G**ranula-**M**embran-**P**roteine (der ▸Thrombozyten).

**Gm-System,** Abk. für **G**amma-System: *Serologie* antigene ▸Serumgruppenfaktoren des Menschen, die in verschiedenen autosomal-dominant bzw. kombinant erblichen Varianten (G1m, G2m u. G3m) u. Kombinationen (»Gm-Gruppe«) in den H-Ketten des 7-S-▸Immunglobulins (IgG) lokalisiert sind (▸Plasmaproteinpolymorphismus); von Bedeutung für Vaterschaftsnachweis, Identifikation von Blutspuren. S.a. ▸Allotypie. E Gm.

**GN:** Abk. für ▸**G**lomerulo**n**ephritis.

**Gn:** Abk. für ▸**G**onadotropi**n**.

**Gnath|ankylose,** Kiefergelenkankylose: knöcherne oder narbige Versteifung des Kiefergelenks. E ankylosis of the jaws.

**Gna|thion:** *Anthropologie* der in der Mediansagittalebene am weitesten vorstehende Punkt des Unterkiefer-Unterrandes (d.h. des Kinns). E gnathion.

**gna|thogen:** vom Kiefer ausgehend. E gnathic.

**Gnatho|logie:** die Lehre vom Zahnreihenschluss. E gnathology.

**Gnatho|palato|schisis:** ▸Kiefer-Gaumen-Spalte. E gnathopalatoschisis.

**Gnatho|schisis:** ▸Kieferspalte. E gnathoschisis.

**Gnatho|spasmus:** »Kieferkrampf«, ▸Kieferklemme, ▸Trismus. E trismus.

**Gnatho|stoma:** s.u. ▸Gnathostomiasis.

**Gnatho|stomiasis:** durch Nematoden der Gattung Gnathostoma [Gnathostomatidae, Spiruridae] verursachte Wurmerkrankung verschiedener Tiere (Feliden, Kaniden, Schweine); Zwischenwirte sind Krebse, Süßwasserfische, Frösche. Der Mensch ist gelegentlich Fehlwirt (erkrankt an Larva migrans; evtl. auch Augenbefall mit Uveitis, Optikusneuritis). E gnathostomiasis.

**Gnatophym:** diffuse Gewebehyperplasie am Kinn bei Rosacea.

**Gneis:** ▸Dermatitis seborrhoides capitis. E milk crust.

**Gnitzen:** kleine Mücken, i.e.S. die »Stechgnitzen« Ceratopogon, Culicoides u. Phlebotomus. E gnats.

**Gnoto|biose:** das Leben keimfrei geborener (z.B. durch Schnittentbindung) und aufgezogener Versuchstiere (»**Gnotobio[n]ten**«). E gnotobiotics (gnotobiota).

**GNRH, GnRH** *(engl.)*: Abk. für ▸**g**onadotropi**n** **r**eleasing **h**ormone.

**GnRH-Agonisten,** GnRH-Analoga, **G**onadotropi**n**-**R**eleasing-**H**ormon-Analoga, LH-RH-Analoga, Gonadorelin-Analoga: Substanzen, die eine höhere Rezeptoraffinität besitzen als natürliches GnRH. ***Wirkst.:*** z.B. Buserelin, Goserelin, Leuprorelin, Triptorelin. ***Anw.*** als Hormonpräparate in der Tumortherapie (v.a. Prostatakarzinom, Mammakarzinom).

**GnRH-Antagonisten,** **G**onadotropi**n**-**R**eleasing-**H**ormon-Antagonisten, Gonadorelin-Antagonisten, Gonadorelin-Inhibitoren: GnRH-ähnliche Substanzen, die an GnRH-Rezeptoren gebunden werden u. zu einer sofortigen Hemmung der GnRH-Sekretion führen. ***Wirkst.:*** z.B. Cetrorelix, Ganirelix. ***Anw.*** zur Zyklusstimulation im Rahmen der assistierten Konzeption.

**Go:** Abk. für ▸**Go**norrhö.

**GOÄ,** Abk. für **G**ebühren**o**rdnung für **Ä**rzte: Verordnung, die die Vergütung der ärztlichen Berufstätigkeit regelt. Aktuelle Fassung vom 9.2.1996 (BGBl. I, S. 210), geändert durch Gesetz vom 22.12.1999 (BGBl. I, S. 2626).

**Gocht** (HERMANN G., 1869–1938, Orthopäde, Berlin). – **G.-Geßner-Methode:** Übungen zur Haltungskorrektur v.a. bei ▸Skoliose, z.B. aktive u. passive Spannungs- u. Streckungsübungen der langen Rückenstrecker bzw. der Wirbelsäule. – **G.-Linie:** ▸MÉNARD-SHENTON-Linie. E Shenton's line. – **G.-Operation:** Korrektur von Hammerzehen (2.–5.) durch Resektion der Grundgliedbasis, Medialverlagerung der Beugesehne u. manuelle Redression. E Gocht's operation.

**GOD:** *Labormedizin* Abk. für ▸**G**lucose-**o**xi**d**ase.

**Godal-Test:** qualitativer Test auf das Vorhandensein von Fibrin-Monomeren bei ▸Verbrauchskoagulopathie. E Godal's test.

**Godfried-Prick-Carol-Prakken-Syndrom:** *Neurologie* familiär erbliche Ektodermaldysplasie; Kombination der v.-RECKLINGHAUSEN-Neurofibromatose mit Atrophodermia vermiculata (grübchenartige Einsenkungen der Wangenhaut), verschiedenen Herzfehlern, leichter Oligophrenie u. mongoloider Fazies; evtl. auch Wirbel- u. Gehirnfehlbildungen, Ovarialtumoren. E Godfried-Prick-Carol-Prakken syndrome.

**Godtfredsen-Syndrom:** bei bösartigen Tumoren des Nasen-Rachen-Raums (mit Penetration in die Augenhöhle) vorkommende u. einseitige Trigeminusneuralgie, Abduzens-, später auch Okulomotoriuslähmung, Sehschwäche, HORNER-Syndrom. E Godtfredsen's syndrome.

**Goeminne-Syndrom:** ▸zervikodermorenogenitale Dysplasie. E Goeminne's syndrome.

**Goethe-Knochen** (JOHANN WOLFGANG VON G.): (1784) ▸Os incisivum. E Goethe's bone.

**Göttinger Methode:** *Radiologie* an der Universitätsfrauenklinik Göttingen entwickelte kombinierte Strahlentherapie (»Kleinraumbestrahlung«) des Zervixkarzinoms (inzwischen durch ▸Nachladetechnik modernisiert): zweizeitige Radiumeinlage in die Gebärmutter, hochfraktionierte Bestrahlung mittels Körperhöhlenrohr, niedrig dosierte Fernbestrahlung an Unterbauch, Gesäß, Vulva, Damm. – Auch eine Abwandlung der Stockholmer Methode (eine Radium-Packmethode). E Göttingen method.

**Goetze** (OTTO G., 1886–1955, Chirurg, Frankfurt/M., Erlangen). – **G.-After:** ▸Anus praeternaturalis peniformis. – **G.-Draht:** Kurzbezeichnung für die geschlossene Drahtumschlingung (Cerclage) von Schrägbrüchen. – **G.-Drainage:** durch Duodenalpapille u. Leber geführte (= transpapillär-transhepatische) Choledochus-Drainage »ohne Ende« mit Vereinigung der beiden ausgeleiteten Drainabschnitte vor der Bauchwand durch ein kurzes Glasrohr (für Inspektion u. Spülung). E ring catheter drainage. – **G.-Operation:** **1)** Cholangioduodenostomie bei hoher Hepatikusstenose oder Totaldefekt der extrahepatischen Gallenwege als sog. Zipfelplastik. E choledochoduodenostomy (Goetze). **2)** einzeitige, erweiterte sakrale Rektumexstirpation mit bleibendem Kunstafter am Kreuzbein (Anus praeter sacralis) bzw. mehrzeitige abdominosakrale Exstirpation eines Rektosigmoidkarzinoms unter Bildung eines doppelläufigen Anus praeter transversus.

**Goiter** *(engl.)*, Kropf: ▸Struma.

**Gold,** Aurum, Abk. Au: *Chemie* 3- u. – seltener – 1-wertiges (»Auri-« bzw. »Auro-«) Edelmetall; Atomgew. 196,967, OZ 79. Seine Isotope ($^{186}$Au bis $^{203}$Au) sind außer $^{197}$Au radioaktiv. Besitzt gute elektrische u. Wärmeleitfähigkeit, einen hohen Schmelzpunkt (1063 °C), ist chemisch widerstandsfähig (löslich in Königswasser), gut legierbar (»Feinheit« in g/kg, früher Karat; z.B. 750 feines G. = 18-karät.). Ist ein biologisch unwesentliches Spurenelement; *therap* ***Anw.*** für ▸Goldtherapie u. in der Zahnheilkunde. E gold. – **G.-198,** $^{198}$Au: »Radiogold«; ein β- u. γ-Strahler, Halbwertszeit 2,69 d. Wird im RES (v.a. Leber, Milz) gespeichert; geringe Ausscheidung in Harn u. Stuhl. Dient in kolloidaler Form (∅ 3–7 μm) zur Strahlentherapie von Tumoren (intrakavitär; als ▸Seeds zur Spickung = interstitielle Bestrahlung). E radiogold.

**Gold|allergie:** s.u. ▸Goldtherapie. E gold allergy.

**Goldberg-Enzym:** ▸Ferrochelatase.

**Goldberger-Ableitung** (EMANUEL G., geb. 1913, Kardiologe, New York): verstärkte unipolare ▸Extremitätenableitung zur ergänzenden Diagnostik von Lagetyp, Hinterwandschaden etc. im EKG. E Goldberger's traits.

**Goldberg-Maxwell-Morris-Syndrom** (Minni Berelson G., geb. 1900, amerikan. Ärztin): komplette testikuläre ▸Feminisierung. E Goldberg-Maxwell-Morris syndrome.

**Goldblatt-Effekt** (HARRY G., 1891–1977, amerikan. Physiologe): im Tierversuch Bluthochdruckauslösung durch Drosselung einer Nierenarterie (»Drosselniere«); erfolgt über das ▸Renin-Angiotensin-System (**G.-Mechanismus** ). S.a. ▸Drosselungshochdruck (= **G.-Hochdruck,** HARTWIG-G.-Syndrom). E Goldblatt's phenomenon.

**Gold|dermatitis:** s.u. ▸Goldtherapie. E gold dermatitis.

**Goldenhar-Syndrom:** ▸okuloaurikuläres Syndrom. E Goldenhar's syndrome.

**Gold|kette:** *Histochemie* das sich goldbraun anfärbende argyrophile Stratum basale der Zervixschleimhaut. Die Argyrophilie geht bei beginnender krebsiger Entartung des Gebärmutterhalses verloren.

**Goldman-Gleichung** (DAVID E. G., geb. 1911, Physiologe, New York): *Physiologie* Gleichung, die unter Berücksichtigung der unterschiedlichen Permeabilitätskonstanten für Kalium-, Natrium- u. Chlorionen ($K^+$, $Na^+$, $Cl^-$) den Zusammenhang zwischen Mem-

$$E_M = \frac{RT}{F} \cdot \ln \frac{P_K[K]_a + P_{Na}[Na]_a + P_{Cl}[Cl]_i}{P_K[K]_i + P_{Na}[Na]_i + P_{Cl}[Cl]_a}$$

**Goldman-Gleichung:** R = allgemeine Gaskonstante, T = absolute Temp., F = Faraday-Konstante, ln = natürlicher Logarithmus.

branpotential ($E_M$) u. Ionenkonzentration inner- (i) u. außerhalb (a) der Zellmembran beschreibt (s. Formel). E Goldman (constant field) equation.

**Goldmann-Favre-Syndrom:** autosomal-rezessiv erbliche vitreoretinale Degeneration mit atypischer Retinopathia pigmentosa, Netzhautspalte, Glaskörperverflüssigung.

**Goldnephropathie:** gelegentliche Begleiterscheinung einer Behandlung mit Goldpräparaten bei Patienten mit chronischer Polyarthritis. Es kommt zu schweren glomerulären sowie milden tubulointerstitiellen Veränderungen der Niere, die zu Hämaturie, Proteinurie u. nephrotischem Syndrom führen. In seltenen Fällen tritt ein Nierenversagen ein. E gold nephropathy.

**Goldner-Färbung:** Trichromfärbung für Bindegewebe: Färben der Kerne mit Eisenhämatoxylin, des Bindegewebes mit Ponceau-Säurefuchsin-Azophloxin, Differenzieren in Phosphormolybdänsäure-Orange G u. Gegenfärbung mit Lichtgrün (s. Abb.).

**Gold|purpura:** s. u. ▸Goldtherapie. E gold purpura.

**Goldrutenkraut:** ▸Solidago gigantea.

**Gold|sol|reaktion:** mit kolloidalem Gold ausgeführte ▸Kolloidreaktion im Liquor. Bei Neurosyphilis Verfärbung in den ersten 5, bei eitriger Meningitis in den höchsten Verdünnungen, bei tuberkulöser im Mittelbereich. E colloidal gold test.

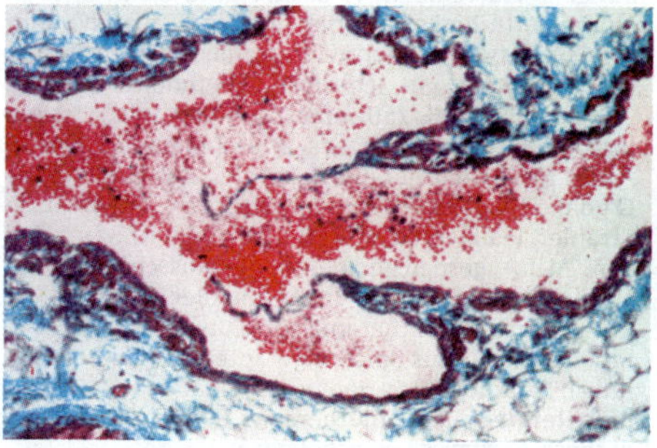

**Goldner-Färbung:** Färbeeffekt an einer kleinen Vene (histolog. Bild). [540]

**Goldstein** (KURT G., 1878–1954, Psychiater, Frankfurt/M., New York). – **G.-Aphasie:** ▸Leitungsaphasie. E conduction aphasia, conduction aphasia. – **G.-Reichmann-Krankheit:** nicht mehr gebräuchl. für das erworbene ▸Kleinhirnsyndrom.

**Goldtherapie,** Aurotherapie, Chrysotherapie: Behandlung mit Gold (seit dem Altertum v. a. bei Tuberkulose, Syphilis u. Lepra geübt) u. mit organischen Goldverbindungen (***Wirkst.:*** z. B. Aurothiomalatnatrium, Auranofin) als Basistherapie der chron. Polyarthritis (seit ca. 1927). Der pharmakologische Wirkungsmechanismus beruht wahrscheinlich auf einer Hemmung der Phagozyten, der Produktion Matrix-abbauender Enzyme u. Immunreaktionen; z. T. erhebliche ***NW*** (bei ca. 30 %): langfristige Anreicherung in Geweben (Kapillargift), allergische oder toxische Dermatitis (s. a. ▸Pigmentatio aurosa), Stomatitis, ▸Chrysosis corneae, Granulozytopenie, Purpura (durch Thrombozytopenie), aplastische Anämie, ▸CHAVANY-CHAIGNOT-Syndrom u. a. m.; ***Antidot:*** Dimercaprol oder Penicillamin. *radiol* ▸Gold-198. E chrysotherapy.

**Golgi** (CAMILLO G., 1843–1926, Pathologe, Pavia; 1906 Nobelpreis für Medizin). – **G.-Apparat, G.-Binnennetz, G.-Komplex,** Complexus GOLGI: Organell jeder kernhaltigen Zelle, das mikroskopisch – nach Schwärzung mit Osmiumsäure oder Silbersalzen – als Knäuel- u. Bälkchenstruktur oder als Netz erkennbar wird (**G.-Externum**; lipidhaltig) u. das eine lipidfreie, nicht geschwärzte Innenstruktur aufweist (**G.-Internum**). Wird unterteilt in Cis-GOLGI-Netzwerk (CGN) u. Trans-GOLGI-Netzwerk (TGN); liegt meist in Kernnähe, im sog. **G.-Feld**, im Grundplasma (**G.-Substanz**), in dem die biochemisch aktiven 3-schichtigen Membranen gebildet werden u. das elektronenoptisch leer ist oder runde Partikel enthält (s. Abb.). Der G.-Apparat ist u. a. Sitz von Enzymen, die überwiegend an der Synthese u. Modifizierung von Oligo- u. Polysacchariden beteiligt sind; er spielt eine zentrale Rolle im Zellstoffwechsel (chem. Abwandlung von Produkten des endoplasmatischen Retikulums, Speicherung, Transport); s. a. Abb. E Golgi complex. – **G.-Färbung:** *Histologie* Stückimprägnation zur Darstellung von Ganglienzellen, Neurofibrillen, Sekretkapillaren u. Zellgrenzen. Erfolgt mit wässriger Silbernitratlösung (0,75 %ig) nach Vorbehandlung in Kaliumbichromat u. Osmiumsäure (**G.-Reagens**). Evtl. Wiederholung der Chromierung = G.-Doppelimprägnierung) oder mit 5 %igem Sublimat (G.-Sublimatme-

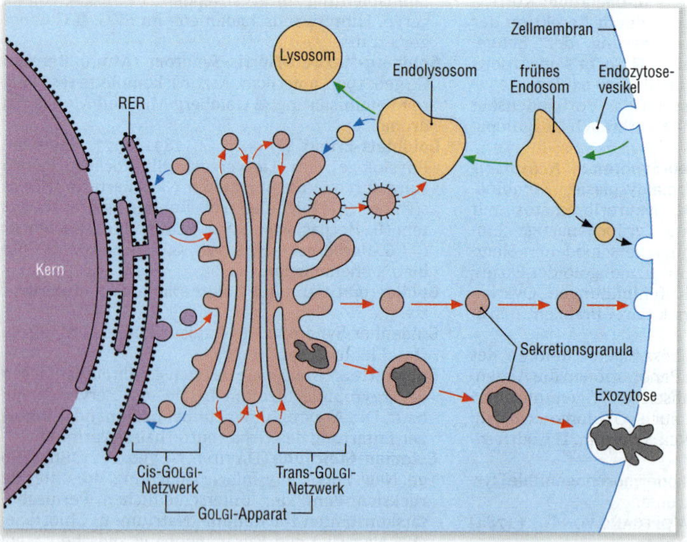


**Golgi-Apparat:** G.-Komplex u. weitere intrazelluläre Kompartimente, die an der Biosynthese u. Sekretion sowie der Endozytose beteiligt sind. Die verschiedenen Kompartimente kommunizieren mittels Transportvesikeln. Die Wege der Biosynthese u. Sekretion sind durch rote Pfeile markiert; hier werden Proteinmoleküle vom RER zur Zelloberfläche oder zu Lysosomen transportiert. Zwischen den Kompartimenten gibt es auch Rücktransportvorgänge (blaue Pfeile). [498]

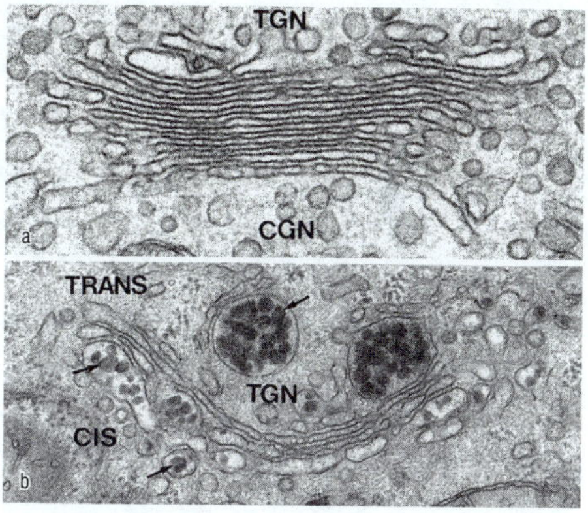


**Golgi-Apparat:** Ultrastruktur in einem Podozyten der Rattenniere (**a**) u. einem Hepatozyten der Rattenleber. (**b**) Im GOLGI-Apparat der Leber kann man Lipoproteinpartikel (Very-low-density-Lipoprotein, VLDL) sehen (Pfeile), die nach Durchlaufen der GOLGI-Zisternen im Trans-GOLGI-Netzwerk (TGN) in sekretorische Transportvesikel verpackt werden. **TGN** = Trans-GOLGI-Netzwerk; **CGN** = Cis-GOLGI-Netzwerk. Vergr. (a): 50 000fach, (b): 30 000fach. (K. GORGAS [a], S. ANGERMÜLLER [b]). [27]

thode). E G.'s stain. – **G.-Komplex:** ▶G.-Apparat; i. e. S. der ▶DALTON-Komplex. – **G.-Korpuskel**, G.-Rezeptor: ▶Sehnenspindel. E G. tendon organ. – **G.-Mazzoni-Körperchen,** Corpuscula bulboidea: v. a. in der Haut, an der Grenze zur Unterhaut (zahlreich am äußeren Genitale), aber auch in Bindehaut, Nagelbett u. Mesenterium vorkommende druckempfindl. Lamellenkörperchen (meist kernfreier Plasmakörper m. baumartig verzweigter Nervenfaser). Von manchen Autoren als ▶Kälterezeptoren angesehen. E G.-Mazzoni corpuscles. – **G.-Zellen: 1)** ▶Cellulae axiramificatae. E G.'s cells. **2)** große Körnerzellen der Kleinhirnrinde mit kurzen Neuriten. **3) G.-Bergmann-Epithelialzellen:** Makrogliazellen in der PURKINJE-Zellschicht des Kleinhirns. Vom oberen Zellpol ausgehende Fortsätze durchsetzen die Molekularschicht u. bauen mit Endfüßchen die Gliagrenzmembran auf, enden z. T. auch an Kapillaren. E Bergmann's cells.

**Goll** (FRIEDRICH G., 1829–1903, Anatom, Zürich). – **G.-Fasern,** Tractus bulbocerebellaris: zu den ▶Fibrae arcuatae externae dorsales gehörende Neuriten des ▶Nucleus gracilis (»**G.-Kern**«), die sich dem Tractus spinocerebellaris posterior anschließen u. zum Kleinhirnwurm ziehen. E Goll's fibers. – **G.-Strang:** ▶Fasciculus gracilis. E G.'s column.

**Goltz-Gorlin(-Peterson-Ravits)-Syndrom:** angeborener, v. a. bei Frauen auftretender ekto- u. mesodermaler Fehlbildungskomplex mit X-chromosomal-dominantem Erbgang. Umschriebene Hautatrophie mit Pigmentvermehrung, Poly- bzw. Syndaktylie, spärlicher Nagel- u. Haarwuchs, papilläre Schleimhautwucherungen, v. a. im Bereich des Lippenrots. Nicht zu verwechseln mit ▶GORLIN-GOLTZ-Syndrom. E Goltz-Gorlin syndrome.

**Goltz-Klopfversuch** (FRIEDRICH L. G., 1834–1902, Physiologe, Königsberg, Straßburg): beim Frosch durch Beklopfen des Bauches bewirktes Aufhören der Herzfüllung infolge Versackens des Blutes in die reflektorisch erschlafften Gefäße des Splanchnikusbereichs; i. w. S. (beim Menschen) die so durch Vagusreizung ausgelöste Bradykardie. E Goltz experiment.

**Gombault** (FRANÇOIS A. A. G., 1844–1904, Neuropathologe, Paris). – **G.-Degeneration:** der Typ ▶DÉJERINE-SOTTAS der neuralen Muskelatrophie. – In Kombination mit interstitieller Neuritis u. Sklerose der Hinterstränge des Rückenmarks als **G.-Mallet-Krankheit** bezeichnet. E Gombault's degeneration. – **G.(-Philippe)-Triangel:** von absteigenden Ästchen der hinteren Spinalwurzelfasern gebildetes dreieckiges Feld im Conus medullaris zwischen Septum medianum u. Hinterstrang, Teil des »Eigenapparates« (Fasciculi proprii). E Gombault's triangle.

**Gomori-Silberimprägnation:** Schwärzung von Retikulumfasern im Formalin-fixierten Schnittpräparat mit ammoniakalischer Silbernitrat-Lösung nach (evtl.) Oxidation mit Kaliumpermanganat und Sensibilisierung mit 2%igem Eisenammoniumalaun. E Gomori's stain.

**Gọmphosis:** Einkeilung, Einstauchung.

**gonạdal:** die ▶Gonaden betreffend. E gonadal.

**Gonad|ạrche:** der der ▶Menarche um 1–1,5 J. vorausgehende Beginn der Keimdrüsenfunktion, also Einsetzen von Follikelwachstum u. Östrogenbildung. Bei ♂ analog Beginn der Androgensekretion u. Spermiogenese. E gonadarche.

**Gonạde:** die ausgebildete Geschlechtsdrüse (▶Ovarium, ▶Testis), zusammengefasst als ▶Keimdrüsen. E gonad.

**Gonad|ektomịe:** die operative Entfernung der Geschlechtsdrüsen; s. a. ▶Kastration. E gonadectomy.

**Gonạden|agenesie:** Form der ▶Gonadendysgenesie mit fehlender Anlage der Keimdrüsen.

**Gonạden|dosis:** die von den Geschlechtsdrüsen absorbierte integrale Dosis ionisierender Strahlen (z. B. als Kriterium für die höchste zugelassene Strahlenexposition); in neueren DIN-Normen nicht mehr genannt; s. a. ▶Strahlen... E gonadal dose.

**Gonạden|dysgenesie:** die Fehlentwicklungen (einschließlich Gonadenagenesie) der Keimdrüsen. Als G. ohne weitere Symptome (▶SWYER-Syndrom), mit Kleinwuchs (▶RÖSSLE-Syndrom) oder Fehlbildungen (z. B. Pterygium-Syndrom) bzw. mit Virilisierung oder Feminisierung. I. e. S. die G. beim ▶ULLRICH-TURNER-Syndrom. S. a. ▶KALLMANN-, ▶PASQUALINI-, ▶DEL-CASTILLO-, ▶GORDAN-OVERSTREET-Syndrom. E gonadal dysgenesis.

**Gonạden|geschlecht:** gonadales ▶Geschlecht. E gonadal sex.

**Gonạden|insuffizienz:** ▶Hypogonadismus. E gonadal insufficiency.

**Gonạden|schutz:** Vorrichtung aus strahlenabsorbierendem Material (meist Blei) zur Herabsetzung der Gonadendosis bei medizinischer Anw. ionisierender Strahlen; z. B. als Hodenschutzkapsel, Ovarialschutzplatte. E gonadal shield.

**Gonado|blastọm:** der den Aufbau einer undifferenzierten Geschlechtsdrüse nachahmende hormonaktive (Androgene, Östrogene absondernde) »MORRIS-SCULLY-Tumor« im anlagegestörten Hoden von Intersextypen; faserreich u. Spermatogonien-ähnliche LEYDIG-Zellen enthaltend. Progn. im Allg. gut (trotz gelegentlicher Seminom-ähnlicher Herde). E gonadoblastoma.

**Gonado|liberin:** ▶gonadotropin releasing hormone.

**Gonạdo|pause:** das Aufhören der Hormonproduktion der Keimdrüsen, normalerweise 3–5 J. nach der Menopause bzw. bei ♂ nach dem 70. Lj. E gonadopause.

**Gonado|relin:** ▶gonadotropin releasing hormone.

**Gonadorelin-Analoga:** ▶GnRH-Agonisten.

**Gonadorelin-Antagonisten:** ▶GnRH-Antagonisten.

**Gonado|trop(h)ine, gonadotrope Hormone:** nicht geschlechtsspezifische Proteohormone (Glykoproteine), die in Zellen des Hypophysenvorderlappens gebildet werden, das Wachstum der ♂ und ♀ Keimdrüsen fördern sowie endokrine Funktionen anregen u. steuern; s. a. Schema. E gonadotropins. – **G., extrahypophysäre,** Choriongonadotropin: G., die ab der 2. Schwangerschaftswoche (maximal im 2.–3. Mon.) in der Plazenta gebildet werden u. im Serum u. Harn nachzuweisen sind. Bewirken das Wachstum des Gelbkörpers u. dessen Umbildung zum ▶Corpus luteum graviditatis, stimulieren die Bildung der später von der Plazenta produzierten Östro- u. Gestagene. *diagn Anw.:* Der qualitative Nachweis dient als ▶Schwangerschaftstest; die quantitative Bestimmung dient zur Diagnostik von Blasenmole, Chorionepitheliom u. Schwangerschaftstoxikosen bzw. (er-

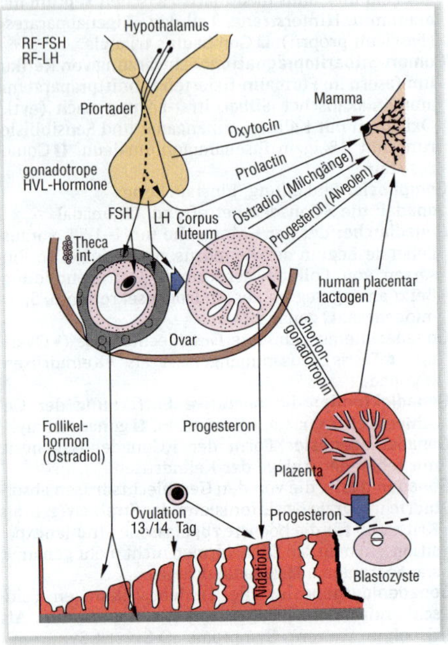


**Gonadotrop(h)ine.** [32]

niedrigte Werte) von Abort u. Plazentadegeneration (Fruchttod). Außerhalb einer Schwangerschaft ist HCG ein ▸Tumormarker mit besonderer Bedeutung für Chorion-, Embryonal-, Teratokarzinome. *ther Anw.* finden v.a. aus dem Harn Schwangerer gewonnenes Chorion-G. u. Menopausengonadotropin (zur Sterilitätsbehandlung). E human chorionic gonadotrophin, HCG, extrahypophyseal gonadotropins. – **G., hypophysäre:** als Gonadotropine i.e.S. die in der Hypophyse gebildeten, vom Hypothalamus über das ▸gonadotropin releasing hormone regulierten Hormone LH u. FSH. Das FSH (▸follikelstimulierendes Hormon) bewirkt Follikelreifung u. Bildung von Östrogen bei ♀ bzw. die Spermatogenese bei ♂. LH (▸luteinisierendes Hormon) bewirkt bei ♀ die Ovulation u. Bildung des Gelbkörpers, beim Menschen auch die Bildung von Progesteron. In der Zyklusmitte erfolgt ein kurzer starker Anstieg von FSH u. v.a. LH; es kommt zum Follikelsprung. Bei ♂ stimuliert LH (= ICSH = Interstitialzellen-stimulierendes Hormon) die Hodenzwischenzellen u. somit die Testosteronbildung. Erhöhte Prolactinspiegel hemmen die FSH- u. LH-Freigabe. E hypophyseal gonadotropins.

**Gonado|trophinum:** ▸Gonadotrop(h)in.

**gonado|tropin releasing hormone** *(engl.)*, luteinisierendes Hormon-Releasing-Hormon, Abk. GnRH, Abk. GRH, Abk. LHRH: im Hypothalamus gebildetes »Neurosekret« (Decapeptid), das im Infundibulum über den portalen Kreislauf zum Hypophysenvorderlappen gelangt u. dort die Abgabe der ▸Gonadotropine LH u. FSH in das Blut auslöst. Eine zyklische pulsatile Freisetzung des GnRH ist Voraussetzung für normale weibliche u. männliche Sexualfunktion; primäre Sekretionsschwäche führt zu primärer ▸Amenorrhö.

**Gonado|tropinbelastung:** historischer Test mit Injektion von Chorion- oder hypophysärem Gonadotropin zur Prüfung der Ansprechbarkeit der Keimdrüsen. E HCG stimulation test.

**Gonadotropinhemmer:** ▸GnRH-Antagonisten.

**Gonadotropin-Releasing-Hormon-Analoga:** ▸GnRH-Agonisten.

**Gon|agra:** Schmerzen im Knie, i.e.S. bei Gicht. E gonagra, gout in the knee.

**Gon|algie:** Schmerzen im Knie. E gonalgia.

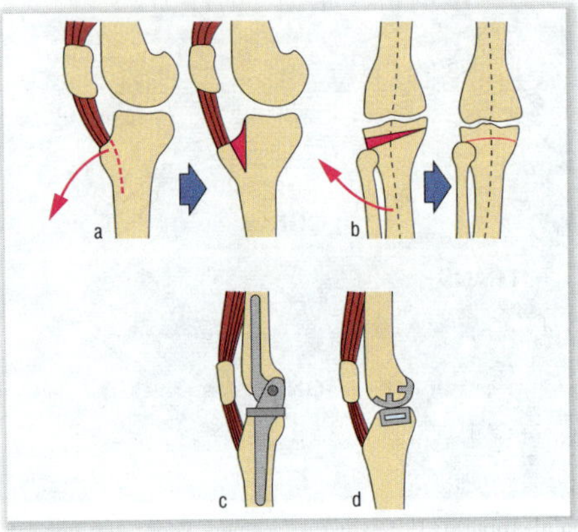


**Gonarthrose:** Schema der wichtigsten Operationsverfahren bei G.; **a)** Ventralisation der Tuberositas tibiae n. MAQUET-BANDI; **b)** valgisierende Osteotomie (hohe Tibiakopf-Osteotomie) bei O-Bein-Deformität; **c)** Totalarthroplastik des Kniegelenks mit Scharnierprothese; **d)** Kufen(-Schlitten)-Prothese. [403]

**Gon|arthritis:** Kniegelenkentzündung = ▸Gonitis. E gonarthritis.

**Gon|arthrose:** ▸Arthrose des Kniegelenks; s.a. Abb. E gonarthrosis.

**Gonda-Reflex:** bei Pyramidenbahnläsion ein durch langsame passive Beugung der 2.–5. Zehe auslösbarer ▸Fluchtreflex (langsame Überstreckung = Dorsalflexion der Großzehe). E Gonda reflex.

**Gonderia:** ▸Theileria; s.a. ▸Piroplasmose.

**Gone|zystis:** ▸Vesicula seminalis.

**Gongylo(ne)miasis:** meist symptomlose, evtl. mit Stomatitis u. Pharyngitis einhergehende parasitäre Erkrankung der Haustiere u. gelegentlich auch des Menschen durch den Fadenwurm **Gongylonema pulchrum** [Spiruridae] (♂ 3–6, ♀ 8–15 cm). Zwischenwirte: Käfer, Schaben; Infektion erfolgt durch solche Insekten oder durch larvenhaltiges Trinkwasser; adulte Würmer siedeln sich in der Mundschleimhaut an. E gongylonemiasis.

**Gonin-Operation** (JULES G., 1870–1935, Augenarzt, Lausanne): **1)** bei Netzhautablösung Verschluss von Netzhautrissen durch Elektrokoagulation (Diathermie). E Gonin's operation. **2)** bei Einwärtsschielen Sehnenverlängerung des Musculus rectus medialis.

**Gonio...:** Wortteil »Winkel«, *ophth* Kammerwinkel.

**Goniom(a):** *Pathologie* (MASSON) ▸Gonozytom.

**Gonio|meter:** Gerät zur Bestimmung von Winkeln (u. Durchmessern). E goniometer.

**Gonion:** **1)** ▸Angulus mandibulae. **2)** *Anthropologie* der am meisten nach unten, hinten u. außen liegende Punkt des Unterkieferwinkels. E gonion.

**Gonio|plastik:** *Ophthalmologie* s.u. ▸Goniotomie. E gonioplasty.

**Gonio|skop:** *Ophthalmologie* Instrument zur Untersuchung des Kammerwinkels (= **Gonioskopie**), z.B. zur Differentialdiagnose der Glaukomformen; die der Hornhaut aufzusetzende Linse mit schräger, verspiegelter Fläche (GOLDMANN) oder ein pyramidenförmiges Prisma (VAN BEUNINGEN) des Gerätes lenkt die abbildenden Strahlen in ein Spaltlampenmikroskop ab. E gonioscope.

**Gonio|syn|echie:** Verwachsung der Regenbogenhaut u. Linse im Kammerwinkel; hemmt den physiologischen Kammerwasserkreislauf. E goniosynechia.

**Gonio|tomie, -trabekulotomie,** Trabekulotomie: *Ophthalmologie* op. Durchtrennung der Trabekel, die den Kammerwinkel verlegen; dient zur Wiederherstellung der offenen Verbindung zwischen Kammerwinkel u. SCHLEMM-Kanal, insbes. bei infantilem Glaukom (Hydrophthalmus); evtl. als Gonioplastik (d.h. mit Einlegen eines drainierenden Sklerastreifens). E goniotomy, trabeculotomy.

**Gonitis,** Gonarthritis: die Kniegelenkentzündung; Formen s.u. ▸Arthritis; s.a. ▸Gelenkeiterung, ▸Gelenkerguss, ▸Gelenktuberkulose. – Auch inkorrekte Bez. für degenerative Kniegelenkprozesse (s.u. ▸Arthropathia, ▸Arthrose); s.a. ▸Reizknie, ▸HOFFA-Krankheit. – **G. gonorrhoica,** Tripperrheumatismus: bei akuter u. chronischer ▸Gonorrhö auftretende ▸Arthritis (gonorrhoica) des Kniegelenks; äußerst schmerzhaft u. mit glänzender Weichteilrötung. – **G. syphilitica:** syphilitische ▸Arthritis. – **G. tuberculosa:** ▸Gelenktuberkulose des Kniegelenkes. E tuberculous gonitis.

**Gono|blennor|rhö,** Conjunctivitis gonorrhoica: akute, eitrige, Gonokokken-bedingte Entzündung der Bindehaut des Auges (▸Conjunctivitis); v.a. bei Säuglingen nach örtlicher Infektion durch die Mutter unter der Geburt (führt zu meist beidseitiger praller Lidschwellung 2–4 Tage nach der Geburt u. zu blutig-seröser bis eitriger Absonderung; Gefahr der Hornhauteinschmelzung; durch ▸CREDÉ-Prophylaxe weitgehend beseitigt). – Bei Erwachsenen meist als einseitige Erkrankung durch Schmierinfektion. E gonoblennorrhea, gonococcal conjunctivitis.

**Gono|coccus:** *Bakteriologie* ▸Neisseria gonorrhoeae.

**Gonokokk|ämie:** ▸Bakteriämie bei ▸Gonorrhö. E gonococcemia.

**Gonokokken|konjunktivitis:** ▸Gonoblennorrhö.

**Gonor|rhö,** Gonorrhoea, Tripper, Abk. Go: die meist durch Geschlechtsverkehr übertragene Schleimhautinfektion der Harn- u. Geschlechtsorgane. ***Erreger:*** Neisseria gonorrhoeae (Gonococcus). ***Diagn.:*** v.a. durch Nachweis von ▸Neisseria gonorrhoeae im Abstrich (der sofort in ein spezielles, vorgewärmtes Nährmedium für den Transport eingebracht werden muss). ***Klinik u. Verlauf:*** nach Inkubation von 2–4 Tagen schwere, schmerzhafte Entzündung der Harnröhre mit eitrigem Ausfluss, insbes. beim ♂. Bei ♀ oft nur blande Urethritis, jedoch v.a. Zervizitis. Die Urethritis greift über auf Prostata, Nebenhoden u. Samenleiter bzw. auf die Eileiter. Bei Chronifizierung sind Abszessbildungen möglich. Sehr selten auch hämatogene Aussaat (▸Bakteriämie; u.U. ▸Sepsis), die u.a. zu schweren, meist auf ein Gelenk beschränkten Gelenkentzündungen (▸Arthritis), Iritis, Hauterscheinungen (z.B. Exanthem mit hämorrhagischen Pusteln) u./oder Endokarditis führt. Besondere Infektionsgefahr besteht durch Kontakt im Säuglings- u. Kleinkindalter (▸Gonoblennorrhö, ▸Vulvovaginitis). E gonorrhea.

**gono|somal:** *Genetik* die Gonosomen betreffend; z.B. g. ▸Chromosomenaberration (dort Tab.), g. ▸Erbgang.

**Gono|somen,** Heterosomen: die die Geschlechtsentwicklung bestimmenden ▸Chromosomen, beim Menschen das ▸X- u. ▸Y-Chromosom; s.a. ▸XX/XY-Mechanismus. E gonosomes.

**Gono|zele:** ▸Spermatozele. E gonocele.

**Gono|zyt:** *Biologie* die Keimzelle (Ei- bzw. Samenzelle). E gonocyte.

**Gono|zytom,** Goniom: von den Geschlechtszellen (Gonozyten) der embryonalen Keimdrüse ausgehender Tumor, und zwar **1)** homogen, nur aus Keimzellen bestehend u. ohne hormonale Aktivität oder **2)** zusätzlich aus ▸SERTOLI- oder Granulosa-Zellen bestehend u. oft mit Bildung feminisierender Hormone einhergehend bzw. **3)** zusätzlich aus interstitiellen Zellen vom LEYDIG- oder Theka-Lutein-Typ bestehend u. mit Bildung virilisierender Hormone einhergehend; ferner **4)** nur aus Keimzellen bestehend u. mit Virilisierung (durch Wucherung der tumornahen androgenen Zellen oder aber ausgehend von Zellen der in den Prozess nicht verwickelten anderen »dysgonischen« Gonade). E tumor of germ cell origin, gonioma.

**Goodpasture-Syndrom** (ERNEST W. G., 1886–1960, nordamerik. Pathologe): hämorrhagische interstitielle Lungeninfiltrate der Mittel- u. Untergeschosse (▸Hämoptysen mit rezidivierender Parenchymblutung, Lungenhämosiderose) mit rasch fortschreitender extrakapillärer (rapid-progressiver) ▸Glomerulonephritis durch Antikörper gegen die glomeruläre u. alveoläre Basalmembran; bei Nierenbiopsie Nachweis linearer Immunglobulindepots; die Erkrankung verläuft meist tödlich. E Goodpasture's syndrome.

**Good-Syndrom:** ▸Thymom mit ▸Agammaglobulinämie.

**Goormaghtigh-Zellen:** im ▸juxtaglomerulären Apparat im Dreieck zwischen Vas afferens u. Vas efferens und der Macula densa gelegene Zellen. E Goormaghtigh's cells.

**Gooseneck-Deformität** *(engl. gooseneck = Gänsehals, -gurgel),* Gänsegurgel-Deformität: Verlängerung u. Verengung des Ausflussbereichs des linken Herzventrikels im Angiogramm, z.B. beim ▸Atrioventrikularkanal. E gooseneck deformity.

**Gopalan-Syndrom:** Fußsohlenbrennen bei Pantothensäure- u. Pyridoxinmangel, i.w.S. das ▸Burning-Feet-Syndrom. E Gopalan's syndrome.

**Gordan-Overstreet-Syndrom** (GILBERT S. G., Internist, San Francisco; ERNEST W. O.): Gonadendysgenesie mit ▸Virilisierung. Merkmale: weibliche äußere Geschlechtsorgane, Uterushypoplasie (u. meist nicht tastbare Keimdrüsen), teilweise Vermännlichung (männlicher Körperbau u. Gesichtsschnitt, Bartwuchs), verzögerte Knochenreifung; ferner evtl. Aortenstenose, Syndaktylie, Flügelfellbildung; Kerngeschlecht: X0 oder XY (letzteres mit Hochwuchs). E Gordan-Overstreet syndrome.

**Gordh-Nadel, G.-Verweilkanüle** (TORSTEN G., geb. 1907, schwed. Anästhesist): kombinierte Injektions-Infusions-Kanüle (modifizierte OLOVSON-Kanüle) zum längeren Verweilen in der Vene; mit Bajonettkonus u. Injektionsbecher (als Durchstichkappe). E Gordh's needle.

**Gordon** (**1)** ALFRED G., 1874–1953, Neurologe, Philadelphia; **2)** HAROLD G., geb. 1894, nordamerikan. Pathologe; **3)** HORACE G., 1802–1866, Arzt, N.Y.). – **G.-Fingerspreizzeichen** (ALFRED G.): Fingerstreckung u. -spreizung bei Druck auf das Erbsenbein als – unsicheres – ▸Pyramidenzeichen. E Gordon's finger phenomenon. – **G.-Green-Tubus** (HORACE G.): ▸Endobronchialtubus für die Einführung in den rechten Hauptbronchus. E Gordon-Green tube. – **G.-Kniephänomen** (ALFRED G.): kurzzeitiges Bestehenbleiben der Unterschenkelstreckung nach Auslösung des ▸Patellarsehnenreflexes; gelegentlich bei choreatischer Bewegungsstörung. E Gordon's knee phenomenon. – **G.-Reflex** (ALFRED G.): Fingerstreckung u. -spreizung bei aktiver weiter Mundöffnung. Beim Kleinkind physiologisch, beim Erwachsenen Zeichen diffusen Hirnschadens. E orodigital synkinesis. – **G.-Scharfer-Reflex** (ALFRED G.), Wadenreflex, Zehenzeichen: Dorsalflexion der Großzehe bei Druck auf die Wadenmuskulatur (modifizierter ▸BABINSKI-Reflex) als unsicheres ▸Pyramidenzeichen. E Gordon reflex. – **G.-Syndrom** (HAROLD G.): exsudative ▸Gastroenteropathie. – **G.-Test** (HAROLD G.), $^{131}$J-PVP-Test: Nachweisverfahren für die exsudative Enteropathie mit Eiweißverlust in den Gastrointestinaltrakt mittels $^{131}$J-markierten Polyvinylpyrrolidons (z.B. beim G.-Syndrom). Neuerdings modifiziert durch Anw. von $^{51}$Cr-Human-Serumalbumin. E Gordon's test.

**Gorham-Krankheit** (LEMUEL WH. G., 1885–1968, Internist, New York): Knochensubstanzauflösung (Osteolyse) in umschriebenen Knochenabschnitten (z.B. nach Frakturen im peripheren Fragment); evtl. unter Einbeziehung benachbarter Knochen; v.a. bei Jugendlichen; stets solitär u. spontan endend. Röntgenbild: konzentrische Atrophie, Dichteschwund (»Phantomknochen«). E Gorham's disease.

**Gorlin** (ROBERT J. G., Stomatologe, Minneapolis). – **G.-Chaudhry-Moss-Syndrom:** Kombination zahlreicher Fehlbildungen, wie vorspringender Hirnschädel, tief liegende Augen, fliehendes Kinn, Hypodontie,

G

Unterlippenektropium, Hypertrichose, Astigmatismus, Pupillarmembranen, Mikrophthalmus, Blepharophimose, Nystagmus, Schallleitungsschwerhörigkeit, offener Ductus arteriosus, klaffende weibliche Scham. E G.-Chaudhry-Moss syndrome. – **G.-Cohen-Syndrom:** Kombination von Hyperostosis supraorbitalis, eingezogener Nasenwurzel, Ohrmuscheltiefstand, Zahnhypoplasie, Kielbrust, Hirsutismus, Kryptorchismus, Arachno- und Kamptodaktylie, Schallleitungsschwerhörigkeit, pulmonaler Hypertonie, basilärer Impression, Metaphysenverformung der langen Röhrenknochen, Coxa valga. E G.-Cohen syndrome. – **G.-Goltz-Syndrom,** Basalzellnävussyndrom, Nävobasaliomatose, Naevus epitheliomatodes multiplex, 5. Phakomatose: autosomal-dominant vererbbare Erkrankung, Kombination von multiplen Basaliomen, die nach Jahren plötzlich extensiv wachsen, oberflächlich ulzerieren u. das darunter liegende Gewebe zerstören können (onkotisches Stadium). Multiple Kieferzysten (mit Neigung zu maligner Entartung), Rippenanomalien u. Fibrome des Eierstocks, Glaukom, Katarakt, evtl. auch Balkenagenesie, Minderwuchs. Nicht zu verwechseln mit ▸Goltz-Gorlin-Syndrom. S.a. ▸Phakomatose. E Gorlin-Goltz syndrome. – **G.-Vickers-Syndrom:** (1968) ▸MMN-Syndrom (2). E G.-Vickers syndrome.

**Gorlin-Herzsyndrom, hyperkinetisches:** eine vermutlich zentralnervöse Kreislaufregulationsstörung mit verkürzter Kreislaufzeit, erhöhtem Schlagvolumen, vermindertem peripherem Widerstand. ***Klinik:*** systolisches Austreibungsgeräusch, geringe Herzvergrößerung, evtl. Blutdruckerhöhung. E Gorlin's hyperkinetic cardiovascular syndrome.

**Goserelin:** zu den synthetischen ▸GnRH-Agonisten gehörendes Hormonpräparat. ***Anw.*** in der Tumortherapie (Prostata-, Mammakarzinom) u. bei Endometriose.

**Gosset** (J. G., zeitgen. Chirurg). – **G.-Merlé-d'Aubigné-Prothese:** eine im Oberschenkelschaft zu verankernde Hüftkopf-Schenkelhals-Prothese; obsolet. – **G.-Methode:** bei ▸Varikozele Teilresektion der erweiterten Venen zwischen doppelten Unterbindungen, Anheben des Hodens durch Verknüpfung der Gefäßstümpfe u. Samenstrangverlagerung. E Gosset's operation.

**Gossypium depuratum, G. purificatum:** die weißen, entfetteten Samenhaare der Baumwollpflanze als »Baumwollwatte«; mit Eisenchlorid getränkt als **G. haemo|stypticum**. Ferner als **G. phenolatum** u. **G. salicylatum** (für Verbände). E purified cotton.

**GOT,** Abk. für Glutamat-oxalacetat-transaminase: ▸Aspartat-amino-transferase. E GOT.

**Gottron** (Heinrich A. G., 1890–1974, Hautarzt, Tübingen). – **G.-Papeln:** s.u. ▸Dermatomyositis. – **G.-Syndrom: 1)** familiäre ▸Akrogerie. E familial acrogeria. **2)** ▸Erythrokeratodermia congenita progressiva symmetrica. – **G.-Zeichen:** Hyperkeratose (teilweise als Papeln auftretend) über den Streckseiten der kleinen Fingergelenke; gilt als Hinweis für eine ▸Polymyositis bzw. ▸Dermatomyositis.

**Gottschalk-Operation:** vaginale Verkürzung des Musculus rectouterinus zur Korrektur einer ▸Retroflexio uteri; heute nicht mehr gebräuchliches Operationsverfahren. E Gottschalk's operation.

**Gottstein** (Georg G., geb. 1868, Chirurg, Breslau). – **G.(-Heller)-Operation:** s.u. ▸Kardiomyotomie. – **G.-Sonde:** ▸Ballonsonde (aus Gummi) zur unblutigen Speiseröhrendehnung bei Kardiospasmus u. zur Tamponade blutender Ösophagusvarizen. E Gottstein's sound.

**Gougerot-Syndrom** (Henri E. G., 1881–1955, Hautarzt, Paris), G.-Krankheit: Oberbegriff für Erkrankungen mit Hautaffektionen unklarer Genese. E Gougerot's disease. – **G.-Blum-Syndrom:** eine lichenoide purpurische Dermatitis mit Hyperpigmentierungen. E G. and Blum disease. – **G.-Carteaud-Syndrom:** Krankheitsbild mit harten Hautknötchen, fleckigen Blutungen u. erythematös-papulösem Hautausschlag (»Kokardenform«). E Gougerot-Carteaud syndrome. – **G.-Hailey-Hailey-Syndrom:** gutartiger, chronischer, familiärer ▸Pemphigus, lokalisiert v.a. an Nacken, Achselfalten, Ellbogen. E (G.) Hailey-Hailey disease. – **G.(-Mulock-Houwer)-Sjögren-Syndrom:** ▸Sjögren-Syndrom (1).

**Gouley** (**1)** Banjamin A. G., Arzt, Philadelphia; **2)** John William Severin G., 1832–1920, Chirurg, N.Y.). – **G.-Dilatator** (John William Severin G.): Harnröhrendehnsonde, u. zwar gebogene Metallbougie mit Führungsrinne an der Unterseite für die – in situ bleibende – Gleitsonde; zur ***Anw.*** bei Harnröhrenstriktur. E Gouley dilatator. – **G.-Syndrom** (Benjamin A. G.): Einengung der Arteria pulmonalis durch Pericarditis adhaesiva mit erhöhter Rechtsherzbelastung (führt zu Ventrikelerweiterung). E Gouley's syndrome.

**Gowers** (Sir William R. G., 1845–1915, Internist, London). – **G.-Bündel:** ▸Tractus spinocerebellaris anterior. E Gowers tract. – **G.-Reflex:** Kontraktion des Musculus triceps surae nach Beklopfen des Schienbeines (bei gebeugtem Knie u. dorsalflektiertem Fuß). E G. reflex. – **G.-Zeichen: 1)** am gestreckt Liegenden durch passive Streckung (Dorsalflexion) von Fuß oder Großzehe ausgelöster Ischiasschmerz. E G. sciatic pain enhancement. **2)** das »Hochklettern« an den eigenen Beinen bei Aufrichten aus dem Sitzen oder Hocken als Zeichen der ▸Muskeldystrophie (v.a. bei Typ Duchenne u. Kugelberg-Welander). E G. sign.

**Goyrand** (Jean G. B. G., 1803–1866, franz. Chirurg). – **G.-Fraktur:** ▸Radiusfraktur mit Verschiebung des distalen Fragments nach palmar. E Goyrand's fracture. – **G.-Hernie:** Leistenbruch als ▸Hernia interstitialis zwischen äußerem u. innerem schrägem Bauchwandmuskel. E G.'s hernia. – **G.-Luxation:** (Sub-)Luxation des Radiusköpfchens durch das eingerissene Ligamentum anulare. E G.'s luxation.

**GOZ:** Abk. für **G**ebühren**o**rdnung für **Z**ahnärzte.

**GP:** Abk. für ▸**G**lyko**p**rotein (z.B. GPIIb, ein GP der Thrombozytenmembran).

**G-6-P:** *Biochemie* Abk. für ▸**G**lucose-**6**-**p**hosphat.

**$G_1$-Phase:** *Zytologie* s.u. ▸Interphase, ▸Zellzyklus. Analog: **$G_2$-Phase**.

**G-Protein:** Guanin-Nucleotide-bindendes Protein der Zelle, an das sog. Neurotransmitter-Rezeptoren (u.a. adrenerge, Muscarin-, Histamin-, Serotonin- u. Adenosin-Rezeptoren) gekoppelt sind.

**GPT,** Abk. für **G**lutamat-**p**yruvat-**t**ransaminase: *Labormedizin* ▸Alanin-amino-transferase. E GPT.

**G-Punkt:** ▸Gräfenberg-Spot.

**Graaf-Follikel** (Regnier de G., 1641–1673, Anatom, Leyden, Delft), Folliculus ovaricus maturus: der aus dem Sekundärfollikel (s.a. ▸Folliculi ovarici) hervorgegangene reife Eifollikel mit flüssigkeitsgefüllter Höhle, in die sich der Eihügel vorwölbt; ist umgeben von einer doppelschichtigen Bindegewebshülle (Theca folliculi). Wird nach dem Eisprung (▸Ovulation) zum Gelbkörper. S.a. Abb. E graafian follicle.

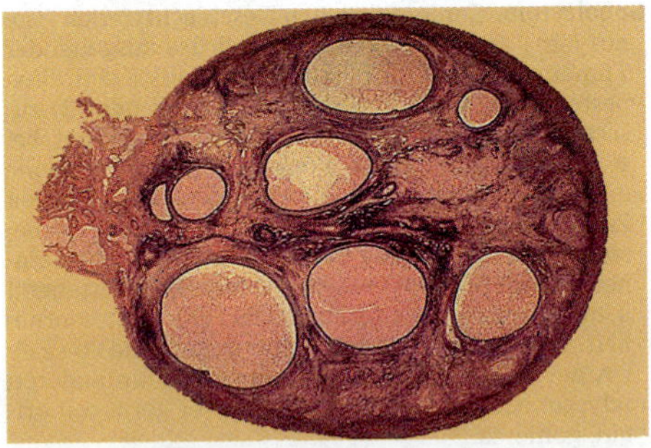

**Graaf-Follikel:** histolog. Schnitt durch das Ovar. Größere, sprungreife Follikel (HE-Färbung). [422]

**gracilis, grazilis** *(latein.)*: zart, dünn. **Gracilis**: Kurzbezeichnung des ▶Musculus gracilis.

**Grad** *(latein. Gradus = der Schritt)*, °: Abstufung eines Zustandes bzw. Geschehens; v.a. Maß(einheit) für die Einteilung zahlreicher Skalen (z.B. der Temperatur, des geometrischen Winkels). E degree.

**Gradation:** *Röntgenologie* die Abstufung der Schwärzung einer photographischen Emulsion in Abhängigkeit von der Belichtung. E gradation.

**Gradenigo-Syndrom** (GIUSEPPE G., 1859–1926, ital. Ohrenarzt): gleichseitige Abduzensparese u. Trigeminusneuralgie (des 1. u. 2. Astes) bei eitriger Mittelohrentzündung und ▶Mastoiditis infolge deren Ausbreitung in die Felsenbeinspitze (Petroapicitis) u. Leptomeningitis. E Gradenigo's syndrome.

**Gradient** *(latein. gradere, gradior = schreiten)*: Verlauf der Änderung einer Kenngröße (z.B. Konzentration, Druck, Temperatur, Dichte, Ladung) zwischen räumlich oder zeitlich definierten Punkten; z.B. das ▶Sauerstoffgefälle im Körper (z.B. alveolokapillär als Diffusions-G. für $O_2$- u. $CO_2$-Austausch) oder das ▶Ruhemembranpotential (als elektrochemischer G. der Zellmembran [zwischen innen u. außen]). E gradient.

**Gradienten|elution:** chromatographische Stoffauftrennung (▶Chromatographie) durch kontinuierliche Änderung der Zusammensetzung (Polarität, pH, Pufferkonzentration) der mobilen Phase (Elutionsmittel). E gradient elution.

**Gradienten|zentrifugation,** Dichtegradientenzentrifugation: Auftrennung von Teilchen (z.B. von Zellbestandteilen [s.a. ▶subzelluläre Fraktionierung], Viren, Plasmaproteinen) in einem Medium (z.B. Cäsiumchlorid-Lösung) stufenweise oder kontinuierlich zunehmender Dichte unter Anw. eines durch ▶Ultrazentrifuge erzeugten Schwerefeldes. E density gradient centrifugation.

**Grading** *(engl.)*: Differenzierungsgrad eines Tumors. Beurteilung des Malignitätsgrades, gewöhnlich mittels histologischer u. zytologischer Kriterien (Anaplasie, Entdifferenzierung u. Mitosezahl); i.d.R. 3–4 pathohistologische Differenzierungsgrade (Tab.). S.a. ▶pTNM-Klassifikation, ▶Staging.

| | |
|---|---|
| **Grad I** | hochdifferenziertes Karzinom, dessen Struktur noch an das Ausgangsgewebe erinnert |
| **Grad II** | a) teils hoch-, teils wenig differenziertes Karzinom<br>b) insgesamt nur mäßig differenziertes Karzinom<br>c) hochdifferenziertes Karzinom mit ausgeprägten nukleären Atypien |
| **Grad III** | a) strukturelle Differenzierungen fehlen nahezu vollständig<br>b) mäßig differenziertes Karzinom mit ausgeprägten nukleären Atypien |

**Grading:** histologischer Differenzierungsgrad. [275]

**Gradiometer:** Magnetometer, das die Unterscheidung der in verschiedenen Entfernungen gelegenen Magnetfelder ermöglicht.

**(v.-)Graefe** (1) ALBRECHT FR. V. G., 1828–1870, Augenarzt, Berlin; 2) CARL FERD. V. G., 1787–1840, Chirurg, Berlin). – **G.-Fleck** (ALBRECHT FR. V. G.): Punkt nahe dem Foramen supraorbitale, von dem aus durch Druck ein Lidkrampf gelöst werden kann. – **G.-Gleichgewichtsprüfung** (ALBRECHT FR. V. G.): Prüfung des Augenmuskelgleichgewichts durch einseitiges Vorhalten eines Prismas zur Ausschaltung der ▶Fusion. E Graefe's test. – **G.-Methode** (CARL FERD. V. G.), Deutsche Methode: Stiellappenplastik mit frisch gebildetem Hautlappen (im Gegensatz zum bereits Granulationen tragenden vorbereiteten Lappen der sog. Italienischen Methode u.a. nach TAGLIACOZZA, BRANCA). Erstmals ausgeführt 1818 zur Nasenbildung (»Deutsche Rhinoplastik«) aus Oberarmhaut. E German rhinoplasty. – **G.-Operation** (ALBRECHT FR. V. G.): **1)** Schielkorrektur durch transkonjunktivale Tenotomie des den ▶Strabismus verursachenden Augenmuskels. E G.'s operation. **2)** extrakapsuläre Linsenextraktion nach Lappenschnitt der Hornhaut u. Iridektomie (Letztere in breiter Ausführung auch als ▶Glaukom-Operation). – **G.-Reflex** (ALBRECHT FR. V. G.): ▶Orbikularisphänomen. E orbicularis phenomenon. – **G.-Syndrom** (ALBRECHT FR. V. G.), obere Bulbärparalyse, Ophthalmoplegia externa chronica progressiva internuclearis: beidseitige Augenmuskellähmung infolge Degeneration der motorischen Mittelhirnkerne. Ptose (zunächst nur bei Ermüdung), zunehmende Lähmung der Augenmuskeln, Einschränkung der Blickbewegung (HUTCHINSON-Fazies). E G.'s syndrome. – **G.-Sjögren-Syndrom** (ALBRECHT FR. V. G.): autosomal-rezessiv erbliche Fehlbildung mit Retinitis pigmentosa, Taubheit, Oligophrenie u. vestibulozerebellarer Ataxie. E G.-Sjögren syndrome. – **G.-Versuch** (ALBRECHT FR. V. G.): genaues Zeigenlassen auf ein mit einem Auge (= monokulär) fixiertes Objekt. Bei Lähmung einer Augenmuskelgruppe wird in Richtung des Funktionsausfalls vorbeigezeigt. – **G.-Zeichen** (ALBRECHT FR. V. G.): Zurückbleiben des Oberlids bei Blicksenkung als Symptom der ▶BASEDOW-Krankheit. E G.'s sign.

G

**Gräfenberg** (ERNST G., 1881–1957, Gynäkologe). – **G.-Ring:** erstes Intrauterinpessar, gefertigt aus Silberdraht (später Seide, Nylon). E Gräfenberg ring. – **G.-Spot** *(engl.)*: der sog. G-Punkt in der Scheidenvorderwand der Frau; anatomisch nicht eindeutig geklärter Bereich, bei dessen Stimulation während des Geschlechtsverkehrs es zur Schwellung des umliegenden Gewebes kommt.

**Gräser|asthma:** Bronchialasthma als Allergie gegen Gräserpollen; s.a. ▶Heuschnupfen. E grass pollen asthma.

**Gräserpollenextrakt,** Pollinis siccum extractum: als Heilmittel angewandt mit nachweislicher Wirkung bei Miktionsbeschwerden (Prostataadenom Stadium I–II, abakterielle Prostatitis); ***Kontraind.:*** Pollenallergie.

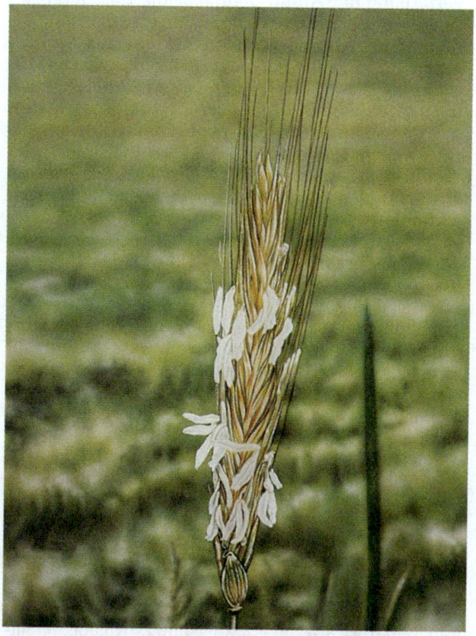

**Gräserpollenextrakt:** Extrakt aus über 90 % Roggenpollen (Abb.) u. max. 10 % Pollen von Wiesen-Lieschgras u. Mais. [448]

**graft versus host reaction** *(engl.)*: ▸Transplantat-Wirt-Reaktion.

**Graf-Thorakoskop** (WALTHER G., geb. 1885, Arzt, München, Leipzig): Operationsthorakoskop (Einstichgerät) mit vorangehender Lichtquelle, Ablenkoptik (45°) u. ALBARRAN-Hebel (für Elektrode); für Kaustik, Elektrokoagulation. **E** Graf's thoracoscope.

**Graham** (1) ALLEN G., geb. 1886; Arzt, Melrose; 2) GEORGE S. G., 1879–1942, Pathologe, Albany/N.Y.). – **G.-Reaktion** (GEORGE S. G.), G.-KNOLL-Reaktion: Nachweis von Peroxidasen in Blutzellen durch Überschichten des formolfixierten frischen Ausstrichs mit Wasserstoffperoxid-haltiger alkohol. Benzidin-Lösung u. Gegenfärbung in GIEMSA-Lösung; Oxidasegranula (v.a. in myeloischen Granulo- u. Monozyten) braun. **E** Graham's reaction.**G.-Tumor** (ALLEN G.): kleines, nicht abgekapseltes Adenokarzinom mit fibrösem Stroma in einer hyperplastischen ▸Struma; gering bösartig.

**Graham Little:** *Dermatologie* s.u. ▸LITTLE-LASSUEUR-PICCARDI-Syndrom. **E** Graham Little syndrome.

**Graham Steell:** *Kardiologie* s.u. ▸STEELL.

**Grahe-Versuch** (KARL G., geb. 1890, Ohrenarzt, Frankfurt): ▸Drehprüfung durch mehrmaliges passives Hin- u. Herdrehen des Kopfes; zum Tastnachweis eines evtl. ▸Nystagmus durch die geschlossenen Lider; heute ersetzt durch die ▸FRENZEL-Brille. **E** Grahe's activation of nystagmus.

**Gram** (HANS CHR. J. G., 1853–1938, Arzt u. Pharmakologe, Kopenhagen). – **G.-Färbung:** (1884) Bakterienfärbung im luftgetrockneten, hitzefixierten Ausstrichpräparat mit Carbol-Gentianaviolett- u. LUGOL-Lösung (je 2 Min.); anschließend wird durch Spülen mit Alkohol (96%; evtl. mit 3% Aceton) der blaue Farbstoff aus »gramnegativen« Bakterien entfernt, die nach Gegenfärbung mit Carbolfuchsin (bzw. [HUCKER] Safranin) rot erscheinen, während »grampositive« Bakterien blau bleiben. Das unterschiedliche Verhalten ist ein wichtiges Kriterium der Bakterienklassifikation u. Grundlage der orientierenden mikroskopischen Diagnostik (z.B. gramnegative Stäbchen[bakterien] oder grampositive Kokken); s.a. ▸gramlabil. **E** Gram's stain. – **G.-Weigert-Färbung:** Bakterienfärbung (violett) im Celloidin-Gewebeschnitt. Kernvorfärbung mit Lithiumkarmin, Erregerfärbung mit Anilin-Gentianaviolett, Differenzierung mit LUGOL-Lsg. **E** Gram-Weigert stain.

**Gramicidin:** neutrale Komponente des aus Bacillus brevis gewonnenen Polypeptidantibiotikums ▸Tyrothricin; wirksam (10- bis 50-mal stärker als Tyrocidin) gegen grampositive Bakterien (einschl. Mykobakterien); ***Anw.*** v.a. lokal bei Haut- u. Schleimhautinfektionen. **E** gramicidin.

**Graminis flos,** Heublume: als Heilpflanze wirksam bei rheumatischen Erkrankungen u. Schwellung nach stumpfen Verletzungen.

**Graminis rhizoma,** Queckenwurzelstock: Heilpflanzenteil mit nachgewiesener Wirkung bei Entzündungen der ableitenden Harnwege u. Nierengrieß, Prostatahyperplasie Stadium I–II u. Bronchialkatarrh.

**gram|labil:** wechselndes – z.B. von der Wandstruktur, vom Alter der Kolonien oder vom Nährmedium abhängiges – Verhalten einzelner Bakterienstämme bei ▸GRAM-Färbung. **E** gram-labile.

**Gramm,** Abk. g: Untereinheit der ▸Masse im SI-System; 1 g = $^1/_{1000}$ ▸Kilogramm. **E** gram.

**Gramm|äquivalent,** Äquivalent, Abk. Äq, Abk. äq, Abk. equ., Abk. Val, Abk. val: *Chemie* massenbezogene elektrochemische Einheit (CGS-System) für Ionen einer chemisch homogenen Substanz, definiert als Atom- bzw. Molekulargewicht (in Gramm), geteilt durch die Wertigkeit. Ersetzt durch die – mengenbezogene – SI-Einheit ▸Mol (»**Gramm-Molekül**«). **E** gram-equivalent.

**gram|negativ:** s.u. ▸GRAM-Färbung. Analog: **grampositiv**. **E** gram-negative.

**Granat|rinde:** *Pharmazie* s.u. ▸Punica granatum. **E** pomegranate bark.

**Grand-Mal(-Epilepsie)** *(franz. = großes Übel)*: generalisierte ▸Epilepsie mit tonisch-klonischen Krämpfen (großer Anfall). Auch als **G.-M.-Status**, wobei der Kranke zwischen den Anfallsserien nicht das volle Bewusstsein erlangt. **E** grand mal, generalized tonic-clonic seizures.

**Granisetron:** ▸Serotonin-Antagonist; ***Anw.*** als Antiemetikum bei Zytostatika-induziertem Erbrechen.

**Granit|staublunge:** ▸Mischstaubsilikose (durch Quarz-, Feldspat-, Glimmerablagerung) bei Steinmetzen, Pflastersteinschlägern u. Spellern. **E** pneumoconiosis due to granite dust.

**Granula** *(latein. Granulum = das Körnchen)* Sing. Granulum: natürlich vorkommende oder unter krankhaften Bedingungen entstandene bzw. künstlich hergestellte körnchenartige Gebilde. **1)** *Pharmazie* s.u. ▸Granulat. **2)** mikroskopisch oder elektronenmikroskopisch in Zellen sichtbare Körnchen, die meist Speicher- oder Sekretstoffe enthalten (z.B. Glykogen-, Lipid-, Protein-, Ferritin-, Pigmentgranula); unterschieden v.a. nach ihrer Anfärbbarkeit (▸azidophil, ▸azurophil, ▸chromaffin, ▸basophil, ▸eosinophil, ▸metachromatisch, ▸neutrophil); s.a. ▸Granul... **E** granules.

**granulär, granularis:** körnig. **E** granular.

**Granular|atrophie:** granuläre (=körnige) ▸Atrophie (d.h. mit ▸Granulationen [1]). **E** granular atrophy.

**Granular|konjunktivitis:** ▸Trachom. **E** granular conjunctivitis.

**Granular|niere:** ▸Schrumpfniere mit »gekörnter« Oberfläche. **E** granular kidney.

**Granular|zelltumor:** ▸Myoblastenmyom. **E** granular cell tumor.

**Granulat:** grobkörniges (»Granula-haltiges«) arzneihaltiges Pulvergemisch. **E** granulate.

**Granulatio, Granulation: 1)** die mit freiem Auge sichtbare Körnelung (»Granulierung«) eines ▸Granulationsgewebes oder eines parenchymatösen Organs, i.w.S. auch das ▸Granulationsgewebe. **2)** mikroskop. »Körnelung« einer Zelle oder Zellstruktur (▸Granula). **E** granulation. – **G., toxische:** *Hämatologie* s.u. toxisch granulierter ▸Granulozyt. S.a. ▸Granulationsanomalie. **E** toxic g.

**Granulationes arachnoidales,** PACCHIONI-Granulationen, Arachnoidalzotten: warzenförmige Gebilde, die – v.a. beidseits der Hirnblutleiter ▸Sinus sagittalis superior u. S. transversus – von der mittleren Hirnhaut (Arachnoidea encephali) als gefäßlose Bindegewebsgebilde in die harte Hirnhaut (Dura encephali) u. in venöse Blutleiter hineinragen, z.T. auch gegen den Schädelknochen (▸Foveolae granulares) u. in die Venen der Diploe vordringen (dienen – vermutlich – der Resorption des Liquor cerebri aus dem Subarachnoidalraum u. dessen Abgabe in das Blut). **E** pacchionian or arachnoidal granulations.

**Granulations|anomalie:** rezessiv erbliche Fehlbildung der Granulo-, z.T. auch der Lympho- u. Monozyten; z.B. ▸ALDER(-REILLY)-G. (=konstitutionelle G.), G. bei ▸CHEDIAK(-STEINBRINCK)-HIGASHI-Syndrom. **E** granulation anomaly.

**Granulations|geschwulst:** überschießende tumorartige Bildung von ▸Granulationsgewebe, s.a. ▸Granulom; im Zahnfleisch u. Alveolarfortsatz als ▸Epulis (s.a. ▸Granuloma apicale), in Knochen, Gelenken u. Sehnenscheiden bei Hämosiderineinlagerung als »brauner Tumor«. **E** granulation tumor.

**Granulations|gewebe,** Granulation: bei chronischer bzw. proliferativer ▸Entzündung u. bei der ▸Wundheilung auftretende zellreiche, weiche Gewebsneubildung, mit resorptiven u. organisatorischen Funktionen; geht von Kapillarsprossen aus, die an freien Oberflächen rötliche, leicht blutende Wärzchen (»Granula«) bilden, zu denen aus dem Blut bzw. dem Blutgefäßbindegewebe Leuko- u. Lymphozyten bzw. Fibroblasten u. Histiozyten (z.T. als Riesenzellen) hinzutreten. Wird später hart, weißlich, faserreich (als Narbengewebe); s.a. ▸Granulom. **E** granulation tissue.

**Granulationskallus:** Kallus zu Beginn der ▸Frakturheilung (dort Schema).
**granulierte Zylinder:** körnig strukturierte ▸Harnzylinder. E granular casts.
**Granulocytopenia:** *Hämatologie* ▸Granulozytopenie. E granulocytopenia.
**granuloerythrozytärer Index,** Abk. G-E-Index: Quotient aus der Zahl aller Zellen der ▸Granulozytopoese u. der der kernhaltigen Erythrozyten-Vorstufen im Knochenmark; Normalwert: 2–3. E granulocyte-erythrocyte ratio.
**Granulogigantismus:** *Hämatologie* ▸CHEDIAK-HIGASHI-Syndrom.
**Granulom(a):** Oberbegriff für knötchenartige Veränderungen, die histologisch eine Ansammlung von aktivierten Makrophagen, Epitheloid- u. Riesenzellen u. ggf. weiteren Zelltypen aufweisen; sind Zeichen einer spezifischen (für die betreffende Krankheit typischen) Entzündung (z. B. ▸Tuberkel, ▸Gumma sowie ▸Fremdkörpergranulom; s. a. Abb.). ***Ätiologie:*** granulomatogene Noxen (z. B. Asbest, Silikose, Kohlepartikel, schwer abbaubare Fremdkörper, Mikroorganismen); der genaue Entstehungsmechanismus wird diskutiert. S. a. ▸Granulomatose. E granuloma. – **G. anulare:** juckreizfreie, durch eine granulomatöse Entzündung gekennzeichnete Hauterscheinung. Das Granulom ist zu Ringen angeordnet (oder gruppiert), dabei derb, glatt, hirse- bis reiskorngroß, weißlich, fibroblastenreich u. epitheloidzellig. Auftreten v. a. an den Händen (s. Abb.). Sonderformen sind **G. a. perforans** und **disseminiertes G. a.** E g. annulare. – **G. apicale:** das im Kieferknochen gelegene Wurzelspitzengranulom des Zahnes. Entwickelt sich in der Folge einer von der Zahnpulpa unterhaltenen u. zu Knochenresorption führenden, gangränös-nekrotisierenden Entzündung. Als möglicher »Herd (▸Fokus) wird es meist durch Zahnextraktion oder Wurzelspitzenresektion beseitigt. E apical g. – **G. dentale:** ▸Granuloma apicale; s. a. ▸Epulis, ▸Enulis. E dental

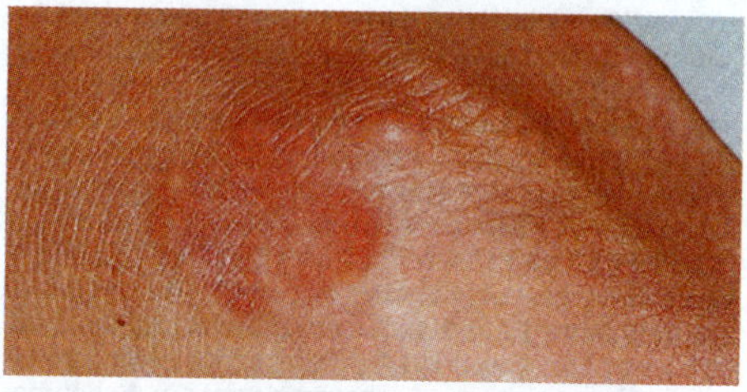

**Granuloma anulare:** Befall des Handrückens. [178]

g. – **G., eosinophiles:** G. aus Histiozyten, mehrkernigen Riesenzellen, Schaumzellen u. eosinophilen Granulozyten; tritt als zur ▸Histiocytosis X gehörende Erkrankung des späteren Kindesalters in Knochen auf (v. a. Schädel, Rippen, Wirbel, lange Röhrenknochen); s. a. ▸Vertebra plana CALVÉ. E eosinophilic g. – **G. eosinophilicum faciei:** chronisches, rundliches, braun- bis blaurotes, v. a. aus Granulozyten, Histiozyten bestehendes Gesichtsinfiltrat; mit erweiterten Haarfollikeln. E g. faciale. – **G. fissuratum,** Acanthoma fissuratum: bräunliches oder rötliches Knötchen, z. T. mit Fissur. Entspricht Ganulationsgewebe durch Druckstellen der Brille am Nasenrücken oder der Rückseite der Ohrmuschel. – **G. fungoides (Auspitz):** ▸**Mycosis fungoides.** – **G. gangraenescens:** rasch wachsendes Granulationsgewebe mit nekrotischen Zerfallsherden u. Verstümmelungen im Gesicht; s. a. ▸WEGENER-Granulomatose. E lethal midline g. – **G. gluteale infantum:** granulomatöse Erkrankung bei Säuglingen. Auftreten von blauroten Knoten am Gesäß nach lokaler Anwendung von fluorierten Glukokortikoiden. – **G. inguinale (tropicum):** ▸Donovanosis. E g. inguinale. – **G., lipophages:** ▸Lipogranulom. E lipophagic g. – **G., malignes: 1)** ▸HODGKIN-Krankheit. E Hodgkin's disease. **2)** ▸G. gangraenescens. –

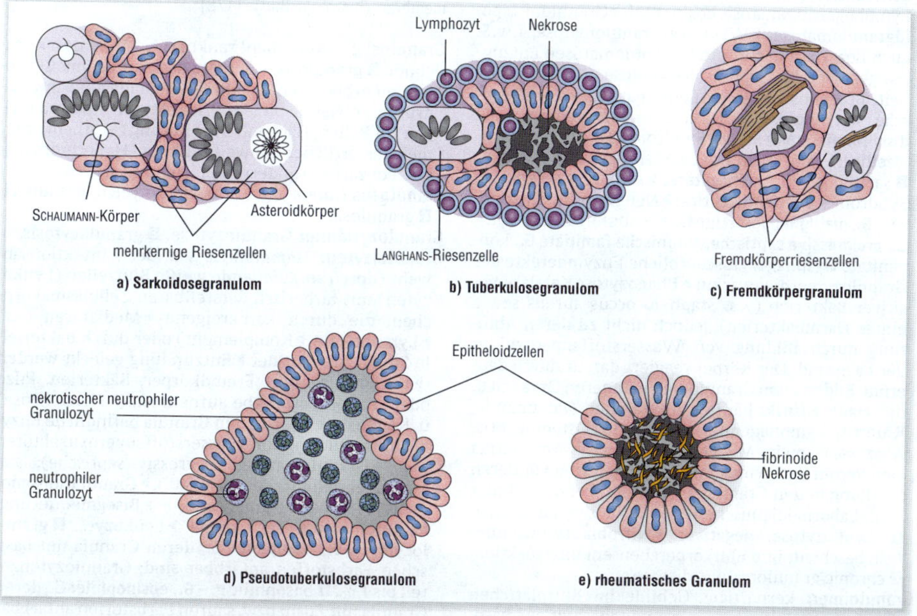


**Granulom(a):** **a)** Granulom vom Sarkoidose-Typ mit Epitheloidzellen u. Riesenzellen. Die Riesenzellen enthalten teilweise konzentrisch lamellierte Asteroidkörper u. sternförmig angeordnete sog. SCHAUMANN-Körper; **b)** tuberkuloides Granulom. Epitheloidzellen u. Riesenzellen vom LANGHANS-Typ. An der Außenseite lymphozytäre Infiltrate. Im Zentrum eine käsige Nekrose; **c)** Fremdkörpergranulom. Die Fremdkörper sind teilweise vollständig von Makrophagen umgeben. Durch Fusion kommt es zu Fremdkörperriesenzellen. Am Ende ist der Fremdkörper komplett von Histiozyten u. Riesenzellen eingeschlossen; **d)** granulomatös-eitriges Granulom (Pseudotuberkulosegranulom). An der Außenseite reichlich Epitheloidzellen. Im Zentrum ein Exsudat aus neutrophilen Granulozyten; **e)** rheumatisches Granulom. Zentrale fibrinoide Nekrose u. außen kranzförmig angeordneter Epitheloidzellsaum. [53]

**G. multiforme:** seltene Variante des G. anulare bei Patienten in Zentralafrika. – **G. paracoccidioides:** ▸Parakokzidioidomykose. **E** South American blastomycosis. – **G. pediculatum, G. pyogenicum:** von Gefäßen des Kapillarkörpers ausgehendes Hämangiom (s. Abb.). Anfangs als hellrotes, rasch wachsendes Knötchen ohne tastbare tiefe Infiltration, später durch Sekundärveränderungen blaurotes, feuchtes oder verkrustetes, gestielt-kugelförmiges G. (der Haut u. Schleimhäute) aus Kapillarenknäueln mit leukozytär-granulomatösen Infiltraten; starke Blutungsneigung. **E** pyogenic g. – **G. rheumaticum:** s. u. ▸rheumatisch. **E** rheumatic nodule. – **G. sarcomatodes:** das Tumorstadium der ▸Mycosis fungoides. **E** g. sarcomatodes. – **G. teleangiectaticum:** ▸G. pediculatum. – **G. trichophyticum:** Tinea granulomatosa nodularis. **E** trichophytic g. – **G. tropicum:** ▸Frambösie. – **G. umbilicale:** ▸Nabelgranulom. **E** umbilical g. – **G. venereum:** ▸Donovanosis. **E** venereal g.

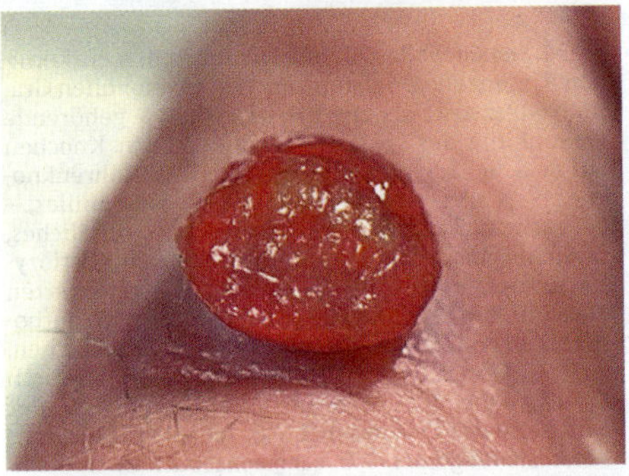

**Granuloma pediculatum.** [277]

**Granulo|matose, Granulomatosis:** das zahlreiche, evtl. generalisierte Auftreten von Granulomen, z.B. als Lymphogranulomatose, eosinophiles Granulom, Lipoidgranulomatose, ▸WEGENER-Granulomatose; i.w.S. auch Bez. für alle chronisch granulomatösen Entzündungen wie Tbk, Syphilis, Sarkoidose, CROHN-Krankheit, Brucellosis etc. **E** granulomatosis. – **G., allergische, mit Angiitis:** ▸CHURG-STRAUSS-Syndrom. – **G. disci|formis:** ▸MIESCHER-Syndrom (2). – **G., epitheloidzellige:** ▸BESNIER-BOECK-SCHAUMANN-Krankheit. **E** sarcoid g. – **G., histiozytäre:** ▸ABT-LETTERER-SIWE-Syndrom. – **G. infanti|septica:** ▸Neugeborenenlisteriose. – **G., mali|gne,** bösartige G.: ▸HODGKIN-Krankheit. – **G., pro|gressive septische, chronische familiäre G.,** kongenitale Dysphagozytose: erbliche Enzymdefekte der Granulozyten, die zwar zur ▸Phagozytose Katalase-positiver Bakterien (v.a. Staphylococcus aureus sowie einige Darmbakterien), jedoch nicht zu deren Abtötung durch Bildung von Wasserstoffsuperoxid in der Lage sind. Der Körper reagiert darauf durch dauernde Bildung von Granulomen in inneren Organen u. der Haut. ***Klinik:*** häufige Infektionen (Pneumonie, Rhinitis, Lymphadenitis, Stomatitis, Osteomyelitis, Abszesse) sowie Milzvergrößerung. – Antibiotika sind vermindert wirksam, da die Bakterien vor deren Wirkung in den Granulozyten weitgehend geschützt sind. Labormedizinische Besonderheiten: ausgeprägte Leukozytose, negativer ▸Nitroblautetrazoliumtest, beschleunigte Blutkörperchensenkungsreaktion. **E** chronic granulomatous disease.

**Granulo|mer:** kernartiges Gebilde im Blutplättchen (Thrombozyt), komplex zusammengesetzt aus basophilen ▸Granula, Mitochondrien, membranösen Bläschen des endoplasmatischen Retikulums u. Ribosomen. **E** granulomere.

**Granulo|penie:** ▸Granulozytopenie. **E** granulopenia.

**Granulo|phthise:** Granulozytenschwund, ▸Agranulozytose. **E** granulophtisis.

**Granulo|po(i)ese:** ▸Granulozytopoese. **E** granulopoiesis.

**Granulo|retikulose, eosinophile:** eosinophiles ▸Granulom.

**Granulosa (folliculi):** ▸Stratum granulosum ovarii.

**Granulosa|luteinzellen:** aus Granulosazellen entstehende ▸Luteinzellen. **E** luteinized granulosa cells.

**Granulosa|zellen:** polyedrische, mit Mikrovilli ausgestattete Epithelzellen des mehrschichtigen Stratum granulosum des ▸GRAAF-Follikels, die den Eihügel (▸Cumulus oophorus) bilden und die Follikelhöhle auskleiden; s.a. ▸Luteinisation. **E** granulosa cells.

**Granulosa(zell)tumor,** Folliculoma: aus dem Keimdrüsenstroma abgeleiteter Tumor mit femininer Differenzierung (s. Abb.), imitiert die Granulosazellen des Eifollikels; z.T. hormonbildend (Östrogene), meist weich, gelblich u. zystisch; vorwiegend im Ovar (s.a. ▸Ovarialtumoren), selten im Hoden; wird als maligner Tumor mit niedriger Malignität eingestuft (rel. lange Lebenserwartung = Carcinoma ovarii folliculoides et cylindromatosum MEYER, Folliculoma ovarii malignum). Tritt v.a. postklimakterisch auf (***Klinik:*** Hypertrophie der Gebärmutterschleimhaut, Blutungen), aber auch im Kindesalter (führt zu ▸Pubertas praecox). **E** granulosa cell tumor.

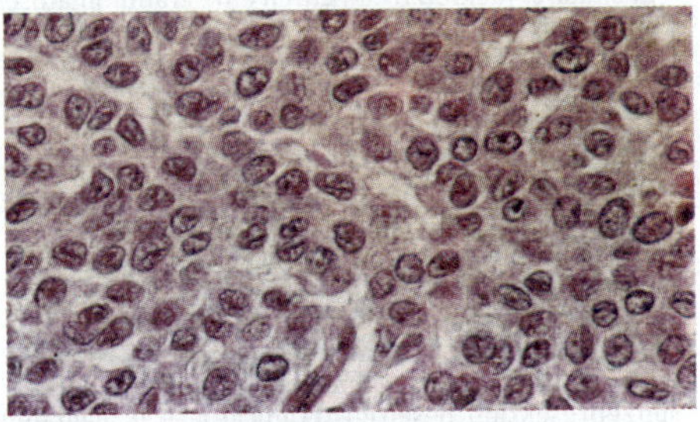

**Granulosa(zell)tumor:** zellreiches Tumorgewebe ohne Stroma mit charakteristischen länglichen Einfaltungen der Kernmembran (histolog. Bild). [178]

**Granulosis:** »Körnchenkrankheit«, i.e.S. das ▸Trachom. **E** granulosis. – **G. rubra nasi:** unregelmäßig dominant erbliche Entwicklungsanomalie der Schweißdrüsen an Nasenspitze u. -flügeln; mit Rosacea-artigen Knötchen, flächenhafter Rötung (Erythem), vermehrter örtlicher Schweißbildung (Hyperhidrosis); v.a. bei zarten Kindern. **E** g. rubra nasi.

**granulosus** *(latein.):* gekörnt, körnerreich, granuliert. **E** granulose.

**Granulozyt|ämie:** Granulozytose. **E** granulocytosis.

**Granulo|zyten:** *Hämatologie* v.a. der ▸Infektionsabwehr (dort Tab.) dienende weiße Blutzellen (Leukozyten) mit färberisch darstellbaren Zellplasmakörnchen, die durch körpereigene ▸Mediatoren (s.a. ▸Lymphokine, ▸Komplement) oder durch bakterielle Stoffe zum Ort der ▸Entzündung gelockt werden (▸Leukotaxis), dort Fremdkörper, Bakterien, Pilze oder zerstörtes Gewebe aufnehmen (▸Phagozytose) u. Keime durch v.a. in den Granula befindliche Enzyme unter Bildung von Wasserstoffsuperoxid abtöten (s.a. ▸Granulomatose, progressiv septische); s.a. ▸Differentialblutbild (dort Tab.), ▸Granulationsanomalie, ▸Hypersegmentatio, ▸Bisegmentierung, ▸Granulozytopoese, ▸-penie, ▸Leukozyt... **E** granulocytes. – **G., basophile:** G., deren Granula mit basischen Farbstoffen anfärbbar sind; Granulozytenanteil bis 1 %. **E** basophilic g. – **G., eosinophile:** G., deren Granula mit Eosin bzw. sauren Farbstoffen anfärbbar sind u. deren Anteil (normal 2–4 %) im Blut z.B. bei allergischen Reaktionen steigt (▸Eosinophilie; s.a. ▸Eosinopenie); sind zu Phagozytose von Immunkomplexen (v.a. Allergen-IgE-Komplexe) befähigt. **E** eosinocytes. – **G., jugendliche:** Metamyelozyten; s.a. ▸Granulozytopoese, ▸Linksverschiebung. **E** metamyelocytes. – **G., neutro|phile, polymorphkernige G.,** Segmentkernige: die häufigste Form der Granulozyten (im ▸Differentialblutbild bis 70 %) mit durch neutrale, basische u. saure Farbstoffe anfärbbaren Granula u. mit stark segmentiertem (d.h. 2–3 Teile aufweisendem) Kern (s.a. Abb.). Funktion s.u. ▸Granulozyten. E segmented g. – **G., n. stabkernige,** Abk. Stäbe: G. mit U- oder S-förmigem Kern; Anteil bis 4 %. S.a. ▸Linksverschiebung, ▸Granulozytopoese. E neutrophilic bandform g. – **G., toxisch granulierte:** v.a. bei schwerem bakteriellem Infekt, Stoffwechselstörung (Diabetes, Eklampsie) u. bei Agranulozytose in der Remission auftretende G. mit groben basophilen Granula oder Schollen, häufig auch mit Plasmavakuolisierung u. Verminderung der Peroxidase-positiven Granula. E toxic granulated g.

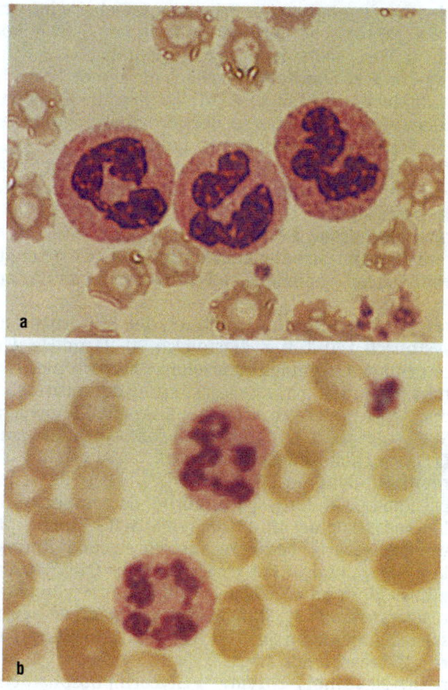


**Granulozyten, neutrophile:** a) drei neutrophile segmentkernige G.; b) zwei übersegmentierte G. [387]

**Granulozytenelastase:** Endopeptidase der neutrophilen Granulozyten; spielt eine Rolle bei der Phagozytose und kommt auch im Sperma vor.

**Granulozyten|konzentrat:** ▸Leukozytenkonzentrat. E granulocyte concentrate.

**Granulozyten|leuk|ämie:** chronische myeloische ▸Leukämie. E chronic granulocytic leukemia.

**Granulozyten-Zytoplasma-Antikörper:** ▸ANCA.

**Granulo|zyto|penie:** Verminderung der ▸Granulozyten im peripheren Blut; i.e.S. die ▸Neutropenie; i.w.S. auch deren schwere Form, die ▸Agranulozytose u. die granulozytopenische ▸Krise. E granulocytopenia.

**Granulo|zyto|po(i)ese,** Granulopoese: Bildung der ▸Granulozyten aus ihren unreifen Vorstufen im Knochenmark (als dem sog. Proliferationsspeicher); unter dem Einfluss eines Granulopoetins (▸CSF) entwickeln sich aus der determinierten Stammzelle (s.a. ▸CFU) die Myeloblasten, woraus durch Zellteilung nacheinander die Promyelozyten, Myelozyten u. Metamyelozyten (jugendliche Granulozyten) entstehen; aus Letzteren entstehen ohne weitere Zellteilung die neutrophilen stabkernigen u. schließlich die neutrophilen polymorphkernigen Granulozyten des Blutes (»Funktionsspeicher«); s.a. ▸Blutbildung. E granulocytopoiesis.

**Granulo|zytose:** erhöhte Granulozytenzahl im peripheren Blut, i.e.S. ohne nennenswerte Vermehrung der Lympho- u. Monozyten; unterschieden als Baso-, Eosino- u. Neutrophilie; s.a. ▸Leukozytose. E granulocytosis.

**Granulum** *(latein.):* Körnchen. S.u. ▸Granula.

**Graphit|lunge:** gutartige ▸Mischstaubsilikose durch Einatmen von Graphit- u. Quarz- oder Silicatstaub. E graphitosis.

**Grapho|spasmus:** ▸Schreibkrampf. E graphospasm, writer's cramp.

**Graser-Divertikel** (Ernst G., 1860–1929, Chirurg, Erlangen): in der Mehrzahl auftretende falsche ▸Dickdarmdivertikel (bis haselnussgroß; Eingang röhrenförmig eng), v.a. im Sigma (am Mesenterialansatz, an Täniengrenzen, Appendices epiploicae). Komplikation: Divertikulitis. E Graser's diverticulum.

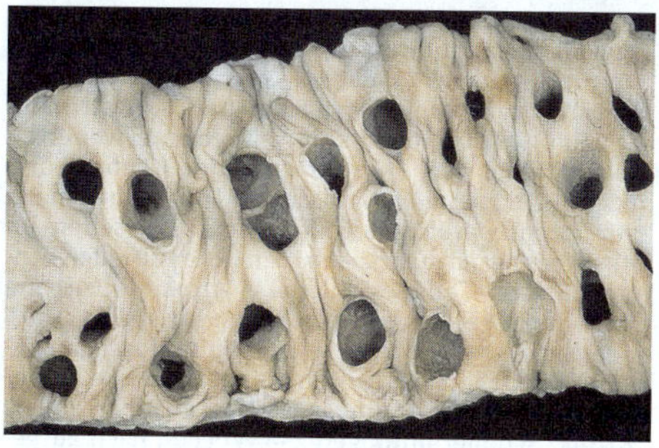

**Graser-Divertikel:** zahlreiches Auftreten in einem Sigmasegment. [53]

**Grashey-Aphasie:** *Neurologie* Aphasie, bei der vorgesprochene Buchstaben nachgesprochen, nicht aber zum Wort zusammengefügt werden können. E Grashey's aphasia.

**grasping and groping** *(engl. = gezielt u. ungezielt [wahllos] greifen):* ▸Magnetreaktion.

**Grasset-Zeichen** (Joseph G., 1849–1918, Internist, Pathologe, Montpellier): *Neurologie* **1)** ▸Bychowski-Zeichen. E Bychovski's sign. **2)** Hoover-Zeichen: Phänomen der »komplementären Opposition« bei Läsion der ▸Pyramidenbahn. Beim Versuch, das spastisch gelähmte Bein bei Rückenlage gestreckt zu heben, erfolgt Streckung (Dorsalflexion) des gesunden Beins. S.a. ▸Pyramidenbahn-Syndrom. E Grasset's sign.

**Grassi-Test:** pH-Test zur Prüfung der Denervierung des Magens nach der selektiven Vagotomie. E Grassi's test.

**Gratiolet-Sehstrahlung:** ▸Radiatio optica. E Gratiolet's optic radiation.

**Grau, graue Substanz:** *Anatomie* ▸Substantia grisea (z.B. als S. grisea centralis = zentrales Höhlengrau). E gray matter.

**graue Atrophie (der Sehnervpapille):** graue Verfärbung des ▸Discus nervi optici infolge sekundären Myelinverlustes (Entmyelinisierung) bei Regeneration der Sehnervenfasern; s.a. ▸Pseudoatrophie. E gray atrophy, secondary optic atrophy.

**graue Degeneration:** *Neurologie* ▸Degeneratio grisea. E gray matter degeneration.

**grauer Star:** *Ophthalmologie* ▸Cataracta.

**Grau|haarigkeit:** ▸Canities.

**Grauwerden:** **1)** ▸Canities. **2)** ▸Grey-out.

**Graves-Krankheit** (Robert James G., 1796–1853, Internist, Dublin): ▸Basedow-Krankheit. E Graves disease.

**gravid:** schwanger, trächtig. E pregnant.

**Gravida** *(latein.):* die Schwangere. E gravida.

**Gravidität, Graviditas:** ▸Schwangerschaft. E pregnancy, gravidity. – **G. abdominalis:** ▸Bauchhöhlenschwangerschaft. E abdominal p. – **G., extrauterine,** Extrauteringravidität, Abk. EU: Schwangerschaft, bei der die Nidation des befruchteten Eies außerhalb der Cavitas uteri erfolgt (ca. 1–2 % aller Schwangerschaften). Häufigster Sitz im Eileiter (Tubargravidi-

G

tät), wobei es zum Platzen der Tube (Tubarruptur) oder zum Tubarabort in die Bauchhöhle kommen kann. Seltenere Ansiedlungsorte sind Eierstock u. Bauchhöhle (echte Bauchhöhlenschwangerschaft). Ist Folge entzündlicher Prozesse, die den Eitransport behindern. Wiederholte EU sind möglich, ausgetragene sehr selten. ***Klinik:*** Schwangerschaftssymptome bei ungenügender Vergrößerung des aufgelockerten Uterus und gleichzeitigem Auftreten eines weichen, sehr schmerzhaften Tumors neben dem Uterus; Schmierblutungen etwa 2–4 Wochen nach ausgebliebener Regelblutung, einseitig krampfartige Schmerzen. ***Kompl.:*** akuter Bauch (Lebensgefahr); sofortige Laparotomie erforderlich. E extrauterine p. – **G. ovarica:** Eierstock- = ▸Ovarialgravidität. E ovarian p. – **G. tubarica,** Eileiterschwangerschaft, Tubargravidität: extrauterine G., bei der die Einnistung des befruchteten Eies auf dessen Weg vom Eierstock zur Gebärmutter im Eileiter (▸Tuba uterina) stattfindet (s. Abb.). Häufig bereits im seitlichen, erweiterten (ampullären) Teil (führt meist zum ▸Tubarabort) oder im engeren (isthmischen) Teil (führt meist zur lebensbedrohlichen ▸Tubenruptur); selten im die Uteruswand durchziehenden (interstitiellen = intramuralen) Teil des Eileiters. ***Ätiol.:*** erworbene (z.B. durch ▸Salpingitis; s.a. ▸Adnexitis, dort Abb.) oder angeborene Störungen der Eileiterdurchgängigkeit (Verklebungen, Ausbuchtungen, Knicke, Endometriose) bzw. Störungen der ▸Tubenperistaltik. ***Klinik:*** Schmierblutungen 2–4 Wochen nach ausgebliebener Menstruation, einseitige, periodische Schmerzen; plötzlich einsetzende, heftige Schmerzen v.a. bei ▸Tubenruptur (lebensbedrohliche innere Blutung). E tubal p.

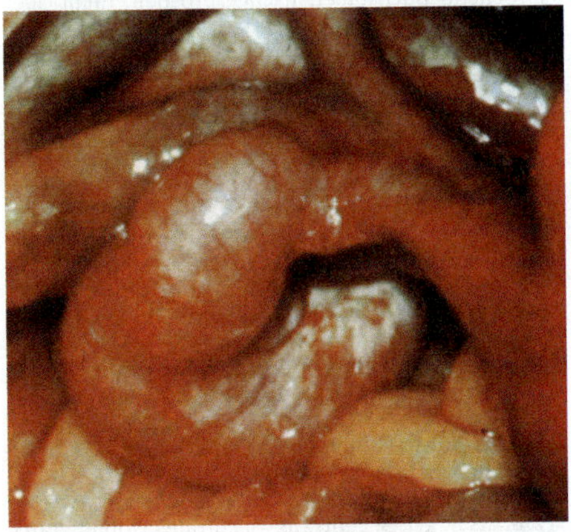

**Graviditas tubarica:** endoskopisches Bild (H. J. LINDEMANN, Hamburg).

**Graviditäts...:** s.u. ▸Schwangerschafts...

**Gravimetrie,** Gewichtsanalyse: *Chemie* quantitative Analyse durch Wägen stoffspezifischer, aus dem Fällungsmilieu isolierter Niederschläge. E gravimetry.

**Gravi|rezeptoren:** Schwerkraftrezeptoren (des ▸Vestibularapparats). E vestibular receptors.

**gravis** *(latein.):* schwer, heftig.

**Gravis-Typ:** *Bakteriologie* s.u. ▸Corynebacterium diphtheriae. E gravis type.

**Gravitation,** Massenanziehung: *Physik* die zwischen Massen wirkende Anziehungskraft; deren Sonderfall ist die an der Erdoberfläche wirksame Schwerkraft (s.a. ▸Gewicht [2]), die zur Fallbeschleunigung (1 g) von Massen in Richtung des Erdmittelpunkts führt. E gravitation.

**Grawitz-Tumor** (PAUL G., 1850–1932, Pathologe, Greifswald). – **G., bösartiger:** ▸Nierenzellkarzinom. E Grawitz' tumor. – **G., gutartiger:** das oft kaum vom bösartigen G.-Tumor (▸Nierenzellkarzinom) unterscheidbare hypernephroide Adenom.

**Gray,** Abk. Gy: *Radiologie* SI-Einheit der ▸Energiedosis (Messgröße für die Dosis einer Strahlentherapie); ersetzt die Einheit Rad: 1 Gy [J/kg] entspr. 100 rd (rad). E gray.

**gray** *(engl.):* grau, s.a. ▸grey...

**Grayhack-Shunt:** operatives Verfahren zur Behebung eines lang anhaltenden Priapismus. Dabei wird eine unphysiologische Verbindung zwischen Schwellkörper u. Vena saphena magna hergestellt.

**Gray-Platelet-Syndrom:** angeborene hämorrhagische Krankheit mit Mangel an Alpha-Granula der Plättchen (▸Thrombozyten) u. der von ihnen abgesonderten Proteine. E gray platelet syndrome.

**Gray-Zeichen:** ca. 4 cm links unterhalb des Nabels auslösbarer Druckschmerz als ▸Appendizitiszeichen. E Gray's sign.

**Grazilis|syndrom:** ▸PIERSON-Syndrom.

**Great-Ormond-Street-Kanüle:** eine mit festsitzender Halteplatte versehene ▸Tracheotomiekanüle aus Kunststoff.

**Grenzwert|hypertonie:** Erhöhung des Blutdrucks auf systolisch 140–149 u. diastolisch 90–94 mmHg. Untergruppe der milden arteriellen ▸Hypertonie.

**Grebe-Syndrom:** extreme Verkürzung der mittleren u. distalen Anteile der Arme u. Beine mit Kleinwuchs; Skelettdysplasie mit autosomal-rezessivem Erbgang. E Grebe chondrodysplasia.

**Greenfield-Syndrom** (JOSEPH G. G., 1884–1958, Neuropathologe, London), spätinfantile metachromatische Leukodystrophie: durch enzymatische Lipoidstoffwechselstörung bedingte fortschreitende Entmarkung des Gehirns mit Untergang der Oligodendroglia. Beginnt im 2.–3. Lj. mit Schlaf- u. Verhaltensstörungen u. führt zu Sprachverlust, Amaurose, spastischen Lähmungen (u. Tod infolge Enthirnungsstarre). E Greenfield's disease.

**Green(-Meyerhof)-Enzym:** ▸Glycerinphosphatdehydrogenase.

**Gregg-Syndrom** (SIR NORMAN MCALLISTER G., 1892–1966, Arzt, Sydney): *Pädiatrie* ▸Rötelnembryopathie. E Gregg's syndrome.

**Grégoire-Operation:** *Urologie* **1)** (1957) Y-V-Plastik als Erweiterungsplastik bei Blasenhalsstenose. **2)** bei Doppelniere mit ▸Harnleiterektopie Heminephrektomie mit End-zu-End-Anastomose zwischen den Harnleiterstümpfen der gesunden Nierenhälfte u. des resezierten Nierenabschnitts. E Grégoire's operation.

**Greifensteiner-Osteosynthese:** ▸Druckosteosynthese mittels Doppeldrahtspannbügel. S.a. ▸Fixateur externe. E Greifensteiner's osteosynthesis.

**Greif|fuß:** übergroßer Abstand zwischen 1. u. 2. Zehe.

**Greif|klaue:** *Orthopädie* ▸Hook.

**Greif|reflexe:** *Neurologie* der »automatische Handschluss« bei Berührung der Handinnenfläche, im Säuglingsalter noch physiologisch (»tonischer Handgreifreflex«), später als Enthemmungsphänomen (bei Stirnhirnprozess); s.a. ▸Magnetreaktion, ▸Zwangsgreifen. E grasp(ing) reflexes.

**Greig** (DAVID M. G., 1864–1936, Arzt, Edinburgh). – **G.-Hyper|telorismus,** G.-Syndrom II: autosomal-dominant erblicher hochgradiger ▸Hypertelorismus mit verbreitertem Nasenrücken; häufig kombiniert mit anderen Fehlbildungen (z.B. Mikrozephalus, Minderwuchs). E Greig's syndrome. – **G.-Zephalo|polysyndaktylie,** G.-Syndrom I: durch ein autosomal-dominantes Gen auf Chromosom 7 hervorgerufenes Krankheitsbild mit Gesichts- u. Schädelfehlbildungen (Makrozephalie, prominente Stirn, Hypertelorismus), Poly- u. Syndaktylie (Hände u. Füße). E Greig cephalopolysyndactyly.

**Greisen...:** s.a. ▸Alters..., ▸Geront..., ▸Geri... E geri..., geron(t)...

**Greisen|bogen:** *Ophthalmologie* ▸Arcus senilis corneae.

**Greisen|gesicht:** Gesicht des Säuglings bei der ▸Säuglingsatrophie; greisenhafter Faltenreichtum (bei totalem Fettgewebsschwund) u. große, tief liegende Augen. E gerodermia.

**greisenhafter Minderwuchs:** s.u. ▸Progerie.

**Grenz|dextrinasen:** *Enzymologie* s.u. ▸Grenzdextrine.

**Grenz|dex|trine,** β-Dextrine: hochmolekulare ▸Dextrine als Endstufe des enzymatischen Abbaus von ▸Amylopektin durch ▸β-Amylase; werden nach Spaltung mit Grenzdextrinasen (α-Amylopektin-1,6-glucosidase) durch β-Amylase weiter bis zu den nächsten Verzweigungsstellen abgebaut. **E** β-dextrins, limit d.

**Grenz|divertikel:** *Chirurgie* ▸Zenker-Divertikel.

**Grenz|energie:** *Radiologie* maximale ▸Quantenenergie; s.a. ▸Bremsstrahlung, ▸Härte. **E** quantum energy.

**Grenz|fall...:** s.u. ▸Borderline...

**Grenz|flächen:** *Chemie* zwischen nicht mischbaren Stoffen (z.B. zwischen Öl u. Wasser) auftretende Phasen-Trennschichten, durch die die zufällige (gleichmäßige) Verteilung auftretender Kenngrößen (z.B. Konzentration, Ladung) gestört wird, d.h., es entstehen ▸Gradienten, die die potentielle Energie für eine Reihe von Vorgängen darstellen (z.B. Diffusionspotential, Membranpotential); s.a. ▸Adhäsion, ▸Kohäsion. Moleküle, die in beiden Phasen löslich sind (z.B. Proteine mit einem hydrophilen u. einem lipophilen Anteil oder Lipide mit wasserlöslichem Anteil), reichern sich an diesen Flächen an. Bei Überwiegen von Kohäsionskräften besteht Tendenz zur Verkleinerung der Oberfläche der entsprechenden Phase. – Die biologische ▸Membran kann als doppelte Grenzschicht aufgefasst werden: a) extrazelluläre wässrige Phase (z.B. Blutplasma/Lipidphase), b) Lipidphase/intrazelluläre wässrige Phase (Zytoplasma). **E** interfaces.

**Grenz|flächen|nävus:** ▸Junktionsnävus. **E** junctio-n(al) nevus.

**Grenz|haut:** ▸Lamina limitans (ant., post.), Basalmembran, ▸Gliagrenzmembran. **E** basement membrane.

**Grenz|linien|infarkt:** Hirninfarkt im Endstromgebiet (▸letzte Wiesen). **E** boundary zone infarction, watershed i.

**Grenz|membran:** die Elementarmembran als Hülle der Zellorganellen. **E** limiting membrane.

**Grenz|platte:** die das Leberläppchen gegen den interstitiellen Raum begrenzende Lage der Leberzellen, die nur von einem Pfortaderästchen, einem Leberarterienästchen u. Gallenkapillaren durchbrochen wird.

**Grenz|psychose:** veraltete Bez. für ▸Borderline-Persönlichkeitsstörung. **E** borderline personality disorder.

**Grenz|ring: 1)** *Geburtshilfe* ▸Bandl-Kontraktionsring. **E** Bandl's ring. **2)** *Ophthalmologie* vorderer G.: ▸Schwalbe-Grenzring. **E** Schwalbe's ring.

**Grenz|strahlen,** Bucky-Strahlen: sehr weiche (= »ultraweiche«) Röntgenstrahlen (ca. 6–12 kV; λ ca. 0,2–0,1 nm), erzeugt in Röhren mit großem Brennfleck (mit Chromeisen- oder Kupferanode) u. mit einem Beryllium- oder Lindemann-Glas-Fenster. ***Anw.*** v.a. zur ▸Strahlentherapie entzündlicher Erkrankungen der obersten Hautschichten. **E** grenz rays.

**Grenz|strang:** ▸Truncus sympathicus. **E** sympathetic trunk.

**Grenzstrang|blockade:** Ausschaltung des Grenzstrangs (bzw. Grenzstrangbereichs), u. zwar zeitweilig durch Lokalanästhetika, auf Dauer durch Alkoholinfiltration (s.a. ▸Grenzstrangdurchtrennung); v.a. als ▸Paravertebralblockade u. als ▸Stellatumblockade, als thorakolumbale Sympathikusblockade, als epidurale ▸Sakralanästhesie. **E** sympathetic blockage.

**Grenzstrang|durchtrennung:** sympathische ▸Denervierung mittels Durchschneidung des Grenzstrangs im Bereich der Rami interganglionares u./oder der segmental zugeordneten prä- u. postganglionären Rami communicantes. S.a. ▸Grenzstrangresektion. **E** sympathetic chain resection.

**Grenzstrang|resektion:** ▸Sympathektomie, ▸Stellektomie; s.a. ▸Denervierung. **E** sympathectomy.

**Grenz|wellen|länge:** in einem Röntgenstrahlenspektrum die kürzeste erreichbare Wellenlänge; s.a. ▸Bremsstrahlung, ▸Härte. **E** minimum wavelength.

**Grenz|wert:** in der Umweltmedizin die für den Organismus gerade noch tolerable Konzentration eines Schadstoffes, z.B. in Lebensmitteln u. in der Luft. **E** threshold value.

**Grenz|winkel,** Minimum separabile: *Ophthalmologie* der kleinste Winkel, unter dem das Auge 2 punktförmige Lichtquellen noch getrennt wahrnimmt (normal 1 Bogenminute) als Maß für die ▸Sehschärfe. **E** critical angle.

**Grenz|zone, brady|trophe:** *Angiologie* die aus der Subintima (interstitielles Stratum subendotheliale + Membrana elastica interna) u. der Innenschicht der Tunica media bestehende Arterienwandschicht, die hinsichtlich Diffusion (u. damit Ernährung) als »kritische« Schicht der Arterienwand gilt; s.a. ▸Border-Zone. **E** grenz zone (limiting diffusion).

**Grenz|zonen|amputation:** Amputation des gangränösen Teils im Akren- oder Vorfußbereich bei klarer Demarkation zum gesunden proximalen Teil, z.B. bei ▸diabetischer Gangrän.

**Grenzzonen|infarkt:** ▸Grenzlinieninfarkt.

**Grey-out** *(engl.):* das »Grauwerden« des Gesichtsfeldes als Effekt hoher Beschleunigung. S.a. ▸Blackout.

**Grey-Syndrom** *(engl.)*, Grau-Syndrom: Krankheitsbild beim Früh- u. Neugeborenen nach Behandlung mit Chloramphenicol. ***Ätiol.:*** entsteht durch physiolog. Unreife der Entgiftung (durch Glucoronidierung) infolge der frühkindlichen Enzymschwäche. Es resultiert eine verzögerte renale Elimination, und daher eine Kumulation von Chloramphenicol in Organen. ***Klinik:*** aschgraues Hautkolorit, Temperatursturz, Erbrechen, Atemnot, Nahrungsverweigerung. Evtl. tödlicher Verlauf. Die Schwere der Erkrankung ist vermeidbar durch rasches Absetzen des Medikaments, das in den ersten 4 Wo. nur bei strengster Indikation anzuwenden ist.

**GRG:** Abk. für ▸Gesundheitsreformgesetz.

**GRH:** hypothalamisches Peptid mit 1–44 Aminosäuren, das die Freisetzung von Wachstumshormonen stimuliert. S.a. ▸Somatotropin. **E** growth hormone releasing hormone.

**Griebe, Griefe:** volkstümliche Bezeichnung für ▸Herpes simplex der Lippen; i.w.S. auch für Mundwinkelrhagaden. **E** cold sores, fever blisters.

**Griesinger** (Wilhelm G., 1817–1868, dtsch. Neurologe). – **G.-Krankheit,** spinale progressive Muskelatrophie: s.u. ▸Muskelatrophie, neurogene. **E** Griesinger's disease. – **G.-Zeichen:** retromastoidales druckempfindliches Ödem mit Venenerweiterung bei Sinus-transversus-Thrombose. **E** G.'s sign.

**Grieß:** *Pathologie* kleinste Gallen-, Nierensteinchen (»Gallen-«, »Harngrieß«). **E** gravel.

**Griess(-Ilosvay)-Azoreaktion:** *Urologie* Nitrit- u. damit indirekt Coli-Bakterien-Nachweis im Harn durch Zusatz von Nitritreagens (Sulfanilsäure in Essigsäure + Naphthylamin mit Essigsäure) zur Harnprobe. Im positiven Fall Rotfärbung. **E** Griess test.

**Griff: 1)** ▸Handgriff. **E** maneuver. **2)** Greifstellung der Hand; z.B. als Fein-, Spitz-, Grobgriff. **E** grip.

**Griffel|fortsatz:** *Anatomie* ▸Processus styloideus. **E** styloid process.

**Griffel|schachtel|plastik:** (Witt, Lange) Defektüberbrückung bei veraltetem Riss einer breiten Sehne mittels rechteckigen Verschiebelappens aus dem proximalen Sehnenstumpf u. schubfachartige Verlagerung desselben in den peripheren Stumpf; v.a. bei Achillessehnendefekten.

**Grimassieren:** *Psychologie* Verziehen der Gesichtsmuskulatur ohne entsprechenden seelischen Vorgang (»leere« ▸Mimik). Vorkommen besonders bei ▸Hebephrenie. **E** grimacing.

**Grimm|darm:** *Anatomie* ▸Colon.

**Grind:** schuppende, nässende u. verkrustende Hautausschläge (v.a. Impetigo = feuchter G.). E scab.

**Grindeliae herba,** Grindeliakraut: Heilpflanze mit nachgewiesener Wirkung bei Katarrhen der oberen Luftwege (antibakteriell, expektorierend, leicht spasmolytisch).

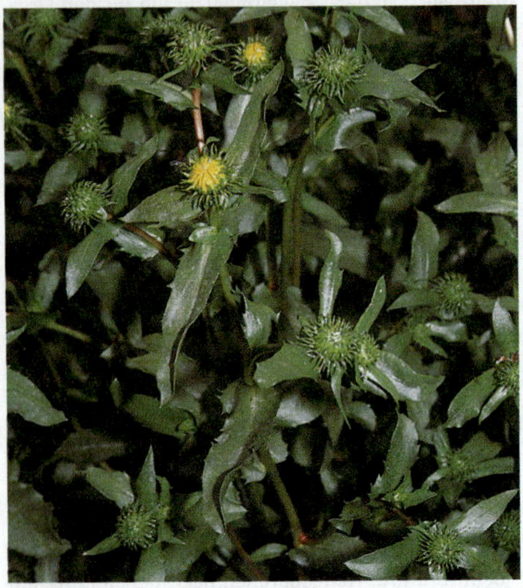

**Grindeliae herba:** Grindelia. [399]

**Grindellakraut:** ▸Grindeliae herba.

**Grind|flechte:** ▸Tinea capitis, ▸Favus.

**Grind|geschwür:** ▸Ekthyma.

**grippaler Infekt:** Sammelbezeichnung für eine meist durch Viren verursachte fieberhafte Erkrankung mit Katarrh der oberen Luftwege, deren Symptome denen eines leichten Verlaufs der echten ▸Grippe ähnlich sind; bei fehlenden Komplikationen unterbleiben meist die genauere Definition des Krankheitsbildes u. die virologische u. serologische Diagnostik der vielen in Frage kommenden Virusarten. E common cold.

**Grippe,** Virusgrippe, Influenza: meist epidemisch, in größeren Zeitabständen (25–30 J.) auch pandemisch auftretende Infektionskrankheit durch Orthomyxoviren (▸Influenzavirus; v.a. Typ A mit Subtypen u. epidemieeigenen Stämmen sowie Typen B u. C); tritt in den gemäßigten Zonen, bevorzugt in den Wintermonaten, auf. Es besteht starke Neigung zu einer – das Epidemiebild bestimmenden – bakteriellen Superinfektion (1889 v.a. durch Haemophilus influenzae, 1918/19 durch Pneumo-, Strepto-, Staphylokokken, Klebsiella pneumoniae, seit 1930 v.a. Staphylococcus aureus). Seit dem 16. Jh. ca. 30 Pandemien, so in neuerer Zeit die »Spanische G.« (1918–20 vier Wellen; mit zahlreichen Komplikationen u. ca. 22 Millionen Toten), die »Asiatische G.« (1957, von der chines. Provinz Yünnan ausgegangen; Typ $A_2$ Asia/Singapore 57; relativ gutartig) u. die sog. Hongkong-Grippe. ***Klinik:*** Nach erfolgter Tröpfcheninfektion u. einer Inkubationszeit von wenigen Std. bis Tagen treten Frösteln oder Schüttelfrost, Fieber (bis 40 °C), schweres Krankheitsgefühl, Augen-, Kopf-, Gliedmaßen- u. Brustschmerzen – v.a. hinter dem Brustbein – auf (evtl. auch Konjunktivitis, Herpes labialis u. scharlachartiges = skarlatiniformes Exanthem oder bläschenförmiges Enanthem) sowie Entzündung der Atemwege, v.a. Pharyngitis u. Laryngotracheobronchitis (mit hartnäckigem trockenem Husten), begleitet von Pulsverlangsamung (relative Bradykardie) u. – später – Blutdruckminderung; ab 2. Tag auch Leukopenie u. eventuelle Komplikationen. ***Ther.:*** orale Neuraminidase-Hemmer; Prophylaxe mittels ▸Grippeschutzimpfung. ***Diagn.:*** stützt sich auf Erregernachweis (in Rachenspülflüssigkeit der ersten Krankheitstage), HIRST-Test, KBR. ***Progn.:*** Bei komplikationslosem Verlauf (Dauer etwa 7 Tage) ist die Prognose gut; Rekonvaleszenz kann aber bis zu 4 Wo. dauern. E influenza.

**Grippe|dreieck:** *Röntgenologie* das bei Grippepneumonie häufig verschattete mediale Lungenuntergeschoss (bis zur Linie Hilus/Zwerchfellrippenwinkel).

**Grippe|enzephalitis:** ▸Encephalitis als seltene, wahrscheinlich durch direkten Virusbefall des zentralen Nervensystems verursachte Grippekomplikation. ***Klinik:*** erneuter Fieberanstieg in der 2. Woche, Erbrechen, Krampfanfälle, Augenmuskellähmungen, psychische Störungen (Delirien, »motorische Unruhe«, Depressionen, Halluzinationen). – Verlauf evtl. tödlich; Heilung evtl. nur als Defektheilung. E influenzal encephalitis.

**Grippe|impfstoff:** s.u. ▸Grippeschutzimpfung. E influenza vaccine.

**Grippe|krupp, -croup:** s.u. ▸Pseudokrupp.

**Grippe|kruppsa:** s.u. ▸Grippepneumonie.

**Grippe|myokarditis:** unmittelbar oder nach ein- bis mehrwöchigem Intervall als Grippekomplikation auftretende Herzmuskelentzündung (▸Myokarditis) mit oft irreparabler Herzschädigung. E influenzal myocarditis.

**Grippe|pneumonie:** ca. 4–6 Tage nach Grippebeginn auftretende Lungenentzündung (meist als ▸Bronchopneumonie) mit Neigung zu Konfluenz der Lungenherde u. zu Komplikationen (Pleuraerguss, Lungenabszess, hämorrhagisches Ödem, Aktivierung einer evtl. Lungentuberkulose). ***Ätiol.:*** primär virusbedingt, meist sodann verursacht durch bakterielle Superinfektion (durch Pneumo-, Strepto-, Staphylokokken, Haemophilus). ***Klinik:*** erneuter Temperaturanstieg, Husten, eitrig-blutiger Auswurf, schwere Kreislaufschädigung (mit Gesichtszyanose), Apathie; über den betroffenen Lungenpartien (evtl. – bei rasanter Ausbreitung – über dem ganzen Lungenflügel) sind örtliches Knistern, Dämpfung, Bronchialatmen, fein- bis mittelblasige Rasselgeräusche hörbar. Der Röntgenbefund ist oft atypisch (z.B. als zentrale Pneumonie oder miliar). – Selten lobäre ▸Pneumonie (»Grippekrupposa«). E influenzal pneumonia.

**Grippe|schutzimpfung:** aktive ▸Immunisierung gegen Grippe, erfolgt mit mono-, bi- oder polyvalentem Adsorbatimpfstoff aus inaktivierten (abgetöteten oder abgeschwächten = attenuierten, auf Hühnerbruteiern gezüchteten) Grippeviren; oder mit »Subunit«-Impfstoff, der nur noch Hämagglutinin u. Neuraminidase des Virus enthält. – Wirkungsdauer höchstens 1 Jahr. Die G. ist v.a. angezeigt bei Vorliegen von chronischen Herz-Kreislauf- u. Lungenerkrankungen, bei ADDISON-Krankheit, Frühschwangerschaft, hohem Lebensalter (über 65 Jahre) u. Kindern aller Altersgruppen mit chronischen Erkrankungen des Respirationstrakts; Kontraindikation: Hühnereiweiß-Allergie. E influenza virus vaccination.

**Grippe|virus:** ▸Influenzavirus.

**grippös, grippoid:** grippal (▸grippaler Infekt). E influenzal.

**Grippo|typhosa:** *Bakteriologie* eine Serogruppe von ▸Leptospira interrogans.

**Grisel-Syndrom,** Torticollis atlantoepistrophealis: nach Entzündungen des Nasen-Rachen-Raums vorkommender schmerzhafter ▸ Schiefhals durch Verdrehung u. seitliche Luxation des Atlas im Atlantoaxialgelenk; s.a. ▸Zervikobrachialsyndrom. E Grisel's disease.

**Griseofulvin:** orales Antimykotikum aus Penicillium griseofulvum. ***Wirkung:*** fungistatisch gegen Dermatophyten (Trichophyton, Microsporum, Epidermophyton) durch Hemmung der Hyphenbildung; unwirksam bei lokaler Anw. ***NW:*** vereinzelt treten Magen-Darm-Störungen, Kopfschmerzen, Symptome seitens des Nierensystems, leichte allerg. Reaktionen, Photosensibilisierung auf. E griseofulvin.

**griseus** *(latein.)*: grau, z.B. Substantia grisea. E gray.
**Gritti-Amputation:** osteoplastische Oberschenkelamputation mit Deckung der Markhöhle durch die in ihren Weichteilen verbleibende Kniescheibe. E Gritti's operation.
**gr. m. p.,** Abk. für **gr**osso **m**odo **p**ulverisatum: grob gepulvert (Rezeptur), obsolet.
**Grob-Pinselung** (MAX G., 1901–1976, Kinderchirurg, Zürich): Verschorfung einer zunächst nicht operativ versorgbaren Omphalozele (▸Nabelschnurbruch) durch wiederholtes Pinseln mit 2 %iger wässriger Mercurochrom-Lösung, gefolgt von allmählicher stufenweiser Rückverlagerung des Eingeweidebruches durch zirkuläres Wickeln des Bauches. Nach Abstoßen des Schorfes folgt Epithelisierung vom Rand her; später op. Bruchpfortenverschluss.
**Grob|raster:** *Röntgenologie* Blendenraster mit ca. zehn Lamellen pro Zentimeter. E coarse grid.
**grob|schlägig:** s.u. ▸Tremor. E coarse.
**Grocco-Rauchfuß-Dreieck:** über dem Brustkorb neben der Wirbelsäule feststellbare ▸Dämpfung in Dreiecksform auf der Gegenseite eines großen Pleuraergusses, der zu Verdrängung des hinteren Mediastinums zur Gegenseite führt; am Dämpfungsbereich abgeschwächtes Atemgeräusch und aufgehobener Stimmfremitus; s.a. ▸DAMOISEAU-Linie (Abb.). E Grocco's triangle.
**Groedel-Index:** ▸Herz-Lungen-Quotient.
**Groenblad-Strandberg-Syndrom** (ESTER E. G., norweg. Augenärztin; JAMES V. ST., norweg. Hautarzt), Elastorrhexis generalisata: erbliche Systemerkrankung des elastischen Bindegewebes mit gelblichen Hautflecken u. Papeln (▸Pseudoxanthoma elasticum; v.a. an Beugefalten großer Gelenke, Nacken, Nabel) sowie mit gefäßähnlichen = ▸angioiden Netzhautstreifen im Augenhintergrund (s. Abb.) u. mit Gefäßveränderungen, die zu Durchblutungsstörungen, z.B. Angina pectoris, zerebralen Insulten u. Hochdruck führen. E Groenblad-Strandberg syndrome.

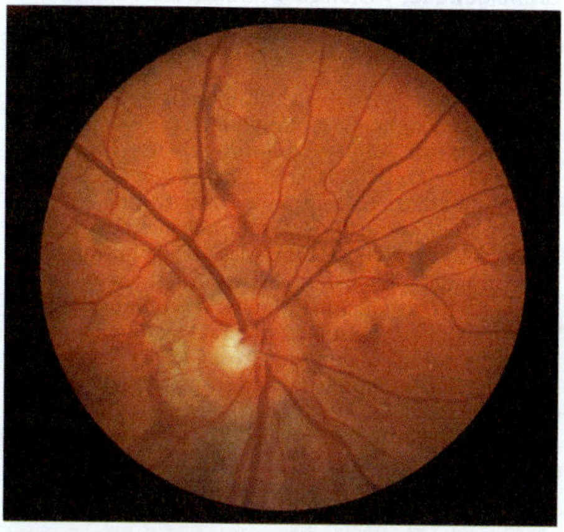

**Groenblad-Strandberg-Syndrom:** gefäßähnliche Streifenbildung auf der Netzhaut (Augenhintergrund). [437]

**Groendahl-Kardioplastik:** eine abdominale ▸Ösophagogastrostomie bei Kardiospasmus (flächenhafte Vereinigung der erweiterten Speiseröhre mit dem Magenfundus). E Groendahl-Finney operation.
**Groenouw** (ARTHUR G., 1862–1945, Augenarzt, Breslau). – **G.-Syndrom Typ I:** stromale, bröcklige Hornhautdystrophie. Häufigste Form der Stromadystrophien, autosomal-dominant erblich mit beidseitiger, symmetrischer Ausprägung. Zu Beginn feine, grauweiße, scharf begrenzte Trübungen, später Übergang in bröcklige Trübungen. Kann über viele Jahre asymptomatisch verlaufen. E GROENOUW's dystrophy I, granular corneal dystrophy. – **G.-Syndrom Typ II:** stromale fleckförmige Hornhautdystrophie, autosomal-rezessiv erblich. Beginn mit reduzierter Sehschärfe beidseitig bereits in jungem Lebensalter. E G.'s dystrophy II, macular corneal dystrophy.
**Größe:** *Physik* die quantitative Aussage über ein Einzelmerkmal, definiert als Produkt von (gemessenem oder berechnetem) Zahlenwert u. ▸Einheit. E dimension.
**Größen|wahn,** Megalomanie, expansiver Wahn: ▸Wahn mit ausgeprägter Tendenz zur Überschätzung u. Überbewertung der eigenen Person, meist in Form eines logisch geschlossenen Systems (evtl. nur als Größenidee, z.B. Millionär zu sein etc.). Bei Schizophrenie, Manie, paranoischen Entwicklungen, expansiver Form der progressiven Paralyse. E megalomania.
**groggy** *(engl.)*: betrunken, »angeschlagen«. Im Boxsport Bezeichnung für den nach zahlreichen Kopftreffern auftretenden präkommotionellen Zustand (s.a. ▸Commotio) mit Bewusstseinstrübung, Unfähigkeit zur freien Willensbestimmung, Koordinationsstörungen.
**Gros-Probe:** eine ▸Serumlabilitätsprobe mit HAYEM-Lösung; modifizierte TAKATA-Reaktion. E Gros test.
**Groß...:** s.a. ▸Giga..., ▸Makro..., ▸Megalo...
**Gross** (ROBERT E. G., geb. 1905, Chirurg, Boston/Mass.). – **G.-Ladd-Syndrom** (WILLIAM ED. L.): ▸Syndrom der eingedickten Galle. E Gross-Ladd syndrome. – **G.-Methode: 1)** Verschluss des persistierenden ▸Ductus arteriosus durch einfache Unterbindung (seit 1947 ersetzt durch Durchtrennung zwischen Ligaturen). E Gross method, ligation of ductus arteriosus. **2)** Resektion der Aortenisthmusstenose mit Defektüberbrückung durch allogene Konserve. S.a. ▸CRAFOORD-C.-Op. E resection of aortic isthmus. **3)** bei Omphalozele Bruchsackumschneidung, Ligierung der Nabelgefäße, Rückverlagerung der prolabierten Eingeweide und schichtweiser Bauchdeckenverschluss. Bei großem Bruch 2-zeitig (Bedecken mit mobilisierter Bauchhaut, Rückverlagerungsoperation nach 3–10 Monaten).
**große Viren:** falsche Bezeichnung z.B. für ▸Rickettsia, ▸Chlamydia. E large viruses.
**Grosser-Hoyer-Organ:** ▸Glomusorgan. E Grosser-Hoyer organ.
**grossesse nerveuse** *(franz. = eingebildete Schwangerschaft)*: ▸Scheinschwangerschaft.
**Großfeldtechnik:** Bestrahlungsverfahren maligner Tumoren im thorakoabdominellen Bereich (z.B. als »abdominales Bad«). ***Anw.*** z.B. bei HODGKIN-Syndrom. Durchführung in Rücken- u. Bauchlage, wobei die empfindlichen Organe abgedeckt werden.
**Großflecken|krankheit:** ▸Erythema infectiosum.
**großfollikuläres Lympho|blastom:** ▸BRILL-SYMMERS-Syndrom.
**Groß|hirn:** ▸Cerebrum; s.a. ▸Gehirn..., ▸Hirn...; s.a. ▸Gyrus (Abb.). E cerebrum.
**Großhirn|arterien:** ▸Arteria cerebri, ▸Circulus arteriosus. E cerebral arteries.
**Großhirn|atrophie, progressive:** langsam fortschreitender Parenchymschwund des alternden Großhirns mit Verkleinerung des Organs (v.a. der Gyri) bei seniler Demenz u. ALZHEIMER-Krankheit, s.a. ▸Hirnatrophie. E progressive cerebral atrophy.
**Großhirn|balken,** Balken: ▸Corpus callosum.
**Großhirn|brückenbahn:** ▸Tractus corticopontinus. E cerebropontine tract.
**Großhirn|ganglien:** ▸Nucleus caudatus, ▸Nucleus lentiformis, ▸Claustrum, ▸Corpus amygdaloideum; s.a. ▸Basalganglien.
**Großhirn|hemisphäre:** Hemisphaerium cerebralis; s.a. ▸Hemisphären..., ▸Gyrus (dort Abb.). E cerebral hemisphere.
**Großhirn|rinde:** ▸Cortex cerebri; s.a. ▸Kortex..., ▸Kortikal..., ▸Rinden... E cerebral cortex.
**Großhirn|schenkel:** ▸Crus cerebri. E cerebral peduncle.
**Groß|wuchs,** Makrosomie: Hochwuchs mit Überschreiten der altersgemäßen Durchschnittslänge um maximal 23 % (CATEL) oder 40 % (FANCONI); s.a. ▸Riesenwuchs. E macrosomia.

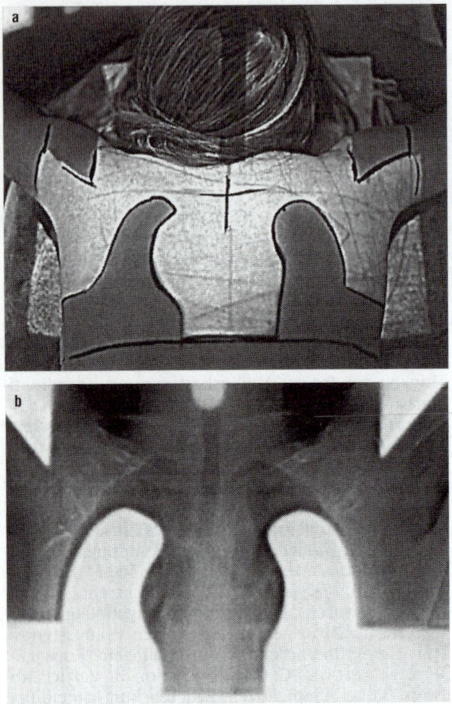


**Großfeldtechnik:** individuelle Kollimation bei der Bestrahlung der HODGKIN-Krankheit; **a)** Patientin unter dem Großfeld in Bauchlage, Humerusköpfe, Lungen u. untere Thoraxwand wurden abgedeckt; **b)** Verifikationsaufnahme (Portalfilm) mit der Therapiestrahlung des Linearbeschleunigers. [260]

**Groß|zehe:** ▸Hallux. E big toe.
**Großzehen|ballen:** der von den Musculi ab- u. adductor u. flexor hallucis brevis gebildete größte Ballen der Fußsohle. – Auch Bez. für ballenförmige krankhafte Veränderung im Bereich des Großzehengrundgelenks I (bei Bursitis, ▸Hallux valgus etc.). E ball of the big toe.
**Großzehen|phänomen:** *Neurologie* **1)** ▸BABINSKI-Reflex. E Babinski's sign. **2)** ▸EDELMANN-Reflex. E Edelmann's reflex.
**(de-)Grouchy-Syndrom** (JEAN DE G., zeitgenöss. Humangenetiker, Paris): zwei Fehlbildungskomplexe infolge Deletion des kurzen Armes oder partiell des langen Armes von Chromosom 18 (»18p-« bzw. »18q-Syndrom«). ***Klinik:*** Minderwuchs, Muskelhypotonie, Gesichtsfehlbildung, Verzögerung der psychomotorischen Reifung; bei 18p auch Lidptosis, Hornhauttrübungen, Zahnstellungsanomalien (u. schwere Karies), Flügelfell u.a.m; bei 18q Karpfenmund, Katarakt, Optikusatrophie, Gehörgangsatresie, überlanger Daumen, Krampfanfälle u.a.m. E de Grouchy syndrome.
**group-specific component** *(engl.):* ▸Gc-Gruppen.
**Grover-Krankheit:** transitorische akantholyt. Dermatose mit Blasenbildung (s.a. ▸Epidermolysis bullosa).
**growth factors** *(engl.)* Abk. GF: ▸Wachstumsfaktoren.
**growth hormone** *(engl.)* Abk. GH: ▸Somatotropin.
**gr. p.,** Abk. für grosso pulversatum: *Pharmazie* grob gepulvert (Rezeptur), obsolet.
**Grubenarbeiter|nystagmus:** ▸Augenzittern der Bergleute. E miner's nystagmus.
**Grubenwurm:** s.u. ▸Ancylostoma.
**Gruber-Anomalie:** ▸Patella bipartita.
**Gruber-Reaktion** (MAX V. GR., 1853–1927, Bakteriologe, Wien, München): serologische Definierung eines Bakterienstammes anhand der ▸Bakterienagglutination (auf Objektträger oder – quantitativ – im Reagenzglas) mit bekannten Antiseren. Häufig inkorrekt als **G.-Widal-Reaktion** bezeichnet; s.a. ▸WIDAL-Reaktion. E Gruber's reaction.
**Grübchen|nägel:** ▸Tüpfelnägel. E pitted nails.
**Grün|blindheit:** ▸Deuteranopsie. E green blindness.
**grüner Krebs (Aran):** *Pathologie* ▸Chlorom.
**grüner Star:** *Ophthalmologie* ▸Glaukom.
**Grünholz|fraktur:** unvollständiger (nur subperiostaler) Knochenbruch (▸Fraktur) langer Röhrenknochen bei Kindern; da der elastische Periostschlauch erhalten bleibt, tritt keine Fragmentverschiebung, jedoch eine charakteristische Achsenknickung auf sowie ein Druck-, Biegungs-, Stauchungsschmerz. Es erfolgt Spontanrückbildung leichter Abknickungen durch das Wachstum in wenigen Mon.; bei stärkerer Verbiegung aber manuelle Reposition angezeigt. E greenstick fracture.
**Grün|schwäche:** *Ophthalmologie* ▸Deuteranomalie.
**Grün|sehen:** ▸Chloropsie.
**Grüntzig-Katheter** (A. R. G., 1939–1988, Internist, Zürich, Atlanta): *Angiologie* doppellumiger Dilatationskatheter mit festem, innen liegendem Grundkatheter u. außen liegendem Überkatheter. Letzterer besitzt in Nähe der Spitze eine ballonartige, durch Vorreckung nur bis auf einen vorgegebenen Durchmesser insufflierbare Aufweitung zur Aufdehnung von Gefäßverengungen u. -verschlüssen. Die Entwicklung dieses Katheters war bahnbrechende Voraussetzung für die Verbreitung der perkutanen transluminalen Angioplastie (▸PTCA). S.a. ▸Katheter.
**Grützbeutel:** ▸Atherom.
**Grund...:** s.a. ▸Basis..., ▸Primär..., ▸basal... E basal.
**Grund|bündel:** *Anatomie* die den Eigenapparat des Rückenmarks bildenden ▸Fasciculi proprii (medullae spinalis). E fasciculi proprii.
**Grund|gelenk:** Finger- bzw. Zehengelenke zwischen den Mittelhand-(bzw. -fuß-)Knochenköpfchen und den Finger- bzw. Zehenknochenbasen. E metacarpophalangeal joint.
**Grund|gewebe:** *Histologie* ▸Stroma; s.a. ▸Matrix.
**Grund|glied:** s.u. ▸Phalanx. E proximal phalanx.
**Grund|immunisierung:** ▸Basisimpfung. E initial immunization.
**Grund|lamelle:** *Histologie* ▸Generallamelle (des Lamellenknochens). E ground lamella.
**Grund|platte:** *Anatomie* die untere ▸Abschlussplatte des Wirbelkörpers. E lamina basalis.
**Grund|substanz:** *Histologie* der ungeformte, aus Glykosaminoglykanen (v.a. Hyaluronsäure) bestehende Teil der Interzellularsubstanz. – Ihre Entmischung ist Initialvorgang jeder – v.a. entzündlichen – Bindegewebsalteration. S.a. ▸Matrix. E ground substance.
**Grund|tätigkeit:** ▸Ruhetätigkeit. E resting activity.
**Grund|umsatz,** Ruheumsatz, Abk. GU: der Energieumsatz des seit 12 Stunden nüchternen, völlig entspannten Probanden bei Indifferenztemperatur (bekleidet 20 °C, unbekleidet 30 °C); setzt sich zusammen aus dem für die Lebensvorgänge der Zellen erforderlichen »Erhaltungsumsatz« (Grundstoffwechsel) u. aus der Energieproduktion für Tätigkeitsbereitschaft (Energieumsatz aller vegetativ gesteuerten Vorgänge). Ist abhängig von Alter, Geschlecht (♂ > ♀), Statur u. weist individuelle Tagesschwankungen auf. Der Normwert beträgt ca. 7100 kJ/Tag (♂, 70 kg). Erhöhung tritt ein bei Menstruation u. Schwangerschaft, v.a. aber bei gesteigerter Schilddrüsenhormonabsonderung (Hyperthyreose), Fieber, Übererregbarkeit etc.; eine Senkung erfolgt v.a. bei verminderter Hormonabsonderung der Schilddrüse (Hypothyreose). Die Bestimmung erfolgt entweder anhand der abgegebenen Wärmemenge oder anhand des Sauerstoffverbrauchs bzw. des ▸respiratorischen Quotienten (s.a. ▸Respirationskalorimeter); die Individualwerte werden dann mit Sollwert-Tabellen (u.a. nach BENEDICT-TALBOT, KESTNER-KNIPPING) verglichen. Grobe Beurteilung ferner möglich mittels sog. **Grundumsatzformeln** (z.B. nach ▸READ). E basal metabolic rate.

**Gruppe, determinante:** *Immunologie* ▸Determinante. E (antigenic) determinant.
**Gruppen|agglutination:** *Serologie* ▸Agglutination von Körperchen (z.B. Salmonellen), die aufgrund eines gemeinsamen Teilantigens (»**Gruppenagglutinogen**«) zu einer immunologischen Gruppe vereint sind. E group agglutination.
**Gruppen|allergie:** Überempfindlichkeit (▸Allergie) gegen chemisch unterschiedliche Substanzen, die eine gemeinsame »determinante Gruppe« besitzen. S.a. ▸Kreuzallergie. E group allergy.
**Gruppen|alternans:** im EKG periodisch in Serien auftretende Formveränderungen des ▸Kammerkomplexes (wahrscheinlich infolge einer mehrere Herzaktionen überdauernden ▸Refraktärphase); s.a. ▸Alternans. E ventricular alternans.
**Gruppen|dynamik:** Ausbildung u. Wirken gesetzmäßiger psychosozialer Beziehungsstrukturen in Gruppen; s.a. ▸Gruppentherapie (2). E group dynamics.
**Gruppen|extrakt:** als Testsubstanz dienender Allergenextrakt, der jeweils die allergenen Fraktionen einer Gruppe chemisch oder biologisch verwandter Allergene enthält.
**Gruppen|extrasystole:** »Salve« von – meist monotopen – Extrasystolen. E salves of extrasystoles.
**Gruppen|pflege:** s.u. ▸Bereichspflege.
**Gruppen|resistenz:** *Bakteriologie* ▸Kreuzresistenz. E group resistance.
**gruppen|spezifische Komponente:** ▸Gc-System.
**Gruppen|therapie:** **1)** psychotherapeutische Verfahren, bei denen mehr als zwei Patienten gemeinsam (in der Gruppe) behandelt werden. Die G. erfolgt unter Anwesenheit eines oder mehrerer Psychotherapeuten. Dabei werden die aus der Gruppendynamik bekannten Phänomene ausgenutzt u. weniger auf die individuelle Situation des Einzelnen als auf den Gruppenprozess insgesamt eingegangen, aus dessen Verlauf das einzelne Mitglied wieder Rückschlüsse für die Bewältigung der eigenen Problematik ziehen kann. Die Betonung liegt auf der Hilfeleistung der Gruppenmitglieder untereinander. E (psychoanalytic) group therapy. **2)** in Gruppen durchgeführte krankengymnastische Übungsbehandlung; auch im Bewegungsbad möglich.
**Gruppen|training:** autogenes Training in einer Gruppe mehrerer Personen.
**Gruppen|transfer:** *Biochemie* Übertragung von Molekülgruppen durch Enzyme (z.B. Transferasen); u.a. als Transaminierung, -methylierung. E group transfer.
**Grynfelt(-Lesshaft-Luschka)-Dreieck** (JOSEPH KASIMIR G., 1840–1913, Frauenarzt, Montpellier): dreieckige, oben von der 12. Rippe u. dem hinteren oberen Musculus serratus, vorn vom inneren schrägen Bauchmuskel (»Obliquus internus«) u. hinten vom M. quadratus lumborum begrenzte Muskellücke in der seitlichen Bauchwand; gelegentlich Bruchpforte einer lumbalen Hernie (**G.-Hernie**). E Grynfelt's triangle.
**Gryposis:** *Pathologie* abnorme Krümmung. E gryposis. – **G. unguium:** ▸Onychogryposis.
**GSDH,** Abk. für **G**lutaminsäure-**d**e**h**ydrase: ▸Glutamatdehydrogenase.
**Gsell-Erdheim-Syndrom** (OTTO G., 1902–1991, Internist, Basel): idiopathische Medianekrose u. Elastodystrophie der Aorta. Bei Rissbildung (Aneurysma dissecans) folgende Symptome: unerträglicher Retrosternalschmerz, Vernichtungsgefühl, psychomotorische Unruhe, Erbrechen, Schockzeichen; ferner häufig ein systolisch-diastolisches Geräusch (infolge relativer Aorteninsuffizienz u. Wirbelbildung im Nekrosebereich). E Gsell-Erdheim syndrome.
**GSH,** Abk. für **G**lutathion-**S**ulf**h**ydryl: ▸Glutathion.
**GSSG:** Glutathiondisulfid = oxidiertes Glutathion.
**GSV-Bypass** *(engl.)* Abk. für **g**reater **s**aphenous **v**ein bypass: aortokoronarer Venenbypass mit einem Vena-saphena-magna-Interponat aus dem Unterschenkel (s.u. ▸Koronarchirurgie).
**G-Syndrom:** (OPITZ u. Mitarb. 1969) nach Namensinitial des erstbeschriebenen Patienten benanntes Syndrom mit zahlreichen angeborenen Fehlbildungen (v.a. des Gesichts u. Schädels) sowie mit Schluckstörung (Dysphagie), die sich – im Fall des Überlebens – nach dem 1. Lj. bessert; bei Knaben ferner Scrotum bipartitum, Hypospadie, Mastdarm-Harnröhren-Fistel. E G syndrome.
**$\gamma$-GT:** Abk. für ▸$\gamma$-**G**lutamyl**t**ranspeptidase.
**GTE:** Abk. für **g**estationsbedingte ▸**T**rophoblast**e**rkrankungen.
**GTP:** Abk. für ▸**G**uanosin-5'-**t**ri**p**hosphat.
**$G_1$-Trisomie:** ▸DOWN-Syndrom; betrifft das Chromosom $G_1$ der ▸Denver-Klassifikation. E trisomy 21.
**Gtt.:** *Pharmazie* Abk. für **Gutt**ae (= Tropfen).
**GTT:** Abk. für ▸**G**lucose**t**oleranz**t**est. E GTT.
**GU:** **1)** Abk. für ▸**G**rund**u**msatz. E BMR. **2)** Abk. für ▸**G**l**u**curonidase.
**Guaifenesin:** ein Sekretolytikum; Spasmolytikum; Sedativum. E guaifenesin.
**Guaja|col, -kol,** $C_7H_8O_2$, o-Methoxyphenol: *Pharmazie* aus Guajakharz gewonnener aromatischer Alkohol; ***Anw.:*** äußerlich als Antiseptikum, Anästhetikum u. für Rheumaeinreibungen; innerlich als Expektorans. E guaiacol.
**Guajakholz,** Pockholz: Holz des Guajakbaums, der zu den Jochblattgewächsen (Zygophyllaceae) zählt. Wirkt als spezielle Aufbereitung bei rheumatischen Beschwerden.

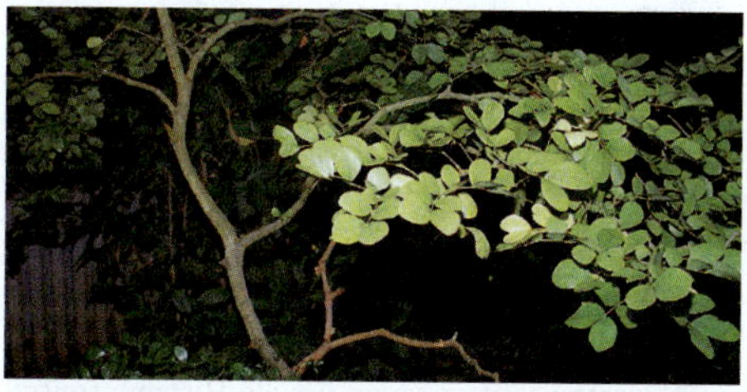

**Guajakholz:** Guajakbaum. [399]

**Guajak|probe, -test:** wenig spezifischer, störanfälliger (durch Eiter, Arzneimittel), auf Peroxidasewirkung beruhender Blutnachweis in Harn, Stuhl, Magensaft, ausgeführt mit alkoholischer Guajakharz-Lösung; im positiven Fall Blaufärbung. E guaiac test.
**Guajazulen:** ein Antiphlogistikum (Sesquiterpen). E guaiazulene.
**Guamá-Gruppe:** Untergruppe der Bunyaviridae; mit Guamá-, Catú- u. Bimit-Virus. Erreger fieberhafter Erkrankungen mit Kopf-, Muskel- u. Gelenkschmerzen, v.a. in Brasilien u. auf Trinidad. Überträger: Moskitos. E Guamá-group.
**Guan|ase:** ▸Guanin-desaminase.
**Guanethidin:** ein ▸Antisympathotonikum; ***Anw.*** als Antihypertonikum. ***NW:*** teils schwere orthostatische Hypotonie, daher kaum noch verwendet. E guanethidine.
**Guanfacin:** ein obsoletes ▸Antisympathotonikum ($\alpha$-Adrenozeptoren-Agonist); früher ***Anw.*** als Antihypertonikum.
**Guanid|ase:** ▸Guanin-desaminase. E guanidase.
**Guanidin,** Iminoharnstoff, HN=C($NH_2$)$_2$: eine organische Base als Abbauprodukt des Guanins. Wichtige Derivate sind Arginin, Creatin u. Creatinin, die Biguanide, Guanethidin. E guanidine.
**Guanin,** 2-Amino-6-hydroxypurin, Abk. G: s.a. ▸Guanosin (Formel); eine Purinbase in Nucleosiden, Nucleotiden u. Nucleinsäuren, die, aus Nucleinsäuren freigesetzt, durch Guanin-desaminase (s.a. ▸Purinstoffwechsel, dort Schema) zu Xanthin bzw. Harnsäure abgebaut wird. Ist eines der Erkennungssignale des genetischen Codes. E guanine.
**Guanin-desaminase,** Guan(id)ase: s.u. ▸Guanin. E guanine deaminase.

**Guanosin**, Guaninribosid: ein Purinnucleosid (Formel); Bestandteil der ▸Ribonucleinsäure. Wird, aus Nucleotiden freigesetzt, durch Purin-nucleosidphosphorylase zu ▸Guanin u. ▸Ribose-1-phosphat abgebaut. E guanosine.

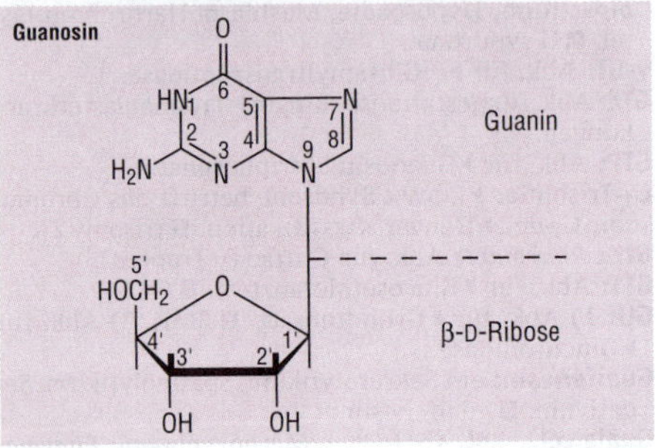


**Guanosin.**

**Guanosin-5'-diphosphat,** Abk. GDP: Nucleotid aus Guanin, Ribose u. 2 Phosphatresten (in 5'-Stellung); ist – zusammen mit Guanosintriphosphat – an biologischen Energieübertragungen (z. B. im Citratzyklus) beteiligt; ist meist mit dem ATP-System durch Transphosphorylierungsreaktionen verbunden u. als GDP-Zucker an Gruppenübertragungsreaktionen beteiligt. E guanosine 5'-diphosphate.

**Guanosin|monophosphat,** Guanylsäure, Abk. GMP: *Biochemie* ein in 3 isomeren Formen vorkommendes Nucleotid aus Guanin, Ribose u. Phosphorsäure. E guanosin monophosphate.

**Guanosin-3',5'-monophosphat, zyklisches,** Abk. cyclo-GMP, Abk. cGMP: ein zu Adenosin-3',5'-monophosphat strukturanaloges GMP; mit besonders hoher Konzentration in fetalen Geweben; seine Synthese wird von Guanylatcyclase katalysiert; wichtig für die Vermittlung der Wirkung bestimmter Hormone u. Neurotransmitter sowie für die Histaminfreisetzung aus Mastzellen (bei allergischen Reaktionen). E cyclic GMP.

**Guanosin-5'-triphosphat,** Abk. GTP: ein energiereiches Phosphat (ein Mononucleotid), gebildet aus Guanosindiphosphat bei der oxidativen Decarboxylierung von α-Ketoglutarat (s. a. ▸Citratzyklus); wichtig als Phosphat- u. Energiespender (»Donator«; z. B. bei der Bildung von Adenosintri- aus Adenosindiphosphat), als Coenzym (z. B. bei der Proteinbiosynthese), als Cofaktor (z. B. bei Bildung von GDP-Mannose u. -Fucose sowie beim Aufbau von Nucleinsäuren). E guanosine 5'-triphosphate.

**Guanylat-cyclase:** *Enzymologie* s. u. ▸Guanosin-3',5'-monophosphat. E guanylate cyclase.

**Guanylat-kinase:** *Enzymologie* eine Phosphokinase, die endständige Phosphatreste des ▸Adenosintriphosphats auf Guanosinmonophosphat überträgt u. dabei Guanosindiphosphat u. Adenosindiphosphat bildet. E guanylate kinase.

**Guarnieri-Einschlusskörperchen:** runde oder ovale, homogene oder körnchenhaltige, azidophile Einschlusskörperchen im Zytoplasma der Epidermiszellen bei Infektion mit Viren der Pockengruppe. Eine Ansammlung von Viruselementen oder aber Reaktionsprodukt der Zelle? E Guarnieri's bodies.

**Guaroa-Virus:** Spezies der Bunyaviridae; Erreger einer leicht fieberhaften Erkrankung; Überträger: Anopheles-Mücken. E guaroa virus.

**Gubarew-Klappe** (Alexander P. G., 1855–1931, russ. Arzt): schräge Schleimhautfalte an der Kardia.

**Gubernaculum testis,** Hunter-Band: *Embryologie* das sich an der kaudalen Gonadenfalte entwickelnde »Leitband« des Hodens (bestehend aus kollagenem Bindegewebe, elastischen Fasern, glatter Muskulatur), an dem der Hoden in den Hodensack absteigt. Reste bilden das Ligamentum scrotale des Erwachsenen. E gubernaculum testis.

**Gubler** (Adolphe M. G., 1821–1879, Arzt, Paris). – **G.-Lähmung:** ▸Millard-G.-Syndrom. E Millard-Gubler paralysis. – **G.-Tumor, G.-Zeichen:** Schwellung des Handrückens im Bereich der Strecksehnen II–IV bei spastischer Lähmung (v. a. bei Bleilähmung). E Gubler's tumor.

**Gudden** (Bernhard A. v. G., 1824–1886, Psychiater, München). – **G.-Atrophie:** Degeneration der Thalamuskerne nach Zerstörung der zugehörigen Rindengebiete. E secondary thalamic degeneration. – **G.-Haubenbündel,** Fasciculus mamillotegmentalis: s. u. ▸Fasciculus mamillaris princeps. E mamillotegmental fascicle. – **G.-Zeichen: 1)** träge Pupillenreaktionen bei Alkoholvergiftung. E Gudden's alcoholic miosis. **2)** verkürzte Knochenleitung des Stimmgabeltons über Schädelnarben. E Gudden's sign.

**Guedel** (Arthur E. G., 1883–1956, Anästhesist, Los Angeles). – **G.-Laryngoskop:** Intubations-Laryngoskop mit Batteriegriff u. flach abgebogenem Spatel (Nutzlänge 70–135 mm mit festem Lampenträger u. U-förmiger Führungsschiene für Endotrachealtuben). E Guedel's laryngoscope. – **G.-Schema:** s. u. ▸Narkosestadien. – **G.-Tubus:** flach aufgebogener Oropharyngealtubus (Abb.) aus mittelhartem Gummi/Kunststoff zur Freihaltung der oberen Atemwege (»oropharyngeale Luftbrücke«). Auch Modelle mit Metallverstärkung u. mit separatem Röhrchen für Sauerstoffinsufflation oder Sekretabsaugung sowie mit scheiben- oder T-förmigem »Schild« zur Fixierung vor den Lippen; Doppelmundtubus (sog. Doppel-Guedel). E G.'s tube.

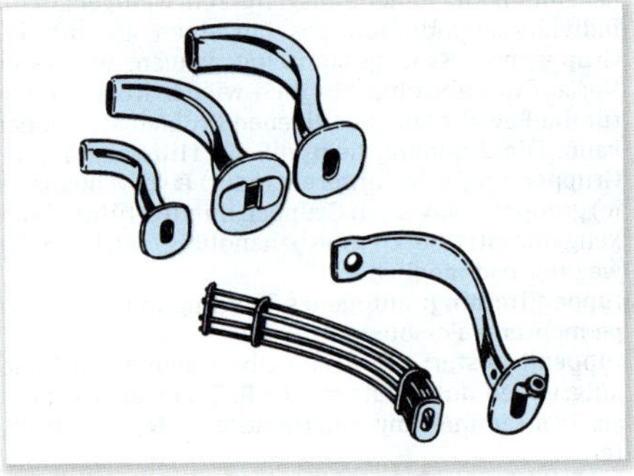

**Guedel-Tubus:** drei G.-Tubi (obere Reihe) im Vergleich zu anderen Modellen (untere Reihe; nach Lumbard bzw. Waters). [187]

**Günther** (Hans G., 1884–1956, deutscher Internist, Bonn, Leipzig). – **G.-Efflux:** pelvirenaler Reflux. – **G.-Filter:** helikaler ▸Kavafilter zur Lungenembolie-Prophylaxe, aus 12 Stahldrähten geformt. Besitzt nach kranial gerichtete Füßchen; ein kaudal angebrachter Haken dient der transfemoralen Entfernung. – **G.-Operation:** Modifikation der ▸Pirogoff-Amputation. – **G.-Syndrom: 1) G.-Hämatoporphyrie:** ▸Porphyria congenita. E Günther's disease. **2)** Myositis myoglobinurica: blutfarbener Harn, aber ohne Erythrozyten, durch Myoglobinausschüttung unbekannter Ätiologie. Weitere Symptome sind Abgeschlagenheit, rheumatoide Gliederschmerzen u. flächenhafte Erytheme. Prognose ungünstig; Tod durch Kreislaufversagen. E myoglobinuric myositis.

**Güntz-Zeichen** (Eduard G., 1903–1973, Orthopäde, Frankfurt/M.): abnorme Geradhaltung des Wirbelsäulenabschnitts oberhalb einer Bandscheibenhernie als röntgenologisches Frühsymptom. E Güntz' sign.

**Günzberg-Probe:** Nachweis freier Salzsäure im Magensaft mit alkoholischer Phlorogluzin- u. Vanillin-Lösung. Bei pH < 2,8 Rotfärbung, > 4,0 gelb-bräunliche Verfärbung. S. a. ▸Azidität. E Günzberg's test.

**Guérin** (1) ALPHONSE F. M. G. 1816–1895, Chirurg, Paris; 2) JULES RENÉ G., 1801–1886, Orthopäde, Paris). – **G.-Drüsen** (ALPHONSE F. M. G.): ▶Glandulae urethrales (♀). E Guérin's glands. – **G.-Fraktur** (ALPHONSE F. M. G.): etwa der ▶LE-FORT-Fraktur I (dort Abb.) entsprechender Oberkieferquerbruch. S.a. ▶Mittelgesichtsfraktur. E G.'s fracture. – **G.-Stern-Syndrom** (JULES RENÉ G.): ▶Arthrogryposis multiplex congenita. E Guérin-Stern syndrome.

**Gürtel:** *Anatomie* ▶Cingulum. E belt, girdle.

**Gürtel|gefühl:** *Neurologie* Umschnürungsgefühl im Bereich des Rumpfes, z.B. bei ▶Myelitis. E girdle sensation.

**Gürtel|rose:** ▶Zoster. E herpes zoster, shingles.

**Gürtel|typ (der Fettsucht):** zonale ▶Adipositas (circumpelvica) bes. im Bereich von Beckengürtel, Hüften, Gesäß u. Oberschenkeln; v.a. bei Frauen.

**Gürtel|verband:** *Chirurgie* ▶Cingulum.

**Güttich-Riechtest:** Test zur Prüfung des Riechvermögens; dabei werden reine Riechstoffe (z.B. Pfefferminz) u. Misch-Riech-Schmeck-Stoffe (z.B. Kirsch mit Rum) auf die Zunge appliziert. Im Fall eines Verlusts des Riechvermögens nimmt der Patient den Geschmack des Riechstoffs nicht wahr, während beim Misch-Riech-Schmeck-Stoff nur die Geschmackskomponente (z.B. sauer) wahrgenommen wird.

**Guevạra-Sonde:** eine Doppelballonsonde zur Behandlung von Blutungen im Duodenum. E Guevara's probe.

**(Di-)Gugliẹlmo-Krankheit** (GIOVANNI DI G., 1886–1961, Hämatologe, Rom): akute ▶Erythrämie. E Di Guglielmo's disease, acute erythremic myelosis.

**Guibauld-Vainsel-Syndrom:** renale tubuläre ▶Azidose mit Osteopetrose infolge Carboanhydrase-II-Mangels.

**Guillain** (GEORGES G., 1876–1961, Neurologe, Paris). – **G.-Barré-Syndrom,** Abk. **GBS,** akute Poly(neuro)radikulitis: eine Polyradikulitis, meist als Polyneuritis nach Infektionen mit Campylobacter jejuni, Zytomegalie-Virus, EPSTEIN-BARR-Virus, Varicella-Zoster-Virus oder Mykoplasmen. ***Klinik:*** aufsteigende motorische Lähmung (einschließlich der unteren Hirnnerven), Parästhesien, ziehende Schmerzen, autonome Störungen mit Gefahr des Herzstillstands. Unterschieden werden folgende Varianten: **1)** chronisch inflammatorische Polyneuropathie (▶CIDP) mit segmentaler Demyelinisierung bei chronischem Verlauf, **2)** ▶FISHER-Syndrom, **3)** Polyneuritis cranialis mit symmetrischen Hirnnervenausfällen, **4)** Radiculitis sacralis (ELSBERG-Krankheit) mit Dysästhesien im Sakralbereich u. Blasenstörungen, evtl. auch mit motorischen Lähmungen bei lumbalem Befall, **5)** multifokale motorische Neuropathie mit asymmetrischer Muskelschwäche, Reflexausfall, elektrophysiologisch nachweisbaren isolierten Leitungsblöcken u. Antikörpern gegen GM1-Ganglioside, **6)** akute Pan-Dysautonomie mit ausschließlichem Befall des vegetativen Nervensystems. ***Diagn.:*** hohes Gesamteiweiß, Liquor bei normaler Zellzahl (»dissociation albumino-cytologique«), Elektrophysiologie: Zeichen der Demyelinisierung. ***Ther.:*** Immunglobuline oder Plasmapherese. E Guillain-Barré syndrome. – **G.-Garcin-Syndrom:** ▶Halbbasissyndrom. E Garcin's syndrome.

**Guinẹa|pocken:** ▶Frambösie in Westafrika.

**Guinẹa|wurm:** ▶Dracunculus medinensis.

**Guịst** (GUSTAV G., geb. 1892, Opthalmologe, Wien). – **G.-Ödem:** zentrales Netzhautödem bei angiospastischer Retinopathie. – **G.-Zeichen:** verstärkte Netzhautvenenschlängelung als Frühzeichen der Arteriosklerose.

**Gụleke-Operation** (NICOLAI G., 1878–1958, Chirurg, Jena, Marburg): zweizeitige abdominosakrale Mastdarmentfernung; zunächst Bildung eines Kunstafters (einläufiger endständiger ▶Anus praeter sigmoideus) u. Blindverschluss des Sigmastumpfes; in 2. Sitzung Aushülsung, Extraperitonealisierung u. Entfernung des tumortragenden Darmabschnitts auf sakralem Wege. E Guleke's operation.

**Gulliver-Halluzination:** optische Halluzination, bei der die halluzinierten Menschen als Riesen erscheinen (Makrohalluzination).

**Gụllstrand** (ALLVAR G., 1862–1930, Augenarzt, Uppsala; 1911 Nobelpreis für Medizin). – **G.-Brille:** punktuell abbildende Starbrille mit asphärisch geschliffenen Gläsern (= ▶Katralgläser®). E Gullstrand's glasses. – **G.-Gesetz:** Wandert bei einem Schielenden, der gleichzeitig fixiert u. den Kopf dreht, der Lichtreflex der Hornhaut (»Korneareflexbild«) beider Augen in Richtung der Kopfdrehung, dann ist dies die Seite des schwächeren Muskels. E G.'s law. – **G.-Lampe:** ältestes Modell einer Spaltlampe. E G.'s lamp.

**Gulọn|säure,** L-Gulọns.: das mit Glukonsäure isomere Oxidationsprodukt der Gulose, entstanden durch Reduktion der D-Glucuronsäure mit NADPH; der Abbau erfolgt über 3-Keto-L-gulonsäure bis zum D-Xylulose-5-phosphat; in Tieren u. Pflanzen erfolgt Umwandlung zu L-▶Ascorbinsäure (über L-Gulonolacton durch die – Menschen fehlende – L-Gulonolacton-oxidase). E gulonic acid.

**Gulọse:** eine Aldohexose (Zucker); isomer mit Glucose. E gulose.

**Gụmma:** *Pathologie* »Gummiknoten« als Bezeichnung für ein – häufig prall-elastisches – Granulom bei subakuter Entzündung (z.B. bei Hauttuberkulose, Sporotrichose), i.e.S. aber als ▶G. syphiliticum. Bildung meist in 4 Stadien: Knotenbildung, Erweichung, geschwüriger Zerfall (Exulzeration), Rückbildung mit Vernarbung. – **G. syphilịticum:** G. des Tertiärstadiums der ▶Syphilis; v.a. in der Haut (oft an Unterschenkeln), in Knochen, Gelenken, Kreislauforganen (in der Aortenwand oft miliar), Niere, Leber u. im zentralen Nervensystem; scharf abgegrenzt, später meist geschwürig (mit unterminiertem, scharfem Rand, speckigem Grund); besteht *histol* aus reichlich Lymphozyten u. Plasmazellen, ferner aus Fibroblasten, faserigem Bindegewebe, Nekrosen, epitheloiden Zellen, selten LANGERHANS-Riesenzellen; enthält äußerst selten Treponemen. E gumma.

**Gụmmi...:** s.a. ▶Kautschuk... E gum.

**Gụmmi arạbicum:** aus dem Saft afrikanischer Acacia-Arten (»Akaziengummi«) gewonnene amorphe Masse mit Calcium-, Kalium- u. Magnesium-Salzen der Arabinsäure, oxidierenden Enzymen u. wenig Gerbstoff. Quillt in Wasser auf u. ergibt eine klebrige, visköse Lösung. ***Anw.*** z.B. als Arzneihilfsmittel. E arabic gum.

**Gụmmi|becken:** das extrem nachgiebige knöcherne Becken bei Osteomalazie. E rubber pelvis.

**Gụmmi|(bläschen)nävus:** *Dermatologie* ▶BEAN-Syndrom.

**Gummi|gelenk:** das schlaffe, überdehnbare Gelenk bei Muskelhypotonie, schlaffer Lähmung und Myatonia congenita; s.a. ▶Hampelmannphänomen. E flail joint.

**Gummi|haut:** *Dermatologie* ▶Cutis hyperelastica.

**Gummi|keil:** *Anästhesiologie* flach-keilförmiges Hartgummistück als Mundsperrer (»Bisskeil«; als Zahn- u. Beißschutz); ***Anw.*** z.B. bei Trismus, Magenspülung, ▶Intubation sowie epileptischem Anfall. E hard-rubber gag.

**Gummi|knoten:** *Pathologie* ▶Gumma.

**Gummi|strumpf,** Kompressionsstrumpf: elastisch gewebter Strumpf (heute meist nicht aus Gummi) zur Prophylaxe u. Therapie der (Bein-)Varikose bzw. des Lymphödems. E elastic stocking.

**gummös:** *Pathologie* in Form oder mit Bildung von (syphilitischen) Gummen (▶Gumma). E gummatous.

**Gumprecht-Kernschatten** (FERDINAND G., 1864–1947, Internist, Jena, Weimar), G.-Schollen: durch die Blutausstrichtechnik gequetschte weiße Blutkörperchen, die im ▶Differentialblutbild (oder Knochenmarkausstrich) als verwaschene, unregelmäßige Flecken ohne deutliche Kernstruktur sichtbar sind; v.a. als, infolge ihrer besonderen Zerbrechlichkeit entstandene, Lymphozyten-Schatten bei chronischer lymphatischer Leukämie. E Gumprecht's shadow.

**Gunn** (1) MOSES G., 1822–1887, Anatom u. Chirurg, Detroit, Chicago; 2) ROBERT MARCUS G., 1850–1909, engl. Augenarzt). – **G.-Ligament** (MOSES G.): ▸Ligamentum iliofemorale. – **G.-Zeichen** (ROBERT MARCUS G.): **1)** Kreuzungsphänomen: scheinbare Einengung einer Netzhautvene an der Kreuzungsstelle mit einer arteriosklerotisch wandverdickten Arterie (s. Abb.). S.a. ▸Parallel-GUNN-Zeichen. E Gunn's crossing sign. **2)** Kiefer-Lid-Phänomen: meist einseitige Bewegungskopplung zwischen Unterkiefer u. Augenlid als Emporschnellen des gesenkten Lids (»Lidptose«) u. der Augenbraue beim Kau- u. Schluckakt (ferner bei lautem Sprechen, Gähnen, Zungeherausstrecken). E G.'s phenomenon.

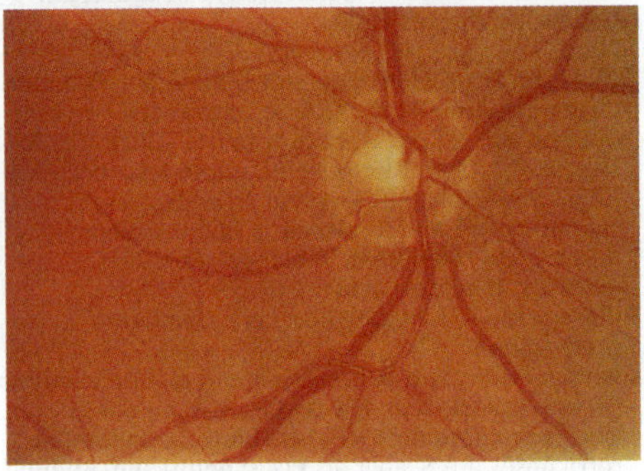

**Gunn-Zeichen:** Kreuzung von Arterie u. Vene mit scheinbarer Einengung der Vene (Augenhintergrund). [437]

**Gurkenkern|bandwurm:** ▸Dipylidium caninum.

**Gusberg-Kürette:** ▸Kürette mit 2 Hohlzylindern als Entnahmeinstrument für die Ringbiopsie am Gebärmutterhals. E Gusberg's curette.

**Guss:** hydrotherapeutische Anw. mit kaltem oder wechselwarmem Wasser, das als fast druckloser Strahl von Daumendicke so an den Körper gebracht wird, dass ein »Wassermantel« entsteht (Flachguss). Als Blitz- oder Strahlguss mit kräftigem mechanischem Reiz (Reizintensität Tab. ▸Hydrotherapie). S.a. Abb.

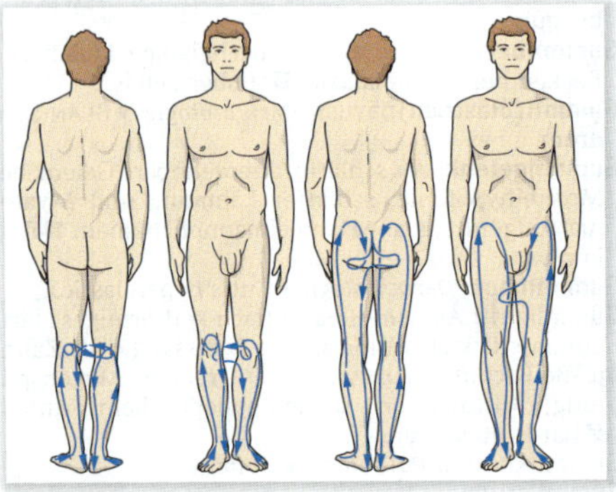

**Guss:** Knie- u. Schenkelguss mit klassischer Schlauchführung. [172]

**Gussenbauer-Winiwarter-Magenresektion:** modifizierte BILLROTH-II-Operation mit Verschluss des Magenstumpfs u. seitlicher Magen-Darm-Anastomosierung im oberen Magenstumpfbereich. E Gussenbauer's operation.

**Gussfieber:** ▸Gießerfieber. E metal fume fever.

**Gussplatte:** *Bakteriologie* mit erregerhaltigem Material vermischter flüssiger Nährboden, der in Plattenform ausgegossen wird (z.B. in eine PETRI-Schale). Ermöglicht isoliertes Wachstum einzelner Kolonien.

**Gustạtio** *(latein.)*: Geschmack.

**gusta|torisch, gustativ** *(latein.)*: den Geschmackssinn betreffend. S.a. ▸Geschmacks... E gustatory. – **g. Weinen:** *Neurologie* ▸Krokodilstränenphänomen. E g. lacrimation.

**Gusto|metrie:** ▸Saporimetrie; s.a. ▸Geschmacksprüfung. E gustometry.

**Gustus** *(latein.)*: Geschmack. E taste.

**gutartig:** *Pathologie* ▸benigne; s.a. ▸maligne. E benign.

**Guthof-Indikatorplatte** (OTTO G., 1908–1982, Bakteriologe, Köln): Selenit-Blut-Glycerolat-Nährboden (pH 7,4–7,5) zur Keimdifferenzierung anhand der Selenitreduktion (Rotfärbung der Kolonie), Hämolyse u. Glucose-Lactose-Spaltung.

**Guthrie(-Hemm)-Test** (ROBERT G., 1916–1995, Kinderarzt, Buffalo/N.Y.): mikrobiologischer Hemmtest zur Früherfassung der ▸Phenylketonurie. Bei Aufbringen mit Probandenblut getränkter Filterpapierscheibchen auf eine mit Bacillus subtilis beimpfte u. mit einem Antimetaboliten (β-2-Thienylalanin) versehene Agarplatte überwindet Phenylalanin den Hemmeffekt u. führt zu Bakterien-Wachstum. Ist im Unterschied zur Eisenchloridprobe bereits beim Neugeborenen positiv. E Guthrie test.

**Gutierrez-Syndrom:** ▸ROVSING-Syndrom. E Gutierrez syndrome.

**Gutmann-Symptom:** *Röntgenologie* **1)** auf dem Prallfüllungsbild des Magens ohne Kompression erkennbare umschriebene Wandstarre bei stumpfem Angulus als Hinweis auf einen kleinen, infiltrierenden Magentumor. **2)** exzentrische Verdrängung der Duodenalschleife u. Faltenkompression der Pars descendens des Zwölffingerdarms durch einen Pankreaskopftumor.

**Gụtta** *(latein. = Tropfen)*: **1)** *Pharmazie* flüssige, mit dem Terminus **Guttae** (Mehrzahl von gutta = Gtt.) belegte Arzneizubereitung. **2)** *Dermatologie* tropfenförmige Hautveränderung bei Psoriasis, Hyper- oder Depigmentierung. E drop. – **G. cạdens:** »Geräusch des fallenden Tropfens« (über Lungenhohlräumen).

**Guttapẹrcha:** der eingetrocknete Milchsaft von Palquium- und Payena-Arten [Sapotaceae]; früher z.B. für Heftpflaster angewandt. E gutta-percha.

**guttạtus** *(latein.)*: getropft, tropfenförmig. E guttate.

**Guttmann-Zeichen:** summendes Gefäßgeräusch über der Schilddrüse bei ▸BASEDOW-Krankheit. E Guttmann's sign.

**guttuạl:** die Kehle (latein. = guttur) betreffend. E guttural.

**Gutzmann-Probe:** Test zum Nachweis des offenen Näselns (Rhinophonia aperta); bei der Lautbildung der Vokale a u. i ist beim Zuhalten der Nase ein deutliches Vibrieren der Nasenflügel während des Vokals i zu bemerken.

**Guyon** (JEAN C. F. G., 1831–1920, franz. Chirurg). – **G.-Krümmung:** in der Form dem hinteren Harnröhrenabschnitt (Pars prostatica) bei stark vergrößerter Prostata (am Stehenden) angepasste großbogige Krümmung von Harnröhreninstrumenten. – **G.-Loge:** s.u. ▸Ulnartunnel-Syndrom. E ulnar tunnel.

**GVH, G.v.h.,** Abk. für **g**raft **v**ersus **h**ost: s.u. ▸Transplantat-Wirt-Reaktion.

**Gy:** *Physik* Zeichen für ▸Gray. E Gy.

**Gymno|ascacẹae:** eine Pilzfamilie [▸Ascomycetes], u.a. mit den Gattungen Arachniotus, Amauroascus, Pseudogymnoascus, Ctenomyces, Ateleothylax, Arthroderma, ▸Nannizzia u. ▸Trichophyton.

**Gynäko|logie:** ▸Frauenheilkunde.

**Gynäko|mastịe:** Vergrößerung der Brustdrüse des Mannes. E gynecomastia. – **G., echte:** meist beidseitige Hypertrophie des Brustdrüsenkörpers. ***Ätiol.:*** bei endokriner Erkrankung (▸Hypogonadismus, ▸Hermaphroditismus, ▸Hyperthyreose, hormonaktiver Tumor, z.B. kleinzelliges Bronchialkarzinom, Nebennierenrindentumoren), durch Medikamente (z.B. Östrogen beim Prostatakarzinom), bei inneren Erkrankungen (Lepra, Leberzirrhose) sowie ohne erkennbare Ursachen (idiopathische G.); ferner als häufige, meist reversible ▶Pubertätsgynäkomastie. – **G., falsche,** Pseudo-G.: einseitige, meist durch eine Geschwulst (Lipom, Fibrom) verursachte G. oder – meist symmetrische – Fettverteilungsstörung bei ▶Adipositas (sog. Fettbrust).

**Gynäko|spermium:** Spermium mit weiblichem Geschlechtsrealisator (beim Menschen: X-Chromosom; ▶Geschlechtsdetermination). E gynecospermium.

**gynäko|trop:** bevorzugt das weibliche Geschlecht befallend. E gynecotrop.

**gynäko|vertebrales Syndrom:** bei ♀ von der Wirbelsäule ausgehende Unterbauch- u. Leistenschmerzen (v.a. bei Bandscheibenschaden $Th_8$–$S_4$), gynäkologische Erkrankungen vortäuschend. E gynecovertebral syndrome.

**Gyn|andrie, -andrismus:** **1)** ▶Gynandromorphie. E gynandromorphism. **2)** ▶Pseudohermaphroditismus femininus. E gynandrism. **3)** Umkehr der geschlechtlichen Gefühlsweise beim Mann.

**Gyn|andro|blastom:** zu Vermännlichung (▶Virilisierung) führender Eierstocktumor mit Zellelementen des ▶Androblastoms u. des ▶Granulosazelltumors. E gynandroblastoma.

**Gyn|andro|morphie:** *Genetik* Aufbau eines Individuums aus Geweben verschiedenen gonosomalen Geschlechts mit entsprechender Mischung von weiblichen und männlichen Geschlechtsmerkmalen; s.a. ▶Zwitter, ▶Hermaphroditismus, ▶Intersexualität. E gynandromorphism.

**Gyn|anthropus:** Zwitter (▶Hermaphrodit) mit überwiegend männlichen Eigenschaften. E gynanthropus.

**Gyn|atresie:** Oberbegriff für krankhafte – i.e.S. für angeborene – Verschlüsse des Geschlechtstraktes der Frau, d.h. für Hymenal-, Scheiden-, Gebärmutter-Atresie (▶Atresia hymenalis, ▶vaginalis, ▶cervicalis u. ▶uteri) sowie für angeborenen Eileiterverschluss. E gynatresia.

**gyno...:** s.a. ▶gynäko...

**Gyno|gamet:** *Biologie* weiblicher Gamet, ▶Makrogamet. E female gamete.

**gynoid:** mit weiblichen Merkmalen versehen.

**Gypseum-Gruppe:** *Mykologie* ▶Trichophyton gypseum. E gypseum group.

**Gypsophilae radix,** weiße Seifenwurzel: Heilpflanzenteil mit nachgewiesener Wirkung bei Katarrhen der oberen Luftwege.

**Gyrase:** Bakterienenzym, das den bakterieneigenen DNS-Doppelstrang für die kompakte Unterbringung in der Bakterienzelle in Schleifen legt u. verdrillt (=supercoiling); wird durch **Gyrasehemmer** (s.u. ▶Chinolon-Antibiotika) in seiner Aktivität gehemmt. E gyrase.

**gyratus** *(latein.):* gewunden, geschlängelt. S.a. ▶Gyrus.

**Gyr|encephala:** die Säuger mit gefurchtem Großhirnmantel (d.h. mit Gyri).

**Gyri:** Hirnwindungen (s.u. ▶Gyrus). E gyri.

**Gyroma:** Zylinderform des Granulosazelltumors. E gyroma.

**Gyrosa:** Vertigo gyrosa, ▶Magenschwindel. E gyratory vertigo.

**Gyrus:** »Windung«; i.e.S. Bezeichnung für die Hirnwindungen (**Gyri cerebri**), die an der Großhirnoberfläche ausgebildeten, von Furchen (Sulci) begrenzten Gebilde, deren Zahl u. Anordnung – auch individuell zwischen den Hemisphären – stark variiert (ohne Schlüsse auf die Intelligenz zuzulassen). S.a. Abb.; ▶Homunkulus, ▶Hirnrindenkarte, ▶Cortex. E gyrus. – **G. angularis:** im Stirnhirn, im Lobulus parietalis inferior der das hintere Ende der oberen Schläfenfurche umschließende G.; Zentrum für Lese-, Schreib- u. Rechenfunktion. E angular g. – **Gyri breves insulae:** die kurzen vorderen G. der ▶Insula. – **G. cinguli:** der gürtelförmige, zwischen der Balken- u. Cingulum-Furche gelegene G., s.a. ▶G. fornicatus. – **G. circum|flexus:** ▶G. supramarginalis. – **G. dentatus,** Corpus denticulatum: rudimentärer G. zwischen Fimbria hippocampi u. G. parahippocampalis; reicht vom Indusium griseum des Balkenkörpers (s.a. ▶G. fasciolaris) zum Pes hippocampi u. ist Teil des Riechhirns. – **G. fasciolaris:** das am Balkenwulst in das Indusium griseum übergehende »Bändchen« des G. dentatus. – **G. fornicatus,** G. limbicus: Sammelbezeichnung für G. cinguli u. G. parahippocampalis; s.a. ▶limbisches System. – **G. frontalis:** die 3 hinten an den präzentralen G. grenzenden Stirnhirngyri; als **G. f. inferior** = G. subfrontalis die untere Stirnwin-

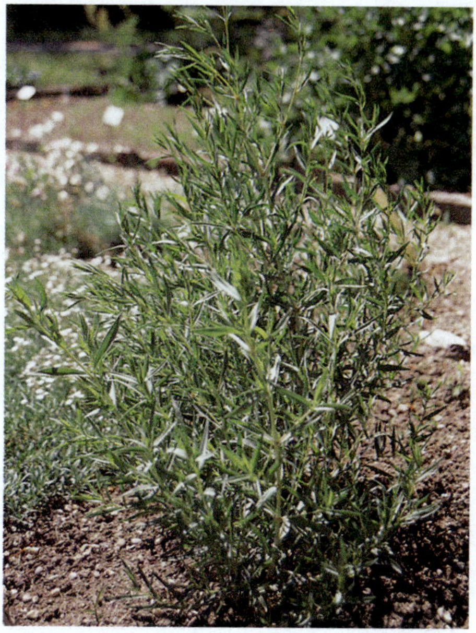

**Gypsophilae radix:** Schleier-Gipskraut. [399]

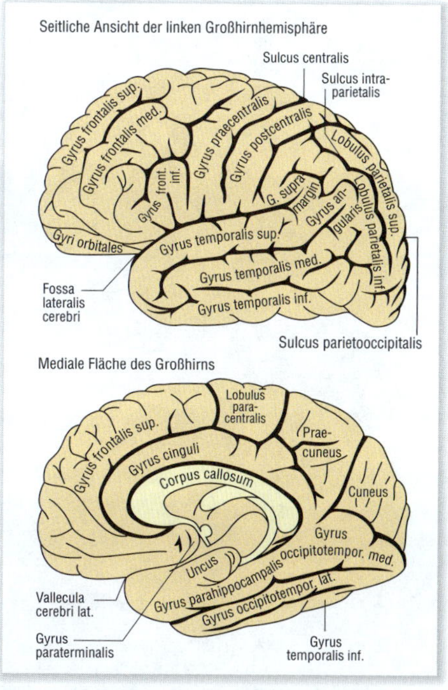


**Gyrus:** a) seitliche Ansicht der linken Großhirnhemisphäre; b) mediale Fläche des Großhirns. [453]

G

dung mit Pars orbitalis, triangularis u. opercularis über der großen seitl. Hirnfurche (= Sulcus lateralis); darüber der **G. f. medius** u. – die vordere Hemisphärenkonvexität bildend – als oberster der **G. f. superior** = »obere Stirnwindung«. – **G. hippocampi:** ▸G. parahippocampalis. – **Gyri insulae:** die 5–9 strahlenförmig vom Pol der Großhirninsel ausgehenden, vom ▸Operculum bedeckten Windungen. E insular gyri. – **G. limbicus:** ▸G. fornicatus. – **G. marginalis:** der obere Gyrus frontalis. – **G. occipitotemporalis:** an der Hemisphärenbasis gelegene Windung. Unterschieden werden seitl. u. medial gelegene. S.a. ▸Cuneus. E occipitotemporal g. – **G. o. medialis,** Subcuneus: zungenförmige Windungen an der Unterseite des Hinterhaupts- u. Schläfenlappens medial des G. o. lateralis. E occipitomedial g. – **G. o. lateralis,** G. lingualis, G. infracalcarinus: äußere der beiden Windungen an der Schläfenlappenbasis. E occipitolateral g. – **Gyri orbitales:** Stirnlappenwindungen an der unteren Hirnfläche über dem Augenhöhlenbereich. E orbital gyri. – **G. parahippocampalis,** G. hippocampi: G. an der Schläfenlappenbasis als unterer = kaudaler Abschnitt des G. fornicatus; Teil des tertiären Geruchszentrums. E parahippocampal g. – **G. paraterminalis,** G. subcallosus: G. an der medialen Seite des Stirnlappens; erstreckt sich von der Substantia perforata anterior vor dem Chiasma opticum u. entlang dem unteren Rand des Septum pellucidum nach vorn u. als Indusium griseum auf den Balkenrücken; Teil des sekundären Geruchszentrums. – **G. parietalis:** Scheitellappenwindung; **G. p. medius**: G. supramarginalis; **G. p. superior**: s.u. ▸Lobulus. E (medial; superior) parietal g. – **G. postcentralis:** die hintere ▸Zentralwindung als Teil des Scheitellappens zwischen Sulcus centralis u. postcentralis; Körperfühlsphäre. E postcentral g. – **G. praecentralis:** die zum Stirnhirn gehörige vordere Zentralwindung (vor dem G. postcentralis); motorisches Zentrum, s.a. ▸Pyramidenbahn, ▸Homunkulus. E precentral g. – **G. rectus:** eine Stirnlappenwindung über dem Augenhöhlenbereich. – **G. subcallosus:** ▸G. paraterminalis. E subcallosal g. – **G. supracallosus:** ▸Indusium griseum. E supracallosal g. – **G. supramarginalis:** eine Scheitellappenwindung als Umrahmung der hinteren Teilfurche der großen seitlichen Furche (Sulcus lateralis). – **G. temporalis:** Schläfenlappenwindung; als **G. t. inferior** die untere Schläfenwindung, die in den Okzipitallappen übergeht; als **G. t. medius** die mittlere Schläfenwindung, die in den G. angularis u. den Hinterhauptlappen übergeht; als **G. t. superior** die obere Schläfenwindung, die in den Gyrus supramarginalis u. G. angularis übergeht; als **Gyri temporales transversi** die 2–3 kurzen Querwindungen auf dem Boden der hinteren Teilfurche des Sulcus lateralis, am Ende des G. temporalis superior; die am weitesten vorn liegende HESCHL-Querwindung gehört (mit Teilen des ▸Operculums) zur Hörsphäre. E transverse temporal gyri.

**GZ,** Abk. für Gerinnungszeit: ▸Blutgerinnungszeit. E coagulation time.

**G-Zellen: 1)** Abk. für ▸Gamma-Zellen (der Hypophyse). E γ-cells. **2)** Abk. für Gastrin-Zellen: s.u. ▸Gastrin. E gastrin cells.

# H

**H:** Kurzzeichen für chem Wasserstoff (**H**ydrogenium; als Ion = $H^+$), biochem **H**istidin, **H**istamin, **H**iston, physik **H**enry (Induktivitätseinheit), Enthalpie (Wärmeinhalt), Vektor der magnet. Feldstärke (»$\vec{H}$«), radiol **H**omogenitätsgrad; serol **h**eterogenetische Substanz (s.u. ▸AB0-Blutgruppen...), Schwerketten (**h**eavy chain), immun **H**istokompatibilität (▸HLA-System), bakt ▸H-Form, ▸H-Antigen.

**$H_1$:** analog: **$H_2$. 1)** *Anatomie* Symbol für **H**aubenfeld 1 bzw. 2. **2)** Abk. für **H**istaminrezeptoren: *Biochemie* s.u. ▸Histamin.

**$^2H$, D:** *Chemie* Symbol für ▸Deuterium.

**h:** *Physik* PLANCK-Wirkungsquantum, Heterogenitätsgrad einer Strahlung, Stunde (latein. **h**ora), hekto... (= 100fach).

**HA:** Abkürzung für ▸**H**äm**a**gglutination, **H**epatitis **A**, **H**uman**a**lbumin.

**HAA,** Abk. für **H**epatitis-**a**ssoziiertes **A**ntigen: s.u. ▸Hepatitisviren, ▸Hepatitis-B(-Virus)-Antigene. **E** HAA.

**Haab** (OTTO H., 1850–1931, Augenarzt, Zürich). – **H.(-Dimmer)-Dystrophie:** eine autosomal-dominant erbliche Veränderung der Hornhaut des Auges (hyaline Degeneration mit gitterförmigen Trübungen aller Schichten). Führt zu ▸Astigmatismus, Sehkraftminderung. **E** Haab-Dimmer dystrophy. – **H.-Linien:** Risse in der DESCEMET-Membran bei kongenitalem Glaukom. – **H.-Reflex:** als »Rindenreflex der Pupille« die Pupillenengstellung (▸Miosis) bei Konzentration der Aufmerksamkeit auf ein helles Objekt in der Gesichtsfeldperipherie (d.h. ohne Fixierung!). **E** Haab's reflex.

**Haar,** Pilus, Crinis: das aus Horn bestehende, fadenförmige, fast universelle (an Handflächen, Fußsohlen, Streckseiten der Zehen-, Fingerendglieder fehlende) Hautanhangsgebilde; unterschieden als Langhaar (die Kopf-, Bart-, Achsel-, Schamhaare = Capilli, Barba, Hirci bzw. Pubes; beim Mann auch Brusthaar), Kurz-, Borstenhaar (Supercilia, Cilia, Vibrissae, Tragi) u. Wollhaar (▸Lanugo); alle mit etwa gleichem ***Aufbau:*** zentral das **Haarmark** (aus Epithelzellen mit eosinophilen Hornsubstanzkörnchen = Trichohyalin-Granula), umgeben von der **Haarrinde** (aus verhornten Zellen; enthält Pigment) u. dem **Haaroberhäutchen** (Cuticula pili; kernlose Epidermisschicht) sowie von Schichten der epithelialen u. bindegewebigen ▸Haarscheide (dort Abb.). – Wichtige Teile sind der aus der Haut ragende **Haarschaft** u. die in die Unterhaut reichende, schräge **Haarwurzel**, deren Schichten etwa denen der Oberhaut entsprechen; das verdickte untere Wurzelende, die **Haarzwiebel**, sitzt einem in sie hineinragenden, gefäßhaltigen Bindegewebszapfen, der **Haarpapille**, auf (beide als Haarboden); die Zwiebel ist in der Anfangsphase (Anagenph.) der – zyklisch sich wiederholenden – Haarbildung zwiebelartig geschichtet infolge ständiger Neubildung von Zellen durch ihre papillennahe Schicht (Matrix), später dann geschlossen, kolbig, ganz verhornt (Kolbenhaar) u. schließlich, in der Endphase (Telogenph.), durch ein neues Haar – ausgehend von einer sich neu bildenden Haarpapille – in Richtung Follikelöffnung verdrängt. Um das Haar breitet sich eine Faser eines Hautnervs aus. Die Farbe wird bestimmt durch den Gehalt an Pigment, das v.a. durch im Bereich der Zwiebel reichlich vorhandene Melanozyten gebildet wird. Eindringen von Luft in das Mark führt zu Ergrauen (▸Canities). Die Haarbildung beginnt im 3. Embryonalmonat durch Epidermiseinsprossung in die Unterhaut. Die Lebensdauer beträgt ca. 3 Jahre. – Die die flaumigen Wollhaare verdrängenden Terminalhaare sind länger, stärker u. dunkler; als Kopf-, Brauenhaare, Wimpern entstehen sie bald nach der Geburt, ansonsten aber in der Pubertät unter Einfluss der Hormone. – ***Funktionen:*** Wärmeisolierung (durch Vergrößerung der Verdunstungsfläche für Schweiß auch Wärmeabgabe), Reibungsminderung u. – durch die umgebenden Nerven – Mitwirkung im Berührungssinn. Sie richten sich durch Kontraktion der Musculi arrectores – v.a. bei Erregung – auf (s.a. ▸Cutis anserina = Gänsehaut). S.a. ▸Tricho... **E** hair, pilus.

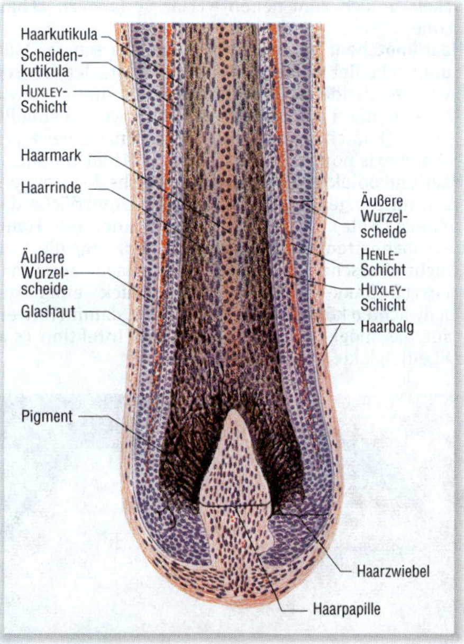


**Haar:** Schichten des Haares u. seiner Wurzelscheiden. [497]

**Haar|analyse:** Nachweis von Giften (z.B. Cadmium, Arsen), Drogen (z.B. Cocain) u. ▸Spurenelementen in einer Kopf- oder Schamhaarprobe (ca. 0,5 g) mit empfindlichen Verfahren (z.B. Atomabsorptionsspektrometrie, Gaschromatographie). ***Anw.*** für forensische Gutachten, bei Verdacht auf Drogenabhängigkeit u. zum Nachweis von Mangelernährung. **E** hair analysis.

**Haar|anomalien:** Form- u. Quantitätsabweichungen der Haare; z.B. Pili torti, Pili anulati, Spindelhaare (Monilethrix), Trichorrhexis nodosa, Kräuselhaar (Ulotrichie; z.B. Fil-Fil-Haar) bzw. angeborener Haarmangel (▸Hypotrichose, z.B. bei ektodermaler Dysplasie), Haarverlust (▸Alopezie), angeborene Überbehaarung (▸Hypertrichose; z.B. bei ▸Dysrhaphie); ferner Pigmentanomalien, z.B. bei ▸Albinismus. E anomalies of hair.

**Haar|ausfall,** Effluvium, Defluvium: das zeitweilige oder dauernde massive Ausgehen der Haare als dynamischer Vorgang (im Gegensatz zur ▸Alopecia [dort Tab.] als Zustand der Haarlosigkeit). E outflowing of hair.

**Haar|balg:** ▸Haarfollikel.

**Haar|ball:** *Enterologie* ▸Trichobezoar. E hairball.

**Haar|boden:** die in der Haut gelegenen Teile des Haar-Talgdrüsen-Systems (dessen ernährender bzw. Wachstumsteil); i.e.S. die Haarpapille u. -zwiebel.

**Haar|brüchigkeit:** ▸Trichorrhexis, ▸-klasie, ▸-ptilosis.

**Haare:** s.u. ▸Haar.

**Haar|fistel:** **1)** haarfeine Fistel, z.B. als Tränenfistel. **2)** ▸Pilonidalfistel.

**Haar|follikel,** Haarbalg, Folliculus pili: die die Haarwurzel sackförmig umgebende, aus dem Korium hervorgegangene bindegewebige äußere ▸Haarscheide; ein Teil des Haarbodens; umgibt die epitheliale Haarscheide im Bereich der Haarwurzel u. bildet die die Haarzwiebel ernährende Haarpapille. Ist nach Ausfallen des Telogenhaares (s.a. ▸Haar) leer = Haarstängel; sie ist etwa in ihrer Mitte, am Ansatz des Musculus arrector pili, verdickt (»Haarwulst«) u. nimmt weiter oben die Mündung der Talgdrüse auf. E hair follicle.

**Haar|gefäß:** Kapillare, ▸Vas capillare. E capillary.

**Haar|geschwulst:** ▸Dermoidzyste.

**Haar|kegel:** Epithelzellenkegel, der sich in der Telogenphase des Haares aus dem ▸Haarzapfen entwickelt u. sich zum neuen ▸Haar verlängert. E hair cone.

**Haar|knötchen:** Anlagerungen am Haarschaft. Man unterscheidet je nach Herkunft: a) Reste der inneren Wurzelscheide; b) Gebilde bei Pilzerkrankungen wie ▸Piedra nigra u. alba sowie Trichomycosis palmellina; c) (knötchenartige) Aufsplitterungen bei ▸Trichorrhexis nodosa; d) Läusenissen. E hair nodule.

**Haar|leukoplakie:** Leukoplakie-ähnliche Effloreszenzen im Zungenbereich, v.a. an der Unterfläche der Zunge (Abb.). Weißliche, z.T. konfluierende Hauterhabenheiten ohne scharfe Begrenzung, die sich nicht abwischen lassen. Wird verursacht durch das EPSTEIN-BARR-Virus. Meist Ausdruck einer geschwächten körpereigenen Abwehr u. damit Hinweis auf das mögl. Vorliegen einer HIV-Infektion (s.a. ▸Leukoplakie). E hairy leukoplakia.

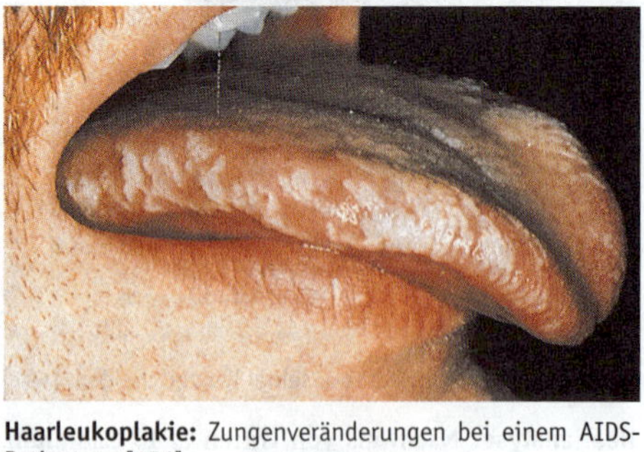

**Haarleukoplakie:** Zungenveränderungen bei einem AIDS-Patienten. [154]

**Haar|losigkeit:** ▸Atrichie; s.a. ▸Alopezie.

**Haar|mal:** ▸Naevus pilosus. E hairy mole.

**Haar|mensch:** Mensch mit angeborener Vermehrung der Körperbehaarung (▸Hypertrichose).

**Haar|milbe:** ▸Demodex. E hair mite.

**Haar|nest:** **1)** ▸Granulom in der Haut infolge Fremdkörperreizes durch in die Haut eingedrungene eigene oder fremde Haare (u.a. – berufsbedingt – bei Friseuren, Melkern). **2)** ▸Pilonidalsinus.

**Haar|papille:** s.u. ▸Haar. E hair papilla.

**Haar|pilze:** von Haarsubstanz u. Hautschuppen lebende – imperfekte u. perfekte – Fadenpilze; v.a. Dermatophyten wie Trichophyton- u. Microsporum-Arten, Trichosporum beigelii.

**Haar|scheide:** die die Haarwurzel umgebenden Gebilde; dem Haarhäutchen anliegend die dreischichtige innere epitheliale Wurzelscheide (bestehend – von innen nach außen – aus Scheidenkutikula, hornreicher HUXLEY-Schicht u. Elaidin enthaltender HENLE-Schicht); als äußere, bindegewebige Scheide der Haarfollikel. E root sheath (inner; outer).

**Haar|spaltung:** *Dermatologie* ▸Schizotrichia.

**HAART** *(engl.)* Abk. für **h**ighly **a**ctive **a**nti**r**etroviral **t**herapy: Kombinationstherapie mit ▸antiretroviralen Substanzen, z.B. Reverse-Transcriptase-Hemmer + Proteasenhemmer.

**Haar|wechsel:** **1)** der Ausfall der Primärhaare (= Lanugo) unter Ersatz durch Sekundärhaare. **2)** die lebenslange, im Alter – mit Ausnahme der Borstenhaare des Mannes – verminderte Erneuerung der Haare (s.a. ▸Haar).

**Haarwuchsmittel,** Alopeziemittel: Substanzen, die zu einem Haarwachstum auf der Kopfhaut oder zu einer Verlangsamung des Haarverlustes führen. ***Anw.*** bei androgenetischer Alopezie; ***Wirkst.:*** Finasterid (▸5α-Reductase-Hemmer), Minoxidil (Vasodilatator); ***NW:*** unter Minoxidil u.a. Blutdruckabfall, unter Finasterid Erektionsstörungen.

**Haar|wurm:** ▸Capillaria, ▸Wuchereria bancrofti. E hair worm.

**Haar|wurzel:** s.u. ▸Haar. E root of hair.

**Haar|zapfen:** der aus der embryonalen Haaranlage bzw. – beim Haarwechsel – aus dem vorhandenen Haarboden entstehende Haarkeim, aus dessen sich verdickendem unterem Ende die Haarzwiebel hervorgeht.

**Haar|zelle:** **1)** ▸Hörzelle (s.a. Abb. ▸Stereozilien, ▸CORTI-Organ). E acoustic hair cell. **2)** atypischer B-Lymphozyt, der im Ausstrich haarartige Fortsätze aufweist (s. Abb.). Auftreten bei ▸Haarzellenleukämie. E hairy cell.

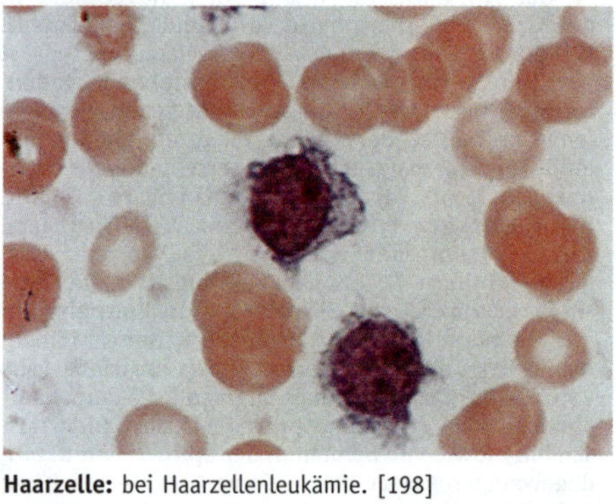

**Haarzelle:** bei Haarzellenleukämie. [198]

**Haarzellenleukämie,** leukämische Retikuloendotheliose: seltene, langsam fortschreitende lymphoproliferative Erkrankung, die wie die chronisch-lymphatische Leukämie zu den niedrigmalignen lymphozytischen ▸Non-HODGKIN-Lymphomen zählt. ***Klinik:*** Lymphknotenschwellungen, Milz-Leber-Vergrößerung, Anämie (mit Thrombozytopenie) sowie Haut- u. Knochenmarkinfiltrate aus lymphozytenähnlichen Zellen (»hairy cells«, enthalten Tartrat-resistente saure Phosphatase). Symptome sind Abdominalschmerzen (Splenomegalie), rezidivierende Infektionen, Leistungsschwäche, Erythema nodosum. ***Diagn.:*** Panzytopenie, ▸Punctio sicca (deshalb dann Knochenmarkbiopsie), Nachweis der typischen Haarzellenmorphologie, immunologischer Nachweis spezifischer Oberflächenantigene. ***Ther.:*** α-Interferon; Splenektomie, Deoxycoformycin (Zytostatikum). E hairy cell leukemia.

**Haar|zunge, schwarze:** ▸Lingua pilosa nigra. E black hairy tongue.

**Haase-Schwellentest:** s.u. ▸Neuroleptika.

**HAB,** Abk. für **H**omöopathisches **A**rznei**b**uch: s.u. ▸Homöopathie.

**Habẹnula** *(latein.):* Zügel, zügelartiges Gebilde. E habenula. – **H. conạrii:** der »Epiphysenstiel«; paariger, an der Basis des ▸Corpus pineale zügelförmig vereinigter markhaltiger Nervenfaserstrang zum Thalamus. E pineal stalk. – **H. urethrạlis:** beim jungen Mädchen ein weißlicher Doppelstreifen vom Kitzler (Klitoris) zur Harnröhrenmündung.

**Haberer-Operation** (HANS H. V. KREMSHOHENSTEIN, 1875–1958, Chirurg, Innsbruck, Graz, Düsseldorf, Köln): **1)** modifizierte Magenresektion nach ▸BILLROTH I, u. zwar mit End-zu-Seit-Anastomose zwischen Magenstumpf (in ganzer Breite) u. Vorderwand des Zwölffingerdarms; eine ▸Gastroduodenostomia terminolateralis contrapapillaris oralis totalis. **2)** Ausschneiden eines am Mageneingang gelegenen (= kardianahen) Magengeschwürs nach der Technik der Schlauchresektion des Magens. E Haberer's operation.

**Habịt** *(engl. = Gewohnheit):* das Erlernte, i.e.S. das beim Lernprozess dem bedingten Reflex Entsprechende oder als kleinste Einheit Geltende.

**habituạlis:** ▸habituell. E habitual.

**Habituation: 1)** *Pharmazie* ▸Gewöhnung. **2)** *Psychologie* die abnehmende Ausprägung einer Verhaltensweise bei wiederholter Anw. des auslösenden Reizes. E habituation.

**habituell:** gewohnheitsgemäß, verhaltenseigen, wiederholt auftretend; z.B. der h. ▸Abort.

**Hạbitus** *(latein.):* Aussehen, Verhaltenseigenart, ▸Konstitution, Körperbautypus. E habitus.

**Habronem(at)ọsis:** Befall des Menschen durch Habronema (Fadenwurmgattung). Als **H. ven|trịculi** Gastritis, Koliken, Verdauungsstörungen bei Befall mit adulten Würmern, als **H. cụtis** (= »Sommer-« oder »Calorewunden«) derbe, evtl. geschwürig zerfallende Knötchen bei Larvenbefall. E habronemiasis.

**Hacken:** die Ferse. S.a. ▸Hacken..., ▸Kalkaneus... E heel.

**Hackenbruch** (PETER H., 1865–1924, Chirurg, Wiesbaden). – **H.-Anästhesie:** ▸Lokalanästhesie durch subkutane rhombusförmige Umspritzung des Operationsfeldes. E Hackenbruch's anesthesia. – **H.-Methode:** tiefe ▸Kanalnaht zum Bruchpfortenverschluss bei Leistenhernie.

**Hacken|fort|satz:** ▸Tuber calcanei.

**Hacken|fuß,** Pes calcaneus: erworbene oder angeborene, permanente Fußfehlstellung bzw. -fehlbildung mit – evtl. extremem – Heranziehen des Fußrückens in Richtung Schienbein (= Dorsalextension im oberen Sprunggelenk); entweder infolge Störung des Funktionsgleichgewichts zwischen den Fußbeugern u. -streckern zugunsten der Letzteren als Lähmungsfolge (**paralytischer** bzw. **spastischer H.**), aber auch bei Unterentwicklung bis Fehlen der Wadenmuskulatur u. als unfallbedingte Deformität. Steilstellung des – verformten – Fersenbeins wie auch aller Fußwurzelknochen, breite, evtl. verschwielte Ferse, z.T. mit Bursitis; Fußbeugung (Plantarflexion) nur bis 90° möglich; Hackengang. – Ähnliche Deformität (»**scheinbarer H.**«) bei angeborenem Knick-Platt-Fuß mit extremer Steilstellung des Fersenbeines. S.a. ▸Pes (dort Abb.). E pes calcaneus.

**Hacken|gang:** unsicherer, stapfender Gang mit der Ferse als Auftrittsfläche; z.B. bei Tibialislähmung ohne oder mit Hackenfuß.

**Hacken|hohl|fuß,** Pes calcaneus excavatus: angeborene (z.B. bei Myelodysplasie) oder erworbene Fußfehlform mit starker Abknickung des Vorfußes gegen den Rückfuß bei gleichzeitiger Steilstellung des Fersenbeines (Kombination von ▸Hohl- u. ▸Spitzfuß); z.B. nach Poliomyelitis. E pes calcaneus excavatus.

**Hacken|sporn:** ▸Kalkaneussporn (s.a. ▸HAGLUND-Ferse).

**Hacken|versuch:** *Neurologie* **1)** ▸WEINGROW-Reflex (Klopfversuch). **2)** ▸Knie-Hacken-Versuch.

**Hacker** (VIKTOR RITTER V. H., 1852–1933, Chirurg, Wien, Innsbruck, Graz). – **H.-Operation:** Modifikation der ▸BILLROTH-II-Magenresektion. E Hacker's operation. – **H.-Triangel:** gepolsterte CRAMER-Schiene als dreiwinkliges Gestell zur Ruhigstellung des Oberarms. E H.'s triangle.

**Hackung:** Massage in Form schneller, leichter Handkanten- oder Faustschläge. E hachement, hacking.

**Hadley-Dislokation:** schmerzhafte Atlas-Subluxation in Sagittalrichtung nach Entzündungen im Nasenrachen (Pathomechanismus unklar).

**HAE** *(engl)* Abk. für **h**ereditary **a**ngio**e**dema: angeborenes ▸Angioödem durch C1-Inhibitor-Mangel.

**Haeckel-Gesetz** (ERNST HEINRICH H., 1834–1919, Zoologe, Jena): ▸biogenetisches Grundgesetz. E Haeckel's law.

**Häfner-Hand:** eine pneumatische Kunsthand mit durch Stumpfmuskelaktion mit Kohlendioxid füllbarem Balg; der Daumen ist beweglich (opponierbar), die Finger II–V unbeweglich in Beugestellung.

**Häkchenmethode:** *Hämatologie* ▸HOWELL-Test.

**Häm:** allgemeine Bez. für Metallporphyrine; z.B. die ungesättigten Komplexverbindungen der Porphyrine mit 2-wertigem u. – koordinativ an die Stickstoffatome angelagertem – Eisen (»Hämoverbindung«), die zu Anlagerung z.B. von Sauerstoff, Kohlenmonoxid, Stickstoffbasen befähigt sind. I.e.S. das Proto- oder Ferrohäm (aus Protoporphyrin u. $Fe^{2+}$ bestehendes reduziertes ▸Hämatin) als farbgebende ▸prosthetische Gruppe des Blut-, Muskelfarbstoffes (Hämo- bzw. ▸Myoglobin) sowie in Enzymen (z.B. in ▸Katalase, Peroxidase, ▸Cytochrom-peroxidase). Wirksam als Überträger für Sauerstoff u. Elektronen, wird v.a. in der Leber aus Succinyl-CoA u. Glykokoll (über verschiedene Porphyrine) gebildet (s.a.

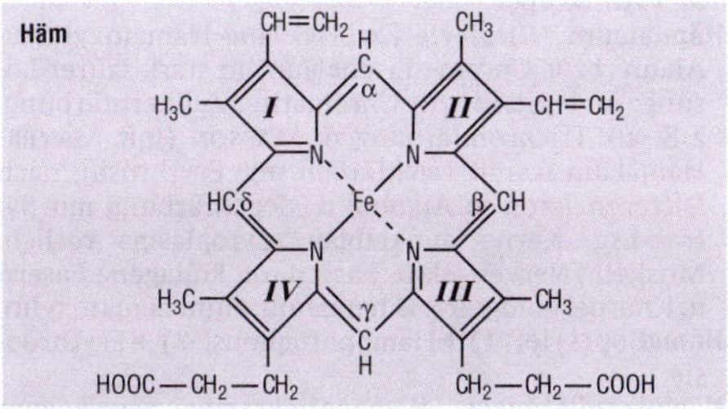


**Häm:** Formel.

| Häm u. Derivate | Eisen-wertig-keit | Eisen- = Fe-Bindung | |
|---|---|---|---|
| | | 1. Ligand | 2. Ligand |
| Häm | II | $(H_2O)$ | $(H_2O)$ |
| Hämoglobin | II | Globin | $(H_2O)$ |
| Oxyhämoglobin | II | Globin | $O_2$ |
| Carboxy-Hb | II | Globin | CO |
| Hämatin | III | -OH | $(H_2O)$ |
| Hämin | III | -Cl | – |
| Hämiglobin (= Methämoglobin) | III | Globin | $H_2O$ bzw. OH |

**Häm.**

Formel u. Tab.); wird abgebaut zu Gallenfarbstoffen. H. ist oxidierbar zu ▸Hämin. Nachweis erfolgt durch das charakteristische Absorptionsspektrum. – s.a. ▸Hämoglobin. E heme.
**häm..., haem...:** Wortteil »Blut«. S.a. ▸häma...
**Haema|dipsa:** Gattung Blut saugender asiatischer Landegel; verursachen als Ektoparasiten des Menschen schmerzlose, lange nachblutende Wunden.
**Häm|adsorption,** Abk. HAD: das Festhaften der roten Blutkörperchen (Ery) an anderen Zellen oder Strukturen durch an ihr Zellgerüst gebundene Stoffe (z.B. Blutgruppensubstanz); i.e.S. die Ery-Bindung an virusinfizierte Zellen durch das bei Virusvermehrung ausgetretene Virus-Hämagglutinin (wird in der Virusdiagnostik genutzt als **Hämadsorptionstest** u. **Hämadsorptionshemmungstest** mit homologen Immunsera). E hemadsorption.
**Häm|agglutination:** Verklebung (Agglutination) von Erythrozyten durch ▸Hämagglutinine. E hemagglutination. – **H., direkte:** H. durch direkt gegen (antigene) Oberflächenstrukturen der Erythrozyten gerichtete ▸Hämagglutinine. – **H., indirekte, passive H.:** H., bei der die vorbehandelten (z.B. formalinisierten oder tannisierten) Erythrozyten nur als Träger der für die Reaktion verantwortlichen löslichen Antigene dienen, die künstlich auf die Oberfläche aufgebracht werden. E passive h.
**Häm|agglutinations|hemmungsreaktion, -hemmtest,** Abk. HAH: Test anhand der Hemmung (»Inhibition«) der in einem Agglutinationssystem zu erwartenden ▸Hämagglutination durch die zu bestimmenden spezifischen, das Antigen des Systems neutralisierenden, gegen ein bestimmtes Virus gerichteten Antikörper (z.B. im HIRST-Test) bzw. durch ein entsprechendes Hapten oder Polysaccharid. Als MERSKEY-Test (mit Tannin-behandelten Erythrozyten) zum Nachweis von Fibrinogen u. Fibrin(ogen)spaltprodukten. E hemagglutination inhibition reaction or test.
**Häm|agglutinine:** Stoffe (Lectine bzw. Phytagglutinine oder Virus-induzierte Substanzen [s.a. ▸Hämadsorption]), die durch Reaktion mit bestimmten Strukturen (»Oberflächenantigene«, »Membranrezeptoren«) auf Erythrozyten zu ▸Hämagglutination führen. E hemagglutinins. – **H., inkomplette:** blockierende ▸Antikörper.
**Häm|alaun:** *Histologie* Farblack aus Hämatoxylin u. Alaun (bzw. Chrom-, Eisenalaun) in stark saurer Lösung; findet ***Anw.*** zur Chromatin-, Zellkernfärbung, z.B. als Trichromfärbung n. MASSON (mit MAYER-Hämalaun u. mit Nachfärben mit Erythrosin; nach Differenzieren in Alkohol u. Gegenfärbung mit Safran-Lsg. Kerne dunkelblau, Zytoplasma rötlich, Muskeln, Nerven, elast. Fasern rot, kollagene Fasern u. Knorpel goldgelb). E hemalum, alum hematoxylin.
**Hämal|op(s)ie: 1)** ▸Hämophthalmus. **2)** ▸Erythropsie.
**Haem|angi|ektasia, Hämangi|ektasie:** permanente Blutgefäßerweiterung. S.a. ▸Hämangiom, ▸Teleangiektasie. E hemangiectasis. – **H. hyper|trophica (Parkes-Weber):** ▸KLIPPEL-TRENAUNAY-Syndrom.
**Häm|angi(o)...:** Wortteil »Blutgefäß«; s.a. ▸Angi(o)...
**Häm|angio|blastom:** ▸Angioblastom.
**Haem|angio|endo|thelioma, Hämangioendotheliom:** Tumor aus Blutgefäßen u. gewuchertem Endothel. S.a. ▸Haemangioma capillare, ▸Hämangiosarkom. E hemangioendothelioma.
**Häm|angio|fibrom:** bindegewebsreiches ▸Kapillarhämangiom. E hemangiofibroma.
**Häm|angiom, Haem|angioma:** gutartiger kapillärer bis kavernöser Tumor durch Wucherung von Blutgefäßen, v.a. in der Haut, Unterhaut u. in Schleimhäuten, aber auch in inneren Organen oder am Auge. Meist angeboren (als ▸Hamartie) u. mit anfangs wechselnder Wachstumstendenz; häufig auch spontane Rückbildung. S.a. ▸Hämangiomatose. E hemangioma. – **H. capillare:** ▸Kapillarhämangiom. E capillary h. – **H. cavernosum:** kavernöses Hämangiom, Blutschwamm (s. Abb.). Meist schon bei Geburt vorhanden oder Auftreten in ersten Lebenstagen. Je nach Lokalisation Einteilung in kutane, kutan-subkutane oder rein subkutane H. Spontane Rückbildung v.a. der kutanen kavernösen H. häufig. S.a. ▸Kavernom. E cavernous h. – **H. cirsoideum:** ▸Angioma arteriale racemosum. – **H. plantotuberosum, H. sim|plex capillare hypertrophicum:** scharf begrenztes, flach vorgewölbtes, prall-elastisches, tiefblaurotes H. mit Ursprung in Gefäßen unterhalb des Papillarkörpers der Haut; evtl. Kapillarsprossen enthaltend sowie undifferenzierte Endothelien. – **H. racemosum:** beeren- oder traubenförmiges Hämangiom. E racemose h. – **H. senile,** H., eruptives: Stecknadelkopf- bis Linsen-große, rötliche Knoten; Auftreten zumeist ab dem 4. Ljz. Entspricht histologisch einem Konvolut von Kapillaren im oberen Korium. – **H., sklerosierendes:** ein verhärtendes Kapillarhämangiom mit Endothelproliferation u. regressiver Fibrose. E sclerosing h.

| Einteilung der Gefäßtumoren |
|---|
| I. gutartige Tumoren |
| umschriebenes Hämangiom;<br>kapilläres, kavernöses, arteriovenöses Hämangiom;<br>benignes Hämangioendotheliom, histiozytäres Hämangiom (KIMURA-Krankheit) |
| diffuse Hämangiomatose:<br>STURGE-WEBER-Krankheit, KLIPPEL-TRENAUNAY-,V.-HIPPEL-LINDAU-, MAFFUCCI-, OSLER-Syndrom |
| Glomustumoren |
| II. potentiell bösartige Tumoren |
| Hämangioperizytom<br>epitheloides Hämangioendotheliom |
| III. bösartige Tumoren |
| malignes Hämangioendotheliom<br>Angiosarkome (Haut, Leber, Schilddrüse, Knochen, STEWART-TREVES-Syndrom)<br>KAPOSI-Sarkom (Haut) |
| IV. Tumoren der Lymphgefäße |

**Hämangiom.** [177]

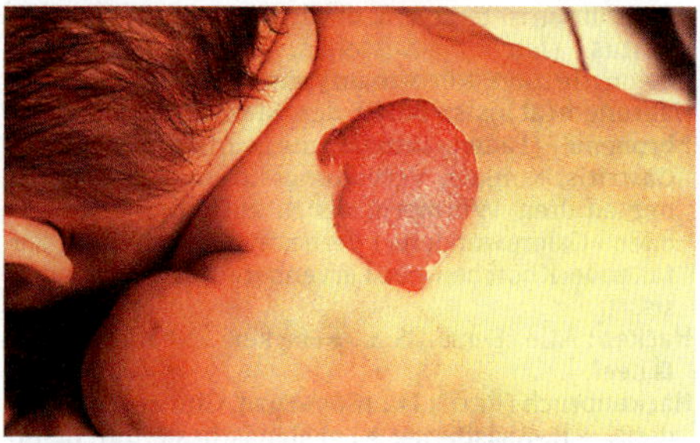

**Haemangioma cavernosum.** [524]

**Häm|angiomatose, Haem|angiomatosis:** Auftreten zahlreicher ▸Hämangiome. S.a. ▸Angiomatosis. E hemangiomatosis. – **H. cavernosa generalisata:** in zahlreichen inneren Organen u. im Skelett auftretende kavernöse Hämangiome; evtl. mit Knochenzerstörungen (▸Osteolyse) im Vordergrund (▸HAFERKAMP-Syndrom). – **H., hereditäre:** erbliche H., insbesondere als **H. des Zentralnervensystems** bei ▸HIPPEL-LINDAU-, ▸STURGE-WEBER-Syndrom. E hereditary h. – **H., multiple, im Säuglingsalter:** eine H. vom kapillären Typ an Haut u. inneren Organen; Rush-artig aufschießend; mit ▶Nekrosen, auch – evtl. tödlichen – Blutungen.

**Hämangiom-Thrombopathie-Syndrom:** ▶KASABACH-MERRITT-Syndrom. E hemangioma-thrombocytopenia syndrome.

**Häm|angiom|wirbel:** häufigster gutartiger Wirbelsäulentumor. Lokalisation v.a. im Wirbelkörper, seltener auch im Wirbelbogen. Im Röntgenbild verstärkte longitudinale u. verminderte horizontale Trabekelzeichnung; häufig Zufallsbefund.

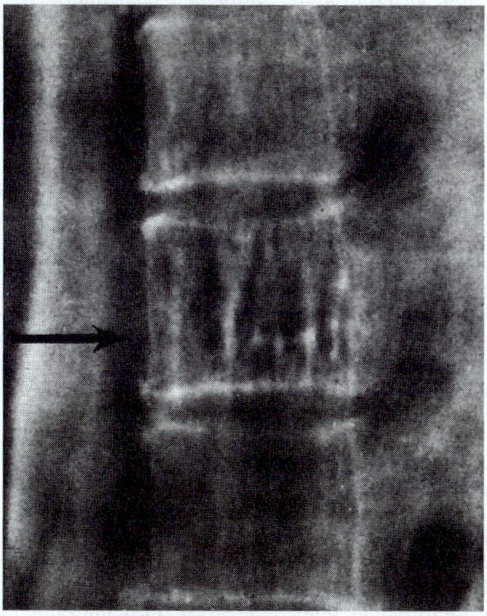

**Hämangiomwirbel:** Veränderungen im 7. Brustwirbelkörper. [404]

**Häm|angio|osteọm:** Hämangiom des Knochens, v.a. der Wirbelsäule (meist kavernös u. evtl. zu Spontanbrüchen führend) und des Schädels. E hemangioosteoma.

**Häm|angio|perizytọm:** von Zellen der ▶Adventitia (»Perizyten«) der Blutgefäße ausgehender, gutartiger oder semimaligner Tumor; s.a. ▶Meningiom. E hemangiopericytoma.

**Häm|angio|sarkọm:** ein aus wuchernden, entdifferenzierten Endothelien der Blutgefäße bestehendes sarkomatöses Hämangioendotheliom, z.B. der Schilddrüse oder des Knochens (s.a. ▶Knochentumoren). E hemangiosarcoma. – **H. der Kopf- u. Gesichtshaut:** maligner Blutgefäßtumor im Kopfbereich.

**Haema|physalis:** eine parasitäre Schildzecken-Gattung [Ixodidae]; Krankheitsüberträger (z.B. Q-Fieber, Zeckenbissfieber, Boutonneuse-Fieber, Frühjahr-Sommer-Enzephalitis, Tularämie, Felsengebirgsfieber, Babesiose bei Rindern).

**Haem|ạrthros, -arthron:** Bluterguss im Gelenk. Als Unfallfolge (nach Bagatellunfällen bei ▶Hämophilie; s.a. ▶Hämarthrose). Bietet Zeichen des Gelenkergusses. E hemarthros.

**Häm|ạrthrose:** das ▶Blutergelenk in der Folge von Gelenkblutungen (▶Hämarthros); chronische Arthritis mit Ausgang in Versteifung. E hemarthrosis.

**Häm|ạskos:** ▶Hämatoperitoneum; i.e.S. der blutige ▶Aszites.

**hämat...:** Wortteil »Blut«; s.a. ▶häm(a)..., ▶hämo...

**Hä|mateịn:** saurer, aus dem farblosen ▶Hämatoxylin durch Oxidation (an der Luft) gebildeter Farbstoff; rotbraune, grün glänzende, schwer lösliche Kristalle; in saurer Lsg. rötlichgelb, nach Beizung (Komplexbildung mit Metallionen) dunkel. E hematein.

**Hämat|ẹmesis:** Erbrechen von rotem oder kaffeesatzartigem Blut (Hämatin). Blutungsquellen können im Nasen-Rachen-Raum, Ösophagus (z.B. Ösophagusvarizen), Magen (z.B. Ulzera, Erosionen, Karzinom) oder Duodenum (z.B. Ulzera, Erosionen) lokalisiert sein. Auch als Spätsymptom bei Mesenterialvenenverschluss; seltene Ursache: Hämobilie. S.a. ▶Blutung, gastrointest. (dort Schema). E hematemesis.

**Haemat|idrọsis:** ▶Hämhidrose. E hematidrosis.

**Hämatịn:** Komplexverbindung des dreiwertigen Eisens ($Fe^{3+}$) mit Protoporphyrin IX u. »OH« als Anion; die prosthetische Gruppe des ▶Hämiglobins. Entsteht aus ▶Hämin in alkalischer Lösung oder aus Hämoglobin durch Einwirkung von Säuren (z.B. als **salzsaures H.** = TEICHMANN-Kristalle), Alkalien u. Bakterien. Im Blutplasma (Albumin-gebunden) vorkommend bei ▶Hämatinämie. Ist das Pigment in Malariaplasmodien. E hematin. – **H., reduziertes:** ▶Häm. E reduced h., heme.

**Hämatin|ämie:** Vorkommen von Hämatin im Blutplasma (infolge Hämoglobinabbaustörung?), z.B. bei perniziöser Anämie, Malaria, hämolytischem Ikterus (»**Hämatinikterus**«; mit Hämatinablagerung in Gewebe). Meist mit **Hämatin|urie** (Hämatinausscheidung durch die Niere) verbunden. E hematinemia, hematinuria.

**Hämatino|mẹter:** ▶Hämoglobinometer (z.B. nach SAHLI) zur indirekten Bestimmung des Hämoglobins nach dessen Umwandlung in salzsaures Hämatin.

**hämatisch:** Blut(bestandteile) betreffend, durch das Blut (bzw. dessen Schädigung) bedingt. E hematic. – **h. Dysplasie:** *Pädiatrie* die Entwicklungs- u. Wachstumsstörungen des Skeletts bei Blutkrankheiten mit Knochenmarkveränderungen, z.B. bei Erythroblastose, Thalassämie, Plasmozytom, Osteomyelosklerose.

**haemato...:** s.a. ▶haem(a)..., ▶haemo...

**Hämato|biliẹ,** Hämobilie: Blutung in die Gallenwege, z.B. bei örtlichem Aneurysma, Hämangiom, nach Operation an Leber/Gallenwegen oder – i.e.S. – nach zentralem Leberriss mit Bildung einer mit Blut, Galle u. Gewebstrümmern gefüllten Höhle, die dann Anschluss findet an die Gallenwege u. – als evtl. bedrohliche – Darmblutung in Erscheinung tritt. E hematobilia.

**Hämato|blạst:** ▶Hämozytoblast. E hematoblast.

**Haemato|cẹle, Hämato|zele:** Blutbruch. Blutansammlung in einem natürlichen Organhohlraum oder abgegrenzt in einer natürlichen Gewebsspalte nach Blutung infolge Gefäßverletzung oder entzündlicher Diapedeseblutung. Meist als sekundär bluthaltige ▶Hydrocele. E hematocele. – **H. funiculạris, H. funiculi spermatici:** H. im zystenartigen Rest der Tunica vaginalis des Samenstrangs (Tunikozele). – **H. intraligamentọsa:** H. zwischen den Blättern des Ligamentum latum der Gebärmutter; evtl. als peritubäres Hämatom (= **peritubare H.**); z.B. nach Venennetzzerreißung unter der Geburt, bei Apoplexia uteroplacentaris. E intraligamentous h. – **H. retro|uterịna:** *Gynäkologie* H. im – meist abgekapselten – hinteren, analog **H. ante|uterina** im vorderen, DOUGLAS-Raum; bei extrauteriner ▶Schwangerschaft, nach ▶Tubarabort oder ▶Tubenruptur; die retrouterine H. mit wehenartigen Schmerzen u. mit im vorgewölbten DOUGLAS-Raum tastbarer teigiger Masse. E retrouterine h. – **H. tes|tis:** H. zwischen den beiden Blättern der Tunica vaginalis des Hodens; als Verletzungsfolge, bei hämorrhagischer Orchitis etc.; imponiert als Tumor ohne Transparenz, mit zentral gelegenem, kaum tastbarem Hoden, bei Chronizität evtl. mit Wandverdickung u. Verkalkungen. E testicular h.

**Haem(at)ocẹphalus,** Hämatokephalus, -zephalus: Blutansammlung im Inneren des Hirnschädels; als **H. extẹrnus** ein subarachnoidales, sub- oder epidurales ▶Hämatom; als **H. intẹrnus** ein Hämatom im Hirnventrikelsystem nach Ventrikelblutung (oft tödlich), z.B. bei Aneurysma, Hirn(massen)blutung. E hematocephalus.

**Haemato|chẹzia:** ▶Blutstuhl. E hematochezia.

**Hämato|chyliẹ:** Auftreten von roten Blutkörperchen im ▶Chylus, z.B. bei Leberzirrhose.

**Hämato|chyl|uriẹ:** die Ausscheidung Blut u. ▶Chylus enthaltenden Harns infolge Einrisses gestauter Lymphbahnen bei ▶Filariose. E hematochyluria.

**Haem(at)o|cystis:** **1)** Blutzyste. E hematocyst. **2)** Blutansammlung in Harn- oder Gallenblase. E hematocystis.
**haematodes** *(latein.)*: blutig, blutreich.
**Hämato|douglas:** ▸Haematocele retrouterina.
**Häm(at)o|gaster:** Blutansammlung im Magen; z.B. bei Magengeschwür, hämorrhagischer Gastritis, Blutung aus Nachbarorganen, s.a. ▸Hämatemesis.
**hämato|gen:** **1)** dem Blut entstammend, unter Beteiligung des Blutes bzw. auf dem Blutweg entstanden. **2)** Blut bildend (hämopoetisch). E hematogenic, hematogenous.
**Hämato|gonie:** die primitive Blut(stamm)zelle; ▸Hämozytoblast.
**hämatoid:** blutähnlich. E hematoid.
**Hämatoidin:** ▸Bilirubin. E hematoidin.
**Häm(at)okolpos:** Blutansammlung in der Scheide, evtl. mit Rückstauung in die Gebärmutter (= **Hämatokolpometra**) u. evtl. sogar in die Eileiter (▸Hämatosalpinx). Folge einer Verhaltung von Menstrualblut, z.B. bei ▸Hymenalatresie, ▸Gynatresie im Scheidenbereich; führt zu wehenartigen Schmerzen in den entsprechenden Phasen des weiblichen ▸Zyklus, zu Fehlen der sichtbaren Monatsblutung (▸Amenorrhö), evtl. zu Bildung eines »Tumors« im kleinen Becken. E hematocolpos.
**Hämato|kont:** ▸Chylomikron.
**Hämato|krit,** Abk. Hkt, Abk. HK: der Anteil des Volumens aller roten Blutkörperchen (Gesamt-Erythrozytenvolumen) am Gesamtblut. Wird in % bzw. als SI-Einheit in Anteilen = % × 0,01 angegeben als **Hämatokritwert.** Normalwert bei ♂ 43,2–49,2 %, bei ♀ 36,8–45,4 %, im Alter unverändert bzw. leicht erniedrigt. Im Allgemeinen bestimmt durch Messen der Ery-Säule nach vollständiger Trennung der Blutkörperchen vom Plasma durch schnelle Zentrifugation des ungerinnbar gemachten Vollblutes in einer »HK-Zentrifuge« (s. Abb.). Der Wert ermöglicht die Berechnung des Gesamtblutvolumens u. des Volumens des Einzelerythrozyten u. dessen Hämoglobin-Konzentration. Im Rahmen der automat. Zellzählung mit elektr. Partikelzählgeräten ist die HK-Bestimmung aus dem mittleren Zellvolumen (MCV) und der Erythrozytenzahl möglich. E hematocrit, Abk. Hct.

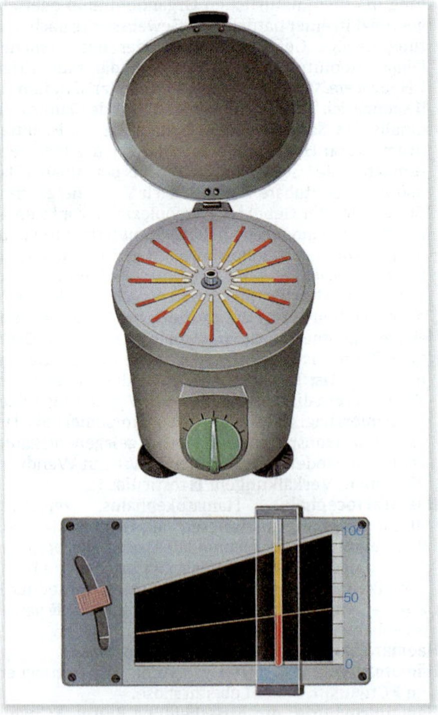


**Hämatokrit:** Zentrifuge u. Ablesegerät zur HK-Bestimmung. [15]

**Hämato|logie:** Teilgebiet der ▸Inneren Medizin (zusammen mit der ▸Onkologie), das sich mit der Physio- u. Pathologie des Blutes (einschließlich Grundlagenforschung), der Prophylaxe, Erkennung u. Behandlung von Erkrankungen der Blut bildenden Organe, zirkulierenden Blutzellen einschließlich des lymphatischen u. monohistiozytären Systems, der Bluteiweißkörper, der Gerinnungsstörungen u. der Erkrankungen des immunologischen Systems befasst. Die Weiterbildungszeit beträgt 2 Jahre. E hematology.
**Hä|ma|tom, Haematoma:** der Bluterguss; traumatisch bedingte Blutansammlung außerhalb der Gefäße (Blutextravasat) im Gewebe oder in einem vorgebildeten Hohlraum (z.B. als ▸Hämarthros, ▸Hämatothorax) nach Zerreißungs- oder Durchtrittsblutung (Rhexis- bzw. Diapedeseblutung), z.B. nach unfall- oder operationsbedingter Gefäßverletzung, nach ▸Arrosion bzw. bei hämorrhagischer ▸Diathese (Nachweis evtl. durch Computertomographie). Das Blut gerinnt allmählich u. wird teils bindegewebig durchwachsen (»organisiert«). Als H. der Körperoberfläche mit typischen farblichen Veränderungen (s.a. ▸H., subkutanes). Als besondere Erscheinungen z.B. die ▸Hämatocele, das ▸Othämatom, ▸Kephalhämatom. E hematoma. – **H. arteriale:** Bluterguss aus einer u. um eine Schlagader; mit pulssynchronen Pulsationen (= H. pulsans). E arterial h. – **H., epi|durales,** Epiduralhämatom, extradurales H.: arterielles H. zwischen harter Hirnhaut (Dura mater encephali) u. dem Schädelknochen. Meist im Schläfenbeinbereich nach Blutung aus der Arteria meningea media nach Schädelverletzung. ***Klinik:*** führt allgemein innerhalb von 12 Std., ohne freies oder mit freiem Intervall, zur ▸Compressio cerebri. ***Diagn.:*** zeigt computertomographisch u. auch im Karotisangiogramm eine typische Sichelbildung oder Gefäßabdrängung. ***Ther.:*** ist möglichst innerhalb 24 Std. operativ zu beheben. – Auch als **e. spinales H.** im Rückenmarksbereich. E epidural h. – **H., intra|durales:** H. zwischen beiden Blättern der ▸Dura, meist bei Pachymeningitis haemorrhagica interna, seltener als Unfallfolge. Bietet Symptome des subduralen H. E intradural h. – **H., intra|kranielles:** Bluterguss im Schädelinneren (s.a. ▸Haematocephalus). ***Einteilung:*** als epi-, subdurales, subarachnoidales oder intrazerebrales H.; s.a. ▸Hirnblutung, ▸Apoplexie. E intracranial h. – **H., intra|murales:** ▸Aneurysma dissecans. E intramural h., dissecting h. – **H., para|renales,** perirenales H.: H. in der Fettkapsel oder der fibrösen Kapsel der Niere; als Unfallfolge oder spontan als Apoplexia renalis = WUNDERLICH-Krankheit, z.B. in örtlichem Tumor, hämorrhagischer Diathese; oft retroperitoneal fortschreitend. E pararenal h. – **H., peri|aortales:** H. an der Aorta; erkennbar v.a. röntg an verbreitertem Aortenschatten mit Doppelkontur. E periaortic h. – **H., peri|orbitales:** Bluterguss im Augenhöhlenbereich bei Schädelbruch mit Orbitabeteiligung; als ▸Brillen-, ▸Monokelhämatom. E periorbital h., black eye. – **H., peri|tubares:** Bluterguss um den Eileiter nach Sickerblutung bei ▸Tubarabort, führt zu Verdickung des Eileiterendes, wehenartigen Schmerzen, schubweisen peritonealen Schockzuständen. – **H. pulsans:** pulsierendes, arterielles Hämatom. E pulsating h. – **H., retro|peritoneales:** Bluterguss im Retroperitonealraum, z.B. nach Nierenriss, Wirbel-, Beckenbruch; breitet sich örtl. entlang den großen Bauchgefäßen (Aorta u. deren Äste) aus u. kann sekundär zu paralytischem Ileus führen. E retroperitoneal h. – **H. sub|arachnoidale:** Bez. für ▸Subarachnoidalblutung; s.a. ▸Hämatorrhachis. E subarachnoid hemorrhage. – **H. sub|choriale:** Bluterguss zwischen Chorion u. Amnion. – Als H. subch. tuberosum die

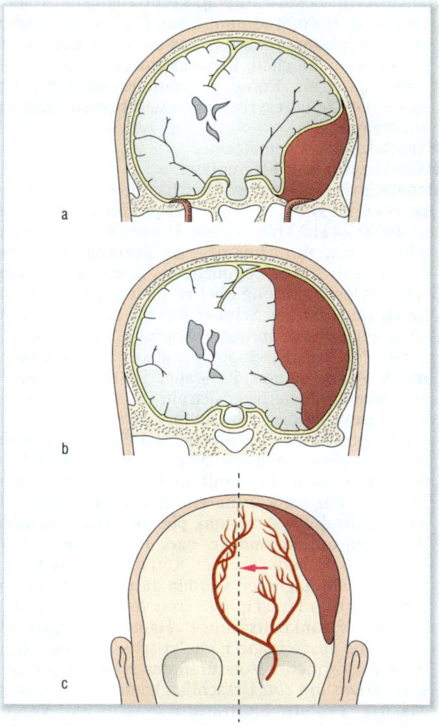


**Hämatom, intrakranielles: a**) epidurales Hämatom, **b**) subdurales Hämatom, **c**) Gefäßverdrängung bei akutem subduralem Hämatom (schematisch). [455]

Breus-Mole. – **H. sub|durale,** Subduralhämatom: traumatische Blutung zwischen Dura mater u. Arachnoidea (im Subduralraum) gelegen. ***Ätiol.:*** Blutungsquellen sind Arterien u. Venen im Bereich kortikaler Hirngewebszerstörungen, abgerissene Brückenvenen, verletzte Sinus u. isoliert lädierte Arterien an der Hirnoberfläche. ***Klassifik.:*** Unterteilung in akute Verlaufsformen, die innerhalb von 24 Std. nach dem Trauma operiert werden oder zum Tode führen, subakute Formen, sofern sich die hämatomverdächtige Symptome innerhalb von 2 bis zu 10 Tagen entwickelt haben, und chronische Verlaufsformen, wenn das Trauma 14 Tage u. länger zurückliegt. ***Klinik:*** Beim akuten Subduralhämatom fehlt eine spezifische Symptomatik, Hinweiszeichen sind primär anhaltende Bewusstlosigkeit, Störungen der Pupillomotorik u. herdneurologische Ausfälle. Selten freies Intervall. Oft Kopfschwartenhämatome, die sowohl homo- als auch kontralateral zum H., sogar bds. vorhanden sein können. Die klin. Diagnose des chron. Subduralhämatoms ist wegen der uncharakteristischen neurologischen u. psychischen Ausfallerscheinungen schwierig. Am häufigsten findet sich ein psychoorganisches Syndrom mit erschwerter Auffassung u. allg. Verlangsamung bis zur Bewusstseinstrübung. Oft als intrakranieller raumfordernder Prozess (Hirntumor) verkannt, oft auch Halbseitensymptomatik. ***Diagn.:*** Computertomographie, Kernspintomographie (s. Abb.). ***Ther.:*** operative Hämatomausräumung bei raumforderndem Charakter. E subdural h. – **H., sub|galeatisches:** H. zwischen Schädeldachperiost u. ▸Galea. E subgalear h. – **H., sub|kutanes:** Bluterguss im Unterhautgewebe; anfangs als blaurote, später – infolge Hämoglobinabbaus – gelblich-grünliche Blutbeule (bzw. Blutfleck); s.a. ▸Ekchymose, ▸Sugillation. E subcutaneous h. – **H., subperiostales:** Bluterguss zwischen (Knochen-)Kompakta u. Knochenhaut; u.a. geburtstraumatisch als

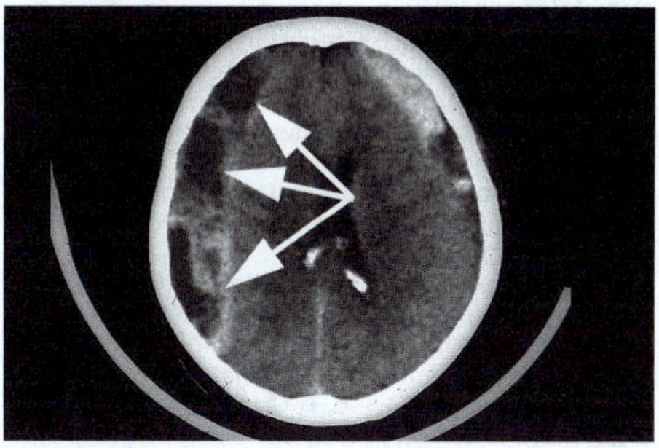

**Haematoma subdurale:** typ. Lokalisation der Blutung (Pfeile). [488]

▸Kephalhämatom u. hypovitaminotisch bei Skorbut, Möller-Barlow-Krankheit; die prall-elastische, schmerzhafte Schwellung verknöchert evtl. spornartig (▸Exostose). E subperiostal h. – **H., sub|unguales:** Bluterguss unter der Nagelplatte; evtl. pulsierend, oft mit Abhebung des Nagels; ggf. durch Nageltrepanation entlastbar. E subungual h. – **H. vaginae:** Bluterguss unter der Schleimhaut der weibl. Scheide; als Geburtskomplikation (z.B. bei Zangengeburt), bei Pfählungs-, Kohabitationsverletzung. E vaginal h.

**Hämato|mediastinum:** Blutansammlung im Mittelfellraum (▸Mediastinum); führt zu größenabhängigen Schocksymptomen bis zum kompletten mediastinalen Syndrom. E hemomediastinum.

**Hämato|metra:** (Menstrual-)Blutansammlung in der Gebärmutterhöhle; s.a. ▸Hämatokolpos. E hematometra.

**Hämato|metrie: 1)** Hämoglobin- bzw. Hämatokritbestimmung. E hematometry. **2)** ▸Blutdruckmessung.

**Hämatom|kallus:** der sich bei Knochenbrüchen aus dem örtlichen Hämatom entwickelnde ▸Frakturkallus (s.a. ▸Frakturheilung).

**Hämatom|mole:** ▸Blutmole.

**Hämat|omphalos: 1)** Nabelhernie mit blutigem Inhalt. E hematomphalocele. **2)** *Gynäkologie* ▸Cullen-Hellendall-Zeichen. E hematomphalus.

**Hämato|myelie:** Blutung in das Rückenmark. Oft als tubuläre = Röhrenblutung mit Ausbreitung in der Längsachse; v.a. als Unfallfolge (▸Commotio, ▸Contusio medullae), bei hämorrhagischer Diathese, perniziöser Anämie. Als **akute H.** mit inkomplettem oder komplettem Querschnittssyndrom. Als Geburtskomplikation infolge Rückenmarkszerrung oder -zerreißung die **zentrale H.** mit Ausfall v.a. der Vorderhornzellen u. mit Symptomen wie bei Syringomyelie oder bei Myatonia congenita Oppenheim. E hematomyelia.

**Hämato|myelo|gramm:** das »zentrale Blutbild« als Darstellung der quantitativen u. qualitativen Zusammensetzung der Blutkörperchenanteile des Knochenmarks (= Knochenmarkausstrich). E (hemato)-myelogram.

**Hämato|pelvis:** Blutansammlung **1)** im kleinen Becken als ▸Hämatoperitoneum bzw. **2)** im Nierenbecken (Hämatonephrose). E pelvic hematoma.

**Häm(at)operikard:** Blutansammlung im Herzbeutel, z.B. nach Herzverletzung, Myokardinfarkt, Tumoreinbruch; führt zu zunehmender Einflussstauung bis zur ▸Herztamponade. E hemopericardium.

**Hämato|peritoneum: 1)** Blutansammlung in der Bauchhöhle; z.B. als Verletzungsfolge oder bei Tubenruptur. Allgemein mit Zeichen des Schocks u. motorischer Unruhe. E hemoperitoneum. **2)** blutiger Aszites (Hämaskos). E hemorrhagic ascites.

**hämato|plastisch:** Blut bildend (s.a. ▸Hämozytoblast). E hem(at)oplastic.

**Hämato|pleura:** Blutansammlung im Pleuraraum (als ▸Hämatothorax i.e.S.).

**Hämato|pneumo|perikard:** ▸Hämatoperikard mit gleichzeitiger Luftansammlung. E hemopneumopericardium.

**Hämato|pneumo|thorax:** Blut- u. Luftansammlung im Pleuraspalt; z. B. nach Durchbruch pleuranaher Lungenprozesse, nach Rippenfraktur mit Blutgefäßzerreißung, Blutgefäßverletzung bei Pneumothoraxfüllung. ***Klinik:*** Symptome des ▸Pneumothorax mit Schock. E hemopneumothorax.
**Hämato|poese:** ▸Blutbildung. E hematopoiesis.
**hämato|poetisch:** Blut bildend; z. B. h. ▸Wachstumsfaktoren (2). E hematopoietic.
**hämatopoetischer Wachstumsfaktor:** ▸CSF.
**Hämato|poietin:** ▸Erythropoietin. E hematopoietin.
**Hämato|porphyrin:** ein künstliches Abbauprodukt des Hämoglobins, Hämins oder Hämatins; ein eisenfreies ▸Häm mit $-CHOH-CH_3$-Gruppen anstelle von $-CH=CH_2$. E hematoporphyrin. – **H.-Derivate,** Abk. HPD: Abkömmlinge des H., die versuchsweise zur Krebstherapie eingesetzt werden; i. v. zugeführt, reichern sie sich in Tumorzellen an; in diesen entwickelt sich unter Laserlichtbestrahlung Sauerstoff, der die Tumorzellen abtöten soll. E hematoporphyrin derivatives [photoradiation therapy].
**Hämator|rhachis: 1)** die ▸Subarachnoidalblutung im Bereich des Rückenmarks; führt zu ausstrahlenden radikulären Schmerzen, bisweilen auch zu Lähmungen, Einschränkung der Wirbelsäulenbeweglichkeit, Hauthyperästhesie u. -algesie. **2)** Blutung in den Rückenmarkskanal; s. a. ▸Hämatomyelie. E hem(at)orrhachis.
**Hämator|rhö:** massive Blutung aus einem Organ (»Blutsturz«), i. e. S. die ▸Hämoptoe. E hemorrhea.
**Hämato|salpinx:** *Gynäkologie* Blutansammlung im – dadurch verdickten – Eileiter, z. B. nach Tubarabort bzw. nach »konsensueller Blutung« bei Tubargravidität der Gegenseite, bei örtlicher ▸Endometriose, bei ▸Hämatometra. Führt zu wehenartigen Schmerzen, evtl. auch zu peritonealem Schock. E hem(at)osalpinx.
**Hämat|os|cheo|zele:** Haematocele (Hämatom) des Hodensackes. E hematoscheocele.
**Hämato|sepsis:** ▸Septikämie.
**Haemato|siphoniasis:** Papeln, Krusten, Juckreiz u. allgemeine Unpässlichkeit nach Stichen der mexikanischen Geflügelwanze **Haematosiphon inodora**.
**Hämato|spermato|zele:** Blutansammlung im Samenbläschen. E hematospermatocele.
**Hämatostaltica, -tika,** Hämostyptika: Mittel zur ▸Blutstillung. E hemostatics.
**Haemat|osteon:** Blutung in das Knochenmark. E hematosteon.
**Hämato|therapie:** Anw. von (Eigen-)Blut oder Blutkonserven zu Heilzwecken. E hemotherapy.
**Hämato|thorax:** Ansammlung aus den Gefäßen ausgetretenen Blutes im Brustraum (▸Hämatomediastinum, ▸-perikard), i. e. S. aber im Pleuraspalt (▸Hämatopleura), meist als ▸Hämatopneumothorax.
**hämato|toxisch:** das Blut vergiftend. E hematotoxic.
**Hämato|tympanon:** Bluterguss in der Paukenhöhle des Mittelohrs; führt zu bläulicher Trommelfellverfärbung, Schallleitungsschwerhörigkeit, Ohrensausen, evtl. – bei Abfluss über die Ohrtrompete – zu Nasenbluten. E hem(at)otympanum.
**Häma|to|xylin:** *Histologie* aus Blauholz (**Haematoxylon campechianum**) gewonnene Leukoverbindung des Hämateins (Formel). Wird verwendet für die PAPANICOLAOU-Färbung u. für Kernfärbungen, z. B. als ▸Hämatoxylin-Eosin-Färbung. Als Farblacke (aus H. u. Metallsalzen) z. B. das Hämalaun n. BÖHMER, das Eisen-H. n. WEIGERT. S. a. ▸HEIDENHAIN-Färbung.

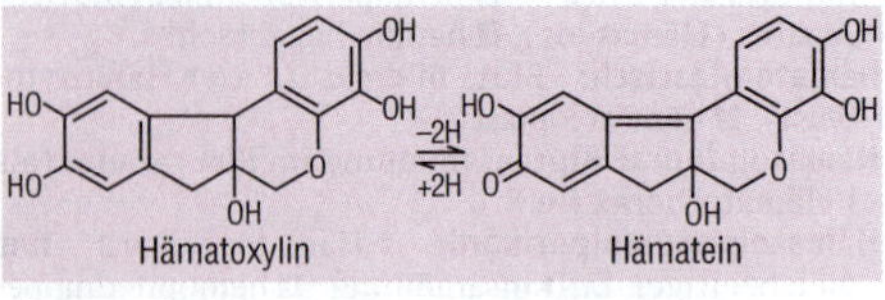


**Hämatoxylin.**

**Hämatoxylin-Eosin-Färbung:** Kernfärbung mit Hämatoxylin u. Nachfärben mit Eosin (Zellkerne werden blau, Zellplasma rot); u. a. zur Blaurot-Färbung der histiozytenähnlichen **Hämatoxylinkörperchen** (Zelleinschlüsse als Kerndegenerationsprodukte?) bei akutem ▸Lupus erythematodes. E hematoxylin-eosin staining.
**Hämato|zele:** ▸Haematocele.
**Hämato|zyto|lyse:** ▸Hämolyse.
**Haemat|uria,** Hämaturie: Ausscheidung roter Blutkörperchen im Harn, die über das physiologische Maß (130 000/24 Std.) hinausgeht. Unterschieden werden ▸Mikro- u. Makrohämaturie. Die Skala der Intensität reicht von einer einmaligen, kurz dauernden, schmerzlosen Blutung über rezidivierend auftretende H. (mit u. ohne Schmerzen) bis zur Massenblutung mit Blutgerinnselverstopfung der gesamten Blase, der sog. Blasentamponade, u. Schocksymptomatik. ***Ätiol.:*** Hinter 50 % aller Fälle von erstmals auftretender H. verbirgt sich ein Tumor der ableitenden Harnwege, oft schon im fortgeschrittenen Stadium (Niere, Nierenbecken, Harnleiter, Blase, Prostata, Harnröhre). Weitere Ursachen s. Tab. ***DD:*** Von einer Makrohämaturie mit eindeutigem klinischem Bild sind jene Fälle abzugrenzen, bei denen es durch Arzneimittel wie Azoangin, phenolphthaleinhaltige Abführmittel, Rifampicin oder nach dem Genuss von roten Rüben zu einer Rotfärbung des Harns kommt. Fehldiagnosen werden durch die mikroskopische Harnuntersuchung vermieden. Das gilt auch für die Krankheitsgruppe Hämoglobinopathien. Über eine ausgeprägte hämolytische Anämie treten im Harn vermehrt Vorstufen des Hämoglobins auf und färben ihn rot. Ursächlich kommen Gravidität, Malaria, Typhus, Bluttransfusionsschäden, Vergiftungen mit Karbolsäure, Anilinabkömmlingen, Pilzen u. Arsenwasserstoff in Frage. Der Harn ist rot bis dunkel, dabei aber klar. ***Diagn.:*** Die echte H. ist ein Symptom, das diagnostisch unbedingt geklärt werden muss. An erster Stelle steht dabei die sofortige Urethrozystoskopie. E hematuresis, hematuria.

| **Nierenparenchymerkrankungen** |
|---|
| IgA-Nephritis |
| mesangioproliferative GN* |
| membranoproliferative GN* |
| Poststreptokokken-GN* |
| polyzystische Nierenerkrankung |
| Markschwammniere |
| Niereninfarkt |
| Papillennekrose |
| Nierenvenenthrombose |
| Pyelonephritis |
| Urogenitaltuberkulose |
| Nierentumoren |
| **Erkrankungen der ableitenden Harnwege** |
| Nephrolithiasis |
| Urothelkarzinom |
| Blasenkarzinom |
| Hydronephrose |
| Trauma |
| Zystitis |
| Prostataadenom/-karzinom |
| Urethritis |
| Endometriose |
| **Gerinnungsstörungen** |
| Thrombozytendefekt |
| Acetylsalicylsäure-Therapie |
| Hämophilie |
| Antikoagulation |
| *GN = Glomerulonephritis |

**Hämaturie:** häufige Ursachen. [291]

– **H., chirurgisch-urologische:** Blutharnen bei Steinleiden (▸Urolithiasis), Nieren- u. Harnwegsverletzung, Nierentumor, -fehlbildung, -parasiten, bei örtlicher ▸Varikose. – **H. ex vacuo:** Blutharnen bei überschneller Entleerung der überfüllten Harnblase durch Katheterismus. – **H., falsche:** Rotfärbung des Harns durch Medikamente oder Nahrungsmittel (▸Erythrurie) u. bei Hämoglobin- u. Porphyrinurie. E false h. – **H., internistische:** H. bei Nierenentzündungen u. manchen Infektionskrankheiten, bei Blutungskrankheiten, Vergiftung (z.B. durch Quecksilber, Phosphor), Allergosen sowie – sekundär – bei Leber-, Herzerkrankungen, Niereninfarkt. – **H., makroskopische,** Makrohämaturie: die bereits mit bloßem Auge erkennbare H. E macroscopic h. – **H., mikroskopische:** ▸Mikrohämaturie. E microscopic h. – **H., schmerzlose:** schubweises Blutharnen ohne – hinweisende – Schmerzen seitens der Harnorgane, z.B. bei Nierenbecken-, Blasenpapillom, Blasen- oder Urothelkarzinom (Leitsymptom!), Nierentuberkulose, -venenthrombose, Nephritis.

**Häm|hidrose,** Häm(h)idrosis, Blutschweiß: Rotfärbung des Schweißes durch äußerliche Blutbeimengung, umstritten auch durch Diapedeseblutung der Schweißdrüsenkapillaren. E hemi(hi)drosis.

**Hämi|globin,** Ferrihämoglobin: die Eisen-III-haltige, oxidierte Form des Hämoglobins (Hb) mit koordinativer Bindung von Wasser (= saures Methämoglobin) oder –OH (alkalisches Methämoglobin = **Hämiglobinhydroxid**); Formel »Häm«. Entsteht bei Einwirkung von Oxidationsmitteln (z.B. Nitrit, Methylenblau, Wasserstoffperoxid [Hydrogenium peroxydatum]) auf Hb u. ist nicht mehr zum Sauerstofftransport fähig. Normgehalt des Blutes 0,1–0,5 g/100 ml (= ca. 0,17 % des gesamten Hb); vermehrt bei Vergiftungen u. angeborenen Hb-Anomalien (bei Werten > 20 % klinische Symptome, s.a. ▸Methämoglobinämie; bei > 70 % Tod). Ist durch Methämoglobinreductase z.T. zu Hb reduzierbar. E methemoglobin.

**Hämi|globin|cyanid,** Cyanmethämoglobin: ein stabiles Derivat des Hämoglobins (Hb) mit charakteristischem Absorptionsmaximum bei 540 oder 546 nm; entsteht durch Umsetzung von Hämiglobin mit neutraler – oder von Hb bzw. Hb-Derivaten (außer Sulfhämoglobin) mit alkalischer – Cyanid-Lsg. (z.B. als ▸DRABKIN-Lösung zur WHO-empfohlenen Standardmethode der Hämoglobinbestimmung). E cyanmethemoglobin.

**Hämine:** Komplexverbindungen von Porphyrinen mit 3-wertigem Eisen; als Hämin i.e.S. das Chlorhämatin (aus Protoporphyrin IX, Eisen-III u. Chlor), gebildet durch Oxidation von ▸Häm (z.B. bei Hämoglobinumsetzung mit kochsalzgesättigtem Eisessig als Hämin- oder TEICHMANN-Kristalle). – Hämine werden in Alkalien zu Hämatin, mit organischen Basen zu Hämi- bzw. Hämochromen. E hemines.

**Hämo...:** s.a. ▸Hämato...

**Hämo|auto|anti|körper:** gegen Blutbestandteile gerichtete ▸Autoantikörper. Werden durch Agglutination von Testerythrozyten nachgewiesen. E hemoautoantibody.

**Hämo|blasten:** Vorstufen der Blutzellen; ▸Hämozytoblast. E hemoblasts.

**Hämo|blastosen:** tumorartige Erkrankungen des Blut bildenden Systems, z.B. ▸Erythroleukämien, Leukämien, i.w.S. auch maligne Lymphome, Lymphosarkom, Plasmozytom, Lymphogranulomatose. E hemoblastoses.

**Haemoccult®-Test:** Test zum Nachweis makroskopisch nicht sichtbaren (okkulten) Blutes im Stuhl, wobei die Stuhlprobe auf ein mit Guajakharz imprägniertes Filterpapier ausgestrichen u. anschließend $H_2O_2$-Lösung aufgetropft wird. Bei Anwesenheit von Blut kommt es zur Blaufärbung. Screening-Verfahren der Früherkennungsuntersuchung auf Darmkrebs; s.a. ▸Darmblutung, ▸Blut (okkultes).

**Hämo|chromatose,** Siderophilie: Eisenspeicherkrankheit mit ausgeprägter Eisenüberladung des Organis-

| Antikörpertyp | Krankheitsbild |
|---|---|
| **Antikörper gegen Erythrozyten** | |
| inkomplette Wärme-AK Wärmehämolysine | idiopathisch u. symptomat. hämolytische Anämie |
| inkomplette Kälte-AK abnorm vermehrte komplette Kälteagglutinine monothermische Kältehämolysine | Kälteagglutininkrankheit |
| bithermische Kältehämolysine | paroxysmale Kältehämoglobinurie |
| **Antikörper gegen Leukozyten** | |
| Leukozytenagglutinine, -lysine | chron. Leukopenien |
| Leukozytenkern-AK (?) | LE-Phänomen |
| **Antikörper gegen Thrombozyten** | |
| Plättchenagglutinine, -lysine | idiopathische Thrombozytopenien (thrombozytopenische Purpura) |

**Hämoautoantikörper.**

mus, insbesondere der parenchymatösen Organen beruhend auf der Unfähigkeit des ▸retikulohistiozytären Systems, das vermehrte Eisenangebot zu bewältigen. ***Formen:*** a) **idiopathische H.:** genetisch bedingte Erhöhung der Eisenresorption (Lokalisation auf Chromosom 6 = HFE-Gen). Eine der häufigsten Erbkrankheiten, autosomal-rezessiv vererbt. Seltene Sonderfomen, die keine Assoziationen mit dem HFE-Gen aufweisen, sind die **juvenile H.**, die sich bereits mit 15–20 Jahren manifestiert, u. die neonatale Form mit bereits angeborener Manifestation. b) **erworbene H.:** Eisenüberladung z.B. infolge gehäufter Transfusionen, bei Porphyrie, Atransferrinämie oder Thalassämie (**erythropoetische H.**). ***Diagn.:*** Transferrinsättigung; AST, ALT u. Serumferritin; Leberbiopsie (prognostisch); Molekulargenetik (Familienabklärung). ***Klinik:*** Müdigkeit; Arthropathie; Hepatomegalie, später Leberzirrhose (Pigmentzirrhose); bronzeartige Hautverfärbung; Ausfallserscheinungen endo- u. exokriner Drüsen (Hypogonadismus; insulinabhängiger Diabetes mellitus = »Bronzediabetes«); Libidoverlust, Sterilität u. Amenorrhö; Herzinsuffizienz; Haarverlust. ***Ther.:*** regelmäßige Aderlässe zur Entfernung des Eisens; evtl. ▸Deferoxamin. ***Progn.:*** mit frühzeitiger u. konsequenter Therapie gut; erhöhtes Risiko für hepatozelluläres Karzinom. E hemochromatosis.

**Hämo|chrome; Hämo|chromo|gene:** Komplexverbindungen der ▸Häme mit organischen, stickstoffhaltigen Basen (z.B. Pyridin). E hemochromes, hemochromogens.

**Hämo|chromo|meter:** ▸Hämoglobinometer.

**Hämo|cuprein,** Erythrocuprein, Superoxiddismutase: kupferhaltiges Glykoprotein in Erythrozyten (u. Plasma); Enzym für die Entfernung des Superoxid- = Wasserstoffperoxid-Radikalanions »$O_2^-$« (Bildung von molekularem Sauerstoff + Wasser). E hemocuprein.

**Hämodiafiltration,** Abk. HDF: extrakorporales ▸Nierenersatzverfahren, das die Vorteile von ▸Hämodialyse u. ▸Hämofiltration kombiniert.

**Hämo|dialysator:** s.u. ▸Hämodialyse. E hemodialyzer.

**Hämo|dialyse:** extrakorporales ▸Nierenersatzverfahren bei akuter oder chronischer Niereninsuffizienz, bei dem die mangelnde oder fehlende Entgiftungsfunktion durch eine direkt an den Blutkreislauf angeschlossene »künstliche Niere« (Hämodialysator) ersetzt wird. ***Durchführung:*** Zur längerfristigen H. wird fast immer ein BRESCIA-CIMINO-Shunt (▸CIMINO-Fistel) angelegt. Das Blut wird außerhalb des Körpers heparinisiert und mittels einer Pumpe an einem System von Kunststoffmembranen vorbeigeführt, an deren anderer Seite gegenläufig eine Salzlösung (Dialyseflüssigkeit) vorbeifließt. Durch den Konzentrationsunterschied diffundieren die auszuscheidenden Körpergifte in das Dialysat, zusätzlich wird aktiv Wasser abgepresst (Ultrafiltration). Das gereinigte Blut wird über einen zweiten Zugang in den Kreislauf zurückgeleitet. Das Dialysegerät dient als Kontrolleinrichtung, die den arteriellen u. venösen Druck, die Funktion der Blutpumpe, den Dialysatfluss u. die Temperatur überprüft und die H. sofort beendet, wenn Blut im Dialysat oder Luft im Blut als Zeichen eines Lecks entdeckt wird. Für eine H. sind große Mengen an Wasser nötig: Bei einem durchschnittlichen Blutfluss von 500 ml/min ist mit mindestens 120 l Flüssigkeit pro H. zu rechnen. Es sind ca. drei Dialysebehandlungen pro Woche über 3–5 Stunden erforderlich, evtl. auch als ▶Heimdialyse. ***Kompl.:*** Kreislaufstörungen mit Hypotonie u. Übelkeit (infolge des Flüssigkeitsentzugs; vermeidbar bei Einhalten der Diätvorgaben); Muskelkrämpfe u. Herzrhythmusstörungen (schneller Abfall der Elektrolytkonzentration); Infektion des Shunts (evtl. mit Abszess oder Sepsis); Thrombosierung des Shunts. Selten sind Unverträglichkeitsreaktionen gegen Substanzen in der verwendeten Membran. Weitere Kompl. sind weniger durch die H. als durch die zugrunde liegende Nierenerkrankung bedingt, z. B. häufig starker Juckreiz; Gelenk- u. Knochenbeschwerden (Dialyseosteopathie); Hyperkalziämie (sek. Hyperparathyreoidismus); Anämie; Obstipation. **E** hemodialysis.

**Hämo|dialyse-Dys|äquilibrium:** Hirnsymptome als Folge der ▶Hämodialyse bei Urämie mit sehr hohen Blutharnstoffwerten vor der Behandlung. Tritt nur bei exzessiver Hämodialyse auf. **E** disequilibrium syndrome, cerebral postdialysis syndrome.

**Hämo|dilutio̲n:** Blutverdünnung i. S. der relativen Verminderung des Erythrozytenvolumens in Relation zum Plasmavolumen. Erfolgt physiologisch-reaktiv nach schwerem Blutverlust (Wiederherstellung der Normovolämie), ferner bei Nierenversagen, infusionsbedingter Überwässerung (▶Hyperhydratation). – ther zur Verbesserung der ▶Mikrozirkulation (s. a. ▶Hämodynamik) durch ▶Plasmaexpander (hypervolämische H.) oder Aderlass (isovolämische H.) oder beides gleichzeitig (normovolämische H.). **E** hemodilution.

**Hämo|dyna̲mik:** *Physiologie* die Lehre von der Bewegung des Blutes im Gefäßsystem. Die H. befasst sich mit den Beziehungen zwischen Druck u. Druckgradienten, Stromstärke, Widerstand u. Schubspannung. Es finden die Gesetze der Hydrodynamik unter besonderer Berücksichtigung des Aufbaus der Blutgefäße u. der Fließeigenschaften (▶Hämorrheologie) des Blutes Anwendung. I. w. S. die mathematisch-strömungsphysikalische Betrachtung d. Herz-Kreislauf-Funktionen. **E** hemodynamics.

**Hämo|embolisierung, arterielle:** künstliche, über Arterien erfolgende Embolisierung, z. B. als organselektive Infusion krebswirksamer Substanzen in Form von Mikrokapseln (Mikroembolisierung), s. a. ▶Embolisation.

**Hämo|filtratio̲n:** extrakorporales ▶Nierenersatzverfahren zur Blutentgiftung, v. a. bei akuter u. chron. ▶Niereninsuffizienz und bei akuten Intoxikationen. ***Prinzip:*** Nachahmung der glomerulären Vorgänge durch aktives Abpressen gelöster harnpflichtiger u. anderer kleinmolekularer Stoffe durch feinporige Filtermembran. Das dabei gewonnene Filtrat wird entfernt und durch eine Infusionslösung (Flüssigkeit, Elektrolyte) ersetzt. **E** hemofiltration.

**Hämo|fusci̲n:** ein eisenfreies »lipogenes« Pigment; entsteht aus Hämoglobin bei Störungen des Eiweiß- u. Lipidstoffwechsels. **E** hemofuscin.

**Hämo|globi̲n,** Abk. Hb: Eisen(II)-haltiges Chromoproteid der Erythrozyten, das ihnen die rotbraune Farbe verleiht. I. e. S. das normale, in den roten Blutkörperchen enthaltene, v. a. in Normoblasten u. Retikulozyten gebildete $HbA_1$ (bis 98 % des Gesamt-Hb), $HbA_2$ (< 3 %) u. das fetale Hb (HBF). ***Eigenschaften:*** Hb ist wasser- u. alkalilöslich, optisch aktiv (rechtsdrehend), hat ein Molekulargewicht von ca. 68 000, einen isoelektrischen Punkt bei pH 6,8, ein Absorptionsmaximum ($\lambda_{max}$) bei 554 nm und wird u. a. als Nährbodenzusatz u. für Enzymbestimmungen verwendet. ***Aufbau u. Struktur:*** Hb besteht aus ▶Häm als prosthetischer Gruppe u. aus Globin (ca. 94 % des Hb) als immunspezifischem, die Hb-Antigenität bedingendem Eiweiß. Die Bildung erfolgt aus je 4 (Proto-)Häm-Molekülen u. – normalerweise – 4 paarweise identischen, über Kreuz aneinandergelagerten, bezüglich der Aminosäurensequenz u. Kombination unterschiedlichen Globinketten (z. B. $HbA_1$ aus je 2 α- u. β-Ketten = $\alpha_2\beta_2$; $A_2 = \alpha_2\delta_2$; $F = \alpha_2\gamma_2$). Die Ketten bestehen aus 141 (α-Kette) bzw. je 146 (β, γ, δ) Aminosäurer-Resten (s. Abb.) und liegen paarweise als Dimer (z. B. $\alpha_2\beta_2$), seltener vierfach als Tetramer (z. B. $\beta_4$) oder achtfach als Oktomer (z. B. Hb Allegre) vor. Nach der bei Abbau u. Zerfall der roten Blutkörperchen stattfindenden Freiset-

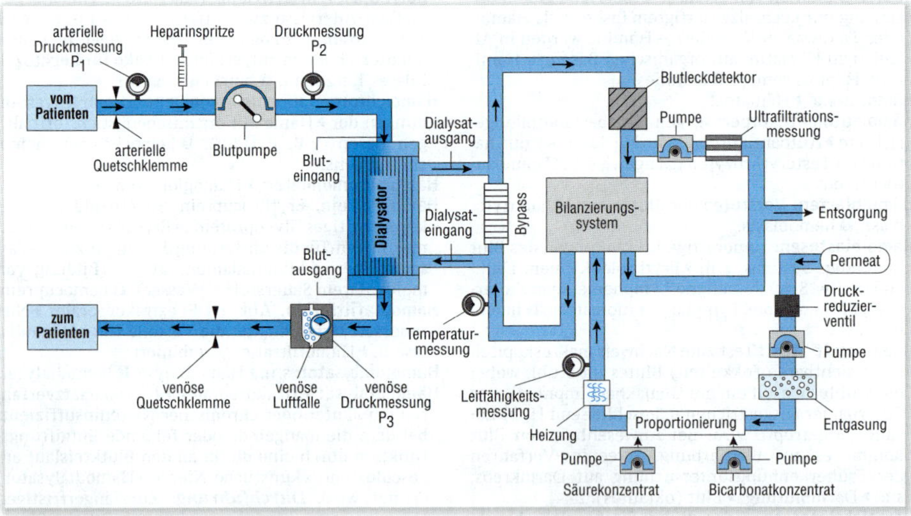


**Hämodialyse:** Gesamt-Flussschema. [56]

zung des Hb erfolgt dessen Abbau zu Gallenfarbstoffen, Eisen u. Globin. ***Hb-Konzentration:*** Der Normalwert der Hb-Konzentration beträgt im Blut 134–173 g/l (♂153, ♀145), in Ery 299–357 g/l (s.a. ▸Färbekoeffizient); die Gesamtmenge beträgt beim Erwachsenen ~750 g (pro Erythrozyt 27–32 pg). Im Blutplasma ist Hb normalerweise in geringer Menge vorhanden und an Haptoglobin gebunden. Die Bestimmung der Hb-Konzentration erfolgt durch ▸Hämoglobinometrie (z.B. mit ▸Hämiglobincyanid), sein Nachweis u.a. mit Wasserstoffperoxid-haltiger alkoholischer Benzidin-Lösung (s.a. ▸Blutnachweis). ***Biologische Funktionen:*** **a)** Transport molekularen Sauerstoffs ($O_2$) durch umkehrbare Bildung von Oxyhämoglobin (stufenweise Bindung von $4\,O_2$ an die 4 Häme ohne Änderung der Wertigkeit des Eisens = Oxygenierung); die spezifische, von $O_2$-Partialdruck, Temperatur u. Wasserstoffionenkonzentration bzw. $CO_2$-Spannung abhängige Sauerstoff- = $O_2$-Kapazität beträgt 1,34 ml $O_2$/g Hb (HÜFNER-Zahl; gemäß IUPAC 1,36 ml); bei normalem Hb-Gehalt u. normaler $O_2$-Sättigung werden ca. 21 ml $O_2$/100 ml Blut befördert; **b)** Transport von Kohlendioxid ($CO_2$), u. zwar ca. 20 % des Blut-$CO_2$ in Carbamino-Hb (Hb-$NHCOO^-$); **c)** Puffersubstanz, u. zwar durch freie –COOH- u. –$NH_2$-Gruppen (30 % der Gesamtpufferkapazität des Blutes) sowie in Verbindung mit der Bildung von Oxy-Hb (Hb bindet als schwächere Säure aus Kohlensäure freigesetzte Wasserstoffionen, die in der Lunge, bei Bildung der stärkeren Säure Oxyhämoglobin = $HbO_2$, frei werden). Durch Einwirkung von Kohlenmonoxid (dessen Affinität zu Hb > 100-mal größer ist als die des $O_2$) erfolgt Umwandlung in ▸Kohlenmonoxidhämoglobin, durch Oxidation erfolgt Bildung von ▸Hämiglobin (Methämoglobin), durch $H_2S$ die Bildung von ▸Sulfhämoglobin (s.a. ▸Blutgifte). **E** hemoglobin. – **Hb, anomales,** pathologisches Hb: erbliche Hb-Varianten durch Austausch einer Aminosäure der α- oder β-Kette gegen eine andere (wird nomenklatorisch angegeben durch Aminosäuresymbol u. Sequenzort) oder durch Zusammentreten von 4 gleichartigen Polypeptidketten (Tetramer); s.a. ▸Hb, glykosyliertes. Der Krankheitswert ist verschieden (▸Hämoglobinopathien); α-Varianten sind sofort, β-Varianten erst einige Wochen nach der Geburt, d.h. mit Ende der β-Ketten-Synthese, festzustellen. – **Hb A:** das normale »adulte« Hb des Erwachsenen; Hauptkomponente ist das $HbA_1$ (s.a. glykosyliertes ▸Hämoglobin) oder $Hb_0$ (sein Globin: $\alpha_2\beta_2$); seine »Minorkomponente« ist das $HbA_2$ (macht etwa 1,5–2,5 % aus; Globin: $\alpha_2\delta_2$), das erst Wochen nach der Geburt auftritt u. bei β-Thalassämie vermehrt ist. – Aus $HbA_1$ entsteht, wahrscheinlich während der Ery-Alterung, $HbA_3$ (mit Bindung von Glutathion). – **Hb C:** ein anomales Hb. Kommt vor bei der **Hb-C-Krankheit** (v.a. in Westafrika), die sich bei Homozygotie durch Anämie, viele ▸Targetzellen u. Milzvergrößerung auszeichnet (bei Heterozygotie nur durch Targetzellen); s.a. ▸Hb-S. – **Hb D:** anomales Hb mit zahlreichen β-Ketten-Varianten. Die **Hb-D-Krankheit** zeichnet sich bei Homozygotie durch Anämie aus. Die **Hb-D-Sichelzellkrankheit** (bei doppelter Heterozygotie, d.h. für Hb S u. D) ist eine milde Sichelzellanämie. – **Hb E:** ein anomales Hb. Die **Hb-E-Krankheit** (bei Homozygotie) ist eine Anämie mit Targetzellen u. Splenomegalie; die **Hb-E-Thalassämie** (bei Kombination einer Heterozygotie für Hb E mit β-Thalassämie) ist eine schwere Anämie, ähnlich der COOLEY-Anämie. – **Hb, embryonales:** das frühfetale ▸Hämoglobin. – **Hb F,** fetales Hb: Hämoglobin mit der Globin-Variante $\gamma_2$; es macht nach der Geburt bis 80 %, im 3. Lj. nur noch 1–3 % des normalen Hb aus (da die fetalen γ-Ketten durch β-Ketten ersetzt werden); ist aber vermehrt bei Thalassämie u. bei erblicher **Hb-F-Persistenz.** – **Hb, frühfetales:** das »Hb GOWER« früher Entwicklungswochen; beim 35-mm-Embryo erfolgt der Ersatz seiner ε- durch γ-Ketten. – **Hb, glykosyliertes,** glykiertes Hb: Hb mit kovalent (u. nicht Enzym-katalytisch) gebundener Glucose = $HbA_{1a-c}$. Kommt in kleinen Mengen in normalen Erythrozyten vor. Ist in Abhängigkeit vom Blutzuckerspiegel vermehrt beim Diabetiker u. eignet sich daher (entsprechend der Lebensdauer der Ery ) zu rückwirkender Beurteilung dessen Kohlenhydrathaushalts. **E** glycosylated h. – **Hb H:** ein anomales Hb ($\beta_4$-Tetramer), nachweisbar bei der **Hb-H-Krankheit** = α-Thalassämie (eine mikrozytäre Anämie infolge Hemmung der α-Ketten-Synthese). – **Hb, instabiles:** anomales Hb, das bereits bei Heterozygotie zur Hämoglobinopathie führt (hämolytische Anämie mit Bildung von ▸HEINZ-Körpern spontan oder erst nach Splenektomie). **E** unstable h. – **Hb-Lepore-Syndrom:** eine der β-Thalassämie ähnliche Anämie; das Hb weist Teilersatz der α- durch β-, δ-Teile auf. **E** h.-Lepore syndrome. – **Hb M:** anomales Hämoglobin durch β-Ketten-Abweichungen; z.B. bei angeborener Methämoglobinämie. – **Hb, reduziertes:** mit Natriumdithionit-Lsg. behandeltes Hb; i.e.S. das sauerstoffarme (»desoxygenierte«) Hb im venösen Blut. **E** reduced h. – **Hb S:** das Sichelzell-Hb; ein anomales Hb (mit β-Ketten-Variante). Die **Hb-S-C-Krankheit** (bei Trägern von Hb S u. Hb C) ist eine – meist gutartige – ▸Sichelzellanämie mit Milztumor.

**Hämo|globin|ämie:** Auftreten freien Hämoglobins im Blut bei schwerster Hämolyse (z.B. bei MARCHIAFAVA-Anämie, Schwarzwasserfieber, Kältehämoglobin-



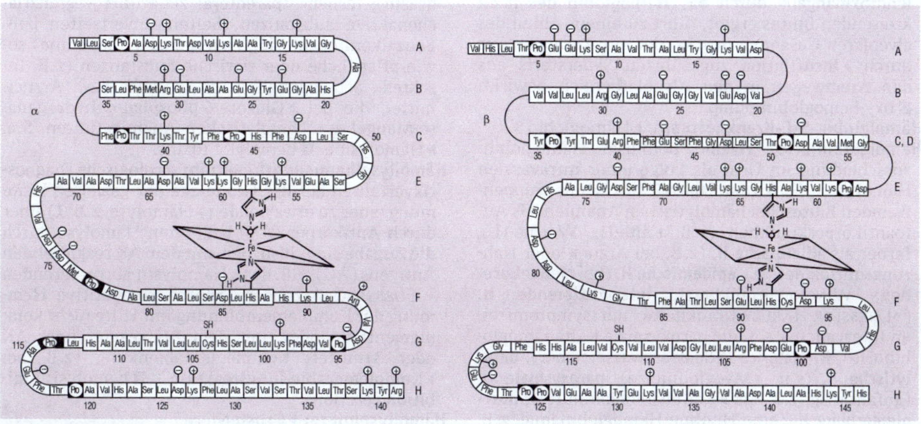


**Hämoglobin:** Aminosäurensequenz der α- u. β-Kette. **Ala** = Alanin; **Gly** = Glycin; **Val** = Valin; **Glu** = Glutaminsäure; **Thr** = Threonin; **Cys-SH** = Cystein; **His** = Histidin; **Lys** = Lysin; **Asp** = Asparaginsäure; **Leu** = Leucin; **Pro** = Prolin; **Phe** = Phenylalanin; **Met** = Methionin; **Try** = Tryptophan; **Arg** = Arginin; **Ser** = Serin; **Tyr** = Tyrosin. [142]

urie); Folge unzureichender Bindung durch das Haptoglobin (vor dem Umbau zu Gallenfarbstoffen); evtl. mit Hämoglobinurie. E hemoglobinemia.

**Hämo|globin|anomalien:** s.u. ▸Hämoglobin. E abnormal hemoglobins.

**Hämo|globin|gehalt:** **1)** der Hb-Gehalt des Einzelerythrozyten (»$Hb_E$« = »MCH«, ▸Färbekoeffizient). E mean corpuscular hemoglobin (MCH). **2)** unzutreffende Bez. (da Mengenangabe) für die ▸Hämoglobinkonzentration.

**Hämo|globin|konzentration,** Hb-Konzentration: **1)** der Hämoglobingehalt pro Volumeneinheit im Blut (s.u. ▸Hämoglobin; in mmol/l oder g/l bzw. g/dl). **2)** als »freies Hb« im Plasma (normal < 0,1 g/dl) oder Urin (< 0,02 mg/dl). E hemoglobin concentration. **3) mittlere korpuskuläre H.,** Sättigungsindex: die H. (in mmol/l oder g/l bzw. g/dl) der Erythrozyten (ohne Blutplasma!), meist berechnet aus H. im Blut, geteilt durch den Hämatokrit. E mean corpuscular h. c., Abk. MCHC.

**Hämo|globino|meter:** lichtoptisches oder photoelektrisches Kolorimeter für die Hämoglobinometrie nach Überführen des Hämoglobins z.B. in salzsaures Hämatin (▸Hämometer; s.a. ▸SAHLI-H.), in alkalisches u. Cyanhämatin, Carboxy- u. Oxyhämoglobin, reduziertes Hb oder ▸Hämiglobincyanid (KING-GILCHRIST, BETKE-SAVELSBERGER). E hemoglobinometer.

**Hämo|globino|metrie:** quantitative Bestimmung des Hämoglobingehalts des Blutes (oder einer anderen Flüssigkeit), z.B. mittels eines ▸Hämoglobinometers oder refraktometrisch (STODDARD-ADAIR), fluorometrisch (als Protoporphyrin), gasometrisch.

**Hämo|globino|pathie:** Sammelbegriff für erbliche Erkrankungen durch Hämoglobinanomalien infolge Störung der Globinsynthese; ▸Hämoglobin C, D, E, H, M, S; s.a. ▸Sichelzellanämie. E hemoglobinopathy.

**Hämo|globinor|rhö:** Austritt von Hämoglobin bzw. – i.w.S. – von Blut aus den Gefäßen, z.B. in die Haut infolge venöser Stauung beim Taucher, bei Brustkorbquetschung. E hemoglobinorrhea.

**Hämo|globin|präzipitation:** die Ausfällung von Hämoglobin bei ▸Hämolyse innerhalb des Blutgefäßsystems u. der Nierentubuli (s.a. ▸Crush-Niere, ▸Hämoglobinurie). – Als diagnostische H. eine Immunodiffusionsmethode. E hemoglobin precipitation.

**Hämo|globin|quotient:** ▸Färbeindex. E color index.

**Hämo|globin|sättigungs|index:** Quotient aus gefundenem u. normalem Färbekoeffizienten; Normwert 0,9–1,1.

**Hämo|globin-Sauerstoff-Pumpe:** das Prinzip der Diffusionsatmung bei Atemstillstand. Die Volumendifferenz, die sich aus der Sauerstoffaufnahme u. Kohlendioxidabgabe durch das Hämoglobin des noch kreisenden Blutes ergibt, führt zu einem Abfall des alveolären Gesamtgasdrucks, der ein Ansaugen des durch ▸Insufflation zugeführten Sauerstoffs aus den Atemwegen in den Alveolarbereich bewirkt. E oxy-hemoglobin pump.

**Hämo|globin-S-C-Krankheit:** s.u. ▸Hämoglobin S.

**Hämo|globin|urie,** Haemoglobinuria: Hämoglobinausscheidung im Urin als Folge einer intravasalen Hämolyse. – H. tritt auf nach Transfusion gruppenfremden Blutes, bei hämolytischen Anämien, als Autoantikörperkrankheit (z.B. Kälte-H., Wärme-H.), ferner als **all|ergische H.** (z.B. bei Arznei- oder Nahrungsmittelallergie), **epidemische H.** (bei Neugeborenen; WINCKEL-Krankheit), **intermittierende H.** (»DRESSLER-HARLEY-Krankheit«, mit symptomfreien Intervallen; i.e.S. die paroxysmale Kältehämoglobinurie), **H. malarica** (▸Schwarzwasserfieber), **paralytische H.** (s.u. ▸Myoglobinurie), **paroxysmale H.** (anfallsartig; z.B. als ▸Kältehämoglobinurie), **postglomeruläre H.** (eine H. ohne Hämoglobinämie, z.B. bei Blutung nach Ureterenkatheterismus), **H. recurrens** cum anaemia haemolytica (paroxysmale nächtliche H. = ▸MARCHIAFAVA-Anämie), **toxische H.** (z.B. durch Arsen, Schwefelwasserstoff, Schlangengift, Toxine; auch bei Malaria, Gelbfieber). E hemoglobinuria.

**Hämo|globin|zylinder:** aus Hämoglobin bestehende Harnzylinder, z.B. bei massiver Hämoglobinurie. Führen u.U. zu Verlegung der Nierenkanälchen. E hemoglobin cast.

**Hämo|gramm:** das periphere ▸Blutbild; i.e.S. das ▸Differentialblutbild. E hemogram.

**Hämo|klasie:** **1)** das Geschehen der ▸hämoklasischen Krise. **2)** ▸Erythroklasie. E hemoclasis.

**hämo|klas(t)ische Krise:** durch ▸Immunkomplexe ausgelöste akute Reaktion des leuko-thrombozytären Systems innerhalb der Blutbahn; u. zwar als Leuko- u. Thrombozytensturz u. -agglutination, erhöhte Gerinnbarkeit (Hyperkoagulabilität), Hypoproteinämie u. Blutdruckabfall. E hemoclastic crisis.

**Hämo|konien:** ▸Chylomikronen. E hemoconia.

**Hämo|konzentration:** Bluteindickung durch Verminderung des Plasmawassers (evtl. mit ▸Hypernatriämie u. Plasmahypertonie) bei Flüssigkeitsverlusten (▸Exsikkose) oder aber durch Vermehrung der zellulären Elemente (bei Polycythaemia vera, Polyglobulie). E hemoconcentration.

**Hämo|lipo|krit:** Gerät zur Bestimmung des Fettgehaltes des Blutes.

**Hämo|lith:** ▸Phlebolith. E hemolith.

**Hämo|lysat:** Produkt der ▸Hämolyse. E hemolysate.

**Hämo|lyse:** die Auflösung (Zerstörung) der roten Blutkörperchen, u. zwar innerhalb des Organismus (intra- bzw. extravasal) oder aber im Reagenzglas (z.B. bei der Resistenzbestimmung). Erfolgt im Blut (bei hämolytischen Syndromen, Krisen) u. im RES, v.a. in der Milz (hierbei mit Speicherung der Abbauprodukte; s.a. ▸Hämosiderose) in der Folge einer thermischen, mechanischen (Turbulenzen, hohe Schubbeanspruchung, z.B. bei Herzklappenfehler, -prothesen, in Herz-Lungen-Maschine), osmotischen (= Osmolyse), enzymatischen, toxischen (▸Hämolysegifte) oder immunologischen (s.a. ▸Komplement, ▸Immunhämolyse, hämolytische ▸Anämie) Schädigung der Erythrozyten sowie bei angeborener Minderwertigkeit der Ery (bei Enzymdefekten) u. bei ▸Hämoglobinanomalien; ferner – im Blutagar – durch hämolytische Substanzen von Bakterien (als ▸Alpha-, ▸Beta- u. ▸Gamma-H.). – Ferner der physiologische, ca. 0,85 % der Ery/Tag betreffende Abbau im Rahmen der Blutmauserung (entsprechend einer Ery-Lebensdauer von ca. 120 Tg.); bei höherem Ery-Umsatz besteht Gefahr der hämolytischen Anämie, evtl. mit ▸Hämoglobinämie u. -urie. E hemolysis.

**Hämo|lyse|gifte,** Haemolytica: Substanzen mit Hämolyse-auslösender Wirkung; Chemikalien (Kalium- u. Natriumchlorat, Nitro- u. Dinitrobenzol, Phenylhydrazin); ferner – parenteral zugeführt – grenzflächenaktive Substanzen (Seifen, Invertseifen [z.B. Benzalkoniumchlorid], Detergenzien, Saponine) sowie pflanzliche oder tierische Substanzen (z.B. Insekten-, Schlangengift); i.w.S. Stoffe bzw. Arzneimittel, die bei ▸Glucose-6-phosphat-dehydrogenase-Mangel zur hämolytischen Anämie führen. S.a. ▸Hämolysine. E hemolytic toxins.

**Hämo|lyse|hemmungs|reaktion:** serologische Diagnostikverfahren auf der Grundlage der gezielten Hemmung einer zu erwartenden ▸Hämolyse, z.B. **1)** einer durch Antikörper (AK) bedingten Hämolyse durch die Zugabe eines löslichen, mit dem AK reagierenden Antigens (AG), z.B. des – Hämolysin-absorbierenden – FORSSMAN-AG, oder **2)** durch kompetitive Hemmung der Komplementbindung mit Hilfe nicht komplementbindender, mit dem AG reagierender AK oder **3)** mittels Komplementablenkung (z.B. bei ▸Komplementbindungsreaktion.). E hemolysis inhibition reaction.

**Hämo|lyse|niere:** ▸Crush-Niere.

**Hämo|lyse|schock:** Schock infolge intravasaler Hämolyse (i.e.S. als ▸Transfusionsschaden bei Blutgruppenunverträglichkeit). Eine Sofortreaktion mit

Kopf-, Kreuz-, Nierenschmerzen, Schwindel, Schüttelfrost, Temperaturanstieg, Schweißausbruch, Kollaps. E hemolytic shock.

**hämo|lysierend:** ▸Hämolyse herbeiführend; s.a. ▸hämolytisch. E hemolyzing.

**Hämo|lysin:** **1)** Sammelbegriff für ▸Hämolyse bewirkende (zytolytische) ▸Antikörper. E hemolysin. **2)** ▸Hämolysegifte einschließlich bakterieller, hämolysierender Enzyme wie z.B. Strepto-, ▸Staphylokinase.

**hämo|lytisch:** die ▸Hämolyse betreffend oder bewirkend (hämolysierend), mit H. einhergehend, durch sie bedingt; z.B. ▸hämolytische Krise, h. ▸Anämie. E hemolytic.

**hämo|lytische Krise:** akuter Blutzerfall bei hämolytischen ▸Anämien (s.a. ▸hämolytisch-urämisches Syndrom); geht einher mit Beeinträchtigung des Allgemeinzustandes, Magen-Darm-Erscheinungen, Fieber, Pulsbeschleunigung, Kreislaufschwäche (bis Kollaps), Hämoglobinurie u. nachfolgender Gelbsucht. E hemolytic crisis.

**hämo|lytisches System:** *Immunologie* (BORDET-GENGOU) ein Indikatorsystem für die ▸Komplementbindungsreaktion: EA = Erythrozyten (Hammel) + Ambozeptor (= anti-Erythrozyten-Antikörper). E hemolytic indicator system.

**hämolytisch-urämisches Syndrom (Gasser):** v.a. im Säuglings- u. Kleinkindalter im Rahmen von Infekten auftretende akute hämolytische Anämie (ohne nachweisbare Antikörper) mit gleichzeitig auftretender Niereninsuffizienz. Typisch im Blutbild: groteske Erythrozytenfragmente. Prognose ist unterschiedlich. Tritt gehäuft bei Infektion mit enterohämorrhagischen ▸Escherichia coli (EHEC) auf. Entsprechende Krankheitsbilder sind auch bei Erwachsenen beschrieben. E hemolytic-uremic syndrome.

**Hämo|mẹter:** Hämoglobinometer, mit dem die Hämoglobinbestimmung durch Farbvergleich des in eine Küvette verbrachten Blut-Salzsäure-Gemisches mit einem verschiebbaren Gelatine-Farbkeil erfolgt; z.B. nach SAHLI. E hemometer.

**Hämo|myelo|grạmm:** das aus einem Knochenmarkausstrich (▸Hämatomyelogramm) gewonnene »zentrale ▸Blutbild«.

**Hämo|pathịe:** Erkrankung des Blutes u. der Blut bildenden Gewebe; z.B. Anämien, Hämoblastosen, hämorrhagische Diathesen. E hemopathy.

**Hämo|per|fusion:** Blutreinigungsverfahren, bei dem das Blut durch eine mit Adsorbenzien (z.B. Aktivkohle, Kunstharz) gefüllte Filterkerze gepumpt wird. ***Anw.*** bei Vergiftungen mit einigen lipophilen u. proteingebundenen Substanzen (z.B. organische Lösungsmittel, Insektizide, Salicylate, Pilzgifte), deren Ausfilterung mit ▸Hämofiltration nicht möglich ist. Das gereinigte Blut wird durch ein Wärmebad u. anschließend über eine Vene zurück in den Körper geleitet. E hemoperfusion.

**Hämo|pexịn,** Abk. Hx: zu komplexer Bindung von Häm befähigtes Glykoprotein ($\beta_1$-Globulinfraktion der Plasmaproteine); labor bei hämolytischen Zuständen vermindert (bzw. nicht nachweisbar). E hemopexin.

**hämophil:** Blut bevorzugend = mit Affinität zu Blut; von Blut lebend; s.a. ▸Hämophilie. E hemophil(e).

**Hämo|philịe:** die Bluterkrankheit. In zwei Formen vorkommender, X-chromosomal-rezessiv erblicher (durch heterozygote Frauen als Konduktorinnen übertragener), sporadischer Gerinnungsdefekt i.S. einer hämorrhagischen Diathese verschiedenen Schweregrades. Die Blutgerinnungsstörung beruht meist auf Minderaktivität der ▸Faktoren VIII (Hämophilie A) bzw. IX (Hämophilie B). Sehr selten wurde gleichzeitiges Auftreten von Hämophilie A u. Hämophilie B beschrieben (s.a. Schema). Hierbei ist bei normaler primärer Blutungszeit die Vorphase der ▸Blutgerinnung, d.h. die Bildung der »Blutthrombokinase«, gestört (s.a. ▸Intrinsic-Gerinnungssystem), während die Bildung der »Gewebsthrombokinase« (s.a. ▸Extrinsic-Gerinnungssystem) intakt ist; s.a. ▸Immunhemmkörperhämophilie. E hemophilia (e.g. A = classical; B, C = factor XI deficiency; vascular). **1) H. A, Haemophịlia vẹra,** klassische H., H. I: die frühzeitig, z.T. als Neugeborenen-H., u. fast nur beim männl. Geschlecht auftretende H. (geschlechtsgebunden-rezessiv vererbt; bei Mädchen evtl. Teildefekte aufgrund einer Faktor-VIII-Verminderung). Im Vordergrund stehen nach kleinsten stumpfen Verletzungen auftretende (= mikrotraumatische) Blutungen, besonders in Gelenke u. Muskeln. Die Krankheit ist durch Behandlung z.B. mit Frischblut, antihämophilem Globulin oder Plasma, Faktor-VIII-Konzentrat, COHN-Fraktion günstig beeinflussbar. **2) H. B,** Christmas-Krankheit, H. II, Deuterohämophilie: eine H. aufgrund einer Faktor-IX-Verminderung. Die Symptome entsprechen denen der A-Form; die Substitutionstherapie erfolgt mit Plasma oder Faktor-IX-haltigem Konzentrat, Konservenblut. **3) H. C:** das inkorrekt als H. bezeichnete PTA-Mangel-Syndrom, ▸ROSENTHAL-Krankheit. – **H., kalzi|prịve:** eine inkorrekt als H. bezeichnete hämorrhagische Diathese bei Calciummangel (▸Hypokalziämie). – **H., vaskuläre:** die Angiohämophilie, ▸WILLEBRAND-JÜRGENS-Syndrom.

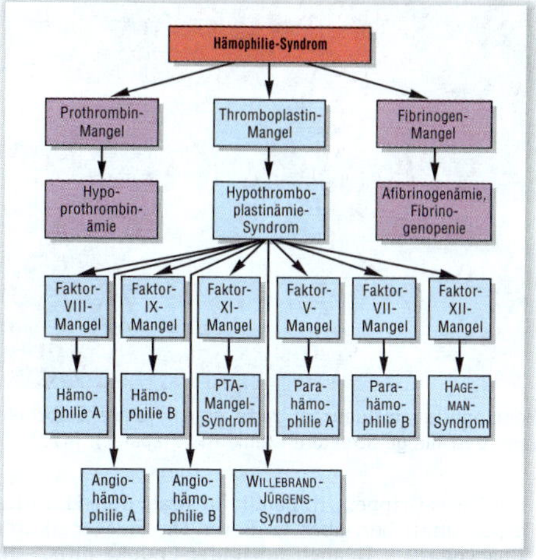


**Hämophilie.** [320]

**Haemọ|philus:** eine Gattung der ▸Haemophilus-Gruppe. Gramnegative fakultativ anaerobe, sporenlose, unbewegl., pleomorphe Stäbchen, die zum Wachstum Eisen (z.B. aus Hämoglobin, Blut) bzw. die Wuchsfaktoren X (= Hämin) u. V (= NAD) benötigen. Die wichtigsten humanpathogenen Arten sind H. influenzae, aegyptius u. ducreyi. Andere Arten sind beim Menschen Schleimhautbewohner u. Teil der normalen Mundflora und bedingt pathogen bei verminderter Resistenz, z.B. H. parainfluenzae, H. haemolyticus. – **H. aegypti(c)us, H. conjunctivitidis,** (KOCH-)WEEKS-Bazillus: fakultativ anaerober, bipolar färbbarer Erreger einer akuten, beidseitigen, eitrigen, prognostisch günstigen Bindehautentzündung (KOCH-WEEKS-Konjunktivitis) in Gebieten mit warmem Klima. E Week's bacillus. – **H. aphrọphilus:** vermutlich ein normaler Mund- u. Atemwegekeim; gelegentlich bei Endokarditis, Pneumonie nachgewiesen. – **H. dụcreyi:** hantel- u. rautenförmiger H. mit Schleimhülle; in »Fischzug-« oder »Prozessionsanordnung«; Erreger des Chankroids (▸Ulcus molle). – **H. influẹnzae,** PFEIFFER-Bazillus: kurze, kokkoide, in Jugendphasen kapseltragende Stäbchen (Abb.). Besiedelt den oberen Respirationstrakt; löst bei Kindern (meist unter 5 Jahren) Meningitis, Epiglottitis u. andere Entzündungsprozesse aus (Laryngitis, Konjunktivitis, Endokarditis, Kolpitis, atypische Pneumonie mit eitriger Bronchitis); kompliziert nicht sel-

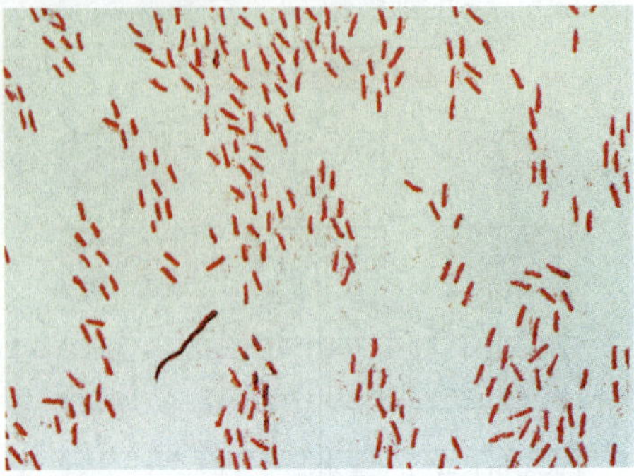

**Haemophilus influenzae:** zarte gramnegative Stäbchen, vereinzelt fädige Strukturen (mikrosk. Präparat). [479]

ten Virus-Grippe. – **H. para|influenzae:** dem H. influenzae ähnlicher, aber größerer H., Erreger akuter Pharyngitis, u.U. auch subakuter Endokarditis. – **H. vaginalis:** ▸Gardnerella vaginalis.

**Haemo|philus-Gruppe:** Gruppe kleiner gramnegativer, aerober, unbeweglicher Bakterienstäbchen ohne Sporenbildung. Gattungen: Haemophilus, ▸Bordetella, ▸Eikenella.

**Häm|ophthalmus:** Blutung in die Augenhöhle (= **H. externus**) oder in Glaskörper, Regenbogenhaut u. vordere Augenkammer (= **H. internus**); oft mit Blutung unter die Bindehaut, Chemosis, Lidhämatom. E hemophthalmia, hemophthalmus.

**Hämo|po(i)ese:** die Bildung der Blutkörperchen (= korpuskuläre Blutelemente), ▸Blutbildung (dort Schema). E hemopoiesis.

**Hämo|po(i)etin:** ▸Erythropo(i)etin. E hemopoietin.

**hämo|po(i)etisch:** Blut bildend, die ▸Hämopoese betreffend. E hemopoietic.

**Hämo|proteine:** ▸Chromoproteide mit Häm, Hämatin o.a. Eisenporphyrinen als prosthetische Gruppe: Hämoglobin (u. Derivate), Myo-, Verdoglobin, Katalase, Cytochrome, Peroxidasen. E hemoproteins.

**Hämo|ptoe, Hämo|ptyse:** Bluthusten; das Aushusten blutigen Auswurfs oder reinen Blutes aus der Lunge oder den Atemwegen, z.B. bei (großkavernöser) Lungentuberkulose, bei Lungentumor, -embolie, Bronchiektasien. Die Blutung ist meist venös, gelegentlich – z.B. bei Arrosionsblutung – arteriell (u. massiv sprudelnd, oft mit schaumigem Auswurf, alarmierend). E hemoptysis. – **H., hereditär-familiäre:** die H. z.B. bei OSLER-, CEELEN-GELLERSTEDT-Syndrom. – **H., kardiale:** H. mit rötlichem Auswurf oder hellem Blut infolge Diapedeseblutung aus blutüberfüllten Lungenkapillaren bei Linksherzinsuffizienz oder kardial bedingter pulmonaler Hypertonie. E cardiac h. – **H., parasitäre:** H. bei Befall der tiefen Atemwege durch Würmer (Fasciola hepatica, Paragonimus, Ascaris lumbricoides, Ancylostoma duodenale, Echinococcus), Protozoen, i.w.S. auch durch Mikroorganismen (Spirochaeta bronchoseptica, Staphylo-, Pneumokokken, Viren, Pilze). E parasitic h.

**Hämo|reflektor (Brinkman):** Gerät für die direkte ▸Oxymetrie anhand der Reflexionsintensität von Rotlicht.

**Haemo|rheologica, Hämorheologika:** Substanzen, die die Fließeigenschaften des Blutes verbessern; ***Wirkst.:*** z.B. Hydroxyethylstärke, Dextran, polymere Polypeptide (z.B. Gelatinepolysuccinat); s.a. ▸Hämodilution. E hemorheologics.

**Hämo|rheologie:** ▸Hämorrheologie.

**Hämor|rhagie, Haemor|rhagia:** ▸Blutung. E hemorrhage. – **H. bron|chialis:** bronchiale ▸Hämoptoe. – **H. cere|bralis:** ▸Hirnblutung. – **H. gast|rica:** ▸Magenblutung. – **H. intermenstrualis:** ▸Metrorrhagie. – **H. intraocularis:** ▸Haemophthalmus internus. – **H., kapsulo|ganglionäre:** Blutung in die Basalganglien im Bereich der ▸Capsula interna u. externa; bei Apoplexie. – **H. per dia|brosin:** ▸Arrosionsblutung. – **H. per diapedesin:** ▸Diapedeseblutung. – **H. per dihairesin:** Blutung nach Gefäßdurchtrennung. – **H. per rhexin:** ▸Rhexisblutung.

**hämor|rhagisch, haemorrhagicus:** mit Blutaustritt einhergehend, eine ▸Blutung herbeiführend, betreffend. – **h. Fieber:** mit Blutungen einhergehende fieberhafte Infektionskrankheiten, z.B. das h. ARBO-Viren-Fieber (ein epidem. Fieber), das Südamerikanische h. F. (▸Junin-Fieber), das Südostasiatische h. F. (s.u. ▸Dengue-Fieber), das h. Kongo-Krim-Fieber (▸Krimfieber), das ▸Omsker h. Fieber sowie das h. F. mit renalem Syndrom (s.u. ▸Hanta-Viren). E hemorrhagic fever. – **h. Syndrom:** die klinischen Bilder der hämorrhagischen ▸Diathesen; z.T. als Verbrauchskoagulopathie bzw. ▸Fibrinolysesyndrom; als pulmorenales Sy. das ▸GOODPASTURE-Syndrom.

**Hämor|rheologie:** Wissenschaft, die sich mit den Fließeigenschaften des Blutes (u. deren Verbesserung) sowie Messmethoden der sie beeinflussenden Faktoren beschäftigt (z.B. Erythrozytenaggregation, -flexibilität, Plasma-, Blutviskosität); – s.a. ▸Thromboseneigung. E hemo(r)rheology.

**Haemor|rhinia:** ▸Epistaxis.

**haemor|rhoidal(is):** zum unteren Teil des Mastdarms (einschließlich des Afters) gehörend, die Hämorrhoidalgefäße betreffend (Arteria u. Venae rectales, Plexus haemorrhoidalis = Hämorrhoidalring). E hemorrhoidal.

**Hämor|rhoidal|blutung:** Abgang hellroten Blutes aus Hämorrhoidalknoten. E hemorrhoidal bleeding.

**Hämor|rhoidal|knoten:** knotig vorspringende, u.U. thrombosierte oder fibrös organisierte ▸Hämorrhoiden. – Als BRODIE-H. eine Schleimhautschwellung am unteren Pol einer ▸Analfissur. E hemorrhoidal node.

**Hämor|rhoidal|prolaps:** vorübergehendes oder dauerhaftes spontanes Vortreten innerer Hämorrhoiden durch den Bereich des Afterschließmuskels. Bei Einklemmung (u. längerer Dauer) besteht Gefahr der Gangrän u. Spontanamputation. E prolapse of hemorrhoid.

**Hämor|rhoid|ektomie:** die operative Entfernung von Hämorrhoiden, Hämorrhoidalknoten. E hemorrhoidectomy.

**Hämor|rhoiden:** knotenförmige Erweiterung bzw. Hyperplasie des in der Zona haemorrhoidalis des Afterkanals gelegenen Mastdarmschwellkörpers, früher als **innere H.** bezeichnet. ***Ätiol.:*** Als Hauptursache gilt eine allgemeine konstitutionelle Bindegewebsschwäche; als begünstigende bzw. auslösende Faktoren gelten Obstipation, Pfortaderhochdruck, Erkrankungen des Kontinenzorgans, Schwangerschaft, langzeitiges Sitzen u. Stehen, Beckentumoren, bei Älteren auch Stuhlinkontinenz. ***Klinik:*** Stuhldrang (▸Tenesmus), Blutungen, Ekzeme, Juckreiz (Pruritus ani) sowie – als Komplikationen – Hämorrhoidalprolaps, akute Hämorrhoidalthrombose, periproktitischer Abszess, Geschwüre, Gangrän, septische Thrombophlebitis der Pfortader. Die Beurteilung des Schweregrads erfolgt anhand nachstehender Einteilung: Grad I = leichte Vorwölbungen, äußerlich nicht sichtbar, Grad II = H. prolabieren beim Pressen, spontane Reposition, Grad III = Prolaps kann digital reponiert werden, Grad IV = nicht reponible, permanente Hämorrhoidalknoten. ***Ther.:*** Behandlung erfolgt konservativ (anästhesierend u. antiphlogistisch; diätetisch), durch Sklerosierung, Infrarotkoagulation, Kryohämorrhoidektomie oder operativ (v.a. durch Hämorrhoidektomie bzw. durch Schließmuskeleinkerbung oder durch submuköses Ausschneiden). E piles, hemorrhoids. – **H., äußere:** H. in der Zona anocutanea des Afters, als Gebilde oberflächlicher Äste der Vena rectalis inferior; meist aber nur perianale Hämatome. E external h. – **H., intermediäre:** H. an der Haut-Schleimhaut-Grenze, neigen zu Spontanprolaps (u. spontaner Reposition). E mixed h., mucocutaneous h.

**Hämo|siderin:** ein dem Ferritin funktionell nahe stehender eisenhaltiger Eiweißkörper; als Speicherform des Eisens ein gelbbraunes, wasserunlösliches Pigment uneinheitlicher Zusammensetzung, bestehend aus Eisen(III)-hydroxid, dem Eiweiß Aposiderin, Kohlenhydraten, Lipiden, Kupfer u. Calcium; wird im ▸retikulohistiozytären System (RES), aber – v.a. bei ▸Hämosiderose – auch in Organparenchymen abgelagert. E hemosiderin.
**Hämo|siderin|ring:** ▸KAYSER-FLEISCHER-Ring.
**Hämo|siderin|urie:** die bei Hämosiderose nach Erschöpfung der Rückresorptionskapazität der Nierenkanälchen (▸Tubuli) erfolgende Ausscheidung von ▸Hämosiderin mit dem Harn. E hemosiderinuria.
**Hämo|siderose, Haemosiderosis:** vermehrte Eisenablagerung in Form von Hämosiderin. Als **allgemeine H.** bei Störungen des Eisenstoffwechsels (z.B. chronische hämolytische Anämie) u. bei krankhaft gesteigerter Eisenresorption im Darm (idiopathische ▸Hämochromatose). Als **örtliche H.** vor allem bei chronisch venöser ▸Insuffizienz im Knöchel- u. Unterschenkelbereich, nach wiederholten Kapillarblutungen mit nachfolgender unspezifischer Granulombildung mit Hämosiderinspeicherung u. Ausbildung winziger, zunächst gruppiert zusammenstehender u. allmählich flächenhaft konfluierender rotbrauner bis kupferfarbener Fleckchen (Dermatite ocre et purpurique GOUGEROT). Ähnliche Hämosiderinablagerungen aber auch bei chronischer, schwerer Rechtsherzinsuffizienz sowie nach Granulomen, Verletzungen, Blutergüssen, Ulzera jeder Genese u. postphlebitisch entlang der vormals entzündeten, oberflächlichen Vene. E hemosiderosis. – **H. cutis:** umschriebene oder großflächige Hämosiderinablagerungen in der Haut. – **H. iridis:** Farb- u. degenerative Veränderungen der Iris als erworbene Heterochromie, z.B. nach Blutung in die Vorderkammer (Hyphaema).
**Hämo|siten:** ▸Blutparasiten. E hemosites.
**Hämo|spermatismus, -spermie:** makro- oder mikroskopische Blutbeimengung im Sperma, bei örtlicher Entzündung, Tumor, Verletzung. E hemospermia.
**Haemo|sporidia:** *Protozoologie* eine Unterordnung der ▸Coccidia; umfasst die Familien Plasmodiidae (▸Plasmodium), Haemoproteidae u. Leukocytozoidae; in Erythrozyten parasitierend (»Blutparasiten«); werden von Insekten übertragen.
**Hämo|stase:** **1)** die spontane oder künstlich (operativ oder medikamentös) herbeigeführte ▸Blutstillung, i.e.S. das den Blutungsstillstand herbeiführende Zusammenspiel zahlreicher Faktoren (u. Reaktionen): Nervensystem (bewirkt reflektorische Engstellung der Gefäße = Vasokonstriktion mit Blutströmungsverlangsamung), Hämodynamik (Änderung des Blutdrucks, der treibenden Kraft = »vis a tergo«), Gewebe (Kollagen der Gefäßwand u. -umgebung; bewirkt das Haftenbleiben der Blutplättchen mit deren nachfolgender »visköser Metamorphose«), Blutbestandteile (Thrombo-, Erythrozyten, Gerinnungsfaktoren des Plasmas [s.u. ▸Blutgerinnung], ▸Fibrinolysesystem), RES (Beseitigung von Fibrin-, Fibrinogenabbauprodukten, aktivierten bzw. überalterten Gerinnungsfaktoren). **2)** Blutstockung (▸Stase). E hemostasis.
**Hämo|staseo|gramm:** Gerinnungsstatus (Koagulogramm) des Blutes, ergänzt durch Blutungszeit, Thrombozytenzahl u. -funktion; erfasst (sub)global die ▸Blutgerinnung sowie Einzelfaktoren der Gerinnung u. der Fibrinolyse.
**Hämo|staseo|pathien:** die Plus- u. Minusstörungen der spontanen Blutstillung (▸Hämostase); s.a. ▸Koagulopathien (dort Tab.). E hemostasiopathy.
**Hämosta|tica, -tika:** Mittel zur ▸Blutstillung. E hemostatics.
**hämostatisches Gleichgewicht:** das natürliche dynamische Gleichgewicht zwischen der allgemein nicht in Erscheinung tretenden (»latenten«) Blutgerinnung u. der Fibrinolyse im Bereich des Endstromgebiets des Kreislaufs. E hemostatic balance, h. equilibrium.
**Hämo|stilett:** sterile Lanzette (als Einweginstrument) zum Einstich in die Haut zwecks Blutentnahme.
**Hämostyp|tica, -tika:** Mittel für die ▸Blutstillung; ▸Antihämorrhagica. E hemostyptics, hemostatics.
**Hämo|tacho|gramm:** graphische Aufzeichnung der Messergebnisse der Blutströmungsgeschwindigkeitsmessung mittels direktionaler Ultraschall-DOPPLER-Geräte (s.u. ▸Ultraschall-Diagnostik). S.a. Abb. E hemotachogram.

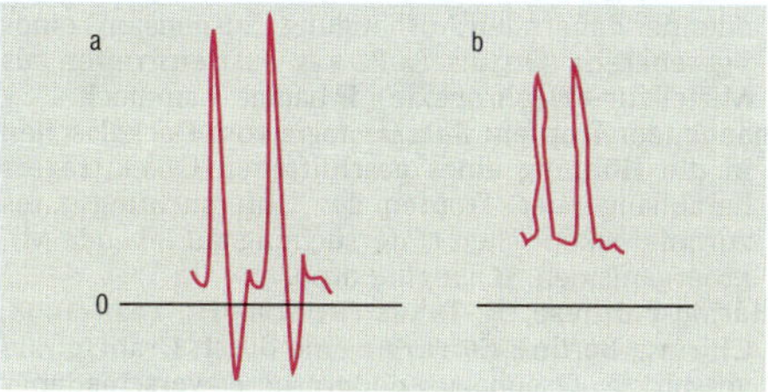


**Hämotachogramm:** H. der Arteria femoralis; a) bei Normalverhältnissen, b) bei höhergradiger Stenose der Arteria iliaca externa. [289]

**Hämo|therapie:** Behandlung durch Verabfolgung von Blut, Blutderivaten u. -ersatzstoffen (als »**H. nach Maß**« nur solcher ▸Blutderivate, die der Patient speziell benötigt, d.h. kein Vollblut); s.a. ▸Eigenblutbehandlung. E hemotherapy.
**Hämo|thorax:** ▸Hämatothorax. E hemothorax.
**Haemo|toxis:** ▸Sepsis.
**hämo|trop:** mit Bevorzugung von Blut(körperchen). E hemotropic.
**Häm|oxy|meter:** Gerät zur Sauerstoffbestimmung im Blut; s.a. ▸Hämoreflektor. E hemoxometer.
**Häm|oxy|tensiometer:** Polarograph mit Quecksilber-Tropfelektrode zur Bestimmung des Sauerstoff-Partialdruckes im Vollblut.
**Hämo|zyt:** histor. Bez. für Blutzellen. E hemocyte.
**Hämo|zyto|blast:** pluripotente ▸Stammzelle des Knochenmarks als gemeinsame Vorstufe der ▸Blutbildung. E hemocytoblast.
**Hämo|zyto|meter:** Zählkammer für Blutkörperchen. E hem(at)ocytometer.
**Hämo|zyto|pherogramm:** graphische Darstellung der Wanderungsgeschwindigkeiten bei der ▸Zellelektrophorese. E hemocytopherogram.
**Hämo|zyt|urie:** ▸Hämaturie, i.e.S. als Mikrohämaturie. E hematocyturia.
**Hände|des|infektion:** ▸Desinfektion der Hände u. Unterarme, insbes. vor invasiven (operativen) Eingriffen (u. während einer Operation u.U. wiederholt: »Zwischendesinfektion«); als **klassische H.** (FÜRBRINGER, AHLFELD; s.a. ▸Hautdesinfektion) mit abschließender Alkoholwaschung. Erfolgt derzeit meist unter Verwendung hautschonender Antiseptika. E hand disinfection.
**Hände|zittern:** ▸Tremor der Hände. E hand tremor.
**Händigkeit:** die dauernde Überlegenheit einer Hand (= Rechts- bzw. Links-H.) bei Kraft- u. Geschicklichkeitserfordernis (angeboren infolge Dominanz der Großhirnhemisphäre der Gegenseite oder erworben infolge Umerziehung). – Als Beidhändigkeit die beidseit. Gleichwertigkeit. E handedness.
**Hänge|bein:** *Chirurgie* Jargon-Kurzbezeichnung für die Behandlungsverfahren zur Streckung (▸Extension) des Beines durch Zug am vertikal aufgehängten Bein (z.B. bei der ▸SCHEDE-Suspension). E vertical (leg-)suspension.
**Hänge|brust:** ▸Mastoptose. E pendulous breasts.
**Hänge|fuß:** der schlaff herabhängende ▸Spitzfuß bei Peroneuslähmung; bei gleichzeitiger Oberschenkel- u. Hüftmuskelschädigung als Dreschflegelfuß. E drop foot.
**Hänge|gips:** (J. A. CALDWELL) Oberarmgipsverband (in 90°-Beugung im Ellbogengelenk), befestigt an einer um den Hals geführten, in Handgelenkhöhe fi-

H

xierten Schlinge. Erzielt durch Schwerkraftwirkung – v.a. bei Kindern – bei Oberarmbrüchen im rumpfnahen oder mittleren Drittel meist gute ▸Retention der Bruchenden i.S. einer ▸Extension (s.a. ▸POELCHEN-Methode). **E** hanging cast (therapy).

**Hänge|hand:** *Neurologie* ▸Fallhand. **E** drop hand.

**Hänge|hüfte:** *Orthopädie* s.u. ▸VOSS.

**Hänge|matte:** plastisch gebildetes hängemattenartige Gaze- oder Leinenstreifenzügel zur vorübergehenden Vorlagerung eines Organs bei Operationen oder der dauernden Aufhängung (Suspension) eines »gesenkten« Organs (z.B. aus Faszienstreifen als Mittel zur ▸Nephropexie). **E** hamac, hammock.

**hängender Tropfen:** *Bakteriologie* vom Deckgläschen in die Höhlung eines geschliffenen Objektträgers herabhängender Tropfen des Untersuchungsgutes zur mikroskopischen Untersuchung auf lebende Mikroorganismen. **E** hanging drop.

**Häring-Prothese, H.-Tubus** (RUDOLF H., 1928–1998, Chirurg, Berlin): *Chirurgie* eine durch Drahtspirale verstärkte Ösophagusendoprothese verschiedener Standardlänge, die am mundseitigen Ende in einen fest sitzenden Trichter ausläuft u. am magenseitigen Ende eine trichterförmige, verschiebliche Fixierungsmuffe trägt, die vom eröffneten Magen, von einem ▸Gastrostoma aus, über den nicht drahtverstärkten unteren Prothesenteil an das untere Ende des nicht mehr operativ zu beseitigenden Speiseröhrentumors, d.h. an den Mageneingang hochgeschoben wird, wonach das zu weit vorragende Prothesenende gekappt wird. **E** Häring's tube, H.'s esophageal endoprosthesis.

**Härte: 1)** *Physik* der Widerstand eines festen Körpers gegen das Eindringen eines anderen. Messbar z.B. als BRINELL-ROCKWELL-Kugeldruck-H., VICKERS-Pyramidendruck-H., als Ritz-H. (MOHS-Härte). **2) H. des Wassers:** *Chemie* Gehalt des Wassers an »Härtebildnern« wie Calcium-, Magnesiumcarbonat (Carbonat- oder transitorische H.) bzw. an Sulfat, Chlorid oder Nitrat von $Ca^{2+}$ oder N $Mg^{2+}$ (Nichtcarbonat- oder bleibende H. = die Differenz aus Gesamt- u. Carbonat-H.). Die Angabe erfolgt in Deutschen Härtegraden (°dH) oder mval/l. **3) Strahlenhärte:** die Qualität einer Protonenstrahlung, definiert anhand ihres Durchdringungsvermögens bzw. der sie erzeugenden Röhrenspannung oder Grenzenergie; sie ist umgekehrt proportional der Wellenlänge. **4) H. des Pulses:** s.u. ▸Pulsus durus bzw. mollis. **E** hardness.

**Härtel-Methode** (FRIEDR. FERD. H., geb. 1877, Chirurg, Osaka, Berlin): Lokalanästhesie für die Leistenbruch-Operation; nach Einstich über dem vorderen oberen Darmbeinstachel in Richtung Rücken erfolgt tiefe Infiltration der Bauchmuskeln am Darmbeinkamm sowie – fächerförmig – medial- u. kaudalwärts des Unterhautfettgewebes.

**Härten:** *Histologie* das Schnittfestmachen frischen oder Colloidin-eingebetteten Untersuchungsgutes durch Wasser entziehende Mittel. **E** hardening.

**HAES:** Abk. für ▸Hydroxyäthylstärke.

**Häsitieren:** das Stocken, Hängenbleiben, z.B. des Harnstrahles (bei Harnsteinabgang durch die Harnröhre), des Sprechens (mit mehrmaliger Wiederholung einer Silbe; bei formaler Denkstörung, bei epileptischer Wesensänderung; auch als Dyslexie). **E** hesitating, hesitation.

**Hässler-Syndrom:** (1934) aseptische Epiphyseonekrose der Hüftgelenkpfanne. **E** Hässler's syndrome.

**Häussler-Zeichen** (GEORG H., Neurochirurg, Hamburg): segmentale Schmerzausstrahlung vom Ort eines ▸Bandscheibenprolaps beim Sich-fallen-Lassen vom Zehen- in den Sohlenstand (Beine gestreckt). **E** Häussler's sign.

**Haferkamp-Syndrom:** (1961) ein generalisierter, rasch fortschreitender Tumor (Hämangiosarkom) der Markräume langer Röhrenknochen.

**Hafer|zell|karzinom,** Oatcell-Karzinom, Carcinoma avenocellulare: ein kleinzelliges anaplastisches ▸Bronchialkarzinom mit zytoplasmaarmen Zellen mit rundem bis spindligem, chromatinreichem Kern (»Haferkornzellen«). Bei Metastasierung tritt evtl. ▸Flush auf. **E** oat-cell carcinoma.

**Haff|krankheit:** im Ostseebereich (erstmals 1924 am Frischen Haff) beobachtete akute Krankheit mit Myoglobin- u. ▸Methämoglobinurie u. Störungen der Muskelfunktion. Wahrscheinlich infolge Nahrungsmittelvergiftung durch Fische (bzw. daraus gewonnenem Lebertran), die durch Harze u. Arsenverbindungen aus Abwasser (evtl. Kampfstoffverbindungen?) vergiftet sind. **E** Haff disease.

**Hafnia:** Gattung nicht Sporenbildender, gramnegativer, bei 37°C unbeweglicher Bakterienstäbchen der Coli-Gruppe (Enterobacteriaceae), z.B. **H. alvei** (Enterobacter hafniae), ein Darmbewohner (gelegentlich Erreger von Gastroenteritis).

**Hafnium,** Abk. Hf: ein 2- bis 4-wertiges Element; OZ 72, Atomgew. 178,49; Isotope: $^{168}Hf$–$^{183}Hf$, davon 14 radioaktiv (z.B. Hafnium-181; β- u. γ-Strahler). **E** hafnium.

**Haften: 1)** *Pathologie* ▸Adhäsion. **2)** *Psychologie* formale Denkstörung i.S. des zähen Festhaltens an einem Gedanken infolge Assoziationsmangels. Es bestehen Unfähigkeit, Wichtiges von Nebensächlichem zu trennen, u. umständliches Denken. S.a. ▸Tenazität.

**Haft|glas, -linse:** *Ophthalmologie* ▸Kontaktlinse.

**Haft|platte:** *Zytologie* ▸Desmosom.

**Haft|prothese,** Vakuumprothese: gurtlose Arm- bzw. Beinprothese mit luftdicht schließendem Köcher, in dem – ventilgesteuert – Niederdruck herrscht.

**Haft|reaktion:** unter Haftbedingungen auftretende seelische Veränderungen als Reaktion auf das Haft-, Straferlebnis; z.B. als Haftpsychose (▸GANSER-Syndrom, Depression, Dämmerzustand, paranoides Zustandsbild etc.).

**Haft|schale:** *Ophthalmologie* **1)** ▸Kontaktlinse. **2)** s.u. ▸COMBERG-Verfahren. **3)** Kontaktschale als Hornhautschutz.

**Haft|stiel:** Mesodermstrang zwischen kaudalem Ende des Embryos u. der Mesodermschale des Chorions; der Bildungsort der von Allantoisgefäßen ausgehenden Gefäßbrücke zum Chorion (für den Plazentarkreislauf). **E** body stalk.

**Haft|zecken:** Ixodidae, i.e.S. der Ixodes ricinus; s.u. ▸Zecken.

**Haft|zone,** Nexus: *Zytologie* ▸gap junction.

**Hagedorn:** ▸Crataegus oxyacantha.

**Hagedorn-Jensen-Methode** (HANS CHR. H., geb. 1888, Pharmakologe, Kopenhagen): titrimetrische Bestimmung des ▸Blutzuckers. **E** Hagedorn and Jensen's method.

**Hagelkorn:** ▸Chalazion.

**Hageman-Faktor:** ▸Faktor XII der Blutgerinnung. **E** Hageman factor.

**Hagemann-Fluoreszenzfärbung:** Nachweis von Tuberkulosebakterien im Ultraviolettmikroskop durch Färben des hitzefixierten Ausstriches mit Auramin-Lsg., Entfärben in Salzsäure-Alkohol-Lsg. u. Gegenfärbung mit LÖFFLER-Methylenblau.

**Hageman-Syndrom:** autosomal-rezessiv erblicher Faktor-XII-Mangel. Eine Gerinnungsstörung (hämorrhagische Diathese) mit verlängerter Blutungszeit u. positivem RUMPEL-LEEDE-Phänomen bei normaler Blutgerinnungszeit u. Fehlen spontaner Blutungen; s.a. ▸Hämophilie (dort Schema). **E** Hageman factor deficiency.

**Hagen-Poiseuille-Gesetz** (GOTTHILF H., 1797–1884, Physiker; JEAN-LOUISE MARIE P., 1797–1869, Arzt u. Physiker, Paris): (1839/40) physikalisches Gesetz: Die Stromstärke einer Flüssigkeit ($I = V/t$) durch ein zylindrisches Rohr mit Durchmesser 2r ändert sich mit der 4. Potenz des Durchmessers. – Dient zur Bestimmung des Strömungswiderstandes sowie zur Berechnung der Viskosität (z.B. der ▸Blutviskosität) »η« einer Flüssigkeit aus dem Flüssigkeitsvolumen V, das eine Kapillare mit Radius r u. Länge l bei der Druckdifferenz Δp (also Druckgefälle Δp/l) in der Zeit t durchströmt (s. Formel). Das Gesetz gilt für den Fall der Unabhängigkeit des Strömungswiderstands vom Druck. Dennoch ist es für die ▸Hämodynamik grundlegend u. bisher nicht zu ersetzen. E Poiseuille's law.

$$\eta = \frac{\pi r^4}{8\,V} \cdot \frac{\Delta p}{l} \cdot t$$

**Hagen-Poiseuille-Gesetz.**

**H-Agglutination:** *Bakteriologie* flockige ▸Agglutination der H-Antigene besitzenden begeißelten Bakterien durch spezifische Antikörper (homologe, Geißellähmung u. -verklebung auslösende H-Agglutinine). Zur Identifizierung einschlägiger Bakterienstämme bzw. zum Antikörpernachweis im Serum. E H agglutination.

**Haglund** (PATRIK SIMS EMIL H., 1870–1937, Orthopäde, Stockholm). – **H.-Ferse:** als oberer Kalkaneussporn eine ▸Exostose an der achillessehnenwärts gerichteten Fläche des hinteren Fortsatzes eines steilgestellten Fersenbeines infolge chronischer Druckreizung (v.a. durch das Schuhwerk); mit entzündlichen Weichteilveränderungen (Schwielen, Bursitis, Insertionstendopathie) u. Schmerzen ▸Achillodynie). – **H.-Läwen-Fründ-Krankheit:** ▸Chondromalacia patellae. E Haglund's syndrome. – **H.-Sever-Syndrom:** ▸Apophysitis calcanei. – **H.-Syndrom:** ▸H.-Ferse.

**Hagner-Katheter** (FRANCIS R. H., 1873–1940, Chirurg, Washington): ein Ballonkatheter für Blasenkatheterismus u. gleichzeitige blutungsstillende Kompression der ▸Prostataloge nach Prostatektomie. E Hagner's catheter.

**HAH:** Abk. für ▸Hämagglutinationshemmung(sreaktion).

**Hahn** (EUGEN H., 1841–1902, Chirurg, Berlin). – **H.-Nagel:** massiver runder, vierkantiger oder vierkant-konischer Knochennagel mit flachem Kopf. – **H.-Spalte:** *Röntgenologie* im Wirbelkörper (WK) des Kindes etwa in halber Höhe von vorn bis maximal zur WK-Mitte verlaufendes schmales Aufhellungsband (vorn als Wirbeleinbuchtung); entspricht einem Gefäßkanal. In jedem Lebensalter ohne Krankheitswert. E Hahn's canal. – **H.-Steinthal-Fraktur:** transtrochleare, das Capitulum humeri einbeziehende Ellbogenfraktur (Abscherfraktur) mit 90°-Volarverdrehung des Fragmentes. E (Hahn-)Steinthal fracture.

**Hahnemann** (SAMUEL CHRISTIAN FRIEDRICH H., 1755–1843, Arzt, Leipzig, Köthen, Paris): Begründer der »klassischen« ▸Homöopathie = **Hahnemannismus** (s.a. ▸Ähnlichkeitsgesetz); Hauptwerk: »Organon der rationellen Heilkunst« (Dresden 1810–1820).

**Hahnen|kamm|kurve:** die für Aortenstenose typ. Karotispulskurve mit hahnenkammartiger Zähnelung der Gipfelpartien (Abb.). E cockcomb curve.

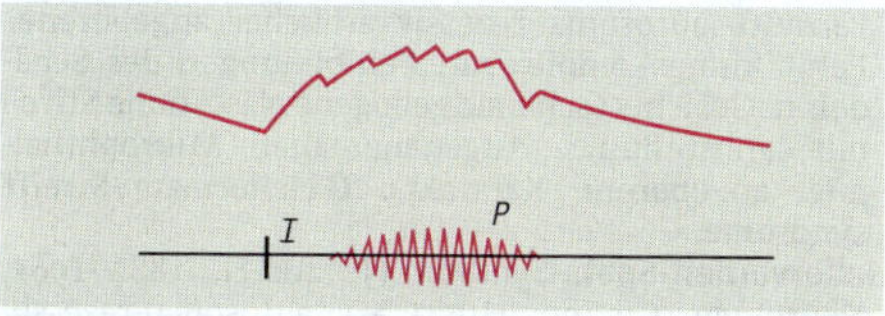


**Hahnenkammkurve:** Pulskurve (oben) u. Phonokardiogramm (unten) bei Aortenstenose (I = 1. Herzton; P = Pulmonaliston). [51]

**Hahnen|tritt:** *Neurologie* ▸Steppergang. E calcaneal gait.

**HAHT:** Abk. für ▸Hämagglutinationshemmungstest.

**HAI:** Abk. für Hämagglutinationsinhibition (= HAH).

**Haight-Operation** (CAMERON H., 1901–1967, Chirurg, Michigan): einzeitige Korrektur einer kurzen angeborenen Ösophagusatresie mit Trachealfistel. E Haight's operation.

**Hailey(-Hailey)-Syndrom** (WILLIAM HOWARD H., 1898–1967; HUGH H., geb. 1909; Hautärzte, Atlanta/Ga.): ▸Pemphigus benignus familiaris chronicus. E Hailey and Hailey disease.

**Haimovici-Legrain-Cormier-Syndrom:** ▸myonephropatisch-metabolisches Syndrom.

**Haines-Alyea-Probe** (WALTER STANLEY H., 1850–1923, Chemiker, Chicago): 24 Std. vor der intravenösen Anw. eines jodhaltigen Röntgenkontrastmittels gebräuchliche Probe auf Jodallergie. Erfolgt durch i.v. Injektion von 1 ml des vorgesehenen Mittels; bei positivem Test Hautausschlag oder Fieber u. gestörtes Allgemeinbefinden. E Haines-Alyea test.

**hair|less women syndrome** *(engl.):* komplette testikuläre ▸Feminisierung.

**hairy cell** *(engl.): Hämatologie* Haarzelle.

**Haken:** **1)** gestieltes, weg- oder hinhaltendes (»einstellendes«) Operationsinstrument. Sondermodelle z.T. flexibel, durchsichtig, mit Kaltlichtbeleuchtung, Saugvorrichtung etc. **2)** *Orthopädie* Arbeitsklaue; s.a. ▸Hook. E hook, tenaculum.

**Haken|bein:** Os hamatum. E hamate bone.

**Haken|finger:** ▸Kamptodaktylie.

**Haken|kranz:** bei Bandwürmern das in Form u. Größe art- u. gruppenspezifisch ausgebildete, der Verankerung in der Darmschleimhaut des Wirtes dienende Anheftungsorgan am ▸Rostellum des Kopfes.

**Haken|larve:** die kugelförmige ▸Sechshaken-Larve (Oncosphaera) der Bandwürmer. E oncosphere.

**Haken|magen:** *Röntgenologie* ▸Angelhakenform des Magens. E fishhook-shaped stomach.

**Haken|nagel:** *Dermatologie* ▸Onychogryposis.

**Haken|wurm:** ▸Ancylostoma (duodenale); i.w.S. alle Ancylostomatidae; s.a. ▸Necator americanus. E hookworm.

**Halasz-Syndrom:** ▸Scimitar-Syndrom.

**Halb...:** s.a. ▸Hemi..., ▸Semi...

**Halb|acetal:** s.u. ▸Acetal; Aldehyd- bzw. Ketogruppen in Aldo- oder Ketohexosen liegen v.a. als H. vor. E hemiacetal.

**Halb|antigen:** ▸Hapten.

**Halb|basis-Syndrom:** einseitige = Halbseitenlähmung von Hirnnerven bei Krankheitsprozess in einer Schädelbasishälfte, z.B. bei basaler Meningitis. E Garcin's syndrome.

**Halb|chromosom:** ▸Chromatide.

**halb|durch|lässig:** ▸semipermeabel.

**Halberstädter-Prowazek-(Einschluss-)Körperchen** (LUDWIG V. H., 1876–1949, Röntgenologe, Berlin; STANISLAUS J. M. V. P., 1875–1915, Bakteriologe, Hamburg): *Virologie* runde bis ovale Einschlusskörperchen im Zytoplasma der Bindehautzellen bei durch Erreger der TRIC-Gruppe (▸Chlamydia trachomatis) hervorgerufenen Krankheiten (Trachom, Einschlusskörperchen-Konjunktivitis). Bestehen aus zahlreichen Chlamydien. Bei GIEMSA-Färbung rötlich in blauer Grundsubstanz darstellbar. E Halberstaedter-Prowazek bodies.

**Halb|milch:** *Pädiatrie* eine 1:1-Verdünnung von Milch mit Wasser, Schleim oder Mehlabkochung, angereichert mit Kohlenhydraten (4–5 % Zucker, 2–3 % Polysaccharide); eine ▸Säuglingsnahrung (2. Tag bis ca. Ende der 4. Woche). E halfstrength milk.

**Halb|mond:** **1)** *Protozoologie* sichelförmige Geschlechtsform von Plasmodium falciparum (Erreger des **Halbmondfiebers** = Malaria tropica) im befallenen roten Blutkörperchen (das nur noch als Saum den Erreger umgibt). **2) H., seröser:** *Histologie* ▸EBNER-Halbmond. **3)** ▸Achromoretikulozyt.

**halb|mond|förmig:** semilunaris. – **h. Raum:** *Kardiologie* ▸TRAUBE-Raum. E semilunar space.

**Halb|schleim|haut:** nicht verhornende, von benachbarter Schleimhaut aus befeuchtete Epidermis im Bereich der Körperöffnungen.

**Halb|seiten...:** s.a. ▸Hemi..., ▸Semi...

**Halb|seiten|kopf|schmerz:** ▸Hemicrania.

**Halb|seiten|lähmung:** ▸Hemiplegie (bzw. Hemiparese). E hemiplegia.

**Halb|seiten|syndrom:** Bez. für Krankheitsbilder mit weitgehend auf eine Körperhälfte beschränkten – v.a. zentralnervösen – Krankheitserscheinungen, z.B. bei Hemiplegie, ▸Brown-Séquard-Syndrom, ▸Head-Holmes-Syndrom (bei einseitiger Thalamuserkrankung). Ferner halbseitige Wachstumsverzögerungen nach zentraler oder peripherer Nervenschädigung; auch halbseitiger Riesenwuchs (▸Curtius-Syndrom I). **E** hemisyndrome, unilateral syndrome.

**Halb|tiefen|therapie:** ▸Strahlentherapie bei Herdtiefe von ca. 1–5 cm unter der Körperoberfläche; erfolgt v.a. mit Elektronen der Energien 10–15 MeV.

**Halb|wert(schicht)dicke,** Abk. HWD: *Radiologie* diejenige Schichtdicke eines in ein eng ausgeblendetes Strahlenbündel einheitlicher Richtung gebrachten Stoffes, durch die die Gleichgewicht-Ionendosisleistung in großem Abstand von der Schicht auf die Hälfte herabgesetzt wird; ein Parameter der Strahlenqualität einer Photonenstrahlung. Als Schichtmaterial dienen im Allg. Aluminium, Kupfer u. Blei (für weiche bzw. harte bzw. ultraharte Strahlung). **E** half-value layer.

**Halb|wert(s)zeit,** Abk. HWZ: derjenige Zeitraum, in dem die Zahl der in einem Organ(ismus) abgelagerten Atome eines ▸Nuclids auf die Hälfte abgesunken ist. Dies geschieht entweder nur durch Stoffwechselleistung, Ausscheidung etc. (**biologische HWZ** = $T^1/_2$ [biol]) oder nur aufgrund radioaktiven Zerfalls (**physikalische HWZ** = $T^1/_2$ [phys]) oder aufgrund des radioaktiven Zerfalls u. der biologischen Ausscheidung (**effektive HWZ** = $T^1/_2$ [eff]). Der Begriff »biologische HWZ« wird analog angewendet für inkorporierte Pharmaka, aber auch für die im Stoffwechsel erfolgende Neubildung von Substanzen. Die Eliminations-HWZ eines Pharmakons ist umso länger, je größer das Verteilungsvolumen (V), u. umso kürzer, je größer die (totale) Clearance (CL) ist; $T^1/_2 = \ln 2 \cdot V/CL$. S.a. Formel. **E** half-life [e.g. biological; effective].

$$T_{1/2}(\text{eff}) = \frac{T_{1/2}(\text{phys}) \cdot T_{1/2}(\text{biol})}{T_{1/2}(\text{phys}) + T_{1/2}(\text{biol})}$$

**Halbwertszeit.**

**Halb|wirbel:** angeborener Defekt des Wirbelkörpers i.S. der Entwicklung nur der vorderen oder hinteren bzw. linken oder rechten Hälfte; z.B. infolge Rückbildungsstörung der ▸Chorda dorsalis, bei Blutgefäßanomalien, überzähliger Wirbelanlage, Klippel-Feil-, Dysrhaphie-Syndrom. Führt zu typabhängigen Wirbelsäulenverkrümmungen. **E** hemivertebra.

**Halcinonid:** halogeniertes ▸Glucocorticoid zur topischen Anw. **E** halcinonide.

**Haldane** (**1)** John Burdon S. H., 1892–1964, Biochemiker, London, Orissa [Indien]; **2)** John Scott H., 1860–1936, Physiologe, Oxford). – **H.-Apparat** (John Scott H.): **1)** Analysegerät (mit Druck- u. Temperaturausgleich) zur volumetrischen Bestimmung des Kohlendioxids ($CO_2$) u. Sauerstoffs ($O_2$) in Gasgemischen, indem die Abnahme eines bekannten Gasvolumens bestimmt wird, die nach Kontakt mit einer $CO_2$-, dann mit einer $O_2$-Absorptionsflüssigkeit eintritt. **2)** H.-Barcroft-Apparat: Gerät zur Ermittlung von Sauerstoffgehalt, -kapazität u. -sättigung des Blutes. Darin erfolgt – im geschlossenen Raum – zunächst vollkommene $O_2$-Absättigung von 2 ml Blut, dann die Bestimmung der Gasvolumeneinbuße, schließlich – nach Austreiben des $O_2$ – die Bestimmung der Gasvolumenzunahme (s.a. ▸Barcroft-H.-Methode). **E** Haldane chamber. – **H.-Effekt** (John Scott H.): die Abhängigkeit des Kohlendioxidgehalts einer Flüssigkeit (bei konstantem $CO_2$-Druck) von der ▸Sauerstoffsättigung. **E** H. effect. – **H.-Lösung** (John Burdon S. H.): Natriumbicarbonat ($NaHCO_3$), evtl. auch Glucose, Calcium u. Vitamine (Lactoflavin,

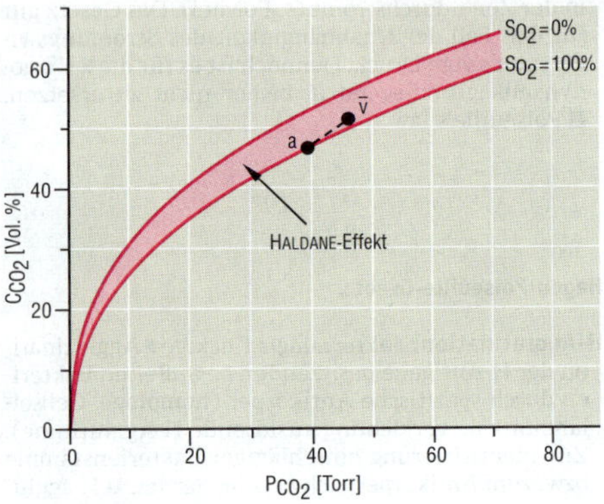


**Haldane-Effekt.** [285]

Ascorbinsäure, Nicotinamid) enthaltende hypotone Kochsalzlösung als Trinkflüssigkeit zum Flüssigkeitsersatz, z.B. bei Verbrennungen. – **H.-Sauerstofftherapie** (John Scott H.): Behandlung der Sauerstoffnot (▸Hypoxämie) durch Einatmenlassen reinen Sauerstoffes, das zu Zunahme des physikalisch gelösten $O_2$ im Plasma auf bis 2,0 Vol.-% führt. Bei unkontrollierter u. viele Stunden dauernder Anw. besteht Gefahr von Atemdepression, reaktiven Veränderungen des interstitiellen Lungengewebes (Ödem, Fibrose), Atelektasenbildung, retrolentaler Fibroplasie (bei Neugeborenen). **E** H.'s oxygen therapy.

**Halfterverband:** ▸Capistrum.

**Halidase:** ein für die Arzneimittelumwandlung wichtiges Leberenzym, das Halogene aus Kohlenstoffbindungen abspaltet.

**Hali|sterese, Halisteresis:** spontane Auslösung der Mineralsalze aus der, weitgehend intakten, Matrix der Knochen, z.B. bei Osteomalazie. **E** halisteresis, halosteresis.

**Halitosis:** schlechter Mundgeruch (▸Foetor ex ore). **E** halitosis.

**Halitus** *(latein.)*: Atem, Ausdünstung, Geruch.

**Hall|audiometrie:** ▸Sprachaudiometrie mit Darbietung des Testsatzes mit einem – das Verstehen erschwerenden – Nachhall.

**Haller** (Albrecht v. H., 1708–1777, Physiologe, Bern). – **H.-Blindsack:** die rechte u. linke Herzbeutelbucht im Mündungsbereich der oberen Hohlvene u. der beidseitigen Lungenvenen. **E** Haller's blind pouch. – **H.-Dreifuß,** Tripus Halleri: ▸Truncus coeliacus. **E** H.'s tripod. – **H.-Hernie:** ▸Hernia vaginalis des Kleinkindes. **E** H.'s hernia. – **H.-Ringe:** ▸Anuli fibrosi cordis. **E** H.'s islands.

**Hallermann(-Streiff-François)-Syndrom** (Wilhelm H., geb. 1901, Ophthalmologe, Göttingen; Bernard Str., 1908–1988, Ophthalmologe, Genf, Lausanne): vermutl. autosomal-rezessiv erblicher angeborener Fehlbildungskomplex mit Fehlbildungen des Schädels u. Gesichts (schmale gebogene Nase, hohe Stirn) mit Zahnstellungs-, Augenanomalien (Mikrophthalmie, angeborene Katarakt). **E** Hallermann-Streiff syndrome.

**Hallervorden-Spatz-Syndrom** (Julius H., 1882–1965, Neurologe, Gießen; Hugo S.): autosomal-rezessiv erbliche, tödlich verlaufende familiäre Krankheit des extrapyramidal-motorischen Systems (Zelluntergänge), begleitet von psych. Retardierung. Frühkindlich treten Bewegungssteigerungen ein (▸Hyperkinesen; ▸Tremor, ▸Palilalie, ▸Athetose), die rasch von Bewegungsarmut gefolgt werden (akinetisches Stadium; mit Rigor, Spastik, mimischer Starre, Extremitätenversteifung; ferner Optikusatrophie). Die ▸Hirnatrophie betrifft v.a. das Pallidum u. die Substantia nigra u. ist verbunden mit Ablagerung von rostbraunem Pigment u. Pseudokalk. **E** Hallervorden-Spatz syndrome.

**Halle-West-Operation** (MAX H., 1873–1939, dt. HNO-Arzt): Tränensackfensterung von der Nase aus.
**Hallgren-Syndrom: 1)** ▸GRAEFE-SJÖGREN-Syndrom. **2)** ▸ALSTRÖM-H.-Syndrom. E Hallgren's syndrome.
**Halliwick-Methode,** MCMILLAN-Methode: Schwimmtherapie, die durch ein 10-Punkte-Programm Gleichgewicht, Koordination u. Entspannungsfähigkeit verbessert, ein Sicherheitsgefühl vermittelt u. schließlich zum Erlernen des Schwimmens führt. Wichtige Schritte des Programms sind z.B. geistige Anpassung an die Verhältnisse im Wasser, Übungen zu Selbstständigkeit, Rotationskontrolle u. Gleichgewicht, schließlich Gleiten im Wasser, Ausführen elementarer Schwimmbewegungen u. Entwicklung eines individuellen Schwimmstils. Die H. ist geeignet für Kinder u. Erwachsene, für Behinderte u. Nichtbehinderte und wird z.B. bei neurologischen u. orthopädischen Krankheitsbildern, Frakturen u. Schulter-Arm-Syndrom eingesetzt.
**Hallo|megalie:** Riesenwuchs der Großzehe. E gigantism of great toe.
**Hallopeau** (FRANÇOIS HENRI H., 1842–1919, Hautarzt, Paris). – **H.-Eiterflechte:** ▸Akrodermatitis suppurativa continua. E Hallopeau's disease. – **H.-Krankheit:** ▸Lichen ruber atrophicans. ▸Trichotillomanie. – **H.-Siemens-Syndrom:** ▸Epidermolysis bullosa hereditaria dystrophica generalisata s. polydysplastica.
**Hall-Operation** (K. V. HALL, 1962): Umgehungsanastomose zwischen der Oberschenkel- u. Knieschlagader (Arteria femoralis; A. poplitea) durch Zwischenschaltung des proximalen Abschnittes der in situ verbleibenden Vena saphena magna (= femoropoplitealer ▸Bypass). E Hall's femoropopliteal bypass.
**Hallpike-Methode:** eine thermische Methode zur Feststellung der peripheren Erregbarkeit des Vestibularorgans. Dem liegenden Patienten lässt man jeweils 30 Sek. lang Wasser von 44 °C u. danach von 30 °C durch den Gehörgang laufen. Das Vestibularorgan gilt dann als unerregbar, wenn unter der Beobachtung durch die Leuchtbrille keine Nystagmusreaktion auftritt. S.a. ▸FRENZEL-Brille, ▸Nystagmus.
**Hallux,** Hallus: die große Zehe (= Digitus primus pedis). E hallux, great toe. – **H. flexus:** Beugekontraktur der Großzehe im Großzehengrundgelenk (z.B. bei Zerebralparese); s.a. ▸H. rigidus. – **H. malleus:** Hammerzehenstellung der Großzehe. Es besteht eine Beugekontraktur im Interphalangealgelenk bei gleichzeitiger Überstreckung (bis Luxation) des Großzehengrundgelenkes; z.B. bei FRIEDREICH-Krankheit, chronischem Gelenkrheumatismus. E hammertoe. – **H. rigidus:** schmerzhafte Bewegungseinschränkung bzw. Versteifung des Großzehengrundgelenkes (früh auftretende anlagebedingte Arthrose); z.T. unter Überstreckung der Großzehe im Grundgelenk; evtl. kombiniert mit Plantarbeugung des Endgliedes (= **H. r. flexus**). – **H. valgus,** Ballengroßzehe, X-Großzehe: die die physiologische Valgität von 10% überschreitende (u.U. bis rechtwinklige) Abweichung der Großzehe im Grundgelenk nach der Wadenbeinseite durch Zugwirkung der infolge Verkrampfung wadenbeinwärts verlagerten u. verkürzten Streck- u. Beugesehnen der Großzehe u. des M. adductor hallucis; mit Pronation des Fußes, Abdrängung bzw. Unter- oder Überlagerung der Nachbarzehe, Verdrehung u. Auswärtsverschiebung der Sesambeine, starkem Vorspringen des Großzehenballens, Einschränkung der Beugung der Zehe, Schleimbeutelbildung (mit Neigung zu Frostschäden: »Frostballen«). Meist als schuhbedingte Fehlstellung, v.a. bei Plattfuß (Pes valgo- u. transversoplanus). – **H. varus:** Abweichung der Großzehe zur Fußinnenseite infolge Adduktionskontraktur; meist angeboren als Teilsymptom von Poly- bzw. Syndaktylie u. Klumpfuß.
**Halluzination:** Sinnestäuschung. Kann evtl. mehrere (bis alle) Sinne betreffen (= komplexe H.), ist nicht durch entsprechende äußere Sinnesreize hervorgerufen, besitzt jedoch für die betroffene Person Realitätscharakter. Vorkommen z.B. bei Psychosen (Schizophrenie, affektive Störungen), Delir oder Hirnreizungszuständen (v.a. bei Vergiftungen, Epilepsie, nach Hirnverletzung, durch Wirkung von Halluzinogenen). S.a. ▸Halluzinose. E hallucination. – **H., akustische:** häufigste Form der H.; oft als Stimmenhören, aber auch in Form von Flüstern, Einzellauten oder unbestimmbaren Geräuschen (z.B. Lärm). Vorkommen u.a. bei Schizophrenie, depressiven Episoden, Delirium tremens sowie Hörbahn- oder Schläfenlappenschädigung. E auditory h. – **H., elementare:** ungestaltete H., z.B. Photopsien, Akoasmen. E elementary h. – **H., gustative:** Geschmacks-H., meist als unangenehme ▸Parageusien bei Schizophrenie, »gustativer« Epilepsie. E gustatory h. – **H., haptische,** taktile H.: H. im Bereich der Hautsinne, Missempfindungen wie Stiche, Elektrisieren, Bestrahlung, Berührung; v.a. bei Schizophrenie, Vergiftungen, ▸Involutionspsychose. E haptic h., tactile h. – **H., hyp|nagoge:** H. beim Einschlafen; meist optische H. als flüchtige ungeordnete, bruchstückhafte Halbschlaf-, Schlummerbilder ohne affektive Besetzung. E hypnagogic h. – **H., hypnopompe:** H. im Übergangsstadium vom Schlaf zum Aufwachen; meist optisch. E hypnopompic h. – **H., kinästhetische:** H. als Bewegungswahrnehmung (als aufgezwungene Bewegungen). E kinesthetic h. – **H., makro|psychische:** ▸Gulliver-Halluzination. E macropsychic h. – **H., olfaktive:** Geruchshalluzinationen (meist unangenehm); v.a. bei Schizophrenie, sensorischer Epilepsie. E olfactory h. – **H., optische,** visuelle H.: H. des Gesichtssinnes; als elementare H. oder gegenständliche H. (Personen, Tiere oder Gegenstände in mehr oder weniger komplizierten szenenhaften Abläufen). Tritt auf bei deliranten Syndromen, Epilepsie, Eidetik (s. u. ▸Eidetiker). – Als extrakampine H. außerhalb des Gesichtsfeldes (z.B. hinter dem Rücken). E visual h.
**halluzinatorisch:** mit Halluzinationen einhergehend, bei ▸Halluzinose. – **h. Verwirrtheit:** ▸amentielles Syndrom mit Ersatz realitätsgebundener Wahrnehmungen durch Halluzinationen.
**Halluzino|gen,** Eidetikum, Psychomimetikum, Psychedelikum, Phantastikum: psychotrope (in das Seelenleben eingreifende) Substanz, die beim Gesunden je nach Dosis psychoseartige, delirante oder traumhafte Zustände (»toxische Ekstase«) bei Erhaltung des vollen Bewusstseins hervorruft; z.B. Mescalin, Haschisch, LSD, Scopolamin u. andere »bewusstseinserweiternde Drogen«; z.T. als Suchtmittel gebraucht (erzeugen **Halluzinogenrausch**, mit Traumwelten als flüchtige toxische ▸Psychose). E hallucinogen.
**halluzino|lytisch:** *Therapie* Halluzinationen beseitigend; s.a. ▸Neuroleptika. E hallucinolytic.
**Halluzinose:** i.e.S. Sonderform drogeninduzierter Psychosen, bei der Halluzinationen auf einem einzelnen Sinnesgebiet im Vordergrund stehen, z.B. als akustische H., optische H.; v.a. bei Missbrauch von Halluzinogenen u. Amphetaminen sowie bei Alkoholabhängigkeit. – **H., akute:** (WERNICKE) die von akustischen u. optischen Halluzinationen bestimmte Alkohol-H. – **H., periodische:** seltenes – den zykloiden Psychosen verwandtes – Krankheitsbild, bei dem die halluzinatorischen Phasen eine gehobene oder gedrückte Stimmung erkennen lassen. – **H., taktile:** H. der Körperfühlsphäre, z.B. als ▸Dermatozoenwahn; s.a. ▸Pseudohalluzination. E hallucinosis.
**Halo** *(griech. halos = Hof):* Hof, Kreis, Saum, z.B. der Warzenhof (▸Areola mammae), physik Beugungsring um eine Lichtquelle als Effekt der Lichtbrechung. – ophth DONDERS-Ringe; zytol Lipidmantel um integrale Proteine der Zellmembran; orthop s.u. ▸Halo-Fixateur-externe. – **H. glaucomatosus, H. senilis:** *Ophthalmologie* ein schmaler, weißlicher Hof (Ringfigur) um die Sehnervpapille als Zeichen zirkumpapillärer Choroidea-Atrophie bei Glaukom bzw. bei altersbedingter Aderhautsklerose. E glaucomatous ring, senile halo. – **H. saturninus:** der ▸Bleisaum.

**Halofantrin:** ein ▸Malariamittel (Phenanthrenderivat).

**Halo-Fixateur-externe:** Fixateur zur Stabilisierung u. Extension der Wirbelsäule (v.a. nach Verletzungen). Ein Ring (»Halo«) wird mittels Spannschrauben am Schädel befestigt; der Gegenzug erfolgt über ein Gestänge, das z.B. mit einem Korsett verbunden ist oder am Becken (»halo-pelvic-traction«) ansetzt, zur **Halo-Extension** bei der Skoliosebehandlung auch durch das Körpergewicht (der Kopfring hängt an einem – z.B. am Rollstuhl befestigten – Galgen).

**Halo|gen:** »Salzbildner«; die Elemente der 7. Hauptgruppe des Periodensystems: Fluor, Chlor, Brom, Jod u. Astat. E halogen.

**Halogen|akne:** Hautausschlag i.S. der ▸Akne als Folge von Halogenen (die sich vorwiegend in den Talgdrüsen anreichern); evtl. auf dem Boden einer Akne vulgaris; ▸Brom-, ▸Chlor- u. ▸Jodakne. E halodermia.

**Halogenid:** salzartige Verbindung eines Halogens mit einem elektropositiven Stoff, v.a. einem Metall; ▸Bromid, ▸Chlorid, ▸Fluorid, ▸Jodid. E halide.

**Halogenierung:** Einführung von Halogenen in – v.a. organische – Verbindungen. E halogenation.

**Halogen|kohlenwasserstoffe:** v.a. aliphatische ▸Kohlenwasserstoffe, in denen H-Atome durch Halogene ersetzt sind; z.B. als Methanderivate (Bromo-, Chloro-, Jodoform, Tetrachlorkohlenstoff), Fluorkohlenwasserstoffe; sie sind lipoidlöslich, toxisch für das Zentralnervensystem, haben narkot. Wirkung u. schädigen die Leber. E halogenated hydrocarbons.

**Halometason:** halogeniertes ▸Glucocorticoid zur topischen Anw. E halometasone.

**Halo|metrie:** annäherungsweise Bestimmung des Erythrozytendurchmessers (»Erythrozytometrie«) durch Messen der Beugungsringe (▸Halo); Norm: 7,5 µm; s.a. ▸PRICE-JONES-Kurve. E halometry.

**Halo|nävus (Sutton):** Nävuszellnävus, der zunächst einen hellen Hof aufweist, der nach Monaten als Zeichen entzündlicher spontaner Rückbildung sein Pigment verliert oder völlig schwindet (SUTTON-Phänomen). E halo nevus.

**halo-pelvic-traction** *(engl.): Orthopädie* s.u. ▸Halo-Fixateur-externe.

**Haloperidol:** ein ▸Neuroleptikum, Dopamin-Antagonist (Butyrophenon). E haloperidol.

**Halothan,** $F_3C$-CHBrCl, 2-Brom-2-chlor-1,1,1-trifluorethan: *Anästhesiologie* schwer steuerbares Inhalationsanästhetikum ($F_3C$-CHBrCl); Sensibilisierung des Herzmuskels gegen Catecholamine; kann eine immunassoziierte Leberschädigung auslösen, daher inzwischen weitgehend von neueren volatilen Anästhetika wie ▸Sevofluran und ▸Desfluran verdrängt. Aufgrund seines angenehmen Geruchs wird H. gelegentlich noch in der Kinderanästhesie verwendet. E halothane.

**Hals:** ▸Collum, ▸Cervix. E neck.

**Hals|band der Venus:** *Venerologie* ▸Collier de Vénus.

**Hals|bräune:** ▸Rachendiphtherie.

**Hals|dis|sektion,** Neck-Dissektion: subtotale operative Ausräumung der Halsweichteile bei bösartigem Tumor in Halsmitte. I.e.S. die radikale Ausräumung der Halslymphknoten unter Abtrennung der Musculi digastricus (hinterer Bauch) u. stylohyoideus. E neck dissection.

**Hals|druck|zeichen:** *Kardiologie* s.u. ▸CZERMAK-Versuch. E carotid sinus reflex.

**Hals|drüsen...:** s.u. ▸Halslymphknoten...

**Hals|entzündung:** ▸Angina, ▸Pharyngitis, ▸Tonsillitis.

**Hals|fibrome, multiple:** ▸Fibroma pendulans.

**Hals|fistel:** angeborene oder erworbene ▸Fistel. Die erworbene Form z.B. als Halslymphknotenfistel oder als operative Speiseröhrenfistel (kollare Ösophagostomie); s.a. ▸Tracheostoma. E cervical fistula. – **H. branchiogene,** laterale H.: die angeborene (= kongenitale) H. als Folge des Fortbestehens embryonaler Halsgebilde; mit Mündung am inneren Kopfnickerrand u. Ursprung in der seitlichen Rachenwand

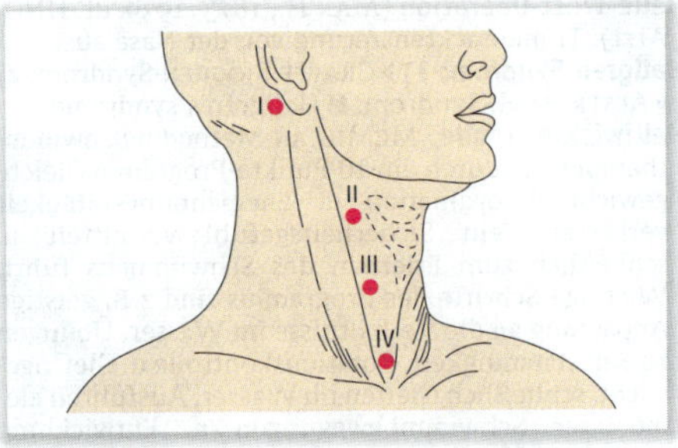


**Halsfistel:** die typische Lage äußerer Fistelöffnungen bei einer Persistenz der Kiementaschen I–IV. [28]

(als inkomplette Fistel mit Blindende nahe dem Zungenbein); ein persistierendes Rudiment der 2. Kiementasche u. -furche u. des zugehörigen Abschnitts des Sinus u. Ductus cervicalis (dann mit Verlauf durch die Karotisgabel) oder – meist – der 3. ▸Kiementasche (d.h. des Ductus thymopharyngeus) u. mit Fistelgang vor den Karotiden. Mit Gefahr der Entwicklung eines branchiogenen Karzinoms (u. daher operativ zu beseitigen). E branchial fistula. – **H., mediane:** H. in Halsmitte in der vorderen Medianlinie; eine primär inkomplette innere Fistel aus dem teilpersistenten Schilddrüsengang (▸Ductus thyroglossalis) mit innerer Mündung am ▸Foramen caecum; durch Sekretverhaltung infolge eintretenden Teilverschlusses erfolgen Fistelgangverlängerung nach kaudal u. Durchbruch zwischen Zungenbein u. Schildknorpel, d.h. eine inkomplette äußere Fistel (kommt in dieser Form auch als Komplikation einer medialen Halszyste vor, z.B. nach missglückter Radikaloperation).

**Hals|grenz|strang|blockade:** Ausschaltung des ▸Halssympathikus. Erfolgt z.B. durch Injektion von Lokalanästhetika (in Einzelfällen Alkohol zur länger wirksamen Blockade) an das obere u. mittlere Ganglion cervicale nach seitlichem Einstich u. Kanülenführung in Richtung auf den 2.–3. bzw. 5.–6. Halswirbelquerfortsatz bis zur »Knochenfühlung« u. nachfolgendem leichtem Zurückziehen der Nadel (Ausschaltung des unteren Ganglions s.u. ▸Stellatumblockade). Die Injektion »sitzt«, wenn einige Minuten später ein HORNER-Syndrom auftritt; s.a. ▸Sympathektomie. E cervical sympathetic block.

**Halskrause:** gepolsterte äußere Schienung zur Immobilisation der Halswirbelsäule während Rettung u. Transport bei bestehenden oder vermuteten Frakturen. Durch die Vermeidung von Rotations- u. Flexionsbewegungen Verhinderung sekundärer Rückenmarkschäden. E cervical collar, neck collar.

**Halskrawatte:** zirkulärer Halsverband aus Schaumstoff mit Baumwollüberzug zum Ruhigstellen, Entlasten u. Warmhalten der HWS; z.B. ▸Gipskrawatte, ▸SCHANZ-Watteverband. E cervical collar.

**Hals|lymph|knoten|schwellung,** Halslymphom: umschriebene, am Kieferwinkel auftretende Schwellung der ▸Nodi lymphatici cervicales als Zeichen der Beteiligung dieser regionären Lymphknoten bei Entzündungen des Rachenrings bzw. einer Metastasierung eines Kehlkopf-, Rachen- oder Mundhöhlenkarzinoms sowie bei Lymphogranulomatose u. Leukämie. Ist evtl. aber auch Ausdruck einer Halslymphknotentuberkulose. E swelling of cervical lymph nodes.

**Hals|lymph|knoten|tuberkulose:** als primäre Lymphknotentuberkulose eine nahrungsbedingte (»nutritive«), durch den Typus bovinus des Mycobacterium tuberculosis bedingte Entzündung der Halslymphknoten (Nodi lymphatici cervicales); Eintrittspforte der Erreger sind Gaumenmandeln, Epipharynx, seltener Wangenschleimhaut oder Zahnfleisch; meist einseitig u. mit charakteristischer ▸Halslymphknotenschwellung an den Karotiden, Neigung zu Abszessbildung, örtlicher Ausbreitung u. zu Skrofuloderm- u. Fistelbildung (Tuberculosis cutis colliquativa), evtl. auch eines Lupus vulgaris; aber auch unkomplizierte Verläufe mit Verkalkung möglich. Doppelseitig ferner als postprimäre ▸Tuberkulose nach Streuung v.a. aus Lungenherden. E tuberculosis of cervical lymph nodes.

**Hals|mark:** der Halsteil des Rückenmarks (= Pars cervicalis medullae spinalis). E cervical spinal cord.

**Hals|muskel|krampf:** v.a. als ▸Schiefhals (Torticollis), ▸Torsionsdystonie, ▸Spasmus rotatorius, ▸Spasmus nutans. E neck muscle spasm.

**Hals-Nasen-Ohrenheilkunde,** Abk. HNO, Otorhinolaryngologie: medizinisches Fachgebiet, das sich mit Erkennung, konservativer u. operativer Behandlung, Prävention u. Rehabilitation von Erkrankungen, Frakturen, Fehlbildungen u. Formveränderungen der Ohren, Nase u. Mundhöhle, des Rachens u. Kehlkopfes, der oberen Luft- u. Speiseröhre, der Kopfspeicheldrüsen sowie des Halses (ohne Schilddrüse u. Nebenschilddrüsen) befasst. Dazu gehören auch Diagnostik von Gleichgewichts-, Hör- u. Geschmackssinn, Audiologie u. sonstige Funktionsdiagnostik, Allergologie der Gebiete, Störungen von Stimme, Sprache u. Sprechen (▸Phoniatrie) sowie Diagnostik u. Therapie kindlicher Hörstörungen (▸Pädaudiologie). Die letzten beiden Bereiche bilden zusammen auch ein eigenes medizinisches Fachgebiet. Die Weiterbildungszeit bis zum Facharzt für HNO (**Hals-Nasen-Ohren-Arzt**) beträgt 5 Jahre.

**Hals|nerven:** ▸Nervi cervicales; s.a. ▸Plexus cervicalis.

**Hals|phlegmone:** ▸Phlegmone der Halsweichteile, v.a. nach Kehlkopf-, Luftröhrenverletzung (u. evtl. mit Bildung schaumigen Exsudats). Ihre Ausbreitung u. Symptome hängen weitgehend von den Halsmuskeln u. deren Faszien ab; v.a. Letztere wirken als Barriere gegen das Vordringen in die Tiefe u. Durchbruch nach außen, so dass u.U. eine Ausbreitung in den Mittelfellraum (▸Mediastinum) erfolgt. Führt, v.a. als **tiefe H.**, zu Zwangshaltung des Kopfes, Kiefersperre, Glottisödem u. Atemnot, u.U. auch zu Jugularisthrombose, Aufbrechen der Halsgefäße (▸Arrosion), Aspirationspneumonie. Als Sonderformen z.B. die ▸Mundboden-, ▸Retropharyngeal-, ▸Holzphlegmone. E cervical phlegmone.

**Hals|reflex:** s.u. ▸Halsstellreflex.

**Hals|rippe:** zusätzliche, rudimentäre bis komplette, evtl. gelenkig unterteilte Rippe am 7.(–4.) Halswirbel. Oft kombiniert mit weiteren Skelettanomalien. Vielfach nur einseitig u. zu ▸Skoliose der Halswirbelsäule führend. – Die obere Schlüsselbeingrube ist verstrichen (durch in der Tiefe tastbaren »knochenharten« Tumor). Evtl. besteht Beeinträchtigung der Nerven des Armplexus u. der Blutzirkulation in der Arteria subclavia (v.a. bei Armhebung; evtl. verstärkt durch Fehlansätze der Skalenusmuskeln, ▸Skalenus-Syndrom) mit Abschwächung des Radialispulses u. positivem ADSON-Test. S.a. ▸NAFFZIGER-Syndrom (**Halsrippensyndrom**) u. ▸Schultergürtelkompressionssyndrom (Thoracic-Outlet-Syndrom). E cervical rib.

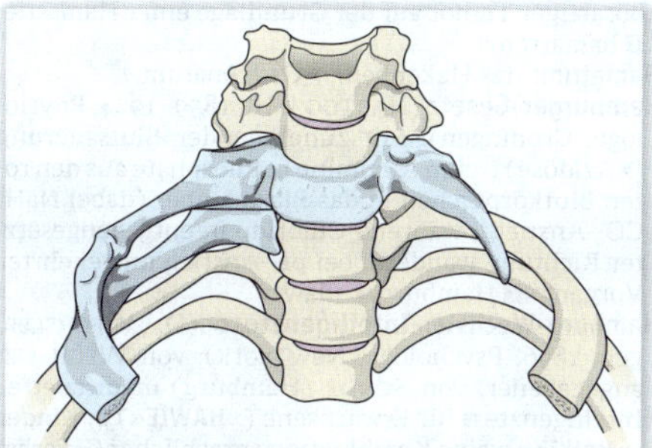

**Halsrippe:** beiderseits vom 7. Halswirbel ausgehend, rechts mit der 1. Rippe verbunden. [455]

**Hals|schlag|ader:** i.e.S. die ▸Arteria carotis; ferner die A. cervicalis u. A. transversa colli.

**Hals|schmerzen:** Beschwerden bei Erkrankungen von Rachen, Kehlkopf, Speiseröhre oder Halsweichteilen. Auftreten oft mit Schluckstörungen (▸Dysphagia). Heiserkeit u. Reizhusten v.a. bei Infektionskrankheiten (▸Pharyngitis, ▸Laryngitis, ▸Stomatitis) aber auch bei ▸Kehlkopfkarzinom oder Hormonstörungen (Östrogenmangel).

**Hals(stell)reflex, tonischer:** *Physiologie* Reflex (▸Haltungsreflex), der durch Änderung der Kopf- zur Körperstellung über Mechanorezeptoren ausgelöst wird u. – als frühkindlicher (»primitiver«) ▸Stellreflex – labyrinthunabhängig eine Änderung der Muskelspannungsverhältnisse (Tonus) zwischen Rumpf- u. Extremitätenmuskulatur herbeiführt. So bewirkt ein »symmetrischer tonischer Nackenreflex« (STNR) nach Rückwärtsbeugung des Kopfes/Halses eine Streckung u. Spannungszunahme der oberen u. Beugung u. Tonusverlust der unteren Gliedmaßen (umgekehrt ist die Reaktion bei Halsvorwärtsbeugung, d.h., das Kind kann nicht kriechen!). Ein »asymmetrischer tonischer Nackenreflex« (ATNR), ausgelöst durch Kopfdrehung, bewirkt Streckung u. Tonisierung des drehseitigen u. Beugung u. Tonusverlust des kontralateralen Armes (evtl. auch Beines). Ersterer Reflex ist stets krankhaft, letzterer nur bei Fortbestehen über den 6. Monat hinaus (bei Hirnschaden). E tonic neck reflex.

**Hals|sympathikus:** der Halsteil des Stammes des Sympathicus (Truncus sympathicus) mit den Ganglia cervicalia superius, medium u. inferius (bzw. cervicothoracicum = Ggl. stellatum) einschließlich der zugehörigen prä- u. postganglionären Fasern; s.a. ▸HORNER-Syndrom (dort Abb.). E cervical sympathetic trunk.

**Hals|syndrom:** ▸Halswirbelsäulensyndrom.

**Halsted** (WILLIAM ST. H., 1852–1922, Chirurg, Baltimore). – **H.-Klemme:** feine, spitze Gefäßklemme mit stumpfen oder gezähnten Maulteilen. E Halsted clamp. – **H.-Naht:** typische fortlaufende ▸Intrakutannaht, bei der nur das Korium gefasst wird; die Fadenenden der »Ausziehnaht« werden wundfern u. unterpolstert fixiert. Sog. amerikanische Naht für kosmetisch schöne Narbenbildung. E H.'s suture.

**Hals|tumoren:** ▸Kopf-Hals-Tumoren.

**Hals|vene:** ▸Vena jugularis.

**Hals|wirbel|säule:** der oberste u. beweglichste Wirbelsäulenabschnitt, bestehend aus Atlas, Axis u. weiteren 5 Wirbeln (Vertebrae cervicales). Weist natürliche ▸Lordose auf. Degenerationsbedingte Veränderungen der HWS können ein Kopfschmerzsyndrom verursachen. E cervical spine.

**Hals|wirbel|säulen|syndrom:** ▸Zervikal-, ▸Zervikobrachial-, ▸BARRÉ-LIÉOU-, ▸BELL-DALLY-, ▸GRISEL-, ▸HADLEY-, ▸KLIPPEL-FEIL-Syndrom; s.a. ▸Mediansyndrom (als Schleuderverletzung). E cervical spine syndrome.

**Hals|zyste:** Zysten bzw. zystische Geschwulst des Halsbereichs; z.B. ▸Hygroma cysticum colli congenitum, ▸Struma colloides nodosa cystica. – **H., angeborene: 1) H., laterale,** Kiemengangszyste: seitliche H. als durch Sekretverhaltung bedingte Folgebildung einer teilweise verschlossenen lateralen ▸Halsfistel. **2) H., mediane:** mittlere H. als durch Sekretverhaltung bedingte Folgebildung eines teilweise nicht rückgebildeten Abschnittes des Ductus thyr(e)oglossus (s.a. mediane ▸Halsfistel); liegt unter dem Zungenbein (an dieses fixiert). Enthält Schleim, nach evtl. Infektion Eiter. Imponiert als prall-elastischer, beim Schlucken mitgehender Tumor. E cervical cyst (lateral; median).

**Halte|apparat:** die ein Organ (z.B. die Gebärmutter) stützenden Bänder. E supporting ligaments.

**Halte|faden:** *Chirurgie* mit einer Klemme etc. armierter Fadenzügel als intraop. Offenhalte- bzw. Einstellhilfe. E retention stitch.

**Halte|reflex:** ▸Haltungsreflex.
**Halte|übung:** *Physiotherapie* aktive krankengymnastische Übung ohne Bewegungsausschlag (isometrische Anspannung) als verstärkte Spannungsübung.
**Halte|versuch:** *Neurologie* Prüfung des ▸Vestibularapparates durch das Haltenlassen von Gliedmaßen in einer bestimmten Stellung; ▸BÁRÁNY-Zeigeversuch.
**Haltung: 1)** ▸Körperhaltung; s.a. ▸Haltungs... E posture. **2)** *Gynäkologie* ▸Fruchthaltung.
**Haltungs|fehler,** Fehlhaltung: aktiv noch voll korrigierbare Abweichung (i.S. der Kyphose, Lordose, Skoliose) der Wirbelsäule von der Normalhaltung als Folge schlechter Gewohnheitshaltung u./oder einer Stützgewebe-Muskelschwäche. Es fehlen hierbei nachweisbare Wirbelkörper- oder Weichteilveränderungen (primäre Haltungsstörung; s.a. ▸Haltungsschaden).

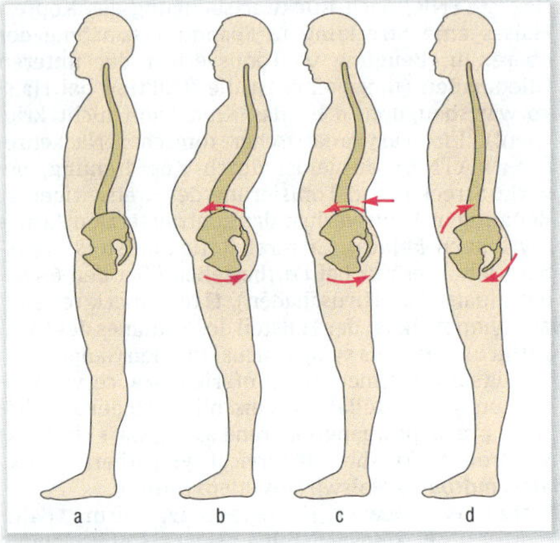


**Haltungsfehler:** a) normale Haltung, b) Hohlrundrücken, c) Rundrücken, d) Flachrücken. [158]

**Haltungs|reflex,** Haltereflex: Reflex zur Aufrechterhaltung bzw. Wiederherstellung des – für eine bestimmte Haltung notwendigen – Muskeltonus; s.a. ▸Stellreflex. Führt als **lokaler H.** (= Muskeldehnungsreflex), ausgelöst über Schwerkraftreize, zur Muskelspannungszunahme einer Gliedmaße, beeinflusst als **segmentaler H.** eine Gliedmaße durch Bewegung einer anderen u. modifiziert als **generalisierter H.** (= allgemeiner H.) eine vorhandene Haltung in Abhängigkeit von der Position des Kopfes im Raum; s.a. ▸Halsstell-, ▸Labyrinthreflex. E postural reflex.
**Haltungs|schaden:** *Orthopädie* sekundäre, fixierte (u. meist unkorrigierbare) Fehlhaltung infolge verspäteter oder unvollkommener Korrektur eines ▸Haltungsfehlers. Die Entwicklung wird begünstigt durch vorhandene, z.B. angeborene Störungen der Skelettentwicklung bzw. – als »Erschöpfungsphänomen« – durch den Längenwachstumsschub in der Pubertät. S.a. ▸Haltungsverfall. E postural deformity.
**Haltungsschule:** Übungs- u. Schulungsprogramm zur Stabilisierung der Körperhaltung bzw. Korrektur von Haltungsschäden. Es soll Gefühl für richtige Haltung u. adäquaten Einsatz der Rückenmuskulatur vermitteln sowie über Fehlbelastungen aufklären.
**Haltungs|verfall:** *Orthopädie* (SCHEDE) das Geschehen, das – v.a. in den Phasen des Gestaltwandels des Körperwachstums – über eine gewohnheitsmäßige u. übertriebene Ruhehaltung zu ▸Haltungsfehlern führt. Primär meist als Rundrücken, z.B. als Sitzschaden des Schulkindes.
**Hamamẹlis virginịana,** Virginischer Zauberstrauch, Virgin. Zaubernuss: Heilpflanze mit nachweislicher Wirkung bei Venenerkrankungen (z.B. Varizen, Hämorrhoiden), oberflächlichen Wunden u. lokalen Entzündungen (Windeldermatitis, Analfissuren, Ek-

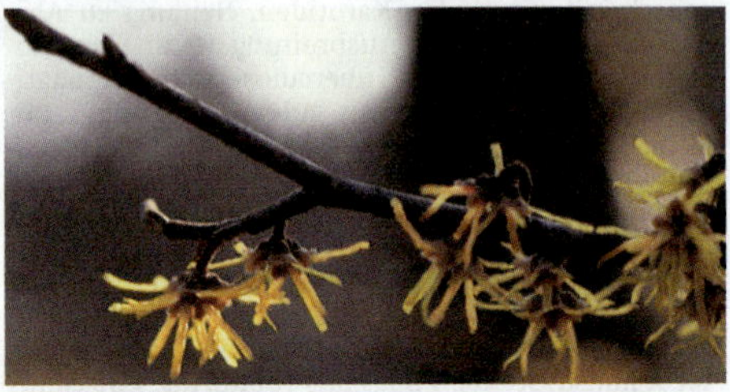

**Hamamelis virginiana.** [448]

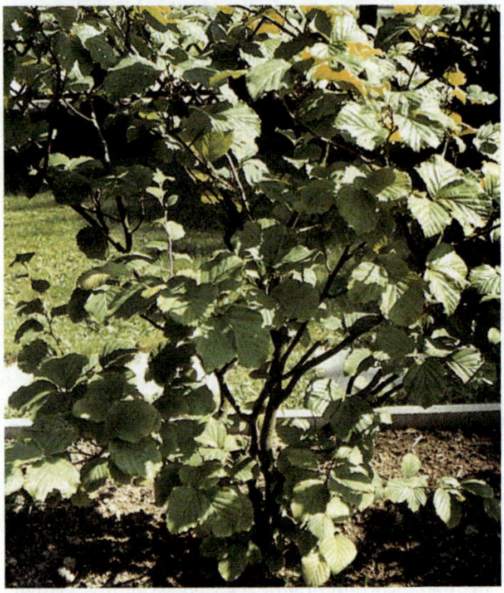

**Hamamelis virginiana.** [448]

zeme); wirkt u.a. adstringierend, antiseptisch, entzündungshemmend. E hamamelis, witch hazel.
**Ha|mar|tịe:** Fehlbildung eines Organs (Organsystems) aufgrund fehlerhafter Gewebszusammensetzung infolge atypischer Entwicklung (Differenzierung) des ortsständigen Keimmaterials v.a. zusammengesetzter Organanlagen. Oft als ▸Hamartom. E hamartia.
**Hamarto|blastọm:** malignes ▸Hamartom.
**Hamarto(matọ)sis, erbliche:** ▸Lentigopolyposis PEUTZ-JEGHERS.
**Hamartọme:** Tumoren, die von einer Gewebsfehlentwicklung ausgehen (s.a. ▸Hamartie); z.B. Angiomyolipome der Niere; besitzen im Gegensatz zu echten Tumoren (▸Neoplasma) keine primäre Wachstumsautonomie. – **H., angiomatöses:** H. des Blutgefäßsystems, z.B. bei ▸HIPPEL-LINDAU-Syndrom. – **H., ektoneurodermales:** ▸STURGE-WEBER(-KRABBE-DIMITRI)-Syndrom. – **H., mali|gnes,** Hamartoblastom: echter bösartiger Tumor auf der Grundlage einer Hamartie. E hamartoma.
**Hamạtum:** das Hakenbein, ▸Os hamatum.
**Hamburger-Gesetz** (HARTOG J. H., 1859–1924, Physiologe, Groningen): Mit zunehmender Blutsäuerung (▸Azidose) treten Albumine u. Phosphate aus den roten Blutkörperchen in das Plasma über (dabei $NaHCO_3$-Anstieg), während Chloride in entgegengesetzter Richtung wandern; bei pH-Anstieg umgekehrter Vorgang. E Hamburger's law.
**Hamburg-Wechsler-Intelligenztest** (D. WECHSLER, geb. 1896, Psychologe, New York): von WECHSLER angegebener, von BONDY (Hamburg) modifizierter Intelligenztest für Erwachsene (»**HAWIE**«) u. Kinder (»**HAWIK**«); eine Kombination sprachlicher (= verbaler) u. sprachfreier Handlungsteste, die Wissen, Denken, Wortreichtum u. -verständnis, Kombinationsvermögen, Merkfähigkeit etc. (aber auch seeli-

sche Komponenten) erfassen. Das Ergebnis wird als EQ oder IQ ausgedrückt. E Hamburg-Wechsler test.

**Hamilton-Methode** (ALEXANDER H., 1739–1802, Geburtshelfer, Edinburgh): beidhändiges Zusammenpressen der Gebärmutter zur Stillung einer Blutung nach Entbindung. Die in die Scheide eingeführte Hand im Faustschluss (Punchingball-Methode).

**Hamman** (LOUIS V. H., 1877–1946, Internist, Baltimore). – **H.-Rich-Syndrom** (Arnold R. R., 1893–1968, Pathologe, USA): eine akute, häufig rasch zum Tode führende idiopathische ▶Lungenfibrose unbekannter Ursache. E Hamman-Rich syndrome. – **H.-Syndrom:** ein spontanes interstitielles ▶Lungenemphysem oder ▶Mediastinalemphysem. E Hamman's disease. – **H.-Zeichen:** bei Auskultation des Thorax herzschlagsynchrones, lautes, plätscherndes oder knisterndes Geräusch. Als Zeichen der Luftansammlung im mediastinalen Gewebe vor dem Herzen, tritt beim ▶Pneumothorax auf. E H.'s sign.

**Hammer:** ▶Malleus (als Gehörknöchelchen). E hammer.

**Hammer|finger:** nach Strecksehnenausriss im Endgelenk dauergebeugter Finger mit Basisverdickung des Endgliedes (z. B. »Baseballfinger«). E mallet finger.

**Hammer|zehe,** Digitus malleus: dauerhafte (»fixierte«), durch Beugekontraktur bedingte Zehenverbildung i. S. einer Hammerform; an der Großzehe (▶Hallux malleus) oder den dreigliedrigen Zehen. Das Zehengrundglied ist meist überstreckt, entweder das Endglied oder das Mittelglied (bei Streckung des Endglieds) ist sohlenwärts gebeugt (s. Abb.). Angeboren (v. a. an 2. u. 5. Zehe) oder – meist – als Folge von Fußfehlformungen wie Hohl-, Plattfuß (als Klauenhohlfuß bzw. Krallenzehenplattfuß), nach Lähmung (z. B. Poliomyelitis), bei erzwungener Dauerfehlhaltung (z. B. durch ungeeignetes Schuhwerk). E hammertoe.

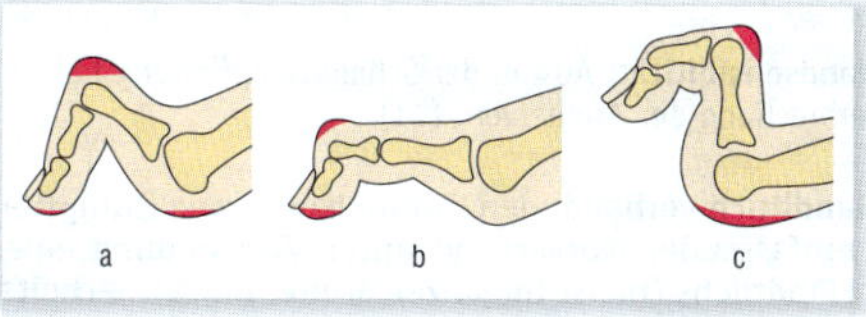


**Hammerzehe:** a) im proximalen Interphalangealgelenk; b) im Endgelenk; c) Krallenzehe. [95]

**Hammond** (WILLIAM ALEXANDER H., 1828–1900, Neurologe, New York). – **H.-Krankheit:** ▶Athetosis duplex. E Hammond's disease. – **H.-Trias:** Störung der Bewegungen, der Haltung u. des Muskeltonus als Syndrom der ▶Athetose.

**Hampelmann-Phänomen:** **1)** bei MOELLER-BARLOW-Krankheit das Zusammenzucken auf leiseste Berührung (der schmerzhaften subperiostalen Hämatome). **2)** bei Lähmungen (z. B. zerebraler Kinderlähmung) das lockere Baumeln der Gliedmaßen (»**Hampelmannglieder**«) u. das haltlose Zurückfallen des Kopfes am Hochgehobenen; s. a. ▶Taschenmesserphänomen. **3)** bei postoperativem »Überhang« nicht depolarisierender ▶Muskelrelaxanzien schüttelartige Gliedmaßenbewegungen.

**Hampton-Linie:** *Röntgenologie* Aufhellungslinie, die bei exakt im Profil dargestellter ▶Ulkusnische des Magengeschwürs den Nischenhals in bis 2 mm Breite quert; gilt als Zeichen der Gutartigkeit (kommt aber evtl. auch bei Frühkarzinom vor). – Zu unterscheiden vom breiteren, unscharfen Aufhellungsband des Randwalls (»Ulkuskragen«) infolge Unterminierung der Schleimhaut. E Hampton line.

**Hamster|oozyten-Penetrationstest,** Abk. HOP-Test: Fertilitätstest beim Mann, bei dem die Spermien auf ihre Fähigkeit geprüft werden, in Zona-pellucida-freie Hamstereier einzudringen. Der Test liefert keine sicheren Aussagen darüber, ob die Spermien auch menschliche Eier fertilisieren können.

**H.-A.-M.-Syndrom,** Abk. für Hypoparathyreoid-Addison-Moniliasis-Syndrom, polyglanduläres Autoimmunsyndrom Typ I: autosomal-rezessive Erbkrankheit ohne HLA-Assoziation mit Nebennierenrindeninsuffizienz, Hypoparathyreoidismus u. mukokutaner Candidiasis sowie weiteren Autoimmunerkrankungen. Es sind sechs Mutationen des autoimmune regulator (AIRE) auf Chromosom 21q22.3 bekannt.

**Hạmulus:** *Anatomie* kleiner hakenförmiger Fortsatz. – **H. ọssis ethmoidạlis:** ▶Processus uncinatus. – **H. ọssis hamạti:** der hohlhandseitige Haken des Hakenbeines (»Hakenfortsatz«) ulnarseitig von den Sehnen der langen Fingerbeuger; bildet zusammen mit dem Erbsenbein einen Vorsprung der Hohlhand (die Eminentia carpi ulnaris). E hamulus.

**H-Ana|stomose:** ▶DRAPANAS-Operation.

**Hand:** ▶Manus. – Auch Kennsilbe für krankhafte Handbildungen, -funktionszustände (z. B. bei ▶Handlähmung). E hand. – **H., künstliche:** ▶Handprothese. E hand prosthesis.

**Hand|an|ästhesie:** Leitungsanästhesie der Hand, z. B. als ▶Handgelenkblock, Ulnarisblockade in der Ellenbeuge, KUHLENKAMPFF-Plexusanästhesie.

**Hand-Arm-Typ:** *Neurologie* der Typ DUCHENNE-ARAN der progressiven spinalen ▶Muskelatrophie. E hand-arm type (of spinal muscular atrophy).

**Hand|ballen:** ▶Thenar, ▶Hypothenar.

**Hand|chirurgie:** medizinischer Bereich, der sich mit der Diagnostik, Indikationsstellung u. Behandlung u. Rekonstruktion (einschließlich mikrochirurgischer Techniken) bei Verletzungen, Fehlbildungen u. Tumoren der Hand befasst. Fachärzte für (Plastische) Chirurgie oder Orthopädie können diese Zusatzbezeichnung nach entsprechender Weiterbildung erwerben.

**Hand|ekzem, dyshidrotisches:** Auftreten von juckenden Rötungen u. Bläschen oder Hyperkeratosen (hyperkeratotisches H.) im Rahmen eines Kontaktekzems oder als Sonderform eines atopischen Ekzems. E eczema of the hands.

**Hand|fläche:** ▶Palma manus = Handteller (als ▶Vola manus einschließlich der Beugeseite der Finger). E palm (of the hand).

**Hand|furchen:** die Daumen-, Dreifinger-, Fünffingerfurche sowie die Vierfingerfurche als sog. Handlinien der Hohlhand. E palmar crease.

**Hand-Fuß-Genital-Syndrom:** autosomal-dominant vererbte Fehlbildungen an den äußeren Genitalien (♂), Vagina u. Uterus (♀) sowie am Hand- u. Fußskelett. E hand-foot-genital syndrome.

**Hand-Fuß-Mund-Exanthem, -krankheit:** gutartige, fieberhafte, meist epidemische Erkrankung durch Coxsackie-Virus Typ A 5, 9, 10 u. bes. 16, B2, 5, ferner Echo-6- u. Entero-Virus 71 (in Stuhl u. Bläschen nachweisbar). ***Klinik:*** mit flüchtigen Allgemeinerscheinungen einhergehender symmetrischer, aphthenartiger bis großblasiger Hautausschlag an Händen u. Füßen sowie der Mundschleimhaut (evtl. auch an den Bindehäuten u. andernorts, jedoch nie an den Lippen u. Tonsillen). Inkubation einige Tage, Dauer 8–12 Tage. Abheilung der Bläschen ohne Krustenbildung. E hand-foot-mouth disease.

**Hand-Fuß-Syndrom:** schmerz-, evtl. fieberhafte, seitensymmetrische Schwellung der Hände u. Füße bei Sichelzellanämie des Kleinkindes; gefolgt von subperiostaler Knochenneubildung mit Knochengewebsdefekten (Osteolysen). E hand-foot syndrome.

**Hand|gang:** Gang auf allen Gliedmaßen (»auf allen Vieren«), z. B. bei schlaffer Lähmung der unteren Gliedmaßen. E gait on four limbs.

**Hand|gelenk,** Articulatio manus: s. u. ▶Articulatio mediocarpalis u. ▶Art. radiocarpalis; umgangssprachlich einschließlich der ▶Handwurzel. E wrist.

**Hand|gelenk|block:** ▶Leitungsanästhesie der Hand durch Leitungsunterbrechung der Nervi ulnaris u. medianus sowie des oberflächlichen Astes des Nervus radialis im Bereich des Handgelenks. E wrist block.

**Hand|gelenk|reflex: 1)** ▶Radiusperiostreflex. E radioperiostal reflex. **2)** ▶Beugesehnenreflex. E hand flexor reflex. **3)** ▶LÉRI-Zeichen. E Léri's sign.

**Hand|gelenk|test:** komplette Handbeugung für ca. 30 Min. als Provokationsmaßnahme zur Auslösung bzw. Verstärkung von Empfindungsstörungen der Hand (▶Parästhesien, ▶Taubheitsgefühl) im Versorgungsgebiet des Nervus medianus bei Verdacht auf ▶Karpaltunnel-Syndrom. E wrist flexion test.

**Hand|griff:** definierter, zu Heil- oder Diagnostikzwecken ausgeführter Kunstgriff, z.B. in der Frauenheilkunde/Geburtshilfe (u.a. Handgriff nach ▶BRACHT, ▶CREDÉ, ▶Fritsch, ▶LEOPOLD, ▶VEIT-SMELLIE), Chirurgie (zur Reposition von Knochenbrüchen, Verrenkungen, zur ▶Desinvagination des Darmes, zur Blutstillung etc.), Neurologie (▶JENDRASSIK-H.), Anästhesiologie (z.B. ESMARCH-HEIBERG-H.), ▶Chirotherapie (gezielter u. ungezielter H.). E maneuver, technique.

**Hand|hämatom, paroxysmales:** ▶ACHENBACH-Syndrom.

**Handicap:** nach WHO eine Behinderung körperlicher oder geistiger Art.

**Hand|klonus:** rhythmischer Krampf (▶Klonus) der Handgelenkbeuger nach ruckartiger u. anhaltender passiver Überstreckung (Dorsalflexion) der Hand als Zeichen gesteigerter Reflexerregbarkeit. – Ein nicht erschöpfbarer H. gilt als ▶Pyramidenzeichen. E wrist clonus.

**Hand|krampf:** ▶Handklonus, ▶Karpopedalspasmen.

**Hand|lähmung:** Funktionsausfall von Handmuskeln infolge Nerven(system)- oder Muskelerkrankungen, -schädigungen; z.T. mit typischen, auf die Ursache hinweisenden Fehlhaltungen (z.B. Affen-, Fall-, Schwur-, ▶Klauenhand). E paralysis of hand.

**Handley-Drainage** (WILLIAM S. H., 1872–1962, Chirurg, London): äußere subkutane oder -fasziale (Seiden-)Fadendrainage eines Lymphödems; veraltete Methode.

**Handling** *(engl.)*: Umgang mit Patienten nach einem Therapiekonzept, z.B. im Rahmen der ▶Kinästhetik, der ▶basalen Stimulation oder der ▶BOBATH-Methode. Wichtiger Teil des BOBATH-Konzeptes für Kinder, der einen entwicklungsfördernden Umgang mit dem Kind beschreibt. Nach Beratung u. Anleitung der Bezugspersonen (Eltern) soll das H. in die tgl. Routine integriert werden, um seine therapeutische Wirkung entfalten zu können. Genaue Handlungsanweisungen für täglich notwendige Verrichtungen (z.B. An- u. Ausziehen, Wickeln, Tragen von Säuglingen) führen zu einem sicheren Umgang mit dem Kind, wobei ihm durch den Körperkontakt Nähe, Sicherheit u. Geborgenheit vermittelt werden.

**Hand|linien:** ▶Handfurchen.

**Handlungs|motorik:** ▶Willkürmotorik.

**hand-mirror form** *(engl.)*: Form der akuten lymphatischen Leukämie mit handspiegelförmigen Zellen.

**Hand|phlegmone:** i.e.S. die ▶Hohlhandphlegmone; i.w.S. das ▶Panaritium, die Sehnenscheiden- oder Interdigitalphlegmone bis in Höhe des PARONA-Raums. E hand phlegmone.

**Hand|prothese:** künstlicher Ersatz für Finger u. Mittelhand (= Handteilprothese) oder – i.e.S. – für die ganze Hand (evtl. als Teil einer Armprothese). Als Handstumpfkappe (für Arbeitsklaue etc.), kosmetische Schmuckhand, Gebrauchsschmuckhand (meist mit Beweglichkeit nur des Daumens) oder als Kunsthand mit mehrgliedrigen, passiv oder aktiv beweglichen Fingern (Handschluss u. -öffnung erfolgen über Zugschnüre, Federn, Hebel, evtl. mittels pneumatischer, hydraulischer oder elektrischer Kraftquelle). S.a. ▶HÄFNER-Hand, ▶Elektroprothese. E hand prosthesis.

**Hand|rücken|reflex:** ▶BECHTEREW-JACOBSOHN-Reflex. E Bekhterev-Jacobsohn reflex.

**Hand|schluss:** Faustschluss. – Als automatischer H. der ▶Greifreflex. E hand shut.

**Hand-Schüller-Christian-Krankheit** (ALFRED H., 1868–1949, Kinderarzt, Philadelphia; ARTUR SCH.; HENRY CHR.): eine fortschreitende entzündliche Retikuloendotheliose (LANGERHANS-Zell-Histiozytose) des Kindesalters mit krankhafter Speicherung von Cholesterin im RES unter dessen – mit Histiozytenproliferation einhergehender – granulomatöser Veränderung (Lipoidgranulomatose). Histologisch stellen sich die Histiozyten als Waben-, Schaumzellen dar. ***Klinik:*** in ausgeprägten Fällen mit der Trias Skelettveränderungen (durch expansive Granulome der Knochen, v.a. des Schädels = »Landkartenschädel«), doppelseitiger Exophthalmus u. Diabetes insipidus (evtl. mit weiteren Hypothalamus-Symptomen). Häufig auch Milz- u. Lebervergrößerung u. Hautveränderungen; ferner Hypercholesterinämie. Spontanheilung möglich, aber auch Übergänge in akute Form der ▶Histiocytosis X (= LETTERER-SIWE-Syndrom). E Hand-Schüller-Christian disease.

**Hand|schuh|an|ästhesie:** *Neurologie* in handschuhförmiger Ausbreitung vorhandene Empfindungslosigkeit der Hand (»Handschuhtyp«); bei Polyneuropathie oder psych als Konversionsreaktion. E gauntlet-type anesthesia.

**Hand|sensibilität:** die ▶Oberflächensensibilität im Handbereich (s.a. Abb.). E sensory supply of hand.

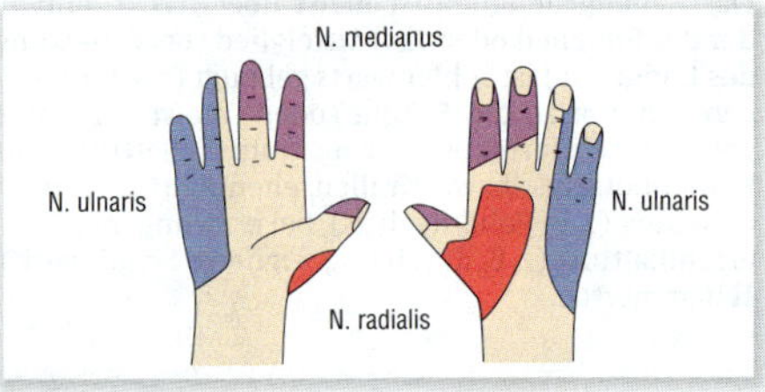


**Handsensibilität:** Ausfall der Schmerzempfindung bei Unterbrechung der Armnerven. [11]

**Hand|tuch|verband:** den Rumpf bzw. einen Rumpfteil umfassender Notverband unter Verwendung eines Handtuchs (meist in ganzer Breite; mit Sicherheitsnadeln oder Bändern befestigt), z.B. bei Rippenserienfraktur oder Beckenringbruch.

**Hand|wurzel:** ▶Carpus; s.a. ▶Handwurzelknochen (dort Abb.). E carpus, wrist.

**Hand|wurzel|kanal:** ▶Canalis carpi. E carpal canal.

**Hand|wurzel|knochen**, carpal bones: ▶Ossa carpi; zusätzliche (akzessorische) Knochen der Handwurzel: s. Abb.

**Hand|wurzel|ver|renkung:** ▶Luxation der Hand als – allgemein v.a. handrückenwärts erfolgende – unfallbedingte Verlagerung der 1. Handwurzelreihe. Typisch z.B. die **peri|lunäre H.** (ohne Verschiebung des – an seinem Ort verbleibenden – Mondbeines, evtl. auch des Triquetrum = **per|triquetro|lunäre H.**; s.a. ▶Lunatumluxation) u. die H. mit Kahnbeinbruch (wobei das proximale Kahnbeinbruchstück u. das Mondbein mit der Speiche fest verbunden bleiben = **trans|skaphoideo|peri|lunäre H.**). E carpal dislocation.

**HANE** *(engl.)* Abk. für **h**ereditary **a**ngio**n**eurotic **e**dema: s.u. ▶Angioödem durch C1-Inhibitor-Mangel.

**Hanf:** *Botanik* ▶Cannabis indica (»Indischer H.«), Apocynum cannabinum (»Amerikanischer oder Kanadischer H.«). S.a. ▶Haschisch. E hemp.

**Hanf|fieber, -lunge:** ▶Cannabiosis.

**Hanganatziu-Deicher-Reaktion** (MARIUS H., rumän. Immunbiologe; H. D., Arzt, Berlin): (1924/26) Nachweis der heterophilen (L-)Antikörper gegen Hammel-Erythrozyten, wie sie nach Injektion des S-Antigen enthaltenden Pferdeserums u. bei Serumkrankheit auftreten (diese ▶Agglutinine unterscheiden

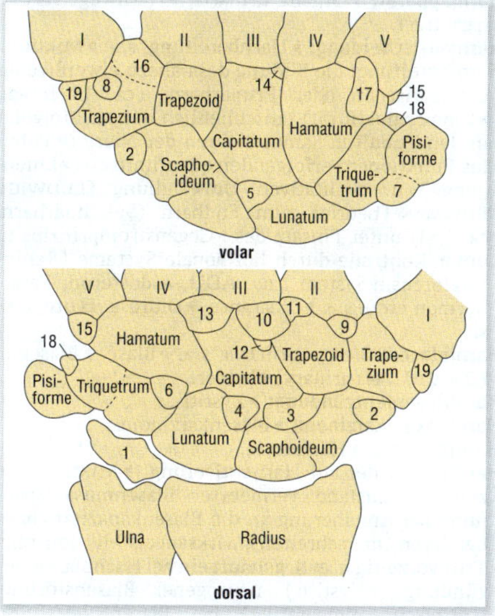


**Handwurzelknochen:** zusätzliche Knochen (Ossa accessoria) der Handwurzel. 1) Os ulnare ext.; 2) Os radiale ext.; 3) Os centrale; 4) Os epilunatum; 5) Os hypolunatum; 6) Epipyramis; 7) Os pisiforme secundarium; 8) Os pretrapezium; 9) Os trapezoideum secundarium; 10) Os styloideum; 11) Os parastyloideum; 12) Os metastyloideum; 13) Os capitatum secundarium; 14) GRUBER-Ossiculum; 15) Os Vesalianum; 16) Os trapezium; 17) Os hamuli proprium; 18) Os ulnare ext.; 19) Os paratrapezium.

sich von den heterophilen Antikörpern vom M-Typ, die bei infektiöser Mononukleose auftreten u. die sich an Meerschweinchennierenzellen u. Rinder-Ery binden). Die Reaktion findet Anw. in der Serodiagnostik der infektiösen Mononukleose (s.a. die – mit ihr oft fälschlich identifizierte – ▸PAUL-BUNNELL-Reaktion). E Hanganatziu-Deicher reaction.

**Hanged-Man-Fraktur** *(engl.):* Fraktur des Axis-Bogens (2. Halswirbel), meist mit diskoligamentären Zerreißungen zwischen 2. und 3. Halswirbel.

**Hanger-Flockungstest** (FRANKLIN MCCUE H., 1894–1971, Chirurg, New York), Kephalin-Cholesterin-Test: eine empfindliche ▸Serumlabilitätsprobe anhand der Fällung der Gammaglobuline (in mit Kochsalzlösung verdünntem Serum) durch Kephalin in Gegenwart von Cholesterin. E Hanger's test.

**hang-over** *(engl. = überhängen; übertragen: »Kater«):* die unerwünschten Nachwirkungen von zentral dämpfenden Arzneimitteln (v.a. Narkotika, Schlafmittel) oder ionisierenden Strahlen.

**Hanhart-Syndrom** (ERNST H., 1891–1973, Internist, Ascona), oroakraler Fehlbildungskomplex: seltene Schädelfehlbildung (kraniomandibulofaziale Dysmorphie) mit Kieferfehlbildung (Mikrogenie), Gliedmaßenfehlbildung (Peromelie) u. Kleinwuchs; Intelligenz normal. E Hanhart's syndrome.

**Hanken-Büngner-Bänder:** *Histologie* ▸BÜNGNER-Bänder.

**Hansen-Bazillus** (ERHARD HENRIK ARMAUER H., 1841–1912, Arzt, Bergen): ▸Mycobacterium leprae. E Hansen's bacillus.

**Hansenula:** eine Gattung perfekter Hefen.

**$H_2$-Antlagonisten:** *Pharmazie* ▸$H_2$-Rezeptorenblocker. E $H_2$ antagonists.

**Hanta-Viren:** zur Familie Bunyaviridae gehörende RNS-Viren mit zahlreichen Serotypen, die ein hämorrhagisches Fieber mit renalem Syndrom (HFRS, mit Fieber, Lumbalgien, Blutungen u. Niereninsuffizienz) unterschiedlicher Schweregrade hervorrufen. Übertragung durch Tröpfchen oder Staub (trockungsresistent). Als **Hantavirus-Lungensyndrom** wurde eine Extremvariante des Krankheitsbildes mit ernster Lungenbeteiligung beschrieben. E hantaviruses.

**H-Antigen: 1)** Abk. **HAg:** thermolabiles Agglutinogen aus Geißeln von »mit Hauch wachsenden« Mikroorganismen; ein Geißelantigen; s.a. ▸H-Form. **2)** Abk. für ▸**Histokompatibilitätsantigen.** E flagellar (or H) antigen.

**Hapal|onychie:** Weichheit der Finger- u. Zehennägel, z.B. bei Eisenmangel, Magen-Darm-Erkrankungen, nach fortgesetzter örtlicher Alkalieinwirkung. E hapalonychia, eggshell nails.

**Haph...:** Wortteil »Berührung«; s.a. ▸Hapto...

**Haph|algesie:** Überempfindlichkeit, gesteigerte Schmerzempfindlichkeit (Hyperästhesie, -algesie) bei Berührung mit indifferenten Stoffen (v.a. Metallen); bei Hysterie, Psychopathie. E haphalgesia.

**Ha|plo...:** Wortteil (numerisch oder qualitativ) »einfach«.

**haploid:** mit einfachem Chromosomensatz. E haploid, monoploid.

**Haploidie: 1)** das Vorhandensein eines nur einfachen (=haploiden) kompletten Chromosomensatzes (Symbol: n) bei üblicherweise zu erwartender ▸Diploidie. **2)** der Chromosomenbestand der reifen Geschlechtszellen (▸Gamet), entsprechend dem halben Chromosomensatz der normalerweise einen doppelten Chromosomensatz aufweisenden somatischen oder Körperzellen. E haploidy.

**Ha|plom:** haploides ▸Genom.

**Hapl|opie:** das Einfachsehen als normale Form des beidäugigen Sehens (Binokularsehen). S.a. ▸Diplopie. E haplopy.

**Haplo|skop:** Gerät zur Bestimmung der relativen Breite der Konvergenz und ▸Fusion bei beidäugigem Sehen; als HERING-H. auch zur Schielbehandlung. E haploscope.

**Haplo|somie:** das Auftreten eines oder mehrerer Chromosomen (u. zwar der ▸Autosomen) in der Einzahl im sonst mindestens diploiden Zellkern; s.a. ▸Aneuploidie. E monosomia.

**Haplo|typ:** Gruppe spezifischer Allele, die gemeinsam vererbt werden. E haplotype.

**Happle-Syndrom:** X-chromosomal-dominante Ichthyosis, nur ♀ betroffen. ***Klinik:*** kongenitale ichthyosiforme Erythrodermie mit Atrophodermie, Alopezie, Kalzifikationen der Epiphysen, Skoliose, Katarakt u. Gesichtsasymmetrie.

**Hap|ten,** Halbantigen: *Serologie* einfache, niedermolekulare chemische Verbindung, die für die Spezifität eines Antigens (AG) verantwortlich bzw. durch ihre Struktur (▸Determinante) zur spezifischen Bindung des Antikörpers befähigt ist, im Gegensatz zum Voll-AG aber keine Allergie erzeugt. Wird nach Bindung an einen als Carrier bezeichneten Eiweißkörper zum Vollantigen (▸Antigen). E hapten, incomplete antigen.

**Hapten-Dextran:** Dextran mit MG 1000. ***Wirkung:*** blockiert gegen höhermolekulare Dextranlösungen gerichtete Antikörper vom IgM-Typ u. kann daher anaphylaktische Reaktionen weitgehend verhindern. ***Anw.*** als Prophyl. vor Dextraninfusionen. E hapten dextrane.

**Haptik: 1)** *Physiologie* Lehre vom Tastsinn. E haptics. **2)** *Ophthalmologie* der das Haften gewährleistende periphere Teil einer Sklerokornealschale (als Haftglas). E haptic.

**haptisch:** den Tastsinn betreffend, mit Berührungsempfindungen einhergehend. E haptic, tactile.

**Haptogen|membran:** in Emulsionen das dünne, stabilisierende Häutchen an der Grenzfläche zwischen den Tröpfchen u. der homogenen Phase; bei Milch z.B. ein Lipoproteinhäutchen.

**Hapto|globin(e), Hapto|globulin(e),** Abk. Hp: eine den $\alpha_2$-Globulinen zugehörige uneinheitliche Eiweißkomponente (Glykoprotein) des Blutplasmas (ferner in Speichel, Liquor, Galle, Synovialflüssigkeit u. Harn). Bildet mit freiem Hämoglobin (Hb) stabile

Hb-Hp-Komplexe. Der Normwert im Serum beträgt 0,65–1,8 g/l; erhöhte Werte bei Entzündungen, bösartigen Tumoren, erniedrigte bei Leberparenchymschaden u. Hämolyse; beim Neugeborenen noch fehlend (s.a. ▸Ahaptoglobinämie). Hp bestehen aus 2α- u. 2β-Ketten. Durch Elektrophorese sind 3 – u.a. für Vaterschaftsgutachten bedeutsame – Gen-determinierte Typen unterscheidbar: Hp1–1 enthält 2 monomere α-Ketten, Hp2–1 eine monomere u. eine dimere α-Kette u. Hp 2–2 2 dimere α-Ketten; ursprünglich bezeichnet als Gruppe I, IIA, IIB; ferner einige seltene Varianten. E haptoglobin.

**hapto|phore Gruppe:** gemäß der EHRLICH-Seitenkettentheorie die streng spezifisch bindungsfähige Molekülgruppe (»Haftgruppe«) des Antigens u. Antikörpers; s.a. ▸Epitop. E haptophore.

**HAR:** Abk. für ▸Hämagglutinationsreaktion.

**Harada-Syndrom:** ▸VOGT-KOYANAGI(-HARADA)-Syndrom. E Harada syndrome.

**Harden-Young-Ester** (SIR ARTHUR H., 1865–1940, Biochemiker, London, 1929 Nobelpreis für Chemie; WILLIAM GOULD Y.): ▸Fructose-1,6-diphosphat.

**Hare-Hickey-Test:** ▸CARTER-ROBBINS-Test. E Hickey-Hare test.

**Hariko|zele:** fibrös-atrophischer Hoden nach ▸Orchitis bei angeborener Syphilis. E haricocele.

**Harlekin|farbwechsel:** seltenes, harmloses, vorübergehendes Hautphänomen bei unreifen Neugeborenen. Scharf begrenzte, dunkelrote Verfärbung der Haut der aufliegenden Körperhälfte in Seitenlage. Ursache unklar. E harlequin sign.

**Harlekinfetus:** schwerste kongenitale Verhornungsstörung, häufig intrauteriner Fruchttod; ▸Ichthyosis congenita gravis.

**Harley(-Dressler)-Krankheit:** paroxysmale ▸Kältehämoglobinurie.

**Harmonia:** *Anatomie* nahtlose, starre Verbindung zweier Schädelknochen als »falsche Naht« (z.B. zwischen Schläfen- u. Keilbein). E flat suture.

**Harmonika|phänomen:** *Kardiologie* ▸Concertina-Effekt. E accordion (or concertina) effect.

**Harn,** Urina: die von den Nieren abgesonderte, organische u. anorgan. Bestandteile enthaltende Körperflüssigkeit (Tab.), mit deren Hilfe die Ausscheidung harnpflichtiger Stoffe erfolgt u. deren Bildung einen wesentlichen Faktor der Regulation des ▸Wasser-Elektrolyt-Haushaltes u. des Säure-Basen-Gleichgewichts darstellt. Disperses System, das durch Harnkolloide stabilisiert ist. S.a. ▸Proteinurie, ▸Bakteri-, ▸Pyurie, ▸Chyl-, ▸Lipoid-, ▸Phosphat-, ▸Porphyrin-, ▸Methämoglobin-, ▸Hämoglobinurie, ▸Poly-, ▸Isosthen-, ▸Bili- u. ▸Urobilin-, ▸Glucos-, ▸Pneumaturie, ▸Hypovolämie, ▸Urin..., ▸Uro..., ▸Harn... E urine.

**Harn|abfluss|störung:** ▸Harnstauung, ▸-sperre; s.a. ▸Uroflowmetrie. E urinary obstruction.

**Harn|abgang:** die Entleerung von Harn aus der Harnblase als willkürlicher Vorgang (▸Miktion) oder – i.e.S. – unwillkürlich, z.B. bei ▸Harninkontinenz, ▸Blasenautonomie bzw. ▸-automatie, ▸Harnträufeln. E micturition, urination, voiding.

**Harn|ableitung:** der natürliche Harnabfluss durch die Harnwege. – **H., künstliche:** die Ausleitung des Harns unter Umgehung natürlicher Harnwegsabschnitte; vorübergehend – als Noteingriff oder bei Nieren-, Harnwegeplastik – durch Anlegen einer Harnfistel (z.B. als suprapubische Blasenfistel, als Nephro-, Uretero-, Zysto-, Urethrostomie), definitiv meist durch Anlegen einer Harnleiter-Darm-Anastomose mit natürlichem Anschluss an die Harnröhre oder mit abnormem Auslass an die Körperoberfläche (▸Conduit, ▸Ileo-, ▸Kolostomie). S.a. ▸Dick-, ▸Dünndarmblase. E urinary diversion.

**Harnantisep|tica, -tika:** Wirkstoffe, die – nach örtlicher oder systemischer Verabfolgung – in den Harnwegen desinfizierend (antibakteriell) wirken, u. zwar primär oder nach Metabolisierung. Werden oft kombiniert mit Chemotherapeutika u. Antibiotika. E urine disinfectants.

**Harn|apparat:** ▸Organa urinaria, ▸Harnwege. E urinary tract.

**Harn|aus|scheidung:** ▸Harnbereitung; s.a. ▸Miktion.

**Harn|bereitung:** die Bildung des nahezu eiweißfreien provisorischen oder Primärharns (ca. 180 l/Tag.; ▸Glomerulusfiltrat) einschließlich der nachfolgend in den Tubuli u. Sammelrohren der Niere (▸Tubulus-Funktionen) erfolgenden quantitativen (»Einengung«) u. qualitativen Umwandlung (LUDWIG-, BOWMAN-Theorie) zum Endharn (Sekundärharn; ca. 1,5 l) unter Einsatz des ▸Gegenstromprinzips u. unter Kontrolle durch hormonale Systeme (Renin-Angiotensin-System bzw. ADH, Aldosteron, Parathormon etc.); s.a. ▸Clearance, ▸Diurese. E uropoiesis.

**Harn|blase:** ▸Vesica urinaria; s.a. ▸Blase, ▸Blasen..., ▸Zyst(o)... E (urinary) bladder.

**Harnblasen|entzündung:** ▸Zystitis.

**Harnblasen|karzinom:** ▸Blasenkarzinom.

**Harn|blutung:** ▸Hämaturie.

**Harn|drang:** der auf Harnentleerung (▸Miktion) abzielende Zustand vermehrter Blasenmuskelspannung bei Annäherung an die Blasenkapazität (bzw. bei deren Überschreiten), wirksam als Miktionsreiz. Tritt vorzeitig u. evtl. gehäuft ein bei Harnblasenentzündung (▸Zystitis), neurogener Blasenstörung; stürmisch (»imperativ«) bei Blasentuberkulose (evtl. mit unwillkürlichem Harnabgang) oder als schmerzhafter ▸Harnzwang; s.a. ▸Enuresis. E urgency.

**Harn|eiweiß:** die physiologisch im Harn in kleinsten Mengen (< 150 mg/Tag) ausgeschiedenen Eiweißkörper; v.a. als ▸Uromukoid, krankheitsbedingt auch z.B. Serum-, ▸BENCE-JONES-Eiweißkörper, Albumosen; s.a. ▸Proteinurie. E urinary protein.

**harn|fähig:** über die Niere ausscheidbar (das sind Substanzen mit Molekulargewicht unter 70 000, die die Poren der BOWMAN-Membran zu passieren vermögen). S.a. ▸harnpflichtig.

**Harn|farbe:** als Normalfarbe die durch natürliche Harnfarbstoffe u. deren Vorstufen (Chromogene; z.B. Urochrome, Uroerythrin, Gallenfarbstoffe) bedingte hellgelbliche, bei höherer Dichte u. höherem spezifischem Gewicht, im »hochgestellten Harn« (v.a. im Fieber, bei Exsikkose) bis dunkelbernsteinähnliche Farbe. Wird verändert durch Ausscheidung von Pigmenten, z.B. bei Hämat-, Urobilin-, Porphyrin-, Methämoglobin-, Alkapton-, Indikanurie. E color of urine.

**Harn|farb|wert (Heilmeyer):** die photometrisch ermittelte Farbstoffkonzentration (F) des Harns (Extinktion bei 435 nm); als **reduzierter** $F_0$, unter Bezugnahme auf das spezifische Harngewicht von 1,020 (S = die 2 letzten Stellen des 4-stellig angegebenen spezifischen Gewichts des Harns).

$$F_0 = \frac{F \cdot 20}{S}$$

**Harnfarbwert.**

**Harn|filamente,** Urethralfäden: mikroskopische Schleimfäden oder -flocken mit eingelagerten weißen Blutkörperchen oder Epithelien als Ausgüsse der Kanäle der LITTRE-Drüsen u. der Prostata bei chronischer Urethritis u. Prostatitis. E urethral threads.

**Harn|fistel:** harnführende innere oder äußere Fistel des Harntraktes; z.B. als operativ angelegte Fistel zur künstlichen ▸Harnableitung oder als patho Blasen-Scheiden-Fistel. E urinary fistula.

**Harn|fluss:** s.u. ▸Uroflowmetrie. E uroflow, urinary flow.

**harn|gängig:** mit dem Harn ausscheidbar; s.a. ▸harnpflichtig.

**Harn|gärung:** die in oder außerhalb des Organismus vorkommende bakteriell-enzymatische Umsetzung

| Allgemeines | |
|---|---|
| Menge (in ml/24 h) | 500-2000 |
| spez. Gewicht | 1,010–1,025 |
| feste Stoffe (g/24 h; Trockenrückstand 100°) | 40–60 |
| Gefrierpunktserniedrigung (°C) | 0,1–2,5 |
| Osmolarität (mosm/l) | 50–1400 |
| pH | 4,8–7,5 |
| Azidität, gesamt (mval/24 h) | 50–60 |
| Azidität, titrierbare | 20–60 |
| Gesamtstickstoff (g/24 h) | 7–17 |
| Aminosäuren-N ( % vom Gesamt-N) | < 2 |
| Ammoniak($NH^{4+}$)-N | 4,6 |
| Creatinin-N | 3,7 |
| Harnsäure-N | 1,6 |
| Harnstoff-N | 82,7 |
| **anorganische Stoffe (in mg/24 h, wenn nicht anders angegeben)** | |
| Ammoniak | 0,3–1,2 |
| Calcium | 130–330 |
| Clorid (g/24 h) | 4,3–8,5 |
| Eisen | 0,4–0,15 |
| Jod | 0,02–0,5 |
| Kalium (g/24 h) | 1,4–3,1 |
| Kupfer | 0,03–0,07 |
| Magnesium | 60,7-200 |
| Natrium (g/24 h) | 2,8–5,0 |
| Phosphor, gesamt (g/24 h) | 0,8–2,0 |
| Schwefel, gesamt (g/24 h) | 1,24–1,50 |
| Schwefel, anorganisch (g/24 h) | 1,07–1,30 |
| Schwefel, neutral (g/24 h) | 0,05–0,08 |
| Schwefel, verestert (g/24 h) | 0,08–0,10 |
| Zink | 0,14–0,70 |

| organische Stoffe (in mg/24 h, wenn nicht anders angegeben) | |
|---|---|
| Acetonkörper | 10–100 |
| Aminosäuren, gesamt (g/24 h) | 1,3–3,2 |
| Aminosäuren, frei (g/24 h) | 0,35–1,20 |
| Aminosäuren-N | 40–130 |
| Creatin (m) | 10–190 |
| Creatin (w) | 10–270 |
| Creatinin | 500–2500 |
| Diazokörper | Spuren |
| Fettsäuren | 8–50 |
| Gallenfarbstoffe | |
| Bilirubin | 0,02–1,9 |
| Urobilinogen | 0,05–2,5 |
| Gallensäuren (g/24 h) | 5–10 |
| Glucuronsäure | 200–600 |
| Harnsäure | 80–1000 |
| Harnstoff (g/24 h) | 12–30 |
| Hippursäure (g/24 h) | 1,0–2,5 |
| Hydroxyindolessigsäure | 1,0–14,7 |
| Indikan | 4,0–20,0 |
| Indoxylschwefelsäure | 15-100 |
| Milchsäure | 100–600 |
| Oxalsäure | 10–25 |
| Porphyrine | |
| Aminolävulinsäure | 1,5–7,0 |
| Koproporphyrin | 0,02–0,2 |
| Porphobilinogen | 0,4–2,4 |
| Uroporphyrin | 0,004–0,02 |
| Proteine | 10–100 |
| Purinbasen (g/24 h) | 0,2–0,5 |
| Zitronensäure | 150–1200 |
| Zucker (reduzierende Substanzen) | 500–1500 |
| Galaktose | 3–25 |
| Glucose | 15–130 |
| Lactose | 0–90 |

**Harn.**

von Harnbestandteilen; als **alkalische H.** (mit Alkalisierung durch Ammoniakbildung = **ammoniakalische H.**) oder als **saure H.** E urinary fermentation.

**Harn|glucose:** ▸Glucosurie. E urinary glucose.

**Harn|grieß:** zahlreiche, mit bloßem Auge sichtbare kleinste Harnsteinchen (▸Harnkonkremente). S.a. ▸Harnsand. E urinary gravel.

**Harn|infiltration:** das Eindringen von Harn in die umgebenden Gewebe nach Verletzung der ableitenden Harnwege oder als Komplikation einer Harnfistel; führt zur ▸Urinphlegmone. E urinous infiltration.

**Harn|inkontinenz,** Incontinentia urinae: Zustand, bei dem objektiv nachgewiesener unfreiwilliger Harnverlust ein soziales u. hygienisches Problem darstellt (Definition der Internationalen Kontinenz-Gesellschaft). H. ist ein häufiges Symptom v.a. alter Patienten, begünstigt durch Multimorbidität u. Hirnleistungsstörungen. *Ätiol.:* Folgende Mechanismen führen allein oder in Kombination zur Entstehung einer H.: **1)** nervale Steuerungsdefekte, verursacht z.B. durch Apoplex, Multiinfarkt-Demenz, ALZHEIMER-Krankheit, PARKINSON-Krankheit oder auch Stoffwechselstörungen wie Diabetes mellitus; **2)** lokale Veränderungen, beim Mann v.a. die benigne Prostatahyperplasie mit Auslaufobstruktion, bei der Frau die Beckenbodenschwäche mit Reduktion des Blasenauslasswiderstandes u. Insuffizienz des Harnröhrenverschlusses, andere lokale Ursachen sind z.B. Erkrankungen der Genitalorgane, Lageanomalien von Uterus u. Vagina, Nervenwurzelerkrankungen oder Blasenreizungen durch Erkrankungen von Nachbarorganen; **3)** Koordinationsstörungen des Miktionsablaufes, verursacht durch physische u./oder psychische Veränderungen, z.B. bei Immobilisation durch eine Erkrankung; **4)** Nebenwirkungen von Medikamenten. ***Einteilung:*** Man unterscheidet als vier Hauptformen die Stressinkontinenz (v.a. bei Frauen mittleren Lebensalters), die Urge-(Drang-)Inkontinenz (als sensorische, motorische oder funktionelle Dranginkontinenz), die Reflexinkontinenz, die Überlaufinkontinenz; seltener auch die extraurethrale Inkontinenz. ***Diagn.:*** zunächst gezielte Befragung u. Erstellung eines Miktionsprotokolls; die klinische Untersuchung umfasst u.a. eine Harnanalyse u. die (sonographische) Restharnbestimmung. ***Ther.:*** konservativ (z.B. mittels Kontinenztrainings, Beckenbodengymnastik, Einsatzes von Inkontinenz-Hilfsmitteln) oder operativ. E urinary incontinence.

**Harn|kanälchen:** ▶Tubuli renales, ▶Sammelrohre. E urinary canaliculi.

**Harn|kinine:** ▶Urokinine.

**Harn|kolloide:** Schutzkolloide (z.B. Nucleinsäure, Chondroitinschwefelsäure, mukoide Kolloide) als Stabilisatoren des dispersen Systems Harn; bewirken jedoch – v.a. bei Harnzersetzung – Verklumpung, Ausfällung u. Verkittung der Kristalloide. E urocolloids.

**Harn|kon|krement,** Harnstein: steinartiges Gebilde (▶Konkrement) in den ableitenden Harnwegen oder – selten – innerhalb der Niere; s.a. ▶Uro-, ▶Nephrolithiasis. Als **primäres H.** primär stoffwechselbedingt (= metabolischer oder »Kernstein«; z.B. als Urat-, Oxalat-, Cystin-, Xanthin-, Creatinstein); als **sekundäres H.** ein v.a. infektiös bzw. adsorptiv bedingtes, z.B. als Phosphat-, Calciumcarbonatstein; als **gemischtes H.** der Schicht- bzw. Schalenstein (z.B. Gallenpigmentstein); ferner – inkrustationsbedingt – z.B. der Fremdkörper-, Eiweißstein. Die Bildung wird ausgelöst durch Ausscheidung von Harnmukoiden unklaren Ursprungs, durch Mangel an harnsteinstabilisierenden Harnkolloiden bei Übersättigung des Harns mit relativ schwer löslichen, kristallisationsfähigen Substanzen, wobei als Kondensationskern Harnkristalle auftreten (v.a. Urate, Oxalate, Calciumsalze; Cystin, Tyrosin, Leucin), ferner Zelldetritus; begünstigend wirken u.a. chronische Infektionen des Harntraktes, Harnverhaltung, Fehlernährung, insbes. bei entsprechender Stoffwechselstörung. S.a. ▶Harnsteinauflösung, ▶Harngrieß. E urinary calculus.

**Harn|konzentration:** Erhöhung der osmotischen Konzentration des Harns über diejenige des Blutplasmas (300 mosm) hinaus; gelingt in der Niere mit Hilfe des ▶Gegenstromsystems. Maximale H. beim Menschen 1200 mosm. Steuerung durch das ADH (▶Vasopressin). E urinary concentration.

**Harn|kristalle:** s.u. ▶Harnkonkrement. E urinary crystals.

**Harn|leiter:** ▶Ureter; s.a. ▶Ureter(o)... E ureter. – **H., retro|kavaler:** ein die untere Hohlvene (evtl. auch die Vena iliaca) atypisch von hinten nach medial umlaufender H. mit ortsgerechter (orthotoper) Einmündung in die Harnblase. Die zu Lichtungseinengung führende Druckwirkung der Gefäße bedingt Gefahr der Harnstauung u. Nierenschädigung. E postcaval u.

**Harn|leiter-Darm|ana|stomose:** operative Vereinigung des Harnleiters mit einem operativ isolierten Darmabschnitt zur künstlichen ▶Harnableitung, z.B. als Teil einer Blasenplastik (▶Dünndarm-, ▶Dickdarmblase) oder mit dem kotführenden Dickdarm (als Uretero-Kolostomie). Typische Methoden z.B. nach COFFEY, LEADBETTER, NESBIT, CORDONNIER (mit »Papillenbildung«). ***Kompl.:*** Nahtinsuffizienz, Ureterschrumpfung (Retraktion), -knickung, -nekrose, Pyelonephritis, hypochlorämische Azidose. E ureteroenterostomy.

**Harn|leiter|dystopie:** atypischer Verlauf des – extrem langen oder kurzen – Harnleiters, v.a. bei Nierenfehlbildung (Verschmelzungs- oder Fusionsniere), normaler Nierenlage; u.a. als retrokavaler ▶Harnleiter. E ureter dystopia. – **H., gekreuzte:** H. mit Mündung eines Ureters an der gegenseitigen Blasenseite, z.B. bei Doppelniere eines der beiden Ureteren (nach Kreuzung). E crossed ureteric anomaly.

**Harn|leiter|ektopie:** falsche Harnleitermündung, z.B. in der Scheide, dem Gebärmutterhals, im Samenleiter. Leitsymptom ist eine entsprechende »ureterische ▶Enuresis«. E ureter ectopia, ectopic ureter.

**Harn|leiter|enge:** ▶Harnleiterstenose.

**Harn|leiter|entzündung:** ▶Ureteritis.

**Harn|leiter|fistel:** vom Harnleiter ausgehende ▶Harnfistel; angeboren oder erworben (z.B. bei Tumoren des Harnleiters oder seiner Umgebung, als postoperative Komplikation; künstlich zur ▶Harnableitung). Als **äußere H.** (Harnleiter-Hautfistel) oder als **innere H.** (mit Mündung in ein benachbartes Hohlorgan, z.B. als Fistula ureterovaginalis = Harnleiter-Scheidenfistel oder als ▶Harnleiter-Darmanastomose). E ureteral fistula.

**Harn|leiter|karzinom:** s.u. ▶Uretertumoren.

**Harn|leiter|katheter,** Ureterkatheter: ca. 80 cm langer, 3–10 Charr starker, biegsamer, graduierter (Zentimetermarkierung), röntgenpositiver oder -negativer, mit einem Führungsmandrin armierbarer ▶Katheter aus Kunststoff oder Seidengespinst; am hinteren Ende evtl. mit Farbmarkierung (rechts rot, links grün); als besonderer H. der Schlingenkatheter; ▶Ureterkatheterismus. E ureteral catheter.

**Harn|leiter|klappe:** krankhafte klappenartige Faltenbildung in der Harnleiterlichtung; kann zu Harnrückstau führen. E ureteral valve.

**Harn|leiter|knospe:** *Embryologie* Bläschen, das sich vom unteren Ende des WOLFF-Ganges unter Streckung zum Harnleiter entwickelt u. gegen die Nachniere vorsprosst, wobei sich am oberen Ende eine ampulläre Erweiterung sowie Aufzweigungen als Harnleiterbäumchen entwickeln (primäres Nierenbecken bzw. Nierenkelche u. Sammelrohre), wodurch die Weiterentwicklung (Differenzierung) der mit dem Bäumchen verschmelzenden Nachniere angeregt wird. E ureteral bud.

**Harn|leiter|kolik:** s.u. ▶Harnleiterstein. E ureteral colic.

**Harn|leiter|rekonstruktion:** ▶Ureteroplastik.

**Harn|leiter|schienung:** Einlegen eines ▶Schienenkatheters (»Schienungsrohr«) in den Harnleiter, vorübergehend (intraoperativ) z.B. zur Erleichterung einer Harnleiternaht nach Nierenbecken-, Harnleiteroperationen, z.B. nach Ureterotomie, Ureterplastik, oder aber zur postoperativen Anastomosensicherung u. zur Strikturprophylaxe oder als Dauermaßnahme (= definitive H.) bei Katheterureterostomie. E ureteral intubation.

**Harn|leiter|stein:** im Harnleiter befindlicher Harnstein (▶Harnkonkrement); meist aus dem Nierenbecken stammend u. in ca. 80 % spontan abgehend, u. zwar meist unter Blutabgang (▶Hämaturie) u. unter Koliken (v.a. bei Passage der natürlichen Ureterengen, ▶Harnleiterstenose), bei denen Schmerzausstrahlungen (in Hoden, Schamlippen, Oberschenkel) auftreten. Bei Einklemmung tritt eine vorübergehende Blockade der Nierenfunktion ein (▶Anurie). ***Kompl.:*** u.a. eine Pyelonephritis durch Keimaufstieg, narbige Einschnürung (▶Ureterstriktur), Hydroureter. E ureteral calculus, ureterolith.

**Harn|leiter|stenose:** angeborene oder erworbene Enge der Harnleiterlichtung. Erstere z.B. bei Harnleiterklappen, Ureterozele, Abknickung, v.a. bei ▶Harnleiterdystopien, Nieren(gefäß)anomalien sowie an den natürlichen Harnleiterengen (der Abgang aus Nierenbecken [s.a. ▶Ureterabgangsstenose], die Kreuzungsstelle mit den großen Beckengefäßen sowie der Mündungsbereich in der Harnblasenwand); Letztere bei ▶Harnleiterstriktur, -verkrampfung bei Harnleiterkolik. ***Klinik:*** Schmerzen im Nierenlager durch Harnstauung (führt zu Hydroureter u. -nephrose sowie Nierenschädigung u. aufsteigender Infektion sowie zu Wanderschlaffung, ▶Ureteratonie). ***Diagn.:*** deutlich erkennbar im ▶Urogramm (zeigt

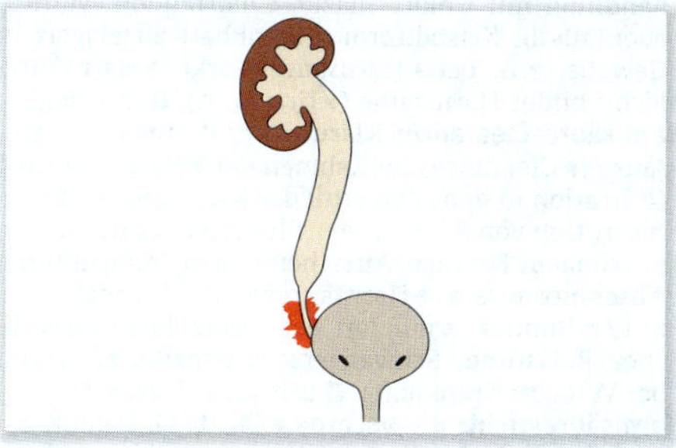

**Harnleiterstenose:** Veränderung (schematisch) nach Strahlentherapie. [292]

u.a. eine Kontrastmittelausscheidungsstörung, vergrößerten Nierenschatten, Ausweitung über der Enge). E ureterostenosis, ureteral stenosis.

**Harn|leiter|striktur:** narbige ▸Harnleiterstenose; z.B. nach Verletzung des Ureters oder Retroperitoneums, Drucknekrose, Entzündung, bei retroperitonealer Fibrose oder als Operationsfolge. E ureteral stricture.

**Harnleiter|tumoren:** s.u. ▸Uretertumoren.

**Hạrn|mukoid:** s.u. ▸Harnkolloide. E uromucoid.

**Harn|organe:** die ▸Organa urinaria. E urinary organs.

**harn|pflichtige Substanzen:** Substanzen, die physiologisch obligat durch die Niere auszuscheiden sind, u. zwar v.a. körpereigene Abbaustoffe (z.B. Harnstoff, Harnsäure, Creatin, Creatinin), deren Ausscheidung eine bestimmte Menge Lösungswasser erfordert. S.a. ▸harngängig. E urinary excreted substances.

**Harn|retention:** Harnverhaltung, ▸Harnsperre; s.a. ▸Restharn. E urinary retention.

**Harn|röhre:** ▸Urethra; s.a. ▸Urethr... E urethra.

**Harn|röhren|adenom:** Adenom des prostatischen Teils der Harnröhre (Wucherung periurethraler Drüsen?); ferner polypöse Harnröhrenkarunkel. E urethral adenoma.

**Harn|röhren|an|ästhesie:** örtl. Betäubung der Harnröhrenschleimhaut. E topical urethral anesthesia.

**Harn|röhren|aplasie:** Nichtentwicklung der Harnröhre mit Persistenz des Sinus urogenitalis, v.a. bei ♂ mit rudimentärem Penis; die Harnentleerung erfolgt durch Urachusfistel, Scheide oder After. E urethral aplasia.

**Harn|röhren|ausfluss:** Absonderung von Sekret aus der vorderen Harnröhrenöffnung (z.B. bei Urethritis). E urethrorrhea.

**Hạrn|röhren|bougierung:** stufenweise Aufdehnung der verengten Harnröhre mit fadenförmigen (= filiformen) oder mit stabförmigen Dehninstrumenten (▸Bougie; Letztere z.B. nach Dittel, May, Guyon), evtl. nach vorangehender Dehnung der Harnröhrenöffnung. E bougienage of the urethra.

**Harn|röhren|divertikel:** blindsackartige Taschenbildung der Harnröhre; angeboren (meist hinter der Fossa navicularis, als sämtliche Wandschichten einbeziehendes echtes ▸Divertikel) oder erworben (nach Periurethralabszess, Striktur, Verletzung; meist hinter dem Samenhügel u. als unechtes, nur das Epithel betreffendes Divertikel); allgemein an der Harnröhrenunterseite u. als ausdrückbare Geschwulst imponierend. Führt zu chronischer Entzündung (▸Urethritis) mit Miktionsbeschwerden, ▸Harninkontinenz, ▸Hämaturie, evtl. sekundär zu Harnfistel-, Harnkonkrementbildung. E urethral diverticulum.

**Harn|röhren|enge:** ▸Harnröhrenstenose.

**Harn|röhren|entzündung:** ▸Urethritis.

**Harnröhrenfasszange:** Spezialzange (nach Hofstetter) zum Hervorziehen des Urethralstumpfes nach Abtrennung der Prostata bei der radikalen Prostatektomie mit der Möglichkeit, die Anastomosennähte zu legen, ohne dass die Zange geöffnet werden muss.

**Hạrn|röhren|fehl|bildungen:** Anomalien der Harnröhrenbildung, z.B. Harnröhrenatresie (s.u. ▸Atresia), ▸-divertikel, -doppelung (Urethra duplex), -fistel, -klappen, ▸Epi-, ▸Hypospadie. Oft mit weiteren Fehlbildungen der Geschlechtsorgane kombiniert. E urethral malformations, urethral dysplasias.

**Hạrn|röhren|fistel:** von der Harnröhre ausgehende, äußere oder innere ▸Fistel; angeboren, z.B. bei Analatresie, Hypospadie, oder erworben, z.B. nach Verletzung; beim Mann als Penis-, Hodensack- oder Dammfistel (beide Letzteren auch als operativ angelegte »hintere« H., z.B. zeitweilig als Katheterfistel; s.a. ▸Urethrostomie); bei der Frau als Harnröhren-Scheidenfistel (z.B. als Perforations-, Operations-, Entbindungs-, Strahlentherapiefolge; stets mit Harninkontinenz). E urethral fistula.

**Hạrn|röhren|karunkel:** weiche, auf Berührung leicht blutende, evtl. gestielte Schleimhautwucherung an der äußeren Harnröhrenöffnung der Frau; evtl. papillomatös, angiomatös oder granulomatös (= polypöses Adenom bzw. Epitheliom bzw. Urethralhämorrhoid oder vaskulärer Polyp bzw. Harnröhrengranulom). E urethral caruncle.

**Harn|röhren|karzinom:** seltener, maligner Tumor der Harnröhre. Bei Frauen etwa doppelt so häufig wie bei Männern; histologisch als verhornendes oder nicht verhornendes Plattenepithel- oder Übergangsepithelkarzinom oder Adenokarzinom der Harnröhre; evtl. unter Abszess-, Fistelbildung zerfallend, in die regionären Lymphknoten Metastasen absetzend. Führt zu Harnröhrenstenose bis Harnsperre, Miktionsschmerz, (Zerfalls-)Blutung. Nach topographisch-anatomischen, operationstaktischen u. prognostischen Gesichtspunkten Untergliederung in distale u. proximale Karzinome. E urethral carcinoma.

**Hạrn|röhren|klappe:** angeborene Klappenbildung in der Harnröhre des Mannes, evtl. membranartig (▸Diaphragma) nahe dem Samenhügel. Führt zu ▸Harnstauung u. Aufdehnung der Harnwege, chronischem Harnwegsinfekt. E urethral valve.

**Harn|röhren|papillom:** meist ein Urothelpapillom (s.a. ▸Blasenpapillom); auch Fibroepitheliom in Papillomform zwischen Blasenhals u. äußerer Harnröhrenöffnung. Führt zu Harnröhrenenge, Blutungen. E urethral papilloma.

**Harn|röhren|plastik:** Korrektur der Harnröhre, z.B. bei Öffnungsenge (als ▸Meatotomie) oder als reparative, rekonstruktive oder konstruktive ▸Plastik der männlichen Harnröhre (u. evtl. auch des Gliedes, ▸Phalloplastik) z.B. bei ▸Harnröhrenfehlbildungen, Blasenexstrophie; erfolgt meist in mehreren Etappen u. mit zeitweiliger ▸Harnableitung u. Harnröhrenschienung u. unter Verwendung der Vorhaut oder der Haut des Penisschaftes, Hodensacks. Typische Methoden z.B. nach Johanson, Browne, Ombrédanne, Leadbetter, Goodwin-Scott. E urethroplasty.

**Hạrn|röhren|polyp:** fibroepitheliale Wucherung der Harnröhrenschleimhaut; führt zu Harnröhrenstenose, Enuresis, Hämaturie, evtl. zu Pyurie. E urethral polyp.

**Hạrn|röhren|prolaps:** der fast nur bei Mädchen u. Greisinnen vorkommende Vorfall der Harnröhrenschleimhaut aus der äußeren Harnröhrenöffnung. Führt zu Blutungen, Geschwürbildungen, Harndrang (mit ▸Pollakisurie). E urethral prolapse.

**Hạrn|röhren|spalte:** ▸Hypo-, ▸Epi-, ▸Paraspadie.

**Hạrn|röhren|stenose:** Verengung der Harnröhrenlichtung, z.B. angeboren als Mündungsenge (Meatusstenose), durch Harnröhrenklappen, -karunkel oder – meist – erworben, z.B. bei ▸Priapismus, nach Katheterismus, bei ▸Harnröhrenstriktur, Harnröhrenstein, -tumor, bei Paraphimose, Ödem, Verletzung (z.B. Hämatom), benigner ▸Prostatahyperplasie, ▸Induratio penis plastica. Führt zu Erschwernis der Harnentleerung u. evtl. zu Harnrückstauung. E urethral stenosis.

**Harn|röhren|stent:** Hilfsmittel zur Behandlung von Blasenentleerungsstörungen aufgrund einer benignen Prostatahyperplasie. Der H. hält den prostatischen Anteil der Harnröhre offen. ***Anw.*** bei Patienten, die nicht operiert werden können, aber geistig in der Lage sind, ihre Blasenfunktion zu kontrollieren. E urethral stents.

**Harn|röhren|striktur:** Enge der Harnröhre durch hyperplastische örtliche Entzündung oder – als enge oder kallöse Striktur (evtl. mit Abknickung) – durch tief greifende schrumpfende Narben (auch der Umgebung), u.a. bei ▸Gonorrhö (Tripper), Verletzung; als angeborene H. bei Hypospadie, Phimose etc. Führt zu Symptomen der ▸Harnröhrenstenose; die Harnentleerung erfolgt (evtl. nur unter Anw. der Bauchpresse) mit engem Harnstrahl u. abschließendem Harnträufeln; in der Blase verbleibt Restharn. Gelegentlich bestehen ▸Harnsperre, ▸ Ischuria paradoxa. E urethral stricture.

**Harn|röhren|suspensions|plastik:** operative Anhebung des Blasenhalses u. des hinteren Anteils der Harnröhre bei der Frau; therapeutische Maßnahme bei Stressinkontinenz.

**Harn|rück|stauung:** ▸Harnstauung.

**Harn|ruhr:** ▸Diabetes.

**Harn|sack:** *Embryologie* ▸Allantois. S.a. ▸Urinal.

**Harn|säure,** 2,6,8-Trihydroxypurin: eine in Alkalien, aber nur schwer in Wasser lösliche Säure (s. Formel). ***Stoffwechsel:*** beim Menschen u. bei Primaten Stoffwechselendprodukt von Nucleinsäuren bzw. Purinen, die mit der Nahrung zugeführt werden oder bei der Zellmauserung durch Einwirkung von Xanthinoxidase auf Xanthin bzw. Hypoxanthin entstehen. Wird zu ca. 75 % mit dem Harn ausgeschieden (0,08–1 g/24 Std.); erhöht nach eiweißreicher Kost u. nach Anw. von Corticoiden u. Urikosurika. Kristallisiert in Form ihrer Salze (Urate) im Harn aus (Abb.). ***Diagn.:*** Nachweis erfolgt durch Murexidprobe, mit Oxidationsmitteln (unspezifische Farbreaktion), Uratoxidase (anhand der UV-Absorption bei 290–293 nm vor u. nach Oxidation). Normalwerte im Blutserum bei ♀ 149–339 µmol/l (2,5–5,7 mg/dl), bei ♂ 208–416 µmol/l (3,5–7,0 mg/dl); erhöht u.a. bei harnsaurer Diathese, Gicht, Leukämie, bei Behandlung mit Chlorothiazid, Chlortalidon. Wird – ebenfalls in Kristallform – krankhaft abgelagert in Gewebe, z.B. bei ▸Harnsäureinfarkt, ▸Harnsäuregicht; bildet Harnsteine (▸Uratstein). E uric acid.

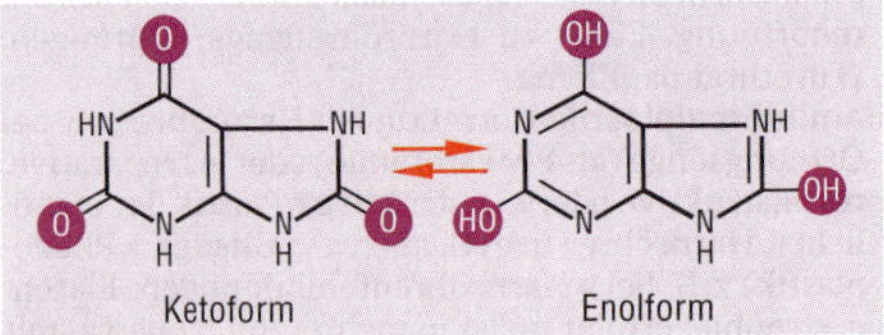


**Harnsäure:** Formel.

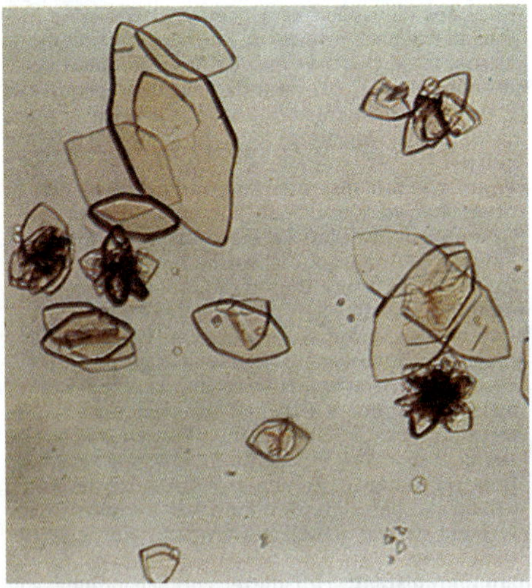

**Harnsäure:** Kristalle (mikrosk. Harnbefund). [182]

**Harn|säure-Clearance:** Klärung des Blutes von Harnsäure (▸Clearance) im Rahmen der ▸Harnbereitung (Filtration in den Glomeruli der Niere; anschl. Rückresorption von 88–95 % der filtrierten Menge in den proximalen Tubuli u. Ausscheidung in deren unteren Abschnitten [s.a. ▸Harnsäuregicht]). Normalwerte: 6–12 ml/min. (vermindert bei Lactazidose, körperlicher Belastung, Schwangerschaftstoxikose, erhöht bei WILSON-Krankheit). E uric acid clearance.

**Harn|säure|gicht:** die »echte« ▸Gicht (1). E gout.

**Harn|säure|infarkt:** die Ausfällung u. streifige Ablagerung weißlicher oder hellgelber (beim Neugeborenen Bilirubin-durchsetzter orangefarbener) Harnsäurekristalle (als Ammoniumurat) in den Nierentubuli u. Sammelrohren bei übermäßiger Harnsäure-Konzentration. Auftreten beim Neugeborenen v.a. durch den verstärkten Abbau der roten Blutkörperchen u. die Rückbildung der Nebennierenrinde, beim Erwachsenen infolge krankhafter Zustände von Zellzerfall (bei Leukämie, Milzbestrahlung). Kann zu irreversibler ▸Niereninsuffizienz führen. E uric acid infarct.

**Harn|säure|stein:** ▸Uratstein. E uric acid stone.

**Harn|salze:** die von der Niere mit dem Harn ausgeschiedenen Salze, die beim Stehenlassen des Urins in Abhängigkeit vom Harn-pH u. vom Gehalt an Harnkolloiden ausfallen. Sie sind im ▸Harnsediment mikroskopisch, sonst anhand ihrer Löslichkeit in Säuren, Alkalien, organischen Lösungsmitteln sowie beim Erwärmen differenzierbar. E urine salts, urates.

**Harn|sand:** sandförmige Harnkonkremente; s.a. ▸Harngrieß. E uropsammus.

**harn|saure Diathese:** eine konstitutionsbedingte Störung des Stoffwechsels der Harnsäure i.S. der ▸Hyperurikämie.

**Harn|sediment:** der aus spontan u. frisch gelassenem Harn gewonnene Boden- oder Schleudersatz; als **organisiertes H.** die darin enthaltenen krankhaften Zellelemente (Leuko-, Erythrozyten; Platten-, Nieren-, geschwänzte Epithelien; Harnzylinder) u. Erreger (v.a. Bakterien, Trichomonaden); als **nicht organisiertes H.** v.a. ▸Harnsalze. S.a. ▸Sediment (dort Abb.). E urinary sediment.

**Harn|sperre:** das akute, mechanisch oder funktionell bedingte Unvermögen, die Harnblase spontan zu entleeren (»Harnverhaltung«). Führt zu quälendem (▸Dysurie) Anstieg des Blaseninnendrucks mit Blasenüberdehnung (Harnblase als »Tumor« sicht- u. tastbar) u. zu Harnrückstauung (Ureter-, Nierenbeckendilatation), evtl. sekundär zu ▸Anurie. Tritt auf z.B. bei Harnröhrenstriktur, als **reflektorische H.** nach Operationen, Verletzungen, Trinken kalter Getränke (»Stiftungsfestischurie«). Sonderform: ▸Ischuria paradoxa. E urinary retention.

**Harn|spindel: 1)** *Labormedizin* ▸Urometer. E urometer. **2)** *Röntgenologie* spindelförmiger, vom Nierenbecken zur Blase den Harnleiter durchlaufender Schatten des Kontrastmittels als Zeichen der normalen funktionellen (durch tiefe Inspiration provozierbaren) Segmentierung des Harnleiters bei der Ausscheidungsurographie. Stoppt während der ▸Miktion, fehlt bei Retroperistaltik des Ureters. E urine spindle.

**Harn|starre:** ▸Isosthenurie.

**Harn|stauung:** Stauung des Harns in den Harnwegen. Wird verursacht durch – ein- oder doppelseitige – Lichtungseinengung bei -verlegung (Stenose, Striktur, Tumor, Fehlbildung, Kompression), Minderung oder Steigerung des Muskeltonus der Harnwege (z.B. Detrusorlähmung, postoperative Atonie bzw. Harnleiter-, Blasen-, Harnröhrenverkrampfung, z.B. bei Harnsteinen). Bei Harnleiterkarzinom als unilaterale H. Führt bei längerem Bestehen zu Harnwegeaufdehnung oberhalb der Enge (z. B. Megavesika [mit ▸Restharn], Hydroureter, -nephrose), bei hinzutretender Antiperistaltik auch zu ▸Reflux; ferner zu Nierenschädigung bei Niereninsuffizienz. – Der Übergang zur ▸Harnsperre ist fließend. **E** urinary obstruction.

**Harnstauungsniere:** ▸Hydronephrose.

**Harn|stein:** ▸Harnkonkrement, ▸Urolithiasis. **E** urinary calculus.

**Harn|stein|auflösung,** Litholyse: die gezielte Auflösung von Harnsteinen in der Niere; z. B. bei Harnsäure- u. Cystinsteinen durch stark harnalkalisierende Diät u. zusätzliche Gaben von Natriumcitrat-Lsg. (bei gleichzeitiger starker Einschränkung der Nahrungspurine) bzw. der Calcium- u. Magnesiumammonium-Phosphat-Blasensteine durch Instillation einschlägiger Litholytika in die Harnblase.

**Harnstoff,** $H_2N–CO–NH_2$, Kohlensäurediamid, Carbamidum, Urea: (ROUELLE 1733; Synthese 1828 durch WOEHLER) farb- u. geruchloses, kristallisierendes, gut wasserlösliches Endprodukt des Eiweißstoffwechsels bei Mensch u. Säugern, gebildet aus 2 Molekülen »$NH_3$« (▸Ammoniak) der Glutaminsäure bzw. aus der $NH_2$-Gruppe der Asparaginsäure u. 1 Molekül Kohlendioxid ($CO_2$) über Carbamylphosphat, unter Beteiligung von L-Ornithin; Schema (mit KREBS-HENSELEIT- = Harnstoffzyklus); s. a. ▸Harnstoff-Stickstoff. ***Physiologie u. Pathophysiologie:*** Die Ausscheidung erfolgt durch die Niere (12,6–28,6 g/24 Std.) nach vollständiger Filtration in den Glomeruli u. teilweiser Rückresorption in den Tubuli; sie ist erniedrigt bei Niereninsuffizienz u. Lebererkrankungen, erhöht bei gesteigertem Eiweißabbau; s. a. ▸Azotämie, dort Schema. Die Normalwerte betragen im Serum 100–450 mg/l (u. erreichen im Schweiß den ca. 2fachen Wert). ***Eigenschaften:*** H. bildet mit anorganischen u. organischen Säuren Salze bzw. Ureide, mit organischen Substanzen Einschluss-Verbindungen; kondensiert bei starkem Erhitzen zu Biuret; wirkt in konzentrierter Lsg. Eiweiß denaturierend. Findet ***Anw.*** bakt für Nährböden; histol als Fixierungsmittelzusatz; derm als Bestandteil von hornschichterweichenden u. glättenden Salben bei trockener, juckender Haut. pharm Wichtige Derivate sind u. a. Biotin, Barbitursäure. ***Nachweis:*** Der qualitative u. quantitative Nachweis erfolgt u. a. durch Farbreaktionen (z. B. mit EHRLICH-Reagens, Xanthydrol, als HENCH-ALDRICH-Probe), indirekt durch Abspaltung u. Bestimmung von Stickstoff (Bromlaugen-Methode, z. B. nach KNOP-HÜFNER, KOWARSKI), von $CO_2$ (HENSELEIT-KREBS-Mikromethode) oder $NH_3$, ferner mit NESSLER-Reagens u. titri- u. elektrometrisch, enzymatisch (Spaltung mit Urease), chromatographisch. **E** urea.

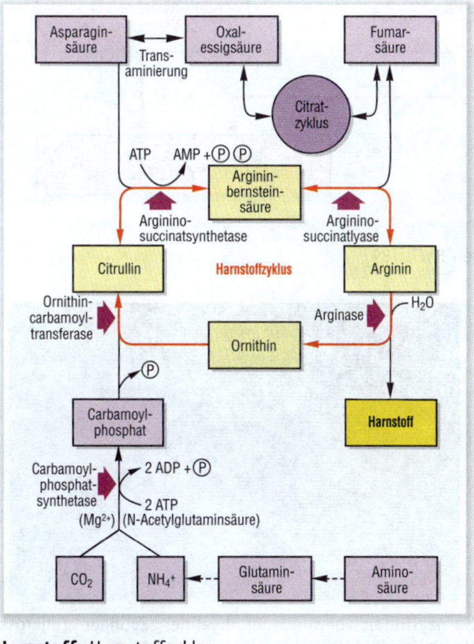


**Harnstoff:** Harnstoffzyklus.

**Harn|stoff-Clearance:** die durch die Niere erfolgende Klärung (▸Clearance) des Blutes von Harnstoff: diejenige Menge Blutplasma, die pro Minute von Harnstoff befreit wird, normal 60–80 ml/min. Der in den Glomeruli der Niere zunächst vollständig abfiltrierte Harnstoff diffundiert während der Tubuluspassage partiell (etwa zur Hälfte) wieder zurück in das Blut, weil die Harnstoff-Permeabilität der Zellmembranen sehr hoch ist. **E** urea clearance.

**Harn|stoff|nährboden:** *Bakteriologie* s. u. ▸Urease-Test.

**Harn|stoff|ruhr:** ▸Azoturie.

**Harn|stoff|spaltung:** der enzymatische Abbau (▸Urease) von Harnstoff zu Ammoniumcarbonat bzw. $CO_2$ u. $NH_3$, z. B. zwecks Harnstoffbestimmung; auch als Eigenschaft Urease bildender Bakterien (s. u. ▸Urease-Test). **E** urea degradation.

**Harn|stoff-Stickstoff:** die dem Harnstoffgehalt entsprechende Stickstoffmenge (etwa 1 g bei 2,144 g), z. B. im Blutserum 4,7–23 mg/dl (= 1,7–8,3 mmol/l), im Harn 5,8–14,1 g/24 Std. – Ist Hauptanteil des ▸Reststickstoff; erlaubt Rückschlüsse auf die umgesetzte Eiweißmenge (1 g ~ 6,25 g Eiweiß). **E** urea nitrogen.

**Harn|stoff|zyklus,** KREBS-HENSELEIT-Zyklus: s. u. ▸Harnstoff (dort Schema). **E** urea cycle.

**Harn|stottern:** die mit Unterbrechungen des Harnstrahls erfolgende Harnentleerung, z. B. bei Prostatavergrößerung, Sphinktersklerose; s. a. ▸Harnträufeln. **E** stuttering urination.

**Harn|strang:** *Embryologie* ▸Urachus.

**Harn|träufeln:** der ständige oder zeitweise unwillkürliche tropfenweise Harnabgang bei echter Inkontinenz (infolge Schädigung des Blasenschließmuskels) oder als ▸Ischuria paradoxa. **E** dribbling.

**harntreibende Mittel:** ▸Diuretika.

**Harn|vergiftung:** ▸Urämie.

**Harn|verhaltung:** ▸Harnsperre. **E** retention of urine.

**Harn|wege, ableitende:** Nierenkelche u. -becken, Harnleiter, -blase u. -röhre als »Harnhohlsystem«. **E** urinary tract collection system.

**Harnwegs|antiseptika:** ▸Harnantiseptika.

**Harn|wegs|dys|kinesie:** Funktionsstörung der ableitenden Harnwege, z. B. als Hyperperistaltik, Hypo-, Atonie.

**Harn|wegs|infektion,** Abk. HWI: Erkrankung der Harnwege durch Krankheitserreger, v. a. durch Bakterien. Erfolgt durch Keimeinschleppung auf dem Blut- oder Lymphweg oder als auf- oder absteigende (aszendierende bzw. deszendierende) intrakanalikuläre H. durch Erregerverschleppung mit dem Harn nach deren Einschleppung (z. B. bei ▸Katheterismus) bzw. Ausscheidung durch die Niere. Wird durch Harnstauung begünstigt. – ▸Pyelitis (Pyelonephritis), ▸Ureteritis, ▸Zystitis, ▸Urethritis; s. a. Schema. **E** urinary tract infection.

**Harnwegstherapeuti|ca, -ka:** s. u. ▸Urologica.

**Harnzeitvolumen:** das in der Zeiteinheit (z. B. Stunde, Tag) gelassene Harnvolumen. Wichtig z. B. zur Beurteilung von Nierenerkrankungen.

**Harn|zucker:** die im Harn nachweisbaren Zucker bzw. reduzierenden Substanzen (s. a. ▸Melliturie); i. e. S. die ▸Glucosurie. S. a. ▸Harn (dort Tab.). **E** urinary sugars, glycosuria.

**Harn|zwang:** heftiger, meist schmerzhafter ▸Harndrang; ▸Strangurie, ▸Tenesmus. **E** urgency.

**Harn|zylinder:** im ▸Harnsediment vorkommende walzenförmige Ausgüsse der unteren Abschnitte der Nierenkanälchen; s. a. ▸Zylindroid. ***Formen:*** unterschieden als amorphe H., Wachszylinder sowie Zylinder mit zellulärer Strukturierung, d. h. als granulierte, Erythro-, Leukozyten- u. Epithel-, Fettkörn-

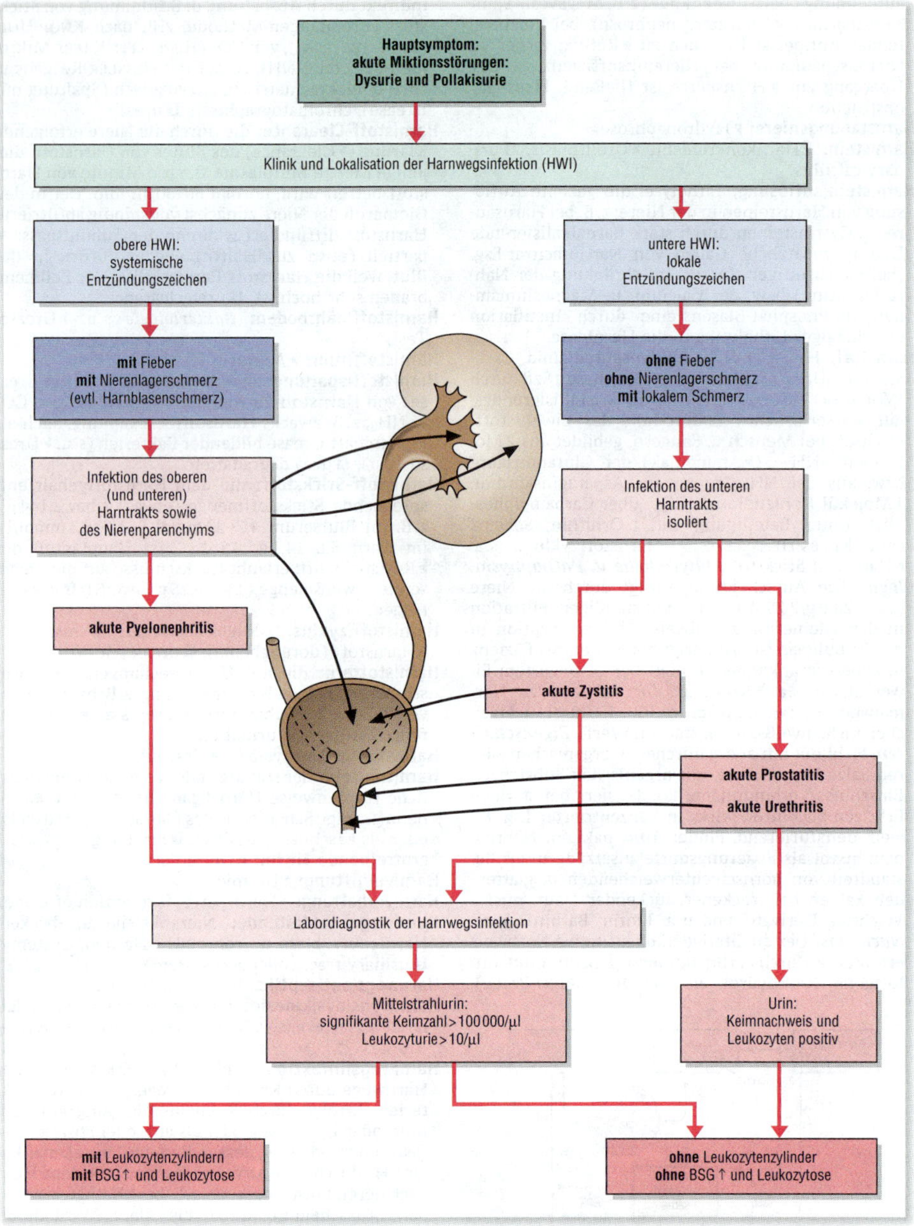


**Harnwegsinfektion:** Differentialdiagnosen der oberen u. unteren HWI. [89]

chen-, Pigment- oder Hämoglobinzylinder sowie als »breite« Zylinder; s.a. ▸Komazylinder; meist als **hyaline H.** (aus homogen durchscheinender Grundsubstanz, evtl. bedeckt mit Harnsalzniederschlägen, s.a. Abb.;) ***Vork.:*** physiologisch nach starker körperlicher Anstrengung, krankhaft bei Nierenerkrankungen, Fieber, Herzinsuffizienz; evtl. als gemischte, mit Erythrozyten durchsetzte Zylinder. **E** urinary casts.

**Harongaǀrinde,** Harunganae madagascariensis cortex, Harunganarinde: Rinde des Harongabaums, der zu den Johanniskrautgewächsen zählt. ***Anw.:*** Spezielle Aufbereitungen sind wirksam bei dyspeptischen Beschwerden, leichter exokriner Pankreasinsuffizienz u. funktionellen Störungen des Verdauungstrakts. ***Kontraind.:*** akute Pankreatitis, schwere Leberfunk-

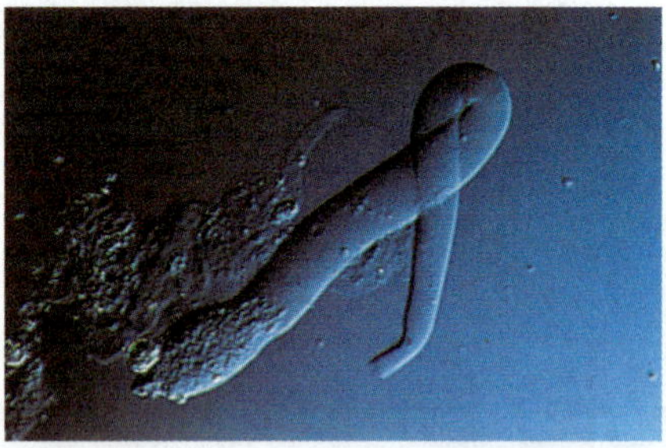

**Harnzylinder:** gewundener hyaliner Zylinder (mikrosk. Harnbefund). [182]

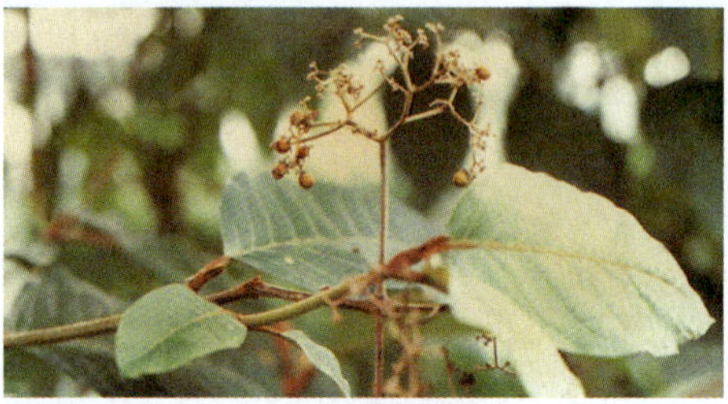

**Harongarinde:** Harongastrauch. [448]

tionsstörungen, Gallensteinleiden, Gallenblasenempyem u. Ileus. ***NW:*** Photosensibilisierung.

**Harpagophyti radix,** Teufelskrallenwurzel: Heilpflanzenbestandteil mit nachweislicher Wirkung bei Appetitlosigkeit, dyspeptischen Beschwerden, chronisch-entzündlich bedingten Gelenkschmerzen, Weichteilrheumatismus, Kopfschmerz u. Neuralgien; kontraindiziert bei Ulcus duodeni u. Ulcus ventriculi.

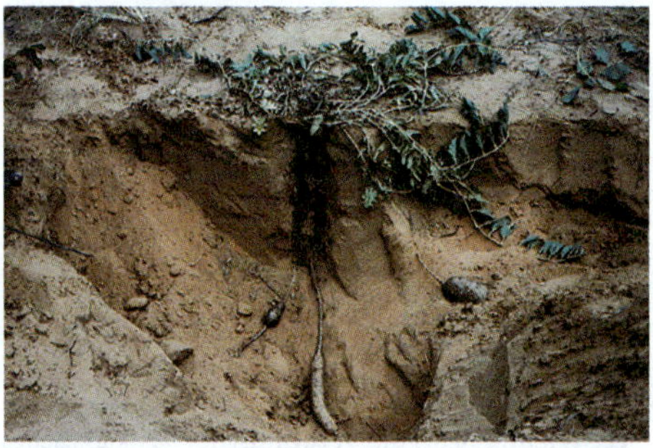

**Harpagophyti radix:** Südafrikanische Teufelskralle. [448]

**Harpy|rhynchiasis:** *Dermatologie* kleine, bis linsengroße, nichteitrige Beulen durch Kolonien der »Beulenmilbe« **Harpyrhynchus tabescentium** (bei Verwahrlosung).

**Harrington-Operation:** operatives Verfahren zur Korrektur der Skoliose. Dabei wird der skoliotische Wirbelsäulenabschnitt freigelegt, gestreckt u. mit Hilfe besonderer Fixationsinstrumente stabilisiert. Die exstirpierten Dornfortsätze dienen der osteoplastischen Fusionierung der Wirbelkörper.

**Harrington-Virus:** das ECHO-Virus Typ 16; Erreger von Meningitis u. Boston-Exanthem.

**Harris** (**1)** FRANKLIN J. H., geb. 1895, Chirurg, San Francisco; **2)** LEONHARD C. H., amerik. Kinderarzt, Galveston/Tex.; **3)** SAMUEL HENRY H., 1880–1937, austral. Chirurg; **4)** WILFRED H., 1869–1960, Arzt, London). – **H.-Hryntschak-Operation** (SAMUEL HENRY H.): (1929 bzw. 1940) suprapubische, transvesikale ▸Prostatektomie mit Ausschälung des Adenoms aus der »Kapsel« (intrakapsuläre bimanuelle Enukleation), gefolgt von **H.-Logennaht** (Steppen der Logenränder u. tief greifende Quernähte über einem transurethral eingeführten Harnblasenkatheter; ursprünglich auch trichterförmige Rekonstruktion des Blasenausgangs des Trigonums), beendet durch primären Harnblasenverschluss. – **H.-Migräne** (WILFRED H.): ▸HORTON-Syndrom (1). – **H.-Osborne-Syndrom** (LEONHARD C. H.; WILLIAM P. O., amerik. Kinderarzt): (1966) erbliche, ein- oder beidseitige Hypo- oder Aplasie des Radius, unter Beteiligung von Handwurzelknochen u. des Daumenskeletts, in Kombination mit Ventrikelseptumdefekt. **E** Harris-Osborne syndrome. – **H.-Sonde** (FRANKLIN J. H.): (1954) einläufige graduierte Darmsonde (Duodenal-Jejunal-Sonde) mit Metallkörbchen über den endnahen Sauglöchern zur Verhinderung einer Schleimhautaspiration. Zur Dauerabsaugung bei Ileus. S.a. ▸MILLER-ABBOTT-Sonde. **E** Harris tube.

**Harris(-Archer)-Augentest:** Konjunktivalprobe auf Jodallergie vor i.v. Anw. eines jodhaltigen Röntgenkontrastmittels. Im positiven Fall starke mehrminütige Bindehautrötung.

**Harrison-Furche** (EDWARD H., 1766–1838, Arzt, Horncastle): seitliche Brustkorbeinziehung entlang der Zwerchfellansatzlinie bei Rachitis u. Osteomalazie; führt zusammen mit der Rippenbogenauftreibung (u. ▸Froschbauch-Bildung) zum ▸Glockenthorax. **E** Harrison's groove.

**Harrison-Test:** qualitativer Nachweis konjugierten Bilirubins im Harn; das Probegut wird mit Bariumchlorid versetzt u. filtriert; dann Aufträufeln von FOUCHET-Reagens (aus Trichloressigsäure, Eisenchlorid, Wasser). **E** Harrison's test.

**Hartert-Methode: 1)** (mit G. LEUBE 1970) Kapillarblut-Schnellmethode zur QUICK-Wert-Bestimmung. **2)** ▸Thrombelastographie.

**Hart|lot: 1)** *Zahnmedizin* Lötmetall (z.B. Ag, Cu, Au) mit einem Schmelzbereich > 450 °C. **E** hard solder. **2)** (E. PAYR): *Orthopädie* s.u. ▸Lötsteife.

**Hartmann** (**1)** ARTHUR H., 1849–1931, HNO-Arzt, Berlin; **2)** HENRI H., 1860–1952, Chirurg, Paris). – **H.-Besteck** (ARTHUR H.): Stimmgabelbesteck in kontinuierlicher Tonreihe; die Gabeln mit aufsetzbarem Dämpfer. – **H.-Methode** (ARTHUR H.): (1883) Punktion der Oberkieferhöhle zur Kieferhöhlenspülung vom mittleren Nasengang aus (evtl. unter Wanddurchstoßung). **E** Hartmann procedure. – **H.-Operation** (HENRI H.): Rekto(sigmoid)-Resektion mit Blindverschluss des distalen Rektums u. mit Sigma-Anus; v.a. bei Dickdarmperforation infolge Divertikulitis oder Tumor. **E** Hartmann's operation. – **H.-Sack** (HENRI H.): kleine Ausstülpung am Gallenblasenhals. **E** H.'s pouch. – **H.-Spekulum** (ARTHUR H.): spreizbares zweiblättriges Nasenspekulum mit zu Trichterform schließbaren Branchen. **E** H.'s speculum.

**Hartmannella hyalina:** eine koprophile (häufig im Erdboden vorkommende) Amöbe; Erreger primärer Amöben-Meningoenzephalitis.

**Hart|metall|lunge:** eine – meist gutartige – zu rel. geringgradiger ▸Lungenfibrose führende ▸Pneumokoniose infolge langzeitigen (berufsbedingten) Einatmens von Mischstäuben (Abrieb) bei der Herstellung von Hartmetallen (umstritten). Beginnt mit Bronchitis; später treten Lungenfunktionsstörungen (bis schwere Ateminsuffizienz mit Cor pulmonale) auf. Entschädigungspflichtige Berufskrankheit. **E** welder's lung.

**Hartnup-Syndrom:** (C. E. DENT 1951) erstmals bei Kindern einer Familie H. beobachteter, autosomal-rezessiv erblicher Transportdefekt für Monoaminomonocarboxyl-Säuren in Nieren u. Dünndarm. Es resultiert eine vermehrte Ausscheidung u.a. von Histidin, Tyrosin, Alanin, Valin, Leucin, Isoleucin, Phenylalanin, auch für Indikan etc. ***Klinik:*** Viele Träger des Gen-Defekts bleiben unauffällig, bei anderen entwickeln sich im 2. Lebensjahrzehnt pellagraartige Lichtdermatosen (Photodermatitis) durch Tryptophan-Malabsorption. Weitere Symptome: rezidivierende Ketoazidose, motor. und mentale Entwicklungsverzögerung, zerebellare Ataxie und intermittierende Lähmungen. **E** Hartnup syndrome.

**Hart-Park-Virus** *(engl.):* ein ▸Rhabdovirus, übertragen durch Culex pipiens u. Vögel. Ein potentieller Enzephalitis-Erreger.

**Hart|spann:** *Pathologie* ▸Muskelhartspann.

**Hart|strahl|technik:** Röntgenaufnahmeverfahren mit Anw. von Röhrenspannungen von 100–150 kV (u. Hartstrahlblenden [FFH-Raster] sowie verstärkenden -folien). Vorteile: verminderte Strahlenbelastung, verkürzte Belichtungszeit, bessere Bildschärfe, großer Objektumfang; Möglichkeit größeren Fokus-Film-Abstands. ***Anw.*** v.a. für Lungen-, Magen-Darm-, Wirbelsäulen-, Schwangerschafts-Aufnahmen. **E** high-kilovoltage technique.

**Hart|wasser-Syndrom:** (FREEMAN u. Mitarb. 1967) akute ▸Hyperkalziämie u. -magnesiämie (mit nachfolgender orthostatischer Blutdruckerniedrigung; Übelkeit, Brechreiz, evtl. auch Muskelschwäche, Somnolenz) als Folge der Verwendung zu harten Wassers (hoher Calcium- u./oder Magnesiumgehalt) für die extrakorporale ▸Hämodialyse.

**Harunganae madagascariensis cortex:** ▸Harongarinde.

**Harvard-Test,** Step-up-Test: ein Stufentest mit Auf- u. Abstieg (5 Min. oder bis zum Erschöpfen der Leistung) als Herz-Kreislauf-Test.

**Harvey-Lehre** (WILLIAM H., 1578–1657, Arzt, London): historische Lehre vom ▸Blutkreislauf; das Blut wird durch Herzventrikelkontraktion (als einzige Energiequelle) in die Arterien ausgeworfen u. strömt in den Venen zum Herzen zurück. – Die als notwendig erkannten arteriovenösen Verbindungen wurden erst 1661 von M. MALPIGHI nachgewiesen. E Harvey's law.

**H-Arzt:** ein am berufsgenossenschaftlichen Heilverfahren beteiligter praktischer Arzt mit chirurgischer Erfahrung; s.a. ▸Durchgangsarzt (D-Arzt).

**Haschisch** *(arab.)*: aus den harzreichen Drüsenhaaren weiblicher Pflanzen von ▸Cannabis indica (Indischer Hanf) austretendes Sekret. Die Wirkstoffe (Cannabioide) wirken über Cannabinoid-Rezeptoren (v.a. in Basalganglien, im Kleinhirn u. Hippocampus) und unterliegen als Rauschgifte (Halluzinogene) dem Betäubungsmittelgesetz. Dazu gehören Δ9-Tetrahydrocannabinol (Δ9-THC, als das wichtigste psychotrope Cannabinoid), Cannabidiol u. Cannabigerol. E hashish.

**Hasen|auge:** ▸Lagophthalmus.

**Hasen|pest:** ▸Tularämie. E rabbit fever.

**Hasen|scharte:** umgangssprachl. für ▸Lippenspalte. E harelip.

**Hashimoto-Thyreoiditis** (HAKARU H., 1881–1934, japan. Pathologe): Autoimmunerkrankung der Schilddrüse, welche sich als chronisch lymphozytäre Thyreoiditis mit Hypothyreose u. Autoantikörpern gegen schilddrüsenspezifische Antigene (TPO-AK, Tg-AK) manifestiert. Die Erkrankung ist mit HLA-DR3, HLA-DR5 u. HLA-B8 assoziiert, sie kann gemeinsam mit anderen Autoimmunerkrankungen auftreten (z.B. atrophische Gastritis mit perniziöser Anämie, thrombozytopenische Purpura, ADDISON-Krankheit, Diabetes Typ 1 etc.). Es besteht eine familiäre Prädisposition. ***Klinik:*** Die Erkrankung beginnt asymptomatisch, bei schleichendem Verlauf zeigen sich uncharakteristische Symptome einer Hypothyreose. Die Schilddrüse ist palpatorisch derb, manchmal von fein-nodulärer Konsistenz. ***Diagn.:*** Schilddrüsenautoantikörper im Blut; Zytodiagnostik: Histopathologisch findet sich eine Infiltration des Organs mit Lymphozyten (v.a. T-, aber auch schilddrüsenspezifische Antikörper sezernierende B-Lymphozyten) u. Plasmazellen; kleine, kolloidarme Follikel mit hypertrophierten Thyreozyten, teilweise als HÜRTHLE- oder ASKANAZY-Zellen. ***Ther.:*** Schilddrüsenhormone. E Hashimoto's thyroiditis.

**Hasner-Klappe:** Membran im Tränenweg des Neugeborenen, häufig die Ursache eitriger rezidivierender Infektionen. E Hasner's valve.

**Hassall-Körperchen** (ARTHUR HILL H., 1817–1894, engl. Arzt), Corpuscula thymi: kugelige, konzentrisch geschichtete glykoproteidhaltige Gebilde im Mark des ▸Thymus. Bestehen aus Retikulumzellen, die im Zentrum der Gebilde degenerative Veränderungen aufweisen (s. Abb.). Die Zahl der H. nimmt bis zur Pubertät zu, danach ab. E Hassall's corpuscles.

**Hatchcock-Zeichen:** Schmerzhaftigkeit der Ohrspeicheldrüse bei Aufwärtsdruck am Kieferwinkel als Frühzeichen einer Parotitis.

**HAT-Medium:** Abk. für Medium mit Hypoxanthin, Aminopterin u. Thymidin zur Kultivierung von Myelom/B-Lymphozyten-Hybriden bei der Herstellung monoklonaler ▸Antikörper.

**$H^{(+)}$-ATPase:** Enzym der Zellmembran, das die synchrone u. phasenkonstante Kopplung zwischen Membranpotential u. Glykolyse herstellt.

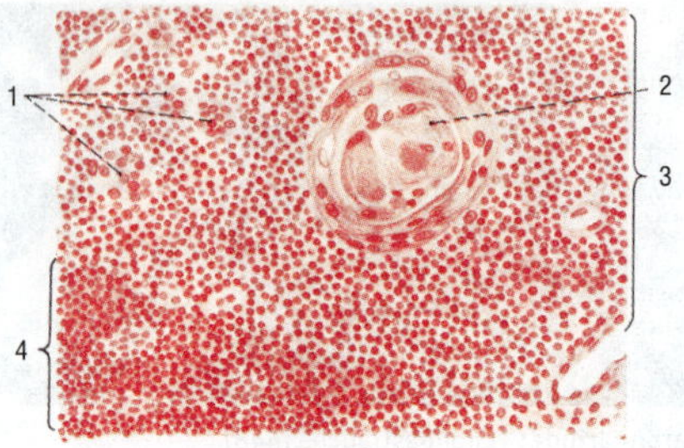


**Hassall-Körperchen:** Thymusmark eines Kindes (Färbung: Alaunkarmin; mikrosk. Vergr. 230fach). [498]

**Haube:** *Anatomie* **1)** die Mittelhirnhaube, ▸Tegmentum mesencephalicum. **2)** Brückenhaube, Tegmentum pontis. E tegmentum.

**Hauben|bahn, zentrale:** ▸Tractus tegmentalis centralis.

**Hauben|feld:** ▸FOREL-Feld. E Forel's field.

**Hauben|kern:** *Anatomie* **1) H., motorischer:** ▸Nucleus reticularis tegmenti. **2) H., roter:** ▸Nucleus ruber.

**Hauben|kreuzung: 1)** ▸Decussatio tegmenti. E tegmental decussation. **2) große H.:** Kreuzung der oberen Kleinhirnstiele (Decussatio pedunculorum cerebellarium superiorum). E decussation of brachia conjunction.

**Hauben|meningitis:** ▸Leptomeningitis an der oberen Hirnwölbung, mit haubenförmigem Exsudat.

**Hauben|strahlung:** *Anatomie* die vom roten Kern (▸Nucleus ruber) zum Thalamus u. zur inneren Kapsel (▸Capsula interna) ausstrahlenden Nervenfasern.

**Hauch|form:** *Bakteriologie* ▸H-Form.

**Haudek-Nische** (MARTIN H., 1880–1931, Röntgenologe, Wien): (1910) die »Profilnische« als klassisches röntgenologisches Zeichen des Magen- u. Zwölffingerdarmgeschwürs (▸Ulcus pepticum). E Haudek's niche.

**Hauer|ellen|bogen:** ▸Epicondylitis humeri lateralis (als Überanstrengungsperiostose bei Hauern im Untertagebau); evtl. kombiniert mit örtlicher Bursose (Bergmannsellenbogen); ggf. als entschädigungspflichtige Berufskrankheit.

**Haufen|kokken:** *Bakteriologie* regellos nach mehreren Richtungen hin sich vermehrende Staphylokokken.

**Hauffe(-Schweninger)-Teilbäder** (KARL HEINR. H., geb. 1913, Physikochemiker, Berlin): Arm- oder Fußbäder mit ansteigender Wassertemperatur (ansteigendes ▸Bad).

**Hauhechelwurzel:** ▸Ononidis radix.

**Haupt|ebene:** *Optik* s.u. ▸Hauptpunkt. E principal plane.

**Haupt|ery|them:** *Radiologie* s.u. ▸Hauptreaktion (der Haut).

**Haupt|gen:** ein zur Merkmalsbildung notwendiges, einfach mendelndes ▸Gen. E major gene.

**Haupt|histo|kompatibilitäts|komplex:** ▸major histocompatibility complex.

**Haupt|kern:** bei mehrteiligen Kerngebieten eines Hirnnervs der größte u. funktionell bedeutsamste Kern (= Nucleus principalis). E principal nucleus.

**Haupt|punkte:** *Optik* die zu den ▸Kardinalelementen gehörenden Punkte eines optischen Systems; Schnittpunkte der optischen Achse mit den Hauptebenen. E cardinal (or principal) points.

**Haupt|reaktion:** bei der Strahlenreaktion die Phase der stärksten Erscheinungen (im Allgemeinen die 2., auf die Frühreaktion folgende); i.e.S. als **H. der Haut** das örtliche, ca. 2–8 Wochen nach Bestrahlung auftretende u. erst nach Wochen abklingende Hauterythem (das Haupterythem), das ab einer Oberflächendosis von ca. 3,5 Gy zu zeitweiligem örtlichem Haarverlust führt, meist gefolgt von Hautpigmentation u. – infolge Schweiß- u. Talgdrüsenschädigung – von Hauttrockenheit. S.a. ▸Strahlenspätwirkung.

**Haupt|schwankung:** *Kardiologie* ein ▶QRS(-Komplex) des EKG. E main deflection (of the ECG).

**Haupt|stück:** der proximale Abschnitt der Nierenfunktionseinheit »Nephron«; s.a. ▶Tubuli renales. E main part.

**Haupt|wirt:** ein Tier oder der Mensch als derjenige ▶Wirt, in dem ein monoxener Parasit optimal lebt u. sich voll entwickelt; s.a. ▶Nebenwirt. E host of predilection.

**Haupt|zelle:** der im Parenchym einer Drüse überwiegende Zelltyp; z.B. 1) in den Drüsen der Magenschleimhaut (Glandulae gastricae) zylindrische Epithelzellen mit ribosomenreichem ▶endoplasmatischem Retikulum u. leicht löslichen Sekretbläschen; sind der Bildungsort von ▶Pepsinogen; 2) als H. der Schilddrüse chromophobe (»helle«) Follikelepithelzellen als Bildungsort von Schilddrüsenkolloid. E chief cell.

**Hauri-Operation:** operatives Verfahren bei fehlender Erektionsfähigkeit (erektile Dysfunktion): Seit-zu-Seit-Anastomose einer oberflächlichen Penisarterie mit der tiefen Penisvene. Mit derselben Anastomose wird die Arteria epigastrica inferior End-zu-Seit verbunden.

**Hausarzt:** Arzt in freier Praxis mit oder ohne Facharztbezeichnung Allgemeinmedizin oder der Bezeichnung praktischer Arzt, der für die Grund- u. Erstversorgung bei Krankheitsfällen zuständig ist; wichtige Aufgaben bei der ambulanten Behandlung u. Überweisung zum Facharzt; in das Aufgabengebiet des H. fallen auch Hausbesuche.

**Haus|mädchen|knie:** die ▶Bursitis praepatellaris. E housemaid's knee.

**Haus|staub|milben|allergie:** Allergie gegen die Ausscheidungen der Hausstaubmilbe (Dermatophagoides pteronyssinus, Dermatophagoides farinae); häufige Auslöser einer Rhinoconjunctivitis allergica, eines Asthma bronchiale oder atopischen Ekzems. Nach Allergentestungen kann eine Hausstaubmilbensanierung erfolgen oder eine Hyposensibilisierung versucht werden. E house-dust mite allergy.

**Haustra, Haustren** *(latein. = Schöpfeimer): Anatomie* segmentale Ausbuchtungen. Die **H. coli** sind die durch raffende Kontraktionen der Längsmuskulatur hervorgerufenen H. der Dickdarmwand im Zäkum- u. Kolonbereich; deren Grenzen entsprechen innen die ▶Plicae semilunares coli. Sind beim Lebenden einem ständigen Wechsel unterworfen. E haustra.

**Haus|wanze:** *Zoologie* ▶Cimex lectularius.

**Haut,** Cutis: Organ, das aus Oberhaut (Epidermis) u. Lederhaut (Dermis), den beiden oberen Schichten der Körperdecke (Integumentum commune) u. deren Anhangsgebilden (Haare, Nägel, Glandulae cutis) besteht u. der Tela subcutanea (Subkutis, Unterhaut) aufliegt. Auch klinische Bezeichnung für die Dermis. I.w.S. wird auch die Tela subcutanea (mit Panniculus adiposus, z.T. auch mit Hautmuskeln) zur H. gezählt. ***Versorg.:*** Die Farbtönung (Kolorit, Teint) wird bestimmt v.a. durch die Eigenfarbe des Gewebes, den Gehalt an ortsständigem endogenem Pigment (Melanin) u. an exogenen Pigmenten sowie durch die Durchblutung. Die Blutversorgung erfolgt von der Unterhaut her durch je ein an der Unterhaut-Lederhaut-Grenze u. unter dem Papillarkörper der Lederhaut gelegenes Gefäßnetz (mit Kurzschlussanastomosen zur Umgehung der Kapillarbereiche). Die Lymphdrainage erfolgt über handschuhförmige Blindsäcke im oberen Corium sowie subpapilläre u. basalkoriale (klappenreich) Plexus in die Lymphgefäße der Unterhaut. ***Innerv.:*** Die Innervation erfolgt durch markhaltige sensible u. marklose autonome Äste der peripheren Nerven, die einen subpapillären Plexus bilden u. als freie Nervenendigungen oder an besonderen Körperchen (Corpuscula nervosa terminalia) bzw. an Gefäß- u. Haarmuskeln u. Drüsen enden (s. Abb.). ***Formen:*** Unterscheidung in Leistenhaut an Hohlhand u. Fußsohle mit Papillarleisten (Cristae cutis) u. Felderhaut an der gesamten übrigen Körperoberfläche mit Furchen (Hautspaltlinien), die rhombische Felder (Areae cutis) begrenzen. ***Funkt.:*** Die Haut (Oberfläche ca. 1,6 qm) ist wirksam als gegen die Umwelt abgrenzendes mechanisches Schutzorgan, als Wärmeschutzorgan (das durch seine Überschussdurchblutung im Dienste der Blutverteilung u. der Temperaturregelung wirksam ist, v.a. durch die Variabilität der Durchblutung der Papillarschicht; aber auch durch Isolatorwirkung des Haarkleides u. des Fettpolsters sowie durch Verdunstung von Schweiß, womit sie gleichzeitig an der Regulation des Wasserhaushaltes beteiligt ist), als Schutzorgan gegen Bakterien (durch Säureschutzmantel) u. Strahlen (Pigmentbildung) u. als Energiespeicher (Fettdepot). Ferner ist die Haut – durch Nervenendorgane – ein wichtiges Sinnesorgan (▶Oberflächensensibilität) sowie ein Immunorgan (mit differenzierter Abwehrfunktion). E skin. – **H., seröse:** ▶Tunica serosa.

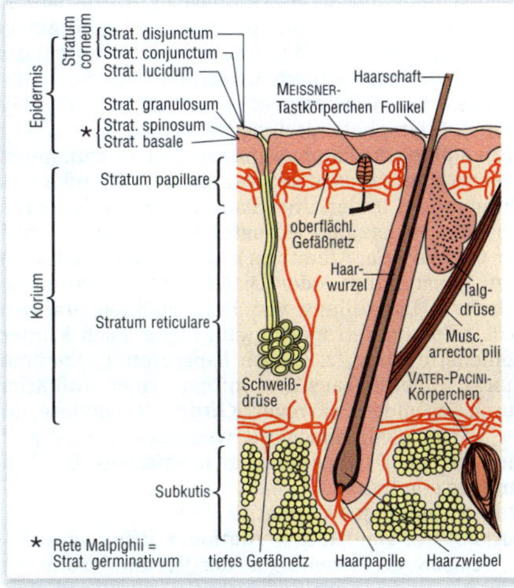


**Haut.** [514]

**Haut|ablederung:** flächenhafter Abriss der Haut von ihrer Unterlage, z.B. Skalpierung, Schindung, Décollement. E degloving.

**Haut|amyloidose:** ▶Amyloidose.

**Haut|anästhesie: 1)** *Neurologie* Empfindungslosigkeit der Haut infolge Ausfalls sensibler Nerven(bahnen). E anesthesia of skin. **2)** *Anästhesiologie* ▶Lokalanästhesie der Haut; v.a. als Infiltrationsanästhesie, Leitungsanästhesie (peripherer Nerv), durch BIER-Venenanästhesie, Vereisung (z.B. Chloräthylspray), Hypothermie-Anw. E regional anesthesia.

**Haut|atmung:** ▶Perspiration. E incentive respiration.

**Haut|atrophie:** Gewebeschwund der Haut unter Verschmälerung aller Schichten. Angeboren (Aplasia cutis congenita) oder erworben, z.B. als Akrodermatitis chronica atrophicans, neurogen (bei Nervenschädigung; bei zentralnervösen Schäden segmental; z.B. als Hemiatrophia faciei progressiva), degenerativ (z.B. als senile H. [Altershaut]; s.a. ▶Akrogerie, ▶Progerie, ▶ROTHMUND-Syndrom). S.a. ▶Cutis laxa, ▶Chalodermie, ▶Anetodermie. E dermatrophy.

**Haut|ausschlag:** ▶Exanthem. S.a. ▶Effloreszenz, ▶Ekzem. E (skin) eruption.

**Haut|bakterien:** s.u. ▶Hautflora.

**Haut|belastung:** die Strahlen-, ▶Energiedosis, die die Keimschicht der mitbestrahlten Haut insgesamt bei einer Strahlentherapie erhält. – Im Strahlenschutz die Körperdosis, die die Haut insgesamt von außen oder innen erhält. E skin dose.

**Hautbeobachtung:** Pflegeintervention zur Vorbeugung oder rechtzeitigen Erkennung von Hautschädigungen oder Beeinträchtigungen der Hautintegrität.

Die Hautbeobachtung umfasst Hautfarbe, Hautzustand und deren Veränderungen. Anwendung von Einschätzungsinstrumenten (z.B. ▶NORTON-Skala) insbesondere zur ▶Dekubitusprophylaxe.

**Haut|blasto|mykose:** Hauterkrankung infolge Befalls mit Spross- bzw. hefeartigen Pilzen (i.w.S. auch mit Candida); als Blastomycosis epidermica oberflächlich, als tiefe, eitrige H. die ▶Kryptokokkose. E cutaneous blastomycosis.

**Haut|blutung:** ▶Petechie, ▶Vibex, ▶Ekchymose, ▶Suffusion, ▶Hämatom, ▶Purpura. E cutaneous hemorrhage.

**Haut|des|infektion:** die ▶Desinfektion als Maßnahme zur Beseitigung der auf der Haut befindlichen Erreger (▶Hautflora); z.B. als ▶Händedesinfektion oder analoge D. des vorgesehenen Operationsgebietes. E skin disinfection.

**Haut|dosis:** *Radiologie* s.u. ▶Hautbelastung, ▶Hauterythemdosis, ▶Oberflächendosis. E skin dose.

**Haut|drainage:** Drainage der Haut durch ihre Lymphbahnen; i.e.S. die äußere Drainage der Unterhaut als Heilmaßnahme, z.B. als Streifen-, Röhrendrainage bei Phlegmone, als Fadendrainage bei Elephantiasis, Kanülendrainage (durch CURSCHMANN-, SOUTHEY-Kanüle) bei Wassersucht (generalisiertem ▶Hydrops). E lymphatic drainage of skin.

**Haut|emphysem,** Emphysema cutis et subcutaneum: die – sich aufsteigend ausbreitende – Luft- oder Gasansammlung in der Unterhaut. ***Ätiol.:*** nach spontaner oder verletzungsbedingter Eröffnung lufthaltiger Organe (v.a. Atemtrakt), als Komplikation nach – zu Behandlungs- oder Diagnostikzwecken ausgeführter – Luftfüllung von Körperhöhlen, -räumen (z.B. ▶Pneumoretroperitoneum) bzw. nach Körperhöhleneröffnung (z.B. nach Laparotomie, Pneumothorax, Thorakokaustik), infolge einer Infektion durch Gas bildende Erreger. ***Klinik:*** schmerzlose, unter »Schneeballknirschen« wegdrückbare Schwellung, örtlicher tympanitischer Klopfschall. E subcutaneous emphysema.

**Haut|entzündung:** ▶Dermatitis.

**Haut|ersatz:** ▶Hauttransplantation, ▶-lappenplastik. – **H., temporärer:** zeitweiliges, der Verminderung von Flüssigkeits- u. Eiweißverlusten u. zur Prophylaxe von Infektion u. Narbenschrumpfung dienendes Abdecken unfallbedingter Hautdefekte bis zum Zeitpunkt einer möglichen definitiven Beseitigung; erfolgt mittels eines »lebenden« Verbandes (z.B. durch ein frisches oder konserviertes, allo- oder xenogenes ▶Transplantat) oder – i.w.S. – mittels alloplastischen Materials (als granulationsfördernder, ablösbarer »Erstverband«). E temporary replacement of skin.

**Haut|erythem|dosis:** *Radiologie* diejenige Strahlendosis, die Hautrötung (▶Erythem) erzeugt, ohne einen Dauerschaden zu setzen. E erythema dose.

**Haut|farbe,** Hautkolorit: Farbtönung der ▶Haut. Sie wird z.B. beeinflusst durch Pigmente u. Durchblutung. S.a. ▶Blässe, ▶Anämie, ▶Zyanose. E skin color.

**Haut|fett:** **1)** Oberflächenfett der Haut (Lipide der Epidermis, Talgdrüsenfett). Freie (Mikrobenwachstum hemmende?) u. veresterte Fettsäuren, Wachse, Glycerin u. unverseifbare Fette (z.B. Cholesterin, ungesättigte Alkohole); als Schutzmantel wirkend. S.a. ▶Seborrhö, ▶Sebostase. **2)** das Fettpolster des Unterhautgewebes = Panniculus adiposus (i.w.S. dessen gespeichertes Fett; ca. 10–15 kg; zu $^2/_3$ Neutralfette). E 1) cutaneous fat, sebum. 2) subcutaneous fat.

**Haut|finne:** **1)** *Dermatologie* Akneknötchen. E pimple. **2)** *Parasitologie* Bandwurmfinne in der Haut.

**Haut|flora:** *Bakteriologie* die aus zufällig anwesenden oder dauerbesiedelnden (transitorischen bzw. residenten) Keimen bestehende ▶Bakterienflora der Haut. Neben apathogenen grampositiven Kokken, Sarzinen u. Sporenbildnern sind dies normalerweise auch Strepto- u. Staphylokokken. E skin flora.

**Haut|friesel:** **1)** ▶Miliaria. **2)** ▶Dyshidrose.

**Haut|gicht:** **1)** Einlagerung von Uraten in die Haut bei der Harnsäuregicht. **2) Arthrophlysis vulgaris:** Rötung der Haut mit Schuppung über akut entzündeten Gelenken.

**Haut|grieß:** ▶Milium.

**Haut|horn,** Cornu cutaneum: hornförmige, bis 15 cm lange, verhornende Wucherungen des Epithels der Haut; meist im Gesicht u. bei Altershaut. Ist eine Präkanzerose (kann in ein ▶Plattenepithelkarzinom übergehen). ***Ther.:*** Exzision, histol. Untersuchung; ggf. Nachexzision, Röntgenbestrahlung. E cutaneous horn.

**Haut|hyper|ästhesie:** Überempfindlichkeit der Haut gegen Berührungsreize; bei Reizung bzw. Schädigung peripherer oder zentralnervöser Strukturen des Hautsinnessystems (aber auch bei Psychopathien, Neurosen). E hyperesthesia of skin.

**Haut|infiltrat:** s.u. ▶Infiltrat.

**Haut|jucken:** ▶Pruritus.

**Haut|karzinoid, multiples:** ungebräuchliche Bezeichnung für ▶Xeroderma pigmentosum.

**Haut|karzinom:** als primäres H. ein maligner Tumor mit Ursprung in ektodermalen Anteilen der Haut u. in den Anhangsgebilden, u. zwar als ▶Plattenepithelkarzinom (Carcinoma spinocellulare), i.w.S. das ▶Basaliom u. »intraepitheliale Epitheliome« (▶BOWEN, ▶PAGET, ▶Erythroplasie). Entsteht oft aus einer Vorkrebserkrankung (▶Präkanzerose, z.B. Keratosis senilis) oder aus chronischen Reizschäden (z.B. Licht-, Röntgen-, Teer-, Arsen-, Lupus-, Narben-, Geschwürs-, Fistelkrebs). S.a. ▶Hauttumoren, ▶Melanom. – Ferner ▶Hautmetastasen eines Organkarzinoms. E cutaneous carcinoma.

**Haut|keime:** ▶Hautflora. E skin germs.

**Haut|knötchen:** **1)** ▶Papel. **2)** Nodulus cutaneus, ▶Fibroma simplex.

**Haut|krankheiten:** Fachrichtung der Medizin, die sich mit der Erkennung, Behandlung, Prävention u. Rehabilitation von (Gefäß-)Erkrankungen der Haut u. Unterhaut, hautnahen Schleimhäute u. Hautanhangsgebilde (inkl. Onkologie), der hierzu gehörenden allergologischen Diagnostik u. Therapie sowie dem analen Symptomenkomplex (dermatologische Proktologie) u. der Andrologie befasst. Wird mit den ▶Geschlechtskrankheiten zu einem medizinischen Fachgebiet zusammengefasst. Die Weiterbildungszeit bis zum Facharzt (**Hautarzt**; engl. = dermatologist) beträgt 4 Jahre.

**Haut|krebs:** ▶Hautkarzinom, i.w.S. jeder bösartige ▶Hauttumor; v.a. ▶Melanom, malignes (»schwarzer Hautkrebs«). E skin cancer.

**Haut|lappen|plastik:** *Chirurgie* ein- oder mehrzeitige ▶Plastik unter Verwendung von körpereigenen Hautlappen aus der Nachbarschaft oder aus entfernten Körperbereichen, z.B. eines Visier- bzw. eines Rolllappens (als Nah- bzw. Fernplastik). Der Lappen wird entweder frisch oder bereits in einem Voreingriff präpariert (»vorgeschnitten«; evtl. durch Knochen oder Knorpel verstärkt = »armiert«; s.a. ▶composite graft) u. kommt meist als einfach oder doppelt gestielter Lappen (ein- oder zweiseitig mit dem primären oder sekundären Spendebereich bis zur Anheilung verbunden bleibend), seltener als freier Lappen zur Anw.; s.a. ▶Hauttransplantation. Der Stiel enthält evtl. eine mitpräparierte Schlagader (= Arterienlappen). Als zusammengesetzter Lappen besteht er zusätzlich aus Unterhaut-, evtl. auch aus Muskel-, z.T. sogar aus Periost- u. Knochengewebe (Hautfett-, Hautmuskel-, Hautperiostknochenlappen). E skin grafting.

**Haut|leishmaniase:** infektiöse Hautkrankheit durch Leishmania tropica, die in Subtropen u. Tropen (z.B. als Biskra-, Bombay-Beule) endemisch vorkommt, von Stechmücken (v.a. Phlebotomus) durch Stich oder Hineinreiben infizierter Mücken in Hautwunden übertragen wird und auf den Infektionsort beschränkt ist. ***Klinik:*** beginnt nach einer Inkubationszeit von 2–20 (4–6) Wochen als juckender, geröteter Hautfleck, der sich zu einer Papel, einem Knötchen u. schließlich zu einem verkrusteten, bis handtellergroßen Geschwür mit wallartigem Rand, nach weiteren Wochen zu einer schuppenden, nässenden Beule entwickelt (oft zahlreich, gleichzeitig oder auch schubweise); dann langsame Selbstheilung, meist mit pigmentierter Narbe. Gelegentlich kommt Metastasierung vor. Dauer 4–12 Mon. ***Diagn.:*** Erregernachweis (Abstrich vom Geschwürsrand), MONTENEGRO-Test. **E** cutaneous (or dermal) leishmaniasis.

**Haut|leishman(o)id: 1)** bei ▶Leishmaniase vorkommende Streuherde auf der Haut. In der Frühperiode der Krankheit knotige (»tuberöse«) Gebilde um den Primärherd, in der Spätperiode lupoide Herde an Gesicht u. Gliedmaßenstreckseiten. **2)** ▶Post-Kala-Azar-Hautleishmanid.

**Haut|leisten:** die durch den ▶Hautpapillarkörper bedingten, genetisch fixierten u. individual-spezifischen Papillarlinien in Form von typischen Mustern (u. a. für ▶Daktyloskopie genutzt); s. Abb. **E** dermal ridges.

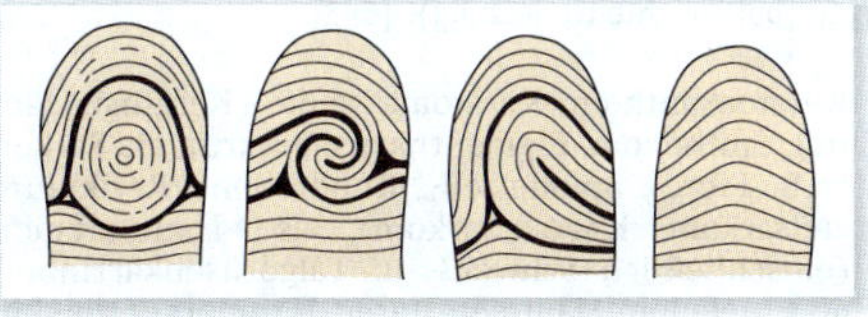

**Hautleisten:** typische Muster am Fingerendglied (schematisch; von li. nach re.: Wirbel, Doppelschleife, Schleife, Bogen). [34]

**Haut|lepra:** ▶Lepra lepromatosa. **E** cutaneous lepra.

**Haut|maden|fraß,** Hautmyiasis: ▶Larva migrans.

**Haut|maul|wurf:** *Parasitologie* ▶Larva migrans.

**Haut|metastasen:** hautfarbene bis rote, harte, unterschiedlich große Knoten durch hämatogene oder lymphogene Metastasierung von Malignomen innerer Organe (z. B. Mamma-, Magen-, Korpus-, Bronchial-, Kolon-, Nierenzellkarzinom) in die Haut; auch per continuitatem (z. B. Mammakarzinom, s. a. ▶cancer en cuirasse). H. können das 1. Zeichen eines metastasierenden Tumors sein; typisch ist gleichzeitiges Auftreten in den verschiedenen Hautschichten. Häufige Lokalisationen: Bauchwand (z. B. Bronchial-, Magen-, Nierenzellkarzinom, maligne Ovarialtumoren), Brustwand (Mammakarzinom), Kapillitium (Bronchial-, Nierenzell-, Mammakarzinom), Rückenhaut (Lungen-, Mammakarzinom), Extremitäten, Gesicht, Nacken. **E** skin metastases.

**Haut|milz|brand:** 2–3 Tg. nach Infektion mit Bacillus anthracis am Ort des Erregereintritts auftretender, meist schmerzloser ▶Karbunkel mit hartem, blauschwärzlichem Zentrum u. mit ausgeprägter Lymphangitis, begleitet von erheblichen allgemeinen Krankheitserscheinungen. Die häufigste Form des Milzbrandes, beim Menschen oft gefolgt vom sog. Milzbrandödem (Erysipel-ähnlich; bei Entwicklung im Gesicht evtl. auf obere Luftwege übergreifend). **E** cutaneous anthrax.

**Haut|nabel: 1)** der Übergangsbereich der Amnionscheide des Nabelstrangs in die Bauchepidermis. **2)** ein mehr oder minder das Hautniveau überragender Bauchnabel als Folge des Übergreifens der Bauchhaut auf die Nabelschnur; sog. Fleischnabel. **3)** die Nabelnarbe (▶Nabel). **E** navel, umbilicus.

**Haut|ödem:** ▶Ödem der Leder- u. Unterhaut. Die Oberhaut ist hierbei meist glatt, gespannt, u. bei Fingerdruck entsteht eine anhaltende Delle (Ausnahme: Myxödem). S. a. ▶Angioödem, ▶Anasarka.

**Haut|papillar|körper,** Stratum s. Corpus papillare: *Anatomie* die der Verzahnung der Ober- u. Lederhaut dienende Schicht der nerven- u. gefäßreichen Papillen der Lederhaut (▶Dermis) als deren obere Schicht (über dem elastischen Stratum reticulare). Die Papillen sind im Hohlhand- u. Fußsohlenbereich zu ▶Hautleisten angeordnet. **E** papillary layer of corium.

**Haut|papillom:** zottenartiges Hautgebilde durch Wucherung des ▶Hautpapillarkörpers; z. B. als Naevus verrucosus, Acanthosis nigricans. **E** dermal papilloma.

**Haut|per|meation:** *Physiologie* das Eindringen eines Stoffes in die Haut bzw. – i. S. der Resorption – in deren Blut- u. Lymphbahnen. Lipoidlösliche Stoffe werden vorwiegend über Haarfollikel, Talg-, Schweißdrüsen (?) resorbiert, sonstige durch Epidermiszellen; das Ausmaß der H. wird stark durch die Arzneiform (z. B. Öl/Wasser- oder Wasser/Öl-Emulsion) bestimmt. – Der Vorgang kann durch hyperämisierende Mittel, Keratolytika, Entfettung, Einreiben, Iontophorese gesteigert werden.

**Haut|pest, primäre:** Bildung eines Pestkarbunkels mit regionärer Lymphangitis u. -adenitis als seltene Form der Pest; evtl. flächenhafte Nekrose u. Übergang in Bubonenpest. **E** cellocutaneous plague.

**Hautpflegemittel:** medizinische Präparate zur Pflege u. Rückfettung beanspruchter Haut u. zur Nachbehandlung bzw. Prophylaxe akuter Dermatosen; ***Wirkst.:*** z. B. Harnstoff, Dexpanthenol, Allantoin sowie verschiedene Öle u. Fette.

**Haut-pH:** Zustand der Hautoberfläche in Bezug auf die Konzentration von Wasserstoffionen. Die Angabe stellt einen Durchschnittswert dar, resultierend aus der Menge aller löslichen (bzw. nur der wasserlöslichen) Stoffe in der Hornschicht. Der H. ist abhängig von Schweißsekretion, Bakterienflora u. Talgzusammensetzung und beträgt im Mittel 5,5–6,5. S. a. ▶pH, ▶Säureschutzmantel. **E** cutaneous pH.

**Haut|pigmentierung:** der natürliche, rassenabhängig verschieden starke Gehalt der Haut an körpereigenem Pigment (Melanin, Melanoide); i. e. S. der vermehrte, durch UV-Licht- oder Druckwirkung bedingte, zu Bräunung bis Schwärzung führende, aber auch der krankhaft gesteigerte Pigmentgehalt (= ▶Hyperpigmentation; s. a. ▶Tätowierung). **E** cutaneous pigmentation.

**Haut|pilz|erkrankung:** ▶Dermatomycosis.

**Haut|plastik:** ▶Hautlappenplastik, ▶Hauttransplantation, ▶face lifting. **E** dermatoplasty.

**Haut|probe:** ▶Hauttest.

**Haut|quaddel:** ▶Urtica. – **H., künstliche:** Quaddel als Resultat z. B. der Intrakutanprobe oder als Markierungsquaddel bei Lokalanästhesie, als großflächige H. auch zur Aufquaddelung eines größeren Hautgebietes, z. B. vor Entnahme dicker Dermatomlappen. **E** wheal.

**Haut|reflex:** an der Haut auslös- oder registrierbarer ▶Reflex, z. B. als **spinaler H.** (mit Reflexzentrum im Rückenmark) der Bauchhaut-, Kremasterreflex. S. a. ▶Reflex, kutiviszeraler. **E** skin reflex.

**Hautreizgriffe:** klassische Grifftechniken der Massage, die zu einer verbesserten Durchblutung, Normalisierung des Muskeltonus, Abtransport von Stoffwechselprodukten sowie – am Brustkorb angewandt – zur Sekretolyse führen. Zu den H. zählen: **Walkungen:** größerflächige Knetbewegungen, wobei das zu behandelnde Gewebe von den darunter liegenden Strukturen abgehoben wird, um dann mit beiden Händen gegeneinander geschoben zu werden; **Klopfungen:** kurze Schlagbewegungen mit Handkante, Hohlhand oder Fingern; **Klatschungen:** kurze schlagende Bewegungen mit der leicht gewölbten oder flachen Hand.

**Haut|resorption:** die Aufnahme eines Stoffes durch die Haut u. von dort in die Blut- oder Lymphbahn (s. a. ▶Hautpermeation). **E** skin resorption.

**Haut|rezeptoren:** die in der ▶Haut, v. a. der Unterhaut gelegenen Rezeptoren der ▶Oberflächensensibilität. Als ***Mechanorezeptoren*** die MERKEL-Tastscheiben (für Druckempfindung), die MEISSNER-Tastkörperchen u. Nervengeflechte um die Haarwurzeln (für Tastempfindung) u. die VATER-PACINI-Lamellenkörperchen (für Vibrationsempfindung); als ***Thermorezeptoren*** freie Nervenendigungen für Wärme- u. vermutlich spezielle Nozizeptoren für Hitzeempfin-

dung bzw. strukturell ungeklärte Kaltrezeptoren; als ***Nozizeptoren*** freie Nervenendigungen für Schmerzempfindung. E exteroceptors, cutaneous receptors.
**Haut|röte:** ▸Erythem.
**Haut|rotz:** ▸Malleus farciminosus.
**Haut|sarkoid:** z.B. die ▸Besnier-Boeck-Schaumann-Krankheit, ▸Bäfverstedt-Syndrom. E cutaneous sarcoidosis.
**Haut|sarkomatose:** ▸Kaposi-Syndrom; s.a. ▸Hauttumoren.
**Haut-Schleimhaut-Leishmaniase (Südamerikanische):** in Mittel- u. Südamerika endemische Infektionskrankheit der Haut u. Schleimhäute (Mund, Nase, Gaumen, Kehlkopf); verstümmelnd u. mit Tendenz zu allgemeiner Ausbreitung durch Leishmania brasiliensis. Nach einer Inkubationszeit von 2–16 Wochen treten Papeln, Knötchen u. blutende Geschwüre (feucht glänzend als Espuñdia) mit Schwellung der regionären Lymphbahnen u. -knoten auf; s.a. ▸Uta. Der Verlauf ist sehr chronisch (mit Tod durch Lungenkomplikation, Kräfteverfall). E mucocutaneous leishmaniasis.
**Haut|schmiere:** *Embryologie* ▸Vernix caseosa.
**Haut|schrift:** ▸Dermographismus.
**Haut|schuppe:** ▸Squama; s.a. ▸Desquamation.
**Hautschutzmittel:** Externa, die – vor hautbelastenden Tätigkeiten aufgetragen – die Haut vor schädigenden Substanzen bzw. Austrocknung schützen; ***Wirkst.:*** z.B. Dimeticon.
**Haut|segment:** *Anatomie* ▸Dermatom (2).
**Haut|sensibilität:** ▸Oberflächensensibilität. E skin sensation.
**Haut|sinne:** ▸Oberflächensensibilität.
**Haut|sinus:** *Pathologie* ▸Sinus dermalis congenitalis, ▸Pilonidalsinus.
**Haut|spalt|linien (Langer),** Sulci cutis: unabhängig vom Haarstrich in Richtung der geringsten Hautdehnbarkeit (senkrecht zu den Hautspannungslinien, den Linien stärkster Zugspannung) verlaufende Linien der Haut in deren Feinrelief; die kleinen bestimmen die Hautfelderung, die langen begrenzen Körperoberflächenareale (z.B. als Nasolabialfalte, in der Leistenbeuge). E (Langer's) cleavage lines.
**Haut|talg:** das visköse Hautfett, das unter hormonaler Steuerung (Testo- u. Progesteron stimulieren, Östrogene hemmen) aus Talgdrüsenzellen entsteht. S.a. ▸Status seborrhoicus. E sebaceous matter.
**Haut|test:** Diagnostik allergischer Überempfindlichkeiten (Sensibilisierung) anhand der Auslösbarkeit einer Überempfindlichkeitsreaktion durch Auftragen oder Einspritzen entsprechender Proben auf bzw. in die Haut. Man unterscheidet Epikutantestungen (= Spättyp-Reaktion) zum Nachweis einer Kontaktallergie oder Photokontaktallergie und perkutane Testungen (Prick-, Intrakutan-, Scratchtest) zum Nachweis einer allergischen Soforttyp-Reaktion. E skin test.
**Haut|trans|plantation:** die operative Verpflanzung freier Haut. Dabei wird Haut je nach Schichtdicke u. Art der Zubereitung des Transplantats als ▸Spalthaut (Schichtdicke 200–500 nm), als Netztransplantat (▸Meshgraft), als ▸Vollhautlappen oder als Koriumlappen verpflanzt. ***Ind.:*** v.a. Hautdefekte durch Verletzungen, Verbrennungen u. Operationen (z.B. Tumorexstirpationen). E skin transplantation, skin grafting.
**Haut|tuberkulose:** ▸Tuberkulose der Haut (u. Unterhaut) als Primäraffekt oder infolge Keimverschleppung, z.B. bei ▸Miliartuberkulose; typisch u.a. als ▸Lupus vulgaris u. miliaris, ▸Lichen scrofulosorum, ▸Tuberculosis cutis colliquativa u. T. subcutanea fistulosa. E tuberculosis of the skin.
**Haut|tumoren:** Tumoren der Ober-, Leder- u. Unterhaut; i.e.S. die echten Neoplasmen mesenchymalen u. epithelialen Ursprungs. Gutartig z.B. als Fibrom, Histiozytom, echtes Keloid, Lipom, Xanthom, Xanthelasma, Hämangiom, Lymphangiom, Neurofibrom, (Epi-)Dermoidzyste, Alterswarze (Verruca senilis),

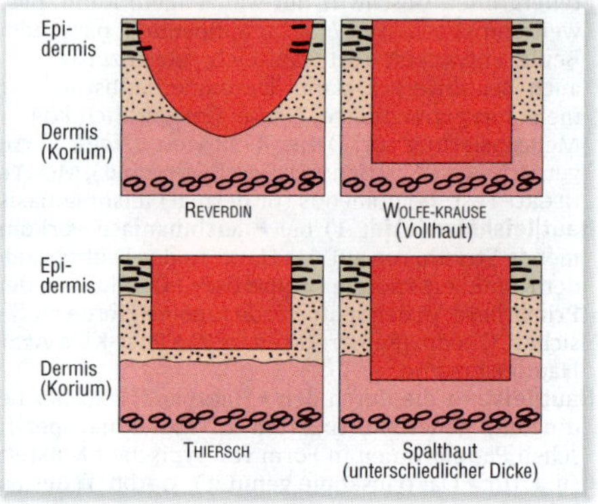


**Hauttransplantation:** freie autoplastische Hauttransplantate (bei Weichteilverletzung). [543]

Keratoakanthom, Keratoma senile (Keratosis senilis), Epitheliom, Pigmentnävus; bösartig als Sarkom (z.B. Fibro-, Spindelzell-, Rundzellen-, Retikulumzellsarkom, Kaposi-Sarkom), als ▸Hautkarzinom (einschließlich Schweiß- u. Talgdrüsenkarzinom), als ▸Melanom, Hautmetastasen. E tumors of the skin.
**Haut|turgor:** Grundspannung der Haut in Abhängigkeit vom Flüssigkeitsgehalt der Zellen u. vom Gewebswiderstand (z.B. Gehalt an elastischen Gewebselementen u. an Fettgewebe). Nimmt im Alter wegen Atrophie des subkutanen Gewebes ab, kann aber auch Zeichen einer Dehydratation sein; vermehrter H. bei Ödem. E skin turgor.
**Haut|veränderungen:** physiologische oder krankhafte Veränderungen der Pigmentierung, Oberflächenbeschaffenheit oder Hautdicke. Mit zunehmendem Alter wird die Haut dünner u. empfindlicher und verliert ihre Elastizität; pathologische H. können durch Hautkrankheiten (z.B. ▸Psoriasis, atopisches ▸Ekzem) oder Allgemeinerkrankungen bedingt sein. ***Farbänderung:*** gibt bereits erste differentialdiagnostische Hinweise auf die zugrunde liegende Störung (Rötung: Entzündung; blasse oder bläuliche Haut: gestörte Sauerstoffversorgung; Gelbfärbung: vermehrte Bildung von Bilirubin; braune oder schwärzliche Verfärbung: bereits länger bestehende, lokale Hypoxie). ***Verhornungsstörungen:*** führen zu vermehrter Schuppenbildung u. finden sich häufig bei dermatol. Erkrankungen und – als Zeichen einer allg. Stoffwechselstörung – bei Grundkrankheiten wie Leukämie, Tumoren sowie chronischen Nieren- oder Leberkrankheiten.
**Haut|ver|dickung:** ▸Pachydermie.
**Haut|ver|färbung:** ▸Hautpigmentierung, ▸Dyschrom(as)ie, ▸Dyschromatose.
**Haut|wasser(sucht):** ▸Anasarka.
**Haut|wolf:** ▸Intertrigo.
**Haut|zone:** ▸Head-Zone, ▸Dermatom (2).
**HAV,** Abk. für **H**epatitis-**A**-**V**irus: s.u. ▸Hepatitisviren.
**Haverhillia multi|formis:** Streptobacillus moniliformis, der Erreger des **Haverhill-Fiebers** (Erythema arthriticum epidemicum): durch Rattenbiss (= atyp. Rattenbissfieber) oder verdorbene Nahrungsmittel übertragene hochfieberhafte septische Allgemeinerkrankung mit Polyarthritis u. roseolaartigem, morbilliformem oder vesikulösem Exanthem.
**Havers-Lamellen|system** (Clopton H., 1650–1702, Anatom, London): das ▸Osteon des lamellären Knochens; eine konzentrische Lage von Knochenzellen u. Interzellularsubstanz (= **H.-Lamellen**) um einen längszentralen Gefäßkanal (**H.-Kanal**; mit Vene u. Arterie). S.a. ▸Substantia corticalis. E haversian system.
**HA-Virus:** Abk. für ▸**H**epatitis-**A**-**Virus**.
**HAWIE:** Abk. für ▸**Ha**mburg-**W**echsler-**I**ntelligenztest für **E**rwachsene. – Analog **HAWIK** für Kinder.

**Haworth-Formel** (Sir Walter N. H., 1883–1950): (1925) perspektivische Darstellung der Struktur von Zuckermolekülen als ebener Sechs- bzw. Fünfring. Die tatsächliche Konfiguration ist die energetisch günstigste »Sesselform« (Formel). **E** Haworth formula (of cyclic sugars).

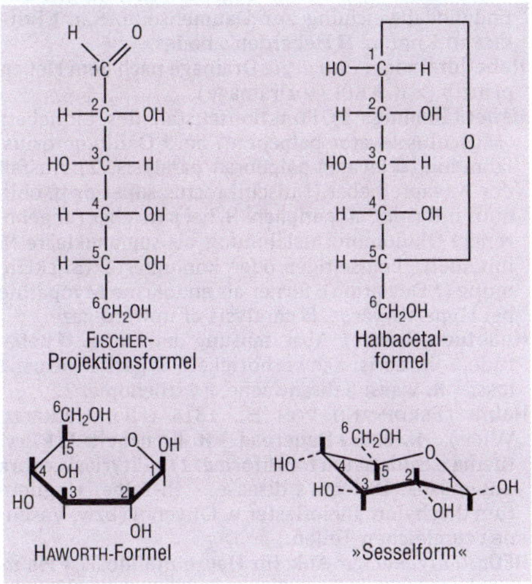


**Haworth-Formel.**

**Haxthausen-Zeichen** (Holger H., 1892–1959, Hautarzt, Kopenhagen): feuchte, klebrige, kalte oder heiße Hände mit glanzlosen, abgeflachten Nägeln bei akuter rheumatischer Arthritis.

**Hay-Wells-Syndrom:** autosomal-dominant erblicher Typ der hypohidrotischen ▸Ektodermaldysplasie mit Ankyloblepharon und Lippen-Gaumen-Spalte. **E** ankyloblepharon-ectodermal dysplasia-clefting syndrome, Abk. AEC syndrome.

**HB:** Abk. für **H**epatitis **B**; z.B. **HBcAG**, **HBsAG** (= **H**epatitis-**B**-**c**ore- bzw. -**s**urface-**A**nti**g**en; s.u. ▸Hepatitis-B-(-Virus)-Antigene).

**Hb: 1)** *Hämatologie* Abk. für ▸**Hämoglobin**; z.B. HbA, -C, -D, -E, -F, -S; Hb II = reduziertes Hb, Hb III = nichtreduziertes Hb. **2) Hb.:** *Pharmazie* Abk. für **Herba**.

**HBDH:** Abk. für ▸**H**ydroxy**b**utyrat-**d**e**h**ydrogenase.

**$Hb_E$:** ▸Färbekoeffizient.

**HBE:** *Kardiologie* Abk. für ▸**H**is-**B**ündel-**E**lektrogramm.

**HBIG,** Abk. für **H**epatitis-**B**-**I**mmun**g**lobulin: s.u. ▸Virushepatitis.

**$H_2$-Blocker:** ▸$H_2$-Rezeptorenblocker. **E** $H_2$-blockers.

**HbS:** s.u. ▸Hämoglobin.

**HBV,** Abk. für **H**epatitis-**B**-**V**irus: s.u. ▸Hepatitisviren.

**HCG** *(engl.)* Abk. für **h**uman **c**horionic **g**onadotropin: extrahypohysäres ▸Gonadotropin.

**H chain disease** *(engl.)* Abk. für **h**eavy chain disease: ▸Schwerkettenkrankheit.

**HCl:** Summenformel der Salzsäure.

**$H_2CO_3$:** *Chemie* Summenformel für ▸Kohlensäure.

**HCS** *(engl.)* Abk. für **h**uman **c**horionic **s**omatotropin: ▸HPL.

**HCT: 1)** *(engl.):* Abk. für ▸**h**uman **c**horionic **t**hyrotropin. **2)** humanes ▸**C**alci**t**onin.

**HCV,** Abk. für **H**epatitis-**C**-**V**irus: s.u. ▸Hepatitisviren.

**HD: 1)** *Radiologie* Abk. für ▸**H**erd**d**osis. **2)** *(engl.)* Abk. für **H**odgkin's **d**isease: *Hämatologie* ▸Hodgkin-Krankheit. **3)** *Nephrologie* Abk. für ▸**H**ämo**d**ialyse.

**HDC(S)V** *(engl.)* Abk. für **h**uman **d**iploid **c**ell **s**train **v**accine: ▸Tollwut-Vakzine, gewonnen aus Kulturen des Wistar-Stammes PM WI 381503 3M.

**HDCT:** Abk. für ▸**H**och**d**osis**c**hemo**t**herapie.

**HDL** *(engl.)* Abk. für **h**igh-**d**ensity **l**ipoproteins: s.u. ▸Lipoproteine.

**HDL-Cholesterin:** das an ▸Lipoproteine hoher Dichte gebundene ▸Cholesterin.

**HdO-Gerät,** Abk. für **H**inter-**d**em-**O**hr-Gerät: hinter dem Ohr zu tragender Hörapparat; s.a. ▸IO-Gerät.

**HDR-Verfahren** *(engl.)* Abk. für **H**igh-**D**ose-**R**ate-Verfahren: s.u. ▸Nachladetechnik.

**HDV,** Abk. für **H**epatitis-**D**-**V**irus: s.u. ▸Hepatitisviren.

**HE:** Abk. für ▸**H**ämatoxylin-**E**osin.

**He:** Symbol für chem ▸**He**lium.

**Head** (Sir Henry H., 1861–1940, Neurologe, London). – **H.-Holmes-Syndrom:** bei umschriebener einseitiger Thalamusschädigung die Herabsetzung z.B. des Geruchs- u. Geschmacksvermögens auf der Gegenseite. **E** Head-Holmes syndrome. – **H.-Zone:** definiertes Hautareal, in dem aufgrund des gegliederten Körperaufbaus (▸Metamerie) eine über das zugehörige Rückenmarksegment laufende Querverbindung zwischen dem somatischen (= animalen) u. dem vegetativen Nervensystem zugeordneter innerer Organe besteht; erstreckt sich über mehrere ▸Dermatome, weist jedoch einen reflektorisch bedeutsamen Maximalpunkt auf (Abb.). Eine Irritation des zugehörigen inneren Organs kann über einen ▸viszerokutanen Reflex eine – meist gleichseitige – Schmerz- = Hyperalgesiezone der Haut zur Folge haben (übertragener Schmerz; evtl. auf Nachbarsegmente oder die ganze Körperhälfte übergreifend = Generalisation). – Umkehr des Reflexgeschehens, nutzbar z.B. zur Beeinflussung innerer Organe, ist möglich (s.a. ▸Reflextherapie). **E** Head's zone.

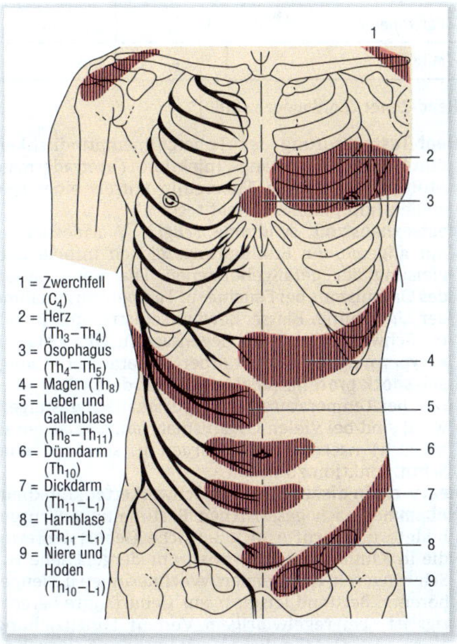


**Head-Zone:** Übersicht der Zonen und zugeordneten Organe. [33]

**head drop** *(engl.):* das ungewollte schlaffe »Absinken des Kopfes«, z.B. neur als »Kopffallsymptom« infolge Tonusschwäche der Haltemuskeln bei Stamm- u. Kleinhirnschädigung (z.B. bei angeborenem Kleinhirn-Syndrom), der **Head-Dropping-Test** dient zum Nachweis des erhöhten Nackenrigors bei Parkinson-Krankheit (bei plötzlichem Wegziehen der Kopfstütze des entspannt liegenden Patienten verweilt der Kopf in dieser Stellung). S.a. ▸Moro-Reaktion.

**Head|gear** *(engl. = Kopfgestell):* orthodont. Hilfsmittel zur Übertragung extraoral (Nacken bzw. Hinterhaupt) abgestützter Kräfte nach intraoral auf die Molaren bzw. den ganzen Oberkiefer.

**Headhunter-Katheter:** ein Katheter zur selektiven Darstellung von Zerebralgefäßen (A. vertebralis, A. carotis externa u. interna); s.a. ▸Katheter.

| Organe | Dermatom | Körperseite |
|---|---|---|
| Herz | $C_{3-4}$–$Th_{1-5}$ | vorw. rechts |
| Aorta thoracica | $C_{3-4}$–$Th_{1-7}$ | beidseits |
| Pleura | $Th_{2-12}$ | homolateral |
| Lungen | $C_{3-4}$ | homolateral |
| Ösophagus | $Th_{1-8}$ | beidseits |
| Magen | $Th_{(5)\ 6-9}$ | links |
| Leber- u. Gallenwege | $Th_{(5)\ 6-9\ (10)}$ | rechts |
| Pankreas | $Th_{6-9}$ | vorw. links |
| Duodenum | $Th_{6-10}$ | rechts |
| Jejunum | $Th_{8-11}$ | links |
| Ileum | $Th_{9-11}$ | beidseits |
| Zäkum, prox. Kolon | $Th_{9-10}$–$L_1$ | rechts |
| distales Kolon | $Th_9$–$L_1$ | links |
| Rektum | $Th_9$–$L_1$ | links |
| Niere u. Ureter | $Th_9$–$L_{1\ (2)}$ | homolateral |
| Adnexe | $Th_{12}$–$L_1$ | homolateral |
| Peritoneum | $Th_{5-12}$ | beidseits |
| Milz | $Th_{6-10}$ | links |

**Head-Zone:** Zuordnungen. [189]

**Heaf-Test:** Prüfung der Tuberculinempfindlichkeit durch 6fach-simultane Injektion (»intradermale Multipunktur«) von Tuberculin mittels einer speziellen Impfpistole. E Heaf test.

**heat-exhaustion syndrome** *(engl.):* Wärmestauung mit allgemeinen Erschöpfungszeichen infolge Entgleisung der gefäßgebundenen Thermoregulation des Organismus bei Feuchte- u. Temperaturzunahme der Umgebung. Blässe, Bewusstseinstrübung u. kalter Schweiß, aber – im Gegensatz zu Hitzschlag u. ▸Hyperpyrexie – keine Körpertemperaturerhöhung.

**heat-shock proteins** *(engl.):* Proteine, deren Syntheserate bei Temperaturerhöhung dramatisch gesteigert wird; sind bei vielen Organismen (auch Pflanzen u. Mensch) nachgewiesen worden u. scheinen eine Schutzfunktion zu haben.

**heavy-chain disease** *(engl.):* ▸Schwerkettenkrankheit.

**Hebamme:** nach gesetzlichen Bestimmungen ausgebildete u. geprüfte nichtärztliche Geburtshelferin, die in Klinik u. freier Praxis (= niedergelassene H.) Schwangeren, Gebärenden, Wöchnerinnen u. Neugeborenen Beistand leistet u. zur Geburtshilfe berechtigt ist (bei regelwidrigem Verlauf Hinzuziehung eines Arztes). Männliche nichtärztliche Geburtshelfer gleicher Ausbildung tragen die Berufsbezeichnung **Entbindungspfleger** (§18 HebAprO). Ausbildungs- u. Prüfungsregelungen nach dem jeweiligen Landesrecht. Ausbildungsdauer 3 Jahre. E midwife.

**hebdo...:** Wortteil »sieben«, »siebenter«.

**Hebdomadis-Gruppe:** eine Serogruppe der ▸Leptospira interrogans.

**hebender Spitzenstoß:** s.u. ▸Herzspitzenstoß.

**Hebe|phrenie:** eine – meist zwischen dem 15. u. 25. Lj. auftretende – Form der Schizophrenie. Ist geprägt durch Affekt-, Antriebs- u. formale Denkstörungen. Wahnvorstellungen u. Wahrnehmungsstörungen treten seltener auf. Die Prognose ist ungünstig, die H. führt meist fortschreitend in einem Zug oder in mehreren Schüben zu schwerer chron. Persönlichkeitsstörung. E hebephrenia.

**Heberden** (William H., 1710–1801, Arzt, London). – **H.-Arthrose,** Heberden-Krankheit: idiopathische Arthrose der Fingerendgelenke mit Ausprägung oft schmerzhafter, zeitweilig geröteter, meist doppelhöckriger Knoten (H.-Knoten), vornehmlich bei Frauen mit Eintritt der Menopause. Keine Beziehungen zur Gicht. E H.'s disease. – **H.-Knoten:** zweihöckrige, knorplig-knöcherne Wucherungen an der Streckseite der Basis der Fingerendglieder; oft mit erheblichen lokal-entzdl. Begleiterscheinungen und Endgliedabweichung zur Daumenseite. S.a. ▸Bouchard-Knoten. E Heberden's nodes.

**Heber|drainage:** *Chirurgie* Drainage nach dem Heberprinzip (z.B. ▸Bülau-Drainage).

**Heber|lähmung: 1)** Funktionsausfall des Lidhebers (Musculus levator palpebrae) bei ▸Okulomotoriuslähmung. E levator palpebrae paralysis. **2)** Ausfall der Augapfelheber (Musculi rectus superior u. obliquus inferior); als **periphere H.** bei partieller (angeborener) Okulomotoriuslähmung, als **supranukleäre H.** mit meist beidseitiger oder konjugierter Blicklähmung (▸Deviation); ferner als endokrine Myopathie bei Hyperthyreose. E paralysis of upward gaze.

**Hebetudo** *(latein.):* Abstumpfung der Sinne. E hebetude. – **H. auris:** Schwerhörigkeit. E partial hearing loss. – **H. visus:** Sehschwäche, ▸Asthenopie.

**Hebra** (Ferdinand von H., 1816–1880, Hautarzt, Wien). – **H.-Bad:** ▸Dauerbad. – **H.-Krankheit: 1)** ▸Erythema exsudativum multiforme. **2)** ▸Pityriasis rubra universalis. E Hebra's disease. – **H.-Salbe,** Unguentum diachylon: Bleipflaster u. Olivenöl (bzw. Vaseline) zu gleichen Teilen.

**HED:** *Röntgenologie* Abk. für **H**aut**e**infall**d**osis, ▸Hauterythemdosis.

**Hedera helix,** Efeu: Kletterpflanze [Araliaceae]. Spezielle Zubereitungen aus den Blättern wirken bei Katarrhen der Luftwege, chronisch-entzündlichen Bronchialerkrankungen u. Reizhusten.

**Hedinger-Syndrom:** das ▸Karzinoidsyndrom; i.e.S. kard die dabei als Folge der Blutdruckkrisen auftretende Endokardfibrose an der Trikuspidal-, evtl. auch Pulmonalklappe, im rechten Vorhof (Übergreifen auf die Lebervenen) u. rechten Ventrikel, oft mit nachfolgender Stenose u. Insuffizienz dieser Klappen u. evtl. mit sekundärer Herzinsuffizienz. E carcinoid syndrome (endocard fibrosis due to).

**Hedr...:** Wortteil »Gesäß«, »After«, »Enddarm«; z.B. **Hedratresie** (▸Atresia recti), **Hedrologie** (▸Proktologie), **Hedrozele** (▸Rektumprolaps, ▸Hernia perinealis).

**HEDTA** *(engl.)* Abk. für N'-(2-**H**ydroxyethyl)-ethylen**d**iamin-N,N,N'-**t**riacetic **a**cid: *Pharmazie* Komplexbildner des Typs EDTA; ***Anw.*** als Antidot für die Dekorporierung von Metallionen.

**Heerfordt(-Mylius)-Syndrom** (Christian Frederik H., 1871–1953 Karl M., geb. 1896, Augenärzte, Kopenhagen bzw. Hamburg): subchronische, fieberhafte Uveitis u. Parotitis mit knotig-derber Vergrößerung der übrigen Speichel- u. der Tränendrüsen sowie chronischer Entzündung der Brust- u. Keimdrüsen. Evtl. auch mit Reizerscheinungen der Hirnhäute u. Hirnnervenausfällen. Besondere Verlaufsform der Sarkoidose (▸Besnier-Boeck-Schaumann-Krankheit). E Heerfordt's disease.

**HE-Färbung:** Abk. für ▸Hämatoxylin-Eosin-Färbung.

**Hefe: 1)** *Mykologie* s.u. ▸Hefen. **2)** *Pharmazie* die als Heilmittel genützten Hefen (▸Faex). Enthalten viele Enzyme (z.B. Glucosidasen, β-Fructofuranosidase). E yeast.

**Hefen:** eine selbstständige Gruppe einzelliger Pilze (s. Abb.) mit ausgeprägter Zellwand u. Bildung von Pseudomyzel (im Ggs. zu Schimmelpilzen). Ihre Vermehrung erfolgt vegetativ durch Sprossung u./oder Spaltung (Schizosaccharomyces bzw. Saccharomycodes). Teilweise führen sie Gärung herbei, v.a. Saccharomyces als Back-, Wein-, Bierhefe. E yeasts. – **H., anasko|sporogene:** ▸Hefen, imperfekte. – **H., (asko)sporogene:** ▸Hefen, perfekte. – **H., imperfekte:** unechte Hefen, u. zwar die Familien Cryptococcaceae, Sporobolomycetaceae mit den Gattungen Cryptococcus, Torulopsis, Pityrosporum, Brettanomyces, Candida,

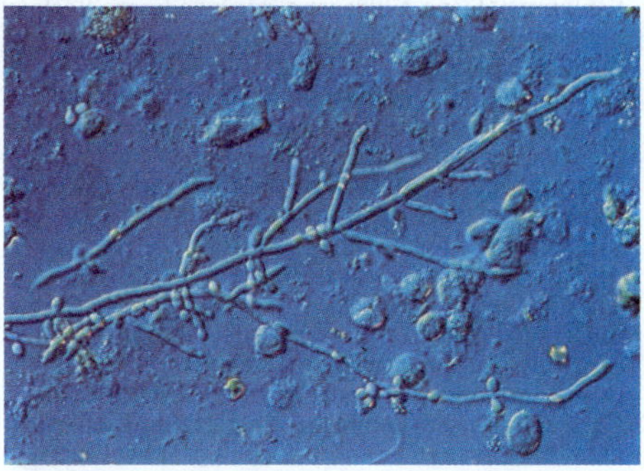

**Hefen:** mikrosk. Harnbefund. [182]

Kloeckera, Trigonopsis, Trichosporon, Rhodotorula bzw. Sporobolomyces u. Bullera; humanpathogen sind Arten von Candida, Rhodotorula, Trichosporon, Cryptococcus u. Sporobolomyces; s.a. ▶Mykosen. E imperfect y. – **H., perfekte:** echte Hefen = Hefen mit auch geschlechtlicher Vermehrung (▶Ascus); die Familien Endo- u. Saccharomycetaceae, mit den Gattungen Saccharo-, Debaro-, Lipomyces, Hansenula, Endomycopsis, Pichia, Hanseniaspora. E perfect y.

**Hefe|phase:** bei diphasischen Pilzen die Phase mit Bildung von Sprosszellen (im Ggs. zur Myzelphase). E yeast phase.

**Hefe|pilze:** ▶Hefen.

**Heft|pflaster|verband:** Verband unter Verwendung von Heftpflaster (Emplastrum adhaesivum), bestehend aus Geweben, Faservliesen oder Kunststofffolien, die mit einer auf der Haut klebenden Masse bestrichen sind. Je nach Verwendungszweck enthalten sie auf der Pflastermasse Auflagen von textilen Geweben oder Faservliesen, die mit Arzneistoffen imprägniert sein können. ***Anw.:*** z. B. Fixierung von Verbandstoffen oder medizinischen Instrumenten, Unterstützung von Operationsnähten der Haut, Druckverband, Blutstillung. E adhesive-tape bandage.

**Hegar** (ALFRED H., 1830–1914, Frauenarzt, Freiburg). – **H.-Stift:** leicht gekrümmter Stift (eines Bestecks) mit konischer Spitze u. eingestanzter Kaliberstärke (∅ 1–26 mm, um 0,5 oder 1 mm steigend) als ▶Bougie zur Aufdehnung des Gebärmutterhalses (»Zervixdilatator«); einfach (u. U. mit Innenbohrung zum Entweichen von Luft u. Sekret) oder doppelendig. E Hegar's dilator. – **H.-Zeichen:** starke Auflockerung der Gebärmutter im Isthmus uteri in der Frühschwangerschaft (Mens II–III), so dass die Gebärmutter u. ihr Halsteil deutlich voneinander »trennbar« erscheinen. E H.'s sign.

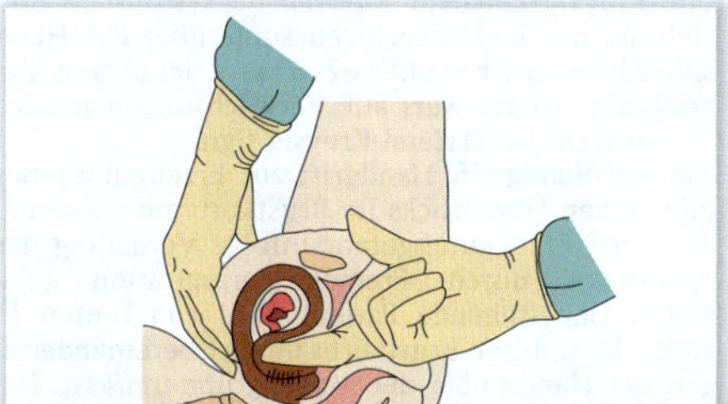

**Hegar-Zeichen.** [500]

**Hegglin** (ROBERT MARQUARD H., geb. 1907, Internist, Zürich). – **H.-Maier-Test:** ▶Wärmeresistenztest. – **H.-Syndrom: 1)** *Hämatologie* (MAY 1909, H. 1945) familiäre, autosomal-dominant erbliche, polyphile (= mehrere Reifungsreihen betreffende) Reifungsstörung des Blutes. Panmyelopathie mit gestörter Bildung der segmentkernigen Granulozyten, Thrombozytopenie (Bildung von Riesenplättchen; reifungsgestörte Megakaryozyten im Knochenmark), Bildung von DOEHLE-Körperchen in den Monozyten u. in neutrophilen u. basophilen Granulozyten. E Hegglin's anomaly. **2)** (1947) energetisch-dynamische ▶Herzinsuffizienz. E Hegglin's syndrome. – **H.-Zeichen:** das vorzeitige scheinbare Verschwinden des 2. Herztones (»Spechtschlagphänomen«; »Kaninchenrhythmus«) infolge Verkürzung der hämodynamisch wirksamen Systole bei der energetisch-dynamischen Herzinsuffizienz. E H.'s sign.

**Heiberg-Handgriff:** s. u. ▶ESMARCH-HEIBERG. E Heiberg-Esmarch maneuver.

**Heidbrink-Apparat:** Narkoseapparat mit Kreissystem. Die kontinuierliche Frischgaszufuhr wird reguliert durch ein Trockenkinetometer (graduiertes vertikales Glasrohr mit Gasstrom-abhängiger rotationsfreier Schwebelage eines Kunststoffschwimmers). E Heidbrink closed circuit anesthesia machine.

**Heidelbeerfrüchte:** ▶Myrtilli fructus.

**Heidelberger Kapsel:** ▶Endoradiosonde.

**Heidelberger Prothese:** (WEIL-HÄFNER) ein pneumatischer, durch flüssiges Kohlendioxid betriebener Kunstarm, der die gleichzeitige Bewegung zweier in gewünschter Stellung arretierbarer Gelenke erlaubt (Ellbogen- u. Handdrehgelenk) sowie eine stabile Universalhand besitzt. S. a. ▶HÄFNER-Hand. E Heidelberg arm prosthesis.

**Heidelberger Winkel:** zwischen Absatz u. Brandsohle des Konfektionsschuhs verankerte u. an der Wade zu befestigende rechtwinkelige Schiene als Hilfsmittel zur Korrektur des Fallfußes bei Peroneuslähmung.

**Heidenhain** (**1)** ADOLF H.; geb. 1893, Neurologe, Tübingen; **2)** LOTHAR H., geb. 1860, Chirurg, Worms; **3)** MARTIN H., 1864–1949, Anatom, Würzburg, Tübingen; **4)** RUDOLF PETER HEINR. H., 1834–1897, Physiologe, Breslau). – **H.-Färbung** (MARTIN H.): **1)** Hämatoxylinfärbung: zweizeitige Zellkernfärbung durch Beizen des Schnittpräparates in 10 %iger wässriger Eisenalaun-Lsg. u. Nachfärben in 0,5 %iger gereifter Hämatein-Lsg.; Chromatin wird tiefschwarz. E Heidenhain's stain. **2)** ▶Azanfärbung. **3)** Vorfärbung mit Kernechtrot, gefolgt von »progressiver«, unter mikroskopischer Kontrolle erfolgender Färbung mit einem Gemisch aus Blauschwarz B, Pikrinsäure, Methanol u. Wasser; Bindegewebe schwarz, Knorpel graublau, Erythrozyten u. Muskelfasern gelb, Zellkerne rot. – **H.-Halbmonde** (RUDOLF PETER HEINR. H.): ▶EBNER-Halbmonde. E Heidenhain's demilunes. – **H.-Plastik** (LOTHAR H.): Silberplattenverschluss eines Schädel(dach)defektes. E cranioplasty. – **H.-Syndrom** (ADOLF H.): subakute spongiöse Enzephalopathie; klinische Erscheinungsform der ▶CREUTZFELDT-JAKOB-Krankheit. E Heidenhain's variant (of Creutzfeldt-Jakob disease). – **H.-Zellen** (RUDOLF PETER HEINR. H.): die Haupt- u. Belegzellen der Magendrüsen.

**Heil|anästhesie,** therapeutische Lokalanästhesie: Ausschaltung von Schmerzleitungsbahnen (u. Unterbrechung von Reflexbögen) durch Injektion von Lokalanästhetika, z. B. in HEAD-Zonen, am Schmerzpunkt, in Ganglien, Gelenke etc., bei Neuralgien, Koliken, rheumatischen Beschwerden; s. a. ▶Neural-, ▶Segmenttherapie. E therapeutic regional anesthesia.

**Heil|bad:** Kurort mit subterrestrischen Heilmitteln wie natürliche Heilwässer, Heilgase, Heilsedimente, Bohrloch- oder Sinkwerksole. E spa.

**Heil|fasten:** (BUCHINGER) ärztlich überwachtes Fasten von 1–3 Wo. Dauer als Umstimmungstherapie. Schema der Nahrungskarenz: 2–3 Obsttage, danach nur Tee u. heißes Zitronenwasser (»Saftfasten«), dann Überleitung zur Normalkost (Fastenbrechen). E Buchinger's fasting cure.

**Heil|gymnastik,** Krankengymnastik: ▶Physiotherapie.

**Heilhindernis:** in der Naturheilkunde ein in Beziehung zu dem/der Erkrankten stehendes Agens, das die Entstehung von chronischen Krankheiten u. Schmerzen fördert; kann identisch sein mit einer ▶Regulationsblockade i. S. der ▶Regulationsmedizin.

**Heil|klima:** ein zu Heilzwecken nutzbares Klima (eines Heilkurorts) mit bestimmten Grenzwerten für Aerosol (Staubbelastung $< 2{,}5$ g bzw. $10\,g/m^2/30$ Tg.), Sonnenscheindauer ($> 1500$ Std. pro Jahr), Nebel ($< 50$ Tg. Okt. bis März, $< 15$ Tg. April bis Sept.), Wärmebelastung etc.

**Heil|mittel:** jedes (Hilfs-)Mittel für Heilzwecke, z. B. Krankengymnastik, Sprach- u. Beschäftigungstherapie, i. e. S. das ▶Arzneimittel. – Als Hilfsmittel z. B. Brille, Bruchband, Hörhilfen, Inkontinenzartikel etc. Die Richtlinien zur Verordnung von Heil- u. Hilfsmitteln werden seit 1988 (Neufassung 1992) durch das Sozialgesetzbuch vorgegeben, sie sind somit Vertragsbestandteil u. damit verbindlich für die an der kassenärztlichen Versorgung teilnehmenden Ärzte u. die gesetzlichen Krankenkassen. Als Voraussetzung für die Verordnung gilt, dass die H. die Verschlimmerung einer Erkrankung verhindern, zur Heilung beitragen oder Krankheitsbeschwerden lindern, dass sie den Erfolg der Behandlung sichern, eine Behinderung ausgleichen bzw. verbessern, Pflegebedürftigkeit vermeiden oder verhindern oder eine Gesundheitsschwäche beseitigen bzw. einer Erkrankung vorbeugen. Grundsätzlich gilt bei der Verordnung von H., dass das Maß des Notwendigen nicht überschritten werden darf. Entscheidend ist der therapeutische Nutzen. – **H., natürliche:** bestimmte Wässer, Gase, Peloide natürlichen Ursprungs, die weitgehend unverändert u. unmittelbar zu Heilzwecken (s. a. ▶Balneotherapie) angewendet werden; sie benötigen staatliche Anerkennung, Schutz u. Kontrolle, ihre therapeutische Wirksamkeit muss nachgewiesen werden. I. w. S. auch heilklimatische Faktoren; s. a. ▶Heilwasser, ▶-peloid. **E** remedy.

**Heil|nahrung:** zu Heilzwecken genutzte Diät; i. e. S. die Säuglingsheilnahrung oder -diät zur ***Anw.*** bei Säuglingsenteritis, -dystrophie, -atrophie etc.; z. B. Eiweißmilch, Butter-Mehl-Brei usw. **E** therapeutic diet (or food).

**Heil|peloid:** *Balneologie* zu Heilzwecken nutzbares ▶Peloid, z. B. Badetorf, Fango, Gyttja, Sapropel, Heilschlamm, Schlick. **E** medicinal mud.

**Heil|phase:** in der ▶biologischen Leukozytenkurve die Phase des Lymphozytenanstiegs im peripheren Blut.

**Heil|praktiker:** Berufsbezeichnung für Nichtärzte, die nach dem ▶Heilpraktikergesetz eine selbstständige Ausübung der Heilkunst durchführen dürfen. Voraussetzungen: Vollendung des 25. Lebensjahres, einwandfreies polizeiliches Führungszeugnis u. die Überprüfung durch einen Amtsarzt. Es handelt sich nicht um einen Lehrberuf, d. h., es gibt keine geregelte Ausbildung, Heilpraktikerschulen können fakultativ besucht werden. Den H. sind fast alle diagnostischen u. therapeutischen Methoden erlaubt, verboten sind ihnen die Verordnung verschreibungspflichtiger Medikamente, die Ausübung der Zahnheilkunde u. die Anwendung von Röntgenstrahlen. Ihnen ist die Behandlung fast aller Krankheiten erlaubt, bis auf die meldepflichtiger u. sexuell übertragbarer Krankheiten, die Geburtshilfe und die Leichenschau mit Ausstellung von Totenscheinen. Die Behandlungskosten werden von den meisten Privatversicherungen, Zusatzversicherungen u. Beihilfestellen übernommen, zu den gesetzlichen Krankenversicherungen sind H. nicht zugelassen. **E** non-medical practitioner.

**Heilpraktikergesetz:** Gesetz vom 17. Februar 1939, das die selbstständige (nichtärztliche) Ausübung der Heilkunst regelt. Nach dem H. sind ▶Heilpraktiker u. nichtärztliche Psychotherapeuten mit gewissen Einschränkungen zugelassen.

**Heil|schlaf:** künstlich herbeigeführter Schlaf als Heilmaßnahme, meist im Rahmen einer Schlafkur (▶Schlaftherapie). Eingeleitet u. erhalten durch Schlafmittel (v. a. Chlorpromazin), bedingte Reflexe oder als Elektroschlaf. Die Methode wird heute in der Psychiatrie kaum noch angewendet. Ziel war es oft, eine existierende Abfolge von Erregungs- u. Erschöpfungszuständen zu beenden. Der über Tage bis Wochen andauernde H. wurde zu wichtigen Verrichtungen wie z. B. Mahlzeiten u. Körperpflege unterbrochen. **E** therapeutic sleep.

**Heil|sediment:** ▶Heilpeloid.

**Heil|serum:** s. u. ▶Immunserum.

**Heilung,** Curatio: die Wiederherstellung des Gesundheitszustandes unter Erreichen des Ausgangszustandes (Restitutio ad integrum) oder mit organischem oder funktionellem Restschaden (▶Defektheilung); s. a. ▶Primär-, ▶Sekundärheilung (Heilung »per primam bzw. secundam intentionem«). **E** healing (e.g. by first intention second intention).

**Heil|wasser:** natürliches Quellwasser, das dem Arzneimittelgesetz unterliegt u. dessen Zusammensetzung mind. alle 2 Jahre kontrolliert wird. Es besitzt eine nachweisbar heilende, lindernde, krankheitsverhütende, gesundheitserhaltende oder gesundheitsfördernde Wirkung. ***Eigenschaften:*** bestimmter Gehalt an Mineralstoffen (mindestens 1 g gelöster Mineralstoffe in 1 kg Wasser), ein Mindestgehalt eines speziellen Mineralstoffes (z. B. Brom, Eisen, Schwefel) oder eine von Natur aus vorhandene Temperatur von mind. 20 °C. ***Wirkung:*** Heilquellen, die letztere Eigenschaft aufweisen, heißen Thermen und haben einen günstigen Einfluss auf degenerative Schäden am Bewegungsapparat, Lähmungen, Neuritis, Bluthochdruck in leichter Ausprägung. Die Wirkung von H. ist am größten, wenn es auf nüchternen Magen getrunken wird. Die Inhaltsstoffe u. Anwendungsgebiete werden auf dem Flaschenetikett angegeben. ***Kurorte:*** Kurbäder liegen meist an Heilquellen; dort findet H. in Form von Trinkkuren, als Bad oder als Inhalation Anwendung (Kur). Eine Zusammenstellung der entsprechenden Kurorte findet sich im Deutschen Bäderkalender.

**Heim|dia|lyse:** vom Patienten selbst oder von einer Hilfsperson nach entsprechender Ausbildung zu Hause (oder in einem sog. **H.-Zentrum**) durchgeführte ▶Hämodialyse oder ▶Peritonealdialyse. Voraussetzung ist, dass die häuslichen Gegebenheiten (Raum für Dialysegerät, Betreuung) geeignet und in Krisensituationen jederzeit ein Arzt oder ein Dialysezentrum in der Nähe erreichbar sind. Der Betroffene kann mit der H. ein von der Dialysestation weitgehend unabhängiges Leben führen. Durch die gleichmäßigere Behandlung wird evtl. der Allgemeinzustand verbessert u. damit die Gefahr von Komplikationen verringert. **E** home dialysis.

**Heim|infektion:** s. u. ▶Hospitalismus. **E** nosocomial infection, hospital-acquired infection.

**Heim-Kreysig-Zeichen:** *Kardiologie* systolische Einziehung der Zwischenrippenräume über der Herzspitze bzw. – als ▶SANDERS-Zeichen – der oberen Magengrube als Hinweis auf Verwachsungen infolge Accretio cordis. **E** Heim-Kreysig sign.

**Heimlich-Handgriff:** Handgriff zur Erzeugung eines plötzlichen Überdrucks im Brustkorbraum. Anwendung bei Erstickungsgefahr infolge Verlegung der Atemwege durch Fremdkörperaspiration (s. a. Abb.). Der stehende Patient wird von hinten in Höhe des unteren Brustkorbs unter Übereinanderlegen der Hände über der Magengrube umfasst. Danach erfolgt plötzliches Anpressen gegen den Körper des Arztes (Helfers). Am Liegenden (Rückenlage) erfolgt Druckausübung mit beiden Händen gegen das Epigastrium durch die über dem Patienten kniende Person. **E** Heimlich maneuver.

**Heineke-Mikulicz-Operation** (WALTER HERMANN H., 1834–1901, Chirurg, Erlangen; JOHANN VON M.-RADECKI): (1886) ▶Pyloroplastik durch vollständige Längsdurchtrennung der Vorderwand des Magenausgangsbereichs u. des Anfangsteils des Zwölffingerdarms u. 2-schichtige Quervernähung der Wun-

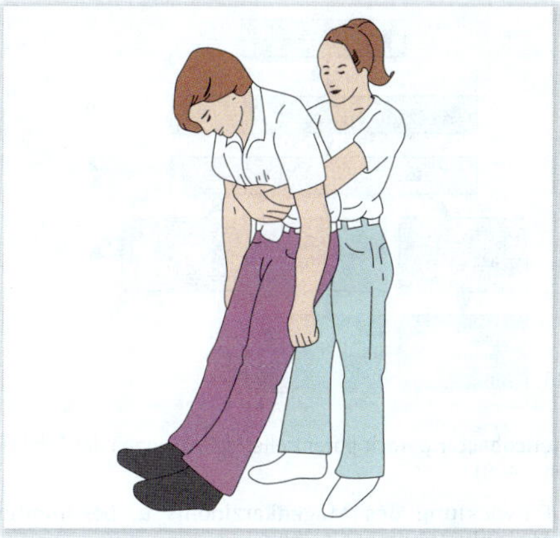

**Heimlich-Handgriff:** Anwendung bei stehendem Patienten. [532]

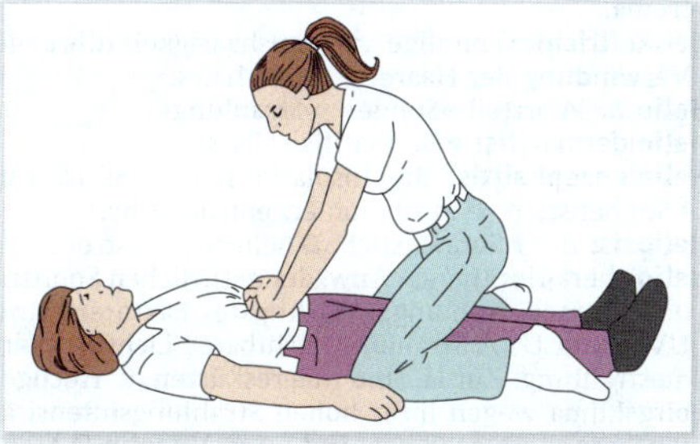

**Heimlich-Handgriff:** Anwendung bei liegendem Patienten. [532]

de; heute v.a. bei ▸Vagotomie als Prophylaxe der postoperativen Entleerungsstörung ausgeführt. E Heineke-Mikulicz operation.

**Heine-Medin-Krankheit** (Jacob v. H., 1800–1879, Orthopäde, Bad Cannstatt; Oskar M., 1847–1927, Kinderarzt, Stockholm): ▸Poliomyelitis anterior acuta. E acute anterior poliomyelitis.

**Heinz(-Ehrlich)-Körper** (Robert H., 1865–1924, Pharmakologe, München, Erlangen): nach Vitalfärbung der roten Blutkörperchen mit Nilblau in den Zellen nachweisbare tiefblaue, kugelige, exzentrisch gelegene Gebilde als Degenerationsform des Hämoglobins bei toxischen hämolytischen Anämien (u. bei fehlender bzw. entfernter Milz; s.a. ▸Jolly-Howell-Körperchen); u.a. bei der **hereditären H.-K.-Anämie** (autosomal-inkomplett dominante Hämoglobinopathie bei Trägern des hitzeempfindlichen anomalen Hämoglobins Köln bzw. – seltener – bei anderen Hämoglobinanomalien): eine normochrome hämolytische Anämie mit Retikulozytose, basophiler Tüpfelung, Hyperbilirubin- u. Methämoglobinämie u. Milzvergrößerung; nach Milzentfernung sind H.-Körper auch im peripheren Blut nachweisbar. – Eine ähnliche Anämie ist bei disponierten Neugeborenen infolge oxidativer Schädigung der Erythrozyten durch Arzneimittel auslösbar. E Heinz(-Ehrlich) bodies.

**Heisler-Moro-Diät:** geriebene rohe Äpfel als einzige Nahrung bei Säuglingsenteritis.

**heiß:** **1)** mit Temperatur > 80 °C (DAB 7) bzw. > 40 °C (z.B. als Badetemperatur); s.a. ▸Heißluft..., ▸Hitz(e)... **2)** *Nuklearmedizin* sehr stark radioaktiv; z.B. **h. Knoten** (Schilddrüsenknoten mit signifikant erhöhter Aktivität im Radiojod-Szintigramm; s. Abb.) Bei lokal vermehrter Hormonproduktion bzw. -speicherung, v.a. im autonomen oder »toxischen« Adenom, seltener bei hormonaktivem bösartigem Kropf,

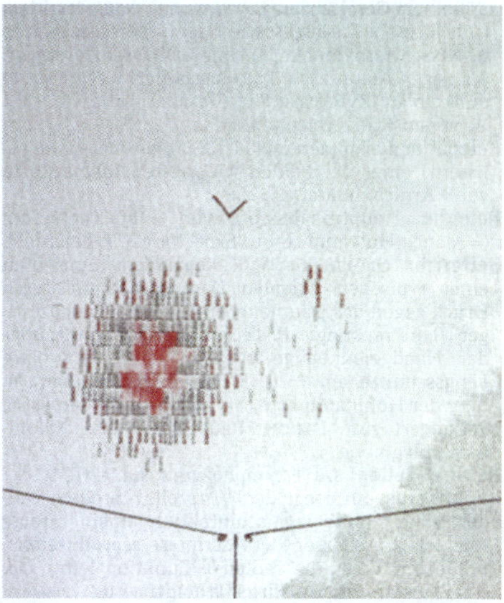

**heiß:** heißer Knoten als typischer Befund eines autonomen Adenoms (im li. Schilddrüsenlappen). [363]

Struma maligna, **h. Zelle** (Arbeitsbox zum Hantieren mit hochradioaktivem Material). E hot.

**heiße Rolle:** Wärmetherapie mit zusammengerollten Frotteetüchern, die mit kochendem Wasser getränkt u. auf die Haut getupft oder gerollt werden.

**Hẹiß|hunger:** ▸Bulimie. E excessive appetite.

**Heiß|luft:** Luft mit Temperatur > 40 bzw. 80 °C (u. mehr; für die Desinfektion, Sterilisation etc. bis 200 °C). E hot air.

**Heiß|luft|bad:** Ganzschwitzbad (in römisch-irischem Bad, finnischer Sauna) mit trockener Luft von 70–90 °C (evtl. abgestuft von 40–80 °C); als **Heißluftdampfbad** im russisch-römischen Bad.

**Hẹiß|luft|des|infektion:** ▸Desinfektion unter Anw. trockener, unbewegter Heißluft bis zur Vernichtung von Testkeimen der Resistenzstufe I. E hot-air disinfection.

**Hẹiß|luft|sterilisation:** ▸Sterilisation von Instrumenten, Geräten, hitzestabilen Substanzen mit bewegter trockener Heißluft von 180–200 °C bis zur Vernichtung von Testkeimen der Resistenzstufe III, meist in doppelwandigem Sterilisator; die Abtötungs- oder Sterilisationszeit beträgt mindestens 30 Min. (bei 180 °C). E hot-air sterilization.

**Heister** (Lorenz H., 1683–1758, Anatom u. Chirurg, Altdorf, Helmstedt). – **H.-Klappe:** eine Spiralklappe der Schleimhaut im Gallenblasenhals. E Heister's valve. – **H.-Mundsperrer:** Instrument mit 2 stufenlos verstellbaren Spreizhebeln, v.a. zur Überwindung der Kiefersperre. E H.'s mouth gag.

**Heiz|bett:** *Pädiatrie* ▸Couveuse, ▸Inkubator.

**hektisch:** anhaltend unruhig, auszehrend. – **h. Röte:** z.B. bei toxisch verlaufender Lungentuberkulose bläulich-fleckige Wangenröte bei sonst marmorblasser, durchscheinender Haut u. glänzenden Augen.

**Hekto...,** Abk. h: Maßeinheiten-Präfix »hundertfach«.

**HeLa-Zelle:** aus Zellen des Gebärmutterhalskarzinoms einer Frau **He**nrietta **La**cks (Baltimore 1951, früher anonymisiert als **He**len **La**ne) weitergezüchteter, in ▸Zellkulturen überimpfbarer Krebszellenstamm, genutzt zur Züchtung genetisch identischer Zellklone aus Einzelzellen u. v.a. für die Viruszüchtung u. Zytostatikaprüfung. E HeLa cell.

**Hẹlctica:** *Pharmazie* äußerliche »ziehende« Mittel.

**Held** (Hans H., 1866–1942, Anatom, Leipzig). – **H.-Bündel:** ▸Tractus vestibulospinalis. E Held's bundle. – **H.-Endfüße:** die ▸Synapsen des Zentralnervensystems. – **H.-Granulafärbung:** Ganglienzellenfärbung mit einem Gemisch aus Erythrosin u. Aqua destillata (mit Eisessig-Zusatz) sowie Nachfärben mit Aceton u. NISSL-Methylenblau u. mit »Differenzieren« in 0,1 %iger Alaun-Lsg.: Tigroidschollen u. Nucleolen dunkelblau, Zytoplasma u. Chromatin rötlich. – **H.-Membran:** ▸Gliagrenzmembran.

**Helenalin:** zusammen mit 11,13-Dihydrohelenalin (u. Estern) einer der beiden wichtigsten Inhaltsstoffe von ▸Arnica montana.

**Helenin:** Hauptinhaltsstoff von Inula helenium (= Alant); Hustenmittel u. Expectorans. E helenin.

**Helferich:** *Orthopädie* – **H.-Reposition:** Einrichten einer typischen dorsalen Daumenluxation durch Druck gegen das Daumengrundglied bei gleichzeitiger Überstreckung. – **H.-Lecène-Dreizackschnitt:** über der Handgelenkbeuge zusammenlaufende volare Längsschnitte am 1. u. 5. Finger (paramedian) u. über der Hohlhandmitte (bis zur Mittelfingerbasis), verlängert zum PARONA-Raum; bei tiefer ▸Hohlhandphlegmone.

**Helfer-T-Zellen:** s.u. ▸Lymphozyten; s.a. ▸AIDS.

**Helfer-Virus:** ein sich in der Wirtszelle reproduzierendes Virus, das bei Mischinfektion einem infolge Mangels an reverser ▸Transcriptase reproduktionsunfähigen Virus die fehlende Funktion leiht; z.B. das ROUS-assoziierte Virus. E helper virus.

**Helfer-Zellen:** s.u. ▸Lymphozyten; s.a. ▸AIDS. E helper cells.

**Helichrysi flos,** Ruhrkrautblüten: Heilpflanzenblüten; in spezieller Aufbereitung wirksam bei dyspeptischen Beschwerden (schwach choleretisch). ***Kontraind.:*** bei Verschluss der Gallenwege.

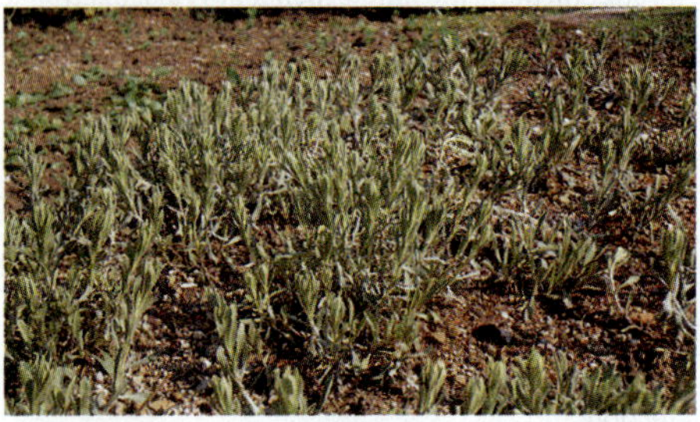

**Helichrysi flos:** Sand-Strohblume. [399]

**helic(o):** Wortteil »schnecken-«, »spiralförmig«, »Ohrschnecke«.

**Helico|bacter:** gramnegative gewundene, mit dem Genus Campylobacter eng verwandte Stäbchenbakterien mit Hakenform. – **H. fetus:** ▸Campylobacter fetus. – **H. jejuni:** ▸Campylobacter jejuni. – **H. pylori:** Erreger, der in der Magenschleimhaut durch Ammoniakbildung überlebt u. die Typ-B-Gastritis (Antrumgastritis) induziert. Ein wichtiger pathogenetischer Faktor für die Entstehung von Ulcera ventriculi u. duodeni. Diskutiert wird seine Bedeutung für die

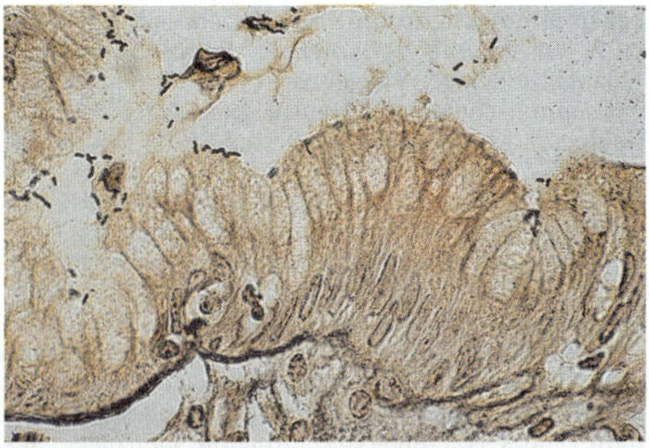

**Helicobacter pylori:** schwarze, gewundene Bakterien an der Mukosaoberfläche der Magenschleimhaut bei Typ-B-Gastritis (Versilberung nach WHARTIN-STARRY). [53]

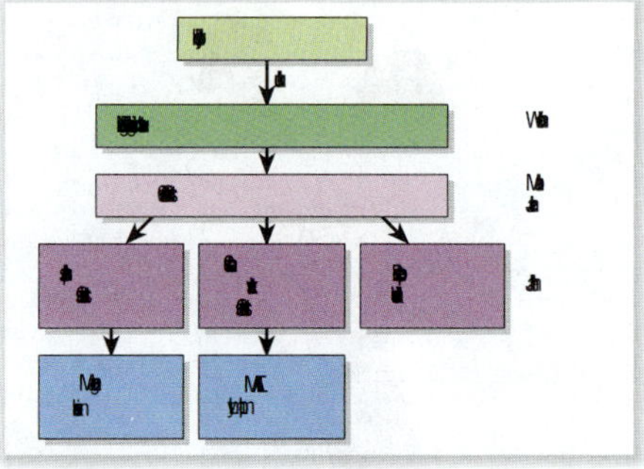

**Helicobacter pylori:** potentielle Auswirkungen der Infektion. [408]

Entwicklung des Magenkarzinoms u. bestimmter Magenlymphome; s.a. Abb.

**Helico|trema:** das Schneckenloch in der Lamina spiralis ossea an der Spitze der Ohrschnecke; die Verbindung zwischen ▸Scala vestibuli u. tympani. E helicotrema.

**Heliko|trichie:** spiralige, zu Kraushaarigkeit führende Verwindung der Haare. E coiled hairs.

**Helio...:** Wortteil »Sonne«, »Strahlung«.

**Helio|dermatitis:** ▸Dermatitis solaris.

**Helio|enzephalitis:** die Insolationsenzephalitis; s.u. ▸Sonnenstich. E insolation encephalopathy.

**Heliosis:** der ▸Sonnenstich. E heliosis, sunstroke.

**Helio|therapie:** therap. Anw. der natürlichen Sonnen- u. Himmelsstrahlung. Wichtigste Faktoren sind UVB- und UVA-Strahlung, sichtbares Licht u. Wärmestrahlung. Zur H. sind Meeresküsten- u. Hochgebirgsklima wegen ihrer hohen Strahlungsintensitäten besonders geeignet. ***Ind.:*** u.a. Vitamin-D-Mangel, Osteoporose, saisonale Depressionen, vegetative Regulationsstörungen. E heliotherapy.

**Helium,** Abk. He: Element der Edelgasgruppe; mit OZ 2 u. Atomgew. 4,0026; 5 Isotope ($^3$He–$^7$He); davon 3 radioaktiv. Ist reaktionsträge u. nicht brennbar. Der Atomkern (= **Heliumkern**) ist das ▸Alphateilchen. – He dient als Trägergas bei Chromatographie, als Bestandteil der Kunstluft für Asthmatiker u. Taucher (21 % Sauerstoff + 79 % He; da im Blut weniger löslich als Stickstoff, können Tiefenrausch u. Druckfallkrankheit vermieden werden, jedoch ist die Sprache typisch verändert; ferner ist das Gemisch weniger viskös u. passiert daher leichter stenosierte Atemwege).

**Helix:** Schnecke; **1)** der einwärts gekrempelte Rand der Ohrmuschel. **2)** *Biochemie* (PAULING u. COREY 1951) die schraubenförmige Anordnung der Polypeptidketten mit stabilisierenden intramolekularen Wasserstoffbrücken u. nach außen gerichteten Seitenketten als Sekundärstruktur der Eiweißkörper. S.a. ▸WATSON-CRICK-Modell (= Doppelhelix). **3)** ▸Superhelix des Kollagens. E helix.

**helko|gen:** aus einem Geschwür (Helkoma) entstanden; ein Geschwür erzeugend.

**Helk|onychie:** Geschwürbildung im Nagelbereich; z.B. bei Syphilis II als FOURNIER-H. von der Lunula ausgehend.

**Helkosis:** Geschwürleiden. E ulcer(ation).

**Helle|borismus:** selten gebrauchte Bez. für die Vergiftung durch Inhaltsstoffe (Saponine) der **Helleborus**-Arten (z.B. Christ-, Schneerose, die das Saponingemisch Helleborin enthalten, ferner Ranunculin u. Protoanemonin). ***Klinik:*** Kratzen in Mund u. Rachen, Speichelfluss, Brechdurchfall, Koliken, Pupillenerweiterung. E hellebore poisoning.

**Heller** (1) ARNOLD L. G. H., 1840–1913, Pathologe, Kiel; 2) ERNST H., 1877–1964, Chirurg, Leipzig; 3) JOHANN F. H., 1813–1871, Pathologe, Wien). – **H.-Almen-Blutnachweis** (JOHANN F. H.): ▸Guajakprobe. – **H.-Klammer** (ERNST H.): Wundklammer mit kurzen, abgestumpften Spitzen. – **H.-Kardio|myotomie** (ERNST

H.): s. u. ▸Kardiomyotomie. E Heller operation. – **H.-Plexus** (ARNOLD L. G. H.): das arterielle Gefäßnetz der Darmwand. E Heller's plexus. – **H.-Probe** (JOHANN F. H.): Eiweißnachweis im Harn durch Überschichten (1+1) konzentrierter Salpetersäure mit Harn; im positiven Fall weißer Ring an der Berührungsstelle.

**helle Zellen:** **1)** große, wasserhelle, meist glykogenreiche Zellen im Zentrum größerer Krebsnester bei ▸Plattenepithelkarzinom im Hypernephrom (= Carcinoma clarocellulare i. e. S.) u. anderen Tumoren. **2)** die sog. epitheloiden Zellen echter arteriovenöser Anastomosen, die modifizierten glatten Muskelzellen entsprechen; wahrscheinlich Durchflussregulatoren (mechanisch oder durch Abgabe gefäßwirksamer Substanzen?). **3)** die Zellen des Helle-Zellen-Systems (▸APUD-System). E clear cells.

**Helle-Zellen-System:** ältere Bez. für das ▸APUD-System. E clear-cell system.

**Helligkeit:** *Physiologie* die Stärke eines Lichtreizes bzw. die subjektive Empfindung der Lichtintensität (Weiß u. Farbe) unter Bezugnahme auf die in das Auge fallende Lichtmenge (objektiv die Beleuchtungsstärke auf der Netzhaut). E brightness.

**Helligkeits-ERG:** s. u. ▸Elektroretinographie.

**Helligkeits|kontrast:** die Kontrastempfindung bei Netzhautreizung mit unterschiedlichen Leuchtdichten; s. u. ▸Sukzessivkontrast, ▸Simultankontrast. E brightness contrast.

**HELLP-Syndrom:** relativ seltene Komplikation des schwangerschaftsinduzierten Hochdrucks (früher EPH-Gestose oder Präeklampsie), die charakterisiert ist durch das gleichzeitige Auftreten von Hämolyse (**H**), erhöhten Leberenzymwerten (**e**levated **l**iver enzymes = **EL**) u. Thrombozytopenie (**l**ow **p**latelet count = **LP**). Die Ätiologie ist bisher nicht eindeutig geklärt, wahrscheinlich Folge einer gestörten uteroplazentaren Perfusion mit Freisetzung vasoaktiver Substanzen.

**(v.) Helmholtz** (HERMANN LUDWIG F. V. H., 1821–1894, Physiker, Physiologe, Königsberg, Bonn; Erfinder des Augenspiegels). – **H.-Farben|misch|apparat:** drehbare Scheibe mit verschiedenfarbigen Sektoren zur additiven Farbmischung. – **H.-Theorie:** **1)** Die Nahanpassung des Auges erfolgt v. a. durch Pupillenverengerung, Vorrücken des vord. Linsenscheitels u. des Pupillarrandes, Wölbungszunahme der Linsenvorderfläche u. gering auch der -hinterfläche (Nachweis: PURKINJE-SANSON-Reflexbilder), Zurückweichen der Irisperipherie. E v. Helmholtz theory. **2)** ▸Resonanzhypothese.

**Helminth...:** Wortteil »Wurm« (▸Helminthen); s. a. ▸Vermi...

**Helmin|then:** die in Mensch oder Tier parasitierenden Würmer (v. a. Trematodes, Cestodes, Nematodes); s. a. ▸Wurmeier. E helminths.

**Helmin|thiasis:** Befall mit parasitären Würmern (▸Helminthen). E helminthiasis.

**Helmin|thid:** ▸Id-Reaktion bei Befall durch ▸Helminthen. E helminthid.

**Helmin|thologie:** Lehre von den parasitären Würmern; Teilgebiet der Parasitologie. E helminthology.

**Helmin|thoma:** Wurmknoten; geschwulstartige Bindegewebsreaktion auf ▸Helminthen. E helminthoma.

**Helminthose:** ▸Helminthiasis. E helminthism.

**Helo|derma, -dermie** *(griech. helos = Stift, Nagel):* warzige Hautveränderungen, v. a. der Handteller u. Fingerbeugen, evtl. kombiniert mit Akroasphyxie.

**Helodes, Helo|pyra** *(griech. helos = Sumpf):* Sumpffieber (▸Malaria).

**Helo|tomie:** operative Entfernung von Hautschwielen (**Heloma**), Hühneraugen oder sonstigen ▸Hyperkeratosen (**Helose**). E helotomy.

**HELP-Verfahren,** Abk. für **h**eparininduzierte **e**xtrakorporale **L**DL-**P**räzipitation: Verfahren zur Behandlung extremer Hypercholesterinämien (Hypercholesterinämie IIa nach FREDRICKSON). Das Behandlungsprinzip besteht in einer selektiven Entfernung des sog. low-density lipoprotein, wobei die Plasmapherese in Kombination mit LDL-Präzipitation zur Anw. gelangt.

**Helvella|säure:** eine organische, Hämolyse auslösende Säure aus der Giftlorchel Gyromitra (s. Helvella) esculenta; entsteht wahrscheinlich als Kunstprodukt bei der Aufarbeitung der Pilze. E helvellic acid.

**Helweg-Drei|kanten|bahn:** *Anatomie* ▸Tractus olivospinalis. E Helweg's tract.

**Hemeral|opie,** Tagblindheit: Herabsetzung des Sehvermögens bei hellem Licht, die mit Lichtscheu, Lidschlagsteigerung, Lidkrampf einhergeht. Als angeborene u. erbliche Adaptationsstörung bei Achromatopsie u. Albinismus; als Begleitsymptom bei vielen Bindehaut- u. Hornhauterkrankungen sowie bei Optikusneuritis. Wird v. a. im dtsch. Sprachraum fälschlicherweise als Synonym für Nachtblindheit (▸Nyktalopie) gebraucht. E hemeralopia, day blindness.

**hemi...:** Wortteil »halb«, »halb-« bzw. »einseitig« (eine Körperhälfte betreffend), »unvollständig«; s. a. ▸semi...

**Hemi|achromat|opsie:** ▸Hemianopsie nur für Farben. E color vision hemianopsia.

**Hemi|agnosie:** halbseitiger Verlust des Wahrnehmungsvermögens, z. B. bei Halbseitenlähmung. E hemiagnosia.

**Hemi|algie:** Spontanschmerzen einer Körperhälfte; z. B. bei Thalamusherd der Gegenseite. E hemialgia.

**Hemi|am|bly|opie:** halbseitige ▸Amblyopie; häufig als Rückbildungszustand einer Hemianopsie. E hemiamblyopia.

**Hemi|an|aesthesia, -an|ästhesie:** Empfindungslosigkeit einer Körperhälfte (Verlust der, v. a. epikritischen, ▸Sensibilität). Oft kombiniert mit ▸Hemialgie, evtl. auch mit halbseitigen ▸Hyperkinesen. Kommt vor bei einseitiger Schädigung des Thalamus, der sensiblen Nervenleitungsbahnen oder der entsprechenden Zentren des Großhirns, Hirnstamms. Ferner als psychogene (»hysterische«) H. mit strenger Mittellinienbegrenzung. S. a. ▸Hemianalgesie. E hemianesthesia. – **H., alternierende,** H. cruciata: gekreuzte H., d. h. mit herdseitigen Ausfällen im Versorgungsgebiet der Hirnnerven u. herdgegenseitigen an den Gliedmaßen u. der gegenseitigen Rumpfhälfte als Folge eines einseitigen Krankheitsgeschehens im ▸Hirnstamm, z. B. beim WALLENBERG-Syndrom. E crossed h. – **H., bulbäre:** eine meist alternierende H., evtl. als dissoziierte Empfindungslähmung, bei einseitiger Schädigung des verlängerten Rückenmarks (Bulbus medullae = ▸Medulla oblongata). E oblongata-type h. – **H. spinalis:** H. bei Ausfall der Hinterstränge des Rückenmarks. E spinal h.

**Hemi|an|algesie:** **1)** halbseitige (meist nur unvollständige) Aufhebung der Schmerzempfindung (s. a. ▸Hemianästhesie). **2)** einseitige Spinalanästhesie durch Injektion einer reduzierten Normdosis in Seitenlage. E hemianalgesia.

**hemi(an)opisch:** ▸Hemianopsie betreffend. – **h. Pupillenstarre:** *Neurologie* ▸WERNICKE-Phänomen. E hemianoptic pupillary rigidity.

**Hemi|anopsie,** Hemianopie, Halbseitenblindheit: halbseitiger Ausfall des Gesichtsfeldes eines oder beider Augen (uni- bzw. bilaterale, mon- bzw. binokuläre H.) infolge Schädigung der Sehbahn vor, in oder hinter dem Chiasma opticum (Abb.); im Gegensatz zur seltenen horizontalen H. meist als vertikale H., d. h. mit Fehlen der nasen- oder der schläfenseitigen = nasalen oder temporalen Gesichtsfeldanteile (bis -hälften). Benennung erfolgt nach dem Ausfall des Gesichtsfeldes (ein temporaler Gesichtsfeldausfall rechts bedeutet also – wegen der Kreuzung der abbildenden Strahlen – Ausfall der nasalen Retinahälfte des Auges). E hemianopsia. – **H., binasale:** heteronyme H. mit Ausfall beider nasenseitigen Gesichtsfeldanteile (= innere H.) bei Unterbrechung der Sehnervfasern, die nicht im Chiasma kreuzen. E binasal h. – **H., bitemporale:** heteronyme H. mit Ausfall beider

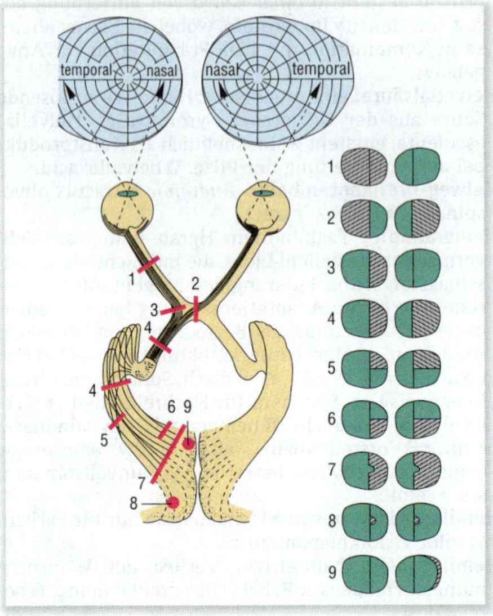


**Hemianopsie:** Gesichtsfeldausfälle bei verschiedenen Schädigungen der Nervenbahnen (rote Linien = Unterbrechung) zwischen Auge u. Sehzentrum der Hirnrinde. Rechts sind die entsprechenden Gesichtsfeldausfälle grau schraffiert dargestellt. **1**) völliger Ausfall des li. Auges bei Unterbrechung des Nervus opticus li.; **2**) bitemporale Hemianopsie bei Unterbrechung der kreuzenden Sehbahnanteile im Chiasma opticum; **3**) nasale Hemianopsie des li. Auges bei Unterbrechung der nicht kreuzenden Nervenbahn vom li. Auge; **4**) homonyme rechtsseitige Hemianopsie bei Unterbrechung des Tractus opticus li.; **5**) obere rechtsseitige Quadrantenhemianopsie; **6**) untere rechtsseitige Quadrantenhemianopsie; **7**) vollständige homonyme rechtsseitige Hemianopsie (evtl. mit Aussparung des Zentrums, da die Macula lutea in der Sehrinde doppelseitig repräsentiert ist); **8**) homonyme Hemianopsie im Makulabereich (Läsion des Okzipitalpols); **9**) segmentale temporale Hemianopsie des re. Auges (äußerste Peripherie des Gesichtsfeldes nur in einer Sehbahn betroffen). [342]

schläfenseitigen Gesichtsfeldanteile (= externe H.; mit Scheuklappenphänomen) bei Schädigung der im Chiasma kreuzenden Bahnen (Abb., Nr. 2); v.a. bei Hypophysentumor. E bitemporal h. – **H., heteronyme:** gekreuzte H., d.h. als Ausfall beider nasalen oder temporalen Gesichtsfeldhälften (= komplette h. H.) oder entsprechender Gesichtsfeldanteile (inkomplette h. H.; z.B. als Sektor-, ▸Quadrantenhemianopsie, kleines ▸Skotom); bei Sehbahnschädigung im Chiasma. E heteronymous h. – **H., homonyme:** gleichsinnige, d.h. nur rechte oder linke Gesichtsfeldabschnitte beider Augen betreffende H.; bei Sehbahnschäden jenseits des Chiasmas (d.h. im Tractus opticus [Abb., Nr. 4], in der Radiatio optica, im Sehzentrum der Hirnrinde [Abb., Nr. 7]). E homonymous h.

**Hemi|apraxie:** halbseitige ▸Apraxie bei Scheitelhirnschädigung (v.a. im Gyrus supramarginalis) der dominanten Großhirnhemisphäre. E hemiapraxia.

**Hemi|articulạtio:** Halbgelenk, ▸Amphiarthrose. E hemiarticulation.

**Hemi|asyn|ergịe:** halbseitige Muskelkoordinationsstörung (Ggs. ▸Synergie) auf der Seite einer Kleinhirnerkrankung oder bei extrapyramidaler Störung. E hemiasynergism.

**Hemi|ataxịe:** ▸Ataxie einer Körperhälfte (v.a. der Gliedmaßen) bei einseitiger Schädigung der Kleinhirnhemisphärenbahnen, z.B. bei Hirnstamminsult. E hemiataxia.

**Hemi|athetọse:** halbseitige ▸Athetose auf der Gegenseite einer Thalamus- u. Striatumschädigung; z.B. nach ▸Hemiplegie; meist kombiniert mit spastischer Halbseitenlähmung (Hemiparese), Schmerzen, Sensibilitätsstörung (▸Hemianästhesie). E hemiathetosis.

**Hemi|atrọphia:** halbseitiger Gewebsschwund (▸Atrophie). E hemiatrophy. – **H. cẹrebri:** globale Atrophie einer Großhirnhälfte, z.B. als infantile Hirnsklerose mit einseitiger narbiger Schrumpfung. E cerebral h. – **H. faciẹi, H. facialis progressiva:** der, ursächlich unklare, »Schwund« einer Gesichtshälfte ab dem 1.–2. Ljz., evtl. unter völliger Entstellung (»Januskopf«). Kombiniert mit Trigeminusneuralgie, verminderter örtlicher Schweißbildung, Hautatrophien in Form von Säbelhiebnarben. Später in die Tiefe u. auf den Rumpf u. Gliedmaßen übergreifend. E facial h. – **H. lịn|guae:** halbseitiger Zungenschwund bei Schädigung des Nervus hypoglossus oder seines Ursprungs im Hirnstamm (z.B. bei ▸Syringobulbie, progressiver ▸Bulbärparalyse). E h. of tongue.

**Hemi|ballịsmus:** ▸Ballismus einer Körperhälfte gegenseitig zu einer einseitigen Schädigung des Corpus Luysi = subthalamicum. E hemiballism.

**Hẹmi|block:** *Kardiologie* Linksschenkelblock mit Blockade nur des vorderen (anterioren) oder hinteren (posterioren) Strangs (Faszikels) des linken Schenkels des His-Bündels. S.a. ▸trifaszikulärer Block, ▸Atrioventrikularknoten (dort Schema). E hemiblock.

**Hemi|chondro|dysplasịe, Hemichondrodystrophie (Typ Ollier):** angeborene, streng halbseitige, die meisten Knochen betreffende (polyostotische) fortschreitende enchondrale ▸Dysostose ungeklärter Ursache. Führt zu einseitiger Wachstumshemmung, Knochenbrüchen, Gelenkveränderungen infolge der vielen metaphysären ▸Enchondrome. E Ollier's disease.

**Hemi|chọrea:** halbseitige ▸Chorea gegenseitig zu einer Schädigung des Striatums. E hemichorea. – **H. post|hemi|plẹgica,** postparalytische H.: H. im Anschluss an Halbseitenlähmung bei Mitschädigung der Stammganglien. E posthemiplegic h. – **H. praehemi|plegica:** H. als Frühsymptom einer Stammhirnbeteiligung an einem Geschehen im Marklager einer Großhirnhälfte, evtl. gefolgt von – apoplektiformer – ▸Hemiplegie. E prehemiplegic h.

**Hemi|crạnia, -kranie:** **1)** auf eine Kopfhälfte beschränkter Kopfschmerz, z.B. bei Glaukom; i.e.S. die ▸Migräne. **2)** ▸Hemizephalie. E hemicrania.

**Hemi|desmo|som:** *Zytologie* Halbdesmosom; s.u. ▸Desmosom. E hemidesmosome.

**Hem|idrọsis:** ▸Hemihyperhidrosis.

**Hemi|enzephalie:** ▸Hemizephalie.

**Hemi|facett|ek|tomịe:** *Orthopädie* teilweise ▸Facettektomie als Operation i.S. einer ▸Wurzeldekompression an Spinalnerven. E hemi-facetectomy.

**Hemi|gast|rek|tomịe:** ▸Magenresektion unter Entfernung etwa der Hälfte des Magens, u. zwar der pylorusseitigen (= **distale H.** = ▸Antrektomie) oder – ringförmig – des Mittelbereichs (= mediane H.) oder aber der Eingangshälfte (= **proximale H.**, als Fundektomie); aber auch atypisch quer, keilförmig oder in der Magenlängsachse, z.B. bei tubulärer Resektion bzw. Gastroplastik. E hemigastrectomy.

**Hemi|gloss|ektomịe:** die – meist asymmetrische operative – Entfernung der Hälfte des Zungenkörpers. E hemiglossectomy.

**Hemi|gnathịe:** das Fehlen (oder die Unterentwicklung) einer Kieferhälfte. E hemignathia.

**Hemi|hepat|ektomịe:** die »anatomiegerechte« operative Entfernung (Resektion) der rechten oder linken funktionellen Leberhälfte; im Allgemeinen unter stumpfer Trennung (Quetschung; »Fingerdissektion«) in den Grenzen der entsprechenden Lebersegmente (evtl. – nach vorangestellter Unterbindung der großen Gefäße der Leberpforte – vom Hilus aus = **hiläre H.**). E hemihepatectomy. – **H., rechtsseitige:** H. des rechten Leberlappens; evtl. unter Mitentfernung des Lobus caudatus u. des L. quadratus (= **erweiterte rechtsseitige H.**) sowie der Gallenblase.

**Hemi|hyp|äs|thesịe:** halbseitige Empfindungsstörung (▸Hypästhesie) auf der Gegenseite einer Schädigung der Zentren u. Bahnen des Berührungssinnes in

Großhirn u. Hirnstamm. Evtl. mit Störung der Schmerzempfindung (**Hemihypalgesie**). E hemihyp(o)esthesia.

**Hemi|hyper|äs|thesịe:** halbseitige Empfindungsstörung (Empfindlichkeitssteigerung; ▸Hyperästhesie) auf der Gegenseite eines Krankheitsherdes des Thalamus; als **alternierende H.** (der gleichseitigen Gesichts- u. der gegenseitigen Körperhälfte) bei Erkrankung des verlängerten Rückenmarks (Medulla oblongata); meist schmerzhaft (▸Hyperpathie). E hemihyperesthesia.

**Hemi|hyper|hidrosis:** *Neurologie* halbseitige Steigerung der Schweißbildung (▸Hyperhidrosis), v.a. an Gesicht, Rumpf (selten alternierend = **H. cruciata**, d.h. einer Gesichts- u. der gegenseitigen Rumpfhälfte; z.B. bei Syringomyelie). E hemihyper(h)idrosis. – **H., paradoxe:** H. auf Kältereiz. E paradoxical h.

**Hemi|hyper|trophie, idiopathische:** angeborene Größenzunahme einer Körperhälfte unter Mitbeteiligung der paarigen inneren Organe; Ursache unklar. E hemihypertrophy.

**Hemi|kinesie:** *Neurologie* die Lichtreaktion der Pupille bei Hemianopsie (▸Wernicke-Phänomen). E hemianopic pupillary reflex.

**Hemi|kol|ektomie:** die operative Entfernung etwa der Hälfte des Kolons; s.a. ▸Kolektomie. Als einzeitiger oder – bei Darmverschluss – zweizeitiger Eingriff (mit vorangestellter Entlastungsfistel, ▸Kolostomie). Angezeigt z.B. bei Dickdarmkarzinom, -polyposis. E hemicolectomy. – **H., linksseitige:** Entfernung der linken Hälfte des Querkolons u. des Colon descendens einschließlich der oberen Hälfte des Colon sigmoideum, anschließend ▸Transversosigmoideostomie. E left h. – **H., rechtsseitige:** H. als Entfernung des ▸Colon ascendens einschließlich des rechten Drittels des Colon transversum, anschließend Ileotransversostomie. E right h.

**Hemi|korpor|ektomịe:** operative Absetzung der unteren Körperhälfte einschließlich des Beckengürtels unter teilweiser Erhaltung der Organe des kleinen Beckens, ergänzt durch Kunstafter (▸Anus praeter) u. – zur Harnableitung – durch eine Ureterostomie. E hemicorpectomy.

**Hemi|kranịe:** ▸Hemicrania.

**Hemi|lamin|ektomịe:** einseitige Abtragung eines oder mehrerer Wirbelbögen (zwischen Dornfortsatz u. Wirbelgelenkfacette) mit örtlicher Entfernung des Ligamentum flavum (Flavektomie); zur Freilegung des Wirbelkanals (mit oder ohne Duraeröffnung), z.B. bei Bandscheibenvorfall, Tumor, vor einer ▸Radikulotomie, ▸Chordotomie. E hemilaminectomy.

**Hemi|laryng|ektomịe:** operative Entfernung einer Kehlkopfhälfte bei streng einseitigem Tumor des Kehlkopfes. Erfolgt unter Schonung von Epiglottis, Hypopharynx, Sinus piriformis; zuvor evtl. Entfernung regionärer Lymphknoten u. Unterbindung der Vena jugularis interna. Anschließend Funktionsplastik der verbleibenden Kehlkopfhälfte; s.a. ▸Gluck-Operation. E hemilaryngectomy.

**Hemi|melịe:** ▸Peromelie mit Entwicklungsstörung nur eines Gliedmaßenskelettstrahles.

**Hemineglect:** s.u. ▸Neglect(-Syndrom).

**Hemi|ne|phrek|tomịe:** operative Entfernung der erkrankten Hälfte einer ▸Doppelniere (meist obere Hälfte) oder einer ▸Verschmelzungsniere bei gleichzeitiger Entfernung des – oft ektopischen – Harnleiters (= **Hemi|nephro|ureter|ektomịe**). E heminephrectomy.

**Hemi|para|lyse:** s.u. ▸Hemiplegie.

**Hemiparese:** *Neurologie* s.u. ▸Hemiplegie. E hemiparesis.

**Hemi-Parkinson:** s.u. ▸Parkinson-Krankheit. E hemiparkinsonism.

**Hemi|pelv|ektomịe:** Amputation eines Beines einschließlich der zugehörigen Beckenhälfte. E hemipelvectomy.

**Hemi|plẹgia, -plegie:** vollständige (Hemiparalyse) oder unvollständige (Hemiparese) Lähmung einer Körperhälfte, wobei die Störung der Motorik im Allgemeinen auf der Gegenseite einer Schädigung der zentralen motorischen Neuronen des Großhirns, Hirnstamms oder des oberen Halsmarks auftritt; typisch z.B. bei Schlaganfall (▸Apoplexia cerebri) als anfangs, im Schockstadium, schlaffe Lähmung mit bald folgender (bei Tumoren meist mit primärer) Spastik (▸H. spastica). E hemiplegia. – **H. altẹrna(ns):** H. bei Schädigung von Hirnnervenkernen u. deren Bahnen u. der noch ungekreuzten Pyramidenbahn, evtl. auch des Hypoglossus- u. Fazialiskerns bei Krankheitsherden im Hirnstamm; führt zu Hirnnervenausfällen auf der Herdseite u. zu motorischen Lähmungen u./oder Sensibilitätsstörungen der herdgegenseitigen Körperhälfte, s.a. Abb.; z.B. als ▸Raymond-Syndrom (Ausfall des Nervus abducens), ▸Foville-Syndrom (Ausfall des Abduzens u. Fazialis), ▸Jackson-Syndrom (Hypoglossusausfall), ▸Millard-Gubler-Syndrom (Fazialisausfall), ▸Weber-Syndrom, ▸Avellis-Syndrom (Ausfall oberer Okulomotorius-Anteile). E alternate h. – **H. cruciạta:** H. bei Pyramidenbahnschädigung seitlich der Pyramidenkreuzung, wobei die vor der Kreuzung gelegenen Arm- u. die hinter der Kreuzung gelegenen Beinfasern geschädigt werden; führt zu gleichseitiger Lähmung des Beines u. gegenseitiger des Armes. E crossed h. – **H. flạccida:** H. mit Gliedmaßenerschlaffung; vorübergehend im akuten Schockstadium einer Apoplexie im Bereich der inneren Kapsel, chronisch bei ausgedehnter gegenseitiger Schädigung der Großhirnrinde oder der inneren Kapsel unter Beteiligung der ventralen u. lateralen Thalamuskerne u. der subkortikalen Bahnen; die Fremd-, oft auch die Eigenreflexe sind nicht auslösbar. E flaccid h. – **H., homolaterale, kollaterale H.:** H. der herdseitigen Körperhälfte. V.a. bei Massenverschiebung mit Anpressen des herdgegenseitigen Hirnschenkels gegen das Kleinhirnzelt u. Druck gegen die noch ungekreuzte Pyramidenbahn. E homolateral h. – **H., kapsuläre:** die Hemiplegie Typ Wernicke-Mann als typische spastische H. bei Herden in der inneren Kapsel; mit charakterist. Gliedmaßenhaltung: Arm an den Rumpf herangezogen (»adduziert«), im Ellbogengelenk gebeugt; das Bein bis zur Fußspitze gestreckt, wird beim Gehen halbkreisförmig herumgeführt (»Zirkumduktion«). E capsular h. – **H. spạstica:** die H. mit – meist herdgegenseitiger – unwillkürlicher Steigerung der Muskelspannung; ▸Pyramidenbahnsyndrom; z.B. als kapsuläre H. Als **H. sp. infantilis** die spastische hemiplegische Form der zerebralen ▸Kinderlähmung bei einseitiger Hirnschädigung; mit allgemeiner Tonuserhöhung, Athetose, Wachstumsrückstand, Muskelatrophie der gelähmten Gliedmaßen, evtl. auch Intelligenzdefekt u. hirnorganischen Anfällen. E (infantile) spastic h. – **H., spinale:** ▸Brown-Séquard-Lähmumg, ▸Mills-Syndrom. E spinal h.

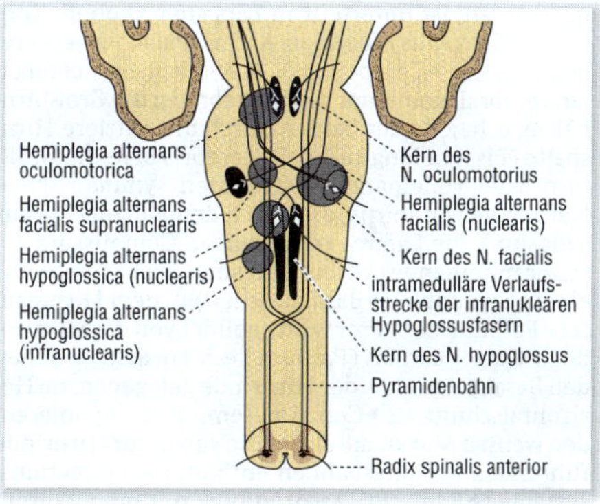


**Hemiplegia alterna(ns).** [68]

**hemi|plegisch:** durch ▸Hemiplegie bedingt, mit Hemiplegiezeichen. **E** hemiplegic.
**Hemi|rhachi|schisis:** unvollständige Wirbelsäulenspalte (s.a. ▸Rhachischisis), ohne Austritt (Prolaps) von Rückenmark in den Spalt; ▸Spina bifida occulta. **E** occult spina bifida.
**Hemi|soma:** *Pathologie* ▸Halbwirbel.
**Hemi|spasmus facialis:** halbseitige unwillkürliche Kontraktionen der mimischen Gesichtsmuskulatur, als **peripherer H. f.** bei infranukleärer Fazialisschädigung (s.a. ▸Spasmus facialis), als **H. f. alternans** beim ▸BRISSAUD-Syndrom. **E** facial hemispasm.
**Hemi|sphäre:** *Anatomie* ▸Hemisphaerium.
**Hemisphär|ektomie:** (DANDY 1932) operative Entfernung einer Großhirnhälfte; z.B. zur Beseitigung eines Hirntumors (Astrozytom, Oligodendrogliom) u. nur bei intakter Funktion der dominanten Hemisphäre u. schon eingetretener kompletter Hemiplegie. **E** hemispherectomy.
**Hemi|sphaerium:** *Anatomie* **1) H. cerebelli:** jede der beiden durch den ▸Vermis getrennten Kleinhirnhälften; besteht aus grauer Rinde, weißem Mark u. Kleinhirnkernen; ist unterteilt in Läppchen (Lobuli, Tonsilla u. Flocculus) sowie in Archi-, Palaeo-, Neocerebellum (s.a. ▸Cerebellum). **E** hemisphere (cerebellar; cerebral; dominant). – **H. cerebralis:** die Großhirnhälfte, d.h. jede der beiden durch die mittlere Hirnspalte (Fissura longitudinalis cerebri) bzw. die Großhirnsichel voneinander getrennten symmetrischen Hälften des Endhirns, die durch den Balken (Corpus callosum), die Lamina terminalis u. Commissura anterior miteinander verbunden sind. Sie bestehen aus einem Stammteil (▸Basalganglien) u. dem Hirnmantel = Pallium; Letzterer wird gebildet von der Hirnrinde = ▸Cortex cerebri (Pallium i.e.S.) u. dem zwischen den Basalganglien u. der Hirnrinde gelegenen, im Horizontalschnitt als ▸Centrum semiovale imponierenden weißen Markmantel, der die von u. zur Hirnrinde führenden Leitungsbahnen enthält, als Projektionssysteme (▸Radiatio) Assoziations- u. Kommissurenbahnen. Jede Hemisphäre wird in 5 Lappen (▸Lobi cerebri; s.a. ▸Rhinencephalon) unterteilt; die Oberfläche weist Windungen (▸Gyri) u. Furchen (▸Sulci cerebri) auf, Letztere z.T. als Lappengrenzen. – Als »dominierend« oder »**dominant**« bezeichnet man die bezüglich der Praxie (Ggs. ▸Apraxie), der sprachlichen u. gnostischen Leistungen führende (bei Rechtshändern u. bei ca. 50 % der Linkshänder die li.), als »inferior« die untergeordnete andere.
**Hemi|spondylie:** Halbwirbelbildung.
**Hemi|sporose:** eine der ▸Sporotrichose ähnliche Haut- u. Lymphgefäß-Erkrankung mit Gummen u. Geschwüren durch den imperfekten Pilz **Hemispora stellata**. **E** hemisporosis.
**Hemi|syndrom:** *Pädiatrie* ▸Lateralisationssyndrom. **E** hemisyndrome.
**Hemi|systolie:** (LEYDEN) Serie von »Halbseitenkontraktionen« des Herzens (nur des re. Ventrikels) bei Mitralinsuffizienz mit starker Stauung. Klinisch fehlen die Pulsationen im großen Kreislauf. **E** hemisystole.
**Hemi|thyreoid|ektomie:** die operative Entfernung der halben Schilddrüse (d.h. eines der seitl. Drüsenlappen). **E** thyroid lobectomy.
**Hemi|tonie:** halbseitige Muskelspannungszunahme. **E** unilateral muscular hypertonia, hemitonia.
**Hemi|trunkus:** 2 getrennte Blutgefäße anstelle eines normalen Gefäßstammes (▸Truncus); i.e.S. (TAUSSIG 1960) Pulmonalarterienabgang aus der Aorta u. dem rechten Herzventrikel.
**Hemi|zephalie:** Entwicklungsstörung mit erheblichem Schädeldach- u. Gehirndefekt. **E** hemicephaly.
**hemi|zygot:** mit einem nur einmal vertretenen Gen im sonst diploiden Chromosomensatz. **E** hemizygote.
**Hemm|faktor:** ▸inhibiting hormone, ▸Inhibitor, ▸Hemmstoff.
**Hemm|hof|test:** Prüfung der Widerstandsfähigkeit von Bakterien gegen Chemotherapeutika, Antibiotika, indem diese in vorgestanzte Löcher eines mit Erregern beimpften Nährbodens eingebracht oder als entsprechend getränkte Filterpapierblättchen bzw. als Trockensubstanz aufgelegt werden (= Loch-, Blättchen- bzw. Trockensubstanztest) u. daraus in die Umgebung diffundieren, wo sie ggf. einen als Resistenzparameter verwertbaren Hemmhof entstehen lassen.
**Hemm|körper|hämo|philie:** die ▸Immunhemmkörperhämophilie.
**Hemm|stoffe: 1)** *Serologie* ▸Inhibitoren. **E** inhibitors. **2)** *Biochemie* Stoffe, die Zellfunktionen u. Zellwachstum hemmen = »Antagonisten«. Haben oft eine den entsprechenden Wirk- bzw. Wuchsstoffen ähnliche chem. Struktur, z.B. die Antivitamine Desthiobiotin (s.a. ▸Biotin), 7-Methylfolsäure (s.a. ▸Folsäureantagonisten), ▸Sulfonamide, ▸Antibiotika. **E** antagonists.
**Hemm|test:** Nachweisverfahren für Hemmstoffe, i.e.S. für blutgerinnungshemmende Antikörper bei immunologisch bedingten Blutgerinnungsstörungen (▸Immunkoagulopathie). Als **Hemmtiter** gilt im Allg. die eben noch Wirkung erzielende Serumverdünnung. **E** inhibition test.
**Hemmung:** Bremsung bis Unterdrückung (▸Suppression, ▸Blockade) eines Funktions-, Reaktionsablaufs, z.B. psych H. der Geistestätigkeit, des affektiv-emotionalen Verhaltens durch seelische Faktoren (z.B. Angst, Minderwertigkeitsgefühl), immun ▸Hemmungsreaktion, ▸Hemmtest, ▸Präzipitationshemmung, biochem ▸Enzym-, Produkthemmung, physiol Bremsung von Nervenzellerregungen (evtl. durch Auslösung hemmender Erregungen) zur Koordination des Zentralnervensystems, z.B. durch ▸Interneurone, inhibitorisches postsynaptisches ▸Potential, ▸Nachhyperpolarisation; s.a. ▸Hemmungszonen. **E** inhibition. – **H., innere:** (PAWLOW) die direkte Hemmung nervöser Prozesse durch afferente Nerven, chemische Blutbestandteile etc. (d.h. ohne Beteiligung eines anderen, durch äußere Reize erregten Zentrums = **äußere H.**). – **H., kompetitive, konkurrierende H.:** H. infolge Einwirkung einer körpereigenen oder körperfremden Substanz, die mit dem physiologischen Wirkstoff (z.B. einem Enzym) um den Wirkort (▸Rezeptor) konkurriert; s.a. ▸Antagonismus. **E** competitive i. – **H., post|synaptische:** Hemmung der Erregungsauslösung an einer ▸Synapse durch einen inhibitorischen ▸Transmitter, der ein inhibitorisches postsynaptisches ▸Potential auslöst. **E** postsynaptic i. – **H., prä|synaptische:** Hemmung der Erregungsübertragung an einer ▸Synapse, indem die erregenden Nervenfasern vor Erreichen der Synapse (mittels axoaxonischer Synapse) gehemmt werden, was eine Herabsetzung der Freisetzung des ▸Transmitters bewirkt. **E** presynaptic i. – **H., rekurrente:** Eigenhemmung einer Ganglienzelle; die von einer Ganglienzelle ausgehenden Erregungen werden über Kollateralen an inhibitorische Zwischenneurone (z.B. ▸RENSHAW-Zellen) geleitet, die i.S. einer ▸Rückkopplung auf die Ursprungszellen einwirken. **E** recurrent i.
**Hemmungs|faktor:** ▸Gen (oder extranukleärer Faktor), das die Manifestation einer durch andere Gene kontrollierten Eigenschaft hemmt oder verhindert. S.a. ▸Suppressorgen. **E** regulator gene.
**Hemmungs(fehl)bildung:** Fehlbildung durch Hemmung der embryonalen Entwicklung infolge eines genetischen Schadens (▸Geno-, ▸Gametopathie) oder durch Fruchtschädigung (v.a. als ▸Embryopathie). **E** inhibition malformation.
**Hemmungs|reaktion:** *Serologie* Nachweis eines Antigens oder Antikörpers anhand der Hemmung eines Reaktionsablaufs durch eine vorangestellte Reaktion; z.B. als Agglutinations- u. Hämolysehemmungstest, i.w.S. auch die ▸Komplementbindungsreaktion. S.a. ▸Hemmungstest.
**Hemmungs|test:** ▸Hemmungsreaktion, ▸Hemmtest, virol ▸Neutralisationstest, bakt ▸Hemmhoftest. S.a. ▸GUTHRIE-Hemmtest. **E** inhibition test.

**Hemm|zone: 1) Hemmungszone:** *Physiologie* um einen (Druck-)Reiz sich entwickelnder Bereich herabgesetzter Reizempfindung. **2)** *Bakteriologie* Hemmhof (▸Hemmhoftest). **E** 1), 2) zone of inhibition. **3)** *Serologie* ▸Prozonenphänomen. **E** prezone, prozone.

**Henderson-Hasselbalch-Gleichung** (LAWRENCE JOSEPH HE., 1878–1942, Biochemiker, Boston; KARL ALBERT HA., 1874–1962, Biochemiker, Kopenhagen): vom Massenwirkungsgesetz abgeleitete Gleichung für das Puffersystem »Kohlensäure/Bicarbonat« des Blutes. Sie ermöglicht die Berechnung des Blut-pH aus dem Verhältnis von gebundenem zu gelöstem $CO_2$ (normal etwa 20:1; pK' im Blut = 6,1). S.a. Formel. **E** Henderson-Hasselbalch equation.

$$pH = pK' + \log \frac{[HCO_3^-]}{[H_2CO_3]}\ ;\ [H^+] = K' \cdot \frac{[H_2CO_3]}{[HCO_3^-]}$$

**Henderson-Hasselbach-Gleichung:** K' = erste Dissoziationskonstante der Kohlensäure, $[H^+]$ = molare Konz.

**Henderson-Jones-Krankheit:** die polytope Gelenkchondromatose.

**Hendra-Pneumonie:** durch das **Hendra-Virus** der Familie ▸Paramyxoviridae verursachte, hochakute u. tödliche Lungenentzündung v.a. bei Pferden u. Menschen; bisher nur in Australien aufgetreten; als Überträger gelten Flughunde.

**Henkel|korb|methode:** *Pathologie* »Bügelschnitt« zur Schädeleröffnung bei der Sektion von Neugeborenen zum Nachweis bzw. Ausschluss einer Hirnblutung (aus Hirnsichel, Hirnzelt).

**Henle** (1) ADOLF RICH. H., 1864–1936; 2) FRIEDRICH GUSTAV JAKOB H., 1809–1885, Anatom, Zürich, Heidelberg, Göttingen). – **H.-Kanal** (FRIEDRICH GUSTAV JAKOB H.): **1)** ▸Tubulus renalis. **2)** ▸Canalis adductorius. – **H.-Operation** (ADOLF RICH. H.): **1)** Spanarthrodese der Wirbelsäule beidseits der Dornfortsätze. **2)** innere Drainage einer Pankreaszyste als breite Zystojejunostomie mit BRAUN-Anastomose zwischen den Dünndarmschlingenschenkeln. – **H.-Schicht** (FRIEDRICH GUSTAV JAKOB H.): die äußere Schicht der inneren Wurzelscheide des Haares; ▸Haarscheide. **E** Henle's layer. – **H.-Schleife** (FRIEDRICH GUSTAV JAKOB H.), Ansa nephroni: der U-förmige Abschnitt des Nierenkanälchens (▸Tubulus renalis, dort Abb.), u. zwar der Tubulus rectus proximalis mit T. attenuatus u. T. rectus distalis. Im absteigenden Schenkel erfolgt Konzentration, im aufsteigenden Schenkel erneute Verdünnung des Harns. S.a. ▸Gegenstromprinzip. **E** H.'s loop.

**Henley-Soupault-Operation:** ▸Umwandlungsoperation des Magens nach BILLROTH-II-Operation; die zuführende blinde Schlinge wird unterhalb der Magen-Darm-Anastomose abgetrennt, die abführende Schlinge etwa 15 cm unterhalb der Anastomose durchtrennt. Es folgt, unter Durchzug durch den wiedereröffneten Mesokolonschlitz, die Seit-zu-End-Anastomosierung mit dem oberen Bereich des Duodenalstumpfes, ergänzt durch End-zu-End-Anastomose zwischen den Abtrennungs- bzw. Durchtrennungslinien der Schlingen.

**Hennebert-Fistelsymptom** (CAMILLE H., 1867–1954, Ohrenarzt, Brüssel): ▸Fistelsymptom als Spontannystagmus u. Schwindel, hervorgerufen durch Einpressen von Luft in den äußeren Gehörgang; bei angeborener Syphilis (mit Panotitis serosa).

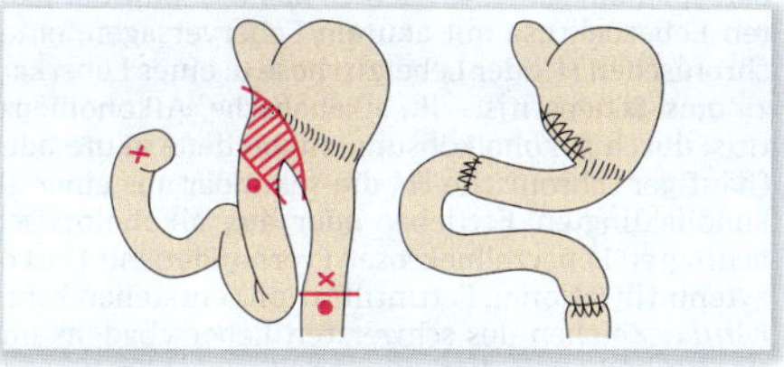

**Henley-Soupault-Operation.** [223]

**Henoch** (EDUARD HEINRICH H., 1820–1910; Pädiater, Berlin). – **H.-Purpura** (EDUARD HEINRICH H.): ▸Purpura fulminans. – **H.-Schoenlein-Purpura:** ▸Purpura anaphylactoides. **E** Henoch-Schoenlein purpura.

**Henseleit-Krebs-Zyklus:** *Biochemie* s.u. ▸KREBS.

**Hensen** (VICTOR H., 1835–1924, Anatom u. Physiologe, Kiel). – **H.-Kanal:** ▸Ductus reuniens. **E** Hensen's canal. – **H.-Streifen: 1)** *Histologie* der Mittelstreifen innerhalb der A-Bande der Fibrillen quer gestreifter Muskeln. **E** H.'s band. **2)** der äußere CORTI-Pfeiler (s.u. ▸CORTI-Organ). **E** H.'s stripe. – **H.-Stützzellen:** schmalbasige Zellen im ▸CORTI-Organ zwischen CLAUDIUS-u. DEITERS-Zellen. **E** H.'s cells.

**HEP** *(engl.)* Abk. für **h**igh **e**gg **p**assage: Viruskulturverfahren mit zahlreichen Passagen in embryonierten Hühnereiern.

**Hepa|dna|viren:** s.u. ▸Hepatitisviren.

**HEPA-Filter** *(engl.)* Abk. für **h**igh **e**fficiency **p**articulate (oder **p**article) **a**rrestance (oder **a**ir oder **a**dsorption) filter: hochwirksame Filtersysteme, die auch kleine Partikel (> 0,3 µm, z.B. Allergene, Erreger zu 99,97 %) wirksam zurückhalten; z.B. für Laminar-Air-Flow-Systeme u. Staubsauger. Noch wirksamer die ULPA-Filter (ultra-low penetration air; > 0,12 µm zu 99,99 %).



**He|par:** ▸Leber; s.a. ▸Hepat(o)... **E** liver. – **H. adiposum:** ▸Fettleber. – **H. crocatum:** ▸Safranleber. – **H. cysticum:** ▸Zystenleber. – **H. induratum:** ▸Leberfibrose, ▸-zirrhose. – **H. lobatum:** Lappenleber; z.B. bei Syphilis infolge Narbenbildung nach interlobärer lympho-plasmazellulärer Hepatitis oder durch Gummen. – **H. moschati|forme, H. moschatum:** ▸Muskatnussleber.

**Heparan|sulfat:** ein Heparin-ähnliches Glykosaminoglykan (β-Heparin); physiologischer Bestandteil in Bindegewebe u. Schleimhautsekreten; wird z.B. bei PFAUNDLER-HURLER-Syndrom u. dessen inkompletten Typen (HUNTER, MEYER-SANFILIPPO) in Nervenzellen abgelagert. **E** heparan sulfate.

**Heparin:** (MCLEAN 1916) in Mastzellen gebildeter (u. darin mit Histamin vorkommender), die Blutgerinnung hemmender u. die Fibrinolyse u. Fettklärung fördernder Wirkstoff. Wird abgebaut durch Heparinase u. z.T. im Harn ausgeschieden (Uroheparin). ***Aufbau u. Funktion:*** H. ist ein sulfatgruppenhaltiges, wasserlösliches, rechtsdrehendes Glykosaminoglykan aus Glucosamin- u. Glucuronsäure- bzw. Iduronsäureresten (Molekulargewicht ca. 16 000); bildet – als Polyanion – Komplexe u.a. mit basischen Polypeptiden bzw. Proteinen (z.B. Protamin). Im Blutplasma bindet Heparin (Formel) an ▸Antithrombin III u. macht aus diesem – langsam wirkenden – »Progressivinhibitor« somit einen »Sofortinhibitor-Komplex«, der auf die ▸Blutgerinnung u. andere Systeme (Schema) wirksam ist. Wird durch Heparinase (in Leber, Niere) hydrolytisch gespalten. pharm ***Anw.*** von Heparinum solubile als rasch wirkendes Antikoagulans zur Vorbeugung von Thrombosen u. Embolien (u. zwar unter Blutgerinnungskontrolle). Im Handel sind Fraktionen mit größeren u. mit kleineren Heparinmolekülen (meist gewonnen aus Rinderlunge oder Schweinedarm), ferner wurden niedermolekulare Heparine entwickelt. ***NW:*** bei s.c. u. i.m. Injektion besteht Hämatomgefahr; bei nicht höchstgereinigten oder Depot-Präparaten besteht Gefahr der Entwicklung einer Überempfindlichkeitsreaktion, z.B. als anaphylaktischer Schock, Thrombozytopenie; bei Langzeitanw. Gefahr von Osteoporose (s.a. ▸Hyperheparinämie). Antagonisten sind z.B. Protaminsulfat, Toluidinblau. – Dient labormed zur Ungerinnbarmachung von Blutproben. **E** heparin. – **H., niedermolekulares:** niedermolekulare Heparinfragmente, die selektiv den Faktor Xa der ▸Blutgerinnung hemmen, länger wirken u. die Thrombozytenfunktion weniger beeinflussen als Heparin. ***Wirkst.:*** z.B. Certoparin, Dalteparin, Enoxaparin,

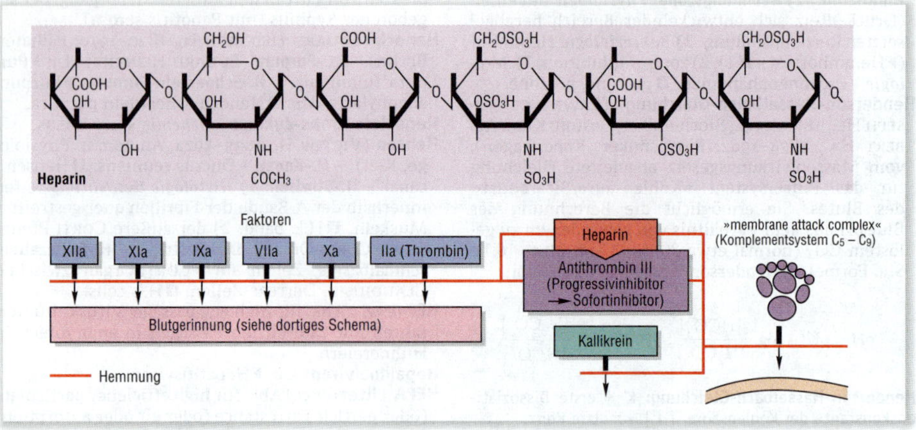


**Heparin:** chemische Struktur des mit Antithrombin III reagierenden Zentrums u. Funktionsschema.

Nadroparin, Reviparin, Tinzaparin. E low-molecular weight h.

**β-Heparin:** ▸Heparansulfat.

**Heparin-Antagonisten:** als Antidot wirkende Substanzen, die Heparin durch chemische Bindung neutralisieren; ***Wirkst.:*** z. B. ▸Protamin.

**Heparin-Klärfaktor:** ▸PHLA.

**Heparin|kofaktor: 1)** ▸Antithrombin III. E heparin cofactor. **2) H. II:** ein physiologischer Thrombininhibitor (Komplexbildner), dessen Wirkung durch Dermatansulfat u. Glykosaminoglykane verstärkt wird.

**Heparinoide:** dem Heparin ähnliche synthetische u. halbsynthetische Polysaccharid-Polyschwefelsäureester. ***Wirkung:*** im Allgemeinen schwächer gerinnungshemmend als Heparin u. von geringerer therapeutischer Breite, aber dessen Wirkung potenzierend. ***Anw.*** als Antithrombotika zur lokalen Applikation. ***NW:*** stärker toxisch als Heparin, sensibilisierend.

**Heparino|zyt:** Gewebsmastzelle (s. u. ▸Mastzelle).

**Heparin|toleranz|test:** globaler Gerinnungstest anhand der Ermittlung des gerinnungshemmenden Effektes kleinerer Heparindosen auf rekalzifiziertes Plasma oder auf Nativblut. – Die ermittelte Gerinnungszeit wird als Heparinrekalzifizierungs- bzw. **Heparinzeit** bezeichnet.

**Hepat...** *(griech. hepar, hepatos):* Wortteil »Leber«.

**Hepat|algie:** »Leberschmerz« als dumpfer, evtl. in die rechte Schulter ausstrahlender rechtsseitiger Oberbauchschmerz bei Leber-Gallen(wege)-Erkrankung. E hepatalgia.

**Hepat|ek|tomie:** operative Entfernung der Leber (mit anschließender Lebertransplantation). – Auch Bezeichnung für Teilentfernungen, z. B. Hemihepatektomie, Lobektomie, Segmentresektion (z. B. bei Hepatogastrostomie). E hepatectomy.

**hepaticus** *(griech., latein.):* zur Leber gehörig, ▸hepatisch.

**Hepatika,** Hepatica: **1)** *Anatomie* Kurzform für ▸Arteria hepatica. **2)** *Pharmazie* leberwirksame Mittel.

**Hepatiko...:** Wortteil »Hauptgallengang« (▸Ductus hepaticus = »Hepatikus«).

**Hepatiko(cholangio)entero|stomie:** *Chirurgie* der Galleableitung in den Darm dienende (= biliodigestive) Anastomose zwischen Hauptgallengangsstumpf (bzw. dessen Gabel) u. dem Zwölffingerdarm (**Hepatikoduodenostomie**; evtl. unter Zwischenschaltung eines Jejunumsegmentes = **Hepatikojejunoduodenoplastik**) bzw. zwischen Hepatikus u. Jejunum (**Hepatikojejunostomie**). S. a. ▸Hepatikusdrainage. E hepaticoenterostomy.

**Hepatiko|stomie:** *Chirurgie* äußere Gallenfistel am Hauptgallengang (Ductus hepaticus communis) oder dessen Bifurkation zur Entlastung eines Stauungsikterus; i. e. S. die Hepatikoduodenostomie oder -jejunostomie (s. a. ▸HEPP-COUINAUD-Op.). E hepaticostomy.

**Hepatiko|tomie:** die operative Eröffnung eines bzw. des gemeinsamen Hauptgallengangs (Cholangiotomie); z. B. zwecks Steinentfernung (»Hepatikolithotomie«), Drainage, Plastik. E hepaticotomy.

**Hepatikus|drainage:** innere oder äußere ▸Drainage des Hauptgallengangs (▸Ductus hepaticus communis bzw. D. h. dexter oder sinister) durch Einlegen einer Endoprothese, eines Schienungsrohres (z. B. bei ▸Hepatikoduodenostomie) bzw. zur Galleableitung durch die Bauchdecken nach außen (evtl. unter Draindurchleitung durch den Zwölffinger- oder den Krummdarm, z. B. als ▸VOELCKER-Drainage ohne Ende).

**Hepatisation:** *Pathologie* Entwicklung einer leberähnlichen Verdichtung der Lunge bei kruppöser Pneumonie durch Ausfüllung der Alveolen mit dem zu einer festen Masse erstarrten Exsudat. Als **rote H.** mit reichlich Erythrozyten im Fibrin (2. Stadium), als **graue H.** leukozytenreich (3. Stadium), als **gelbe H.** bei Exsudateinschmelzung (4. Stadium; s. a. ▸Resolution). E hepatization (red; gray; yellow).

**hepatisch:** die Leber betreffend; z. B. die h. Krise. E hepatic.

**Hepatitis:** entzündliche Reaktion der Gefäß-Bindegewebe-Einheit der Leber, die meist mit Vergrößerung der Leber und histologisch plasmazellulären Infiltraten u. Einzelzellnekrosen einhergeht. ***Einteilung:*** Je nach Ätiologie lassen sich folgende Gruppen unterscheiden: ▸infektiöse H. (meist durch Hepatitisviren), ▸toxische H. (nach Alkoholkonsum, bei Vergiftungen, durch Medikamente, Chemikalien), stoffwechselbedingte H. (z. B. bei WILSON-Krankheit, Porphyrie, Hämochromatose), ▸Autoimmun-H. Je nach Verlauf werden akute H. (meist als ▸Virushepatitis) und ▸chronische Formen unterschieden. ***Klinik:*** trotz vielfältiger Ätiologie oft ähnliche Symptome mit akut fieberhaftem, bizyklischen Verlauf. Zuerst uncharakteristische Magen-Darm-Beschwerden, dann Leberentzündung mit oder ohne Ikterus u. Hepatosplenomegalie. Je nach Ursache Gefahr der akuten Lebernekrose mit akutem Leberversagen, einer chronischen H. oder Leberzirrhose u. eines Leberkarzinoms. E hepatitis. – **H., alkoholische,** Alkoholhepatitis: durch Alkoholkonsum entstandene akute oder (häufiger) chronische H., die sekundär aus einer alkoholbedingten Fettleber oder aus alkoholtoxisch bedingten Leberzellnekrosen (verbunden mit Leukozyteninfiltration u. Fettinfiltration) entstehen kann. ***Klinik:*** Zeichen des schwersten Leberschadens mit Ikterus, Oberbauchschmerzen, Fieber. Es können u. a. Zeichen der hepatischen Enzephalopathie oder

Komplikationen des Leberversagens bestehen. ▶Zieve-Syndrom. *Ther.:* Alkoholabstinenz. *Progn.:* Übergang in Leberzirrhose; oft tödlich. E alcoholic h. – **H., an|iktẹrische,** H. sine ictero: H. ohne Gallestauung u. Gelbsucht. Wird daher oft nicht diagnostiziert u. ist wahrscheinlich häufig Ursache, v.a. bei Virushepatitis, einer sonst nicht erklärbaren chronischen H. oder Leberzirrhose. E anicteric h. – **H., choles|tạtische:** H. bei Gallestauung. Bildung von Gallethromben; führt zu starker Gelbsucht (Verdinikterus, starker Juckreiz, Pulsverlangsamung, hohe Transaminasewerte). E cholestatic h. – **H., chronisch-aggressive,** Abk. CAH, chronisch-progressive H.: H., die durch Nekrosen an der Läppchenperipherie (▶Piecemeal-Nekrosen), Fibrose der Portalfelder mit Übergang in Leberzirrhose und lymphozytäre, plasmazelluläre Infiltrationen gekennzeichnet ist. Vorkommen z.B. nach akuter Hepatitis B oder C, bei Autoimmunerkrankungen. *Diagn.:* anhaltend hoher Transaminasenanstieg, Hypergammaglobulinämie, starke Bromsulfaleinretention, beschleunigte Blutkörperchensenkungsgeschwindigkeit. – **H., chronische:** H., die schleichend und oft uncharakteristisch u. evtl. ohne Gelbsucht (anikterisch) verläuft. Tritt z.B. auf nach akuter H., als primär chronische ▶Hepatose (z.B. als alkoholische H.) oder als Cholestasefolge. *Formen:* als Folge einer akuten H. die unspezifisch reaktive H., die persistierende (residuelle) ▶Hepatitis; ferner als chronisch-aggressive ▶Hepatitis mit bösartigem Verlauf u. als chronisch aktive (lupoide) ▶Hepatitis. E chronic h. – **H. contagiọsa, H. epidemica:** i.e.S. die ▶Virushepatitis A und ▶Virushepatitis E. S.a. ▶Hepatitis, infektiöse. E epidemic h. – **H., fulminante:** akute virusbedingte Lebernekrose. E fulminant h. – **H., granulomatöse:** Beteiligung oder primäre Affektion der Leber bei granulomatösen Entzündungen (z.B. Tuberkulose, Sarkoidose, Brucellosen, parasitäre Erkrankungen). – **H., hämatogene:** die Serumhepatitis, übertragen durch das ▶Hepatitis-B-Virus. E serum h., transfusion h. – **H., infektiöse:** i.e.S. die ▶Virushepatitis A; als weitere infektiöse Hepatitiden ferner die H. bei Gelbfieber, Röteln, Zytomegalie, infektiöser Mononukleose u. anderen Viruskrankheiten (z.B. durch Coxsackie-, Herpes-simplex-Viren), ferner bei Q-Fieber u. – granulomatös – bei Tuberkulose, Brucellose, Tularämie, Syphilis, Lepra, Typhus abdominalis, bei Leptospirosen. – **H., lupọide:** Sonderform der progressiven H. Eine genetisch disponierte (?) Autoimmunkrankheit bevorzugt bei ♀ in der Pubertät u. im Klimakterium. Mit schleichendem Ikterus u. positivem LE-Phänomen u. Lupus-erythematodes-ähnlichen Symptomen sowie Blutungsneigung; histol mit plasmazellulärer Infiltration. E lupoid h. – **H. NANB:** die Virushepatitis non-A-non-B, frühere Bez. für H., die nicht vom H.-A- oder H.-B-Virus ausgelöst werden. Erreger sind H.-C- (2 Typen?), H.-E-, Zytomegalie- u. Epstein-Barr-Viren. – **H. necrọticans:** akute H. mit massiven Parenchymnekrosen; klinisch als Hepatargie. – **H., persistierende, portale H.,** chronisch-persistierende H., Abk. CPH: gutartige chronische H. mit Verbreiterung der Portalfelder durch Infiltrate, erhaltener Läppchenstruktur, anikterisch, mit Hepatomegalie, geringgradigem Transaminasenanstieg u. Bromsulfaleinretention. E persistent h. – **H. purulẹnta:** eitrige H., evtl. abszedierend (▶Leberabszess). – **H., reaktive:** (Kalk-Wildhirt) H. mit mesenchymaler Mitreaktion bei toxisch-nutritiver, z.B. alkoholischer, Leberepithelverfettung; typisch mit Leberzellnekrosen, Infiltration u. Bindegewebswucherung (»Kollapsstraßen«). E reactive h. – **H., toxische:** entzündliche Reaktion der Leber bei Einwirkung toxischer Substanzen (Bakterien-, Virus-, Protozoen-, Pflanzen-, Pilz-, Schlangen-, gewerbliche Gifte, Alkohol [▶Hepatitis, alkoholische]). E toxic h.

**Hepatitis-B(-Virus)-Antigene,** Abk. HB-Ag: bei ▶Virushepatitis B nachgewiesene Antigene (Ag); z.B. **Hepatitis-B-Oberflächen-Ag** (engl.: surface, daher: HBsAg; Abb.), das »Australia-Ag« (1963 erstmals [Blumberg] bei einem Australiden gefunden); eine aus Proteinen bestehende Virushülle (mit den Serotypen adr, adw, ayr u. ayw), deren Bestandteile eine spezifische humorale (u. zelluläre?) Immunreaktion auslösen; ist – da im Serum als sphärisches oder zylindrisches Partikel (∅ ca. 22 nm) nachweisbar – ein verlässliches Differentialdiagnostikum für die Hepatitis B (ab Prodromalstadium; der entsprechende Antikörper »Anti-HBs« tritt meist erst nach klinischer Heilung auf; lebenslang). Weitere Hepatitis-B-Antigene sind v.a. HBcAg (c für »core«; Kernpartikel, ca. 27 nm ∅; induziert die stärkste humorale Immunantwort) u. das HBeAg (ein Abbauprodukt des HBcAg). HBs- u. HBcAg sind inzwischen gentechnologisch herstellbar; s.a. ▶Hepatitisviren (dort Abb.). E hepatitis B (virus) antigens.

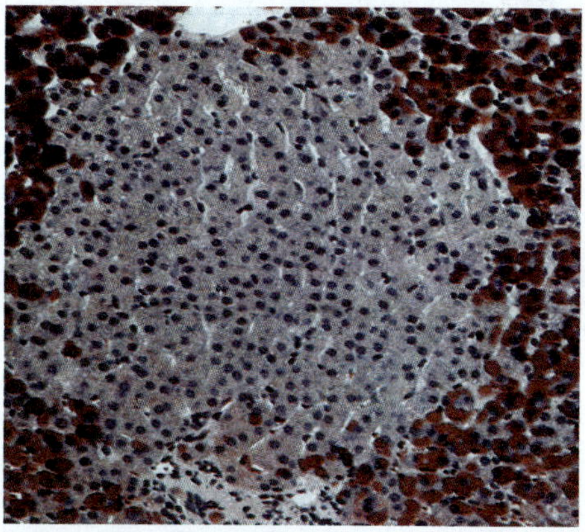

**Hepatitis-B(-Virus)-Antigen:** immunhistochemischer Nachweis von HBsAg (hellblau) bei einem Patienten mit chronisch aktiver Hepatitis B. [156]

**Hepatitis|schutz|impfung:** aktive oder passive ▶Impfung gegen ▶Virushepatitis Typ A oder Typ B. Es gibt auch Kombinationsimpfstoffe. Die aktuellen Hinweise der STIKO (ständige Impfkommission) sind zu berücksichtigen. – **Hepatitis-A-Schutzimpfung:** Impfung gegen ▶Virushepatitis A. **Aktive H.:** Impfung mit Formalin-inaktivierten, auf Fibroblasten gezüchteten u. an Aluminiumhydroxid adsorbierten Hepatitis-A-Virus-Partikeln. Ein Antikörperstatus zur Feststellung der Impfnotwendigkeit ist empfehlenswert. Indikations- oder Reiseimpfung. Nach Grund- u. Auffrischimpfung hält der Impfschutz ca. 10 Jahre an. Bei akuter Gefährdung kann zeitgleich ein Immunglobulin-Präparat gegeben werden. **Passive H.:** ▶Immunprophylaxe gegen Virushepatitis Typ A. Weitgehend zugunsten der aktiven H. verlassen. – **Hepatitis-B-Schutzimpfung:** Impfung gegen ▶Virushepatitis B. **Aktive H.:** Impfung mit rekombinant (= gentechnisch) hergestellten, an Aluminiumhydroxid adsorbierten HBsAg-Partikeln (s.u. ▶Hepatitis-B-Virus-Antigene). Indikations- oder Reiseimpfung. Ferner bei Neugeborenen HBsAg-positiver Mütter sofort nach Geburt als **postexpositionelle Hepatitis-B-Prophylaxe**, bei der simultan eine passive u. die erste aktive H. stattfinden. Nach der Grundimmunisierung mit 3–4 Impfungen kann je nach Antikörpertiter eine Auffrischimpfung nach 5–7 Jahren notwendig sein. Impffehlschläge (▶Nonresponder) kommen vor. **Passive H.:** Immunprophylaxe gegen Virushepatitis Typ B bis 48 Stunden nach Exposition mit einem Hepatitis-B-Hyperimmunglobulin. V.a. nach Nadelstichverletzungen, bei Lebertransplantation.

**Hepatitis|viren:** Erreger von sich v.a. an der Leber manifestierenden, ansteckenden Virusinfektionen mit unterschiedlichem Verlauf (▶Virushepatitis). Nomenklatur s. Tab. E hepatitis viruses. – **Hepatitis-A-**

| HA | Hepatitis A |
|---|---|
| HAV | Hepatitis-A-Virus |
| HAA | Hepatitis-A-Antigen |
| Anti-HAV | Antikörper gegen HAV |
| Anti-HAV-IgG | IgG-Antikörper gegen HAV |
| Anti-HAV-IgM | IgM-Antikörper gegen HAV |
| **HB** | **Hepatitis B** |
| HBV | Hepatitis-B-Virus |
| HBcAg | Hepatitis-B-Kern-Antigen |
| HBeAg | Hepatitis-Be-Kern-Antigen |
| HBsAg | Hepatitis-B-Oberflächen-Antigen |
| Anti-HBc | Antikörper gegen HBcAg |
| Anti-HBc-IgG | IgG-Antikörper gegen HBcAg |
| Anti-HBc-IgM | IgM-Antikörper gegen HBcAg |
| Anti-HBe | Antikörper gegen HBeAg |
| Anti-HBs | Antikörper gegen HBsAg |
| **HC** | **Hepatitis C** |
| HCV | Hepatitis-C-Virus |
| Anti-HCV | Antikörper gegen HCV |
| **HD** | **Hepatitis D** |
| HDV | Hepatitis-D-Virus |
| Anti-HDV | Antikörper gegen HDV |
| Delta-AG | Delta-Antigen |
| Anti-Delta | Antikörper gegen Delta-Antigen |
| Anti-Delta-IgG | IgG-Antikörper gegen Delta-Antigen |
| Anti-Delta-IgM | IgM-Antikörper gegen Delta-Antigen |
| **HE** | **Hepatitis E** |
| HEV | Hepatitis-E-Virus |
| Anti-HEV-IgG | IgG-Antikörper gegen HEV |
| Anti-HEV-IgM | IgM-Antikörper gegen HEV |

**Hepatitisviren:** Nomenklatur der Antigene u. korrespondierender Antikörper. [179]

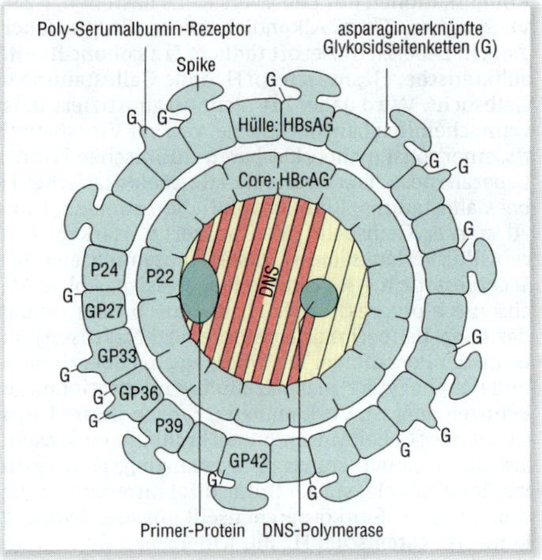


**Hepatitis-B-Virus:** schematischer Aufbau; GP bzw. P = (Glyko-)Protein. [155]

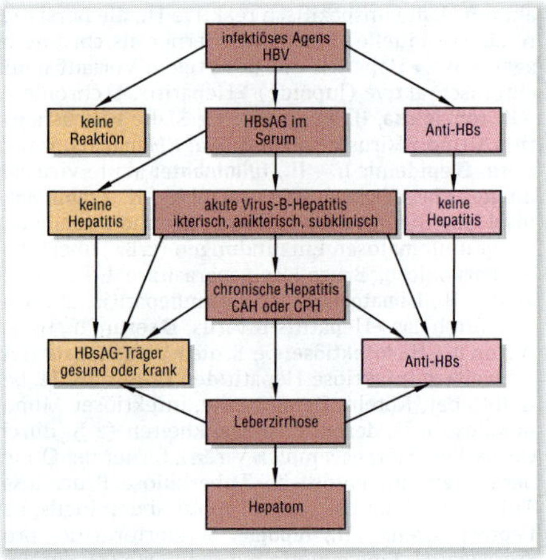


**Hepatitis-B-Virus:** Schema möglicher Reaktionen nach Kontakt. [527]

**Virus,** Abk. HAV: ein allgemein verbreitetes hitzebeständiges RNS-Virus (12–18 nm; Virion 27 nm) der Familie Picornaviridae. Erreger der ▸Virushepatitis A des Menschen, dessen Übertragung v.a. auf dem Nahrungswege (oral), seltener parenteral erfolgt (bei mangelnder Hygiene). – **Hepatitis-B-Virus,** Abk. HBV: allgemein verbreitetes, komplex aufgebautes (Abb.; s.a. ▸Hepatitis-B-Antigene), sehr hitzebeständiges, v.a. parenteral übertragbares DNS-Virus mit 7 Genotypen, dessen Virion als ▸Dane-Partikel bezeichnet wird; der Familie Hepadnaviridae zugeordnet. Hochinfektiöser Erreger der Serumhepatitis (▸Virushepatitis B). Zwischen HBV u. der Entwicklung primärer ▸Leberzellkarzinome besteht eine belegte Beziehung. – **Hepatitis-C-Virus,** Abk. HCV: RNS-haltiges Virus aus der Gruppe der Flavi- bzw. Pestiviridae; Virion ca. 30–60 nm. Neigung zur Chronizität der Hepatitis (ca. 60 %). Assoziation mit dem hepatozellulären Karzinom. Der Nachweis erfolgt über Anti-HCV-ELISA. Wird vorzugsweise parenteral übertragen; Inkubationszeit bis zur Leberzellschädigung 4–8 Wochen, bis zur Messbarkeit von Anti-HCV ca. 3 Monate (Transaminasenwerte meist unter 500 IU/l). – **Hepatitis-D-Virus,** Abk. HDV, Delta-Virus: defektes RNS-Virus, das sich zur Replikation der Hilfe des Hepatitis-B-Virus bedient; Erreger der ▸Delta-Hepatitis. E delta agent. – **Hepatitis-E-Virus,** Abk. HEV: wie das Hepatitis-A-Virus global verbreitetes Virus; wahrscheinlich zur Calici-Gruppe gehörend; Virion 30 nm, RNS-haltig. Inkubationszeit bis zum Auftreten der Hepatitis ca. 40 Tage, bis zum Auftreten von Anti-HEV-IgM u. -IgG ca. 45 Tage, fäkal-orale Übertragung. Hohe Mortalität bei Schwangeren mit Erstinfektion; besonders häufig in Indien u. Mexiko. – **Hepatitis-G-Virus,** Abk. HGV: ein Flavivirus, das keine Hepatitis verursacht und heute als GB-Virus-C bezeichnet wird.

**Hepatitis|virus|antigene:** s.u. ▸Hepatitisviren, ▸Hepatitis-B(-Virus)-Antigene.

**Hepato|blastom:** bösartiger embryonaler Mischtumor der Leber; kommt überwiegend bei Kleinkindern vor; kann aus epithelialen u./oder mesenchymalen Zellelementen aufgebaut sein. E hepatoblastoma.

**hepatocellularis** *(latein.):* die Leberzelle betreffend.

**Hepato(cholangio)entero|stomie:** biliodigestive Anastomose; meist linksseitige, nach Segmentresektion der Leber erfolgende Anastomosierung von Hepatikusästen mit dem Duodenum oder Jejunum (Hepatoduodeno- bzw. Hepatojejunostomie), evtl. als **transvesikale H.,** d.h. unter Zwischenschaltung der Gallenblase, z.B. Hepatozystoduodenostomie. Analog ferner die Hepatogastrostomie (zwischen li. Leberlappen u. dem Magen). S.a. ▸Hepatiko... E hepato(cholangio)enterostomy.

**Hepato|cuprein:** ein kupferhaltiges Glykoprotein in der Leber. E hepatocuprein.

**hepato|digestive Anastomose:** *Chirurgie* Leber u. Darmtrakt verbindende Anastomose, z.B. als Hepatoentero-, Hepatogastrostomie. E hepatodigestive anastomosis.

**Hepat|odynie:** Leberschmerz, ▸Hepatalgie.

**Hepato|entero|stomie:** ▸Hepatocholangio...

**Hepato-Enzephalo|myelitis-Virus:** die Serotypen 1–3 der REO-Viren.

**Hepato|gastro|stomie:** *Chirurgie* ▸hepatodigestive Anastomose zwischen Leber u. Magen; s.a. ▸Hepatocholangioenterostomie. E hepatogastrostomy.

**hepato|gen:** von der Leber ausgehend. E hepatogenous, hepatogenic.

**Hepato|gramm:** *Röntgenologie* die Leber-Parenchymphase der Kontrastdarstellung des Pfortaderkreislaufs (▸Portohepatogramm).

**Hepato|jejuno|stomie:** s.u. ▸Hepatocholangioenterostomie.

**hepato|lentikuläre Degeneration:** ▸WILSON-Krankheit. E hepatolenticular degeneration.

**hepato|lienale Periode:** die Periode der embryonalen ▸Blutbildung.

**Hepato|lieno|graphie:** *Röntgenologie* ▸Splenoportographie.

**Hepato|lith:** Leberstein; ein in einem in der Leber gelegenen Gallengang entstandener bzw. gelegener Gallenstein. E hepatolith.

**Hepato|lith|ektomie:** operative Entfernung eines ▸Hepatolithen bzw. eines entsprechenden Steinnestes der Leber. E hepatolithectomy.

**Hepato|logie:** Spezialgebiet der Inneren Medizin, dessen Bereich die Physiologie u. Patho(physio)logie der Leber u. der Gallenwege u. die Diagnostik u. Behandlung der Krankheiten dieser Organe umfasst. E hepatology.

**Hepatom(a):** ein echtes ▸Neoplasma der Leberzellen; gutartig als ▸Leberzelladenom, bösartig als ▸Leberzellkarzinom. E hepatoma.

**Hepato|megalie:** die durch ▸Palpation u. ▸Perkussion sowie mit bildgebenden Verfahren feststellbare Vergrößerung (evtl. nur Schwellung) der Leber, v.a. bei Rechtsherzinsuffizienz, Hepatitis, Krankheiten mit Ablagerung von Stoffwechselprodukten in den Leberzellen (z.B. bei Fettleber) oder in den KUPFFER-Sternzellen (bei ▸Hämosiderose, ▸Thesaurismosen), Systemerkrankungen (Leukämie, maligne Lymphome, Lymphogranulomatose), Tumoren, Parasitenbefall. E hepatomegaly, hepatomegalia.

**Hepaton:** (RÖSSLE) die parenchymatös-mesenchymale Leber-Funktionseinheit, gebildet von Leberepithelien, Galleröhrchen, Sinusoiden u. Sternzellen; s.a. ▸Leberläppchen (1).

**Hepato|nephritis:** die gleichzeitige Erkrankung der Leber u. Nieren durch leber- u. nierenwirksame Giftstoffe, z.B. Chloroform, Tetrachlorkohlenstoff oder im Körper gebildete Substanzen, z.B. bei Eklampsie. Akut als ▸hepatorenales Syndrom.

**Hepato|pathia:** Lebererkrankung, ▸Hepatose. – **H. gravidarum:** Lebererkrankung bei ▸Frühgestose (Hyperemesis gravidarum), v.a. aber im letzten Schwangerschaftsdrittel, wahrscheinlich als toxische cholestatische Hepatose, die zu sehr leichtem, nach der Entbindung spontan abklingendem »Icterus e graviditate« führt, einhergehend mit Juckreiz, geringem Phosphatasen-Anstieg, Hypoprothrombinämie.

**Hepato|pexie:** die möglichst »anatomiegerechte« operative Fixierung der Leber bei Fehllage, z.B. bei ▸Hepatoptose. E hepatopexy.

**Hepato|phlebitis:** Entzündung der Lebervenen, z.B. im Leberhilus (▸Pylephlebitis; s.a. ▸BUDD-CHIARI-Syndrom) oder als eigenständige Erkrankung (z.B. bei obliterierender Endophlebitis hepatica).

**Hepato|ptose:** Tiefstand der Leber bei allgemeiner Eingeweidesenkung (▸Enteroptose); oft kombiniert mit CHILAIDITI-Syndrom. E hepatoptosis.

**hepato|pulmonales Syndrom,** Abk. HPS: Störung des pulmonalen Gasaustauschs mit arterieller Hypoxämie u. intrapulmonaler Gefäßdilatation als Folge einer fortgeschrittenen akuten oder chronischen Lebererkrankung. Hohe Mortalität; einzig wirksame Ther. ist die Lebertransplantation. E hepatopulmonary syndrome.

**hepato|renales Syndrom:** funktionelle Nierenfunktionsstörung mit Oligurie bis Anurie, Azotämie u. Natriumarmut des Harns als Folge einer dekompensierten Leberzirrhose mit Aszites. Tritt bei intensiver Anw. von Diuretika, im Leberkoma u. nach schwerer Blutung aus Ösophagusvarizen auf. Hohe Mortalität. S.a. ▸Hepatonephritis. E hepatorenal syndrome.

**Hepatose:** toxische Schädigung des Leberparenchyms mit degenerativen Veränderungen. Ursachen: Mangel- bzw. Fehlernährung, Stoffwechselstörungen (z.B. Speicherkrankheiten) oder toxische Substanzen (Alkohol, Medikamente etc). Vorkommen u.a. als Fettleber, bei Thesaurismosen u. als **choles|tatische H.** (KALK; v.a. nach Verabfolgung von Arzneimitteln, die eine Gallestauung, ▸Cholestase, auslösen, z.B. Phenothiazinderivate, Methyltestosteron; evtl. erfolgt Übergang in biliäre ▸Leberzirrhose). E hepatosis.

**Hepato|spleno|graphie:** ▸Splenoportographie. E hepatosplenography.

**Hepato|spleno|megalie:** gleichzeitige Vergrößerung der Leber u. Milz; bei chron. Lebererkrankungen mit portaler Hypertonie, ▸Thesaurismosen, bei extramedullärer ▸Blutbildung, malignen Erkrankungen des lymphatischen Systems. S.a. ▸Hepatomegalie. E hepatosplenomegaly.

**hepato|testikuläres Syndrom:** hormonelle Ausfälle der Keimdrüsen des Mannes u. deren Folgezustände bei ▸Leberzirrhose (evtl. vor deren Manifestation). ***Klinik:*** Erlöschen von Libido u. Potenz, ▸Feminisierung u. herabgesetzte Androgenspiegel im Blut (durch vermehrte Umwandlung von Testosteron in Östrogene, die über ein neg. Feedback die Gonadotropinausschüttung hemmen) mit der Folge eines hypogonadotropen ▸Hypogonadismus. E hepatotesticular syndrome.

**Hepato|tomie:** Leberschnitt; operative Leberdurchtrennung, z.B. bei ▸Hemihepatektomie, u. zwar mittels Schneideelektrode oder als stumpfe Gewebstrennung mittels Skalpellstiel bzw. als »Fingerdissektion« = Digitoklasie. E hepatotomy.

**Hepato|tox|ämie:** Vergiftung durch giftige Stoffwechselprodukte (v.a. durch ammoniakalische Metaboliten) bei Leberversagen; klinisch als ▸Leberkoma. E hepatotoxemia.

**hepato|toxische Substanzen:** ▸Lebergifte. E hepatotoxic agents (or substances).

**hepato|trop:** auf die Leber gerichtet, Lebergewebe bevorzugend; z.B. **h. Substanzen** (Methionin, Cholin, Cystein), **h. Viren** (z.B. Gelbfieber-, Hepatitis-Viren).

**hepato|zellulär, -cellularis:** die Leberzelle betreffend.

**hepato|zerebrale Erkrankung:** Sammelbegriff für Erkrankungen mit Schwerpunktgeschehen in Gehirn (an Gliazellen) u. Leber. E hepatocerebral disease. – **h. Degeneration,** hepatolentikuläre Degeneration: die ▸WILSON-Krankheit u. deren Sonderformen, die durch Ablagerung karminpositiver Körnchen in die Astroglia gekennzeichnet sind: **1)** Typ INOSE (mit Aminoazidurie, Status spongiosus), **2)** pseudoulegyrischer Typ (ODA; SHIRAKI; mit Aminoazidurie, extrapyramidalen Hyperkinesen, vorübergehenden Bewusstseinsstörungen) und **3)** ischämischer Typ (ANDO; SHIRAKI; mit Zellnekrosen); bei allen Formen evtl. eine Myelinose der Brücke. S.a. ▸hepatozerebrales Syndrom. – **h. Syndrom:** ammoniakalische Enzephalopathie bei akuter Leberinsuffizienz, v.a. bei portokavalem Shunt. ***Klinik:*** Bewusstseinsstörung (bis Koma), Delir-Zeichen, Spastik u. Krampfanfälle,

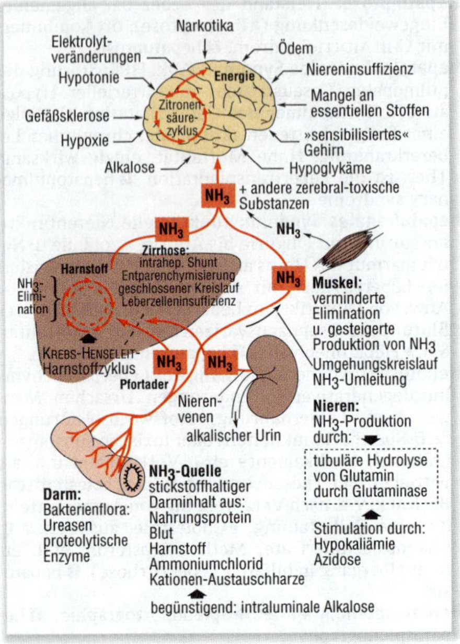


**hepatozerebrales Syndrom:** Bildungsorte, Kreislauf u. Elimination des Ammoniaks sowie dessen Mitwirkung bei der »ammoniakalischen Enzephalopathie«. [146]

»Flügelschlagen«, Reflexsteigerungen (s.a. Abb.). – i.w.S. auch das ▸REYE-Syndrom. 🅴 hepatocerebral syndrome, hyperammonemic encephalopathy.

**Hepato|zysto|duodeno|stomie:** ▸Hepatocholangioenterostomie unter Einschaltung der Gallenblase. 🅴 hepatocystoduodenostomy.

**Hepp-Couinaud-Operation:** als zentrale (= hilusnahe) ▸Gallengangsplastik eine ▸Hepatikojejunostomie zwischen linkem Ductus hepaticus u. einer durch ROUX-Anastomose bereitgestellten Jejunumschlinge.

**Hepp-Korsett:** Reklination bewirkendes Korsett mit am Brustkorb angreifender Pelotte; zur Kyphosekorrektur.

**Hepta|chlor:** ein stark giftiges, dem DDT ähnliches Insektizid (Kontaktgift). 🅴 heptachlor.

**Heptaen-Antibiotika:** pilztötende (= fungizide) Antibiotika mit 7 konjugierten Doppelbindungen im Molekül. ***Wirkst.:*** z.B. Amphotericin B. 🅴 heptaen antibiotics.

**Heptaminol:** indirektes ▸Sympathomimetikum; Vasodilatator; ***Anw.*** in Antihypotonika u. Venentherapeutika. 🅴 heptaminol.

**Heptan:** $C_7H_{16}$; ein Kohlenwasserstoff (Alkan; mit 9 Isomeren) in Erdöl, Benzin; wirkt hautreizend, narkotisch. 🅴 heptane.

**Hep|tose:** Monosaccharid mit 7 Kohlenstoffatomen. 🅴 heptose.

**HEP-Virus:** ▸HEP.

**HER,** Abk. für **h**uman **e**pidermal growth factor **r**eceptor: Membranrezeptoren (HER1 bis HER4) für den ▸epidermal growth factor.

**Herba** *(latein. = Pflanze):* getrocknete Kräuter-, Halbsträucherteile (Blätter, Stängel, Blüten, Triebspitzen, z.T. auch Wurzelstücke) als Drogen (Arznei-, Heil-, Gewürzkräuter). 🅴 herb, whole plants.

**Herbi|zid:** Pflanzen-, i.e.S. Unkrautvernichtungsmittel; z.B. ▸Paraquat oder 2,4,5-Trichlorphenoxyessigsäure (bei deren Herstellung ▸Dioxine entstehen können); schwere Vergiftungen sind möglich; Anw. auch als Kampfstoff zur Entlaubung großflächiger Waldgebiete (Vietnamkrieg). 🅴 herbicide.

**Herbst** (1) ERNST FRIEDR. G. H., 1803–1893, Internist, Göttingen; 2) MARTIN H., geb. 1917, Chirurg, Leipzig). – **H.-Effekt** (ERNST FRIEDR. G. H.): ▸Persorption. – **H.-Kanüle** (MARTIN H.): elastischer Herzkatheter mit Metallspitze, geeignet für direkte Punktion. Seine hohle Innenkanüle dient zur Blutentnahme für Analysezwecke während des ▸Herzkatheterismus. 🅴 Herbst catheter.

**Herbst|enzephalitis, Russische:** mit der ▸Encephalitis japonica identische ▸Virusenzephalitis in Südrussland. 🅴 Russian autumnal encephalitis.

**Herbst|fieber: 1)** ▸Malaria tropica. 🅴 autumn fever. **2) Japanisches H.:** akute ▸Leptospirose mit Rötung der Schienbeinvorderfläche (= prätibiales erythematöses Exanthem) durch Infektion mit Leptospira autumnalis. Örtlich als Bushy-Creek-, Fort-Bragg-Fieber etc. bezeichnet. 🅴 pretibial f.

**Herbst|krätze:** ▸Trombidiose.

**Herbst|zeit|lose:** ▸Colchicum autumnale.

**Herd: 1)** *Pathologie* umschriebener Gewebsbezirk, der infolge seines – infektiös, entzündlich, degenerativ etc. bedingten – krankhaften Zustandes Krankheitsreaktionen bzw. Funktionsausfälle in anderen – zugeordneten – Körperabschnitten oder im Gesamtorganismus bewirkt (s.a. ▸Fokus). 🅴 focus. – **H., aktiver,** streuender Herd: Herd mit klinisch fassbarer Fernwirkung. – **H., epileptogener:** umschriebene Hirnschädigung als Auslösungsort epileptischer Anfälle (u. begleitender EEG-Veränderungen, evtl. auch interkritischer Entladungen). 🅴 epileptogenic f. – **H., fakultativer:** Herd mit nur zeitweise fassbarer Fernwirkung. 🅴 facultative f. **2)** *Neurologie* in der ▸Elektroenzephalographie ein Ort mit räumlich begrenzten bioelektrischen Anomalien der Gehirntätigkeit in Form deutlicher Form-, Amplituden- oder Phasenunterschiede gegenüber benachbarten Regionen. 🅴 potential f.

**Herd|anfall:** nicht generalisierter, epileptischer Anfall mit Symptomen seitens der Motorik oder Sensorik, ausgelöst in einem umschriebenen Hirnbereich (▸Epilepsie, fokale); z.B. als JACKSON-Anfall; evtl. aber mit bestimmter Erregungsausbreitung im Gehirn (JACKSON-Marsch) oder mit nachfolgender Generalisierung. 🅴 focal seizures.

**Herd|aus|räumung:** die operative, allgemein unter Antibiotikaschutz erfolgende Beseitigung eines ▸Fokus als Maßnahme der ▸Herdtherapie; z.B. Tonsillektomie, dent die Entfernung eines Wurzelspitzengranuloms, Beseitigung eines tuberkulösen Knochen-Gelenk-Herdes (z.B. durch Sequestrotomie, ▸Synovektomie). 🅴 focus extirpation.

**Herd|dosis,** Abk. HD: bei ▸Strahlentherapie die Dosis am Herd.

**Herd|enzephalitis, embolische:** ▸Encephalitis durch Erregerstreuung (s.a. ▸Sepsis) in das Gehirn, z.B. bei Endocarditis lenta. Es treten örtlich begrenzte, verstreute Hirnnekrosen u. -blutungen, als Krankheitszeichen flüchtige Bewusstseinsstörungen, Krampfanfälle, Lähmungen (evtl. als Hemiplegie), symptomatische Psychose auf, später auch Wesensänderungen. 🅴 focal embolic encephalitis.

**Herd|glomerulitis:** glomeruläre ▸Herdnephritis. 🅴 focal glomerulitis.

**Herd|infektion:** das von einem weitgehend abgekapselten, erregerhaltigen Krankheitsherd ausgehende Geschehen etwa i.S. der ▸Fokalsepsis (RÖSSLE: »abgeschwächteste Form der ▸Sepsis«) oder einer Giftwirkung auf den Gesamtorganismus (▸Fokaltoxikose). 🅴 focal infection.

**Herd|krankheit:** durch einen ▸Herd bedingte Krankheit; bildet als mit- oder teilverursachte Zweitkrankheit mit dem Fokus eine pathogenetische Einheit (= **Herdkrankheitskomplex**).

**Herd|nephritis (glomeruläre): 1) Herdglomerulitis:** (VOLHARD) herdförmige ▸Glomerulonephritis im Verlauf einer Infektionskrankheit; ferner proliferative Formen von z.T. unklarer Entwicklung, z.B. bei Erythematodes. 🅴 focal glomerulonephritis. **2)** ▸LÖHLEIN-Herdnephritis. **3)** embolisch-eitrige H. als bakteriell-metastatische Niereneiterung bei Pyämie, meist als perinephritischer Abszess. E focal embolic nephritis.

**Herd|pneumonie:** ▸Bronchopneumonie. – Als **disseminierte H.** beim Säugling eine Komplikation von Infektionskrankheiten (z.B. Masern, Keuchhusten), oder – seltener – als selbstständige Erkrankung. E focal pneumonia.

**Herd|reaktion: 1)** die örtliche Reaktion auf eine Schädlichkeit (im Gegensatz zur Allgemeinreaktion des Organismus). **2)** verstärkte oder erneute entzündliche Reaktion eines Herdes auf einen Reiz, z.B. bei zu Diagnostikzwecken verursachter Herdirritation (▸Provokationstest); i.w.S. auch die (Herd-)Fernwirkung als Folge unterschwelliger Reize. E focal reaction.

**Herd|sklerose, disseminierte:** ▸multiple Sklerose. E disseminated focal sclerosis.

**Herd|symptom:** ein Krankheitszeichen, das durch ein örtlich begrenztes Krankheitsgeschehen (»Herd«) verursacht wird u. das auf diesen Herd hinweist (im Gegensatz zu einem Allgemeinsymptom); besonders hinweisträchtig als H. von Herdkrankheiten des Gehirns (hier aber bei Ausfall mehrerer, z.T. koordinierter Zentren auch als »verwaschenes H.«, z.B. als Sprach-, Lese-, Rechenstörung). E focal symptom.

**Herd|therapie:** die operative u./oder konservative Herdausschaltung einschließlich der gegen die Entwicklung einer Herdkrankheit gerichteten Vorbeugungsmaßnahmen (Herdprophylaxe).

**hereditär, hereditarius** *(latein.)*: erblich, ererbt. E hereditary.

**hereditäre sensorische Neuropathie,** Abk. HSN: ▸Thévenard-Syndrom.

**Heredität:** ▸Erblichkeit. E heredity.

**Heredo|akinesie:** ein ursächlich unklares, familiäres Nervenleiden mit flüchtigen, anfallsartigen motorischen Lähmungen (Akinesie), Gliedmaßenschmerzen.

**Heredo|ataxie:** *Neurologie* erbliche familiäre Krankheit mit ▸Ataxie als Haupt-, Achsensymptom, z.B. als **spinale H.** die ▸Friedreich-Ataxie, als **zerebellare H.** das ▸Marie-Syndrom II) u. die Kleinhirnataxie Batten (▸Ceroidlipofuscinose), als hemeralopische polyneuritiforme H. die ▸Refsum-Krankheit. S.a. ▸Heredodegeneration. E heredoataxia.

**Heredo|degeneration:** familiär-erbliche Krankheit in Form degenerativer Prozesse des Nervensystems, z.B. als hepatolentikuläre, tapetoretinale u. zerebromakuläre Degeneration, Chorea Huntington, degenerative Neuropathie, als **spinozerebellare H.** die spastische Spinalparalyse u. die Heredoataxien Friedreich-Ataxie u. ▸Marie-Syndrom [II]. E heredodegeneration.

**Heredo|pathia atactica poly|neuritiformis:** ▸Refsum(-Thiébaut)-Krankheit.

**Herff-Klammer:** *Chirurgie* spreizbare, selbsthaftende, wiederverwendbare Wundklammer aus Federstahldraht. E Herff's clamp.

**Herget-Technik** (Robert H., Chirurg, Essen): (1943) ▸Stellatumblockade von vorn am in Rückenlage befindlichen Patienten. Die Injektion erfolgt nach Einstich am inneren Kopfnickerrand (zwischen Ringknorpel u. Brustbein) u. streng senkrechtem Vortasten auf das Köpfchen der 1. Rippe (Tiefe 3–4 cm; der Dornfortsatz C 7 dient als »Leitlinie«).

**Hering** (Carl E. K. H., 1834–1918, Physiologe, Wien, Prag, Leipzig; Heinrich E. H., 1866–1949, Physiologe, Wien, Köln). – **H.-Breuer-Reflex** (Carl E. K. H.; Josef B.): (1868) die durch Erregung der auf Lungendehnung ansprechenden Rezeptoren der Lunge ausgelöste Hemmung des Einatmungsbereichs des Atemzentrums als wesentlicher Vorgang der neuralen Atemregulation. E Hering-Breuer reflex. – **H.-Farbentheorie** (Carl E. K. H.): die ▸Gegenfarbentheorie. E H.'s theory. – **H.-Lommel-Zeichen** (Carl E. K. H.; Felix L., 1875–1967, Internist, Jena): respiratorische Arrhythmie mit Herzfrequenzanstieg bei Einatmung u. Frequenzabfall in der Ausatmungsphase; bei vegetativer Labilität. – **H.-Nachbild** (Carl E. K. H.): das nach Abklingen des auslösenden optischen Reizes (Primärbild) u. kurzer Dunkelpause auftretende 1., positive ▸Nachbild. E H.'s afterimage. – **H.-Reflex** (Heinrich E. H.): ▸Karotissinusreflex.

**Herings|wurm|krankheit:** ▸Anisakiasis. E herring-worm disease.

**Herlitz-Syndrom:** ▸Epidermolysis bullosa hereditaria letalis.

**Hermansky-Pudlak-Syndrom:** eine autosomal-rezessiv erbliche Kombination von Albinismus (Tyrosinase-positiv) mit Nystagmus, Lichtscheu u. Blutungsneigung. E Hermansky-Pudlak syndrome.

**Herm|aphro|di|tismus,** Zwitterbildung: nach Hermaphroditos, dem zweigeschlechtigen (androgynen) Sohn des Hermes u. der Aphrodite der griechischen Mythologie benannte Entwicklungsstörung der Keimdrüsen bzw. das daraus resultierende Erscheinungsbild (▸Phänotyp) i.S. der Zweigeschlechtigkeit. E hermaphroditism. – **H. ambi|glandularis, H. complexus, echter H.:** ▸Hermaphroditismus verus. – **H. spurius,** falscher H.: ▸Pseudohermaphroditismus. E false h. – **H. verus,** echter H.: genetischer Typ der Zweigeschlechtigkeit (Intersexualität), wobei sowohl Hoden als auch Eierstöcke vorliegen, entweder zu einem Organ (Ovotestis) vereinigt oder getrennt an unterschiedlichen Orten. Hierbei kann das Kerngeschlecht ♀ (XX) oder ♂ (XY) sein (seltener als Mosaik XX/XY), die inneren u. äußeren Geschlechtsorgane sind rein weiblich bis rein männlich, meist aber gemischt i.S. der Intersextypen. E true h.

**Hernia, Hernie:** Eingeweidebruch mit Verlagerung von Eingeweiden u. Organteilen bei Ausstülpung des parietalen Bauchfells durch eine angeborene oder erworbene Bauchwandlücke. Ihr, von oberflächlicheren Gewebsschichten bedeckter, Bruchsack enthält zumeist seröse Flüssigkeit (»Bruchwasser«). ***Klinik:*** Die hervorstechenden Krankheitszeichen sind eine tast- oder sichtbare Bruchgeschwulst, spontane u. Druckschmerzen (evtl. ausstrahlend), evtl. auch ein Stauungsödem. ***Kompl.:*** Brucheinklemmung (▸Hernia incarcerata), Darmwandnekrose, Ileus, Peritonitis. ***Ther.:*** konservativ durch Rückverlagerung (▸Reposition; ▸Taxis), evtl. auch durch ein ▸Bruchband, oder aber operativ (▸Herniotomie). S.a. ▸Prolaps, ▸Invagination, ▸Zysto-, ▸Rekto-, ▸Myelo-, ▸Enzephalozele. E hernia. – **H. abdominalis:** ▸Bauchwandhernie. E abdominal h. – **H. accreta:** H. mit Verwachsungen zwischen Bruchinhalt u. -sack. – **H. adiposa:** ▸Fettgewebsbruch. – **H. anuli umbilicalis:** Nabelringbruch, ▸Nabelbruch. – **H. bilocularis:** H. mit 2 Bruchsäcken, z.B. Krönlein-Hernie. – **H. bursae omentalis:** innerer Baucheingeweidebruch in der großen Netztasche (▸Bursa omentalis); Bruchpforte ist das Foramen epiploicum. – **H. carnosa:** ▸Sarkozele. – **H. cerebri:** Hirnhernie; als äußere H. die ▸Enzephalozele; als innere H. die ▸H. tentorialis u. ▸H. tonsillaris. E cerebral h. – **H. cicatricalis:** ▸Narbenbruch. – **H. cordis:** ▸Ektokardie. – **H. cruralis:** ▸Schenkelhernie. E femoral h. – **H. dia|phragmatica:** ▸Zwerchfellhernie. E h. of diaphragm. – **H., direkte:** s.u. ▸Hernia inguinalis. – **H. disci inter|verte|bralis:** ▸Bandscheibenhernie. E herniated disk. – **H. duodeno|jejunalis:** die ▸Treitz-Hernie bzw. – rechts – H. mesentericoparietalis dextra. – **H., eingeklemmte:** ▸Hernia incarcerata. – **H. en|cystica,** Hey-Hernie: erworbene Leistenhernie mit Vordringen des Bruchsackes in einen als Zyste abgeschlossenen Teil des sonst offenen Processus vaginalis peritonei bzw. in einen Hydrozelensack (= als Enterohydrozele). – **H. epi|gastrica:** ▸Hernia lineae albae im Oberbauch. E epigastrocele. – **H. epi|ploica:** Netzhernie, ▸Epiplozele; s.a. ▸H. bursae omentalis. – **H. externa: 1)** externe ▸Hernia inguinalis. **2)** jeder nach außen tretende Eingeweidebruch. – **H. femoralis:** ▸Schenkelhernie; z.B. als Béclard-, Hesselbach-, Laugier-, Gimbernat-, Cloquet-, Velpeau-, Krönlein- sowie als Narath-Hernie. E femoral h. – **H. funiculi spermatici:** ▸Hernia vaginalis funicularis. – **H. funiculi umbilicalis:** ▸Nabelschnurbruch. – **H., gemischte:** 2 Brüche mit gemeinsamer Bruchpforte, entweder mit getrennten oder mit in der Pforte verbundenen = juxtaponierten Bruchsäcken, davon einer als Ausstülpung des anderen = H. bilocularis. E mixed h. – **H., gleitende:** ▸Gleitbruch. – **H. in|carcerata:** eingeklemmte H.; der Bruchsack ist samt Inhalt durch den Bruchring, -kanal akut oder subakut abgeschnürt; am Bruchinhalt treten eine venöse, dann arterielle Durchblutungsstörung, Entzündung u. Gewebstod ein. Die Einklemmung erfolgt als ▸Incarceratio elastica bzw. stercoralis oder aber infolge entzündungsbedingten Raummangels; evtl. als retrograde Inkarzeration oder Massenreposition (»Reposition en bloc«). Als Eingeweidebruch verbunden mit heftigem örtlichem Schmerz, schwerer oder unmöglicher Rückverlagerung (»Irreponibilität«), Zeichen des akuten Bauches, Ileus. – Führt als Hirnhernie, z.B. tentorielle H., zu ▸Druckkonus. E incarcerated h. – **H., indirekte:** s.u. ▸Hernia inguinalis. – **H. in|guinalis:** Leistenhernie, -bruch; angeborener (▸H. vaginalis) oder erworbener, v.a. Darm enthaltender Baucheingeweidebruch mit äußerem (lateralem) oder oberflächlichem (medialem) Leistenring als Austrittsstelle (Bruchpforte) u. entsprechend bezeichnet als – zunächst den Leistenkanal durchdringende – indirekte Leistenhernie (**H. i. lateralis** sive **obliqua**) oder als – nicht oder nur durch das periphere Ende des Leistenkanals passierende – direkte Leistenhernie (**H. i. medialis**, **H. i. directa**; ausgehend von der Fossa inguin. medialis u. gerade neben Bauchwand als Bruchkanal passierend, am medialen (= oberflächlichen) Leistenring innerhalb einer Peritonealausstülpung u. medial der unteren epigastrischen Gefäße austretend, dort außerhalb der Fascia spermatica interna gelegen); Abb. Nach Besonderheiten, z.B. der Bruchsackrichtung, unterschieden z.B. als Hodenbruch bzw. Schamlippenhernie (▸Skrotalhernie bzw. Hernia labialis, ▸KÜSTER-, ▸HOLTHOUSE-, ▸GOYRAND-Hernie), als **H. i. interparietalis** (indirekte Leistenhernie, deren Bruchsack ganz oder teilweise nicht in den äußeren = tiefen Leistenring eintritt bzw. vorzeitig den Leistenkanal in Richtung der muskulären Bauchdecke oder des Präperitonealraumes verlässt [**H. i. interstitialis** = H. i. intermuscularis] oder aber nach Verlassen des medialen [oberflächlichen] Leistenrings seitlich in die Unterhaut vordringt [**H. i. superficialis**]; der Bruchsack einheitlich oder zwei- bis mehrfache Ausstülpungen aufweisend = uni- bzw. bi- oder multilokulare H.). E inguinal h. (external = indirect = oblique; internal = direct; interparietal; interstitial). – **H. interna: 1)** Baucheingeweidebruch in einer natürlichen Bauchfelltasche (▸Recessus) oder als in der freien Bauchhöhle gelegene H. mit Verwachsungssträngen = Briden oder Lücken des Mesenteriums als Bruchpforte; i.w.S. auch die jejunogastrische ▸Invagination (der Magenschleimhaut, z.B. nach einer ▸Gastroentrostomie). **2)** H. inguinalis interna. **3)** H. des Gehirns – die H. tonsillaris u. tentorialis. E internal h. – **H. interparietalis:** ▸Hernia inguinalis zwischen Bauchwandschichten. – **H. interstitialis:** s.u. ▸Hernia inguinalis. – **H. intervertebralis:** ▸SCHMORL-Knötchen; s.a. ▸Hernia nuclei pulposi. E intervertebral h. – **H. irreponibilis:** H., die nicht durch Taxis rückverlagert (»reponiert«) werden kann; z.B. als H. incarcerata, H. accreta, H. permagna. E irreducible h. – **H. is|chiadica,** Beckenhernie, Ischiozele: H. mit Foramen ischiadicum majus oder – i.e.S. – F. i. minus als Bruchpforte, bezeichnet als H. supra- oder infrapiriformis bzw. als H. spinotuberosa; die Bruchgeschwulst liegt unter dem M. gluteus maximus (Glutealhernie); evtl. besteht ▸Ischialgie. E sciatic h. – **H., kardioösophageale:** ▸Hiatushernie. – **H. labialis:** Leistenhernie mit Bruchsack in den großen Schamlippen; als hintere H. l. = H. vaginolabialis = H. pudendalis eine vom Damm her kommende H. (▸Hernia perinealis). E labial h. – **H. lentis,** Phakozele, Lentozele: Linsenvorfall durch einen Hornhaut- oder Skleradefekt. – **H. libera:** rückverlagerungsfähige = reponible H. – Ferner, als falsche H., ein Eingeweidevorfall ohne Bruchsack. E reducible h. – **H. lineae albae,** mittlerer Bauchwandbruch, BERGMANN-Hernie: Eingeweidebruch in der Linea alba, im Oberbauch oder in Nabelnähe (epigastrische bzw. supra- oder paraumbilikale H.; evtl. als Gitterbruch mit gitterartiger Bruchpforte); oft mit vorangehendem präperitonealem Lipom. E h. of white line. – **H. lumbalis:** Baucheingeweidebruch hinten im Lendenbereich; oben im Trigonum costolumboabdominale als GRYNFELT-H., unten im Trigonum Petiti die PETIT-H. E lumbar h. – **H. lumbocostalis:** ▸BOCHDALEK-Hernie. – **H. mesentericoparietalis:** innere H. der Baucheingeweide in Peritonealtaschen (▸Recessus) des Gekröses, z.B. als ▸TREITZ-Hernie; als GRUBER-Hernie im unteren Recessus duodenalis. E mesenteric(oparietal) h. – **H. nu|clei pulposi:** Bandscheibenhernie. – **H. obturatoria:** Beckenhernie mit Foramen obturatum des Beckenrings als Bruchpforte u. Bruchgeschwulst unter dem M. pectineus u. der Fascia pectinea; mit

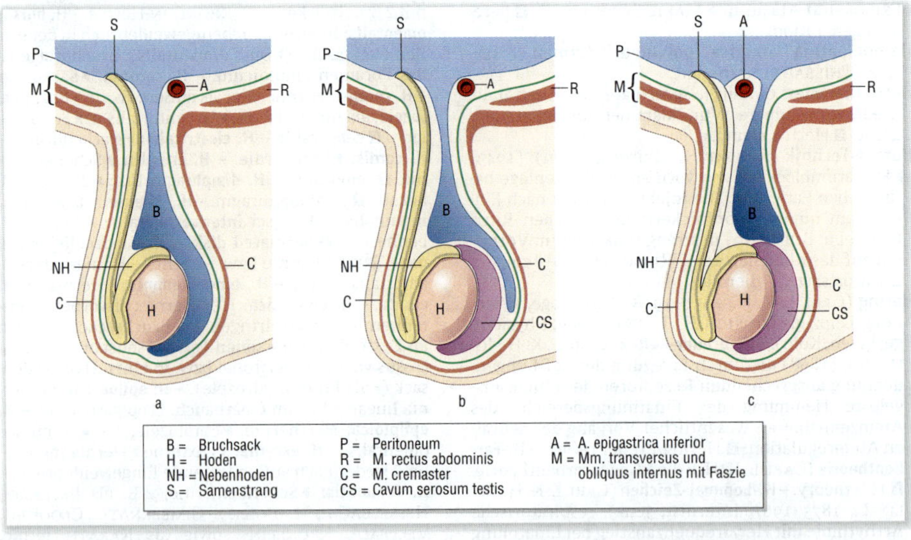


**Hernia inguinalis:** indirekte Leistenhernie (a = angeboren, b = erworbene Form); direkte Leistenhernie (c). [53]

Schmerzausstrahlung u. Parästhesien an der Oberschenkelinnenseite zum Knie = ROMBERG-Zeichen. E obturator h. – **H. omentạlis: 1)** Epiplozele; **2)** innere H. mit Netzlücken als Bruchpforte; **3)** H. bursae omentalis. E omental h. – **H. ovariạlis,** Ovariozele: Hernie, meist ein Leistenbruch, mit Eierstock als Bruchinhalt. E ovarian h. – **H., paraösophageạle:** eine mögliche Form der ▸Hiatushernie neben der Speiseröhre. E paraesophageal h. – **H. paraperitoneạlis:** ▸Gleitbruch; eine H., bei der nur prä- oder retroperitoneale Gewebe u. Organe unter Mitziehen des Bauchfells durch die Bruchpforte austreten. E paraperitoneal h. – **H. parietạlis:** ▸Darmwandbruch; s.a. ▸LITTRE-Hernie. – **H. perineạlis,** Dammbruch, Levatorhernie, Hedrozele, Perineozele: angeborener oder erworbener (z.B. bei Scheiden- oder Mastdarmvorfall) Baucheingeweidebruch durch den Beckenboden; u.a. – ausgehend vom DOUGLAS-Raum – als vordere bzw. hintere DOUGLAS-H. Nach dem äußeren Bild der Bruchgeschwulstlage unterschieden als H. ischiorectalis, sacralis, rectalis bzw. H. in recto, H. vaginalis, labialis posterior. E perineal h. – **H. permagna:** eine übergroße, oft irreponible H.; s.u. ▸Eventratio. – **H. praeperitoneạlis:** interparietale ▸Hernia inguinalis mit Bruchsack zwischen Fascia transversa u. Peritoneum, evtl. vor der Harnblase = H. praevesicalis; auch als Divertikel einer ▸Hernia femoralis. S.a. ▸KRÖNLEIN-Hernie. E preperitoneal h. – **H. recessụs...:** innere H. mit einer natürlichen Peritoneumtasche (▸Recessus) als Bruchsack; z.B. als H. duodenojejunalis, H. mesentericoparietalis; als **H. r. mesocolici** (H. mesocolica transversa) im Recessus mesocolicus u. evtl. durch das Mesocolon transversum in die Bursa omentalis vordringend, u.U. sogar mit »Rückkehr« der Darmschlingen durch das kleine Netz bzw. das Ligamentum gastrocolicum in die freie Bauchhöhle = Transhaesio intestinalis supragastrica bzw. supracolica. – Als RIEUX-Hernie die H. hinter dem Zäkum u. Wurmfortsatz. – **H., retrograde,** Hernie en W: Baucheingeweidebruch (Leisten-, Schenkelhernie etc.) mit 2 Darmschlingen als Bruchinhalt (Zweischlingenbruch). Die Schlingen überkreuzen sich in der Bruchpforte und bilden ein »W«. Häufig mit »retrograder« Inkarzeration der in der Bauchhöhle liegenden Schlinge. E retrograde h., »w« h. –

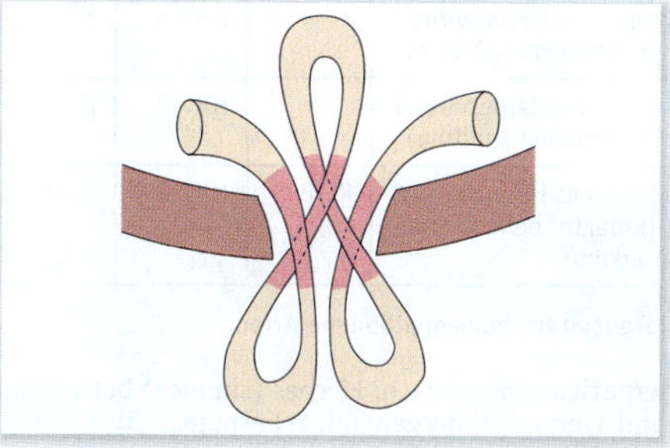

**Hernie, retrograde.** [332]

**H., retro|sternạle:** ▸Zwerchfellhernie hinter dem Brustbein(schwertfortsatz); meist mit MORGAGNI-Spalte oder LARREY-Spalte als Bruchpforte; mit Retrosternalschmerz, evtl. auch Asthmaanfällen. E retrosternal h. – **H. scrotạlis:** der Hodenbruch, ▸Skrotalhernie. E scrotal h. – **H. sicca:** H. ohne Bruchwasser; bei breitflächigen Verwachsungen im Bruchsack. E dry h. – **H. spuria,** Pseudohernie: kompletter oder partieller Eingeweideprolaps ohne Serosa-Sack; oft als Gleit-, Schaukelbruch. E spurious h. – **H. synoviạlis,** BIRKETT-Hernie: Vortreten der Gelenkinnenhaut (»Synovialis«) durch eine Lücke der fibrösen Gelenkkapsel. E synovial h. – **H. tentorialis, transtentorielle H.:** Prolaps von Hirnstrukturen (H. cerebri). V.a. des Gyrus parahippocampalis des Schläfenlappens (**H. temporạlis**), durch den Tentoriumschlitz bei raumforderndem Geschehen oberhalb des Hirnzeltes, z.B. bei Hirnödem, Massenblutung; führt zu temporalem ▸Druckkonus. Spontanrückbildung ist möglich. E tentorial h. – **H. testiculạris:** ▸H. vaginalis testis. E testicular h. – **H. tonsillạris:** Herniation der Kleinhirntonsillen durch das große Hinterhauptsloch bei raumfordernden Prozessen (s.a. ▸Hernia tentorialis); führt zu zerebellarem ▸Druckkonus. E tonsillar h. – **H. umbilicạlis:** Nabelringbruch, ▸Nabelbruch. E umbilical h. – **H. uterịna:** ▸Hysterozele. – **H. vaginạlis:** Dammbruch (H. pudendalis) in Richtung Scheide. E vaginal h. – **H. v. funiculạris,** Hydrocele vaginalis funiculi hernialis: angeborene Leistenhernie als Samenstranghernie bei peritonealseitig offenem, hodenseitig geschlossenem Processus vaginalis peritonei. – **H. v. tẹstis,** Hydrocele vaginalis hernialis: angeborener Hodenbruch (▸Skrotalhernie) mit dem in ganzer Länge offen gebliebenen Processus vaginalis peritonei als Bruchsack; s.a. ▸Hernia encystica. – **H. varicọsa:** ▸Varikozele. – **H. ventọsa:** ▸Lungenhernie. – **H. ventrạlis,** Laparozele: mittlerer oder seitlicher Bauchwandbruch; als ▸H. lineae albae oder als H. lineae semilunaris (seitlich der Rektusscheide, meist in der SPIEGHEL-Linie). E ventral h. – **H. en W:** s.u. ▸Hernie, retrograde. – **H., zerebrale:** ▸Enzephalozele, ▸H., tentorialis, ▸H. tonsillaris. E cerebral h.

**Herniatiọn:** Entwicklung einer Hernie durch Vordringen von Eingeweiden in natürliche oder erworbene Lücken einer Körperhöhlenwandung. E herniation.

**Hẹrnien|operation:** ▸Herniotomie, ▸-plastik, ▸-rhaphie; s.a. ▸BASSINI-Operation.

**Hernio|laparo|tomịe:** *Chirurgie* ▸Laparotomie im Zusammenhang mit einer ▸Herniotomie. E herniolaparotomy.

**Hernio|plạstik:** plastischer Bruchpfortenverschluss (evtl. in Ergänzung eines vorausgegangenen typischen Verschlusses, z.B. nach ▸BASSINI). Erfolgt z.B. durch Faszienverpflanzung oder -doppelung, mit Hilfe eines freien Kutislappens (REHN) oder eines gestielten Muskellappens (GRECKOW). E hernioplasty.

**Hernio(r)|rhaphịe:** angloamerikanische Bez. für Hernienoperation, z.B. nach GROSS, FERGUSON. E herniorrhaphy.

**Hernio|tomịe:** gebräuchliche, aber nicht korrekte Bez. für die operative Behandlung einer Hernie (einschl. Hernioplastik); i.e.S. nur der Bruchschnitt, die Spaltung eines abschnürenden Bruchrings bei Hernienoperationen. E herniotomy.

**Herọin,** Diamorphin: ▸Diacetylmorphin; ein dem ▸Betäubungsmittelgesetz unterliegendes Analgetikum (nicht verschreibbares ▸Betäubungsmittel). – ▸Heroinabhängigkeit. E heroin.

**Herọin|abhängigkeit:** psychische u. physische Abhängigkeit von Heroin. Gekennzeichnet durch starke Euphorie, Analgesie, Enthemmung. Qualvolle Entzugserscheinungen; s.u. ▸Morphinismus. E heroin addiction.

**Herp|angịna:** ▸Angina herpetica. E herpangina.

**Hẹrpes:** mit Bläschenbildung einhergehender Hautausschlag; i.e.S. die mit diesem Hauptsymptom einhergehenden Krankheiten, der Herpes zoster (▸Zoster) u. ▸Herpes simplex. E herpes. – **H. cọrneae:** durch Herpes simplex hervorgerufene entzündliche Veränderungen der Hornhaut, bei reiner Beteiligung des Hornhautepithels häufig als Keratitis dendritica (▸Keratoconjunctivitis herpetica), jedoch auch Hornhautulzera u. Beteiligung des Hornhautstromas (Keratitis metaherpetica, nekrotisierende stromale Keratitis) sowie Hornhautendothels (häufig mit Trabekulitis u. Anstieg des Augeninnendruckes) möglich. – **H. faciạlis:** H. simplex des Gesichts. – **H. fe|brịlis:** H. simplex (meist der Lippen) als Folge- oder Begleiterscheinung fieberhafter Infekte. E h. febrilis, fever blisters, cold sores. – **H. genitạlis:** s.u. ▸Herpes simplex. – **H. gestatiọnis Milton-Bulkley:** endokrin be-

H

dingtes – dem bullösen Pemphigoid nahe stehendes – Krankheitsbild; bei erneuter Gravidität oft rezidivierend. – **H. impetiginosus Auspitz:** ▸Impetigo herpetiformis. – **H. labialis:** H. simplex der Lippen. – **H. progenitalis:** ein H. genitalis in der Nachbarschaft der Geschlechtsorgane (s.u. ▸Herpes simplex). – **H. simplex:** akute, primäre oder sekundäre Viruskrankheit der Haut u. der Schleimhäute (v.a. der Übergangsschleimhaut) durch Infektion durch das ▸Herpes-simplex-Virus. ***Lokalisation:*** zumeist als örtlich begrenzt gruppiert stehende Bläschen, v.a. im Gesicht (H. facialis), an den Lippen (H. labialis, Abb.), der Nase (H. nasalis), den Wangen (H. buccalis), am Gesäß (H. glutealis; durch HSV 2) sowie an den Geschlechtsorganen (H. genitalis; als v.a. in Zusammenhang mit Geschlechtsverkehr auftretende Rückfälle = H. sexualis). ***Provokationsfaktoren:*** fieberhafte Infekte (H. febrilis), Traumata an Haut u. Schleimhaut (H. simplex traumaticus, H. gladiatorum bei Ringern), Menstruation (H. menstrualis), UV-Belastung (Gletscherbrand). Bei immunsupprimierten Personen kann sich der H. simplex in nekrotisierender Form manifestieren. Superinfektion führt zu H. impetiginisatus. ***Verlauf u. Kompl.:*** Die Erstinfektion erfolgt meist im frühen Kindesalter u. ohne erkannt zu werden, führt aber zur Bildung von V-Antikörpern (gegen virusgebundenes Antigen) u. – oft – zu Maskierung des Virus u. Absiedlung in Körpergeweben (Virusadaptation), die bei den Virusträgern bei Schwächezuständen des Immunsystems zu Rückfällen führt (diesen geht ein Anstieg der S-Antikörper voran, die gegen lösliches = solubles Virusantigen gerichtet sind). Seltener führt der Erstinfekt zu erkennbaren Zeichen in Form des harmlosen typischen Ausschlags, der ohne Narbenbildung abheilt; andererseits führt die Erstinfektion gelegentlich zu schweren örtlichen und Allgemeinerscheinungen, z.B. als generalisierter H. s. (»Herpessepsis«) des Neugeborenen H.-behafteter Mütter (diese Krankheit ist wie auch das Ekzema herpeticatum u. die herpetische Meningoenzephalitis ein **primär disseminierter H. s.**), aphthöse Stomatitis (Gingivostomatitis herpetica), ▸Aphthoid POSPISCHILL-FEYRTER, herpetische Keratokonjunktivitis; auf bestehenden Hauterkrankungen (z.B. Neurodermitis) kann sich als generalisierte Infektion ein ▸Ekzema herpeticatum entwickeln. Als postherpetische Erkrankung kann ein Erythema exsudativum multiforme auftreten (als Kokarden-, Irisform = der **H. circinatus** WILAN). **E** h. simplex. – **H. tonsurans:** »scherende«, kreisförmig enthaarende oberflächliche Trichophytie des Kopfes, Bartes u. der lanugobehaarten Haut. – **H. zoster:** ▸Zoster. **E** h. zoster, shingles.

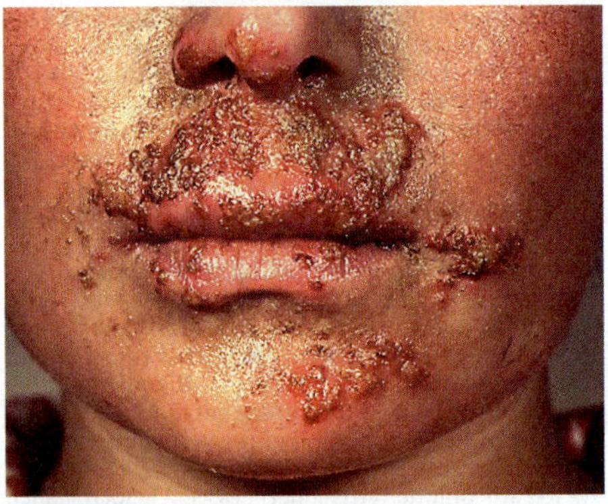

**Herpes simplex.** [524]

**Herpes|angina:** ▸Angina herpetica. **E** herpangina.
**Herpes|enzephalitis:** s.u. ▸Encephalitis.
**Herpes|hepatitis:** Begleithepatitis bei Herpes simplex mit Befall der Leber (als viszeraler Herpes).
**Herpes|sepsis,** generalisierter Herpes simplex: s.u. ▸Herpes simplex. **E** herpes sepsis, h. septicemia.
**Herpes-simplex-Virus,** HSV, A-Virus, Herpesvirus hominis: allgemein verbreitetes (= ubiquitäres), sämtliche Gewebe befallendes (pantropes), fakultativ aber Haut-, Nervengewebe bevorzugendes (ektodermo- bzw. neurotropes) Virus der Gruppe der ▸Herpesviren. Zwei Serotypen: Typ 1 (HSV 1) als Erreger des ▸Herpes simplex labialis s. febrilis, der aphthösen Stomatitis, des Ekzema herpeticatum, der Keratokonjunktivitis u. Meningoenzephalitis, auch Befall der Schleimhaut des Gastrointestinaltraktes (Herpes-simplex-Ösophagitis); Typ 2 (HSV 2) als Erreger des Herpes genitalis u. der schweren herpetischen Allgemeinerkrankung der Neugeborenen sowie bei Befall des distalen Darmabschnittes der HSV-Proktitis. Beide werden durch Tröpfchen-Schmier-Infektion übertragen. Reservoir ist der Mensch. Bildet (als nukleotropes Virus) im Zellkern Einschlusskörper vom COWDRY-Typ; ist als latentes, maskiertes Virus Ursache der häufigen Herpes-Rezidive.
**Herpes|viren, Herpes-Gruppe:** Gruppe von ca. 40 DNS-haltigen, 100 nm großen Viren mit ikosaedrischen Kapsomeren (162); das Nucleocapsid ist von einer Doppelmembran mit Pseudospikes umgeben. In der Familie **Herpesviridae** mit den Subfamilien Alpha-, Beta- u. Gammaherpesviridae zusammengefasst. Die humanpathogenen Arten werden als HHV bezeichnet (s. Tab). Außerdem kann in seltenen Fällen das affenpathogene B-Virus (= Herpesvirus simiae) bei Menschen eine Enzephalitis auslösen. **E** herpesviruses.

| Herpesvirus (Art) | Abkürzung | Nomenklatur | Subfamilie |
|---|---|---|---|
| Herpes-simplex-Virus Typ 1 | HSV-1 | HHV-1 | α |
| Herpes-simplex-Virus Typ 2 | HSV-2 | HHV-2 | α |
| Varicella-Zoster-Virus | VZV | HHV-3 | α |
| EPSTEIN-BARR-Virus | EBV | HHV-4 | γ |
| (humanes) Zytomegalie-Virus | (H)CMV | HHV-5 | β |
| humanes Herpesvirus 6 (Exanthema subitum) | | HHV-6 | β |
| humanes Herpesvirus 7 (Exanthema subitum) | | HHV-7 | β |
| humanes Herpesvirus 8 (Kofaktor beim KAPOSI-Sarkom) | KSHV | HHV-8 | γ |

**Herpesviren:** humanpathogene Arten.

**herpeticus,** herpetisch: Herpes (simplex) betreffend, mit Herpes einhergehend. **E** herpetic.
**herpeti|form(is):** herpesartig, -ähnlich.
**(v.-)Herrenschwand-Hetero|chromie:** *Ophthalmologie* Iridocyclitis heterochromica mit Katarakt.
**Herrick-Syndrom:** ▸Sichelzellenanämie.
**Herring-Körper:** spindelförmige Anschwellung der Fasern des Tractus hypothalamohypophysialis im Hypophysenhinterlappen durch Neurosekretanhäufung. **E** Herring bodies.
**Hers-Krankheit:** ▸Glykogenose vom Typ CORI 6a oder 6b. Erstere (= hepatische G.) infolge autosomal-rezessiv erblichen Mangels an α-Glucan-phosphorylase ist gutartig, geht mit Glykogenablagerung in der vergrößerten Leber, leichtem Minderwuchs, Stammfettsucht, »Puppengesicht«, krisenhafter Azidose, Adrenalin-resistenter Hypoglykämie u. Hyperlipämie einher. Letztere beruht auf generalisiertem Phosphorylase-Mangel und ähnelt der Ersteren und dem ▸MCARDLE-Syndrom. **E** Hers' disease.

**Herter(-Heubner)-Krankheit:** ▸Zöliakie. E Herter-Heubner disease.
**Herthoge-Zeichen:** Ausdünnen des peripheren Anteils der Augenbrauen bei Neurodermitis (▸Ekzem, atopisches).
**Hertone:** Nichthistonproteine; chromosomale Proteine, die – als Antagonisten der Histone – wirksam sind i. S. von Regulatorproteinen (»Derepressoren«); ferner im Chromatin lokalisierte Enzyme u. einige Strukturproteine.
**Hertoux-Raum:** Raum in der Bauch-Mittellinie zwischen Nabel u. Blasenscheitel; Ort von Abszessen bei Urachusfistel oder -zyste.
**Hertwig-Magendie-Phänomen** (RICHARD H.; FRANÇOIS M.): erworbenes Schielen infolge Schädigung der Kreuzung des Nervus trochlearis (im vorderen Kleinhirnsegel); mit Augapfelabweichung herdseitig nach innen-unten, gegenseitig nach außen-oben; keine Doppelbilder, oft rotatorischer Nystagmus. E Hertwig-Magendie syndrome.
**Hertwig-Weyers-Syndrom** (PAULA H.; HELMUT W.): ▸Oligodaktylie-Syndrom bei Aplasie der Elle.
**Hertz,** Abk. Hz: nach dem Physiker HEINR. RUDOLF H. (1857–1894) benannte SI-Einheit der Frequenz (eines periodischen Vorganges mit Periodendauer 1 Sekunde). E hertz.
**Herxheimer** (1) ADOLF J. H., 1850–1902, Hautarzt, Innsbruck; 2) KARL H., 1861–1944, Hautarzt, Frankfurt/Main). – **H.-Atrophie** (KARL H.): **1)** ▸Anetodermie. **2)** H.-Syndrom: ▸Akrodermatitis chronica atrophicans. – **H.-Jarisch-Reaktion** (ADOLF J.): Verstärkung, evtl. erste Manifestation früher syphilitischer Hauterscheinungen (mit Fieber u. allgemeinem Krankheitsgefühl) wenige Std. nach Injektion eines gegen Syphiliserreger wirksamen Mittels; Reaktion auf die durch vermehrten Spirochätenzerfall frei werdenden Toxine. E Jarisch-Herxheimer reaction.
**Herz,** Cor: kegelförmiges muskulöse Hohlorgan, das als zentrale Kreislaufpumpe die Transportvorgänge in allen Blutgefäßen antreibt. ***Größe u. Lage:*** Das gesunde Herz ist etwa so groß wie die Faust des betreffenden Menschen u. wiegt beim Erwachsenen ca. 300 g. Es liegt im Mediastinalraum und wird vorn vom Brustbein, hinten von der Speiseröhre, an den Seiten von den Lungen umgeben. Etwa zu zwei Drittel liegt das Herz links vom Brustbein, zu einem Drittel rechts davon. Die Längsachse des Herzens (Herzachse) ist geneigt, sie geht von rechts oben hinten nach links unten vorn. Die Herzspitze (Apex cordis) ist bei der Kontraktion des Herzmuskels durch die Brustwand zu tasten (beim Erwachsenen innerhalb der Schlüsselbeinmittellinie). ***Aufbau:*** Durch die Herzscheidewand u. ein als Herzskelett bezeichnetes Gerüst aus Bindegewebe ist das Herz in vier **Herzhöhlen** unterteilt, deren Ein- u. Ausgänge durch die ▸Herzklappen verschließbar sind. Dazu zählen der rechte u. linke Herzvorhof (Atrium cordis dextrum u. sinistrum) sowie die rechte u. linke Herzkammer (Ventriculus cordis dexter u. sinister). In den rechten Herzvorhof münden die aus dem Körper kommende untere u. obere Hohlvene (V. cava sup. u. inf.) sowie der Stamm der Herzvenen. Aus der rechten Herzkammer geht der Gefäßstamm der Lungenarterien (Truncus pulmonalis) hervor, der der Lunge sauerstoffarmes Blut zuführt. Dieses wird in der Lunge mit Sauerstoff angereichert und gelangt aus den vier Lungenvenen in den linken Vorhof. Die rechte Herzkammer treibt das Blut über die Aorta in den Körper. Die Herzhöhlen werden von der **Herzwand** umschlossen, die aus drei Schichten besteht. Die Herzinnenhaut (Endokard) ist eine weniger als 1 mm dünne u. glatte Haut. Sie liegt einem elastischen Bindegewebe auf, kleidet die Vorhöfe u. Kammern aus und bildet durch Verdopplung die Herzklappen. Der Herzmuskel (Myokard) hat drei miteinander verflochtene Schichten, deren Fasern z. T. spiralförmig angeordnet sind. Im Bereich der Herzkammern verlaufen die Muskelfasern in der äußeren Schicht schräg, in der mittleren ringförmig, in der inneren Schicht längs. An der linken Herzkammer, die die größte Pumpleistung erbringen muss, ist der Herzmuskel ca. 8–11 mm dick, an der rechten Herzkammer ca. 2–4 mm. Die Vorhofmuskulatur ist weniger als 1 mm dick u. besteht aus nur zwei Schichten. Das Herzmuskelgewebe ist wie die Skelettmuskulatur quer gestreift, nimmt jedoch eine Zwischenstellung zwischen Skelettmuskulatur u. glatter Muskulatur ein: Die flechtwerkartig verzweigten Herzmuskelzellen haben meist nur einen zentral liegenden Zellkern und sind durch Glanzstreifen untereinander verbunden. Diese gewährleisten die Erregungsausbreitung in den Herzmuskelzellen. Die Herzaußenhaut (Epikard) stellt die äußerste Schicht der Herzwand dar und ist am Herzmuskel fixiert. Sie bildet gleichzeitig das innere Blatt des Herzbeutels (Perikard), dessen beide Blätter an den Eintrittspforten der großen Gefäße ineinander übergehen. Zwischen den beiden Blättern befindet sich eine klare Flüssigkeit, die vom inneren Blatt, der Herzaußenhaut, abgesondert wird und die Reibung zwischen beiden Blättern reduziert. Das äußere, bindegewebige Blatt ist mit Zwerchfell u. Brustfell (Pleura) verwachsen und fixiert das Herz im Mittelfellraum. ***Versorgung:*** Die arterielle Blutversorgung des Herzmuskels u. der Innenauskleidung erfolgt durch die anastomosenreichen Koronararterien; an der Endokardschicht findet auch Stoffaustausch mit dem Blut der Herzbinnenräume statt. Das Perikard wird durch die Arteria pericardiacophrenica versorgt. Das venöse Blut fließt über Herzvenen (Venae cordis) u. über Herzbeutelzwerchfellvenen ab. Der Lymphabfluss erfolgt über zwei Lymphgefäßstämme in Richtung Lymphknoten des Mittelfells. ***Funktion:*** Das Herz wirkt – zwischen großem u. kleinem Kreislauf gelegen – mittels seiner Muskelkraft sowie seiner bds. zwischen Vorhof u. Kammer gelegenen ventilartigen Klappen (Valvae atrioventriculares) und unter Beteiligung der Aorten- u. Pulmonalklappe sowie Leisten an den Hohlvenenmündungen als Druck- u. Saugpumpe, die gemäß dem automatischen Wechsel von Muskelzusammenziehung u. -erschlaffung (Systole bzw. Diastole) für die Bewegung des Blutes in dessen Kreislaufsystem sorgt (▸Herzzyklus). Nach dem Blutausstoß bleibt aber in den Kammern eine etwa dem Schlagvolumen entsprechende Restblutmenge zurück (s. Abb.). Bei seiner (ab der achten Embryonalwoche nachweisbaren) Aktion stößt das Herz an die Brustwand (Herzspitzenstoß). Die Herz(-schlag)frequenz nimmt zwischen Neugeborenen- u. Erwachsenenalter ab (beim Neugeborenen 120, 2.–6. Lebensjahr 105–90, 7.–10. Lebensjahr 90–80, ab 11.–14. Lebensjahr 80–75 Schläge pro Min.). Die Regulierung der Herztätigkeit erfolgt durch im u. außerhalb des Herzens lokalisierte Mechanismen (s. a. ▸Herzregulation, ▸Erregungsleitungssystem). Herzerkrankungen, v. a. Herzklappenfehler, gehen mit z. T. charakteristischen Veränderungen der Herzfigur einher (z. B. als ▸Aortenherz, ▸Mitralherz, ▸Herzdilatation); ferner kommen atypische Lagen vor (z. B. ▸Situs inversus). E heart. – **H., künstliches:** eine ein- bis vierkammerige, pneumatisch, hydraulisch, elektrisch etc. betriebene Blutpumpe zur vorübergehenden oder dauernden Herz-Kreislauf-Unterstützung oder als teilweiser bis totaler Herzersatz; i. w. S. auch der durch ein Pumpensystem unterhaltene extra- oder intrakorporale Bypass (z. B. als ▸Herz-Lungen-Maschine). E artificial h. – **H., nervöses,** reizbares H.: funktionelle Herzstörungen ohne organischen Befund, z. B. ▸Herzneurose, Hyperventilationssyndrom, neurozirkulatorische Dystonie, ▸DA-COSTA-Syndrom. E irritable h.
**Herz|achse:** die Längsachse von Herzbasismitte zur Herzspitze; verläuft im Körper von rechts-oben-hinten nach links-unten-vorn; dabei liegt die linke Herzhälfte größtenteils hinten, die rechte vorn. E axis of heart. – **H., elektrische:** die aus dem ▸Vektorkardio-

H

1 Vv. pulmonales sinistrae
2 li. Vorhof, Atrium sinistrum
3 »Ventilebene«
4 li. Kammer, Ventriculus sinister
5 re. Kammer, Ventriculus dexter
6 V. cava inferior
7 re. Vorhof, Atrium dextrum
8 V. cava superior
9 Aorta
10 Truncus pulmonalis

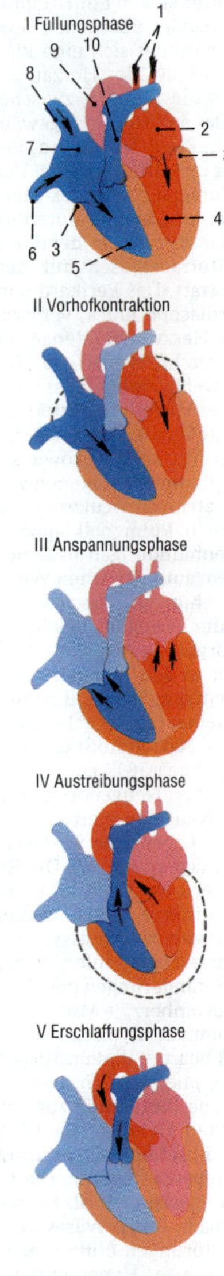


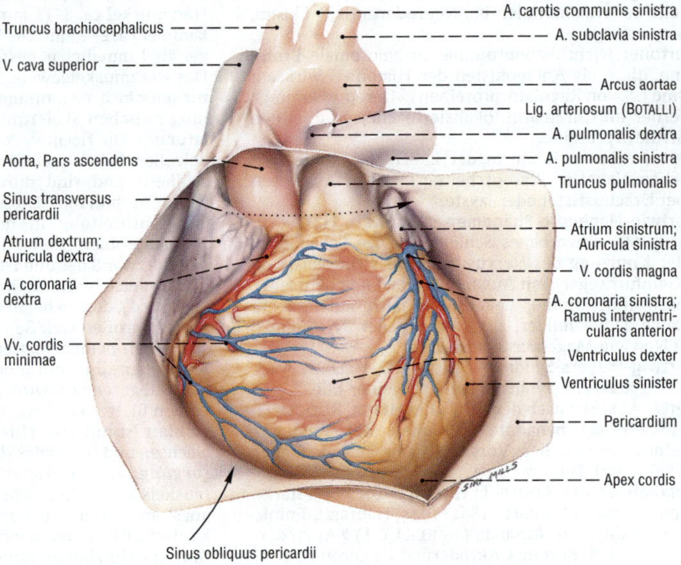


**Herzgefäße**

1 Pulmonalklappe, Valva trunci pulmonalis
2 Aortenklappe, Valva aortae
3 Trikuspidalklappe, Valva atrioventricularis dextra
4 Mitralklappe, Valva atrioventricularis sinistra
5 Herzkranzgefäße, Vasa coronaria

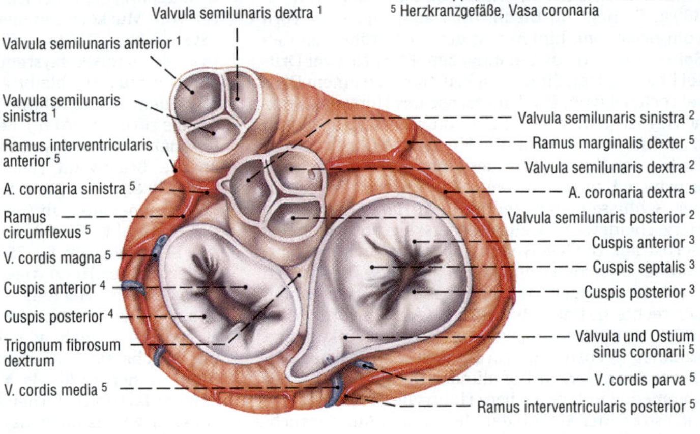


**Schnitt oberhalb der Ventilebene mit Herzklappen**

**Herz:** 1) schematische Darstellung der einzelnen Tätigkeitsphasen des Herzens während einer Herzaktion (links). 2) Darstellung der Herzgefäße bei Ansicht von vorn (rechts oben). 3) Darstellung der Herzklappen bei Schnitt oberhalb der Ventilebene und Blick von oben (rechts unten).

gramm konstruierbare Verbindungslinie der Punkte maximaler Spannungsdifferenz während Erregungsausbreitung u. -rückbildung (stimmt im Zeitpunkt der R-Zacke des EKG mit der anatom. H. etwa überein); s.a. ▸Positionstypen. E electrical axis of heart.

**Herz|aktion:** ▸Herzzyklus.

**Herz|an|eurysma:** Aneurysma der Herzstrukturen, z.B. Herzwand-, ▸Herzklappenaneurysma. E cardiac aneurysm.

**Herz|angst:** seelisch bedingte elementare Todesangst mit belastungsunabhängiger ▸Kardialgie u. Atmungserschwernisgefühl bei unauffälliger Herzfunktion (auch im EKG), z.B. bei Herzneurose, endogener ▸Depression. Weitgehend identisch mit ▸DA-COSTA-Syndrom. E cardiophobia.

**Herz|arbeit:** die Arbeitsleistung des Herzens; setzt sich zusammen aus Druck-Volumen-Arbeit u. Beschleunigungsarbeit, die nötig ist, die träge Masse m des Blutes auf die Geschwindigkeit v zu beschleunigen; $A_B = {}^1/_2(m \cdot v^2)$; die Beschleunigungsarbeit ist beim gesunden jungen Menschen vernachlässigbar im Vergleich zur Druck-Volumen-Arbeit; s.a. ▸Druck-Volumen-Diagramm der Herzdynamik, ▸FRANK-STARLING-Gesetz. E cardiac work.

**Hẹrz|asthma:** ▸Asthma cardiale. E cardiasthma.

**Herz|attacke:** Anfall von Herzklopfen, beängstigender Stenokardie, Atemnot, Blutdruckanstieg oder -abfall etc.; z.B. bei Sauerstoffnot des Herzmuskels (s.a. ▸Angina pectoris), Myokardinfarkt, Reizleitungs-, Reizbildungsstörung, Vergiftungen (u.a. als Nicotin-, Coffeineinwirkung). E heart attack.

**Hẹrz|aus|kul|tation:** das Abhören der Schallphänomene des Herzens (Herztöne, -geräusche). Erfolgt allgemein an den 5 klassischen Auskultationsstellen im Brustwandbereich: für Mitralklappe über der Herzspitze, Trikuspidalklappe im 4.–5. Zwischenrippenraum (ICR) rechts neben dem Brustbein (»parasternal«), Pulmonalklappe 2. ICR links parasternal, Aortenklappe 1.–2. ICR rechts parasternal; ferner am ▸ERB-Punkt; Abb. S.a. ▸Phonokardiographie, ▸Punctum maximum. E cardiac auscultation.

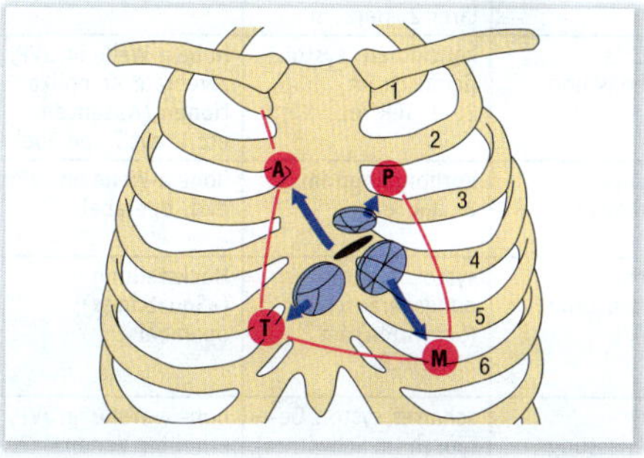


**Herzauskultation:** Projektion der Herzklappen u. der relativen Herzdämpfung (rote Linie) auf die vordere Brustwand. Richtung der Fortleitung von Klappengeräuschen: blaue Pfeile; Auskultationspunkte: rote Punkte (**A** = Aortenklappe, **P** = Pulmonalklappe, **T** = Trikuspidalklappe, **M** = Mitralklappe). [28]

**Hẹrz|automatie:** ▸Automatie des Herzens, ▸Erregungsbildung. E cardiac autonomy, automatic cardiac activity.

**Herz|bälkchen:** ▸Trabeculae carneae. E cardiac trabeculae.

**Herzbeschwerden:** Missempfindungen in der Herzgegend. *Ätiol.:* meist Folge einer vegetativen Fehlsteuerung, abhängig vom seelischen Befinden. Besonders häufig im Jugendalter, mit Beginn der Wechseljahre sowie bei Überforderung. Organische Ursachen müssen ausgeschlossen werden. ***Klinik:*** allg. Mattigkeit, Gefühl der Leistungsminderung, »Organgefühl«, erhöhtes Ruhebedürfnis. – **H., funktionelle:** meist anfallsartig auftretende H. ohne organische Ursache. ***Ätiol.:*** beruhen überwiegend auf einer veränderten Ausgangs- u. Reaktionslage des vegetativen Nervensystems, entstanden durch vermehrte körperliche u. seelische Belastungen (Stress), Verlusterlebnisse (z.B. Tod des Partners) oder neurotische Angstverarbeitung (▸Herzneurose). Gehäuftes Auftreten im 4. Ljz. ***Klinik:*** Schmerzen in der Brust, Herzstolpern u. -jagen (Tachykardie) sowie Angst. Die Beschwerden können in eine immer wieder plötzlich, ohne Auslöser auftretende Herzphobie münden. Bei dieser Form der Panikstörung sind die Symptome ins Unerträgliche gesteigert, verbunden mit Atembeschwerden, Schweißausbrüchen u. Todesangst. Evtl. zusätzlich depressive u. psychosomatische Störungen, gekoppelt mit der Furcht vor erneuten Anfällen (Phobophobie). ***Ther.:*** Nach Ausschluss einer organischen Erkrankung sind Entspannungsmethoden (z.B. autogenes Training) u. psychotherapeutische Maßnahmen (z.B. Verhaltenstherapie) empfehlenswert. E functional heart trouble.

**Herz|bett:** Spezialbett zur Lagerung Herzkranker (Oberkörper in aufrechter Position). S.a. ▸Krankenbett.

H

**Herz|beutel:** ▸Pericardium. E heart sac.

**Herz|beutel|entzündung:** ▸Pericarditis.

**Herz|beutel|punktion:** das Einführen einer Punktionskanüle in den Herzbeutel; erfolgt z.B. (am Halbsitzenden) vom LARREY-Winkel aus oder unterhalb des Schwertfortsatzes vom Bauch her. E pericardial tapping, pericardial paracentesis.

**Herz|beutel|tamponade:** ▸Herztamponade. E pericardial tamponade.

**Herz|binnenraum|szintigraphie:** ▸Ventrikelszintigraphie.

**Herz|blastem:** das im viszeralen Mesoderm gelegene angiogenetische Material der embryonalen Herzanlage; s.a. ▸Herzentwicklung.

**Herz|block:** s.u. ▸Block. E heart block.

**Herz|bögen:** auf Röntgenaufnahmen des Herzens die bogenförmig ausladenden Randpartien der ▸Herzfigur (dort Abb.); rechts (von oben nach unten): Vena cava superior u. Aorta ascendens, re. Vorhof; links: Aortenbogen (Aortenknopf), Pulmonalisbogen, li. Herzohr, li. Ventrikel. E cardiac segments (or outlines).

**Herz|bräune:** **1)** ▸Angina pectoris. **2)** Myocarditis diphtherica.

**Herz|buckel:** Vorwölbung (»Voussure«) der vorderen Brustkorbwand durch einen infolge ▸Herzhypertrophie wandverdickten Herzabschnitt, z.B. bei Pulmonalstenose, FALLOT-Tetralogie, Septumdefekt.

**Herz|chirurgie,** Kardiochirurgie: medizinisches Fachgebiet, das sich mit der Erkennung, operativer u. postoperativer Behandlung von chirurgischen Erkrankungen, Verletzungen u. Fehlbildungen des Herzens, der herznahen Gefäße, des Mediastinums u. der Lunge (im Zusammenhang mit herzchirur. Eingriffen) mit den entsprechenden Untersuchungsverfahren sowie der Nachsorge befasst. Zur H. gehören z.B. die operative Korrektur von Herzfehlern u. Gefäßanomalien, die Implantation von Herzschrittmachern, Eingriffe an den Herzkranzgefäßen, Herztransplantationen. Die Weiterbildungszeit bis zum Facharzt für H. (**Herzchirurg**; engl. = cardiac surgeon) beträgt 6 Jahre. Teilgebiet der H. ist die ▸Thoraxchirurgie.

**Herz|dämpfung:** Zone gedämpften Klopfschalls an der vorderen Brustwand über dem Herzen; als **absolute H.** deren kleiner, zentral-basaler Bereich über den direkt anliegenden Herzabschnitten (u. auch bei leiser ▸Perkussion nachweisbar), als **relative H.** die angrenzenden – von Lungengewebe überlagerten – Bereiche (u. der wirklichen Herzfigur entsprechend). E cardiac dullness.

**Herz|de|kompensation:** dekompensierte ▸Herzinsuffizienz; s.u. ▸Dekompensation. – **H., hy|dropische:** H. mit Wasserretention/Ödemen. E congestive heart failure.

**Herz|dilatation:** krankhafte Ausweitung des Herzens bzw. seiner Innenräume. E cardiac dilatation. – **H.,**

**adaptive:** H. in Anpassung an eine langzeitige (Volumen-)Überlastung bei Herzklappeninsuffizienz, Shunt-Vitium, Hyperzirkulation etc. **E** adaptive c. d. – **H., akute:** H. als Folge einer plötzlichen Druck- oder Volumenüberlastung, z.B. bei Lungenembolie, Septumperforation. **E** acute c. d. – **H., atonische:** H. mit Restblutvermehrung infolge Tonusverlustes der Herzwand, z.B. bei diphtherischer Myokarditis. **E** atonic c. d. – **H., myo|gene:** durch chronische Mehrbelastung bedingte H. bei Restblutvermehrung (meist kombiniert mit Füllungsdruckerhöhung) infolge Herzinsuffizienz; erfolgt als plastische ▸Gefügedilatation oder als Folge einer ischämischen, entzündlichen, stoffwechselbedingten etc. Herzmuskelschädigung. **E** myogenic c. d. – **H., regulative:** H. infolge physiologischer Anpassung an eine verstärkte körperliche Dauerbelastung, z.B. als Arbeits- bzw. ▸Sportherz; geprägt durch harmonisches Wachstum aller Muskelfasern, Zunahme der Restblutmenge in Ruhe, Zunahme des Schlagvolumens u. Abnahme der Restblutmenge (Herzverkleinerung) unter Belastung, Steigerung der funktionellen Herzreserven. **E** regulative c. d. – **H., tonogene:** passive H. durch erhöhten Füllungsdruck am insuffizienten Herzen. S.a. ▸Herzgewicht. **E** tonogenic c. d.

**Herz|dis|soziation:** atrioventrikuläre ▸Dissoziation, ▸Interferenzdissoziation. **E** cardiac dissociation.

**Herz|dynamik:** die gemäß physiologischen ▸Herzgesetzen erfolgende Anpassung der Herztätigkeit an die die mechanischen Arbeitsbedingungen (z.B. die Füllung, den Auswurfdruck) u. die die Herzmuskelkontraktilität ändernden Verhältnisse. **E** cardiodynamics.

**Herz|entwicklung:** *Embryologie* beginnt im Halsbereich-Mesenchym mit zwei Splanchnopleura-verstärkten Endothelsäckchen, die zum Herzschlauch verschmelzen; danach Peri-, Epi- u. Myokardbildung durch Zölomwand-Anlagerung, Rückbildung der Haftverbindung (= Mesokard), Schlauchdifferenzierung (zu Sinus venosus, Vorhof, AV-Kanal, Kammer, Bulbus). Bildung einer – sich drehenden – S-förmigen Schleife u. der Herzohren (des noch gemeinsamen Vorhofs), Herzklappenbildung aus ▸Endokardkissen, Abstieg (Descensus) – in definitiver Form – in den Brustkorb u. Ausbildung von ▸Septum primum u. ▸Septum secundum sowie ▸Foramen ovale mit Entwicklung der 4 Hohlräume. **E** cardiogenesis, cardiac development.

**Herz|entzündung:** ▸Myo-, ▸Epi-, ▸Endo-, ▸Peri-, ▸Pankarditis. **E** carditis.

**Herz|erkrankung, koronare:** s.u. ▸koronar. **E** coronary heart disease.

**Herz|erregung:** s.u. ▸Herzschrittmacher, ▸Erregungsbildung, ▸Erregungsausbreitung; s.a. ▸Atrioventrikularknoten.

**Herz|ersatz:** s.u. ▸Herztransplantation; s.a. ▸Herz, künstliches.

**Herz|fehler,** Vitium cordis: Oberbegriff für angeborene Fehlbildungen u. erworbene pathol. Veränderungen des Herzens, der herznahen großen Gefäße u. der Herzklappen (▸Herzklappenfehler). Die angeborenen Formen (**kongenitale H.**) kommen bei ca. 1 % aller Lebendgeborenen vor. Sie werden z.T. durch exogene Noxen verursacht (Infektionen, Genussmittel, Medikamente), z.T. auch durch einzelne Chromosomendefekte (Punktmutationen, Translokationen). Nahezu immer treten H. bei Chromosomenanomalien auf. H. werden entweder durch der jeweiligen Mehrbelastung entsprechende Herzmuskelveränderungen (v.a. Herzhypertrophie, adaptive Herzdilata-

| Herzfehler | Zyanose | Herzform | Lungendurchblutung | EKG | Auskultation | Bemerkungen |
|---|---|---|---|---|---|---|
| 1 Truncus arteriosus | stark | 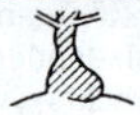 | verstärkt (evtl. tanzende Hili bis normal) | Linksüberlastung | wechselnd lautes systol. Austreibungsgeräusch über Basis, lauter singulärer 2. Herzton | hohe a-Welle im JVP, systol. Schwirren präkordial; evtl. operabel |
| 2 Pseudotruncus arteriosus (Pulmonalatresie) | stark | 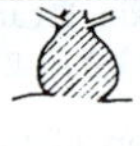 | vermindert | Rechtsüberlastung | kontinuierl. systol. Geräusch im 2.–3. ICR re. | hohe a-Welle im JVP; zerebrale Komplikationen (Absencen etc.); evtl. operabel |
| 3 Transposition der großen Gefäße | stark | 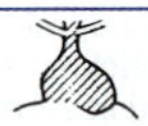 | verstärkt | Rechtsüberlastung | Vorhofgalopp im 2. ICR re. | hohe a-Welle im JVP; evtl. operabel |
| 4 FALLOT-Tetralogie | stark | 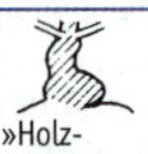 »Holzschuhform« | vermindert | Rechtsüberlastung | systol. Austreibungsgeräusch (Schwirren) im 2.–4. ICR | Hockstellung (»Squatting«); operabel |
| 5 Trikuspidalatresie (oder -stenose) | stark | 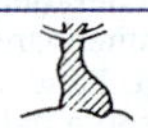 | vermindert | Linksüberlastung | scharfes systol. Geräusch (u. Schwirren) über Basis | hohe a-Welle im JVP, erhöhter Venendruck, Hockstellung (»Squatting«); evtl. operabel |
| 6 TAUSSIG-BING-Syndrom (Transposition der Aorta, reitende Pulmonalarterie) | stark | 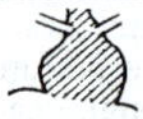 | verstärkt | Rechtsüberlastung | lautes systol. Geräusch li. parasternal | gelegentl. Kombination mit Ventrikelseptumdefekt u. Aortenisthmusstenose; u. U. operabel |
| 7 TAUSSIG-Syndrom | stark | nicht typisch | normal | indifferent | | evtl. operabel |
| 8 EISENMENGER-Komplex (bzw. Syndrom) | wechselnd bis stark | 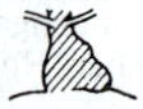 | verstärkt | Rechtsüberlastung, P pulmonale | paukender Pulmonalton, ejection click, oft Vorhofton | |
| 9 EBSTEIN-Syndrom | wechselnd bis stark | 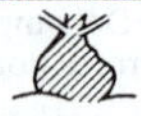 | vermindert | spitze, hohe P-Zacken, Rhythmusstörungen, Rechtsschenkelblock, WPW-Syndrom | Galopprhythmus mit lautem 3. Ton, lautes systol. Geräusch im 4. ICR li., kurzes diastol. Intervallgeräusch | Venenpulsation am Hals, offenes Foramen ovale, Pfropfendokarditis; evtl. operabel |

| Herzfehler | Zyanose | Herzform | Lungendurchblutung | EKG | Auskultation | Bemerkungen |
|---|---|---|---|---|---|---|
| 10 Ostium-primum-Syndrom | wechselnd | 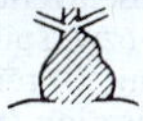 | eher verstärkt | überdrehter Linkstyp, Links- u. Rechtshypertrophie | fixierte Spaltung des 2. Tons, spindelförm. systol. Geräusch, Holosystolikum 4.–5. ICR li. (Medioklavikularlinie), Trikuspidalströmungsgeräusch | als partieller u. totaler AV-Kanal; evtl. operabel |
| 11 Taussig-Snellen-Albers-Syndrom (Transposition der Pulmonalvenen) | wechselnd bis stark | 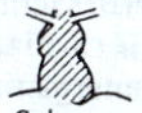 »Schneemann« | verstärkt | Rechtsüberlastung | | Vorhofseptumdefekt; operabel |
| 12 offener Ductus Botalli | keine | 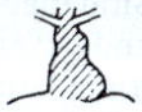 | verstärkt bis normal | Linksüberlastung | kontinuierl. systol-diastol. Geräusch im 1.–3. ICR li. | operabel |
| 13 Vorhofseptumdefekt (einschl. Cossio-Syndrom) | keine | 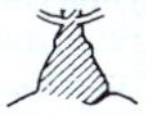 | verstärkt | Rechtsüberlastung, unvollständiger Rechtsschenkelblock | fixierte Spaltung des 2. Tons, Trikuspidalströmungsgeräusch, Systolikum im 2. ICR li. | operabel |
| 14 großer Ventrikelseptumdefekt | keine | 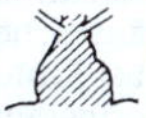 | verstärkt | Rechtsüberlastung, Katz-Wachtel-Syndrom | holosystolisches Pressstrahlgeräusch, 3. Ton | Schwirren über 3. u. 4. ICR li. parasternal; operabel; evtl. vorangehend Bändelung d. Lungenschlagader |
| 15 Roger-Syndrom | keine | nicht typisch | normal | indifferent | holosystolisches Pressstrahlgeräusch | Schwirren über 3. u. 4. ICR li parasternal |
| 16 isolierte Pulmonalstenose | keine | 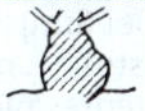 | vermindert | Rechtsüberlastung | spätsystol. Pressstrahlgeräusch, spindelförm. Vorhofton, ejection click (bei leichten u. mittelschweren Fällen) | betonte a-Welle im JVP; evtl. – auch als Infundibulumstenose – operabel |
| 17 Lutembacher-Syndrom (Vorhofseptumdefekt, Mitralstenose) | keine | 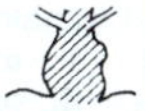 | verstärkt | Rechtsüberlastung | wie Mitralstenose u. Vorhofseptumdefekt | Pfropfendokarditis; operabel |
| 18 Aortenisthmusstenose | keine | 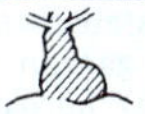 | normal | Linksüberlastung | präsystol.-systolisches Geräusch, fortgeleitet zum Rücken | Blutdruckdifferenz zwischen Armen u. Beinen, Rippenusuren, Pfropfendokarditis; operabel |
| 19 Aortenklappenstenose | keine | 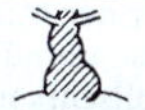 | normal | Linksüberlastung | raues, lautes Systolikum (spindelförmig), fortgeleitet zum Hals, ejection click, leiser Aortenton | Schwirren im 2. ICR re.; evtl. auch als sub- u. supravalvuläre Stenose; operabel |
| 20 Aortenklappeninsuffizienz | keine | 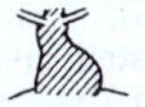 | normal | Linksüberlastung | hochfrequentes, lang gezogenes diastol. Decrescendo-Sofortgeräusch (P. m. 3. ICR li. parasternal) | Pulsus celer et altus, Hill-Phänomen; operabel |
| 21 Mitralklappenstenose | keine, evtl. peripher | 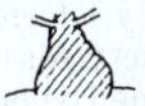 | normal | P sinistrocardiale | Präsystolikum, paukender 1. Ton, Mitralöffnungston, protodiastol. Decrescendogeräusch | vergrößerter Bifurkationswinkel; operabel (v. a. Klappenersatz) |
| 22 Mitralklappeninsuffizienz | keine | 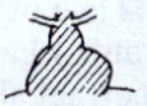 | normal | P sinistrocardiale, Linksüberlastung | leiser 1. Ton, holosystol. Geräusch, 3. Ton (P. m. über Spitze) | vergrößerter Bifurkationswinkel; operabel |
| 23 Trikuspidalklappeninsuffizienz | keine, evtl. peripher | 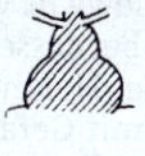 | normal bis vermindert | P dextrocardiale, Rechtsüberlastung | leiser 1. Ton, holosystol. Geräusch, 3. Ton, Müller-Saugversuch + +, evtl. systolisches Brummen | systol. Regurgitation in der Jugularis, evtl. mit Abheben des Ohrläppchens, systolischer Leberpuls; operabel |

**Herzfehler.** [321]

H

tion) ausgeglichen (kompensiert) oder sind unausgeglichen (dekompensiert; ▸Herzinsuffizienz). ***Einteilung:*** Unter Berücksichtigung der kardialen Druckverhältnisse und der Fließrichtung des Blutes in Lungen- u. Körperkreislauf werden drei Gruppen angeborener Herzfehler unterschieden (s.a. Tab.): **1)** H. ohne Verbindung zwischen Körper- u. Lungenkreislauf, bei denen die vorgeschalteten Herzabschnitte einer erhöhten Druckbelastung ausgesetzt sind. Dazu gehören Pulmonalstenose, Aortenklappenstenose, Aortenisthmusstenose. **2)** H. mit Blutfluss aus dem Körper- in den Lungenkreislauf (Links-rechts-Shunt), die zu Druckerhöhung im Lungenkreislauf und im Verlauf zur Shuntumkehr (EISENMENGER-Reaktion) führen können. Die häufigste Fehlbildung dieser Gruppe (u. häufigster kongenitaler H. überhaupt) ist der Ventrikelseptumdefekt (VSD); weitere sind der Vorhofseptumdefekt (ASD) und der fehlende Verschluss des Ductus Botalli. **3)** H. mit Blutfluss aus dem Lungen- in den Körperkreislauf (Rechts-links-Shunt) führen zu verminderter Lungendurchblutung u. peripherer Zyanose. Die beiden häufigsten zyanotischen H. sind die FALLOT-Tetralogie u. die Transposition der großen Arterien (TGA). S.a. ▸Shuntvitium. E (organic) heart defect.

**Herz|fehler|zellen:** bei Herzfehlern mit Stauung im Lungenkreislauf (v.a. bei Mitralvitien) sich abschilfernde Alveolardeckzellen, die phagozytiertes Hämosiderin aus zerfallenen roten Blutkörperchen enthalten; sind im Auswurf nachweisbar. E heart failure cells.

**Herz|figur:** der »Schatten« des Herzens u. der großen Gefäße im Röntgenbild des Brustkorbs (Abb.). – s.a. ▸Herzbögen, ▸Herzfehler (dort Tab.). E heart shadow, h. outline, h. configuration, cardiac silhouette.

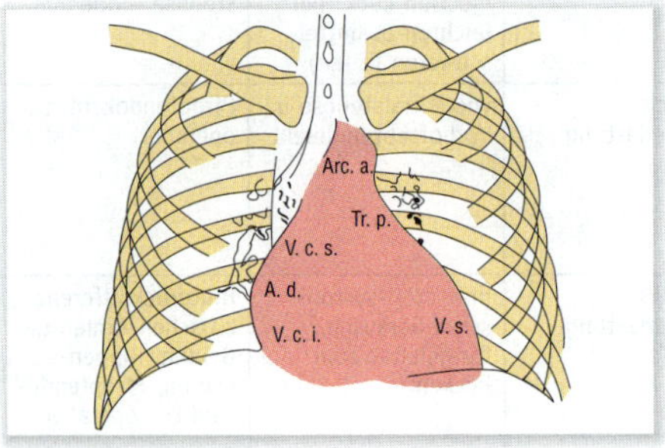


**Herzfigur:** Durchzeichnung der wesentlichen Strukturen. **Arc.a** = Arcus aortae; **A.d.** = Atrium dextrum; **Tr.p.** = Truncus pulmonalis; **V.c.s.** = Vena cava superior; **V.c.i.** = Vena cava inferior; **V.s.** = Ventriculus sinister. [28]

**Herz|flattern, -flimmern:** s.u. ▸Kammer-, ▸Vorhof-. E cardiac flutter, c. fibrillation.

**Herz|frequenz:** die Zahl der Herzaktionen (▸Herzzyklus) pro Zeiteinheit (meist pro Minute), die normalerweise (frustrane ▸Herzkontraktion ausgenommen) mit der Pulszahl übereinstimmt. Die von Konstitution, Lebensalter u. Geschlecht abhängigen Normwerte s.u. ▸Herz. Sie ändert sich in Abhängigkeit von der körperlichen Belastung, der Körpertemperatur u. dem Gefäßdruck; gesteuert wird sie über ▸Herznerven. Mit zunehmender H. steigt – je nach Herzreserve – das Herzminutenvolumen an, nimmt aber – bei **kritischer H.** ab ca. 200/Min. – infolge verkürzter Diastole u. unzureichender Entleerung der Vorhöfe (Rückstauung in die Bauchorgane) ab. S.a. ▸Kardiotokographie. E heart rate.

**Herz|funktions|prüfung:** hämodynamische ▸Funktionsprüfung. E cardiac functional testing.

**Herz|geräusch:** bei ▸Herzauskultation jedes nicht als ▸Herzton anzusprechende Schallphänomen in Form eines – meist weitgehend konstanten – systolischen u./oder diastolischen Geräusches; s.a. ▸Phonokardiographie. Sein Klangcharakter (z.B. blasend, pfeifend, gießend), seine Frequenz, Intensität (konstant, an-, abschwellend, d.h. im ▸Phonokardiogramm band- bzw. spindelförmig), Dauer (kontinuierlich oder mit Unterbrechungen = diskontinuierlich) u. Lokalisation (▸Punctum maximum) u. evtl. Fortleitung sind abhängig von der Hämodynamik; z.B. bedingt durch Wirbelbildung an abrupten Kalibererweiterungen u. Unebenheiten des Strombettes. Sie sind organisch (durch Herzklappenfehler, Fehlbildung etc. verursacht) oder nur funktionell bedingt (akzidentell). E cardiac murmur, heart murmur. – **H., akzidentelles, anorganisches H.:** H. am klinisch gesunden Herzen, v.a. bei Kindern, Jugendlichen, infolge vermehrten Durchflusses, erhöhter Strömungsgeschwindigkeit, Änderung der Blutviskosität (z.B. bei Anämie). Sind meist »musikalisch«, von geringer Fortleitungstendenz u. von haltungsabhängiger Intensität (meist am lautesten im 2. u. 3. Zwischenrippenraum [ICR] links neben dem Brustbein oder, vom 2. Herzton getrennt, im 3. u. 4. ICR links parasternal). E accidental c. m. – **H., bandförmiges:** Bandform eines holosystolischen Geräusches im PKG. E band-shaped c. m. – **H., dia|stolisches,** Diastolikum: H. in der Diastole; meist diskontinuierlich als Decrescendo- oder Crescendogeräusch; hochfrequent, hauchend als Refluxgeräusch bei Schlussunfähigkeit der Semilunarklappen (Sofortgeräusch nach dem 2. Herzton = Frühdiastolikum, li. parasternal); tief, rau, lang, früh- oder protodiastolisch, vom 2. Herzton abgesetzt als Einströmgeräusch an Atrioventrikularklappen; spätdiastolisch bzw. präsystolisch als Intervallgeräusch (mit Maximum über der Mitralis bzw. Trikuspidalis), nur bei Sinusrhythmus, v.a. bei der Mitralstenose. E diastolic c. m. – **H., musikalisches:** regelmäßig hochfrequentes piepsendes oder niederfrequentes brummendes H. durch atypisch verlaufende, verdickte Sehnenfäden der Segel u. bei Klappenperforation, -insuffizienz oder als extrakardialer Resonanzeffekt von Magenblase, herznaher Kaverne etc. E musical c. m. – **H., organisches:** s.u. Herzgeräusch. E organic c. m. – **H., spindelförmiges:** systolisches H. mit Spindelform im PKG; als Crescendo-Decrescendo-Geräusch; bei Aorten-, Pulmonalstenose, Durchflussbeschleunigung, -steigerung. E spindle-shaped c. m. – **H., systolisches,** Systolikum: zu Beginn oder während der ganzen Systole (protosystolisch bzw. holosystolisch) hörbares H.; bandförmig hochfrequent, hell u. weich, z.T. auch scharf als Refluxgeräusch bei Insuffizienz der Atrioventrikularklappen (maximal über der Mitralis bzw. Trikuspidalis) bzw. bei Ventrikelseptumdefekt; abgesetzt, früh-, meso- oder spätsystolisch, spindelförmig, mittel- bis tieffrequent, allgemein als raues Austreibungsgeräusch bei Stenose der Taschenklappen, Vorhofseptumdefekt, erweitertem Abgang der Aorta bzw. des Truncus pulmonalis; als organisches H. stets intensiv. E systolic c. m. – **H., systolisch-diastolisches:** kontinuierliches H., das – vom 1. Herzton abgesetzt – systolisch beginnt, in die Diastole übergeht u. als Decrescendo abklingt, z.B. bei offenem Ductus arteriosus u. bei perforiertem Sinus-Valsalvae-Aneurysma.

**Herz|gesetz:** *Physiologie* als **klassisches H.** das ▸FRANK-STARLING-Gesetz. Als **neues H.** (REINDELL u. Mitarb.) die umstrittene Hypothese der Steuerung der Herzdynamik nicht durch die Ausgangsfüllung, sondern durch eine variable, aktive Herzmuskelspannung (Herztonus). E law of the heart.

**Herzgespannkraut:** ▸Leonuri cardiacae herba.

**Herz|gewicht:** beträgt als **grobes H.** (einschließlich des Fettgewebes) beim Erwachsenen ca. 300 g. Als **kritisches H.** das Gewicht von 500 g (bzw. 200 g als Kammergewicht), bei dessen Überschreiten allgemein die physiologische Herzhypertrophie zunehmend von Hyperplasie (mit Gefahr der ▸Herzdilatation) abgelöst wird. E cardiac weight, w. of heart.

**Herz|gifte:** spezifisch die Herzmuskelzellen angreifende, in niedriger Dosis z.T. therapeutisch genutzte, in höherer zu Herzschädigung, evtl. Herzstillstand führende Substanzen, i.e.S. die ▸Herzglykoside. E cardiotoxins.

**Herzglykoside:** *Pharmazie* Bufadienolid- u. Cardenolid-Glykoside mit ***Wirkung*** am Herzmuskel (s.a. ▸Digitalistherapie): Steigerung der Kontraktionskraft (»positiv inotrop«) ohne Erhöhung des Sauerstoffbedarfs, Verlangsamung der Frequenz (»negativ chronotrop«) u. Erregungsleitung (»negativ dromotrop«); vermehrt heterotope Erregungsbildung durch Senkung der Reizschwelle (»positiv bathmotrop«). ***Anw.*** bei Herzinsuffizienz sowie als ▸Antiarrhythmica. chem Es handelt sich um Aglucone mit Steroidstruktur (Derivate des Cyclopentano-perhydro-Phenanthrens), die glykosidisch mit Zuckern verknüpft sind. ▸Herzgifte; s.a. ▸Digitalisglykoside (dort Formel). E cardiac glycosides.

**Herz|größe, absolute:** die dreidimensionale H. = Herzvolumen; abhängig von Muskelmasse, Füllung u. Körperstellung (in Horizontallage zunehmend). S.a. ▸Herzgewicht, ▸Herzdämpfung. E absolute heart size.

**Herz-Hand-Syndrom:** autosomal-dominant bedingte Fehlbildungen der oberen Extremitäten und Herzfehler mit hoher Penetranz u. variabler Expressivität (▸HARRIS-OSBORNE-Syndrom, ▸HOLT-ORAM-Syndrom). Gelegentlich als Herzfehlbildung auch Koronararterienanomalien, Transposition der großen Gefäße.

**Herz|hyper|plasie:** Vermehrung der Herzmuskelzellen (u. der Kapillaren; bei gleich bleibendem 1:1-Verhältnis) durch Längsspaltung. Erfolgt nach Überschreiten des kritischen ▸Herzgewichts. Führt zu Zunahme der inneren Oberfläche mit Gefahr der myogenen ▸Herzdilatation. E cardiac hyperplasia.

**Herz|hyper|trophie:** *Pathologie* die infolge chronischer Mehrbelastung des Herzens einsetzende Zunahme der Herzmuskelmasse u. des Herzgewichts allein durch Vergrößerung der Herzmuskelzellen, d.h. durch harmonisches Faserwachstum bei unveränderter Faserzahl. Als **exzentrische H.** Vermehrung der Muskelmasse mit gleichzeitiger ▸Herzdilatation als Folge einer Volumenbelastung (▸Volumenhypertrophie); als **konzentrische H.** die Hindernishypertrophie (z.B. bei valvulärer Aorten- oder Pulmonalstenose). S.a. ▸Fibroelastosis endocardica. E cardiac hypertrophy. – **H., familiäre idiopathische:** dominant erbliche Erkrankung mit auffallender Hypertrophie der Herzmuskulatur mit resultierender Kardiomegalie ohne Zeichen der Obstruktion.

**Herz|index,** Abk. HI: Index aus Herzminutenvolumen pro $m^2$ Körperoberfläche als Parameter der Herzleistung; normal 3,5 (±0,5) l/min/$m^2$. E cardiac index, Abk. CI.

**Herz|infarkt:** ▸Myokardinfarkt. E cardiac infarction.

**Herz|insuffizienz:** akutes oder chronisches Unvermögen des Herzens, bei Belastung (Belastungsinsuffizienz) oder schon in Ruhe (Ruheinsuffizienz) den für den Stoffwechsel erforderlichen Blutauswurf aufzubringen (Backward-Failure) bzw. den venösen Rückfluss aufzunehmen (Forward-Failure). Zustand, in dem infolge der geschwächten Pumpenfunktion die kardialen Kompensationsmechanismen wie Herzfrequenz, Kontraktilität u. Schlagvolumen nicht mehr zur Aufrechterhaltung eines normalen Herzzeitvolumens ausreichen. ***Pathophysiol.:*** Es kommt zu Anstieg der arteriovenösen Sauerstoffdifferenz u. Abnahme der Sauerstoffsättigung des Blutes. Dabei ist das Ruhe-Minutenvolumen vermindert, normal oder erhöht, der Füllungsdruck in einer oder bd. Kammern meist erhöht. Tritt auf als ▸Links- oder ▸Rechtsherzinsuffizienz oder betrifft beide Kammern (**globale H.**). Führt zu Veränderungen am peripheren Kreislauf (verminderte Blutversorgung in der Peripherie, Stauungserscheinungen: Lungenödem, peripheres Ödem), Störung der Atmung (Dyspnoe), der Nierenfunktion (u.a. Nykturie) u. des Elektrolytstoffwechsels sowie zu verminderter Leistungsfähigkeit der Skelettmuskulatur (Zunahme der anaeroben Energiegewinnung durch Glykolyse). ***Ätiol.:*** hat vielfältige (u. vielschichtige) Ursachen, so v.a. entzündliche u. degenerative Myo- u. Endokardveränderungen, koronare Durchblutungsstörung, Myokardinfarkt, Verletzungen.

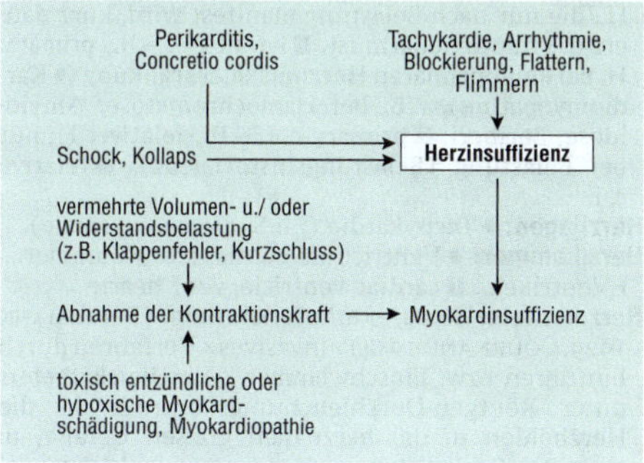


**Herzinsuffizienz.** [175]

***Klassifik. u. Klinik:*** wird gemäß der New York Heart Association (NYHA) in vier Klassen eingeteilt: **I:** völlige Beschwerdefreiheit bei normaler körperlicher Belastung; **II:** leichte Einschränkung der körperlichen Belastbarkeit; in Ruhe u. bei leichter körperlicher Tätigkeit besteht Beschwerdefreiheit; **III:** starke Einschränkung der Belastbarkeit; Wohlbefinden in Ruhe, aber Beschwerden schon bei leichter körperlicher Tätigkeit; **IV:** bei jeder körperlichen Tätigkeit Zunahme der – meist auch in Ruhe bestehenden – Insuffizienzzeichen. ***Diagn.:*** neben dem klin. Bild EKG, Echokardiographie, Thorax-Röntgen. ***Ther.:*** Eine Einschränkung der NaCl-Zufuhr wird inzwischen kontrovers diskutiert; die Flüssigkeitszufuhr sollte allerdings beschränkt werden. Zur medikamentösen Therapie werden kontraktionsfördernde (positiv inotrope) Substanzen eingesetzt, wobei zur Behandlung der chronischen Formen der H. noch immer Glykoside (v.a. Digoxin u. Digitoxin) zum Einsatz kommen. Größere Bedeutung haben in den letzten Jahren auch die Vasodilatatoren (Nitroverbindungen u. Dihydralazin, Alpharezeptorenblocker, Calciumantagonisten, ACE-Hemmer) erlangt, die – häufig in Kombination mit Glykosiden angewandt – das Myokard durch Verminderung der Nachlast schonen. Am bedeutsamsten für die Langzeittherapie sind hier die ACE-Hemmer. Des Weiteren kommen Diuretika (v.a. Thiazide u. Schleifendiuretika) zur Anwendung. Zusätzlich zu diesen Medikamenten eingesetzte Betarezeptorenblocker sollen die Prognose verbessern u. die Letalität senken. Bestimmte Formen der schweren chronischen H. stellen auch eine Indikation für invasive u. operative Behandlungsmethoden dar. So kommt bei H. als Folge einer Koronargefäßerkrankung die direkte Revaskularisation (Bypassoperation, s.u. ▸Koronarchirurgie) oder z.B. bei schweren Kardiomyopathien auch die ▸Herztransplantation in Frage. Akute Formen der H. werden mit Katecholaminen (Dopamin u. Dobutamin), evtl. auch mit Amrinon behandelt. E cardiac insufficiency, heart failure. – **H., akute:** plötzlich, mit kardiogenem ▸Schock einsetzende H. ***Klinik:*** Blässe, kalter Schweiß, Blutdruckabfall, Kälte der Gliedmaßen, Herzfrequenzanstieg (Tachykardie); wesentliche Stauungssymptome können fehlen. E acute c. i. – **H., energetische:** reversible Fehlfunktion des Herzmuskels bei allgemeinen Stoffwechselstörungen. E energetic c. i. – **H., energetisch-dynamische,** hypodynamische H., HEGGLIN-Syndrom II: eine energetische H., kompliziert durch eine hämodynamisch oder neurohumoral bedingte Störung des Kalium-/Natrium-Stoffwechsels des Herzmuskels. Verkürzung der hämodynamisch wirksamen Systole, kleiner Puls, Neigung zu Ohnmachten, vorzeitiger 2. Herzton; im EKG QT-Verlängerung; Vork. bei Sauerstoffnot (Myokardhypoxämie), apoplektischem Insult, Wasser- u. Mineralstoffwechselstörung (v.a. Hypokaliämie). – **H., exzitomotorische:** H. infolge Herzrhythmusstörung. – **H., hypox|ämische:** (meist) akute H. infolge Sauerstoffnot; z.B. bei Höhenkrankheit. E ischemic c. i. – **H., latente:** H., die nur nach Belastung manifest wird, kurz dauert u. symptomenarm ist. E latent c. i. – **H., primäre:** H. bei einer primären Herzmuskelerkrankung (▸Kardiomyopathie), z.B. bei Hämochromatose, Amyloidose, Beriberi. E primary c. i. – **H., relative:** H. nur bei Belastung (Belastungsinsuffizienz). E relative c. i.

**Herz|jagen:** ▸Tachykardie (i.e.S. die paroxysmale).

**Herz|kammer:** ▸Ventriculus cordis; s.a. ▸Kammer..., ▸Ventrikel... E cardiac ventricle, v. of heart.

**Herz|katheterismus, -katheterisierung:** (FORSSMANN 1929, COURNAND 1944) »invasives« Verfahren durch Einführen bzw. Einschwemmen eines **Herzkatheters** unter Röntgen-Durchleuchtungskontrolle in die Herzhöhlen u. die herznahen großen Gefäße, u. zwar bei Rechtsherz- u. Lungenarterienkatheterismus über eine Vene (meist V. brachialis), als Links-H. retrograd über eine Arterie (meist A. femoralis oder brachialis) oder – nach venösem H. – vom re. Vorhof aus durch ein offenes Foramen ovale bzw. durch Punktion der Vorhofscheidewand (**transseptaler H.**). ***Indikation:*** Dient der Austastung einzelner Herzabschnitte, der direkten Messung des Druckes (mittels Elektromanometer), Blutprobenentnahmen (Blutgasanalyse), der selektiven Kontrastdarstellung des Herzens u. herznaher Gefäße (▸Angiokardiographie; s.a. ▸Koronarangiographie), der quantitativen Bestimmung von Kreislaufgrößen (Strömungswiderstände, Kreislauf- u. Shuntvolumina) u. der Klappenöffnungsflächen, zur versuchsweisen Blockierung von Septumdefekten vor geplanten Herzoperationen (mittels Ballonkatheter), dem Einbringen von Schrittmacherelektroden. Herzkatheter werden heute vielfach zur Aufdehnung verengter Koronararterien (▸PTCA), aber auch zur Sprengung stenosierter Herzklappen (▸Ballonvalvuloplastie) angewandt. ***Kompl.:*** Hämatome, Aneurysma spurium u. a.v. Fisteln im Bereich der Einstichstellen für die Einbringung der Katheter, Perforation, Klappen- u. Endokardverletzung, bei Rechtskatheterismus ferner v.a. Rhythmusstörung, Lungenödem, u.U. Lungenembolie (Thrombenmobilisierung), bei Linkskatheterismus Hämatoperikard (evtl. Herztamponade), Pneumo- u. Hämatothorax. E cardiac catheterization.

**Herz|klappen:** die Ventilsysteme der Herzöffnungen. Als Vorhof-Kammer-Klappen die Mitral- u. die Trikuspidalklappe (▸Valva atrioventricularis sinistra u. ▸dextra), als Klappen der Aorta u. des Lungenarterienstammes die ▸Valva aortae u. ▸Valva trunci pulmonalis. Sie werden gebildet von segelförmigen oder taschenförmigen, in die Lichtung vorragenden Gebilden (Duplikaturen des Endokards, innen verstärkt durch Bindegewebe). S.a. ▸Herzklappen... E heart valve, cardiac v. – **H., künstliche:** ▸Herzklappenprothese.

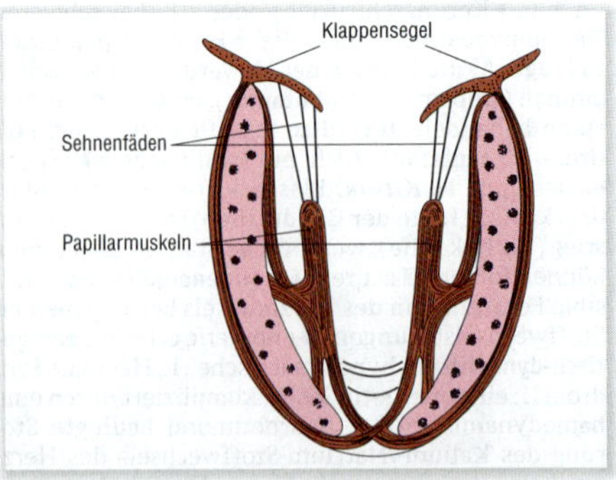


**Herzklappen:** Schema der Atrioventrikularklappen. [329]

**Herz|klappen|aneurysma:** durch Fehlbildung, Entzündung, Degeneration bedingtes, meist zu Klappeninsuffizienz führendes ▸Aneurysma einer Herzklappe; s.a. ▸floppy valve.

**Herz|klappen|ersatz:** s.u. ▸Herzklappenplastik, ▸Herzklappenprothese.

**Herz|klappen|fehler:** angeborene (durch Störung der ▸Herzentwicklung) oder erworbene (meist als Folge einer Endokarditis) Beeinträchtigung der Funktion einer oder mehrer ▸Herzklappen. ***Einteilung:*** Unterschieden werden die Verengung (Herzklappen- oder Herzostien-Stenose), die Schlussunfähigkeit (Herzklappeninsuffizienz) oder die Kombination von beidem (kombiniertes Vitium). Ferner angeborene oder erworbene fensterartige Defekte (Herzklappenfensterung). Bei der Herzklappenstenose kommt es zu erhöhtem Druck in den vorgeschalteten Herzabschnitten mit der Folge einer Herzinsuffizienz. Am häufigsten ist die ▸Mitralklappen-, etwas seltener die ▸Aortenklappenstenose. Eine Trikuspidalklappenstenose tritt meist zusammen mit Mitral- oder Aortenstenose auf. Eine Herzklappeninsuffizienz führt infolge der Klappenundichtigkeit zu Pendelblut und damit einer Belastung der vorgeschalteten Herzabschnitte mit erhöhtem Flüssigkeitsvolumen. Auch hier kann es im Verlauf zu einer Herzinsuffizienz kommen (bei der Aortenklappeninsuffizienz allerdings spät). Am häufigsten ist die ▸Mitralklappeninsuffizienz (in $^1/_3$ der Fälle kombiniert mit Mitralstenose), etwas seltener die ▸Aortenklappeninsuffizienz. Selten ist eine Insuffizienz der Trikuspidal- oder Pulmonalklappe. Eine Sonderform der H. ist der ▸Mitralsegelprolaps. S.a. ▸Herzfehler (dort Tab.). E valvular heart defect.

**Herz|klappen|insuffizienz:** ▸Aorten-, ▸Mitral-, ▸Pulmonal- oder ▸Trikuspidalklappeninsuffizienz.

**Herz|klappen|plastik,** Valvuloplastik: herzchirurgischer Eingriff am Herzklappensystem, u. zwar **1)** als Funktionsplastik bei Herzklappenfehlern, z.B. als ▸Anuloplastik, atriovalvuläre Einengungsnaht, Versteifung durch Querraffung, Aufsteppen einer Teflonrolle, seitliche Klappennaht (laterale Kommissurorhaphie), Defektdeckung durch freies Perikardtransplantat, ▸Bikuspidalisation einer insuffizienten Aortenklappe (Umwandlung in eine zweiteil. Klappe durch Kommissurennaht oder Exzision u. Einfaltung einer Semilunarklappe); oder als **2)** Einpflanzung einer ▸Herzklappenprothese bzw. durch Verpflanzung oder Bildung einer Bioprothese: Transplantation einer Kadaverherzklappe, evtl. eine Glutaraldehyd-konservierte dreifüßige (HANCOCK) Schweineherzklappe (CARPENTIER-EDWARDS) bzw. – als Autoplastik – Nachbildung einer Klappe aus körpereigenem Gewebe, z.B. aus Fascia lata. **3)** als nichtoperative Aufdehnung verengter Klappen mittels Ballonkathetern, die über periphere Gefäße antegrad oder retrograd eingeführt werden. ***Anw.*** v.a. bei Kindern u. Jugendlichen als perkutane Pulmonalklappenvalvuloplastik (s.a. ▸Valvuloplastie); bei Erwachsenen wird das Verfahren häufiger als Mitralklappenvalvuloplastik zur Therapie der Mitralstenose angewandt; wegen der hohen Rezidivrate sind solche Eingriffe an der Aortenklappe seltener. E valvuloplasty.

**Herz|klappen|prothese:** künstliche Herzklappe aus alloplastischem Material. ***Formen:*** als Nachbildung der natürlichen Klappe (z.B. HUFNAGEL-Aortenklappe, bi- oder trivalvuläres System nach MCGOON, GOTT-Butterfly-Prothese), meist aber als Ventil, u. zwar Kugelventilprothese (Kunststoffkugel in einem Metallkäfig, der im Klappenringbereich befestigt wird; z.B. STARR-EDWARDS-, MAGOVERN-, SMELOFF-CUTTER-Ventil), Scheibenprothese, die parallel zur Herzklappenebene bewegt wird, z.B. nach CROSS-

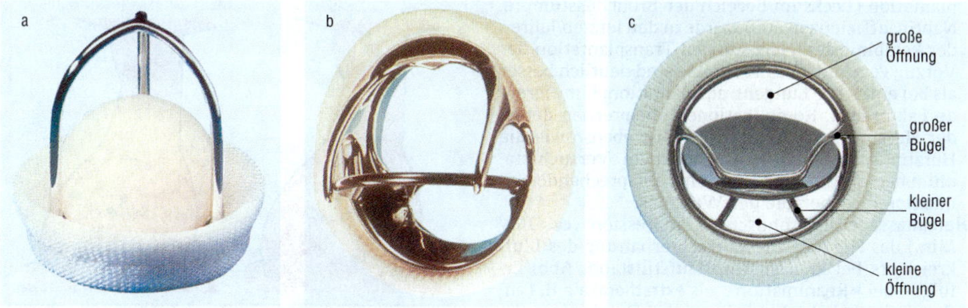


**Herzklappenprothese:** a) nach STARR-EDWARDS; b) nach LILLEHEI-KASTER; c) nach BJÖRK-SHILEY. [233]

JONES, KAY-SHILEY, COOLEY-BLOODWELL, oder als Kippscheibenprothese konstruiert ist (exzentrisch kippbar, z. B. nach BJÖRK-SHILEY, WADA-CUTTER, LILLEHEI-KASTER oder zweiflügelig als St.-Jude-Medical-Prothese); ferner meniskusartige (LILLEHEI-NAHIB) und neuartige Kugelventile (BARNARD) u. a. m. ***Kompl.:*** Thrombenbildung, Endokarditis, Hämolyse, paravalvuläre Lecks. E artificial heart valve, valvular prosthesis.

**Herz|klappen|sprengung:** operative oder kathetertechnische Korrektur einer Herzklappenverengung durch Sprengung von narbigen Verwachsungen der Klappenkommissuren. Die operative H. erfolgt entweder mit dem Finger oder mittels eines Spreizinstruments, das durch einen kleinen Herzschnitt oder nach breiter Herzeröffnung in die Herzlichtung eingeführt wird (Dilatator u. a. nach BROCK, TUBBS, BAILEY-LARZELER). Letztere Verfahren werden heute vielfach ersetzt durch die H. mittels eines perkutan zum Herzen vorgeschobenen Ballonkatheters (▸ Ballonvalvuloplastie). E cardiovalvulotomy.

**Herz|klappen|stenose:** ▸ Aorten-, ▸ Pulmonal-, ▸ Mitral-, ▸ Trikuspidalklappenstenose. E cardiac valvular stenosis.

**Herz|klappen|ton:** s. u. ▸ Herzton. E cardiac valvular tone.

**Herz|klopfen:** ▸ Palpitation. E palpitation.

**Herz|kon|figuration:** ▸ Herzfigur. E cardiac configuration.

**Herz|kon|traktion, frustrane:** die wirkungslose Aktion des Herzmuskels (s. a. ▸ Herzzyklus) mit zu geringer Druckentwicklung, d. h. ohne peripher tastbare Pulswelle. E cardiac contraction without ejection.

**Herz|krampf:** Stenokardie (▸ Angina pectoris).

**Herz|kranz|gefäße:** ▸ Arteriae coronariae, ▸ Venae cardiacae. S. a. ▸ Koronar... E coronary vessels.

**Herz-Kreislauf-Mittel:** s. u. ▸ Kreislaufmittel u. ▸ Kardiaka.

**Herz-Kreislauf-Training:** zur Förderung der allg. Leistungsfähigkeit u. der dynamischen Ausdauer regelmäßig durchgeführte, geeignete sportliche Betätigung wie Joggen, Schwimmen, Radfahren oder Skilanglauf. Speziell für herzkranke Pat. (z. B. nach Myokardinfarkt) gibt es Koronarsportgruppen unter Anleitung eigens dafür ausgebildeter Therapeuten u. ärztlicher Aufsicht. Zur Teilnahme ist eine Belastbarkeit von mind. 1 Watt/kg Körpergewicht erforderlich. Eine optimale Trainingsintensität ist gegeben bei 80 % der Ausbelastungs-Herzfrequenz der symptomlimitierten Fahrrad-Ergometrie (d. h. Abbruch der Belastung nach Erreichen eines Abbruchkriteriums wie Angina pectoris oder Rhythmusstörungen). Übungsinhalte einer Herzsportgruppe sind Atem- u. Entspannungsübungen, Ausdauerübungen, Koordinationsübungen, Gruppengespräche, Wahrnehmungsschulung, Spiele.

**Herz-Lungen-Maschine:** (LILLEHEI, GIBBON) ein v. a. in der offenen Herzchirurgie gebräuchliches Gerät, das als apparativer extrakorporaler ▸ Kreislauf vorübergehend die Herz- u. Lungenfunktion zu übernehmen vermag (die Umgehung dieser Organe durch das kreisende Körperblut ermöglicht = »kardiopulmonaler Bypass«). Pumpen sorgen als künstliches Herz für einen konstant-gleichgerichteten Transport des – heparinisierten – Blutes im Kreislaufsystem, ein Oxygenator als künstliche Lunge für die Sauerstoffbeladung = Arterialisation des Blutes. Angeschlossen sind eine Blutentschäumungsvorrichtung u. ein Wärmeaustauscher (für Blutkühlung u. -wiedererwärmung bei Anw. von ▸ Hypothermie; eine hypotherme, bei Ganzkörperunterkühlung anwendbare Koronarperfusion ermöglicht eine mehrstündige Herzausschaltung). Der Kreislaufanschluss des Systems erfolgt durch Kanülement beider Hohlvenen vom Vorhof aus sowie – für Rückleitung des sauerstoffbeladenen Blutes – durch Kanülierung großer Schlagadern (meist A. femoralis, beim Säugling u. Kleinkind Aorta). Nach Anlaufen der Blut(ersatzmittel)-gefüllten Maschine erfolgen die Blutumleitung (beginnt mit Hohlvenendrosselung = »Bändelung«) über die eingelegten Drainageschläuche u. Abklemmen der Aorta (es tritt anoxischer Herzstillstand ein). – s. a. ▸ Links-Bypass. E heart-lung machine.

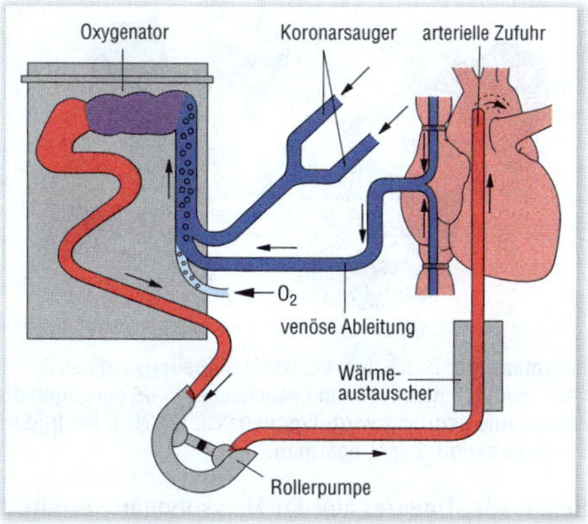


**Herz-Lungen-Maschine:** Schema der extrakorporalen Zirkulation. [278]

**Herz-Lungen-Quotient:** *Röntgenologie* (GROEDEL) Quotient aus transversalem Herz- u. basalem Thoraxdurchmesser; Normwert beider Größen etwa 1:2. E cardiothoracic ratio.

**Herz-Lungen-Transplantation:** die kombinierte (»en bloc«) Implantation von Herz u. Lunge eines Spenders in den Körper eines Empfängers. Erstmals wurde dieser Eingriff 1981 von B. A. REITZ (Stanford, USA) durchgeführt. Voraussetzung ist der Erhalt der links u. rechts vom Herzen verlaufenden Nn. phrenici des Empfängers, wodurch die Zwerchfellatmung garantiert wird. ***Ind.:*** schwerer pulmonaler (fixierter) Hypertonus, sekundäre Schädigung des Herzmuskels, zystische Pankreasfibrose. Nach negativen Erfahrungen mit der isolierten Lungentransplantation (Lecks im Bereich der Bronchusstümpfe, Nahtinsuffizienzen etc.) wurde in den letzten Jahren der kombinierten Herz-Lungen-Transplantation der Vorzug gegeben. Die Ergebnisse sind deutlich besser als bei einfacher Lungentransplantation. Limitierende Faktoren u. Komplikationen entsprechen denen der Herztransplantation. Die H. ist ebenso wie die Herztransplantation heute aus dem Versuchsstadium herausgetreten u. stellt bei entsprechender Indikation die Therapie der Wahl dar.

**Herz|massage:** rhythmische Kompression (ca. 100/ Min.) des Herzens zur Aufrechterhaltung des Blutkreislaufs bei akutem Kreislaufstillstand, Abb. Erfolgt – bei ▸Reanimation – als **extrathorakale H.** (äußere indirekte H.) durch federnden Druck gegen die untere Brustbeinhälfte in Richtung Wirbelsäule des auf einer festen Unterlage Liegenden mittels des Ballens der unteren Hand der übereinander gekreuzten Hände oder mechanisch (meist pneumatisch); ggf. auch rhythmische Kompression u. Dekompression des Herzens mittels einer sog. cardiac pump (Kombination aus Druckstempel u. Saugglocke); bei der Kompression des Herzens saugt sich die Saugglocke auf dem Thorax fest; dadurch können der Thorax bei der Dekompression aktiv angehoben u. der venöse Rückstrom zum Herzen verbessert werden; als **intrathorakale H.** (innere = direkte H.) bei eröffnetem Brustkorb oder Bauchraum durch Zusammendrücken des beidhändig umfassten Herzens oder Herandrücken an die vordere Brustwand (evtl. durch das intakte Zwerchfell, d.h. transdiaphragmal). S.a. ▸Mund-zu-Mund-Beatmung. **E** cardiac massage.

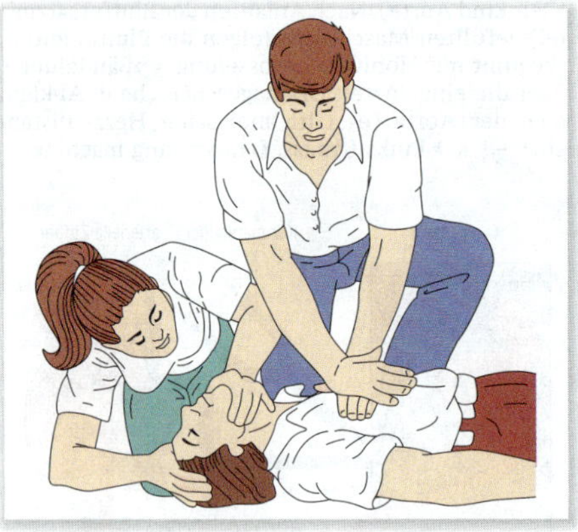

**Herzmassage**: Druck des rechten Handballens auf das Brustbein, wodurch dieses (beim Erwachsenen) 4–5 cm gegen die Wirbelsäule gedrückt wird. Frequenz ca. 60/Min. Nach jeder 5. Kompression 1-mal beatmen.

**Herz|maße, lineare:** aus der Herzsilhouette ermittelbare Herzdurchmesser; s. Abb.

**Herz|minuten|volumen,** Abk. HMV: das vom Herzen pro Minute ausgeworfene Blutvolumen. Kann ermittelt werden z.B. durch Herzkatheterisierung, aus der arteriovenösen Sauerstoffdifferenz u. -aufnahme (nach dem FICK-Prinzip), mit der ▸Indikatorverdünnungsmethode. Beträgt beim Erwachsenen ca. 3–5 l/ min (bei Trainierten bis 30 l/min). **E** cardiac output per minute. – **H.-Index:** Quotient aus dem HMV u. der Körperoberfläche.

**Herz|muskel:** ▸Myokard. **E** cardiac muscle.

**Herz|muskel|entartung:** ▸Myodegeneratio cordis.

**Herz|muskel|entzündung:** ▸Myokarditis.

**Herz|muskel|schwäche:** ▸Myokardinsuffizienz; s.a. ▸Herzinsuffizienz.

**Herz|nerven:** die die Herztätigkeit im Rahmen der ▸Herzregulation beeinflussenden Nerven. Es sind dies Äste des Nervus vagus (Rami cardiaci; vom Vagusstamm u. vom Nervus laryngeus recurrens; führen aber auch afferente, Herzschmerzen vermittelnde Fasern), die die Herzarbeit ökonomisieren (sog. Nervi depressores), u. von den Hals- u. Thoraxganglien des Grenzstrangs des Sympathikus stammende Nervi cardiaci (Nervi accelerantes). Gemeinsam bilden sie ein Netz (Plexus cardiacus) an der aufsteigenden Aorta u. der Lungenschlagader (Truncus pulmonalis), das die Herzkranzarterien begleitet u. in der Herzwand, auch am HIS-Bündel gelegen ist. Die Effekte werden als negativ bzw. – als Sympathikuseffekte – als positiv chronotrop, dromotrop, inotrop u. bathmotrop bezeichnet. Der Transmitter der sympathischen H. (Noradrenalin) entfaltet seinen Effekt über $\beta_1$-Rezeptoren an der Membran der Herzmuskelzellen; mittels ▸Betarezeptorenblocker kann die Wirkung der sympathischen Nerven auf das Herz abgeschwächt werden. **E** cardiac nerves.

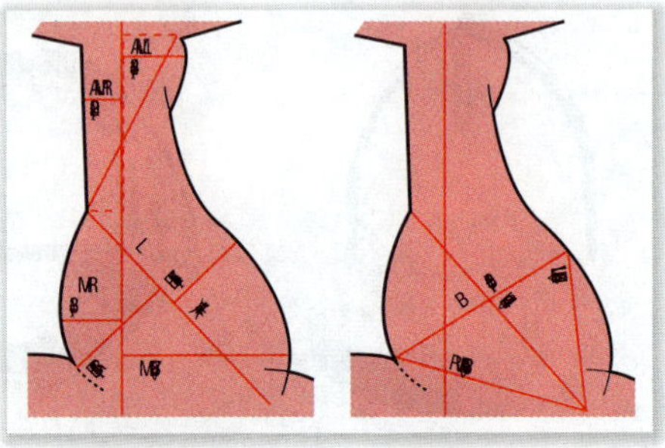

**Herzmaße; lineare:** Durchschnittsmaße (in mm) anhand der Herzsilhouette. **AM L**, **AM R** = li. bzw. re. Aortendurchmesser; **M L**, **M R** = li. bzw. re. Medianabstand; **Br L**, **Br R** = Breite der li. bzw. re. Herzkontur; **L VL**, **R VL** = Länge des li. bzw. re. Ventrikels; **B** = Basale; **L** = Längsdurchmesser (li. nach deutschen Autoren, re. nach VAQUEZ u. BORDET). [452]

**Herz|neurose,** Cor nervosum: belastungsunabhängige Schmerzen der Herzgegend (»Präkordialschmerz«) mit Herzklopfen, Atemnot etc. Auftreten nach Aufregung, aber auch ohne äußeren Anlass. Evtl. kombiniert mit Schlaflosigkeit, Konzentrationsmangel, Schweißneigung, Angstgefühl; s.a. ▸DA-COSTA-Syndrom. Wird zu den somatoformen Störungen gezählt (früher: Organneurose des Herzens). **E** cardiac neurosis.

**Herz|ohr:** ▸Auricula atrii.

**Herz|palpitation:** ▸Palpitation.

**Herz|periode:** ▸Herzzyklus.

**Herz|phasen|steuerung:** bei Elektrodefibrillation Steuerung auf das Herz gerichteter elektrischer Stromstöße (z.B. bei Anw. künstlicher ▸Herzschrittmacher) bzw. bestimmter röntgentechnischer Vorgänge durch den Herzzyklus, d.h. über eine bestimmte Phase des EKG. **E** cardiac (artificial) pacing.

**Herz|polyp:** gestielter, bindegewebig organisierter ▸Herzthrombus. **E** cardiac polyp.

**Herz|pumpe:** **1)** Herzprothese: künstliches ▸Herz. **E** artificial heart. **2)** Pumpenteil der Herz-Lungen-Maschine. **E** heart pump.

**Herz|punktion:** **1)** Punktion einer Herzhöhle (meist der linken Kammer). Erfolgt am freigelegten Herzen im – gefäßarmen – Spitzenbereich, bei geschlossenem Brustkorb zwischen Medioklavikular- u. Parasternallinie; z.B. zur intrakardialen Injektion als Maßnahme bei ▸Reanimation; alternativ (sicherer u. ebenso effektiv) bieten sich hier bei Aufrechterhaltung eines Minimalkreislaufs durch ▸Herzmassage die Punktion großlumiger Gefäße bzw. die endotracheale Medikamentenapplikation (z.B. Adrenalin) an. **2)** Myokardpunktion bei Herzmuskelbiopsie. **E** cardiac paracentesis, cardiocentesis.

**Herz|quotient:** Quotient aus Herzvolumen (in ml) u. Körpergewicht (kg); beim Erwachsenen 1:150–200.

**Herz|regulation:** die Beeinflussung der Herztätigkeit im Rahmen der Regelung der Körperfunktionen, v.a. als Einflussnahme auf Frequenz, Geschwindigkeit des Erregungsablaufs, Erregbarkeit u. Kraft der Herzmuskelkontraktion (=chrono-, dromo-, bathmo- bzw. inotrope H.). Zentren im Hypothalamus, von der Hirnrinde u. dem limbischen System (sowie dem Vaguskern) beeinflusst, verarbeiten Afferenzen aus Mechanorezeptoren (u. Chemorezeptoren?) v.a. des rechten Vorhofs u. des linken Ventrikels (sinuaortales System), bei Arbeit auch der Skelettmuskulatur, u. wirken über die ▶Herznerven bzw. deren Mediatoren (Noradrenalin bzw. Acetylcholin) auf das Herz ein (Erregungsbildung, -leitung; Herzmuskel). E cardiac regulation.

**Herz|revolution:** ▶Herzzyklus.

**Herz|rhythmus|störungen:** Störungen der Herzschlagfolge (Frequenz, Regelmäßigkeit) als Ausdruck einer Irritation oder manifesten Schädigung im Bereich des Reizleitungssystems des Herzens. ***Ätiol.:*** v.a. organische Herzerkrankungen (koronare Herzkrankheit, Kardiomyopathie, Myokarditis), selten Herzverletzung (Kontusion). H. können auch als sog. funktionelle Störungen ohne nachweisbare somatische Schäden sowie als Folge von Intoxikationen (z.B. Überdosierung von Antiarrhythmika oder Digitalispräparaten, Nicotin-, Alkoholabusus, Hypo- u. Hyperkaliämie etc.) u. bei Schilddrüsenfunktionsstörungen (v.a. Hyperthyreose) auftreten. ***Einteilung:*** Unterschieden werden bradykarde u. tachykarde H. (zu niedrige bzw. hohe Herzfrequenz) sowie Arrhythmie (unregelmäßiger Rhythmus) und – als Kombination dieser Formen – Brady- u. Tachyarrhythmie. Zu den H. werden außerdem auch ▶Extrasystolen gerechnet. Die genauere Differenzierung der H. geschieht durch das EKG. E cardiac dysrhythmias. – **H., bradykarde:** H., bei der die Herzfrequenz auf Werte unter 60/Min. sinkt; evtl. mit irregulärer Schlagfolge (Bradyarrhythmie). ***Klinik:*** Schwindelanfall, Synkope, evtl. ADAMS-STOKES-Anfall mit Bewusstlosigkeit, Zeichen der Herzinsuffizienz. Eine asymptomatische (physiologische) bradykarde H. kommt bei Sportlern vor. ***Ther.:*** Die Behandlung der symptomatischen bradykarden H. besteht in der sofortigen Gabe von Atropin; bei ADAMS-STOKES-Anfall bzw. Zeichen des Herz-Kreislauf-Stillstands kardiopulmonale ▶Reanimation. Zur Dauertherapie gelangen v.a. ▶Herzschrittmacher zum Einsatz. E bradycardic cardiac dysrhythmias. – **H., tachykarde:** H., bei der die Herzfrequenz auf Werte über 60/Min. steigt; evtl. mit irregulärer Schlagfolge (Tachyarrhythmie: ektope supraventrikuläre oder ventrikuläre Erregungsbildung). Eine Differenzierung mittels EKG ist wegen unterschiedlicher therapeutischer Maßnahmen bei den einzelnen Formen tachykarder H. unbedingt notwendig. ***DD:*** Sinustachykardie, Vorhoftachykardie u. -flattern, AV-Knoten-Reentry-Tachykardie, absolute Arrhythmie bei Vorhofflimmern, WPW-Syndrom, Kammertachykardie u. Kammerflimmern, wobei die beiden letzten Formen der tachykarden H. auch die bedrohlichsten darstellen. ***Klinik:*** Herzjagen, Schwindel, Synkope, evtl. Blutdruckabfall u. Schock (sog. kardiogener Schock), bei Kammerflimmern Zeichen des Herz-Kreislauf-Stillstands. ***Ther.:*** medikamentöse Behandlung nur nach EKG-Diagnostik. **Soforttherapie** bei nachgewiesener supraventrikulärer Arrhythmie: Karotissinus-Massage bzw. Augenbulbus-Druck oder Verapamil, bei Kammertachykardie bzw. Kammerflimmern: Lidocain als Bolus u./oder elektrische Defibrillation u. kardiopulmonale ▶Reanimation. Therapie bei tachykarden H. mit den Zeichen des kardiogenen Schocks: Oberkörperhochlagerung, positiv inotrope Substanzen (Dopamin bzw. Dobutamin). Eine **Dauertherapie** der tachykarden H. geschieht mit ▶Antiarrhythmika, seltener mit ▶Herzschrittmachern (z.B. bei Reentry-Tachykardien). E tachycardic cardiac dysrhythmias.

**Herz|ruptur:** Einriss der Herzwand; z.B. bei Herzaneurysma, frischem Myokardinfarkt (hierbei evtl. an Scheidewand, Papillarmuskeln), bei Verletzung (u.U. mit Abriss z.B. der Gefäßabgänge). E rupture of the heart wall.

**Herz|schall:** ▶Herzton, ▶Herzgeräusch, ▶Phonokardiographie. E cardiac sound.

**Herz|schatten:** *Röntgenologie* ▶Herzfigur. E heart shadow.

**Herz|scheide|wand:** ▶Septum interatriale u. interventriculare. E cardiac septum.

**Herz|schlag:** **1)** s.u. ▶Herztod. E cardiac death. **2)** Herzaktion, ▶Herzzyklus. E heartbeat.

**Herz|schlag|volumen,** Schlagvolumen: die während einer Herzaktion (▶Herzzyklus) von der rechten oder linken Herzkammer ausgeworfene Blutmenge (etwa die Hälfte der enddiastolisch vorhandenen Füllung; entspricht der Differenz aus enddiastolischem u. endsystolischem Volumen). Lässt sich berechnen als Quotient aus Herzzeitvolumen (bzw. Herzminutenvolumen) u. Herzfrequenz; die Bestimmung des systolischen Auswurfvolumens des li. Ventrikels kann auch ballistokardiographisch erfolgen (umstritten) oder aber physikalisch-sphygmogra-

$$V_s = Q \cdot T \cdot \frac{S}{D} \cdot \frac{P_c - P_d}{\varrho \cdot c}$$

**Herzschlagvolumen.**

| Erregungs- = Reizbildungsstörung | | |
|---|---|---|
| nomotop | Einzelerregung | Sinusextrasystole |
| | Rhythmus | Sinusbradykardie<br>Sinustachykardie<br>Sinusarrhythmie<br>wandernder Schrittmacher |
| heterotop | Einzelerregung | Vorhofextrasystole<br>Knotenextrasystole<br>ventrikuläre Extrasystole<br>sinuaurikulärer Block |
| | Rhythmus | Knotenrhythmus<br>Kammerrhythmus<br>supraventrikuläre Tachykardie<br>Knotentachykardie<br>Kammertachykardie<br>Vorhofflattern<br>Kammerflattern<br>Vorhofflimmern<br>Kammerflimmern |

| Erregungsleitungsstörung | |
|---|---|
| atrial | sinuaurikulärer Block |
| atrioventrikulär | atrioventrikulärer Block<br>(1., 2. u. 3. Grades)<br>WENCKEBACH-Periode<br>MOBITZ-Block |
| intraventrikulär | Linksschenkelblock<br>Rechtsschenkelblock<br>Arborisationsblock<br>WPW-Syndrom |
| **kombinierte Reizbildungs- u. Erregungsleitungsstörung** | |
| | Parasystolie<br>Interferenzdissoziation<br>atrioventrikuläre Dissoziation |

**Herzrhythmusstörungen.** [507]

phisch-rechnerisch mit Hilfe pulsdynamischer Größen (Differenz aus endsystolischem [$P_e$] u. diastolischem Druck [$P_d$], Aortenquerschnitt [Q], Diastolen- [D], Systolen- [S] u. Pulsdauer [T], Pulswellengeschwindigkeit [c] u. Blutdichte [$\varrho$]). E stroke volume.

**Herz|schmerz:** von Vagusfasern (s. a. ▸Herznerven) geleiteter brennend-drückender, vorübergehender (Stenokardie) oder – z. B. bei Myokardinfarkt – anhaltend qualvoller Schmerz hinter dem Brustbein als Zeichen einer Mangeldurchblutung des Herzens (s. a. ▸koronare Herzkrankheit); strahlt evtl. aus v. a. in den li. Arm (Schulter, Hand, Unterkiefer). – Ferner harmlose Missempfindungen in der Herzgegend bei »funktionellen« Herzsyndromen. E cardiodynia, cardiac pain.

**Herz|schritt|macher:** **1)** *Physiologie* ein im rechten Vorhof gelegenes Areal von Muskelzellen (▸Sinusknoten), die besonders auf die ▸Erregungsbildung spezialisiert sind (H.-Potential) u. die normale Herzerregung starten; es folgt die ▸Erregungsausbreitung auf die Vorhöfe u. Kammern (s. a. ▸Atrioventrikularknoten). Bei Ausfall des H. können der AV-Knoten (als sekundärer H.) oder tiefere Abschnitte des ▸Erregungsleitungssystems (als tertiärer H.) die Funktion übernehmen; s. a.. ▸Herzschrittmacher, künstlicher; s. a. ▸Herzrhythmusstörungen. E cardiac pacemaker. **2) H., künstlicher:** (ELMQUIST-SENNING, CHARDAK 1959/1960) Impulsgenerator zur künstlichen Anregung von Herzaktionen (▸Elektrostimulation); als transportabler Apparat oder als in einem körperverträglichen Gehäuse untergebrachtes einpflanzbares Kleingerät (mit elektronischem Schaltkreis u. [Lithium-]Batterie); die geeigneten kurzen elektrischen Stromstöße werden über eine spezielle uni- oder bipolare Elektrode an den Herzmuskel abgegeben, die z. B. bei Operationen unter eröffnetem Brustkorb dem Herzmuskel angelegt bzw. anlässlich der ersten Schrittmacherimplantation durch ▸Herzkatheterismus in das Herz eingeführt oder evtl. operativ in den Herzmuskel eingepflanzt wird u. so einen regelbaren Schlagrhythmus auslöst. ***Ind.:*** findet vorübergehende oder dauernde Anw. bei Herzrhythmusstörungen mit langsamer Schlagfolge (Bradyarrhythmien), z. B. bei Überleitungsverzögerung, Atrioventrikularblock (s. a. ▸Block), gehäuften ADAMS-STOKES-Anfällen sowie bei Herzinsuffizienz mit bradykarden Rhythmusstörungen, akutem Herzstillstand (▸Asystolie), Myokardinfarkt (meist der Hinterwand), aber auch bei Reentry-Tachykardie (als antitachykarder H. zur anfallgesteuerten Burst-Overdriving-Stimulation; H.-Code: AAB, B für »Burst-getriggert«). ***Einteilung:*** Für die verschiedenen H.-Typen wurde von der ICHD (International Commission for Heart Disease Resources) ein Buchstabencode festgelegt. Die 1. Stelle bezeichnet den Stimulationsort, die 2. Stelle den Ort der Signalwahrnehmung = Sensing (Symbole: V = **V**entrikel [re.], A = **A**trium [re.], D = **d**oppelt, d. h. Ventrikel u. Atrium betreffend, 0 = entfällt), die 3. Stelle zeigt den Funktionsmodus des Gerätes (Symbole: I = **i**nhibierte u. T = **t**riggerte Bedarfsfunktion, D = **d**oppelt = beide Funktionen, 0 = entfällt), die 4. u. 5. Stelle können für Zusatzinformationen verwendet werden. Unterschieden werden frequenzstabile, bedarfsgesteuerte (kammer- oder vorhofgesteuert) u. sequentielle H. E artificial cardiac pacemaker. – **H., bedarfsgesteuerter,** Bedarfsschrittmacher: von der Herzstromkurve (d. h. deren Ausbleiben) gesteuerter H. Die verschiedenen Typen werden eingeteilt nach Stimulationsort(en), Detektionsort(en) sowie nach Betriebsweise, wobei empfangene Signale die Funktion des H. entweder inhibieren (negativ gesteuerter oder ▸Demand-H.) oder triggern (positiv gesteuerter H.). **a) H., kammergesteuerter:** von der R-Zacke bzw. vom QRS-Komplex gesteuerter H., entweder als H. mit von der R-Zacke ausgelöstem Impuls (Code: VVT; früher »Stand-by-H.«), der bei normaler Herzaktivität in die Refraktärphase fällt u. nur wirksam ist bei

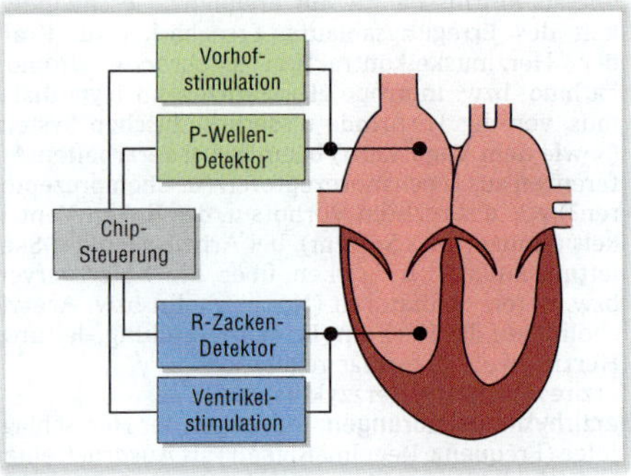


**Herzschrittmacher:** Prinzip der Doppelkammerstimulation. [438]

Absinken der Eigenfrequenz unter die Grundfrequenz des Schrittmachers; als QRS- oder R-inhibierter ▸Demand-Schrittmacher (Code: VVI; häufigstes Modell; die Impulsabgabe erfolgt nur bei Ausbleiben des nächsten Potentials innerhalb einer eingestellten Zeit). **b) H., P-gesteuerter,** vorhofgesteuerter H.: entweder ein P-Wellen-inhibierter Vorhof-Demand-Schrittmacher (Code: AAI; Anw. nur bei intakter AV-Überleitung) oder ein P-Wellen-getriggerter Ventrikel-Schrittmacher (Code: VAT), bei dem das vom Herzohr »abgegriffene« Potential nach entsprechender Verzögerung über eine 2. Sonde an den Ventrikel weitergegeben wird. – **H., frequenzstabiler,** festfrequenter H., starrfrequenter H.: ein Gerät, das konstant 64–72 Impulse/min abgibt (Frequenz ist – z. B. magnetisch – verstellbar). Wird heute in Deutschland praktisch nicht mehr verwendet; mögliche Typen: A00, V00, D00. – **H., sequentieller,** bifokaler H.: ein H., bei dem im physiologischen Abstand die aufeinander folgende Impulsabgabe an Vorhof u. Ventrikel erfolgt (»Zweikammer-« bzw. »Doppelkammerstimulation«); entweder als AV-sequentieller, R-Zacken-inhibierter H. (Code: DVI) oder als optimierter AV-sequentieller H. (Code: DDD, s. a. Abb.). Der Impulsgenerator wird nach 5–8–10 J. unter Belassen der Sonde gewechselt. Mögliche ***Kompl.:*** Elektrodendislokation, Kabel-, Gehäusebruch, Schrittmacherjagen, Isolationsdefekte, Herzwandperforation, Myokardschwielen, Hautnekrosen, technisches Versagen; als »undersensing« wird die zu geringe Signalwahrnehmung durch den H. bezeichnet, als »oversensing« das Reagieren auf dafür nicht vorgesehene Signale (z. B. T-Welle).

**Herz|schwäche:** ▸Herzinsuffizienz.

**Herz|schwiele:** Herzinfarktnarbe. E cardiac scar.

**Herz|septum:** Herzscheidewand. E cardiac septum.

**Herz|silhouette:** ▸Herzfigur; s. a. ▸Herzmaße.

**Herz|spitzen|infarkt:** apikaler ▸Myokardinfarkt.

**Herz|spitzen|stoß:** das in der Systole der Herzaktion links im 4.–5. Zwischenrippenraum in der Medioklavikularlinie fühl-, evtl. auch sichtbare Anstoßen des Herzens an die Brustkorbwand. Fehlt (= »aufgehoben«) z. B. bei Perikarderguss, Emphysem, ist »hebend« bei linksventrikulärer Herzhypertrophie, »erschütternd« bei verstärkter Herzaktion, »verlagert« z. B. bei Herzvergrößerung, Pleuraschwarte, Brustkorbdeformierung. Wird als Ventrikelsphygmogramm oder ▸Apexkardiogramm apparativ registriert. E apex beat.

**Herz|stillstand,** Herz-Kreislauf-Versagen: das Aufhören der Herztätigkeit (Asystolie), aber auch deren Wirkungslosigkeit (z. B. bei Kammerflimmern). ***Ätiol.:*** z. B. Herz-, Koronarinsuffizienz, Vergiftung, Stromunfall, Herztamponade. ***Klinik:*** führt zu akutem Kreislaufstillstand mit Bewusst-, Pulslosigkeit, Atemstillstand u. grauer Zyanose (s. Abb.), Mydriasis, generalisierten Krämpfen. ***Diagn.:*** im EKG Fehlen elektrischer Potentiale oder Flimmerwellen.

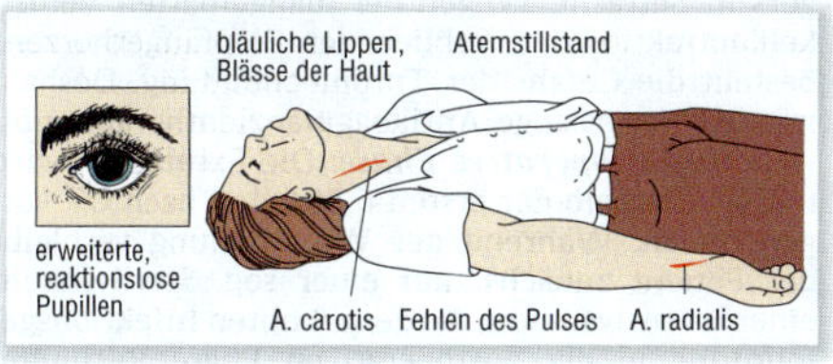


**Herzstillstand:** Symptome. [532]

*Ther.:* ▶Reanimation. S.a. ▶Herztod. **E** cardiac arrest. – **H., induzierter:** der künstlich herbeigeführte H., z.B. durch Injektion kardioplegischer Substanzen (z.B. Kalium, Magnesium, Acetylcholin, Neostigmin etc.) in den Herzmuskel oder durch ▶Koronarperfusion mit Natrium-freier Lösung (**pharmakologischer H.**); ferner durch Abklemmen der Aorta u. entsprechende Sauerstoffnot (= **an|oxischer** = **ischämischer H.**), z.B. bei Operationen unter Anw. der Herz-Lungen-Maschine (ist durch Elektroschock oder Abnahme der Aortenklemme zu beheben). **E** induced c. a.

**Herz|stolpern:** als unregelmäßig empfundene Herztätigkeit; meist ▶Extrasystolie. **E** cardiac irregularity.

**Herz|stoß:** i.e.S. der ▶Herzspitzenstoß.

**Herz|strom|kurve:** ▶Elektrokardiogramm.

**Herz|syndrom: 1) hyperkinetisches H.:** ▶Gorlin-Herzsyndrom. **E** hyperkinetic heart. **2) sensitives H.:** (Delius) funktionelle Störung i.S. belastungsunabhängiger Herzschmerzen, Angstgefühl (Nicht-durchatmen-Können) u. psychogener Steigerung der Atmung (Hyperventilation; evtl. mit nachfolgendem Anfall i.S. der ▶Tetanie); meist ausgelöst durch Umweltfaktoren bei konstitutioneller vegetativer Labilität. **E** sensitive cardiac syndrome.

**Herz|szinti|graphie:** ▶Szintigraphie unter Verwendung speziell für die Herzdiagnostik geeigneter Radioisotope als ▶Tracer (Indikatoren), moderner Gammakameras u. Computerprogramme. Ausführung erfolgt als ▶Myokardszintigraphie u. als ▶Ventrikelszintigraphie. **E** scintigraphy of heart.

**Herz|taille:** *Röntgenologie* Einbuchtung der ▶Herzfigur zwischen linkem Ventrikel- u. Pulmonalbogen. **E** cardiac waist.

**Herz|tamponade,** Herzbeuteltamponade: durch vermehrte Flüssigkeits-, i.e.S. Blutansammlung im Herzbeutel bedingte konzentrische Herzkompression; führt zu mechanischer Behinderung der Herzerschlaffung in der Diastole, ▶Einflussstauung (mit akuten Oberbauchzeichen), Schlagvolumenabnahme u. Blutdruckabfall, Pulsbeschleunigung, Zyanose. Tritt auf bei Perikarditis, akuter Blutung (Hämoperikard; evtl. als Schock, mit »Leerschlagen« des Herzens, Herzstillstand). Eine extraperikardiale Herztamponade dagegen durch Spannungspneumothorax, Mediastinalemphysem. **E** cardiac tamponade.

**Herz|thrombose:** Blutgerinnselbildung an der Herzinnenwand, v.a. bei Vorhofflimmern (bevorzugt im Herzohr), frischem Myokardinfarkt (v.a. als Parietal- = Wandthrombus), bei Endokarditis (an Herzklappen); Gefahren: Embolie; bei großem Vorhofthrombus (als Kugel-, Pendelthrombus, ▶Herzpolyp) Bluteinflussbehinderung in der Diastole. **E** cardiac thrombosis.

**Herz|tod:** Tod infolge irreparablen Herzversagens (▶Herzstillstand), z.B. bei Myokardinfarkt, -ruptur, Kammerflimmern oder -flattern, Asystolie. **E** cardiac death. – **H., akuter,** Sekundenherztod, Herzschlag: innerhalb weniger Sekunden eintretender Herztod, meist rhythmogen durch Kammerflimmern oder – seltener – durch Asystolie, sehr selten durch mechan. Ursachen (z.B. ▶Herztamponade, Verlegung der Mitralklappe durch Vorhoftumor). Als Grunderkrankung liegt meist eine koronare Herzkrankheit vor, seltener Myokardiopathie, Myokarditis, entzündliche Infiltrate oder Tumoren mit Befall des Reizleitungssystems, Herzklappenfehler, Jervell-Lange-Nielsen- oder Romano-Ward-Syndrom; vereinzelt auch ohne nachweisbare Herzerkrankung. **E** acute cardiac death.

**Herz|töne:** s.u. ▶Herzton.

**Herz|ton,** Abk. HT: die bei der Herzaktion durch Schwingungen v.a. der Herzklappen entstehenden Schallerscheinungen, u. zwar normalerweise nur als 1. u. 2. HT. Er ist einfach oder gedoppelt u. am ▶Punctum maximum der ▶Herzauskultation am stärksten. **E** heart sound, cardiac s. – **HT, erster:** der maximal über der Herzspitze hörbare HT, v.a. als Anspannungston der AV-Klappen mit Überwiegen des Mitralklappentons. **E** first h. s. – **HT, zweiter:** der frequente, ca. 0,27 Sek. nach dem 1. HT einsetzende, über der Herzbasis lauteste HT als Klappenschlusston der Aorten- u. Pulmonalklappen (als »$A_2$« bzw. »$P_2$« bezeichnet; Ersterer überwiegt); er ist bei ungleichzeitigem Klappenschluss gespalten, u. zwar mit der Reihenfolge $A_2$–$P_2$ physiologisch bei Einatmung, krankhaft bei Rechtsschenkelblock, Druck- u. Volumenbelastung (Überlastung) der rechten Herzkammer (z.B. bei Pulmonalstenose; bzw. – mit $P_2$–$A_2$-Reihenfolge – als »paradoxe Spaltung« bei Linksschenkelblock u. bei Druckbelastung des linken Ventrikels [bei Aortenstenose, ▶Hypertonie]). **E** second h. s. – **HT, dritter:** niederfrequenter HT 0,12–0,14 Sek. nach 2. Herzton, maximal über der Herzspitze; bedingt durch Ventrikelschwingungen beim frühdiastolischen Bluteinstrom; ist bei Kindern u. Jugendlichen physiologisch infolge beschleunigter Herztätigkeit; krankhaft bei Erwachsenen als Folge erhöhten Ventrikelfüllungsdrucks bei Herz-, Mitralinsuffizienz; tritt als »früher 3. HT« als protodiastolischer Click auf bei Pericarditis constrictiva (als »Perikardton«). **E** third h. s. – **HT, vierter:** 0,12–0,17 Sek. nach Beginn der P-Zacke einsetzender niederfrequenter spätdiastolischer HT, maximal über der Trikuspidalklappe; ein »Vorhofton« der Füllungsphase (bedingt durch Anspannung des vorgedehnten Ventrikels); bei Kindern, Jugendlichen physiologisch; tritt bei Erwachsenen bei erhöhtem Druck in der rechten oder linken Herzkammer auf (bei pulmonaler Hypertonie, Cor pulmonale bzw. bei arterieller Hypertonie, Aorten[isthmus]stenose); ferner bei Myokardinfarkt als Zeichen für Linksinsuffizienz; das Zusammenfallen mit dem 3. Herzton ergibt den sog. Summationsgalopp. S.a. ▶Austreibungston, systolischer ▶Click. **E** fourth h. s. – **HT, akzentuierter:** klappender HT (im ▶Phonokardiogramm mit großer Amplitude) als Zeichen bestimmter Herzfehler, z.B. als 1. HT bei Mitralstenose, als $A_2$ oder $P_2$ bei arterieller bzw. pulmonaler Hypertonie; als knallender oder paukender 1. HT bei AV-Block oder AV-Dissoziation; s.a. ▶Kanonenschlag. **E** accentuated h. s. – **Herztöne, kindliche: 1)** die Besonderheiten der Herztöne im Kindesalter (s.a. ▶Herzton, dritter; ▶Herzton, vierter). **E** infantile h. s.'s. **2)** die Herztöne der in der Gebärmutter befindlichen Leibesfrucht, feststellbar mittels geburtshilflichen Hörrohres ab dem 6. Monat, mittels Ultraschallempfängers bereits ab der 8. Wo. Sind nahezu gleich lang u. gleich laut u. mit gleichen Abständen (»Pendelrhythmus«), zum mütterlichen Puls asynchron (Frequenz 120–140/Min.), am lautesten hörbar über kindlichem Rücken (außer bei Gesichtslagen; bei Schädellagen am lautesten unterhalb, bei Beckenendlagen oberhalb des Nabels der Schwangeren). Ihre Frequenz kann sich in Abhängigkeit von der Wehe ändern (▶Dezeleration); s.a. ▶Fluktuation. **E** fetal h. s.

**Herz|ton|schreibung:** ▶Phonokardiographie.

**Herz|trans|plantation:** der operative Ersatz eines geschädigten Herzens durch das Herz eines verstorbenen Spenders. Mit einer 5-Jahres-Überlebensrate von 75 % (1999) ist die H. inzwischen aus dem Versuchsstadium herausgetreten u. gilt bei entsprechender Indikation als etabliertes Therapieverfahren. ***Geschichte:*** Erfolgreiche Versuche der H. beim Tier wurden bereits Anfang dieses Jahrhunderts durch

CARREL (Frankreich) u. GUTHRIE (USA) durchgeführt, später durch MANN (USA) u. Mitarbeiter, der auch als Erster die Abstoßungsreaktion beschrieb (s. u.). Diese Experimente galten weniger einer Anw. beim Menschen als der Erprobung bestimmter Gefäßnahttechniken bzw. der Wirkung von Hormonen am isolierten Herzen. Bahnbrechende Versuche erfolgten später durch SHUMWAY u. LOWER 1960 (Stanford, USA). Ohne immunsuppressive Therapie erreichten sie beim Hund nach H. Überlebenszeiten von 21 Tagen. 1967 nahm CH. BARNARD (Kapstadt, Südafrika) die erste H. beim Menschen vor. BARNARDS erster Patient überlebte den Eingriff 18 Tage, der zweite 2$^1/_2$ Jahre. Nach Weiterentwicklung der immunsuppressiven Therapie, vor allem nach Einführung des Antilymphozytenserums (ALS) u. später des Ciclosporins stiegen die Überlebenszeiten, die Zahl der Transplantationen nahm sprunghaft zu. Weltweit wurden zwischen 1967 u. 1995 35 956 Herztransplantationen durchgeführt. In der BRD werden jährlich ca. 500–600 Herzen transplantiert. Die erste H. in der BRD nahmen 1968 KLINNER u. SEBENING vor. ***Ind. u. Kontraind.:*** Hauptindikation der H. ist das Finalstadium der dilatativen ▸Kardiomyopathie, an zweiter Stelle steht die koronare Herzkrankheit mit arteriosklerotischen Wandveränderungen aller drei Koronargefäßstämme, aber auch bei schweren, operativ nicht korrigierbaren Herzfehlern kommt eine H. in Frage. Kontraindikationen sind neben schweren Allgemeinerkrankungen (auch Infektionskrankheiten) u. malignen Tumoren im Endstadium die kardiale Kachexie u. ein fixierter pulmonaler Hochdruck. Ein Alter von über 60 Jahren gilt heute nicht mehr als absolute Grenze, erhebliche psychosoziale Probleme können, müssen aber kein Hindernis für eine H. sein. ***Spenderauswahl:*** In Frage kommen v.a. Verletzte mit tödlichem Schädel-Hirn-Trauma ohne schwere Schädigung eines oder mehrerer Organsysteme. Die Kreislaufverhältnisse sollten ohne medikamentöse Unterstützung stabil sein, das Alter möglichst nicht über 40 Jahren liegen. Blutgruppengleichheit u. negativer Zytotoxizitätstest sind zwingend. ***Explantation:*** Kriterium für die Entnahme eines Spenderherzens ist zuallererst die sichere Todesfeststellung des Spenders. Voraussetzung für eine solche Untersuchung ist in der BRD das Vorliegen eines Organspenderausweises bzw. das Einverständnis der Angehörigen des Verstorbenen. Die Todesfeststellung erfolgt durch zwei Ärzte, die in keinerlei Abhängigkeitsverhältnis zum transplantierenden Herzchirurgen(team) stehen dürfen. Einer der beiden Ärzte muss über eine mehrjährige Erfahrung auf dem Gebiet der Intensivmedizin verfügen. Der Tod des Patienten gilt als sicher, wenn der ▸Hirntod mit objektiven Mitteln (EEG etc.) festgestellt ist. I.d.R. wird noch unter maschineller Beatmung des Hirntoten das Spenderherz entnommen. Bei der Explantation ist besonders auf die Mitnahme des ▸Sinusknotens als erregungsbildendem Zentrum zu achten. Anschließend wird das Spenderherz mit kalter, kardioplegischer (»herzlähmender«) Lösung (4 °C) durchgespült u. in kalter steriler Lösung konserviert. **E** heart transplantation. ***Technik:*** Bei der **orthotopen H.** wird das Spenderherz an der Stelle des erkrankten Herzens implantiert. Das geschädigte Herz des Empfängers wird unter Einsatz der Herz-Lungen-Maschine entfernt, wobei die Vorhofstümpfe nicht mitentfernt werden. Die analogen Strukturen des Spenderherzens werden in die am Empfängerherzen belassenen eingepasst u. mit diesen durch Nähte vereinigt (Abb.). Bei der selteneren **heterotopen H.** wird das Spenderherz an anderer Stelle, evtl. auch im »Huckepack-Verfahren« an die großen Gefäßstämme angeschlossen. Das geschädigte Herz verbleibt bei dieser Art der H. im Körper des Patienten. Das Transplantat hat hier nur unterstützende Funktion. Eine heterotope H. kommt bei erheblich erhöhtem pulmonalarteriolärem Widerstand des Empfängers in Betracht. Wegen der mangelhaften Ventrikelkontraktion des verbliebenen Empfängerherzens besteht die Gefahr der Thrombenbildung. Deshalb ist eine lebenslange Antikoagulanzientherapie notwendig. ***Postoperative Phase:*** Die Extubation wird meist innerhalb der ersten 6 Stunden nach OP vorgenommen. Während der Wundheilung verbleibt der Patient zunächst auf einer sog. Sterileinheit, einer Intensivstation, die der erhöhten Infektionsgefährdung in der postoperativen Phase Rechnung trägt. Anschließend erfolgt die Verlegung auf eine Normalstation. ***Abstoßungsreaktion u. Immunsuppression:*** Ein besonderes Problem stellt die mögliche Abstoßungsreaktion nach der H. dar. Hierfür verantwortlich sind bei der zellständigen Abstoßungsreaktion die T-Lymphozyten u. bei der humoralen Abstoßungsreaktion von Plasmazellen gebildete Antikörper gegen antigene Strukturen des transplantierten Organs. Die Fortentwicklung der immunsuppressiven Substanzen in den letzten Jahrzehnten hat allerdings eine Reduzierung dieser Reaktion ermöglicht. Besondere Bedeutung hat in diesem Zusammenhang ▸Ciclosporin, ein von dem Pilz Tolypocladium inflatum gebildetes Polypeptid, erlangt. Ciclosporin hemmt die Interleukin-2-Freisetzung, so dass die Aktivierung u. Proliferation der T-Lymphozyten, die bei der Abstoßungsreaktion eine besondere Rolle spielen, zurückgedrängt werden. Neuerdings gelangt auch ▸Tacrolimus, ein Immunsuppressivum, das aus Streptomyces-Pilzen gewonnen wird und um ein Vielfaches wirksamer als Ciclosporin ist, zum Einsatz. Die körpereigene Abwehr durch Granulozyten u. Makrophagen bleibt dabei weitgehend erhalten. In Kombination mit ▸Azathioprin (alternativ ▸Mykophenolat Mofetil) u. meist auch Corticoiden

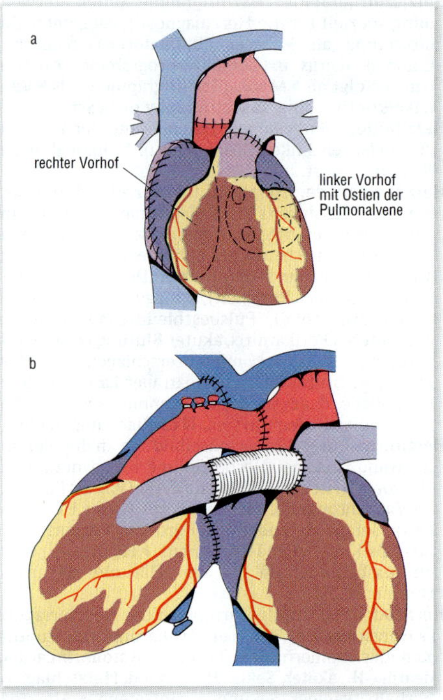


**Herztransplantation:** a) orthotope Herztransplantation. Die Lage der Anastomosen zwischen Transplantat u. Aorta sowie Pulmonalis ist gut erkennbar. Die Anastomose der beiden Vorhöfe mit verbliebenem Vorhofgewebe des Transplantatempfängers ist gestrichelt eingezeichnet; **b**) heterotope Herztransplantation. Das Herz des Spenders wird im Huckepackverfahren in die rechte Thoraxhälfte des Empfängers transplantiert. [38] [413]

muss Ciclosporin bzw. Tacrolimus nach H. (u. anderen Transplantationen) lebenslang gegeben werden. Die leber- bzw. nierenschädigende Wirkung dieser Substanzen erfordert regelmäßige Blutspiegelkontrollen. Oftmals müssen kurzfristig Dosierungsänderungen vorgenommen werden. Perioperativ werden als Immunsuppressiva außerdem Antilymphozyten- bzw. Antithymozytenglobulin sowie Breitspektrumantibiotika zur Infektionsprophylaxe gegeben. ***Methoden zur frühzeitigen Erkennung von Abstoßungsreaktionen:*** Verschiedene nichtinvasive Methoden (z.B. EKG-Techniken, Stress-Echokardiographie (▶Belastungsechokardiographie) zytologisch-immunologisches Monitoring, Antimyosin-Szintigraphie) sind hilfreich, erreichen jedoch nicht die Aussagekraft der rechtsventrikulären Endomyokardbiopsie (▶Myokardbiopsie).

**Herz|tumoren:** primär im Herzen entstandene oder aus ▶Metastasen hervorgegangene Tumoren der Herzwand, insbesondere des Herzmuskels (als Rhabdomyom, Kordomyom; knotig wanddurchsetzend, nur langsam wachsend, evtl. angeboren; gelegentlich sarkomatös entartend); ferner als Vorhofmyxom (meist im linken Vorhof gelegen, evtl. in die Herzhöhle ragend; u.U. ventilartig den Einstrom hemmend, zu Synkopen führend), Fibrom, Angiom (evtl. maligne entartend), Lipom (gelegentlich gemeinsam mit Rhabdomyom), Sarkom. **E** cardiac tumors.

**Herz|verfettung:** ▶Lipomatosis cordis, ▶Fettherz. **E** fatty disease of the heart.

**Herz|versagen:** ▶Herzinsuffizienz. **E** heart failure. – **H., akutes:** die plötzliche Verminderung der Herzauswurfleistung (Schlag- u. Minutenvolumen), verbunden mit Anstieg des Venendrucks u. mit Minderdurchblutung lebenswichtiger Organe; z.B. bei ▶Herzrhythmusstörung, Flimmern, Asystolie, extremer Brady- oder Tachykardie, bei Herzmuskelversagen (= **myogenes H.**; z.B. bei Blutdruckkrise, Lungenembolie, Myokardinfarkt, Myokarditis), bei Störung des Bluteinstromes (z.B. bei Herz[beutel]tamponade). Klinische Zeichen: kardiogener ▶Schock, Tachy-Hyperpnoe, Lungenstauung oder -ödem, periphere Zyanose, Oligurie, evtl. Krämpfe. **E** acute h. f.

**Herz|vitium:** ▶Herzfehler.

**Herz|volumen:** der von Funktionszustand, Alter, Geschlecht, Körperoberfläche, -gewicht u. -größe abhängige Rauminhalt des Herzens (Normwerte Tab.); ermittelt am Lebenden durch Orthodiagraphie, Röntgenfernaufnahmen, ferner rechnerisch. **E** volume of heart.

| | 10–13 J. | 14–17 J. | 18–30 J. |
|---|---|---|---|
| männl. | 411–508 ml | 610–720 ml | 770–790 ml |
| weibl. | 371–500 ml | 530–555 ml | 578–580 ml |
| | **31–40 J.** | **41–75 J.** | **Sportler** |
| männl. | 760 ml | 790–820 ml | 906 ml |
| weibl. | 570 ml | – | 682 ml |

**Herzvolumen.**

**Herz|vorhof:** ▶Vorhof. **E** atrium of heart.

**Herz|wand|aneurysma,** Aneurysma cordis: flache bis sackförmige Ausbuchtung der Herzwandung, meist des linken Ventrikels im Herzspitzenbereich als Komplikation eines transmuralen Myokardinfarkts. Seltener in Form einer weniger umschriebenen, sich nach außen nicht oder kaum vorwölbenden Ausweitung der Ventrikellichtung. S.a. Abb. **E** aneurysm of the heart wall, cardiac a.

**Herz|wand|ruptur:** die spontane Zerreißung aller Schichten eines nekrotischen Myokardbezirks; meist tödliche Komplikation (Perikardtamponade) des Myokardinfarkts. I.d.R. ist der linke Ventrikel be-

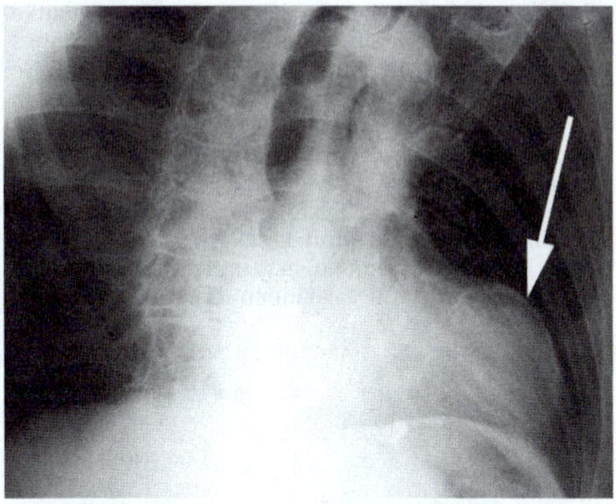

**Herzwandaneurysma:** Aussackung der Wand des linken Ventrikels mit Ausbildung einer eiförmigen Kalkschale (Pfeil) bei einem 42-jährigen Patienten. Thorax-Röntgenaufnahme im 1. schrägen Durchmesser. [510]



troffen; typisch ist das Auftreten einer H. in der Zeit zwischen dem 8. u. 12. Tag nach dem Infarkt.

**Herz|wieder|belebung,** kardiale Reanimation: bei Herzstillstand die Maßnahmen zum Wiederingangsetzen der Herztätigkeit u. der Blutzirkulation: Herzmassage in Kombination mit künstlicher Beatmung (Mund-zu-Mund-Beatmung oder endotracheale Intubation) als Sofortmaßnahme; endotracheale oder intravenöse (▶ZVK) Injektion von Adrenalin, Calcium etc.; bei Kammerflimmern frühzeitige ▶Elektrodefibrillation, ggf. temporäre Schrittmachersonde; Ausgleich der nach Kreislaufstillstand immer vorhandenen metabolischen ▶Azidose möglichst unter ▶Blutgasanalyse; ursächliche Therapie der auslösenden Faktoren des Kreislaufstillstandes. **E** cardiac resuscitation.

**Herz|zeit|volumen,** Abk. HZV: die bei der ▶Indikatorverdünnungsmethode während der Konzentrationszeit am Beobachtungsort vorbeiströmende Blutmenge; ▶Herzminutenvolumen; s.a. ▶Herzschlagvolumen. Kann auch berechnet werden aus dem Flächenintegral der extrapolierten Zeit-Aktivitäts-Kurve bei der Radionuclid-Angiokardiographie. **E** cardiac output.

**Herz|zeit|volumen|index:** der Quotient aus ▶Herzzeitvolumen u. ▶Körperoberfläche.

**Herz|zentrum: 1)** s.u. ▶Herzregulation. **2)** Spezialklinik für Diagnostik, evtl. auch konservative u. chirurgische Behandlung von Herzkrankheiten.

**Herz|zirrhose: 1)** Leberzirrhose bei chronischer ▶Herzinsuffizienz mit Stauung (»Stauungsinsuffizienz«); »Cirrhose cardiaque«. **E** cardiac cirrhosis. **2)** ▶Myokardfibrose bzw. Fibroelastosis endocardica. **E** myocardial fibrosis.

**Herz|zyklus,** Herzaktion, -revolution, -periode: die sich rhythmisch wiederholende, in bd. Herzhälften annähernd zeitgleich ablaufende Tätigkeit des Herzens vom Beginn der Muskelzusammenziehung (Systole) bis zum Ende der Muskelerschlaffung (▶Diastole), in deren Verlauf unkontinuierlich Blut in die großen Herzschlagadern gepumpt wird (▶Herzschlagvolumen). Sie geht einher mit zeitlich abgrenzbaren Druck- u. Volumenänderungen sowie mit bioelektrischen (▶EKG), akustischen (▶Herzton, ▶Phonokardiogramm) und mechanischen Phänomenen (▶Ballistokardiogramm, ▶Herzspitzenstoß). Die elektrische Erregung geht der Herzmuskelkontraktion voran, die etwa bei der Spitze der R-Zacke im EKG einsetzt (»elektropressorische Latenz«). Die Systole wird unterteilt in die Anspannungszeit (»Druckanstiegsphase«; Abb.; verläuft ohne Änderung des Volumens = isovolumetrisch u. mit steilem Druckanstieg, wobei die AV-Klappen schließen u. der 1. Herzton zu hören ist) u. in die Austreibungszeit (beginnt mit Öffnung der Semilunarklappen beim Erreichen des diastol. Aortendrucks, zeigt weiteren, sog. auxotonen Druckanstieg u. zunehmende Blutströmungsgeschwindigkeit u. endet mit dem Schließen der Semilunarklappen [2. Herzton]). Die Diastole wird unterteilt in die Entspannungszeit (starker Druckabfall in den Kammern) u. – ab Öffnung der AV-Klappen – in die Füllungszeit. Die Erregbarkeit des Herzmuskels ist während der Systole aufgehoben (absolute Refraktärität), mit Beginn der Diastole gering erhöht (relative Refraktärität) u. erst im letzten Drittel der Diastole wieder voll vorhanden. E cardiac cycle.

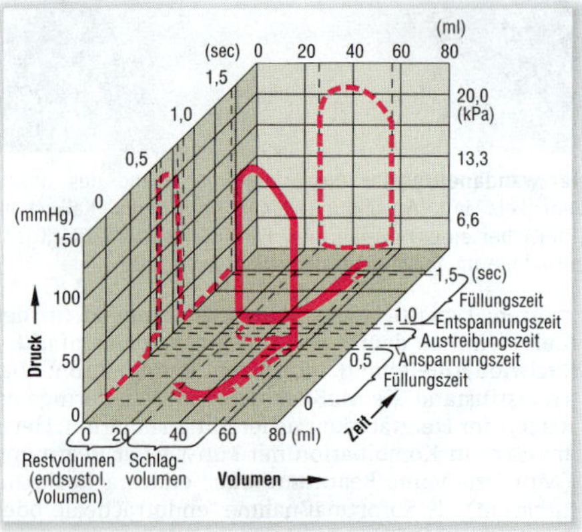


**Herzzyklus:** Druck-Volumen-Zeit-Diagramm eines Zyklus (beginnend mit der Füllungszeit). [262]

**HES:** Abk. für ▸Hydroxyethylstärke.

**Heschl-Hirnwindungen** (RICHARD L. H., 1824–1881, Pathologe, Wien): *Anatomie* die ▸Gyri temporales transversi; Sitz des primären ▸Hörzentrums. E Heschl's gyri.

**Hesperidin,** Hesperetin-7-rutinosid: v.a. in Zitrusfrüchten vorkommendes Glykosid (▸Flavonoide) mit kapillarabdichtender (Vitamin P) u. Hyaluronidase-hemmender Wirkung. E hesperidin.

**Hess** (CARL VON H., 1863–1923, Augenarzt, Würzburg). – **H.-Nachbild:** das 3., positive Nachbild (in der Farbe des Primärbildes), das dem 2., negativen nach einem Dunkelintervall folgt. – **H.-Sehprobe:** Sehschärfenprüfung mit den »internationalen ▸Sehprobetafeln« (LANDOLT-Ringe oder Zweierkombination der Zahlen 0, 1, 4 u. 7). E Hess screen test.

**Hesselbach** (FRANZ K. H., 1759–1816, Anatom, Chirurg, Würzburg). – **H.-Band:** ▸Ligamentum interfoveolare. – **H.-Hernie:** laterale Schenkelhernie; sie tritt durch die Lacuna musculorum aus u. erfährt durch die Fascia cribrosa eine Divertikelbildung (wird bilokulär). E Hesselbach's hernia.

**Hessing-Korsett** (FRIEDRICH V. H., 1838–1918, Orthopädiemechaniker, Augsburg/Göggingen): ein auf einem anmodellierten Beckenkammbügel aufgebautes (Stahlschienen-)Rumpfkorsett mit verstellbaren Arm-, evtl. auch Kinn- u. Hinterhauptstützen; zur Entlastung der Brust- u. Lendenwirbelsäule.

**HET-CAM,** Abk. für **H**ühner**e**i**t**est an der **C**horion**a**llantois**m**embran: empfindliches Testsystem für Pharmaka, Kosmetika u. Haushaltsprodukte an befruchteten Hühnereiern; s.a. ▸Eikultur.

**HETE,** Abk. für **H**ydroxy**e**icosa**t**etra**e**nsäuren: Lipoxygenaseprodukte der Arachidonsäure (neben Leukotrienen).

**Heter|ästhesie:** quantitativ unterschiedliche Empfindung in benachbarten Hautbezirken. E heteresthesia.

**Hetero|agglutination:** Verklumpung (▸Agglutination) roter Blutkörperchen durch artfremde Antikörper (▸Heterohämagglutinin); s.a. ▸Heteroantigen. E heteroagglutination.

**Hetero|anti|gen,** heterogenes Antigen: ein ▸Antigen mit teilweiser chemischer Strukturverwandtschaft mit einem spezies- = artfremden (= »xenogenen«) Antigen u. – aufgrund dieser partiellen Antigengemeinschaft – mit der Fähigkeit, die Bildung gleicher (»korrespondierender«) Antikörper anzuregen. Diese Antikörper sind durch Kreuzreaktion nachweisbar (aufgrund der Ähnlichkeit bis Identität der ▸determinanten Gruppe). – i.e.S. das »heterophile« FORSSMAN-Antigen; s.a. ▸H-Substanz. E heteroantigen.

**Hetero|anti|körper:** ein durch artfremdes Antigen (s.a. ▸Heteroantigen) hervorgerufener u. gegen dieses gerichteter »xenogener« Antikörper; s.a. ▸FORSSMAN-Antikörper, ▸HANGANATZIU-DEICHER-Reaktion. E heteroantibody.

**Hetero|anti|serum:** ▸Immunserum gegen ein artfremdes Antigen. E heteroantiserum.

**Hetero|chromasie:** *Hämatologie* das gleichzeitige Vorkommen eosino- u. basophiler Körnchen (»Granula«) in einer Zelle; s.a. ▸Polychromasie.

**Hetero|chromatin:** Chromatin, das im Gegensatz zum Euchromatin sowohl in der Inter- als auch in der Metaphase des Zellzyklus lichtmikroskopisch den gleichen Verdichtungs- oder Kondensationsgrad aufweist. H. ist hoch spiralisiert, elektronenoptisch fibrillendicht, oft genarm und am besten in der Prophase der Mitose darstellbar. Es sind dies u.a. die Zentromerregionen, die BARR-Körper (= inaktivierte X-Chromosomen weiblicher Körperzellen) sowie fast alle B-Chromosomen. E heterochromatin.

**Hetero|chromatose: 1)** ▸Heterochromie. **2)** Hautverfärbung durch Ablagerung körperfremder Substanzen (z.B. als ▸Argyrie). E heterochromatosis.

**Hetero|chromie:** unterschiedliche Färbung normalerweise gleichfarbiger Gewebe(strukturen), z.B. ophth der beiden Regenbogenhäute (▸HERRENSCHWAND-, ▸FUCHS-Heterochromie) oder derm umschriebener behaarter Körperbereiche bei Erkrankung des Haarbodens oder des Gesamtorganismus, z.B. Typhus, Kwashiorkor, Pellagra; ▸Heterotrichose. E heterochromia.

**Hetero|chromosom:** ▸Gonosomen.

**Hetero|chromo|zyklitis (Fuchs):** ▸FUCHS-Heterochromie.

**Hetero|chronie:** die zeitliche Verschiebung eines Geschehens gegenüber der Norm; z.B. – patho – als Heterogenese – die Entstehung von Zellen oder der Beginn einer bestimmten (evtl. endokrinen) Gewebsfunktion zu einem ungewöhnlichen Zeitpunkt (z.B. bei Pubertas praecox). E heterochronia.

**Hetero|didymus,** Heterodymus: ▸Heteropagus.

**Heter|odontie:** ▸Anisodontie.

**hetero|drom:** *Neurophysiologie* auch in entgegengesetzter Richtung ablaufend. E heterodromous.

**Hetero|duplex:** doppelsträngiges DNS-Molekül mit nicht komplementären (einzelsträngigen) Bereichen (s. Abb.). E heteroduplex.

**Hetero|dynamie:** bezüglich des Schlagvolumens die unterschiedliche Aktion beider Herzkammern; z.B. – vorübergehend – bei akuter Linksherzinsuffizienz

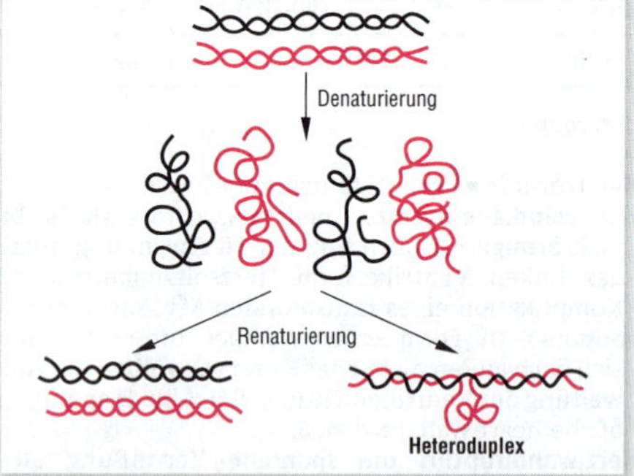


**Heteroduplex:** schematische Darstellung der H.-Bildung. [384]

(mit normalem Schlagvolumen der rechten Kammer). E asynergy of ventricular ejection.

**Hetero|dys|trophie:** (PFAUNDLER) ▸Säuglingsdystrophie als Folge unzureichender künstlicher Ernährung.

**Hetero|gametie,** Digametie: die Bildung zweier verschiedener geschlechtsbestimmender Gameten bei einem Geschlecht (z.B. beim Menschen – normal im 1:1-Verhältnis – von Spermien mit X- oder Y-Chromosom). E heterogamety.

**Hetero|gamie:** *Genetik* ▸Anisogamie. E heterogamy.

**hetero|gen:** mit oder aus verschiedenartigen Bestandteilen, serol nicht von der gleichen Art (▸heterogenetisch). E heterogenic. – **h. Strahlung:** nichtmonochromatische bzw. nichtmonoenerget. Strahlung; s.a. ▸Bremsstrahlung. – **h. System:** Stoffsystem aus Teilchen verschiedenen Aggregatzustandes.

**hetero|genetisch:** von einer anderen Art (Spezies) stammend (= xenogen), von verschiedener Herkunft. E heterogenous. – **h. Antigen:** ▸Heteroantigen. – **h. Antikörper:** ▸Heteroantikörper. – **h. Paarung:** Paarung zwischen den Chromosomen beider Chromosomensätze eines Bastards. S.a. ▸Heterogenie. – **h. Substanz:** die ▸H-Substanz roter Blutkörperchen.

**Hetero|genie:** Entstehung gleichartiger oder nicht sicher unterscheidbarer erblicher Merkmale (z.B. eines Erbleidens) infolge Mutation nichtalleler Gene. E heterogenesis.

**Hetero|glykan:** Polysaccharid aus 2 oder mehreren verschiedenen Grundbausteinen; z.B. als ▸Glykoproteine, ▸Proteoglykane. E heteroglycan.

**Hetero|gonie:** **1)** *Pathologie* das Wachsen zweier Körperteile eines Individuums in verschiedenen, aber zueinander in konstantem Verhältnis stehenden Phasen. **2)** Wechsel zweier Formen der Fortpflanzung in aufeinander folgenden Generationen (z.B. bei einigen Nematoden Wechsel von Parthenogenese u. Syngamie). E heterogony.

**Hetero|häm|agglutinin,** H- oder heterophiles Hämagglutinin: ▸Heteroantikörper als Agglutinin, z.B. als Hammel-Erythrozyten agglutinierender Heteroantikörper der F- = FORSSMAN-Antikörper (AK) im Normalserum, der S-AK bei Serumkrankheit, der M-AK bei infektiöser Mononukleose. S.a. ▸Heterolysin. E heterohemagglutinin.

**Hetero|immunität:** das Vorhandensein heterophiler Antikörper; diagnostisch genutzt bei der ▸HANGANATZIU-DEICHER-Reaktion. E heteroimmunity.

**Hetero|immun|serum:** heterologes ▸Immunserum.

**Hetero|infektion:** **1)** Infektion durch körperfremde Keime. **2)** Infektion über gesunden Zwischenträger. E heteroinfection.

**Hetero|karyon:** Zelle mit zwei oder mehr verschiedenen Kernen; kann bei der Zell-Hybridisierung entstehen; auch bei höheren Eukaryonten möglich. E heterokaryon.

**Hetero|kerato|plastik:** Hornhautplastik mit Hilfe eines xenogenen Transplantats. E heterologous keratoplasty.

**Hetero|kinese:** *Neurologie* ▸Allokinese. E heterokinesia.

**hetero|kladisch:** Endäste verschiedener Gefäße betreffend. E heterocladic.

**hetero|lateral:** die andere Körperseite betreffend, kontralateral.

**hetero|log:** (in Form, Funktion) nicht übereinstimmend; biol artfremd (▸xenogen). E heterologous. – **h. Antigen:** ▸Heteroantigen. Analog: **h. Antikörper,** s.u. ▸Heteroantikörper. E h. antigen, h. antibody.

**Hetero|lopie:** Hauterkrankung mit Schuppen-, Krusten- oder Rhagadenbildung.

**Hetero|lyse:** **1)** ▸Hämolyse durch hämolysierende Heteroantikörper (Heterohämolysin). **2)** Eiweißabbau durch Enzyme, die in krankhaft verändertem Gewebe (z.B. eines Neoplasmas) gebildet werden, v.a. durch Granulozyten, Makrophagen. E heterolysis.

**Hetero|lysin:** **1)** s.u. ▸Heterozytolysin; s.a. ▸Heterolyse. **2)** bei Tieren spontan vorkommende Heteroantikörper, die artfremde Erythrozyten auflösen. E heterolysin.

**Hetero|merie:** eine ▸Polygenie, bei der mehrere Gene mit quantitativ, evtl. auch qualitativ (»komplementäre Polygenie«) verschiedener Wirkung eine einheitlich erscheinende Eigenschaft kontrollieren. E heteromeria.

**Hetero|metr|opie:** ungleiche Brechkraft beider Augen. E heterometropia.

**hetero|morph:** von verschiedener Gestalt; z.B. bei Generationswechsel; ▸Heteromorphose. E heteromorphous.

**Hetero|morph|opsie:** unterschiedliche Wahrnehmung von Gegenständen durch beide Augen infolge einer Veränderung der brechenden Medien oder des Augenhintergrundes. E heteromorphopsia.

**Hetero|morphose:** *Pathologie* **1)** Ersatz von Gewebe durch ein andersartiges. **2)** ortsfremde Gewebsbildung. E heteromorphosis.

**heter|onym:** ungleichnamig (evtl. aber sinnverwandt), sich nicht entsprechend, in den bd. Körperhälften auf verschiedenen Seiten (z.B. ophth h. ▸Hemianopsie, h. = gekreuzte ▸Diplopie). E heteronymous.

**Hetero|pagus:** *Pathologie* Doppelfehlbildung (ein Zwilling ist erheblich kleiner u. mit der Vorderseite am anderen angewachsen).

**Hetero|phagie:** ▸Phagozytose extrazellulärer Substrate in besonderen Vakuolen = **Heterophagosomen** (im Gegensatz zur ▸Autophagie intrazellulärer Strukturen in Autolysosomen). E heterophagy.

**hetero|phasisch:** nicht mit gleicher Phase (= nicht »in Phase«) ablaufend, mit ungleich gerichtetem Kurvenablauf (z.B. kard der **h. Typ** des ▸Linksschenkelblocks mit entgegengesetzter Richtung von Kammeranfangs- u. -endschwankung). E heterophasic.

**hetero|phil:** mit Neigung (Affinität) zu Fremdem (z.B. als h. Antigen das FORSSMAN-Antigen; ▸Heteroantigen, ▸Heterohämagglutinin). E heterophil(ic). – **h. Antigen:** Antigen auf der Zelloberfläche verschiedener Spezies von Tieren, Pflanzen u. Bakterien mit ausgeprägtem Kreuzphänomen zwischen den Spezies. – **h. Antikörperreaktion:** **1)** reaktive, auf Zufuhr eines Heteroantigens erfolgende Produktion von ▸Heteroantikörpern bei einer Tierart, die kein FORSSMAN-Antigen besitzt. **2)** durch Sera mit hohem Gehalt an FORSSMAN-Antikörper ausgelöste anaphylaktische Reaktion bei Tieren mit heterophilem Antigen in Geweben (= umgekehrte passive ▸Anaphylaxie). **3)** ▸HANGANATZIU-DEICHER-Reaktion.

**Hetero|phorie,** Strabismus latens, latentes Schielen: nur vorübergehendes Abweichen der Augen von ihrer Primärstellung (d.h. von den parallelen Blicklinien) infolge Störung des Gleichgewichts zwischen den äußeren Augenmuskeln bei Nachlassen des Zwanges zur ▸Fusion. Nach der Abweichrichtung unterschieden als Eso-, Exo-, Hyper- u. ▸Hypophorie sowie ▸Zyklophorie (u. Mischformen). Eine geringe H. ist physiologisch; bei höhergradiger H. (= muskuläre Asthenopie) tritt evtl. zeitweilige ▸Diplopie auf. Die quantitative Bestimmung (**Heterophorometrie**) erfolgt durch Messen der Abweichung der Blicklinien vom Parallelstand nach Ausschalten der Fusion (Abdecken eines Auges). E heterophoria.

**Heterophyiasis, Heterophydiasis:** Befall durch den kleinen Darmegel Heterophyes heterophyes, übertragen durch Genuss rohen Fisches; beim Menschen häufig asymptomatisch, evtl. aber, nach kurzer Präpatentperiode, Magen-Darm-Erscheinungen (Koliken, Durchfälle), nach hämatogener Organbesiedlung (Myokard, Zentralnervensystem) auch tödliche Verläufe. E heterophyiasis, heterophydiasis.

**Hetero|plasie,** Alloplasie: in zeitlicher, quantitativer, örtlicher Hinsicht atypisches Wachstum von Zellen u. Geweben (VIRCHOW: Heterochronie, -metrie u. -topie). – Nach LETTERER das bösartige Tumorwachstum (Neoplasie). E heteroplasia.

**Hetero|plastik:** ▸Xenoplastik. E heteroplasty.

H

**hetero|plạstisch:** **1)** ▸Heteroplasie, **2)** Xenoplastik, **3)** Zellumwandlung (als Reifung) betreffend. E heteroplastic. – **h. Differenzierung:** die Zellstrukturveränderungen in der Reifungsphase des ▸Lymphozyten vom Blasten zum Lymphozyten (Lymphozytendifferenzierung, **h. Lymphopoese**).

**Hetero|ploidịe:** das Auftreten eines Chromosomenbestandes, der von der für das entsprechende Lebewesen (▸Taxon) charakteristischen Normalzahl abweicht (s.a. ▸Chromosomenaberration); als **interspezifische intragenerische H.** innerhalb der Arten einer Gattung, als **intraspezifische H.** innerhalb einer Art. E heteroploidy.

**Hetero|protein|ämịe:** das Vorkommen atypischer Eiweißkörper, (Allo- u. Paraproteine) im Blut bzw. Blutplasma; bei atypischen Plasmaproteinen als Heteroglobulin- bzw. Heteroalbuminämie bezeichnet. S.a. ▸Dysproteinämie. E heteroproteinemia.

**Heter|opsie:** ▸Heteroskopie. E heteropsia.

**Hetero|ptẹra:** die Ordnung »Wanzen«.

**Hetero|sacchạrid:** Oligo- oder ▸Polysaccharide mit mehr als einem Monosaccharid-Typ im Molekül. E heterosaccharide.

**Hetero|sẹrum,** heterologes Serum: **1)** Serum einer anderen Art (Tierspezies); z.B. heterologes ▸Immunserum. E heterologous serum. **2)** Serum mit Antikörpern gegen ▸heterophile Antigene (z.B. FORSSMAN-Antigen). **3)** Serum mit natürlichen Heteroantikörpern (z.B. Anti-P).

**Hetero|sexualitạ̈t:** **1)** die auf das andere Geschlecht gerichtete Sexualität. **2)** die Prägung der sekundären Geschlechtsmerkmale entgegen der genetischen Anlage (z.B. beim adrenogenitalen Syndrom). E heterosexuality.

**Heterọsis:** *Genetik* die allgemeine oder Einzeleigenschaften betreffende Überlegenheit der Heterozygoten gegenüber den entsprechenden Homozygoten. E heterosis.

**Hetero|skopịe:** **1) Heteropie, -opsie:** ungleiches Sehvermögen beider Augen. E heteroscopy. **2)** Bestimmung des Schielwinkels (mit dem **Heteroskop**).

**Hetero|sọm:** ▸Gonosom. E heterosome.

**hetero|tọp, -topisch:** an atypischer Stelle liegend (dystop, ektopisch), entstehend (z.B. kard h. Erregungs-, Reizbildung) oder erfolgend. E heterotopic.

**Hetero|topie:** s.u. ▸heterotop; s.a. ▸Dystopie. E heterotopia, heterotopy.

**Hetero|trans|plantat:** *Chirurgie* von einem artfremden Spender stammendes (»xenogenes«) Organ, Gewebe als ▸Transplantat (= Xenotransplantat). Ruft beim Menschen u. höheren Säugern u.U. eine intensive ▸Immunreaktion hervor. E heterograft, xenograft.

**Heterotransplantations-Assay:** s.u. ▸Tumorresistenz-Tests.

**Hetero|trichọsis:** verschiedenfarbige Körper- oder Kopfbehaarung bei einem Individuum.

**Hetero|tropịe:** ▸Strabismus concomitans. E heterotropia, heterotropy.

**Hetero|vakzịne:** Impfstoff, hergestellt unter Verwendung patientenfremder Erreger. ***Anw.*** zur Behandlung chronischer Infektionskrankheiten (regt die Bildung spezifischer Antikörper u. eine Leukozytose sowie eine Steigerung unspezifischer Bakterizidie an); s.a. ▸Immunstimulanzien. E heterovaccine.

**hetero|xẹn:** *Parasitologie* mit unbedingtem (= »obligatem«) Entwicklungszyklus auf oder in mehreren verschiedenen Wirtsorganismen. E heteroxenous.

**Hetero|zygotịe:** die erbliche Konstitution diploider (oder polyploider) Zellen oder Individuen, die dadurch geprägt ist, dass mindestens ein Gen durch 2 verschiedene Allele im Genlocus der 2 homologen Chromosomen vertreten ist. Entsteht durch Verschmelzung zweier Gameten mit verschiedenen Allelen desselben Gens oder durch Mutation eines Gens in einem der 2 homologen Chromosomen. E heterozygosity.

**hetero|zyklische Verbindung:** *Chemie* ringförmige Verbindung, in der ein oder mehrere Kohlenstoff-= C-Atome durch Stickstoff-, Sauerstoff-, Schwefelatome oder andere »Heteroatome« ersetzt ist/sind. E heterocyclic compound.

**Hetero|zyto|lysịn:** ▸Heteroantikörper, der eine Auflösung artfremder Zellen bewirkt; z.B. als Heterohämolysin. E heterocytolysin.

**Hettinger(-Rodahl)-Test:** ▸Stufentest, bei dem 50-mal/min Stufen variabler (Körpergewicht u. Beinlänge berücksichtigender) Höhe zu besteigen sind.

**Heublume:** ▸Graminis flos.

**Heubner** (JOHANN L. O. H., 1843–1926, Kinderarzt, Leipzig, Berlin). – **H.(-Herter)-Infantilismus:** ▸Zöliakie. E Herter's infantilism. – **H.(-Hoffmann)-Quotient:** empirischer ▸Energiequotient für den gesunden Säugling; soll im 1. Trimenon 120 kcal/kg Körpergewicht betragen u. im 4. Trimenon auf 80–90 sinken. – **H.-Schilder-Syndrom:** entzündliche Form der diffusen ▸Hirnsklerose (= subchronische ▸Leukoenzephalitis = zentrolobuläre symmetrische Sklerose).

**Heuschnupfen,** Pollinosis, Rhinoconjunctivitis allergica saisonalis, Pollenschnupfen, Heufieber: die während der Pollensaison bei Allergie durch Kontakt (meist Inhalation) mit dem Pollenallergen ausgelösten Krankheitserscheinungen in zeitlicher Abhängigkeit von der Blütezeit der Pflanzen. Auslöser zumeist Baum-, Gräser- oder Kräuterpollen. ***Klinik:*** i.e.S. die ▸Rhinoconjunctivitis allergica saisonalis, i.w.S. auch Auslösung von Asthma bronchiale, Hauterscheinungen (Urtikaria, atopisches Ekzem, QUINCKE-Ödem). ***Ther.:*** Hyposensibilisierung, Antihistaminika, Cromoglicinsäure, Corticosteroide. E hay fever, pollinosis.

**Heuser-Membran:** einschichtige Lage abgeplatteter Mesenchymzellen um den primären Dottersack. E Heuser's membrane, exocelomic m.

**Heusner-Kappe:** gepolsterte Kopfkappe als Abwandlung der ▸GLISSON-Schlinge.

**HEV:** **1)** Hepatitis-E-Virus: s.u. ▸Hepatitisviren. **2)** *(engl.):* Abk. für **h**(a)**e**magglutinating encephalomyelitis **v**irus.

**HEXA:** Abk. für **Hexa**methylmelamin (▸Altretamin).

**hẹxa...:** Wortteil »sechs«.

**Hexa|calcium|hexa|natrium|hepta|citrat|hexa|hydrat-Komplex:** Calcium-Natrium-Hydrogencitrat im Verhältnis 6:6:3:7; ***Anw.*** zur Ther. metabolischer Azidosen.

**Hexa|chlor|benzọl,** $C_6Cl_6$, Perchlorbenzol: ein Fungizid. Verzehr mit H. gebeizten Getreides führt zu Störungen des Porphyrinstoffwechsels. E hexachlorobenzene.

**Hexa|chlor|cyclo|hexan,** $C_6H_6Cl_6$, Abk. HCH: in 4 verschiedenen Isomeren auftretende Verbindung; das γ-1,2,3,4,5,6-H. (Lindan) ist insektizid wirksam u. wird äußerlich bei Hautparasiten (Läuse, Krätze) angewandt. Vergiftungserscheinungen ähnlich wie bei DDT (▸Chlorophenothan). E hexachlorocyclohexane, lindane.

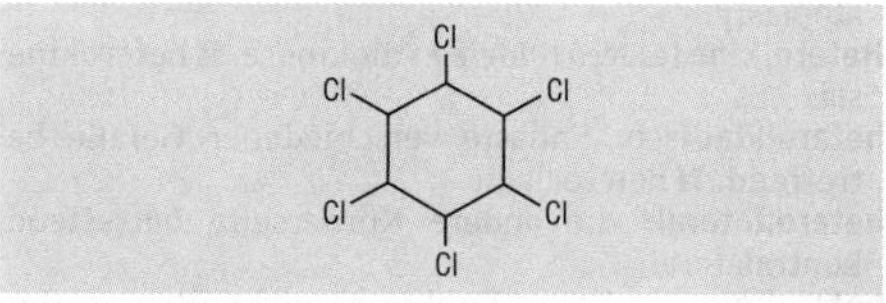


**Hexachlorcyclohexan.**

**Hexachlorophen,** 3,3',4,4',6,6'-Hexachlor-2,2'-methylendiphenol: bakterizide Substanz mit (geringer) toxischer u. hautreizender Wirkung; ***Anw.*** als lokales Antiseptikum bei Akne.

**hexa|chrom(atisch):** mit Farbenfehlsichtigkeit, bei der statt der 7 Spektralfarben nur 6 wahrgenommen werden (keine Unterscheidung von Violett u. Indigoblau). E hexachromatic.

**Hexa|daktylịe:** ▸Polydaktylie mit Ausbildung von 6 Fingern bzw. Zehen. E hexadactylism.

**Hexafluroniumbromid,** Hexamethylen-1,6-bis-(dimethylfluoren-9-yl-ammoniumbromid): ein obsoletes ▸Muskelrelaxans. E hexafluorenium bromide.

**Hexa|harnstoff|aluminium|chlorat:** ein ▸Adstringens; Antiseptikum; ***Anw.*** als Mund- u. Rachentherapeutikum.

**Hexamethoniumbromid,** Hexamethylenbis-trimethylammoniumbromid: ein obsoleter ▸Ganglienblocker (bis-quartäre Ammonium-Verbindung). E hexamethonium bromide.

**Hexa|methylen|imin,** Azacycloheptan, Perhydroazepin: eine heterozyklische Verbindung; Grundgerüst verschiedener Schmerzmittel, z.B. der ▸Analgetika Etho-, Met-, Metetho- u. Proheptazin. E hexamethylenimine, perhydroazepine.

**Hexamethylentetramin, Hexamin:** ▸Methenamin. E hexamethylenetetramine, hexamine.

**Hexamethylmelamin:** ▸Altretamin.

**Hexamidin:** Lokalantiseptikum zur ***Anw.*** an Haut u. Mundschleimhaut. E hexamidine.

**hexa|ploid:** mit einem Chromosomenbestand aus 6 haploiden Sätzen. E hexaploid.

**Hexa|poda** *(griech. hexapodos = sechsfüßig):* ▸Insekten.

**Hexen|milch:** dem ▸Kolostrum ähnliche Sekretion der anschwellenden (»Hexenbrust«) Brustdrüse des Neugeborenen durch nachwirkende mütterliche Hormone, kann mehrere Wochen bestehen bleiben. E witch's milk.

**Hexen|schuss:** ▸Lumbago.

**Hexetidin:** ein lokales Antiseptikum; ***Anw.*** v.a. im Mund-, Rachenraum. E hexetidine.

**Hexite,** Hexitole: 6-wertige, süß schmeckende, optisch aktive Alkohole, gewonnen durch Reduktion von ▸Hexosen; z.B. D-Dulcit, D-▸Mannit, D-▸Sorbit, ▸Inosit. E hexitols.

**Hexobarbital,** Hexobarbitonum: ein obsoletes ▸Barbiturat; früher ***Anw.*** als Kurznarkotikum. E hexobarbital.

**Hexo|kinase,** Abk. HK: *Enzymologie* eine Phosphotransferase (▸Kinase) des Glucosestoffwechsels, die – ATP-abhängig – Glucose u. andere Hexosen (z.B. Mannose, Fructose) zu entsprechenden 6-Phosphaten umsetzt (phosphoryliert). In tierischen Geweben kommen 4 Isoenzyme vor (I, II, III u. IV [= Glucokinase]). labor ***Anw.*** als Hilfsenzym für Bestimmung von ATP, Creatinphosphat u. zur enzymatischen Blutzucker-Bestimmung. E hexokinase.

**Hexon|basen:** basisch reagierende Aminosäuren aus 6 Kohlenstoffatomen; ▸Arginin, ▸Lysin, ▸Histidin. E hexone bases.

**Hexon|säuren:** Säuren als Oxidationsprodukte von Hexosen, z.B. Gluconsäure. E hexonic acids.

**Hexoprenalin,** 1,12-Bis-(3,4-dihydroxy-phenyl)-3,10-diazadodecan-1,12-diol: obsoletes β-Sympathomimetikum; früher ***Anw.*** als Broncholytikum u. Tokolytikum (zur Hemmung vorzeitiger Wehentätigkeit). E hexoprenaline.

**Hexos|amin:** Bez. für von einer Hexose abgeleitete Aminozucker; z.B. Glucosamin. E hexosamine.

**Hexos|aminidasen:** Enzyme, die endständige Hexosamine von Gangliosiden abspalten; Mangel führt zu typischen ▸Gangliosidosen. E hexosaminidases.

**Hexo|sane:** aus Hexosen aufgebaute ▸Polysaccharide; z.B. ▸Galaktane, ▸Glucane, ▸Mannane. E hexosans.

**Hexose:** Monosaccharid mit 6 Kohlenstoffatomen, $C_6H_{12}O_6$. Nach der funktionellen Gruppe werden diese Zucker unterschieden als Aldohexose (z.B. Glucose, Galaktose, Mannose) u. als ▸Ketohexose (= Hexulose; z.B. Fructose, Sorbose), nach der Art des Ringschlusses im Molekül (Halbacetalform) als Pyranose u. Furanose. E hexose.

**Hexose|di|phosphatase:** ein allosteres Enzym der Zuckerbildung (▸Gluconeogenese), das – Mangan- bzw. Magnesium-abhängig – Fructose-1,6-diphosphat zu Fructose-6-phosphat u. anorganischem Phosphat hydrolysiert. E hexose-diphosphatase.

**Hexose|mono|phosphat,** Abk. HMP: s.u. ▸Hexosephosphorsäure; s.a. ▸Pentosephosphatzyklus (= **Hexosemonophosphatweg, -Shunt**). E hexose-monophosphate.

**Hexose|phosphat:** s.u. ▸Hexosephosphorsäure. E hexosephosphate.

**Hexose|phosphor|säure:** die Monophosphorsäureester von Hexosen; als Stoffwechselzwischenprodukte u.a. Glucose-1- u. -6-phosphat, Fructose-1- u. -6-phosphat, Galaktose-1-phosphat.

**Hexose|uridyl(yl)transferase,** Galaktotransferase: *Enzymologie* eine ▸Transferase des Galaktosestoffwechsels für die Bildung von α-D-Glucose-1-phosphat u. UDP-Galaktose. Bei genetisch bedingtem Fehlen besteht ▸Galaktoseintoleranz. E hexose-uridylyltransferase.

**Hex|uron|säure:** Oxidationsprodukte von Hexosen, die am 1-Kohlenstoffatom ($C_1$) eine Aldehyd- oder Ketogruppe, an $C_6$ eine –COOH-Gruppe besitzen; z.B. ▸Glucuron-, ▸Galakturonsäure. E hexuronic acid.

**Hexyl...:** das Radikal »$C_6H_{13}$-«. E hexyl...

**Hey:** *Chirurgie* – **H.-Hernie:** ▸Hernia encystica. E Hey's hernia. – **H.-Operation:** suprapubische, transvesikale ▸Prostatektomie mit teilweiser Entfernung des Blasendreiecks u. primärem Blasenverschluss.

H

**Heyerdale-Test:** ▸McCallig-Test bei Beinvarizen.

**Heywalt-May-Bougie:** gerade metall. ▸Bougie zur Harnröhrendehnung; mit zentraler Lichtung für Ureterkatheter als Leitsonde.

**HF:** Abk. für ▸Hämofiltration.

**Hf:** *Chemie* Symbol für **Hafnium.**

**HF-Ablation:** s.u. ▸Katheterablation.

**H-Faktor: 1)** ▸H-Antigen. E H antigen. **2) Anti-H:** ein ▸Heteroantikörper, dessen Bildung angeregt wird durch ein dem menschlichen Null-Antigen nahe stehendes AG der Shigella $A_1$.

**HF-Katheterablation:** s.u. ▸Katheterablation.

**H-Form,** Abk. für **H**auch-Form: den Agar mit hauchartigem Schleier überziehende Wachstumsform begeißelter Bakterien (z.B. Proteus vulgaris, Salmonellen); mit charakteristischem serologischem Verhalten durch ihr H- (»H-Agglutination«) u. O-Antigen. – Gegensatz: O-Form (= **o**hne Hauch; nur mit O-Antigen u. O-Agglutination). E H colony.

**h-Form,** Abk. für **H**efeform: *Mykologie* ▸Hefephase.

**Hg:** Symbol für **H**ydrar**g**yrum (▸Quecksilber).

**H-Gen:** Abk. für ▸Histokompatibilitäts-Gen.

**HGH** *(engl.)* Abk. für **h**uman **g**rowth **h**ormone: ▸Somatotropin.

**HGP** *(engl.)* Abk. für **h**uman **g**enome **p**rogram, Abk. für **h**uman **g**enome **p**roject: s.u. ▸Humangenom.

**HGPRT:** Abk. für ▸**H**ypoxanthin-**G**uanin-**p**hospho**r**ibosyl**t**ransferase.

**HHL: 1)** *Anatomie* Abk. für **H**ypophysen**h**interlappen. **2)** *Gynäkologie* Abk. für **H**inter**h**auptslage.

**HHM** *(engl.)* Abk. für **h**umoral **h**ypercalcemia of **m**alignancy: ▸Pseudohyperparathyreoidismus.

**HHT:** Abk. für Hämagglutinations**h**emm**t**est.

**HHV:** Abk. für **h**umane ▸Herpesviren.

**H.I.:** Abk. für ▸Herzindex. E C.I.

**hiato|ösophageales Syndrom:** ▸Bergmann-Syndrom, ▸Kardiaachalasie.

**Hiatus** *(latein.):* Spalt, (klaffende) Öffnung. S.a. ▸Foramen. E hiatus, gap, opening. – **H. aorticus:** der Aortenschlitz zwischen beiden Schenkeln des Lendenteils des Zwerchfells u. der Wirbelsäule; Durchtrittspforte der Aorta in die Bauchhöhle u. des Ductus thoracicus in die Brusthöhle. E aortic h. – **H. femoralis:** ▸Anulus femoralis. E femoral h. – **H. genitalis:** die von den Levatorschenkeln begrenzte Öffnung des Beckenbodens im Trigonum urogenitale für den Durchtritt der Scheide u. Harnröhre. E genital h. – **H. leuc|aemicus:** bei akuten Leukämien u. beim akuten Schub der chronischen myeloischen Leukämie die »Lücke« in der Reifungsreihe der Granulozyten: Fehlen oder starke Verminderung der Zwischenstufen bei Vorherrschen unreifer Paramyeloblasten u. reifer Granulozyten; Folge überstürzten Einbrechens der unreifen Zellen in die Blutbahn bei noch funktionsfähigem Knochenmark. – **H. maxillaris:** Mündung der Kieferhöhle seitlich im mittleren Nasengang. E maxillary h. – **H. oesophageus:** die Durchtrittsstelle für Speiseröhre u. den beidseitigen Nervus vagus zwischen den medialen Zwerchfellschenkeln vornoberhalb des Aortenschlitzes; ihre Weite hängt ab vom Kontraktionszustand angrenzender Muskelfasern (Musculus sphincter oesophagi; »Hiatusschlinge«). E esophageal h. – **H. pleuro|peritonealis:** das BOCHDALEK-Foramen zwischen dem Lenden- u. Brustteil des Zwerchfells. – **H. sa|cralis:** die breite Öffnung des Kreuzbeinkanals hinten oben am unteren Kreuzbeinende; ihre Überlänge (bei mangelhaftem Bogenschluss ab $S_{1-3}$) als H. s. posterior totalis (sakrale ▸R(h)achischisis). E sacral h. – **H. saphenus,** Fossa ovalis: eiförmige Öffnung in der breiten Schenkelbinde (▸Fascia lata) unterhalb des Leistenbandes. Durchtrittsort der Vena saphena magna. Die untere Öffnung des Schenkelkanals (unterer Schenkelring). – **H. semi|lunaris:** sichelförmiger Spalt in der seitlichen Nasenhöhlenwand als Einmündung der Kiefer- u. Stirnhöhle sowie der vorderen u. mittleren Siebbeinzellen. – **H. tendineus:** der Adduktorenschlitz in der Sehne des Musculus adductor magnus für den Durchtritt von Arteria u. Vena femoralis in die Kniekehle. E tendinous h.

**Hiatus|an|ästhesie:** ▸Kaudalanästhesie.

**Hiatus|hernie:** Zwerchfellhernie mit teilweiser bis totaler Verlagerung des Magens (evtl. auch weiterer Bauchorgane) durch den Hiatus oesophageus in den Brustkorb (u. mit Bauchfell als Bruchsack; bei kleinem Sack: ▸BERGMANN-Hernie). ***Formen:*** erworbener oder angeborener ▸Brachyösophagus, paraösophageale H., gleitende H. (gastroösophageale Hernie; axiale H.) u. Mischformen (s.a. Abb.). ***Ätiol.:*** angeboren oder – häufiger – erworben (z.B. durch Zwerchfellüberdehnung). ***Klinik:*** oft symptomlos oder -arm, atypisch oder aber gekennzeichnet durch Völlegefühl, Aufstoßen, ösophagealen ▸Reflux, Atemnot, Retrosternalschmerz, pektanginöse Beschwerden, Bluterbrechen, evtl. kompliziert durch Refluxösophagitis, Einklemmung (▸Incarceratio), Magenileus. Beim Säugling Erbrechen direkt nach den Mahlzeiten, häufig blutig tingiert, Gedeihstörungen. E hiatal

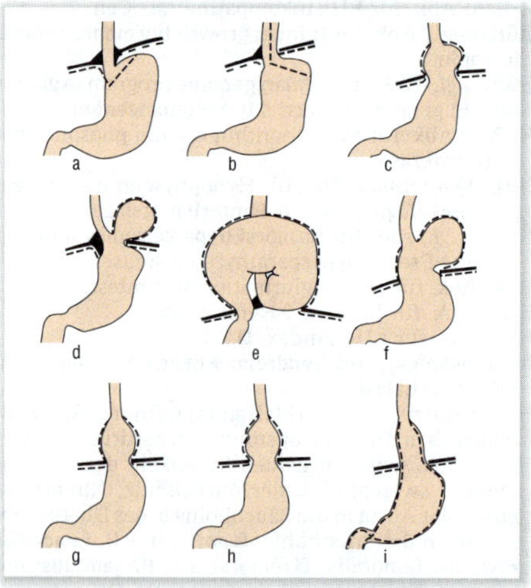


**Hiatushernie:** a) Normalbefund; b) kardiofundale Fehlanlage; c) gleitende H.; d) paraösophageale H.; e) kompletter Thoraxmagen (»upside-down stomach«; Situs des irreversiblen Magenvolvulus); f) gemischte H.; g) kongenit. Brachyösophagus i.S. der gleitenden H.; h) erworbener, durch Bruchsackverwachsungen persistierender Brachyösophagus; i) kongenit. Endobrachyösophagus; evtl. mit sek. Gleithernie. – Varianten nach NISSEN-ROSSETTI; gestrichelte Linie = Peritoneum. [531]

hernia, hiatus h. – **H., gleitende:** als kardio- oder gastroösophageale H. eine axiale Hernie, die bevorzugt im höheren Lebensalter auftritt; geht einher mit trichterförmiger Kardiaerweiterung u. Refluxösophagitis, Abflachung des HIS-Winkels u. Störung des Verschlussmechanismus, die ihrerseits zu einer Verkürzung der Speiseröhre führen kann (»erworbener« ▸Brachyösophagus). E sliding h. h. – **H., paraösophageale:** eine H. (mit normotoper u. funktionstüchtiger Kardia), bei der Teile des Magens neben der Speiseröhre in den Brustkorb vordringen, evtl. unter »Abrollen« des ganzen Magens u. unter Mitverlagerung weiterer Eingeweide in den Bruchsack. E paraesophageal h. h.

**HIB:** Abk. für ▸Haemophilus influenzae Typ **B**.

**Hibbs-Operation: 1)** (1911) operative Versteifung eines Wirbelsäulenabschnittes (▸Spondylodese) durch Verödung der Wirbelgelenke, beidseitige Verbindung der Wirbelbögen durch nach oben u. unten umgeschlagene Knochenspäne, subtotale Kappung u. Nach-Unten-Umbiegen der Dornfortsätze. **2)** (1926) Arthrodese des Hüftgelenkes mit Hilfe des abgemeißelten ▸Trochanter major.

**Hibernation:** *Zoologie* Winterschlaf. – **H., künstliche:** *Anästhesiologie* (LABORIT 1950) medikamentöse (durch Phenothiazine, ▸Cocktail, lytischer) Dämpfung des Organismus, um bei einer »Aggression« im Zusammenhang mit einer Verletzung, Operation, Infektion usw. durch zentrale u. periphere Hemmung autonomer Regulationsmechanismen (einschließlich Anlähmung des Wärmezentrums) eine homöostatische Regulation des Organismus zu gewährleisten: Abschwächung der durch Stressoren bedingten, oft überschießenden Kreislauf- u. Stoffwechselreaktionen (die sich z.B. in Schock, Fieber manifestieren) durch Senken von Blutdruck, Sauerstoffverbrauch u. Körpertemperatur (bis ca. 35 °C) auf ein Minimalniveau (»Vita minima«). Die ***Anw.*** erfolgt z.B. als potenzierte Narkose, evtl. in Kombination mit Unterkühlung durch physikalische Mittel wie Eiswasserbad etc. (kontrollierte ▸Hypothermie als Voll- oder Teilhibernation). E artificial hibernation.

**Hi|ber|nom(a),** Lipoma fetale-cellulare: bräunliche Fettgeschwulst des Unterhautgewebes, z.B. an Gesäß, Rücken oder Hals (wobei Ähnlichkeit besteht mit der Hibernationsdrüse der Winterschläfer); histol besteht aus großen vakuolären, Glykogen- u. Phospholipoid-reichen Zellen. E fetocellular lipoma, hibernoma, brown fat.

**Hickey-Hare-Test:** *Endokrinologie* ▸CARTER-ROBBINS-Test. E Hickey-Hare test.

**Hicks-Syndrom:** aseptische Knochennekrose des 2. Keilbeins des Fußes.

**Hi|dra|denitis:** Entzündung des Drüsenkörpers apokriner Schweißdrüsen (im Unterschied zur »Poritis« der Ausführungsgänge). Vielfach als eitrige H. (**H. suppurativa** = Schweißdrüsenabszess; evtl. zahlreich, sog. apokrine Akne). Auftreten v.a. in der Scham- u. Achselgegend (**H. axillaris**). Als tiefe H. evtl. phlegmonös, oft rezidivierend. Unter dem klinischen Bild einer H. manifestiert sich oft eine Acne inversa. E hidradenitis. – **H. multi|plex neonatorum:** die häufig abszedierende, an vielen Körperstellen vorkommende H. des Neugeborenen = Staphylodermia sudoripara suppurativa.

**Hi|dradenom(a),** Adenoma sudoriparum: tumorartige Fehlbildung apo- oder ekkriner Schweißdrüsen (evtl. als Hamartom) in Form kleiner Warzen oder Papeln, evtl. kombiniert mit Nävi (»Schweißdrüsennävus«). Evtl. zystisch (**H. cysticum**) als Syringocystadenoma, meist multipel (ROBINSON-Krankheit). E hidradenoma. – **H. papilliferum:** Adenom apokriner Schweißdrüsen an Labien u. Damm, seltener Präputium. ***Klinik:*** meist einzelne, derbe, intradermale Knoten.

**Hi|droa,** Hydroa: **1)** Schwitzbläschen. **2)** durch Licht- oder sonstige Strahleneinwirkung ausgelöste Hautkrankheiten mit juckenden Bläschen, evtl. aber auch anderen Formen des Ausschlags (»polymorph«), z.B. Erythema exsudativum multiforme, Herpes febrilis. – Im engl. Schrifttum jeder unter der Einwirkung von Schweiß auftretende Hautausschlag (im Unterschied zur »Hydroa« = Bläschenausschlag). – **H. aestivalia,** Acanthosis bullosa acquisita: v.a. im Frühjahr, -sommer auftretende Hautkrankheit mit Bläschenbildung (evtl. aber polymorph); i.e.S. die H. bei Porphyria cutanea tarda Waldenström. – **H. vacciniformis:** eine familiär erbliche ▸Lichtdermatose. Die genabelten Bläschen heilen narbig ab.

**Hidro|dermia, Hidropedese:** ▸Hyperhidrosis (als **Hidror|rhö** besonders massiv).

**Hi|drosis:** Schweißabsonderung (meist i.S. von Hyper- oder Dyshidrosis). E hidrosis.

**Hidrotica, -tika:** *Pharmazie* ▸Diaphoretica.

**Hi|dro|zystom:** Schweißdrüsenzyste. E hidrocystoma.

**hiemal(is)** *(latein.):* im Winter auftretend.

**Hier|algie:** Schmerzen im Kreuzbeingebiet.

**HIG:** Abk. für ▸Hyperimmunglobulin.

**Higgins-Methode:** Behandlung des inoperablen ▸Prostatakarzinoms mit Östrogenen.

**high-density lipoproteins** *(engl.)* Abk. HDL: ▸Lipoproteine hoher Dichte.

**High-Dose-Rate-Verfahren** *(engl.):* s.u. ▸Nachladetechnik.

**high-frequency jet ventilation** *(engl.):* Form der kontrollierten Beatmung, bei welcher der Patient über eine Jetdüse mit kleinen Atemhubvolumina beatmet wird. Die Atemfrequenz liegt zwischen 100 u. 400/Min. Anw. z.B. bei Patienten mit bronchopleuralen Fisteln.

**Highmore-Höhle** (Nathaniel H., 1613–1685, Arzt, Sherborne/Engl.), Kieferhöhle: ▸Sinus maxillaris. E antrum of Highmore.

**high-output failure** *(engl.):* ▸Herzinsuffizienz mit großem Herzminutenvolumen (»cardiac output«). Das Volumen ist gegenüber der Norm erhöht, aber kleiner als im Kompensationszustand der betreffenden Erkrankung. Kommt vor z.B. bei dekompensiertem Cor pulmonale, Anämie, peripherem arteriovenösem Aneurysma. Hierbei sind – trotz der Insuffizienz-Symptome – die Gliedmaßen warm, der Puls gut gefüllt.

**High-Renin-Hypertonie:** eine Form der essentiellen ▸Hypertonie, bei der die Erhöhung des Blutdrucks mit einer Erhöhung der Reninsekretion einhergeht.

**Higoumenakis-Zeichen:** beidseitige Verdickung (▸Hyperostose) des medialen Schlüsselbeinbereichs bei angeborener ▸Syphilis. E Higoumenakis sign.

**Hilfsstoffe:** nicht arzneilich wirksame Substanzen, die Wirkst. in entsprechende Arzneiformen wie z.B. Tabletten bringen. Die Auswahl der H. richtet sich nach den ther. Zielsetzungen (z.B. ▸Depotpräparat, Brausetablette oder ▸Sublingualtablette). Eingesetzt werden: **1)** Füll- u. Bindemittel (z.B. Milchzucker, Stärke, Gelatine); **2)** Sprengmittel (Stärke, meist mit Ultraamylopectin, Formaldehydkasein u. -gelatine); **3)** bei Brausetabletten wasserfreie Zitronensäure u. Natriumhydrogenkarbonat; **4)** Fließregulierungs-, Schmier- u. Formentrennmittel (FST-Komplex); **5)** Hydrophilisierungsmittel; **6)** Feuchthaltemittel (z.B. Glycerol); **7)** Lösungsverzögerer (z.B. Zucker, festes Paraffin). S.a. ▸Zusatzstoffe. E pharmaceutical additives.

**Hilfs|wirt,** Transportwirt, Wartewirt, Xenosit: Wirt(sorganismus) oder Zwischenwirt als Träger bestimmter (enzystierter) Parasitenstadien bis zur Aufnahme durch den Endwirt (in dem die Zyklusvollendung erfolgt). E transfer host.

**Hilgenfeldt-Daumenersatz** (Otto H., geb. 1900, Chirurg, Bochum): **1)** neurovaskuläre Transplantation des Mittelfingers, wobei das Mittelgelenk »Daumengrundgelenk« wird. **2)** Spalthandbildung unter Verlängerung des 1. Mittelhandknochens (quere Osteotomie) u. Interposition eines autologen Knochentransplantats in den Osteotomiespalt; bei gleichzeitigem Daumen- u. Zeigefingerverlust Abspaltung u. Aufstockung des Metakarpale II auf den Stumpf des 1. Mittelhandknochens.

**Hilgenreiner** (Heinr. H., geb. 1870, Chirurg, Orthopäde, Prag). – **H.-Linie:** auf der Röntgenbild-Pause gezogene Linie zur Diagnostik einer angeborenen Hüftluxation beim Säugling u. Kleinkind: die Fugenhorizontale durch die Y-Fuge beider Hüftpfannen; zusammen mit dem auf das rumpfnahe Femurende gefällten Lot (Ombrédanne-Linie) als **H.-Hilfsliniensystem** zur Ermittlung eines Femurhochstands (Normaldistanz zum Hüftkopf ca. 10 mm) u. der »Pfannenferne« (= Entfernung des Schnittpunktes bd. Linien vom Pfannengrund; normal ca. 15 mm); ferner – für Ausmessung des Pfannendachwinkels – die Pfannendachlinie, die mit der Fugenhorizontalen normal einen 20°-Winkel einschließt. S.a. ▸Hüftluxation (dort Abb.). E Hilgenreiner's line. – **H.-Zeichen:** Verkürzung, Abflachung, Schrägstellung der queren Gesäßfalte (evtl. auch Seitwärtsverziehung der weiblichen Scham auf der erkrankten Seite) als – unsichere – Zeichen der angeborenen Hüftluxation.

**hili|fugal:** sich vom (Lungen-)Hilus peripherwärts ausbreitend. E hilifuge, hilifugal.

**Hilitis:** Entzündung im Bereich eines Hilus, i.e.S. die Lungenhilusentzündung (= Lymphknotenentzündung einschließlich der perifokalen Entzündungsreaktion) als ▸Bronchiallymphknotentuberkulose (aber auch bei Masern, Keuchhusten etc.).

**Hill** (**1)** Archibald Vivian H., 1886–1977, Physiologe, London; Nobelpreis für Medizin; **2)** Harold A. H., geb. 1901, amerik. Radiologe; **3)** Sir Leonard Erskine H., 1866–1952, Physiologe, London). – **H.-Darstellung** (Archibald Vivian H.): graphische Darstellung der Kooperativität von Enzymen durch Auftragung der logarithmierten **H.-Gleichung** (engl.: H.'s equation; s. Abb.). Der **H.-Koeffizient** h (engl.: H. coefficient) ist ein Maß der Abweichung von der normalen Kurve (▸Lineweaver-Burk-Verfahren) u. kann aus der H.-Darstellung als maximale Steigung ermittelt werden. E Hill plot. – **H.-Sachs-Läsion** (Harold A. H.), H.-S.-Delle: Impressionsfraktur im äußeren hinteren Anteil des Humeruskopfes; kann bei der ersten traumatischen Schulterluxation (nach vorn) entstehen u. begünstigt – zusammen mit der ▸Bankart-Läsion – die habituelle Schulterluxation. E Hill-Sachs lesion. – **H.-Zeichen** (Sir Leonard Erskine H.): ein gegenüber dem Arm um 60–100 mm Quecksilbersäule erhöhter systolischer Blutdruck in der Arteria femoralis bei Aortenklappeninsuffizienz u. offenem Ductus Botalli. E Hill's sign.

$$\lg \frac{\upsilon}{V_{max} - \upsilon} = h \lg c\,(S) - \lg K_m$$

**Hill-Darstellung:** H.-Gleichung.

**Hilton-Linie:** zirkuläre, durch stärkere Fixation an die Unterhaut u. Muskulatur pergamentfarben erscheinende schmale Zone der Afterkanalhaut knapp unterhalb der Morgagni-Krypten. E Hilton's white line.

**Hilum,** Hilus: Einziehung an der Oberfläche eines Organs im Ein- bzw. Austrittsbereich der strangförmig vereinten Gefäße, Nerven, Ausführungsgänge oder Bahnen; z.B. an der Milz, dem Eierstock. S.a. ▸Hilus... E hilum. – **H. nodi lymphatici:** der Lymphknotenhilus für den Durchtritt der Blutgefäße u. des Vas efferens. E h. of lymph node. – **H. pulmonis:** der Lungenhilus an der mediastinalen Fläche des Lungenflügels; Ein- bzw. Austrittsstelle der Bronchien u. Lungengefäße (gemeinsam den auch als Radix bezeichneten Lungenstiel bildend [klinisch ebenfalls als Lungenhilus bezeichnet]; s.a. ▸Hilusschatten). E h. of lung. – **H. renale:** der Ein- bzw. Austrittsbereich der Nierengefäße u. des Harnleiters (d.h. des Nierenstiels) in der Nierenbucht (= Sinus renalis). E h. of kidney.

**Hilus:** *Anatomie* ▶ Hilum. – Oft klinisch Kurzbezeichnung für den Lungenhilus (▶ Hilum pulmonis); als »frozen hilus« der starre, von Tumorgewebe durchsetzte Lungenhilus; **tanzender H.:** pulmo ▶ Hilustanzen.

**Hilus|lymph|knoten:** die regionären Lymphknoten der Lunge u. Luftwege am Hilum pulmonis (▶ Nodi lymphatici bronchopulmonales u. tracheobronchiales).Vergrößerte H. werden als **Hiluslymphom** bezeichnet (Abb.). S. a. ▶ LÖFGREN-Syndrom; ▶ Bronchiallymphknoten... E hilar lymph nodes.

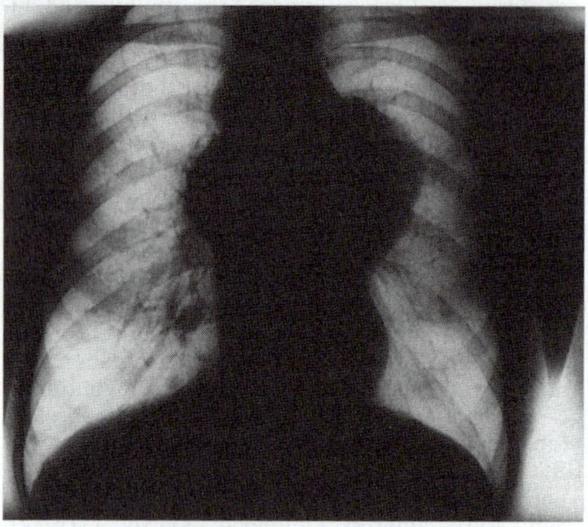

**Hiluslymphknoten:** (Röntgen-Thorax) massiv vergrößerte Hiluslymphknoten bei B-Non-HODGKIN-Lymphom mit mediastinalem Befall (K. LACKNER, Institut u. Poliklinik für Radiologische Diagnostik der Universität Köln). [89]

**Hilus|schatten:** *Röntgenologie* Summationsbild der anatomischen Gebilde am Hilum pulmonis (zentrale Lungen- u. Bronchialgefäße, der Hauptbronchus einschließlich seiner großen Äste, Nervenplexus, Lymphknoten u. -gefäße). E hilar shadow.

**Hilus|tanzen:** *Röntgenologie* die pulssynchronen Kaliberschwankungen u. hüpfenden Bewegungen des ▶ Hilusschattens infolge vergrößerter Druckamplitude im Stamm der A. pulmonalis, v. a. bei Links-rechts-Shunt. E hilar dance.

**Hilus|tuberkulose:** ▶ Bronchiallymphknotentuberkulose. E hilus tuberculosis.

**Hilus|zellen (Berger):** den LEYDIG-Zwischenzellen entsprechende Zellen im Eierstockhilum u. Mesovar. Hyperplasie führt zu Virilisierung. E hilus cells.

**Hilus|zell|tumor:** von ▶ Hiluszellen ausgehende Geschwulst (= BERGER-Zellen-Tumor). E hilus cell tumor.

**HIM: 1)** Abk. für Hyper-IgM-Syndrom (erbliche ▶ IgM-Vermehrung u. Neutropenie). **2)** Abk. für Hämatopoese-induzierendes Mikromilieu: anatomische Gebiete (im Thymus, Bursa-Äquivalent) für die Differenzierung von Progenitorzellen.

**Himasthla muehlensi:** darmparasitärer Wurm (Trematode) des Menschen in Nord- u. Südamerika.

**Himbeer|gelee|sputum:** ▶ Erdbeergeleesputum.

**Himbeerzunge:** ▶ Erdbeerzunge (bei Scharlach, Pellagra). E strawberry tongue, raspberry tongue.

**Himsworth-Test:** Prüfung auf Störungen des Glucosestoffwechsels durch gleichzeitige Verabfolgung von Traubenzucker p.o. und Insulin i.v. (nüchtern 30 g bzw. 5 IE/$m^2$ Körperoberfläche) u. nachfolgende kurzintervallige Blutzucker-Bestimmungen. Historisch.

**Hines-Brown-Test:** ▶ Cold-Pressure-Test.

**hinge region** *(engl. = Scharnier):* im ▶ Immunglobulin G die flexible Region in der Mitte der H-Kette, an der beide H-Ketten des Fc-Fragmentes durch Cystein-Disulfidbrücken verbunden sind; besteht aus ca. 15 Aminosäuren. Ermöglicht die Beweglichkeit der Antigen-bindenden Fab-Fragmente.

**Hinken:** ein- oder beidseitige Gangstörung i. S. eines ungleichmäßigen Schrittmaßes u./oder abnormen -rhythmus. Als Dauerzustand oder vorübergehend bzw. nur zeitweilig (▶ Claudicatio intermittens). Oft kombiniert mit ausgleichender (= kompensatorischer) Haltungs- u. Bewegungsatypie von Rumpf u. Armen. Je nach Ursache verschiedene ***Formen:*** Verkürzungs-, Versteifungs-, Lähmungs-, Schmerz-, ▶ TRENDELENBURG-Hinken, psychogenes H. E limping.

**Hinter|damm|griff:** *Geburtshilfe* ▶ RITGEN-Handgriff.

**Hinterdarm:** der hintere Abschnitt des Primitivdarms. Erstreckt sich vom Mitteldarm bis zur Kloakenmembran und wird von der A. mesenterica versorgt. Aus dem H. entwickeln sich die linken Kolonabschnitte, das Rektum u. ein Teil des Urogenitalsystems.

**Hinter|grund|belastung:** die Konzentration eines Schadstoffes im Blut oder Urin, die im Bevölkerungsquerschnitt bei Personen ohne erkennbaren Kontakt mit dem Schadstoff vorhanden ist; Begriff aus der Umweltmedizin.

**Hinter|haupt:** ▶ Occiput; s. a. ▶ Okzipital...

**Hinter|haupts|lage,** Abk. HHL: *Geburtshilfe* Schädellage, bei der das Hinterhaupt »führt«. Meist als **vordere** (dorsoanteriore = regelrechte HHL; der Rücken ist nach vorn gerichtet, der Kopfaustritt erfolgt als reine Streckbewegung, die kleine Fontanelle ist Führungspunkt, die Nackenhaargrenze ist Drehpunkt, u. das Planum suboccipitobregmaticum ist der größte Durchtrittsumfang; s. a. Abb.). Selten als **hintere** (dorsoposteriore HHL; mit kleiner Fontanelle bis Scheitelgegend als Führungspunkt; geburtsprognostisch ungünstig). E vertex presentation.

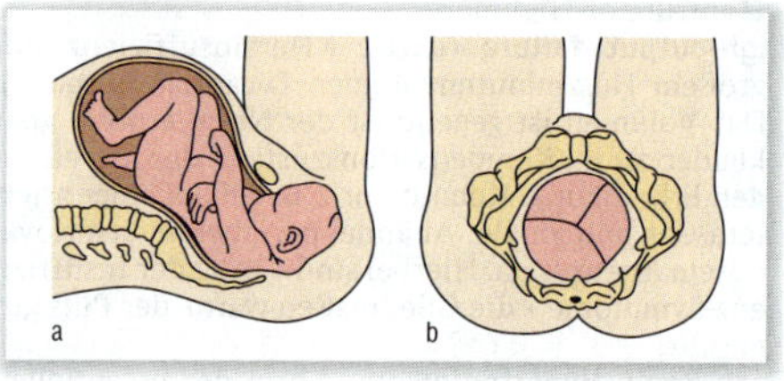


**Hinterhauptslage:** Schema der Lageverhältnisse bei hinterer HHL. **a)** Das Knie des Geburtskanals wird durch extreme Beugung des bereits gebeugten Kopfes überwunden; **b)** Tastbefund bei der hinteren HHL. Führungspunkt ist die kleine Fontanelle. Die Pfeilnaht verläuft bei der II. hinteren HHL im I. schrägen Beckendurchmesser. [236]

**Hinter|haupts|lappen:** ▶ Lobus occipitalis. E occipital lobe.

**Hinter|hirn:** ▶ Metencephalon.

**Hinter|horn:** *Anatomie* **1)** H. des Rückenmarks, ▶ Cornu posterius substantiae griseae. **2)** H. des Seitenventrikels des Gehirns (Cornu posterius ventriculi lateralis). E posterior horn.

**Hinter|horn-Syndrom:** segmentale, evtl. handschuh-, strumpfförmig begrenzte dissoziierte ▶ Empfindungsstörungen, Parästhesien, trophische Störungen sowie Herabsetzung von Muskeltonus u. Eigenreflexen als Folge einer gleichseitigen herdförmigen Schädigung des Hinterhorns des Rückenmarks. E posterior horn syndrome.

**Hinter|säule:** *Anatomie* ▶ Columna posterior (des Rückenmarks).

**hintere Scheitel|bein|einstellung:** *Geburtshilfe* ▶ Asynklitismus, hinterer.

**Hinter|strang:** ▶ Funiculus posterior (des Rückenmarks); enthält u. a. im EDINGER-Feld das zugehörige Grundbündel sowie am Übergang in die Medulla oblongata den GOLL- u. den BURDACH-Kern. E posterior bundle.

**Hinterstrang|läsionen:** Störungen komplexer sensibler Leistungen infolge von Erkrankungen mit Affektion der Hinterstränge (Funiculi posteriores). ***Ätiol.:*** v.a. funikuläre Myelose (▸Spinalerkrankung), ▸Tabes dorsalis. ***Klinik:*** ausgeprägte Störung der ▸Tiefensensibilität, spinale ▸Ataxie; distale oder querschnittsförmige ▸Hypästhesie u. -algesie. E posterior column lesions.

**Hinter|wand|infarkt:** Herzinfarkt der hinteren Wandbereiche der linken Herzkammer (= posteriorer ▸Myokardinfarkt [dorsal bzw. inferior = diaphragmal]) durch Verschluss/Verengung des Ramus interventricularis posterior der rechten, seltener des R. circumflexus der linken Herzkranzschlagader. EKG: Infarktzeichen in Ableitung III, meist II, aVF, $V_{6-9}$, D (NEHB). E posterior myocardial infarction.

**Hinter|wurzel,** Radix dorsalis: die von den Fila radicularia radicis dorsalis gebildete hintere, im Dienste der ▸Sensibilität stehende Spinalnervenwurzel (zwischen Hinterhorn u. Spinalganglion). Enthält afferente u. viszeroafferente Fasern der Spinalganglien (für die somatische bzw. viszerale Sensibilität). Schädigung führt zu **Hinter|wurzel|syndrom** (Schmerzen u. Parästhesien im Innervationsbereich des entsprechenden Rückenmarksegmentes, evtl. auch Abschwächung örtlicher Eigenreflexe). E dorsal root of spinal nerves.

**Hinton-Test:** (1927) Klärungsreaktion zum Nachweis flockender Syphilis-Reagine. E Hinton test.

**Hiob-Syndrom** *(benannt nach Hiob, dem stillen Dulder):* möglicherweise autosomal-dominant vererbtes Granulozytendefektsyndrom mit erhöhter Anfälligkeit gegen Eitererreger, v.a. Staphylokokken u. Candida, die in Form von rezidivierenden »kalten« Abszessen u. Granulomen in Haut, Lymphknoten, Lungen, Leber zum Ausdruck kommt. Anstelle protektiver IgG-Antikörper werden IgE gegen Staphylococcus aureus oder Candida gebildet, die sich an Mastzellen binden u. bei Antigenkontakt eine Histaminfreisetzung bewirken. Es besteht ein NADPH-Mangel, das Cytochrom b 245 fehlt, IgE im Serum stark erhöht. E Job's syndrome.

**H-Ionen...:** *Biochemie* ▸Proton.

**(v.-)Hippel-Lindau(-Czermak)-Syndrom** (EUGEN V. H., 1867–1939, Augenarzt, Göttingen; ARVID V. L.; WILHELM CZ., 1856–1906, Augenarzt, Innsbruck, Prag): (1903) angeborene, autosomal-dominant erbliche ▸Angiomatose der Netzhaut des Auges (s. Abb.), häufig auch weiterer Anteile des Zentralnervensystems (v.a. des Kleinhirns u. Rückenmarks). ***Klinik:*** oft kombiniert mit Angiomen (▸Naevus flammeus), Zysten in Nieren, Pankreas u. Leber, Hypernephrom, Phäochromozytom, Leberkavernom. Symptome je nach Lokalisation verschieden; v.a. Hinterkopfschmerzen, Erbrechen, Schwindel, Bewusstseins-, Seh- u. Gangstörungen, Kleinhirn- u. Hirndruckzeichen. S.a. ▸Phakomatose. E v. Hippel-Lindau syndrome, cerebroretinal angiomatosis.

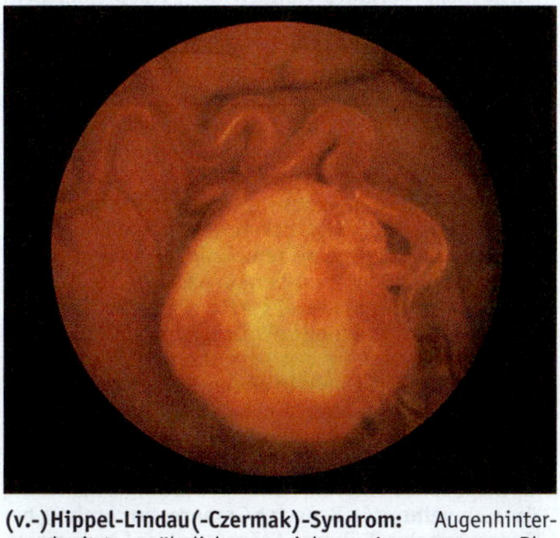

**(v.-)Hippel-Lindau(-Czermak)-Syndrom:** Augenhintergrund mit tumorähnlichen, peripheren Aneurysmen u. Blutungen bei extremer Schlängelung u. Erweiterung der Netzhautgefäße. [437]

**Hippo|campus,** Hippokampus, Ammonshorn: sichelförmig gekrümmter (Seepferdchen-ähnlicher) Längswulst am Boden des Unterhorns des Seitenventrikels des Gehirns als Teil des ▸Gyrus parahippocampalis. Unterteilt in Pes, Alveus u. Fimbria hippocampi. Wird zusammen mit dem Gyrus dentatus auch »Hippokampusformation« genannt. Sitz des ▸Riechzentrums der Hirnrinde, hat eine zentrale Funktion innerhalb des limbischen Systems. – **H. minor:** ▸Calcar avis.

**Hippokra(te)s:** um 460 v. Chr. auf der Insel Kos geborener, um 370 v. Chr. in Larissa gestorbener griechischer Arzt, der – als Gründer der »Schule von Kos« – die Medizin zu einer eigenständigen Wissenschaft erhob. Seine Lehren sind zusammengefasst im »Corpus Hippocraticum«. Er gilt auch als Verfasser des Ärzteeides, der – in Abwandlung – bis in die Neuzeit gültig blieb (▸Genfer Ärztegelöbnis). – **H.-Faden:** straffe Umschnürung einer Analfistel unter Erzeugung eines Sphinkterkoloboms mit nachfolgender Nekrose u. Vernarbung. – **H.-Finger,** Digitus hippocraticus: ▸Trommelschlägelfinger (i.e.S. mit Uhrglasnägeln infolge anhaltenden herzbedingten Sauerstoffmangels). E hippocratic finger. – **H.-Verband:** *Chirurgie* ▸Mitra Hippocratis.

**Hippo|therapie:** neurophysiologisch begründete Methode der ▸Physiotherapie, bei der die rhythmischen Schwingungen im Bewegungsablauf des Pferdes auf den Pat. übertragen werden u. damit dessen Bewegung stimulieren (sensomotorisches Prinzip). ***Anw.*** bei Kindern mit zentralen Bewegungsstörungen (frühkindliche Hirnschäden) bzw. Erwachsenen nach Schlaganfall, Schädel-Hirn-Trauma bzw. multipler Sklerose. E hippotherapy.

**Hippuran®-Test:** ▸Radioisotopennephrographie mit $^{131}$J-Hippuran (Natriumsalz der o-Jodhippursäure).

**Hipp|urie:** Auftreten von Hippursäure im Harn; u.a. nach Einnahme von Salicylsäure-Präparaten u. als Zeichen einer Leberfunktions- oder Ernährungsstörung (i.S. der lipophilen Dystrophie). E hippuria.

**Hippurikase:** ▸Aminoacylase.

**Hippuro|pathie:** Erkrankung der Cauda equina (griech.: **Hippuris**). E cauda equina disorder.

**Hippur|säure,** $C_6H_5–CO–NH–CH_2–COOH$: Benzoylaminoessigsäure, gebildet durch Konjugation von Benzoesäure (bzw. Benzoyl-CoA) mit Glykokoll in Gegenwart der Hippurikase im Rahmen der Entgiftungsfunktion der Leber u. Niere. Die Ausscheidung im Harn beträgt normal 1,0–2,5 g/24 Std. (bei Niereninsuffizienz vermindert, bei Stoffwechselstörung vermehrt, ▸Hippurie). Wird von bestimmten Streptokokken gespalten (Bildung von Glykokoll u. Benzoesäure). S.a. ▸p-Aminohippursäure. E hippuric acid.

**Hippus (pupillae),** springende Mydriasis, Athetosis pupillaris: physiologische Pupillenunruhe; reizunabhängige, rhythmisch-sprunghafte Erweiterung u. Verengung der Pupille. Kein Krankheitsszeichen. – **H. circulatorius:** H. als Pupillenunruhe bei Aorteninsuffizienz. E pupillary athetosis, hippus.

**Hirano-Körper:** *Neurologie* azidophile Eiweißeinlagerungen (»Einschlüsse«) im Perikaryon von Nervenzellen u. in Dendriten (Hippokampusbereich) bei degenerativen Prozessen u. als Alterszeichen. E Hirano bodies.

**Hirci:** die in der Pubertät auftretenden Achselhaare.

**Hirn:** ▸Gehirn; s.a. ▸Enzephalo..., ▸Zephalo..., ▸Kephal..., ▸Hirn... E brain.

**Hirn|abszess,** Encephalitis purulenta: umschriebene Eiteransammlung im Gehirn nach durch ▸Entzündung bedingtem Untergang u. Verflüssigung (»Einschmelzung«) von Hirngewebe. ***Ätiol.:*** infolge Eindringens von Krankheitserregern oder Fremdkörpern. Lokalisation oft an der Rinden-Mark-Grenze. Als schnell auftretender akuter Frühabszess (mit hyperämisch-ödematöser Umgebungszone) oder als chronischer, durch Fibroblasten- u. Gefäßwucherungen sowie durch Glia abgekapselter spätmanifester H. = Spätabszess. Unterschieden als **posttraumatischer H.** (akut oder chronisch; durch direkte Keimeinschleppung oder nach Markenzephalitis um Fremdkörper), als **fortgeleiteter H.** (bei Nasennebenhöhlen-, Mittelohrerkrankung; mit Sitz im Stirnhirn bzw. v.a. in Schläfenlappen u. Kleinhirn u. oft kompliziert durch Epi-, Subduralabszess, Meningitis) oder als **metastatisch-embolischer H.** (meist multipel; v.a. bei Bronchiektasen, Endokarditis); als besondere Formen der Gasabszess (durch Anaerobier) u. der Amöbenabszess (durch Entamoeba histolytica). – Die Krankheitszeichen sind sehr verschieden, jedoch bestehen allgemein Herdsymptome u. Hirndruck, bei Verbindung zu Liquorräumen Liquorzell- u. -eiweißvermehrung; ferner Hyperpyrexie. ***Kompl.:*** v.a. Pyocephalus internus, Hirnstammeinklemmung; s.a. Abb. **E** brain abscess, purulent encephalitis.

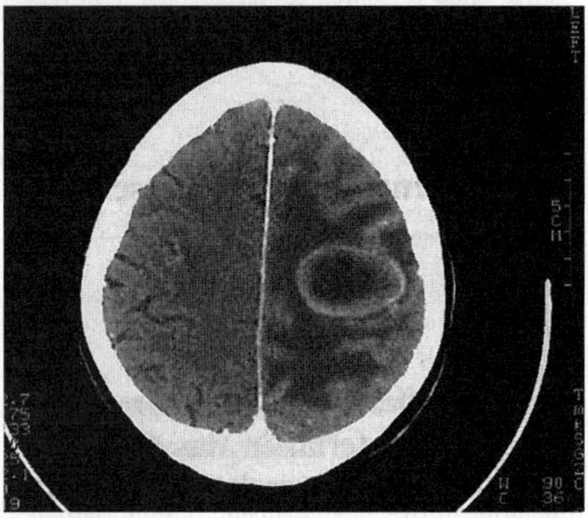

**Hirnabszess:** Computertomogramm nach Kontrastmittelgabe: rechts Abszess (typische Ringform) mit umgebendem Hirnödem. [455]

**Hirn|aktions|ströme:** s.u. ▶Elektroenzephalogramm. **E** brain potentials.

**Hirn|aneurysma:** ▶Aneurysma v.a. an der vorderen u. mittleren Hirnarterie, der vorderen Verbindungsarterie des Circulus arteriosus (Hirnbasis); ferner als erworbene arteriovenöse Fistel das Karotis-Kavernosus-Aneurysma. Führt zu einer ▶Subarachnoidalblutung (SAB), bisweilen auch zu intrazerebralen Hämatomen (s.a. ▶Hirnblutung) mit den Zeichen einer Apoplexie. **E** cerebral aneurysm.

**Hirn|angio|graphie:** ▶Angiographie der Hirngefäße. Erfolgt durch Injektion eines röntgenpositiven Kontrastmittels als ▶Karotisangiographie, ▶Vertebralisangiographie. Dient u.a. zu Diagnostik raumfordernder Prozesse, von Gefäßanomalien. **E** cerebral (or cranial) angiography.

**Hirn|anhang(sdrüse):** ▶Hypophyse. **E** pituitary gland.

**Hirn|an|oxie:** Sauerstoffmangel (▶Anoxie) des – hochgradig sauerstoffbedürftigen – Gehirns; s.a. ▶Hirnischämie. Bei akutem Beginn u. bei Hochgradigkeit (▶Hirnembolie, ▶Hirninfarkt) treten innerhalb von Sekunden Bewusstlosigkeit u. eine – evtl. tödliche – Lähmung des Kreislauf- u. Atemzentrums auf. Chronische H. führt zu – meist herdförmiger – Hirnerweichung (▶Encephalomalacie), evtl. zu hirnorganischem Psychosyndrom. S.a. ▶Wiederbelebungszeit (dort Schema). **E** cerebral anoxia.

**Hirn|arterien:** die die Gehirndurchblutung u. damit den – im Vergleich zu den relativ geringen Energiereserven – hohen Sauerstoff- u. Substratbedarf (Glucose) sichernden Arterien (s.a. ▶Arteria cerebri [dort Abb.], ▶A. communicans, ▶A. basilaris). Ihre Durchblutung richtet sich nach dem Sauerstoffbedarf; sie unterliegt einer Autoregulation, welche die Unabhängigkeit von Blutdruckschwankungen gewährleistet durch Anpassung des Gefäßwiderstandes an den wechselnden Perfusionsdruck; bei Druckabnahme erweitern sich die Widerstandsgefäße, bei Druckzunahme erfolgt Vasokonstriktion. S.a. zerebrales ▶Gefäßsyndrom, ▶Gehirnkreislauf. **E** cerebral arteries.

**Hirn|arterio|sklerose:** ▶Zerebralarteriensklerose.

**Hirn|atrophie:** erworbener Schwund des Nervengewebes des Gehirns, der das ganze Organ (diffuse H.) oder einzelne Neuronensysteme (= ▶Systematrophie) betrifft, u. zwar als primäre, idiopathische Degeneration (genetisch, enzymopathisch, durch Slow-Viren bedingt?) oder als sekundäres Geschehen (verletzungs-, vergiftungsbedingt, entzündlich, bei Gefäßerkrankungen; als stationäre H. nach frühkindlicher Hirnschädigung). Führt zu ▶Durchgangssyndrom, neurologischen Ausfallserscheinungen, organischer Wesensänderung, Verlust der geistigen Leistungen (▶Demenz), evtl. zu epileptischen Anfällen; im EEG treten Allgemeinveränderungen, im Pneumenzephalogramm Hydrocephalus (internus u./ oder externus) auf. Präsenile (fortschreitend degenerative) Formen betreffen v.a. die Hirnrinde u. subkortikale Bereiche des Marklagers des Gehirns (▶ALZHEIMER-, ▶PICK-Krankheit), altersbedingte (= senile) Formen, so die senile Demenz vom ALZHEIMER-Typ, führen zu Ventrikelerweiterung, Liquorvermehrung, Fibrose der Leptomeninx. **E** cerebral atrophy.

**Hirn|basis:** ▶Basis cerebri.

**Hirn|biopsie:** s.u. ▶Hirnpunktion.

**Hirn|blasen|wurm:** ▶Coenurus cerebralis.

**Hirn|blutleiter:** ▶Sinus durae matris.

**Hirn|blutung,** intrazerebrale Blutung: aus den Hirngefäßen in das Gehirn oder dessen Ventrikelsystem erfolgende Blutung. – i.w.S. jede innerhalb des Schädels (intrakraniell) erfolgende Blutung (z.B. als sub- oder epidurales Hämatom, ▶Sinus pericranii, hämorrhagischer ▶Hirninfarkt). ***Ätiol.:*** entweder durch Diapedese (z.B. bei Schock, Asphyxie, hämorrhagischer Diathese) oder – v.a. als Massenblutung – nach Zerreißung von Blutgefäßen (Rhexisblutung), z.B. bei Hypertonie (hypertone Massenblutung), Verletzung, Gefäßerkrankungen wie Arteriosklerose, Angiitis, Sinusthrombose, Hirnaneurysma, bei Hirntumor. Bei Neugeborenen v.a. traumatisch oder bei Asphyxie; besonders gefährdet sind Frühgeborene vor der 32. SSW in Verbindung mit perinatalen Risikofaktoren sowie bei Komplikationen der Frühgeborenen-Intensivpflege. ***Patho.:*** führt zu Hirngewebsuntergang, evtl. zu sekundärem Einbruch in Hirnventrikel (mit Ventrikeltamponade) und in den Subarachnoidalraum u. die Zisternen (▶Haematocephalus internus u. externus) sowie zu Hirndruck. Verläuft vielfach als ▶Apoplexie, evtl. als Spätapoplexie. Wird, wenn nicht tödlich, abgeräumt u. resorbiert sowie organisiert (Narbenbildung, evtl. Zystenbildung) u. kann sekundär zum Hydrocephalus führen. ***Ther.:*** Operationsindikation besteht 1) bei Kleinhirnblutung mit Entwicklung eines Hydrocephalus, 2) bei Temporallappenblutung mit Gefahr der Einklemmung sowie 3) bei Subarachnoidalblutung infolge eines rupturierten Hirnarterienaneurysmas; bei Hirndrucksteigerung kommen eine Trepanation sowie eine temporäre Hypothermie in Frage. **E** (intra)cerebral hemorrhage.

**Hirn|bruch:** ▶Enzephalozele, ▶Hernia cerebri.

**Hirn|druck,** intrakranieller Druck, Abk. ICP: *Physiologie* der im Schädelinnern herrschende (= intrakranielle) Liquordruck; steht in enger funktioneller Beziehung zum intravasalen Druck der Blutgefäße des Gehirns u. zum interstitiellen Druck im Hirngewebe. – i.e.S. die krankhafte Drucksteigerung im Schädelinnern, z.B. bei Tumoren, Abszess, Blutung, Hirnödem, Hirnschwellung (z.B. nach ▶Compressio cerebri), bei Hydrozephalus. Führt zu Störungen der Liquorzirkulation u. Druckerscheinungen seitens der Hirnnerven u. Zentren des verlängerten Rückenmarks (Erbrechen, Pulsverlangsamung = Bradykardie), Bewusstseinstrübung bis -verlust, Stauungspapille, Atemstörung, bei epi- u. subduralem Hämatom als Ursache auch zu einseitiger Pupillenerweiterung (▶Mydriasis). Therapeutisch steht die Aufrechterhaltung der Hirndurchblutung im Vordergrund; s.a. ▶CUSHING-Reflex. E intracranial pressure.

**Hirn|durch|blutung:** die von den Hirngefäßen garantierte Durchblutung des Gehirns. Ist eng gekoppelt an die Hirnfunktion u. den Hirnstoffwechsel. Besitzt eine Autoregulation, wobei außer dem Perfusionsdruck (s.a. ▶Hirnarterien) der örtliche $CO_2$-Partialdruck u. die damit verbundene Änderung der H-Ionen-Aktivität in der Gefäßumgebung von Bedeutung sind (bei Anstieg erfolgt Vasodilatation = Zunahme der H., bei Abfall Vasokonstriktion = Durchblutungsabnahme [z.B. bei Einatmung eines 5 % $CO_2$ enthaltenden Gasgemisches bzw. – Letzteres – bei Hyperventilation]). Unterliegt ferner Änderungen des Gewebe-Partialdrucks von $O_2$ (= Sauerstoffregulation; Wirksamkeit geringer; Hypoxie führt zu Zunahme, Hyperoxie zu Abnahme der H.) und wird beeinflusst durch ionale Mechanismen (Calciumantagonisten führen zu vollständigem Gefäßtonusverlust; Kaliumionenzunahme führt zu Steigerung der H.). An der nervösen Regulation sind verschiedene Membranrezeptoren beteiligt ($\alpha$- u. $\beta$-adrenerge, cholinerge u. peptiderge Rezeptoren, aber auch histaminerge, dopaminerge u. auf 5-Hydroxytryptamin ansprechende = 5-hydroxytryptaminerge Rezeptoren in den Arterien der Pia u. der Hirnrinde): Noradrenalin, Histamin, Serotonin u. Dopamin bewirken Vasokonstriktion, Acetylcholin in niedriger Konzentration Vasodilatation, in hoher dagegen Vasokonstriktion. Die Regulation ist gestört bei Hirnischämie, Steal-Syndromen der Hirnarterien, Zunahme der Blutviskosität. Als Methoden zur Untersuchung der zerebralen Hämodynamik werden eingesetzt die Ultraschalldiagnostik (bildliche Darstellung u. Pulskurven der Karotiden; DOPPLER-Sonographie), die Ophthalmodynamometrie, -graphie, -plethysmographie, die Thermographie, die Fluoreszenzangiographie der Retina, die Phonoangiographie der Arteria carotis, EEG mit Karotiskompression, ferner z.B. Angiographie, Thermodilution, Rheoenzephalographie, Verdünnungsmethoden (z.B. mit EVANS-Blue markierte Erythrozyten, Indocyaningrün), Transitzeitbestimmungen (Nutzung von Radioisotopen; z.B. $^{51}$Cr [Erythrozytenmarkierung], $^{131}$Jod-Albumin oder -Hippuran, $^{99m}$Tc-Pertechnetat-Serien-Szintigraphie), Bolusfraktionstechnik ($^{131}$Jod-Antipyrin u. $^{42}$KCl), Indikatorverdünnungsmethoden, Clearance-Methoden (Isotopen-Anw. [$^{85}$Krypton; $^{133}$Xenon; mit $^{15}$O markiertes Wasser], Wasserstoffpolarographie, Massenspektrographie), verschiedene Methoden zur Bestimmung der Gewebssättigung (beim Menschen Bestimmung der Verteilung des Isotops $^{81m}$Krypton). Als dreidimensionale Methoden ferner die Single-Photon-Emissions-Computertomographie (SPECT) u. Positronen-Emissions-Tomographie (PET), die Computertomographie mit Xenon u. die Kernspinresonanztomographie. E cerebral perfusion.

**Hirn|durch|blutungs|störung:** zerebrale ▶Durchblutungsstörungen.

**hirn|elektrische Stille:** bei ▶Elektroenzephalographie das Fehlen bioelektrischer Potentiale im (»Null-Linien«-)EEG; Kriterium zur Feststellung des Hirntodes u. zur Bestimmung der Todeszeit. E cerebral bioelectrical silence.

**Hirn|embolie:** Embolie der Hirnarterien, z.B. als Thrombembolie bei Endokarditis, Venenthrombose (als paradoxe Embolie bei offenem Foramen ovale; auch als ▶Luftembolie, ▶Fettembolie); ferner als arterioarterielle H. z.B. bei Thrombenbildung im Bereich zuführender Hirnarterien infolge arteriosklerotischer Plaques (z.B. im Bereich der Karotisgabel). Folgen: Apoplexie, Hirninfarkt, -ödem, Enzephalomalazie (»rot« durch sekundäre Diapedeseblutung), evtl. Hirnabszess. E cerebral embolism. – **H., künstliche:** künstliche Embolisierung von Hirnarterienaneurysmen bei Blutung.

**Hirn|erschütterung:** ▶Commotio cerebri. E brain concussion.

**Hirn|erweichung:** ▶Encephalomalacia.

**Hirn|fehl|bildungen:** formale Entwicklungsstörungen des Gehirns, z.B. An-, Arrhin-, Mikro-, ▶Porenzephalie, ▶Zyklopie, ▶Balkenmangel, Makro- u. ▶Mikrogyrie; oft kombiniert mit Rachischisis, Amyelie.

**Hirn|gefäße:** s.u. ▶Hirnarterien, ▶Gehirnkreislauf. E cerebral blood vessels.

**Hirn|häute:** die Meningen; die ▶Dura mater, ▶Arachnoidea, ▶Pia mater.

**Hirn|haut|entzündung:** ▶Meningitis cerebralis.

**Hirn|infarkt:** *Pathologie* Parenchymnekrose des Gehirns aufgrund einer zerebralen ▶Durchblutungsstörung (**anämischer H.**). Äußerst sich klinisch als ▶Apoplexia cerebri, ▶Encephalomalacia oder ▶BINSWANGER-Enzephalopathie. ***Einteilung u. Pathophysiol.:*** bei unvollständiger Ischämie (Oligämie) als **inkompletter H.** mit elektiver Nekrose. Es kommt nur zum Untergang der gegen Sauerstoffmangel besonders empfindlichen Ganglienzellen, wohingegen Neuroglia u. Gefäße unter Bildung eines »Erbleichungsherdes« erhalten bleiben. Die geschädigten Ganglienzellen zeigen Tigrolyse, Kernmembranunschärfe, Zellschrumpfung, Zytoplasmavakuolisierung u. -inkrustation (nur peripher) und werden durch Monozyten phagozytiert (Neuronophagie). Nachfolgend Proliferation von Mikroglia u. von Kapillaren mit Bildung einer Glianarbe. Die Narben sind nach Mikroembolien v.a. in der grauen Substanz lokalisiert, nach protrahiertem Schock v.a. in den Großhirnrinden-Windungstälern. Nach Herzstillstand mit verzögerter Wiederbelebung finden sich pseudolaminäre Nekrosen mittlerer Rindenschichten. Ein **kompletter H.** geht einher mit dem Untergang aller Gewebsbestandteile, wobei die morphologischen Veränderungen in einer 3-Stadien-Sequenz ablaufen: Stadium I (akute Nekrose) zeigt außer den beschriebenen Ganglienzellveränderungen Demarkation des Infarktbereichs durch eine Erweichungszone, ferner innerhalb von 24 Std. ein Hirnödem. Dies ist zunächst zytotoxisch, dann vasogen verursacht und geht evtl. mit Massenverschiebung (Mittelhirneinklemmung) einher. Im Stadium II kommt es zur Resorption der kalkmilchartig verflüssigten Nekrose (Kolliquationsnekrose). Bei persistierendem Gefäßverschluss findet die Resorption nur vom Rand her unter Bildung einer ringförmigen Zyste mit zentral gelegener Nekrose statt; bei generalisiertem Hirnödem mit allgemeinem Zirkulationsstopp Ausbleiben der Resorption unter Entwicklung einer Autolyse. Im terminalen Stadium III kommt es zur Narbenbildung, bei tiefen Nekrosen als Zyste. Bei multiplen Mikroinfarkten der Stammganglien resultiert ein Status lacunaris bzw. im Kortex-Bereich eine Granularatrophie. Ein **hämorrhagischer H.** ist Folge einer ischämischen Schädigung der Gefäßendothelien im Rahmen des ischämischen Infarktes u. der nachfolgenden Diapedeseblutung in den Infarktbereich. Erfolgt bei Wiedereröffnung des zuführenden arteriellen Gefäßes (häufigster Typ) oder von der Peripherie her vikariierend über meningeale Anastomosen (evtl. in Verbindung mit venösem Rückstau) bzw. durch Imbibition aus der Nachbarschaft. E cerebral infarction.

**Hirn|isch|ämie:** *Pathologie* Blutleere bzw. mangelnde Versorgung des Gehirns mit Blut. Entsprechend den Ursachen lassen sich intra- oder extrakraniell bedingte Hirnischämien unterscheiden. ***Klassifik.:*** Hinsichtlich der Ausprägung werden globale u. regionale Hirnischämien differenziert. Bei der **globalen H.** ist die ▶Hirndurchblutung des gesamten Gehirns gestört (▶Durchblutungsstörung, zerebrale), und zwar vollständig oder unvollständig (komplette gl.

H

H. bzw. inkomplette gl. H.). Sie führt bei ausschließlicher Blockade des arteriellen Zustroms aufgrund des Blutabflusses über die freien Venen zu Blutleere des Gehirns (**anämische H.**). Bei gleichzeitiger Blockierung auch des venösen Schenkels, z.B. bei Strangulation, hat sie dagegen eine pralle Füllung der Gefäße zur Folge (**hyperämische H.**). Diese ist infolge der Stagnation des Blutes verbunden mit erhöhter Blutviskosität u. größerem Flüssigkeitsgehalt des Schädelinnenraumes. Die gl. H. ist mit einer Einengung der Mikrozirkulation verknüpft. Die Rezirkulation im Anschluss an die Ischämie ist erschwert (»No-Reflow-Phänomen«). Die **inkomplette gl. H.** ist zumeist bedingt durch eine Minderung des Perfusionsdrucks entweder infolge einer Senkung des arteriellen Drucks (Hypotonie-Ischämie), infolge Oligämie bei verminderter Blutzufuhr über die Arteriae carotis bzw. vertebralis oder aber infolge eines Anstiegs des intrakraniellen Drucks (Kompressionsischämie). Dabei sind v.a. die Endverzweigungsgebiete betroffen (»Grenzzonen-Ischämie«). **Die regionale H.** ist auf begrenzte Hirnbereiche beschränkt (z.B. bei ▸Apoplexia cerebri). Sie wird bei extrakranieller Ursache (extrakranielle Gefäßverschlüsse) begrenzt durch die über den Circulus arteriosus Willisii meist ausreichende Kollateralversorgung über die Gegenseite. ***Pathophysiol.:*** Die H. führt zu Störungen des Energiestoffwechsels mit Übergang vom oxidativen Abbau von Glucose zu deren anaerobem Abbau. Dies bedeutet wesentlich geringere ATP-Ausbeute sowie Bildung von Lactat. Die Folgen sind weniger gravierend z.B. bei Hypothermie, bei welcher der Energiebedarf ohnehin niedriger ist; dagegen ist der Milchsäureanstieg stärker bei inkompletter globaler H., wodurch die Wiederbelebung erschwert wird. ***Klinik:*** Je nach Dauer, Schweregrad, Lokalisation u. Ausdehnung der Ischämie kann es zu funktionellen Störungen oder zu morphologischen Veränderungen mit charakteristischer Symptomatik kommen. Das ischämische ▸Hirnödem ist eine mögliche schwerwiegende Folge. Daneben treten auch Allgemeinsymptome wie z.B. Schocklunge oder intravasale Koagulopathien auf. Eine H. kann Symptom eines ▸Hirninfarkts sein. **E** cerebral ischemia.

**Hirn|kammern:** ▸Ventriculi cerebri; s.a. ▸Ventrikel..., ▸Ventrikulo... **E** cerebral ventricles.

**Hirn|kontusion:** ▸Contusio cerebri. **E** brain contusion.

**Hirn|lappen|resektion:** operative Entfernung von Hirnteilen nach osteoplastischer Trepanation des Schädels. Als teilweise Lappenentfernung bei der Radikalentfernung großer infiltrierender Hirntumoren u. zur Freilegung anders nicht zugänglicher (v.a. hirnbasaler) Herde, als Herdausschaltung bei traumatischer Epilepsie (▸Topektomie). S.a. ▸Hemisphärektomie, ▸Undercutting. **E** cerebral lobe resection.

**Hirn|leistungs|minderung:** Minderung der geistigen Leistungsfähigkeit (Konzentrations- u. Merkschwäche, Denkverlangsamung, rasche Ermüdbarkeit, psychische Labilität) als Folge einer Hirnschädigung, z.B. bei dementiellen Syndromen, als Unfallfolge, nach Enzephalitis, Vergiftung; s.a. ▸Psychosyndrom, hirnorganisches; ▸Allgemeinsyndrom, zerebrales. **E** impairment of cerebral function.

**Hirn|mantel:** Pallium (=▸Cortex cerebri).

**Hirn|metastasen:** Tochtergeschwülste von Malignomen aus anderen Körperregionen im Gehirn; Auftreten solitär (Einzelmetastase) oder multipel; v.a. Bronchialkarzinom, malignes Melanom, Mamma-, Nierenzellkarzinom, aber auch alle anderen Malignome. ***Diagn.:*** u.a. Computer-, Kernspinresonanztomographie. ***Ther.:*** Behandlung der Grunderkrankung, Operation (Einzelmetastase), Chemotherapie, Bestrahlung (richtet sich nach Chemo- bzw. Radiosensitivität des der Metastase zugrunde liegenden Malignoms). ***Progn.:*** wird durch das Grundleiden bestimmt. S.a. ▸Hirntumor. **E** cerebral metastases.

**Hirn|nerven,** Nervi craniales, Nervi encephalici: die 12 paarigen, mit Ausnahme des IV. Hirnnervs an der basalen Seite des Hirnstammes austretenden – motorischen, sensiblen, sensorischen oder vegetativen – Nerven, die den Kopf (einschließlich der Sinnesorgane), z.T. auch den Hals u. – als Nervus vagus – Brust- u. Bauchorgane versorgen (Abb.). Sie werden nummeriert in der Reihenfolge ihres Austritts (von rostral nach kaudal; s. Tab.). Die sensiblen Wurzeln werden z.T. von sog. **H.-Ganglien** (z.B. ▸Ganglion geniculi, ▸Ggl. trigeminale, ▸Ggl. superius) gebildet. Sie entspringen bzw. enden in **H.-Kernen** (▸Nucleus nervi abducentis etc.). **E** cranial nerves.

| | |
|---|---|
| I | ▸Nervi olfactorii |
| II | ▸Nervus opticus |
| III | ▸Nervus oculomotorius |
| IV | ▸Nervus trochlearis |
| V | ▸Nervus trigeminus |
| VI | ▸Nervus abducens |
| VII | ▸Nervus facialis = intermediofacialis |
| VIII | ▸Nervus vestibulocochlearis |
| IX | ▸Nervus glossopharyngeus |
| X | ▸Nervus vagus |
| XI | ▸Nervus accessorius |
| XII | ▸Nervus hypoglossus |

**Hirnnerven.**

**Hirn|nerven|lähmung:** Ausfall von Hirnnerven infolge Schadens in deren peripherem Teil oder im Kernbereich (**nukleäre H.**; einschließlich der Kernaplasie) oder oberhalb des Kernbereichs (**supranukleäre H.**); z.B. als ▸Abduzens-, ▸Fazialislähmung, ▸Ophthalmoplegie, ▸Bulbärparalyse, ▸Hirnnervensyndrom. **E** cranial nerve paralysis.

**Hirn|nerven|syndrom:** auf den Ursprungsort hinweisende (»topodiagnostische«) Krankheitszeichen infolge Schädigung benachbarter Hirnnerven bei im Schädelinneren, v.a. an der Schädel-, Hirnbasis, ablaufenden Krankheitsprozessen; als Syndrom der vorderen (Ausfall der Hirnnerven I u. II), mittleren (III–VII, s.a. ▸JACOD-, ▸GODTFREDSEN-, ▸Sinus-cavernosus-Syndrom) u. hinteren Hirnnervengruppe (IX–XII, ▸JACKSON-, ▸VERNET-, ▸VILLARET-Syndrom), ferner als ▸Halbbasis-Syndrom (GARCIN). **E** cranial nerve syndrome.

**Hirn|ödem:** »feuchte Volumenzunahme« des Gehirns = ▸Hirnschwellung, u. zwar allgemein oder örtlich begrenzt (z.B. – perifokal – um Tumoren, ischämische Insulte etc.). Als **vasogenes** oder **gliovasales H.** eine Schwellung der Astroglia (Astrozytenfortsätze) u. Erweiterung der Extrazellularräume (sog. **interstitielles H.** mit Ansammlung eiweißarmer oder -reicher Flüssigkeit nach Trauma). Das Gehirn ist blass, zeigt abgeflachte Hirnwindungen, verschmälerte Furchen, evtl. auch örtliche Gewebsuntergänge (»Ödemnekrosen«); wird verursacht durch erhöhte Gefäßdurchlässigkeit infolge Schädigung der Blut-Hirn-Schranke durch Hirnischämie (Hirnhypoxie); verursacht ▸Hirndruck. Als **zytotoxisches H.** (intrazelluläres H.; gliales H.) ein H. mit Schwellung der Astroglia vorwiegend der grauen Hirnsubstanz ohne Erweiterung des extrazellulären Raumes; wird verursacht durch Störung des Zellstoffwechsels mit Hemmung der Ionenpumpe (z.B. bei Urämie, Dialyse-Anw., Wasserintoxikation, bei Hirnischämie [H., ischämisches]), eine elektive Störung der Blut-Hirn-Schranke der Glia (Hemmung der »Ionenpumpe«; z.B. bei Anoxie, Azidose); evtl. als reines Mark-

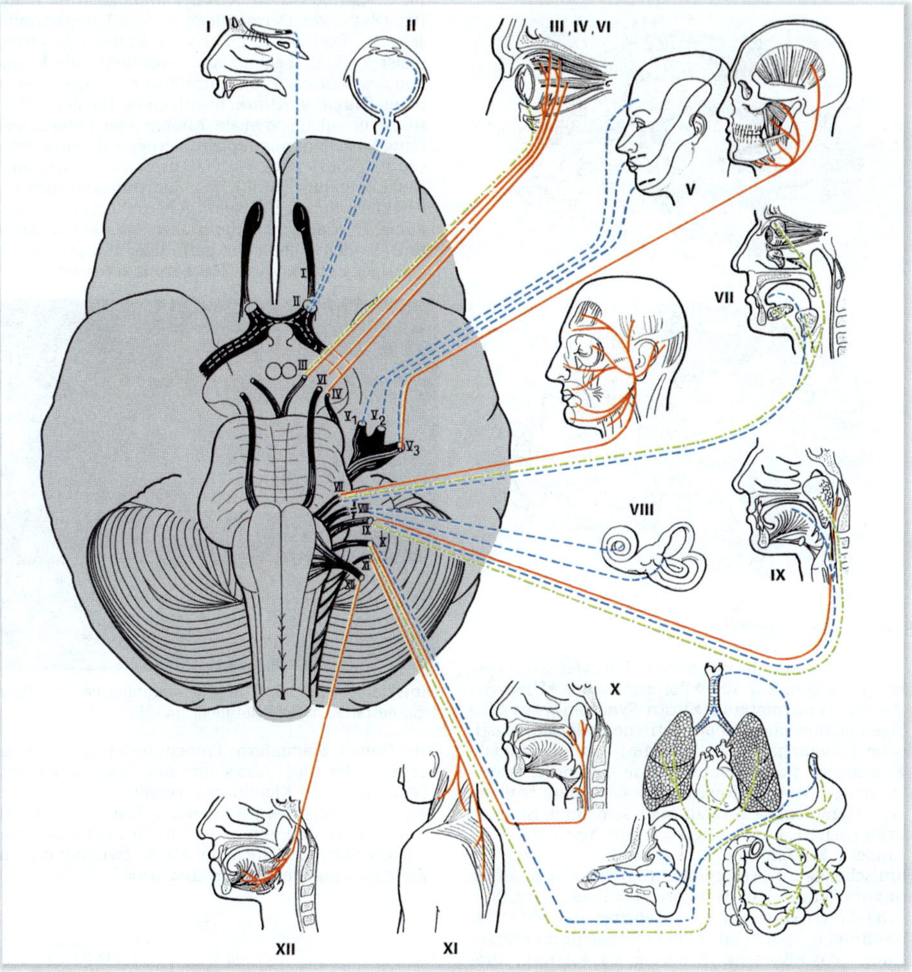


**Hirnnerven:** schematisierte Darstellung der Hirnbasis mit Hirnnerven sowie der Innervationsgebiete der einzelnen Hirnnerven I–XII (blau: sensorisch; rot: motorisch; grün: parasympathisch). [501]

scheidenödem (Aufsplitterung der Myelinlamellen). S.a. ▸Hirnschwellung. E brain edema, cerebral edema. – **H., ischämisches:** H. im Zusammenhang mit einer ▸Hirnischämie zunächst als zytotoxische Hirnvolumenzunahme ohne Störung des Schrankeneffektes, nach mehreren Stunden zusätzlich gefolgt von einem vasogenen H. Auslösender Faktor ist ein Zusammenbruch des Energiestoffwechsels kurz nach Beginn einer totalen Ischämie. Therapie des H. mittels Sedierung, Glucocorticoiden, Saluretika mit Bilanzierung des Wasser-Elektrolyt-Haushalts.

**hirn|organisches Psycho|syndrom:** s.u. ▸Psychosyndrom. E organic brain syndrome.

**Hirn|plexus:** ▸Plexus choroideus.

**Hirn|potentiale, evozierte:** s.u. ▸evozierte Potentiale.

**Hirn|prellungs|herd:** s.u. ▸Contusio cerebri.

**Hirn|prolaps:** das spontane exzentrische Hervorquellen pulsierender, evtl. von ▸Leptomeninx bedeckter Hirnmassen (evtl. unter Seitenventrikelbeteiligung) durch eine Schädel-Dura-Lücke bei nicht (mehr) kompensierter postoperativer oder hirnverletzungsbedingter Steigerung des ▸Hirndrucks. Führt evtl. zu Einklemmung (▸Incarceratio) seines sich an der Schädelöffnung bildenden Prolapsstieles u. zum Untergang von Hirnteilen, Hirnnekrose (als »Marktrichter«), basaler Meningitis, Ventrikelperforation. – **H., innerer:** ▸Zisternenverquellung als intrakranielle Massenverschiebung, z.B. tentorielle ▸Hernie. E brain protrusion, brain prolapse.

**Hirn|punktion:** *Neurochirurgie* Probepunktion des Gehirns nach Schädeltrepanation u. Einschnitt in die harte Hirnhaut; z.B. als Abszess-, Hämatompunktion. E brain puncture.

**Hirn|quetschung,** Conquassio cerebri: ▸Compressio cerebri; s.a. ▸Contusio cerebri.

**Hirn|rinde:** *Anatomie* ▸Cortex cerebri. E cerebral cortex.

**Hirn|rinden|atrophie:** Ganglienzellschwund in der Hirnrinde, z.B. bei PICK- oder ALZHEIMER-Krankheit. E (cerebral) cortical atrophy.

**Hirn|rinden|karte:** Darstellung der Oberfläche der Großhirnrinde mit Wiedergabe der **Hirnrindenfelder** (▸Area), z.B. nach zytoarchitektonischen (BRODMANN-Areae; Nummerierung s. Abb.) oder nach physiologischen (funktionellen) Gesichtspunkten (als motorische, sensible oder sensorische Zentren bzw. Projektions- u. Assoziationsfelder). E cerebral cortex map.

**Hirn|sand:** *Anatomie* ▸Acervulus cerebri. E brain sand.

**Hirn|schaden:** ▸Encephalopathia, ▸Hirnverletzung. E brain damage. – **H., frühkindlicher:** durch Sauerstoffnot (Hirnischämie, -hypoxie), Infektion, Verletzung, Schädigung durch Gifte bzw. Stoffwechselpro-

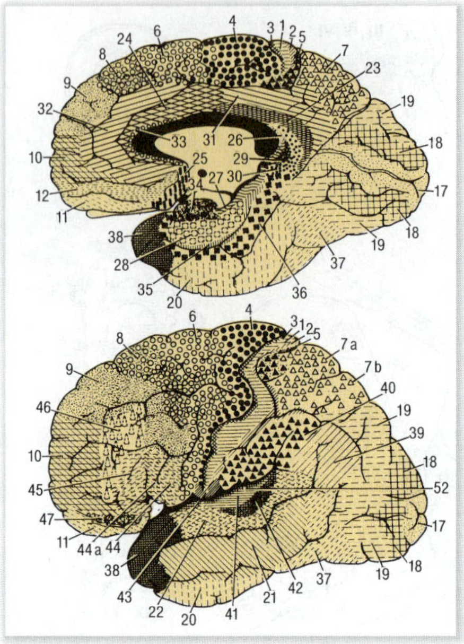


**Hirnrindenkarte.** [85]

dukte etc. bedingte Hirnentwicklungsdefekte sowie deren Folgen; z.B. die ▸Porenzephalie, ▸Ulegyrie, der Status marmoratus (▸Vogt-Syndrom) bzw. geistige Behinderung, symptomatische Epilepsie, spastische Lähmungen (z.B. Diplegie), extrapyramidale Störungen; s.a. ▸Zerebralparese, infantile; ▸Syndrom des Minimalhirnschadens. Besondere frühzeitige diagnostische Sorgfalt in diesem Sinne ist angezeigt nach Risikoschwangerschaften bzw. bei Risikokindern. E infantile b. d.

**Hirn|schenkel:** ▸Crus cerebri (einschließlich seiner ausstrahlenden Fasern, ▸Corona radiata). – Als typische Erkrankungen dieses Gebietes das ▸Weber-Syndrom u. – als Hauben- oder Tegmentum-Erkrankung – das ▸Benedikt-Syndrom; s.a. ▸Arteria cerebelli.

**Hirn|schlag:** ▸Apoplexia cerebri. E stroke.

**Hirn|schranke:** ▸Blut-Hirn-Schranke. E blood-brain barrier.

**Hirn|schwellung:** die »trockene Volumenzunahme« des Gehirns durch v.a. in den Hirnzellen (= intrazellulär) erfolgende Flüssigkeitsansammlung (»trübe Schwellung der Glia«). Wird z.T., insbesondere von ausländischen Autoren, mit dem Hirnödem gleichgesetzt (s.a. ▸Hirnödem, intrazelluläres). Führt zu Abplattung des Großhirnmantels, Trockenheit der Dura-Innenfläche; ist eine Folge der Zellmembranschädigung bei lang anhaltendem Hirnödem, Urämie, Eklampsie, Stoffwechselstörung. E cerebral swelling.

**Hirn|sichel:** ▸Falx cerebri.

**Hirn|sinus:** ▸Sinus durae matris. E brain sinus.

**Hirn|sklerose:** Sammelbegriff für diffuse u. tuberöse H., lakunäres Syndrom, zerebrale Polysklerose, ▸Zerebralarteriensklerose. – **H., diffuse,** Encephalitis extracorticalis chronica s. periaxialis diffusa: Gruppe seltener, im jugendlichen Alter vorkommender, meist symmetrischer Entmarkungsprozesse des Gehirns i.S. einer tödlich verlaufenden Enzephalomalazie (▸Encephalomalacia) mit spastischen Lähmungen, Sprach- u. Schluckstörungen, psychischen Wesensänderungen, evtl. auch Taubheit, Erblindung; v.a. das Greenfield-, Krabbe-, Ferraro-, Pelizaeus-Merzbacher-, Schilder- u. Scholz-Syndrom. E diffuse sclerosis. – **H., tuberöse** (Désiré-Magloire Bo., 1840–1909, franz. Arzt; Édouard Br., 1852–1909, franz. Arzt u. Pathologe; John James Pr., 1855–1922, Dermatologe, London), hypertrophische H., Bourneville-Brissaud-Pringle-Syndrom: meist im 1. Lj. beginnende, fortschreitende Krankheit des Gehirns. ***Ätiol.:*** autosomal-dominante Vererbung. ***Diagn. u. Klinik:*** histol. gliöse Dysplasie, kortikale u. subependymale Knoten von heterotopen Ganglienzellansammlungen. Ferner Adenoma sebaceum, Zahnfleisch-, Nagelfalzfibrome; häufig auch Netzhautgliome (Abb.), Rhabdomyome des Herzens, Angiomyolipome der Niere, gehäuft Nierenzellkarzinome. Es kommt zu epileptischen Anfällen u. spätestens ab dem Schulalter auffälliger motorischer u. geistiger Retardierung. E tuberous sclerosis.

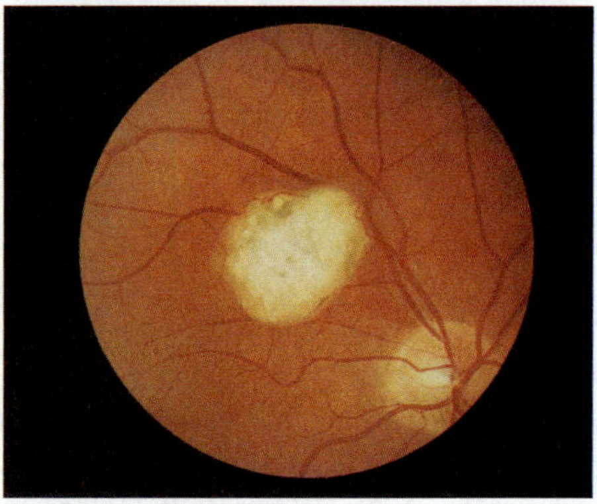

**Hirnsklerose, tuberöse:** Augenhintergrund mit maulbeerartig gestaltetem Netzhautgliom. [437]

**Hirn|stamm,** Stammhirn, Truncus encephali, Truncus cerebri: der nach Abtragung des Großhirnmantels (Pallium) u. des Kleinhirns verbleibende Teil des Gehirns: verlängertes Rückenmark, Brücke u. Mittelhirn. Nach anderen Autoren (u. entgegen der IANC-Definition) auch noch das Zwischenhirn u. die Basalganglien. E brain stem attack.

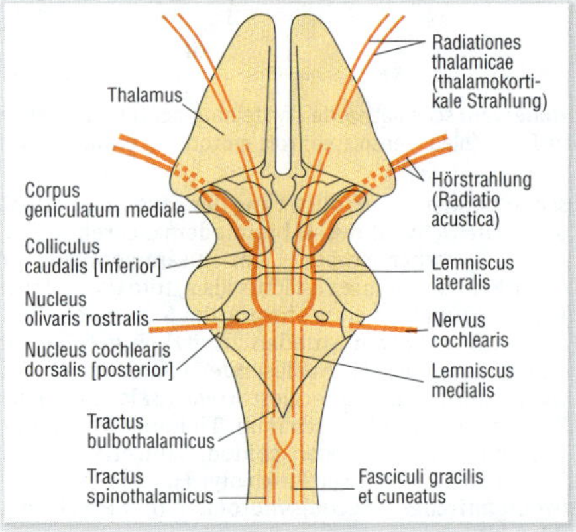


**Hirnstamm:** schematisierte Strukturen mit den Hauptzügen der zentralen Hörbahn (dünne rote Doppellinie: Weg des Lemniscus medialis). [34]

**Hirn|stamm|syndrome:** bei uneinheitlicher Abgrenzung des Hirnstammbegriffs Symptomkombinationen, zu denen meistens Hirnnervenausfälle gehören. Es ist meistens eine topographische Zuordnung zur Medulla oblongata, dem Pons oder dem Mittelhirn möglich. Andererseits kommt es durch Läsionen der durchziehenden Bahnen zu lokalisatorisch weniger verwertbaren Symptomen wie kontralaterale Halbseitenlähmung durch Läsion der weiter kaudal kreuzenden Pyramidenbahn (▸Hemiplegia alternans), bei Schädigung innerhalb der Pyramidenbahnkreuzung (s.a. ▸Hemiplegia cruciata). Charakteristisch für Läsionen der Medulla oblongata sind: Bulbärparalyse, ▸Wallenberg- u.andere alternierende Syndrome, Einklemmung im Tentoriumschlitz. Für Schädigung der Brücke: ▸Foville-, ▸Millard-Gubler-Syndrom, horizontale Blicklähmungen. Für Mittelhirnläsionen: ▸Weber-, ▸Benedikt- u. ▸Parinaud-Syndrom, internukleäre Ophthalmoplegie, vertikale Blicklähmungen, verschiedene Formen von Nystagmus. Bei ausgedehnten, schweren Schädigungen bzw. funktioneller Trennung von Hirnstamm u. -rinde treten primitive Hirnstammreflexe auf, es kommt zum ▸apallischen Syndrom oder ▸Hirntod (s.a. Tab.). – Weitere H. sind das ▸Avellis-, ▸Babinski-Nageotte-, ▸Brissaud-, ▸Cestan-Chenais-, ▸Claude-, ▸Gasperini-, ▸Jackson-, ▸Nothnagel-, ▸Raymond-, ▸Raymond-Cestan-, ▸Tapia- u. ▸Pons-Syndrom sowie das ▸Syndrom der Kaudalverschiebung des Hirnstamms. S.a. ▸Bulbärparalyse, ▸Enthirnungsstarre. E brain stem syndromes.

**Hirn|stich:** Hirnpunktion, ▸Zephalozentese.

**Hirn|stiel:** *Anatomie* ▸Pedunculus cerebri.

**Hirn|strom|kurve:** ▸Elektroenzephalogramm.

**Hirn|szinti|graphie,** Gammaenzephalographie: *Radiologie* ältere Verfahren zur Untersuchung des Gehirns; sind heute durch Hirn-SPECT (▸Single-Photon-Emissionscomputertomographie) ersetzt. E gamma encephalography, brain scan. – **H., dynamische:** ▸Sequenzszintigraphie des Gehirns, die Rückschlüsse auf Hirngefäße u. -durchblutung ermöglicht. E cerebral scintigraphy. – **H., statische:** topographische Darstellung (▸Szintigraphie; s.a. ▸Emissionscomputertomographie) der gespeicherten Strahlungsaktivität im Gehirn nach intravenöser Injektion eines γ-Strahlers (z.B. $^{99m}Tc$, $^{197}Hg$) u. Eintreten einer stabilen Verteilung; zur Diagnostik von Hirndurchblutungen, Tumoren etc. (s. Abb.).

**Hirn|tod, zentraler:** der mit dem Tod des Individuums (»Individualtod«) identische Organtod des Gehirns. Der Nachweis stützt sich auf folgende unabdingbare Kriterien: Bewusstlosigkeit, erloschene Spontanatmung, Fehlen zerebraler Reflexe u. umweltbezogener Lebensäußerungen, hirnelektrische Inaktivität (= isoelektrisches Elektroenzephalogramm, »no DCA« als Ausdruck des nicht behebbaren Ausfalls der Gesamtfunktion des Großhirns, des Kleinhirns u. des Hirnstamms; bei Vergiftungszuständen u. bei Kindern nicht verwertbar); als sicherer Parameter gilt ferner der Ausfall der Durchblutung aller Hirnarterien (z.B. nachweisbar als Kontrastmittelstase). Besondere Bedeutung hat die Diagnostik des Hirntods in der Transplantationsmedizin (Organspende). E brain death.

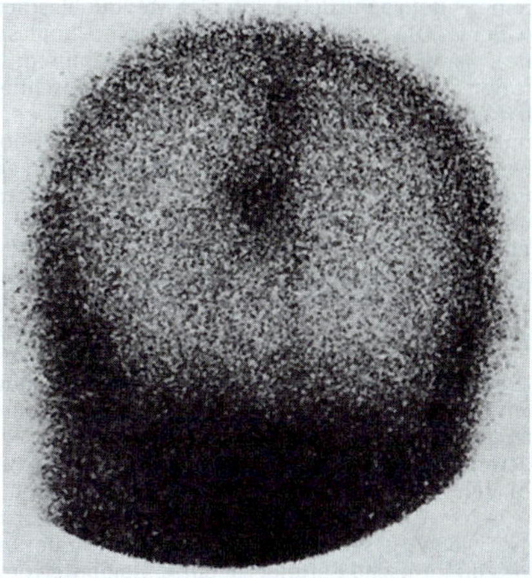

**Hirnszintigraphie, statische:** Szintigramm bei rechtsfrontalem Tumor. [455]

**Hirn|tumor:** Tumor mit Ursprung im Hirngewebe (primärer H.) oder Metastase(n) eines außerhalb des Gehirns bestehenden Malignoms (v.a. Bronchialkarzinom, malignes Melanom); i.w.S. auch die nicht vom Gehirngewebe, sondern von anderen Strukturen innerhalb des Schädels (intrakraniell) ausgehenden Tumoren. Hirntumoren metastasieren – von seltenen Ausnahmen abgesehen – nicht außerhalb des Zentralnervensystems; sie können aber auch bei geweblicher Gutartigkeit aufgrund ihrer Raumforderung maligne sein. Stellen im Kindesalter nach den Leukämien die größte Gruppe von Neoplasien dar. ***Klassifik.:*** Zu den H. gehören **ektodermal** das ▸Kraniopharyngiom, ▸Hypophysenadenome u. zylindromatöse ▸Epithe-

| | Lokalisation | Symptomatik | | Bemerkung |
|---|---|---|---|---|
| | | ipsilateral | kontralateral | |
| **laterales Oblongata-Syndrom (Wallenberg)** | dorsolateraler Anteil der Medulla oblongata | Hemihypästhesie im Trigeminusversorgungsgebiet, Lähmungen von Seiten des IX. u. X. Hirnnervs zerebellare Ataxie, Horner-Syndrom | Hemihypalgesie, Hemithermhypästhesie | Nystagmus (meist) zur Herdseite rotierend |
| **paramedianes Oblongata-Syndrom (Jackson)** | ventrolateraler Anteil der Medulla oblongata | Zungenlähmung | motorische Halbseitenlähmung | Hemiplegia alternans hypoglossica |
| **Foville-Syndrom** | kaudale Brückenhaube | horizontale Blicklähmung, Ausfälle von VI. u. VII | motorische Halbseitenlähmung | |
| **Millard-Gubler-Syndrom** | kaudale Brückenhaube, weiter lateral | periphere Fazialislähmung | motorische Halbseitenlähmung | Hemiplegia alternans facialis |
| **Weber-Syndrom** | Mittelhirnfuß | Okulomotoriuslähmung | motorische Halbseitenlähmung | Hemiplegia alternans oculomotoria |
| **unteres Rubersyndrom (Benedikt)** | Mittelhirn, Nucleus ruber | Okulomotoriuslähmung, Blicklähmung zur Herdseite | Hemiparese, Intentionstremor, Hemiataxie, Rigor, Hemichorea, Myorhythmien | internukleäre Ophthalmoplegie möglich |

**Hirnstammsyndrome:** Auswahl.

liome, **neuroepithelial** die ▸Medulloblastome, ▸Gliome (Oligodendrogliom, Astrozytom, Glioblastome), Paragliome (Ependymom, Plexuspapillom, Pinealom, Neurinom) u. ▸Ganglioneurome (einschließlich Kleinhirn u. Sympathikus), **mesodermal** die Meningiome, Angioblastome, Fibrome, Sarkome, Chondrome, Lipome, Osteome u. Chordome. Ferner Fehlbildungstumoren (Epidermoid, Dermoid u. Teratom), maligne Lymphome sowie im weiteren Sinne Gefäßfehlbildungen u. -tumoren (Angiome, Hirnaneurysmen); s. Tab. ***Klinik:*** In Abhängigkeit u. a. von Lokalisation u. Wachstumsgeschwindigkeit treten auf: Kopfschmerzen, Erbrechen, Sehverschlechterung (Zeichen des erhöhten intrakraniellen Druckes), Schwindel, Sprachstörung, Hörminderung, Müdigkeit (v. a. bei Kindern), ▸Hirndruck mit entsprechenden Allgemeinsymptomen (evtl. auch Hirnstammeinklemmung) u. örtlichen Effekten, Hirnreizung (mit fokalen oder generalisierten Krampfanfällen), neurologische Ausfallserscheinungen (z. B. Gangstörungen), Bewusstseinsstörung u. Wesensänderung. ***Diagn.:*** klinische Befunderhebung, Computertomographie, Kernspinresonanztomographie, Hirnangiographie (ggf. präoperativ zur Abklärung des Gefäßverlaufs), evtl. stereotaktische Biopsie (zur Diagnosesicherung), endokrinologische Untersuchungen (bei Tumoren im Bereich der Sella, Pinealisregion). Die histologische Beurteilung des Dignitätsgrades eines intrakraniellen Tumors erfolgt nach Anaplasiegraden (Tab.). ***Ther.:*** richtet sich u. a. nach Lokalisation u. Art des Tumors sowie Allgemeinbefinden des Patienten: Operation (Tumorexstirpation, palliative Eingriffe), Bestrahlung, ggf. Chemotherapie (z. B. Medulloblastom). **E** brain tumor.

**Hirn|tumor|trias:** Kopfschmerzen, Stauungspapille, Übelkeit bzw. Erbrechen als Zeichen einer intrakraniellen Drucksteigerung, v. a. bei Tumoren der hinteren Schädelgrube (Medulloblastom!).

**Hirn|venen|thrombose:** blande (z. B. bei Leukämie, Polyzythämie) oder entzündliche (z. B. bei Mastoiditis, Gesichtsfurunkel, Nasennebenhöhlenerkrankung) Thrombose der Venae cerebri einschließlich der Hirnblutleiter (»Sinusthrombose«); führt infolge Lichtungseinengung zu Ödem, Stauung, Blutung, hämorrhagischer Infarzierung, Enzephalomalazie, klinisch zu Kopfschmerz, Fieber, Meningismus, Hirndruck, Krampfanfällen, Nervenausfällen, psychischen Auffälligkeiten. **E** venous thrombosis of brain.

**Hirn|ventrikel:** ▸Ventriculi cerebri; s. a. ▸Ventrikulo..., ▸Ventrikel... **E** cerebral ventricle(s).

**Hirn|verletzung,** Hirntrauma: Hirnschaden durch direkte oder indirekte Gewalteinwirkung sowie durch

| Tumorgruppe | Anteil | Tumor | Grad I | Grad II | Grad III | Grad IV |
|---|---|---|---|---|---|---|
| Astrozytome | 6 % | pilozytisches Astrozytom | x | | | |
| | 8 % | Astrozytom (niedriggradig) | | x | | |
| | < 3 % | anaplastisches Astrozytom | | | x | |
| | 15 % | Glioblastoma multiforme | | | | x |
| Oligodendrogliome | 5 % | Oligodendrogliom | | x | | |
| | | anaplastisches Oligodendrogliom | | | x | |
| Ependymome | 5 % | Subependymom | x | | | |
| | | myxopapilläres Ependymom | x | | | |
| | | Ependymom | | x | | |
| | | anaplastisches Ependymom | | | x | |
| Plexustumoren | < 1 % | Plexuspapillom | x | | | |
| | | Plexuskarzinom | | | x | x |
| neuronale Tumoren | < 3 % | Gangliozytom | x | | | |
| | | Gangliogliom | x | x | | |
| | | dysembryoplastischer neuroepithelialer Tumor | x | | | |
| | | zentrales Neurozytom | x | | | |
| Pinealistumoren | < 2 % | Pineozytom | | x | x | |
| | | Pineoblastom | | | | x |
| embryonale Tumoren | 5 % | Medulloblastom | | | | x |
| | | andere PNETs | | | | x |
| Tumoren des PNS | 8 % | Neurinom | x | | | |
| | | maligner peripherer Nervenscheidentumor | | | x | x |
| meningeale Tumoren | 15 % | Meningeom | x | | | |
| | | anaplastisches Meningeom | | | x | |
| | | Hämangioperizytom | | | x | |
| Lymphome | < 2 % | primäres ZNS-Lymphom | | | | x |
| Metastasen | 25 % | Karzinome, Melanome, Lymphome | | | | x |

*Abkürzungen: PNET = primitive neuroektodermale Tumoren; PNS = peripheres Nervensystem; ZNS = zentrales Nervensystem*

**Hirntumor:** Vorkommen u. biologische Wertigkeit (WHO-Grad) intrakranieller Tumoren. [53]

| | |
|---|---|
| Grad 1 | geringe Zelldichte mit gleichförmigen Zellen ohne atypische Mitosen u. ohne Gefäßwandproliferation: *benigne* (gutartig) |
| Grad 2 | geringe bis mäßige Zelldichte mit Unregelmäßigkeiten in Größe, Form u. Chromatingehalt der Kerne in geringem Ausmaß mit einigen typischen Mitosen ohne Gefäßwandproliferation: *semibenigne* (im Wesentlichen noch gutartig) |
| Grad 3 | erhebliche Zelldichte mit mäßiger bis starker Zell- u. Kernpolymorphie u. zahlreichen, teilweise auch typischen Mitosen, Gefäßwandproliferation möglich: *seminaligne* (relativ aggressiv wachsend) |
| Grad 4 | hohe, manchmal auch wechselnde Zelldichte mit starken Zell- u. Kernpolymorphien, Riesenzellen, zahlreichen atypischen Mitosen u. ausgedehnten Nekrosen sowie erheblicher Gefäßwandproliferation: *maligne* (bösartig) |

**Hirntumor:** Dignitätsgrad oder biologische Wertigkeit intrakranieller Tumoren nach Anaplasiegraden. [455]

andere Schädlichkeiten (elektrischer Strom, Hitze etc.). Da Schädel (Weichteile, Knochen) u. Gehirn (Hirnhäute, Hirnsubstanz, Gefäße) eine als Einheit anzusehende Körperregion bilden und bei Verletzungen in unterschiedlichem Maße immer beide Formationen betroffen sind, wird eine H. meist mit dem ▸Schädel-Hirn-Trauma gleichgesetzt. E brain injury, brain lesion.

**Hirn|wasser:** *Anatomie* ▸Liquor cerebrospinalis. E cerebrospinal fluid.

**Hirn|werkzeug|störung:** *Neurologie* ▸Werkzeugstörung.

**Hirn|windung:** ▸Gyrus.

**Hirn|zyste:** ▸Zyste im Gehirn u. den Hirnhäuten; z.B. als Degenerationszyste in Hirntumoren, als zerfallene Trümmerzone nach Hirnverletzung, als **parasitäre H.** (z.B. bei ▸Zystizerkose, ▸Echinococcus), bei Porenzephalie. E brain cyst.

**Hirsch** (1) J. S. H.; 2) RAHEL H., 1870–1953, Ärztin, Berlin). – **H.-Effekt** (RAHEL H.): (1905) Ausscheidung korpuskulärer Elemente (mit Durchmesser bis zu 0,1 mm) durch die Niere ohne Schädigung der Glomerulusschlingen. E Hirsch effect. – **H.-Sphinkter** (J. S. H.): (1924) der Sphinktermechanismus des Dickdarms vor der rechten Kolonflexur.

**Hirschfliegen|krankheit:** ▸Tularämie (u.a. durch Hypoboscidae übertragen).

**Hirschmann-Simons-Hypophysenstich:** Punktion der Hypophyse von der Stirn-Haar-Grenze aus; zur Druckentlastung (bei zystischem Kraniopharyngiom), für Saugbiopsie, Isotopen-Therapie.

**Hirschsprung-Krankheit** (HARALD H., 1830–1916, Kinderarzt, Kopenhagen), Megacolon congenitum: angeborenes ▸Megakolon; s.a. ▸JIRÁSEK-ZUELZER-WILSON-Syndrom. E Hirschsprung's disease.

**Hirse|korn:** *Dermatologie* ▸Milium.

**Hirst-Test** (GEORG K. H., geb. 1909, Mikrobiologe, New York): eine ▸Hämagglutinationshemmungsreaktion durch homologe Antikörper (AK) zum Nachweis entsprechender Virusinfekte (Influenza, Mumps, Variola etc.). Als Hemmungstiter wird die noch vollständige hemmende Serumverdünnung bestimmt. E Hirst test.

**Hir|su|ties:** Wachstum übermäßig langer »Borstenhaare«. – **H. papillaris penis:** filiforme, hypertrophische Papillen auf der Glans penis entlang der Kranzfurche als phylogenetische Anomalie. E hirsuties.

**Hir|su|tis|mus:** **1)** vermehrte Behaarung vom männlichen Typ bei der Frau. Idiopathisch oder aber symptomatisch infolge vermehrter Bildung von ▸Androgenen in Eierstock, Nebennieren (bei STEIN-LEVENTHAL-Syndrom, Arrhenoblastom, Nebennierenhyperplasie oder -karzinom) oder infolge Östrogenmangels in der Menopause sowie bei Behandlung mit entsprechenden Hormonen. S.a. ▸Hypertrichosis. E hirsutism. **2)** (APERT) ▸Virilismus. E Apert's h.

**Hirtentäschelkraut:** ▸Bursae pastoris herba.

**Hirudin:** aus 65 Aminosäuren zusammengesetztes, aus dem Blutegel isoliertes Antikoagulans; hochpotenter, selektiver Hemmstoff des Thrombins; Herstellung erfolgt heute gentechnologisch. ***Anw.*** als Lepirudin zur postoperativen Thromboseprophylaxe, Antikoagulation bei Dialysetherapie, AT-III-Mangel.

**Hi|ru|di|nea:** die Ordnung »Blutegel« der Ringelwürmer [Annelida]; Hermaphroditen mit je einem Saugnapf am Vorder- u. Hinterende; vielfach Blutparasiten. Gattungen: Hirudo, Haementeria, Macrobdella u. Limnatis.

**Hirudiniasis:** *Parasitologie* Befall durch ▸Hirudinea; äußerlich (z.B. durch Haemadipsa) oder innerlich (z.B. Limnatis, Dinobdella).

**Hirudo,** Blutegel: *Helminthologie* ektoparasitäre Gattung der ▸Hirudinea; darunter **H. medicinalis** oder **H. officinalis**, zur Blutegeltherapie (Schröpfen) genutzt. E leech.

**His** (WILHELM H. jun., 1863–1934, Anatom, Internist, Berlin). – **H.-Bündel:** *Kardiologie* ▸Fasciculus atrioventricularis. E bundle of His. – **H.-Bündel-Ablation:** (GALLAGHER et al., 1982) unter Schrittmacherkontrolle ausgeführte Elektrokoagulation des H.-Bündels im AV-Bereich; bei therapieresistenten supraventrikulären Tachykardien; vorausgehend erfolgen HBE, Mapping, atriale u. ventrikuläre Einzelstimulation, Hochfrequenzstimulation. E ablation of His bundle. – **H.-Bündel-Elektrogramm,** Abk. HBE: (1969) bipolare Ableitung der bioelektrischen Potentiale des Fasciculus atrioventricularis mit Hilfe eines in die rechte Herzkammer eingeführten, ringförmige Elektroden tragenden Herzkatheters (Registrierkatheter) bei gleichzeitig im re. Vorhof liegendem Stimulationskatheter zur künstlichen Herzfrequenzsteigerung. Gemessen werden (Abb.) PA- (Beginn der P-Zacke im Standard-EKG bis zur 1. schnellen Veränderung = Deflexion des Vorhofpotentials [A]), AH- (bis zum HIS-Potential [H]), HV- (bis zum Kammerpotential [V]) u. PH-Intervall (PA + AH); u.a. zur Differenzierung von Sinusknoten-Syndrom, partiellem AV-Block, Hemiblock. E His bundle recordings.

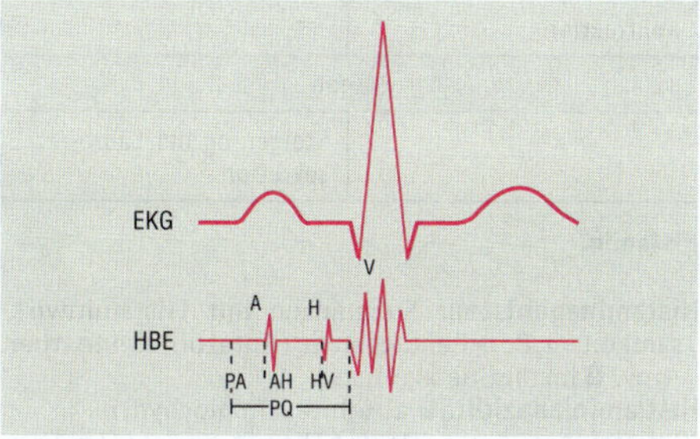


**His-Bündel-Elektrogramm.** [544]

– **H.-Winkel,** kardiofundaler Winkel, ösophagogastrischer W.: *Anatomie* Winkel zwischen dem Bauchabschnitt der Speiseröhre u. dem Magenfundus; wird durch Funktion von Muskelfasern (Fibrae obliquae = »muskulärer Halteapparat« des Winkels) vertieft oder abgeflacht. Beträgt bei kardiofundaler Fehlanlage über 90°, ist bei Hiatushernie stumpf bis verstrichen.

**His-:** *Biochemie* Kurzzeichen für **Histidin(-Rest)**.

**Histamin,** Ergamin, 2-(4-Imidazolyl)ethylamin: basisches biogenes Amin; Decarboxylierungsprodukt von Histidin; einer der bekanntesten Mediatoren der allergischen Entzündung. ***Vorkommen:*** beim Menschen in allen Körpergeweben, insbesondere in Mastzellen u. basophilen Granulozyten, höchste

Konzentrationen in der Lunge. ***Funktionen:*** 1) Dilatation der Kapillaren, Erhöhung der Kapillarpermeabilität u. Blutdruckabfall. 2) Kontraktionen der glatten Muskulatur, u.a. der Bronchialmuskeln in der Lunge. 3) Induktion einer erhöhten Magensäuresekretion. 4) Erhöhung der Herzfrequenz. ***Mediator der allergischen Soforttyp-Reaktion:*** nach Intrakutan-Testung Dreifach-Reaktion: sofortige punktförmige Rötung am Einstichsort, Quaddelbildung u. Entwicklung eines ungleichmäßig begrenzten Erythems nach kurzer Latenz. ***Rezeptortypen:*** Vermittlung der Wirkungen durch Histaminrezeptoren am Zielgewebe. Man unterscheidet $H_1$- und $H_2$-Rezeptoren, zudem wirkt Histamin möglicherweise als Neurotransmitter im zentralen Nervensystem ($H_3$-Rezeptor). Hemmung erfolgt durch an den genannten Histaminrezeptoren des Gewebes angreifende ▸Antihistaminica ($H_1$-Rezeptorenblocker, ▸$H_2$-Rezeptorenblocker). pharm ***Anw.*** als Diagnostikum u. Hyperämisierungsmittel. E histamine.

| $H_1$-Rezeptoren | $H_2$-Rezeptoren |
|---|---|
| **Lunge** | |
| Kontraktion der Bronchialmuskulatur (Mensch) | Erschlaffung der Bronchialmuskulatur (Schaf) |
| **Herz/Kreislauf** | |
| positiv bathmotrope Wirkung; positiv dromotrope Wirkung; Gefäßkonstriktion (Gefäße $< 80\,\mu m$) | positiv inotrope Wirkung; positiv chronotrope Wirkung |
| Gefäßdilatation (Gefäße $> 80\,\mu m$) | |
| Adrenalinausschüttung; Endothelkontraktion u. dadurch Permeabilitätssteigerung (Gewebeödem) | |
| **Uterus** | |
| Kontraktion (Meerschweinchen) | Erschlaffung (Ratte) |
| **Darm** | |
| Kontraktion | |
| **Magen** | |
| | Steigerung der Säuresekretion |

**Histamin.**

**Histaminagonisten:** Substanzen mit Histaminwirksamkeit, z.B. ▸Pentagastrin, Butazol. Keine ther. Anw. E histamine agonists.

**Hist|amin|anazidität:** absolute ▸Achlorhydrie.

**Hist|aminase:** *Enzymologie* ▸Diamin-oxidase (ein Histaminantidot). E histaminase.

**Hist|amin|kopf|schmerz:** ▸Horton-Syndrom. E histamine headache.

**Histamin|liberatoren:** in den Geweben Histamin freisetzende u. entsprechende Reaktionen auslösende Substanzen. ***Wirkst.:*** z.B. D-Tubocurarin, Morphin, Serotonin; ferner Pethidin, einige Narkotika (z.B. Thiopental) u. Chemotherapeutika (z.B. Chloroquin). Wegen der gleichzeitigen Freisetzung von Heparin, »slow reacting substance« u. Serotonin auch Mastzellendepletoren genannt. toxik H. kommen auch in tierischen Giften (z.B. Bienengift) vor, ferner in Nahrungs- u. Genussmitteln (z.B. in einigen Rotweinsorten), u. können zu pseudoallergischen Reaktionen führen. E histamine releasing agents.

**Hist|amin|rezeptoren:** s.u. ▸Histamin. E histamine receptors.

**Hist|amin|schock:** ▸Schock infolge Erweiterung u. Lähmung der Blutkapillaren nach krankhafter Freisetzung körpereigenen Histamins, z.B. bei Verbrennung, Anaphylaxie, Crush-Trauma oder bei oraler oder parenteraler Zufuhr. E histamine shock.

**Hist|amin|test: 1)** Provokation der Säureleistung des Magens bei alkalischer Nüchternsekretion durch intrakutane Histamininjektion; negativer Effekt (bei 10-min. Magensaftentnahme) bedeutet ▸Achlorhydrie; heute ersetzt durch Pentagastrintest. **2) histamine release test:** ▸In-vitro-Histaminfreisetzungs-Test.

**Hist|anoxie:** Sauerstoffmangel des Gewebes.

**Histidase:** ▸Histidin-ammoniak-lyase. E histidase.

**Histidin,** Abk. His, Abk. H, β-Imidazolylalanin: als L-H. eine schwach basische u. glucoplastische, proteinogene, in tierischem u. pflanzl. Eiweiß vorkommende halbessentielle ▸Aminosäure (Histidin-freie Ernährung führt zu Leberzellschädigung). Ausscheidung im Harn erfolgt als freies H. (s.a. ▸Histidinurie) u. in Form der Abbauprodukte; s.a. ▸FIGLU-Test. ***Vorkommen:*** reichlich im Globin des Blutfarbstoffes (wichtig für Häm-Bindung), in Enzymen (als Protonendonator u. -akzeptor) Bestandteil des aktiven Zentrums. E histidine.

**Histidin|ämie:** selten vorkommender, autosomal-rezessiv vererbter Mangel oder verminderte Aktivität der Histidin-Ammoniak-Lyase (Histidase) in Haut u. Leber. ***Pathogen.:*** Als Folge des Enzymblocks kommt es zur Erhöhung der Histidinkonzentration im Blutplasma und zur vermehrten Ausscheidung im Urin. Über einen Nebenweg entstehen durch Transaminierung und nachfolgende Reduktion u. Decarboxylierung die Metaboliten Imidazolpyruvat, Imidazollaktat u. Imidazolacetat. Diese werden ebenfalls im Urin ausgeschieden u. haben diagnostische Bedeutung. ***Klinik:*** v.a. Sprachentwicklungsstörung, Ataxie u. Minderwuchs. ***Ther.:*** histidinarme Diät. – Als Sonderform die **transitorische H.** mit vorübergehender Erhöhung des Histidin-Blutspiegels bei Neugeborenen ohne klinische Zeichen. E histidinemia, histidase deficiency.

**Histid(in)ase, Histidin-ammoniak-lyase:** die Desaminierung von L-Histidin zu Urocanin katalysierendes Enzym; Mangel führt zu ▸Histidinämie. E histid(in)ase, histidine deaminase.

**Histidin|belastungs|test:** ▸FIGLU-Test.

**Histidindecarboxylase-Hemmer:** Substanzen, die durch eine Hemmung der Decarboxylierung des Histidins die Bildung von Histamin blockieren; ***Wirkst.:*** z.B. Tritoqualin; ***Anw.*** als Antiallergikum.

**Histidin|urie:** vermehrte Histidinausscheidung im Harn bei ▸Histidinämie, in der Schwangerschaft, beim Stock-Spielmeyer-Vogt-Syndrom. E histidinuria.

**histio...:** Wortteil »(Körper-, Binde-)Gewebe«; s.a. ▸histo..., ▸fibro...

**Histio|cytoma:** ▸Histiozytom. – **H. eosinophilum:** eosinophiles Granulom.

**Histiocytosis X:** s.u. ▸Histiozytose.

**Histio|gen:** *Genetik* Histokompatibilitätsgen.

**Histio|mycetes:** eine Gruppe der Fungi imperfecti (▸Hyphomycetes).

**Histio|mykose:** intrazelluläre Vermehrung von ▸Histoplasma capsulatum in Makrophagen des ▸retikulohistiozytären Systems.

**Histio|zyt:** amöboid bewegliche Zelle (= Macrophagocytus stabilis bzw. M. nomadicus) des lockeren Bindegewebes; mit großem Zellleib, zahlreichen Fortsätzen u. hoher Phagozytosefähigkeit; Herkunft aus Blutmonozyten. E histiocyte (fixe; wandering).

**Histio|zytom,** Histiocytoma, sklerosierendes Angiom: gutartiges kapillar- u. zellreiches Fibrom (im engeren Sinne ▸Fibroma simplex Unna) mit nur geringer Faserbildung. ***Histol.:*** zumeist Speicherung von Hämosiderin u. Lipiden, Letztere oft in xanthomartig gehäuften Speicherzellen (daher bräunlich-gelbe Färbung), z.T. als Riesenschaumzellen oder sog. Tou-

TON-Riesenzellen. ***Sonderformen:*** Das Histiocytoma cutis (WERINGER-H.) entspricht dem ▸Dermatofibrom, das maligne fibröse H. dem ▸Fibrohistiozytom. S.a. ▸Xanthogranulom. E histiocytoma.

**Histo|zytose:** *Pathologie* Vermehrung von Histiozyten im Gewebe bzw. deren Vorkommen im Blut. E histiocytosis. – **H., maligne:** maligne ▸Retikulose. – **Histiocytosis-X-Gruppe, Langerhans-Zell-Histiozytose:** Oberbegriff für eine Gruppe unterschiedlich verlaufender Systemerkrankungen mit Proliferation dendritischer Zellen vom Typ der LANGERHANS-Zelle u. ontogenetisch verwandter Zellvarianten. Dazu gehören: ▸ABT-LETTERER-SIWE-Syndrom u. ▸HAND-SCHÜLLER-CHRISTIAN-Krankheit sowie das eosinophile Granulom. E histiocytosis X.

**histo...:** s.a. ▸histio...

**Histo|antigen:** ▸Gewebsantigen.

**Histochemie:** Spezialgebiet der Histologie, befasst mit der Identifikation, Lokalisation (»Histotopochemie«) biochemischer Substanzen (einschließlich der Enzyme, Immunkörper etc.). E histochemistry.

**Histo|diagnose:** Diagnose aufgrund mikroskopischer (auch histochemischer etc.) Gewebsuntersuchung; s.a. ▸Biopsie, ▸Schnellschnittdiagnostik. E histodiagnosis.

**Histo|genese:** die Entstehung der Gewebe als Differenzierungsvorgang der embryonalen Gewebe bis zur endgültigen Gestalt u. Funktionsspezifität. E histogenesis.

**Histo|gramm:** *Statistik* als Stufen- oder Treppendiagramm die graphische Darstellung quantitativer Daten, wobei die Häufigkeit jedes Messwertes durch die Fläche (bzw. Höhe) eines Rechteckes über der betreffenden Messwertklasse der Abszisse dargestellt wird. – Als Intervall-H. ein H. mit Erfassung der Zeitabstände. E histogram.

**histoid:** gewebsartig, -ähnlich, mit weit ausdifferenziertem Gewebe (s.a. ▸Histogenese). E histoid.

**Histo|in|kompatibilität:** Gewebsunverträglichkeit (s.a. ▸Histokompatibilität). E histoincompatibility.

**Histo|kompatibilität:** die Verträglichkeit zwischen Spender- u. Empfängergeweben bei Organtransplantation. Beruht auf weitgehender oder völliger Übereinstimmung ihrer ▸Histokompatibilitätsantigene u. der klassischen Blutgruppen. E histocompatibility.

**Histo|kompatibilitäts|antigene,** HLA-Antigene: genetisch festgelegte (= vererbte) Strukturen an der Oberfläche biologischer Membranen u. im Zellplasma menschlicher u. tierischer Zellen, die – in einem ▸Transplantat übertragen – beim Transplantatempfänger eine ▸Immunreaktion auslösen (u. damit eine ▸Transplantatabstoßung). Sie werden durch **Histokompatibilitäts-** bzw. **Histoinkompatibilitätsgene** definierter Genorte (Genloci; HLA-Loci A, B, C, DR) determiniert; s.a. ▸HLA-System, ▸major histocompatibility complex. Ihre Analyse findet praktische Anw. v.a. zur Gewebstypisierung bei der Spender-, Empfängerauswahl vor Transplantationen (▸Histokompatibilitätstestung). E histocompatibility antigens.

**Histo|kompatibilitäts|testung:** v.a. In-vitro-Testung auf Histokompatibilitätsantigene; erfolgt mit spezifischen Antiseren (anhand des agglutinierenden bzw. zytotoxischen Titers) u. als Mixed-Lymphocyte-Culture-Test (▸Lymphozytenkultur, gemischte). E histocompatibility testing.

**Histo|logie:** Wissenschaft u. Lehre vom Feinbau (u. der Funktion) der Körpergewebe. E histology.

**Histo|lyse:** degenerative Auflösung des Zellgefüges; i.w.S. der physiologische oder krankhafte Abbau eines Gewebes, z.B. als »Einschmelzung« unter Eiterung. E histolysis.

**Histo|mere:** teilungsfähige, höher organisierte histologische Bauelemente wie Dünndarmzotten, Drüsenendstücke.

**Histo|morpho|logie:** Teilgebiet der Histologie, befasst mit der **Histomorphe** (=Formen u. Strukturen der Körpergewebe).

**Histone:** gewebsunspezifische niedermolekulare basische Eiweißkörper, die in den Chromosomen mit ▸Desoxyribonucleinsäure Komplexe (Nucleohistone) bilden u. so für die Struktur verantwortlich sind; s.a. ▸Nucleosom. E histones.

**Histo|pathologie:** Teilgebiet der pathologischen Anatomie, befasst mit den krankhaften Veränderungen der Gewebe; s.a. ▸Zytopathologie. E histopathology.

**Histo|plasma:** Gattung diphasischer, eine Hefe- u. Myzelphase aufweisender Pilze, die birnenförmige Konidien sowie Chlamydosporen bilden. – **H. capsulatum,** H. muris s. piriforme, Torulopsis capsulata: H., das im Gewebe kleine parasitische Formen bildet; Endoparasit des retikuloendothelialen Gewebes, Erreger der ▸Histoplasmose. – **H. duboisii:** Erreger der Afrikanischen Histoplasmose. – **H. farciminosum,** Coccidioides s. Cryptococcus farciminosus: Erreger der epizootischen Lymphangitis.

**Histo|plasmin:** *Mykologie* ein Antigen im Kulturfiltrat von Histoplasma capsulatum; dient – im EMMONS-Test – zum Nachweis entsprechender Sensibilisierung. E histoplasmin.

**Histo|plasmom:** Tuberkel-ähnliches Granulom in inneren Organen (v.a. Lunge) bei ▸Histoplasmose, durch Histoplasma capsulatum oder duboisii. E histoplasmoma.

**Histo|plasmose,** retikuloendotheliale Zytomykose: Pilzerkrankung des Menschen u. zahlreicher Haus- u. Wildtiere durch Histoplasma capsulatum. Nach Einatmen der Erreger (Staubinhalation) als – evtl. stumme, abortive – Lungenerkrankung oder aber – nach vom Erstherd ausgehender lymphogener Aussaat (Streuung) – als schwere Allgemeinerkrankung (▸»System-Mykose«) in Form einer chronisch schleichenden Retikuloendotheliose (klinisch wie eine Tuberkulose). E histoplasmosis. – **H., Afrikanische:** H. durch Histoplasma duboisii; verläuft unter Bildung ausgedehnter Hauterosionen u. Metastasen im Skelettsystem. E African h.

**Histo|radio|graphie:** *Histologie* s.u. ▸Mikroradiographie.

**histo|toxisch:** schwer gewebsschädigend, z.B. durch Blockade der Atmungsenzyme. E histotoxic.

**histo|trop: 1)** (bevorzugt) auf Körpergewebe gerichtet; s.a. ▸Histotropismus. E histotropic. **2)** *Physiologie* ▸trophotrop.

**Histo|tropismus:** positive oder negative Reaktion (Anziehung bzw. Abweisung) eines Mikroorganismus, Parasiten etc. gegenüber Körpergewebe. E histotropism.

**Hitchhike-Bypass** *(engl. hitchhike = trampen, per Anhalter mitfahren):* Kombination von Gefäß-Kunststoffprothese (Oberschenkel) u. körpereigener Vene (kniegelenküberschreitend); verbessert die Offenheitsrate.

**HIT-Syndrom,** Abk. für **h**eparin**i**nduzierte **T**hrombozytopenie: seltene Komplikation nach Applikation von Heparin-Präparaten zur perioperativen Thromboseprophylaxe. Geht mit einer schweren Thrombozytopenie mit massiver intravasaler Gerinnung einher; meist im Extremitätenbereich mit Blockierung der Kapillarstrombahn. **H. Typ 1:** leichtere, früh beginnende Form; **H. Typ 2:** schwere, in 25 % der Fälle letale Form, die etwas später beginnt.

**Hitzebakterien:** hypertherme (bei 45–70 °C wachsende) Bakterien.

**hitzebeständig:** ▸thermostabil.

**Hitze|dermatitis:** ▸Dermatitis combustionis.

**Hitze|erythem:** *Dermatologie* ▸Erythema caloricum.

**Hitze|koagulation:** *Chirurgie* Gewebskoagulation bzw. -denaturierung durch örtliche Anw. von Hitze, v.a. mittels gedämpften Hochfrequenzstromes (z.B. Elektrokauterisation, Endothermie). E heat coagulation.

**Hitze|kollaps,** Hitzeerschöpfung: Versagen des peripheren Kreislaufs mit mangelhaftem venösem Rückfluss infolge einer an die – individuelle – Erträglichkeitsgrenze reichenden äußeren Wärmebelastung.

Als Vorboten treten Hautrötung u. starke Schweißabsonderung bei Trockenheit der Schleimhäute auf sowie quälender Durst, Kopfschmerzen, Schwindel, Flimmerskotom, Ohrensausen sowie Hitze-kompensierende Schweißsekretion. Übergang in ▸Hitzschlag. E heat collapse, heat exhaustion.

**Hitze|krämpfe,** Hitzetetanie: Muskelkrämpfe als Hitzeschaden v.a. während schwerer körperlicher Arbeit bei Einwirkung strahlender Hitze (v.a. als »Heizerkrampf«). Hauptursache sind Kochsalzverluste durch den der Wärmeabgabe dienenden Schweiß, die zu relativer Vermehrung der Intrazellularflüssigkeit führen. Der Zustand beginnt mit Mattigkeit, Kopfschmerzen, psychischer Reizbarkeit, Brechneigung, Rückgang der Harnbildung, gipfelt in Fibrillieren u. Krämpfen der – schließlich brettharten u. schmerzhaften – Arbeitsmuskulatur. E heat cramps.

**Hitze|krebs:** Haut-, Schleimhautkarzinom am Ort jahrelanger Einwirkung strahlender Hitze; z.B. bei Hochofenarbeitern; i.w.S. auch ein Brandnarbenkrebs.

**Hitze|melanose:** *Dermatologie* ▸Cutis marmorata pigmentosa.

**Hitzenberger-Schnupfversuch, H.-Schnüffelversuch** (Karl H., 1893–1941, Internist, Wien): *Röntgenologie* kurzes, verstärktes Einatmen durch die Nase bei geschlossenem Mund als Zwerchfellfunktionsprobe; bei Zwerchfellschwäche, -lähmung tritt statt der normalen Abwärtsbewegung keine oder gar eine paradoxe Bewegung (Aufwärtsbewegung) entsprechender Zwerchfellabschnitte auf (bei Bronchusstenose außerdem ein gleichseitiges Mediastinalwandern).

**Hitze|pickel:** *Dermatologie* ▸Miliaria cristallina u. rubra.

**Hitze|resistenz-Test:** ▸Wärmeresistenz-Test.

**Hitze|schaden:** ▸Hitzekollaps, ▸Hitzekrebs, ▸Hitzekrämpfe, ▸Hitzschlag, ▸Cataracta calorica (Hitzestar), ▸Cutis marmorata.

**Hitze|star:** ▸Cataracta calorica. E thermal cataract.

**Hitze|sterilisation:** z.B. als ▸Heißluft-, ▸Dampfsterilisation. E heat sterilization.

**Hitze|tod:** ▸Wärmetod (s.a. ▸Hitzeschaden).

**Hitze|wallung:** ▸fliegende Hitze im Klimakterium. E hot flushes.

**Hitzig-Zone** (Julius Eduard H., 1838–1907, Psychiater, Zürich, Halle): *Neurologie* fleck-, feld-, band- oder gürtelförmige Minderung bis Aufhebung der Wärmeempfindung (Thermohyp- bzw. Thermoanästhesie) der Rumpfhaut, meist bei Tabes dorsalis. E Hitzig's girdle.

**Hitz|schlag:** akute schwerste Form des Hitzeschadens bei exogener (durch große Wärmezufuhr bedingter) ▸Hyperthermie u. gleichzeitiger Verhinderung der Wärmeabgabe (Wärmestau bei die Körpertemperatur übersteigender Umgebungstemperatur; begünstigt durch hohe Luftfeuchte). Es tritt eine plötzliche starke Erhöhung der Körpertemperatur auf (bis 44 °C; ab 41 °C lebensbedrohlich) mit nachfolgendem Kreislaufversagen (zuvor evtl. leichte Blutdruckerhöhung). Die Entwicklung wird begünstigt durch Schwäche bzw. Dekompensation der in diesem klimatischen Fall allein der Wärmeabgabe dienenden Schweißsekretion. Es kommt – nach Prodromen (s.a. ▸Hitzekollaps) – zu extrapyramidalen Hyperkinesen, Herdsymptomen, Versagen des Atem- u. Kreislaufzentrums, schweren Irregularitäten der Herztätigkeit, Wärmetod. E heat stroke, thermoplegia.

**HIV, HI-Virus,** Abk. für **h**umanes **I**mmundefizienz**v**irus: Retroviren vom Typ C; verursachen die **HIV-Infektion** u. deren Vollbild ▸AIDS; seit 1986 international gültige Bezeichnung. Früher: LAV (Lymphadenopathie-assoziiertes Virus, Erstbeschreibung Montagnier et al.), HTLV III (humanes T-Zell-Leukämie-Virus III., Gallo et al.), ARV (AIDS-assoziiertes Retrovirus, Levy). Neben HIV-1 (mit den Gruppen M, N u. O) wurde in Westafrika eine unterscheidbare Variante entdeckt: HIV Typ 2 (Montagnier 1986). S.a. Abb. ***Aufbau:*** Die Core (Kernproteine des HIV) weisen, verglichen mit denen anderer Retroviren, eine sehr konstante Primärstruktur auf. Das HIV-Genom enthält beidendig je eine kontrollierende Sequenz (long-terminal repeat, LTR) sowie die drei typischen Strukturgene »gag« (für Kernproteine), »pol« (für Protease + reverse Transcriptase + Integrase) u. »env« (für Hüllen- = Membranproteine [Glykoproteine]). ***Eigenschaften:*** Sämtliche Genprodukte sind immunogen; geringe Kontagiosität u. große Empfindlichkeit gegenüber Umwelteinflüssen oder Desinfektionsmitteln; Übertragung über kleine Haut- oder Schleimhautverletzungen oder durch Blut oder Blutprodukte (Faktor VIII u. XI); Vermehrung in Zellen, die den CD4-Rezeptor tragen (v.a. T-Helfer-Lymphozyten, Makrophagen, Gastrointestinal-Mikrogliazellen). Als Ko-Rezeptoren dienen die Chemokinrezeptoren 4 u. 5 (CXCR4 und CCR5). Die Viren knospen aus den befallenen Zellen aus u. gelangen durch den Blutstrom in den ganzen Körper; Ausscheidung vom Virusträger über Blut, Speichel, Ejakulat bzw. Scheidensekret, aber auch Muttermilch (auch intrauterine Infektion zu 10–20 %). Das Immunsystem reagiert auf das Eindringen des Virus mit der Bildung von Antikörpern (AK), die gegen die Kern- u. die Hüllproteine gerichtet sind (v.a. auf dem Nachweis dieser AK beruht die HIV-Diagnostik). E human immunodeficiency virus.

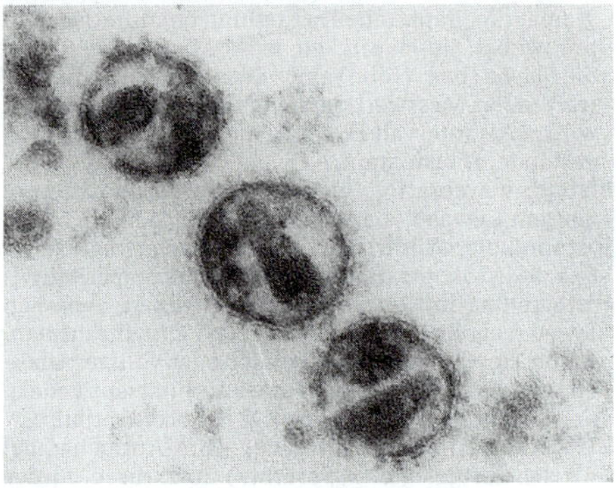

**HIV:** elektronenmikroskopische Aufnahme von HIV- 2 (Prof. Hans Gelderblohm, Robert-Koch-Institut Berlin).

**HIV-...:** s.u. ▸AIDS-...

**HIV-Proteinase-Inhibitoren:** HIV-Proteasenhemmer (s.u. ▸Proteasenhemmer).

**HK: 1)** *Biochemie* Abk. für ▸**H**exo**k**inase. **2)** Abk. für ▸Hämatokrit.

**H-Kette** *(engl. **h**eavy chain = schwere Kette): Serologie* Polypeptidkette mit relativ hohem Molekulargewicht in der Molekularstruktur von ▸Immunglobulinen (bei denen im Allg. 2 H-Ketten über Disulfidbrücken mit 2 L-Ketten verbunden sind).

**H-Ketten-Krankheit:** die ▸Schwerkettenkrankheit. E heavy-chain disease.

**H-Krankheit:** ▸Hartnup-Syndrom.

**HKSG:** Abk. für ▸**H**ysterosalpingo-**K**ontrast**s**onographie.

**Hkt:** Abk. für ▸**H**ämato**k**rit.

**HLA-Locus:** Gen-Locus des ▸HLA-Systems.

**HLA-System** *(engl.)* Abk. für **H**uman-**L**eukocyte-**A**ntigen-System: *Immunologie, Genetik* Oberflächenantigene (▸Histokompatibilitätsantigene), die u.a. auf weißen Blutkörperchen vorhanden sind u. ein für die Immunabwehr wichtiges Regulationssystem des Organismus darstellen. Es wird beim Menschen repräsentiert durch zentromernahe, im kurzen Arm (p) des Chromosoms 6 gelegene allele Gene, die als major histocompatibility complex bzw. -system (MHC bzw. MHS) bezeichnet werden. In der Nähe dieses Komplexes finden sich als genetische ▸Marker die Gene für die Phosphoglucomutase 3 u. Glyoxalase ($PGM_3$ bzw. GLO; s.a. Abb). ***Klassifik.:*** Nach Lage ihres Gen-Locus werden die Gene in drei funktionelle Klassen eingeteilt: Klasse I mit den Loci HLA-A, -B u. -C, Klasse II v.a. mit HLA-D, DR, DQ, (DO, DN,) DP. Die Gene dieser beiden Klassen, der Haupthistokompatibilitätskomplex, werden ergänzt durch eine dritte Klasse, die in der Immunregion (I-Region) des Chromosoms nahe dem HLA-D-Locus gelegen ist u. die Komplementgene C2, C4 u. Bf enthält. ***Vorkommen:*** Genprodukte (Zellmembranantigene) von A, B u. C finden sich in Zellmembranen fast aller kernhaltigen Körperzellen, in höchster Konzentration auf Lymphozyten u. Makrophagen. Von D/DR kodierte Antigene werden dagegen nur in B-Zellen, in aktivierten T-Zellen, in Makrophagen, Endothelzellen, LANGERHANS-Zellen der Epidermis u. Spermatozyten gefunden. Die Produkte der Klasse III sind Serumproteine. ***Funktion:*** Die Genprodukte des MHC sind wichtig für die Aktivierung der Immunantwort, die der Genklasse III für die Komplementaktivierung. ***Klin. Relevanz:*** Es besteht eine Assoziation zwischen bestimmten Allelen einzelner Loci des HLA-Systems u. bestimmten Krankheiten, z.B. erworbene Agammaglobulinämie (Mangel an T-Helfer-Zellen); Sarkoidose, Sklerodermie, SJÖGREN-Syndrom (übermäßige Aktivierung von T-Helfer-Zellen); »Graft-versus-Host-Reaktion« (Aktivierung von T-Helfer-Zellen u. Fehlen von T-Suppressor-Zellen); Lupus erythematodes, multiple Sklerose, rheumatoide Arthritis etc. (Fehlen von T-Suppressor-Zellen); seronegative Spondylarthropathien (BECHTEREW-Krankheit, REITER-Syndrom, Arthritis nach Yersinia-, Shigella- u. Salmonella-Infektionen: Kreuzreaktivität zwischen Klebsiellen u. HLA-B27); Dermatitis herpetiformis, Zöliakie, ADDISON- u. BASEDOW-Krankheit, Myasthenia gravis u. Typ 1 des Diabetes mellitus (HLA-DR-3-assoziierte Autoimmunopathien). ***Diagn. Relevanz:*** Vor Transplantationen wird eine Gewebetypisierung durchgeführt, um eine HLA-Inkompatibilität auszuschließen, die zu Abstoßungsreaktionen führen kann. Das System hat serol. Bedeutung auch für Vaterschaftsgutachten.

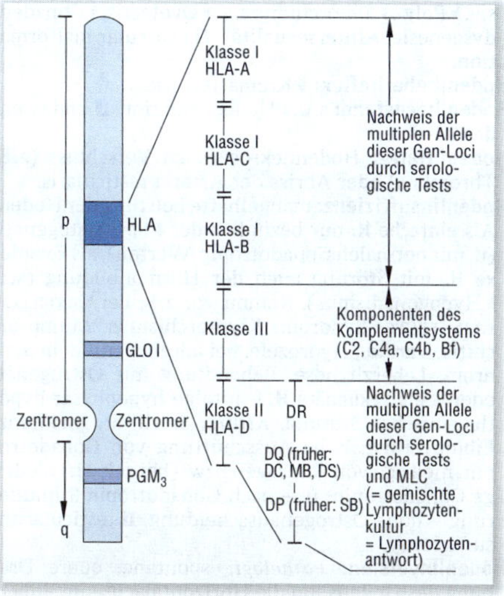


**HLA-System:** Chromosom 6 (nach NERL).

**HLP:** Abk. für ▸**H**yper**l**ipo**p**roteinämie.

**HMC-Syndrom:** (BIXLER, CHRISTIAN u. GORLIN 1969) ein autosomal-rezessiv erblicher Fehlbildungskomplex mit den Hauptsymptomen **H**ypertelorismus, **M**ikrotie u. lat. Gesichtsspalten (»facial **c**lefting«; Lippen-, Gaumen-, Nasenspalte); ferner Nierendystopie, Herz- u. Handfehlbildungen, verlangsamte psychomotorische Entwicklung.

**HMG** *(engl.)* Abk. für **h**uman **m**enopausal **g**onadotropin: ▸Menotropin.

**HMG-CoA-...:** Abk. für **H**ydroxy**m**ethyl**g**lutaryl-**Co**enzym **A**...

**HMG-CoA-Reductase-Hemmer,** Statine, Cholesterin-Synthese-Enzym-Hemmer, Abk. CSE-Hemmer: Hemmstoffe der ▸**H**ydroxy**m**ethyl**g**lutaryl-**Co**enzym-**A**-Reductase; ***Wirkst.:*** Hauptsubstanz ist das Lovastatin; ferner z.B. Simvastatin, Pravastatin, Fluvastatin. ***Anw.*** als ▸Lipidsenker (senken LDL- u. Gesamtcholesterin). **E** HMG-CoA reductase inhibitors.

**HMM:** Abk. für **H**exa**m**ethyl**m**elamin (▸Altretamin).

**HMSN:** Abk. für **h**ereditäre **m**otorisch-**s**ensible **N**europathie; Typ I u. II s.u. ▸CHARCOT-MARIE-TOOTH, Typ III ▸DÉJERINE-SOTTAS-Syndrom.

**HMV:** Abk. für ▸**H**erz**m**inuten**v**olumen. **E** CMO (cardiac minute output).

**HNANB,** Abk. für **H**epatitis-**N**on-**A**-**N**on-**B**: s.u. ▸Virushepatitis.

**HNCM,** Abk. für **h**ypertrophe **n**ichtobstruktive **C**ardio**m**yopathie: s.u. ▸Kardiomyopathie.

**HNO-...:** Abk. für **H**als-**N**ase-**O**hren-... **E** ENT (ear, nose and throat; otorhinolaryngology).

**HNO-Tumoren:** ▸Kopf-Hals-Tumoren.

**HNPCC** *(engl.)* Abk. für **h**ereditary **n**on-**p**olyposis **c**olorectal **c**arcinoma: ▸cancer family syndrome.

**HNPP** *(engl.)* Abk. für **h**ereditary **n**europathy with liability to **p**ressure **p**alsies: erbliche Neuropathie mit Neigung zu ▸Drucklähmung.

**Hobel|span|phänomen:** weißliche (zersplitternde) Hautschuppung bei Bestreichen z.B. mit einem Spatel, Fingernagel; z.B. bei Pityriasis versicolor.

**Hoch...:** s.a. ▸Hyper...

**Hoch|dosis|chemo|therapie:** Behandlung maligner Erkrankungen mit Zytostatika in sehr hohen Dosierungen; z.B. als H. mit ▸Stammzellentransplantation.

**Hoch|druck:** ▸Hypertonie. Der arterielle Blut-H. nach VOLHARD als **blasser H.** (mit Hautblässe infolge verminderter Durchblutung u./oder Anämie; meist infolge Nierenerkrankung) u. als **roter H.** (auffallende Hautröte von Gesicht u. Hals; fast nur als essentielle ▸Hypertonie). **E** hypertension.

**Hochdruck-Flüssigkeits-Chromatographie,** Hochleistungs-Flüssigkeits-Chromatographie: ▸HPLC.

**Hochdruck|sterilisator:** ▸Autoklav.

**Hochdruck|system:** derjenige Abschnitt des großen Kreislaufs, der die Aufgabe hat, Blut hohen Druckes zur Durchströmung der Organe bereitzustellen (d.h. Aorta u. große Arterien); im Gegensatz zum ▸Niederdrucksystem (dort Abb.). **E** high-pressure system.

**Hoche-Bündel:** Nervenfaserbündel in der hinteren Randzone des Grundbündels (▸Fasciculus proprius) des Hinterstrangs des Rückenmarks. **E** Hoche's bundle.

**(v.-)Hochenegg-Operation** (JULIUS V. H., 1859–1940, Chirurg, Wien): **1)** einzeitige sakrale bzw. abdominosakrale Entfernung (Exstirpation) eines Mastdarmkrebses (▸Rektumkarzinom) mit Kunstafter (Anus praeter sacralis bzw. sigmoideus). **2)** sakrale Kontinenzresektion bei Mastdarmkrebs; Mastdarmteilentfernung mit Wiedervereinigung der Darmenden nach »Durchzug« des mobilisierten oberen Darmstumpfes durch den verbliebenen afterseitigen (= anorektalen) Stumpf.

**Hoch|energie|therapie:** *Radiologie* ▸Megavolt-Therapie.

**Hoch|frequenz:** *Physik* Frequenzen ≧ 20 kHz; nach anderer Einteilung ≧ 100 kHz (mit 20–100 kHz als »Zwischenfrequenz«). **E** high frequency.

**Hoch|frequenz|chirurgie:** Nutzung gedämpfter oder ungedämpfter Hochfrequenzströme, die an der differenten Elektrode (»Messer«, Schlinge) Widerstandswärme erzeugen. Als (monopolare) ▸Elektrodesikkation oder (bipolare) ▸Elektrokoagulation u. ▸Elektrotomie. Niemals bei gleichzeitiger Narkose mit explosiblen Gasen. **E** high-frequency surgery.

**Hochfrequenz(katheter)ablation:** s.u. ▸Katheterablation.

**Hoch|frequenz|stimulation, atriale:** Hochfrequenzreizung des Herzvorhofs als Maßnahme bei atrialer oder junktionaler ▸Tachykardie, Vorhofflattern oder zur Induktion von Vorhofflimmern. E high-frequency atrial stimulation.

**Hoch|frequenz|therapie:** Anw. hochfrequenter elektromagnetischer Wellen (Wechselströme), wobei in allen Bereichen durch Umsetzung elektromagnetischer in kinetische Energie (ohne elektrische Reizwirkungen wie »Stromgefühl«, Muskelzucken) ein reiner Wärmeeffekt erzielt wird. Die Temperaturerhöhung im Gewebe ist abhängig von Wärmeerzeugung u. -abtransport (v.a. auf Blutweg). E high-frequency therapy.

**hoch|gestellter Harn:** konzentrierter Harn (ist von dunkler Farbe). E concentrated urine.

**hoch|molekular:** makromolekular; s.a. ▸Polymer. E high molecular.

**Hoch|potenz:** *Homöopathie* Arzneiverdünnungen (▸Potenz) ab D 10 (C 5) oder aber D 30 (C 15).

**Hochpotenzmittel:** homöopathische Arzneimittel, die höher als D 12 bzw. C 30 potenziert sind. Die H. werden entsprechend der homöopathischen Anamnese auf den Patienten zugeschnitten oder nach ▸elektromedizinischer Systemdiagnostik bzw. funktionellen Testverfahren verordnet. S.a. ▸Potenzierung

**Hoch|spannungs|elektrophorese:** *Labormedizin* Elektropherographie mit Spannungen von > 1000 Volt, wobei das Trägermaterial (s.a. ▸Elektrophorese) gekühlt wird. E high-voltage electrophoresis.

**Hoch|spannungs|unfall:** s.u. ▸elektrischer Unfall. E high-voltage electrical injury.

**(v.-)Hochstetter-Injektionstechnik:** s.u. ▸Injektion, intramuskuläre.

**Hoch|voltage:** *Kardiologie* in den EKG-Extremitäten-Ableitungen QRS-Ausschläge von > 1,5 mV (= ca. 15 mm). E high voltage.

**Hoch|volt|therapie:** ▸Strahlentherapie mit Energien über 3 MeV; s.a. ▸Megavolt-Therapie. E high-voltage therapy.

**Hoch|wuchs:** verstärktes Längenwachstum (oberhalb der 97. Perzentile; ▸Somatogramm). ***Einteilung:*** In Mitteleuropa gilt: **Großwuchs** (Makrosomie) männl. > 192 cm, weibl. > 180 cm; **Riesenwuchs** (Gigantismus) männl. > 200 cm, weibl. > 185 cm. ***Ätiol.:*** Ursachen eines H. lassen folgende Einteilung zu: **primordialer (ursprünglicher) H.** mit normalen Körperproportionen u. zeitlich normalem Entwicklungsablauf; **neuraler u. hormoneller H.** durch gestörte Funktion des Hypothalamus (z.B. dyszerebraler H., Pubertas praecox bis zum 10. Lj.), des Hypophysenvorderlappens, der Nebennieren (z.B. adrenogenitales Syndrom bis zum 10. Lj.), Schilddrüse (Hyperthyreose) oder Gonaden (z.B. Tumoren). **H. bei Chromosomenaberrationen** (z.B. KLINEFELTER-Syndrom) oder **ätiol. unklaren Fehlbildungssyndromen**. Eine Sonderform ist der partielle ▸Riesenwuchs. Wachstumsbegrenzung bei extremem H. durch Geschlechtshormonbehandlung mgl. – **H., kümmernder:** H. vorwiegend durch Hochbeinigkeit (bei zartem Skelett, Magerkeit u. Hypo- oder Agenitalismus).

**Hockergymnastik:** gezielte schonende krankengymnastische Übungsbehandlung, bei der der Pat. auf einem Hocker sitzt. Zur Kräftigung u. Lockerung der Rumpfmuskulatur im Lendenbereich u. der Beckenbodenmuskulatur sowie zur Reduzierung der Herz-Kreislauf- u. Atembelastung.

**Hock|stellung:** *Kardiologie* Hocken mit eng an die Oberschenkel gebeugtem Oberkörper, gegen die Knie geneigtem Kopf u. um die Beine gelegten Armen als typ. Kreislaufentlastungshaltung bei angeborenem Herzfehler mit starker zentraler Zyanose (z.B. bei FALLOT-Tetralogie). E squatting.

**HOCM,** Abk. für **h**ypertrophische **o**bstruktive **C**ardio**m**yopathie: s.u. ▸Kardiomyopathie.

**Hoden:** ▸Testis; s.a. ▸Orchid..., ▸Hoden... s.a. ▸Kryptorchismus, ▸Leisten-, ▸Gleit-, ▸Pendelhoden. E testicle.

**Hoden|aplasie, -agenesie:** fehlende Entwicklung bzw. Anlage eines (Monorchidie) oder beider Hoden (Anorchidie). S.a. ▸Agonadismus. E testicular aplasia.

**Hoden|atrophie:** allgemeine oder örtlich begrenzte hyaline Veränderung (▸Degeneration) des Epithels der Hodenkanälchen mit nachfolgender Schrumpfung u. ▸Fibrose sowie – evtl. vollständiger – Aufhebung der Samenzellenbildung (▸Spermatogenese); z.B. bei Altersinvolution, zehrenden Krankheiten, chronischem Alkoholismus, Strahlenschädigung, Samenleiterverschluss, Kryptorchismus. E testicular atrophy.

**Hoden|biopsie:** ▸Biopsie des Hodengewebes, d.h. Entnahme durch Punktion oder nach zu Vorquellen von Hodenparenchym führendem Einschnitt in die Tunica albuginea u. histo-, zytologische Beurteilung der Probe auf Spermatogenese (▸Spermatogramm), Tumorzeichen etc.; auch im Rahmen der Untersuchung der Samenwege (evtl. kombiniert mit Vesikulographie). E testicular biopsy.

**Hoden|bruch,** Hernia scrotalis: ▸Skrotalhernie; s.a. ▸Hernia vaginalis testis. E scrotal hernia.

**Hoden|dermoid:** reifes, vorwiegend oder rein ektodermales Teratom des Hodens; relativ niedere Malignität, jedoch maligner als der analoge Tumor des Ovars.

**Hoden|dys|topie:** ▸Hodenektopie; i.w.S. auch reversible Lageanomalien, z.B. Pendelhoden. E testicular dystopia.

**Hoden|ek|topie:** dauerhafte Fehllage eines oder beider Hoden innerhalb oder außerhalb des Hodensackes (intra- oder extraskrotale Malposition). Störung des natürlichen Tiefertretens (▸Maldescensus) vom primären Bildungsort; z.B. als **femorale H.** (Schenkelhoden; innen am Oberschenkel), **peniale H.** (Penishoden; im Gliedschaft), **perineale H.** (Dammhoden), **transverse H.** (= gekreuzte H.; Lage in der gegenseitigen Hodensackhälfte). E ectopic testis, ectopia testis.

**Hoden|entzündung:** ▸Orchitis.

**Hoden|ex|stirpation,** Ablatio testis: ▸Orchidektomie; s.a. ▸Kastration, ▸Semikastration. E orchiectomy.

**Hoden|fehl|bildung:** ▸Hodenagenesie, ▸Hodenaplasie, ▸Poly-, ▸Synorchidie; s.a. ▸Ovotestis, ▸Gonadendysgenesie, ▸Intersexualität. E testicular malformation.

**Hoden|heber|reflex:** ▸Kremasterreflex.

**Hoden|hochstand:** s.u. ▸Hodenretention. E undescended testicle.

**Hodeninfarkt:** Hodennekrose nach Verschluss (z.B. Thrombus) oder Abriss der Arteria testicularis.

**Hoden|insuffizienz:** mangelhafte Leistung der Hoden. Als **einfache H.** nur bezüglich der ▸Spermatogenese (u. mit normalen Gonadotropin-Werten), als **komplexe H.** mit Störung auch der Hormonbildung (s.a. ▸Hypogonadismus). Kommt vor z.B. bei CASTILLO-, KLINEFELTER-Syndrom, Kryptorchismus, Mumpsorchitis, Variko-, Hydrozele, bei adrenogenitalem Syndrom, Leberzirrhose, Behandlung mit Östrogenen oder – als **sekundäre H.** – infolge hypophysär-hypothalamischer Störung. ***Klinik:*** Sterilität, Impotenz, Libidoverlust; hohe Ausschüttung von Gonadotropin, niedrige von Androgen bzw. (bei sek. H.) niedrige Gonadotropin- u. – nach Gonadotropin-Stimulierung – hohe Östrogenausscheidung. E testicular insufficiency.

**Hoden|inversion:** *Pathologie* spontane, quere Drehung des Hodens um die Horizontalachse im Pubertätsalter. S.a. ▸Hodentorsion. E testicular inversion.

**Hoden|kanälchen:** *Anatomie* ▸Tubuli seminiferi convoluti.

**Hoden|karzinom:** s.u. ▸Hodentumoren.

**Hoden|kolik:** zum Oberschenkel u. in die Lendengegend ausstrahlender akuter Hodenschmerz (evtl. mit Peritonealreizung), z.B. bei eingeklemmter Skrotalhernie, Hodentorsion. E testicular colic.

**Hodenkrebs:** bösartiger Tumor des Hodens; s.u. ▸Hodentumoren.

**Hoden|luxation:** unfallbedingte Hoden- u. Nebenhoden-Verlagerung. E testicular luxation.

**Hodenprothese:** Kunststoffimplantat als Ersatz des Hodens; meist nach Entfernung des Hodens wegen eines Tumors.

**Hoden|reflex:** ▸Kremasterreflex.

**Hoden|retention:** unvollständiger Hodenabstieg vom embryonalen Bildungsort (▸Maldescensus); unterschieden als Bauchhoden (▸Kryptorchismus) und ▸Leistenhoden. S.a. ▸Hodenektopie. E retained testis.

**Hoden|sack:** ▸Skrotum.

**Hoden|schutz:** *Radiologie* Strahlenschutz der Hoden durch abdeckende Blei-Gummi-Platte, Bleikapsel.

**Hoden|sekret:** als **äußeres H.** die Samenzellen, als **inneres H.** Testosteron u. Androstendion (Hormon der LEYDIG-Zellen). E testicular secretion.

**Hoden|torsion:** plötzliche Drehung (Torsion) des Hodens u. Samenstrangs um mehr als 180° um die Längsachse, wodurch die Blutzufuhr gedrosselt wird; betroffen meist Kinder. ***Formen:*** supravaginale H. durch Drehung des Samenstrangs außerhalb, intravaginale H. durch Drehung innerhalb der Tunica vaginalis. ***Klinik:*** heftige Schmerzen, Anschwellung des Hodens, Verfärbung dunkelblau bis schwarz. Nekrose, wenn nicht innerhalb von ca. 4 Std. operiert und der Hoden zurückgedreht u. befestigt wird (Orchidopexie). ***DD:*** gegenüber akuter Epididymitis u. Orchitis positives PREHN-Zeichen. ***Ther.:*** möglichst früh manuelle Detorsion (nach außen), anschließende Fixierung (auch des kontralateralen Hodens). S.a. ▸Hydatidentorsion, ▸Hodeninversion, akutes ▸Skrotalödem. E testicular torsion.

**Hoden|tuberkulose:** ▸Orchitis tuberculosa. E testicular tuberculosis.

**Hoden|tumoren,** Hodengeschwulst: Oberbegriff für vielfältige gut- u. bösartige Tumoren des Hodens; weiter unterteilt in Keimzelltumoren (▸H., germinale) und andere (▸H., nichtgerminale). S.a. Tab. E testicular tumor. – **H., germinale,** Keimzelltumoren des Hodens: überwiegende Mehrzahl aller H. Häufigste bösartige, aber weitgehend heilbare Erkrankung des jungen Mannes. ***Risikofaktoren:*** u.a. nicht deszendierter Hoden (Maldescensus testis), Gegenhoden bei bestehendem H., testikuläre Dysgenesien, Hermaphroditismus; obligate Präkanzerose: testikuläre intraepitheliale Neoplasie (▸TIN). ***Klinik:*** schmerzlose Vergrößerung des Hodens, dumpfer Schmerz oder Schweregefühl im entsprechenden Skrotum; seltener akute Schmerzen, Dysurie, evtl. neu aufgetretene Gynäkomastie. ***Diagn.:*** Palpationsbefund (harter Tumor), Diaphanie, Ultraschall, direkter Nachweis (op. Freilegung des Hodens, i.d.R. Orchiektomie). Für die Therapieplanung sind die weitere histologische Unterscheidung in **Seminom** bzw. **Nichtseminom** u. die klinische Einteilung in sog. Früh- u. Spätstadien von Bedeutung (Bestimmung von AFP, β-HCG, Röntgenthorax, i.v. Urographie, Lymphographie, CT, Sonographie des Peritoneums). Die Tumoreinteilung erfolgt z.B. nach der Lugano-Klassifikation bzw. nach der Stadieneinteilung von WEISSBACH et al. (Tab.). ***Ther.:*** Seminome: inguinale Orchiektomie; Strahlentherapie; im Spätstadium Polychemotherapie. Nichtseminome: Stadium I: inguinale Orchiektomie, engmaschige Kontrollen; Stadium II: Orchiektomie u. retroperitoneale Lymphadenektomie, Chemotherapie; Spätstadien; primäre Polychemotherapie. – **H., nichtgerminale:** Oberbegriff für alle Tumoren des Hodens, die nicht zu den Keimzelltumoren gezählt werden. Die Einteilung erfolgt nach der WHO-Klassifikation von MOSTOFI u. SOBIN mit histologiebezogenem unterschiedlichem Procedere (Tumoren des Gonadenstromas, Keimzellen-Stroma-Mischtumoren [Gonadoblastom], maligne Lymphome, andere u. paratestikuläre Tumoren).

| **Keimzelltumoren (85–90 %)** |
|---|
| Seminome (45–50 %)<br>• klassisches Seminom<br>• mitosenreiches Seminom<br>• Seminom mit synzytiotrophoblastischen Riesenzellen<br>• spermatozytisches Seminom |
| nichtseminomatöse Keimzelltumoren einheitlicher Bauart (15–18 %)<br>• embryonales Karzinom (malignes Teratom undifferenziert, MTU)<br>• Dottersacktumor<br>• Polyembryom<br>• Teratom (Teratom differenziert, TD)<br>• Chorionkarzinom (malignes trophoblastisches Teratom, MTT) |
| kombinierte nichtseminomatöse Keimzelltumoren (NSKT) (15–18 %)<br>• embryonales Karzinom + Teratom = Teratokarzinom (malignes intermediäres Teratom, MTI)<br>• Chorionkarzinom + andere (MTT)<br>• andere Kombinationen |
| kombinierte Tumoren (10–15 %)<br>• Seminome + NSKT |
| **Tumoren des Gonadenstromas (3–5 %)** |
| LEYDIG-Zell-Tumoren<br>SERTOLI-Zell-Tumoren<br>kombinierte LEYDIG-SERTOLI-Zell-Tumoren |
| **Keimzellen-Stroma-Mischtumoren (Gonadoblastom) (1 %)** |
| **maligne Lymphome (6–8 %)** |
| **andere u. paratestikuläre Tumoren (6–8 %)** |

**Hodentumoren:** WHO-Klassifikation u. prozentuale Verteilung (britische Klassifikation). [53]

| **Frühstadien** | |
|---|---|
| I | Tumoren auf den Skrotalinhalt beschränkt (entspricht Tx N0 M0) |
| II | Tumor mit lymphogener Metastasierung unterhalb des Diaphragmas |
| II A | (entspricht Tx N1 M0) = solitäre Lymphknotenmetastasen < 2 cm<br>oder<br>mikroskopische Lymphknotenmetastasen<br>oder<br>< 5 cm Lymphknotenmetastasen < 2 cm |
| II B | (entspricht Tx N2 M0) = solitäre oder multiple Lymphknotenmetastasen, 2–5 cm |
| **Spätstadien** | |
| II C | (entspricht Tx N3 M0) = Lymphknotenmetastase > 5 cm (bulky disease) |
| III | (entspricht Tx N4 M0 oder Tx Nx M1) = Lymphknotenmetastase(n) oberhalb des Diaphragmas oder extranodale Metastasen (Lunge, Leber, Knochen etc.) |

**Hodentumoren, germinale:** Stadieneinteilung (nach WEISSBACH et al.). [212]

**Hoden|zwischenzellen:** die großen epitheloiden, rundlichen bis polygonalen, im bindegewebigen Zwischengewebe des Hodens gelegenen LEYDIG-Zellen, die die männlichen ▸Keimdrüsenhormone ▸Testosteron, ▸Androstendion bilden. E interstitial cells.

**Hodge** (HUGH L. H.,1796–1873, Frauenarzt, Philadelphia). – **H.-Ebenen:** s.u. ▸Beckenebenen. – **H.-Pessar:**

ein in 2 Dimensionen gebogenes Hartgummi-Ringpessar; Anw. zur Behandlung der ▸Retroversioflexio uteri. E Hodge's pessary.

**Hodgkin** (THOMAS H., 1798–1866, Pathologe, London). – **H.-Krankheit, H.-Lymphom, H.-Syndrom** (THOMAS H.), Morbus HODGKIN, PALTAUF-STERNBERG-Krankheit: bösartig verlaufende Krankheit des lymphat. Systems, wahrscheinlich unifokalen Ursprungs (meist im Bereich peripherer oder viszeraler Lymphknoten oder MALT). Sie zeichnet sich histologisch durch verschiedene Varianten eines unterschiedlichen pathognomonischen Granulationsgewebes aus und wird den malignen Lymphomen zugeordnet. HODGKIN beschrieb erstmalig 1832 die Krankheit neben anderen mit Lymphknotenschwellung und Milzvergrößerung einhergehenden Erkrankungen; PALTAUF (1897) u. STERNBERG (1898) sowie REED (1902) beschrieben ausführlich histologische u. zytologische Besonderheiten. Die typischen Riesenzellen werden als STERNBERG-REED-Zellen bezeichnet (s. Abb.). POTTER (1935) erkannte die Bedeutung großer einkerniger Zellen für die Diagnose und bezeichnete diese als H.-Zellen. ***Ätiol.:*** Die H.-Krankheit ist eine Erkrankung des lymphatischen Zellsystems mit stark erhöhtem Zellumsatz u. meist verminderten absoluten Werten der T-Lymphozyten im Blut (Lymphozytopenie). Zellvermittelte Immunreaktionen sind stark eingeschränkt. Bis heute ist unklar, ob die H.-Krankheit zu den malignen Tumoren im eigentlichen Sinne zu rechnen ist oder ob es sich um eine Immunopathie handelt. Bei dem größten Teil der Erkrankungen kann man von einer primär lokalen Entstehung u. lymphogenen Ausbreitung ausgehen. Das hat wichtige Konsequenzen für Frühdiagnose, Therapie u. Heilungschancen. ***Klassifik. u. Progn.:*** Nach der neueren WHO-Lymphom-Klassifikation (s.u. ▸Non-HODGKIN-Lymphome) werden zwei Haupttypen unterschieden: **I)** das noduläre lymphozytenprädominante H.-Lymphom u. **II)** die klassische H.-Krankheit mit vier Subtypen: **1)** nodulär sklerosierender Typ; **2)** lymphozytenreicher Typ (diffus oder knotig, mit wenig pathologischen Retikulumzellen); **3)** Mischtyp (bindegewebig abgegrenzte Knoten; nur geringe Faserentwicklung); **4)** lymphozytenarmer Typ (mit zahlreichen atypischen Retikulumzellen; als retikuläre Form das frühere H.-Sarkom). Die Prognose hängt vom Ausbreitungsgrad (Stadien I–IV, s. Tab.) u. vom histologischen Typ ab. ***Klinik:*** Leitsymptom ist die Lymphknotenschwellung, die zunächst isoliert sein kann. Allgemeinsymptome wie Fieber, Nachtschweiß, Gewichtsverlust können zunächst fehlen. Bei anderen Patienten weist das typisch undulierende Fieber (PEL-EBSTEIN-Typ) mit remittierendem oder septischem Charakter, das schubweise auftritt mit wochenlangen fieberfreien Intervallen, direkt auf die H.-Krankheit hin. Ferner Pruritus, Alkoholschmerz (eher selten), Haut- u.

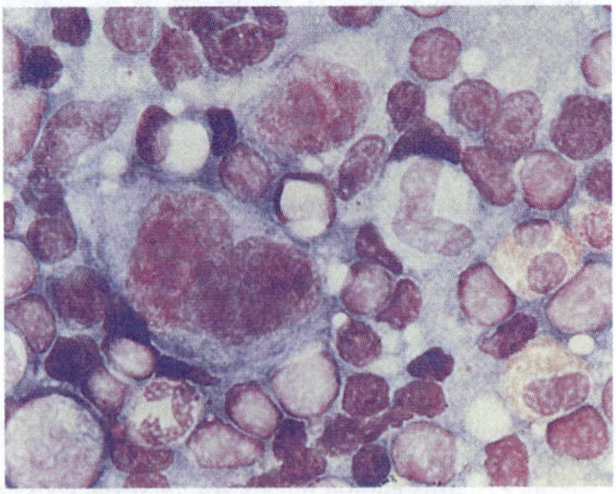

**Hodgkin-Krankheit:** mehrkernige STERNBERG-Riesenzellen u. Eosinophile (Histologie). [198]

| | |
|---|---|
| CS | nur klinische Stadieneinteilung |
| PS | pathologische Stadieneinteilung nach invasiver Diagnostik |
| Stadium I | Befall einer einzigen Lymphknotenregion * (I/N) oder Vorliegen eines einzigen oder lokalisierten extranodalen Herdes (I/E) |
| Stadium II | Befall von 2 oder mehr Lymphknotenregionen auf einer Seite des Zwerchfells (II/N) oder Vorliegen lokalisierter extranodaler Herde u. Befall einer oder mehrerer Lymphknotenregionen auf einer Seite des Zwerchfells (II/E) |
| Stadium III | Befall von 2 oder mehr Lymphknotenregionen * auf beiden Seiten des Zwerchfells (III/N) oder Befall von lokalisierten extranodalen Herden u. Lymphknotenbefall, so dass ein Befall auf beiden Seiten des Zwerchfells vorliegt (III/E) |
| Stadium III 1 | subphrenische Lokalisation, beschränkt auf Milz, zöliakale u./oder portale Lymphknoten allein oder gemeinsam |
| Stadium III 2 | subphrenische Lokalisation mit Beteiligung paraaortaler, mesenterialer, iliakaler u./oder inguinaler Lymphknoten allein oder gemeinsam |
| Stadium IV | disseminierter Befall eines oder mehrerer extralymphatischer Organe mit oder ohne Befall von Lymphknoten |

Diese Stadien I–IV erhalten den Zusatz **B**, wenn ein oder mehrere der folgenden Allgemeinsymptome vorliegen (»B-Symptomatik«) und den Zusatz **A**, falls diese fehlen. Allgemeinsymptome sind:

- nicht erklärbares Fieber über 38 °C
- nicht erklärbarer Nachtschweiß
- nicht erklärbarer Gewichtsverlust von mehr als 10 % des Körpergewichts innerhalb von 6 Monaten

*Organsymbole:* N = Lymphknoten, H = Leber, S = Milz, L = Lunge, M = Knochenmark, O = Knochen, D = Haut, P = Pleura
* *zum lymphatischen Gewebe gehören:* Lymphknoten, Milz, Thymus, WALDEYER-Rachenring, Appendix

**Hodgkin-Krankheit:** Stadieneinteilung nach Ann Arbor. [388]

Schleimhautveränderungen, Erscheinungen an inneren Organen, Kachexie, Anämie, in 20–40 % neurologische Symptomatik. ***Ther.:*** Unbehandelt führt die H.-Krankheit zum Tod. Lokalisierte Krankheitsstadien sind heilbar, auch bei fortgeschrittener Erkrankung lassen sich mit modernen Therapieformen langfristige Remissionen u. Heilungen erzielen. Die Behandlung erfolgt (je nach Stadium) durch Strahlentherapie, Zytostatika, ggf. kombinierte Chemo- u. Strahlentherapie. E Hodgkin's disease, HD. – **H.-Prurigo:** ▸Prurigo lymphogranulomatotica. – **H.-Zelle, maligne:** bei der Lymphogranulomatose die von undifferenzierten Retikulumzellen abgeleitete Zelle mit schwach bis mäßig basophilem Zytoplasma u. großem dunkelblauem Nucleolus im sehr hellen, fast ungefärbten Kern (= einkernige Vorstufe der mehrkernigen STERNBERG-Riesenzelle). E Hodgkin cell, Reed-Sternberg cell.

**Hodgkin-Huxley-Theorie** (ALAN LLOYD HO., ANDREW FIELDING HU., engl. Physiologen; beide erhielten 1963 – zus. mit ECCLES – den Nobelpreis): ▸Ionentheorie der Erregung.

**Hodo...:** Wortteil »Weg«, »Reise«, z.B. **Hodogenese:** Wegbahnung bei der Nervenzellregeneration; wird bewirkt außer durch chemische Reize (Neurotropismus) auch durch Kontaktführung durch SCHWANN-Zellen u. Fibrinfasern; s.a. ▸BÜNGNER-Bänder.

**Höchst|menge:** *Pharmazie* diejenige Menge eines ▸Betäubungsmittels, die an einem Tag u. für einen Patienten verordnet werden darf; nach BtMVV unter bestimmten Voraussetzungen überschreitbar, wenn der Zusatz: »Menge ärztlich begründet« auf der Verschreibung angebracht wird. E maximal amount.

**höchst|zugelassene Dosis:** *Pharmazie, Radiologie* s.u. ▸Dosis tolerata, ▸Höchstmenge, ▸Maximaldosis, ▸Personendosis (dort Tab.). E maximal permissible dose, Abk. MPD.

**Höcker:** *Anatomie* ▸Tuber. E hump.

**Hoeftmann-Prothese** (HEINRICH H., 1851–1917, Orthopäde, Königsberg): eine standsichere Oberschenkelprothese mit rückverlagertem Kniegelenk (sog. Angstbein).

**Höhen|anpassung:** *Physiologie* die bei längerem Aufenthalt (Wochen bis Monate) in großer Höhe der akuten ▸Höhenumstellung folgende Anpassung (»Akklimatisation«) des Organismus an den geringeren Sauerstoffgehalt der Luft; führt zu vermehrter Bildung roter Blutkörperchen (Höhenerythrozytose oder -polyglobulie), Anstieg der Hämoglobinkonzentration u. Kompensation der akuten »Höhen-Alkalose«. Als Höchstgrenze für kurzzeitige (reduzierte) Leistungsfähigkeit gelten Höhen von 8000–8800 m. Die Höhenfestigkeit (Widerstandsfähigkeit gegen die Höhenwirkungen, v.a. gegenüber Sauerstoffmangel) ist bestimmbar u.a. im Unterdruckkammerversuch, mittels LOTTIG-Schreibtest, Kugeltest, EKG, EEG. E acclima(tiza)tion to altitude.

**Höhen|kollaps:** plötzliche Ohnmacht mit Schweißausbruch u. Blässe (mit lividem Ton) infolge Absinkens des Blutdrucks u. der Sauerstoffarmut des Gehirns bei Überschreiten der physiologischen Höhengrenze (7000–8000 m, mit alveolärem Sauerstoffpartialdruck von ca. 30 mmHg).

**Höhen|koller:** psychische Veränderungen, bedingt durch Aufenthalt in großen Höhen (v.a. nach schnellem Aufstieg); v.a. als Euphorie (Höhenrausch), Leichtsinn, Überschätzung der eigenen Fähigkeiten, Fehlbeurteilung der Situation, Reizbarkeit, Angst. E high-altitude euphoria.

**Höhen|krankheit:** bei kurzem oder längerem, plötzlichem oder langsam einsetzendem Aufenthalt in Höhen ab ca. 2000 m eintretende, durch ▸Hypoxie bedingte körperl. u. geistige Leistungsminderung; ab etwa 4000 m Atemnot; Müdigkeit, Kritik- u. Entschlusslosigkeit, evtl. auch Übelkeit, Erbrechen, Schleimhautblutungen, ▸Höhenkoller, klonische Krämpfe, Bewusstseinsstörung (s.a. ▸Höhenkollaps); s.a. ▸Höhenumstellung, ▸Höhenanpassung. – Die evtl. vorkommende akkommodationsbedingte Kurzsichtigkeit (ähnlich der Nachtmyopie) ist auf das Fehlen eines Fixationspunktes beim Blick in die Ferne zurückzuführen; ein ▸Meteorismus beruht auf der luftdruckbedingten Ausdehnung der im Magen-Darm-Trakt vorhandenen Gase. E mountain (or altitude) sickness.

**Höhen|schielen:** ▸Strabismus verticalis; s.a. ▸Hyper-, ▸Hypophorie.

**Höhen|strahlung:** kosmische ▸Strahlung.

**Höhen|umstellung:** *Physiologie* die akkommodative, reversible Sofortreaktion des Organismus auf die höhenbedingte Herabsetzung des Partialdrucks des Sauerstoffes; äußert sich durch Erhöhung von Atemminutenvolumen, Pulsfrequenz u. Blutdruck. Zu unterscheiden von der ▸Höhenanpassung.

**Höhle:** *Anatomie, Pathologie* ▸Antrum, ▸Cavitas, ▸Cavum, ▸Kaverne, ▸Sinus. E cavity, space.

**Höhlen|grau:** *Anatomie* ▸Substantia grisea centralis (2).

**Höllen|stein:** ▸Silbernitrat in Form gegossener Stifte. E silver nitrate.

**Höpfner-Gefäßklemme:** weichfassende, sperrbare Gefäßklemme mit gummiarmierten Maulteilen.

**Hör|apparat:** s.u. ▸Hörhilfen.

**Hör|bahn:** die Leitungsbahn für akustische Reize. Das 1. Neuron der Bahn, für die bewusste Hörempfindung, sind Zellen des Schneckenganglions (Ganglion spirale cochleae) mit ihren Axonen, die die von den ▸Hörzellen (= Haarzellen) des CORTI-Organs empfangenen Reize fortleiten; die Axone dieser bipolaren Nervenzellen bilden den akustischen Teil des Nervus vestibulocochlearis, der zu den Kernen des Cochlearis im Rautenhirn zieht (▸Nucleus cochlearis), deren Zellen u. Axone das 2. Neuron darstellen; die Fasern verlaufen v.a. in der äußeren Schleife (▸Lemniscus lateralis), zur Gegenseite kreuzend an Zellen des unteren Hügels der Vierhügelplatte (Colliculus caudalis sive inferior), dessen Zellen u. Axone das 3. Neuron darstellen, das – im unteren Hügelarm – zum inneren Kniehöcker (Corpus geniculatum mediale) leitet (s.a. ▸Hirnstamm, Schema); Zellen u. Axone dieses Höckers sind das 4. Neuron, das in der Hörstrahlung zur primären Hörrinde zieht (HESCHL-Querwindungen des Schläfenhirns = Area 41/42 des akustischen ▸Kortex). I.w.S. auch die ab Eintritt in die Medulla oblongata (Nucleus cochlearis ventralis) getrennt über den Trapezkörperkern der Gegenseite (Nucleus corporis trapezoidei) bzw. die obere Olive u. den Nucleus lemnisci lateralis zu den Kernen der Hirnnerven V–VII u. zum Fasciculus longitudinalis medialis verlaufende Reflexbahn für Bewegungen von Augen, Kopf, Hals u. Körper auf akustische Reize. E auditory pathway.

**Hör|bereich:** die für das menschliche Gehör wahrnehmbaren Schallschwingungen zwischen ca. 16 Hz u. 20 kHz (Hauptbereich 1000 u. 4000 Hz). E audibility range.

**Hör|empfindungs|störung:** die ▸Innenohrschwerhörigkeit.

**Hören:** die Empfindung akustischer Phänomene (Geräusche, Töne, Klänge etc.) infolge Auftreffens von Schallwellen auf das Ohr, beruhend auf der im CORTI-Organ erfolgenden Umwandlung der mechanischen Energie der Schwingungen in bioelektrische Impulse u. der nachfolgend in den ▸Hörzentren erfolgenden Aufnahme (Perzeption) u. Verarbeitung zu Sinneswahrnehmungen (Apperzeption); s.a. ▸Hörtheorien; i.e.S. das **binaurale** oder **diotische H.** mit gleichzeitiger Schallaufnahme über beide Ohren als wesentliche Voraussetzung für das ▸Richtungshören. E audition, hearing.

**Hör|feld:** im ▸Audiogramm das hinsichtlich der Frequenz (auf der Abszisse) von der unteren u. oberen Tongrenze, hinsichtlich der Intensität (auf der Ordinate; in Dezibel) von der Hör- u. Schmerzschwelle (gestrichelte Kurve) begrenzte Feld des normalen Hörens. In der Tonaudiometrie meist ein Bereich von 128–12 000 Hz (s.a. Abb.).

**Hör|gerät:** s.u. ▸Hörhilfen.

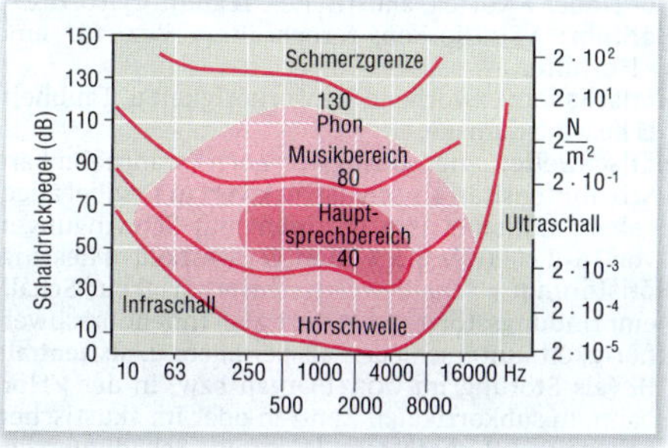


**Hörfeld:** Darstellung mit Hauptsprach- u. Musikbereich. Abszisse: Schwingungsfrequenz, Ordinate: Schalldruck in Newton/m$^2$ u. Dezibel (dB). Kurven subjektiv gleicher Lautstärke in Phon sind eingezeichnet. [13]

**Hörhaar:** *Anatomie* Wimper des Hörepithels des ▸Organum spirale (Cilium acusticum). E auditory hair.
**Hör|hilfen:** *Otologie* Hörgeräte für Schwerhörige. Unterschieden als Taschenhörgeräte, Hörbrillen, Im-Ohr-Geräte (IO) u. Hinter-dem-Ohr-Geräte (HdO); s.a. ▸CROS-Hörgeräte. Die IO-Geräte werden unterschieden als Modular-Gerät, Custom-made-Koncha-Gerät u. Custom-made-Kanal-Gerät. Sie sind klein u. unauffällig tragbar, jedoch schwierig zu bedienen und neigen zu akustischer Rückkopplung u. zur Irritation der Gehörgangshaut. Das Modular-Gerät besteht aus einem Ohrpassstück u. einem die Ohrmuschel ausfüllenden Hörgerät; das Custom-made-Koncha-Gerät besteht aus einem individuell angefertigten Ohrpassstück, in dem sich als Bauteile ein Verstärker, ein Mikrophon u. ein Hörer befinden; das noch kleinere Custom-made-Kanal-Gerät kann im Gehörgang untergebracht werden. Die HdO-Geräte haben ein geringes Gewicht u. sind durch das Fehlen von Reibegeräuschen gekennzeichnet. Sie bieten die Möglichkeit des Richtungshörens u. werden am häufigsten verordnet. Auswahl u. Anpassung erfolgen durch den Hörgeräte-Akustiker aufgrund der akustischen Kenndaten des Ohres u. der akustischen Kenndaten der Geräte. Die Überprüfung erfolgt durch den HNO-Arzt (Sprachaudiometrie zur Feststellung des Hörgewinns). E hearing aids.
**Hörig|keit:** bis zur Selbstaufgabe übersteigertes menschliches Abhängigkeitsverhältnis; z.B. als sexuelle H. gegenüber dem Geschlechtspartner. E bondage.
**Hör|insel:** *Otologie* ▸Hörrest bei Verlust des Satzgehörs, d.h. bei praktischer Taubheit.
**Hör|knöchelchen:** ▸Ossicula auditus.
**Hör|kurve,** Hörverlustkurve: ▸Audiogramm. E auditory curve.
**Hörlein-Weber-Syndrom:** eine hereditäre ▸Methämoglobinämie. E Hörlein-Weber syndrome.
**Hör|nerv:** ▸Pars cochlearis nervi vestibulocochlearis (octavi). E acoustic nerve.
**Hör|organ:** ▸Gehörorgan. E hearing organ.
**Hör|prüfung:** Prüfung des Hörvermögens zur Feststellung von Grad, Sitz u. Art einer eventuellen Hörstörung. Erfolgt durch **klassische H.** (Prüfung mit Flüster- u. Umgangssprache, Stimmgabel etc.), Audiometrie, als **phonetische H.** (Prüfung des Sprachgehörs) oder als **zentrale H.** (mit sensibilisierter Sprache; zur Diagnose der zentralen Schwerhörigkeit). Bei Kindern unter 3 J. erfolgt die H. u.a. mit Hilfe des autopalpebralen u. kochleopupillären Reflexes, der Wecktonschwelle, der electric response audiometry (▸ERA, 60–110 dB). S.a. ▸RINNE-, ▸WEBER-, ▸GELLÉ-, ▸LOMBARD-, ▸STENGER-Versuch, ▸LEE-Phänomen, ▸FOWLER-, ▸SISI-Test, ▸OAE u. ▸BERA. E hearing test.
**Hör|rest:** *Otologie* die nach völligem Verlust der sprachwichtigen mittleren Frequenzen noch feststellbare Hörfähigkeit, sog. Vokal- oder Lärmgehör; s.a. ▸Hörinsel. E residual hearing.
**Hör|rinde:** ▸Kortex, akustischer. E auditory cortex.
**Hör|rohr:** ▸Stethoskop; ferner ältere Bez. für eine ▸Hörhilfe.
**Hör|schaden:** erworbene Schwerhörigkeit u. Taubheit. E hearing damage.
**Hör|schwelle:** die geringste noch wahrnehmbare Schallintensität; als Schalldruckwert in Dezibel angegeben; audiometrisch bestimmt mit Schwingungen von 16–12 000 Hz; s.a. ▸Phon. E threshold of hearing.
**Hör|störung:** ▸Schallleitungsschwerhörigkeit; Schallempfindungsstörung. Letztere als ▸Innenohrschwerhörigkeit, unterschieden als **periphere** u. als **zentrale H.** (als Störung im CORTI-Organ bzw. in der ▸Hörbahn, in subkortikalen Zentren oder im akustischen ▸Kortex). – **H., kochleare:** H. infolge Schädigung der CORTI-Haarzellen. – **H., labyrinthäre, retrokochleare H.:** H. durch Störung im Hörnerv oder in höheren Zentren; im Allg. mit neg. Recruitment. E hearing impairment.
**Hör|strahlung:** *Anatomie* ▸Radiatio acustica.
**Hör|stummheit:** Stummheit bei intaktem Gehör als Manifestation einer – bezüglich ihres Wesens ungeklärten – Erkrankung des Zentralnervensystems (= **motorische H.** = Audimutitas) oder als psychogene Störung (= **sensorische H.** = Seelentaubheit). S.a. ▸Taubstummheit.
**Hör|sturz:** plötzlich auftretende Innenohrschwerhörigkeit (bis Ertaubung); i.e.S. der kryptogene = idiopathische H. infolge von Durchblutungsstörungen (Gefäßspasmen, Mikroembolien etc.). E acute hearing loss.
**Hör|theorien:** *Physiologie* s.u. ▸BÉKÉSY-Theorie, ▸Dispersionstheorie, ▸Einortstheorie, ▸Resonanzhypothese (HELMHOLTZ). S.a. ▸Wippwelle. E theories of hearing.
**Hörverarbeitung:** ▸Verarbeitung, auditive.
**Hörverarbeitungsstörung:** s.u. ▸Verarbeitung, auditive.
**hör|verbessernde Operationen:** (z.T. mikrochirurgische) plastische Eingriffe am schallleitenden Apparat, z.B. ▸Tympanoplastik, Stapesmobilisation, ▸Bogengangsfensterung. E surgery for hearing improvement.
**Hör|weiten|prüfung:** ▸Sprachabstandsprüfung.
**Hör|zellen:** die CORTI-Haarzellen; mit Hörhaaren versehene sekundäre Sinneszellen zwischen den Stützzellen des CORTI-Organs des Innenohres; sie enden synaptisch an den Dendriten der bipolaren Ganglienzellen des Ganglion spirale. E Corti's cells, cochlear hair cells.
**Hör|zentren:** *Anatomie* die als akustischer ▸Kortex bezeichneten Hirnrindenbereiche für das ▸Hören; unterschieden als primäres u. als sekundäres Hörzentrum (▸Hörbahn). – Die Bezeichnung primäres Hörzentrum für das Corpus geniculatum ist inkorrekt. E auditory cortex areas.
**Hösch-Probe:** umgekehrte ▸Aldehydprobe (2); als Porphobilinogennachweis.
**(v.-)Hösslin-Prüfung:** Untersuchung des Magensaftes auf freie Salzsäure mit Kongorot (**H.-Reagens**).
**(van der) Hoeve** (JAN VAN DER H., 1878–1952, Augenarzt, Groningen, Leiden). – **H.-Halbertsma-Waardenburg-Gualdi-Syndrom:** ▸KLEIN-WAARDENBURG-Syndrom. – **H.-Syndrom:** ▸Osteogenesis imperfecta mit der **H.-de-Kleyn-Trias** Knochenbrüchigkeit, blaue Skleren u. Schwerhörigkeit.
**Hof:** *Medizin, Physik* ▸Halo.
**Hoffa** (ALBERT H., 1859–1907, Orthopäde, Würzburg, Berlin). – **H.-Krankheit:** zu Fibrose führende Entzündung des zwischen Schienbeinkopf u. Kniescheibenband gelegenen H.-Fettkörpers (= Corpus adiposum infrapatellare); v.a. als Folge wiederholter Verletzungen, aber auch idiopathisch u. mit zu Verwachsungen neigender ▸Synovialitis (= **H.-Kastert-Syndrom**). E Hoffa's disease. – **H.-Zeichen: 1) Radialisphänomen:** Überstreckung im Handgelenk u. Krallenhandstellung nach Reizung des Nervus radialis am Oberarm als Zeichen der ▸Spasmophilie u. ▸Tetanie. E Hoffa sign, Hoffa variant of carpopedal spasm. **2)** ▸ORTOLANI-Phänomen.
**Hoffmann** (**1)** ERICH H., 1868–1959, Hautarzt, Bonn; **2)** JOHANN H., 1857–1919, Neurologe, Heidelberg; **3)** PAUL H., 1884–1962, Physiologe, Freiburg; **4)** VICTOR H., geb. 1893, Chirurg, Köln). – **H.-Daimler-Schiene:** Schiene zur Behandlung der ein- u. beidseitigen angeborenen Hüftgelenkluxation, wobei das Kind in LORENZ-Stellung immobilisiert wird, später dann in LANGE-Stellung. Die Schiene ist mittels eines Schultergurtes fixiert. – **H.-Operation** (VICTOR H.): Jejunogastroplastik (»Pantaloon«-Anastomose) zur ▸Ersatzmagen-Bildung. – **H.-Syndrom** (JOHANN H.): **1)** ▸CHARCOT-MARIE-TOOTH-HOFFMANN-Krankheit. **2)** ▸WERDNIG-HOFFMANN-Syndrom. – **H.-Tinel-(Klopf-)Zeichen** (PAUL H.; JULES T., 1879–1952, Neurochirurg, Paris): durch Beklopfen der Weichteile über dem peripheren Stumpf (bzw. den frisch ausgesprossenen, marklosen Axonen) eines durchtrennten

Nervs ausgelöstes »Elektrisieren« im Versorgungsgebiet des Nervs als Hinweis auf Regenerationsvorgänge. **E** Tinel's sign. – **H.-Zurhelle-Nävus** (ERICH H.; EMIL Z., 1889–1965, Hautarzt, Groningen, Aachen): ▸Naevus lipomatosus cutaneus superficialis.

**(van't-)Hoff-Regel:** ▸RGT-Regel.

**Hofmeier-Handgriff** (MAX H., 1854–1927, Frauenarzt, Würzburg): in der Wehenpause oder zu Wehenbeginn erfolgendes Hineindrücken des beidhändig durch die Bauchdecken umfassten Kopfes des Kindes in den Beckeneingang, in Kombination mit WALCHER-Hängelage; Anw. bei plattem Becken u. Armvorfall. Gefahr des Tentoriumrisses.

**Hofmeister-Operation** (FRANZ V. H., 1867–1926, Chirurg, Stuttgart): eine modifizierte ▸BILLROTH-Operation Typ II. Magenresektion mit retrokolischer Anastomose nach Magenquerschnitteinengung von der kleinen Kurvatur her (gesichert durch Mesokolonschlitzfixierung an der Gastroenterostomie). **E** Hofmeister's operation.

**H-O-Formen|wechsel:** *Bakteriologie* der Wechsel von der begeißelten H- zur geißellosen ▸O-Form.

**Hohl|anoden|röhre:** Röntgenröhre mit aus dem Schutzgehäuse herausragender »Stielanode« (hohl, mit zwei dünnen, den Kühlwasserraum umschließenden Wandschichten), aus der die Strahlen austreten.

**Hohl|faden:** schlauchförmiger Faden, der nach Füllung mit flüssigen Radionucliden oder Seeds zur interstitiellen Strahlentherapie in das Gewebe eingebracht wird.

**Hohl|fuß,** Pes excavatus: durch Störung des funktionellen Gleichgewichts der Fuß- u. Unterschenkelmuskeln bedingte Fußfehlform i.S. einer Abknickung des Vorfußes (v.a. des medialen Teils) im CHOPART-Gelenk gegen den Rückfuß: Fuß gedrungen, Fersenbein in Supination steilgestellt, übermäßig hohes Längsgewölbe, überhöhter Rist, Vorfuß adduziert u. proniert, evtl. mit stark vorspringendem Großzehenballen (= Ballenhohlfuß), meist auch mit Klauen-, Krallenzehen (»Krallenhohlfuß«). Angeboren oder erworben, z.B. bei Spina bifida, FRIEDREICH-Ataxie, Muskeldystrophie, nach Poliomyelitis. S.a. ▸Hackenhohlfuß. **E** pes cavus, contracted foot.

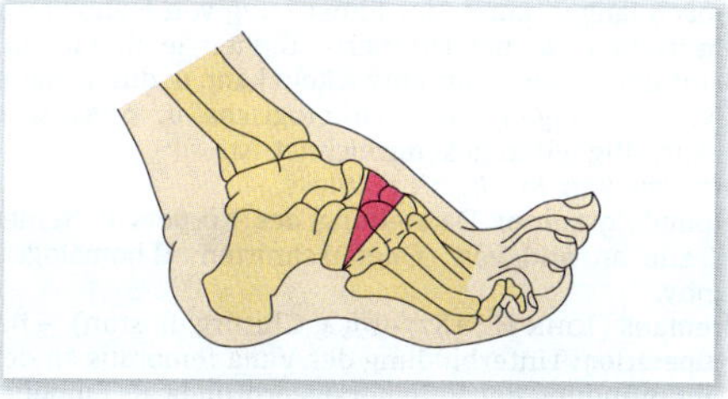

**Hohlfuß:** Fußform mit Darstellung typischer Keilosteotomien. [61]

**Hohl|hand:** ▸Palma manus.

**Hohl|hand|phlegmone:** ▸Phlegmone der Hand mit Eiteransammlung direkt unter der Palmaraponeurose oder – v.a. nach Sehnenscheidenphlegmone des 2.–4. Fingers – in der Tiefe; evtl. kombiniert mit ▸V-Phlegmone. Sehr schmerzhafte Hohlhandschwellung mit Krallenstellung der Finger u. Handrückenödem. **E** palmar abscess.

**Hohl|knie:** ▸Genu recurvatum.

**Hohl|kreuz:** ▸Hohlrundrücken.

**Hohl|nadel: 1)** ▸Kanüle. **2)** stanzende Biopsienadel. **E** hollow needle.

**Hohl|nagel:** *Dermatologie* ▸Koilonychie.

**Hohl|organ:** Körperorgan mit natürl. Hohlraum, z.B. Herz, Blutgefäße, Gallenwege, ableitende Harnwege, Magen-Darm-Trakt, Uterus, Hirnventrikel.

**Hohl(rund)rücken,** Hohlkreuz: ▸Haltungsfehler oder -schaden der Wirbelsäule i.S. einer infolge vermehrter Beckenneigung nach vorn verstärkten Kyphose der BWS u. vermehrten Lordose der LWS; gleichzeitig bestehen eine Verlagerung der Schultern nach vorn-innen, eine Brustkorbabflachung u. eine kompensatorische Bauchvorwölbung; u.a. bei Fehlbildung des 5. Lendenwirbels, Sacrum acutum, bei krankhafter Dorsalverlagerung der Hüftgelenkpfannen, bei Schwäche der Gesäßmuskeln. Verursacht leichte Ermüdbarkeit, Rückenschmerzen, später Spondylarthrose. **E** hollow back.

**Hohl|sonde:** Rillensonde als Führungshohlsonde.

**Hohl|vene:** ▸Vena cava; s.a. ▸Kava...

**Hohl|warze:** *Gynäkologie* eingezogene, in der Tiefe freiliegende oder aber völlig verdeckte weibliche Brustwarze = Papilla (mammae) circumvallata aperta oder obtecta. Stillschwierigkeiten möglich (Abhilfe durch Saughütchen, Abpumpen). **E** retracted nipple.

**Hohlweg-Effekt** (WALTER H., geb. 1902, Endokrinologe, Berlin, Graz): bei Nagetieren durch Östrogenstoß provozierbare Freisetzung von ▸luteinisierendem Hormon, die auf Rückkopplung (▸Rebound-Effekt) beruht, über das Hypophysenzwischenhirnsystem ausgelöst und von ▸Ovulation u. Gelbkörperbildung gefolgt wird. **E** Hohlweg effect.

**Hohlzahnkraut:** ▸Galeopsis segetum.

**Hohmann** (GEORG H., 1880–1970, Orthopäde, München). – **H.-Einlage:** ▸Detorsionseinlage. – **H.-Korsett:** die Wirbelsäule im Lenden-Kreuzbein-Bereich stützendes Mieder (Überbrückungsmieder), bestehend aus Becken u. oberen Brustkorb von hinten umgreifenden Leichtmetallspangen u. verstärkt durch Federstahlschienen entlang der WS; z.B. bei Bandscheibenschaden, Spondylarthrose. – **H.-Operation: 1)** bogenförmige Einkerbung der Ursprünge der Handstrecker (Extensoren) am radialen Epicondylus humeri zur Periostentspannung bei chronischer Epikondylitis. **E** Hohmann's operation. **2)** extraartikuläre Korrektur eines ▸Hallux valgus durch Keil- oder Trapezosteotomie des 1. Mittelfußknochens im vorderen Drittel, Mittelfußköpfchenreposition (mit Kapselraffung), Transplantation des Ansatzes des M. abductor hallucis auf die Innenseite der Grundgliedbasis. **3)** bei Hammerzehe Entfernung des Grundgliedköpfchens, Anfrischung des Mittelgliedes u. Verkürzung der längs gespaltenen Strecksehne durch überkreuzende Raffnaht.

**Hohn-Eiernährböden:** vier glycerin- u. hühnereihaltige Medien für die Kultivierung von Tuberkulose-Bakterien (H.-Kultur).

**Hoigné-Syndrom, H.-Reaktion** (ROLF H., geb. 1923, Internist, Bern): unmittelbar nach intramuskulärer Injektion von Depot-Penicillin einsetzende Symptomatik (als embolisch-toxisches Geschehen durch unbeabsichtigte i.v. Injektion? Eindringen von Kristallen in vorgeschädigte Venen?): wenige Minuten anhaltende Bewusstseinstrübung mit akustischen und optischen Sensationen (z.B. Ohrgeräusche bzw. Schleier-, Figurensehen), Verwirrtheit, motorische Unruhe, Todesangst; ohne Kreislauferscheinungen. **E** Hoigné syndrome.

**hol|andrisch:** die Vererbung durch völlig an das Y-Chromosom gekoppelte Gene betreffend (Vererbung ausschließlich vom Vater auf Söhne). S.a. ▸hologyn. **E** holandric.

**Hol|arthritis:** Polyarthritis mit simultanem Befall (fast) aller Gelenke. **E** holarthritis.

**Holiday-Heart(-Syndrom)** *(engl.):* an Wochenenden, Fest- u. Feiertagen gehäuft vorkommende Herzrhythmus- u./oder Erregungsleitungsstörungen nach Alkoholgenuss.

**holistische Medizin:** ▸Ganzheitsmedizin.

**Hollander-Hypo|glyk|ämie|test:** *Chirurgie* intravenöse Insulin-Gabe zur Beurteilung der Effektivität einer selektiven ▸Vagotomie auf die Säureproduktion des Magens. Nur eine völlige Anazidität des Magensaftes bei gleichzeitigem Blutzuckerabfall beweist die komplette Vagusdurchtrennung. **E** Hollander's test.

H

**Hollenbach-Operation:** eine zweizeitige Kontinenzresektion des Mastdarms im Durchzugverfahren.
**Holle-Operation** (FRITZ H., geb. 1914, Chirurg, München): Magenresektion i.S. einer subdiaphragmalen bzw. epidiaphragmalen ▸Fundektomie. Erstere mit Wiederherstellung des (H.-HEINRICH) HIS-Winkels u. ergänzt durch Pyloroplastik, Letztere ohne Rekonstruktion, jedoch mit schlauchförmiger Vernähung des Restmagens.
**Holmes(-Stewart)-Phänomen:** ▸Rückstoßphänomen. E rebound phenomenon, Stewart-Holmes sign.
**Holmes-Syndrom:** eine familiäre, autosomal-dominant erbliche, primär-progressive systematisierte Kleinhirn(rinden)degeneration. E Holmes' syndrome.
**Holmgren-Test** (ALARIK FRITJOF H., 1831–1897, Physiologe, Uppsala): *Ophthalmologie* Farbensinn-Prüfung mit Wollfäden verschiedener Farbe u. Tönung (**H.-Wollproben**). E Holmgren's test.
**Holmium,** Abk. Ho: *Chemie* seltenes 3-wertiges Element der Lanthaniden-Gruppe. E holmium.
**holo...:** Wortteil »ganz«, »völlig«, »unversehrt«. S.a. ▸Voll..., ▸Pan...
**holo|diastolisch:** *Kardiologie* über die ganze Diastole bestehend (z.B. ein Herzgeräusch = **Holodiastolikum**). E holodiastolic.
**Holo|enzym, -ferment:** das komplette, aus Coenzym u. ▸Apoenzym bestehende ▸Enzym. E holoenzyme.
**holo|gyn:** sich erblich nur in der weiblichen Linie manifestierend; s.a. ▸holandrisch. E hologynic.
**holo|krin:** eine Sekretion betreffend, bei der die Zellen der Drüse während der Sekretbildung zugrunde gehen, mit dem Sekret abgestoßen u. durch nachrückende Zellen ersetzt werden. E holocrine.
**Holo|pros|enzephalie:** ▸Arrhinenzephalie.
**Holo|protein:** das nur aus Aminosäuren aufgebaute »echte« Eiweiß.
**holo|systolisch:** *Kardiologie* während der gesamten Systole; z.B. als h. Herzgeräusch (**Holosystolikum**). E holosystolic.
**Holo|tomie:** ▸Totalexstirpation, ▸Radikaloperation. E holotomy.
**Holo|topie:** *Anatomie* auf den Gesamtkörper bezogene Lage eines Organs bzw. Körperteiles. E holotopy.
**holo|trich:** *Biologie* vollständig u. gleichmäßig mit Haaren bzw. Zilien bedeckt. E holotrichous.
**(v.-)Holst-Prinzip:** *Physiologie* ▸Reafferenzprinzip.
**Holter-Monitoring** *(engl.):* zeitgerafftes ▸Langzeit-EKG durch Übereinanderprojektion der QRS-Komplexe (mittels speziellen Kathodenstrahl-Oszilloskops) u. Auswahl besonderer Bandabschnitte.
**Holtermüller-Wiedemann-Fehlbildung:** ▸Kleeblattschädel.
**Holter-Ventil** (NORMAN H., 1914–1983, amerik. Biophysiker): *Neurochirurgie* Ventil für die ▸SPITZ-HOLTER-Drainage bei Hydrozephalus. Eine dem Venenkatheter vorgeschaltete Kapsel mit auf bestimmten Liquordruck ansprechendem u. den Blutrückfluss verhinderndem Mechanismus u. mit Schlauchzwischenstück; Kompression ermöglicht auch ein Abpumpen des Liquors. E Holter's ventriculocaval-shunt valve.
**Holthouse-Hernie** (CARSTEN H., 1810–1901, engl. Chirurg): bilokuläre ▸Hernia inguinalis interparietalis; i.w.S. die kombinierte Schenkel- u. Leistenhernie. E Holthouse's hernia.
**Holt-Kurve:** graphische Darstellung des durchschnittlichen Gewichtswachstums Frühgeborener in Abhängigkeit vom Geburtsgewicht (Abb.).
**Holt-Oram-Syndrom** (MARY H., geb. 1924, brit. Kardiologin, London; SAMUEL O., geb. 1913), atriodigitale Dysplasie: angeborene, autosomal-dominant erbliche Erkrankung mit Fehlbildung des Daumens u. Vorhofscheidewanddefekt. Skelettanomalie kann geringfügig sein, Behinderung der Opponierbarkeit des Daumens, radioulnare Synostose mit Begrenzung der Pronations-Supinations-Fähigkeit. S.a. ▸Herz-Hand-Syndrom. E Holt-Oram syndrome.
**Holunderblüten:** ▸Sambuci flos.

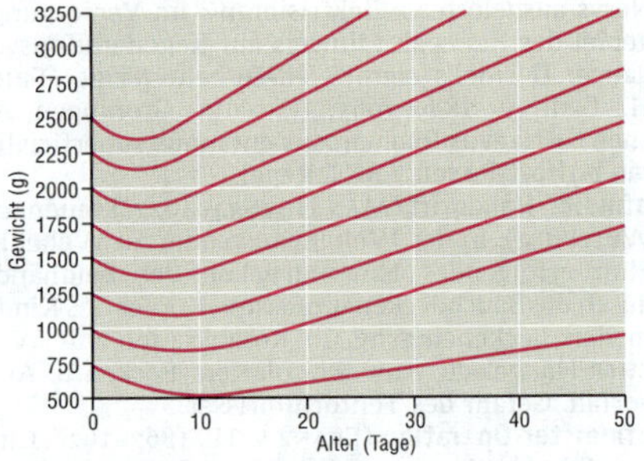

**Holt-Kurve.** [344]

**Holz|bock:** Ixodes ricinus, verbreitete Zeckenart in Europa; s.a. ▸Zecken, ▸Lyme-Borreliose. E castor bean tick.
**Holzknecht** (GUIDO H., 1872–1931, Röntgenologe, Wien). – **H.-Raum:** der – im 1. schrägen Durchmesser freiprojizierte – Retrokardialraum (der bei Vergrößerung des li. Herzens eingeengt ist). E Holzknecht's space. – **H.-Syndrom:** die Röntgensymptome bei Bronchusverlegung durch einen Fremdkörper: Lungenatelektase (jenseits der Enge), gleichseitiger Zwerchfellhochstand, Mediastinalpendeln (= **H.-Jacobson-Phänomen**) und/oder -verlagerung zur erkrankten Seite.
**Holz|phlegmone:** subakute bis chronische, schmerzfreie, brettharte Weichteilinfiltration ohne Fieber u. mit nur geringer Eiterbildung, starker Bindegewebsproliferation infolge langsamen Eindringens wenig virulenter Krankheitserreger; i.e.S. als – von der Mund-Rachen-Höhle ausgehende – RECLUS-Phlegmone (seitliche ▸Halsphlegmone).
**Holz|schuh|form (des Herzens),** cœur en sabot: *Röntgenologie* die für ▸FALLOT-Tetralogie typische Herzsilhouette: kräftig gerundeter, evtl. fast senkrechter linker unterer Bogen u. fehlendes Pulmonalissegment (dadurch stark ausgeprägte Herztaille); s.a. ▸Herzfehler (dort Tab.). E wooden-shoe heart, sabot h.
**Holz|schutz|mittel|syndrom:** Krankheitsbild, das sich nach länger dauernder Einwirkung von Holzschutzmitteln (v.a. polychlorierte Biphenyle u. Lindan) auf den Organismus entwickeln kann u. durch Hautveränderungen, neuropathologische u. psychische Auffälligkeiten gekennzeichnet ist.
**Holz|zucker:** *Biochemie* ▸Xylose.
**Homalo|graphie:** Darstellung des Körpers u. seiner Teile anhand von (Quer-)Schnitten. E homalography.
**Homans** (JOHN H., 1877–1954, Chirurg, Boston). – **H.-Operation:** Unterbindung der Vena femoralis an der Einmündung der V. femoralis profunda als Emboliephylaxe bei tiefer Beinvenenthrombose. – **H.-Zeichen:** *Chirurgie* bei gestrecktem Bein durch passive Streckung (Dorsalflexion) des Fußes ausgelöster Schmerz in Wade u. Kniekehle als Hinweis auf ▸Thrombose des Unterschenkels. E Homans' sign.
**Homatropin,** $C_{16}H_{21}NO_3$: synthetischer Mandelsäuretropinester; Atropin-ähnliches ▸Parasympatholytikum mit rascherer u. früher abklingender (ca. 12 Std.) ▸Mydriasis-Wirkung. Anw. v.a. als Hydrobromid. E homatropine.
**Home-Lappen** (SIR EVENARD H., 1756–1832, Chirurg, London): *Urologie* hypertrophierter Mittellappen der ▸Prostata. E Home's lobe.
**homing** *(engl.):* durch Signalstoffe hervorgerufene Bewegung von Zellen zu den (Organ-)Bezirken, in denen sie ihre spezifische Wirkung entfalten können (wo sie »zu Hause« sind); z.B. das v.a. durch Selectine vermittelte h. von Leukozyten (v.a. Lymphozyten) im Rahmen der Entzündungs- bzw. Immunreaktion oder das h. der Blutstammzellen zu den Bezirken der ▸Blutbildung im Knochenmark.

**Hominidae:** die Familie »Menschenartige« [Hominoidea], zu der außer Australopithecus die »echten Menschen« (= Homininae, Euhomininae) Homo erectus u. H. sapiens gehören.
**Homme** *(franz.)*: Mensch. – **H. sans cou:** »Mensch ohne Hals« = Träger eines KLIPPEL-FEIL-Syndroms. – **H. de verre:** »Glasmensch«, bei ▸HOEVE-Syndrom.
**Homo:** die Gattung »Mensch« der Hominidae; mit aufrechtem Gang u. der Fähigkeit, Werkzeuge u. Feuer zu benutzen. – **H. sapiens:** ab ca. 300 000 v. Chr.; vom H. erectus (= Pithecanthropus) unterschieden durch größeres Längenwachstum, grazileren Knochenbau, größere Schädelkapazität mit steiler Stirn u. höherer Scheitelwölbung; Unterarten z.B. H. sap. neanderthalensis (»Neandertaler«) u. H. sap. sapiens (soweit nicht fossil, H. recens genannt).
**homo...:** Wortteil »gleich(artig)«, »entsprechend« (s.a. ▸iso..., ▸homöo..., ▸homoio...), artgleich (neuerdings ▸»allo...«). – chem Präfix für Derivate mit einer $CH_2$-Gruppe mehr als die Stammverbindung.
**Homo|allele:** *Genetik* identische ▸Allele mit Strukturunterschieden an identischen Sites eines Gen-Locus.
**Homo|cystein, -zystein,** Abk. Hcy: α-Amino-γ-thiobuttersäure; dem ▸Cystein homologe schwefelhaltige ▸Aminosäure; Zwischenprodukt des transmethylierenden Stoffwechsels, das bei $CH_3$-Anlagerung in Methionin übergeht; steht in physiologischem Gleichgewicht mit Homocystin. S.a. ▸Homoserin. E homocysteine.
**Homo|cystin:** dem Cystin homologe, durch Schwefel-= S-S-Bindung aus 2 Molekülen Homocystein entstehende ▸Aminosäure; ein Intermediärprodukt im Methionin-Cystein-Stoffwechsel; ist bei genetisch bedingtem Enzymblock (Mangel an Cystathion-synthetase) in Blut u. Harn angereichert (▸Homocystinurie). S.a. ▸GUTHRIE-Hemmtest. E homocystine.
**Homo|cystin|urie – H. Typ I:** autosomal-rezessiv erbliche Enzymopathie mit Störung der Cystathionin-Synthese. ***Klinik:*** marfanoider Wuchs (▸MARFAN-Syndrom) u. Skelettfehlbildungen, Knochenbrüchigkeit (Osteoporose), z.T. Entwicklungsverzögerung mit geistiger Behinderung, Linsenluxation, clownartige Wangenröte, Thromboembolien. ***Diagn.:*** Ausscheidung von Homocystin u. Methionin im Harn, Methioninämie. ***Ther.:*** hohe Dosen Vitamin $B_6$ in ca. 50 % der Fälle erfolgreich, sonst Einschränkung der Methioninzufuhr mit Substitution von Cystin. – **H. Typ II:** autosomal-rezessiv erblicher Defekt der 5,10-Methylentetrahydrofolatreductase (mit Enzephalo- u. Myopathie, Thrombosen). – **H. Typ III:** angeborene Stoffwechselstörungen der Cobalamin-Synthese mit vermehrter Ausscheidung von Homocystin u. Methylmalonsäure. E homocystinuria.
**homöo...:** Wortteil »gleich(artig)«, »entsprechend«; s.a. ▸homo..., ▸homoio..., ▸iso...
**Homöo|ionie:** Konstanz der Ionenzusammensetzung.
**homöo|morph:** von gleicher Form (gleichem Bau). E homeomorphous.
**Homöopath:** homöopathisch arbeitender ▸Heilpraktiker.
**Homöopathi|ca, -ka:** Arzneimittel, die nach den Regeln des homöopathischen Arzneibuches hergestellt werden (s.u. ▸Homöopathie); unterschieden als ▸Einzelmittelhomöopathikum, ▸Komplexmittelhomöopathikum, ▸Nosode oder ▸Isopathikum. E homeopathics.
**Homöo|pathie:** die 1796 entdeckte u. 1810 von SAMUEL HAHNEMANN (1755–1843) eingeführte, von der ▸Allopathie abweichende Heilmethode mit vier wesentlichen Prinzipien: ***1) Simileprinzip:*** Arzneiwahl nach der Ähnlichkeit der subjektiven u. objektiven Symptome des Krankheitsbildes mit dem Wirkungsbild der Arznei (Ähnlichkeitsregel; s.a. ▸Similia similibus curentur); ***2) Arzneimittelbild:*** Arzneimittelprüfungen an gesunden, reaktionsfähigen Versuchspersonen; ***3) Krankheitsbild:*** Individualisierung an Kranken; ***4) homöopathische Pharmazie:*** Die Arzneimittel (Tropfen, Tabletten, Globuli) werden nach den Vorschriften des Dtsch. **Homöopathischen Arzneibuches** (HAB) durch stufenweises Potenzieren (Verdünnen: z.B. D1 = 1:10, D2 = 1:100 usw.; s.a. ▸Potenz) bereitet aus Urtinkturen (aus Pflanzen, tier. Stoffen; Symbol: ∅) oder Mineralien u. Chemikalien (Symbol O) u. aus indifferenten Verdünnungsmitteln wie Weingeist, destilliertes Wasser, Glycerin (▸Dilution) bzw. Milchzucker (für Triturationen). Daneben gibt es zahlreiche fabrikmäßig hergestellte Fertigpräparate. – Auch wenn die theoretischen Grundlagen der H. nach wie vor umstritten sind, ist sie inzwischen in der ärztlichen Weiterbildungsordnung (als besondere Form der arzneilichen Regulationstherapie zur Steuerung der individuellen körpereigenen Regulation) verankert und als kurrikulare, qualifizierte Weiterbildung mit einer Zusatzbezeichnung geschützt (gilt nicht für Heilpraktiker). E homeopathy.
**homöopathische Anamnese:** umfangreiche Anamnese, die sämtliche Erkrankungen u. Befindensstörungen, biographische Gesichtspunkte, Modalitäten u. körperlich-seelische Auffälligkeiten registriert und die Persönlichkeitsstruktur analysiert. Üblicherweise folgen dann die Hierarchisierung (Gewichtung der Symptome), Repertorisierung (Finden entsprechender Arzneimittel) u. Arzneimittelwahl (Auswahl nach dem Ähnlichkeitsgesetz).
**Homöo|plasie:** ein dem Muttergewebe gleiches Wachstum von Zellen u. Geweben, evtl. als organähnliche Neubildung. E homeoplasia.
**Homöo|stase:** *Physiologie* (CANNON 1929/32) Selbstregulation eines – biologischen – Systems im dynamischen Gleichgew., z.B. eines tier. Organismus durch neurohumorale Regelmechanismen (▸Regelung), i.e.S. auch die Absicherung gegen wechselnde Umweltbedingungen durch Stärkung u. Verbreiterung der Resistenz. – Physiologische Veränderungen unter Einfluss des zirkadianen Rhythmus. E homeostasis. – **H., epi|genetische:** die regulatorische Sicherung der Differenzierungsvorgänge u. Aufrechterhaltung der Differenzierungsunterschiede während der Ontogenese.
**homo|gam:** *Genetik* nur gleiche Geno- bzw. Phänotypen befruchtend. E homogametic.
**homo|gen:** gleichartig, gleich geartet, von überall gleicher Struktur, mit gleichen Teil(funktion)en. – **h. Strahlung:** monochromatische bzw. monoenergetische Strahlung. E homogenous radiation.
**Homo|gen(is)at:** biologisch aktiver Gewebebrei, gewonnen durch Feinstzerkleinerung (Homogenisierung) frischen Gewebes in **Homogenisatoren** (z.B. Zentrifuge, Vibrator, Mörser, Mahlwerk etc.); enthält u.a. freigesetzte intrazelluläre Strukturelemente, enzymatische Aktivitäten. E homogenate.
**Homo|gentisin|säure:** 2,5-Dihydroxyphenylessigsäure (Glykosursäure). Eine alkali- u. sauerstofflabile, beim Menschen als intermediäres Abbauprodukt von Phenylalanin u. Tyrosin entstehende Säure; wird durch Homogentisat-1,2-dioxygenase (Homogentisinase) weiter abgebaut, tritt aber infolge spezifischen Enzymmangels bei Alkaptonurie im Harn auf (**Homogentisinurie**) u. wird dort, v.a. im alkalischen Milieu, oxidativ in schwarzbraune »Alkaptonkörper« umgewandelt (▸Ochronose). E homogentisic acid.
**Homo|glykane:** Polysaccharide mit nur einem Monosaccharid-Typ als Baustein, z.B. Cellulose, Amylose, Amylopektin. E homoglycans.
**homoio...:** Wortteil »gleich(artig)«, »entsprechend« (s.a. ▸homo..., ▸homöo..., ▸iso...).
**Homoio|plastik:** ▸Plastik mit allogenem ▸Transplantat. E homoplasty.
**Homoi|osmie:** *Physiologie* die Konstanz des osmotischen Drucks von Geweben, Zellen u. Flüssigkeiten, unabhängig von Druckveränderungen der Umgebung.
**homoio|therm:** mit konstanter, von der Außentemperatur unabhängiger ▸Kerntemperatur. E homeothermic.

**homo|kladische Ana|stomose:** ▸Anastomose zwischen den Ästen eines Arterienstammes. E homocladic anastomosis.

**homo|lateral,** ipsilateral: dieselbe (Körper-)Seite betreffend; Ggs. ▸kontralateral. E homolateral, ipsilateral.

**homo|log,** homoiolog: **1)** übereinstimmend, adäquat; homöolog. E homologous. **2)** ▸allogen; genet mutativ als Variante gleichen Phänotyps entstanden. E allogeneic. – **h. Antigen:** *Immunologie* ▸Antigen, das mit dem von ihm angeregten u. korrespondierenden **h. Antikörper** spezifisch reagiert. E h. antigen, h. antibody. – **h. Chromo|som:** s. u. ▸Chromosomen. – **h. Proteine:** ▸Eiweiße mit – phylogenetisch bedingter – weitgehender Übereinstimmung der Primärstruktur (Aminosäuresequenz) u. Tertiärstruktur; meist auch mit ähnlicher Funktion; z. B. die Cytochrome, Peptidhormone, Immunglobuline, Proteasen (z. B. Trypsin/Chymotrypsin). – **h. Reihe:** chemisch verwandte Verbindungen, wobei die folgende um jeweils eine »Gruppe« vermehrt ist (z. B. um $-CH_2-$ bei gesättigten Kohlenwasserstoffen: Methan, Äthan etc.). E h. series. – **h. Serum:** *Immunologie* **1)** Serum derselben Art (Spezies) u. damit der gleichen Eiweißart, z. B. Rekonvaleszentenserum. **2)** das spezifische Immunserum. E h. serum.

**Homo|loges: 1)** Glied einer homologen Reihe. **2)** homologes ▸Chromosom. E homologue.

**Homo|merie: 1)** Zusammensetzung aus (annähernd) gleichen Untereinheiten (Segmenten, Zellen). **2)** *Genetik* ▸Polygenie mit gleicher Beteiligung mehrerer Gene an der Entstehung einer Erbeigenschaft.

**hom|onym:** gleichnamig, gleich lautend, sich entsprechend (s. a. ▸Hemianopsie). E homonymous.

**homo|phasisch:** mit gleicher Phase ablaufend, »in Phase« (z. B. der Schalldruckverlauf eines akustischen Reizes in beiden Ohren), gleichzeitig (neur s. u. ▸Phasenverschiebung).

**Homo|plastik:** ▸Homoioplastik.

**Homo|poly|mere:** Makromoleküle aus gleichen Grundbausteinen; i. e. S. Polynucleotide als synthetische (enzymatisch gewonnene) Messenger-RNS zur Erforschung des genetischen Codes. E homopolymers.

**Homo|serin,** α-Amino-γ-hydroxybuttersäure: eine natürliche ▸Aminosäure (Hydroxyaminosäure); Zwischenprodukt im Stoffwechsel von Methionin, Threonin u. Asparaginsäure beim Menschen. Entsteht bei der chem. Spaltung von methioninhaltigen Peptiden mit Bromcyan als neue Carboxyl-endständige Aminosäure. E homoserine.

**Homo|sexualität:** die auf das gleiche Geschlecht gerichtete Sexualität. Im Verlauf der Geschichte unterschiedl. beurteilt: in der Antike weit verbreitet u. von hoher gesellschaftlicher Anerkennung, später unter christlichem Einfluss der Rechtsprechung Brandmarkung als strafwürdiges Verbrechen bzw. Vergehen (v. a. die männliche H.), als »Perversion«, in späteren Zeitepochen Einstufung auch als Krankheit oder – in jüngster Geschichte – als Variante normaler Sexualität. Eine »Therapie«-Notwendigkeit besteht allenfalls bei mangelnder Selbstakzeptanz u. ist ausschließlich auf diese gerichtet, keinesfalls auf Umpolungsversuche in Richtung heterosexuellen Verhaltens. E homosexuality.

**homo|statisches Trans|plantat:** *Chirurgie* nicht mehr lebensfähiges Transplantat als Gerüst für körpereigene Regenerationsprozesse.

**Homo|trans|plantation:** allogene ▸Transplantation. E homologous transplantation, allotransplantation.

**Homo|vanillin|säure:** 3-Methoxy-4-hydroxy-phenylessigsäure; Abbauprodukt im Catecholamin-Stoffwechsel; Referenzbereich im Urin: 2,0–7,4 mg/24 h bzw. 11,0–40,7 µmol/24 h (vermehrt bei ▸Phäochromozytom, ▸Neuroblastom u. ▸Ganglioneurom); labor die quantitative Bestimmung erfolgt mittels Hochdruckflüssigkeitschromatographie u. elektrochem. Detektion. E homovanillic acid.

**homo|zy|got:** im Zustand der **Homozygotie**, d. h. mit identischen ▸Allelen eines Gens in beiden homologen Chromosomen eines diploiden bzw. in allen eines polyploiden Genoms. E homozygous.

**Homozyst...:** ▸Homocyst...

**Homun|culus, -kulus:** bildliche Veranschaulichung (s. Abb.) der motorischen oder somatosensiblen Repräsentation der einzelnen Körperabschnitte im Gehirn, wobei die entsprechenden Abschnitte neben dem schematischen Schnittbild der Großhirnrinde skizziert sind.

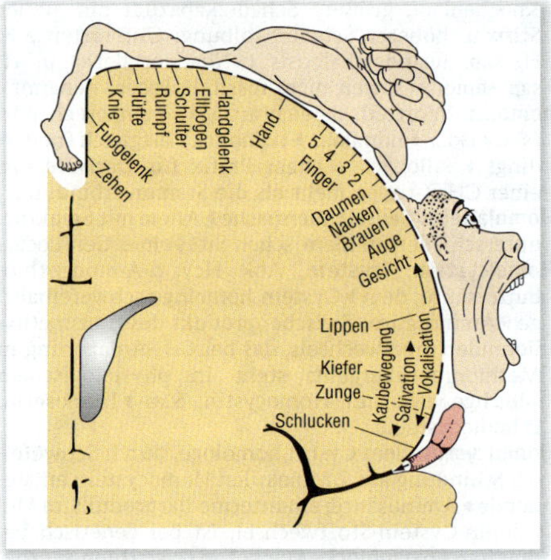


**Homunculus:** motorische Repräsentation des Körpers in der vorderen Zentralwindung (nach PENFIELD u. RASMUSSEN). [470]

**Hongkong-Chol|angio|hepatitis:** das nur bei Chinesen beobachtete »Syndrom der verstopften Gallenwege«. Eitrige Cholangiolitis mit Cholangiohepatitis u. Steinbildung in den Hauptgallengängen (nicht in Gallenblase). Folge einer Clonorchiasis mit Coli- oder Staphylokokken-Infektion?

**Honig|waben|lunge:** ▸Wabenlunge. E honeycomb lung.

**Hooft-Syndrom,** familiäre Hypolipidämie: Störung des Fettstoffwechsels unter Einbeziehung des Cholesterins u. der Phospholipide. ***Klinik:*** ichthyosiforme Hautveränderungen, Zahnschmelzdefekte, Leukonychie (»Perlmutternägel«), körperlicher u. geistiger Entwicklungsrückstand, tapetoretinale Degeneration (Typ LEBER), Aminoazidurie. S. a. ▸Hypolipidämie.

**hook** *(engl. = Haken):* leicht auswechselbares, aktiv u. passiv bewegliches, willkürlich feststellbares hakenförmiges Greifwerkzeug als Ansatzstück für Kunstarm.

**Hopfen:** ▸Humulus lupulus. E hop.

**Hopfen|pflücker|krankheit:** bei Hopfenpflückern auftretende, reversible Symptome. Dazu gehören Kopfschmerzen, Schläfrigkeit, Konjunktivitis (»Hopfenauge«), papulöses, evtl. pustulöses Erythem, Gelenkbeschwerden; bei ♀ auch Zyklusstörungen (durch hohen Östrogengehalt des Hopfens).

**Hoppe-Goldflam-Syndrom** (HERMANN H., 1867–1929, Neurologe, Cincinnati; SAMUEL V. G., 1852–1932, Neurologe, Warschau): ▸Myasthenia gravis pseudoparalytica. E Hoppe-Goldflam disease.

**HOP-Test:** Abk. für ▸Hamsteroozyten-Penetrationstest.

**Hordeolum:** *Ophthalmologie* das Gerstenkorn (Abb.); akute Staphylo- oder Streptokokken-Infektion der Liddrüsen mit Eiterdurchbruch nach außen (H. externum; an ZEIS-Talg- und MOLL-Schweißdrüsen) oder nach innen (H. internum; an MEIBOM-Drüsen). Evtl. wiederholt vorkommend (**Hordeolosis**); gehäuft bei Diabetes mellitus. E sty(e).

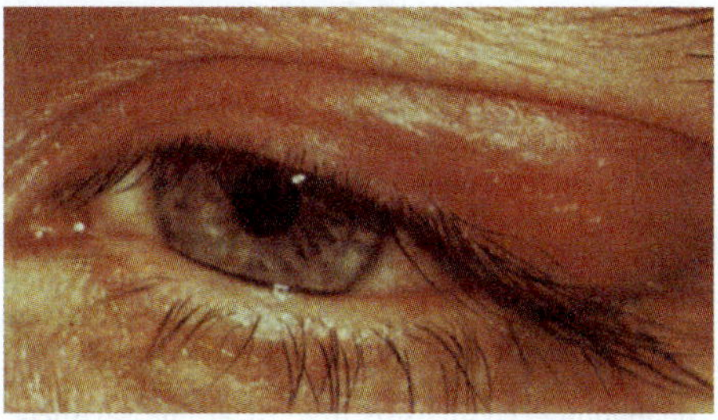

**Hordeolum.** [351]

**Horizo|kardie:** Querlage des Herzens; s.a. ▸Horizontallage. E horizontal heart.

**Horizontal|atrophie:** *Zahnmedizin* stufen- bzw. treppenförmiger Höhenabbau bei der ▸Alveolaratrophie.

**Horizontale, Deutsche:** *Röntgenologie* ▸Deutsche H. E Frankfurt line.

**Horizontal|lage:** *Kardiologie* (WILSON) EKG-Lagetyp des Herzens: weitgehende Übereinstimmung von aVL mit $V_6$ u. von aVF mit $V_1$; Synonym für Linkstyp. E horizontal position.

**Horizontal|zellen: 1)** die mit ihren kernhaltigen Zellkörpern in der inneren Körnerschicht der Netzhaut (▸Retina) gelegenen Interneuronen der Sehbahn. E horizontal cells. **2)** ▸CAJAL-Zellen.

**Hormo|gen:** ▸Hormonogen.

**Hormon(e)** *(griech. hormao = antreiben):* physiologisch aktive Substanzen, die vom Organismus (meist in endokrinen Drüsen) selbst produziert werden, schon in sehr kleinen Konzentrationen wirken, ihre Zielorgane über den Blut- oder Lymphweg erreichen u. dort den Stoffwechsel u. die Reproduktion in charakteristischer Weise beeinflussen. Sie werden bei Bedarf aus gespeicherten Vorstufen (▸Hormonogene) oder aber kontinuierlich gebildet (z.B. die nicht speicherbaren ▸Steroidhormone). Ihre Sekretion steht unter Kontrolle von Regelkreisen, z.B. auch unter Steuerung durch das hormonale ▸Zwischenhirn-Hypophysen-System, das seinerseits durch nervale Reize u. durch das »Zentrum« des zirkadianen Rhythmus gesteuert wird. Die Inaktivierung erfolgt v.a. in der Leber durch Proteolyse, Reduktionsvorgänge. ***Einteilung:*** Nach dem Bildungsort werden H. unterschieden als **neurosekretorische H.** (z.B. im Hypothalamus gebildet), **glanduläre H.** (in endokrinen Drüsen gebildet) und als **Gewebshormone** (▸APUD-Zellsystem); i.w.S. auch als Mediatoren (▸Transmitter, ▸Histamin, ▸Prostaglandine). Den Ursprungsort kennzeichnen Bezeichnungen wie Pankreas-, Nebennieren-, Hypophysenhormone (Letztere meist als -trope, d.h. auf eine nachgeordnete »Hormondrüse« regelnd einwirkende H.; z.B. adrenocorticotropes bzw. thyreotropes H.). Den in Drüsen gebildeten glandulären H. werden die nicht in Drüsen gebildeten aglanduläre H. gegenübergestellt. Nach der chemischen Struktur werden Proteohormone, Peptidhormone (z.B. LH, FSH, TSH, ACTH), Steroidhormone und Amine (z.B. Adrenalin, Thyroxin) unterschieden. ***Wirkmechanismen:*** Ihre Wirkung im Zielorgan entfalten sie auf zwei Arten: **a)** durch Bindung an spezifische Zellmembran-Rezeptoren u. nachfolgende Stimulierung bzw. Hemmung eines Second-Messenger-Systems, z.B. des Adenylatcyclase-Systems. Dieses besteht aus Rezeptor, ▸Adenylatcyclase u. evtl. einem noch zwischengeschalteten »Transducer« (Umformer); bei Hormonbindung erfolgt die allosterische Umwandlung der Adenylatcyclase, wodurch ▸Adenosintriphosphat = ATP in 3',5'-cyclo-Adenosinmonophosphat (cyclo-AMP, cAMP) umgewandelt wird, das als »second messenger« (Zweitbote) auf Zellprozesse einwirkt (Enzymaktivierung, Membrantransport-Beeinflussung etc.); **b)** durch Eindringen in die Zelle, Bindung an intrazelluläre Rezeptoren u. Gen-Aktivierung (mRNS-Synthese). ***Funktionen:*** Für folgende, sich z.T. überlappende, Kategorien haben H. eine wichtige Funktion: Wachstum u. Entwicklung von Organen u. Körpergeweben; Schaffen u. Erhalten optimaler Bedingungen für die Gewebefunktion (Bioregulation); Sicherstellen von Energieressourcen für die Körperfunktion, Bereitstellen von »Kommunikationsverbindungen« zur Koordination verschiedener Körperaktivitäten (Biointegration) sowie Reproduktion. E hormone(s). – **H., adeno|tropes,** glan-

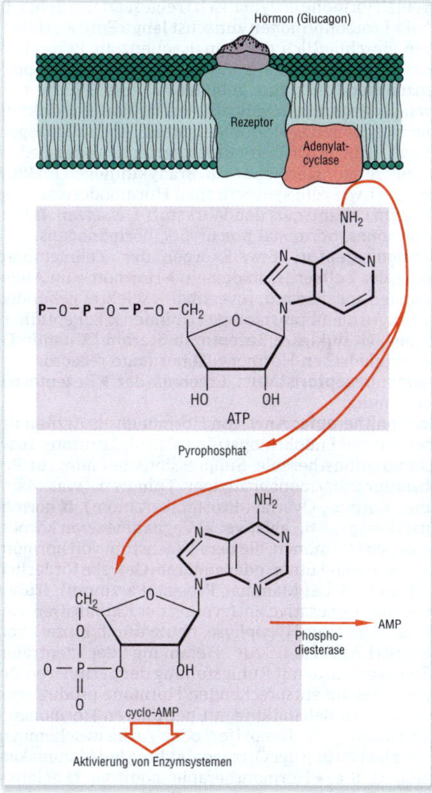


**Hormon(e):** Hormonwirkung über das Adenylatcyclase-System. [257]

dotropes H.: Hormon des Hypophysenvorderlappens, das die Sekretion einer peripheren endokrinen Drüse stimuliert, z.B. ACTH, FSH, TSH. E adrenotropic h. – **H., adreno(cortico)tropes,** Abk. ACTH: ▸Corticotropin. E adrenocorticotropic h. – **H., anaboles:** Androgene u. verwandte Hormone (oder hormonähnliche Substanzen), die die Eiweißbildung steigern (Zunahme der Muskelmasse). E anabolic h. – **H., anti|diuretisches:** ▸Vasopressin. E antidiuretic h. – **H., choriongonado|tropes:** ▸Choriongonadotropin. – **H., effektorisches:** Sofortreaktion bewirkendes H. (z.B. Adrenalin) im Ggs. zu den mehr das innere Zellmilieu regulierenden H. (z.B. Thyroxin, Corticoide, Andro- u. Östrogene). – **H., ek|topisches:** ein in nicht primär endokrinem Gewebe, z.B. in Neoplasmen, gebildetes H. oder hormonähnl. Substanzen (▸paraneoplastisches Syndrom). E ectopic h. – **H., somato|tropes:** ▸Somatotropin.

**hormon|ablative Verfahren:** s.u. ▸Hormontherapie.

**hormonal:** ▸hormonell.

**hormonell,** hormonal: von Hormonen bzw. vom endokrinen System (Endokrinium) ausgehend oder diese betreffend. E hormonal.

**Hormon|entzugs|blutung:** *Gynäkologie* ▸Entzugsblutung. E hormonal withdrawal bleeding.

**Hormon|gleich|gewicht:** **1)** Gleichgewicht (▶Homöostase) zwischen im Stoffwechsel ineinander umlagerungsfähigen Hormonen, z. B. Östron ↔ Östradiol, Androstendion ↔ Testosteron. **2)** ausgeglichener funktioneller Antagonismus zwischen Hormonen (z. B. Östrogene/Androgene). – Synergismus bzw. Antagonismus wird z. T. durch die Tatsache bestimmt, dass die Wirkung verschiedener ▶Hormone über den gleichen »second messenger« läuft. E hormonal balance.

**Hormo(no)gene:** Hormonvorstufen, aus denen die eigentl. Hormone enzymatisch freigesetzt werden; z. B. bei ▶Proteohormonen zunächst lange Polypeptidketten einschließlich der Signalsequenz als Präprohormon, dann kürzere Signalsequenz-freie, im endoplasmatischen Retikulum gebildete u. gespeicherte Ketten als Prohormon, aus dem nach Signaleinwirkung hydrolytisch das Hormon entsteht. Auch die Depotform nicht in Drüsen gespeicherter, nur bei Bedarf freigesetzter Hormone (z. B. Bradykininogen im Plasma). – i. w. S. die synthetischen Hormonderivate, die erst im Organismus den Wirkstoff freisetzen. E prohormones, hormonal precursors, hormonogens.

**Hormon|rezeptor:** Eiweißkörper der Zellmembran oder des Zellkerns, an den ein ▶Hormon – im Allgemeinen spezifisch u. reversibel – selektiv gebunden wird. An membranständige H. binden z. B. Peptidhormone, an nukleäre Rezeptoren Steroid-, Vitamin-D- u. Schilddrüsen-Hormone. E hormone receptor.

**Hormon|rezeptor|status:** Ergebnis der ▶Rezeptorbestimmung.

**Hormon|therapie:** Anw. von Hormonen als Arzneimittel, z. B. bei Endokrinopathien als Substitutions- bzw. Stimulationstherapie, Suppressionstherapie; zur Behandlung hormonabhängiger Tumoren (v. a. Mamma-, Korpus-, Ovarial-, Prostatakarzinom). E hormonal therapy. – **H., ablative:** »Wegnahme« von körpereigenen Hormonen, die dem Wachstum von hormonabhängigem Tumor- oder anderem Gewebe förderlich wären (z. B. bei Mamma-, Prostatakarzinom); früher v. a. durch operative Entfernung der Keimdrüsen, Nebennieren oder Hypophyse, heute durch Einsatz von ▶GnRH-Agonisten zur Hemmung der zentralen Steuerung u. damit Ruhigstellung der peripheren Organe, die die entsprechenden Hormone produzieren oder durch Behandlung mit peripheren Hormonantagonisten (z. B. Tamoxifen oder Aromatasehemmer zur Blockierung der Östrogenbildung bei Mammakarzinom). S. a. ▶Hormontherapie, additive. E ablative h. t. – **H., additive:** Gabe von Corticosteroiden (z. B. bei Lymphom u. lymphatischer Leukämie), Östrogenen (bei Prostatakarzinom), Androgenen u./oder Gestagenen oder deren Analogstoffen in hoher Dosierung, v. a. zur Behandlung des metastasierenden ▶Mammakarzinoms u. des ▶Korpuskarzinoms; Wirkungsweise: Hemmung des hormonabhängigen Wachstums; s. a. ▶Hormontherapie, ablative, ▶adjuvante Therapie. E additive h. t. – **H., paradoxe:** Behandlung mit gegengeschlechtlichen Sexualhormonen.

**Horn:** **1)** ▶Cornu. E horn. **2)** durch ▶Keratinisation von Epithelzellen entstandene Substanz in Zellen des Stratum corneum, Haaren, Nägeln. **3) peniles H.:** ▶Penishörner.

**Hornbostel-Wertheimer-Effekt:** *Physiologie* die aus der zeitlichen Differenz des Gehöreindrucks beider Ohren resultierende Verlagerung des Gehöreindrucks aus der Mittellinie; ermöglicht zus. mit der Lautstärkedifferenz das ▶Richtungshören.

**Horner** (1) Johann Friedr. H., 1831–1886, Augenarzt, Zürich; 2) William Edmonds H., 1793–1853, Anatom, Philadelphia). – **H.-Muskel** (William Edmonds H.): die Pars lacrimalis des ▶Musculus orbicularis oculi. E Horner's muscle. – **H.(-Symptomen)-Komplex, H.-Syndrom, H.-Trias** (Johann Friedr. H.), okulopupilläres Syndrom: Lidsenkung, Pupillenverengung u. Zurücksinken des Augapfels (Ptosis, Miosis u. Enophthalmus) infolge Lähmung der vom Sympathikus innervierten glatten Augenmuskulatur, z. B. nach Hirnstamminfarkt; s. a. ▶Lähmungsmiosis. Die zentrale (präganglionäre) Form (Schädigung sympathischer Bahnen zwischen Hypothalamus u. Centrum ciliospinale) ist relativ schwach ausgeprägt u. zeigt Pupillenerweiterung (mydriatische Reaktion) auf Cocain; die bulbäre Form (Substantia reticularis) ist stets beidseitig; die periphere Form (prä- u. postganglionäre Fasern des Grenzstrangs, Erstere zwischen Centrum ciliospin. u. oberem Halsganglion des Grenzstrangs) zeigt keine Mydriasis auf Cocain; s. a. ▶Reiz-Horner. – In schweren Fällen besteht auch gleichseitig eine Störung der Schweiß- u. Tränenbildung (Dyshidrosis bzw. Alakrimie), Irisheterochromie, Druckabnahme im Augapfel, halbseitige Gesichtsatrophie (Hemiatrophia faciei). S. a. Abb. E Horner's syndrome.

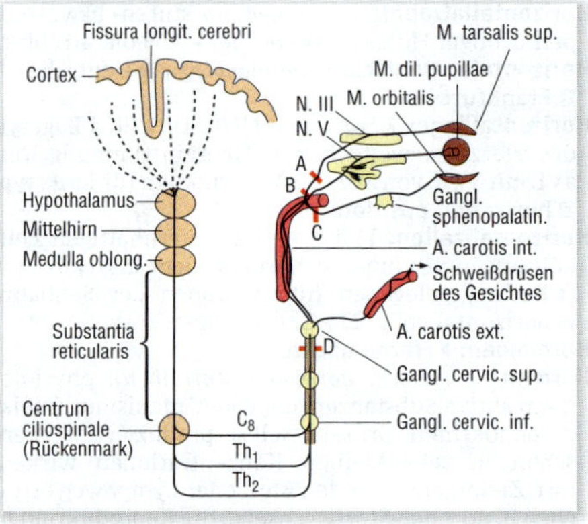


**Horner(-Symptomen)-Komplex:** Versorgung des Auges u. seiner Adnexe durch den Sympathikus. A, B, C u. D = Orte möglicher Leitungsunterbrechung. [355]

**Horn|geschwulst:** ▶Keratoma.

**Horn|haut:** **1)** ▶Stratum corneum; i. e. S. die ▶Hornschwiele. **2)** ▶Cornea (Hornhaut des Auges); s. a. ▶Kornea..., ▶Keratitis, ▶Kerato...

**Horn|haut|astigmatismus:** ▶Astigmatismus durch reguläre oder irreguläre Hornhautverkrümmung; bei stärkerer Ausprägung mit einem Sehschärfeverlust verbunden. S. a. ▶Cornea. E corneal astigmatism.

**Hornhautbank:** technisches Verfahren zur Kurz- oder Langzeitkonservierung von Hornhäuten für die Hornhauttransplantation. E corneal banking.

**Horn|haut|degeneration,** Keratonose: *Ophthalmologie* ein- oder beidseitige Hornhautveränderungen nicht erblicher Natur, die im Alter, nach Hornhauterkrankungen oder Trauma auftreten können, auch im Zusammenhang mit Allgemeinerkrankungen u. nach Medikamenteneinnahme (z. B. Cornea verticillata nach Amiodaroneinnahme). **Terrien-H.:** vorwiegend bei Männern auftretende beidseitige Hornhautdegeneration mit peripherer Verdünnung und Trübung der Hornhaut, Hornhautperforation möglich. S. a. ▶Hornhautdystrophie. E corneal degeneration.

**Horn|haut|dys|trophie:** *Ophthalmologie* meist beidseitig symmetrisch ausgeprägte Hornhautveränderungen; autosomal-dominant vererbt (Ausnahme: fleckförmige Dystrophie). Insgesamt selten mit oft typischem Erscheinungsbild. In der Regel ist nur eine Hornhautschicht betroffen, dementsprechend können Dystrophien des Epithels u. der Bowman-Membran (Meesmann-D., mikrozystische Epitheldystrophie Cogan, Reis-Bücklers-Dystrophie), stromale D. (z. B. bröcklige, gittrige u. makuläre D. Groenow) sowie Endothel-D. (hintere polymorphe D. Schlichting, Fuchs-D.) unterschieden werden. E corneal dystrophy.

**Horn|haut|entzündung:** *Ophthalmologie* ▶Keratitis; s. a. ▶Keratoconjunctivitis. E inflammation of the cornea.

**Horn|haut|epithel:** vorn das mehrschichtige, unverhornte, der BOWMAN-Membran aufsitzende Epithelium corneae, hinten das ▸Endothelium der vorderen Augenkammer. **E** corneal epithelium.

**Horn|haut|geschwür:** *Ophthalmologie* ▸Ulcus corneae. **E** corneal ulcer.

**Horn|haut|infiltrat:** *Ophthalmologie* umschriebene Entzündungsreaktion (infektiös oder nicht infektiös) einzelner Hornhautschichten oder unter Beteiligung aller Hornhautschichten. **E** corneal infiltrate.

**Horn|haut|linse:** *Ophthalmologie* ▸Kontaktlinse.

**Horn|haut|mikroskop:** mit Spaltlampe gekoppeltes Binokularmikroskop zur Untersuchung der vorderen Augenabschnitte. **E** corneal microscope.

**Horn|haut|narbe:** *Ophthalmologie* entzündliche oder verletzungsbedingte Hornhauttrübung, welche die BOWMAN-Membran u. das Hornhautstroma einbezieht; als ▸Nubekula, ▸Makula, ▸Leukom. **E** corneal scar.

**Horn|haut|ödem:** *Ophthalmologie* Quellung des ▸Hornhautepithels mit Trübung der Oberfläche; bei Glaukom, Keratitis, FUCHS-Dystrophie. **E** corneal edema.

**Horn|haut|reflex:** **1)** Kornealreflexion: *Ophthalmologie* auf der Oberfläche der Hornhaut des Auges reflektiertes, glänzendes u. regelmäßig geformtes Spiegelbild eines Umweltobjekts. Es ist matt bei Glaukom u. bei ▸Astigmatismus, unscharf bei Defekten des Hornhautepithels, verzerrt bei Hornhautgeschwür. Die Untersuchung erfolgt mit Hilfe der PLACIDO-Scheibe oder mittels Ophthalmometer. **E** corneal reflection. **2)** Blinzelreflex: *Neurologie, Anästhesiologie* durch lokalen Reiz ausgelöster Lidschluss mit verstärktem Tränenfluss. Dieser Reflex ist die physiologische Reaktion auf eine Reizung der Horn- oder Bindehaut (= Korneal- bzw. Konjunktivalreflex), eine Wimpernberührung, eine grelle Belichtung (= visueller Orbikularis-, optikofazialer Reflex) oder auf plötzliche starke Geräusche (= akustischer Lidreflex). Der afferente Schenkel des Reflexbogens ist der Nervus trigeminus, der efferente der Nervus facialis. Der Reflex dient in der Anästhesie als Narkosezeichen (»Augenzeichen« der Narkose). **E** corneal reflex, blink reflex.

**Horn|haut|ruptur,** Keratorrhexis: durch Hornhautgeschwüre, -verletzung, -degeneration bedingter Riss der ▸Cornea, durch den Kammerwasser abfließt (Abb.). Infektionsgefahr! **E** kerator(r)hexis.

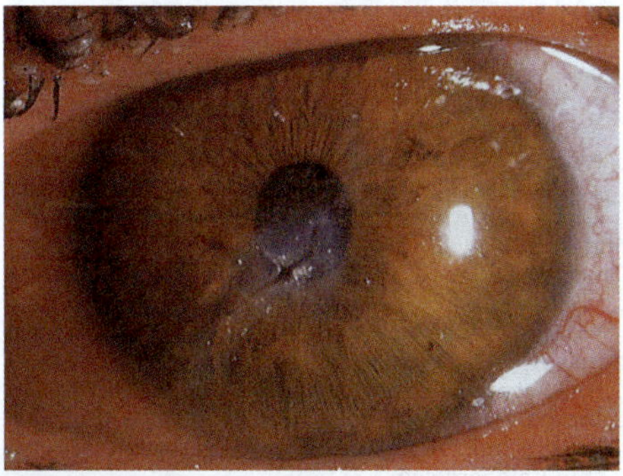

**Hornhautruptur:** Verletzung bei einem Autounfall. [76]

**Horn|haut|siderose:** *Ophthalmologie* Verrostung der Hornhaut, ausgelöst durch einen intraokular verbleibenden eisenhaltigen Fremdkörper (Siderosis bulbi) oder lokal begrenzt durch Ablagerung eines eisenhaltigen Fremdkörpers in der Hornhaut (Ausbildung eines »Rostrings«). **E** corneal siderosis.

**Horn|haut|staphylom,** Staphyloma anterius: *Ophthalmologie* umschriebene Vorwölbung der ▸Cornea; nach Keratitis, Verätzung, selten angeboren. **E** corneal staphyloma.

**Horn|haut|trans|plantation:** *Ophthalmologie* ▸Keratoplastik. **E** corneal transplantation.

**Horn|haut|trübung:** Eintrübung der natürlicherweise klaren Hornhaut. Kann lokal begrenzt sein, schichtweise auftreten oder die ganze Hornhaut befallen. Wird ausgelöst durch Veränderungen entzündlicher, traumatischer, degenerativer oder erblicher Genese. **E** corneal clouding.

**Horn|krebs:** verhornendes ▸Plattenepithelkarzinom.

**Horn|perle:** *Pathologie* weißliche Einlagerung aus konzentrisch zwiebelschalenförmig gelagerten, nach der Mitte zu allmählich verhornenden atypischen Stachelzellen; z.B. als Krebsperlen im verhornenden Plattenepithelkarzinom. **E** keratin pearl.

**Horn|schwiele,** Tylositas, Callus: umschriebene, flächenhafte Verdickung des Stratum corneum der Haut; oft berufsbedingt (z.B. Melkerschwiele). **E** callosity, callus.

**(ten-)Horn-Zeichen:** *Chirurgie* Schmerz bei Zug am – v.a. rechten – Samenstrang als ▸Appendizitiszeichen.

**Hor|opter:** *Ophthalmologie* der geometrische Ort aller Raum-, Dingpunkte, die bei gegebenem Fixierpunkt auf korrespondierenden Netzhautstellen abgebildet u. daher einfach gesehen werden. Als Total-H. die Fläche eines gedachten Hohlzylinders, die senkrecht auf einem Kreis steht, der durch den jeweiligen Fixationspunkt u. die »Knotenpunkte« beider Augen geht (**H.-Kreis**; bei Konvergenz als ▸VIETH-MÜLLER-Kreis oder – verbessert – HERING-HILLEBRAND-Kreis); dieser Kreis wird beim Blick in die Ferne zur **H.-Ebene** (H.-Fläche). Die im Kreis vor dem Fixationspunkt gelegenen Punkte des Gesichtsfeldes werden »nasal disparat«, alle entfernteren »temporal disparat« (s.a. ▸Querdisparation) auf der Netzhaut abgebildet, jedoch in einem bestimmten kleinen Areal, dem PANUM-Areal, trotzdem noch einfach gesehen (außerhalb des Areals Doppelbilder); die horizontal verschobenen, auf nicht exakt korrespondierenden Netzhautstellen auftretenden Bildpunkte stellen eine Grundlage des räumlichen Sehens dar. S.a. Abb. **E** horopter.

**Horror** *(latein.)*: Schrecken, Ekel. – **H. auto|toxicus:** histor. Grundprinzip, wonach in der Regel körpereigene Bestandteile nicht zur Immunisierung führen; wird

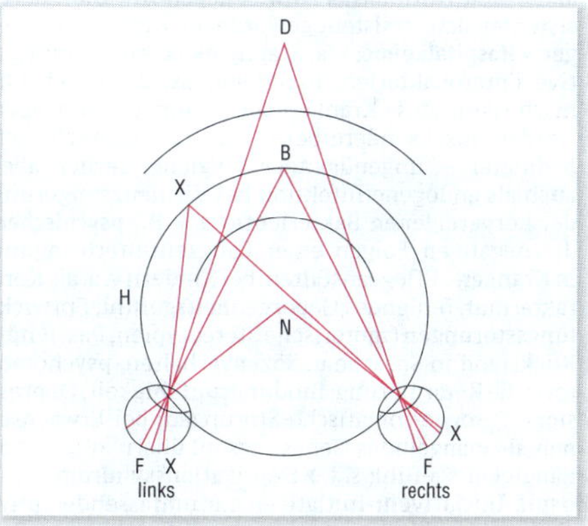


**Horopter:** Schnitt aus der Horopterfläche (**H**). Der Blickpunkt **B** wird in der Fovea (**F**), der Blickpunkt **X** in gleichen Abständen von der Fovea beider Augen abgebildet. Objekte außerhalb der Horopterfläche (**D**) zeigen eine nasale, solche innerhalb (**N**) eine temporale Querdisparation. Das PANUM-Areal, innerhalb dessen bei nicht exakter Korrespondenz noch einfach gesehen wird, erhält damit Tiefenwert. Der dadurch vor u. hinter die Horopterfläche ausgedehnte Fusionsbereich ist schematisch durch die zwei unbeschrifteten Linien angedeutet. Er nimmt nach der Peripherie entsprechend den ebenfalls größer werdenden PANUM-Arealen zu. [150]

bei ▸Autoimmunkrankheiten durchbrochen. E self-tolerance. – **H. fusionis:** Unfähigkeit zur Fusion beidäugig gesehener Bilder, z.B. beim Schielen.

**Horrortrip:** s.u. ▸LSD-Rausch.

**Horsley-Operation:** *Neurochirurgie* ▸Topektomie in der motorischen u. prämotorischen Region zur Ausschaltung der Krampfzentren bei Epilepsie u. Hyperkinesen. E motor cortex topectomy.

**Hortaea werneckii,** Cladosporium werneckii, Exophiala werneckii: Erreger von Tinea nigra (Cladosporiosis epidermica) in warmen Regionen (Zentral- u. Südamerika, Afrika, Asien); produziert **Hortein**, einen Stoff mit einem Acenaphthalin-Ringsystem.

**Hortega-Zelle** (PIO DEL RIO H., 1882–1945, Histologe, Buenos Aires): Mikrogliazelle mit kurzen Fortsätzen; besitzt die Fähigkeit, zu wandern u. zu phagozytieren (»Abräumzelle«). E Hortega cell.

**Horton-Syndrom** (BAYARD T. H., 1895–1980, Internist, Rochester): **1) H.-Neuralgie** (BAYARD T. H.), Cluster-Kopfschmerz, Histaminkopfschmerz, Erythroprosopalgie: Schmerzattacken im Augen-Stirn-Schläfen-Bereich, die meist periodisch zu bestimmten Tageszeiten (v.a. nachts), evtl. gehäuft, auftreten, streng halbseitig sind u. mit Tränenfluss, Rötung des Auges, evtl. auch des Gesichts, Schwellung der Nasenschleimhaut u. vermehrtem Pulsieren der Schläfenschlagader einhergehen. Sie sind durch Histamin (nicht immer) provozierbar u. durch Adrenalin kupierbar (= **H.-Test**). ***Ther.:*** im Anfall mit Sauerstoffinsufflation, Sumatriptan u. Ergotamin. E cluster headache. **2) H.-Magath-Brown-Syndrom:** ▸Arteriitis temporalis. E Horton's arteritis.

**Hospital|brand:** Gasödem, Streptokokkensepsis.

**Hospitalisierung:** Aufnahme in ein Krankenhaus (im dt. Sprachraum in eines für chronisch Kranke, z.B. auch ein Pflegehaus), i.e.S. die Zwangseinweisung (z.B. gem. Infektionsschutzgesetz, § 42 StGB) in eine psychiatrische Einrichtung. S.a. ▸Hospitalismus. E hospitalization.

**Hospitalismus:** alle durch die Besonderheiten eines Krankenhaus-, Anstalts- oder Heimaufenthaltes bedingten Schädigungen. E nosocomial disease, hospitalism. – **H., infektiöser,** Nosokomialschaden: die meist sekundären infektiösen Erkrankungen durch die in stationären Einrichtungen allgemein verbreiteten (»ubiquitären«), therapieresistenten, insbesondere aber – seit Antibiotika-Anw. – gegen Antibiotika resistenten bzw. resistent gewordenen Krankheitserreger = **Hospitalkeime**; v.a. Staphylokokken, gramnegative Enterobakterien, Pseudomonas, die durch klinisch gesundes Krankenhauspersonal übertragen werden, insbesondere bei – u.a. auch bautechnisch bedingter – ungenügender Hygiene; ferner aber auch als endogene Infektion bei Virulenzsteigerung der körpereigenen Bakterienflora. – **H., psychischer:** die negativen Folgen einer Langzeitunterbringung in Kranken-, Pflegeanstalten; bei Kindern v.a. als Kontaktarmut, fehlendes Geborgenheitsgefühl, Entwicklungsstörungen (motorische Stereotypien, Passivität, Rückstand in Sprache u. Sozialverhalten, psychomotorische Retardierung, Bindungsunfähigkeit, Depressionen) sowie somatische Störungen; bei Erwachsenen als mangelndes Genesungs- u. übermäßiges Abhängigkeitsgefühl; s.a. ▸Deprivationssyndrom.

**Hospiz-Initiativen:** Initiativen zur umfassenden physischen, psychischen, sozialen u. ggf. religiösen Betreuung unheilbar Kranker u. deren Angehörigen in der Sterbephase. Wenn möglich, gemeinsam mit Hausärzten u. sozialen Diensten etc. im Rahmen der häuslichen Versorgung u. Pflege, aber auch in teilstationären u. stationären Einrichtungen. Vorbild der Bewegung ist das 1967 von CECILY SAUNDERS gegründete St. Christopher's Hospice in London.

**host versus graft reaction** *(engl.): Immunologie* s.u. ▸Transplantatabstoßung. S.a. ▸graft versus host...

**HOT: 1)** Abk. für **h**ämatogene ▸**O**xidations**t**herapie nach WEHRLI. **2)** *(engl.)* Abk. für **h**yperbaric **o**xygen **t**herapy: ▸hyperbare Oxygenation.

**hot box** *(engl.):* Lichtkasten zur Rumpferwärmung.

**hot ulcer** *(engl. = heißes Geschwür):* venöses Stauungsulkus (Ulcus cruris) bei a.v. Fisteln im Gliedmaßenbereich, meist an der Unterschenkelinnenseite.

**Hot-Can-System** *(engl.): Kardiologie* ▸Active-Can-System.

**Hotchkiss-MacManus-Reaktion:** *Histologie* ▸PAS-Reaktion.

**Hounsfield-Einheit** (SIR GODFREY N. H., geb. 1919, brit. Elektroingenieur, 1979 Nobelpreis für Physiologie u. Medizin), Abk. HE: Wert, der bei der ▸Computer-Tomographie angibt, wie stark der auf den Körper des Patienten gerichtete Fächerstrahl durch dessen Körperschichten geschwächt wird. Der Schwächungswert wird auf Wasser bezogen (= 0 HE) und hängt ab von den vorhandenen Strukturen; seine Verteilung wird durch das im Rechner aus den verschiedenen Projektionen erzeugte Bild dargestellt. E Hounsfield unit.

**House-Carrey-Syndrom:** Herzfrequenzabnahme (▸Bradykardie) u. Kurzatmigkeit als Folge des Missbrauchs von Ephedrin- u. Naphthazolin-Präparaten. E House-Carrey syndrome.

**Houssay-Syndrom** (BERNARDO A. H., 1887–1971, Physiologe, Buenos Aires; 1947 Nobelpreis für Medizin): klin. Korrelat zu dem von HOUSSAY u. BIASOTTI beschriebenen Phänomen, dass die Hypophysektomie beim pankreatektomierten Versuchstier eine Steigerung der Insulinempfindlichkeit verursacht. E Houssay syndrome.

**Howard-Dolman-Test:** *Ophthalmologie* Prüfung der Tiefensehschärfe durch Verschiebenlassen eines schwarzen Stabes vor weißem Hintergrund bis zur vermeintlichen Übereinstimmung mit der Entfernung eines feststehenden Vergleichsstabes.

**Howard-Test: 1)** bei Hypertonie vergleichende Untersuchung des durch Ureterkatheterismus gewonnenen Harns beider Nieren zur Diagnostik einer einseitigen Nierenarterienstenose (anhand der einseitigen Verminderung des Harnzeitvolumens u. der Natriumkonzentration). E Howard test. **2)** Nachweis des latenten Hypoparathyreoidismus durch Infusion einer calciumhaltigen physiologischen Kochsalzlösung u. 5-malige Harnkontrolle (über 3 Tg.); bei Nebenschilddrüsen-Unterfunktion tritt eine Hyper- statt der physiologischen Hypophosphaturie auf. Verkürzte Methode nach H.-HOPKINS-CONNOR.

**Howell** (WILLIAM H. H., 1860–1945, Physiologe, Baltimore). – **H.-Körperchen:** *Hämatologie* ▸JOLLY-Körper. E H.-Jolly bodies. – **H.-Test:** Bestg. der Plasmarekalzifizierungszeit (**H.-Zeit**) nach der »Häkchenmethode« (mit Platinhäkchen); ein Subglobaltest der Blutgerinnungsfaktoren, abhängig u.a. von Prothrombingehalt u. -umwandelbarkeit, Präsenz der ▸Faktoren V, VII u. X, Fibrinogengehalt u. -qualität. Von QUICK durch Zusatz genormter Thrombokinase zum Test zur Bestg. der »Prothrombinzeit« modifiziert. E Howell's test.

**Howship** (JOHN H., 1781–1841, Chirurg, London). – **H.-Lakunen:** bei der lakunären Knochenresorption durch Osteoklasten hervorgerufene Vertiefungen in der Knochensubstanz. E Howship's lacunae. – **H.-Romberg-Zeichen** (MORITZ HEINR. V. R.): von der Innenseite des Oberschenkels zum Knie ausstrahlende Schmerzen bei Obturatoriusneuralgie. E Howship-Romberg sign.

**Hoyer** (HEINR. FR. H., 1834–1907, Histologe, Warschau). – **H.-Anastomosen:** ▸SUCQUET-HOYER-Kanäle. – **H.(-Grosser)-Organ:** ▸Glomusorgan. E Hoyer-Grosser organ, glomus body.

**Hp:** Abk. für ▸**H**a**p**toglobin.

**HPL** *(engl.)* Abk. für **h**uman **p**lacental **l**actogen, human chorionic somatotropin: das der Erhaltung des Schwangerschaftsgelbkörpers dienende Hormon des Plazentasynzytiums mit Prolactin-Somatotropin-ähnlicher Wirkung. Die Werte im mütterlichen Blut u. Harn steigen bis Schwangerschaftsende kontinuierlich an. Gilt als Parameter der Plazentafunkti-

on: Anstieg von einigen Nanogramm bis auf 5,4 µg; Absinken z.B. bei drohendem Abort.
**HPLC** *(engl.)* Abk. für **h**igh **p**erformance **l**iquid **c**hromatography, Abk. für **h**igh **p**ressure **l**iquid **c**hromatography: leistungsfähige Trennmethode, die z.B. zur quantitativen Bestimmung von Catecholamin-Abbauprodukten angewendet wird.
**HPMG** *(engl.)* Abk. für **h**uman **p**ost**m**enopausal **g**onadotropin: ▸Menotropin.
**Hp-System:** Plasmaproteinpolymorphismus des ▸Haptoglobins.
**HPT:** Abk. für ▸**H**yper**p**ara**t**hyr(e)oidismus.
**HPV: 1)** *(engl.)* Abk. für High-Passage-Virus: attenuierte Stämme des ▸Rötelnvirus, die zur Herstellung von ▸Rötelnvakzine dienen. **2)** Abk. für **h**umane ▸**P**apilloma-**V**iren.
**hr:** ein Antigen des ▸Rhesussystems.
**H-Ras-Gen:** ▸Ras-Gene.
**H-Reflex,** HOFFMANN-Reflex: (1922) durch elektrische Reizung der Muskelspindelafferenzen in Muskelnerven auslösbarer, elektromyographisch erfassbarer, monosynaptischer Reflex (Eigenreflex). Klinisch genutzt zur Testung der Erregbarkeit von α-▸Motoneuronen des Rückenmarks. E H reflex.
**$H_1$-Rezeptoren:** s.u. ▸Histamin. Analog: **$H_2$-R.** E H receptors.
**$H_1$-Rezeptorenblocker:** klassische ▸Antihistaminika.
**$H_2$-Rezeptorenblocker:** Substanzen, die die Magensäuresekretion hemmen. ***Wirkung:*** blockieren spezifisch die Histaminrezeptoren ($H_2$-Rezeptoren, s.a. ▸Antihistaminika) der Magenschleimhaut u. bewirken dadurch eine Hemmung der Säuresekretion. Je nach Präparat darüber hinaus spasmolytische, adrenolytische, antiemetische, lokalanästhetische, fungistatische u. sedierende Wirkungen. ***Wirkst.:*** z.B. Cimetidin, Ranitidin, Famotidin, Roxatidin, Nizatidin. ***Anw.*** als Ulkustherapeutika zur Ther. von Magengeschwüren oder anderen säurebedingten Erkr. des oberen Gastrointestinaltraktes. ***NW:*** gastrointestinale Störungen, Ödeme, Schwindel, Kopfschmerzen, Müdigkeit, Muskelschmerzen; sehr selten (durch antiandrogene Effekte) bei Langzeitanw. Potenzstörung, Hyperprolactinämie, Gynäkomastie. E $H_2$-receptor blockers.
**Hryntschak** (THEODOR H., 1889–1952, Urologe, Wien). – **H.-Katheter:** Ballonkatheter mit MERCIER-Krümmung u. 2 Augen unterhalb der »vollen« Spitze. – **H.-Operation:** ▸HARRIS-HRYNTSCHAK-Operation.
**$H_2S$:** ▸Schwefelwasserstoff.
**HSE:** Abk. für **H**erpes-**s**implex-**E**nzephalitis.
**H-Sera:** Antisera gegen ▸H-Antigene.
**HSG:** Abk. für ▸**H**ystero**s**alpingo**g**raphie.
**HS-Mucopolysaccharidose,** Abk. für Heparansulfat-Mucopolysaccharidose: der Typ III-A der Mucopolysaccharidose (s.u. ▸SANFILIPPO-Syndrom).
**HSN,** Abk. für **h**ereditäre **s**ensible **N**europathie: ▸THÉVENARD-Syndrom. E HS(A)N = hereditary sensory (and autonomic) neuropathy.
**$H_2SO_3$:** schwefelige Säure. **$H_2SO_4$:** Schwefelsäure.
**HST,** Abk. für Haase-Schwellen-Test: s.u. ▸Neuroleptika.
**Hst-Gen:** ▸Onkogene.
**H-Streifen:** *Histologie* Abk. für ▸Hensen-Streifen.
**H-Substanzen,** **h**eterogenetische Substanz: *Serologie* bei fast allen Menschen vorkommende (s.a. ▸Bombay-Typ) Ausgangssubstanz für die Synthese der ▸Blutgruppensubstanzen A u. B des AB0-Blutgruppensystems. E H substances.
**HSV:** Abk. für ▸**H**erpes-**s**implex-**V**irus.
**HT:** Abk. für ▸**H**erz**t**on. – Als 5-HT (biochem) Abk. für 5-**H**ydroxy**t**ryptamin.
**5-$HT_1$-Agonisten:** hochspezifisch 5-$HT_{1B/1D}$-Rezeptoren (Rezeptoren für ▸Serotonin) aktivierende Substanzen. ***Wirkung:*** Hemmung der neurogenen Entzündung, Konstriktion erweiterter Hirngefäße; ***Wirkst.:*** z.B. Sumatriptan, Naratriptan, Zolmitriptan, Rizatriptan. ***Anw.*** zur Attackenbehandlung der Migräne; wichtigste ***NW:*** koronare Vasospasmen (selten). E 5-$HT_1$ agonists.
**5-HT-Antagonisten:** ▸Serotonin-Antagonisten. E 5-HT receptor antagonists.
**5-$HT_3$-Antagonisten:** selektiv an den zentralen 5-$HT_3$-Rezeptoren (Rezeptoren für ▸Serotonin) in der Area postrema (Triggerzentrum für Erbrechen) hemmend wirkende Substanzen. ***Wirkst.:*** z.B. Ondansetron, Tropisetron, Granisetron, Dolasetron; ***Anw.*** als potente Antiemetika, z.B. bei Zytostatika-induziertem Erbrechen; ***NW:*** Kopfschmerzen, gastrointestinale Störungen. E 5-$HT_3$ antagonists.
**HTGL:** Abk. für **h**epatische **T**ri**g**lycerid**l**ipase.
**HTLV** *(engl.)* Abk. für **h**uman **T**-cell **l**ymphotropic **v**irus, Abk. für **h**uman **T**-cell **l**eukemia **v**irus: ▸Retroviren, die beim Menschen T-Lymphozyten infizieren können. Als ▸Tumorviren wurden **HTLV I** bei T-Zell-Lymphomen isoliert. **HTLV II** gilt als apathogen. **HTLV III** (GALLO et al. 1984) ist eine ältere Bez. für ▸HIV (Erreger von ▸AIDS).
**HTP:** Abk. für ▸**H**uman**t**rocken**p**lasma.
**HTx** *(engl.)* Abk. für **h**eart e**x**change: ▸Herztransplantation.

H

**HU,** Abk. für **H**ydroxy**u**rea: ▸Hydroxycarbamid.
**Huber-Nadel:** ▸Port.
**Hub|raum|reserve:** *Kardiologie* ▸Restblut. E endsystolic ventricular blood.
**Hucke|pack-Herz:** einem Herzen zusätzlich – zur Stützung seiner Leistung – aufgepflanztes Herztransplantat (Spenderherz).
**Hucke|pack-Linse:** zweiteilige Kontaktlinse, bestehend aus einer Trägerlinse (z.B. aus hydrophilem Material) u. einer ihr durch Adhäsion anhaftenden Linse (z.B. aus gaspermeablem Material). E piggyback lens.
**Hübener-Friedenreich-Thomsen-Phänomen,** T-Agglutinationsphänomen: Oberflächenveränderung roter Blutkörperchen (T-Transformation) durch die Neuraminidase bestimmter Bakterien u. durch Mukoviren, die bei Erythrozyten der Menschen Panagglutination zur Folge hat. Wird in der Blutgruppenserologie genutzt zum Nachweis inkompletter Antikörper; ist Ursache von Fehlbestimmungen der Blutgruppen u. von hämolytischen Transfusionsreaktionen. E (Huebener-Friedenreich-)Thomsen phenomenon.
**(v.-)Hübl-Jodzahl:** eine ▸Jodzahl, bestimmt durch Zusatz eines 1+1-Gemisches von 5%iger alkoholischer Jod- u. 6%iger Quecksilberchlorid-Lösung (= **H.-Reagens**; mit 5% HCl als **H.-Waller-Reagens**) u. Jodometrie des Jodüberschusses. E Hübl's number.
**Hueck-Assmann-Krankheit:** Osteomyelosklerose mit Anämie. E Hueck-Assmann disease.
**Hüfner-Hand:** Holzkunsthand mit leicht gebeugten, aktiv gegeneinander beweglichen Fingern.
**Hüft...:** s.a. ▸Hüftgelenk..., ▸Kox...
**Hüft|apparat:** *Orthopädie* **1)** Schienen(-Hülsen-)Konstruktion zur Bewegungsbegrenzung eines Hüftgelenks bzw. mit Tuberaufsitz, beweglichem, feststellbarem Kniegelenkteil, Schienen-Schellen-Konstruktion am Unterschenkel u. beweglichem Sprunggelenk als hüftgelenkentlastende Gehhilfe. **2)** Schienenkonstruktion zur Retention der Korrekturstellung nach Einrenkung einer angeborenen Hüft(gelenk)luxation.
**Hüft|arthro|dese:** *Chirurgie, Orthopädie* ▸Arthrodese zur Hüftgelenkversteifung, v.a. bei schwerer Arthrosis deformans, Schlottergelenk; z.B. nach WITT, LANGE, HIBBS, WATSON-JONES, CHARNLEY. E hip arthrodesis.
**Hüft|arthro|graphie:** ▸Arthrographie des Hüftgelenks, dessen Innenstrukturen durch Einbringen eines röntgenpositiven oder -negativen Kontrastmittels (Jodpräparate bzw. Luft, Gas) zur Darstellung gebracht werden. E arthrography of the hip joint.
**Hüft|arthro|plastik:** ▸Arthroplastik zur Korrektur des Hüftgelenks, z.B. bei Koxarthrose; ▸Hüftpfannenplastik, ▸Hüftkopfprothese. E hip arthroplasty.

**Hüft|bandage:** *Orthopädie* Spreizbandagen zur funktionellen Behandlung angeborener Hüftleiden (Hüftdysplasie); z.B. als ▸BECKER-Spreizhose, ▸FREJKA-Spreizkissen, ▸PAVLIK-Zügel, HOFFMANN-DAIMLER-Hüftbeuge-Abspreiz-Bandage; s.a. Abb. Bewirken tiefes Einstellen des Hüftkopfes in die Hüftpfanne durch Beugung u. Abspreizung im Hüftgelenk bei gleichzeitiger Zügelung der Adduktion u. Überstreckung.

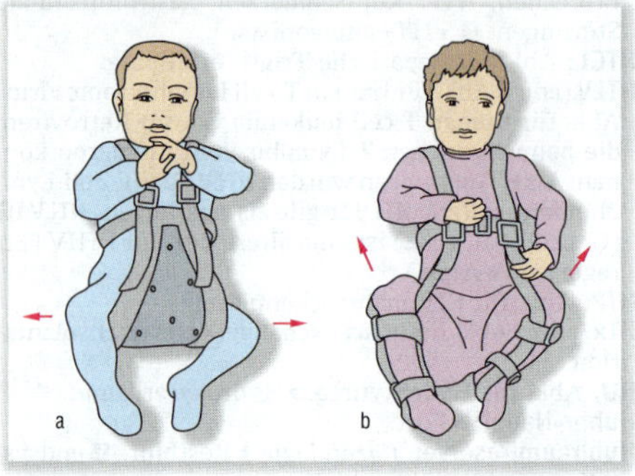


**Hüftbandage:** a) Spreizhose; b) PAVLIK-Bandage.

**Hüft|bein:** ▸Os coxae. E hip bone.
**Hüft|dysplasie:** ▸Dysplasia coxae congenita. E congenital hip dysplasia.
**Hüfte:** **1)** die vom Hüftgelenk u. dessen Weichteilmantel geformte seitliche Körperpartie zwischen oberem Beckenrand u. Beginn des Oberschenkels. **2)** Kurzbezeichnung für Hüftgelenk u. Hüftbein; s.a. ▸Coxa, ▸Kox... E hip. – **H., leere:** Zustand nach Entfernung einer (meist infizierten) Endoprothese, der Zeitraum sollte v.a. bei älteren Patienten möglichst kurz gehalten werden. – **H., schnappende, schnellende H.:** ruckartig-schnappendes Gleiten eines strangförmigen Teils des Tractus iliotibialis (oder des M. gluteus maximus) über den großen Rollhügel des Oberschenkelknochens bei Hüftbeugung u. -streckung; u.U. mit schmerzhafter Gehbehinderung; konstitutionell oder seltener als Unfallfolge. E snapping hip.
**Hüft|gelenk:** *Anatomie* ▸Articulatio coxae. E hip joint.
**Hüft|gelenk...:** s.a. ▸Hüft...
**Hüft|gelenk|entzündung:** ▸Coxitis; z.B. als tuberkulöse H. (=▸Coxitis tuberculosa).
**Hüft|gelenk|ersatz:** ▸Hüftarthroplastik.
**Hüft|gelenk|luxation:** ▸Hüftluxation.
**Hüft|gelenk|versteifung:** **1)** *Pathologie* Ankylose des Hüftgelenks. **2)** *Chirurgie* ▸Hüftarthrodese. E stiffening of hip joint.
**Hüft|kontraktur:** Hüftgelenkversteifung in Beuge- u./oder Adduktions- bzw. Abduktionsstellung sowie in Rotations- u. Extensionsstellung infolge Weichteilschrumpfung durch dauerhaften krankhaften Muskelzug (z.B. bei Psoasreizung, Spastik bei LITTLE-Krankheit, Muskelantagonistenlähmung nach Poliomyelitis) oder als Folge eines Narbenzugs bzw. einer Sehnen-, Bänderschrumpfung (myo-, dermato- bzw. desmogene ▸Kontraktur). Wird anfangs kompensiert durch die Wirbelsäule (vermehrte Lordose, Skoliose; mit Beckenschiefstand). E hip contracture.
**Hüft|kopf:** ▸Caput femoris. E head of femur.
**Hüft|kopf|bruch:** Femurfraktur als Aus-, Absprengung an bzw. der Kopfkalotte oder aber Trümmerbruch des Hüftkopfes. E femoral head fracture.
**Hüft|kopf|nekrose:** Knochen- = Osteonekrose des ▸Caput femoris, z.B. bei der PERTHES-Krankheit (= **juvenile H.**), bei örtlicher Durchblutungsnot (▸Ischämie) nach Entzündung oder als Unfallfolge (z.B. nach Schenkelhalsfraktur). Führt zu schmerzhafter Hüftkontraktur, ▸Koxarthrose. E necrosis of the head of femur.
**Hüft|kopf|prothese:** ▸Endoprothese zum Ersatz des Hüftkopfes (Caput femoris); z.B. nach CHARNLEY, JUDET, THOMPSON, MOORE; evtl. als Teil einer Totalendoprothese. E femoral head prosthesis.
**Hüft-Lenden-Streck|steife:** Steifheit in Hüftgelenk(en) u. Lendenwirbelsäule; als krankhaft fixierte Lordose der LWS mit – meist beidseitiger – ▸Hüftkontraktur (Lenden- u. Hüftstreckerkontraktur); mit Brettsymptom, stampfendem Gang (»Schiebergang«).
**Hüft|luxation,** Luxatio coxae: Verrenkung des Hüftkopfes (Verlagerung aus der Hüftpfanne; Abb.). E dislocation of hip. – **H., angeborene,** Luxatio coxae

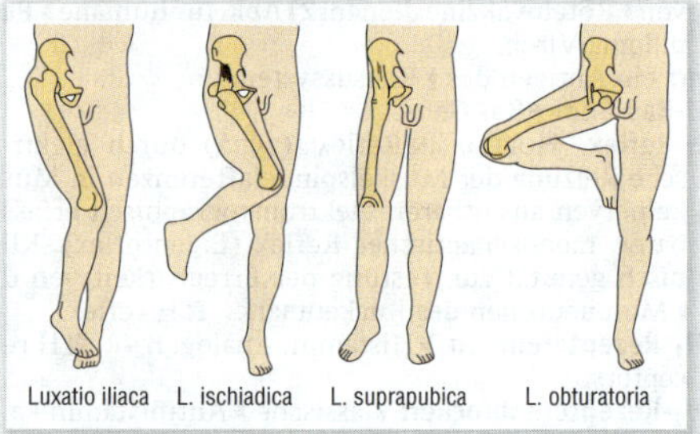


**Hüftluxation.** [364]

congenita: **1)** echte angeborene Form (teratologische H.), die bereits bei Geburt ausgeprägt ist. Hüftkopfverlagerung nach hinten oben (Luxatio iliaca) mit geringer Pfannenabflachung u. meist auch mit Fuß- u. anderen Beinfehlbildungen. Die Ursache ist unklar. E congenital d. **2)** als sog. angeborene H. eine Luxation, die sich auf dem Boden einer angeborenen Dysplasia coxae luxans entwickelt. ***Pathogen.:*** Auf der Grundlage eines Missverhältnisses zwischen Hüftkopf u. abgeflachter Hüftpfanne mit unterentwickeltem Pfannendacherker (Hüftgelenkdysplasie), Coxa valga u. vermehrter Antetorsion im Schenkelhals entsteht eine Subluxations- oder Luxationsstellung des Femurkopfs oberhalb des Azetabulums. Häufigster Bildungsfehler des menschlichen Skeletts, ♀:♂ = 5:1. Unvollständig dominanter Erbgang in Zusammenwirken mit exogenen Faktoren. Häufiger einseitig.Tritt oft in Kombination mit anderen Krankheitsbildern auf, z.B. Arthrogryposis multiplex congenita, Dysmelie, angeborener Klumpfuß, Torticollis u. als Bestandteil von Erbsyndromen. ***Stadien:*** Stadium I) Dysplasie des Hüftgelenks (häufigste angeborene Fehlbildung mit familiärer Häufung von etwa 20%): flache, unterentwickelte Pfanne mit steil stehendem Pfannendach u. verzögerter Verknöcherung des proximalen Femurendes. Kollodiaphysen- u. Antetorsionswinkel verstärkt. Durch ungenügenden Widerhalt wird der Schenkelkopf durch Muskelkraft im 1. Lj. nach kranial aus der Pfanne bewegt = Übergang zum Stadium II (Subluxation); Stadium III: komplette Luxation. ***Klinik:*** In Stad. I Einschränkung der Abduktionsfähigkeit bei gebeugtem Hüftgelenk, Glissement (DUPUYTREN-Zeichen), ORTOLANI-Zeichen. Großer Prozentsatz ohne klinische Symptomatik (Familienanamnese!). In Stad. I u. II unterschiedlich starke Fehlhaltung des Säuglingsbeins in Beuge-Abduktion-Außenrotation-Stellung, Bewegungsarmut gegenüber der gesunden Seite. Abduktion eingeschränkt; Rotation u. Adduktion vermehrt mgl. Dem Ausmaß der Luxation entsprechende relative Beinlängenverkürzung. Trochanter major vermehrt konturgebend, Asymmetrie der Gesäßhälften, Hochstand der Adduktorenfalten auf der Innenseite des Oberschenkels. Im Kindesalter bei einseitigem Befall Beckentiefstand auf der erkrankten Seite infolge relativer Beinverkürzung, bei doppelseitigem Befall verstärkte Lordose infolge Rückverlagerung der Hüftgelenkachse. Durch Annäherung von Ursprung

u. Ansatz der kleinen Gesäßmuskeln (Insuffizienz) entstehen Trendelenburg-Zeichen u. -Hinken. ***Diagn.:*** pathologisches Sonogramm (Graf-Schema); radiologisch verschiedene Luxationsgrade (Hilgenreiner-Schema; Unterbrechung der Ménard-Shenton-Linie, s. Abb.); evtl. Hüftarthrographie. ***Ther.:*** Dysplasie: Lagerung der Beine in Beugeabspreizstellung. Spreizbandage bzw. Spreizkissen. Subluxation u. Luxation: Reposition, Retention im Gipsverband. Danach weiter wie Dysplasie. Evtl. Operation (offene Reposition oder Korrektur): Dreh-/Varisierungsosteotomie, pfannendachbildende Eingriffe mit verschiedenen Techniken. ***Progn.:*** In allen drei Stadien ist Heilung möglich; optimale Behandlungsergebnisse im Dysplasiestadium. Deshalb frühzeitige Diagn. u. Ther. Unvollständige Gelenkentwicklung hat Bedeutung als präarthrotische Deformität. – **H., traumatische:** unfallbedingte – geschlossene oder offene – Luxation im Hüftgelenk; i.d.R. nach massiver Gewalteinwirkung. ***Formen:*** je nach Richtung der Hüftkopfverlagerung unterschieden: Luxatio posterior (nach hinten) u. oben bzw. unten (Lux. iliaca bzw. ischiadica), seltener Lux. anterior (nach vorn) u. oben oder unten (Lux. [supra]pubica = iliopectinea bzw. obturatoria); bei unregelmäßigen Formen z.B. unter oder über das Gelenk (Lux. supra- bzw. infracotyloidea), dammwärts (Lux. perinealis) oder in die Tiefe der Gelenkpfanne = innere oder **zentrale H.** (▸ Luxatio centralis; s.a. Abb.). ***Klinik:*** Schmerzen, Funktionshemmung mit federndem Widerstand, typusabhängige Fehlhaltung (Adduktion oder Abduktion, Beugung, scheinbare Beinverlängerung oder -verkürzung, Letztere mit Trochanterhochstand). ***Ther.:*** Reposition, frühe funktionelle Nachbehandlung. ***Kompl.:*** führt evtl. zu Kapsel- u. Muskelzerreißung, Nerven- u. Gefäßverletzung, Hüftpfannen-, Hüftkopf-, Schenkelhalsfraktur (Hüftverrenkungsbruch). Mgl. Spätfolgen sind Hüftkopfnekrose, Koxarthrose. **E** traumatic d.

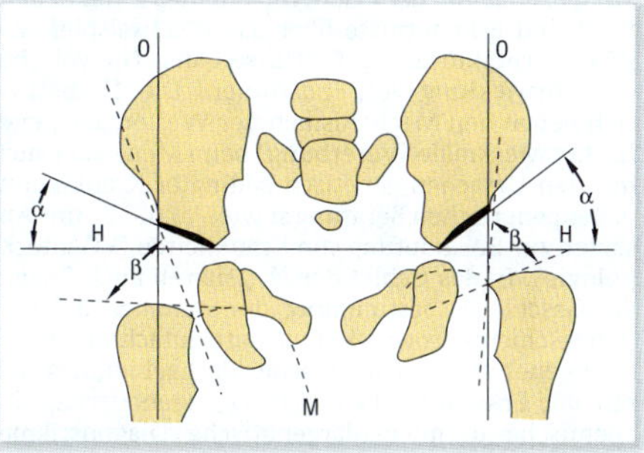


**Hüftluxation, angeborene:** typ. Zeichen. **H** = Hilgenreiner-Linie, **O** = Ombrédanne-Linie, **M** = Ménard-Shenton-Linie, **α** = Pfannenwinkel, **β** = Winkel zwischen prox. Femurende, med. Femurstachel u. Pfannenerker (zeigt nach Zsernaviczky u. Türk ab 50° Übergang zu Dysplasie, Subluxation). [47]

**Hüft|pfannen|nekrose:** ▸ Hässler-Syndrom. **E** acetabular necrosis.

**Hüft|pfannen|plastik:** *Orthopädie* Korrektur der Hüftgelenkpfanne (Acetabulum), z.B. als Muldenplastik (Ausfräsung u. Kunststoffkappeneinpflanzung) oder als **Hüftpfannendachplastik** zur Verbesserung der Hüftkopfüberdachung; z.B. durch Spananlagerung am Pfannenerker (Spitzy), Herunterbiegen des oberen Pfannenrandes (Lange), Beckenosteotomie mit Hüftpfannenverschiebung (Chiari, Salter). S.a. ▸ Colonna-Codivilla-Operation. **E** acetabuloplasty.

**Hüft|plastik:** ▸ Hüftarthroplastik, ▸ Hüftpfannenplastik.

**Hüft|verband:** ▸ Spica coxae (ascendens u. descendens) als Bindenverband; ferner hosenartiger Verband mit Schlauchmull. S.a. ▸ Beckengips. **E** hip bandage.

**Hühner|auge:** *Dermatologie* ▸ Clavus. **E** corn.

**Hühner|brust,** Pectus carinatum, Kielbrust: Brustkorbfehlform mit stielartigem Vorspringen des Sternums u. muldenförmiger Eindellung der seitlichen Thoraxpartien (bei gleichzeitig vergrößertem Sagittaldurchmesser), manchmal asymmetrisch; als Entwicklungsanomalie (z.B. bei Silverman-Syndrom). Chirurgische Korrektur aus kosmetischen und psychologischen Gründen (nicht vor Schuleintritt). **E** chicken (or pigeon) breast.

**Hühner|sarkom-Virus:** ▸ Rous-Sarkomvirus. **E** chicken sarcoma virus.

**Hüllen|antigene:** *Bakteriologie* Kapsel- = ▸ K-Antigene (A-, B-, L-, Vi-Antigen) oder Virologie das ▸ Hepatitis-B-Oberflächen-Antigen. **E** surface antigen.

**Hüll|proteine:** Eiweißstoffe (Proteine), aus denen die Hülle von Viren oder Bakteriophagen besteht. **E** envelope proteins.

**Hülse:** *Chirurgie, Orthopädie* nicht abnehmbarer starrer Stützverband unter Verwendung von Zinkleim, Gipsbinden, plastischem Material als »Tutor«; auch ein nach Modell gefertigtes (Leder-)Teil eines Stützapparates; s.a. ▸ Schienen-Hülsen-Apparat. **E** cast.

**Hülsen|früchte:** die reifen Samen der Leguminosen (Bohnen, Erbsen, Linsen, Sojabohnen); reich an – z.T. schwer verdaulichem – wenig essentielle ▸ Aminosäuren enthaltendem Eiweiß, Kohlenhydraten (v.a. Stärke) u. Cellulose; z.T. auch Fett (Sojabohne, Erdnuss) u. Vitamin B enthaltend. **E** legumes.

**Hülsen|kapillare:** *Anatomie* arterieller Kapillarabschnitt in der Milz, mit hülsenartiger Wandverdickung aus retikulärem Bindegewebe. **E** sheathed arterioles.

**Hünermann-Syndrom** (Carl H., 1899–1942, Pädiater, Koblenz): ▸ Chondrodysplasia punctata (X-chromosomal-dominanter Typ).

**Hürthle** (Karl Wilhelm H., 1860–1945, Histologe, Breslau). – **H.-Zellen:** ▸ Onkozyten. – **H.-Zell-Adenom:** onkozytäres, mitochondrienreiches Schilddrüsenadenom, das wahrscheinlich (H.-Struma) identisch ist mit dem »großzelligen Adenom« (Langhans). **E** Hürthle cell adenoma. – **H.-Zell-Karzinom:** onkozytäre, großzellige, mitochondrienreiche Variante des papillären ▸ Schilddrüsenkarzinoms. Enthält fast nur in soliden Strängen liegende onkozytäre Zellen mit Gefäß- u. Kapselinfiltration. Metastasen treten v.a. in Lymphknoten u. Lungen auf. **E** H. cell carcinoma.

**Hueter** (Karl A. H., 1838–1882, Chirurg, Greifswald). – **H.-Dreieck:** *Chirurgie* das normalerweise gleichschenklige Hilfsdreieck an der Rückseite des rechtwinklig gebeugten Armes, dessen Eckpunkte (beide Oberarmepikondylen u. Olekranonspitze) bei gestrecktem Arm auf einer Geraden liegen (**H.-Linie**). Ist bei örtlichen Knochenbrüchen, Verrenkungen charakteristisch abgeflacht u. schließt an einem der Kondylen einen rechten Winkel ein. – **H.-Methode:** Herabdrücken u. Vorziehen der Zunge mit dem

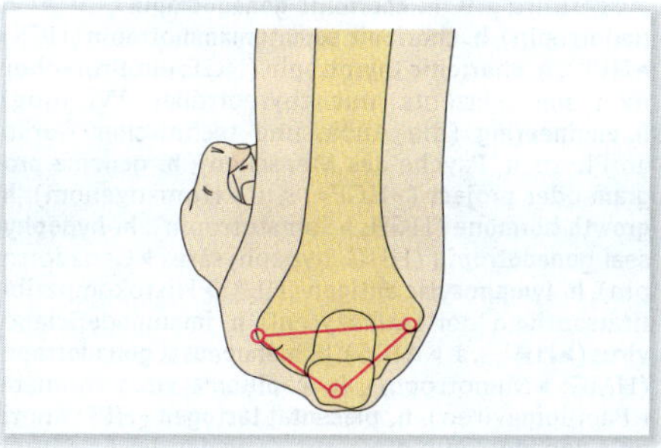

**Hueter-Dreieck.** [220]

Zeigefinger (u. damit Vorziehen von Kehldeckel u. -kopf) zur Erleichterung der Einführung eines Magenschlauches. E Hueter's maneuver. – **H.-Operation:** *Orthopädie* Resektion des Köpfchens des 1. Mittelfußknochens bei Hallux valgus. Von MAYO modifiziert (Teilresektion des Köpfchens, Interposition eines distal gestielten Kapsellappens). – **H.-Zeichen:** Fehlen des Frakturzeichens »Krepitation« bei Weichteilinterposition. E H.'s sign.

**Huet-Kernanomalie:** *Hämatologie* s. u. ▶PELGER. E Pelger-Huet nuclear anomaly.

**Huf|eisen|abszess:** Bezeichnung für einen Analabszess (evtl. ausgehend von einer Analfistel), der durch das Foramen coccygeum auf die Gegenseite reicht; auch abgesackter Bauchhöhlenabszess mit Ausladungen in die Beckenschaufelgruben, evtl. mit prävesikaler Kommunikation.

**Huf|eisen|niere,** Ren arcuatus: *Pathologie* beckenwärts verlagerte, U-förmige ▶Verschmelzungsniere mit bindegewebiger oder parenchymatöser Gewebsbrücke unter den Harnleitern; oft auch akzessorische Gefäße. Ist symptomlos oder aber mit Abflussstörung, Steinbildung, Beschwerden infolge Kompression der großen Bauchgefäße (▶ROVSING-Syndrom). E horseshoe kidney.

**Huflattich:** ▶Tussilago farfara.

**Hufnagel-Prothese:** künstliche Aortenklappe aus 3 einzelnen Taschenklappen (Dacron, Siliconüberzug der freien Flächen außer Klappenrändern). E Hufnagel prosthesis.

**Huggins-Methode:** Hormonbehandlung (Östrogene) des Prostatakarzinoms, kombiniert mit op. Kastration; falls unzureichend, totale Adrenalektomie.

**Huggler-Endoprothese:** eine ▶Hüftarthroplastik als Totalendoprothese: Metallpfanne mit 3 Polyäthylen-Gleitlagen u. Metall-Hüftkopf.

**Hugh-Jones-Stufentest:** (1952) Atemfunktionsprüfung unter Belastung durch 5-minütiges rhythmisches Besteigen einer (dem Körpergewicht angepassten) Stufe 20-mal pro Minute unter Abstieg nach hinten.

**Hughes-Stovin-Syndrom:** (1960) ursächlich unklares Krankheitsbild mit wiederkehrenden oberflächlichen (polytopen) ▶Thrombophlebitiden (evtl. aber auch Thrombose der Hirnblutleiter u. ▶Hirndruck) u. Bildung von mykotischen Aneurysmen der Lungenarterien (mit – u. U. letaler – Hämoptoe).

**HUGO** *(engl.)* Abk. für **hu**man **g**enome **o**rganization: s. u. ▶Humangenom.

**Huhner(-Sims)-Test** (MAX H., 1873–1947, Urologe, New York; HARRY M. S., amerikan. Frauenarzt): ▶Postkoitaltest. E Huhner test.

**Hultén-Varianten:** *Pathologie* relative Überlänge oder Verkürzung (= Plus- bzw. Minusvariante) der Elle im Vergleich zur Speiche; z. B. bei Abortivformen der MADELUNG-Deformität.

**Hultman-Probe:** photometrische Bestimmung des ▶Blutzuckers aus dem Überstand einer mit Trichloressigsäure behandelten Blutprobe (Ausfällung), die mit o-Toluidin-Eisessig-Lösung versetzt wurde.

**human, Human...:** den Menschen betreffend, vom Menschen stammend, »menschlich«, am Menschen ausgeführt; z. B. **h. chorionic gonadotropin** (s. u. ▶Gonadotropin), **h. chorionic somatomammotropin** (HCS = ▶HPL), **h. chorionic thyrotropin** (HCT; ein Proteohormon der Plazenta mit thyreotroper Wirkung), **h. engineering** (die Anpassung technischer Geräte an Physis u. Psyche des Menschen), **h. genome program** oder **project** (»HGP«, s. u. ▶Humangenom), **h. growth hormone** (HGH; ▶Somatotropin), **h. hypophyseal gonadotropin** (HHG; hypophysäres ▶Gonadotropin), **h. lymphocytic antigen** (HLA; ▶Histokompatibilitätsantigen [der Leukozyten]), **h. immunodeficiency virus** (▶HIV; s. a. ▶AIDS), **h. menopausal gonadotropin** (HMG; ▶Menotropin), **h. papilloma virus** (humane ▶Papillomaviren), **h. placental lactogen** (HPL; chorionic gonadotropin prolactin, CGP: das der Erhaltung des Schwangerschaftsgelbkörpers dienende Hormon des Plazentasynzytiums mit Prolactin-Somatotropin-ähnlicher Wirkung: human chorionic somatotropin = HCS; im mütterlichen Blut u. Harn, in dem die Werte bis Schwangerschaftsende kontinuierlich ansteigen; gilt als Parameter der Plazentafunktion: Anstieg von einigen Nanogramm bis auf 5,4 µg; Absinken z. B. bei drohendem Abort), **h. skeletal growth factor** (ein Protein, das beim Abbau von Knochenzellen gebildet wird u. Zellneubildung stimuliert), **h. T-cell leukemia virus** (▶HTLV), **h. thyroid stimulator** (s. u. ▶long-acting thyroid stimulator).

**Humanalbumin,** Humanserumalbumin, Abk. HA: pyrogenfreie, sterile, fast nur Albumin enthaltende, aus Menschenblut gewonnene Eiweißlösung; ***Anw.*** als Infusionslösung, z. B. bei Volumenmangel, Hypalbuminämie; als $^{51}$Cr-H. zur Diagnostik der exsudativen Enteropathie. E human (serum) albumin.

**Human|genetik:** **1)** Vererbungslehre des Menschen als Spezialgebiet der ▶Genetik. Für die H. von Bedeutung sind Erkenntnisse über das Wechselspiel zwischen Erbfaktoren u. Einflüssen der Umwelt bei der Entwicklung von Individuen. Die H. befasst sich neben den Mechanismen der Weitergabe genetischer Merkmale (Vererbung) beim Menschen auch mit den Ursachen genetisch bedingter Krankheiten u. der genetischen Beratung sowie – aktuell – mit Ansätzen zur Bekämpfung von Krankheiten (▶Gentechnologie). In das Gebiet der H. gehören auch Fragen der Geschlechtsbestimmung, der Stammes- u. Familiengeschichte sowie Vaterschaftsgutachten. E human genetics. **2)** medizinisches Fachgebiet, das sich mit der Erkennung (klinische, zytogenetische, biochemische u. molekulargenetische Diagnostikmethoden) u. Behandlung genetisch bedingter Krankheiten (monogen, multifaktoriell, chromosomal, mitochondrial), der prä- u. postnatalen Beratung u. Unterstützung von Patienten u. Angehörigen sowie der Beratung von in der Vorsorge u. Krankenbehandlung tätigen Ärzte befasst. Die Weiterbildung bis zum Facharzt für H. dauert 5 Jahre.

**Human|genom:** das ▶Genom, d. h. die vollständige genetische Information des Menschen; das auf 30 000–40 000 Informationseinheiten (▶Gen) geschätzte H. wird im Rahmen eines international organisierten Forschungsprogramms (**H.-Programm** bzw. **H.-Projekt** [»HGP«], koordiniert von wissenschaftlichen Gremien [»HUGO«, »human genome organization«]) an vielen Forschungseinrichtungen aufgeklärt. Z. B. mittels ▶DNS-Sequenzanalyse wird die Struktur der Desoxyribonucleinsäure aller Chromosomen analysiert, u. die Genloci werden den entsprechenden Genprodukten zugeordnet (Ergebnis ist eine »Chromosomen-« bzw. »Genkarte«). E human genome.

**Human|globulin:** s. u. ▶Globuline, ▶Immunglobuline. E human (serum) globulin.

**Humaninsulin:** s. u. ▶Insulinpräparate. E human insulin.

**Human|medizin:** die speziell den Menschen betreffende wissenschaftliche u. praktische Medizin (im Unterschied zur Veterinärmedizin).

**Human|plasma:** aus Menschenblut gewonnenes Plasma. Ist lyophilisiert lange haltbar (**Humantrockenplasma**, HTP); ist als ▶FFP (fresh frozen plasma) von wesentlicher Bedeutung bei der Behandlung von schweren Gerinnungsstörungen, polytraumatisierten Patienten; Anw. auch bei Eiweißmangelzuständen. E human plasma.

**Humerus:** der Oberarmknochen; unterteilt in Caput, Collum (anatomicum u. chirurgicum, dazwischen das Tuberculum majus u. Tub. minus mit Sulcus intertubercularis), Corpus u. Condylus (einschl. Epikondylen). E humerus.

**Humerus|aplasie:** angeborener teilweiser bis vollständiger Humerusdefekt mit entsprechender (Ober-)Armverkürzung. S. a. ▶Phokomelie, ▶Peromelie.

**Humerus|epiphysen|nekrose:** aseptische ▶Epiphysennekrosen am Oberarmknochen, z. B. FROELICH-,

Hass-Levin-, Panner-Syndrom. E necrosis of the humeral epiphysis.

**Humerus|fraktur:** Oberarmbruch, s.a. Abb.; z.B. als – intraartikuläre! – Humeruskopffraktur (u.U. als reine Kalottenfraktur), als subkapitale H. (= Fractura colli anatomici) das intra- oder extraartikuläre Abbrechen des Humeruskopfes, evtl. mit Fragmentdislokation in die Achselweichteile = ▸Malgaigne-Fraktur, als ▸Kollumfraktur (Fractura colli chirurgici), als Humerusepiphysenlösung, als Oberarmschaftbruch (= Fractura humeri i.e.S.), als H. des unteren Endes (▸Olekranonfraktur; s.a. ▸Trochlea-, ▸Humerusköpfchenfraktur). ***Kompl.:*** z.B. Gefäß- u. Nervenverletzungen (Nervus radialis); Letztere v.a. bei Frakturen im mittleren Schaftdrittel. E fracture of the humerus.

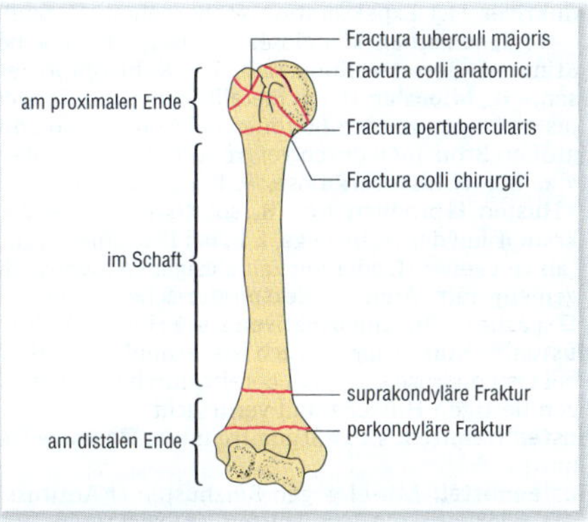


**Humerusfraktur.** [533]

**Humerus|köpfchen|fraktur:** Abbruch des Capitulum humeri als intraartikuläre ▸Trochlea(r)fraktur; evtl. Abscherfraktur. ***Kompl.:*** Einklemmungserscheinungen, evtl. Cubitus valgus. E fracture of the capitellum.

**Huminsäuren:** Inhaltsstoffe (»Ionenaustausch-Huminstoffe«) des ▸Moorbades.

**Hummer|schwanz|kanüle:** eine Trachealkanüle mit Metallspiralschlauch am unteren Ende; geeignet zur tieferen Intubation der Luftröhre. E lobstertail catheter.

**Humor** *(latein.): Anatomie* (Körper-)Flüssigkeit. E humor. – **H. aquosus:** *Ophthalmologie* das ▸Kammerwasser. E aqueous h. – **H. Scarpae:** *Otologie* ▸Perilympha. – **H. Valsalvae:** *Otologie* ▸Endolympha. – **H. vitreus:** die homogene, zellfreie, transparente u. wasserreiche Gallerte im Gerüst des Glaskörpers des Auges; hält – unter Quelldruck stehend – die Form des Augapfels aufrecht. E vitreous h.

**humoral:** die oder eine (Körper-)Flüssigkeit betreffend; auf dem Wege über Körperflüssigkeit erfolgend (auch i.S. von hormonal). E humoral. – **h. Immunität:** s.u. ▸Immunität. E h. immunity.

**Humoral|pathologie:** von den Hippokratikern aus der babylonischen u. ägyptischen Medizin übernommene u. von Galen ausgebaute Krankheitslehre, die als Ursache aller Krankheiten eine fehlerhafte Zusammensetzung bzw. Mischung der Körpersäfte (Dyskrasie) postuliert. S.a. ▸Zellularpathologie. E humoralism.

**Humulus lupulus,** Hopfen: Heilpflanze mit nachweislicher Wirkung bei Schlafstörungen, Unruhezuständen, aber auch bei Enuresis nocturna, Reizblase u. Appetitlosigkeit.

**Hunde|band|wurm: 1)** ▸Dipylidium caninum. E dog tapeworm. **2)** ▸Echinococcus granulosus.

**Hunde|floh:** ▸Ctenocephalides canis. E dog flea.

**Hunde|haken|wurm:** ▸Ancylostoma caninum. E dog hookworm.

**Hunde|seuche, Stuttgarter:** ▸Leptospirosis canicola.

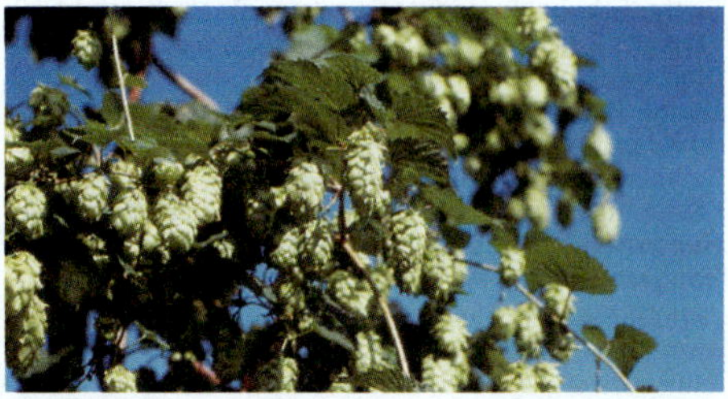

**Humulus lupulus.** [448]

**Hunde|spul|wurm:** ▸Dioctophyma renale.

**Hunds|fieber:** ▸Pappatacifieber. E dog fever.

**Hunds|wut:** ▸Lyssa. E rabies in dogs.

**Huneke-Sekundenphänomen** (Ferdinand H., 1891–1966, Arzt, Düsseldorf): (1940) unmittelbar nach Inj. von Novocain® in ein neurales Störfeld eintretende Schmerz- bzw. Symptomenfreiheit für mindestens 8 Std. Gilt bei reproduzierbarer Auslösung in der Submukosa (am oberen Pol der Gaumentonsille oder zahnwurzelnah im Zahnfleisch) oder in einer Narbe als Beweis für Störherd (▸Fokus).



**Hunger:** Zustand weitgehenden oder völligen Mangels an Nahrungsaufnahme (Nahrungskarenz, **Hungern**); i.w.S. auch entsprechende Mangelzustände bei Passage- u. Resorptionsstörungen im Verdauungstrakt sowie das dabei entstehende, vom Hungerzentrum des Hypothalamus ausgehende Verlangen nach Nahrung (»Hungergefühl«), verbunden mit gefühlsbetontem Organempfinden, evtl. auch gesteigerter Leerperistaltik u. Magenschmerz. – Führt als chronischer Zustand u.a. zu endotoxischem Nierenschaden mit Albuminurie, zu Amenorrhö, zu Anämie, v.a. aber zu Substanzverlust der Körpergewebe (= Hungeratrophie); zuerst Fettgewebsschwund, gefolgt von Schwund der Skelettmuskulatur, des Haut-, Nieren-, Lungen-, Knochengewebes (▸Hungerosteopathie), jedoch bei weitgehender Schonung des Herzens u. des Zentralnervensystems; führt evtl. zu Kachexie; s.a. ▸Dystrophie-Syndrom, ▸Inanition. E hunger.

**Hunger|azidose:** nach 1- bis 2-tägigem Hungern auftretende – zunächst kompensierte – stoffwechselbedingte ▸Azidose infolge Vermehrung der Ketonkörper durch unvollständige Fett- u. Eiweißverbrennung bei Glykogenverarmung (insbes. in der Leber). Gefolgt von Acetonurie. E starvation acidosis.

**Hunger|diabetes:** vorübergehende Hyperglykämie u. Glucosurie bei nicht normaler Nahrungsaufnahme nach Hungerzustand. E starvation diabetes.

**Hunger|kur:** Heilmaßnahme in Form völligen Nahrungsentzugs (▸Nulldiät; evtl. kombiniert mit Durstkur 2–5 Tg.) oder starker Nahrungsbeschränkung (200–600 kcal/Tg.); u.a. zur Gewichtsreduktion. E hunger cure.

**Hunger|ödem:** Ödem als Folge des Eiweißmangels bei chronischem Hungern (v.a. bei flüssigkeits- u. kochsalzreicher Kost); s.a. ▸Dystrophie-Syndrom. E hunger edema.

**Hunger|osteo|pathie:** aus qualitativer u./oder quantitativer (▸Hunger) Unterernährung resultierende Erscheinungen wie bei Rachitis, Osteoporose u./oder Osteomalazie. Sie sind Folge des verminderten Skelettstoffwechsels, des Abbaus der Knochenmatrix u. der Hungerazidose, aber auch des fehlenden anabolen Reizes bei Vorschädigung des Skeletts (z.B. durch das Klimakterium). »Rheumatische« Gliederschmerzen, Muskelverkrampfungen, Knochendeformierungen u. Ermüdungsbrüche (Osteopsathyrosis); Blutcalcium- u. Blutphosphorspiegel herabgesetzt, alkalische Serumphosphatase erhöht, Hypoproteinämie, Spongiosararefizierung, Looser-Umbauzonen, Kortikalisverschmälerung u. -aufsplitterung. E alimentary osteopathy.

**Hunger|schmerz: 1)** Schmerzen in der Magengegend bei Hunger. **2)** Nüchternschmerz als extremes Hungergefühl bei leerem Magen (v.a. als Nachtschmerz); charakteristisch für ▶Ulcus duodeni bzw. pylorusnahes ▶Ulcus ventriculi. E hunger pain.

**Hunger|stuhl:** wässrige, substanzarme, dunkelbraune oder olivgrüne Stühle des hungernden Säuglings; bestehen aus alkalisch reagierenden Sekretresten, Schleim, Zelldetritus, abgestorbenen Darmbakterien.

**Hunger|typhus:** das klassische ▶Fleckfieber.

**Hunger|versuch:** Provokationstest zur Differentialdiagnose von ▶Hypoglykämien. Dauer bis zu 72 Std.; Kontrollparameter sind Blutzucker, Insulin u. C-Peptid. Bei organischem Hyperinsulinismus (▶Insulinom) fällt der Blutzuckerspiegel auf unter 45 mg/dl (Abbruchkriterium) bei messbarem Insulinspiegel.

**Hunger|zentrum,** Esszentrum: *Anatomie* Neuronengruppe im seitlichen Teil des ▶Hypothalamus, die die Nahrungsaufnahme anregt u. durch eine benachbarte mediale Neuronengruppe gehemmt wird. Die Zerstörung des H. führt zu ▶Anorexie. E hunger center, feeding c.

**Hunner-Fibrose** (GUY LEROY H., 1868–1957, Urologe, Baltimore): submuköse, evtl. aber alle Wandschichten betreffende (= panmurale) Fibrose der Harnblase als Spätzustand einer interstitiellen Zystitis, begleitet von Geschwürbildung (**H.-Ulkus**; v.a. bei Frauen u. im Harnblasengrund); verminderte Blasenkapazität, Pollakis- u. Nykturie; als Spätfolge – bei Erkrankung nahe den Harnleitermündungen – Ureterstenosen mit sekundärer Atonie der darüber liegenden Harnwegsbereiche. E Hunner's fibrosis, H.'s ulcer.

**Hunt** (JAMES RAMSAY H., 1874–1937, Neurologe, New York). – **H.-Neuralgie:** Genikulatum-Neuralgie bei ▶Zoster oticus. S.a. ▶H.-Zone. E Hunt's neuralgia. – **H.-Syndrom: 1)** ▶Paralysis agitans juvenilis. E (Ramsey) Hunt's syndrome. **2)** primäre ▶Dentatum-Atrophie. **3)** Beschäftigungsneuritis infolge Druckschadens des tiefen palmaren Astes des Nervus ulnaris zwischen Beuger u. Adduktor des 5. Fingers bei langjähriger, unter Handgelenkbeugung mit gleichzeitigem Druck gegen den Kleinfingerballen ausgeübter Arbeit: Greifschwäche, Parästhesien der Fingerspitzen, Streckschwäche des 4. u. 5. Fingers, schließlich Lähmung u. Atrophie der Ulnaris-versorgten Muskeln. – **H.-Zone:** von sensiblen Nervus-intermedius-Fasern des Ganglion geniculi, z.T. auch von den Hirnnerven IX u. X u. von den oberen Zervikalganglien versorgter dreieckiger Hautbezirk des Ohres (mit Trommelfell als Spitze, Gehörgangswänden als Schenkeln u. Ohrmuschel als Basis), in dem sich der Zoster oticus manifestiert.

**Hunter** (1) CHARLES H. H., 1837–1955, Internist, Manitoba; 2) JOHN H., 1728–1793, Chirurg, London). – **H.-Band** (JOHN H.): *Anatomie* ▶Gubernaculum testis. – **H.-Glossitis** (JOHN H.): s.u. ▶MOELLER-H.. E Hunter's glossitis. – **H.-Kanal** (JOHN H.): ▶Canalis adductorius, in dessen Höhe die **H.-Perforansvene** die Vena femoralis superficialis mit der V. saphena magna oder mit deren Seitenast verbindet. – **H.-Syndrom** (CHARLES H. H.): (1917) der Typ II der ▶Mucopolysaccharidosen bei Iduronat-sulfat-sulfatase-Defekt; X-chromosomal(-rezessiv) vererbt. ***Klinik:*** Kleinwuchs mit dysostotischen Skelettveränderungen, Mucopolysaccharidurie; Hornhauttrübung u. kardiovaskuläre Symptome seltener als beim ▶PFAUNDLER-HURLER-Syndrom. E Hunter's syndrome.

**Huntington-Chorea** (GEORGE SUMNER H., 1851–1916, Neurologe, New York): s.u. ▶Chorea. E Huntington's chorea.

**Hurler** (GERTRUD H., 1889–1965, Kinderärztin, München). – **H.-Scheie-Variante:** Mischtyp der beiden Haupttypen der ▶Mucopolysaccharidose Typ I (H.-Syndrom u. ▶ULLRICH-SCHEIE-Krankheit). Mit leichter Einschränkung der Intelligenz, sonst Symptome beider Haupttypen. – **H.-Syndrom,** Mucopolysaccharidose Typ I H: ▶(v.-)PFAUNDLER-HURLER-Syndrom.

**Hurst-Sonden:** halbweiche, durch Quecksilberfüllung beschwerte Schlucksonden zur Bougierung einer Ösophagusstriktur (4 Größen). E Hurst bougies.

**HUS:** Abk. für ▶hämolytisch-urämisches Syndrom.

**Husten,** Tussis: reflektorisch ausgelöster (▶Hustenreflex) oder willkürlich vorgenommener, kräftiger Exspirationsstoß. Dem eigentlichen Hustenstoß geht eine starke Anspannung der Exspirationsmuskeln mit Druckerhöhung im Thorax bei geschlossener Glottis voraus. Durch plötzliches spaltförmiges Öffnen der Glottis wird der Druckunterschied zwischen Thoraxraum u. umgebender Atmosphäre in eine hohe tracheale Luftströmung umgesetzt, die Sekret, Eiter, Fremdkörper u. anderes aus dem Tracheobronchialbereich ins Freie mitreißt. Erfolgt oft in Attacken u. mit Zyanose, evtl. auch mit Atemnot (s.a. ▶Keuchhusten). Wichtiges Symptom bei vielen Erkrankungen der Atemwege, Lunge u. Pleura sowie des Kreislaufs, aber auch psychogen bedingt (nervöser H.); kann mit (produktiver H.) u. ohne (unproduktiver H.) Expektoration einhergehen. E cough. – **H., aphonischer:** klangloser = heiserer H.; v.a. bei Stimmbänderschwellung, z.B. bei Kehlkopfprozessen. – **H., bitonaler:** H. mit metallischen u. pfeifenden bis evtl. krächzenden Beitönen bei Kompression der großen Bronchien durch vergrößerte Lymphknoten, v.a. bei Hilustuberkulose. – **H., produktiver:** s.u. ▶Husten. E productive c. – **H., spastischer:** H. bei Verkrampfung der Atemwege, z.B. bei Bronchialasthma (als trockener H. oder mit zäh-glasigem Auswurf; allgemein mit Atemnot [exspiratorische Dyspnoe]). E spastic c. – **H., unproduktiver:** s.u. ▶Husten. E dry c.

**Husten|fraktur:** Rippenbruch als Ermüdungsfraktur bei Osteoporose etc.; evtl. bereits durch einen einzigen heftigen Hustenanfall verursacht.

**Husten|fremitus:** s.u. ▶Stimmfremitus. E tussive fremitus.

**Hustenmittel:** Mittel gegen Reizhusten (▶Antitussiva) oder produktiven Husten (▶Expektoranzien). E antitussives.

**Husten|paroxysmus:** Hustenanfall mit schnell aufeinander folgenden heftigen Hustenstößen (»Stakkatohusten«), evtl. mit Atemstörung i.S. einer ▶Apnoe, Gesichtszyanose u. -ödem, Lidschwellung u. Krämpfen; v.a. bei (meist nicht inspiratorischem) Stridor, spastischer Bronchitis, Bronchialasthma. E paroxysmal cough.

**Husten|pistole:** pistolenförmiges Ventil zur Erzeugung künstlicher Hustenstöße beim Atemgelähmten mit Hilfe eines Vakuums (5 l) von 500–700 cm Wassersäule (Modell: Tussomat®).

**Husten|platte:** *Bakteriologie* ▶CHIEVITZ-MEYER-Methode.

**Husten|reflex:** ein ▶Fremdreflex als Schutzreflex zur Sekret- u. Fremdkörperentfernung aus den Atemwegen. Wird ausgelöst durch Reizung tussigener Zonen (Hustenpunkte) in Nase (einschließlich Nebenhöhlen), Kehlkopfhinterwand, tieferen Atemwegen, Brust- und Zwerchfell, äußerem Gehörgang, auch durch Reizung z.B. der Meningen. Abnehmende Erregbarkeit im Alter begünstigt pulmonale Affektionen. Reflexbogen: sensible Vagusfasern – Atemzentrum – Hirnnerven V, VII, IX, X, XI u. XII. E cough reflex.

**Husten|schlag:** s.u. ▶Hustensynkope.

**Husten|stoß|test:** *Angiologie* willkürlicher Husten zur Prüfung der Klappenfunktion in der Vena saphena magna bei Varikosis; bei Klappeninsuffizienz ist über der Vene (bis in die Kniekehle) ein Strömungsgeräusch hörbar. E cough test (of venous valvular function).

**Husten|synkope,** Laryngoplegie: durch Husten ausgelöste, durch Durchblutungsnot des Gehirns (krisenhafte ▶Ischämie) bedingte Bewusstseinseinschränkung (bzw. Bewusstseinsverlust) mit Muskelerschlaffung (»Hustenschlag«), evtl. gefolgt von Myoklonien (konvulsive Synkope). Ursache: verminderte Auswurfleistung des Herzens (infolge Blutrückflussbehinderung in den Hohlvenen durch die Drucksteigerung im Brustkorb) u. Liquordrucksteigerung (infolge Stauung in den intrakraniellen u. -spinalen Venen). Vorkommen z.B. bei Lungenemphysem u. bei gestörter Regulation der Vasomotorik, aus ungeklärter Ursache ferner bei fettleibigen Männern. E cough syncope, tussive syncope.

**Hustentechniken:** Methoden zur Erleichterung des Abhustens bei Pat. mit Sekretstau in den unteren Atemwegen. Die meisten H. dienen dem verbesserten Sekrettransport (z.B. die »forced expiration technique« oder »huffing« = Abräuspern), es gibt jedoch auch Hilfen zur Dämpfung eines (unproduktiven) Reizhustens.

**Husten|zentrum:** *Anatomie* Funktionseinheit im Bereich von Atemzentrum u. Formatio reticularis als Koordinator der am Hustenreflex beteiligten Muskeln. E coughing center.

**Huster|muskel (Wenckebach):** *Pathologie* der bei chronischem Husten zu Hypertrophie neigende seitliche Bereich des Musculus latissimus dorsi.

**Hutchinson** (SIR JONATHAN H., 1828–1913, Chirurg, London). – **H.-Gesicht:** starre unbewegliche Augen, gesenkte Lider u. gehobene Brauen sowie gerunzelte Stirn u. schläfriger Ausdruck, evtl. auch Exophthalmus, bei nukleärer ▸Ophthalmoplegie. E Hutchinson face. – **H.-Gilford-Syndrom:** ▸Progeria infantum. – **H.-Maske:** Gefühlsstörung des Gesichtes i.S. des »wie Bedecktseins mit einer Maske«; bei ▸Tabes dorsalis. E H.'s mask. – **H.-Pupille:** Weitstellung u. fehlende Lichtreaktion der Pupille auf der Seite einer mit ▸Hirndruck einhergehenden Hirnschädigung. E H.'s pupil. – **H.-Trias:** Tonnenform der bleibenden oberen-mittleren Schneidezähne mit halbmondförmiger Einbuchtung der Schneidekante (evtl. auch Unterentwicklung der Mahlzähne), Keratitis parenchymatosa u. Labyrinthschwerhörigkeit als Zeichen der angeborenen Syphilis. E H.'s triad. – **H.-Weber-Peutz-Syndrom:** ▸Lentigopolyposis. – **H.-Zähne:** s.u. ▸Hutchinson-Trias. E H.'s teeth.

**Hutchinson-Fraktur:** *Chirurgie* Bruch des Griffelfortsatzes der Speiche.

**Hutch-Säckchen:** bei der Miktionsurethrographie dem Blasenschatten aufsitzender sackförmiger Kontrastmittelschatten als Hinweis auf Blasendivertikel. E Hutch diverticulum.

**Hutinel-Krankheit** (VICTOR HENRI H., 1849–1933, Internist, Paris), H.-Zirrhose: von Herzinsuffizienz, chronischer Stauungsleber u. sekundärer Stauungszirrhose gefolgte konstriktive tuberkulöse ▸Pericarditis im Kindesalter; als nichttuberkulöse Form die ▸PICK-Zirrhose. E Hutinel's disease, H.'s cirrhosis.

**Hutter-Zeichen:** ▸Psoasrandzeichen. E Hutter sign.

**Huxley** (1) ANDREW FIELDING H., engl. Physiologe; Nobelpreis 1963; 2) THOMAS HENRY H.,1825–1895, Zoologe, London). – **H.-Schicht** (THOMAS HENRY H.): die innere Zellschicht der epithelialen Wurzelscheide des ▸Haares (dort Abb.). E Huxley's layer. – **H.-Theorie** (ANDREW FIELDING H.): ▸Ionentheorie der Erregung. – **H.-Wurzelscheide** (THOMAS HENRY H.): Epithelscheide (des Zahnes).

**HVJ** *(engl.)* Abk. für **h**emagglutinating **v**irus of **J**apan: Serotyp 1 des ▸Parainfluenzavirus.

**HVL:** Abk. für ▸**H**ypophysen**v**order**l**appen.

**HW:** Abk. für **H**als**w**irbel.

**HWD:** **1)** Abk. für **H**alb**w**erts**d**osis. **2)** Abk. für **H**alb**w**ertschicht**d**icke.

**HWK:** Abk. für **H**als**w**irbel**k**örper.

**HWS:** **1)** Abk. für ▸**H**als**w**irbel**s**äule. **2)** Abk. für **H**alb**w**ert**s**chicht. S.a. ▸Halbwertschichtdicke.

**HWS-Distorsion,** Schleudertrauma: Halswirbelsäulen-, evtl. sogar Schädel-Hirn-Verletzung (Mediansyndrom) durch einen »Peitschenhiebmechanismus«, d.h. durch schnelles Zurück- u. passives Vorschleudern von Rumpf u. Kopf beim Auffahrunfall (v.a. bei Insassen des angefahrenen Wagens). Die extreme Streckung u. nachfolgende Beugung der Wirbelsäule führen zu Wirbelverstauchungen u. -brüchen, Bänderrissen. Möglich sind auch Quetschungen von Spinalwurzeln (v.a. C2 u. C3) sowie der Vertebralarterie u. des Halsmarkes. Die klinischen Symptome treten häufig erst einige Stunden nach dem Unfall auf. ***Einteilung:*** Grad I: Beschwerden wie beim Muskelkater, keine objektiv nachweisbaren Symptome; Grad II: Weichteilverletzung (Bänder, Muskeln, Sehnen); Nervenverletzung mit neurologischen Ausfallserscheinungen. E whiplash injury.

**HWS-Syndrom:** von der Halswirbelsäule ausgehende oder den Halswirbelsäulenbereich betreffende Beschwerden aufgrund degenerativer Wirbelsäulenveränderungen oder statisch-muskulär bedingter Störungen.

**HWZ:** *Physik* Abk. für **H**alb**w** erts**z**eit.

**Hya|lin:** biologische Substanzen verschiedenartiger chemischer Zusammensetzung (im Wesentlichen Kollagen u. eine nichtkollagene Eiweißkomponente, v.a. Globuline; reich an Kohlenhydraten u. Prolin), die sämtlich ähnliche histologische Eigenschaften besitzen: sind glasig-transparent (»hyalin«), stark lichtbrechend, anscheinend strukturlos u. von großer Affinität zu sauren Teerfarbstoffen wie Eosin, Fuchsin (z.B. als VAN-GIESON-Färbung). Sie kommen in Drüsenzellen (Kügelchen als Ausdruck sekretorischer Leistung) u. Haaren (als Trichohyalin) vor sowie – unter krankhaften Bedingungen – in Epithelien der Nierentubuli, im strömenden Blut, in Blutergüssen (»Kautschukhyalin«) an kollagenen Fibrillen u. an Basalmembranen (Quellungs- u. Adsorptionshyalin; s.a. ▸Hyalinisation). Nach ihrer Bildung in Bindegewebe u. Blut unterschieden als konjunktivales H. (an Bindegewebe gebunden) u. als hämatogenes H. (beide mit besonderer Neigung, Fette, Lipoide u. Kalksalze zu absorbieren); ferner ein epitheliales H. (= Kolloid). E hyaline.

**hyalin:** glasig durchscheinend, mit ▸Hyalinisation einhergehend.

**Hya|li|ni|sa|tion, Hyalinisierung:** krankhafte Bildung von ▸Hyalin. V.a. bei hyaliner Degeneration im Bindegewebe (am Grundhäutchen, an retikulären u. kollagenen Fasern), u. zwar unter Verdickung, Aufquellung u. Strukturverlust der Fasern. I.w.S. auch die entsprechende Umwandlung eines Blutgerinnsels in einen hyalinen Thrombus bzw. eines Ergusses unter Bildung weißlicher Auflagerungen (s.a. ▸Zuckerguss...). Ferner Einlagerung hyaliner Massen infolge örtlicher (z.B. bei Koagulationsnekrose) oder allgemeiner Stoffwechselstörung; s.a. ▸Hyalinosis. E hyalinization.

**Hyalin(membran)krankheit der Lungen:** ▸Membransyndrom der Früh- u. Neugeborenen. E hyaline membrane disease.

**Hyalinosis:** *Pathologie* **1)** ▸Hyalinisation. **2)** Erkrankung mit Hyalineinlagerung in Bindegewebe, Gefäßwände etc. E hyalinosis. – **H. cutis et mucosae:** (URBACH-WIETHE 1929) autosomal-rezessiv erbliche, in der Kindheit auftretende Stoffwechselstörung mit Speicherung eines Lipoproteins (mit positiver PAS-Reaktion) u. mit Hyalinisierung des Bindegewebes in Haut u. Schleimhäuten unter Bildung weißlich-gelblicher, oft knötchen- oder plattenförmiger derber Einlagerungen v.a. im Gesicht, in Tonsillen u. Kehlkopf; ferner mit Fortbestehen des Milchgebisses, Unterentwicklung der seitlichen oberen Schneidezähne, Störungen der Blutzusammensetzung (Dysprotein-, Hyperglobulin- u. Dyslipoidämie); häufig auch epileptiforme Krämpfe, psychischer Infantilismus.

**Hyalitis,** Hyaloiditis: entzündliche, zellige Infiltration des Glaskörpers, z.B. im Rahmen einer Uveitis posterior oder nach schwerem Bulbustrauma und bei Endophthalmitis. E hyalitis.

**hyalo|ideus:** glasartig, den Glaskörper (Corpus vitreum) betreffend. E hyaloid.

**Hya|lo|mer:** der homogen-glasige, korpuskelfreie periphere Teil des Blutplättchens. E hyalomere.

**Hyalomma:** *Entomologie* eine Schildzecken-Gattung [Ixodidae]; Überträger u.a. von (ARBO-)Viren.

**Hyalo|plasma:** das Grundzytoplasma, das fast glasklare Grundplasma der Zelle. E hyaloplasm(a).

**Hyaluronat-Lyase:** ein Enzym, das den Abbau der Hyaluronsäure katalysiert. E hyaluronate lyase.

**Hyaluronidase:** Enzym (v.a. in Hoden, Mikroorganismen, Schlangen-, Insektengiften), das Hyaluronsäure, Chondroitin- u. Mukoitinsulfate spaltet = depolymerisiert. ***Wirkung:*** bewirkt – als Diffusionsfaktor = spreading factor – Strukturauflockerung von Binde- u. Stützgeweben u. erleichtert den Flüssigkeitsaustausch zwischen Geweben u. dem Gefäßsystem, die Ausbreitung von Fremdsubstanzen, das Eindringen der Samenzellen (Spermatozoen) in die Eizelle; wirkt antigen. pharm ***Anw.*** als resorptionsfördernder Zusatz zu Infusions- u. Injektionspräparaten. Die Wirkung wird gehemmt z.B. durch Rutin, Adrenalin sowie – kompetitiv – durch Heparin, Heparinoide. E hyaluronidase.

**Hyaluronsäure,** β-Glucuronido-N-acetylglucosamin, Hyalobiuronsäure: saures, hochvisköses, stark Wasser bindendes Glykosaminoglykan aus 1,4-verknüpften Hyalobiuronsäure-Einheiten (s. Formel). ***Vorkommen:*** im Organismus in der Grundsubstanz des Bindegewebes, in der Gelenkschmiere, Nabelschnur, Haut u. im Glaskörper; ferner in hämolytischen Streptokokken. Ihr Abbau erfolgt durch Hyaluronidase, β-Glucuronidase, N-Acetylglucosaminidase. ***Wirkung:*** Sie reguliert die Zellpermeabilität, ist Gleitsubstanz, verhindert das Eindringen infektiöser Keime. ***Anw.*** als Arthrosetherapeutikum u. zur ▸Viskochirurgie. E hyaluronic acid.

**H-Y-Antigen:** bei Säugetieren (einschl. Mensch) ein schwaches ▸Histokompatibilitätsantigen an der Oberfläche von Zellen männlicher Organismen, dessen Expression durch das Y-Chromosom reguliert wird. E H-Y antigen.

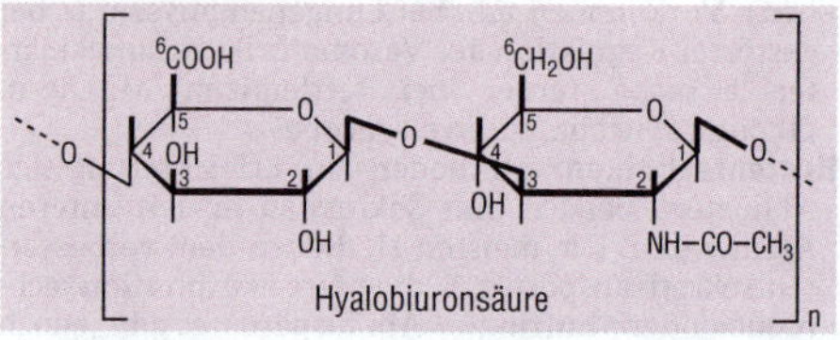


**Hyaluronsäure.**

**Hybo|meter:** Winkelmesser zur Bestg. von Wirbelsäulenverkrümmungen.

**Hybride:** jeder aus der Kreuzung von 2 genetisch verschiedenen Individuen hervorgegangene Nachkomme (s.a. ▸Hybridisation). E hybrid.

**Hybrid(is)ation: 1)** *Genetik* jede Kreuzung von Individuen bezüglich zahlreicher Gene verschiedener Populationen, die zu heterozygoter Filialgeneration ($F_1$) u. genetisch unterschiedlicher Nachkommenschaft führt. S.a. ▸Zellhybridisierung, ▸Hybridom. **2)** *Biochemie* H. von Nucleinsäuremolekülen als molekularbiologische Technik zum Vergleich von Nucleotidsequenzen u. für die Definition des genetischen Informationsgehaltes; s.a. Abb. E hybridization.

**Hybridom:** ein in geeigneten Tieren züchtbarer Tumor, der bei der Fusion von Antikörper-produzierenden Zellen (B-Lymphozyten) vorher immunisierter Tiere mit Tumorzelllinien (z.B. Myelomzelllinien)

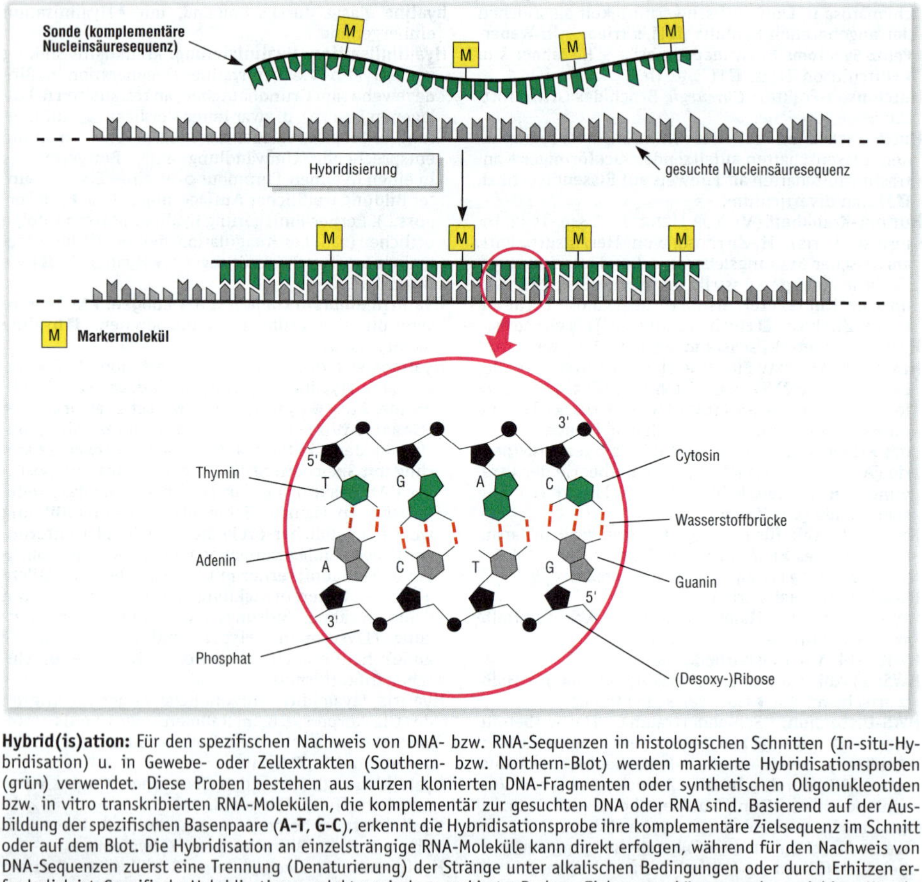


**Hybrid(is)ation:** Für den spezifischen Nachweis von DNA- bzw. RNA-Sequenzen in histologischen Schnitten (In-situ-Hybridisation) u. in Gewebe- oder Zellextrakten (Southern- bzw. Northern-Blot) werden markierte Hybridisationsproben (grün) verwendet. Diese Proben bestehen aus kurzen klonierten DNA-Fragmenten oder synthetischen Oligonukleotiden bzw. in vitro transkribierten RNA-Molekülen, die komplementär zur gesuchten DNA oder RNA sind. Basierend auf der Ausbildung der spezifischen Basenpaare (**A-T**, **G-C**), erkennt die Hybridisationsprobe ihre komplementäre Zielsequenz im Schnitt oder auf dem Blot. Die Hybridisation an einzelsträngige RNA-Moleküle kann direkt erfolgen, während für den Nachweis von DNA-Sequenzen zuerst eine Trennung (Denaturierung) der Stränge unter alkalischen Bedingungen oder durch Erhitzen erforderlich ist. Spezifische Hybridisationsprodukte zwischen markierter Probe u. Zielsequenz können nach ausgiebigen Waschschritten je nach Marker (**M**) mit Autoradiographie (radioaktive Marker) oder mit Immunfärbung oder Fluoreszenzmikroskopie (nichtradioaktive Marker) sichtbar gemacht werden. [53]

entsteht. Dieses H. besitzt dann sowohl die Eigenschaft, Antikörper zu produzieren, als auch in Kulturen weiterzuleben u. sich zu vermehren; s.a. ▸Antikörper, monoklonale (dort Abb.). E hybridoma.

**hybridomdefinierte Tumorantigene:** Gruppe tumorassoziierter Antigene (▸Tumormarker); dazu gehören die Cancer-Antigene (z.B. CA 125, CA 15-3), das Mucin-like-Antigen (MCA).

**Hydantoin,** Glykolylharnstoff: obsoletes Antiepileptikum mit heterozyklischem Fünferringsystem (Formel). Als einziger seiner Abkömmlinge (**Hydantoine**) wird heute noch Phenytoin eingesetzt. Es findet ***Anw.*** als ▸Antiepileptikum u. in der Ther. von Gesichtsneuralgien (z.B. Trigeminusneuralgie), wirkt außerdem als ▸Antiarrhythmikum. ***NW:*** Blutbildungsstörung, psychische Beeinträchtigung, LE-ähnliche Exantheme, Gingivahyperplasie = **H.-Gingivitis**. E hydantoin, glycolylurea.

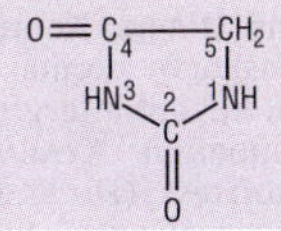

**Hydantoin.**

**Hydantoin-Syndrom, embryopathisches:** angeborene Fehlbildungen (an Gesicht, Schädel; Gliedmaßendefekte; Pterygien), Minderwuchs, geistige Retardierung u. z.T. Herzfehler bei Kindern, deren Mütter in der Frühgravidität langzeitig hydantoinhaltige Mittel eingenommen haben.

**Hyd|arthros:** ▸Gelenkerguss; ▸Hydrarthrose.

**Hydatide: 1)** Echinokokkenblase, Hülsenwurm: Finne des Echinococcus granulosus u. multilocularis (E. cysticus bzw. alveolaris). Erreger der ▸Echinokokkose. – Zellfreie Flüssigkeit dient zum Echinokokkose-Nachweis (z.B. CASONI-BOTTERI-Kutanprobe, GHEDINI-WEINBERG-Test). **2)** a) ▸Appendix testis (MORGAGNI-H.). – b) ▸Appendix epididymidis. – c) kleine, oft gestielte Zyste(n) an der Eileiteroberfläche bei geschlechtsreifen Frauen (Serosazysten, Keimepithelzysten). E hydatid.

**Hydatiden|blase: 1)** ▸Hydatide. E hydatid cyst. **2)** *Gynäkologie* die Einzelblase der ▸Blasenmole. E hydatid mole.

**Hydatiden|torsion:** Stieldrehung einer Appendix testis beim Kind; führt zu hämorrhagischer Infarzierung, Nekrose des Anhangs.

**Hydatidose:** ▸Echinokokkose. E hydatidosis.

**Hydatido|zele:** Hodensackauftreibung durch eine vergrößerte ▸Appendix epididymidis (evtl. mit den Samenwegen kommunizierend; ▸Spermatozele) oder – seltener – Appendix testis. E hydatidocele.

**hydr...:** Wortteil »Wasser«, »Flüssigkeit« (z.B. »Transsudat«, »Exsudat«, »Liquor«, »Ödem«, »Hydrops«); s.a. ▸hygro..., ▸hidr(o)... (oft fälschlich mit »hydro...« synonym gebraucht).

**Hy|drämie,** Hydroplasmie: Zunahme des Volumens des Blutplasmas infolge Vermehrung des Wasseranteils nach exzessiver Wasserzufuhr (durch große Trinkmengen, übermäßiges Infundieren = Hyperinfusion), bei Herz- u. Niereninsuffizienz, Hungerdystrophie. S.a. ▸Wasserintoxikation. E hydremia.

**Hydragoga:** die Wasserausscheidung fördernde (= **hydragog** wirksame) Mittel (▸Diuretika, Diaphoretika). E hydragogues.

**Hydralazin,** 1-Hydrazinophthalazin: Vasodilatator; ***Anw.*** als ▸Antihypertensivum (nur in Kombination mit Betarezeptorenblockern u. Diuretika). ***NW:*** orthostatischer Kollaps, Ödeme, allergische Reaktionen, Tachykardie; bei Langzeitverabfolgung evtl. **H.-Syndrom** (ähnelt Lupus erythematodes disseminatus). E hydralazine.

**Hydr|am|nion:** krankhafte Fruchtwasservermehrung (> 2, meist 3–4 l) gegen Ende der Schwangerschaft. Ein chronisches H. gilt als Hinweis auf mögliche fetale Fehlbildung des Verdauungstraktes; ein akutes (meist Mens IV–VI) kommt v.a. bei Diabetes mellitus, Syphilis, Toxikose vor. ***Klinik:*** übermäßiger Bauchumfang; pralle, harte Gebärmutter mit ▸Fluktuation, freie Beweglichkeit der Leibesfrucht, leise kindliche Herztöne. ***Kompl.:*** verzögerte Eröffnung des Muttermundes, regelwidrige Einstellung, Nabelschnurvorfall. E hydramnios.

**Hy|dran|en|zephalie:** *Pathologie* Blasenhirn (als Typus extremer ▸Anenzephalie). E hydranencephaly.

**Hy|drar|gyrie, -gyrose:** Quecksilbervergiftung durch innerliche oder äußerliche Einwirkung von Quecksilber(verbindungen), ▸Hydrargyrum. S.a. ▸Sublimatvergiftung. – **Hydrargyrosis cutis:** Hydrargyrie der Haut u. Schleimhäute durch Ablagerung von Quecksilbersulfid; als rauchgraue Pigmentationen (u.a. als ▸Quecksilbersaum). Auch als Dermatitis mercurialis oder hyperergisch-toxisches Exanthem. E hydrargyria, hydrargyrism.

**Hy|drargyrum,** Abk. Hg: *Chemie* das Element ▸Quecksilber. E mercury. – **H. bi|chloratum (corrosivum):** Quecksilber(II)-chlorid = $HgCl_2$; das Sublimat; bildet mit Alkaloiden u. Eiweiß unlösliche Verbindungen. – toxik starkes Ätzgift; führt, von verletzter Haut u. geschädigten Schleimhäuten resorbiert, zu ▸Sublimatvergiftung. ***Anw.*** ther als äußerliches(!) Antiseptikum (rosa zu färben!) u. in der Histologie, Histochemie (▸FEULGEN-Plasmalreaktion). E mercuric chloride. – **H. chloratum (mite laevigatum):** Quecksilber(I)-Chlorid = $Hg_2Cl_2$, Quecksilberchlorür; das Kalomel; ein lichtempfindliches Pulver (Zersetzung in Quecksilber u. $HgCl_2$), das in zwei Formen vorkommt: H. chl. vapore paratum (Dampfkalomel) u. H. chl. praecipitatum s. via humida paratum; ist relativ wenig giftig; wird bei Oxidation zu $HgCl_2$. ***Anw.*** ther früher als Diuretikum, techn Fungizid, Insektizid u. Abführmittel (obsolet!). E mercurous chloride. – **H. oxycyanatum:** Quecksilber(II)-oxycyanid; Gemisch aus Quecksilberoxycyanid = $Hg(CN)_2 \cdot HgO$ (explosibel) u. Quecksilbercyanid = $Hg(CN)_2$; wasserlöslich, sehr giftig; Anw. als Antiseptikum (blau zu färben!). – **H. oxydatum, H. praecipitatum (rubrum):** Quecksilber(II)-oxid (HgO), »rotes Präzipitat«, wasserunlöslich, giftig. ***Anw.*** ther als Desinfiziens (Salbe), techn als Reagens, Katalysator. E mercuric oxide (red). – **H. oxydatum flavum:** »gelbes Präzipitat«; reaktionsfähigere Modifikation des Quecksilberoxids; ***Anw.*** ther in (Augen-)Salben. E yellow mercuric oxide. – **H. praecipitatum album:** Quecksilber-amidchlorid = $Hg(NH_2)Cl$, das »weiße Präzipitat«; lichtempfindlich, giftig; ***Anw.*** ther in Salben bei Haut- u. Augenkrankheiten, zur Depigmentierung bei Sommersprossen. E ammoniated mercury.

**Hy|drar|throse:** Gelenkerkrankung mit serösem Gelenkerguss (= **Hyd[r]arthros**). – **H., intermittierende:** familiäre periodische H. des Kniegelenks (CZERNY-Krankheit) oder Hüftgelenks; evtl. kombiniert mit QUINCKE-Ödem. S.a. ▸Hydrops articularis. E intermittent hydrarthrosis.

**Hydra(ta)tion: 1) Hydratisierung:** in wässrigen Lösungen die Anlagerung von Wassermolekülen durch Nebenvalenzen an Ionen (▸Hydroniumion) oder Moleküle (z.B. Proteine, Kolloide). **2) Hydration:** ▸Hyperhydratation. E hydration.

**Hydrazide:** *Pharmazie* Derivate von ▸Hydrazin, deren H-Atome durch Metallionen (explosiv!) oder organische Säurereste ersetzt sind (= Säure-H.; z.B. Isoniazid, MAO-Hemmer, Psychosedativa). E hydrazides.

**Hy|drazin:** Diamid = $H_2N{-}NH_2$; genutzt werden ther Abkömmlinge wie ▸Hydrazide, ▸Hydralazin u. ▸Dihydralazin (Antihypertonika), ▸Procarbazin (Zytostatikum). E hydrazine.

**Hy|dremesis:** Erbrechen wasserklarer (salzsäurearmer) Flüssigkeit.

**Hydrierung:** *Chemie* Reduktion durch Anlagerung von Wasserstoff an Dreifach-, Doppel- (Bildung gesättigter Verbindungen) oder Einfachbindungen (Spaltung); biochemisch mit Hilfe von Enzymen (Wasser-

H

stofftransport, z. B. durch H. bzw. Dehydrierung von Coenzymen wie $NAD^+$, $NADP^+$ oder FAD). E hydrogenation.

**Hydrọa:** *Dermatologie* ▶Hidroa. E hydroa.

**Hydro|appẹndix:** Hydrops des Wurmfortsatzes infolge von Sekretstauung, z. B. durch Appendizitisnarben. E hydroappendix.

**Hydro|cele,** Hydrozele, Wasserbruch: Zyste durch Stauung von Exsudat in einer serösen Höhle. I. e. S. die ▶Hydrocele testis. E hydrocele. – **H. cervicạlis:** angeborene ▶Halszyste. E cervical h. – **H. chylọsa:** ▶Chylozele. E chylous h. – **H. commụnicans:** angeborene H. testis oder funicularis mit offener Verbindung zur freien Bauchhöhle über einen – oberhalb des Hydrozelensackes offenen – Processus vaginalis peritonei. E communicating h. – **H. fẹminae:** die NUCK-Zyste im fortbestehenden, aber gegen die Bauchhöhle geschlossenen Processus vaginalis peritonei der Frau; reicht evtl. in die große Schamlippe. – **H. funiculạris:** am Samenstrang gelegene H. bei dort teilweise fortbestehendem Processus vaginalis peritonei; evtl. als H. communicans. E funicular h. – **H. herniạlis:** angeborene, weite, Bauchhöhlenflüssigkeit aufnehmende H. communicans; gelegentlich als Ort einer Leisten- oder Skrotalhernienbildung. E hernial h. – **H. tẹstis:** als »Hydrozele i. e. S.« die H. im Hodenbereich, d. h. als Zyste des natürlich am Hoden fortbestehenden Processus vaginalis peritonei = Tunica vaginalis testis; ist ein-, zwei- oder mehrkammerig (H. t. simplex bzw. bilocularis bzw. multilocularis), evtl. sanduhrförmig, kombiniert mit H. funicularis, u. U. als H. communicans. Entsteht nach örtlichen Entzündungen, Verletzung. ***Klinik:*** stetig wachsendes, prall-elastisches, scharf abgegrenztes, transparentes, dem Hoden aufliegendes tumoröses Gebilde, das beim Pressen – außer bei H. communicans – nicht größer wird. Die Flüssigkeit ist meist klar, gelblich, eiweißreich, aber auch chylös oder milchig (Chylozele bzw. Galaktozele). ***Kompl.:*** evtl. Miktions- u. Kohabitationsbeschwerden, Ekzem, Vereiterung (Pyozele), Hämatozele, Kombination mit einem Leistenbruch (GIBBON-Hernie). E testicular h. – **H. vaginạlis:** H. testis; als extravaginale (nicht vom Processus vaginalis peritonei ausgehende) Form die ▶Hydrocele funicularis. E vaginal h.

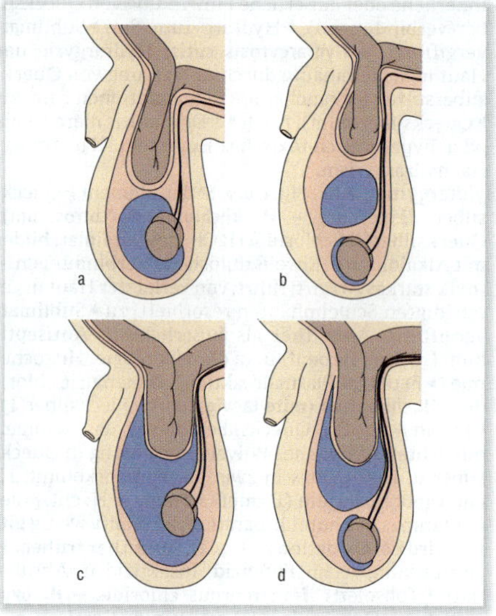

**Hydrocele:** H. (blau) mit Hernie. **a**) Hernie mit Hydrocele testis; **b**) Hernie mit Hydrocele funiculi; **c**) Hernia encystica bei offenem Proc. vag. perit.; **d**) Hernia encystica bei teilweise obliteriertem Proc. vag. perit. [383]

**Hydro|cẹphalus,** Hydrozephalus, Wasserkopf: angeborene oder erworbene dauerhafte Ausweitung der Liquorräume des Gehirns. ***Ätiol.:*** Folge eines Missverhältnisses zwischen Liquorproduktion u. -resorption (**H. hypersecretorius** bzw. **H. malresorptivus** bzw. **aresorptivus**), infolge Liquorzirkulationsstörung (als H. occlusus) oder bei Hirnatrophie. Mit Ausnahme des ursächlich unklaren angeborenen (u. frühkindlichen) H. stets im Zusammenhang mit Hirnfehlbildung oder -erkrankung. Sonderform (ohne Druckerhöhung) ist der ▶Normaldruck-Hydrocephalus als Folge einer Hirnatrophie. ***Klinik:*** Die intrakranielle Drucksteigerung (▶Hirndruck) führt bei noch wachsendem Schädel zu dessen Vergrößerung (Ballonschädel; ▶Makrozephalie); ab dem 4. Lj. evtl. Sprengung der Schädelnähte, Bildung von Stirnbuckeln, Vortreten der Augäpfel (Bulbusprotrusion; mit Sonnenuntergangsphänomen), Kopfvenenstauung. Entwicklung nach Nahtschluss führt zu Druckatrophie des Gehirns. ***Diagn.:*** Kontrollen von Kopfumfang (Wachstumskurve normal parabelförmig), Fontanellengröße u. Augenhintergrund, Schädelperkussion, -transillumination, AYALA-Quotient, Phenolphthalein-Farbstofftest (zur Kontrolle der Liquorzirkulation u. -resorption), Echo- u. Pneumenzephalographie, Ventrikulo-, Sonographie. ***Ther.:*** frühestmögliche Entlastung durch Liquorableitung; die heute gebräuchlichsten Drainage-Verfahren sind die Ventrikuloatriostomie u. -peritoneostomie, bei offenem ▶Aquaeductus cerebri die Lumboperitoneostomie; s. a. Abb. E hydrocephalus. – **H. acụtus:** rasch entstehender H., z. B. bei örtlichem Tumor, bei Parasitose, Entzündung, nach Hirntrauma (z. B. Compressio cerebri); bei A-Hypervitaminose des Säuglings als ▶MARIE-SÉE-Syndrom. E acute h. – **H. commụnicans:** äußerer oder innerer H. bei erhaltener Verbindung zwischen inneren u. äußeren Liquorräumen; bei ARNOLD-CHIARI-Syndrom oder hypersekretorisch. E communicating h. – **H. congenitạlis:** angeborener, bereits bei Geburt bestehender H.; z. B. bei Toxoplasmose, ARNOLD-CHIARI-Syndrom, Platybasie oder als rezessiv-erbliches Geschehen. E congenital h. – **H. extẹrnus:** H. als Erweiterung des Subarachnoidalraumes (Hydrops meningeus); als H. occlusivus nach Meningitis, Subarachnoidalblutung (als ▶Hygrom). E external h. – **H. intẹrnus:** auf das Ventrikelsystem beschränkter H.; meist als H. occlusus. E in-

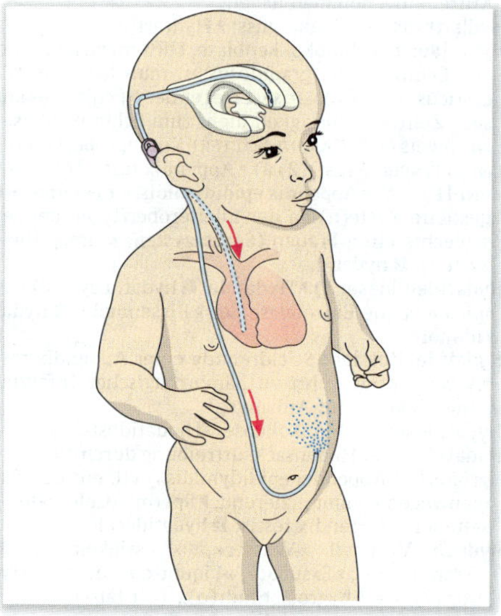
**Hydrocephalus:** Darstellung einer ventrikuloperitonealen u. einer ventrikuloatrialen (gestrichelt) Liquorableitung. [39]

ternal h. – **H. occlusus:** H. durch Blockade der Liquorzirkulation, d.h. als Liquorraumausweitung rostral eines Verschlusses durch Tumor, (postmeningitische) Verwachsungen, Atresie (z.B. des Aquäduktes), Enzephalomyelomeningozele, ▸ARNOLD-CHIARI-Syndrom; meist ein H. internus mit Blockade im Ventrikelsystem des Gehirns oder an der Verbindung zum Subarachnoidalraum; entwickelt sich schnell, führt zu akutem ▸Hirndruck. E obstructive h. – **H. e vacuo:** kompensatorische Erweiterung der Liquorräume bei Hirnsubstanzverlust. E h. ex vacuo.

**Hydro|chinon:** p-Dihydroxybenzol (s. Formel). Isomeres des Brenzcatechins u. Resorcins. S.a. ▸Homogentisinsäure (= Hydrochinonessigsäure). ***MAK:*** 2 mg/m$^3$; ***Anw.*** z.B. bei der photographischen Entwicklung. toxik tödl. Dosis oral 5–12 g. Kann im Organismus aus dem pflanzl. Glykosid Arbutin abgespalten werden, das in Bärentrauben-, Heidelbeer- u. Preiselbeerblättern vorkommt (chron. Vergiftung durch häufiges Trinken von Tees aus diesen Blättern möglich). E hydroquinone.

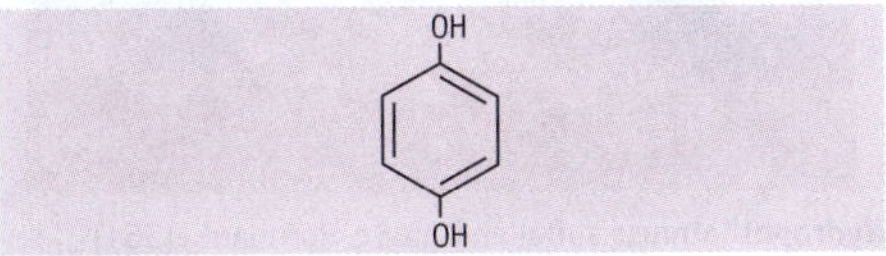


**Hydrochinon.**

**Hydrochlorothiazid,** 6-Chlor-3,4-dihydro-2H-1,2,4-benzothiadiazin-7-sulfonamid-1,1-dioxid: natriuretisches ▸Diuretikum aus der Gruppe der ▸Benzothiadiazine. E hydrochlorothiazide.

**Hydro|cholerese:** Ausscheidung einer dünnflüssigen (salz- u. farbstoffarmen) Galle. E hydrocholeresis.

**Hydrocodon:** ein ▸Antitussivum; Opioid (Betäubungsmittel). E hydrocodone.

**Hydrocortison; Hydrocortison|acetat; Hydrocortison-buteprat; Hydrocortison|hydrogensuccinat:** nicht halogenierte Glucocorticoide (s.u. ▸Cortisol). E hydrocortisone, hydrocortisone acetate, hydrocortisone buteprate, hydrocortisone hemisuccinate.

**Hydrocotylidis herba,** Wassernabelkraut: Heilpflanzenkraut mit nachgewiesener Wirkung bei Wundheilungsstörungen u. leichten Verbrennungen.

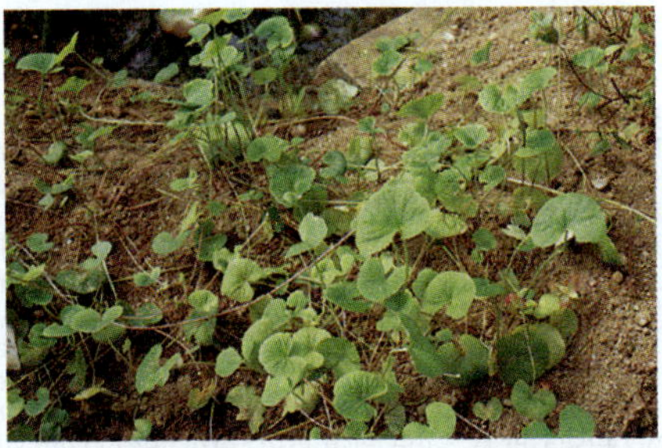

**Hydrocotylidis herba:** Asiatischer Wassernabel. [399]

**Hydro|derma:** *Pathologie* ▸Hautödem.

**Hydro|diarrhö:** Durchfall mit extrem wässrigen Stühlen, z.B. bei Cholera, ▸VERNER-MORRISON-Syndrom. Gefahr der Exsikkose.

**Hydro|dipso|manie:** krankhaft gesteigerter Durst u. übermäßiges Trinken. E psychogenic polydipsia.

**hydro|dynamische Theorie:** ▸Hörtheorie, der zufolge in der Endolymphe Längswellen entstehen, die eine frequenzabhängige Auslenkung der Basilarmembran des Innenohres u. jeweils in einem schmalen Abschnitt eine radiäre Lymphströmung u. damit die lokalisierte Erregung von Sinneszellen bewirken.

**Hydro|gastrie:** ▸Gastrektasie durch Flüssigkeitsansammlung, z.B. bei Pylorusstenose.

**...hydrogen...:** *Chemie* Kennz. für »saure«, d.h. H enthaltende Salze (z.B. $NaHCO_3$).

**Hydrogenase:** ein eisenhaltiges Enzym, das molekularen Wasserstoff aktiviert u. reduzierend wirkt. E hydrogenase.

**Hydro|gen|carbonat:** neuere Bez. für ▸Bicarbonat.

**Hydrogenium:** ▸Wasserstoff. – **H. peroxydatum:** ▸Wasserstoffperoxid. E hydrogen peroxide.

**Hydro|gymnastik:** ▸Unterwassergymnastik.

**Hydro|häm(at)o|thorax:** Hydrothorax mit Blutbeimengungen.

**Hydro|kalix:** kolbige Auftreibung der Enden der ▸Nierenkelche bei Kelchhalsstenose; Teilerscheinung einer Hydronephrose; evtl. – bei Vas aberrans – intermittierend (= FRALEY-Syndrom). – Multipel bei angeborenen Kelchhalsengen (= **Hydrokalykose**). E hydrocalyx.

**Hydro|kardie:** ▸Hydroperikard.

**Hydro|kolpos:** *Gynäkologie* Sekretansammlung in der Scheide bei ▸Hymenalatresie oder Vaginalstenose (nach der Menarche als Hämatokolpos). E hydrocolpos.

**Hydro|kortison:** ▸Cortisol. E hydrocortisone.

**Hydro|labilität:** verminderte Stabilität des Wasser- u. Elektrolythaushalts, z.B. im Säuglings-, Kleinkindalter, wo es v.a. infolge schlechter Wasserbindungsfähigkeit der Gewebe besonders bei Infekten zu krisenhafter Wasserretention oder -verlust (mit Gewichtssturz, Azidose, Exsikkose etc.) kommt. E hydrolability.

**Hydro|labyrinth:** Hydrops des Innenohrlabyrinths infolge abnormer Vermehrung der Endolymphe; s.a. ▸MENIÈRE-Krankheit. E hydrolabyrinth.

**Hydrolasen:** Enzyme, die Substrate in reversibler Reaktion hydrolytisch spalten (▸Hydrolyse). E hydrolases.

**Hydro|lyse:** *Chemie* Spaltung einer Verbindung durch Wasser, z.B. eines Salzes in Säure u. Base (hydrolytische ▸Dissoziation), eines Esters in Säure u. Alkohol (»Verseifung«; s.a. ▸Fettabbau), eines Eiweißkörpers in Aminosäuren (Eiweißabbau), eines Kohlenhydrates zu Monosacchariden, eines Glykosids zu Monosacchariden und Aglykon. S.a. ▸Hydrolasen. E hydrolysis.

**Hydro|media|stinum:** *Pathologie* ▸Hydrothorax mit Flüssigkeitsansammlung im Mediastinalraum.

**Hydro|meningo|zele:** ▸Meningozele. E hydromeningocele.

**Hydro|metra:** Flüssigkeitsansammlung (Sekret, Exsudat) in der Gebärmutterlichtung bei Atresie, Stenose des Gebärmutterhalses; evtl. mit sekundärer Lichtungsaufweitung (**Hydro|me|trektasie**) oder kombiniert mit Hydrokolpos (= **Hydrometrokolpos**). E hydrometra.

**Hydro|mikro|zephalie:** ▸Mikrozephalie mit Hydrocephalus (e vacuo). E hydromicrocephaly.

**Hydromorphon:** Narkoanalgetikum; klassisches ▸Betäubungsmittel (Morphin- bzw. Dihydromorphin-Derivat) mit hohem Suchtpotential (subkutane Gabe, aber auch Darmresorption). E hydromorphone.

**Hydr|om|phalus:** zystenartige Nabelvorwölbung bei Aszites. E hydromphalus.

**Hydro|myelie:** angeborene Überweite des liquorgefüllten Zentralkanals des Rückenmarks; s.a. ▸Dysrhaphie. E hydromyelia.

**Hydro|myelo|zele:** ▸Meningomyelozystozele. E hydromyelocele.

**Hydro|nephros(e),** Uronephrose, Harnstauungsniere: sackartige Ausweitung des Nierenhohlsystems, i.e.S. als Folge einer Harnabflussbehinderung mit nachfolgendem Untergang von Nierengewebe. ***Pathophysiol.:*** zunächst mit Funktionsstörung der Tubuli (verminderte Konzentrations- bei erhaltener Verdünnungsfähigkeit), später auch der Glomeruli (mit Creatinin-, Rest-N-Anstieg; evtl. kompensiert durch Hypertrophie der gesunden Niere); gefolgt von Parenchymatrophie (»hydronephrotische Schrumpfniere«). Stets mit Gefahr von Infektion (Pyonephrose) u. des Einrisses. ***Ätiol.:*** s. Tab. ***Klinik:*** örtliches Druckgefühl, kolikartige, u. U. in die Geschlechtsorgane ausstrahlende Schmerzen, atemverschiebliche Schwellung mit Ballottement in der Nierengegend, Störungen des Verdauungstraktes (evtl. Ileus); als Spätfolge Hypertonie. ***Diagn.:*** Angiographie, (Infusions-)Ausscheidungsurographie, retrograde (Uretero-)Pyelographie. ***Ther.:*** Nephropexie, Nierenbeckenplastik (evtl. aber Nierenentfernung: ▸Nephrektomie). E hydronephrosis. – **H., angeborene:** H. durch

| **I. mechanische Obstruktion der Harnwege** |
|---|
| a) Veränderungen innerhalb des Harntraktes<br>1. Prostatahyperplasie u. -karzinom<br>2. Tumoren der ableitenden Harnwege<br>3. Narbenstrikturen in den Ureteren oder der Urethra<br>4. Steinbildungen<br>5. kongenitale Fehlbildungen u. andere Fehlbildungen oder Lageanomalien(Nephroptose) |
| b) Veränderungen außerhalb der Harnwege<br>1. Tumoren des Beckens (Zervixkarzinom)<br>2. Tumoren u. proliferative Prozesse des Retroperitoneums<br>3. retroperitoneale Fibrose<br>4. Druck durch aberrante Nierenarterien oder Aneurysmen der Nierenarterie<br>5. Druck durch Adhäsionen |
| **II. neuromuskuläre Störungen** |
| Spina bifida, Paraplegie, Tabes dorsalis, multiple Sklerose |
| **III. Gravidität** |
| **IV. unbekannte Ursachen** |
| funktionelle Verengungen des Abgangs der Ureteren vom Nierenbecken: Megaureter-Megazystis-Syndrom |

**Hydronephrose:** Ursachen. [230]

fehlbildungsbedingte Harnwegsengen. E congenital h. – **H., extra|renạle:** H. im Bereich des Nierenbeckens (Hydropyelon). E extrarenal h. – **H., idio|pathische:** H. bei ▸Megaureter-Megazystis-Syndrom, funktionellen Abflussstörungen. E idiopathic h. – **H., intermittierende:** phasische u. – anfangs – reversible extrarenale H., z. B. bei akzessorischem Nierengefäß, Nephroptose, mit Oligurie u. nachfolgender Harnflut. E intermittent h. – **H., intra|renạle:** H. mit Ausweitung v. a. der Nierenkelche; ▸Hydrokalix. E intrarenal h. – **H., kleine schmerzhafte:** H. mit nur geringer Harnverhaltung; v. a. bei ▸Ureterabgangsstenose. E slightly painful h. – **H., stumme:** relativ schmerzarme H. bei langsamer Entwicklung. E blunt h.

**Hydronium-Ion,** Hydroxoniumion: das in wässriger Lösung bei Übertritt des Wasserstoffes aus einem Säuremolekül (z. B. HCl) in das Wassermolekül entstehende, hydratisierte, positiv geladene Wasserstoffion »$H_3O^+$« (Kurzzeichen: $H^+$); s. a. ▸Oniumionen. E hydronium ion.

**Hydr|ọnkus:** Schwellung durch Flüssigkeitsansammlung (z. B. infolge Ödems).

**hydro|pektisch:** Wasser bindend. E hydropexic.

**Hydro|peri|kạrd,** Hydrokardie: ▸Transsudatansammlung im Herzbeutel; bei Herzinsuffizienz (Stauungsinsuffizienz), Nephritis. E hydropericardium.

**Hydro|per|tubation:** *Gynäkologie* Eileiterdurchspülung von der Gebärmutter aus (uterotubare Perfusion) zu diagnostischen (s. a. ▸Hysterosalpingographie) oder zu Heilzwecken (s. a. ▸Pertubation). E hydropertubation.

**hydro|phil:** *Chemie* mit ausgeprägter, durch Atomgruppen polaren Charakters (–OH, –COOH, $-NH_2$) bedingter Neigung zu Wasseraufnahme; z. B. als Eigenschaft von Salbengrundlagen. E hydrophilic.

**Hydro|phlegmạsia:** Entzündung mit starker seröser Exsudation.

**Hydro|phobịe:** *Psychologie* Scheu vor jeder Flüssigkeit (auch deren Anblick bzw. Fließgeräusch); als **essentielle H.** die charakteristische H. bei Tollwut. E hydrophobia.

**Hydr|oph|thạlmus,** Buphthalmus: angeborene oder frühkindliche Vergrößerung des Augapfels infolge Steigerung des Augeninnendruckes (infantiles oder juveniles Glaukom); ein- oder beidseitig, mit rezessivem Erbgang; Ursache: Fehlentwicklung der Kammerwinkelstrukturen (SCHLEMM-Kanal, Trabekelsystem). Ferner als Sekundärglaukom, z. B. nachretrolentaler Fibroplasie, bei Neurofibromatose, STURGE-WEBER-Syndrom. E hydrophthalmos, hydrophthalmia.

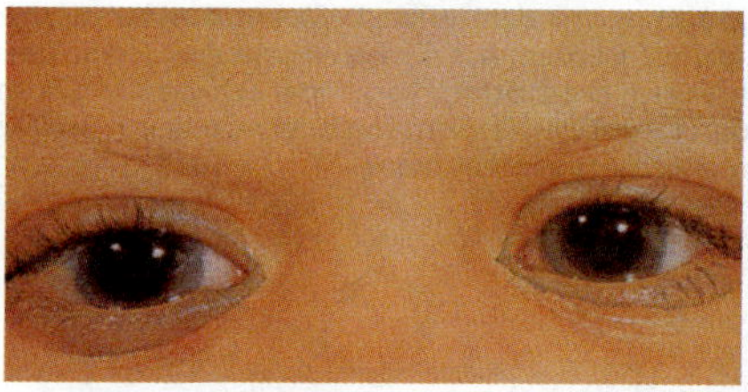

**Hydrophthalmus:** auffallend große Hornhaut. [351]

**Hy|dropịe:** **1)** ▸Hydrops. **2)** verstärkter Wassergehalt der Augenlinse, z. B. als Strahlenschaden.

**hydropisch:** mit ▸Hydrops, Wasseranreicherung (z. B. h. ▸Degeneration) einhergehend. E hydropic.

**Hydro|pneumo|thọrax:** *Pathologie* Pneumothorax mit Flüssigkeits- bzw. Hydrothorax mit Gasansammlung. E hydropneumothorax.

**Hy|drops:** krankhafte Ansammlung von Flüssigkeit (Trans- oder Exsudat) in Körperhöhlen (= H. verus) oder im interstitiellen Raum (Zunahme der Extrazellularflüssigkeit), seltener auch im intrazellulären Raum, als Ausdruck einer Stoffwechselstörung mit Fehlregulation des Wasser-Elektrolyt-Haushaltes oder einer lokalen Störung der hydrodynamischen, osmotischen u. nervösen Regulationen an der Blut-Gewebs-Schranke (z. B. bei Entzündungen, Allergie); s. a. ▸Ödem. E hydrops, dropsy. – **H. abdọminis:** ▸Aszites. E abdominal h. – **H. appẹndicis:** ▸Hydroappendix. – **H. articulạris:** ▸Gelenkerguss. Eine chronische, intermittierend akute, polyartikuläre Form mit Sehnenscheidenbeteiligung bei angeborener Syphilis, bei Tuberkulose, rheumatischen Erkrankungen; s. a. ▸Hydrarthrose. E articular h. – **H. congẹnitus universạlis, H. fetalis,** H. neonatorum: schwerste Form des Morbus haemolyticus neonatorum, mit allgemeinem Ödem, Aszites, Hydrothorax u. -perikard, hochgradiger Anämie, Hydrämie, Albumin-, Prothrombin-, Fibrinogenmangel, Leberinsuffizienz; Prognose infaust. Oft Abort oder Totgeburt. E fetal h. – **H. gravidạrum:** die physiologische Wasserzunahme im Unterhautzellgewebe der Schwangeren; i. e. S. – als generalisierter H. – die leichteste Form der Eklampsie. E h. of pregnancy. – **H. paralỵticus:** Ödem gelähmter Gliedmaßen infolge Fehlens der »Muskelpumpe«. E paralytic h. – **H. pericạrdii:** Herzbeutelerguss; ▸Hydroperikard. E pericardial h. – **H. placẹntae:** *Gynäkologie* Plazentaödem (Durchtränkung des Zottenbindegewebes), z. B. bei Nierenerkrankungen. E h. of placenta. – **H. prọ|fluens:** s. u. ▸Hydrops tubae. E intermittent hydrosalpinx. – **H. spụrius:** ▸Gallertbauch. E false h. – **H. syphilịticus:** ▸Hydrops articularis. E syphilitic h., luetic h. – **H., traumatischer:** verletzungsbedingter H., v. a. seröser bis blutiger ▸Gelenkerguss infolge Schädigung der Synovialis; bei Chronizität mit Hämosiderinablagerung. E traumatic h. – **H. tụbae:** *Gynäkologie* ▸Hydrosalpinx; als H. profluens = Hydrorrhoea tubae intermittens bei unvollständigem Tubenverschluss mit schubweisem Ausfluss

(= tubarer ▸Fluor). **E** h. tubae. – **H. e vacuo:** H. als »Ausgleichsödem« nach Gewebsverlust etc., z.B. als Hydrocephalus e vacuo.

**Hydro|pyo|nephrose:** sekundär infizierte, Eiter enthaltende ▸Hydronephrose. **E** hydropyonephrosis.

**Hydror|rhachis:** *Pathologie* Liquorvermehrung im Bereich des Subarachnoidalraumes oder im Zentralkanal des Rückenmarks (Hydromyelie).

**Hydror|rhagie:** *Pathologie* Blutplasmaaustritt (u. -verlust).

**Hydror|rhoea:** *Pathologie* reichlicher Abfluss einer Körperflüssigkeit. **E** hydrorrhea. – **H. amnialis:** *Gynäkologie* anhaltender Fruchtwasserabgang nach Einriss der Eihäute. – **H. cerebro|spinalis:** ▸Liquorrhö. – **H. gravidarum:** *Gynäkologie* **1) H. decidualis:** Schwangerschaftsausfluss infolge vermehrter Flüssigkeitsabsonderung zwischen ▸Decidua capsularis u. ▸D. parietalis; als physiologische Variante (Ende Mens V sistierend) oder bei Endometritis decidualis. **2)** H. amnialis. – **H. nasalis: 1)** reichliche Entleerung eines wässrigen Nasen- oder Nasennebenhöhlensekrets bei Rhinitis, Rhinopathia vasomotorica bzw. Sinusitis. **2)** ▸Liquorrhö aus der Nase bei Schädelbasisbruch.

**Hydro|salpinx,** Sactosalpinx serosa: Ansammlung klarer seröser Flüssigkeit im beidendig verschlossenen u. sackförmig erweiterten Eileiter; als Spätform der ▸Pyosalpinx u. bei nichteitriger Endosalpingitis. **E** hydrosalpinx.

**Hydro|spermie:** Dünnflüssigkeit des Ejakulats durch vermehrte Sekretabscheidung der akzessorischen Geschlechtsdrüsen. **E** hydrospermia.

**Hydrotalcid:** ein aluminium- u. magnesiumhaltiges ▸Antazidum. **E** hydrotalcide.

**Hydro|therapie,** Wassertherapie, Hydriatrie: Behandlung durch Anw. von Wasser in vielfältigen Varianten. Unterschieden werden z.B. Anw. mit dem Tuch (Waschungen, Wickel, Packungen), mit fließendem Wasser (Güsse, Duschen), mit hydrostatischem Druck (Teil- u. Vollbäder), Badebehandlung ohne hydrostatischen Druck (Sauna, Dampfbäder). Die H. wirkt als Reiztherapie durch mechanisch-thermische und/oder chemische Hautreizung; eine Einstufung der hydrotherapeutischen Anw. nach ihrer Reizintensität zeigt die Tab. Die H. ist eine der ältesten Methoden der ▸physikalischen Therapie, die oft mit anderen Naturheilverfahren kombiniert wird (z.B. ▸Wärmetherapie, ▸Kneipp-Anwendungen). **E** hydrotherapy.

**Hydro|thion|ämie:** Auftreten von Schwefelwasserstoff ($H_2S$) im Blut bei Vergiftung durch $H_2S$, aber auch durch $H_2S$-Bildung im Darm. Führt zu $H_2S$-Ausscheidung im Harn (**Hydrothionurie**). **E** hydrothionemia.

| milde hydrotherapeutische Reize | mittelstarke hydrotherapeutische Reize | starke hydrotherapeutische Reize |
|---|---|---|
| • Waschungen, Abreibungen u. Bürstungen<br>• ansteigende Fuß- u. Unterarmbäder<br>• kalte Kniegüsse, Gesichtsgüsse u. Armgüsse<br>• Wassertreten<br>• Wickel bis zum Umfang eines Brustwickels<br>• feuchte Auflagen<br>• Kopfdampfbad | • ansteigende Teilbäder u. Halbbad<br>• Bürsten<br>• wechselwarme Sitzbäder<br>• Rumpfwickel<br>• Sauna | • Überwärmungsbad<br>• Vollguss<br>• $^3/_4$- oder Ganzpackung |

**Hydrotherapie:** Einstufung der hydrotherapeutischen Anwendungen nach ihrer Reizintensität. [172]

**Hydro|thorax:** Ansammlung seröser Flüssigkeit (evtl. aber von Chylus) im Brustraum, i.e.S. die im Pleuraraum (▸Pleuraerguss, ▸Pleuritis exsudativa). **E** hydrothorax.

**Hydro|tomie:** *Chirurgie* Gewebsschichtentrennung (Dissektion) durch Infiltration mit einer wässrigen Lösung. **E** hydrotomy.

**Hydro|tropie:** *Chemie* Steigerung der Wasserlöslichkeit organischer Verbindungen durch Zusatz von Elektrolyten, v.a. von Alkali- oder Erdalkalisalzen organischer Säuren (z.B. Gallensäuren). **E** hydrotropism.

**Hydro|tubation:** *Gynäkologie* ▸Hydropertubation.

**Hydro|ureter,** Hydrureter: erworbene Harnleitererweiterung (mit nachfolgender Hydronephrose = Hydroureteronephrose) durch Harnrückstau oberhalb einer ▸Harnleiterstenose; bei langzeitigem Bestehen mit Ureteratonie, -schlängelung. – Ferner in den letzten Schwangerschaftsmonaten auch als nichtstenotische (wahrscheinlich hormonell bedingte) Harnleiterweitstellung. S.a. ▸Megaureter. **E** hydroureter.

**Hydroxid:** Verbindung eines Elements oder Radikals mit einer oder mit mehreren Hydroxylgruppen (»$OH^-$«); reagiert als Base (z.B. Natriumhydroxid = NaOH), Säure (H. von Nichtmetallen oder höherwert. Metallen sowie organ. H.), Ampholyt (z.B. $Al[OH]_3$) oder Alkohol (organ. H., z.B. $CH_3OH$). **E** hydroxide.

**Hydroxo|cobalamin,** Aquocobalamin, α-5,6-Dimethylbenzimidazolyl-hydroxocobamid: physiologische Depotform des ▸Vitamins $B_{12}$. **E** hydroxocobalamin.

**Hy|droxonium|ion:** ▸Hydroniumion. **E** hydroxonium ion.

**hy|dro|xy...:** Kennz. einer OH-Gruppen enthaltenden Verbindung; s.a. ▸Hydroxid.

**Hydroxy|buttersäure:** *Biochemie* **1) α-H.:** Methiaminabbauprodukt, das bei einschlägiger Malabsorption im Harn auftritt (typischer »Maische«-Geruch). **E** hydroxybutyric acid. **2) β-H.,** $CH_3–CHOH–CH_2–COOH$: ein in der L-Form normales, aus Acetessigsäure entstehendes Stoffwechselprodukt (u.a. in Serum, Liquor), das – wie die beiden anderen Ketokörper Aceton u. Acetessigsäure – im Harn ausgeschieden wird (stark erhöht bei Ketose; ▸Acetonurie). **3) γ-H.:** Zwischenprodukt beim Abbau der ▸γ-Aminobuttersäure (GABA); ein autosomal-rezessiv erblicher Enzymdefekt der daran beteiligten Succinat-semialdehyd-dehydrogenase führt zu einem Krankheitsbild mit Ataxie, Apraxie u. Sprachentwicklungsstörung sowie hoher γ-H.-Konzentration in Urin u. Liquor. pharm ***Anw.*** als i.v. Narkotikum bei erhöhtem Narkoserisiko.

**α-Hydroxy|butyrat-de|hydro|genase,** Abk. HBDH: myokardspezifische Isoenzymfraktion der Lactat-dehydrogenase (v.a. $LDH_1$); katalysiert die Reduktion von α-Ketobutyrat mit $NADH + H^+$ zu α-Hydroxybutyrat u. $NAD^+$. Normalwert im Serum 55–140 E/l (ist im Gegensatz zu CPK u. SGOT nur bei akutem Myokardinfarkt vermehrt; Erhöhung des HBDH/LDH-Quotienten über 0,9 ist prognostisch ungünstig). **E** α-hydroxybutyrate dehydrogenase.

**Hydroxycarbamid,** Hydroxyharnstoff, Hydroxyurea, Abk. HU: Zytostatikum (Harnstoffabkömmling), wirkt als ▸Antimetabolit; ***NW:*** u.a. Knochenmarktoxizität, Nausea, Erbrechen. **E** hydroxycarbamide.

**Hydroxychloroquin,** 2-{N-[4-(7-Chlor-4-chinolylamino)-4-methylbutyl]ethylamino}-ethanol: ein ▸Malariamittel, Basistherapeutikum bei Rheuma (s.u. ▸Antirheumatica, langfristig wirksame). **E** hydroxychloroquine.

**Hydroxy|cholan|säure:** Sammelbezeichnung für Hydroxyderivate der Cholansäuren als Grundgerüst natürlicher Gallensäuren. **E** hydroxycholanic acid, lithocholic acid.

**Hydroxy|cortico(stero)ide:** ▸Corticosteroide, die durch OH-Gruppen substituiert sind; darunter als **11-H.** (»Plasmacortisol«) das Hydrocortison (▸Cortisol), ▸Corticosteron, Dihydrocortisol; als **17-H.** (17-HCS, 17-OHCS; mit verschiedener Seitenketten-

H

struktur) die PORTER-SILBER-Chromogene ▸Cortison, Hydrocortison u. andere 17-ketogene Steroide. Die Normalwerte der Gesamt-17-H. liegen im Harn bei 7–20 bzw. (♀) 4–14 mg/24 Std., im Plasma bei 6–25 µg/100 ml (sind abhängig von der Ausschüttung von ACTH; sind erhöht z. B. bei CUSHING-Syndrom, evtl. Pubertas praecox, vermindert bei ADDISON-, SHEEHAN-Syndrom, Nebenniereninsuffizienz). E hydroxycorticosteroids.

**6β-Hydroxy|cortisol:** ein 17-ketogenes (▸Hydroxycortico-)Steroid; Stoffwechselprodukt des Cortisols.

**Hy|drọxyd:** *Chemie* ▸Hydroxid. E hydroxide.

**Hydroxy|eicosa|tetra|en|säure:** ▸HETE.

**Hydroxyethyl|cellulose:** ein Gelbildner; ***Anw.*** als ▸Filmbildner (»künstliche Tränen«). E hydroxyethylcellulose.

**Hydroxyethyl|rutoside:** ein Flavonderivat des ▸Rutins; ***Anw.*** als Venentherapeutikum. E hydroxyethyl rutoside.

**Hydroxyethyl|salicylat:** ein Analgetikum u. ▸Antiphlogistikum zur topischen Anw. E hydroxyethyl salicylate.

**Hydroxyethylstärke,** Abk. HES, Abk. HAES: aus Amylopektin hergestellter ▸Plasmaexpander mit Molekulargewichten zwischen 40 000 u. 450 000; ***Anw.*** zur Volumensubstitution u. zur Hämodilution. E hydroxyethyl-starch.

**Hydroxy|hämin:** ▸Hämatin. E hydroxyhemin.

**Hydroxyharnstoff:** ▸Hydroxycarbamid. E hydroxyurea.

**5-Hydroxy|indol(yl)essigsäure,** Abk. 5-HIE: Produkt des ▸Tryptophan-Stoffwechsels; entsteht durch oxidativen Abbau von Serotonin mittels Monoaminoxidase. Die Harnwerte (normal 1,0–14,7 mg/24 Std.) sind erhöht nach serotoninhaltiger Nahrung sowie beim Karzinoid-Syndrom (0,03–1,5 g). E hydroxyindoleacetic acid.

**Hydroxyl...:** die Gruppierung »–OH«(-Radikal). Als Hydroxylgruppe häufig Substituent für Wasserstoff (H); als negativ geladenes OH-Ion (»Hydroxid-Ion«) bedingt es die alkalische Reaktion.

**Hydroxyl|apatit:** ($3\,Ca_3[PO_4]_2 \cdot Ca[OH]_2$); ein schwer lösliches komplexes Salz, das Bestandteil der Mineralsubstanz des Knochens u. der Zahnhartsubstanz ist. Es unterliegt Stoffwechselvorgängen (z. B. Austausch von Ca, Umwandlung in Fluorapatit, Einlagerung von $^{90}Sr$). E hydroxyapatite.

**Hydroxyl|apatit|krankheit:** eine Kristallarthropathie mit Ablagerung von Hydroxylapatit im periartikulären Weichteilmantel, in Sehnen, Bursen u. intraartikulär. ***Klinik:*** Vorkommen im höheren Lebensalter als kalzifizierende Periarthritis (beide Geschlechter gleichermaßen betroffen), erkrankt ist hier meistens das Schultergelenk mit Verkalkung der Supraspinatussehne. Führt zu Bewegungs- u. Druckschmerzen, Schwellungen u. Einschränkung der Beweglichkeit. Als weitere H. das Milwaukee-Schulter-Syndrom, betroffen fast nur Frauen über 70 Jahre. Es kommt zu einer destruktiv verlaufenden Arthrose mit großen Mengen Hydroxylapatit in Synovia u. Gelenkkapsel, die Erkrankung führt zu Gelenkversteifungen u. -instabilität. ***Ther.:*** unspezifisch mit Lokalanästhetika, Steroiden u. physikalischen Maßnahmen.

**Hydroxylasen:** Enzyme (▸Oxygenasen), die – unter Bildung von Hydroxylgruppen – den Einbau eines Atoms des molekularen Sauerstoffs ($O_2$) in organische Substrate katalysieren (= Monooxygenasen); s. a. ▸Hydroxylierung. Z. B. führen Enzymdefekte der 21-, 17- oder 11-H. zu verschiedenen Typen des ▸adrenogenitalen Syndroms. E hydroxylases.

**Hydroxylierung:** Einführung einer oder mehrerer OH-Gruppen in eine chemische Verbindung, z. B. durch Hydroxylasen die H. von Progesteron zu Corticosteroiden. E hydroxylation.

**Hydroxylysin,** δ-Hydroxy-L-lysin: α,ε-Diamino-δ-hydroxy-n-capronsäure, eine Aminosäure; z. B. in Kollagen. E δ-hydroxy-L-lysine.

**Hydroxy|methyl|cytosin:** eine in DNS von Bakteriophagen nachgewiesene Pyrimidinverbindung. E hydroxymethylcytosine.

**Hydroxy|methyl|glutaryl-Coenzym-A-Reductase,** Abk. HMG-CoA-Reductase: Enzym, das die Cholesterin-Synthese reguliert; reduziert das **3-Hydroxy-3-methylglutaryl-CoA** zu Mevalonsäure. Therapeutisch hemmbar durch ▸HMG-CoA-Reductase-Hemmer.

**Hydroxy|nervonsäure:** $\Delta^{15}$-2-Hydroxytetracosensäure; Bestandteil der ▸Cerebroside des Gehirns. E hydroxynervonic acid.

**p-Hydroxy|phenyl|alanin:** *Biochemie* ▸Tyrosin. E p-hydroxyphenylalanin.

**p-Hydroxy|phenyl|brenztraubensäure:** Stoffwechselzwischenprodukt des Tyrosin- bzw. Phenylalaninabbaus (durch in der Leber erfolgende Transaminierung); wird umgesetzt zu Homogentisinsäure; ist bei Phenylketon- u. Tyrosylurie im Harn vermehrt. E p-hydroxyphenylpyruvic acid.

**Hydroxy|phenyl|ẹssigsäure:** $HO{-}C_6H_4{-}CH_2{-}COOH$, (mehrere Isomere). E hydroxyphenylacetic acid. – **o-H.:** Stoffwechselprodukt des o-Hydroxyphenylalanins u. der bei Phenylketonurie vermehrt auftretenden Phenylbrenztraubensäure; wird bei Phenylketonurie vermehrt im Harn ausgeschieden (30–288 mg/24 Std. [Norm: 0,15–1,40]). – **α-H.:** Mandelsäure.

**p-Hydroxy|phenyl|milchsäure:** Zwischenprodukt des Phenylalanin- bzw. Tyrosinstoffwechsels; wird vermehrt gebildet u. im Harn ausgeschieden v. a. bei Anhäufung von p-Hydroxyphenylbrenztraubensäure (Phenylketon-, Tyrosylurie, Tyrosinämie). E p-hydroxyphenyllactic acid.

**Hydroxy|progesterọn:** durch OH-Gruppen substituiertes Progesteron; z. B. als **17α-H.** (= 17α-Hydroxypregn-4-en-3,20-dion) ein natürliches ▸Gestagen. ***Anw.*** ther als (lang wirkender) Essigsäure- u. Capronsäureester (Hydroxyprogesteroncaproat). E hydroxyprogesterone.

**Hydroxy|prolin,** L-Hydroxyprolin, Abk. Hyp: γ-Hydroxypyrrolidin-α-carbonsäure (Formel); eine nichtessentielle ▸Aminosäure, Bestandteil des Kollagens (wird – Ascorbinsäure-abhängig – durch Hydroxylierung von Prolin im Peptid gebildet). Wird im Harn ausgeschieden in Spuren als freies H., v. a. aber als peptidartig gebundenes H. (14,9–34 mg/24 Std.) u. ist somit ein Parameter für den Kollagenstoffwechsel (vermehrte Ausscheidung z. B. bei Osteoporose, Hyperthyreose). Dient u. a. zur Beurteilung konservierungs- u. sterilisationsbedingter Kollagenschädigung an Transplantaten. E hydroxyproline.

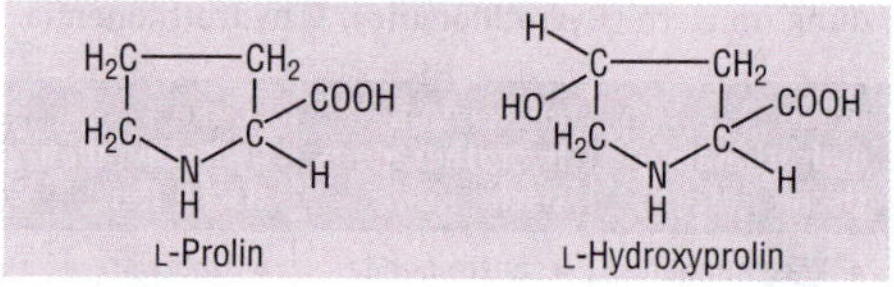


**Hydroxyprolin.**

**Hydroxy|prolin|ämie:** erhöhte Blutkonzentration an ▸Hydroxyprolin bei ▸Iminodipeptidurie. E hydroxyprolinemia.

**6-Hydroxy|purin:** ▸Hypoxanthin. E 6-hydroxypurine.

**Hydroxy|säuren:** Carbonsäurederivate mit Substitution eines oder mehrerer H-Atome des aliphatischen oder aromatischen Restes durch OH-Gruppen; z. B. Milch-, γ-Hydroxybutter-, Zitronensäure. E hydroxy acids.

**Hydroxy|steroid-de|hydrogenạse:** an ▸Hydroxysteroiden wirksame ▸Dehydrogenasen; z. B. als **3β-H.** an der Biosynthese von ▸Geschlechtshormonen beteiligt (Enzymmangel führt zum Typ 2 des adrenogenitalen Syndroms); als **11β-H.** ein in Lebermikrosomen, Plazenta, Mikroorganismen vorhandenes Enzym, das z. B. Cortisol zu Cortison oxidiert; als **17-H.** ein Enzym der Testosteron-Biosynthese (autosomal-rezessiv erblicher Mangel führt zum klinischen Bild des

REIFENSTEIN-Syndroms); als **18-H.** katalysiert es die Umsetzung von 18-Hydroxycorticosteron in Aldosteron (ein autosomal-rezessiv erblicher Enzymdefekt führt zu Aldosteronmangel mit Salzverlust). E hydroxysteroid dehydrogenase.

**Hydroxy|steroide:** Steroidhormone mit Hydroxylgruppen anstelle von Wasserstoff; z. B. Androsteron, Testosteron u. die ▸Hydroxycorticosteroide. E hydroxysteroids.

**Hydroxytetracyclin:** ▸Oxytetracyclin. E hydroxytetracycline, oxytetracycline.

**5-Hydroxy|trypt|amin:** *Biochemie* ▸Serotonin. E 5-hydroxytryptamine.

**5-Hydroxy|tryptophan:** Vorstufe der Biosynthese von ▸Serotonin, das dann durch Abspaltung von $CO_2$ entsteht. E 5-hydroxytryptophan.

**Hydroxy|tyr|amin:** ▸3,4-Dihydroxy-β-phenäthylamin. E hydroxytyramine, dopamine.

**Hydroxyurea:** ▸Hydroxycarbamid. E hydroxyurea.

**Hydroxyzin:** ein sedierendes ▸Antihistaminikum; ***Anw.*** als Tranquilizer u. gegen Juckreiz. E hydroxyzine.

**Hydro|zele:** ▸Hydrocele. E hydrocele.

**Hydro|zephaloid (Hall):** ▸Encephaloenteritis acuta.

**Hydro|zephalus:** ▸Hydrocephalus.

**Hydr|urie:** die Ausscheidung eines wasserhellen, wenig konzentrierten Harns bei der ▸Wasserdiurese. – Auch Bez. für Polyurie. E hydruria, polyuria.

**Hygiene:** Lehre von der Gesunderhaltung des Menschen u. seiner Umwelt und den dazu dienenden Maßnahmen. Zusammen mit der ▸Umweltmedizin ein medizinisches Fachgebiet, das sich mit der Erhaltung u. Förderung der Gesundheit u. den Auswirkungen von Klimafaktoren, Strahlung, Schad- u. Fremdstoffen in Umwelt u. Nahrung auf die Gesundheit sowie die Verhütung u. Bekämpfung der dadurch entstehenden Krankheiten befasst. Die H. entwickelt Methoden zum Erkennen, Erfassen, Beurteilen u. Vermeiden schädlicher Einflüsse sowie Maßnahmen, die Wohlergehen u. Leistungsfähigkeit des Menschen fördern (z. B. Epidemiologie; Bekämpfung von Infektionskrankheiten; sachgerechter Umgang mit Nahrungsmitteln, Trink- u. Abwasser). Die **Arbeits- u. Sozialhygiene** befasst sich mit dem Einfluss von Gesellschaft u. Arbeit auf die Gesundheit des Einzelnen, die **Krankenhaushygiene** mit Ursachen, Übertragungswegen u. Verhütungen von Infektionen in stationären Einrichtungen. Der Facharzt für H. u. Umweltmedizin unterstützt die im Krankenhaus, im öffentlichen Gesundheitswesen u. in der Praxis tätigen Ärzte in Fragen zur Krankenhaushygiene, Umwelthygiene u. Umweltmedizin, Epidemiologie, Sozial- u. Individualhygiene. Die Weiterbildungszeit beträgt 5 Jahre. E hygiene.

**hy|gro...:** Wortteil »Wasser«, »Feuchtigkeit«.

**Hy|grom(a),** Wassergeschwulst, Ganglion, »Überbein«: flüssigkeitsgefüllte Exsudationszyste mit glatter oder zottig-warziger Innenwand, evtl. auch mit freien »Reiskörperchen« (Fibrinausfällungen) als Inhalt. I. e. S. als aus einem Schleimbeutel (oder einer Gelenktasche) oder einer Sehnenscheide hervorgegangenes Gebilde (s. Abb.) in der Folge einer Entzündung (▸Bursitis, ▸Tendovaginitis). E hygroma. – **H. carpale:** das – v. a. tuberkulöse oder rheumatische (▸Hygromatosis) – Sehnenscheidenhygrom des Hand(gelenk)bereichs (v. a. über den Beugesehnen); ist oft zwerchsackförmig abgeschnürt (= H. biloculare) u. stellt sich als prall-elastische Schwellung mit Reibegeräusch u. Bewegungseinschränkung dar. – **H. cysticum colli,** Lymphangioma cysticum colli: *Pädiatrie* angeborenes, spätestens im 1. Lj. seitlich in den Halspartien deutlich erkennbares weich-elastisches Lymphzystenkonglomerat, das die Supraklavikulargrube ausfüllt (evtl. monströs u. über die Mittellinie hinweg, evtl. sogar in das Mittelfeld hinabreichend = zervikothorakales H.); zu Rezidiven neigend. E cystic h., cervical h. – **H. durae matris:** H. an Durainnenfläche im Schädel, Restzustand einer subduralen Blutung oder einer Pachymeningitis haemorrhagica interna, aber auch als Spätkomplikation einer eitrigen Meningitis. E h. of the dura. – **H. prae|patellare:** H. im Kniescheibenbereich nach chronischer Bursitis praepatellaris; als »Dienstmädchenknie«. E housemaid's knee.

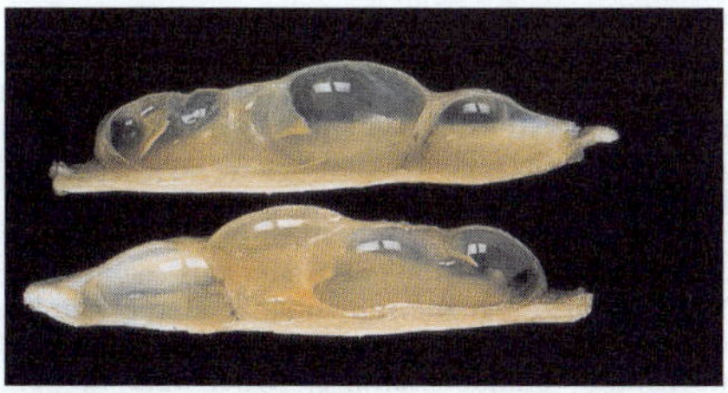

**Hygrom(a):** Geschwulst im Bereich der Sehnenscheide. Beachte die flüssigkeitsgefüllten Zysten mit dünner Wand. [53]

**Hygromatosis:** Auftreten multipler Hygrome; z. B. bei ▸TEUTSCHLÄNDER-Syndrom. – **H. rheumatica:** (GÜNTHER) chronische Tendovaginitis mit symmetrischen Schleimbeutelhygromen als seltene rheumatische Krankheit.

**Hygro|meter:** *Physik* Gerät zur Feuchtigkeitsmessung in Gasen (v. a. Luft). E hygrometer.

**hygro|skopisch:** Wasser anziehend. – Zahlreiche anorganische u. organische, meist leicht wasserlösliche hygroskopische Stoffe finden Anw. als Trockenmittel (▸Exsikkator). E hygroscopic.

**Hymans van den Bergh:** s. u. ▸BERGH.

**Hymecromon:** muskulotropes ▸Spasmolytikum; ▸Choleretieum; Cumarinderivat; ***Anw.*** bei Krampfzuständen der Gallenwege. E hymecromone.

**Hymen:** das aus einer epithelbedeckten Mesenchymscheibe zwischen Sinus urogenitalis u. Scheidenanlage entstandene »Jungfernhäutchen« als den Scheideneingang verschließende Schleimhautfalte mit kleiner (meist ventral-exzentrischer) Öffnung. Reißt – außer bei starker Dehnbarkeit – bei der Defloration ein, wird bei der Entbindung zerstört (Reste: »Hymenalknötchen«, Carunculae hymenales). E hymen, virginal membrane.

**Hymenal|atresie:** *Gynäkologie* angeborenes Fehlen der Öffnung des ▸Hymen; kompletter membranartiger Verschluss des Scheideneingangs als Typ der Gynatresie. Führt zu ▸Hämatokolpos u. ▸-metra. E hymenal atresia.

**Hymenolepiasis:** Zwergbandwurm-Infektion; v. a. durch Schmutzinfektion (▸Infestation) vorkommender Dünndarm-Befall mit ▸Hymenolepis (nana, diminuta). ***Klinik:*** Leib- u. Kopfschmerzen, Durchfall, Pruritus.

**Hymenolepis,** Triorchis: eine Bandwurmgattung [Hymenolepididae, Cestoda]; Darmparasiten von Säugern u. Vögeln sowie Menschen. – **H. diminuta:** der ubiquitär bei Nagern, selten auch beim Menschen vorkommende Mäusebandwurm. – **H. nana:** der ubiquitär bei Nagern, in Tropen u. Subtropen auch beim Menschen (▸Hymenolepiasis) vorkommende, 1–3 cm lange, knapp 1 mm breite Zwergbandwurm; s. a. ▸Wurmeier.

**Hymeno|pterismus:** Vergiftung durch Stich oder Biss von Insekten der Ordnung **Hymenoptera** (z. B. Wespen, Bienen). E hymenopterism.

**Hyo...:** Wortteil »Zungenbein« (▸Os hyoideum).

**Hyo|glossus:** Kurzform für ▸Musculus hyoglossus.

**Hyo|id,** Hyoideum, Zungenbein: ▸Os hyoideum.

**hyoides, hyoideus** *(griech. hyoides = Y-förmig, -ähnlich):* das Zungenbein (Hyoid[eum]) betreffend.

**Hyo|id|mandibularspalte:** *Embryologie* die Branchialspalte (= Kiemenspalte) zwischen 1. (= Mandibularbogen) u. 2. Branchialbogen (= Hyoidbogen); als Vorstufe der Paukenhöhle u. Ohrtrompete. E hyomandibular cleft.

**Hy|os|cin:** ▸Scopolamin. E hyoscine.

**Hyoscyamin,** L-Atropin, L-Hyoszyamin: Tropinester der DL-Tropasäure (L-Tropasäuretropinester) $C_{17}H_{23}NO_3$; Tropanalkaloid (▸Coca-Alkaloide) in Nachtschattengewächsen (Solanazeen), v.a. in Atropa Belladonna, Hyoscyamus niger, Datura stramonium. Sein Racemat DL-H. ist das ▸Atropin. pharm ***Wirkung:*** hemmt die Acetylcholinwirkung; ***Anw.*** (v.a. H. hydrobromicum, -chloricum, sulfuricum) als ▸Parasympatholytikum. E L-hyoscyamine.

**Hy|os|cya|mus niger,** Schwarzes Bilsenkraut: Heilpflanze aus der Familie der Solanaceae. Enthält in Wurzeln, Samen, Blättern ▸L-Hyoscyamin, ▸Scopolamin. Nachweislich wirksam bei Spasmen des Magen-Darm-Trakts u. nervösen Herzbeschwerden. ***Kontraind.:*** tachykarde Arrhythmien, Prostataadenom mit Restharn, Engwinkelglaukom u. Megakolon. ***NW:*** Mundtrockenheit, Akkommodationsstörung, Tachykardie, Miktionsstörung.

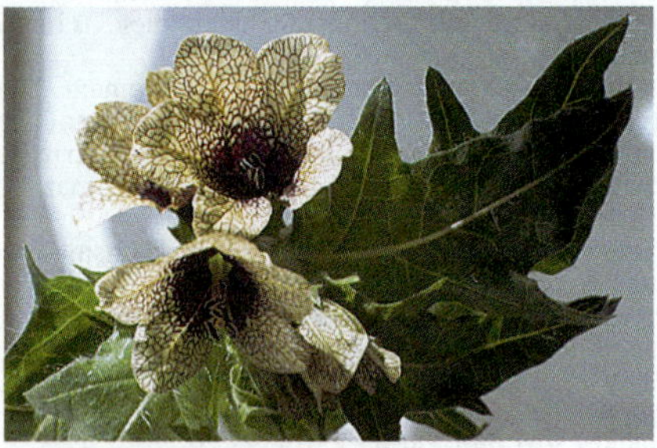

**Hyoscyamus niger.** [482]

**Hyp:** *Biochemie* Abk. für ▸**Hy**droxy**p**rolin.

**Hyp..., hyp...:** Wortteil »unter«. S.a. ▸hypo..., ▸sub...

**Hyp|aes|thesia, Hyp|äs|thesie:** verminderte Empfindlichkeit für Sinnes-, i.e.S. Berührungsreize. Als akustische H. die ▸Schwerhörigkeit, als Geschmacks-H. die ▸Hypogeusie, als Geruchs-H. die Hyposmie. S.a. ▸Sensibilitätsstörung. E hyp(o)esthesia.

**Hyp|akusis:** ▸Schwerhörigkeit. E hypacusis.

**Hyp|albumin|ämie:** verminderte Albuminkonzentration im Blutplasma bzw. -serum; z.B. bei Lebererkrankungen, Enteropathien, Mangelernährung, nephrotischem Syndrom, Tumoren. Führt zur Ödementstehung; s.a. ▸Albumine. E hypoalbuminemia.

**Hyp|algesie, -algie:** verminderte Schmerzempfindung (auf einen schmerzhaften Reiz); bei Schäden der Schmerzbahn, bei Psychoneurosen. E hyp(o)algesia.

**Hyp|ampho|tonie:** verminderte Erregbarkeit beider Anteile des vegetativen Nervensystems. E subnormal autonomic excitability.

**Hyp|azidität:** ▸Subazidität. E hyp(o)acidity.

**Hyp|enzymie:** Enzymmangel; Enzymdefekt, ▸Enzymopathie.

**hyper...:** Wortteil »über(mäßig)«, »oberhalb«, »über der ▸Norm«; s.a. ▸super..., ▸supra..., ▸poly..., ▸Hoch...

**Hyper|abduktions|syndrom,** Hyperelevationssyndr.: (WRIGHT 1945) bei starkem Heben (Elevation), Abspreizen (Abduktion) u. Nach-hinten-Ziehen der Arme (Hyperabduktion) in den Händen auftretende Missempfindungen (▸Parästhesien) und Durchblutungsstörungen (Fehlen des Radialispulses, Stenosegeräusche), durch Kompression des Plexus brachialis u. der Arteria u. Vena brachialis zwischen Processus coracoideus u. Musculus pectoralis. S.a. ▸Kostoklavikularsyndrom (als Schulter-Arm-Syndrom). E brachial hyperabduction syndrome.

**Hyper|adenie, -adenosis: 1)** vermehrtes Vorkommen von Drüsengewebe, i.e.S. bei überzähliger Mamma. E hyperadenosis. **2)** gesteigerte Drüsentätigkeit.

**Hyper|adiuretismus:** *Endokrinologie* vermehrte ▸Vasopressin-Ausschüttung, z.B. bei Schädigung des Hypothalamus oder als paraneoplastisches Symptom. Führt zu gestörter Ausscheidung von Wasser, Hypervolämie, Hyponatriämie; s.a. ▸BARTTER-Syndrom.

**Hyper|adrenalin|ämie:** vermehrter Gehalt des Blutes an Hormonen des Nebennierenmarks (s.a. ▸Catecholamine) infolge Sympathikusreizung (z.B. im Stress, bei Insulin-bedingter Hypoglykämie) oder bei Phäochromozytom. E hyperepinephrinemia.

**Hyper|adrenalismus, -adrenie:** gesteigerte hormonale Aktivität der verschiedenen Zonen von Nebennierenrinde oder -mark. Manifestiert sich z.B. als ▸CUSHING-Syndrom, ▸Aldosteronismus, ▸Hyperkortizismus, ▸Phäochromozytom. E hyperadrenalism.

**Hyper|aemica, -ämika, Hyperämisierungsmittel:** ▸Rubefacientia.

**Hyper|ämie:** vermehrte Blutfülle in einem Kreislaufabschnitt (Organkreislauf). E hyperemia. – **H., aktive, arterielle H.:** H. bei Weitstellung der Arterien, v.a. der Arteriolen, z.B. bei erhöhtem Zufluss (**fluxionäre H.**), bei ▸Entzündung (**kongestive H.**) oder in der Nachbarschaft der Entzündung infolge Weitstellung der Kollateralen (**kollaterale H.**). E active h., arterial h. – **H., funktionelle:** die auf ▸Kreislaufregulation beruhende Mehrdurchblutung eines tätigen Organs. E functional h. – **H., kollaterale:** Form der aktiven H. E collateral h. – **H., kompensatorische:** funktionssteigernde aktive arterielle H. in einem verbleibenden paarigen Organ nach Verlust des Pendants. E compensatory h. – **H., kongestive, passive H.:** H. bei Abflussstörung (venöse H., Stauungshyperämie). E congestive h., passive h. – **H., peri|statische:** H. bei Prästase; führt zu Bluteindickung im Kapillarbereich durch Plasmaaustritt u. vermehrte Blutkörperchenagglomeration. E peristatic h. – **H., reaktive:** H. als lokale Reaktion auf eine direkte oder indirekte Reizung des Gefäßabschnitts. Ferner als arterielle H. durch Kapillarweitstellung nach Aufheben einer örtlichen Kreislaufdrosselung (5- bis 20fache Steigerung der Ruhedurchblutung mit örtlicher Rötung, Temperaturanstieg). E reactive h. – **H., reflektorische:** arterielle H. als meist kutiviszeral ausgelöstes Reflexgeschehen. E reflex h. – **H., venöse:** passive H. E venous h.

**Hyper|ämie|test:** s.u. ▸MOSZKOWICZ-Kollateralzeichen, ▸RATSCHOW-Lagerungsprobe. E hyperemia test.

**Hyper|aes|thesia, -ästhesie:** *Neurologie* gesteigerte Empfindlichkeit für Sinnesreize, i.e.S. für Berührungsreize (**taktile H.**, Hyperhaphie), die evtl. als Schmerz empfunden werden (▸Hyperalgesie). S.a. ▸Hyperakusis, ▸Hypergeusie, ▸Hyperosmie. E hyperesthesia.

**Hyper|aktivität:** übersteigerter Drang zu motorischen Äußerungen bei psychischer Unruhe, z.B. bei Manie, psychotischen/organisch bedingten Erregungszuständen. E hyperactivity.

**Hyper|akusis:** Übersteigerung der Hörschärfe (krankhafte Feinhörigkeit); z.B. bei Fehlinnervation des Musculus stapedius, bei Tinnitus u. additiven Verarbeitungs- u. Wahrnehmungsstörungen, bei Fazialislähmung u. (?) bei vegetativer Labilität; ferner nach Schädelverletzung (bereits Schall < 130 dB führt dann evtl. zu schmerzhaftem Hören = **H. dolorosa**). S.a. ▸Paracusis Willisii. E hyperacusis.

**Hyper|aldosteronismus:** ▸Aldosteronismus. E hyperaldosteronism.

**Hyper|algesie, -algie:** gesteigerte Schmerzempfindlichkeit (auf einen schmerzhaften Reiz) als Form der ▸Hyperästhesie; segmental (▸HEAD-Zone) oder im Versorgungsgebiet eines sensiblen Nervs. E hyperalgesia.

**Hyper|alimentations|syndrom:** die auf chronischer Überernährung beruhenden oder mit ihr unmittelbar oder mittelbar zusammenhängenden Erkrankungen mit Adipositas, Meteorismus (mit Zwerchfellhochstand, Flankenblähung), Querstand des Herzens, verminderter Vitalkapazität, chronischer Verdauungsstörung (▸Dyspepsie), Gefahr des Myokardinfarktes. E hyperalimentation syndrome.

**Hyper|amino|azid|ämie:** vermehrter Gehalt des Blutes an einer oder mehreren Aminosäuren; häufig – bei selektiver Überproduktion (z.B. Ahornsirupkrankheit, Phenylketonurie) – Ursache einer (Überlauf-)Hyperaminoazidurie. E hyperaminoacidemia.

**Hyper|amino|azid|urie:** absolut vermehrte Ausscheidung aller oder einzelner – evtl. sonst nicht auftretender – freier Aminosäuren im Harn. Entweder als **metabolische H.** (= **prärenale H.**; Typ A; meist primär infolge ▸Enzymopathie; evtl. sekundär bei schweren Leberkrankheiten) oder als **renale H.** (Typ B; infolge ▸Tubulopathie, d.h. bei Fehlen oder Teilschädigung eines Aminosäurentransportsystems; stets mit normalen Blutwerten [s.a. ▸Hyperaminoazidämie], evtl. kombiniert mit – durch entsprechende Stuhlwerte nachweisbarer – Resorptionsstörung im Darm; meist als idiopathische, selten – z.B. bei ▸Galaktosämie, ▸WILSON-Krankheit – als symptomatische H.). – Als besondere Form die »**H. ohne Nierenschwelle**« (eine H. bei vermehrtem Angebot an Aminosäuren, die aber vollständig ausgeschieden werden, ohne dass eine Hyperaminoazidämie eintritt; z.B. als ▸Argininosuccinurie). E hyperaminoaciduria.

**Hyper|ammon(i)|ämie:** *Pathologie* erhöhter Ammoniakgehalt des Blutes infolge vermehrter Bildung (z.B. bei gastrointestinaler Blutung) u. verminderter Elimination durch den Harnstoffzyklus (akutes oder chronisches Leberversagen); ferner bei ▸Hyperlysinämie, ▸Citrullinämie. Geht einher mit Bewusstseinstrübung (Encephalopathie). E hyperammonemia. – **H., familiäre, Hyper|ammon|ämie|syndrom:** erbliche Enzymmangelkrankheit (▸Enzymopathie) mit einer Aktivitätsminderung von Ornithin-carbamoyltransferase oder von Carbamoylphosphat-synthase, als Typ I bzw. II, die eine Blockierung der Umwandlung von Ammoniak in Harnstoff zur Folge hat. Frühkindlich treten Erbrechen, Zeichen der Ammoniakvergiftung, Entwicklungsstillstand sowie geistige Retardierung ein.

**Hyper|ampho|tonie:** gesteigerte Erregbarkeit beider Anteile des vegetativen Nervensystems. E excessive autonomic excitability.

**Hyper|amylas|ämie:** *Pathologie* vermehrter α-Amylasegehalt des Blutes, z.B. bei Pankreatitis, Mumps. E hyperamylasemia.

**Hyper|ante|flexio uteri:** übermäßige ▸Anteflexio der Gebärmutter; mit spitzem Winkel zwischen Cervix u. Corpus uteri.

**Hyper|arginin|ämie:** ▸Argininämie(-Syndrom).

**Hyper|auxesis:** (krankhaft) übermäßiges (umschriebenes) Wachstum.

**Hyper|azidität,** Hyperchlorhydrie: Übersäuerung des Magensaftes (die Salzsäurewerte betragen bei Basalsekretion [BAO] > 5, bei Maximalsekretion [MAO] > 30 mval/Std.). S.a. ▸Subazidität. E hyperacidity.

**Hyper|azot|ämie, -azot|urie:** s.u. ▸Azotämie, ▸-urie. E hyperazotemia, hyperazoturia.

**hyperbare Oxygenation,** Abk. HOT: (BOEREMA 1956) Überdruckbeatmung (bis 3 atü) des unter gleichem Druck in einer Druckkammer Liegenden mit reinem Sauerstoff ($O_2$); bewirkt verstärkte physikalische Lösung des $O_2$ im Blut (u. bis zu 20fache $O_2$-Spannung im Gewebe). ***Anw.*** bei Anaerobier-Infektion, frischem Myokardinfarkt, Hypoxämie, in der offenen Herzchirurgie, bei ▸Strahlentherapie von Tumoren. Gefahr der ▸Sauerstoffvergiftung. E hyperbaric oxygen therapy.

**Hyper|beta|lipo|protein|ämie:** *Pathologie* Vermehrung der β-Lipoproteine im Blutplasma beim Typ II (u. III) der ▸Hyperlipoproteinämie; i.e.S. der Typ IIa = essentielle Hypercholesterinämie. E hyperbetalipoproteinemia.

**Hyper|bilirubin|ämie:** vermehrter Gehalt des Blutes an ▸Bilirubin (> 1,4 mg Gesamtbilirubin/100 ml entspr. 24 µmol/l); bei Überangebot (z.B. bei hämolytischem Ikterus), bei Transportstörung (Ligandin) zwischen Blut u. Leberzelle (z.B. als intermittierende

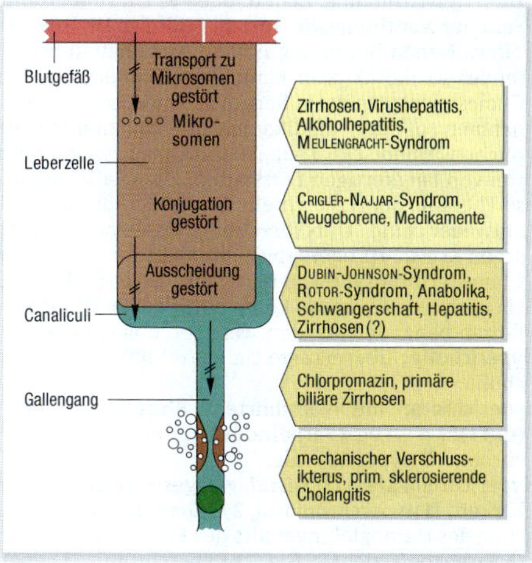


**Hyperbilirubinämie:** Ursachen und Erkrankungen mit Ikterus. [445]

H. = ▸MEULENGRACHT-Syndrom), bei Störung der (Bilirubin-)Konjugation (z.B. als physiologische Neugeborenen-H. = Icterus neonatorum simplex, bei ▸CRIGLER-NAJJAR-Syndrom) oder Störung der Bilirubinausscheidung (bei Cholestase). S.a. ▸Ikterus; Abb. E hyperbilirubinemia. – **H., funktionelle,** essentielle H.: nicht hämolytisch bedingte H.-Formen aufgrund eines angeborenen Stoffwechseldefekts; als konjugierte H. (▸ROTOR-Syndrom, ▸DUBIN-JOHNSON-Syndrom) oder als unkonjugierte H. (bei primärer Shunt-Hyperbilirubinämie, CRIGLER-NAJJAR-, GILBERT-LEREBOULLET-, ▸MEULENGRACHT-Syndrom). E functional h. – **H., post|hepatitische:** H. nach Hepatitis (oft erst Jahre später). E posthepatitic h.

**Hyper|bilirubin|urie:** ▸Bilirubinurie.

**Hypercalc...:** ▸Hyperkalz...

**Hyper|chlor|hydrie:** korrekte Bez. für ▸Hyperazidität des Magensaftes. E hyperchlorhydria.

**Hyper|chlor(id)|ämie:** *Pathologie* Zunahme der Chloride im Blut (Serumwerte > 110 mval/l); kombiniert mit Hypernatriämie oder isoliert (z.B. bei tubulärer ▸Azidose). E hyperchloremia.

**Hyper|chlor|urie:** vermehrte Chloridausscheidung durch die Niere. E hyperchloruria.

**Hyper|chol|ämie:** ▸Cholämie.

**Hyper|cholal|ämie:** ▸Cholalämie.

**Hyper|cholesterin|ämie:** Form der ▸Dyslipoproteinämie mit erhöhtem Gehalt des Blutes an Cholesterin (Serumwert > 200 mg/dl); meist mit Erhöhung der LDL-Fraktion. Risikofaktor arteriosklerotischer Gefäßerkrankungen. Kommt fast nur als primäre Form, also mit genetischer Disposition vor. ***Klassifik.:*** In ca. 80 % liegt eine **polygene H.** vor mit bisher noch nicht definierter genetischer Komponente. Expression stark nahrungsmittelabhängig, kann kombiniert sein mit Hypertriglyceridämien. Cholesterin 200–300 mg/dl, LDL↑. Die **familiäre (monogene) H.** (< 10 % der H.) beruht auf einem LDL-Rezeptor-Defekt u. wird autosomal-dominant vererbt (meist heterozygot, seltener homozygot oder sporadisch). Cholesterin u. LDL stark erhöht. Klinisch mit Xanthomatose, Fettablagerungen im Handflächenbereich, Arcus corneae, frühzeitiger Arteriosklerose u. Herzinfarkt. Entspricht dem Typ IIa der ▸Hyperlipoproteinämie (HLP). Bei den **familiären Apo-B-100-Defekten** führt eine substituierte Aminosäure im Apolipoprotein B zu unzureichender Aufnahme von LDL durch die entsprechenden Membranrezeptoren. Sie werden zu den familiären H., gerechnet, da sie sich klinisch nicht von diesen unterscheiden. Die **familiäre kombinierte Hyperlipidämie** ist autosomal-dominant vererbt u. führt sowohl zur H. als auch zur Triglyceridämie. LDL u./oder VLDL sind erhöht. Seltener Xanthome. Entspricht HLP Typ IIb bzw. III. ***Ther.:*** Neben Bewegung u. dem Ausschalten begleitender Risikofaktoren kann eine Erniedrigung des Cholesterinspiegels im Serum über diätetische Maßnahmen u./oder medikamentöse Behandlung erreicht werden. Die Diät ist fettarm u. weitgehend frei von langkettigen Fettsäuren. Die medikamentöse Therapie der H. geschieht durch ▸Lipidsenker, die entweder eine Unterbrechung des enterohepatischen Kreislaufs oder eine Hemmung der endogenen Cholesterinbiosynthese bewirken. Extreme H. (Typ IIa nach FREDERIKSEN) können mit dem ▸HELP-Verfahren behandelt werden. E hypercholesterolemia.

**Hyper|cholie:** übermäßige Galleproduktion. E hypercholia.

**hyper|chrom:** mit vermehrtem Blutfarbstoffgehalt (mit $Hb_E > 34$ pg = Färbeindex > 1); ▸Anämie, hyperchrome. E hyperchromic.

**Hyper|chromasie:** **1)** *Histologie* gesteigerte Anfärbbarkeit. E hyperchromasia. **2)** *Hämatologie* Vermehrung des Hämoglobingehalts des Einzelerythrozyten (▸Färbekoeffizient). S. a. ▸hyperchrom. E hyperchromia.

**Hyper|chromie:** **1) Hyperchromatose:** verstärkter Farbstoffgehalt eines Gewebes, i. e. S. die Vermehrung der Hautpigmentation. E hyperchromatism. **2)** *Hämatologie* ▸Hyperchromasie (2). E hyperchromia.

**Hyper|chylie:** gesteigerte Magensaftabsonderung. E hyperchylia.

**Hyper|chylo|mikron|ämie:** Erhöhung der Chylomikronen im Blut bei der essentiellen ▸Hyperlipoproteinämie Typ I u. Typ V. E hyperchylomicronemia.

**Hypercorti...:** ▸Hyperkorti...

**Hypercreat...:** ▸Hyperkreat...

**Hyper|cystathionin|ämie:** ▸Cystathioninurie.

**Hyper|cystin|urie:** ▸Cystinurie.

**hyper|dens:** *Röntgenologie* mit vermehrter Dichte (z. B. im CT). E hyperdense.

**hyper|di|ploid:** *Genetik* mit 2 homologen haploiden Chromosomensätzen u. einem zusätzlichen freien Chromosom oder einem größeren translozierten Chromosomenstück (▸Trisomie). E hyperdiploid.

**Hyper|dontie:** Überzahl von Zähnen infolge einer Überproduktion der Zahnleiste. Eine H. ist oft mit anderen Fehlbildungen kombiniert, z. B. bei Dysostosis cleidocranialis, KLIPPEL-FEIL-Syndrom.

**Hyper|dynamie:** übermäßige muskuläre (= motorische) Funktion eines Organs (z. B. des Herzens; bei hyperkinetischem Herzsyndrom; ▸GORLIN-Herzsyndrom). E hyperdynamia.

**Hyper|ek|plexie:** s. u. ▸Stiff-Baby-Syndrom. E hyperekplexia.

**Hyper|elastosis cutis:** ▸EHLERS-DANLOS-Syndrom.

**Hyper|elektrolyt|ämie:** übermäßiger Elektrolytgehalt des Blutes, i. e. S. das ▸Salzstauungssyndrom.

**Hyper|elevations|syndrom:** ▸Hyperabduktionssyndr.

**Hyper|emesis:** übermäßiges u. anhaltendes Erbrechen. E hyperemesis. – **H. gravidarum:** *Gynäkologie* als H. I. e. S. das gesteigerte, v. a. morgendliche (s. a. ▸Vomitus matutinus), auch bei leerem Magen erfolgende Erbrechen der Schwangeren als ▸Frühgestose; führt im Extremfall zu starkem Durst, ▸Foetor ex ore, bei schwerem Verlauf zu rascher Gewichtsabnahme, Fieber, evtl. auch Retinitis haemorrhagica (dann in ca. 50 % tödlich verlaufend), Benommenheit bis Delirium; mit Anstieg des ▸Rest-Stickstoffs u. der Harnsäurewerte im Blut, mit Protein-, Aceton-, Urobilinogen-, Porphyrin- u. Zylindrurie sowie ▸Hypochlorämie u. Absinken des Kohlendioxid-Bindungsvermögens.

**Hyper|eosino|philie:** ▸Eosinophilie (auch i. S. der Übersteigerung als **hypereosinophiles Syndrom** benannt, wenn keine Ursache erkennbar ist; mit Herz- u. Lungenbefall, erhöhtem IgE). E hypereosinophilia.

**Hyper|ergie:** *Allergologie* gesteigerte Empfindlichkeit bzw. Reizbeantwortung eines sensibilisierten Gewebes oder Organismus (= Allergie i. e. S.; s. a. ▸Sofortreaktion). E hyperergy, hyperergia.

**Hyper|eso|phorie:** ▸Heterophorie mit Abweichung des schielenden Auges nach oben u. innen. E hyperesophoria.

**Hyper|exo|phorie:** ▸Heterophorie mit Abweichung des schielenden Auges nach oben u. außen. E hyperexophoria.

**Hyper|extensions|fraktur:** indirekter Knochenbruch (▸Fraktur) infolge unfallbedingt erzwungener Überstreckung (s. a. ▸Extensionsfraktur) im entsprechenden Gliedmaßengelenk (z. B. als Typ der ▸Radiusfraktur) bzw. an der Wirbelsäule. Ggs. ▸Hyperflexionsfraktur. E hyperextension fracture.

**Hyper|exzitabilitäts|syndrom:** (PRECHTL) Übererregbarkeit des Neugeborenen als Zeichen der Schädigung des Zentralnervensystems vor oder nach der Geburt (z. B. bei Diabetes mellitus, Drogensucht der Mutter, Zuständen von Sauerstoffnot [▸Hypoxie]). Die aus dem Schaden resultierende Anhebung der Vigilanz äußert sich in Unruhe, Mangel an Schlaf, häufigem Schreien (mit »Ziegenmeckern« infolge Masseterklonus bei allg. Steigerung der Reflexe), Nystagmus. E hyperexcitability syndrome.

**Hyper|fibrinogen|ämie:** vermehrter Fibrinogengehalt des Blutplasmas v. a. als »Akute-Phase-Reaktion«, z. B. bei Infektionskrankheiten, bösartigen Tumoren, Rheuma; führt zu beschleunigter Blutkörperchensenkungsgeschwindigkeit. E hyperfibrinogenemia.

**Hyper|fibrinolyse:** Steigerung der ▸Fibrinolyse infolge vermehrter spontaner Bildung von Plasminogen, die zu Fibrinogenmangel u. damit zu Blutungsneigung führt (▸Fibrinolysesyndrom). E hyperfibrinolysis.

**Hyper|flexions|fraktur:** indirekte Fraktur (Abscherung, evtl. auch Kompression) infolge erzwungener, die physiologischen Grenzen überschreitender Beugung; z. B. als Typ der ▸Radiusfraktur, als Knochenbruch der Halswirbelsäule bei ▸Peitschenhieb-Syndrom, als Brustwirbelbruch durch »taschenmesserart. Zusammenklappen« (Absturz, Verschüttung in gebückter Haltung etc.). Ggs. ▸Hyperextensionsfraktur. E hyperflexion fracture.

**Hyper|flexions|phänomen:** *Neurologie* übermäßige Beugebewegung als Zeichen der ▸Hypermetrie, indem z. B. beim Knie-Hacken-Versuch das Bein zu stark gebeugt u. die Ferse auf den Oberschenkel aufgesetzt wird.

**Hyper|galaktie:** überschießende Milchbildung. E hypergalactosis.

**Hyper|gamma|globulin|ämie:** übermäßiger Gehalt des Blutes an ▸Gammaglobulinen; z. B. reaktiv bei akuten (in der Spätphase) u. chron. Entzündungen, Leberzirrhose, Kollagenosen; ferner – mit Paraproteinbildung – beim multiplen ▸Myelom. E hypergammaglobulinemia.

**Hyper|gastrin|ämie:** übermäßiger Gehalt des Blutes an Gastrin; s. a. ▸ZOLLINGER-ELLISON-Syndrom. E hypergastrinemia.

**Hyper|genitalismus:** übermäßige Entwicklung der äußeren Geschlechtsorgane bzw. der sekundären Geschlechtsmerkmale. S. a. ▸Pubertas praecox. E hypergenitalism.

**Hyper|geusie:** abnorm gesteigerte Empfindlichkeit des Geschmackssinnes. E hypergeusia.

**Hyp|ergie:** verminderte Reaktionsfähigkeit sensibilisierten Gewebes gegenüber entsprechenden Reizen; bei natürl. Resistenz, Teilimmunität. E hypergy.

**Hyper|globulin|ämie:** vermehrtes Auftreten einzelner oder aller physiologischen Globulinfraktionen im Blutplasma ($\alpha_1$-Globuline v. a. bei akuten, $\alpha_2$ u. $\beta$ bei chronischen Krankheitsprozessen, $\gamma$ s. u. ▸Hypergammaglobulinämie; s. a. ▸Plasmaproteine). E hyperglobulinemia.

**Hyper|glycerin|ämie:** ▸Glycerinkinase-Mangel.

**Hyper|glycin|ämie:** vermehrter Glycingehalt des Blutes. Als **ketotische H.** (= idiopathische H.) bei ▸Glycinose, **nichtketotische H.** bei autosomal-rezessiv erblichem Glycin-decarboxylase- oder Glycin-oxidase- oder Glycin-aminotransferase-Mangel. E hyperglycinemia.

**Hyper|glycin|urie:** vermehrte Glycinausscheidung im Harn. Als reine H. (Typ de Vries, familiäre ▸Glycinurie) oder kombiniert mit Phosphaturie (Typ Dent; ein ▸Phosphatdiabetes); als Typ Scriver (mit Phosphat- u. Glucosurie), Typ Kaeser (mit Glucosurie; dominant erbl., ohne Krankheitswert). E hyperglycinuria.

**Hyper|glykämie, -glucosämie:** krankhafte Erhöhung des ▸Blutzuckers. Vorkommen z.B. bei Diabetes mellitus, Hyperadrenalismus u. -pituitarismus, als paraneoplastisches Symptom, bei Behandlung mit Glucocorticosteroiden; als **idiopathische H.** die transitorische ▸Säuglingshyperglykämie. E hyperglycemia.

**hyper|glyk|ämisches Koma:** ▸Coma diabeticum.

**Hypergnathie:** übermäßige Kieferentwicklung.

**Hyper|gonadismus:** krankhafte gesteigerte Produktion der Sexualhormone, z.B. aus ▸Leydig-Zell-Tumoren oder ▸Thekazelltumoren. Begriff nicht mehr gebräuchlich. E hypergonadism.

**hyper|gonado|trop:** mit gesteigerter Gonadotropin-Produktion. E hypergonadotropic.

**Hyper(h)aphie:** taktile ▸Hyperästhesie. E hyperaphia.

**Hyper|heparin|ämie:** vermehrter Gehalt des Blutplasmas (> 2,4 mg/l) an ▸Heparin, heparinartigen Hemmkörpern, z.B. im anaphylaktischen Schock. E hyperheparinemia.

**Hyper|hidrose, -hidrosis:** gesteigerte Schweißabsonderung (▸Transpiration), evtl. einseitig (Hemi-H.), bei Erregung oder durch andere auslösende Faktoren. ***Ätiol.:*** kann durch unterschiedliche Erkrankungen bedingt sein und tritt dann neu u. eher generalisiert auf. Auf manche Körperstellen beschränktes Schwitzen (v.a. Hände, Füße, Achselhöhlen) ist eher anlagebedingt. E hyper(h)idrosis. – **H. axillae:** Achselschweiß als emotionell-vegetative oder fieberbedingte H.; evtl. als ▸Bromhidrosis. – **H. manuum:** übermäßige Neigung zur Schweißbildung an Handinnenflächen u. Fingern. – **H. oleosa:** H. mit gleichzeitig vermehrter Talgbildung; bei Seborrhö. – **H. palmarum:** Handschweiß als konstitutionell, vegetativ, emotionell oder durch äußerliche Mittel (z.B. Chlorkalk, Kaltwellmittel) bedingte H. – **H. pedum:** Fußschweiß als konstitutionell oder durch ungeeignete Fußbekleidung bedingte H.; evtl. als Bromhidrosis. – **H. perinealis:** Dammschweiß als H. z.B. nach großer Marschleistung, v.a. bei Fettleibigen; häufig kombiniert mit ▸Intertrigo. – **H. sub|ungualis:** Schweißbildung unter den Finger-, Zehennägeln bei Pachyonychia congenita. – **H. universalis:** allgemeine H.; evtl. angeboren (**H. u. congenita**), z.B. bei Chediak-Steinbrinck-Higashi- und Schäfer-Syndrom. – **H., zonale:** auf bestimmte Hautbereiche (s.a. ▸Head-Zone) begrenzte H., z.B. bei Sympathikusirritation (durch eine Halsrippe), bei Hirnstamm-, Medulla-oblongata-, Halsmarkerkrankung (evtl. mit einseit. Horner-Komplex). Lokalisiertes Schwitzen (Nase u. Stirn) tritt auch auf bei **gustatorischer H.** nach Genuss v. Speisen.

**Hyper|histidin|ämie:** ▸Histidinämie.

**Hyper|hydratation:** zu Hypervolämie, Ödemen führender übermäßiger Wassergehalt des Körpers. E overhydration. – **H., hypertone:** H., bei der der Wasserüberschuss niedriger ist als der Natriumionenüberschuss (Natriumexzess); die erhöhte Osmolalität des Blutes u. der Extrazellularflüssigkeit hat eine Wasserverarmung der Zellen zur Folge (= Zellexsikkose; s.a. ▸Dehydration) bei gleichzeitiger Zunahme des Extrazellularraumes. Kommt vor z.B. bei Infusion von hypertoner Kochsalzlösung oder von Natriumbicarbonat-Lösung, nach Trinken von Meerwasser. – **H., hypotone:** H. mit Vermehrung der Intra- u. Extrazellularflüssigkeit durch Überschuss an freiem Wasser bei erniedrigtem Natriumgehalt des Serums (= Wasserintoxikation, -vergiftung); kommt vor bei vermehrter Wasserzufuhr bzw. verminderter Wasserausscheidung, u.a. bei Infusion salzfreier Lösungen u. bei »inappropriater« ADH-Sekretion; s.a. ▸Salzmangelsyndrom. – **H., isotone:** H. mit – in isotonem Verhältnis stehendem – Wasser- u. Natriumüberschuss im Extrazellularraum (d.h. ohne Änderung des Natrium-Blutspiegels, also bei unveränderter Osmolalität); kommt z.B. bei gestörter Natriumausscheidung im Harn vor, v.a. aber bei großen Infusionen isotoner Kochsalzlösung, bei – zu allgemeiner Ödembildung führender – dekompensierter Herzinsuffizienz, dekompensierter Leberzirrhose, nephrotischem Syndrom.

**Hypericum perforatum,** (Tüpfel-)Johanniskraut: krautige bis strauchige Pflanze aus der Familie der Johanniskrautgewächse (Hypericaceae), die als Heilpflanze genutzt wird. ***Inhaltsstoffe:*** u.a. Hypericin u. ähnliche Naphthodianthronderivate, Flavonoide, ätherisches Öl, Gerbstoffe. ***Anw.:*** als mildes ▸Antidepressivum (diskutiert werden u.a. eine Hemmung der MAO oder Catechol-O-Methyltransferase, die Beeinflussung zentraler dopaminerger u. serotinerger Neurone oder eine verbesserte »Lichtutilisation« ); wirkt äußerlich adstringierend, antibakteriell, antiphlogistisch. ***NW:*** Photosensibilität, Induktion von Cytochrom-P450-Enzym (senkt dadurch den Plasmaspiegel bestimmter Medikamente, z.B. Digoxin). E St. John's wort.

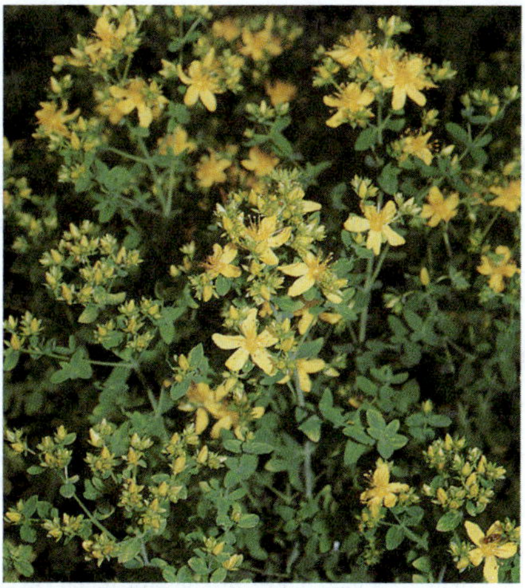

**Hypericum perforatum:** Echtes Johanniskraut. [399]

**Hyper-IgD-Syndrom:** mit Fieberattacken (»periodisches Fieber«) u. Arthritis sowie erhöhter Immunglobulin-D-Konzentration einhergehendes Krankheitsbild.

**Hyper-IgE-Syndrom:** ▸Hiob-Syndrom.

**Hyper-IgM-Syndrom:** ▸IgM-Vermehrung, erbliche.

**Hyper|immun(gamma)globulin:** aus ▸Hyperimmunserum gewonnene ▸Immunglobulinfraktion (mit bis 16facher Antikörperanreicherung) für passive ▸Immunisierung, z.B. bei Keuchhusten, Röteln, Zytomegalie, Tetanus, Impfkomplikationen. E hyperimmunoglobulin.

**Hyper|immunisierung:** **1)** wiederholte Immunisierung mit dem gleichen Antigen zur Gewinnung von ▸Hyperimmunserum. **2)** passive ▸Immunisierung mit Hyperimmunserum; s.a. ▸Booster-Effekt. E hyperimmunization.

**Hyper|immuno|globulin|ämie:** ▸Hypergammaglobulinämie.

**Hyper|immun|serum,** Hochimmunserum: durch Hyperimmunisierung (1) gewonnenes ▸Immunserum mit hohem Anteil an spezifischen Antikörpern gegen ein bestimmtes Antigen; s.a. ▸Immunglobulinfraktion. E hyperimmunserum.

**Hyper|infektion:** Infektion mit 2 oder mehr verschiedenart. Mikroorganismen oder Parasiten (= **Hyperinfestation**). E hyperinfection.

**Hyper|insulinismus:** erhöhte Insulinwerte im Blut (**Hyperinsulinämie**) durch vermehrte Absonderung von ▸Insulin (z. B. beim Insulinom) oder bei Insulinresistenz-Syndromen. I. w. S. der hypoglykämische Schock infolge Insulinüberdosierung. E hyperinsulinism.

**Hyper|involution:** übermäßige Organrückbildung, ▸Involution (1). E superinvolution.

**Hyper|ionie:** erhöhte Ionen-Konzentration, z. B. als Hypernatriämie, Hyperkaliämie.

**Hyper|jod|ämie:** erhöhter ▸Jod-Gehalt des Blutserums (Plasma-Gesamtjod > 0,012 mg/dl).

**Hyper|kal|ämie, -kali|ämie:** vermehrter ▸Kalium-Gehalt des Blutes (Serumwerte > 5,0 mval/l). Eine ▸Kaliumvergiftung ist geprägt durch Ohrensausen, Taubheit, Verwirrtheit, Halluzinationen, Parästhesien, Muskelschwäche u. -zittern (Muskelfibrillieren) sowie Herzrhythmusstörung (Pulsverlangsamung u. -irregularität; evtl. Herzstillstand; im EKG Höhenzunahme u. Basisverschmälerung des T, ST-Senkung, PQ-Verlängerung, Zeichen des AV-Blocks, QRS-Verlängerung mit diphasischer Deformierung, Kammerarrhythmie). – Tritt auf z. B. bei massiver Hämolyse, verminderter Kaliumausscheidung (Versagen der ▸Nebennierenrinde, Schockniere, Nierenversagen), bei länger dauernder Therapie mit Kalium sparenden Diuretika u. ACE-Hemmern, bei Adynamia episodica hereditaria u. nach übermäßiger K-Zufuhr. S. a. ▸Pseudohyperkaliämie. E hyperkalemia, hyperpotassemia.

**Hyper|kali|urie:** erhöhte Ausscheidung von Kalium (♂ > 57 bzw. ♀ > 47 mval/24 Std.) durch die Niere. E hyperkaluresis.

**Hyper|kalz|ämie, -kalzi|ämie:** vermehrter Gehalt des Blutes an Calcium (Ca; Gesamt-Ca > 5,5 mval/l Serum bzw. > 2,7 mmol/l = 9–10,5 mg/dl). ***Ätiol.:*** Hyperparathyreoidismus, Medikamente (Thiaziddiuretika, Vitamin-D- u. -A-Intoxikation), maligne Tumoren mit u. ohne Knochenmetastasen, endokrine Erkrankungen (z. B. Hyperthyreose, ADDISON-Krankheit), selten bei Inaktivitätsatrophie des Skeletts u. granulomatösen Erkrankungen, z. B. ▸BESNIER-BOECK-SCHAUMANN-Krankheit. ***Klinik:*** Chronische H. führt zu Nierensteinbildung bzw. Nephrokalzinose, u. U. mit Niereninsuffizienz. Schwere H. kann das **Hyperkalzämiesyndrom** hervorrufen: Appetitverlust, Übelkeit, Erbrechen, Schwindel, Obstipation, Meteorismus, Muskelhypotonie, Adynamie, Reflexabschwächung, Herzrhythmusstörungen u. psychische Störungen (BLEULER-Psychosyndrom). Bei gleichzeitig erhöhtem Phosphat Kalkablagerung in Geweben/Organen mit relativ niedrigem pH, z. B. Niere, Auge, Synovia der Gelenke (Pseudogicht). ***Diagn.:*** Calcium im Serum stark erhöht; typische EKG-Veränderungen: Verkürzung der relativen QT-Dauer, PQ-Verlängerung, negatives T in II u. III. An der Niere adiuretinrefraktäre Polyurie mit nachfolgendem Durst (nephrogener Diabetes insipidus), schließlich Verminderung der glomerulären Filtrationsrate, Niereninsuffizienz, Zunahme der Wasserstoffionenausscheidung, metabolische ▸Alkalose. E hypercalcemia. – **H., alimentäre:** das Milch-Alkali- oder ▸BURNETT-Syndrom. – **H., idiopathische:** H. mit nicht eindeutig geklärter Ursache. ***Formen:*** als **chronische i. H.** (FANCONI-SCHLESINGER-Syndrom) eine H. unklarer Ursache (konstitutionelle Steigerung der Vitamin-D-Aktivität?); mit Hyperazotämie, Osteosklerose, geistiger Entwicklungsverzögerung, supravalvulärer ▸Aortenstenose u./oder Stenose der peripheren Lungenarterien, Gesichtsveränderungen (breite, prominente Stirn, volle Wangen, hängende Lippen, kurze Nase), Gedeihstörung, Minderwuchs u. Pyelonephritis; evtl. tödlich. – Als **passagere i. H.** (LIGHTWOOD) eine vorübergehende, wahrscheinlich durch hohe D-Vitaminierung der Milch mitverursachte H. E idiopathic h.

**hyperkalz(i)ämische Krise:** akuter ▸Hyperparathyreoidismus.

**Hyper|kalzi|pexie, -kalzistie:** übermäßige Fixation von Kalksalzen an falschem Ort im mesenchymalen Gewebe. S. a. ▸Calcinosis. E hypercalcipexy.

**Hyper|kalz(i)urie:** gesteigerte Calcium-Ausscheidung im Harn (> 16,5 mval/24 Std.; ca. 22 % ionisiert, 78 % gebunden an organische Säuren); z. B. bei Ostitis fibrosa generalisata (bei primärem ▸Hyperparathyreoidismus), ▸Hyperkalzämie. ***Kompl.:*** Nephrokalzinose, Niereninsuffizienz. E hypercalciuria. – **H., idiopathische:** H. bei vermehrter Calcium-Aufnahme durch die Darmschleimhaut (= absorptive Form). Der Calcium-Blutspiegel ist normal, der Phosphatspiegel erniedrigt; rezidivierende Nierensteinbildung (Calcium-Oxalat-Steine); als renale Form bei Rückresorptionsschwäche der Tubuli.

**Hyper|kapnie, -karbie:** erhöhter arterieller ▸Partialdruck des Kohlendioxids ($pCO_2$); meist infolge Minderbelüftung (alveoläre Hypoventilation), u. dann mit vermindertem $O_2$-Druck; kann aber auch bei inadäquat hoher $O_2$-Gabe unter Sauerstoffbehandlung auftreten. E hypercapnia.

**Hyper|keratose, -keratosis:** übermäßige Stärke der Hornschicht der Haut, u. zwar als Proliferations-H. (infolge vermehrter Hornbildung oder Keratinisation; Verdickung des Stratum granulosum; z. B. bei Kallus) oder als Retentions-H. (verminderte Abschilferung; z. B. bei Ichthyosis vulgaris). S. a. ▸Keratose, ▸Keratodermie, ▸Keratom, ▸Porokeratosis, ▸Lingua pilosa. E hyperkeratosis. – **H. areolae mammae naeviformis:** bei Frauen am Warzenvorhof vorkommender epidermaler Naevus. – **H. climacterica:** palmoplantare H. der Wechseljahre, sog. HAXTHAUSEN-Syndrom. – **H. congenita:** ▸Ichthyosis congenita. S. a. ▸Keratosis palmoplantaris (hereditaria). – **H. follicularis: 1) H. f. lichenoides:** bei Vitamin-A-Mangel, mitesserartig im Gesicht (Nasolabialfalten, Augenwinkel, Ohrbereich), u. U. mit seborrhoidem Ekzem. **2) H. f. et parafollicularis in cutem penetrans Kyrle:** H. in Form einzelner bis zahlreicher Papeln mit fester Hornauflagerung; meist an den Beinen. **3) H. f. spinulosa:** ▸Lichen spinulosus. – **H. haemorrhagica:** bläulich-schwärzliche Flecken im Bereich der Fersenschwiele. Entstehen durch Blutaustritte bei sportlicher Betätigung. E black heel. – **H. laryngis:** H. mit weißlichen stachelförmigen Gebilden an Stimmlippen, Taschenbändern, Kehlkopfhinterwand; bei chronischer Laryngitis. – **H. lenticularis perstans (Flegel):** autosomal-dominant erbliches Auftreten keratotischer Papeln an den Beinen im mittleren Lebensalter. – **H. monstruosa:** starke stachelschweinartige, hyperkeratotische Platten bei verschiedenen Ichthyosen. – **H. palmoplantaris:** H. der Handflächen u. Fußsohlen, ▸PAPILLON-LEFÈVRE-Syndrom. S. a. ▸H. climacterica. – **H. präkanzeröse:** schuppende warzen- oder hornartige H., z. B. bei ▸Keratosis senilis, Xeroderma pigmentosum, Leukoplakie, Arsen-, Teerwarzen; evtl. als Vorstufe des ▸Plattenepithelkarzinoms (s. a. ▸Präkanzerose). – Typisch mit Parakeratose, Epithelverschmälerung, Akanthose, Akantholyse, vermehrten Mitosen. – **H. sub|ungualis:** H. im Nagelbett, die Nagelplatte emporhebend, z. B. bei Onychomykose.

**Hyper|ketose:** starke ▸Acetonämie. E hyperketosis.

**Hyper|kinese, -kinesis, -kinesie:** *Neurologie* übermäßige Bewegungsaktivität. **1)** gesteigerte spontane ▸Motorik. S. a. ▸hyperkinetisch; ▸Hypermotilität. E hyperkinesia, -kinesis. **2)** *Psychologie* seelisch bedingte Bewegungsunruhe; z. B. als **psychomotorische H.** das sog. psychiatrische ▸Zwischenhirnsyndrom nach Hirnschädigung beim Kind. E agitation.

**hyper|kinetisch:** auf ▸Hyperkinese bezüglich. – **h. Anfall:** Hyperkinese bei Chorea oder als großer epileptischer Anfall. E paroxysmal hyperkinesia. – **h. Herzsyndrom:** ▸GORLIN-Herzsyndrom. – **h. Syndrom: 1)** *Neurologie* extrapyramidal bedingtes Syndrom mit unwillkürlichen (»automatischen«) schnellen oder langsamen Bewegungsabläufen (als ▸Chorea, ▸Ballismus, ▶Myoklonie bzw. ▶Athetose, ▶Torsionsdystonie). E hyperkinetic basal ganglia syndrome. **2) h. Verhaltensstörung:** bei Klein- u. Schulkindern vorkommende, mehr als 6 Monate andauernde Periode erhöhter Unruhe u. Aktivität (»hyperaktives Kind«, »Zappelphilipp«) mit Aufmerksamkeitsstörung. Wahrscheinlich identisch mit ▶ADHS. – **h.-hypotones Syndrom:** das ▶Striatum-Syndrom.

**Hyper|koagul|ämie:** gesteigerte Gerinnbarkeit (**Hyperkoagulabilität**) des Blutes (s.a. ▶Koagulopathie). Graduell unterschieden (R. MARX): I° durch Vermehrung gerinnungsfördernder Faktoren (▶Prokoagulanzien) oder Verminderung gerinnungshemmender Faktoren; II° durch Präsenz aktivierter Gerinnungsprofaktoren in der Blutbahn (u. mit ▶Verbrauchskoagulopathie). E hypercoagulability (of blood).

**Hyper|kortisonismus,** Cortisonismus, Hypercortisolismus: gesteigerter (Hydro-)Cortison-Gehalt des Blutes bei Überfunktion der ▶Nebennierenrinde oder lang dauernder Verabfolgung von ▶Glucocorticoiden. Führt zu Knochenveränderungen (▶Osteoporose), Diabetes mellitus, Störungen der ▶Wundheilung u. der zellulären Immunabwehr, Akne, Bildung von Magengeschwüren (Steroidulkus), ▶CUSHING-Syndrom, bei Frauen zu ▶Hirsutismus, ▶Menstruationsstörungen. E hypercortisolism.

**Hyper|kortizismus, -corticoidismus:** Überfunktion der ▶Nebennierenrinde (NNR), u. zwar mit Überproduktion von Glucocorticoiden (▶Hyperkortisonismus), Mineralocorticoiden (▶Aldosteronismus) u./oder Androgenen (▶adrenogenitales Syndrom). Bei Hyperplasie der NNR, Störung der Cortisol-Biosynthese, als paraneoplastisches Syndrom. E hypercorticalism, hypercorticism.

**Hyper|kreatin|ämie:** erhöhter Creatingehalt des Blutserums (> 2,1 mg/dl); z.B. bei fleischreicher, kohlenhydratfreier Kost, Muskelgewebeabbau, Fieber, Hunger, Diabetes mellitus. E hypercreatinemia.

**Hyper|kreatinin|ämie:** erhöhter Creatiningehalt des Blutes; z.B. nach fleischreicher Kost bzw. patho bei schwerer Nieren-, Herzinsuffizienz. E hypercreatininemia.

**Hyper|lact|azid|ämie:** der erhöhte Milchsäuregehalt des Blutes (> 9,0 mg/dl); z.B. physiol vorübergehend nach Muskelarbeit, krankhaft bei akuter ▶Hypoxämie. E hyperlactacidemia.

**Hyper|leukozytose:** *Hämatologie* ▶Leukozytose mit Leukozytenvermehrung auf 20 000–100 000/µl u. mit stärkerer ▶Linksverschiebung (leukämoide Reaktion), z.B. bei unspezifisch-eitrigen, septischen Erkrankungen. E hyperleukocytosis.

**Hyper|lip|ämie:** vermehrter Neutralfettgehalt des Blutes. Als **alimentäre H.** vorübergehende, physiologische Erhöhung mit Höchstwerten ca. 4 Std. nach der Mahlzeit; krankhaft als primäre oder sekundäre ▶Hypertriglyceridämie. E hyperlipemia.

**Hyper|lip|azid|ämie:** vermehrter Gehalt des Blutserums an freien Fettsäuren (> 20 mg/dl bzw. 0,8 mval/l). Führt zu vermehrter Fettverbrennung u. Ketonämie, Abnahme der Glucosetoleranz, zu Insulinresistenz, Fettleber. Tritt auf z.B. bei Hunger, Hyperthyreose, Übergewicht.

**Hyper|lipid|ämie:** vermehrter Gehalt des Blutes an Gesamtlipiden; i.e.S. die ▶Hyperlipoproteinämie. E hyperlipidemia.

**Hyper|lipochrom|ämie:** vermehrter Gehalt des Blutes an Lipochromen (▶Xanthophyll, ▶Carotin); führt zu Gelbfärbung des Blutplasmas u. der Haut.

**Hyper|lipoid|ämie:** vermehrter Gehalt des Blutes an ▶Lipoiden. Kann sich manifestieren als ▶Hypercholesterin-, ▶Hyperphosphatid-, ▶Hypertriglyceridämie. E hyperlipoidemia.

**Hyper|lipoproteinämie, -proteidämie:** Form der ▶Dyslipoproteinämie mit vermehrtem Gehalt des Blutes an ▶Lipoproteinen. Die Diagnostik erfolgt durch Lipoproteinelektrophorese (s. Abb.) oder Ultrazentrifugation, ferner durch immunchem. Bestimmung (z.B. radiale Immunodiffusion n. MANCINI) der einzelnen Lipoproteine u. ▶Apolipoproteine. Als besonders atherogen gelten die β-Lipoproteine (Lipoproteine geringer Dichte; LDL), v.a. bei gleichzeitiger Erniedrigung der Lipoproteine hoher Dichte (HDL, v.a. $HDL_{2a}$ u. $HDL_{2b}$ bzw. Apo-Lipoprotein AI). E hyperlipoproteinemia. – **H., essentielle, primäre H.:** H. mit genetischer Disposition, die nach FREDERICKSON in fünf Typen unterteilt wird (s. Tab.). Die Bestimmung erfolgt nach 12- bis 16-stündiger Nahrungskarenz. E primary h. – **H., sekundäre, symptomatische H.:** H. als Folge einer Grundkrankheit u. (außer bei Lebererkrankungen) ohne typisches Lipoproteinmuster. Vorkommen z.B. bei Diabetes mellitus, Pankreatitis, Alkoholismus, Hypothyreose, Nephrose, biliärer Leberzirrhose, Atherosklerose, Glykogenosen, Schwangerschaft, ZIEVE-Syndrom. Das Krankheitsbild wird geprägt durch die Grundkrankheit, bei

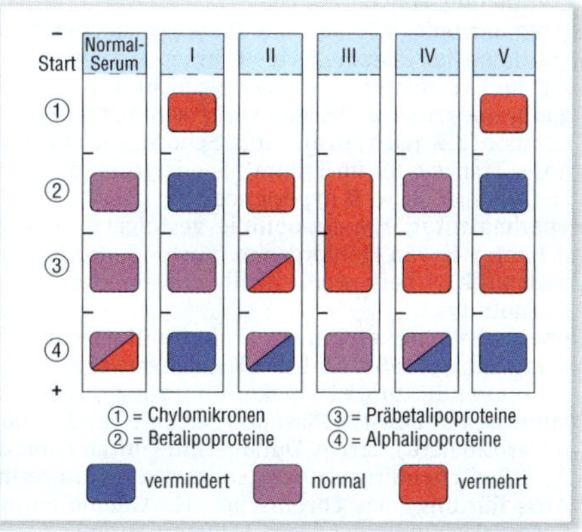


**Hyperlipoproteinämie:** Typen I–V nach FREDERICKSON in der Elektrophorese.

| | | |
|---|---|---|
| **Typ I** | fettinduzierte ▶Hypertriglyceridämie (Hyperchylomikronämie) | Chylomikronen u. Triglyceride vermehrt, Serum klar mit Rahmschicht, sehr selten |
| **Typ IIa** | ▶Hypercholesterinämie (gemischte Hyperlipidämie) | LDL u. Cholesterin vermehrt, Serum klar, keine Rahmschicht, 10 % |
| **Typ IIb** | ▶Hypercholesterinämie (gemischte Hyperlipidämie) | LDL, VLDL, Cholesterin u. Triglyceride vermehrt, Serum trüb, keine Rahmschicht, 15 % |
| **Typ III** | ▶Hypercholesterinämie mit HTG (= Broad-Beta-Disease); eine kohlenhydratinduzierte H. | Dysbetalipoproteinämie, Cholesterin u. Triglyceride vermehrt, Serum trüb, keine Rahmschicht, 5 % |
| **Typ IV** | endogene = kohlenhydratinduzierte ▶Hypertriglyceridämie | VLDL u. Triglyceride vermehrt, Serum trüb, keine Rahmschicht, 70 % |
| **Typ V** | endogen-exogen = fett- u. kohlenhydrat- = kalorisch induzierte H. = Hyperchylomikronämie-Hyperpräbetalipoproteinämie (erblich, mit Xanthomatose u. Hypertriglyceridämie) | VLDL, Chylomikronen u. Triglyceride vermehrt, Serum trüb mit Rahmschicht, selten |

**Hyperlipoproteinämien, essentielle:** Einteilung nach FREDERICKSON. [22]

den oben genannten Typen jedoch auch durch frühe Arteriosklerose. E symptomatic h.

**Hyper|lysin|ämie:** erhöhter Lysingehalt des Blutes (> 3,09 mg/dl), i.e.S. aufgrund eines Enzymdefektes (mit Verzögerung der statomotorischen und geistigen Entwicklung, Krampfanfällen). Lysin-Belastung führt zu ▶Hyperammoniämie. E hyperlysinemia.

**Hyper|magnesi|ämie:** erhöhter Magnesium-Gehalt des Blutes (> 2,5 mg/dl); z.B. bei Urämie, hoher Mg-Zufuhr. E hypermagnesemia.

**Hyper|mastie:** *Gynäkologie* **1) Polymastie:** ▶Mammae accessoriae. **2) Makromastie:** übermäßige Größe der weiblichen Brust, evtl. als ▶Gigantomastie. E hypermastia.

**Hyper|menor|rhö:** übermäßig starke ▶Menstruation. E hypermenorrhea.

**Hyper|metrie:** Dysmetrie mit über das Ziel hinausschießenden, »großen« Bewegungen; bei Kleinhirnerkrankung. E hypermetria.

**Hyper|metropie:** ▶Hyperopie. E hypermetropia.

**Hyper|mnesie:** übersteigertes Erinnerungsvermögen, z.B. an Einzeldaten (»Kalendergedächtnis«, bei Oligophrenie) oder an bereits vergessen geglaubte Erlebnisse (z.B. nach Hirntrauma, Schock, auch in Hypnose, Trance oder im Traum); Sonderform: die »Lebensbilderschau«. E hypermnesia.

**Hyper|motilität,** Hypermobilität: gesteigerte Beweglichkeit z.B. von Hohlorganen (auch i.S. der Hyperperistaltik), Überbeweglichkeit von Gelenken. E hypermotility.

**Hyper|natri|ämie:** erhöhter Gehalt des Blutserums an ▶Natrium (> 150 mval/l; Na/K-Quotient > 35); v.a. bei Bluteindickung ▶Hämokonzentration), Transmineralisation. Bewirkt Plasmahypertonie (evtl. Coma hyperosmolare), erregt Durstgefühl (durch osmotische Zwischenhirnreizung), steigert die Adiuretin-Ausschüttung; bei chronischer H. Ödembildung. S.a. ▶Salzstauungssyndrom. E hypernatremia.

**Hyper|natri|urie:** ▶Natriurie.

**hyper|nephroid:** geweblich der Nebennierenrinde ähnlich; z.B. **h. Karzinom** (▶Hypernephrom).

**Hyper|nephrom,** hypernephroides Karzinom: ▶Nierenzellkarzinom. E hypernephroma, hypernephroid carcinoma. – **H. des Ovars:** ▶Mesonephroma ovarii.

**Hyper|odontie:** Überzahl von Zähnen, z.B. bei Dysostosis cleidocranialis. – i.w.S. auch eine zusätzliche (= dritte) Zahnung (▶Dentition).

**Hyper|östrogenismus:** vermehrte Bildung/Absonderung von Östrogenen u. die resultierenden Veränderungen. Beim Mann als **viriler H.** infolge vermehrter Östrogenbildung in der Nebennierenrinde (suprarenaler H.) oder in den LEYDIG-Zwischen- u./oder SERTOLI-Zellen des Hodens (testikulärer H.), bei primärer Hodeninsuffizienz, hypergonadotropen Syndromen, Leberzirrhose, medikamentös verursacht oder relativ (bei Absinken der ▶Androgene). Äußert sich in Verweiblichung (Feminisierung), Libido- u. Potenzverlust; bei Jugendlichen Hypogenitalismus, Fehlbildung sekundärer Geschlechtsorgane. Bei der Frau als **femininer H.** bei hormonaktiven Tumoren (führen vor der Geschlechtsreife zu ▶Pubertas praecox), Alkoholkrankheit, Hyperthyreose u. Blasenmole sowie Östrogen-Überdosierung. Klinisch mit Endometriumveränderungen, verlängerter Menstruation, evtl. Dysmenorrhoea membranacea. E hyperestrogenism.

**Hyper|onychie:** **1)** Nagelhypertrophie. **2)** Vorhandensein überzähliger Nägel bei Poly-, Syndaktylie.

**Hyper|opie,** Hypermetropie: die Übersichtigkeit, Weitsichtigkeit. Brechungsanomalie des Auges (▶Ametropie, dort Schema) aufgrund einer Brechkraftminderung der Medien (= Brechungs-H.) oder angeborener, evtl. erblicher Kürze der Augenachse (axiale H. = Achsen-H.). Die Punktvereinigung paralleler Lichtstrahlen erfolgt bei Fernblick u. bei Akkommodationsruhe erst hinter der Netzhaut. E hyperopia. – **H., korneale:** Brechungs-H. bei Übergröße des Hornhautdurchmessers oder bei Hornhautabflachung (▶Applanatio). E corneal h. – **H., latente:** relative H.; die durch habituelle Akkommodation ausgeglichene u. nur nach künstlicher Lähmung des Ziliarmuskels feststellbare H., die durch gleichzeitig erhöhte ▶Konvergenz evtl. zu Einwärtsschielen führt. E latent h. – **H., lentale:** Linsen-H.; Brechungs-H. infolge Fehlens (= aphake H.) oder unfallbedingter Rückwärtsverlagerung oder altersbedingter Veränderung der Linse (s.a. ▶Alterssichtigkeit). E lenticular h. – **H., manifeste:** der durch Vorsetzen von Konvexgläsern bei Fernblick erkennbare Teil der H. E manifest h.

**Hyper|osmie:** krankheitsbedingt gesteigerter Geruchssinn. E hyperosmia.

**Hyper|osmolar|ämie:** gesteigerter osmotischer Druck im Blut (oft mit **Hyperosmolarität** auch in anderen Flüssigkeitsräumen) infolge Störung des Elektrolythaushalts oder Erhöhung der Nichtelektrolyt-Spiegel (bei relativem oder absolutem Wasserdefizit); führt evtl. zu ▶Coma.

**Hyper|ostose, -ostosis:** *Pathologie* Überschussbildung (▶Hyperplasie) von Knochengewebe, die zu Verdichtung, evtl. auch zu Form-, Größenveränderung führt. Ist periostalen, enchondralen oder endostalen Ursprungs (führt zu Knochenapposition, -verdickung bzw. Verdichtungszonen bzw. zu ▶Osteosklerose, ▶Osteopetrose); tritt an einzelnen Knochen bzw. mehr oder minder verbreitet im Skelett auf (monostische bzw. generalisierte oder systemische H.); führt am erwachsenen Skelett fast nur zu Dickenzunahme, am wachsenden auch zu vermehrtem Längenwachstum (s.a. ▶Akromegalie, ▶Riesenwuchs). – i.w.S. auch umschriebene Knochenneubildung (▶Osteophyt, ▶Exostose, ▶Endostose). E hyperostosis. – **H. corticalis:** H. der Knochenkompakta. Als **H. c. deformans juvenilis** (BAKWIN u. EIGER 1956) eine autosomal-rezessiv erbliche, endostal-diaphysäre H. mit Hyperphosphatasie, Auftreibung der – Osteoporose aufweisenden – Diaphysen u. der Schädelknochen (Makrozephalie), Extremitätenverkrümmung u. Kleinwuchs. – Als **H. c. generalisata** (VAN BUCHEM 1955) eine autosomal-rezessiv erbliche, nach der Pubertät zu akromegaloider Vergrößerung von Kinn u. Schlüsselbeinen führende H. mit späterer Generalisierung (Wirbelsäule, Becken, Schulterblätter, Schädel [mit Stauungspapille infolge Abnahme der Schädelkapazität]). – Abzugrenzen ist eine ähnlich, aber milder verlaufende endostale H. (Typ WORTH; autosomal-dominant erblich). Als **H. c. infantilis** das ▶CAFFEY-SILVERMAN-Syndrom. – **H. cranialis interna:** fortschreitende, meist symmetrische Verdickung der Tabula interna der Stirn- u. Scheitelbeine, Augenhöhlendächer u. kleinen Keilbeinflügel; als **H. frontalis interna** höckrig oder ungleichmäßig-beetförmig (Nebula frontalis) im Stirnbereich (z.T. auch kombiniert mit Adipositas, Kopfschmerzen, geistig-seelischen Störungen, bei Frauen auch mit Vermännlichung [▶Virilisierung]). – **H. facialis symmetrica familiaris:** eine erbliche H. an Schädelbasis u. Gesichtsschädel (mit ▶Hypertelorismus, flacher Nasenwurzel, kleiner Nase u. kleinen Nebenhöhlen, betonten Jochbögen, hoher Stirn, ausladendem Hinterkopf). – **H., generalisierte: 1)** als allgemeine H. das KOSZEWSKI-Syndrom. **2) H. mit Pachydermie:** ▶UEHLINGER-, ▶TOURAINE-SOLENTE-GOLÉ-Syndrom. – **H., systematisierte sklerotische:** ▶CAMURATI-ENGELMANN-Syndrom. – **H. vertebralis senilis ankylosans,** hyperostotische Spondylose: mit ausgeprägter Spangenbildung einhergehende ▶Spondylose der Wirbelsäule. E ankylosing senile h.

**Hyper|ox|ämie:** vermehrter Gehalt des Blutes an Sauerstoff (z.T. im Plasma in Lösung), z.B. bei hyperbarer Oxygenation. S.a. ▶Hyperoxie.

**Hyper|oxal|ämie:** erhöhter Oxalsäure-Gehalt des Blutserums (> 3,2 mg/dl), v.a. bei ▶Oxalose. E hyperoxalemia.

**Hyper|oxal|urie:** erhöhte (> 50 mg/24 Std.) Oxalsäure-Ausscheidung durch die Niere, bei ▶Oxalose (als Enzymopathie) oder sekundär bei Gicht, Adipositas. E hyperoxaluria.

**Hyper|oxid:** das Anion $O_2$; s. a. ▸Superoxid...

**Hyper|oxie:** **1)** *Physiologie* Erhöhung des Sauerstoffpartialdrucks der Atemluft (z. B. im Atemgas bei Narkose). **2) Hyperoxidose:** *Pathologie* vermehrter Sauerstoffgehalt der Körpergewebe infolge ▸Hyperoxämie. Evtl. mit krankhaften Folgen (**Hyperoxypathie**; z. B. als retrolentale ▸Fibroplasie nach [hyperbarer] Sauerstofftherapie); s. a. ▸Sauerstofftoxikose. E hyperoxia.

**Hyper|parathyr(e)oidismus, -parathyreose,** Abk. HPT: autonome Mehrsekretion oder regulative Erhöhung von Parathormon (PTH) durch die Nebenschilddrüse (Glandula parathyreoidea = Epithelkörperchen) mit Hyperkalziämie. E hyperparathyroidism. – **H., akuter,** hyperparathyreotische Krise, hyperkalziämische Krise: krisenhafte, lebensbedrohliche Verschlechterung eines chronischen H., z. B. als Komplikation einer Operation oder Infektionskrankheit. ***Klinik:*** sehr hoher Calcium-Blutspiegel (> 3 mmol/l), Polyurie, Polydipsie, Erbrechen, Flüssigkeitsverlust (Exsikkose), paralytischer Ileus, Schock, Somnolenz, Koma. – **H., autonomer:** primärer H. infolge Störung der Rückkopplung zwischen Serum-Calciumspiegel u. Nebenschilddrüse. – **H., ossärer:** primärer H. mit ▸Osteodystrophia fibrosa cystica generalisata. – **H., primärer,** Abk. pHPT: meist chronischer H. durch autonome Mehrsekretion von Parathormon bei Adenom oder Karzinom der Nebenschilddrüse, selten bei primärer ▸Hyperplasie der Nebenschilddrüsenzellen. Kann als genetische Störung mit oder ohne sonstige Endokrinopathien auftreten, z. B. bei MEN 1. ***Klinik:*** Es bestehen – über PTH-aktivierte Osteoklastentätigkeit – Hyperkalziämie, Hyperkalziurie u. Nephrolithiasis mit Nierenkoliken, später Hyperphosphaturie, Hypophosphatämie. s. a. Abb. E primary h. – **H., sekundärer:** regulative Steigerung der Parathormonsekretion bei chronischer Hypokalziämie, v. a. bei verminderter enteraler Kalziumresorption oder Niereninsuffizienz als Grundleiden. Führt zu einem Anstieg des Serumphosphats, gestörter intestinaler Kalziumresorption wegen ungenügender renaler Vitamin-D-Synthese, gesteigerter Osteoklastenaktivität mit folgender Osteomalazie. E secondary h. – **H., tertiärer:** H. nach langfristiger Stimulation der Nebenschilddrüse bei terminaler Niereninsuffizienz mit Hyperplasie der Epithelkörperchen u. autonomer Mehrsekretion von Parathormon. E tertiary h.

**Hyper|pathie:** (FOERSTER) Sensibilitätsstörung als Überempfindlichkeit gegenüber allen örtlichen Reizen, wobei aber die Schmerzreizschwelle – im Ggs. zur herabgesetzten Reizschwelle bei ▸Hyperalgesie – erhöht ist (nach deren Überschreiten werden aber Schmerzreize als übermäßig schmerzhaft empfunden). Die Schmerzen sind ausstrahlend, lang anhaltend, die Reize schwer unterscheidbar. Vork. v. a. bei Thalamus-Schäden der Gegenseite u. bei Teilregeneration nach Verletzung peripherer Nerven. E hyperpathy, -pathia.

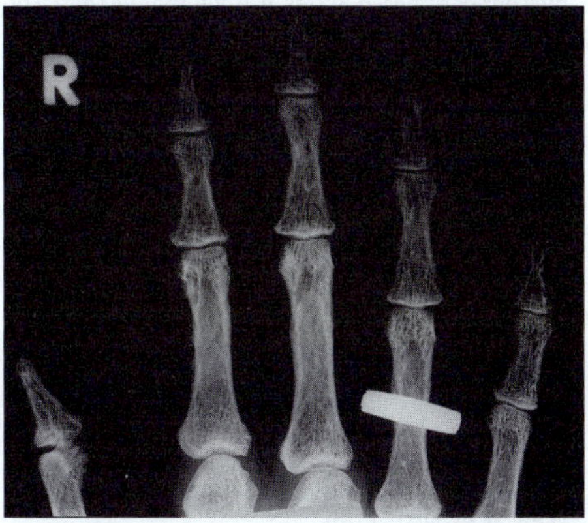


**Hyperparathyreoidismus, primärer:** Röntgenaufnahme der re. Hand in Weichteiltechnik. Grob-strähnige Knochenstruktur; Fibroosteoklasie der Kompakta durch Parathormoneinwirkung. [401]

**Hyper|peristaltik:** vertiefte, gesteigerte u. beschleunigte Peristaltik; z. B. des Magen-Darm-Traktes bei Enteritis (führt zu Passagebeschleunigung), bei Pylorusstenose u. mechan. Ileus (bis zu Lähmung, d. h. zu paralytischem Ileus). E hyperperistalsis.

**Hyper|phalangie:** vermehrte Zahl der Phalangen eines oder mehrerer Finger- oder Zehenstrahlen. E hyperphalangism.

**Hyper|phasie, -phrasie:** **1)** übermäßige Gesprächigkeit. S. a. ▸Logorrhö. E hyperphrasia. **2)** krankhaft-unkontrolliertes Sprechen.

**Hyper|phenyl|alanin|ämie:** *Pathologie* erhöhter Phenylalanin-Gehalt (> 1,3 mg/dl) des Blutserums, z. B. bei ▸Phenylketonurie, bei Frühgeborenen. E hyperphenylalaninemia.

**Hyper|phlogistie:** die erhöhte unspezifische Entzündungsbereitschaft.

**Hyper|phorie:** das latente Höhenschielen; ▸Heterophorie mit Abweichen des nicht fixierenden Auges nach oben. E hyperphoria.

**Hyper|phosphat|ämie:** erhöhter Gehalt des Blutserums an anorganischen Phosphaten (> 2,6 mval/l), v. a. bei ▸Hypoparathyreoidismus. S. a. ▸Phosphaturie. E hyperphosphatemia.

**Hyper|phospha|tasie:** *Pathologie* Vermehrung der ▸Phosphatasen im Serum oder Gewebe. Als autosomal-rezessiv erbliche H. mit geistiger Retardierung, Sprachbehinderung, zerebralen Krämpfen. E hyperphosphatasia.

**Hyper|phosphatid|ämie:** erhöhter Gehalt des Blutserums an Phosphatiden (> 8,3 mg/dl).

**Hyper|pigmentation:** örtliche oder allgemeine Vermehrung des Gehalts der Haut an Pigment (v. a. Melanin; evtl. auch Hämosiderin); z. B. nach Einwirkung ultravioletten Lichtes, nach Entzündung, Strahlenschädigung, bei Chloasma, Nävus, Epheliden, Neurofibromatose. S. a. ▸Pigmentanomalien. E hyperpigmentation.

**Hyper|pinealismus:** *Pathologie* gesteigerte Funktion der Hirnepiphyse (Corpus pineale); s. a. ▸Pinealom.

**Hyper|pituitarismus:** Überfunktion der Hypophyse (= Glandula pituitaria), i. e. S. der Adenohypophyse (mit gesteigerter Hormonsekretion u. mit entsprechenden Krankheitsbildern wie Akromegalie, CUSHING-Syndrom I). E hyperpituitarism.

**Hyper|plasia, -plasie:** *Pathologie* Größenzunahme eines Organs, Gewebes durch Vermehrung der spezifischen Parenchymzellen (numerische ▸Hypertrophie). E hyperplasia. – **H., adenomatöse:** *Gynäkologie* dysplastische Endometrium-H. mit gesteigerter Proliferation v. a. des Drüsenepithels; Einteilung in Grad I–III (atypische H.); v. a. Grad III ist eine Präkanzerose des Endometriumkarzinoms (▸Korpuskarzinom). Entstehung unter protrahierter Einwirkung von Östrogenen in Abwesenheit von Gestagenen (»unopposed estrogens«), meist im Klimakterium u. in der Postmenopause. ***Ther.:*** richtet sich nach dem Schweregrad, dem Alter bzw. Kinderwunsch der Patientin: Gestagene (nach Ausschluss eines Karzinoms durch ▸Abrasio), Hysterektomie. – **H., fibro|muskuläre:** ▸Dysplasie, fibromuskuläre. – **H., fokal noduläre,** Abk. FNH: benigner Lebertumor, der durch eine embryonale Gefäßfehlbildung entsteht, welche später durch regeneratives Wachstum als fokaler oder multifokaler Tumor in Erscheinung tritt. ***Klinik:*** häufig Zufallsbefund bei Anw. bildgebender Verfahren. Kann in seltenen Fällen durch raumfordernde Wirkung oder Gefäßverdrängung zu einer unspezifischen Symptomatik führen, gelegentlich treten auch Einblutungen oder Massenblutungen auf, v. a. im Zusammenhang mit der Einnahme von Kontrazeptiva.

H

*Ther.:* Die asymptomatische FNH bedarf keiner Behandlung, lediglich die Einnahme hormoneller Antikonzeptiva sollte vermieden werden. Eine Resektion kommt nur bei eindeutig auf die FNH zurückzuführenden Beschwerden in Betracht. – **H., foveoläre:** H. der Magenschleimhaut: ▸Gastropathia hypertrophica gigantea. – **H., glandulär-zystische:** *Gynäkologie* Verdickung der Gebärmutterschleimhaut (H. endometrii) mit zystischer Umwandlung der Drüsenlichtung infolge Reifungsschwäche der Eierstockfollikel u. verlängerter Absonderung von ▸Östrogenen; verursacht präklimakterische Blutungen oder juvenile ▸Hypermenorrhö u. kann zur adenomatösen ▸Hyperplasie fortschreiten. E glandular-cystic h. – **H., lympho|retikuläre, lymphatische H.:** i.e.S. das ▸Bäfverstedt-Syndrom. – **H. superficialis cerebriformis linguae,** Lingua plicata cerebriformis: ursächlich unklare fortschreitende Verdickung der Zunge mit Furchung ähnlich den Hirnwindungen.

**Hyper|plasmie:** Zunahme des Blutplasmavolumens. E hyperplasmia.

**hyper|ploid:** mit einem um ein oder mehrere Chromosomen(segmente) vermehrten Chromosomensatz. E hyperploid.

**Hyper|pnoe:** *Pathologie* vertiefte Atmung (i.e.S. ohne Zunahme des ▸Atemminutenvol.). E hyperpnea.

**Hyper|polarisation:** *Physiologie* Zunahme des ▸Ruhemembranpotentials, z.B. bei direkter, an ▸Synapsen ausgelöster Hemmung (= inhibitorisches postsynaptisches Potential = ▸IPSP). S.a. ▸Acetylcholin. E hyperpolarization.

**Hyper|prä|beta|lipo|protein|ämie:** Vermehrung der Präbetalipoproteine im Blutserum bei der essentiellen ▸Hyperlipoproteinämie Typ V. E hyperprebetalipoproteinemia.

**Hyper|prolactin|ämie:** bei beiden Geschlechtern vorkommende krankhafte Erhöhung des Prolactinspiegels im Blut. Vorkommen bei ▸Hypophysentumor (v.a. Prolactinom als häufigster Hypophysenvorderlappen-Tumor), als Begleit-H. bei supraselllärem Tumor (Block des portalen Transportes bzw. der Bildung von Dopamin als Prolactin-Hemmfaktor des Hypothalamus), selten bei Bronchial-, Nierenzellkarzinom. Auch bei Therapie mit Dopaminantagonisten (z.B. Metoclopramid). Führt bei ♀ zu Galaktorrhö, Amenorrhö, bei ♂ zum Hypogonadismus. E hyperprolactinemia.

**Hyper|prolin|ämie:** eine ▸Hyperaminoazidämie mit Prolingehalt des Blutserums > 7–10 mg/dl; bei der ▸Iminodipeptidurie. E hyperprolinemia.

**Hyper|pros|exie:** *Psychologie* krankhaft gesteigerte Aufmerksamkeit, z.B. des Halluzinierenden.

**Hyper|protein|ämie:** Vermehrung der Plasmaproteine > 82 g/l; als **absolute H.** v.a. infolge Vermehrung von Immunglobulinen (meist mit Dys- oder Paraproteinämie), v.a. bei chron. Entzündung, Plasmozytom, Makroglobulinämie Waldenström, malignen Lymphomen. Eine **relative H.** bei Verminderung des Plasmavolumens (bei Exsikkose, mit entsprechender ▸Hämatokrit-Veränderung). E hyperproteinemia.

**Hyper|psel|aphesie:** ▸Haphalgesie.

**Hyper|pyr|exie:** Fieber von extremer Höhe (> 40,5 °C), evtl. auch von besonders langer Dauer, z.B. bei Sepsis, Malaria, Hitzschlag, als intra- bzw. postoperative H.; s.a. ▸Hyperpyrexiesyndrom, ▸Hyperthermie. E hyperpyrexia. – **H., maligne, intraoperative H., postoperative H.:** maligne ▸Hyperthermie.

**Hyper|pyrexie|syndrom:** bösartige Verlaufsform der Fieberkrämpfe mit Status eclampticus, steigendem Fieber bis 42 °C, Blässe, Schock, neurol. Symptomen u. Hyperglykämie; patho Hirnödem.

**Hyper|pyruvi|ämie:** erhöhter Gehalt des Blutserums an Brenztrauben- u. Milchsäure; z.B. bei Muskelarbeit, Hypoxie, Hepatopathie, Schwermetallvergiftung. E hyperpyruvic acidemia.

**Hyper|reflexie:** *Neurologie* gesteigerte Erregbarkeit der Reflexe; z.B. bei Spastizität, Rigidität. E hyperreflexia.

**Hyper|reninismus,** Robertson-Kihara-Syndrom: Erhöhung des ▸Renin-Blutspiegels bei einem Tumor des juxtaglomerulären Apparates. Führt zu Aktivierung von Angiotensin u. Aldosteron, zu Hypokaliämie, Hypertonie. E hyperreninism, hyperreninemia.

**Hyper|sal|ämie, -salie:** s.u. ▸Salzstauungssyndrom. E hypersalemia.

**Hyper|sarkosin|ämie:** eine angeborene ▸Hyperaminoazidämie mit vermehrtem Gehalt von ▸Sarcosin im Blut (u. mit Sarkosinurie) infolge Sarkosinoxidase-Blockes. Führt zu Störungen der Entwicklung u. Funktion des Zentralnervensystems. E hypersarcosinemia.

**Hyper|schall:** Schallwellen mit Frequenz > 1 GHz.

**Hyper|segmentatio, -segmentierung:** eine ▸Kernanomalie neutrophiler Granulozyten (u. Megakaryozyten) mit Ausbildung von > 4–5 Segmenten; bei Vitamin-$B_{12}$- u. Folsäuremangel, als Kernreifungsstörung bei Hämoblastosen sowie erblich (**H. hereditaria**; Undritz 1943). E hypersegmentation.

**Hyper|sekretion:** übermäßige Absonderung von Drüsensekret, i.e.S. des Magensaftes. E hypersecretion.

**Hyper|sensibilität:** **1)** *Neurologie* ▸Hyperästhesie. E hyperesthesia. **2)** ▸Allergie. E hypersensitivity.

**Hyper|sensitation, -sensitivität:** verstärkte Reaktionsbereitschaft auf exo- oder endogene Reize. E hypersensitivity.

**Hyper|sensitivitäts|angiitis, -vaskulitis:** ▸Vasculitis allergica.

**hyper|sensitivity pneumonitis** *(engl.):* ▸Alveolitis, exogen allergische.

**Hyper|sider(in)ämie:** *Pathologie* erhöhter Eisengehalt des Blutserums (> 160 µg/dl); z.B. bei versch. Anämien, Leberparenchymschaden, Hämosiderose. E hyperferremia.

**Hyper|somie:** *Pathologie* Riesenwuchs. E gigantism.

**Hyper|somnie:** *Neurologie* sehr starkes Schlafbedürfnis; z.B. bei Vergiftungszuständen, (dienzephalem) Hirntumor, Encephalitis epidemica, Pickwickier-Syndrom; anfallsweise bei Narkolepsie. E hypersomnia. – **H., periodische:** ▸Kleine-Levin-Syndrom.

**hyper|sonorer Schall:** bei ▸Perkussion Klopfschall von sehr heller, voller Klangfarbe (Töne hoch, lang anhaltend); v.a. über vermehrt lufthalt. Lungengewebe u. bei Pneumothorax.

**Hyper|spermie:** Samen-, Ejakulatmenge > 5 ml. E hyperspermia.

**Hyper|splenie(syndrom), Hypersplenismus:** qualitative u. quantitative Zunahme aller oder einzelner Milzfunktionen auf ein Vielfaches der Norm (evtl. mit Auftreten von Fehlfunktionen = DysspIenismus). Führt, auch ohne Milzvergrößerung (»Milztumor«, Splenomegalie), zu Zellverarmung (Zytopenie) des peripheren Blutes, d.h. zu Anämie (evtl. Hyperhämolyse, Retikulozytose), Granulozyto- u./oder Thrombozytopenie (s.a. ▸Panzytopenie) sowie zu Knochenmarkhyperplasie. Als **primärer H.** bei Banti-Krankheit, als **sekundärer H.** der H. bei Krankheiten mit Milzvergrößerung, so bei Pfortaderhypertonie, Infektionskrankheiten (z.B. bei Kala-Azar, Malaria, Felty-Syndrom), malignen Lymphomen, Speicherkrankheiten (Thesaurismosen, v.a. Gaucher-Syndrom), Autoimmunkrankheiten (z.B. Erythematodes), Leberzirrhose. Die Blutzellenverarmung dürfte Folge eines gesteigerten Zellabbaus in der, Blutstase aufweisenden, Milz sein (eine diskutierte **depressive H.** infolge Splenomegalie-bedingter Knochenmarkhemmung ist umstritten). – Hypersplenismus auch Bez. für Splenomegalie. S.a. ▸Hepatosplenomegalie. E hypersplenism.

**Hyper|stea|tose:** **1)** *Pathologie* Fettsucht, ▸Adipositas. **2)** *Dermatologie* vermehrte Talgabsonderung der Haut. E hypersteatosis.

**Hyper|sthen|urie:** Ausscheidung eines konzentr. Harns (spezif. Gewicht > 1,025). E hypersthenuria.

**Hyper|tel|orismus:** überweiter Abstand zwischen 2 Organen, i.e.S. der der Augen (= **okulärer H.**; z.B.

– infolge bds. Keilbeinfehlbildung – beim CROUZON-, APERT-, GREIG-, HMC-Syndrom). E hypertelorism.

**Hyperten|sin:** ▸Angiotensin.

**Hyper|ten|sio(n):** ▸Hypertonie. E hypertension.

**Hypertension, portale:** ▸Hypertonie, portale.

**Hyper|tensions|enzephalo|pathie, Hyper|tensionssyndrom:** Hirnschaden als Folge eines Sauerstoffmangels (Hypoxie) durch verkrampfungsbedingte Engstellung der Blutgefäße u. Hirnödem als lebensbedrohliche Komplikation einer mit Bluthochdruck (arterielle ▸Hypertonie) einhergehenden Nierenerkrankung. Weist außer Oligurie zunehmend Zeichen des Hirndrucks auf, führt zu Koma mit Krämpfen u. Pyramidenbahnzeichen (»eklamptische ▸Urämie«). E hypoxic hypertensive encephalopathy.

**hyper|tensiv:** blutdrucksteigernd, mit hohem Blutdruck. E hypertensive. – **h. Erkrankung in der Schwangerschaft:** ▸EPH-Gestose.

**Hyper|thekose:** Hyperplasie der ▸Thekazellen des Eierstocks. E hyperthecosis.

**Hyper|thelie:** Überzahl an Brustwarzen. S.a. Abb. E hyperthelia.

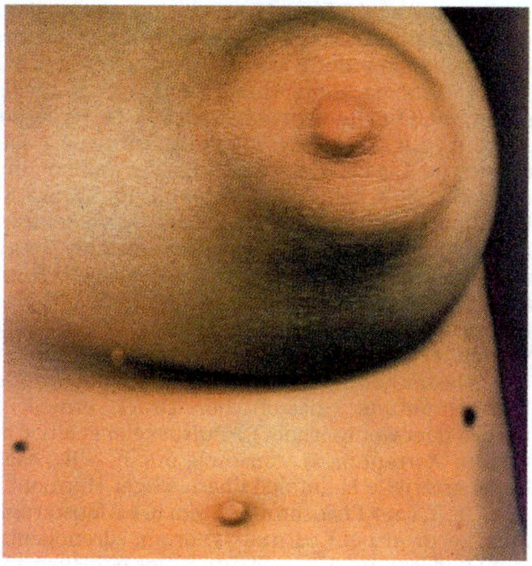

**Hyperthelie.** [530]

**Hyper|thermie:** Überwärmung des Körpers gegen die Tendenz des ▸Wärmeregulationszentrums (im Gegensatz zum ▸Fieber), d.h. bei zu starker Wärmezufuhr (z.B. durch Wärmeeinstrahlung, im heißen Bad, s.a. ▸Wärmetherapie) oder bei starker ▸Wärmebildung (durch starke körperl. Belastung) ohne hinreichende Möglichkeit zur ▸Wärmeabgabe; s.a. ▸Hitzschlag. E hyperthermia, hyperthermy. – **H., künstliche:** gezielt erzeugte H.; z.B. – meist in Kombination mit anderen Therapieformen (z.B. als ▸Mehrschritt-Therapie [v. ARDENNE]) – bei der Behandlung bösartiger Tumoren (erhöhte Temperaturempfindlichkeit von Tumorzellen); entweder als Ganzkörper-H. (Wärmezufuhr z.B. durch Wassermatten oder Bluterwärmung im extrakorporalen Kreislauf) oder als organbegrenzte H. (**lokoregionale** H.; z.B. durch Ultraschall, elektromagnet. Wellen). E induced h., artificial h. – **H., mali|gne:** v.a. bei (Klein-)Kindern vorkommende lebensbedrohliche Narkosekomplikation mit rasch ansteigender Körpertemperatur bis > 42 °C. ***Pathogen.:*** beruht auf einer – autosomal-dominant erblichen – Störung der Skelettmuskelfunktion, vermutet wird eine Alteration des ▸Ryanodinrezeptors. Wird u.a. ausgelöst durch Succinylcholin (sofort), Inhalations- (verzögert), Lokalanästhetika. ***Ther.:*** sofortiger Narkoseabbruch, reine $O_2$-Beatmung, Dantrolen-Natrium als Kausaltherapie, Kühlung mit kaltem Wasser oder Eiskies, Mannit u. Furosemid zur Behandlung des drohenden Nierenversagens infolge Myoglobinurie, Azidosebekämpfung. E malignant h. – **H., transitorische:** vorübergehende H.; v.a. die bei Frühgeborenen in den ersten Lebenstagen infolge Flüssigkeitsmangels, Hyperelektrolytämie; s.a. ▸Hyperpyrexie. – **H., zentrale:** H. durch Störung im Wärmeregulationszentrum bei intakter peripherer ▸Wärmeregulation.

**Hyper|thermo|bakterien:** ▸Thermophile.

**Hyper|thi|ämie:** vermehrter Schwefelgehalt des Blutes; i.w.S. die Hypersulfatämie (Sulfatvermehrung [bei Nierenversagen]).

**Hyper|thymie:** *Psychologie* übermäßige psychomotorische Aktivität; z.B. bei Manie. E hyperthymia.

**Hyper|thymismus:** *Pathologie* fehlende natürliche Rückbildung bzw. Hyperplasie des Thymus (▸Status thymolymphaticus). E hyperthymism.

**Hyper|thyreose, -thyreoidie, -thyreoidismus:** Überangebot von Schilddrüsenhormonen. ***Ätiol.:*** meist bedingt durch eine Überfunktion der Schilddrüse oder Schilddrüsenhormonüberdosierung, selten durch extrathyreoidale Schilddrüsenhormonsynthese. Hauptursachen sind die Immunthyreopathie u. die Schilddrüsenautonomie. Eine Einteilung der H. zeigt die Tab. ***Klinik:*** Klassische Symptome der H. sind Gewichtsabnahme bei gesteigertem Appetit, Nervosität, Diarrhö, Hitzeintoleranz u. Hyperhidrosis, Haarausfall, Müdigkeit, Muskelschwäche, Zyklusstörungen, Tachykardie u. Rhythmusstörungen, Tremor, Hyperreflexie u. systolischer Hypertonus; zusätzlich bei BASEDOW-H. die endokrine Orbitopathie, u. das prätibiale Myxödem. Vor allem bei älteren Patienten können diese Symptome ganz oder teilweise fehlen, eine vergrößerte Schilddrüse findet sich nicht immer, so dass eine manifeste oder intermittierende H. übersehen werden kann. ***Diagn.:*** Zum Ausschluss einer H. wird das basale TSH bestimmt, Nachweis durch die direkte Bestimmung des freien

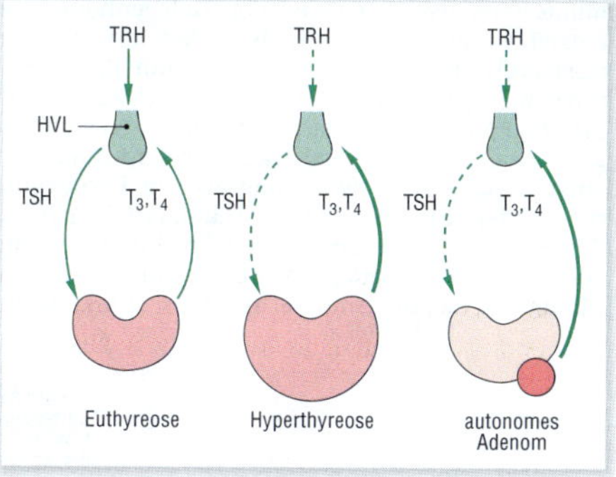


**Hyperthyreose:** Regelkreis bei Störung der Schilddrüsenfunktion. [397]

| | |
|---|---|
| Immunthyreopathie | BASEDOW-Krankheit<br>andere<br>(HASHIMOTO-Thyreoiditis) |
| andere Entzündungen | Thyreoiditis DE QUERVAIN<br>Strahlenthyreoiditis |
| funktionelle Autonomie | disseminiert<br>unifokal (sog. autonomes Adenom)<br>multifokal |
| Neoplasien (sehr selten) | Adenome<br>Karzinome |
| TSH- oder TSH-ähnliche Aktivitäten | hypophysär<br>paraneoplastisch |
| exogene Hormonzufuhr | »Thyreotoxikosis factitia« |

**Hyperthyreose:** Einteilung in Anlehnung an die Klassifikation (1985) der Sektion Schilddrüse der Deutschen Gesellschaft für Endokrinologie. [88]

H

Thyroxins ($fT_4$) u. des freien Gesamt-Trijodthyronins ($fT_3$). Die Bestimmung des Gesamthormonspiegels ($tT_4$ u. $tT_3$) kann wegen der Proteinbindung der Hormone (TBG) zu Fehldiagnosen führen. Weitere diagnostische Maßnahmen bei Nachweis einer H. sind Antikörperbestimmungen (Autonomie/Immunthyreopathie), Schilddrüsensonographie und -szintigraphie; eine Schilddrüsenpunktion ist nur in Ausnahmefällen indiziert. ***Kompl.:*** thyreotoxische Krise als lebensbedrohliche Verschlimmerung der hyperthyreoten Funktionslage, z. B. bei unzureichender Behandlung, zusätzlichen Belastungen (Zweiterkrankung, Infektionen, Unfälle, Operationen) oder nach Jodapplikation bei vorbestehender, unerkannter thyreoidaler Autonomie. ***Ther.:*** zunächst immer medikamentös mit Thyreostatika (Thiamazol, Carbimazol); definitive Behandlungsverfahren bei Persistenz oder Rezidiv sind Operation oder Radiojodbehandlung. **E** hyperthyroidism.

**hyper|ton:** übermäßig tonisiert (▸Tonus), mit höherem osmotischem Druck als das Blut bzw. entsprechende Körperflüssigkeit. S. a. ▸Hypertonie.

**Hyper|tonie, -tonus,** Hypertension: Erhöhung eines Drucks oder einer Spannung über die Norm, z. B. neur der erhöhte Spannungszustand der Muskulatur (bei Krankheiten des extrapyramidal-motorischen Systems) oder der (erhöhte) ▸Hirndruck. Wird oft gleichgesetzt mit Bluthochdruck (arterielle ▸Hypertonie). **E** hypertension. – **H., ad|renale:** endokrine H. bei ▸Phäochromozytom (evtl. nur Blutdruckkrisen), ▸Aldosteronismus, ▸Cushing-Syndrom. **E** adrenal h. – **H., arterielle,** Bluthochdruck: chronische Erhöhung des arteriellen Blutdrucks, wobei nach WHO der systolische Wert > 139, der diastolische > 89 mm Quecksilbersäule beträgt. Für die Diagnose müssen mindestens dreimal erhöhte Blutdruckwerte bei mindestens zwei verschiedenen Gelegenheiten gemessen werden. Die H. gilt als Risikofaktor für arteriosklerotische Gefäßerkrankungen mit ihren zahlreichen Folgen (v. a. ▸Apoplexia cerebri, ▸Myokardinfarkt, ▸Niereninsuffizienz, arterielle ▸Verschlusskrankheit). ***Ätiol. u. Klassifik.:*** Nach der Krankheitsentstehung werden zwei grundsätzliche Formen unterschieden, die essentielle u. sekundäre H. ***Klinik:*** Beide Formen sind klinisch geprägt durch das »hypertensive Syndrom«, d. h. durch Kopfschmerzen, Müdigkeit, Leistungsminderung, Einschränkung der

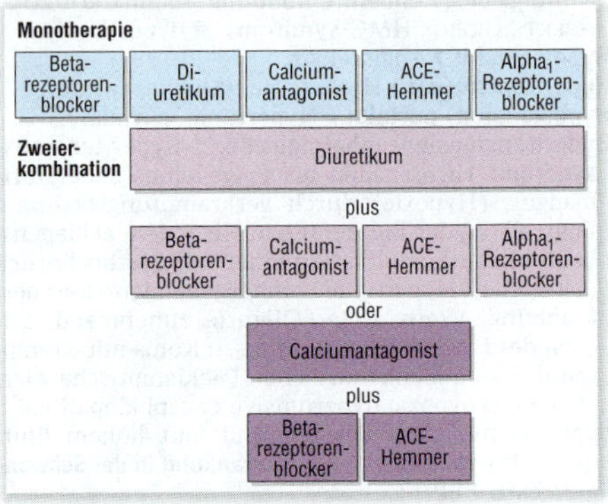


**Hypertonie, arterielle:** Empfehlungen der Deutschen Liga zur Bekämpfung des hohen Blutdruckes zur Stufentherapie mit Antihypertonica. [548]

Nieren- u. Herzleistung, Schäden des Zentralnervensystems (Apoplexie, ▸Hypertensionsenzephalopathie); als akute Komplikation die ▸Blutdruckkrise. Die Stadieneinteilung erfolgt nach WHO (s. Tab.). ***Ther.:*** Schema zum therapeutischen Vorgehen (nach WHO u. International Society of Hypertension) u. zur Stufentherapie mit Antihypertonika (Deutsche Liga zur Bekämpfung des hohen Blutdrucks) s. Abb. Beim sekundären Bluthochdruck Behandlung der Grundkrankheit. S. a. ▸Drosselungs-, ▸Elastizitäts-, ▸Erfordernis-, ▸Entzügelungs-, ▸Minutenvolumen- u. ▸Widerstandshochdruck. – **H., arterio|sklerotische:** arterielle H. bei generalisierter ▸Arteriosklerose (v. a. als Altershochdruck) als Folge verminderter Windkesselfunktion mit Erhöhung des elastischen Gefäßwiderstandes; mit großer Druckamplitude (diastolischer Druck erniedrigt, normal oder wenig erhöht), ▸Pulsus celer et altus, betontem Aortenton. **E** arteriosclerotic h. – **H., endokrine:** arterielle H. infolge übermäßiger Hormonbildung, z. B. bei ▸Phäochromozytom u. ▸Aldosteronismus, geringer bei Cushing-Syndrom, adrenogenitalem Syndrom, im Allg. bedeutungslos bei Hyperthyreose, durch Ovulationshemmer (ist rückbildungsfähig), i. w. S. auch bei Schwangerschaftstoxikose

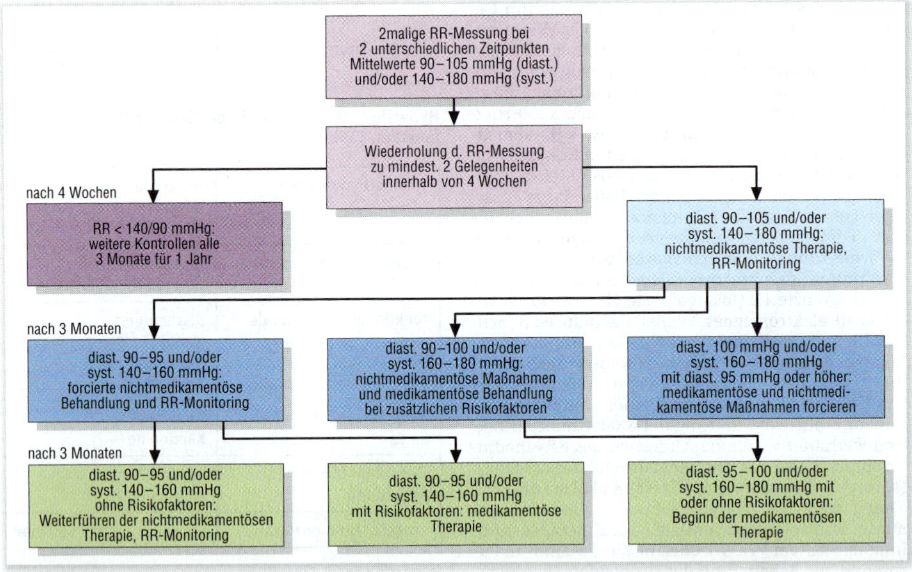


**Hypertonie, arterielle:** Schema zum therapeutischen Vorgehen bei milder H., modifiziert nach WHO und International Society of Hypertension. [502]

| | |
|---|---|
| **Stadium I** | keine objektiven Anzeichen von hypertensiven Organveränderungen |
| **Stadium II** | mindestens eines der folgenden Zeichen einer Organbeteiligung nachweisbar:<br>• Linksherzhypertrophie (Nachweis z. B. durch Elektrokardiographie, Echokardiographie etc.)<br>• generalisierte u. herdförmige Verengung der Netzhautarterien<br>• Proteinurie u./oder leichte Erhöhung des Plasma-Kreatininspiegels<br>• Nachweis von atherosklerotischen Plaques durch Ultraschall oder Röntgenuntersuchung (A. carotis, Aorta, A. iliaca oder femoralis) |
| **Stadium III** | Nachweis hypertensiver Organschäden<br>• Herz: Angina pectoris, Herzinfarkt, Linksherzinsuffizienz<br>• Gehirn: TIA, Schlaganfall, hypertensive Enzephalopathie<br>• Augenhintergrund: Netzhautblutungen u. Exsudate mit oder ohne Papillenödem<br>• Gefäße dissezierendes Aneurysma, symptomatische arterielle Verschlusskrankheit<br>• Niere: Niereninsuffizienz (Plasmakreatinin > 2,0 mg %) |

**Hypertonie, arterielle:** Stadieneinteilung nach WHO-Kriterien (1993). [548]

(durch Renin-ähnliche Plazentastoffe). E endocrine h. – **H., essentielle, genuine H., idiopathische H., primäre H.:** H. ohne nachweisbare Ursache, bedingt durch erhöhten Strömungswiderstand infolge anfangs rein funktioneller, später organischer Engstellung der arteriellen Strombahn (v.a. der Arteriolen). Begünstigt durch familiär-erbliche Disposition, Konstitution (bevorzugt bei Fettleibigkeit), Bewegungsarmut, seelische Belastungen (Zivilisationsschäden, Stress etc.). Die Diagnose kann erst nach Ausschluss sekundärer Formen gestellt werden. Beim Erwachsenen liegt in über 95 % der Fälle eine essentielle H. vor. E essential h., primary h., idiopathic h. – **H., fixierte:** anhaltender Erfordernishochdruck zur Sicherstellung der Organdurchblutung bei arterieller H.; s. a. ▸Hypertonie, maligne. E fixed h. – **H., kardio|vaskuläre:** arterielle H. infolge Erkrankung des Herzens oder großer, herznaher Gefäße (v.a. der Aorta), d.h. bei vergrößertem Schlag- u. Minutenvolumen u. verminderter Dehnbarkeit dieser Gefäße (v.a. der Windkesselfunktion; Ausnahme: Isthmusstenose). Typisch mit systolischer Drucksteigerung bei normalem oder erniedrigtem Mitteldruck. Vorkommen z.B. bei Aortenklappeninsuffizienz, Aortenisthmusstenose, Aortenatheromatose. E cardiovascular h. – **H., labile:** arterielle H., bei der vorübergehend auch normale Blutdruckwerte auftreten. E labile h. – **H., maligne:** schwere Verlaufsform der essentiellen H. oder der Spätzustand einer sekundären H. mit erheblicher fixierter diastolischer Druckerhöhung (> 120 mmHg). Führt zu schnell fortschreitender Nierenschädigung (meist mit Papillenödem, Netzhautblutung u. -exsudat) mit tödlicher Urämie. E malignant h. – **H., neuro|gene:** arterielle H. infolge Schädigung der für die Kreislaufregulation zuständigen – peripheren oder zentralen – nervalen Strukturen. Als ▸Entzügelungshochdruck z.B. bei Aortenbogensyndrom, nach Schädelverletzung (mit Schädigung der Hirnnerven IX oder X), bei Hirntumor, Polyneuropathie, Meningitis, Poliomyelitis u. anderen neurotropen Krankheiten, Vergiftungen; als sog. zentrale H. infolge Schädigung des Depressorenzentrums der Medulla oblongata. Im fremdsprachigen Schrifttum auch Oberbegr. für die essentielle H. E neurogenic h. – **H., paroxysmale:** Blutdruckanstiegskrise, v.a. bei Phäochromozytom. E paroxysmal h. – **H., portale:** Erhöhung des Pfortaderdrucks auf über 6 mmHg mit nachfolgender Ausbildung von portosystemischen Umgehungskreisläufen. ***Ätiol.:*** gesteigerter splanchnischer Blutfluss u. Zunahme des prä- (z.B. Milzvenenthrombose), intra- (prä- oder postsinusoidal, z.B. Leberzirrhose) oder posthepatischen Widerstands (z.B. BUDD-CHIARI-Syndrom). ***Klinik:*** Splenomegalie, Caput medusae u. Aszites. ***Kompl.:*** Blutungen aus Ösophagus-, Fundus-, Stoma- u. Duodenalvarizen sowie aus Hämorrhoiden. Folgeerkrankungen: portale hypertensive Gastropathie, antrale Gefäßektasien, hypertensive Kolopathie, hepatische Enzephalopathie und Aszites. ***Einteilung*** der Krankheitsstadien mittels ▸CHILD-PUGH-Klassifikation. E portal h. – **H., pulmonale:** konstante Mitteldruckerhöhung im Lungenarteriensystem auf Werte > 22 mmHg in Ruhe. ***Ätiol.:*** herzbedingte Stauung im kleinen Kreislauf (z.B. Mitralvitien, Linksherzinsuffizienz), Gefäßverkrampfung vor dem Kapillargebiet (z.B. infolge Hypoxie bei Höhenaufenthalt, obstruktivem Lungenemphysem, nach lungenverkleinernden Operationen), sekundärer Gefäßschwund (bei Lungenfibrose, destruktivem Lungenemphysem), Hyperzirkulation im Lungenkreislauf mit nachfolgender lichtungseinengender Gefäßerkrankung (z.B. bei Herzfehler mit großem ▸Links-rechts-Shunt; s.a. ▸EISENMENGER-Reaktion), rezidivierende Lungenembolien, Nebenwirkung bei Einnahme bestimmter Appetitzügler, primäre Lungengefäßverengungen (idiopathische = **primär vaskuläre p. H.**). S.a. ▸Cor pulmonale. E pulmonary h. – **H., renale:** sekundäre arterielle H. infolge einer Nierenerkrankung. Häufigste H.-Form im Kindesalter ($^2/_3$ der Fälle) ***Ätiol.:*** bei Enge oder nach Unterbindung der Nierenarterie, Nierenhypoplasie etc. (**renovaskuläre H.**; s.a. ▸Renin, ▸GOLDBLATT-Effekt, ▸Drosselungshochdruck); nach Nierenkrankheiten (z.B. interstitielle oder glomeruläre Nephritis), wahrscheinlich ausgelöst durch die Freisetzung pressorischer Substanzen (**reno|parenchymale H.**); nach tierexperimenteller bds. ▸Nephrektomie (Ausfall des »Medullins« = Prostaglandin $A_2$?; **reno|prive H.**). E renal h. – **H., sekundäre, symptomatische H.:** durch Erkrankung eines Organs ausgelöste arterielle H., z.B. als endokrine, renale, pulmonale, kardiovaskuläre H. Im Alter häufig renovaskuläre Ursachen. E secondary h., symptomatic h.

**Hyper|toniker|herz:** *Röntgenologie* das Herz (bzw. die Herzfigur) bei arterieller ▸Hypertonie; zunächst konzentrische Hypertrophie mit Linksverbreiterung u. mit Aortenbogenverlängerung u. -verbreiterung; bei Dekompensation linksventrikuläre ▸Herzdilatation, Vergrößerung des linken Vorhofs, Lungenstauung.

**hyper|tonisch:** ▸Hypertonie bzw. erhöhten Tonus (= Spannung, z.B. als Muskelhypertonie) bzw. erhöhten osmotischen Druck (▸hyperton) betreffend. E hypertonic. – **h. Lösung:** hypertone Lösung.

**Hyper|tonus:** erhöhter Tonus (▸hyperton); i.e.S. patho die ▸Hypertonie. E hypertonia, -tonicity.

**Hyper|trichosis, -trichiasis:** übermäßige, allgemeine oder örtlich begrenzte, Dichte der natürlichen Körperbehaarung, z.B. bei H. vera oder bei ▸Tierfellnävus, ▸Naevus pilosus. Bei Frauen nicht androgenabhängig (s.a. ▸Hirsutismus). E hypertrichosis. – **H. congenita (lanuginosa):** H. mit allgemeinem Fortbestehen des angeborenen Wollhaares (Lanugo-Persistenz). – Ähnlich die erworbene Lanugohaarbildung als paraneoplastisches Syndrom (v.a. bei Eingeweidekarzinomen = HERZBERG-POTJAN-GEBAUER-Syndrom). – **H. dysrhaphica:** H. bei ▸Dysrhaphie (z.B. Spina bifida); umschrieben, z.B. über dem Kreuzbein, evtl. als »Pferdeschwanz«; kombiniert mit Pigmentanomalien, Teleangiektasien, Striae, Hyperhidrose.

**Hyper|triglycerid|ämie,** Hyperlipämie: Form der ▸Dyslipoproteinämie mit erhöhtem Gehalt des

Blutes an Triglyceriden (> 160 mg/dl bzw. > 1,83 mmol/l), v. a. der Chylomikronen, VLDL u. deren Intermediärformen. In über 50 % als sekundäre Form im Rahmen anderer Erkrankungen. Primäre Formen, also H. mit genetischer Disposition, entstehen meist infolge einer VLDL-Überproduktion. Unterschieden werden: **familiär kombinierte H.** mit nur grenzwertiger Erhöhung von LDL-Cholesterin u. VLDL, **familiäre H.** (Hyperlipoproteinämie Typ I, IV u. V nach FREDERICKSON), **familiäre Dysbetalipoproteinämie** und **familiärer Lipoproteinlipase- oder Apolipoprotein-C-II-Mangel** (sehr selten, oft schon im Kindesalter tödlich). E hypertriglyceridemia. – **H., fettinduzierte, exogene H.**, essentielle Hyperchylomikronämie, BÜRGER-GRÜTZ-Syndrom, idiopathische hepatomegale Hyperlipämie, Hyperlipoproteinämie Typ I: familiäre, autosomal-rezessiv erbliche, enzymopathische H. infolge Lipoproteinlipase-Mangels, auslösbar durch Zufuhr von Nahrungsfett. Erhöhung der Triglyceride u. Chylomikronen; Serum milchig-trüb. ***Klinik:*** krisenhafte Bauchbeschwerden, Milz-Leber-Vergrößerung, Xanthome, Pankreatitis, Netzhaut-Lipämie. – **H., kalorisch induzierte, gemischte H.**, Hyperlipoproteinämie Typ V: familiäre H., die durch Fette u. Kohlenhydrate induziert wird. Erhöhung von endogenen (VLDL) u. exogenen (Chylomikronen) Triglyceriden (»endogen-exogene H.«). Wird von manchen Autoren als Kombination von Typ I u. IV gesehen. Mit Xanthomen u. evtl. Hyperurikämie. Gehäuft in Diabetikerfamilien. – **H., kohlenhydratinduzierte, endogene H.**, Hyperlipoproteinämie Typ IV: familiäre H. mit Stoffwechselstörung in der Leber gebildeter Triglyceride bzw. großmolekularer Präbetalipoproteine. Abhängig von Art u. Menge der Nahrungs-KH. Triglyceride immer erhöht, Cholesterin normal oder erhöht. Führt vorzeitig zu peripheren arteriellen Verschlusskrankheiten, Koronarinsuffizienz, Myokardinfarkt, eruptiven Xanthomen. Meist besteht diabetische Stoffwechsellage, Übergewicht, evtl. Hyperurikämie.

**Hyper|trophia, -trophie:** *Pathologie* Größenzunahme eines Gewebes oder Organs nur durch Zellvergrößerung (bei normal bleibender Zellzahl u. -struktur). S. a. ▸Hyperplasie. Ist bei Hohlorganen ex- oder konzentrisch (mit Lichtungsvergrößerung bzw. -verkleinerung). Erfolgt in Anpassung an Mehrbelastung (**adaptive H.; funktionelle H.** als »Arbeits-«, Trainings-H., z. B. am Herzen im Rahmen der regulativen ▸Dilatation), nach Entzündung (proliferativ), zum funktionellen Ausgleich ausgefallener Organ(teil)e (**kompensatorische H.**), zur Ausfüllung frei gewordenen Raumes (**H. e. vacuo** od. **vikariierende H.**; insbes. als Fettgewebs-H.). – **H., pseudoödematöse hypoderme:** ▸NONNE-MILROY-MEIGE-Syndrom. E hypertrophy.

**Hyper|tropie,** Höhenschielen: ▸Strabismus verticalis. E hypertropia.

**Hyper|tyrosin|ämie,** Tyrosinose: angeborene ▸Hyperaminoazidämie mit vermehrtem Tyrosin-Gehalt des Blutserums (> 1,26 mg/dl; u. Tyrosylurie) infolge ▸Enzymopathie (diese betrifft die p-Hydroxyphenylpyruvat-hydroxylase in Niere u. Leber). Führt zu Durchfällen, Erbrechen, Lebervergrößerung u. – je nach Typ (I–III) – zu verzögerter geistiger Entwicklung bzw. Leberzirrhose, Rachitis, Methioninämie bzw. Krämpfen, Ödemen, Albinismus. E hypertyrosinemia.

**Hyperurik(os)|ämie:** erhöhter Harnsäuregehalt des Blutes (♂ > 8 mg/dl, ♀ > 6 mg/dl) infolge Störung der Purinsynthese oder -ausscheidung, die sich – evtl. mit Latenz – als »echte« ▸Gicht manifestiert. Als **primäre H.** bei vererbten Stoffwechseldefekten wie Glykogenose Typ I, Hyperaktivität der Leber-Xanthinoxidase, gestörter Rückkopplung (▸LESCH-NYHAN-Syndrom) sowie bei – noch ungeklärter – Hemmung der Harnsäureausscheidung durch die Niere. Als **sekundäre H.** z. B. bei idiopathischer Hyperkalziämie der Neugeborenen u. Kleinkinder, KH-induzierter ▸Hypertriglyceridämie, Hämoblastosen (z. B. Leukämien), sekundären Polyzythämien, Glykogenose, chron. Niereninsuffizienz, nach Strahlentherapie sowie beim akuten Tumorlysesyndrom. E hyperuricemia.

**Hyper|vakzination:** *Immunologie* **1)** ▸Auffrischungsimpfung. E hypervaccination. **2)** ▸Hyperimmunisierung. E hyperimmunization.

**Hyper|vaskularisation:** *Pathologie* übermäßiger Gefäßreichtum, z. B. als röntg Zeichen der Bösartigkeit eines Tumors. E hypervascularity.

**Hyper|ventilation,** Überventilation: *Physiologie* über den Bedarf hinaus gesteigerte Lungenbelüftung, charakterisiert durch Senkung des $CO_2$-Partialdrucks in den Alveolen u. im arteriellen Blut unter den Normalwert von 40 mmHg (▸Hypokapnie), verbunden mit Zunahme des pH-Wertes im arteriellen Blut (▸Alkalose); kann zu Muskelkrämpfen oder zu zerebral vermittelten Synkopen führen: ▸Tetanie. Auslösung einer H. entweder willkürlich oder unwillkürlich-psychogen (▸H.-Syndrom, ▸DA-COSTA-Syndrom). Eine einem erhöhten Atmungsbedarf angepasste Ventilationssteigerung (bei Arbeit) ist keine Hyperventilation. E hyperventilation. – **H., peri|odische:** H. mit eu- oder apnoischen Pausen; v. a. bei zentralnervöser Störung (z. B. als periodische ▸Atmung). E periodic h.

**Hyperventilationssyndrom,** Atmungssyndrom, nervöses, Atmungstetanie, Zwerchfellneurose: Symptomenkomplex bei Konflikt- u. Belastungssituationen mit Atemstörung (Dys-, ▸Hyperventilation), Missempfindungen in der Herzgegend, ängstlicher Gespanntheit, evtl. auch mit Tetaniesymptomen. – Eine Variante des ▸DA-COSTA-Syndroms. E nervous respiratory syndrome.

**Hyper|ventilations|versuch:** (ROSSETT) Nachweis einer latenten Tetanie anhand des Auftretens lokaler oder generalisierter Krampferscheinungen nach 60 tiefen Atemzügen pro Minute; ferner neur als Provokationstest beim EEG. E hyperventilation test.

**Hyper|viskositäts|syndrom:** Symptome bei durch erhöhte Viskosität bedingter Herabsetzung des Fließvermögens des Blutes mit Auswirkungen auf die Endstrombahn (s. a. ▸Sludge-Phänomen), z. B. bei WALDENSTRÖM-Syndrom, Plasmozytom u. – analog – bei ▸Kryoglobulinämie. Es kommt zu Zyanose u. Parästhesien (akrales ▸Ischämiesyndrom), Störungen der Hirndurchblutung (evtl. Synkopen; Hör-, Sehstörungen), Claudicatio. E hyperviscosity syndrome.

**Hyper|vitaminose:** krankhafter Zustand infolge (therapeutischen) Überangebots an Vitaminen, insbes. als A- u. D-Hypervitaminose. E hypervitaminosis.

**Hyper|vol|ämie:** Vergrößerung des Volumens des zirkulierenden Blutes (s. a. ▸Volämie); s. a. ▸Hydratation, ▸Plethora. E hypervolemia.

**Hyper|zementose:** *Zahnmedizin* allgemeine oder umschriebene Verdickung (»Exzementose«) des Wurzelzements, v. a. als Entzündungsreaktion. E hypercementosis.

**Hyper|zirkulation:** (Herz-)Kreislaufsituation bei erhöhtem Herzminutenvolumen (mit Pulsus celer, positivem Kapillarpuls) u. verkürzter Kreislaufzeit; z. B. bei Fieber, Anämie, Hyperthyreose, stärkerer körperl. Arbeit, bei ▸GORLIN-Herzsyndrom. E hyperkinetic cardiovascular response.

**Hyph|aema,** Hypolympha: Blutung in die vordere Augenkammer (mit horizontalem Spiegel bei aufrechter Kopfhaltung, Abb.); z. B. bei akuter Iritis. E hyphema.

**Hy|phe,** Pilzfaden: fädige, evtl. verzweigte, einheitliche oder durch Trennwände »septierte« Pilzzelle (im ▸Myzel). Dient der Ernährung oder der Fortpflanzung (= vegetative bzw. fruktifizierende H.). E hypha.

**Hyp(h)|idrose:** *Pathologie* verminderte Schweißbildung; allgemein (z. B. bei Altershaut; bei Exsikkose) oder örtlich begrenzt (z. B. bei Schädigung peripherer Nerven oder des Sympathikus). E hypohidrosis.

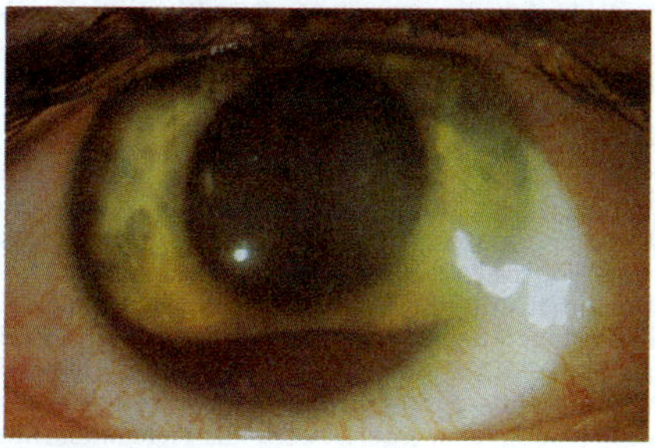

**Hyphaema.** [351]

**Hypho|mycetes, -myzeten:** *Mykologie* eine Gruppe der ▸Fungi imperfecti (neben Synnemato- u. Histiomycetes); identisch mit Moniliales (Hyphomycetaceae oder »Fadenpilze«).

**Hyp|no...:** Wortteil »Schlaf«, »Hypnose«; s.a. ▸Narko...

**Hypno|analgetika:** opioidartige ▸Analgetika.

**hyp|nogen:** Schlaf, Hypnose erzeugend. E hypnogenic.

**hypnoid:** schlafähnlich. – **h. Zustand:** leichte Bewusstseinsveränderung ähnlich der beim Einschlafen als oberflächlicher Hypnosegrad oder als Autosuggestionseffekt. E hypnoidal state.

**Hypno|katharsis:** in psychotherapeutischer ▸Hypnose das Aufdecken aus der Anamnese bekannter, weit zurückliegender psychotraumat. Ereignisse mit dem Ziel affektiven Wiedererlebens u. dadurch Abreagierens. E hypnocatharsis.

**Hypno|narkose:** (FRIEDLÄNDER 1920) durch ▸Hypnose eingeleitete oder unterstützte Narkose bzw. vollständige Analgesie für den operativen Eingriff ohne Zufuhr von Medikamenten, Narkotika etc.

**Hyp|nose:** durch ▸Suggestion bewirkter schlafähnlicher Trancezustand mit Bewusstseinseinengung, herabgesetzter Willensbildung, besonderem Kontakt zum Hypnotiseur, dessen Anweisungen auch posthypnotisch befolgt werden (falls sie der Gesamtpersönlichkeit nicht stark widersprechen). Gegen den Willen des Patienten nicht durchführbar. Als **oberflächliche H.** (»Halbwach-H.«) für therapeutische Suggestionen besonders geeignet. Als **tiefe H.** weitgehend dem Schlaf ähnlich oder als Illusion eines Schlafes oder als echter Schlaf (mit charakteristischem EEG); in der Medizin ***Anw.*** zur Hypnotherapie (u.a. in der Schmerzbehandlung, bei akuter Angst u. Unruhe, als ergänzende Maßnahme bei Krebserkrankungen), ▸Hypnonarkose u. als Heilschlaf. S.a. ▸Hypnokatharsis, ▸Entspannungsverfahren. E hypnosis.

**Hypnosie:** ▸Schlafkrankheit.

**Hypno|therapie: 1)** ▸Schlaftherapie. **2)** *Psychologie* s.u. ▸Hypnose. E 1), 2) hypnotherapy.

**Hypno|tica, -tika,** Hypnagoga: *Pharmazie* Schlaf herbeiführende Mittel; wirken in geringen Dosen als Sedativa, in hohen Dosen als Narkotika. ***Wirkst.:*** z.B. Alkohole (Chloralhydrat), Harnstoff- (z.B. Barbiturate) u. Piperidin-Derivate. ***Anw.*** nur bei vorübergehenden Schlafstörungen, strenge Indikationsstellung. ***NW:*** Gefahr der Gewöhnung u. suchtähnlichen Abhängigkeit. E hypnotics.

**hypo...:** Wortteil »unter(halb)«, »unter der ▸Norm«, »unzureichend«; s.a. ▸hyp..., ▸sub..., ▸oligo..., ▸mikro...

**Hyp(o)|adrenalismus:** ▸Nebennierenrindeninsuffizienz. E hypoadrenalism.

**Hypo|adreno|kortizismus:** ▸Nebennierenrindeninsuffizienz. E hypoadrenocorticalism.

**Hypo|aldosteronismus:** verminderte Sekretion von ▸Aldosteron. ***Klassifik.:*** **Primärer H.** wird verursacht durch eine Unterfunktion der Nebennierenrinde. Zugrunde liegen kann eine generalisierte NNR-Insuffizienz (bei ADDISON-Krankheit, WATERHOUSE-FRIDERICHSEN-Syndrom), ein **isolierter H.** oder eine Enzymopathie (mit Störungen der Biosynthese von Corticoiden). **Sekundärer H.** ist verursacht durch eine verminderte Stimulation der Aldosteronausschüttung bei Unterdrückung des Renin-Angiotensin-Systems (▸LIDDLE-Syndrom, ▸Pseudo-CONN-Syndrom), ACTH-Kaliummangel oder nach Metyrapon-Gaben. ***Klinik:*** meist symptomarm, evtl. Exsikkose, Muskelschwäche, Kollaps, Herzrhythmusstörungen. Hyponatriämie, Hyperkaliämie. E hypoaldosteronism.

**Hyp(o)|alimentation:** ▸Unterernährung.

**Hypo|alpha|lipoprotein|ämie:** ▸Tangier-Krankheit.

**Hyp(o)|androgenismus:** verminderte Bildung von Androgenen. Bei angeborener Enzymopathie führen z.B. 17-Reductase- u. resultierender ▸Testosteron-Mangel zu Hodeninsuffizienz und ▸Pseudohermaphroditismus masculinus.

**Hypo|barismus:** Folgen verminderten Umgebungsdrucks (im Verhältnis zum Druck im Körperinnern); ▸Druckfall-, ▸Höhenkrankheit, ▸Barotrauma. E hypobarism.

**Hypo|chlor(id)|ämie:** verminderter (< 96,9 mmol/l) Chlorid-Gehalt des Blutserums (meist parallel zum Na-Gehalt). Bei verminderter Kochsalz- bzw. Natrium-Zufuhr, nach hohem Verlust – durch Erbrechen, Schwitzen, vermehrte Ausscheidung im Harn bei Ketose u. Azidose, ▸Hypoaldosteronismus, Schädigung der Nierentubuli, nach ▸Diuretika oder Aldosteronantagonisten – bzw. nach exzessiver Bicarbonat-Aufnahme, ferner bei ▸Wasserintoxikation; s.a. ▸Erbrechen, hypochlorämisches. E hypochloremia.

**Hypo|cholerese:** die verminderte Galleabsonderung der Leberzelle. E oligocholia.

**Hypo|choles|terin|ämie:** verminderter (< 130 mg/dl bzw. 3,36 mmol/l) Cholesterin-Gehalt des Blutes, z.B. bei Leberschädigung, bei Behandlung mit Cortison, Hyperthyreose. E hypocholesterolemia.

**Hypo|chondria, -chondrie:** Zustand ausgeprägten Besorgtseins um die Gesundheit mit übermäßiger Selbstbeobachtung der körperlichen und geistigen Vorgänge auf Zeichen mit möglichem Krankheitswert u. der Angst bzw. Überzeugung, eine schwere Krankheit zu haben, die durch eingehende körperliche Untersuchungen nicht verifiziert werden kann; als traumatische H. (KRAEPELIN-Syndrom) nach verletzungsbedingtem Schreckerlebnis. H. ist eine Form der somatoformen Störungen. E hypochondriasis.

**hypo|chondrisch:** an ▸Hypochondrie leidend, H. betreffend. E hypochondriac. – **h. Depression:** ▸Depression mit das Krankheitsbild larvierendem h. – bereits vor Depressionsbeginn aufgetretenem – Beschwerdenbild; evtl. wahnhaft übersteigert (**h. Wahn**).

**Hypo|chondrium,** Regio hypochondrica: beidseitig die Oberbauchgegend im Rippenbogenbereich (seitlich des Epigastriums). E hypochondrium.

**Hypo|chondro|genesis:** Variante der ▸Achondrogenesis. E hypochondrogenesis.

**Hypo|chondro|plasie:** ▸Chondrohypoplasie. E hypochondroplasia.

**hypo|chrom:** mit vermindertem Farbstoffgehalt, insbes. hämat mit ▸Hämoglobin-Gehalt des Einzelerythrozyten unter 28 pg (▸Färbeindex unter 1). E hypochromic.

**Hypo|chromasie:** verminderte Anfärbbarkeit von Zellkernen u. Chromosomen(-Segmenten). S.a. ▸Hypochromie. E hypochromatism.

**Hypo|chromie:** verminderter Farbstoffgehalt eines Gewebes, Organs; z.B. derm als Hautpigmentmangel (▸Pigmentanomalien), hämat als Hämoglobinmangel (▸hypochrom). E hypochromia.

**Hypo|chylie:** verminderte Magensaftproduktion (evtl. nur als ▸Subazidität). E hypochylia.

**hypo|dens:** *Radiologie* mit verminderter Dichte (z.B. im Computer-Tomogramm).

**Hypo|derma:** *Entomologie* s.u. ▸Hypodermosis.

**Hypo|dermitis:** Entzündung des über der Lederhaut gelegenen Unterhautzell-, Unterhautfettgewebes (= Hypoderm[is], ▸Tela subcutanea), z.B. als PFEI-

FER-WEBER-CHRISTIAN-, ROTHMANN-MAKAI-Krankheit; s.a. ▸Panniculitis.

**Hypo|dermosis:** Befall mit Larven der Gattung Hypoderma (»Dasselfliegen« [Diptera]); als Dasselbeule, ▸Larva migrans, maligne ▸Ophthalmomyiasis (mit Verlust des Auges). E hypodermatosis.

**hypo|di|ploid:** mit einem vollständigen u. einem durch Fehlen eines oder weniger Chromosomen(stücke) unvollständigen haploiden Satz als Chromosomenbestand (z.B. 22 A[utosomen] + 1 X beim ▸ULLRICH-TURNER-Syndrom). E hypodiploid.

**Hypo|dipsie:** verminderter Durst bzw. verminderte Flüssigkeitsaufnahme durch Trinken. E hypodipsia.

**Hyp|odontia, -odontie:** Unterzahl der Zähne. Als **echte H.** durch fehlende ▸Zahnanlagen (meist 3. Molar/Weisheitszahn, 2. Prämolar Unterkiefer, seitl. Schneidezahn Oberkiefer) und als **H. spuria** bei vorhandenen Zahnkeimen. E hypodontia.

**Hypo|dynamie:** krankhaft unterdurchschnittliche (dynamische) Funktion eines Organs (z.B. als Herz-, Kreislaufschwäche). – I.w.S. auch die Unterbeanspruchung dynamischer Körperfunktionen, z.B. der Muskelarbeit bei strenger Bettruhe, im Zustand der Schwerelosigkeit (bei längerem Bestehen: Muskelschwund, Knochenentmineralisierung). E hypodynamia.

**Hyp(o)|elektrolyt|ämie:** verminderter Elektrolytgehalt des Blutes; z.B. Hyponatri-, Hypochlorämie.

**Hyp|östrinismus, -östrogenismus:** verminderte Produktion von Östrogenen (einschließlich der Folgen). E hypoestrinism.

**Hypo|fermentie,** Hypenzymie: Enzymmangel, Enzymdefekt, ▸Enzymopathie.

**Hypo|ferr|ämie:** ▸Hyposiderinämie. E hypoferremia.

**Hypo|fibrinogen|ämie:** verminderter Fibrinogengehalt des Blutes; je nach Ausmaß mit oder ohne manifeste Blutungsneigung. Als **erworbene H.** bei Synthesestörung in der Leber, erhöhtem Verbrauch (s.a. ▸Afibrinogenämie) oder als autosomal-dominant vererbtes Leiden. E hypofibrinogenemia.

**Hypo|fibrino|lyse:** herabgesetzte ▸Fibrinolyse; z.B. nach Gaben von Antifibrinolytika, bei verminderter Plasminogen-Bildung, nach Erschöpfung des Blut-Plasminogens durch Infusion von Fibrinolysokinasen. E hypofibrinolysis.

**Hypo|galaktie:** herabgesetzte Milchbildung (▸Laktation) der Wöchnerin. E hypogalactia.

**Hypo|gamma|globulin|ämie(-Syndrom):** Zustand von Gammaglobulinmangel; meist als Immunglobulinmangel, gekennzeichnet durch ▸Immundefekte; erblich (s.a. ▸Agammaglobulinämie, ▸IgA-, ▸IgM-Mangel u. als IgG-Mangel) oder erworben (durch Bildungsstörung, vermehrten Abbau oder vermehrte Ausscheidung; z.B. bei Tumoren, v.a. chron. lymphatischer [B-Zell-]Leukämie). – Eine H. der Neugeborenen (**neonatale H.**; evtl. verlängert als **transitorische** oder »**transiente**« [= vorübergehende] **H. der Säuglinge** mit besonderer Infektionsanfälligkeit im 2.–6. Mon.) ist physiologisch (Abbau der von der Mutter übernommenen Immunglobuline bei noch unzureichender Eigenproduktion). E hypogammaglobulinemia.

**hypo|gast|ricus:** zum Unterbauch (▸Hypogastrium) gehörend; z.B. Regio hypogastrica. E hypogastric.

**Hypo|gast|ri|um:** **1)** *Anatomie* Regio pubica. **2)** *Klinik* der Unterbauch; die Gegend unterhalb der Verbindungslinie beider oberer Darmbeinstachel u. oberhalb der Leistenbänder u. der Symphyse. Wird durch zwei Vertikallinien auf Mitte der Ligamente unterteilt in die unpaare mediale Regio pubica und eine re. u. li. Regio inguinalis. E lower abdomen.

**Hypo|genesie:** unvollständige (Organ-)Entwicklung; s.a. ▸Hypoplasie; ▸Agenesie. E hypogenesis.

**Hypo|genie:** Unterentwicklung des Unterkiefers. S.a. ▸Hypognathie.

**Hypo|genitalismus:** Unterentwicklung der Geschlechtsorgane (i.w.S. auch der sekundären Geschlechtsmerkmale). S.a. ▸Hypogonadismus. E hypogenitalism.

**Hypo|geusie:** verminderte Empfindlichkeit des Geschmackssinnes, z.B. bei Kupfermangel. E hypogeusia.

**Hypo|glossie:** ▸Mikroglossie.

**Hypo|glossus:** Kurzform für ▸Nervus hypoglossus.

**Hypo|glyk|ämie:** Absinken des ▸Blutzuckers unter Normalwerte; i.w.S. die sich daraus ergebenden Krankheitszeichen (voll ausgeprägt am Schwellenwert von ca. 40 mg/dl entspr. 2,22 mmol/l). ***Ätiol.:*** bei mit Insulinüberproduktion einhergehenden Erkrankungen der Bauchspeicheldrüse (z.B. Inselzelladenom), Erkrankungen der Leber (Hepatitis, Coma hepaticum; Störungen der ▸Gluconeogenese), des Hypophysenvorderlappens, der Nebennierenrinde (s.a. ▸Glucocorticoide), bei Unterernährung, Hunger, nach Magenresektion (▸Dumpingsyndrom), während der Schwangerschaft u. in der Stillperiode, bei Muskelarbeit sowie nach Verabfolgung von Medikamenten (z.B. Morphium, Insulin u. Antidiabetika, aber auch Cimetidin u. Paracetamol). ***Klinik:*** Krankheitszeichen evtl. nur diskret (**latente H.**) mit Gereiztheit, Konzentrationsschwäche, Kopfschmerz, ggf. aber heftig mit Heißhunger, Schwitzen, Zittern, innerer Unruhe, psychischer Enthemmung, evtl. Somnolenz bis Bewusstlosigkeit (Coma hypoglycaemicum), Krampfanfällen. E hypoglycemia. – **H., infantile idiopathische,** MCQUARRIE-Syndrom: eine familiär gehäufte, meist im 2. Lj. beginnende Krankheit mit morgendlicher Nüchtern-H. u. mit uncharakteristischen Symptomen, das Wachstum ist normal, evtl. kommt es zu sekundärer Epilepsie. Insulin normal; Therapie mit Glucagon u. Diazoxid. Mit zunehmendem Alter tritt spontane Besserung ein (s.a. ▸Neugeborenen-H.). E idiopathic h. of infancy. – **H., leucinempfindliche, proteinsensible H.,** COCHRANE-Syndrom: bei Säuglingen, seltener Kleinkindern postprandial auftretende H. ***Klinik:*** mit schwerer psychomotorischer Retardierung u. sekundärer Epilepsie, Mikrozephalie, Strabismus; beruht auf konstitutioneller Empfindlichkeit gegen Leucin, Isovaleriansäure, α-Ketoisocapronsäure u. andere Leucin-Abbauprodukte. ***Ther.:*** leucinarme Diät; ***Progn.:*** Die hypoglykämischen Krisen verschwinden nach 5–6 Jahren, Frühtherapie beschleunigt Heilung u. bessert das neurologische Bild. E leucine-induced h.

**hypo|glyk|ämisch:** durch ▸Hypoglykämie bedingt. E hypoglycemic. – **h. Anfall:** ein – v.a. morgens auftretender – hirnorganischer ▸Anfall mit Hypoglykämie-Zeichen bei Inselzelladenom, Nebennierenerkrankung. Im EEG treten Allgemeinveränderungen auf, evtl. Epilepsie-Potentialen ähnliche Wellen. E h. attack. – **h. Koma:** ▸Coma posthypoglycaemicum. – **h. Schock:** ▸Insulinschock; i.w.S. auch die Symptome des hypoglykämischen Anfalls. E h. shock.

**Hypo|gnathie:** *Pathologie* **1)** Unterentwicklung des Oberkiefers. **2)** parasitäre ▸Doppelfehlbildung (Duplicitas) mit rudimentärem Kopf, als Parasit am Oberkiefer des Autositen (= **Hypognathus**).

**Hypo|gonadismus:** hormonale Unterfunktion der Keimdrüsen (Gonaden), einschließlich der resultierenden Krankheitszeichen. Gekennzeichnet durch Androgenmangel, Infertilität oder eine Kombination von beiden. I.e.S. das »**H.-Syndrom** des Knaben« als erbliche oder als vor oder nach der Geburt erworbene ▸Hodeninsuffizienz (Hyporchidie). ***Ätiol. u. Klassifik.:*** Entsprechend der an der Regulation der Hodenfunktion beteiligten Organe können Erkrankungen des Hypothalamus, der Hypophyse u. des Hodens zu einem H. führen. Letztere werden als primärer = **hypergonadotroper H.** bezeichnet und u.a. verursacht durch angeborene oder erworbene Anorchie, Gonadendysgenesie, Pseudohermaphroditismus masculinus (genetisch bedingte Störungen der Hodenanlage u. -differenzierung, Störung der Produktion oder Wirkung der für die ▸Geschlechtsentwicklung essentiellen testikulären Hormone Testosteron u. AMH), KLINEFELTER-Syndrom, XX-Mann, XYY-Syndrom, NOONAN-Syndrom, Lageanomalien der Hoden,

Orchitis, Germinalzellaplasie sowie Allgemeinerkrankungen u. exogene Noxen (z. B. Hämochromatose, Sichelzell-Anämie, ionisierende Strahlen). Der primäre H. geht einher mit erhöhten Serum-Gonadotropin-Werten, weitere klin. Symptome je nach Krankheitsbild. Hypothalamisch oder hypophysär bedingte Hodenfunktionsstörungen werden als sekundärer = **hypogonadotroper H.** bezeichnet und gehen mit erniedrigten Serum-Gonadotropin-Werten einher. Funktionsstörungen des Hypothalamus mit Beeinträchtigung der GnRH-Sekretion können u. a. verursacht sein durch idiopathischen hypogonadotropen Hypogonadotropismus (IHH) u. KALLMANN-Syndrom, PRADER-LABHART-WILLI- u. ANGELMAN-Syndrom, das LAURENCE-MOON-BARDET-BIEDL-Syndrom, Pubertas tarda, Untergewicht u. Anorexia nervosa sowie Tumoren u. andere ZNS-Läsionen. Erkrankungen, die zu hypophysärem hypogonadotropen H. führen, sind u. a. Hypopituitarismus, LH-Mangel (PASQUALINI-Syndrom) bzw. biologisch inaktives LH, isolierter FSH-Mangel u. Hyperprolaktinämie. Des Weiteren können auch Erkrankungen mit isolierter Beeinträchtigung der Fertilität einen H. verursachen. Dazu gehören Krankheiten der ableitenden Samenwege u. akzessorischen Geschlechtsdrüsen (z. B. Infektionen, Obstruktion, zystische Fibrose), patholog. Veränderungen mit Beeinträchtigung der Samendeposition (Penisdeformationen, Phimose) sowie isolierte Erkrankungen der Androgenzielorgane (testikuläre Feminisierung, REIFENSTEIN-Syndrom, Androgenresistenz, perineoskrotale Hypospadie mit Pseudovagina). ***Klinik:*** Symptome variabel je nach Ausmaß des Hormonmangels u. zugrunde liegender Erkrankung sowie abhängig vom Alter der Patienten (**präpubertaler H.** in der Kindheit mit Ausbleiben der Pubertät; **postpubertaler H.** im Erwachsenenalter u. a. mit Rückbildung prim. u. sek. Geschlechtsmerkmale, Fertilitätsstörungen). Häufige Ausbildung einer Osteoporose. E hypogonadism. – **H. der Frau:** ▶Hypöstrogenismus.

**Hypo|(h)idrọsis:** ▶Oligohidrosis.

**Hypo|hydratation:** *Pathologie* verminderter Wassergehalt des Körpers (▶Dehydratation). E hypohydration.

**Hypo|insulinịsmus,** inkretorischer Hypopankreatismus: verminderte Insulin-Produktion des Pankreas. Führt zu Hyperglykämie, Diabetes mellitus. E hypoinsulinism.

**Hypo|jod|ämịe:** verminderter (< 0,0048 mg/dl) Gehalt des Blutplasmas an Gesamtjod.

**Hypo|kali|ämịe:** verminderter Kaliumgehalt des Blutes (< 3,5 mmol/l). ***Ätiol.:*** als **externe Bilanzstörung** z. B. bei reduzierter oraler Zufuhr, intestinalen Verlusten (Diarrhö, Laxanzienabusus, Erbrechen, Mukorrhö bei villösem Adenom), primär renal durch Nierenerkrankungen (chron. interstitielle Nephritiden, polyurische Phase des akuten Nierenversagens, renale tubuläre Azidose), sekundär renal bei Diuretikatherapie, primärem oder sekundärem Hyperaldosteronismus, Hyperkortisolismus, Lakritzenabusus, Carbenoxolontherapie. Als **interne Bilanzstörung** (Verteilungshypokaliämie) bei Verlagerung von Kalium aus dem Extrazellulärraum in die Zellen, z. B. bei Alkalosen, Insulintherapie eines ▶Coma diabeticum. ***Klinik:*** Die Symptome sind umso ausgeprägter, je schneller eine H. auftritt: Adynamie bis zu Paresen, Obstipation bis zum paralytischen Ileus, Abschwächung bis Fehlen der Reflexe, im EKG Abflachung von T, ST-Senkung, U-Welle (höher als T), TU-Verschmelzung, Extrasystolen; hypokaliämische Nephropathie u. metabolische Alkalose. E hypokalemia.

**Hypo|kalịe:** Kaliummangel der Zelle.

**Hypo|kalz(i)ämịe:** verminderter Calciumgehalt des Blutserums (< 4,5 mval/l bzw. 2,25 mmol/l [beim Erwachsenen]); bei (Pseudo-)Hypoparathyreoidismus, Vitamin-D-Mangel, Steatorrhö, Nierenerkrankungen mit Phosphatretention (s. a. ▶Hyperphosphatämie), akuter Pankreatitis. Führt zu ▶Tetanie (bzw. ▶Spasmophilie) u. zu ST-, QT-Verlängerung im EKG. E hypocalcemia.

**Hypo|kalzistịe:** *Pathologie* verminderte Calciumeinlagerung im Gewebe (bei verminderter Fixation = **Hypokalzipexie**).

**Hypo|kapnịe,** Hypokarbie: verminderter Kohlendioxid(= $CO_2$)-Partialdruck im Blut, z. B. bei ▶Hyperventilation; respiratorische ▶Alkalose. E hypocapnia.

**Hypo|kinẹse, -kinesie: 1)** *Neurologie* Bewegungsarmut, Verminderung der Spontanmotorik (der willkürlichen und unwillkürlichen Bewegungen einschließlich physiologischer Mitbewegungen); bei Erkrankungen des extrapyramidal-motorischen Systems (z. B. bei PARKINSON-Syndrom), des Stirnhirns, bei Depression, Schizophrenie. E hypokinesia, -kinesis. **2)** *Kardiologie* Störung der Herzwandbeweglichkeit. **3)** schwächer ausgeprägte fetale ▶Akinesie; evtl. als autosomal-rezessiv (?) erbliche **H.-Sequenz** mit Lymphödem (GERMAN-Syndrom).

**hypokinẹtisch-rigides Syndrom:** Bewegungsarmut (▶Hypokinese) mit Muskelsteife (▶Rigor), z. B. bei PARKINSON- u. WILSON-Syndrom u. nach Phenothiazin-Dauerverabfolgung; s. a. ▶amyostatisches Syndrom.

**Hypo|kino|spermịe:** reduzierte Beweglichkeit der Spermien; bei Oligo-, Hypozoospermie. E hypokinospermia.

**Hypo|koagulabilitạ̈t:** verminderte Gerinnbarkeit; i. e. S. die des kreisenden Blutes (**Hypo|koagul|ämie**), u. zwar infolge Vermehrung von Gerinnungshemmstoffen oder Verminderung gerinnungsfördernder (Pro-)Faktoren. Künstlich nach Verabfolgung von Antikoagulanzien. E hypocoagulability.

**Hypo|kortizịsmus:** ▶Nebennierenrindeninsuffizienz. E hypoadrenocorticalism.

**Hypo|konvertin|ämịe:** ▶Hypoproconvertinämie. E hypoconvertinemia.

**Hypo|lip(id)|ämịe:** verminderter Lipidgehalt des Blutes bzw. die entsprechenden Krankheitsbilder (Tab.). S. a. ▶HOOFT-Syndrom. E hypolipemia.

| **primäre Hypolipidämien** |
|---|
| 1. An-α-Lipoproteinämie (Tangier-Krankheit) |
| 2. A-β-Lipoproteinämie (BASSEN-KORNZWEIG-Syndrom) |
| 3. Hypo-β-Lipoproteinämie |
| **sekundäre Hypolipidämien** |
| 1. verminderte Synthese |
| a) fortgeschrittene Leberzirrhose |
| b) Autoimmun-Hypo-β-Lipoproteinämie |
| 2. Malabsorption |
| a) Sprue |
| b) WHIPPLE-Krankheit |
| c) chronische Pankreatitis |
| d) Zustand nach Darmresektion |
| e) ADDISON-Krankheit |
| 3. verstärkter Katabolismus |
| a) Hyperthyreose |
| b) steroidproduzierendes Nebennierenrinden-adenom |
| 4. chronische Anämie |

**Hypolipidämie:** Klassifikation nach SCHLIERF u. OSTER. [483]

**Hypo|lipo|protein|ämịe:** verminderter Gehalt des Blutes an ▶Lipoproteinen bzw. die damit zusammenhängenden Krankheiten (▶Hypolipidämien [dort Tab.]; s. a. ▶Abetalipoproteinämie, ▶Tangier-Krankheit). E hypolipoproteinemia.

**Hypo|liquor|rhọ̈:** unzureichende Liquorproduktion. E low CSF production.

**Hypo|magnesi|ämịe:** verminderter Gehalt des Blutserums an Magnesium; z. B. bei primärem Hyperaldosteronismus, Alkoholismus, Nierenerkrankungen mit Polyurie. Krankheitszeichen: ▶Magnesiummangelsyndrom. E hypomagnesemia.

**Hypo|manie:** *Psychologie* leichte Form der ▸Manie. E hypomania.
**Hypo|mastie:** Unterentwicklung (bis Fehlen) der Brustdrüsen. E hypomastia.
**Hypo|menor|rhö:** zu schwache Regelblutung; z.B. bei Endometrium-Tuberkulose oder nach wiederholter (zu radikaler) ▸Abrasio; eine ovarielle Insuffizienz ist dabei eher selten. E hypomenorrhea.
**Hypo|metabolismus:** verminderter Stoffwechsel. E hypometabolism.
**Hypo|metrie:** *Neurologie* Dysmetrie mit zu kurzem Ausmaß der (evtl. vorzeitig gebremsten) Willkürbewegungen. E hypometria.
**Hypo|metropie:** Kurzsichtigkeit, ▸Myopie. E hypometropia.
**Hypo|mimie:** *Neurologie* verringerte Ausdrucksbewegungen; z.B. bei Parkinsonismus, epidemischer Enzephalitis. E mask-like face.
**Hypo|mnesie:** Verminderung von Gedächtnisinhalten; im Gegensatz zur ▸Amnesie nicht einen begrenzten Zeitabschnitt betreffend. Das Neugedächtnis ist allgemein stärker betroffen als das Altgedächtnis. E hypomnesia.
**Hypo|mochlion:** Dreh- u. Stützpunkt eines Hebels; z.B. geburtsh die sich bei der Austrittsbewegung gegen die Unterkante der Symphyse stemmende Körperstelle des Kindes.
**Hypo|motilität:** verringerte Motilität (z.B. der Hohlorgane); s.a. ▸Hypokinese. E hypomotility.
**Hypo|motilitäts|krankheiten:** ▸Bewegungsmangelkrankheiten. E hypokinetic diseases.
**Hypo|natr(i)ämie:** verminderter (< 130 mmol/l) Gehalt des Blutserums an ▸Natrium; bei hypotoner ▸Dehydratation u. hypotoner ▸Hyperhydratation sowie – als Pseudo-H. – bei Verdrängung des Na aus der extrazellulären Flüssigkeit durch andere positiv geladene oder entsprechend osmotisch aktive Teilchen (z.B. bei ▸Hyperglykämie, -lipidämie, -proteinämien); als Verdünnungs-, Verlust- oder Verteilungs-H. Kommt vor z.B. bei Hypoaldosteronismus, Salzverlustniere, Diuretika-Verabfolgung, nach heftigem Erbrechen, Durchfällen, inappropriater ADH-Sekretion, Hypothyreose, nephrotischem Syndrom, Leberzirrhose, Nierenversagen, Herzinsuffizienz. ***Klinik*** (Natriummangelsyndrom): Hypotonie, Tachykardie, allg. Verlangsamung, Apathie, Muskelkrämpfe; s.a. ▸Salzmangelsyndrom, ▸Hypochlorämie. E hyponatremia.
**Hypo|natri|urie:** verminderte (< 100 mg/24 Std.; unter 6 mmol/$m^2$ Körperoberfläche) Ausscheidung von ▸Natrium durch die Niere; z.B. bei Salzmangelsyndrom. E hyponatriuria.
**Hyp|onkie:** herabgesetzter onkotischer Druck, i.e.S. als H. des Blutplasmas (< 22 mm Quecksilbersäule). E hypooncotic pressure.
**Hypo|noia:** dämmrig eingeengte Bewusstseinslage, s.a. ▸Dämmerzustand. E hyponoia.
**Hyp|onychium:** das Nagelbett distal des Möndchens (Lunula) u. der Nageltasche; nicht an der Nagelbildung beteiligt. E hyponychium.
**Hypo|pall|ästhesie:** herabgesetztes Vibrationsempfinden; s.a. ▸Pallanästhesie. E reduced vibration sense.
**Hypoparathyreoid-Addison-Monilias-Syndrom:** das ▸H.-A.-M.-Syndrom.
**Hypo|para|thyr(e)oidismus:** Unterfunktion der Nebenschilddrüsen mit verminderter oder fehlender Sekretion von ▸Parathormon. ***Einteilung:*** selten als **primärer H.**, z.B. bei Atrophie oder Hypoplasie der Nebenschilddrüse, als Autoimmunkrankheit (**idiopathischer H.**). dann oft kombiniert mit Nebennierenatrophie; s.a. ▸H.-A.-M.-Syndrom) oder als erbliche Krankheit (evtl. mit DI-GEORGE-Syndrom). Häufiger als **parathyreopriver H.** meist nach Schilddrüsenoperation mit versehentlicher Entfernung oder Zerstörung der Blutversorgung der Epithelkörperchen. ***Klinik:*** führt zu ▸Hypokalziämie, Hyperphosphatämie, Hypokalziurie; in der Folge verminderte renale Vitamin-D-Synthese (s.a. Tab.). Klinisch (evtl. nur bei Belastung des Calciumhaushalts, z.B. bei Durchfall) zu ▸Tetanie, die nur latent sein kann, aber typische Veränderungen im Elektromyogramm aufweist. Ein lange bestehender H. kann mit Wesensveränderungen bis zur Psychose, Stammganglienverkalkung, selten mit extrapyramidalen Symptomen u. Katarakt einhergehen. Bei frühem Beginn Zahnentwicklungsstörungen, allgemeine Entwicklungsstörung. ***Ther.:*** Vitamin-D-Gabe in u.U. hohen Dosen, dadurch Erhöhung des Serumkalziumspiegels bei gleichzeitiger Kalziumzufuhr (bis 1000 mg/Tag). S.a. ▸ALBRIGHT-Osteodystrophie. E hypoparathyroidism.

| | Hypoparathyreoidismus | Pseudohypoparathyreoidismus (ALBRIGHT-Osteodystrophie) | Pseudo-Pseudohypoparathyreoidismus |
|---|---|---|---|
| Elektrolyte | | | |
| • Serumcalcium | erniedrigt | erniedrigt | normal |
| • Serumphosphat | erhöht | erhöht | normal |
| • Urincalcium | erniedrigt | erniedrigt | normal |
| Tetanie | häufig | häufig | – |
| Reaktionen auf Nebenschilddrüsenhormon | erhöht | – | normal |
| Verkalkungen der Basalganglien | + | + | – |
| rundes Gesicht, Minderwuchs | – | + | + |
| kurze Metakarpalia u./oder -tarsalia | – | + | + |
| s.c. Verkalkungen | – | + | + |

**Hypoparathyr(e)oidismus:** Differentialdiagnose.

**Hypo|phalangie:** angeborenes Fehlen von Finger- u. Zehengliedern; meist als Brachyhypophalangie. E hypophalangism.
**Hypo|pharyngo|skopie:** Endoskopie des Hypopharynx u. Kehlkopfeingangs; die **indirekte H.** unter Vorziehen des örtlich betäubten Kehlkopfes mittels zwischen die Stimmlippen eingesetzten Larynxhebels (V. EICKEN) oder mittels scharfer, in den Schildknorpel eingesetzter Krallenzange (BRÜGGEMANN); die **direkte H.** mit dem **Hypopharyngoskop** (Spatel- oder spreizbares Klapprohrinstrument). E hypopharyngoscopy.
**Hypo|pharynx:** *Anatomie* der untere Schlundbereich, ▸Pars laryngea pharyngis. E hypopharynx.
**Hypo|pharynx|divertikel:** meist an der Hinterwand des ▸Hypopharynx gelegenes Pulsionsdivertikel zwischen krikopharyngealem Sphinkter u. Speiseröhreneingang (Ösophagusmund), im Bereich des sog. LAIMER-Dreiecks; nur selten als angeborenes echtes H. Verursacht meist Schluckbeschwerden. E hypopharyngeal diverticulum.
**Hypo|pharynx|karzinom:** zu den ▸Kopf-Hals-Tumoren gehörendes Malignom; Risikofaktoren sind: Nikotin, hochprozentiger Alkohol; Klassifikation nach dem ▸TNM-System. ***Klinik:*** oft uncharakteristisch, z.B. unklare Schluckbeschwerden, Globus-Syndrom,

»Kratzen im Hals«. ***Diagn.:*** u.a. Hypopharyngoskopie, CT, Röntgen-Breischluck. ***Ther.:*** kombinierte chirurgisch-radiologische Behandlung, ggf. palliative Radiotherapie, Tracheostomie, Nährsonde. S.a. ▶Kehlkopfkarzinom.

**Hypo|phonie:** **1)** abgeschwächtes Atemgeräusch bzw. gedämpfter Klopfschall über der Lunge; als **kontralaterale H.** im GROCCO-RAUCHFUSS-Dreieck. **E** hypophonesis. **2)** Hypophonesie: *Laryngologie* ▶Phonasthenie. **E** hypophonia.

**Hypo|phorie:** Schielen als ▶Heterophorie mit Abweichen des Auges nach unten. **E** hypophoria.

**Hypo|phosphat|ämie:** verminderter Phosphatgehalt des Blutserums (< 1,4 mval/l); z.B. bei Hyperparathyreoidismus, Phosphatdiabetes. **E** hypophosphatemia.

**Hypo|phosphatasie (Rathbun),** Phosphatasemangelrachitis: wahrscheinlich autosomal-rezessiv erbliche Aktivitätsminderung oder Fehlen der alkalischen ▶Phosphatase infolge entsprechender Funktionsschwäche der ▶Osteoblasten. Führt zu Mineralisationsstörung wie bei Vitamin-D-Mangel-▶Rachitis, verläuft z.T. früh tödlich. In Blut u. Harn tritt Phosphoäthanolamin auf; der Hydroxyprolin-Harnwert ist z.T. extrem niedrig. **E** congenital hypophosphatasia.

**Hypo|phosphat|urie:** verminderte Phosphatausscheidung durch die Niere (anorganischer Phosphor < 0,5 g/24 Std.); z.B. bei Hypoparathyreoidismus, ▶Vitamin-D-Mangel. **E** hypophosphaturia.

**hypophrenisch,** subphrenisch: unterhalb des Zwerchfells (im **Hypophrenium**, dem Raum zwischen Zwerchfell u. Mesocolon transversum). **E** subphrenic.

**hypo|physär, hypophysialis:** die ▶Hypophyse betreffend. **E** hypophyseal, -physial, pituitary. – **h.-dienzephales Syndrom:** familiär-konstitutionelle oder – seltener – durch Hirnverletzung bedingte Störung der Funktion des Zwischenhirns u. der Hypophyse. Führt zu komplexen Stoffwechselstörungen, Minder- oder Hochwuchs, Adipositas, geschlechtlicher u. körperlicher Unterentwicklung (Hypogenitalismus, Infantilismus), kleiner Struma (mit minimaler Grundumsatzerniedrigung), Blutdruckerniedrigung, Nagel- u. Haardystrophie, Osteoporose, evtl. – als Spätsyndrom nach Unfall – zu Störung des Schlaf-Wach-Rhythmus, der Temperaturregulation, der Nahrungsaufnahme, Blasen-Mastdarm-Funktion, Potenz u. Libido und der Psyche.

**Hypo|phy|se,** Hypophysis cerebri, Glandula pituitaria: die etwa haselkerngroße, von einer Bindegewebskapsel umschlossene Hirnanhangsdrüse am Boden des Zwischenhirns; liegt in der Vertiefung des Türkensattels (Fossa hypophysialis der Sella turcica). Inkretorisches Organ, das verschiedene ▶Hypophysenhormone produziert bzw. die Hypothalamushormone Oxytocin u. Vasopressin speichert und über den ▶Pfortaderkreislauf in den Körperkreislauf abgibt. Ist unterteilt in ▶Hypophysenvorderlappen und ▶Hypophysenhinterlappen. **E** hypophysis, pituitary gland.

**Hypo|phys|ektomie:** *Neurochirurgie* Totalentfernung der Hypophyse; als operative »Endokrinotherapie« (s.a. ▶Hypophysenausschaltung), v.a. zur Beseitigung eines Hypophysentumors. **E** hypophysectomy.

**Hypo|physen|adenom:** Adenom als Tumor des Hypophysenvorderlappens (HVL). ***Klassifik.:*** histol. unterschieden als **basophiles H.** (aus Betazellen), **chromophobes H.** (aus Gammazellen), **eosinophiles H.** (aus Alphazellen). Die morphologische Zuordnung erlaubt keine funktionelle Zuordnung. ***Klinik:*** Hormonaktive H. werden i.d.R. an den Zeichen der Hormonwirkung erkannt, z.B. ACTH bildendes Adenom mit CUSHING-Syndrom, Wachstumshormon-bildendes mit Akromegalie, Prolactin bildendes mit Galaktorrhö, Amenorrhö bzw. Hypogonadismus-Zeichen; hormonell inaktive Tumoren machen sich im Allg. durch Zeichen der Raumforderung bemerkbar. Häufigstes Symptom sind Sehstörungen. Es entwickelt

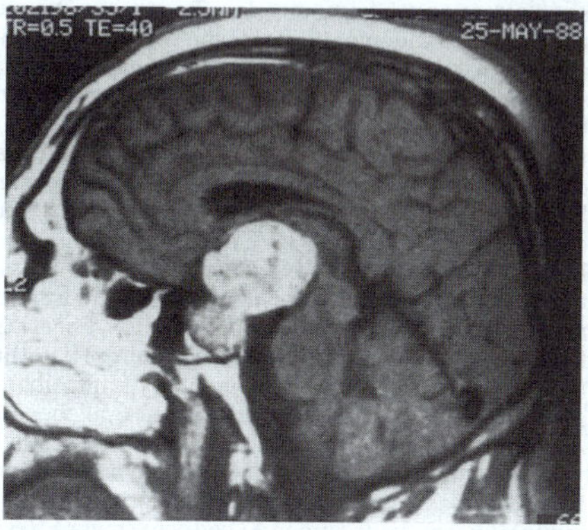


**Hypophysenadenom:** Kernspintomogramm nach Kontrastmittelgabe. [454]



sich eine heteronyme, meist bitemporale (seltener binasale) Hemianopsie, die zunächst meist inkomplett ist. ***Diagn.:*** Röntgenologisch lassen sich Veränderungen der Sellaregion nachweisen; ein Chiasmasyndrom mit langsamer Entwicklung der typischen beidseitigen primären Optikusatrophie tritt auf. Ferner endokrinologische Untersuchungen, Computer-, Kernspintomographie (s. Abb.), präoperative Angiographie. ***Ther.:*** operative Tumorentfernung; bei frühzeitiger Operation ist die Rückbildung von Gesichtsfeldausfällen möglich. **E** pituitary adenoma.

**Hypo|physen|apo|plexie:** Blutung in die Hypophyse; nach dem Erstbeschreiber (CUSHING) als Blutung in ein Adenom des Vorderlappens. **E** pituitary apoplexy.

**Hypo|physen|ausschaltung:** definitive Blockade der Hypophysenfunktion durch Hypophysektomie oder elektrochirurgische bzw. strahlentherapeutische Zerstörung des gesunden Organs als Endokrinotherapie-Maßnahme bei operativ inkurablem Mamma- u. Prostatakarzinom, Chorionepitheliom; obsolet. **E** pituitary ablation.

**Hypophysen|erkrankungen:** endokrine Über- oder Unterfunktion der Hypophyse in Verbindung mit oder auch ohne Lokalsymptomatik. Es treten Symptome wie Hirndruckzeichen mit Nausea, Erbrechen, Kopfschmerzen, Störungen des Farbsehens, Gesichtsfeldeinschränkungen und Visusbeeinträchtigung bis -verlust auf, die in Abhängigkeit von Lokalisation u. Ausdehnung des Hypophysenprozesses stehen. Bei endokrin inaktiven Tumoren der Hypophyse sind diese Lokalsymptome anfänglich der einzige Hinweis auf das Vorliegen einer hypophysären Erkrankung. **Hypophysenüberfunktion** führt bei vermehrter Sekretion von Wachstumshormonen im Jugendalter bei noch nicht geschlossenen Epiphysenfugen zum Gigantismus, im Erwachsenenalter zur ▶Akromegalie; vermehrte Sekretion von Prolactin zum ▶Prolactinom; von ACTH zum ▶CUSHING-Syndrom, meist als hypothalamisch-hypophysäre Form. ACTH-Überproduktion nach Adrenalektomie führt zum ▶NELSON-Tumor; Überproduktion von ADH zum ▶BARTTER-Syndrom. **Hypophysenunterfunktion** mit Mangel an adenotropen u. nichtadenotropen Hormonen führt im Erwachsenenalter zum ▶Hypopituitarismus; Mangel an Gonadotropinen bewirkt im Kindes- u. Adoleszentenalter den idiopathischen Eunuchoidismus; Mangel an somatotropem Hormon in Verbindung mit Gonadotropinmangel führt zu hypophysärem Kleinwuchs u. an antidiuretischem Hormon zum ▶Diabetes insipidus.

**Hypo|physen|gang:** *Embryologie* der mit der Mundbucht verbundene Teil der RATHKE-Tasche. Ist evtl. Ursprung eines ▶Kraniopharyngioms.

**Hypo|physen|hinterlappen,** Neurohypophysis, Abk. HHL: der hintere, dem ▶Zwischenhirn-Hypophysen-System zugehörige, aus dem Boden des Dienzephalons entstandene Teil der Hypophyse, bestehend aus Neuroglia, Pituizyten u. marklosen Nervenfasern. Gliedert sich in den eigentl. Hinterlappen (= Lobus nervosus) u. das ▸Infundibulum (hypothalami). Ist umgeben von der Pars tuberalis (= infundibularis) des Vorderlappens (»Trichterbelag«); gemeinsam bilden sie den »Hypophysenstiel«, in den der ▸Recessus infundibuli des 3. Ventrikels hineinragt. – Dem H. werden durch »axoplasmatischen Fluss« über Axone der Zellen der Nuclei supraopticus u. paraventricularis des Hypothalamus (also über den ▸Tractus hypothalamohypophysialis) die ▸Hypothalamushormone als ▸Neurosekret zu unmittelbarer Abgabe in das Blut bzw. zur örtlichen Speicherung zugeführt. E posterior pituitary, neurohypophysis.

**Hypophysenhinterlappen-Hormone:** ▸Hypophysenhormone des Hinterlappens (▸Hypothalamushormone). *pharm* ***Anw.*** finden ▸Oxytocin sowie ▸Vasopressin u. dessen synthetische Derivate. E posterior pituitary hormones.

**Hypophysenhormone:** Proteo- bzw. Peptidhormone der Hypophyse (Schema); aus dem **Vorderlappen** das ▸Somato- (STH), ▸Cortico- (ACTH), ▸Thyreo-, (TSH), ▸Lipotropin sowie ▸follikelstimulierendes (FSH), ▸luteinisierendes Hormon (LH) sowie ▸Prolactin (PRL); aus dem **Hinterlappen** die ▸Hypothalamushormone. Die ***Sekretion*** der Vorderlappenhormone wird durch ▸Releasing- u. ▸Inhibiting-Hormone des Hypothalamus (Hypothalamus-Infundibulum-System) u. durch Feedback-Mechanismen gesteuert. E pituitary hormones.

**Hypo|physen|inzidentalom:** ▸Inzidentalom (2).

**Hypo|physen|mịttellappen,** Abk. HML: die schmale Pars intermedia (»Zwischenzone«) des ▸Hypophysenvorderlappens (zwischen dessen Pars distalis u. dem ▸Hypophysenhinterlappen). Endokrin beim Menschen wahrsch. ohne Bedeutung (postnatale Involution), bei Amphibien Bildungsstätte des Melanotropins. E pars intermedia of hypophysis.

**Hypo|physen|stiel:** das Infundibulum des ▸Hypophysenhinterlappens samt Pars tuberalis des Vorderlappens. Umgeben vom Kapillargeflecht des ▸Pfortaderkreislaufs. E pituitary (or infundibular) stalk.

**Hypo|physen|tasche:** *Embryologie* ▸RATHKE-Tasche.

**Hypo|physen|trịchterlappen:** Teil des ▸Hypophysenvorderlappens (d. h. dessen Pars tuberalis s. infundibularis), der das Infundibulum des ▸Hypophysenhinterlappens unvollständig umgibt u. mit ihm den ▸Hypophysenstiel bildet; keine spezielle Hormonbildung bekannt; v. a. basophile Zellen. E pars tuberalis of hypophysis.

**Hypo|physen|tumor:** jede geschwulstartige Hypophysenvergrößerung (einschließlich der Hyperplasie bei Schwangerschaft, nach Kastration). I. e. S. als primäre – meist gutartige – Neoplasmen das ▸Hypophysenadenom, das Fibrom, Mischtumoren u. das ▸Kraniopharyngiom hypophysären Ursprungs; ferner Metastasen maligner Tumoren sowie Cysticercus- u. Echinococcus-Absiedlungen. Hormoninaktive Hypophysentumoren u. hypophysennahe Tumoren führen über die lokale raumfordernde Wirkung zu Ausweitung des Türkensattels u. zum Chiasmasyndrom; hormonaktive Adenome werden an der Stoffwechselwirkung des freigesetzten Hormons erkannt. E pituitary tumor.

**Hypo|physen|vọrderlappen,** Abk. HVL, Lobus anterior, Adenohypophysis: der aus Mundhöhlenektoderm (▸RATHKE-Tasche) entstandene vordere Hauptteil der Hypophyse, unterteilt in die Pars distalis (als größter Teil), Pars tuberalis (= P. infundibularis, ▸Hypophysentrichterlappen) und Pars intermedia (▸Hypophysenmittellappen). Enthält azidophile Alpha-, basophile Beta- und chromophobe Gammazellen, ferner Delta- = D-, Epsilon- = E- u. Eta- = ▸Schwangerschaftszellen; ist von einem engmaschigen Kapillarnetz durchsetzt (in Fortsetzung der Portalvenen des ▸Pfortaderkreislaufs, die auf das Kapillargeflecht des Hypothalamus u. des Infundibulums folgen); Bildungsort der meisten ▸Hypophysenhormone. S. a. ▸Hypopituitarismus. E anterior lobe of pituitary gland, adenohypophysis.

**Hypophysenvorderlappen-Hormone:** ▸Hypophysenhormone des Vorderlappens. pharm ***Anw.*** finden davon ▸Corticotropine (Tetracosactid), ▸Gonadotropine (z. B. Follitropin, Choriongonadotropin) u. Somatropin (▸Somatotropin). E anterior pituitary hormones.

**Hypo|physen|vọrderlappen|insuffizienz:** ▸Hypopituitarismus.

**Hypo|physen-Zwischenhirn-System:** ▸Zwischenhirn-Hypophysen-System.

**hypo|phys(e)o|trọpe Faktoren:** die Hypophysenfunktion steuernde Hypothalamushormone.

**Hypo|physis:** ▸Hypophyse.

**Hypo|pi|nea|lịsmus:** Unterfunktion der Zirbeldrüse.

**hypo|pi|tui|tär:** ▸Hypopituitarismus betreffend.

**Hypo|pituitarịsmus:** teilweise bis vollständige Unterfunktion (▸Panhypopituitarismus) des Hypophysenvorderlappens (Adenohypophyse). ***Ätiol.:*** örtliche Krankheitsprozesse wie Nekrose, Tumor, Entzündung (auch suprasellär mit Behinderung des sekretorischen Transports im Hypophysenstiel). ***Klinik:*** Das Krankheitsbild mit Hinfälligkeit, Apathie, Ausfall der Sekundärbehaarung und der Schweiß- u. Talgsekretion, »Alabasterhaut«, Kälteempfindlichkeit sowie spontaner Hypoglykämie mit hoher Insulinempfindlichkeit wird hervorgerufen durch Mangel an Cortisol, Schilddrüsen- und Geschlechtshormonen. Schwere, vollständige H. wurde als SIMMONDS-Kach-

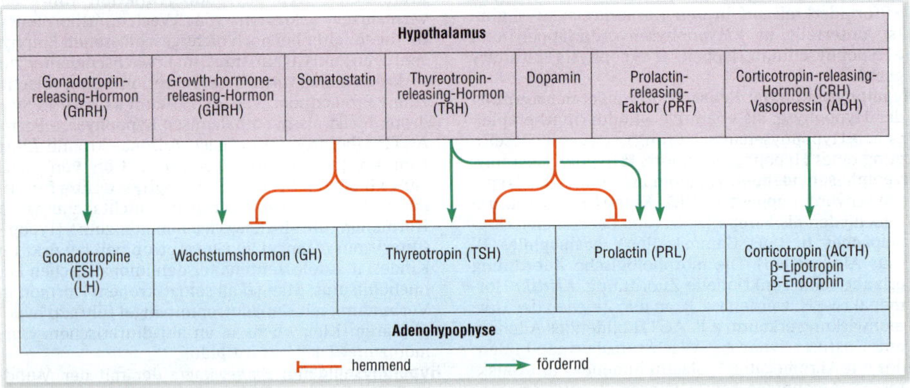


**Hypophysenhormone:** neurovaskuläre Steuerung der Synthese u. Sekretion von Hormonen der Adenohypophyse durch hypothalamische Hormone. Die Sequenz des PRF ist derzeit noch nicht geklärt. Die Steuerung des Hypothalamus erfolgt über Feedback-Hemmung durch Hormone der Zielorgane sowie durch Zentren des Zentralnervensystems. [53]

exie beschrieben. S.a. ▸Krise, hypopituitäre. **E** hypopituitarism.

**Hypo|pla|sie:** angeborene oder anlagebedingte Unterentwicklung eines Organismus, Organs (z.B. Herz, Lunge, Gehirn, Bauchspeicheldrüse, Gebärmutter, Niere, Harnwege, Keimdrüsen) oder Gewebes; i.w.S. auch der resultierende Funktionsausfall. **E** hypoplasia.

**Hypo|plasminogen|ämie:** angeborener Mangel an ▸Plasminogen (Punktmutation des Plasminogen-Gens); evtl. mit erhöhter Thromboseneigung.

**hypo|plo|id:** *Genetik* mit unvollständigem Chromosomenbestand. Ggs. ▸Euploidie.

**Hypo|pro|accelerin|ämie:** ▸Parahämophilie. **E** hypoproaccelerinemia.

**Hypo(pro)con|ver|tin|ämie:** Mangel an ▸Faktor VII im Blut; eine phänotypisch autosomal-rezessive, genotypisch autosomal-kodominant erbliche hämorrhagische Diathese ähnlich der Bluterkrankheit, auch Parahämophilie B genannt (s.a. ▸Hämophilie); oder als sporadischer oder symptomatischer Zustand, z.B. bei Retikuloendotheliose, Leukämie, Leberleiden. **E** hypoproconvertinemia.

**Hypo|pro|te|in|ämie:** verminderte Plasmaproteinwerte im Blut (< 60 g/l). Als **relative H.** plasmavolumenbedingt (z.B. bei Wasserüberladung, ▸Hyperhydratation bzw. verminderter Wasserausscheidung [= Wasserretention] u.a. nach – großen – Infusionen bzw. bei Anurie); als **absolute H.** v.a. bei Albumin-, aber auch bei γ-Globulinverminderung (Proteinspiegel < 50 g/l; verminderter onkotischer Druck), u. zwar infolge gesteigerten Abbaus (= **katabole H.**; z.B. idiopathisch; mit Hypalbuminämie, generalisierten Ödemen) oder infolge unzureichender Eiweißsynthese (= **anabole H.**); ferner durch Proteinverluste, z.B. bei exsudativer ▸Gastroenteropathie, nephrotischem Syndrom, großflächigen Verbrennungen. S.a. ▸Dystrophie-Syndrom, alimentäres. **E** hypoproteinemia.

**Hypo|pro|throm|bin|ämie,** Faktor-II-Mangel: Mangel an Prothrombin im Blutplasma bzw. die entsprechende Blutgerinnungsstörung; u. zwar als erbliche u. angeborene Krankheit (Verminderung bei Heterozygoten um 50 %, bei Homozygoten um 90–95 %) bei sonst normalen Gerinnungsfaktoren u. ohne weitere Koagulationsanomalien. – Oder als erworbene Störung u. praktisch stets mit Minderung der – Vitamin-K-abhängigen, in der Leber gebildeten – Gerinnungsfaktoren VII, IX u. X, z.B. bei Hepatopathien, Vitamin-K-Mangel (bei Verabfolgung von Cumarinen, Indandionen); mit gleichen Mängeln ferner die **H. der Neugeborenen** infolge Unreife der Proteinsynthese, Vitamin-K-Defizits, vorgeburtlicher Leberschädigung oder bei Verbrauchskoagulopathie (bei Hämolyse). **E** hypoprothrombinemia.

**Hypo|pyon:** Eiteransammlung am Boden der vorderen Augenkammer (s. Abb.); z.B. bei eitriger Regenbogenhautentzündung (**H.-Iritis**; in Schüben, z.B. bei BEHÇET-Krankheit) oder – als **H.-Keratitis** – bei serpiginösem Hornhautgeschwür (Ulcus serpens corneae; meist Pneumokokken-, Pilzinfektion). **E** hypopyon.

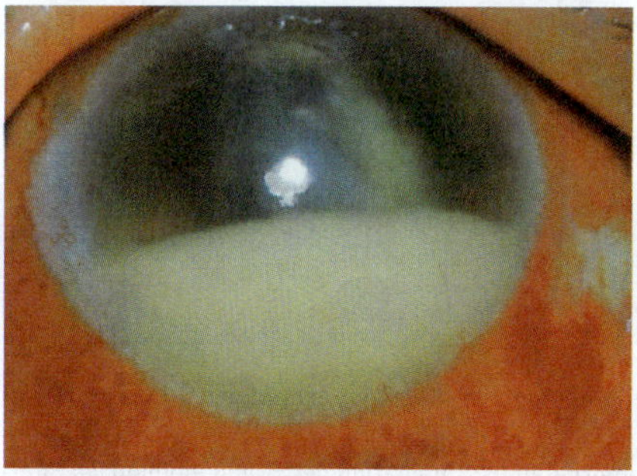

**Hypopyon.** [389]

**Hyp|or|chi|die:** endokrine ▸Hodeninsuffizienz infolge Schädigung der LEYDIG-Zellen. **E** hypoorchidism.

**Hypo|re|fle|xie:** ▸Reflexabschwächung. **E** hyporeflexia.

**Hypo|salivation:** *Pathologie* verminderter Speichelfluss; mit schmerzhafter Xerostomie. **E** hyposalivation.

**Hypo|seg|mentatio hereditaria:** erbliche Verminderung der Segmentierung der Leukozyten; ▸PELGER-HUET-Anomalie.

**Hypo|sensibilisierung,** Desensibilisierung, Allergieimpfung, spezifische Immuntherapie: wiederholte Applikation von zunehmenden Mengen eines relevanten Allergens bis zur Erreichung einer sog. Erhaltungsdosis bzw. Symptomfreiheit; wird auch als Schnellhyposensibilisierung durchgeführt (sog. Rush-Verfahren); ***Mögl. Wirkmech.:*** Änderung der Funktion von T-Helfer-Lymphozyten durch Verschiebung der T-Helfer-2-Lymphozyten zugunsten der T-Helfer-1-Lymphozyten. Abfall von Interleukin-4, Anstieg von Gamma-Interferon, Abfall des spezifischen IgE bei gleichzeitigem IgG-Anstieg. Eine Hyposensibilisierungsbehandlung durch Umstimmung des Immunsystems hat zum Ziel, Symptomfreiheit oder eine deutliche Besserung zu erreichen. ***Anw.:*** bei Insektengiftallergie, allerg. Rhinokonjunktivitis u. allerg. Asthma bronchiale, insbesondere mit Allergenextrakten von Pollen, Hausstaubmilben u. Tierepithelien. ***Formen:*** je nach Schnelligkeit der Dosissteigerung Durchführung als **konventionelle H.** (Injektionsintervalle Wochen), **Cluster-H.** (mehrere Injektionen an einem Tag, gefolgt von längeren Pausen), **Schnell-H.** (mehrmalige tägliche Allergeninjektion), **ultraschnelle H.** (Erreichen der Erhaltungsdosis innerhalb eines Tages). **E** hyposensitization.

**Hypo|si|der(in)ämie:** verminderter (< 0,06 mg/dl) Eisengehalt des Blutserums; z.B. nach starkem Blutverlust, Infekt, bei vermehrtem Fe-Verbrauch (z.B. in der Schwangerschaft), bei ungenügender Fe-Resorption aus dem Darm. **E** hypoferremia.

**Hyp|os|mie:** herabgesetzte Geruchsempfindung; s.a. ▸Anosmie, ▸Kakosmie. **E** hyposmia.

**Hypo|som|nie:** Schlaflosigkeit mäßigen Grades. **E** hyposomnia.

**Hypo|spa|die,** Fissura urethrae inferior: angeborene Fehlmündung der Harnröhre an der Unterseite des männlichen Gliedes bzw. im vorderen Scheidengewölbe (oft kombiniert mit Klitorishypoplasie; stets mit Harninkontinenz) bei gleichzeitiger Nichtausbildung der Harnröhrenlichtung jenseits der Fehlmündung. Beim männlichen Geschlecht mit dorsalkonvexer (evtl. kohabitationshindernder) Krümmung des – meist unterentwickelten – Penis durch innere Stränge (▸Chorda) u. mit schürzenförmig herabhängender Vorhaut bei intaktem Harnblasenschluss (▸Kontinenz), oft kombiniert mit Hodenfehllage (▸Kryptorchismus), angeborenem Leistenbruch, evtl. auch Afterfehlbildung (▸Atresia ani, ▸Atresia recti); evtl. fließender Übergang zum Pseudohermaphroditismus; die äußere Harnröhrenöffnung befindet sich an der Unterseite der Eichel (= **glanduläre H.**), der Kranzfurche (**koronare H.**) oder des – gekrümmten – Gliedschaftes (**penile H.**; die Mündung evtl. rinnenförmig; ferner Schwellkörper-Defekt) oder aber am Schaft-Hodensack-Übergang (**penoskrotale H.**; Penis stark verkürzt, oft »versteckt« in der Rinne des zweigeteilten Hodensackes: »verge englissée«), am Damm (**peri|nea|le H.**) oder im – gespaltenen – Hodensack (**skro|tale H.**). **E** hypospadia.

**Hypo|spermie:** ▸Hypozoospermie. **E** hypospermia.

**Hypo|sphag|ma:** Ein- oder Unterblutung der Bindehaut, spontan oder z.B. nach Trauma, bei Entzündung, erhöhtem Blutdruck, Gerinnungsstörungen.

**Hypo|sphyg|mie, -sphy|xie:** »Pulsschwäche«, d.h. herabgesetzte Blutzirkulation. S.a. ▸Asphyxie. **E** hyposphyxia.

H

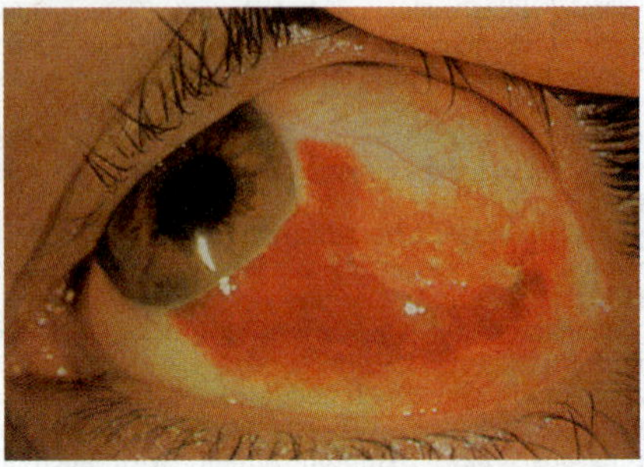

**Hyposphagma.** [351]

**Hypo|stạse:** **1)** *Pathologie* passive krankhafte Blutfülle (▸Hyperämie) infolge schwerebedingten Absinkens des Blutes in tiefer liegende Körperabschnitte infolge – meist herzbedingten – Kreislaufversagens; z.B. beim Bettlägerigen in die unteren Rumpfpartien (s.a. ▸Anasarka) u. in die hinteren Lungenabschnitte (Lungenhypostase; hypostat. ▸Pneumonie); beim Toten als Livores. **2)** *Genetik* Hypostasie: Verhinderung einer Gen-Manifestation (»Überdeckung«) durch ein nichtalleles (»epistatisches«) Gen. E hypostasis.

**hypo|sthẹnisch:** **1)** mit geringgradiger Körperbau- bzw. Muskelschwäche. **2)** von schmalförmiger Konstitution. E hyposthenic.

**Hypo|sthen|urịe:** Einschränkung der Konzentrationsleistung der Nieren; manifestiert sich in einer Annäherung der erreichbaren Konzentrationsmaxima u. -minima im VOLHARD-Versuch, im Spätstadium in Angleichung des osmotischen Drucks des Harns etwa an den des enteiweißten Blutplasmas (Isosthenurie; spezifisches Gewicht um 1010). E hyposthenuria.

**Hyp|ostọ|se:** mangelhafte Knochenentwicklung (abnorme Kürze, Schlankheit bzw. – bei Einsetzen nach Wachstumsabschluss – als Dünnwandigkeit [s.a. ▸Osteogenesis imperfecta]). E hypostosis.

**Hypo|tạ|xis:** **1)** *Psychologie* **a) Affektsuggestion:** die affektive Resonanz zwischen Hypnotiseur u. Hypnotisiertem. E hypotaxia. **b) Charme:** das mäßig tiefe 2. Stadium der FOREL-Hypnoseeinteilung; mit Suggestionsbefolgung, aber ohne posthypnotische Amnesie (dem Hypnotisierten gelingt es z.B. nicht mehr, die Augen gegen den Willen des Hypnotiseurs zu öffnen). **2)** *Neurologie* schwach ausgeprägte ▸Ataxie. E mild ataxia.

**Hypo|ten|siọn:** ▸Hypotonie. E hypotension. – **H., kontrollierte:** *Anästhesiologie* künstliche Blutdrucksenkung; durch hohe Spinalanästhesie, künstliche Unterkühlung (▸Hibernation) oder – i.e.S. – durch Pharmaka (vasoaktive Substanzen, Calciumblocker u.a.) herbeigeführte Blutdrucksenkung in Form der **Hypotensionsanästhesie** (Allgemeinnarkose mit Blutdrucksenkung zur Schaffung eines blutarmen Operationsgebietes; evtl. mit entsprechender Neigungslagerung zur örtlichen Selbstentblutung). E controlled h.

**hypo|tha|lạmisch:** *Anatomie* unterhalb des Thalamus gelegen, den ▸Hypothalamus betreffend. E hypothalamic. – **h.-neuro|hypophysäres System:** ▸Zwischenhirn-Hypophysen-System. E h.-neurohypophyseal system.

**Hypo|thạlamus:** der unterhalb des Thalamus bzw. des Sulcus hypothalamicus gelegene Teil des Zwischenhirns, bestehend aus der Seitenwand des 3. Hirnventrikels u. dessen Boden (Area praeoptica, beidseitiges Corpus mamillare, Tuber cinereum, Infundibulum u. Lobus nervosus der Neurohypophyse, Lamina terminalis, Chiasma opticum u. Tractus opticus). ***Physiol.:*** erhält Informationen (Afferenzen) aus dem ▸Hippocampus, dem Mandelkörper (Corpus amygdaloideum), dem medialen ▸Lemniscus, dem ▸Thalamus u. dem Striatum, der Hirnrinde des limbischen Systems, dem Mittel- u. Rautenhirn u. dem Rückenmark u. besitzt ▸Efferenzen zur Formatio reticularis des Mittelhirns, dem Thalamus u. innerhalb des H. zur Neurohypophyse u. – für den HVL – zur Eminentia mediana. Seine »großzelligen, markarmen hypophysären Kerne« (Nucleus supraopticus u. Nucleus paraventricularis) bilden Neurosekrete, die das Adiuretin (▸Vasopressin) bzw. ▸Oxytocin enthalten u. über den Tractus supraopticohypophysialis in den Hypophysenhinterlappen gelangen; im »kleinzelligen hypophysären Kern« (Nucleus infundibularis im Tuber cinereum; wahrscheinlich auch Nucleus ventromedialis des medialen H.) werden die ▸Releasing- u. ▸Inhibiting-Hormone (»Release-inhibiting-Hormone«) gebildet, die – als Substanzen des »H.-Infundibulum-Systems« – über den tuberohypophysären Traktus bzw. das Pfortadersystem der Hypophyse in den Hypophysenvorderlappen gelangen u. dessen

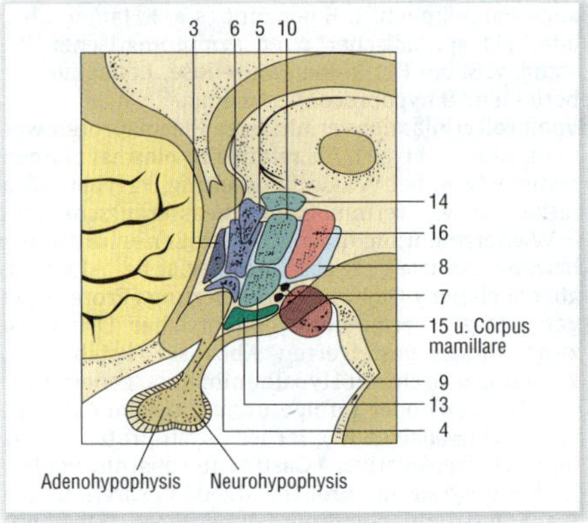


**Hypothalamus:** Regionen u. Kerne. ***Regio (Area) hypothalamus dorsalis*** 1) Nucleus endopeduncularis*; 2) Nucleus ansae lenticularis**. ***Regio hypothalamica anterior*** 3) Nuclei praeoptici medialis et lateralis; 4) Nucleus supraopticus; 5) Nuclei paraventriculares; 6) Nucleus hypothalamicus anterior. ***Regio hypothalamica intermedia*** 7) Nuclei tuberales. ***Area hypothalamica lateralis (8)*** 9) Nucleus hypothalamicus ventromedialis; 10) Nucleus hypothalamicus dorsomedialis; 11) Nucleus hypothalamicus dorsalis; 12) Nucleus periventricularis posterior; 13) Nucleus infundibularis (arcuatus). ***Regio hypothalamica posterior (14)*** 15) Nuclei corporis mamillaris mediales et laterales; 16) Nucleus hypothalamicus posterior *in Capsula interna; **medial am Globus pallidus; 4, 5/9, 13: groß- bzw. kleinzellige »hypophysäre« Kerne; 1–13, 16 als markarmer, 15 markreicher Hypothalamus. [30]

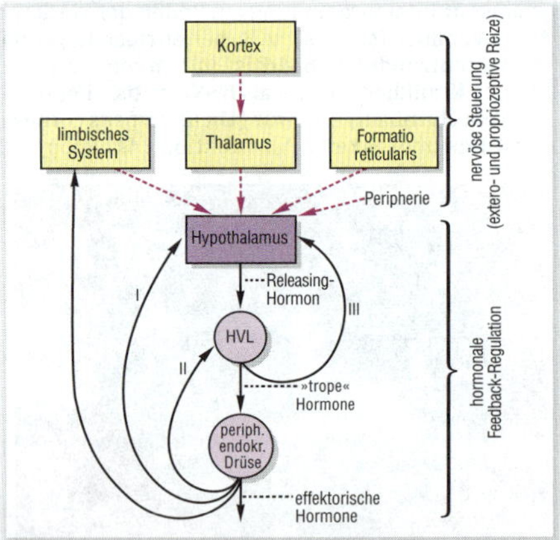


**Hypothalamus:** Integration nervöser u. hormonaler Signale (I, II, III = Rückkopplungsmechanismen). [152]

Hormonproduktion steuern. Die »nichthypophysären Kerne« sind ohne direkte Einwirkung auf das hormonale System, haben vorwiegend vegetative (Regulations-)Funktionen u. wirken als viszeral-afferente Projektionszentren u. als somatoviszerales u. affektives Koordinationszentrum. ***Funktion:*** ist durch seine Kerne wirksam als zentrales Regulationsorgan der vegetativen Funktionen, so der Nahrungsaufnahme (▸Hungerzentrum), der Wasseraufnahme (Durstzentrum; im seitlichen Bereich), der Körpertemperatur (s.a. ▸Wärmeregulation), des Kreislaufs (im Zusammenspiel mit dem ▸Kreislaufzentrum des verlängerten Marks), der Sexualität (im Tuber cinereum u. paraventrikulär) u. des Schlafes (Zusammenspiel mit Hirnstamm u. limbischem System). S.a. ▸Zwischenhirn-Hypophysen-System (dort Abb.). E hypothalamus.

**Hypo|thalamus-Hinterlappen-System:** Teil des Hypophysen-Zwischenhirn-Systems für Zusammenwirken von Hypothalamuskernen u. HHL.

**Hypothalamushormone:** in den »hypophysären Kernen« des Hypothalamus gebildete u. im Hypophysenhinterlappen gespeicherte Hormone (▸Oxytocin u. ▸Vasopressin) sowie die ▸Releasing- u. ▸Inhibiting-Hormone (bzw. -Faktoren), von denen Thyreotropin-, Gonadotropin-, ACTH- u. Wachstumshormon-releasing-Hormone aufgeklärt sind. Der Hemmfaktor für das Wachstumshormon ist Somatostatin, der Hemmfaktor für Prolactin (Prolactin-inhibiting-Factor) ist Dopamin. E hypothalamic hormones.

**Hypo|thalamus-Infundibulum-System:** s.u. ▸Hypothalamus.

**Hypo|thenar:** der von Kleinfingermuskeln gebildete Kleinfingerballen als verstellbares Greifpolster u. als Schutzpolster für die örtlichen Blutgefäße u. den Nervus ulnaris. E hypothenar.

**Hypo|thenar-Hammer-Syndrom:** akrale Durchblutungsstörung im distalen Versorgungsgebiet der A. ulnaris durch (meist repetitive) Traumatisierung der Arterie über dem Os hamatum bei missbräuchlicher Verwendung des Kleinfingerballens als Hammer (Zimmerer, Schreiner, Automechaniker). Durch thrombotischen Verschluss der A. ulnaris an dieser Stelle u./oder durch von hier ausgehende Embolien in den ulnaren, oberflächlichen Hohlhandbogen u. in die Fingerarterien (meist III–V) kommt es an den betroffenen Fingern zur akuten Ischämie.

**Hypo|thermie,** Unterkühlung: akute oder anhaltende Senkung der Kerntemperatur unter den Sollwert infolge verminderter Wärmebildung (z.B. im natürlichen ▸Winterschlaf) oder als passive H. durch allgemeine Abkühlung (Wärmeverlust) bzw. durch künstlichen Wärmeentzug (kontrollierte H.). Dreiphasischer Ablauf: **Phase I** (bei Rektaltemperatur von 37–34 °C): erhöhte Kälteabwehr durch Hautgefäßkontraktion, Steigerung des Sauerstoffverbrauchs, der Herzfrequenz, des Blutdrucks u. der Wärmeproduktion (Kältezittern); **Phase II** (34–27 °C): fortschreitende Schmerzunempfindlichkeit, Puls- u. Atemverlangsamung, Muskelstarre, Reflexabschwächung, Absinken des Energiestoffwechsels; ab ca. 32 °C Bewusstlosigkeit, Zusammenbruch der Wärmeregulation; **Phase III** (27–22 °C): allmähliches Erlöschen aller autonomen Körperfunktionen bis zum Kältetod (bis 18 °C evtl. abwendbar). E hypothermia, hypothermy. – **H., kontrollierte, künstliche H.:** H. durch gezielte äußerliche Kälteeinwirkung nach Ausschaltung der ▸Wärmeregulation durch Arzneistoffe, sog. **neuroplegische** oder **pharmakologische H.** (s.a. ▸Hibernation), bzw. durch Allgemeinnarkose (zwecks Vermeidung kreislaufbelastender muskulärer Kälteabwehrreaktionen kombiniert mit Muskelrelaxanzien); bezweckt Senkung des Sauerstoffverbrauchs der Gewebe u. erlaubt daher eine mehrere Minuten dauernde Unterbrechung der Blutzufuhr zu lebenswichtigen Organen bei Operationen an Herz, Gehirn, Leber, Niere ohne Einsatz der Herz-Lungen-Maschine. Der Wärmeentzug erfolgt durch

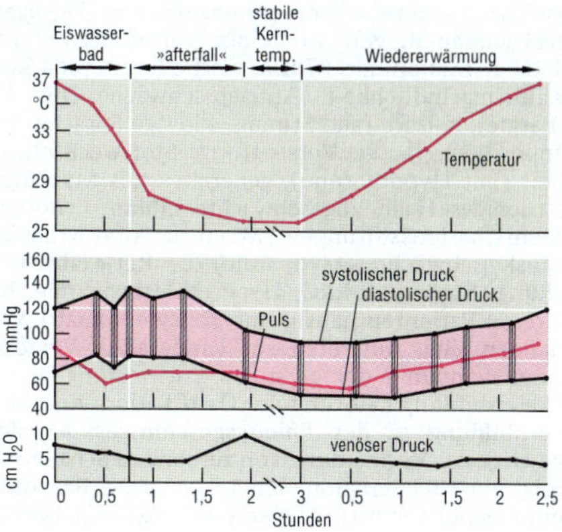


**Hypothermie.** [483]

Kontaktkühlung der Körperoberfläche (mittels Eisbeutel, -packung, feuchtkalter Tücher, Kaltluftkammer, Eiswasserbad, Kühlmatte), durch extrakorporale Blutkühlung (▸Perfusions-H.), hypotherme Spülung der Pleura- oder Peritonealhöhle u. des Magens (ab 33 °C Rektaltemperatur »Drift« [Abb.] ohne weitere Kälteanwendung). E controlled h., artificial h. – **H., paroxysmale, Hypo|thermie|syndrom:** anfallsartiges, fast nur bei Neurosen vorkommendes Absinken der Kerntemperatur um 0,7–1,3 °C; führt zu Wärmeerlebnis mit Todesangst, Schweißausbruch, Pulsbeschleunigung, Atemstörung, Schwindel, Übelkeit, Schwächegefühl; nach Min. bis Std. mit Kältegefühl, evtl. Schüttelfrost, Müdigkeit, Erschöpfung abklingend. E paroxysmal h.

**Hypo|thyreose, -thyr(e)oidismus:** Unterfunktion bis Funktionsausfall der Schilddrüse mit Verminderung des Thyroxingehaltes des Blutes. ***Einteilung:*** Die **primäre** oder **thyreogene H.** tritt z.B. auf bei Schilddrüsenhypoplasie, -entzündung (▸Thyreoiditis, ▸Immunthyreoiditis), Enzymopathie (Hormonsynthesedefekt; s.a. ▸Struma, ▸Kretinismus), nach Verabfolgung von ▸Thyreostatika; nach übermäßiger operativer Schilddrüsenverkleinerung (▸Strumaresektion) bzw. nach ▸Radioresektion als postoperative oder strumiprive H. (s.a. ▸Myxödemkoma). Sie geht einher mit erhöhtem Blutspiegel des TSH. Die **hypophysäre H.** bei Ausfall des Hypophysenvorderlappens weist ein erniedrigtes TSH im Blut auf; meist besteht

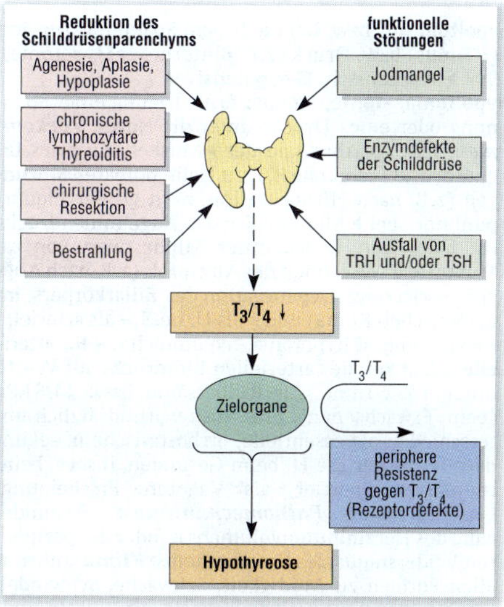


**Hypothyreose:** Ursachen. [53]

gleichzeitig eine Nebenniereninsuffizienz. Die **hypothalamische H.** geht mit einer Verminderung von TRH u. TSH einher. ***Klinik:*** rasche Erschöpfbarkeit, Kälteempfindlichkeit, Antriebsschwäche (bis Lethargie), heisere raue Stimme, kloßige Sprache, Anämie, hochgradige Verstopfung, Stoffwechselträgheit (mit Hypothermie), generalisiertes Myxödem, struppiges Haar, abgeschwächte Libido u. Potenz, Menstruationsstörungen (Meno- u. Metrorrhagie), Muskelschwäche (Myopathie) u. Reflexabschwächung, Niedervolt-EKG, Hypercholesterinämie. Bei älteren Patienten häufig nur Teilsymptomatik vorhanden. Bei Auftreten im Kindesalter Verzögerung/Hemmung der geistigen Entwicklung u. der Skelettbildung (Störung der Ossifikation, Knochenkernbildung u. des Epiphysenschlusses; Minderwuchs); zur Vermeidung von zerebralen Schäden erfolgt ein TSH-Screening am 4. Lebenstag. Bei sofort einsetzender Substitutionstherapie können Wachstums- u. Entwicklungsstörungen weitgehend vermieden werden. Eine unerkannte H. kann in ein lebensbedrohliches hypothyreotes Koma einmünden, v.a. bei zusätzlichen Belastungen (Trauma, Infektion, Operation etc.). ***Ther.:*** Substitution der Schilddrüsenhormone. S.a. ▸Schilddrüsenfunktionsprüfungen. E hypothyroidism.

| **Neugeborenen-Hypothyreose** | |
|---|---|
| • angeboren<br>• intrauterin erworben | |
| **postnatal erworbene Hypothyreose** | |
| primär | • entzündlich<br>• postoperativ<br>• nach Strahlenbehandlung (Radiojod; externe Bestrahlung)<br>• durch strumigene Substanzen (z. B. Jodexzess, Medikamente)<br>• bei extremem Jodmangel anderer Art<br>• z. B. durch Neoplasie; bei hormonbindenden Antikörpern; bei extremem Hormonverlust |
| sekundär | • (hypophysär bzw. hypothalamisch) |
| **periphere Hormonresistenz (Spätmanifestation)** | |

**Hypothyreose:** Einteilung in Anlehnung an die Klassifikation der Sektion Schilddrüse der Deutschen Gesellschaft für Endokrinologie (1985). [88]

**hypo|tọn:** mit bzw. bei niedrigem Spannungszustand (= Tonus) bzw. Druck (z.B. Blutdruck; ▸Hypotonie). S.a. ▸hypotonisch. E hypotensive.

**Hypo|tọnia, -tonie, -tonus:** Erniedrigung einer Spannung oder eines Drucks unter die Norm. ***Vorkommen:*** z.B. als Abnahme des ▸Muskeltonus; des Liquordrucks (**zerebrale H.**) mit Delir, bulbären Störungen (z.B. nach Hirnoperation, nach großer Liquorpunktion, bei ▸Aliquorrhö); des Augeninnendrucks (**H. bulbi**) mit Druck unter Mindestwert von ca. 10 mmHg u. Weichheit des Augapfels (z.B. nach Augapfelverletzung, Degeneration des Ziliarkörpers, im diabetischen Koma) und – als H. i.e.S. – als arterielle ▸Hypotonie. E hypotonia, hypotonicity. – **H., arterielle:** Absinken des arteriellen Blutdrucks auf Werte unter 105/60 mm Quecksilbersäule bzw. 14/8 kPa (beim Erwachsenen). ***Einteilung:*** grundsätzlich unterschieden als essentielle, orthostatische u. sekundäre H.; ferner die H. beim Gesunden, insbes. beim trainierten Sportler, als Vagotonie-Erscheinung. Grundsätzlicher ***Pathomechanismus:*** Verminderung des Herzminutenvolumens u./oder des peripheren Widerstands des Gefäßsystems. ***Klinik:*** führt in allen Formen zu Müdigkeit, Schwäche, Schwindel, Ohnmachtsneigung, Bewusstlosigkeit, Blässe und Kühle der Haut, wenig gefülltem Puls bei erhöhter Frequenz. S.a. ▸Kava-Kompressionssyndrom. E hypotension. – **H., essentielle,** idiopathische H., primäre H.: hypotone ▸Regulationsstörung des Kreislaufs auf konstitutioneller Basis; bei Leptosomen. E idiopathic h., primary h. – **H., orthostatische:** H. im Stehen, bedingt durch »Absacken« des Blutes in abnorm erweiterte Gefäßgebiete infolge Versagens des Spannungszustandes der Venen u. ungenügender Blutförderung entgegen der Schwerkraft. Führt zu Abfall des systolischen u. Anstieg des diastolischen Blutdrucks sowie zu Pulsbeschleunigung u. Abfall des Schlagvolumens des Herzens (hyperdiastolische Regulationsstörung n. DELIUS) oder durch Ausbleiben der gegenregulierenden Spannungszunahme der Arteriolen zu systolischem u. diastolischem Druckabfall mit nur mäßigem Pulsfrequenzanstieg (hypodiastolische Regulationsstörung n. DELIUS). Führt bei älteren Patienten häufig zu synkopalen Anfällen. S.a. ▸Orthostase-Syndrom, ▸SCHELLONG-Test. E orthostatic h., postural h. – **H., sekundäre,** symptomatische H.: H. als Folge verschiedener Erkrankungen. ***Ätiol.:*** hormonale Störungen (**endokrine H.**) z.B. bei ADDISON-Syndrom, adrenogenitalem Syndrom, Insuffizienz des Hypophysenvorderlappens, beim BARTTER-Syndrom; Herz-Kreislauf-Minderleistung (**kardiovaskuläre H.**) z.B. bei Herzinsuffizienz, Mitral-, Aortenstenose, Herzrhythmusstörung, Aortenbogensyndrom, Karotissinussyndrom; infolge Beeinträchtigung der nervalen Kreislaufregulation (**neurogene H.**) z.B. nach Sympathektomie, Verabfolgung blutdrucksenkender Mittel (s.a. ▸SHY-DRAGER-Syndrom = **maligne neurogene H.**); Infektionskrankheiten; Vergiftungen; Blut- oder Plasmaverluste, im Schock (**hypovolämische H.**). E secondary h.

**hypo|tọnisch:** ▸Hypotonie betreffend, ▸hypoton. – **h. Lösung:** Lösung mit geringerem osmotischem Druck als eine Vergleichslsg. (z.B. 0,7 %ige Kochsalzlösung im Vgl. zum Blutserum). E hypotonic solution.

**Hypo|tọnus:** ▸Hypotonie.

**Hypotrichọse, -trichia:** Haarmangel infolge Haarausfalls bzw. spärlichen Haarwuchses (s.a. ▸Oligotrichie), i.e.S. als Folge fehlerhafter Anlage der Haarbälge (mit u. ohne Schweiß- u. Talgdrüsen-, Nagel- u. Zahnanomalien). E hypotrichosis. – **H., totale familiäre, Hypo|trichosis congenita hereditaria (Marie Unna):** autosomal-dominant erbliche H. mit weiteren Haaranomalien.

**Hypo|trophịe:** unterdurchschnittliche Größenentwicklung eines Gewebes oder Organs durch Zellverkleinerung als Folge funktioneller Minderbelastung oder unzureichender Trophik. – I.w.S. auch die unzureichende Nahrungszufuhr (= Hypotrepsie) einschließlich ihrer Folgezustände. E hypotrophy.

**Hypo|tropịe:** Schielen nach abwärts (= Strabismus deorsumvergens). E hypotropia.

**Hypo|tympanon:** *Anatomie* der unterste Abschnitt der Paukenhöhle (Cavum tympani). E hypotympanum.

**Hypo|urikämịe:** verminderte Blutkonzentration u. Ausscheidung (Hypourikurie) von Harnsäure; als autosomal-rezessiv erbliche H. mit tubulärer Urat-Reabsorptionsstörung. E hypouricemia.

**Hypo|ventilatịon:** abgeflachte u./oder verlangsamte Atmung, i.e.S. mit Verkleinerung des Atemminutenvolumens. E hypoventilation. – **H., alveoläre:** Störung der äußeren Atmung (▸respiratorische Insuffizienz) durch für den gegebenen Stoffwechsel unzureichende Belüftung der Lungenalveolen. Führt über einen Anstieg des $CO_2$-Partialdrucks zu Hyperkapnie ($CO_2$-Anreicherung im Blut) mit Anstieg des Standardbicarbonats, über Senkung des Sauerstoff-Partialdrucks in den Alveolen zu ▸Hypoxämie sowie Hypertonie im Lungenkreislauf (bei Chronizität zu ▸Cor pulmonale) sowie auf beiden Wegen zu Anstieg des Liquordrucks. Die Partialinsuffizienz z.B. bei einseitiger Zwerchfelllähmung, die Globalinsuffizienz bei Störung des Atemzentrums, Lähmung der Atemmuskulatur, obstruktiven u. restriktiven Lungenerkrankungen (z.B. Status asthmaticus bzw. Emphysem). S.a. ▸Undine-Syndrom (**idiopathische** oder **primäre H.**). E alveolar h.

**Hypo|vit|aminọse:** ▸Vitaminmangelkrankheit. E hypovitaminosis.

**Hypo|vol|ämiẹ:** Verminderung der zirkulierenden Blutmenge (s.a. ▸Volämie); u. zwar als normo- (= einfache H. = Oligämie; Erythrozyten-Plasma-Verhältnis ~ 45:55), oligo- (~ 35:65; z.B. bei Perniziosa) oder polyzythämische H. (~ 58:42; z.B. bei Dehydratation). E hypovolemia.

**hypo|volämischer Schock:** s.u. ▸Schock. E hypovolemic shock.

**Hyp|ox|ämiẹ:** herabgesetzter Sauerstoffgehalt im Blut (normal ca. 200 ml/l; zu unterscheiden von der arteriellen ▸Hypoxie). E hypoxemia. – **H., an|ạ̈mische:** H. infolge herabgesetzter $O_2$-Transportkapazität des Blutes (Hämoglobinmangel, z.B. bei Anämie, Kohlenmonoxid-Vergiftung). E anemic h. – **H., respiratọrische:** H. bei unzureichendem $O_2$-Angebot (bei normaler $O_2$-Transportkapazität des Blutes); z.B. bei Höhenkrankheit, Atmungsbehinderung. E respiratory h. – **H., zirkulatorische:** H. infolge Störung des Lungenkreislaufs, z.B. bei Rechts-links-Shunt, arteriovenöser Fistel, Pulmonalsklerose. E circulatory h.

**Hypoxämiemittel:** ▸Antihypoxämica.

**Hypoxanthin,** $C_5H_4N_4O$, 6-Hydroxypurin: säure- u. alkalilösliche ▸Purinbase, die beim Abbau von Adenin u. ▸Inosin (= Hypoxanthosin) entsteht u. über Xanthin zu Harnsäure oxidiert wird. ***Vorkommen:*** kommt frei (z.B. im Harn; ▸Murexidprobe) u. gebunden vor (in Nucleosiden). ***Wirkung:*** ist ein Wachstumsfaktor (»Faktor X«) für manche Mikroorganismen (hebt die wachstumshemmende Wirkung von Sulfonamiden, 6-Mercaptopurin auf). E hypoxanthine. – **H.-Guanin-phospho|ribosyl|transferase,** Abk. HGPRT: Enzym, das reversibel aus Hypoxanthin (sowie Inosin) Guanosin- bzw. Inosinmonophosphat (▸GMP bzw. ▸IMP) bildet. Erblicher Mangel führt zu ▸LESCH-NYHAN-Syndrom. Myelomzellen, denen die H. fehlt (Mangelmutanten), werden für die Herstellung monoklonaler ▸Antikörper verwendet. E h. guanine phosphoribosyltransferase.

**Hyp|oxiẹ:** i.e.S. herabgesetzter Sauerstoffpartialdruck im arteriellen Blut (zu unterscheiden von der ▸Hypoxämie); i.w.S. verminderte bis unzureichende Sauerstoff- = $O_2$-Versorgung der Körpergewebe (= herabgesetzte Gewebsatmung; fließender Übergang zur ▸Anoxie); örtlich oder allgemein (Tab.), vorübergehend oder chronisch (mit evtl. nicht rückbildungsfähiger ▸Degeneration). Nachweisbar anhand des Lactatspiegels, des Sauerstoffpartialdrucks bzw. der -kapazität des arteriellen oder gemischt-venösen Blutes. Kommt vor z.B. bei Anämie, kreislaufbedingter ▸Hypoxämie, bei Blockade der Zellatmung (= **histo-** oder **zytotoxische H.**), bei mangelhafter Zufuhr am $O_2$-Stoffwechsel beteiligter Enzyme, KH, Vitamine (= nutritive H.), atmungsbedingter Hypoxämie (= **respiratorische H.**), bei Durchblutungsnot (= **zirkulatorische H.**; z.B. bei Ischämie, im Schock). E hypoxia.

**Hyp|oxiẹ|test:** elektrokardiographischer Nachweis einer latenten ▸Koronarinsuffizienz nach 15- bis 20-minütiger Sauerstoff- = $O_2$-Mangelatmung bzw. (LEVY u. Mitarb.) nach Einatmenlassen eines $O_2$-$N_2$-Gemisches (1:9) u. unter oxymetrischer Kontrolle. – Mit reiner $O_2$-Atmung u. Messung des arteriellen Sauerstoffpartialdrucks auch zur Ermittlung der nötigen $O_2$-Zufuhr bei Sauerstofftherapie (Verhinderung von Sauerstoffschäden). E hypoxia test.

**Hypoxis rooperi,** Afrikanischer Milchstern: Heilpflanze, deren Wurzelzubereitung als Mittel gegen Prostataadenom eingesetzt wird.

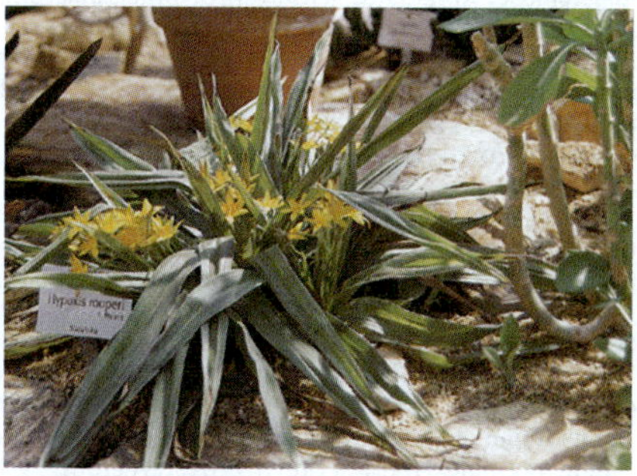

**Hypoxis rooperi:** Afrikanische Hypoxis. [399]

**Hyp|oxydọse:** aus allgemeiner Hypoxie resultierender Zustand mit gestörter oder herabgesetzter Zellatmung (▸Hypoxie, dort Tab.). E hypoxydosis.

**Hypo(zoo)spermiẹ:** die Zeugungsfähigkeit einschränkende Verminderung der Spermienzahl im Ejakulat. Als schwerer Grad mit ca. 30–40 Mio./ml mit ca. 50 %

| Organ bzw. Funktion | leicht | mittel | schwer |
|---|---|---|---|
| Psyche | Euphorie, Verlust der Orientierung | Sehstörungen, Angst | Schwindel, Delirium, Koma |
| Magen-Darm-Kanal | Übelkeit | Brechneigung | Erbrechen |
| Sensorium | Kopfschmerzen | Präkordialschmerzen | |
| Atmung | beschleunigt, größere Amplitude | nach $O_2$-Gabe Apnoe | Depression, unregelmäßig CHEYNE-STOKES-Typ, Stillstand |
| Blutdruck, arterieller | leicht erhöht (systolisch u. diastolisch) | hoch | steil abfallend |
| Puls | beschleunigt, evtl. unregelmäßig | langsam, gespannt, unregelmäßig | sehr klein, arrhythmisch, erlöschend |
| Muskeln | Inkoordination | Spasmen, Rigor, Konvulsionen | Erschlaffung, Lähmung |
| Haut bei normalem Hb | leicht zyanotisch (je nach Hb-Gehalt), warm, feucht | blaurot-tief zyanotisch, nasswarm | dunkelblau, blaugrau, später nasskalt |
| Haut bei Anämie | bläulich, relativ trocken | blaugrau, feucht, evtl. starker Schweiß | grau, nasskalt |
| Pupillen | unregelmäßig | wechselnd weit | max. dilatiert u. starr |
| Venendruck | etwas erhöht | stark erhöht | fallend |

**Hypoxie:** Symptome der allgemeinen H. (nach MCCARTY u. DU BOUCHET, ergänzt von KILLIAN). [267]

pathologischen, motilitätsarmen Spermien (Hypokinospermie) u. 10 % Spermiogenesezellen. E hypozoospermia.

**Hypo|zyt|hämie:** Verminderung zellulärer Blutelemente, i.e.S. der Erythrozyten (= Oligozythämie). E hypocytemia.

**Hypo|zytose:** ▸Hypozythämie i.S. der Leukozytopenie. E hypocytosis.

**Hypromellose:** Gelbildner; ***Anw.*** als ▸Filmbildner (»künstliche Tränen«). E hypromellose.

**hyps...:** Wortteil »hoch« (s.a. ▸Akro..., ▸Batho...).

**Hyps|ar|rhythmie:** schwer pathologisch verändertes EEG-Wellenmuster des Säuglings- u. Kleinkindalters. Typisch ist eine bereits in Ruhe auftretende oder durch Schlaf provozierte hochamplitudige, generalisierte u. völlig unregelmäßige langsame EEG-Aktivität; hauptsächlich bei ▸Blitz-Nick-Salaam-Krämpfen, ▸West-Syndrom. E hypsarrhythmia.

**Hypurgie** *(griech. hypourgeein = dienen, helfen):* alle Maßnahmen, die neben der eigentlichen Behandlung zur Genesung des Kranken beitragen; nach Mendelsohn die Krankenpflege (einschließlich ihrer Lehre). E hypurgia.

**Hyrtl** (Josef H., 1811–1894, Anatom, Prag, Wien). – **H.-Anastomose:** konstante schleifenförmige Anastomose zwischen rechtem u. linkem Nervus hypoglossus im Musculus genioglossus. E Hyrtl's loop. – **H.-Plexus:** Venengeflecht unterhalb des Schilddrüsenisthmus.

**hyster...:** Wortteil »Gebärmutter« (s.a. ▸metr[o]...), »▸Hysterie«.

**Hyster|ectomia, -ektomie:** subtotale bis totale operative Entfernung der Gebärmutter (s.a. ▸Uterusamputation, ▸-exstirpation); wird entweder nach Laparotomie (abdominale H.) oder von der Scheide her (vaginale H.) durchgeführt, wobei vor der vaginalen H. eine operative Laparoskopie erfolgen kann, bei der mit Hilfe der Laparoskopieinstrumente z.B. Verwachsungen gelöst werden können, was die anschließende vaginale H. erleichtert. E hysterectomy. – **H. caesarea:** Kaiserschnitt (Sectio caesarea) mit anschließender H. E cesarean h. – **H., intra|faszial̤e:** totale H. (via Laparotomie) mit Absetzen des Gebärmutterhalses (Zervix) zwischen Faszie u. Muskulatur; v.a. bei Verwachsungen im Douglas-Raum. E intrafascial h.

**Hyster|emphysem:** ▸Physometra. E hysteremphysema.

**Hys|terese, Hysteresis:** **1)** *Physik* verzögerte Wirkungsänderung nach Änderung der Ursache. Anw. z.B. in der Herzschrittmachertherapie, wobei der Schrittmacher erst bei einer Frequenz von 40/Min. mit einer Stimulation von 50/Min. einsetzt, um einen zu häufigen Schrittmacherrhythmus zu verhindern. E hysteresis. **2)** *Kardiologie* Verlängerung der relativen QT-Dauer im EKG bei Beschleunigung oder plötzlichem Wechsel der Herzaktion. E Ashman-Hull phenomenon. **3)** *Chemie* sekundäre Verfestigung von Kolloiden. E hysteresis.

**Hysterie,** Abk. HY: bei Hippokrates Begriff für bestimmte körperliche Erkrankungen v.a. bei Frauen in Abhängigkeit von der Gebärmutter; nach Charcot eine Krankheitseinheit mit vielfältigen, v.a. psychischen Krankheitszeichen. Wird heute zu der Gruppe der ▸dissoziativen Persönlichkeitsstörungen gerechnet. E hysteria.

**hysterisch:** mit theatralisch erregter, wenig affektverarbeitender Verhaltensweise; die Hysterie betreffend. E hysteric(al). – **h. Charakter:** Persönlichkeitsstruktur mit erhöhter Tendenz zur Dramatisierung, Suggestibilität, Ichbezogenheit, intensiven Phantasien u. Pseudosexualisierung; je nach Umgebung wechselnde Erscheinungsweisen. – **h. Neurose:** s.u. ▸dissoziative Persönlichkeitsstörungen. – **h. Pseudodemenz:** ▸Hysteroid, organisches.

**Hystero|graphie:** *Röntgenologie* Kontrastdarstellung der Gebärmutterhöhle; Durchführung erfolgt im Rahmen der ▸Hysterosalpingographie. E hysterography.

**Hysteroid, organisches:** durch verschiedene hirnorganische Prozesse (z.B. bei CO-Vergiftung) ausgelöste Hysterie-ähnliche Symptomatik (kognitive Defizite, demonstrativ-infantiles Verhalten).

**Hystero|pexie:** *Gynäkologie* als Lagekorrektur der Gebärmutter die Fixierung der Gebärmutter an die vordere Bauchwand (Ventrifixatio) bzw. – ebenfalls i.S. einer ▸Antefixation – an ein benachbartes Organ (▸Vaginofixation, ▸Vesikofixation); s.a. ▸Interpositio. E hysteropexy.

**Hystero|plegie:** ▸Uterusatonie. E hysteroplegy.

**Hystero|ptose:** Gebärmuttersenkung, ▸Descensus uteri. E hysteroptosis.

**Hystero|salping|ektomie:** mit (Teil-)Entfernung des (evtl. beidseitigen) Eileiters kombinierte operative Gebärmutterentfernung (= Hysterektomie). E hysterosalpingectomy.

**Hystero|salpingo|graphie,** Abk. HSG: Kontrastdarstellung der Lichtung der Gebärmutter u. der Eileiter nach örtlichem Einbringen des Röntgenkontrastmittels mittels eines speziellen Injektionsinstruments unter Durchleuchtungs- u. Druckkontrolle. ***Anw.*** v.a. zur Sterilitätsdiagnostik (Prüfung der Durchgängigkeit der Tuben, Diagnostik von Uteruskavumanomalien). E hysterosalpingography.

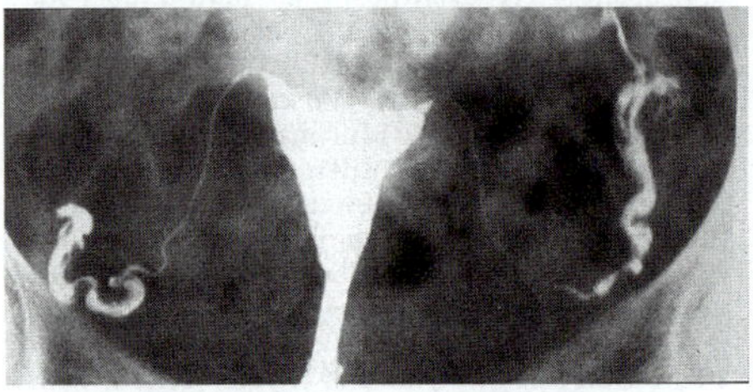

**Hysterosalpingographie:** Normalbefund. [260]

**Hysterosalpingo-Kontrastsonographie,** Abk. HKSG: Ultraschalluntersuchung der Uterushöhle sowie der Eileiter nach Einspritzung eines Kontrastmittels von vaginal über einen Katheter; wenig belastendes Verfahren zur Diagnostik der Tubendurchlässigkeit. Die Befunde korrelieren zu etwa 90 % mit denen der Laparoskopie aus gleicher Indikation.

**Hysterosalpingo-Szintigraphie,** Abk. HSS: szintigraphische Darstellung der Tubendurchgängigkeit nach Injektion Tc-99m-markierter Humanalbumin-Makroaggregate; relativ geringe Strahlenbelastung.

**Hystero|skopie:** die Inspektion (▸Endoskopie) der Gebärmutterhöhle mit einem Hysteroskop. E hysteroscopy.

**Hystero|tomia, -tomie,** Hysteromyotomie: operative Eröffnung der Gebärmutterhöhle. Als **H. vaginalis anterior** die Längsspaltung der Vorderwand des Halsteiles von der Scheide aus über den inneren Muttermund hinaus. V.a. zur Entleerung des Uterus nach der 16. Schwangerschaftswoche bei nicht lebensfähigem Kind oder zur Interruptio bei Mehrgebärenden (heute weitgehend durch Anw. von Prostaglandinen, v.a. ▸Sulproston, verdrängt). Seltener zur Entfernung gutartiger Tumoren; i.w.S. die ▸Schnittentbindung. E hysterotomy.

**Hystero|trachel...:** Wortteil »Gebärmutterhals« (s.a. ▸Zervix...).

**Hysterozele:** Eingeweidebruch, ▸Hernie, deren Bruchsack die Gebärmutter enthält (evtl. auch die Harnblase = **Hysterozystozele**). E hysterocele.

**Hystrizismus:** Stachelhornigkeit; die krankhaft gesteigerte, tief gefurchte Hautverhornung (▸Hyperkeratose) bei Ichthyosis hystrix (= »**Hystrix**«).

**Hz:** *Physik* Zeichen für ▸Hertz.

**H-Zone, H-Streifen:** s.u. ▸Myofibrille.

**HZV:** Abk. für ▸Herzzeitvolumen.

# I

**I:** Kurzzeichen für »international« (z.B. ▶IE), *chem* Iodium (▶Jod), Inosin, *biochem* Isoleucin, *physik* Impulsrate, Strom (z.B. $I_a$ = Anodenstrom), *serol* Antigen I (s.u. ▶I-System); *kard* s.a. ▶NEHB-Dreieck.

**i:** *Chemie* s.u. ▶Iso...; *serol* s.u. ▶I-System.

**IA:** Abk. für ▶Intelligenzalter. E MA.

**i.a.:** **1)** Abk. für intraarteriell. E IA. **2)** Abk. für intraartikulär.

**IAA:** **1)** *(engl.)* Abk. für **i**ndole **a**cetic **a**cid: s.u. ▶Indolylessigsäure. **2)** Abk. für **I**nsulin**a**uto**a**ntikörper: s.u. ▶Insulinantikörper.

**IABP counterpulsation,** Abk. für **i**ntra-**a**ortic **b**alloon **p**ump counterpulsation: ▶Gegenpulsation.

**Iactatio:** *Pädiatrie* ▶Jactatio.

**IADL** *(engl.)* Abk. für **I**nstrumental **A**ctivities of **D**aily **L**iving: erweiterte Form des ▶BARTHEL-Index und der ▶ATL-Skala zur Einschätzung instrumenteller Selbstversorgungsfähigkeiten.

**IAEA** *(engl.):* Abk. für **I**nternational **A**tomic **E**nergy **A**gency.

**i.a.N.C.** *(engl.)* Abk. für **I**nternational **A**natomical **N**omenclature **C**ommittee: s.u. ▶Pariser Nomina Anatomica.

**Ian|thin|op|sie, Ianth|op|sie:** »Violettsehen« als Farbsinnstörung. E ianthinopsia.

**-iase:** Suffix »krankhafter Prozess oder Zustand«, insbes. i.S. einer parasitären Erkr. (z.B. Leishmaniase). Analog: **-iasis**.

**IASP** *(engl.)* Abk. für **I**nternational **A**ssociation for the **S**tudy of **P**ain: die Internationale Gesellschaft zum Studium des Schmerzes.

**-iater** *(griech. iater, iatros):* Suffix »Arzt«.

**-ia|trie:** Suffix »Heilkunde«. Analog: **-ia|trik**.

**Ia|tro|chemie,** Chemiatrie: medizinische Lehre des 15.–16. Jh., die die Organfunktionen als chemische Prozesse u. Krankheit als Störung des Chemismus verstand. E iatrochemistry.

**ia|tro|gen:** durch ärztliche Einwirkung (Diagnostik, Therapie) entstanden. E iatrogenic.

**Iatro|physik, -mechanik:** medizin. Lehre des 15.–17. Jh., die mit den exakten experimentellen Methoden GALILEIS u. HARVEYS die Körperfunktionen mechanistisch zu erklären versuchte. E iatrophysics.

**I-Bande,** I-Streifen, I-Zone: *Histologie* Abk. für die optisch isotrope Bande der ▶Myofibrille (dort Abb.). S.a. ▶Muskelkontraktion. E I (= isotropic) band.

**Ibandronsäure:** ▶Bisphosphonat; Osteolyse-Hemmstoff; ***Anw.*** bei tumorinduzierter Hyperkalzämie. E ibandronate.

**I-Blutgruppe:** *Serologie* ▶I-System. E I-blood group.

**Ibuprofen:** nichtopioides (»schwaches«) Analgetikum; in höherer Dosierung (≧400 mg) ***Anw.*** als ▶Antirheumatica bei akuten und chronischen Gelenk- u. Wirbelsäulenleiden einschließlich Uratarthritis, Arthrosen u. Spondylarthrosen. E ibuprofen.

**IBV** *(engl.)* Abk. für **I**nfectious **B**ronchitis **V**irus: Virus der infektiösen Kükenbronchitis; ein RNS-Virus.

**i.c.:** Abk. für **i**ntra**c**utaneus (▶intrakutan) bzw. **i**ntra**c**ardialis (▶intrakardial) bzw. intracranialis (▶intrakranial).

**ICA:** **1)** *(engl.)* Abk. für **i**slet-**c**ell **a**ntibodies: ▶Inselzellantikörper. **2)** *(engl.)* Abk. für **i**nternal **c**arotid **a**rtery, Arteria carotis interna: s.u. ▶Arteria carotis communis.

**ICD:** **1)** *(engl.):* Abk. für ▶International Classification of Diseases bzw. für Injuries and Causes of Death (Verletzungen u. Todesursachen). **2)** Abk. für **i**mplantable **c**ardioverter **d**efibrillator: ▶Kardioverter-Defibrillator, implantierbarer. **3) ICDH,** Abk. für **I**so**c**itrat**d**e**h**ydrogenase: Enzym des ▶Citratzyklus.

**ICE** *(engl.)* Abk. für **i**rido**c**orneal **e**ndothelial syndrome: eine Gruppe von Iris- u. Hornhautendothelveränderungen, häufig mit Glaukom.

**ICF:** **1)** *(engl.):* Abk. für ▶Intrazellularflüssigkeit. **2)** ein autosomal-rezessiv erbliches Syndrom mit kombiniertem **I**mmundefekt, **C**entromer-Instabilität u. **f**acialen Dysmorphien.

**Ich,** Ego: (FREUD) in der Tiefenpsychologie der zentrale Kern der Persönlichkeit. Dient der Realitätskontrolle; ist das individuelle Steuerungszentrum aller emotionalen Impulse, Gedanken, Handlungen u. Wahrnehmungen. Das Ich ist Mittler zwischen Individuum u. Realität sowie zwischen Es u. Über-Ich. S.a. ▶Schichtenlehre, ▶Ich-Störungen. E ego.

**Ich|no|gramm:** Aufzeichnung der Gehspur zur Beurteilung einer Gangstörung. E ichnogram.

**Ich-Störungen:** Störungen des Einheitserlebens, der Ich-Umwelt-Grenzen, der Identität im Zeitverlauf; eigene seelische Vorgänge u. Zustände werden nicht mehr als zum eigenen Ich gehörend erlebt, sondern als von außen u. von anderen gemacht, gelenkt u. beeinflusst. Sie werden unterteilt in ▶Derealisation, ▶Depersonalisation, Gedankenausbreitung, -entzug, -eingebung u./oder andere Fremdbeeinflussungserlebnisse; können Symptome z.B. einer Schizophrenie sein.

**Ich|thy|is|mus, -thysmus, Ichthyotoxismus:** Stunden bis Tage nach Verzehr von Fischen (i.w.S. auch von Schalentieren wie Muscheln [▶Mytilismus], Austern, Krabben, Hummer usw.) auftretende Vergiftung, u. zwar durch fischeigene Gifte (s.a. ▶Ichthyosarkotoxismus) oder durch bakterielle Verunreinigung (s.u. ▶Lebensmittelvergiftung), selten durch organisch-chemische Zersetzungsprodukte. E ichthyism, ichthyotoxism.

**Ich|thyo|sarko|tox|is|mus:** Fischvergiftung durch ein fischeigenes ▶Ichthyotoxin. ***Klinik:*** Empfindungsstörungen (Parästhesien), Übelkeit, Erbrechen, Durchfall, Schüttelfrost, Fieber, Schweißausbruch, Hautjucken. Als I. durch Tetraodon-Arten (Japan; s.a. ▶Fugu-Vergiftung) mit Sterblichkeit bis 73 %, sonst selten über 3 %. E ichthyosarcotoxism.

**ich|thyo|si|form:** *Dermatologie* einer ▶Ichthyosis ähnlich, d.h. mit Bildung ovaler oder polygonaler, nur im Zentrum festhaftender Hautschuppen. E ichthyosiform.

**Ich|thyo|sis,** diffuse Keratose: angeborene Verhornungsstörung (▶Keratosis) mit fischschuppenartig veränderter Haut; Formen: I. congenita, I. vulgaris u. (möglicherweise als deren Sonderform) die ▶Erythrodermia ichthyosiformis. E ichthyosis. – **I.,**

**akquirierte:** I.-artige Hautveränderungen als paraneoplastisches Syndrom bei M. Hodgkin, Non-Hodgkin-Lymphomen u. Karzinomen. – **I. congẹnita, I. congenitalis, I. connata, I. neonatorum:** autosomal-rezessiv und autosomal-dominant erbliche Verhornungsstörung (Proliferationshyperkeratose) der gesamten Haut (bevorzugt der Gelenkbeugen) ohne Störung der Schweiß- u. Talgsekretion. Einheitliches Schädigungsmuster (diffuse Keratose mit verbreitertem Stratum granulosum = Retentionshyperkeratose), jedoch nach Morphologie, Expressivität u. Prognose sehr variable Bilder. – **I. c. grạvis, I. fetalis,** Dyskeratosis intrauterina: schwerste Form der I.c. (»Riecke I«) bei, dadurch nicht lebensfähigem, Frühgeborenem. Mit intrauteriner Umwandlung der Haut in einen braunroten bis grünschwarzen, von tiefen Furchen u. Rissen durchzogenen Hornpanzer, Gelenkkontrakturen, Klumphänden u. -füßen, Ektropionierung der Lippen, Lider u. Genitalschleimhäute, Abplattung der Nase (»Harlekinfetus«, »Alligatorboy«). – **I. c. mịtis,** I. c. larvata s. be|nigna: milde Form (Typ II »Riecke«) der I. c. mit Aussparung einzelner Regionen (z. B. Gesicht) u. teilweise entzündlicher Rötung in den hyperkeratot. Zonen (gleitende Übergänge zur Erythrodermia ichthyosiformis). Haut schmutzigrot, faltig oder gespannt, atrophisch u. dünn wie Seidenpapier (z. B. bei Kollodiumbaby). Heute werden unter den früheren Typ-II(-Riecke)-Ichthyosen die lamellären Ichthyosen zusammengefasst. ***Autosomal-rezessive lamelläre Ichthyosen:*** unterschiedliche Krankheitsbilder mit oder ohne Erythrodermie. Bei der erythrodermatischen Form vollständige Erythrodermie oder Kollodiumbaby, später hellbraune bis weißliche Schuppung unter Einschluss der großen Beugen. Bei der nichterythrodermatischen Form stärkere, dunkelbraune Keratosen. ***Autosomal-dominante lamelläre Ichthyose:*** sehr selten; Klinik wie bei autosomal-rezessiven Formen. – **I. c. tarda,** I. c. inversa: leichteste Form (»Riecke III«) der I. c. mit nur diskreter Hautschuppung (wie bei I. vulgaris, aber mit Beteiligung von Ellenbeugen u. Kniekehlen). – **I. hystrix:** s. u. ▸I. vulgaris. – Auch Bez. für die Erythrodermia ichthyosiformis. – **I. lineạris circum|flẹxa:** ▸Rille(-Comèl)-Syndrom. – **I. vulgạris:** autosomal-dominant erbliche diffuse Verhornungsstörung der Haut (Stratum granulosum u. Str. spinosum sind reduziert) mit Herabsetzung der Schweiß- u. Talgsekretion, trockener, fest haftender Schuppung; häufigste erbliche Hauterkrankung; Beginn im 1.–3. Lj.; Gelenkbeugen u. Gesicht nicht betroffen. Je nach

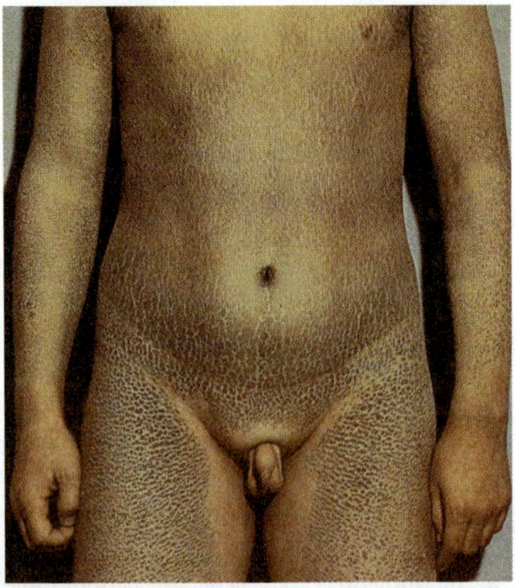

**Ichthyosis vulgaris.** [83]

Ausprägung als **I. simplex** (kleieförmige Schuppung; Radiergummiphänomen), **I. nigricans** (mit braungrauen, -grünen oder -schwarzen Schuppen), **I. nitida** (leichte Form; »Perlmutterichthyose«), **I. serpentina** (schwere Form; wie »Schlangenhaut«). E i. vulgaris. – **I., X-chromosomal-rezessive:** eine Retentionshyperkeratose, die ähnlich der I. vulgaris verläuft. E X-linked i.

**Ich|thyo|toxịne:** im Blut oder einzelnen Organen (v. a. Eierstock) von Fischen immer oder nur zu bestimmten Jahreszeiten enthaltene Giftstoffe, z. B. ▸Tetrodotoxin, Ciguatoxin (s. u. ▸Ciguatera), i. w. S. auch die in den Giftdrüsen der Giftfische; s. a. ▸Ichthyosarkotoxismus. E fish poisons.

**Ich|thyo|toxịsmus:** ▸Ichthyismus.

**Icodextrin:** ▸Dextrin mit einem mittleren gesamten Molekulargewicht von ca. 20 000; ***Anw.*** als Dialysetherapeutikum zur Peritonealdialyse. E icodextrin.

**ICP** *(engl.)* Abk. für intracranial pressure: ▸Hirndruck.

**ICR: 1)** Abk. für Intercostalraum: ▸Interkostalraum. **2)** Abk. für Intracutantestreaktion: ▸Intrakutantestreaktion. **3)** Abk. für Intercellularraum: ▸Intrazellularraum.

**ICRP** *(engl.)* Abk. für International Commission for Radiation Protection: die internationale Strahlenschutzkommission (Gründung: 1928), deren Empfehlungen – zusammen mit denen der **ICRU** (internationale Kommission für radiologische Einheiten [engl.: units] u. Messungen) – Grundlage des ▸Strahlenschutzes sind.

**ICSH** *(engl.)* Abk. für interstitial cell stimulating hormone: ▸luteinisierendes Hormon.

**ICSI,** Abk. für intracytoplasmatische Spermieninjektion: extrakorporale Befruchtung der Eizelle mit einem einzigen Spermium mittels Pipette unter dem Mikroskop. Im Unterschied zur In-vitro-Fertilisation (s. u. ▸Embryotransfer) wird bei der ICSI ein einziges Spermium in die Eizelle injiziert, das zur Befruchtung geeignet erscheint. ***Anw.*** bei ungenügender Spermienqualität bzw. eingeschränkter Spermienbeweglichkeit.

**Ictero|haemor|rhạgia:** Ikterus mit Hämorrhagie; i. e. S. die ▸Leptospirosis icterohaemorrhagica.

**Ịcterus,** Gelbsucht: ▸Ikterus. E jaundice. – **I. gravidarum,** Schwangerschaftsikterus: Gelbsucht bei ▸Hepatopathia gravidarum. E pregnancy j. – **I. infectiọsus:** ▸Leptospirosis icterohaemorrhagica. E infectious j. – **I. juvenịlis intermịttens,** Meulengracht-Ikterus: wechselnd starke Gelbsucht beim ▸Meulengracht-Syndrom. – **I. neonatọrum:** Neugeborenengelbsucht. E jaundice of the newborn. – **I. n. grạvis:** hämolytischer ▸Ikterus als ein Symptom des ▸Morbus haemolyticus neonatorum (Folge einer Blutunverträglichkeit zwischen Mutter u. Kind). Entwickelt sich meist in den ersten Lebenstagen u. nimmt sehr schnell zu. S. a. ▸Syndrom der eingedickten Galle, ▸Kernikterus. – **I. n. prolongạtus:** über den 14. Tag hinaus andauernder I. neonatorum simplex. ***Ätiol.:*** v. a. bei Frühgeburt (stärkere Unreife der Leber), Unverträglichkeit gegen Medikamente u. in Muttermilch enthaltene Steroide sowie bei Hypothyreose, Infektionskrankheiten (z. B. Toxoplasmose, Neugeborenensepsis) u. bei den angeborenen Formen des hepatischen ▸Ikterus; ferner bei Fehlbildungen der Gallenwege (z. B. Gallengangsatresie) u. ▸Kugelzellenanämie. – **I. n. sịm|plex:** als »einfache« Neugeborenengelbsucht der am 2.–3. Lebenstag bei Neugeborenen häufig auftretende physiologische ▸Ikterus, der am 4.–5. Tag mit etwa 170 µmol/l (= 10 mg/dl) Serumbilirubin das Maximum erreicht u. bis zum 14. Tag abklingt (besonders ausgeprägt als ▸Frühgeborenenikterus). Früheres Auftreten u. späteres Abklingen (s. a. ▸I. n. prolongatus, ▸I. n. gravis) sind ebenso wie hohe Bilirubinwerte pathologisch. Entsteht durch verzögerte ▸Bilirubinkonjugation infolge der unzureichenden Aktivität der ▸Glucuronyltransferase in der noch unreifen Leber.

**ICTP:** s. u. ▸Telopeptid. E ICTP.

**Ictus** *(latein. = Stoß, Schlag, Hieb, Wurf)*, Iktus: *klin* plötzlich auftretendes Symptom; z.B. epileptischer Anfall, (Husten-)Synkope. E ictus, stroke, attack, seizure. – **I. apo|plecticus:** ▸Apoplexie. – **I. cordis:** ▸Herzspitzenstoß. – **I. laryngis:** ▸Epilepsia laryngealis. – **I. solis:** ▸Sonnenstich.

**Id:** *Allergologie* ▸Id-Reaktion. – **ID:** s.u. ▸Infektionstiter. E I.D.

**i.d.:** Abk. für intra**d**ermal (= ▸intrakutan). E ID.

**Idarubicin:** zytostatisch wirksames ▸Antibiotikum aus der Gruppe der ▸Anthracycline.

**IDDM** *(engl.)* Abk. für **i**nsulin-**d**ependent **d**iabetes **mel**litus: insulinabhängiger ▸Diabetes mellitus.

**Ideal|gewicht:** das hinsichtlich der Lebenserwartung optimale ▸Körpergewicht, errechnet nach großen Statistiken von Lebensversicherungsgesellschaften. Faustregel: 10–15 % weniger als das Normalgewicht nach ▸BROCA. Genauere Bestimmung erfolgt z.B. mittels Nomogramm (Abb.). E ideal weight.

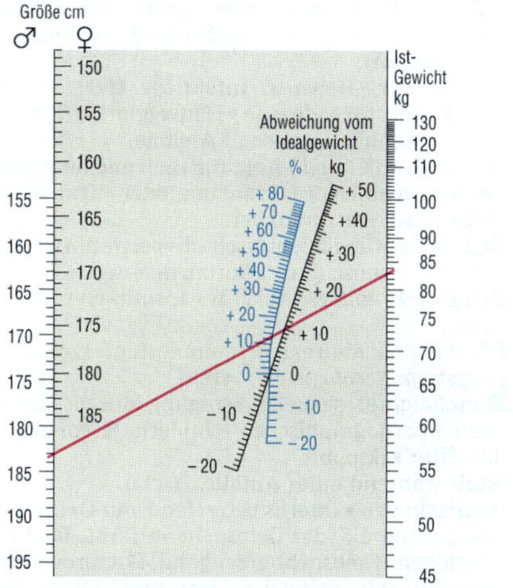


**Idealgewicht:** Nomogramm zur Ermittlung der Abweichung vom Idealgewicht bei Erwachsenen (Normspanne: ± 5 %). [462]

**Ideation:** gedanklicher Entwurf eines Tatzusammenhangs als Voraussetzung für eine zielgerichtete Bewegung; s.a. ▸Apraxie, ideatorische. E ideation.

**Idee:** *Psychologie* Gedanke, Vorstellung, Einfall. E idea. – **I., auto|chthone:** (WERNICKE) der »von einem andern gemachte« Gedanke; Eingebungen von Gott oder übernatürl. Mächten. S.a. ▸Anankasmus. E autochthonous i. – **I., fixe:** umgrenzte Störung des Seelenlebens bei sonst völlig erhaltener geistiger Gesundheit. E fixed i. – **I., kata|thyme:** dem Affekt entstammende oder unter einem Affekt umgebildete Vorstellung. E catathymic i. – **I., überwertige:** das Denken u. Handeln beherrschende Vorstellung. E dominant i. – **I., wahnhafte:** aus erschütternden, kränkenden oder das Schuldgefühl belastenden Erlebnissen etc. hervorgegangene wahnähnl. Vorstellung; s.a. ▸Wahn. E compulsive i., delusion.

**Ideen|assoziation:** s.u. ▸Assoziation.

**Ideen|dissoziation:** Zerfall assoziativer Vorstellungsverbindungen, z.B. bei Schizophrenie. E dissociation of ideas.

**Ideen|flucht:** formale ▸Denkstörung, gekennzeichnet durch vermehrten Zustrom an Denkinhalten, ständig wechselndes Denkziel, ablenkbares u. oberflächliches Denken mit Verlorengehen des Leitgedankens; v.a. als Teilerscheinung von Manie. E flight of ideas.

**Identifikation, Identifizierung:** Gleichsetzung, Feststellung der Identität, Bestätigung der Übereinstimmung in allen Merkmalen. E identification. **1)** *Psychologie* unbewusste Gleichsetzung mit einer anderen Person u. Aneignung von deren Eigenschaften. **2)** das Wiedererkennen eines Wortklangbildes oder das Anklingen des mit dem Wort verbundenen Begriffs. **3)** *Gerichtsmedizin* Feststellung der Identität von lebenden Personen oder von Leichen. **4)** *Biochemie* Feststellung der Übereinstimmung zwischen einer unbekannten u. einer bekannten Substanz aufgrund ihrer Eigenschaften.

**Identität:** Gleichheit, Übereinstimmung; *psych* Wesensgleichheit. E identity.

**Identitäts|krise:** kritische Störung des Bewusstseins von der Kontinuität u. Gleichheit des Ichs. E identity crisis.

**Identitäts|reaktion:** *Immunologie* s.u. ▸OUCHTERLONY-Technik. E reaction of identity.

**Ideo|kinese:** auf einem inneren Vorstellungsbild (▸Ideation) basierender koordinierter Bewegungsablauf; s.a. ▸Psychomotorik. E ideokinesis.

**Ideo|motorik:** ▸Psychomotorik. E ideomotion.

**Ideo|plas(t)ie:** Beeinflussung einer fremden Handlung durch Denkinhalte, Wünsche u. Vorstellungen (z.B. bei Hypnose). E ideoplastia.

**IDH:** *Enzymologie* Abk. für **I**socitrat-**d**e**h**ydrogenase (s.u. ▸Citratzyklus, dort Schema).

**idio...:** Wortteil »eigen«, »selbst«, »eigentümlich«, »von Natur aus«, »angeboren«.

**Idio|glossie:** v.a. bei kleinen Kindern vorkommende Sprachstörung (bei intakten Sprechwerkzeugen u. normalen geistigen Fähigkeiten) i.S. einer unverständl. »Eigensprache« ohne Kehl- u. Gaumenlaute. S.a. ▸Idiolalie, ▸Idiophrasie. E idioglossia.

**Idio|gramm:** *Genetik* ▸Karyogramm. E idiogram.

**Idio|lalie:** die beim Wort- u. Silbenstammeln des Kindes resultierende »Eigensprache«, die nur den nächsten Angehörigen (bzw. dem Pflegepersonal) ergründlich ist; s.a. ▸Idioglossie. E idiolalia.

**idio|muskuläre Kontraktion:** umschriebene Teilkontraktion (Wulstbildung) eines Skelettmuskels am Ort einer mechan. Reizung (Beklopfen mit Untersuchungshammer). E idiomuscular contraction.

**idio|pathisch,** protopathisch: als krankhafter Zustand selbstständig, d.h. ohne erkennbare Ursache, entstanden; im klin. Sprachgebrauch z.T. synonym mit primär, genuin, essentiell. E idiopathic.

**Idio|phrasie:** nicht als Kommunikationsmittel geeignete »Eigensprache«, z.B. des Schizophrenen (= Schizophrasie); s.a. ▸Idioglossie. E idiophrasia.

**Idio|reflex:** ▸Eigenreflex. E idioreflex.

**idio|sensibel:** die Sensibilität des Körperinneren betreffend. E viscero-sensory.

**Idio|syn|krasie:** nichtimmunologische Überempfindlichkeit ohne Bezug zur pharmakologischen Toxizität; nichtimmunologische Auslösung von Unverträglichkeitsreaktionen; bei klinischen Symptomen, die allerg. Erkrankungen entsprechen, auch ▸Pseudo-Allergie. E idiosyncrasy.

**idio|therm:** ▸homoiotherm.

**Idiotie:** ältere Bezeichnung für den schwersten Grad der angeborenen oder früh erworbenen Intelligenzminderung (Intelligenzquotient unter 20, d.h. nicht sicher bestimmbar); s.a. ▸Oligophrenie. Der Begriff wurde früher unterschiedlich interpretiert, z.T. unkritisch u. diskriminierend für verschiedene ▸geistige Behinderungen verwendet u. sollte nicht mehr angewandt werden. E idiocy. – **I., amaurotische (familiäre):** ältere klinische Bez. für ▸Gangliosidosen mit fortschreitendem – jedoch unterschiedlichem – Verfall geistiger Fähigkeiten u. mit Sehverschlechterung bis zur Erblindung. – **1)** kongenitale a. I.: ▸NORMAN-WOOD-Syndrom; **2)** infantile a. I.: ▸TAY-SACHS-Syndrom; **3)** spätinfantile a. I.: ▸DOLLINGER-BIELSCHOWSKY-Syndrom; **4)** juvenile a. I.: ▸STOCK-SPIELMEYER-VOGT-Syndrom; **5)** Spätform der a. I.: ▸KUFS-Syndrom. E amaurotic (familial) i.

**Idio|topie:** *Anatomie* Lage u. Beziehungen der Teile eines Organs zueinander. E idiotopy.

**idio|trop:** den eigenen Körper betreffend. E idiotropic.

**Idio|typ(ie):** s.u. ▸Immunglobuline. E idiotype.

**Idit-dehydrogenase,** L-Idit-dehydrogenase, Sorbitdehydrogenase: *Enzymologie* Dehydrogenase (z. B. der Leber), die Pentite u. Hexite reversibel zu entsprech. Zuckern oxidiert (z. B. Sorbit zu D-Fructose). – Ist bei Leberschädigung im Serum vermehrt. E L-idositol dehydrogenase.

**IDL** *(engl.)* Abk. für intermediate-density lipoproteins: ▸Lipoproteine mittlerer Dichte, die ein Zwischenprodukt bei der Bildung von LDL aus VLDL darstellen.

**Idoxuridin,** 1-(2-Desoxy-ß-D-ribofuranosyl)-5-ioduracil, Abk. IDU, Abk. IUDR: Virustatikum zur topischen Anw. ***Wirkung:*** ein Antimetabolit der Nucleinsäuresynthese (Thyminantagonist); hemmt ferner die Thymidinphosphorylierung. E idoxuridine.

**IDP:** Abk. für Inosin-5'-diphosphat.

**Id-Reaktion:** Oberbegr. für die reaktiven knötchen-, bläschen-, blasenförmigen oder hämorrhagischen Hauterscheinungen (des Sensibilisierten: »Allergid«) auf eingeschwemmte Erreger(fragmente oder -stoffwechselprodukte): ▸Bakterid, ▸Mykid, ▸Trichophytid, ▸Tuberkulid. Im Reaktionsherd (Früh- oder Spät-Typ) ist das auslösende Agens nicht nachweisbar. E id reaction.

**Idro...:** s. u. ▸Hidro...

**IDS:** Abk. für ▸Immundefekt(-Syndrome).

**IDT:** *Allergologie* Abk. für Intradermaltest (▸Intrakutantest).

**IDU:** Abk. für ▸Idoxuridin. E IDU.

**Iduronat|sulfat-sulfatase:** s. u. ▸Iduronidase.

**Iduronidase,** α-L-Iduronidase: ein Proteoglykane umsetzendes Enzym; I.-Mangel bedingt eine Abbaustörung von Dermatan- u. Heparansulfat (▸PFAUNDLER-HURLER- u. ▸ULLRICH-SCHEIE-Syndrom); ähnlich bei Iduronatsulfat-sulfatase-Defekt (▸HUNTER-Syndrom). S. a. ▸Mucopolysaccharidosen. E α-L-iduronidase.

**Id|uron|säure:** 5-Epimeres der Glucuronsäure; kommt in Dermatansulfat u. – teilweise sulfatiert – in Heparin vor. E iduronic acid.

**IE:** Abk. für ▸Internationale Einheit. E IU.

**I-Ebene:** *Gynäkologie* Abk. für Interspinalebene (▸Beckenenge). E I-plane.

**IEP:** *Biochemie* Abk. für ▸isoelektrischer Punkt.

**IES:** Abk. für ▸Indolylessigsäure.

**IF:** **1)** Abk. für ▸Intrinsic-Faktor. **2)** Abk. für ▸Immunofluoreszenz.

**I-Faktor:** *Serologie* Antigen I des I-Systems.

**IFCC** *(engl.)* Abk. für International Federation for Clinical Chemistry: Internationale Gesellschaft für klinische Chemie; veröffentlicht Empfehlungen zur Standardisierung der Laboratoriumsdiagnostik.

**IFN:** Abk. für ▸Interferon.

**Ifosfamid,** Abk. IFO: zu den ▸Alkylanzien gehörendes Zytostatikum; ***NW:*** u. a. hämorrhagische Zystitis, Alopezie, Nausea, Erbrechen, Myelosuppression.

**IfSG:** Abk. für ▸Infektionsschutzgesetz.

**IFT:** *Serologie* Abk. für ▸Immunofluoreszenz(-Test).

**Ig:** Abk. für ▸Immunglobulin. – **IgA:** s. u. ▸Immunglobuline.

**IgA-Glomerulonephritis:** s. u. ▸Glomerulonephritis.

**IgA-Mangel, selektiver:** häufigster (ca. 1:600) ▸Immundefekt mit Mangel an IgA bei normaler (oder erhöhter) Konzentration der übrigen ▸Immunglobuline u. normaler zellulärer Immunität. Neigung zu Erkrankungen des Gastrointestinal- u. Respirationstraktes u. zu Autoimmunkrankheiten sowie zur Bildung von Anti-IgA-Antikörpern. Tritt familiär gehäuft auf. E selective IgA deficiency.

**IgD; IgE; IgG; IgM:** s. u. ▸Immunglobuline.

**IgE-Antikörper, spezifische:** Antikörper der Klasse IgE, die gegen bestimmte Antigene (Allergene) gerichtet sind. Sie werden radio- oder enzymimmunologisch bestimmt (z. B. mit RAST, EAST).

**IgE-Testverfahren:** Methoden zum Nachweis von Gesamt-IgE im Serum sowie von spezifischen Antikörpern der Klasse IgE (▸PRIST, ▸RAST, ▸EAST).

**IGF-I,** Abk. für insulin-like growth factor I: das ▸Somatomedin C.

**IGF-II** *(engl.)* Abk. für insulin-like growth factor II: ein ▸Somatomedin MSA (multiplication-stimulating activity).

**IgM-Mangel, selektiver:** seltener ▸Immundefekt mit Mangel an IgM bei Normalkonzentration der anderen ▸Immunglobuline. Neigung zu bakteriellen Infektionen (u. a. Meningokokkensepsis). E selective IgM deficiency.

**IgM-Test:** Nachweis krankheitsspezifischer IgM-Antikörper (als Erstantwort auf das Antigen) bei frischen Infektionen (bei länger zurückliegender Ansteckung negativ).

**IgM-Vermehrung, erbliche:** X-chromosomal erblicher ▸Immundefekt mit erhöhter IgM-Konzentration im Serum (bis 1000 mg/dl) bei deutlich vermindertem IgG u. IgA.

**Ignis sacer** *(latein. = heiliges Feuer):* ▸Ergotismus.

**IGT** *(engl.)* Abk. für impaired glucose tolerance: pathologische Glucosetoleranz; s. u. ▸Diabetes mellitus (dort Tab.).

**IGZ,** Abk. für intermittierend gesteuerte Zusatzbeatmung: ▸IMV (= intermittierende mandatorische Ventilation).

**IH:** Abk. für ▸Hepatitis, infektiöse. E IH.

**IHA:** **1)** Abk. für indirekte ▸Hämagglutination. **2)** Abk. für immunhämolytische ▸Anämie.

**IHD, IHE, IHK** *(engl.)* Abk. für ischemic heart disease: ischämische Herz-Erkrankung oder -Krankheit. S. a. ▸koronare Herzkrankheit.

**IHSS:** Abk. für idiopathische hypertroph(isch)e subaortale Stenose (s. u. ▸Aortenstenose).

**IHT:** *Endokrinologie* Abk. für ▸Insulin-Hypoglykämie-Test.

**IIF:** Abk. für indirekte ▸Immunofluoreszenz.

**Ii-System:** *Serologie* ▸I-System.

**Ikono|la|gnie:** sexuelle Erregung durch Betrachten von – pornographischen – Bildern. E iconolagny.

**ikt|affin:** ▸iktophil.

**iktal:** während eines Anfalls. E ictal.

**ikterisch:** den ▸Ikterus betreffend, mit Gelbsucht einhergehend, i. S. der Gelbsucht verfärbt. E icteric.

**iktero|gen:** Gelbsucht erzeugend. E icterogenic.

**iktero|id:** mit gelblicher Hautverfärbung, ähnlich einem Ikterus. E icteroid.

**Ik|terus,** Icterus, Gelbsucht: gelbliche Verfärbung der Haut u. Schleimhäute sowie innerer Organe u. – besonders frühzeitig – der Lederhaut der Augen (Sklera) durch Übertritt von Gallenfarbstoffen (▸Bilirubin) aus dem Blut in die Körpergewebe bei ▸Hyperbilirubinämie (ab ca. 34 µmol/l = 2 mg/dl Gesamtbilirubin im Serum). Symptom bei verschiedenen Erkrankungen. ***Einteilung:*** nach Art der Hyperbilirubinämie unterschieden zwischen vorwiegend unkonjugierter Hyperbilirubinämie (Überproduktion, verminderte hepatische Aufnahme, verminderte Konjugation des Bilirubins) und vorwiegend konjugierter Hyperbilirubinämie (gestörte hepatische Ausscheidung, extrahepatische Gallenwegsobstruktion). Nach dem Entstehungsmechanismus unterschieden als **prähepatisch** (hämolytisch) bei einem Überangebot von Bilirubin, **hepatisch** (hepatozellulär) mit verminderter Aufnahme von Bilirubin in die Leberzellen oder verminderter Konjugation in der Leber und **posthepatisch** (cholestatisch = Verschlussikterus) mit verminderter Ausscheidung von konjugiertem Bilirubin. Diese Formen können auch kombiniert auftreten. – ***DD:*** s. Tab. ***Diagn.:*** Blut,- Urin-, Stuhluntersuchungen (u. a. zur DD der Entstehung), Sonographie, ERCP, Leberpunktion, CT, MRCP, PTC (weitere Abklärung der Ursache); s. Schema. E jaundice, icterus. – **I., angeborener:** familiäre Form des hepatischen Ikterus. Dazu gehören v. a. ▸CRIGLER-NAJJAR-, ▸DUBIN-JOHNSON-, ▸MEULENGRACHT-(GILBERT)-, ▸ROTOR-Syndrom. E congenital i. – **I., hämolytischer:** ▸I., prähepatischer. E hemolytic i. – **I., hepatischer, hepatogener I., hepatozellulärer I.,** Parenchym-I.: I. durch erworbene oder angeborene Fehlfunktion in den Leberzellen. ***Ätiol.:*** akute infektiös,

| | prähepatischer Ikterus | hepatischer Ikterus | Verschlussikterus | |
|---|---|---|---|---|
| | | | extrahepatisch | intrahepatisch |
| Lebergröße | normal | leicht vergrößert, weich | meist normal | leicht vergrößert, derb |
| Gallenblase | normal | normal | manchmal fühlbar | normal |
| Duodenalsaft | dunkel (!) | hell | hell | hell |
| Stuhlfarbe | dunkel (!) | hell | acholisch | acholisch |
| Bilirubin im Serum | | | | |
| a) direkt (sekundär) | negativ | positiv bis doppelt positiv | positiv bis stark positiv | positiv bis stark positiv |
| b) indirekt (primär) | stark positiv | positiv bis stark positiv | positiv bis stark positiv | positiv bis stark positiv |
| Serumcholesterin | normal | normal | uncharakteristisch (häufig erhöht) | erhöht |
| Serumeisen | erhöht | erhöht | normal bzw. leicht erhöht | normal bzw. leicht erhöht |
| Prothrombin (QUICK, LENT) | normal | erniedrigt (steigt nicht an nach Vit. K) | erniedrigt (steigt an nach Vit. K) | erniedrigt (steigt an nach Vit. K) |
| Serumpherogramm | normal | uncharakteristisch* | uncharakteristisch** | uncharakteristisch |
| alkalische Phosphatase | normal | gering oder mäßig erhöht | stark erhöht | erhöht |
| Transaminasen (SGOT u. SGPT) | normal | stark erhöht | normal oder leicht erhöht | normal oder leicht erhöht |
| Bromthalein-Test*** | normal | früh pathologisch | normal oder leicht erhöht | normal oder pathologisch |
| Laparoskopie | Leber normal, häufig Milztumor | große rote Leber | grüne Leber | grüne Leber |
| Leberbiopsie | normal, evtl. Hämosiderin nachweisbar | Mesenchymreaktionen, evtl. Parenchymveränderungen | intrahepatische Cholestase | Cholestase, evtl. mit aktiver Cholangitis |

** häufig γ-Globulin-Vermehrung, ** häufig β-Globulin-Vermehrung, *** nur bei leichtem Ikterus durchführbar*

**Ikterus:** Differentialdiagnosen. [70]

toxisch oder medikamentös (toxisch oder allergisch) bedingte Hepatitis, Stauungsleber (Rechtsherzinsuffizienz, BUDD-CHIARI-Syndrom), chron. persistierende oder aggressive Hepatitis u. Leberzirrhose sowie – als angeborene Formen – die familiären Hyperbilirubinämiesyndrome. Pathogenetisch lassen sich unterscheiden: **a)** Transportikterus infolge Aufnahme- u. Transportminderung von Bilirubin in den Leberzellen (Teilmechanismus des MEULENGRACHT[-GILBERT]-Syndroms); **b)** Konjugationsikterus infolge gestörter ▸Bilirubinkonjugation wegen Mangels an ▸Glucuronyltransferase (v.a. bei ▸CRIGLER-NAJJAR-Syndrom, ferner beim ▸MEULENGRACHT[-GILBERT]-Syndrom sowie bei Neugeborenen [vorübergehender Glucuronyltransferasemangel; ▸Icterus neonatorum simplex]); **c)** hepatozellulärer Exkretionsikterus mit verminderter Ausscheidung konjugierten Bilirubins aus den Leberzellen in die Gallenkanälchen (z.B. angeboren bei ▸DUBIN-JOHNSON- u. ▸ROTOR-Syndrom; erworben bei Virushepatitis, Leberzirrhose, als Schwangerschaftsikterus, Drogenikterus, nach Medikamenteneinnahme). – **I. der Neugeborenen:** ▸Icterus neonatorum simplex. S.a. ▸I., hepatischer. – **I., posthepatischer, cholestatischer I.:** I. infolge Störung des Gallenflusses (▸Cholestase). ***Ätiol.:*** Die Ursache liegt entweder innerhalb der Leber (intrahepatische Cholestase) oder extrahepatisch (Verschlussikterus). Erstere Form kann auftreten bei einer cholestat. Verlaufsform der Virushepatitis, bestimmten Medikamenten (Phenothiazine, anabolisch wirkende Steroide = cholestat. Drogenikterus), Alkoholfettleber (ZIEVE-Syndrom, Fettlebercholestase), EPH-Gestose (Schwangerschaftscholestase), bakterieller Infektion (Leptospirose, Salmonellose), primär-biliärer ▸Leberzirrhose oder idiopath. rezidivierender Cholestase (SUMMERSKILL-TYGSTRUP). Die extrahepatische Form kann durch intrakanalikulären Verschluss (z.B. durch Cholelithiasis, Cholangitis, Tumor, Striktur, Parasiten) oder durch extrakanalikuläre Gangkompression (Pericholezystitis, Pankreatitis, Pankreaskarzinom, Lymphom, Echinokokken, Leberabszess etc.) bedingt sein. Manche Autoren ordnen die intrahepatische Cholestase dem hepatischen Ikterus zu. S.a. Abb. ***Klinik:*** Der durch Cholestase behinderte Abtransport konjugierten Bilirubins in die Gallenwege führt zu dessen Rückstau in die Blutbahn, begleitet von Anstieg des Cholesterins, der Gallensäuren u. alkal. Phosphatase im Serum. Als sek. Folge (Störung der Vitamin-K-Resorption) Hypoprothrombinämie, ferner typ. Acholie der Stühle, Bilirubinurie, Melasikterus. **E** cholestatic jaundice, posthepatic icterus. – **I., prähepatischer,** hämolytischer I., Produktions-I.: Form des I., die durch ein die Verarbeitungs- u. Ausscheidungskapazität der Leber übersteigendes, vermehrtes Bilirubinangebot entsteht. Infolge unzureichender Koppelung des Bilirubins an Glucuronsäure ist im Serum das indirekte Bilirubin erhöht. ***Ätiol.:*** Häufigste Ursache ist die hämolytische ▸Anämie; Vorkommen auch bei massivem Blutabbau anderer Ursache, z.B. ▸Shunthyperbilirubin-

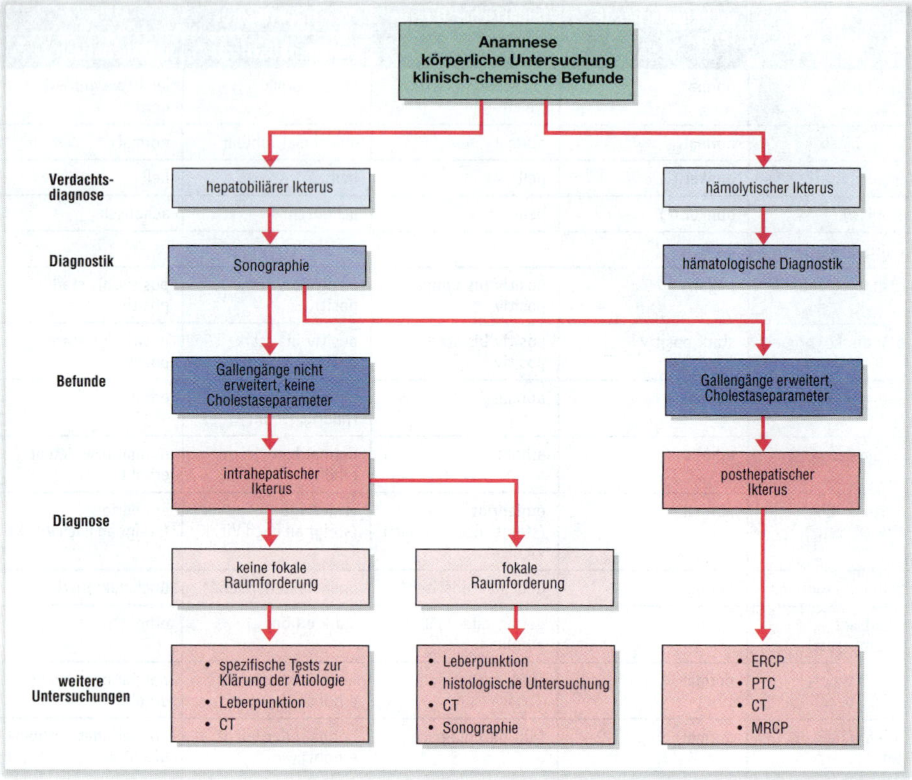


**Ikterus:** Plan für eine stufenweise Diagnostik bei unklarem Ikterus. **CT:** Computertomographie; **ERCP:** endoskopisch-retrograde Cholangiopankreatikographie; **MRCP:** Magnetresonanz-Cholangiopankreatikographie; **PTC:** perkutane transhepatische Cholangiographie. [89]

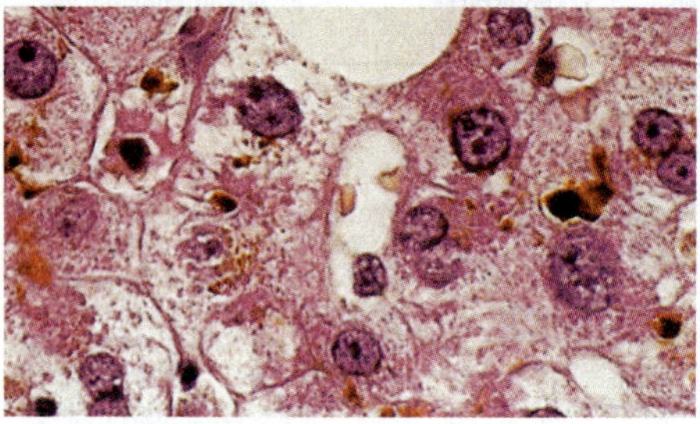

**Ikterus, posthepatischer:** Das histologische Präparat zeigt Gallenpfröpfe (Braunfärbung) in den erweiterten läppchenzentralen Gallenkapillaren. [178]

ämie, Transfusion inkompatiblen Blutes, nach Lungeninfarkt (▸Infarktikterus), bei Virusinfekt mit Auftreten von Wärme- u. Kälteagglutininen, durch Arzneimittel-induzierte Antikörper.

**Ikterus|zylinder:** gelbliche hyaline Harnzylinder bei Ikterus mit Hyperbilirubinurie. E hyaline cast.

**ikto|phịl:** zu Anfällen (s.a. ▸Ictus) neigend. E prone to seizures.

**Iktus:** ▸Ictus.

**Ikwa-Fieber:** ▸Wolhynisches Fieber. E Ikwa fever.

**Il,** IL: Abk. für ▸Interleukin. E IL.

**ILA** *(engl.)* Abk. für insulin-like activity: ▸Aktivität, insulinähnliche.

**ILCO,** Abk. für Deutsche **I**leostomie-, **Co**lostomie-, Urostomie-Vereinigung e.V.: eine Selbsthilfegruppe für Patienten mit künstlichem Darm- oder Blasenausgang.

**Ịle: 1)** *(latein.)* Plur. Ilia: *Anatomie* die Weiche oder Flanke. **2)** *Biochemie* Abk. für Isoleucin.

**ileạl:** das ▸Ileum betreffend. E ileac, ileal. – **i. Bypass:** *Chirurgie* ▸Ileumausschaltung.

**Ile|ịtis: 1)** ▸Enteritis im Bereich des Ileums. E ileitis. **2)** ▸Iliitis. – **I. regionalis:** Teilerscheinung oder Lokalisationsform der ▸Enteritis regionalis. Analog: **I. terminalis.** E regional ileitis.

**ileo...:** Wortteil »Krummdarm« (Ileum), aber auch »Weiche« (Ilia) u. »Darmbein« (Os ilium); s.a. ▸ilio...

**Ileo|ano|stomịe:** s.u. ▸Ileostomie. E ileoanostomy.

**Ileo|aszendo|stomie:** chirurgische Anastomosierung zwischen Ileum u. Colon ascendens, meist nach Resektion von terminalem Ileum, Caecum u. Teilchen des Colon ascendens (z.B. bei Crohn-Krankheit). E ileoascendostomy.

**ileo|c(a)ecạlis:** *Anatomie* ▸ileozäkal.

**ileo|femoral:** ▸iliofemoral.

**Ileo|ileo|stomịe:** Anastomose zwischen zwei Ileumabschnitten. E ileoileostomy.

**Ileo|jejuno|stomịe:** *Chirurgie* Anastomose zwischen Jejunum u. Ileum; s.a. ▸Ileumausschaltung. E jejunoileostomy.

**Ileo|kolịtis, Ileocolitis:** auf den benachbarten Dickdarm übergreifende Enteritis (z.B. E. regionalis). E ileocolitis.

**Ileo|kolo|stomịe:** *Chirurgie* Anastomose zwischen Ileum u. Dickdarm; meist als ▸Ileotransversostomie, aber auch als Ileozäko- oder -sigmoideostomie; v.a. als Umgehungs- bzw. Kontinuitätsanastomose nach Darmresektion, bei Interposition eines Ileumsegments als Kolonersatz (s.a. ▸Dünndarmzwischenschaltung). E ileocolostomy.

**Ileo|skopịe:** Inspektion der Ileumlichtung (s.a. ▸Endoskopie) mit Hilfe eines Koloskops nach Durchschieben durch die Ileozäkalklappe. E ileoscopy.

**Ileo|stoma:** s.u. ▸Ileostomie.

**Ileo|stomie:** *Chirurgie* Herstellung eines künstlichen Darmausgangs (▸Enterostomie) unter Verwendung einer – möglichst tiefen – Ileumschlinge, u. meist mit Ausleitung durch die rechte Unterbauchwand (bei der **geteilten I.** mit Bildung je einer separaten Ausleitung [= **Ileostoma**] für den oralen u. aboralen Darmschlingenschenkel [nutzbar für Spülungen]); ferner evtl. Ausleitung durch den After (= Ileoanostomie). Die abdominale I. als temporäre Entlastungsfistel (z. B. bei Ileus; zur Sicherung von Dickdarmanastomosen) oder als präliminarer bzw. definitiver Ileumafter (▸Anus praeter). S. a. ▸Dünndarmfistel. – I. w. S. auch die Ausleitung bzw. das Stoma einer Ileumblase (s. u. ▸Dünndarmblase, ▸Harnableitung). E ileostomy.

**Ileo|trans|verso|stomie:** *Chirurgie* Anastomosierung eines – möglichst tiefen – Ileumsegments mit dem Colon transversum; s. a. ▸Ileumausschaltung (Hemikolektomie). E ileotransversostomy.

**ileo|zäkal:** das ▸Ileum terminale u. ▸Caecum betreffend; s. a. ▸Ileozäkum. E ileocecal.

**Ileo|zäkal|geräusch, -gurren:** Plätschergeräusch beim Übertritt von Darminhalt aus dem Dünn- in den Dickdarm; durch örtl. Kompression provozierbares Auskultationsphänomen am rechten Unterbauch bei Ileozäkalstenose u. beginnendem Typhus abdominalis.

**Ileo|zäkal|klappe:** *Anatomie* ▸Valva ileocaecalis. E ileocecal valve.

**Ileo|zäkal|tuberkulose:** ▸Darmtuberkulose im ileozäkalen Bereich; häufigste (ca. 80 %) Lokalisation der Darmtuberkulose. E ileocecal tuberculosis.

**Ileo|zäkal|tumor:** **1)** meist wie eine Geschwulst tastbarer Prozess im re. Unterbauch, z. B. bei Ileozäkalvolvulus, -invagination, oder – als **entzündlicher I.** – v. a. bei Enteritis regionalis, Appendizitis (Konglomerattumor, perityphlitischer Abszess), Ileozäkaltuberkulose. **2)** echter Tumor im Ileozäkalbereich. E ileocecal tumor.

**Ileo|zäkal|volvulus:** ▸Volvulus infolge Drehung (evtl. über 360°) des Ileozäkalabschnitts um die Achse eines – abnorm schmalen – Mesenterialstiels, meist im Säuglingsalter u. aufgrund eines ▸Mesenterium ileocolicum commune; ferner bei Caecum elongatum oder mobile. – ***Klinik:*** Ileozäkaltumor, evtl. akuter Destruktionsileus. E ileocecal volvulus.

**Ileo|zäkum:** terminales Ileum u. ▸Caecum als Funktionseinheit. – Auch Bez. für Ileokolon, Ileozäkalregion. E ileocecum.

**ileo|zökal, Ileozökal...:** ▸ileozäkal, Ileozäkal...

**Ileo|zysto|plastik:** plastischer Ersatz bzw. Vergrößerung der Harnblase durch ein ausgeschaltetes Ileumsegment (s. a. ▸Dünndarmblase). E ileocystoplasty.

**Ileu:** *Biochemie* Abk. für ▸**Isoleu**cin.

**Ileum,** Krummdarm: untere (distale) drei Fünftel des Dünndarms, die – beim Erwachsenen ca. 3 m lang – im Vergleich zum ▸Jejunum eine geringere Weite u. Wanddicke sowie weniger Gefäße, Schleimhautfalten u. Zotten aufweisen (Zahl u. Höhe der KERCKRING-Falten u. der Zotten nehmen nach kaudal ab). Ist durch sein Mesenterium an der hinteren Bauchwand befestigt und ist im rechten Mittel- u. Unterbauch (Regio iliaca dextra u. hypogastrica) u. im kleinen Becken gelegen. Sein Endabschnitt (**I. terminale**) mündet (mit der ▸Valva ileocaecalis) in das Zäkum. Weist die PEYER-Plaques (Noduli lymphoidei aggregati) auf. S. a. Abb. E ileum.

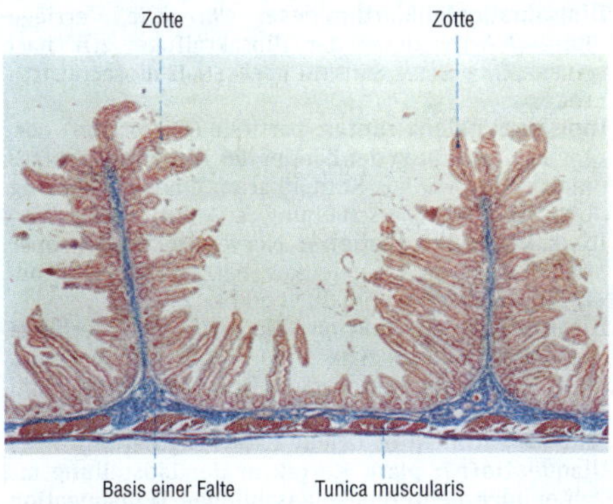


**Ileum:** histologisches Präparat der Ileumschleimhaut mit Zotten u. charakteristischen submukösen Lymphfollikeln. [497]

**Ileum|after:** **1)** *Chirurgie* Ileostoma, ▸Ileostomie. **2)** *Pathologie* ▸Kotfistel (s. a. ▸Dünndarmfistel) bei offenem, persistierendem Ductus omphaloentericus.

**Ileum|ausschaltung:** *Chirurgie* die früher zur Reduzierung der Cholesterinresorption (bei Hyperlipämie, Diabetes mellitus, schwerer Atherosklerose) durchgeführte subtotale therapeutische I. (»ilealer Bypass«), auch zur Gewichtsreduktion bei Adipositas. E ileal bypass.

**Ileum|blase:** *Urologie* s. u. ▸Dünndarmblase. E ileal bladder.

**Ileum|conduit:** *Urologie* s. u. ▸Conduit. E ileal conduit.

**Ileumsarkom:** maligner Tumor mesenchymalen Ursprungs (▸Sarkom) des unteren Dünndarmabschnitts mit örtlich destruierendem Wachstum u. Neigung zur hämatogenen Metastasierung. Kommt sehr selten vor. Klinische Zeichen (Stenosierungssymptome) treten erst spät auf. Bis zu 70 % der Erkrankten haben bei Diagnosestellung bereits Metastasen.

**Ileus,** Darmverschluss: lebensbedrohliche Unterbrechung der Darmpassage. ***Einteilung:*** Verengung oder Verlegung der Darmlichtung: mechanischer I.; Darmlähmung: dynamischer I. (v. a. als paralytischer I. oder spastischer I.; auch gemischte Formen). Entsprechend der Lage des Passagestopps (hoch oder tief sitzend) unterschieden als Duodenal-, Dünndarm- u. Dickdarmileus; s. a. ▸Flüssigkeitsspiegel (dort Abb.); bei unvollständiger Ausprägung als ▸Subileus bezeichnet. ***Klinik:*** Schmerz, Erbrechen (u. U. als Koterbrechen), ▸Meteorismus, fehlender Stuhl- u. Windabgang. Die Darmgeräusche können fehlen oder aber abnorm verstärkt sein. Rasch zunehmendes Schocksyndrom infolge Flüssigkeits- u. Ionenverlusts durch Erbrechen. ***Ther.:*** bei mechanischem I. oder I. infolge eines Mesenterialgefäßverschlusses rasche operative Beseitigung oder Umgehung des Hindernisses, u. U. Enterostomie, pro- oder retrograde Absaugung; Intensivbehandlung. Bei paralytischem I. konservative Therapie, d. h. Ableitung von Magen-Darm-Inhalt über Sonden, Dekompression, Nahrungs- u. Flüssigkeitskarenz, Peristaltikanregung durch Medikamente. E ileus. – **I., angeborener neurogener:** ▸JIRÁSEK-ZUELZER-WILSON-Syndrom. – **I., angio|mesenterischer:** besonders gefährlicher paralytischer I. durch segmentäre hämorrhag. Infarzierung (Nekrose) der Darmwand infolge Mesenterialgefäßthrombose oder -embolie; seltener durch Gefäßkompression (Mesenterialhämatom, Tumordruck); s. a. ▸arteriomesenterialer Duodenalverschluss. E ischemic i. – **I., duodenaler:** ▸Duodenalileus. – **I., dynamischer, funktioneller I.:** I. durch Störung oder Aufhebung der Darmbeweglichkeit. Obergr. für paralytischen u. spastischen I. E dynamic i. – **I., mechanischer:** I. durch Hindernis im Darmbereich; führt bei längerer Dauer zur Darmlähmung (paralytischer I.). ***Einteilung:*** unterschieden als **1)** Strangulations-I., d. h. infolge Abschnürung eines Darmabschnitts u. gleichzeitiger Störung der Durchblutung der Darmwand; bedeutet höchste Gefahr einer Infarzierung u. Nekrose (Destruktions-I.). Ursachen: **a)** Einklemmung einer inneren oder äußeren Hernie (Inkarzerations-I.); **b)** Volvulus; **c)** Invagination; **d)** Darmabknickung bei Verwachsungen (Adhäsionen bzw. Briden). – Oder als **2)** Obstruktions-I., d. h. durch Verlegung des Darmes (ohne Durchblu-

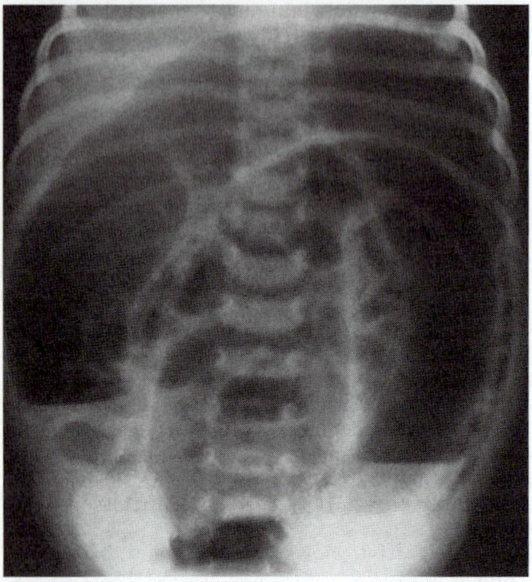

**Ileus:** typischer Röntgenbefund mit Dilatation von Darmschlingen u. Spiegelbildung des unteren Dünndarms u. des Dickdarms. [226]

tungsstörung). Ursachen: **a)** Hindernis in der Darmlichtung (Obturations-I.), z.B. Fremdkörper, Gallenstein, Würmer, unverdaute Nahrungsmittel, Kotstein, ferner Atresie bei Neugeborenen; s.a. ▸Mekoniumileus; **b)** Verdickung der Darmwand durch Tumoren, Strikturen und Entzündungen (Enteritis); **c)** Druck auf den Darm durch Tumoren oder Verwachsungen (Adhäsionen u. Briden) im Bauchraum (Kompressions-I.). E mechanical i. – **I. der Neugeborenen:** ▸Mekoniumpfropf-Syndrom. E meconium i. – **I., paralytischer, adynamischer I.:** subakut beginnender I. infolge Darmlähmung. Ursachen: Stoffwechselstörungen, hirnorganische Erkrankungen, Lähmung der regulatorischen Darmnerven bzw. der Darmwandplexus oder Störung der Erregungsübertragung (Kaliummangel); reflektorisch als »reflektorischer I.« bei entzündlichen Erkrankungen des Darmes u./oder der Nachbarorgane (z.B. akute Pankreatitis, Appendizitis, Cholezystitis, Peritonitis) sowie nach Operationen oder Blutungen (z.B. bei Retroperitonealhämatom) u. als Endstadium eines mechan. I.; ferner bei Durchblutungsstörungen (▸Ileus, angiomesenterischer). E paralytic i. – **I., spastischer:** akuter dynamischer I. durch reflektorische Dauerkontraktion einzelner Darmabschnitte. Ursachen: z.B. Bleivergiftung, Porphyrie, Würmerkonvolut, Tonnenstein. E spastic i., hyperdynamic i.

**Ileus|einleitung,** Blitzeinleitung: klinische Bezeichnung für ein Narkose-Einleitungsverfahren, das einer erhöhten Aspirationsgefahr (wie beim Ileus) während der Einleitung Rechnung trägt. Das Prinzip besteht darin, eine Regurgitation von Magensaft (u. damit eine Aspiration in die Lunge) während der Einleitungsphase zu verhindern. Präoperatives Erbrechenlassen bzw. Legen einer Magensonde mit Absaugen von Mageninhalt reduziert das Magensaftvolumen. Kardiaabdichtung durch eine spezielle Magensonde mit aufblasbarem distalem Ballon (Cuff); entsprechende Lagerung (z.B. Oberkörper hoch) minimiert das Risiko der passiven Regurgitation. Schnelle Relaxation u. Intubation sofort nach dem Einschlafen verkürzen die Zeitspanne der Unterbrechung der $O_2$-Zufuhr. Um eine Druckerhöhung im Magen zu vermeiden, unterbleibt die sonst übliche Maskenbeatmung vor der Relaxation. Eine ausreichende Oxygenierung bis zur Intubation wird durch Atmenlassen von reinem Sauerstoff noch vor Hypnotikagabe garantiert. Eine evtl. zusätzliche Maßnahme ist der ▸Sellick-Handgriff (manueller Druck des Schildknorpels gegen den Ösophagus). Eine andere Möglichkeit ist die Intubation des wachen Patienten nach Lokalanästhesie des Nasen-Rachen-Raumes. Die I. wird angewandt bei Ileus, geburtshilflichen Eingriffen, bei Patienten mit Ösophagusdivertikel, Refluxkrankheit, Pyloro- u. Kardiospasmus sowie bei Notfallpatienten im nicht nüchternen Zustand.

**Ileussauger,** Bienenkorbsauger: *Chirurgie* starres oder flexibles Rohr (mit Saugkorb u. Luftzuleitungsrohr gegen Darmwandaspiration) für die intraoperative Darmentleerung durch Sogwirkung. E intestinal suction tube.

**Ilhéus-Virus:** in Äquatorial- u. Mittelamerika sowie Südostasien von Moskitos übertragenes ARBO-Virus B; Erreger fieberhafter Meningoenzephalitis.

**Ilia:** die Weichen oder Flanken.

**ilia|cus, iliakal** *(latein.):* die Weiche (▸Ile [1]). I.w.S. das Darmbein (▸Os ilium) betreffend. E iliac.

**Ilia|ka:** Kurzform für ▸Arteria bzw. Vena iliaca.

**Iliakal|abszess:** im Becken (= intrapelvin) zwischen Darmbein u. Fascia iliaca gelegener Abszess, z.B. als Senkungsabszess bei Spondylitis tuberculosa oder als Komplikation bei Crohn-Krankheit; hierbei meist dem M. iliopsoas folgend (▸Psoasabszess), seltener mit Ausbreitung in die Fossa ischiorectalis (Perforationsgefahr in Vagina u. Rektum) oder entlang dem M. piriformis (durch Foramen ischiadicum) zum Gesäß oder Oberschenkel (Kniekehle) oder aber entlang dem M. quadratus lumborum bis oberhalb der Crista iliaca.

**Iliakal|höcker:** ▸Beckenhörner.

**Ili|itis,** Ileitis: Entzündung des Darmbeines (Os ilium); als ▸ Osteomyelitis, ▸Ostitis (condensans).

**ilio...** *(latein. = Ile)* Plur. Ilia: Wortteil »Weiche(n)«, i.w.S. auch Darmbein (▸Os ilium). S.a. ▸ileo...

**ilio|femoral:** die Weiche(n) bzw. das Darmbein (▸ilio...) u. den Oberschenkel(knochen) betreffend. E iliofemoral. – **i. Arthro|dese:** *Orthopädie* supraartikuläre (= extraartikuläre) Hüftarthrodese zwischen Darmbein u. Femur (im Ggs. zur infraartikulären ischiofemoralen). E i. arthrodesis. – **i. Stealsyndrom:** ▸mesenteriales Entzugssyndrom.

**Ilio|femoral|dreieck:** *Orthopädie* ▸Bryant-Dreieck. E iliofemoral triangle.

**Ilio|inguinalis-Neuro|pathie-Schmerzsyndrom:** Neuralgie oder Neuritis des N. ilioinguinalis mit Schmerzen vom Rücken bis zur Leiste, evtl. auch Empfindungsstörungen am Damm u. Lähmung der unteren Bauchwand (M. obliquus internus, M. transversus). *Ätiol.:* Entzündung (z.B. nach Grippe), Kompression durch Hernie oder Narben. E ilioinguinal neuropathy pain syndrome.

**Ilio|psoas:** Kurzfrom für ▸Musculus iliopsoas. E iliopsoas.

**ilio|sakral:** Darm- u. Kreuzbein (Os ilium bzw. Os sacrum) betreffend. E iliosacral.

**Ilio|sakralfuge, -gelenk:** ▸Articulatio sacroiliaca. E sacroiliac joint.

**Ilio|sakral|gelenk|arthro|dese:** *Chirurgie* Verriegelung (▸Arthrodese) der Iliosakralfuge; z.B. nach Albee, Gaenslen, Smith-Petersen. E iliosacral arthrodesis.

**Ilio|sakral|gelenk|ruptur:** partielle (Distorsion) oder totale Zerreißung der Bänder des Iliosakralgelenkes; meist bds. (v.a. als Komplikation eines Beckenringbruchs) u. mit Verschiebung (s. Abb.).

**Ilio|sakralpunkt (Valleix):** Nervendruckpunkt oberhalb des Iliosakralgelenkes bei ▸Ischiassyndrom. E iliosacral sciatic pressure point.

**Ilisarov-Kallusdistraktion:** die artifizielle Verlängerung oder Achsenkorrektur eines Knochenabschnitts (v.a. Tibia) durch einen sog. Ringfixateur; s.a. Abb.

**Ilium:** *Anatomie* ▸Os ilium. E ilium.

**ILK:** Abk. für ▸interstitielle Laserkoagulation.

**Illaqueatio(n):** plast. Korrektur der Lidstellung mit einer oder mehreren Fadenschlingen. E illaqueation.

**Illusion:** Wahrnehmungstäuschung in Form einer Um- u. Fehldeutung von Sinneseindrücken bzw. realen Begebenheiten, meist durch Eingehen unbewuss-

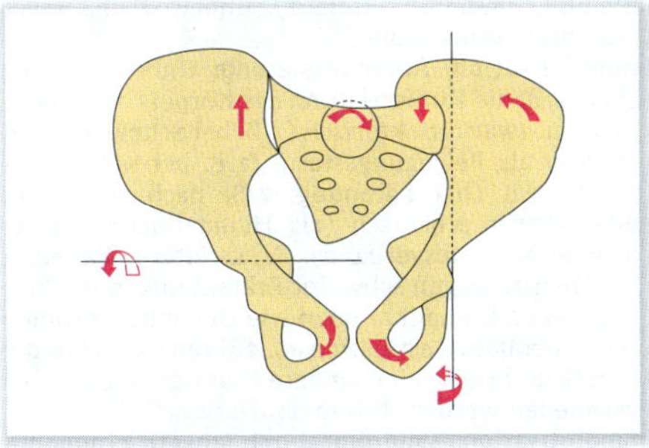

**Iliosakralgelenkruptur:** Mechanismus der Iliosakralverschiebung (n. Cramer). [325]

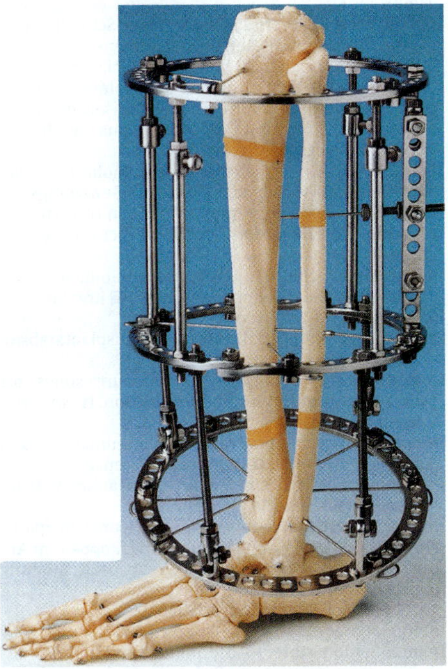

**Ilisarov-Kallusdistraktion:** Ringfixateur (Fa. Litos, Hamburg). [216]

ter affektiver Einstellungsfaktoren in den Wahrnehmungsprozess, insbes. bei affektiver Erregung, leichter Bewusstseinstrübung; s.a. ▸Halluzination, ▸Pareidolie. E illusion.

**ILMA,** Abk. für **I**mmun**l**uminometrisches **A**ssay: ▸Lumineszenz-Immunoassay. E luminescence immunoassay, Abk. LIA.

**Iloprost:** synthetisches Prostacyclin-Analogon. ***Wirkung:*** vasodilatierend u. thrombozytenaggregationshemmend. ***Anw.*** bei Thrombangitis obliterans.

**i. m.:** Abk. für **i**ntra**m**uskulär. E IM.

**IMA-Bypass** *(engl.)* Abk. für **i**nternal **m**ammary **a**rtery bypass: Mammaria-koronarer Bypass (s.u. ▸Koronarchirurgie).

**imaginär, imaginatus:** nur in der Vorstellung vorhanden, »eingebildet«. E imaginary.

**Imagination: 1)** Einbildung. **2)** die Fähigkeit zur bildhaften Vorstellung von Situationen u. Gegenständen.

**Imaging** *(engl.= abbildend):* s.u. ▸bildgebende Verfahren, ▸Szintigraphie (= Radioimaging).

**Imago: 1)** (C. G. Jung 1911) das unbewusst gebildete u. unbewusst bleibende »innere Bild« einer bestimmten Person, z.B. die aus früher Kindheit stammende I. von Vater u. Mutter (wird bei neurotischen Störungen häufig auf Beziehungspersonen projiziert). **2)** *Zoologie* das – nach Imaginalhäutung – voll entwickelte (adulte) u. geschlechtsreife Insekt. E imago.

**Imatinib:** ein ▸Tyrosinkinaseinhibitor; ***Anw.*** als Zytostatikum bei chronisch-myeloischer Leukämie. E imatinib.

**Imbezillität,** Imbecillitas: Bez. für angeborenen oder früh erworbenen Intelligenzdefekt mittleren Grades (Intelligenzquotient 35–49). Gedächtnis oft rel. gut, Denken bleibt im Bereich des Konkreten; Lesen u. Schreiben schwer erlernbar, Sprache einfach u. elementar, tiefe Gefühlsregungen möglich; heute meist als ▸geistige Behinderung bezeichnet. E imbecillity, mental deficiency.

**Imbibieren:** Eindringen(lassen) flüssiger Stoffe in feste Körper bzw. Gewebe. E imbibing.

**Imbibition, blutige:** Durchtränkung von Gewebe mit Blut(farbstoff). E hemoglobin imbibition.

**Imbibitions|dermatose:** Hauterkrankung (▸Dermatose) durch Ablagerung körpereigener Stoffwechselprodukte.

**Imerslund(-Najman)-Gräsbeck-Syndrom** (Olga I., Kinderärztin, Oslo; Ralph Gr., Laborarzt, Helsinki), selektive Vitamin-$B_{12}$-Malabsorption: autosomal-rezessiv erbliche, bereits im 1.–2. Lj. manifeste, selektive Störung der Vitamin-$B_{12}$-Resorption im Darm; mit schwerer megaloblastischer Anämie, Proteinurie, körperlicher u. geistiger Entwicklungshemmung. Nur parenterale $B_{12}$-Zufuhr ist wirksam. E Imerslund's syndrome.

**Imidapril:** ein ▸ACE-Inhibitor; ***Anw.*** als Antihypertonikum. E imidapril.

**Imid|azol,** Glyoxalin: heterozyklische Verbindung (s. Formel); Grundgerüst z.B. des ▸Histidins, ▸Histamins, zahlreicher Pharmaka. E imidazole.

**Imidazol**

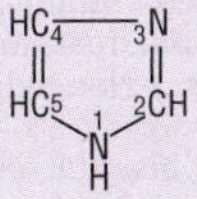


**Imidazol.**

**Imidazolidine:** Derivate des ▸Imidazols, die als ▸Sympathomimetica selektiv auf ▸Alpharezeptoren (v.a. $\alpha_2$-Rezeptoren) wirken. ***Wirkst. u. Anw.:*** z.B. ▸Clonidin, ▸Moxonidin v.a. als Antihypertensiva; z.B. Naphazolin, Oxymetazolin, Xylometazolin, Tramazolin als lokal am Auge oder in der Nase wirksame Vasokonstriktoren mit schleimhautabschwellender Wirkung. E imidazolidines.

**β-Imid|azo|lyl|äthyl|amin:** ▸Histamin.

**Imidbasen:** s.u. ▸Amine. E imido bases.

**Imide:** anorganische oder organische Verbindungen, die die Imidogruppe (–NH–) enthalten (v.a. als –CO–NH–CO–). E imides.

**Imidol:** ▸Pyrrol. E imidole.

**Imiglucerase:** gentechnisch hergestellte Makrophagen-gerichtete ß-▸Glucocerebrosidase; ***Anw.*** zur Enzymsubstitution bei Morbus Gaucher Typ I. E imiglucerase.

**Imine:** organische Verbindungen mit C- = Kohlenstoff-Bindungen der »Iminogruppe« = NH, z.B. Aldimine, Ketimine, Iminosäuren (wahrscheinlich Intermediärprodukte bei der oxidativen Desaminierung von Amino- zu Ketosäuren), Guanidine, ▸Pyrimidin; ferner zyklische sekundäre Amine, z.B. Prolin oder Äthylenimin nebst Derivaten (z.T. zytostatisch wirksam: TEPA, Thiotepa, Tretaminum u. andere). E imines.

**Imino|acid|urie,** (renale) **Imino|glycin|urie:** *Nephrologie* autosomal-rezessiv erblicher tubulärer Transportdefekt mit vermehrter Harnausscheidung von Prolin, Hydroxyprolin u. Glycin bei normalen Plasmawerten. Evtl. kombiniert mit Malabsorption von

I

Prolin u. Glycin. S.a. ▶JOSEPH-Syndrom. E iminoglycinuria.

**β-Imino|azo|lyl|äthyl|amin:** ▶Histamin.

**Imino|di|pep|tid|urie:** seltener, autosomal-rezessiv vererbter Stoffwechseldefekt mit Ausscheidung von Prolin u. Hydroxyprolin enthaltenden Di- u. Tripeptiden im Harn; u.a. mit Splenomegalie einhergehend. E iminodipeptiduria, prolidase deficiency.

**Imino|gruppe:** die Gruppe »=NH«; s.a. ▶Imine.

**Imino|harnstoff:** ▶Guanidin. E iminourea.

**Imino|säuren:** s.u. ▶Imine. E imino acids.

**Imipenem:** ein β-Lactam-Antibiotikum (▶Carbapenem); ***Anw.*** immer in Kombination mit ▶Cilastatin. E imipenem.

**Imipramin,** 5-(3-Dimethylaminopropyl)-10,11-dihydro-5H-dibenz[b,f]azepin: ein trizyklisches ▶Antidepressivum. E imipramine.

**Imiquimod:** Virostatikum; Immunmodulator; ***Anw.*** zur topischen Ther. von Condylomata acuminata. E imiquimod.

**Imitation:** Nachahmung; s.a. ▶imitatorischer Reflex. E imitation.

**Imitations|lernen:** Erlernen von z.T. komplexen Handlungsabläufen bzw. Einstellungen durch Beobachtung von Verhaltensweisen anderer.

**Imitations|phänomen:** *Psychologie* affektive ▶Resonanz.

**imitatorischer Reflex:** eine physiologische Form der affektiven Resonanz, z.B. das Mitgähnen beim Anblick eines Gähnenden. E imitatory reflex.

**Imker|asthma:** Bronchialasthma infolge Allergie gegen Bienengift.

**Imlach-Fettpfropf** (FRANCIS I., 1819–1891, Chirurg, Liverpool): Fettgewebe im Bereich des äußeren Leistenringes. E Imlach's fat-pad.

**Im|maturität** *(latein. immaturus = unreif):* »Unreife eines Frühgeborenen« mit einem Gestationsalter < 38 Wochen; s.a. ▶Reifezeichen. E immaturity.

**Immediat...:** Wortteil »unmittelbar«, »unvermittelt«, »sofort« (▶Sofortreaktion). E immediate.

**Immediat|gedächtnis:** ▶Neugedächtnis. E immediate recall.

**Immediat|prothese:** bis zur endgültigen prothetischen Versorgung sofort (nach op. Eingriff, Verletzung etc.) angebrachtes Ersatzstück. E immediate prosthesis.

**Im|mersion** *(latein. immergere = ein-, untertauchen):* **1)** *Optik* s.u. ▶Lichtmikroskop. **2)** *Dermatologie* s.u. ▶Dauerbad. E immersion.

**Im|mersions-Kälte-Nässe-Schaden:** durch Aufenthalt in kaltem Wasser oder längere Auskühlung (< 10 °C) in feuchter Umgebung auftretende örtliche Gefäß- u. Gewebsschädigung (bis zu Nekrose u. Gangrän) ähnlich einer Erfrierung (»Nasserfrierung«, meist unter Mitbeteiligung tieferer Gewebe); z.B. am Bein als »**immersion foot**« des 1. Weltkriegs (▶trench foot).

**Im|mersions|öl:** s.u. ▶Lichtmikroskop. E immersion oil.

**Im|mi|gration:** Einwanderung von Zellen (Leuko-, Histiozyten) in ein Körpergewebe. E immigration.

**im|minens** *(latein.):* drohend, nahe bevorstehend. E imminent.

**Im|missio penis** *(latein.):* Einführen des Penis in das weibl. Genitale. Gilt forensisch bei krimineller oder deliktischer Sexualbeziehung als Merkmal der Vollendung. E penal penetration. – **I. seminis:** ▶Insemination.

**Im|mission** *(latein. immittere = hineinsenden, -schleudern, einsenken): Hygiene* die aus ▶Emissionen entstandenen luftfremden, biologisch schädlichen Verunreinigungen der bodennahen Luftschichten; i.w.S. auch die in die Umgebung des Emittenden ausstrahlenden Erschütterungen oder Geräusche. Entsprechende Vorschriften sind in der Technischen Anleitung zur Reinhaltung der Luft (»TA Luft«) auf Grundlage des Bundes-Immissionsschutzgesetzes erlassen worden. E immission.

**im|mobil, immobilis** *(latein.):* unbeweglich, unverschiebbar. E immobile.

**Im|mobilisation, Immobilisierung:** Unbeweglichmachen; z.B. die Ruhigstellung des Körpers oder seiner Teile, u. zwar reflektorisch (z.B. bei Schmerzen), instinktiv als Bewegungsstarre (z.B. bei Kataplexie), paralytisch (bei Lähmung; z.B. nach Apoplexie) oder aber mechanisch (als Heilmaßnahme; meist Schienung, Gipsverband). V.a. ältere Patienten sind häufig wegen schwerer Erkrankungen bettlägerig, was zu Komplikationen wie Dekubiti, Thrombosen, Embolien, Obstipation etc. führen kann. Aus diesem Grund sollte eine längere I. so weit wie möglich vermieden werden. E immobilization.

**Immobilisations|syndrom:** durch längere ▶Immobilisation hervorgerufene Erschwerung des Grundleidens durch Muskel- u. Knochenatrophie, Gelenksteife, Marasmus, Psychosyndrom. E immobilization syndrome.

**Immobilisations|test:** **1)** Objektträger-Schnellmethode zur Bestimmung der Geißelantigene (H-Antigene) von Bakterien, z.B. von Escherichia coli (Unbeweglichkeit u. Agglutination der Keime nach Mischen mit verdünntem reinem H-Antiserum). E immobilization reaction. **2)** Treponema-pallidum-I.: *Serologie* ▶NELSON-MAYER-Test.

**Immobilität:** Unbeweglichkeit. E immobility. – **Immobilitas inter|vertebralis:** Steife im ▶Bewegungssegment als Ursache der ▶intervertebralen Insuffizienz.

**Immotile-Cilia-Syndrom** *(engl.):* ▶KARTAGENER-Syndrom.

**immun:** unempfindlich, gefeit, unempfänglich i.S. der ▶Immunität (s.a. ▶Immunisierung). E immune.

**Immun...:** s.a. ▶Immuno...

**Immun|abstoßungs|reaktion:** ▶Transplantatabstoßung.

**Immun|abwehr:** Fähigkeit des ▶Immunsystems zur Antigenabwehr durch ▶Immunreaktion. E (specific) immune defense.

**Immun|adhärenz:** Anhaften von ▶Immunkomplexen an Zellmembranen. E immune adherence.

**Immun|ad|renalitis:** s.u. ▶ADDISON-Krankheit. E autoimmune adrenalitis.

**Immun|ad|sorbens:** feste Phase (z.B. Kunststoffpartikel oder Plättchen) mit chemisch angekoppeltem Antigen (AG) oder Antikörper (AK) zur spezif. Bindung von AK bzw. AG aus einer Suspension oder Lösung (z.B. Serum). E immunosorbent.

**Immun|aggregat:** ▶Immunkomplex.

**Immun|angio|pathie:** ▶Autoimmunkrankheit mit vaskulärer Manifestation, z.B. Lupus erythematodes.

**Immun|antikörper:** Antikörper (s.a. ▶Immunglobuline); i.e.S. die gegen Blutgruppen- oder Leukozytenantigene gerichteten irregulären ▶Isoantikörper, die nach vorangegangener Sensibilisierung auftreten (z.B. bei Rhesusinkompatibilität).

**Immun|antwort:** s.u. ▶Immunreaktion (2). E immune response.

**Immun|biologie, -chemie:** s.u. ▶Immunologie. E immunobiology, immunochemistry.

**Immun|defekt, -defizienz,** Defektimmunopathie: Störung der normalen Immunität des Organismus. E immunodeficiency. **1)** angeborener Defekt in der Entwicklung der Immunzellen (B- oder T-Lymphozyten) bzw. Mangel oder Fehlen von Immunglobulinen (▶Hypo-, ▶Agammaglobulinämie) als Ausdruck eines Defekts der B-Zell-Reihe; ferner als Störung in den Effektorsystemen (▶Komplement, ▶Phagozyten); Einteilung Tab. **2)** erworbener (sekundärer) I.; mögliche Ursachen: a) Grundkrankheiten (z.B. Leukämie). – b) ▶Immunsuppression als erwünschter therapeutischer Effekt (z.B. nach Transplantation) oder als unerwünschte Arzneimittelnebenwirkung (z.B. von Zytostatika) oder beim ▶Strahlensyndrom. – c) Infektionskrankheiten. – d) Unterernährung. – e) Verbrennungen. – f) selektiver Befall von Zellen des Immunsystems durch Viren (z.B. der T-Helfer-Zellen bei ▶AIDS = **erworbenes I.-Syndrom**). – g) un-

| Defekte der B-Zell-Reihe |
|---|
| kongenitale geschlechtsgebundene Agammaglobulinämie (Typ BRUTON) |
| selektiver IgA-Mangel |
| transitorische Hypogammaglobulinämie des Säuglings u. Kleinkindes |
| Dysimmunoglobulinämien |
| **Defekte der T-Zell-Reihe** |
| DI-GEORGE-Syndrom |
| NEZELOF-Syndrom |
| chronische mukokutane Candidiasis |
| **kombinierte T-B-Zell-Defekte** |
| retikuläre Dysgenesie |
| Schweizer Typ der Agammaglobulinämie |
| Immunmangel mit dysproportioniertem Zwergwuchs |
| LOUIS-BAR-Syndrom |
| WISKOTT-ALDRICH-Syndrom |
| episodische Lymphopenie mit Lymphozytotoxin |
| variable, nicht klassifizierbare Immunmangelkrankheiten |
| **Phagozytosestörungen** |
| progressive septische Granulomatose |
| Myeloperoxidasedefekt |
| CHEDIAK-HIGASHI-Syndrom |
| Hiob-Syndrom |
| Lazy-Leucocyte-Syndrom |
| **Komplementdefekte** |
| C1q-Defekt |
| C1r-Defekt |
| C1s-Defekt in Kombination mit C1r-Defekt |
| C1s-Inhibitordefekt (hereditäres Angioödem) |
| C2-Defekt |
| homozygoter C3-Defekt |
| C3b-Inaktivatordefekt |
| C5-Dysfunktion |
| C6-Defekt |
| C7-Defekt |
| C8-Defekt |
| C9-Defekt |

**Immundefekt:** angeborene Immundefekt-Syndrome. [527]

bekannt. – **I., schwerer kombinierter:** nach WHO folgende Störungen der B- u./oder T-Lymphozyten-Entwicklung bzw. Stammzellendefekte: 1) ▸Agammaglobulinämie vom Schweizer Typ (früher nur dafür verwendet); 2) die retikuläre ▸Dysgenesie; 3) ▸Adenosindesaminasemangel; 4) NEZELOF-Syndrom. **E** severe combined i., Abk. SCID. – **Immundefekte, variable:** verschiedene Defekte der Prä-B- bzw. B-Lymphozytenreifung mit IgG-Mangel. **E** common variable i., Abk. CVI.

**Immun|defizienz-Virus, humanes:** ▸HIV.

**Immun|deviation:** selektive Unterdrückung einer Immunantwort; z.B. erfolgt nach i.v. Injektion eines Antigens (AG) u. anschließender intrakutaner Injektion des AG mit FREUND-Adjuvans nur Antikörperbildung (zelluläre Immunität tritt nicht ein). **E** immune deviation.

**Immun|diffusion; Immun|elektrophorese; Immunfluoreszenz:** s.u. ▸Immuno...

**Immun|genetik:** s.u. ▸Immunologie. **E** immunogenetics.

**Immun|globuline,** Gammaglobuline, Abk. Ig: Glykoproteine, die nach Kontakt mit einem ▸Antigen (AG) in ▸Plasmazellen (umgewandelte B-Lymphozyten) gebildet werden u. als ▸Antikörper (AK) spezifisch an dieses AG binden (AG-AK-Reaktion). Die so entstehenden ▸Immunkomplexe können im Rahmen der humoralen ▸Immunität v.a. unter Beteiligung des ▸Komplementsystems unschädlich gemacht werden. ***Eiweißstruktur:*** Glykoproteine (Kohlenhydratanteil 5–15 %) mit je zwei – v.a. über Disulfidbrücken verbundenen – langen (Schwer- = H-Ketten = heavy chains) und kurzen (Leicht- = L-Ketten = light chains) Polypeptidketten; wobei IgG aus einer, IgA aus einer oder zwei (Dimer) und IgM aus fünf (Pentamer) solcher Y- oder T-förmiger Teilmoleküle besteht (▸joining chain, s.a. Abb.). Bei enzymatischer Spaltung mit Papain entstehen aus IgG zwei Fab-Fragmente mit AG-Bindungsstelle u. ein Fc-Fragment (Fixationsort für Komplement [C]), bei Spaltung mit Pepsin nur zwei Fragmente: F(ab')2 und Fc. Die der AG-Bindungsstelle nahen N-terminalen Teile der Fab-Fragmente weisen als variable Regionen (V) sehr unterschiedliche, vom AG abhängige Aminosäurensequenzen auf (Idiotypie), während die übrigen Bereiche nahezu konstant (C) zusammengesetzt sind u. sich nur zwischen den einzelnen Ig-Klassen unterscheiden (Isotypie; s.a. Abb.). Ferner treten vererbbare genetische Varianten auf (Allotypie; s.a. ▸Plasmaproteinpolymorphismus, ▸Gm- u. ▸Km-System), deren immunchemische Bestimmung z.B. in der Vaterschaftsdiagnostik genutzt wird. ***Klassifik.:*** Wegen ihrer geringen Wanderungsgeschwindigkeit in der Eiweißelektrophorese wurden Ig früher in der scheinbar einheitlichen γ-Globulin-Fraktion zusammengefasst u. als Gammaglobuline bezeichnet. Die ▸Immunoelektrophorese (dort Abb.) unterscheidet bereits die wichtigsten Klassen (IgG = γG, IgM = γM, IgA = γA), speziellere Methoden weitere Klassen (IgD, IgE) u. Subklassen. ***Krankheitsbilder:*** **Ig-Mangel** (erniedrigte Ig-Konzentrationen meist einzelner Ig-Klassen) können als ▸Agammaglobulinämie oder ▸Hypogammaglobulinämie Zeichen eines ▸Immundefekts (dort Tab., als Defekte der B-Zell-Reihe) sein. Zur Substitutionstherapie wird ▸Immunglobulinfraktion angewandt (als Hyper-Ig auch zur passiven Immunisierung). **Erhöhte Ig-Konzentrationen** (Hypergammaglobulinämie) sind meist Ausdruck einer gesteigerten Immunabwehr bei akuten oder chronischen Infektionskrankheiten, wobei die Differenzierung der einzelnen (Sub-)Klassen Rückschlüsse auf die Krankheit(sphase) ermöglichen kann. Selektive IgE-Erhöhung tritt v.a. bei allergischen u. parasitären Krankheiten sowie beim Hiob-Syndrom (»Hyper-IgE-Syndrom«) auf. Bei monoklonalen ▸Gammopathien werden von einem maligne entarteten Zellklon ▸Paraproteine gebildet, die bei der Ig-Diagnostik zu selektiver Erhöhung einer einzelnen Ig-Klasse führen. ***Ther.:*** Zur Substitutionstherapie wird Ig-Fraktion angewandt, als Hyperimmunglobulin auch zur passiven Immunisierung. **E** immunoglobulins. – **I., monoklonale: 1)** *Labormedizin* ▸Antikörper, monoklonale.

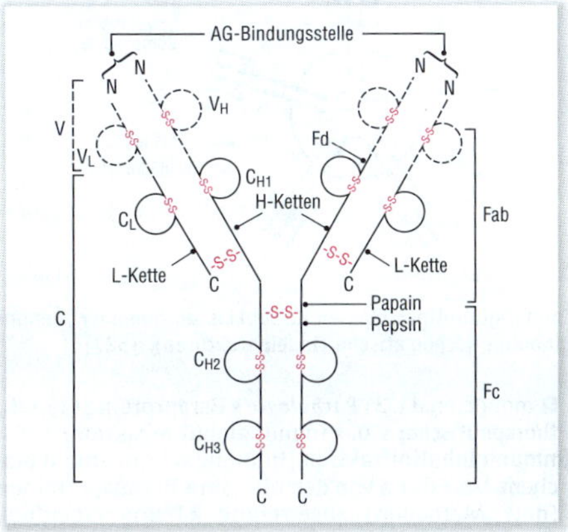


**Immunglobuline:** Struktur des Immunglobulin-Moleküls. [528]

| Klasse | Vorkommen | Serumkonzentration | Molekulargewicht |
|---|---|---|---|
| IgG | Serum, Frauenmilch | 8,0–18,0 g/l | 150 000 |
| IgM | Serum | 0,6–2,8 g/l | 970 000 |
| IgA | Serum, Sekrete | 0,9–4,5 g/l | 160 000, 385 000 |
| IgD | B-Lymphozyten-Membran | 0,04 g/l | 175 000 |
| IgE | Mastzellen- u. Basophilenmembran | 0,0003 g/l | 190 000 |
| **Klasse** | **Sedimentationskoeffizient** | **Fraktion der Elektrophorese** | **Plazentagängigkeit** |
| IgG | 7 S | γ2–γ1 | ja |
| IgM | 19 S | γ1 | nein |
| IgA | 7 S, 11 S | γ1–β | nein |
| IgD | 7 S | γ1 | nein |
| IgE | 8 S | γ1 | nein |
| **Klasse** | **Komplementbindung** | **Funktion** | |
| IgG | ja | AK der sekundären Immunreaktion | |
| IgM | ja | AK der primären Immunreaktion | |
| IgA | nein | immunologische Schleimhautbarriere | |
| IgD | nein | B-Lymphozyten-Differenzierung (antigeninduziert) | |
| IgE | nein | Immunreaktion vom Soforttyp; Parasitenabwehr | |

**Immunglobuline:** Einteilung nach Eigenschaften. [22]

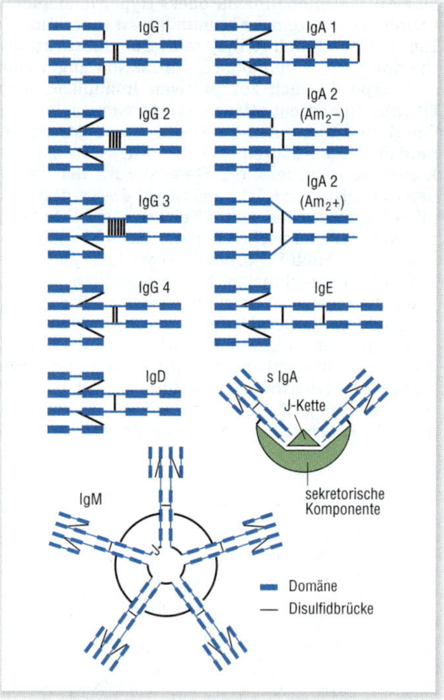


**Immunglobuline:** Klassen u. Subklassen humaner Immunglobuline (schematische Modellstrukturen). [527]

E monoclonal i. **2)** *Pathologie* ▸Paraproteine (1). – **I., therapeutische:** s. u. ▸Immunglobulinfraktion.

**Immun|globulin|fraktion,** Immunglobulin: durch biochem. Verfahren von den übrigen ▸Plasmaproteinen (dort Methoden) abgetrennte ▸Immunglobuline. Zur **Immunglobulintherapie** mit speziellen Verfahren hergestellt, die die Übertragung infektiöser Partikel weitestgehend vermeiden. **1)** aus dem Serum gesunder Blutspender gewonnene I.; enthält ein breit gefächertes Spektrum von Antikörpern, v. a. zur Substitutionstherapie bei Immundefekten. **2)** Hyperimmunglobulin: aus ▸Immunserum gewonnene I., die besonders viele Antikörper gegen bestimmte Erreger oder Toxine enthält; zur passiven ▸Immunisierung gefährdeter Personen bei entsprechendem Kontakt (z. B. gegen Tetanus, Tollwut, Masern, Mumps, Röteln, Keuchhusten, Hepatitis B, Zeckenenzephalitis; s. a. ▸Anti-D-Immunglobulin). E immunoglobulin fraction.

**Immun|hämato|logie:** s. u. ▸Immunologie. E immunohematology.

**Immun|hämo|lyse:** die durch ▸Komplement vermittelte Auflösung von Blutkörperchen, an die sich gegen sie gerichtete Antikörper angeheftet haben; s. a. hämolytische ▸Anämie, ▸Morbus haemolyticus neonatorum, ▸Transfusionszwischenfall, ▸Komplementbindungsreaktion, ▸Hämolyse. E immune hemolysis.

**Immun|hemmkörper|hämophilie:** bei ▸Hämophilie – v. a. nach wiederholten Transfusionen – eine durch Hemmkörper (Immuninhibitoren) gegen die Faktoren VIII oder IX bedingte zusätzl. Gerinnungsstörung; s. a. ▸Immunkoagulopathie.

**Immun|histo|chemie:** s. u. ▸Immunologie. E immunohistochemistry.

**Immun|inhibitoren:** Antikörper, die durch Bindung an andere Moleküle (z. B. an Gerinnungsfaktoren, Enzyme, Hormone) deren Wirksamkeit aufheben. E immunoinhibitors, inhibiting antibodies.

**Immun|in|suffizienz:** ▸Immundefekt.

**Immunisation, Immunisierung:** Herbeiführen einer ▸Immunität des Organismus. E immunization. – **I., aktive:** I. durch direkten Kontakt des Organismus mit dem Antigen (s. a. ▸Immunreaktion): **1)** durch ▸Infektion, **2)** durch ▸Impfung, **3)** durch Kontakt mit einem ▸Allergen, ▸Autoantigen oder Fremdeiweiß (z. B. bei Transplantation); ferner als **4) künstliche I.:** die zur Gewinnung von ▸Immunserum an Tieren durchgeführte aktive I. (1), wobei die Immunreaktion z. B. durch ▸FREUND-Adjuvans oder den ▸Booster-Effekt verstärkt werden kann. E active i. – **I., passive:** Zufuhr von ▸Immunglobulinfraktion bzw. ▸Immunserum zum Schutz vor Infektionen oder Toxinen; Wirkungsdauer durchschnittlich 3–4 Wochen, da die Immunglobuline im Körper abgebaut werden. E passive i.

**Immunität:** die durch ▸Immunisierung herbeigeführte u. durch Auftreten spezifischer ▸Antikörper (humorale I.) u. Zellen (zellvermittelte I.) gekennzeichnete veränderte Reaktionsbereitschaft des ▸Immunsystems (dort Schema) gegenüber Antigenen (z.B. Viren, Bakterien, Fremdeiweiß). S.a. ▸Immunreaktion, ▸Immundefekt. E immunity. – **I., angeborene:** durch diaplazentaren Übertritt mütterlicher Immunglobuline (IgG) erworbene I. (i.S. einer passiven Immunisierung); bewirkt Infektionsabwehr des Säuglings in den ersten Lebenswochen(/-monaten). E congenital i. – **I., anti|infektiöse:** s.u. ▸Infektionsabwehr, s.a. ▸Impfschutz. E antiinfectious i. – **I., anti|toxische:** gegen Ekto- u. Endotoxine von Mikroorganismen, pflanzliche u. tierische Gifte gerichtete I. E antitoxic i. – **I., humorale:** I. durch in Körperflüssigkeiten gelöste Stoffe, d.h. durch die im Plasma vorhandenen Immunglobuline, die nach Kontakt mit einem – als körperfremd erkannten – Antigen von Plasmazellen (umgewandelte B-Lymphozyten) als Antikörper produziert oder durch passive ▸Immunisierung zugeführt werden, sich an das Antigen binden u. dieses v.a. mit Hilfe des ▸Komplementsystems auflösen oder inaktivieren u./oder der ▸Phagozytose zuführen; s.a. ▸Opsonin. E humoral i. – **I., zellvermittelte:** I. durch T-Lymphozyten, die – nach Präsentation eines körperfremden Antigens durch Makrophagen – aktiviert werden u. dann ▸Lymphokine (s.a. ▸Zytokine, ▸Interleukine) freisetzen, die als Mediatorsubstanzen auf Granulozyten, Makrophagen u. Lymphozyten wirken; ferner als Effekt der natürlichen Killerzellen (NK) u. der ▸Killerzellen, die das Antigen direkt angreifen. S.a. ▸Immunreaktion (dort Tab.), ▸Immunsystem (dort Schema), ▸Interleukin, ▸Lymphozyten, ▸Transplantatabstoßung, ▸Transplantat-Wirt-Reaktion, ▸Allergie (verzögerter Typ). E cell-mediated i.

**Immunitäts|lücke:** Begriff der Epidemiologie für die durch Schutzimpfung oder natürl. Durchseuchung unzureichend immunisierten Individuen in einer Population. E immunity gap.

**Immụn|kardio|pathie:** Schädigung des Herzens durch Antikörper oder zirkulierende Immunkomplexe, z.B. bei Kollagenosen, Immunvaskulitis, Dressler-Myokarditis. E autoimmune cardiomyopathy.

**Immụn|koagulo|pathie:** durch Einwirkung von ▸Immuninhibitoren (z.B. gegen Faktor V, VIII, IX, XIII) ausgelöste Blutgerinnungsstörung, beobachtet nach Entbindungen, bei Patienten mit immunologischen Grundkrankheiten (z.B. rheumatoide Arthritis, Penicillinallergie, Asthma); s.a. ▸Immunhemmkörperhämophilie, ▸Lupusantikoagulans. – I.w.S. auch die ▸Thrombozytopenie durch (Auto-)Antikörper bzw. Immunkomplexe. E immunocoagulopathy.

**immun|kompetente Zellen:** Zellen mit der Aufgabe u. Fähigkeit, auf ein bestimmtes Antigen spezifisch zu reagieren, u. zwar die B-Lymphozyten durch Antikörperproduktion, die T-Lymphozyten i.S. der zellvermittelten ▸Immunität. E immunocompetent cells.

**Immụn|kompetenz:** Verantwortlichkeit für immunologische Reaktionen; ▸immunkompetente Zellen. E immunocompetence.

**Immunkomplex-Anaphylaxie:** das Auftreten einer Anaphylaxie durch eine Immunkomplexreaktion (Typ III) durch Antigenzufuhr in einen bereits sensibilisierten Organismus, vermittelt durch IgG- oder IgM-Antikörper.

**Immụn|komplexe,** AG-AK-Komplexe, Abk. IK, Abk. IC: Produkte der ▸Antigen-Antikörper-Reaktion (dort Abb.): **1)** bei optimalem Konzentrationsverhältnis zwischen Antigen (AG) u. Antikörper (AK) entstehende, sehr große, stark vernetzte IK, die im Plasma (bzw. in der Testflüssigkeit) nicht mehr löslich sind u. ausfallen (▸Immunpräzipitat). Im Körper binden sie ▸Komplement (Opsonisierung) u. werden rasch von Phagozyten aufgenommen u. verdaut, können jedoch bei massivem Auftreten die Arthus-Reaktion hervorrufen. **2) lösliche IK,** zirkulierende IK: bei mengenmäßigem Überwiegen des Antigens (oder des Antikörpers) entstehende kleine, noch lösliche IK (s.a. ▸Präzipitationshemmung), die mit dem Blutkreislauf im Körper verteilt werden, in Gefäßwände u. Gewebe eindringen, wo sie vielfältige Schädigungsmechanismen in Gang setzen können (s.a. ▸Glomerulonephritis, dort Schema): Das Komplementsystem wird aktiviert, die ▸Entzündung eingeleitet, u. das Blutgerinnungssystem wird beeinflusst; ferner können IK zu verstärkter Thrombozyten- u. Erythrozytenaggregation führen. S.a. ▸Immunkomplexkrankheiten, ▸Immunreaktion. – IK-Nachweis erfolgt z.B. durch Präzipitation mit Polyäthylenglykol oder durch $C_{1q}$-(Komplement-)Bindungstests. E immune complexes.

**Immụn|komplex|krankheiten:** durch zirkulierende ▸Immunkomplexe (IK) hervorgerufene Krankheiten, die entweder akut nach Zufuhr eines Antigens (AG) entstehen (▸Serumkrankheit) oder einen eher chronischen Verlauf aufweisen, wobei v.a. ▸Autoantigene, aber auch fremde Stoffe (z.B. bakterielle AG) zu ständiger Neubildung von IK führen. Nach Ablagerung der IK wird eine Überempfindlichkeitsreaktion vom Typ III ausgelöst. Für einige Krankheiten sind IK als (Teil-)Mechanismus nachgewiesen, z.B. Glomerulonephritis (Immunkomplextyp), Kollagenosen (z.B. Lupus erythematodes, rheumatoide Arthritis), bestimmte Formen der Endo- u. Myokarditis, **Immunkomplexvaskulitis** (bei Ablagerung der IK in der Gefäßwand); bei anderen Krankheiten wird dies diskutiert (z.B. Arteriosklerose, Leberzirrhose). – IK lassen sich häufig im geschädigten Gewebe durch Immunofluoreszenz nachweisen. E immune-complex diseases.

**Immụn|krankheiten,** Immunopathien: Oberbegriff für Krankheiten, für deren Entstehung Mechanismen der – humoralen oder zellulären – Immunität eine Rolle spielen; z.B. ▸Autoimmunkrankheiten, ▸Immunkomplexkrankheiten; i.w.S. auch Allergien; s.a. ▸Immundefekt.

**Immụn|mangel:** s.u. ▸Immundefekt. E immunodeficiency.

**Immụn|modulatoren,** BRM-Substanzen: Oberbegriff für zahlreiche Substanzen oder pflanzliche, mikrobielle oder tierische Extrakte, die in unterschiedlicher Weise Vorgänge im Immunsystem modulieren (abwandeln, beeinflussen), i.e.S. stimulieren (▸Immunstimulanzien). Zur **Immunmodulation** gehören i.w.S. auch ▸Immunsuppression, ▸Immunprophylaxe (einschl. Impfung) u. ▸Immunsubstitution sowie unspezifische Maßnahmen zur Stärkung oder Abschwächung der Abwehrkräfte des Organismus. S.a. ▸Immuntherapie. E biological response modifiers, immunomodulators.

**Immuno...:** s.a. ▸Immun...

**Immụn(o)|assay** *(engl. assay = Test):* Bestimmung biologisch aktiver Substanzen mittels Antigen-Antikörper-Reaktion, die auch die Messung geringster Mengen erlaubt. ***Formen:*** Es existieren verschiedene Varianten, die auf unterschiedlichen Markierungs- u. Detektionsmethoden der spezifischen Antikörper oder Substrate beruhen. Beim **Radio-I.** (▸RIA) wird ein radioaktives Nuklid als Marker eingesetzt. Bei verschiedenen Fluoreszenzmethoden dienen Fluorochrome als Marker oder Detektoren. Dabei unterscheidet man das **Fluoreszenz-I.** (FIA), bei dem ein fluoreszierender Rest als Marker dient, das Fluoreszenzpolarisations-I. (FPIA), bei dem ein komplex fluoreszierendes Molekül mittels polarisierender Fluoreszenzstrahlung quantifiziert wird, und das Time-Resolved-Fluoreszenz-I. (TRFIA). Bei den **Enzym-I.** (EIA) und den Enzym-linked-Immunosorbent-Assays (ELISA) katalysieren Enzyme spezif. Reaktionen, deren Produkt spektroskopisch oder elektrochemisch nachweisbar ist. Das (Chemi-)Lumineszenz-I. (CIA, LIA) ist eine Sonderform des ▸Enzymimmunoassays, bei dem das Marker-Enzym eine chemilumineszente Reaktion katalysiert, deren Lumineszenzphotonen detektiert werden. ***Methoden:*** Die Immunreaktion kann auf verschiedene Arten ablaufen. Beim **kompetitiven I.** konkurriert das zu bestimmende Antigen (Analyt) mit dem zugesetzten Antigen in einer Gleichgewichtsreaktion um die Bindungsstellen am Antikörper. Dabei lassen sich entweder die zugesetzten Antigene (Analyttracer) oder die Antikörper (Antikörpertracer) markieren (Bsp.: RIA, EIA, FIA). Beim **nichtkompetitiven (sequentiellen) I.** wird eine bekannte Menge von Antikörpern im Überschuss zum Analyt gegeben, dann werden Komplexe u. Antikörper getrennt und die freien Antikörper mit markierten Antigenen komplexiert. Das **Sandwich-I.** benutzt als Nachweisreagens statt des Antigens einen zweiten Antikörper. Die Antikörper werden im Überschuss zugegeben und binden an verschiedenen Stellen des Analyten. Hohe Nachweisempfindlichkeit, meist mit monoklonalen Antikörpern (Bsp.: IRMA, ILMA).

**Immuno|blast:** nach Antigenkontakt aus kleinen Lymphozyten sich entwickelnde große »aktivierte Zelle« (Abb.), aus der Immunozyten (▸immunkompetente Zellen) entstehen. S.a. ▸Lymphozyten. E immunoblast.

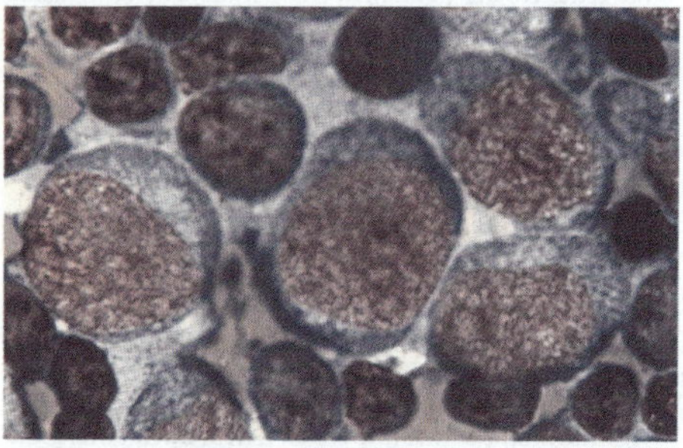

**Immunoblast:** Phase einer starken Blastentransformation bei intensivem Antigenkontakt kleiner Lymphozyten. Typische Immunoblasten in Bildmitte (Lymphknotentupfpräparat; Vergr. 1000fach). [199]

**Immuno|blastom:** ein malignes ▸Non-HODGKIN-Lymphom aus großen basophilen Immunoblasten (mit allen Übergängen zu reiferen Formen) und Plasmablasten. E immunoblastoma.

**Immuno|blot,** Westernblot: spezif. Nachweis von Antikörpern im Serum; erfolgt in drei Schritten: 1) elektrophoretische Auftrennung, 2) Transfer der aufgetrennten Proteine auf einen inerten Träger (»blotting«), 3) Immunreaktion mit spezifischen Antikörpern u. Sichtbarmachen (z.B. Färbung).

**Immun(o)|diffusion:** Untersuchungsmethode, die auf der Diffusion der Antigene u. Antikörper in ein Gel u. der Bildung eines ▸Immunpräzipitats beruht. Unterschieden **1)** als einfache lineare (in Röhrchen; nach OUDIN) oder **2)** als radiale (in Platten; nach MANCINI) Diffusion, bei der das Gel eine der Reaktionskomponenten bereits enthält, während die andere eindiffundiert (aus der Diffusionsstrecke bzw. der Größe des Trübungsrings lässt sich die Konzentration schätzen), ferner **3)** als radiale Doppeldiffusion nach ▸OUCHTERLONY (dort Abb.), bei der die Komponenten aus 2 Startlöchern aufeinander zu diffundieren. Die Auswertung der Präzipitationslinien (Trübung) an der Berührungszone erfolgt nach Färben u./oder Photographieren. S.a. ▸Nephelometrie. E immunodiffusion.

**Immun(o)|elektro|phorese:** die Kombination von ▸Eiweißelektrophorese u. Immunodiffusion zur Untersuchung v.a. der Plasmaproteine nach deren elektrophoretischer Auftrennung im Trägermedium (Agar, Agarose, Celluloseacetatfolie, Polyacrylamid etc.). S.a. ▸Elektrosynhärese. Im zweiten Schritt lässt man aus einer Rille entlang der Wanderungsrichtung polyvalentes (gegen alle Plasmakomponenten gerichtetes) ▸Immunserum diffundieren, wodurch charakteristische Linien (▸Immunpräzipitat) entstehen (Beurteilung direkt oder nach Anfärben); durch I. mit monovalenten (gegen jeweils ein Protein gerichtete) Antiseren lassen sich den Linien die einzelnen Plasmaproteine zuordnen (Abb.). E immunoelectrophoresis. – **I., zweidimensionale:** I., bei der

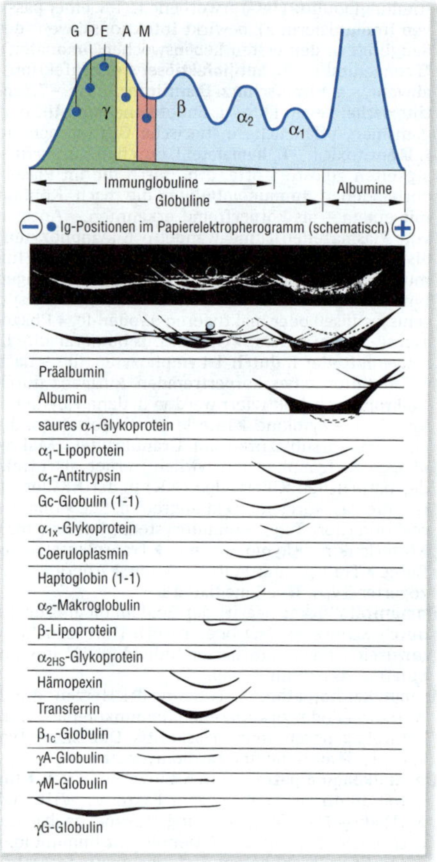


**Immun(o)elektrophorese:** Plasmaproteinaufteilung (oben) im Immunoelektrophorese-Diagramm (unten). [270]

im zweiten Schritt ein Gel mit polyvalentem Antiserum angelegt wird, in das die bereits aufgetrennten Proteine elektrophoretisch (senkrecht zur ersten Richtung) hineingezogen werden. Nach Anfärben kann aus der Fläche der glockenförmigen oder spitz zulaufenden Präzipitate die Proteinkonzentration berechnet werden; s.a. ▸Rocket-Immunoelektrophorese, ▸Immunofixation. E two-dimensional I.

**Immun(o)|fixation:** von der ▸Immun(o)elektrophorese abgeleitete u. schnellere Methode, bei der die Proteine nach elektrophoretischer Auftrennung durch ein Immunserum gefällt, d.h. an ihrer Position fixiert werden. E immunofixation.

**Immun(o)|fluo|reszenz,** IF: Methode zum Nachweis von Antigenen (AG) in Zellen u. Geweben: **1)** mittels Fluorochrom-markierter Antikörper (AK), die direkt an das AG binden (**direkte IF**, s. Abb.); **2)** nach der Sandwich-Methode, d.h. mit nicht markierten spezifischen Antikörpern, die sich im ersten Schritt an das AG binden u. an die sich im zweiten Schritt fluorochromierte Antiantikörper (= Anti-Immunglobulin-Antikörper) binden (**indirekte IF**). Für beide Verfah-

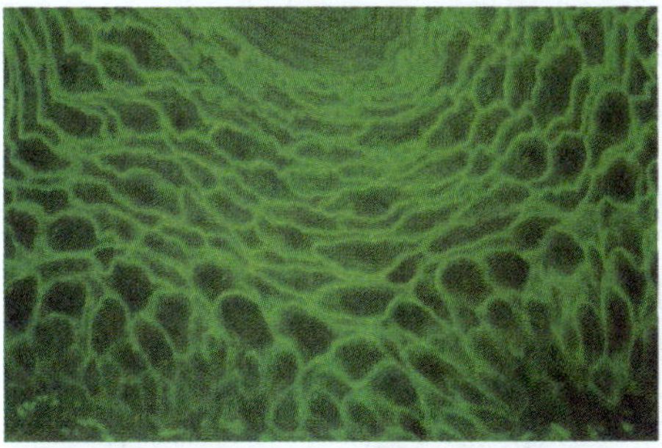

**Immun(o)fluoreszenz:** mikroskopische Darstellung von Antikörpern, die gegen die Interzellularsubstanz der Epidermis gerichtet sind. Die Interzellularsubstanz leuchtet auf. [178]

ren werden heute meist monoklonale Antikörper benutzt. E immunofluorescence.

**Immuno|gẹn:** zur ▸Immunität führendes ▸Antigen; s.a. ▸Allergen. E immunogen.

**Immuno|genität:** die Fähigkeit eines Antigens, Immunität herbeizuführen. E immunogenicity.

**Immuno|logịe:** Lehre von der Immunität u. ihren Erscheinungsformen; Teilgebiete sind z.B. die Immunbiologie (ist befasst mit Vorgängen in vivo), Immunchemie (Reaktionen in vitro), Immungenetik (Vererbung immunologisch bedeutsamer Strukturen), Immunhämatologie (das Blut betreffende Vorgänge), Immunhistochemie bzw. -zytochemie (Untersuchung von Gewebe bzw. Zellen mit immunchem. Methoden), Immunpatho(physio)logie (krankhafte [u. normale] Vorgänge), Immunpharmakologie (Anw. von Immunsuppressiva, Immunseren, Impfstoffen); ferner die ▸Allergologie u. die ▸Serologie. E immunology.

**Immuno|pathịe:** ▸Immunkrankheit. E immunopathy.

**immuno|radio|metrischer Assay:** ▸IRMA. E immunoradiometric assay.

**Immụn|organe:** s.u. ▸Immunsystem.

**Immụno|sorbens:** ▸Immunadsorbens.

**Immụno|toxine,** Abk. IT: monoklonale ▸Antikörper (mkAK), an die ein – z.B. pflanzliches – Toxin oder ein Zytostatikum chemisch gebunden wurde. – IT mit gegen Krebszellen gerichteten mkAK werden versuchsweise zur selektiven Zerstörung maligne entarteter Zellen z.B. bei Lymphomen u. Leukämien angewendet. E immunotoxins.

**Immuno|zyten:** ▸immunkompetente Zellen. E immunocytes.

**Immuno|zytọm,** lymphoplasmozytisches Lymphom: ein niedrigmalignes ▸Non-Hodgkin-Lymphom der B-Zell-Reihe. E immunocytoma.

**Immụn|paralyse:** Hemmung der Immunreaktion; s.u. ▸Immuntoleranz.

**Immụn|patho(physio)logie:** s.u. ▸Immunologie. E immunopathology.

**Immụn|phänomen:** durch ▸Immunreaktion ausgelöste Erscheinung. E immunological phenomenon.

**Immụn|phago|zystose:** s.u. ▸Resistenz (1). E immunophagocytosis.

**Immụn|präzipitat:** durch unlösliche ▸Immunkomplexe (1) hervorgerufener Niederschlag; sichtbar bei Immundiffusion u. -elektrophorese als Trübung; ist in Suspension quantitativ bestimmbar durch Nephelometrie (oder Turbidimetrie) bzw. nach Zentrifugation durch Eiweißbestimmung. E immunoprecipitate.

**Immụn|prophylaxe:** vorbeugende Gabe von ▸Immunserum oder ▸Immunglobulinfraktion bei Infektionsgefahr. E immunoprophylaxis.

**Immụn|proteine:** ▸Immunglobuline. E immunoproteins.

**Immụn|reaktion: 1)** die ▸Antigen-Antikörper-Reaktion (in vivo oder in vitro). E immunoreaction. **2)** Immunantwort, Abk. Ir: durch Ir-Gene (s.a. ▸HLA-System) gesteuerte Reaktion des ▸Immunsystems auf ein – als körperfremd (»not-self«) erkanntes – Anti-

| Induktionsphase | | | | Effektorphase | | |
|---|---|---|---|---|---|---|
| immunologisch spezifisch, klinisch inapparent | | | | immunologisch unspezifisch, klinisch apparent | | |
| | Mediator | Eigenschaften | Reaktion mit Antigen | Primärfolge | Sekundärfolge | Tertiärfolge |
| Typ I anaphylaktische Reaktion | IgE (IgG) | fixiert auf Mastzellen; nicht präzipitierend, nicht Komplement aktivierend, hitzelabil | auf Mastzelloberfläche | → Freisetzung von allergischen Mediatoren (z.B. Histamin) | → Vasodilatation, Permeabilitätssteigerung, Kontraktion glatter Muskulatur | → Restitutio ad integrum, kein Gewebsschaden |
| Typ II zytotoxische Reaktion | IgG (IgM) | zirkuliert mit Serum | auf Zelloberfläche (evtl. hier nur Adsorption nach Reaktion) | → Aktivierung von Komplement | → Zellmembranschädigung | → Zytolyse |
| Typ III Arthus-Reaktion | IgG (IgM) | zirkuliert mit Serum; präzipitierend, Komplement aktivierend, hitzestabil | in Gefäßnähe | → Aktivierung von Komplement | → Chemotaxis (Segmentkernige), Phagozytose, Leukozytoklasie | → Enzymfreisetzung, Gewebsschaden |
| Typ IV zellvermittelte Reaktion | »sensibilisierte« Lymphozyten | zirkulieren durch Gewebe; Komplement-unabhängig, langlebig | in Gewebsperipherie | → Synthese u. Sekretion von Lymphokinen | → Chemotaxis (Mononukleäre), Migrationshemmung, mitogener Reiz, Makrophagenaktivierung | → Enzymfreisetzung, Zytotoxizität, Gewebsschaden |

**Immunreaktion:** Ablauf in zwei Phasen (klassisches Schema). [528]

gen; führt in der Regel zur ▸Immunität, bei Sensibilisierung durch ein Allergen zur ▸Allergie (s. a. Tab.); s. a. ▸Infektionsabwehr; Ausbleiben der Reaktion s. u. ▸Immuntoleranz. E immune response. **3)** die bei vorliegender Immunität oder Allergie durch ein Antigen hervorgerufenen Reaktionen des Körpers oder einzelner Gewebe (z. B. Lymphknoten, Mastzellen), die durch das ▸Immunsystem u. dessen Hilfssysteme vermittelt werden. E immunoreaction, immune response.

**Immun|rejektion:** ▸Transplantatabstoßung.

**Immun|schwäche:** ▸Immundefekt oder verminderte Reaktionsbereitschaft des Immunsystems im Rahmen der Norm. E immune deficiency.

**Immunserum:** Serum, das nach natürlicher oder künstl. ▸Immunisierung vom Tier (= **heterologes I.**; vom Pferd, Rind, Hammel) oder Menschen (= **homologes I.**) mit dem entsprechenden Antigen (= Ag; z. B. Bakterien oder deren Bestandteile, Viren, tierische oder pflanzl. Gifte, Blutgruppensubstanz, Lymphozyten, menschliches oder tierisches Eiweiß) gewonnen wird und spezifische Antikörper gegen das betreffende AG in hoher Konzentration enthält. ***Anw.:*** **1)** *pharma* zur passiven ▸Immunisierung, u. zwar v. a. als gereinigte ▸Immunglobulinfraktion (dort Beispiele) von Menschen oder als fermentativ behandeltes I. von Tieren (z. B. gegen Botulismus, Diphtherie, Gasbrand, Schlangengift) verwendet; **2)** *labor* in der immunchemischen Diagnostik (s. u. ▸Immun(o)assay, ▸Immun(o)diffusion, ▸Immun(o)elektrophorese, ▸Immun(o)fluoreszenz etc.), Serologie u. Mikrobiologie, hier als Serum mit spezifischer Wirkung gegen ein (= monospezifisches I.) oder gegen mehrere (= polyspezifisches I.) Antigene. S. a. ▸Antikörper, monoklonale. E immune serum (mono-, polyvalent).

**Immun|stimulanzien:** ▸Immunmodulatoren, die die Aktivität v. a. des geschwächten Immunsystems anheben. ***Wirkst.:*** z. B. Zytokine (v. a. ▸Interferone, ▸Interleukine), ▸Wachstumsfaktoren (▸CSF, EGF, PDGF, IGF), Sera (+ Adjuvans), Thymusfaktor bzw. Thymopoetin (s. u. ▸Thrombopoese), Extrakte aus Pflanzen (z. B. Echinacea angustifolia oder purpurea), Mikroorganismen (z. B. BCG) u. Organen, pflanzliche Einzelstoffe u. synthetische Substanzen (z. B. Levamisol, Dimepranol + Inosin). E immunostimulants.

**Immun|substitution:** passive ▸Immunisierung bei Immunglobulinmangel. E passive immunization.

**Immun|suppression:** künstliche Unterdrückung der ▸Immunreaktion; ***Anw.*** z. B. bei Transplantation oder Autoimmunkrankheit durch ▸Immunsuppressiva oder Strahlentherapie (lokale, selektive oder Ganzkörper-Bestrahlung). ***NW:*** verminderte oder fehlende ▸Infektionsabwehr mit entspr. Klinik. E immunosuppression.

**Immun|suppressiva:** Medikamente zur Unterdrückung des körpereigenen Abwehrsystems (▸Immunsuppression). ***Wirkst.:*** z. B. ▸Glucocorticoide, ▸Cyclosporine (Mikroemulsion), ▸Tacrolimus, zytotoxische Stoffe (▸Antimetaboliten u. ▸Alkylanzien) Interleukin-2-Rezeptor-Antikörper (Basiliximab u. Daclizumab), ferner monoklonale ▸Antikörper (z. B. Anti-CD3-Antikörper, ▸Tumor-Nekrose-Faktor-α-Antikörper), Anti-T-Lymphozytenglobulin (ATG), ▸Antilymphozytenserum (ALS) bzw. -globulin (ALG). ***Anw.*** zur Unterdrückung der ▸Transplantatabstoßung u. zur Behandlung von ▸Autoimmunkrankheiten, z. B. bei chronisch-entzündlichen Darmerkrankungen u. rheumatoider Arthritis als Reservemedikation. E immunosuppressives.

**Immun|system:** das die ▸Immunität (s. a. ▸Immunreaktion) bewirkende System mit drei Funktionskreisen: **1)** Knochenmark als Bildungsort für Immunzellen; **2)** zentrale oder primäre Immunorgane: Thymus (Prägung von T-Lymphozyten) u. darmnahe Lymphorgane (bei Vögeln die Bursa fabricii; für Prägung von B-Lymphozyten; s. a. ▸Bursa-Äquivalent); **3)** periphere oder sekundäre Immunorgane (»Orte der Immunabwehr«): Milz, Lymphknoten, Tonsillen, Appendix, PEYER-Plaques. Außer den B- u. T-Zellen stehen als Partner Makrophagen (Antigen-präsentierende Zellen) u. Granulozyten sowie (humoral) das Komplementsystem (v. a. auch in der Präimmunphase) u. Properdin zur Verfügung; s. a. Abb. E immune system. – **I., intestinales:** das I. der Darmwand als das größte I. des Körpers. Seine Leistung – im Dienste des sog. Mukosablocks – wird erbracht von freien, z. T. intraepithelialen Lymphozyten, Plasmazellen u. Makrophagen, von PEYER-Plaques u. mesenterialen Lymphknoten sowie von IgG u. IgM (u. IgE), Komplement, Interferon. S. a. ▸GALT, ▸MALT. E intestinal i. s.

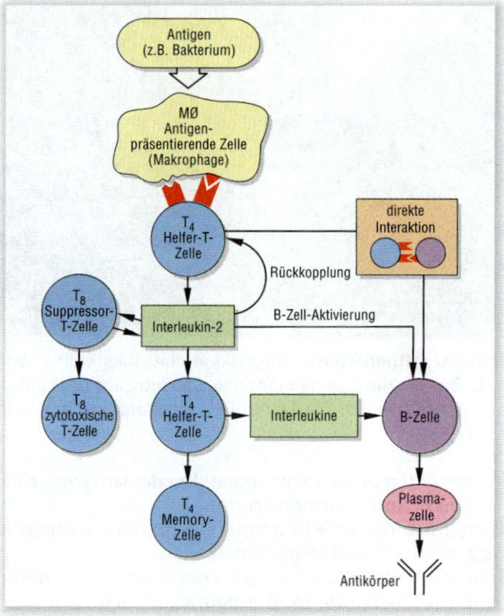


**Immunsystem.**

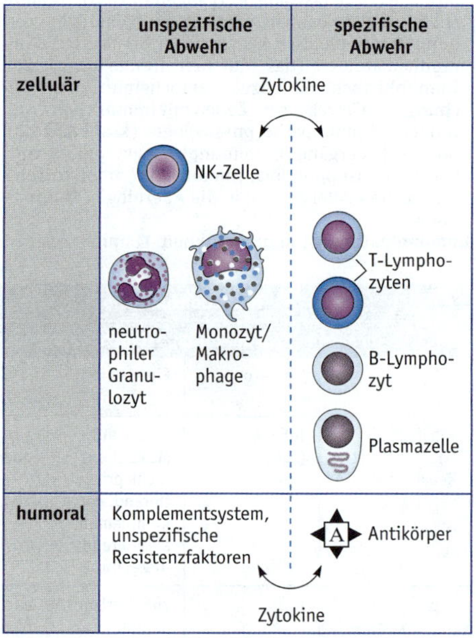


**Immunsystem:** Unspezifische u. spezifische Abwehrmechanismen zellulärer u. humoraler Art interagieren miteinander in einem komplexen Funktionssystem. [53]

**Immun|szintigraphie:** ▸Szintigraphie mit radioaktiv markierten monoklonalen ▸Antikörpern, die in die

Blutbahn des Patienten injiziert werden u. die sich z.B. spezifisch an Tumorgewebe binden.

**Immun|therapie:** die Behandlung von Krankheiten durch Beeinflussung des Immunsystems; z.B. aktive u. passive Immunisierung, Hyposensibilisierung bei allergischen Erkrankungen, die Gabe von Immunglobulinfraktion bei Immundefekten, Immunsuppression bei Autoimmunkrankheiten u. Transplantatreaktionen, die Plasmapherese bei Immunkrankheiten; auch bei der Therapie maligner Erkrankungen gewinnt das Konzept der I. zunehmend an Bedeutung; sie kann **spezifisch** (gegen definierte Antigene, z.B. mit monoklonalen Antikörpern oder mit ▸Immunotoxinen) oder **unspezifisch** über eine Stimulierung des Immunsystems (aktive I., s.a. ▸Immunmodulatoren, ▸Immunstimulanzien) oder die Gabe von Antikörpern oder Effektorzellen (passive I.) erfolgen. E immunotherapy. – **I., aktive spezifische,** Abk. ASI: sog. Tumorimpfung; Therapieansatz mit körpereigenen Tumorzellen oder ▸Tumorvakzine (z.B. in Kombination mit BCG-Impfstoff als unspez. Aktivator), der in klinischen Studien z.B. bei Kolonkarzinom, malignem Melanom u. Nierenzellkarzinom erprobt wird (s.a. ▸Gentherapie). – **I., a. unspezifische,** Abk. AUSI: Therapieansatz, der die immunologische Aktivität bei Malignompatienten wiederherstellen u./oder stimulieren will, v.a. mit ▸Immunstimulanzien (Zytokine).

**Immun|thrombo|zytopenie:** s.u. ▸Thrombozytopenie; s.a. ▸Thrombozytenantikörper.

**Immun|thyreoiditis:** mit der Bildung von Autoantikörpern gegen Schilddrüsengewebe einher gehende Thyreoiditis, v.a. die ▸Hashimoto-Th. E autoimmune thyroiditis.

**Immun|toleranz,** Abk. IT: das Ausbleiben einer Immunreaktion nach Gabe eines bestimmten Antigens (AG). – Anders als bei Immundefekten ist hier die Reaktion gegenüber anderen Antigenen erhalten. **1)** Ein in der Embryonalphase – bei noch unreifem Immunsystem – zugeführtes (oder vorhandenes) Antigen wird als körpereigen akzeptiert u. fortan geduldet. Diese Unterscheidung zwischen eigen (»self«) u. fremd (»not-self«) kann im späteren Leben für einzelne Tolerogene verloren gehen u. zu einer Autoaggressionskrankheit führen. **2)** Immunparalyse: Bei voll entwickeltem Immunsystem kann die Zufuhr besonders geringer (»low zone«), aber auch besonders großer (»high zone«) Antigen-Mengen die Immunreaktion verhindern. E immunologic tolerance.

**Immun|toxine:** ▸Immunotoxine.

**Immun|überwachung:** ▸Surveillance; s.a. ▸Tumorimmunologie. E immunosurveillance.

**Immun|vaskulitis:** Gefäßentzündung als ▸Immunkomplex- oder als Autoaggressionskrankheit (z.B. durch Antikörper gegen Bestandteile der Gefäßwand; s.a. ▸Vasculitis allergica). E immune or allergic vasculitis.

**Immun|zelle:** ▸immunkompetente Zelle.

**IMP:** *Biochemie* Abk. für **I**nosin**m**ono**p**hosphat. E IMP.

**Impairment** *(engl.)*: nach WHO eine Schädigung körperlicher oder geistiger Strukturen.

**Impaktbildung:** folgenschwere Komplikation einer seit längerer Zeit bestehenden Obstipation; durch den fortschreitenden Wasserentzug entstehen steinharte Skybala, welche die Schleimhaut reizen. Es kommt zu »paradoxer Diarrhö« mit Stuhlinkontinenz, rektalen Blutungen, Urinretention bzw. -inkontinenz; kann bis zum mechanischen Ileus führen. E fecal impaction.

**impaktiert:** eingeklemmt, eingekeilt. E impacted.

**im|par** *(latein.)*: ungleich, ungerade.

**Impedanz,** Abk. Z: der elektr. Widerstand eines Wechselstromkreises als komplexe Größe, zusammengesetzt aus dem Ohm-Widerstand u. dem Blindwiderstand (= Reaktanz, gebildet durch Induktivitäten u. Kapazitäten). E impedance. – **I., akustische,** Schall-I., akustischer Widerstand: *Otologie* der der Schallleitung entgegenwirkende Widerstand, definiert als Quotient aus Schalldruck u. Schallfluss. Als Widerstand des Trommelfell-Gehörknöchelchen-Apparates indirekt messbar (»**I.-Audiometrie**«) durch ▸Tympanometrie oder Stapediusreflex. Wichtig auch als Parameter der Ultraschalldiagnostik, da die Echointensität abhängig ist von der aus dem Härteunterschied zwischen leitendem Medium u. echogebender Struktur resultierenden I.-Differenz. E acoustic i. – **I., mechanische:** Widerstand (z.B. der Haut) gegenüber phasischen Wechseldruckschwankungen. E mechanical i.

**Impedanz|kardio|graphie:** ein rheoplethysmographisches Verfahren zur unblutigen Bestimmung von Herzschlag- u. Herzminutenvolumen; s.a. ▸Plethysmograph, ▸Rheoplethysmographie. E rheocardiography.

**Impedanz|plethysmo|graphie:** ▸Rheoplethysmographie. E impedance plethysmography.

**imperativ:** zwingend; z.B. imper. Harndrang (unaufschiebliche Miktion). E imperative.

**im|perfectus** *(latein.)*: unvollständig, unvollendet; z.B. ▸Fungi imperfecti. E defective, imperfect.

**im|perforatus** *(latein.)*: ohne Öffnung, z.B. Hymen imperforatus. E imperforate.

**im|per|me|abel:** undurchlässig; s.a. ▸semipermeabel. E impermeable.

**im|perzeptibel:** nicht wahrnehmbar (s.a. ▸Perzeption). E imperceptible.

**Impetiginisation, Impetiginisierung:** bei sekundärer bakterieller Infektion einer Dermatose (z.B. Ekzem) entstehende impetigoähnliche, honiggelbe Krustenbildung. E impetiginization.

**impetiginös:** *Dermatologie* impetigoartig, borkig. E impetiginous.

**impetigino|id:** *Dermatologie* impetigoähnlich. E impetigo-like.

**Impetigo,** Eiterflechte, Krustenflechte, Pustelflechte, feuchter Grind: eitrige, mit Blasen- u. Krustenbildung einhergehende Hautinfektion. E impetigo. – **I. bullosa: 1)** ▸Bulla repens. **2)** ▸Pemphigoid des Neugeborenen. Unterschieden in kleinblasige Form (durch Streptokokken) und großblasige Form (durch Staphylokokken). – **I. contagiosa, I. vulgaris:** durch Eitererreger hervorgerufene I., v.a. die ▸Staphylo- u. ▸Streptodermia superficialis (durch Staphylo- bzw. Streptokokken, s. Abb.). ***Klinik:*** Auftreten besonders bei Kindern, vorwiegend an Gesicht, Kopf, Händen. Nach raschem Einreißen der Bläschen folgen Erosionen, gelbliche Krusten u. regionäre Lymphadenitis. S.a. ▸Bockhart-, ▸Fox-Impetigo. E i. contagiosa. – **I. follicularis:** ▸Bockhart-Krank-

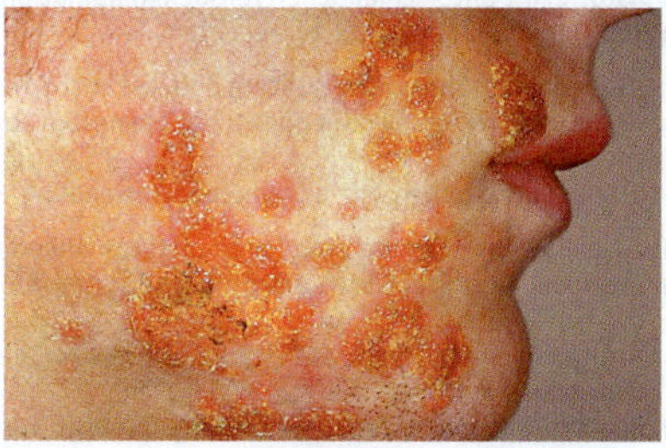

**Impetigo contagiosa:** staphylogene Form. [524]

heit. – **I. herpetiformis,** Herpes impetiginosus, Erythema anulare Bärensprung: v.a. bei Schwangeren (ab Mens VI) auftretende I. mit massivem, von den Leistenbeugen ausgehendem Aufschießen stecknadelkopfgroßer, erodierender u. konfluierender Pusteln auf geröteter Haut (auch vegetierende Formen; ▸I. vegetans), begleitet von schweren Allgemeinerscheinungen (Fieber, Schüttelfrost, Appetitlosigkeit), Hypokalziämie (7–8 mg/dl), Anämie, Leukozytose; evtl. Nephritis, Durchfälle, Peritonitis, Sepsis; wahrscheinl. eine Variante der Psoriasis pustulosa (Typ Zumbusch). E i. herpetiformis. – **I. miliạris:** s.u. ▸Miliaria rubra. – **I. sịm|plex (Wilson):** ▸Folliculitis superficialis staphylogenes. – **I. vẹgetans,** Pyodermitis postimpetiginosa: I., auf deren nicht abheilenden Primäreffloreszenzen sich mit Krusten bedeckte himbeerartige Wucherungen bilden. E vegetating pyoderma. – **I. vulgạris:** ▸I. contagiosa.

**Impetịgo|nephritis: 1)** hämorrhagische Nephritis im Anschluss an eine – v.a. streptogene – Impetigo contagiosa. **2)** interstitielle oder parenchymatöse Nephritis als Symptom einer Impetigo herpetiformis.

**Ịmpf|ekzem: 1)** ▸Ekzema vaccinatum. **2)** nach Impfung auftretende Hauterkrankung wie Vaccinia generalisata, postvakzinales Exanthem.

**Ịmpf|enzephal(o|myel)itis, -enzephalo|pathie,** Vakzinationsenzephalitis: akute, kongestiv-ödematöse Enzephalopathie oder seltener eine Herdenzephalitis. ***Auftr.:*** früher als Komplikation der Pockenschutzimpfung (v.a. Erstimpfung), heute gelegentlich nach Keuchhusten-, ferner nach Polio-, Tollwut-, Masernimpfung. Deutliche Altersdisposition der Häufigkeit (bis zum 3. Lj. 1:20 000, danach 1:2000–1:3000). Mortalität 30–50 %; sonst meist Defektheilung (Lähmungen, extrapyramidale Störungen, Intelligenzschäden). E postvaccinal encephal(omyel)itis.

**Ịmpf|exan|them:** postvakzinales ▸Exanthem.

**Ịmpf|kalender:** tabellarische Übersicht über notwendige bzw. empfohlene Impfungen für das jeweilige Lebensalter (s. Tab.). E vaccination schedule.

**Ịmpf|komplikationen:** in ursächlichem Zusammenhang mit einer Impfung entstandene Erkrankung, z.B. Impfenzephalitis; s.a. ▸Impfschaden. E postvaccinal complication.

**Ịmpf|lücke:** ▸Immunitätslücke. E vaccination gap.

**Ịmpf|metastase:** spontan (als ▸Abklatschmetastase) oder – i.e.S. – durch unbeabsichtigte manuelle oder instrumentelle Inokulation lebensfähiger Tumorzellen entstandene Metastase; s.a. ▸Implantationsmetastase. E inoculation metastasis.

**Ịmpf|pass:** ein vom Impfarzt oder von einer Impfanstalt beglaubigter, schriftlicher Nachweis über durchgeführte Impfungen mit Angabe des Zeitpunktes der Verabreichung. Als sog. internationaler Impfpass bei den Gesundheitsämtern erhältlich. Wichtig v.a. bei der Feststellung der Immunität gegen bestimmte Erreger, bei der Diagnostik von Infektionskrankheiten, aber auch zur Vorlage bei den Grenzbehörden eines Landes, das bestimmte Impfungen zur Pflicht für Einreisende macht. E immunization card.

**Ịmpf|polio|myelitis:** am 4.–30. Tag nach Poliomyelitis-Schutzimpfung (s.c. nach Salk mit ungenügend inaktiviertem Impfstoff [Häufigkeit 1:1 000 000] oder oral nach Sabin) auftretende flüchtige Lähmungen als sehr seltene Impfkomplikation bis 3 Wochen nach Impfung. E vaccination poliomyelitis.

**Ịmpf|reaktion:** lokale u./oder allgemeine Reaktion des Organismus bei normalem Impfverlauf, je nach Art u. Methode der Impfung sowie Alter u. Resistenzlage des Impflings verschieden. E vaccination reaction.

| Impfstoff/ Antigenkombination | Alter in vollendeten Monaten | | | | | | Alter in vollendeten Jahren | | |
|---|---|---|---|---|---|---|---|---|---|
| | Geburt | 2 | 3 | 4 | 11–14 | 15–23 s. a) | 4–5 s. a) | 9–17 s. a) | ab 18 ≥ 60 |
| DTaP* | | 1. | 2. | 3. | 4. | | | | |
| DT/Td [b)] | | | | | | | A | A | A*** |
| aP | | | | | | | | A | |
| Hib* | | 1. | s. c) | 2. | 3. | | | | |
| IPV* | | 1. | s. c) | 2. | 3. | | | A | |
| HB* | s. d) | 1. | s. c) | 2. | 3. | | | G | |
| MMR** | | | | | 1. | 2. | | | |
| Influenza**** | | | | | | | | | S |
| Pneumokokken***** | | | | | | | | | S |

Um die Zahl der Injektionen möglichst gering zu halten, sollten vorzugsweise Kombinationsimpfstoffe verwendet werden. Impfstoffe mit unterschiedlichen Antigenkombinationen D/d, T, aP, HB, IPV sind verfügbar. Die Angaben des Herstellers zu den Impfabständen sind zu beachten.

A Auffrischimpfung: Diese sollte möglichst nicht früher als 5 Jahre nach der vorhergehenden letzten Dosis erfolgen
G Grundimmunisierung aller noch nicht geimpften Jugendlichen bzw. Komplettierung eines unvollständigen Impfschutzes
S Standardimpfungen mit allgemeiner Anwendung = Regelimpfungen

**a)** zu diesen Zeitpunkten soll der Impfstatus unbedingt überprüft u. ggf. vervollständigt werden
**b)** ab einem Alter von 5 bzw. 6 Jahren wird zur Auffrischimpfung ein Impfstoff mit reduziertem Diphtherietoxoid-Gehalt (d) verwendet
**c)** Antigenkombinationen, die eine Pertussiskomponente (aP) enthalten, werden nach dem für DTaP angegebenen Schema benutzt
**d)** postexpositionelle Hepatitis-B-Immunprophylaxe bei Neugeborenen (Anmerkung!)

* Abstände zwischen den Impfungen mindestens 4 Wochen; Abstand zwischen vorletzter u. letzter Impfung mindestens 6 Monate
** Mindestabstand zwischen den Impfungen 4 Wochen
*** jeweils 10 Jahre nach der letzten vorangegangenen Dosis
**** jährlich mit dem von der WHO empfohlenen Impfstoff
***** Impfung mit Polysaccharid-Impfstoff; Wiederimpfung im Abstand von 6 Jahren

**Impfkalender:** empfohlenes Impfalter und Mindestabstände. Gilt für Säuglinge, Kinder, Jugendliche u. Erwachsene nach den Impfempfehlungen der Ständigen Impfkommission »STIKO« (Stand Juli 2002) und umfasst Impfungen zum Schutz vor Diphtherie (D/d), Pertussis (aP), Tetanus (T), Haemophilus influenzae Typ b (Hib), Hepatitis B (HB), Poliomyelitis (IPV = inaktivierte Poliovakzine) und vor Masern, Mumps u. Röteln (MMR) sowie gegen Influenza u. Pneumokokken.

**Ịmpf|schaden:** über die übliche Impfreaktion hinausgehender Gesundheitsschaden im Zusammenhang mit einer Impfung (z.B. Impfpoliomyelitis; s.a. ▸Impfkomplikationen). Meldepflichtig u. – bei gesetzlich vorgeschriebenen oder von einer Gesundheitsbehörde öffentlich empfohlenen Schutzimpfungen – entschädigungspflichtig.

**Ịmpf|schutz:** die durch Impfung erzielte spezifische Immunität; ein unzureichender I. nach Basisimpfung wird durch mehrfache Gabe des Impfstoffes verstärkt; ein durch Titerverlust nachlassender I. kann durch Auffrischimpfung schnell wiederhergestellt werden (s.a. ▸Booster-Effekt). Relativer I. (z.B. nach früherer Typhus- oder Choleraimpfung) sollte bei Exposition wieder aufgefrischt werden. – Passive ▸Immunisierung wirkt nur kurzzeitig (ca. 3–4 Wochen); die zugeführten Immunglobuline werden im Körper abgebaut. E immunization protection.

**Ịmpf|serum:** ▸Immunserum.

**Ịmpf|stempel:** Stempelplatte mit Metallspitzen, die den Wirkstoff durch oberflächliche Verletzung in die Haut einbringen.

**Ịmpf|stoff,** Vakzine: Antigen-Suspension oder -Lösung zur aktiven Immunisierung gegen Infektionskrankheiten; hergestellt aus lebenden oder toten Keimen (= Lebend- bzw. Tot-I.), entgifteten Toxinen (= Toxoid, Anatoxin) oder aus Antigenextrakten (= Extrakt-I.; s.a. ▸Spaltvakzine). E vaccine.

**Ịmpf|tuberkulose:** eine ▸Inokulationsinfektion mit Mycobacterium bovis oder tuberculosis, die meist als ▸Lymphknotentuberkulose, gelegentlich auch als Lungentuberkulose beginnt und später auch andere Organsysteme (z.B. Sehnenscheiden) schädigen kann. E immunization tuberculosis.

**Ịmpf|tumor:** ▸Transplantationstumor, ▸Impfmetastase.

**Impfung: 1)** Vakzination: Einbringen von ▸Impfstoff (= **aktive I.**) bzw. von ▸Immunserum (= **passive I.**) in den Körper zum Zweck der Immunisierung (s.a. ▸Impfschutz). Geimpft wird mit aus lebenden oder toten Keimen (= Lebend- bzw. Tot-I.), entgifteten Toxinen (= Toxoid, Anatoxin) oder aus Antigenextrakten (= Extrakt-I.) hergestellten Impfstoffen (Vakzine). Die aktive I. als ▸Schluckimpfung oder – häufiger – als parenterale I., u. zwar intradermal (mit Nadel, Impflanzette oder -pistole; s.a. ▸Intrakutanimpfung), subkutan oder intramuskulär; s.a. ▸Impfkalender, ▸Indikationsimpfung. E vaccination. **2)** s.u. ▸Inokulation. E inoculation.

**Ịmpf|virus:** aktives, durch Züchtung unter Adaptation an bestimmte Zellen weniger virulentes (»attenuiertes«) Virus, das als Antigen in Lebendimpfstoffen zur aktiven ▸Impfung (Schluckimpfung; parenterale Schutzimpfung) verwendet wird. E vaccination virus.

**Impingementsyndrom:** Schmerzsymptomatik als Folge der Einklemmung oder Verdrängung von Gewebestrukturen durch andere Gewebe, z.B. durch degenerativ veränderte Bänder oder Muskeln. Bekannt ist das I. beim älteren Menschen im Bereich des Acromions des Schultergelenks oder das ventrale I. des oberen Sprunggelenks mit Behinderung der Dorsalextension.

**Im|plantạt:** *Chirurgie* lebensunfähiges animales (xenogenes) oder allogenes (z.B. Catgutnetz, Kollagenband, Kieler Knochenspan, Gewebekonserve) oder aber künstliches, chemisch stabiles Material (Kunststoff, Metall), das als plastischer Ersatz oder zur mechan. Verstärkung in den Körper eingebracht wird; s.a. ▸Mammaprothese; ▸Keramikimplantat. E implant.

**Implantation: 1)** *Chirurgie* Einbringen eines ▸Implantats in den Körper bzw. – i.e.S. – die Implantatverankerung im »Implantationsbett« im Rahmen einer Plastik; z.B. als Einpflanzung einer Gelenk-, Gefäß- oder Herzklappenprothese (s. Abb.), eines künstlichen Herzschrittmachers. E implantation, implanting. **2)** *Pathologie* s.u. ▸Implantationsmetastase. **3)** *Zahnmedizin* Einsetzen eines künstlichen Zahnes in den Kieferknochen. **4)** Einbringen des Strahlers in Tumorgewebe für die interstitielle ▸Strahlentherapie (z.B. als Spickung; s.a. ▸Nachladetechnik, ▸Radiumtherapie). **5)** *Gynäkologie* ▸Nidation.

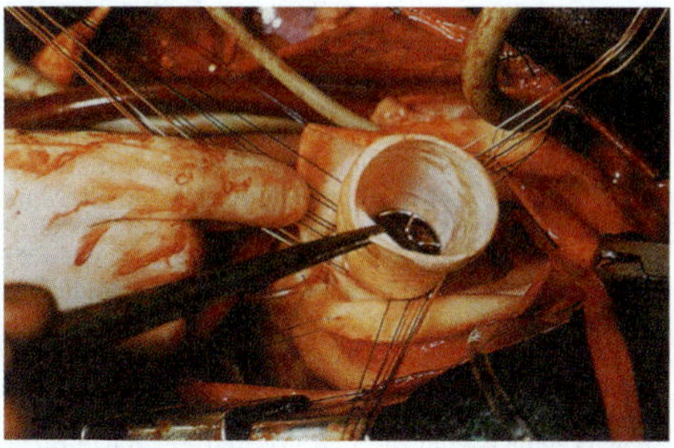

**Implantation:** Einpflanzung einer Aortenklappenprothese nach Resektion eines dissezierenden Aortenaneurysmas (Operationssitus). [121]



**Implantations|metastase:** ▸Metastase als Folge der Aussaat abgelöster Tumorzellkomplexe in eine seröse Höhle oder in Liquorräume u. der Verschleppung dieser Zellen durch den Sekretstrom in fern vom Primärtumor befindliche Bereiche (z.B. liquogene Fernmetastase). Die Verschleppung wird gefördert durch rhythmische (Herz, Lunge, Zwerchfell) oder peristaltische Bewegungen (Darm) u.v.a. durch die Schwerkraft (z.B. als DOUGLAS- u. Ovarial-Metastase bei Magenkarzinom; s.a. ▸KRUKENBERG-Tumor). Sehr selten nach Feinnadelpunktionen von Malignomen. S.a. ▸Impfmetastase. E implantation metastasis.

**implizịt:** inbegriffen, einbezogen; *biol* (ROUX) als Anlage vorhanden. E implicit, implied.

**Import|krankheit:** durch Mensch oder Tier aus fremden Ländern eingeschleppte Infektionskrankheit, die im eigenen Land nicht (mehr) oder kaum noch vorkommt. E imported disease.

**ịmpotent:** unfähig; zeugungsunfähig (▸Impotenz). E impotent.

**Impotẹntia, Impotenz** *(latein.):* Unfähigkeit, (sexuelles) Unvermögen. I.e.S. die Unfähigkeit des Mannes, den Koitus auszuüben, i.w.S. das Unvermögen sexuellen Vollzugs u. Erlebens bei beiden Geschlechtern. ***Formen:*** primäre I. (vom ersten Koitusversuch an bestehend), sekundäre I. (nach einer Zeit gelingenden Geschlechtsverkehrs auftretend); absolute u. relative I; permanente u. temporäre I. Nach den Ursachen werden organische, funktionelle, psychogene, persönlichkeitsbedingte, situative, partnerbedingte I. unterschieden, nach der Art ▸I. coeundi, I. satisfactionis (Ausbleiben des Orgasmus beim Mann trotz normaler Erektion [mit oder ohne Ejakulation]), ▸I. generandi. ***Ätiol.:*** Mehr als 50% der Fälle der I. beim Mann sind funktioneller Art oder überwiegend psychisch bedingt (Furcht vor Versagen, Verunsicherung nach sexuellen Misserfolgen, Schüchternheit, Erwartungsangstmechanismen, neurotische Persönlichkeitszüge, ferner zu starke sexuelle Leistungserwartung, Abwertung, Enttäuschungsreaktionen, Störungen der Partnerbeziehungen u. der Kommunikation, gestörte Einstellung zur Sexualität). Organische Ursachen sind u.a. endokrine Erkrankungen, die zu einem Androgenmangel führen, Stoffwechselkrankheiten (v.a. Diabetes mellitus), chronische Hepatopathien, traumatische Rückenmarkschädigungen, urogenitale Defekte, Entzündungen, Zustand nach Priapismus, ferner chron. Alkoholkrankheit, NW von Arzneimitteln (z.B. Psychopharmaka, Antihypertonika, Spasmolytika). ***Diagn.:*** Mit der Verbesserung diagn. Möglichkeiten (z.B. DOPPLER-Ultraschall des Penis, Kavernosographie) werden heute zunehmend gefäßbedingte Formen der Impotenz, hauptsächlich der erektilen Dysfunktion, festgestellt (verminderter arterieller Zufluss oder beschleunigter venöser Abfluss aus den Schwellkörpern). ***Ther.:*** evtl. Behandlung des Grundleidens u. Behandl. u.a. mit Psychotherapie, Verhaltenstherapie, Sexualberatung u. Sexualtherapie. Einbeziehung der Partner erforderlich (Paartherapie). Penisvakuumpumpe, Schwellkörperautoinjektionstherapie (SKAT), Sildenafil. Nur in Einzelfällen sind als Ultima Ratio Schwellkörperimplantate aus Kunststoff indiziert. E impotence, impotency. – **I. co|eun|di:** Unvermögen des Mannes, den Geschlechtsverkehr regelrecht (u. befriedigend) zu vollziehen. Unfähigkeit, den Koitus auszuüben, weil das Glied wegen mangelhafter Erektion nicht in die Scheide einführbar ist oder wegen raschen Erschlaffens darin nicht verweilen kann bzw. keine ausreichenden Friktionen vollziehbar sind (I. erigendi, erektile Dysfunktion). E impotentia coeundi. – **I. generandi:** Zeugungsunfähigkeit (▸Sterilität) des Mannes, i.w.S. auch der Frau, bei letzterer unterschieden als **I. concipiendi** u. **I. gestandi** (Unfähigkeit, schwanger zu werden bzw. die Schwangerschaft auszutragen). E impotentia generandi.

**Imprä|gnation: 1)** *(latein. impraegnare = schwängern): Biologie* das Eindringen eines Spermiums in die Eizelle als Vorphase der Befruchtung, der ▸Karyogamie; Samenplasma u. Reiz der I. regen die Eientwicklung an. E impregnation. **2) Imprägnierung:** *Histologie* Durchtränkung von Gewebe, z.B. zur Darstellung von Gewebsstrukturen durch Anlagerung bestimmter Metallsalze (z.B. Silbernitrat, Goldchlorid) aus geeigneten Lösungen.

**Im|pressio, Impression** *(latein.):* Eindruck, Vertiefung, Eindellung. In der *Anatomie* z.B. Eindellungen der Leber durch Nachbarorgane als **I. colica, duodenalis, gastrica** u. **renalis** (durch Colon transversum, Zwölffingerdarm, Magen, Niere) oder als **Impressiones digitatae** die fingerförmigen Abdrücke der Großhirnwindungen an der Innenfläche des Hirnschädels, die bei chronischem Hirndruck u. Dysenzephalie vertieft u. weiter ausgedehnt sind. E impressio(n). – **I., basiläre:** *Pathologie* ▸Basilarimpression; s.a. ▸Impressionsfraktur. – **I. digitatae:** *Anatomie* s.u. ▸Impressio. E digitate impressions.

**Impressions|fraktur:** durch umschriebene Gewalteinwirkung (Hammerschlag, Stoß, Prellschuss etc.) hervorgerufener Stückbruch v.a. flacher Knochen (meist Schädelkalotte) mit Verschiebung der Fragmente nach innen (als »Imprimat«); im Extremfall als Loch- oder Stanzbruch, inkomplett (z.B. bei Grünholzfraktur des Schädels) als »Eindellungs- oder Terrassenfraktur«; auch möglich durch Einstauchen eines benachbarten Knochens, z.B. bei der Tibiakopffraktur. E depression fracture.

**Impressions|tonometer:** *Ophthalmologie* s.u. ▸Tonometer. E indentation tonometer.

**Imprimat:** s.u. ▸Impressionsfraktur.

**Impuls:** Antrieb, Anstoß. **1)** *Physik* die vektorielle Größe p (= m · v) eines Körpers (m = Massenpunkt, v = dessen Geschwindigkeit). Einheit: N · s. E impulse. **2)** kurz dauernde Änderung einer Größe; z.B. ein Spannungs- oder Stromstoß, so der technisch erzeugte (am Oszillographen als Rechtecks-, Dreiecks- oder Glockenimpuls sichtbare) u. zur Steuerung von Geräten u. in der Elektromedizin angewendete bzw. der z.B. als Aktionspotential an der Nervenzelle entstehende. E pulse. **3)** *Psychologie* plötzlich, aus der realen Welt oder aus bewussten oder unbewussten Anteilen der Psyche stammender Antrieb eines Individuums; s.a. ▸Affekthandlung. E impulse, impulsion. **4)** *Neurophysiologie* ▸Aktionspotential; s.a. ▸Spike.

**Impuls|echo|verfahren:** die auf der bildgebenden Verarbeitung des Impulsechos basierenden Verfahren der ▸Ultraschalldiagnostik im Gegensatz zur Ultraschall-DOPPLER-Diagnostik. E pulse echo technique.

**Impuls|fortleitung:** Fortleitung eines ▸Aktionspotentials; ▸Erregungsleitung.

**Impuls|geber:** *Kardiologie* das der Impulserzeugung dienende Teil des künstl. ▸Herzschrittmachers. E stimulus.

**Impuls|höhen|analysator:** Gerät, das schnell aufeinander folgende Spannungsimpulse – entsprechend ihrer Höhe – verschiedenen Kanälen zuordnet, in denen sie gezählt werden; ermöglicht die Darstellung von Häufigkeitsverteilungen (▸Histogramm) schnell ablaufender Vorgänge. ***Anw.*** z.B. zur Messung der ▸Erythrozytenvolumenverteilungskurve (dort Abb.). E multichannel analyzer.

**impulsiv:** *Psychologie* affektiv lebendig, abrupt. E impulsive.

**Impulsiv|handlung:** aufgrund eines zwingenden Impulses ausgeführte Trieb- oder Affekthandlung. E impulsive action.

**Impulsiv-Petit-mal,** juvenile myoklonische Epilepsie, Janz-Syndrom, Abk. IPM: kleiner epileptischer Anfall mit plötzlich einschießenden symmetr. Myoklonien. S.a. ▸Petit mal. E myoclonic absence.

**Impuls|rate:** *Nuklearmedizin* die von einer elektronischen Zählvorrichtung pro Zeiteinheit registrierten Impulse.

**Impulsstrom|therapie:** Reizstromtherapie mit Impulsstrom. ***Wirkungen:*** neuromuskuläre Reizwirkungen auf die denervierte, nicht denervierte u. spastische quer gestreifte u. glatte Muskulatur; Schmerzlinderung; Durchblutungsförderung und deren Folgen wie Resorptionsförderung, Trophikverbesserung. Treten meist gekoppelt auf. ***Formen u. Ind.:*** Rechteck- u. Dreieckimpulse (0,5–5 ms Dauer, Folgefrequenz 40–100 Hz, z.T. als Schwellstrom) bei der Behandlung nicht denervierter Skelettmuskulatur (Faradisation); Dreieckimpulse regelbarer Dauer bis etwa 1 s und 3- bis 5-mal längeren Impulspausen zur Behandlung denervierter Skelettmuskulatur; Schmerzbehandlung u. Verbesserung der Durchblutung mit einer Kombination aus Sinushalbwellen u. Gleichstrom (diadynamischer Strom); Rechteckimpulse von 2 ms Dauer, 140 Impulse/s zur Schmerzlinderung (TRÄBERT-Strom). Interferenzströme: im Gewebe sich kreuzende sinusförmige Wechselstromfelder von 3,9 u. 4 kHz; Impulse von 5 ms Dauer mit 15 ms Pause als kontinuierliche Folge oder unterbrochen, auch mit ansteigender (einschleichender) Amplitude, meist in Kurznarkose zur Ther. von Psychosen, Schizophrenien u. Depressionen.

**Impuls|zähler:** *Radiologie* Zählgerät für Strahlungsimpulse, z.B. GEIGER-MÜLLER-Zählrohr, Szintillisationszähler.

**Impuls|zyto|metrie:** ▸Durchflusszytometrie.

**Imputabilität:** unterschiedlich interpretierter Begriff. **1)** *(latein. imputare = zurechnen):* Zurechnungsfähigkeit, geistige Gesundheit. E imputability. **2)** *(latein. im... = verneinende Vorsilbe; putare = bedenken):* Unzurechnungsfähigkeit. E incompetence.

**imus** *(latein.):* der, die, das Unterste, z.B. Arteria thyroidea ima.

**IMV** *(engl.)* Abk. für **i**ntermittent **m**andatory **v**entilation: assistierte ▸Beatmung, die nach mehreren spontanen Atemzügen des Patienten immer wieder unterstützend einsetzt.

**IMViC:** *Bakteriologie* Testkombination zur Differenzierung von Enterobacteriaceae: **I**ndolprobe, **M**ethylrotreaktion, **V**OGES-PROSKAUER-Probe u. Nachweis der **C**itrat-Verwertung als einziger Kohlenstoffquelle (»Citrattest«); **i** = aus phonetischen Gründen eingesetzt. E IMViC.

**In:** *Chemie* Symbol für ▸**In**dium.

**in, in-:** Präposition bzw. Präfix »in«, »an«, »auf« (s.a. ▸In-situ-). Als Präfix auch mit negierendem (»privativem«) Sinn, z.B. inadäquat (nicht adäquat).

**-in:** *Chemie* **1)** Endung zur Kennzeichnung 3fach ungesättiger organ. Verbindungen, z.B. Äthin (= Acetylen). **2)** WHO-empfohlenes Suffix zur Kennzeichnung von Alkaloiden u. organischen Basen.

**Inaba-Typ:** *Bakteriologie* Variante (Serovar) des Vibrio comma mit dem Typantigen A. E Inaba type.

**in|adäquat:** unangemessen, nicht passend. **E** inadequate.
**in|äqual:** ungleich, zu ungleichen Teilen. **E** inequal.
**in|aktiv:** untätig; **1)** *Pathologie* ruhend, zzt. nicht krank machend (z.B. die inakt. Tuberkulose); s.a. ▸Inaktivitäts... **2)** *Chemie* ohne optische ▸Aktivität. **E** inactive.
**in|aktiviert:** unwirksam gemacht; z.B. **i. Serum** (Normal- oder Immunserum, in dem die Komplementaktivität – thermisch – zerstört wurde). **E** inactivated.
**In|aktivierung:** Unwirksammachen (auch i.S. der Desinfektion u. Sterilisation), Ruhigstellung (s.a. ▸Inaktivitäts...). **E** inactivation.
**In|aktivität:** **1)** s.u. ▸inaktiv. **2)** *Pathologie* Untätigkeit, z.B. einer Gliedmaße bei Lähmung, Schmerzen, therapeutischer Ruhigstellung. **E** inactivity, hypopraxia.
**In|aktivitäts|atrophie:** Atrophie als Folge mangelnder oder fehlender funktioneller Inanspruchnahme; betrifft v.a. ruhig gestellte oder geschonte Muskeln (bei Lähmung, Fraktur, Kontraktur, Schonhaltung), unbelastete Knochen, Drüsen mit behinderter Sekretion; wird begünstigt durch die inaktivitätsbedingte Minderdurchblutung. Prophylaxe bei Frakturen oder prothetischem Gelenkersatz ist eine frühzeitige Mobilisierung. **E** atrophy secondary to inactivity.
**In|anition:** Hungerzustand, Entkräftung (auch bei fehlerhafter Ernährung, Flüssigkeitsmangel, konsumierender Erkr.); s.a. ▸Hunger..., ▸Durst... **E** inanition. – **I., seelische:** die Verkümmerung eines Kindes infolge mangelnder Zuwendung.
**in|apparent:** nicht in Erscheinung tretend, *med* symptomlos. **E** inapparent.
**In|appetenz:** fehlendes Verlangen nach Nahrung, Appetitlosigkeit; *psych* Fehlen der sexuellen Appetenz (▸Libido). **E** inappetence.
**in|artikulierte Sprache:** unartikulierte Sprache, ▸Dysarthrie. **E** slurred speech.
**In|azidität:** ▸Anazidität. **E** inacidity.
**inborn error of metabolism** *(engl. = angeborener Stoffwechselfehler):* ▸Enzymopathie.
**Inc...:** s.a. ▸Ink..., ▸Inz...
**In|carceratio, In|karzeration:** jedwede ▸Einklemmung (2). I.e.S. die Brucheinklemmung (I. herniae): Einklemmung der im Bruchsack befindlichen Eingeweideteile mit resultierender Störung der Durchblutung u. Passage sowie, als Komplikation, mit Nekrose, Schock, ▸Ileus. S.a. ▸Hernia incarcerata. **E** incarceration. – **I. elastica:** I. durch Umschnürung der unter dem Druck der Bauchpresse (z.B. beim Husten, Pressen) durch die enge, vorübergehend aufgedehnte Bruchpforte ausgetretenen Eingeweide. – **I. herniae:** die eingeklemmte ▸Hernie. – **I., paradoxe:** s.u. ▸I., retrograde. – **I. placentae:** *Gynäkologie* s.u. ▸Plazentaretention. – **I., retro|grade:** Leisten-, seltener Schenkel-, Nabelhernie, bei der die Blutzufuhr zu nicht ausgetretenen Baucheingeweiden (Tube, Ovar, MECKEL-Divertikel, Darm) durch Umschnürung gedrosselt wird (= paradoxe I.), während der Bruchinhalt selbst evtl. unauffällig ist. – **I. ster|coralis:** ▸Koteinklemmung. – **I. uteri retro|flecti gravidi:** Einklemmung der spontan nicht aufrichtungsfähigen Gebärmutter im kleinen Becken bei Schwangerschaft. ***Klinik:*** erschwerte Defäkation u. Miktion (evtl. kompl. Harnverhaltung oder Ischuria paradoxa u. Blasengangrän).
**in|carceratus** *(latein.):* eingeklemmt, inkarzeriert. S.u. ▸Incarceratio. **E** incarcerated, strangulated.
**Incarnatio:** das Umwachsenwerden durch Granulationsgewebe (»Einwachsen ins Fleisch«). **E** incarnatio, ingrowth. – **I. un|guis:** ▸eingewachsener Nagel.
**incarnatus** *(latein.):* eingewachsen, ▸Incarnatio. **E** ingrown.
**Inch,** Abk. in.: engl. Längenmaß; 1 Inch = 25,4 mm.
**in|cipiens** *(latein.):* beginnend, z.B. ▸Abortus incipiens. **E** incipient, beginning.
**In|cisio** *(latein. incidere = einschneiden):* operativ eröffnen, einschneiden; Operationsschnitt. S.a. ▸Incisura. **E** incision.
**Incisivus:** Dens incisivus (= Schneidezahn). **E** incisor.
**In|ci|sura, Inzisur** *(latein.):* Einschnitt. **E** incisura, incisure, notch. – **I. acetabuli:** Einschnitt im Pfannenrand des Hüftbeines oberhalb des Foramen obturatum; für Äste der Aa. obturatoria u. circumflexa femoris med. zum Ligamentum capitis femoris u. zum Femurkopf. – **I. angularis ventriculi:** die »Einbuchtung« der kleinen Magenkurvatur am Angulus. – **I. cardiaca pulmonis:** herzbedingte Einbuchtung des Vorderrandes der linken Lunge. – **I. c. ventriculi:** spitzwinklige Bucht zwischen Speiseröhrenende u. Magenfundus in Höhe des Ostium cardiacum. S.a. ▸HIS-Winkel. – **I. ischiadica major u. minor:** Einbuchtung der hinteren Darm- u. Sitzbeinkante zwischen dem hinteren unteren Darmbeinstachel u. der Spina ischiadica (Austrittsgebiet des N. ischiadicus) bzw. kaudal der Spina. **E** greater and lesser sciatic notch. – **I. mandibulae:** Einbuchtung zwischen Gelenk- u. Kronenfortsatz des Unterkiefers. – **I. radialis:** Eindellung proximal in der Elle für den Radiuskopf. – **I. scapulae:** Einschnitt am Oberrand des Schulterblattes. – **I. thyroidea superior:** der tiefe Einschnitt im Oberrand des Schildknorpels. – **I. trochlearis ulnae:** halbmondförmige, überknorpelte Höhlung im Olekranon für die Trochlea humeri. – **I. ulnaris radii:** Eindellung am distalen Radiusende für den Ellenkopf. – **I. vertebralis inferior u. superior:** bogige I. an der wurzelnahen Unter- bzw. Oberseite des Wirbelbogens; oberer bzw. unterer Teil des Foramen intervertebrale.
**In|clusio** *(latein.):* Einschluss, ▸Inklusion. **E** inclusion. – **I. fetalis:** ▸Fetus in fetu.
**inclusion body** *(engl.):* ▸Einschlusskörperchen.
**in|com|pletus** *(latein.):* unvollständig. **E** incomplete.
**In|continentia, Inkontinenz** *(latein.):* Nichtzusammen-, Nichtzurückhalten(können), z.B. von Affekten (Affektinkontinenz), Geweben (= Dysplasie); i.e.S. das Unvermögen zu kontrolliertem Zurückhalten (Retention) der Exkremente, d.h. die Stuhl- u. die ▸Harninkontinenz (**I. alvi** bzw. I. urinae). **E** incontinence. – **I., isthmische:** *Gynäkologie* ▸Zervixinsuffizienz. **E** isthmic i. – **I. pigmenti:** *Dermatologie* **1)** ▸BLOCH-SULZBERGER-Syndrom. **2)** ▸ITO-Syndrom. **3)** ▸NAEGELI-BLOCH-JADASSOHN-Syndrom. – **I. urinae:** ▸Harninkontinenz. **E** urinary i. – **I. u. paradoxa:** ▸Ischuria paradoxa. **E** paradoxical i.
**In|crementum** *(latein.):* Zunahme, z.B. Stadium incrementi. **E** increment.
**Incubus** *(latein.):* Alpdrücken. **E** incubus, nightmare.
**incurabilis** *(latein.):* unheilbar. **E** incurable.
**Incus:** der Amboss; das gelenkig mit Hammer u. Steigbügel verbundene Gehörknöchelchen. Besteht aus Körper u. zwei Schenkeln (Corpus; Crus longum mit Processus lenticularis und Crus breve). **E** incus, anvil.
**Indanazolin:** ein α-Sympathomimetikum (▸Imidazolidin); ***Anw.*** als Vasokonstriktor bei Rhinitis. **E** indanazoline.
**Indapamid:** ein Saluretikum (▸Benzothiadiazin-Derivat); ***Anw.*** als Antihypertonikum. **E** indapamide.
**Indentationsglas:** *Ophthalmologie* s.u. ▸Ophthalmoskopie.
**Index** *(latein. = Anzeiger):* **1)** der Zeigefinger; s.a. ▸Digiti manus. **E** index, forefinger. **2)** fachliterarisches Inhaltsverzeichnis, Register. **3)** eine zur Unterscheidung von Größen angefügte, hoch- oder tiefgestellte Ziffer (oder Buchstabe). **4)** aus mehreren Messgrößen rechnerisch zusammengesetzte Größe, die einen Zustand oder Vorgang einfach (durch eine Zahl) möglichst weitgehend beschreibt u. vergleichbar macht (z.B. der ▸Herzindex); *anthrop* das prozentuale Verhältnis zwischen Körpergewicht u. Größe als ein Maß für Über- bzw. Untergewicht. – **I., karzinogener:** tierexperimentelle Maßzahl für die karzinogene Wirksamkeit einer Noxe, berechnet aus tumorerzeugender Dosis, Induktionszeit u. Tumorausbeute. – **I., leuko|penischer (Vaughan):** Index aus dem Leukozytenwert im Nüchternzustand u. nach Aufnahme eines allergenverdächtigen Nahrungsmit-

tels; Leukozytenerniedrigung u. damit Indexanstieg spricht für Nahrungsmittelallergie. Analog das Verhalten der Thrombozyten (Erniedrigung um > 20 % = Erhöhung des thrombopenischen I.). E leukopenic i. – **I., mitotischer:** ▸Zellteilungsindex. – **I. rigidus:** »federnder Zeigefinger« infolge Tendovaginitis stenosans seiner Beugesehnen; Form des schnellenden Fingers. – **I., sphärischer:** Verhältnis des Dicken- zum Kreisdurchmesser als Maß für die Kugelzelligkeit der Erythrozyten (Normalwert: 0,25–0,34). – **I., therapeutischer:** ▸therapeutische Breite. E therapeutic i. – **I., thrombo|penischer:** s. u. ▸Index, leukopenischer. E thrombopenic i.

**Index|ame|tropie:** Fehlsichtigkeit infolge Änderung des Brechungsindexes der optischen Elemente des Auges; ▸Brechungshyperopie, ▸Brechungsmyopie. E refractive index ametropia.

**Indiana-Pouch:** Blasenersatz, bei dem die Funktion der Blase durch ein Dünndarmstück übernommen wird. In die der Bauchdecke anliegenden Fläche des Reservoirs wird die Ieozäkalklappe des ileorektalen Darmanteils eingenäht, dann wird eine Öffnung über die Bauchdecke (meist im Nabelbereich) nach außen hergestellt. Der Mechanismus der Ileozäkalklappe verhindert ein unkontrolliertes Austreten von Urin, der über einen Katheter abgeleitet werden kann.

**Indiana-Typ (der amyloiden Polyneuropathie):** ▸RUKAVINA-Syndrom. E Indiana type.

**Indicatio** *(latein.)*: Anzeige, ▸Indikation.

**in|different:** gleichgültig, neutral, uncharakteristisch; s. a. ▸Indifferenz...

**Indifferenz|temperatur:** **1)** *Biologie* die den geringsten Energieumsatz erfordernde Außentemperatur. **2)** Neutraltemperatur, thermoneutrale Zone: *Physiologie* Außentemp., bei der Wärmebildung u. -abgabe ohne besondere ▸Wärmeregulation im Gleichgewicht sind; beträgt für den leicht bekleideten bzw. nackten Menschen 20–30 °C. **3)** *Hydrotherapie* die Temp. von 34–35 °C. E neutral temperature.

**Indifferenz|typ:** *Kardiologie* ▸Normaltyp.

**Indifferenz|zone:** **1)** *Hygiene* ▸Indifferenztemperatur (2). **2)** Gewebszone mit nur wenig differenzierten Strukturen (z. B. basale Epithelschicht), aus denen sich im Rahmen der physiolog. »Regeneration« je nach Bedarf Zellen differenzieren können (z. B. Horn, aber auch Schleim bildende Zellen). E indifferent zone.

**Indigestion:** uncharakterist. Verdauungsstörung. E indigestion.

**Indigo(blau):** synthetischer, alkali- u. säurebeständiger Farbstoff (jedoch in konzentrierter Schwefelsäure löslich [in Kälte grün, in Wärme blau]); s. a. Formel. Früher aus Pflanzen gewonnen (v. a. Indigofera tinctoria, Isatis tinctoria; enthalten Indikan, aus dem enzymatisch das zu Indigo oxidierbare ▸Indoxyl abgespalten wird). S. a. ▸Indigurie. E indigo blue, indigotin.

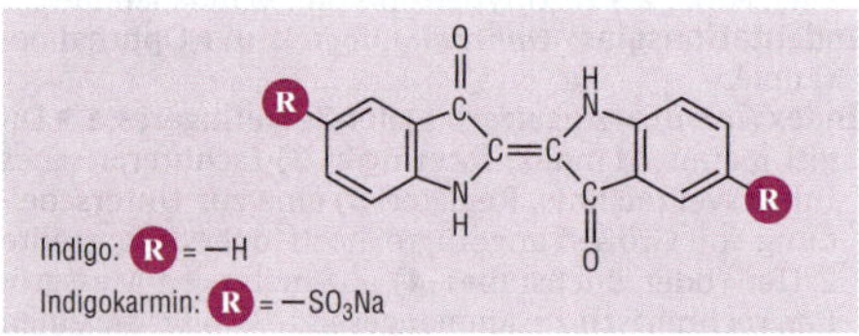


**Indigo(blau).**

**Indigo|karmin:** disulfonsaures Natriumsalz des Indigos (blau); ***Anw.*** in Diagnostik u. Histologie, als Reagens u. – im Gemisch mit Methylorange – als Säure-Basen-Indikator. E indigo carmine.

**Indigo|reaktion:** histochemischer Nachweis von Enzymen anhand der Spaltung geeigneter Indoxylderivate u. Oxidation zu Indigofarbstoffen; z. B. dient 5-Brom-4-chlor-3-indolylphosphat (p-Toluidinsalz) als Substrat für saure u. alkal. Phosphatase.

**Indig|urie:** Ausscheidung von Indigo im Harn (in Nadel-, Rhombus-, Schollenform; evtl. kristallin als Steinchen) bei sehr hohem Gehalt an Indikan (wird bakteriell gespalten; s. a. ▸Indigo); s. a. ▸Indikanurie. E indig(o)uria.

**Indikan:** **1)** Pflanzen-I.; s. u. ▸Indigo. **2)** Harn-I.: Kaliumsalz der Indoxylschwefelsäure (▸»Indol«; dort Formel). Entsteht aus Indol bzw. Indoxyl durch Konjugation mit aktivem Sulfat (Entgiftungsreaktion); kommt im Serum (▸Indikanämie) u. Harn (▸Indikanurie) vor. Nachweis durch Oxidation zu Indigo oder – bei Thymolzusatz – als rotes 4-Cymol-2-indolignon (z. B. nach JAFFE, OBERMAYER), im Papierchromatogramm mit p-Dimethylaminobenzaldehyd u. $NH_3$ (orangerot fluoreszierend; DECKER). E indican.

**Indikan|ämie:** vermehrter Gehalt des Blutes an Indikan (bei Serumwerten > 0,2 mg/dl besteht zugleich ▸Indikanurie). ***Auftr.*** z. B. bei Hartnup-Syndrom, Niereninsuffizienz, v. a. aber bei Urämie, vermehrter Darmfäulnis, Ileus. E indicanemia.

**Indikan|urie:** vermehrte Ausscheidung von Indikan (v. a. als Indoxylsulfat u. β-Glucuronid) im Harn (> 20–67 mg/24 Std.) bei Indikanämie; s. a. ▸Indigurie. E indicanuria.

**Indikation,** Indicatio: die (Heil-)Anzeige. Grund oder Umstand, eine bestimmte ärztliche Maßnahme durchzuführen, die nach Abschätzen des möglichen Nutzens u. Risikos (unter Beachtung etwaiger ▸Kontraindikationen) für den Patienten sinnvoll ist. E indication. – **I., absolute:** zwingende I., eine Therapie durchzuführen, deren Unterlassung dem Patienten Schaden zufügen würde (z. B. Blutstillung bei starker Blutung). – **I., kausale:** I. zur Behandlung der Krankheitsursache. – **I., kindliche:** **1)** I. zu geburtshilflichen Maßnahmen (z. B. rasche Geburtsbeendigung) bei Symptomen, die eine Gefährdung des Kindes anzeigen (z. B. zu schnelle oder langsame kindl. Herzfrequenz). **2)** I. zum ▸Schwangerschaftsabbruch (bis 22. Wo.) bei begründeter Annahme, dass beim Kind eine schwere Schädigung vorliegen würde. E pediatric i. – **I., kriminologische:** I. zum ▸Schwangerschaftsabbruch bis 12 Wochen nach einer durch Vergewaltigung entstandenen Empfängnis. E criminological i. – **I., medizinische:** I. zum ▸Schwangerschaftsabbruch (oder zur Sterilisation) bei schwerer Gesundheitsgefährdung durch eine Schwangerschaft. E medical i. – **I., mütterliche:** I. zu geburtshilflichen Maßnahmen (z. B. rasche Geburtsbeendigung) bei Gefährdung der Mutter (z. B. durch einen eklamptischen Anfall); s. a. ▸I., medizinische. – **I., soziale:** I. zum ▸Schwangerschaftsabbruch (bis zur 12. Wo.) bei schwerer, nicht zu beseitigender Notlage der Schwangeren. – **I., symptomatische:** I. für Maßnahmen, die nur die Krankheitssymptome berücksichtigen; s. a. ▸I., kausale. – **I., vitale:** absolute I. aufgrund bestehender Lebensgefahr. Die Umstände können es erforden, Risiken u. Kontraindikationen oder weitere Diagnostik zugunsten lebensrettender Maßnahmen außer Acht zu lassen.

**Indikationsimpfung:** Impfung, die bei einer bestimmten Sachlage (Impfindikation) von der STIKO (Ständige Impfkommission) empfohlen oder aufgrund der Impfstoffzulassung angewandt wird. Die Indikation kann sich auf berufliche Exposition, Infektionsgefährdung innerhalb von Risikogruppen, Kontakt mit einem Erreger (postexpositionelle I.) oder Kontakt mit erkrankten Personen (Riegelungsimpfung) beziehen. Dazu gehöpren auch Reiseimpfungen, die aufgrund internationaler Vorschriften (Gelbfieber), nationaler Einreisebestimmungen vorgeschrieben sind oder zum persönlichen Schutz des Reisenden angewandt werden.

**Indikator:** »Anzeiger«; Substanz, die einen Vorgang bzw. Zustand sichtbar oder messbar macht (z. B. durch Farbänderung, Extinktion, Fluoreszenz, Radioaktivität [▸Isotope]); z. B. pH-Indikatoren, deren Farbe bei einer bestimmten $H^+$-Ionenkonzentration durch Dissoziation oder Strukturänderung umschlägt. E indicator.

**Indikạtor|kalk:** mit einem Indikator versetzter ▸Atemkalk, der die Aufsättigung mit $CO_2$ anzeigt (s.a. ▸Absorber). E barium hydroxide lime.

**Indikạtor|nährboden:** ▸Nährboden mit Zusatz eines (pH-)Indikators zur stoffwechselbezogenen Differenzierung von Bakterien; s.a. ▸bunte Reihe. E indicator culture medium.

**Indikạtor|reaktion:** s.u. ▸enzymatische Analyse. E indicator reaction.

**Indikạtor|verdünnungs|methode:** Bestimmung von Kreislaufgrößen (Herzzeitvolumen, Durchblutung u. Blutvolumen von Organkreisläufen) u. damit auch Abschätzung von Kreislauffehlern (Shunt, Insuffizienz etc.) anhand der Verdünnung eines i.v. oder durch Inhalation zugeführten Indikators (Farbstoff, Kältelösung [»Thermodilution«], radioaktiv markierter Stoff, radioaktives oder inertes Gas); s.a. ▸Farbstoffverdünnungsmethode (Abb.), ▸Isotopenverdünnungsmethode, ▸FICK-Prinzip. E indicator dilution method.

**Indinavir:** ein ▸Proteasenhemmer; ***Anw.*** zur Kombinationstherapie bei HIV-Infektion.

**Ịndium,** Abk. In: 1-, 2- u. (zumeist) 3-wertiges Element (weiches Metall) der Bor-Gruppe. OZ 49, Atomgew. 114,82; 35 Isotope ($^{106}$In–$^{123}$In). ***Anw.*** u.a. als elektronenmikroskopisches Kontrastmittel sowie für ▸Szintigraphie (v.a. das Generator-erzeugte, kurzleb. $^{113m}$In; ein $\gamma$-Strahler [0,39 MeV; Halbwertszeit: 1,73 h]). E indium.

**Individuạl|antigen:** *Serologie* im Gegensatz zum Art-, Stamm- oder Gruppen-Antigen ein nur bei einem bestimmten Individuum auftretendes Zell-Antigen.

**Individualität:** die alle Eigenschaften u. Merkmale umfassende unverwechselbare Wesenseigenart einer Persönlichkeit. E individuality.

**Individuạl|psychologie:** (A. ADLER) tiefenpsychologische u. psychotherapeutische Richtung, der zufolge dem Individuum bei Durchsetzung des »Lebensplanes« von früher Kindheit an Minderwertigkeitserlebnisse (z.B. durch Körperorgane, soziale u. wirtschaftl. Lage) erwachsen, die zum Kompensationsstreben oder aber zur »Überkompensation« (abnormes Geltungsstreben, Machthunger) führen. E individual psychology.

**Individualtod:** ▸Hirntod.

**Individuation:** *Psychologie* (C. G. JUNG) Reifung des Menschen zur selbstständigen Persönlichkeit, individuelle Selbstfindung. E individuation.

**individuell:** das Einzelwesen (Individuum) betreffend; s.a. ▸Individual... E individual.

**indiziert:** angezeigt (▸Indikation). E indicated.

**Indocyaningrün:** Farbstoff; Infrarotabsorber; ***Anw.*** zur Herz-, Kreislauf- u. Mikrozirkulations- sowie Leberfunktionsdiagnostik. E indocyanine green.

**Indọl:** 2,3-Benzopyrrol (Formel); kommt vor in ätherischen Ölen, in Steinkohlenteer u. als Tryptophan-Abbauprodukt bei Eiweißfäulnis (s.a. ▸Indolbildung). Grundgerüst zahlreicher Naturstoffe (Tab.; auch von Indigo, Bufotenin, Psilocin, Psilocybin etc.) u. Therapeutika. E indole.

| Verbindung | R |
|---|---|
| Indol | $-H$ |
| Indoxyl | $-OH$ |
| Indoxylschwefelsäure | $-OSO_3H$ |
| Indikan (Harn) | $-OSO_3K$ |
| Indikan (Pflanzen) | $-OC_6H_{11}O_5$ |
| Skatol | $-CH_3$ |
| Indolylessigsäure | $-CH_2-COOH$ |
| Tryptamin | $-CH_2-CH_2-NH_2$ |
| Tryptophan | $-CH_2-CH(NH_2)-COOH$ |

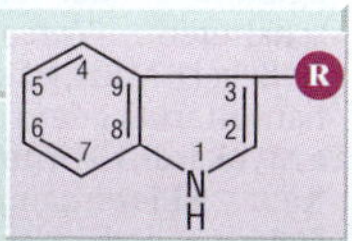


**Indol.**

**Indọl|acet|urie:** Ausscheidung von Indolylessigsäure im Harn, i.e.S. das ▸HARTNUP-Syndrom. E indolaceturia.

**Indọl|bildung:** der zur Bakteriendifferenzierung genutzte enzymatische Abbau von Tryptophan zu Indol durch »indolpositive Bakterien« (z.B. E. coli, Proteus, Vibrio cholerae). Der Indolnachweis erfolgt nach Züchtung in tryptophan- oder trypsinpeptonhaltiger Nährlösung oder in Trypsin-verdauter Nährbrühe u. nach 1- bis 3-tägiger Bebrütung mit p-Dimethylaminobenzaldehyd. E formation of indole.

**ịndolent:** nicht schmerzhaft; *psych* unempfindlich gegen Schmerzen, gleichgültig, stumpf, unbeeindruckbar. E indolent, painless.

**Ịndolenz:** Schmerzlosigkeit, *psych, neur* Gleichgültigkeit, Schmerzunempfindlichkeit. E indolency, insensitivity to pain.

**Indolyl|essigsäure,** Acidum indolyl-3-aceticum, Abk. IES: über Indolylbrenztraubensäure u. Indolylacetaldehyd entstehendes Tryptophan-Abbauprodukt; Wuchsstoff in Pflanzen (▸Auxine). Bei Phenylketonurie u. Hartnup-Syndrom ist die Ausscheidung im Harn vermehrt. E indoleacetic acid, Abk. IA(A).

**Indometacịn,** 1-(4-Chlorbenzoyl)-5-methoxy-2-methyl-3-indolessigsäure: *Pharmazie* nichtsteroidales Antirheumatikum. ***Wirkung:*** schwach analgetisch u. antipyretisch; ***NW:*** Magen-Darm-Störungen, Kopfschmerzen, Schwindel. E indomet(h)acin.

**Indo|phenọl|blau,** $\alpha$-Naphtholblau: Farbstoff, der als gesättigte Lsg. in 70 %igem Alkohol zur Fettfärbung in Geweben genutzt wird. E indophenol blue.

**Indo|phenol-oxidase:** ▸Cytochrom-oxidase.

**Indoramin:** ein peripherer $\alpha_1$-Rezeptorenblocker (s.u. ▸Alpharezeptorenblocker); ***Anw.*** als Antihypertensivum. E indoramin.

**Ind|oxyl:** 3-Hydroxyindol; Oxidationsprodukt des ▸Indols (dort Formel); gelbe, in wässriger Lsg. gelbgrün fluoreszierende Kristalle; entsteht z.B. bei bakterieller Zersetzung von Tryptophan im Darm (im Harn ausgeschieden als Indoxylglucuronsäure oder als Indoxylschwefelsäure bzw. Indikan). Nachweis durch Farbreaktion mit Eisenchlorid ($FeCl_3$; Rotfärbung) oder Oxidation zu Indigo (blau). E indoxyl.

**Ind|oxyl|urịe:** Ausscheidung von Indoxyl(-Verbindungen) im Harn, v.a. als Indoxylschwefelsäure; vermehrt z.B. bei Ileus. E indoxyluria.

**Inducer** *(engl.): Genetik* ▸Induktor.

**Induktion** *(latein. inducere = einführen, veranlassen):* **1)** *Physik* – **I., elektro|magnetische:** Auftreten einer elektr. Spannung (u. damit eines Stromes) in einem geschlossenen Leiter durch dessen Relativbewegung zu einem äußeren Magnetfeld. E induction. – **I., magnetische:** s.u. ▸Magnetfeld. **2)** *Biologie* – **I., embryonale:** Auslösung eines Wachstums- oder Differenzierungsvorgangs an einer Zell(grupp)e durch Einwirkung einer anderen Zell(grupp)e oder exogenen Reizeinfluss (z.B. Licht). E induction. – **I., enzymatische:** ▸Enzyminduktion (induziert werden kann auch die Enzymrepression!); s.a. ▸Induktor, ▸JACOB-MONOD-Modell, ▸Derepression. **3)** *Physiologie* Beeinflussung oder Auslösung eines neuronalen Vorgangs durch einen anderen. E induction. **4)** psychische »Infektion«: *Psychologie* Übertragung einer Einsicht – unabhängig von deren Wahrheitsgehalt – von einer Person auf die andere als Folge suggestiver Vorgänge, i.e.S. die ▸Folie à deux (**Induktionspsychose**). E psychic infection.

**Induktiọns|chemo|therapie,** neoadjuvante I.: präoperative (präradiotherapeutische) Behandlung mit Zytostatika (Chemotherapie) zur Verkleinerung eines zunächst sehr ausgedehnten malignen Tumors, um diesen danach möglichst vollständig operativ u./oder strahlentherapeutisch entfernen zu können. Beim ▸Mammakarzinom wird eine I. auch angewendet, um bei fortgeschrittenen lokalen Befunden anschließend eine ▸brusterhaltende Therapie durchführen zu können. S.a. Schema; ▸Chemotherapie,

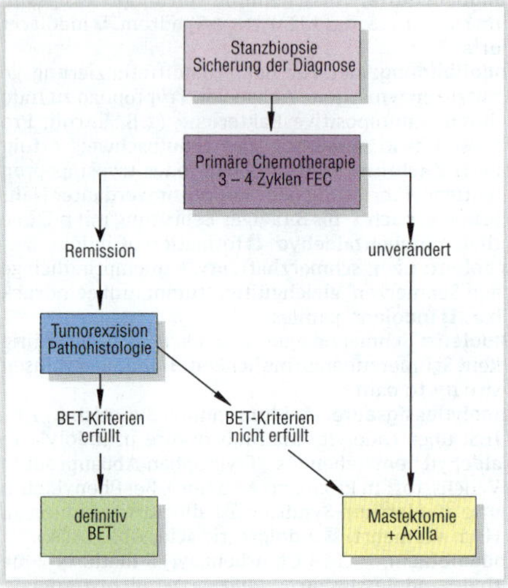


**Induktionschemotherapie:** Vorgehensweise bei der brusterhaltenden Therapie (BET) lokal fortgeschrittener Mammakarzinome. [123]

neoadjuvante. E induction chemotherapy, Down-Staging.

**Induktions|tumor:** *Pathologie* durch äußere Einflüsse »induziertes Neoplasma«. S.a. ▸Karzinogenese. E induced tumor.

**induktiv:** *Physik* auf ▸Induktion beruhend; einleitend. E inductive.

**Induktor:** **1)** *Genetik* körpereigener oder -fremder Stoff, der Wachstum u. Differenzierung embryonaler Gewebe u. Organe induziert. S.a. ▸Induktion (2); ▸Operon. E inductor. **2)** belebter oder unbelebter Stoff (z.B. Mykoplasmen bzw. virale Nucleinsäure, Pilzextrakt), der die endogene Produktion eines anderen Stoffes anregt; s.a. ▸Operator-Gen. E inducer.

**Induratio** *(latein.):* Verhärtung, ▸Induration. E induration. – **I. penis plastica,** Abk. IPP, PEYRONIE-Krankheit, Penisfibromatose: flache strangförmige oder flächenhafte I. des männl. Gliedes (massive Vermehrung kollagener u. elastischer Fasern u. Rundzellinfiltration in Septum penis u. Tunica albuginea). V.a. am Penisrücken, meist hinter der Eichel beginnend, evtl. bis zur Symphyse, in das Septum intercavernosum u. die Schwellkörper fortschreitend, rel. häufig mit Kalkablagerung, Knorpel- oder Knochenbildung (»Penisknochen«); Penishaut verschieblich, Miktion regelrecht. – In ca. 10 % kombiniert mit DUPUYTREN-Kontraktur, seltener mit Ledderhose-Syndrom. IPP kann zu ausgeprägten Penisdeviationen und erektiler Dysfunktion führen. E plastic induration of the penis, penile fibromatosis, Peyronie's disease.

**Induration:** umschriebene oder diffuse krankhafte Verhärtung u. Verdichtung eines Gewebes oder Organs durch reaktive Bindegewebshyperplasie (= **fibröse I.**), v.a. als Folge chronischer Entzündung oder Stauung. I.w.S. gleichgesetzt mit »indurativer Prozess« als Bezeichnung für Schrumpfung, bindegewebige Organisation, Szirrhus, Obliteration, Sklerose sowie für – ätiologisch unklare – Bindegewebsdysplasien, z.B. DUPUYTREN-Kontraktur, Induratio penis plastica. – Besondere Formen: **granulierte I.** (mit körniger Ober- oder Schnittfläche, z.B. der Leber bei Zirrhose); **interstitielle I.** (I. des interstitiellen Bindegewebes, v.a. der Lunge bei kardialer Stauung, Emphysem, HAMMAN-RICH-Syndrom, Pneumokoniose, nach interstitieller Pneumonie); **braune, rote** oder **zyanotische I.** (v.a. bei Mitralvitien vorkommende Stauungs-I. der Lunge, Leber, Milz u. Niere, mit bläulich-dunkelroter bis fleischfarbener Verfärbung infolge Kapillardilatation u. -wandquellung sowie Erythrodiapedese, ferner mit fettiger Degeneration, Vermehrung bzw. Verdichtung der Gitterfasern u. des interstitiellen Bindegewebes; später Schrumpfung [z.B. zyanot. Schrumpfniere], zunehmend bräunliche bis rostfarbene Pigmentierung durch Hämosiderose [braune I.], in der Leber zusätzlich gelblich-kupferne Lipofuscin-Ablagerung, [Herbstlaub-, Muskatleber]); **schiefrige I.** der Lunge (I. bei gleichzeitiger Anthracosis; mit grauer bis tiefschwarzer Pigmentierung des hyperplastischen Bindegewebes durch Ruß-, Kohlepartikel; meist als »Pigmentzirrhose« im Bereich von Lungennarben, Silikoseknötchen, Lymphknoten). E induration.

**indurativ:** mit ▸Induration einhergehend. E indurative.

**induriert:** verhärtet (▸Induration), verdichtet (= sklerosiert; ▸Sklerose). E indurated.

**Indusium griseum:** dünne Schicht grauer Substanz (Rindenrudiment) auf der Balkenoberfläche.

**indux** *(latein.):* einleitend, zu Beginn; z.B. Crepitatio indux.

**induziert:** auf ▸Induktion beruhend; durch äußere Umstände herbeigeführt. E induced. – **i. Irresein, i. Wahn:** ▸Folie à deux. E i. insanity.

**in|ermis** *(latein.):* waffenlos, unbewehrt.

**in|ert:** untätig, (reaktions)träge. E inert.

**In|ertia:** Trägheit. E inertia. – **I. uteri:** ▸Wehenschwäche. E uterine i.

**Inf.:** Abk. für ▸**Infus.**

**inf.:** *Anatomie* Abk. für ▸**inferior.**

**Infans** *(latein.)* Plur. infantes: Kind.

**infantil(is)** *(latein.):* kindlich, im Kindesalter; *psych* kindisch. S.a. ▸Infantilismus. E infantile.

**Infantilismus – I., physischer,** somatischer I.: dem Kindesalter entsprechender Zustand einzelner Organ(system)e oder des Gesamtorganismus im Missverhältnis zum Lebensalter (▸Minderwuchs). Idiopathisch oder als Entwicklungshemmung infolge verschiedenster Grundleiden (z.B. bei Blut-, Herz-, Lungen-, Leber-, Nierenkrankheiten, endokrinen Störungen, bei genetischen Schäden u. Embryopathien). E infantilism. – **I., psychischer:** Bestehenbleiben kindlicher Denk- u. Verhaltensweisen im Erwachsenenalter; die Gesamtpersönlichkeit behält in komplexer Weise kindliche Wesenszüge bei, z.B. erhöhte Anschmiegsamkeit, mangelhafte Selbstständigkeit; s.a. ▸Puerilismus. – **I., sexueller: 1)** psychischer I. mit Entwicklungshemmung des Geschlechtstriebes (u. damit Störung verantwortlicher u. eigenbewusster Partnerschaftsverhältnisse); **2)** ▸Gonadendysgenesie und ▸Hypogonadismus.

**Infarkt:** schnell erfolgter, umschriebener Untergang (Nekrose) eines Organs oder Gewebes infolge eines (sub)akuten, absoluten, zu Sauerstoffnot (▸Ischämie) führenden örtlichen Durchblutungsstopps. Entsteht wegen Verlegung der zuständigen Schlagader bei Fehlen eines kompensierenden Kollateralkreislaufs. Größe u. Form (meist keil- oder kegelförmig) entsprechen der Verzweigung des blockierten Gefäßabschnitts. ***Ätiol.:*** v.a. Embolie, Thrombose, Gefäßabklemmung, Endangiitis obliterans, Arteriosklerose. ***Patho.:*** Histologisch findet sich eine Koagulations- oder Kolliquationsnekrose im – nachgeschalteten – Versorgungsgebiet der anatomischen (z.B. bei ▸Milz-, ▸Nieren-, ▸Lungen-, ▸Leber-, ▸Netzhautinfarkt) oder funktionellen Endarterie (z.B. bei ▸Myokard-, ▸Hirninfarkt; s.a. ▸Harnsäure-, ▸Lipoid-Kalk-, ▸Plazentainfarkt). E infarct(ion). – **I., anämischer, ischämischer I.:** I., dessen Nekrosegebiet durch Blutleere gelb, bräunlich oder grau-blass (z.B. bei Nieren-, Milz-, Myokard-I.), u.U. rein weiß (z.B. Plazentainfarkt, Encephalomalacia alba) erscheint. Überragt häufig infolge reaktiver Schwellung (Plasmainfiltration) die Organoberfläche; im Anfangsstadium scharfrandig abgegrenzt (außen durch intensiv-hyperämische, innen durch leukozytäre, von Plasma maximal durchströmte Randzone mit Lipoidanhäufung); später Entquellung und Schrumpfung u. allmählicher Ersatz der kernlos gewordenen Nekrose durch eine meist eingezogene Narbe. E anemic i. – **I., blander:** steriler I. – **I., blasser:** anämischer I. – **I., hämor|rhagischer:** I., dessen Nekrosegebiet durch Austritt roter Blutkörperchen dunkelrot bis blauschwarz verfärbt ist; tritt ein bei gleichzeitiger kardialer u./oder portaler chron. Stauungshyperämie oder bei gleichzeitiger Blockade des venösen Abflusses (z.B. durch Thrombose); häufigste Lokalisation: Lunge (s.u. ▸Lungeninfarkt), Darm, Leber (seltener Niere, Milz); s.a. hämorrhagische ▸Infarzierung. E hemorrhagic i. – **I., ischämischer:** anämischer I. – **I., roter:** ▸I., hämorrhagischer. E red i. – **I., septischer:** durch infizierten Embolus entstandener I. (oft multipel), v.a. in Milz, Niere, Lunge, Myokard. ***Klinik:*** mit evtl. rasch fortschreitender diffuser Erweichung (s.a. ▸Kolliquationsnekrose) u. Leukozyteninfiltration der Zentralnekrose, massiver Hyperämie u. schneller eitrig-nekrotischer Einschmelzung der Randzone; es kommt entweder zu Demarkierung u. Abstoßung der – in toto – ausgelösten Nekrose als Sequester oder aber zu Abszess- oder Furunkel-ähnlicher Herdbildung. ***Kompl.:*** Sepsis, Pleuritis, Peritonitis, Pericarditis purulenta; bei chron. Verlauf Infarktaneurysma. – i.w.S. auch die sekundäre Infektion eines sterilen Infarktes. E septic i. – **I., steriler:** weder primär noch sekundär infizierter I. E bland i. – **I., trans|muraler:** s.u. ▸Myokardinfarkt. E transmural myocardial i. – **I., weißer:** s.u. ▸I., anämischer. E white i.

**Infarkt|an|eurysma:** Dehnungs- bzw. Narbenaneurysma im Infarktbereich der Herz- oder Gefäßwand mit paradoxer systolischer Bewegung in diesem Herzwandbereich; s.a. ▸Aneurysma (dort Abb.). E myocardial infarction aneurysma.

**Infarkt|ikterus:** Gelbsucht infolge Hyperbilirubinämie nach ausgedehntem – hämorrhag. – Lungeninfarkt mit Hämolyse der in die Alveolen eingeströmten Erythrozyten. E icterus secondary to infarction.

**Infarkt|kaverne:** v.a. bei großem Lungeninfarkt oder bei Infarktpneumonie auftretende Kaverne durch Aushusten des – erweichten – Nekrosekerns.

**Infarkto|phobie:** die Furcht, an einem Herzinfarkt zu sterben; kann zu Symptomen führen, die denen eines Myokardinfarktes ähneln.

**Infarkt|pleuritis:** Begleitpleuritis über der pleuranahen Basis eines Lungeninfarktes.

**Infarkt|pneumonie:** ▸Pneumonie durch – meist bronchiogenes – Eindringen von Eitererregern in einen blanden Lungeninfarkt.

**Infarkt|schock:** kardialer ▸Schock bei ▸Infarkt.

**Infarkt|schrumpfniere:** infolge Schrumpfung multipler älterer Infarktkerne bzw. -narben massenreduzierte Niere.

**Infarzierung:** *Pathologie* Bildung eines ▸Infarktes bzw. einer Infarkt-ähnlichen Gewebsveränderung (z.B. hämorrhag. ▸Infarzierung). – Auch Bez. für den infarzierten Bezirk. E infarction. – **I., hämorrhagische:** (sub)akute, massive, dunkelrot blutige Infiltration eines Gewebes oder Organs (segmentär oder komplett) infolge absoluter venöser Abflussblockade (durch Thrombose, Strangulation, Inkarzeration, infiltrierenden Tumor) bei erhaltener oder nur gedrosselter arterieller Blutzufuhr; stärkster Grad der Stauungshyperämie; führt bei Fortbestehen zu irreversibler Hämostase, Nekrose u./oder Gangrän (u. dann Ähnlichkeit mit hämorrhag. Infarkt). Vork. v.a. an Darm (bei Mesenterialvenen-, Pfortaderthrombose, Invagination, Brucheinklemmung), Eichel (bei Paraphimose), Adnexen bzw. Hoden (bei Stieldrehung). E hemorrhagic i.

**infaust(us)** *(latein.):* ungünstig, unglücklich.

**Infectio** *(latein.):* ▸Infektion.

**infectiosus** *(latein.):* ▸infektiös.

**Infekt:** **1)** ▸Infektion. **2)** Infektionskrankheit (z.B. ▸grippaler I.). E infection. – **I., banaler:** harmlose, meist ohne medikamentöse Maßnahmen binnen weniger Tage abklingende Infektionskrankheit (des Darmes, der Atemwege).

**Infekt|all|ergie:** ▸Allergie bei Überempfindlichkeit gegen mikrobielle Substanzen. E allergy of infection.

**Infekt|an|ämie:** im Verlauf chron. Infektionskrankheiten auftretende normo- oder hypochrome, evtl. mikrozytäre Anämie meist mit Störung des Eisenstoffwechsels; entspricht im klin. Bild der Anämie bei chron. Krankheiten (z.B. bei rheumatoider Arthritis, Autoimmunkrankheiten) u. der Tumoranämie. E anemia of infection.

**Infekt|croup, -krupp:** s.u. ▸Pseudokrupp.

**infektiös:** ansteckungsfähig, ansteckend, übertragbar. E infectious.

**Infektion,** Ansteckung: Eindringen von Mikroorganismen (z.B. Bakterien, Viren, Pilze, Parasiten) in einen Makroorganismus (z.B. Mensch), wo sie haften bleiben u. sich vermehren; i.w.S. auch die ▸Infektionskrankheit. In Abhängigkeit von der ▸Virulenz u. Menge der Erreger, der Reaktionsbereitschaft des Makroorganismus (s.a. ▸Infektionsabwehr) sowie vom Ansiedlungsort entsteht entweder eine Infektionskrankheit, eine stumme I. oder ein unschädliches Zusammenleben (Symbiose, z.B. mit der physiolog. ▸Darmflora); s.a. ▸Inhalations-, ▸Inokulations-, ▸Kontakt-, ▸Schmier-, ▸Tröpfchen-, ▸Wundinfektion. E infection. – **I., alimentäre:** I. durch Nahrungsmittel (s.a. ▸Lebensmittelvergiftung). E alimentary i. – **I., aszendierende:** I., die sich in einem Ausführungsgang oder Organ entgegen der Flussrichtung der Sekrete oder Ausscheidungen ausbreitet, z.B. im Urogenitaltrakt. E retrograde i. – **I., diaplazentare:** s.u. ▸diaplazentar. E transplacental i. – **I., endogene:** I. durch sonst unschädliche, im Körper vorhandene Keime (z.B. Darmflora), die bei Minderung der Infektionsabwehr u./oder Verschleppung an einen ungewöhnlichen Ort zu Krankheitserscheinungen führen. E endogenous i. – **I., fokale:** ▸Herdinfektion. E focal i. – **I., intra|uterine:** s.u. ▸diaplazentar. – **I., opportunistische:** I. auf dem Boden einer gestörten immunologischen Abwehrreaktion, z.B. bei ▸AIDS; meist durch Parasiten, Viren u. Pilze. – **I., stumme:** I. ohne Krankheitserscheinungen, die zur Immunität führt (stille ▸Feiung). E silent or subclinical i.

**Infekt(ions)abwehr:** die Abwehrkräfte des Organismus gegen Infektionen. Wird repräsentiert v.a. durch die intakte Haut (mit physiolog. Säuremantel u. normaler Keimflora) u. Schleimhaut sowie durch zelluläre u. humorale Abwehrmechanismen (Tab.). S.a. ▸Immunität. E infection defense.

**Infektions|dosis,** Abk. ID: s.u. ▸Infektionstiter. E infection dose.

**Infektions|epidemiologie:** Lehre von der Enstehung, Häufigkeit u. Verbreitung von Infektionskrankheiten sowie deren Folgen. Wird mit der ▸Mikrobiologie zu einem medizinischen Fachgebiet zusammengefasst. E epidemiology of infection.

**Infektions|herd:** Ausgangsstelle einer Infektion(skrankheit) im Organismus (s.a. ▸Herdinfektion) oder in einem Kollektiv (s.a. ▸Infektionsquelle). E focus of infection.

**Infektions|index:** ▸Kontagionsindex.

**Infektions|krankheit:** durch Krankheitserreger (Viren, Rickettsien, Bakterien, Protozoen, Prionen oder Pilze) verursachte Krankheit. E infectious disease.

**Infektions|pforte:** Eintrittsort von Infektionserregern.

**Infektions|prophylaxe:** vorbeugende Maßnahmen zur Verhütung einer Infektion; z.B. Desinfektion, Antibiotikagabe (z.B. bei Immundefekten oder als supportive Maßnahme während einer Chemotherapie mit Zytostatika bei malignen Erkrankungen), Impfung, passive ▸Immunisierung etc. E prophylaxis of infection.

**Infektions|psychose:** im Zusammenhang mit einer akuten, meist hochfieberhaften Infektionskrankheit

| | Phänomen | Mechanismus |
|---|---|---|
| zellulär: | | |
| unspezifisch | Phagozytose | Aufnahme von nicht opsonisierten Partikeln durch Phagozyten |
| spezifisch-unspezifisch | Aktivierung von Makrophagen | Kooperation von spezifisch reagiblen T-Lymphozyten u. Makrophagen |
| spezifisch | Zytotoxizität | Zerstörung virusinfizierter Zellen durch spezif. reagible T-Lymphozyten |
| zellulär-humoral: | | |
| spezifisch-unspezifisch | Steigerung der Phagozytose | Opsonisierung durch Antikörper (IgG); Opsonisierung durch AK (IgG, IgM) u. Komplement (C3b) |
| unspezifisch | Steigerung der Phagozytose | Opsonisierung durch Properdin u. C3b |
| humoral: | | |
| spezifisch-unspezifisch | Immunolyse | Lyse durch AK u. Komplement von Bakterien, Viren, Parasiten |
| | Virusneutralisation | durch Antikörper u. C1, 4, 2 |
| spezifisch | Virusneutralisation | durch Antikörper allein |
| | Toxinneutralisation | durch Antikörper allein |

**Infekt(ions)abwehr:** zelluläre u. humorale Faktoren (nach HAHN u. OPFERKUCH). [527]

(z.B. Pneumonie, Typhus, rheumat. Fieber) auftretende »Fieberpsychose« (akuter exogener Reaktionstyp BONHOEFFER), meist mit Delirien, psychomotorischer Erregung, rasch wechselnder Bewusstseinslage, teilweiser Amnesie. Klingt mit oder bald nach Entfieberung ab.

**Infektions|quelle:** Ausgangspunkt einer infektiösen Erkrankung, z.B. ein Kranker, Keimträger (in der Inkubationsphase), Dauerausscheider oder unbelebte Erregerreservoire (Abwasser, Boden, Staub, Lebensmittel). E origin of infection, source of i.

**Infektionsschutzgesetz,** Abk. IfSG: Gesetz zur Vorbeugung übertragbarer Krankheiten beim Menschen, zur frühzeitigen Erkennung von Infektionen u. zur Verhinderung ihrer Weiterverbreitung. Es löste am 1.1.2001 das Bundesseuchengesetz ab u. regelt u.a. die Meldepflichten (§ 6 ▸meldepflichtige Krankheiten und § 7 ▸meldepflichtige Nachweise von Krankheitserregern). Die Meldung erfolgt meist an das zuständige Gesundheitsamt durch den feststellenden Arzt oder den Leiter der Untersuchungsstelle, aber nach § 8 können auch andere Personen zur Meldung verpflichtet sein, um eine lückenlose Erfassung zu gewährleisten. Im 2. Abschnitt (Koordinierung und Früherkennung), § 4 wird dem Robert-Koch-Institut (RKI) eine zentrale Rolle übertragen, die z.B. Forschung, Beratung und Koordination nationaler u. internationaler Behörden, Referenzzentren u. wissenschaftlicher Einrichtungen beinhaltet. Das RKI leitet auch nach § 12 das Auftreten bestimmter Krankheiten anonymisiert an die Weltgesundheitsorganisation u. das Europäische Netzwerk weiter und kann nach § 13 ▸Sentinel-Erhebungen zur Beobachtung der Verbreitung übertragbarer Krankheiten initiieren. Weitere Abschnitte regeln die Verhütung (Impfungen, nosokomiale Infektionen) u. die Bekämpfung (Behandlung, Schutzmaßnahmen, Quarantäne) übertragbarer Krankheiten, die gesundheitlichen Anforderungen an das Personal beim Umgang mit Lebensmitteln sowie die Tätigkeiten mit Krankheitserregern. Zusätzliche Vorschriften gibt es für Schulen und sonstige Gemeinschaftseinrichtungen. Auch dem Wasser für menschlichen Gebrauch sowie Schwimm- und Badebeckenwasser ist ein Abschnitt gewidmet.

**Infektions|titer:** die geringste zum Angehen einer Infektion erforderliche Erregermenge (= Infektionsdosis, ID). – In der Virologie diejenige Infektionsdosis, die gerade noch bei einem best. Prozentsatz (z.B. ID 50) der infizierten Nährböden eine nachweisbare Virusvermehrung bewirkt. E infection titer.

**Infektions|tüchtigkeit:** ▸Virulenz.

**Infektions|wechsel:** durch Zusammenbruch der Abwehrkräfte, chemotherapeutischen Selektionsdruck etc. bedingter Erregerwechsel (u. damit Änderung des Krankheitsgeschehens) im Verlauf einer Sepsis, Harnwegsinfektion etc. E change of infection.

**Infektiosität:** die Fähigkeit eines Mikroorganismus, sich von Wirt zu Wirt übertragen zu lassen, an ihm zu haften, sich zu vermehren u. in dessen Gewebe einzudringen; i.w.S. auch die Kontagiosität einer ansteckenden Krankheit bzw. des Erkrankten. E infectiosity.

**Infekt|kette,** Seuchenkette: die Art der Erregerübertragung von Wirt (»Spender«) zu Wirt (»Empfänger«) auf direktem oder indirektem Weg ohne Berücksichtigung der Auswirkung. E chain of infection. – **I., hetero|gene:** die Erregerübertragung von einem poikilothermen (z.B. Milbe, Zecke, Fliege) auf einen homoiothermen Wirt (z.B. Glossina palpalis → Mensch bei der Schlafkrankheit). – **I., homogene:** I. von Warm- auf Warmblüter. – **I., homo|nome:** I. einer Krankheit, für die nur eine Art empfänglich ist; z.B. der Mensch für Masern, Scharlach, Typhus abdominalis, Diphtherie etc.

**Infekt|krampf:** ▸Fieberkrampf.

**Infeld|blendung:** Blendung durch Lichtquelle in Blickrichtung des Auges; bewirkt vorübergehenden zentralen Gesichtsfeldausfall.

**inferior,** Abk. inf.: untere(r); z.B. Lobus inf., Ganglion inferius.

**infertil(is)** *(latein.)*: unfruchtbar. E infertile.

**Infertilität:** Unvermögen, eine Frucht bis zur Lebensfähigkeit auszutragen (= Impotentia gestandi); i.w.S. jede Form der ▸Sterilität (2). E infertility.

**Infestation:** »Infektion« mit einem Parasiten, der sich nicht im Wirt vermehrt (z.B. Bandwurm). S.a. ▸Invasion. E infestation.

**Infibulation:** Verschluss des Präputiums bzw. der Schamlippen im Altertum u. bei Naturvölkern zur Verhütung von Masturbation u. Koitus. E infibulation.

**Infiltrat:** in ein Körpergewebe eingedrungene körpereigene oder -fremde Substanz (z.B. zellreiches Exsudat, Blut, Harn, Tumorzellen, Medikament); i.w.S. auch die intrazellulär in abnormer Menge abgelagerte Substanz (z.B. Fetttröpfchen; s.a. ▸Degeneration, fettige). S.a. ▸Ödem, ▸Induration. – Auch Bez. für den durch ▸Infiltration veränderten (im Röntgenbild evtl. »verdichteten«) Gewebsbezirk (z.B. als ▸Lungeninfiltrat). E infiltrate. – **I., entzündliches:** Gewebsveränderungen durch umschriebene ▸Infiltration im Rahmen einer ▸Entzündung mit überwiegend zellulärem Exsudat in Parenchym u. Interstitium sowie Vermehrung u. Vergrößerung ortsständiger Histiozyten u. Fibroblasten; histologisch unterschieden je nach Dominanz der – v.a. durch Diapedese – eingewanderten Blutelemente, z.B. als eitriges, eosinophiles, lymphozytäres I. E inflammatory i. – **I., leuk|ämisches:** enge Durchsetzung von Geweben

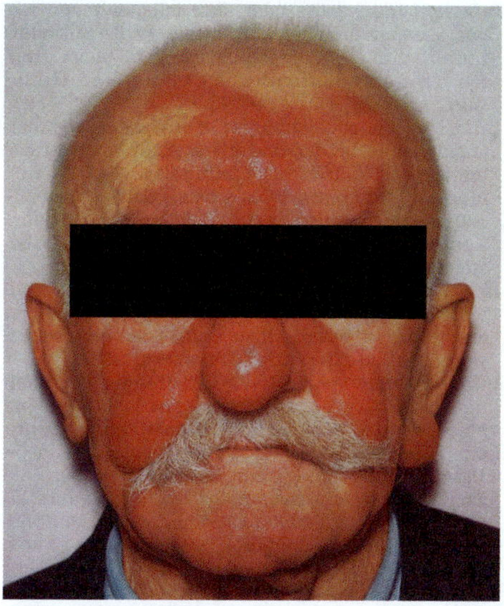

**Infiltrat, leukämisches:** typische Veränderungen im Gesicht. [411]

(z.B. Haut) mit weißen Blutzellen unterschiedlicher Reife bei ▸Leukämie (s. Abb.). E leukemic i. – **I., lupoides:** Ansammlung epitheloider Zellen im Korium, unter Glasspateldruck apfelgeleeartiger Fleck. Charakteristisch für ▸Lupus vulgaris. E lupoid i.

**Infiltration,** Infiltrierung: **1)** *Pathologie* krankhaft vermehrtes, meist örtlich begrenztes Eindringen, -wandern oder -sickern von regulären, krankhaften oder fremdartigen Zellen, Gewebsstrukturen, Flüssigkeiten etc. in das bindegewebige Interstitium oder Zellinnere, z.B. Leuko- u. Erythrodiapedese bei Exsudation, infiltrierendes Wachstum maligner Tumoren in gesunde Nachbargewebe; i.w.S. auch das ▸Infiltrat sowie die – gallige, blutige, liquoröse etc. – Durchtränkung eines Gewebebezirks. **2)** Einbringen von Substanzen in Gewebe durch Injektion; ▸Infiltrations... E infiltration. – **I., netzige:** Ausbreitungsform des Mikrokarzinoms mit kurzer Latenzzeit: diffuse, wurzel- oder streifenförmige, teils diskontinuierliche Wucherung basaler Epithelstrukturen in das umgebende Bindegewebe.

**Infiltrations|an|ästhesie:** Technik der terminalen Lokalanästhesie (Blockade feinster afferenter Nervenbahnen u. -verzweigungen durch planmäßige Durchtränkung oder aber nur rahmenartige Umspritzung des Operationsgebiets mit einem ▸Lokalanästhetikum). E infiltration anesthesia.

**Infiltrations|therapie:** Behandlung durch gezielte, umschriebene (häufig endoneurale) oder diffuse Infiltration (2) eines Gewebebezirks mit einem flüssigen Medikament, z.B. als therapeutische Anästhesie, Grenzstrangblockade, Hämangiomverödung.

**infiltrativ:** in Form von ▸Infiltration. E infiltrative.

**Infiltrierung:** ▸Infiltration.

**infimus** *(latein.)*, imus: unterster.

**infizieren:** anstecken (▸Infektion). E infect.

**Inflammatio, Inflammation** *(latein. = Brand, Glut):* ▸Entzündung. E inflammation. – **I. caseosa:** ▸Verkäsung. – **I. herniae:** blande oder bakterielle ▸Entzündung im Bruchsack als Komplikation einer (Leisten-, Schenkel-)Hernie. Entsteht infolge örtlicher Gewebsschädigung (Schlag, Bruchbanddruck, Taxisversuch, Netztorsion etc.) oder fortgeleitet (Parametritis, Perityphlitis, Nabelinfekt) bzw. metastatisch (eitrige Angina). Führt zu Entzündungssymptomen mit starker örtl. Schmerzhaftigkeit (Peritonitis), evtl. zu Irreponibilität, Darmgangrän, Perforation.

**In|flation: 1)** psychot. Symptomenbild bei Überflutung des Bewusstseins mit Ich-fremden Erlebnisinhalten. **2)** aufblähendes Luft-, Gaseinblasen. E inflation.

**in|flatus** *(latein.):* aufgebläht. E inflated.

**inflexibel, in|flexibilis** *(latein.):* nicht beugbar, versteift, *psych* starrköpfig. E inflexible.

**Infliximab:** selektives Imunsuppressivum; ▸Tumor-Nekrose-Faktor-α-Antikörper (monoklonaler Antikörper gegen TNF-α). ***Anw.*** wegen Immunogenität immer in Kombination mit Methotrexat als langfristig wirksames Antirheumatikum u. zur Ther. bei therapierefraktärem M. CROHN. E infliximab.

**In|flu|enz:** *Physik* polare Beeinflussung elementarer Ladungen eines ungeladenen Leiters im elektrischen Feld. E influence.

**In|flu|enza** *(latein. influere = einfließen):* die – früher auf himmlische Einflüsse (»...coeli influencia...«) zurückgeführte – echte ▸Grippe. E influenza. – **I. nostras:** ▸grippaler Infekt.

**Influenza|bakterium:** ▸Haemophilus influenzae.

**Influenza|virus,** Grippevirus, Myxovirus influenzae: ubiquitäres Orthomyxovirus; Erreger der echten ▸Grippe; Typ A führt zu seuchenhafter Ausbreitung, Typ B zu sporadischen Erkrankungen (gelegentl. auch Epidemien), Typ C epidemiologisch zzt. unbedeutend. Ein RNS-Einzelstrang-Virus mit Lipoidaußenhülle (ätherempfindlich!); neben Kugelform (⌀ 80–120 nm) auch Fadenformen; anzüchtbar in embryoniertem Hühnerei u. Zellkultur, im Tierversuch auf Frettchen, Mäusen, Hamstern, Vögeln. Nachweis u.a. durch Hämagglutination(shemmung), Neutralisationstest. Bei Typ A dauernder Wechsel des Antigenmusters (»Antigendrift«, Rekombination der Mutation?); z.B. in Europa virulente Stämme: H3N2, H1N1, d.h. Subtypen mit sehr unterschiedlichem Hämagglutinin- u. Neuraminidase-Antigen u. vielen, ständig neuen Varianten (v.a. des H3N2-Subtyps); diese Antigene gehören zu dem Stamm-spezifischen Virus(-V)-Antigen der Hülle (Envelope), u. gegen sie werden verschiedene spezif., nur gegen den betreffenden Stamm wirksame Antikörper gebildet. Als »Antigenshift« wird der Gen-Austausch zwischen verschiedenen I. bezeichnet (s.a. ▸Grippeschutzimpfung). – Allen Stämmen des Typs A gemeinsam ist das S-Antigen (S = soluble = löslich), das sich von dem der Typen B u. C unterscheidet (Antikörper gegen S-AG schützen den Menschen nicht vor Infektion). E influenza virus.

**Infoliation:** Einstülpen durch Übernähen. E infolding.

**Information:** Belehrung, Auskunft; i.S. der Informationstheorie eine Nachricht, die durch Buchstaben, Zahlen, diskrete Zeichen oder eine Folge verschiedener Amplituden oder Frequenzen dargestellt werden kann. Jedes Messsignal beinhaltet eine I.; jede räumliche oder zeitl. Verteilung messbarer Größen mit quantitativer oder qual. Bedeutung besitzt einen Informationsgehalt (z.B. Röntgenbild, EKG); *kybern* s.u. ▸Daten; *genet* s.u. ▸Eiweißbiosynthese (dort Abb.), ▸Gen, ▸Genom. E information.

**Informations|zentrum, toxikologisches,** Giftinformationszentrale: Auskunftsstelle zur telefonischen Beratung bei Vergiftungsunfällen, die an Universitätskliniken und großen Krankenhäusern existiert und über die Leitstellen erfragt werden kann. Gibt Auskünfte über Zusammensetzung u. Wirkung von Giften, Diagnostik, Therapie u. Prognose bei ▸Vergiftungen. Telefonische Informationen über den zentralen toxikologischen Auskunftsdienst Berlin. E poison information center.

**informed consent** *(engl.):* Einwilligung eines Probanden zur Teilnahme an einem Versuch; der Proband darf die Einwilligung erst nach eingehender Information über Zweck u. Ablauf sowie Aufklärung über die eigenen Rechte u. Pflichten im Rahmen des Versuchs erteilen. Die grundsätzlichen ethischen Prinzipien bei Versuchen am Menschen sind in der Deklaration von Helsinki (1962) formuliert.

**Informo|fer:** der Proteinanteil im ▸Informosom.

**Informo|som:** *Genetik* rasch synthetisierte Partikeln aus Messenger-RNS u. Protein (Informofer); weniger dicht als ein Ribosom u. von diesem unterscheidbar. E informosome.

**in|fra** *(latein.):* Präposition oder Präfix: »unter(halb)«. S.a. ▸hypo..., ▸sub... – **infra|artikulär:** unterhalb eines Gelenkes. E subchondral. – **infra|aurikulär:** unterhalb des Herzohres. E infraauricular. – **infra|corticalis:** ▸subkortikal.

**Infraduktion,** Depression: Abwärtswendung des einzelnen Auges um die transversale x-Achse n. FICK. – Entsprechende Blickwendung (beider Augen): »Infraversion«. E infraduction.

**infra|klavikulär:** unterhalb des Schlüsselbeins. E subclavicular.

**In|fraktion:** ein inkompletter, meist zu Spalt-, Dellen- oder Stufenbildung führender Knochenbruch (▸Fraktur). E infraction.

**Infra|langwellen:** *Meteorologie* von gewittrigen atmosphärischen Entladungen ausgehende langwellige Hochfrequenzstrahlung (»Spherics«, »Sferics«; mit $\lambda >$ ca. 3 km = $\nu <$ 100 kHz); als biotroper Faktor diskutiert.

**infra|orbital:** unterhalb der Augenhöhle (Orbita). E infraorbital.

**Infra|orbital|neur|algie:** Neuralgie des N. infraorbitalis; mit typischem Nervendruckpunkt am Foramen infraorbitale; Symptome s.u. ▸Trigeminusneuralgie. E infraorbital neuralgia.

**Infra|position:** Zahn- u. Gebissfehlstellung, gekennzeichnet durch das Nichterreichen der Biss- = Okklusionsstellung durch die Kaufläche(n). E infraclusion.

**Infra|rot:** ▸Ultrarot. E infrared.

**Infra|schall:** die Schallwellen unterhalb der unteren Hörgrenze (ab etwa 20 Hz). E infrasound.

**infra|sternal(is):** unterhalb des Brustbeines. E substernal.

**Infra|struktur:** *Biologie* die »Feinstruktur« unterhalb der optischen Wahrnehmungsgrenze. E infrastructure.

**Infra|version:** s.u. ▸Infraduktion. E infraversion.

**In|friktion:** Einreiben von Medikamenten in die Haut. E infriction.

**infundibulär:** **1)** trichterförmig; **2)** ein ▸Infundibulum betreffend. E infundibular.

**Infundibul|ektomie:** Herzoperation mit ringförmiger Ausschneidung (Resektion) eines Membransegmentes des Infundibulums (= Conus arteriosus) an der Pulmonalklappe mittels eines Spezialinstrumentes (**Infundibulotom**) zur Beseitigung einer infundibulären ▸Pulmonalisstenose. Bei sog. Klappentypus der Stenose als Sprengung der subvalvulären Enge. E infundibulectomy.

**Infundibulum** *(latein.):* Trichter, trichterförmiges Gebilde. E infundibulum. – **I. cor|dis:** ▸Conus arteriosus (der re. Herzkammer). E i. of heart. – **I. eth|mo|idale:** Nische im mittleren Nasengang, in welche die vorderen Siebbeinzellen, Kiefer- u. Stirnhöhle einmünden. E ethmoidal i. – **I. (hypo|thalami):** Teil des ▸Hypophysenhinterlappens als eine durch den hineinragenden ▸Recessus infundibuli trichterförm. Struktur; besteht aus Neuroglia, marklosen, Neurosekret-führenden Nervenfasern (▸Tractus supraopticohypophysialis) u. Blutgefäßen. Bildet mit dem Hypophysentrichterlappen (= Pars infundibularis) des Vorderlappens den Hypophysenstiel. E hypothalamic i. – **I. tubae uterinae:** der dem Eierstock anliegende »Fransentrichter« des Eileiters (mit Ostium abdominale u. Fimbriae). E i. of uterine tube.

**Infundibulum|resektion:** ▸Infundibulektomie.

**Infundibulum|stenose:** infundibuläre ▸Pulmonalisstenose. E infundibular stenosis.

**infundieren:** »eingießen« (s.u. ▸Infusion). E infuse.

**Infus,** Infusum, Aufguss, Abk. Inf.: Übergießen einer Droge mit kochendem Wasser und anschließendes Stehenlassen; v.a. bei fein zerkleinerten Pflanzenteilen sowie flüchtigen Inhaltsstoffen angewandt. E infusion, infusodecoction.

**Infusion:** intravenöse oder -arterielle, seltener rektale, subkutane oder intraossale (z.B. Sternum) Zufuhr größerer Flüssigkeitsmengen, meist tropfenweise; s.a. ▸Bluttransfusion, ▸Infusions... E infusion.

**Infusions|chol|angio|graphie:** *Röntgenologie* ▸Cholangiographie, bei der eine relativ große Kontrastmittelmenge in ca. 15 Min. i.v. infundiert wird. Darstellung der – auch intrahepatischen – Gallengänge 20–120 Min., der Gallenblase ca. 65 Min. nach Beginn. Kontrastbild sehr deutlich, vollständig, lang bestehend. E infusion cholangiography.

**Infusions|narkose:** ▸Narkose durch Infusion neuroleptisch-analgetischer Substanzen, Tranquilizer etc.; in der Intensivmedizin kontrolliert durch Infusionsmaschine. E infusion anesthesia.

**Infusions|uro|graphie:** Röntgendarstellung der ableitenden Harnwege (▸Urographie), evtl. als Tomographie (Infusionsurogramm). ***Durchführung:*** Infusion (i.v.) rel. großer Kontrastmittelmengen in 5–15 Min.; Aufnahmen 5–30 Min., bei Hypertonie auch 2–5 Min. nach Beginn. ***Vorteile:*** große Intensität u. Vollständigkeit des Urogramms, auch bei Niereninsuffizienz u. unzureichender Vorbereitung. E infusion urography.

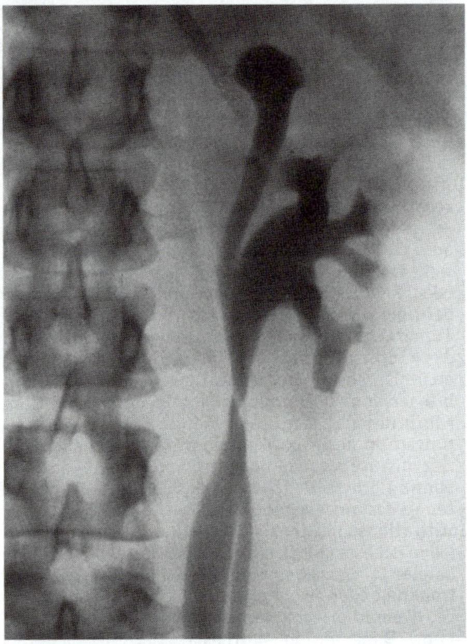

**Infusionsurographie:** Ausschnitt eines Post-partum-Urogramms. Status nach Pyelonephritis gravidarum bei Doppelbildung des linken Nierenbeckenkelchsystems u. des Harnleiters. [292]

**Infusionszusatz:** Injektionslösung, die einer (Dauertropf-)Infusion zugegeben u. damit verdünnt wird, z.B. weil sie sonst venenreizend wäre (wie Salzsäurelösung zur Alkalosether.). E infusion additive.

**Infusomat:** elektrisches Infusionsgerät, das entweder über ein Pumpsystem, in das eine Spritze eingespannt wird, oder über eine elektronisch gesteuerte Schlauchklemme am Infusionsschlauch die exakte Dosierung einer Infusionsflüssigkeit in der Zeiteinheit ermöglicht.

**Infusorien:** *Protozoologie* ▸Aufgusstierchen, ▸Ciliophora. E Infusoria.

**Infusum:** *Pharmazie* ▸Infus.

**ING:** Abk. für ▸Radioisotopennephrographie.

**Ingesta:** die aufgenommene feste u. flüssige Nahrung. E ingesta.

**Ingestion:** Nahrungsaufnahme. E ingestion.

**Ingestions|all|ergen:** über den Magen-Darm-Trakt aufgenommenes bzw. wirksames Allergen, s. a. ▸Nahrungsmittelallergie. E ingestant allergen, food a.
**Ingestions|faktor:** zahlenmäßig erfasste Größe für den radioaktiv wirksamen Anteil einer Gesamtdosis radioaktiver Substanz, die der Körper aufgenommen u. verstoffwechselt hat. Z. B. wird bei oraler Aufnahme von 1000 Bq $^{137}$Caesium über einen langen Zeitraum eine Ganzkörperbestrahlung mit einer Gesamtdosis von 13,6 mSv erreicht. Der Ingestionsfaktor beträgt demnach 0,0136.
**Ingestions|tuberkulose:** ▸Fütterungstuberkulose. E ingestion tuberculosis.
**In|grediens:** Bestandteil, z. B. einer Arznei. E ingredient.
**In|guen:** *Anatomie* »Leiste«, der Übergang vom Bauch auf die Oberschenkelvorderseite; i. w. S. auch die »Weiche«. E groin.
**in|guinal, inguinalis:** die Leiste(ngegend) betreffend, z. B. ▸Anulus inguinalis (Leistenring), ▸Canalis inguinalis (Leistenkanal), ▸Ligamentum inguinale (Leistenband), ▸Bubo inguinalis, Nodi lymphatici inguinales (Inguinaldrüsen oder Leistenlymphknoten). S. a. ▸Inguinal..., ▸Leisten... E inguinal.
**Inguinal...:** s. a. ▸Leisten...
**Inguinal|hernie:** ▸Hernia inguinalis. E inguinal hernia.
**Inguinal|schnitt:** der bei Hernien-Op. typ. »Leistenschnitt« (schräg über der Leiste, steiler als Leistenband, bis in Höhe des horizontalen Schambeinastes). E inguinal incision.
**Inguinal|tunnel-Syndrom:** ▸Meralgia paraesthetica infolge mechanischer Irritation (z. B. Adipositas, Schwangerschaft) des Nervus cutaneus femoris im Leistenkanal.
**Ingwer:** ▸Zingiber officinale. E ginger.
**Ingwer|lähmung:** ▸ginger paralysis.
**INH:** *Pharmazie* Abk. für **I**so**n**icotinsäure**h**ydrazid (▸Isoniazid).
**Inhalat:** das Inhalierte oder zu Inhalierende (▸Inhalationsmittel). E inhalant.
**Inhalatio: 1)** ▸Inhalation. **2)** ▸Inhalationsmittel.
**Inhalation:** Einbringen von Gasen, Dämpfen (▸Dampf-I.) oder feinster, in Luft (bzw. Gas) zerstäubter Teilchen (▸Aerosoltherapie) in die Atemwege, -organe unter Ausnutzung des natürl. (Ein-)Atmungsvorgangs. Dient der Therapie akuter u. chronischer Atemwegserkrankungen. S. a. ▸Inhalationsmittel. E inhalation.
**Inhalations|all|ergen:** ▸Aeroallergen. E inhalant allergen.
**Inhalations|an|algesie, -hypalgesie:** die im 1. Stadium der Inhalationsnarkose einsetzende Schmerzdämpfung; genutzt für Minimaleingriffe, v. a. aber geburtshilflich. E inhalation analgesia, i. hypalgesia.
**Inhalations|infektion:** »aerogene«, mit der Atemluft erfolgende ▸Infektion (als Tröpfchen- u. Staubinfektion); bei infektiösen Atemwegs- u. Allgemeinerkrankungen (z. B. Masern, Windpocken, Röteln). E airborne infection.
**Inhalations|krankheit:** durch Schadstoffeinatmung hervorgerufene Krankheit; z. B. ▸Inhalationspneumonie; s. a. ▸Inhalationsinfektion.
**Inhalations|mittel,** Inhalanzien: Arzneizubereitungen zur Inhalation bzw. für Aerosoltherapie; z. B. Expektoranzien u. Asthmamittel (u. a. äther. Öle, Mineralsalz-Lsgn., Tinkturen; auch Antibiotika-, Corticoidzusatz). E inhalants.
**Inhalationsnarkose:** durch Einatmen von ▸Inhalationsnarkotika herbeigeführte Allgemeinbetäubung; i. e. S. das Toleranzstadium dieser Narkose (s. a. ▸Narkosestadien). ***Formen:*** Früher nur als Tropfnarkose (v. a. mit Äther), heute meist als Apparatnarkose (mit Narkotikumzufuhr über Spezialverdampfer des ▸Narkoseapparates), u. zwar entweder als Maskennarkose (bei Kurzeingriffen ohne erhöhte Aspirationsgefahr) oder als Intubationsnarkose bei größeren Eingriffen u. aspirationsgefährdeten Patienten. Die I. wird meist mit anderen Substanzen, z. B. intravenösen Anästhetika, Opioiden, ggf. Lachgas u. Muskelrelaxanzien kombiniert, um die Einzeldosen (u. NW) der jeweils verwendeten Substanzen möglichst niedrig zu halten. E inhalation anesthesia.
**Inhalationsnarko|tica, -tika:** gas- oder dampfförmige (niedrigsiedende Flüssigkeiten) Stoffe für die ▸Inhalationsnarkose. ***Wirkst.:*** Lachgas ($N_2O$), Xenon, Enfluran, Isofluran, Sevofluran, Desfluran u. Halothan. Letzteres wird wegen seines hohen NW-Potentials (z. B. Leberschäden) kaum noch verwendet. Bei Raumtemperaturen liegen die I. entweder als Gas ($N_2O$) oder – meist – als Flüssigkeit vor. ***Dosierung:*** Von der Wasser-, Blut- u. Lipidlöslichkeit der Mittel hängen der erforderliche Partialdruck in der Alveolarluft u. damit die Steuerbarkeit der I. ab (s. a. ▸MAC). ***Anw.*** meist in Kombination mit anderen Substanzen, z. B. intravenösen Anästhetika, zur Minimierung der ***NW*** (z. B. Kardiodepression). E volatile anesthetics.
**Inhalations|pneumonie:** akute oder chronische Lungenentzündung (▸Pneumonie; zumeist multipel herdförmig) als Folge intensiven oder länger anhaltenden Einatmens schädlicher Fremdstoffe wie Phosgen, nitrose Gase (Stickoxide), Dämpfe der Salz-, Salpeter-, Schwefelsäure oder von Halogenverbindungen (z. B. Tetrachlorkohlenstoff, Phosphortrichlorid), Metallstäube u. -dämpfe (auch Salze von Beryllium, Cadmium, Chrom, Mangan, Vanadium; Thomasschlacke, Uranhalogenide). E inhalation pneumonia.
**Inhalations|szintigraphie:** ▸Lungenszintigraphie. E inhalation scintigraphy.
**Inhalator:** Gerät für die Inhalationstherapie (▸Inhalation); mit Vernebler oder Verdampfer (bzw. Gasflasche), Druckregler, Atemmaske oder Mundstück (bzw. Nasenoliven); s. a. ▸Aerosoltherapie. E inhaler.
**Inhalatorium:** mit Inhalationsgeräten ausgestattete Raumgruppe als Behandlungsraum. E inhalation room.
**INH-Arthritis:** ▸Algodystrophie-Syndrom.
**inhibieren:** hemmen. E inhibit.
**Inhibin,** X-Hormon: ein Hodenhormon, das in den SERTOLI-Zellen gebildet wird. Es hemmt die FSH- u. fördert die LH-Produktion. Veranlasst bei der ▸Geschlechtsentwicklung die Rückbildung der MÜLLER-Gänge (sog. Anti-MÜLLER-Hormon). E inhibin.
**Inhibiting-Hormone,** Abk. IH: vom Hypothalamus produzierte Wirkstoffe (als Gegenspieler der entsprechenden ▸Releasing-Hormone), die im Hypophysenvorderlappen die Bildung u. Ausschüttung der glandotropen Hormone hemmen. Es sind Oligopeptide aus 3–14 Aminosäuren, die durch das Portalgefäßsystem vom Hypothalamus zur Hypophyse transportiert werden. ***Formen:*** MIH (für das melanozytenstimulierende Hormon), PIF (für Prolactin, gleichzusetzen mit Dopamin), GHIH oder SIH (für ▸Somatostatin). Für die endokrinen Organe, die über hormonale Regulationsprinzipien mit glandotropen Hormonen und negativer Rückkopplung gesteuert werden, sind bisher keine IH nachgewiesen.
**Inhibition:** ▸Hemmung. E inhibition.
**Inhibitor: 1)** *Biochemie* ▸Hemmstoff; s. a. ▸Enzymhemmung, ▸Gerinnungsinhibitor, ▸Immuninhibitor. **2)** Hemmungsnerv: ▸Depressor. E inhibitor.
**inhibitorisches post|synaptisches Potential,** Abk. IPSP: *Physiologie* s. u. ▸Potential.
**in|homogen:** nicht homogen, von ungleichartiger Beschaffenheit, mit ungleichen Teilen bzw. Teilfunktionen. E inhomogen(e)ous.
**Ini|en|cephal|lia,** -lie: unvollständige Sonderform der ▸Anenzephalie mit starker, fixierter Retroflexion des Kopfes, Halswirbelsäulendefekt u. fehlendem Hals. E iniencephaly.
**Inion (ossis occipitalis):** der äußerste Punkt der Protuberantia occipitalis externa. E inion.
**Inio|pagus, -dymus, Ini|ops,** Craniopagus occipitalis: am Hinterhaupt verwachsene Zwillingsfehlbildung,

wobei ein Gesicht unvollständig sein kann. E iniopagus, iniodymus, iniops.

**initial:** anfangs, einleitend, im Beginn. E initial.

**Initial|blutung,** Anfangsblutung, Erstblutung: die im Rahmen der ▸Menarche auftretende erste Menses. E first menstrual flow.

**Initial|delir:** ▸Delirium zu Beginn einer fieberhaften Krankheit (v.a. Typhus); mit Wahnvorstellungen, Sinnestäuschungen, trauriger Stimmung etc., aber auch mehr erregte Formen. E initial delirium.

**Initial|dosis:** die erste – u.U. meist höhere – Dosis eines Medikaments innerhalb einer Behandlung. E initial dose.

**Initial|echo:** s.u. ▸Echoenzephalographie.

**Initial|fieber:** Fieber(attacke) zu Beginn einer Erkrankung, z.B. bei Malaria; i.e.S. das »Invasionsfieber« der Primärtuberkulose. E initial fever attack.

**Initial|phase: 1)** s.u. ▸Immunreaktion. **2)** Turbulenzphase: *Psychologie* die oft durch vegetative Krisen u. paradoxe Wirkung gekennzeichnete Phase im Beginn einer Psychotherapie. **3)** Initiation: *Pathologie* in der ▸Karzinogenese das zelluläre Ereignis, das den Umbau der Normalzelle zur Krebszelle einleitet; s.a. ▸Realisationsphase. E initial phase, first stage.

**Initial|schwankung:** ▸Kammeranfangsschwankung. E initial deflection.

**Initial|sym|ptom:** zu Beginn einer Krankheit(sphase) auftretendes Symptom. E first sign.

**Initial|wärme:** *Physiologie* bei der Muskelkontraktion die von Beginn der Latenzzeit bis zum Ende der Erschlaffung freigesetzte Wärme.

**Initial|zacke:** im EKG die 1. Zacke (Q oder R) der ▸Kammeranfangsschwankung. E initial deflection of QRS complex.

**Initiation:** *Pathologie* ▸Initialphase (3). E initiation.

**Initiations|faktoren:** s.u. ▸Eiweißbiosynthese. Analog: **Initiationsphase**.

**Initiator:** *Pathologie* s.u. ▸Karzinogen. E initiator.

**Initiator|codon:** *Genetik* ▸Startercodon. E initiating codon.

**Injectio, Injektion,** Abk. Inj.: **1) kapilläre I.:** *Ophthalmologie* ▸Gefäßinjektion. E capillary injection. **2)** das – im Unterschied zur Infusion u. Instillation – relativ schnelle Einbringen (»Einspritzen«) einer Flüssigkeit (Arzneimittel-, Infusionslösung, Blut) in den Körper; s.a. ▸Injektions... E injection. – **I., intraarterielle,** Abk. i.a. Inj.: Inj. eines wasserlösl. Präparates in eine zuvor punktierte Arterie (allgemein am Ort der Wahl; bestätigt durch pulssynchrone Entleerung hellroten Blutes). E intra-arterial i. – **I., intraartikuläre:** Inj. in ein Gelenk; für diagnostische (▸Arthrographie) oder therapeutische Zwecke (Antiphlogistika, Antibiotika, Lokalanästhetika). E intra-articular i. – **I., intra|gluteale:** s.u. ▸I., intramuskuläre (dort Abb.). E intragluteal i. – **I., intrakardiale,** Abk. i.c. Inj.: Inj. nach typischer perkutaner ▸Herzpunktion (bestätigt durch pulssynchrone Blutentleerung); v.a. zur kardialen ▸Reanimation. E intracardiac i. – **I., intrakutane,** Abk. i.c. Inj.: Inj. in die Haut, möglichst nur in das Korium (mittels dünner Kanüle u. mit fein graduierter Spritze); v.a. für ▸Intrakutantest u. Injektionsimpfung. S.a. ▸Hautquaddel, künstliche. E intracutaneous i., intradermal i. – **I., intralumbale:** nach ▸Lumbalpunktion erfolgende Inj. in den Duralsack durch die Punktionsnadel; zur Spinalanästhesie u. Myelographie, für Therapiezwecke. – **I., intramuskuläre,** Abk. i.m. Inj.: Inj. möglichst tief in einen Muskel (nach Aspirationsversuch zum Ausschluss einer Gefäßpunktion); meist in die Gesäßmuskeln = intragluteal bzw. (genauer) ventrogluteal oder – v.a. bei Säuglingen – in den M. vastus lateralis (s. Abb.); an falscher Stelle Gefahr von Nervenschäden (v.a. ▸Ischiadikuslähmung); weitere Gefahren: ▸Embolia cutis medicamentosa (bei versehentlicher intraarterieller Inj.), Spritzenabszess, Fettgewebsnekrose, Blutung. Wirkung später als bei i.v. Injektion, aber länger anhaltend, bes. bei Depotpräparaten; geeignet für wasser- u. fettlösl. Mittel, auch für Impfstoffe (Letztere auch in den M. deltoideus). E intramuscular i. – **I., intraperitoneale,** Abk. i.p. Inj.: Inj. von Gas (▸Pneumoperitoneum) oder Flüssigkeit (z.B. Proteinaseinhibitor, Blut [als ▸Transfusion], ▸Dialysierflüssigkeit) nach Punktion der freien Bauchhöhle. E intraperitoneal i. – **I., intrathekale:** Inj. in das von den Hirn- u. Rückenmarkshäuten gebildete (äußere) Hohlraumsystem des zentralen Nervensystems. E intrathecal i. – **I., intravenöse,** Abk. i.v. Inj.: Inj. wasserlöslicher Präparate (einschließlich Blut u. Blutersatz-Lsg.) nach typischer Venenpunktion (meist V. mediana cubiti oder cephalica, beim Säugling oberflächl. Schädelvenen; im Notfall V. brachiocephalica); da direkt in den Kreislauf eingebracht, sofortige Wirkung ohne Resorptionsverlust. E intravenous i. – **I., paravertebrale:** Inj. in das Gewebe seitlich u. vor dem Wirbel (einschl. Zwischenwirbelscheibe) zur Infiltrationsbehandlung dieser Weichteile sowie zur Ausschaltung der zugehörigen Interkostal- bzw. Lumbalnerven (dicht am Foramen intervertebrale) oder – bei tieferem Eindringen – des Grenzstrangs zwecks ▸Paravertebralanästhesie bzw. paravertebraler Blockade. Technik bei ▸Grenzstrangblockade: Einstich 4 cm seitlich der Dornfortsatzlinie parasagittal auf den Querfortsatz zu, der dann kranial oder kaudal umfahren wird, dann Kippung der Kanüle um ca. 20° zur Mittellinie; erneutes Vorschieben um ca. 3 cm bis zum Wirbelkörper (Kontakt). – **I., subkutane,** Abk. s.c. Inj.: Inj. in das Unterhautgewebe; nur für wasserlösliche Mittel; Wirkung rel. schnell (jedoch langsamer als i.v.). E subcutaneous i., hypodermic i.

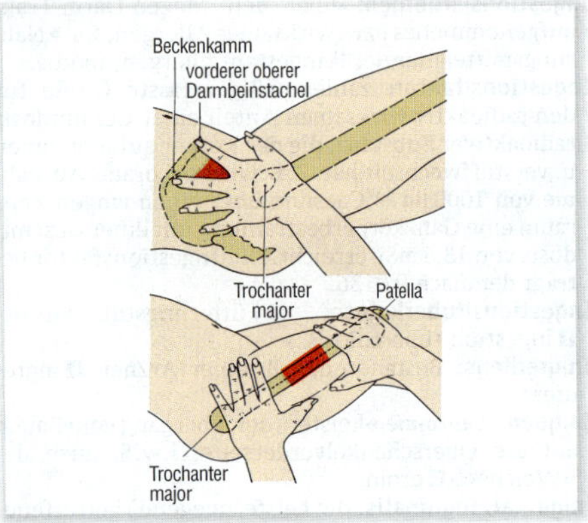


**Injektion, intramuskuläre:** Orte der Wahl (nach v. HOCHSTETTER). Der ventrogluteale Bereich (oben) oder der Musculus vastus lateralis (unten). [371]

**Injektions|allergen:** ▸Allergen, das durch Einstich (d.h. unter Umgehung der physiolog. Schutzmechanismen der Haut u. Schleimhaut) in den Organismus gelangt; z.B. Arzneimittel, Insektenantigen.

**Injektions|apparat:** von Hand oder maschinell betriebenes, evtl. automatisch druckreguliertes u. auf Injektionszeit bzw. -volumen einstellbares Pumpsystem; für Injektion u. Infusion, z.B. Impfpistole, ▸Pankreas, künstliches. E injector.

**Injektions|epithelisierung:** Behandlung von Epitheldefekten der Haut durch Einspritzung von Epithelbrei in die Granulationen.

**Injektions|granulom:** ▸Granulom als Reaktion auf die i.m. Injektion öliger Mittel bzw. den dadurch ausgelösten Gewebsuntergang; meist mit Schwielenbildung u./oder Entwicklung einer »Ölzyste« (= sklerotischer bzw. zystischer Typ).

**Injektions|kanüle:** metallische Hohlnadel (▸Kanüle) für die Injektion von Flüssigkeiten oder Gasen, z.T. auch für Punktionszwecke; meist als Einwegartikel steril verpackt, in versch. Stärken u. Längen

u. mit normiertem Ansatz für die Injektionsspritze. E injection cannula.

**Injektions|narkose:** Allgemeinbetäubung (▸Narkose) durch Injektion eines narkotisch wirkenden Präparates; i. e. S. die i. v. Narkose (z. B. mit Thiobarbituraten oder Propofol in Kombination mit einem Opioid; s. a. ▸Kurznarkose). E intravenous anesthesia.

**Injektions|schaden:** unmittelbar oder mittelbar auf eine arzneilich falsche (z. B. Verwechslung, Mischung inkompatibler Stoffe) oder technisch nicht einwandfreie (z. B. fälschlich intravasale oder unsterile) Injektion zurückzuführender Schaden (z. B. Hämatom, Spritzenabszess, Nerven-, v. a. ▸Ischiadikuslähmung, Injektionsgranulom, Schock, Herzstillstand, Atemdepression, Serumhepatitis). E injection injury.

**injizieren:** einspritzen (▸Injektion). E inject.

**injiziert:** *Pathologie* blutüberfüllt (s. u. ▸Gefäßinjektion). E injected.

**injury severity score** *(engl.)* Abk. ISS: Gradeinteilung für die Beurteilung der Schwere eines Polytraumas nach sechs Körperregionen (Kopf u. Hals, Gesicht, Thorax, Abdomen, Extremitäten u. Beckengürtel, Haut u. Weichteile). Jeder Einzelverletzung in diesen Körperregionen wird je nach Schweregrad eine Anzahl Punkte zwischen 0 (harmlos) u. 5 (lebensbedrohlich) zugeordnet. Der ISS berechnet sich aus der jeweils schwersten Einzelverletzung von drei Körperregionen u. summiert diese im Quadrat. Ermöglicht aufgrund von Erfahrungswerten eine prognostische Aussage, eine Beurteilung der Versorgungsqualität sowie eine Kontrolle des Therapieerfolges.

**Inka|bein, -knochen:** *Anatomie* s. u. ▸Interparietale. E incarial bone.

**In|karnation:** *Pathologie* Einklemmung, ▸Incarnatio. E incarnatio.

**In|karzeration:** *Pathologie* ▸Incarceratio. E incarceration.

**Inkarzerations|ileus:** mechanischer ▸Ileus durch Inkarzeration.

**In|klination:** Neigung (z. B. Beckenneigung), Neigungswinkel. E inclination.

**Inkludenz:** s. u. ▸manisch-depressive Erkrankung.

**Inklusion:** Einschluss, Einengung (z. B. der Diagnose); *histol* der intrazelluläre Einschluss phagozytierter oder von der Zelle gebildeter Stoffe als Plasma- oder als Kerneinschluss; z. B. bei Virusinfektion als ▸Einschlusskörperchen. E inclusion. – **I., fetale:** ▸Fetus in fetu. E fetal i.

**in|kohärent:** ohne Zusammenhang. E incoherent. – **i. Denken:** *Psychologie* formale ▸Denkstörung, bei der das Denken dissoziiert u. ein Sinnzusammenhang nicht mehr erkennbar ist. E i. thought processes. – **i. Streuung:** *Radiologie* Streustrahlung ohne feste Phasenbeziehungen zwischen einfallender Anregungs- u. emittierter Streuwelle; s. a. ▸Compton-Effekt. E i. scattering.

**in|kompatibel:** unverträglich. E incompatible.

**In|kompatibilität:** *Serologie* Unverträglichkeit; z. B. von Blutgruppen (▸AB0-, ▸Rh[esus]-Inkompatibilität) oder Geweben (▸Histoinkompatibilität) oder aber von einer in vitro unerwünscht reagierenden bzw. in vivo unerwünschte Wirkungen entfaltenden Arzneimischung. E incompatibility.

**in|komplett,** incompletus: unvollständig, mit eingeschränkter Funktion; z. B. **i.** ▸**Antikörper**. E incomplete.

**In|kongruenz:** Deckungsungleichheit. E incongruity. – **I., binokulare, retinale I.:** *Ophthalmologie* ▸Disparation.

**In|kon|komitanz:** *Ophthalmologie* Ungleichheit des primären u. sekundären Schielwinkels bei ▸Lähmungsschielen. E noncomitance.

**inkonstant:** nicht feststehend, unbeständig, *anat* nur unregelmäßig vorkommend. E inconstant.

**In|kontinenz:** ▸Incontinentia. E incontinence.

**In|ko|ordination:** mangelhafte oder fehlende ▸Koordination (= Koordinationsstörung). E incoordination.

**inkorporal:** im Körper befindlich (▸intrakorporal), einverleibt (▸Inkorporation).

**In|korporation, Inkorporierung:** Einverleibung, Aufnahme eines Stoffes in das Körperinnere, z. B. das Eindringen offener radioaktiver Stoffe in den Körper über Nahrung, Atmung oder durch die Haut oder Schleimhaut. S. a. ▸Endozytose, ▸Resorption. E incorporation.

**In|krement:** Wachstum, Zuwachs. E increment.

**In|kret:** die von endokrinen ▸Drüsen »nach innen«, d. h. an das Blut- oder Lymphgefäßsystem oder direkt an das Gewebe, abgegebene Substanz ( ▸Hormon).

**Inkretion,** innere Sekretion: Abgabe von ▸Inkret in die Blutbahn; s. a. ▸endokrin... E incretion.

**inkretorisch:** die innere Sekretion (▸Inkretion) betreffend; s. a. ▸endokrin, ▸hormonell. E incretory.

**In|krustation:** *Pathologie* Einlagerung von Salzen (v. a. Kalksalzen) in bzw. auf ein – nekrotisches – Gewebe oder einen Fremdkörper. E incrustation.

**In|kubation:** **1)** *Labormedizin* Einbringen u. Belassen (»Bebrüten«) eines biolog. Untersuchungsobjektes in einem Brutschrank oder im Wasserbad. **2)** *Pädiatrie* Aufzucht im Inkubator. **3)** Kurzform für ▸Inkubationszeit. E incubation.

**Inkubations|impfung:** aktive Impfung während der Inkubationszeit; kann einen schweren Krankheitsverlauf zur Folge haben. I. w. S. auch die passive I. mit Immunserum (dabei kein schwererer Verlauf). E vaccination during incubation time.

**Inkubations|resistenz:** die nach 24-stündiger Inkubation (37 °C) bestimmte osmotische ▸Erythrozytenresistenz.

**Inkubations|zeit,** Latenzperiode: bei Infektionskrankheiten die Zeitspanne zwischen der Ansteckung (Eindringen der Erreger in den Körper) u. dem Auftreten von Krankheitszeichen; für die einzelnen Erkrankungen innerhalb gewisser Grenzen charakteristisch. S. a. ▸Präpatentperiode. E incubation period.

**Inkubator:** **1)** *Bakteriologie* ▸Brutschrank. **2)** *Pädiatrie* geschlossenes Aufzuchtgerät für unreife Frühgeborene, mit regulierbarer Temperatur (bis 37 °C), Luftfeuchtigkeit (85–100 %) u. Sauerstoffzufuhr (wobei die $O_2$-Konzentration sorgfältig zu beachten ist wegen Gefahr der retrokristallinen Fibroplasie). Irisblendenartige Durchgriffsöffnungen ermöglichen Versorgung des Kindes (einschl. Gewichtskontrolle mittels eingebauter Waage) unter konstanten, durch Kontroll- u. Warnvorrichtungen gesicherten Bedingungen. Spezialausführungen als Intensivpflege-I., Transport-I. etc.; s. a. ▸Couveuse. E incubator.

**Inkud|ektomie:** operative Amboss-Exstirpation im Rahmen der ▸Tympanoplastik bei Bogengangsfensterung. E incudectomy.

**in|kurabel:** unheilbar. E incurable.

**Inlay** *(engl.):* ▸Einlage(füllung), ▸Implantat, ▸Knochenspan (für I.-Plastik, wobei das auto- oder heterologe Inlay in ein künstliches Transplantatbett versenkt wird, z. B. ▸Verriegelung, ▸Bolzung; ferner zur Zystenfüllung). S. a. ▸Mammaprothese. In der Zahnmedizin eine Füllung, die anhand einer Abformung außerhalb des Mundes aus Legierungen, Keramikwerkstoffen oder Kompositen hergestellt wird. Als Gussfüllung mit Zement befestigt, Keramik- oder Kompositinlays werden adhäsiv eingegliedert.

**INN** *(engl.): Pharmazie* Abk. für ▸International Nonproprietary Name.

**Innen|band:** *Anatomie* **1)** Binnenband: Band im Gelenkinnern (Ligamentum intraarticulare), z. B. Lig. cruciatum. S. a. ▸Gelenkbänder. E intraarticular ligament. **2)** Band an der Gelenkinnenseite; i. e. S. das des Kniegelenks (Lig. collaterale tibiale). E medial collateral ligament (MCL).

**Innenband|schaden:** **1)** Zerrung des tibialen Seitenbandes des Kniegelenks als typischer Schaden bei Fußballspielern (80 %) u. Skifahrern, hervorgerufen durch Rotation u. Abduktion des Unterschenkels mit plötzl. Hemmung. Oft mit subperiostalem Einriss des Bandansatzes am medialen Femurepikondylus (umschriebene Druckschmerzhaftigkeit = MOCK-»Skipunkt«). Bei Abriss oder Zerreißung ist der mediale Gelenkspalt bei gestrecktem Knie aufklappbar, das Gelenk instabil. S.a. ▸Meniskusriss. E MCL injury. **2)** Verletzung des Ligamentum deltoideum am Innenknöchel.

**Innen|knöchel:** *Anatomie* ▸Malleolus medialis. E medial malleolus.

**Innen|körper:** **1)** Zentralkörper: die elektronenoptisch dichte, infektiöse, vom Kapsid umgebene Nucleinsäurekomponente im ▸Virion. E core. **2)** *Hämatologie* ▸HEINZ-Innenkörper (s.a. ▸Erythrozyteninnenkörper). E Heinz' (inner) bodies.

**Innenkörper|an|ämie:** s.u. ▸HEINZ.

**Innen|kolben:** Gebilde im Zentrum des VATER-PACINI-Körperchens, in dem sich die marklose Nervenfaser in ein lockeres Fibrillennetz auflöst.

**Innen|meniskus:** ▸Meniscus medialis; s.a. ▸Meniskusriss. E medial meniscus.

**Innen|ohr:** ▸Auris interna. E internal ear, inner ear.

**Innenohr|entzündung:** ▸Labyrinthitis.

**Innenohr|schwerhörigkeit,** Labyrinthschwerhörigkeit: die »kochleare« (▸Cochlea) oder »labyrinthäre Schwerhörigkeit« (Schallempfindungsstörung), die alle Frequenzen betreffen kann, als Altersschwerhörigkeit (▸Presbyakusis) v.a. die mittl. u. hoher Töne; häufig mit – hohen, klingenden – Ohrgeräuschen verbunden; ist von retrokochlearer ▸Hörstörung (»Nervenschwerhörigkeit«) nicht streng zu trennen; Audiogramm: übereinstimmende Senkung der Luft- u. Knochenleitungskurven. Erworben z.B. durch Rötelnembryopathie (angeborene I.), chronische Lärmbelastung, Schädelbasisfraktur, Labyrinthblutung, Labyrinthitis, Zirkulationsstörung (Arteriosklerose, MENIÈRE-Krankheit, Angiopathia diabetica etc.), Infekt (Typhus, Mumps, Diphtherie etc.), chemisch-toxisch (Chinin, Streptomycin etc.), Endolymphestörung (z.B. als akuter Hörsturz). Als erbliche I. bei ALPORT-, GRÄFE-, SJÖGREN-, PENDRED-Syndrom; ferner als **hereditär-degenerative I.** eine dominant erbliche, angeborene oder – häufiger – in der Jugend auftretende I., meist mit schleichendem Beginn u. oft jahrelangem Stillstand, evtl. in ▸Taubheit (dort Tab.) übergehend; es findet sich eine Dislokation des CORTI-Organs, Verdünnung (Typ SCHEIBE) oder hochgradige Fehlbildung (Typ MONDINI) der Schneckenspindel (Modiolus) u. Skalensepten, Proliferation des Neuroepithels. E labyrinthine hearing loss.

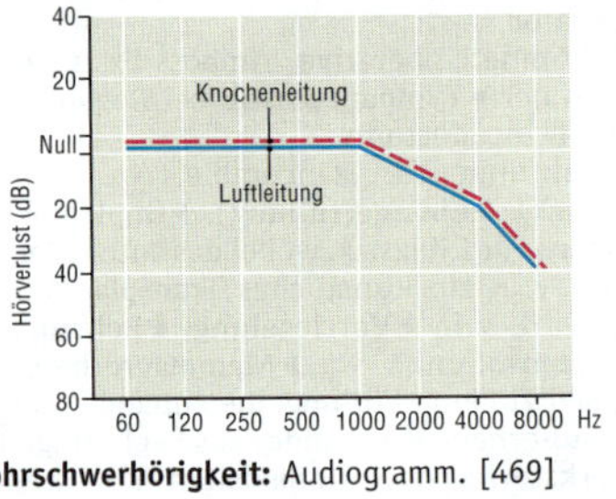


**Innenohrschwerhörigkeit:** Audiogramm. [469]

**Innen|rotation:** **1)** Einwärtsdrehung einer Gliedmaße um ihre Längsachse in einem Kugelgelenk. E internal rotation. **2)** *Ophthalmologie* ▸Konklination, ▸Inversion.

**Innen|schicht|block:** *Kardiologie* ▸Arborisationsblock.

**Innen|schicht|infarkt:** ▸Myokardinfarkt in den subendokardialen Wandschichten der li. Kammer (einschl. Septum); oft nur als Ischämie (»Innenschichtschaden«). Im EKG keine infarkttypischen Veränderungen des QRS-Komplexes, häufig nur muldenförmige ST-Senkung u. T-Abflachung oder T-Negativierung in der zuständigen Ableitung; Folgestadium nicht zu beobachten. E subendocardial (myocardial) infarction.

**Innen|schielen:** ▸Strabismus convergens. E internal squint, esotropia.

**Innere Medizin:** medizinisches Fachgebiet, das sich mit der Pathophysiologie, Prophylaxe, Erkennung, konservativen, internistisch-interventionellen u. intensivmedizinischen Behandlung sowie Rehabilitation der Erkrankungen von Atmungsorganen (Pulmo[no]logie), Herz u. Kreislauf (Kardiologie, Angiologie), Magen-Darm-Trakt u. Leber (Gastroenterologie, Hepatologie), Nieren u. ableitenden Harnwegen (Nephrologie; s.a. ▸Urologie), Blut (bildenden Organen) u. Lymphsystem (Hämatologie), Stoffwechsel u. innerer Sekretion (Endokrinologie), Stütz- u. Bewegungsapparat (soweit nicht orthopädisch-chirurgisch; Rheumatologie), allergischer u. immunologischer Erkrankungen, Infektionskrankheiten, Vergiftungen (klin. Toxikologie) und Alterskrankheiten (Geriatrie) befasst. Die Weiterbildungszeit bis zum Facharzt für Innere Medizin (**Internist**) beträgt 6 Jahre. E internal medicine.

**innere Sekretion:** ▸Inkretion. E internal secretion.

**In|nervation:** **1)** die Versorgung eines Organs, Körpergebietes oder Gewebes durch anatomisch u. funktionell mit diesem verbundene Nerven bzw. Teile des (animalen u. vegetativen, peripheren u. zentralen) Nervensystems; allgemein als ▸segmentäre Innervation. S.a. ▸HEAD-Zonen. **2)** Funktionszustand (Erregung) eines Teiles des Nervensystems. E innervation. – **I., reziproke:** *Physiologie* steuerbares Innervationsschema mit wechselnd nebeneinander ablaufender Erregung u. Hemmung in funktionell gegensätzlich arbeitenden Neuronensystemen, z.B. Flexor- u. Extensormotoneuronen; wird ermöglicht durch ▸Interneurone, die auch Erregungen u. Hemmungen anderer funktioneller Herkunft integrieren. E reciprocal i.

**Innervations|apraxie:** gliedkinetische ▸Apraxie.

**Innervations|muster:** *Physiologie* s.u. ▸Bewegung, ▸Willkürmotorik. E innervation pattern.

**Innervations|tremor:** »Aktionszittern«, das – im Unterschied zum Intentions- u. Bewegungstremor – vom jeweiligen Kraftaufwand abhängig ist. E action tremor.

**in|nocens, innocuus** *(latein.)*: unschädlich, harmlos. E innocent, innoxious.

**Ino:** *Biochemie* Abk. für ▸**Ino**sin.

**In|okulation:** Einbringung (Übertragung) von Erreger- oder Zellmaterial (»Inokulum«) in einen Organismus oder Nährboden; auch i.S. von Impfung, Beimpfung, Trans- u. Implantation. E inoculation.

**Inokulations|infektion:** Infektion durch Stich (auch Punktion; z.B. Virushepatitis B), Biss (z.B. von ▸Zecken) oder penetrierende Hautverletzung, z.B. als **Inokulationstuberkulose** (▸Impftuberkulose). E infection by inoculation.

**Inokulations|lympho|retikulose (benigne):** ▸Katzenkratzkrankheit.

**In|okulum:** s.u. ▸Inokulation. E inoculum.

**in|operabel:** ohne Lebensgefährdung des Kranken nicht Erfolg versprechend operierbar. E inoperable.

**Inosin,** Hypoxanthosin, Hypoxanthin-9-D-ribofuranosid, Abk. Ino, Abk. I: ein Purinnucleosid, Zwischenprodukt des ▸Purinstoffwechsels (s. Formel). E inosine.

**Inosin|mono|phosphat, Inosinsäure,** Abk. IMP: aus Hypoxanthin, Ribose u. Phosphorsäure aufgebautes, im Muskel frei vorkommendes Nucleotid (Hypoxanthinribosid); erstes u. intermediär zentrales Purinderivat bei der Biosynthese der Purine aus Ribose-5-phosphat. S.u. ▸Purinstoffwechsel. E inosine monophosphate, inosinic acid.

**Inosin|tri|phosphat,** Abk. ITP: aus Hypoxanthin, Ribose u. 3 Phosphatresten aufgebaute energiereiche Verbindung (Mononucleotid); kann statt ATP oder GTP als Phosphat- oder Energiedonator wirken. E inosine triphosphate.

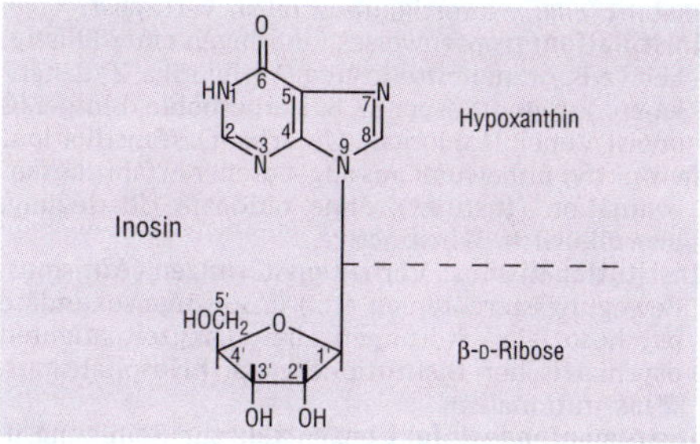


**Inosin.**

**Inosịt, Inositol:** ein Hexahydroxycyclohexan (Formel; 8 Isomere); 6-wertiger zyklischer Alkohol (ein Zyklit; kein Zucker). Zum Vitamin-$B_2$-Komplex gerechneter Wuchsstoff (bei Mangel Haarausfall, Wachstumsstillstand, Dermatitis; lipotrope Wirkung fraglich). ***Anw.*** bei progressiver Muskeldystrophie u. Lebererkrankungen. **E** inositol.

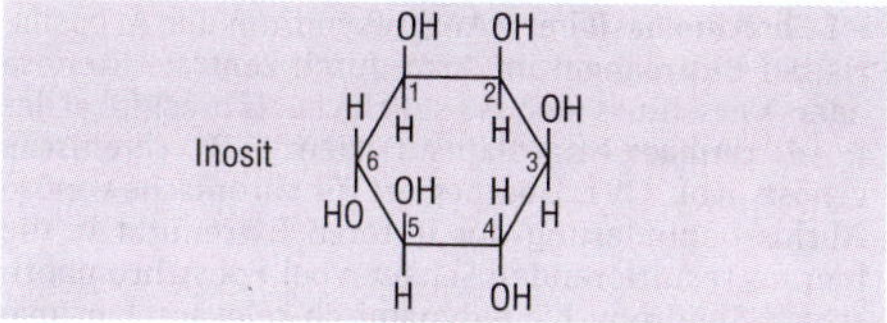


**Inosit.**

**Inosit|ämịe:** vermehrter Inositgehalt des Blutes (Serumwerte > 0,76 mg/dl); physiologisch beim Fetus u. jungen Säugling, krankhaft bei Diabetes inositus (mit Inositurie). **E** inositemia.

**Inositol|nicotinat:** Derivat der ▸Nicotinsäure; Vasodilatator; ***Anw.*** bei Durchblutungsstörungen u. als Lipidsenker. **E** inositol nicotinate.

**Inosịt|phosphatide:** zur Gruppe der Glycerinphosphatide zählende Lipoide (s. u. ▸Phosphatide); Vorkommen bei Mensch, Tier (z. B. in Hirn, Leber u. Herz) u. Pflanze (Weizenkeimlinge, Sojabohnen, Erdnüsse), v. a. als 1-Phosphatidylinosit (je 1 Molekül ▸Inosit u. Phosphatidsäure; sehr stoffwechselaktive Komponenten der Myelinscheiden, an Neurokeratin u. alaninhaltige Peptide gebunden [»Phosphatidopeptide«]). **E** inositol phosphatides.

**Inosit|urịe:** vermehrte Inositausscheidung mit dem Harn (> 85 mg/l); s. a. ▸Inositämie. **E** inosituria.

**ino|trọp:** mit Wirkung auf die ▸Kontraktilität (Leistungsfähigkeit) des Herzmuskels. **1)** Negativ inotrope, d. h. die Kontraktilität vermindernde Stoffe sind z. B. β-Rezeptorenblocker, viele Antiarrhythmika, Barbiturate, Morphin; **2)** positiv inotrop wirken z. B. Sympathikus-Reize bzw. Sympathomimetika, Herzglykoside, ferner Glucagon, Insulin, Schilddrüsenhormone. **E** inotropic (negatively; positively).

**Ino|tropịe:** Einwirkung auf die Herzmuskelschlagstärke, ▸Kontraktilität; s. a. ▸inotrop. **E** inotropism.

**INR** *(engl.)* Abk. für International Normalized Ratio, Prothrombinratio: Kenngröße zur Überwachung bei Antikoagulanzientherapie. Wird mit dem internationalen Thromboplastinstandard der WHO bestimmt. S. a. ▸QUICK-Wert.

**In|salivation:** Einspeichelung. **E** insalivation.

**In|scrịptio** *(latein.):* Inschrift, Eintrag. **1)** der Teil des Rezeptes, der Namen u. Mengenangaben der Rezepturbestandteile enthält. **E** inscription. **2)** *Anatomie* ▸Intersectiones.

**Insekten,** Hexapoda: die Klasse »Kerbtiere« der Gliederfüßer (Arthropoden; > 750 000 Arten); charakterisiert durch Gliederung des Körpers in 3 Segmentkomplexe (Kopf, Brust, Hinterleib) u. 3 Beinpaare. **E** insects.

**Insekten|gift|allergie:** Auslösung von lokalen oder systemischen Reaktionen nach Insektenstichen beim Menschen durch allergische Mechanismen. Zumeist als Bienen- oder Wespengiftallergie. ***Klinik:*** von Hauterscheinungen (starke Lokalreaktionen, Flush, generalisierte Urtikaria, Angioödem) über eine mild ausgeprägte respiratorische, kardiovaskuläre oder gastrointestinale Symptomatik bis hin zum Vollbild des lebensbedrohlichen anaphylaktischen Schocks. Die Behandlung umfasst Karenzmaßnahmen, Pharmakotherapie (Notfallset) u. die Hyposensibilisierung. **E** insect venom allergy, arthropod allergy.

**Insektizịde:** Chemikalien zur Insektenbekämpfung. ***Einteilung:*** Gruppe der Pestizide, unterschieden als Kontakt-, Fraß- u. Atemgifte, Niederschlagsmittel, Akari-, Ovizide, System-I. (s. a. ▸Repellent). ***Wirkst.:*** Hauptvertreter der chlorierten zyklischen Kohlenwasserstoffe ist das in Deutschland nicht mehr zum Gebrauch zugelassene DDT (Chlorphenothan), ferner das z. B. gegen Läuse verwendete Lindan (s. u. ▸Hexachlorcyclohexan). Hauptvertreter der Alkylphosphate ist das ▸Parathion; ferner werden ▸Carbamate u. wegen geringerer Toxizität zunehmend häufiger Pyrethroide eingesetzt. **E** insecticides.

**Ịnsel:** *Anatomie* ▸Insula, ▸LANGERHANS-Inseln.

**Ịnsel|adenom:** ▸Inselzelladenom.

**Ịnsel|hormon:** ▸Insulin. **E** islet hormone.

**Ịnsel|lappen:** **1)** *Anatomie* ▸Insula. **2)** Hauttransplantat als Flügellappen mit schmalem (neuro)vaskulärem Stiel. **E** island flap.

**Ịnsel|organ:** ▸LANGERHANS-Inseln. **E** pancreatic islets. – **I., zweites:** das insuläre ▸Gangorgan.

**Ịnsel|skotom:** umschriebenes, nicht randständiges ▸Skotom.

**Ịnsel|syndrom (zerebrales):** ▸Leitungsaphasie.

**Ịnsel|zell|adenọm,** Adenoma insulocellulare: meist gutartiger Tumor des Inselorgans. Folgende ▸Apudome mit unterschiedlicher Hormonproduktion werden unterschieden: **1)** i. e. S. das ▸Insulinom; **2)** ▸Glucagonom; **3)** Gastrinom (Ursache des ▸ZOLLINGER-ELLISON-Syndroms); **4)** Vipom (▸VERNER-MORRISON-Syndrom). Vork. auch bei Polyadenomatose (z. B. ▸WERMER-Syndrom). **E** islet-cell adenoma.

**Ịnsel(zell)antikörper:** Autoantikörper gegen ▸Inselzellen, u. zwar gegen Zytoplasma- (ICA) bzw. Membranbestandteile (ICSA), die bei einem hohen Prozentsatz der Kranken mit ▸Diabetes mellitus Typ 1 nachweisbar sind. **E** islet-cell antibodies.

**Ịnsel|zellen:** die A-, B- u. D- u. pp-Zellen (pp = pankreatisches Polypeptid) der ▸LANGERHANS-Inseln. **E** islet cells.

**Ịnsel|zell|karzinom:** seltener bösartiger Tumor (Malignom) des Inselorgans; hormonaktiv wie das Inselzelladenom, aber Metastasen bildend. **E** islet-cell carcinoma.

**Ịnsel|zell|transplantation:** die Einpflanzung autologen oder allogenen Inselzell-Gewebes aus dem Pankreas nach dessen spezieller Aufbereitung zur Gewinnung von LANGERHANS-Zellen. Die autologe I. kommt in Frage nach Pankreatektomie wegen chronischer Pankreatitis, die allogene I. bei Diabetes mellitus Typ 1. Bisher geringe Erfolgsquoten.

**In|seminatiọn:** das natürliche (bei Kohabitation) oder künstliche Einbringen des Samens (Sperma) in den ♀ Genitalapparat. Der Begriff I. wird auch gebraucht für die Zugabe von Spermien zu den Eizellen im Rahmen der In-vitro-Fertilisation. – Bei künstlicher I. (engl.: artificial i.) wird das durch Masturbation oder Punktion gewonnene Sperma vom Arzt vor den Muttermund (z. B. durch Portiokappe) oder direkt – z. B. mit einem Katheter – in die Gebärmutterhöhle eingebracht (s. a. ▸Retortenbaby); – **homologe I.** (= AIH [engl.= **a**rtificial **i**nsemination, **h**usband]) mit Sperma des Ehemannes (engl.: homologous i.); – **heterologe I.** (= AID [engl.= **a**rtificial **i**nsemination, **d**onor]) mit fremdem Sperma (engl.: heterologous i.). **E** insemination.

**in|sensibilis** *(latein.):* unempfindlich, nicht spürbar. S.a. ▸Perspiratio insensibilis. E insensible.
**Insert:** *Genetik* bei der ▸Insertion (1) eingefügtes Teil; s.a. ▸Transposon. E insert.
**In|serter:** Instrument zum Einführen von Einlagen (z.B. eines Intrauterinpessars) in Körperhöhlen.
**In|sertio, Insertion** *(latein. = Hineinpflanzen, Hineinfügen):* **1)** *Genetik* **a)** ▸Genmutation durch Einbau eines zusätzl. Nucleotidpaares; **b)** s.u. ▸Transposon. **2)** Ansatz, z.B. eines Muskels (= I. musculi = Muskelansatz). **3)** der Nabelschnuransatz an der Plazenta (= **I. chordae umbilicalis**), unterschieden als **I. centralis, lateralis** u. **marginalis**; ferner als **I. velamentosa** (an den Eihäuten statt an der Plazenta; Gefahr der Gefäßzerreißung u. des Verblutens des Kindes bei Blasensprung in Nähe der Insertionsstelle). E insertion.
**Insertions|segment, -sequenz, Inserto|som,** Abk. IS(-Element): *Genetik* s.u. ▸Transposon. E insertion sequence.
**Insertions|tendopathie, -ligamentopathie:** ▸Tendopathie der Sehnenansätze.
**insipidus** *(latein.):* fade, geschmacksfrei. – **Insipidus-Syndrom:** ▸Diabetes insipidus.
**in situ** *(latein.):* am Ort, in natürl. Lage (innerhalb des Körpers); z.B. In-situ-Bypass (unter Verw. eines benachbarten Gefäßes). S.a. ▸Carcinoma in situ.
**In|skription:** *Pharmazie* ▸Inscriptio. E inscription.
**In|solatio, Insolation:** **1)** Sonnenbestrahlung, i.e.S. deren Horizontalbeleuchtungsstärke. E insolation. **2)** intensive Sonnenexposition v.a. des Kopfes u. die dadurch bedingte Schädigung (▸Sonnenstich).
**Insolations|enzephalitis:** s.u. ▸Sonnenstich. E insolation encephalitis.
**in|solubilis** *(latein.):* unlöslich. E insoluble.
**In|somnia, Insomnie:** ▸Schlaflosigkeit. E insomnia. – **I., fatale familiäre,** Abk. FFI: fortschreitend zunehmende, schließlich totale Schlaflosigkeit (zuerst Störung der Vigilanz, dann traumähnlicher Wachzustand; mit Dysfunktion des vegetativen Nervensystems u. Myoklonus). ***Pathogen.:*** Neuronenverlust u. Gliose v.a. im Bereich von Thalamus-Kernen. Ursprünglich als dominant erbliches Krankheitsbild beschrieben, ist die FFI durch ein infektiöses Agens übertragbar, das an Prion-Protein (s.a. ▸Prionen) gebunden ist. E fatal familial i.
**In|spektion:** *Medizin* kunstgerechte Betrachtung des Patienten zur Feststellung des körperl. Zustandes (Habitus) u. eventueller krankhafter äußerer oder innerer (▸Endoskopie) Veränderungen. E inspection.
**In|spiration:** **1)** *Physiologie* »Einatmung« als Teilvorgang der ▸Atmung (1), bei dem mit Hilfe der ▸Atemmuskulatur (dort Tab.) durch Vergrößerung des Brustkorbinnenraumes der Lunge Außenluft (beim Erwachsenen ca. 500 ml; ▸Atemvolumen) angeboten wird. S.a. ▸Atemluft, ▸Inspirium, ▸Insufflation. E inspiration. **2)** *Psychologie* Eingebung.
**In|spirations|kapazität:** ▸Atemvolumen. E inspiratory capacity.
**In|spirations|reserve|kapazität:** s.u. ▸Reservevolumen; s.a. ▸Spirogramm (dort Abb.).
**in|spiratorisch:** die Einatmung betreffend, im ▸Inspirium (z.B. inspirat. ▸Einziehung); s.a. ▸Inspirations... E inspiratory.
**In|spirium:** **1)** die Einatmungsphase der ▸Atmung (s.a. ▸Inspiration). E inspirium. **2)** klinische Bez. für das Einatmungsgeräusch; z.B. gemischtes I., sakkadiertes I., vesikuläres I. (s.u. ▸Atmen).
**inspissated bile syndrome** *(engl.):* ▸Syndrom der eingedickten Galle.
**inspissated milk syndrome** *(engl.):* ▸Milchpfropf(-Syndrom).
**in|spissatus** *(latein.):* eingedickt. E inspissated.
**Instabilitas** *(latein.):* Instabilität. E instability. – **I. choreiformis:** Muskelunruhe. E choreiform i. – **I. intervertebralis:** Lockerung im ▸Bewegungssegment als Ursache der ▸intervertebralen Insuffizienz. – **I. oculorum:** ▸Nystagmus.
**instant** *(engl.):* sofortig, unmittelbar verfügbar.
**In|stillation:** tropfenweises Einbringen einer Flüssigkeit (z.B. Arzneimittellösung, Antibiotika, Zytostatika etc.) in den Körper (z.B. Körperhöhle, Blutgefäß [meist Vene], Hohlorgan, Unterhaut). E instillation.
**instinktiv:** unbewusst aus angeborener Erfahrungskoordination (Instinkt); ohne rationale Überlegung, unwillkürlich. E instinctive.
**Institutionalismus:** Verhaltensstörungen (Autismus, Bewegungsstereotypien etc.) u. sonstige sekundäre psychosoziale Störungen bei Langzeitpatienten psychiatrischer Institutionen; s.a. ▸Hospitalismus. E institutionalism.
**Instrumentendesinfektionsmittel:** zur Reinigung u. Entkeimung medizinischer Geräte u. chirurgischer Instrumente verwendete ▸Desinfektionsmittel. E instrument disinfectants.
**In|sudation:** vermehrtes Eindringen von Blutflüssigkeit (als Trans- oder Exsudat) aus der Blutbahn in die gefäßlose Blutgefäßinnenschicht (Intima), in der die Flüssigkeit als »Insudat« evtl. zu Faserneubildung, Verfettung u. Verkalkung führt. E insudation.
**In|sufficientia, Insuffizienz:** ungenügende Funktion bzw. Leistung eines Organ(system)s. E insufficiency. – **I., brachio|basiläre:** ▸Anzapfsyndrom der A. basilaris bei Blutmangel im Arm durch zentrale Stenose oder Verschluss der A. subclavia. E brachiobasilar i. – **I. cardiae:** ▸Kardiainsuffizienz. – **I., chronische venöse,** Abk. CVI: Überbegriff für chronische venöse Abflussbehinderung der unteren Extremität u. die hieraus resultierenden Schäden bei ▸postthrombotischem Syndrom, hämodynamisch relevanter primärer ▸Varikosis u. kongenitaler ▸Klappenagenesie u. -hypoplasie; insbesondere wenn bei fortgeschrittenen Fällen eine ätiologische Zuordnung nicht mehr möglich ist oder wenn Mischformen vorliegen. Subjektiv führt die chronische Rückflussstörung zu Schwere- u. Völlegefühl der Beine v.a. bei längerem Sitzen u. Stehen, seltener zu Schmerzen. Nach dem klinischen Bild werden drei Stadien nach WIDMER unterschieden. **Stadium I:** Schwellung ohne trophische Störungen. **Stadium II:** trophische Hautveränderungen im Sinne von örtlicher ▸Hämosiderose (»Stauungspigment«, »Dermatite ocre«), ▸Lipodermatosklerose mit straffer Atrophie der Haut, ▸Atrophie blanche, ▸Hyperkeratose u. Ekzematisation (»Stauungsdermatose«). **Stadium III:** ▸Ulcus cruris venosum oder Narbe nach abgeheiltem Ulcus. Ferner werden nach PARTSCH aufgrund hämodynamischer u. morphologischer Untersuchungen die korrigierbare (z.B. bei primärer Varikose) u. die nicht korrigierbare (z.B. beim postthrombotischen Syndrom) CVI unterschieden. E chronic venous i. – **I. cordis:** ▸Herzinsuffizienz, Herzklappen-I. – **I. hepatis:** ▸Leberinsuffizienz. – **I., hypophysäre:** ▸Hypopituitarismus. – **I., intervertebrale:** s.u. ▸intervertebral. – **I., pluri|glanduläre:** zusammenfassende Bezeichnung für verschiedene Krankheiten, die mit Insuffizienz endokriner Organe einhergehen, v.a. ▸SIMMONDS-Syndrom, ▸ADDISON-Krankheit, erworb. ▸Myxödem, ▸SCHMIDT-Syndrom (2). – **I., renale:** ▸Niereninsuffizienz. – **I., respiratorische:** s.u. ▸respiratorisch. – **I. thyreo|idalis:** ▸Hypothyreose. – **I., vertebrale:** ▸Wirbelsäuleninsuffizienz. – **I., vertebro|basiläre,** Arteria-basilaris-Syndrom: s.u. ▸Arteria basilaris. – **I., zerebrale, zerebro|vaskuläre I.:** ▸Durchblutungsstörungen, zerebrale.
**Insuffizienz|geräusch:** ▸Herzgeräusch bei Herzklappeninsuffizienz. E murmur of valvular insufficiency.
**Insuffizienz|punkt:** Bei der Stadieneinteilung der Stammvarikose oder V. saphena magna nach HACH definieren proximaler u. distaler I. Typ u. Ausdehnung der Stammvarikose. Liegt der proximale I. in Leistenhöhe, so handelt es sich um eine komplette Stammvarikose; liegt er weiter peripher (z.B. an der ▸DODD-Perforansvene), so ist sie inkomplett. Bei kompletter Stammvarikose handelt es sich um ein Stadium I bei isolierter Schlussunfähigkeit der Mündungs- u. Schleusenklappen; im Stadium II liegt

der distale I. handbreit oberhalb des Knies, im Stadium III handbreit unterhalb des Knies, im Stadium IV im Fesselbereich.

**In|sufflạtio, -sufflation:** »Einblasen« flüssiger (tröpfchenförmiger), gas- oder pulverförmiger Materie in Körperhöhlen, Gewebsspalten, Hohlorgane etc. S.a. ▸Persufflation. E insufflation. – **I. pulmọnis:** künstliche ▸Beatmung (auch als respiratorische Reanimation) durch Einblasen von Luft u./oder Sauerstoff in die oberen oder tieferen Luftwege, z.B. als Atemspende (=▸Mund-zu-Mund-, ▸Mund-zu-Nase-Beatmung) bzw. durch einen in die Luftröhre (bis an die Karina) vorgeschobenen Trachealkatheter, bei ohne Intubation ausgeführter Narkose u. Tetanus mit einem ▸Beatmungsgerät; s.a. ▸Sauerstoffinsufflation. E i. of the lungs.

**Ịnsula,** Lobus insularis: die von den Opercula des Stirn-, Scheitel- u. Schläfenlappens bedeckte u. dadurch im Sulcus lateralis verborgene »Insel« (I. Reilii) der Großhirnrinde; als Assoziationszentrum für akustisches Denken diskutiert. E insula (of Reil).

**Ịnsulae pancreạticae:** ▸LANGERHANS-Inseln; s.a. ▸Insel(zell)... E pancreatic islets.

**Insulịn,** Inselhormon: (Isolierung: BANTING u. BEST 1920; Reindarstellung: ABEL 1926; Primärstruktur: SANGER 1949/50; Synthese: ZAHN 1963; seit 1987 Herstellung von Humaninsulin v.a. durch ▸Gentechnologie). Peptidhormon, das den Blutzuckerspiegel senkt u. direkt oder indirekt auf viele Stoffwechselreaktionen (Schema) wirkt. ***Stoffwechsel:*** Biosynthese von ▸Proinsulin u. Speicherung erfolgen in den Beta- = B-Zellen der LANGERHANS-Inseln. Aus diesem ringförmigen, einkettigen Molekül entsteht durch enzymatische Abspaltung eines C-Peptids (»connecting peptide«) das I., das aus zwei durch 2 Disulfidbrücken verknüpften Peptidketten A u. B besteht; das Molekulargewicht beträgt ca. 5000–6000. Die Gesamtmenge im ruhenden Pankreas beträgt ca. 250 IE entspr. 250 U entspr. 10 mg. Die Sekretion (ca. 1–2 mg/d) wird durch verschiedene physiolog. Reize stimuliert oder gehemmt (Tab.). Abbau erfolgt v.a. in der Leber (Spaltung der Disulfidbrücken durch ▸Insulinase; Proteolyse der A- u. B-Kette), ferner in Niere, sonstigen Geweben u. Blut (biologische Halbwertszeit ca. 30 Min.); z.T. erfolgt Ausscheidung mit dem Harn. ***Anw.*** bei Diabetes mellitus s.u. ▸Insulinpräparate. ***Diagn.:*** Bestimmung durch immunometrische Verfahren unter Verwendung von monoklonalen Antikörpern ohne Kreuzreaktion mit Proinsulin u. Insulinspaltprodukten. E insulin.

**Insulinsekretion**

| Stimulus | Inhibitor |
|---|---|
| Glucose u. andere Hexosen, Triosen<br>Aminosäuren<br>Fettsäuren | Adrenalin<br>Noradrenalin<br>u. andere α-Adrenergika |
| Enterohormone<br>β-Adrenergika<br>Cholinergika | Glucagon<br>Somatostatin<br>β-Blocker |

**Insulin.** [294]

**Insulịn|al|lergie:** durch Insulinpräparate ausgelöste ▸Arzneimittelallergie; v.a. gegen Begleitstoffe (Stabilisatoren, z.B. Surfen), tierische Insuline, aber auch (seltener) gegen Humaninsuline gerichtet; als Sofortreaktion (s.u. ▸Reaktionstypen) meist beschränkt auf das Injektionsgebiet, extrem selten generalisiert (Urtikaria, QUINCKE-Ödem, anaphylaktischer Schock); als Spättyp (nach 24–48 Std.) meist mit Hauterscheinungen. E insulin(e) allergy.

**Insulin-Aminoquinurid:** intermediär wirksames ▸Insulinpräparat; Wirkdauer max. 24 Std.

**Insulin-Analoga:** s.u. ▸Insulinpräparate.

**Insulịn|ant|agonisten:** Substanzen mit einer dem Insulin entgegengesetzten Wirkung im Stoffwechsel, z.B. Glucagon, Katecholamine, Corticoide. E insulin antagonists.

**Insulịn|antikörper,** Abk. IAK: Antikörper gegen körpereigenes oder fremdes Insulin. Als Insulin-Autoantikörper (IAA) in der Frühphase des ▸Diabetes mellitus Typ 1 oder selten als exogen induzierte I. unter Insulinbehandlung. S.a. ▸Insulinresistenz. E (anti-)insulin antibodies.

**Insulinạse:** Enzymsystem der Leber, welches das Insulin durch Aufspaltung in A- u. B-Kette (Effekt der Proteindisulfidreductase) u. durch Proteolyse abbaut. E insulinase.

**Insulin|aspart:** kurz wirksames Insulin-Analogon (s.u. ▸Insulinpräparate); Wirkdauer 2–5 Std. E insulin aspart.

**Insulịn|einheit:** auf ein internat. Standardpräparat (1 IE ~ 0,04167 mg) bezogene Einheit des ▸Insulins. E insulin unit.

**Insulin|glargin:** lang wirksames Insulin-Analogon (s.u. ▸Insulinpräparate); Wirkdauer ca. 24 Std. E insulin glargin.

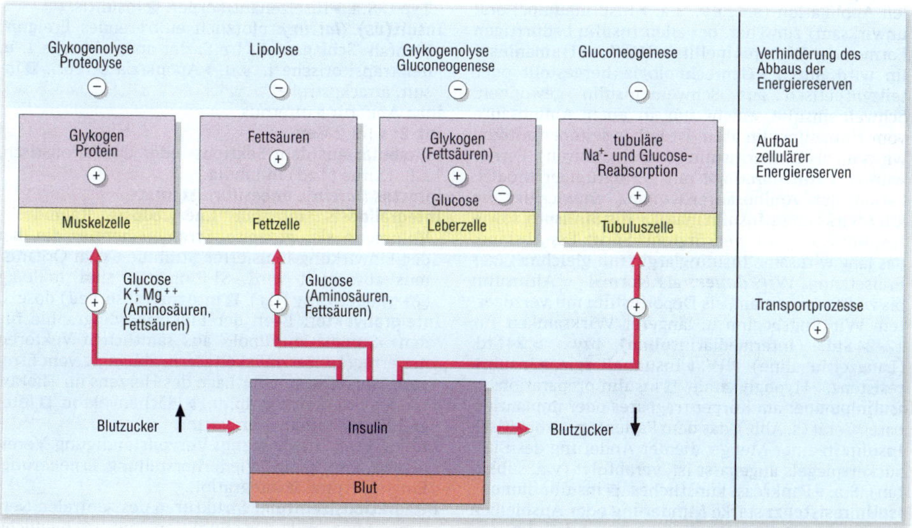


**Insulin:** Stoffwechselwirkungen; (+) = Stimulation; (−) = Hemmung. [294]

**Insulin-Glucosebelastung:** ▸HIMSWORTH-Test. E insulin-glucose tolerance test.
**Insulin-Hypo|glykämie-Test:** Test zur Diagnostik der sekundären, hypophysären Nebennierenrindeninsuffizienz und des Wachstumhormonmangels. Durch Insulingabe (z.B. 0,1 IE/kg) u. die resultierende ▸Hypoglykämie wird eine Stressreaktion ausgelöst, die sich in der Cortisol- u. STH-Konzentration im Blut spiegelt. E insulin-hypoglycemia test.
**Insulin-Infusionssystem:** ▸Insulinpumpe.
**Insulinismus:** ▸Hyperinsulinismus.
**Insulin-Isophan:** ein intermediär wirksames humanes Verzögerungsinsulin (s.u. ▸Insulinpräparate), mit Protaminsulfat komplexiert; Wirkdauer max. 24 Std. E insulin isophane.
**Insulin|koma:** s.u. ▸Insulinschock. E insulin coma.
**insulin-like activity** *(engl.):* insulinähnliche ▸Aktivität.
**Insulin|lipo|dys|trophie:** lokaler Schwund des Unterhautfettgewebes am Ort häufiger Insulininjektionen. E insulin-induced lipodystrophy.
**Insulin|lispro:** kurz wirksames Insulin-Analogon (s.u. ▸Insulinpräparate); Wirkdauer 2–5 Std. E insulin lispro.
**Insulin|mangel|diabetes:** ▸Diabetes mellitus Typ 1. E insulin-dependent diabetes.
**Insulinom:** Insulin produzierendes Apudom der B-Zellen als Form des ▸Inselzelladenoms. In 10–15 % der Fälle maligne. Symptome der Hypoglykämie v.a. nach Belastung oder Hungern (s.a. ▸WHIPPLE-Trias). E insulinoma.

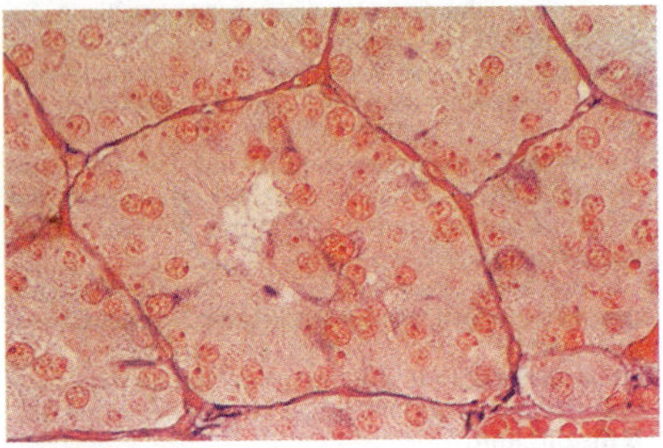

**Insulinom:** schwach blau-violette Anfärbung einzelner Tumorzellen im histologischen Präparat. [178]

**Insulinpräparate:** Injektionspräparate zur parenteralen Applikation (s.c., i.v.; s.a. ▸Insulinpumpe; oral unwirksam) zur Ther. bei allen Insulin-bedürftigen Formen des Diabetes mellitus. ***Wirkst.:*** Humaninsulin wird durch ▸Gentechnologie hergestellt oder teilsynthetisch aus Schweineinsulin gewonnen. Schweineinsulin weicht nur in einer Aminosäure vom Humaninsulin ab u. ist daher seltener antigen wirksam als Rinderinsulin (3 Aminosäuren). Ferner wurden ***Insulinanaloga*** mit geringfügiger Modifikation der Aminosäurensequenz entwickelt: die kurz wirksamen Insulinanaloga Insulinlispro sowie Insulinaspart mit verkürztem Spritz-Ess-Abstand, das lang wirksame Insulinglargin mit gleichmäßiger Freisetzung. ***Wirkdauer:*** als Normal- = Altinsulin bis zu 8 Std. wirksam, als Depotinsulin mit verzögertem Wirkungsbeginn u. längerer Wirksamkeit für 12–24 Std. (Intermediärinsuline) bzw. > 24 Std. (Langzeitinsuline). ***NW:*** ▸Insulinallergie, ▸Insulinresistenz, ▸Hypoglykämie. E insulin preparations.
**Insulin|pumpe:** am Körper tragbares oder implantierbares Gerät (s. Abb.), das dem Patienten automatisch Insulin in einer Menge, die der Änderung des Blutzuckerspiegels angepasst ist, verabfolgt (v.a. subkutan). S.a. ▸Pankreas, künstliches. E insulin pump.
**Insulin|resistenz:** starke Minderung oder Ausbleiben der therapeutischen Insulinwirkung. ***Ätiol.:*** IgG-Antikörper, die die biol. Wirksamkeit des Insulins hemmen u. dadurch den Bedarf auf > 100 IE täglich erhöhen; erhöhte enzymatische Insulinspaltung; herabgesetzte Bindung des Insulins an seine Rezeptoren. E insulin resistance.

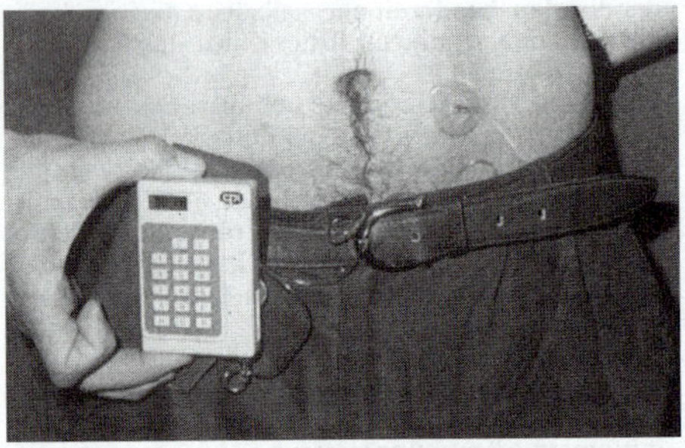

**Insulinpumpe.** [327]

**Insulin|rezeptoren:** spezifisch Insulin bindende Rezeptoren der Zellmembranen in den Erfolgsorganen des Insulins (Muskel-, Leber-, Fettgewebszellen). Autosomal-rezessiv erblicher **I.-Defekt** führt zu ▸Leprechaunismus(-Syndrom). E insulin receptors.
**Insulin|schock:** Hypoglykämie mit Schocksymptomatik bis hin zum posthypoglykämischen Koma durch unangemessen hohe Insulinzufuhr (Alt-/Verzögerungsinsuline), Mobilisierung endogenen Insulins (z.B. durch Sulfonylharnstoffe) oder bei Insulinom. Symptomatik kann schleichend oder akut beginnen. E insulin shock.
**Insulin|schock|therapie:** früher v.a. bei der jugendl. Schizophrenie angewendete ▸Schockbehandlung (künstlich herbeigeführter ▸Insulinschock). Wegen ihrer Gefährlichkeit zugunsten der Psychopharmaka aufgegeben. E insulin coma therapy.
**Insulin-Sensitizer:** ▸Glitazone. E insulinsensitizer.
**Insulin|test:** **1)** ▸Insulin-Hypoglykämie-Test. **2)** ▸Insulintoleranztest. **3)** Insulinstimulationstest (▸Sulfonylharnstoff-Test).
**Insulin|toleranz|test:** intravenöse Verabreichung von 0,1 IE Insulin/kg KG unter strenger klin. Kontrolle zur Feststellung einer Insulinresistenz. E insulin tolerance test.
**Insulin-Zink:** intermediär wirksames Verzögerungsinsulin (s.u. ▸Insulinpräparate) mit Zinkchlorid-Zusatz; Wirkdauer max. 24 Std.
**Insulitis:** lymphozytäre Infiltration der LANGERHANS-Inseln; z.B. bei Patienten mit Diabetes mellitus Typ 1. S.a. ▸Inselzellantikörper. E insulitis.
**Insult(us)** *(latein.):* plötzlich eintretendes Ereignis, ▸Anfall, Schlaganfall. I.e.S. der apoplektische I. u. der transitorische I., s.u. ▸Apoplexia cerebri. E insult, attack, stroke.
**int.:** Abk. für ▸**internus**.
**Int-2:** ▸Int-2-Gen.
**in tabula:** auf dem Sektions- oder Operationstisch, z.B. Exitus (Tod) in tabula.
**intactus** *(latein.):* unberührt. E intact.
**Integral|dosis,** integrale Energiedosis, Raumdosis, Volumendosis: gesamte Strahlenenergie, die bei der Einwirkung ionisierter Strahlung vom Organismus absorbiert wird. SI-Einheiten sind Joule/kg (J/kg) oder Gray (Gy). E integral (absorbed) dose.
**Inte|gral|vektor:** Begr. der Elektrokardiographie für den »Summationsdipol« aus sämtlichen Vektoren der erregten Herzmuskelfasern, abhängig vom Erregungsablauf u. von der Lage des Herzens im Thorax; s.a. ▸Vektorkardiographie, ▸Flächenvektor. E integral vector, summation vector.
**Inte|gration, Integrierung:** Vervollständigung, Vereinigung, Einfügung, Wiederherstellung, Erneuerung, Eingliederung. E integration.
**Integrations|zentrum:** Strukturen des zentralen Nervensystems mit der Funktion, unterschiedliche Funktionsabläufe zusammenzufassen.

**Integrine:** Oberflächenmoleküle vieler Zelltypen, die bei der Anhaftung an andere Zellen, bei der Zell-Zell-Interaktion u. bei der Signalübertragung in das Zellinnere eine Rolle spielen. E integrins.

**Integrität:** Makellosigkeit, Unverletzlichkeit. In die körperliche ▸Unversehrtheit darf gemäß Artikel 2 des Grundgesetzes in der Bundesrepublik Deutschland nur aufgrund von Gesetzen eingegriffen werden (z.B. BGB; § 81a STPO) bzw. bei der ärztlichen Behandlung aufgrund des Arztvertrages. Zusätzlich bedarf es der Aufklärung und einer wirksam erteilten Einwilligung. E integrity.

**In|tegument:** Bedeckung, Hülle. E integument.

**Integument|knochen:** ▸Bindegewebsknochen.

**Integumentum commune:** die aus Epidermis, Dermis (Corium) u. Tela subcutanea bestehende äußere Haut als Körperhülle. E common integument.

**Intellekt:** Fähigkeit, aus Wahrnehmungselementen durch kritische Analyse u. Synthese Einsichten u. Erkenntnisse zu bilden. E intellect.

**Intelligenz:** i.e.S. die dem Menschen eigene geistige Begabung u. Beweglichkeit, die ihn befähigt, sich schnell in ungewohnten Situationen zurechtzufinden, Sinn- u. Beziehungszusammenhänge zu erfassen u. neuen Gegebenheiten u. Anforderungen durch Denkleistungen sinnvoll zu entsprechen. E intelligence.

**Intelligenz|abbau:** Verlust intellektueller Fähigkeiten; charakterist. Störung bei dementiellen Syndromen; ein eindeutiger I. wird erst ab dem 80 Lj. beobachtet, früheres Nachlassen der kognitiven Leistungen ist meist krankhaft bedingt. E intellectual decline.

**Intelligenz|alter,** Abk. IA: die an der normalen Altersentwicklung gemessene individuelle Leistungsfähigkeit der Intelligenz. E mental age, Abk. MA.

**Intelligenz|minderung:** unvollständige oder verzögerte Entwicklung der ▸Intelligenz, gekennzeichnet durch einen Mangel an geistiger Beweglichkeit, Armut an Vorstellungen u. Begriffen, Unfähigkeit zur Bildung abstrakter Begriffe und Mangel an Übersicht, Voraussicht u. Selbstständigkeit im Denken. ***Ätiol.:*** organische Ursachen: chromosomal bedingt (z.B. DOWN-Syndrom, ULLRICH-TURNER-Syndrom, KLINEFELTER-Syndrom), metabolisch bedingt (Stoffwechselerkrankungen), exogen erworben (nach Enzephalitis, bei Hypothyreose oder frühkindlicher Hirnschädigung); psychische Ursachen (durch erhebliche Vernachlässigung im Säuglings- und Kleinkindalter; s.a. psych. ▸Hospitalismus). ***Klassifik.:*** Im klinischen Alltag werden I. nach dem Grad des Intelligenzmangels eingeteilt. Leichte geistige Behinderung (veraltet: Debilität): Betroffene können durch gezielte Fördermaßnahmen beruflich integriert werden, selbstständiger Erwerb des Lebensunterhalts möglich (IQ 67–52); mittlere geistige Behinderung (veraltet: Imbezilität): mäßige Lern- u. Bildungsfähigkeit; förderungsfähige Patienten erlernen die Sprache, hygienische Gewohnheiten u. einfache Tätigkeiten, die dem eigenen Lebensunterhalt dienen. Es besteht Unfähigkeit zum Schreiben- u. Lesenlernen (IQ 51–20). Schwerste geistige Behinderung (veraltet: Idiotie): kaum bildungsfähige Patienten; Sprache, hygienische Gewohnheiten u. sinnvolle Tätigkeiten werden nicht erlernt; Unfähigkeit zum Sprechen u. Verstehen von Gesprochenem (IQ unter 20). Im Gegensatz zur I. wird der langsam progrediente Verlust erworbener intellektueller Fähigkeiten (meist auch des Gedächtnisses) in späterem Lebensalter als ▸Demenz bezeichnet. S.a. ▸Oligophrenia. E intellectual deficiency.

**Intelligenz|quotient,** Abk. IQ: Quotient aus Intelligenz- u. Lebensalter (×100) als Maß für das Ergebnis des Intelligenztests; »100« bezeichnet altersentsprechend durchschnittliche Intelligenzreife, niedrigere Werte eine darunter, höhere eine darüber liegende Differenzierung des intellektuellen Leistungsvermögens; als wissenschaftliches Kriterium von begrenztem Aussagewert, da die Parameter von sozioökonomischen Verhältnissen abhängig sind u. wichtige Persönlichkeitsmerkmale nicht berücksichtigt werden. E intelligence quotient.

**Intelligenz|test:** *Psychologie* Untersuchungsverfahren zur Feststellung von Intelligenzniveau u./oder -struktur anhand von Aufgaben u. Problemstellungen verschiedener Qualität u. Schwierigkeit, z.B. ▸BINET-SIMON-, ▸Hamburg-WECHSLER-Test. E intelligence test.

**intendiert:** beabsichtigt; z.B. intendierte = Willkürbewegung. E intended.

**Intensität:** Stärke, Wirksamkeit; *physik* Energiemenge oder Teilchenzahl etc., die pro Zeiteinheit eine Flächeneinheit durchströmt oder von ihr emittiert wird. E intensity. – **I., kritische:** in der Audiometrie die Lautstärke, welche bei Beschallung eines tauben Ohres auf dem normal hörenden Ohr der anderen Seite durch »Überhören« gerade noch wahrgenommen wird; für Luftleitung ca. 50, für Knochenleitung ca. 10–15 dB.

**Intensitäts|faktor, Intensivierungs|gen:** ein Gen, das die Ausprägung einer von anderen Genen ermöglichten Eigenschaft steigert. E intensifier.

**Intensivbett:** Standardbett zur Lagerung Schwerstkranker auf Intensivstationen. S.a. ▸Krankenbett.

**Intensivpflege:** Pflege von Schwerkranken in besonders dafür ausgestatteten Pflegeeinrichtungen mit kontinuierl. Überwachung. Zu den Aufgaben der I. gehören die Assistenz bei diagnost. und therapeut. Maßnahmen, die Unterstützung oder Übernahme von aufgehobenen oder eingeschränkten Aktivitäten (z.B. Körperpflege, Ernährung) u. die psych. Betreuung des Pat. u. seiner Angehörigen. S.a. ▸Intensiv(pflege)station.

**Intensiv(pflege)station,** Abk. ITS: Betteneinheit für die intensive Diagnostik u. Behandlung in lebensbedrohlicher, meist akuter Notsituation oder in kritischen Erkrankungsphasen. ***Ind.:*** Herzerkrankung (z.B. Myokardinfarkt), Mehrfachverletzung, Nieren- u. Atmungsinsuffizienz, akute Stoffwechseldekompensation, Blutung aus Verdauungstrakt, schwere Vergiftung u. Verbrennung, Tetanus, Schädel-Hirn-Trauma, Elektrounfall, Schock. ***Hauptaufgaben:*** Wiederherstellung bzw. Erhaltung der Vitalfunktionen, exakte Dauerüberwachung (▸Monitoring), fundierte Sofortdiagnostik sowie rasche, auf das ursächliche Geschehen gerichtete Behandlung (»Kausaltherapie«). Auch als »Wachstation« einer Fachabteilung oder als übergreifender »Intensivbereich« mit Schwerpunktaufgaben (z.B. Infarkt-, Intoxikations-, Dialyse-, Reanimationszentrum). E intensive care unit, Abk. ICU.

**Intentio, Intention** *(latein.):* Absicht, Streben. Z.B. Anspannung psychischer Kräfte auf ein Ziel, u.a. als Absicht, eine bestimmte Bewegung auszuführen; auch die Tendenz des Organismus nach primärer oder sekundärer ▸Wundheilung (»per primam« oder »per secundam intentionem«). E intention.

**Intentions|krampf:** Muskelkrampf im Augenblick der Intention einer Bewegung, z.B. bei Tetanie. E intention spasm.

**Intentions|tremor:** bei Annäherung an das Bewegungsziel erfolgendes Zittern, z.B. – als Kleinhirnzeichen – Tremor des Fingers beim ▸Finger-Nase-Versuch (gezielte Bewegung) bei multipler Sklerose. E intention tremor.

**inter...** *(latein.):* Präposition oder Präfix: zwischen, in der Mitte zwischen ... S.a. ▸intra.

**Inter|aktion:** ▸Wechselwirkung, z.B. zwischen Personen, Medikamenten. E interaction.

**Inter-Alpha-Trypsin|inhibitor:** ein ▸Trypsininhibitor, der bei der Eiweißelektrophorese zwischen den $\alpha_1$- u. $\alpha_2$-Globulinen wandert.

**inter|anuläres Segment:** ▸RANVIER-Segment.

**inter|atrial(is):** zwischen beiden Herzvorhöfen. E interatrial.

**Inter|azetabular|ebene:** s.u. ▸Beckenweite.

**inter|calatus** *(latein.)*: zwischengeschaltet. E intercalated.
**inter|costalis:** ▸interkostal.
**Inter|crine,** PF4-Superfamilie: ▸Chemokine.
**Inter|dental|raum, Inter|dentium:** der keilförmige Raum zwischen zwei benachbarten Zähnen (zwischen Knochenseptum u. Kontaktpunkt). Ist im unteren (zervikalen) Teil von der Interdentalpapille des Zahnfleisches ausgefüllt. E interdentium.
**inter|digital(is):** zwischen zwei Fingern oder Zehen. E interdigital.
**Inter|digital|falte:** die in den **Interdigitalraum** (den Raum zwischen benachbarten Fingern oder Zehen) ragenden »Schwimmhäute« (▸Plica interdigitalis). Häufig Ort von Hautveränderungen (Erosion u. Ulzeration), z. B. bei Intertrigo, bei **Interdigitalmykose** (Dermatophyten, Hefen, Schimmel). E interdigital web.
**Inter|ferenz:** Veränderung von Erscheinungen bei örtlichem u. zeitl. Zusammentreffen gleichartiger (oder ähnlicher) Ereignisse. **1)** *Physik* die durch Überlagerung elektromagnetischer (z. B. Licht) oder mechanischer (z. B. Wasserwellen oder Schall) Wellen entstehende Verformung, Abschwächung, Löschung oder Verstärkung derselben. Führt bei festen Phasenbeziehungen (Kohärenz) der Wellenzüge an bestimmten Punkten zu deutlich (als Maxima oder Minima) erkennbaren Störungen der ursprünglichen Wellenverläufe (Interferenzbilder). **2) chromosomale I.:** Beeinflussung (meist Verminderung) der Häufigkeit weiterer Crossover im Chromosom durch ein bereits erfolgtes. **3)** ▸Virusinterferenz, s. a. ▸Interferon. **4)** *Kardiologie* s. u. ▸Interferenzdissoziation. **5)** Interaktion: *Pharmazie* s. u. ▸Wechselwirkung. E interference.
**Interferenz|dissoziation:** Nebeneinanderbestehen zweier Herzautomatiezentren unterschiedlicher Frequenz (eines im Sinusknoten, das andere – fast immer höherfrequente – meist im AV-Knoten), die sich in der Myokarderregung abwechseln, wobei das schnellere die Kammer erregt, während die Vorhöfe, durch eine retrograde Blockierung geschützt, ausschließlich dem Sinusknoten folgen. E interference dissociation.
**Interferenz|phänomen:** *Virologie* ▸Virusinterferenz. E interference phenomenon.
**Interferenz|strom|therapie: 1)** ▸NEMEC-Therapie. **2)** stereodynamische I. mit drei Stromkreisen u. dreidimensionaler Reizung der Gewebe (»Raumreizung«).
**Interferone,** Abk. IFN: zu den Zytokinen gehörende, von kernhaltigen Zellen gebildete niedermolekulare Proteine, die als Hemmstoffe der intrazellulären Virusreplikation wirken (s. a. ▸Virusinterferenz). Die IFN wirken nur bei Individuen der gleichen Art (streng speziesspezifisch; daher konzentrieren sich die Untersuchungen auf menschliche IFN). ***Subtypen:*** In Zellkulturen (Leukozyten-, Fibroblasten-K.) lassen sich IFN vom Typ I (=IFN-α u. IFN-β) z. B. durch Viren oder durch synthetische Stoffe induzieren. In Suspension immunkompetenter Zellen kann durch Virusantigene oder T- bzw. B-Lymphozyten-Mitogene (z. B. Lectine, Tuberculin) die Bildung von IFN des Typs II (=Immun-IFN, IFN-γ) angeregt werden. Die ***Bildung*** von IFN wird durch Gene reguliert, wobei IFN-α u. IFN-β auf dem menschlichen Chromosom Nr. 9, IFN-γ auf Chromosom Nr. 12 (langer Arm) lokalisiert sind. ***Wirkung:*** Die IFN binden an spezifische Rezeptoren u. wirken – ohne selbst in die Zellen einzudringen – indirekt, u. a. durch Abbau der mRNS u. Hemmung der Peptidketten-Initiation (wodurch die Virusreplikation sowie u. U. auch schnell wachsende Tumorzellen gehemmt werden könnten). Die *pharm* Herstellung von IFN erfolgt durch Gentechnologie (rekombinantes IFN, rIFN). E interferons, Abk. IFNs. – **I. alfa:** gentechnisch aus E. coli K12 hergestelltes IFN-α; ***Wirkstoffe:*** IFN alfa 2a und IFN alfa 2b unterscheiden sich lediglich durch eine Aminosäure; IFN alfacon-1 ist ein sog. Consensus-IFN mit 10fach höherer Bindungsaffinität an den IFN-Rezeptor. An jeder Position der Aminosäurensequenz wurde die Aminosäure eingebaut, die bei mehreren analysierten IFN-Subtypen am häufigsten vorkam. ***Anw.:*** 1) IFN alfa 2a in der Ther. der Haarzellenleukämie, der chronischen myeloischen Leukämie, niedrigmaligner Non-HODGKIN-Lymphome (auch Plasmozytom) u. anderer Tumoren (s. a. Tab.); 2) IFN alfa 2b zusätzl. zur Ther. der chron. Virushepatitiden B, C, D bei entzündlicher Aktivität mit Transaminasenerhöhungen; 3) IFN alfacon-1 findet Anw. bei chron. Hepatitis C (hier auch Anw. von ▸Peginterferon). S. a. ▸Immunstimulanzien. E i. alfa.

| Tumortyp | Behandlungsresultate |
|---|---|
| Haarzellenleukämie | RR 70–100 %, CR 0–30 % |
| chronische myeloische Leukämie | zytogenetische Remissionen in 0–25 % (dosisabhängig)<br>hämatologische Remissionen in 70–80 % |
| kutane T-Zell-Lymphome | RR 90 % (ohne Vorbehandlung), 45–70 % (nach Vorbehandlung) |
| multiples Myelom | als Induktionstherapie: RR 10–50 % (je nach Vorbehandlung)<br>als Erhaltungstherapie: Verlängerung der Remissions- u. evtl. der Überlebensdauer |
| KAPOSI-Sarkom bei AIDS | RR 5–40 % (Korrelation zwischen Dosis u. Remissionsrate) |
| Nierenzellkarzinom | RR 5–30 % (selten Langzeitremissionen) |
| malignes Melanom | RR 5–25 % (selten Langzeitremissionen) |
| *CR: komplette Remissionsrate; RR: Remissionsrate (komplette u. partielle Remissionen)* | |

**Interferon alfa:** etablierte onkologische Indikationen u. Behandlungsresultate einer Monotherapie. [395]

– **I. beta:** rekombinantes humanes IFN beta (IFN beta 1a) bzw. eine Modifikation desselben (IFN beta 1b); ***Anw.*** bei schubweise verlaufender u. sekundär progredienter multipler Sklerose. E i. beta. – **I. gamma:** rekombinant aus E. coli hergestelltes IFN gamma (IFN gamma 1b), das im Ggs. zum natürlichen IFN gamma (146 Aminosäuren) nur aus 140 Aminosäuren besteht. ***Anw.*** als Zusatzther. bei septischer Granulomatose zur Verringerung der Häufigkeit schwerwiegender Infektionen. E i. gamma.
**Inter|globular|dentin:** ▸TOMES-Körnerschicht. E interglobular dentin(um).
**Inter|hemi|sphären-Anzapfsyndrom:** ▸Anzapfsyndrom (2). E interhemispheric steal syndrome.
**Interhospitaltransfer:** Transport eines schwer kranken oder schwer verletzten Patienten von Klinik zu Klinik durch ein Luftrettungsmittel (z. B. Hubschrauber) oder einen besonders gut ausgerüsteten Nortarztwagen.
**Inte|rims|prothese:** zwischenzeitlich bis zur definitiven Versorgung zu tragende Prothese, z. B. Behelfsbein (zur Gehschulung), Zahnersatz. E temporary prosthesis.
**interior** *(latein.)*: innere(r).
**inter|kalar:** ▸intercalatus. E intercalary.
**Inter|kalar|staphylom:** ▸Staphylom zwischen Ziliarkörper u. Kornea. E intercalary staphyloma.
**Inter|kalation:** Störung der identischen Reproduktion der DNS-Doppelhelix durch Einlagerung ▸interkalativer Stoffe.
**interkalative Stoffe:** Substanzen, deren Moleküle die Zwischenräume zwischen den Basenpaaren der DNS-

Doppelhelix besetzen u. dadurch deren identische Reproduktion mutativ stören können. ***Wirkst.:*** z. B. Acridine, Ethidiumbromid, ▸Daunorubicin; einige i. S. finden *ther* ***Anw.*** als Zytostatika. E intercalating agents, intercalative substances.

**Inter|karpal|gelenk:** ▸Articulatio intercarpalis. E intercarpal joint.

**inter|kostal,** intercostalis: zwischen den Rippen; z. B. Hernia intercostalis; s. a. ▸Interkostal... E intercostal.

**Interkostal|an|äs|thesie:** Leitungsanästhesie der Brust- u. Bauchwand (einschl. des parietalen Brust- bzw. Bauchfellblattes) durch Anästhetikum-Infiltration der Weichteile um die entsprechenden Interkostalnerven hinter dem Rippenunterrand. Cave: Pneumothorax! E intercostal nerve block.

**Interkostal|arterie:** im Zwischenrippenraum verlaufende ▸Arteria intercostalis; analog: **Interkostalmuskel** (Musculus intercostalis), **Interkostalnerv** (Nervus intercostalis).

**Interkostal|neur|algie:** gürtelförmige Schmerzen entlang einem oder mehreren Zwischenrippenräumen u. mit typischen Druckpunkten paravertebral, in der Axillarlinie u. paramedian-vorn. Symptom bei Rückenmarks- und Wirbelsäulenprozessen, Zoster, Aortenisthmusstenose, Bronchial- u. Mediastinaltumor, Pleuraendotheliom. E intercostal neuralgia.

**Interkostal|raum:** Zwischenrippenraum, ▸Spatium intercostale. E intercostal space.

**Inter|kriko|thyreo|tomie:** Kehlkopfspaltung (▸Laryngotomie) unter Durchtrennung des Schild- u. Ringknorpels. S. a. ▸Koniotomie. E intercricothyrotomy.

**Inter|krine,** PF4-Superfamilie: ▸Chemokine.

**inter|kritisch:** zwischen zwei Krankheitsschüben, (i. w. S.) beschwerdefrei. E intercritical.

**inter|kurrent:** zwischenzeitlich auftretend; z. B. ein **i. Fieber** im Verlauf einer fieberfreien Erkrankung. E intercurrent.

**Inter|leukine,** Abk. IL, Abk. Il: zu den ▸Zytokinen gehörende Substanzen, die als Signalstoffe des ▸Immunsystems (dort Schema) wirken; als Mediatorsubstanzen verantwortlich für Induktion u. Verlauf der T-Zell-vermittelten zytotoxischen Immunreaktion sowie der B-Zell-Aktivierung (Antikörperproduktion). – **IL-1** (lymphocyte-activating factor; LAF): wird von Makrophagen gebildet; eine der vielseitigsten Mediatorsubstanzen des Immunsystems; Peptid mit MG von 17 000 D; kommt in zwei Formen mit identischer Funktion vor: IL-1$\alpha$ und IL-1$\beta$; wirkt über einen Rezeptor auf Zielzellen ein; bewirkt z. B. Proliferation oder Stimulation zur Proteinsynthese; Schema. – **IL-2** (lymphocyte mitogenic factor): wird von aktivierten T-Zellen gebildet; Peptid mit MG 15 400 D; dient als T-Zell-Wachstumsfaktor (sog. T-cell growth factor, TCGF); stimuliert die Produktion anderer Zytokine (z. B. Interferone); steigert auch die Proliferation der B-Zellen u. induziert die Zytotoxizität aktivierter Makrophagen; wird als Immunmodulator v. a. bei malignem Melanom u. fortgeschrittenem Nierenzellkarzinom angewendet. – **IL-3:** wird ebenfalls von aktivierten T-Zellen gebildet; wirkt v. a. auf Zellen des hämopoietischen Systems; Wachstumsfaktor für Mastzellen. – **IL-4:** Bildung durch aktivierte T-Helfer-Zellen; stimuliert die B-Zell-Proliferation u. ist als sog. »switching factor« an der Antikörperproduktion beteiligt. – **IL-5** (T-cell-replacing factor): ein Produkt aktivierter T-Helferzellen; wirkt auf aktivierte B-Zellen u. steigert die Antikörperproduktion. – **IL-6:** wird von aktivierten T-Zellen, Makrophagen, Fibroblasten u. Endothelzellen gebildet; Glykoprotein mit MG von 21 000 D; wesentliche Funktion ist seine Wirkung als »colony stimulating factor« (CSF, s. a. ▸Blutbildung); Wachstumsfaktor für Plasmazellen, Keratinozyten u. Mesangiumzellen; induziert die Synthese von Akute-Phase-Proteinen. – **IL-7:** wird von den Stromazellen des Knochenmarks gebildet; fördert das Wachstum der lymphoiden Stammzelle sowie der Prä-B-Zellen, Prothymozyten, Thymozyten u. $CD4^-$/$CD8^-$-T-Zellen; Glykoprotein mit MG von 25 000 D. – **IL-8** (neutrophile activating peptide 1; NAP-1): wird von vielen Zellen (v. a. Makrophagen, Synoviozyten, Endothelzellen, Fibroblasten) gebildet. Als Stimulus für die Bildung von IL-8 wirken Immunkomplexe; stärkster Chemotaxisfaktor für Granulozyten. – **IL-10:** blockiert z. B. die Zytokin-Synthese von Makrophagen. – **IL-12:** ein die natürlichen Killerzellen stimulierender Faktor. – **IL-13:** hemmt die Wirkung von Zytokinen bei der Entzündungsreaktion. – **IL-16:** wirkt chemotaktisch auf CD4-positive T-Lymphozyten. – **IL-17:** in T-Lymphozyten gebildet, stimuliert es die Produktion anderer IL u. die Bildung von ▸Adhäsionsmolekülen. – **IL-18:** ein IL-$\gamma$ induzierender Faktor, der die Aktivität der natürlichen ▸Killerzellen steigert. – **IL-19:** ein IL, das z. B. bei rheumatoider Arthritis u. systemischem Lupus erythematodes vermehrt gefunden wird. – **IL-20, IL-21, IL-22** u. **IL-24** scheinen mit allergischen Krankheiten assoziiert zu sein. – **IL-25** (SF20/IL25)fördert die Proliferation lymphoider Zellen. – Auch **IL-26** u. **IL-27** wurden schon identifiziert. E interleukins.

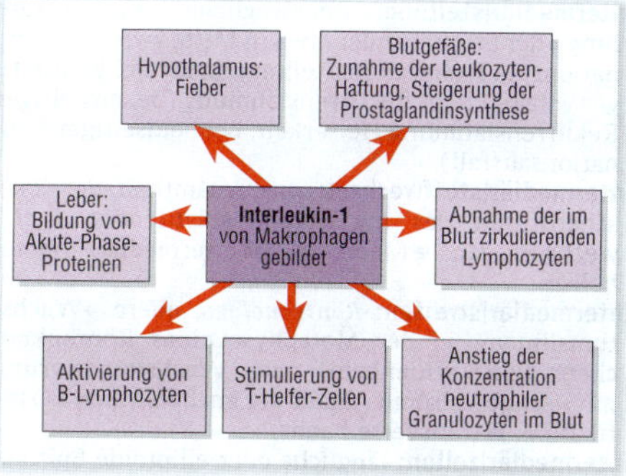


**Interleukine:** Vielfalt der Wirkungen von Interleukin-1 bei Abwehrprozessen. [165]

**inter|lobär, inter|lobaris:** *Anatomie* zwischen zwei (Lungen-)Lappen. E interlobar.

**Interlobär|erguss:** Pleuraerguss (s. a. ▸Pleuritis interlobaris) im Interlobärspalt (s. Abb.); eitrig als **Interlobärempyem.** E interlobar effusion.

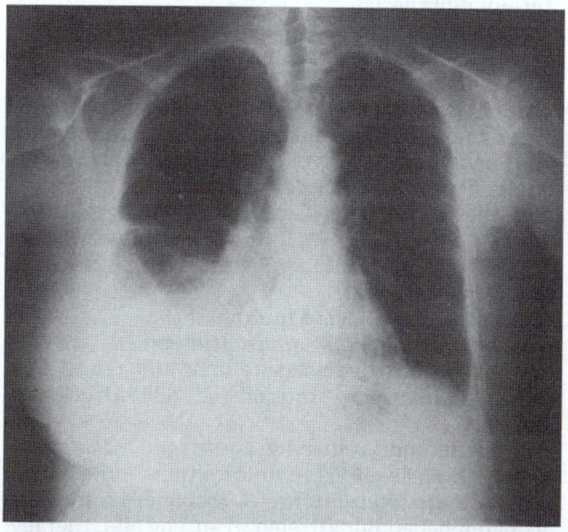

**Interlobärerguss:** rechtsseitiger Erguss bei Pleurakarzinose. [87]

**Interlobär|pleuritis:** ▸Pleuritis interlobaris; s. a. ▸Interlobärerguss. E interlobar pleurisy.

**Interlobär|spalt(e):** ▸Fissura horizontalis u. ▸F. obliqua pulmonis. S. a. ▸Interlobärerguss.

**inter|lobulär:** zwischen Organläppchen (Lobuli), z. B. Ductulus interlobularis. E interlobular.

**inter|mammạr:** zwischen den Brüsten (Mammae). E intermammary.
**Inter|maxillạre:** ▸Os incisivum.
**inter|maxillạris: 1)** zwischen den Hälften des Oberkiefers (z.B. Sutura i.). **2)** zwischen Ober- u. Unterkiefer. E intermaxillary.
**inter|mediär:** zeitlich, räumlich (= intermedius) oder sachlich dazwischen liegend. E intermediary.
**Intermediạ̈r|insulin:** Insulin-Präparat mit mittlerer Wirkungsdauer (12–24 Std.). E intermediate-acting insulin.
**Intermediär|produkt:** Zwischenprodukt einer mehrstufigen chem. Reaktion; z.B. im ▸Intermediärstoffwechsel. E intermediate (substance).
**Inter|mediạ̈r|sinus:** die Räume zwischen den Maschen des retikulären Bindegewebes längs der Lymphknoten-Trabekeln, durch welche die Lymphe vom Randsinus in die Marksinus strömt.
**Intermediạ̈r|stadium:** Krankheitsstadium zwischen akutem u. Intervallstadium (mit Abklingen der akuten entzündl. Erscheinungen); z.B. bei Appendizitis ca. 48–72 Std. nach Beginn der Entzündung. E intermediary stage.
**Intermediạ̈r|stellung:** unbewegliche »Kadaverstellung« der Stimmbänder etwa in Mitte zwischen Phonations- u. Respirationsstellung, meist bei beidseitiger vollständiger Rekurrenslähmung (bei einseitiger Rekurrenslähmung Heiserkeit, bei beidseitiger Phonationsausfall).
**Intermediär|stoffwechsel:** die Gesamtheit der Zwischenstufen des im Körper ablaufenden Stoffwechsels; s.a. ▸Metabolit. E intermediary metabolism.
**Intermediär|streifen:** *Röntgenologie* quere »Wachstumslinien« in der Metaphyse eines Röhrenknochens (z.B. Schienbein) nach Wachstumsstörung mit »schubweisem« Ablauf der enchondralen ▸Ossifikation. E transverse bands.
**Intermediär|zellen:** längliche oder elliptoide Epithelzellen, z.B. im Vaginalepithel.
**Intermẹdia|zellen:** die Zellen des Hypophysenmittellappens (Pars intermedia).
**Inter|medịn:** ▸Melanotropin. E intermedin.
**inter|mẹdius** *(latein.):* in der Mitte (zwischen zwei vergleichbaren Objekten) gelegen; z.B. Nervus intermedius (**Intermedius**). E intermediate.
**Intermẹdius|neuralgie:** ▸Neuralgia geniculata.
**Intermẹdius|typ:** Typus intermedius des ▸Corynebacterium diphtheriae.
**Inter|menstruạl|blutung:** ▸Mittelblutung. E intermenstrual bleeding.
**Inter|menstrual|schmerz:** etwa in Zyklusmitte auftretender, kurz dauernder, evtl. einseitiger Schmerz; wahrscheinlich bei Follikelsprung. E mittelschmerz.
**inter|menstruell:** zwischen zwei Regelblutungen, im »**Intermẹnstruum**«. E intermenstrual.
**Inter|mịssio, -mission** *(latein. = zeitweiliges Aufhören):* erscheinungsfreies Intervall zwischen zwei Fieber- oder Krampfanfällen, Krankheitsschüben etc. E intermission.
**Inter|mitọse:** *Zytologie* ▸Interphase.
**inter|mịttens** *(latein.):* ▸intermittierend.
**intermittent positive pressure breathing** *(engl.)* Abk. IPPB: *Anästhesiologie* intermittierende ▸Druckbeatmung.
**inter|mittierend:** zeitweilig aussetzend. E intermittent. – **i. Fieber:** ▸Febris intermittens. – **i. Hinken:** ▸Claudicatio intermittens. – **i. Therapie:** Th. mit festgelegten behandlungsfreien »Pausen«. E i. therapy. – **i. Thrombus:** Blutgerinnsel (▸Thrombus), bestehend aus graugelben »Kopfteilen« (= Agglutinationsthrombus) u. – dazwischen – roten »Schwanzteilen« (= Koagulationsthrombus); v.a. in den Beinvenen. E laminary thrombus.
**inter|modạl:** durch Zusammenwirken mehrerer Sinnesmodalitäten. E intermodal.
**intẹrn:** *klin* die Innere Medizin betreffend, innerlich; s.a. ▸internus. E internal.
**Intẹrna: 1)** Kurzbezeichnung der ▸Lamina oder ▸Tunica interna. **2)** innerlich anzuwendende Mittel.
**inter|natạl:** zwischen den Gesäßbacken (Nates). E internatal.
**International Classification of Diseases, Injuries and Causes of Death** *(engl.)* Abk. ICD: von der WHO aufgestellter 5-stelliger Diagnoseschlüssel; vom Statistischen Bundesamt Wiesbaden 1968 veröffentlicht u. für Deutschland als verbindlich erklärt.
**Internationale Einheit,** Abk. IE: durch Standard- u. Referenzpräparate (z.B. im Statens Seruminstitut Kopenhagen, National Inst. for Med. Research London) und/oder durch international gültige Definition der Bedingungen (z.B. Temperatur) in einem biochem. oder biol. Test reproduzierbar gemachte Messgrößen für medizinisch verwendete Wirkstoffe u. Präparate, v.a. Antibiotika, Vitamine, Hormone, Drogeninhaltsstoffe, immunol. Präparate etc. S.a. ▸Enzymeinheit. E international unit, Abk. IU.
**International Non-proprietary Name** *(engl.)* Abk. INN: Wirkstoffbezeichnung als internat. Freiname gemäß ▸Denominatio communis internationalis.
**Inter|neuron,** Zwischenneuron, Schaltneuron: zwischen eine primäre ▸Afferenz u. ein efferentes Neuron geschaltete Nervenzelle, die – u.U. in Funktionskreisen oder -ketten angeordnet – hemmende u. erregende Zuströme integriert, möglicherweise auch verstärkt; z.B. laufen im Rückenmark die oligo- u. polysynaptischen Reflexe sowie die RENSHAW-Hemmung über Schaltneurone (s.a. ▸RENSHAW-Zelle). E interneuron.
**Interneurọnen|gifte:** Stoffe wie z.B. Strychnin u. Tetanustoxin, die die Interneuronen (bzw. die ▸RENSHAW-Zellen) blockieren und dadurch zu unkoordinierten Reflexkrämpfen führen. S.a. ▸Synapsengifte.
**internodales Segment, Internodium:** Abschnitt markhaltiger Nerven zwischen zwei RANVIER-Schnürringen; wird bei der saltatorischen ▸Erregungsleitung übersprungen. E internodal segment.
**Intẹrnum (Golgi):** *Zytologie* s.u. ▸GOLGI-Apparat.
**Intẹrnus:** Kurzbezeichnung für Muskeln mit dem Attribut »internus«, z.B. M. obliquus int. abdominis; s.a. ▸Internus...
**intẹrnus** *(latein.)* Abk. int.: innen gelegen, der Innere. S.a. ▸Interna. E internal.
**Internus|lähmung, -parese:** (häufigste) Stimmbandlähmung durch Ausfall des M. vocalis (früher: M. thyreoaryt[a]enoideus internus = Pars vocalis dieses Muskels); kommt v.a. vor bei stimmlicher Überbeanspruchung, chron. Laryngitis; bei beidseitiger Lähmung ist die Stimmritze bei Stimmbildung (▸Phonation) elliptisch (»Knopfloch«).
**Intero(re)zeptor:** Oberbegriff für Rezeptoren, die auf im Körperinnern (interozeptive) entstehende Reize ansprechen. Sie dienen damit über das vegetative System u. Thalamus der (unbewussten) Regelung zahlreicher Körperfunktionen, vermitteln Schmerz- u. Dehnungsempfindungen u. tragen zu den sog. Gemeingefühlen bei (▸Sensibilität, viszerale). Zu den I. gehören mechanische (▸Propriozeptor, ▸Barorezeptor), chemische (▸Chemorezeptor), thermische (▸Thermorezeptor) u. nozizeptive Komponenten. – Im Verdauungstrakt spricht man von Enterorezeptor. E interoceptor.
**inter|ọsseus, -ossär:** zwischen zwei Knochen, z.B. Membrana interossea. E interosseous.
**inter|papillạris, -papillär:** zwischen zwei Papillen.
**inter|parietạl(is): 1)** zwischen zwei Wänden oder Schichten (z.B. Hernia i.). **2)** zwischen den Scheitelbeinen (Ossa parietalia). **3)** zwischen oberem u. unterem Lobulus parietalis gelegen. E interparietal.
**Inter|parietạle:** *Embryologie* variabler Deckknochen am hinteren Ende der Pfeilnaht, aus dem – nach Verschmelzung mit dem knorpelig vorgebildeten Supraokzipitale – die Hinterhauptschuppe (Squama occipitalis) hervorgeht. Bei Nichtverschmelzen: »Inkabein« (▸Os interparietale).

**inter|pelvi|abdominale Amputation:** Absetzen eines Beines einschl. der Beckenhälfte; i.w.S. die ▶Hemipelvektomie.

**Inter|phalangeal|arthrose,** Fingerpolyarthrose: arthrotischer Prozess (teils mit Destruktionen) an den End- u./oder Mittelgelenken (selten den Grundgelenken) der Langfinger u./oder der Daumengelenke, bes. des CMC-Gelenks des Daumens. Doppelhöckrige Knoten über Fingerendgelenken (HEBERDEN-Knoten) u. Verdickung über Fingermittelgelenken (BOUCHARD-Knoten). Ursache nicht genau bekannt. Erbliche Komponente, bei Frauen (im Klimakterium) weitaus häufiger als bei Männern. Mechanische Faktoren (Schreibmaschine, Judokämpfer) spielen selten eine Rolle.

**Inter|phalangeal|gelenke,** Articulationes interphalangeae: Mittel- u. Endgelenke zwischen den Finger- u. Zehengliedern. E interphalangeal joints.

**Inter|phase:** der Zeitabschnitt zwischen zwei Mitosen im ▶Zellzyklus. E interphase.

**Inter|phasekern:** der ▶Zellkern während der ▶Interphase (»Arbeitskern«, mit intensiver Stoffwechselleistung, Synthesearbeit).

**Inter|plazentar|kreislauf:** die sehr langsame Blutströmung im intervillösen Raum (»Hindurchsickern zwischen den Zotten«) der Plazenta, aufrechterhalten durch den mütterlichen Kreislauf, Zottenpulsation, Uteruskontraktionen; Abflussregulierung durch Klappen in Plazentavenen. S.a. ▶Plazentarkreislauf. E intervillous circulation.

**inter|poliert:** eingefügt, eingeschoben; z.B. i. ▶Extrasystole, i. Wert (= rechnerisch zwischen zwei experimentell ermittelten Kurvenpunkten eingefügter Wert). E interpolated.

**inter|poniert:** eingeschoben, zwischengeschaltet, -gesetzt (s.a. ▶Interpositio). E interposed.

**Inter|positio, -position,** Zwischenschaltung, Zwischenlagerung: **1)** spontanes Sichzwischenschieben (evtl. Einklemmen) eines Körpergewebes oder Organs in einen Defekt (z.B. Weichteil-I. in Frakturspalt) oder zwischen andere Organe (z.B. **I. hepatodiaphragmatica** = ▶CHILAIDITI-Syndrom). E interposition. **2)** *Chirurgie* Zwischenschaltung bzw. -lagerung eines Transplantats (z.B. Fettgewebe, Faszie, Darmsegment) oder alloplastischen Implantats (z.B. Gelenk-, Gefäßprothese) zwischen Organteile, -stümpfe bei ▶Plastiken (z.B. bei Bildung einer Ersatzblase, eines Ersatzmagens bzw. bei ▶Arthroplastik). **3)** *Otologie* Einpflanzung von Ersatzgebilden in die Schallleitungskette; z.B. bei Stapedektomie die I. eines Polyäthylenröhrchens, Tantal- oder Stahldrahtes, Knochenspans etc. (s.a. ▶Columella) zwischen Steigbügelrest bzw. Amboss u. ovales Fenster bzw. (bei Amboss-Steigbügeldefekt) die Hammer-I. zwischen Steigbügelfußplatte u. Trommelfelltransplantat. **4) I. uteri:** *Gynäkologie* operative Verlagerung der Gebärmutter, z.B. ins Spatium vesicovaginale (vordere I.) bei funktioneller Harninkontinenz oder Gebärmutter-Scheidenprolaps.

**Inter|positum:** das bei ▶Interposition spontan oder operativ »Zwischengelagerte«. E interpositum.

**Inter|pupillar|distanz:** ▶Pupillardistanz.

**Inter|ruptio** *(latein.):* Unterbrechung. I.e.S. die **I. graviditatis** (▶Schwangerschaftsabbruch).

**Inter|sectiones tendineae,** Inscriptiones t.: die drei bis vier queren, mit dem vorderen Rektusscheidenblatt verwachsenen Zwischensehnen des M. rectus abdominis. E tendinous intersections.

**Inter|segmentär|bahn:** propriospinale, d.h. dem Eigenapparat des Rückenmarks (RM) angehörende, mehrere RM-Segmente verbindende Verbindungsbahn aus Interneuronenfasern. E intersegmental pathways.

**Inter|sex(typ):** s.u. ▶Intersexualität. E intersex.

**Inter|sexualität:** Störung der Geschlechtsdifferenzierung mit Widersprüchen in der Ausbildung der allgemeinen äußeren geschlechtlichen Erscheinung (Intersextyp; s.a. ▶Geschlechtsmerkmale), der Keimdrüsen bzw. Geschlechtsorgane (s.a. ▶Gonadendysgenesie) sowie des chromosomalen Geschlechts; s.a. ▶Hermaphroditismus, ▶Pseudohermaphroditismus, ▶Feminisierung, ▶Virilisierung, ▶Transsexualismus. E intersexuality.

**Inter|skapular|linie: 1)** geradlinige Verbindung der beiden vertebralen Enden der Schulterblattgräten. **2)** vertikale Orientierungslinie etwa in der Mitte zwischen der hinteren Medianlinie u. der Skapularlinie. E interscapular line.

**Inter|spersions|muster:** die Anordnung sich wiederholender Basenfolgen der DNS (repetitive Sequenzen) im Genom. E interspersion pattern.

**Interspinal|arthrose:** ▶BAASTRUP-Syndrom.

**Interspinal|ebene:** s.u. ▶Beckenenge. E midplane of pelvis, plane of least pelvic dimension.

**inter|spinal(is):** zwischen den Dornfortsätzen zweier benachbarter Wirbel. E interspinal.

**Interspinal|linie,** Spinallinie: *Gynäkologie* s.u. ▶Beckenmaße (dort Abb.), ▶Beckenenge. E interspinal line, midplane line.

**inter|stitialis** *(latein.):* ▶interstitiell. E interstitial.

**Interstitial|raum:** der vom interstitiellen Bindegewebe ausgefüllte Raum. E interstitial space.

**Interstitial|zellen: 1)** ▶Hodenzwischenzellen. **2)** interstitielle ▶Eierstockzellen. E interstitial cells.

**Interstitialzellen-stimulierendes Hormon,** Abk. IZSH: ▶luteinisierendes Hormon. E interstitial cell-stimulating hormone, Abk. ICSH.

**interstitiell,** interstitialis: dazwischen liegend; z.B. ein zwischen Parenchym gelegenes Gewebe (= **i. Gewebe**, so das **i. Bindegewebe**, die Hodenzwischenzellen, die Eierstockzellen). E interstitial. – **i. Flüssigkeit:** s.u. ▶Körperflüssigkeit. – **i. Laserkoagulation,** Abk. ILK: Laserverfahren, bei dem ein spezieller Applikator (sog. ITTR-Lichtleiter), der das Laserlicht kegelförmig aufweitet bzw. zylindrisch diffus abstrahlt, direkt in das Gewebe eingelegt wird u. dieses koaguliert. ***Anw.*** bisher v.a. zur Therapie der Prostatahyperplasie. – **i. Nephritis:** s.u. ▶Nephritis. – **i. Pneumonie:** s.u. ▶Pneumonie. – **i. Schwangerschaft:** s.u. ▶Graviditas tubarica. – **i. Segment:** *Genetik* im Translokationschromosom der Abschnitt zwischen Zentromer u. Austauschpunkt. – **i. Strahlentherapie:** s.u. ▶Strahlentherapie.

**Inter|stitium: 1)** Zwischenraum zwischen Körperorganen oder -geweben. E interstitium, interstice. **2)** das interstitielle ▶Bindegewebe. E interstitial tissue. **3)** *Optik* Abstand des dingseitigen vom bildseitigen Hauptpunkt als eine der Kardinalstrecken.

**inter|tarsal(is):** zwischen den Fußwurzelknochen; z.B. Articulationes intertarseae. E intertarsal.

**inter|tragicus:** zwischen Tragus u. Antitragus.

**inter|trans|versalis:** zwischen benachbarten Wirbelquerfortsätzen. E intertransverse.

**inter|triginös:** in Form oder mit der Lokalisation einer ▶Intertrigo. E intertriginous.

**Inter|trigo,** Hautwolf: hochrotes, nässendes Erythem (ohne Krusten oder Schuppen) an Berührungsstellen der Haut, v.a. in Achseln u. Leisten, an Damm (= **I. perinealis** = »Wolf« i.e.S.), Gesäßspalte, Nabel, unter den Brüsten, zwischen Fingern u. Zehen; entweder infolge Mazeration mit nachfolgender bakterieller oder mykotischer (= **I. candidamycetica**; oft bei Diabetikern) Infektion oder – v.a. bei Fettleibigen – als ekzematisiertes seborrhoisches Ekzem. E intertrigo.

**inter|trochanter(icus),** intertrochantär: zwischen Trochanter major u. minor. E intertrochanteric.

**Inter-α-Trypsin|inhibitor:** s.u. ▶Inter-Alpha-.

**inter|tubercularis,** intertuberkulär: zwischen Tuberculum majus u. minus.

**Inter|vall:** Zeitabstand, Zwischenraum; *klin* das symptomfreie oder -arme Stadium eines Krankheitsverlaufs (zwischen Anfällen, Schüben, Rezidiven etc.). E interval. – **I., freies:** das I. zwischen Initialstörung u. Folgeerscheinungen, z.B. zwischen Entstehung einer Karotisthrombose u. hypoxischer Hirnschädigung oder als Teil des »Dreiphasensyndroms« (Be-

I

wusstlosigkeit – freies = luzides I. – Bewusstlosigkeit) bei Compressio cerebri aufgrund eines epi- oder subduralen Hämatoms. E symptom-free i.

**Intervall|geräusch:** s.u. ▸Herzgeräusch, diastolisches. E interval murmur.

**Intervall|operation:** Op. im entzündungs- oder beschwerdefreien Intervall einer chronisch-rezidivierenden Krankheit (z.B. bei ▸Appendizitis). E interval operation.

**Intervall|therapie:** Behandlung nach einem festgelegten Zeit- u. Therapieschema mit Behandlungspausen.

**Inter|vention:** Eingriff; therapeutische oder vorbeugende ärztl. Maßnahme (i.e.S. eine dringliche). E intervention.

**inter|ventricularis, interventrikulär:** zwischen zwei Herz- oder Hirnkammern. E interventricular.

**inter|vertebral:** *Anatomie* zwischen zwei Wirbeln. E intervertebral. – **i. Insuffizienz:** Störung im ▸Bewegungssegment infolge Lockerung oder Steife (Instabilitas bzw. Immobilitas intervertebralis). S.a. ▸Wirbelsäuleninsuffizienz. E i. insufficiency.

**Intervertebral|ganglion:** ▸Ganglion spinale. E intervertebral ganglion.

**Intervertebral|gelenk:** ▸Articulatio zygapophysialis (zwischen Wirbelgelenkfortsätzen); dagegen – als ▸Symphysis intervertebralis – das Gelenk zwischen den Wirbelkörpern (s.a. ▸Bewegungssegment). E interarticular joint.

**Intervertebral|loch:** ▸Foramen intervertebrale.

**Intervertebral|scheibe:** ▸Discus intervertebralis; s.a. ▸Bandscheiben... E intervertebral disk.

**inter|villöse Räume:** *Embryologie* die von mütterlichem Blut durchströmten Räume zwischen den Plazentazotten; s.a. ▸Interplazentarkreislauf. E intervillous spaces.

**inter|zellulär:** zwischen den Zellen (im Interzellularraum) gelegen, die Interzellularsubstanz betreffend. E intercellular.

**Interzellular|brücke:** ▸Desmosom, ▸Zonula adhaerens u. occludens (als »Verbindungskomplex«). E intercellular junction.

**Interzellular|spalten:** kapilläre Spalträume zwischen den Gewebezellen; s.a. ▸Interzellularbrücke.

**Interzellular|substanz:** von Körperzellen gebildete u. in den Interzellularraum ausgeschiedene, dem Gewebeaufbau dienende Stoffe, die sich z.T. zu retikulären, kollagenen u. elastischen Fasern zusammenfügen (= **geformte I.**), teils strukturlos bleiben u. als Grund- oder Kittsubstanz (= **ungeformte I.**) das Binde- bzw. Einschlussmittel für die Fasern bilden. Geformte u. ungeformte I. treten stets gemeinsam auf, am reichlichsten im Knorpel- u. Knochengewebe. E intercellular substance.

**Interzeption:** *Gynäkologie* Verhinderung einer Schwangerschaft durch Verhinderung der ▸Nidation des befruchteten Eies; gilt vor dem Gesetz nicht als Schwangerschaftsunterbrechung. Methoden: **1) hormonale I.** (sog. Postkoitalpille, »Pille danach«): a) orale Verabfolgung von Östrogenen in hoher Dosierung innerhalb von 72 Std. nach dem Koitus (5 mg Ethinylestradiol/Tag 5 Tage lang; wegen Nebenwirkungen weitgehend verlassen); b) orale Verabfolgung einer hoch dosierten Östrogen-Gestagen-Kombination (Verfahren nach YUSPE: 2-mal 100 µg Ethinylestradiol + 0,5 mg Levonorgestrel in Abstand von 12 Std., Beginn innerhalb von 72 Std. nach dem Koitus); NW: Übelkeit, Erbrechen; c) orale Verabfolgung eines reinen Gestagens (z.B. Levonorgestrel 0,75 mg) innerhalb von 3 Std. nach dem Koitus (in Europa wenig üblich). **2) mechanische I.:** Einsetzen eines ▸Intrauterinpessars, wenn die Frist für die hormonalen Methoden (72 Std. nach dem Koitus) verstrichen ist (»IUP danach«). S.a. ▸Kontragestion, ▸Menstruationsregulierung.

**intestinal(is):** den Darmkanal, i.w.S. auch den Verdauungstrakt betreffend; s.a. ▸Darm..., ▸Abdominal..., ▸Entero... E intestinal.

**Intestinal|hormone,** gastointestinale Hormone: v.a. in ▸APUD-Zellen des Verdauungstraktes gebildete, aber auch in anderen Körperbereichen nachgewiesene Hormone, die u.a. der Regulation von Magen-Darm-Motorik und dem Zusammenspiel zwischen Nahrungsaufnahme, Verdauung, Stoffwechsel u. Nervensystem dienen. Dazu gehören z.B. ▸Bombesin, ▸Cholezystokinin-Pankreozymin, ▸Enteroglucagon, ▸Gastrin, ▸GIP, ▸Motilin, ▸Neurotensin, ▸Sekretin, ▸Somatostatin, ▸Substanz P, ▸vasoactive intestinal peptide (VIP), glucagon-like peptide (GLP); ferner Enkephaline; i.w.S. auch Glucagon u. Insulin. E gastrointestinal hormones.

| | Sekretion | | | Motilität | | |
|---|---|---|---|---|---|---|
| | $H^+$ | $HCO_3^-$ | Pankreasenzyme | Magen | Dünndarm | Gallenblase |
| Gastrin | ↑ | (↑) | (↑) | ↑ | ↑ | (↑) |
| CCK-PZ | (↑) | (↑) | ↑ | ↓ | ↑ | ↑ |
| Sekretin | ↓ | ↑ | ∅ | ↓ | ↓ | ∅ |
| GIP | ↓ | ∅ | ∅ | ↓ | ∅ | ∅ |
| VIP | ↓ | ↑ | ↓ | ∅ | ∅ | |
| Motilin | ∅ | ∅ | ∅ | ↑ | ↑ | ∅ |
| Glucagon | ↓ | ↓ | ↓ | ↓ | ↓ | ↓ |

(↑): geringe Steigerung, ↑: Steigerung, (↓): geringe Hemmung, ↓: Hemmung, ∅: kein Effekt

**Intestinalhormone:** Wirkungsspektren. [259]

**Intestinal|trakt,** Darmkanal: Teil des ▸Magen-Darm-Kanals. E intestinal tract.

**Intestinum** *(latein. = Eingeweide):* ▸Darm. – **I. crassum:** ▸Dickdarm. E large intestine. – **I. tenue:** ▸Dünndarm. E small intestine.

**Int-2-Gen:** gehört zu den ▸Onkogenen (kodiert für Fibroblasten-Wachstumsfaktoren).

**Intima:** *Histologie* ▸Tunica intima (vasorum). E intima.

**Intima|fibrose, -hyperplasie:** bindegewebige Verdickung u. hyaline Umwandlung der Gefäßintima im Rahmen der Angiofibrose (s. Abb.); fließende Übergänge zur ▸Intimasklerose. Vorkommen auch nach Gefäßeingriffen wie PTCA u. PTA (s.a. ▸Rezidivstenose). E intimal fibrosis.

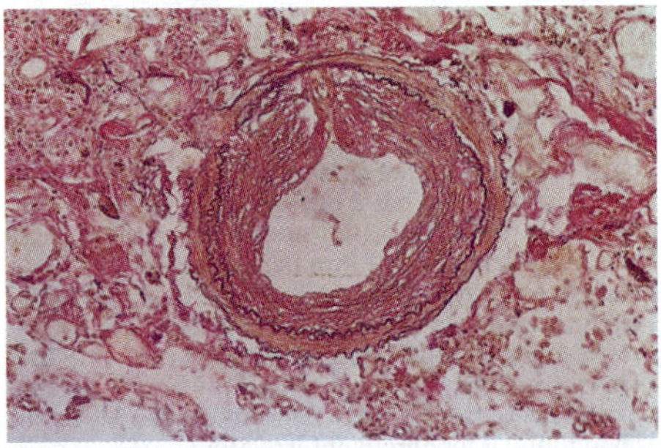

**Intimafibrose:** Veränderungen einer kleinen Lungenarterie als Folge einer chronischen Drucksteigerung im kleinen Kreislauf (histolog. Bild). [178]

**Intima|ödem:** durch Insudation von Plasma aus der Blutbahn u. Störung des Plasmarückflusses bedingte Flüssigkeitsansammlung in der Gefäßintima (evtl. polsterartige Auftreibung). Im Frühstadium reversibel; bei anschließender Ablagerung von Fibrin u. Lipoiden Initialstadium der ▸Atherosklerose; kann als

Komplikation der Koronarsklerose zum frühzeitigen Myokardinfarkt führen. E edema of the intima.

**Ịntima|sklerose:** reparatorische beetartige Vermehrung des faserigen Bindegewebes der Intima (s.a. ▸Intimafibrose) von weißlich-gelblichem Aussehen im Initialstadium der ▸Atherosklerose, frühzeitig v.a. in den Seitenästen der Aorta. E intimal sclerosis.

**Intim|ektomịe:** ▸Endarteriektomie. E intimal resection.

**ịntimus** *(latein.):* der Innerste. S.a. ▸Tunica intima.

**Ịn|toleranz:** Unverträglichkeitsreaktion mit Symptomen einer ▸Vergiftung bei normaler Wirkstoffdosis. Häufige Intoleranzreaktionen sind Lactose-, Histaminintoleranz, Zöliakie. E intolerance.

**In|torsiọn:** *Ophthalmologie* »Einwärtsrollung« des Augapfels um die sagittale Achse. E in(cyclo)torsion.

**in toto** *(latein.):* im Ganzen, vollständig.

**In|toxikation:** ▸Vergiftung. E intoxication.

**Intoxikatiọns|psychose:** exogene ▸Psychose durch unmittelbare Gifteinwirkung (z.B. durch Alkohol, Nicotin, Arsen, Thallium, Pilzgift, Medikamente). E toxic psychosis.

**intra:** Präposition bzw. Präfix »innerhalb«, »in – hinein« (s.a. ▸Endo...). – **i. pạrtum,** sub partu: »während der Geburt«. – **i. vịtam:** »während des Lebens«; s.a. ▸Vital...

**intra|abdominạl:** in der oder in die Bauchhöhle; s.a. ▸Abdominal... E intra-abdominal.

**intra|alveolạ̈r:** in den (Lungen-)Alveolen. E intraalveolar.

**intra|aortale Gegenpulsation,** Ballonpulsation: mechanische Unterstützung für den ▸Blutkreislauf (dort Methode 1b). E intra-aortic balloon counterpulsation.

**intra|arteriẹll,** endarteriell: in einer oder in eine Arterie; z.B. i. Angiographie (▸Arteriographie), i. ▸Injektion; s.a. ▸Endarteri... E intra-arterial.

**intra|artikulạ̈r:** in einem oder in ein Gelenk; z.B. i. Körper (freier ▸Gelenkkörper). E intra-articular.

**intra|atriạl:** in einem oder in einen (Herz-)Vorhof. E intra-atrial.

**intra|aurạl:** im Inneren des Ohres, im Innenohr. E intra-aural.

**intra|bronchiạl,** endobronchial: in einem oder in einen Bronchus. E intrabronchial.

**intra|bulbạ̈r:** innerhalb des Bulbus bzw. in den Bulbus des Auges hinein, s.a. ▸Bulbus. E intrabulbar.

**intra|chromosomạl:** innerhalb eines Chromosoms.

**intra|dermạl,** Abk. i.d.: in der oder in die Haut. S.a. ▸Intrakutan... E intradermal.

**intra|duktạl:** in einem oder in einen Gang (▸Ductus). E intraductal.

**intra|durạl:** zwischen beide(n) Blätter(n) der Dura mater (z.B. **I.-Blutung**); s.a. ▸subdural. E intradural.

**intra|epi|dermạl:** in der oder in die Oberhaut (Epidermis); z.B. intraepidermales oder intraepitheliales Karzinom (als Carcinoma in situ). E intraepidermal.

**intra|fetạl:** während der Fetalperiode; s.a. ▸Fetal...

**intra|fokạl:** *Pathologie* im oder in einen ▸Fokus.

**intra|fusạl:** innerhalb einer ▸Muskelspindel. E intrafusal.

**intra|gastrạl:** im oder in den Magen; z.B. i. pH-Messung (s.u. ▸Azidität). E intragastric.

**intra|gluteạl:** innerhalb der oder in die Gesäßmuskeln; z.B. i. ▸Injektion (dort Abb.). E intragluteal.

**intra|hepatisch:** innerhalb der Leber; z.B. der i. ▸Block. E intrahepatic.

**intra|kanalikulạ̈r:** in einem oder über ein(en) Kanal(system); z.B. die i. (= kanalikuläre) Infektionsausbreitung, i. ▸Metastasierung. E intracanalicular.

**intra|kapsulạ̈r:** innerhalb der Organkapsel bzw. in die Organkapsel hinein (z.B. die i. Prostatektomie [= Prostata|enukleation]). E intracapsular.

**intra|kardiạl,** endokardial: in einer oder in eine Herzhöhle; z.B. i. ▸Injektion, i. Druckmessung (mittels Herzkatheterismus). E intracardiac.

**intra|kavernọ̈s: 1)** in einer Kaverne. **2)** im Sinus cavernosus. E intracavernous.

**intra|kavitạ̈r:** in einer oder in eine (Organ-)Höhle; z.B. *radiol* i. Bestrahlung (mit ▸Nachladetechnik, Körperhöhlenrohr, Radiumeinlage; ▸Intrauterinbestrahlung, ▸Brachytherapie). E intracavitary.

**intra|konjunktivạl:** im oder in den Bindehautsack; s.a. ▸Konjunktival... E intraconjunctival.

**intra|korneạl:** in der Hornhaut (▸Cornea). E intracorneal.

**intra|korporạl: 1)** im oder in das Körperinnere (s.a. ▸Inkorporation). **2)** im Korpusteil eines Organs. E intracorporeal.

**intra|kraniạl, -kraniell:** innerhalb der Schädelhöhle oder in die Schädelhöhle hinein, z.B. i. Drucksteigerung (▸Hirndruck), i. ▸Blutung (s.a. ▸Hirnblutung), i. Tumoren (▸Hirntumoren). E intracranial.

**intra|kutạn,** intradermal, Abk. i.c.: in der oder in die Haut. S.a. ▸Intrakutan... E intracutaneous, intradermal.

**Intrakutạn|impfung:** Impfung durch intrakutane ▸Injektion eines Impfstoffes. E intradermal vaccination.

**Intrakutạn|naht,** intradermale Naht: Wundnaht mit parallel zur Oberfläche in das Korium versenktem reizlosem (synthet.) Faden; kosmetisch günstig. E intradermal or subcuticular suture.

**Intrakutạntest,** Intradermaltest: diagnostischer Hauttest durch intrakutane Injektion einer geringen Menge des Allergens, die beim Sensibilisierten eine lokale Intrakutanreaktion hervorruft. ***Anw.*** zur Diagnostik einer Soforttyp-Allergie u. Prüfung der Immunitätslage für bestimmte Krankheiten; z.B. nach CASONI-BOTTERI (auf Echinokokkose), DICK (Scharlach), SCHICK (Diphtherie), FREI (Lymphogranuloma inguinale), MENDEL-MANTOUX (Tbk). E intracutaneous test.

**Intrakutạntestreaktion:** Hautveränderung (Quaddelbildung, Erythem, Schwellung) am Ort des ▸Intrakutantests als Immunreaktion zumeist vom Soforttyp (s.u. ▸Reaktionstypen). E intracutaneous reaction.

**intra|laryngeạl,** endolaryngeal: innerhalb des Kehlkopfes. E intralaryngeal.

**intra|ligamentạ̈r:** in einem Band; i.e.S. im Ligamentum latum uteri (z.B. i. ▸Myom). E intraligamentous.

**intra|lobạ̈r, -lobaris:** in einem (Lungen- oder Leber-)Lappen. S.a. ▸Lobär... E intralobar.

**intra|lobulạ̈r:** in einem Läppchen (Lobulus); s.a. ▸Lobulär... E intralobular.

**intra|lumbạl:** innerhalb des Wirbelkanals des Lendenbereichs; s.a. ▸Lumbal... E intralumbar.

**intra|luminạl:** in der oder in die Hohlorganlichtung. E intraluminal.

**intra|mammạ̈r:** in der weibl. Brust (Mamma). E intramammary.

**intra|medullạ̈r: 1)** innerhalb des Rückenmarks (einschließlich Medulla oblongata). **2)** im Knochenmark oder in das Knochenmark hinein, z.B. die i. Osteosynthese (mittels Marknagel), i. Osteotomie (mittels Innensäge). E intramedullary.

**intra|molekulạr:** innerhalb eines Moleküls. E intramolecular.

**intra|murạl:** in einer Organwand; z.B. i. ▸Myom, Ganglien, Harnleiterabschnitt. E intramural. – **i. System:** parasympathische Nervenzellen u. Ganglien in der Wand von Verdauungskanal, Herz, Uterus, Vagina, Harnblase; ▸Plexus myentericus, ▸Plexus submucosus.

**intra|muskulạ̈r,** Abk. i.m.: in einem oder in einen Muskel; z.B. i.m. ▸Injektion. E intramuscular.

**intra|nasạl:** in der oder in die Nase. E intranasal.

**intra|nervạl:** in einem oder in einen Nerv.

**intra|neurạl,** endoneural: innerhalb des Nervs oder in den Nerv hinein. E intraneural.

**in-transit metastasis** *(engl.):* Metastase (z.B. eines Melanoms) zwischen Primärtumor u. regionären Lymphknoten.

**intra|okulạ̈r, -okular:** im Augeninnern, im Bulbus oculi (s.u. ▸Auge); z.B. i. Druck (▸Augenbinnendruck),

i. Tumoren (s.u. ▸Uvea-, ▸Retinatumoren). E intraocular.
**Intraokularlinse:** Kunststofflinse zum Einsetzen in das Auge (s.u. ▸Linsenimplantation). E intraocular lens.
**intra|operativ:** während der Operation. E intraoperative.
**intra|orbital:** in der Augenhöhle, z.B. i. Tumoren (▸Orbitatumoren); s.a. ▸Orbital... E intraorbital.
**intraossäre Injektion:** Injektion eines Medikaments (auch Infusion) als Notfallmaßnahme in den Markraum eines Knochens (meist mediale Tibiakante), wenn eine venöse Injektion/Infusion nicht möglich ist.
**intra|ossal, -ossär,** endostal: im oder in den Knochen. E intraosseous, intraosteal.
**intra|ovulär:** **1)** im Ei (Ovulum). E intraovular. **2)** innerhalb der Eihäute (Fruchtblase, Amnionhöhle).
**intra|parietal:** **1)** in der Wand (Paries) eines Organs (= intramural). E intramural. **2)** im Scheitellappen des Großhirns (Lobus parietalis) bzw. in der Parietalgegend. E intraparietal.
**intra|pelvin:** im (Nieren-)Becken. E intrapelvic.
**intra|peri|kardial:** im Herzbeutel (Perikard bzw. perikardialer Raum). E intrapericardial.
**intra|peritoneal:** **1)** von Bauchfell umhüllt. **2)** in der bzw. in die freie Bauchhöhle; z.B. i. Blutung (bei Leber-, Milzeinriss, Tubarruptur etc.), i. Lufteinblasung (▸Pneumoperitoneum); s.a. ▸Peritoneal... E intraperitoneal.
**intra|pleural:** vom Brustfell umhüllt, in der oder in die Pleurahöhle, z.B. i. ▸Druck, i. Lufteinblasung (▸Pneumothorax). E intrapleural.
**intra|pulmonal:** in(nerhalb) der Lunge, im Lungenparenchym; s.a. ▸pulmonal. E intrapulmonary.
**intra|renal:** in(nerhalb) der Niere. E intrarenal.
**intra|sellär:** in der Sellahöhlung des Keilbeinkörpers. E intrasellar.
**intra|skrotal:** im Hodensack. E intrascrotal.
**intra|spinal:** **1)** in der Wirbelsäule, d.h. im Wirbelkanal, gelegen. E intraspinal. **2)** im Dornfortsatz (Processus spinosus).
**intra|sternal:** im oder in das Brustbein (Sternum), z.B. i. Transfusion; s.a. ▸Sternal... E intrasternal.
**intra|tendinös:** in eine oder in einer Sehne; zwischen Sehnen(stümpfen), z.B. i. Sehnenverpflanzung (n. Hohmann). E intratendinous.
**intra|testikulär:** im oder in den Hoden (Testis). E intratesticular.
**intra|thekal:** **1)** in der Theca folliculi. **2)** innerhalb der harten Rückenmarkhaut (Theca medullae spinalis, Dura mater), d.h. im bzw. in den Duralsack (= intradural, im Liquorraum). E intrathecal.
**intra|thorakal:** im oder in den Brustkorb (Thorax); s.a. ▸Thorakal... E intrathoracic.
**intra|tonsillar, -tonsillär:** in eine(r) Mandel (Tonsilla). S.a. ▸Tonsillar... E intratonsillar.
**intra|tracheal:** in der oder in die Luftröhre (Trachea); z.B. i. Narkose (▸Intubationsnarkose); s.a. ▸Endotracheal..., ▸Tracheal... E endotracheal.
**intra|tubar:** **1)** in der oder in die Ohrtrompete (Tuba auditiva). **2)** im oder in den Eileiter (Tuba uterina), z.B. i. Eiabsiedlung (Nidation). E intratubal.
**intra|tubulär:** im oder in den (Nieren-)Tubulus. E intratubular.
**intra|tympanisch, -tympanal:** in der oder in die Paukenhöhle (Cavum tympani). E intratympanic.
**intra|ureteral:** innerhalb des Harnleiters gelegen.
**intra|urethral:** in der oder in die Harnröhre. E intraurethral.
**intra|uterin:** in der oder in die Gebärmutterhöhle (Cavitas uteri); während der Leibesfruchtentwicklung im Uterus. E intrauterine. – **i. Asphyxie:** fetale ▸Asphyxie. E i. asphyxia. – **i. Infektion:** s.u. ▸diaplazentar. E i. infection.
**Intra|uterin|bestrahlung:** intrakavitäre Strahlentherapie der Gebärmutter (v.a. bei Korpuskarzinom) mit radioaktiven Substanzen (▸Radiumtherapie, ▸Nachladeverfahren [»Afterloading«]). E intrauterine radiation.
**intra|uterine Insemination,** Abk. IUI: Samenzellübertragung mittels eines Katheters in die Gebärmutterhöhle; wird durchgeführt bei morphologischen Veränderungen, die eine Fortbewegung der Samenzellen innerhalb der Gebärmutter verhindern (z.B. Stenose des Zervikalkanals).
**intra|uteriner Fruchttod:** Absterben der Leibesfrucht in der 2. Schwangerschaftshälfte, evtl. erst während der Geburt (s.a. ▸Asphyxie, fetale); v.a. infolge Spätgestose, Übertragung (mit Plazentarinsuffizienz), mütterlicher u./oder fetaler Erkrankung (Diabetes, chron. Nephritis, Morbus haemolyticus neonatorum, Syphilis), Fehlbildung, exogener Vergiftung (Pb, As), vorzeitiger Plazentalösung, Nabelschnurvorfall. ***Klinik:*** Fehlen der Herztöne u. Kindsbewegungen, fortschreitende Abnahme des Leibesumfangs, vorzeitiges Absinken des Gebärmutterfundus; sonographisch über fehlende fetale Herzaktionen zu sichern; im Röntgenbild bzw. sonographisch sog. ▸Schädelzeichen, abnorme Krümmung bis Knickung der Wirbelsäule; mütterliche Fibrinogenmangelblutung (Verbrauchskoagulopathie). Meist erfolgt spontane Fruchtausstoßung nach ca. 2 Wochen (sonst Geburtseinleitung erforderlich!). S.a. ▸Abortus incomplettus. E fetal death in utero.
**intra|uterine Therapie:** ▸Pränataltherapie.
**intra|uterine Transfusion:** s.u. ▸Bluttransfusion. E intrauterine transfusion.
**Intra|uterin|pessar,** Abk. IUP: zur Empfängnisverhütung ganz oder teilweise in die Gebärmutterlichtung einzuführender Fremdkörper aus Kunststoff, evtl. mit Kupferbeschichtung. Zyklusablauf normal; eine dennoch eintretende Schwangerschaft (Pearl-Index 0,5–1,6) muss bei rechtzeitiger Entfernung des IUP nicht unbedingt abgebrochen werden. E intrauterine device, Abk. IUD.
**Intra|uterin|sonde:** ▸Uterussonde. E intrauterine probe.
**Intra|uterin|stift:** *Radiologie* Metall-Hohlstift zur Aufnahme der Radiumzellen (als Bündel) für die Intrauterinbestrahlung.
**intra|vaginal:** in einer Nerven-, Gefäß- oder Sehnenscheide; i.e.S. in der oder in die weibl. Scheide. E intravaginal.
**intra|vasal, -vaskulär:** in einem oder in ein Blut- oder Lymphgefäß, z.B. die disseminierte i. Gerinnung (▸Verbrauchskoagulopathie). E intravascular.
**intra|venös,** Abk. i.v.: in einer oder in eine Vene; z.B. i.v. ▸Injektion. E intravenous.
**intra|ventrikulär:** **1)** in einen bzw. in einem Hirnventrikel. **2)** in einer oder in eine Herzkammer bzw. in deren Wand; z.B. i. ▸Block. **3)** im Magen. E intraventricular.
**intra|vesikal:** im Innern oder in das Innere der Harn- (oder Gallen)blase; s.a. ▸Blasen... E intravesical.
**intra|vital:** während des Lebens (»intra vitam«), in lebendem Zustand; s.a. ▸Vital... E intravital.
**intra|vitreal:** innerhalb des Glaskörpers. E intravitreal.
**intra|zellulär:** im Innern einer Zelle, das Zellinnere betreffend; s.a. ▸Intrazellular... E intracellular.
**Intra|zellular|flüssigkeit,** Abk. IZF: die flüssigen Bestandteile der biologischen Zelle; i.e.S. der Flüssigkeitsinhalt der gesamten Zellmasse eines Individuums als Medium des Zellstoffwechsels. Beträgt (altersabhängig) etwa 60 % des Gesamtkörperwassers u. ca. 33 % (jüngere ♂) bzw. 24 % (♀) des Körpergewichts; Ionenzusammensetzung s.u. ▸Wasser-Elektrolyt-Haushalt (dort Schema). S.a. ▸Dehydration. E intracellular fluid, Abk. ICF.
**Intra|zellular|raum,** Abk. IZR: **1)** der von der Zellmembran begrenzte Zellraum. **2)** der von der gesamten ▸Intrazellularflüssigkeit eingenommene Raum. E intracellular space.
**intra|zerebellar:** im Kleinhirn (Cerebellum). E intracerebellar.

**intra|zere|bral:** im bzw. in das Gehirn; s.a. ▸Hirn..., ▸Zerebral... E intracerebral.
**intra|zervikal:** in der Cervix uteri, im Halskanal der Gebärmutter; s.a. ▸Zervikal... E intracervical.
**intra|zyto|plasmatische Spermien|injektion,** Abk. ICSI: Zusatzmaßnahme zur In-vitro-Fertilisation. Dabei werden die Eizellen nach ultraschallkontrollierter Gewinnung aus dem Eierstock durch Hyaluronidase von den sie umgebenden Granulosazellen befreit. Anschließend erfolgt unter dem Mikroskop die Befruchtung mit einem Spermium. Das Spermium wird dabei in eine dünne Injektionspipette aufgesogen u. direkt in das Oolemma der Eizelle eingebracht (sog. Mikroinjektion).
**intrinsic** *(engl.)*: innerhalb, innerlich, endogen.
**Intrinsic-Asthma:** nichtallergisches ▸Asthma bronchiale, dessen Ursache letztlich ungeklärt ist; z.B. als Folge chronischer Atemwegsinfektion in Verbindung mit konstitutionellen, neurovegetativen u. hormonellen Faktoren; Beginn meist im mittleren Lebensalter; häufig mit ▸Extrinsic-Asthma kombiniert.
**Intrinsic-Faktor,** CASTLE-F.: in der Magenschleimhaut (v.a. in Korpus, Fundus) von den Belegzellen gebildetes thermolabiles, wasserlösliches Glykoprotein, das mit Vitamin $B_{12}$ einen Komplex bildet u. so die $B_{12}$-Resorption im unteren Ileum ermöglicht. Angeborener **I.-F.-Mangel** oder I.-F.-Autoantikörper bewirken perniziöse Anämie. S.a. ▸SCHILLING-Test. E intrinsic factor.
**Intrinsic(-Gerinnungs)-System:** Reaktionsfolge der ▸Blutgerinnung (dort Schema), die nur durch im Blut vorhandene Faktoren vermittelt wird (▸Blutthrombokinase bzw. Prothrombinase; Aktivierung erfolgt v.a. durch Kontakt mit fremden Oberflächen); ist im Gegensatz zum ▸Extrinsic-System ohne Gewebsthromboplastin wirksam; s.a. ▸Fibrinolyse-System. E intrinsic (coagulation) system.
**in|trinsische β-sympathomimetische Aktivität,** Abk. ISA: s.u. ▸Aktivität.
**intro...:** Präfix »einwärts«, »hinein«, »herein«; s.a. ▸intra...
**In|tro|itus** *(latein.)*: Eingang; *gyn* als **I. vaginae** der Scheideneingang (Ostium vaginae).
**Intro|jektion:** *Psychologie* Vorgang, bei dem das Bild (▸Imago) eines Menschen in das eigene Ich aufgenommen wird; sekundärer ▸Narzissmus. E introjection.
**Intron:** *Genetik* eine Gen-transkribierende, jedoch – im Gegensatz zum ▸Exon – nicht kodierende Sequenz innerhalb des ▸Gens. E intron.
**intro|vertiert:** (C. G. JUNG) »innengerichtet« als Neigung eines psychischen Grundtyps, seine Interessen mehr der Innenwelt, dem geistigen Leben u. dem Abstrakten zuzuwenden; Ggs. ▸extravertiert. E introvert.
**Intro|zision:** das Einschneiden des Scheideneingangs (Introitus), i.e.S. des Hymens als ritueller Brauch bei vielen Naturvölkern.
**Intrusion:** Versinken (Tiefertreten) der Zähne infolge Resorption des Knochengewebes der Kiefer. E intrusion.
**In|tubation:** Einführung eines Tubus (Hohlsonde, Schlauch etc.) in eine natürl. Körperhöhle oder ein Hohlorgan. – i.e.S. *anästh* das Einführen eines Beatmungsrohres in die Atemwege zu deren Freihaltung als wichtigste Hilfe für die künstliche ▸Beatmung im Notfall u. bei der ▸Intubationsnarkose; z.B. **1)** das zur Atemspende (Mund-zu-Mund-Beatmung oder Atembeutel) erfolgende Einführen eines Oropharyngealtubus (durch den Mund; z.B. GUEDEL-Tubus) oder eines Nasopharyngealtubus (durch die Nase; v.a. bei Kiefersperre), wodurch die Zunge von der Rachenhinterwand fern gehalten wird (engl.: oro-, nasopharyngeal i.). Oder **2)** als **endotracheale I.** das Einführen eines ▸Endotrachealtubus, u. zwar – meist unter Sicht (▸Laryngoskop) – durch Mund (**orotracheal**) oder Nase (**nasotracheal**) – am Kehldeckel vorbei u. durch die Stimmritze (zwischen den Stimmbändern) direkt in die Luftröhre (Abb.); ein spitzennaher, aufblasbarer Ballon (▸Cuff) des Tubus ermöglicht die vollständige Abdichtung. Methode der Wahl für den Geübten, v.a. bei Aspirationsgefahr, drohendem Kehlkopfödem, Diphtherie sowie zur Inhalationsnarkose. ***NW*** durch brüskes Einführen oder bei langem Verweilen des Endotrachealtubus: Granulome u. Geschwüre der Stimmbandränder (engl.: endo-, oro-, nasotracheal i.). Als **3)** die **endobronchiale I.**, d.h. das Einführen eines ▸Endobronchialtubus (unter Sicht; mit speziellem ▸Bronchoskop) bis in einen Hauptbronchus für die selektive Beatmung einer Lungenhälfte (engl.: endobronchial i.). E intubation.

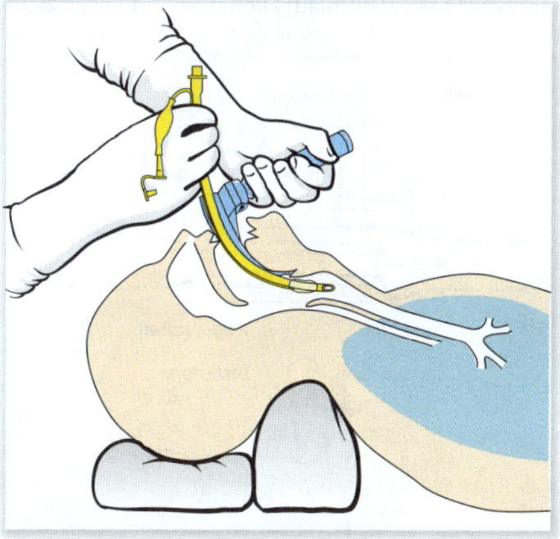

**Intubation:** endotracheale Intubation. [39]

**Intubationsgranulom:** s.u. ▸Kontaktgranulom.
**Intubations|narkose:** Allgemeinanästhesie, bei der die Beatmung (mit Luft bzw. $O_2$ evtl. kombiniert mit volatilen Anästhetika) über einen Endotracheal- oder -bronchialtubus (s.a. ▸Intubation) erfolgt u. die meist mit Muskelrelaxation kombiniert wird. Vorteile: optimale Freihaltung der Luftwege, Aspirationsprophylaxe, Verkleinerung von Totraum u. Atemwiderstand. E endobronchial or endotracheal anesthesia.
**in|tu|mescens, in|tumes|zent:** sich aufblähend, an Volumen zunehmend. E intumescent.
**In|tumes|centia, Intumeszenz:** Anschwellung. – **I. cervicalis u. lumbalis:** durch die Vielzahl der Neuronen für die Arm- bzw. Beinnerven bedingte Rückenmarksverdickung in Höhe $C_3$–$Th_2$ bzw. $L_5$–$S_2$. E intumescentia, intumescence.
**In|turges|zenz:** ▸Turgeszenz.
**Intus|sus|zeption:** ▸Invagination. E intussusception.
**Inulin:** stärkeartiges Polysaccharid aus ca. 30 β-glykosidisch verknüpften Fructoseeinheiten (MG ca. 5000); in Knollen u. Wurzeln zahlreicher Kompositen (z.B. Alant, Dahlie, Topinambur). Klinische ***Anw.*** u.a. zur renalen ▸Clearance; die **Inulinclearance** entspricht der glomerulären ▸Filtrationsrate, da I. vollständig abfiltriert, aber in den Tubuli weder sezerniert noch resorbiert wird; s.a. ▸Inulinraum. E inulin.
**Inulin|raum:** der extrazelluläre Flüssigkeitsraum (EZR), auf den sich infundiertes Inulin nach Eintreten eines Zufuhr-Ausscheidung-Gleichgewichts gleichmäßig verteilt, ohne in die Zellen einzudringen.
**In|unctio, Inunktion:** Einreibung, Einsalbung. E inunction.
**In|vaginatio(n),** Intussuszeption: **1)** Einstülpung (z.B. die kryptenförmige Einstülpung der Zelloberfläche bei der ▸Pinozytose). E intussusception, invagination. **2) Indigitation:** *Pathologie* Einstülpung eines Hohlorgan(teil)s in sich oder in ein Nachbaror-

gan. ***Ätiol.:*** i.e.S. die meist akute **axiale I.** eines Darmabschnitts (samt Gekröse) in die Lichtung des oral (aszendierende I.) oder häufiger aboral anschließenden Abschnitts, meist des Dünndarms in den Dickdarm (**I. ileocọlica**). Tritt bevorzugt auf beim, v.a. ♂, Säugling u. Kleinkind. Die Entwicklung wird evtl. durch MECKEL-Divertikel, Darmpolyp oder -zyste begünstigt und ist oft durch Stauungsödem, Infarzierung u. Gangrän kompliziert. ***Klinik:*** akuter, intermittierender Obturations-, später Strangulationsileus mit paradoxer Diarrhö, evtl. initial Blutabgang, oft tastbarer Tumor. Bei **chronischer I.** (mit kurzem Invaginat) keine Wandschädigung u. Strangulation (auch nach Wochen noch leicht reponibel). ***Ther.:*** bedarf meist der Frühoperation. Ist manchmal konservativ (Kontrasteinlauf) behebbar. – **I., artifizielle:**

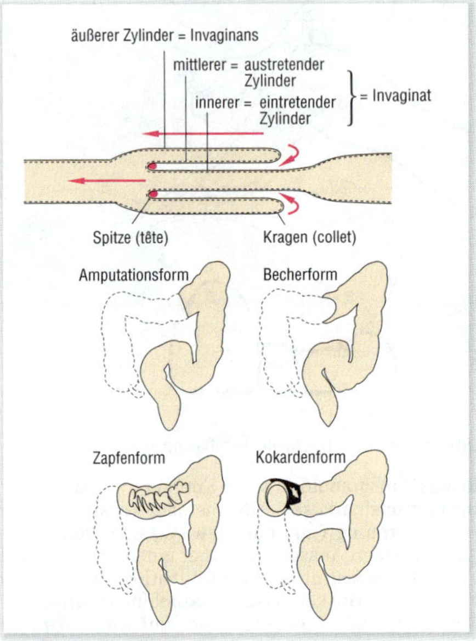


**Invaginatio(n).** [174]

▸Invaginationsanastomose. – **I., nodöse,** Trichorrhexis invaginata: Knotenbildung der Haare beim ▸NETHERTON-Syndrom, mit scheidenförmiger Einstauchung des peripheren Haaranteiles in den aufquellenden distalen. – **I. uteri:** s.u. ▸Inversio (3).

**In|vaginatiọns|anastomose:** *Chirurgie* Anastomose mit teleskopartigem Ineinanderschieben der Resektionsstümpfe, z.B. eines Harnleiters, einer Arterie oder des Darmes; heute nur noch von historischer Bedeutung, s.a. ▸Teleskopnaht.

**In|validität:** dauerhafte körperl. Behinderung (meist in Prozent der Leistungsminderung ausgedrückt). – Als Begriff in der Kranken- u. Rentenversicherung der BRD seit 1957 nicht mehr enthalten. E invalidity, disability.

**In|vasiọn: 1)** *Pathologie* Eindringen von Krankheitserregern in den Makroorganismus (s.a. ▸Infektion, ▸Infestation) bzw. von Zellverbänden in Nachbargewebe oder -organe (invasives Wachstum als Zeichen von Malignität); s. Abb. **2)** Begriff der ▸Pharmakokinetik für die Gesamtheit der Vorgänge im Zusammenhang mit dem Eindringen eines Wirkstoffes in den Organismus bis zum Erreichen des Wirkortes; umfasst ▸Resorption, Verteilung u. Speicherung. E invasion.

**Invasiọns|krankheit:** Erkrankung durch Parasiten (Protozoen, Würmer etc.), deren Nachkommen den Wirtsorganismus wieder verlassen. E invasive disease.

**invasịv:** eindringend. E invasive. – **i. Diagnostik:** ▸Diagnostik unter Verletzung der Körperintegrität, z.B.

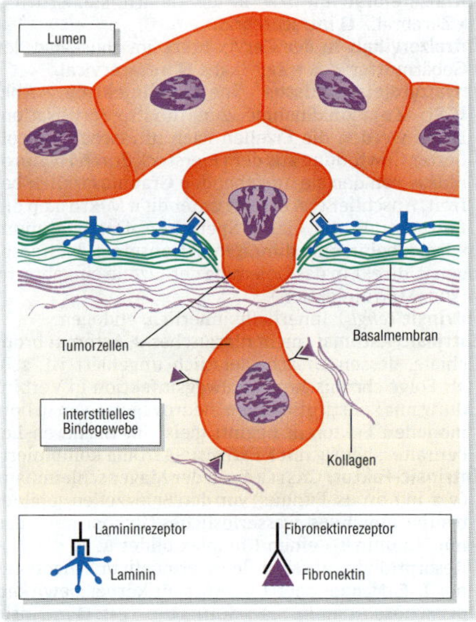


**Invasion:** schematische Darstellung der Invasion eines malignen Tumors. Aufgrund verminderter Adhäsion löst sich die Tumorzelle aus dem Gewebsverband. Mittels ihrer Lamininrezeptoren kommt es zu einer rezeptorvermittelten Adhäsion an die Laminatmoleküle der Basalmembran. Durch Sekretion einer Reihe von Enzymen wird die Basalmembran aufgelöst. Anschließend wandert die Tumorzelle aktiv durch die Basalmembran hindurch, um dann mit Hilfe von Fibronektinrezeptoren einen Halt im interstitiellen Bindegewebe zu finden. Die weitere Infiltration des Bindegewebes erfolgt in analoger Weise. [53]

als Herzkatheterismus, Angiographie. E i. diagnostic method.

**Invasivität:** Fähigkeit eines Erregers zur ▸Invasion. E invasivity.

**Invẹrs|brille:** *Ophthalmologie* ▸Wendebrille.

**In|versio(n):** Umkehrung. **1)** *Chemie* bei optisch aktiven Verbindungen die Änderung der Drehrichtung des polarisierten Lichtes im Verlauf einer chem. Reaktion (s.a. ▸Drehung, spezifische). E inversion. **2)** *Genetik* ▸Chromosomeninversion. **3)** *Pathologie* Verdrehung oder Umstülpung eines Organs; z.B. **I. tẹstis** (▸Hodeninversion; Drehung um die Längsachse), **I. ụteri** (partiell oder total durch die Scheide nach außen; nur unter der Geburt, v.a. bei unsachgemäßer Leitung der Nachgeburt), **I. vesịcae** (bei Blasenekstrophie). **4)** Rückfußkippung um eine von vorn innen nach hinten seitlich verlaufende Fußgelenkachse unter Anhebung der inneren Fersenbeinauftrittsfläche. S.a. ▸Inversionsfraktur. E inversion. **5) I. viscerum:** *Pathologie* angeborene körperseitenverkehrte Lage von Organen (▸Situs inversus). E visceral i. **6)** in einem Medium das Überwiegen der Zahl höher angeregter Teilchen über die Zahl der minder angeregten; *meteorol* das Vorliegen einer tief bodennahen Kaltluftschicht unter einer sie abdeckenden, auftriebsverhindernden Warmluftschicht; s.a. ▸Smog. E thermic i.

**Inversiọns|fraktur:** als »Mediorotationsfraktur« ein Knochenbruch durch Einwärtsdrehung der Gliedmaße bei fixiertem Körper (z.B. als ▸Supinations-Adduktions-Fraktur des Innenknöchels) bzw. infolge Drehung des ganzen Körpers bei fixierter Extremität (als Spiralbruch des Unterschenkels mit Bruchspalt gleichsinnig zur Rotationsrichtung). E inversion fracture.

**invẹrsus, in|vertiert:** umgekehrt, verdreht (s.a. ▸Inversion), z.B. ▸Situs inversus. E inverted.

**Invertạse:** s.u. ▸Invertzucker. E invertase.

**Invẹrt|seifen,** Kationseifen: grenzflächenaktive Substanzen, die langkettige Alkylreste mit quartären Ammonium-, Sulfonium- oder Phosphoniumgruppen enthalten. Wirken desinfizierend (Eiweißfällung u. -denaturation), jedoch kaum reinigend.

**Invẹrt|zucker,** Invertose: optisch linksdrehendes Gemisch von Trauben- u. Fruchtzucker (gleiche Teile), entstanden aus Rohrzucker (rechtsdrehend) durch Hydrolyse (enzymatisch durch die Fructofuranosidase = Invertase); Hauptbestandteil des Honigs. **E** invertose.

**in|veteriert:** lange bestehend, veraltet, »verschleppt«. **E** inveterate.

**Invirase®:** ▸Saquinavir.

**in|visịbel:** unsichtbar. **E** invisible.

**in vitro** *(latein.)*: im (Reagenz-)Glas, d.h. außerhalb des Organismus.

**In-vitro-Fertilisation:** s.u. ▸Embryotransfer.

**In-vitro-Histaminfreisetzungs-Test:** labortechnisches Testverfahren, bei dem periphere Leukozyten der Patienten gewaschen und in vitro mit unterschiedlichen Konzentrationen des suspekten Allergens inkubiert werden. Bei entsprechender Sensibilisierung kommt es zu einer Histaminfreisetzung aus basophilen Granulozyten; dient zum Nachweis einer allergischen Soforttyp-Reaktion, insbesondere zur Messung der »releasability« (Freisetzfreudigkeit der Zelle). **E** histamine-release test.

**in vivo** *(latein.)*: im Leben, im lebenden Organismus. S.a. ▸Vital..., ▸Intravital....

**In|volụcrum** *(latein. = Hülle)*: *Chirurgie* Tuchverband, z.B. als Behelfsverband (Dreiecktuch) der Hand (**I. manus**) bzw. des Fußes (**I. pedis**); Bindenverband einzelner Finger mit Kreistouren (▸Involution [2]) um das Handgelenk (**I. digitorum**). **E** involucrum.

**Involution** *(latein.)*: **1)** Rückbildung: funktionsbedingter (Mangelbeanspruchung) und/oder physiol. (z.B. altersbedingter) Rückbildungsprozess einzelner Organe, z.B. die **postpubertale I.** des Thymus oder die **postpartale I.** der Gebärmutter in den ersten 6–8 Wo. nach der Geburt. S.a. ▸Altersatrophie. **E** involution. **2)** mit Kreistouren beginnender und endender Bindenverband mit lückenloser Einhüllung der Gliedmaße oder eines Gliedmaßenabschnitts. **3)** operative Umkehr eines Hohlorgansegments, z.B. Dünndarmschlingenumkehr.

**In|volutiọns|depression:** s.u. ▸Depression, senile. **E** involutional depression.

**In|volutiọns|osteo|porose:** ▸Osteoporose als (klimakterisches) Involutionsergebnis.

**In|volutiọns|periode:** der Lebensabschnitt der physiologischen Altersinvolution; z.B. das ▸Klimakterium.

**In|volutiọns|psychose:** Sammelbegr. für eine im 5.–6. Ljz. ausbrechende Schizophrenie (▸Spätschizophrenie) oder manisch-depressive Erkrankung (▸Depression, senile), Paranoia (mit Beeinträchtigungsvorstellungen u. Größenwahn, evtl. akustischen Halluzinationen, ohne Bewusstseinszerfall u. Demenz). **E** involutional psychosis.

**in|volutiv:** durch ▸Involution bedingt. **E** involutional.

**Involved-Field-Bestrahlung:** Bestrahlung direkt befallener Regionen bei Hodgkin-Syndrom oder malignen Non-Hodgkin-Lymphomen.

**Inv-System:** *Serologie* ▸Km-System.

**In|zẹst:** sexuelle Beziehung zwischen Familienmitgliedern (nahen leiblichen Verwandten). **E** incest.

**In|zidentalọm:** Bez. für mit den modernen bildgebenden Verfahren i.d.R. zufällig entdeckte Tumoren. **1) I. der Nebenniere:** Nebennierentumoren (häufigste pathologische Veränderung der Nebenniere), die i.d.R. als Zufallsbefunde bei einer Sonographie (Abb.), Computer- oder Kernspintomographie des Abdomens entdeckt werden, meist keinerlei Symptome oder Laborveränderungen verursachen u. nur

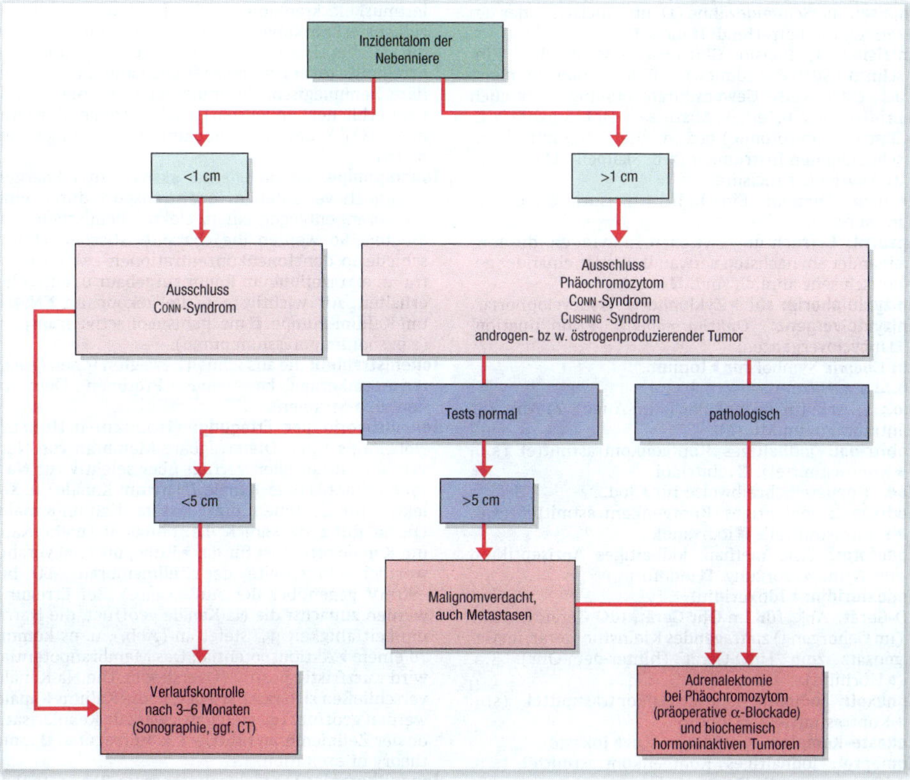


**Inzidentalom:** Diagnostik des Inzidentaloms der Nebenniere. Die Größe des Tumors wird im Computertomogramm (CT) festgestellt. [89]

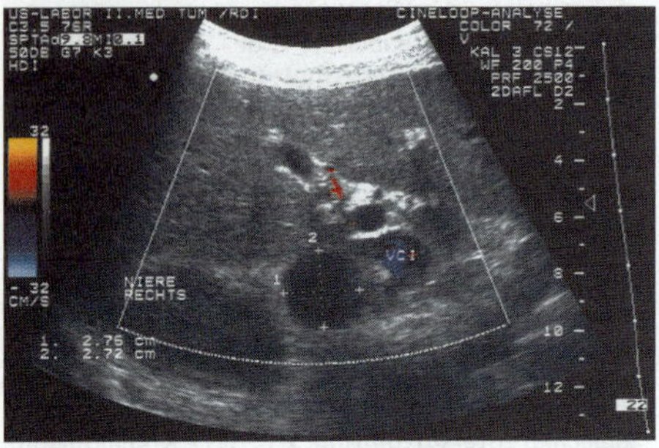


**Inzidentalom:** Zwischen rechter Niere u. V. cava inferior (VCI) stellt sich ein im Querschnitt knapp 3 cm großer echoarmer Tumor dar, welcher der Nebenniere zuzuordnen ist. [89]

ausnahmsweise Krankheitswert besitzen. Die Diskussion über das therapeutische u. diagnostische Vorgehen ist offen (endokrine Diagnostik, Verlaufskontrolle bzw. operative Entfernung); s.a. Schema. **2) I. der Hypophyse:** kleiner Hypophysentumor, der i.d.R. zufällig bei einer Computer- oder Kernspintomographie-Untersuchung entdeckt wird (es handelt sich um eine neue, erst im Rahmen der modernen bildgebenden Verfahren entstandene Diagnose); angesichts der offensichtlich günstigen Prognose wird in den meisten Fällen ein beobachtendes Zuwarten (regelmäßige Verlaufskontrollen mit CT, NMR) empfohlen. E incidentaloma.

**In|zidẹnz:** Einfallen (z.B. eines Strahlenbündels), Vorkommen (z.B. einer Eigenschaft); in der Epidemiologie die Anzahl neuer Erkrankungsfälle in der Zeiteinheit; s.a. ▸Prävalenz. E incidence.

**in|zipiẹnt,** incipiens: beginnend. E incipient.

**in|zisạl:** die Schneidezähne (Dentes incisivi) oder deren Kanten betreffend. E incisal.

**In|zisiọn: 1)** Incisio: *Chirurgie* Einschneiden, Einschnitt (Suffix: »-tomie«), z.B. als I.-Biopsie; meist als schichtweise Gewebsdurchtrennung, aber auch Eröffnung z.B. eines Abszesses, Hohlorgans (z.B. Gastro-, Enterotomie) etc. in einem Zug mit einem schneidenden Instrument (z.B. Skalpell). E incision. **2)** *Anatomie* ▸Incisura.

**In|zisụr:** *Anatomie* Einschnitt, ▸Incisura. E incisura, incisure.

**Ịnzucht:** Befruchtung zwischen Individuen, die miteinander am nächsten verwandt u./oder einander genetisch sehr ähnlich sind. E incest.

**In|zyklo|phoriẹ:** s.u. ▸Zyklophorie. E incyclophoria.

**In|zyklo|vergenz:** *Ophthalmologie* ▸Konklination. E incyclovergence.

**Io:** *Chemie* Symbol für ▸**Io**nium.

**Io...:** s.a. ▸Jo...

**i.o.:** **1)** Abk. für **i**ntra**o**kular (= im Auge). **2)** Abk. für **i**ntra**o**ral (= im Mund).

**Iobitridol:** jodhaltiges Röntgenkontrastmittel (s.u. ▸Kontrastmittel). E iobitridol.

**Iod...:** neuere Schreibweise für ▸Jod...

**Iodixanol:** jodhaltiges Röntgenkontrastmittel (s.u. ▸Kontrastmittel). E iodixanol.

**Iodoform,** Triiodmethan: jodhaltiges Antiseptikum zur Wundversorgung. E iodoform.

**Iodoxiuridịn:** ▸Idoxuridin.

**IO-Gerät,** Abk. für **I**m-**O**hr-Gerät, IdO-Gerät: **i**m **O**hr (im Gehörgang) zu tragendes Kleinsthörgerät, im Gegensatz zum HdO-Gerät (**h**inter-**d**em-**O**hr). S.a. (▸Hörhilfe).

**Iohexol:** jodhaltiges Röntgenkontrastmittel (s.u. ▸Kontrastmittel). E iohexol.

**Iokaste-Komplex:** *Psychologie* s.u. ▸Jokaste-.

**Iomeprol:** jodhaltiges Röntgenkontrastmittel (s.u. ▸Kontrastmittel). E iomeprol.

**Iọnen:** *Chemie* (FARADAY) elektrisch geladene Teilchen, die aus Atomen oder Molekülen entweder durch Entzug eines oder mehrerer Elektronen (= positives I. = ▸Kation; z.B. $H^+$) oder durch Elektronenzufuhr (= negatives I. = ▸Anion; z.B. $OH^-$) entstehen; je nach Zahl der überschüssigen bzw. fehlenden Elektronen im Ion ein-, zwei- oder mehrfach geladen (in der Chemie »ein-«, »zweiwertig« etc.); s.a. ▸Base, ▸Säure, ▸Dissoziation, ▸Ionisation. E ions.

**Iọnenaustauscher,** Austauschharze: feste u. unlösliche Substanzen (Polyelektrolyte), die aus Elektrolyt-Lösungen Ionen im Austausch gegen eigene Ionen gleicher Ladung aufnehmen. ***Aufbau*** aus hochmolekularer »Matrix« u. fest gebundenen »Ankergruppen«, d.h. aus entweder basischen oder sauren (in An- bzw. Kationenaustauschern) oder sauren u. basischen (= amphotere I.) »Festionen« u. aus den heteropolar gebundenen, austauschbaren »Gegenionen«. ***Anw.*** finden v.a. die Kunstharz-I. (Polykondensations- u. Polymerisationsharze), z.B. zur Wasserentsalzung u. -enthärtung, für ▸Chromatographie, präparative Anreicherung u. Isolierung von Natur- u. Wirkstoffen, sowie *pharm* zur Ther. bei Hyperkaliämie (z.B. Polystyroldivinylbenzolsulfonsäure) oder Hypercholesterinämie (z.B. Colestipol, Colestyramin). E ion exchanger, ion-exchange resins.

**Iọnen|bindung:** elektrostatische oder -valente Bindung zwischen metallischen u. nichtmetallischen Elementen durch Vereinigung der durch Elektronenabgabe bzw. -aufnahme entstandenen Kationen bzw. Anionen dieser Elemente. E ionic bond.

**Iọnen|dosis:** s.u. ▸Strahlungsfeldgrößen (dort Tab.).

**Iọnen|kanäle:** s.u. ▸Ionentheorie der Erregung ($Na^+$-Kanäle, $K^+$-Kanäle).

**Ionenkanal|erkrankungen:** Gruppe von Erbkrankheiten, die durch Mutationen in den Ionenkanal-Genen verursacht sind. Typisch ist ein vermehrtes oder vermindertes Öffnen der membranständigen Kanalproteine mit der Folge einer Störung der Erregbarkeit des betroffenen Gewebes. Zu den I. zählen Skelettmuskelerkrankungen wie die Myotonien (Chloridkanalerkrankungen), periodische Paralysen sowie die maligne Hyperthermie, aber auch zentralnervöse Erregungsstörungen (episodische Lähmungen, familiäre hemiplegische Migräne sowie Formen dominant-erblicher Epilepsien) und kardiale Arrhythmien (QT-Syndrome, idiopathisches Kammerflimmern).

**Iọnen|pumpe:** *Physiologie* der aktive, unter Energieverbrauch verlaufende Ionentransport durch eine Membran, entgegen einem elektrochemischen Gradienten. So werden die charakteristischen Unterschiede in den Ionenkonzentrationen zwischen intra- u. extrazellulärem Raum aufgebaut u. aufrechterhalten. Als wichtigste I. die gekoppelte ▸Natrium-Kalium-Pumpe. E mechanism of active transport (e.g. sodium-potassium pump).

**Iọnen|strahlen:** die aus schnell bewegten Ionen (nackten Atomkernen) bestehenden Protonen-, Deuteronen- u. α-Strahlen.

**Iọnen|theorie der Erregung:** (HODGKIN u. HUXLEY, Nobelpreis 1963) Die erregbare Membran von Nerven- u. Muskelzellen verfügt über selektiv für $Na^+$-Ionen durchlässige Kanäle (Natrium-Kanäle) u. selektiv für $K^+$-Ionen durchlässige Kalium-Kanäle. Die in Ruhe stärkere $K^+$-Leitfähigkeit (mehr Kalium-Kanäle offen) ist für das ▸Ruhepotential verantwortlich (Innenseite der Zellmembran –60 bis –90 mV gegenüber der Außenseite). Bei Erregung werden zunächst die Na-Kanäle geöffnet, die Natrium-Leitfähigkeit $g_{Na}$ steigt an (Abb.), u. es kommt zu einem ▸Aktionspotential: Das Membranpotential wird kurzfristig positiv (Overshoot). Die Na-Kanäle verschließen sich rasch wieder, u. die Kalium-Kanäle werden geöffnet ($g_K$ steigt an), was zur Repolarisation der Zellmembran führt. – S.a. ▸Erregung. E ionic theory of excitation.

**Iọnen|therapie: 1)** ▸Elektrolyttherapie. **2)** ▸Iontophorese. **3)** ▸Strahlentherapie mit ▸Ionenstrahlen. E iontotherapy.

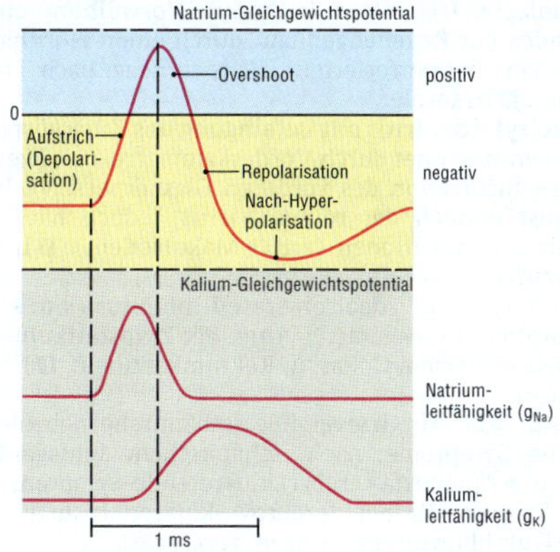


**Ionentherorie der Erregung:** Veränderungen der Ionenleitfähigkeit für Natrium ($g_{Na}$) u. Kalium ($g_K$) im Verlauf eines Nervenaktionspotentials. [164]

**Ionisation: 1)** Bildung von ▸Ionen aus Atomen oder Molekülen durch Zuführung von ▸Ionisierungsenergie (z.B. durch ▸ionisierende Strahlung); i.w.S. auch die Erzeugung von Ionenpaaren aus einem neutralen Atom oder Molekül. **2)** der durch Vorhandensein von Ionen hervorgerufene Zustand eines Gases. **3)** die elektrolytische ▸Dissoziation. E ionization.

**Ionisations|kammer:** *Radiologie* Strahlendetektor, in dem die Strahlenabsorption zur Bildung freier elektr. Ladung führt. Ein mit Luft oder anderem Gas gefülltes Gehäuse, in dem zwei isoliert eingebrachte Elektroden (eine davon meist das leitfähig gemachte Gehäuse) mittels Gleichspannung das die Ladungsträger trennende elektr. Feld erzeugen; s.a. ▸Dosimeter, ▸Geiger-Müller-Zählrohr. E ionization chamber.

**ionisierende Strahlung:** Wellen- oder Korpuskularstrahlung, die beim Durchgang durch Materie ▸Ionisation bewirkt; s.a. ▸Strahlung. E ionizing radiation.

**Ionisierung:** ▸Ionisation. E ionization.

**Ionisierungs|energie:** die notwendige Mindestenergie (in eV) zur Ionisation eines Atoms oder Moleküls, d.h. zur Abtrennung eines Elektrons aus der Elektronenhülle eines – elektrisch neutralen – Atoms (führt zur Bildung eines positiven Ions). Muss umso größer sein, je geringer der Abstand des Elektrons zum Atomkern ist. E ionization energy.

**Ionium,** Abk. Io: ein Thorium-Isotop mit OZ 90 u. Massenzahl 230; α-Strahler (Halbwertszeit $8 \cdot 10^4$ a). E ionium.

**Iono|gramm:** graphische Darstellung (klinisch evtl. nur Zahlenangabe) der Konzentration von Kat- u. Anionen einer Elektrolyt-Lösung, z.B. des Blutplasmas (s. Abb., mit Normalwerten). E ionogram.

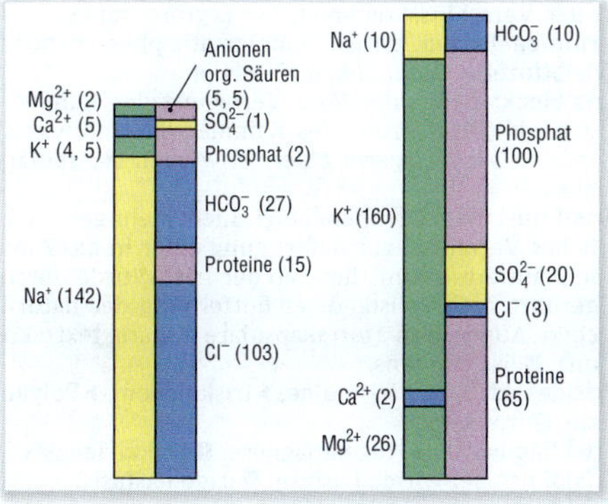


**Ionogramm:** Darstellung des Blutplasmas (li.) u. der intrazellulären Flüssigkeit (re.) im Ionogramm. Konzentrationsangabe der Ionen in Klammern (in mmol/l). [258]

**Iono|metrie:** Messung der Ionenkonzentration, i.e.S. die des ▸pH. E pH measurement.

**Iontо|phorese,** Dielektrolyse: Einführung von Ionen (oder undissoziierten Wirkstoffen) mit Hilfe von Gleichstrom durch die Haut in den Körper, wobei die Ionen von der inaktiven Elektrode (Metallelektrode über einer mit der Arzneimittellösung getränkten Gaze-, Watte- oder Filterpapierschicht) in untere Hautschichten eindringen u. in den Blutkreislauf gelangen. Wird zum Einbringen von Medikamenten durch die intakte Haut verwendet. E iontophoresis.

**Iopamidol; Iopentol; Iopromid; Iosarcol; Iotalaminsäure; Iotrolan; Iotroxinsäure; Ioversol:** jodhaltige Röntgenkontrastmittel (s.u. ▸Kontrastmittel).

**Iowa-Typ (der amyloiden Polyneuropathie):** ▸(van-)Allen-Syndrom. E Iowa type.

**Ioxaglinsäure; Ioxitalaminsäure:** jodhaltige Röntgenkontrastmittel (s.u. ▸Kontrastmittel). E ioxaglic acid, ioxitalamate.

**I.P.:** Abk. für **i**so**e**lektrischer **P**unkt.

**i.p.:** Abk. für **i**ntra**p**eritoneal.

**IPC:** Abk. für **I**so**p**ropyl**c**hlorid.

**IPD** *(engl.)* Abk. für **i**ntermittent **p**eritoneal **d**ialysis: intermittierende ▸Peritonealdialyse.

**Ipecacuanha:** ▸Uragoga Ipecacuanha. E ipecac.

**IPM:** *Neurologie* Abk. für ▸**I**mpulsiv-**P**etit-**m**al.

**IPPB,** Abk. für **i**ntermittent **p**ositive **p**ressure **b**reathing: *Anästhesiologie* analog: **IPPR** (respiration) oder **IPPV** (ventilation). S.u. intermittierende ▸Druckbeatmung.

**IPPNW** *(engl.)* Abk. für **I**nternational **P**hysicians for the **P**revention of **N**uclear **W**ar: internationale Ärzteorganisation »für die Verhinderung eines Atomkriegs«, die 1985 für ihre Bemühungen um Entspannungspolitik und Feindbilderabbau den Friedensnobelpreis erhalten hat.

**IPPV** *(engl.)* Abk. für **i**ntermittent **p**ositive **p**ressure **v**entilation: ▸Druckbeatmung, intermittierende positive.

**Ipratropiumbromid:** ein Muscarin-Rezeptoren-Antagonist; ***Anw.*** als Anticholinergikum (s.u. ▸Parasympatholytica), Broncholytikum u. Antiarrhythmikum. E ipratropimum (bromide).

**Iprazochrom:** ein Migräneprophylaktikum; ***Anw.*** auch bei diabetischer Retinopathie im Frühstadium. E iprazochrome.

**IPSID** *(engl.)* Abk. für **i**mmuno**p**roliferative **s**mall **i**ntestinal **d**isease: immunoproliferative Erkrankung des Dünndarms. Umfasst α-Ketten-Erkrankung u. mediterranes Lymphom.

**ipsi|lateral:** auf derselben Seite; Ggs. ▸kontralateral. E ipsilateral.

**Ipsi|versiv|krise:** nicht generalisierter epileptischer Anfall mit Drehbewegungen zur Seite der gestörten Hemisphäre; s.a. versive ▸Epilepsie. E ipsilateral adversive seizure.

**IPSP:** Abk. für **i**nhibitorisches **p**ostsynaptisches ▸**P**otential. E IPSP.

**iPV,** Abk. für **i**naktivierte **P**olio-**V**akzine: Salk-Impfstoff für die ▸Poliomyelitis-Schutzimpfung.

**IQ:** Abk. für ▸**I**ntelligenz**q**uotient. E IQ.

**IR:** Abk. für **I**nfra**r**ot (▸Ultrarot).

**Ir: 1)** *Chemie* Symbol für ▸**Ir**idium. **2)** ▸Ir-Gene.

**Irbesartan:** ein ▸Angiotensin-Rezeptor-Antagonist; ***Anw.*** als Antihypertonikum. E irbesartan.

**Ir-Gene:** s.u. ▸Immunreaktion (2); s.a. ▸HLA-System. E Ir (= immune response) genes.

**IRI:** Abk. für **i**mmun**r**eaktives ▸**I**nsulin. E IRI.

**Irid|ektomie,** Korektomie: *Ophthalmologie* Teilresektion der Regenbogenhaut (▸Iris). Therapie der Wahl beim klassischen ▸Glaukomanfall, aber auch als Teil anderer operativer Verfahren zur Prophylaxe eines postoperativ drohenden Pupillarblocks (▸Irisblock) oder zur Verbesserung des Sehvermögens als **optische I.** (Koremorphose). In der Regel als **periphere I.** (Exzision eines basalen Irisanteils) unter Erhalt der Pupille durchgeführt. **Totale I.** (V. GRAEFE, sog. Glaukom-I.) umfasst die Exzision eines ganzen Segments mit Bildung einer schlüssellochähnl. Pupille. E iridectomy.

**Irid|ek|tropium:** *Ophthalmologie* ▸Ektropium iridis. E iridectropium.

**Irid|en|kleisis, -klisis,** Korenklisis, Iriseinklemmung: als Glaukomoperation eine totale Iridektomie mit abschließendem Einlegen eines oder beider Irisschenkel in die Sklerawunde (sichert ständigen Abfluss von Kammerwasser unter die Konjunktiva). E iridencleisis.

**Irid|en|tropium:** *Ophthalmologie* ▸Entropium uveae. E iridentropium.

**Iridium,** Abk. Ir: ein zumeist 3- und 4-wertiges Platinmetall-Element; OZ 77, Atomgewicht 192,2. – 20 Isotope ($^{182}$Ir–$^{198}$Ir), sämtlich außer $^{191}$Ir u. $^{193}$Ir radioaktiv; $^{192}$Ir (β- u. γ-Strahler, Halbwertszeit 74 Tage) wird für interstitielle Strahlentherapie u. als Telecurie-Quelle angewendet. E iridium.

**Irido...:** Wortteil »Regenbogenhaut« (=▸Iris).

**Irido|chorio|iditis:** *Ophthalmologie* gleichzeitige Entzündung von Regenbogen- u. Aderhaut (s.u. ▸Uveitis). E iridochoroiditis. – **I. sym|pathica:** sympathische ▸Ophthalmie. E sympathetic uveitis.

**irido|dentales Syndrom (Weyers):** seltene erbliche Anomalie mit Loch- u. Schlitzbildung der Regenbogenhaut, Entrundung der Pupille, Zahnbildungsstörungen u. abweichender Geschlechtsentwicklung.

**Iri(do)desis:** operative Befestigung einer Irisfalte an der Kornea zur Bildung einer künstl. Pupille (durch ▸Iridotomie im Faltenbereich). E iridesis.

**Irido|diagnose:** ▸Augendiagnose. E iridodiagnosis.

**Irido|dia|lysis:** Ablösung der Regenbogenhaut vom Ziliarkörper (durch Verletzung oder Operation). ***Klinik:*** kalottenförmige Lücke an der Irisbasis, Entrundung der Pupille, evtl. monokulare ▸Diplopie. E iridodialysis.

**Irido|dia|stase: 1)** angeborenes Iriskolobom am ziliaren Rand (ohne Verbindung zur Pupille). E iridodiastasis. **2)** ▸Irismulde.

**Irido|donesis:** ▸Irisschlottern. E iridodonesis.

**Irido|kapsulitis:** exsudative ▸Iridozyklitis mit Verwachsungen (Synechien) zur Linsenvorderkapsel. E iridocapsulitis.

**Irido|korneo|endothel-Syndrom:** ▸ICE. E iridocorneal endothelial syndrome.

**Irido|lyse:** operatives Lösen vorderer oder hinterer Irissynechien. E iridolysis.

**Irido|para|lysis, -parese:** s.u. ▸Iridoplegie. E iridoparalysis.

**Irido|pathie:** krankhafte Veränderung der Regenbogenhaut im Gegensatz zu ▸Iritis. E iridopathy.

**Irido|peri|phakitis:** proliferative ▸Iridozyklitis mit Exsudation in die hintere Augenkammer bzw. den linsennahen (= perilentikulären) Raum; Gefahr des Sekundärglaukoms. E iridoperiphakitis.

**Irido|planie:** Abflachung der Vorderfläche der Regenbogenhaut (Vertiefung der Augenvorderkammer) bei Fehlen der Linse; meist auch Irisschlottern.

**Irido|plegie:** teilweiser oder totaler Beweglichkeitsverlust der Regenbogenhaut (= Iridoparese bzw. -paralyse) infolge Lähmung des Musculus sphincter pupillae; s.a. ▸Pupillenstarre. E iridoplegia.

**Irid|opsie:** »Regenbogenfarbensehen« als Symptom des Glaukoms (d.h. infolge Epithelödems der Hornhaut). E irisopsia.

**Irido|schisis:** fortschreitende beidseitige Ablösung des Vorderblattes der Regenbogenhaut (▸Iris) von der Pigmentepithelschicht; meist senil-atrophisch (7. Ljz.) in der unteren Irishälfte; in ca. 50% mit Glaukomentwicklung. E iridoschisis.

**Iri(do)tomie,** Koretotomie: Einschneiden oder Durchtrennung der Regenbogenhaut (ohne Resektion) als Teilmaßnahme einer Katarakt- oder Glaukom-Op. oder zur Schaffung einer künstl. Pupille. Als isoliertes Verfahren zur Schaffung eines peripheren Irisdefektes durch Einsatz von Laser im Rahmen der Glaukomtherapie. E iridotomy.

**Irido|zele,** Irisprolaps, Irishernie: Vorwölbung eines Teiles der Regenbogenhaut durch einen Hornhautdefekt (bei perforiertem Ulcus corneae, nach Trauma). E iridocele.

**Irido|zyklitis:** Iritis mit Beteiligung des Ziliarkörpers, gekennzeichnet durch Vorderkammerreiz und zelluläre Infiltration des vorderen Glaskörpers. Verlauf sonst ähnlich der reinen ▸Iritis, jedoch häufiger mit Komplikationen (z.B. ▸Makulaödem). E iridocyclitis.

**Irinotecan:** ein Topoisomerase-I-Inhibitor (s.u. ▸Topoisomerase-Hemmer); ***Anw.*** als Zytostatikum bei metastasiertem Colon- u. Rektumkarzinom. E irinotecan.

**IRINS,** Abk. für **ir**reversible **i**schämische **n**eurologische **S**ymptome: nach ischämischem Schlaganfall (s.u. ▸Apoplexia cerebri) auftretende Symptomatik = Stadium IV der zerebrovaskulären Insuffizienz (▸Durchblutungsstörungen, zerebrale).

**Iris** *(griech. iris = Regenbogen):* die »Regenbogenhaut« als regulierbare Blende des Auges; der die vordere Augenkammer hinten abschließende vordere, von der Netzhaut getrennte (jedoch hinten von deren Pars caeca u. deren Pigmentepithel bedeckte) Teil der gefäßreichen mittleren Augenhaut (=▸Tunica vasculosa bulbi = Uvea) in Form einer frontal gestellten, in der Mitte vom Sehloch (=▸Pupille) durchbrochenen gefäßreichen Ringscheibe; besteht aus vorderem Irisepithel (= Lamina marginalis anterior iridis, sog. Endothel; lückenhaft), Stroma (= vorderes Irisblatt; mesodermal) u. hinterem Epithel (= hinteres Irisblatt; einschichtig); wird durch die Iriskrause (arkadenartige Gefäße, zwei Ringe bildend: Circulus arteriosus iridis [Anulus iridis] minor bzw. major) in einen pupillaren u. einen ziliaren Teil getrennt (= Innen- bzw. Außenrand = Irisrand bzw. -wurzel = Margo pupillaris bzw. ciliaris). Die Pigmentierung des Stromas (= KOELLIKER-Schicht; kollagenes Bindegewebe mit zellulärem Retikulum; in ein vorderes u. hinteres gefäßfreies bzw. gefäßhaltiges Blatt durch die FUCHS-Spalte geteilt) bestimmt die Augenfarbe (diese ist primär infolge des durchscheinenden Pigmentepithels blau). Die vegetativ innervierten Musculi sphincter u. dilatator pupillae regeln das »Pupillenspiel« (Eng- bzw. Weitstellung). E iris. – **I. bicolor:** I. mit kleinfleckigen (»Tigerung«) oder sektorenförmigen Pigmentherden (»Scheckung«); s.a. ▸Heterochromie. – **I. bombans, I. bombata:** ▸Napfkucheniris. E i. bombé. – **I. tremulans:** ▸Irisschlottern. E tremulous i.

**Iris|ablösung:** ▸Iridodialyse.

**Iris|aplasie:** angeborenes Fehlen der Regenbogenhaut, ▸Aniridie; Übergänge zur ▸Irisdysplasie. E iris aplasia, aniridia.

**Iris|blenden|phänomen:** der langsame Rückstrom zyanotischen venösen Blutes vom Rand her in eine zuvor durch Druck anämisierte Hautpartie; z.B. bei arterieller Verschlusskrankheit, bei Erythrocyanosis crurum puellarum. E iris diaphragmatic phenomenon.

**Iris|blinzeln:** *Ophthalmologie* ▸Hippus.

**Iris|block:** *Ophthalmologie* Verlegung des Kammerwinkels (Blockierung des Kammerwasserabflusses) infolge Vorverlagerung der Iriswurzel. E pupillary block.

**Iris-Clip-Linse:** *Ophthalmologie* nicht mehr gebräuchliches Verfahren zur Befestigung einer in das Auge implantierten Kunstlinse an der Iris. Wurde durchgeführt nach vollständiger Entfernung der natürlichen Augenlinse (intrakapsuläre Kataraktextraktion). E iris clip lens.

**Iris|defekt:** s.u. ▸Irismulde, ▸Iriskolobom, ▸Polykorie. E iris defect.

**Iris|diagnostik:** ▸Augendiagnose. E iridodiagnosis.

**Iris|dia|stase:** ▸Iridodiastase. E iridodiastasis.

**Iris|dilatator:** s.u. ▸Iris. E iridodilator.

**Iris|dys|plasie:** Fehlentwicklung (z.B. Spaltbildung) der Iris; z.B. bei RIEGER- u. iridodentalem Syndrom. E iris dysplasia.

**Iris|hernie:** ▸Iridozele. 🅴 iridocele, iris herniation.
**Iris|kolobom:** Defekt der Regenbogenhaut; angeboren (meist nach unten gerichtet, s. Abb.) infolge mangelhaften Verschlusses des Augenbechers) oder erworben (Entzündung, Op.). Häufig Birnen- oder Schlüssellochform der Pupille. S.a. ▸Irismulde. 🅴 iridocoloboma.

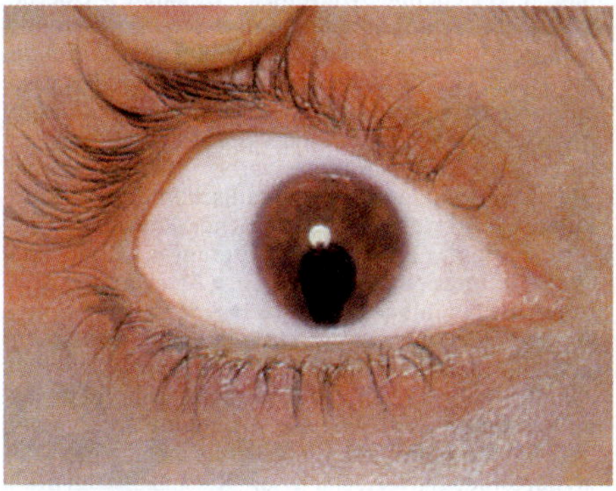

**Iriskolobom.** [351]

**Iris|krause:** *Anatomie* s.u. ▸Iris. 🅴 iris frill.
**Iris|lähmung:** ▸Iridoplegie.
**Iris|linse:** kosmetische ▸Kontaktlinse mit künstlich eingearbeiteter Iris.
**Irismetastasen:** s.u. ▸Augenmetastasen.
**Iris|mulde,** Irisdiastase: meist nasal-unten gelegene, bräunlich verfärbte Irisvertiefung (inkomplettes ▸Iriskolobom) durch Fehlen des vorderen Blattes der ▸Iris bei sektorieller mesodermaler Irisdysplasie. 🅴 iris crypt.
**Iris|muskel:** ▸Musculus sphincter pupillae; s.a. ▸Iris.
**Iris|opsie:** ▸Iridopsie.
**Iris|pigment:** s.u. ▸Iris.
**Iris|prolaps:** ▸Iridozele. 🅴 iris prolapse.
**Iris|reflex:** ▸Pupillenreaktion. 🅴 pupillary reflex.
**Iris|schlag|schatten:** der bei schräger Irisbeleuchtung vom Pupillenrand auf die Linsenhinterfläche u. auf eine eventuelle Linsentrübung geworfene Schatten; gestattet Tiefenlokalisation der Trübung; fehlt bei reifer Katarakt.
**Iris|schlottern:** bei Augen-, v.a. aber bei Kopfbewegungen besonders ausgeprägtes »Zittern« der Iris im Fall ihres Nichtaufliegens auf der Linse (z.B. bei Linsenluxation). 🅴 iridodonesis, tremulous iris.
**Iris|schlüssel:** *Naturheilkunde* Diagnoseschlüssel bei ▸Augendiagnose.
**Iris|tumoren:** gut- oder bösartige Neubildungen der Regenbogenhaut; meist als angeborener Pigmentnävus; weitere gutartige I.: Zysten, entzündliche Granulome (bei BESNIER-BOECK-SCHAUMANN-Krankheit, rheumatischen Erkrankungen). Zu bösartigen I. s.a. ▸Melanom der Iris, ▸Augenmetastasen. 🅴 iris tumors.
**Iris|vorfall:** ▸Iridozele.
**Iris|winkel:** ▸Angulus iridocornealis.
**Iris|wurzel:** s.u. ▸Iris. 🅴 iris root.
**Iris|zyste:** Zyste im Irisgewebe; angeborene (durch Verlagerung von Epithelkeimen aus dem Augenbecher) oder erworbene (durch Einwandern von Binde- oder Hornhautepithel nach Verletzung). 🅴 iris cyst.
**Iritis:** akute oder chronische Entzündung der Regenbogenhaut (Uveitis anterior). ***Ätiol.:*** tritt häufig in Zusammenhang mit dem Histokompatibilitäts-Antigen B27 auf, dann entweder als Teilsymptom seronegativer Arthritiden (▸REITER-Krankheit, ▸Spondylarthritis ankylopoetica), daneben auch Folge von Bulbustraumen, Infektionen (Syphilis, Tbc, Borreliose) sowie anderer okulärer (z.B. Heterochromiezyklitis, Skleritis) oder Allgemeinerkrankungen (z.B. COGAN-I-Syndrom, Sarkoidose). Im Kindesalter bei schleichendem Verlauf häufig im Rahmen einer juvenilen idiopathischen Arthritis (Oligoarthritis Typ I). ***Kompl.:*** Sekundärglaukom, frühzeitige Linsentrübung, vordere u. hintere Synechien. 🅴 iritis.
**Iri|tomie:** ▸Iridotomie. 🅴 iritomy.
**IRMA,** Abk. für (zweiseitiger) immunoradiometrischer Assay: ▸Immunoassay nach dem Sandwich-Prinzip mittels monoklonaler Antikörper. ***Anw.*** z.B. zur Bestimmung von Insulin, Thyreoglobulin, Parathormon, TSH.
**Ir|radia|tion:** Strahlung, Bestrahlung, Ausstrahlung, Ausbreitung. S.a. ▸Radiatio. 🅴 irradiation. **1)** *Neurologie* Ausstrahlung eines Reizzustandes oder Schmerzes über den normalen Bereich hinaus (s.a. ▸HEAD-Zone). 🅴 i. of pain. **2)** *Chirurgie* Berstungslinienbildung bei ▸Schädelfraktur. **3)** *Physiologie* Ausbreitung einer Nervenerregung.
**ir|reduktibel:** ▸irreponibel. 🅴 irreducible.
**ir|regulär:** nur gelegentlich u. ohne Gesetzmäßigkeit auftretend. 🅴 irregular. – **i. Isoantikörper:** s.u. ▸Isoantikörper.
**ir|reparabel:** nicht wiederherstellbar, nicht heilbar. 🅴 irreparable.
**ir|reponibel,** irreduktibel: nicht an die frühere (normale) Stelle verlagerbar; s.a. ▸Reposition, ▸Reduktion. 🅴 irreducible.
**Irre|sein:** veralteter Ausdruck für ▸Psychose. 🅴 insanity.
**ir|re|versibel:** nicht umkehrbar, nicht rückgängig zu machen, nur in einer Richtung ablaufend. 🅴 irreversible.
**Ir|rigation:** Aus-, Durchspülung, Eingießung; i.e.S. die Spülbehandlung. Bei Patienten mit künstlichem Darmausgang (Anus praeter, Stoma) ist die I. eine Spülmethode, die zu einer kompletten Darmentleerung führt. Der Patient ist danach für einen längeren Zeitraum (bis zu 24 Std.) ausscheidungsfrei u. kann durch das Tragen einer Stomakappe auf die Beutelversorgung verzichten. Eignet sich nicht für alle Stomaträger; die Durchführung sollte, nach Absprache mit dem Arzt, mit einem ▸Stomatherapeuten erlernt werden. 🅴 irrigation.
**ir|ritabel:** reizbar, erregbar; z.B. ▸Colon irritabile, irritable bladder (▸Reizblase). 🅴 irritable.
**Irritabilität:** Reizbarkeit, Erregbarkeit. 🅴 irritability.
**Irritantia (remedia):** hautreizende Arzneimittel, die bei lokaler Applikation eine Hyperämie hervorrufen. ***Wirkst.:*** z.B. Senföl, ätherische Öle, Kampfer. ***Anw.*** zur adjuvanten Ther. rheumatischer Erkr. sowie als Expektoranzien. 🅴 irritants.
**Ir|ritation:** Reizung bzw. Gereiztsein, physischer oder psychischer Erregungszustand. 🅴 irritation.
**Irritations|syndrom:** **1)** ▸aurikulotemporales Syndrom. **2)** ▸REILLY-Syndrom. **3) meso|di|lenzephales I.:** Symptomatik bei durch Vergiftung oder Mangeldurchblutung hervorgerufenem Reizzustand der Hirnformationen um den III. Ventrikel u. Aquädukt: Koma, Einnässen u. Einkoten, CHEYNE-STOKES- oder KUSSMAUL-Atmung, Kreislaufkollaps, Hypo- oder Hyperthermie. 🅴 mesodiencephalic syndrome. **4) psychisch-vegetatives I.:** neurovegetative ▸Dystonie mit vorwiegend geistig-seelischen Veränderungen (Angst, innere Unruhe, Gespanntheit, Reizbarkeit, Konzentrationsstörung).
**ir|ritativ:** als Reiz wirkend, erregend. 🅴 irritative.
**Irrtums|wahrscheinlichkeit:** s.u. ▸Signifikanz. 🅴 level of significance, probability of error.
**IRV:** **1)** Abk. für inspiratorisches ▸Reservevolumen. **2)** *(engl.):* Abk. für inversed ratio ventilation.
**Irvine-Gass-Syndrom:** zystoides Makulaödem nach Star-Operation.
**IS:** *Genetik* Abk. für Insertionssegment (s.u. ▸Transposon).
**ISA:** Abk. für intrinsische sympathomimetische ▸Aktivität.
**Isaacs(-Mertens)-Syndrom:** ▸Neuromyotonie. 🅴 Isaac's syndrome.
**Isch|ämie:** Blutleere oder Minderdurchblutung (▸Durchblutungsstörung) eines Gewebes infolge

I

unzureichender (= relative I.) oder fehlender (= absolute I.) arterieller Blutzufuhr; wird bedingt durch Einengung bzw. Verschluss der Gefäßlichtung (z.B. bei akutem ▸Arterienverschluss, arterieller ▸Verschlusskrankheit, ▸Koronarinsuffizienz, ▸Hirnischämie; s.a. ▸Infarkt) oder durch Gefäßkrampf (z.B. bei ▸RAYNAUD-Krankheit, ▸PRINZMETAL-Angina, ▸Ergotismus) oder durch Abschnürung einer Arterie (z.B. bei künstlicher ▸Blutstillung, bei Schwellung oder Tumor). Führt zu Sauerstoffmangel (▸Hypoxie, ▸Anoxie) mit Abblassung, Abkühlung u. Volumenabnahme der betroffenen Gewebe, bei längerem Bestehen oder hohem Hypoxiegrad zur Nekrose. Bei akutem ▸Arterienverschluss im Extremitätenbereich **blasse I.** als Initialphase mit Leichenblässe der Haut u. kollabierten Venen (günstige Revaskularisationsprognose), dann als Folgestadium die **blaue I.** mit livedoartiger fleckförmiger Blaufärbung (Übergreifen der Stagnationsthrombose auf Kapillaren u. Venen mit ungünstiger Prognose zum Gliedmaßenerhalt); ferner Unterscheidung zwischen **inkompletter I.** u. **kompletter I.** (▸Ischämiesyndrom); die **kritische I.** (CLI, critical limb ischemia) entspricht den Stadien III oder IV nach der ▸FONTAINE(-RATSCHOW)-Einteilung. S.a. Tab. E ischemia.

| |
|---|
| **1. funktionell** |
| primär vasospastisches Syndrom (RAYNAUD-Krankheit i.e.S.) |
| SUDECK-Dystrophie |
| neurogen (Wurzelkompression, spinale Affektion, Sympathikusirritation) |
| medikamentös (Ergotamin, β-Blocker, Noradrenalin) |
| **2. organische Gefäßerkrankung (evtl. mit sekundärer Vasospastik)** |
| Arteriosklerose |
| Endangiitis obliterans |
| Kollagenosen |
| Thromboembolie (kardial, Schultergürtelsyndrom, Aneurysma, Kompressionssyndrom) |
| Cholesterinembolie (Arteriosklerose) |
| Trauma (Vibrationssyndrom, Hypothenar-Hammer-Syndrom, Erfrierung) |
| exogene Noxen (Polyvinylchlorid, Cumarinnekrosen, intraarterielle Fehlinjektion) |
| **3. hämatogen** |
| Polyzythämie, Thrombozythämie |
| Kälteagglutinine (idiopathisch, paraneoplastisch, postinfektiös) |
| Kryoglobuline (Paraproteine, Makroglobuline) |
| Hyperviskositätssyndrom (multiples Myelom, Makroglobulinämie WALDENSTRÖM) |

**Ischämie:** akrale Ischämien (nach W. THEISS).

– **I., retinale: 1)** zu vorübergehendem teilweisem Gesichtsfeldausfall führende Netzhaut-I. durch Spasmus der A. centralis retinae bei JACKSON-Epilepsie. **2)** ▸Zentralarterienverschluss. E retinal i. – **I., zerebrale:** ▸Hirnischämie; s.a. ▸Apoplexia cerebri, ▸Durchblutungsstörung, zerebrale. E cerebral i.

**Isch|ämie|phase:** *Gynäkologie* durch Zusammenziehung (Konstriktion) der Spiralarterien der Funktionalis gekennzeichneter Abschnitt der Desquamationsphase des Menstruationszyklus. E ischemic phase.

**Ischämie-Re|perfusions|syndrom, Ischämie-Reperfusionsschaden:** s.u. ▸Reperfusionsschaden.

**Isch|ämie|syndrom:** Krankheitsbild, das als Folge einer Ischämie entsteht. I.e.S. das nach akutem Arterienverschluss im Extremitätenbereich mit den »6 P« nach ▸PRATT. Im Ggs. zum kompletten I. sind beim inkompletten I. Motorik u. Sensibilität erhalten. E ischemic syndrome. – **I., akrales:** Überbegriff für alle funktionellen, organischen u. gemischt funktionell-organischen Durchblutungsstörungen der Hände u. Füße. Bei den rein funktionellen vasospastischen Erkrankungen (▸vasospastisches Syndrom) dominiert das primär vasospastische Syndrom (RAYNAUD-Krankheit im engeren Sinne) zahlenmäßig bei weitem; unter den organischen Gefäßerkrankungen finden sich in etwa gleicher Häufigkeit ▸Arteriosklerose, ▸Endangiitis obliterans u. ▸Kollagenosen. – **I., inter|mittierendes:** s.u. ▸Arteria carotis interna; ferner als »TIA« (s.u. ▸Apoplexia cerebri). E ischemic syndrome. – **I., okuläres,** Abk. OIS: Augensymptomatik (Schmerzen, verminderte Sehkraft, Amaurosis fugax, evtl. auch nur einseitig) bei retinaler ▸Ischämie u. als Folge der Augenveränderungen bei Systemkrankheiten (z.B. Diabetes mellitus, Hypertonie, Arteriosklerose, Riesenzellarteriitis). E ocular ischemic syndrome.

**Isch|ämie|test:** bei ▸Myopathien Prüfung der Leistungsfähigkeit der Muskulatur bzw. deren Enzyme durch eine mittels übersystolischen Staudrucks erzeugte Ischämie u. Messung des hierbei glykolytisch entstandenen Lactats u. Pyruvats. E ischemia test.

**Isch|ämie|toleranz:** *Chirurgie* Fähigkeit eines Organs, Gliedmaßenabschnitts etc., eine krankhaft bedingte oder künstlich herbeigeführte Ischämie (Letztere z.B. bei ESMARCH-Blutleere, induziertem Herzstillstand, Organentnahme) ohne das Auftreten einer irreversiblen anoxischen Schädigung zu ertragen; die Dauer ist abhängig von der – unterschiedlichen – Empfindlichkeit der betreffenden Gewebe (z.B. Ganglienzellen ~6 Min., Hautepithel viele Std.). E ischemic tolerance.

**Isch|ämie|typ:** EKG mit deszendierender Senkung der ▸ST-Strecke. E ischemic type.

**isch|ämisch:** mit Ischämie einhergehend, durch Ischämie bedingt, z.B. i. Herzkrankheit (▸koronare Herzkrankheit), i. zerebraler Insult (s.u. ▸Apoplexia cerebri), i. Muskelkontraktur (▸VOLKMANN-Kontraktur). E ischemic.

**is|chia|dicus** *(latein.)*: das Sitzbein (▸Os ischii) oder das Gesäß (Ischion) betreffend. E sciatic.

**Is|chia|dikus:** Kurzbez. für ▸Nervus ischiadicus. E sciatic nerve.

**Is|chia|dikus|lähmung:** Lähmung des Nervus ischiadicus durch Druck (z.B. bei Entbindung), Zerrung oder Quetschung, v.a. aber durch falsche Technik bei intraglutealer ▸Injektion; Symptome etwa wie bei Kombination der ▸Fibularis- u. der ▸Tibialislähmung, ferner Ausfall der Beugemuskeln u. Außenrotatoren am Oberschenkel; meist fehlt der Achillessehnenreflex. E sciatic nerve paralysis.

**Is|chi|algie:** Schmerzen im Bereich des N. ischiadicus (s.u. ▸Ischiassyndrom). E ischialgia, sciatic pain.

**Is|chias:** Kurzbez. für **1)** ▸Nervus ischiadicus; **2)** ▸Ischiassyndrom.

**Is|chias|phänomen:** *Neurologie* **1)** ▸LASÈGUE-Zeichen. **2) gekreuztes I.:** beim Ischiassyndrom durch kräftiges Vorschwingen des gesunden Beines ausgelöster Schmerz im kranken Standbein (spricht für ursächliches Geschehen im Wirbelkanal). E crossed Lasègue phenomenon. **3)** ▸BRAGARD-Zeichen (1).

**Ischias|syndrom,** Lumbago-Ischias-Syndrom, COTUNNIUS-Syndrom: lumbosakrales Wurzelreizsyndrom mit Schmerzen und neurologischen Ausfällen im Bereich des vom ▸Nervus ischiadicus versorgten Gebietes. ***Klinik:*** Spontan- u. Dehnungsschmerzen (s.a. ▸Ischiasphänomen), Empfindlichkeit typischer VALLEIX-Nervendruckpunkte, Sensibilitätsstörungen im Ausbreitungsgebiet des N. ischiadicus, Ausfälle der

Reflexe u. Motorik. Ferner vegetative Symptome (Ödem, vasomotorische Störungen), Muskelhartspann, Wirbelsäulenstarre, evtl. Skoliose. Meist angekündigt durch Hexenschuss (▸Lumbago) u. hervorgerufen durch ▸Bandscheibenprolaps oder -protrusion (weitere mögliche Ursachen Tab.). Je nach Höhe des Schadens entwickelt sich ein $L_4$-, $L_5$- oder $S_1$-Syndrom mit unterschiedlichem klin. u. neurolog. Befund (Abb. u. Tab.). Große Rezidivneigung; in ca. 20 % ist eine operative Intervention (s. a. ▸Laminektomie) nötig (v. a. bei Lähmungen). **E** sciatica, sciatic pain syndrome.

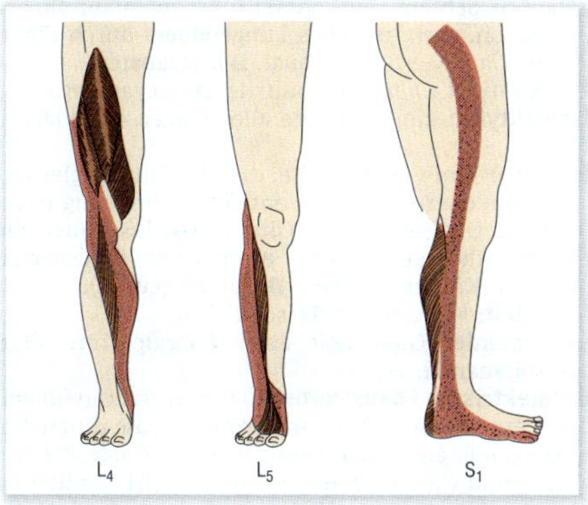


**Ischiassyndrom:** Kennmuskeln (schraffiert) u. Hautgebiete (gerastert) für die Nervenwurzeln $L_4$, $L_5$ u. $S_1$. [453]

**is|chio...:** Wortteil »Sitzbein« (Os ischii).

**is|chio|krurạle Muskelgruppe:** die Mm. biceps femoris, semitendinosus u. semimembranosus, die gemeinsam am Tuber ischiadicum entspringen u. proximal am Unterschenkel ansetzen (Strecker des Hüft-, Beuger des Kniegelenks). **E** ischiocrural muscles.

**is|chio|krurạler Reflex,** Foix-Thévenard-Zeichen: sicht- u. tastbare Anspannung der ischiokruralen Muskulatur bei passiver Beugung u. Streckung des Beines in Bauchlage; frühes Pyramidenzeichen. **E** Foix-Thévenard reflex.

**Is|chịon** *(griech.)*: Gesäß, Hüfte, Hüftbein; i. e. S. das Sitzbein (Os ischii). **E** ischium.

**Ischi(o)phthịsis:** ▸Coxitis tuberculosa.

**is|chio|rektạl,** ischiorectalis: Mastdarm (Rectum) u. ▸Ischion betreffend; z. B. i. Faszie (= Fascia diaphragmatis pelvis); s. a. ▸Ischiorektal... **E** ischiorectal.

**Ischio|rektạlgrube:** ▸Fossa ischio-analis. **E** ischiorectal fossa.

**Is|chio|rektạl|hernie:** perineale ▸Hernie mit Bruchkanal durch die Fossa ischioanalis. **E** ischiorectal hernia.

**Is|chio|zẹle:** ▸Hernia ischiadica. **E** ischiocele.

**Is|chium:** ▸Ischion. **E** ischium.

**ischno...:** Wortteil »vermindert«, »schwach«.

**Isch|ụria, Isch|urie** *(griech. ischano = zurückhalten, hemmen)*: ▸Harnsperre. **E** ischuria. – **I. para|dọxa:** das ständige Harntröpfeln bei chronischer mechan. Blasenentleerungsstörung (v. a. bei benigner Prostatahyperplasie, Harnröhrenstriktur); Abgang kleiner Portionen, die – aus dem Harnleiter kommend – die Blasenkapazität (hier als Restharn) überschreiten; es liegt eine »Überlaufblase« vor (»falsche Incontinentia urinae«); meist starke Blasendilatation,

| Ischiassyndrom bei | klinischer Befund | neurologischer Befund |
|---|---|---|
| Bandscheibenprotrusion<br>a) lateral<br>b) medial | a) (einseitig!)<br>Lasègue +; lageunabhängiger Schmerz, je nach Höhe des Prolaps bis Mitte Wade oder in den Fuß ausstrahlend; meist Ausweichskoliose u. kyphotische oder lordotische Schonhaltung<br>b) wie bei a); doppelseitige Anklänge möglich | a) (einseitig!)<br>Druckpunkte +; Lasègue +; Parästhesien; noch keine motorischen oder sensiblen Ausfälle; ASR u. PSR gut<br>b) wie bei a); doppelseitige Anklänge möglich |
| Spondylolisthesis | wie oben bei b) | wie oben; doppelseitige Anklänge möglich; PSR u. ASR können einseitig fehlen |
| Bandscheibenprolaps | einseitiger Schmerz (wie oben; lageunabhängig); Lasègue ++; »totes Gefühl«; Schwäche; Kältegefühl in der befallenen Extremität | wie oben; dazu sensible (manchmal auch motorische) Ausfälle; »totes Gefühl« bei $L_{4/5}$; Fußheberschwäche; ASR fehlt |
| Raumnot in Foramen intervertebrale aus anderen Gründen<br>a) Tumor<br>b) Randzackenbildung<br>c) Varizen im Medullarrohr<br>d) Ödem der Wurzel<br>e) Fraktur | a) langsam zunehmender Beginn; doppelseitig möglich; kein Lasègue; großer Schmerzbereich<br>b) lageabhängig; bei Bewegung stichartiger »Einschuss« einseitig<br>c) dumpfer Dauerschmerz; eher bei Frauen vorkommend; bei Menstruation stärker, bei Entwässerung besser; kein Lasègue; einseitig<br>d) wie bei Neuritis (s. u.)<br>e) doppelseitig, lageabhängig; Stauchungs-, Klopfschmerzen | a) schon früh sensible Störungen, später evtl. auch motorische; Reflexe fehlend oder gesteigert, auch BDR!<br>b) negativ<br>c) ähnlich wie bei Protrusion, ohne sensible oder motorische Zeichen<br>d) negativ<br>e) sensible u. motorische Schäden wie bei Tumor (bis zu Querschnittszeichen) |
| echte Neuritis (Diabetes, Alkohol-N.) im Rahmen einer Polyneuritis | entzündl. Allgemeinerscheinungen, ein- u. doppelseitig; Schmerz, temperaturabhängig, lageunabhängig, in Ruhe schlechter; kein Lasègue; Übergreifen auch auf andere Segmente | entzündl. Zeichen; Reflexe gesteigert; Hyperästhesie, temperaturempfindlich; keine Ausfälle |
| Vergiftungen<br>Thallium<br>Blei<br>Alkohol, DDT, $CCl_4$ | beiderseits (!) heftiger Dauerschmerz; kein Lasègue; lageunabhängige motorische sensorische Störung | neben anderen neurolog. Vergiftungszeichen (psycholog.!) sensible u. motorische Ausfälle bds. möglich |

**Ischiassyndrom.** [512]

evtl. Hydroureter u. -nephrose, erhöhte Rest-N- u. Creatininwerte im Blut. E i. paradoxa.

**ISD(N):** *Pharmazie* Abk. für ▸Isosorbiddinitrat.

**ISEK:** Abk. für intermittierender steriler Einmalkatheterismus.

**IS-Element:** *Genetik* Insertosom (s. u. ▸Transposon). E insertion element.

**Iselin-Methode** (Marc H. I., geb. 1898, franz. Chirurg): Wundversorgung gemäß aufgeschobener Dringlichkeit (s. u. ▸Dringlichkeitsoperation).

**Isländisches Moos,** Lichen islandicus: s. u. ▸Lichenes.

**ISM(N):** Abk. für ▸Isosorbidmononitrat.

**iso...:** Präfix »gleich«, »gleichartig«, »entsprechend«; *chem* Kennsilbe zur Bezeichnung (Abkürzung: »i-«) von Isomeren.

**Iso|agglutinin:** ▸Isohämagglutinin. E isoagglutinin.

**Iso|aggressions|krankheit:** durch ▸Immunreaktionen gegen ein ▸Isoantigen bedingte Schädigung; s. a. ▸Isoantikörper.

**Iso|all|ox|azin:** das ▸Flavin. E isoalloxazine.

**Iso|anti|gen:** arteigenes (von der gleichen Spezies [z. B. Mensch] stammendes), aber körperfremdes (d. h. von einem anderen Individuum) ▸Antigen, das zur Bildung von ▸Isoantikörpern führen kann; i. e. S. die erblichen Merkmale der roten Blutkörperchen (s. u. ▸Blutgruppe) und anderer Zellen (s. a. ▸HLA-System). E isoantigen.

**Iso|anti|körper:** gegen ein ▸Isoantigen gerichteter ▸Antikörper (AK). E isoantibody. **1)** reguläre I.: die ▸Blutgruppenantikörper (Anti-A bzw. -B) des ▸AB0-Blutgruppensystems. **2)** irreguläre I.: nach Übertragung fremden – nach der AB0-Blutformel verträglichen – Blutes auftretende AK gegen ein ▸Isoantigen der roten Blutkörperchen (des Rhesus-, Kell-, Duffy-Systems usw.), die bei einer zweiten Bluttransfusion mit gleichem Isoantigen zu einem schweren ▸Transfusionszwischenfall führen können (Vorbeugung durch die ▸Kreuzprobe u. ▸Antikörpersuchtest); s. a. ▸Rhesus-Sensibilisierung. **3)** s. u. ▸Leukozytenantikörper, ▸Thrombozytenantikörper. **4)** Alloantikörper: *Immunologie* AK, die z. B. nach ▸Transplantation artgleichen, aber vom Immunsystem als körperfremd erkannten Gewebes auftreten u. die zu ▸Transplantatabstoßung führen können (s. a. ▸HLA-System); ferner können I. durch fetomaternale Transfusion während der Schwangerschaft entstehen.

**Iso|bare:** **1)** Linien, die Punkte gleichen Druckes verbinden. **2)** Atomkerne gleicher Massenzahl, aber verschiedener Ordnungszahl; s. a. ▸Isotope. E isobars.

**Iso|chinolin:** heterozyklische Base; Isomer des Chinolins; Grundgerüst vieler Alkaloide. E isoquinoline.

**iso|chrom:** gleichmäßig gefärbt, gleichfarbig. E isochromatic.

**Iso|chromosom:** durch strukturelle Chromosomenaberration entstandenes Chromosom mit gleichen, u. zwar nur kurzen (Symbol: =p) oder nur langen (=q) Chromosomenarmen. E isochromosome.

**iso|chron:** gleichzeitig, von gleicher Dauer; mit gleicher ▸Chronaxie. E isochronic, isochronous.

**Iso|citrat|dehydrogenase,** Abk. ICD, Abk. IDH: Enzym des ▸Citratzyklus. E isocitrate dehydrogenase.

**Isoconazol:** ein ▸Azol-Antimykotikum zur topischen Anwendung. E isoconazole.

**Iso|cortex,** Isokortex: *Anatomie* die strukturell nahezu gleichen Areale des ▸Neocortex. E isocortex.

**Iso|cyanate:** organische Ester der Isocyansäure (O=C=NH; Tautomeres der Cyansäure). ***Anw.*** zur Synthese von Kunststoffen, Lacken u. Klebstoffen. Haut- u. Schleimhautkontakt führt zu entzündlicher Reaktion, evtl. toxisches Lungenödem durch Einatmen. S. a. ▸Methylisocyanat. E isocyanates.

**Iso|cya|nide:** *Chemie* ▸Isonitrile. E isocyanides.

**Iso|daktylie:** gleiche Länge aller Finger. E isodactylism.

**Iso|dose:** Linie oder Fläche, die alle Punkte gleicher Energie- oder Ionendosis enthält; Bezifferung in relativen Dosiseinheiten. Gibt Aufschluss über die strahlentherapeutisch zu erreichende Dosisverteilung im Körper (s. Abb.). E isodose (curve).

**Iso|dulcit:** ▸Rhamnose. E isodulcitol.

**Iso|dynamie:** Gleichheit einer Energie, Intensität. E isodynamia.

**iso|elektrische Fokussierung:** Trennverfahren für amphotere Stoffe (z. B. Plasmaproteine), die durch Anlegen einer elektr. Spannung in einem Gel (z. B. Polyacrylamid-Gel) mit stabilem linearem pH-Gradienten bis zu demjenigen pH-Wert wandern, an dem sie elektrisch neutral sind (der also ihrem ▸isoelektrischen Punkt entspricht). E isoelectric focusing.

**iso|elektrischer Punkt,** Abk. I.P., Abk. i.e.P.: der pH-Wert, bei dem amphotere Stoffe (z. B. Eiweiße) infolge gleich starker Dissoziation ihrer sauren u. basischen Gruppen elektrisch neutral erscheinen. E isoelectric point.

**Iso|enzyme:** ▸Enzyme, die formal die gleiche biochemische Reaktion katalysieren (u. daher den gleichen Namen tragen), sich jedoch in ihrer Eiweißstruktur u. ihren physikalische Eigenschaften (z. B. isoelektrischer Punkt) unterscheiden u. durch biochemische oder immunchemische Methoden trennbar sind. Die verschiedenen I. einer Enzymspezies sind meist bestimmten Organen (bzw. Zellfraktionen) zuzuordnen u. gestatten daher bei der Enzymdiagnostik die Lokalisation des Schadens (z. B. beim Myokardinfarkt Anstieg der ▸CK-MB u. der Isoenzyme 1 u. 2 der ▸Lactat-dehydrogenase). E isoenzymes.

**Isofluran:** in Deutschland erst 1984 eingeführtes ▸Inhalationsnarkotikum; Strukturisomer von Enfluran. ***Wirkung:*** I. zeichnet sich vor anderen Inhalationsnarkotika durch geringe Metabolisierung aus, da-

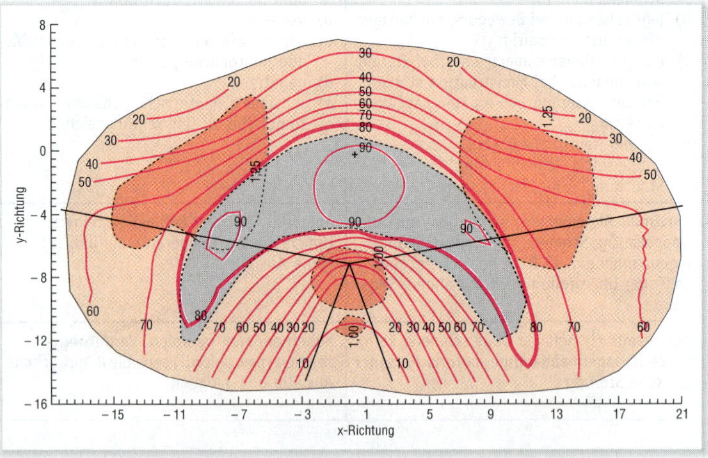


**Isodose:** Blasenbestrahlung (exzentrische Pendelung mit $^{60}$Co u. zwei Pendelintervallen). Die 80 %-Isodose (stärker rot gezeichnet) deckt sich nahezu mit dem Zielvolumen (grau). [169]

durch vermutlich fehlende Leber- u. Nierentoxizität. Weitere Vorteile sind: keine Sensibilisierung des Myokards gegenüber Catecholaminen, keine arrhythmogene Wirkung, geringere kardiodepressive Wirkung als Enfluran u. Halothan, gut muskelrelaxierend. ***NW:*** I. wirkt blutdrucksenkend u. ausgeprägt atemdepressorisch. E isoflurane.

**Iso|gamie:** Fortpflanzung durch die Vereinigung zweier morphologisch gleicher Gameten; s.a. ▸ Anisogamie. E isogamy.

**iso|gen:** *Genetik* ▸ syngen. E isogeneic.

**Iso|häm|agglutinin:** Isoantikörper, der bereits in Kochsalzlösung (ohne Zusatz von Hilfsstoffen) zur Agglutination roter Blutkörperchen führt; z.B. die regulären ▸ Blutgruppenantikörper (Anti-A bzw. -B). E isohemagglutinin.

**Iso|hämo|lysin:** ▸ Isoantikörper (▸ Isolysin), der durch Vermittlung des Komplement-Systems zur Auflösung roter Blutkörperchen führt. E isohemolysin.

**Iso|hy|drie:** die pH-Konstanz der extra- u. intrazellulären Flüssigkeit. E isohydria.

**iso|hydrisch:** mit dem pH-Wert des arteriellen Blutes (pH 7,4) übereinstimmend. E isohydric.

**Iso|ikonie:** Übereinstimmung der Netzhautbilder beider Augen. E isoiconia.

**iso|immun|hämolytische Anämie:** durch ▸ Isoantikörper verursachte Blutarmut (▸ Anämie); z.B. nach einem zu ▸ Hämolyse führenden ▸ Transfusionszwischenfall oder bei ▸ Morbus haemolyticus neonatorum. E isoimmunohemolytic anemia.

**Iso|immun|reaktion:** durch ein ▸ Isoantigen verursachte ▸ Immunreaktion. E isoimmune reaction.

**Iso|immun|serum:** ▸ Isoantikörper enthaltendes ▸ Immunserum; dient z.B. zur Bestimmung der ▸ Isoantigene von Blutzellen, in gereinigter Form *ther* z.B. als ▸ Anti-D-Immunglobulin.

**Iso|impuls|kurve:** im Szintigramm die Verbindungslinie der Punkte gleicher Impulszahl (Aktivität).

**iso|ionisch:** mit der Ionenzusammensetzung des Blutes übereinstimmend. E isoionic.

**Isokinetik,** isokinetisches Training: Sonderform des dynamischen ▸ Krafttrainings, deren einzige Vorgabe eine Winkelgeschwindigkeit ist. Der Pat. trainiert am Dynamometer mit festgesetzter Geschwindigkeit, der Widerstand wird durch den Pat. selbst erzeugt. I. kann als Trainingsmittel wie auch als Testsystem eingesetzt werden u. liefert folgende Messparameter: Bewegungsbereich, Drehmoment, Leistung, Beschleunigungsenergie. In der I. gelten zwischen Geschwindigkeit u. Kraftentfaltung folgende Zusammenhänge: Tiefe Geschwindigkeiten ermöglichen hohe Kraftleistung u. damit eine hohe Gelenkbelastung, während bei hoher/funktioneller Geschwindigkeit die Belastung niedrig ist. Bei einem kleinen Bewegungsbereich sollte die Geschwindigkeit niedrig sein. ***Anw.:*** ist vielseitig anwendbar, z.B. zum Muskelaufbau nach verschiedenen Erkrankungen, im Hochleistungssport, bei hohen Winkelgeschwindigkeiten auch gutes Training der intra- u. intermuskulären Koordination u. Ausdauer.

**Iso|korie:** Gleichheit der Pupillenweite beider Augen. E isocoria.

**Iso|lat:** *Biologie* die »Fortpflanzungsgemeinschaft«; eine geographisch etc. isolierte Population mit uneingeschränktem Genaustausch. E isolate.

**iso|lateral:** ▸ homolateral.

**Isolation:** Absonderung, Getrennthaltung, ▸ Isolierung; *psych* ▸ Deprivation. E isolation.

**Isoleucin,** Abk. Ileu, Abk. I, (2S,3S)-(+)-2-Amino-3-methylvaleriansäure: essentielle α-Aminosäure (stereoisomer mit Allo-I.), empfohlene tägl. Zufuhr 1,4 g. ***Normwerte:*** im Blut ca. 7 mg/l, im Harn 10–15 mg/24 Std. (bis 10fach vermehrt bei ▸ Hyperaminoazidurie). Abbau über Fettsäurestoffwechselweg (▸ Fettsäureabbau). E isoleucine.

**Isoleucin|amino|transferase:** *Enzymologie* Aminotransferase, die – z.B. im Herzmuskel – aus L-Isoleucin mit α-Ketoglutarat das α-Keto-β-methyl-valerat u. L-Glutamat bildet (Reaktion reversibel). E isoleucine aminotransferase.

**Isolierung:** Absonderung, Abtrennung, Getrennthaltung; z.B. Unterbringung eines Kranken (v.a. bei ansteckender Krankheit) in einem Isolierzimmer. E isolation.

**iso|log:** *Genetik, Immunologie* ▸ syngen. E isologous.

**Iso|lysin:** ▸ Isoantikörper, der (unter Beteiligung des Komplement-Systems) zur Auflösung von Zellen führt; z.B. ▸ Isohämolysin. E isolysin.

**i.s.o.M.** *(engl.)* Abk. für **I**nternational **S**tandard **O**rthopaedic **M**easurements: *Orthopädie* Standardmaße mit Ausgangslage = 0° (▸ Neutral-Null-Methode).

**Iso|maltose,** 6-α-Glucosidoglucose, Dextrinose: Disaccharid (zwei glykosidisch verbundene Glucose-Moleküle) als Stärkebaustein u. antibiotisch wirksame Substanz aus Streptomyces albus. Entsteht beim Abbau verzweigter ▸ Homoglykane wie Amylopektin. S.a. ▸ Maltose. E isomaltose.

**Iso|merasen:** Enzyme, die die reversible Umwandlung eines Substrats in ein Isomer katalysieren; v.a. Razemasen, Epimerasen, *cis-trans*-I., Transferasen, Lyasen. E isomerases.

**Iso|mere(n):** Stoffe, die durch ▸ Isomerie zueinander in Beziehung stehen. E isomers.

**Iso|merie:** **1)** *Chemie* die bei Verbindungen gleicher elementarer Zusammensetzung (Summenformel) vorhandenen, durch Struktur (= Struktur- oder Konstitutions-I.) oder räuml. Anordnung (= Raum- oder Stereo-I.) bedingten stoffl. Verschiedenheiten. Typen: **a)** ▸ *cis-trans*-I. **b)** Enantiomerie: Auftreten zweier stabiler, zueinander spiegelbildlicher Molekülformen (= optische oder Spiegelbild-I.) **c)** Diastereomerie: Auftreten mehrerer Molekülformen, in denen nur Teile eine spiegelbildliche Anordnung der Atome aufweisen. **d)** Epimerie: Auftreten zweier Molekülformen, die an einem Kohlenstoffatom eine spiegelbildliche Anordnung der Atome aufweisen (s.a. ▸ Epimerasen). **e)** Rotations-I., Konformations-I., Konstellations-I.: Auftreten von Molekülformen, die sich durch Drehung von Molekülteilen um eine Einfachbindung als Achse darstellen lassen. **2)** *Physik* die Existenz von Atomkernen mit gleicher Anzahl Protonen u. auch Neutronen, aber in verschiedener Anordnung (d.h. gleiche Massenzahl, aber verschiedener Energiezustand). E isomerism.

**Iso|metrie:** **1)** mit dem Gesamtwachstum übereinstimmendes Wachstum der Organe oder Organsysteme. **2)** Längenkonstanz; s.a. ▸ isometrisch.

**iso|metrisch:** *Physiologie* bei konstanter Länge, z.B. als i. ▸ Muskelkontraktion. E isometric.

**Iso|me|tropie:** *Ophthalmologie* »Gleichsichtigkeit« (= Gleichheit der Brechkraft beider Augen). Ggs. ▸ Anisometropie. E isometropia.

**iso|morph:** von gleicher Form; ▸ Isomorphie. E isomorphic, isomorphous. – **i. Reizeffekt:** *Dermatologie* ▸ KOEBNER-Phänomen. E i. response.

**Iso|morphie, -morphismus:** Übereinstimmung in Form (isomorph), Aussehen, Zusammensetzung. E isomorphism.

**iso|muskulärer Reflex:** ▸ Eigenreflex. E isomuscular reflex.

**Isoniazid, Isonicotinsäurehydrazid,** Abk. INH, Pyridin-4-carbonsäurehydrazid: synthetisches Tuberculostaticum (oral, i.m.; s.u. ▸ Antituberculotica, dort Tab.). ***Pharmakokinetik:*** Serummaximalwerte nach 1–2 Std.; gute Liquorpassage; zahlreiche Abwandlungen. ***NW:*** (meist) passagere Transaminasenerhöhung, selten (toxischer) Ikterus; ferner die **INH-Polyneuropathie** (infolge Störung des Pyridoxinstoffwechsels nach hohen Dosen, d.h. > 10–15 mg/kg/Tag über 6–8 Wo.); Letztere mit distal betonten Störungen der Motorik (Paresen) u. der Sensibilität, Ausfall der Eigenreflexe, Eiweißvermehrung im Liquor; nur langsame Restitution. E isoniazid, isonicotinic acid hydracide, INH.

**Iso|ni|trile,** Isocyanide: giftige, widerlich riechende Verbindungen (s. allgemeine Formel). Ihr Geruch

$$[R-\overset{+}{N}\equiv C^{-}]$$

**Isonitrile.**

ist Indiz beim qualitativen Nachweis primärer aliphatischer u. aromatischer Amine (durch Erhitzen mit KOH u. Chloroform). S.a. ▸Nitrile. E isonitriles.

**Iso|onkie:** Konstanz bzw. Übereinstimmung des onkotischen Druckes. E is(o-)oncotic pressure.

**Iso|osmie:** ▸Isotonie.

**iso(o)smotisch:** mit gleichem oder konstantem osmotischem Druck (u. damit isoton). E is(o-)osmotic.

**Iso|par|orchis hypselobagri,** Leptolecithum eurythremum: in Indien, Fernost u. Australien als Parasit von Süßwasserfischen vorkommender ▸Trematode. Beim Menschen in Pharynx u. Darm nachgewiesen (Infektion vermutlich durch rohen Fisch).

**Isopathie:** Variante der ▸Homöopathie, die homöopathisch aufgearbeitetes und potenziertes Toxin oder (sterilisiertes) Gewebe anwendet. ***Anw.:*** wird zur Reiz- und Umstimmungstherapie oder wie eine ▸Nosode eingesetzt, außerdem bei der ▸elektromedizinischen Systemdiagnostik, bei funktionellen Testverfahren als Sreening-Methode für Umweltbelastungen und zur Therapie.

**Isopathikum:** homöopathisches Arzneimittel, das aus Toxin oder sterilisiertem Gewebe hergestellt wird; s.a. ▸Isopathie.

**Iso|pentenyl|pyro|phosphat:** aktives Isopren; ein wichtiges Intermediärprodukt der Biosynthese von ▸Isoprenoidlipiden. E isopentenyl pyrophosphate.

**Iso|pentenyl|pyro|phosphat|isomerase:** an der Steroid-Biosynthese beteiligtes Enzym (Umwandlung von Dimethylallylpyrophosphat zu ▸Isopentenylpyrophosphat). E isopentenyl pyrophosphate isomerase.

**iso|peristaltisch:** mit gleichgerichteter Peristaltik.

**Iso|phänie:** *Genetik* gleicher phänotypischer Effekt nichtalleler Gene (Ggs.: Heterophänie).

**Isophan-Insuline,** NPH-Insuline: ▸Insulinpräparate mit verzögertem Wirkungseintritt durch Zusatz von Protamin in ausgewogenem Verhältnis (»neutrales Protamin HAGEDORN« = NPH); mischbar mit Altinsulin. E isophane insulins.

**Iso|phasen:** *Physiologie* s.u. ▸Phasenanalyse.

**Iso|phonie:** übereinstimmende subjektive Lautstärkeempfindung verschiedener Geräusche.

**Iso|phorie:** parallele Stellung der Blicklinien bei idealem Gleichgewicht der äußeren ▸Augenmuskeln. E isophoria.

**Is|opie:** übereinstimmende Sehschärfe beider Augen. E isopia.

**Iso|plastik:** Plastik durch syngene ▸Transplantation.

**Iso|pren,** 2-Methylbutadien, $H_2C{=}C(CH_3){-}CH{=}CH_2$: *Chemie* dient als Grundkörper zahlreicher Naturstoffe (Kautschuk, Carotinoide, Vitamin A u. K, Terpene). E isoprene. – **I., aktives:** ▸Isopentenylpyrophosphat. E active i.

**Isoprenalin,** Isoproterenol, Isopropylnoradrenalin, (RS)-3,4-Dihydroxy-α-isopropylaminomethyl-benzylalkohol: β-Sympathomimetikum. ***Wirkung:*** wirkt ausgeprägt broncholytisch (u. i.S. der Schleimhautabschwellung), ***Anw.*** früher (v.a. als Sulfat) bei Bronchialasthma; ferner bei Herzüberleitungsstörungen; heute nur noch lokal zur Juckreizstillung. E isoprenaline, isoproterenol.

**Iso|prenoid|lipide:** die über die Vorstufe »aktives Isopren« biosynthetisierten Steroide u. Carotinoide. E isoprenoids.

**Iso|propanol, -propylalkohol,** $CH_3{-}CH(OH){-}CH_3$: ein Propylalkohol. Mit Äthanol-ähnlichem Verhalten u. Aceton-ähnl. Geruch; brennbar, explosiv. ***Anw.*** zur Händedesinfektion. E isopropanol.

**2-Iso|propyl|malat|synthase:** an der Leucin-Biosynthese beteiligtes Enzym mit der Reaktion: Acetyl-CoA + 2-Oxoisovalerat ↔ 2-Isopropylmalat + CoA. E 2-isopropylmalate synthetase.

**Isopropylmyristat:** pharmazeutischer Hilfsstoff; ***Anw.*** als Lösungsvermittler, Penetrationsverbesserer in Externa. E isopropyl myristate.

**Isopropyl|noradrenalin; Isoproterenol:** ▸Isoprenalin. E isoprenaline, isoproterenol.

**Iso|pteren:** Verbindungslinien der Netzhautpunkte gleicher Sehschärfe (etwa konzentrisch um die Macula lutea). E isopters.

**Iso|sensibilisierung:** Immunisierung eines Organismus gegen ein ▸Isoantigen. E isosensitization.

**Iso|serum:** ▸Isoimmunserum. E isoserum.

**iso|sexuell:** gleichgeschlechtlich. E isosexual.

**is|osmotisch:** ▸isoosmotisch. E isosmotic.

**Isosorbiddinitrat; Isosorbidmononitrat:** ▸Nitrate zur Behandlung der koronaren Herzkrankheit. E isosorbide dinitrate, i. mononitrate.

**Iso|spora:** den ▸Coccidia zugeordnete Sporozoengattung (s.a. ▸Protozoen); die reife Oozyste enthält 2 Sporen mit je 4 Sporozoiten; ubiquitärer Darmparasit bei Haus- u. Nutztieren, selten (v.a. in Tropen die Species **I. belli**) auch des Menschen.

**Iso|sterie:** *Chemie* die Übereinstimmung im Aufbau der Elektronenhülle voneinander verschiedener Atomgruppen (Elemente), Ionen u. Moleküle, die dadurch – bei gleicher Gesamtladung – sehr ähnliche physikochem. Eigenschaften aufweisen. E isosterism.

**Iso|sthen|urie:** Ausscheidung eines Harns mit »fixiertem«, d.h. von der zugeführten Flüssigkeitsmenge nicht beeinflusstem spezif. Gewicht um 1010 (maximale Harnosmolalität < 850 mosm/kg $H_2O$) als Folge mangelnder Konzentrationsfähigkeit der – insuffizienten – Niere. E isosthenuria.

**iso|therm:** *Physiologie* ▸homoiotherm. E isothermic.

**iso|ton(isch):** **1)** *Chemie* s.u. ▸Isotonie. **2)** *Physiologie* s.u. ▸Muskelkontraktion. E isotonic.

**Iso|tone:** Nuclide mit gleicher Neutronenzahl; s.a. ▸Isotope (dort Abb.). E isotones.

**Iso|tonie:** *Chemie* Zustand gleicher bzw. konstanter molekularer Konzentrationen (u. isoosmotischen Druckes) von Lösungen; s.a. ▸Wasser-Elektrolyt-Haushalt; ▸DARROW-YANETT-Prinzip. – Injektionslösungen sind mit dem Blut bzw. Plasma isoton bei ca. 290 mosm/kg $H_2O$. E isotonia.

**Isotonisierungsmittel:** Hilfsstoffe, die der Herstellung der ▸Isotonie von Injektions- u. Infusionslösungen dienen, z.B. NaCl.

**Iso|tope:** Atomarten eines Elements mit gleicher Ordnungs-, aber verschiedener Massenzahl, die im Kern also die gleiche Anzahl an Protonen (nicht aber an Neutronen) aufweisen u. damit die gleiche Elektronenhülle u. das gleiche chem. Verhalten. Kommen vor als natürliche u. als künstliche oder induzierte I. (nur durch Kernreaktion in Reaktor, Zyklotron etc. zu erzeugen), wobei Letztere stets, Erstere nur vereinzelt instabil, d.h. radioaktiv sind, indem sie nach statistischen Gesetzen α- oder β-Teilchen, meist von γ-Strahlung begleitet, aussenden u. so in das Isotop eines anderen Elements übergehen, u. zwar mit jeweils charakteristischer Zerfallsart u. charakteristischen Folgesubstanzen. Künstliche **radioaktive I.** werden als offene I. (Flüssigkeit, die in die Körperflüssigkeiten eingeht) v.a. in der ▸Nuklearmedizin (s.a. ▸Radio..., ▸Szinti...), als umschlossene I. (mit dichter Hülle, so dass keine Resorption möglich

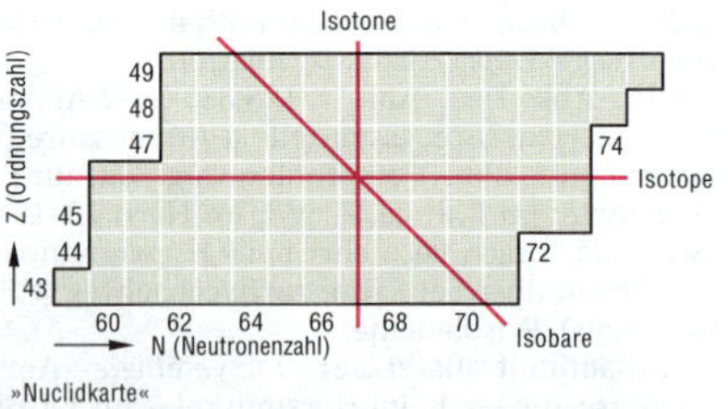


»Nuclidkarte«

**Isotope.** [210]

ist) in der Strahlentherapie angewendet. S. a. ▸ Radionuclid. – Kurzzeichen nur mit Massenzahl (z. B. $^{131}$J, J-132), korrekt auch mit Ordnungszahl (z. B. $^{1}_{1}$H, $^{2}_{1}$H, $^{3}_{1}$H). E isotopes.

**Isotopen|angio|graphie:** szintigraphische Darstellung eines Venenstammes bzw. Darstellung der Aktivitätsverteilung über einem arteriellen Versorgungsgebiet (z. B. an Gliedmaßen nach Injektion z. B. des Technetiumisotops $^{99m}$Tc). E (radio-)isotope angiography.

**Isotopen|lympho|graphie:** s. u. ▸ Lymphszintigraphie. E isotope lymphography.

**Isotopen|nephro|graphie:** ▸ Radioisotopennephrographie. E isotope nephrography.

**Isotopen|verdünnungs|methode:** Bestimmung des Stoffwechsels einer Substanz (z. B. Steroidhormon, Aminosäure, Elektrolyt), indem aus der bekannten Menge eines verabreichten (meist radioaktiven) Isotops u. dessen Verdünnungsrate der Verteilungsraum des zugehörigen Elements errechnet wird. S. a. ▸ Indikator-, ▸ Farbstoffverdünnungsmethode. E isotope dilution method.

**Iso|transplantation,** isologe Transplantation: syngenet. ▸ Transplantation; z. B. Nierentransplantation in einen monozygoten Zwilling. E isotransplantation.

**Isotretinoin,** 13-cis-Retinsäure: Vitamin-A-Derivat (s. ▸ Retinoide); ***Anw.*** v. a. bei besonders schweren Akne-Formen (z. B. A. conglobata). ***NW:*** erheblich, z. B. Cheilitis, Haut- u. Schleimhautreizungen; teratogen. Daher Anw. bei Frauen im gebärfähigen Alter nur nach Ausschluss einer Schwangerschaft u. unter zuverlässiger Empfängnisverhütung auch über das Ende der Behandlung hinaus. E isotretinoin.

**Iso|tropie:** *Physik* als Eigenschaft aller amorphen Stoffe (Gase, Flüssigkeiten, Gläser) die Unabhängigkeit der Größe der vektoriellen Eigenschaften (z. B. Lichtbrechung, Wärmeleitung, elektr. Leitfähigkeit) von der Richtung im Körper; z. B. die optische I. der »einfach lichtbrechenden« (»isotropen«) I-Bande der ▸ Myofibrille; Ggs. ▸ Anisotropie. E isotropy.

**Iso|typie:** *Biochemie* s. u. ▸ Immunglobuline.

**Iso|valerian|azid|ämie:** autosomal-rezessiv erblicher Enzymdefekt der **Isovaleryl-CoA-dehydrogenase** beim Abbau von ▸ Leucin; führt zu erhöhten Isovaleriansäurewerten in Serum u. Harn. E isovaleric acidemia.

**Iso|vol|ämie:** *Physiologie* Volumenkonstanz, s. u. ▸ Volämie; s. a. ▸ Wasser-Elektrolyt-Haushalt.

**iso|volumetrisch:** *Physiologie* s. u. ▸ Herzzyklus.

**Isoxsuprin:** obsoletes β-Sympathomimetikum; ***Anw.*** früher bei zerebralen u. peripheren Durchblutungsstörungen. E isoxsuprine.

**Isoz...:** *Biochemie* s. u. ▸ Isoc...

**Iso|zitronen|säure:** natürliche Hydroxytricarbonsäure in Pflanzen sowie als Intermediärprodukt im ▸ Citrat- u. ▸ Glyoxylatzyklus. E isocitric acid.

**iso|zygot:** *Genetik* in allen Loci ▸ homozygot.

**Iso|zyme:** ▸ Isoenzyme. E isozymes.

**Iso|zytose:** *Hämatologie* **1)** etwa gleiche Größe vergleichbarer Zellen (im normalen Blutbild). **2)** das normale Kernbild der Granulozyten. E isocytosis.

**ISR,** Abk. für Interskapularraum, Regio interscapularis: *Anatomie* Region zwischen den Schulterblättern.

**Isradipin:** ein ▸ Calciumantagonist vom Nifedipin-Typ; ***Anw.*** als Antihypertonikum. E isradipine.

**ISS** *(engl.)*: Abk. für ▸ injury severity score.

**Isthm|ek|tomie:** *Kardiologie* s. u. ▸ Isthmusplastik. E resection of the isthmus aortae.

**Isth|mor|rhaphie:** *Gynäkologie* prophylaktische Entnahme eines vorher geschädigten Stücks der vorderen Wand des Gebärmutterhalses (▸ Isthmus uteri) bei Zervixinsuffizienz (LANG); i. w. S. auch die ▸ SHIRODKAR-Operation. E (uterine) isthmorrhaphy.

**isthmo|zervikale Verschlussschwäche:** *Gynäkologie* ▸ Zervixinsuffizienz. E incompetent cervix.

**Isth|mus** *(latein. = Landenge)*: *Anatomie* relativ enger Abschnitt eines Hohlorgans (Kanalsystems etc.) bzw. schmale Gewebsbrücke. E isthmus. – **I. aortae:** die »Aortenenge« am Übergang des Aortenbogens in die absteigende Aorta in Höhe des Ligamentum arteriosum. – **I. faucium:** die »Rachen-, Schlundenge« in Höhe der Gaumenbögen. – **I. glandularis thyroideae:** das die Seitenlappen verbindende inkonstante Mittelstück der Schilddrüse vor der Luftröhre. – **I. gyri cinguli:** der schmale, in den Gyrus parahippocampalis übergehende Endabschnitt des Gyrus cinguli hinter dem Balkenwulst. – **I. prostatae:** der die Seitenlappen verbindende »Mittellappen« der Prostata dorsal der Pars prostatica der Harnröhre. E i. of prostate. – **I. temporalis:** s. u. ▸ Syndrom des Isthmus temporalis. – **I. tubae auditivae:** Enge zwischen knöchernem u. knorpeligem Teil der Ohrtrompete. – **I. t. uterinae:** Enge zwischen Ampulla u. Pars uterina des Eileiters. – **I. uteri:** etwa 1 cm lange Enge am Übergang des Zervikalkanals in die Uterushöhle.

**Isthmus|atresie:** s. u. ▸ Isthmusstenose.

**Isthmus|gravi|dität:** *Gynäkologie* s. u. ▸ Graviditas tubarica. E isthmic pregnancy.

**Isthmus|plastik:** Erweiterungs- oder Umgehungsplastik einer Aortenisthmusstenose (Koarktation); bei kurzer Enge deren Resektion u. End-zu-End-Anastomosierung der Aortenstümpfe (CRAFOORD, GROSS) oder Längsinzision bzw. Keilresektion u. Quervernähung, evtl. Abtragung eines Intimasporns (VOSSSCHULTE, WALKER); bei längerer Stenose, prä- u. poststenotischem Aneurysma etc. Resektion u. Defektüberbrückung durch ein Arterientransplantat (SHUMAKER, SWAN) oder eine Gefäßprothese (HEBERER, MORRIS, CRAWFORD); auch Einnähen eines ovalären Kunststoffstreifens (VOSSSCHULTE) oder aber Bypass mittels der Arteria subclavia (BLALOCK, CLAGETT, BERNHARD) bzw. einer Gefäßprothese. E plastic repair of stenotic isthmus.

**Isthmus|raffung:** *Gynäkologie* ▸ Isthmorrhaphie. E isthmus suture.

**Isthmus|stein:** *Urologie* in der Pars prostatica oder membranacea der Harnröhre »stecken gebliebenes« Harnkonkrement. E isthmic calculus.

**Isthmus|stenose:** **1)** *Kardiologie* ▸ Aortenisthmusstenose; »umgekehrte I.«: ▸ Aortenbogensyndrom. **2)** *Neurologie* ▸ Aquäduktstenose (Atresie, Septumbildung etc.) mit nicht kommunizierendem Hydrocephalus internus.

**I-Streifen:** I-Bande (der ▸ Myofibrille). E I-band.

**Ist|wert:** der tatsächliche Wert einer Größe; s. a. ▸ Sollwert, ▸ Regelkreis. E actual value.

**Is|urie:** periodische Entleerung etwa gleicher Harnmengen bei Harnblaseninnervationsstörung. E isuria.

**I-System:** *Serologie* (WIENER 1956, MARSH u. JENKINS 1960) Blutgruppensystem (wahrscheinlich in Zusammenhang mit AB0) mit den Eigenschaften **I** (fast universell, mit unterschiedl. Stärkegraden) u. $\mathbf{i_1}$ (selten bei Weißen) bzw. $\mathbf{i_2}$ (selten bei Schwarzen); die antigene Stärke ist mit 18 Mon. voll entwickelt. Das seltene Anti-I tritt als Autoantikörper oder vereinzelt als Isoantikörper (▸ Kälteantikörper) auf. E I blood group.

**IT:** **1)** Abk. für ▸ Immunotoxin. **2)** Abk. für ▸ Immuntoleranz.

**Itai-Itai-Krankheit** *(japan. itai = schmerzhaft)*: auf der Insel Hondo endemische Osteomalazie ausschließlich bei multiparen Frauen in der Menopause; wahrscheinlich eine chron. Cadmium-Vergiftung; oft tödlich. E itai-itai disease.

**Iteration:** Wiederholung, ▸ Stereotypie. E iteration.

**iterativ:** sich – mehrfach – wiederholend. E iterative. – **i. Beschäftigungsunruhe:** bei ALZHEIMER-Krankheit das ständige, aber ineffektive Kramen, Suchen von Gegenständen etc. (**Iterativbewegungen**). – **i. Reiz:** s. u. ▸ Iterativität. – **i. Verhalten:** ▸ Perseveration.

**Iterativität:** Eigenschaft von Strukturen des zentralen Nervensystems, nur durch wiederholte (»iterative«) Reize erregbar zu sein. E iterative excitability.

**Ithy(o)lordosis, Ithyo|kyphosis:** die physiologische Lordose bzw. Kyphose der Hals- u. Lenden- oder

der Brustwirbelsäule. E ithyolordosis, ithyokyphosis.

**-itis:** Suffix »Entzündung«.

**ITN:** Abk. für ▸Intubations-, Intratrachealnarkose.

**Ito:** *Dermatologie* – **I.-Naevus:** überwiegend in Japan vorkommende Hautstörung; entspricht einem Mongolenfleck im Schulter- und Brustbereich. – **I.-Syndrom,** Naevus achromians: (1952) angeborene oder frühmanifeste Pigmentinkontinenz mit – meist beidseitigen – streifenförmigen oder wirbelartigen Hautdepigmentierungen (bei Vorliegen zu kleiner, numerisch normaler Melanozyten), häufig kombiniert mit Skelettfehlbildungen. Wahrscheinlich autosomal-dominant erblich (inkomplette Penetranz). E hypomelanosis of Ito.

**ITP: 1)** *Biochemie* Abk. für ▸Inosintriphosphat. **2)** *Hämatologie* Abk. für idiopathische ▸Thrombozytopenie.

**Itraconazol:** orales Antimykotikum; ***Anw.*** bei Dermatomykosen, Pityriasis versicolor, mykotischer Keratitis.

**IU** *(engl.)*: Abk. für International Unit (▸Internationale Einheit).

**IU(C)D** *(engl.)* Abk. für Intrauterine (contraceptive) device: *Gynäkologie* ▸Intrauterinpessar.

**5-IUDR,** Abk. für 5-Ioduracil-2'-desoxyribosid: s.u. ▸Idoxuridin.

**IUI:** Abk. für ▸intrauterine Insemination.

**IUP:** *Gynäkologie* Abk. für ▸Intrauterinpessar. E IUD.

**i.v.:** Abk. für ▸intravenös (s.a. ▸Injektion). E IV, iv.

**Ivemark-Syndrom** (BJÖRN I., schwed. Kinderarzt), Milzagenesie-Syndrom: **1)** renohepatopankreatische Dysplasie: s.u. ▸CAROLI-Krankheit. **2)** (1955) angeborener, wahrscheinlich durch Embryopathie hervorgerufener (31.–36. Tag) Fehlbildungskomplex. ***Klinik:*** Milzagenesie (oder -dextroposition), Herzfehlbildung (Transposition der großen Gefäße, Pulmonalatresie oder -stenose, Septumdefekte, Dextrakardie etc.); evtl. auch abnorme Lungenlappung, Malrotation, körperlicher u. geistiger Entwicklungsrückstand (Retardierung). Im Blutbild HOWELL-JOLLY- u. HEINZ-Körperchen. Häufig Schwachformen. E Ivemark's syndrome.

**Ives-Rastertafeln:** zwei entgegengesetzt drehbare transparente Scheiben mit Linienraster zur Prüfung von Sehschärfe u. Augenmuskelgleichgewicht.

**IVF:** Abk. für In-vitro-Fertilisation; s.u. ▸Embryotransfer.

**IVGT(T):** Abk. für intravenöser ▸Glucosetoleranztest. E IVGTT.

**Ixodes:** parasitäre Schildzecken-Gattung [Ixodidae]; Erreger der **Ixodiasis** (▸Zeckenlähmung) u. Überträger von Infektionserregern (FSME, Rickettsien, Ehrlichia, Coxiella, Francisella, Borrelia). – **I. ricinus,** Holzbock: häufigste Zeckenart in Mitteleuropa; s.a. ▸Zecken, ▸Lyme-Borreliose.

**Ixodidae,** Haftzecken, Schildzecken: s.u. ▸Zecken.

**IXT:** Abk. für ▸Trofosfamid.

**I-Zell-Erkrankung:** das ▸LEROY(-DEMARS)-Syndrom. E I-cell disease.

**IZF:** Abk. für ▸Intrazellularflüssigkeit.

**I-Zone:** *Histologie* s.u. ▸Muskelkontraktion, ▸Myofibrille.

**IZR:** Abk. für ▸Intrazellularraum.

# J

**J:** Kurzzeichen für *chem* Jod (international durch I ersetzt), *physik* Joule, Wärmeäquivalent (▸JOULE-Äquivalent), Enthalpie, *kard* J-Punkt, *radiol* Ionendosis.

**$^{131}$J:** Jod-131. E $^{131}$I.

**Jaboulay-Operation** (MATHIEU J., 1860–1913, Chirurg, Lyon): **1)** ▸Hemipelvektomie. E Jaboulay's amputation. **2)** J.-BRIAN-Methode: End-zu-End-Gefäßanastomosierung mit evertierenden Matratzen-Einzelknopfnähten. **3)** Hydrozelen-Op. analog der ▸WINKELMANN-Op. E J.'s method.

**Jaccoud** (SIGISMOND J., 1830–1913, Arzt, Paris). – **J.-Arthritis:** ulnare Deviation der Langfinger bei Kapsellockerung der Fingergrundgelenke, manchmal auch mit Schwanenhalsdeformität der Mittelgelenke, als Folgezustand eines prolongierten oder rezidivierenden rheumatischen Fiebers (Streptokokkenrheumatismus); tritt auch bei systemischem Lupus erythematodes auf. – **J.-Zeichen: 1)** systolische Einziehung der Zwischenrippenräume im Bereich einer adhäsiven Perikarditis. E Jaccoud's sign. **2)** Klangwechsel der Stimme bei Aneurysma der Brustaorta (Folge der Druckparese des N. recurrens).

**Jacketkrone** *(engl. jacket = Mantel): Zahnmedizin* keramische Mantelkrone, die dem – entsprechend präparierten – natürl. Zahn aufgesetzt wird. E jacket crown.

**Jackson** (**1)** CHEVALIER J., 1865–1958, HNO-Arzt, Philadelphia; **2)** JOHN H. J., 1834–1911, Neurologe, London). – **Jackson-Anfall** (JOHN H. J.): fokaler (partieller) epileptischer Anfall, ausgehend von einem Hirnrindenbezirk in der Zentralregion; beginnt als (somato)motorischer Anfall, d.h. bei Auslösung in der Präzentralregion, mit Zuckungen im zugehörigen Segment einer Körperseite u. breitet sich dann in benachbarte Körperregionen aus (sog. **J.-Marsch** ); verläuft meist ohne Bewusstseinseinschränkung. Ist als (somato)sensibler Anfall, d.h. bei Ursprung in der Postzentralregion, durch Empfindungsstörungen (Dys- oder Parästhesien) entsprechend segmental auf einer Körperseite gekennzeichnet. E jacksonian seizure. – **J.-Epilepsie** (JOHN H. J.): einfache fokale Anfälle; auch als epileptischer Status (**J.-Status**), d.h. mit Bestehenbleiben lokalisierter Myoklonien zwischen den Anfällen u. Übergang in Epilepsia partialis continua KOJEWNIKOW. E j. epilepsy. – **J.-Haltung** (CHEVALIER J.): *Anästhesiologie* Kopfhaltung für die ▸Intubation: Rückwärtsneigung (Reklination) und Anheben (Elevation) des Kopfes (Kissen unter Hinterhaupt) u. flach aufliegenden Schultern. – **J.-Syndrom** (JOHN H. J.), J.-Lähmung, SCHMIDT-Syndrom, Hemiplegia alternans infima s. hypoglossica: ventrales paramedianes ▸Oblongata-Syndrom mit gleichseitiger Hypoglossuslähmung u. Gliedmaßenlähmung auf der Herdgegenseite. E Jackson's syndrome. – **J.-Ulkus** (CHEVALIER J.): chron. Stimmbandgeschwür (evtl. als Kontaktulkus) im Bereich des Processus vocalis, v.a. nach exzessivem Stimmaufwand.

**Jackson-Rees-System** (GORDON J.-R., 1918–2001, engl. Anästhesist): halb offenes Narkosesystem für Kindernarkose (s. Abb.). E Jackson-Rees system.

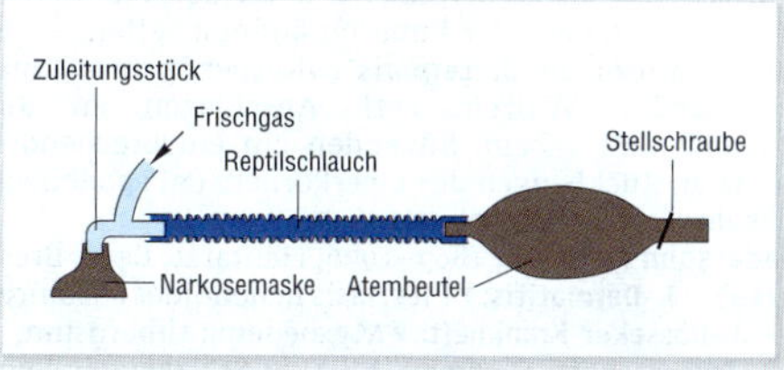


**Jackson-Rees-System.** [314]

**Jacob-Monod-Modell** (FRANÇOIS J., geb. 1920, Genetiker, Paris; JACQUES M., 1910–1976, Biologe, Paris; bd. 1965 Nobelpreis für Medizin): *Genetik* (1961) Modell der – induziblen u. repressiblen – Enzymsynthese; mit vier Komponenten: 1) zusammengehörige Gruppe von Strukturgenen, die eine bestimmte biochem. Synthesekette kontrollieren; 2) ▸Operator-Gen (dort Schema), das über Induktion oder Repression der Transkription oder -lation der Strukturgene entscheidet; 3) zwischen (1) u. (2) eingeschaltete Promotor-Region, an der die Transkription der DNS bzw. Translation der messenger-RNS der Strukturgene beginnt; 4) das topisch davon unabhängige Regulator-Gen, das eine spezifische Repressor-Substanz produziert. – Modus der Regulation der ▸Eiweißbiosynthese durch Zusammenwirken von Repressor, Operator u. spezifischen Induktoren (Effektoren): Im repressiblen System inaktiviert die Verbindung der – evtl. durch einen Korepressor freigesetzten oder aktivierten – Repressor-Substanz mit dem Operator die Operatorfunktion u. verhindert dadurch die Transkription oder Translation der Strukturgene u. die Proteinsynthese; im induziblen System inaktiviert die Verbindung des spezif. Induktors (Substratmolekül oder Metabolit) mit dem Repressor die Repressorfunktion u. setzt dadurch die Transkription, Translation u. Enzymsynthese frei (= Derepression).

**Jacobson** (**1)** EDMUND J., 1885–1976, amerik. Physiologe; **2)** LUDVIG LEVIN J., 1783–1843, Anatom, Kopenhagen; später Militärarzt; **3)** OTTO J., dt. Röntgenologe). – **J.-Anastomose** (LUDVIG LEVIN J.): die vom N. tympanicus (**J.-Nerv**) u. N. petrosus minor hergestellte Verbindung zwischen Ganglion inferius nervi glossopharyngei u. Ganglion oticum. E Jacobson's anastomosis. – **J.-Geflecht** (LUDVIG LEVIN J.): ▸Plexus tympanicus. E J.'s plexus. – **J.-Knorpel** (LUDVIG LEVIN J.): ▸Cartilago vomeronasalis. E J.'s cartilage. – **J.-Muskelrelaxation** (EDMUND J.): ▸Muskelrelaxation, progressive. – **J.-Organ** (LUDVIG LEVIN J.): ▸Organum vomeronasale. E J.'s organ. – **J.-Phänomen** (OTTO J.): *Röntgenologie* ▸Mediastinalpendeln.

**Jacoby-Linie** (ABRAHAM J., 1830–1919, Kinderarzt, New York): geradlinige Verbindung zwischen den höchsten Punkten der Crista iliaca beidseits; schneidet normalerweise den Dornfortsatz des 4. Lendenwirbels.

**Jacod(-Negri)-Syndrom, -Trias,** petrosphenoidales Syndrom: das durch einen die Schädelbasis durchwuchernden Rachentumor (Epipharynxtumor) verursachte »Syndrom der mittleren Hirnnervengruppe« mit gleichseit. Hirnnervenausfall II–VI (Ophthalmoplegie [Trochlearis-, Abduzenslähmung; Ptose], Amaurose, Sensibilitätsstörungen, Schmerzen im Gesicht, Kaumuskellähmung). E Jacod's syndrome.

**Jactatio,** Iactatio, Jaktation: rhythmisches Sich-hin-und-her-Werfen des Kranken (z.B. im Delirium) oder ein entsprechendes »Kopf-« oder »Gliederwerfen«. E jactitation. – **J. capitis:** Verhaltensstörung der Säuglinge u. Kleinkinder (bei ca. 1,5 %); meist im Einschlafstadium = J. nocturna, in Form eines unablässigen Hinundherrollens des Kopfes; von manchen Autoren zu den Lustgewohnheiten gerechnete Bewegungsstereotypie, v.a. bei vernachlässigten, in ihren sozialen Beziehungen gestörten u. frustrierten Kindern; mit zunehmendem Alter tagsüber als J. diurna (»Wachstereotypie«) von vermehrter pathol. Bedeutung, nach der Pubertät äußerst selten. – Als Extremform die **J. corporis** (»Körperwerfen«) mit Hin-und-her-Wälzen, evtl. Anschlagen an die Wand; ferner beim Sitzenden ein entsprechendes Vor- u. Rückbeugen des Oberkörpers (»Pagodenwackeln«). E iactatio capitis.

**Jadassohn** (Josef J., 1863–1936, Hautarzt, Bern, Breslau). – **J.-Dermatitis:** ▸Pityriasis lichenoides chronica. – **J.-Dösseker-Krankheit:** ▸Myxoedema tuberosum. – **J.-Franceschetti-Syndrom:** ▸Bloch-Sulzberger-Syndrom. – **J.-Krankheit:** ▸Granulosis rubra nasi. – **J.-Lewandowsky-Anomalie:** ▸Pachyonychia congenita. – **J.(-Tieche)-Nävus:** blauer ▸Naevus. – **J.-Pellizzari-Krankheit:** ▸Anetodermie.

**Jaeger-Sehprobe:** Drucktexte mit verschiedenen Schriftgrößen (kleinster Schriftgrad: 3 Punkt = »Brillant« ~ 1 mm) zur Prüfung der Nahsehschärfe. S.a. ▸Sehprobe. E Jaeger's test.

**Jaffé-Lichtenstein(-Uehlinger)-Syndrom** (Henry L.J., 1896–1979; Louis L.,1906–1977, New York; Erwin Ue., 1899–1980, Zürich; Pathologen), Osteodystrophia fibrosa unilateralis, nicht ossifizierendes juveniles Osteofibrom, halbseitige v.-Recklinghausen-Krankheit: im 5.–15. Lj. beginnende, schubweise fortschreitende Skelettfehlbildung infolge fibröser Dysplasie mit Ersatz des Knochenmarks durch faserreiches Bindegewebe, exzentrischer Atrophie der Kompakta, fibrozystischem Umbau (Pseudozysten) u. Auftreibung der platten u. der langen Röhrenknochen (Meta-Diaphyse) mit Verkrümmung. ***Klinik:*** Knochenschmerzen, Spontanfrakturen (v.a. Femur); evtl. leichte Vermehrung der alkal. Phosphatase. Häufig auch Pigmentverschiebung u. endokrine Störungen (▸Albright-Krankheit). E fibrous dysplasia of Jaffé-Lichtenstein.

**Jaffe-Probe** (Max J., 1841–1911, Internist, Königsberg i.Pr.): Nachweis von »präformiertem Creatinin« in Harn, enteiweißtem Blut etc. anhand der in der Kälte (10–25 °C) auftretenden Gelb- bis Dunkelrotfärbung beim Alkalisieren (mit wässriger NaOH) der mit Pikrinsäure-Lsg. versetzten Probe; rel. unspezifisch (Färbung auch durch andere chromogene Substanzen). E Jaffe's test.

**Jagdhundlage:** ▸Chien-de-Fusil-Stellung.

**Jakob-Creutzfeldt-Krankheit:** ▸Creutzfeldt-Jakob-Krankheit.

**Jaktation:** ▸Jactatio. E jactitation.

**Jamais-vu** *(franz. = noch nie gesehen): Psychologie* Entfremdungserlebnis, d.h. Nichterkennen der vertrauten Umgebung. V.a. als Anfallssymptom bei partieller (komplex fokaler) Epilepsie (der Temporalrinde). Grundlage der epileptischen Traumillusionen. – Vork. auch als **Jamais-entendu** (nie gehört) oder **Jamais-vécu** (nie erlebt). S.a. ▸Déjà-vu. E jamais vu.

**Jambulbaum,** Syzygium cumini: auf dem malayischen Archipel und in Ostindien vorkommende Baumpflanze. In spezieller Aufbereitung (Rinde) nachweislich wirksam bei akuten Durchfallerkrankungen, Entzündungen im Mund- und Rachenbereich sowie leichten oberflächlichen Hautentzündungen.

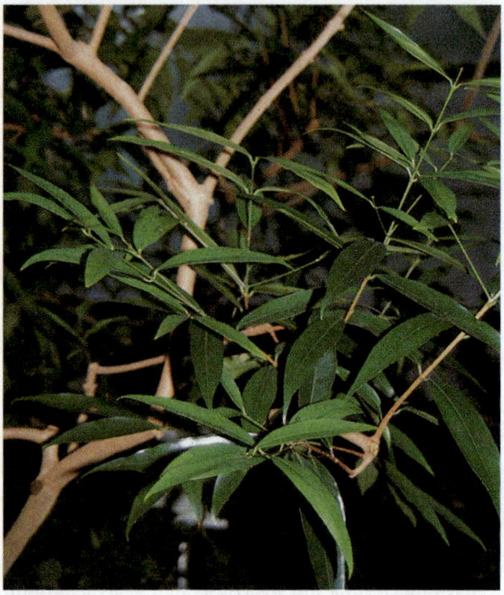

**Jambulbaum.** [399]

**James-Box-Test:** *Kardiologie* modifizierter ▸Hugh-Jones-Stufentest (mit quaderförmiger Kastenstufe).

**James-Bündel:** *Kardiologie* Leitungsfasern des Vorhofmyokards, die – mit Querverbindungen zum mittleren u. vorderen Bündel – den Atrioventrikularknoten erst im distalen Teil erreichen. E James bundle, J. fibers.

**Jammerecke:** *Chirurgie* ▸Billroth-Jammerecke.

**Jamshidi-Nadel:** Stanznadel-Modell für die Knochenmarkbiopsie.

**Janet** (Jules J., 1861–1940, Urologe, Paris). – **J.-Kanüle:** aufschraubbare kurze Kanüle (spitzkonisch oder kugelig auslaufendes Ende) für J.-Spritze. E Janet's cannula. – **J.-Spritze:** kalibrierte Glasspritze (50–200 ml) mit bügelartigem Handgriff u. Spezialkonus zum Aufschrauben der J.-Kanüle; v.a. zur Blasenspülung (evtl. über Katheter). E J.'s syringe.

**Janetta-Operation:** mikrochirurgische Operation zur Therapie der ▸Trigeminusneuralgie, mit Verlagerung u. Unterfütterung von Gefäßen im Bereich des Ganglion trigeminale. E Janetta's operation.

**Jangtse-Fieber:** ▸Katayama-Krankheit. E Jangtse fever.

**Janiceps,** Januskopf: in der oberen Körperhälfte verschmolzene Doppelfehlbildung mit zwei diametral zur Seite gerichteten Gesichtern. E janiceps.

**Jansen (1)** Albert J., 1859–1933, HNO-Arzt, Berlin; **2)** Murk J., 1863–1935, Orthopäde, Leiden). – **J.-Fußgeschwulst** (Murk J.): marschbedingte schmerzhafte Fußrückenschwellung durch venöse Stauung infolge Verspannung der Musculi interossei u. sekundäre Periostose. E Jansen's march(ing) edema. – **J.-Operation** (Albert J.): Bildung einer breiten Verbindung zwischen Stirnhöhle u. Nase durch teilweise Knochenentfernung, kombiniert mit Schleimhautkürettage. E J.'s operation. – **J.-Syndrom** (Murk J.): ▸Dysostosis enchondralis metaphysaria (1). E J.'s syndrome.

**Jansky-Syndrom:** ▸Dollinger-Bielschowsky-Syndrom. S.a. ▸Ceroid-Lipofuscinose. E Jansky-Bielschowsky syndrome.

**Janus|grün; Janus|rot; Janus|schwarz:** *Zytologie* Azofarbstoffe zur Vitalfärbung von Mitochondrien. E Janus green.

**Januskopf:** *Pathologie* ▸Janiceps.

**Janus-Syndrom,** Bret-Syndrom: s.u. ▸Swyer-James. E unilateral hyperlucent lung syndrome.

**Janz-Syndrom:** ▸Impulsiv-Petit-Mal.

**Japan-B-Enzephalitis-Virus,** Abk. JBE: ein Flavivirus (ARBO-Virus B) in Japan, Südostasien u. Indien; Erreger der ▸Encephalitis japonica bei Mensch u. Pferd

(Impfung vorhanden). Natürliches Reservoir: Wildvögel; Überträger: Stechmücken. E Japanese B encephalitis virus.

**Japanisches Fieber:** **1)** Japanisches ▸Herbstfieber. **2)** Siebentagefieber: durch Leptospira hepdomadis hervorgerufene kurzfristige Leptospirosen wie Akiyami B, Nanukayami, Saku- u. Feldfieber. E Japanese fever. **3)** Überschwemmungs-, Flussfieber: ▸Tsutsugamushi. – **J. Hämagglutinationsvirus:** ▸Sendai-Virus. – **J. Pärchenegel:** ▸Schistosoma japonicum. – **J. Sommerdiarrhö:** ▸Ekiri.

**Japonica B:** ▸Encephalitis japonica. E Japanese B encephalitis, japonica B.

**Jargọn|aphasie,** Kauderwelschaphasie: sensorische Aphasie mit erhaltener Sprachmelodie (»Jargonparaphasie«), während die einzelnen Wörter verstümmelt u. unverständlich sind. E jargon aphasia.

**Jarisch** (ADOLF J., 1891–1965, Physiologe, Innsbruck). – **J.-Effekt:** ▸BEZOLD-JARISCH-Reflex. – **J.-Reaktion:** ▸HERXHEIMER-JARISCH-Reaktion.

**Jasper(-Penfield)-Schema:** ▸Homunculus.

**Jastrowitz-Zeichen** (MORITZ J., 1839–1912, Psychiater, Berlin): **1)** ▸Moria bei Stirnhirnaffektion. **2)** Fehlen des Kremasterreflexes als Hinweis auf organische Ursache einer einschläg. Lähmung.

**Ja-Tremor:** Kopftremor mit nickenden (»Jasagenden«) Bewegungen, z.B. als seniler Tremor u. bei PARKINSON-Syndrom. E head nodding tremor.

**jauchig:** *Pathologie* mit jauchigem (= fötidem) Geruch; ▸putrid. E ichorous.

**Javạnica:** Serogruppe von Leptospira interrogans.

**javanischer Gelbwurz:** ▸Curcumae xanthorrhizae rhizoma.

**Javelle-Wasser,** Eau de Javel(le): wässrige Kaliumhypochlorit-Lösung, s.u. ▸Chlorgasdesinfektion. E javelle water.

**JBE-Virus:** Abk. für Japan-B-Enzephalitis-Virus.

**JC-Virus:** humanes Polyoma-Virus JC (nach den Initialen des ersten Patienten); gilt als Erreger der progressiven multifokalen ▸Leukoenzephalopathie. E JCV.

**Jẹcur** *(latein.)*, Iecur: Leber.

**Jefferson** (G. J., brit. Chirurg). – **J.-Fraktur:** seltene Luxationsfraktur des Atlas (beidseitige Ringsprengung) mit Einriss des Ligamentum transversum. E Jefferson's fracture. – **J.-Syndrom:** Symptome bei Aneurysmen der A. carotis interna im Foramen lacerum: einseitiger Kopfschmerz (in Stirn, Augenhöhle) u. subjektive Ohrgeräusche, Oberlidptose, ▸Trochlearislähmung, Sensibilitätsstörungen (Wange, Hornhaut). E J.'s syndrome.

**jejunạl(is)** *(latein.)*: das ▸Jejunum betreffend. S.a. ▸Jejunal..., ▸Jejunum..., ▸Dünndarm... E jejunal.

**Jejunạl|atresie:** angeborener Jejunum-Verschluss; s.a. ▸Dünndarmatresie, ▸Apfelschalen-Syndrom. E jejunal atresia.

**Jejunạl|fistel, künstliche:** ▸Jejunostomie. E artificial jejunal fistula.

**Jejunạl|geschwür:** ▸Ulcus pepticum des Jejunums.

**Jejunạl|phlegmone:** schwerste, fortschreitende Form der ▸Jejunitis (v.a. bei Kachexie, Alkoholismus) mit Fibrinbelägen der Serosa, subserösem Ödem, Mukosanekrose (u. Blutung).

**Jejunịtis:** Dünndarmentzündung (▸Enteritis) im Bereich des Jejunums; häufig als sog. Sommerdiarrhö. E jejunitis.

**Jejuno|ileo|stomịe:** Anastomosierung von Jejunum u. Ileum; u.a. früher als – nicht risikolose – gewichtsreduzierende Maßnahme (»ilealer Bypass«; s.a. ▸Ileumausschaltung). E jejunoileostomy.

**Jejuno|jejuno|stomịe:** Anastomosierung zweier Jejunumsegmente; End-zu-End v.a. zur Kontinenzherstellung nach Resektion, Seit-zu-Seit z.B. bei Sandwichanastomose, End-zu-Seit bei ROUX-Y-Anastomose. E jejunojejunostomy.

**Jejuno|stomịe:** operativ angelegte »Jejunalfistel« (s.a. ▸Enterostomie), möglichst als hohe J. (an der 1. Schlinge), u.U. als »doppelte J.«; provisorisch als Ernährungs- u. gleichzeitig Entlastungsfistel (z.B. bei Nahtinsuffizienz nach Magenresektion, bei Ileus; definitiv als Ernährungsfistel, v.a. bei inoperablem Speiseröhren-, Kardia-, Magenkarzinom). E jejunostomy.

**Jejụnum,** Leerdarm: mittlerer Abschnitt (ca. $^2/_5$) des ▸Dünndarms zwischen Duodenum (ab ▸Flexura duodenojejunalis) u. Ileum. Im Vergleich zum ▸Ileum besitzt das Jejunum längere Zotten (Villi intestinales), kürzere LIEBERKÜHN-Krypten (Glandulae intestinales), längere KERCKRING-Falten (Plicae circulares), weniger Becherzellen. E jejunum.

**Jejunum|ersatz|magen:** plastisch durch Vereinigung von Jejunum u. Ösophagus oder durch Interposition einer Jejunumschlinge gebildeter ▸Ersatzmagen.

**Jejụnum|fistel:** krankhaft entstandene oder operativ – als Ernährungsfistel – herbeigeführte (▸Jejunostomie) Fistel des Leerdarms. E jejunal fistula.

**Jejunum|ịleum|duplikatur:** Dünndarmverdopplung im Jejunum u. Ileum als häufigster Lokalisationstyp der ▸Darmduplikatur. E jejunoileal duplication.

**Jejụnum|inter|position:** *Chirurgie* operative Zwischenschaltung eines Jejunumsegments (meist die oberste Schlinge, u. zwar einläufig u. isoperistaltisch) zwischen zwei Hohlorgan(stümpf)e, v.a. zur Wiederherstellung der Passage nach Resektion im Bereich von Speiseröhre (TOREK), Kardia u. Magen, nach Antrum-erhaltender Magenresektion (NISSEN-BANDURSKI) mit Gallenwegsrekonstruktion; s.a. ▸Antirefluxplastik (dort Abb.).

**Jellinek** (STEFAN J., 1871 – 1968, Pathologe, Wien). – **J.-Spirale:** regelmäßig spiralige Muskelfaserveränderung als Folge elektrothermischer Schädigung. – **J.(-Teillais)-Zeichen:** Pigmentzunahme im Bereich der Augenlider (evtl. auch des Mundbereichs) bei ▸Thyreotoxikose. E Jellinek's sign.

**Jenaer Nomenklatur:** s.u. ▸Nomina anatomica.

**Jendrassik** (ERNÖ J., 1858–1921, Internist, Budapest). – **J.-Handgriff:** Kunstgriff für erleichterte Auslösung des Patellar- oder Achillessehnenreflexes; u. zwar der kräftige Zug der untersuchten Person an ihren ineinander verhaltenen Händen. E Jendrassik's maneuver. – **J.-Zeichen:** Augenmuskelschwäche als Hinweis auf endokrinen Exophthalmus. E J.'s sign.

**Jenner-Impfung** (EDWARD J., 1749–1823, engl. Arzt, Berkeley/Gloucestershire): Pockenschutzimpfung. E Jenner's vaccination.

**Jensen-Krankheit:** ▸Chorioiditis juxtapapillaris. E Jensen's disease.

**Jerne** (NIELS KAJ J., Immunologe, Frankfurt/M., Basel; Nobelpreis für Medizin 1984, zusammen mit G. KÖHLER u. C. MILSTEIN [monoklonale Antikörper]). – **J.-Technik,** (Hämolyse-)Plaquetechnik: In-vitro-Nachweis der Antikörperbildung immunkompetenter Zellen anhand proportionaler Plaquebildung (hämolytische Höfe von ca. 0,25 mm ∅); hierzu werden Antikörperbildende B-Lymphozyten von mit Schaf-Ery immunisierten Kaninchen in einer Gewebekultur-Nährlösung ohne Serum suspendiert, gewaschen, mit Schaf-Ery u. Agar-Lsg. in PETRI-Schalen gegeben u. nach Inkubation (1 Std. bei 37 °C) mit Komplement überschichtet. E Jerne's technique. – **J.-Theorie:** s.u. ▸Selektionstheorie (2). E J.'s theory.

**Jervell-Lange-Nielsen-Syndrom:** autosomal-rezessiv erbliche Kombination von Taubstummheit, Kammertachykardien u./oder Kammerflimmern (EKG: verlängerte Q-T-Dauer, pathologische T-Zacke). ***Klinik:*** synkopale Anfälle, die zu plötzlichem Tod führen können. S.a. ▸ROMANO-WARD-Syndrom, ▸QT-Syndrom. E Jervell and Lange-Nielsen syndrome, cardioauditory syndrome.

**Jeryl-Lynn-Vakzine:** Impfstoff aus abgeschwächtem Virus des gleichnam. Stammes (benannt nach Vornamen eines Mädchens) für Mumps-Schutzimpfung. E Jeryl-Lynn vaccine.

**Jeschke-Gitter:** spezielles Drahtgitter als einfaches Zielgerät für Schenkelhalsnagelung.

**Jet** *(engl.)*: Strahl, Düse. – **J.-Injektor:** Impfpistole. E jet injector. – **J. Leg:** tiefe Beinvenenthrombose nach Langstreckenflug, s.a. ▶Economy-Class-Syndrom. – **J.-Lesion:** *Kardiologie* fleckförmige Fibrose der einer erheblichen hämodynamischen Belastung ausgesetzten Gefäßwand- oder Herzwandabschnitte in u. unmittelbar hinter einer kurzen Lichtungseinengung, u. zwar bei Pulmonal-, Aorten(isthmus)stenose bzw. bei Kammerseptumdefekt. – **J.-Stream-Aneurysma:** Aneurysma, das sich als Folge geänderter Druckverhältnisse hinter einer Gefäßstenose entwickelt. – **J.-Wash-Methode:** (GRAVLEE) Gebärmutterspülung zur Diagnostik des symptomlosen Korpuskarzinoms anhand der ausgespülten Zellen.

**Jetlag:** v.a. chronobiologisch bedingte Beschwerden nach Langstreckenflügen.

**Jeune** (MATHIS J., 1910–1983, franz. Kinderarzt). – **J.-Syndrom:** (1955) angeborene Veränderung des knöchernen Brustkorbs, charakterisiert durch kurze, horizontal orientierte Rippen. Geht mit mehr oder minder starker Atemstörung u. Kleinwuchs einher; evtl. Niereninsuffizienz, Leber- u. Pankreasfibrose, Retinopathie. E Jeune's disease, J.'s syndrome, asphyxiating thoracic dysplasia. – **J.-Tommasi-Freycon-Nivelon-Syndrom:** eine wahrscheinlich erbliche (autosomalrezessiv?) fortschreitende Innenohrschwerhörigkeit mit zerebellarer Ataxie (Intentionstremor) u. Oligophrenie. Ferner Minderwuchs, PSR-Abweichung, Pigmentanomalien, Lebervergrößerung, Myokardsklerose.

**Jirásek-Zuelzer-Wilson-Syndrom** (ARNOLD J., 1887–1960, Chirurg, Prag; WOLF Z.; JAMES L. W.), neurogener Ileus: Variante des angeborenen aganglionären Megakolons (HIRSCHSPRUNG-Krankheit) mit schwerem Ileuszustand bereits in den ersten Lebenstagen oder -wochen. E congenital colon aganglionosis.

**Jirout-Syndrom:** ▶Syndrom der Kaudalverschiebung des Hirnstammes.

**Jitter** *(engl.):* Variabilität des Zeitintervalls zwischen dem Auftreten der Potentiale eines Potentialpaares bei der Einzelfaser-Elektromyographie von zwei Muskelfasern derselben motorischen Einheit. Der J. beruht auf einer variablen Dauer der Impulsüberleitung in den axonalen Endaufzweigungen u. den motorischen Endplatten; liegt beim gesunden Muskel bei ca. 20 ms. Er ist bei neuromuskulären Übertragungsstörungen wie z.B. der ▶Myasthenia gravis u. sich im distalen Nervenendaufzweigungsbereich abspielenden pathologischen u. regenerativen (Sprossungs-)Prozessen erhöht; s.a. intermittierende ▶Blockierung.

**Jitter-Phänomen:** ▶Jitter.

**Jk:** Antigen $Jk^a$, $Jk^b$ des ▶KIDD-Systems. E Jk antigen.

**J-Kette:** ▶joining chain.

**JNA:** Abk. für Jenaer ▶Nomina anatomica.

**Jo...:** s.a. ▶Io...

**Joachimsthaler (Lungen-)Krankheit:** im St. Joachimsthaler Bergbaugebiet (Nordwestböhmen) vorkommendes, wahrscheinlich v.a. strahleninduziertes (▶Radon) Bronchialkarzinom; weitgehend übereinstimmend mit der Schneeberger Lungenkrankheit.

**Jobert** (ANTOINE JOS. J. DE LAMBELLE, 1799–1867, Chirurg, Paris). – **J.-Grube:** die bei stark außenrotiertem Oberschenkel u. gebeugtem Knie auftretende Weichteilgrube zwischen den Mm. adductor magnus (oben), sartorius u. gracilis. E Jobert's fossa. – **J.-Naht:** (historische) Darmnaht durch sämtliche Wandschichten. E J.'s suture.

**Job syndrome** *(engl.):* ▶Hiob-Syndrom.

**Joch|bein:** ▶Os zygomaticum; s.a. ▶Jochbogen... E zygomatic bone.

**Joch|bogen:** ▶Arcus zygomaticus. E zygoma.

**Jochbogen|abszess:** s.u. ▶Zygomatizitis. E zygomatic abscess.

**Jochbogen|fraktur:** Fraktur (meist Impressionsfraktur) des Arcus zygomaticus; isoliert oder in Verbindung mit Mittelgesichtsverletzung (z.B. Jochbein-Kieferhöhlen-Fraktur); s.a. ▶LE FORT... E zygomatic (arch) fracture.

**Jochbogen|zellen:** mit den Warzenfortsatzzellen (Cellulae mastoideae) in Verbindung stehende, individuell ausgeprägte Pneumatisationszellen im Jochbogen des Schläfenbeines. Oft an Mastoiditis beteiligt (s.a. ▶Zygomatizitis). E pneumatic cells of zygoma.

**Joch|fortsatz:** ▶Processus zygomaticus (des Oberkiefers bzw. Stirn- bzw. Schläfenbeines). E zygomatic process.

**Jod,** Iod(um), Abk. J, Abk. I: ein Element der Halogengruppe; ein Nichtmetall; meist 1-, ferner 3-, 5- u. 7-wertig; Atomgew. 126,9044, OZ 53; 24 Isotope ($^{117}I$–$^{139}I$). Ist für den menschl. Organismus als Spurenelement essentiell, v.a. zum Aufbau der ▶Schilddrüsenhormone. *ther* ***Anw*** *(elementar, Jodtinktur,* LUGOL-Lsg., Jodide, Jodate, organ. Substanzen; rel. häufig J-Allergie) als äußerliches Desinfizienz (auch zur Wundbehandlung) sowie zur J-Substitution (▶Jodbehandlung). S.a. ▶Jod... E iodine. – **J., butanol|extrahierbares:** ▶butanol-extractable iodine. – **J., protein|gebundenes:** ▶PBI. E protein-bound iodine.

**Jod-131,** Abk. $^{131}J$, $^{131}I$: ein künstliches J-Isotop; ein β- u. γ-Strahler mit 0,2 (max. 0,61; 0,81) bzw. 0,36 u. 0,6–0,72 MeV; Halbwertszeit 8,04 Tage; kritisches Organ Schilddrüse; ***Anw.*** zur ▶Radiojodtherapie. – **Jod-123** ($^{123}I$, HWZ 13 h, γ-Energie 0,159 MeV) ist für ▶Schilddrüsenszintigraphie, ▶Radiojodtest u.a. In-vivo-Untersuchungen geeignet, das **Jod-132** ($^{132}I$, HWZ 2,4 h, γ-Energie 0,66 u. 0,78 MeV) v.a. für Kurztests. – **Jod-125** ($^{125}I$, HWZ 60 Tage, γ-Energie 27 keV) wird v.a. für In-vitro-Untersuchungen (radioaktive Markierung von Proteinen, Hormonen u.a. Substanzen) verwendet (engl.: iodine-123 (-132, -125)). E iodine-131.

**Jod|akkumulations|störung:** Unfähigkeit der Schilddrüse, Jodid anzureichern. E iodine trapping defect.

**Jod|akne:** nach innerlicher Anw. von J-Präparaten aufschießende papulopustulöse, z.T. karbunkelartige Follikulitiden (z.B. im Gesicht). E iodide acne.

**Jod|amoeba bütschlii:** häufig beim Menschen vorkommende wenig pathogene Darmamöbe; häufigste Amöbe des Schweines, seltener des Affen. Die vegetative Form (10–20 µm) ist träge beweglich; der Kern mit großem Binnen- u. dicht angelagerten Chromatinkörpern; im Zytoplasma Bakterien enthaltende Nahrungsvakuolen. Die Zyste (8–15 µm) ist einkernig, unregelmäßig, enthält eine große, glykogenhaltige Vakuole (bei Jodzusatz dunkelbraun).

**Jo|dase:** ▶Jodidpermease. E iodase.

**Jodat:** Salz der Jodsäure ($HIO_3$), z.B. Kaliumjodat ($KIO_3$), Natriumjodat ($NaIO_3$). E iodates.

**Jod|ausschlag:** die Hauterscheinungen infolge Überempfindlichkeit gegen Jodpräparate; generalisiertes Exanthem, Jodakne, -purpura, -ekzem, bullöses u. nodöses Jodexanthem, evtl. Jododerma tuberosum.

**Jod|avidität:** »Jodhunger« eines Organs, v.a. der Schilddrüse. Nachweisbar im funktionellen Schilddrüsen-Szintigramm (Uptake-Test): hohe J. bei Jodmangelstruma u. Hyperthyreose, niedrige bei exogener Jodverseuchung u. Hypothyreose.

**Jod|behandlung:** Verabreichung von Jodverbindungen (Kalium-Jodid) zur Therapie u. Prophylaxe Jodmangel-bedingter Schilddrüsenkrankheiten. Hohe Dosen (bis 1 g J/Tag) wirken thyreostatisch u. dienen als Operationsvorbereitung bei schwerer immunogener Hyperthyreose (▶PLUMMER-Jodbehandlung); höhere Dosen (100 mg) werden zur Hemmung der Jodaufnahme in die Schilddrüse nach Reaktorunfällen eingesetzt. Zur Strumaprophylaxe dient auch ▶jodiertes Speisesalz. E iodotherapy.

**Jod|dermatitis:** entzündliche Kontaktreaktion der Haut (mit oder ohne Blasenbildung; lamellöse Abschälung) am Ort einer – wiederholten – Einpinselung mit Jodtinktur; beim Sensibilisierten bereits nach einmaliger Anw. u. verstärkt. E iodine dermatitis.

**Joddesoxyuridin:** ▶Idoxuridin.

**Jodlekzem:** **1)** reines Jodexanthem nach Einnahme von J-Präparaten. **2)** lokale toxische Ekzemreaktion der Haut nach – längerem – Kontakt mit Jod (z.B. Zahnpaste) oder Jodoform. E iodine eczema.

**Jodlfehllverwertung:** verschiedenartige, meist autosomal-rezessiv genetisch bedingte Defekte der Schilddrüsenhormonsynthese. ***Einteilung:*** Defekt der Jodakkumulation (Jodinationsdefekt) oder Jodorganifizierung (Jodisationsdefekt; z.B. ▸PENDRED-Syndrom), Defekt der Konjugation (Mono- u. Dijodthyrosin können nicht zu $T_3$ bzw. $T_4$ gekoppelt werden), Störung der Thyreoglobulinsynthese, Defekt der Dejodierung von Jodthyrosinen (Dejodasedefekt), Defekt der Hormonfreisetzung (Proteasedefekt). ***Klinik:*** Struma, angeborene ▸Hypothyreose unterschiedlichen Grades mit Störungen der ZNS-Entwicklung (bis zum Kretinismus). E defective organification of iodine.

**Joldid,** Iodid: Salz der Jodwasserstoffsäure HJ; s.a. ▸Jodat. E iodide.

**Jodidlpermease,** Jodase: Enzym, das die Jodid-Anreicherung in der Schilddrüse katalysiert. E iodide permease.

**Jodidlperoxidase:** ▸Jodinase. E iodide peroxidase.

**jodiertes Speisesalz,** Jodsalz: Kochsalz mit künstlich erhöhtem Jodgehalt (ca. 20 mg Jod pro kg Salz als Natrium- oder Kaliumjodat); zur Strumaprophylaxe v.a. in endemischen Kropfgebieten. Bei »Zusalzmenge« von 5 g/Tag kann so eine zusätzliche Jodmenge von 100 µg/Tag erreicht werden. Der alimentäre Jodmangel wird hierdurch allerdings nicht ausgeglichen. E iodized salt.

**Joldinase,** Jodidperoxidase: Enzym, das Jodid zu Jod oxidiert. – Inkorrekt auch Bez. für die ▸Jodidpermease u. Tyrosin-jodinase. E iodinase.

**Joldination:** die enzymatisch gelenkte Jodid-Anreicherung im Schilddrüsenepithel (▸Jodstoffwechsel, dort Schema). – Im Englischen Bez. für den J-Einbau in organische Moleküle. E iodination.

**Joldisation:** die in der Schilddrüse (= intrathyroidal) erfolgende Oxidation von Jodid zu elementarem Jod durch die Jodinase; ▸Jodstoffwechsel. E iodization.

**Joldismus:** chronische »Jodvergiftung« (= Jodtoxikose) – mit Schnupfen, Konjunktivitis, Bronchitis, Asthma, Kopfschmerzen u. Jodausschlägen (▸Jododerm), evtl. Kachexie – nach längerer innerlicher oder äußerl. Anw. von Jod(salzen). E iodism.

**Jodljodlkalium:** Gemisch von Jod u. Jodkalium ($J_2$ + KJ), das Jod wasserlöslich macht. – Als LUGOL-Lsg. (Tinctura Jodi + KJ [20 + 5; Aqua dest. ad 200]), z.B. zum Acetonnachweis (3 + 2 + 45). E IKI solution.

**Jodlkali(um):** ▸Kaliumiodid. E potassium iodide.

**Jodmangellkrankheit:** krankhafter Zustand infolge länger bestehenden absoluten oder relativen Jodmangels. Im Allg. nur als Jodmangelstruma, bei schwerem Mangel aber Hypothyreose (s.a. ▸Kretinismus). ***Ätiol.:*** Zufuhr unterhalb des physiolog. tägl. Bedarfs (= 150–200 µg); Nichtabdeckung des Mehrbedarfs v.a. in Pubertät, Gravidität, bei Laktation. ***Klassifik.:*** Einteilung des Jodmangels s. Tab.

| | |
|---|---|
| Grad 1 | endemisches Strumagebiet mit einer durchschnittlichen Urinjodausscheidung von mehr als 50 µg pro Gramm Kreatinin. Mit einer für eine normale mentale u. physische Entwicklung ausreichenden Schilddrüsenhormonversorgung kann gerechnet werden |
| Grad 2 | endemisches Strumagebiet mit einer durchschnittlichen Urinjodausscheidung zwischen 25 u. 50 µg pro Gramm Kreatinin. Für die Bevölkerung besteht ein Hypothyreose-, jedoch kein offenkundiges Kretinismus-Risiko |
| Grad 3 | endemisches Strumagebiet mit einer durchschnittlichen Urinjodausscheidung von weniger als 25 µg pro Gramm Kreatinin. Es besteht ein ernstes Kretinismus-Risiko für die Bevölkerung |

**Jodmangelkrankheit:** Graduierung des Jodmangels. [117]

**Jodmangellstruma,** Jodmangelkropf: Hyperplasie der Schilddrüse bei Jodmangel, im Allg. mit euthyreoter Funktion. E iodine deficiency goiter.

**Jodolderm(a):** ▸Jodtoxikodermie. E iododerma. – **J. tuberosum:** erbs- bis taubeneigroße, blau(rot)e, schwammig-weiche, mit Blasen, Krusten u. Borken bedeckte, z.T. übel riechende, sehr leicht verletzliche Knotenbildungen der Haut (ähnlich einer Granulationsgeschwulst) als Arzneiausschlag nach längerer Einnahme von Jodsalzen.

**Jodolmetrie:** maßanalytische oxidimetrische Methode mit Jod als Messlösung bzw. Jodfreisetzung aus Jodid. Dient zur Bestimmung reduzierender u. oxidierender Substanzen ($J \rightarrow J^-$ bzw. $J^- \rightarrow J \rightarrow J^-$), u. zwar durch Titration mit Jod-Lsg. bis zur Blaufärbung von Stärke-Lsg. durch unverbrauchtes freies Jod bzw. durch Titration des aus Kaliumjodid äquivalent freigesetzten Jods mit reduzierender Maßlösung (z.B. Na-thiosulfat), bis zur Entfärbung von Jodstärkeblau; ***Anw.*** z.B. zur Bestg. von Chlorat-, Bromat-, Jodat-, Cyanid-, Rhodanid- bzw. As-, Sb-, Sn-, Hg-, Cu-, Zn-Ionen. – s.a. ▸Jodzahl. E iodometry.

**Jodlopsin:** das für violettes Licht empfindliche, schnell regenerierende Sehpigment ($\lambda_{max}$ 5620 Å) in Netzhautzapfen; ein Carotinoidprotein. E iodopsin.

J

**Jodlpemphigus:** Blasenbildung der Haut als Jodtoxikodermie.

**Jodlprobe:** s.u. ▸SCHILLER. E Schiller's test.

**Jodlsäure:** s.u. ▸Jodate. E iodic acid.

**Jodlsalz:** ▸jodiertes Speisesalz.

**Jod-Stärke-Reaktion:** intensive Blaufärbung durch Umsetzung zwischen freiem Jod u. Stärke (intramolekulare Jod-Addition); zum Nachweis beider Stoffe geeignet; s.a. ▸Jodometrie. E iodine-starch reaction.

**Jodlstoffwechsel:** s. Schema S. 960, s.a. ▸Jod; ▸Radiojodtest.

**Jodlstruma:** bei Überangebot von Jodid (Blutkonz. > 30 µg/dl) erfolgende reaktive Kropfbildung infolge Bremsung der Hormonsynthese u. der dadurch gesteigerten TSH-Absonderung. – I.w.S. auch die Struma congenita nach hoch dosierten Jodgaben an die schwangere Mutter (extrem selten). E iodide goiter.

**Jodlthyronin(e):** s.u. ▸Thyronin; s.a. ▸Jodstoffwechsel. E iodothyronine.

**Jodltinktur,** Tinctura Jodi: Lösung von Jod u. Jodkalium in Wasser u. 90%igem Äthanol (2,5 āā + 28,5 + 66,5); Antiseptikum. E iodine tincture.

**Jodltoxikoldermie:** die Hauterscheinungen nach örtlicher Einwirkung von Jod oder Jodsalzen (durch kutane Ausscheidung z.B. ▸Jodakne) u. nach chron. Einnahme von Jodsalzen (hierbei als Zeichen der Überdosierung; ▸Jodismus); s.a. ▸Jododerma.

**Jodltyrosine:** s.u. ▸Jodstoffwechsel (Schema); s.a. ▸Tyrosin. E iodotyrosines.

**Jodlvergiftung:** ▸Jodismus. E iodism.

**Jodlverwertungslstörung:** ▸Jodfehlverwertung.

**Jodlwasserstofflsäure:** s.u. ▸Jodid. E hydroiodic acid.

**Jodlzahl:** analytische Kennzahl für Fette u. Öle, gemessen als Additionsvermögen (s.a. ▸Jod-Stärke-Reaktion) der ungesättigten Fettsäuren für Jod (oder Brom) pro 100 g. S.a. ▸Jodometrie. E iodine number.

**Jodlzyklus:** ▸Jodstoffwechsel. E iodine turnover.

**Jolghurt,** Yoghurt: aus Milch durch Vergärung (Einwirkung von Streptobact.-thermophilus- u. Lactobact.-bulgaricus-Kulturen) hergestelltes Sauermilchprodukt. E yog(h)urt.

**Johanniskraut:** ▸Hypericum perforatum. E St. John's wart.

**Johansson** (SVEN CHR. J., geb. 1880, Chirurg, Göteborg). – **J.-Larsen-Syndrom:** s.u. ▸LARSEN. – **J.-Methode:** (1932) extraartikuläre Nagelung der frischen Schenkelhalsfraktur mit längsdurchbohrtem Dreikantlamellennagel (**J.-Nagel**; ⌀ 11 mm; über Führungsdraht einzuschlagen).

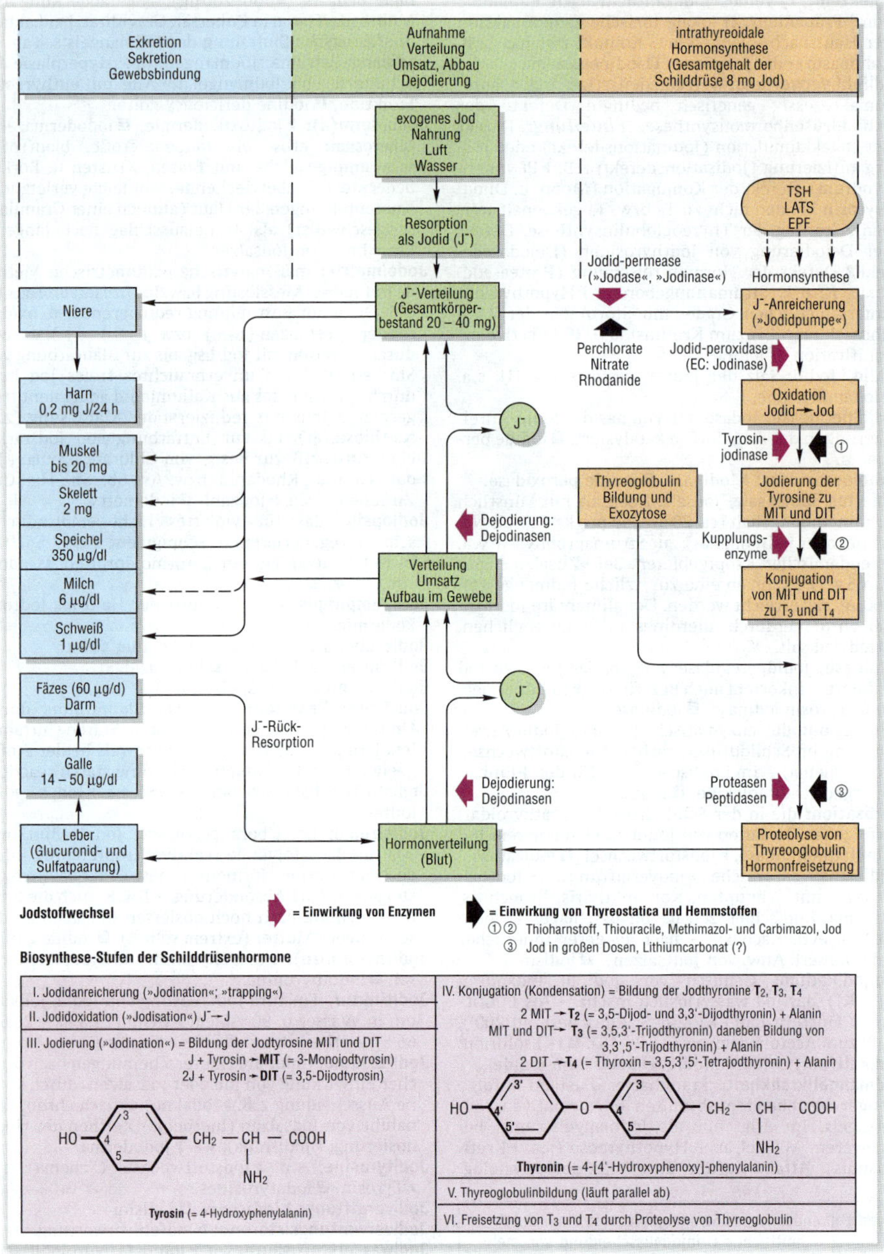


**Jodstoffwechsel.**

**Johimbin:** ▸Yohimbin.

**Johnson-Einteilung:** Einteilung der Ulcera ventriculi nach Lokalisation u. Säuresekretion. Danach gibt es drei Typen der Geschwürskrankheit (I, II, III), s.a. Schema.

**Johnson-Syndrom** (1) FRANK B. J., geb. 1919, Pathologe, Washington; 2) FRANK CHAMBLISS J., 1894–1934, amerik. Kinderarzt; 3) LORAND V. J., amerik. Ophthalmologe, Cleveland, Ohio): **1)** (LORAND V. J.): *Ophthalmologie* meist angeborene Stellungsanomalie der Augen, v.a. Einwärtsschielen wie bei kongenitaler Abduzenslähmung, infolge Aneinanderhaftens zweier Muskelscheiden (Entwicklungshemmung? Adhäsion als Entzündungsfolge?). **E** pseudoparalysis of the lateral or superior rectus muscles. **2)** (FRANK CHAMBLISS J.): *Dermatologie* ▸STEVENS-JOHNSON-Syndrom. **3)** (FRANK B. J.): *Hepatologie* ▸DUBIN-JOHNSON-Syndrom.

**joining chain** *(engl.)*, J-Kette: die Polypeptidkette (MG ~ 15 000), welche die Teilmoleküle der ▸Immunglobuline (dort Schema) im Bereich der Fc-Teile zum IgM(-Pentamer) oder zum IgA(-Dimer) verbindet.

**joining enzymes** *(engl.):* Enzyme, die Oligo- u. Polynucleotide zusammenfügen (»DNS-Ligasen«).

**joint play** *(engl. = Gelenkspiel):* Summe aller passiven translatorischen Gleitmöglichkeiten in einem Gelenk.

**Jokaste-Komplex** *(Iokaste = in der griech. Mythologie die Mutter des Ödipus; mit ihm verheiratet):* neuroti-

| | Typ | Häufigkeit | Säuresekretion |
|---|---|---|---|
| 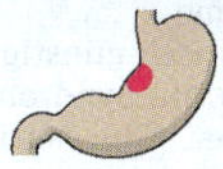 | I | 50–60 % | reduziert |
| 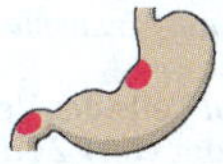 | II | 20–25 % | normal oder reduziert |
| 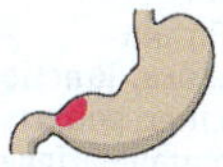 | III | 20 % | erhöht |

**Johnson-Einteilung:** Klassifikation der Ulcera ventriculi. [39]

sche Bindung der Mutter an den Sohn. E Jocasta complex.

**Jolliffe-Syndrom:** »Nicotinsäuremangel-Enzephalopathie« als besondere Pellagra-Form (histologisch: Vakuolisierung von Ganglienzellen u. Markscheiden); äußert sich in Bewusstseinstrübung, Rigor (Zahnradphänomen), Hyperkinesien (Bewegungsautomatismen), Haut- u. Schleimhautveränderungen. E nicotinic acid deficiency syndrome.

**Jolly(-Howell)-Körper(chen)** (JULES J. M. J., 1870–1953, Histologe, Paris): mit GIEMSA-Lösung rotviolett anfärbbare, feulgenpositive Chromatinreste (»Kernkugeln«, bis 3 µm, s. Abb.) im Erythrozyten. Treten obligat bei Milzaplasie, nach Milzexstirpation u. bei ▸Dyssplenismus auf, evtl. auch bei überstürzter Erythrozytenregeneration (z.B. nach hämolyt. Krise) sowie bei Erythrozytenreifungsstörungen (perniziöse Anämie). E Howell-Jolly bodies.

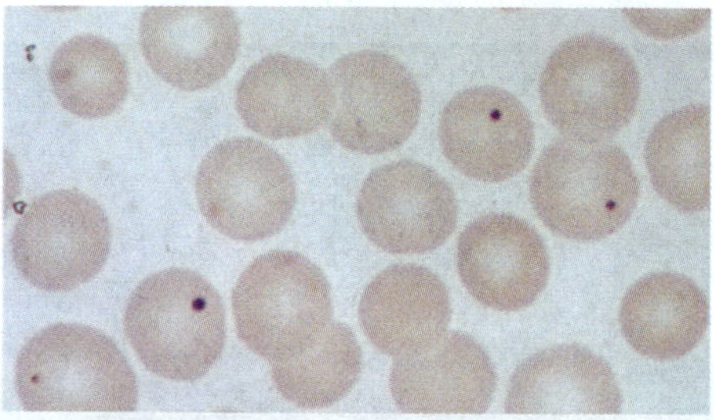

**Jolly(-Howell)-Körper(chen):** angefärbte Chromatinreste in Erythrozyten. [198]

**Jonas-Zeichen:** s.u. ▸Retroperistaltik.

**Jonen:** ▸Ionen. E ions.

**Jones-Farbtest:** *Ophthalmologie* Prüfung der Durchgängigkeit der ▸Tränenwege.

**Jones-Kriterien** (DUKETT T.J., Kardiologe, Boston/Mass.): Kriterien für die Diagnostik des ▸rheumatischen Fiebers (Tab.; 2 Haupt- oder aber zwei Haupt- u. ein Nebenkriterien machen die Diagnose sehr wahrscheinlich). E Jones diagnostic criteria.

**Jordans-Anomalie:** (1953) familiäre Leukozytenanomalie (Lipide enthaltende Plasmavakuolen) in Kombination mit progressiver Muskeldystrophie.

**Josamycin:** Makrolid-Antibiotikum, ähnelt dem ▸Erythromycin.

**Josephs-Anämie** (HUGH W. J., geb. 1892, Kinderarzt, Baltimore): ▸DIAMOND-BLACKFAN-Syndrom.

**Joseph-Syndrom:** Sonderform der renalen Iminoglycinurie (▸Iminoacidurie) mit Eiweißvermehrung im Liquor u. frühzeitigen Krampfanfällen, evtl. auch weiteren Störungen (z.B. Ahornsirupharn). E Joseph's syndrome.

**Joule,** Abk. J: nach JAMES PRESCOTT J. (Physiker; 1818–1889) benannte SI-Einheit der Arbeit, Energie u. Wärmemenge: $1\,J = 1\,N \cdot m = 1\,m^2 \cdot kg \cdot s^{-2} = 10^7$ erg $= 0{,}1019716\,m \cdot kp$. – Das **J.- Äquivalent** (mechan. Wärmeäquivalent) dient der Umrechnung von mechanischen Energieeinheiten u. Kalorien: 1 J = 1 Watts (= Ws = Wattsekunde) = 0,23892 cal; 1 cal = 4,1855 J. E joule. – **J.-Wärme:** die dem Produkt aus Stromstärke, Spannung u. Zeit entsprechende »Stromwärme«.

**j-Punkt,** Abk. J: *Kardiologie* im EKG der Beginn der S-T-Strecke. E J point, junction point.

**J-Reflex,** Abk. für juxtaalveolärer Reflex: Reflex der Lunge, der bei Reizung der **J-Rezeptoren** (im Lungeninterstitium) durch Embolie, Serotonin etc. eine Steigerung der Atemfrequenz u. des Atemminutenvolumens herbeiführt.

**Juanico-Perez(-del-Pulgar-Marx)-Reflex:** beim Neugeborenen durch kaudokranialen »Fingerstrich« über die Dornfortsätze auslösbare Reaktionen: Gliedmaßenbeugung, Wirbelsäulenkrümmung u. Kopfanhebung, Weinen; anschließend Dyspnoe, Stuhl- u. Harnabgang. E Juanico-Perez reflex.

**Juckreiz:** ▸Pruritus.

**Juckseuche:** *Veterinärmedizin* ▸AUJESZKY-Krankheit.

**Judet** (ROBERT J., franz. Orthopäde). – **J.-Gipsverband:** entlastender Becken-Bein-Gipsverband bei Schenkelhalsfraktur (modifizierte WHITMAN-Methode). Das Bein leicht gebeugt, abduziert u. innenrotiert. – **J.-Prothese:** Hüftkopfendoprothese aus Methacrylat. Ursprünglich dem Schenkelhals aufzusetzen, später mit kreuzförmigem Metallstift für Implantation in die Markhöhle u. mit schiefem Kopfteil; ferner eine Kopf-Hals-Prothese, am Stift mit flügelförmig mehrfach gefensterter Platte (für zusätzliche Fixierung durch einsprossende Spongiosa). E Judet's prosthesis.

**Judkins-Technik:** ▸Koronarangiographie mit Vorgehen über die A. femoralis mit speziellen vorgebogenen Kathetern. E Judkins technique.

**Jüngling-Krankheit:** s.u. ▸PERTHES-JÜNGLING.

**Jürgens-Syndrom** (RUDOLF J., 1898–1961, Hämatologe, Berlin, Basel): ▸WILLEBRAND-JÜRGENS-Syndrom.

**Jụga** *(latein. = Joche): Anatomie* leistenförmige Erhebungen. E juga. – **J. alveolạria:** die »Alveolarhöcker« an der Außenseite des Alveolenfortsatzes (s.a. ▸Processus alveolaris) des Ober- u. Unterkiefers. – **J. cerebrạlia:** die kammförmigen Erhebungen an der

| Hauptkriterien | Nebenkriterien | andere Erscheinungen |
|---|---|---|
| 1. Karditis<br>2. Polyarthritis<br>3. Chorea minor<br>4. subkutane Knötchen<br>5. Erythema anulare LEINER-LEHNDORFF | 1. Fieber<br>2. Gelenkschmerzen<br>3. verlängertes P-R mit EKG<br>4. erhöhte BSG, C-reaktives Protein oder Leukozytose<br>5. Hinweis auf vorausgegangene Infektion mit β-hämolysierenden Streptokokken (Scharlach-Anamnese, Streptokokkennachweis, erhöhter Antistreptolysintiter)<br>6. bereits durchgemachtes rheumat. Fieber, inaktive rheumat. Herzerkrankungen | Gewichtsverlust, leichte Ermüdbarkeit, Unwohlsein, Schwitzen, Blässe oder Anämie, Tachykardie im Schlaf, Nasenbluten, Erythema nodosum, präkordiale Schmerzen, Bauchschmerzen, Kopfschmerzen, Erbrechen |

**Jones-Kriterien.** [319]

J

Hirnschädelinnenfläche jeweils zwischen zwei Impressiones digitatae.

**Jụgendformen, Jugendliche:** jugendliche Granulozyten (= Metamyelozyten). S. a. ▸Granulozytopoese, ▸Linksverschiebung. E metamyelocytes.

**Jụgend|kropf:** ▸Juvenilenstruma.

**jugendlich:** ▸juvenil.

**Juglandis folium,** Walnussblätter: in spezieller Aufbereitung nachweislich wirksam gegen chronisches Ekzem u. Hyperhidrosis.

**Jugulạris:** die ▸Vena jugularis (= **Jugularvene**). E jugular vein.

**jugulạris** *(latein.):* das ▸Jugulum, die Drosselgrube (Fossa jugularis). S. a. ▸Jugularis. E jugular.

**Jugulạris|puls, Jugularvenenpuls:** die zeitgleich mit Phasen der Herzaktion auftretenden (herzsynchronen) Druck- und Durchmesserschwankungen der Vena jugularis als Abbild der (entgegen der Blutströmung) übertragenen Druckverläufe im rechten Herzvorhof (s. Abb.). Der J. ist der am häufigsten registrierte ▸Venenpuls. E jugular pulse.

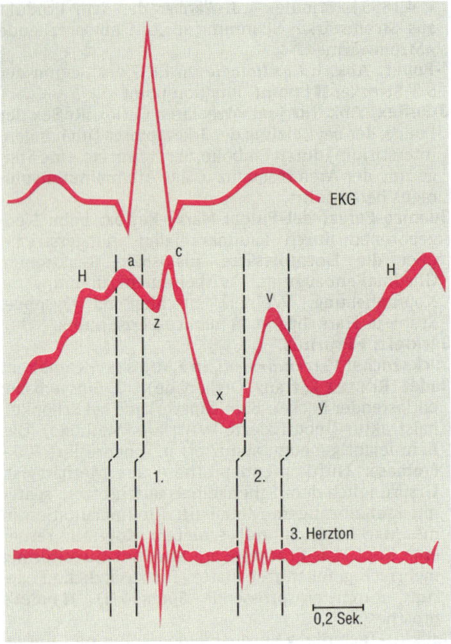


**Jugularispuls: H** = kleine Wellen bei länger dauernder Diastole; **a** = »Vorhofwelle« (durch Vorhofkontraktion); **z** = kleines Plateau unmittelbar vor Kontraktion des rechten Ventrikels; **c** = Welle durch Kammeranspannung; **x** = Ansaugung durch Ventilebenenverschiebung während Kammeraustreibung (»systolischer Kollaps«); **v** = Welle bei Öffnen der Segelklappen; **y** = Trikuspidalklappenöffnung (»diastolischer Kollaps«). [326]

**Jugulạr|venen|thrombose:** die meist einseitige, zu Verschluss der Lichtung führende ▸Thrombose der Vena jugularis interna, v. a. bei Peritonsillitis (Peritonsillarabszess). Führt zu Bildung eines derben, druckschmerzhaften Stranges u. pos. QUECKENSTEDT-Zeichen. Sepsisgefahr (chir. Intervention!). Auch nach Applikation eines zentralen Venenkatheters; je nach punktiertem Gefäß an V. ingularis interna oder externa. E thrombosis of the internal jugular vein.

**Jụgulum** *(latein. = kleines Joch):* die durch das Brustbein gegebene Verbindung der beiden Schlüsselbeine; i. w. S. die angrenzende vordere Halspartie (»Drosselgrube«, »Kehle«). E jugulum.

**Jụgum** *(latein.):* Joch. S. a. ▸Juga. E jugum. – **J. sphenoidạle:** die die kleinen Keilbeinflügel verbindende Platte des Os sphenoidale vor dem Sulcus chiasmatis.

**Juhel-Renoy-Syndrom:** beidseitige ▸Nierenrindennekrose bei schwerer Eklampsie oder vorzeitiger Plazentalösung. E Juhel-Renoy's syndrome.

**Juillard-Piguet-Syndrom:** ein prognostisch günstigeres Teilbild des DEBRÉ-DE-TONI-FANCONI-Syndroms mit Hyperaminoazidurie u. renaler Glucosurie. E Juillard-Piguet syndrome.

**Julien-Marie-Syndrom:** *Pädiatrie* ▸MARIE-Syndrom.

**Jump-Graft** *(engl. = springendes Implantat/Transplantat):* ▸Hitchhike-Bypass.

**Jụnctio** *(latein.):* Verbindung; z. B. *histol* Teile des Verbindungskomplexes der Zellen (gebildet von ▸Zonula adhaerens [engl.: adherent junction] u. occludens [engl.: tight junction]). – s. a. ▸Junctura.

**junction point** *(engl.): Kardiologie* ▸j-Punkt.

**Junctụra** *(latein.):* Verbindung. E juncture, junction. **1)** Junctio: *Gynäkologie* »Schloss« einer geburtsh. ▸Zange (als **J. per axim** bzw. **per contabulationem** das »Französ.« bzw. »Engl. Schloss«). E lock of forceps. **2)** Gelenk; in der Tokio-Revision der *PNA* zugunsten des dynamischen Begriffes ▸Articulatio gestrichen. – **J. tẹndinum:** ▸Conexus intertendineus.

**Jungfern|häutchen:** ▸Hymen.

**Jungfern|zeugung:** *Biologie* ▸Parthenogenese.

**Jungfrau:** ▸Virgo. E virgin.

**Jung-Theorie** (CARL GUSTAV J., 1875–1961, Psychologe, Psychiater, Zürich, Basel): s. u. ▸Tiefenpsychologie. E Jung's theory.

**Junin-Fieber:** in Südamerika (v. a. Argentinien) endemisch, von wilden Nagern (durch Milben?) übertragenes hämorrhag. Fieber durch ARBO-Viren der Gruppe Arenavirus; mit Häufigkeitsgipfel Mai/Juni, v. a. bei Landarbeitern; akuter Beginn, mit schweren Myalgien, Konjunktivitis, Petechien. E Junin fever.

**Juniperus communis,** Wacholderbeere: als Heilpflanzenbestandteil in spezieller Aufbereitung wirksam bei dyspeptischen Beschwerden u. zur Durchspülungstherapie bei Entzündung der ableitenden Harnwege; kontraindiziert bei Schwangerschaft u. entzündlichen Nierenerkrankungen.

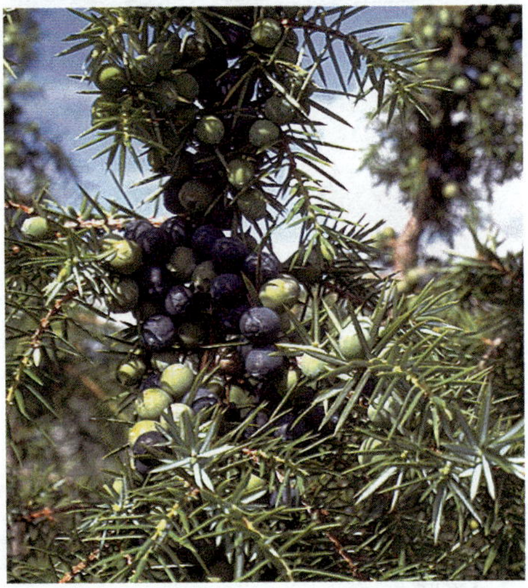

**Juniperus communis:** Gewöhnlicher Wacholder. [482]

**junk DNA** *(engl. junk = Schrott, Trödel, Kram, Gerümpel):* nicht kodierende DNS-Sequenzen im Genom.

**junktionale Region:** Verbindungszone des ▸Atrioventrikularknotens zwischen HIS-Bündel u. Herzvorhof, die bei Ausfall des normalen Herzschrittmacher als Reizbildungszentrum dienen kann (= **junktionaler Rhythmus** = AV-Verbindungsrhythmus).

**Junktions|nävus,** Übergangsnävus, Grenzflächennävus: ▸Nävuszellnävus mit gut umschriebenen Zellnestern in der unteren Epidermis (am Übergang zur Lederhaut); evtl. Kombinationsnävus. E junction nevus.

**Juster-Reflex** (EMILE J., Neurologe, Paris): durch Bestreichen des Kleinfingerballens der gestreckten Hand ausgelöste Adduktion des Daumens, evtl. mit Beugung der Grund- u. Streckung der Endphalanx; ein Pyramidenzeichen. E Juster's reflex.

**Juvans (Plur. = Juvantia)** *(latein. = helfend):* Heilmittel, therapeutische Maßnahme(n); s.a. ▸Diagnosis ex juvantibus. E juvantia.

**juvenil(is)** *(latein.):* jugendlich, im Jugendalter auftretend. S.a. ▸Adoleszenten..., ▸Pubertäts..., ▸Jugend... E juvenile. – **j. Diabetes:** der – sich v.a. bei Kindern u. Jugendlichen manifestierende – Typ 1 des ▸Diabetes mellitus. E juvenile-onset diabetes.

**Juvenilen|struma,** Pubertätsstruma: in der (Prä-)Pubertät auftretende Struma mit in der Regel normaler Schilddrüsenfunktion. ***Ther.:*** Jodgabe (200 µg/Tag). E juvenile goiter.

**juxta...** *(latein.):* Präfix oder Präposition: dicht daneben, nahe bei; z.B. **juxtaartikuläre** Knoten, **juxtaalveolärer** Reflex (▸J-Reflex).

**juxta|glomerulärer Apparat,** Complexus juxtaglomerularis: aus drei verschiedenen Gebilden bestehende Struktur für Autoregulation der Niere. Es sind dies die präglomerulär im Vas afferens gelegenen Polkissen (Bildungsort des ▸Renins), die ▸Macula densa (für Veranlassung der Freisetzung von Renin entsprechend der hier ermittelten Natrium-Konzentration im Tubulusharn u. für Verminderung der Durchblutung des Glomerulus) sowie der GOORMAGHTIGH-Zellhaufen (= Insula perivascularis mesangii). Wirkt im Dienste der Blutdruckregulation u. der Regulation der Glomerulusfiltrat-Rate mit Hilfe des ▸Renin-Angiotensin-Systems. E juxtaglomerular apparatus.

**juxta|orales Organ:** (W. ZENKER) Organ neben der Mundhöhle, beim Menschen zwischen den Musculi temporalis u. buccinator, bestehend aus epithelialem Parenchym u. in enger Beziehung zu vielen Nervenfasern u. sensiblen Nervenkörperchen. Früher als CHIEVITZ-Organ nur als embryonales Gebilde angesehen.

**Juxta|position:** Anlagerung von außen, ▸Apposition. E juxtaposition.

**juxta|pylorisch:** pylorusnahe = parapylorisch; z.B. ein **j. peptisches Geschwür** (▸Ulcus pepticum). E juxtapyloric.

**JVP:** Abk. für ▸**J**ugular**v**enen**p**uls.

# K

**K:** Kurzzeichen für *chem* Kalium, *biochem* Lysin im Ein-Buchstaben-Code, *physik* Kathode, Gleichgewichtskonstante, Kerze, Kelvin, K-Einfang, *serol* Antigen **K** (s.a. ▸Kell-System)K. – **K, κ:** griechischer Buchstabe Kappa.

**k:** Kurzzeichen für *serol* Antigen **k** (s.a. ▸Kell-System), *physik* ▸kilo... (= 1000fach).

**Kabat-Methode:** *Physiotherapie* ▸PNF.

**Kabuki(-Make-up)-Syndrom:** nach einer traditionellen Schminkart japanischer Schauspieler benannter Fehlbildungskomplex mit charakteristischem Gesichtsausdruck, Kleinwuchs, geistiger Behinderung, Gaumenspalte, geschwollenen Fingerspitzen u. Skelettanomalien. E Kabuki make-up syndrome.

**kach|ektisch:** i.S. der ▸Kachexie verändert, »ausgezehrt«. E cachectic.

**Kach|exia, -exie,** Cachexia: *Pathologie* Auszehrung. Allgemeine ▸Atrophie des Organismus infolge tief greifender Störung aller Organfunktionen. ***Klinik:*** starke Abmagerung, allgemeiner Kräfteverfall, Appetitlosigkeit, Apathie. Tritt auf bei neoplastischen Erkrankungen (**Tumorkachexie**), akuten u. chronischen Infektionskrankheiten (z.B. bei Tuberkulose) u. Stoffwechselstörungen (v.a. bei Leber- u. Nierenerkrankungen) sowie als Alterserscheinung (**senile K.**), hier häufig ernährungsbedingt; bei zerebralen Erkrankungen (z.B. PARKINSON-Krankheit), als Vergiftungsfolge (u.a. bei Blei-, Quecksilbervergiftung), bei Unter- u. Mangelernährung (s.a. ▸Hunger). E cachexia. – **K. aquosa:** K. mit Wassersucht (Hydrops), z.B. als Hungerödem. – **K. cardialis:** *kard* K. aufgrund einer schweren Herzerkrankung im Endstadium. – **K. hypo|physialis:** K. bei Hypophysenerkrankung; ▸SIMMONDS-, ▸SHEEHAN-Syndrom. – **K. ovari|priva:** *Gynäkologie* K. mit vorzeitiger Alterung u. vorzeit. Klimakterium als Folge der Ausschaltung beider Eierstöcke (durch Op., Strahlenanwendung). – **K., psychogene:** K. bei ▸Anorexia nervosa. – **K. puerperalis:** K. der Wöchnerin, ▸SHEEHAN-Syndrom. – **K. strumipriva:** K. beim Vollbild des postoperativen Myxödems (s.a. ▸Strumaresektion) beim Erwachsenen. – **K. supra|renalis:** K. bei Nebennierenversagen, ▸ADDISON-Krankheit.

**Kadaverin:** ▸Cadaverin.

**Kadaver|reaktion:** die schwerste Form der ▸Entartungsreaktion der Nerven als Folge der Schädigung des peripheren motorischen Neurons. Äußert sich in völligem Erlöschen der direkten u. indirekten faradischen u. galvanischen Nervenerregbarkeit. E cadaver-type reaction.

**Kadaver|stellung:** ▸Intermediärstellung.

**Kader-Fistel** (BRONISLAW K., 1863–1937, Chirurg, Breslau): (1896) eine Kathetergastrostomie als – vorübergehende – Ernährungsfistel. Der vertikale, Serosa-ausgekleidete Fistelkanal wird aus der Magenvorderwand gebildet durch 3–4 etagenartig einstülpende Tabaksbeutelnähte um den in den Magen eingelegten Katheter. E Kader's fistula.

**Kad|mium,** Abk. Cd: *Chemie* ▸Cadmium.

**Kälte...:** s.a. ▸Kalt..., ▸Kryo..., ▸Erfrierungs..., ▸Frost..., ▸psychro..., ▸Thermo...

**Kälte|agglutination:** *Serologie* ▸Kältehämagglutination. E cold agglutination.

**Kälte|all|ergie:** ▸Kälteurtikaria. E cold allergy.

**Kälte|an|äs|thesie:** Lokalanästhesie durch Kälteanwendung, z.B. – für Stichinzision – durch Auflegen eines Beutels mit Eis-Kochsalz-Gemisch oder durch Äther-, Chloräthylspray; für größere Eingriffe als örtl. oder allgemeine ▸Hypothermie. E cryoanesthesia, refrigeration anesthesia.

**Kälte|ana|phylaxie:** ▸Anaphylaxie am Ort wiederholter Kälteeinwirkung. Eine Gefäßinnervationsstörung mit Zyanose u. Hyperhidrose, später mit Intimaverdickung u. Gefäßnervenveränderungen; s.a. ▸Kälteantikörper. E cold anaphylaxis.

**Kälte|angi|itis:** durch örtliche Kälteeinwirkung bedingter Kälteschaden der Blutgefäße, z.B. bei Erfrierung (ab dem II. Grad); als – evtl. »obliterierende« – ▸Angiitis der Endstrombahn oder größerer Arterien oder als nur funktionelle Störung. E freezing-induced angiitis.

**Kälte|antikörper:** ein erst bei niedriger Außentemperatur (10–4 °C) wirksam werdender, gegen das I-Antigen der roten Blutkörperchen gerichteter inkompletter Autoantikörper; bewirkt eine Störung der Gefäßinnervation (manifestiert sich als Akrozyanose, RAYNAUD-Krankheit; s.a. ▸Kälteanaphylaxie). – I.e.S. sind es die ▸Kältehämagglutinine u. ▸-hämolysine. E cold antibody.

**Kälte|behandlung,** Kryotherapie: die lokale Applikation von Kälteträgern als Wärme entziehende Maßnahme, z.B. Eisbeutel, Kältepackungen, nasskalte Auflagen, Kaltluftbehandlung. ***Anw.*** u.a. bei akuten Schmerzzuständen, Entzündungen, Schwellungen oder im Sinne einer Reiztherapie (z.B. ▸KNEIPP-Anwendungen). Wirkungen s. Tab. S.a. ▸Hypothermie, ▸Wärmetherapie. E cryotherapy.

| erwünscht | unerwünscht |
|---|---|
| • Schmerzlinderung<br>• antiphlogistische Wirkung<br>• Erhöhung der Muskelspannung (nur bei Kurzzeitbehandlung)<br>• Ödemverminderung<br>• antihämorrhagische Wirkung | • Störung der Zirkulation<br>• Zunahme der Muskelsteifigkeit bei langer Kühlung<br>• Zunahme der Viskosität der Synovia<br>• reflektorische Fernwirkung |

**Kältebehandlung:** erwünschte u. unerwünschte Wirkungen von Kälte. [172]

**Kälte-Druck-Test:** ▸Cold-Pressure-Test.

**Kälte|empfindung:** s.u. ▸Temperaturempfindung. E cryesthesia. – **K., paradoxe:** vorübergehende Kälteempfindung bei starker Erwärmung der Haut (über 40 °C).

**Kälte|enzephalopathie:** Kälteschaden des Zentralnervensystems durch lang anhaltende Kälteeinwirkung. Führt zu tonisch-klonischen Krämpfen, Apoplexieähnlichen Zuständen, Hirnnervenlähmung und zu

Stammhirnsymptomen. E hypothermic encephalopathy.

**Kälte|erythem:** ▸Erythema a frigore (s.a. ▸Erfrierung). E cold-induced erythema.

**Kälte|globulin:** ▸Kryoglobuline.

**Kälte|(häm)agglutination:** Verklumpung (▸Agglutination) allogener oder xenogener roter Blutkörperchen im Reagenzglas bei Temperatur von 0–5 °C durch Kältehämagglutinin-enthaltende Sera; ist bei 25–37 °C reversibel. S.a. ▸Kältehämagglutinationskrankheit. E cold agglutination.

**Kälte|häm|agglutinations|krankheit:** erworbene Krankheit, beruhend auf Bildung von ▸Kältehämagglutininen, die als IgM-Autoantikörper Hämolyse zur Folge haben, jedoch nur bei Umgebungstemperaturen < 20 °C bzw. bei örtlicher Unterkühlung. Als **akute K.** v.a. nach Virusinfektion, bei Mykoplasmen-Pneumonie u. meist nur passager; als **chronische K.** auch symptomatisch (z.B. bei malignen Lymphomen). ***Klinik:*** Agglutinationsbereitschaft der Erythrozyten bereits bei Zimmertemperatur, Hämolysezeichen, mäßige normochrome Anämie. E cold agglutinin disease, Clough and Richter's syndrome.

**Kälte|häm|agglutinin:** ▸Kälteantikörper, der ▸Kältehämagglutination allogener u. xenogener Erythrozyten bewirkt (»Autohämagglutinin«), in vitro bei 0–5, in vivo bei < 20 °C. Es handelt sich um einen IgM-Antikörper (19 S), der physiologisch in kleinster Menge vorkommt u. durch eine kleine Wärmeamplitude gekennzeichnet ist (= Isohämagglutinine); vermehrt bei chronischer Kältehämagglutinationskrankheit, bei Virusinfektion (z.B. Mononucleosis infectiosa), Mykoplasmen-Pneumonie, Trypanosomiasis, hämolytischer Anämie, system. Erythematodes; bewirkt bei Temperatur unter dem kritischen Wert spontane Autoagglutination in den Blutkapillaren; s.a. ▸Kryoglobulin. E cold agglutinin.

**Kälte|hämo|globin|urie:** bei Wiedererwärmung nach vorausgegangener Kälteeinwirkung einsetzende paroxysmale Hämoglobinurie durch Wirkung bithermischer ▸Kältehämolysine (Typ DONATH-LANDSTEINER). Chronisch (oft mit positiver ▸WASSERMANN-Reaktion) oder akut, v.a. bei Kindern, z.B. nach Masern, Mumps, Zytomegalie, EPSTEIN-BARR-Virus-Infektion. Als **sekundäre K.** ferner bei ▸Kältehämagglutinationskrankheit mit hämolytischer Krise (s.a. ▸MARCHIAFAVA-Anämie). E cold hemoglobinuria.

**Kälte|hämo|lysin:** hämolysierender ▸Kälteantikörper; als **monothermisches K.** (= Säurehämolysin) mit Antikörperbindung u. mit komplementabhängiger Hämolyse bei der gleichen Temperatur (optimal 22 °C bei pH 6,3), als **bithermisches** oder **biphasisches K.** Typ DONATH-LANDSTEINER (s.a. ▸Kalt-Warm-Hämolysine) mit AK-Bindung optimal bei 0 °C u. mit Hämolyse bei 15–40 °C. E cold hemolysin.

**Kälte|hyperästhesie, -hyperpathie:** *Neurologie* (zonale) Sensibilitätsstörung mit herabgesetzter Schmerzreizschwelle u. schmerzhaft gesteigerter Kälteempfindlichkeit, z.B. bei Tabes dorsalis, funikulärer Spinalerkrankung u. bei radikulären Störungen. E hypercryalgia, cold-induced hyperpathy.

**kälte|labile Bluteiweiße:** s.u. ▸Kryoglobuline.

**Kälte|neuritis:** Kälteschaden als akute Polyneuritis mit Schmerzen der Nervenstämme u. mit Störung der Motorik u. der Oberflächen- u. Tiefensensibilität. Gelegentlich nur als Mononeuritis eines peripheren Nervs (z.B. als BERNHARDT-ROTH-Syndrom) nach lokaler ▸Erfrierung. E cold neuritis.

**Kälte|protein|urie:** Eiweißausscheidung im Harn (▸Proteinurie) als vorübergehende (u. harmlose) Folge einer Kälteeinwirkung. E cold proteinuria.

**Kälte|punkt:** *Physiologie* umschriebener Hautbezirk mit spezifischer Kälteempfindung (▸Thermorezeptor), besonders dicht stehend im Gesicht (u. in der Mundhöhle). E cold spot.

**Kälte|purpura:** kleinste Blutungen (▸Petechien) im Bereich der Haarfollikel als Folge einer durch Kälteeinwirkung ausgelösten ▸Akroasphyxie, v.a. bei Frauen.

**Kälte|rezeptor:** s.u. ▸Thermorezeptor. E cold receptor.

**Kälte|schaden:** Schäden bzw. Erkrankungen als Folge örtlicher oder allgemeiner Kälteeinwirkung; z.B. als ▸Kältehämagglutinationskrankheit, Kälteneuritis, Kälteproteinurie, ▸Erfrierung (örtlich oder Koma als Allgemeinschaden), ▸Immersions-Kälte-Nässeschaden; s.a. ▸Unterkühlung, allgemeine; ▸Kälteurtikaria. E frostbite, cryopathy.

**Kälte|schlag:** *Pathologie* Schock als Folge plötzlicher starker Kälteeinwirkung; evtl. tödlich (als Badetod). E shock incident due to hypothermia.

**Kälte|sonde,** Kryosonde: Sonde mit Verdampfungskammer u. Kälteauslass unter ihrer spitzennahen Gefrierfläche bzw. im Gefrierkopf u. mit einem Thermoelement an der Sondenspitze. Dient als auswechselbarer Teil eines Kryochirurgiegerätes (z.B. Rektoskop-, Zystoskop-, Trokar-Kryosonde oder Hypothermiesonde); dient zum Gefrieren (u. Auftauen) von Tumorgewebe; der Kälteeffekt wird erzielt durch Verdampfen flüssigen, −180 °C kalten Stickstoffs, das Auftauen durch ein Heizsystem. E cryoprobe.

**Kälte|syndrom des Neugeborenen:** Unterkühlungsschaden beim – noch thermolabilen – Neu- u. Frühgeborenen (mit Rektaltemperatur < 36 °C). ***Klinik:*** Trinkschwäche, Apathie, bläuliche Röte von Gesicht u. Akren, verlängerte Mikrozirkulation, Beugehaltung, Blutungsbereitschaft (bes. der Lungen u. intrakraniell), Blutzuckersenkung, Azidoseneigung; bei Überleben besteht evtl. ein Hirnschaden. ***Prophyl.:*** richtige Pflege des Neugeborenen (Abtrocknen nach der Geburt, Lagern unter dem Wärmestrahler, Inkubatorpflege, Zudecken mit metallisierten Folien). S.a. ▸Unterkühlung, allgemeine.

**Kälte|therapie:** ▸Kältebehandlung.

**Kälte|trocknung:** ▸Gefriertrocknung. E freeze drying.

**Kälte|urtikaria,** Urticaria e frigore: *Allergologie* nach Kontakt der Haut mit kalten Gegenständen, kaltem Wasser oder kaltem Wind auftretende Quaddelbildung. Die Ätiologie ist meist unbekannt, gelegentlich finden sich Kälteagglutinine oder Kryoglobuline im Blut. E cold urticaria.

**Kälte|zittern:** *Physiologie* Muskelzittern, das bei starker Kälteeinwirkung vom Wärmeregulationszentrum im Hypothalamus ausgelöst wird; führt zur Steigerung des Muskelstoffwechsels u. damit zur Steigerung der Wärmebildung. E shivering (from cold).

**Käse:** *Pathologie* s.u. ▸Verkäsung.

**Käse|schmiere:** *Embryologie* ▸Vernix caseosa.

**Käse|vergiftung,** Tyrotoxikose: *Pathologie* Hochdruckkrise nach Genuss besonders Amin-reicher Käsesorten bei gleichzeitiger Behandlung mit ▸Monoaminooxidasehemmern (MAOH). E cheese effect.

**Käse|zysten:** s.u. ▸Milchzyste.

**käsig,** caseosus: *Pathologie* mit »käsiger Degeneration« (▸Verkäsung). E caseous.

**Kaffee|kohle:** ▸Coffeae carbo.

**kaffeesatzartiges Erbrechen:** Erbrechen hämatinisierten Blutes (▸Hämatemesis). E coffee-ground vomitus.

**Kaffernpocken:** ▸Alastrim.

**Kager-Dreieck:** auf der Röntgenleeraufnahme des Unterschenkels das von Achillessehne, tiefen Fußbeugern u. Fersenbein begrenzte Dreieck; ist bei ▸Achillessehnenriss eingeengt, deformiert u. verschleiert (**K.-Zeichen**). E Kager's triangle.

**Kahler(-Bozzolo)-Krankheit** (OTTO K., 1849–1893, Internist, Prag, Wien): multiples ▸Myelom. E Kahler's disease.

**Kahn|bauch:** *Pathologie* kahnförmige Einziehung der Bauchdecken durch Muskelverkrampfung; oft als Zeichen einer ▸Meningitis. E scaphoid (or boat-shaped) abdomen.

**Kahn|bein:** *Anatomie* **2) K. des Fußes:** ▸Os naviculare. **1) K. der Hand:** ▸Os scaphoideum.

**Kahn|bein|malazie:** ▸MÜLLER-Syndrom. E scaphoid malacia.

**Kahn|beinpseud|arthrose,** Skaphoid-Pseudarthrose: ▸Pseudarthrose nach Skaphoid-Fraktur; meist infolge ungenügender Ruhigstellung u. aseptischer Knochennekrose (v.a. auch des rumpfnahen Bruchstückes); Röntgenbild: häufig eine zentrale Resorptionshöhle (Siegelringform). 🅴 pseudarthrosis of the scaphoid.
**Kahn|brust:** *Pathologie* »Kielbrust« (Pectus carinatum) mit Vorstehen des Brustbeins. 🅴 keeled chest.
**Kahn|schädel:** ▸Skaphozephalie.
**Kainat-Rezeptor:** Untertyp der ▸Glutamat-Rezeptoren. 🅴 kainate receptor.
**Kairivirus:** RNS-haltiges, durch Zecken übertragenes ARBO-Virus der Bunyamwera-Gruppe; Erreger einer fieberhaften Allgemeinerkrankung.
**Kaiserschnitt:** ▸Schnittentbindung. 🅴 cesarean section.
**Kakaobutter:** *Pharmazie* ▸Oleum Cacao. Analog: **-fett, -öl.** 🅴 theobroma oil.
**Kak|(h)idrosis:** ▸Bromhidrosis.
**Kako|chylie:** *Pathologie* anomale Zusammensetzung der Körpersäfte; s.a. ▸Humoralpathologie.
**Kako|geusie:** *Pathologie* schlechter Mundgeschmack; evtl. als diagnost. Hinweis auf eine Stoffwechsel- oder Magen-Darm-Störung. 🅴 cacogeusia.
**Kako|lalie:** unsauber artikulierte Aussprache, z.B. bei manchen Formen schwerer Demenz.
**Kak|osmie:** *Pathologie* als **objektive K.** die Wahrnehmung eines stinkenden Geruchs aus dem eigenen Körper, z.B. bei chronischer Tonsillitis, Gastritis; s.a. ▸Kakostomie. – Als **subjektive K.** eine Geruchsstörung i.S. der ▸Parosmie. 🅴 cacosmia.
**Kako|stomie:** *Pathologie* schlechter Mundgeruch (▸Foetor ex ore). S.a. ▸Kakosmie. 🅴 cacostomia, halitosis.
**Kala-Azar** *(Hindi: schwarze Krankheit)*, viszerale Leishmaniase, Dum-Dum-Fieber, Splenomegalia tropica: durch Leishmania donovani verursachte chronisch-endemische Krankheit, v.a. in (sub)tropischen Ländern (s.a. ▸Leishmaniase), im Mittelmeerraum u. – bevorzugt bei Kindern (**infantile K.** = Kinder-K.) – in Brasilien. ***Ätiol.:*** Die Erreger werden durch Stich von Sandfliegen- = Phlebotomusarten oder über Hautdefekte übertragen, siedeln sich im ▸retikulohistiozytären System (RES) an u. werden von dort durch infizierte Makrophagen auf dem Blutweg in den gesamten Organismus verschleppt (v.a. in Milz, Leber u. Knochenmark, s. Abb.). ***Klinik:*** 10–14 Tage (bis mehrere Monate) nach der Infektion treten schleichend Allgemeinbeschwerden oder akut remittierendes Fieber auf, dann – im Frühstadium – eine Leber- und Milzvergrößerung, Leukozytenverminderung (Leukopenie), Anämie, Thrombozytenmangel mit Blutungsneigung, Beschleunigung der Blutsenkung, Gammaglobulinvermehrung. Im Spätstadium Myokardschaden (Herzdilatation), Bronchitis, Enterokolitis, Kachexie, Trockenheit der rauen, schwärzlich pigmentierten Haut. Nach erfolgreicher Behandlung sind Rückfälle möglich. Im Früh- oder Spätstadium kann ein Hautleishmanoid auftreten; auch ist ein Post-Kala-Azar-Leishmanoid möglich. ***Diagn.:*** Parasitennachweis (im Sternal-, Leber-, Milzpunktat, Blutkultur). 🅴 kala-azar.

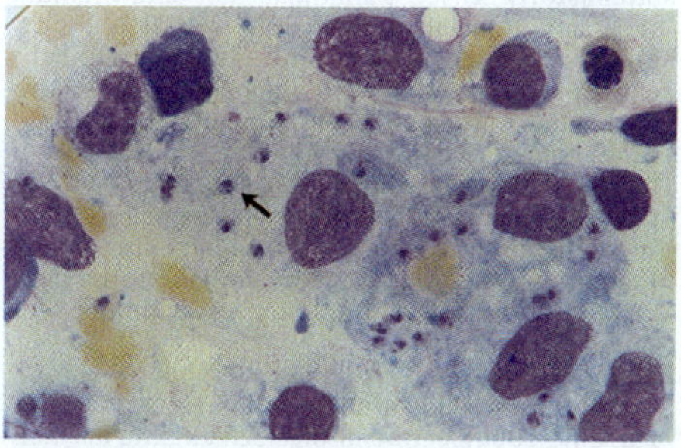

**Kala-Azar:** Knochenmarkausstrich. [87]

**Kalabar|beule:** s.u. ▸Calabar. 🅴 Calabar swelling.
**Kalabarbohne:** Semen Calabar (s.u. ▸Physostigmin). 🅴 Calabar bean.
**Kalendermethode:** s.u. ▸Knaus-Ogino-Methode.
**Kali|ämie:** *Pathologie* ▸Hyperkaliämie. 🅴 kal(i)emia.
**Kalifornische Krankheit:** ▸Kokzidioidomykose. 🅴 Californian disease.
**Ka|lik|ektasie:** *Pathologie* Nierenkelcherweiterung; angeboren (als ▸Kelchdivertikel) oder erworben, z.B. als Hydrokalix bei ▸Kelchhalsstenose (z.B. bei »Steinnest« in der Basis der Nierenpapille, bei Kelchausgussstein) oder – mehrfach – bei Sackniere (▸Hydronephrose). 🅴 caliectasis.
**Kalik|ektomie:** *Urologie* operative Nierenkelchentfernung, z.B. bei Nierenbeckenplastik. 🅴 calicectomy.
**Kaliko|litho|tomie:** *Urologie* Nierenkelchschnitt zur Nierensteinentfernung aus Nierenkelchen; s.a. ▸Pyelolithotomie. 🅴 calicolithotomy.
**Kaliko|papillitis:** Entzündung der zur Nierenpapille gehörenden Marksubstanz u. der Kelchenden als Sonderform der Pyelonephritis, evtl. mit ▸Kalikospasmie. ***Klinik:*** Nierenschmerzen (evtl. kolikartig), blutiger Harn (Hämaturie als sog. unilaterale Nierenpurpura), Bakteri- u./oder Leukurie. 🅴 calicopapillitis.
**Kaliko|spasmie:** Steigerung des Spannungszustandes der Muskulatur der Nierenkelche (s.a. ▸Pyelospasmie), v.a. in deren Halsbereich, z.B. bei ▸Kalikopapillitis. Führt infolge Hyperperistaltik zu Sturzentleerung. Im Ausscheidungsurogramm fehlende Kelchhalsfüllung, bei Solitärpapillitis evtl. Bildung eines »Restflecks«; bei retrograder Pyelographie u.U. pyelovenöser oder -parenchymatöser Reflux. 🅴 calyceal spasm.
**Kali|lauge:** wässrige Lösung von ▸Kaliumhydroxid (= KOH). 🅴 potassium hydroxide solution.
**Kalio|penie:** Kaliummangel; s.a. ▸Hypokaliämie, ▸kaliopenisch... 🅴 kaliopenia.
**kalio|penische Nephropathie:** sekundäre tubulär-degenerative Nierenkrankheit infolge anhaltenden Kaliummangels. Mögliche Ursachen sind z.B. ▸Kaliumverlustniere, Missbrauch bestimmter Abführmittel (s.a. ▸Laxanzienabusus) oder Diuretika (z.B. Furosemid). Es besteht eine Harnkonzentrationsschwäche mit Polyurie, später auch Verdünnungsschwäche. Der Kaliummangel führt (außer als Folge einer Mineralocorticoidvermehrung) trotz der metabolischen Alkalose zum Ersatz der Kaliumionenausscheidung durch Wasserstoffionenausscheidung (paradoxe ▸Azidurie). 🅴 kaliopenic nephropathy.
**Kalium,** Abk. K: einwertiges, in Pflanzen u. vielen Mineralien vorkommendes Alkalimetall; Atomgew. 39,098, OZ 19; 4 Isotope ($^{39}$K–$^{42}$K). Ist im menschlichen Organismus als Kaliumion ($K^+$) zu 98% in der Intrazellularflüssigkeit enthalten (überwiegend frei; Rest an Proteine, Glykogen oder Phosphate gebunden). Wird rasch im oberen Dünndarm vom Körper aufgenommen u. bis zu 95% durch die Niere, ansonsten im Stuhl, Schweiß u. Speichel ausgeschieden. Serumwerte: normal 3,6–5,6 mval/l (14–22 mg%); s.a. ▸Hypokaliämie, ▸Hyperkaliämie. Ist als bedeutendstes intrazelluläres Kation wichtig für die Elektroneutralität, Osmolarität, Hydratation, Nerven- u. Muskelarbeit, Enzymreaktionen, den Eiweiß- u. Glykogenstoffwechsel. Es passiert die Zellmembran (s.a. ▸Membranpotential, ▸Kaliumpumpe) unter Austausch von 3 K- gegen 2 Na- u. 1 H-Ion(en); der Austritt aus der Zellflüssigkeit führt zu Energiefreisetzung u. zur Verschiebung des pH der Zelle in Richtung ▸Azidose, der Extrazellularflüssigkeit i.S. einer Alkalose. Seine Salze (in Substanz oder Lösung) werden *ther* verabfolgt zur Substitution, bei Digitalisüberdosierung u. Bariumvergiftung. – Der Nachweis wird geführt z.B. durch Flammenphotometrie (766,5 u. 769,9 nm), Kalium-sensitive Elektroden; als ▸Tracer wird $^{42}$K (β; γ; HWZ 12,5 h; kritisches Organ: Muskulatur) eingesetzt. 🅴 potassium. – **K. bicarbonicum:** ▸Kaliumhydrogencarbonat. – **K. chloratum:**

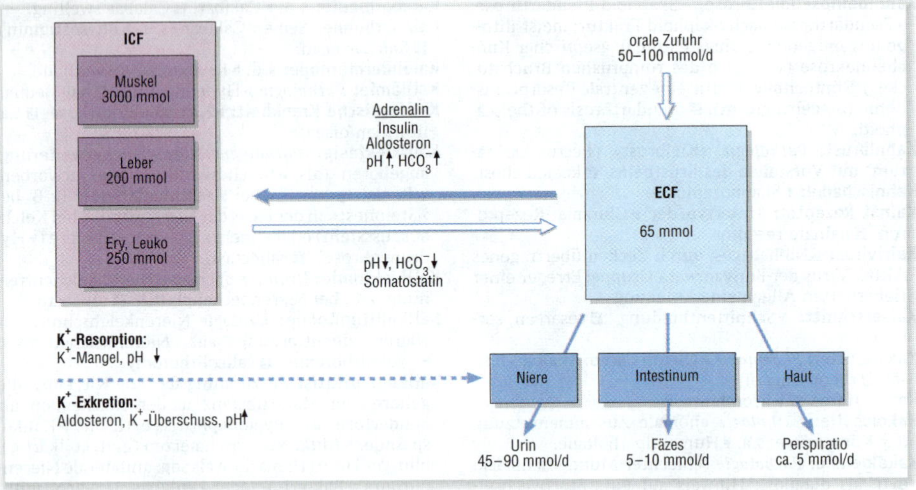


**Kalium:** Aufnahme, Verteilung, Dynamik u. Ausscheidung. ICF = Intrazellularflüssigkeit, ECF = Extrazellularflüssigkeit. [294]

▸Kaliumchlorid. – **K. cyanatum:** Cyankali, ein ▸Cyanid. – **K. fluo|ratum:** ▸Kaliumfluorid. – **K. hy|dro|xydatum:** ▸Kaliumhydroxid. – **K. jodatum:** ▸Kaliumiodid. – **K. permanganicum:** ▸Kaliumpermanganat.

**Kaliumadipat:** Kaliumverbindung zu Substitutionsther. E potassium adipate.

**Kaliumantagonisten:** ▸Kaliumkanalblocker; ▸Antiarrhythmika der Klasse III.

**Kalium|asystolie:** Herzstillstand (in der Diastole) infolge extremer Hyperkaliämie bzw. ▸Kaliumvergiftung. E hyperkalemia-induced asystolia. – **K., künstliche:** durch Kaliuminjektion herbeigeführte K. bei offener Herzchirurgie. E hyperkalemic cardioplegia.

**Kalium|bicarbonat:** das doppelkohlensaure Kalium; ***Anw.*** bei Kaliummangelzuständen. E potassium bicarbonate.

**Kaliumbromid:** ein ▸Antiepileptikum; ***Anw.*** bei Grand-Mal-Epilepsie u. schweren myoklonischen Syndromen im Kindesalter. E potassium bromide.

**Kalium-Calcium-Quotient:** *Physiologie* das für zahlreiche biologische Funktionen (Isotonie, Reizleitung, Nierentätigkeit) wichtige Verhältnis zwischen Kalium- u. Calciumionen in Körperflüssigkeiten u. -geweben ($K^+/Ca^{2+}$). Normalwert ca. 2,0; ist erhöht v.a. bei Tetanie, Urämie.

**Kaliumcanrenoat:** ein ▸Aldosteron-Antagonist; Kalium sparendes ▸Diuretikum.

**Kalium|chlorat,** Kalium chloricum, chlorsaures Kalium: weißes giftiges (Methämoglobinbildner; DL ca. 5 g) Pulver, das früher als Adstringens u. Desinfiziens verwendet wurde. E potassium chlorate.

**Kaliumchlorid,** Kalium chloratum, Chlorkalium, Abk. KCl: Kaliumsalz der Salzsäure; ***Anw.*** oral oder (unter Kontrolle) parenteral bei Kaliummangel, intrakardial bei Herzflimmern. E potassium chloride.

**Kaliumcitrat:** Kaliumverbindung zu Substitutionsther. E potassium adipate.

**Kalium|cyanid,** Cyankalium: ein ▸Cyanid; s.a. ▸Blausäurevergiftung. E potassium cyanide.

**Kalium|fluorid,** Fluorkalium, Abk. KF: zur Prophylaxe der ▸Zahnkaries verwendetes Kaliumsalz. E potassium fluoride.

**Kaliumhydrogencarbonat,** Kaliumbicarbonat: »doppelkohlensaures Kalium«; ***Anw.*** bei Kaliummangelzuständen. E potassium bicarbonate.

**Kalium|hydroxid:** Ätzkali; kräftiges Ätzmittel, z.B. bei Warzen; wässrige Lösung: »Kalilauge«. E potassium hydroxide, caustic potash.

**Kalium|iodid, -jodid,** Abk. KJ, Jodkali: zur Prophylaxe der Jodmangelkrankheit z.B. als Zusatz zu Speisesalz verwendetes Kaliumsalz. E potassium iodide.

**Kalium|kanal:** Proteinstrukturen der Zellmembran für selektive Diffusion von $K^+$-Ionen. E K ion channel(s).

**Kaliumkanalblocker:** Klasse-III-▸Antiarrhythmika; ***Wirkung:*** verlängern durch Blockade der Kaliumkanäle annähernd selektiv die Aktionspotentialdauer. ***Wirkst.:*** Amiodaron, Sotalol.

**Kaliumkanal|öffner, -aktivatoren:** chemisch uneinheitliche Substanzen, die auf die Kaliumkanäle wirken u. v.a. zur Spannungsminderung der Gefäßmuskulatur führen. ***Wirkst.:*** z.B. Diazoxid, Minoxidil. ***Anw.*** als ▸Vasodilatanzien.

**Kalium|mangel(-Syndrom):** ▸Hypokaliämie. E hypokalemia syndrome.

**Kalium|natrium|hydrogen|citrat:** Urologikum zur Harn-Alkalisierung; ***Anw.*** bei Urolithiasis (s.a. ▸Urolithiasismittel).

**Kaliumpermanganat,** $KMnO_4$, übermangansaures Kali: starkes Oxidationsmittel; ***Wirkung:*** in wässriger Lösung 1:2000 (–5000) adstringierend, desodorierend u. antiseptisch, in höherer Konzentration jedoch ätzend (sein Antidot ist Milch; letale Dosis oral ab ca. 5 g); ***Anw.*** als Antidot bei Morphin-, Phosphor-, Blausäurevergiftung. E potassium permanganate.

**Kalium|pumpe:** *Physiologie* der aktive transmembranale Transport der Kaliumionen entgegen dem passiven Auswärts-Diffusionsfluss des Zell-Kaliums; s.a. ▸Ionenpumpe. E potassium pump.

**Kalium|quotient:** *Physiologie* das Verhältnis des intra- zum extrazellulären Kalium. Eine Verkleinerung des Konzentrationsgefälles infolge Zunahme des extrazellulären Kaliums führt – über Veränderung des Membranpotentials – zu schweren Störungen der Muskel-, Nerven- u. Herz-Kreislauf-Funktion; s.a. ▸Kaliumvergiftung.

**Kalium|stoffwechsel,** Kaliumhaushalt: s.u. ▸Kalium. E potassium metabolism.

**Kalium|vergiftung,** Kaliumintoxikation: durch (sub)akute ▸Hyperkaliämie bedingte allgemeine Elektrolytstörung. Kommt vor bei Kaliumausscheidungsstörung infolge Nierenerkrankung (Tubulusschädigung) und/oder bei Kaliumüberangebot (z.B. bei Crush-Syndrom, forcierter Kaliumsubstitution, massiver Hämolyse, Massentransfusion). Führt u.a. zu Kaliumasystolie (evtl. nur Störung des Sinusrhythmus, Kammerflimmern); s.a. ▸Kaliumquotient. E potassium poisoning.

**Kalium|verlust|niere, Kalium verlierende Nephropathie:** Nierenkrankheit mit sekundärem Kaliummangel. Eine Tubulopathie infolge Schädigung der Kaliumionen konservierenden Mechanismen u. Aufhebung oder Einschränkung der Absonderung von Ammonium- u. Wasserstoffionen. Kommt vor u.a. bei chronischer Pyelo- u. interstitieller Nephritis, primärem Hyperaldosteronismus, Thyreotoxikose, BUTTLER-LIGHTWOOD-ALBRIGHT-, DEBRÉ-DE-TONI-FANCONI-Syndrom, nach Behandlung mit Carboanhydrasehemmern u.anderen Diuretika. S.a. ▸kaliopenische Nephropathie. E potassium-losing nephritis.

**Kali|urese:** *Physiologie* die Kaliumausscheidung durch die Niere. Vorgang: freie Filtration, fast vollständige Rückresorption im proximalen u. (gemeinsam mit Chlorionen) im Austausch gegen $Na^+$ im distalen Nierentubulus. Tagesmenge ca. 75–100 mmol (etwa 90 % der gesamten $K^+$-Ausscheidung). – s.a. ▸Kalium. E kaliuresis.

**Kalk:** Calciumcarbonat (Calcium carbonicum); s.a. ▸Calcaria, *patho* ▸Chalico..., ▸Kalzi..., ▸Calci... E chalk, lime.

**Kalk|ablagerung:** *Pathologie* »Verkalkung«; Ablagerung von Calciumsalzen (als Phosphat, Carbonat) in Kalk aufnehmenden (»kalkaffinen«) Körpergeweben sowie in Hohlräumen durch Ausfällung des in allen Körperflüssigkeiten vorhandenen Calciums. Erfolgt physiologisch bei der Knochenbildung (Verkalkung von ▸Osteoid; s.a. ▸Ossifikation), krankhaft bei Gewebsstörungen (z.B. bei Brady-, Dystrophie, Degeneration, Nekrose) und – bei Abnahme des Gewebs-pH – bei Hyperkalzämie; z.B. bei verkäsender Tuberkulose, in fibrinösen Ergüssen, bei Steinbildung, Atherosklerose, um Gewebsparasiten, bei D-Hypervitaminose. S.a. ▸Chalicosis, ▸Kalkgicht, ▸Kalkmetastase, ▸Kalkinfarkt. E calcification.

**Kalkane|odynie:** Schmerzen in der Fersengegend, z.B. bei der Apophysitis calcanei. S.a. ▸Achillodynie. E calcaneodynia.

**Kal|ka|ne|us:** das Fersenbein, ▸Calcaneus. E calcaneus, os calcis.

**Kalkaneus|ex|ostose:** ▸HAGLUND-Ferse. E calcaneal exostosis.

**Kalkaneus|fraktur:** Fersenbeinbruch; z.B. als hinterer oberer Kantenabbruch, Bruch des Kalkaneuskörpers (evtl. mit Luxation, auch als intraartikulärer Trümmerbruch). Meist als Stauchungsbruch oder – infolge extremer Fußbeugung oder -streckung – als Ausriss-, Abriss-, Abscherfraktur. Führt außer zu typischen Zeichen der ▸Fraktur zu Fersenverbreiterung, Abflachung des Fußgewölbes, evtl. Knöcheltiefstand; s.a. ▸Tuber-Gelenk-Winkel. E calcaneal fracture.

**Kalkaneus|sporn:** *Pathologie* als **hinterer K.** ein dornartiger Knochenauswuchs (Exostose) am bzw. vor dem Achillessehnenansatz; als **oberer K.** die ▸HAGLUND-Ferse; als **unterer K.** (= plantarer K.) eine ▸Exostose an der Unterseite des ▸Tuber calcanei, am Ursprung der kleinen Fußmuskeln (»Aponeurosensporn«) oder weiter vorn (»Ligamentsporn«) als Überlastungsschaden infolge Senkung des Fußgewölbes. E calcaneal spur.

**Kalkarina:** Kurzbezeichnung der Fissura calcarina (Spornfurche), ▸Sulcus calcarinus. – Als **Kalkarinarinde** die beidseits der Spalte gelegene Hirnrinde (Bereiche des Gesichtssinns). E calcarine sulcus.

**Kalk|diabetes:** vermehrte Calciumausscheidung im Harn, u. zwar als Gegenregulationseffekt bei Hyperkalzämie infolge Nebenschilddrüsenüberfunktion (führt zu chronischer interstitieller Nephritis) sowie – als (transitorische) idiopathische ▸Hyperkalziurie – die von der Kalkzufuhr unabhängige Form mit Hyperphosphatämie u. normalem Serumcalcium, z.B. bei Anorexie im Säuglingsalter, bei Pyelonephritis. E calcinuric diabetes.

**Kalk|galle:** *Pathologie* Kurzbezeichnung der Kalkgallenblase, ▸Porzellangallenblase.

**Kalk|gicht:** **1)** ▸Chondrokalzinose-Syndrom. **2)** Sammelbegriff für zahlreiche mit Kalkablagerung einhergehende Krankheiten, z.B. Calcinosis circumscripta, Tendofascitis calcarea rheumatica, Akrocalcinosis (nach NAEGELI auch THIBIERGE-WEISSENBACH-Syndrom u. Myositis ossificans).

**Kalk|infarkt:** bei Hyperkalzämie erfolgende, zu weißer Streifung der Nierenpapillen führende Kalkablagerung in nicht vorgeschädigtem Nierengewebe (der Markkegel) infolge örtlicher Alkalose (bei gesteigerter Sekretion saurer Valenzen). In Tubuli u. Sammelrohren findet man Kalkkristalle, im Interstitium Kalkkörnchen. – I.w.S. auch die ▸Kalkmetastasen in der Rinden-Mark-Zone. E calcareous infarct.

**Kalk|infiltration:** *Pathologie* ▸Kalkablagerung; s.a. ▸Kalkgicht, ▸Kalkmetastase. E calcareous infiltration.

**Kalk|konkrement:** *Pathologie* Calciumsalze (als Phosphat, Carbonat, Sulfat, Oxalat) enthaltender Stein bei Steinleiden (▸Lithiasis); z.B. als Harn-, Pankreas-, Prostatastein. – Physiologische Kalksteinchen als Hirnsand (Acervulus) u. als sog. **Kalkkugeln** in Leptomeningen. E calcar stone.

**Kalk|metastase:** umschriebene krankhafte ▸Kalkablagerung an atypischen Orten (z.B. in der Unterhaut, Lunge, Niere) bei Hyperkalzämie infolge erhöhter Calciummobilisierung, z.B. bei Osteomalazie, bei Hyperparathyreoidismus, chronischer Niereninsuffizienz mit Phosphatretention (Hyperphosphatämie), Vitamin-D-Intoxikation, Milch-Alkali-Syndrom; s.a. ▸Kalkpanzerhaut. E calcareous metastasis.

**Kalk|milch:** 10 %ige wässrige Aufschwemmung von Calcium oxydatum hydricum (»gelöschter Kalk«) zur Stuhldesinfektion (2 Teile Kalkmilch : 1 Teil Stuhl [6 Std.]). E lime milk.

**Kalk|panzerhaut:** Kalkablagerung in der Haut mit pellagroiden Hautveränderungen bei ▸Hyperkalzämie infolge Nebenschilddrüsenüberfunktion. S.a. ▸Kalkmetastase.

**Kalk|seifenstuhl,** Seifenstuhl: grau-weißer, kittähnlicher, faulig riechender, alkalischer Stuhl mit reichlichem Gehalt an Calcium-, Magnesiumseifen; z.B. beim einseitig mit Kuhmilch u. kohlenhydratarm ernährten Säugling. E soapy stool.

**Kalk|spritzer:** auf der Abdomenübersichtsaufnahme sichtbare »kalkspritzerartige« Fleckung im Bereich des Pankreas; dabei handelt es sich um Fettgewebsnekrosen durch Pankreasenzyme bei Schädigung des Pankreas.

**Kalk|staub|lunge:** ▸Chalicosis pulmonum.

**Kalk|stoffwechsel:** ▸Calciumstoffwechsel.

**Kalkwasser:** Calciumhydroxid-Lösung; ***Anw.*** als topisches Antipruriginosum. E chalk water.

**Kallidin,** Kinin-10, Lysyl-bradykinin: ein Gewebshormon, das durch Einwirkung von ▸Kallikrein aus der gleichen Vorstufe (»**Kallidinogen**«) wie andere ▸Kinine freigesetzt wird. Wirkt wie ▸Bradykinin (jedoch stärkerer Blutdruckeffekt). E kallidin, lysylbradykinin.

**Kallidinogenase:** Kallikreinpräparat; ***Anw.*** zur Steigerung der Spermatozoenmobilität u. -zahl; ***NW:*** Blutdrucksenkung.

**Kalli|kreine:** proteolytische Enzyme, die für die Bildung des Kinins verantwortlich sind. Die K. entstehen bei Verletzung oder Entzündung sowie bei der Blutgerinnung aus Präkallikrein (Kallikreinogen = FLETCHER-Faktor) über Präkallikrein-Aktivatoren. Kallikreine kommen mit insgesamt 5 Typen im Blutplasma (als Serumkallikrein), in den Granulozyten, verschiedenen Drüsen sowie in Nieren, Pankreas u. Darm vor; s.a. ▸Kallidin. E kallikreins, kininogenins.

**Kallikrein-Inhibitor:** Eiweißkörper (Peptide), die Kallikrein (sowie Trypsin) inaktivieren; kommen vor z.B. in Pflanzen, Mikroben, Milch sowie im Blutserum u. in Organen des Menschen (als Faktor des Kallikrein-Kinin-Systems). E kallikrein inhibitor.

**Kallikrein-Kinin-System:** biochemisch u. energetisch bedeutsames physiologisches Regelsystem für die Freisetzung von ▸Kininen, wobei durch die Kininogenase ▸Kallikrein aus Kininogenen (= Kininvorstufen) Kinine gebildet werden, darunter – durch ein nierenspezifisches Kallikrein – Kinine mit vasodilatatorischer u. natriuretischer Wirkung (so dass ein Antagonismus zum Kinin-Angiotensin-System vermutet wird). E kallikrein-kinin system.

**Kalli|kre|in|ogen:** s. u. ▸Kallikreine. E kallikreinogen.

**Kallmann-Syndrom** (FRANZ J. K., 1897–1965, Psychiater, Berlin, München, New York), olfaktogenitales Syndrom: hypogonadotroper Hypogonadismus auf dem Boden eines hypothalamischen Mangels an Gonadotropin-releasing-Hormon. Führt zum Ausbleiben der Pubertät; selten bei Frauen; X-chromosomal oder autosomal gebundene Vererbung. Sporadisches Vorkommen möglich. Anosmie durch Aplasie des Bulbus olfactorius, weitere kongenitale Fehlbildungen in der Mittellinie des Kopfes u. des Gesichts sind beschrieben. E Kallmann's syndrome.

**kallös,** callosus: kallusartig, schwielig; Knochenkallus oder eine Callositas betreffend. E callous.

**Kallo|tomie:** operative Durchtrennung des Balkens (▸Corpus callosum); i. w. S. auch der ▸Balkenstich. E callosotomy.

**Kallus: 1)** ▸Knochenkallus (s. a. ▸Callus). **2)** *Dermatologie* ▸Hornschwiele (Callositas); s. a. ▸Schwiele. E callus.

**Kalmodulin:** ▸Calmodulin.

**Kalmuswurzelstock:** ▸Calami rhizoma.

**Kalorie:** ältere Einheit der Energie, definiert als die Wärmemenge, die nötig ist, um 1 g Wasser um 1 °C zu erwärmen, von 14,5 auf 15,5 °C (kleine = Gramm-K. = cal) bzw. – entsprechend – für 1 kg Wasser (große = Kilokalorie = kcal = Cal). Messgröße für die quantitative Beschreibung energetischer Vorgänge. Im SI-System ersetzt durch die Einheit ▸Joule (1 cal = 4,1855 Joule). E calorie, calory.

**Kalorien|bedarf:** der bisher in Kilokalorien (s. a. ▸Kalorie) angegebene durchschnittliche Energiebedarf pro Tag bzw. Energiegehalt des Nahrungsbedarfs pro Tag; erforderlich zur Deckung des jeweiligen ▸Energieumsatzes. Wird errechnet z. B. durch Multiplikation des mittleren Körpergewichts mit dem empirisch ermittelten Kalorienfaktor (Kalorienbedarfszahl/kg Körpergewicht); beträgt in Abhängigkeit vom Tätigkeitszustand z. B. ca. 30–35 kcal bei Bettruhe bzw. 35–40, 40–50, 45–60 bei leichter, mittlerer bzw. schwerer körperlicher Arbeit; ferner Berechnung pro $m^2$ Körperoberfläche. – Ist u. a. auch abhängig von Alter, Geschlecht, Allgemeinzustand; s. a. ▸Nährstoffe. E calorie requirement.

**Kalorien|wert:** *Physik* ▸Brennwert. E caloric value.

**Kalo(ri)metrie: 1)** *Physik* Messung der Wärmefreisetzung bei Verbrennung eines Stoffes mit einem Kalorimeter, z. B. durch Erwärmung einer bestimmten Wassermenge. **2)** *Physiologie* Messung des Energieumsatzes bei einem Lebewesen. – **K., direkte:** Messung der Wärmeabgabe des Organismus in einem Kalorimeter, s. a. Kalorimetrie (1). – **K., indirekte:** Bestimmung von Sauerstoffaufnahme u. Kohlendioxidabgabe des Organismus u. Berechnung des Energieumsatzes aus den bekannten Werten für die Energiefreisetzung bei Sauerstoffverbrauch. E calorimetry.

**kalorisch:** durch Wärmeeinwirkung bedingt (»calore«), mit Nahrungskalorien zusammenhängend. E caloric. – **k. Nystagmus:** durch Erwärmung oder Abkühlung des Promontoriums (z. B. bei ▸kalorischer Prüfung), d. h. durch die resultierende Strömung der ▸Endolymphe ausgelöster Horizontalnystagmus zur gereizten oder zur Gegenseite (= ampullopetal bzw. -fugal). E c. nystagmus. – **k. Prüfung,** Kalorisation: seitengetrennte Prüfung der peripheren Gleichgewichtsorgane durch Einbringen von Wasser unterschiedlicher Temperatur (> 37 bzw. < 20 °C = warm- bzw. kaltkalorische Prüfung) in den äußeren Gehörgang bei rückwärts geneigtem Kopf (= vertikal gestellten seitlichen Bogengängen); ein dadurch ausgelöster ▸kalorischer Nystagmus (zusammen mit Fallneigung, Gangabweichung u. Vorbeizeigen) spricht für intakte Kupulaorgane u. Reflexbahnen. Erfolgt nach HALLPIKE (30° bzw. 44°, 30 Sek.), KOBRAK (= »Schwachreizprüfung«; 27° bzw. 47°, 5–10 ml, 5 Sek.), BÁRÁNY (»Starkreizprüfung«, 15° bis zum Nystagmus). E coldwater caloric test. – **k. Wert: 1)** Kalorienwert: ▸Brennwert. **2) kalorisches Äquivalent,** Energie-Äquivalent des Sauerstoffs: diejenige Energiemenge, die bei Verbrennung von 1 l $O_2$ im Organismus freigesetzt wird. Bei Verbrennung von Kohlenhydrat: 21,1 kJ (5,05 kcal), von Fett: 19,6 kJ (4,69 kcal); von Eiweiß: 18,8 kJ (4,48 kcal).

**Kalotte:** *Anatomie* Schädelkalotte, ▸Calvaria. E calotte, calvaria.

**kalt: 1)** *Pathologie* mit niedriger Temperatur (z. B. kalter ▸Abszess); s. a. ▸Kryo..., ▸Kälte..., ▸Temperatur..., ▸Cold... **2)** *Radiologie* ohne künstlichen Strahlungspegel. E 1), 2) cold. – **k. Knoten:** im Szintigramm der Schilddrüse ein umschriebener Bezirk signifikant verminderter Aktivität als Korrelat eines hormonal inaktiven Adenoms, evtl. auch Hinweis auf einen malignen Tumor (s. Abb.).

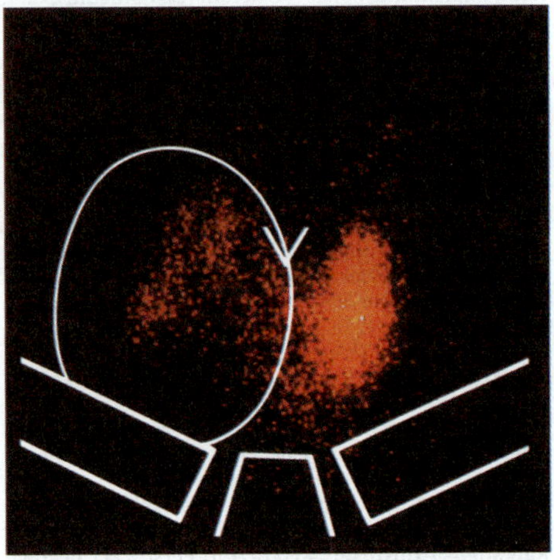

**kalter Knoten:** großer Bezirk geringerer Aktivität im Bereich des rechten Schilddrüsenlappens (Szintigramm). [272]

**Kalt|auszug:** *Pharmazie* ▸Mazeration (2). E cold macerate.

**kaltkalorische Prüfung:** *Otologie* s. u. ▸kalorisch.

**Kaltkaustik:** ▸Elektrokoagulation (bei der die aktive Elektrode kalt bleibt). E cold coagulation.

**Kaltlicht|endo|skopie:** ▸Endoskopie unter Anw. von Endoskopen mit wenig Ultrarot im Licht u. mit Absorption der restlichen Wärme durch die Glasfasern des Fiberinstruments. E cold light endoscopy.

**Kalt|sterilisation:** ▸Sterilisation durch Anw. von UV-Strahlen oder ionisierenden Strahlen (Kathoden-, Beta-, Röntgen- oder Gammastrahlen) oder aber chemischer Mittel (s. a. ▸Desinfektion). E cold sterilization.

**Kalt-Warm-Hämolysine:** bei paroxysmaler Kältehämoglobinurie auftretende biphasische oder bithermische Autoantikörper (▸Autohämolysine), gebildet aufgrund von Strukturveränderungen an den Erythrozyten nach Infektion (insbes. Treponema pallidum, Viren) oder nach unbekannter Schädigung; s. a. ▸Kältehämolysin. E hot-cold hemolysins.

**Kaltwassertest:** ▸Cold-Pressure-Test.

**Kalymma:** *Genetik* die Matrix des Chromosoms.

**Kalz|ergie:** *Pathologie* (SELYE, 1962) tierexperimentelle, nicht an eine Calciumstoffwechselaktivierung geknüpfte (s. a. ▸Kalziphylaxie) lokale oder systemische Kalksalzspeicherung als biologische Reaktion auf die Verabfolgung eines **Kalzergens** (Substanz, die sich an bestimmte Gewebe bindet). E calcergy.

**Kal|zi|ferol:** ▸Vitamin $D_2$. E calciferol.

**Kalzi|fikation, Kalzi|fizierung:** die krankhafte Kalkablagerung (▸Calcinosis) bzw. ▸Verkalkung (s. a. ▸Ossifikation) in bzw. von Geweben (z. B. die kalzifizierende Pankreatitis). E calcification.

**Kalzi|nose:** *Pathologie* ▸Calcinosis. E calcinosis. – **K., tumoröse:** ▸TEUTSCHLÄNDER-Syndrom; s. a. ▸CRST-Syndrom.

**Kalzinosefaktor:** ▸Dihydrotachysterol.
**Kalzipenie:** *Pathologie* Kalk- bzw. Calciummangel; s.a. ▸kalzipriv. E calcipenia.
**Kalzipexie:** die physiologische oder krankhafte Ausfällung u. Einlagerung von Calciumsalzen im Körpergewebe; ▸Ossifikation, ▸Calcinosis. E calcipexy.
**Kalzi|phylaxie:** (SELYE, 1962) im Tierexperiment durch Verabfolgung eines »Sensitizers« (Parathormon, Vitamin $D_2$, $D_3$, Dihydrotachysterin) hervorgerufener Überempfindlichkeitszustand der Gewebe, der – in Reaktion auf einen mechanischen oder chemischen Reiz (»Provokator«, »Challenger«) – zu örtlicher oder systemischer selektiver Kalksalzablagerung führt. – Beim **K.-Syndrom** kommt es zu ischämischen Hautnekrosen mit bakt. Superinfektionen u. harten subkutanen Knoten an Armen u. Beinen durch arterielle Kalzifikation. E calciphylaxis.
**kalzi|priv:** mit bzw. durch Kalkentzug bzw. Kalkarmut (Kalzipenie); z.B. kalzipr. ▸Tetanie. E calciprivic.
**Kalzitonin...:** ▸Calcitonin...
**Kalzium,** Abk. Ca: ▸Calcium.
**Kalzi|urie:** ▸Hyperkalziurie; s.a. ▸Kalkdiabetes.
**Kambiumschicht:** die tiefe, durch größeren Zellgehalt u. durch Kapillarreichtum ausgezeichnete Schicht der Beinhaut (▸Periost), von der das Dickenwachstum des Knochens ausgeht. E cambium.
**Kamel|pocken-Virus:** dem Variola-Virus nahe verwandtes Orthopoxvirus (▸Pockenviren), das im Nahen u. Mittleren Osten eine weit verbreitete Krankheit der Kamele **(Kamelpocken)** ausgelöst; Erkrankung beim Menschen ist bisher auch bei engem Kontakt nicht beschrieben worden. E camelpox virus.
**Kamille:** ▸Matricaria chamomilla. E c(h)amomile.
**Kamillenbad:** Bad mit Blüten der echten **Kamille** (Flores chamomillae; s.a. ▸Matricaria chamomilla); wirkt durch ▸Azulen antiphlogistisch; z.B. als Teilbad bei Fisteln u. Wunden, Ekzemen.
**Kamin|kehrerkrebs:** ▸Schornsteinfegerkrebs. E chimney sweeps' cancer.
**Kammer:** Kurzbezeichnung für z.B. *anat* Herz-, Hirn-, Augenkammer (▸Ventriculus bzw. Camera), *radiol* ▸Ionisationskammer, *allerg* ▸Klimakammer, *histol* ▸feuchte Kammer. E chamber.
**Kammer|anfangsschwankung,** Initialschwankung: der der Erregungsausbreitung in den Herzventrikeln entsprechende QRS-Komplex des ▸EKG. E initial ventricular deflection.
**Kammer|automatie, -automatismus:** ▸Automatie des Herzens, bei der der rhythmische Kontraktionsreiz vom Myokard des Herzventrikels ausgeht (= idioventrikuläres Zentrum der tertiären Reiz- oder Erregungsbildung); bei totalem AV-Block (Frequenz je nach Lage des Automatiezentrums 20–60/Min.) oder als ventrikuläre Tachykardie (100–200/Min.). E ventricular autonomy.
**Kammer|block:** intraventrikulärer ▸Block, ▸Schenkelblock (s.a. ▸Links-, ▸Rechtsschenkel-, ▸Hemiblock). E ventricular block.
**Kammer|bucht:** ▸Angulus iridocornealis.
**Kammer|echo:** **1)** ▸Umkehrextrasystole. **2)** bei Echographie das Echo von Kammerwandungen.
**Kammer|endschwankung:** der auf den QRS-Komplex folgende Teil des ▸EKG, umfasst ST-Strecke, T-Welle u. U-Welle; entspricht dem Ablauf von Erregung u. Erregungsrückbildung in den Herzkammern. E final ventricular deflection.
**Kammer|extrasystole:** *Kardiologie* ▸Extrasystole mit Ursprung im Kammermyokard (»ventrikuläre Extrasystole«); mit negativem QRS, positivem T, bei mehr basalem Ursprung mit pos. QRS, diskordantem T u. überwiegend positivem $V_{1-6}$. E ventricular extrasystole.
**Kammer|flattern:** Herzrhythmusstörung mit schneller (ca. 250/Min.), regelmäßiger Aufeinanderfolge von Kammerkontraktionen (im EKG als deformierte Kammerkomplexe mit sehr weiter Amplitude; QRS u. T häufig nicht identifizierbar). Übergänge zu Kammerflimmern. E ventricular flutter.

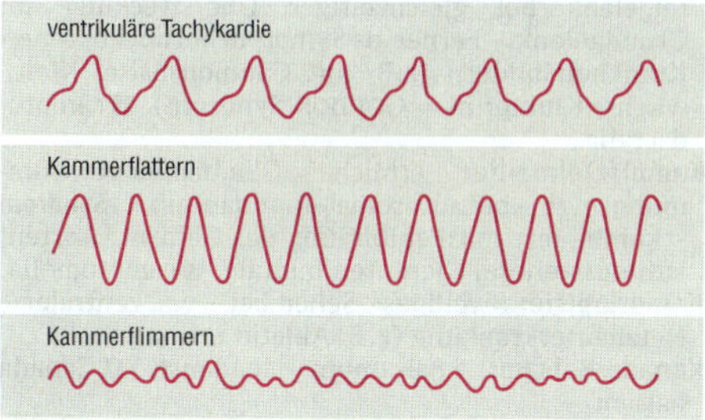

**Kammerflattern:** Formen von Herzrhythmusstörungen im Elektrokardiogramm (EKG).

**Kammer|flimmern:** unkoordinierte Herzmuskeltätigkeit (»wühlende Bewegungen« als Folge »kreisender Erregung«) mit »Flimmerwellen« im EKG (300/Min.). Ausdruck ektopischer Erregungsbildung u. einer Instabilität des diastolischen Ruhemembranpotentials. Tritt auf z.B. bei Herzklappenfehlern, Myodegeneratio, Infarkt, akuter Stauung, Lungenembolie, Starkstromunfall; tödlich (hämodynamische Auswirkung wie Herzstillstand), falls kein spontanes Sistieren (selten) oder therapeutische Intervention. S.a. ▸Kammerflattern, ▸Elektrodefibrillation, ▸Reanimation. E ventricular fibrillation.
**Kammer|kom|plex:** ▸Kammerschwankung im EKG. E ventricular complex.
**Kammer|scheidewand:** *Anatomie* ▸Septum interventriculare; s.a. ▸Ventrikelseptum...
**Kammer|schwankung,** Kammerkomplex: s.u. ▸Elektroventrikulogramm. E ventricular deflections.
**Kammer|tachy|kardie:** *Kardiologie* ventrikuläre ▸Tachykardie. E ventricular tachycardia.
**Kammer|wasser,** Humor aquosus: die von den Fortsätzen des Ziliarkörpers (▸Corpus ciliare) abgesonderte wasserklare Flüssigkeit; enthält wenig Eiweiß u. zahlreiche Stoffe des Blutplasmas; dient der Formerhaltung des Augapfels u. der Ernährung gefäßloser Strukturen (Kornea, Linse, Glaskörper), s.a. ▸Glaukom. E intraocular fluid.
**Kammer|wasser|venen:** »Gefäße«, die vom SCHLEMM-Kanal Kammerwasser in die (sub)konjunktivalen Venen ableiten. E aqueous veins.
**Kammer|winkel:** ▸Angulus iridocornealis.
**Kampfer:** ▸Camphora. E camphor.
**Kampferbaum:** ▸Cinnamomum camphora.
**Kampf|phase:** eine Phase der ▸biologischen Leukozytenkurve.
**Kampf|stoffe – K., biologische:** gefährliche Krankheitserreger (Bakterien u. Viren) sowie Toxine verschiedener Art. E warfare agents (chemical; biological). – **K., chemische:** Gruppe verschiedener chemischer Substanzen zum Einsatz als Kriegsmittel. Von Bedeutung sind als **Nerven-K.** die Alkylphosphate (Tabun, Sarin, Soman), als **Haupt-K.** die Alkylanzien (Lost) u. Dichloramine (Blaukreuz), als **Reiz-K.** z.B. 2-Chlor-benzylidenmalondinitril (CS-Gas), als **psychoaktive Substanzen** die Benzylsäureester (BZ-Stoff) sowie als **Blocker der Atmungskette** die Blausäureverbindungen (Cyanwasserstoffsäure, HCN). Chem. Kampfmittel wurden früher unter der Bezeichnung Gelbkreuz, Grünkreuz, Blaukreuz u. Weißkreuz eingesetzt.
**Kampi|metrie:** Prüfung des Gesichtsfeldes eines Auges – v.a. seines Zentrums – mittels **Kampimeters** (schwarzer, durch Sektoren u. Kreise unterteilter Schirm, auf dem – bis zu ihrer Wahrnehmung – Weiß- oder Farbmarken von der Peripherie zum Zentrum geführt werden). E campimetry.
**Kampo...:** s.u. ▸Kampto...
**Kamp|to|daktylie:** (LANDOUZY, 1906) angeborene, erbliche, meist beidseitige u. symmetrische, aktiv u. passiv nicht korrigierbare hakenförmige Beugekontraktur des 5. (selten auch 4. u. 3.) Fingers im Mit-

telgelenk bei gleichzeitiger Überstreckung im Grundgelenk. – Ferner als Symptom bei angeborenen Krankheitsbildern (z.B. mit Gaumenspalte, Kleinwuchs, Klumpfuß = GORDON-Syndrom). E camptodactylia.

**Kamp|(t)o|me|lie:** erbliche Gliedmaßenverkrümmung; evtl. – bei autosomal-dominantem **K.-Syndrom** – kombiniert mit Fehlbildung des Gehirns, Aortenisthmusstenose, Nierenfehlbildung. E camptomelia.

**Kampt|op|sie:** »welliges« Sehen bei – v.a. zentraler – Netzhauterkrankung (z.B. Ablatio retinae).

**Kanada-Balsam:** ▸Balsamum canadense. E Canada balsam.

**Kanal:** *Anatomie* ▸Canalis, ▸Ductus. E canal.

**kanalikulär,** canalicularis: einen – kleinen – Kanal betreffend, auf dem Weg über eine Kanallichtung erfolgend, z.B. eine k. (= ductogene) Metastasierung durch Erreger-, Tumorzellen-Aussaat (Bildung von »Kanalmetastasen«). E canalicular.

**Kanaliku|lo|rhino|stomie:** op. Wiederherstellung des Tränenabflusses bei Enge bzw. Verlegung des Tränen-Nasen-Gangs durch Einnähen des Gangs bzw. des Tränensackes (= Dakryozystorhinostomie) in einen Nasenschleimhautschlitz. E canaliculorhinostomy.

**Kanal|metas|tase:** s.u. ▸kanalikulär.

**Kanal|naht:** operative Einengung eines Hernien- = Bruchkanals durch Vereinigung der Kanalränder.

**Kanalproteine:** spezielle Proteine der Zellmembran, die für den Ionenaustausch der Zelle mit ihrer Umgebung verantwortlich sind.

**Kanamycin:** aus Streptomyces kanamyceticus isoliertes, als Sulfat gut wasserlösliches ▸Aminoglykosid-Antibiotikum, ***Anw.*** wegen hoher systemischer Toxizität nur noch in Augensalben u. -tropfen. E kanamycin.

**Kanavel-Schnitt** (ALLEN B. K., 1874–1938, Chirurg, Chicago): ein hohlhandseitiger seitlicher Längsschnitt vom Fingerendgelenk bis zur distalen Hohlhandquerfalte zur Eröffnung eines ▸Panaritiums der Sehnenscheide.

**Kan|dida:** *Mykologie* ▸Candida.

**Kan|di|did:** ▸Candida-Mykid. E candidid.

**Kangri-Krebs:** Hautkrebs in Kaschmir infolge strahlender Hitze des unter den Kleidern getragenen Holzkohlenöfchens. E kangri cancer.

**Kanikola|fieber:** ▸Leptospirosis canicola. E canicola fever.

**Kaninchen|rhythmus:** *Kardiologie* ▸HEGGLIN-Zeichen; s.a. ▸Spechtschlagphänomen. E little rabbit rhythm.

**Kan|kro|id:** verhornendes ▸Plattenepithelkarzinom; s.a. ▸Hornperlen. E cancroid.

**Kanner-Syndrom:** frühkindlicher ▸Autismus. E Kanner's syndrome.

**Kanonen|schlag:** verstärkter 1. Herzton bei atrioventrikulärer Dissoziation, v.a. bei totalem ▸Block; entsteht bei kurzem P-Q-Intervall, wenn die Atrioventrikularklappen durch die unmittelbar vor der Kammersystole erfolgende Vorhofkontraktion »gestellt« werden. E cannon beat.

**Kanten|absprengung:** *Chirurgie* meist epiphysennahe Absprengung einer Knochenkante, z.B. des VOLKMANN-Dreiecks bei Knöchelfraktur; evtl. als Abschälungsfraktur (»flake fracture«). – I.e.S. Absprengung der Vorderkante eines Wirbelkörpers mit oder ohne Bandscheibenbeteiligung.

**Kanten|schmerz:** durch die Bauchdecken auszulösender Druckschmerz an den Gebärmutterkanten bei Endometritis puerperalis.

**Kan|tho|plastik:** Erweiterungsplastik des Lidspalts (z.B. bei Blepharophimose). E canthoplasty.

**Kantho(r)|rha|phie:** *Ophthalmologie* ▸Tarsorrhaphie. E canthorrhaphy.

**Kantho|tomie:** horizontale Spaltung des (schläfenseitigen) Lidwinkels; z.B. Hilfsschnitt für Zugang zum hinteren Augenhöhlenbereich bei Kanthoplastik. E canthotomy.

**Kan|thus:** der Augen-, Lidwinkel (▸Angulus oculi). E canthus.

**K-Antigene:** Bakterienantigene als »Kapselantigene« an der Oberfläche bestimmter Bakterien, z.B. Pneumokokken; werden genutzt zur Typendifferenzierung; ▸A-, ▸B-, ▸L-, ▸Vi-Antigen. E K antigens.

**Ka|nü|le:** Hohlnadel oder Rohr (evtl. flexibel, mit Mandrin, Steckkonus, Hahn) als Instrument v.a. zum Verabfolgen, Ablassen, Ansaugen von Flüssigkeiten (Lösungen, Arzneimittel bzw. Körpersäfte) u. Gasen sowie zum Ausstanzen von Gewebsteilen, zum Einbringen eines weiteren Instruments (z.B. eines Katheters), d.h. als Injektions-, Spül-, Punktions-, Implantations-, Biopsie-, Trachealkanüle. E cannula.

**kan|zer(o)...:** *Pathologie* ▸karzino...; s.a. ▸Onko...

**Kanzerogen:** andere Bezeichnung für ▸Karzinogen; unterschieden werden **primäres K.** (voll aktives) u. **sekundäres K.** (aus einer inaktiven Vorstufe entstanden). E carcinogen.

**kan|ze|ro|gen:** ▸karzinogen; z.B. **k. Faktoren** (▸Karzinogen), **k. Viren** (▸Tumorviren).

**Kao|lin|lunge, Kaolinosis (pulmonum):** Mischstaubsilikose durch, oft mit freiem Siliciumoxid untermischten (bis 70%), Staub von Kaolin (s.a. ▸Bolus alba). Als Sonderform einer Silikose gilt die K. als entschädigungspflichtige Berufskrankheit. E kaolinosis.

**Kapazität:** Fassungsvermögen, Speicherungsfähigkeit; i.e.S. die **elektrische K.** des Kondensators, definiert als Verhältnis der Ladung zur hervorgerufenen Spannung. – Einheit ist das Farad. E capacity, capacitance.

**Kapazitäts|gefäße:** Blutgefäße hohen Fassungsvermögens; ▸Niederdrucksystem. E capacitance vessels.

**Kapazitation:** der zum Durchdringen der Hüllen der Eizelle notwendige Reifungsprozess der Spermien (mit Zerfall des Akrosoms) im Genitale der Frau, wird von Östrogenen stimuliert, von Progesteron gehemmt. E capacitation.

**kapillär, kapillar:** haarfein, die Kapillarität oder die Kapillargefäße (▸Vas capillare) betreffend. E capillary.

**kapillarabdichtende Mittel:** Substanzen, die die Gefäßpermeabilität herabsetzen u. dadurch ödemprotektiv wirken; ***Wirkst.:*** z.B. Calciumdobesilat, Rutosid, Troxerutin, Aesculin, Aescin; ***Anw.*** als Antihämorrhagica, Venentherapeutica u. z.T. bei Retinopathie.

**Kapillar|an|eu|rys|ma:** ▸Aneurysma des arteriellen Kapillarenschenkels, z.B. bei Kollagenosen; s.a. ▸Kapillarektasie. E capillary aneurysm.

**Kapillar|bett:** die Gefäßstrecke zwischen Endarteriole u. Venole (s.a. ▸Endstrombahn). Dient überwiegend dem Austausch von Gasen sowie von Flüssigkeiten, Elektrolyten, Makromolekülen. E capillary bed.

**Kapillar|bronchitis:** ▸Bronchiolitis.

**Kapillar|dia|gnos|tik:** Funktionsdiagnostik im Bereich der Kapillaren; z.B. ▸Kapillarmikroskopie, ▸Kapillarresistenz-Bestimmung; s.a. ▸Kapillarpuls. E capillary functional testing.

**Kapillar|dialysator:** Dialysekörper mit gebündelten feinsten Kapillaren aus zellulosischem oder synthetischem Material als Blut führendes System. Vorteil: große Dialysierfläche bei geringem Füllvolumen. Gebräuchlichste Form der »künstlichen Niere«. S.a. ▸Doppelspulenniere, ▸KOLFF-WATSCHINGER-Niere. E hollow fiber dialyser.

**Kapillar|drainage:** ▸Drainage durch Nutzung der ▸Kapillarität; z.B. als Dochtdrainage. E capillary drainage.

**Kapillardruck:** der Blutdruck in den Kapillaren; sinkt – von Druckwechselphasen kaum beeinflusst – hier von ca. 30 auf ca. 12 mmHg ab. E capillary pressure. – **K., effektiver:** der hämodynamisch wirksame Druckabfall entlang einer Kapillarstrecke. Ist zu unterscheiden vom die Kapillarwand belastenden transmuralen Druck ($P_{trans} = P_{intrakapillär} - P_{interstitiell}$), der zusammen mit dem kolloidosmotischen u. interstitiellen Druck den effektiven Filtrationsdruck bestimmt.

**Ka|pil|lạ|re: 1)** *Anatomie* Haargefäß, ▸Vas capillare; s.a. ▸Kapillarbett, ▸Kapillar..., ▸Capillar... E capillary. **2)** *Technik* Kapillarröhre (s.u. ▸Kapillarität).

**Kapillạr|ektasie:** dauerhafte Erweiterung einer Blutkapillare (▸Teleangiektasie) oder kleinen Arteriole (z.B. bei diabetischer Mikroangiopathie). E ectasia of capillaries.

**Kapillạr|embolie:** Verlegung der Lichtung der Blutkapillaren durch verschleppte Zellen (z.B. Fett-, Tumorzellen) oder Krankheitserreger (v.a. Bakterien). E capillary embolism.

**Kapillạr|fragilität:** Brüchigkeit der Kapillarwand; i.e.S. die herabgesetzte ▸Kapillarresistenz infolge Störung im Aufbau des ▸Kapillargrundhäutchens. Führt zu Durchtritt (▸Diapedese) roter Blutkörperchen (s.a. ▸Petechien). Ist angeboren oder Folge infektiöser oder allergischer Einwirkungen, des Fehlens entsprechender Vitamine (z.B. Skorbut), einer Stoffwechselstörung u.a.m. E capillary fragility.

**Kapillạr|grundhäutchen:** die dem Endothel der ▸Kapillaren (1) außen aufliegende, von einem Fibrillengerüst durchsetzte Schicht aus Protein-Mucopolysaccharid-Komplexen (v.a. Hyaluronsäure). Strukturstörungen führen zu ▸Kapillarfragilität, gesteigerter ▸Kapillarpermeabilität. E capillary basement membrane.

**Kapillạr|häm|an|gi|om:** das vorwiegend aus gewucherten Kapillaren bestehende Haemangioma capillare (»Blutschwämmchen«). E capillary hemangioma.

**Kapilla|rität:** *Physik* die durch die Oberflächenspannung hervorgerufene Erscheinung bei Eintauchen einer Röhre mit geringem Innendurchmesser (»Kapillare«; ∅ im Allg. < 1 mm) in eine Flüssigkeit: an einer Glaskapillare bei Benetzung der Innenwand (z.B. durch Wasser) Ansteigen, bei Nichtbenetzung (z.B. bei Eintauchen in Quecksilber) Absinken des ▸Meniskus, wobei die Steig- bzw. Fallhöhe umgekehrt proportional zum Durchmesser, direkt proportional zur Oberflächenspannung ist. E capillarity.

**Kapillarịtis:** Kapillarenentzündung; s.a. ▸Angiitis. E capillaritis.

**Kapillạr|mikro|skopie,** Kapillaroskopie, Angioskopie: diagnostische Betrachtung oberflächennaher Blutkapillaren, direkt (an Nagelbett, Haut, Lippenschleimhaut, Bindehaut) bzw. mittels eines speziellen Kapillarmikroskops; ferner – am Augenhintergrund – mittels Ophthalmoskops. E capillary microscopy.

**Kapillạr|netz:** s.u. ▸Kapillarbett. E capillary network.

**Kapillaro|pathịe:** Mikroangiopathie im Kapillarenbereich; z.B. diabetische Angiopathie. E capillaropathy.

**Kapillaro|skopịe:** Kapillarmikroskopie. E capillarioscopy.

**Kapillạr|permeabilität:** die Durchlässigkeit der Wand der Blutkapillaren für Wasser mit echt oder unecht gelösten Stoffen (i.w.S. auch für kolloidale Plasmaeiweißkörper). Störungen (Steigerung) treten auf bei Über-, Unterdruck, nach Einwirkung von Kapillargiften, H-Substanz u. artfremder Eiweißkörper, bei Stoffwechselstörungen, Kreislaufstörungen (z.B. Stase, kapillarvenöse Hyperämie, Vitaminmangel), d.h. allgemein bei Störungen des ▸Kapillargrundhäutchens; sie führen zu Ödem-, Exsudat-, Quaddelbildung, bei gleichzeitiger ▸Kapillarfragilität auch zu Petechien. E capillary permeability.

**Kapillạr|puls:** der schon bei leichtem Druck auf den Fingernagel sichtbare, mit der Herzaktion zeitgleiche Wechsel von Blässe u. Röte des Nagelbetts bei erhöhter Blutdruckamplitude, v.a. bei Aorteninsuffizienz. E capillary pulse.

**Kapillạr|punktion:** ▸Mikropunktion. E capillary puncture.

**Kapillạr|resistenz:** der Widerstand der Blutkapillarenwand gegen den Innendruck (s.a. ▸Kapillardruck) u. damit gegen das Austreten der Blutbestandteile. Wird ermittelt im Allgemeinen anhand der Durchlässigkeit für Erythrozyten, d.h. der künstlichen Purpura bei Über- oder Unterdruck mittels Blutdruckmanschette (▸Rumpel-Leede-Phänomen) bzw. Saugglocke (z.B. Kapillarresistometer n. Küchmeister). E capillary resistance.

**Kapillạr|thrombose:** Bildung von Kleinstthromben durch ▸Konglutination von Blutkörperchen (Erythro-, Thrombo-, Leukozyten) u. Fibrin in der Lichtung der ▸Kapillaren (1); evtl. gefolgt von Homogenisierung (Bildung eines hyalinen Thrombus). Bei Kreislaufstörung, toxisch-infektiösen oder allergischen Krankheitsprozessen, z.B. bei thrombotischer Mikroangiopathie. E capillary thrombosis.

**Kapillạr|zirkulation:** ▸Mikrozirkulation. E capillary circulation.

**Ka|pis|tra|ti|ọn,** Capistratio: *Urologie* s.u. ▸Phimose. E capistration.

**Ka|pi|tạ|tum:** ▸Os capitatum. E capitate (bone).

**Kạplan-Syndrom: 1) K.-Klatskin-Syndrom** (Herbert Ka.; Gerald Kl., amerikan. Ärzte): ursächlich ungeklärte Kombination von Sarkoidose, Psoriasis u. Gicht. **2)** ▸Zuelzer-K.-Syndrom.

**Kap|no|graphịe** *(griech. kapnos = Rauch):* Bestimmung u. graphische Aufzeichnung des Kohlendioxidgehaltes der Ausatmungsluft mittels eines Infrarotanalysators. E capnography.

**Kapno|philịe,** Carboxyphilie, Karboxiphilie: Eigenschaft von Bakterien (**kapnophile Bakterien**), von Kohlendioxid abhängig zu sein.

**Kapọsi** (Moritz K. K., 1837–1902, Hautarzt, Wien). – **K.-Dermatitis: 1)** ▸Ekzema herpeticatum. E Kaposi's varicelliform eruption. **2)** Dermatitis diabetica papillomatosa. – **K.-Spiegler-Syndrom:** ▸Bäfverstedt-Syndrom. – **K.-Syndrom, K.-Sarkom(atose),** Pseudosarcomatosis haemorrhagica pigmentosa, Retikuloangiomatose, Sarcoma idiopathicum multiplex haemorrhagicum: v.a. bei Männern jenseits des 50. Lj. zahlreich u. symmetrisch an den Füßen (s. Abb.) u. Händen auftretende schmerzhafte, rot-violette, derb-elast. Knötchen u. Knoten (zellreiche Granulome mit reichlicher Gefäßneubildung) mit Blutung u. Hämosiderineinlagerung sowie Ausbreitung durch Wachstum u. Bildung neuer Knoten; evtl. auch Geschwürbildung, nach jahrelangem Bestehen Metastasierung. Auch als Komplikation von ▸AIDS: häufigster maligner Tumor bei HIV-Infizierten, hier meist vor dem 50. Lj. auftretend u. mit atypischem Verlauf, z.B. Lokalisation auch in der Mundhöhle u. im Gastrointestinaltrakt sowie – klinisch ähnlich – nach immunsuppressiver Therapie; evtl. virusbedingt. E Kaposi's syndrome.

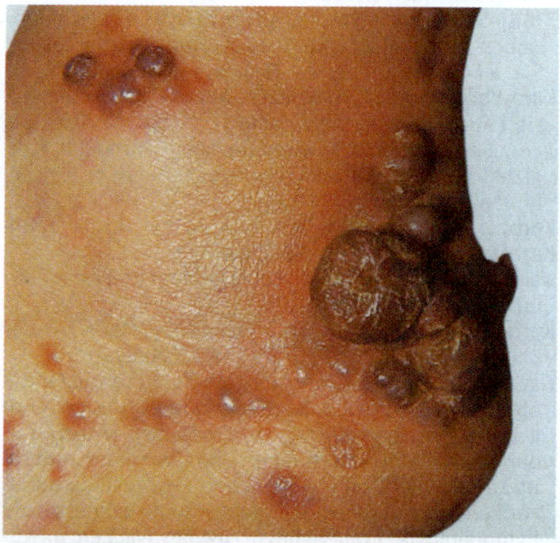

**Kaposi-Sarkom.** [178]

**Kappa|zịsmus,** Kappatismus: Stammeln mit Fehlbildung des Lautes »k« (griechisch = Kappa), der ausgelassen oder durch »t« oder »d« ersetzt wird; Form der ▸Dyslalie. E kappacism.

**Kạppeler** (Alexander O. K., 1841–1909, Chirurg, Konstanz). – **K.-Handgriff:** Vorschieben des Unterkiefers (u. damit des Zungenbeins) einer in Rückenlage befindlichen Person zur Freihaltung der Atemwege (d.h. des ▸Hypopharynx). Hierzu liegen die Daumen des Helfers beidseits hinter dem aufsteigenden Unterkieferast, der 2.–5. Finger unter der Kinnspitze. ***Anw.*** v.a. bei Narkose, Ohnmacht, Schock. – **K.-Naht:** bei der BILLROTH-II-Resektion des Magens »hohe Aufhängung« des zuführenden Schenkels der Jejunumschlinge an der kleinen Kurvatur zur Refluxprophylaxe.

**Kapron-; Kapryl-:** ▸Capron-; Capryl-.

**Kapsel:** *Anatomie, Pharmazie* ▸Capsula. S.a. *bakt* ▸Kapselbakterien. E capsule.

**Kapsel|bakterien:** Bakterien, die eine Schleimkapsel bilden (enthält Polysaccharide aus Galakturonsäure, Acetylhexosamin, Glucose); i.e.S. die Gruppe der ▸Klebsiella. S.a. ▸K-Antigen. E encapsulated bacteria.

**Kapsel|blutung:** Blutung in das Innere einer anat. Kapsel, z.B. in die ▸Capsula interna des Gehirns (als Massenblutung der Arteriae lenticulostriatae; meist mit Hemiplegie) oder als ▸Hämarthros bei Gelenkkapselverletzung. E (intra)capsular hemorrhage.

**Kapsel|färbung:** färberische Darstellung der Bakterienkapsel, u. zwar negativ (z.B. durch Tuscheausstrich) oder positiv (z.B. mit GRAM-Substanz; ▸GRAM-Färbung). E capsule staining.

**Kapsel|häutchen|glaukom:** Glaucoma capsulare, Pseudoexfoliationsglaukom. E pseudoexfoliative glaucoma.

**Kapsel|hernie:** zum Gelenkspalt offene, hernienartige Ausstülpung einer Gelenkkapsel; s.a. ▸BAKER-Zyste.

**Kapselmuster:** Begriff aus der Manualtherapie (nach CYRIAX), der das Verhältnis der zueinander bestehenden Bewegungseinschränkungen eines funktionsgestörten Gelenks beschreibt. Je nach betroffenem Gelenk sind die Gelenkbewegungen in ganz bestimmter Reihenfolge unterschiedl. stark eingeschränkt. Das charakteristische K. wird bei der passiven Bewegungsprüfung erfasst.

**Kapsel|phlegmone:** ▸Gelenkkapselphlegmone.

**Kapsel|star,** Cataracta capsularis: Katarakt im Linsenkapselbereich. E capsular cataract.

**Kap|sid,** Capsid: Proteinhülle, die das Genom der Viren umgibt und aus Untereinheiten (**Kapsomere**) besteht. Bildet zusammen mit der zugehörigen Virus-Nucleinsäure das Nucleokapsid; s.a. ▸Virion. E capsid.

**Kap|ta|ti|on:** *Gynäkologie* ▸Eiabnahme.

**Karaya-Gummi:** mit Wasser emulgierbare, polysaccharidreiche Ausscheidung tropischer Bäume der Gattung Sterculia. ***Anw.*** als Abführmittel, für Schleimsalben u. für Dichtungsringe an Kunstafterpelotten. S.a. ▸Magnetkunstafter. E karaya gum.

**Kara Yara** *(türkisch = schwarze Wunde):* Hautporphyrie (mit Koproporphyrinurie u. Porphyrinurie) als Folge einer phototoxischen Reaktion durch das Fungizid ▸Hexachlorbenzol (bei Genuss damit präparierten Saatgutes).

**Karb...:** s.a. ▸Carb...

**Karb|amid:** ▸Harnstoff. E carbamide.

**Kar|bo|lis|mus, Karbol|säure|vergiftung:** ▸Phenolvergiftung. E carbolism.

**Karbonisation:** *Pathologie* Verkohlung des Gewebes bei ▸Verbrennung IV. Grades. E carbonization.

**Kar|bun|kel,** Car|bunculus: eitrige Entzündung (▸Staphylodermie) zahlreicher Haarfollikel u. ihrer Umgebung, mit brettharter entzündlicher Infiltration der Haut u. Unterhaut u. mit – im Gegensatz zum solitären ▸Furunkel – zahlreichen Gewebseinschmelzungen und siebartigen Hautdurchbrüchen sowie Lymphangitis, Fieber. Bevorzugt an Nacken u. Rücken. – Auch Bez. für Organinfiltrationen mit Nekrose (z.B. Milzbrand-, Nieren-K.). E carbuncle.

**Kard...:** Bez. für »Herz« oder »Magen« in zusammengesetzten Wörtern. S.a. ▸Card...

**Kardamomfrüchte:** ▸Cardamomi fructus.

**Kardia,** Pars cardiaca ventriculi, Magenmund: der Übergang zwischen Speiseröhre (▸Ösophagus) u. ▸Magen, der Mageneingang. E cardia.

**Kardia|acha|la|sie:** Störung der Funktion des unteren Speiseröhrenabschnittes (Kardia), u. zwar eine Peristaltikstörung (bis ▸Aperistalsis) bei gleichzeitiger Öffnungsstörung. ***Ätiol.:*** zumeist infolge Ganglienzellmangels der Wandung (▸Aganglionosis) mit Öffnungsstörung des Kardiamechanismus u. Behinderung der Nahrungspassage. Es besteht ein erhöhtes Risiko für die Entwicklung eines ▸Ösophaguskarzinoms. ***Diagn.:*** Endoskopie, Röntgen (das Röntgenbild zeigt eine trichterförmige Verengung u. Breitenaufdehnung der Speiseröhre über der Enge; Abb.), Manometrie. ***Klinik:*** Schluckstörungen (Dysphagie), Regurgitation, Retrosternalschmerz, Gewichtsverlust. ***Ther.:*** Nifedipin, evtl. pneumatische Dilatation, konventionelle oder laparoskopische Ösophaguskardiomyotonie nach HELLER. E achalasia of the cardia, cardiospasm, cardiochalasia.

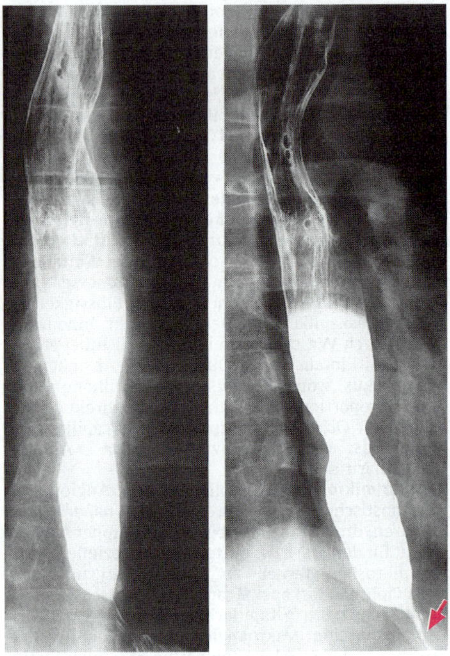

**Kardiaachalasie:** konische Einengung (Pfeil) am Übergang von Ösophagus zum Magen (Prof. GERHARDT, München). [89]

**Kardia|insuffizienz:** teilweise bis völlige Schlussunfähigkeit der ▸Kardia infolge Störung des Kardiamechanismus. Führt zu Rückfluss von Magen-, evtl. auch Dünndarminhalt (▸Refluxösophagitis); tritt auf z.B. bei ▸Hiatushernie (oder -insuffizienz), Kardiatumor, nach Vagotomie. – Eine reifungsbedingte physiologische Funktionsstörung kommt als Kardiaklaffen beim Säugling vor (Kardiaachalasie).

**Kardiaka,** Cardiaca remedia: *Pharmazie* Herzmittel; Arzneimittel mit Einfluss auf Herzmuskel (v.a. ▸Herzglykoside), Herzrhythmus (▸Antifibrillanzien, ▸Antiarrhythmika) u. Koronargefäße (Koronardilatanzien wie ▸Nitrate). Ferner indirekt oder unspezifisch wirkende Substanzen (z.B. ▸Catecholamine, ▸Betarezeptorenblocker). E cardioactive agents, c. drugs.

**Kardia|karzinom:** bösartiger Tumor am Mageneingang; v.a. als ▸Adeno- bzw. Plattenepithelkarzinom; s.a. ▸Magen-, ▸Ösophaguskarzinom.

**kar|di|al,** cardialis: das Herz betreffend, herzbedingt (= kardiogen). E cardiac. – **k. Insuffizienz:** ▸Herzinsuffizienz. – **k. Reanimation:** ▸Herzwiederbelebung.

**Kar|di|al|gie:** ▸Herzschmerzen, i.e.S. das sensitive ▸Herzsyndrom. E cardialgia, cardiodynia.

**Kardia|plastik:** Erweiterungsplastik der ▸Kardia; z.B. als ▸Kardiomyotomie oder – nach ▸Kardiektomie –

als Kardiamundplastik mit Rekonstruktion eines Verschlussmechanismus durch Invaginationsanastomose oder durch Zwischenschaltung eines Jejunum-, Dickdarm- oder Magen-(= Antrum-Pylorus-)Segmentes; s.a. ▸Fundoplicatio. E cardioplasty.

**Kardia|sklerose:** Sclerosis cardiae (s.u. ▸Sklerose).

**Kardi|ektomie:** operative Entfernung der ▸Kardia mit anschließender Wiederherstellung der Kontinuität des Verdauungstraktes durch eine ▸Ösophagogastrostomie oder durch eine indirekte Anastomose (Jejunum- oder Koloninterposition; s.a. ▸Kardiaplastik). – Evtl. nur als zylinderförm. Resektion der inneren Wandschichten (d.h. des ganglienzellfreien Serosa-Muskularis-Mantels), z.B. bei Kardiospasmus. E cardiectomy.

**Kardinal|elemente:** die für die Gesetzmäßigkeiten einer optischen Abbildung wesentl. Punkte, Strecken u. Ebenen des optischen Systems: Brenn-, Bild-, Objekt-, Haupt-, Knoten-, opt. Mittelpunkt; Brenn-, Bild-, Objekt-, Schnittweite, Interstitium; Bild-, Objekt-, Hauptebene; Bezugsstrahl, optische Achse. S.a. Abb. E cardinal elements.

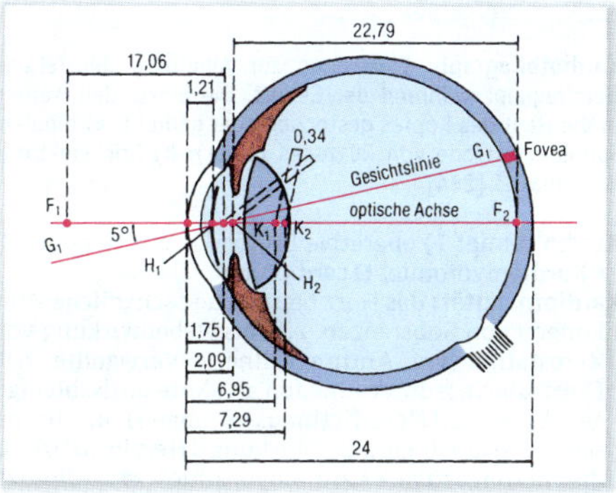


**Kardinalelemente:** die Kardinalpunkte des Auges. **$H_1$, $H_2$** = Hauptpunkte; **$K_1$, $K_2$** = Knotenpunkte; **$F_1$, $F_2$** = Brennpunkte. Entfernungsangaben in mm. [308]

**kardio...:** Wortteil »Herz« bzw. ▸»Kardia«.

**Kardio|chir|ur|gie:** ▸Herzchirurgie. E cardiac surgery. – **K., anti|arrhythmische:** operative Durchtrennung der an Kreiserregungen beteiligten Strukturen.

**Kardio|computer|tomographie:** nichtinvasive kardiologische Untersuchungsmethode, die eine Beurteilung über Morphologie u. Funktionszustand des Herzens erlaubt; s.a. ▸Computertomographie. E computed tomography of heart.

**kardio|gen:** vom Herzen ausgehend, herzbedingt. E cardiogenic.

**Kardio|graphie:** Aufzeichnung der mit der Herztätigkeit verbundenen Abläufe: ▸Angio-, ▸Ballisto-, ▸Elektro-, ▸Phono-, ▸Ultraschall-, ▸Vektorkardiographie; i.e.S. die ▸Mechanokardiographie. E cardiography.

**kardio|kutanes Syndrom:** angeborene Fehlbildungen des Herzens u. der Haut (sowie weiterer Organe). Wird wegen seiner Merkmale auch als LEOPARD-Syndrom bezeichnet. Es sind dies **L**entigines, **E**KG-Veränderungen (Schenkelblock), Hypertelorismus (als **o**kuläres Zeichen), **P**ulmonalstenose, **A**nomalien der Geschlechtsorgane (Hypospadie, Kryptorchismus, Keimdrüsenunterentwicklung), verzögertes = **r**etardiertes Wachstum (u. Skelettanomalien, z.B. Pectus excavatum, Scapula alata, Gelenküberstreckbarkeit) und Innenohrtaubheit (engl.: **d**eafness). E LEOPARD syndrome, cardiocutaneous syndrome.

**Kardio|logie:** Teilgebiet der ▸Inneren Medizin, das sich mit der Prophylaxe, Erkennung sowie konservativen u. interventionellen Behandlung der Herz- u. Kreislauferkrankungen befasst. Die Weiterbildungszeit beträgt 2 Jahre. E cardiology.

**Kardio|lyse:** operative Lösung des Herzens (u. der großen Gefäße) aus Verwachsungen mit den Nachbarorganen; auch als ▸Dekortikation bei Panzerherz. E cardiolysis.

**Kardio|megalie:** Vergrößerung des Herzens infolge ▸Herzhypertrophie u./oder ▸Herzdilatation, auch idiopathisch familiär. E cardiomegaly.

**Kardio|myo|pathie,** Myokardiopathie: Erkrankung des Herzmuskels, die mit kardialer Dysfunktion einhergeht. Die frühere Definition der K. als Herzmuskelerkrankung unbekannter Ursache u. deren Abgrenzungen von spezifischen Herzmuskelerkrankungen bekannter Ursache wurden zugunsten einer Einteilung verlassen, die sich primär an der zugrunde liegenden Pathophysiologie u. – falls bekannt – an ätiologischen u. pathogenetischen Faktoren (**primäre K.** = unbekannte Genese, **sekundäre K.** = Folgeerkrankung anderer Grundleiden) orientiert. ***Klassifik.:*** Die früher bereits definierten klinischen Formen hypertrophische, kongestive u. restriktive K. blieben erhalten, seit neuerem wurde zusätzlich die arrhythmogene rechtsventrikuläre K. aufgenommen. Des Weiteren werden folgende Formen unterschieden: spezifische, ischämische, valvuläre, hypertensive, inflammatorische, metabolische, peripartale u. unklassifizierte K.; außerdem K., die im Rahmen von Autoimmunkrankheiten, muskulären Dystrophien, neuromuskulären Erkrankungen u. als Folge allergischer oder toxischer Reaktionen auftreten. ***Diagn.:*** Auskultation, (Langzeit-)EKG, Röntgen-Thorax, Echokardiographie; ggf. invasive Diagnostik. ***Ther.:*** Digitalis, Diuretika, ACE-Inhibitoren, bei hypertrophen Formen auch Calciumantagonisten, Betablocker; die (kongestive) K. ist die häufigste Indikation zur ▸Herztransplantation. E cardiomyopathy. – **K., arrhythmogene rechtsventrikuläre:** K. mit progressiver Atrophie u. Dilatation vorwiegend der rechten Herzkammer infolge transmuraler segmentaler, später diffuser Einlagerung von Bindegewebe u. Fett. Pathognomonisch sind solitäre oder multiple Aneurysmen der rechtsventrikulären freien Wand (v.a. inferior Diaphragma-nah). Häufig familiär bedingt mit autosomal-dominantem Erbgang u. inkompletter Penetranz; rezessive Formen sind beschrieben. Lebensbedrohliche ventrikuläre Arrhythmien u. plötzlicher Herztod häufig. – **K., hypertrophische,** Abk. HCM: K. mit meist asymmetrischer Hypertrophie eines oder beider Ventrikel u. des Kammerseptums. Normale oder reduzierte Ventrikelfüllung, häufig mit systolischem intraventrikulärem Druckgradient. Familiär bedingte Form (ca. 50 %) meist mit autosomal-dominantem Erbgang (Mutation im kontraktilen Protein des Sarkomers). Morphologisch findet sich eine Hypertrophie der Monozyten mit Veränderung des umgebenden Bindegewebes. Unterschieden werden die **h. nichtobstruktive K.** (HNCM) und **h. obstruktive K.** (HOCM); Letztere wird wegen der Enge der Ausflussbahn auch als Pseudoaortenstenose bezeichnet. ***Klinik:*** häufig asymptomatisch oder nur geringe Beschwerden (Dyspnoe, Synkopen, Schwindel, Angina pectoris). Akute Herzrhythmusstörungen u. plötzlicher Herztod als mgl. Erstmanifestation. Leitsymptom ist ein Systolikum (spätsystolisches Spindelgeräusch). ***Ther.:*** Vermeidung körperl. Belastung; medikamentöse Basisther. mit β-Blockern, Calciumantagonisten (Verapamil); ggf. chirurgische Ther. (Myotomie/Myektomie; evtl. Mitralklappenersatz) v.a. zur Besserung der Symptomatik. E hypertrophic c. – **K., kongestive,** Abk. CCM, dilatative K., Abk. DCM: K. mit Dilatation u. verminderter Kontraktionskraft der linken Kammer oder beider Ventrikel. ***Ätiol.:*** idiopathisch, familiär, viral, Autoimmunkrankheiten, (alkohol)toxisch, andere Krankheiten mit myokardialer Dysfunktion. Histologie unspezifisch. ***Klinik:*** geht in der Regel mit (progressiver) Herzinsuffizienz einher; allg. Leistungsminderung, Thorax- oder Oberbauchschmerzen, Palpitationen. Arrhythmien, Thrombembolien, plötzlicher Herztod sind häufig. ***Ther.:*** Vermeiden körperl. Belastung, Behandlung der ▸Herzinsuffizienz, evtl. ▸Antiarrhythmika; chirurgische Ther. (Herztransplantation), falls medikamentös nicht behandelbar. E congestive c. – **K., restriktive,** Abk. RCM, obliterative K., Abk. OCM: seltene K., charakterisiert durch Behinderung der diastolischen Ventrikelfüllung mit reduziertem enddiastolischem Volumen einer oder beider Ventrikel bei (fast) normaler systolischer Funktion u. Wanddicke; evtl. mit diffuser interstitieller Fibrose. Kann idiopathisch oder im Rahmen anderer Erkrankungen mit oder ohne Eosinophilie auftreten (z.B. ▸Endokardfibrose, ▸Endocarditis parietalis fibroplastica). E restrictive c.

**Kardio(myo)tomie:** (GOTTSTEIN, HELLER) schleimhautschonende Längsdurchtrennung der beiden äußeren Wandschichten der Pars cardiaca des Magens u. des in der Bauchhöhle gelegenen untersten Speiseröhrenabschnittes bei Achalasie; evtl. kombiniert mit Ösophagofundopexie, ▸Fundoplicatio. Nach LORTAT zusätzliche Resektion dieser Schichten aus der Vorderwand (»bandförmige K.«). E cardiomyotomy.

**Kardio|omento|pe|xie:** ▸BECK-Operation (3). E cardio-omentopexy.

**Kardio|pa|thie:** Oberbegriff für angeborene oder erworbene Krankheiten des Herzens u. der herznahen großen Gefäße (= Angiokardiopathie); z.B. als Herz(klappen)fehler, Endo-, Myo-, Peri-, Pankarditis, Myokardiopathie, Endokardfibrose, Koronarinsuffizienz. E cardiopathy.

**Kardio(perikardio)pe|xie:** s.u. ▸BECK-Operation, ▸Koronarchirurgie; s.a. ▸Myokardiopexie. E cardiopericardiopexy.

**Kardio|plegie:** **1)** »Herzschlag« (i.S. des ▸Herztodes). **2)** künstlicher ▸Herzstillstand. E 1), 2) cardioplegia.

**Kardio|ptose:** Herzsenkung, -tiefstand, sog. Wanderherz. Fast stets kombiniert mit ▸Enteroptose. E cardioptosis.

**kardio|pulmonal:** Herz u. Lunge betreffend. E cardiopulmonary. – **k. Bypass:** Herz-Lungen-Umgehung durch Anschluss an eine ▸Herz-Lungen-Maschine. E c. bypass. – **k. Reanimation:** s.u. ▸Reanimation. E c. resuscitation.

**kardio|re|spiratorisch:** Herz u. Atmung betreffend. E cardiorespiratory. – **k. Syndrom:** (DELIUS) nervöses ▸Hyperventilationssyndrom; s.a. ▸DA-COSTA-Syndrom. E c. syndrome.

**Kardio|selektivität,** kardiospezifische Wirkung: die vorwiegend $\beta_1$-spezifische Wirkung der ▸Betarezeptorenblocker am Herzen. E cardioselectivity.

**Kardio|sklerose:** **1)** ▸Myokardfibrose. **2)** ▸Koronarsklerose.

**Kardio|skop:** **1)** ▸Elektrokardioskop. **2)** Ballonkatheter mit Fiberglasoptik als Endoskop zur Betrachtung der Herzklappen, Koronarien. E cardioscope.

**Kardio|spasmus:** die ▸Kardiaachalasie. E cardiospasm.

**Kardio|tachograph:** Gerät für laufende Herzfrequenzmessung. E cardiotachometer.

**Kardio|toko|graph:** Gerät für die **Kardiotokographie,** d.h. die gleichzeitige Registrierung der Herztöne (Pulsfrequenzerfassung) des Fetus u. der Wehentätigkeit zur Beurteilung des Kreislaufs der Leibesfrucht (Abb.). S.a. ▸Dip, ▸Fluktuation. E cardiotokograph(y).

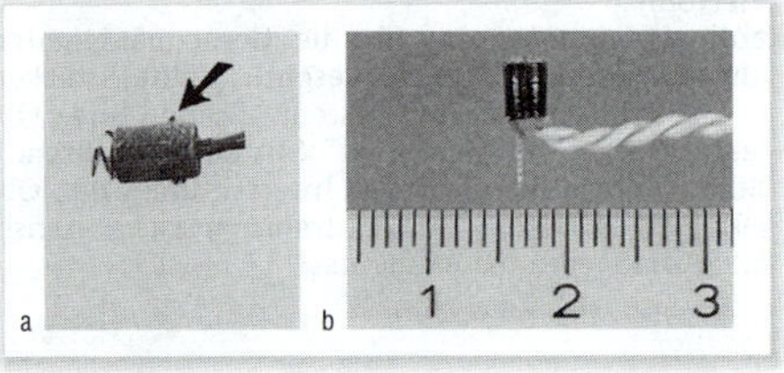


**Kardiotokograph:** Elektroden zur Ableitung der fetalen Herzfrequenz während der Geburt. Die Elektroden werden in die Haut des Kopfes gestochen oder gedreht; **a)** bipolare Spiralenelektrode von RÜTTGERS (1971); **b)** Stichelektrode nach JUNGE. [274]

**Kardio|tomie:** **1)** operative Eröffnung des Herzens. **2)** ▸Kardiomyotomie. E cardiotomy.

**Kardiotoxizität:** das Herz betreffende schädliche Wirkungen von Substanzen, z.B. als Nebenwirkung von Zytostatika (v.a. Anthrazykline u. Verwandte, z.B. Doxorubicin); unterschieden als akute dosisabhängige Wirkung (Herzrhythmusstörungen) u. chronische dosisunabhängige Wirkung (Herzinsuffizienz durch kongestive ▸Kardiomyopathie). E cardiotoxicity.

**kardio|vaskulär:** Herz u. Gefäße (Herz-Kreislauf-System) betreffend. E cardiovascular. – **k. Syndrom:** ▸GORLIN-Herz-, ▸DA-COSTA-Syndrom.

**Kardio|version:** Regularisierung des Herzrhythmus durch Medikamente oder Elektrotherapie; s.a. ▸Kardioverter-Defibrillator, ▸Elektrodefibrillation, ▸Elektrokonversion, ▸Overdriving, ▸Vorhofstimulation. E cardioversion.

**Kardioverter-Defibrillator:** stationäres, tragbares oder impantierbares Gerät, das mittels Elektroschock eine akute Herzrhythmusstörung beseitigt (s.u.

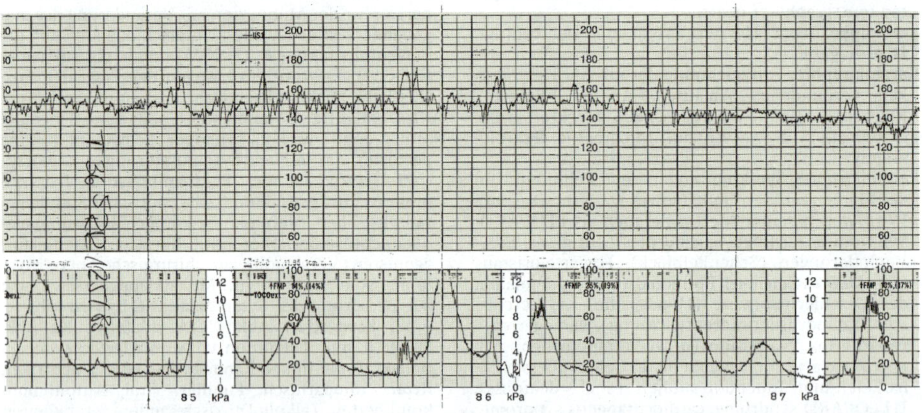


**Kardiotokograph:** Kardiotokogramm 2 Std. vor der Geburt des Kindes. Externe Registrierung der fetalen Herzfrequenz (mit Ultraschallaufnahmen), der Uteruskontraktionen (Toco-ext) u. der fetalen Bewegungen (FMP = fetal movement pattern). Es besteht auch während der Geburt eine deutliche Zuordnung der Akzelerationen zu den Kindsbewegungen. (Daten: Geburt in der 40. Schwangerschaftswoche, Geburtsgewicht: 4190 g, APGAR-Score: 8/10/10, pH im Nabelarterienblut: 7,24, Basenexzess: –3,5 mmol/l). [274]

▸Elektrokonversion, s.a. ▸Defibrillation, ▸Elektrodefibrillation). – **K.-D., implantierbarer,** Abk. ICD: in den Körper einsetzbarer K.-D., der bei therapierefraktären Herzrhythmusstörungen zu jeder Zeit den Herzrhythmus kontrolliert und bei Bedarf automatisch einen Elektroschock setzen kann. Meist kommen transvenöse Elektrodensysteme zum Einsatz, wobei Überwachungs- (= Pace-Sense-) u. Defibrillationselektroden kombiniert sein können. Das Gerät dient dabei als Gegenelektrode (= Hot-Can- bzw. Active-Can-System). E implantable cardioverter defibrillator.

**Kardio|zẹle:** ▸Ektokardie. E cardiocele.

**Kar|dị|tis:** Herzentzündung; Oberbegriff für ▸Peri-, ▸Myo- u. ▸Endokarditis bzw. ▸Pankarditis. E carditis.

**Ka|rẹnz:** Entbehrung, Ausschaltung. E abstention (from).

**Karẹnz|probe:** Allergenanalyse durch über einen längeren Zeitabschnitt laufende Anw. bestimmter Allergenextrakte nach vorangestellter Ausschaltung aller potentiellen Allergene. S.a. ▸Eliminationsdiät.

**Kạries:** ▸Zahnkaries, ▸Knochenkaries; s.a. ▸Caries. E caries.

**Kariesprophylaktika:** Präparate zur lokalen oder oralen Anw., die der Entstehung von Karies vorbeugen; ***Wirkst.:*** v.a. Fluorid; ***NW:*** bei chronischer Überdosierung ▸Dentalfluorose mit Schmelzdefekten. E (dental) caries prophylactics.

**Ka|rị|na:** *Anatomie* ▸Carina. E carina.

**kariös:** von ▸Zahnkaries befallen. E carious.

**Karlsbader Salz:** ▸Sal Carolinum. E Carlsbad salt.

**Karman-Methode:** s.u. ▸Menstruationsregulierung.

**Karminatịva:** *Pharmazie* ▸Carminativa.

**Karmin|ẹssigsäure:** *Zytologie* Kernfarbstoff, v.a. für Mitose-Darstellung. Gemisch von Eisessig, Aqua dest. u. Karmin (= Farbstoff, der aus der Cochenille-Laus [Coccus cacti] gewonnen wird). E carmine acetic acid.

**karn...:** Wortteil »Fleisch«; ▸carn...

**Karnifikatịon:** *Pathologie* Entwicklung einer fleischähnlichen Verfestigung des Lungengewebes im Verlauf einer chron. Pneumonie; s.a. ▸Hepatisation. E carnification.

**Kar|ni|tịn:** s.u. ▸Carnitin.

**Karnofsky-Index** (DAVID A. K., 1914–1969, amerikan. Onkologe), Aktivitätsindex: (1948) Skala zur Bewertung des ▸Allgemeinzustandes von Patienten. E Karnofsky index (or scale).

**Kar|no|sin:** s.u. ▸Carnosin.

**Ka|ro|tị|den:** die beidseitige äußere u./oder innere ▸Arteria carotis. E carotids.

**Karotịden|hüpfen:** *Kardiologie* am Hals gut sichtbarer schnellender Puls (▸Pulsus altus) der ▸Karotiden (A. carotis), z.B. bei Aorteninsuffizienz. E carotid dance.

**Karotịden|schlagen:** pulssynchrone Weitung der A. carotis externa infolge Tonusverlustes bei Kreislaufkollaps. E fluttering of carotid pulse.

**Karotid|odynịe:** zum Auge, Kieferwinkel, Nacken ausstrahlende Schmerzen, z.B. infolge krankheitsbedingten Druckes auf die Karotis(gabel). E carotidynia.

**Karotịn...:** s.u. ▸Carotin.

**Ka|rọ|tis:** ▸Arteria carotis; s.a. ▸Karotiden...

**Karọtis|angiographie:** Gefäßdarstellung (▸Angiographie) des Karotidensystems unter Verwendung eines selektiv (▸Katheterangiographie) injizierten wasserlöslichen Röntgenkontrastmittels zur Kontrastdarstellung der äußeren u. inneren ▸A. carotis. Erfasst werden – in 2 Ebenen – die arterielle, kapilläre u. venöse Phase. Erfolgt evtl. als schnelle Serie oder als Kinematographie. Für Diagnostik von Gefäßerkrankungen (Abb.); zur Diagnostik raumfordernder Prozesse des Gehirns heute weitgehend ersetzt durch Computertomographie u. Kernspin-Resonanztomographie. E carotid angiography.

**Karotis|dissektion:** lamelläre Aufspaltung von Intima u. Media der A. carotis durch eine Blutung. Folge ist eine mehr oder weniger ausgeprägte Stenosierung des Gefäßes bis hin zur ▸Pseudookklusion. ***Ätiol.:*** Als mögliche Ursachen bzw. prädisponierende Faktoren werden stumpfe Halstraumen, schwere Hyperextensions- u. Rotationstraumen beschrieben; bei einem Teil der Patienten sind keine Traumen nachweisbar. ***Klinik:*** Kopfschmerzen (halbseitig, frontal betont), Halsschmerzen, evtl. HORNER-Trias, Zeichen einer zerebralen Durchblutungsstörung.

**Karọtis|druckversuch:** ▸Karotissinusdruckversuch.

**Karọtis|drüse, -körper:** ▸Glomus caroticum. E carotid body.

**Karọtis|gabel:** die Teilungsstelle der Arteria carotis communis (in die A. carotis externa u. interna); mit Presso- u. ▸Chemorezeptoren in der Wandung. E carotid bifurcation.

| | | |
|---|---|---|
| 100 % | (0) | Patient ist beschwerdefrei, keine Krankheitszeichen |
| 90 % | (1) | Patient ist fähig zur normalen Aktivität, nur geringe Krankheitszeichen |
| 80 % | (2) | mit Anstrengung normale Aktivität, mäßige Krankheitszeichen |
| 70 % | (3) | Selbstversorgung ist möglich, Patient ist jedoch unfähig zur Entfaltung einer normalen Aktivität oder aktiven Tätigkeit |
| 60 % | (4) | Patient benötigt gelegentlich fremde Hilfe |
| 50 % | (5) | Patient benötigt erhebliche Hilfeleistungen u. häufig medizinische Pflege |
| 40 % | (6) | Patient ist behindert u. pflegebedürftig |
| 30 % | (7) | Patient ist stark behindert. Krankenhausaufnahme ist indiziert |
| 20 % | (8) | Patient ist schwer krank. Krankenhausaufnahme ist zur aktiven unterstützenden Therapie notwendig |
| 10 % | (9) | Patient ist moribund. Rasches Fortschreiten der lebensbedrohlichen Erkrankung |

**Karnofsky-Index:** Sowohl die Prozentbezeichnungen als auch die numerischen Bezeichnungen sind gebräuchlich (nach KARNOFSKY u. Mitarbeitern, 1948).

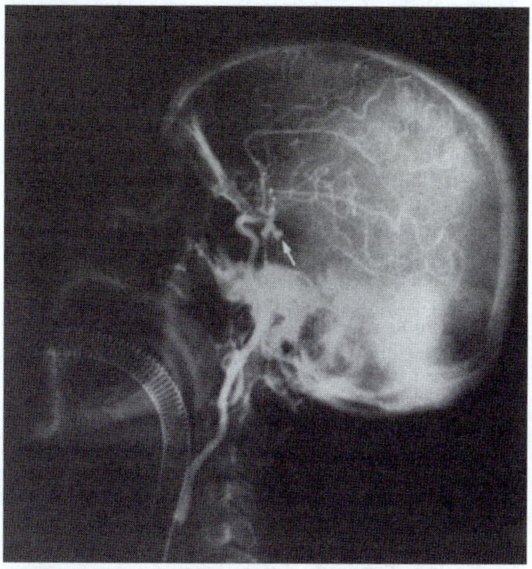

**Karotisangiographie:** Darstellung bei Aneurysma an der Arteria communicans posterior (Pfeil). [453]

K

**Karotis|insuffizienz:** s.u. ▸Karotisverschluss. 🇪 carotid insufficiency.
**Karotis-Kavernosus-Aneurysma, -Fistel:** das meist unfallbedingte (v.a. nach Schädelbasisfraktur) arteriovenöse ▸Aneurysma zwischen Arteria carotis interna u. Sinus cavernosus. Führt zu (pulsierendem) ▸Exophthalmus, Bindehautstauung (▸Chemosis), pulssynchronem Blasgeräusch (ist durch Karotiskompression unterdrückbar), Doppeltsehen, Druckatrophie des Sehnervs, Trigeminusneuralgie. 🇪 cavernous sinus-carotid aneurysm.
**Karotis|puls|kurve,** Abk. CPK: Aufzeichnung (meist zusammen mit EKG u. PKG) der Druckabläufe des Karotispulses im Halsbereich. Die Form- u. Zeitanalyse ist diagnostisch hilfreich v.a. bei valvulärer Aortenstenose, obstruktiver Kardiomyopathie, Aorteninsuffizienz. 🇪 carotid pulse curve.
**Karotis|schlag:** Boxschlag auf den ▸Plexus caroticus; führt durch Reizung der Pressorezeptoren zu reflektorischer Drosselung der Blutzufuhr zum Gehirn u. damit zu Bewusstlosigkeit u. evtl. (infolge Absinkens des arteriellen Drucks) zu »oligämischer« Koronarinsuffizienz mit reflektorischer Hemmung der Herztätigkeit (u.U. mit Todesfolge). 🇪 carotid injury.
**Karotis|sinus:** ▸Sinus caroticus. 🇪 carotid sinus.
**Karotis|sinus|druckversuch:** (HERING) Auslösen des ▸Karotissinusreflexes durch intensiven Druck auf die Karotisgabel (u. den Karotissinus); *diagn* zur Erkennung eines hypersensitiven ▸Karotissinus-Syndroms u. zur Differenzierung tachykarder Herzrhythmusstörungen; *ther* bei supraventrikulärer Tachykardie. 🇪 carotid sinus pressure test.
**Karotis|sinus|nerv,** HERING-Blutdruckzügler: der Ramus sinus carotici des Nervus glossopharyngeus als Leitungsbahn für die Pressorezeptoren des Sinus caroticus (s.a. ▸Karotissinusreflex). 🇪 carotid sinus nerve, sinus nerve of Hering.
**Karotis|sinus|reflex:** *Kardiologie* reflektorisches Absinken von Herzfrequenz u. Blutdruck durch Erregung der Pressorezeptoren des Sinus caroticus, von denen – über den ▸Karotissinusnerv – afferente Impulse an blutdrucksenkende (=depressorische) Gefäßzentren der Medulla oblongata u. an dorsale Vaguskerne gehen; der efferente Schenkel der Reflexbahn sind die Rami cardiaci des Nervus vagus. – Der Reflex ist – zusammen mit Afferenzen aus aortalen Paraganglien (=▸sinuaortales System) – der wichtigste Regelkreis für die Stabilisierung des zentralen arteriellen Blutdrucks (u. damit der Durchblutung von Myokard u. Gehirn); eine negativ chronotrope Wirkung kann zu lang dauerndem, evtl. lebensbedrohl. Herzstillstand führen (s.a. ▸Karotissinusdruckversuch). 🇪 carotid sinus reflex. – **K., hypersensitiver:** bereits durch Drehen oder Rückwärtsneigen des Kopfes oder leichten Druck auf den Karotissinus auslösbarer Karotissinusreflex, evtl. als ▸Karotissinus-Syndrom.
**Karotissinus-Syndrom:** durch Druck auf den Sinus caroticus (Pressen, Drüsenschwellung, Tumoren) auslösbarer paroxysmaler Symptomenkomplex: Schwindelanfälle mit Flimmern vor den Augen, homolateraler transitorischer Visusverlust, Herzklopfen; s.a. ▸Karotissinus... 🇪 carotid sinus syndrome.
**Karotis|siphon:** die im Bereich des Sinus cavernosus gelegene Omega-, U- oder V-förmige Schleife der Arteria carotis interna zwischen ihrem Eintritt in den Karotiskanal u. dem Abgang der Arteria cerebri anterior bzw. media. 🇪 carotid siphon.
**Karotis|stenose:** Verengung im – hirnversorgenden – Karotisbereich (A. carotis communis u. A. carotis interna). Häufig zunächst asymptomatisch, aber auch symptomatisch i.S. transitorischer ischämischer Attacken, Amaurosis fugax oder ausgeprägterer neurolog. Ausfälle (s.a. ▸Karotisverschluss). – Stenosen dieser »supraaortischen« Arterien können zur Prävention von Schlaganfällen operativ behandelt werden. 🇪 carotid stenosis.
**Karotis-Subclavia-Bypass:** gefäßchirurgisch geschaffene Verbindung zwischen der Arteria carotis u. der Arteria subclavia; ***Anw.*** bei ▸Anzapfsyndrom der Arteria subclavia.
**Karotis|syndrom: 1)** ▸Anzapfsyndrom. **2) Karotistorsionssyndrom, -rücklaufsyndrom:** Symptomatik von (1) bei Abknickung, Verdrehung oder abnormer Schleifenbildung der A. carotis interna. Führt häufig zu Atheromatose u. Thrombose (evtl. mit ▸Karotisverschluss).
**Karotis|verschluss:** thrombotisch u./oder arteriosklerotisch bedingter Verschluss der A. carotis interna. Meist extrakraniell beginnend u. bis zum Abgang der A. ophthalmica reichend. ***Klinik:*** bei guter Kompensation über die A. carotis externa oder über den ▸Circulus arteriosus Willisii u.U. asymptomatisch; sonst Ganglienzelluntergang, Hirninfarkt (Grenzflächeninfarkt), Enzephalomalazie. Abhängig von Lokalisation, Vollständigkeit u. Verschlusstempo treten flüchtige Bewusstseinstrübung, Lähmungen (evtl. Hemiplegie), Sprachstörungen, Verwirrtheitszustände, fokale oder generalisierte epileptiforme Anfälle, hirnorganisches Abbausyndrom auf. S.a. ▸Karotisstenose, zerebrale ▸Durchblutungsstörungen, ▸Pseudookklusion der Arteria carotis interna. 🇪 occlusion of the carotid artery.
**Karotten|ikterus:** ▸Carotinikterus.
**Karotten-Schleim-Diät:** MORO-Karottensuppe mit Reisschleim als Einstelldiät bei Säuglingsenteritis.
**kar|pal:** die Handwurzel (Carpus) betreffend. 🇪 carpal.
**Karpal|gelenk:** ▸Articulatio intercarpalis. 🇪 carpal joint.
**Karpalia:** die Handwurzelknochen (Ossa carpi). 🇪 carpal bones.
**Karpal|tunnel|syndrom:** typisches ▸Medianuskompressionssyndrom; akuter bis chronischer Druckschaden (Neuropathie) des ▸Nervus medianus infolge dessen mechanischer Reizung im ▸Canalis carpi (unter dem Ligamentum carpi transversum). Tritt auf z.B. nach Knochenbrüchen mit Deformitätsheilung (meist nach perilunärer Luxation, Radiusfraktur) sowie bei Vermehrung des Tunnelinhaltes, z.B. infolge Tenosynovitis, Ödem (Schwangerschaft!), Metabolitenablagerung; ist meist idiopathisch (Bindegewebswucherung?). Äußert sich – im Medianusbereich der Hand – in brennenden, v.a. nächtlichen Schmerzen (evtl. bis in die Schulter ausstrahlend, v.a. bei Dorsalflexion der Hand), Hyp- u. Parästhesien, Kältegefühl, später auch Muskelatrophie des Daumenballens (Abduktor-Opponens-Atrophie). Diagnose gestützt durch ▸Elektroneurographie. 🇪 carpal tunnel syndrome.
**Karp|ektomie:** operative Entfernung von Handwurzelknochen. 🇪 carpectomy.
**Kar|pho|logie:** *Psychologie* ▸Flockenlesen. 🇪 carphology.
**karpo|metakarpaler Reflex:** ▸BECHTEREW-JACOBSOHN-Reflex. 🇪 carpometacarpal reflex.
**Karpo|pedal|spasmen:** bei ▸Tetanie jeder Genese auftretende Krämpfe der Füße u. Hände (sog. Geburtshelfer-, Pfötchenstellung: Hand im Handgelenk gebeugt, Daumen adduziert, übrige Finger im Grundgelenk gebeugt, sonst gestreckt). 🇪 carpopedal spasms.
**Karsch-Neugebauer-Syndrom:** autosomal-dominant erbliches Krankheitsbild mit Extremitätendefekten (Spalthand, Spaltfuß bis vollständiges Fehlen der Finger), Fingerkontrakturen, Kamptodaktylie u. Augenbefunden (Nystagmus, Augenhintergrundveränderungen, Netzhautpigmentanomalie, Katarakt, Blinzeln). 🇪 Karsch-Neugebauer syndrome.
**Kartagener-Syndrom** (MANES K., 1897–1975, Internist, Zürich): angeborener autosomal-rezessiv erblicher Fehlbildungskomplex mit Situs inversus, Bronchiektasien, Nasenpolypen sowie gestörter Spermienmotilität (bei ♂), evtl. Brustkorbanomalien, Herzfehler, hormonale Störungen (pluriglanduläre Insuf-

fizienz), chronisch-rezidivierende Pneumonie u. Sinusitis. Als Oberbegriff (v.a. bei Fällen ohne Situs inversus) wird »Syndrom der immotilen Zilien« gebraucht. E Kartagener's syndrome, immotile cilia syndrome.

**Karten|herz|becken:** kartenherzförmig deformiertes (im Beckeneingang bds. eingeengtes) knöchernes Becken infolge ▸Osteomalazie. E cordate pelvis.

**kartilaginär:** knorpelig. E cartilaginous.

**Kartoffel|hilus:** Lungenhilusvergrößerung u. -verdichtung bei BESNIER-BOECK-Sarkoidose.

**Kartoffel|leber:** Leber mit grobknotiger Zirrhose. E hobnail liver.

**Kartoffel|nährböden:** Bakterien-, Pilznährböden aus Kartoffeln mit verschiedenen Zusätzen (Glycerin, Agar, Karotten, Eier etc.); z.B. BORDET-GENGOU-Agar (s.u. ▸Bordetella pertussis), Kartoffel-Cystin-Agar. E potato culture medium.

**Karto|graphie:** *Kardiologie* ▸Mapping. – Als **endokardiale K.** eine Methode für Nachweis u. Lokalisation bzw. Ausschluss zusätzlicher Erregungsleitungsbahnen.

**Ka|run|kel:** **1)** ▸Caruncula. E caruncle. **2)** »Fleischwärzchen«, Polyp, Varix, Papillom; z.B. als **anale K.** (nach Entzündung einer ▸Analfissur). S.a. ▸Harnröhren-Karunkel.

**ka|ryo...:** Wortteil »Kern«, »Zellkern«.

**Karyo|blast:** unreife Zelle der Entwicklungsreihe roter Blutkörperchen; mit rundem, Nucleolen enthaltendem Kern, hämoglobinfreiem Zytoplasma. E karyoblast.

**Karyo|ga|mie:** Vereinigung der Kerne bzw. der Chromosomenbestände beider Gameten bei der Befruchtung. E karyogamy.

**Karyo|gramm,** Idiogramm: paarweise Anordnung der Chromosomen nach Länge, Lage des Zentromers, der Satelliten, sekundärer Einschnürungen u. des Nucleolusorganisators (s. Abb.) sowie nach dem Muster der ▸Chromosomenbänder. E karyogram.

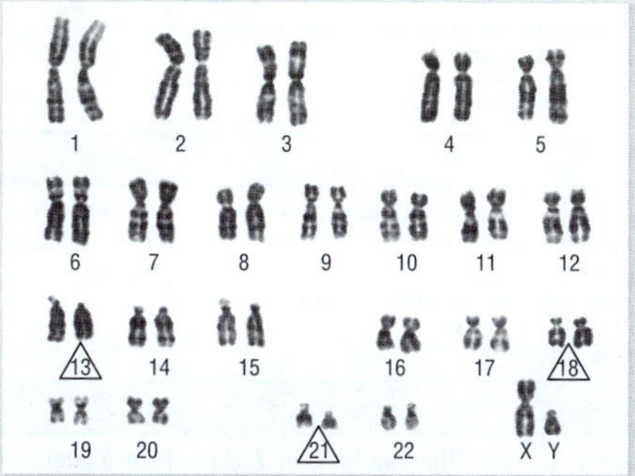


**Karyogramm:** Chromosomensatz des Menschen, spezielle GIEMSA-Färbung, sog. G-Banding. Durch relative Länge, Lage des Zentromers u. die charakteristischen Querbänderungsmuster können alle Chromosomen identifiziert werden. Unter den Trisomien der Autosomen (Nr. 1–22) kommen praktisch nur die der Chromosomen 21, 18 u. 13 bis zur Geburt (durch Dreieck gekennzeichnet). [53]

**Karyo|id:** ▸Nucleoid.

**Karyo|kinese:** mitotische Kernteilung, ▸Mitose. E karyokinesis.

**Karyo|klasie:** die Zerbrechlichkeit des Zellkerns der Vorstufen der Erythrozyten (▸Entkernung...). E karyoclasis.

**Karyo|lymphe,** Kernsaft: die klare, nicht färbbare, auch elektronenmikroskopisch strukturlose, schwach visköse Flüssigkeit zwischen Zellkernmembran u. -gerüst als Solphase des ▸Karyoplasmas; besteht aus Wasser, enthält Proteine (v.a. Glykoproteine; auch Enzyme), Stoffwechselprodukte (im Austausch mit dem Zytoplasma), lösliche RNS; umgibt die – während der Zellteilung sichtbaren – Chromosomen u. die Nucleolen. E karyolymph, nuclear sap.

**Karyo|lyse:** die – letale – Auflösung des Zellkerns (Ruhekern) u. seiner Strukturen, meist als Endstadium der ▸Karyorrhexis; Abb. E karyolysis.

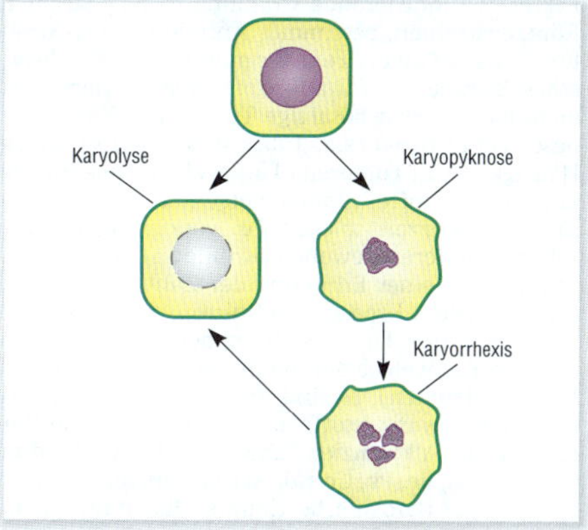


**Karyolyse:** Veränderungen des Zellkerns. [53]

**Karyo|metrie:** *Zytologie* die Zellkernmessung zur Volumen-, Größenbestimmung unter Berücksichtigung der Zellform; mikroskopisch oder planimetrisch. E karyometry.

**Ka|ry|on:** ▸Zellkern. E karyon.

**Kary|onkose:** Zellkernschwellung.

**karyo|phag:** Zellkerne phagozytierend. E karyophagous.

**Karyo|plasma,** Kernplasma, Nucleoplasma: das von der Kernmembran umschlossene Protoplasma der Zelle, in dem der Nucleolus u. die übrigen strukturierten Zellkernelemente suspendiert sind; als dessen Gelphase eine klare, v.a. aus ▸Chromatin (als Chromosomenfibrillen, Chromozentren) bestehende u. dadurch basophile Flüssigkeit, in der die strukturierten Elemente des ▸Zellkerns suspendiert sind. Ist durchsetzt von einem – aus Eiweißkörpern bestehenden – Kerngerüst (= Kernmatrix), in dessen Maschen sich ▸Karyolymphe befindet. Steht über Kernporen im Austausch mit dem ▸Zytoplasma. E nucleoplasm, karyoplasm.

**Ka|ryo|py|knose,** Kernpyknose: Schrumpfung des Zellkerns unter Verdichtung u. Zusammensintern des Chromatins zu einer homogenen, stark färbbaren, unregelmäßig konturierten Masse. Zeichen der Zelldegeneration (▸Pyknozyt); s.a. ▸Karyopyknose-Index, ▸Kernschwellung. E karyopyknosis.

**Karyopyknose-Index:** im nach ▸PAPANICOLAOU gefärbten Scheidenabstrich das Zahlenverhältnis der karyopyknotischen Zellen zu denen mit flächenförm. Kern. Ist ein Parameter der Diagnostik von Zyklusstörungen (zuverlässig nur bei ungestörter Scheidenflora); hoher K.-I. spricht für hohe Östrogenwerte (physiologisch kurz vor der Ovulation, pathologisch bei Follikelpersistenz, Östrogen-aktivem Tumor). E karyopyknotic index.

**Karyo(r)|rhexis:** körnig-bröckliger Zerfall des Chromatins innerhalb der Kernmembran als degenerativer Vorgang; meist folgt ▸Karyolyse (dort Abb.). E karyorrhexis.

**Karyo|sphäre:** der umschriebene Bereich der Chromosomenanhäufung in Zellkernen mit extrem viel Karyolymphe (z.B. in der Eizelle).

**Karyo|thek:** ▸Kernmembran. E karyotheca.

**karyo|trope Viren:** Viren mit Affinität zum Zellkern; z.B. Herpes-simplex-Virus. E karyotropic viruses.

**Karyo|typ:** der für ein bestimmtes Individuum, eine Gruppe oder eine Art charakteristische Phänotyp des Chromosomensatzes in der Metaphase der ▸Mitose (darzustellen als ▸Karyogramm). E karyotype.

K

**Karyo|zyt:** *Hämatologie* kernhaltige Zelle, ▸Normoblast. **E** karyocyte.
**kar|zi|no...:** Wortteil »Krebs«; s.a. ▸kanzero-, ▸onko-.
**karzino|embryo|nales Antigen:** s.u. ▸carcino...
**Karzino|gen:** Krebs erzeugender = karzinogener Stoff (»chemisches K.«) oder Krebs erzeugender physikal. Faktor (v.a. ionisierende Strahlung, α-, β-, γ-Strahlen, Röntgenstrahlen, bestimmte Anteile der UV-Strahlung); s.a. ▸Tumorviren. **E** carcinogen. – **K., chemisches:** Sammelbez. für alle Stoffe, die im Tierexperiment nachweisbar bösartige Tumoren (▸Karzinogenese) hervorrufen (s.a. Tab.); so können sie **a)** die Häufigkeit von Tumoren (Tu.), welche ohne Einwirkung dieses Stoffes spontan entstehen, steigern bzw. **b)** die Latenzzeit solcher Tu. verkürzen, **c)** auch selbst an anderen Geweben zur Bildung von Tu. führen u. **d)** zu einer Erhöhung der Zahl von Tu./Tier führen (WHO-Experten-Definition; berücksichtigt die »spontane« Tu.-Entstehung bei Versuchstieren, d.h. von Tu., welche durch Einwirkung unbekannter Noxen entstehen). Es sind dies bestimmte aromatische Kohlenwasserstoffe u. Amine, N-Nitroso-Verbindungen, Alkylanzien, anorganische Verbindungen (z.B. As, Be, Pb, Cr, Cd, Ni), verschiedene Naturstoffe (z.B. Aflatoxine, bestimmte Alkaloide [Pyrrolizidin-Alkaloide], Cycasin, Safrol, Aristolochiasäure) sowie bestimmte Festkörper (z.B. Asbeststaub); werden – soweit gewerblich genutzt – als **Berufskarzinogene** bezeichnet. Sie wirken am Ort der unmittelbaren Einwirkung oder aber fern davon, z.B. am Ort ihrer Verstoffwechslung, u. werden dementsprechend als **lokales** bzw. als **resorptives K.** bezeichnet; sie lösen Vorgänge bisher molekularbiologisch ungeklärter Art aus, welche zur Entartung der Zellen führen u. damit den Anstoß geben zur Bildung bösartiger Tu. Die Tumorbildung läuft in mehreren Schritten ab; in der 1. oder Initiationsphase erfolgt eine irreversible Schädigung der Zellen; diese wird bewirkt entweder durch komplette K. (wirken in dieser Phase durch Schädigung der DNS gentoxisch, sind mutagen; lösen zugleich DNS-Reparatur aus) oder aber durch sog. Initiatoren (Stoffe, die sich kovalent an DNS binden u. DNS-Strangbrüche sowie Störungen der DNS-Reparatur u. Änderungen der DNS-Konformation bewirken; sind aber nur wirksam unter Beteiligung eines ▸Kokarzinogens); die veränderten Zellen sind als solche nicht erkennbar. Die 2. oder Promotionsphase ist gekennzeichnet durch eine veränderte ▸Genexpression, u. zwar als Effekt 1) eines kontinuierlich einwirkenden kompletten K. oder 2) eines Promotors (d.h. eines die Initiatorwirkung komplettierenden Stoffes; im Tierexperiment z.B. 12-Tetradecanoyl-phorbol-13-acetat = TPA [in Crotonöl] oder Diterpene [in Wolfsmilchgewächsen]); sie ergibt sich aus der Aktivierung bestimmter Enzyme bzw. Enzymsysteme u. Ineffektivität der geneti-

| Stoffklassen | Karzinogene | Wirkung |
|---|---|---|
| **1. Alkylanzien** | | |
| chemisch strukturell heterogene, jedoch sämtlich alkylierende Substanzen; meist synthetisch; z.T. Therapeutika, z.B. Zytostatika; auch für Tierexperimente | Bis(chloromethyl)äther, Diepoxybutan, Glycinaldehyd, β-Propionolacton, Stickstoff-Lost | als Heilmittel systemisch, sonst lokal |
| **2. anorganische Substanzen** | | |
| wirksam durch ihre Ionen; v.a. gewerblich = Berufs-K. | Arsen, Chrom, Nickel | lokal |
| als physikalische K. | Polonium, Radium, Uran | |
| K. zur tierexperimentellen Auslösung von Tumoren | Beryllium, Blei, Cadmium | |
| **3. aromatische Amine** | | |
| als chem. Syntheseprodukte; auch tierexperimentell genutzt | 4-Aminobiphenyl, 2-Aminoanthracen, 2-Aminonaphthalin, 2-Aminophenanthren, Benzidin, 2-Naphthylamin, o-Toluidin | systemisch, mit Organotropie |
| analog Pyrolyse-Produkte von Aminosäuren | Tryptophan- u. Glutaminsäure- Heterozyklen (Trp-P-1, Glu-P-1) | |
| **4. aromatische Kohlenwasserstoffe** | | |
| (mit für die Aktivierung wichtiger »Bay-Region«) | Benzo(a)pyren, 1,2-5,6-Dibenzanthracen, 7,12-Dimethylbenzanthracen, 3-Methylcholanthren | bevorzugt lokal (mit Ausnahmen) |
| als Berufskarzinogene v.a. | Anthracenöl, Asphalt, Auramin, Benzinmotor-Abgase, Benzol, Bohröl, Dieselöl u. -abgase, Ölschieferprodukte, (Roh-)Paraffinöl, Pech, Ruß, Schmierfett u. -öl | |
| **5. Festkörper** | | |
| kanzerogene Wirkung bedingt durch Größe, Form u. Biobeständigkeit | Asbestfasern, Kunststoff-, Glasfasern | lokal |
| **6. Naturstoffe** | | |
| | Aflatoxine, Aristolochia-Säure (in Osterluzei), Cycasin (in Cycadennüssen; Asien), Pyrrolizidinalkaloide (in z.B. Senecio, Crotalaria), Safrol | |
| **7. N-Nitroso-Verbindungen** | | |
| | Nitrosamine, Nitrosamide | systemisch, organotrop |

**Karzinogen, chemisches:** einige humanmedizinisch (u. tierexperimentell) wichtige Vertreter.

schen Reparationsvorgänge (s.a. ▸Reparaturenzyme); der Tu. wird durch Zellproliferation erkennbar. In der 3. oder Progressionsphase erfolgt die endgültige Entwicklung des präneoplastischen Herdes zum bösartigen Tu. (Voraussetzung ist das Versagen der immunologischen ▸Surveillance). – **K., epigenetisches:** selbst nicht gentoxisch wirksames, erst nach einem initiierenden gentoxischen Effekt an der Karzinogenese beteiligtes K. (erstrangig jeder Promotor; ferner Hormone, Immunsuppressiva sowie Stoffe, deren Anwesenheit für das Wirksamwerden des Initiators unerlässlich ist [die ▸Kokarzinogene]). – **K., gẹn|toxisches:** durch kovalente Bindung an die DNS zu DNS-Schädigung (Strangbrüche, Basen- oder Zuckerabspaltung, Konformationsänderung, Störung der Reparaturenzyme) führendes K., als komplettes K. oder als Initiator. Effekt evtl. behebbar durch Reparationsmechanismen (▸Reparaturenzyme). – **K., komplettes:** voll reaktives, d.h. den Gesamtvorgang der Tumorbildung (Initiation u. Promotion) auslösendes K. oder das aus diesem (dann als Präkarzinogen bezeichneten Stoff) hervorgehende Stoffwechselprodukt; das metabolisierte K. wird in seiner voll reaktiv karzinogenen Wirkung als **ultimales K.** bezeichnet; verursacht – als ▸Mutagen – einen irreversiblen gentoxischen Effekt: DNS-Schädigung mit nachfolgend veränderter Genexpression.

**karzino|gẹn,** kanzerogen: Krebs auslösend; s.a. ▸Karzinogen, ▸Karzinogenese. E carcinogenic. – **k. Viren:** ▸Tumorviren.

**Karzino|genese:** die Entstehung von Malignomen, die mit der Zellumwandlung in Richtung Tumorzelle beginnt. Wird heute als multiphasisches Phänomen verstanden, das über Jahre bis Jahrzehnte verlaufen kann; eine stufenweise Störung biologischer Gleichgewichtsprozesse, an deren Beginn die Transformation (durch chemische, physikalische, virale etc. Einflüsse) von Gensequenzen (Protoonkogene) in ▸Onkogene steht (Initiation). Der Umwandlungsbereich bleibt allgemein zunächst ohne Wachstumstendenz. Erst bei weiterer Einwirkung von Karzinogenen oder unspezifischen Schädlichkeiten (▸Ko- u. ▸Synkarzinogenese) kommt es zur Umwandlung des Gewebes in Richtung Präneoplasie (s.u. ▸Präkanzerose, ▸CIN), die u.U. lange Zeit als Vorstufe des malignen Tumors bestehen (Latenzphase) oder sich sogar zurückbilden kann. Schließlich wird aus der Präneoplasie die primäre Neoplasie, der maligne Tumor, der sich dann früher oder später klinisch manifestiert. S.a. Schema. E carcinogenesis.

**Karzino|ịd,** neuroendokriner Tumor: Tumor des diffusen neuroendokrinen Systems (▸APUD-Zellsystem). Nicht streng trennbar von endokrinen Pankreastumoren u. dem medullären Schilddrüsenkarzinom. Wird den Apudomen zugerechnet. Endokrin aktive K. produzieren v.a. Serotonin, des Weiteren auch Bradykinin, Tachykinine, Histamin, 5-Hydroxytryptophan, Gastrin, Neuropeptide, GI-Peptide u. andere. ***Lokalis.:*** meist in Appendix, Ileum, prox. Kolon, Bronchien, seltener in anderen Eingeweiden; sehr langsam infiltrierend wachsend, evtl. auch metastasierend. Relativ gute Prognose. E carcinoid.

**Karzinoịd|syndrom, Karzinoidose,** BIÖRCK-THORSON-Syndrom, CASSIDY-SCHOLTE-Syndrom: das Vorhandensein eines endokrinen, argentaffinen Serotonin produzierenden Tumors mit den typischen Symptomen Diarrhö, Flush, Asthma u. Rechtsherzendokardfibrose. Am häufigsten ist ein K. bei Lokalisation des Primärtumors in Ileum oder proximalem Kolon. ***Klinik:*** Gastrointestinale Hypermotilität mit Diarrhö ist das häufigste Symptom; der Flush (Erythem im Gesicht, am Nacken u. an den oberen Rumpfpartien) kann kurz oder länger dauern u. tritt meist zusammen mit asthmaähnlichen Bronchialobstruktionen auf. Die Rechtsherzendokardfibrose mit klin. manifester Trikuspidalinsuffizienz ist i.d.R. ein Spätsymptom. ***Diagn.:*** klin. Zeichen; 5-HIES im 24-Std.-Urin (5-Hydroxyindolessigsäure als Abbauprodukt von Serotonin); der Pentagastrin-Provokationstest zur Flush-Auslösung u. zur Sekretionsstimulation (Serotonin, Neuropeptide), bildgebende Verfahren (Primärtumorsuche, Staging, Verlaufskontrolle). ***Ther.:*** symptomatisch mit Methysergid, Ketanserin, Cyproheptadin u. Somatostatin-Analoga (Octreotid) zur Besserung der Kardinalsymptome; antiproliferativ zur Reduzierung der Tumormassen (Interferon-alpha, Chemotherapie, chir. Intervention). ***Progn.:*** relativ günstig. E carcinoid syndrome.

**Karzino|kolyse:** Hemmung bösartigen Wachstums durch – möglichst selektive – Einwirkung chemischer Stoffe (▸Zytostatika; gegengeschlechtliche Hormone), ionisierender Strahlung etc. auf die relativ labilen Tumorzellen. E carcinolysis.

**Karzinọm:** ▸Carcinoma. S.a. ▸Tumor..., ▸Krebs..., ▸Kanzer... sowie unter dem jeweiligen Organtumor. E carcinoma. – **K., hepatozelluläres:** ▸Leberzellkarzinom. – **K., intraepitheliales, K. präinvasives,** Carcinoma in situ: s.u. ▸Carcinoma, s.a. ▸Dysplasie. – **K., kolorektales:** ▸Darmkarzinom. – **K., mikroinvasives:** Karzinom mit geringer Invasionstiefe, z.B. m. ▸Kollumkarzinom. – **K., spinozelluläres:** Plattenepithelkarzinom.

**karzinomatös,** carcinomatosus: einen bösartigen Tumor (i.e.S. ein Karzinom) betreffend. E carcinomatous.

**Karzinomatọse:** ▸Karzinose. E carcinomatosis.

**Karzinọm|neuropathie:** ▸paraneoplastisches Syndrom mit Symptomatik seitens des Nervensystems (z.B. Ataxie, Lähmungen, Polyneuritis- u. Myopathie-ähnliche Krankheitsbilder). E paraneoplastic neuropathy.

**Karzino|phobịe:** *Psychologie* die – ausgeprägte – Befürchtung, an einer Krebskrankheit zu leiden, die mit klinischen Untersuchungsmethoden nicht verifiziert werden kann. E carcinophobia, cancerophobia.

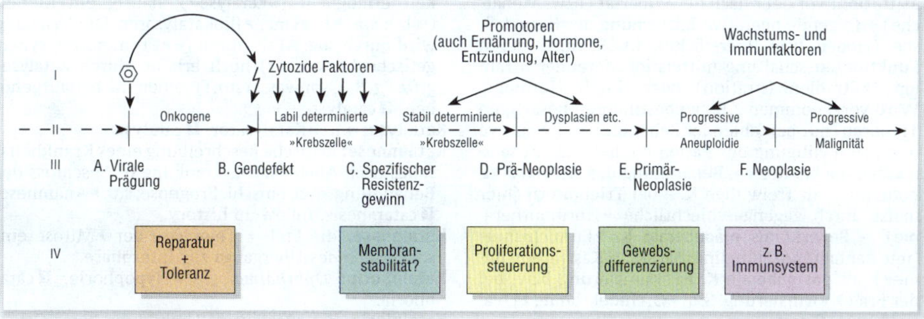


**Karzinogenese:** Darstellung der K. als Folge einer stufenweisen Störung biologischer Gleichgewichtsprozesse (nach GRUNDMANN). **I** = kausale Faktoren, beginnend mit einer (möglichen) Virusentwicklung u. der mit einem Blitzsymbol dargestellten Einwirkung ionisierender Strahlen oder karzinogener Chemikalien; **II** = Karzinogeneseprozesse, beginnend mit der Onkogenwirkung bis zur progressiven Malignität; **III** = Karzinogenesestufen; **IV** = gestörte biologische Gleichgewichtsprozesse. [275]

**Karzino|sarkom:** bösartiger Mischtumor mit Anteilen mesenchymalen u. epithelialen Ursprungs (▶Sarkom, ▶Karzinom). E carcinosarcoma.

**Karzinose,** Karzinomatose: Durchsetzung des Körpers oder nur bestimmter Organe bzw. seröser Körperhöhlen durch zahlreiche Tochtergeschwülste (▶Metastase); evtl. als Miliar-K. E carcinosis.

**Kasabach-Merritt-Syndrom** (K.-M., zeitgenöss. Pädiater, USA): kavernöse Riesenhämangiome der Haut u. innerer Organe v.a. bei Säuglingen u. Kleinkindern; sehr seltene angeborene Fehlbildung. Die Hämangiome aktivieren das Gerinnungssystem durch veränderte Strömungsverhältnisse. Durch gesteigerte Destruktion von Thrombozyten kommt es zu Thrombozytopenie. ***Ther.:*** OP; Radiatio; Antikoagulanzien. E Kasabach-Merritt syndrome.

**Kaschin-Beck-Syndrom** (NIKOLAI I. K., 1825–1872, russ. Orthopäde; E. V. B., zeitgenöss. russ. Arzt): im Transbaikal u. Ostasien vorkommende endemische ▶Arthrosis deformans, beginnend im frühen Kindesalter. ***Klinik:*** schmerzhafte symmetrische Gelenkschwellungen (gefolgt von Epiphysennekrosen, Schlottergelenkbildungen, Wachstumshemmung), allgemeine ▶Siderose, greisenhaftes Aussehen, evtl. auch Kropf. ***Ätiol.:*** Die Ursache ist ungeklärt (Vitaminmangel? Selen-/Jod-Mangel? Nahrungsbedingte Pilzinfektion bzw. -intoxikation?). E Kaschin-Beck disease.

**Kasein:** ▶Casein.

**Kaskaden|magen:** Form- bzw. Lageanomalie des Magens durch Überhang eines erweiterten Magenabschnitts nach vorn oder hinten. Die Abknickung des Magenfundus nach dorsal ist meist ohne Krankheitswert, kann jedoch bei intensivmedizinischen Patienten in permanenter Rückenlage zu einer funktionellen Magenentleerungsstörung führen. ***Ther.:*** konservativ durch Legen einer Magensonde zur Aspirationsprophylaxe, Rechtsseitenlagerung der Patienten u. endoskopische Platzierung einer Duodenalsonde zur Sondenernährung. E cascade stomach.

**Kaskaden|theorie:** Theorie der ▶Blutgerinnung (dort Schema) als kaskadenförmiges Geschehen. S.a. ▶Komplement(system). E cascade theory.

**Kaspar-Hauser-Syndrom:** körperlicher u. geistig-seelischer Entwicklungsrückstand infolge schwerer Vernachlässigung im frühen Kindesalter.

**Kassen|ärztliche Vereinigung,** Abk. KV: regionale Körperschaft des öffentlichen Rechts, die die kassenärztliche Versorgung sicherstellen soll, die Rechte der Kassenärzte (Honorar, Verträge) gegenüber den ▶Krankenkassen wahrnimmt, andererseits Letzteren die Wirtschaftlichkeit u. formale Richtigkeit der Abrechnung gewährleistet (evtl. Honorarkürzung, -berichtigung, Arzneimittelregress).

**Kastanie:** ▶Aesculus hippocastanum (Rosskastanie).

**Kas|trat:** Individuum nach ▶Kastration vor oder nach Eintritt der Pubertät (= Früh- bzw. Spätkastrat). E castrate.

**Kas|tration:** vor oder nach der Pubertät (bzw. Menarche) erfolgende operative Entfernung der Keimdrüsen (Hoden bzw. Eierstöcke), i.w.S. auch deren Funktionsausschaltung mittels ionisierender Strahlen (▶Strahlenkastration) oder durch Hormone. Wird vorgenommen z.B. bei bestimmten bösartigen Tumoren (nur bei fehlender Behandlungsalternative u. mit Einwilligung des Patienten; bei ♀ als Zusatzmaßnahme bei der op. Behandlung des Zervixkarzinoms) u. – als freiwillige K. – bei Triebtätern (hier meist durch gegengeschlechtliche ▶Hormontherapie). – Bewirkt als **präpuberale K.** ▶Eunuchismus (mit anhaltend jünglingshafter »Kastratenstimme«), als **postpuberale K.** ▶Feminisierung bzw. bei der Frau ▶Virilisierung. S.a. ▶Orchidektomie, ▶Ovariektomie. E castration.

**Kasuistik:** Beschreibung von Krankheitsfällen (erläuternd in Veröffentlichungen). E case reports.

**kata...:** Wortteil »hinab«, »unter«, »gegen«; s.a. ▶Cata...

**Kata|biose:** Verbrauch lebender Substanz im Rahmen der natürlichen Rückbildungsvorgänge (▶Involution [1]). – Auch die auf einen Zellschaden folgenden Abbauvorgänge (Degeneration, Atrophie, Nekrose). E catabiosis.

**Kata|bolismus:** der Abbaustoffwechsel, ▶Dissimilation (1). E catabolism.

**Kata|bolit:** Abbauprodukt des Zwischenstoffwechsels. E catabolite.

**Katabolit|re|pression:** ▶Enzymrepression durch ▶Kataboliten mit Metabolismus-Schlüsselstellung.

**Kata|didymus:** Duplicitas incompleta posterior (s.u. ▶Doppelfehlbildung). E catadidymus.

**kata|gen:** die Rückbildungsphase betreffend. E catagenetic.

**Katagen|phase:** kurze Übergangsphase des Haarzyklus; endet mit Bildung des »Kolbenhaares«. E catagen (phase).

**Kata|kleisis:** krankhafter Verschluss der Lidspalte durch Verkrampfung, Verwachsungen; i.w.S. auch das Ek- u. Entropium.

**Kata|krotie:** Mehrgipfeligkeit (Polykrotie) der Pulswelle im absteigenden Schenkel. E catacrotism.

**Katal,** Abk. kat: kohärente ▶SI-Einheit für die katalytische Aktivität (▶Enzymaktivität bzw. »Enzymmenge«). – 1 kat = Umwandlung von 1 Mol Substrat pro Sekunde (ersetzt die bisherige Einheit »U« [»Unit«]: Umwandlung von 1 μmol pro Minute; 1 U = $^1/_{60}$ μkat).

**Katalase,** Peroxidase: *Enzymologie* ein Häminproteid (mit 4 Ferriprotoporphyrin-Gruppen/Mol.), das die Bildung von Sauerstoff u. Wasser aus Wasserstoffperoxid katalysiert ($2\,H_2O_2 \rightarrow O_2 + H_2O$ = katalatische Wirkung), aber auch peroxidativ wirkt (Wasserstoffdonatoren oxidiert). Ist in allen menschlichen Zellen vorhanden, in der Leber besonders reichlich (in sog. ▶Peroxisomen). Ist als $H_2O_2$-Konsument wirksam im »antioxidativen Verteidigungssystem« gegen toxische $O_2$-Metaboliten (z.B. für das Hämoglobin u. andere Eiweißkörper). – Mangel an K. ist folgenschwer, ▶Akatalasämie. E catalase.

**Kata|lep|sie:** *Psychologie* anhaltendes Verharren in einer bestimmten – evtl. sogar unbequemen – Körperhaltung unter Erhöhung der Muskelspannung (Muskeltonus). Passiven Bewegungen wird ein »wächsern« wirkender Widerstand entgegengesetzt (Flexibilitas cerea). ***Vorkommen:*** v.a. bei (katatoner) Schizophrenie, nach Enzephalitiden, selten bei (konversions)neurotischen Störungen. S.a. ▶Kataplexie. E catalepsy.

**kata|leptisch:** auf ▶Katalepsie bezüglich. E cataleptic. – **k. Bewegungsunfähigkeit:** B. ohne Erhöhung des Muskeltonus, u.a. bei dissoziiertem Erwachen u. in Hypnose. E c. rigidity.

**Katalysator,** Akzelerator: fester, flüssiger oder gasförmiger Stoff, der – bereits in kleinster Menge u. ohne sich dabei (bleibend) zu verändern – die chemische Umsetzung größerer Mengen von Reaktionspartnern durch Einfluss auf die Reaktionsgeschwindigkeit ermöglicht (»**Katalyse**«); häufig ein Metall(salz); s.a. ▶Enzyme, ▶Biokatalysator. Die Wirkung wird durch sog. Aktivatoren (= ▶Promotoren, synergetische Verstärker) noch erhöht, durch **Katalysegifte** (z.B. Cyanwasserstoff) gehemmt bis aufgehoben. E catalyst.

**Kata|lyse:** s.u. ▶Katalysator. E catalysis.

**Kata|mnese:** kritische Beschreibung eines Krankheitsfalles nach Ablauf der Erkrankung u. Abschluss der Behandlung, evtl. einschl. Prognose; s.a. ▶Anamnese. E catamnesis, follow-up history.

**Kata|phase:** die End- = Telophase der ▶Mitose einschließlich des Übergangs zur Interphase.

**Kata|phorie:** *Ophthalmologie* ▶Hypophorie. E cataphoria.

**Kata|plasie:** die rückläufige Umbildung eines Gewebes (= Herabsetzung der ▶Differenzierung, evtl. mit Auftreten embryonaler Formen u. Eigenschaften). Bei Neoplasmen die ▶Atypie des Gewebes als Zeichen der Bösartigkeit. E cataplasia.

**Kata|plexie,** Tonusverlust-Syndrom: plötzlicher, kurz dauernder Verlust der für die Körperhaltung notwendigen Muskelspannung (»Posturaltonus«) der gesamten oder eines Teils der Körpermuskulatur; z.B. nach Affekterlebnis (als »Schrecklähmung«, »Lachschlag«), meist aber als Zeichen der ▶ Narkolepsie. S.a. ▶ Katalepsie. E cataplexy.

**Kata|rakt:** ▶ Cataracta. E cataract.

**Ka|tarrh,** katarrhalische Entzündung: die einfachste Form der Schleimhautentzündung; mit vermehrter Absonderung wässrigen (= serösen) oder schleimigen Sekretes; z.B. als katarrhalische Rhinitis bzw. Bronchitis; evtl. mit Abschilferung von Epithelzellen (= Desquamativ-K.). E catarrh. – **K., postgonor|rhoischer:** ein abakterieller Harnröhrenausfluss als Nachkrankheit einer geheilten ▶ Gonorrhö.

**katar|rhalisch:** einen ▶ Katarrh (= **k. Entzündung**) betreffend, mit Zeichen eines Katarrhs. E catarrhal. – **k. Infekt:** akuter Schnupfen (= Erkältungsinfekt).

**Katastrophen|medizin:** Gebiet der Medizin, das sich speziell mit dem Massenanfall traumatisierter Patienten bei zivilen oder militärischen Katastrophen befasst. Die K. erarbeitet Richtlinien zu ersten diagnostischen/therapeutischen Maßnahmen vor Ort unter Berücksichtigung des Missverhältnisses zwischen der Verletztenzahl u. den begrenzten personellen u. technischen Möglichkeiten. Eine besondere Rolle spielt die schnelle Unterscheidung zwischen schweren, vordringlich zu behandelnden u. aufschiebbar zu behandelnden Verletzungen (s.a. ▶ Triage). E disaster medicine.

**Kata|strophen|reaktion:** ältere Bez. für posttraumatische ▶ Belastungsstörung. E catastrophic reaction.

**katathym:** ein Verhalten, das durch einen gleichartigen Affekt getragen u. beeinflusst ist. – **k. Bilderleben:** psychotherapeutisches Verfahren (Symboldrama nach LEUNER), bei dem der Patient sich in entspanntem Zustand (im Liegen, mit autogenem Training) nach Art des Tagträumens Bilder (vorgegebene Standardmotive: Wiese, Höhle, Bachlauf, Berg etc.) oder Situationen eigener Erfahrung vorstellt, auf die er seinen seelischen Zustand u. seine inneren Konflikte projizieren kann; die daraus entstehenden Phantasien, Einfälle usw. werden thematisiert, aktuelle Konflikte können dadurch verbalisiert u. verarbeitet werden.

**Kata|thymie: 1)** durch starke affektweckende Erlebnisse hervorgerufene Verfälschung von Wahrnehmungen, Erinnerungen u. Denkvorgängen unter dem Einfluss von Wunschbildern oder Ängsten. **2)** anfallsartiger Gefühlsumschwung in Richtung ▶ Depression (seltener von Apathie zu Euphorie). E catathymia.

**katato n:** auf Katatonie bezüglich. E catatonic. – **k. Erregungszustand; k. Sperrungszustand:** s.u. ▶ Katatonie.

**Kata|tonie:** psychisches Krankheitsbild mit ausgeprägter Störung der Willkürmotorik; entweder i.S. einer Bewegungsstarre (s.a. ▶ Katalepsie) als katatoner Stupor (mit Unterbrechung der Beziehung des Kranken zur Umwelt; u. häufig mit Automatismen [Echolalie, -praxie, -mimie]) oder – den Gegenpol bildend – als katatoner Erregungszustand (»Raptus«), in den die Bewegungsstarre schlagartig übergehen kann, wobei es zu Selbstverletzungen oder zu Angriffen auf andere kommen kann. Der Zustand – von wenigen Minuten bis zu Tagen Dauer – kann u.U. lebensbedrohlich sein. Vorkommen: v.a. bei katatoner Schizophrenie, seltener bei hirnorganischen Psychosyndromen im Rahmen von Infektionskrankheiten, bei Hirntumoren. E catatonia. – **K., manierierte:** K. mit Vorherrschen von Manieriertheiten, d.h. mit geziertem, stilisiert wirkendem Verhalten, u.U. Unterlassungsmanieren (Nahrungsverweigerung, beharrliches Schweigen, Stehen auf bestimmtem Platz). Raptusartige Erregungsausbrüche können dabei vorkommen. – **K., perniziöse:** akute tödliche K. mit extremer psychomotorischer Unruhe, die sich bis zur Selbstvernichtung steigern kann; dabei hohes Fieber, später oft Übergang in Bewegungsstarre mit dem Ausdruck innerer Gespanntheit. Das Krankheitsbild ist lebensgefährlich, stellt eine der wenigen verbliebenen Indikationen für die Elektro-Krampfbehandlung dar.

**Kata|tropie:** »Abwärtsschielen« (s.u. ▶ Strabismus verticalis, ▶ Hypotropie). E catatropia.

**Katayama-Krankheit,** Yangtse-Fieber: das nach dem ersten Fundort von Schistosomen-Eiern bezeichnete allergische Anfangsstadium der ▶ Schistosomiasis japonica; ***Klinik:*** Fieber, Erythem, Durchfall, Milz- u. Leberschwellung. E Katayama disease.

**Katechol|amin:** ▶ Catecholamin.

**Kat|elektro|tonus,** Abk. KET: *Neurologie* die bei Gleichstromdurchfluss im Bereich der Kathode auftretende Zustandsänderung erregbarer Membranen (insbesondere am peripheren Nerv): Depolarisation, Widerstandsverminderung, Erregbarkeitssteigerung (ein exzessiver oder lang dauernder K. führt dagegen zu Erregungsminderung [Blockierung] durch Inaktivierung des Natrium-Systems = **depressiver K.**). S.a. ▶ Anelektrotonus; ▶ PFLÜGER-Zuckungsgesetz. E catelectrotonus.

**Kater:** Zustand körperlicher Hinfälligkeit u. trauriger Verstimmung v.a. nach Alkoholgenuss, aber auch nach Drogeneinnahme. S.a. ▶ Strahlenkater. E hangover.

**Katgut:** ▶ Catgut.

**Ka|tharsis:** geistig-seelische Läuterung; in der Psychoanalyse das affektive Abreagieren von Konflikten. E (psycho)catharsis.

**Ka|thartika:** *Pharmazie* ▶ Abführmittel. E cathartics.

**Kath|epsin,** Cathepsin: *Enzymologie* Sammelbezeichnung für in Lysosomen sowie allgemein intrazellulär weit verbreitete u. auch im Magensaft nachgewiesene Proteasen (»Endopeptidasen«, »Proteinasen«), die – neben ▶ Pepsin – an der Eiweißverdauung beteiligt sind (▶ Proteolyse); pH-Optima: 5–7; als K. A eine Carboxypeptidase, als K. C eine Aminopeptidase (s.a. ▶ Leucinaminopeptidase). – K.-Wirkung nach Zelltod: ▶ Autolyse. E cathepsin.

**Ka|theter:** röhrenförmiges Instrument zur Einführung in Hohlorgane, u. zwar z.B. zwecks Entleerung (s.a. ▶ Drainage), Spülung, für das Einbringen von Heilmitteln, Nahrung (▶ Katheterenterostomie), zur Sicherung bzw. Herstellung der örtlichen Passierbarkeit des Organs, zur Saugbiopsie. Ist starr oder elastisch (evtl. durch in der Wand befindliche Spiralen verstärkt), ein- oder mehrläufig (eine oder mehrere getrennte Lichtungen), evtl. mit Längenmarken versehen (»graduiert«) u. »röntgendicht« (schattengebend) oder »-negativ«, hat endständig oder in Spitzennähe (= subterminal) Fenster (»Katheteraugen«). Wird nach Verwendungszweck bezeichnet z.B. als ▶ Blasen-, ▶ Harnleiter-, ▶ Nephrostomie-, ▶ Herz-, ▶ Gefäß-, ▶ Embolektomie-, ▶ Endotracheal-, ▶ Bronchialkatheter. E catheter.

**Katheter|ablation:** Behandlung von ▶ Herzrhythmusstörungen durch Zerstörung der diese auslösenden Herzstrukturen über einen Herzkatheter. Erfolgt meist durch hochfrequenten Wechselstrom als **Hochfrequenz(katheter)ablation = HF-Ablation**; s.a. ▶ Elektrokoagulation. Außerdem werden Gleichstrom, chemische Substanzen u. Laserstrahlen für die K. eingesetzt.

**Katheter|angio|graphie:** *Röntgenologie* ▶ Angiographie unter Kontrastmitteleinbringung durch einen Katheter; s.a. ▶ SELDINGER-Methode. E catheter angiography.

**Katheter|dilatation: 1)** *Angiologie* ▶ Angioplastie. E catheter angioplasty. **2)** *Urologie* Bougierung durch filiforme Katheter. E bougienage.

**Katheter|embolisation:** künstliche Embolisierung (z.B. von operativ schwer erreichbaren Aneurysmen, a.v. Fisteln u. Tumoren) über einen Gefäßkatheter. Anw. auch bei sonst unstillbaren Blutungen (z.B. durch Arrosion oder Trauma) oder zur Unterbindung der Blutversorgung von Tumoren; s.a. ▶ Embolisation. E catheter embolization.

**Kathẹter|entero|stomie:** *Chirurgie* ▸Enterostomie mit Einlegen eines bis zur Körperoberfläche (Bauch) reichenden Katheters in die Darmlichtung, v.a. zur künstlichen Ernährung (z.B. WITZEL-Fistel) oder (früher) zur Darmentlastung (bei Ileus, zur Anastomosensicherung).

**Kathẹter|fieber:** akutes Fieber nach Keimverschleppung in die Harnwege durch Katheterisierung der Harnorgane; meist als Febris intermittens mit Schüttelfrost, Kollaps. Evtl. Übergang in ▸Urosepsis. E catheter fever.

**Kathẹter|fistel:** s.u. ▸Katheterenterostomie, ▸-gastrostomie. E catheter fistula.

**Kathẹter|gastro|stomie:** ▸Gastrostomie mit Einlegen eines Katheters in die Magenlichtung u. Ausleitung durch die Bauchdecken.

**Katheterisierung, Katheterismus:** das Einführen eines ▸Katheters in ein Hohlorgan zu diagnostischen oder Behandlungszwecken; z.B. als Herz- oder Blasen-K. E catheterization.

**Katheter|lyse:** die medikamentöse, lokale Auflösung eines Blutgerinnsels über einen perkutan eingeführten Katheter; s.u. ▸Fibrinolysetherapie.

**Katheterpflege:** Reinigung von in Körperöffnungen oder -kanälen liegenden ▸Kathetern oder Kanülen und deren Eintrittsstellen in die Haut. ***Ind.:*** Infektionsprophylaxe, frühzeitiges Erkennen von Komplikationen, Verlängerung der Verweildauer des Katheters. ***Durchführung:*** Reinigung, Desinfektion u. ggf. Verbinden von Katheter u. Einstichstelle mindest. einmal tgl. unter sterilen Bedingungen.

**Kathẹter|stimulation:** temporäre, transvenöse, atriale ▸Kardioversion.

**Katheter|techniken:** Verfahren zur Diagnostik u. Therapie mittels ▸Kathetern; s.a. ▸Angioplastie, ▸PTA, ▸PTCA, ▸DCA, ▸GRÜNTZIG-Katheter, ▸DOTTER-Technik, ▸Aortographie, ▸Renovasographie, ▸Zöliakographie, ▸Ventrikulographie, ▸Rotationsatherektomie; s.a. ▸Katheter.

**Kathẹter|tip-Manometer:** an der distalen Herzkatheterspitze angebrachtes, durch Ausschaltung der Frequenzträgheit u. Dämpfung des Katheters sehr empfindliches ▸Manometer für exakte Druckmessungen in den Herzhöhlen.

**Ka|t(h)ọde:** diejenige Elektrode, aus der der negative Strom aus- u. in die der positive Strom eintritt; wird bei galvanischen Elementen, Akkumulatoren etc. im Allgemeinen als »negativer Pol« bezeichnet. E cathode.

**Kathoden|öffnungszuckung:** die bei Reizung eines Nervs mit Gleichstrom im Augenblick des Ausschaltens auftretende einzelne Muskelzuckung an der Kathode. Analog **Kathodenschließungszuckung** (engl.: cathodal closing response) bei Beginn des Reizes. S.a. ▸PFLÜGER-Zuckungsgesetz. E cathodal opening response.

**Kathọden|strahlen:** von der Kathode bei Glimmentladung ausgehende Elektronenstrahlen; i.w.S. auch solche aus der Glühkathode einer Röntgenröhre oder aus der Kathode einer Photozelle (= Photoelektronen). E cathode rays.

**Kathọden|strahl|oszillograph:** eine Weiterentwicklung der BRAUN-Röhre, die die Aufzeichnung rasch veränderlicher elektrischer Vorgänge ermöglicht. Ein eng ausgeblendeter Elektronenstrahl aus einer Glühkathode wird durch ein Plattenpaar, an das eine der zu messenden Größe proportionale Spannung angelegt ist, charakteristisch abgelenkt u. hinterlässt auf dem – nachleuchtenden – Leuchtschirm eine kontinuierliche (u. registrierbare) Kurve. E cathode-ray oscillograph.

**Kạt|ion:** das positiv geladene Ion eines Elektrolyten (insbes. als Wasserstoffion [$H^+$] oder als Metallion), das in der positiven Stromrichtung, d.h. zur Kathode hin, wandert. E cation.

**Kạtionenaustauscher,** Katresine: Kunststoffe (v.a. Polystyrolharze), die im Austausch äquivalente Mengen fremder Kationen aus Flüssigkeiten aufnehmen; *pharm* u.a. bei Hyperkaliämie. E cation exchange resins.

**Ka|tọde:** ▸Kathode.

**Kato|phorịe:** *Ophthalmologie* ▸Hypophorie.

**Ka|trạl|glas®:** stark sammelndes Brillenglas, das den bei schrägen Blickrichtungen auftretenden Astigmatismus durch die Kombination einer sphärischen Vorder- u. einer asphärischen Hinterfläche ausgleicht.

**Katsura-Hosor-Methode:** Immunfluoreszenz-Verfahren zum Nachweis des Übertritts roter Blutkörperchen (enthalten fetales Hämoglobin) der Leibesfrucht in den mütterlichen Kreislauf. E Katsura-Hosor method.

**Katzen|auge:** *Ophthalmologie* ▸amaurotisches Katzenauge. E cat's eye.

**Katzen|augen|syndrom,** SCHMID-FRACCARO-Syndrom: das durch partielle Tetrasomie 22 hervorgerufene Krankheitsbild mit Iriskolobom, Aurikularanhängen, Analatresie, nach unten-außen verlaufenden Lidachsen, Herzfehlern und Nierenfehlbildungen. E cat-eye syndrome, Schmid-Fraccaro s.

**Katzen|kratz|krankheit,** Felinose, benigne Inokulationslymphoretikulose: eine Infektionskrankheit, die durch – selbst nicht erkrankende – Katzen auf den Menschen (v.a. Kinder) übertragen wird durch Biss, Kratzen, evtl. nur einfachen Kontakt. Ihr Erreger ist ein gramnegatives, begeißeltes Stäbchenbakterium (Bartonella henselae, früher Rochalimaea henselae). Inkubationszeit: 3–20 Tage. ***Klinik:*** Am Infektionsort treten nach wenigen Tagen als Primärläsion Papel, Ödem, Rötung auf, gefolgt von regionaler Lymphknotenentzündung (fieberhafte Lymphadenitis mit retikulär-histiozytären abszedierenden Granulomen); gelegentlich tritt ein flüchtiger masernartiger Ausschlag auf, als Spätkomplikation evtl. eine Enzephalitis. ***Diagn.:*** Die früher eingesetzte MOLLARET-Probe ist ersetzt durch Bakterienkultur, indirekten Immunfluoreszenz-Antikörpertest oder Bakterienidentifikation mittels PCR. E cat scratch disease.

**Katzen|leber|egel:** ▸Opisthorchis felineus. E cat's liver fluke.

**Katzen|räude:** *Veterinärmedizin* durch Akarusmilben verursachte Räude bei Katzen. Kann auf den Menschen übertragen werden; führt nach wenigen Tagen an den Kontaktstellen zu stark juckenden Papeln.

**Katzen|schnurren,** frémissement cataire: weiches, diastolisches Schwirren als ▸Herzgeräusch z.B. bei Mitralstenose; evtl. präsystolisch akzentuiert: »Rumpeln«. E purring murmur.

**Katzen|schrei|syndrom,** Cri-du-Chat-Syndrom, LEJEUNE-Syndrom: autosomale ▸Chromosomenaberration (teilweise Deletion des Chromosoms B5) mit Gesichts- u. Schädelfehlbildungen (kraniofaziale Dysmorphie). ***Klinik:*** Mikrozephalus, Hypertelorismus, schräge Lidspalten, Epikanthus, Mondgesicht, Kehlkopffehlbildung (dadurch »miauende« Stimme); ferner Vierfingerfurche, Rückstand des Bewegungssinnes. E cri-du-chat syndrome, cat's cry syndrome.

**Katzen|spulwurm:** ▸Toxocara cati.

**Katzenstein-Operation:** Kryptorchismuskorrektur durch – vorübergehende – Befestigung (▸Orchidopexie) des herabgeholten Hodens in einer Hauttasche an der Oberschenkelinnenseite (später Verlagerung in den Hodensack).

**Katz-Wachtel-Symptom:** bei hohem Defekt des Kammerseptums des Herzens häufiger EKG-Typ: hohe diphasische Ausschläge in Standardableitung II, III u. mittleren Brustwand-Ableitungen, tiefe Ausschläge in $S_I$ u. $Q_{III}$. E Katz-Wachtel syndrome.

**Kaụda:** ▸Cauda (equina).

**kaudạl:** steißwärts, unten (am Stamm). E caudal.

**Kaudạ(l)|anästhesie,** Hiatusanästhesie: tiefe kaudale Sakralanästhesie (Ausschaltung der Nerven der 3.–5. Sakral- u. der Kokzygealsegmente des Rückenmarks); führt zu Empfindungslosigkeit i.S. einer

»Reithosenanästhesie« (»Saddle-Block«). Das Lokalanästhetikum wird in den Kreuzbeinkanal eingespritzt (auch Dauer-K. über eingelegten Katheter möglich). E caudal anesthesia.

**kaudale Dysplasie:** s.u. ▸Regressionssyndrom, kaudales.

**Kaudal|variante:** eine – teilweise rezessiv erbliche – Variante der Wirbelsäule (WS) i.S. der Verschiebung der Abschnittsgrenzen nach unten (der 1. Wirbel des nächsttieferen WS-Abschnittes zeigt Merkmale des vorangehenden Abschnittes auf): bei relativer Kleinheit der Querfortsätze des 7. HW weist der 1. BW Ähnlichkeit mit Halswirbeln auf u. hat ein schmales, steiler gestelltes Rippenpaar; 1. LW mit Lendenrippen (bei gleichzeitig langen 12. Rippen); Lendenwirbelform (▸Lumbalisation) des 1. Kreuzwirbels (bei gleichzeitig großen Querfortsätzen L 4); Sakralisation des 1. Steißbeinwirbels. S.a. ▸Kranialvariante.

**Kauda|syndrom:** Krankheitszeichen infolge Schädigung der ▸Cauda equina, z.B. als Unfall-, Tumorfolge, bei Bandscheibenvorfall. Unter heftigen Schmerzen einsetzende schlaffe Lähmung der Beine mit ▸Areflexie sowie radikulär verteilte (den Spinalnervenwurzelschädigungen entsprechende) Störungen aller Qualitäten der ▸Sensibilität (in Form einer »Reithosenanästhesie«), Blasen- und Mastdarmstörungen; evtl. auch ▸Konussyndrom. E cauda equina syndrome.

**Kaudatum:** *Anatomie* ▸Nucleus caudatus. E caudate.

**Kauffmann** (FRITZ K., 1899–1978, Serologe, Berlin, Kopenhagen). – **K.-Antigen-Tabelle:** *Bakteriologie* diagnostisches Schema der Typen der Escherichia-coli-Gruppe anhand der H-, O- u. K-Antigene (AG), Letztere als A-, L- u. B-AG, von denen jeder Stamm nur eines besitzt. Reihenfolge in der Antigenformel: O-K-H. E Kauffmann's antigen table. – **K.-White-Schema:** serologisch fundiertes Übersichtsschema der bisher bekannten Stämme der Gattung ▸Salmonella (u. ihrer Subgenera). Bisher 47 Gruppen mit 1080 Serotypen (A über Z bis Gruppe 61), wobei das O-Antigen (1–61) für die Gruppenzugehörigkeit maßgebend ist. – Die Kenntnis der stammspezifischen Antigen-Struktur ermöglicht die Herstellung mono- u. polyvalenter Faktoren-Sera. E K.-White schedule.

**Kaufmann-Schema** (CARL K., 1900–1980, Frauenarzt, Köln): *Gynäkologie* Östrogen- u. Gestagenverabfolgung (im Wechsel) zur Förderung des Aufbaues eines normalen zyklischen Endometriums nach lang anhaltender sekundärer ▸Amenorrhö bei Funktionslosigkeit oder -schwäche der Eierstöcke. E Kaufmann's schema.

**Kauli|schisis:** angeborene bauchseitige Spaltenbildung des Rumpfes (griech. = kaulos), so dass die Brust- u. Bauchorgane freiliegen. E kaulischisis, caulischisis.

**Kau|muskulatur:** die am Unterkiefer ansetzenden, am Kauakt beteiligten Muskeln (Musculi masseter u. temporalis bzw. – als tiefe K. – Mm. pterygoidei lateralis u. medialis); Innervation durch Zweige des 3. Trigeminusastes (»N. masticatorius«; s.a. ▸Diplegia masticatoria). Wird unterstützt durch vordere Teile der Zungenbeinmuskulatur (bei fixiertem Zungenbein Unterkiefersenkung u. Öffnen des Mundes). S.a. ▸Gesichtskrampf, mastikatorischer. E muscles of mastication.

**kausal:** die Ursache betreffend; auf die Ursache gerichtet, ursächlich. E causal, causative. – **k. Morphologie:** Entwicklungsphysiologie; analysiert die Ursachen der Individualentwicklung (▸Ontogenese).

**Kaus|algie:** nach Nervenverletzung auftretende qualvolle, glühend-brennende Schmerzen der betroffenen Gliedmaße, auslösbar oder verstärkt schon durch leiseste Berührung (evtl. auch entfernter Körperstellen: Synästhesalgie), durch optische oder akustische Reize, Trockenheit (Xerosalgie), Wärme, Affekte oder bloße Schmerzvorstellung (Sympsychalgie). Meist bestehen ferner Störungen der Durchblutung u. der Hauttrophik. Die Schmerzausbreitung ist unabhängig vom Innervationsgebiet (erfolgt evtl. auch auf die gegenseitige Gliedmaße [= Alloparalgie]). E causalgia.

**Kaus|tik:** ▸Kauterisation. – Auch Kurzbez. für ▸Thorakokaustik. E cauterization, cautery.

**Kaus|tikum, kaustisches Mittel:** *Pharmazie* ▸Ätzmittel, z.B. kaustisches ▸Natron. E caustic agent.

**Kautelen:** Vorsichtsmaßregeln.

**Kauter:** »Brenneisen« bzw. jegliches Instrument für die ▸Kauterisation. E cauter.

**Kauterisation,** Kaustik: Gewebszerstörung (Verkochung, Verschorfung, Abtragung, Durchtrennung), Blutstillung, Verödung etc. durch Anw. eines Kauters (z.B. einer Messer-, Schlingen-, Nadel-, Kugelelektrode; s.a. ▸Diathermie, ▸Elektrochirurgie) oder eines Ätzmittels, i.w.S. auch eines Kryokauters (▸Kryochirurgie). E cauterization.

**Kautschuk|becken:** *Pathologie* ▸Gummibecken.

**Kautschuk(heft)pflaster:** ▸Collemplastrum adhaesivum. E adhesive tape.

**Kautschuk|schädel,** Caput membranaceum: die weiche, nur Inseln harter Knochensubstanz aufweisende Schädeldecke bei ▸Osteogenesis imperfecta Typ VROLIK. S.a. ▸Kraniotabes.

**Kava:** Kurzform für ▸Vena cava. S.a. ▸Kavo... E cava.

**Kava|filter,** Kavaschirmfilter: in die V. cava inferior mittels Kathetertechnik einzubringender Schirmfilter zur Verhütung von Lungenembolien durch Thromben aus dem Stromgebiet der V. cava inferior. ***Anw.*** v.a. bei Kontraindikation einer Heparinisierung. E caval (umbrella) filter.

**Kava|katheterismus:** das Einlegen eines Katheters in die untere oder obere Hohlvene, über die Vena jugularis externa u. interna, Vena subclavia, Vena saphena magna oder femoralis bzw. über die Ellenbeugenvene; s.a. ▸SELDINGER-Technik. Dient – als »zentraler Venenkatheter« – zur Messung des zentralen Venendrucks, zur ▸Kavographie oder zur Dauerinfusion (rel. geringe Phlebitisgefahr; Zufuhr auch stark hyperosmolarer Flüssigkeiten möglich). E caval catheterization.

**Kava-Kava-Wurzelstock:** Wurzel des Rauschpfeffers (Piper methysticum); Inhaltsstoffe u.a. ein Gemisch verschiedener als Kavapyrone bezeichneter Lactone (z.B. Kavain, Dihydrokavain, Dihydromethysticin). ***Anw.*** u.a. als Sedativum u. Anxiolyticum bei Angst-, Spannungs- u. Unruhezuständen; wirkt außerdem zentral muskelrelaxierend, narkosepotenzierend, antikonvulsiv. ***Kontraind.:*** Schwangerschaft, Stillzeit, endogene Depression. ***NW:*** Akkommodationsstörungen u. Pupillenerweiterung. Es gibt Hinweise, dass (bei höheren Dosierungen) Leberschäden auftreten können. E kava, methysticum.

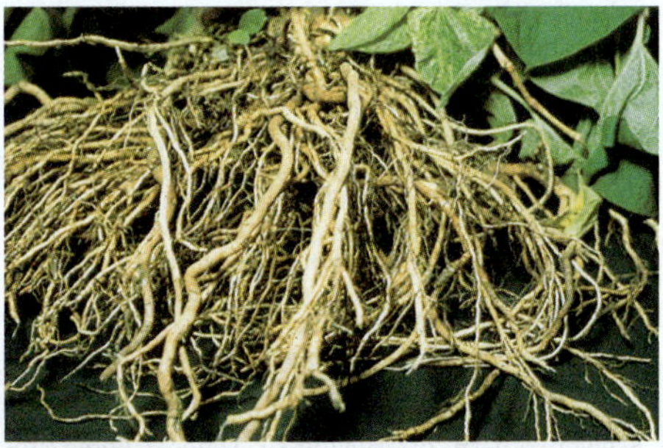

**Kava-Kava-Wurzelstock.** [448]

**Kava|klip(p):** Klip zur Lichtungseinengung oder zum Verschluss der unteren Hohlvene; ▸Kavaplikatur. E caval clip.

**Kava-Kompressionssyndrom:** bei der Hochschwangeren in Rückenlage auftretende Störungen infolge Zusammenpressens der unteren Hohlvene durch die Gebärmutter. Äußert sich in hypovolämischem Schock mit Blutdruckabfall, Pulsanstieg, Blässe u. Schweißausbruch; evtl. Einschränkung der Nierenfunktion u. Beeinträchtigung der Herzleistung der Leibesfrucht. E caval compression syndrome.

**Kava|plikatur:** Fältelung der Hohlvene durch eine einpflanzbare lichtungseinengende Klemme (Kavaklip); v.a. bei rezidivierender tiefer Thrombose der unteren Körperhälfte mit Embolien. S.a. ▸Kavafilter, ▸Vena-cava-Filter. E caval plication.

**Kava-Pulmonalis-Anastomose:** (W.W. GLENN) operative End-zu-End-Vereinigung der – durchtrennten – rechten Lungenarterie mit der oberen Hohlvene; als Maßnahme zur Verbesserung der Lungendurchblutung bei ▸Trikuspidalatresie mit Septumdefekt. E caval-pulmonary anastomosis, Glenn's operation.

**Kava|syndrom:** ▸Kava-Kompressions-, ▸Vena-cava-superior-Syndrom. E caval syndrome.

**Kava-Typ:** Metastasierungstyp, bei dem die Verschleppung der Teilchen durch die obere bzw. untere Hohlvene in die als primärer Blutfilter wirksame Lunge erfolgt (▸Lungenmetastase). E caval displacement.

**Kaverne:** krankhafte Hohlraumbildung in solidem Körpergewebe bzw. einem parenchymatösen Organ als Folge einer Gewebseinschmelzung u./oder Sequestrierung u. Spontanausstoßung einer ▸Nekrose. Häufig als Lungenkaverne, z.B. als Infarktkaverne oder durch Zerfall von Tumorgewebe (z.B. bei Bronchialkarzinom), aber auch durch Narbenzug (z.B. bei Bronchiektasen) bzw. bei (Lungen-)Tuberkulose mit Bildung einer abkapselnden, innen evtl. Epitheloidtuberkel aufweisenden Kavernenwand (aus Granulationsgewebe mit Bindegewebssaum) u. ausgefüllt mit käsigem Eiter, Detritus u. Bakterien oder aber leer (»gereinigt«); evtl. mit Tendenz zum Fortschreiten durch Wandeinschmelzung; s.a. ▸Restkaverne, ▸Blähkaverne. E cavern.

**Kavernen|juchzen:** s.u. ▸Kavernenzeichen. E caverniloquy.

**Kavernen|karzinom:** ▸Bronchialkarzinom mit Ursprung in der geschwürigen Wand einer tuberkulösen Lungenkaverne oder des Drainagebronchus.

**Kavernen|zeichen:** die bei der ▸Auskultation u. ▸Perkussion von Lungenkavernen feststellbaren Phänomene, z.B. umschriebene Tympanie, amphorisches Atemgeräusch, metallisch klingende Rasselgeräusche, Kavernenjuchzen (= grobes Giemen), Schallwechsel, »Geräusch des gesprungenen Topfes« (bruit de pot fêlé), Münzenklirren (signe du sou).

**Kavernitis:** *Urologie* Entzündung der Schwellkörper, i.e.S. der des männlichen Gliedes (▸Corpus spongiosum penis, ▸Corpora cavernosa), evtl. kombiniert mit Periurethritis; u.U. Übergang in Schwellkörperphlegmone mit thrombotisch bedingtem ▸Priapismus, ▸Penisgangrän. E cavernitis.

**kavernös:** ▸cavernosus. E cavernous.

**Kavernom:** Hämangiom mit weiten, dünnwandigen, endothelausgekleideten Gefäßräumen; in Haut u. Schleimhaut, aber auch in inneren Organen, evtl. mit Blutbildungsherden (= hämatoplastisches Endotheliom). I.w.S. das ▸Kapillarhämangiom mit sekundär erweiterten Gefäßlichtungen. E cavernoma, cavernous hemangioma.

**Caverno|skopie:** ▸Speleoskopie. E cavernoscopy.

**Kavernoso|graphie:** *Röntgenologie* Kontrastdarstellung der Schwellkörper des Mannes; kombiniert mit Harnröhrendarstellung (= Urethrographie) als Penographie. E cavernosography.

**Kavernoso|metrie:** Druckmessung in den Penis-Schwellkörpern zur Diagnostik venöser Potenzstörungen, um venöse Lecks zu identifizieren.

**Kaverno|stomie:** *Pulmologie* Herstellung einer Verbindung zwischen Kaverne und Körperoberfläche durch Punktion (z.B. MAURER-Speleostomie) oder durch Schnitt (▸Kavernotomie) für Lokalbehandlung (z.B. mit Tuberculostatica), Kavernendrainage, ▸Speleoskopie. E cavernostomy.

**Kavernosus:** Kurzbez. für ▸Sinus cavernosus.

**Kavernosus|thrombose:** s.u. ▸Sinus cavernosus.

**Kaverno|tomie,** Speleotomie: operative Eröffnung einer (tuberkulösen) ▸Kaverne durch teilweises Entfernen der Kavernenwand (s.a. ▸Kavernostomie) zur innerlichen Betrachtung (= Speleoskopie), zur »offenen Kavernenbehandlung« (Exkochleation, Drainage, Absaugung, Spülung, Heilmittelverabfolgung) oder zur radikalen Herdausräumung (v.a. bei Wirbelkörperkavernen). An der Lunge – evtl. unter Brustkorbfensterung – z.B. bei nicht möglicher Lungenresektion oder früher bei ▸Kollapstherapie. E cavernotomy.

**Kavität:** natürlich vorbestehende (▸Cavitas, ▸Cavum) oder krankhaft entstandene (▸Kaverne) Höhle; *dent* bei ▸Zahnkaries der – nach Einbruch der Schmelzdecke oder nach Präparation nach außen offene – Defekt in der Hartsubstanz. E cavity.

**Kavitation:** s.u. ▸Ultraschall.

**Kavo|graphie:** *Röntgenologie* Kontrastdarstellung der Hohlvene, i.e.S. der Vena cava inferior nach direkter Injektion eines positiven Röntgenkontrastmittels in das Gefäß (z.B. – meist – von den Femoralvenen aus, evtl. über einen Kavakatheter). ***Anw.*** z.B. zum Nachweis von Bauch- u. retroperitonealen Tumoren, Kavathrombosen usw. E (vena)cavography.

**Kavo|tomie:** operative Öffnung der Hohlvene.

**Kawasaki-Krankheit,** mukokutanes Lymphknoten-Syndrom, Abk. MLKS: erstmals in Japan beschriebenes Krankheitsbild, v.a. im Kleinkind- u. Kindesalter. ***Ätiol.:*** unbekannt; genetische Faktoren werden vermutet. Das Histokompatibilitätsantigen HLA-Bw22 wurde doppelt so häufig gefunden wie bei der Durchschnittsbevölkerung. ***Klinik:*** Typisch sind Exanthem, Fieber, Lymphadenopathie u. Polyarthritiden verschiedenen Schweregrades. Ähnlich wie bei der Periarteriitis nodosa findet sich bei Erkrankten im Säuglingsalter eine primäre Vaskulitis der großen u. mittleren Arterien mit besonderer Bevorzugung der Koronargefäße. Der Befall der Koronararterien ist Ursache gefürchteter ***Kompl.:*** akute Myokarditis mit kongestivem Herzversagen, Herzrhythmusstörungen, Aneurysmen, Perikarditis, Perikardtamponade, thromboembolische Ereignisse, Infarkt etc. ***Verlauf:*** 1) Akutphase mit hohen Temp., LK-Schwellung, schwer kranker Zustand. 2) Phase (ca. ab 4. Tag) mit Erythem an Händen u. Fußsohlen, Hand-/Fußschwellung, Gelenkschmerzen. 3) Rekonvaleszenz. ***Diagn.:*** Typische Laborwertveränderungen sind stark erhöhte BSG, Leukozytose (mit Linksverschiebung), Anämie, Thrombozytose (cave: Thrombosegefahr!), erhöhtes $\alpha_2$-Globulin, negatives ASL. ***Ther.:*** (falls in der 1. Erkrankungswoche) Gammaglobulinpräparate u. Acetylsalicylsäure bis zur Entfieberung; danach nur ASS. Alternative: Prednisolon u. ASS. E Kawasaki's disease.

**Kayser-Fleischer-Ring** (BERNHARD K., 1869–1954; BRUNO FL.): ein bräunlich-grünlicher Limbus-naher Hornhautring (1–3 mm breit) des Auges, bedingt durch Kupfereinlagerung (s. Abb.). Bei ▸WILSON-Krankheit pathognomonisch, besonders erkennbar

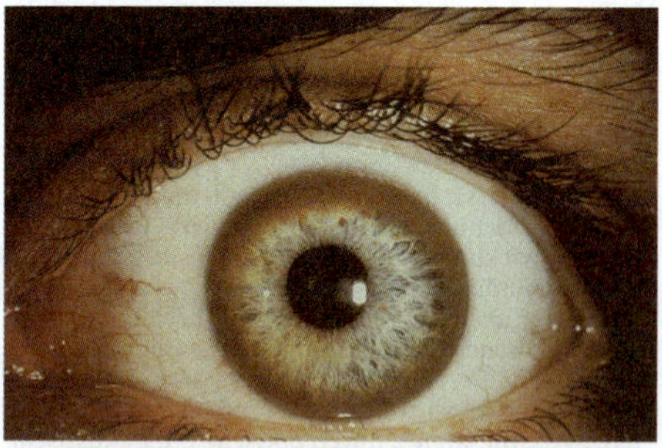

**Kayser-Fleischer-Ring:** typische Veränderung durch Kupfereinlagerung (GEROK u. BUSCHER, Freiburg). [87]

bei Spaltlampenuntersuchung. S.a. ▸Arcus senilis. E Kayser-Fleischer ring.

**Kay-Shiley-Prothese:** ein Standardtyp der ▸Herzklappenprothese. E Kay-Shiley valvular prosthesis.

**Kazanjian-Lappen:** (1946) Verfahren in der plastischen Gesichtschirurgie zur Rekonstruktion partieller Nasendefekte mittels eines Stirnhautlappens. E Kazanjian flap.

**KBR:** Abk. für ▸**K**omplement**b**indungs**r**eaktion.

**KBT:** Abk. für **k**onzentrative ▸**B**ewegungs**t**herapie.

**kcal,** Abk. für Kilocalorie: s.u. ▸Kalorie.

**KC-Gruppen:** s.u. ▸Kell-Cellano-System.

**KCN:** chemische Bezeichnung für **K**alium**c**ya**n**id.

**kD:** Abk. für **K**ilo**d**alton (= Dalton × $10^3$).

**KEA,** CEA: ▸carcinoembryonales Antigen.

**Kearns-Sayre-Syndrom:** Sonderform der externen, chronisch progressiven Ophthalmoplegie mit der Trias: externe ▸Ophthalmoplegie, atypische Retinopathia pigmentosa u. kardiale Erregungsleitungsstörungen. Wird autosomal-dominant vererbt. E Kearns-Sayre syndrome.

**Ke|fir, Kefyr:** ein mit Hilfe spezifischer Gärungserreger (z.B. Streptococcus lactis, Lactobacillus caucasicus, Saccharomyces u. Torula kefir) aus Kuh- oder Stutenmilch gewonnenes, durch $CO_2$-Gehalt prickelndes Sauermilchgetränk (Alkoholgehalt bis 1%, Fett u. Eiweiß je ca. 3%). E kephir, kefir.

**Kegel-Gymnastik,** Pubokokzygeusgymnastik: *Gynäkologie* weit verbreitete Methode des ▸Beckenbodentrainings. E Kegel's exercises.

**Kehl|deckel:** ▸Epiglottis.

**Kehl|grube,** Fossa jugularis, Drosselgrube: die Vertiefung der Halsweichteile oberhalb des Brustbeins.

**Kehl|kopf:** ▸Larynx. S.a. ▸Laryng(o)... – **K., künstlicher:** elektronischer Tongenerator für Kehlkopflose (s.a. ▸Laryngektomie); eine an den Mundboden anzusetzende elektronische Sprechhilfe. Die Tonerzeugung erfolgt auf Knopfdruck. Der elektronische Klang setzt sich in Mund- u. Rachenbereich fest u. wird zur Sprache artikuliert. E artificial larynx.

**Kẹhlkopf|diphtherie:** ▸Diphtherie mit Sitz im Kehlkopf (oft infolge Übergreifens einer Rachen-Di.); mit Heiserkeit, Husten, ▸Laryngospasmus, Atemnot. E laryngeal diphtheria.

**Kehlkopfendoskop:** ▸Laryngoskop.

**Kẹhlkopf|entzündung:** ▸Laryngitis.

**Kehlkopf|ex|stirpation:** ▸Laryngektomie; s.a. ▸Hemilaryngektomie.

**Kẹhlkopf|karzinom,** Larynxkarzinom: zu den ▸Kopf-Hals-Tumoren gehörendes Karzinom, das v.a. bei Männern als – verhornendes, solides oder undifferenziertes – Plattenepithelkarzinom auftritt. ***Ätiol.:*** v.a. Nikotinabusus. ***Klassifik.:*** erfolgt nach dem ▸TNM-System u. der Lokalisation. Als **inneres K.** an Stimmbändern (s. Abb.), im Morgagni-Ventrikel oder im subglottischen Raum (als **trans|glottisches K.** in allen drei Bereichen), als **marginales K.** an der Kehlkopf-Schlund-Grenze (Kehlkopfeingangs-Ca.; z.B. an Epiglottis, Plicae aryepiglotticae), als **äußeres K.** an der Kehlkopfhinterwand, im Hypopharynx. ***Klinik:*** führt je nach Sitz zu Druckgefühl im Hals, Schluckbeschwerden, Hustenreiz, Atemnot u. – als Frühsymptom des Stimmbandkarzinoms – zu (chronischer) Heiserkeit. ***Diagn.:*** Laryngoskopie bzw. Mikrolaryngoskopie (evtl. als direkte L. in Narkose); Computertomographie, Röntgen-Breischluck. ***Ther.:*** op. Entfernung (je nach Tumorstadium mikrochir. Abtragung, Teilresektion, Laryngektomie); evtl. Nachbestrahlung. E laryngeal carcinoma.

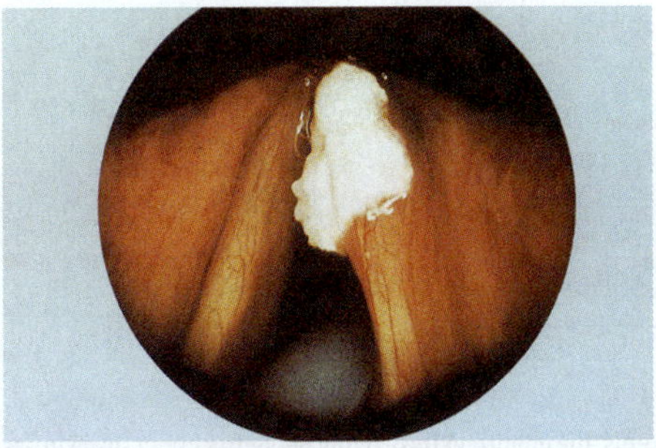

**Kehlkopfkarzinom:** Befall des rechten Stimmbands. [178]

**Kẹhlkopf|krampf:** ▸Laryngospasmus.

**Kẹhlkopf|lähmung:** vollständige oder unvollständige Lähmung der gesamten Kehlkopfmuskulatur (= Laryngoplegie bzw. Laryngoparese; typisch mit Kadaverstellung = ▸Intermediärstellung des Stimmbandes) oder nur der ▸Musculi vocales (▸Internuslähmung) oder der Stimmritzen- = Glottisschließer bzw. -öffner (= ▸Adduktoren- bzw. ▸Postikuslähmung); auch möglich als ▸Antikus-Lähmung; tritt ein bei Schädigung zentraler Bereiche des ▸Nervus vagus (= **bulbäre K.**; z.B. bei multipler Sklerose, Bulbärparalyse, amyotrophischer Lateralsklerose, Blutung, Tumor) bzw. bei ▸Rekurrenslähmung (= **periphere K.**). E laryngoplegia.

**Kẹhlkopf|maske:** spitz-ovalförmige, aufblasbare Gummi- oder Kunststoffwulstmaske, die mit einem flexiblen Schlauch verbunden ist u. über den Rachen bis zum Ösophaguseingang vorgeschoben wird. Über die K. kann während der Narkose das Narkosegas zugeführt werden. Die Maskenspitze kommt im Bereich des oberen Ösophagussphinkters zu liegen. Auf diese Weise wird der Ösophaguseingang abgedichtet u. eine Gasinsufflation in die Trachea ermöglicht; die K. bietet mehr Sicherheit als die Gesichtsmaske u. gestattet dem Anästhesisten größere Bewegungsfreiheit. Neuere Varianten ermöglichen die blinde endotracheale Intubation bzw. das Absaugen des Magens über einen zusätzlichen Kanal.

**Kẹhlkopf|ödem:** entzündliches oder nichtentzündliches (z.B. allergisches) ▸Ödem der Kehlkopfstrukturen; meist als ▸Glottisödem. ***Klinik:*** Fremdkörpergefühl, Reizhusten, bei Befall der Stimmbänder oder Aryknorpel Zeichen der Kehlkopfstenose, Heiserkeit, evtl. Atemnot mit Stridor u. Erstickungsanfälle. S.a. ▸Angioödem. E laryngeal edema.

**Kẹhlkopf|operation:** ▸Hemilaryngektomie, ▸Laryngektomie; s.a. ▸Halsdissektion, ▸Tracheotomie. E laryngeal operation.

**Kẹhlkopf|polyp,** Stimmbandpolyp: polypöse (rundliche gestielte oder breitbasig aufsitzende) entzündliche Bindegewebshyperplasie am mittleren Stimmbandabschnitt (s.a. ▸Nodulus vocalis). Selten maligne entartend. E laryngeal polyp.

**Kẹhlkopf|prothese:** künstlicher ▸Kehlkopf.

**Kẹhlkopf|reflex:** Schluss der Stimmritze mit anschließendem Husten (evtl. Laryngospasmus) als Reaktion auf eine Kehlkopfreizung (z.B. durch einen Fremdkörper, Narkosegas). E larynx reflex. – **K., physiologischer:** der Schluss des Kehlkopfeingangs (durch Senken der Epiglottis) beim Schluckakt sowie die Erweiterung der Glottis bei der Ein- oder Ausatmung.

**Kẹhlkopf|schlag:** ▸Epilepsia laryngealis; s.a. ▸Hustensynkope. E laryngeal syncope.

**Kẹhlkopf|schock:** ▸Commotio laryngis.

**Kẹhlkopf|spiegel:** winklig an einem Stiel angesetzter kleiner Planspiegel für die indirekte Kehlkopfspiegelung (▸Laryngoskopie). Wird, um Beschlagen zu vermeiden, angewärmt. E laryngeal mirror.

**Kẹhlkopf|stenose:** Enge der Kehlkopflichtung im Bereich der Stimmritze oder der Krikoidebene, z.B. bei Entzündung (s.a. ▸Kehlkopfödem), Tumor; führt u.U. zu Heiserkeit, Atemnot (mit »Stenoseatmung«; bei akuter Entwicklung – z.B. bei ▸Kehlkopfödem – Erstickungsgefahr). E laryngostenosis.

**Kẹhlkopf|tuberkulose:** die fast stets sekundäre, d.h. als Komplikation einer offenen Lungentuberkulose oder einer Miliar-Tbc des Kindes kanalikulär oder hämatogen entstandene Tuberkulose des Kehlkopfbereichs (Stimm- u. Taschenbänder). Oft mit Geschwürbildung, Lymphangitis, Kehlkopfödem, seltener submukös infiltrativ oder tumorös (mit Hypertrophie); frühzeitig Heiserkeit, Schluckschmerzen. E laryngeal tuberculosis.

**Kehr** (HANS K., 1862–1916, Chirurg, Berlin). – **K.-Drainage:** gleichzeitige äußere u. innere ▸Choledochusdrainage (dort Abb.) durch einen intraoperativ mit seinem T-förmigen Ende in den Hauptgallengang eingelegten Weichgummischlauch (»T-Drain«; ∅ 3–8 mm; der Querschenkel, ca. 4–5 cm lang, gefenstert oder rinnenförmig). ***Anw.*** v.a. zur (Leberparenchym-)Gallenwegs- u. Nahtentlastung nach ▸Choledochotomie wegen Galleabflussstörung. – **K.-Zeichen:** in die linke Schulter ausstrahlender Oberbauchschmerz mit begleitender Hauthyperästhesie als Symptom eines Milzrisses oder einer ▸Tubenruptur. E Kehr's sign.

**Kehrer** (FERDINAND ADALBERT K., 1883–1967, Psychiater, Münster/Westf.). – **K.-Reflex,** akustischer Lidreflex: s.u. ▸Hornhautreflex (2). – **K.-Zeichen:** Hinterhauptdruckschmerz (über den Austrittspunkten bei der Nervi occipit. majores), meist bei ruckartiger Seit- oder Rückwärtsbewegung des Kopfes, mit Anspannung der Gesichtsmuskeln u. Heben der Schultern als Hinweis auf ▸Hirndruck. E Kehrer's pain reflex.

**Keil: 1)** *Anatomie* ▸Cuneus. **2)** *Anästhesiologie* ▸Beißblock. E wedge.

**Keil|bein: 1)** ▸Os sphenoidale. **2)** ▸Os cuneiforme.

**Keilbein|flügel|meningiom:** sehr blutreiches ▸Meningiom des Schläfenhirns mit Ausbreitung im kleinen Keilbeinflügel; oft fortschreitend, evtl. in die Augenhöhle oder Flügelgaumengrube eindringend. Führt zu Sehstörungen (▸KENNEDY-Syndrom) u. Exophthalmus, zu Okulomotorius-, seltener zu Trochlearislähmung, Unzinatusanfällen; bei lateralem Sitz Fazialislähmung der Gegenseite u. Pyramidenzeichen; bei linksseitigem Sitz ferner motorische Aphasie. E sphenoid wing meningioma.

**Keil|osteo|tomie:** (meist gelenknahe) ▸Osteotomie mit Entfernung eines keilförmigen Knochenstücks zur Korrektur einer Knochenfehlstellung, z.B. i.S. einer Varus- oder Valgusstellung. E wedge osteotomy.

**Keil|schädel:** ▸Trigonozephalus.

**Keil|wirbel:** keilförmig verbildeter Wirbelkörper als angeborene Defektbildung (s.a. ▸Halbwirbel) oder als Krankheits-, Unfallfolge. Führt zu Wirbelsäulenverkrümmung. E wedge-shaped deformity of vertebra.

**Keim: 1)** ▸Mikroorganismus. E agent. **2)** *Embryologie* das befruchtete Ei u. dessen erste Entwicklungsstadien (bis etwa Ende der 3. Wo.); s.a. ▸Blastozyste.

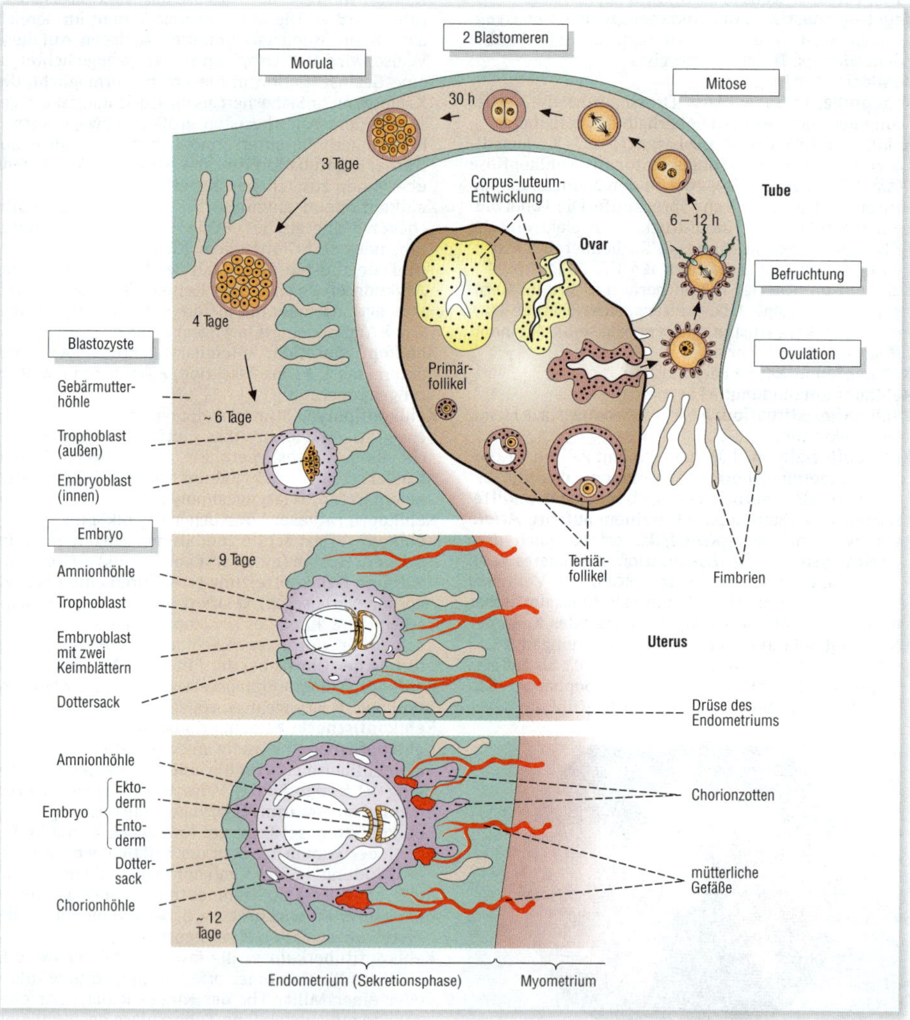


**Keim:** schematische Darstellung der Vorgänge in Ovar, Tube u. Uterus, die unmittelbar vor u. bei der Befruchtung sowie in der ersten Woche der Keimentwicklung bis zur Einnistung in die Uterusschleimhaut ablaufen. [501]

E germ. **3)** *Physik* Kondensations- bzw. Kristallisationskern. **4)** *Pathologie* Gewebsversprengung, ▸Choristie.

**Keim|bahn,** Germen: *Genetik* die im Dienste der direkten Weitergabe des Keimplasmas stehende Zellfolge im Laufe der Individualentwicklung (▸Ontogenese). Beginnt mit der befruchteten Eizelle u. führt über die Bildung von Urkeimzellen zur Bildung des im Dienste der Fortpflanzung stehenden (= generativen) Gewebes der ▸Keimdrüsen u. der ▸Gameten. S. a. ▸Keimplasma. E germ track.

**Keimbahn-Gentherapie, Keimbahntherapie:** ethisch nicht zulässige ▸Gentherapie an Zellen der Keimbahn (Eizellen, Samenzellen). E germinal gene therapy.

**Keim|ballen:** s. u. ▸Keimdrüsen.

**Keim|blase:** *Embryologie* ▸Blastula; s. a. ▸Blastozyste.

**Keim|blatt,** Blastophyll: *Embryologie* im Anschluss an die Furchung in der Gastrulationsphase entstehender flächenhafter Zellverband, u. zwar ein äußerer u. innerer (**äußeres K.** = ▸Ektoderm bzw. **inneres K.** = ▸Entoderm) u. – bei Tieren mit Leibeshöhle sowie beim Menschen – ein **mittleres K.** = ▸Mesoderm. E blastodermic layer.

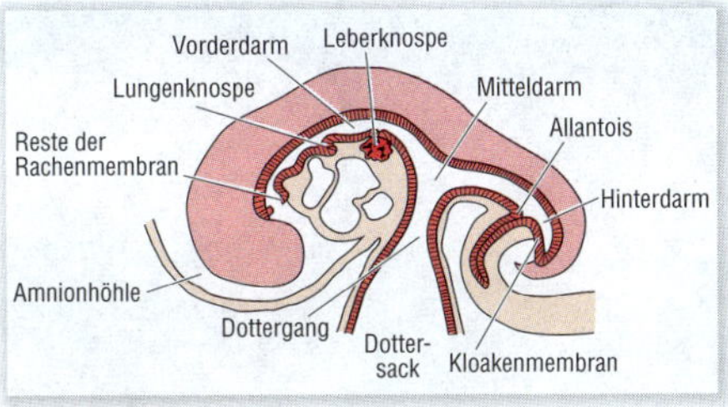


**Keimblatt:** Differenzierungen der Keimblätter (Ende 1. Monat). [311]

**Keim|dis|lokation:** *Pathologie* Versprengung embryonaler Anlagen, ▸Choristie. E germ-layer dislocation.

**Keim|drüsen,** Gonaden: Sammelbegriff für Hoden (▸Testis) u. Eierstöcke (▸Ovarium). Die beidseitige Entwicklung erfolgt zunächst bei beiden Geschlechtern durch Bildung einer aus Zölomepithel u. dem darunter gelegenen verdichteten Mesenchym sich entwickelnden Keimleiste an der Medialseite der Urniere. Durch Eindringen der ▸Urgeschlechtszellen in diese Anlage u. Umordnung des dort vorhandenen Mesenchyms zu Keimsträngen beginnt sich diese ursprünglich einheitliche Anlage geschlechtsspezifisch zu differenzieren in Richtung Hoden bzw. Ovar. Es bilden sich »Hodenstränge« bzw. – in der Ovaranlage – »Rindenstränge« (aus einer sekundären Generation der Stränge), die dann zu sog. Keimballen (Eiballen) zerfallen; die primären Stränge werden durch Bindegewebe ersetzt u. entwickeln sich zu Ovarialstroma. Die Hodenstränge entwickeln sich zu ▸Samenkanälchen; aus den Keimballen gehen die primären Eifollikel hervor (bestehend aus Ureizelle u. Epithel u. umgeben von Mesenchym, den Thekazellen). Aus dem Bindegewebe der Keimleiste gehen das Gubernaculum testis bzw. die Ligamenta proprium ovarii u. teres uteri hervor. S. a. ▸Geschlechtsentwicklung. E gonads.

**Keim|drüsen|hormone:** in den Keimdrüsen gebildete ▸Geschlechtshormone. E gonadal hormones.

**Keim|drüsen|insuffizienz:** ▸Hypogonadismus.

**Keim|epithel:** *Embryologie* **1)** Epithelium spermatogenicum; die Auskleidung der Samenkanälchen (mit Keim- u. Stützzellen). **2)** der Peritonealüberzug des Ovars (= Epithelium superficiale), ein modifiziertes Mesothel; s. a. ▸Keimdrüsen (bzw. – dort erwähnt – Rindenstränge). E germinal epithelium.

**keim|frei,** aseptisch: keine lebenden Mikroorganismen enthaltend; s. a. ▸Asepsis, ▸Sterilisation. E aseptic. – **k. Aufzucht:** ▸Gnotobiose. – **k. Filtration:** F. mit ▸Bakterienfilter.

**Keim|gehalt:** *Bakteriologie* die Anzahl der mit einem definierten Kulturverfahren in einer bestimmten Menge Untersuchungsmaterial festgestellten Mikroorganismen. Dient als Richtwert für Güteanforderungen (z. B. für Trinkwasser < 100 Keime/ml auf Nähragar nach 48 Std. bei 37 °C). E agent content.

**Keim|gewebe:** *Embryologie* ▸Blastem.

**Keim|leiste,** Genitalleiste: *Embryologie* s. u. ▸Keimdrüsen. E gonadal ridge.

**Keim|plasma:** *Genetik* der die Erbanlagen enthaltende u. an die nächste Generation weitergegebene Anteil des Protoplasmas der Zellen der ▸Keimbahn bzw. der ▸Keimzellen, der nie zu einer vegetativen Funktion verwendet wird. – Nach der **Keimplasmatheorie** ein Gefüge für bestimmte Körperteile zuständiger »Determinanten«, deren räuml. Anordnung mit dem Entwicklungsgefüge des Körpers korrespondiert (obsolet). E germ plasm.

**Keim|schädigung:** **1)** mutagene, durch äußerliche oder innerliche Schädlichkeiten bedingte Veränderung des Erbguts mit schädlicher Auswirkung (s. a. ▸Blastopathie, ▸Erbschädigung). **2)** heterogene Entwicklungsstörung des Embryos oder Fetus mit krankheitsbedingendem bis tödlichem Effekt, evtl. mit genet. Schädigung.

**Keim|scheibe,** Blastoderm, Discus embryonicus: der den Embryo bildende Teil des Eies. Beim oligolezithalen Ei des Menschen der zweischichtige ▸Embryoblast der Blastozyste als relativ großes u. ovales Gebilde (Keimschild). Liegt am Boden der Amnionhöhle bzw. über dem primären Dottersack (die beide aus nicht an der Embryobildung beteiligten Anteilen der Blastozyste hervorgehen). E germinal disk, blastodisk.

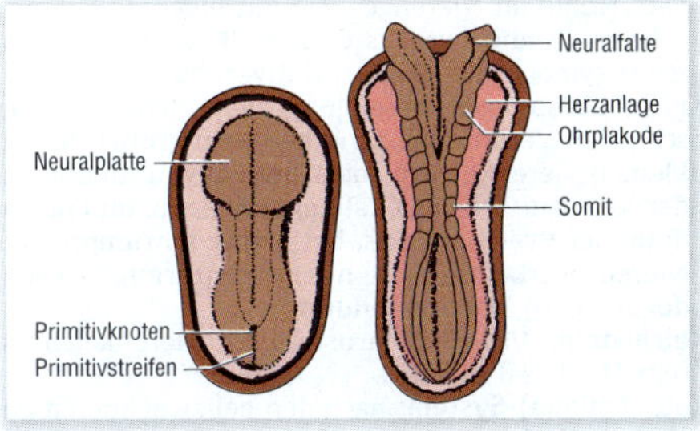


**Keimscheibe:** Keimschild u. Weiterentwicklung. [446]

**Keim|schild,** Embryonalschild: beim oligolezithalen Ei des Menschen der zweischichtige Embryoblast der Blastozyste (▸Keimscheibe).

**Keim|stränge:** s. u. ▸Keimdrüsen.

**Keim|träger:** **1)** Person, die – evtl. ohne zu erkranken – vorübergehend krankheitserregende Keime ausscheidet. S. a. ▸Dauerausscheider. E carrier. **2)** mit ausgewählten Erregern (Testkeimen) beschichtetes Testmaterial zur Prüfung z. B. der Wirkung von Desinfektionsmitteln.

**Keim|wechsel:** Änderung der ▸Bakterienflora eines Organs, z. B. – durch Wirkung von Antibiotika – die unter Zerstörung der natürlichen Keime erfolgende Selektion resistenter Mutanten. E agent change.

**Keim|zahl:** die Zahl der in einer Untersuchungsprobe enthaltenen Bakterien pro Probenmenge u. Nährmedium. Bestimmung erfolgt z. B. mittels Zählkammer, indirekt durch Zählen der Kolonien einer Plattenkultur oder volumetrisch. E bacterial count.

**Keim|zelle:** ▸Gamet; s. a. ▸Spore (z. B. Konidie). – i. w. S. jede Zelle der ▸Keimbahn (beginnend mit der Einwanderung der Urkeimzellen in die primitiven Anlagen der Keimdrüsen). E germ cell.

**Keimzellen|theorie:** *Immunologie* Die Antikörperdiversität = AK-Vielfalt wird durch Weitervererbung der genetischen Information für Antikörperspezifitäten durch die Keimzellen gesichert. Jeder Lymphozyt enthält wie bereits die Keimzelle sämtliche für die variable Region kodierenden V-Gene für die verschiedenen Spezifitäten, jedoch wird im Gefolge der Lymphozytenanregung jeweils nur ein einziges Gen exprimiert (▸ Genexpression), u. zwar unter Fusion mit dem zugehörigen, für die konstante Region kodierenden C-Gen.

**Keimzell|tumoren,** germinale Tumoren: Oberbegriff für Tumoren, die von den Keimzellen des Ovars (▸ Ovarialtumoren) bzw. des Hodens (▸ Hodentumoren) ausgehen. E germinal tumors.

**Keim|zentrum:** das von einem dichten Lymphozytenwall (»Corona«) umgebene helle Zentrum des sekundären Lymphfollikels des Lymphknotens; Ort der Vermehrung der Klone der B-Lymphozyten; enthält v. a. Lymphoblasten, Plasmazellen; ist Reaktionszentrum gegen Infektionen. E germinal center.

**K-Einfang:** der Elektroneneinfang; die bei radioaktivem Zerfall (s. a. ▸ Beta-Zerfall) erfolgende Absorption von Elektronen vorwiegend der K-Schale durch den Atomkern. Dadurch wird die Kernladungszahl um 1 Einheit erniedrigt. Die entstehende Lücke der K-Schale hat eine Anregung des gesamten Atoms zur Folge, wodurch u. a. die Emission von Röntgenquanten möglich wird.

**Keiro...:** Wortteil »Hand«, ▸ Cheiro...

**Keith-Flack-Bündel** (SIR ARTHUR K., 1866–1955, Anatom, London): das vom Sinusknoten (»**K.-F.-Knoten**«) ausgehende Faserbündel in der Vorhofwand des Herzens zwischen den Einmündungen der oberen u. unteren Hohlvene. S. a. ▸ Erregungsleitungssystem. E Keith-Flack bundle.

**Kelch:** *Anatomie* Calix (s. u. ▸ Calices).

**Kelch|divertikel:** eine mit dem Nierenkelch durch einen schmalen Gang verbundene epithelausgekleidete Höhle im Nierengewebe mit eigenen Sammelrohren; als angeborenes Gebilde (▸ Kalikektasie) u. meist symptomlos. E caliceal diverticulum.

**Kelch|hals|stenose:** Verengung des Kelchhalses, der schmalen Verbindung zwischen dem großen u. den kleinen Nierenkelchen, meist gefolgt von zunehmender Kelchaufweitung (Kalikektasie); z. B. im Endstadium der Pyelonephritis, bei narbig-schrumpfender Nierentuberkulose (mit margeritenförmigen Pseudokavernen), bei Steinbildung.

**Kelch|stein:** *Urologie* Harnstein im Nierenkelchsystem. E caliceal calculus.

**Kell(-Cellano)-System:** nach den bei zwei Frauen namens Kellacher u. Cellano festgestellten, antagonistischen Antikörpern K u. k (= C) benanntes membrangebundenes Blutgruppensystem der Erythrozyten, das bei Transfusion u. Schwangerschaft zu Unverträglichkeitsreaktion (▸ Blutgruppeninkompatibilität) führen kann; erweitert u. a. durch ein gekoppeltes Allelenpaar Penney ($K^3$ = $Kp^a$) u. Rautenberg ($K^4$ = $Kp^b$). E Kell blood group.

**Keller-Malzsuppe:** Drittelmilch aus Malzsuppenextrakt mit Zusatz von Kalium carbonicum; als eiweiß- u. fettarme Säuglingsheilnahrung z. B. bei Milchnährschaden.

**Kellgren-Krankheit:** primär-chronische ▸ Polyarthrosis.

**Kelling-Operation:** s. u. ▸ MADLENER.

**Kelly-Operation:** einseitige Arytenoidektomie (nach seitlicher Fensterung des Schildknorpels) u. Lateralfixation des hinteren Stimmbanddrittels an der Schildknorpelinnenwand zur Linderung der Atemnot bei beidseitiger Postikuslähmung. E Kelly's operation.

**Ke|lo|id,** Wulstnarbe: spontan oder nach Hautverletzungen auftretende, gutartige Bindegewebswucherung (Fibrom). ***Klinik:*** derb, knotig bis bandartig, von ▸ Teleangiektasien durchsetzt. Evtl. als Mehrfachbildung (Keloidose). ***Ätiol.:*** Voraussetzung für das Auftreten ist eine Disposition, die als fibroplastische Diathese bezeichnet wird. E keloid.

**Keloid|akne:** ▸ Akne scleroticans nuchae. E keloid acne.

**Kelo|idose:** s. u. ▸ Keloid. E keloidosis.

**Kel|vin,** Abk. K: nach dem schott. Physiker LORD K. OF LARGS (1824–1907; bis 1892 = WILLIAM THOMSON) benannte Basiseinheit der Größe »thermodynamische Temperatur« im SI-System. Der absolute Nullpunkt liegt bei 0 K, der Tripelpunkt des Wassers bei 273,15 K, der Dampfpunkt bei 373,15 K (d. h. +100,00 °C). E kelvin.

**Kemerovo-Viren:** eine REO-Viren-Gruppe (zusammen mit Lipovnik- u. Tribec-Virus). Erreger einer dem Colorado-Zeckenfieber ähnlichen Krankheit (evtl. mit Meningoenzephalitis). E Kemerovo viruses.

**Kendall-Substanz E:** ▸ Cortison.

**Ken|enzephalo|zele:** Enzephalozele ohne flüssigkeitsgefüllte Liquorräume. E cenencephalocele.

**Kennedy(-Gowers-Paton)-Syndrom** (FOSTER K., 1884–1952, Neurologe, New York): Sehnervatrophie mit Zentralskotom (evtl. Erblindung) auf der Herd- u. Stauungspapille auf der Gegenseite bei raumforderndem Prozess in der vorderen Schädelgrube; z. B. bei ▸ Keilbeinflügelmeningiom (s. Abb.). E Foster Kennedy syndrome.

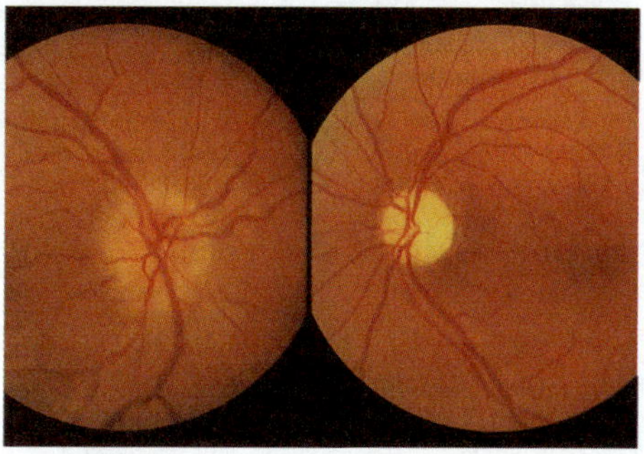

**Kennedy(-Gowers-Paton)-Syndrom:** Stauungspapille des rechten, einfache Papillenatrophie des linken Auges. [437]

**Kenn|größe:** *Statistik, Labormedizin* ▸ Parameter.

**Kenn|muskel:** *Neurologie* ein – möglichst von einer einzigen Spinalnervenwurzel (= monoradikulär) innervierter – Muskel, dessen isolierte Lähmung auf den Sitz der ursächlichen Schädigung hinweist; z. B. der M. tibialis anterior bei Wurzelläsion $L_4$ (s. a. ▸ Ischiassyndrom, dort Tab.). E segment-indicating muscle.

**Kenn|zeit:** *Physiologie* **1)** ▸ Chronaxie. **2)** ▸ Chronopsie.

**Keno|phobie:** zwanghafte Furcht vor leeren Räumen u. Plätzen. E kenophobia.

**Kent(-Paladino)-Bündel** (ALBERT FR. ST. K., 1863–1958, engl. Physiologe): akzessorische muskuläre Überleitungsbündel zwischen rechtem Herzvorhof u. re. Kammer unterhalb des Atrioventrikularknotens bzw. linkem Vorhof u. li. Kammer (in frühen Embryonalstadien des Menschen physiologisch), die eine vorzeitige Erregung der Kammern (Antesystolie) vom Sinusknoten her ermöglichen. S. a. ▸ WOLFF-PARKINSON-WHITE-Syndrom = **K.-Syndrom**. E Kent's bundle.

**Kentrotomie:** Beseitigung des zentralen Sporns (»Stachel«) eines doppelläufigen Anus praeter durch Quetschung oder Exzision.

**Kenya-Fieber:** endemisches ▸ Boutonneuse-Fieber in Ostafrika. E Kenya fever.

**KEP:** Abk. für künstliches endokrines ▸ Pankreas.

**ke|phal...:** Wortteil »Kopf«, i. w. S. »Schädel« (▸ kranio...); s. a. ▸ cephal..., ▸ zephal...

**Keph(al)algie,** Kephalodynie: ▸ Kopfschmerz; s. a. ▸ Cephalaea. E cephalalgia, headache.

**Kephal|hämatom:** Bluterguss an der Konvexität des Neugeborenenschädels zwischen Knochen u. Periost, meist streng auf einen Knochen begrenzt; s. a. ▸Geburtsgeschwulst. E cephalhematoma.

**Kephal|in,** Cephalin: die zu den Phospholipiden zählenden Glycerinphosphatide vom Typ des Phosphatidyl-äthanolamins u. -serins (= Kolamin- bzw. Serin-K.; Formel). Kommen vor in Hirn, Blut, Liquor. Serin-K. gilt als gerinnungsaktive u. thrombokinaseartige Substanz; ist bei Krankheiten mit Myelinabbau im Liquor vermehrt. S.u. ▸Hanger. E cephalin, kephalin.

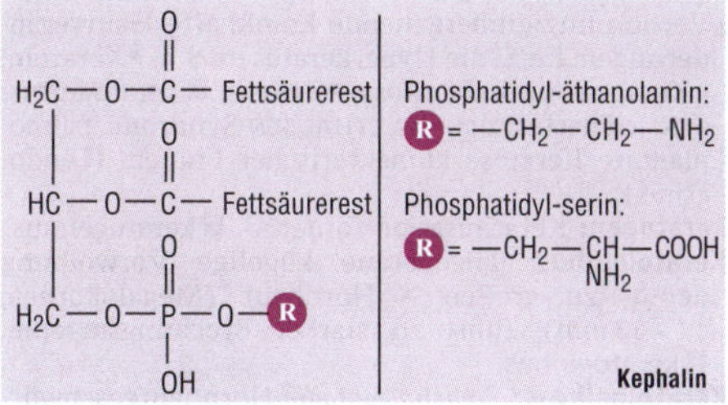


**Kephalin.**

**Kephalin|gerinnungszeit:** die Plasmagerinnungszeit in Gegenwart eines Kephalin-Extraktes. Dient zum Nachweis (mittel)schwerer Störungen der Vorphase der ▸Blutgerinnung. E cephalin coagulation time.

**Kephal|odynie:** Kephalalgie.

**Kephalo|gramm:** Zusammenstellung kephalometrischer Ergebnisse. E cephalogram.

**Kephalo|hydro|zele:** Liquoransammlung unter der Kopfschwarte nach (geburts)traumatischer oder operativer Kontinuitätstrennung des Schädeldaches. E cephalohydrocele.

**Kephalo|metrie, intrauterine:** die Bestimmung von Kopfmaßen der Leibesfrucht »in utero«, v. a. durch Ultraschallanwendung; ermittelte Maße geben Hinweise auf Größe u. Gewicht des Fetus; s. a. ▸Geburtsobjekt. E ultrasonic cephalometry.

**Kephalon:** der Kopf (s. a. ▸Caput). – Nach Virchow der abnorm große Kopf mit Störung der Hirnarchitektur u. Gliavermehrung, aber ohne Hydrozephalus (▸Makrozephalie = **Kephalonie**). E cephalonia.

**Kephalo|thorako|pagus:** Doppelfehlbildung, die vom Nabel (Becken) aufwärts bauchseitig verwachsen ist; i. e. S. der K. diprosopus (= **Kephalothorakoiliopagus**: Gesichter median gespalten u. hälftenweise aufeinander gelegt); s. a. ▸siamesische Zwillinge. E cephalothoracopagus.

**Kephalo|zele:** ▸Enzephalozele. E cephalocele.

**Keramikfilter:** bakteriendichte Filter (meist in Kerzenform) aus Kieselgur-Silicat-Gemisch in verschiedenen Feinheitsgraden; zum Entfernen von Krankheitserregern aus Gasen u. Flüssigkeiten. E ceramic filter.

**Keramikimplantat:** in den Kieferknochen mittels eines Metallsockels eingebrachter plastischer Zahnersatz aus keramischem Material; unterschieden als bioinaktive Aluminiumoxid-Keramik u. als bioreaktive Keramik, bei der es zur Interaktion mit den Knochenzellen kommt.

**Kerasin:** *Biochemie* ▸Cerebrosid aus D-Galaktose, Sphingosin u. Cerebronsäure sowie Lignocerinsäure; s. a. ▸Gaucher-Syndrom. E kerasin.

**Kerat|algia ekzematosa:** Schmerzhaftigkeit des vorderen Augenbereichs (evtl. auch Lichtscheu, Tränenfluss, Fremdkörpergefühl) bei ▸Keratoconjunctivitis phlyctaenularis.

**Keratan|sulfat:** eine Glykosamino-glykan-Komponente in Proteoglykanen (der Bindegewebe). Enthält Galaktose u. sulfatiertes N-Acetylglucosamin. Abbaustörung besteht z. B. bei Morquio-Syndrom. E keratan sulfate.

**Kerat|ektasie:** ▸Hornhautstaphylom. E keratectasia.

**Keratin,** Hornstoff: ein hochpolymeres Skleroprotein in den Hornsubstanzen der Epidermis (Haare) u. Nägel. Enthält als »Eukeratin« bis zu 16 % Cystin. E keratin.

**Keratinisation:** Hautverhornung; i. e. S. die gesteigerte, als ▸Hyper-, ▸Parakeratose. E keratinization.

**Keratino|zyt:** Keratin bildende Zelle der Haut; sog. Stachel- oder Malpighi-Zelle. E keratinocyte.

**Keratitis,** Korneitis: Sammelbegriff für Krankheiten der Hornhaut des Auges (»Kornea«) mit folgenden Symptomen: ziliare Injektion, Ödem, limbusnahe, evtl. aber zentrale = pupilläre, oberflächliche oder aber in die Tiefe, bis an die Uvea u. den Iris-Ziliarkörper-Bereich reichende Infiltrate (= K. superficialis bzw. profunda), evtl. auch Geschwüre, Gefäßneubildung, Präzipitate, Hypopyon, Pupillenverengung und Irishyperämie (s. a. ▸Keratoconjunctivitis) sowie örtliche Schmerzen, Tränenfluss, Lichtscheu, Lidkrampf, Sehstörungen. E keratitis. – **K. actinica:** K. durch kurzwelliges Licht (s. a. ▸K. photoelectrica) oder ionisierende Strahlen. – **K. den|dritica:** ▸Keratoconjunctivitis herpetica. – **K. fascicularis:** Gefäßbändchen-K.; eine Wanderphlyktäne, die unter Nachziehen eines »Gefäßbändchens« gegen die Hornhautmitte vorrückt (s. Abb.). – **K. filiformis:** ▸Fädchenkeratitis. – **K. gonorrhoica:** K. bei Gonorrhö des Neugeborenen; mit Geschwürbildung (evtl. auch Perforation) oder dichter u. tiefer Trübung; Spätfolge: Staphyloma corneae. – **K. interstitialis:** eine tief greifende K. mit Uveitis u. besenreiserartigen Gefäßneubildungen; z. B. das Cogan-Syndrom. – **K. e lag|oph|thalmo:** K. infolge Trockenheit der Kornea bei mangelndem Lidschluss. Führt zu halbmondförmigem Epitheldefekt im unteren Lidspaltenbereich, Geschwür; u. a. bei Fazialislähmung (K. neuroparalytica), Narbenektropium, malignem Exophthalmus, im Koma. – **K. maculosa:** virusbedingte K. punctata mit fleckförm., bis in die Bowman-Membran reichenden Defekten; sehr langwierig, schwer beeinflussbar. – **K. mycotica:** pilzbedingte K. (aller Hornhautschichten); mit zentralem Geschwür oder Hypopyon, Leukom. – **K. neuroparalytica:** K. e lagophthalmo infolge Schädigung nervaler Strukturen (Ganglion trigeminale; Augenast des Nervus trigeminus); führt zu tiefen Geschwüren; die Hornhaut ist gefühllos, schmerzfrei; kein Tränenfluss. – **K. nummularis:** K. mit münzenförm. Infiltraten; als Dimmer-K. – **K. pannosa, K. vascularis:** ▸Pannus. – **K. par|enchymatosa:** ▸Keratitis interstitialis. – **K. photo|electrica:** K. durch UV-Licht u. Licht von Schweißgeräten, Quarzlampen; nach Latenzzeit von ca. 6–8 Std. treten feine, inselförmige Infiltrate u. ein Ödem der tiefen Epithelschichten auf; spontane Rückbildung. – **K. profunda:** tief reichende ▸Keratitis; z. B. K. interstitialis. – **K. punctata superficialis:** punktförmige, mit ▸Fluorescein anfärbbare Defekte des Hornhautepithels, häufig Folge einer ineffizienten Oberflächenbefeuchtung. – **K. purulenta,** K. suppurativa: eitrige K., auch als ▸Hypopyon. – **K. superficialis:** oberflächliche ▸Keratitis. – **K. syphilitica:** sy-

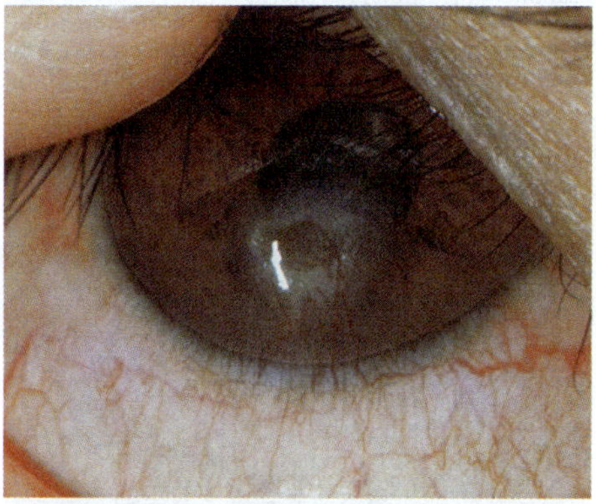

**Keratitis fascicularis.** [389]

philisbedingte parenchymatöse K.; bei angeborener Syphilis, v.a. im Rahmen der HUTCHINSON-Trias, mit matter Trübung oft der ganzen Hornhaut; bei erworbener Syphilis meist gleichzeitig mit dem – papulösen – Exanthem u. mit Iridochoroiditis. E syphilitic k.

**kerato...:** Wortteil »Hornhaut« (Cornea) bzw. »Verhornung«. E kerato...

**Kerato|akanthom,** Molluscum sebaceum s. pseudocarcinomatosum, Verrucoma: schnell wachsende, spontan wieder abheilende knotenförmige Epithelwucherung mit zentralem Hornpfropf (Grundgewebe der äuß. Haarwurzelscheide?). ***Ätiol.:*** unbekannt. ***Vorkommen:*** v.a. bei Männern an unbedeckten Körperstellen (z.B. Gesicht). ***Histol.:*** Ähnlichkeit mit einem spinozellulären Karzinom. ***Sonderformen:*** familiäres K., multiple K., K. giganteum, K. centrifugum marginatum (ohne Rückbildungsneigung). E keratoacanthoma.

**Kerato|conjunctivitis, -konjunktivitis:** *Ophthalmologie* Entzündung der Horn- u. Bindehaut des Auges. S.a. ▸Keratitis, ▸Conjunctivitis. E keratoconjunctivitis. – **K. epidemica:** K. durch Adenoviren. Tritt – zusammen mit Rhinopharyngitis – nach 5- bis 10-tägiger Inkubationsphase auf. ***Klinik:*** hochgradige Bindehauthyperämie, Chemosis, Lidödem, starker Tränenfluss, geringe Eiterabsonderung, Schwellung der vor dem Ohr gelegenen Lymphknoten, evtl. fibrinöse Pseudomembranen u. subkonjunktivale Blutungen (s. Abb.). Ab dem 7.–20. Tag ▸Keratitis; evtl. wochenlange Sehstörungen. E epidemic k., virus k. – **K.**

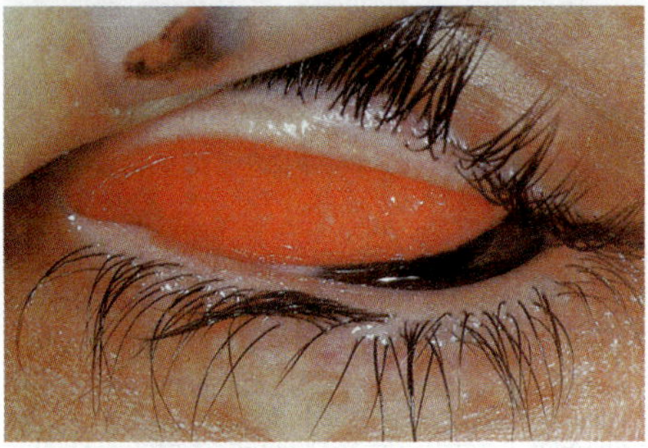

**Keratoconjunctivitis epidemica:** pseudomembranöse Reaktion. [389]

**herpetica,** Herpes corneae simplex, Keratitis dendritica: die – häufig rezidivierende – »Gitter-« oder »Furchenkeratitis« infolge Infektion durch ▸Herpesviren. Besondere Merkmale sind ziliare ▸Gefäßinjektion, verminderte Sensibilität sowie Effloreszenzen, die zu verzweigten, schmalen Geschwüren zusammenfließen und durch Fluorescein deutlicher darstellbar sind. Zeigt unbehandelt sehr schlechte Heilungstendenz; führt zu Bildung relativ dichter Narben. S.a. ▸Herpes corneae. E herpes corneae, herpetic k. – **K. phlyctaenularis:** v.a. bei Jugendlichen mit exsudativ-lymphatischer Diathese vorkommende tuberkuloallergische ▸Conjunctivitis scrofulosa mit Bildung knötchenförmiger lymphozytärer Hornhautinfiltrate, Pusteln u. subepithelialen Phlyktänen sowie mit reichlicher Gefäßeinsprossung, Pannusbildung. Es bestehen Lidkrämpfe (▸Blepharospasmus), Lichtscheu, Tränenfluss; heilt nach langwierigem Verlauf unter Bildung von Hornhautnarben. E phlyctenular keratitis.

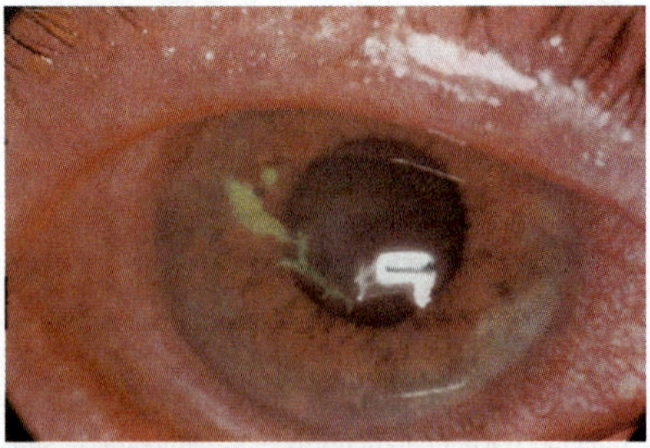

**Keratoconjunctivitis herpetica:** typisches Bild mit Bäumchenstruktur. [351]

**Kerato|derma, -dermatose, -dermia:** mit übermäßiger Verhornung einhergehende krankhafte Hautveränderungen; i.e.S. die Hyperkeratosen. S.a. ▸Keratom, ▸Keratose, ▸Porokeratose, ▸Tylosis. E keratoderma. – **K. climactericum,** HAXTHAUSEN-Syndrom: palmoplantare Keratose klimakterischer Frauen. E endocrine k.

**keratogen:** Keratinisation fördernd. E keratogenous.

**Kerato|globus:** angeborene kugelige Vorwölbung der – zu großen – Hornhaut (Megalokornea; $\varnothing > 13$ mm); führt zu starker Brechungsmyopie. E keratoglobus.

**Kerato|helkose:** *Ophthalmologie* Hornhautgeschwürbildung, ▸Ulcus corneae. E keratohelcosis.

**Kerato|hyalin:** ein komplexer, keine Sulfhydryl- bzw. Disulfidgruppen enthaltender Eiweißkörper, der in Form basophiler Körnchen zu Beginn der Verhornung in den Zellen des Stratum granulosum der Haut sichtbar wird. S.a. ▸Eleidin. E keratohyalin.

**Kerato|konjunktivitis:** *Ophthalmologie* ▸Keratoconjunctivitis.

**Kerato|konus:** kegelartige Formveränderung der Hornhaut mit Abnahme der Parenchymdicke. ***Ätiol.:*** fast immer beidseitig, v.a. bei jungen Menschen. ***Diagn.:*** mit fortschreitender Dickenminderung des Hornhautstromas u. Vorwölbung v.a. der zentralen Hornhaut, vertikalen Rissen in der ▸Lamina limitans posterior (VOGT-Linien) und Eisenablagerungen an der Konusbasis (▸KAYSER-FLEISCHER-Ring). ***Klinik:*** Hauptsymptom ist die fortschreitende Sehverschlechterung; der K. kann mit zahlreichen Allgemeinerkrankungen (▸DOWN-Syndrom, Neurodermitis) gemeinsam auftreten. ***Ther.:*** Anpassung von Kontaktlinsen oder Hornhauttransplantation. S.a. Abb. E keratoconus.

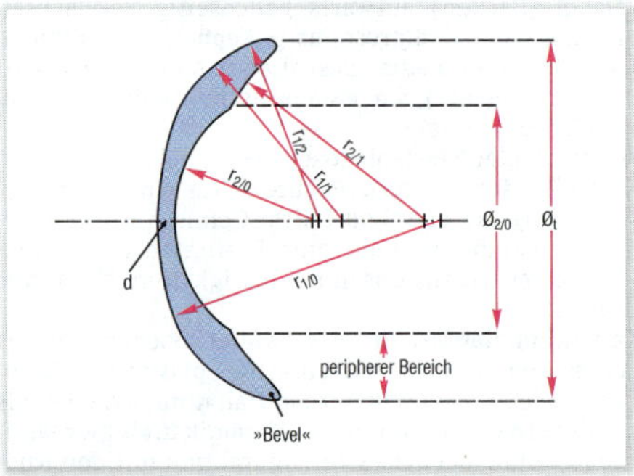


**Keratokonus:** spezielle Keratokonus-Kontaktlinse. [253]

**Keratolyse, -lysis:** **1)** Ablösung der Hornschicht der Haut; als physiologische Abschuppung oder aber krankhaft. E keratolysis. – **K. bullosa hereditaria:** erbliche K. mit Blasenbildung, s.u. ▸Epidermolysis. – **K. neonatorum:** ▸Dermatitis exfoliativa neonatorum. **2)** Auflösung (Erweichung) der Hornsubstanz der Haut (*pharm* durch Keratolytika; z.B. Salicylsäure, Milchsäure, Harnstoff) bzw. der Haarkutikula durch Myzeten, z.B. Trichophyton rubrum, oder durch Präparate wie Thioglykolsäure-Derivate (in Dauerwellpräparaten), Sulfate (in Enthaarungsmitteln = Depilatoren).

**Keratoly|tica, -tika:** s.u. ▸Keratolyse. E keratolytics.

**Keratom(a):** umschriebene, tumorförmige Verhornungsstörung der Haut, ▶ Keratoderma. I. w. S. »universelle« Formen: ▶ Keratosis, ▶ Ichthyosis. – **K. hereditarium dissipatum palmare et plantare:** ▶ Keratosis palmoplantaris. – **K. malignum:** ▶ Harlekinfetus. – **K. senile:** ▶ Keratosis senilis. E keratoma. – **K. sulcatum:** grübchenförmige Hornhautdefekte der Fußsohle durch Mazeration (Okklusion, Hyperhidrose) u. Bakterien.

**Kerato|malazie:** Erweichung der Hornhaut des Auges bei schweren Störungen der ▶ Trophik, v. a. bei Vitamin-A-Mangel (aber auch bei Masern). Erfolgt unter Austrocknung, Trübung, Infiltration (ohne wesentliche entzündliche Reaktion); führt in schweren Fällen zur Einschmelzung. Häufig BITOT-Flecken als Vorstufe. E keratomalacia.

**Keratometrie:** Vermessung der Hornhautoberfläche (Krümmung, Astigmatismus, Durchmesser), z. B. mit PLACIDO-Scheibe u. ▶ Ophthalmometer, heute zunehmend unter Nutzung der computergestützten Videokeratographie (Hornhauttopographie). E keratometry.

**Kerato|mileusis:** *Ophthalmologie* refraktive, d. h. der Korrektur von Hyperopie, Myopie, Aphakie dienende ▶ Keratoplastik durch Einpflanzen einer in tiefgefrorenem Zustand entsprechend verformten Lamelle der eigenen Hornhaut. E Keratomyleusis, keratomileusis.

**Keratomykose:** **1)** *Ophthalmologie* ▶ Keratitis mycotica. E keratomycosis. **2)** *Dermatologie* mit Verhornung einhergehende Hautpilzerkrankung (▶ Dermatomycosis), z. B. ▶ Tinea nigra. E hyperkeratotic tinea.

**Kerato|nose:** ▶ Hornhautdegeneration. E keratonosis.

**Kerato|nyxis:** Durchstechen der Hornhaut des Auges, z. B. bei Punktion der Vorderkammer. E keratonyxis.

**Kerato|plastik:** totaler oder teilweiser operativer Ersatz der Hornhaut des Auges (s. Abb.) zur Besserung oder Wiederherstellung des Sehvermögens. Bei Hornhauttrübung oder -narbe (= **optische** oder **refraktive K.**) und zur Defektdeckung (= **tektonische K.**, z. B. bei Keratokonuskorrektur). Der Hornhautersatz erfolgt in ganzer Dicke (penetrierende K.) oder schichtbegrenzt (lamelläre = superfizielle K.). Verwendet werden allogenetische Transplantate (vom enukleierten oder Leichen-Auge) sowie Kunststoffe (= ▶ Keratoprothese, z. B. CARDONA-Brücke). E keratoplasty.

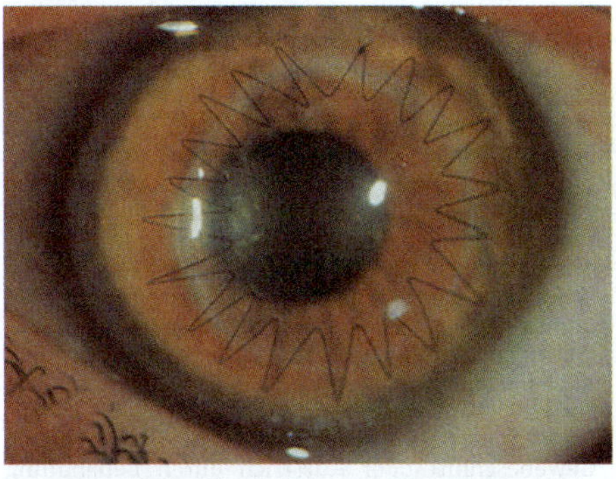

**Keratoplastik.** [351]

**Keratoprothese, Cardona-Brücke:** Ein optisch klarer Kunststoffzylinder (Hornhautersatz) wird zur Sehverbesserung in eine stark getrübte Hornhaut implantiert. S. a. ▶ Keratoplastik. E keratoprosthesis.

**Keratose, Keratosis:** Verhornungsstörungen der Haut mit Horn- u. Schuppenauflagerung, ▶ Keratodermie. S. a. ▶ Keratoma, ▶ Hyper- u. ▶ Dyskeratosis, ▶ Keratoakanthom. ***Formen:*** erblich (z. B. ▶ Ichthyosis, ▶ Palmoplantarkeratose, ▶ Erythrokeratodermie, ▶ Lichen pilaris, ▶ Pityriasis rubra pilaris, ▶ Porokeratosis, ▶ Xeroderma pigmentosum, ▶ Parakeratosen bzw. ▶ Dyskeratosis, ▶ Pemphigus benignus chronicus familiaris, ▶ Akrokeratosis) oder erworben (z. B. Hyperkeratosen nach Arsen-, Teereinwirkung, Strahlenexposition, bei Vitamin-A-Mangel, Trichophytie, Tuberkulose; als ▶ Acanthosis nigricans, Leukoplakien). – Keratosen der Hornhaut des Auges s. u. ▶ Keratitis. E keratosis. – **K. actinica:** ▶ Keratosis senilis. – **K. areolae mammae naeviformis:** K. der Brustwarze u. des Warzenhofs als ▶ Naevus verrucosus. – **K. extremitatum hereditaria transgrediens et progrediens dominans Greither:** dominant erbliche, familiäre Hyperkeratose der Handflächen u. Fußsohlen (▶ Palmoplantarkeratose) mit Übergreifen auf weitere Arm-Bein-Bereiche u. begleitet von vermehrter Schweißbildung (▶ Hyperhidrosis). Nach dem 4. Ljz. erfolgt Rückbildung. – **K. follicularis:** K. mit in die Haarfollikelmündung »eingelassenen« u. knopfförmig herausragenden Hornpfröpfen; z. B. bei Lichen ruber, Pityriasis rubra pilaris, Lupus erythematodes chron. discoides. – **K. f. akneiformis,** SIEMENS-Syndrom II: erbliche Verhornungsanomalie mit komedonenartigen Keratosen, Keratosis palmaris et plantaris, Pachyonychie, Hyperhidrosis; im Schleimhautbereich: Lingua plicata, Leukoplakien. – **K. f. Darier-White:** ▶ DARIER-Krankheit. – **K. f. epidemica, Basler Krankheit:** eine bei Kindern auftretende K., v. a. im Gesicht mit Bildung mitesserartiger Hornpfröpfe, reibeisenartiger Hornstacheln oder gelblicher Hornzysten, bei unklarer Ursache. – **K. f. serpiginosa,** Elastosis perforans serpiginosa, Abk. EPS: (1953) seltene Erkrankung des Bindegewebes mit granulomatöser Entzündung. Zumeist ausgehend von in die Haut eingebrachten Keimen oder organischen Bestandteilen (z. B. Haare, Nahtmaterial). Häufig assoziiert mit systemischen Gewebserkrankungen wie DOWN-, EHLERS-DANLOS-, MARFAN-Syndrom, Osteogenesis imperfecta, Sklerodermie, Pseudoxanthoma elasticum. ♂ viermal häufiger betroffen; vorwiegend im 2. Ljz. Eine Sonderform ist die medikamenteninduzierte EPS als Komplikation einer Behandlung mit D-Penicillamin. – **K. f. spinulosa decalvans,** SIEMENS-Syndrom I: erbliche Verhornungsstörung mit typ. Lokalisation (Capillitium, Gesicht, Streckseiten d. Extremitäten, Thorax, Glutei), bei Frauen narb. Alopezie. – **K. lichenoides chronica:** sehr selten; keratotische Papeln, striäre Keratosen, psoriasiform schuppende Herde. Bei Männern häufiger als bei Frauen. – **K. palmoplantaris:** erbliche Verhornungsstörungen mit Hautverdickung an Handtellern u. Fußsohlen. – **K. p. areata Siemens:** autosomal-dominant vererbt; Beginn im 1. oder 2. Ljz.; streifen- u. inselförmige Hyperkeratosen. – **K. p. circumscripta Richner-Hanhart:** autosomal-rezessiv vererbt; Beginn in den ersten Lebensmonaten. Korneadystrophie, palmoplantare Hyperkeratosen, neurolog. Symptome durch Defekt der Aminotransferase – **K. p. diffusa mit Ösophaguskarzinom:** autosomal-dominant vererbt. – **K. p. d. mit Peridontopathie,** PAPILLON-LEFÈVRE-Syndrom: autosomal-dominant vererbt. – **K. p. d. transgrediens et pro-**

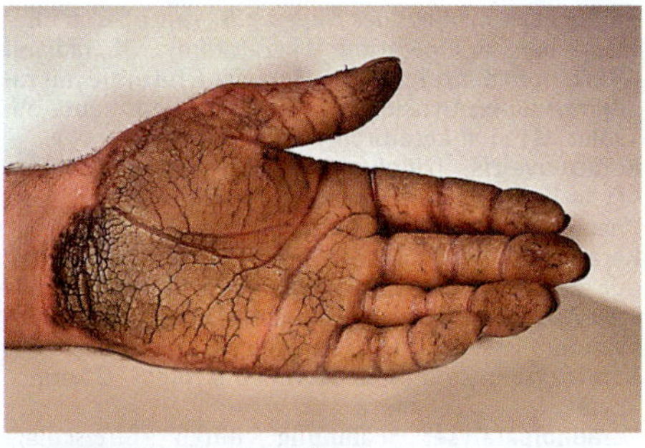

**Keratosis palmoplantaris.** [524]

**grediens Greither:** autosomal-dominant vererbt; Beginn im 1. Ljz., diffuse Keratosen palmoplantar sowie an Ellbogen u. Knie. Rückbildung im späteren Lebensalter. – **K. p. d. Vörner-Unna-Thost:** häufigste hereditäre Palmoplantarkeratose. Autosomal-dominant vererbt; gelb-bräunliche Keratosen mit rotem Randsaum. – **K. p. mutilans,** VOHWINKEL-Syndrom: autosomal-dominant vererbt; beginnt in früher Kindheit mit diffusen Hyperkeratosen, Verstümmelungen an den Akren (Mutilationen), Taubheit u. Hypogonadismus. – **K. p. papulosa Buschke-Fischer-Bauer:** autosomal-dominant vererbt; Beginn im Erw.-Alter. Palmopantare Papeln mit zentraler Hornperle. – **K. p. striata:** ▸Keratosis p. areata SIEMENS. – **K. p. transgrediens et progrediens Mljet:** autosomal-rezessiv vererbt, Beginn in den ersten Lebenswochen. Die Bez. mal de Meleda stammt von der ursprünglichen Beobachtung bei Konsanguinität auf der Mittelmeerinsel Meleda. – **K. pilaris rubra atrophicans faciei:** ▸Ulerythema ophryogenes. – **K. p. sịmplex:** bei jungen Mädchen (Pubertät u. später) u. meist in Kombination mit ▸Erythrocyanosis crurum vorkommende K. mit Bildung spitzkegeliger Verhornungen an den Haarfollikeln auf trockener Haut (an Oberarmen, Unterschenkeln, in der Gesäßgegend). – **K. senịlis,** K. solaris: v. a. nach chronischer Lichtexposition auf Altershaut, -flecken auftretende horn- u. warzenartige, braune Wucherungen (»Keratoma senile«) mit Übergang in ▸Plattenepithelkarzinom (Präkanzerose); s. Abb. – **K. solaris:** ▸Keratosis senilis. – **K. vẹgetans:** ▸DARIER-Krankheit.

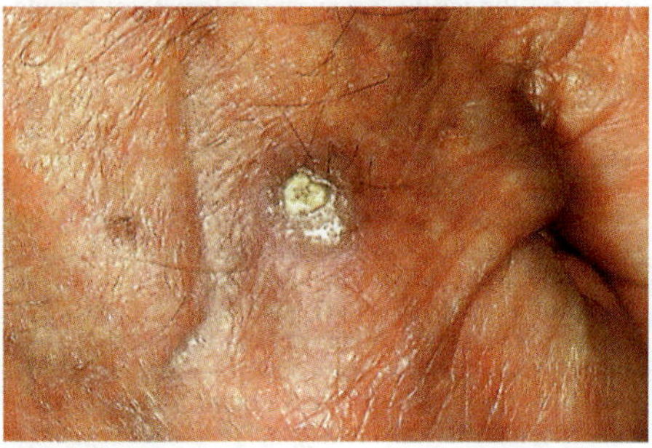

**Keratosis senilis:** Verhornungsanomalie als chron. Lichtschaden der Haut. [524]

**Kerato|skọp:** ▸PLACIDO-Scheibe. E keratoscope.

**Kerato|tomịe,** Korneotomie: operative Durchtrennung der Hornhaut des Auges; z. B. – am oberen Limbus – bei Star-Operation. E keratotomy. – **K., radiäre:** Verfahren der refraktiven Hornhautchirurgie mit radiären tiefen Inzisionen in die Hornhaut; heute obsolet. E radial keratotomy.

**Kerato|uveitis,** Iridokeratitis: Hornhautentzündung (v. a. Keratitis parenchymatosa) mit Iris- bzw. Kornealwinkelbeteiligung. E iridokeratitis.

**Kerato|zẹle,** Descemetozele: hernienartige Vorwölbung der DESCEMET-Membran bei Zerstörung des Stromas der Augenhornhaut; meist mit anschließender Perforation, Fistelbildung u. Irisprolaps. E keratocele.

**Keratozyten:** Zellen des Hornhautstromas. E keratocytes.

**Keraụno|paralyse:** Lähmung durch Blitzschlag. E lightning paralysis.

**Kerckring** (THEODORUS K., 1640–1693, Anatom, Amsterdam, Hamburg). – **K.-Falten,** Plicae circulares: die kreissegmentartigen Falten im gesamten Dünndarm. E Kerckring's folds. – **K.-Knoten:** ▸Noduli valvularum semilunarium.

**Kẹrion:** *Dermatologie* von Pusteln, Abszessen u. Fisteln durchsetzte entzündliche Verdickung der Haut, z. B. bei tiefer Trichophytie im Bartbereich (= **K. bạrbae**), u. Kopfhaut (= **K. Cẹlsi**). E kerion.

**Kerley-Linien:** *Röntgenologie* Darstellung der sonst nicht sichtbaren interlobären Septen u. Lymphgefäße in den Oberfeldern (**K.-A-Linien**) u. Unterfeldern der Lunge oberhalb der Zwerchfellkuppen (**K.-B-Linien**). Die K.-Linien sind meist Ausdruck einer ▸Stauungslunge oder von Mitralklappenfehlern, kommen aber u. a. auch vor bei Pneumonien, Lymphangiosis carcinomatosa, Lungenfibrom. Die Rückbildung der A- u. v. a. der B-Linien kennzeichnet einen Rückgang der venösen Stauung. E Kerley lines.

**Kẹrma** *(engl.): Radiologie* Akronym aus **k**inetic **e**nergy **r**eleased in **ma**tter. Die K. ist das Verhältnis der Anfangsenergien geladener Teilchen, die durch indirekt ionisierende Strahlung in einem Volumenelement eines Materials, z. B. Wasser, Luft, freigesetzt werden, u. der Masse des betreffenden Volumenelementes. Die SI-Einheit der K. ist das Gray (Gy) entspr. Joule/kg. E kerma.

**Kern: 1)** *Physik* z. B. Atomkern, Kondensations-, Kristallisationskern. E nucleus, core. **2)** *Protozoologie* Makro-, Mikronukleus. **3)** *Zytologie* ▸Zellkern. **4)** *Anatomie* ▸Nucleus; s. a. ▸Kern, grauer. – **K., grauer:** *Anatomie* Bez. für überwiegend aus Ganglienzellen bestehende, in sich abgegrenzte Bezirke im Gehirn, z. B. als Hirnnervenkerne, subkortikale Kerne des Endhirns (▸Claustrum, ▸Corpus amygdaloideum, ▸Putamen, ▸Nucleus caudatus), als Kleinhirnkerne (▸Nucleus fastigii, ▸Nucl. dentatus, ▸Nucl. emboliformis u. ▸Nucl. globosus), als subthalamische Kerne des Zwischenhirns (im extrapyramidal-motorischen System oder als Kerne mit Funktion im Dienste des ▸vegetativen Nervensystems bzw. der Neurosekretion; z. B. ▸Globus pallidus, Nucleus subthalamicus, paraventricularis u. supraopticus, ▸Zona incerta; s. a. ▸Basalganglien).

**Kẹrn|äquivalent:** *Zytologie* Karyoid, ▸Nucleoid. E core equivalent.

**Kẹrn|analyse:** *Genetik* Untersuchung der Zellkerne auf ▸BARR-Körper. E nucleus analysis.

**Kern|ana|plasie:** Malignitätskriterium in der Histologie u. Zytologie; gekennzeichnet durch Anisokaryose, Kernpolymorphie, Irregularität der Chromatinstruktur u. Kernhyperchromasie. E nuclear anaplasia.

**Kẹrn|anhang:** *Zytologie* ▸Drumstick. E nuclear appendage.

**Kẹrn|anomalie:** erbliche, angeborene Formabweichung der Leukozytenkerne (s. a. ▸Anomalie); z. B. als ▸PELGER-Anomalie, ▸Hypersegmentation. E nuclear anomaly.

**Kẹrn|aplasie:** ▸MOEBIUS-Syndrom (1). E nuclear aplasia.

**Kẹrn|atypie:** *Zytologie* regelwidrige Abweichung von Form, Größe u. Chromatingehalt des Zellkerns u. der Nucleolengestalt, z. B. bei Neoplasmen, Polyploidie. E nuclear atypia.

**Kẹrn|auflösung:** *Pathologie* ▸Karyolyse.

**Kẹrn|degeneration:** *Pathologie* zu Zelltod führende Zellkernveränderungen; z. B. ▸Karyorrhexis, ▸Karyolyse, ▸Karyopyknose.

**Kẹrn|differenzierung: 1)** Ermittlung des ▸Karyotyps. E nuclear differentiation. **2)** ▸Kernfärbung.

**Kẹrn|einschluss:** innerhalb des Zellkerns gelegene, nicht zum regulären Kerninventar gehör. Substanz; s. a. ▸Einschlusskörperchen. E intranucleal inclusion body.

**Kẹrn|färbung:** elektive Anfärbung der Zellkerne im Gewebeschnitt oder Ausstrich durch Behandlung mit Kernfarbstoffen (z. B. – als basische Farbstoffe – Fuchsin, Gentianaviolett, Thionin; Fluorochrome, ▸SCHIFF-Reagens). E nuclear staining.

**Kẹrn|fraktion:** *Zytologie* die bei der ▸Zellfraktionierung aus dem Zellhomogenat zu gewinnende u. nur aus Zellkernen bestehende Fraktion.

**Kẹrn|gerüst:** das feinkörnig-netzartige Gerüst des Chromatins im fixierten, gefärbten Interphasekern. E nuclear reticulum.

**Kẹrn|geschlecht: 1)** das chromosomale ▸Geschlecht des Individuums gemäß der Ausstattung seiner Zellkerne mit Geschlechtschromosomen. E chromosomal sex. **2)** der auf der Zahl der ▸BARR-Körperchen im Zellkern beruhende »Kernphänotyp«; s.a. ▸Geschlechtsbestimmung (zellkernmorphologische). E nuclear sex.

**Kẹrngift:** ▸Mitosegift. E nucleotoxin.

**Kernig-Zeichen** (VLADIMIR K., 1840–1917, Arzt, St. Petersburg): *Neurologie* die bei Reiz- u. Entzündungszuständen an Hirn- u. Rückenmarkshäuten u. an den Hinterwurzeln feststellbare Unfähigkeit der Streckung des Beins im Kniegelenk am Sitzenden bzw. der Beugung des gestreckten Beins oder der Streckung des gebeugten Beins im Hüftgelenk beim Liegenden. E Kernig's sign.

**Kẹrn|ikterus:** (Bilirubin-Enzephalopathie) intensive Gelbfärbung u. Degeneration der Basalganglien des Globus pallidus, Putamen u. Nucleus caudatus als pathologisch-anatomisches Substrat der Bilirubinenzephalopathie bei ▸Icterus neonatorum gravis bzw. Morbus haemolyticus neonatorum; meist Folge einer Rh-Inkompatibilität; kann durch Anti-D-Prophylaxe bei Rh-negativen Müttern vermieden werden. Behandlung mittels Phototherapie, bei Übersteigen der Austauschgrenze muss eine Austauschtransfusion zur Eliminierung des Bilirubins, der Antikörper u. zur Korrektur der Anämie vorgenommen werden. Spätfolgen des K. sind choreoathetotische Bewegungen u. psychomotorische Retardierung. E kernicterus, nuclear jaundice.

**Kẹrn|körperchen:** *Zytologie* ▸Nucleolus. E nucleolus.

**Kẹrn|ladungszahl:** *Physik* ▸Ordnungszahl.

**Kẹrn|lähmung:** *Neurologie* Lähmung aufgrund von Kernschwund (= nukleare Lähmung). E nuclear paralysis.

**kern|magnetische Resonanz,** Abk. KMR: ▸Kernspinresonanz. E nuclear magnetic resonance.

**Kẹrn|matrix:** Zellkerngerüst; s.u. ▸Karyoplasma.

**Kẹrn|membran,** Kernhülle, -wand, Nucleolemma: die den Zellkernraum begrenzende, zwischen Karyoplasma u. Zytoplasma gelegene Grenzstruktur. Besteht aus zwei Elementarmembranen (Grenzmembranen), die einen schmalen Spaltraum einschließen (= »perinukleäre Zisterne«); steht – infolge nahtlosen Übergangs der äußeren Membran in die Membran des endoplasmatischen Retikulums – mit dem Hohlraumsystem des Retikulums in Verbindung. Die äußere Membran ist von Ribosomen besetzt, nahe der inneren befinden sich Chromatinverdichtungen; beide Membranen verschmelzen – bei gleichzeitiger Bildung kleiner Membranareale – stellenweise miteinander unter Bildung von ▸Kernporen. Die auch als Karyothek bezeichnete Struktur löst sich zu Beginn der Zellteilung (▸Mitose, ▸Meiose) in Schollen u. Bläschen auf u. wird – beginnend mit der Anaphase – in der Telophase aus dem ▸endoplasmatischen Retikulum regeneriert. – Schützt Chromosomen bzw. Chromatin vor zytoplasmat. Enzymen. E nuclear envelope, karyotheca.

**Kẹrn|moment, magnetisches:** s.u. ▸Kernspin(resonanz). E nuclear magnetic moment.

**Kẹrn|neurose:** ▸Neurose, bei der tiefere Schichten der Persönlichkeit betroffen sind. – Der Begriff umfasst einen großen Teil der »Psychopathien«, bezeichnet weitgehend das Gleiche wie ▸Charakterneurose, entstammt jedoch nicht dem psychoanalytischen Denkmodell. E character neurosis.

**Kẹrn|phasen:** Phasen des ▸Zellzyklus; s.a. ▸Meiose. E nuclear phases.

**Kern|plasma:** ▸Karyoplasma. E nucleoplasm.

**Kern-Plasma-Relation:** das korrelierte Volumen-Verhältnis von Zellkern u. Gesamtzelle (bzw. Zellplasma), abhängig von Chromosomenmasse, Funktionszustand u. Differenzierung. Ist bei Zellen bösartiger Tumoren zugunsten des Kerns verändert. E nucleo(cyto)plasmic ratio.

**Kẹrn|polymorphie:** die Vielfalt der Gestalt der Zellkerne der verschiedenen Gewebe; i.e.S. *patho* die Größen- u. Formabweichungen der Zellkerne eines einzigen Gewebes als Zeichen überstürzter Mitose (v.a. bei bösartigem Wachstum). E nuclear polymorphy.

**Kẹrn|pore:** die in der ▸Kernmembran gelegene, elektronenoptisch erkennbare Unterbrechung der Kernwand; über sie steht die Karyolymphe mit dem Zytoplasma in Verbindung. E nuclear pore.

**Kẹrn|reaktion:** ▸radioaktiver Zerfall. E nuclear reaction.

**Kern|resonanz...:** s.u. ▸Kernspinresonanz...

**Kẹrn|reste:** im Zellplasma der roten Blutkörperchen gelegene punktförmige (= »Kern-Stäubchen«) basophile Substanzen als fast stets pathologische Gebilde (z.B. infolge überstürzter Blutneubildung, bei Bleivergiftung, Milzverlust); z.B. ▸JOLLY-Körper, ▸basophile Tüpfelung, ▸CABOT-SCHLEIP-Ringe.

**Kẹrn|saft:** *Zytologie* ▸Karyolymphe. E nuclear sap.

**Kern|schatten:** **1)** im Blut-, Knochenmark- oder zytologischen Gewebsausstrich ein schwach baso- oder eosinophiles Gebilde, das einer zerquetschten Zelle bzw. deren Kern entspricht. S.a. ▸GUMPRECHT-Kernschatten. **2)** *Optik* Bereich, in dem eine flächenhafte Strahlenquelle durch ein strahlenundurchlässiges Objekt völlig verdeckt wird.

**Kern|schwellung, funktionelle:** die Volumenzunahme des Interphasekerns durch Auflockerung der Chromosomen infolge Aufnahme von Hydratationswasser u. synthetisierter Substanz; s.a. ▸Karyopyknose. E nuclear swelling.

**Kẹrn|schwund:** ▸Karyolyse. – **K., infantiler:** *Pathologie* Sammelbegriff für frühzeitigen Untergang bzw. für fehlende oder mangelhafte Bildung (Agenesie bzw. Hypoplasie) bestimmter motorischer Ganglienzellgruppen (v.a. Hirnnervenkerne); klinisches Bild: ▸MOEBIUS-Syndrom (1). E infantile nuclear degeneration.

**Kẹrn|segmentierung:** die am Ende der Zellreifung erfolgende Aufteilung des Granulozytenkerns in Segmente (= Bildung »segmentkerniger Granulozyten«); s.a. ▸Hypersegmentatio, ▸Kernanomalie. E nuclear segmentation.

**Kern|spin:** der Gesamtdrehimpuls des Kerns, der sich aus den Bahndrehimpulsen u. Eigendrehimpulsen der Nucleonen zusammensetzt. Wegen ihrer elektrischen Ladung wirken die rotierenden Kerne wie ein elektrischer Kreisstrom um die Drehachse u. induzieren dadurch ein schwaches Magnetfeld. Atomkerne mit nicht verschwindendem Spin besitzen somit ein magnetisches Dipolmoment. Dies betrifft alle Kerne, die eine ungerade Anzahl von Nucleonen enthalten (wie z.B. $^{13}C$, $^{19}F$, $^{23}Na$ u. $^{1}H$). Bei einer geraden Anzahl von Nucleonen kompensieren sich dagegen die Spins, so dass kein magnetisches Moment auftritt. Im Allgemeinen sind die K. u. die zugehörigen Dipolmomente in einem Material zufällig orientiert. Legt man aber ein äußeres Magnetfeld an, so richten sich die K. längs der magnetischen Feldlinien aus. Für Kerne, wie z.B. die Wasserstoffkerne, sind dabei zwei Einstellungen erlaubt: parallel u. antiparallel zur Feldrichtung. Die beiden Zustände unterscheiden sich in ihrem Energiegehalt. Zwischen dem Gesamtdrehimpuls u. dem magnetischen Dipolmoment des Kerns besteht über das gyromagnetische Verhältnis $\gamma$ eine Beziehung. E nuclear spin.

**Kẹrn|spindel:** *Zytologie* ▸Spindelapparat. E nuclear spindle, nucleospindle.

**Kern|spin|resonanz:** unter Resonanzbedingungen erfolgende Zustandsänderung von Atomkernen. In starken ▸Magnetfeldern richten sich Atomkerne mit halbzahligem ▸Kernspin (z.B. das Wasserstoffproton $^{1}H$, »Protonenresonanz«) entsprechend ihrem magnetischen Kernmoment in einer Vorzugsrichtung aus, genauer: Das magnetische Kernmoment präzessiert mit der sog. Larmorfrequenz um diese Vorzugsrichtung. Zufuhr elektromagnetischer Energie senkrecht zum äußeren Magnetfeld mit einer charakteristischen Frequenz (»Larmorfrequenz«, »Präzessionsfrequenz«) führt zu einer Energiezustandsänderung dieser Atomkerne u. damit zum Wechsel der Ausrichtung im Magnetfeld, wobei die Resonanzfrequenz aus magnetischer Feldstärke u. dem gyromagnetischen Verhältnis ($\gamma$) berechenbar ist. Beim Abschalten der elektromagnetischen Frequenzeinstrahlung richten sich die Atomkerne wieder in ihrer Vorzugsrichtung aus u. erreichen den ursprünglichen Energiezustand, wobei sie selbst kurzzeitig (»Relaxationszeit«) elektromagnetische Wellen abstrahlen, die in einer Empfängerspule mit abnehmender Intensität gemessen werden können. Die Signale lassen Rückschlüsse auf die Protonenkonzentration (»Spindichte«) u. Umgebung zu; s. a. ▸Kernspinresonanz... E nuclear magnetic resonance.

**Kern|spin|resonanz-Spektroskopie,** (N)MR-Spektroskopie: ein zur Strukturanalyse organischer Verbindungen, z. B. zur Untersuchung von Nucleinsäuren u. der tertiären u. quartären ▸Eiweißstruktur, sowie zur Erfassung molekularer Vorgänge bei biochemischen Reaktionen besonders geeignetes Verfahren (s. u. ▸Kernspinresonanz). Bei diesen Verfahren werden durch kurze elektromagnetische Impulse hoher Frequenz (360–500 MHz) v. a. die Wasserstoff-Atomkerne im Magnetfeld zur Resonanz angeregt. Die meist zweidimensionale Intensitätsdarstellung erlaubt Rückschlüsse auf die räumlichen Beziehungen der Atome im Molekül. E (N)MR spectroscopy.

**Kern|spin(resonanz)tomo|graphie,** NMR-Tomographie, MR-Tomographie, Abk. MRT: nichtinvasives bildgebendes, als topographische MR-Spektroskopie aufzufassendes Diagnoseverfahren (Schnittbildverfahren). ***Prinzip:*** Durch Nutzung eines ▸Magnetfeldes hoher Feldstärke sowie von in gepulster Form eingestrahlten Radiowellen im Megahertz-Band

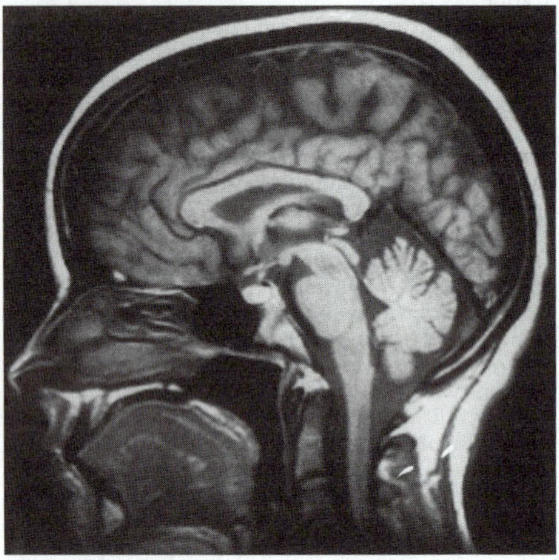

**Kernspin(resonanz)tomographie.** [464]

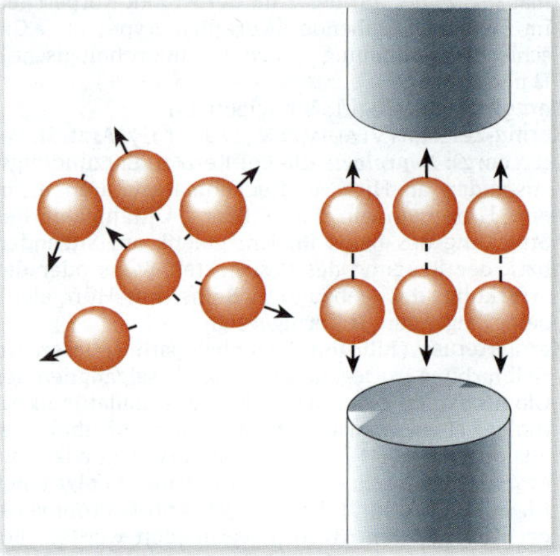

**Kernspin(resonanz)tomographie:** Die willkürliche Ausrichtung (links) der Protonen ändert sich im starken externen Magnetfeld (rechts); sie richten sich parallel oder antiparallel aus (nach SCHILD). [260]

von geringer Intensität werden Protonen der Wasser- u. Fettbestandteile im Organismus zur ▸Kernspinresonanz angeregt (Abb.). Nach Abschalten der MHz-Anregungsfrequenz werden die MR-Signale durch die Empfängerspulen, die den Patienten umgeben, aufgenommen. Das Signal ist von der Wasserstoffdichte u. den Abklingzeiten abhängig. Durch Rechenoperationen eines Computers werden viele Messungen in verschiedenen Richtungen zu einem Schichtbild (Tomogramm) zusammengesetzt, das in Grau- oder Farbtonabstufungen Aufschluss über die räumliche Wasserstoffverteilung u. ihre Wechselwirkungen mit der Umgebung gibt; z. B. können je nach Aufnahmeverfahren wasser- oder fettreiche Gewebe als helle Flächen, wasserstoffarme Gewebe sowie schnell strömende Blutanteile als dunkle Flächen ohne Behinderung durch Knochenstrukturen erscheinen (s. a. Abb.). Kommt zur ***Anw.*** als Ganzkörperuntersuchung u. zur Diagnostik krankhafter Veränderungen, z. B. des ZNS, von Leber, Niere, Pankreas, Harnblase u. Auge sowie des Herz- u. Kreislaufsystems. Sie ermöglicht durch die dargestellten Wasserstoffdichte- u. Relaxationszeitunterschiede die scharfe Abgrenzung von Tumoren (Neoplasien), Ödemen, Blutungen (Hämorrhagien) oder Nekrosen gegenüber der gesunden Umgebung. Eine Kontrastverstärkung ist möglich durch Anw. einer Gadolinium(Gd)-Komplexverbindung (Seltenerdmetall). Gd besitzt in der äußeren Elektronenhülle sieben Elektronen, woraus sich starke paramagnetische Eigen-

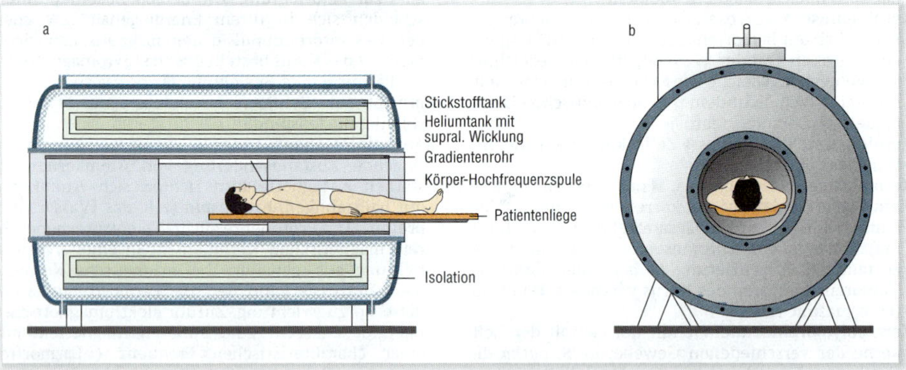


**Kernspin(resonanz)tomographie:** Gerät im a) Längsschnitt, b) Querschnitt. [260]

schaften ergeben. Der Paramagnetismus des Gd bewirkt eine Veränderung des Magnetfeldes im untersuchten Organ. Damit erreicht man eine Kontrastverstärkung des Bildes, ohne dass das Gd eigene Signale aussendet. E (N)MR tomography, nuclear magnetic resonance imaging, Abk. NMRI.

**Kern|star,** Cataracta nuclearis: Katarakt infolge Eintrübung des gealterten Kerns (Kernzone) der Linse. E nuclear cataract.

**Kern|strahlung:** *Physik* ▸Protonen-, ▸Neutronenstrahlung. S.a. ▸radioaktiver Zerfall. E nuclear radiation.

**Kern|teilung:** *Zytologie* Teilung des Zellkerns, im Allg. mit dem Ziel der Zellvermehrung: ▸Mitose, ▸Meiose; s.a. ▸Amitose. E nuclear division. – **K., freie:** bei Pflanzen die K. ohne sofortige Plasmateilung oder Querwandbildung, so dass mehrkernige Zellen entstehen (s.a. ▸Hyphe).

**Kern|temperatur:** die ▸Körpertemperatur (dort Abb.) im Inneren homoiothermer Lebewesen von Rumpf u. Kopf (im »Körperkern«); nur diese wird geregelt (s.a. Tab.), die Körperschale dagegen kann in ihrer Temperatur stark von der K. abweichen. S.a. ▸Wärmeregulation. E core temperature.

| Differenz gegen Rektum | | Differenz gegen A. femoralis | |
|---|---|---|---|
| Sternalmark | −2,5 | V. subclavia | −0,35 |
| Mundhöhle | −0,4 | V. cava cran. | −0,1 |
| Ösophagus | −0,25 | V. cava caud. | ±0 |
| Aorta | −0,25 | re. Ventrikel | ±0 |
| Magen | ±0 | A. pulmonalis | ±0 |
| Leber | ±0 | V. jugularis | +0,25 |
| Hypothalamus | +0,3 | V. hepatica | +0,25 |
| Uterus | +0,3 | Rektum, tief | +0,25 |

**Kerntemperatur:** Temperaturdifferenzen (°C) im menschlichen Körper (nach ASCHOFF-KRAMER).

**Kerntransfer:** ▸Klonen.

**Kern|verschiebung:** ▸Links-, ▸Rechtsverschiebung; ferner degenerative Kernverschiebung. – Als **Kernverschiebungsindex** (V. SCHILLING) gilt das Verhältnis von Myelo- u. Metamyelozyten zu den segmentkernigen Granulozyten im peripheren Blut (normal etwa 1:16). E nuclear shift.

**Kern|zähler:** Instrument zur Bestimmung der Kondensationskerne in einer Luftprobe anhand der Sedimentierung der zur Anlagerung von Wasser fähigen Aerosolpartikel (»AITKEN-Kerne«).

**Kern|zerfall: 1)** *Physik* ▸radioaktiver Zerfall. **2)** *Histologie* ▸Karyorrhexis.

**Kern|zone:** *Ophthalmologie* der im spaltlampenmikroskopischen Bild deutlich von der Rinde abgegrenzte zentrale Teil der Augenlinse (d.h. Alterskern mit innerer u. äußerer Embryonalkernzone). E nuclear zone.

**Kerze:** *Physik* ▸Candela.

**Kerzen(tropfen)-Phänomen:** Hautschuppenzerfall in feinste, weißliche Partikel beim Abkratzen mit dem Fingernagel; Zeichen für Psoriasis; s.a. ▸Psoriasis-Phänomene. E candle wax phenomenon.

**Kessler-Naht:** Sehnennaht mit Vereinigung der Stümpfe durch eine intratendinöse Naht auf Distanz u. nachfolgende Feinadaptation der Stumpfränder (KLEINERT).

**Ketamin:** ein i.v. Anästhetikum (Phencyclidinderivat), das den Halluzinogenen nahe steht. ***Anw.*** als Einleitungsmittel für die Allgemeinnarkose bei speziellen Ind., zur Analgosedierung (in Komb. mit einem Sedativum). ***Wirkung:*** K. erzeugt eine Art kataleptischen Zustand, in dem der Pat. von seiner Umgebung abgekoppelt scheint. Die analgetische Wirkung ist besonders ausgeprägt gegenüber viszeralen Schmerzen. Auf das Herz-Kreislauf-System hat K. eine stimulierende Wirkung. ***NW:*** Ohne gleichzeitige Gabe von Tranquilizern werden häufig bizarre, teilw. Furcht erregende Träume geschildert. Obwohl unter K. der Muskeltonus u. die Schutzreflexe im oberen Respirationstrakt erhalten bleiben, ist eine Aspiration beim nicht nüchternen Pat. nicht ausgeschlossen. Daher bietet hier nur die Intubation einen sicheren Schutz vor Aspiration. E ketamine.

**Keto|azidose:** ▸Acetonämie. E ketoacidosis.

**Ketoconazol:** ein ▸Antimykotikum (Imidazol-Derivat); ***Anw.*** bei Haut-, Schleimhaut- u. Haarmykosen. E ketoconazole.

**Keto-Enol-Tautomerie:** *Chemie* eine ▸Isomerie mit Protonenaustausch zwischen C- u. O-Atomen, wobei zwischen der Enol- u. der Ketoform ein dynam. Gleichgewicht besteht. E keto-enol-tautomerism.

**keto|gen,** ketoplastisch: die Bildung von Ketonen fördernd, zur Ketonämie (=▸Acetonämie) führend (s.a. ▸Ketogenese). E ketogenic.

**Keto|genese:** Bildung der Ketokörper. Als Primärprodukt (in der Leber aus Acetyl-Coenzym A) entsteht ▸Acetoacetat, daraus (durch β-Hydroxybutyratdehydrogenase) β-Hydroxybutyrat bzw. – durch Spontandecarboxylierung – ▸Aceton (das aber auch aus ketoplastischen Aminosäuren gebildet wird). E ketogenesis.

**Keto|glutarat:** Salz der ▸Ketoglutarsäure (als α-K. das der α-Ketoglutarsäure, z.B. durch Isocitrat-Decarboxylierung oder durch Transaminierung von Glutamat; s.a. ▸Aspartataminotransferase). E ketoglutarate.

**α-Keto|glutarsäure,** α-Oxoglutarat: *Biochemie* Intermediärprodukt des Citratzyklus u. Aminosäurestoffwechsels. Die Normalwerte im Blut betragen 0,13–0,21 mg/dl. E α-ketoglutaric acid.

**Keto(hexo)kinase:** *Enzymologie* eine Phosphotransferase, die – Magnesium-obligat – mit Hilfe von ATP Fructose zu Fructose-1-phosphat umsetzt (»phosphoryliert«).

**Keto|hexosen:** Hexosen mit Ketogruppe, z.B. Fructose. S.a. ▸Ketose, ▸Aldosen. E ketohexoses.

**Keto|körper:** ▸Ketonkörper.

**Keton:** Bezeichnung für Kohlenwasserstoffderivate mit einer oder mehreren Ketogruppen (=C=O); z.B. $CH_3–CO–CH_3$ (= Propanon = Aceton); s.a. ▸Ketonkörper. E ketone.

**Keton|ämie:** ▸Acetonämie. E ketonemia.

**Keto(n)|körper:** Sammelbegriff für ▸Acetessigsäure, β-Hydroxybuttersäure u. Aceton, die beim Fettsäureabbau entstehen u. normalerweise im ▸Citratzyklus abgebaut werden. Ihr Verbleiben im Blut führt zur ▸Acetonämie (Plasmanormalwerte: Acetessigsäure 0,08–0,28 mg/dl; β-Hydroxybuttersäure 0,3–0,9 mg/dl); s.a. ▸Ketogenese. E ketone bodies.

**Keton|urie:** ▸Acetonurie. E ketonuria.

**keto|plastisch:** ▸ketogen. E ketoplastic.

**Ketoprofen:** ein nichtsteroidales ▸Antiphlogistikum u. Analgetikum (Arylpropylsäure-Derivat); ***Anw.*** v.a. bei Erkrankungen des rheumatischen Formenkreises. E ketoprofen.

**Ketorolac-Trometamol:** ein nichtsteroidales ▸Antiphlogistikum; lokale ***Anw.*** in der Ophthalmologie. E ketorolac trometamol.

**Ketose: 1)** Ketosis: *Pathologie* ▸Acetonämie. E ketosis. **2)** Keto(n)zucker: *Biochemie* Monosaccharid mit Ketogruppe (▸Keton); z.B. ▸Ketohexose, Ketopentose = Pentulose (z.B. ▸Ribulose, ▸Xylulose). E ketose.

**17-Keto|steroide,** 17-Oxosteroide, Abk. 17-KS: *Biochemie* $C_{19}$-Steroide, die an $C_{17}$ eine Ketogruppe besitzen; u. zwar Androgene u. Corticosteroide; je nach OH-Stellung am $C_3$ zur Untergruppe der 3α- u. 3β-Hydroxy-17-Ketosteroide gehörende St. geschlechtsspezifischer Herkunft. Ihre Art u. Menge in Plasma u. Harn erlauben Aussagen über die Abwehrsituation, die Funktion der Nebennierenrinde u. der Keimdrüsen (s.a. ▸ACTH-Test). Die Bestimmung zur Androgen- u. Nebennierenrindenfunktions-Diagnostik ist heute weitgehend abgelöst durch spezielle Hormonbestimmung im Blut (freies ▸Testosteron, ▸17α-Hydroxyprogesteron, Dihydroepiandrosteronsulfat). E 17-ketosteroids.

**Ketotifen:** Antihistaminikum, das auch die Mastzellen stabilisiert. ***Anw.*** v.a. als Antiasthmatikum; *NW:* u.a. Gewichtszunahme durch Appetitsteigerung.

**Keto|zucker:** ▸Ketose (2). E ketosugars.

**Ketten:** *Biochemie* Aminosäureketten (▸Proteine) als Bausteine von Biosubstanzen, z.B. des Globins (▸Hämoglobin), der ▸Immunglobuline (als »leichte« bzw. »schwere K.«; s.a. ▸Schwerkettenkrankheit). E chains.

**Ketten|kokken:** ▸Streptococcus. E chain cocci.

**Ketten|reaktion:** *Chemie* Reaktion, bei der sich die Reaktionspartner durch die Reaktion selbst immer wieder neu bilden. E chain reaction.

**Kettler-Transposition** (LOUIS-HEINZ K., 1910–1976, Pathologe, Berlin): ▸Transposition der großen Gefäße, mit Linksposition des re. Herzohres, Pulmonalstenose, Septumdefekt, offenem Foramen ovale. E Kettler transposition.

**Keuch|husten,** Pertussis, Tussis convulsiva: endemische (zeitweise epidemische) Infektionskrankheit, hervorgerufen durch Bordetella pertussis. Übertragung durch Tröpfcheninfektion; Inkubationszeit: 7–14 Tg.; Ansteckungsfähigkeit: 4–6 Wo. Ähnlich, aber leichter verläuft die Infektion mit Bordetella parapertussis. ***Verlauf:*** beginnt mit katarrhalischem Stadium (1–2 Wo.), auf das ein 3–6 Wo. dauerndes Stadium convulsivum folgt, gekennzeichnet durch typische Hustenanfälle: Auf tönendes Einatmen folgen ein stakkatoähnlicher, von hörbaren Einatmungen unterbrochener Husten mit Herausstrecken der Zunge, Erbrechen zähen Schleims u. – auf Anfallshöhe – ein Stimmritzen- u. Bronchialkrampf, die zu Apnoe, Zyanose führen u. deren Lösung mit einem keuchenden Inspirium erfolgt. Oft folgt unmittelbar nach laut »juchzender« Inspiration (Reprise) ein meist leichterer 2. Anfall. Dem nachfolgenden 3. Stadium (Stadium des Abklingens = Stadium decrementi) mit Bronchitiszeichen bis zu 6 Wo. Dauer folgt die Rekonvaleszenz. Bei neurolabilen Kindern ist der Verlauf länger, bei – v.a. rachitischen – Säuglingen besonders schwer; bei Geimpften u. Zweiterkrankten ist er abortiv. ***Klinik:*** Pathologisch-anatomische bzw. klinische Befunde sind katarrhalische Laryngotracheobronchitis mit Nekrosen u. lymphozytärer Infiltration, hilifugale Peribronchitis, Emphysem, Atelektasen, Exsudation; evtl. aber eitrige Bronchitis, Bronchopneumonie, Otitis, (vielfach tödliche) Enzephalopathie (mit Krampfanfällen u. spastischen Lähmungen bei Krankheitsherden in Ammonshorn, Stirnhirn u. Insel; evtl. Dauerschäden). ***Spätfolgen:*** Bronchiektasen, Leistenhernie, Rektalprolaps. ***Diagn.:*** Die Diagnose stützt sich auf die typischen Hustenanfälle mit ihrem charakteristischen Gesichtsausdruck (Facies pertussica), eine relative u./oder absolute ▸Lymphozytose, v.a. aber auf bakteriologische u. serologische Befunde (Erregernachweis im Nasopharyngealabstrich, positive Hustenplatte, Antikörper mittels ELISA) u. die Röntgenuntersuchung (Volumen pulmonum auctum, »Grippe-Dreieck«, Streifenatelektasen). ***Ther.:*** symptomatisch (Mukolytika; evtl. Betasympathomimetika, Corticosteroide), Antibiotika, solange der Pat. B. pertussis ausscheidet. ***Prophyl.:*** aktive Immunisierung mit azellulärem monovalentem Keuchhustenimpfstoff, der Pertussis-Antigene (aP) enthält. Grundimmunisierung erfolgt meist als Mehrfachimpfung im frühen Säuglingsalter; Auffrischung zwischen dem 11. u. 18. Lj. Prophylaxe u. Behandlung ferner möglich durch Keuchhusten-Immunglobulin (Schutzwirkung für ca. 8–10 Tg.; bei Anw. erst im katarrhalischen Stadium verlaufsmildernd). E whooping cough, pertussis.

**Keuch|husten|tic:** Keuchhustenanfälle über das Stadium decrementi hinaus bei psychisch labilen Kindern, wobei jeder kleine Reiz auf den eingefahrenen Hustenbahnen zum Anfall »ausgebaut« wird.

**Keuschlammfrüchte:** ▸Agni casti fructus.

**keV:** Kilo-eV = ▸Elektronenvolt × $10^3$.

**K-Faktor, k-Faktor:** *Serologie* Antigen K oder k (im Kell-Cellano-System).

**KFD** *(engl.)* Abk. für **K**yasanur **f**orest **d**isease: s.u. ▸Kyasanurwald-.

**KG: 1)** Abk. für ▸Körpergewicht. **2)** Abk. für Krankengymnastik: s.u. ▸Physiotherapie. **3)** Abk. für **K**ardio**g**ramm (▸Kardiographie).

**KGS: 1)** Abk. für ▸Ketoglutarsäure. **2)** Abk. für 17-**ke**togene **S**teroide: ▸17-Ketosteroide.

**KH:** Abk. für ▸**K**ohlen**h**ydrat.

**Khaini(-Krebs):** Hautkarzinom der Unterlippe in Indien (wahrscheinlich durch Tabakkauen bedingt).

**kHE, KHE:** Abk. für ▸**k**oronare **H**erz**e**rkrankung. E CHD.

**Khellin,** 2-Methyl-5,8-dimethoxy-furano-chromon, Ammivin, Visammin: auch künstlich synthetisierbares Furochromon-Derivat aus Früchten von Ammi visnaga. ***Wirkung:*** spasmolytisch u. gefäßerweiternd; ***Anw.*** (wie das schwächer wirksame **Khellinin** oder **Khellolglucosid**) z.B. bei Stenokardie, spastischer Bronchitis. E khellin.

**kHK, KHK:** Abk. für ▸**k**oronare **H**erz**k**rankheit. E CHD.

**Kicher|erbsenvergiftung:** ▸Lathyrismus.

**Kidd-System:** Blutgruppensystem der Erythrozyten mit den Antigenen bzw. Allelen $Jk^a$ u. $Jk^b$ (= Kidd-Faktor) u. den Antikörpern Anti-$Jk^a$ (am häufigsten) u. Anti-$Jk^b$ sowie (selten, bei »Minus-Minus-Phänotyp«) Jk (a–, b–); die Antikörper wirken hämolysierend (bewirken ggf. einen Morbus haemolyticus neonatorum), sind durch COOMBS-Test bzw. evtl. nur durch Enzym-COOMBS-Technik nachweisbar, werden in Blutgruppen- = Vaterschaftsgutachten genutzt. E Kidd blood group.

**KIE:** Abk. für **K**allikrein-**I**nhibitor-**E**inheit.

**Kiefer:** ▸Mandibula, ▸Maxilla, Unterkiefer..., Oberkiefer... E jaw, gnatho...

**Kiefer|bogen-Syndrom:** Kiefer-Gesichts-Fehlbildungen, ▸Dysostosis mandibulofacialis. E mandibulofacial dysplasia.

**Kiefer|bruch, -fraktur:** Bruch des Ober- oder Unterkiefers außerhalb oder innerhalb der Zahnreihe (letztere Form oft kombiniert mit Alveolen- u./oder Zahnfraktur). Die Oberkieferfraktur (als Mittelgesichtsfraktur) allgemein mit typischen Knochenbruchlinien (▸LE-FORT-Fraktur; dort Abb.) u. oft kompliziert durch Verletzung von Kieferhöhle u./oder Augenhöhle, Gefäßen, Nerven (N. facialis). E maxillary fracture, mandibular f.

**Kiefer-Gaumen-Spalte,** Gnathopalatoschisis: Kombination einer ein- oder beidseitigen ▸Kieferspalte mit einer ▸Gaumenspalte. E sphenomaxillary fissure.

**Kiefer|gelenk:** ▸Articulatio temporomandibularis.

**Kiefer|gelenk|arthrose:** ein- oder beidseitige ▸Arthrose des Kiefergelenks (Articulatio temporomandibularis), wahrscheinlich stets als Folge einer Schädigung des Gelenkknorpels, z.B. durch habituelle Luxation, Verletzung oder – fortgeleitete oder hämatogene – Entzündung. Bewirkt eine meist schmerzlose Behinderung des Mundöffnens mit Abweichen des Unterkiefers (i.S. einer BONNET-Position) u. Gelenkknacken während der Öffnungsbewegung (im Ggs. zum terminalen Knacken bei habit. Unterkieferverrenkung). E arthrosis of temporomandibular joint.

**Kiefer|gelenk|fraktur:** ein- oder beidseitiger Bruch des Processus articularis mandibulae, v.a. in dessen Hals- = Kollumbereich. Führt zu frontal »offenem Biss« (als Folge der Verkürzung), zu ▸Kieferklemme mit Abweichen des Unterkiefers zur kranken Seite.

**Kiefer(hand)griff:** ▸KAPPELER-, ▸ESMARCH-HEIBERG-Handgriff.

**Kiefer|höhle:** ▸Sinus maxillaris. E maxillary sinus.

**Kieferhöhlen|entzündung:** ▸Sinusitis maxillaris (evtl. als eitrige Entzündung = **Kieferhöhlenempyem**). E maxillary sinusitis.

**Kieferhöhlen|karzinom:** vom ▸Sinus maxillaris ausgehendes Karzinom (meist als verhornendes Plattenepithelkarzinom) mit stark invasivem Wachstum in die Nachbarschaft u. frühzeitiger Metastasierung. Führt zu dumpfem Schmerz am Jochbogen, einseitig verstopfter Nase (evtl. Nasenbluten), Zahnlockerungen, Exophthalmus. E carcinoma of maxillary sinus.

**Kiefer|klemme,** Ankylostoma: Behinderung des Mundöffnens infolge z.B. einer auf die Kaumuskeln fortgeleiteten Entzündung (z.B. bei Aktinomykose, Parotitis), einer ▸Kiefergelenkfraktur oder -luxation; ferner bei mastikatorischem ▸Gesichtskrampf. S.a. ▸Kiefersperre. E trismus.

**Kiefer-Lid-Phänomen:** ▸GUNN-Zeichen.

**Kiefer-Lippen(-Gaumen)-Spalte:** s.u. ▸Lippen-Kiefer...; s.a. ▸Kieferspalte. E cheilognathopalatoschisis.

**Kiefer|luxation:** die unfallbedingte oder habituelle (z.B. bei Gelenkkapselschlaffheit) Verrenkung des Unterkieferköpfchens (dessen Verlagerung nach vorn über das Tuberculum articulare, bei Subluxation nur vor den Discus articularis; oder zur Seite, evtl. als divergierende ▸Luxation, oder nach hinten); stets ohne Kapselriss. Zeichen: »federnde Fixation« (fixierte Stellung des zur gesunden Seite verschobenen Unterkiefers), Unmöglichkeit des Zahnschlusses. E luxation of temporomandibular joint.

**Kiefernadelöl,** Pini aetheroleum: ätherisches Öl mit nachgewiesener Wirkung bei Katarrhen der oberen Luftwege, rheumatischen und neuralgiformen Beschwerden. ***Kontraind.:*** Asthma bronchiale und Keuchhusten.

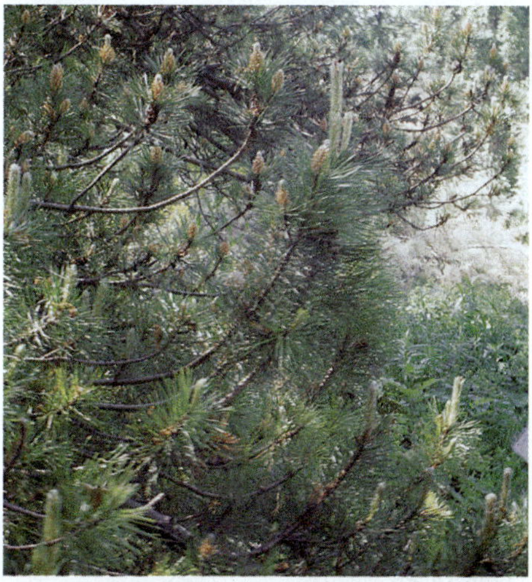

**Kiefernadelöl:** Wald-Kiefer. [399]

**Kiefern|aussatz:** **1)** Auftreten juckender Quaddeln infolge Kontaktes mit den Raupen des »Kiefernprozessionsspinners« (Cnethocampa pinivara). **2)** vulgäres ▸Ekzem durch Kontakt mit Kiefernholz (bzw. dessen Harzen, Staub). E pinewood contact dermatitis.

**Kiefer-Öffnungsreflex:** (HOFFMANN u. TOENNIES 1948) der trigemino-trigeminale Reflex: Nach elektrischer Reizung der Zunge oder der Lippen erfolgt mit einer Latenz von ca. 15 ms ipsilateral, wenige ms später auch kontralateral eine elektromyographisch registrierbare Innervationsstille in den mäßig kontrahierten Masseteren, oft gefolgt von einer weiteren Innervationshemmung nach ca. 60 ms. Diese fehlen bei lokalem Tetanus u. erlauben damit dessen Frühdiagnose.

**Kiefer|orthopädie:** Teilgebiet der Zahnheilkunde, das sich mit Gebiss- u. Kieferregulierung, d.h. mit der Beseitigung von Zahnstellungsanomalien u. Bisslagefehlern befasst. E orthodontics.

**Kiefer|spalte,** Gnathoschisis: die stets mit totaler Lippenspalte kombinierte angeborene Spalte des Unter- oder Oberkiefers; i.e.S. die oft familiäre, meist komplette, ein- oder beidseitige seitliche Gesichtsspalte als Oberkieferspalte infolge fehlender Vereinigung des Zwischenkiefers mit dem Gaumenfortsatz (die totale Form meist mit Gaumenspalte). E gnathoschisis, cleft jaw. – **K., mediale:** Oberkieferspalte mit Weitstand der mittleren Schneidezähne bzw. Unterkieferspalte mit Spaltung von Zunge u. Mundboden.

**Kiefer|sperre:** das Unvermögen des aktiven Lippen- u./oder Zahnreihenschlusses; v.a. bei Kieferluxation (als typische federnde Gelenksperre mit offen stehendem Mund), bei Unterkieferfraktur. E lockjaw.

**Kiefer|zyste:** von Epithel ausgekleidete Zyste des Ober- oder Unterkiefers mit Ursprung im Gebiss (= **dentogene K.**; z.B. bei Wurzelspitzengranulom als radikuläre K., an krankhaften Zahnsäckchen als follikuläre K., oder als parodontale Milchzahnzyste) oder in nicht rückgebildeten Teilen des Ductus nasopalatinus bzw. versprengten Epithelkeimen (Epidermoid-, Dermoidzyste, Cholesteatom); s.a. ▸GORLIN-GOLTZ-Syndrom. ***Klinik:*** schmerzlose Vorwölbung an Gaumen oder Mundvorhof (mit DUPUYTREN-Geräusch, Eindrückbarkeit). E jaw cyst.

**Kiel|brust:** Pectus carinatum, ▸Hühnerbrust. E keeled chest.

**Kieler Klassifikation:** eine von Experten der Kieler Universität 1973/74 angegebene (1969 von K. LENNERT entworfene) Einteilung der malignen Lymphome anhand morphologischer, enzymzytochemischer u. immunologischer Eigenschaften (▸Non-HODGKIN-Lymphome, dort Tab.). E Kiel classification.

**Kieler Knochenspan:** sterilisierter, durch Eiweißdenaturierung immunologisch inaktiver tierischer Knochenspan verschiedener Form; dient als Knochenkonserve für xenogene Transplantation. E Kiel graft.

**Kielland-Zange** (CHRISTIAN K., 1871–1941, Frauenarzt, Oslo), KJELLAND-Zange: Geburtszange mit Gleitschloss u. – im Gegensatz zur NAEGELE-Zange – mit Löffeln ohne Beckenkrümmung; ist auch am Steiß (quer oder schräg) anlegbar. Anw. v.a. für sog. hohe Zange. E Kielland's forceps.

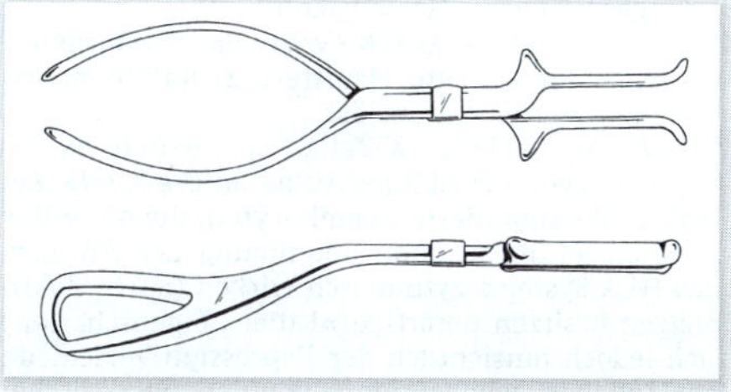

**Kielland-Zange.** [274]

**Kiel|schädel:** ▸Trigonozephalus.

**Kiemen|bogen,** Branchialbogen, Schlundbogen, Viszeralbogen: bei Wirbeltieren u. dem Menschen frühembryonal in der Halsgegend gelegene Mesenchymwülste (als Arcus hyoideus, mandibularis, pharyngealis). Liegt jeweils zwischen 2 Kiemenfurchen, ist innen von Ento-, außen von Ektoderm überzogen, besitzt einen eigenen Nerv u. eigene Blutgefäße, bildet verschiedene Gewebe bzw. ist Vorläufer verschiedener Organe. Fehlentwicklungen des 1. Bogens führen zu Gesichtsfehlbildungen (z.B. ▸Dysostosis mandibulofacialis bzw. HALLERMANN-, WILDERVANCK-Syndrom), des 3. u. 4. Bogens u.a. zu ▸Thymusaplasie. E branchial arch.

**Kiemen|bogen|nerven,** Branchialbogennerven: die Hirnnerven V, VII, IX, X u. XI als entwicklungsgeschichtlich den ▸Kiemenbögen (Branchialbögen) zugeordnete Gebilde. E branchial nerves.

**Kiemen|darm,** Schlunddarm, Kopfdarm: der mit Schlund- = Kiementaschen (als Ausstülpungen) ver-

K

sehene embryonale Darmabschnitt; der an die Mundbucht, das ▸Stomatodeum, reichende, von ihr zunächst durch die Rachenmembran getrennte vordere, bis zur Lungenknospe reichende Teil des Vorderdarms. E foregut.

**Kiemen|taschen,** Branchialtaschen: bei Säugerembryonen als Rudimente der ▸Phylogenese vorübergehend vorhandene seitliche Ausbuchtungen (▸Schlundtaschen) des Branchialdarms (= ▸Kiemendarm), die zusammen mit den Branchialbögen (= ▸Kiemenbögen) Vorstufen definierter Organe sind. Sind durch Membranen von den ihnen entsprechenden äußeren Branchialfurchen (= Kiemenfurchen) getrennt (Membrandurchbruch – bei Wassertieren – ergibt die Branchialspalten). Fehlbildungen führen zu ▸branchiogenen Zysten bzw. Fisteln (▸Halszyste, laterale). E pharyngeal pouches.

**Kienböck** (Robert K., 1871–1953, Röntgenologe, Wien). – **K.-Lendensyndrom:** postmenopausale »trophostatische« Osteoarthrose der Wirbelsäule am lumbosakralen Übergang: Osteoporose, Höhenminderung der Bandscheiben (▸Disci intervertebrales), Deformierung der kleinen Gelenke, evtl. Subluxation $LW_4$. E Kienböck's lumbar syndrome. – **K.-Malazie,** K.-Preiser-Krankheit: ▸Lunatummalazie. E K.'s malacia. – **K.-Zeichen:** *Röntgenologie* paradoxe Zwerchfellbewegung (bei Einatmung auf-, exspiratorisch abwärts) der erkrankten Seite, unter forcierter Atmung als deutl. »Waagebalkenphänomen«; bei Phrenikuslähmung, Pneumothorax. E K.'s phenomenon.

**Kiesel|gur:** ▸Terra silicea. Anw. z.B. für Berkefeld-Filter. Berufsbedingte Inhalation von K.-Staub führt selten zu ▸Pneumokoniose (Mischform von reiner Quarzsilikose u. diffuser Lungenfibrose). E kieselguhr.

**Kiesel|säure,** Acidum silicicum: die Orthokieselsäure $Si(OH_4)$ u. ihre Kondensationsprodukte (i.w.S. auch das Anhydrid $SiO_2$ = ▸Siliciumdioxid, dessen Partikel in der Pathogenese der Silikose eine wesentliche Rolle spielen). Salze der K. in verschiedenen menschl. Geweben vorhanden; dienen ferner als Streupuder u. – als Mg-Silicate – als Antazida. E silicic acid.

**Kiesel(staub)lunge:** ▸Silikose.

**Kiesselbach-Ort** (Wilhelm K., 1839–1903, Otologe, Erlangen): ▸Locus Kiesselbachii.

**Kilham-Rattenvirus,** Abk. KRV: ein Picorna-Virus, das experimentell bei Baby-Hamstern u. -Ratten mongoloiden Minderwuchs auslöst.

**Killer|zelle,** $T_K$-Zelle, K-Zelle: zytotoxisch aktiver ▸Lymphozyt (dort Abb.). – Als **natürliche K.** (NK-Zellen) große granulierte Lymphozyten, die ohne Vorsensibilisierung u. ohne Beteiligung der Antigene des HLA-Systems zytotoxisch wirken (auch Makrophagen besitzen derartige »Killer«-Eigenschaften), sich jedoch hinsichtlich der Expression verschiedener Zelloberflächenantigene von den zytotoxischen T-Zellen unterscheiden. E (natural) killer cell, (N)K cell.

**Killian** (Gustav K., 1860–1921, dt. HNO-Arzt). – **K.-Divertikel:** ▸Pulsionsdivertikel der Speiseröhrenhinterwand am Oberrand des ▸K.-Muskels. S.a. ▸Zenker-Divertikel. E Killian's diverticulum. – **K.-Dreieck:** muskelschwaches Dreieck im hinteren oberen Ösophagusbereich oberhalb der Pars transversa; Bestandteil des oberen ösophagealen Sphinkters; hat Bedeutung bei der Entstehung von Ösophagusdivertikeln. – **K.-Haltung:** aufrechte Stellung des Patienten mit nach vorn geneigtem Kopf für die ▸Laryngoskopie; der Kehlkopfspiegel wird von unten her waagerecht u. unter Wegdrücken des weichen Gaumens eingeführt. E K.'s position. – **K.-Laryngoskopie:** ▸Schwebelaryngoskopie. – **K.-Muskel:** der unterste, gabelförmig geteilte Abschnitt (Pars fundiformis) des Schlundschnürers (= M. constrictor pharyngis inferior). E K.'s muscle. – **K.-Operation: 1)** Radikaloperation der Stirnhöhle (Schleimhautausräumung, die meist miterkrankten Siebbeinzellen einbeziehend) mit Eröffnung der Höhle von der Stirn u. der Augenhöhle aus u. mit Herstellung einer breiten Verbindung zur Nasenhöhle; zur Gesichtsweichteilstützung bleibt eine Randspange der Augenhöhle erhalten. E K.'s operation. **2)** teilweise Abtragung der Nasenscheidewand (submuköse Resektion) unter Teilentfernung des Pflugscharbeins (Vomer) u. der ▸Lamina perpendicularis. – **K.-Polyp:** ▸Choanalpolyp.

**kilo-:** Maßeinheiten-Präfix mit der Bedeutung »$10^3$faches«. S.a. ▸Kilopond.

**Kilo|base:** 1000 Nucleinsäure-Basen; Größe zur Definition von Nucleinsäuren. E kilobase (kb).

**Kilo|gramm,** Abk. kg: im SI-System die Basiseinheit der Masse. $1\,kg = 10^3\,g$. – $1\,Mg = 10^6\,g = 10^3\,kg = 1$ Tonne; $1\,mg = 10^{-3}\,g = 10^{-6}\,kg$.

**Kiloh-Nevin-Syndrom:** klinische Bezeichnung für seltene Medianus-Kompressionssymptomatik (Läsion des N. interosseus anterior) im Bereich des volaren Unterarms; geht mit diffusen, bisweilen reißenden Schmerzen einher.

**Kilo|pond,** Abk. kp: ältere Einheit der Kraft; Gewicht der Masse von 1 kg bei normaler Fallbeschleunigung: $1\,kp = 9{,}80665\,m \cdot kg \cdot s^{-2} = 9{,}80665\,N = 0{,}980665 \cdot 10^6\,dyn$. – $1\,kp = 9{,}81$ Newton.

**Kilo|volt,** Abk. kV: 1000 Volt. E kilovolt, Abk. kv.

**Kimmelstiel-Wilson-Syndrom** (Paul K., 1900–1970, Pathologe, Hamburg, Boston; Clifford W., geb. 1906, Arzt, London), diabetische Glomerulohyalinose: Komplikation des ▸Diabetes mellitus u. oft in Kombination mit einer ▸Retinopathie auftretende Nierenerkrankung (extrakapilläre Glomerulosklerose; klinisch mit Proteinurie oder vollem nephrotischem Syndrom), die zu Niereninsuffizienz führt. In den Wänden der Nierengefäße lagern »Hyalinkugeln« u. »fibrinoide Schlingenklappen« (abgewandelte Arteriosklerose?); ferner Verbreiterung des Mesangiums, Verdichtung der Basalmembran, PAS-positive eosinophile Ablagerungen im Mesangium. S.a. ▸diabetische Triopathie. E Kimmelstiel-Wilson syndrome.

**Kimray-Greenfield-Filter:** ein aus 6 Stahldrähten in konischer Anordnung bestehender, nach kranial gerichteter ▸Kavafilter zur Lungenembolie-Prophylaxe; an den nach kaudal gerichteten Drahtenden befinden sich Häkchen, die ein Wandern des Filters in der V. cava verhindern.

**Kimura-Krankheit:** Wucherungen lymphoiden Gewebes u. von Kapillaren mit epitheloiden Endothelzellen; mit Bluteosinophilie. E Kimura's disease.

**Kin|äs|thesie** *(griech.):* ▸Bewegungssinn.

**Kinästhesie|training:** Bezeichnung für Körpertastarbeit, sensomotorisches Üben, Schulung der Körperwahrnehmung, der Empfindung für Körperhaltung u. Bewegung. Umleitung zum bewussten Empfinden und Kontrolle von Bewegungsabläufen u. Spannungen in der Muskulatur. Wichtig u.a. in Sport u. Physiotherapie. S.a. ▸Bewegungssinn (Kinästhesie), ▸Kinästhetik.

**Kinästhesiometer:** Gerät zur quantitativen Messung aktiver u. passiver (Arm-)Bewegungen. S.a. ▸Bewegungssinn. E kinesthesiometer.

**Kin|ästhetik** *(griech. kinesis = Bewegung; aisthesis = Empfindung):* Bewegungslehre, die sich mit der Empfindung u. dem Ablauf der natürlichen menschlichen Bewegung befasst. Von Frank Hatch u. Lenny Maietta entwickeltes Konzept für pflegerische, therapeutische u. pädagogische Berufsgruppen, das die eigenen Körperbewegungen u. die Wahrnehmung des eigenen Körpers zur gezielten Interaktion mit dem Pat. u. dessen Körperbewegungen u. -wahrnehmung einsetzt. ***Grundlagen:*** Verhaltenskybernetik (Wissenschaft von der Steuerung u. Regelung komplexer Systeme), humanistische Psychologie u. Elemente des modernen Tanzes. ***Prinzipien:*** Interaktion, funktionelle Anatomie, Bewegung u. Funktion, Anstrengung, Gestalten der Umgebung. Bewegungen nach kinästhetischem Prinzip sind fließend u. harmonisch, für den Pat. sanft u. schonend u. beziehen seine Fähigkeiten (Ressourcen) mit ein. Kann gemeinsam mit ▸basaler Stimulation® angewendet werden, beide Methoden fördern die Kommunikations- u. Interaktionsfähigkeit.– Eine ***Sonderform*** ist K. im Umgang mit Säuglingen (Frühgeborenen), Kleinkindern u. Kindern mit Behinderungen (**k. infant handling**). Basiert auf der Annahme, dass den Tastsinn betreffende u. bewegungsempfindende (taktil-kinästhetische) Interaktionen zwischen Kind u. Bezugsperson eine größere Bedeutung haben als der Austausch über andere sensorische Mittel.

**Kinạsen:** Enzyme, die von Nucleotidtriphosphaten den endständigen Phosphatrest auf Substrate übertragen (= Phosphotransferasen). E kinases.

**Kind|bett:** ▸Puerperium. E childbed.

**Kịnder|atrophie:** ▸Pädatrophie, ▸Säuglingsatrophie.

**Kịnder|audiometrie:** *Otologie* die speziell für – jüngere – Kinder geeigneten Audiometrieverfahren, v.a. Reflex-, Spiel-, EEG-Audiometrie (s.a. ▸Hörprüfung). E children's audiometry.

**Kinder|chirurgie:** medizinisches Fachgebiet, das sich mit der Erkennung, operativen u. konservativen Behandlung und der Nachsorge von chirurgischen Erkrankungen, Fehlbildungen, Organtumoren, Verletzungen u. Unfallfolgen des Kindesalters einschließlich der pränatalen Chirurgie befasst. Die Weiterbildungszeit bis zum Facharzt für K. (**Kinderchirurg**; engl. = pediatric surgeon) beträgt 6 Jahre. E pediatric surgery.

**Kịnder|dosis:** Arzneidosis im Kindesalter; meist berechnet als Bruch- oder Teil der Erwachsenendosis, z.B. als Quotient aus Alter (in Jahren) durch Alter + 12 (gültig bis zum 12. J., danach $^1/_2$–$^3/_4$, ab 18 J. $^3/_4$–$^1/_1$) oder (AUGSBERGER) als Summe aus 4 · Lebensjahre + 20; ferner – zuverlässiger – mit Hilfe spezieller Tabellen, v.a. bei stark wirkenden Mitteln unter Bezug auf Körperoberfläche, Körpergewicht, Wasserumsatz etc. E dose for children.

**Kinder|heilkunde,** Pädiatrie: medizinisches Fachgebiet, das sich mit der Erkennung u. Behandlung (einschließlich Prävention, Schutzimpfungen, pädiatr. Intensivmedizin, Sozialpädiatrie) aller körperlichen u. seelischen Erkrankungen sowie Reifungsstörungen des Kindes von der Geburt bis zum Abschluss seiner somatischen Entwicklung befasst. Die Weiterbildungszeit zum Facharzt für K. (Kinderarzt; engl. = pediatrician) beträgt 5 Jahre. Kürzlich umbenannt in **Kinder- u. Jugendmedizin**; der Facharzt heißt entsprechend **Kinder- u. Jugendarzt.** Teilgebiete sind ▸Kinderkardiologie u. ▸Neonatologie. E pediatrics.

**Kinder|kardiologie:** Teilgebiet der Kinder- u. Jugendmedizin (▸Kinderheilkunde), das sich mit der Erkennung und konservativen Behandlung angeborener u. erworbener Herz- u. Kreislauferkrankungen des Kindes von der Geburt bis zum Abschluss seiner somatischen Entwicklung befasst. Die Weiterbildungszeit beträgt 2 Jahre.

**Kinderkrankenpflege:** Ausbildungsberuf, der die Betreuung u. Pflege von kranken u. gesunden Neugeborenen, Säuglingen, Kindern u. Jugendlichen umfasst. Die Ausbildung an einer Berufsfachschule im Gesundheitswesen beinhaltet theoretische u. praktische Ausbildungsteile u. dauert 3 Jahre.

**Kinderkrankheiten:** wegen ihrer hohen Kontagiosität bereits überwiegend im Kindesalter auftretende Erkrankungen. Die als K. bezeichneten Infektionskrankheiten wie z.B. Poliomyelitis, Masern, Windpocken u. Keuchhusten können bei fehlender Immunität auch im (jugendlichen) Erwachsenenalter auftreten. Nur systematische lückenlose Impfungen können zur Elimination oder ▸Eradikation von K. führen.

**Kịnder|lähmung: 1) K., epidemische spinale:** ▸Poliomyelitis anterior acuta. **2) K., zerebrale:** ▸Zerebralparese, infantile.

**Kịnder|leishmaniase:** die ▸Kala-Azar des Kindesalters (= »Milzfieber« des Mittelmeerraumes, die »tropische« Splenomegalie). E infantile leishmaniasis.

**Kịnder|psychosen:** psychische Erkrankungen des Kindesalters; es kommen alle im Erwachsenenalter bekannten Psychosen unter altersentsprechendem Erscheinungsbild vor. E childhood psychosis.

**Kinder|radiologie:** Teilgebiet der diagnostischen ▸Radiologie, das sich mit der radiologischen Diagnostik (einschließlich Spezialverfahren u. Sonographie) bei Kindern sowie dem entsprechenden Strahlenschutz befasst. Die Weiterbildungszeit beträgt 2 Jahre.

**Kịnder|skorbut:** ▸MOELLER-BARLOW-Krankheit.

**Kindersprache:** Sprache im Säuglings-, Kleinkindalter; Tab. E baby talk.

| Sprachentwicklung | |
|---|---|
| ab 3. Monat | Lallsprache aus eigener Initiative, Modulation des Schreiens |
| 3. Quartal | Nachahmung der Laute (Echolalie) |
| 4. Quartal | einzelne Wörter (Ende des 1. J. ca. 7) |
| 3. Halbjahr | Verbindung des Wortes mit einem Sinn |
| 4. Halbjahr | Namenseroberung |
| Ende 2. Jahr | Zwei- u. Dreiwortsätze |
| 1. Hälfte 3. Jahr | Fragen nach Wo u. Wann |
| 2. Hälfte 3. Jahr | Über- u. Unterordnen einzelner Satzteile |
| 4. Jahr | Bedürfnis nach zeitl. Orientierung, konditionales Denken, Gebrauch des Konjunktivs |

**Kindersprache.** [122]

**Kịnder|sterblichkeit:** die ▸Mortalität im Kindesalter (ausschließlich der – v.a. auch perinatalen – Säuglingssterblichkeit). Sinkt jenseits des 1. Lj. rasch ab, erreicht zwischen 10. u. 15. Lj. mit 0,5‰ ihr Minimum. E childhood mortality.

**Kinder- und Jugend|psychiatrie:** Gebiet der Medizin, das sich mit der Erforschung, Prävention, Erkennung, nicht-operativen Behandlung u. Nachsorge psychischer Krankheiten u. Störungen sowie psychischer u. sozialer Auffälligkeiten im Kindes- u. Jugendalter befasst. Wird mit der **Kinder- u. Jugendpsychotherapie** zu einem medizinischen Fachgebiet zusammengefasst. Die Weiterbildungszeit bis zum Facharzt beträgt 5 Jahre. S.a. ▸Psychiatrie, ▸Psychotherapie.

**Kindes...:** s.a. ▸Kinds..., ▸Kinder...

**Kịndes|misshandlung:** die körperliche u./oder geistig-seelische Schädigung des Kindes durch die Eltern bzw. durch Erziehungsberechtigte; dient vorgeblich erzieherischen Maßnahmen, tatsächlich aber meist dem Ausleben aggressiver Triebimpulse der Erziehungsberechtigten. Klinisches Bild (»Battered-Child-Syndrom«): auffallend zahlreiche Verletzungsfolgen wie Blutergüsse (s. Abb; auch als subdu-

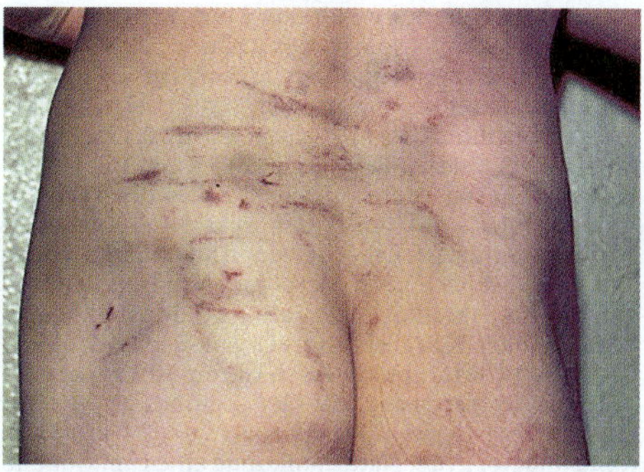

**Kindesmisshandlung.** [523]

rales Hämatom), Weichteilwunden u./oder -narben, frische u. geheilte Knochenbrüche, Zeichen mangelnder Pflege, Unterernährung etc. S.a. ▶Kaspar-Hauser-Syndrom. E child abuse.

**Kindler-Zeichen** (WERNER K.,1895–1976, HNO-Arzt, Heidelberg): das ▶TOBEY-AYER-Zeichen bei Jugularis- bzw. Sinusthrombose. E Kindler sign.

**Kindling** *(engl.)*: experimentelle periodische Reizung von Gehirnstrukturen, v.a. des limbischen Systems. Während wiederholter unterschwelliger (elektrischer) Stimulation wird die Nachentladungsschwelle immer weiter erniedrigt, bis vormals unterschwellige Einzelreize selbst eine Nachentladung bewirken.

**Kinds|bewegungen:** Bewegungen der Leibesfrucht, die von der Schwangeren ab der 16.–20. Schwangerschaftswoche wahrgenommen werden (engl. = quickening), sonographisch aber sehr viel früher erkannt werden. Ihr Nachweis durch ▶Auskultation oder als Tastbefund (durch Uterusbetasten reflektorisch auslösbar) gilt als sicheres ▶Schwangerschaftszeichen. E fetal movements.

**Kinds|lage:** ▶Fruchtlage. E presentation, lie.

**Kinds|pech:** ▶Mekonium.

**Kinds|teile:** die durch ▶Palpation (vaginal oder durch die Bauchwand) sowie durch Röntgen- oder Ultraschalluntersuchung unterscheidbaren Körperteile der Leibesfrucht, des Fetus. Als »**große Teile**« Schädel u. Beckenende, als »**kleine Teile**« die Gliedmaßen. Nachweis gilt als sicheres ▶Schwangerschaftszeichen. E fetal parts.

**Kinds|tod, plötzlicher, unerwarteter K., Mors subita infantum:** der unerwartete, plötzliche Tod scheinbar völlig gesunder Säuglinge, meist im Schlaf (»Krippentod«), der weder durch genaue Anamnese noch durch gründliche Untersuchung noch durch eine Autopsie erklärt werden kann. Häufigkeitsgipfel im 2.–4. Lebensmonat, selten nach dem 12. Lebensmonat; betroffen sind häufiger Jungen; oft in den Wintermonaten. ***Risikofaktoren:*** nachfolgende Geschwister nach p. K.; Kinder, die bereits einmal erfolgreich reanimiert wurden, ehemalige Frühgeborene, Kinder von drogenabhängigen Müttern. ***Prävention:*** als Schlafposition Rückenlage, Nichtrauchen in der Schwangerschaft u. Umgebung des Kindes, Vermeiden einer Hyperthermie, konsequentes Impfen, wenig Medikamente, Förderung des Stillens. E sudden infant death syndrome, SIDS, crib death.

**Kine...** *(griech. Kinesis):* Wortteil »Bewegung«.

**Kine|angiographie:** Angiographie mit Verlaufskontrolle, d.h. über eine bestimmte Zeit, z.B. Koronarangiographie. E cineangiography.

**Kine|densi|graphie:** *Röntgenologie* s.u. ▶Densigraphie.

**Kine|matisation:** *Chirurgie* ▶Kineplastik. E cinematization.

**Kine|matographie:** diagnostische fortlaufende Aufzeichnung (v.a. Erstellung von Aufnahmen) bewegter Objekte mittels eines Filmgerätes (»Kinokamera«); s.a. ▶Röntgenkinematographie. E cinematography.

**Kine|plastik:** Funktionsplastik am Amputationsstumpf zur Nutzung erhaltener Muskeln für willkürliche Bewegungen einer Kunsthand; z.B. Kanalbildung für Einpflanzung von Stiften für Drahtzüge (als SAUERBRUCH-Stumpf), »myoplastische« K. am Unterarmstumpf (▶KRUKENBERG-Arm). E cineplasty.

**Kine|sie: 1) Kinesis:** Bewegung. **2)** ▶Kinetose.

**Kinesin:** ein sog. Motorprotein, das wie das ▶Dynein für den intrazellulären Transport von Zellorganellen verantwortlich ist. K. besitzt einen Stielabschnitt, der an der Oberfläche von Membranen haften kann, u. einen Kopfabschnitt, der an ▶Mikrotubuli (dort Abb.) bindet. K. transportiert Organellen an das Plusende des Mikrotubulus. Auch Chromosomenwanderung u. -separierung bei der Zellteilung werden durch K. gesteuert.

**Kinesiologie:** in der Naturheilkunde eine funktionelle Testmethode, die auf der Beurteilung der Muskelspannung unter Einfluss von Testsubstanzen beruht; gilt als Verfahren der ▶Regulationsmedizin

**Kine|si(o)meter:** ▶Kinästhesiometer.

**Kine(sio)pathie, Kinesitherapie:** ▶Bewegungstherapie. E kinesitherapy.

**kinetisch:** Bewegung bzw. Bewegungsabläufe betreffend. E kinetic. – **k. Kette:** ▶Bewegungskette.

**Kineto|chor:** (SCHRADER, 1938) ▶Zentromer. E kinetochore.

**Kineto|mer:** die beiden Teilstrukturen des ▶Zentromers. E kinetomere.

**Kineto|plast,** Kinetonucleus, Blepharoplast: *Zoologie* der »lokomotorische« oder »Geißelkern« der Trypanosomidae; ein feulgenpositiver, mit dem Basalkörperchen nicht identischer Körper nahe der Geißelbasis. Wahrscheinlich ein Stoffwechselorganell. E kinetoplast.

**Kine|tose,** Bewegungskrankheit, Reisekrankheit: Krankheitsgeschehen, das durch starke Reizung des Gleichgewichtsorgans (Vestibularapparat) infolge Einwirkung von Progressiv-, Zentrifugal-, Winkel-, CORIOLIS-Beschleunigungen, aber auch durch fehlende Übereinstimmung (Diskordanz) der Erregungen des Gesichts- u. Gleichgewichtssinnes u. über eine Reizung vegetativer Stammhirnzentren hervorgerufen wird; z.B. als Autofahr-, Eisenbahn-, Luft-, See-, Karussellkrankheit. ***Klinik:*** Blässe, Schwindel, Erbrechen, Durchfälle oder Verstopfung, Blutdrucksenkung, Schweißausbruch, völlige Schlaffheit, Apathie oder »Nervosität«. E motion sickness, sea sickness, air sickness.

**Kineto|somen: 1)** ▶Basalkörperchen. E kinetosomes. **2)** feulgenpositive Körperchen in der Zentromerregion als Ansatzpunkte der Zugfasern der Spindel.

**Kinin:** Sammelbezeichnung für niedermolekulare, pharmakologisch hochaktive Oligopeptide mit Wirkung auf glatte Muskeln von Gefäßen, Intestinaltrakt, Bronchien und Uterus, die aus ihren Vorstufen (Kininogene; Eiweißkörper in der $\alpha_2$-Globulinfraktion) enzymatisch freigesetzt werden bei Gewebsverletzungen und durch Bakterieneinwirkung (Abb., s.a. ▶Kallikrein); erhöhte Blutwerte findet man bei anaphylaktischem Schock, Pankreatitis, Karzinoidsyndrom, erniedrigte bei Schock, Fieber, unter der Geburt. ***Wirkungen:*** Steigerung der Gefäßpermeabilität, Blutdrucksenkung durch Vasodilatation, Ödembildung, Kontraktion glatter Muskulatur (z.B. verstärkte Darmmotilität), erhöhte Glucose-, Eiweißkörper-, Natrium- und Kalium-Resorption, beschleunigte Wundheilung und DNS-Synthese. E kinin.

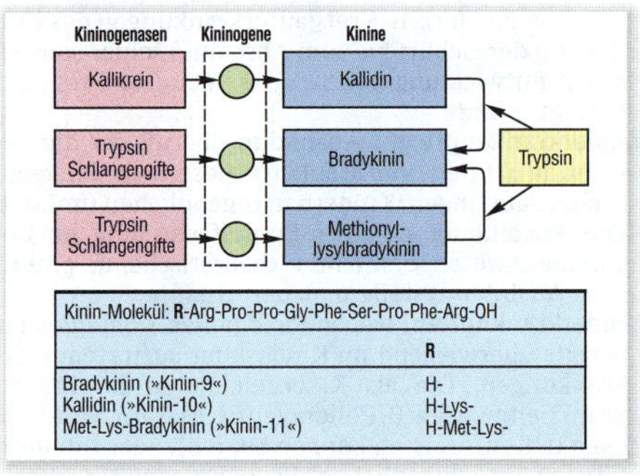


**Kinin:** Kinin, Vorstufen u. Enzyme.

**Kinino|gen:** s.u. ▶Kinin. E kininogen.

**Kinking** *(engl.)*: Knickung, Schleifenbildung an Gefäßen, z.B. an der Aorta (▶Pseudocoarctatio aortae).

**Kinn,** Mentum: Gesichtspartie auf dem vorderen unteren Teil des Unterkieferbogens; s.a. ▶Genio... E chin.

**Kinn|lage:** *Geburtshilfe* extreme ▶Gesichtslage mit Kinn als Leitstelle (Kinn meist vorn = mentoanteriore Lage = dorsoposteriore Lage). E chin presentation, mento-anterior/-posterior position.

**Kino-Reflex:** **1)** ▸Trömner-Reflex. **2)** ▸»stumme Sohle«.

**Kino|zentrum:** *Zytologie* ▸Zentrosom. E kinocentrum.

**Kino|zilie:** *Zoologie* ▸Flagellum; s.a. ▸Flimmerepithel (dort Abb.); ▸Stereozilien. E kinocilium.

**Kinsbourne-Syndrom:** frühkindliche ▸Encephalopathia mit allgemeinen ▸Myoklonien einschließlich – besonders auffällig – der Augenmuskeln (»tanzende Augen« = Opsoklonus; im Ggs. zu den übrigen Myoklonien im Schlaf nicht aufhörend). Die Ursache der Erkrankung ist unklar. Später wird oft ein Neuroblastom nachgewiesen.

**Kionitis** *(griech. kion = Säule):* Entzündung des Gaumenzäpfchens (▸Uvula). E uvulitis.

**Kippscheiben|prothese:** s.u. ▸Herzklappenprothese.

**Kirchner-Divertikel:** kleine Wandaussackung im unteren Teil der Ohrtrompete. E Kirchner's diverticulum.

**Kirchturm-T:** hohe, spitze T-Zacke des EKG als Erstickungs-T. E church steeple T-wave.

**Kirmisson-Zeichen:** quere streifenförmige Hautblutungen in der Ellenbeuge bei supra- oder perkondylärer Humerusfraktur mit beugeseitiger Fragmentverlagerung. E Kirmisson's sign.

**Kirschner** (Martin K., 1879–1942, Chirurg, Heidelberg). – **K.-Draht:** halbstarrer Bohrdraht mit Lanzen- oder Trokarspitze; u.a. für die perkutane ▸Drahtextension, ferner für Drahtspickung, Markraumdrahtung, Fragmentanheftung, Druckosteosynthese u. als Führungsdraht bei Schenkelhalsnagelung. E Kirschner's wire. – **K.-Kontinenzresektion:** Mastdarmresektion mit Entfernung der Afterschleimhaut u. extrasphinktärer Anastomosierung des Dickdarmstumpfes mit dem temporär ausgestülpten Analkanalstumpf nach Kolondurchzug. – **K.-Magenresektion:** schrittweise schlauchförmige ▸Magenresektion in Längsrichtung mit sofortiger etappenweiser Wiedervernähung u. – ab Magenmitte – als Querresektion mit Abschluss wie bei Billroth-Operation I oder II. – **K.-Ösophagusplastik,** Magenhochzug: Speiseröhrenersatz durch den in den Brustkorb verlagerten Magen.

**kirsch|roter Fleck:** Rötung der ▸Fovea centralis als typischer Augenhintergrundbefund bei Tay-Sachs-Syndrom u. bei Zentralarterienverschluss. E cherry-red spot.

**Kisch-Reflex:** reflektorischer Lidschluss (evtl. auch Tränenabsonderung) nach Reizung des Trommelfells u./oder der äußeren Gehörgangswand durch Berührung oder durch einen thermischen Reiz; fehlt bei Schädigung des Nervus trigeminus oder des N. facialis. E Kisch's reflex.

**kissing spine** *(engl.):* das ▸Baastrup-Syndrom.

**kissing tonsils** *(engl.):* sehr große Tonsillen, die sich in der Medianlinie des Schlundes berühren. ***Klinik:*** Schluck- u. Atembehinderung auch während des Schlafs (auch Ursache des Schlafapnoe-Syndroms).

**kissing ulcer** *(engl.):* ▸Abklatschgeschwür.

**Kitahara(-Horniker)-Syndrom:** zentrale seröse ▸Chorioretinitis mit Netzhautablösung im Makulabereich u. mit raschem zentralem Gesichtsfeldausfall.

**Kitt|niere:** Niere mit Kavernen, die eingedickten käsigen Eiter enthalten; Spätform der Nierentuberkulose. Bei zusätzlicher Verkalkung sog. Mörtelniere. E putty kidney.

**Kitt|substanz:** die ungeformte u. relativ feste, überwiegend von Kohlenhydraten gebildete ▸Interzellularsubstanz. E intercellular cement.

**Kitzler:** *Anatomie* ▸Clitoris.

**kJ:** Abk. für Kilo-Joule (▸Joule).

**Kjeldahl-Verfahren** (Johan Kj., 1849–1900, Chemiker, Kopenhagen), Kjeldahlometrie: quantitative Bestimmung stickstoffhaltiger organischer Substanzen durch Stickstoffumsetzung zu Ammoniumsalzen, gefolgt von Austreiben des gasförmigen Ammoniaks ($NH_3$) in eine $NH_3$ absorbierende Säurevorlage, die austitriert (oder kolorimetriert) wird. Die Angabe erfolgt in mg Stickstoff, sog. **K.-Stickstoff** (Multiplikation mit dem Faktor 6,25 ermöglicht Umrechnung in mg Eiweiß). Bei Enteiweißung der Serumprobe können Gesamt- u. Proteinstickstoff u. Rest-N nebeneinander ermittelt werden. E Kjeldahl method.

**Kjelland:** ▸Kielland.

**K-Komplex:** während des Schlafes im EEG spontan oder – mit Latenz von ca. 150–500 ms – als Reizantwort auftretende Wellen ausgeprägter Negativität im absteigenden Schenkel, evtl. mit »Schlafspindeln«; s.a. ▸Elektroenzephalographie. E K complex.

**Kladiose:** Pilzbefall mit ▸Scopulariopsis (früher als Mastigocladium bezeichnet). E cladiosis.

**Klado|sporiose:** ▸Cladosporiosis.

**Klärungs|reaktion:** ▸Meinicke-Reaktion.

**Klär|wert:** *Nephrologie* s.u. ▸Clearance.

**Klammer:** **1)** Befestigungsmittel für herausnehmbare Brücken, Teilprothesen am Restgebiss oder orthodontische Apparaturen. E clamp, clasp. **2)** Extensionsklammer (für ▸Drahtextension), ▸Wundklammer, ▸Clip. E clamp.

**Klammer|naht|gerät:** ▸Nähapparat. E stapler.

**Klang|analyse:** *Physiologie* beim Hörvorgang erfolgende Klangzerlegung in die Tonkomponenten (Teiltöne; maximale Unterscheidungsmöglichkeit normal ca. 34 000 Töne); *physik* Frequenzanalyse von Schallereignissen. – Die **Klangfarbe** wird geprägt durch Art, Zahl u. Stärke der dem Grundton (= Teilton mit kleinster Frequenz) überlagerten Obertöne.

**Klapp** (Rudolf Kl., 1873–1949, Chirurg, Orthopäde, Marburg, Berlin): – **K.-Kriechübungen:** aktive Kraftwiderstandsübungen zur Behandlung von Fehlformen u. -haltungen der Wirbelsäule (v.a. Skoliose). Dazu gehören Vierfüßerstand (auf Händen u. Knien) u. evtl. Vierfüßergang, Rutschen, Tiefkriechen (mit Arm- u. Beinstrecken u. Durchziehen), Horizontalkriechen, Kniegänge. E Klapp's creeping treatment. – **K.-Repositionsgerät:** Rohrgestell zum Einspannen von Extensionsbügeln. Ermöglicht dosiertes Auseinanderziehen (Distraktion) der Knochenbruchstücke für die ▸Reposition.

**Klappe:** *Anatomie* ▸Valva, ▸Valvula.

**Klappen|agenesie,** Klappenhypogenesie: anlagemäßiges Fehlen bzw. zahlenmäßige Verminderung der Venenklappen im Bereich der tiefen Beinvenen; seltene Ursache einer chronisch venösen ▸Insuffizienz. E agenesis of venous valves.

**Klappen|dilatation:** die Aufdehnung einer stenosierten Herzklappe; wird heute meist mittels Ballonkatheters vorgenommen (s.a. ▸Herzklappensprengung, ▸Ballonvalvuloplastie).

**Klappen|ebene:** *Kardiologie* ▸Ventilebene.

**Klappen|index:** Quotient aus Herzklappenöffnungs- ($cm^2$) u. Körperoberfläche ($m^2$) zur Beurteilung des Schweregrades einer Klappenstenose. Der **»kritische K.«** (Bayer) von etwa 0,7 entspricht einem Schweregrad III–IV. E valvular index.

**Klappen|insuffizienz:** mangelhafte Schlussfähigkeit einer anatomischen Klappe (z.B. Venenklappe, Bauhin-Klappe); i.e.S. die ▸Herzklappeninsuffizienz. E valvular incompetence.

**Klappen|segel:** ▸Cuspis. E valve leaflet.

**Klappen|stenose:** Klappenenge, i.e.S. als ▸Herzklappenstenose. E valvular stenosis.

**Klappen|vitium:** ▸Herzklappenfehler. E valvular defect.

**Klarzell|tumoren:** Tumoren aus Zellen mit reichlichem hellem Protoplasma; z.B. Hidradenoma clarocellulare, Carcinoma clarocellulare (s.a. ▸Helle-Zellen...) sowie Adenokarzinome u. das Klarzellenadenom. E clear cell tumors.

**Klasmatose:** an Plasmazellen u. anderen Antikörper bildenden Zellen erfolgende schnelle Abschnürung u. Ablösung von Zytoplasmateilchen, die dann aufgelöst werden u. so dem Transport von Zellinhalt (Immunglobuline etc.) in den Extrazellularraum dienen. S. a. ▸Exozytose. **E** clasmatosis.

**Klasmato|zyt:** ▸Histiozyt. **E** clasmatocyte.

**Klasse:** *Biologie* eine Kategorie der ▸Systematik. **E** class.

**Klassifikation:** Einteilung; z. B. als International Classification of Diseases (ICD) der WHO; als K. von Tumorerkrankungen (▸Staging); als K. psychischer Erkrankungen (Tab.). **E** classification.

| Jahr | Systembezeichnung | Anmerkungen |
|---|---|---|
| 1948 | ICD-6 | erste offizielle Klassifikation der WHO |
| 1952 | DSM-I | Definition der Kategorien, Beschreibung der Syndrome |
| 1955 | ICD-7 | |
| 1965 | ICD-8 | Erweiterung um neue Krankheitsgruppen; internationale Kooperation bei der Entwicklung |
| 1968 | DSM-II | |
| 1977 | ICD-9 | |
| 1980 | DSM-III | erste offizielle Operationalisierung psychiatrischer Störungen, multiaxiale Klassifikation; Feldstudien vor Einführung |
| 1987 | DSM-III-R | Einführung des Komorbiditätsprinzips |
| 1992 | ICD-10 | klinisch-diagnostische Leitlinien |
| 1994 | ICD-10<br>DSM-IV | Forschungskriterien |

*ICD = International Classification of Diseases der Weltgesundheitsorganisation (WHO)*
*DSM = Diagnostic and Statistical Manual of Mental Disorders der American Psychiatric Association (APA)*

**Klassifikation:** historische Entwicklung psychiatrischer Klassifikationssysteme [130]

**klassische Naturheilverfahren:** s. u. ▸Naturheilverfahren.

**»klassische Trias«:** Symptomenkomplex aus Hämaturie, Flankenschmerz u. palpablem Tumor bei ▸Nierenzellkarzinom (in 10–15 %).

**klastogen:** Zerstörung bewirkend, z. B. klastogene Wirkung eines Tumors. **E** clastogenic.

**Klasto|manie:** Zerstörungswut, z. B. bei agitierter Psychose; s. a. ▸Katatonie.

**Klatschung:** eine der Grifftechniken der klassischen ▸Massage (modifizierte ▸Klopfung). **E** clapping.

**Klatskin-Tumor** (GERALD K., geb. 1910, amerikan. Internist): Sonderform eines Gallengang-Karzinoms mit Lokalisation an der Gabelung der Gallengänge (»Hepatikusgabeltumor«). ***Ätiol.:*** Mutation von K-ras-Onkogen in der Hälfte der Fälle; Expression von p53-Gen (in 50–80 %) u. von Myc-Gen (in fast 100 %). Erhöhtes Risiko bei bestehenden Erkrankungen wie Choledochuszysten, Cholezystolithiasis, Morbus CROHN, Colitis ulcerosa, Askariasis, primär sklerosierender Cholangitis sowie nach Anwendung von Thorotrast. ***Klinik:*** Juckreiz, Ikterus, Gewichtsverlust, positives ▸COURVOISIER-Zeichen. ***Diagn.:*** stark erhöhtes AP u. (in etwa 60 %) höheres CA 19-9; sonographischer Nachweis einer Obstruktion; ERC/ECP (diagn.: Bürstenzytologie; ther.: Stent-Einlage); Endosonographie zum Staging; CT, Magnetresonanz-Tomographie zum Tumornachweis in späteren Stadien. ***Ther.:*** (in 25 % resektabel) bei distalem Befall OP nach WHIPPLE, bei proximalem Tumor Hepaticojejunostomie nach Y-ROUX (selten auch Lebertransplantation). S. a. ▸Cholangiom, malignes.

| | |
|---|---|
| Typ I | D. hepaticus communis betroffen; Kommunikation zw. beiden D. hepatici vorhanden |
| Typ II | Wachstum bis in die Hepatikusgabel |
| Typ III | infiltrierendes Wachstum in einen der D. hepatici (a: dexter, b: sinister) |
| Typ IV | infiltrierendes Wachstum in beiden D. hepatici mit Vorwachsen in die Segmentgallengänge |

**Klatskin-Tumor:** Klassifikation (nach BISMUTH-CORLETTE).

**Klau|dikation:** ▸Claudicatio.

**Klauen|fuß:** ▸Klauenhohlfuß. **E** clawfoot.

**Klauen|hand,** Krallenhand: s. u. ▸Ulnarislähmung. **E** clawhand.

**Klauen|hohlfuß,** Krallenhohlfuß: Kombination von Hohlfuß (v. a. Ballen-, Lähmungs-Hackenhohlfuß) u. Krallenzehen.

**Klauen|nägel:** ▸Onychogryposis.

**Klaustro|philie, -manie:** krankhafte Neigung, die Wohnung nicht zu verlassen (z. B. bei paranoiden Psychosen) bzw. sich in einen Raum einzuschließen, sich zu verbarrikadieren. **E** claustrophilia.

**Klaustro|phobie:** krankhafte Furcht vor geschlossenen Räumen. **E** claustrophobia.

**Klavier|tasten|phänomen:** das Abweichen des äußeren Schlüsselbeinendes nach oben bei Wegfall des Repositionsdruckes; tritt auf bei Luxation im Akromioklavikulargelenk; s. a. ▸TOSSY-Klassifikation.

**Klavikel, Klavikula:** ▸Clavicula; s. a. ▸Kleid(o)... **E** clavicle.

**Klavikula|defekt:** als **angeborener K.** Fehlen der inneren oder äußeren Anteile bzw. des ganzen Schlüsselbeins bei ▸Dysostosis cleidocranialis; als **erworbener K.** Defektpseudarthrosen nach ▸Klavikulafraktur. ***Klinik:*** übermäßige Beweglichkeit in den Schultern, bei Pseudarthrose auch »Effort-Thrombose« u. Empfindungsstörungen (Parästhesien) im Arm. **E** clavicular deformity.

**Klavikula|fraktur:** vollständiger oder unvollständiger (▸Grünholzfraktur) Knochenbruch des Schlüsselbeins; als Biegungsbruch oder als Epiphysentrennung. Spezielle ▸Fraktursymptome: sicht- u. tastbare Stufenbildung, verkürzte Schulterbreite, Innenrotationsstellung u. scheinbare Verlängerung des Armes, Kopfneigung zur verletzten, Kopfdrehung zur gesunden Seite. **E** fracture of the clavicula.

**Klavikular|drüse,** VIRCHOW-Drüse: Lymphknoten hinter dem linken Sternoklavikulargelenk, an der Einmündungsstelle des Ductus thoracicus in die linke Jugularvene; bevorzugter Absiedlungsort lymphogener Metastasen von Tumoren; v. a. aus dem Magen-Darm-Trakt. **E** signal node.

**Klavus:** ▸Clavus.

**Kleber(eiweiß):** s. u. ▸Glutelin.

**Kleb|siella:** Gattung fakultativ aerober, gramnegativer, kurzer, dicker u. endständig abgerundeter, während der Schleimphase bekapselter Bakterienstäbchen (»Kapselbakterien«); z. B. **K. oxytoca, K. pneumoniae** (= **K. pneumoniae Subsp. pneumoniae** = FRIEDLÄNDER-Bazillus; unbeweglich, mit großen Kapseln; Erreger eitriger Infektionen des Atemtraktes, z. B. Bronchopneumonie, u. der Harnwege), **K. rhinoscleromatis** (= **K. pneumoniae Subsp. rhinoscleromatis;** einzeln, in Paaren oder kurzen Ketten; bei Rhinosklerom), **K. ozaenae** (= **K. pneumoniae Subsp. ozaenae;** nachweisbar bei Atemwegserkrankungen u. – als wahrscheinlicher Erreger – bei ▸Ozaena).

**Klee|blatt|schädel:** an ein dreiblättriges Kleeblatt erinnernde Schädelfehlbildung infolge prämaturer

Kraniosynostose; kommt z.B. bei CROUZON-, APERT-, CARPENTER-Syndrom vor. E cloverleaf skull.

**Kleelsäure:** ▶Oxalsäure. E oxalic acid.

**Kleidlektomie,** Klavikulektomie: operative Schlüsselbeinentfernung. E cleidectomy.

**Kleiderllaus:** s.u. ▶Pediculus humanus. E clothes louse.

**kleido...:** Wortteil »Schlüsselbein« (▶Clavicula).

**Kleie:** die beim Mahlen abgetrennten Schalenanteile der Getreidekörner samt Keimling; mit relativ hohem Gehalt an Eiweiß, Mineralstoffen u. Vitaminen (besonders der B-Gruppe). E bran.

**Kleiebad:** medizinisches Bad mit Zusatz von Weizenkleie; z.B. bei ▶Prurigo. E wheat bran bath.

**Kleienflechte, -grind:** *Dermatologie* ▶Pityriasis.

**Klein...:** s.a. ▶Mikro..., ▶Minder..., ▶Minor...

**Kleine-Levin-Syndrom:** androtrope autosomal-dominant erbliche oder durch Enzephalitis erworbene Erkrankung mit periodischen Schlaf- u. Heißhungerzuständen mit erhöhten oder stark schwankenden Blutzuckerwerten, Bradykardie, Muskeltonusminderung, Verstimmung. E Kleine-Levin syndrome.

**kleine Teile:** *Geburtshilfe* s.u. ▶Kindsteile. E small parts.

**Kleinfingerlballen:** ▶Hypothenar.

**Kleinfingerldaumen:** ▶Daumenersatz durch »Auswechslung« des neurovaskulär gestielten 5. Fingers auf den 1. Mittelhandstrahl.

**Kleinlhirn:** das ▶Cerebellum. S.a. ▶Kleinhirn...

**Kleinhirnablszess:** meist von Ohrerkrankungen ausgehender, seltener metastatischer oder verletzungsbedingter, akuter oder chronischer ▶Abszess von Kleinhirnteilen. Außer typischen allgemeinen Abszesssymptomen bestehen Kopfschmerzen, Ataxie, Nystagmus zur Herdseite, Erbrechen bei Lagewechsel, Fazialislähmung, Schluck- u. Atemstörungen, Nackensteife. E cerebellar abscess.

**Kleinhirnlagenesie:** erbliches oder durch frühembryonale Erkrankung bedingtes Fehlen des Kleinhirns. Fließende Übergänge zur **Kleinhirnlaplasie** (fehlende Fortentwicklung einzelner Kleinhirnteile, z.B. des Kleinhirnwurmes = DANDY-WALKER-Syndrom). Ist selten vollständig u. beidseitig, kann halbseitig sein oder nur bestimmte Bereiche betreffen (z.B. das Neo- oder Archizerebellum, Rindenbereiche). ***Klinik:*** herd- oder beidseitige Kleinhirnataxie, angeborenes Kleinhirnsyndrom. E cerebellar agenesis.

**Kleinhirnlapoplexie:** ▶Apoplexia cerebelli. E cerebellar apoplexy.

**Kleinhirnlataxie:** zerebellare ▶Ataxie. E cerebellar ataxia.

**Kleinhirnlatrophie:** Atrophie von Kleinhirnstrukturen, z.B. als Kleinhirnrindenatrophie; i.w.S. – als genuine Bindearmatrophie – die RAMSAY-HUNT-Dyssynergia cerebellaris myoclonica. E cerebellar atrophy.

**Kleinhirnlbahnen:** die Leitungsbahnen für Impulse aus der Peripherie zum Kleinhirn bzw. – mit Umschaltung – vom Kleinhirn (dessen PURKINJE-Zellen) zu den Kernen des Mittel-, Zwischen- u. Rautenhirns u. zur motorischen Großhirnrinde als integraler Bestandteil des reflektorischen Koordinationssystems »Kleinhirn« (s.a. Abb.). Afferent (zerebellopetal) zum Archi- u. Paläozerebellum leiten die Tractus vestibulo-, bulbo-, olivo-, nucleo-, reticulo-, tecto-, parolivo-, spinocerebellaris u. vestibulofloccularis, zum Neozerebellum die Tractus corticoponto-, cortico-, olivocerebellaris; vom Kleinhirn weg (efferent = zerebellofugal) leiten die Tractus flocculo-vestibularis, -reticularis, -nuclearis, nodulovestibularis, embolothalamicus, cerebellorubralis, cerebello-tecto-olivaris, dentatothalamicus u. -tegmentalis. E cerebellar tracts.

**Kleinhirnl(binde)arm:** Brachium cerebelli (▶Pedunculus cerebellaris superior).

**Kleinhirnlblutung:** Blutung im Versorgungsgebiet der Kleinhirnarterien; klinische Symptomatik: häufig sofortiges Koma wegen der Nähe des Hirnstamms; s.a. ▶Kleinhirnzeichen. E cerebellar hemorrhage.

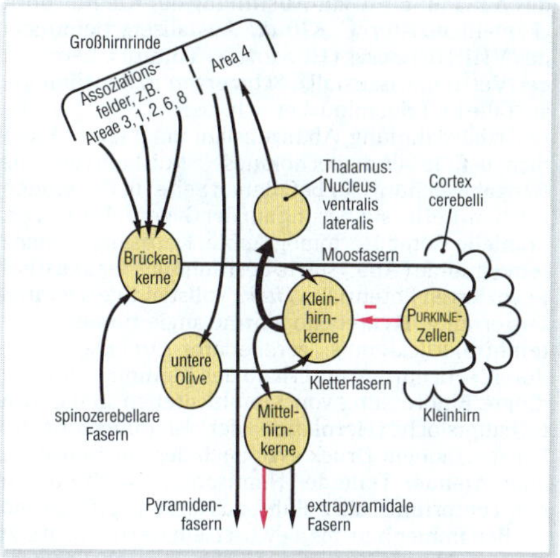


**Kleinhirnbahnen:** die wichtigsten Leitungsbahnen. [213]

**Kleinhirnlbrückenwinkel,** Angulus pontocerebellaris: der oben von Brücke u. Brückenarm, unten vom Kleinhirn (Tonsilla cerebelli) begrenzte Winkel seitlich der Medulla oblongata über dem rostralen Olivenende. Austrittsstelle der Hirnnerven VII u. VIII u. des Nervus intermedius; eng benachbart den Hirnnerven IX, X u. XI. E cerebellopontine angle.

**Kleinhirnbrückenwinkel-Symptomatik:** Symptomenkomplex aus Hirnnervenausfällen, Kleinhirnsymptomatik u. Hirndruckzeichen bei Prozessen im Bereich von Kleinhirn oder Brücke. ***Vorkommen:*** meist bei ▶Kleinhirnbrückenwinkeltumor (v.a. Akustikusneurinom), aber auch bei örtlichen Gefäß- oder Entzündungsprozessen. E cerebellopontine angle tumor syndrome.

**Kleinhirnlbrückenwinkeltumor:** Geschwulst im Kleinhirnbrückenwinkel. Vielfach ein Akustikusneurinom, seltener z.B. ein Meningiom, Epidermoid, Cholesteatom. Führt zu – röntgenologisch erkennbarer – Erweiterung des ▶Porus acusticus internus, Zerstörung der Pyramidenspitze sowie zu Verlagerung

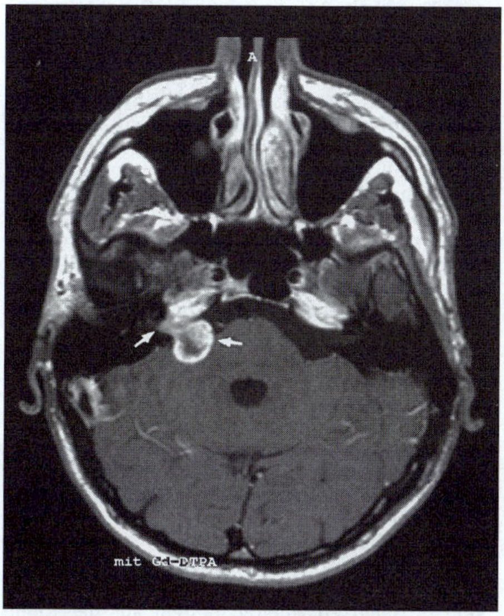

**Kleinhirnbrückenwinkeltumor:** Raumforderung links (Pfeile) im Kernspinresonanztomogramm. Auffällig ist der zapfenförmige Anteil im Meatus acusticus. [39]

des Aquäduktes u. zur Ausfüllung der Kleinhirnbrückenwinkelzisterne. ***Klinik:*** Ausfallserscheinungen des VIII. Hirnnervs (Hörverlust, Tinnitus, herdseitiger Vestibularisausfall), Schmerzen u. Sensibilitätsausfälle im Trigeminusbereich, gleichseitige periphere Fazialislähmung, Abduzenslähmung, später Kleinhirnausfälle (Adiadochokinese, Muskelhypotonie, Gangabweichung zur befallenen Seite) u. Pyramidenzeichen, Reflexsteigerung auf der Gegenseite. ***Diagn.:*** kranielle Computertomographie, Kernspinresonanztomographie (Abb.) sowie Bestimmung der akustisch ▸evozierten Potentiale. ***Ther.:*** vollständige operative Entfernung. E cerebellopontine angle tumor.

**Kleinhirn|druckkonus,** zerebellarer Druckkegel: die durch ▸Hirndruck unterhalb des Kleinhirnzeltes bedingte Einpressung von Kleinhirnteilen in das Hinterhauptsloch (Herniation der Kleinhirntonsille), bei sehr hohem Druck evtl. auch des Oberwurms u. angrenzender Teile der Hemisphären nach oben in den Tentoriumschlitz. Führt zu Nackensteife, Zyanose, Benommenheit bis Bewusstseinsverlust, evtl. zu akutem Atemstillstand. S.a. Abb. E cerebellar pressure cone.

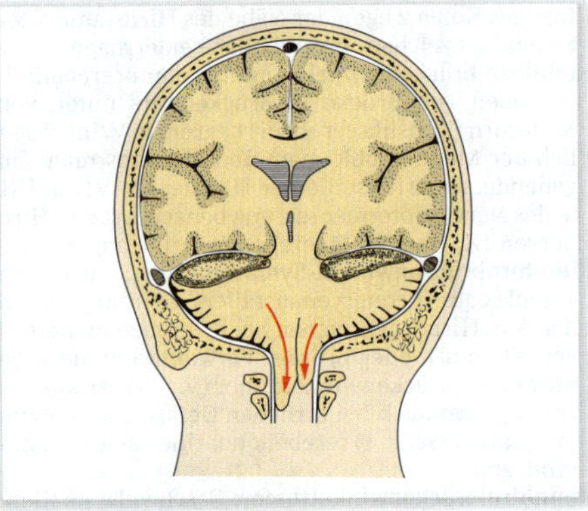

**Kleinhirndruckkonus:** Verschiebung bei ausgedehnter Kontusion des Kleinhirns. [264]

**Kleinhirn|entzündung:** ▸Zerebellitis. E cerebellitis.

**Kleinhirn|hyper|trophie, diffuse,** LHERMITTE-DUCLOS-Krankheit: diffus wachsendes Ganglioneurom, das im Kindes- oder Jugendalter mit Megalozephalie, sich langsam entwickelnden Hirndruck- u. wenig auffälligen Kleinhirnzeichen beginnt. E Lhermitte-Duclos disease, dysplastic cerebellar hypertrophy.

**Kleinhirn|infarkt:** Nekrose des Kleinhirns bei Durchblutungsstopp der Arteria cerebelli superior bzw. der Aa. cerebelli inferiores. Klinische Symptome: ▸Kleinhirnzeichen. E cerebellar infarction.

**Kleinhirn|kerne:** ▸Nucleus dentatus, ▸Nucl. fastigii, ▸Nucl. globosus u. ▸Nucl. emboliformis. E cerebellar nuclei.

**Kleinhirn|nystagmus:** periodisch alternierender, relativ grobschlägiger ▸Nystagmus bei Kleinhirnerkrankung; verstärkt beim Blick zur betroffenen Seite (»Rucknystagmus«), oft begleitet von Tremor. E cerebellar nystagmus.

**Kleinhirn|rinde:** ▸Cortex cerebelli.

**Kleinhirn|rinden|atrophie, systemische:** ▸THOMAS-Syndrom. E cortical cerebellar atrophy.

**Kleinhirn|schenkel:** ▸Pedunculus cerebellaris.

**Kleinhirn|schwindel:** zerebellarer ▸Schwindel. E cerebellar vertigo.

**Kleinhirn|seitenstrangsystem:** das kleinhirnwärts leitende Fasersystem im Dienste der Tiefensensibilität, das dem Kleinhirnwurm Erregungen aus Muskeln u. Gelenken zuleitet; besteht aus der Kleinhirn-Seitenstrangbahn (= Tractus spinocerebellaris posterior FLECHSIG u. Tr. sp. anterior GOWERS einschließlich ihrer Fortsetzung in Pedunculus cerebellaris inferior u. Brachium conjunctivum). E spinocerebellar tracts.

**Kleinhirn|sichel:** ▸Falx cerebelli.

**Kleinhirn|stiel:** ▸Pedunculus cerebellaris.

**Kleinhirn|syndrom:** Krankheitsbilder bei ▸Kleinhirnatrophie, ▸-aplasie, ▸-blutung, ▸-tumor, ▸-infarkt bzw. nach Kleinhirnentzündung oder -verletzung, wobei je nach Erkrankungsort bestimmte Symptome im Vordergrund stehen. Beim **medianen K.** (paläozerebellares Syndrom, zerebellares Mittelliniensyndrom) kommt es zu einer Ataxie von Rumpf u. Beinen mit Falltendenz, beim **lateralen K.** (Kleinhirnhemisphären-, neozerebellares Syndrom) zu gleichseitiger Störung von Diadochokinese, Metrie u. Muskeltonus und Abweichen zur Herdseite bei Massen- u. Einzelbewegungen. Beim Kleinhirnvorderlappensyndrom treten eine deutliche, auf eine Körperregion beschränkte Ataxie u. eine zerebellare Sprachstörung auf. Daneben weitere ▸Kleinhirnzeichen. E cerebellar syndrome.

**Kleinhirn|tonsillen:** ▸Tonsillae cerebelli. E cerebellar tonsils.

**Kleinhirn|tremor:** grobschlägiger aperiodischer Tremor bei Kleinhirnschädigung; v.a. als ▸Intentionstremor. E cerebellar tremor.

**Kleinhirn|tumoren:** Wucherungen im Bereich des Cerebellums. **1)** ▸Neuroblastome: differenziert u. undifferenziert (Medulloblastome) vorkommend; **2)** ▸Ganglioneurome: aufgebaut aus Ganglien- u. Gliazellen, gutartig oder bösartig, z.T. auch als Hamartome oder Dysplasie mit blastomatösem Einschlag bezeichnet (s.a. ▸Kleinhirnhypertrophie, diffuse); **3)** ▸Medulloblastom: häufigster intrakranieller maligner Tumor des Säuglings- u. Kleinkindalters; Kleinhirnastrozytome (polare Spongioblastome des Kleinhirns): langsam wachsende, gliöse Geschwülste mit Neigung zur Zystenbildung; **4)** ▸Ependymome: gehen meist vom Boden des IV. Ventrikels aus u. wachsen entweder in den Kleinhirnbrückenwinkel oder zapfenförmig in den erweiterten Aquädukt oder in die Cisterna cerebellomedullaris ein; **5)** Plexuspapillome (▸Chorioidepitheliom): im Bereich des IV. Ventrikels oder im Kleinhirnbrückenwinkel lokalisiert; **6)** Epiphysengeschwülste (▸Pinealome, Pinealisgliome): können bei kaudaler Ausbreitung den Oberwurm u. die angrenzenden Kleinhirnhemisphären verdrängen bzw. infiltrieren. Bei Obturation des Aquäduktes Hydrozephalusentwicklung; **7)** ▸Kleinhirnbrückenwinkeltumoren; **8)** ▸Meningiome: im Bereich des Tentorium cerebelli, am Clivus, am Foramen occipitale magnum u. im Kleinhirnbrückenwinkelbereich; **9)** ▸Lipome: im Kleinhirnwurm, im IV. Ventrikel oder in der Fossa interpeduncularis; **10)** metastatische Kleinhirnprozesse (Karzinome, Gummen, Tuberkulome, Echinococcus-Zysten). E cerebellar tumors.

**Kleinhirn|wurm|syndrom:** s.u. ▸Kleinhirnsyndrom, medianes. E cerebellar vermis syndrome.

**Kleinhirn|zeichen:** *Neurologie* Krankheitszeichen bei Erkrankungen des Kleinhirns u./oder der Kleinhirnbahnen: Koordinationsstörungen (Ataxie, Gleichgewichtsstörungen, Adiadochokinese, Hypermetrie), Muskelhypotonie (Überstreckbarkeit der Gelenke, Head-Drop-Symptom, fehlendes Rebound-Phänomen, gestörte Schwereempfindung, Abweichreaktionen zur Herdseite, abnorme Stütz-, Halte- u. Stellreflexe), Hyperkinesen als Kleinhirntremor (oder choreatisch), Akinesen (Kleinhirnkatalepsie). S.a. ▸Kleinhirnsyndrom. E cerebellar signs.

**Klein|kind|alter:** das Alter nach Vollendung des 1. Lebensjahres bis zum Eintritt in die Schule. E infancy.

**Klein|kind|krämpfe:** ▸Blitz-Nick-Salaam-Krämpfe, ▸WEST-Syndrom; s.a. ▸Anfall. E infantile convulsions, i. seizures.

**Klein|niere:** *Pathologie* **1)** Nierenhypoplasie. **2)** klein dimensionierte künstl. Niere (▸Kapillardialysator).

**Kleinraum|bestrahlung:** ▸Strahlentherapie, bei der der durchstrahlte Raum u. damit die Volumendosis möglichst klein gehalten werden; i.e.S. die **intravaginale K.** unter Anw. des Körperhöhlenrohrs (▸ Göttinger Methode).

**Kleinsasser-Einteilung:** Einteilung der Präkanzerosen des Kehlkopfs; Stadium I: einfache Plattenepithelhyperplasie, Stadium II: Epithelhyperplasie mit vereinzelten örtlichen Zellatypien, Stadium III: präkanzeröses Epithel (Carcinoma in situ) mit Kernatypien, atypischen Mitosen, jedoch ohne infiltrierendes Wachstum.

**Kleinschrittigkeit:** typisches Symptom bei PARKINSON-Krankheit; eine Verkürzung der Schrittlänge findet sich mit zunehmendem Alter auch beim Gesunden.

**Kleinst|klima:** ▸ Mikroklima. E microclimate.

**Klein-Waardenburg-Syndrom** (DAVID K., 1908–1993, Humangenetiker, Genf; JOHANNES PETRUS W., 1886–1979, Ophthalmologe, Arnheim): als »WAARDENBURG-Syndrom« in die Typen I–III eingeteilte Gruppe autosomal-dominant erblicher Anomalien mit angeborener Innenohrtaubheit, ▸ Albinismus circumscriptus (u.a. weiße mediane Haarsträhne) u. Pigmentmangel der Regenbogenhaut, scheinbarem Hypertelorismus infolge Seitwärtsverlagerung des inneren ▸ Kanthus (fehlt beim Typ II), Lidspaltenverengung (Blepharophimosis u. Synophrys), Kiefer- u. Zahnanomalien, Minderwuchs; beim Typ III zusätzlich Fehlbildungen der Arme u. Beine.

**Klein|wuchs,** Mikrosomie: ▸ Minderwuchs mit Abweichen des Längenalters um mehr als 40 % von der Norm. Bei Anwendung dieses Maßstabs für Erwachsene liegt beim Mann Kleinwuchs vor, wenn er kleiner als 145 cm, bei der Frau, wenn sie kleiner als 135 cm ist. Differenziert werden müssen genetisch bedingte Formen (Nanosomia vera), Systemerkrankungen des Skeletts mit K., exogene Körperwachstumshemmungen. E microsomia.

**kleinzystische Degeneration:** Organveränderungen mit Parenchymschwund u. Ausbildung kleiner Zysten, z.B. in der Schilddrüse (s.a. ▸ Struma); i.e.S. die polyzystische Umwandlung der Eierstöcke durch Bildung von Retentionszysten der Eifollikel, z.B. infolge Hyperluteinisation beim STEIN-LEVENTHAL-Syndrom. E polycystic degeneration.

**Klemperer-Krankheit:** ▸ BANTI-Syndrom.

**Klepto|manie:** triebhaftes, vom Besitzwert des Objektes oft unabhängiges Stehlen (»unberechtigte Bereicherung«); dem Delikt geht im Allgemeinen eine innere Auseinandersetzung zwischen dem – stets obsiegenden – Ausführungswunsch u. der rationalen Persönlichkeit voran. E kleptomania.

**Klepto|phobie:** krankhafte Angst, bestohlen zu werden oder aber selbst zu stehlen. E kleptophobia.

**Kles(e)|asthenie** *(griech. klesis = Ruf):* durch Überbeanspruchung bedingte ▸ Phonasthenie der Rufstimme.

**Klestadt-Zysten** (WALTER K., geb. 1883, dt. HNO-Arzt): fehlbildungsbedingte schleimgefüllte Zysten im harten Gaumen.

**Kletten|zelle:** *Hämatologie* ▸ burr cells.

**Kletter|fasern:** an den Dendriten der PURKINJE-Zellen des Kleinhirns aufsteigende u. an ihnen synaptisch endende Neuriten, die dem unteren Olivenkern u. seinen Nebenkernen entstammen; s.u. ▸ Cortex cerebelli. E climbing fibers.

**Kletter|fuß:** stark dauersupinierter Fuß.

**Kletter|puls:** stufenförmiger Anstieg der Pulsfrequenz, z.B. als ▸ MAHLER-Zeichen. E stepwise increase in pulse frequency.

**Kletter(stufen)test (Kaltenbach-Klepzig):** Herz(-Kreislauf)-Funktionsprüfung mit dosierter Belastung an der Kletterstufe (ein um jeweils 5 cm verstellbares Trittbrett an einer kleinen Sprossenwand mit auf Kopfhöhe einstellbarem Anschlag), die im Takt eines Metronoms abwechselnd mit dem rechten u. linken Bein erstiegen werden muss; gleichzeitig Ableitung eines EKG u. Messung des Blutdrucks. S.a. ▸ Stufentest. E step exercise test.

**Klick:** Schallstoß i.S. eines sehr schmalen Rechteckimpulses (»Knacker«); *kard* ▸ Click.

**Klick-Syndrom:** ▸ Mitralsegelprolaps. E click syndrome.

**Kligler-Agar:** »Eisen-Agar« (Zwei- oder Drei-Zucker-Agar mit Natriumthiosulfat u. Eisenammoniumcitrat) zur Prüfung der Lactose- u. Glucosefermentation u. zum Nachweis von Schwefelwasserstoff. ***Anw.*** – wie auch das **K.-Nährbodenpulver** (mit Harnstoffzusatz) – in der ▸ TPE-Diagnostik. E Kligler's agar.

**Klima:** Gesamtheit der meteorologischen Erscheinungen (▸ Klimaelemente), die den mittleren Zustand der Atmosphäre an irgendeiner Stelle der Erdoberfläche in einem angegebenen Zeitraum charakterisieren. S.a. ▸ Mikroklima. E climate. – **K., kontinentales:** das durch die Einflüsse größerer Landmassen geprägte K. mit Tendenz zu großen Temperaturgegensätzen im Tages- u. Jahresablauf u. zu unterdurchschnittlicher Luftfeuchtigkeit. – **K., künstliches:** K. mittels ▸ Klimaanlage. – **K., maritimes,** Seeklima: das wesentlich vom Einfluss des Meeres geprägte K.; gemilderte Temperaturgegensätze der Jahres- u. Tageszeiten bei überdurchschnittlicher Luftfeuchte u. -bewegung. – **K., subtropisches:** warm-gemäßigtes, jahreszeitliche Unterschiede aufweisendes K. zwischen dem 20. u. 43. Breitengrad, untergliedert z.B. in mediterranes K. (Mittelmeerbereich; geprägt durch feuchte Winter u. trockene Sommer), Halbwüsten- u. Wüsten-K. (ohne Niederschläge), Steppen-, Grasland-K. – **K., tropisches:** K. zwischen etwa 20° nördlich u. 25° südlich des Äquators; nur geringe oder fehlende jahreszeitliche Temperaturunterschiede; unterteilt in tropisches Regenklima, wechselfeuchtes Tropenklima u. tropisches Wüstenklima.

**Klima|anlage:** Lüftungsanlage zur selbstregelnden Einhaltung der gewünschten Temperatur u. Feuchtigkeit der Raumluft (z.B. als Behaglichkeitsklima), unabhängig vom Wetter, von Raumbesetzung etc. E air-conditioning (system).

**Klima|elemente:** die Zustands-, Messgrößen des Klimas: Lufttemperatur, relative Luftfeuchte, Wind (als Einzelelemente) u. Abkühlungsgröße (als komplexes Klimaelement).

**Klima|expositions|verfahren:** zur Therapie verwendete, dosierte Expositionen gegenüber den therapeutisch nutzbaren Klimafaktoren wie Strahlung u. Temperatur, z.B. Freiluftliegekuren, Sonnenbad, ▸ Terrainkuren.

**Klima|faktoren:** die Gestaltungs- oder Einflussgrößen des Klimas, v.a. Bodenbeschaffenheit, Höhenlage, geographische Position, Entfernung zum Meer; s.a. ▸ Klimatherapie; ▸ Reizfaktoren, klimatische.

**Klima|kammer:** Raum, in dem die künstliche Veränderung einzelner oder mehrerer Klimaelemente möglich ist (z.B. Luftdruckverminderung entsprechend einer Höhe bis zu 2500 m ü.N.N.). Findet durch Ausnutzung kurzfristiger physiologischer Umstellungsreaktionen ***Anw.*** v.a. bei Keuchhusten, Asthma bronchiale; s.a. ▸ Klimatherapie. E climatic chamber.

**klimak|terisch:** in den Wechseljahren auftretend, mit dem ▸ Klimakterium zusammenhängend. E climacteric, menopausal.

**Klimak|terium, Climacterium,** Klimax: Übergangsphase von der Geschlechtsreife zum Alter (Senium). I.e.S. bei der Frau die mit der ▸ Prämenopause beginnende, über die ▸ Menopause (bzw. deren einjähriges Bestehen) in die ▸ Postmenopause übergehende Phase (»Wechseljahre«). Normalerweise – als natürliches K. – zwischen 40. u. 50. Lj., evtl. aber als **vorzeitiges K.** (Climacterium praecox, 25.–35. Lj.) oder als stark **verzögertes K.** (Climax tarda). ***Klinik:*** Durch Reduktion oder Wegfall der Follikelreifung mit Unterbrechung des Feedbacks auf die Hypophyse u. dadurch gesteigerter FSH-Produktion kommt es zu Blutungsunregelmäßigkeiten, Labilität des autonomen Nervensystems (Depressionen, Manien), Hitzewallungen, Schlafstörungen, Herzrhythmusstörungen, Dyspareunie, Pruritus, Chondropathie u. Osteoporose (»Menopausensyndrom«). ***Ther.:*** Dauersubstitution von Östrogenen u. Gestagenen. E climacteric, climacterium. – **K., künstliches:** durch operative oder durch Strahlenkastration herbeigeführtes vorzeitiges K. der Frau. Oft belastet durch erhebliche seelische Störungen. – **K. des Mannes,** Climacterium virile: die sog. Wechseljahre des Mannes (umstrittener Begriff); im 40.–60. Lj. infolge Rückganges der Hormonproduktion (»Andropause«) einsetzende Labilität des Vegetativums sowie Herz-Kreislauf-Beschwerden, Neurasthenie, Rückgang von Potenz u. Libido; objektiv: Abnahme des Ejakulats (mit verminderter Phosphataseaktivität, verminderten Fructosewerten). E male c.

**Klima|kurort:** Kurort mit einem für ▸Klimatherapie anwendbaren, von schädigenden Einwirkungen (Luftverunreinigung, Nebel, Schwüle) freien Klima sowie mit ausreichenden Einrichtungen zur Durchführung ärztlich verordneter u. überwachter Klimakuren (z.B. für Tuberkulose in geschützten Höhenlagen, für Ekzem im Hochgebirge, für Bronchialasthma im Meeresklima). Als K. gelten heilklimatische Kurorte, Luftkurorte u. – mit Einschränkungen – Erholungsorte.

**Klima|reaktion:** durch ▸Klimatherapie herbeigeführte Umstellung vegetativer Funktionen; evtl. mit anfänglichen (bis zu 3 Wo. dauernden) Störungen des Allgemeinbefindens.

**Klima|therapie:** die Einflussnahme der Summe klimatischer Faktoren (z.B. Sonnenstrahlung, Lufttemperatur, Luftdruck, Luftfeuchtigkeit, Wind, Höhenlage, Niederschlag) auf Krankheitsverlauf, Krankheitsdisposition bis hin zur Konstitutionsumstimmung; z.B. zur Vorbeugung (»Abhärtung«), in der Rehabilitation, zur Förderung der Rekonvaleszenz (Schonklima), zur Allergenvermeidung; Anw. finden u.a. Freiluftliegekuren, Bewegungs- u. Terrainkur, Heliotherapie; s.a. ▸Balneo-, ▸Kurorttherapie. E climatotherapy.

**Klimax:** ▸Klimakterium. – Im engl. Sprachraum als »climax« die ▸Akme, der ▸Orgasmus.

**Klinefelter(-Reifenstein-Albright)-Syndrom** (HARRY FITCH K., geb. 1912, Baltimore), puberales Tubuli-seminiferi-Versagen: Keimdrüsenunterfunktion i.S. eines primären hypergonadotropen ▸Hypogonadismus des männlichen Geschlechts im Pubertätsalter. Ursache ist eine gonosomale ▸Trisomie (XXY- oder XXXY-Tr.) durch Non-Disjunction. Äußert sich (meist) in Großwuchs (bereits im Kindesalter), großen Händen u. Füßen, rel. kleinem Kopf, Kleinheit (Hypoplasie) der Hoden mit Sklerohyalinose ihrer Tubuli, Azoo- u. Oligospermie (Sterilität), Fehlen der männlichen Behaarung (Haargrenzen vom ♀ Typ), erhöhten Gonadotropin- u. erniedrigten Testosteron- u. 17-Ketosteroid-Werten im Blut; milder geistiger u. motorischer Entwicklungsrückstand, zunehmende Stammadipositas im Erwachsenenalter. E Klinefelter's syndrome.

**Klinik: 1)** Krankenhaus mit bes. hochwertiger apparativer u. personeller Ausstattung, i.e.S. die Universitätsklinik. E clinic, hospital. **2)** das klin. Bild = Charakteristika (Symptome, Verlauf etc.) einer Krankheit.

**klinisch:** die ▸Klinik betreffend. E clinical. – **k. Medizin:** die patientenbezogene Ausübung der Heilkunde (im Gegensatz zu theoretischen Fächern) einschl. klinischer Grundlagenforschung. E c. medicine. – **klinische Prüfung:** s.u. ▸Arzneimittelprüfung. – **k. Tod:** aufgrund eines anhaltenden (u. nicht zu behebenden) Herz-Kreislauf- u. Atemstillstandes, d.h. aufgrund nicht feststellbarer Herztätigkeit, fehlender Pulse, blassgrauer Zyanose oder »Leichenblässe« der Haut u. der Schleimhäute, Lichtstarre der weiten Pupillen u. Areflexie festgestellter Tod; s.a. ▸Todeszeichen, ▸Hirntod. E c. death.

**Klinner-Anastomose** (WERNER K., geb. 1923, Herzchirurg, München): ein künstlicher Ductus Botalli durch Vereinigung der Arteria subclavia mit der A. pulmonalis unter Zwischenschaltung einer Kunststoff-Gefäßprothese. E Klinner's anastomosis.

**klino...:** Wortteil **1)** »Bett« *(griech. = kline)* oder – abgeleitet – **2)** »Klinik«, »klinisch«, **3)** Abknickung, Verbiegung *(griech. klino = neigen, biegen)*.

**Klino|daktylie:** skelettbedingte seitlich-winklige Abknickung eines Fingerglieds (= Klinophalangie; u. zwar als Klinobaso-, Klinomeso- bzw. Klinotelephalangie [Abweichung im Grund-, Mittel- bzw. Endgelenk]) bzw. eines Fingers (= Digitus varus, valgus); als **Klinomikrodaktylie** mit Fingerverkürzung (Brachydaktylie). Meistens angeboren. E clinodactyly.

**Klino|pha|lan|gie:** s.u. ▸Klinodaktylie.

**Klino|zephalie:** Formanomalie des Schädels mit querer, sattelförm. Eindellung (evtl. nur Abflachung) infolge prämaturer ▸Synostose der ▸Sutura sphenoparietalis (evtl. auch Sut. sphenosquamosa). E clinocephaly.

**Klip(p):** *Chirurgie* ▸Clip.

**Klippel** (MAURICE K., 1858–1942, Neurologe, Paris). – **K.-Feil-Syndrom:** meist sporadisch auftretende (kleine Untergruppe mit autosomal-dominantem Erbgang) Entwicklungsstörung (▸Dysrhaphie) mit Kurzhals (infolge frühembryonaler Verschmelzung von Halswirbeln; evtl. mit Spina bifida), Tiefstand der Ohren u. Nackenhaargrenze, evtl. Schulterhochstand, Rundrücken, Fassthorax, Hörstörungen, Zahnfehlbildungen, Gaumenspalte. Bewegungseinschränkung der Halswirbelsäule, migräneartige Kopfschmerzen, Parästhesien an Armen u. Händen, zunehmende spastische Paraplegie (»Pseudoparalyse«) mit Sphinkterstörungen, Arthropathia neurotrophica. E Klippel-Feil syndrome. – **K.-Trenaunay-Syndrom,** partieller angiektatischer Gigantismus: embryonale Entwicklungsstörung mit örtlich begrenztem Riesenwuchs (Weichteil- u. Skeletthypertrophie, seltener -atrophie), varikösen Venektasien, Hypo- oder Aplasie tiefer Extremitätenvenen, Naevus flammeus. S.a. Abb. E K.-Trenaunay syndrome.

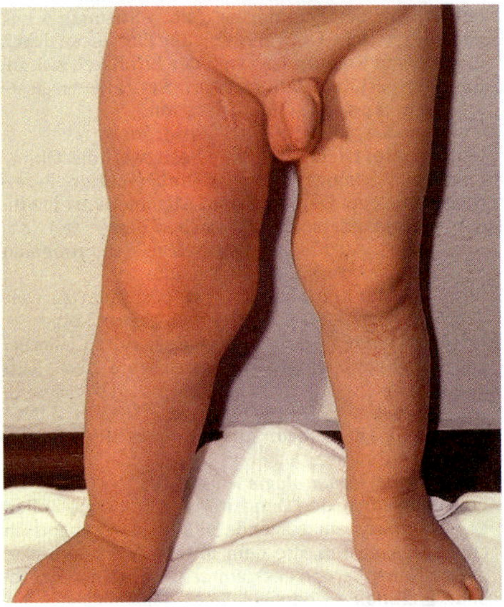

**Klippel-Trenaunay-Syndrom.** [524]

**Klistier,** Klysma: durch den After erfolgendes Einbringen geringer Spüllösungsmengen zur Darmentleerung. Meist als Fertigapplikatoren: Einmalklistiere enthalten 100–300 ml Flüssigkeit, Miniklistiere mit auf die Rektumampulle beschränkter Wirkung enthalten 5 ml. E enema.

**Klitorid|ektomie:** operative Entfernung des Kitzlers (▸Clitoris). E clitoridectomy.

**Klitoris:** ▸Clitoris.

**Klitoris|hypertrophie,** Klitorismus: penisartige Vergrößerung der Klitoris, z.B. bei adrenogenitalem

Syndrom, Nebennierenrindenhyperplasie, bestimmten Intersextypen, zu ▸Virilisierung führendem Ovarialtumor. E hypertrophy of clitoris.

**Klitorismus: 1)** ▸Klitorishypertrophie. **2)** verlängerte, schmerzhafte Erektion der Klitoris. E clitorism.

**Klivus|kantensyndrom,** FISCHER-BRÜGGE-Syndrom: wichtiges Zeichen schnell zunehmender intrakranieller Drucksteigerung bei subduralem Hämatom nach Schädeltraumen oder Blutung aus Tumoren. Dabei wird der N. oculomotorius durch den Gyrus hippocampi an die Kante des Clivus Blumenbachii der Sella turcica gepresst, wodurch zunächst der herdseitige Okulomotorius gereizt wird (homolaterale Pupillenverengung, flüchtige Reizmiosis). Später Okulomotoriuslähmung mit weiter, lichtstarrer Pupille (absolute Pupillenstarre, einseitige Mydriasis) u. schließlich Ausfall der äußeren Okulomotoriusäste (komplette Okulomotoriuslähmung). E clivus syndrome.

**Kloake: 1)** beim menschlichen Embryo das gemeinsame Endorgan des Enddarms u. der Allantois; wird später durch das Septum urorectale in ein Harnkompartiment (den Sinus urogenitalis) u. – hinten – die Enddarmanlage unterteilt. E cloaca. **2)** *Pathologie* eiterableitende Knochenfistel der ▸Totenlade.

**Klon:** genetisch einheitliche Nachkommengruppe, die sich von einem Mutterorganismus (Zelle bzw. Einzeller) durch vegetative Vermehrung ableitet, bzw. identischer, durch ▸Klonen erzeugter Organismus; s. a. ▸Klonierung, ▸Selektionstheorie, ▸forbidden clones. E clone.

**Klonen,** Kerntransfer: Herstellung von Individuen oder Körperzellverbänden gleicher genetischer Substanz durch Kerntransfer, bei dem der Zellkern einer differenzierten Körperzelle in eine vorbehandelte, entkernte Eizelle injiziert wird; unterschieden als a) **reproduktives K.** mit dem Ziel der Produktion eines »vollständigen« Individuums und b) **therapeutisches K.**, bei dem kein ausdifferenzierter Organismus, sondern nur Zellverbände bis zu einem bestimmten Entwicklungsstadium (z. B. Herzmuskelzellen) zu diagnostischen, therapeutischen oder medizinisch-biologischen Forschungszwecken erzeugt werden; bei letzterem Verfahren wird der Ausdifferenzierungsprozess zum »vollständigen« Organismus durch besondere Maßnahmen unterbrochen. – Beide Formen des K. sind in Deutschland aus ethisch-rechtlichen Gründen verboten.

**Klonierung: 1)** Isolierung bestimmter Zellklone, z. B. zur technischen Gewinnung monoklonaler ▸Antikörper. Die entsprechenden Klone sind das Produkt von Einzelzellkulturen aus ▸Hybridomen. Eine rasche Vermehrung der Klone erfolgt z. B. intraperitoneal. **2)** Gewinnung einer Zellpopulation von Organismen mit identischem Genotyp. **3)** Insertion eines Gens oder einer DNS-Sequenz in ein Vektor-Molekül mit Hilfe von Methoden der ▸Gentechnologie. E cloning.

**klonisch:** mit ruckartigem Ablauf; einen ▸Klonus betreffend. E clonic. – **k. Krämpfe:** *Neurologie* unkoordinierte Kontraktionen der gesamten Körpermuskulatur oder nur einiger Körpermuskeln; s. a. ▸Klonus. E c. seizures.

**Klon|or|chiasis:** ▸Clonorchiasis.

**Klon-Selektion:** *Immunologie* s. u. ▸Selektionstheorie. E clonal selection.

**Klonus:** durch einen raschen Dehnungsreiz auslösbare rhythmische (»sakkadierte«) Kontraktionen von Muskelgruppen (▸klonisch) mit Daueranregung über den zugehörigen monosynapt. (Eigen-)Reflexbogen. Ein unerschöpfbarer (= konstanter) u. ein seitendifferenter erschöpfbarer K. gelten als Pyramidenbahnzeichen. E clonus.

**Klopf|schall:** s. u. ▸Perkussion. E percussion sound.

**Klopfung,** Tapotement: als Grundhandgriff der klassischen ▸Massage das mit gleichmäßigem Rhythmus u. Druck erfolgende Klopfen mit der ulnaren Handkante; bewirkt starke Hyperämisierung, Verschiebung von Gewebeflüssigkeiten, Muskeltonisierung. E tapping, tapotement.

**Klopf|zeichen:** *Neurologie* s. u. ▸HOFFMANN-TINEL-Zeichen.

**Kloß|gefühl:** ▸Globussyndrom. E globus sensation.

**Klostridien:** *Bakteriologie* ▸Clostridium.

**Klump(en)niere:** unförmige, gefurchte Niere als Anomalie infolge fehlerhafter Drehung der embryonalen Nierenanlage oder als Verschmelzungsniere. Allgemein mit atypischem intrarenalem Nierenbecken (u. Gefahr der Harnstauung). E cake kidney.

**Klump|fuß,** Pes equinovarus adductus (congenitus): angeborene oder erworbene, z. B. lähmungsbedingte Fußfehlbildung i. S. einer Inversionskontraktur mit Spitzfußstellung im oberen Sprunggelenk, Hochstand des Calcaneus, Varusstellung des Rückfußes, Adduktion des Vorfußes u. hohlfußartig verstärkter Fußlängswölbung (Abb.). I. w. S. (BESSEL-HAGEN) jede abnorme Supinationsstellung des Fußes. Die nur als Frühestbehandlung mögliche konservative Therapie besteht in (v. a.) manueller ▸Redression u. ▸Retention mit fixierenden Verbänden, redressierenden Apparaten, Nachtschienen. Späteres Eingreifen erfordert ▸Redressement forcé oder Op. (Arthrolyse mit medialer »Fußrandentflechtung«, Achillessehnenverlängerung). E clubfoot, talipes.

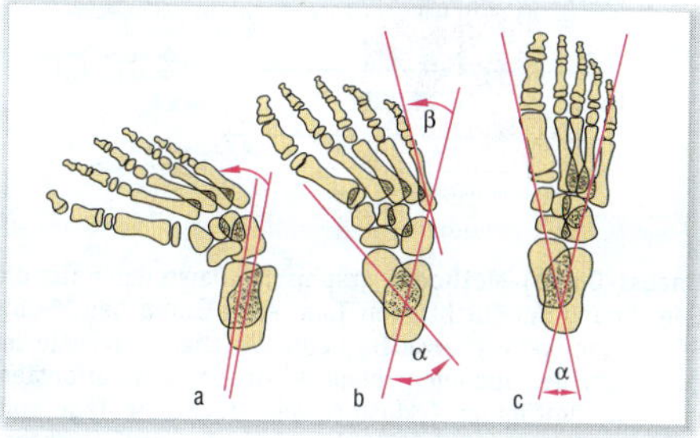


**Klumpfuß:** Röntgenpausen von a) Klumpfuß, b) Pes adductus congenitus (metatarsus varus), c) Normalfuß. [403]

**Klump|hand:** (KIRMISSON) dauernde Seitenabweichung der Hand nach radial; meist angeboren: bei Mangelbildung (= Aplasie oder Hypoplasie) der Speiche bzw. des radialen Handstrahles (Kahnbein, großes Vieleckbein), seltener der Elle, ferner bei Arthrogryposis multiplex (d. h. durch Muskelkontrakturen). E clubhand.

**Klumpke-Lähmung** (AUGUSTA DÉJERINE-K., 1859–1927, Neurologin, Paris): untere ▸Armplexuslähmung. E Klumpke's paralysis.

**Klump|zehe:** ▸Hammerzehe.

**Klysma:** ▸Klistier.

**KM: 1)** *Röntgenologie* Abk. für ▸**K**ontrast**m**ittel. **2)** Abk. für ▸**K**nochen**m**ark.

**Km-System,** InV-System: ▸Plasmaproteinpolymorphismus mit dominant u. unabhängig von Gm-Gruppen vererblichen Serumgruppen; die Merkmale (**Km-Allotypen**) sind auf Leichtketten (Position 153 u. 191 der C-Region) der ▸Immunglobuline lokalisiert, u. zwar auf Kappa-Ketten, u. werden durch die Allele Km(1), Km(1,2), Km(3) u. Km(0) (= InV 1 a u. b, InV 2 u. 3) kontrolliert. E InV.

**KMT:** Abk. für **K**nochen**m**ark**t**ransplantation.

**Knaben|liebe:** ▸Päderastie. E pederasty.

**Knaben|übersterblichkeit:** die statistisch nachweisbar erhöhte ▸Kindersterblichkeit der neugeborenen Knaben (bzw. – noch höher – die Zahl männlicher Totgeburten).

**Knall|trauma:** akute Gehörschädigung ($c^5$-Senke bis pantonaler Hörverlust) durch Staudruckwellen mit beträchtlichen hochfrequenten Spitzen; die schallzuleitenden Organe bleiben dabei – eine leichte Trommelfellrötung, evtl. auch feinste Blutungen ausgenommen – unbeschädigt. – Ähnliche Schädigung u.U. bei stumpfem Schädeltrauma durch Druckwellen über Knochenleitung. E deafness by shock waves.

**Knapp-Operation:** Schieloperation durch Vorlagerung u. Raffen des entsprechenden Augenmuskels. E Knapp's procedure.

**Knarren:** ▸Crepitatio.

**Knaus(-Ogino)-Methode** (HERMANN K., 1892–1970, Frauenarzt, Graz, Prag, Wien; KYNSAKU O., 1882–1975, japan. Frauenarzt): Kontrazeptionsmethode, basierend auf der Annahme einer Dauer der Befruchtungsfähigkeit der Eizelle von nur 10 Std. u. der maximalen Lebensdauer der Spermien von 3 Tg. sowie auf einer vom 15. Zyklustag an 14 Tage dauernden Gelbkörperphase. Der Termin der Empfängnisfähigkeit und damit der sexuellen Karenz nimmt Bezug auf den durch einjährige Messung der ▸Basaltemperatur ermittelten Ovulationstermin (Beginn der Basaltemperatur-Erhöhung; in der Regel der 15. Tag); s.a. Abb. Gilt als nicht so zuverlässig wie andere Zeitmethoden. E Knaus-Ogino (»rhythm«) method.

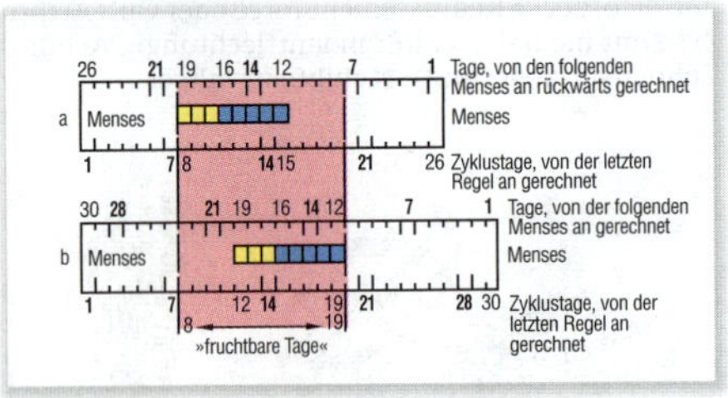


**Knaus(-Ogino)-Methode:** graphische Darstellung für die Berechnung der fruchtbaren Tage nach OGINO bei 26- bis 30-tägigen Zyklusintervallen. Gelbe Kästchen: maximale Lebensdauer der Spermien; blaue Kästchen: »Ovulationstermin«; **a)** 26-tägiges Zyklusintervall: fruchtbare Tage vom 8. bis 15. Zyklustag; **b)** 30-tägiges Zyklusintervall: fruchtbare Tage vom 12. bis 19. Zyklustag. Der unten stehende Pfeil ↔ gibt die fruchtbaren Tage für Zyklusintervalle von 26 bis 30 Tagen an = 8. bis 19. Zyklustag. [113]

**Kneipp** (SEBASTIAN K., 1821–1897, Pfarrer, Wörishofen). – **K.-Anwendungen:** Wasseranwendungen (▸Waschung, Guss, Wickel, Dusche, Bad, ▸Dampf, Tau- u. ▸Wassertreten) als Mittel der Wärme-Hydro-Therapie, v.a. im Rahmen einer ▸KNEIPP-Kur. E kneippism. – **K.-Kur,** Wasserkur: Behandlungsmethode, die eine gesunde Lebensweise, Abhärtung, ausgewogene Ernährung, maßvolle Verteilung von Ruhe u. Bewegung (Ordnungstherapie), reichlich Einwirkung von Sonne u. Luft, die Verwendung aus der Natur gewonnener Heilmittel (z.B. Tees, Pflanzenauszüge) sowie Wasser- u. Lehmanwendungen beinhaltet. ***Wirkungen:*** Durch die Wärme- u. Kältereize des Wassers u. Lehms mittels Güssen, Packungen u. Wickeln kommt es zu einer besseren Durchblutung der Haut u. Gefäße und dadurch zu einer Beeinflussung der Körperorgane über die zugehörigen Hautsegmente (Dermatome). Sorgfältig dosierter Wärmeentzug bewirkt eine allgemeine Steigerung der Stoffwechselvorgänge im Organismus; dabei werden schädliche Schlackenstoffe verstärkt abgebaut u. ausgeschieden. ***Voraussetzungen:*** ausreichende Reaktionsbereitschaft u. Eigenwärme des Körpers. Jede Anwendung muss nach der individuellen Hautreaktion dosiert werden. Um Erkältungen u. Ermüdungsgefühle zu vermeiden, folgt jeder Wärmeanwendung eine Kälteanwendung. Sonderanwendungen sind das Taulaufen u. Wassertreten, Laufen im Schnee und das Tragen von KNEIPP-Strümpfen, die – feucht angezogen – den Nachtschlaf fördern. ***Ind.:*** eignet sich zur Behandlung vieler Zivilisationskrankheiten, insbes. funktioneller Störungen. Außerdem bei Herz- u. Gefäßerkrankungen (z.B. Herzinfarktnachbehandlung, Arteriosklerose, Venenleiden), Ischialgien, Störungen der Verdauungsorgane, hormonellen Störungen, rheumatischen Beschwerden, Rückenschmerzen u. Muskelverspannungen.

**Knem...:** Wortteil »Unterschenkel« (i.e.S. »Schienbein«), »Wade«.

**Knemido|koptes:** eine Milben-Gattung; Erreger einer »Räude«; (»Kalkbeine des Geflügels«; **Knemidokoptiasis**) bzw. von Papeln an Händen u. Unterarmen beim Menschen.

**Knetung,** Petrissage: als Grundhandgriff der ▸Massagetherapie: leichtes Anheben der Weichteile (Muskeln u. umgebende Gewebe) u. deren Verschieben auf der Unterlage (S-förm. Durchwringung). E kneading.

**Knick|fuß,** Pes valgus: erworbene Fußfehlstellung mit Einwärtsneigung (▸Pronation) des Rückfußes, Senkung des Fersenbeines u. Sprungbeinverlagerung sohlenwärts bei gleichzeitiger Valgisierung. Entwicklung v.a. im Kindesalter infolge Schwäche des Stützapparates oder als Überlastungsschaden. E talipes valgus.

**Knick-Hacken-Fuß:** Kombination von ▸Knickfuß u. ▸Hackenfuß. – Evtl. als angeborene Fehlhaltung. E talipes calcaneovalgus.

**Knick-Platt-Fuß,** Pes planovalgus, Flachfuß: erworbene Fußfehlstellung i.S. der Kombination von Knickfuß (als primärer Überlastungsschaden) mit ▸Plattfuß. Das Vollbild (Abflachung des Fußgewölbes, Spreizung des Mittelfußes) als **Knick-Senk-Spreiz-Fuß.** – Ferner als angeborene Fußdeformität mit Steilstellung des Talus, Dorsalverlagerung des Vorfußes im CHOPART-Gelenk, Konkavität des Fußrückens (= »Schaukel-«, »Tintenlöscherfuß«). – Erworben auch als muskulär-kontrakter »Lehrlingsplattfuß«, d.h. als entzündlicher Reizzustand infolge Überdehnung der Bänder u. Gelenkkapseln u. Überlastung der Muskeln u. Sehnen. S.a. ▸Pes. E flatfoot.

**Knickung:** *Chirurgie* ▸Bajonettstellung.

**Knidarien,** Cnidaria: Nesseltiere.

**Knie,** Genu: **1)** die vom Kniegelenk (▸Articulatio genus; das Knie i.w.S.) u. der Kniescheibe (▸Patella) gebildete Vorwölbung am unteren Ende des Oberschenkels. **2)** bogiger Knick eines anatomischen Gebildes. E knee. – **K., schnellendes:** Funktionsstörung des Kniegelenkes mit federnder, ruckartig (evtl. hörbar) überwindbarer Hemmung des Bewegungsablaufes; z.B. bei Meniskus-, Kreuzbandriss, Kapselschlaffheit; s.a. ▸Kniegelenkluxation.

**Knie-Binnentrauma:** *Chirurgie* Gelenkinnenverletzung; i.e.S. als V. des Kniegelenkinnern, d.h. der Menisken, Kreuzbänder, Knorpel, des HOFFA-Fettkörpers. E internal derangement.

**Knie-Brust-Lage:** durch Abstützen am Brustkorb modif. ▸Knie-Ellenbogen-Lage. E knee-chest position.

**Knie-Ellenbogen-Lage,** SIMS-Lage: Knien unter Vorwärtsbeugung u. Aufstützen auf die aufliegenden Unterarme; z.B. zur Douglaso-, Rektoskopie; auch als Operationslage. E knee-elbow position.

**Knie|gelenk:** ▸Articulatio genus; s.a. ▸Genu, ▸Gon... E knee joint.

**Kniegelenk|ankylose:** Steife des Kniegelenkes durch Verwachsung der Knochen(enden) miteinander (▸Ankylose). E ankylosis of the knee.

**Kniegelenk|arthrotomie,** Gonarthrotomie: operative Kniegelenkeröffnung, in der Regel durch einen der typischen Schnitte, z.B. durch einen unten geschlossenen U-Schnitt (TEXTOR), seitlichen Bogenschnitt (KOCHER), schrägen bzw. S-förm. Schnitt entlang der Kniescheibe (LANGENBECK-PAYR). E gonarthrotomy.

**Kniegelenk|bänder:** das beidseitige Seitenband (▸Ligamentum collaterale) u. die Kreuzbänder (▸Ligamentum cruciatum). Ferner 2 meniskofemorale u. ein queres Meniskusband, kapselverstärkende Ligamenta poplitea, das Kniescheibenband. E knee (joint) ligaments.

**Kniegelenk|entzündung:** ▸Gonitis. E inflammation of the knee.

**Kniegelenk|erguss:** akute oder chronische – evtl. intermittierende – Bildung von ▸Exsudat im Kniegelenk (s.a. ▸Hämarthros, ▸Hydrarthros) infolge Entzündung, Verletzung, Gelenkmaus, bei gelenknahem Krankheitsprozess (=»**sympathischer K.**«). ***Klinik:*** äußert sich in Schmerzen, Schwellung (evtl. mit Fluktuation u. tanzender ▸Patella), Funktionshemmung. Die Diagnose wird gesichert durch Probepunktion. ***Ther.:*** baldiges Abpunktieren; Synovektomie. E knee-joint effusion.

**Kniegelenk|exartikulation:** Amputation des Unterschenkels im Kniegelenk, wobei die Schnittführung so gelegt wird, dass die Stumpfnaht interkondylär, d.h. außerhalb der Druckbelastungszonen, zu liegen kommt. ***Vorteile:*** nur geringes Weichteiltrauma, Endbelastbarkeit. ***Kontraind.:*** Verschluss der iliakalen Strombahn, schlecht perfundierte A. profunda femoris. E knee-joint exarticulation.

**Kniegelenk|kontraktur:** die Beuge- oder Streckkontraktur im Kniegelenk. Verursacht durch Hautnarben (dermatogene ▸Kontraktur), Muskelprozesse (=myogene K., z.B. durch Muskelnarbe, trophische Störung, Inaktivität), Lähmung (=neurogene K.) oder durch Gelenkkapselschrumpfung (=arthrogene K.); s.a. ▸Kniegelenkankylose. E knee-joint contracture.

**Knie(gelenk)luxation,** Luxatio genus, Luxatio tibiae: die vollständige oder unvollständige, evtl. offene (»komplizierte«) Verrenkung des Schienbeins im Kniegelenk (nach vorn, hinten, seitlich oder unter Verdrehung). ***Klinik:*** federnde Gelenksperre, Konturveränderung (u.a. durch Kniegelenkerguss), ggf. Zeichen eines Risses der Gelenkbänder, eines Bruches (v.a. Randbrüche; s.a. ▸Luxationsfraktur), einer Gefäß-, Nervenverletzung. Selten evtl. als angeborene seitliche Subluxation (mit Genu recurvatum, Kapselerschlaffung, Verkürzung des Quadrizeps u. Tractus iliotibialis). E dislocation of the knee.

**Kniegelenk|prothese:** ▸Gelenkprothese für das Kniegelenk; z.B. ▸Schlittenprothese.

**Kniegelenk|tuberkulose:** Gonitis tuberculosa; s.u. ▸Gelenktuberkulose. E knee-joint tuberculosis.

**Knie-Hacken-Versuch:** Prüfung der Bewegungskoordination u. ▸Taxie durch – in Rückenlage u. bei geschlossenen Augen – aktives Aufsetzenlassen der Ferse des einen auf die Kniescheibe des anderen – gestreckten – Beines u. Rückführung in die Ruhelage. E heel-knee test.

**Knie|höcker:** ▸Corpus geniculatum. E geniculate body.

**Knie|kehlenganglion:** zystische, in die ▸Fossa poplitea ragende Erweiterung des Schleimbeutels des Musculus popliteus oder semimembranosus; hat stets Gelenkverbindung. S.a. ▸BAKER-Zyste. E popliteal ganglion.

**Knie|küssphänomen:** bei Hirnhautreizung die Unmöglichkeit, das gebeugte Knie an den Mund zu führen. E knee-kissing phenomenon.

**Knie|lage:** seltene Form der ▸Beckenendlage, bei der die – angewinkelten – Beine vor dem Steiß liegen. E knee presentation.

**Knie|phänomen:** ▸Patellarsehnenreflex. E knee jerk.

**Knie|scheibe:** ▸Patella; s.a. ▸Patellar... E kneecap.

**Knie|scheibenphänomen:** ▸Patellarklonus.

**Kniest-Dysplasie,** K.-Syndrom: schwerer unproportionierter Minderwuchs infolge angeborener Skelettentwicklungsstörung mit verstärkter Brustkyphose u. lumbaler Lordose sowie kurzen Gliedmaßen u. flachem Mittelgesicht; autosomal-dominant erbliche Mutation eines auf Chromosom 12 gelegenen Gens, das dann fehlerhaftes Knorpelkollagen (Typ II) produziert. E Kniest syndrome.

**Knister|rasseln:** sehr feinblasige ▸Rasselgeräusche über Lungeninfiltrationen (»Entfaltungsknistern« verklebter Alveolen); s.a. ▸Crepitatio indux u. redux. E crackling rale.

**Knoblauch:** ▸Allium sativum. E garlic.

**Knochen: 1)** das aus Osteozyten, kollagenen Fasern u. einer verkalkten Grundsubstanz bestehende Knochengewebe. E osseous tissue. **2)** die festen, biegungselastischen Teile des Skeletts (▸Os); als lange oder Röhrenknochen oder kurze, würfel- oder zylinderförmige sowie als platte, breite Geflechtknochen (s.a. ▸Lamellenknochen), z.B. Fußwurzelknochen bzw. Schulterblatt, Schädeldachknochen. Lagerstätte des Blut bildenden ▸Knochenmarks, Ursprungs- u. Ansatzorte für die Skelettmuskeln. Strukturell – nach der Anordnung des Knochengewebes – unterschieden als Bälkchen- u. als Lamellenknochen. S.a. ▸Knochen..., ▸Ossifikation, ▸Bindegewebsknochen, ▸Ersatzknochen, ▸Spongiosa, ▸Kortex, ▸Periost, ▸Trajektorien. E bones.

**Knochen|abbau:** ▸Osteoklasie, ▸Osteolyse.

**Knochen|abszess:** Abszessbildung in Knochenmark, -bälkchen, -rindenbereich u./oder Beinhaut; bei ▸Osteomyelitis, eitriger ▸Ostitis, ▸Panaritium ossale; i.e.S. der abgekapselte K. bei sklerosierender Osteomyelitis u. der ▸BRODIE-Abszess. E bone abscess.

**knochen|affine Substanz:** ▸bone seeker.

**Knochen|alter:** das aus der Zahl u. Entwicklung erkennbarer ▸Knochenkerne (dort Abb.) ermittelte Lebensalter. E bone age.

**Knochen|atrophie:** Verlust an verkalktem Knochengewebe; z.B. als ▸Osteoporose (sog. Strukturatrophie), als ▸Osteolyse (sog. Formatrophie; z.B. als Karies, Usur, Kaverne). Als Sonderform die K. bei der ▸SUDECK-Dystrophie. E bone atrophy.

**Knochen|bank:** Gewebebank für Herstellung u. Konservierung von Knochentransplantaten aus Knochen von Lebendspendern, Knochen Verstorbener bzw. aus Kälberknochen (s.a. ▸Kieler Knochenspan). E bone bank.

**Knochen|bildung:** ▸Ossifikation; auch die Knochenregeneration. E ossification.

**Knochen|bruch:** ▸Fraktur, ▸Knochenfissur.

**Knochen(bruch)heilung:** ▸Frakturheilung; s.a. ▸Knochenkallus. E fracture healing.

**Knochen|brüchigkeit,** Fragilitas ossium: vermehrte Zerbrechlichkeit der Gliedmaßenknochen; z.B. als Osteoporosefolge u. bei ▸Osteogenesis imperfecta. S.a. pathologische ▸Fraktur. E fragility of bones.

**Knochen|dichte:** der Gehalt des Knochens an organischen u. mineralischen Bestandteilen; verringert sich physiologischerweise mit zunehmendem Alter (Altersatrophie), ohne dass deswegen bereits eine Osteoporose manifest werden muss. E bone density.

**Knochendichte|messung:** radiologische u. sonographische Untersuchungsmethoden zur Diagnostik von Erkrankungen, die mit einer Minderung der Knochendichte einhergehen (z.B. Osteoporose); in Frage kommen Photonenabsorptionsverfahren, v.a. die quantitative Computertomographie u. die Zweienergie-Röntgenabsorptiometrie; Verfahren ohne ionisierende Strahlung sind die quantitative Magnetresonanztomographie u. die quantitative Ultraschalluntersuchung.

**Knochen|dys|plasie:** ▸Osteodysplasie. E osseous dysplasia.

**Knochen|dys|trophie:** qualitative Störungen der Knochenbildung mit krankhaftem Knochenumbau (z.B. als Mosaikstruktur, Osteoidbildung). S.a. ▸Osteodystrophie. E osteodystrophy.

**Knochen|entzündung:** ▸Ostitis, ▸Osteomyelitis, ▸Periostitis, ▸Panaritium ossale.

**Knochen|erweichung:** ▸Osteomalazie, ▸Halisterese.

**Knochen|fibrom:** ▸Osteofibrom, ▸-fibrose.

**Knochen|fissur:** Haar-, Sprung- oder Spaltbruch des Knochens; unvollständige, nicht zu Verschiebung (▸Dislocatio) der Bruchenden führende Fraktur. Allgemein symptomarm u. nur röntgenologisch sicher nachweisbar. E linear fracture, hair-line fr.

**Knochen|fluorose:** ▸Fluorosteopathie.

**Knochen|fraß:** ▸Knochenkaries.

**Knochen|fuge:** ▸Synostose; s.a. ▸Epiphysenfuge, ▸Sutura. E synostosis.
**Knochen|granulom: 1)** eosinophiles Granulom im Knochen. **2)** Riesenzellgranulom als zentrale Epulis (=»Enulis«). E granuloma of bone (eosinophilic; giant cell epulis).
**Knochen|häm|angiom:** kapilläres oder kavernöses ▸Hämangiom als – allgemein gutartiger – Knochentumor; evtl. vielfach (als Hämangiomatose). E hemangioma of bone. – **K., bösartiges:** das von der Intima der Gefäße ausgehende ▸Hämangioendotheliom.
**Knochen|haut:** ▸Periost. E periosteum.
**Knochen|höhle:** nach Entfernung einer gutartigen Knochengeschwulst, -zyste etc. zurückbleibende Höhle. – Ferner die ▸Knochenkaverne.
**Knochen|hypertrophie:** überschießende Knochengewebeneubildung (s.a. ▸Osteosklerose). Als ▸Periostose, ▸Endostose, ▸Spongiosasklerose. E bone hypertrophy.
**Knochen|infarkt:** ▸Knochennekrose, ischämische.
**Knochen|kallus:** das nach Knochenbruch (v.a. nach größeren Hämatomen) oder ▸Osteotomie gebildete, der ▸Frakturheilung (dort Abb.) dienende jugendliche Knochengewebe mit Ursprung in Knochenmark, äußerer u./oder innerer Knochenhaut (u. HAVERS-Kanälen), d.h. als myelogener bzw. periostaler bzw. endostaler K., gebildet von dem zugehörigen Bindegewebe. Ist zunächst rein bindegewebig, dann durch Kalkeinlagerung verfestigt (= provisorischer oder Intermediärkallus, Osteoid) u. wird dann allmählich zu Knochengewebe umgebaut (= knöcherner K.). Führt zu spindelförmiger Auftreibung, die allmählich modelliert u. abgebaut wird. E bone callus. – **K., überschießender,** Callus luxurians: über das nötige Maß hinausgehende Kallusbildung, z.T. als Auswuchsbildung (Exophyten an Amputationsstümpfen); s.a. ▸Brückenkallus. E exuberant callus formation.
**Knochen|karies:** rarefizierende (mit Knochengewebeschwund einhergehende), eitrige oder granulomatöse Knochengewebsentzündung (Ostitis); i.e.S. die bei Knochentuberkulose, -syphilis. E (bone) caries.
**Knochen|kaverne:** von Granulationsgewebe ausgekleidete Knochenhöhle (Spongiosahöhle) mit käsigen Massen bei verkäsender ▸Knochentuberkulose.
**Knochen|kern:** *Anatomie* das Verknöcherungszentrum (Ossifikations-Z.) der Knochen. Entsteht zu einem charakteristischen Zeitpunkt (s.a. ▸Knochenalter) in den Bindegewebsknochen in deren embryonalem Bindegewebe, bei enchondraler Ossifikation in der Epi- u. Diaphyse. E ossification center.
**Knochen|kittsubstanz:** die Knochenmatrix; die die Knochengewebszellen umgebende Knochengrundsubstanz; besteht aus Osteomukoid (sulfathaltiger Glykosaminoglykan-Protein-Komplex) u. -albumoid

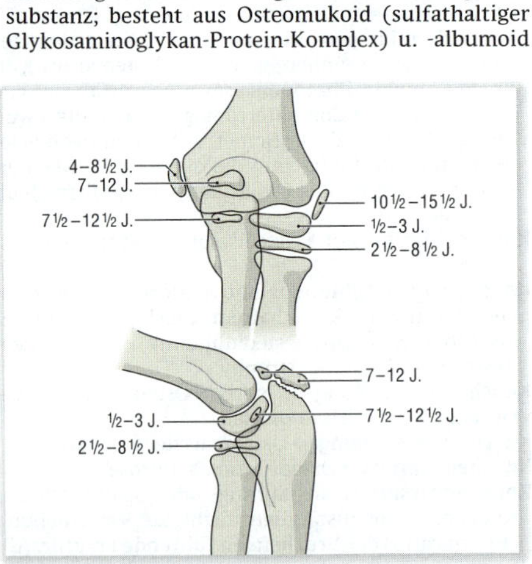


**Knochenkern:** Zeitspannen, in denen die Knochenkerne im Bereich des Ellenbogengelenks normalerweise auftreten können. [48]

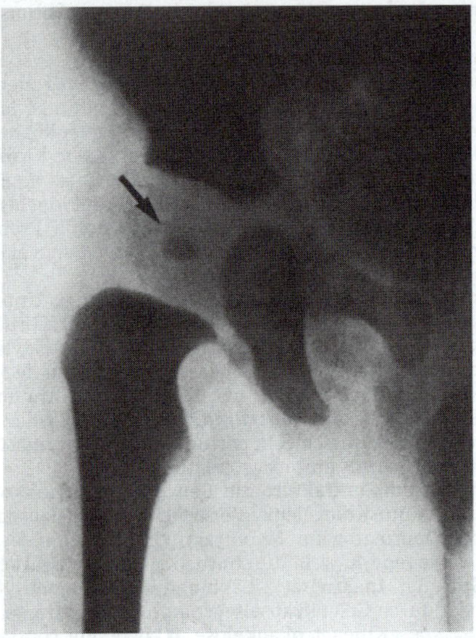

**Knochenkern:** Röntgenbild der Hüfte eines 4 Monate alten Säuglings; im Hüftkopfzentrum ein (enchondraler) Knochenkern (Pfeil). [26]

(Knocheneiweiß), bindet kollagene Fibrillen, ist bei der Mineralisation des Knochens der Ort der Einlagerung der Calcium- u. Magnesiumsalze. E bone matrix.
**Knochen|lakune:** ▸HOWSHIP-Lakune.
**Knochen|leitung:** die physiologisch über die Schädelknochen erfolgende Schallleitung an das ▸CORTI-Organ. Prüfung möglich z.B. durch ▸RINNE-Versuch oder – bei Tonaudiometrie – durch Aufsetzen eines elektrischen Prüfgerätes auf den Warzenfortsatz. E bone conduction.
**Knochen|mark,** Medulla ossium, Abk. KM: die Gesamtheit der zellulären Substanz in der Spongiosa von Röhrenknochen, Rippen, Brustbein, Schulterblättern, Schädeldachknochen, Hand- u. Fußwurzelknochen. Man unterscheidet das ▸Fettmark (Medulla ossium flava; mit im Alter steigenden Anteil) u. einen Blut bildenden Anteil, das rote KM (Medulla ossium rubra). Das rote KM ist unter physiologischen Bedingungen alleiniger Ort der ▸Blutbildung (außer Lymphozyten), wobei die Blut bildenden Zellen in das Stroma (Matrix) eingebettet sind, in dem sie bis zur Ausschwemmung in das periphere Blut verbleiben. Das rote KM besteht aus retikulärem Bindegewebe, Retikulumzellen, Blutstammzellen, unreifen u. reifen Formen der Erythro-, Granulo-, Thrombozytopoese u. Monozyten. Die Erythropoese im roten KM wird reguliert über das ▸Erythropoetin (ein hauptsächlich in den Nieren gebildetes Glykoprotein). Die Zusammensetzung des roten KM variiert mit bestimmten äußeren Bedingungen: Eine erhöhte Erythropoese – auch über Rückbildung des Fettmarks – beobachtet man z.B. nach Blutverlusten u. Senkung des $O_2$-Partialdruckes; zu einer Zellmehrproduktion im KM kommt es auch bei erhöhtem Zellzerfall u. Infektion; s.a. Abb. E bone marrow. – **KM, hyperplastisches:** zellreiches KM bei Zellreifungshemmung (▸Knochenmarkaplasie). – **KM, hypoplastisch-leeres:** zellarmes KM. E depressed b. m.
**Knochenmark|aplasie, -hypoplasie:** Zellreifungs- u. Zellteilungshemmung (Maturations- oder Divisionsarrest) aller Knochenmarkzellen (**Knochenmarkblockade**, -sperre) mit Verminderung der zellulären Anteile des Blut bildenden Knochenmarks unter die Norm, verbunden mit ▸Panzytopenie im peripheren Blut mit konsekutiver normochromer, normozytärer Anämie, z.B. bei medikamentenbedingter Agranulo-

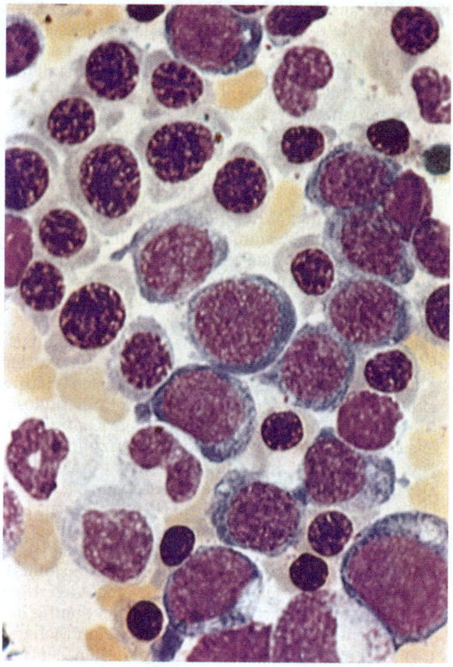

**Knochenmark:** eine Zone mit erythropoetischer Aktivität (Vergr. 1000fach). [199]

zytose, durch Intoxikationen (Benzol, Toluol, Insektizide), nach viralen Hepatitiden sowie als Folge von Strahlenunfällen. E bone marrow aplasia.

**Knochenmark|ausstrich:** ▸Hämatomyelogramm. E bone marrow smear.

**Knochenmark|biopsie:** s.u. ▸Knochenmarkpunktion. E bone marrow biopsy.

**Knochenmark|blockade:** s.u. ▸Knochenmarkaplasie. E maturation arrest.

**Knochenmark|depression:** ▸Myelosuppression.

**Knochenmark|entzündung:** ▸Osteomyelitis.

**Knochenmark|fibrose:** ▸Osteomyelofibrose.

**Knọchenmark|hemmung:** ▸Knochenmarkaplasie.

**Knochenmark|insuffizienz:** verminderte oder ungenügende Zellbildung (Erythro-, Granulo- u./oder Thrombozytopoese) im Knochenmark. Führt zu aplastischer Anämie, Panmyelopathie.

**Knọchenmark|punktion:** die mittels Spezialkanüle erfolgende ▸Punktion des Markraumes platter Knochen (z.B. Brustbein, Beckenkamm) zur Gewebeentnahme im Rahmen einer ▸Biopsie des Knochens oder Knochenmarks (s.a. ▸Hämomyelogramm, ▸Punctio sicca) oder zur »intraossalen« Injektion oder Transfusion. E bone marrow puncture.

**Knochenmark|rịesenzelle:** ▸Megakaryozyt.

**Knọchenmark|transplantation:** Übertragung von Knochenmark(stammzellen) ▸HLA-kompatibler u. MLC-negativer (s.u. ▸Lymphozytenkultur, gemischte) Spender, z.B. zur Behandlung einer aplastischen Anämie, Knochenmarkaplasie, akuter Leukämien, chronisch myeloischer Leukämie (CML) u. seltener Blutbildungsstörungen; erfolgt intravenös. Erfordert Vorbehandlung (Ganzkörperbestrahlung u./oder Chemotherapie) für das Angehen des Transplantates sowie Nachbehandlung gegen ▸Transplantat-Wirt-Reaktion durch ▸Immunsuppression; Gefahren: immunsuppressiv bedingte Folgen, v.a. in der Anfangsphase. S.a. ▸Stammzellentransplantation. E bone marrow transplantation.

**Knochenmark|typ:** Malignomtyp, der bevorzugt in das Knochenmark Metastasen absetzt; z.B. das Prostatakarzinom.

**Knochenmark|zellen:** die normalerweise im Knochenmark vorkommenden Vorstufen der Blutkörperchen im Rahmen der Erythro-, Granulo- u. Thrombozytopoese; ferner Retikulumzellen, Gefäßendothelien, Gewebsmast- u. Plasmazellen, Lymphozyten. E bone marrow cells.

**Knọchen|ma|trix:** ▸Knochenkittsubstanz. E bone matrix.

**Knọchen|metastasen:** Tochtergeschwülste (v.a. von Karzinomen) im Skelettsystem. ***Lokalis.:*** am häufigsten in der Wirbelsäule (**vertebrale K.**); platte Knochen; große Röhrenknochen; periphere Hand-, Fußknochen (spricht für Bronchialkarzinom); unterschieden werden **osteolytische K.** (v.a. Nierenzell-, Schilddrüsenkarzinome, Malignome des Magen-Darm-Traktes) u. **osteoplastische K.** (v.a. Prostata-, Bronchial-, Mammakarzinom); möglich sind auch osteolytische u. osteoplastische Anteile (v.a. Mammakarzinom); K. im Kleinkindalter sprechen für ein Neuroblastom. Eine Sonderform sind vertebrale K. bei maligner Lymphogranulomatose, meist im späteren Stadium. ***Klinik:*** Schmerzen, evtl. pathologische Frakturen, neurologische Symptomatik (je nach Lokalisation z.B. als Vortäuschung von Schmerzsyndromen wie »Ischialgie«, »Zervikalsyndrom«; ggf. plötzliche Querschnittslähmung, v.a. bei osteolytischen K.), erhöhte Blutsenkungsgeschwindigkeit, pathologische Elektrophorese. ***Diagn.:*** u.a. Röntgen; Szintigraphie (z.B. zur differentialdiagnostischen Unterscheidung degenerativer von metastasenbedingten Wirbeldestruktionen); Kernspintomographie; Laborparameter. ***Ther.*** (je nach Primärtumor, Stadium, Lokalisation): Strahlen-, Chemotherapie, orthopädische Maßnahmen, Schmerztherapie. E bone metastases.

**Knọchen|nagel:** Edelstahlnagel (evtl. nur Draht, Stift) zur ▸Frakturnagelung (s.a. ▸Osteosynthese) u. zur Fixierung von Knochenteilen nach Knochenoperationen (▸Osteotomie, ▸Arthrodese) sowie als Hilfsmittel zur Extensionsbehandlung (▸STEINMANN-Nagel). Zahlreiche Modelle: z.B. nach BÖHLER, HAHN u. HOLLE (für Spongiosafragmente), KÜNTSCHER (Marknagel), RUSH; ferner als Schenkelhalsnagel nach SMITH-PETERSEN, SVEN JOHANSSON, WITT, BÖHLER, JEWETT, MCLAUGHLIN, PUGH (z.T. als Dreilamellen-, Laschennagel). Anw. z.T. in Verbindung mit verschraubbaren Platten (LANE, SHERMAN, KESSEL, EGGERS). E bone nail.

**Knochen|naht:** **1)** *Anatomie* ▸Sutura (der Schädelknochen). **2)** *Chirurgie* Vereinigung zweier Knochenstümpfe (Fragmente) durch Drahtnaht (durch vorgebohrte Löcher) oder als Umschlingung (▸Cerclage). E osteorrhaphy, osteosuture.

**Knochen|nekrose,** Osteonekrose: umschriebener Untergang von Knochengewebe infolge örtlicher Stoffwechselstörung durch Einwirkung physikalischer oder chemischer Schädigung (z.B. Strahlenwirkung [▸Radionekrose], Erfrierung, Verbrennung; als Phosphornekrose) oder durch Bakterieneinwirkung (z.B. bei Osteomyelitis); ferner als aseptische Nekrose (oft als ▸Epiphysennekrose [dort Abb.]); evtl. mit Knorpelbeteiligung, z.B. die Osteochondritis dissecans (▸KÖNIG-Syndrom). S.a. ▸Osteolyse. – **K., ischämische,** Knocheninfarkt: aseptische Knochennekrose dia- oder metaphysär an langen Röhrenknochen (meist Femur oder Humerus) u.a. durch Gefäßverschlüsse infolge Thrombose (z.B. Sichelzellanämie, Leukosen), Embolie, stenosierende Arteriosklerose, Endangitis obliterans; auch bei entzdl. Gelenk- u. Wirbelsäulenerkrankungen. E osteonecrosis.

**Knochen|platte:** *Chirurgie* Metallplatte zur (Druck-)Plattenosteosynthese. E bone plate.

**Knochen|reiben:** das hörbare Aneinanderreiben (»Krepitation«) von Knochenbruchenden; eines der typischen Frakturzeichen (Fehlen kein Gegenbeweis!). E bony crepitus.

**Knochen|sarkom:** Oberbegriff für maligne Tumoren des Knochengewebes: ▸Osteosarkom; osteoplasti-

K

sches ▸Sarkom; Chondrosarkom; EWING-Sarkom; s. a. ▸Knochentumoren.

**Knochen|schraube:** Metallschraube mit Fein- oder Grobgewinde, evtl. mit Gegenmutter (entspricht Kortikalis- oder Spongiosaschraube), als Befestigungsmittel für Knochenfragmente, bei Anw. von Knochenplatten, Laschennägeln; ferner als Feder(kopf)schraube, Schraubenstift. E bone-screw.

**Knọchen|sequester:** die sich bei chronischer Ost(eomyel)itis durch demarkierenden Knochenabbau (durch Osteoklasten des Granulationsgewebes) aus dem Zusammenhang lösende Knochennekrose. Liegt bis zur Abstoßung in einer eitergefüllten Abszesshöhle, verursacht chronische Fisteleiterung (s. a. ▸Kloake). Wird als **totales K.** (Untergang eines ganzen Knochens) von reaktiv neu gebildetem Knochengewebe, der »Totenlade«, umgeben. E (bone) sequestrum.

**Knọchen|span:** *Chirurgie* körpereigenes oder -fremdes (= allo- oder xenogenes) Knochenstück für Verpflanzungszwecke (s. a. ▸Knochentransplantation); je nach Art des Knochengewebes als Kortikalisspan (z. B. ERTL-Hobelspan), Spongiosaspan oder Kortikalis-Spongiosa-Span. Anw. z. B. bei Arthrodese u. -rise, Defekt-, Formplastik, Knochenhöhlenfüllung; als freier Einlege- oder Anlegespan (Inlay- bzw. Onlayspan) oder als gestielter Span (z. B. als Knochen-Weichteil-Lappen). Der verpflanzte Span verfällt der Nekrose u. wird – als »Schiene« – von seinem Periost u. Mark u. vom benachbarten Bindegewebe her erneuert. E bone graft.

**Knọchen|sporn:** verknöcherter Sehnenersatz, z. B. als Kalkaneussporn (▸HAGLUND-Ferse). S. a. ▸Exostose. E bony spur.

**Knochen|stoffwechsel:** Auf-, Um- u. Abbau von Knochengewebe. Der K. wird von drei verschiedenen Zelltypen geregelt: ▸Osteoblasten erzeugen die kollagenhaltige Knochengrundsubstanz (▸Osteoid). Diese wird durch mineralische Einlagerung gehärtet und umhüllt in kristalliner Form die Osteoblasten. In diesem gekapselten Ruhezustand werden sie Osteozyten genannt. ▸Osteoklasten stehen für den Knochenabbau, der zus. mit dem Neuaufbau zu einem dynamischen K. beiträgt. Zu Differenzierung u. Funktionen s. Schema. E bony metabolism.

**Knochen|szintigraphie:** ▸Szintigraphie.

**Knọchen|trabekel:** das Knochenbälkchen; s. a. ▸Trajektorien. E bony trabeculum.

**Knọchen|transplantation:** Verpflanzung von Knochengewebe, d. h. als ▸Knochenspan (evtl. mehrere Späne; auch als Spanstraße), als vaskularisierter Knochen eines allogenen Spenders oder als gemahlener Knochen (»Knochenmehl«). – Evtl. als Knochenspaneinpflanzung zur Bildung eines knochenversteiften = »armierten« Weichteillappens. S. a. ▸Kieler Knochenspan. E bone transplantation.

**Knọchen|tuberkulose:** Ostitis tuberculosa als meist auf dem Blutweg entstehender Zweitstadium-Prozess einer Lungentuberkulose. Die **produktive K.** mit Bildung schwammigen Granulationsgewebes (= Caries sicca s. fungosa s. carnosa) u. mit lakunärer Resorption; die **exsudativ-verkäsende K.** (= Caries humida s. caseosa) mit Bildung bröckelig verkäsender Nekrosen, z. T. als Sequester, sowie kalter Abszesse (mit Einbruch in die Weichteile, Fistel- u. Senkungsabszessbildung), evtl. mit rascher Ausbreitung in der Markhöhle (= Osteomyelitis tuberculosa). Häufig auf Gelenke übergreifend (▸Gelenktuberkulose; führt oft frühzeitig zu Schonhaltung, Kontraktur). Die Diagnose stützt sich auf Röntgenaufnahmen (zeigen Knochenatrophie, -aufhellungen, randständige Defekte = Usuren, Zusammensinterungen), Untersuchung von Punktions-, Probeexzisionsmaterial. S. a. ▸PERTHES-JÜNGLING-Krankheit (Knochentuberkulid); ▸Spondylitis tuberculosa, ▸Spina ventosa (Knochentuberkulid). E tuberculosis of bones (and joints).

**Knọchen|tumoren:** Oberbegriff für eine vielfältige Gruppe gut- u. bösartiger Neubildungen; häufig bei Jugendlichen; Diagnostik (bei Verdacht auf Malignität) u. Therapie sollten i. d. R. in speziellen Zentren erfolgen. ***Klinik*** (die für einen malignen Tumor spricht): kann zu Beginn fehlen oder eher uncharakteristisch sein, Schmerzen (bei Kindern mit der Möglichkeit der Fehllokalisation), Schwellung, Spontanfraktur, erhöhte Blutsenkungsgeschwindigkeit. ***Diagn.:*** Röntgenbild mit typischen Zeichen (s. Abb. [B]); röntgenologische Zusatzverfahren (Computer-Tomographie, Angiographie, Szintigraphie, Kernspintomographie [v. a. zur Therapieplanung u. -kontrolle] etc.); Biopsie (erfordert große Erfahrung im Umgang mit Knochentumoren). ***Klassifik.:*** nach dem Ursprungsgewebe des Tumors (Knochen, Knorpel, Mark, Bindegewebe usw.) u. nach dem Differenzierungsgrad. Der Übergang zwischen »gutartig« u. »bösartig« kann, je nach biologischem Verhalten des Tumors, Lokalisation (s. Abb. [A]), Rezidivneigung

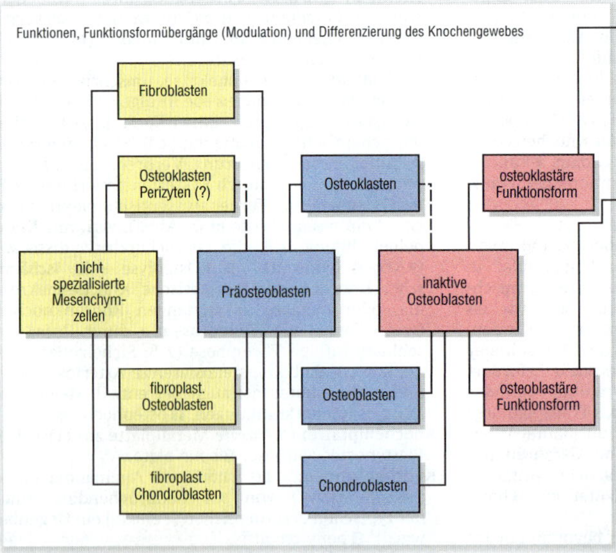


**Osteoklasten:**
beweglich, plurinukleär, vakuolenreich, mit Bürstensaum, kurzlebig, unter Parathormon-Einfluss in Funktionsform umgebildet; Leistungen: Knochenabbau (Osteoblastenzerstörung; Abbau der organischen Substanzen der Knochenmatrix durch lysosomale Enzyme; Phagozytose [Pinozytose] der Abbautrümmer, mit Calciumphosphatspeicherung [?] in Mitochondrien). Funktionsbegünstigung durch örtliche oder allgemeine Azidose, bei Hyperparathyreosen, Störung der mechan. Knochenbelastung

**Osteoblasten:**
an alkalischer Phosphatase reiche u. saure Phosphatase enthaltende Zellen; bilden in der – oberflächennahen – Funktionsform das Osteoid, d.h. die organischen Bestandteile der Knochenmatrix: Kollagen (Bildung von lysin-, prolinreichen Protokollagen-Polypeptiden; Hydroxylierung der Lysin-, Prolin-Residuen des Protokollagens; Absonderung des dreifach helikal verdrillten löslichen Tropokollagens in die Matrix; Bildung löslicher, dann unlöslicher Kollagenfibrillen als Elemente der Kollagenfasern), Mucopolysaccharide, Proteoglykane, Glykoproteine, sezerniert durch den gut entwickelten GOLGI-Apparat; Akkumulation von Calciumsalzen und Phosphorverbindungen mit nachfolgender Mineralisation der Matrix durch Hydroxylapatit-Einlagerung (Kristallkeime am Kollagen; weitere Anlagerung) u. amorphe Calciumsalze sowie andere Salze (als Ionen-Depot). – Ein Teil wird zu **Osteozyten** bzw. bleibt oberflächennah – als **inaktive Osteoblasten;** beide wirken im Calcium-Phosphat- Stoffwechsel mit: Mobilisierung bzw. Ablagerung der Ca-P-Verbindungen

**Knochenstoffwechsel.**

**Knochentumoren:**
**A)** Lokalisation der wichtigsten Knochentumoren; aa) Osteoid-Osteom; a) Enchondrom, EWING-Sarkom, Retikulosarkom; b) nicht ossifizierendes Knochenfibrom, Fibrosarkom; c) aneurysmatische Knochenzyste, solitäre Knochenzyste, Chondromyxoidfibrom; cc) Osteochondrom, kartilaginäre Exostose; d) Osteosarkom, Chondrosarkom; e) Chondroblastom; f) Osteoklastom (Riesenzellgeschwulst).
**B)** Röntgenologische Anzeichen der Malignität; 1) Spikulae; 2) CODMAN-Dreieck; 3) Kortikalislamellierung; 4) Kortikalisverschiebung; 5) unscharfe, wie ausgefranste Randbegrenzung (»Mottenfraß«); 6) Auslöschphänomen. [404]

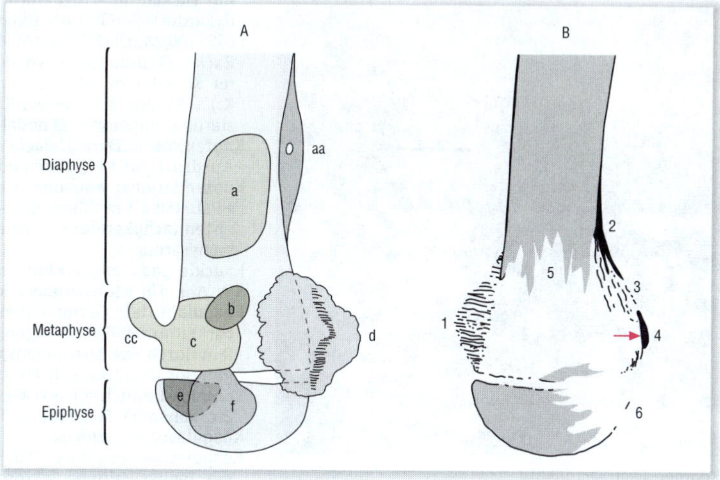


etc., fließend sein. **a) gutartige K.:** u.a. Chondroblastom, Chondrom, Chondromyxoidfibrom, Fibrom, Hämangiom (s.a. ▸Hämangiomwirbel), Osteochondrom, Osteoidosteom, Riesenzelltumor; **b) bösartige (primäre) K.:** Adamantinom, Chondrosarkom, Chordom, EWING-Sarkom, Fibrosarkom, Hämangiosarkom, Osteosarkom (häufigster maligner Knochentumor), Plasmozytom, Retikulumzellsarkom (malignes Lymphom des Knochens), Riesenzelltumor; **c) sekundäre K.:** s.u. ▸Knochenmetastasen; **d) tumorähnliche Erkrankungen:** u.a. Histiocytosis X (s.u. ▸Histiozytose); Pseudotumor (»brauner Tumor«) bei Hyperparathyreoidismus; Epidermoidzyste; Myositis ossificans. E bone tumors.

**Knọchen|verpflanzung:** ▸Knochentransplantation.

**Knochen|wachstum:** das Längen- u. Dickenwachstum der Knochen durch enchondrale u. perichondrale ▸Ossifikation. E bony growth.

**Knọchen|zement:** synthetische Substanzen für die solide Verankerung von Endoprothesen im Knochen. E bone cement.

**Knọchen|zyste:** mehr oder weniger glattwandige Hohlraumbildungen im Knochen, z.B. als juvenile K. (▸MIKULICZ-Krankheit [1]), als odontogene – von Zahnanlagen bzw. (Zahn-)Wurzelspitzen ausgehende – K. die follikuläre bzw. radikuläre ▸Kieferzyste, ▸Epidermiszysten, s.a. ▸Geröllzyste. E bone cyst. – **K., aneurysmatische:** mehrkammerige, blutgefüllte Zyste in den Metaphysen der langen Röhrenknochen; von anastomosierenden bluterfüllten Räumen ausgefüllt.

**Knöchel:** ▸Malleolus. E ankle.

**Knọchel|bruch, -fraktur,** Fractura malleolaris, Malleolarfraktur: der Bruch eines oder beider (»bimalleoläre Fraktur«) Fußknöchel. Meist als geschlossene ▸Luxationsfraktur mit Sprungbeinverrenkung im Talokruralgelenk u. mit Zerreißung bzw. Ausriss der Knöchelbänder (Ligamentum talofibulare, mediale oder calcaneofibulare), evtl. auch der Syndesmosis tibiofibularis. ***Formen:*** nach dem Unfallmechanismus unterschieden (LAUGE-HANSEN) als Supinations-Eversions-, Pronations-Abduktions-, Pronations-Eversions-, Supinations-Adduktions-Fraktur. Oft verbunden mit hoher Wadenbeinfraktur, evtl. auch mit Aussprengung eines VOLKMANN-Dreiecks (= trimalleoläre Fraktur). Nach der Höhe der Frakturlinie an der Fibula nach WEBER unterschieden als Typ A: unterhalb der – intakten – tibiofibularen Syndesmose (S.); Typ B: in Höhe der – zumindest teilweise – geschädigten S.; Typ C: oberhalb der S., die zwangsläufig zerrissen ist, daher Luxationsfraktur nach lateral. E malleolar fracture.

**Knöchel|ödem:** die Fußknöchelkonturen »verstreichendes« Ödem, z.B. bei Herzinsuffizienz, Eiweißmangelschaden, Krampfadern der Beine (als sog. ▸Kulissenödem). E ankle edema.

**knöchern:** ▸ossär, z.B. **k. Heilung** (▸Frakturheilung), **k.** Labyrinth (▸Labyrinthus). E osseous, bony.

**Knötchen,** Nodulus: **1)** *Dermatologie* kleinknotige derbe Gewebsverdichtung des Unterhautgewebes als Typ der Primäreffloreszenz. – Auch Bez. für ▸Papel, ▸Tuber. **2)** ▸Rheumaknötchen. E nodule.

**Knötchen|flechte:** *Dermatologie* ▸Lichen.

**Knötchen|kopfschmerz:** ▸Cephalaea nodularis.

**Knollen|blätterpilz:** ▸Amanita phalloides.

**Knollen|nase:** ▸Rhinophym.

**Knoop-Regel** (FRANZ K., 1875–1946, Chemiker, Freiburg, Tübingen): Theorie des Fettsäureabbaues, der zufolge freie Fettsäuren durch Oxidation am $\beta$-C-Atom um jeweils zwei C-Atome verkürzt u. so abgebaut werden (= »Betaoxidation«). E Knoop's theory.

**Knopfloch|deformität:** Beugestellung im Fingermittelgelenk u. Überstreckstellung im Fingerendgelenk, bedingt durch eine Ruptur des Tractus intermedius der Streckaponeurose bei Articulosynovitis im Fingermittelgelenk; ▸Fingerdeformitäten (dort Abb.). E buttonhole deformity.

**Knopfloch|stenose:** hochgradige schlitzförm. Herzklappenstenose. E buttonhole stenosis.

**Knopfnaht:** ▸Einzelknopfnaht.

**Knopf|sonde:** *Chirurgie* Sonde mit kugeligem vorderem Ende (»geknöpfte Sonde«). E bulb-headed sound.

**Knorpel,** Cartilago: **1)** knorpeliges Organ. **2)** Knorpelgewebe, Textus cartilagineus: das aus Knorpelzellen (Chondrozyten), unterschiedl. Grundsubstanzen u. verschiedenen Faserarten bestehende, biegungsfeste, gefäß- u. nervenlose Stützgewebe. S.a. ▸Chondro... E cartilage, cartilaginous tissue. – **K., elastischer,** Cartilago elastica: K. mit zahlreichen elastischen Fasern u. mit kollagenen Fibrillen, Chondromukoid u. Chondroitinschwefelsäure enthaltender Kittsubstanz (als Grundsubstanz); z.B. in Ohrmuschel, Kehldeckel. E elastic c. – **K., fibröser,** Cartilago fibrosa: ▸Faserknorpel; mit nur kollagenen Fasern als Grundsubstanz. E fibrocartilage. – **K., hyalịner,** Cartilago hyalina, glasiger K.: Knorpelgewebe mit kollagenen Fibrillen u. Grundsubstanz, die z.T. um die Zellen Höfe bildet (s. Abb.); ist als **embryonaler K.** (ohne

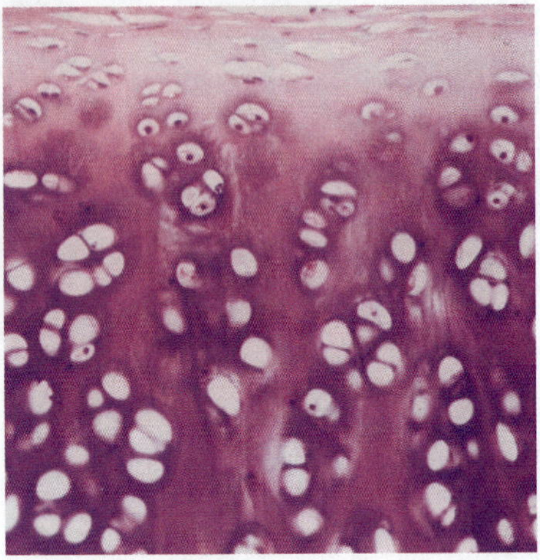

**Knorpel, hyaliner.** [540]

Knorpelterritorien = Chondrone) »Modellknorpel« für die meisten Skelettknochen. E hyaline c.

**Knorpel-Haar-Hypoplasie:** ▶McKusick-Syndrom.

**Knorpel|haft:** *Anatomie* ▶Synchondrosis.

**Knorpel|haut:** das ▶Perichondrium.

**Knorpel|nekrose:** Knorpeluntergang als aseptisches Geschehen, wahrscheinlich nach Exsudatabsonderung in die Grundsubstanz. Führt zur Demarkation von Gelenkknorpelstückchen (evtl. als freier Körper); s.a. ▶Epiphysennekrose, ▶Osteochondrosis dissecans. E chondronecrosis.

**Knorpel|tumoren:** ▶Chondrom, ▶Chondroblastom, ▶-fibrom, ▶-sarkom, ▶Osteochondrom.

**Knospen|brust:** erster, flacher Entwicklungszustand der weiblichen Brust in der Thelarche. E budding breast.

**Knoten: 1)** *Anatomie* ▶Nodus (als z.B. Atrioventrikular-, Sinusknoten), Lymphknoten (▶Nodus lymphaticus). E node. **2)** *Pathologie* derbe, bei oberflächlicher Lage knollig vorspringende Gewebsbildung bzw. -verhärtung; s.a. ▶heißer K., ▶kalter K., ▶Strumaknoten, ▶Rheumaknötchen, ▶Tophus, ▶Mammakarzinom. E nodosity. **3)** *Dermatologie* ▶Tuber (als ▶Effloreszenz [dort Abb.]). E node. **4)** *Chirurgie* fachgerechte – doppelte bis dreifache, unter Festziehen erfolgende – dauerhafte Verschlingung von Nahtmaterial als Nahtabschluss oder nach Gefäß-, Gewebsumschlingung (▶Ligatur); s.a. Abb. E knot.

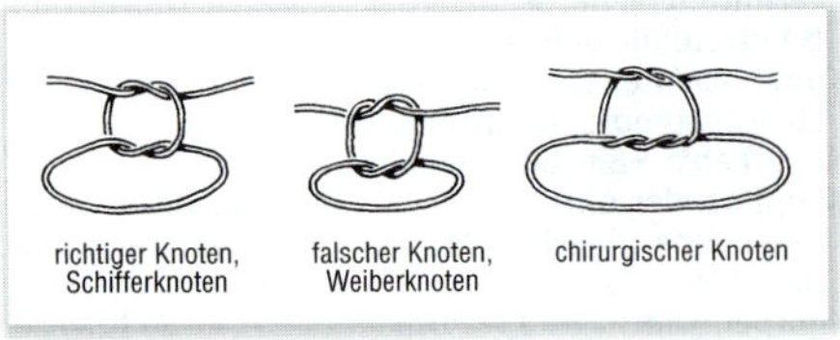


**Knoten.** [266]

**Knoten|brady|kardie:** s.u. ▶Knotenrhythmus. E nodal bradycardia.

**Knoten|extrasystole:** *Kardiologie* s.u. ▶atrioventrikulär. E nodal extrasystole.

**Knoten|gicht:** Harnsäuregicht (s.u. ▶Gicht) mit Bildung von Tophi. E tophaceous gout.

**Knoten|kropf:** ▶Struma nodosa.

**Knoten|punkte:** *Optik* s.u. ▶Kardinalelemente (dort Abb.). E nodal points.

**Knoten|rhythmus,** AV-Rhythmus: Herzrhythmusstörung, bei der die Schrittmacherimpulse allein vom Atrioventrikularknoten ausgehen und die Vorhöfe nur rückläufig erregt werden; meist als Knotenbradykardie (45–60/Min.), selten als Knotentachykardie (65–100/Min.). EKG: normale Kammerkomplexe; P-Zacke z.T. unmittelbar vor dem QRS-Komplex (= **oberer K.**) oder mit ihm zusammenfallend (= **mittlerer K.**). – Kommt z.B. vor bei Koronarsklerose, Digitalisierung, Vagotonie. E nodal rhythm.

**Knoten|rose:** *Dermatologie* früher gebräuchlicher Ausdruck für ▶Erythema nodosum.

**Knoten|struma:** ▶Struma nodosa; als **toxische K.** die ▶Plummer-Krankheit. E nodular goiter.

**Knoten|tachykardie:** s.u. ▶Knotenrhythmus. E nodal tachycardia.

**knuckle pads** *(engl.):* ▶Fingerknöchelpolster.

**KO:** Abk. für ▶Körperoberfläche.

**Koagulabilität:** Gerinnbarkeit; i.e.S. die Blutgerinnbarkeit unter Testbedingungen (im Reagenzglas) allein durch das Zusammenspiel von Pro- u. Antikoagulationsfaktoren (im Unterschied zur Hämostasepotenz, die auch von örtl. Gewebsfaktoren, Blutdruck etc. abhängt). E coagulability.

**Koagulase:** ▶Coagulase.

**Koagulation:** der durch ein Enzym oder durch chemisch-physikalische Faktoren (Elektrolyte, Wärme) verursachte Übergang eines kolloidalen Systems aus dem Solzustand in ein Gel, das sich anschließend unter Austritt von Flüssigkeit verdichtet, z.B. bei Blutgerinnung, Flockungsreaktion, *chir* ▶Elektrokoagulation. S.a. ▶Koagulations... E coagulation.

**Koagulations|nekrose,** Gerinnungsnekrose: ▶Nekrose infolge Eiweißgerinnung, z.B. nach Ischämie, nach Säure-, Salzeinwirkung; ist hellgelb bis weißlich (als Ischämiefolge keilförmig), mit trockener Schnittfläche. E coagulation necrosis.

**Koagulations|thrombus:** ▶Gerinnungsthrombus.

**Koagulations|vitamin:** ▶Vitamin K. E antihemorrhagic vitamin.

**Koagulin:** s.u. ▶Coagulase.

**Koagulo|gramm:** *Hämatologie* ▶Gerinnungsstatus. E coagulogram.

**Koagulo|pathie:** angeborene oder erworbene Störungen der Blutgerinnung (u. Fibrinolyse). ***Formen:*** hämorrhagische Diathesen (Minus-Koagulopathien) bei Verminderung gerinnungsfördernder oder Prokoagulationsfaktoren; Thromboseneigung (Plus-Koagulopathien) bei Mangel an Gerinnungshemmstoffen (▶Hyperkoagulämie); s.a. Tab., ▶Verbrauchskoagulopathie, ▶Hämophilie. E coagulopathy.

**Koagulum,** Koagel: Gerinnsel, Blutgerinnsel. E coagulum.

**Koaleszenz:** *Pathologie* Zusammenwachsen zweier sich berührender Organe (▶Coalitio). E coalescence.

**Koarktation:** ▶Coarctatio; s.a. ▶Aortenisthmusstenose, ▶Aortenbogensyndrom (»umgekehrtes Koarktationssyndrom«). E coarctation.

**Kobal|amin:** ▶Vitamin $B_{12}$. E cobalamin.

**Kobalt:** ▶Cobalt. E cobalt.

**Kobelt-Kanälchen:** Reste des Wolff-Ganges im Paroophoron; evtl. Ursache von Zysten (deren Epithel sich mit dem weibl. ▶Menstruationszyklus verändert). E Kobelt's tubules.

**Kobra-Katheter:** ein am Ende wie Kopf u. Halsteil einer Kobra gebogener Katheter zur selektiven Darstellung viszeraler Gefäße (A. mesenterica superior u. inferior, Truncus coeliacus, A. renalis).

**Koch** (Robert K., 1843–1910, Bakteriologe, Berlin; 1905 Nobelpreis für Medizin). – **K.-Bazillus:** ▶Mycobacterium tuberculosis; i.w.S. auch der **K.-Kommabazillus** (▶Vibrio cholera) u. der **K.-Ödembazillus** (▶Clostridium novyi). S.a. ▶Koch-Weeks-Bazillus. E Koch's bacilli. – **K.-Tuberculin:** mehrere – historische – Tuberculinpräparate (A, O, R, BE), die nach Versagen des Alttuberculins als Tuberkuloseimpfstoff entwickelt wurden. E K.'s tuberculin. – **K.-Weeks-Bazillus:** ▶Haemophilus aegypticus; der Erreger einer akuten, beidseitigen, eitrigen, prognostisch günstigen Bindehautentzündung (**K.-W.-Konjunktivitis**).

| **A. Koagulopathien mit Blutungstendenz (Minus-Koagulopathien)** | |
|---|---|
| **I. angeboren** | **Defekt** |
| Hämophilie A | Faktor VIII |
| Hämophilie B | Faktor IX |
| v.-WILLEBRAND-Syndrom | Faktor-VIII-Komplex (vWF, selten Faktor IX) |
| Hypo- u. Dysprothrombinämie | Faktor II |
| Parahämophilie (Hypoproaccelerinämie) | Faktor V |
| Hypoproconvertinämie | Faktor VII |
| STUART-PROWER-Krankheit | Faktor X |
| ROSENTHAL-Krankheit (PTA-Mangel) | Faktor XI |
| HAGEMAN-Syndrom | Faktor XII |
| Faktor-XIII-Mangel | Faktor XIII (fibrinstabilisierender Faktor) |
| Afibrinogenämie | Fibrinogen (Faktor I) |
| Dysfibrinogenämie | anomales Fibrinogen |
| **II. erworben** | **Auslöser/Ursache** |
| Bildungsstörungen: | |
| • Vitamin-K-Mangel | Antikoagulanzien, Cholestase, Antibiotika, Darmresektion |
| • Störungen der Proteinsynthese | Asparaginase, Vincristin + Glucocorticoide, schwere Leberkrankheit |
| Umsatzstörungen: | |
| • Verbrauchskoagulopathie | Sepsis, akute myeloische Leukämien, metastasierende Tumoren, Zytoreduktion, Leberzellzerfall, Schock, Polytrauma, Massenbluttransfusion |
| • Antikörper-vermittelte | Autoimmunkrankheiten (v. a. Lupus erythematodes disseminatus, Vaskulitis), Lymphome, monoklonale Gammopathien, postpartal |
| Blutverdünnung | Massenbluttransfusionen, Plasmaexpander |
| Fibrinolysesyndrom (Hyperfibrinolyse) | metastasierende Tumoren, OP an Lunge oder Prostata, ther. Thrombolyse |
| **B. Koagulopathien mit Thromboseneigung (Thrombophilien, thrombophile Diathesen = Plus-Koagulopathien)** | |
| **I. Erniedrigung von Gerinnungsinhibitoren** | **Auslöser/Ursache** |
| Antithrombin-III-Mangel | autosomal-dominant erblich; erworben: Leberkrankheiten, Asparaginase-Therapie, Schwangerschaft, Kontrazeptiva, nephrotisches Syndrom, Enteropathie, DIG, akutes thrombotisches Ereignis, postoperativ, lang dauernde Heparintherapie |
| Protein-C-Mangel | autosomal-dominant erblich; erworben: Leberkrankheiten, orale Antikoagulation, DIG |
| aktiviertes Protein-C(aPC)-Resistenz (des Faktors V) | autosomal-dominant erblich; auch erworben? |
| Protein-S-Mangel | autosomal-dominant erblich; erworben: Leberkrankheiten, orale Antikoagulation, Schwangerschaft, Asparaginase-Therapie, nephrotisches Syndrom |
| Heparinkofaktor-II-Mangel (sehr selten) | |
| **II. Erhöhung gerinnungsfördernder Aktivitäten** | **Auslöser/Ursache** |
| Aktivierung der Blutgerinnung | perioperative Thromboplastin-Einschwemmung, Neoplasien; Hyperkoagulabilität nach Zytostatika-Therapie, Hämolyse, Verbrauchskoagulopathie, Fibrinogen- u. Faktor-VIII-Erhöhung |
| chronische Thrombozytosen | chronische myeloproliferative Erkrankungen, Bronchial-Neoplasma, Colitis ulcerosa, Enteritis regionalis |
| Dysfibrinogenämie | autosomal-dominant erblich; erworben bei Leberkrankheiten |
| Anti-Phospholipid-Antikörper | Autoimmunkrankheiten (Zusammenhang mit Thrombophilie nicht gesichert) |
| **III. Störungen des Fibrinolysesystems** | **Auslöser/Ursache** |
| Plasminogen-Mangel | angeboren |
| erniedrigte Freisetzung von Gewebe-Plasminogenaktivator (t-PA) | angeboren/erworben? |
| erhöhter Plasminogenaktivator-Inhibitor (PAI) | angeboren/erworben? |

**Koagulopathien:** nach DGIM: Rationelle Diagnostik u. Therapie in der Inneren Medizin. [101]

**Kochblut|agar: 1)** »Schokoladenagar« aus defibriniertem Blut (10%) u. Agar für Plattenkulturen von Gono- u. Meningokokken. E chocolate agar. **2)** (LEVINTHAL) 2%iger Nähragar mit Zusatz von 5% Menschen- oder Tierblut, nach Erhitzen durch Watte filtriert; zur Anzüchtung von Haemophilus influenzae u. Neisserien.

**Kocher** (EMIL TH. K., 1841–1917, Chirurg, Bern; 1909 Nobelpreis für Medizin). – **K.-Debré-Semelaigne-Syndrom:** Myopathie mit Muskelhypertrophie bei angeborenem ▸Kretinismus. – **K.-Duodenalmobilisierung:** Lösung der natürlichen peritonealen Fixierung des Zwölffingerdarmes bei Magen-, Dünndarmoperationen durch Durchtrennung des parietalen Peritoneums rechts entlang der Pars descendens duodeni u. stumpfes Abschieben von der unteren Hohlvene nach medial-oben. E Kocher's maneuver. – **K.(-Lorenz)-Fraktur:** perkondyläre Oberarmfraktur mit Dorsalverschiebung von Oberarmrolle u. -köpfchen. Folge eines Sturzes auf den gebeugten Arm. – **K.-Klemme: 1)** scharfe (=gezähnte), sperrbare Gefäßklemme mit geraden oder aufgebogenen Branchen u. mit Schrauben-, Durchsteck- oder Doppellappenschluss. E Kocher's clamp. **2)** sehr elastische, längs geriefte zweiblättrige ▸Darmklemme mit Schrauben- oder Durchsteckschluss; in der PAYR-Modifikation mit Kugeln entlang der einen Kante. **3)** kniegebogene, doppelt übersetzte Magenquetschklemme mit durch Scharnierklappe sperrbaren Branchenenden. Nach gleichem Prinzip eine Darmquetschklemme bzw. eine sperrbare »Appendixquetsche«. – **K.-Kragenschnitt:** s.u. ▸KOCHER-Schnitt. – **K.-Reposition:** »Rotationsmethode« zur Einrenkung einer unteren oder vorderen Schulterverrenkung. – **K.-Schnitt: 1)** K.-Kragenschnitt: kranial-konkaver Querschnitt in den Hautspaltlinien der Halsvorderseite oberhalb der Jochgrube (zwischen den Kopfnickerwülsten in Höhe des Ringknorpels); für Strumektomie u. kollare Mediastinotomie. E K.'s collar incision. **2)** der hintere-seitliche Bogenschnitt (Darmbeinkamm → Trochanter major → seitl. Oberschenkel) für die Hüftgelenkresektion. **3)** wadenbeinseitiger Längsschnitt entlang der Kniescheibe zur Kniegelenkeröffnung von vorn. **4)** ▸Rippenbogenrandschnitt. – **K.-Strumaoperation:** nach Kragenschnitt subtotale Entfernung der kropfig veränderten Schilddrüse als jeweils halbseitige Resektion unter Schonung der Kapselrückwand (zwecks Rekurrens- u. Epithelkörperchenschonung). Ferner die Enukleationsresektion (Keilexzision der Vorderwand mit sukzessivem Ausräumen tieferer Knoten) bei gut abgrenzbaren, kleinen knotigen Veränderungen oder Zysten ohne Autonomie- oder Malignomverdacht. E K.'s strumectomy.

**koch|lear, kochleär,** cochlearis: die Innenohrschnecke (▸Cochlea) betreffend. E cochlear.

**Koch|learis:** Kurzbezeichnung des Nervus cochlearis (=Hörnerv, s.u. ▸Nervus vestibulocochlearis).

**Kochlearis|bahn:** Verlauf der Nervenfasern des N. cochlearis; als **zentrale K.** die nachfolgenden Leitungsabschnitte der ▸Hörbahn. E cochlear pathway.

**Kochlearis|reflexe:** durch akustische Reize ausgelöste (auditorische) Reflexe; z.B. der akustische Lidreflex, der Kochleopupillarreflex (als Pupillenerweiterung; genutzt für Hörprüfung beim Kleinkind). E cochlear reflexes.

**Kochlearis|ströme:** die den im Bereich des CORTI-Organs registrierbaren bioelektrischen Potentialerscheinungen (endokochleare u. ▸Mikrophonpotentiale) zugrunde liegenden Ionenströme.

**Kochleo|pupillar|reflex:** s.u. ▸Kochlearisreflex. E cochleopupillary reflex.

**Koch|probe:** Eiweißnachweis in filtrierten u. angesäuerten biologischen Substraten; erfolgt durch Hitzekoagulation (führt zu Trübung, die sich bei Salzsäurezusatz nicht auflöst). E heat test.

**Koch|salz,** Abk. NaCl: ▸Natriumchlorid. S.a. ▸jodiertes Speisesalz, Salz..., Chlorid... E common salt, sodium chloride.

**Kochsalz|antikörper:** kompletter (= bivalenter) ▸Antikörper; ein AK, der das homologe Antigen sowohl im Milieu physiologischer Kochsalzlösung als auch in einem kolloidalen Medium (Plasma, Serum) ausfällt, d.h. präzipitiert bzw. agglutiniert. E complete or saline antibody.

**Kochsalz|fieber:** ▸Durstfieber. E salt fever.

**Kochsalzlösung, physiologische:** 0,9%ige wässrige, osmotisch dem Blutserum entsprechende (= isotonische) NaCl-Lösung, die im Übrigen völlig unphysiologisch ist. E saline solution, physiological sodium chloride solution.

**Kochsalz|mangel:** ▸Salzmangelsyndrom.

**Kochsalz|quelle,** muriatische Quelle: Mineralquelle mit Gesamtmineralisation von mindestens 1 g fester gelöster Stoffe/kg Wasser, wobei unter den Kationen Natrium ($Na^+$), unter den Anionen Chlor ($Cl^-$) mindestens 20 mval% ausmachen. Als **einfache K.** mit maximalem $Na^+$- u. $Cl^-$-Gehalt von 260 mval% u. – im Gegensatz zum Kochsalzsäuerling – ohne nennenswerten Kohlendioxidgehalt. Als Kochsalzsolquelle mit mindestens 260 mval% NaCl; als Kochsalztherme mit Quelltemperatur dauernd über 20 °C. ***Anw.*** für Bäder, Spülungen, Trink- u. Inhalationskuren (z.B. bei Atemwegserkrankungen). E saline spring.

**Kochsalz|solquelle; -therme:** s.u. ▸Kochsalzquelle.

**KOD:** Abk. für kolloidosmotischer ▸Druck.

**Kode:** *Genetik* ▸Code.

**Kodeinismus, Kodeinomanie, Kodeinsucht:** ▸Codein betreffende Arzneimittelsucht; ist wegen der nur geringen euphorisierenden Wirkung selten (häufiger als Ausweichdroge z.B. bei Heroinabhängigkeit oder Polytoxikomanie); bei Entziehung nur leichte allgemeine Störungen, aber auch Angstzustände. E codeinism, codeine addiction.

**Kodominanz:** *Genetik* die im Phänotyp des Heterozygoten voneinander unabhängige Manifestierung von 2 Allelen einer Serie multipler Allele, z.B. der Blutgruppengene A u. B. E codominance.

**Ko|don:** *Genetik* ▸Codon. E codon.

**Koebner** (HEINRICH K., 1838–1904, Hautarzt, Breslau, Berlin). – **K.-Krankheit:** Form der ▸Epidermolysis bullosa hereditaria. – **K.-Phänomen,** isomorpher Reizeffekt: die durch eine unspezifische Hautreizung erfolgende Auslösung der typischen Hauterscheinungen einer an anderen Stellen bereits manifesten Hautkrankheit (z.B. Psoriasis). E Koebner's phenomenon.

**Köhler-Krankheit** (ALBAN K., 1874–1947, Röntgenologe, Wiesbaden): **1) Köhler I:** juvenile aseptische Osteonekrose des Kahnbeins (Os naviculare). ***Klinik:*** schmerzhafte Weichteilschwellung des Fußes, *röntg* Bälkchenverschmälerung, später Strukturverdichtung u. Bisquitform (Abb.). Nach ca. 3 Jahren Spontanheilung. E Köhler's disease. **2) Köhler II:** ▸FREIBERG-K.-Syndrom.

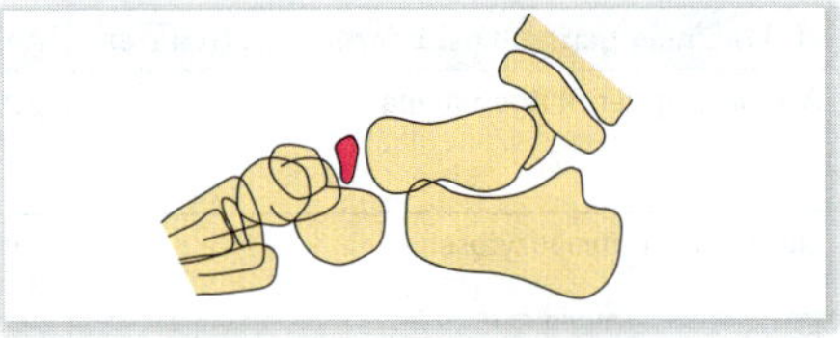

**Köhler I:** halbschematische Darstellung des Röntgenbefundes. [321]

**Kölbchen|venen:** ▸Corona phlebectatica paraplantaris.

**Kölliker** (RUDOLF A. V. K., 1817–1905, Anatom, Zoologe, Zürich, Würzburg). – **K.-graues-Längsbündel:** ▸Fasciculus longitudinalis posterior. – **K.-Fuse-Kern:** ▸Nucleus KÖLLIKER-FUSE. E Kölliker-Fuse nucleus.

**Kön|äs|thesie:** ▸Zönästhesie; s.a. ▸Schizophrenie, zönästhetische. E cenesthesia.

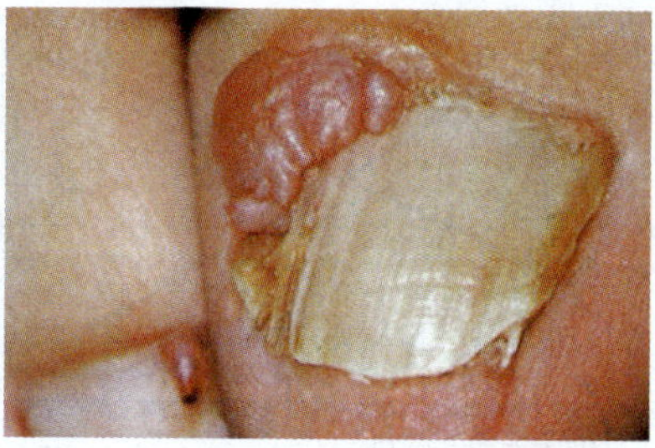

**Koenen-Tumor:** Knoten am Nagelfalz bei PRINGLE-BOURNEVILLE-Syndrom. [411]

**Koenen-Tumor:** vom Nagelfalz ausgehender derber, rötlicher, bis kirschgroßer, evtl. hahnenkammartiger fibromatöser Knoten bei tuberöser ▶ Hirnsklerose (s. Abb.). E Koenen's tumor.

**König** (FRANZ K., 1832–1910, dt. Chirurg). – **K.-Herzmassage:** (K.-MAASZ) geschlossene ▶ Herzmassage durch kräftige rhythmische (bis 120/Min.) Stöße gegen die Brustwand mittels Daumenballens bzw. der flachen Hand. E König's heart massage. – **K.-Ludloff-Läwen-Syndrom:** ▶ Chondromalacia patellae. – **K.-Syndrom:** ▶ Osteochondrosis dissecans (mit aseptischer Knochennekrose unter dem Knorpel) an der unteren medialen Femurepiphyse (u. an der distalen Humerusepiphyse, an Radius-, Femurkopf, Talusrolle); oft beidseits symmetrisch; meist ohne Defekt heilend.

**Ko|enzym:** *Biochemie* ▶ Coenzym. E coenzyme.

**Köpfchen:** *Anatomie* ▶ Capitulum; s.a. ▶ Caput.

**Koeppe-Knötchen:** Irisknötchen am Pupillarsaum bei chronisch granulomatöser Uveitis (v.a. Sarkoidose). E Koeppe nodules.

**Körber-, Männle- u. Leitzmann-Vollwerternährung:** umfassend ausgearbeitetes Konzept einer vollwertigen Ernährung, bei dem außer ernährungswissenschaftlichen u. medizinischen Aspekten auch soziale u. ökologische Überlegungen eine Rolle spielen (u.a. Schonung der Umwelt u. deren Ressourcen, Vermeidung von Veredelungsverlusten bei der Herstellung von Nahrungsprodukten, Einsparung von Energie); je nach Verarbeitungsgrad werden die Lebensmittel in verschiedene Wertgruppen eingeteilt. S.a. ▶ Vollkost.

**Körnchen:** ▶ Granula, ▶ Corpuscula; ▶ Körperchen.

**Körner|krankheit:** ▶ Trachom. E granular lids.

**Körner|schicht:** *Histologie* das Stratum granulosum 1) der Kleinhirnrinde sowie 2) der Epidermis; ferner – im Großhirn (Neokortex) die Lamina granularis externa bzw. interna. Als **K. der Netzhaut** (▶ Retina) die Schicht mit den Kernen u. Perikaryen der Stäbchen- u. Zapfenzellen (= **äußere K.**) bzw. der Horizontal-, Bipolar- u. amakrinen Zellen u. radialen Gliozyten (= **innere K.**); das ▶ Stratum nucleare externum bzw. internum. – Im Zahnbein die ▶ TOMES-Körnerschicht.– **Körnerzellen** ferner in den Glomeruli olfactorii im Bulbus olfactorius; sie hemmen rückläufig (»rekurrent«) die Mitral- u. Büschelzellen (engl.: granular cells). E granular layer.

**Körper:** *Anatomie* ▶ Corpus. E body.

**Körper|antigen:** *Bakteriologie* ▶ O-Antigen. E body antigen.

**Körper|behinderung:** angeborene oder erworbene Beeinträchtigung körperlicher Funktionen. E physical disability.

**Körperchen:** *Zytologie* ▶ Corpuscula; s.a. ▶ Granulum, ▶ Hautrezeptoren, ▶ Gelenkrezeptoren.

**Kọ̈rper|dosis:** *Radiologie* im Strahlenschutz die gemittelte Äquivalentdosis (s.u. ▶ Dosisäquivalent) über ein kritisches Volumen des Körpers bzw. über die kritische Fläche der Haut. – **K., höchstzugelassene:** Summe aller Körperdosen, die bei einem definierten Personenkreis im kritischen Organ (oder als Ganzkörperdosis) nicht überschritten werden darf. S.a. ▶ Personendosis (dort Tab.). E maximum permissible dose (for the whole body).

**Körper|ebene:** s.u. ▶ Ebene. E body plane.

**Körper|ersatz|stück:** ▶ Prothese, ▶ Epithese.

**Körper|flüssigkeit:** ▶ Extrazellularflüssigkeit, ▶ Intrazellularflüssigkeit. E body fluid. – **K., interstitiẹlle:**

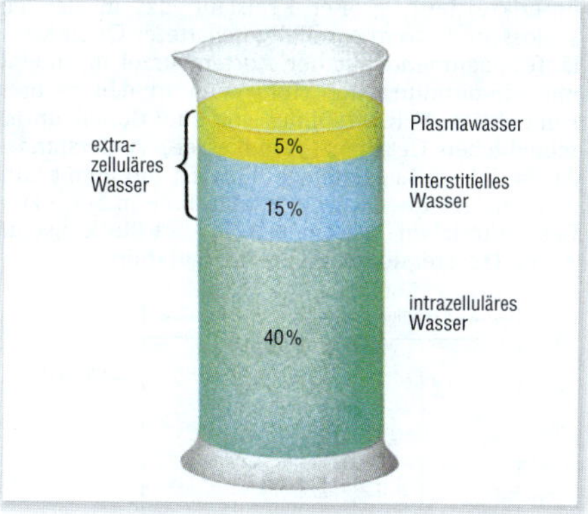


**Körperflüssigkeit:** Volumenverteilung. [14]

der die Gewebszellen umgebende, einem ständigen Austausch mit dem Kapillarblut unterliegende Teil der Extrazellularflüssigkeit; ca. 20 % des Gesamtkörperwassers. E interstitial b. f. – **K., trans|zelluläre:** der durch aktive Transportvorgänge an Epithelien gebildete u. von der interstitiellen K. durch eine Membran getrennte Teil der Extrazellularflüssigkeit; z.B. die Absonderungen des Magen-Darm-Trakts, der ▶ Liquor cerebrospinalis, das Kammerwasser. S.a. ▶ cis-epitheliale Räume. E transcellular b. f.

**Körper|fühl|sphäre,** sensible Rinde: das als Endstation sensibler Bahnen im Scheitellappen des Gehirns lokalisierte Hirnrindengebiet (Areae 1–3, 5) für die Wahrnehmung der Eindrücke der Oberflächen- u. Tiefensensibilität u. die Speicherung der zugehörigen Erinnerungsbilder (»psychästhetisches Zentrum«). Ist eng verknüpft mit sensorischen u. motorischen Rindenfeldern; besteht aus dem somatotopisch u. segmental gegliederten ▶ Gyrus postcentralis (= primäres sensibles Zentrum) u. den sekundären sensiblen Zentren Lobulus parietalis superior (nicht somatotopisch gegliedert, sensible mit sensorischen Reizen verarbeitend) u. dem Lobulus paracentralis (zwischen prä- u. postzentralem Gyrus). E somatosensory cortex.

**Körper|gefühl:** ▶ Leibgefühl; s.a. ▶ Zönästhesie. E body sensation.

**Körper|gewicht,** Abk. KG: Gewicht des Körpers (als »Istgewicht«), das von Geschlecht, Alter, Körpergröße, Ernährung, endokriner Funktion abhängt. Nimmt in den ersten Lebenstagen durch Wasserverlust ab, erreicht das Geburtsgewicht wieder nach ca. 14 Tagen. Wird u.a. verglichen mit dem Sollgewicht (Normalgewicht); dieses ist erfasst in Tabellen, die die Körpergröße u. das Geschlecht, bei Kindern auch das Alter berücksichtigen, bzw. wird errechnet nach bestimmten, auf die Körpergröße bezogenen Formeln, z.B. nach ▶ BROCA. Wichtig u.a. als Bezugsgröße zur Berechnung des Stoffumsatzes, der Körperoberfläche. S.a. ▶ Gewichtsentwicklung, ▶ Idealgewicht. E body weight.

**Körper|größe:** ▶ Körperlänge. E height.

**Körper|haltung:** die auf die Vertikale bezogene Lage des Körpers, u.a. als wesentlicher Faktor für best. Körperfunktionen (Herz-Kreislauf, Atemfrequenz, Blut- u. Liquordruck); i.e.S. die Haltung des aufrecht Stehenden und Gehenden im Wirbelsäulenbereich; s.a. ▶ Haltungs..., ▶ Körperstellung. E posture.

**Körper|höhle:** *Anatomie* jeder natürliche, von Mesothel oder Epithel ausgekleidete, in sich geschlossene oder mit anderen Räumen bzw. der Außenwelt in Verbindung stehende Körperhohlraum: die Bauch-, Brust-, Schädel-, Nasen-, Mundhöhle, der Rachenraum, die Liquorräume, Gelenkhöhlen. S.a. ▸Zölom. E body cavity.

**Körper|kern:** s.u. ▸Kerntemperatur. E core of the body.

**Körper|kreislauf,** großer Kreislauf: das in sich geschlossene System parallel geschalteter Organkreisläufe, beginnend mit der Aortenwurzel u. endend mit Einmündung der Hohlvenen in den rechten Herzvorhof. Wird gebildet von funktionell unterschiedlichen Gefäßen (Windkessel-, Widerstands-, Austausch- u. Kapazitätsgefäße). Ist mit dem ▸Lungenkreislauf über die Herzhohlräume in Serie zum Gesamtkreislauf geschaltet (s.a. ▸Blutkreislauf; Abb.). E systemic (or greater) circulation.

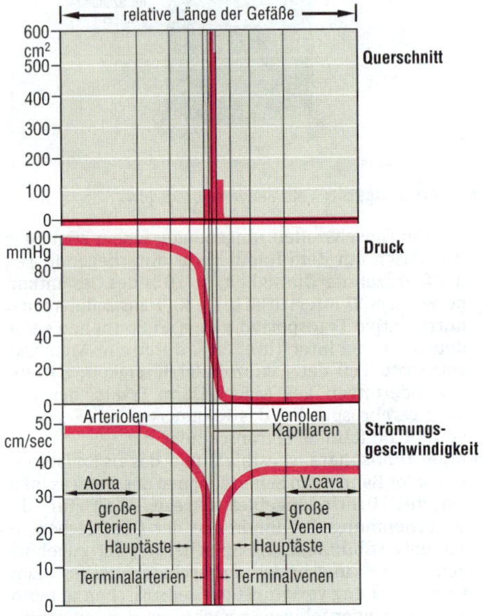


**Körperkreislauf:** hämodynamische Größen (nach H. D. GREEN). Arteriolen, Kapillaren u. Venolen sind relativ zu lang dargestellt. [140]

**Körper|länge,** Körpergröße: die am aufrecht Stehenden gemessene vertikale Entfernung des Scheitels (bei Horizontallage der Ohr-Augen-Ebene) vom Boden (beim Neugeborenen u. Kleinkind die Länge bei gestreckten Beinen); s.a. ▸Körpergewicht, ▸Längenwachstum. E body length, height.

**Körper|oberfläche,** Abk. KO(F): die von Haut bedeckte äußere Oberfläche des gesamten Körpers. Ihre Gesamtfläche ist wichtig als Bezugsgröße u.a. für den Energieumsatz, die Zytostatika- u. Infusionstherapie, die Berechnung des Ausmaßes von Hautschäden (v.a. Verbrennungen; s.a. ▸Neunerregel). Wird approximativ errechnet nach der DUBOIS-Formel oder geschätzt aus Nomogrammen (unter Bezugnahme auf Körperlänge u. -gewicht); Schema. E body surface.

**Körper|schale:** die äußeren Anteile des Körpers bei homoiothermen Lebewesen; s.a. ▸Körpertemperatur (dort Abb.), ▸Schalentemperatur, ▸Kerntemperatur.

**Körper|schema|störung:** **1) Aschematie:** krankhafte Verzerrungen des aus der Funktion der ▸Körperfühlsphäre im Zusammenspiel mit dem Gesichtssinn gewonnenen Raumbildes der eigenen Leibgestalt. Als Hirnfunktionsstörung (z.B. als Autotopagnosie, Fingeragnosie, Rechts-links-Störungen) oder als neuropsychisches Symptom infolge Orientierungsstörung (z.B. bei Aphasie, Bewusstseinsstörung, Demenz). E disturbance of body scheme (or image). **2)** Störung des Leibgefühls bei psychischen Störungen (z.B. bei Depressionen, zönästhetischer Schizophrenie).

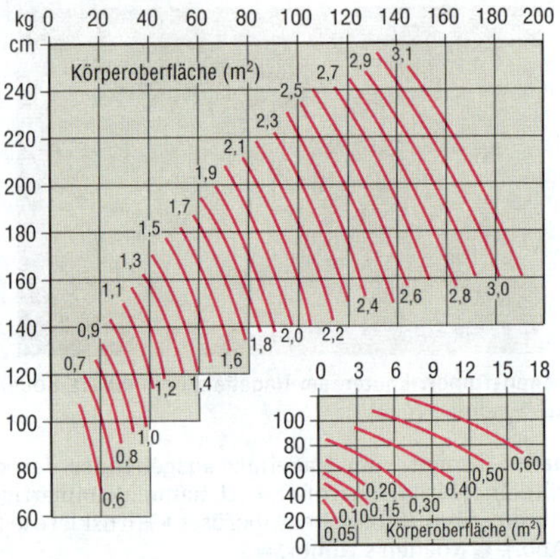


**Körperoberfläche:** Berechnung nach den Richtlinien der PAUL-EHRLICH-Gesellschaft für Chemotherapie, Sektion Onkologie. Bei Übergewichtigen ist das Sollgewicht nach BROCA zugrunde zu legen. [200]

**Körper|stellung:** die räumliche Lage der einzelnen Körperteile zueinander. – s.a. ▸Stellreflexe, ▸Körperhaltung. E position of body.

**Körper|temperatur:** das Temperaturfeld des Körpers (Abb.); die ▸Kerntemperatur ist bei homoiothermen Lebewesen geregelt. Schwankt beim Menschen tagesrhythmisch um 37 °C (rektal gemessen; Amplitude 0,5–1 °C). Bei ♀ vom ▸Genitalzyklus abhängig (▸Basaltemperatur). Normwerte axillar bis 36,8 °C, rektal bis 37,4 °C, sublingual bis 37,0 °C. S.a. ▸Wärmeregulation, ▸Fieber..., ▸Thermo... E body temperature.

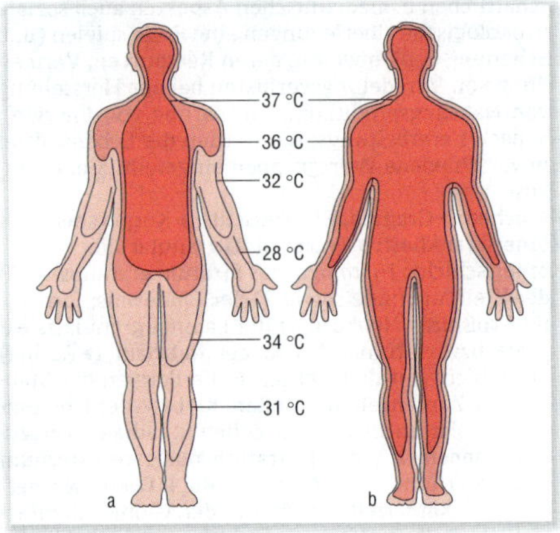


**Körpertemperatur:** Temperaturfeld des menschlichen Körpers in kalter (a) u. warmer (b) Umgebung. [462]

**Körper|verletzung:** Eingriff in die körperliche Integrität eines Menschen durch einen anderen (§§ 223 ff. StGB). In der Medizin gelten alle zu diagnostischen oder therapeutischen Zwecken erfolgenden Eingriffe als Körperverletzung im Sinne der Strafprozessordnung. Als solche sind sie grundsätzlich strafbar, sofern sie ohne ausdrückliches Einverständnis des Patienten erfolgen. Strafbar sind auch Eingriffe, die zwar mit Einwilligung des Patienten, aber gegen die Regeln ärztlicher Kunst erfolgen. Eine Einwilligung ist nach dem Gesetz dann nicht notwendig, wenn ein rechtfertigender Notstand besteht u. eine Einwilligung beim Patienten oder dessen gesetzlichem Vertreter nicht eingeholt werden kann, z.B.

bei Bewusstlosigkeit u. Notwendigkeit einer lebenserhaltenden Operation. Medizinische Eingriffe gegen die ausdrückliche Verweigerung durch den gesetzlichen Vertreter des Patienten (z.B. Kind, Betreuter) sind möglich, wenn die Unterlassung der Behandlung einen gesundheitlichen Schaden bedeutet (§ 34 StGB).

**Körper|wasser:** ▸Körperflüssigkeit.

**Körper|zelle,** Somazelle: jede Zelle des Organismus, die nicht Keimbahn- oder Keimzelle ist. Die Gesamtheit bildet das ▸Soma. E body cell, somatic cell.

**Körte-Einteilung** (Werner K., 1853–1937, Chirurg, Berlin): Unterteilung des ▸Colons nach dessen arterieller Gefäßversorgung: 1. Colon (C.) ascendens + rechte Kolonflexur (Arteriae ileocolica u. colica dextra); 2. C. transversum (A. colica media); 3. C. descendens + linke Kolonflexur (A. colica sinistra); 4. C. sigmoideum (Aa. sigmoideae).

**KÖZ:** Abk. für ▸Kathodenöffnungszuckung.

**Ko|faktor:** ▸Cofaktor. E cofactor.

**Ko|ferment:** ▸Coenzym. E coenzyme.

**Koffein:** ▸Coffein. E caffeine.

**Kofferath-Syndrom:** angeborene oder geburtstraumatische, durch Schädigung bzw. Verletzung der Wurzel des 4. Spinalnervs bedingte einseitige Zwerchfelllähmung, evtl. kombiniert mit Ausfallerscheinungen des Zervikalplexus, Déjerine-Klumpke-Lähmung, ▸Duchenne-Erb- u. ▸Horner-Syndrom; auch nach Phrenikusexhairese auftretend.

**ko|gnitiv:** das Erkennen (Wahrnehmen, Denken) betreffend; erkenntnismäßig. E cognitive.

**Kognitivismus:** s.u. ▸Psychologie.

**KOH:** chem. Formel für ▸Kaliumhydroxid (= Kalilauge).

**Ko|habitation:** ▸Beischlaf, ▸Koitus. S.a. ▸Impotentia coeundi. E intercourse.

**Ko|härenz:** *Physik* Eigenschaft zweier Wellenzüge, in jedem Raumpunkt eine zeitlich konstante oder sich gesetzmäßig ändernde Phasendifferenz zu haben. E coherence.

**Kohäsion:** *Physik* Zusammenhalt der Moleküle durch Anziehungskräfte. E cohesion.

**Kohle,** Carbo: stark kohlenstoffhaltige Zersetzungsprodukte organischer Substanzen (Braun-, Stein-K. etc.). Ferner als künstliche (unter Luftabschluss entstehende Substanzen) Blut-, Holz- oder Knochen-K. (▸Carbo). S.a. ▸Anthrako... E coal.

**Kohlen|dioxid,** $CO_2$: weit verbreitetes, farb- u. geruchloses, in Wasser unter Bildung von ▸Kohlensäure ($H_2CO_3$) leicht lösliches Gas. Es ist schwerer als Luft und erstarrt unter Druck zu festem Kohlensäureschnee (Trockeneis). ***Stoffwechsel:*** $CO_2$ ist eine für die meisten Lebewesen essentielle Verbindung (»Fixierung« durch Pflanzen in der ▸Photosynthese; s. Abb.). Beim Menschen ist $CO_2$ das Endprodukt vieler Abbauwege (z.B. im ▸Citratzyklus; bei Decarboxylierung von Ketosäuren), das zum überwiegenden Teil durch die Lungen abgeatmet wird. Gelangt aus den Zellen über die interstitielle Körperflüssigkeit in die Blutkapillaren, wo ein kleiner Teil (10%) zu Kohlensäure hydratisiert wird, die in ▸Bicarbonat u. ▸Protonen dissoziiert ($HCO_3^-$ u. $H^+$; Letztere werden von Puffern des Plasmas abgefangen). Der Rest wird nach Diffusion in die roten Blutkörperchen z.T. an Aminogruppen des Hämoglobins (Carbaminobindung) gebunden, zum größten Teil aber durch ▸Carbonat-dehydratase in Kohlensäure hydratisiert, die – wie oben beschrieben – zu Bicarbonat wird, das im Austausch gegen Chloridionen des Plasmas (▸Chloridverschiebung) in das Plasma gelangt (ca. 75–80% des $CO_2$-Transportes). In der Lunge, wo über die atemanregende Wirkung des $CO_2$ auf das Atemzentrum durch einen Reglerkreis der $CO_2$-Partialdruck selbst auf ca. 40 mmHg eingestellt ist, wird – bis zum Ausgleich der Partialdrücke – $CO_2$ vom Blut an die Atemluft abgegeben. Dies erfolgt durch Freisetzung des in roten Blutkörperchen (u. z.T. in Plasmaeiweißkörpern) gebundenen $CO_2$, v.a. aber durch – Carboanhydrase-beschleunigte – $CO_2$-Bildung (in Umkehr der $CO_2$-Einschleusung) aus dem im Blut vorhandenen Bicarbonat u. aus Protonen, die bei der Bildung sauerstoffbeladenen Hämoglobins (Oxyhämoglobin) freigesetzt werden. ***Giftigkeit:*** In unnatürlicher Konzentration ist K. giftig; Vergiftungen treten akut, z.B. in Gärkellern, Silos, Schiffsräumen auf oder chronisch bei Bronchialasthma, Emphysem, pulmonaler Globalinsuffizienz. Sie äußern sich in Kopfschmerzen, Herzklopfen, Blutdruckanstieg, Erregung; ab 6 Vol.-% in Atemnot, Tachykardie, Taumeln, Krämpfen, Bewusstlosigkeit (»Kohlensäurenarkose«), Atemstillstand (bei 12% sofortiger Tod). ***Anw.:*** K. wurde früher wegen seiner atemanregenden Wirkung als Zusatz zu Narkosegas (Carbogen), ferner als Kältemittel u. in Bädern eingesetzt. S.a. ▸Kohlensäure..., ▸Carbonat... E carbon dioxide.

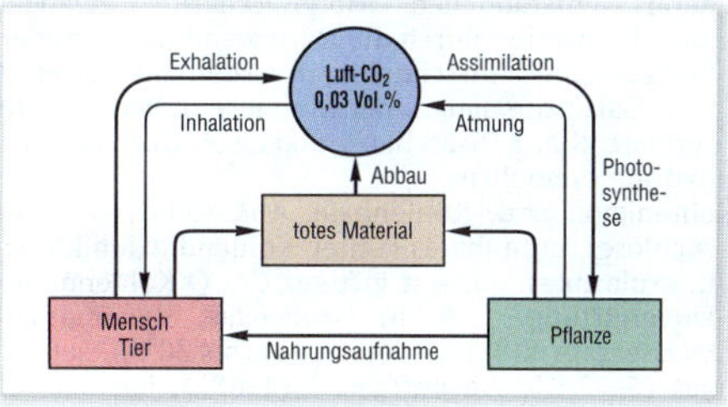


**Kohlendioxid:** $CO_2$-Kreislauf in der Natur.

**Kohlen|dioxid|vergiftung:** s.u. ▸Kohlendioxid. E carbon dioxide poisoning.

**Kohlen|hy|drate,** Saccharide, Abk. KH: die im Allgemeinen aus Kohlen-, Wasser- u. Sauerstoff zusammengesetzten »Zucker« (Polyhydroxyaldehyde u. -ketone) sowie deren chemische Abkömmlinge u. monomeren Bausteine (▸Monosaccharide). Kalorisch hochwertige Energielieferanten u. Baustoffe, die im Körper einer raschen, hormonal gesteuerten Verwertung unterliegen (▸Kohlenhydratstoffwechsel), z.T. aber in polymerer Form (z.B. als ▸Glykogen) gespeichert werden. Sind als Polysaccharide wenig löslich u. relativ stabil, als Mono- u. Oligosaccharide gut löslich u. von süßem Geschmack. Werden unterschieden als einfache KH (▸Monosaccharide) u. als zusammengesetzte KH (d.h. als ▸Disaccharide, ▸Oligosaccharide, ▸Polysaccharide [= Glykane]; ferner konjugierte Verbindungen: Glykolipide u. proteingebundene KH). S.a. ▸Stärke. E carbohydrates.
– **KH, proteingebundene:** Glykoproteine, ▸Proteoglykane u. ▸Glykosaminoglykane. E protein-bound c.

**Kohlenhydrat|mal|absorption:** Störung des Abbaus bzw. der Resorption von Kohlenhydraten mit osmotisch bedingter Diarrhö. Vorkommen z.B. als Monosaccharidmalabsorption (Glucose, Galaktose), Disaccharidmalabsorption (Lactose-, Saccharose- oder Maltoseintoleranz) oder Insuffizienz der Stärkeverdauung.

**Kohlenhydrat|stoffwechsel:** die Aufnahme u. Resorption sowie der Ab-, Um- und Aufbau der Kohlenhydrate (KH) im Organismus als Vorgang der Energieversorgung der Zelle (s.a. ▸Adenosintriphosphat, ▸NADPH), bei der ▸Glucose u. Glucose-6-phosphat eine zentrale Bedeutung besitzen. Steht unter Kontrolle von Insulin, Glucagon u. STH. Beginnt mit der hydrolytischen Spaltung von Di- u. Polysacchariden zu Monosacchariden u. der Resorption dieser Zucker durch die Darmwand (▸Kohlenhydratverdauung). Die Nutzung erfolgt durch aerobe u. anaerobe ▸Glykolyse sowie durch direkte Oxidation im Pentosephosphatzyklus. Über Zwischenprodukte der Glykolyse u. des Citratzyklus besteht Verbindung zum Stoffwechsel der Aminosäuren (Transaminierung von Brenztraubensäure, α-Ketoglutarsäure

u. Oxalessigsäure zu Alanin, Glutaminsäure, Asparaginsäure) u. der Lipide (über α-Glycerophosphat u. Acetyl-CoA; s.a. ▸Gluconeogenese). Die Speicherung erfolgt in Form von ▸Glykogen, aus dem durch Abbau (mittels Phosphorylasen) im Bedarfsfall Glucosefreisetzung erfolgt. Krankhafte Störungen äußern sich in ▸Diabetes mellitus, als Galaktosediabetes, Galaktosämie, Fructose-, Lactose- u. Saccharoseintoleranz, Fructos- u. Pentosurie, Favismus, Glykogenose. **E** carbohydrate metabolism.

**Kohlenhydrat|verdauung:** die im Darm erfolgende Spaltung der Nahrungskohlenhydrate als Voraussetzung für die Kohlenhydratresorption. Beginnt im Mund (durch α-Amylase, das »Ptyalin« des Speichels) u. – nichtenzymatisch – im Magen (v.a. für Disaccharide) u. setzt voll ein im Darm durch Wirkung der Carboanhydrasen aus Pankreas u. Dünndarm (d.h. durch die Enzyme ▸Amylase, ▸α-Glucosidase, ▸β-Galaktosidase) u. durch die Dickdarmflora; die derart entstandenen Monosaccharide gelangen nach Resorption durch die Darmwand im Pfortaderblut zur Leber. Am schnellsten werden Glucose, Fructose, Galaktose, langsamer Mannose u. Pentosen resorbiert. S.a. ▸Disaccharid-Malabsorption. **E** carbohydrate catabolism.

**Kohlen|mon|oxid,** Kohlenoxid, Abk. CO: farb- u. geruchloses, brennbares (unter Kohlendioxidbildung) u. explosibles, äußerst giftiges Gas (▸Kohlenmonoxidvergiftung), z.B. in Grubengas, Vulkangasen, Wassergas (40%), Generatorgas (bis 30%), Leuchtgas (5–22%), Auspuffgasen (4–6%), bei Schwelbränden u. im Ofenrauch; an der Bildung von ▸Smog beteiligt. **E** carbon monoxide.

**Kohlen(mon)oxid|hämoglobin,** Carboxy-Hb, Abk. CO-Hb: ▸Hämoglobin von hellroter Farbe, an dessen 2-wertigem Häm-Eisen Kohlenmonoxid (CO) angelagert ist; CO hat bei Körpertemperatur eine im Vergleich zu Sauerstoff ($O_2$) 210fache Affinität zum Blutfarbstoff u. blockiert so die $O_2$-Bindungsplätze. Zerfällt ca. 10000-mal langsamer als Oxyhämoglobin ($O_2$-Hb) u. bedingt $O_2$-Transportstörung. Das Blut enthält geringe Mengen durch Tabakrauch, Auspuffgase etc., ganz geringe (0,72–1,13%) auch aus dem physiologischen Blutabbau; hohe Werte bei Kohlenmonoxidvergiftung. **E** carboxyhemoglobin.

**Kohlenmonoxidvergiftung:** Vergiftung durch CO, das v.a. die Aktivität der Cytochrome hemmt. Folgen sind verminderter Sauerstofftransport (▸Kohlenmonoxidhämoglobin) und Sauerstoffmangel (▸Anoxämie), zentrale Störung der Regulation des Kohlenhydratstoffwechsels (mit Hyperglykämie), Leukozytose, bei chronischen Vergiftungen evtl. neurologische Spätschäden. Typische Zeichen sind u.a. rosige Haut, Atemnot, Schwindel, Kopfschmerz, leichte Ermüdbarkeit; bei höheren Graden Bewusstseinsverlust. **E** carbon monoxide poisoning.

**Kohlen|oxid:** ▸Kohlenmonoxid.

**Kohlen|säure,** Acidum carbonicum: $H_2CO_3$; schwache, durch Lösung von ▸Kohlendioxid ($CO_2$) in Wasser entstehende Säure mit 2 Salzformen: Carbonate (z.B. $CaCO_3$ = Calciumcarbonat) u. Bicarbonate (z.B. $NaHCO_3$ = Natriumhydrogencarbonat = saures kohlensaures Natron). Auch inkorrekte Bez. für ▸Kohlendioxid (= **Kohlensäureanhydrid**). **E** carbonic acid.

**Kohlensäure|anhydr(at)ase,** Kohlensäuredehydratase: ▸Carbonat-dehydratase; s.a. ▸Kohlendioxid.

**Kohlensäure|bad:** Teil- oder Vollbad mit kohlensäurehaltigem Quellwasser (= natürliches K.) oder im durch $CO_2$-Zuleitung bzw. Zusatz von Chemikalien aufbereiteten Wasser (= künstliches K.). **E** carbon dioxide bath. – **K., trockenes,** Kohlensäuregasbad: Nutzung natürlich, aus ▸kohlensaurer Quelle, entstehenden Kohlensäuregases als Bademittel ohne hydrostatische Wirkung. Als indifferentes Gasbad, heißes Trockengasbad oder Kohlensäuregas-Dampfbad. *Ind.:* Herz-Kreislauf-Krankheiten, funktionelle Durchblutungsstörungen, RAYNAUD-Phänomen, diabetische Mikroangiopathie, AVK (Stadium I u. II nach FONTAINE); chronische, schlecht heilende Wunden u. Dekubitus, trophische Störungen, SUDECK-Dystrophie.

**Kohlensäure|bindungsvermögen:** ▸Alkalireserve. S.a. ▸HALDANE-Effekt (dort Abb.).

**Kohlensäure|de|hy|dratase:** ▸Carbonat-dehydratase.

**Kohlensäure|eis:** festes ▸Kohlendioxid (»Trockeneis«); s.a. ▸Kohlensäureschnee. **E** dry ice.

**Kohlensäure|gradient,** alveolokapillärer $CO_2$-Gradient: die Differenz der Kohlendioxid- = $CO_2$-Partialdrücke in Alveolarluft u. arteriellem Blut; normal 1–3 Torr zugunsten des Letzteren.

**Kohlensäure|narkose:** s.u. ▸Kohlendioxid.

**Kohlensäure|schnee:** Kohlendioxid in Schneeform, entsteht bei Ausströmen des Gases unter Druck (Schmelzpunkt −80 °C). Findet ***Anw.*** zur Kältetherapie, z.B. bei Warzen, Naevus flammeus. Die Wirkung ist abhängig von Gasdruck u. Dauer: nach 6–10 Sek. Weißgefrieren des Gewebes; nach 20 Sek. Blasenbildung; nach 40–60 Sek. Nekrose (heilt evtl. unter Depigmentierung). **E** carbon dioxide snow.

**kohlen|sauer,** bicarbonicus: Salze der ▸Kohlensäure bezeichnendes Adjektiv. – **k. Kochsalzquelle:** Kochsalzsäuerling. – **k. Quelle,** Säuerling: Mineralquelle mit mindestens 1 g gelöstem freiem Kohlendioxid/1 kg Wasser; Heilanzeigen: Herz-Kreislauf-Krankheiten: s.a. ▸Kohlensäurebad. **E** carbonic.

**Kohlenstaub|lunge:** ▸Anthracosis pulmonum.

**Kohlen|stoff,** Carboneum, Abk. C: nichtmetallisches, 2- bis 4-wertiges Element mit zwei natürlichen Modifikationen (Diamant, Graphit); Atomgew. 12,01115, OZ 6. Isotope: $^{10}C$–$^{15}C$; das radioaktive $^{14}C$ (HWZ 5568 a; biologische u. effektive HWZ 35 d) dient als nuklearmedizinischer ▸Tracer für Stoffwechseluntersuchungen; s.a. ▸Radiocarbontest. – K. ist ein weit verbreiteter Stoff, dessen organische Verbindungen als metabolisch aktiver Hauptbestandteil der Naturstoffe zentrale Bedeutung für alle Lebensvorgänge haben. **E** carbon.

**Kohlenstoff-Faser-Implantat,** C-Faser-Implantat: ein zum Ersatz von chronisch instabilen Gelenkbändern sowie von Sehnen geeignetes Implantat aus Kohlenstoff-Fasern. **E** carbon fiber implant.

**Kohlen|wasserstoffe,** KW-Stoffe: Klasse der C-H-Verbindungen. Als **1) azyklische K.** (= aliphatische K.; als »gesättigte« die ▸Paraffine, als »ungesättigte« Olefine u. Polyene) oder **2)** als **zyklische K.** (= ringförmige K.); **a)** als Isozyklen oder carbozyklische K. mit Ring nur aus Kohlenstoffgliedern, u. zwar als Alizyklen = Cyclane mit 3–30 C-Atomen im Ring (z.B. Cycloparaffine, Cyclohexan) u. als ▸Aromate mit Benzol-bezogener Struktur; als **b)** Heterozyklen auch mit N, O, S u. anderen Elementen im Ring, z.B. als Fünfring ▸Pyrrol, als Sechsring ▸Pyridin. Meist wasserunlöslich, brennbar, angereichert in Kohle, Erdöl (v.a. Benzin, Benzol). Sind oft giftig, z.T. auch – lokal – karzinogen (v.a. die polyzyklischen aromatischen K.); kommen ubiquitär vor, v.a. in Steinkohlen- u. Tabakteer, Ruß u. Autoabgasen. **E** hydrocarbons.

**Kohlrausch-Biegung,** K.-Knick: der den Übergang von Zapfen- zu Stäbchenadaptation anzeigende Knick in der Adaptationskurve bei zunehmender Dunkeladaptation des Auges.

**Kohlrausch-Falte:** die mittlere u. größte der Mastdarmfalten (▸Plicae transversales). **E** Kohlrausch's fold.

**Kohlschütter-Syndrom,** amelo-zerebro-hypohidrotisches Syndrom: autosomal- oder X-gebunden-rezessiv erbliches Krankheitsbild mit Zahnschmelzhypoplasie (gelbe Zähne), epileptiformen Krämpfen, Hypohidrose u. fortschreitendem Abbau.

**Koil|onychie,** Eierschalennägel, Hohlnägel, Löffelnägel: angeborene oder erworbene (z.B. durch mechanische oder chemische Einwirkung, bei Eisenmangel, Sprue, RAYNAUD-Krankheit), schüsselförmige Nagelplattenvertiefung (v.a. der Fingernägel); mit vermehrter Brüchigkeit u. lamellenartiger Aufsplitterung. **E** koilonychia.

**Koilo|zytose,** Koilocytosis: für Virusinfektion (HPV; s.u. ▸Papillomaviren, humane) typische Zellveränderung (»**Koilozyten**«) der Intermediärzellen des Plattenepithels im weiblichen Geschlechtstrakt (distinkter perinukleärer Hof); bei spitzen u. v.a. warzigen Kondylomen. E koilocytosis.

**Ko|inzidenz:** zeitliches Zusammentreffen von Ereignissen. E coincidence.

**Koit|algie:** *Gynäkologie* ▸Dyspareunie. E coitalgia.

**Koit|arche:** Zeitpunkt des erstmaligen Geschlechtsverkehrs der Frau.

**Koitus,** Kohabitation: heterosexueller Geschlechtsverkehr (mit Einführen des Penis in die Vagina). E coitus.

**Kojewnikow-Epilepsie** (Alexei K., 1836–1902, Moskau): ▸Epilepsia partialis continua corticalis. E Kozhevnikov's epilepsy.

**Koka:** ▸Coca-Alkaloide, ▸Folia Cocae; s.a. ▸Cocaismus.

**Kokain:** ▸Cocain (s.a. ▸Betäubungsmittel). E cocaine.

**Kokaintest:** ▸Cocain-Test.

**Kokarden|purpura (Seidlmayer):** Sonderform der postinfektiösen ▸Purpura (kreisförmige konzentr. Hautblutungen mit umgebendem Ödem an Gesicht u. Gliedmaßen); v.a. bei Kleinkindern, wahrscheinlich im Zusammenhang mit ▸Mykoplasmen-Infektion.

**Kokarden|zelle:** ▸Targetzelle; ▸Erythrozyten (dort Abb.).

**Ko|karzino|gen,** Promotor: Substanzen u. unspezifische Schädigungen wie Entzündung oder Verletzung, die die karzinogene Wirkung eines Karzinogens erhöhen, ohne selbst karzinogen zu sein (= **Kokarzinogenese**). E cocarcinogen.

**Kokken:** kugelförmige ▸Bakterien (Eubacteriales), z.B. ▸Staphylo-, ▸Streptokokken, ▸Neisserien, ▸Veillonellen. E cocci.

**kokkoid:** kokkenähnlich (länglich-rund). E coccoid.

**Kokon:** Jargonbez. für ausdrückbare, talgig-hornige Massen der Haarfollikel beim Status seborrhoicus.

**Kokzidien:** *Protozoologie* ▸Coccidia; s.a. ▸Kokzidiose.

**Kokzidio|ido|mykose,** Talfieber, Wüstenfieber: in Amerika vorkommende ▸Mykose durch Coccidioides immitis. ***Klinik:*** Meist nur als Befall der Atemwege (nach entsprechender Staubinhalation) mit grippeartigem Verlauf. Bei der selteneren, durch hämatogene Erregerverschleppung bedingten progressiven Form (als Sekundärstadium) treten in Haut, Skelett, Zentralnervensystem u. inneren Organen granulomatöse, geschwürige u. Tuberkulose-ähnliche Prozesse auf (häufig letal). ***Diagn.:*** Kultur, Tierversuch, Hauttest, Komplementbindungsreaktion. E coccidioidomycosis.

**Kokzidiose,** Coccidiosis: Infektion mit den Kokzidien (▸Coccidia) Isospora belli u. I. hominis; meist symptomlos; evtl. leichte Durchfälle. Ferner Erkrankungen durch Toxoplasma (▸Toxoplasmose) u. – durch andere Kokzidien – *vet* die tödliche »rote ▸Ruhr« der Tiere. E coccidiosis.

**Kokzygeal|fistel:** Steißfistel (Fistula coccygealis); s.a. ▸Pilonidalfistel. E coccygeal fistula.

**Kokzyg|odynie:** Schmerzhaftigkeit des Steißbeins (evtl. auch des Mastdarms), z.B. nach Steißbeinverletzung, schwerer Entbindung, bei Neuralgie des Plexus sacralis oder coccygeus, chronischer Obstipation oder psychogen. Oft als Zeichen einer Insertionstendopathie der Musculi coccygeus, levator ani u./oder piriformis (u. dann oft kombiniert mit Zervikal- u. Lumbalsyndrom). E coccygodynia.

**Ko|lamin:** ▸Colamin; als **Kolaminphosphatid** das ▸Kephalin. E colamine.

**Kola|nuss:** s. ▸Cola nitida. E kola nut.

**Kolben|finger:** ▸Trommelschlägelfinger. E clubbed finger.

**Kolben|haar:** das beim natürlichen Haarwechsel von der Haarpapille gelöste, am unteren Ende kolbig verdickte, aber noch im Haarbalg steckende Haar. Vermehrte K.-Bildung z.B. bei seborrhoischer Alopezie. E club hair.

**Kolchizin:** ▸Colchicin.

**Kol|ektasie:** Dickdarm- = Kolonerweiterung; i.e.S. als ▸Megakolon. E colectasia.

**Kol|ektomie:** operative Dickdarmentfernung; i.e.S. die totale Dickdarmexstirpation (z.B. bei Polyposis, Colitis ulcerosa) mit Anlegen eines Kunstafters (als Ileumafter) oder mit kontinenzerhaltender Ileorektostomie; evtl. aber als ▸Proktokolektomie (d.h. auch mit Mastdarmentfernung). S.a. ▸Hemikolektomie. E colectomy.

**Kolff-Watschinger-Niere** (Willem K., holländ. Internist, Salt Lake City; B.W., Internist, Linz): spätere Weiterentwicklung der erstmals 1943 von K. entwickelten ▸künstlichen Niere. Eine mit Blutpumpe ausgestattete Doppelspulenniere (»twin coil«) mit großem Füllvolumen des Schlauchsystems u. entsprechend großer Fläche für die Ultrafiltration von Blut u. Dialysat. Nur noch von historischem Interesse.

**Koli|(bakterien):** ▸Escherichia coli; s.a. ▸Coli... E colibacilli.

**Kolik:** krampfhafte Kontraktion der Muskulatur eines Bauchorgans mit wehenartigen Schmerzen, evtl. auch Übelkeit, Erbrechen, Schweißausbruch, Schock; z.B. als ▸Gallen-, ▸Darm-, ▸Nieren-, aber auch Harnleiterkolik. S.a. ▸Colica, Coliques. E colic.

**Kolitis:** ▸Colitis.

**Kolizine:** ▸Colicine.

**Kolla,** Colla: ▸Leim.

**Kollagen(e),** Collagen: prolinreiche Gerüsteiweißkörper (Skleroproteine) als der gegen enzymatische Angriffe schützende Hauptbestandteil mesenchymaler interzellulärer Stützsubstanzen (s.a. ▸kollagene Faser). Drei Eiweißketten mit linksläufiger Helixstruktur sind zu einer rechtsdrehenden Tripelhelix (▸Superhelix) verdrillt. Identifiziert sind 18 K.-Typen (K.-Typ I–XVIII), die nach Struktur bzw. Funktion in fibrilläre, Fibrillen-assoziierte u. nichtfibrilläre K. eingeteilt werden (s. Tab.). – Aus tierischem Kollagensol wird resorbierbares u. nichtresorbierbares Nahtmaterial (»Kollagenband«) hergestellt, aus Hautkollagenen eine nichtresorbierbare Folie für temporären Hautersatz (z.B. bei Verbrennungen als Platzhalter für neu entstehendes Epithel); s.a. ▸Knochenstoffwechsel (dort Abb.). E collagen.

**kollagen:** Leim gebend (Gelatina alba enthaltend), aus ▸Kollagenen bestehend. E collagenic, collagenous. – **k. Fasern:** *Histologie* Fasern in faserigem Bindegewebe, Knorpel-, Knochengewebe u. Zahnbein als geformter Teil der Interzellularsubstanz; bestehen aus »zusammengekitteten«, Kollagen-haltigen Fibrillen. E collagen fibers.

**Kollagenase,** Collagenase: ▸Kollagen spaltendes Enzym, identisch mit Clostridiopeptidase A; auch im Pankreas vermutet. ***Anw.*** zur ▸Chemonucleolyse bei Bandscheibenschäden. E collagenase.

**Kollagen|band, -folie:** s.u. ▸Kollagen.

**Kollagenkrankheit:** ▸Kollagenosen.

**Kollagen|osen, Kollageno|pathien:** (Klemperer, 1943) Oberbegriff für die z.T. durch generalisierte Autoimmunprozesse verschiedener Ursache bedingten Krankheiten mit systematisierten Bindegewebsveränderungen mit Bildung von LE-Zellen (obligat oder fakultativ), evtl. auch mit Sjögren-Syndrom u. Immunthyreoiditis; z.B. ▸Lupus erythematodes disseminatus, systematisierte ▸Sklerodermie, Eosinophilia infectiosa, Polymyositis-Dermatomyositis, ▸Periarteriitis nodosa, rheumatoide ▸Arthritis, ▸Wegener-Granulomatose. S.a. ▸CREST-Syndrom, ▸Sharp-Syndrom. E collagen diseases.

**Kollagen|phase:** das 2. (fibroplastische) Wundheilungsstadium (ca. 5.–15. Tag), in dem vermehrt argyrophile kollagene Fasern auftreten (führen zu zunehmender »Reißfestigkeit« u. Schrumpfung der Narbe). E collagenation phase.

**Kollaps:** das aktive oder passive »Zusammensinken« eines Organs oder Organteils (i.e.S. der ▸Lungenkollaps). – Auch früher gebräuchliche Bez. für akute Stö-

K

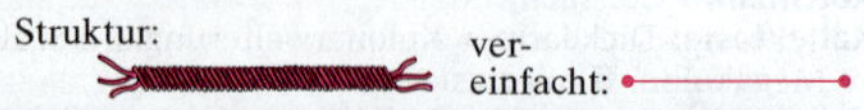


| | | |
|---|---|---|
| **1. fibrilläre Kollagene** | | |
| I | 2* | lockeres u. straffes kollagenes Bindegewebe, Knochen |
| II | 1* | Knorpel (hyalin, elastisch, Faserknorpel) |
| III | 1* | retikuläre Fasern |
| V | 2* | vergesellschaftet mit Typ I u. III |
| XI | 3* | vergesellschaftet mit Typ II |

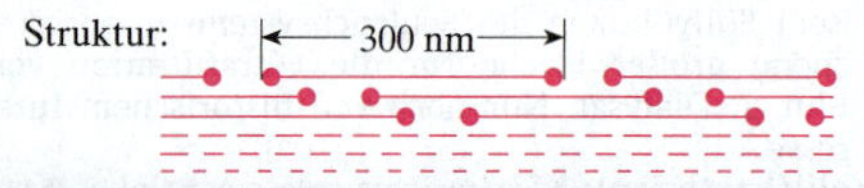


| | | |
|---|---|---|
| **2. Fibrillen-assoziierte Kollagene** | | |
| IX | 3* | Oberfläche von Typ-II-Fibrillen im Knorpel |
| XII | 1* | Oberfläche von Typ-I-Fibrillen, besonders des straffen Bindegewebes |

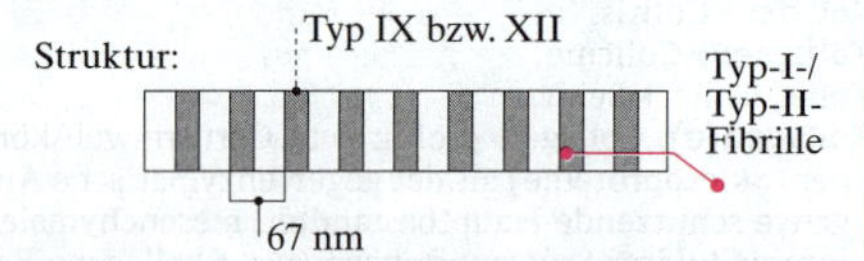


| | | |
|---|---|---|
| **3. nichtfibrilläre Kollagene** | | |
| IV | 2* | Lamina densa der Basalmembran, Verankerungsplaques |

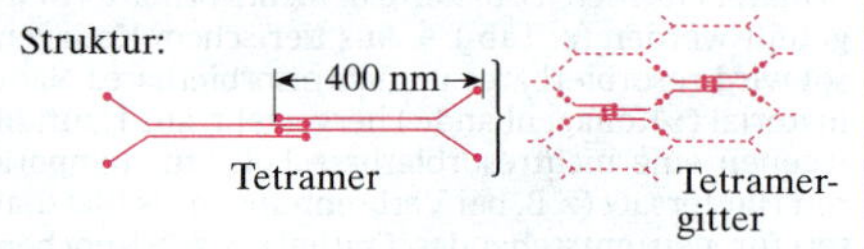


| | | |
|---|---|---|
| VI | 3* | dünne Perlschnurfilamente im straffen u. lockeren kollagenen Bindegewebe und Gelenkknorpel |

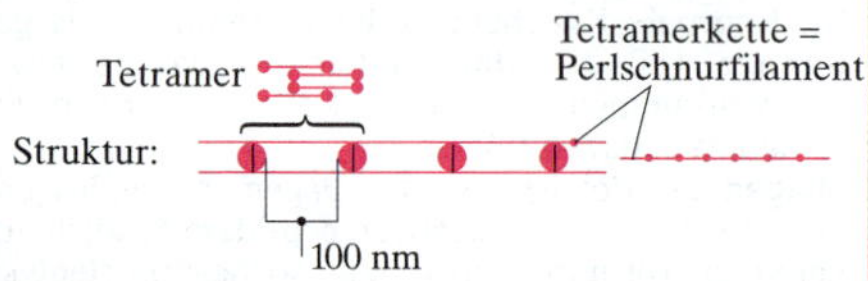


| | | |
|---|---|---|
| VII | 2* | Haut: Ankerfibrillen der dermoepithelialen Verbindung |

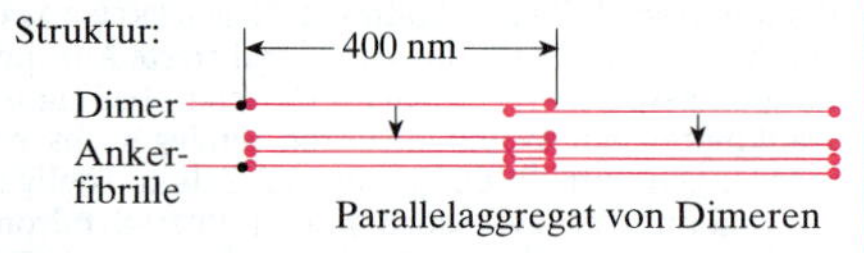


| | | |
|---|---|---|
| VIII | 1* | DESCEMET-Membran der Kornea, Blutgefäße (subendothelial) |
| Struktur: Netzwerke unbekannter Molekularstruktur | | |
| X | 1* | Knorpel: hypertropher Knorpel der Epiphysenfugen (perizellulär), tiefe Schicht des Gelenkknorpels |
| Struktur: Netzwerke unbekannter Molekularstruktur | | |

**Kollagen(e):** Übersicht über die Kollagentypen I–XII u. deren Vorkommen. * Zahl der verschiedenen α-Ketten pro Tripelhelix. [27]

rungen der Blutzirkulation = Kreislaufkollaps, d.h. eine flüchtige Kreislaufinsuffizienz (Synkope oder orthostatischer Kollaps; oder als vagovasale Synkope); die sofortige spontane Rückbildung ist im Gegensatz zum ▸Schock nicht von metabolischen Folgen im Sinne der Gewebshypoxie gefolgt. E collapse.

**Kollaps|atel|ektase:** Lungenatelektase mit Kollaps des betroffenen Lungenabschnitts; als Entspannungs- (mit verbleibender »Minimalluft« in den Alveolen) oder als Kompressionsatelektase. I.e.S. die K. im Rahmen der ▸Kollapstherapie.

**Kollaps|induration:** Lungengewebsverdichtung (mit Alveolenverlegung) als zellreiche, meist schiefrige Lungeninduration nach chronischer ▸Kollapsatelektase. E atelectatic induration.

**Kollaps|luft:** der Anteil der ▸Residualluft, der bei Lungenkollaps (Pneumothorax) aus der Lunge entweicht; normal ca. 400 ml; s.a. ▸Minimalluft.

**Kollaps|syndrom:** ▸Karotissinussyndrom.

**Kollaps|therapie:** vorübergehende oder dauernde Ruhigstellung erkrankter Lungenabschnitte (z.B. bei tuberkulöser Kaverne, Lungenabszess) durch künstlich herbeigeführten ▸Kollaps dieser Lungenteile, z.B. durch Herbeiführung eines Retraktionskollapses mittels Pneumothorax (evtl. auch Thorakokaustik) oder eines Kompressionskollapses mittels Plombe, ferner z.B. durch Pneumolyse, Thorakoplastik, Phrenikusausschaltung; wird heute nicht mehr angewandt. E collapsotherapy.

**kollateral:** seitlich bzw. auf der gleichen Seite gelegen, nebenständig, benachbart. E collateral.

**Kollateralen: 1) Vasa collateralia:** vom Hauptblutgefäß in Richtung auf das gleiche Versorgungsgebiet abzweigende Nebenäste, die bei Strombehinderung als Umgehungs- = Ersatzblutbahn in Funktion treten. Sind natürlich entwickelt (= **primäre** oder **präexistente K.**) oder entwickeln sich bei entsprechender Situation durch Kapillarensprossung (= **sekundäre K.**; evtl. organfernere Umgebungsgefäße einbeziehend [= indirekte K.]). S.a. ▸Kollateralkreislauf. E collaterals, collateral vessels. **2)** von Nervenfasern (Neuriten) der Rückenmarksbahnen rechtwinklig abzweigende Ästchen, die mit Telodendrien (▸Synapse) an anderen Nervenzellen enden. E collateral fibers.

**Kollateral|kreislauf:** bei Durchblutungsstörung entstehender Umgehungskreislauf durch Nutzung bzw. Öffnung natürlicher Gefäßnebenschlüsse; z.B. bei Herzkranzgefäßverschluss, Pfortaderblockade (hierbei über Magenfornix- u. Speiseröhrenvenen u. über die Vena azygos), bei Embolie/Thrombose eines Hauptblutgefäßes. E collateral circulation. – **K., künstlicher:** ▸Bypass; s.a. ▸Shunt. E artificial c. c., surgical c. c.

**Koller-Test** (FRITZ K., Hämatologe, Basel): Leberfunktionsprüfung bei verkürzter Prothrombinzeit. Unter Umgehung des Verdauungstraktes Verabfolgung von ▸Vitamin K; das Ausbleiben eines Prothrombinanstiegs bei Leberparenchymschaden. S.a. ▸QUICK-Wert. E Koller's (vitamin K) test.

**Kolle-Schale** (WILHELM K., 1868–1935, Serologe, Bern, Frankfurt/M.): flacher Flaschenkolben für Bakterienzüchtung.

**Kollikulitis,** Colliculitis: *Urologie* Entzündung des Samenhügels (▸Colliculus seminalis). E colliculitis.

**Kollimator:** *Radiologie* Vorrichtung zur Ausblendung eines Strahlenkegels bzw. zur Abschirmung von Streustrahlung; im Abschirmteil eines Strahlendetektors als Bleiblende (Tubus mit konischer oder zylindrischer Lichtung). E collimator.

**Kolliquations|nekrose:** Gewebstod (▸Nekrose) unter Verflüssigung des geschädigten Gewebes (Aufquellung u. reaktionslose ▸Einschmelzung); z.B. bei ischämischem Hirninfarkt der Zerfall (Autolyse) der überwiegend nicht koagulierenden Fettsubstanzen als breiige Erweichung mit nachfolgender Entstehung von Resorptionszysten. – Als K. der Haut u. Schleimhäute z.B. bei Laugenverätzung (Bildung weißlicher breiiger Massen). Ferner als Verflüssigung geronnener Ergüsse oder tuberkulös-käsiger Massen. S.a. ▸Koagulationsnekrose. E colliquative necrosis.

**kolliquativ:** *Pathologie* mit Verflüssigung (Kolliquation) einhergehend; durch Flüssigkeitsverluste (Erbrechen, Durchfälle) erschöpfend. E colliquative.

**Kollo|diaphysen|winkel:** *Orthopädie* der CD-Winkel (s.u. ▸CCD-Winkel). E neck-shaft angle.

**Kollodium:** ▸Collodium. – Als **Kollodiumwolle** das ▸Colloxylinum. E collodion.

**Kollodium|haut (kongenitale),** Seborrhoea oleosa universalis neonatorum: hochrote, ölpapierartige Haut des Neugeborenen, die sich bald in Lamellen abstößt (Exfoliatio lamellosa; ▸Desquamatio lamellosa). Harmlose Hautanomalie, wahrscheinlich aufgrund stark vermehrter Fruchtschmierenbildung (aber auch als Vorbote einer angeborenen ▸Ichthyosis beim sog. **Kollodiumbaby**).

**kolloidal:** im Kolloidzustand; z.B. **k. System** (▸Kolloide; s.a. ▸Synärese). E colloidal.

**kolloid|disperses System:** ▸Kolloide.

**Kolloide,** kolloiddisperses System: Zustandsform der Materie, die gekennzeichnet ist durch die gleichmäßige Verteilung (Lösung) von Teilchen mit Durchmesser von 1 bis 100 nm in einem Dispersionsmittel. Die Kolloide werden unterschieden z.B. nach der rundlichen oder fadenförmigen Gestalt der Teilchen (= Moleküle oder Moleküle-Aggregate) als Sphäro- bzw. Linearkolloide, ferner als Dispersions- oder Phasen-K., Assoziations- oder Mizell-K. (z.B. grenzflächenaktive Stoffe wie Seife) u. Molekül-K. (z.B. Blut, Milch, Protoplasma, Leim) sowie als **lyophile** u. **lyophobe K.** (relativ stabile bzw. wenig stabile K.; werden im Fall von Wasser als Dispersionsmittel als **hydrophile** bzw. **hydrophobe K.** bezeichnet; Letztere – ohne hydrophile Gruppen u. daher ohne Wechselwirkung zu Wassermolekülen – fällen bei Zusatz/Anwesenheit kleiner Mengen von Neutralsalzen aus, was aber durch natürliches Hinzukommen bzw. durch Zusatz hydrophiler K. als ▸Schutzkolloide verhindert wird). S.a. ▸Sol, ▸Gel, ▸kolloidosmotischer Druck, ▸TYNDALL-Effekt, ▸Thixotropie, ▸Kolloid..., *anat* ▸Schilddrüsen-K. E colloids.

**Kolloid|entartung:** *Pathologie* kolloide ▸Degeneration. E colloid degeneration.

**Kolloid|knoten: 1)** ▸Pseudomilium colloidale (= Kolloidmilium). E colloid milium. **2)** s.u. ▸Struma colloides.

**Kolloid|krebs:** *Pathologie* ▸Carcinoma mucoides.

**kolloid|osmotischer Druck,** Abk. KOD: s.u. ▸Druck. E colloid osmotic pressure.

**Kolloid|reaktion: 1)** älterer Test zur quantitativen Erfassung des Gesamteiweißgehaltes u. einer Globulin-Albumin-Vermehrung bei der ▸Liquordiagnostik (Trübung, Ausflockung oder Farbumschlag bei Zusammentreffen mit einem zweiten Kolloidsystem); z.B. die Goldsol-, (Normo-)Mastix-, Salzsäure-Kollargol-Reaktion. E colloid reaction, colloidal CSF reaction. **2)** ▸Kolloidsyndrom.

**Kolloid|struma:** ▸Struma colloides. E colloid goiter.

**Kolloid|syndrom:** sofort nach intravenöser Gabe von Fettstoffen (bei parenteraler Ernährung) auftretende Brust- u. Lendenschmerzen, Atemnot, Zyanose, Blutdruckabfall, Schüttelfrost, Übelkeit, Erbrechen, evtl. auch eine ▸Urticaria. Als Ursache gelten ungenügende Emulgierung, synthetische Emulgatoren. E colloid syndrome.

**Kolloid|test,** Supplementtest: *Serologie* Nachweis höchst inkompletter Antikörper (»Aggloide«) unter Verwendung einer halb- oder vollsynthetischen Kolloidlösung; z.B. als Kollidon®-, Gelatine-, Konglutinationstest. S.a. ▸Kolloidreaktion.

**Kolloid|therapie:** Schockbekämpfung durch Volumenersatz mit kolloidalen Lösungen. Man unterscheidet ▸Plasmaexpander u. ▸Plasmaersatzmittel. Die wichtigsten Kolloide sind Dextrane, Hydroxyäthylstärke u. 20%iges Humanalbumin (Plasmaexpander) sowie 5%iges Humanalbumin u. Gelatine (Plasmaersatzmittel). Allen kolloidalen Lösungen gemeinsam ist eine im Vergleich zu den kristalloiden Lösungen längere Verweildauer in der Blutbahn. E colloid therapy.

**Kolloid|zyste:** gutartiges, tumorähnliches Gebilde im Bereich der Foramina Monroi (= F. interventriculare, die Verbindungen des III. Hirnventrikels zum jeweiligen Seitenventrikel). ***Klinik:*** häufig symptomlos; bei Blockade der Liquorwege Hirndruckzeichen. ***Diagn.:*** Computer-, Kernspintomographie. ***Ther.:*** in vielen Fällen liquorableitende Operationen; evtl. stereotaktische Punktion u. Entleerung der Zyste. E colloid cyst.

**Kollo|nema:** diffus-schleimig degeneriertes Lipom. E collonema.

**Kollum:** ▸Collum. E collum, neck.

**Kollumfraktur:** Knochenbruch im Halsteil eines Knochens; i.e.S. als – meist quere – ▸Humerusfraktur (dort Abb.) unterhalb der Tubercula, evtl. mit keilförmiger Heraussprengung des Massivs der Tubercula. E transcervical fracture.

**Kollum|karzinom,** Zervixkarzinom, Gebärmutterhalskrebs: bösartige Geschwulst im Bereich des Gebärmutterhalses (Cervix uteri) an der Grenze zwischen Platten- u. Zylinderepithel (Transformationszone). Das K. ist das häufigste Karzinom des weiblichen Genitales. Meist Plattenepithelkarzinom, seltener Adenokarzinom (5–15%), das nach außen (Portiokarzinom) oder innen in den Halskanal (▸Zervixhöhlenkarzinom) wächst. Frühe Veränderungen (Dysplasien, Carcinoma in situ) werden als zervikale intraepitheliale Neoplasien (▸CIN) bezeichnet. ***Klassifik.:*** nach dem ▸TNM-System bzw. nach FIGO-Stadien (s. Tab.). ***Ätiol.:*** Es besteht eine Korrelation zu Infektionen mit humanen Papilloma-Viren (HPV, Typ 16, 18, 31, 33, 45, 51, 52, 56), Rauchen, Genitalhygiene des Sexualpartners. ***Klinik:*** fleischwasserfarbener Ausfluss, azyklische Blutungen (v.a. Kontaktblutungen); Schmerzen allgemein erst ab Stadium III. ***Diagn.:*** gynäkolog. Vorsorgeuntersuchung mit ▸Kolposkopie (SCHILLER-Jodprobe) u. zytologischer Diagnostik (Zellabstrich, ▸PAPANICOLAOU-Abstrich), ggf. Konisation; später Inspektion, Tastbefund (Niveaudifferenz, sichtbarer Tumor, Brüchigkeit des Gewebes); Sonographie; Computer-, Kernspintomographie, Labor. ***Ther.:*** Die stadienabhängige Behandlung erfolgt operativ nach WERTHEIM-MEIGS (IB–IIA) oder SCHAUTA-AMREICH (IA1) u./oder durch Strahlentherapie u./oder Chemotherapie. E cervical carcinoma.

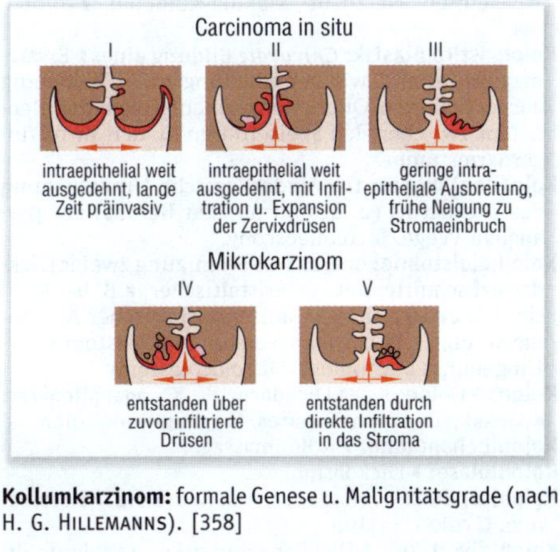


**Kollumkarzinom:** formale Genese u. Malignitätsgrade (nach H. G. HILLEMANNS). [358]

**Kollumwinkel:** *Orthopädie* der CD-Winkel (s.u. ▸CCD-Winkel). E neck angle.

**Kolo...:** Wortteil ▸»Colon« (Dickdarm); ▸Colo...

**Kolobom,** Coloboma: angeborene oder erworbene Spaltbildung (z.B. Gesichtsspalte); i.e.S. die des Au-

K

| FIGO-Klassifikation | UICC-Klassifikation | Definition | Befund | häufige Begleitkomplikationen |
|---|---|---|---|---|
| 0 | Tis | Carcinoma in situ (schwere Dysplasie) | | – |
| I | $T_1$ | Karzinom auf Zervix beschränkt | | |
| IA | $T_{1a}$ | präklinisches, nur mikroskopisch nachweisbares Karzinom | klinisch uncharakteristisch | – |
| IA1 | | Invasionstiefe bis 3 mm; Oberflächenausdehnung ≦ 7 mm | | |
| IA2 | | Invasionstiefe 3–5 mm; Oberflächenausdehnung ≦ 7 mm | | |
| IB | $T_{1b}$ | klinisches Karzinom (alle makroskopischen Läsionen, auch oberflächliche Invasion) | 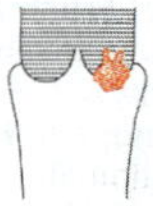 | – |
| II | $T_2$ | Ausbreitung über die Zervix hinaus, ohne die Beckenwand bzw. das untere Vaginadrittel zu erreichen | 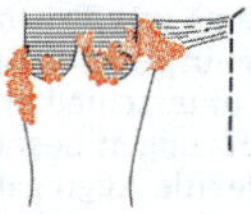 | eventuell Harnwegskomplikation |
| IIA | $T_{2a}$ | Übergang auf die Vagina (maximal $^2/_3$) | | |
| IIB | $T_{2b}$ | Übergang auf Parametrium ohne Erreichen der Beckenwand | | |
| III | $T_3$ | Karzinom erreicht die Beckenwand u./oder das untere Vaginadrittel | 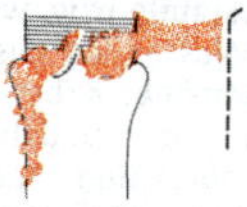 | Harnwegsaffektion, Stauung, Gefäß- u. Nervendruck, Neuralgien u. Ödeme unterer Extremitäten |
| IIIA | $T_{3a}$ | Karzinom erreicht das untere Vaginadrittel | | |
| IIIB | $T_{3b}$ | Karzinom erreicht die Beckenwand u./oder Hydronephrose bzw. stumme Niere (äquivalent) | | |
| IV (A) | $T_4$ | Übergang auf Blase oder Rektum (Mukosa) u./oder Ausbreitung außerhalb des Beckens | 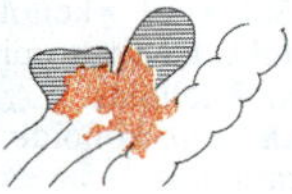 | wie unter III, ferner direkte Organsymptome (Blase, Rektum) |
| (B) | $M_1$ | Fernmetastasen | | |

**Kollumkarzinom:** FIGO (Fédération Internationale de Gynécologie et d'Obstétrique)-Klassifikation (1994), modifiziert nach SCHMIDT-MATTHIESEN 1991. [123]

ges infolge fetaler Verschlussstörungen, z. B. als Lid-, Iris-, Linsen-, Netzhaut-, Makula-Kolobom. 🅴 coloboma.

**Kolo|gast|ro|plastik:** *Chirurgie* Bildung eines ▸Ersatzmagens durch Zwischenschaltung eines beidendig ausgeschalteten Querkolonsegments oder des Ileokolons zwischen den Speiseröhren- u. den Zwölffingerdarmstumpf.

**Kolo(ileo)skopie:** fiberendoskopische Untersuchung des Dickdarms (u. des terminalen Ileums) auf peranalem Wege. 🅴 coloileoscopy.

**Kolo|kolo|stomie:** operative Vereinigung zweier Dickdarmabschnitte; mit isoperistaltischer, z. B. bei Kontinuitätsresektion, oder anisoperistaltischer Anastomosierung, z. B. bei Transversosigmoideostomie (als Umgehungsanastomose). 🅴 colocolostomy.

**Kolon:** ▸Colon; s. a. ▸Dickdarm... – **K., aganglionäres:** ▸Megakolon, aganglionäres. 🅴 aganglionic colon.

**Kolon|behandlung:** ▸Kolonmassage.

**Kolon|blase:** ▸Dickdarmblase.

**Kolon|conduit:** *Urologie* s. u. ▸Conduit; s. a. ▸Kolostomie. 🅴 colon conduit.

**Kolon|divertikel:** ▸Dickdarmdivertikel. 🅴 colonic diverticulum.

**Kolon|flexur:** ▸Flexura coli (dextra u. sinistra). 🅴 colonic flexure.

**Kolonie:** die sich auf festem Nährboden aus einem Keim (verbracht aus einer verdünnten Bakteriensuspension) entwickelnde, mit freiem Auge erkennbare umschriebene Bakterienzellgemeinschaft. Oft mit charakterist. Lage, Form, Farbe, Größe, Höhe usw.; s. Tab. S. a. ▸Keimzahl. 🅴 colony.

**Kolonie-stimulierende Faktoren:** ▸CSF.

| Morphologie der Kolonie | Morphologie der Einzelzelle |
|---|---|
| 1. S-Form (engl. smooth): mit glatter Oberfläche | B-(= Bakterien-)Form: Stäbchen |
| 2. R-Form (engl. rough): mit rauer Oberfläche | F-(= Faden-)Form: Stäbchenkette oder längere Fäden; entstehen aus der B-Form |
| 3. M-(= mukoide)Form: schleimige Entwicklung | Verschleimung der Zellwände |
| 4. G-(= Gonidien-)Form: langsam wachsend, daher kleiner als S- u. R-Form; Wachstum in flüss. Nährböden ohne deren sichtbare Veränderung | C-(= kokkoide)Form: Wachstum in Kokken- oder granulärer Form |

**Kolonie.** [242]

**Kolon|interposition: 1)** ▸CHILAIDITI-Syndrom. **2)** operative Dickdarmzwischenschaltung; s.a. ▸Interposition. E colon interposition.
**Kolon|karzinom:** Dickdarmkarzinom (▸Darmkarzinom). E colon carcinoma.
**Kolon|kontrast|einlauf:** ▸Kontrasteinlauf.
**Kolon|lavage:** Darmreinigung, z.B. vor endoskopischer oder radiologischer Diagnostik.
**Kolon|massage,** Kolonbehandlung: eine mit dem Atemrhythmus abgestimmte an- u. abschwellende Dehnungsmassage (▸Reflexzonenmassage) an 5 typischen Punkten des Kolons zur Anregung der Dickdarmperistaltik z.B. bei chron. Obstipation.
**Kolon|neurose:** das Reizkolon, ▸Colon irritabile. E colon neurosis, irritable colon.
**Kolono|skop:** flexibles ▸Endoskop zur Dickdarmspiegelung (▸Koloskopie); mit Instrumentierkanal. E colonoscope.
**Kolonpolyp:** ▸Darmpolyp im Bereich des Kolons.
**Kolon|polypose,** Dickdarmpolypose: ▸Adenomatosis coli. E colonic polyposis.
**Kolon|resektion:** Teilentfernung des Kolons mit Wiederherstellung der Darmwegsamkeit; z.B. Resektion der linken Kolonflexur, Segmentresektion (s.a. ▸Koloninterposition [2]), ▸Hemikolektomie, ▸Kolektomie. E colonic resection.
**Kolon|zwischen|schaltung:** ▸Koloninterposition.
**Kolo|pexie:** operative Befestigung eines abnorm beweglichen oder operativ verlagerten Dickdarmabschnitts, in der Regel an die Bauch-, Beckenwand. E colopexy.
**Kolo|prokt|ektomie:** ▸Proktokolektomie.
**Kolo|ptose:** die – v.a. das Colon transversum betreffende – Dickdarmsenkung; meist bei allgemeiner ▸Enteroptose. Oft Ursache einer Obstipation. E coloptosis.
**Koloquinte:** ▸Fructus colocynthidis. E colocynth.
**kolo|rektale Tumoren:** ▸Darmkarzinom, ▸Rektumkarzinom. E colorectal tumors.
**Kolori|me|trie: 1)** Bestimmung der Konzentration einer Farblösung (u. damit der farbgebenden Substanz) durch visuellen Farbvergleich mit Farbstandards (= Lösung bekannter Konzentration); sog. **vergleichende K. 2)** als Absolut-K. die ▸Photometrie, bei der monochromatisches Licht die in einer Küvette befindliche Prüflösung passiert u. dabei geschwächt (z.T. absorbiert) wird. Gemäß der linearen Beziehung zwischen Durchlässigkeitsgrad (= Transmission) der Lösung u. dem Logarithmus der reziproken Durchlässigkeit (= Extinktion) wird aus der Sichtabschwächung unter Bezugnahme auf das LAMBERT-BEER-Gesetz die Konzentration ermittelt durch Vergleich mit einer aufgestellten Eichkurve oder durch Mitbestimmen von Standardwerten oder durch Berechnung aus dem bekannten molaren Extinktionskoeffizienten der Substanz. **3)** Flammenphotometrie (Messung der Emissionsstrahlung mittels Photozelle), Fluorophotometrie u. Fluorospektrophotometrie (Messung der Fluoreszenz), Nephelometrie (Trübungs-, Streulichtmessung). E colorimetry.
**Kolorit:** das Hautkolorit (▸Haut). E complexion.
**Kolor|szintigraphie:** ▸Farbszintigraphie. E color scintigraphy.
**Kolo|skopie:** Spiegelung des Dickdarms (Kolon) mittels flexiblen Endoskops (▸Kolonoskop), das durch den After (evtl. bis zum Zäkum) oder – intraoperativ – durch eine Schnittöffnung (Kolotomie) eingeführt werden kann. Die totale K. ist bei klinisch begründetem Verdacht auf ein Kolonkarzinom (▸Darmkarzinom) das diagn. Mittel der Wahl (ermöglicht Nachweis des Tumors, bioptische Abklärung, ggf. Polypektomie). E colo(no)scopy.
**Kolo|stomie:** das vorübergehende oder dauerhafte Ausleiten des Dickdarms zur Körperoberfläche durch Bildung einer seitlichen Kotfistel oder – i.e.S. – eines endständigen, ein- oder doppelläufigen Kunstafters (▸Anus praeter). E colostomy. – **K., feuchte:** ▸Conduit; s.a. ▸Dickdarmblase.
**Kolost|rum:** die ab der 4. Schwangerschaftswoche (= Colostrum gravidarum) bis wenige Tage nach der Entbindung (= C. puerperarum) gebildete »Vormilch«; ist eiweißreich, caseinarm, durch Carotin gelblich, an Vitamin C reich, enthält Fettkörnchenkugeln, Leukozyten (auch fettbeladen als Kolostrum-[DONNÉ-]Körperchen), Isoantikörper; wandelt sich schnell in definitive Milch um. E colostrum.
**Kolo|tomie:** diagnostische oder therapeutische operative Eröffnung bzw. Durchtrennung des Dickdarms, z.B. als Transverso- oder Sigmoideotomie. Eröffnung meist als Längsschnitt in der freien Tänie u. unter ständigem Absaugen des Darminhaltes. Wiederverschluss z.B. durch zweireihige Einstülpnaht bzw. durch ▸Anastomose. E colotomy.
**Kolotyphus:** Typhus abdominalis, bei dem die Dickdarmsymptomatik im Vordergrund steht. E colotyphoid.
**Kolp...:** Wortteil »weibliche Scheide«; s.a. ▸Kolp(o)..., ▸Scheiden..., ▸Vaginal...
**Kolpaporrhexis:** s.u. ▸Uterusruptur.
**Kolp|ek|tomie:** operative Teilentfernung der Scheidenwand; z.B. bei vaginalen Deszensusoperationen die Resektion überschüssiger Scheidenhaut nach Korrektur von Zysto- bzw. Rektozele (Kohabitationsfähigkeit erhalten); als »Scheidenmanschette« bei Hysterektomie wg. Uteruskarzinom (Kohabitationsfähigkeit erhalten); bei alten Frauen weitgehende Entfernung der Scheide nach Hysterektomie zur Verhinderung eines Prolapsrezidivs (Verlust der Kohabitationsfähigkeit, wenig Rezidivneigung; s.a. ▸Kolpokleisis). E colpectomy.
**Kolpitis,** Vaginitis: Entzündung der weiblichen Scheide; als **primäre K.** bei Befall durch Erreger von Infektionskrankheiten (u.a. bei Gonorrhö; ▸Vulvovaginitis) oder als Folge örtlicher mechanischer oder chemischer Schädigung; als **sekundäre K.** durch Übergreifen eines Entzündungsprozesses aus der Nachbarschaft (v.a. als aszendierende oder deszendierende Infektion). Oft als chronisches Geschehen, v.a. bei Auslösung durch sulfonamid- oder antibiotikaresistente Erreger (einschl. Trichomonas, Candida) u. bei hormoneller Dysfunktion. Äußert sich in örtlicher Rötung oder Schwellung, Verdickung der Scheidenfalten (▸Columnae rugarum), Ausfluss (▸Fluor) mit Juckreiz, Schmerzen. S.a. ▸Vaginitis, ▸Parakolpitis. E colpitis. – **K., adhäsive:** K. mit Verwachsungen bzw. Verklebung, meist als Restzustand einer akuten K. mit Epitheldefekten oder als Strahlenschaden; evtl. in Hämato- oder Pyometra übergehend. – **K., granuläre, K. noduläre:** K. mit zahlreichen stecknadelkopfgroßen, rötlichen Knötchen (Leukozyteninfiltrate), evtl. auch Epitheldefekten. – Ähnlich die nach Entbindung auftretenden, spontan heilenden Knötchen, Bläschen ohne Krankheitswert. – **K., senile:** K. des Alters als Folge der durch Östrogenmangel bedingten Atrophie u. – resistenzmindernden – Abnahme der Glykogen- u. Milchsäurebildung; als granuläre K. oder als **Colpitis simplex** (mit flächenhafter Rötung u. glatter Schwellung). – **K., unspezifische:** K. mit einem durch fakultative Anaerobier bedingten typischen Amingeruch (»Aminkolpitis«); gilt als sexuell übertragbare Krankheit u. ist vielfach mit Trichomoniasis, Chlamydien-Infektion oder infektiöser Zervizitis kombiniert.
**Kolpo|hystero...:** Wortteil »Scheide-Gebärmutter«.
**Kolpo|kleisis,** Elytrokleisis: *Gynäkologie* teilweiser (s.a. ▸Kolporrhaphie) bis vollständiger Nahtverschluss der weiblichen Scheide, z.B. bei plastischen Korrekturen von Scheidenfisteln (evtl. als »erweiterte K.«; mit zusätzlicher Fistelplombierung durch einen Bulbokavernosuslappen). – Als Kolpoepisio- oder Kolpoperineokleisis unter Bildung eines sehr engen Scheidenkanals u. eines bis an die Harnröhre reichenden »hohen Dammes«. – I.e.S. die subtotale K. beim Genitalprolaps (Gebärmuttervorfall) älterer Frauen. E colpocleisis.
**Kolpo|laparotomie:** ▸Laparotomie vom vorderen oder hinteren Scheidengewölbe aus. E colpolaparotomy.

**Kolpo|perineo|kleisis:** s. u. ▸Kolpokleisis. E colpoperineocleisis.

**Kolpo|perineo|plastik, -rhaphie:** plastisch-operative Einengung des Scheideneinganges u. Beckenbodenstraffung; als hintere K. eine hintere ▸Kolporrhaphie u. Wiederaufbau eines tragfähigen Dammes durch quere Raffung der Levatorschenkel. E colpoperineoplasty, -perineorrhaphy.

**Kolpo|plastik:** *Gynäkologie* ▸Kolpoperineoplastik, ▸Kolpokleisis. – Auch die Bildung einer kohabitationsfähigen Scheide bei teilweisem bis völligem Scheidendefekt bzw. bei angeborenem Scheidenmangel (▸Gynatresie). Bildung eines Wundkanals zwischen Blasenboden u. Mastdarm u. dessen Auskleidung mit einem Hautlappen oder mit Amnion. E colpoplasty.

**Kolpor|rha|phie:** plastisch-operative Scheideneinengung bei Genitalprolaps durch vordere u./oder hintere quere Raffnaht; s. a. ▸Kolpoperineoplastik. E colporrhaphy.

**Kolpor|rhexis:** ▸Scheidenriss. E colporrhexis.

**Kolpo|skopie:** (HINSELMANN 1924) die mit einer speziellen, 10- bis 20fach vergrößernden Lupe (»**Kolposkop**«) auszuführende Untersuchung der Schleimhaut der Scheide u. der Portio vaginalis (v. a. auch am äußeren Muttermund Grenze zwischen Platten- u. Zylinderepithel); ermöglicht die Diagnose **atypischer Umwandlungszonen**. Befunde am Deckepithel: »originär« (= Symbol: O; normales Plattenepithel); »Ektopie« (= E; Verdrängung von Platten- durch Zylinderepithel, z. B. nach Entbindung, Fehlgeburt; bei Endometritis); »Umwandlungszone« (= U; von Plattenepithel überwuchertes ektopisches Zylinderepithel, evtl. als »atypisches Epithel«); als Atypien u. karzinomverdächtig gelten **a)** die einfache ▸**Leukoplakie** (verhorntes Plattenepithel) bzw. **b)** die L. »**mit Grund**« (= Punktierung; Basis der Leukoplakie) bzw. **c)** mit »**Felderung**« (= Mosaik; rötlich durchschimmernde Leisten gefäßführender Papillen, u. U. auch **atypische Blutgefäße** in Form korkzieherartiger Kapillaren); **d)** das Carcinoma in situ (glasige, höckrige Oberfläche, wirre Gefäße, Niveaudifferenz, evtl. wallartiger Rand). Verdeutlichung des Befundes ist möglich durch Betupfen mit 2 %iger Essigsäure (Quellung u. rötlich-weißliche Verfärbung, bei Erosion traubenförmiges Hervortreten der Papillen). S. a. ▸SCHILLER-Jodprobe. E colposcopy.

**Kolpo|stat:** Instrument zur langzeitigen Fremdkörperfixierung (z. B. Radiumträger) in der weibl. Scheide. E colpostat.

**Kolpo|tomie:** Durchtrennung der Wand der weiblichen Scheide als Operationsschnitt. S. a. ▸Kolpozöliotomie, ▸-laparotomie. E colpotomy.

**Kolpo|zele:** **1)** Zyste der Scheide als Rudiment des GARTNER-Ganges. **2)** ▸Hernia vaginalis. E colpocele.

**Kolpo|zölio|tomie:** Schnitteröffnung der Bauchhöhle vom Scheidengewölbe her (durch ▸Kolpotomie) unter Spaltung der Plica vesico- u. rectouterina; z. B. bei vaginaler Uterusexstirpation; als **hintere K.** (vom hinteren Scheidengewölbe aus) für kleinere diagnostische oder therapeutische Bauchhöhleneingriffe. E colpoceliotomy.

**Kolpo|zyto|diagnostik:** zytologische Beurteilung des speziell gefärbten Abstrichs der Scheidenschleimhaut; zur Krebsfrüherkennung (nach ▸PAPANICOLAOU) u. zur Beurteilung der hormonalen Einflüsse auf das Epithel. E colpocytodiagnosis.

**Kolu|mella:** ▸Columella. E columella.

**Kolumno|tomie:** Osteotomie der Wirbelsäule; v. a. als Korrektureingriff bei der BECHTEREW-Krankheit, z. B. Abtragen von Dornfortsätzen u. Teilen der Gelenkfortsätze u. hinteren Längsbänder oder als Keilresektion zweier benachbarter Wirbelkörper (einschließlich Bandscheibe) mit nachfolgendem Aufrichten u. mit Stabilisierung durch Anlegespan oder Metallimplantat. E osteotomy of the vertebral column.

**Koma:** ▸Coma. E coma. – **K., hypophysäres:** komplexer Zusammenbruch der hormonalen Regulation des Hypophysenvorderlappens bei bereits vorhandener Insuffizienz durch zusätzliche Belastung. ***Klinik:*** gekennzeichnet durch einen Panhypopituitarismus mit Hypothermie, Bradykardie, Hypotonie, Hypoventilation, Hyperkapnie, Hypoglykämie. – **K., hypothyreotes:** ▸Myxödemkoma.

**komatös:** in tiefer Bewusstlosigkeit; mit Koma einhergehend. E comatose.

**Koma|zylinder:** kurze, granulierte Harnzylinder bei Coma diabeticum. E coma cast.

**Kombinanz|wirkung:** *Genetik* das Hervorbringen eines bestimmten neuen Phänotyps durch geordnete, qualitativ-kombinante Wirkung mehrerer nichthomologer Gene.

**Kombinations|chemotherapie:** ▸Polychemotherapie.

**Kombinations|impfstoff:** mehrere Antigene enthaltende Vakzine (= »Misch-« oder »Mehrfachimpfstoff«) zur gleichzeitigen Immunisierung gegen verschiedene Erreger bzw. deren Toxine; z. B. Diphtherie-Pertussis-Tetanus-Impfstoff. E polyvalent vaccine.

**Kombinations|kopfschmerzen:** eine Übergangsform zwischen Dauerkopfschmerz (Cephalaea) u. rezidivierendem Anfallskopfschmerz mit vegetativen Begleiterscheinungen u. freiem Intervall (Migräne), auch bezeichnet als migränoide Cephalaea.

**Kombinations|nävus,** Compound-Nävus: ▸Junktionsnävus mit in das Korium »abgetropften« Nävuszellen, d. h. mit einem epidermalen u. kutanen Anteil. E compound nevus.

**Kombinations|narkose:** Lokalanästhesie oder Allgemeinnarkose durch Kombination mehrerer sich ergänzender, nacheinander oder gleichzeitig applizierter Mittel, z. B. Inhalationsnarkotika + intravenöses Opioid + Muskelrelaxans; Hypnotikum (z. B. Propofol) + Opioid + Relaxans; Regionalanästhesie + Allgemeinnarkose. Vorteile: geringerer Bedarf der einzelnen Mittel u. Ausschaltung ihrer störenden Nebenwirkungen. E balanced anesthesia.

**Kombinationspräparate:** Arzneimittel, die mehrere sich ergänzende Wirkst. enthalten, um die therapeut. Wirkung zu verstärken, das Risiko von NW zu vermindern u./oder die Compliance zu verbessern. E combination preparations.

**Kombinations|regel:** das 3. ▸MENDEL-Gesetz.

**Kombinations|schaden:** ▸Summationsschaden.

**Kombinations|systole:** sowohl supraventrikulär als auch von einem tertiären Zentrum erregte Systole; s. a. ▸Parasystolie. E combined systole.

**Kombinations|tumor:** s. u. ▸Mischtumor; s. a. ▸Kombinationsnävus.

**Kombinations|verletzung:** ▸Polytrauma; s. a. ▸Schwerverletzter. E polytrauma.

**Kom|bustion,** Combustio: ▸Verbrennung. E combustion.

**Kom|edo,** Comedo, Mitesser: an der Oberfläche durch Oxidation schwärzlich verfärbter Pfropf aus Hornlamellen u. Talg im Ausführungsgang des Haarfollikels. Massiert vorkommend v. a. bei der Komedonen-Akne (▸Akne vulgaris). Evtl. mit sekundärer Besiedlung durch Krankheitskeime, deren Esterasen zu

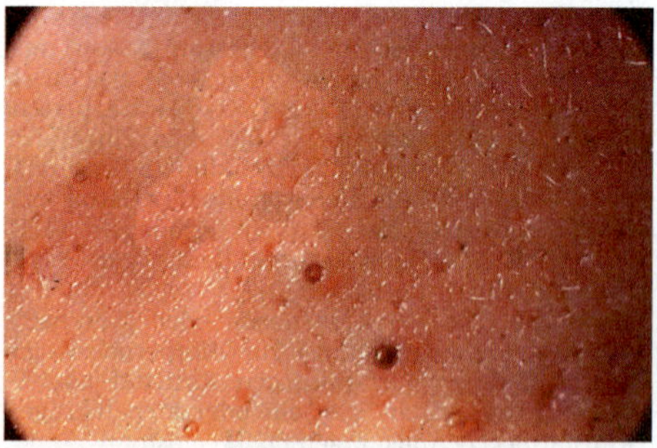

**Komedo.** [524]

Spaltung der Neutralfette u. Freisetzung freier Fettsäuren führen, die in das perifollikuläre Gewebe eindringen: Auslösung einer abakteriellen Entzündung. E comedo.

**Komẹdo|karzinom:** ▸Mammakarzinom, bei dem auf Druck aus der Schnittfläche komedoartige Pfröpfe austreten. I.e.S. das reine Milchgangkarzinom, dessen atypische Wucherungen durch Nekrose zu Zelldetritus werden. E comedocarcinoma.

**Komedo|mastitis:** fibröse, zystische Mastopathie mit Käsezysten. E comedo mastitis.

**Kọmma|bahn:** SCHULTZE-Komma, ▸Fasciculus semilunaris. E comma tract of Schultze.

**Kọmma|bakterium:** ▸Vibrio cholera. E comma bacillus.

**Kommensạle,** Paraphage: ein Lebewesen in Gemeinschaft mit einem Wirt(sorganismus), von dem es nur Abfallstoffe oder Substanzen beansprucht, deren Entzug den Wirt nicht schädigt. E commensal.

**Kommensalismus:** Lebensweisen der Kommensalen an der Oberfläche oder im Körperinneren (Ekto- bzw. ▸Endokommensalismus). E commensalism.

**Kommerell-Divertikel** (BURKHARD K., Berlin): sackförmige Ausstülpung des Aortenbogens bzw. der Aorta descendens bei einer isoliert aus der Aorta abgehenden Arteria subclavia dextra (lusoria). E Kommerell diverticulum.

**Komminutịv|fraktur:** ▸Trümmer- oder Splitterbruch mit resultierendem Defekt an Knochenmasse; z.B. durch Zermalmung. E comminuted fracture.

**Kommissụren|fasern:** markhaltige Nervenfasern im Hirnbalken u. in der ▸Commissura anterior, epithalamica, fornicis u. habenularum, welche beide Großhirnhemisphären doppelläufig verbinden u. koordinieren. E commissural fibers.

**Kommissụren|zellen:** ▸Cellulae commissurales. E commissural cells.

**Kommissuro|tomiẹ:** Durchtrennung narbig verschmolzener Herzklappenkommissuren in Richtung der natürlichen Spalten mittels eines speziellen Schneidinstrumentes (= **Kommissurotom,** ▸Valvulotom; z.B. in Form eines Fingerringes, als Guillotinemesser, Spreizmesser). Erfolgt ohne Sichtkontrolle (**blinde K.**) oder am eröffneten Herzen (**offene K.**; unter Einsatz der Herz-Lungen-Maschine). S.a. ▸Herzklappensprengung. E commissurotomy.

**Kommọtio(n):** *Chirurgie* ▸Commotio; i.e.S. die Commotio cerebri (s.a. ▸postkommotionelles Syndrom); s.a. ▸Kontusionspsychose (als sog. **Kommotionspsychose**). E commotio.

**Kompạkta,** Compacta: Kurzbezeichnung der Substantia compacta des Knochens. E compacta.

**Kompartiment** *(engl. compartment = Abteil, Abschnitt):* **1)** submikroskopischer Reaktionsraum in einer Zelle (meist als Teil eines Organells), der die Enzyme u. Reaktionspartner für einen bestimmten biochemischen Prozess enthält. Ist vom K. anderer Prozesse strukturell getrennt, aber mit Kompartimenten gemeinsamer Prozesse funktionell verbunden. **2)** *Pharmazie* Körpergewebe als hypothetischer, stoffabhängig differenter Volumenbereich, in dem sich eine zugeführte Substanz (Pharmakon, Radionuclid) homogen verteilt u. gleichen (pharmako)kinetischen Gesetzen unterliegt. Man unterscheidet mehrere Kompartimente mit verschiedenen Übertrittskonstanten (s.a. Abb.). Einziges räumlich umschlossenes K. in diesem Sinne ist das Blutgefäßsystem; s.a. ▸Ein-Kompartiment... **3)** *Anatomie* ein relativ enger, weitgehend allseits geschlossener Raum (z.B. Muskeltunnel, Gefäß-Nerven-Kanal); s.a. ▸Kompartmentsyndrom.

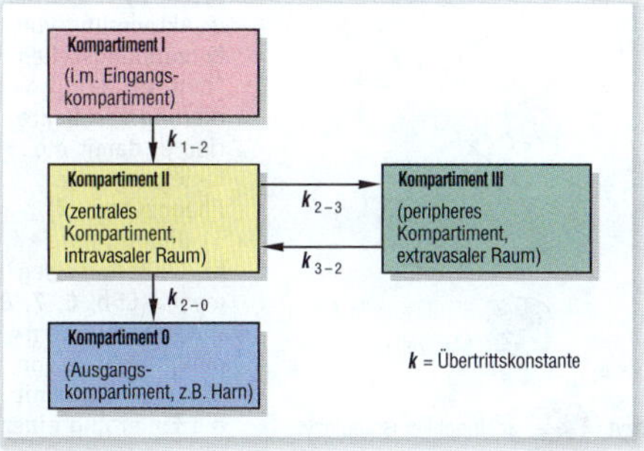


**Kompartiment.** [128]

**Kompartment|syndrom:** Symptomatik, die sich z.B. nach Knochenbrüchen (BARDENHEUER), längerer schwerer Gliedmaßenischämie oder Sehnenscheidenentzündung durch Ödem, Exsudat etc. u. die daraus resultierende Raumnot im betroffenen ▸Kompartiment (3) ergibt. ***Klinik:*** Durch den Anstieg des örtlichen Gewebedruckes u. die daraus resultierende Gefäß- u. Nervenkompression kommt es zu Störungen der örtlichen Blutzufuhr und sekundär der Funktion u. Trophik der im Kompartiment gelegenen Organe. ***Ther.:*** bedarf baldiger Dekompression, z.B. durch ▸Fasziotomie. E compartment syndrome.

**Kompatibilität:** Verträglichkeit, Vereinbarkeit (z.B. Blutgruppen-, ▸Histokompatibilität). Ggs. ▸Inkompatibilität. E compatibility.

**Kompensation:** Ausgleich; z.B. die K. einer mangelhaften Organfunktion durch Mobilisierung eigener funktioneller Reserven oder durch Steigerung der Tätigkeit anderer Funktionspartner; s.a. ▸kompensatorisch, ▸Dekompensation. E compensation.

**Kompensations|tachykardie:** kontinuierlicher Anstieg der fetalen Herzfrequenz > 160/Min. nach Wehenende. E rebound tachycardia.

**kompensatorisch:** ausgleichend, kompensierend; z.B. *kard* k. ▸Pause, *genet* k. Mutation (Rückmutation, v.a. als ▸Suppression; s.a. ▸Komplementation, ▸Rekombination). E compensatory.

**kompetitịv:** auf Wettbewerb beruhend; z.B. **k. ▸Antagonismus; k. Bindungsanalyse** (Konkurrenz einer unbekannten Menge eines biolog. Stoffes mit einer definierten Menge des gleichen, aber – radioaktiv – markierten Stoffes um den in begrenzter Menge vorliegenden Akzeptor; z.B. ▸RIA). E competitive.

**Kom|plemẹnt,** Abk. C: (EHRLICH) im Blutplasma des Menschen (u. fast aller Tiere) in unterschiedlicher Menge, Wirksamkeit u. Zusammensetzung vorhandenes, der Abwehr dienendes, funktionelles System (»Komplementsystem«), das aus thermolabilen Plasmaproteinen (alle als Proteasen definiert) besteht. Im klassischen System unterscheidet man 11 Proteine, bezeichnet – nach dem Zeitpunkt ihrer Aufklärung – als C1 (C1q, C1r, C1s) bis C9 sowie durch den Zusatz »a« oder »b« für aktivierte Fragmente = Spaltprodukte u. durch Querstrich über dem Gesamtsymbol als Zeichen der Aktivierung (s.a. Abb.). Im Komplementsystem wird ein alternativer Weg der K.-Aktivierung vom klassischen Weg der K.-Aktivierung durch Antigen-Antikörper-Komplexe (AG-AK-Komplexe) unterschieden. Die K.-Aktivierung führt zu Zerstörung (Lyse) von Fremdzellen, zu Änderung der Oberflächeneigenschaften von Zellmembranen u. zu Membranaktivierung (Freisetzung von biologisch wirksamen Substanzen). Hierbei werden auch Mechanismen des unspezifischen Abwehrsystems in Gang gesetzt (z.B. ▸Opsonin, ▸Komplement-Properdin-System). Bei starkem Verbrauch erfolgt sehr rasch Neubildung (in Makrophagen, Fibroblasten, Epithelzellen u. in den KUPFFER-Zellen der Leber). Reaktionsreihenfolge des **klassischen K.-Aktivierungswegs:** zunächst Bindung von C1q an das Fc-Fragment der Immunglobuline IgG oder IgM u. Bildung von aktiviertem C1qrs, das dann als Esterase C4 spaltet; das Fragment C4b wird am AG-AK-Komplex verankert u. bindet – bei Anwesenheit von $Mg^{2+}$ – C2, das durch C1-Esterase ebenfalls gespalten wird; C2a verbindet sich mit C4b zum 4-2-Enzym (»C3-Konvertase«), welches wiederum C3 u. C5 spaltet. Die freigesetzten Fragmente C3a u. C5a sind Entzündungsmediatoren (i.S. der anaphylaktischen u. chemotaktischen Aktivität); C3b bildet mit dem 4-2-Enzym einen biologisch aktiven Komplex, der Immunadhärenz, Opsonisierung, Konglutination bewirkt. Die Aktivierung von C6–C9 erfolgt über C5b nicht enzymatisch, sondern durch Anlagerung; der fertige Komplex »C5b678Poly9« führt über Zellmembranschädigung zur Zytolyse. Die **K.-Aktivierung des alternativen Wegs** erfolgt Antikörper-unabhängig durch Kombination der Faktoren C3b u. B zu C3bB, welches eine starke C3-Konvertase ist (Verstärkungsschleife), z.B. durch Properdin, Membranbestandteile oder Lipopolysaccharide. Komplementsynthesedefekte manifestieren sich in erblichem angioneurotischem Ödem (»HANE«; s.u. ▸ Angioödem durch C1-Inhibitor-Mangel), gehäuften Infektionen, Lupus erythematodes u. LE-ähnlichen Krankheiten, Glomerulonephritis, Dermatomyositis. Krankheiten mit Komplementverbrauch infolge Aktivierung des klassischen Ablaufs durch AG-AK-Komplexe sind immunhämolytische Anämien, akute Glomerulonephritis, Glomerulonephritis mit zirkulierenden Immunkomplexen, Kryoglobulinämie, Lupus erythematodes, rheumatoide Arthritis, generalisierte Vaskulitiden, Pemphigus vulgaris, bullöses Pemphigoid, Hepatitis, Denguefieber mit hämorrhagischem Schock, Malaria, die Frühphase der Transplantatabstoßung; Krankheiten mit Komplementverbrauch infolge Aktivierung des Properdinsystems sind die hypokomplementämische membranoproliferative Glomerulonephritis, Taubenzüchterkrankheit, Herpes gestationis, Dermatitis herpetiformis, das SHWARTZMAN-SANARELLI-Syndrom u. die paroxysmale nächtliche Hämoglobulinurie (MARCHIA-

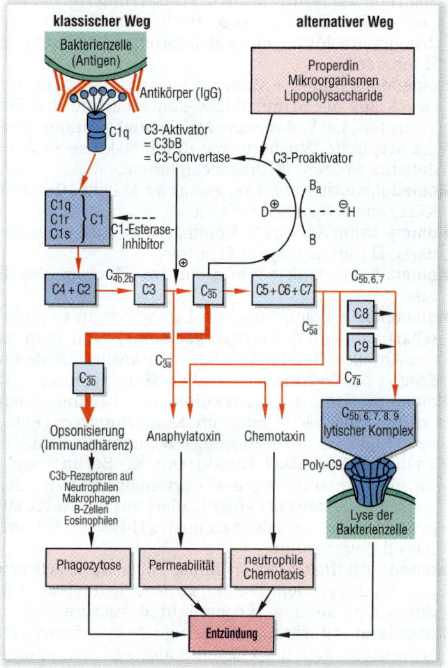


**Komplement:** vereinfachtes Schema der Komplementaktivierung (nach NERL u. O'NEILL).

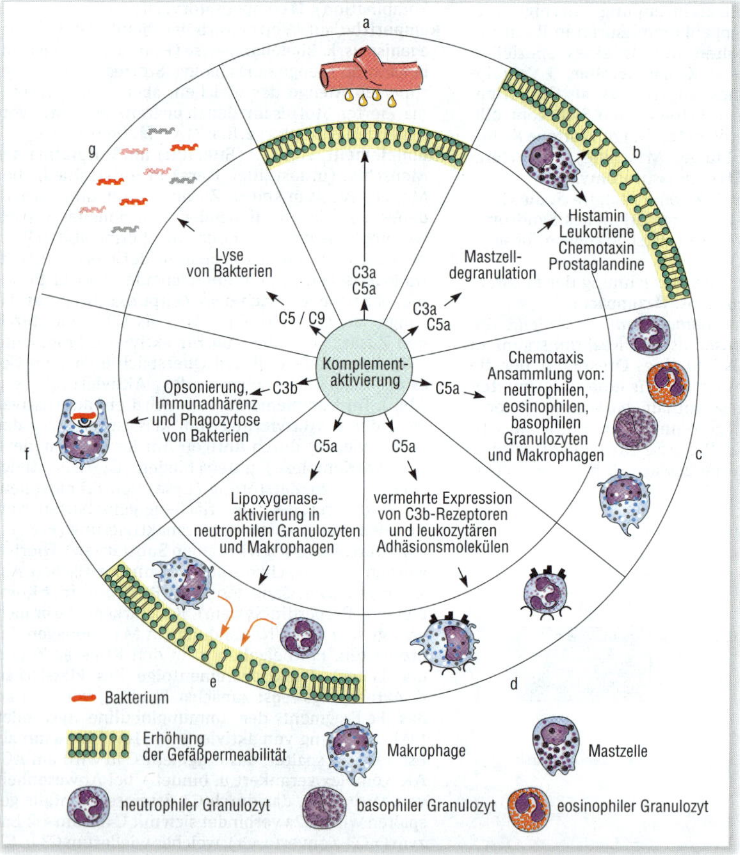


**Komplement:** Darstellung der Wirkung der verschiedenen Komplementfaktoren, die bei der Komplementaktivierung entstehen. Die Wirkungen der Komplementfaktoren lassen sich unterteilen in: 1) Auswirkung auf die Gefäßpermeabilität, teilweise durch direkte Einwirkung auf das Gefäß (**a**), durch Aktivierung von Mastzellen (**b**) u. neutrophilen Granulozyten sowie Monozyten, 2) Chemotaxis u. Aktivierung von Entzündungszellen (**c**, **d**, **e**), 3) Opsonierung von Bakterien u. damit die Einleitung einer Phagozytose (**f**), 4) Bildung des C5/C9-Terminalsegments (**C5b**, **6**, **7**, **8**, **9** = lytischer Komplex) mit Lyse von Bakterien u. damit die Einleitung einer Phagozytose (**g**). [53]

FAVA-Anämie). Komplementerniedrigung mit ungeklärter Ursache liegt vor bei $\alpha_1$-Antitrypsin-Mangel, Agammaglobulinämie. Erhöhung des Komplementspiegels erfolgt unspezifisch bei Infektionen (als Akute-Phase-Proteine), bei Mukoviszidose (C3 u. C5). S. a. Schema. **E** complement (system).

**komplementär:** ergänzend. – **k. Strang:** *Genetik* der jeweils zum Partner innerhalb der Doppelhelix passende bzw. bei der Replikation unter spezifischer Basenpaarung (am »Template-Strang«) gebildete DNS-Strang. **E** complementary, complemental.

**Komplementär|luft:** das inspiratorische ▸Reservevolumen. **E** complemental air.

**Komplementär|medizin:** Sammelbegriff naturheilkundlich orientierter Heilverfahren; zu unterscheiden ist die ärztliche K. nach den Standards (ärztlich-)wissenschaftlicher Fachgesellschaften von den Therapien durch Heilpraktiker u. der Volksmedizin. Unter Letzteren verstehen die Ärztekammern alle Behandlungsverfahren, die als wissenschaftlich nicht anerkannt gelten. In der deutschen Gesetzgebung wird auch von »Methoden der besonderen Therapierichtungen« gesprochen. Die Synthese ärztlich bewährter Methoden der K. wird in der ▸Regulationsmedizin gelehrt. In der Schweiz ist die K. ein exakt definierter Begriff, seitdem dieser Behandlungszweig per Volksinitiative Bestandteil der offiziellen Medizin ist und an der Universität Bern ein Lehrstuhl für K. eingerichtet wurde. Hier werden unter dem Begriff K. ▸Homöopathie, ▸Anthroposophische Medizin, ▸Neuraltherapie nach HUNEKE, ▸Traditionelle Chinesische Medizin u. ▸Akupunktur zusammengefasst.

**Komplementär|raum:** der Reserveraum im Bereich des Recessus costodiaphragmaticus bzw. -mediastinalis, in den sich die Lunge normalerweise bei der Einatmung ausdehnt. **E** complemental space.

**Komplementation:** *Genetik* Ausgleich zweier verschiedener Defektmutanten zum Normalphänotyp nach Kombination nichtalleler Gene oder von Allelen mit nicht identisch mutierten Untereinheiten. **E** complementation.

**Komplement|bindungsreaktion,** Abk. KBR: (BORDET, GENGOU 1901) serologische Standardmethode, um mit Hilfe eines Antigen-Antikörper-Systems (Schema) u. eines hämolytischen Systems (als Indikator) unter Zugabe von Komplement (meist Meerschweinchen- oder Kaninchenserum) bei bekanntem Antigen (AG) den Antikörper (AK) oder bei bekanntem AK das AG zu bestimmen. Bei erfolgender ▸Antigen-Antikörper-Reaktion wird das Komplement (C1, 2 u. 4, fraglich auch C3) gebunden (»fixiert«, »abgelenkt«), so dass keine Hämolyse im II. System eintritt (s. Schema). **E** complement fixation reaction.

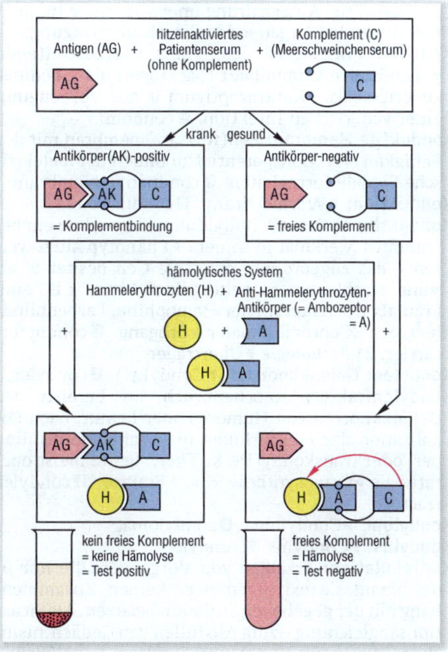


**Komplementbindungsreaktion.**

**Komplement-Properdin-System:** das durch ▸Properdin, $Mg^{2+}$ u. Komplementinhibitoren ergänzte Komplementsystem (▸Komplement). **E** complement-properdin system.

**Komplement|system:** s. u. ▸Komplement.

**Komplex: 1)** Gruppe zusammengehöriger Einzelerscheinungen; z. B. im EKG als ▸Kammerkomplex (▸Elektroventrikulogramm), im EEG als ▸S/W-Komplex. **E** complex. **2)** eine Folge von zwei oder mehr Wellen im EEG, die eine charakteristische, gemeinsame, bei wiederholtem Auftreten ziemlich gleiche Form aufweisen u. sich von der Hintergrundstätigkeit abheben. **3)** *serol* ▸Immunkomplex. **4)** *Psychologie* (S. FREUD u. BREUER 1895; C. G. JUNG: »affektiver K.«) in gegenseitiger Verbindung stehende, wegen ihrer peinlich-konflikthaften Art größtenteils verdrängte Vorstellungen (allgemein aus Situationen der frühesten Kindheit), die unter Ausschaltung einer bewussten Kontrolle das Denken, Fühlen u. Handeln beeinflussen; z. B. Ödipus-, Elektrakomplex. **5) Complexus:** *Anatomie* ein Zellorganell (z. B. Complexus GOLGI = GOLGI-Apparat).

**Komplex|bewegungen:** *Physiologie* die entwicklungsgeschichtlich alten, z. T. bereits angeborenen Gemeinschafts- oder Prinzipalbewegungen wie Schlucken, Gehen, Hinsetzen. Ihr geordneter Ablauf hängt von der in subkortikalen Strukturen koordinierten Aktivität mehrerer, z. T. räumlich entfernter Muskelgruppen ab.

**Komplex|bildner:** ▸Chelatbildner.

**Komplexion:** *Anthropologie* die Übereinstimmung der Pigmentierung von Haut, Regenbogenhaut u. Haaren. **K., rötliche:** ▸Erythrismus. **E** complexion.

**Komplexmittelhomöopathikum:** homöopathisches Arzneimittel, das in fixer Kombination verschiedene Einzelmittel enthält, wobei diese Mittel ganz bestimmten Organen bzw. Körperfunktionen zugeordnet sind; wird ohne spezielle homöopathische Anamnese eingesetzt.

**Kompliance:** ▸Compliance.

**Komplikation:** jedes außerordentliche – u. meist mit besonderen Symptomen einhergehende – Krankheitsgeschehen, das im Verlauf einer Grundkrankheit auftritt u. deren Verlauf ungünstig gestaltet. **E** complication.

**komplizierter Knochen|bruch:** offene ▸Fraktur. **E** complicated fracture.

**Komposit-Füllung:** ▸Composite-Füllung.

**Kompositum,** Compositum (remedium): *Pharmazie* jedes Kombinationspräparat. **E** composed.

**Kompresse: 1)** zusammengefaltetes Tuch, das nach Eintauchen in kaltes oder heißes Wasser (evtl. unter Zugabe anderer Stoffe) u. Auswringen als Auflage oder Umschlag verwendet wird. **2)** sterile, quadratisch gefaltete Verbandmulllagen als großer Tupfer oder – gesteppt – als Mullplatte (mit Eckfaden für Markierungsklemmen etc.) zum intraoperativen Abdrängen von Organen bzw. Gewebe; mit Zellstoffeinlage als Wundverband. **E** compress.

**Kompression:** ▸Compressio; s. a. ▸Kompressions..., ▸Druck... (z. B. **Kompressionsarthrodese** = ▸Druckarthrodese). **E** compression.

**Kompressions|atelektase:** Lungenatelektase durch ein raumforderndes, die Lunge teilweise zusammendrückendes Geschehen (z. B. Pleuraerguss, Zwerchfellhochstand) bzw. eine die Lungenentfaltung hemmende Maßnahme (z. B. Pneumothorax). **E** compression atelectasis.

**Kompressions|bruch:** komplette oder inkomplette ▸Fraktur durch Stauchung oder Zusammenquetschung, z.B. des Fersenbeins oder eines Wirbelkörpers durch Sturz auf Füße, Gesäß oder Kopf. An langen Röhrenknochen evtl. mit Einkeilung (Schaft in Epiphyse), häufig bei Osteoporose, Spondylodiszitis, Ileosakralarthritis; bei Jugendlichen als Wulst-, Faltungsbruch durch »Aufwerfen« der Kortikalis. E compression fracture.

**Kompressions|liquor:** ▸Sperrliquor; s.a. ▸FROIN-Symptom.

**Kompressions|myelitis:** durch örtliche Druckwirkung bedingte, begrenzte Rückenmarkentzündung (▸Myelitis), z.B. bei Wirbelbruch, Tumor außerhalb des Rückenmarks; führt zu Unterbrechung von Leitungsbahnen, Durchblutungsmangel (Druckischämie u. evtl. ▸Kolliquationsnekrose, evtl. mit Ausbreitung auf den ganzen Markquerschnitt), sekundär zu Strangdegenerationen; s.a. ▸Sperrliquor. E compression myelitis.

**Kompressions|osteo|synthese:** ▸Druckosteosynthese; i.w.S. auch die **Kompressionsnagelung** mittels speziellen Knochennagels. S.a. ▸Osteosynthese (AO-Methode). E compression osteosynthesis.

**Kompressions|strumpf:** elastisch gewebter Strumpf (heute meist nicht mehr aus Gummi) zur Prophylaxe u. Therapie der Varikose, der tiefen Venenthrombose, des postthrombotischen Syndroms, des Lymphödems u. sonstiger Schwellungszustände unterschiedlicher Genese. Nach der Länge wird zwischen Waden- u. Schenkelkompressionsstrumpf u. Kompressionsstrumpfhose unterschieden. Nach dem Andruck in Fesselhöhe werden vier Kompressionsklassen unterschieden: I (ca. 20 mmHg) für unkomplizierte Varikose; II (etwa 30 mmHg) für ausgeprägtere Varikose u. leichtes postthrombotisches Syndrom; III (etwa 40 mmHg) für ausgeprägtes postthrombotisches Syndrom u. Lymphödem; IV (ca. 60 mmHg u. mehr) für schweres Lymphödem. E elastic stocking.

**Kompressions|syndrom:** **1)** *Chirurgie* ▸Crush-Syndrom. **2)** *Neurologie* ▸NONNE-FROIN-Syndrom. **3)** *Orthopädie* ▸Vertebralsyndrom durch Druckwirkung. **4)** die fast alle Hirnverletzungen begleitende Symptomatik der ▸Compressio cerebri. **5)** *Angiologie* Schulter-Arm-Syndrom infolge Gefäßkompression (s.a. ▸Kompartmentsyndrom, ▸Schultergürtelkompressionssyndrom); ferner das K. des ▸Truncus coeliacus. E compression syndrome. **6)** ▸Nervenkompressionssyndrome.

**Kompressions|verband,** Druckverband: mit angemessen dosiertem Druck angelegter – meist zirkulärer – Bindenverband, z.B. als Maßnahme bei Krampfadern, Thrombophlebitis, tiefer Venenthrombose (z.B. UNNA-Zinkleimverband, FISCHER-Druckverband); als »Fixverband« mit unelastischem oder wenig elastischem Material (Zinkleimbinden, textilelastische Kurzzugbinden, Klebebinden), als Wechselverband mit elastischem Material (gummielastische Kurzzug- oder Langzugbinden). Bei verletzungsbedingter Blutung (bei flächenhafter Bl. mittels Kompressen; bei starker arterieller Bl. durch Druck auf das entsprechende Hauptgefäß [Arterie] am »Ort der Wahl«; ▸Kompressorium), nach Distorsion u. nach Punktionen, zum »Andrücken« eines Hauttransplantats (engl. = tie-over dressing). S.a. ▸Tourniquet, ▸Blutleere. E compression bandage, pressure dressing.

**Kompressorium:** **1)** Gerät zum indirekten Zusammenpressen eines Blutgefäßes i.S. der zeitweiligen Blutstillung oder künstlichen Blutleere; z.B. ESMARCH-Binde, Stahlbügel (nach SEHRT; für Oberschenkel), Aortenkompressorium, Ballonsonde (z.B. BLAKEMORE-SENGSTAKEN-Sonde). E compressor, compressorium. **2)** *Röntgenologie* ▸Nierenkompressorium.

**kompulsiv:** nötigend, zwingend, zwanghaft (▸Zwangs...). E compulsive.

**Kon|cha:** *Anatomie* ▸Concha.

**Konchektomie:** operative Verkleinerung oder Entfernung einer Nasenmuschel.

**Koncho|skop:** Nasenspekulum für die vordere u. mittlere bzw. Nasen-Rachen-Spiegel für die hintere Nasenspiegelung (▸Rhinoskopie). E conchoscope.

**Koncho|tomie:** Teilentfernung einer Nasenmuschel; allgemein als Schleimhautentfernung (▸Mukotomie), bei Blockade der Nebenhöhlenöffnungen auch unter Knochenentfernung. Als Instrument (**Konchotom**) dient z.B. eine Drahtschlinge (ähnlich dem Tonsillenschnürer), eine Nasenzange mit scherenartigen Branchen oder gefensterten Maulteilen; auch mittels Laser bzw. Elektrokoagulation möglich. E conchotomy.

**Kondensation,** Verdichtung: **1)** *Physik* Übergang eines Stoffes von der dampfförmigen in die flüssige, bei sublimierenden Stoffen in die feste Phase. E condensation. **2)** *Chemie* Vereinigung von 2 Molekülen unter Austritt eines dritten, z.B. Wasser bei Esterbildung; Bildung »kondensierter Ringsysteme« aus 2 oder mehr Ringmolekülen. **3)** *Zytologie* die mit Spiralisation verbundene Verdichtung (u. Verkürzung) der Chromosomen zwischen Pro- u. Metaphase der ▸Mitose.

**Kondensator:** *Physik* Gerät aus 2 metallischen Körpern (Kugeln, Platten, Zylinder) zur Speicherung entgegengesetzter elektrischer Ladungen u. Erzeugung elektrischer Felder zwischen den Flächen der Körper. Hochfrequente Felder dieser Art finden Anw. zur Kurzwellentherapie (= **Kondensatorfeldmethode**). E electric condenser.

**kondensiert:** verdichtet, ▸Kondensation. E condensed.

**Kondensor:** sammelndes Linsensystem optischer Instrumente; dient der gleichmäßigen Beleuchtung des Gesichtsfeldes oder zur Anpassung der Lichtquelle an die Apertur des Objektivs. E condenser.

**Kondition:** die Gesamtverfassung, die körperliche Leistungsfähigkeit eines Menschen. E condition, state, stamina.

**Konditionierung:** **1)** *Physiologie* Verknüpfung eines unbedingten mit dem unspezifischen bedingten Reiz bei Erzeugung eines ▸bedingten (= konditionierten) Reflexes. E conditioning. **2)** ▸Immunsuppression eines Transplantatempfängers z.B. durch Bestrahlung, Chemotherapie, ▸Immunsuppressiva u./oder Vorbehandlung des ▸Transplantats (als Eiweißdenaturierung, Manipulation der Antikörpersynthese) zur Ausschaltung unerwünschter Immunreaktionen bei Organ- oder Gewebsübertragung.

**Kondom,** Präservativ: dem Penis überzustreifende vulkanisierte Gummihaut (Sackform) als – bedingt zuverlässiges – Kontrazeptivum u. zur Vorbeugung einer venerischen Infektion. E condom.

**konduktile Membran:** Zell(fortsatz)membran mit der Fähigkeit, ▸Aktionspotential zu bilden u. bioelektrische Signale fortzuleiten. E conductive membrane.

**Konduktion:** ▸Wärmeleitung. E conduction.

**Konduktor:** **1)** *Genetik* Individuum, das – ohne ein bestimmtes Merkmal in seinem ▸Phänotyp aufzuweisen – das zugeordnete rezessive Gen besitzt u. an seine Nachkommen weitergeben kann; z.B. eine Frau als Überträgerin der Hämophilie, Farbenblindheit. S.a. X-chromosomaler ▸Erbgang. E conductor, carrier. **2)** *Pathologie* ▸Überträger.

**Kondylen:** Gelenkknorren (▸Condylus). E condyles.

**Kondylenfraktur:** Knochenbruch im Bereich der Gelenkknorren von Humerus oder Femur; nach Lokalisation der Frakturlinien unterschieden als dia-, per- oder transkondyläre K. ***Ther.:*** heute meist operativ als ▸Osteosynthese. S.a. ▸Fraktur. E condylar fracture.

**Kondylom:** ▸Condyloma. E condyloma.

**Kondylus:** ▸Condylus. E condyle.

**Konfabulation:** Erzählen von Vorgängen, die nur in der Phantasie existieren oder keinen Zusammenhang mit der gegebenen Situation besitzen. Als Situationsangleichung – zum Ausfüllen von Gedächtnislücken – v.a. beim KORSAKOW-Syndrom (= »**blühende K.**«), ferner bei konfabulatorischer ▸Schizophrenie

u. bei sog. Konfabulosen (als ▸Durchgangssyndrom bzw. toxische symptomatische Psychose, z.B. bei Fleckfieber). E confabulation.

**Konfabulose:** s.u. ▸Konfabulation.

**Konfiguration:** *Medizin* die – mehr oder minder krankheitstypische äußere Form (auch Umriss) eines Organs, z.B. die Aorten-K. des Herzens (▸Aortenherz; s.a. ▸Herzfigur). E configuration, form.

**Konfluenz, Konfluieren:** Zusammenfließen (z.B. von »Hautblüten« = Effloreszenzen), Zusammenfluss (s.a. *anat* ▸Confluens). E confluence.

**Konformation:** die räumliche Anordnung eines Moleküls mit drehbaren Bindungen um eine oder mehrere C–C-Achsen (d.h. an Kohlenstoffatomen); z.B. Ketten-K. von Eiweiß, Ring-K. der Steroide. S.a. ▸Isomerie. E conformation.

**Konfusion:** Wahrnehmung zweier Gegenstände am gleichen Ort im Raum; beruht auf korrespondierenden ▸Netzhautpunkten.

**kongenital:** angeboren (▸congenitalis). E congenital.

**Kongestion,** Congestio: Anhäufung; *patho* entzündlicher ▸Blutandrang (▸Anschoppung, ▸Hyperämie). S.a. ▸Kongestions... E congestion.

**Kongestions|prostatitis:** abakterielle Prostatitis infolge chronischer Kongestion der Prostata (v.a. durch Reiten, Auto-, Motorradfahren, chronische Unterkühlung). Führt zu örtlicher Überempfindlichkeit (Hyperästhesie; als Prostataneurose), Fremdkörpergefühl im Mastdarm, Kreuzbein-Damm-Schmerzen, Ejaculatio praecox, Potenzschwäche, mangelnder Libido, »Sexualneurasthenie«. E congestion prostatitis.

**Kon|globat:** das Produkt einer Konglobation. E conglobate.

**Kon|globation:** ▸Konglutination.

**Kon|glomeration:** ▸Agglomeration.

**Konglomerat|niere:** die ▸Verschmelzungsniere. E confluent kidney.

**Konglomerat|stein:** ▸Konkrement aus mehreren zu einem einzigen Gebilde verbundenen Gallen- oder Harnsteinen.

**Konglomerat|tuberkel:** ▸Solitärtuberkel.

**Konglomerat|tumor:** »entzündlicher Tumor«, z.B. Dünndarm-K. bei CROHN-Krankheit. E conglomerate tumor.

**Kon|glutination:** die Zusammenballung (Agglutination) sensibilisierter, durch an sie fixierte Glutinine blockierter Erythrozyten in einem kolloidalen Milieu (Albumin- oder Gelatine-Lösung). S.a. ▸Konglutinationstest. E conglutination.

**Kon|glutinations|test:** Methode zum Nachweis inkompletter Antikörper, z.B. von Hämagglutininen bei der Blutgruppenbestimmung (sog. Konglutinintest mit Plasma- oder Serumzusatz; ▸Konglutinin), ▸COOMBS-Test, ▸Kolloidtest (mit Gelatine, Dextran, Kollidon), ▸Enzymtest (mit Trypsin, Papain, T-Ferment), WIENER-K. (für das ▸Rh-System; Inkubieren von Testerythrozyten mit Plasma der Blutgruppe AB u. Zentrifugieren). E conglutination test.

**Konglutinations|thrombus:** ▸Abscheidungsthrombus. E agglutinative thrombus.

**Kon|glutinin: 1) Konglutinationsmittel,** Supplement: Stoff (z.B. Dextran, Albumin, Pektin), der durch Herabsetzung der Hydrophilie der Zellmembranoberfläche Konglutination von Zellen, Bakterien etc. herbeiführt, z.B. im Konglutinationstest. S.a. ▸Agglutinin. **2)** als K. im strengen Sinn ein thermostabiles 7-S-Gammaglobulin im Serum von Wiederkäuern, das in Gegenwart von Komplement Erythrozyten mit Antigen-fixierten Antikörpern im ▸Konglutinationstest zusammenklumpt u. auflöst. E conglutinin.

**Kongofieber:** ▸Trypanosomiasis im Kongo-Gebiet, ▸Krimfieber (Kongo-Krim-Fieber). E Congo fever.

**Kongorot:** karminroter Azofarbstoff. Verwendet als pH-Indikator (pH 5,2/3,0 = rot/blau), als Reagens auf freie Salzsäure im Magensaft, als Hämostyptikum (1%ig), als *histol* Farbstoff für Darstellung von Keratin, elast. Fasern, Amyloid (▸BENNHOLD-Probe). E Congo red.

**Konidie, Konidio|spore:** asexuelle ▸Spore als Nebenfruchtform zahlreicher Pilzarten (z.B. Aspergillus, Penicillium). Sitzt als Exospore dem Fruktifikationsorgan außen auf. S.a. ▸Sporangien (dort Abb.). E conidium, conidiospore.

**Konigsmark-Hollander-Berlin-Syndrom:** eine autosomal-rezessiv erbliche, nicht fortschreitende beidseitige Innenohrschwerhörigkeit (ab spätestens 5. Lj.), kombiniert mit atrophischer Dermatitis.

**Koniin:** ▸Coniin. E coniine.

**Koniko|tomie:** ▸Koniotomie.

**Koni(o)meter** *(griech. konia = Staub):* Messgerät für Staubkonzentrationen von 40–5000/cm$^3$ (Korngröße 0,5–10 µm). Zählung automatisch (oder mikroskopisch auf einer Abscheidungsplatte). E coniometer.

**Koniose:** Staub(ablagerungs)krankheit; z.B. ▸Pneumokoniose. E coniosis.

**Konio|sporose:** durch den Schimmelpilz Coniosporium verursachte, der ▸Farmerlunge ähnliche Krankheit bei Holzarbeitern (v.a. bei Ahornverarbeitung). E coniosporosis.

**Konio|tomie,** Konikotomie: Noteingriff bei Erstickungsgefahr infolge Atemwegsenge oberhalb oder im Bereich der Stimmlippen; u. zwar – nach kleinerem Hautschnitt – Durchstoßen (mittels Trokar) oder Querdurchtrennung (notfalls mittels Taschenmesser) des Conus elasticus (▸Ligamentum cricothyroideum s. conicum) u. Einlegen einer Trachealkanüle. Nachfolgend ist eine ▸Tracheotomie »lege artis« angezeigt. E coniotomy.

**Konisation:** *Gynäkologie* das meist krebsdiagnostische, »im Gesunden« erfolgende Ausschneiden eines Gewebskegels aus der Portio vaginalis der Gebärmutter unter teilweiser bis subtotaler Entfernung der Schleimhaut des Zervikalkanals (s. Abb.). S.a. ▸Zervixamputation. E conization.

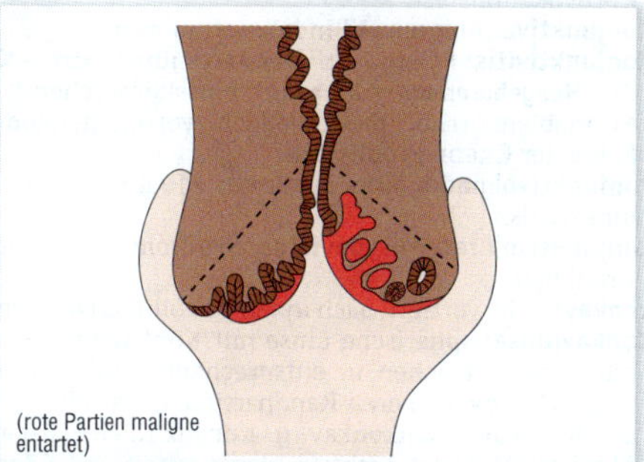


**Konisation.**

**Konjetzny** (GEORG E. K., 1880–1957, Chirurg, Hamburg). – **K.-Steinmann-Symptom,** STEINMANN I: Schmerzauslösung im seitlichen oder im inneren Teil des Kniegelenkspaltes durch Einwärts- oder Auswärtsdrehen des Unterschenkels bei gebeugtem Knie als Hinweis auf Verletzung des äußeren bzw. inneren Meniskus. – **K.-Syndrom:** ▸Linitis plastica.

**konjugal:** ehelich. E conjugal.

**Konjugat:** *Immunologie* Verbindung eines niedrigmolekularen Haptens mit einem Eiweißkörper, wodurch das Hapten (Halbantigen) zum Vollantigen wird u. die Bildung von Antikörpern anzuregen vermag. ***Anw.:*** K. mit Fluoreszenzfarbstoff dienen zum serohistologischen Nachweis der ▸Antigen-Antikörper-Reaktion. E conjugate.

**Konjugata:** *Gynäkologie* ▸Conjugata. E conjugata.

**Konjugation: 1)** *Genetik* **a)** ▸Chromosomenkonjugation. E conjugation. **b)** ▸Karyogamie. **c)** das Sich-aneinander-Legen zweier Bakterien unter Bildung einer Plasmabrücke, über die das Chromosom (oder ein Teil desselben) von der Spender- in die Empfängerzelle (=▸Donator- bzw. ▸Rezeptorzelle) wandern u.

sich mit dem dortigen Chromosom rekombinieren kann. **2)** *Physiologie* enzymatischer Syntheseprozess zur Biotransformation von Arzneimitteln bzw. biologischen Stoffen; z.B. die im endoplasmatischen Retikulum der Leberzelle erfolgende Kopplung von ▸Bilirubin an 2 Moleküle ▸Glucuronsäure (durch ▸Uridyl-Glucuronyltransferase) bzw. an Sulfat = Bildung konjugierten – u. somit wasserlöslichen – Bilirubins. S.a. ▸konjugiert, ▸Konjugationsikterus.

**Konjugations|ikterus:** Form des hepatischen ▸Ikterus.

**konjugiert:** zugeordnet, gepaart; z.B. **k. Augenlähmung** (= assoziierte ▸Augenabweichung; s.a. ▸Blicklähmung), **k. Bindung** (in organischen Verbindungen die Mesomerie-stabilisierte Anordnung von Doppel- oder Dreifachbindungen im Wechsel mit 1 Einfachbindung; wichtig bei Farbstoffen), **k. Säuren** (s.u. ▸gepaart), **k. Steroide** (mit Glucuron- oder Schwefelsäure u. Proteinen gepaart; als Entgiftungsreaktion); s.a. ▸Konjugation. E conjugated.

**Konjunktiva:** die Bindehaut; ▸Tunica conjunctiva, ▸Conjunctiva..., ▸Konjunktival... E conjunctiva.

**Konjunktival|abszess:** ▸Phlyktäne.

**Konjunktival|argyrose:** grauschwarze Verfärbung der Bindehaut nach Langzeitanw. silberhaltiger Augentropfen. E conjunctival argyrosis.

**Konjunktival|flecken:** ▸Bitot-Flecken. E conjunctival spots.

**Konjunktival|injektion:** *Ophthalmologie* ▸Gefäßinjektion. E conjunctival injection.

**Konjunktival|ödem:** *Ophthalmologie* ▸Chemosis. E conjunctival edema.

**Konjunktival|probe:** konjunktivaler ▸Provokationstest.

**Konjunktival|reflex:** s.u. ▸Hornhautreflex (2). E conjunctival reflex.

**Konjunktival|test,** conjunctival test: konjunktivaler ▸Provokationstest.

**Konjunktiva|tumoren:** ▸Bindehauttumoren.

**Konjunktivitis:** ▸Conjunctivitis. E conjunctivitis. – **K. der Neugeborenen:** s.u. ▸Einschlusskörperchen-K., ▸Gonoblennorrhö; meist jedoch vorübergehende Folge der Credé-Prophylaxe.

**konjunktivo|glanduläres Syndrom:** ▸Parinaud-Konjunktivitis.

**konjunktivo|urethro|synoviales Syndrom:** ▸Reiter-Krankheit.

**konkav:** hohl, vertieft, nach innen gewölbt. E concave.

**Konkav|linse:** sphärische Linse mit Konkavität einer oder beider Flächen u. entsprechend verdünntem Zentrum bzw. dickeren Randpartien; unterschieden als Bikonkav-, Plankonkav- u. Konvex-K. (negativer Meniskus). Wirkt Lichtstrahlen zerstreuend (Zerstreuungslinse). Dient als »Minusglas« zur Korrektur der Myopie. E concave lens.

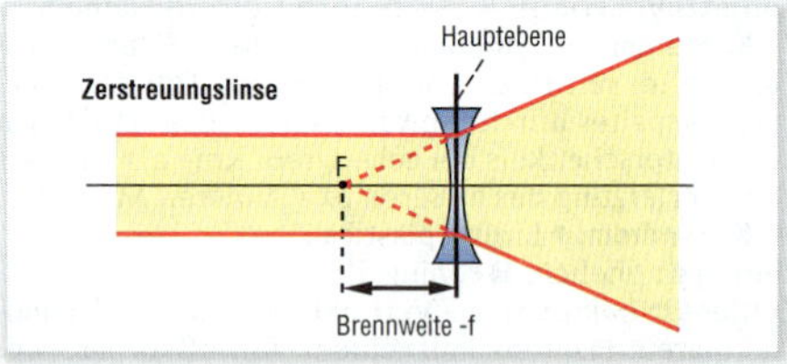


**Konkavlinse:** Strahlengang durch eine Zerstreuungslinse mit dem virtuellen Brennpunkt F. [164]

**Konkav|spiegel:** Hohlspiegel; reflektiert auftreffende Lichtstrahlen sammelnd (»Sammelspiegel«) u. mit Verkleinerungseffekt. E concave mirror.

**Kon|klination,** Inzyklovergenz: die Einwärtsrollung beider Augen (mit Annäherung = Gegeneinanderneigung der oberen Pole der vertikalen Hornhautmeridiane); als unwillkürliches Geschehen bei Blicksenkung physiologisch. E conclination.

**konkomitierend:** begleitend; z.B. ▸Strabismus concomitans (Begleitschielen). E concomitant.

**Konkordanz:** Übereinstimmung bestimmter Eigenschaften, z.B. bestimmter Merkmale bei eineiigen (»konkordanten«) Zwillingen. E concordance.

**Kon|krement,** Stein: *Pathologie* festes Gebilde in einem Körperhohlraum oder -gewebe, entstanden durch Abscheidung gelöster Substanzen (Calcium, Harnsäure, Oxalat, Cholesterin etc.); entweder als reiner Kernstein oder als Kombinationsstein (Schicht-, Schalen-, Strahlenstein); z.B. als ▸Gallen-, ▸Harn-, ▸Kot-, ▸Speichel-, ▸Broncholith, ▸Phlebolith, ▸Psammomkorn. E concrement.

**Konkussion:** Erschütterung, ▸Contusio. E concussion.

**konnatal:** angeboren (▸connatalis). E connate.

**Konnektiv...** *(engl. connective tissue = Bindegewebe):* Bindegewebs....

**Kon|oph|thalmus:** ▸Hornhautstaphylom.

**Kon|sanguinität:** ▸Blutsverwandtschaft. E consanguinity.

**konsensuelle Reaktion:** reflektorisch ausgelöste gleichsinnige Reaktion auch auf der Körpergegenseite, z.B. als lokalisierte Kreislaufreaktion (i.S. der Vasokonstriktion bzw. -dilatation) auf einen Kalt- oder Warmreiz (▸Erwärmungsversuch), als k. ▸Lichtreaktion der Pupille (Pupillenengstellung auch am nicht belichteten Auge; ausgelöst über gekreuzte Sehnervfasern der pupillomotorischen Bahn). E consensual reaction.

**konservativ:** bewahrend, *ther* nichtoperativ (aber auch schonend operativ = wenigstens z.T. erhaltend). E conservative.

**Konserve:** *Medizin* durch ▸Konservierung haltbar gemachtes biologisches Material, z.B. als ▸Blut-, ▸Plasmakonserve, Knochentransplantat (▸Knochenbank). E conserve.

**konservierende Zahnheilkunde:** die Zahnerhaltungskunde (als Bereich der Zahnheilkunde). E conservative dentistry.

**Konservierung:** das Haltbarmachen (Vor-Zersetzung-Schützen) eines organischen Materials; z.B. als K. von Lebensmitteln durch ▸Sterilisieren, ▸Pasteurisieren, Kühl- u. Gefrierverfahren, Trocknen, Eindicken, Einwirkung von IR-, UV- u. ionisierenden Strahlen, Lagerung unter Schutzgasen, durch Evakuierung, Salzen, Pökeln, Räuchern, enzymatische Säuerung, Konservierungsstoffe; ferner *med* die unter aseptischen Kautelen erfolgende Herstellung von ▸Konserven für Transplantations-, Transfusionszwecke (Gewebskonservierung; s.a. ▸Lyophilisierung) sowie *anat* das Haltbarmachen anatomischer Präparate durch irreversible Fällung des Gewebseiweißes, z.B. mittels Formol. E conservation.

**Konservierungsmittel:** Substanzen, die unerwünschte mikrobiologische Veränderungen in Lebens- oder Arzneimitteln, insbes. deren Verderb, verzögern oder verhindern. E preservatives.

**Konsiliarius:** vom behandelnden Arzt zur Beratung (»**Konsilium**«) über Diagnose/Behandlung eines Krankheitsfalles hinzugezogener Arzt. E consultant.

**Kon|sis|tenz:** *Physik* der Festigkeitsgrad eines Stoffes (z.B. flüssig oder teigig bis fest [= konsistent]). E consistence.

**Kon|solidierung:** Festigung; *klin* die Ausheilung bzw. das Nichtweiterfortschreiten eines Krankheitsprozesses, die knöcherne Heilung eines Knochenbruches. E consolidation.

**Konsonanz:** der als Wohlklang (u. nicht als Dissonanz) empfundene Zusammenklang von Einzeltönen (Frequenzverhältnis bis 1 : 7). E consonance.

**Kon|stituens,** Constituens: *Pharmazie* der indifferente, die Form u. das Verhalten prägende Bestandteil eines Arzneimittels (dessen Vehiculum); z.B. Pillenmasse, Lösungsmittel, Salbengrundlage. E component.

**Konstitution:** **1)** die anlagebedingte individuelle Ganzheit (das Erscheinungs-, Funktions-, Leistungsgefüge) des einzelnen Menschen; s.a. ▸Habitus.

i.w.S. die in der Erbanlage begründete u. unter Einbeziehung der Umwelt verwirklichte Gesamtverfassung eines Organismus, einer Art oder Rasse. – Als Normaltypen, d.h. als Leittypen aufgrund der Zusammenfassung ähnlicher individueller Merkmale, gelten der schmale Typus (= leptosomer Typus [KRETSCHMER], u.a. auch als phthisischer oder asthenischer Habitus bezeichnet), der mittlere Typus (= »Athletiker«; auch als Normaltyp, mesosomer oder mesosthenischer Typ bezeichnet) u. der breite Typus (= Pykniker = eurysthenischer oder hypersthenischer Typ). Als besondere Konstitutionstypen die mit einer bestimmten – z.B. allergischen, exsudativen, lymphatischen, iktaffinen – ▸Diathese, mit Zeichen eines bestimmten hormonalen oder vegetativen Ungleichgewichtes (z.B. hyper- oder hypoadrenaler, -pituitärer bzw. vago- u. sympathikotroper Typus) sowie mit geistig-seelischen Störungen (z.B. Epilepsie, Psychopathie, Depression); s.a. ▸konstitutionell. **2)** *Chemie* das – durch Strukturformel darstellbare – Bauprinzip eines Moleküls. E constitution.

**konstitutionell:** anlagebedingt (▸Konstitution); z.B. die **k. Anämie** (u.a. als Kugelzellenanämie), **k. Areflexie** (▸ADIE-Syndrom), **k. Nervosität** (▸Neuropathie), **k. Ekzem** (= endogenes ▸Ekzem). E constitutional.

**Konstitutionstyp:** *Anthropologie* aus der Zusammenfassung ähnlicher individueller Konstitutionen entwickelter »Leittyp« (▸Konstitution). E constitutional type.

**Kon|striktion:** die krankhafte Zusammenschnürung, z.B. eines Hohlorgans (Striktur); i.w.S. auch die Muskelzusammenziehung (= Kontraktion). E constriction.

**Kon|striktor:** Kurzform für ▸Musculus constrictor (i.e.S. der Schlundschnürer = M.c. pharyngis). E constrictor.

**Konsultation:** die ärztliche Beratung (auch i.S. des Konsiliums), aber auch das Sich-beraten-Lassen durch einen Arzt (als Form der »Inanspruchnahme«). E consultation.

**konsumierend:** s.u. ▸Konsumption. E consumptive.

**Kon|sumption:** Auszehrung, d.h. Kräfte- u. allgemeiner Körperverfall (s.a. ▸Kachexie); z.B. bei anhaltend hochfieberhaften oder chronischen Krankheiten, bei denen Abbauvorgänge (u.a. durch toxogene Proteolyse) überwiegen. Als »konsumierende Krankheiten« gelten v.a. Malignome, die Tuberkulose. E consumption.

**Konsumptions|test:** ▸Antiglobulin-, ▸Prothrombinkonsumptionstest. E consumption test.

**kontagiös:** ▸ansteckend. E contagious.

**Kontagions|index,** Infektionsindex: in der Epidemiologie die Erkrankungs-, Krankheitshäufigkeit, d.h. die Zahl der an einer Infektionskrankheit erkrankten (nichtimmunen) Personen, bezogen auf 100 der Infektion ausgesetzte »Kontaktpersonen«. Je kleiner der K., umso häufiger sind abortive u. »stumme« Formen. E index of contagion.

**Kontagiosität:** Grad der Übertragbarkeit eines Erregers; s.a. ▸Infektiosität. E contagiosity.

**Kontakt|all|ergen:** Substanz, die durch Hautkontakt u. Eindringen in die Haut (»perkutane Invasion«) eine ▸Kontaktallergie auslöst. Entsprechend wirksam sind z.B. zahlreiche gewerblich genutzte Substanzen, darunter Terpentin, Harze bzw. Kunstharze, Öle, Nickel, Chrom (u.a. in Zement), Cyanide, Anilinfarben, Azo-, Naphtholfarbstoffe, Arsen, Formaldehyd, Kobalt, Fluoride, Beryllium, Beiz- u. Appreturmittel, Schellack, tierische u. pflanzliche Substanzen, Kaltwell-, Haarfärbemittel, Seifen, Parfüme, Gummihandschuhe, Haarwasser, Hydrochinon, zahlreiche Arzneimittel (z.B. Lokalanästhetika, Antibiotika, Morphin-, Phenothiazin-Derivate, Sulfonamide, Jod), Gummi- u. Kunststoffe (Phenol- u. Aminoplaste, Epoxidharze, Härter, ungenügend polymerisierte Polystyrole u. Polyvinyle, Weichmacher, Stabilisatoren), Sprengstoffe (TNT, Pikrate, Pentaerythroltetranitrat), DDT, Hexachlorcyclohexan. Die – zumeist niedermolekularen – Stoffe (Metallsalze) werden an körpereigene Proteine gebunden oder verändern direkt die Tertiärstruktur von Präsentationsdeterminanten (MHC) aus Antigen-präsentierenden Zellen u. führen so zur Stimulierung einer zellulären Immunantwort (was die Entstehung von Gruppenallergien begünstigt). E contact allergen.

**Kontakt|allergie:** ▸Allergie auf der Basis von ▸Kontaktallergen; v.a. ▸Kontaktekzem. E contact allergy.

**Kontakt|aufnahme:** Röntgenaufnahme mit möglichst geringem Fokus-Haut-Abstand (Strahlenaustrittsfenster der Körperoberfläche aufliegend); aus strahlenschutztechnischen Gründen kaum mehr angewandt. Filmnahe Objektpartien werden scharf, filmferne unscharf abgebildet. E contact radiograph(y).

**Kontakt|bestrahlung:** *Radiologie* ▸Strahlentherapie mit Radium oder Radioisotopen, bei der der Strahler dem kranken Gewebe möglichst unmittelbar anliegt (Prinzip der Kleinraumbestrahlung). Als Röntgennahbestrahlung die nach CHAOUL. E contact radiation.

**Kontakt|blutung:** *Gynäkologie* durch Beischlaf oder Scheidenspülung ausgelöste Blutung aus der Scheide; Leitsymptom des ▸Kollumkarzinoms. E contact bleeding.

**Kontakt|dermatitis:** akute Form des ▸Kontaktekzems. E contact dermatitis.

**Kontakt|ekzem:** exogene Auslösung eines Ekzems durch epikutanen Kontakt oder endogene Auslösung durch systemische Antigengabe (hämatogenes K.). Man unterscheidet pathophysiologisch zwischen toxischen u. allergischen Kausalfaktoren u. zwischen akuten u. chronischen Verläufen. – **K., akutes,** toxisches K.: akute entzündliche Dermatitis nach äußerlichem Kontakt mit obligat toxischen Noxen. – **K., allergisches:** allergische zelluläre Überempfindlichkeitsreaktion vom Spättyp. Wird unterschieden in akutes u. chronisches (Abb.) allergisches K. Die wichtigsten Allergene sind Metalle (Nickel, Chromat, Kobalt), Gummihilfsstoffe, Kosmetika, Desinfizienzien, Benzolverbindungen, Medikamente, Pflanzen (s.a. ▸Berufsekzem). E contact eczema. – **K., kumulativ toxisches:** chronische Verlaufsform bei vorbestehender Disposition (oft Atopie) durch wiederholte Applikation von irritativen Noxen auf die Haut; häufiges Vorkommen bei Hausfrauen, Friseurinnen, Metallarbeitern (s.a. ▸Berufsekzem). Wichtige Noxen sind Wasser, Detergenzien, Säuren, Laugen, Lösungsmittel.

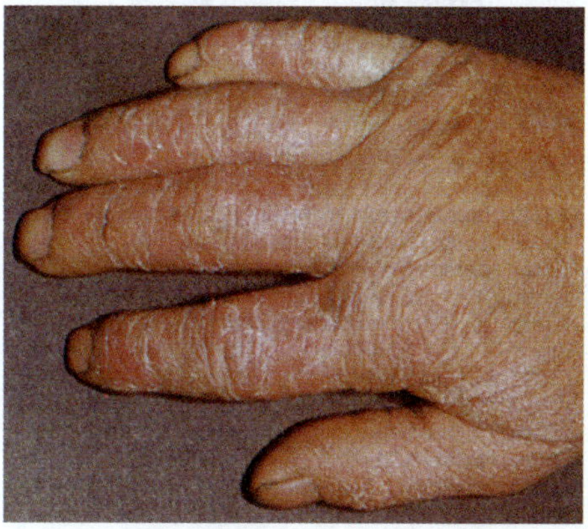

**Kontaktekzem, allergisches:** chronische Form. [411]

**Kontakt|epilepsie:** ▸tap epilepsy.

**Kontakt|geschwür:** ▸Abklatschgeschwür. E kissing ulcer.

**Kontakt|glas:** *Ophthalmologie* direkt auf der Hornhaut aufzusetzendes, meist mit mehreren Spiegeln versehenes Instrument zur Beurteilung von Kammerwinkel u. Netzhaut.

**Kontaktgranulom:** knötchenartige Bindegewebsreaktion im Bereich der Stimmlippen, z.B. als Folge einer länger dauernden Intubation (Trachealtubus); tritt auch bei starker Beanspruchung der Stimme auf.

**Kontakt|infektion:** Ansteckung (▸Infektion) von Mensch bzw. Tier zu Mensch nach Berührung mit den Händen (= **direkte K.**) bzw. – i.w.S. – auch durch Vermittlung der unbelebten Außenwelt oder belebter Wesen (= **indirekte K.**), z.B. Schmierinfektion. E contact infection.

**Kontakt|insektizid:** Nervengift, das bei Berührung in den Insektenkörper eindringt u. zu dessen Tod führt, z.B. DDT, HCH, Chlordan. S.a. ▸Pestizid. E contact insecticide.

**Kontakt|karzinom:** ▸Abklatschkarzinom. E contact cancer, kissing cancer.

**Kontakt|linse,** Haftschale: *Ophthalmologie* **1)** Sehhilfe in Form einer dünnen, uhrglasförmigen, randgeschliffenen Linse aus starrem oder flexiblem, auch aus quellfähigem Kunststoff oder aus Glas (als ultradünne, weiche, halb weiche bzw. harte K.). Ihre volle korrigierende Wirkung wird aber erst in situ erreicht, d.h. zusammen mit der Brechkraft der Tränenflüssigkeit (»Tränenlinse«, zwischen K. u. Hornhautoberfläche). Entweder als Sklerallinse (mit zusätzlichem Haftteil) oder – mit Durchmesser von 10 mm u. darunter – als Korneal- bzw. Pupillarlinse (»schwimmende Linse«); s.a. ▸micro-pupil lens. Dient zur Korrektur der Sehkraft, v.a. bei stärkerer Myopie (auch bei Linsenmangel = Aphakie nach Katarakt-Operation), irregulärem Astigmatismus, Keratom. Ruft evtl. Unverträglichkeitserscheinungen hervor (Hornhauterosionen, Lidödem, Blepharospasmus, Epitheldefekte). E contact lens. **2)** ▸Kontaktschale; s.a. ▸COMBERG-Haftschale.

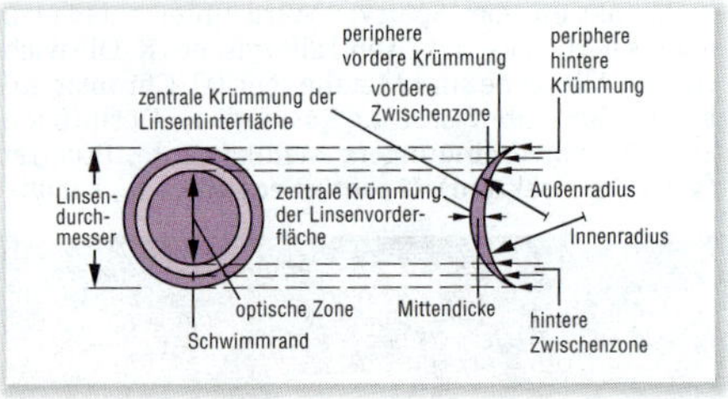


**Kontaktlinse.** [253]

**Kontakt|metastase:** s.u. ▸Abklatschkarzinom. E contact metastasis, kissing metastasis.

**Kontakt|person:** eine Person, die – ohne selbst klinisch krank zu sein – eine Krankheit übertragen kann; im seuchenhygienischen Sinne eine Person, die mit einer an einer ▸Seuche erkrankten Person (oder mit entsprechendem Material) räumlichen Kontakt hatte (auch ohne körperliche Berührung). Muss für die Dauer der Inkubation isoliert werden (▸Quarantäne). E contact person.

**Kontakt|reaktion, toxische:** durch Berührung mit hautschädigenden Stoffen bedingte krankhafte Hautreaktion (mit Akantholyse, Kernpyknose, Pseudospongiose, subkornealer bzw. subepithelialer Blasenbildung, Rundzellinfiltration im Korium). Entsprechend wirken bestimmte Kohlenwasserstoffe u. Farbstoffe, Schwermetalle, sonstige Kapillar-, Spindel-, Mitochondriengifte; sie bilden beim Ekzem oft die »Leitschiene« der Sensibilisierung; s.a. ▸Kontaktallergen. E toxic contact reaction.

**Kontakt|schale:** *Ophthalmologie* nicht optisch wirksames ▸Kontaktglas als Schutzmittel für das Auge.

**Kontakt|stoff:** *Chemie* ▸Katalysator.

**Kontakt|thermographie:** ▸Thermographie. E contact thermography.

**Kontaktulkus:** s.u. ▸JACKSON-Ulkus.

**Kontakt|urtikaria:** Urtikaria (Quaddelbildung), hervorgerufen durch den direkten Kontakt einer Substanz – u.a. tierische Eiweiße (z.B. Nahrungsmittel), Pflanzen (z.B. Nesseln), tierische Produkte (z.B. Insektengifte) – mit der Haut.

**Kontamination:** **1)** Verschmutzung; die Verunreinigung von Räumen, Wasser, Lebensmitteln, Gegenständen oder Personen durch Mikroorganismen oder durch radioaktive Stoffe, biologische Gifte oder chemische Stoffe (s.a. ▸Desinfektion, ▸Dekontamination, ▸Inkorporation). E contamination. **2)** *Psychiatrie* sprachliche Verschmelzung mehrerer Wörter zu einem unverständlichen Wortgebilde, v.a. bei Ermüdung, bei Schizophrenie.

**Kontiguität,** Contiguitas: *Anatomie* das enge Sichberühren von Zellen oder Organteilen (ohne lückenloses Ineinanderübergehen; s.a. ▸Kontinuität); *patho* s.a. ▸per contiguitatem. E contiguity.

**Kontinenz:** Fähigkeit, etwas zurückzuhalten; i.e.S. die durch den Blasen- bzw. Afterschließmuskel (▸Kontinenzorgan) gewährleistete Harn- bzw. Stuhlkontinenz. E continence (fecal; urinary).

**Kontinenz|organ:** funktionelle Einheit aus Afterkanal (▸Canalis analis) u. angrenzendem Beckenboden, die der anorektalen Kontinenz, d.h. der Fähigkeit zu reflektor. u. willkürlichem Zurückhalten des Darminhaltes bzw. zu dessen Entleerung (▸Defäkation) dient. Wichtigste ***Strukturen:*** Rectum, Musculus sphincter ani internus, M. sph. ani externus, M. puborectalis. Zusammenspiel mit den übrigen Anteilen des M. levator, Anoderm (Afterhaut) u. dem suprasphinktär abdichtenden Corpus-cavernosum-Zylinder.

**Kontinenz|resektion:** Rektumresektion unter Erhaltung der anorektalen ▸Kontinenz.

**Kontinenz|training:** gezieltes Training bei Harninkontinenz; soll durch Bewusstmachen des Miktionsablaufes eine Veränderung der krankhaften Entleerungsgewohnheiten erreichen; vorgegangen wird je nach Art der Inkontinenz (funktionelle Inkontinenz oder motorische Dranginkontinenz) u. nach dem geistigen Zustand des Patienten (klar, verwirrt) auf verschiedene Arten. Bei allen wird ein ▸Miktionsprotokoll geführt, eine zusätzliche medikamentöse Therapie kann unterstützend eingesetzt werden.

**Kontinua:** ▸Febris continua.

**kontinuierlich:** zusammenhängend, fortdauernd. E continuous.

**Kontinuität,** Continuitas: Zusammenhang; z.B. *anat* das lückenlose Ineinanderübergehen von Geweben, Organteilen; *patho* s.a. ▸per continuitatem. E continuity.

**Kontra...:** Vorsilbe »gegen«. E contra..., counter...

**konträr:** entgegengesetzt. E contrary.

**Kontra|extension:** Streckung eines Körper-, Gliedmaßenteils durch Zug u. Gegenzug in Richtung Längsachse (▸Extension, ▸Distraktion). E counterextension.

**Kontra|gestion:** *Gynäkologie* Schwangerschaftsverhütung durch Verhinderung der Implantation eines befruchteten Eies, z.B. Einnahme von ▸Antigestagenen; s.a. ▸Interzeption, ▸Kontrazeption.

**Kontra|indikation:** Gegenanzeige; Umstände (z.B. Lebensalter, Schwangerschaft, eine bestimmte Krankheit bzw. Arzneimittelbehandlung), die eine – an sich angezeigte – Maßnahme verbieten (einer Indikation entgegenstehen). E contraindication.

**kon|trakt:** zusammengezogen, verkrampft; z.B. k. ▸Plattfuß. E contracted.

**kon|traktil:** zu Kontraktion fähig (▸Kontraktilität). E contractile.

**Kontraktilität:** die Fähigkeit biologischer Strukturen zur Zusammenziehung (▸Kontraktion); v.a. die Eigenschaft von ▸Muskelzellen, sich als Reaktion auf einen entsprechenden Vorgang (s.a. ▸Muskelkontraktion) aktiv zu verkürzen. Als **K. des Arbeitsmyokards** dadurch ausgezeichnet, dass bei gleichen Ausgangslagen unterschiedliche Kräfte entwickelt werden (▸inotrop), wodurch eine situationsangemessene Arbeitsleistung erreicht wird (erfassbar im ▸Druck-Volumen-Diagramm). E contractility.

**Kon|traktion:** Sichzusammenziehen; d.h. die Verkleinerung von Volumen u./oder Länge durch Abkühlung, Austrocknung, Nachlassen einer elastischen Spannung; i.e.S. *biol* die – idiomuskuläre, isometrische, isotonische, tetanische, tonische etc. – ▸Muskelkontraktion; s.a. ▸Herzzyklus, ▸Kontraktilität, ▸Kontraktur. E contraction. – **K., fibrilläre:** ▸faszikuläre Zuckungen. E fibrillary c. – **K., frus|trane:** effektlose K. des Herzmuskels. E ineffective c. – **K., klonische:** ▸Klonus. E clonic c.

**Kontraktions|atelektase:** nerval-reflektorische »aktive« Lungenatelektase durch krampfhafte ▸Kontraktion der Bronchial- u. Bronchiolenmuskulatur, z.B. bei zentraler ▸Bronchusblockade durch Blutgerinnsel; ferner idiopathisch (▸Plattenatelektase) oder als »akuter massiver ▸Lungenkollaps« (v.a. nach Lungenoperation, Brustkorbquetschung, ▸Contusio).

**Kontraktionsring:** *Geburtshilfe* s.u. ▸BANDL, ▸BUMM. E contraction ring.

**Kon|traktur:** unwillkürliche Dauerverkürzung bestimmter Muskeln bzw. – evtl. mehrerer – Muskelgruppen als rückbildungs- oder nichtrückbildungsfähiges Geschehen mit dem Effekt einer anhaltenden Gelenkzwangsstellung (▸Gelenkkontraktur, ▸Arthrogryposis). Nach der Ursache unterschieden z.B. als **myogene**, **desmogene**, **tendogene**, **ischämische**, **neurogene** (z.B. nach Apoplex), **dermatogene** K. oder aber als angeborene, zufallsbedingte, systemische (bei Krankheiten des Skelettsystems), inaktivitätsbedingte K. (= Ruhesteife). Ferner bezeichnet nach dem betroffenen Gelenk (z.B. Hüft-, Schultergelenk-K. etc.) oder nach der Gelenkstellung (z.B. Beuge-, Ad-, Abduktions-K.). S.a. ▸VOLKMANN-, ▸DUPUYTREN-, ▸KRUKENBERG-, ▸Reflexkontraktur. E contracture.

**Kontraktur(en)|prophylaxe:** vorbeugende Maßnahmen, um bei bettlägerigen Pat. die Gelenkbeweglichkeit zu erhalten. Entscheidend sind frühzeitige Mobilisation, Bewegungsübungen u. passives Durchbewegen der Gelenke sowie regelmäßiges Umlagern.

**kontra|lateral:** an der entgegengesetzten Körperseite (-hälfte), *neur* auch i.S. von »gekreuzt« (s.a. ▸alternierend). Ggs. ▸homolateral. E contralateral.

**Kontra|pulsation:** ▸Gegenpulsation (z.B. intraaortal als Ballon-G.). E counterpulsation.

**Kontra|punktion:** zusätzliche ▸Punktion gegenüber der Erstpunktion (vergleichbar mit der Gegeninzision); zur restlosen Entleerung eines Hämatoms, Abszesses etc.; ferner als Kontrollpunktion sowie zur röntgenologischen Fremdkörperlokalisation. E counterpuncture.

**Kon|trast:** Gegensatz; z.B. *opt* als Leuchtdichtenunterschied benachbarter Flächen (definiert durch das Verhältnis der Leuchtdichten [in cd/m$^2$]), als Wahrnehmungs-K. (Leuchtdichten- u. Farbgegensatz besonders an der Grenze zweier Farbflächen infolge komplementären Ansprechens benachbarter Netzhautareale; wird stets beidäugig empfunden; s.a. ▸Simultan-, ▸Sukzessivkontrast); *röntg* ▸Bildkontrast (s.a. ▸MACH-Phänomen, ▸Doppelkontrast). E contrast.

**Kontrast|aussparung:** *Röntgenologie* bei der Kontrastmitteluntersuchung der durch einen lichtungseinengenden Prozess (z.B. Tumor) bewirkte Füllungsdefekt (evtl. als »Kontrastmittelabbruch«). E filling defect.

**Kontrast|einlauf,** Kolonkontrasteinlauf, Abk. Kolon-KE: Standarduntersuchung des Dickdarms als Doppelkontrastverfahren mittels positiver u. negativer ▸Kontrastmittel (KM). Retrograde Füllung des Dickdarms mit Bariumsulfat-Suspension, Reliefdarstellung nach Ablassen des KM, dann Luft- oder Gasinsufflation zur Entfaltung des Darms. Wichtig zur Vorbereitung: ▸Darmreinigung. E contrast enema.

**Kontrast|färbung:** *Histologie, Bakteriologie* Färbung mit 2 oder mehr Farbstoffen (evtl. als nachfolgende Gegenfärbung), um die verschiedenen Bildfaktoren farblich zu unterscheiden; z.B. GRAM-, GIEMSA-, ZIEHL-NEELSEN-Färbung. E contrast staining.

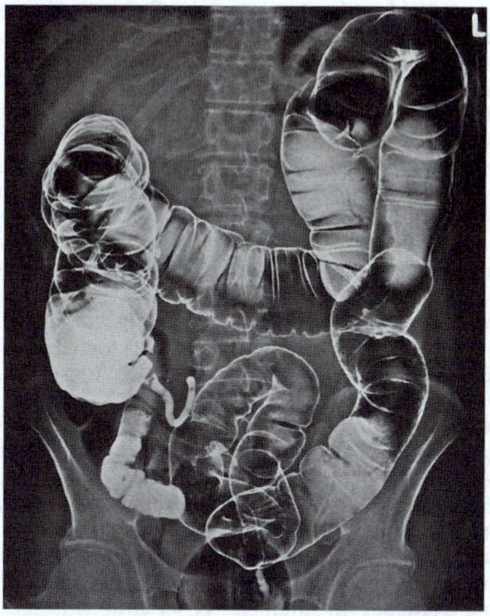


**Kontrasteinlauf:** Doppelkontrastbild des Dickdarms. [542]

**Kontrastierungs|mittel:** in der ▸Elektronenmikroskopie gebräuchliche Schwermetallsalz-Lösung (z.B. Bleicitrat, Uranylacetat; früher auch Osmiumtetroxid, PWS), die die Dichte bestimmter Zellstrukturen erhöht.

**Kontrastmittel,** Abk. KM, Röntgenkontrastmittel, Abk. RKM: Substanzen, von der Röntgenstrahlen stärker (= **positives KM**; z.B. Bariumsulfat als Bariumbrei, Jodverbindungen) oder schwächer (= **negatives KM**; z.B. Luft, Edelgase) absorbiert werden als von den benachbarten Körpergeweben, wodurch sie für die röntgenologische Darstellung von Körperstrukturen geeignet sind (▸Kontrastuntersuchung); ferner als **paramagnetisches KM** (z.B. Gadopentetsäure) für die Kernspinresonanztomographie. E contrast medium.

**Kontrastmittel|reaktion, -zwischenfall:** *Röntgenologie* Reaktion des Körpers auf ein Kontrastmittel: allergisch, kardiovaskulär, zentralnervös, Schädigung am Ort der Einbringung oder am Ausscheidungsorgan (Niere, Leber). E contrast medium damage.

**Kontrast|untersuchung:** Röntgenuntersuchung unter Verwendung eines ▸Kontrastmittels; evtl. im ▸Doppelkontrastverfahren. – Typisch z.B. als ▸Angio(kardio)-, ▸Arterio-, ▸Arthro-, ▸Broncho-, ▸Cholezysto-, ▸Enzephalo-, ▸Hysterosalpingo-, ▸Lympho-, ▸Myelo-, ▸Pyelo-, ▸Phlebo-, ▸Urographie, ▸Kontrasteinlauf, ▸Magen-Darm-Passage. E contrast examination.

**Kontra|zeption:** ▸Konzeptionsverhütung, s.a. ▸Kontrazeptiva. E contraception.

**Kontrazeptiva:** Mittel zur Anw. i.S. der Kontrazeption. ***Wirkprinzipien u. Wirkst.:*** z.B. in die Scheide einzubringende Spermagifte (v.a. Schaum bildende Substanzen), ▸Ovulationshemmer (»Pille«), ▸Nidationshemmer (z.B. ▸Intrauterinpessar), mechanische Mittel (Kondom, Okklusivpessar s.u. ▸Portiokappe). Ferner verschiedene (obsolete) »Hausmittel« (v.a. mit verschiedenen Substanzen getränkte Schwämme u. Tampons). S.a. ▸Konzeptionsverhütung. E contraceptives.

**Kontroll|bereich:** s.u. ▸Strahlenschutzbereiche.

**kontrollierte Atmung:** künstliche ▸Beatmung nach Ausschaltung der Atmung bzw. bei krankheitsbedingtem Atemstillstand (d.h. bei Vollwirkung von Muskelrelaxanzien bzw. bei Atemlähmung). Das Atemgas(gemisch) wird durch apparativ oder von Hand dosierten Überdruck durch ein Rohr (z.B. ▸Endotrachealtubus) in die Lunge gepresst; die Ausatmung wird durch künstlichen negativen Druck im Narkosesystem (u. durch Lungenelastizität) bewirkt

K

(s.a. ▸Wechseldruckbeatmung). Gefahren: Lungenüberblähung, Störung des venösen Rückflusses zum Herzen. E controlled artificial respiration.

**Kontusion:** ▸Contusio. E contusion.

**Kontusions|glaukom:** traumatisches ▸Glaukom. E posttraumatic glaucoma.

**Kontusions|pneumonie:** gleich-, gegen- oder beidseitige Lungenentzündung nach Brustkorb- oder Gesamtkörperprellung. Ursache sind Gewebsblutungen, Bronchospasmus bzw. Atelektasen, Kapillarschädigungen mit Flüssigkeitsaustritt, sekundäre Infektion. E contusion pneumonia.

**Kontusions|psychose:** Psychose infolge organischen Hirnschadens nach ▸Contusio cerebri. Bewusstseinsstörung, motorische Unruhe, Delir, Aggressivität. E acute organic (traumatic) psychosis.

**Kontusions|star, -trübung:** ein irreversibler grauer Star (▸Cataracta) oder eine Trübung (v.a. Ödem) der lichtbrechenden Augenstrukturen nach Augapfelprellung (▸Contusio bulbi). E contusion cataract.

**Konus:** ▸Conus. S.a. ▸Konus... E cone, conus.

**Konus|bildung:** Bildung eines ▸Conus (1). E conus formation.

**Konus|stenose:** *Kardiologie* **1)** ▸Pulmonalisstenose, infundibuläre (= Konuseingangsstenose). **2)** subvalvuläre ▸Aortenstenose (= muskuläre = infravalvuläre K.). E conus stenosis.

**Konus|syndrom:** *Neurologie* **1)** die Krankheitszeichen bei Rückenmarksschädigung im Bereich des Conus medullaris: Empfindungsstörung ab $S_3$ (Reithosenanästhesie; evtl. dissoziiert), Funktionsstörung von Harnblase, Mastdarm u. Geschlechtsorganen, Dekubitus (infolge Störung der ▸Trophik), evtl. auch motorische Lähmung; meist mit ▸Kaudasyndrom kombiniert. E medullary cone syndrome. **2)** s.u. ▸Kleinhirndruckkonus. E pressure cone syndrome.

**Kon|vektion:** »Mitführung«; *physik* als Wärme-K. der Wärmetransport durch molare Strömungen in Gasen oder Flüssigkeiten; ist ein der ▸Wärmeabgabe dienender Faktor der physiologischen Wärmeregulation. – Analog wird z.B. auch der Transport der Atemgase durch das Blut u. mit der ventilierten Luft als **Konvektionstransport** bezeichnet. E convection.

**Kon|vergenz:** die aufgrund des Zwangs zu ▸Fusion beim Nahsehen erfolgende gleichsinnige Einwärtswendung beider Augen, die zur Vereinigung der Gesichtslinien vor den Augen führt. Ist gekoppelt mit entsprechender ▸Akkommodation u. mit Pupillenverengung. Unvermögen zu K. (**Konvergenzlähmung**; z.B. bei Mittelhirnerkrankung) führt zu gekreuzten Doppelbildern beim Nahsehen. Ungenügende K. beim Nahsehen (**Konvergenzschwäche**; z.B. bei einseitiger Schwachsichtigkeit, Hypertelorismus) führt zu raschem Ermüden beim Nahsehen (Lesen). Das Zentrum für K. liegt im Mittelhirn (PERLIA-Kern der Okulomotorius-Gruppe?). E convergence.

**Konvergenz|bestrahlung:** veraltete Methode der ▸Bewegungsbestrahlung, bei der die Ausrichtung der Strahlenquellen so ist, dass ein Strahlenkegel mit Spitze im **Konvergenzpunkt** (als Punkt mit konstanter Entfernung vom Brennfleck) resultiert. E convergent beam therapy.

**Konvergenz|reaktion:** die reflektorische Pupillenengstellung bei Konvergenz (»Konvergenzmiose«, »-reflex«); das Fehlen dieser Reaktion (**Konvergenzstarre**) ohne gleichzeitige Lichtstarre der Pupille kommt z.B. bei epidemischer Enzephalitis vor. S.a. ▸Pupillenreaktion. E convergence reaction.

**Konversion:** Umkehrung. **1)** das Umschlagen (Inversion) der negativen Reagibilität in eine positive, z.B. nach Impfung oder Erkrankung (z.B. [MANTOUX] als Positivwerden einer bis dahin negativen Tuberculinprobe nach einer interkurrenten Erkrankung). – **K., serologische,** Serokonversion: das Auftreten von Antikörpern (AK) im bisher AK-freien Serum als Impfeffekt. **2)** Wandlung der Antigenstruktur von Bakterien durch Einwirkung des Milieus; z.B. als Umwandlung vegetativer Stäbchen in Sporen. S.a. ▸lysogene Konversion. **3)** *Psychologie* Umwandlung bzw. Ausdruck eines seelischen Konflikts in körperliche Beschwerden (**Konversionssymptome**; z.B. hysterische Blindheit, funktionelle Lähmung); s.a. ▸dissoziative Störungen. E conversion. **4)** *Kardiologie* ▸Elektrokonversion.

**Konversions|hemmer:** ▸ACE-Inhibitor.

**Konversions|neurose:** von Symptomen der ▸Konversion (3) beherrschte Neurose; fast immer ein hysterisches Zustandsbild (Konversionshysterie); heute als ▸dissoziative Störungen bezeichnet. E conversion neurosis.

**Konvertin|mangel:** ▸Hypoproconvertinämie. E convertin deficiency.

**konvex:** nach außen gewölbt (z.B. Konvexlinse). E convex.

**Konvexitäts|meningitis:** Meningitis im Bereich der Wölbung der Hirnhemisphären, ▸Haubenmeningitis. E convexity meningitis.

**Konvex-Konkav-Regel:** manualtherapeutisches Behandlungsprinzip nach KALTENBORN, das die Behandlungsrichtung bei eingeschränkter Gelenkbeweglichkeit aus der Form der Gelenkflächen ableitet. Besagt Folgendes: Gelenke mit **distal konkavem** u. proximal konvexem Gelenkpartner haben ihren Drehpunkt hinter dem Gelenkspalt; die Gleitbewegung des distalen Gelenkpartners verläuft somit in Richtung der Funktionsbewegung, es wird immer in Richtung der eingeschränkten Gleitbewegung mobilisiert. Gelenke mit **distal konvexem** u. proximal konkavem Gelenkpartner haben ihren Drehpunkt vor dem Gelenkspalt; die Gleitbewegung des distalen Gelenkpartners verläuft somit entgegen der Richtung der Funktionsbewegung.

**Konvex|linse:** sphärische Linse mit zentraler konvexer Nach-außen-Wölbung einer oder beider Flächen, unterschieden als Bi-, Plan- u. Konkav-K. Bewirkt Konvergenz der Lichtstrahlen (»Sammellinse«). ***Anw.*** z.B. zur Korrektur der Hyperopie (»Plusglas«). S.a. Abb. E convex lens.

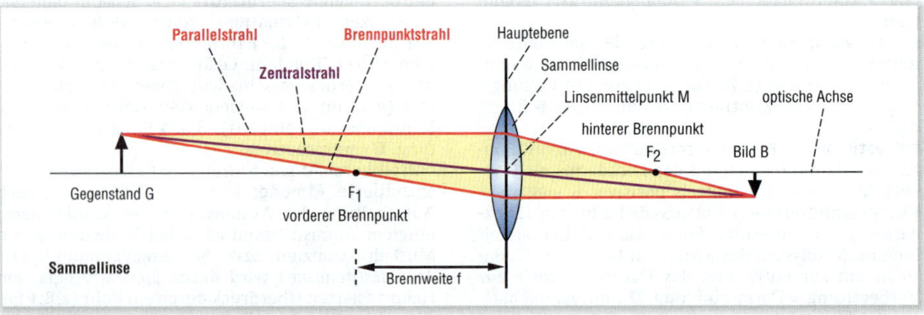


**Konvexlinse:** Strahlengang durch eine Sammellinse. Die für eine Bildkonstruktion geeigneten Strahlen sind eingetragen. [164]

**Konvexo|basie:** ▸Basilarimpression. **E** convexobasia.
**Kon|volut:** Knäuel; z. B. als miteinander verklebte oder verwachsene Darmschlingen, Blutgefäße (v. a. Varizen). **E** convolute.
**Konvulsion:** ein sich in Serien wiederholendes klonisches oder tonisches Krampfgeschehen der Körpermuskulatur; i. e. S. als kurze Kontraktionen mit kurzen Entspannungsintervallen (▸Myoklonus) oder als länger anhaltendes Geschehen mit nachfolgender weitgehender Muskelerschlaffung (= klonische Krämpfe); ausgelöst durch einen Irritationsbereich (»Krampfzentrum«) des Gehirns oder Rückenmarks, z. B. bei Durchblutungsnot (▸Ischämie, ▸Synkope), durch ein Krampfgift (z. B. Strychnin), ferner bei ▸Epilepsie oder als ▸Fieberkrampf. **E** convulsion.
**konvulsiv:** krampfartig, krampfend (▸Konvulsion). **E** convulsive.
**Konzentration:** **1)** *Physik* Mengenangabe eines gelösten Stoffes pro Volumen (oder Masse) des Lösungsmittels; ▸molal, ▸molar. **2)** *Nephrologie* Steigerung des Gehaltes des Harns an gelösten Stoffen; ▸Konzentrationsversuch; Konzentrationsschwäche: ▸Hyposthenurie, ▸Isosthenurie. **3)** *Psychologie* Aufmerksamkeitsbindung an ein vorgegebenes Ziel. Mangelzustände (Konzentrationsschwäche) treten auf z. B. bei Ermüdung, nach aufwühlenden seelischen Erlebnissen, bei Vergiftungen (durch Coffein, Amphetamine), nach Hirnverletzungen (als posttraumatische Hirnleistungsschwäche), Manie (▸Ideenflucht). **E** concentration. – **K., maximal zulässige:** max. ▸Arbeitsplatzkonzentration.
**Konzentrations|gifte:** Wirkstoffe, deren Giftwirkung sich in direkter Beziehung zur Konzentration der zugeführten Menge erhöht; s. a. ▸Summationsgifte.
**Konzentrations|schwäche:** s. u. ▸Konzentration (2, 3).
**Konzentrations|versuch:** s. u. ▸VOLHARD. **E** concentration test.
**kon|zentrisch:** mit gemeinsamem Mittelpunkt, um das Zentrum herum; z. B. **k. Sklerose** (*neur* ▸BALO-Krankheit). **E** concentric.
**Konzeption:** *Biologie* Empfängnis, d. h. die Vereinigung der Ei- u. der Samenzelle (mit der nachfolgend erforderlichen [Blastozysten-]Nidation); erfolgt beim Menschen meist im Eileiter, in den das Ei nach dem Follikelsprung u. die Spermien einige Stunden nach dem Beischlaf gelangt sind. Ablauf: Auflösung der Zona pellucida der Eizelle durch Hyaluronidase der Spermien, Eindringen einer Spermie – unter Verlust des Schwanzteils – in die Eizelle, Vereinigung des in Eizellenmitte vorgedrungenen Spermienkopfes mit dem haploiden Eizellkern zur diploiden Zygote. Als **Konzeptionsoptimum** gilt der Zeitpunkt der Ovulation (meist der 12.–13. Tag; s. a. ▸Basaltemperatur). **E** conception.
**Konzeptionsalter:** befruchtungsfähiges Alter der Frau.
**Konzeptions|verhütung,** Antizeption, Kontrazeption: Empfängnisverhütung. Als **nichthormonale K.** die durch Vermeiden des Geschlechtsverkehrs (sexuelle Abstinenz) während des Ovulationstermins u. unter Einhaltung bestimmter Methoden zu dessen Berechnung, z. B. – als sog. Rhythmusmethoden – die ▸KNAUS-OGINO-Methode (als Kalendermethode), verschiedene auf Registrierung der ▸Basaltemperatur gestützte ▸Temperaturmethoden, evtl. unter Einbeziehung der Spinnbarkeit oder – als symptothermale Methode – der Verflüssigung des Zervixschleims (auf letzteren Faktor als einziges Bezugszeichen gestützt die BILLINGS-Methode). Ferner die Anw. von Kondomen, Pessaren (Okklusiv-, v. a. Intrauterin-Pessar) als ▸Kontrazeptiva. Als **hormonale K.** die durch Anw. von Östrogen-Gestagen-Präparaten in Form der sog. Pille oder als Injektionspräparat, wobei eine Hemmung des Follikelsprunges (Ovulation) u./oder Veränderungen der Gebärmutterschleimhaut, des Zervixschleimes u. des Eitransportes im Eileiter (durch Änderung der Eileitermotilität) erzielt werden (▸Ovulationshemmer). S. a. ▸Interzeption, ▸Kontragestion, ▸Sterilisation. **E** contraception.
**Konzertina-Effekt:** *Kardiologie* ▸Concertina-Effekt.
**Kooperativität:** allgemein die Eigenschaft eines Moleküls, ein anderes Molekül zu einer Reaktion anzuregen. Die K. spielt besonders in der Enzymkinetik eine Rolle. Als positive K. bezeichnet man die von einem aktiven Zentrum (Molekül A) nach Bindung an ein bestimmtes Substrat ausgehende Wirkung auf das Molekül B, ebenfalls eine Molekül-Substrat-Bindung einzugehen. Negative K. liegt vor, wenn die Bindung des ersten Substratmoleküls die Bindung eines zweiten hemmt. **E** cooperativity.
**Koordination:** *Physiologie* das geordnete Zusammenwirken von Organen oder Organteilen im Ablauf der Gesamtfunktion. **E** coordination. – **K., motorische:** K. der Muskeln i. S. der Synergie der Agonisten u. Antagonisten bei Bewegung u. aufrechter Körperhaltung (▸Motorik, ▸Statomotorik); mit Zentren v. a. in Kleinhirn, Formatio reticularis (roter u. DEITERS-Kern), Stirn-, Schläfen-, Scheitellappen, Vierhügelplatte u. Stammganglien. Störungen im System äußern sich als Ataxie, Tremor, Adiadochokinese, Asynergie, Rückschlagphänomen. S. a. ▸visuomotorische Koordination. **E** motoric c.
**Kopf:** ▸Caput, ▸Kephalon. S. a. ▸Kopf... **E** head.
**Kopf|biss:** *Zahnmedizin* Biss, bei dem die Schneidekanten der Frontzähne aufeinander stehen. **E** end-to-end bite.
**Kopf|einstellung:** s. u. ▸Synklitismus, ▸Asynklitismus.
**Kopf|gelenk:** ▸Articulatio atlantooccipitalis u. Art. atlantoaxialis.
**Kopf|geschwulst:** *Geburtshilfe* s. u. ▸Geburtsgeschwulst.
**Kopf|grind:** *Dermatologie* ▸Favus.
**Kopf|haar,** Capilli: das Langhaarkleid (▸Haar) des Kopfes u. angrenzenden Nackenbereichs; geht beim Mann in die Bartbehaarung über. Die Dichte beträgt ca. 600 Haare/cm$^2$ **Kopfhaut** (die außerdem neben tief reichenden Talgdrüsen ca. 300 Schweißdrüsen pro cm$^2$ enthält, eine dünne Epidermis besitzt u. durch ein faserreiches Korium fest mit der ▸Galea aponeurotica verbunden ist). **E** hair (of the scalp).
**Kopf-Hals-Tumoren,** HNO-Tumoren: Oberbegriff für gutartige u. bösartige Neoplasmen im Kopf-Hals-Bereich; bei den malignen, relativ seltenen Tumoren handelt es sich in der Mehrzahl um ▸Plattenepithelkarzinome unterschiedlicher Differenzierung (Sonderform: ▸Lymphoepitheliom im Nasopharynxbereich). ***Risikofaktoren:*** Rauchen, Alkohol. ***Klassifik.:*** nach dem ▸TNM-System, wobei die Ausdehnungen des Primärtumors (T1–T4) für jede Tumorlokalisation besonders definiert sind, und anatomisch: **1)** Tumoren der Lippen u. Mundhöhle (s. u. ▸Lippen-, Zungenkarzinom, Mundhöhlentumoren); **2)** Nasopharynxkarzinom (s. u. ▸Nasentumoren, Lymphoepitheliom); **3)** Oropharynxkarzinome; überwiegend Tonsillen- (s. u. ▸Tonsillenmalignom) u. ▸Zungen(grund)karzinome; **4)** ▸Hypopharynxkarzinom; **5)** Larynxkarzinom (▸Kehlkopfkarzinom); **6)** Tumoren der Nasennebenhöhlen u. der inneren Nase; Lokalisation meist Kieferhöhle (ca. 60 %); Nasenhaupthöhle (ca. 20 %); Siebbeinzellen (ca. 15 %); s. a. ▸Nasentumoren; **7)** ▸Speicheldrüsentumoren; **8)** ▸Ohrtumo-

| Tumor | Therapie |
|---|---|
| lokal begrenzt, operabel | Operation ± Bestrahlung |
| lokal begrenzt, inoperabel | primäre Strahlentherapie |
| lokal fortgeschritten, inoperabel | primäre Strahlentherapie (simultane Radiochemotherapie?) |
| primär metastasiert | Chemotherapie ± Operation ± Bestrahlung |

**Kopf-Hals-Tumoren:** Primärtherapie. [517]

K

ren. *Ther.:* je nach Lokalisation u. Stadium des Tumors; s.a. Tab.

**Kopf|höcker:** in der Dermoidzyste der in die Lichtung vorspringende Wandbezirk, der u.a. Haare enthält.

**Kopf|hörgerät:** hinter der Ohrmuschel (»HdO«) bzw. am Bügel der Hörbrille oder aber im Ohr, d.h. im Gehörgang (»IO«), getragener ▶Hörapparat.

**Kopf|kappe: 1)** *Zytologie* s.u. ▶Spermium (dort Abb.). E head cap. **2)** *Anatomie* der halbkugelige, überknorpelte Anteil des Femurkopfes.

**Kopf|lage,** Schädellage: *Geburtshilfe* ▶Längslage des Kindes, bei der der Kopf »führt«. Die häufigste Fruchtlage; je nach Haltung des Kopfes als ▶Deflexionslage oder Flexionslage (▶Flexionshaltung). Falsche, jedoch in der klinischen Umgangssprache gebräuchliche Bezeichnung für die ▶Fruchteinstellung. S.a. Abb. E cephalic presentation.

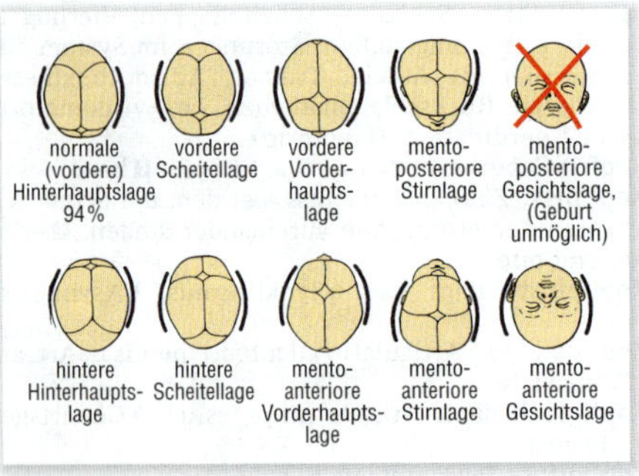


**Kopflage:** Position der Fontanellen u. Schädelnähte bei Kopflagen (2–5 sehr selten). [110]

**Kopf|laus:** ▶Pediculus humanus capitis. E head louse.

**Kopf|nicker|geschwulst:** ab der 2. Lebenswoche auftretende derbe, olivenförmige Schwellung im unteren Drittel des ▶Musculus sternocleidomastoideus (als geburtstraumatisches Hämatom, Muskelriss?). – Ist evtl. ursächlicher Faktor des muskulären Schiefhalses. E sternocleidomastoid hematoma.

**Kopf|rose:** ▶Erysipel des behaarten Kopfes. E cephalic erysipelas.

**Kopf|schimmel:** ▶Mucor, ▶Rhizopus.

**Kopf|schmerz,** Kephalgie: Schmerzen im Kopfbereich bzw. Kopfnervenbereich als Leit- oder Begleitsymptom zahlreicher allgemeiner oder organgebundener Krankheiten (z.B. akute Infektionskrankheiten, Hypertonie bzw. Hirnerkrankung wie raumfordernder Prozess, Hirnhautentzündung, Augen-, Nasenerkrankungen). Ferner bei Neurasthenie (nervöse Erschöpfung) u. als psychogener K. (als ▶Spannungskopfschmerz, Konversionssymptom). Auftreten meist als ▶Migräne, selten als ▶SUNCT. – Beruht auf Reizung schmerzempfindlicher Kopforgane (Schädeldecke, Dura, Arterien der Hirnbasis, Hirnblutleiter, 5., 9. u. 10. Hirnnerv u. Spinalnerven des oberen Halsmarkes [$C_2$–$C_4$]). Charakteristika der wichtigsten Kopfschmerzformen zeigt das Schema. S.a. ▶Cephalaea. E cephalgia, headache. – **K., vasomotorischer:** K., der mit Weit- u. Engstellungen (Vasodilatation bzw. -konstriktion) von Hirngefäßen einhergeht. S.a. ▶HORTON-Neuralgie. E vasomotor h. – **K., vertebragener:** K. im Zusammenhang mit Krankheiten der Halswirbelsäule. E vertebrogenic h.

**Kopf|schwarten|hämatom:** Bluterguss in der aus Galea aponeurotica u. Kopfhaut (mit Unterhaut) bestehenden Kopfschwarte (=Epikranium). S.a. ▶Kephalhämatom. E cephalic hematoma.

**Kopf|skoliose:** ▶Gesichtsskoliose.

**Kopf|stell|reflex:** ▶Stellreflex auf den Kopf; s.a. ▶Halsstellreflex. E tonic neck reflex.

**Kopf|tetanus:** ▶Tetanus capitis. E head tetanus.

**Kopf|verband:** Bedeckung einer Kopfwunde zum Schutz vor Verschmutzung u. zum Aufsaugen von Wundabsonderungen. Formen z.B.: ▶Capitium, ▶Capistrum, ▶Mitra, ▶Funda. E head bandage.

**Kopf|verletzung:** ▶Schädel-Hirn-Trauma. E head injury.

**Kopf|wackeln, -werfen:** ▶Jactatio capitis, ▶Spasmus nutans.

**Kopf-Zervix-Reflex:** Wehenauslösung bei Dehnung der Zervix durch den kindlichen Kopf, wobei der Dehnungsreiz die Ausschüttung von Oxytocin aus dem Hypophysenvorderlappen bewirken soll.

**Kopho|lalie:** die undeutlich-verwaschene Sprache der Spätertaubten.

**Kophosis:** ▶Taubheit.

**kopiös:** massenhaft, massig. E copious.

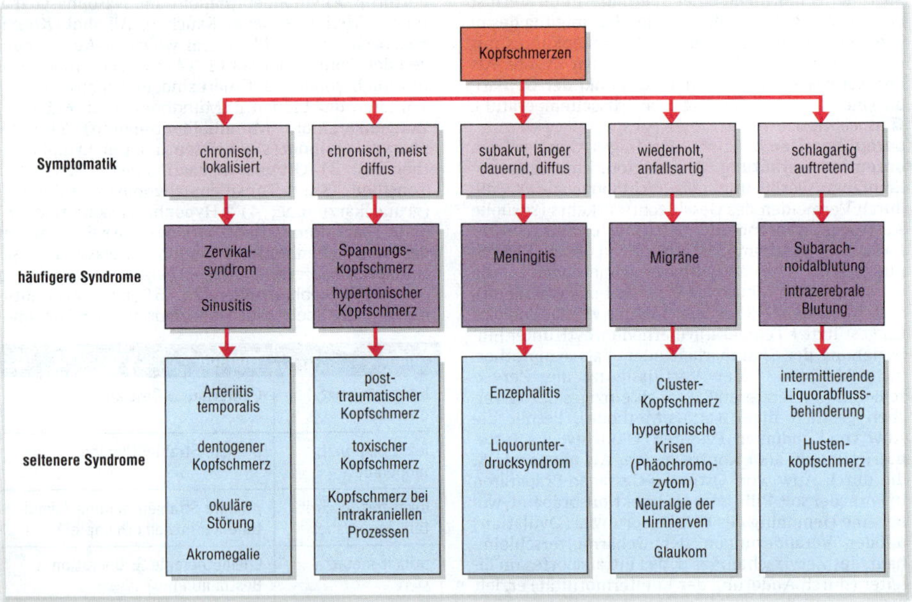


**Kopfschmerz:** Charakteristika der wichtigsten Formen. [89]

**Koplik-Flecken** (HENRY K., 1858–1927, Kinderarzt, New York): bei Masern ca. 1–2 Tage vor dem Hautausschlag auftretendes ▸Enanthem in Form zartroter, punktförmiger Flecken mit weißem Zentrum an der Wangenschleimhaut in Höhe der Molaren, Abb. E Koplik's spots.

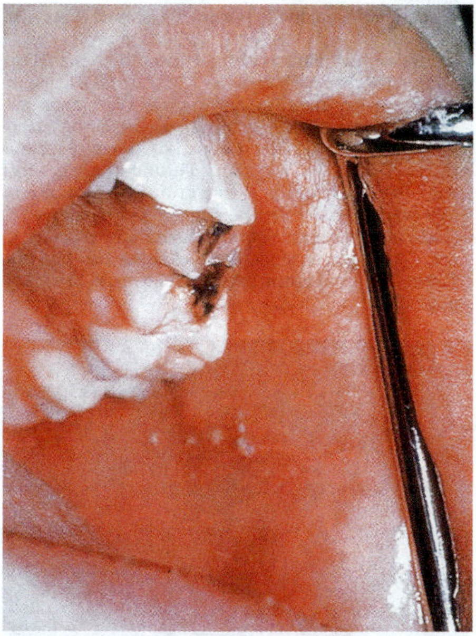

**Koplik-Flecken:** Enanthem an der Wangenschleimhaut bei Maserninfektion. [154]

**Kopp(e)lung: 1)** *Chemie* ▸Kupplung, ▸Konjugation. E coupling, linkage. **2)** *Genetik* gemeinsamer Erbgang von Genen infolge Lokalisation im selben Chromosom; z. B. der Erbgang des Genkomplexes ▸Allotypen bzw. des Komplexgens (FISHER-RACE bzw. WIENER) der Allele des ▸Rh-Systems (im kurzen Arm des Chromosoms Nr. 1). S. a. ▸Crossover. E linkage. **3) K., elektrofunktionelle:** *Physiologie* die Umwandlung einer elektrischen Erregung in ein nachgeschaltetes biochemisches Ereignis (z. B. Ausschüttung eines Überträgerstoffs, ▸Transmitter, wobei Calciumionen eine besondere Rolle spielen). – Als **elektromechanische K.** die Umwandlung des ▸Aktionspotentials der Muskelfasermembran in die mechanische Energie der ▸Muskelkontraktion. E coupling.

**Ko|prämie:** bei ▸Koprostase auftretender Vergiftungszustand (▸Autointoxikation) als Folge der bakteriellen Durchdringung der Darmwand u. der Aufnahme von Zersetzungsstoffen des Darminhaltes in die Blutbahn; äußert sich in Fieber, Kopfschmerzen, Störung des Allgemeinzustandes.

**Ko|premesis:** ▸Koterbrechen. E copremesis.

**Ko|pro|chrome:** Kotfarbstoffe; Gemische aus Sterko- u. ▸Urobilin (bzw. deren Vorstufen); sind vermindert oder fehlen im acholischen Stuhl, sind vermehrt bei erhöhtem Abbau von Hämoglobin.

**Ko|pro|kultur: 1)** mit Kotproben beimpfter Nährboden zum Erregernachweis. **2)** Züchtung (u. Nachweis) von Wurmlarven (Nematodenlarven); z. B. – in mit Wasser angerührter Paste aus Kot u. Medizinkohle – in PETRI-Schalen (bei 26–28 °C). E stool culture.

**Ko|pro|lagnie:** sexuelle Erregung durch Berühren u. Umgang mit Exkrementen. E coprolagnia.

**Ko|pro|lalie:** »Kotsprache«; Neigung zu Redensarten aus dem Bereich der Verdauungsvorgänge; z. B. beim Kleinkind u. – als Protest gegen Gesellschaftsformen – beim Jugendlichen; in »explosiver« Form beim TOURETTE-Syndrom. E coprolalia.

**Ko|pro|lith:** ▸Kotstein. E coprolith.

**Ko|prom,** Fäkulom, Sterkorom: durch die Bauchdecken tastbare »Kotgeschwulst« (= eingedickter Stuhl). E coproma, stercoroma.

**Ko|pro|phagie,** Kotessen: *Psychologie* Verzehren des eigenen Stuhles. E coprophagy.

**Ko|pro|phemie:** Gebrauch obszöner Begriffe gegenüber Frauen zur eigenen sexuellen Stimulation. E coprophemia.

**Ko|pro|porphyrin:** die in Stuhl (u. Harn) ausgeschiedene Porphyrin-Gruppe mit den Isomeren I–IV. Zwischenprodukte des Hämstoffwechsels (z. B. K. III als physiologische Vorstufe von Protoporphyrin). Sind, wie auch die Ausgangsstoffe (Präkursoren; z. B. Porphobilinogene, δ-Aminolävulinsäure) u. die Vor- u. Zwischenstufen (= Koproporphyrinogene; Metallporphyrine), wichtig für die Differentialdiagnostik von Porphyrinurien u. Porphyrien. E coproporphyrin.

**Ko|pro|stase:** Kotstauung im Dickdarm (z. B. bei Ileus, Megakolon, im Senium). Führt durch vermehrten Wasserentzug zu Kotverhärtung (Bildung von ▸Skybala) u. Entleerungsstörung (evtl. bis zum Ileus); s. a. ▸Koprämie. E coprostasis.

**Ko|pro|sterin:** Sterin im Stuhl; von Darmbakterien durch Cholesterinreduktion gebildet. E coprosterol.

**Ko|pro|zoen:** im Kot vorkommende Protozoen. E coprozoa.

**Kopulation:** ▸Begattung. – Ferner z. B. *mykol* die Vereinigung der Gameten (mit Plasma- u. Kernverschmelzung [= ▸Plasmogamie bzw. ▸Karyogamie]). E copulation.

**Korakoiditis:** Periostitis im Bereich des ▸Processus coracoideus (»**Korakoid**«), am Ursprung des M. coracobrachialis u. des kurzen Bizepskopfes. Teilerscheinung der ▸Periarthritis humeroscapularis. E coracoiditis.

**Korallen|stein:** korallenförmig gestalteter Ausgussstein des Nierenhohlsystems; v. a. als Kelchstein. E staghorn calculus.

**Korb|fasern:** s. u. ▸Korbzelle. E basket fibers.

**Korb|henkel|riss:** teilweiser bis nahezu vollständiger, seitenrandparalleler Längsriss eines Kniegelenkmeniskus, evtl. mit Verlagerung des medialen Anteils in das Gelenkinnere. S. a. ▸Meniskusriss (dort Abb.). E basket handle tear.

**Korbhenkel|shunt:** temporäre arteriovenöse Fistel, die zum Schutz von venösen Thrombektomien oder rekonstruktiven Operationen an den Venen angelegt wird.

**Korb|zelle: 1)** sternförmige Nervenzelle in der Molekularschicht des ▸Kleinhirns, deren reichlich von ihren Neuriten gebildete Verzweigungen als »Korbfasern« die PURKINJE-Zellen umflechten. **2)** ▸Myoepithelzelle im Endstück ektodermaler Drüsen; ihre Kontraktion unterstützt die Sekretabgabe. E basket cell.

**Kore...** *(griech. kore = Mädchen [als Spiegelbild in der Pupille]):* Wortteil »Pupille«, »Regenbogenhaut« (Iris); s. a. ▸Koreo..., ▸Korio..., ▸Irid(o)..., ▸Pupillo...

**Kore|diastase, Korektasie:** ▸Mydriasis. E corediastasis.

**Kor|ektomie:** ▸Iridektomie. E corectomy.

**Kor|ektopie:** ▸Ektopia pupillae. E corectopia.

**Kore|lyse:** ▸Iridolyse. E corelysis.

**Kor|en|klisis:** ▸Iridenkleisis. E corenclisis.

**Koreo|praxie:** Schaffung einer künstlichen Pupille durch operative Lochbildung in der Regenbogenhaut. E corepraxy.

**Koreto...:** s. u. ▸Irido..., ▸Pupillo...

**Koriander:** ▸Coriandrum sativum.

**Korio|meter:** ▸Pupillometer. E coreometer.

**Korium,** Corium: ▸Dermis; s. a. ▸Haut. E corium.

**Kork(en)zieher|speiseröhre:** *Röntgenologie* s. u. ▸BARSONY-Pseudodivertikel. E corkscrew esophagus.

**Kork|staub|lunge,** Suberosis pulmonum: eine gutartige Staublungenerkrankung durch Einatmen von Staub der Korkeichenrinde als exogen allergische Al-

K

veolitis. Im Blut sind teilweise Antikörper (Präzipitine) gegen Penicillium frequentans vorhanden. Die Krankheit tritt auf als asthmaähnliches Syndrom, als allergische Alveolitis u. als chronische Bronchitis (mit Bronchiektasen). 🅴 suberosis.

**Korn|ähren|verband:** ▶Spica.

**Kọrnea:** ▶Cornea; s.a. ▶Hornhaut..., ▶Kerato... 🅴 cornea.

**Korneạl|linse:** s.u. ▶Kontaktlinse.

**Korneal|reflex(ion):** s.u. ▶Hornhautreflex. 🅴 corneal reflex.

**Korneạl|ring:** ▶KAYSER-FLEISCHER-Ring. 🅴 corneal ring.

**Korneạl|schale:** s.u. ▶Kontaktlinse.

**Korneạl|versuch:** *Virologie* ▶Tollwut-Kornealtest, ▶PAUL-Versuch. 🅴 corneal test.

**Korneo...:** Wortteil »Horn«, »Hornhaut«.

**Korneo|sklerạlwinkel:** ▶Angulus iridocornealis.

**Kornrade-Vergịftung:** s.u. ▶Githagin.

**Korn|zange:** scherenartiges, evtl. sperrbares Instrument mit geraden oder gebogenen Branchen u. meist ovalären, quer gerieften Maulteilen (voll oder gefenstert); dient z.B. zum Einführen von Drains, zum Zureichen steriler Instrumente, als Stieltupfer-, Polypenzange, zur Abszessaufspreizung. 🅴 dressing forceps.

**Koro...:** Wortteil »Pupille« (z.B. **Koroskopie**, die ▶Skiaskopie).

**koronạl:** die Zahnkrone (Corona dentis) bzw. die Kranznaht (Sutura coronalis) betreffend. 🅴 coronal.

**Koronal|ebene:** Frontalebene, v.a. im engl. Schrifttum. 🅴 coronal plane.

**koronạr,** coronarius: kranzförmig; kranzförmige Gefäße, d.h. die »Koronarien« (▶Arteria coronaria) betreffend; s.a. ▶koronariko..., ▶Koronar... 🅴 coronary. – **koronare Herzkrankheit, k. Herzerkrankung,** Abk. KHK, Abk. KHE: Oberbegriff für alle Erscheinungsformen der im Rahmen koronarer Arteriosklerose auftretenden Störungen (z.B. ▶Angina pectoris, ▶Myokardinfarkt, disseminierte Herzmuskelnekrosen, Sekundenherztod), die zu morphologischen u. funktionellen Abweichungen der Herztätigkeit führen. ***Pathogen.:*** Die topographischen Bedingungen der arteriellen Gefäßversorgung aller Herzteile machen die Äste des Koronararteriensystems zu funktionellen Endarterien, d.h., eine funktionelle (Spasmus) oder morphologische (z.B. arteriosklerotische Auflagerungen, Thromben) Einschränkung des Gefäßlumens um mindestens 60 % führt zu einer nachweisbaren druckpassiven Verminderung der Blutströmung distal der Stenose; die Durchblutung im Versorgungsareal der teilweise oder total verschlossenen Koronargefäße ist entsprechend eingeschränkt. Die KHK verläuft progredient mit zunehmenden funktionellen Störungen, wie Arrhythmien, Belastungsschmerzen sowie Ausbildung morphologischer Veränderungen wie Herzmuskelfibrose, Mikronekrosen, Infarkte u. Narben und Ausbildung von Ventrikelaneurysmen. ***Klinik:*** Hypoxisch oder ischämisch bedingte Symptome wie typische Angina pectoris als Belastungsschmerz bei körperlicher Tätigkeit oder das Auftreten sog. Ruheschmerzen erlauben eine Einschätzung des Ausmaßes der Koronarinsuffizienz bzw. der Einschränkung der Koronarreserve. Klin. Schweregradeinteilung der KHK: I = asymptomatisch; II = Belastungs-Angina-pectoris; III = Angina pectoris gravis, Ruhe-Angina pectoris; IV = Herzinfarkt. ***Diagn.:*** EKG in Ruhe u. unter Belastung, Langzeit-EKG, Echokardiographie, Myokardszintigraphie, Koronarangiographie. ***Ther.:*** Ausschaltung bekannter Risikofaktoren, medikamentöse Stabilisierung des Perfusionsdrucks der Koronarien u. Unterstützung der Herzkraft des Restmyokards, operative Eingriffe nach angiographischer Vordiagnose zur Überbrückung einer oder mehrfacher Stenosen durch Bypassoperation, Lysetherapie, Stenteinlage (▶Stent). 🅴 coronary heart disease, CHD, coronary artery disease, CAD. – **koronares T:** im EKG die gleichschenkelig-spitze, am Ende negative ▶T-Zacke als Zeichen koronarer Mangeldurchblutung, v.a. nach Myokardinfarkt. 🅴 coronary T. – **k. Thrombolyse:** selektive intrakoronare ▶Thrombolyse.

**Koronạr|angi|itis:** ▶Koronariitis. 🅴 coronary angiitis.

**Koronar|angiogramm:** Resultat der ▶Koronarangiographie.

**Koronạr|angiographie,** Koronarographie: Kontrastdarstellung der Herzkranzgefäße in Form einer schnellen Aufnahmeserie in mehreren Ebenen. ***Formen:*** entweder nach direkter Kontrastmittelgabe im Anschluss an eine Sondierung der Öffnungen der großen Koronararterien mittels eines Spezialkatheters (**selektive K.**), der über die Arteria brachialis (SONES) oder A. femoralis (JUDKINS) eingeführt wird, oder nach KM-Injektion in die Sinus aortae mittels »Koronarstrahlkatheters« = **semiselektive K.** (PAULIN, HETTLER). ***Kompl.:*** akute Koronarinsuffizienz, Koronararterienembolie, Anoxie (Myokardinfarkt), Rhythmusstörungen. 🅴 coronary angiography.

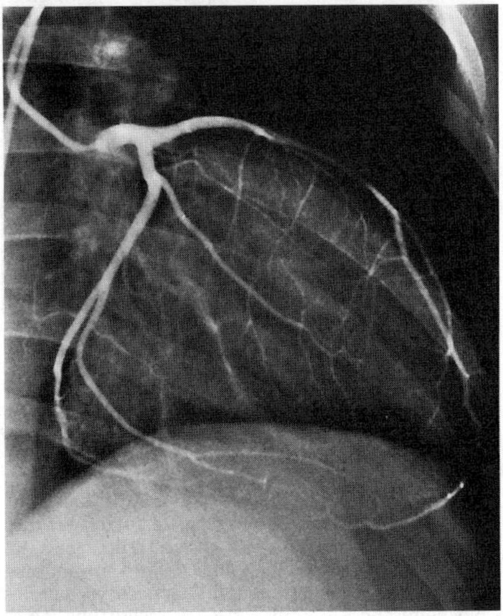

**Koronarangiographie:** Darstellung links, erster Schrägdurchmesser. [542]

**Koronạr|angio|plastie:** ▶Angioplastie der Koronararterien. 🅴 coronary angioplasty.

**Koronạr|arterien:** die Herzschlagadern (▶Arteriạ coronaria dextra u. sinistra) einschließlich ihrer Äste. – Unter den gelegentlichen **Koronararterien-Abgangsanomalien** gilt das BLAND-WHITE-GARLAND-Syndrom als wichtigster Typ. 🅴 coronary arteries.

**Koronạr|chirurgie:** operative Eingriffe zur Verbesserung der Myokarddurchblutung bei krankhafter Enge der Koronararterien (s.a. ▶koronare Herzkrankheit). I.e.S. handelt es sich um alle Methoden der direkten Revaskularisation des Myokards. Während früher der Schwerpunkt bei Operationen im unmittelbaren Stenosenbereich lag (Thrombendarteriektomie bzw. Resektion des stenosierten Arteriensegments mit nachfolgender Veneninterposition), gelangt heute fast nur noch das Bypass-Prinzip zur Anw. Dabei bleibt das eigentliche Gefäßbett unberührt. ***Ind.:*** v.a. die leistungsmindernde Angina-pectoris-Symptomatik trotz entsprechender medikamentöser Therapie bei kritischen Stenosen der linken Stammarterie, hochgradige proximale Stenosen der drei Koronaräste; auch bei Koronarinfarkt. ***Kontraind.:*** Relative Kontraindikationen sind maligne Tumoren im Endstadium, latentes Nierenversagen, exzessives Hochdruckleiden sowie zerebrovaskuläre

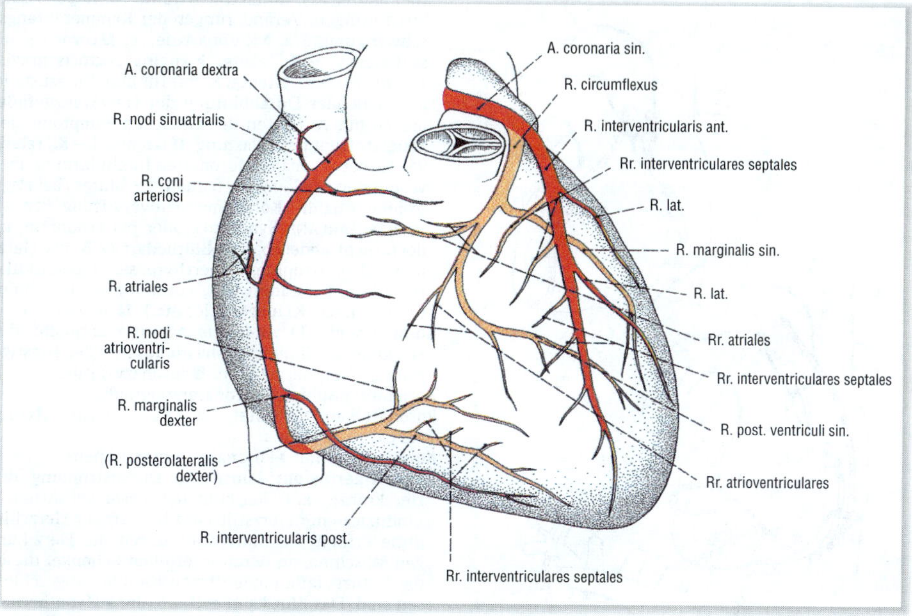


**Koronararterien:** ausgeglichener, sog. intermediärer koronarer Versorgungstyp (~ 70 %). Die Arteria coronaria dextra gibt den Ramus interventricularis posterior ab u. versorgt mit ihrem Ramus posterolateralis dexter die diaphragmale Hinterwand des linken Ventrikels. Ansicht von ventral, Truncus pulmonalis durchgetrennt, rückwärtige Gefäße heller getönt. [495]

Insuffizienz bei extrakraniellen Stenosen. Das hohe Alter des Patienten allein ist heute keine Kontraindikation mehr. **Aortokoronarer Venenbypass (ACVB)** (s. Abb): (Garret, 1964) heute das Standardverfahren zur direkten Vaskularisation des Herzmuskels. Dabei werden Vena-saphena-magna-Interponate des Unterschenkels zur Überbrückung der arteriosklerotisch veränderten Arterienabschnitte in die Aorta ascendens vor dem Abgang der großen Arm- u. Kopfarterien eingenäht. Der ACVB kann als Ein-, Zwei- u. Dreifachbypass durchgeführt werden, wobei wegen der Generalisation des arteriosklerotischen Prozesses häufig der Dreifachbypass, d.h. die operative Überbrückung aller drei Koronararterien durch Veneninterponate, zur Anw. gelangt. Die Anastomosierung in die Aorta ascendens wird für jedes Interponat getrennt vorgenommen. Eine Überbrückung durch Kunststoffinterponate (Gore-Tex®-Prothese) muss dann erfolgen, wenn kein brauchbares Vena-saphena-magna-Material vorliegt (z. B. bei Z.n. Krampfaderoperation wegen extremer Varikose). **Sequentieller Bypass:** Dieses Verfahren wird gewählt, wenn nicht genügend Venenmaterial zur Verfügung steht. Das Veneninterponat wird poststenotisch Seit-zu-Seit anastomosiert. **Mammaria-koronarer Bypass:** Die linke A. mammaria interna wird nach ihrem Austritt aus der A. subclavia endständig freipräpariert u. v. a. in den distalen Verlauf des Ramus interventricularis der A. coronaria sinistra eingenäht. Die Erfolgsquote bei Mammaria-koronarem Bypass ist besonders hoch. E coronary surgery.

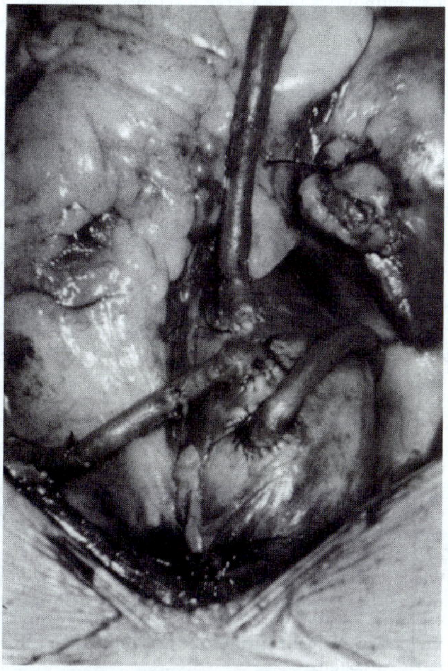

**Koronarchirurgie:** aortale Anastomose bei Dreifachbypass. [136]

**Koronar|dilatation:** perkutane transluminale koronare ▸Angioplastie (PTCA). E coronary dilatation.

**koronare Herzkrankheit:** s.u. ▸koronar.

**Koronar|embolie:** Embolie der Koronararterien; meist als Thromboembolie (z.B. bei Endokarditis) sowie Fremdkörper- oder ▸Fettembolie; ferner durch abgelöste arteriosklerotische Auflagerungen (bei selektiver Koronarangiographie) oder als paradoxe Luft- oder Gasembolie. ***Klinik:*** Angina pectoris, Myokardinfarkt, Herzrhythmusstörungen, evtl. Sekundenherztod. E coronary embolism.

**Koronar|endoprothese,** Stent: Koronargefäßersatz aus Kunststoff oder Metallfilamenten (netzförmig, spiralförmig etc.) zur Abstützung u. Glättung der geschädigten Koronargefäßwand nach konventioneller ▸PTCA; die K. wurde entwickelt, um akute Gefäßverschlüsse u. Restenosierungen nach PTCA (Indikation zur Bypassoperation) zu verhindern.

**Koronar|fistel:** abnorme Verbindung zwischen einer Koronararterie u. einer Herzhöhle (= koronarokardiale Fistel) oder einer Koronarvene (koronare a.v.

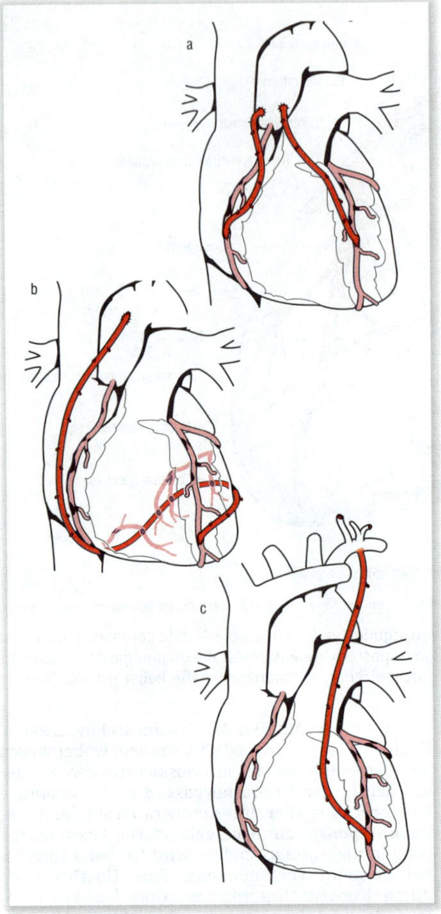


**Koronarchirurgie:** aortokoronarer Venenbypass (a), sequentieller Bypass mit verschiedenen distalen Anastomosen (b), Mammaria-koronarer Bypass (c). [295]

Fistel) bzw. einer Hohl- oder Lungenvene; s.a. ▸Bland-White-Garland-Syndrom. Ist gefolgt von Fistelausweitung mit zunehmend größerem Shuntvolumen (evtl. – bei Verbindung zu Lungenvenen – von pulmonaler Hypertonie), Koronarinsuffizienz durch Blutentzug (»coronary steal«), Angina pectoris, Myokardinfarkt, Fistelriss. E coronary artery fistula.

**Koronarie:** ▸Koronararterie. E coronary artery.

**Koronar(i)itis:** Entzündung der Koronararterien (Koronarangiitis); z.B. als rheumatische Arteriitis. Führt zu Angina pectoris, Myokardinfarkt, Rhythmusstörung, Herzinsuffizienz. E coronaritis.

**koronariko...:** Wortteil »Vena coronaria ventriculi«, ▸Koronarvene.

**Koronar|infarkt:** ▸Myokardinfarkt. E coronary infarct.

**Koronar|insuffizienz:** Mangeldurchblutung der Koronararterien; Erscheinungsform der koronaren Herzkrankheit, geprägt durch ein Missverhältnis zwischen Koronararteriendurchblutung u. Nährstoffbedarf des Herzmuskels, z.B. bei Gefäßkrankheiten mit Verengung der Lichtung (Koronarsklerose, -ostienstenose, -thrombose, Koronariitis, Koronarembolie). Führt zu Untergang (Nekrose) oder Verfettung der Herzmuskelzellen u. feinherdigen Narbenbildungen, zu Absinken der energiereichen Phosphate, Glykogenschwund u. Lactatanstieg im Myokard. ***Klinik:*** Herzinsuffizienz, Angina pectoris, Myokardinfarkt (bei akuter K.); im EKG Rhythmus- u. Repolarisationsstörungen, Veränderungen der Kammeranfangsschwankung. S.a. ▸Koronarreserve. E coronary insufficiency. – **K., akute:** ▸Angina pectoris gravis. E acute c. i. – **K., latente:** K. mit für den Ruhezustand ausreichender Durchblutung der Herzkranzgefäße, jedoch mit Auftreten der typischen Symptome der Sauerstoffnot bei Belastung. E latent c. i. – **K., relative:** K. bei normaler Koronariendurchblutung, aber vermindertem Sauerstoffgehalt des Blutes (bei Hypoxämie, Anämie, Kohlenmonoxidvergiftung, Bland-White-Garland-Syndrom), oder bei erhöhtem, jedoch nicht abdeckbarem Blutbedarf (z.B. bei Herzmuskelhypertrophie, Hyperthyreose, Hyperzirkulation) bzw. bei anderweitig verminderter Durchblutung (Schock, Klappenfehler etc.). E relative c. i.

**Koronar|naht:** **1)** *Anatomie* ▸Sutura coronalis des Schädels. **2)** *Chirurgie* Anastomosen- oder sonstige Naht an Koronargefäßen. E coronary suture.

**Koronaro|graphie:** ▸Koronarangiographie.

**koronaro|kardiale Fistel:** s.u. ▸Koronarfistel. E coronary cardiac fistula.

**Koronaro|pathie:** ▸koronare Herzkrankheit.

**Koronar|perfusion:** künstliche Durchströmung der Herzkranzgefäße. Bei künstlich herbeigeführtem = »induziertem« Herzstillstand bei offener Herzchirurgie erfolgt die Blutzufuhr durch die Herz-Lungen-Maschine, an deren arteriellen Schenkel die in die Kranzgefäße eingeführten Kanülen angeschlossen sind. Das Blut kann evtl. i.S. der ▸Hypothermie gekühlt sein (»**hypotherme K.**«). Besondere Technik bei Herzverpflanzung. E coronary perfusion.

**Koronar|reserve:** die Differenz zwischen maximalem Sauerstoffangebot durch das Blut der Herzkranzgefäße u. der tatsächlichen Sauerstoffaufnahme durch den Herzmuskel (beträgt optimal etwa das 7fache der Ruhe-Aufnahme). – Nach Schiemert beträgt die Differenz zwischen maximaler u. Ruhedurchblutung der Koronarien beim Gesunden ca. das 3- bis 4fache des Ruhewertes. E coronary flow reserve.

**Koronar|sklerose:** Arteriosklerose der Herzkranzgefäße; häufigste Ursache der ▸Koronarinsuffizienz. E coronary sclerosis. – **K., frühkindliche:** ▸Arteriopathia calcificans infantum. – **K., juvenile:** K. jüngerer Männer; der Prozess ist diskontinuierlich u. betrifft v.a. mündungsnahe Gefäßabschnitte; Neigung zu Ödemnekrosen u. rasch zunehmender Lichtungseinengung (häufigste Ursache des ▸Sekundenherztodes).

**Koronar|spasmus:** umschriebene Verkrampfung der Herzkranzarterien; spontan bei Prinzmetal-Angina pectoris mit u. ohne Koronarstenose, ferner als mechanisch durch die Katheterspitze induzierter K. bei der Koronarangiographie. E coronary spasm.

**Koronar(sport)gruppe:** Gruppengymnastik zur Rehabilitation von Herzinfarktpatienten. Voraussetzung für die Teilnahme ist eine vorangegangene kardiopulmonale Untersuchung mit Ergometrie. Anleitung zu regelmäßigem körperlichem Training, welches in Verbindung mit der medikamentösen Ther. einen Reinfarkt verhindern soll. Außerdem vermittelt die Gruppe ein Gemeinschaftsgefühl u. verhindert Vereinsamung u. Isolierung. S.a. ▸Herz-Kreislauf-Training.

**Koronar|stenose:** organische Lichtungsverengung der Koronarien (▸Koronarsklerose); z.B. als linkskoronare Hauptstammstenose oder als hauptstammäquivalente Stenosen der Koronarienäste. Als Koronarostienstenose v.a. bei Mesaortitis syphilitica. E coronary stenosis.

**Koronar|syndrom, akutes:** Sammelbegr. für schwerwiegende, plötzlich auftretende Herzschmerzen u. deren Ursachen (instabile Angina pectoris, bestimmte Formen des Myokardinfarkts), die auf Gefäßveränderungen zurückzuführen sind. S.a. ▸Koronarinsuffizienz.

**Koronartherapeu|tica, -tika:** Pharmaka, die der Ther. der Angina pectoris oder Koronarinsuffizienz dienen; ***Wirkst.:*** ▸Nitrate, ▸Molsidomin, ▸Betarezeptorenblocker, ▸Calciumantagonisten, Trapidil (ein Vasodilatator). E coronary therapeutics.

**Koronar|thrombose:** v.a. auf dem Boden arteriosklerotischer Wanddefekte entstehende Thrombose der Koronarien. Führt zu Steigerung der Koronarstenose u. zu Myokardinfarkt. E coronary thrombosis.

**Koronar|vene:** *Anatomie* **1)** ▸Vena cardiaca. **2)** Vena coronaria ventriculi (= die über die kleine Kurvatur des Magens verlaufende Vena gastrica dextra, einmündend in die V. portae). E coronary vein.

**Korotkow-Ton** (NIKOLAI S. K., 1874–1920, Chirurg, Moskau, St. Petersburg): das bei der Blutdruckmessung mittels Manschetten-Blutdruckmessers bei Sinken des Manschettendrucks auftretende pulssynchrone Strömungsgeräusch distal der Staumanschette; sein Auftreten zeigt den systolischen, sein Verschwinden den diastolischen Druck an. E Korotkoff's sound.

**korporal:** das Corpus uteri betreffend.

**Korpus|karzinom,** Endometriumkarzinom: Gebärmutter(körper)krebs als ein vom Endometrium v.a. des Fundus u. Tubenwinkels ausgehendes Adenokarzinom oder (seltener) Plattenepithelkarzinom. ***Ätiol.:*** tritt v.a. bei älteren Frauen auf; als Präkanzerose gelten die adenomatösen ▸Hyperplasien (v.a. Grad III). Familiär gehäuft u. als Zweitmalignom (Mamma-, Kolonkarzinom); vermehrt auch bei Adipositas, Hypertonie, Diabetes; langfristiger alleiniger Östrogeneinnahme. ***Klassifik.:*** nach ▸TNM-System u. Wachstumsstadien (FIGO): Stadium I: auf den Gebärmutterkörper beschränkt; II: Beteiligung des Gebärmutterhalses; III: Ausbreitung im kleinen Becken; IV: Befall von Blase u. Darm, Fernmetastasen. ***Klinik:*** Metrorrhagien (meist nach dem Klimakterium = postmenopausal), blutiger Fluor, evtl. Gebärmuttervergrößerung. ***Diagn.:*** anhand von Abrasionsmaterial (Zellabstrich nur in 70 % der Fälle positiv); histologische Typen (s. Tab.); Hysteroskopie, transvaginale Sonographie. ***Ther.:*** Operation, ggf. Nachbestrahlung, evtl. primäre Strahlentherapie (z.B. Nachladetechnik u. komplettierende Perkutanbestrahlung des kleinen Beckens), hormonelle Therapien (Gestagene, Antiöstrogene). E endometrial carcinoma.

| |
|---|
| Endometrioid |
| Adenokarzinom<br>• *Varianten*<br>• sekretorisch<br>• Flimmerepithel |
| Adenokarzinom mit Plattenepitheldifferenzierung<br>• Adenoakanthom<br>• adenosquamöses Karzinom |
| serös(-papilläres) Adenokarzinom* |
| Klarzellkarzinom* |
| muzinöses Karzinom |
| Plattenepithelkarzinom* |
| Mischtypen |
| undifferenziertes Karzinom* |
| ** Subtypen mit ungünstigerer Prognose* |

**Korpuskarzinom:** histologische Einteilung. [245]

**Korpuskel:** »Körperchen«; z.B. als Blutkörperchen (= korpuskuläres Element des Blutes; Erythro-, Leukozyten etc.), *physik* Masseteilchen. E corpuscle.

**Korpuskular|strahlen:** Strahlen, deren Energieträger Masseteilchen sind; z.B. Atom-, Molekular-, Elektronen-, Neutronenstrahlen. Sind ebenso wie die Wellenstrahlung gekennzeichnet durch den Dualismus von Welle u. Teilchen, haben jedoch – mit Ausnahme der Neutrinos – eine von Null verschiedene Ruhemasse; die Geschwindigkeit ist kleiner als die des Lichts. E corpuscular radiation.

**Korpus|polyp,** Korpusadenom: Polyp im Korpus-Teil eines Organs; i.e.S. der Gebärmutterpolyp als ein in die Organhöhle ragendes gestieltes Adenom (das evtl. im Muttermund sichtbar ist); selten maligne entartend. Führt zu Blutungen (Metrorrhagien, blutiger Fluor). E endometrial polyp.

**Korrektions|übung:** *Ophthalmologie* s.u. ▸Orthoptik, ▸Pleoptik.

**Korrelation:** Wechselbeziehung; z.B. *physiol* die funktionelle, hormonal (humoral) oder nerval erfolgende abgestimmte Beziehung zwischen den Organen; s.a. ▸Korrelations... E correlation.

**Korrelations|koeffizient:** *Statistik* Messzahl für den linearen Zusammenhang zwischen den entsprechenden Werten zweier Variablen. Liegt zwischen −1 u. +1; ist positiv, wenn den hohen (bzw. niedrigen) Werten einer der Variablen jeweils hohe (bzw. niedrige) Werte der anderen entsprechen; ist negativ im umgekehrten Fall. Der Wert liegt umso näher bei +1, je straffer die Beziehung ist. Der Wert 0 lässt auf Fehlen einer linearen Beziehung, nicht aber eines statist. Zusammenhanges überhaupt schließen. E coefficient of correlation.

**Korrelations|regel:** *Genetik* das 3. ▸MENDEL-Gesetz.

**korrespondierend:** *Physiologie* einander entsprechend, funktionell zusammengehörend (z.B. k. ▸Netzhautpunkte). E correspondent.

**Korrigenzien:** *Pharmazie* ▸Corrigentia. E corrigents.

**Korrosion:** von der Oberfläche ausgehende Veränderung durch einen chemischen, elektrischen oder biochemischen Angriff; *patho* oberflächliche Gewebszerstörung durch Entzündungsprodukte oder Ätzmittel. E corrosion.

**Korsakow-Syndrom** (SERGEI S. K., 1854–1900, Psychiater, Moskau), K.-Psychose, amnestisches Syndrom: Psychosyndrom mit Merkschwäche bei erhaltenem Altgedächtnis u. wacher Bewusstseinslage sowie mit örtlicher u. zeitlicher Desorientiertheit, Konfabulationen. ***Ätiol.:*** Folge hirnatrophischer Prozesse bei Enzephalitis, nach Hirnkontusion, Hypoxie (Kohlenmonoxidvergiftung, Strangulation), sich wiederholenden Hypoglykämien bzw. Hirnödem, bei seniler Demenz sowie bei chronischem Alkoholismus (als K.-Syndrom i.e.S. bezeichnet). Auch bei der WERNICKE-Enzephalopathie vorkommend. ***Klinik:*** Pat. haben ein gestörtes Kurzzeitgedächtnis, sind zeitlich u. örtlich desorientiert, können sich aber situationsgerecht verhalten, zeigen Initiative u. füllen die Gedächtnislücken oft mit (z.T. unsinnigen) Konfabulationen. Der Funktionsverlust wird subjektiv meist nicht erlebt. Gelegentlich treten affektive Störungen u. Verstimmungszustände hinzu. E Korsakoff's syndrome, amnestic syndrome.

**Korsett:** *Orthopädie* auf einen fest angepassten Beckenkorb aufgebauter miederartiger Rumpfapparat (evtl. mit Kopf- u. Armstützen) zur Ruhigstellung, Entlastung, Abstützung oder – redressierenden – Korrektur einer Wirbelsäulendeformität (v.a. Skoliose, Kyphose), evtl. bei schwerer Osteoporose u. bei Spondylitis (v.a. tuberculosa). S.a. ▸HESSING..., ▸DUCROQUET..., ▸Milwaukee... E corset.

**Kortex:** Rinde(nbereich), ▸Cortex. – i.e.S. die Großhirnrinde (▸Cortex cerebri), die v.a. bedingt-reflektorische u. analysatorische Funktionen ausübt u. auf sämtliche Organfunktionen u. auf die tieferen ZNS-Zentren (auch die vegetativen) einwirkt; besteht – funktionell gesehen – aus zahlreichen, in bestimmten Rindengebieten lokalisierten Analysatoren, die mit Assoziationsfeldern in Verbindung stehen. E cortex. – **K., akustischer:** dem Gehör zugeordnete Hirnrindenteile; als a) primäre ▸Hörrinde die operkulären Bereiche der oberen Schläfenwindung an der Unterseite des Sulcus lateralis (die Areae 41, 42 n. BRODMANN), die über die Hörbahn Impulse aus der gleich- u. gegenseitigen Innenohrschnecke erhalten; als b) sekundärer a. K. die um diese Areae der oberen Windung angeordnete Rinde (Areae 21, 22), die mit dem Corpus geniculatum in Verbindung steht u. nur bei stärkerem Reiz zusätzlich aktiviert wird; enthält Erinnerungsbilder. Ein c) supplementäres Feld zwischen primärem K. u. parainsulärem Proisokortex; s. a. ▸Hörzentrum. E auditory c. – **K., limbischer:** s. u. ▸limbisch. – **K., motorischer:** der ▸Gyrus praecentralis u. die Area 4 der Hirnrinde als Zentrum für Bewegungsabläufe (= Area gigantopyramidalis). Ferner ein Supplementärfeld zwischen Area 4 u. paralimbischem Proisokortex. – Das motor. Sprachzentrum (BROCA) in der Pars triangularis der unteren Stirnwindung. E motor c. – **K., olfaktorischer:** Hirnbereiche für das Riechen; ▸Rhinencephalon. E olfactory c. – **K., optischer:** die Sehrinde (= visueller K.); als primärer o. K. die Area striata bzw. 17, in die über die Sehbahn Impulse aus den gleichseitigen temporalen u. den gegenseitigen nasalen Netzhautbereichen u. – im unteren Teil – aus der Fovea centralis gelangen; als sekundäre Sehrinde die Area parastriata bzw. 18; umgibt die primäre Sehrinde (ist mit ihr funktionell verknüpft); als tertiärer o. K. die Area peristriata. Ein Supplementärfeld ferner zwischen Area 17 u. paralimbischer Rinde. E visual c. – **K., prämotorischer:** Hirnrindenbereich vor dem motorischen K., für Augenbewegungen u. Hemmung phylogenetisch alter Reflexe; etwa Area 8 nach BRODMANN. E frontal premotor c. – **K., somatosensibler:** die »Körperfühlsphäre« im Gyrus postcentralis (Areae 1, 2 u. 3); der Projektionsort für die an der gegenseitigen Körperhälfte ausgelösten Impulse des Sinnessystems für ▸Sensibilität, d. h. für proprio- u. exterozeptive Afferenzen nach deren Umschaltung im Thalamus. – Als sekundärer s. K. ein Bereich okzipital vom Gyrus postcentralis; ferner ein Supplementärfeld zwischen dem primären K. u. dem parainsulären Isokortex. Auf das sekundäre »sensorische« Rindenfeld (okzipital des Gyrus postcentralis im Scheitellappen) projizieren Afferenzen beider Körperseiten (die »ipsi-« u. die »kontralaterale« Peripherie). Ein Supplementärfeld ferner zwischen primärem K. u. paralimbischem Bereich. E somesthetic c., somatosensory c.

**Korthof-Bouillon:** eine Bouillon für Leptospirenzüchtung.

**kortikal,** corticalis: die Rinde (Cortex) eines Organs, i. e. S. die Hirnrinde (▸Kortex) betreffend bzw. darin gelegen. E cortical. – **k. Anfall:** ▸JACKSON-Anfall. E c. seizure. – **k. Demenz:** organisches ▸Psychosyndrom. E c. dementia.

**Kortikalis|osteoid:** ▸Osteoid der Substantia corticalis des Knochens; ▸BERGSTRAND-Syndrom.

**Kortik|ektomie:** korrektere Bez. für die ▸Hemisphärektomie (da hierbei Hypothalamus, Diencephalon u. – meist – Stammganglien erhalten bleiben). – Im engl. Sprachbereich die ▸Topektomie. E corticectomy.

**Kortiko...:** s. a. ▸Cortico...

**kortiko|fugal:** *Physiologie* von der Großhirnrinde peripherwärts leitend, führend. E corticifugal, corticoefferent.

**Kortikoide:** ▸Corticosteroide. E corticoids.

**Kortiko|liberin:** ▸corticotropin releasing hormone.

**kortiko|petal:** *Physiologie* zur Großhirnrinde hin. Ggs. ▸kortikofugal. E corticipetal, corticoafferent.

**kortiko|spinal:** *Anatomie* von der Großhirnrinde (Cortex cerebri) in das Rückenmark (Medulla spinalis) verlaufend; z. B. Tractus corticospinalis. E corticospinal.

**Kortikosteroide:** ▸Corticosteroide. E corticosteroids.

**kortiko|trop:** die Nebennierenrinde stimulierend; s. a. ▸Corticotropin. E corticotropic.

**Kortisol:** ▸Cortisol.

**Kortison...:** ▸Cortison...

**Korund:** kristallines Mineral, das zu 90–95 % aus Aluminiumoxid besteht. Dient als Schleifmittel (MOHS-Härte 9). Wird durch Schmelzen im Lichtbogenofen aus reiner Tonerde oder Bauxit gewonnen (die Quarz-, Eisen-, Titan- u. Calciumoxid als Verunreinigungen enthalten). E corundum.

**Korund|schleifer|silikose:** durch Korund hervorgerufene Mischstaubsilikose; entschädigungspflichtige Berufskrankheit.

**Korund(schmelzer)lunge,** SHAVER-Syndrom: der Aluminosis ähnliche Lungenfibrose ohne Granulombildung; oft mit Emphysem oder Spontanpneumothorax. Tritt als Folge der Einatmung des beim Korundschmelzprozess auftretenden Nebels auf.

**korymbi|formes Syphilid:** ▸Bombensyphilid. E corymbiform syphilid.

**Koryne|bakterien:** ▸Corynebacterium.

**Koryza:** ▸Coryza.

**Koshewnikoff-Epilepsie:** ▸Epilepsia partialis continua corticalis.

**Kosmo|pathologie: 1)** Lehre von den Einflüssen des Wetters auf Entstehung u. Verlauf von Krankheiten. **2)** Pathologie im Rahmen der **Kosmomedizin** (▸Flugmedizin).

**Kost:** ▸Diät. E diet.

**kostal,** costalis: die Rippe(n) betreffend; s. a. ▸Kosta..., ▸Kosto... E costal.

**Kostal|atmung:** ▸Thorakalatmung. E costal breathing.

**Kostal|stigma:** eine frei bewegliche 10. Rippe als Zeichen des STILLER-Syndroms.

**Kostmann-Syndrom** (ROLF K., Kinderarzt, Norrköping): infantile hereditäre ▸Agranulozytose. E Kostmann's syndrome.

**Kosto|brachial|syndrom:** ▸Kostoklavikularsyndrom.

**Kosto|chondro...:** Wortteil »Rippenknorpel«; z. B. **Kostochondrose** (▸TIETZE-Syndrom).

**Kosto|klavikularsyndrom,** FALCONER-WEDELL-Syndrom: Symptomatik bei angeborenem oder erworbenem Schultertiefstand; u. zwar Verschwinden des Radialispulses sowie Nervenreizerscheinungen (Parästhesien u. Neuralgien) in den Händen – v. a. im Ulnaris-Bereich – bei Rückwärts-Abwärts-Bewegung der Schultern (hierbei erfolgt eine Kompression des Gefäß-Nerven-Bündels des Armes zwischen dem Schlüsselbein und der 1. Rippe). E costoclavicular syndrome.

**Kosto|pleur|ektomie:** früher gebräuchliche Bezeichnung für operative Rippenentfernung (Rippenresektion) mit – meist ausgiebiger – Abtragung der verschwarteten Pleura; z. B. bei Thorakoplastik u. bei Empyemresthöhle. E costopleurectomy.

**Kosto|tomie:** operative Rippendurchtrennung; v. a. zwecks Rippenresektion. E costotomy.

**Kosto|transvers|ektomie:** *Chirurgie* operative Wirbelquerfortsatzentfernung samt zugehörigem Rippenköpfchen u. -hals. E costotransversectomy. – **K., erweiterte:** K. mit Teilentfernung des Wirbelbogens; zur Dekompression des Rückenmarks. E costotransversectomy-hemilaminectomy.

**Kosto|verte|bral|gelenk:** das Rippenwirbelgelenk (Articulatio costovertebralis). E costovertebral joint.

**Kosto|zervikalsyndrom:** ▸Skalenussyndrom. E costocervical syndrome.

**Kot:** ▸Fäzes; s. a. ▸Kopr..., ▸Stuhl..., ▸Fäko... E feces.

**Kot|abszess:** jauchiger Abszess nach Kotdurchtritt durch die eröffnete Darmwand (u. oft mit innerer Fistel zur Darmlichtung). Nach Darmwandperforation, bei Nahtinsuffizienz nach darmeröffnender Operation, bei Divertikulose. E fecal abscess.

**Kot|älchen:** ▸Strongyloides stercoralis.

**Kot|ballen:** ▸Skybala.

**Kot|einklemmung,** Incarceratio stercoralis: Einklemmung (▸Incarceratio) von Darmschlingen in einem Bruch (▸Hernie) als Folge der Auffüllung eines zuführenden Darmschlingenschenkels durch gestaute Kotmassen bei Kompression oder Abknickung des abführenden Schenkels; evtl. mit kompletter Kotstauung (Obstructio herniae); häufig gefolgt von – irreversibler – elastischer Einklemmung mit komplettem Darmverschluss (▸Ileus) u. Wandgangrän. E stool impaction.

**Kot|entleerung:** ▸Defäkation. E fecal evacuation.

**Kot|erbrechen,** sterkorales Erbrechen, Kopremesis: Erbrechen von Dickdarminhalt, i.w.S. auch des Inhaltes (»Ingesta«) mittlerer u. unterer Dünndarmabschnitte. Tritt auf v.a. bei komplettem Darmverschluss (▸Ileus) u. gilt – als Miserere bezeichnet – als prognostisch ungünstiges Zeichen. Ausgelöst durch Retroperistaltik oder Rücklauferbrechen bei Magen-Darm-Atonie. E copremesis.

**Kot|essen:** *Psychologie* ▸Koprophagie. E coprophagy.

**Kot|fistel,** Fistula stercoralis: **1)** *Pathologie* spontane angeborene oder nach Darmverletzung, -perforation entstandene Kot führende Fistel; s.a. ▸Ductus omphaloentericus. **2)** *Chirurgie* ▸Enterostomie zur – meist vorübergehenden – Ableitung von Darminhalt nach außen ohne völlige Unterbrechung der in Richtung After ablaufenden Ingestpassage (s.a. ▸Anus praeter); als Entlastungsfistel bei Ileus, Peritonitis etc. Wird angelegt als Katheterenterostomie oder als »seitlicher Auslass« (z.B. Ileo-, Zäko-, ▸Kolostomie). E stercoral fistula, fecal f.

**Kot|geschwulst:** ▸Koprom.

**kotig:** fäkulent. E fecal, stercoraceous.

**Kotkultur:** ▸Koprokultur. E stool culture.

**Kot|phlegmone:** kotige ▸Phlegmone als Folge des Austrittes von (Dick-)Darminhalt in die umgebenden Weichteile; z.B. Paratyphlitis als Früh- oder Spätkomplikation bei Kotfistel oder Anus praeter.

**Kot|schmieren:** ▸Enkopresis.

**Kot|stauung:** ▸Koprostase.

**Kot|stein,** Koprolith: steinartig festes Darminhaltsgebilde (Enterolith) aus eingedicktem Kot (als Kern) u. inkrustiertem, von Darminhalt durchsetztem Schleim; u.a. im Wurmfortsatz, in Dickdarmdivertikeln; in der Mastdarmampulle evtl. als reiner Kotballen (▸Skybala), z.B. bei chronischer Obstipation. ***Kompl.:*** Ileus, Druckgeschwür mit Durchwanderungsperitonitis oder Darmperforation; Kotabszess. E coprolith, fecalith, enterolith.

**Kotyledon:** ▸Cotyledo.

**Kouwenhoven-Herzmassage:** extrathorakale ▸Herzmassage, die vom Helfer nach 8–15 Stößen kurz für die Atemspende unterbrochen wird.

**Kox|algie:** Hüftgelenkschmerz, ▸Coxalgia. E coxalgia.

**Kox|algie|becken:** ▸Koxitisbecken. E coxalgic pelvis.

**Kox|arthrose,** Coxarthrosis: chronisch fortschreitende degenerative Erkrankung (Osteoarthropathie) des Hüftgelenks. ***Ätiol.:*** als **primäre K.** (idiopathische K.) ein – konstitutionell u./oder endokrin begünstigtes – »Aufbrauchleiden«, z.B. bei Schwerarbeitern oder im Alter (Malum coxae senile). Als **sekundäre K.** die nach hüftnahen oder Hüftgelenksverletzungen, Entzündungen (▸Coxitis) u. als Folge angeborener Hüftgelenkfehlbildungen (Dysplasie, Luxation, Coxa plana, vara) oder inkongruenter Belastung (bei X-Bein, Klump-, Plattfuß), bei PERTHES-Krankheit, Epiphysiolyse, Osteochondrosis dissecans. ***Diagn.:*** führt zu Bildung von Randzacken an Hüftpfanne u. -kopf, Hüftkopfverformung, Zerstörung des Gelenkknorpels u. Ligamentum capitis, Geröllzystenbildung, Gelenkzottenhypertrophie, evtl. zu Protrusio acetabuli. ***Klinik:*** Schmerzen, Bewegungseinschränkung, Schonhinken, Gelenksteife (Adduktions- u. Flexionskontraktur mit Außenrotation u. scheinbarer Beinverkürzung), Kreuz-Lenden-Schmerzen, Beckenschiefstand, Lumbalskoliose. ***Ther.:*** typische Korrekturoperationen s. Abb. E coxarthrosis.

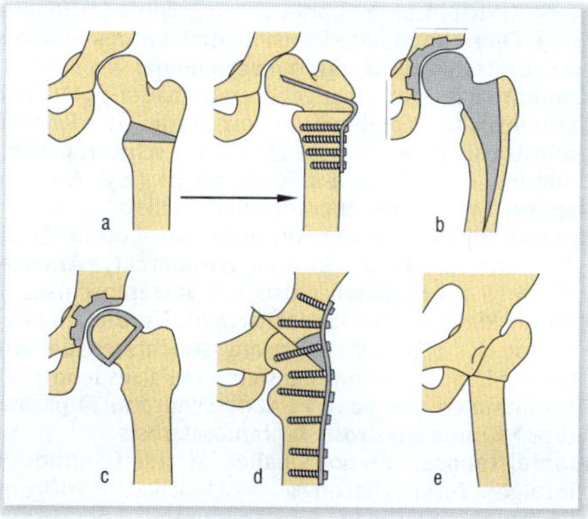


**Koxarthrose:** Schema gebräuchlicher Operationsverfahren bei Koxarthrose; **a**) varisierende Osteotomie; **b**) prothetischer Ersatz von Kopf u. Pfanne (»Totalplastik«); **c**) Kopfschalenarthroplastik (Cup-Plastik) mit Pfannenprothese; **d**) Arthrodese; **e**) Resektions-Angulations-Osteotomie oder einfach Kopfresektion. [403]

**Koxiella:** ▸Coxiella.

**Koxitis:** ▸Coxitis.

**Koxitis|becken:** durch Hüftgelenkentzündung (▸Coxitis) während der Skelettentwicklung bedingte Fehlform des knöchernen Beckens. Häufig verbunden mit Kontraktur u. Ankylose der Hüft-, evtl. auch Versteifung der Sakroiliakalgelenke. Ist nach lang dauerndem Krankenlager oft in a.p. Richtung verengt (»Liegebecken«), bei einseitiger Ursache evtl. asymmetrisch verengt. E coxalgic pelvis.

**Koyanagi-Krankheit:** s.u. ▸VOGT-KOYANAGI.

**Kozlowski(-Maroteaux-Spranger)-Syndrom:** Fehlbildung der Wirbelkörper-Metaphysen (Dysplasia spondylometaphysaria); s. Abb.

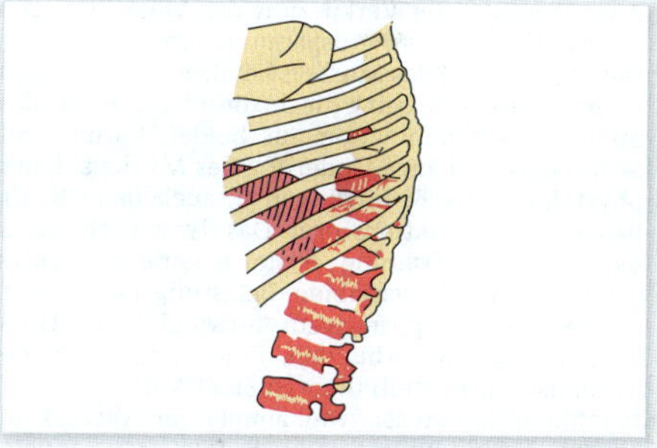

**Kozlowski(-Maroteaux-Spranger)-Syndrom:** Platyspondylie mit Wirbelabschlussplatten-Defekten. [321]

**Ko|zymase,** Cozymase: ▸Nicotinamid-adenin-dinucleotid. E cozymase.

**KP: 1)** Abk. für **K**reatin**p**hosphat (s.a. ▸Creatin). **2)** Abk. für **K**linik**p**ackung.

**Kp,** Abk. für **K**och**p**unkt: ▸Siedepunkt.

**Kp$^a$:** Antigen Kp$^a$ im ▸Kell-System. Analog: **Kp$^b$**.

**Kr:** Abk. für ▸**Kr**ypton.

**Krabbe-Syndrom** (KNUD H. K., 1885–1965, Neurologe, Kopenhagen): **1) Christensen-Kr.-Syndrom,** Leukodystrophia cerebri progressiva hereditaria: autosomal-rezessiv erbliche, androtrope, frühkindlich manifeste, schnell fortschreitende diffuse Hirnsklerose infolge Mangels an Galaktocerebrosid-▸β-Galaktosidase u. Sulfotransferase mit Störung des Cerebrosidstoffwechsels. Eine Sphingomyelinose, typisch mit reichlich Glykolipoid (Abbauprodukt zerstörter Markscheiden) enthaltenden ▸Globoidzellen. ***Klinik:*** zunehmende Muskelstarre (Rigidität), extrapyramidale Hyperkinesen, tonische Krämpfe, Erblindung durch Optikusatrophie, Enthirnungsstarre. E Krabbe's disease, globoid leukodystrophy. **2) Hypoplasia musculorum generalisata congenita:** frühkindliche, generalisierte Muskelschwäche (Myatonie) bei herabgesetzter Muskelmasse; mit Störung des Creatinstoffwechsels (herabgesetzte Creatin- u. Creatininausscheidung). Besserung möglich. E generalized muscle hypoplasia.

**Krämpfe:** s.u. ▸Spasmus. E convulsions.

**Krätze:** durch Milben hervorgerufener Hautausschlag, i.e.S. die ▸Skabies; s.a. ▸Acarodermatitis. E itch, scabies.

**Kräuter:** *Pharmazie* ▶Herba, ▶Species. E herbs.
**Kräuter-Teezubereitungen:** Heilpflanzenauszüge als Aufguss (▶Infus), Abkochung (▶Decoctum) oder ▶Kaltauszug.
**Kraftsinn:** eine Empfindungsqualität der ▶Tiefensensibilität für das Abschätzen der Muskelkraft, die benötigt wird, um Gewichte zu heben u. Bewegungen gegen Widerstand auszuführen. E sense of strength.
**Krafttraining:** Bestandteil der medizinischen ▶Trainingstherapie zur Verbesserung der Muskelkraft. Es werden statisches u. dynamisches K. unterschieden. Durch entsprechende Belastungsvorgaben lassen sich Maximalkraft, Kraftausdauer u. intramuskuläre Koordination verbessern, beim dynamischen Training auch die Schnellkraft. **Statisches K.:** Muskellänge bleibt bei einer Kontraktion konstant, daher isometrische Kontraktion. Kontraktion erfolgt gegen fixierten Widerstand durch Halte- oder Widerstandsarbeit. Dadurch Vergrößerung des Muskelquerschnittes, jedoch keine Kraftzunahme pro $cm^2$ Muskel. Frühzeitig einsetzbar nach Operationen zur Atrophieprophylaxe, selektive Muskelauswahl möglich, gut dosierbar, aber unphysiologische Belastungsform, da Koordination einer Bewegung nicht geschult wird. **Dynamisches K.:** Änderung der Muskellänge bei konstanter Muskelspannung während der Kontraktion, daher isotonische Kontraktion. Es werden unterschieden: konzentrische Kontraktion: Anspannung unter Verkürzung des Muskels; exzentrische Kontraktion: Anspannung unter Verlängerung (Dehnung) des Muskels bei Bremsarbeit (negativ-dynamische Arbeit); die auxotonische Kontraktion ist eine Kombination aus beiden Formen mit Spannungs- u. Längenänderung des Muskels. Unter physiologischen Bedingungen u. auch beim K. die häufigste Kontraktionsform. Das dynamische K. ist einsetzbar zum Training physiol. u. komplexer Belastungsformen bei variablen Belastungsparametern, aber mit hohem apparativem Aufwand u. mgl. Überlastungsschäden verbunden. Eine Sonderform des dynamischen K. stellt die ▶Isokinetik dar.
**Kragenknopf|ab|szess:** zweikammeriger Abszess mit engem Verbindungsgang; z.B. als transfasziales Panaritium subcutaneum u. articulare. E collar-stud abscess.
**Kragenknopf|thrombose:** tiefe Unterschenkelthrombose, die über eine Perforansvene ▶(Venae perforantes) auf die Vena saphena übergreift. E collar-stud thrombosis.
**Kragen|schnitt:** ▶Kocher-Schnitt. E (Kocher's) collar incision.
**Krainer Tollkraut:** ▶Scopolia carniola.
**Krallen|hand:** *Neurologie* ▶Klauenhand. E clawhand.
**Krallen|nagel:** ▶Onychogryposis.
**Krallen|zehe,** Klauenzehe, Digitus flexus: Zehendeformität – ähnlich der Hammerzehe – mit Beugekontraktur im Mittel- u. Endgelenk; s.a. ▶Hallux flexus. E clawtoe.
**Kramer-Pollnow-Syndrom** (Franz K.; Hans P., Psychiater, Berlin): hyperkinetisches Syndrom als Motilitätspsychose des Kleinkind- u. Schulalters. ***Ätiol.:*** unklar, evtl. Z.n. frühkindl. Hirnschaden. ***Klinik:*** körperliche (motorische) Unruhe, Neigung zu epileptiformen Krämpfen, ferner Wutanfälle, sog. Scheinschwachsinn oder echter Intelligenzdefekt. ***Progn.:*** Symptome teilw. abklingend, bisweilen sogar Restitutio ad integrum.
**Krampf:** ▶Spasmus. E spasm, cramp.
**Krampf|ader:** ▶Varize; s.a. ▶Varikose, ▶Varikozele, ▶Ösophagusvarizen, ▶Hämorrhoiden. E varicose vein, varix.
**Krampf|anfall:** **1)** ▶Spasmus. E seizure. **2)** Anfall bei ▶Epilepsie.
**Krampf|gift:** Wirkstoff, der durch Erregung von Zellen des Zentralnervensystems oder durch Lähmung zentraler Hemmungsbahnen Krämpfe auslöst (bei entsprechender Dosierung aber nur anregend wirkt; s.a. ▶Analeptikum, ▶Neuroleptika). E spasmogen, convulsant poison.
**Krampf|herd:** umschriebener Gehirnbezirk, von dem durch Entladung von Nervenzellgruppen epileptische Krämpfe ausgelöst werden. E epileptogenic focus.
**Krampf|husten:** Husten mit Verkrampfung der Atemwege (Stridor, Bronchospasmus) u. Luftmangel; i.e.S. der ▶Keuchhusten. E spasmodic cough.
**krampflösende Mittel:** i.e.S. ▶Antispasmodika, ▶Spasmolytika; i.w.S. auch ▶Antiepileptika. E antispasmodic agents.
**Krampf|potential,** Krampfstrom: obsolete interpretative Bezeichnung von Wellenmustern des EEG, die als charakteristisch für epileptische Krämpfe (auch im Intervall) gelten (berücksichtigt nicht deren grundsätzliche Unspezifität). E paroxysmal potential.
**Krampus:** Muskelkrampf (z.B. als Wadenkrampf); s.a. ▶Crampus-Syndrom. E cramp.
**kranial,** cranialis: den Schädel betreffend, schädel-, kopf- oder scheitelwärts, am oder zum oberen Körperende hin gelegen (= ▶superior). E cranial.
**Kranial|variante, -variation:** Wirbelsäulenvariante i.S. der kopfwärts gerichteten Verschiebung der Abschnittsgrenzen (Gegenteil: ▶Kaudalvariante).
**Krani|ektomie:** das Ausschneiden eines Knochenstücks aus dem Schädel i.S. der osteoklastischen ▶Trepanation; zur Entlastung bei Hirndruck (z.B. Pia-Kompressionstrepanation) oder Verkleinerung des Schädeldaches als **lineare,** beidseits parasagittale streifenförmige Hemi-K. E craniectomy.
**kranio...:** Wortteil »Schädel«, i.w.S. auch »Kopf«. S.a. ▶cranio...; ▶cephalo..., ▶kephalo...; z.B. **kranioektodermale Dysplasie** (▶Sensenbrenner-Syndrom); **kraniofaziale Dysostose** (Schädel-Gesichts-Fehlbildung i.S. einer Kombination von ▶Kraniostenose u. Faziostenose nach prämaturer Synostose der Nähte [▶Sutura] des Gehirn- u. Gesichtsschädels; s.a. ▶Crouzon-Syndrom); **kraniokarpotarsale Dystrophie** (Schädel-Hand-Fußwurzel-Fehlbildung).
**Kranio|pagus:** Doppelfehlbildung, deren Individualteile im Kopfbereich zusammengewachsen sind. E craniopagus.
**Kranio|pharyngiom,** Erdheim-Tumor: im Schädel, meist über dem Türkensattel, vorkommender Tumor mit Ursprung in Plattenepithelresten des Hypophysenganges u./oder der Rathke-Tasche. ***Klinik:*** tritt v.a. im Kindes- u. Jugendalter auf, u. zwar mit lageabhängigen Krankheitszeichen, z.B. Sehstörungen (bitemporale Hemianopsie), Kopfschmerzen, Verdrängung des 3. Ventrikels, Hydrozephalus, Diabetes insipidus, Minderwuchs, Pubertas tarda; häufig verkalkend u. so radiologisch sichtbar. ***Diagn.:*** Computer-, Kernspintomographie, Angiographie (präoperativ). ***Ther.:*** komplette Exzision, evtl. mit nachfolgender Bestrahlung. E craniopharyngioma.
**Kranio|rhachi|schisis:** angeborene Schädel- u. Wirbelsäulenspalte (Kombination von Kranio- u. ▶Rhachischisis) als Dysrhaphiesyndrom mit schweren Fehlbildungen von Gehirn u. Rückenmark (z.B. Anenzephalie, Myelozele). E craniorhachischisis.
**Kranio|schisis,** Cranium bifidum: angeborene Schädelspalte; meist mit schwerem Hirndefekt, ▶Anenzephalie. S.a. ▶Kraniorhachischisis. E cranioschisis.
**Kranio|sklerose:** **1) Leontiasis cranii:** Verdickung der Diploe des Schädels. Führt am Gesichtsschädel wie bei der Lepra zu »Löwengesicht« (▶Facies leontina). Vorkommen u.a. beim ▶Paget-Syndrom. **2)** prämature ▶Kraniosynostose. E craniosclerosis.
**Kranio|stenose,** Stenozephalie: Schädelfehlbildung infolge Verknöcherungs- = Ossifikationsstörung i.S. eines vorzeitigen (= »prämaturen«) knöchernen Verschlusses der Schädelnähte (▶Kraniosynostose). Führt – je nach Beteiligung der Nähte – zu ▶Turm-, Kahnschädel etc. (▶Trigono-, ▶Skapho-, ▶Oxy-, Plagio-, ▶Mikrozephalie). E craniostenosis.
**Kranio|syn|ostose, prämature:** der u.U. zu Schädelfehlbildung (Dyszephalie, ▶Kraniostenose) führen-

de vorzeitige Verschluss der Schädelnähte. **E** premature craniosynostosis.

**Kranio|tabes:** die federnd-elastische bis pergamentartige Erweichung des Hinterhauptes (v.a. beidseits der Lambdanaht) bei Rachitis u. Osteogenesis imperfecta im frühen Säuglingsalter. **E** craniotabes.

**Kranio|tomie:** operative Schädeleröffnung (▸Trepanation); s.a. ▸Kraniektomie. **E** craniotomy.

**kranio|tympanale Leitung:** ▸Knochenleitung.

**Kranium:** der ▸Schädel; s.a. ▸Cranium, ▸Kranio... **E** cranium.

**Kranken|bett:** Bett zur Lagerung u. Versorgung von Patienten, das den Erfordernissen des Kranken u. des betreuenden Personals entspricht. Es unterscheidet sich vom normalen Bett u.a. durch: äußere Form u. Beschaffenheit; Beweglichkeit (Räder, höhenverstellbar, Liegefläche verstellbar); Bettzubehör (Patientenaufrichter, Handtuchhalter, Kommandogerät zur Verstellung des Kopf- oder Fußteils). Es gibt verschiedene Spezialbetten: **Herzbett:** Kopf- u. Fußteil individuell verstellbar; **Intensivbett:** mit harter Unterlage für die Reanimation; Liegefläche ist höhenverstellbar, für Röntgenstrahlen durchlässig; **Clinitron-Bett:** segmentierte Luftkissen zur Lagerung mit niedrigem Auflagedruck (Low-Flow); für Schwerkranke, Patienten mit Verbrennungen, Dekubitus; **Rotorest-Bett** (mit Schaumstoff) u. **Medicus Pulmonär-Bett** (mit Luftkissensystem): spez. Intensivpflegebetten z.B. für Patienten mit schwersten Lungenkomplikationen, nach schweren Unfällen, Para- u. Tetraplegien; **Drehbett** (Rhönrad): mit zwei Liegeflächen u. Drehvorrichtung für querschnittsgelähmte Patienten; **Sandwich-Bett:** Spezialbett mit zwei Liegeflächen für querschnittsgelähmte Patienten; **Entbindungsbett:** fahrbar, mit verstellbarer Steißplatte u. Rückenlehne.

**Kranken|blatt:** s.u. ▸Krankengeschichte. **E** medical record.

**Kranken|geschichte:** die durch den Arzt u. Hilfspersonal vom Patienten u./oder von dessen Angehörigen in Erfahrung gebrachten Informationen über den bisherigen Gesundheitszustand (einschließlich bekannter Diagnosen, Heilmaßnahmen etc.; ▸Anamnese) u. die aktuelle Gesundheitsstörung; i.w.S. die Gesamtheit der in den Krankenunterlagen, Arztbriefen etc. dokumentierten Daten des Patienten (evtl. einschließlich des aktuellen Vorgangs u. der Epikrise). – Auch Bez. für das Krankenblatt (die ärztlichen Aufzeichnungen eines aktuellen Krankheitsgeschehens). Alle für die Behandlung wichtigen Umstände müssen aufgezeichnet (Dokumentationspflicht) u. aufbewahrt werden (Aufbewahrungspflicht, -frist: u.a. Untersuchungsbefunde, Arztbriefe, sonographische Aufzeichnungen in der Regel 10 Jahre, Unterlagen über Strahlenbehandlungen 30 Jahre). **E** case history.

**Kranken|gymnastik:** planmäßige, individuell angepasste aktive u./oder passive körperliche Übungen. Teilbereich der ▸Bewegungstherapie; der Begriff wurde früher auch i.S. der ▸Physiotherapie verwendet. **E** therapeutic exercises.

**Kranken|haus:** öffentliche oder private Einrichtung nach den Vorgaben des Krankenhausfinanzierungsgesetzes u. des 5. Bundessozialgesetzbuches zur zeitweiligen Aufnahme von Kranken zwecks stationärer Pflege u. vollständiger ärztlicher Behandlung; evtl. mit Teileinrichtung auch für die ambulante Betreuung (s.a. ▸Poliklinik, ▸Ambulatorium) sowie zur ärztlichen Beratung u. Mitarbeit bei prophylaktischen Maßnahmen. Darüber hinaus evtl. auch Zentrum medizinischer Ausbildung u. Stätte sozialmedizinischer Forschung. Im Ggs. zu Vorsorge- u. Nachsorgeeinrichtungen stehen K. fachlich-medizinisch unter ständiger ärztlicher Leitung. Aus der Differenzierung nach Krankenhaus u. Vorsorge- bzw. Nachsorgeeinrichtungen ergibt sich ein unterschiedliches Kündigungsrecht der Krankenkassen. **E** hospital.

**Krankenhaushygiene:** Gesamtheit aller erforderlichen hygienischen Maßnahmen in stationären u. ambulanten Gesundheits- u. Sozialeinrichtungen. Hauptaufgabe ist die Verhütung des Auftretens u. der Weiterverbreitung von Krankenhausinfektionen; beinhaltet auch Fragen der Kommunalhygiene (Lärm, Klima, Beleuchtung, Farbgebung), der Lebensmittel- u. Ernährungshygiene, Bau- u. Psychohygiene.

**Kranken|hilfe:** Pflichtleistungen der gesetzlichen Krankenversicherung im Krankheitsfall (§ 182 RVO); umfasst ärztliche Behandlung, Versorgung mit Arzneien u. – begrenzt – mit Heilmitteln.

**Kranken|kassen, gesetzliche:** die Träger der gesetzlichen Krankenversicherung; in Deutschland die gemäß ▸Reichsversicherungsordnung (RVO) tätigen Kassen (z.B. Orts-, Innungs-, Betriebs-K.), die landwirtschaftlichen Krankenkassen, die See-, Bundesknappschafts- u. Ersatzkassen. Gewähren als Regelleistungen »Krankenhilfe«, »Wochen-« u. »Familienhilfe«, Sterbegeld. Versicherungspflicht besteht für Arbeiter, Angestellte, Rentner u. Arbeitslose bis zu einer bestimmten Einkommensgrenze, z.T. auch für Selbstständige; ansonsten besteht die Möglichkeit zur freiwilligen Versicherung oder zur Wahl einer privaten Krankenkasse. Aufgrund des Gesundheitsstrukturgesetzes besteht seit dem 1.1.1996 ein freies Krankenkassenwahlrecht. Versicherungspflichtige u. freiwillige Mitglieder (»Versicherungsberechtigte«) können seitdem zwischen den verschiedenen Krankenkassen (Orts-, Betriebs-, Ersatzkasse usw.) frei wählen.

**Kranken|kost:** die hinsichtlich Menge, Zusammensetzung u. Form auf die Bedürfnisse des Kranken ausgerichtete Ernährung (s.a. ▸Diät), z.B. Brei, Schonkost, Gallen-, Leber-, Magen-, Diabetikerdiät. **E** diet.

**Kranken|pflege:** Begriff, der überwiegend synonym zu ▸Pflege benutzt, z.T. nur mit der professionellen Pflege durch ausgebildetes Pflegepersonal gleichgesetzt wird. **E** nursing.

**Kranken|pflege|gesetz,** Abk. KrPflG: Gesetz, welches das Führen von Berufsbezeichnungen in der Krankenpflege sowie der Ausbildung (Voraussetzungen, Ziele, Dauer u. Inhalt) sowie die Abschlussprüfungen regelt. Die Ausbildung für ***Krankenschwestern*** u. ***Krankenpfleger*** u. für ***Kinderkrankenschwestern*** u. ***Kinderkrankenpfleger*** soll die Kenntnisse, Fähigkeiten u. Fertigkeiten zur verantwortlichen Mitwirkung bei der Verhütung, Erkennung u. Heilung von Krankheiten vermitteln. Die Ausbildung für ***Krankenpflegehelferinnen*** u. ***Krankenpflegehelfer*** beinhaltet das Erlangen von Kenntnissen, Fähigkeiten u. Fertigkeiten für die Versorgung der Kranken sowie die damit verbundenen hauswirtschaftlichen u. sonstigen Assistenzaufgaben in Stations-, Funktions- u. sonstigen Bereichen des Gesundheitswesens. Aktuelle Fassung des Gesetzes vom 4.6.1985, zuletzt geändert durch Gesetz vom 17.11.2000 (BGBl. I, S. 1513).

**Krankenpflegehelfer(in):** Pflegekraft mit durch das ▸Krankenpflegegesetz geregelter abgeschlossener 1-jähriger Ausbildung, die Pat. unter Anleitung einer Pflegefachkraft qualifiziert betreut u. pflegt.

**Krankenpfleger:** männl. Berufsbezeichnung in der ▸Pflege. S.a. ▸Krankenschwester.

**Krankenschwester:** professionelle Pflegefachkraft mit durch das ▸Krankenpflegegesetz geregelter abgeschlossener 3-jähriger Ausbildung, die Menschen selbstständig u. eigenverantwortlich pflegt. Die männl. Berufsbezeichnung lautet Krankenpfleger. ***Aufgaben:*** K. führen eine sach- u. fachkundige, umfassende u. geplante ▸Pflege durch, zu der neben eigenen Verantwortungsbereichen (Grundpflege) auch die Durchführung u. Überwachung ärztlicher Verordnungen (Behandlungspflege) gehören. Schwerpunkte sind außerdem Vorbereitung, Assistenz u. Nachbereitung bei diagn. u. ther. Maßnahmen, die Einleitung lebensnotwendiger Sofortmaßnahmen bis zum Eintreffen des Arztes u. die Beobachtung des körperlichen u. seelischen Zustandes

des Pat. u. der Umstände, die dessen Gesundheit beeinflussen. Zum Tätigkeitsbereich gehören auch die Anregung u. Anleitung zu gesundheitsförderndem Verhalten (Prävention) sowie die Erledigung von Verwaltungsaufgaben, die in unmittelbarem Zusammenhang mit der Pflege stehen. ***Arbeitsbereiche:*** Pflegende arbeiten überwiegend in Krankenhäusern, Arztpraxen, Altenheimen, der Hauskrankenpflege u. anderen Bereichen des Gesundheitswesens. ***Ausbildung:*** Voraussetzungen für die Ausbildung an einer staatlich anerkannten Krankenpflegeschule sind der Realschulabschluss oder eine gleichwertige Ausbildung, die Vollendung des 17. Lebensjahres u. die gesundheitliche Eignung. Die Ausbildung wird mit einer staatlichen Prüfung abgeschlossen. Eine Vielzahl von Weiterbildungen ermöglicht die ***Spezialisierung*** in bestimmten Fachgebieten (z. B. Fachkrankenschwester für Anästhesie, Intensivpflege, psychiatrische Pflege), im Bereich Management (z. B. Diplom-Pflegewirtin, Pflegedienst- bzw. Stationsleitung) u. in der Ausbildung (z. B. Diplom-Pflegepädagogin, Lehrerin für Pflegeberufe, Praxisanleiterin). Träger dieser Weiterbildungsmaßnahmen, die in Vollzeitform oder berufsbegleitend absolviert werden können, sind Kliniken, Weiterbildungsinstitute, Fachhochschulen u. Universitäten. Zulassungsvoraussetzungen sind in allen Fällen die 3-jährige Grundausbildung u. entsprechende Berufserfahrung.

**Kranken|versicherungs|recht:** alle gesetzlichen Bestimmungen zur Abdeckung der Kosten für ambulante u. stationäre Behandlung bei Krankheit, für Krankenhilfe, Einkommensausfall bei Krankheit, Mutterschaftshilfe, Schwangerschaftsabbruch nach Indikationsstellung durch eine Gutachterkommission, Sterilisation, Sterbegeld u. Familienhilfe sowie Rehabilitation; maßgeblich sind v. a. die ▸Reichsversicherungsordnung (RVO) u. die gesetzliche Regelung der Personenversicherungen bei freiwillig Krankenversicherten; s. a. ▸Unfallversicherungsrecht, ▸Krankenkassen.

**Krankheit: 1)** subjektives u./oder objektives Bestehen körperlicher u./oder geistig-seelischer Störungen bzw. Veränderungen (s. a. ▸Gesundheit). Im Arbeitsrecht u. in der Sozialversicherung der regelwidrige Verlauf leiblicher, seelischer oder geistiger Lebensvorgänge, der Krankenpflege notwendig macht u. Arbeitsunfähigkeit zur Folge haben kann; in der Rentenversicherung die eingeschränkte Erwerbsfähigkeit. S. a. ▸Erb-, ▸Autoimmun-, ▸Berufs-, ▸Geschlechts-, ▸Infektionskrankheit, meldepflichtige ▸übertragbare Krankheiten. **E** illness, sickness, disease. **2) Krankheitsbegriff:** das »Etikett« für eine aus ätio-, morpho-, typologischen oder anderen Gründen zusammengefasste Gruppe von Krankheitsabläufen, die als Entität mit mehr oder weniger typischen Zeichen (Symptomen) aufgefasst wird (s. a. ▸Syndrom, ▸Symptomenkomplex). – In der Psychiatrie unterschieden als K. mit körperlichem Korrelat (Hirnkrankheit, Hirnabbauprozess, Begleiterscheinungen einer Allgemeinkrankheit), als seelenveränderndes Geschehen mit vermutetem körperlichem Korrelat (endogene Psychose, Schizophrenie, manisch-depressive Erkr.) sowie als Variation menschlichen Lebens u. Handelns mit deutlicher Normabweichung (Psychopathie, Neurose, Intelligenztiefstand). **E** disease.

**Krankheits|erreger:** ▸Erreger; s. a. ▸Mikroorganismus. **E** disease agent.

**Krankheits|lehre:** ▸Nosologie; s. a. ▸Pathologie.

**Krankheits|mitigierung:** Abwandlung eines typischen Krankheitsbildes i. S. der Leicht- oder Abortivform, z. B. bei Masern durch Immunglobulin-Gaben (passive Immunisierung). **E** mitigation.

**Krankheits|überträger:** ▸Überträger, ▸Konduktor. **E** disease carrier.

**Krankheits|ursache,** Ätiologie: der eine Krankheit bedingende innerliche = endogene (Anlage, Disposition, Diathese) oder äußerliche = exogene Faktor (z. B. Chemikalie, bekanntes Gift, Klima, ionisierende Strahlen, Verletzung, Parasit, Mikroorganismus). S. a. ▸Pathogenese. **E** etiology. – **K. in der TCM:** in der ▸Traditionellen Chinesischen Medizin (TCM) gelten als Krankheitsauslöser: sieben innere emotionelle Faktoren (Angst, Ärger, Schreck, Freude bzw. Erregung, Sorge, Kummer), sechs äußere, klimatische Faktoren (Kälte, Wind, Feuer, Hitze, Feuchtigkeit, Trockenheit), Fehlernährung, falsche Lebensweise, Traumata, Parasiten und genetische Faktoren.

**Krankheits|verhütung:** ▸Prophylaxe, ▸Prävention.

**Kranz|arterie:** ▸Arteria coronaria; s. a. ▸Koronar...

**Kranz|furche:** ▸Sulcus coronarius.

**Kranz|naht|resektion:** operative Entfernung der Kranznaht (▸Sutura coronalis) des Schädels; v. a. bei Hirndruck als Folge prämaturer ▸Kraniosynostose i. S. »Turmschädel«. **E** resection of coronary suture.

**Kranz|star,** Cataracta coronaria: grauer Star als kranzförmige Trübung der Rindenschicht der Augenlinse. **E** coronary cataract.

**K-RasA:** ▸Ras-Gen. Analog: **K-RasB.**

**Krasen|lehre** *(griech. krasis = Mischung; Getränk)*: historische Krankheitslehre auf dem Boden der Hippokratischen Humoralpathologie, die eine Abhängigkeit örtlicher Krankheitsvorgänge von der Mischung der Körpersäfte postulierte. **E** humoral theory.

**Krato|meter:** in der Orthoptik verwendete Prismenleiste zur subjektiven Bestimmung des Schielwinkels am MADDOX-Kreuz. **E** kratometer.

**Krato|therme:** Thermalquelle mit > 1 g fester gelöster Bestandteile pro kg Wasser.

**Kratschmer(-Holmgren)-Reflex:** über den Trigeminus ausgelöster reflektorischer Atemstillstand mit Herzstillstand durch Einwirkung stark reizender Stoffe (Äther, Chloroform, Essigsäure) auf die Nasenschleimhaut. **E** Kratschmer-Holmgren reflex.

**Kratz|test,** Skarifikationstest: ▸Allergentestung durch Aufbringen einer Lösung des verdächtigen Antigens auf eine angeritzte (aber nicht blutende) Hautstelle. Bei Allergie tritt nach 5–20 Min. als Reaktion vom Soforttyp eine große Quaddel mit spinnenfußartigen Ausläufern u. rotem Hof auf. **E** scratch test.

**Kratz(würm)er:** ▸Acanthocephala.

**Kraurosis,** Craurosis: atrophisierend-sklerosierender Schrumpfungsprozess der Halbschleimhäute mit starkem Juckreiz. Gilt (wie auch die ▸Leukoplakie) als ▸Präkanzerose. ***Ätiol.:*** K. penis und K. vulvae entstehen am häufigsten durch einen Lichen sclerosis et atrophicus. **E** kraurosis. – **K. penis:** K. der Vorhaut u. Eichel; führt evtl. zum narbigen Verschluss der Harnröhrenmündung. – **K. vulvae:** ältere Bezeichnung für ▸Vulvadystrophie.

**Krause** (**1)** ARLINGTON COLTON K., geb. 1896, amerik. Augenarzt; **2)** FEDOR K., 1857–1937, Chirurg, Berlin; **3)** KARL FRIEDRICH THEODOR K., 1797–1868, Anatom, Hannover; **4)** WILHELM K., 1833–1910, Anatom, Berlin). – **K.-Band** (KARL FRIEDRICH THEODOR K.): ▸Ligamentum transversum perinei. – **K.-Drüsen** (KARL FRIEDRICH THEODOR K.): ▸Glandulae conjunctivales. **E** Krause's glands. – **K.-Heine(-Uhthoff)-Zeichen** (WILHELM K.): Hypotonie der Augäpfel im ▸Coma diabeticum. **E** Uhthoff's sign. – **K.-Körperchen, K.-Endkolben** (WILHELM K.), Corpuscula bulboidea: kolbenförmiger Mechanorezeptor mit knäuelartig verschlungenen Axonen, von einer Kapsel umgeben; v. a. in der Mund-, Zungen- u. endständigen Mastdarmschleimhaut. **E** Krause's corpuscles. – **K.-Membran** (WILHELM K.): ▸Z-Streifen. – **K.-Plastik** (FEDOR K.): Hautdefektdeckung durch einen frei transplantierten Kutislappen (▸WOLFE-KRAUSE-Lappen). – **K.-Reese-Syndrom** (ARLINGTON COLTON K.): ▸REESE(-BLODI-KRAUSE)-Syndrom.

**Kraushaar:** kurzes, schafwollartig oder zickzackförmig gekräuseltes Haar; z. B. bei Wollhaarnävus, ▸MENKES-Syndrom (»**Kraushaarsyndrom**«). **E** kinky hair.

**Krea|tịn** *(griech. kreas = Fleisch):* ▶Creatin.
**Kreatinin:** ▶Creatinin.
**Krebs:** Bezeichnung für bösartige Tumoren (▶Malignom), i.e.S. für Tumoren epithelialer Herkunft: ▶Carcinoma, ▶Karzinom; s.a. ▶Präkanzerose. E cancer.
**Krebs|angst:** ▶Karzinophobie. E cancerophobia.
**Krẹbs|ekzem (der Brust):** ▶PAGET-Krebs.
**Krebs|entstehung:** ▶Karzinogenese. E canceration.
**Krebs erzeugende Substanzen:** ▶Karzinogene.
**Krebs|früherkennung:** s.u. ▶Vorsorgeuntersuchung.
**Krẹbs|gene:** ▶Onkogene.
**Krebs|milch:** milchartige Absonderung aus der Schnittfläche eines Karzinoms; Produkt fettiger Degeneration u. des Zellzerfalls. E cancer milk.
**Krebs|nabel:** Einziehung an der Oberfläche von knotigen Krebsmetastasen; Folge der zentralen Degeneration von Tumorgewebe u. nachfolgender Schrumpfung.
**Krẹbs|noxe:** Krebs auslösende Schädlichkeit; ▶Karzinogen; s.a. ▶Onkogen.
**Krebs|perle:** *Pathologie* ▶Hornperle.
**Krebs|register:** zentrale Sammel- u. Auswertungsstelle für Daten über möglichst alle in einer definierten Bevölkerung an Malignomen erkrankten Patienten (auf regionaler bzw. nationaler Ebene); aus Gründen des Datenschutzes nicht unumstritten. In der Bundesrepublik Deutschland gibt es u.a. bevölkerungsbezogene K. in Hamburg, im Saarland, in Baden-Württemberg, ein gemeinsames K. der neuen Bundesländer u. Berlins, ein regionales K. in Münster sowie ein bundesweites Kinder-K. in Mainz. Seit 1.1.1995 ist ein Gesetz in Kraft, das alle Bundesländer verpflichtet, innerhalb von 5 Jahren flächendeckende, bevölkerungsbezogene K. nach einheitlichen Kriterien für die zu erhebenden Daten u. deren Verschlüsselung einzurichten. Die Ärzte müssen die Patienten über die Meldung informieren, u. diese können jederzeit verlangen, dass ihre Daten gelöscht werden.
**Krebs-Syndrom, familiäres:** ▶cancer family syndrome.
**Krebs|viren:** ▶Tumorviren. E cancer viruses.
**Krebs|vorsorge:** s.u. ▶Vorsorgeuntersuchungen.
**Krebs|vorstufen:** ▶Präkanzerose (s.a. ▶Carcinoma in situ).
**Krebs|zapfen:** *Pathologie* **1)** zapfenartig gegen die Hohlorganlichtung vorspringende Wucherung eines bösartigen Tumors. **2)** durch Druck ausquetschbares weißlich-gelbes »Nest« beim Plattenepithelkarzinom.
**Krebs-Zyklus** (SIR HANS A. K., 1900–1981, Biochemiker, Sheffield; 1953 Nobelpreis für Medizin): *Biochemie* **1)** ▶Citratzyklus. E Krebs cycle. **2)** Ornithinzyklus. **3) K.-Henseleit-Zyklus:** die Synthese von ▶Harnstoff aus Aminogruppen basischer Aminosäuren u. $CO_2$. Störung des Zyklus (z.B. bei Mangel an basischen Aminosäuren, bei Ornithintranscarbamylase-Mangel, Citrullin-, Argininosuccinurie) führt zu massivem Ammoniakanstieg im Blut.
**Kreis|beschleuniger:** s.u. ▶Betatrontherapie.
**Kreis|lauf:** ▶Blutkreislauf. E circulation, cardiovascular system. – **K., extrakorporaler:** Blutumleitung außerhalb des Körpers zur zeitweiligen Ausschaltung des Herzens oder eines Kreislauf-, Gefäßabschnittes bei Operationen am eröffneten Herzen bzw. an großen Blutgefäßen; z.B. an großen Arterien als pumpenloser arterioarterieller ▶Shunt nach Ausklemmen des erkrankten Abschnitts; meist als venoarterielle Umleitung des Gesamtkreislaufs mittels ▶Herz-Lungen-Maschine (=kardiopulmonaler ▶Bypass); ferner als Doppelpumpenprinzip. E extracorporeal c. – **K., fetaler:** das den Dottersack- u. Allantoiskreislauf ablösende Kreislaufsystem des Fetus, das über die Nabelschnurgefäße mit dem Plazentakreislauf verbunden ist (s. Abb.) u. bis zur Geburt funktioniert, wobei beide Herzhälften nur für den Körperkreislauf tätig sind. In der Plazenta arterialisiertes Blut tritt durch die Nabelvene ein u. fließt z.T. – mit wenig Pfortaderblut vermischt – zur Leber, z.T. durch den Ductus venosus an der Leber vorbei in die untere Hohlvene (mischt sich mit venösem Blut der unteren Körperhälfte) u. gelangt über den rechten u. – via Foramen ovale – linken Vorhof u. Ventrikel in den großen Kreislauf; das Blut aus der oberen Hohlvene geht über die rechte Herzhälfte, den Stamm der Arteria pulmonalis u. den Ductus arteriosus (d.h. ebenfalls an den noch nicht funktionierenden Lungen vorbei) in die Aorta descendens. Aus der Aorta fließt das Blut zur Regeneration (Stoffaustausch) durch die Nabelschnurarterien in die Plazenta. Nach der Geburt, mit Eintreten der Lungenatmung u. Fortfall des Plazentakreislaufs, erfolgt Umstellung durch Funktionsaufnahme des Lungenkreislaufs, eine Trennung der Pumpleistung beider Herzhälften, u. zwar durch Kollaps (u. Verödung der Nabelvene u. des Ductus venosus) sowie Ventilverschluss des Foramen ovale u. Kollaps (u. Verödung) des Ductus arteriosus. E fetal c. – **K., großer:** der Körperkreislauf (=Systemkreislauf). E greater c. – **K., kleiner:** der ▶Lungenkreislauf. E lesser c.

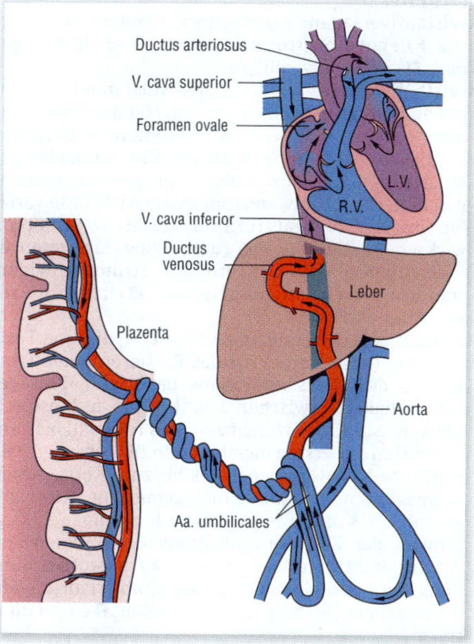


**Kreislauf, fetaler.** [87]

**Kreislauf|dekompensation:** ▶Schock, ▶Herzdekompensation. E circulatory decompensation.
**Kreislauf|entlạstungs|reflex:** ▶BEZOLD-JARISCH-Karotissinusreflex; s.a. ▶Depressorreflex.
**Kreislauf|funktions|proben:** Prüfung der Herz-Kreislauf-Funktion in Ruhe u./oder unter Belastung (z.B. durch Treppensteigen, Orthostase, Ergometrie bzw. *pharm* durch Kreislaufmittel-Gaben). Registriert werden arterieller u. venöser Blutdruck, Puls, Atemfrequenz, EKG etc. Ausführung z.B. nach ▶SCHELLONG, DELIUS-REINDELL, CRAMPTON, BÜRGER (Pressdruckprobe), MASTER (Stufentest), KALTENBACH-KLEPZIG (Klettertest), als Atemanhalteversuch, Histamin-, Cold-Pressure-Test, Belastungs-EKG. E tests for circulatory function.
**Kreislauf|kollaps:** Versagen der Kreislaufregulation; ▶Schock (bzw. kurzfristig u. fragmentarisch auftretende Formen des Schocks). S.a. ▶Regulationsstörung (hypotone), ▶Orthostasesyndrom, ▶Synkope, ▶Kollaps. E circulatory collapse, shock.
**Kreislaufmittel:** sich auf den Blutkreislauf auswirkende Arzneimittel (▶Kardiaka, einschließlich Koronar-

mittel; ▸Antihypertensiva, ▸Antihypotonika etc.). **E** cardiovascular agents.

**Kreislauf|regulation:** *Physiologie* die reflektorische Beeinflussung des Herz-Gefäß-Systems i.S. einer bedarfsgerechten Blutzirkulation. Als **zentrale K.** die durch ▸Regelkreise, die durch Weit- u. Engstellungen (▸Vasodilatation u. ▸Vasokonstriktion) von Systembereichen das Blut angemessen auf arbeitende u. ruhende Organe verteilen. Die entsprechenden ▸Kreislaufzentren erhalten hierfür Afferenzen, v.a. aus den sinuaortalen Rezeptoren (▸Barorezeptoren), u. geben ihre efferenten Impulse über vegetative Nerven an die Blutgefäße; dadurch wird – über die Blutverteilung hinaus – auch der Druck des Systems insgesamt reguliert, d.h., es werden hebende bzw. senkende pressorische bzw. depressorische Reaktionen ausgelöst (s.a. ▸Blutdruck, ▸Herzregulation, ▸Karotissinus-, ▸Bezold-Jarisch-Reflex); ▸Regulationsstörung. **E** circulatory regulation. – **K., periphere:** K. in der Kreislaufperipherie durch lokale u. autonome Reaktionen der Gefäßmuskulatur auf Stoffwechselprodukte, gefäß- = vasoaktive Substanzen (z.B. $CO_2$, Acetylcholin, Histamin), auf das ▸pH sowie auf Temperatur- u. Dehnungsreize (s.a. ▸Bayliss-Effekt).

**Kreislauf|versagen:** s.u. ▸Schock, ▸Herzinsuffizienz; s.a. ▸Regulationsstörung (hyper- bzw. hypodyname). **E** circulatory collapse.

**Kreislauf|widerstand:** der Gefäßwiderstand, errechnet als Quotient aus Blutdruck u. Herzminutenvolumen. – Der totale periphere Strömungswiderstand ergibt sich aus der Summe der hintereinander geschalteten u. der Summe der Kehrwerte der parallel geschalteten Gefäßwiderstände; die wichtigste variable Größe ist der – als reziproker Wert der 4. Potenz wirksame – Gefäßradius (daher sind Arteriolen u. Präkapillaren der Ort größten Strömungswiderstands = ▸»Widerstandsgefäße«). **E** circulatory resistance.

**Kreislauf|zeit,** Blutumlaufzeit: die Zeit, die eine Testsubstanz (▸Indikator) für das Passieren einer Teststrecke des Kreislaufsystems benötigt (»Reisegeschwindigkeit« zwischen Applikations- u. Messort). Als kürzeste K. (= Erscheinzeit) das Intervall bis zum Eintreffen der ersten messbaren Indikatormenge; als häufigste K. (= Gipfelzeit) das bis zum Konzentrationsmaximum des Indikators gemessene Intervall; als mittlere K. das Intervall bis zu demjenigen Abszissenwert der Zeit-Konzentrations-Kurve, der deren Schwerpunkt entspricht; s.a. ▸Farbstoffverdünnungsmethode (dort Abb.). – Als grob orientierende K. die Äther-, Decholin-, Arm-Ohr-Zeit. **E** circulation time.

**Kreislauf|zentralisation:** ▸Zentralisation. **E** circulatory centralization.

**Kreislauf|zentrum: 1) K., bulbäres,** medulläres K.: das im unteren Teil der Formatio reticularis der Medulla oblongata gelegene Zentrum für ▸Kreislaufregulation; seine seitlichen, hoch autonomen Teile wirken blutdrucksteigernd (pressorisch), seine medialen, vom Aortensinus aus aktivierbaren, wenig autonomen Anteile blutdrucksenkend (depressorisch; ▸Depressor). **2) K., dienzephales,** hypothalamisches K.: das den übrigen Zentren der ▸Kreislaufregulation übergeordnete, im Hypothalamus gelegene K. Seine unteren Anteile sind pressorisch, die vorderen (rostralen) depressorisch wirksam. Wird beeinflusst vom limbischen System u. von der Hirnrinde. – **K., spinales:** das dem medullären K. nachgeordnete Zentrum in der Seitensäule des Rückenmarks (in dessen Brust-, Lendenteil); wirkt vasokonstriktorisch. **E** center of circulatory regulation.

**Kreiß|bett,** Entbindungsbett: ein am Übergang zum Fußdrittel geteiltes u. auseinander schiebbares Bett mit stufenlos verstellbarer Klemmrücklehne u. Beinstützen; ermöglicht – ohne Umlagerung – Zangenanwendung, Vakuumextraktion, Episiotomienaht etc. **E** delivery table.

**Kreißen** *(von kreischen = schreien):* das Gebären. **E** (to be in) labor.

**Kreiß|saal:** der mit geburtshilflichem Instrumentarium u. Reanimationsgeräten ausgestattete, aseptisch betriebene Entbindungsraum eines Krankenhauses. **E** labor room, delivery r.

**Kreis|system,** Kreisatemsystem: an Narkosegeräten ein zwischen Patient u. Frischgaszufuhr positioniertes Narkosesystem, dessen Leitungselemente (In- u. Exspirationsschenkel des Schlauchsystems; mit Narkosemittel-Luft[$O_2$]-Gemisch) zu einem Kreis geschlossen sind, so dass die ausgeatmete u. Narkosegase bzw. -dämpfe enthaltende Luft nach Passieren eines $CO_2$-Absorbers u. entsprechender Ventile wieder eingeatmet wird (»**geschlossenes K.**« = ▸»Rückatmungssystem«). Meist genutzt als **halb geschlossenes K.,** d.h. unter Entweichenlassen des den effektiven Verbrauch übersteigenden Gaszuflusses über ein Überdruckventil. – Vorteile: höherer Wasserdampfgehalt im eingeatmeten Gemisch, Einsparung von Narkosemitteln. Entsprechend auch Bezeichnung für die Narkosemethode. **E** (semi)closed anesthetic system.

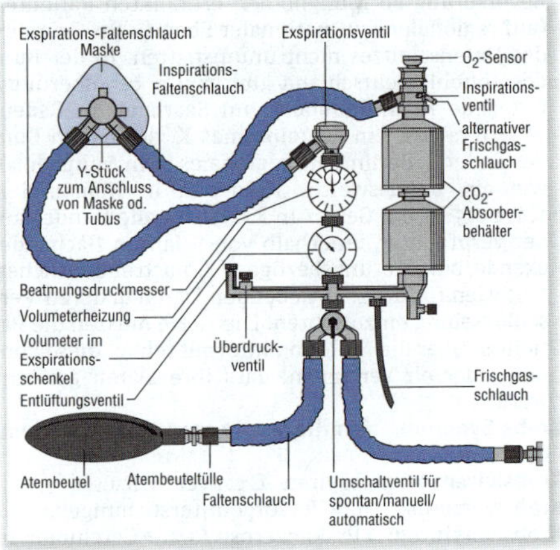


**Kreissystem:** schematische Übersicht des Atemsystems (Dräger). [314]

**Kremaster|reflex:** als Fremdreflex durch Hautreize an der Innenseite des Oberschenkels ausgelöste, ein Aufsteigen des gleichseitigen Hodens bewirkende Kontraktion des ▸Musculus cremaster. **E** cremasteric reflex.

**Kreno|therapie:** ▸Balneotherapie. **E** crenotherapy.

**Kreosot:** durch Destillation aus Buchenholzteer gewonnenes Gemisch aus Guajakol, Creosol u. Creosolen; ***Anw.*** in der Homöopathie als ▸Expectorans. **E** kreosot.

**Krepitation:** ▸Crepitatio, ▸Knisterrasseln. **E** crepitation.

**Kresole:** antiseptisch wirksame Substanzen (Phenolderivate); Vergiftungserscheinungen wie bei ▸Phenolvergiftung. **E** cresols.

**Kresyl|blau:** ▸Brillantkresylblau.

**Kreszendo...:** ▸Crescendo...

**Kre|szen|dogeräusch:** *Kardiologie* s.u. ▸Crescendo...

**Kreta|fieber:** ▸Q-Fieber. **E** Creta fever.

**Kretinismus:** *Endokrinologie* bei fetal aufgetretenem Schilddrüsenhormon-Mangel (z.B. schwerer Jod-/Schilddrüsenhormon-Mangel der Mutter) zu beobachtende Kombination bestimmter dauerhafter Entwicklungsstörungen des Skelett- u. Nervensystems sowie typischer Hautveränderungen. Unterschieden als endemischer u. als sporadischer K. ***Klinik:*** Hinweise auf einen pränatal bestehenden Schilddrüsenhormonmangel sind verlängerte Schwangerschaftsdauer, erhöhtes Geburtsgewicht u. v.a. ein prolongierter Icterus neonatorum. Symptome beim Neugeborenen sind außerdem Makroglossie, Obstipation, Trinkschwäche, Bewegungsarmut, vermehrtes Schlafbedürfnis u. trockene, blasse, kühle Haut, später Retardierung der intellektuellen u. psychosomatischen Entwicklung. ***Diagn.:*** postnatales TSH-Screening zur Vermeidung von Folgeschäden einer unerkannten Hypothyreose. E cretinism. – **K., endemischer:** K. ohne oder mit Kropf (Kropfkretinismus) als Folge fetalen Jodmangels in Kropfgebieten (z.B. in den Alpen, Pyrenäen). E endemic c. – **K., sporadischer:** K. mit oder ohne Kropfbildung infolge Bildungsstörung (Dys- oder Agenesie) der Schilddrüse bzw. infolge angeborener Störung der Jodverwertung (betreffend Jodidtransport bzw. -konversion in organische Form, Thyroninbildung aus Tyrosinen, Thyreoglobulinsynthese; ferner bei Dehalogenasemangel) oder infolge Schilddrüsenerkrankung (▸Thyreoiditis). E sporadic c.

**kretinoịd:** mit äußerlichen Merkmalen eines Kretins (aber ohne entsprechende geistig-seelische Merkmale); mit nur gering ausgeprägtem Kretinismus. E cretinoid.

**Kretschmer-Konstitutionstypologie** (ERNST K., 1888–1964, Psychiater, Marburg, Tübingen): Klassifikation der Körperbautypen des Menschen unter Bezugnahme auf die zwischen »Körperbau u. Charakter« (u. unter Einbeziehung psychischer Krankheiten) bestehenden Wechselbeziehungen. An körperlichen Merkmalen werden berücksichtigt Rumpfproportionen, Oberflächenrelief, Form der Gliedmaßen, des Kopfes u. Halses, Behaarung; s.a. ▸Konstitution. Demnach gehören zum pyknischen Typ der zyklothyme Charakter (mit fließenden Übergängen zwischen abnormen zykloiden Charaktervarianten u. manisch-depressiver Erkrankung), zum leptosomen Typ die Schizothymie (mit Schizoidie als Abnormitätsvariante u. mit Schizophrenie als krankhafter Steigerung), zum athletischen Typ der schizothyme Charakter (mit Affinität zu Schizophrenie u. Epilepsie), zum dysplastischen Typ die Schizothymie. Die von K. postulierten Zusammenhänge zwischen Körperbau u. Charakter haben sich bislang nicht eindeutig bestätigt. E Kretschmer types.

**Kreuz:** Kurzbezeichnung für Kreuzbein(gegend), evtl. einschließlich des Lumbalbereichs. E sacral region.

**Kreuz|all|ergie:** eine Gruppenallergie (»Paragruppenallergie«), bei der der gebildete Antikörper auch mit einem dem ursprünglichen Allergen verwandten Antigen reagiert. E cross hypersensitivity, cross-reacting allergy.

**Kreuz|band:** *Anatomie* **1)** ▸Ligamentum cruciatum (anterius u. posterius) des Kniegelenks. **2)** ▸Ligamentum cruciforme atlantis. E cruciate ligament.

**Kreuzband|riss:** Riss des vorderen oder hinteren Kreuzbandes des Kniegelenkes. Leitsymptom ist das ▸Schubladenphänomen. E cruciate rupture.

**Kreuz|bein:** ▸Os sacrum. E sacrum.

**Kreuzbein|fraktur:** s.u. ▸Beckenfraktur. E sacral fracture.

**Kreuzbein|geflecht:** ▸Plexus sacralis. E sacral nerve plexus.

**Kreuz|biss:** Fehlokklusion im maximalen Vielpunktkontakt der Zahnreihen, bei der die gedachten Verbindungslinien gleichlaufender Höcker bei einzelnen Zähnen, Abschnitten der Zahnreihe oder der gesamten Zahnreihe nicht parallel verlaufen, sondern sich kreuzen. Dabei stehen die Oberkiefer-Höckerreihe gaumenwärts (palatinal) u./oder die innen liegende Unterkiefer-Höckerreihe wangenwärts (bukkal). E crossbite.

**Kreuz|blut:** Blut, das dem Empfänger einer Bluttransfusion zur sog. ▸Kreuzprobe abgenommen wird.

**Kreuz-Darmbein-Gelenk:** ▸Articulatio sacroiliaca. E sacroiliac joint.

**Kreuz|dorn:** ▸Rhamnus catharticus.

**Kreuz|dreieck:** beim Mann das der ▸MICHAELIS-Raute entsprechende Dreieck im Kreuzbeingebiet, begrenzt von den Wülsten der bds. Gesäßmuskulatur u. des M. erector spinae. E sacral triangle.

**Kreuz|immunität:** erworbene ▸Immunität nicht nur gegen das die Antikörperbildung auslösende (»homologe«) Antigen, sondern auch gegen weitere Antigene mit der gleichen oder einer ähnlichen determinanten Gruppe (s.a. ▸Kreuzreaktion). E cross immunity.

**Kreuz|infektion:** die gegenseitige Ansteckung zweier an verschiedenen Infektionskrankheiten erkrankter Personen. E cross infection.

**Kreuz|kopf:** **1) Metopismus:** Schädel mit ▸Kreuznaht. E metopism. **2)** Kopffehlform mit Stirn- u. Scheitelhöckern u. dazwischen furchenförmig eingesunkenen Schädelnähten bei Kraniotabes.

**Kreuz|kraut:** s.u. ▸Senecio.

**Kreuz|naht:** *Anatomie* Variante der Schädelnähte, wobei die fortbestehende (»persistierende«) Sutura frontalis (»S. metopica«) mit der – normalen – Pfeil- u. Kranznaht ein vollständiges Kreuz bildet.

**Kreuz|otter,** Vipera berus: eine in Europa u. Asien heimische Giftschlange (Viperidae) mit kreuzartiger Zeichnung des Kopfbereiches u. zickzackförmiger Bandzeichnung im Rückenbereich. Ihr Biss führt zu Lymphangitis u. Allgemeinsymptomen durch hämo- u. proteolytische Gifte. E adder, European viper.

**Kreuz|probe:** In-vitro-Prüfung der serologischen Blutgruppenverträglichkeit von Spender- u. Empfängerblut, indem rote Blutkörperchen (»Ery«) des Empfängers mit Blutserum des Spenders (= Minorprobe) oder Empfängerserum mit Spender-Ery (= Majorprobe) im Reagenzglas oder auf einem Objektträger zusammengebracht u. 20 Min. bei 37 °C gehalten werden. Eine beim Ablesen der Probe makroskopisch u. mikroskopisch (80fache Vergrößerung) erkennbare Verklumpung (▸Agglutination) = positive K. zeigt Blutgruppeninkompatibilität – u. damit absolute Kontraindikation für eine Transfusion – an. Falsch positive Agglutination kann durch Testung in Kochsalz- (bei Raumtemperatur) u. Albumin-Milieu (»Supplement-Test«; bei 37 °C) ausgeschlossen werden; als 3. Stufe findet Anw. der indirekte COOMBS-Test (Nachweis von Anti-K, -$Fy^a$ u. anderer inkompletter Wärme-Autoantikörper); s.a. ▸biologische Probe, ▸Zytotoxizitätstest (vor Organtransplantationen). E crossmatching.

**Kreuz|reaktion:** in vitro oder – bei Allergie – im Organismus (»in vivo«) eintretende ▸Antigen-Antikörper-Reaktion im Fall der ▸Kreuzimmunität; tritt auf als Reaktion auf Antigene verwandter Bakterienarten, wenn bestimmte Untereinheiten innerhalb ihres »Antigenmosaiks« identisch sind, sowie bei Eiweißkörpern verwandter Tierarten u. bei künstlich konjugierten Antigenen (mit Strukturähnlichkeiten der angekoppelten Haptene). E cross reaction.

**Kreuz|resistenz,** Parallelresistenz: das »Übergreifen« der gegen ein bestimmtes Antibiotikum erworbenen Resistenz der Krankheitserreger auf andere – im Allgemeinen chemisch nahe verwandte, nach dem gleichen oder einem ähnlichen Prinzip wirksame – Substanzen (z.B. die K. Penicillin/Cephalosporine oder Tetracyclin/Sulfonamide). E cross-resistance.

**Kreuz|schmerzen:** ein- oder beidseitig im Kreuzbeinbereich (evtl. einschließlich der Lendenwirbelsäule u. der Kreuz-Darmbein-Gelenke) auftretende dumpfe, drückende Schmerzen, oft mit Ausstrahlung in das Bein oder die Leiste. Als Ermüdungsschmerz (v.a. bei Haltungsstörung) sowie bei Störung im Bewegungssegment (Zerrung, Wirbelblock, -gleiten, Reizung von Spinalnervenwurzeln), bei Erkrankung der Baucheingeweide, v.a. bei gynäkologischen Reizzuständen (u.a. bei graviditätsbedingter Instabilität der Wirbelsäule u. des Beckens). E sacroiliac pain, low-back pain.

**Kreuz|shunt:** *Kardiologie* bei der Transposition der großen Gefäße die den Blutaustausch zwischen Körper- und Lungenkreislauf garantierende anomale

Kreislaufverbindung (▸Shunt) innerhalb oder außerhalb des Herzens, d.h. über ein offenes Foramen ovale, einen persistierenden Ductus arteriosus, über erweiterte Bronchialarterien, einen Vorhof- oder Ventrikelseptumdefekt, Lungenvenenfehlmündungen. E crossed shunt.

**Kreuzungs|phänomen:** *Ophthalmologie* s.u. ▸GUNN. E crossing phenomenon.

**Kribbel|krankheit:** ▸Ergotismus convulsivus.

**Kriblüren** *(franz. crible = Sieb):* kleine Hirngewebslücken infolge Malazie bei Hirnarteriosklerose.

**kribri|form,** cribriformis: siebartig. E cribriform.

**Kriebel|korn:** Secale cornutum; s.a. ▸Ergotismus convulsivus.

**Kriebel|mücke:** ▸Simulium.

**kriechender Ausschlag:** ▸Larva migrans.

**Kriech|lappen|plastik:** *Chirurgie* Fernplastik (▸Wanderplastik) mit einem zunächst an eine Zwischenstation verpflanzten u. – nach Anheilen – in das endgültige Transplantatbett verpflanzten Hautlappen.

**Kriech|übungen:** *Orthopädie* ▸KLAPP-Kriechübungen.

**Kriegs|ödem:** ▸Hungerödem. E war edema.

**(v.) Kries** (JOHANNES V. K., 1853–1928, Physiologe, Freiburg): *Ophthalmologie* – **K.-Nachbild:** das 2. positive Nachbild. E v. Kries afterimage. – **K.-Zonentheorie:** (1894) Farben- u. Schwarzweißsehen kommen durch 2 verschiedene Rezeptorensysteme zustande; s.a. ▸Duplizitätstheorie.

**Kriko|arytenoid...:** die Ring- u. Gießbeckenknorpel (▸Cartilago cricoidea, ▸C. arytenoidea) betreffend.

**Kriko|tomie:** mediane Spaltung des Ringknorpels bei einschlägiger Kehlkopfstenose; evtl. erweitert als Krikothyreo-, Krikotracheo- oder Krikothyreotracheotomie. E cricotomy.

**Krim|fieber, hämor|rhagisches:** auf der Krim u. z.B. in Zentralafrika (als »Kongo-Krimfieber«) vorkommende akute hämorrhagische Krankheit, hervorgerufen durch das C-CHF-Virus (ein ▸ARBO-Virus [Bunyaviridae]; übertragen durch Hyalomma-Arten). Glieder- u. Kopfschmerzen, Gesichtsrötung, gefolgt von hämorrhagischem Ausschlag (als Enanthem u. masernartiges Exanthem mit Petechien). E (Congo-)Crimean hemorrhagic fever.

**Krino...:** Wortteil »absondern«, z.B. ▸endokrino...; s.a. ▸exokrin.

**Krinophagie:** die chemische Zersetzung eines im Überschuss gebildeten endokrinen Hormons durch die Lysosomen hormonbildender Zellen.

**Krippen|tod:** der plötzliche, unerwartete Tod im Säuglingsalter. S.u. ▸Kindstod, plötzlicher. E crib death, sudden infant death syndrome, SIDS.

**Krise,** Krisis, Crisis: plötzliche Störung aus scheinbar völliger Gesundheit heraus oder als akute Verschlimmerung eines chronischen Leidens, d.h. als Anfall, Attacke, Schock; s.a. ▸Crisis, ▸Crise. I.w.S. die Phase im Ablauf einer Krankheit, in der sich diese plötzlich u. entscheidend zum Guten oder Schlechten wendet (z.B. BASEDOW-, Blutdruck-, Fieberkrise). S.a. ▸kritisch. E crisis. – **K., aplastische:** Blutbildungskrise (Hypo- bis Aplasie der Hämatopoese), z.B. bei hämolytischer Anämie, bei bestimmten Infektionskrankheiten, als toxisch-allergische Reaktion. E aplastic c. – **K., cholin|ergische:** bei der ▸Myasthenia gravis durch Überdosierung der Cholinesterasehemmer bzw. verändertes Ansprechen auf diese Mittel bedingte Verschlimmerung der Muskelschwäche mit Auftreten von Krämpfen u. faszikulären Zuckungen, begleitet von vegetativen Symptomen (Miosis, Sekretionszunahme in Nase, Mund, Bronchien, Schwitzen, Koliken, Durchfälle). – **K., granulozytopenische:** Blutbildungsstörung (meist passagere Granulozytopenie bis Agranulozytose) im Verlauf eines schweren, v.a. virusbedingten Infekts sowie durch knochenmarkschädigende Substanzen (auch durch Zytostatika) sowie durch Strahleninsult. E granulocytopenic c. – **K., hämolytische:** s.u. ▸hämolytisch. – **K., hypopituitäre:** akute Störung der Vitalfunktionen infolge Versagens der Hypophyse u. sekundär der nachgeordneten innersekretorischen Drüsen, insbesondere der Nebenniere(nrinde). E hypopituitary c. – **K., myasthenische:** bei Myasthenia gravis pseudoparalytica nach Thymektomie sowie bei Unterdosierung von Prostigmin auftretende akute Zunahme der Muskelschwäche infolge Acetylcholin-Mangels; unbehandelt mit oft tödl. Ausgang infolge Lähmung der Atem- u. Schluckmuskulatur. E myasthenic c. – **K., psychische:** Zusammenbruch der seelischen Bewältigungsmechanismen oder Konfliktlösungsstrategien; kann sich in Erregungszuständen, depressiven Verstimmungen, Selbsttötungshandlungen äußern, stellt jedoch oft auch die Voraussetzung für durchgreifende positive Veränderungen der Lebenshaltung dar. – **K., tabische:** bei Tabes dorsalis auftretende heftige, oft kolikartige Schmerzattacken, begleitet von motorischen u. sekretorischen Reizerscheinungen; z.B. Augen-, Nasen-, Pharynx-, Oblongata-, Pons-, Herz(-Gefäß)-K. (als Angina pectoris), v.a. aber als Eingeweidekrise (viszerale oder intestinale K.), z.B. der Speiseröhre (evtl. mit anhaltendem Aufstoßen als »Zwerchfell-K.«), des Magens (▸gastrische Krise). E tabetic c.

**Krisen|intervention:** i.e.S. Bez. für psychosoziale Unterstützung in einer akuten seelischen Notsituation; z.B. mit Gesprächsangebot u./oder Versuchen, Möglichkeiten (u. Grenzen) zur Bewältigung der Krise auszuloten; Angebot konkreter Hilfen (Schlafmöglichkeit, Hilfe bei Behörden etc.); evtl. weitergehende psychotherapeutische Hilfe (z.B. Kurzpsychotherapie). K. leisten u.a. sozialpsychiatrische Dienste, kirchliche Einrichtungen, Telefonseelsorge, ambulante Einrichtungen psychiatrischer Krankenhäuser.

**Krista:** *Anatomie* ▸Crista.

**Krista|bohrung:** ▸Beckenkammpunktion.

**Kristall:** fester Körper, dessen Atome oder (meist) Ionen 3fach-periodisch, d.h. raumgittermäßig angeordnet sind, so dass seine ungestörten Oberflächen innerhalb eines bestimmten Temperatur- u. Druckbereiches die Grenzflächen mit der geringsten Oberflächenenergie darstellen. – Kristallsysteme: kubisch (regulär), rhomboid, mono- u. triklin (mit je 3 senkrecht aufeinander stehenden optischen Hauptachsen), tetra- u. hexagonal (optisch einachsig). E crystal.

**Kristall|arthro|pathien:** Ablagerungen verschiedenartiger Kristalle in Gelenkknorpel oder Sehnenansätzen, die entweder symptomlos bleiben oder zu unterschiedlichen Erkrankungen (je nach Ort der Kristallablagerung) führen, z.B. Gicht, Chondrokalzinose, kalzifizierende Periarthritis.

**Kristallin:** das Eiweiß in der Augenlinse. E crystalline.

**Kristallisations|probe:** **1)** *Gerichtsmedizin* s.u. ▸TEICHMANN-Kristalle. **2)** *Gynäkologie* ▸Farnkrautphänomen. E crystallisation test.

**Kristallit:** kristalliner (i.S. des ▸Kristalls geordneter) Bereich, der in eine amorphe Matrix eingebettet bzw. von ungeordneten Bereichen unterbrochen ist (▸Mizelle).

**Kristalloid:** **1)** ein kristallisierbarer Stoff, der – im Gegensatz zum Kolloid – in gelöstem Zustand durch Membranen diffundiert. **2)** feste oder flüssige Stoffe, die kristallähnliche Formen haben oder sich wie flüssige Kristalle kugelförmig zusammenziehen. E crystalloid.

**Kristall|suspension:** Injektionspräparat als Aufschwemmung schwer löslicher Kristalle in Wasser oder Öl; z.B. als Hormonpräparat mit Depoteffekt. E crystal suspension.

**Kristall|urie:** Ausscheidung von ▸Harnkristallen. E crystalluria.

**Kristall|violett:** ein basischer, vom Anilin abgeleiteter Farbstoff mit hohem Blaugrad; ***Anw.*** zur Chromosomenfärbung, als Nährbodenzusatz (hemmt grampositive Erreger), zur NEISSER-Polkörperchenfärbung, GRAM-Färbung. E crystal violet.

**Kristall|zähler:** *Radiologie* eine Kristallanordnung (meist Diamant, Silber, Cadmiumsulfid) zum Nachweis einzelner Teilchen bzw. Quanten einer Korpuskular- oder Wellenstrahlung. ***Prinzip:*** Durch Freisetzung von Elektronen reicht die momentane Leitfähigkeit aus, bei angelegter Spannung einen messbaren Stromimpuls zu liefern. S.a. ▸Szintillationszähler. E crystal counter.

**Kristal|punktion:** ▸Beckenkammpunktion.

**Kristeller** (SAMUEL K., 1820–1900, Frauenarzt, Berlin). – **K.-Handgriff,** Kristellern: beidhändiges äußerliches Umfassen des Gebärmutterfundus zur Unterstützung einer für die Fruchtaustreibung zu schwachen Wehe (Expressionsdauer 5–8 Sek.; danach Pause von 1–3 Min.). E Kristeller's maneuver. – **K.-Schleimpfropf:** Pfropf aus ▸Zervixschleim, dessen zähgallertige, glasige Konsistenz wichtige Funktionen (Konzeption, Spermapenetration, Abdichtung des Zervikalkanals) hat. Seine Beschaffenheit ändert sich im Menstruationszyklus.

**Kristo|lyse:** das von Auflösung gefolgte Zerbrechen der Cristae mitochondrales (zusammen mit Mitochondrienschwellung u. Matrixaufhellung) als Folge z.B. chronischen Sauerstoffmangels (▸Hypoxie). E mitochondrial disruption.

**kritisch:** **1)** eine ▸Krise betreffend, krisenhaft. **2)** streng prüfend, bedenklich. E critical, crucial. – **k. Blutdruck:** Blutdruck, bei dessen Unterschreiten Funktionsstörungen (i.e.S. des Zentralnervensystems) eintreten. E critical blood pressure. – **k. Organe:** *Radiologie* diejenigen Organe im Bestrahlungsvolumen bei der Strahlentherapie, deren Toleranzdosis durch die am Tumor notwendige Herddosis überschritten werden kann. Schonung durch spezifische ▸Bestrahlungsplanung. E c. organs.

**Krönlein** (RUDOLF U. K., 1847–1910, Chirurg, Zürich). – **K.-Hernie,** BRUGGISER-Hernie: bi-, evtl. multilokuläre ▸Hernia interparietalis. Als indirekte Leistenhernie (mit seitlicher Bruchsackausstülpung zwischen Beckenfaszie u. parietalem Peritoneum) oder als Schenkelhernie mit medialer Bruchsackausstülpung (evtl. durch das Ligamentum lacunare = ▸GIMBERNAT-Hernie). E Krönlein's hernia. – **K.-Schema:** *Neurochirurgie* Lokalisationsschema für die klassischen Trepanationspunkte bei Blutung aus der Arteria meningea media bzw. für stereotaktische Operationen in der Zentralregion; s.a. Abb. E K.'s trepanation area.

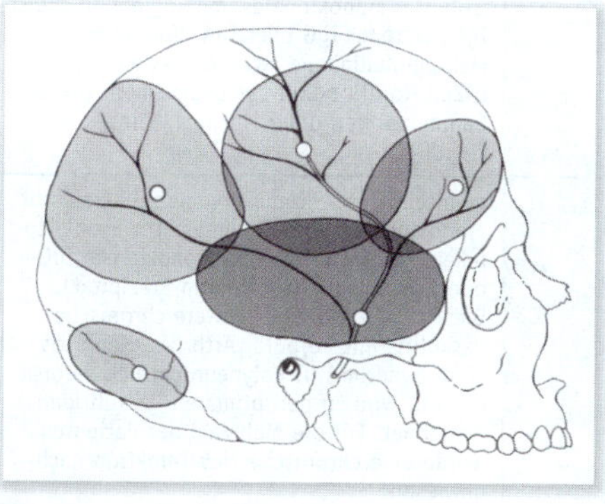

**Krönlein-Schema:** Anlage von Bohrlöchern bei verschieden lokalisierten epiduralen Hämatomen. [75]

**Kröten|haut:** ▸Phrynoderm. E toad skin.

**Krogh-Apparat:** Modell eines ▸Respirationskalorimeters. E Krogh spirometer.

**Krogius-Plastik:** **1)** passive Fesselung der Kniescheibe mittels Gelenkkapselstreifens; bei habitueller Luxation. **2)** Harnleiterverpflanzung an den tiefsten Punkt des Nierenbeckens bei Pyelektasie infolge Ureterabgangsstenose.

**Krokodil|chagrin:** seltene Atrophie der BOWMAN-Membran des Auges mit einer fast zentralen Trübungszone aus grauen, durch dunklere Streifen getrennten Feldern. E crocodile chagrin.

**Krokodil|haut,** Sauroderm: polygonale, groß- u. dicklamellöse, schwarz-braune Hornauflagerungen bei Ichthyosis. E crocodile skin, ichthyosis sauroderma.

**Krokodils|tränen|phänomen,** BOGORAD-Syndrom: sog. gustatorisches Weinen nach Defektheilung einer peripheren ▸Fazialislähmung: übermäßige Absonderung von Tränenflüssigkeit als Reaktion auf einen Geschmacksreiz an der von lähmungsbedingter Ageusie betroffenen Zungenhälfte. E crocodile tears syndrome.

**Krokus:** ▸Crocus sativus.

**Kromayer-Lampe:** eine wassergekühlte Quecksilber-Hochdrucklampe (▸Quarzlampe) für UV-Kontaktbestrahlung der Haut. E Kromayer's lamp.

**Krompecher-Krebs:** ▸Basaliom. E Krompecher's carcinoma.

**Krone:** die natürliche Zahnkrone (▸Corona dentis) bzw. deren künstlicher Ersatz aus Metall, Kunststoff oder Porzellan, u. zwar als Hülsen-, Stift- u. Teilkrone (Erstere als Voll-, Verblend-, Fingerhut-, Doppelkrone [z.B. Teleskop-, Konuskrone]) sowie als – nichtmetallische – Mantel- oder Jacketkrone. E crown.

**Kronen|katheter:** Dauerkatheter mit kronenförmiger Ausweitung des Vorderendes (als Widerlager), z.B. nach CASPER, PEZZER.. E bulbous catheter.

**Kronen|sequester:** kronenförmiger ▸Knochensequester an Röhrenknochen (im Amputationsgebiet).

**Kropf:** ▸Struma. E goiter.

**Kropf|asthma:** Atemnot mit Röcheln (inspiratorischer ▸Stridor) durch mechanische Einengung der Luftröhre bei Struma.

**Kropf|brummen,** Kropfgeräusch: niederfrequentes Gefäßgeräusch über einem stark durchbluteten Kropf bei Hyperthyreose. E thyroid bruit.

**Kropf|gebiet:** Jodmangelgebiet mit Vorkommen endemischer Strumen bei mehr als 10 % der Bevölkerung (Deutschland ist ein K.). E goiter belt.

**Kropf|herz:** Herzveränderungen bei Kropf. Als **thyreotoxisches K.** das im Röntgenbild meist unauffällige BASEDOW-Herz mit Sinustachykardie, fehlender inspiratorischer Spaltung des 2.Herztones, hohem T u. relativ hohem P in Ableitung II des EKG. – Als **mechanisches K.** die Rechtsherzhypertrophie, evtl. als ▸Cor pulmonale, infolge chronischer Beeinträchtigung der Blutzirkulation im Brustkorb durch eine – v.a. auch retrosternale – knotige Struma. E thyroid heart disease.

**Krosse,** Crosse: nach Art eines Bischofsstabes gekrümmter sowie erweiterter Einmündungsbereich der Vena saphena magna. An der Saphena magna mit Einbeziehung naher iliakaler u. epigastrischer Gefäße. E cross.

**Kross|ektomie:** ▸Crossektomie.

**Krotonase:** ▸Enoyl-CoA-hydratase.

**Kroton|öl:** ▸Crotonöl.

**Kroup:** ▸Krupp.

**Krozidismus:** ▸Flockenlesen. E crocidism.

**KrPflG:** Abk. für ▸**Krankenpflegegesetz.**

**KRST-Syndrom:** ▸CRST-Syndrom.

**Krümelnagel:** krümelig zerfallender Finger- oder Zehennagel infolge tief greifender ▸Psoriasis.

**Krümmungs|ametropie:** Sehschwäche (▸Ametropie) infolge zu starker oder zu schwacher Krümmung der brechenden Medien des Auges. E curvature ametropia.

**Krug|atmen:** ▸amphorisches Atmen. E amphoric respiration.

**Krukenberg** (1) HERMANN K., 1863–1935, Chirurg, Elberfeld; 2) FRIEDRICH E.K., 1871–1946, Pathologe, Marburg). – **K.-Arm** (HERMANN K.): zangenartiger, aktiv beweglicher u. gefühlsintakter Greifarm, plastisch gebildet (nach Handverlust) durch Trennung der Unterarmknochen. Modifiziert von K.H. BAUER u. KREUZ. E Krukenberg's arm. – **K.-Kontraktur** (HERMANN K.): rheumatische Strecksteife der Fingerend- u. -mittelgelenke, kombiniert mit Beugesteife u. Abweichung zur Ellenseite im Grundgelenk. E K.'s contracture. – **K.-Spindel** (FRIEDRICH E. K.): starke Ablagerung von Pigment auf der Hornhautrückfläche bei ▸Pigmentdispersionssyndrom. – **K.-Tumor** (FRIEDRICH E. K.), Fibrosarcoma ovarii mucocellulare carcinomatodes: ausgedehnte Krebsmetastasen (evtl. als Abtropf-, Implantationsmetastasen) beider Eierstöcke bei Magen-(Darm-)Karzinom; histol. typisch mit Schleim bildenden Siegelringzellen. E Krukenberg's tumor.

**Krumm...:** s.a. ▸Klino..., ▸Kampto...

**Krummdarm:** ▸Ileum.

**Krummsäbel-Syndrom:** ▸Scimitar-Syndrom.

**Kruor(gerinnsel):** ▸Cruor sanguinis (2); s.a. ▸Speckhautgerinnsel. E cruor.

**Krup(p)** *(schottisch kropan = schreien)*, Cr(o)up: entzündliche Kehlkopfenge mit Atemnot u. Pfeifgeräusch (vorwiegend inspiratorischer ▸Stridor) sowie bellendem Husten (= »**Krupphusten**«). E croup. – **K., echter:** K. infolge Diphtherie; allmähliche Entwicklung, führt zu Stimmverlust (▸Aphonie); ▸Kruppmembran. – **K., falscher:** ▸Pseudokrupp.

**Krupp|membran:** die Pseudomembran bei Kehlkopfdiphtherie. I.w.S. auch jede unspezifisch entzündliche oberflächliche Auflagerung im Kehlkopf, die sich – im Unterschied zur diphtherischen – ohne Substanzverlust abziehen lässt (▸Pseudokrupp). E croup membrane.

**kruppös,** crouposus: **a)** durch Krupp bedingt; **b)** pseudomembranös, entzündlich-fibrinös (z.B. k. Pneumonie). E croupous.

**Krupp|virus:** Croup-associated-Virus, ▸Parainfluenza-Virus Typ 2.

**krural:** einen Schenkel (s.a. ▸Pedunculus), i.e.S. den Oberschenkel betreffend. E crural.

**Kruro|tomie:** Teilentfernung eines Steigbügel- = Stapes-Schenkels u. Zerbrechen der Steigbügelplatte als gehörverbessernde Operation bei Otosklerose; Schallübertragung erfolgt dann über den freien Stapesteil. E crurotomy.

**Kruse-Bakterium** (WALTHER K., 1864–1943, Bakteriologe, Bonn, Königsberg): **1) K.-Shiga-B.:** ▸Shigella dysenteriae; Erreger der ▸Bakterienruhr (K.-SH.-Ruhr). E Shiga-Kruse bacillus. **2) K.-Sonne-B.:** ▸Shigella sonnei; Erreger der E-Ruhr (K.-S.-Ruhr).

**Kruste,** Borke, Crusta: sekundäre ▸Effloreszenz (dort Abb.) als Auflagerung aus eingetrockneter Absonderung mit Einschluss korpuskulärer Elemente auf zuvor krankhaft veränderter Haut. S.a. ▸Impetigo. E crust, scab.

**Kry|äs|thesie:** der Kältesinn bzw. – als dessen physiol. Ergebnis – die Kälteempfindung (s.u. ▸Temperaturempfindung). S.a. ▸Kälteanästhesie. E cryesthesia.

**Kry|algesie:** Kälteschmerz, ▸Kältehyperpathie. E cryalgesia.

**Kryo...:** Wortteil »Kälte«, »Frost«, »Eis«; s.a. ▸Frigo..., ▸Psychro...

**Kryo|an|ästhesie:** ▸Kälteanästhesie. E cryoanesthesia.

**Kryo|analgesie:** ▸Kälteanästhesie.

**Kryo|blockade:** Kälteblockade; temporäre (bis 12 Monate währende) Ausschaltung sensibler Nerven mittels Kälte; ***Anw.*** in der Schmerztherapie.

**Kryo|chirurgie:** die – nicht auf das Gebiet »Chirurgie« beschränkte – Gewebszerstörung durch Herbeiführen von Gewebstod (als hämorrhagische Koagulationsnekrose) mittels örtlicher Anw. hochgradiger Kälte, die v.a. zu Eiskristallbildung, Eiweißdenaturierung, Zerreißung der Zellmembranen, Kälteangiitis führt. Erfolgt mittels einer vakuumisolierten Kanüle oder Kältesonde oder mittels Kryoskalpells (s.a. ▸Kryode), an denen durch Verdampfen flüssigen Stickstoffs oder flüssigen ▸Kohlendioxids Kälte von –196 bzw. –160 °C erzielt wird. ***Vorteile:*** geringe bis fehlende Blutung, Schmerzarmut, geringe Demarkierungstendenz. ***Anw.*** z.B. in der Augenheilkunde (Kryoextraktion der Linse bei Katarakt; Kryoretinopexie, d.h. Netzhautfixierung bei Netzhautablösung, wobei entzündliche Verklebungen angeregt werden), in der Urologie (Kryoresektion bei Prostataadenom, -karzinom; Durchtrennung von Strikturen), Neurochirurgie (z.B. als Kryothalamotomie), in der Gynäkologie (Eingriffe an der Portio, an Endometrioseherden, an der Scham), Dermatologie (Abtragung von Warzen, Nävi, Angiomen, spitzen Kondylomen; Behandlung von Teleangiektasen); ferner bei Tonsillektomie, Hämorrhoidektomie u. zur Therapie stenosierender Rektumtumoren mit Kontraindikation zur Operation. E cryosurgery.

**Kry|ode:** der Kälte liefernde Ansatz eines Kryochirurgie-Gerätes; s.a. ▸Kryokauter. E cryoprobe.

**Kryo|de|sikkation:** ▸Gefriertrocknung im Vakuum. E cryodesiccation.

**Kryo|extraktion:** s.u. ▸Kryochirurgie. E cryoextraction.

**Kryo|fibrinogene:** bei Abkühlung (0–30 °C) von Blutplasma ausfallende, immunchem. dem Fibrinogen oder Fibrin zuzuordnende Komponenten. Als **essentielle Kryofibrinogenämie** (infolge Defekts der Sekundär- oder Tertiärstruktur des Fibrinogens); ferner paraneoplastisch (z.B. bei Lymphomen), bei Thromboseneigung, arterieller Verschlusskrankheit, Kollagenosen, Leberzirrhose sowie im Rahmen von Infektionskrankheiten u. als Arzneimitteleffekt (Isoniazid). E cryofibrinogens.

**Kryo|globulin|ämie:** Krankheitserscheinungen, die durch ▸Kryoglobuline (dort Tab.), ▸Kryofibrinogene oder ▸Kältehämagglutinine (s.a. ▸Kältehämagglutinationskrankheit) hervorgerufen werden, die unterhalb der normalen Körpertemperatur gelartig werden u. dadurch zu erhöhter Blutviskosität, Störungen der Mikrozirkulation u. Gefäßwandirritationen führen. Es besteht Neigung zu vorübergehenden oder irreversiblen akralen Durchblutungsstörungen (als ▸Akrocyanosis; ▸RAYNAUD-Krankheit mit Gangrän der Akren; Infarkte innerer Organe; Thrombose der Netzhautgefäße; Purpura-ähnliche Haut- und Schleimhautblutungen) und Kälteüberempfindlichkeit. E cryoglobulinemia.

**Kryo|globuline,** Kälteglobuline, kältelabile Eiweiße: Komponenten des Blutserums, die im Reagenzglastest bei niedrigen Temperaturen (0–30 °C) im Blutserum (oder -plasma) ausfallen. Mit immunchem. Me-

| | |
|---|---|
| Typ I | isoliertes monoklonales Immunglobulin, meist IgM, seltener IgG oder IgA. Vorkommen bei: Makroglobulinämie (WALDENSTRÖM), Myelom, B-Zell-Non-HODGKIN-Lymphom, monoklonalen Gammopathien unbestimmter Wertigkeit (MGUS) |
| Typ II | gemischte, essentielle Kryoglobulinämie mit monoklonalem IgM-Rheumafaktor u. polyklonalem IgG (seltener sind monoklonale IgG- oder IgA-Rheumafaktoren im Präzipitat). Dieser Typ kann eine schwere chronische Vaskulitis mit Purpura, Arthritis, Nephritis (PAN-Syndrom) u. Polyneuropathien verursachen u. wird zu den primären Vaskulitiden gerechnet. Für die Mehrzahl der Patienten wurde eine chronische HCV-Infektion nachgewiesen |
| Typ III | polyklonales IgG plus polyklonales IgM oder IgA oder undefinierbares Protein X. Dieser Typ kommt besonders parainfektiös (u.a. Hepatitis-C- u.-B-Virus, HIV, Lues, Borreliose), bei Kollagenosen (SLE, SJÖGREN-Syndrom) u. rheumatoider Arthritis mit hohem Rheumafaktor vor |
| *Anmerkung: HCV-positive Kryoglobulinämien können Ursache einer Polyarteriitis nodosa sein* | |

**Kryoglobuline:** Klassifikation nach GROSS, SELIGMAN u. BROUET.

thoden lassen sich K. i.e.S. 3 Klassen zuordnen, die bei verschiedenen Grundkrankheiten entstehen (Tab.); i.w.S auch die ▸Kryofibrinogene, die ▸Kältehämagglutinine u. die Pyroglobuline (Letztere lösen sich bei Wiedererwärmung nicht auf u. sind nach Plasmaersatztherapie nachweisbar). E cryoglobulins.

**Kryo|kauter:** eine ▸Kryode mit durch Versprühen von Kohlendioxid und Aceton gekühlter Kupferhülse. E cryocauter, cold cauter.

**Kryo|pathie:** örtlicher oder allgemeiner Krankheitszustand nach echter Kälteschädigung (Erfrierung, Immersions-Kälte-Nässe-Schaden) bzw. Krankheit mit Auftreten von Kälteglobulinen bei – konstitutioneller – Kälteunverträglichkeit. E cryopathy. – **K., kryoprotein|ämische:** K. mit Auftreten kältelabiler Eiweißkörper (Kälteglobuline); z.B. Kryoglobulinämie, Kältehämagglutinationskrankheit, paroxysmale Kältehämoglobinurie. – **K., nicht|kryo|protein|ämische:** K. ohne Kälteglobuline; z.B. die Panniculitis e frigore HAXTHAUSEN (mit Pernio-ähnlichem Bild), ▸Kälteurtikaria, ▸Kältepurpura, ▸Perniones.

**Kryo|präzipitat:** jeder bei Kälte ausfallende (Protein-)Niederschlag; z.B. der von Fibrinogen u. Faktor VIII im tiefgefrorenen, langsam auftauenden Citratplasma; dient zur Substitutionsbehandlung bei Hämophilie u. Angiohämophilie A. E cryoprecipitate.

**Kryo|resektion:** s.u. ▸Kryochirurgie. E cryoresection.

**Kryo|retino|pexie:** s.u. ▸Kryochirurgie. E cryopexy.

**Kryo|skopie:** Bestimmung des Gefrierpunktes einer Lösung mittels einer speziellen Apparatur (**Kryoskop**), um so – gemäß dem RAOULT-Gesetz – das Molekulargewicht des gelösten Stoffes zu ermitteln. E cryoscopy.

**Kryo|sonde:** ▸Kältesonde.

**Kryo|sperma:** s.u. ▸Spermakonservierung.

**Kryo|stat:** Tiefkühlkammer mit Mikrotom zur Anfertigung unfixierter (z.B. histochem.) Gefrierschnitte. E cryostat.

**Kryo|thalamo|tomie:** kryochirurgische ▸Thalamotomie. E cryothalamotomy.

**Kryo|therapie:** ▸Kältebehandlung. E cryotherapy.

**Krypt|agglutinoide:** v.a. in Immunsera vorkommende inkomplette Antikörper (Typ Hämagglutinine), z.B. gegen die Blutgruppeneigenschaften A u. B, gegen Rh-, $Le^{a}$-, $Le^{b}$-, P-, S- u. Kell-Cellano-Faktor; ferner die inkompletten Kälte- u. Autoagglutinine bei erworbenen hämolytischen Anämien.

**Krypt|antigene T:** maskierte, durch ▸Neuraminidase freilegbare Rezeptoren an der Erythrozytenoberfläche. Gegen sie gerichtete ▸Anti-T-Antikörper, angeregt durch Darmbakterien, sind normalerweise in jedem Blutserum jenseits des Säuglingsalters nachweisbar (können Ursache einer hämolytischen Anämie sein). E cryptic antigens T.

**Krypte:** seichte, meist von Schleimhaut ausgekleidete Epithelgrube; z.B. LIEBERKÜHN-Krypte, Analkrypten (▸Sinus anales; s.a. ▸HILTON-Linie, ▸Kryptitis), ▸Cryptae tonsillares. E crypt.

**Krypten|tonsillitis:** einfachste Form der chronischen ▸Tonsillitis, beschränkt auf die Cryptae tonsillares, die Parakeratosen, Leukozytenauswanderung, Schuppenpfröpfe, Pilzdrüsen aufweisen. – Als **Krypten-Parenchym-Tonsillitis** dagegen eine Tonsillitis mit erheblicher Parenchymbeteiligung u. als **Krypten-Parenchym-Paratonsillitis** mit zusätzlicher Beteiligung der Tonsillenumgebung mit Bildung kleiner Eiterherde bzw. Abszesse. – Gelten alle als potentieller Herd (Fokus).

**Kryptitis, rektale:** Entzündung der MORGAGNI- = Analkrypten (▸Sinus anales) als lokalisierte Proktitis. Neigung zu Abszedierung u. Fistelbildung; oft mit Papillitis kombiniert. E cryptitis.

**Krypto|gen:** ▸Gen, kryptisches.

**krypto|gen, -genetisch:** mit verborgener, nicht nachweisbarer Ursache, ohne bekannte Pathogenese. – Der Begriff ist teilsynonym mit ▸essentiell, ▸genuin, ▸idiopathisch. E cryptogen(et)ic.

**Krypto|kokkose,** Torulose, Europäische Blastomykose, BUSSE-BUSCHKE-Krankheit: eine Mykose durch den Hefepilz Cryptococcus neoformans (dessen perfekte Form als Filobasidiella neof. u. bacillospora bezeichnet wird). Tritt meist als Sekundärerkrankung auf bei verminderter Abwehrlage (Resistenz), z.B. bei Neugeborenen als Infektion über den mütterlichen Genitaltrakt. Vorwiegend befallen werden das Zentralnervensystem (metastatische Meningoenzephalitis), die Lungen (▸Pneumomykose) u. die Leber (Granulome, evtl. Leberzellnekrosen), seltener die Haut (▸Hautblastomykose), die Nieren u. Knochen. E cryptococcosis.

**Krypto|menorrhö:** eine infolge ▸Gynatresie nicht nach außen gelangende Menstruationsblutung; klinisch sekundäre ▸Amenorrhö; s.a. ▸Hämatokolpos, ▸Hämatometra. E cryptomenorrhea.

**Krypto|merie:** *Genetik* Vorhandensein eines Allels (»kryptomeres Gen«), das sich wegen des Fehlens eines notwendigen, komplementär wirkenden Gens phänotypisch nicht auswirken kann. E cryptomerism.

**Krypto|mnesie:** Gedächtnisstörung, bei der bereits Erlebtes nicht als Erinnerung bewusst, sondern als neu empfunden wird. E cryptomnesia.

**Krypton,** Abk. Kr: ein reaktionsträges Edelgas; OZ 36, Atomgew. 83,80. ***Anw.*** z.B. als negatives Röntgenkontrastmittel, in der Narkosetechnik u. – als $^{85}Kr$ (β-Strahler; HWZ 10,6 a) – zur Untersuchung des Gasaustausches u. Bestimmung des Atemminutenvolumens. E krypton.

**Krypt|oph|thalmus:** angeborene Kleinheit des Augapfels (Mikrophthalmus) mit weitgehend bis völlig fehlender Lidspalte (Ankyloblepharon). – Als autosomal-rezessiv erbliches **K.-Syndrom** mit K., Syndaktylie, Genitalhypoplasie u. Nierenagenesie. E cryptophthalmus.

**Krypt|orchismus:** jede Form des Bauchhodens (abdominale Retentio testis = ▸Hodenretention). I.e.S. nur der mit primärer Hodenatrophie (einseitig auch Aplasie) einhergehende Typus dieser Störung des ▸Descensus testis als Folge gestörter Geschlechtsdifferenzierung (d.h. als Intersextyp, s.u. ▸Intersexualität) mit Impotentia generandi). K. tritt häufig kombiniert mit indir. Leistenhernie auf und gilt als Risikofaktor für einen malignen ▸Hodentumor. Der Bauchhoden wird bis Ende des 2. Lj. operativ entfernt. E cryptorchism.

**Krypto|spermie:** verminderte Zahl der Samenzellen im Ejakulat (< 1 Mio./ml) mit Nachweisbarkeit von Spermien nur noch im Zentrifugat des Samens. E cryptospermia.

**Krypto|sporidiose:** s.u. ▸Crypto... E cryptosporidiosis.

**17-KS:** Abk. für 17-▸**K**eto**s**teroide. E 17-KS.

**KSD:** Abk. für **K**ammer**s**eptum**d**efekt (▸Ventrikelseptumdefekt). E VSD.

**KSF:** Abk. für **K**olonie-**s**timulierende **F**aktoren (▸CSF).

**K-Strahlung:** *Physik* inverse ▸Betastrahlung.

**KTP-Laser,** Abk. für **K**alium-**T**itanyl-**P**hosphat-Laser: Spezial-Laser, der z.B. zur Verödung von Besenreiservarizen, aber auch zur Vaporisation von Prostatahyperplasien eingesetzt wird.

**kubital,** cubitalis: den Ellenbogen bzw. den Ellenbogenbereich (Cubitus) betreffend. E cubital.

**Kubital|tunnel-Syndrom:** Zustand infolge Enge des Kubitaltunnels (Raum zwischen Sulcus nervi ulnaris, ellenseitigem Ligamentum collaterale des Ellenbogengelenkes u. – oben – Aponeurose des Musculus flexor carpi ulnaris). ***Klinik:*** Reizzustand des ▸Nervus ulnaris mit örtlicher Druckempfindlichkeit, Verminderung der groben Kraft der Hand, Atrophie der Musculi interossei u. ellenseitigen Empfindungsstörungen (Par-, Dysästhesien) der Hand. E cubital tunnel syndrome.

**Kuboid:** das Würfelbein, ▸Os cuboideum. E cuboid.

**Kuchen|niere,** Schildniere, Ren scutulatus: ▸Verschmelzungsniere in Form einer rundlichen, evtl.

beckenwärts verschobenen Scheibe; s.a. ▸Klumpenniere. E cake kidney.

**Kühle|bakterien:** s.u. ▸psychrophil.

**Kühl(ungs)zentrum:** *Anatomie* Zentrum für Wärmeabgabe im Rahmen der ▸Wärmeregulation.

**Kümmel:** s.u. ▸Carum carvi (Feld- oder Wiesenkümmel); Pimpinella anisum (süßer K. = Anis).

**Kümmell** (HERMANN K., 1852–1937, Chirurg, Hamburg). – **K.-Punkt:** ein Appendizitisdruckpunkt ca. 2 cm seitlich des Nabels auf der Verbindungslinie Nabel – oberer Darmbeinstachel. – **K.-Verneuil-Syndrom,** Spondylopathia traumatica: eine meist erst Wochen bis Jahre nach oft nur geringgradiger Wirbelsäulenverletzung auftretende Gibbusbildung (**K.-Buckel**) v.a. der unteren Brust- u. oberen Lendenwirbelsäule (die Genese ist unklar; zweizeitige oder Dauerfraktur?). Nach zunehmend heftigen Spontan- u. Druckschmerzen tritt plötzlich ein »Wirbelkollaps« ein (zunächst Deckplatteneinbruch; schließlich Keil- oder Biskuitform des Wirbels mit Sklerosierung, Bandscheibenverbreiterung). E Kümmell's disease.

**Kümmerwuchs,** Hyposomie: *Anthropologie* umgangssprachl. für die Minusvarianten des Längenwachstums mit Körperhöhe von (♂) 136–150 bzw. (♀) 124–136 cm; s.a. ▸Minder-, ▸Kleinwuchs. E hyposomia.

**künstlich:** ▸artifiziell, ▸factitius; s.a. ▸Kunst..., ▸Ersatz... E artificial. – **k. After:** ▸Anus praeternaturalis. E a. anus. – **k. Ernährung:** ▸Sondenernährung. E a. nutrition. – **k. Herz:** s.u. ▸Herz. E a. heart. – **k. Herzschrittmacher:** s.u. ▸Herzschrittmacher, ▸Schrittmacher... E a. (electronic) pacemaker. – **k. Klimakterium:** vorzeitiges Klimakterium durch operative oder durch Strahlenkastration. E a. climacterium. – **k. Niere:** Gerät für die extrakorporale ▸Hämodialyse; z.B. als Modell nach KOLFF, ALWALL, MOELLER. E a. kidney. – **k. Speiseröhre:** in die Speiseröhre einlegbarer (= endoösophagealer) Tubus zur Sicherung des Schluckaktes bei inoperabler, karzinombedingter Speiseröhrenenge; z.B. das CELESTIN-Rohr. – **k. Winterschlaf:** ▸Hibernation. E a. hibernation.

**Küntscher** (GERHARD K., 1900–1972, Chirurg, Kiel). – **K.-Mark|nagelung:** Stabilisierung von Brüchen langer Röhrenknochen durch innere Schienung (s.a. ▸Osteosynthese) mittels eines formschlüssig eingetriebenen K.-Nagels. Als geschlossene M. von einer frakturfernen, durch einen Haut-Weichteil-Schnitt freigelegten Einschlagstelle aus, wobei der Nagel nach Eröffnung der Markhöhle über einen Führungsspieß in das distale Fragment eingeschlagen wird; bei schwer reponibler Fraktur als offene M., d.h. vom freigelegten Bruchspalt aus; Weiterentwicklungen des Prinzips und heute überwiegend angewandt sind Verriegelungsnagel u. ungebohrte (verriegelte) Vollnägel. – **K.-Nagel:** Stahlnagel ohne Kopf, mit V- oder Kleeblattprofil, gerade (als Trochanternagel mit Querbolzen) oder gebogen, evtl. als Doppelnagel (mit Krempe am kürzeren); ferner Spezialmodelle (s. Abb.). E Küntscher nail. – **K.-Syndrom:** aseptische ▸Epiphysennekrose (dort Abb.) des Os cuneiforme I.

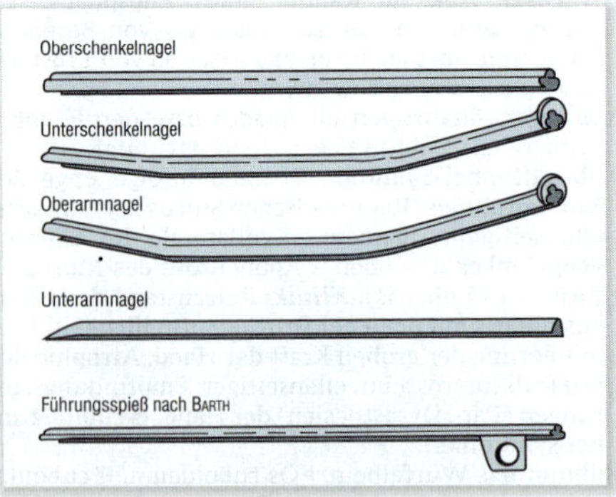


**Küntscher-Nagel:** verschiedene Ausführungen.

**Kürbis:** ▸Cucurbita pepo.

**Kürettage, Kürettement,** Curettage: die Gewinnung bzw. Entfernung eines biologischen Substrates von der Innenfläche eines Hohlorgans oder einer krankheitsbedingten Höhle mittels **Kürette** (stumpfer oder scharfer spezieller chirurgischer Löffel, voll oder gefenstert). – i.e.S. als Uteruskürettage zu Diagnosezwecken (s.a. ▸Strichabrasio, ▸Biopsie) oder als therapeutische K. (z.B. Entfernung von Abortresten; s.a. ▸Abrasio uteri); evtl. als **fraktionierte K.**, d.h. getrennt an Zervikalkanal u. Cavum uteri (in der Karzinomdiagnostik). E curettage.

**Kürschner|naht:** *Chirurgie* eine fortlaufende Naht; s.a. ▸MIKULICZ-, ▸Matratzennaht. E glover's suture.

**Küster** (ERNST G.F.K., 1839–1930, Chirurg, Marburg, Berlin). – **K.-Hernie:** interparietale, evtl. bilokuläre Leistenhernie mit Bruchsack zwischen Subkutanfaszie u. Aponeurose des äußeren schrägen Bauchmuskels. E Küster's hernia. – **K.-Syndrom:** s.u. ▸MAYER-ROKITANSKY-KÜSTER-Syndrom. – **K.-Zeichen:** Abschwächung bis Fehlen der Bauchdeckenvorwölbung bei Einatmung als Appendizitiszeichen. E K.'s sign.

**Küstner** (1) HEINZ K., geb. 1897, Gynäkologe, Leipzig; 2) OTTO E. K., 1849–1931, Frauenarzt, Dorpat, Breslau). – **K.-Handgriff** (OTTO E. K.): kräftiger, kopfwärts gerichteter Druck mit (gestreckten Fingern) oberhalb der Symphyse gegen die Gebärmutter. Bei noch nicht gelöster Plazenta tritt die Nabelschnur zurück, bei gelöster P. unveränderte Lage oder gar Tiefertreten der Nabelschnur (als Lösungszeichen); s. Abb. E Küstner's maneuver. – **K.-Nabelschnurzeichen** (OTTO E. K.): Lösungszeichen der Plazenta bei ▸K.-Handgriff. E K.'s umbilical cord sign. – **K.-Phänomen** (HEINZ K.): *Allergologie* ▸PRAUSNITZ-KÜSTNER-Reaktion. E Prausnitz-Küstner reaction.

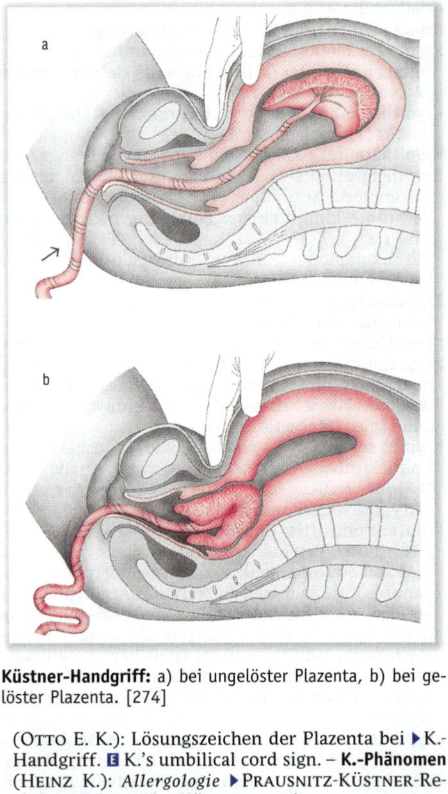


**Küstner-Handgriff:** a) bei ungelöster Plazenta, b) bei gelöster Plazenta. [274]

**Küttner-Tumor:** chronische Entzündung der verdickten, verhärteten u. sklerotisch veränderten Glandula submandibularis, häufig mit Speichelstein.

**Küvette** *(franz. cuvette = Napf):* trogförmiges Gefäß aus Glas oder Porzellan für die Tauchfärbung von

Objektträgerpräparaten bzw. – aus Spezialglas – für die Photometrie. E cuvet(te).

**Kufs-Syndrom** (HUGO K., 1871–1955, Neurologe, Leipzig): der sich erst im Erwachsenenalter manifestierende Typ der ▶Gangliosidose. Meist mit wenig charakteristischen Symptomen beginnend (fortschreitender Intelligenzabbau, epileptische Anfälle, extrapyramidale Dyskinesien, Sehstörungen), daher Frühdiagnose nur anhand des familiären Vorkommens (meist autosomal-rezessiv erblich, aber auch Fälle mit dominantem Erbgang beschrieben). E Kufs' disease.

**Kugelberg-Welander-Syndrom:** meist autosomal-rezessiv erbl., juvenile Form der progressiven spinalen Muskelatrophie; Gendefekt auf Chromosom 5. ***Klinik:*** Lähmungen und Atrophie der rumpfnahen Bein-, später auch Schultergürtel-, Arm- u. Handmuskulatur, Faszikulationen. E Kugelberg-Welander syndrome.

**Kugel|fische:** ▶Tetrodontidae.

**Kugel|gelenk:** ▶Articulatio sphaeroidea.

**Kugel|herz:** das durch konzentrische ▶Herzhypertrophie und -dilatation annähernd kugelförmige Herz des Kleinkindes beim ▶POMPE-Syndrom. E globular heart.

**Kugel|thrombus:** gestielter, frei flottierender Herzthrombus (meist im linken Vorhof), der durch den Blutstrom Kugelform angenommen hat. Kann u.U. den Bluteinstrom behindern. E ball thrombus.

**Kugel(ventil)klappe:** ▶Herzklappenprothese, bestehend aus einem Verankerungsreif (zugleich Ventilsitz; meist Teflonfilz) u. einem aufmontierten Metalldrahtkäfig mit beweglicher Siliconkugel; z.B. nach STARR-EDWARDS, CUTTER-SMELOFF. E ball-type valve.

**Kugel|zange:** Fasszange mit rund gebogenen, spitzigen Enden der Maulteile.

**Kugel|zelle,** Sphärozyt: *Hämatologie* Erythrozyt von kleiner kugelförmiger = sphärozytärer bzw. mikrosphärozytärer Gestalt (∅ 6 µm, Dicke bis 4 µm) u. ohne die für rote Blutkörperchen typische zentrale Eindellung; besitzt eine kleinere Oberfläche u. eine erhöhte mittlere Hämoglobinkonzentration bei fast normalem Einzelvolumen u. Hämoglobingehalt. Kommt vor bei ▶Kugelzellenanämie (u. anderen schweren Anämien), wahrscheinlich auch als prähämolytische Form des normalen Ery. E spherocyte. – **K., basophile:** K. mit starker Polychromasie bei überstürzter Blutneubildung nach hämolytischen Krisen.

**Kugelzell(en)anämie,** konstitutionelle hämolytische A., hereditäre Sphärozytose, familiärer hämolytischer Ikterus: meist autosomal-dominant vererbte (25 % autosomal-rezessiv), häufigste erbliche hämolytische Anämie in Mitteleuropa (Inzidenz 1:5000) durch Defekt am Zytoskelett-Molekül Spektrin der Erythrozytenmenbran. Bereits im Neugeborenenalter bei 50 % der Patienten Erhöhung des indirekten Bilirubins (DD: AB0-Inkompatibilität, weist ebenfalls Kugelzellen auf). Typische Symptome sind Blässe, Ikterus u. Splenomegalie im Kindesalter. Fieberhafte Infekte können zu einer gefährlichen Kombination aplastischer u. verstärkter hämolytischer Phasen führen. Bei massiver Hämolyse kann splenektomiert werden, möglichst aber erst nach dem 6. Lj. E spherocytic anemia.

**Kuhmilch...:** s.u. ▶Milch(...).

**Kuhmilch|all|ergie:** Allergie gegen Kuhmilch-Eiweiß (meist Kasein oder Molkeproteine), v.a. im Säuglings-, Kleinkindalter. Manifestiert sich zumeist an der Haut oder im Magen-Darm-Trakt, seltener in den Atemwegen. E cow milk allergy.

**Kuhmilch|anämie:** hypochrome, eisenrefraktäre Anämie als Eisen- u. Kupfermangelanämie beim nur mit Kuhmilch ernährten Säugling. E cow milk anemia.

**Kuhn** (FRANZ K., 1866–1929, Chirurg, Berlin, Kassel). – **K.-System:** Narkose-Beatmungssystem, das über einen Beutel als Gasreservoir sowohl Spontanatmung als auch Handbeatmung durch Beuteldruck zulässt. ***Anw.*** bei Kindern. – **K.-Tubage:** (1902) laryngoskopische Intubation für die »pulmonale« Chloroformnarkose (wird heute so nicht mehr angewandt). Der **K.-Tubus** (ursprünglich als biegsames Metallrohr; jetzt aus elast. Material; auch für andere Inhalationsnarkosen) ist schwach S-förmig, besitzt eine Ballonmanschette (s.a. ▶MAGILL-Tubus) u. passt sich – nach Glottispassage um 180° gedreht – den anatom. Verhältnissen des Rachens an. E Kuhn's intubation.

**Kuhnt** (HERMANN K., 1850–1925, Augenarzt, Jena, Bonn). – **K.-Junius-Krankheit:** eine scheibenförmige ▶Makuladegeneration im Greisenalter. E Junius-Kuhnt syndrome. – **K.-Meniskus:** eine mehr oder weniger dicke, ring- oder sichelförmige Lage von Neuroglia im Bereich der Optikuspapille.

**Kuh|pocken:** durch das ▶Kuhpockenvirus hervorgerufene milde Pockenerkrankung des Rindes (als Euterinfektion), die beim Melken auf den Menschen übertragen wird u. meist auf die Hände beschränkt bleibt (▶Melkerknoten), mit Lymphadenitis, Lymphangitis u. Fieber einhergeht; sehr selten auch mit – tödlicher – Meningoenzephalitis. E cowpox.

**Kuhpocken|virus:** ein DNS-Virus der Untergruppe Vaccinia der Pockenviren. – Die meisten Stämme des ▶Vaccinia-Virus sind möglicherweise Varianten des K.; die für die Impfung benutzten erhielten vermutlich durch ihre Passage in Labortieren neue Eigenschaften. Die Impfung (Vakzination) mit »originärer« (später auch mit »humanisierter«) Kuhpockenlymphe war bereits in der Volksmedizin des 18. Jh. bekannt u. wurde durch EDWARD JENNER (ab 1796) wissenschaftlich untermauert. E cowpox virus.

K

**Kuldo|skopie,** Douglasoskopie, Kolpolaparoskopie: die – bei ausgelegtem ▶Pneumoperitoneum u. nach ▶Kuldozentese – vom hinteren Scheidengewölbe aus erfolgende Betrachtung des DOUGLAS-Raumes bzw. des inneren Genitales mittels eines Kaltlicht-Endoskops (»**Kuldoskop**«); evtl. kombiniert mit Tubendurchblasung. E culdoscopy.

**Kuldo|tomie:** operative Eröffnung des Peritonealsackes von der Scheide aus im Bereich des hinteren DOUGLAS-Raumes (= Kolpozöliotomie). E culdotomy.

**Kuldo|zentese:** *Gynäkologie* Variante der ▶Kuldotomie unter Anw. eines Trokars, einer Lanzette oder Punktionskanüle; für die ▶Kuldoskopie, auch zur Eizellentnahme. E culdocentesis.

**Kulenkampff-Plexus|anästhesie** (DIETRICH K., 1880–1967, Chirurg, Zwickau): für Armoperationen entwickelte supraklavikuläre Leitungsanästhesie des Plexus brachialis; die Injektion des Betäubungsmittels an das Armgeflecht führt meist zugleich zur Blockade des Nervus phrenicus u. des zervikalen Grenzstrangs (d.h. zu einseit. ▶Zwerchfelllähmung, ▶HORNER-Komplex). E Kulenkampff's anesthesia.

**Kulissen|ödem:** Knöchelödem hinter dem Innenknöchel zur Ferse hin; diskreteste Form des Unterschenkelödems.

**Kulissen|schnitt,** Falltürschnitt: Bauchdeckenschnitt unter sich nicht deckender Durchtrennung der einzelnen Muskelschichten, die nach Durchtrennung seitlich weggezogen werden. Bei Nahtverschluss liegen die einzelnen Nahtreihen nicht deckend übereinander. Allgemein als LENNANDER-K.

**Kultschitzky** (NICHOLAS K., 1856–1925, Histologe, Krakau). – **K.-Tumor:** Tumor aus enterochromaffinen (=K.-)Zellen (▶Argentaffinom, ▶Karzinoid). E Kulchitsky's carcinoid tumor. – **K.-Zelle:** enterochromaffine Zelle. E K.'s cell.

**Kultur:** Züchtung (Kultivierung) von Mikroorganismen oder Zellen durch Suspension in einem Nährsubstrat (Medium) mit geeigneten Milieubedingungen; i.w.S. auch das dabei erfolgende Wachstum(sresultat; s.a. ▶Kulturtypen); s.a. ▶Bakterien-, ▶Gewebe-, ▶Zellkultur, ▶Pilznährböden, ▶Viruszüchtung. E culture.

**Kultur|typen:** die an Kulturen auf Differentialnährböden anhand der bakteriologisch feststellbaren Merkmale (z. B. Zuckervergärung) unterschiedenen Typen einer Bakterien-, z. B. Salmonellen-Art. S. a. ▸Serovar, ▸R-, ▸Glattform. E culture types.
**Kumarin:** *Pharmazie* ▸Cumarin. E coumarine.
**Kumulation: 1)** Anhäufung eines Wirkstoffs im Organismus u. Gefahr toxischer Wirkungen bei wiederholter Dosis, wenn die Einzeldosen schneller zugeführt werden, als sie vom Organismus aufgrund ihrer Halbwertszeit eliminiert werden können. Besonders große praktische Bedeutung bei Wirkstoffen mit sehr langer Halbwertszeit (z. B. Digitoxin oder Diazepam); s. a. ▸Summationsgifte (= **Kumulationsgifte**). **2)** *Radiologie* die Summierung der Strahlenwirkungen einzelner, zu verschiedenen Zeitpunkten erhaltener Strahlendosen. Der kumulative Effekt unterliegt aber durch Elimination u. Reparation geschädigter Zellen starken Schwankungen. E cumulation.
**Kumys(s):** durch Vergärung gewonnenes, dem Kefir ähnliches, leicht verdauliches Milchgetränk aus Stuten- oder Eselsmilch. E koumiss.
**Kunst|after:** ▸Anus praeternaturalis. E artificial anus.
**Kunst|arm:** Arm- bzw. ▸Handprothese. E artificial arm.
**Kunst|auge:** dem vorhandenen Auge weitgehend nachgebildete schalenförmige Glas- oder Kunststoffprothese als kosmetischer Ausgleich u. Schutz der Augenhöhle. E artificial eye.
**Kunst|bein:** ▸Ober-, ▸Unterschenkelprothese. E artificial leg.
**Kunst|fehler, ärztlicher:** diagnostischer oder therapeutischer Eingriff, der entweder nicht medizinisch angezeigt (= indiziert) ist oder bei dem »die nach den Erkenntnissen der medizinischen Wissenschaft unter den jeweiligen Umständen objektiv erforderliche Sorgfalt außer acht gelassen« wurde u. durch den ein Schaden hervorgerufen wird. Gilt nach §§ 222, 230 StGB als Fahrlässigkeit (Beurteilung durch ärztliche Sachverständige). Bei Straflosigkeit besteht evtl. zivilrechtliche Haftung (§§ 249, 276, 823 BGB). E malpractice.
**Kunst|glied:** z. B. ▸Kunstarm, ▸Kunstbein; s. a. ▸Epithese. E artificial limb.
**Kunst|harz:** Kunststoff, der sich wie natürliche Harze verwenden lässt. – Inkorrekt auch Bezeichnung für Kunststoff allgemein. E synthetic resin.
**Kunst|herz:** künstliches ▸Herz. E artificial heart.
**Kunst|stoff|linse:** Brillenglas oder Kontaktlinse aus Hart- oder Weichplastik; i. e. S. der alloplastische Linsenersatz (meist Polymethylmethacrylat) nach Star-Operation. E plastic lens.
**Kupfer,** Cuprum, Abk. Cu: metallisches, 1- bis 3-wertiges Element; OZ 29, Atomgewicht 63,546. Cu ist ein Schwer-, Halbedelmetall. ***Physiol.:*** Bioelement, das beim Menschen ca. $1{,}4 \cdot 10^{-4}$ % des Gesamtgewichtes ausmacht (z. B. als Bestandteil vieler Enzyme; v. a. Oxidasen). Der Serumspiegel beträgt 80–130 µg/dl (in der Schwangerschaft um > 100 % vermehrt); das Serum-Cu ist zu 94 % im Coeruloplasmin gebunden, das der Erys zu 60 % im Erythrocuprein. Der tägliche Bedarf beträgt 1,5–2 mg, bei Kindern u. Säuglingen 0,04–0,14 mg/kg Körpergewicht. ***Pathophysiol.:*** Der Cu-Spiegel ist erhöht z. B. bei Infektionen, Erythematodes, Myokardinfarkt, biliärer Leberzirrhose, akuter Leukämie, aplastischer Anämie, Thyreotoxikose u. nach Östrogengaben, erniedrigt z. B. bei gestörter Cu-Resorption, Kwashiorkor, WILSON-Syndrom. *pharm* ***Anw.*** in Intrauterinpessaren (wirksam durch Cu-Ionen?), ferner als Brechmittel, Desinfiziens (in Augen- u. Gurgelwässern; für Umschläge) u. äußerliche Ätzmittel (Kupferverbindungen sind im Allgemeinen giftig), Radiokupfer (= $^{64}Cu$; $\beta^-$, $\beta^+$, $\gamma$; HWZ 12,8 h) als Diagnostikum. Kupfersalze sind ferner Reagensbestandteil (z. B. der TROMMER-, FEHLING-Lösung). S. a. ▸Kupfer... E copper.
**Kupfer|draht|arterie:** prall gefüllte und stärker geschlängelte Netzhautarterie mit breitem, goldgelbem Lichtreflexstreifen bei der Fundoskopie; typisch bei Fundus hypertonicus. E copper-wire artery.
**Kupfer|gleich|wert,** Abk. CuGW: *Radiologie* Filterwert (s. a. ▸Gleichwert) eines – im Strahlengang liegenden – Körpers, ausgedrückt in mm Dicke eines Kupferfilters gleicher Wirkung. E copper equivalent.
**Kupfergluconat:** Kupferverbindung zur Substitutionsther. E copper gluconate.
**Kupfer|mangel|anämie:** nur beim Säugling unter reiner Milchdiät (▸Kuhmilchanämie) vorkommende hypochrome, mikrozytäre u. eisenrefraktäre Anämie; mit Adynamie, Osteoporose u. Pigmentverlust. E copper deficiency anemia.
**Kupferron:** Phenylnitrosohydroxylamin; ein Reagens auf zahlreiche Metall-Ionen (darunter Cu u. Fe).
**Kupfer|speicher|krankheit:** ▸WILSON-Krankheit.
**Kupfer|star:** ▸Chalcosis lentis. E copper cataract.
**Kupfer|sulfat,** Kupfervitriol: Cuprum sulfuricum ($CuSO_4$); dient u. a. als Adstringens u. Ätzmittel, Reagens (z. B. in der PHILLIPS-VAN-SLYKE-Methode, FEHLING-Reaktion), Katalysator bei KJELDAHL-Veraschung. – Aufnahme führt zu Nierenschäden (Tubulusdegeneration, -nekrose), löst Erbrechen aus (tödl. Dosis ca. 10 g). E cupric sulfate.
**Kupfer-T:** T-förmiges ▸Intrauterinpessar aus Kupfer. E copper-T.
**Kupfer|vergiftung,** Kuprismus: Vergiftung durch Aufnahme von Kupfersalzen (v. a. ▸Kupfersulfat, basisches Kupferacetat = Grünspan) über den Verdauungstrakt; führt zu örtlicher Verätzung, Erbrechen (blau-grüner Massen), Darmkoliken, blutig-wässrigem Durchfall, evtl. zu Kollaps; bei Überleben zu Leberschädigung, Ikterus, Hämolyse, Hämoglobinurie. – Einatmung metallischen Kupfers führt zu ▸Gießerfieber (»Metallfieber«). – Längere Kupferstaubexposition führt zu Grünfärbung von Haut, Haaren, Zähnen u. Zahnfleisch (»Kupfersaum«), Konjunktivitis; evtl. auch Nasenscheidewand-, Hornhautgeschwüre. E copper poisoning.
**Kupffer-Sternzelle** (KARL W. V. K., 1829–1902, Anatom, Kiel, München): histiozytär umgewandelte, phagozytosebereite Endothelzelle der Lebersinusoide; besitzt lange sternförmige Zytoplasmafortsätze, die sich in den Blutstrom erstrecken u. – als wichtiges RES-Element – dem Pfortaderblut körpereigene u. -fremde Stoffe entnehmen. E Kupffer cell.
**Kupido|bogen:** ▸Amorbogen.
**kupieren:** abschneiden; *ther* den Verlauf einer Krankheit unterbrechen, ihren Ausbruch verhindern.
**Kuppel|raum:** ▸Recessus epitympanicus.
**Kuppen|weichschädel:** angeborene, v. a. bei Frühgeborenen vorkommende Nachgiebigkeit der Scheitelbeine beidseits der Sagittalnaht infolge ungenügender Verkalkung.
**Kupplung:** *Kardiologie* die gleich bleibende oder gleitende (mit schwankendem Intervall erfolgende) zeitliche Bindung einer Extrasystole an die vorangegangene Herzaktion. E coupling.
**Ku|pru|rese:** vermehrte Kupferausscheidung im Harn (> 0,07 mg/24 Std.), v. a. bei der ▸WILSON-Krankheit. E cupriuresis.
**Kupula|organ:** anatomisch unpräzise Bez. für die Crista ampullaris der Bogengänge mit ihren Sinneszellen u. die ihnen aufsitzende Gallertkappe (die eigentl. ▸Cupula).
**Kur:** ambulante oder stationäre Vorsorgebehandlung, Müttergenesungskuren, ambulante Rehabilitationskuren, bei denen die Anw. ortsspezifischer natürlicher ▸Heilmittel (z. B. Quellen, Peloide, Klima, Meerwasser) im Rahmen des Aufenthaltes in einem Kurort im Vordergrund steht. Die Grenzen zur medizinischen ▸Rehabilitation sind fließend; s. a. ▸Balneotherapie.
**kurabel,** curabilis: heilbar. – Gegenteil: inkurabel. E curable.
**Kurare:** *Pharmazie* ▸Curare; s. a. ▸Curar... E curare.
**kurativ:** heilend, auf Heilung ausgerichtet (z. B. die k. Medizin [neben der adaptiven u. präventiven]); als **k.**

**Therapie** z.B. bei einer Malignomerkrankung; s.a. ▸palliativ. **E** curative.

**Kurier|pflicht:** ▸Behandlungspflicht.

**Kurkuma|pflanze:** ▸Curcuma.

**Kurloff(-Foa)-Körper** (MICHAIL G.K., 1859–1932, Arzt, Tomsk): paranukleäre, lichtbrechende, bei panoptischer Färbung n. PAPPENHEIM homogen rote Sekretvakuolen in Lymphozyten u. lymphoiden Zellen, deren Kern evtl. sichelförmig u. an den Rand gedrängt ist (med. Bedeutung unklar). **E** Kurloff bodies.

**Kur|ort|therapie:** die komplexe Anw. aller Therapiemethoden, die in einem Kurort neben den natürlichen ▸Heilmitteln (s.a. ▸Balneotherapie) angeboten werden; z.B. ▸physikalische Therapie, psychotherapeutische u. Entspannungsverfahren, Atemtherapie. **E** health resort medicine.

**Kursiv|anfall:** ▸Prokursivanfall. **E** running fit.

**Kuru(-Kuru)** (*papuan. = zittern*), Lachkrankheit, Schüttelkrankheit: früher unter den Eingeborenen Westguineas (v.a. bei jungen Frauen) vorkommende, endemische Krankheit ähnlich der myatrophischen Lateralsklerose; eine Prionen-Infektion mit fortschreitender Degeneration im Kleinhirn u. im extrapyramidal-motorischen System, evtl. übertragen durch Kannibalismus (seit dessen Beseitigung kaum mehr vorkommend). ***Klinik:*** lokomotorische Ataxie, Zittern, Schielen, Schluck- u. Sprachstörungen; führt nach 6–9 Monaten zum Tode (jedoch auch subklinische Verläufe nur mit Schwäche u. Atrophie der Hände). **E** kuru.

**Kuru-Plaques:** bei ▸Kuru(-Kuru), CREUTZFELDT-JAKOB- und GERSTMANN-STRÄUSSLER-Krankheit sowie BSE u. anderen übertragbaren spongiformen Enzephalopathien (s.a. ▸TSE) nachweisbare Ablagerungen v.a. im Gehirn; enthalten statt PrPc (ein Sialoglycanprotein, Bestandteil von Nervenzellmembranen) dessen Isoform PrPSc (PrP = Prionen-Protein). Hervorgerufen durch eine Prionen-induzierte Fehlfaltung des auf Chromosom 20 produzierten Proteins (bevorzugt betroffen, wenn Methionin in Position129 vorhanden ist). **E** kuru plaques.

**Kurvatur:** Krümmung, ▸Curvatura. **E** curvature.

**Kurz...:** s.a. ▸Brachy..., ▸Brevi...

**Kurz|atmigkeit:** ▸Dyspnoe. **E** shortness of breath.

**Kurz|darm-Syndrom:** ▸Short-Bowel-Syndrom (nach Dünndarmresektion).

**Kurz|hals, kongenitaler:** ▸KLIPPEL-FEIL-Syndrom. **E** congenital short neck.

**Kurzhypnoti|ca, -ka:** i.v. applizierbare Narkotika zur ▸Kurznarkose; ***Wirkst.:*** z.B. Etomidat, Propofol.

**Kurz|köpfigkeit:** ▸Brachyzephalie. **E** brachycephaly.

**Kurz|narkose:** Allgemeinnarkose von kurzer Dauer (ca. 3–4 Min.; als Ultra-K. mit ▸Ultrakurznarkotika von ca. 20–30 Sek.); allgemein auch mit schnell abklingender postnarkotischer Phase (so dass bald Transport- oder Straßenfähigkeit besteht). Als ▸Inhalationsnarkose mit Lachgas u. gut steuerbarem Inhalationsanästhetikum (Isofluran, Sevofluran, Desfluran) oder – häufig angewandt – als i.v. Narkose mit ▸Propofol. Bei beiden Verfahren ggf. zusätzliche Applikation von kurz wirksamen Opioiden wie ▸Alfentanil oder Remifentanil. **E** short anesthesia.

**Kurz|psychotherapie:** Bez. für unterschiedliche psychotherapeutische Konzepte, die, im Gegensatz z.B. zur klassischen Psychoanalyse, nur einen relativ kurzen Therapiezeitraum umfassen (z.B. 12 Stunden über 12 Wochen; 40–50 Stunden über ein Jahr); unterschieden werden z.B. aufdeckende u. stützende »supportive« Ansätze. Die Übergänge zu anderen Therapie- u. Interventionstechniken sind fließend, z.B. psychotherapeutisch orientierte Entspannungsverfahren, Gesprächspsychotherapie, Methoden der kognitiven Verhaltenstherapie.

**Kurzripp-Polydaktylie-Syndrome:** Gruppe autosomal-rezessiv erblicher Skelettdysplasien mit charakteristisch kurzen Rippen (mit Brustkorb- u. Lungenhypoplasie, Ateminsuffizienz); häufig mit Polydaktylie.

**Kurzrok-Miller-Test** (RAPHAEL K., 1895–1961, österr. Frauenarzt, New York), Invasionstest, BARTON-WIESNER-Test: als »gekreuzter Spermienpenetrationstest« ein Objektträgertest zur Differentialdiagnostik der Sterilität. Es wird sicher fertile Samenflüssigkeit (Sperma) mit präovulatorischem Zervixsekret der Probandin, dann das Sperma des Ehemannes mit dem Sekret einer sicher fertilen Frau zusammengebracht. Positiver Test (= Invasion der Spermien in beiden Fällen) spricht – zus. mit negativem ▸Postkoitaltest – für »Unverträglichkeit« von Sperma u. Zervixsekret der Probanden. **E** Kurzrok-Miller test.

**Kurz|schädeligkeit:** Brachykranie, s.u. ▸Brachyzephalie. **E** brachycrania.

**Kurzschluss der Gefäße:** ▸Bypass, ▸Shunt (auch als ▸arteriovenöse Fistel u. als a.v. ▸Aneurysma).

**Kurz|sichtigkeit:** ▸Myopie. **E** short-sightedness, nearsightedness.

**Kurz|stäbchen:** Bakterien, deren Länge geringer ist als die doppelte Breite. **E** short rods.

**Kurz|wellen:** der elektrische Wellenbereich zwischen 10 u. 100 m ($3 \cdot 10^6$ bis $2 \cdot 10^7$ Hz). **E** short waves.

**Kurzwellen|therapie:** ▸Hochfrequenztherapie mit Strömen von 10–300 MHz (3–30 m); entweder im Kondensatorfeld (mit SCHLIEPHAKE-Elektroden) oder im Spulenfeld (Magnetfeld einer Spulenelektrode; erzeugt Wirbelströme). Es werden fast nur thermische Effekte erzielt (im Spulenfeld v.a. oberflächliche). ***Anw.*** bei Arthrosen, Insertionstendopathien, lokalisierten chronischen Schmerzsyndromen. ***Kontraind.:*** Schrittmacherpatienten oder vorhandene Metallimplantate im Körper. S.a. ▸Diathermie. **E** short-wave therapy.

**Kurzzeit-Assay, biochemisches:** s.u. ▸Tumorresistenz-Test.

**Kurzzeit|gedächtnis,** unmittelbares Gedächtnis (WEINSCHENK): die Fähigkeit, einen Sachverhalt für kurze Zeit (ca. 10 Sek.) zu »behalten«, ohne das eigentliche Gedächtnis zu belasten. Kann bei schweren Gedächtnisstörungen (z.B. bei seniler Demenz) erhalten sein, aber auch isoliert fehlen. S.a. ▸Langzeitgedächtnis. **E** short-term memory.

**Kurzzeitpflege:** vorübergehende Rund-um-die-Uhr-Betreuung pflegebedürftiger Menschen in einer Einrichtung (z.B. Altenpflegeheim), häufig während einer Erkrankung oder des Urlaubs ihrer häuslichen Pflegeperson. Unter bestimmten Voraussetzungen werden die Kosten von der Pflegeversicherung übernommen.

**Kushi-Diät:** s.u. ▸Makrobiotik.

**Kuskokwim-Krankheit:** bei den Inuit im südlichen Alaska vorkommende, wahrscheinlich autosomal-rezessiv erbliche Krankheit ähnlich der Arthrogryposis multiplex, jedoch ohne myo- oder neurogene Komponente.

**Kussmaul** (ADOLF K., 1822–1902, Internist, Heidelberg). – **K.-Aphasie: 1)** totale sensorische ▸Aphasie. **E** Kussmaul's aphasia. **2)** veralteter Begriff für psychogenen ▸Mutismus. – **K.-Atmung,** K.-KIEN-Atmung: die sog. große ▸Atmung. **E** K. respiration. – **K.-Koma:** ▸Coma diabeticum. – **K.(-Maier)-Krankheit:** ▸Periarteriitis nodosa.

**kutan,** cutaneus: die Haut (▸Integumentum commune), i.e.S. aber nur die ▸Cutis (= Epidermis u. Dermis = Corium) betreffend. **E** cutaneous.

**kutaneo...:** Wortteil »Haut« (s.a. ▸kutan); u.a. als Wortelement von Syndrom-Bezeichnungen (z.B. als k.-muko-uveales Syndrom das BEHÇET-Syndrom, als k.-ossales Syndrom das MIESCHER-BURCKHARDT-Syndrom).

**Kutikula:** *Histologie* ▸Cuticula.

**Kutikularsaum:** ▸Bürstensaum. **E** cuticular border.

**Kutis:** ▸Cutis. – Auch klinische Bezeichnung für das Korium (= Corium = Dermis). S.a. ▸Haut. **E** cutis.

**Kutis|blatt:** *Embryologie* ▸Dermatom (1).

**Kutis|fissur:** bis in die Lederhaut reichender Oberhauteinriss; s.a. ▸Rhagade. **E** skin fissure.

K

**Kutis|lappen:** freies, autologes Hauttransplantat, bestehend aus Epidermis u. Korium oder aus Epidermis u. einer nur dünnen Koriumschicht (= Vollhaut- bzw. Spalthautlappen; Ersterer evtl. als Mesh-Transplantat); ferner der Koriumlappen mit abgetragener Epidermis (REHN); s.a. ▸WOLFE-KRAUSE-Lappen; ▸Epidermislappen. Der Vollhautlappen für Kutisplastik zur Hautdefektdeckung, der LOEWE-REHN-Lappen v.a. zum Bruchpfortenverschluss u. als Sehnen-, Ligamentersatz. E skin flap.

**Kutis|nabel:** ▸Hautnabel.

**Kutis|plastik:** s.u. ▸Kutislappen. E skin flap.

**Kutitis:** Entzündung der Lederhaut. S.a. ▸Dermatitis, ▸Hypodermitis.

**kuti|viszeral,** dermatoviszeral: mit Wirkung von der Haut aus auf die Eingeweide. – **k. Reflex:** s.u. ▸Reflex. E dermatovisceral reflex.

**Kutschersitz:** atmungsunterstützende, sitzende Haltung, bei der sich durch die Dehnung des Brustkorbs die Atemfläche vergrößert u. ein besonders tiefes Durchatmen möglich wird. Bringt Erleichterung bei Atemnot u. begünstigt das tiefe Atmen vor dem Abhusten.

**Kux-Operation** (ERHARD K., geb. 1905, Chirurg, Wien): endoskopische, transpleurale, definitive Ausschaltung des Brustteils des Sympathikus durch Elektrotomie des Grenzstranges einschließlich prä- u. postganglionärer Fasern, evtl. auch des thorakalen Ganglion stellatum u. der Nervi splanchnici. E Kux's operation.

**Kveim(-Nickerson)-Test** (MORTEN A. K., 1892–1966, Arzt, Oslo): spezifischer Intrakutantest durch Injektion einer sterilen Aufschwemmung zermahlenen menschlichen Sarkoidosegewebes zur Bestätigung der Diagnose der BOECK-Krankheit. Nach frühestens 8 Tagen tritt im positiven Fall eine schmerzlose, bräunlich-rote Impfpapel auf (epitheloidzellige Proliferation). Treffsicherheit 80–90%. E Nickerson-Kveim test.

**Kwashi|orkor:** *Pädiatrie* schwerer, weitgehend mit dem ▸Mehlnährschaden identischer Eiweiß- u. Vitamin-Mangelzustand (»Polykarenz-Syndrom«) bei älteren Säuglingen u. Kleinkindern der tropischen Entwicklungsländer; Folge einseitiger Ernährung mit reiner Maisnahrung bei Unterernährung. ***Klinik:*** Gedeih-, Wachstumsstörung, Anorexie, Ödeme, pellagroide Hautveränderungen mit Pigmentverlust der Haut u. Haare (rötliche Färbung), Leberschaden, Hypoglyk-, Hypoprotein- u. Hypoelektrolytämie, Eisenmangelanämie, Osteoporose, Muskelatrophie, hypokalzämische Tetanie, großer Bauch. E kwashiorkor.

**Kyan...:** ▸Cyan..., ▸Cyan...

**Kyasanurwald-Fieber:** in Indien in den regenfreien Monaten (Januar bis Juni) vorkommende Krankheit durch das KFD-Virus (ein Flavivirus [Togaviridae]; übertragen von Zecken [v.a. Haemophysalis spinigera]). Nach der 5- bis 8-tägigen Inkubationszeit tritt hämorrhagisches Fieber von ca. 10 Tagen Dauer auf, evtl. mit Rückfall nach einem fieberfreien Intervall von 1–3 Wochen. E Kyasanur-forest disease (KFD).

**Kybernetik** *(gr. kybernes = Steuermann):* (N. WIENER 1948) Wissenschaft von abstrakten, hochkomplexen Systemen, die innerhalb eines Stabilitätsbereichs mit Hilfe von Rückkopplung einem Gleichgewichtszustand zustreben. Sie versucht, die Funktion der Systeme auf allgemeine Eigenschaften wie Regelung, Selbstorganisation u. -reproduktion, Informationsverarbeitung u. -speicherung etc. zurückzuführen, d.h. diejenigen Prinzipien aufzufinden, die der Funktion automatischer Maschinen u. des menschl. Gehirns (Biokybernetik) gemeinsam sind. E cybernetics.

**Kyem(at)o...:** Wortteil »Leibesfrucht«.

**Kyemato|genese:** die Embryogenese; auch Oberbegriff für die Phasen der Leibesfruchtentwicklung, d.h. für Blasto-, Embryo-, Feto- u. Plazentogenese. E cyem(at)ogenesis.

**Kyemato|pathie:** (V. PFAUNDLER) Oberbegriff für Blasto-, Embryo-, Feto- u. Plazentopathie. I.e.S. die Embryopathie. E cyem(at)opathy.

**Kymo|graph(ion):** Apparat zur fortlaufenden Registrierung (»Kymographie«) von Zustandsänderungen (Blutdruck, Atmung, Muskelkontraktion etc.); ursprünglich als Ruß- oder Trommel-K., auf dessen sich drehender Trommel sich ein Schreibhebel im Ausmaß der »Änderung« quer zur Drehrichtung bewegt; neuere Modelle mit Farbschreiber oder als Photo-K. (mit Lichtstrahl u. Photopapier). E kymograph.

**Kymo|graphie:** mechanische Aufzeichnung von Zustandsänderungen in Kurvenform (»Kymogramm«) mittels ▸Kymographions; ferner *röntg* als Elektro- u. Flächenkymographie (Letztere unter Verwendung einer Spezialkassette mit eingebautem Schlitzraster, das in variabler Geschwindigkeit um Rasterbreite bewegt wird). E kymography.

**Kyn|anche:** Engegefühl im Rachen, Kehlkopf. E cynanche.

**Kyn|urenin,** $a^+$-Stoff, $v^+$-Stoff: ein – über Formyl-K. gebildetes – Zwischenprodukt beim Abbau von ▸Tryptophan, das Vitamin-$B_6$-abhängig zu Nicotinsäure u. $NAD^+$ umgesetzt wird (bei $B_6$-Mangel erfolgt Bildung von Xanthuren- u. Kynurensäure). S.a. ▸PRICE-Syndrom. E kynurenine.

**kyo|gen:** schwangerschaftsbedingt. E kyogenic.

**kyphomele Dysplasie:** autosomal-rezessiv erbliche Skeletterkrankung mit Verkrümmung u. Verkürzung der Oberschenkelknochen, Kleinwuchs. E kyphomelic dysplasia.

**Kyphose:** rückenwärts gerichtete (= dorsal-konvexe) Krümmung der Wirbelsäule; ist im Bereich der Brustwirbelsäule in leichter Ausprägung natürlich, dagegen im Hals- u. Lendenbereich stets krankhaft (»Buckel«), z.B. bei Rachitis als frühkindl. ▸»Sitzbuckel«, bei Wirbelkörper-Minderwertigkeit als juvenile oder Adoleszenten-K. (▸SCHEUERMANN-Krankheit), bei Elastizitätsverlust der Haltemuskulatur u. Degeneration der Bandscheiben als senile oder ▸Alterskyphose; ferner bei Systemerkrankungen des Skeletts (z.B. Chondrodystrophie, enchondrale Dysostose, Osteoporose oder -malazie) sowie angeboren (bei Halb-, Blockwirbel). Auch Folge einer Osteomyelitis, Wirbeltuberkulose, aseptischen Nekrose der Wirbel (▸Vertebra plana), nach Verletzung (evtl. spitzwinkelig, ▸Gibbus; s.a. ▸KÜMMELL-VERNEUIL-Syndrom). E kyphosis.

**Kypho|skoliose:** das gleichzeitige Bestehen einer krankhaften ▸Kyphose (oft durch torsionsbedingten Rippenbuckel nur vorgetäuscht) u. Skoliose der Wirbelsäule, v.a. der BWS, u. dann oft mit starker Brustkorbdeformierung (= »**Kyphoskoliosethorax**« LOESCHKE) u. mit Verminderung der Atemkapazität, Verlagerung des Herzens (u. der Lungenstrombahn) mit pulmonaler Hypertonie, Rechtsherzbelastung u. -hypertrophie (»**Kyphoskolioseherz**«). E kyphoscoliosis.

**Kyst...:** Wortteil »Zyste«; s.a. ▸Cyst..., ▸Zyst...

**KZ:** Abk. für Kräftezustand bzw. körperlicher Zustand; s.a. ▸Allgemeinzustand.

**KZBK:** Abk. für kleinzelliges ▸Bronchialkarzinom.

**K-Zelle:** Abk. für ▸Killerzelle. E K-cell.

# L

**L:** Kurzzeichen für *anat* Ligament, Lumbalwirbel bzw. -segment; *dent, ophth* links; *ophth* Leuchtdichte; *klin* Lues (▸Syphilis); *biochem* Lactat, Leucin. Römisches Zahlzeichen 50.

**l:** *phys* Kurzzeichen für Liter, *chem* ▸linksdrehend (L).

**Λ; λ:** griech. Buchstabe Lambda; *physik* Kurzzeichen für Wellenlänge.

**L1–3:** FAB-Klassifikation der lymphatischen u. undifferenzierten Formen der ▸Leukämie.

**$L_{1-5}$:** *Anatomie* die fünf Lumbalsegmente des Rückenmarks, i.w.S. auch die entsprechenden Lendenwirbel.

**L I–L IV:** die vier Stadien der Syphilis (Lues). – Auch – weniger korrekt – mit gleicher Bedeutung wie ▸$L_{1-5}$.

**LA: 1)** Abk. für **L**ebens**a**lter. **2)** Abk. für **L**okal**a**nästhesie. **3)** *Serologie* Abk. für **L**atex**a**gglutination. **4)** Abk. für (engl.) **l**eft **a**trium (= linker Vorhof). **5)** Abk. für Lebensaktivitäten; von NANCY ROPER entwickeltes ▸Pflegemodell; die LA unterscheiden sich etwas von den ATL (▸Pflegemodell, dort Tab.).

**La:** *Chemie* ▸Lanthan.

**l.a.:** Abk. für **l**ege **a**rtis (nach den Regeln der Kunst).

**Lab:** aus frischen Labmägen der Kälber hergestellte Zubereitung, die ▸Labferment enthält. E rennet.

**Labbé-Dreieck:** das durch li. Rippenbogen u. Leberrand begrenzte »Magenfeld« (Magen liegt der Bauchwand direkt an). E Labbé's triangle.

**Labeling-Index:** s.u. ▸Tumorverdoppelungs-Zeit.

**Lab|ferment,** Chymase, Chymosin, Rennin: eiweißspaltendes, die Milch koagulierendes (Caseinfällung) Enzym im Labmagen (4. Magenteil: »Abomasus«) der Wiederkäuer (u. im Säuglingsmagen). Wirkungsoptimum: pH 5–6. E rennin, chymase.

**Labhardt-Zeichen** (ALFRED L., 1874–1949, Gynäkologe, Basel): *Geburtshilfe* s.u. ▸Schwangerschaftszeichen. E Labhardt's sign.

**Labhart-Prader-Syndrom:** *Pädiatrie* s.u. ▸PRADER.

**La|bia:** *Anatomie* Plur. von ▸Labium.

**labial(is):** eine Lippe (Labium) betreffend, *dent* der Mundlippe zugewandt, lippenseitig; s.a. ▸Lippen... E labial.

**Labial|hernie:** *Gynäkologie* ▸Hernia labialis. E labial hernia.

**Labial|laut:** ▸Lippenlaut. E labial sound.

**labil:** nicht stabil, leicht veränderlich, unbeständig; z.B. l. ▸Diabetes mellitus, l. Faktor (der – bei 4 °C gegen Alterung bes. empfindl. – ▸Faktor V), l. ▸Hypertonie. E labile.

**Labilität:** Instabilität, leichte Wandelbarkeit, Hinfälligkeit. E lability.

**Labilitäts|reaktion:** ▸Serumlabilitätsprobe; s.a. ▸Liquordiagnostik. E lability reaction.

**La|bi|um:** *Anatomie* Lippe, Wulst; s.a. ▸Labrum. E labium, lip. – **L. anterius (portionis vaginalis uteri):** die vordere Muttermundlippe. – **L. externum (ossis ilii):** die äußere Knochenlippe des Darmbeinkammes; Ansatz des M. obliquus ext. abdominis. – **L. fissum:** *Pathologie* ▸Lippenspalte. – **L. inferius (oris):** die Unterlippe (des Mundes). E lower lip. – **L. internum (ossis ilii):** die innere Knochenleiste des Darmbeinkammes; Urspr. des M. transversus abdominis. – **L. leporinum:** *Pathologie* »Hasenlippe« (▸Lippenspalte). – **L. limbi tympanicum:** die vom Limbus laminae spiralis osseae des CORTI-Organs in die Lamina basilaris übergehende locker-bindegeweb. untere Lippe (mit Foramina nervosa). – **L. l. vestibulare:** die vom Limbus laminae spiralis osseae ausgehende, frei im Ductus cochlearis endende derb-bindegeweb. Lippe. – **L. majus pudendi:** die paarige »große Schamlippe« als Teil der Vulva, deren Spalt umschließend; fettreiche, außen behaarte Hautfalte mit Talg- u. Schweißdrüsen. – **L. minus pudendi:** die paarige »kleine Schamlippe« als seitl. Scheidenvorhofbegrenzung; Hautfalte aus Bindegewebe u. mehrschichtigem, an der Außenseite schwach verhorntem Plattenepithel, mit Talgdrüsen. – **L. posterius (portionis vaginalis uteri):** die hintere Muttermundlippe. – **L. superius (oris):** die Oberlippe (des Mundes). E upper lip. – **L. vocale:** ▸Plica vocalis.

**Laboratoriums|medizin:** medizinisches Fachgebiet, das sich mit der Anwendung u. Bewertung morphologischer, chemischer, physikalischer, immunologischer, biochemischer, molekularbiologischer u. mikrobiologischer Untersuchungsverfahren von Körpersäften, ihren morphologischen Bestandteilen u. der Ausscheidungs- u. Sekretproduktion zur Erkennung physiol. Eigenschaften u. krankhafter Zustände befasst. Der Facharzt für L. (**Laborarzt**; engl. = laboratory physician) berät u. unterstützt in der Vorsorge u. Krankenbehandlung tätige Ärzte bei der Erkennung von Krankheiten u. deren Ursachen, der Überwachung des Krankenverlaufs u. bei der Bewertung therapeutischer Maßnahmen. Die Weiterbildungszeit beträgt 5 Jahre. E laboratory medicine.

**La|brum** *(latein.)*: Lippe. *Anatomie* Lippe einer Gelenkpfanne. E labrum, lip. – **L. acetabulare,** Limbus acetabuli: die faserknorpel. Gelenklippe auf dem Rand der Hüftgelenkpfanne, den Femurkopf ventilartig umschließend. E acetabular lip. – **L. glenoidale:** die mit den Sehnen des langen Bizeps- u. des Trizepskopfes verwachsene Gelenklippe auf dem Rand der Schultergelenkpfanne. E glenoid lip.

**Labyrinth:** *Anatomie* ▸Labyrinthus. E labyrinth.

**labyrinthär:** das Ohrlabyrinth (▸Labyrinthus) betreffend. E labyrinthine. – **l. Syndrom:** Kombination von Innenohrschwerhörigkeit, Ohrensausen und Drehschwindel; Prototyp: MENIÈRE-Syndrom. E l. syndrome.

**Labyrinth|druck|versuch:** *Otologie* s.u. ▸EWALD.

**Labyrinth|ek|tomie:** operative Entfernung (= Exstirpation) oder Ausschaltung des Innenohres. E labyrinthectomy.

**Labyrinth|fistel:** ▸Bogengangsfistel.

**Labyrinth|flüssigkeit:** ▸Endolymphe.

**Labyrinth|hy|drops:** ▸Hydrolabyrinth.

**Labyrin|thitis:** umschriebene (bei Bogengangsfistel) oder diffuse Entzündung des Innenohrs. ***Ätiol.:*** serös durch Toxindurchwanderung bei intakten Labyrinthfenstern (v.a. bei Otitis media, Meningitis, Scharlach- oder Diphtherie-Otitis, Cholesteatom), eitrig bei Otitis media mit Knocheneinschmelzung oder Fensterdefekt, hämorrhagisch durch Trauma mit direktem massivem Keimeinfall oder schwere Allgemeinerkrankung. ***Klinik:*** stärkste Vestibularis-Reizsymptome (Schwindel, Erbrechen, Ertaubung, Reiznystagmus zur kranken, später Ausfallnystagmus zur gesunden Seite); bei eitriger L. evtl. totaler Ausfall, bei seröser L. Heilung möglich; Gefahr meningealer u. zerebraler Komplikationen. E labyrinthitis.

**Labyrinth|nystagmus:** vestibulärer ▸Nystagmus. E labyrinthine nystagmus.

**Labyrin|tho|tomie:** operative Eröffnung des Innenohrlabyrinths (im horizontalen Bogengang oder am Foramen ovale = Sakkulotomie) bei MENIÈRE-Syndrom. E labyrinthotomy.

**Labyrinth|prüfung:** die klin. Funktionsprüfung des Gehörs (▸Audiometrie) u. des Gleichgewichtssinnes (▸Vestibularisprüfung). E labyrinthine test.

**Labyrinth|reflexe, tonische:** von den Otolithen des Labyrinths ausgehende Tonusreflexe der Augen-, Hals- u. Skelettmuskulatur i. S. der statischen Koordination; ausgelöst durch Bewegungs- u. Richtungsänderung des Körpers u. Lage- u. Haltungsänderung des Kopfes im Raum (= Labyrinthstellreflex). Bewirken bei unphysiol. Reizung ▸Nystagmus, typ. Körperhaltung (z. B. Diskuswerferstellung), subjektive Missempfindungen (Schwindel, Gleichgewichtsstörung). E tonic labyrinth reflexes.

**Labyrinth|schwerhörigkeit:** ▸Innenohrschwerhörigkeit. E labyrinthine deafness.

**Labyrinth|schwindel:** s. u. ▸Schwindel. E labyrinthine vertigo.

**Labyrinth|stellreflex:** s. u. ▸Labyrinthreflexe. E labyrinthine righting reflexes.

**Labyrin|thus** *(latein. = Irrgang-ähnliches Gebilde):* **1)** das in der Felsenbeinpyramide gelegene Innenohrlabyrinth (▸Auris interna), unterteilt in das Schneckenlabyrinth (**L. cochlearis**) als Teil des Hörorgans mit Spatium perilymphaticum, Scala vestibuli u. tympani, Ductus cochlearis, Organum spirale (s. Abb.) u. das Vorhoflabyrinth (**L. vestibularis**) als Gebilde des Gleichgewichtsorgans (s. a. ▸Vestibularapparat). Ferner unterschieden als **L. membranaceus** (häutiges L.), mit Endolymphe gefüllte Gebilde (Ductus cochl., Utriculus, Sacculus, Ductus semicirculares), u. als **L. osseus** (knöchernes L.), die besonders harte Knochenhülle der Hohlräume, unterteilt in Cochlea, Vestibulum, Canales semicirculares ossei mit Ampullae osseae, Meatus acusticus internus (s. Abb.). E labyrinth, acoustic labyrinth. **2) L. ethmoidalis:** die Gesamtheit der Siebbeinzellen (▸Cellulae ethmoidales).

**Lac:** (latein.) Milch. E lac, milk. – **L. femininum s. muli|erum:** ▸Frauenmilch. – **L. neonatorum:** ▸Hexenmilch. – **L. Papaveris:** ▸Opium. – **L. sulfuris:** ▸Sulfur praecipitatum.

**lacer** *(latein.):* zerrissen, z. B. Foramen lacerum.

**Laceratio** *(latein.):* Riss, Einriss, ▸Lazeration. E laceration. – **L. cervicis:** ▸Zervixriss. – **L. perinei:** ▸Dammriss. E laceration.

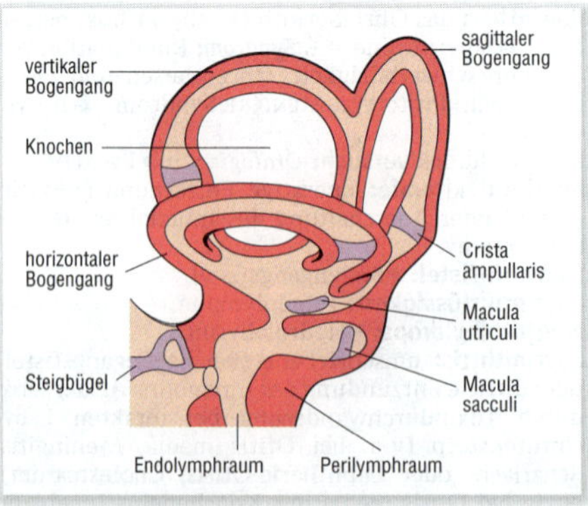


**Labyrinthus:** schematisches Bild. [97]

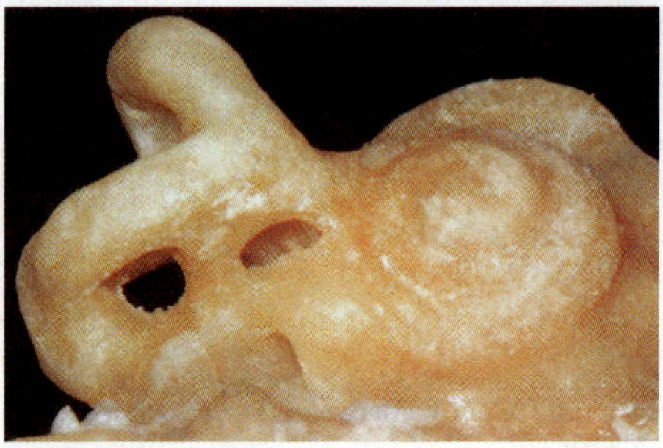

**Labyrinthus:** das knöcherne Labyrinth (aus dem Felsenbein herausgefräst). [330]

**Lacerti cordis** *(latein.):* ▸Musculi pectinati.

**Lacertus** *(latein.):* sehniger Muskelursprung. – **L. fibrosus:** ▸Aponeurosis musculi bicip. brachii.

**Lachen:** angeborenes Instinktverhalten des Menschen. Als »**queres**« u. »**schiefes**« **L.** bei doppel- bzw. einseitiger Fazialislähmung. Als pathologisches motor. Phänomen z. B. bei Schizophrenie (im Kontrast zum erlebten Affekt u. Anlass; s. a. ▸Zwangsaffekt), in manischer Phase (übertrieben; oft aggressiv), bei Mittel-Zwischenhirn-Erkr., Pseudobulbärparalyse, Polysklerose (explosiv-krampfhaft, als zentral gesteigerte Mimik), ferner als Lachschlag, -anfall, ▸Risus sardonicus (»grünes« oder »sardonisches L.«). E laughter.

**Lach|gas:** Distickstoffoxid ($N_2O$). ***Anw.*** für Inhalationsnarkose (DAVY 1799, WELLS 1844) in geschlossenem, halb geschlossenem oder halb offenem System oder durch Insufflation, mit Sauerstoffbeimischung von mind. 21 %, Analgesie bereits nach 1 Min. ($N_2O$-Konz. 40–50 %), im Allg. nur als Kurz- oder als Basisnarkose (auch zur Narkoseeinleitung), zu ergänzen durch kleine Barbiturat-, Relaxans-, Opiat-Mengen u./oder ein zweites Inhalationsnarkotikum. Rascher Wirkungseintritt, schnelle Bewusstseinswiederkehr (1–2 Min.); aufgrund emetischer Nebenwirkung, Störung des erythropoetischen Systems u. ökologischen Faktoren (Zerstörung der Ozonschicht) wird Lachgas zunehmend seltener eingesetzt. E laughing gas, nitrous oxide.

**Lachman-Test:** Test zur Feststellung der Ruptur des Kreuzbands in 20-Grad-Beugestellung des Kniegelenks. Bei kompletter Ruptur des vorderen Kreuzbands lässt sich die Tibia schubladenartig gegen den Oberschenkelknochen nach vorn (sog. vordere Schublade), bei Durchriss des hinteren Kreuzbandes in gleicher Weise nach hinten ziehen (sog. hintere Schublade).

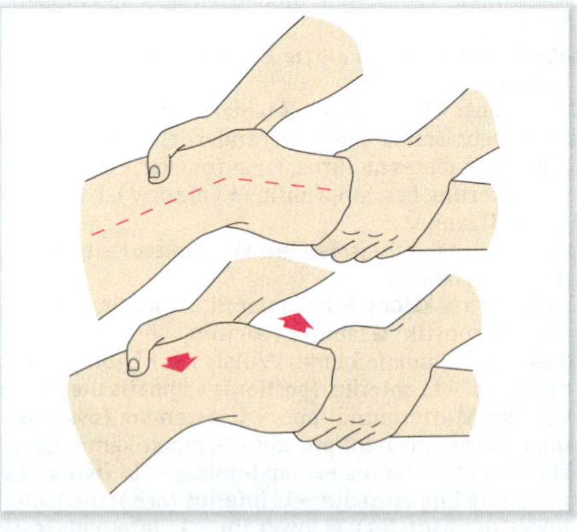

**Lachman-Test:** Prüfung der Schubladenbeweglichkeit bei Verdacht auf frische Kreuzbandläsion. [39]

**Lạch|muskeln:** ▸Musculus risorius u. – i.w.S. – M. zygomaticus.
**Lạch|schlag,** Geloplegie: affektiver Tonusverlust bei heiterer Gemütserregung; in Verbindung mit imperativem Schlafdrang z.B. als Symptom der Narkolepsie. E geloplegia.
**Lacidipin:** ein ▸Calciumantagonist; ***Anw.*** als Antihypertonikum. E lacidipine.
**lacinạtus** *(latein.):* gezipfelt, gefranst.
**Lack...:** klin. Bez. für glänzende, evtl. durchscheinende Organoberflächen.
**Lạckmus:** blauer Farbstoff, der durch Säuren rot (Umschlag bei pH 5–7), durch Basen blau wird; früher gebräuchl. als **Lackmuspapier.** E litmus.
**Lạck|zunge:** ▸Moeller-Hunter-Glossitis.
**Lạ|crimae** *(latein.):* ▸Tränen. S.a. ▸Dakryo... E tears.
**Lacrimạle:** ▸Os lacrimale.
**lacrimạlis** *(latein.):* zum Tränenapparat gehörend.
**Lact...:** Wortteil »Milch«; s.a. ▸Lakt..., ▸Galakt...
**Lact|albumịn:** Kuhmilchprotein (etwa 10 % vom Gesamteiweiß) mit rel. hohem Tryptophan-Gehalt (7 %; in Frauenmilch nur 2,5 %). E lactalbumin.
**β-Lactam-Antibio|tica, -tika:** die Synthese der Bakterien-Zellwand hemmende Stoffe mit einem **β-Lactam-Ring,** der die antimikrobielle Aktivität bewirkt; ***Vertreter:*** ▸Penicilline (dort Formel), ▸Cephalosporine, Carbapeneme u. Monobactame. E β-lactam antibiotics.
**β-Lactamase-Inhibitor:** Stoff, der die bakteriellen β-Lactamasen hemmt (z.B. Clavulansäure, Sulbactam); ***Anw.*** zusammen mit ▸β-Lactam-Antibiotica gegen entsprechend resistente Keime.
**β-Lactamasen:** von Bakterien gebildete Enzyme, die β-Lactam-Antibiotica spalten; s.a. ▸Resistenz. E β-lactamases.
**Lactarius-Syndrom:** Vergiftung durch bestimmte Pilzarten (Täublinge, Birkenreizker). ***Klinik:*** 4–5 Std. nach Verzehr plötzlich Übelkeit, heft. Erbrechen, profuse wässr. Diarrhöen mit Koliken (etwa für 24 Std.), evtl. Wadenkrämpfe (Hypochlorämie), Kreislaufkollaps, Erregungszustände. Nach Latenzzeit Ikterus, schmerzhafte Lebervergrößerung, nephritische Zeichen. E Lactarius poisoning.
**Lactạse:** ▸β-Galaktosidase. E lactase.
**Lactase|mangel(-Syndrom): 1)** erbliche Enzymopathie mit Fehlen oder mangelnder Aktivität der Dünndarmwand-Lactase (Milchzuckerspaltung unmöglich: Disaccharid-Intoleranz); ***Klinik:*** frühperinatale Gärungsdurchfälle, Gedeihstörung. **2)** häufiger, meist im Zusammenhang mit dem Genuss von Milch(produkten) auftretender, erworbener L. mit Verminderung der Enzymaktivität im Bürstensaum der Darmschleimhaut. E lactase deficiency (syndrome), alactasia.
**Lactat:** Salz der Milchsäure. E lactate.
**Lactat|azidọse:** mit schwerer metabolischer Azidose einhergehende Hyperlactazidämie (> 4 mmol/l, pH < 7,25), Referenzbereich bis 1,3 mmol/l); Typ A infolge allg. oder regionaler Minderperfusion (Hypoxie) des Gewebes, Typ B mit anderer Ursache (Tab.). E lactacidosis.
**Lactat-Dehydrogenase,** Abk. LDH: zytoplasmatisches Enzym, das die Reaktion L-Lactat + $NAD^+ \leftrightarrow$ Pyruvat + NADH + $H^+$ u. die Dehydrierung anderer L-2-Hydroxymonocarbonsäuren katalysiert. Normalwert im Serum 90–250 E/l; erhöht bei perniziöser u. hämolyt. Anämie, Mononucleosis infectiosa, myeloischer Leukämie, nach Myokardinfarkt, bei akuter Hepatitis u. tox. Leberschäden, Malignommetastasierung. Es existieren fünf ▸Isoenzyme, von denen zwei höhere ▸Hydroxybutyrat-dehydrogenase-(HBDH-)Aktivität aufweisen u. im Herzgewebe in höherer Konzentration vorkommen. – Der Quotient HBDH/LDH liegt bei Myokardinfarkt > 0,8, bei Leberschäden u. Skelettmuskelerkrankungen < 0,6. – Bestimmung durch photometrische NADH-Messung bei der spezif. Reaktion. E lactate dehydrogenase.

| Typ A: |
|---|
| Minderung der Gewebsperfusion, Hypoxie |
| **Typ B:** |
| 1. im Zusammenhang mit: Diabetes mellitus, Niereninsuffizienz, Lebererkrankungen, Infektionskrankheiten, hämatologischen Systemerkrankungen u. Tumoren, Anämie, Pankreatitis<br>2. durch Medikamente oder toxische Substanzen: Phenformin, Buformin, Metformin, Adrenalin, Acetylsalicylsäure, Diazoxid, Furosemid, Epinephrin, Salicylate (?), Sorbit, Streptozotocin, Xylit, Äthanol, Äther, Methanol<br>3. nach totaler parenteraler Ernährung mit vitaminfreien Lösungen<br>4. erbliche Formen: Alaninurie, Glykogenspeicherkrankheit (Typ I, III, IV), Fructose-1,6-diphosphatase-Mangel, Methylmalonazidurie, Pyruvatcarboxylase- u. -Dehydrogenase-Defekt<br>5. bei neurologischen Erkrankungen: zystische zerebrale Degeneration, Enzephalomyelopathie, Myopathie, Poliomyelitis<br>6. bei Muskelarbeit |

**Lactatazidose.**

**Lactat-Pyruvat-Quotient:** Maß für den zytoplasmat. Redoxzustand. Erhöht bei Zunahme der anaeroben Glykolyse (Muskelarbeit, Hypoxie).
**Lact|azid|ämịe:** ▸Hyperlactazidämie. E lactacidemia.
**Lact|azidose:** ▸Lactatazidose.
**Lact|azid|urịe:** renale Ausscheidung von Milchsäure, normal 100–600 mg/24 Std. E lactaciduria.
**lạcticus:** *Chemie* milchsauer (= ... lactat).
**lactifẹr(us)** *(latein.):* Milch führend. E lactiferous.
**Lạctis-Gruppe:** *Bakteriologie* s.u. ▸Streptococcus.
**Lactitol:** Disaccharid aus Galactose u. Sorbitol; ***Anw.*** als Laxans u. Hepatikum zur Ammoniakentgiftung. E lactitol.
**Lacto|bacillaceae,** Milchsäure-Bakterien: Familie grampositiver Stäbchenbakterien ohne Sporenbildung; s.a. ▸Lactobacillus.
**Lacto|bacillus,** Milchsäurestäbchen: Gattung der Lactobacillaceae (zahlreiche Arten); meist lange, dünne (z.T. Fäden bildende), sporenlose, unbewegl., grampos., meist apathogene Stäbchen, mit anaerobem bzw. mikroaerophilem Wachstum auf sauren Nährböden (Optimum 37–60 °C). Die meisten (»homofermentativen«) Arten bilden aus Kohlenhydraten u. hochwertigen Alkoholen Milchsäure (daher gelten die die Mundhöhle besiedelnden Arten – ebenso wie ▸Streptococcus mutans – als an der Bildung der ▸Zahnkaries beteiligte Keime). – **L. acidọ|philus:** reihen- oder kettenförmig gelagerte Art, mikroaerophil auf saurem Nährboden (Optimum 37 °C, max. 48 °C) wachsend; Milchsäurebildner auf Schleimhäuten von Mundhöhle (als »L. odontolyticus« evtl. an Zahnkaries beteiligt) u. Vagina (Döderlein-Scheidenbazillus); bei Säuremangel u. Malignom auch im Magen (»Boas-Stäbchen«), ferner im Neugeborenenstuhl. – **L. bịfidus:** ▸Bifidobacterium. – **L. lạctis:** lange, oft stark gewundene, einzeln oder paarweise vorkommende Art; vergärt alle Zucker zu D(–)-Milchsäure, keine Gasbildung; in allen Milchprodukten.
**Lacto|chrọm:** ▸Vitamin $B_2$. E lactochrome.
**Lacto|ferrịn,** Lactotransferrin: Eisen bindendes Protein in der menschl. Milch. E lactoferrin.
**Lacto|flavin:** ▸Vitamin $B_2$. E lactoflavin.
**Lacto|globulin:** $\beta_1$- u. $\beta_2$-Globulin in Molke.
**Lactọn:** innerer Ester von Hydroxycarbonsäuren. Gekennzeichnet durch Endung »-olid«. E lactone.
**Lacto|phenol|blau:** Lösung aus Lactophenol (Acid. carbolicum liquefact.), Milchsäure, Glycerin, Wasser u. Methylenblau; zur Nativfärbung von Pilzen (▸Swaarts-Färbung). E lactophenol blue.

**Lacto|protein:** das gesamte Milcheiweiß (v.a. Casein, Lactalbumin, Lactoglobulin). E lactoprotein.
**Lactose,** Milchzucker: Disaccharid aus D-Glucose u. D-Galaktose (4β-Galaktosido-glucose). ***Biosynthese:*** aus Uridin-diphosphat-galaktose u. Glucose-1-phosphat zu Lactose-1-phosphat, das durch Phosphatase in L. u. Phosphatrest gespalten wird. ***Eigenschaften:*** optisch aktiv (Mutarotation; s. Formel), durch Säuren u. Enzyme in Monosaccharide spaltbar, durch Bakterien zu Milchsäure vergärbar. In Säugermilch im Allg. in α-Form (beim Rind 45–50 g/l, beim Menschen 45–95 g/l). ***Anw.*** u.a. als Säuglingsnährmittel, Laxans, galenischer Grundstoff, Nährbodenzusatz. E lactose.

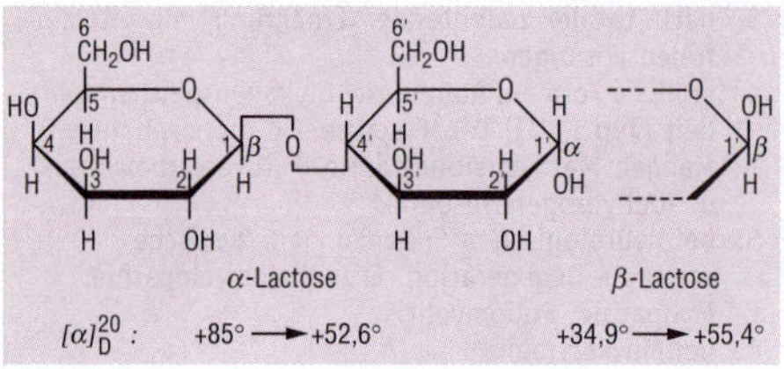


**Lactose.**

**Lactose-Agar, -Bouillon:** *Bakteriologie* Differenzierungsnährböden mit Lactose (evtl. mit weiteren Indikatoren) zur Diagnostik der Enterobacteriaceae, z.B. ENDO-, DRIGALSKI-CONRADI-, GASSNER-, KLIGLER-Agar. E lactose agar, l. broth.
**Lactose-Intoleranz, -Malabsorption:** s.u. ▸Lactasemangel.
**Lactos|urie:** renale Ausscheidung von Lactose (0–90 mg/l); physiologisch bei Schwangeren u. Wöchnerinnen u. als gutartige L. des Neugeborenen (infolge Enzymunreife); pathologisch als bösartige idiopath. L. (DURAND; Enzymopathie ungeklärter Ätiol.) u. als Forme majeure des ▸Lactasemangels. E lactosuria.
**Lactosyl|cerebrosidose:** eine ▸Sphingolipidose mit Speicherung von **Lactosyl|cerebrosid** (ein Glykolipid); Ursache: Enzymdefekt der **Lactosylcerebrosidase**.
**Lacto|transferrin:** ▸Lactoferrin.
**Lactoyl-Glutathion-Lyase,** Glyoxalase I: C–S-Bindungen lösendes Enzym mit der Reaktion: S-Lactoylglutathion = Glutathion + Methylglyoxal. E lactoylglutathione lyase.
**Lactulose,** β-Galaktosidofructose: vitaminartige Substanz in der Frauenmilch (▸Bifidus-Faktor). *pharm* ***Anw.*** als osmotisches Abführmittel u. zur Ammoniakentgiftung bei hepatischer Enzephalopathie. E lactulose.
**Lacuna** *(latein.)* Plur. Lacunae: Grube, Lücke, Loch. S.a. ▸Sinus, ▸Recessus, ▸Fossa, ▸Fossula, ▸Foramen. E lacuna. – **L. herniosa, L. lymphatica:** Faserlücke der L. vasorum medial der Femoralgefäße zwischen V. femoralis u. Lig. lacunare. Enthält fettreiches, lockeres Bindegewebe, Lymphgefäße u. die tiefen Inguinallymphknoten. Typische Bruchpforte der Femoralhernie. – **L. musculorum:** die lateral der L. vasorum gelegene, von Arcus iliopectineus, Darmbein u. Leistenband begrenzte Durchtrittslücke vom Becken zum Oberschenkel für M. iliopsoas u. N. femoralis. E muscular l. – **L. vasorum:** die medial der L. musculorum gelegene, von Arcus iliopectineus, Schambein u. Lig. lacunare begrenzte Durchtrittslücke für A. u. V. femoralis u. die Lymphgefäße vom Becken zum Oberschenkel. E vascular l.
**Lacunae:** *Anatomie* Plur. von ▸Lacuna. E lacunae. – **L. hepatis:** ▸Leberlakunen. – **L. laterales sinuum,** Sinus parasinuidales: kleine seitl. Ausbuchtungen der Hirnsinus, insbes. des Sinus sagittalis sup., die die PACCHIONI-Granulationen enthalten. – **L. urethrales:** die MORGAGNI-Lakunen in der Schleimhaut der Pars spongiosa der ♂ Harnröhre, in denen Glandulae urethrales münden. – Weniger korrekt auch Bez. für die entspr. L. der ♀ Urethra.
**lacunaris:** *Pathologie* ▸lakunär. E lacunar.
**Lacus** *(latein.):* See, Grube. – **L. lacrimalis:** der vom inneren Augenwinkel eingefasste, dreikantig vertiefte Teil der Lidspalte als »Tränensee«.
**LAD** *(engl.)* Abk. für **l**eft **a**nterior **d**escending: *Kardiologie* ▸Ramus interventricularis anterior der linken ▸Koronararterie.
**LADD-Syndrom,** Abk. für **l**acrimo-**a**uriculo-**d**ento-**d**igitales Syndrom: autosomal-dominant erbliches Syndrom mit Fehlbildungen des Tränen- u. Speicheldrüsensystems sowie Anomalien der Ohren (Hörstörung), Zähne u. Finger. E LADD syndrome.
**Ladung (der Zelloberfläche),** Oberflächenladung: s.u. ▸Zellmembran; s.a. ▸Zellelektrophorese.
**Ladungs|zahl:** *Physik* ▸Ordnungszahl. E atomic number.
**Lähmung,** Paralyse: totaler Ausfall der motorischen Funktion eines oder mehrerer Nerven bzw. des Erfolgsorgans; i.w.S. auch der Teilausfall mit lähmungsartiger Schwäche (Parese). ***Ätiol.:*** toxische, entzündl. oder mechanisch-traumat. Schädigung oder Erkrankung des Nervensystems (**neurogene L.**) bzw. der Muskeln (**myogene L.**; s.a. ▸Myopathie); ferner allgemeine Störungen (z.B. ▸Hypokaliämie). ***Klassifik.:*** unterschieden klinisch als **schlaffe** oder **spastische L.**, nach Lokalisation der Schädigung als **periphere** oder **zentrale L.**, nach Lokalisation der Symptomatik als ▸Mono-, ▸Di-, ▸Hemi-, ▸Para- u. ▸Tetraplegie. Bei der zentralen L. sind Zellen bzw. Neuriten der Pyramidenbahn (s.a. ▸Pyramidenbahnsyndrom) betroffen, sie zeigt die Symptome einer spastischen L. (s.a. ▸Spastik). Bei peripheren neurogenen L. liegt die Ursache im »peripher-motorischen« ▸Neuron bzw. im Verlauf seiner Neuriten. Sie werden im Allg. mit schlaffer L. gleichgesetzt (Muskeltonusverlust, erloschene Muskeleigenreflexe; später mit Muskelatrophie, Entartungsreaktion) u. meist nach den betroffenen Nerven (z.B. periphere ▸Fazialislähmung, ▸Armplexus-L.) oder Muskeln (z.B. Gluteus-L.) bezeichnet. – Weitere Formen s.u. ▸Paralyse. E paralysis, palsy. – **L., atonische:** s.u. ▸Mantelkantensyndrom. E flaccid paralysis. – **L., episodische hypokaliämische:** ▸WESTPHAL-Syndrom. – **L., periodische hyperkaliämische:** ▸GAMSTORP-Syndrom.
**Lähmungs|becken:** plattes Becken infolge einer vor Abschluss des Knochenwachstums aufgetretenen Lähmung; zwingt zu ständigem Liegen (»Liegebecken«).
**Lähmungs|hinken:** ▸TRENDELENBURG-Hinken.
**Lähmungs|luxation:** (Sub-)Luxation als Sekundärschaden bei Lähmung (Erschlaffung von Gelenkbändern u. Muskelmantel = Schlottergelenk) oder Kontraktur. Häufig an Fuß- u. Hüftgelenken bei schlaffen oder spastischen Lähmungen (Paresen). E paralytic (sub)luxation.
**Lähmungs|miosis:** meist einseitige Engstellung der Pupille bei Störungen im sympathischen Nervensystem (1., 2. oder 3. Neuron der betroffenen Seite), häufig enge Lidspalte (Ptosis sympathica) u. geringer Enophthalmus (wird meist vorgetäuscht); HORNER-Symptomenkomplex. An der herdseitig verengten Pupille sind sämtliche physiol. Reaktionen auslösbar. Ursachen: **1)** Läsionen im Bereich des 1. sympathischen Neurons = »zentraler HORNER«; ausgelöst durch Tumoren, Enzephalitis, multiple Sklerose, Erkrankungen der Medulla oblongata. **2)** Läsionen im Bereich des 2. sympathischen Neurons = »peripherer HORNER«; ausgelöst durch Syringomyelie, spinale progressive Muskelatrophie, Spondylitis, Spondylarthrose, Traumen, KLUMPKE-Lähmung, Struma, Halslymphome, 7. Halsrippe, Aneurysmen, Tumoren. **3)** Läsionen im Bereich des 3. sympathischen Neurons = »peripherer HORNER« im engeren Sinne; ausgelöst durch v.a. vaskuläre Prozesse, z.B. Aneurysmen der A. carotis interna.
**Lähmungs|schielen:** bei Augenmuskellähmung durch die Antagonisten bewirkter »Strabismus paralyticus«; mit Doppeltsehen u. Scheinbewegungen der Außendinge. E paralytic strabism(us).

**Lähmungs|spitzfuß:** s.u. ▸Spitzfuß.
**Lähmungs|wut:** tollwutähnl. Erkr. durch ein neurotropes Virus; von Fledermäusen (»Vampir-Tollwut«) auf Rinder übertragen, selten auf den Menschen; ***Klinik:*** ▸LANDRY-Paralyse. E paralytic form of rabies.
**laemo...:** Wortteil »Schlund«, »Speiseröhre«, »Kehle«.
**Längen|alter:** *Pädiatrie* das der ▸Körperlänge entsprechende Durchschnittsalter; s.a. ▸Gewichtsalter.
**Längen|sollgewicht:** das ▸Idealgewicht.
**Längen-Spannungs-Diagramm:** graphische Darstellung der Beziehungen zwischen Länge u. Spannung (Kraftentwicklung) eines quer gestreiften Muskels (Abb.). S.a. ▸Muskelkontraktion.

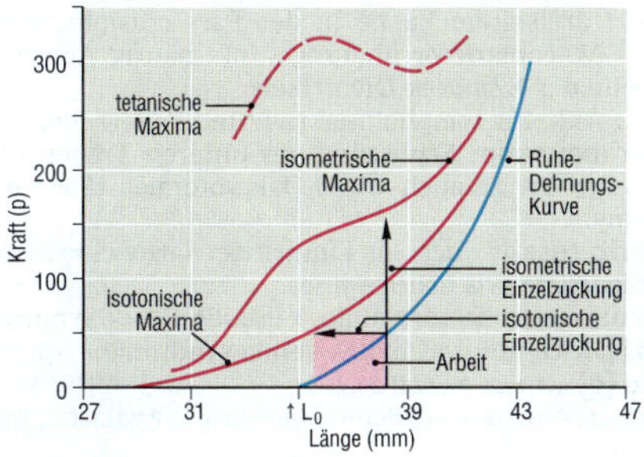


**Längen-Spannungs-Diagramm.** [181]

**Längen|wachstum:** die – zus. mit der Skelettreifung – für das jeweil. Entwicklungsalter typ. Zunahme der ▸Körperlänge, mit größter Geschwindigkeit in Säuglingsalter u. Pubertät. – Das L. der Röhrenknochen erfolgt im Wesentl. an der hyalinknorpeligen »Epiphysenscheibe« (Knochenwachstumszone, s.a. ▸Ossifikation) und endet mit deren Verknöcherung. E growth in length.
**Längs|band:** ▸Ligamentum longitudinale (der WS).
**Längs|blut|leiter:** ▸Sinus sagittalis (sup. u. inf.).
**Längs|bündel:** *Anatomie* ▸Fasciculus longitudinalis.
**Längs|dissoziation:** *Kardiologie* s.u. ▸Erregungsrückkehr. E longitudinal dissociation.
**Längs|fraktur:** meist komplette ▸Fraktur in der Längsachse des Knochens infolge Längsstauchung; v.a. an kurzen Röhrenknochen von Hand u. Fuß (Bruchspalt oft in das Gelenk reichend, evtl. »klappende« Krepitation). E longitudinal fracture.
**Längs|lage:** *Geburtshilfe* häufigste ▸Fruchtlage (99 %) mit paralleler Einstellung der kindl. Längsachse zu der des Uterus, als Kopf- oder als Beckenendlage. Voraussetzung einer natürl. Entbindung. S.a. ▸Querlage. E longitudinal lie.
**Laënnec-Zirrhose:** die atrophische ▸Leberzirrhose. E Laënnec's cirrhosis.
**Läppchen:** *Anatomie* ▸Lobulus. E lobule.
**Läppchen|atrophie:** **1)** eine ▸Kleinhirnatrophie mit Schrumpfung der oberflächl. oder tiefen Kleinhirnläppchen (= periphere bzw. zentrale L.) durch gliösfaserige Narbenbildung als Folge pränataler oder frühkindl. Schädigung. **2)** Schrumpfung nekrotischer Leberläppchen mit Fibrose; zentral bei chron. Leberstauung (Rechtsherzinsuffizienz) u. Hypoxie, peripher z.B. bei der chron. (v.a. progressiven) Hepatitis. E lobular atrophy (cerebellar; hepatic).
**Läppchen|extraktion:** *Ophthalmologie* ▸Lappenextraktion.
**Läppchen|test:** ▸Epikutantest. E patch test.
**Lärm:** Schall, der den Menschen stört oder belästigt oder gefährdet, u. zwar als Dauer- oder als Impulslärm. – Die objektive Angabe des Schalldrucks erfolgt in Pascal (Pa) oder Mikrobar (µbar), seines Pegels in Dezibel (dB); subjektive Maßeinheiten: für ▸Lautstärkepegel Phon bzw. der sog. A-Schallpegel ($L_A$) in Dezibel A (dB [A]); für Lärmstärke dB. Bei konstantem oder jahrelangem Schallpegel von 90 dB (A) Gefahr der Lärmschwerhörigkeit. E noise.
**Lärm|apparat:** s.u. ▸BÁRÁNY-Simulationsprüfung. E noise box.
**Lärm|schwer|hörigkeit:** Innenohrschwerhörigkeit (evtl. Taubheit) mit Absinken der Gehörschärfe proportional zur Lärmarbeitsdauer, nur selten noch fortschreitend nach Ende der Exposition; im ▸Audiogramm v.a. isolierte Schädigung bei 4000–6000 Hz, später ▸$c^5$-Senke mit Max. bei 4000 Hz; entschädigungspflichtige Berufskrankheit; s.a. ▸Knalltrauma. E deafness due to high noise levels.
**Lärmtrauma:** Hörschädigung durch direkte oder indirekte Schädigung des Mittel- oder Innenohrs.
**Laesio, Läsion:** *Pathologie* umschriebene Störung einer Funktion (s.a. ▸Functio laesa) oder des Gewebegefüges im lebenden Organismus. E lesion.
**Läuse:** ▸Anoplura; s.a. ▸Pediculus (Kleider- u. Kopflaus) u. ▸Phthirus (Filzlaus); s.a. ▸Entlausung. E lice.
**Läuse|befall:** ▸Pediculosis. E lice infestation.
**Läuse|(biss)fieber:** durch Biss von (Kleider-)Läusen übertragene Krankheiten, meist Rickettsiosen u. Spirochätosen (z.B. Fleck- bzw. Rückfallfieber). E louse-borne relapsing fever.
**Läusemittel,** Antipedikulosa: äußerlich anzuwendende Mittel zur Bekämpfung u. Vernichtung von Läusen; ***Wirkst.:*** pflanzl. Stoffe (z.B. Pyrethrum, Kokosöl) u. chem. Wirkstoffe (Kontaktinsektizide wie z.B. Lindan, Pyrethroide). E antipediculotics.
**Läuse|test:** Xenodiagnose der Rickettsiosen durch orale (»Läusefütterungsversuch«) oder rektale Infektion Rickettsien-freier Läuse mit dem Probandenblut; nach ca. 5 Tg. Rickettsien im Läusemagen nachweisbar.
**Läuse|typhus:** ▸Fleckfieber.
**Läuse|ulkus:** *Dermatologie* ▸Ekthyma simplex (Streptokokken-Infektion) bei Pedikulose.
**lävo...:** Wortteil »links«, »nach links« (s.a. ▸sinistro...), *physik* »linksdrehend« (= lävogyr). E levo...
**Lävo|duktion:** Wendung des Augapfels nach links. E levoduction.
**Lävo|gramm:** ▸Lävokardiogramm. E levogram.
**Lävo|graphie:** Schreiben mit der li. Hand.
**lävo|gyr:** *Chemie* ▸linksdrehend. E levogyral.
**Lävo|infra|duktion:** Senkung u. Linkswendung des Augapfels. E levoinfraduction.
**Lävo|kardie:** die normale Linkslage des Herzens. E levocardia. – **L., primitive:** ▸Laevoversio.
**Lävo|(kardio)gramm:** *Röntgenologie* Darstellung. des li. Herzens oder des li. Ventrikels einschl. Aorta ascendens nach Kontrastmittelinjektion (▸Angiokardiographie; s.a. ▸Herzkatheterismus). E levocardiogram.
**Lävo|klination:** ▸Lävozykloversion. E levoclination.
**Lävo|phorie:** unwillkürliche Abweichung der Blicklinie nach links.
**Laevo|positio:** *Pathologie* Linksverlagerung eines Organs durch Zug oder Verdrängung.
**Lävo|rotation:** Drehung nach links (d.h. entgegen dem Uhrzeigersinn). E levorotation.
**Laevo|versio cordis:** Positionsanomalie des Herzens infolge Arretierung der embryonalen Kammerschleifendrehung bei regelrechten Vorhofverhältnissen; fast stets kombiniert mit korrigierter ▸Transposition der großen Gefäße. E levoversio cordis.
**Lävo|version:** Blickbewegung nach links. E levoversion.
**Lävo|zyklo|version:** Rollung beider Augen (um die Sagittalachse) nach links als assoziierte unwillkürl. Augenabweichung. E levocycloversion.
**Lävulose:** *Biochemie* ▸Fructose. E levulose.
**laevus** *(latein.):* linker. S.a. ▸laevo..., ▸lävo... E left.
**Läwen-Krankheit:** ▸Chondromalacia patellae.
**Lafora-Syndrom:** (1911) autosomal-rezessiv erbliche myoklonische Epilepsie mit zunehmender Demenz u. zu Erblindung führenden Retinaveränderungen; Sonderform des UNVERRICHT-LUNDBERG-Syndroms (mit Typ I = UNVERRICHT, Typ II = LUNDBERG). Im zentralen Nervensystem, weniger in Herz, Leber u.

quer gestreifter Muskulatur intraneuronale, runde Glykoprotein-Mucopolysaccharid-Einschlüsse (sog. **L.-Körperchen**). E Lafora's disease.

**Lage:** *Anatomie* ▸Situs; *Geburtshilfe* ▸Fruchtlage. E fetal lie.

**Lage|anomalien:** *Geburtshilfe* alle Fruchtlagen außer der Kopf-Längslage; z. B. ▸Beckenend-, ▸Schräg-, ▸Querlage. E abnormal lies.

**Lage|nystagmus:** von der Körperlage abhängiger, unerschöpfl. ▸Nystagmus; entweder richtungsbestimmt (meist gelockerter ▸Spontannystagmus mit gleicher Schlagrichtung in allen Lagen) oder regelmäßig (Richtung von Körperlage abhängig, bei Seitenlage di- oder konvergierend; Folge hemmender oder enthemmender Einflüsse von Alkohol, Barbituraten etc. auf das vestibuläre System) oder regellos richtungswechselnd (ohne Symmetrie der Schlagrichtung, bei Rückenlage nach re., li. oder wechselnd schlagend; Folge zentraler Störung). E positional nystagmus.

**Lage|prüfung:** *Otologie* ▸Vestibularisprüfung.

**Lage|reflex:** motorischer Reflex im Dienste der Erhaltung des Körpergleichgew. in einer bestimmten Ruhelage. E postural reflex. – **L., tonischer:** ▸LANDAU-Reflex.

**Lagerlöf-Sonde:** doppelläufige Magen-Darm-Sonde für die Pankreasfunktionsdiagnostik (getrenntes Absaugen von Magensekret u. Duodenalinhalt).

**Lagerung:** Positionierung eines Kranken in eine bestimmte, günstige Stellung. Dient u. a. der Druckentlastung bei Bettlägerigkeit (▸Dekubitusprophylaxe), Unterstützung einer Therapie (z. B. Ruhigstellung einer Fraktur), Prophylaxe von Folgeerkrankungen (z. B. Gelenkversteifungen, Spastizität, Thrombembolie), Schmerzreduktion, Teil von ▸Erste-Hilfe-Maßnahmen (z. B. ▸Schocklagerung, stabile ▸Seitenlagerung).

**Lagerungs|probe:** *Angiologie* s. u. ▸RATSCHOW.

**Lagerungs|regel:** *Geburtshilfe* Bei mangelnder Rotation des kindl. Kopfes ist die Gebärende auf die Seite zu lagern, auf der sich der Rücken des Kindes bzw. der Führungspunkt befindet (Kopf wird gelockert). E positioning rule.

**Lagerungs|schiene:** Schiene aus Gips, Metall oder Kunststoff, z. B. zur Ruhigstellung oder korrigierten Lagerung einer Extremität oder eines Gelenks. E splint.

**Lagerungsstabilität:** Begriff aus der ▸Physiotherapie, der die Instabilität einer Fraktur beschreibt u. besagt, dass die betroffenen Region nicht bewegt werden darf. L. besteht vor Versorgung der Fraktur.

**Lage|schwindel:** *Neurologie* durch best. Kopf- bzw. Körperstellung (z. B. Rechtsseitenlage) ausgelöster, von Nystagmus begleiteter labyrinthärer Schwindel bei Störung der Otolithenfunktion oder zentraler vestibulärer Bahnen; kochleare Funktion meist ungestört. E postural vertigo.

**Lagesinn,** Stellungssinn: eine Empfindungsqualität der ▸Tiefensensibilität für die Orientierung über die Lage der Gliedmaßen u. über die Stellung der Extremitätenabschnitte zueinander. E sense of position, acrognosis.

**Lage|typ:** *Kardiologie* ▸Positionstyp.

**Lago|ch(e)ilie:** *Pathologie* ▸Lippenspalte.

**Lag|ophthalmus:** erweiterte Lidspalte ohne Lidschluss. Gefahr der Bulbusxerose u. Keratitis ohne oder mit Geschwürbildung (»Ulcus corneae e lagophthalmo«). Als **paralytischer L.** bei Fazialisparese; als **mechanischer L.** bei extremem Exophthalmus, Ektropium, seniler Lidhauterschlaffung. E lagophthalmos.

**lag-Phase** *(engl. lag = verzögern)*, Latenzphase: Phase des ▸Bakterienwachstums (nach Überimpfen einer bis zur Sättigung ausgewachsenen Kultur), in der zunächst keine Vermehrung stattfindet (Enzym-, Metaboliten-Mangel); nach Latenz dann langsames Einsetzen der Zellteilung (= progressive oder Beschleunigungsphase), dann Übergang in die ▸log-Phase.

**LAH:** *Kardiologie* Abk. für links-anteriorer ▸Hemiblock.

**Laidlaw-Test:** ▸ACTH-Test über 2 Tage (jeweils 8 Std. Dauertropfinfusion mit 20–25 E pro Tag). E ACTH-infusion test.

**Laienpflege:** Betreuung eines Pflegebedürftigen durch Personen ohne berufliche Qualifikation im Pflegebereich. In der Praxis ergänzen sich professionelle ▸Pflege u. L. häufig. Die gesetzliche ▸Pflegeversicherung unterstützt die L. durch Zahlung von Pflegegeld, wenn der versicherte Pflegebedürftige Anspruch auf Leistungen hat u. seine Pflege selbst sicherstellt.

**Laimer** (E. L. 1883). – **L.-Divertikel:** ▸Pulsionsdivertikel am Unterrand der Pars cricopharyngea des M. constrictor pharyngis inf. (»untere Schwachstelle des Ösophagusmundes«). – **L.(-Haeckermann)-Dreieck:** dreiseitige Lücke in der Pars cricopharyngea des M. constrictor pharyngis inf.; häufig Austrittsstelle des ▸ZENKER-Divertikels.

**LAK:** Abk. für lymphokinaktivierte ▸Killerzelle.

**Lakrimo|tomie:** Schlitzung des unteren Tränenröhrchens; i. w. S. auch die ▸Dakryotomie. E lacrimotomy.

**Lakritzensaft,** Suc(c)us Liquiritiae: Saft aus ▸Glycyrrhiza glabra. E licorice juice.

**Lakritzensaft-Syndrom:** das ▸Pseudo-CONN-Syndrom. E licorice-induced hypokalemia syndrome.

**Lakt(o)...:** s. a. ▸Lact(o)...

**lakt...:** Wortteil »Milch«; s. a. ▸lact..., ▸galact..., ▸galakt...

**Laktagogum:** ▸Galaktagogum. E lactagogue.

**Laktat|azidose:** ▸Lactatazidose.

**Laktation:** Milchproduktion u. -ausschüttung durch die weibliche Brustdrüse, normalerweise im Anschluss an eine Schwangerschaft. Die vorbereitende Mammogenese (Entwicklung der Brustdrüse) erfolgt bereits während der Pubertät u. der Schwangerschaft (v. a. durch Östrogene u. Progesteron, ferner durch ▸human placental lactogen, Corticosteroide u. Schilddrüsenhormone); die Auslösung der Produktion (Laktogenese) erfolgt v. a. durch Prolactin (nach Abfall der hohen Östrogenspiegel 36–48 Std. nach der Geburt); Aufrechterhaltung (Galaktopoese) v. a. durch Saugreflex (reflektor. Prolactinausschüttung); Entleerung (Galaktokinese) außer durch Absaugen u. Druck der sich ansammelnden Milch auch durch Kontraktion glatter Muskulatur (Milchgänge, Brustwarze) u. myoepithelialer Korbzellen (Drüsenalveolenwand), gesteuert vom Saugreiz (über Oxytocinausschüttung). E lactation.

**Laktations|amenor|rhö:** s. u. ▸Laktationssterilität. E lactation amenorrhea.

**Laktations|involution:** die physiol. Uterusrückbildung, begünstigt durch Laktationswehen, als Zeichen einer Funktionsruhe; eine evtl. Hyperinvoluti-

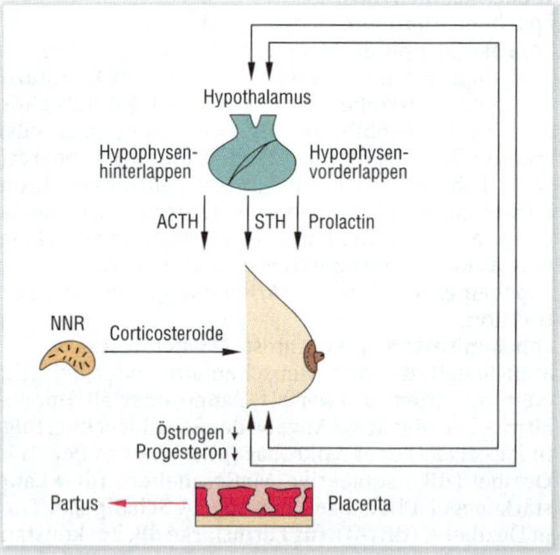


**Laktation:** Faktoren der Laktogenese (nach KELLER). [152]

on (auf Daumengröße) ist nach Abstillen reversibel. E lactation involution.

**Laktations|sterilität:** physiol. Sterilität mit Amenorrhö durch Ovulationshemmung, wahrsch. infolge FSH- u. LH-Produktionshemmung durch hohen Prolactinspiegel; Blutungen während der Laktation u. bald nach Abstillen sind meist anovulatorische Follikelabbruchblutungen. E lactation sterility.

**Laktations|wehen:** »Stillwehen«, ab 2.–3. Tag nach der Geburt (nach Beendigung der Nachwehen), jeweils durch den Saugreiz an der Brustwarze u. die folgende Oxytocinausschüttung. E lactation contractions.

**Lakto|bakterium, Laktobazillus:** ▸Lactobacillus.

**Lakto(densi)meter:** »Milchspindel«; Aräometer zur Ermittlung des spezif. Gewichts von Milch u. damit ihres Fettgehalts (u. evtl. auch einer Verwässerung: »Hydrolaktometer«). E lacto(densi)meter.

**Lakto|flavin:** ▸Vitamin $B_2$. E lactoflavin.

**lakto|gen:** der Milchbildung dienend. E lactogenic. – **l. Hormon:** ▸Prolactin.

**Lakto|genese:** s.u. ▸Laktation. E lactogenesis.

**lakto|trop:** auf die Milchproduktion (▸Laktation) gerichtet. E lactotropic.

**lakto|vegetabile Kost:** Kost aus pflanzlicher Nahrung, Milch u. Milchprodukten; eine Grundform des ▸Vegetarismus. E lactovegetarian diet.

**lakunär,** lacunaris: mit ▸Lakunen versehen. E lacunar. – **l. Schädel:** ▸Lückenschädel. E l. skull. – **l. Syndrom:** »Status desintegrationis« bei arteriosklerosebedingter multipler, enzephalomalaz. Degeneration (v.a. Stammganglien, Pons, Hemisphärenmark); mit flüchtigen Mono- u. Hemiparesen, Brachybasie, Dysarthrie, Schlafstörung, Zwangslachen, -weinen, Merkschwäche. E lacunar state.

**Lakune:** Vertiefung, Grube, Lücke (▸Lacuna). E lacuna.

**Lallatio, Lallen:** spielerisch-rhythmisches Wiederholen sinnloser Silben- u. Lautreihen im Frühstadium der Sprachentwicklung (»Lallperiode« ab 2. Mon.), später als dementielles oder psychotisches Regressionsphänomen. E lallation.

**Lalo|pathie:** artikulatorische ▸Sprachstörung, s.u. ▸Dysarthrie, ▸Stottern. E lalopathy.

**Lalo|phobie:** ▸Logophobie. E lalophobia.

**Lalo|plegie:** »Sprachlähmung« infolge Ausfalls oder Störung des Artikulationsorgans. E laloplegia.

**Lambda-Anastomose:** (W. Hart, 1961) λ-förm. Anastomosierung von Speiseröhrenstumpf u. Dünndarm nach Gastrektomie (mit Duodenum-Blindverschluss) durch ein Ileuminterponat als Ersatzmagen.

**Lambda|naht:** *Anatomie* ▸Sutura lambdoidea. E lambdoid suture.

**Lambda-Wellen,** Abk. λ-W.: steile Wellen des EEG (Transienten) mit Amplituden meist unter 50 µV, die im Wachzustand während visueller Exploration auftreten können im Zusammenhang mit Augenbewegungen. E lambda waves.

**lambdoide(u)s:** **1)** in λ-Form. E lambdoid(al). **2)** die Lambdanaht betreffend.

**Lambert-Beer-Gesetz:** *Optik* Die ▸Extinktion (E) entspricht dem Produkt aus Schichtdicke (d) der Lösung, ▸Extinktionskoeffizient (ε) u. Konzentration (C) der gelösten Substanz:

$E = d \cdot \varepsilon \cdot C$

Grundlage der Photometrie bzw. Kolorimetrie. E Beer's law.

**Lambert-Eaton(-Rooke)-Syndrom,** pseudomyasthenisches Syndrom: Autoimmunkrankheit mit Myasthenie-artiger Muskelschwäche der Bein-, Arm- u. Rumpfmuskulatur sowie Abschwächung der Muskeleigenreflexe. Die gebildeten Antikörper greifen Strukturen im Bereich der motorischen ▸Endplatte (v.a. Calciumkanäle) an u. stören die neuromuskuläre Funktion; häufig (70 % ♂, 30 % ♀) werden bösartige Tumoren v.a. im Brustraum gefunden. E Lambert-Eaton syndrome.

**Lamblia intestinalis:** ▸Giardia lamblia.

**Lambliasis:** ▸Giardiasis.

**Lambrinudi-Operation:** (1927) »Triple-Arthrodese« des Talokalkaneal-, Talonavikular- u. Kalkaneokuboidgelenks mit spezieller Anordnung der Osteotomieflächen zur Korrektur eines Lähmungsspitzfußes.

**Lamella, Lamelle:** *Anatomie* Plättchen, dünne Schicht. S.a. ▸Lamellen..., ▸Lamina, ▸Stratum, ▸Tela. E lamella.

**Lamellen|knochen:** der beim Menschen ab dem 2. Lj. den Geflechtknochen ersetzende – stabilere – Knochen mit lamellärer Schichtung der Interzellularsubstanz; in der Kortikalis mit besonders deutlichen ▸Havers-Lamellensystemen; gegen Periost u. Markhöhle durch äußere bzw. innere Generallamelle abgegrenzt. E lamellar bone.

**Lamellen|körperchen:** die ▸Corpuscula lamellosa in Haut, Bindehaut u. Schleimhäuten etc. E lamellar corpuscles.

**Lamellen|nagel:** Knochennagel mit seitl. herausragenden Lamellen; meist Dreilamellennagel (mit zentraler oder exzentrischer Bohrung für Führungsdraht) zur Schenkelhalsnagelung oder (als Laschennagel) zur Osteosynthese hüftnaher Femurfrakturen. E lamellar nail.

**Lamellen|star,** Cataracta zonularis: s.u. ▸Cataracta calorica. E lamellar cataract.

**lamellosus, lamellär, lamellatus:** in Lamellen angeordnet. E lamellar.

**Lamii albi flos,** Taubnesselblüten: als Heilpflanzenbestandteil bei spezieller Aufbereitung wirksam bei Katarrhen der oberen Luftwege, leichten Entzündungen der Haut u. Schleimhaut sowie bei unspezifischem Fluor albus.



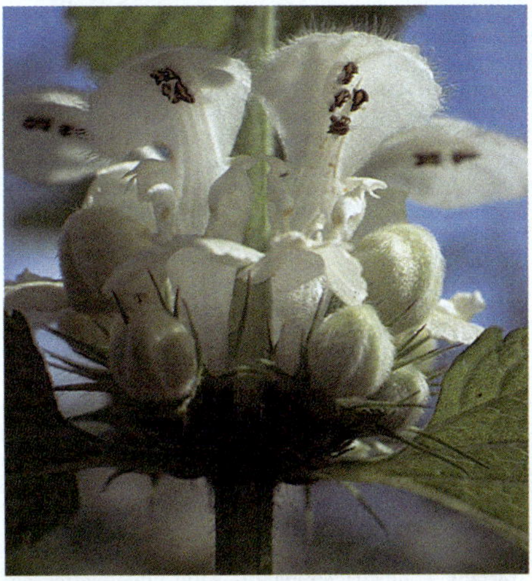

**Lamii albi flos:** Weiße Taubnessel. [482]

**Lamina:** *Anatomie* Platte, plattenförmige Gewebsschicht (z.B. die Schichten des ▸Neocortex, dort Tab.). E lamina. – **L. bas(i)alis:** ▸Basalmembran. E basal l. – **L. choroideae:** bis zu 2 µm dicke Basalmembran (Mucopolysaccharid-haltig) zwischen Retinapigmentepithel u. der L. choroidocapillaris; der das Pigmentepithel tragende Teil der ▸Bruch-Membran. – **L. basilaris (cochleae):** die zwischen Labium limbi tympanicum u. Lig. spirale ausgespannte bindegeweb. Basilarmembran, die – in spiral. Verlauf – Ductus cochlearis u. Scala tympani voneinander trennt u. das Corti-Organ trägt. Nach der Einortstheorie ist jedem Ort der L. b. eine Schallfrequenz (Abb.) zugeordnet. – **L. choroido|capillaris:** im Auge die der L. basalis der Aderhaut anliegende schmale, kapillarreiche Gefäß-Bindegewebsschicht, die die gefäßlosen Netzhautteile »ernährt«. – **L. cribrosa (ossis**

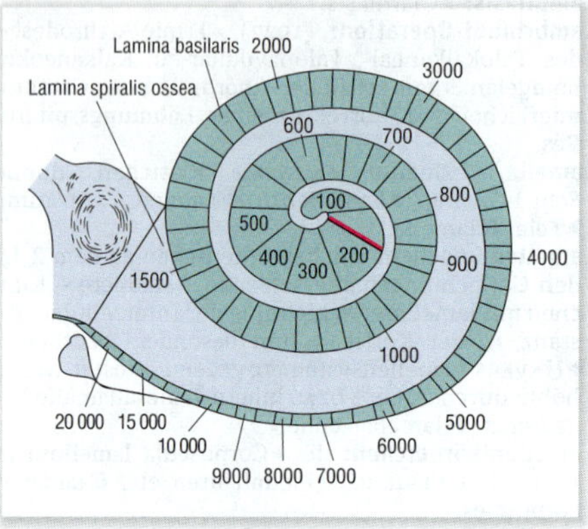


**Lamina basilaris (cochleae):** Stellen der Basilarmembran mit zugeordneten Schallfrequenzen (in Hz). [329]

**ethmoidalis):** die »Siebplatte« bds. der Crista galli (s.a. ▸Schädelbasis, dort Abb.) mit Löchern für die Nn. olfactorii. – **L. densa:** ▸Basalmembran. – **L. embryonalis:** ▸Keimblatt. – **L. externa (ossium cranii):** das äußere, mit der Diploe zusammenhängende kompakte Blatt der Knochen der Schädeldecke. **E** outer table of skull. – **L. fusca sclerae:** die an die Choroidea angrenzende, an pigmentierten Bindegewebszellen reiche, gelbbraune, lockere Bindegewebsschicht. – **L. interna (ossium cranii):** das innere, mit der Diploe zusammenhängende kompakte Blatt der Knochen der Schädeldecke. **E** inner table of skull. – **L. limitans anterior:** die »Bowman-Membran« als zellfreie, feinfaserige, vordere Grenzplatte des Auges zwischen Epithel u. Substantia propria der Kornea. – **L. l. posterior:** die »Descemet« oder »Demours-Membran« als stark lichtbrechende hintere Grenzplatte (ca. 7 µm) zwischen Endothel u. Substantia propria der Kornea. – **L. muscularis mucosae:** dünne Schicht glatter Muskelzellen zwischen Lamina propria u. Tela submucosa der Schleimhaut des Gastrointestinaltraktes. – **L. orbitalis:** papierdünne Knochenplatte in der medialen Orbitawand; seitl. Abdeckung des Siebbeinlabyrinths. – **L. perpendicularis:** der vom Sieb- bzw. Gaumenbein gebildete obere bzw. hintere Teil der knöchernen Nasenscheidewand. – **L. propria (mucosae):** das subepitheliale Bindegewebe einer Tunica mucosa; mit Gefäßen u. Nerven. – **L. spiralis ossea:** vom Vorhof des knöchernen Labyrinths ausgehende, 2$^{1}/_{2}$-mal gegen den Uhrzeigersinn um die Schneckenspindel gewundene zweiblättrige Knochenplatte mit Spaltraum für die Dendriten des Ganglion spirale. – **L. supra|choroidea:** gefäßarme, kollagen-elast. Verschiebeschicht mit pigmentierten Bindegewebszellen unmittelbar unter der Sklera. – **L. tectalis,** L. quadrigemina: die »Vierhügelplatte« als Dach des Mittelhirns. – **L. vasculosa:** die bindegeweb. Gefäßplatte der Aderhaut des Auges, in der sich die Aa. ciliares post. breves ausbreiten u. die Vv. vorticosae vereinigen. – **L. visceralis tunicae vaginalis testis,** Epiorchium: das Hoden u. Nebenhoden teilweise überziehende innere Blatt der serösen Hodenhülle.

**Laminar(Air)-Flow-System** *(engl.): Hygiene* techn. Einrichtung zur Erzielung einer wirbelfreien Luftströmung u. zur Luftsterilisation durch mechan. Filter (z.B. ▸HEPA-Filter); für sterile Pflegeeinheiten (v.a. bei Agranulozytose, zytostat. Therapie akuter Leukosen, massiver Immunsuppression), Operationsräume, Intensivstationen, sterile bakt. u. virol. Arbeitsplätze (z.B. in Kastenform = **L.-Flow-Box**). Senkung der Keimzahl auf ca. 50 % der Norm.

**Laminar|strömung:** Strömung mit glatt nebeneinander herlaufenden Stromlinien bzw. -flächen, ohne merkliche Mischbewegungen. – Gegensatz: turbulente Strömung. **E** laminar flow.

**Laminar|venen:** *Ophthalmologie* ▸Kammerwasservenen. **E** laminary veins.

**Lamin|ektomie:** Resektion eines oder mehrerer Wirbelbögen (einschl. der Dornfortsätze) zur Freilegung bzw. Entlastung des Rückenmarks (z.B. bei Bandscheibenprolaps). **E** laminectomy.

**La|mi|nin:** ein adhäsives Glykoprotein der ▸Basalmembran, das wahrscheinlich Zell-zu-Zell-Kontakte vermittelt. **E** laminin.

**Lamivudin:** zu den ▸antiretroviralen Substanzen gehörendes Virustatikum.

**Lamotrigin:** v.a. als Zusatzmedikament verwandtes ▸Antiepileptikum. ***Wirkung:*** hemmt die präsynaptische Freisetzung von Glutamin- u. Asparaginsäure.

**Lamy-Maroteaux Syndrom** (Maurice L. u. Pierre M., franz. Kinderärzte), M.-L.-Syndrom: **1)** diastrophische Dysplasie: (1960) seltenes, autosomal-rezessiv erbliches Fehlbildungssyndrom mit chondrodystrophischem, unproportioniertem Minderwuchs. ***Ätiol.:*** Mutationen im Sulfattransporter-Gen. ***Klinik:*** Minderwuchs (bereits bei Geburt), Verkürzung der Gliedmaßen u. des Rumpfes, Klumpfuß, Verbreiterung der Zwischenzehenlücke I/II (»Sandalenlücke«), Isodaktylie, Dreizackhand, thorakale Skoliose, Ohrmuscheldysplasie u. -hämangiom, Gaumenspalte. Geistige Entwickl. normal. ***Ther.:*** intensive orthopäd. Maßnahmen. **E** Maroteaux-Lamy syndrome. **2)** die dominant erbliche Form der ▸Akroosteolyse. **3)** ▸Pyknodysostose. **4)** Typ VI der Mucopolysaccharidose, s.u. ▸Maroteaux... **5)** ▸Dysplasia spondylo-epiphysaria tarda.

**Lanata-Glykoside, Lanatoside:** die herzwirksamen Glykoside (A–E) von Digitalis lanata (▸»Digitalisglykoside«). **E** lanata glycosides, lanatosides.

**Lance** (**1)** James W. L., Neurologe, Sydney; **2)** P. M. L., franz. Chirurg). – **L.-Adams-Syndrom** (James W. L.; Raymond D. A., Neurologe, Harvard, Massachusetts): alte Bez. für einen Symptomenkomplex aus Aktions- u. Intentionsmyoklonien als Folge eines hypoxischen Hirnschadens. – **L.-Operation** (P. M. L.): bei angeborener Hüftluxation plastische Korrektur der Gelenkpfanne durch Herunterklappen des Daches u. Ausfüllen der entstandenen Lücke mit (autologen) Knochenspänen (z.B. vom Darmbeinkamm).

**Lancefield-Einteilung, L.-Klassifikation** (Rebecca Craighill L., 1895–1981, amerikan. Mikrobiologin): (1933/1941) serol. Einteilung der Streptokokken in sog. **L.-Gruppen** nach ihren spezif. C-Substanzen (säu-

| Gruppe | Art | Pathogenität |
|---|---|---|
| A | Streptococcus pyogenes | + Mensch |
| B | Str. agalactiae | + Tier, selten Mensch |
| C | Str. equi, zooepidemicus, equisimilis, galactiae, pyogenes haemolyticus animalis | + Tier |
| D | Str. faecalis, durans, liquefaciens, bovis | – oder (+) Mensch |
| E | Str. uberis, infrequens | – |
| F | Str. minutus | (+) Mensch |
| G | Str. anginosus | + Mensch |
| H | Str. sanguis, dysgalactiae | – Mensch |
| K-M | nicht näher bezeichnet | – Mensch (K) bzw. Tier (L, M) |
| N | Str. lactis, cremoris | (+) Mensch |
| O-S | nicht näher bezeichnet | – Mensch |

**Lancefield-Einteilung.**

rehydrolytisch darstellbare Polysaccharide, die mit stammspezifischen Seren präzipitieren; s. Tab.). E Lancefield classification.

**lanceolatus** *(latein.)*: lanzenförmig.

**Lancisi-Zeichen:** Tremolo-artiger Herzspitzenstoß bei schwerer Kardiomyopathie. E Lancisi's sign.

**Landarbeiterlunge:** ▶Farmerlunge. E farmer's lung.

**Landau** (1) ARNOLD L., dt. Kinderarzt; 2) WILLIAM M. L., Neurologe, Washington). – **L.-Kleffner-Syndrom** (WILLIAM M. L.; FRANK R. K., Neurologe, St. Louis): meist im Vorschulalter beginnende Erkrankung mit zerebralen Krampfanfällen (u.a. Myoklonien, akinetische Anfälle) u. fortschreitendem Sprachverlust. Epilepsie-typische EEG-Veränderungen hauptsächlich im Schlaf. E Landau-Kleffner syndrome. – **L.-Reflex** (ARNOLD L.): (1923) physiologischer, vom Labyrinthstellreflex abhängiger, polysynapt. Reflex beim Säugling (5. Mo.–3. Lj.): in horizontaler Bauch-Schwebelage extreme Streckstellung von Rumpf u. Beinen u. Anheben (bis Retroflexion) des Kopfes (LANDAU I). Bei passiver Beugung des Kopfes generelle Beugereaktion (LANDAU II). E L.'s reflex.

**Landing-Syndrom,** Pseudo-HURLER: (CAFFEY 1951; L. 1964) durch Enzymopathie der β-Galaktosidase bedingter Typ I der ▶Gangliosidose-$GM_1$; s.a. ▶Sphingolipidosen.

**Landkarten|schädel:** *Röntgenologie* multiple, meist unregelmäß. scharf begrenzte osteolyt. Defekte der Schädelkalotte bei eosinophilem Granulom, HAND-SCHÜLLER-CHRISTIAN-Krankheit; erworbene Form des ▶Lückenschädels. E maplike skull.

**Landkarten|zunge:** ▶Exfoliatio areata linguae. E geographic tongue.

**Landmanns|haut:** ▶Dermatitis actinica chronica. E farmer's skin.

**Landolt-Ring** (EDMUND L., 1846–1926, schweizer. Augenarzt, Paris): Sehprobe in Form eines C mit quadrat. Lücke u. Bogenstärke von 1 u. Außendurchmesser von 5 Bogenminuten; versehen mit einer Zahl, die die Entfernung angibt, aus welcher die Type die richt. Winkelgröße hat (d.h. die Sehschärfe 1 ausdrückt). Bei konst. Prüfungsentfernung (meist 5 m) Sehschärfenangabe als Quotient tatsächl./Soll-Entfernung (z.B. $^5/_{20}$); Kinder u. Analphabeten geben die Seite der Lücke an; s.a. ▶Sehzeichen (dort Abb). E Landolt's ring.

**Landouzy** (LOUIS THÉOPHILE JOSEPH L., 1845–1917, Arzt, Paris). – **L.-Déjerine-Atrophie:** die fazioskapulohumerale Form der ▶Dystrophia musculorum progressiva. E Landouzy-Déjerine dystrophy. – **L.-Purpura:** flächenhafte Hautblutungen mit schweren Allgemeinerscheinungen bei Sepsis. – **L.-Sepsis:** ▶Sepsis tuberculosa acutissima.

**Landry-Lähmung, L.-Paralyse, L.-Typ** (JEAN BAPTISTE OCTAVE L., 1826–1865, Nervenarzt, Paris), Paralysis acuta ascendens: (1859) akute, oft tödl. Verlaufsform des ▶GUILLAIN-BARRÉ-Syndroms; mit raschem bis foudroyantem Übergreifen der Lähmungen von unteren Gliedmaßen u. Rumpf auf die Atem- u. Schlundmuskulatur (d.h. auf untere Hirnnervenkerne). E Landry's paralysis.

**Landsmeer-Ligament:** dünner Sehnenstrang, der als lateraler Anteil der Strecksehne der Langfinger an der Basis des Fingerendglieds ansetzt.

**Landsteiner** (KARL L., 1868–1943, Pathologe, Serologe; Wien, New York; 1930 Nobelpreis f. Medizin). – **L.-Antikörper: 1)** die regulären ▶Blutgruppenantikörper (= Isohämagglutinine Anti-A bzw. Anti-B) des ▶AB0-Blutgruppensystems. E Landsteiner's antibodies. **2)** s.u. ▶DONATH-LANDSTEINER-Reaktion. – **L.-Gruppen:** die Blutgruppen des ▶AB0-Blutgruppensystems. – **L.-Regel:** Grundregel, dass nur diejenigen Blutgruppen-Isoagglutinine (Bildung im 1. u. 2. Lj.) im Organismus vorkommen, die sich nicht gegen die agglutinable Substanz der eigenen Erythrozyten richten. E L.'s rule.

**Landström-Muskel:** vom Septum orbitale in die äußeren Augenmuskeln einstrahlende glatte Muskelfasern, die bei Sympathikuserregung geringes Bulbusvortreten bewirken. E Landström's muscle.

**Landzert** (THEODOR L., geb. 1889, Anatom, Petersburg). – **L.-Kanal:** ▶Canalis craniopharyngeus. E Landzert's fossa. – **L.-Winkel:** ▶Sphenoidal-Klivus-Winkel.

**(Langdon-)Down-Syndrom:** s.u. ▶DOWN.

**Lange** (FRITZ L., 1864–1952, Orthopäde, München; MAX L., 1899–1975, Orthopäde, München): **A) L.-Methode, L.-Operation** (FRITZ L.): **1)** zentrale u. beidseitig-randständ. Raffung zur Sehnenverkürzung. **2)** Seidenfädenplastik als Sehnendefekt- u. Fernleitplastik (z.B. bei Hacken- oder Plattfuß), als Knie- u. Seitenbandersatz. E Lange's operation. **3)** bei muskulärem Schiefhals mastoidnahe Tenotomie des Sternokleidomastoideus. **4)** bei Coxa vara Distalverlagerung des Trochanter major (mit Glutealmuskelansätzen) u. Aufrichtung durch subtrochantäre V-Osteotomie. **5)** bei angeborener Hüftluxation Gipsverband in L.-Stellung (Innenrotation u. Abduktion des im Hüftgelenk gestreckten Beines) nach L.-Reposition (Zug am gestreckten Bein, bis Hüftkopf in Pfannendachhöhe, dann Innenrotation u. Abduktion). **B) L.-Methode, L.-Operation** (MAX L.): **1)** intraartikuläre Spanverriegelung des Sakroiliakalgelenks. **2)** ▶Griffelschachtelplastik bei Achillessehnendefekt. **3)** mit Fibulaosteotomie kombinierte pendel- oder stufenförm. infrakondyläre Osteotomie am Tibiakopf bei Genu varum bzw. valgum u. recurvatum. – **L.-Radialisschiene** (MAX L.): (1943) schalenförmige volare Unterarmschiene zur passiven Dorsalflexion der Hand bei Radialislähmung. – **L.-Rettig-Prothese** (MAX L.): ältere Form der Hüftkopf-Endoprothese aus Plexiglas, mit Stiel für intramedulläre Verankerung. – **L.-Stellung** (FRITZ L.): s.u. ▶LANGE-Methode (A 5).

**Langenbeck** (BERNH. RUDOLPH KONRAD V. L., 1810–1887, Chirurg, Berlin). – **L.-Instrumente: 1)** Hämorrhoidalzange mit Schraubenschluss, Sperre u. krebsscherenförm. Backen (zu flachem Löffel zu schließen). E Langenbeck's instruments. **2)** nicht sperrbarer Nadelhalter mit kurzen, spitzen, fein gerieften Backen, mit Schrauben- oder Steckverschluss **3)** Wundhaken mit rechtwinklig zum Stiel abgebogenem schmalem (langem oder kurzem), subterminal aufgebogenem Blatt. **4)** scharfer Einzinker-Knochenhaken. – **L.-Operation, L.-Methode: 1)** Hämorrhoidektomie (nach Sphinkterdehnung) durch basale Quetschung des vorgezogenen Knotens u. Abtragung (Thermokauter). **2)** klass. Op. der Lippenspalte mit geradliniger Schnittführung. **3)** modifiz. »Indische Methode« der Rhinoplastik unter Mitnahme von Periost mit dem Stirnlappen.

**Langer** (1) KARL RITTER V. EDENBURG V. L., 1819–1887, Anatom, Wien; 2) LEONARD O. L. jun., geb. 1928, Radiologe, Minnesota ). – **L.-Achselbogen** (KARL RITTER V. EDENBURG V. L.), Fibrae falciformes axillares: sichelförmige bindegeweb. oder muskulöse »Brücke« zwischen Musculus latissimus dorsi u. M. pectoralis major (oder einem anderen Muskel). E Langer's axillary arch. – **L.-Giedion-Syndrom** ( LEONARD O. L. ): der Typ II des ▶trichorhinophalangealen Syndroms; mit proportioniertem Minderwuchs, Mikrozephalie, kleinem Unterkiefer, Muskelhypotonie u. psychomotor. Retardierung. Meist sporadisch auftretende Chromosomendeletion (langer Arm Ch. 8). – **L.-Linien** (KARL RITTER V. EDENBURG V. L.): ▶Hautspaltlinien. E L.'s lines. – **L.-Syndrom** (LEONARD O. L.): (1967) angeborener Minderwuchs vom mesomelen Typ (autosomal-rezessiver Erbgang); mit Verkürzung u. Hypoplasie von Ulna u. Fibula (Fehlen der distalen Ulnaepiphyse u. des Fibulaköpfchens) bei kräft. Entwicklung, aber Verkrümmung von Radius u. Tibia. E mesomelic dwarfism, L. type.

**Langerhans** (PAUL L., 1847–1888, Pathologe, Berlin). – **L.-Inseln:** (1869) im exkretorischen Pankreasgewebe gelegene, reichlich mit Blutkapillaren u. Nerven versorgte Zellgruppen (normaler Durchmesser ungefähr 100–200 µm), die – endokrine Hormone produzierende – ▸APUD-Zellen v. a. folgender Typen enthalten: ca. 10 % A- = α-Zellen (für Glucagonbildung); ca. 80 % B- = β-Zellen (Insulinsynthese); ca. 10 % D- = δ-Zellen (Somatostatinproduktion); ca. 2 % PP-Zellen (Produktion von pankreatischem Polypeptid). E islets of Langerhans. – **L.-Zellen:** ▸dendritische

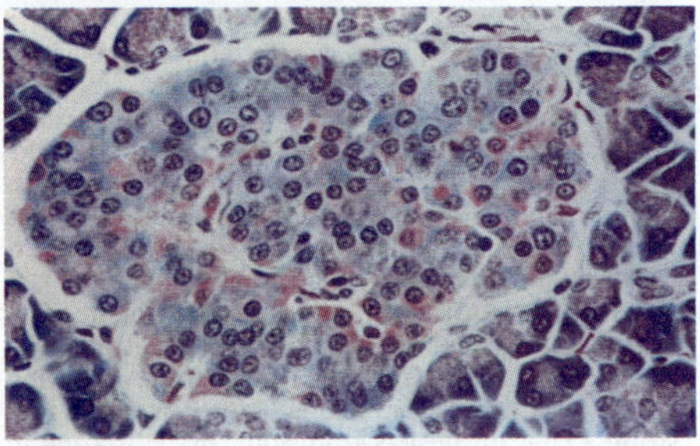

**Langerhans-Inseln:** α-Zellen: rosa, β-Zellen: blau (histologische Aufnahme). [540]

Zellen mit klarem Zytoplasma, einem eingekerbten Kern, charakteristischen Granula (BIRBECK-Granula), aber ohne Tonofilamente, Desmosomen u. Melanosomen; Lokalisation im Stratum spinosum der Epidermis. Die L. sind die wesentlichen antigenpräsentierenden Zellen der Haut; als Makrophagen der ▸Epidermis (dort Abb.) nehmen sie Antigene auf, wandern zu den regionären Lymphknoten u. präsentieren die durch Haut- u. Schleimhäute eingedrungenen Antigene den T-Lymphozyten. E L.' cells. – **L.-Zell-Histiozytose,** Histiocytosis-X-Gruppe: s. u. ▸Histiozytose. E L.' cell histiocytosis.

**(Cornelia-de-)Lange-Syndrom** (CORNELIA DE L., 1871–1950, niederländ. Kinderärztin). – **L.-Sy. I,** BRACHMANN-DE-L.-Sy., Amsterdamer Degenerationstyp: (1933) Kombination multipler embryonaler Entwicklungsstörungen (Chromosomenaberration?), v. a. Unterentwicklung der Hirnwindungen, Brachykephalie, Hypertelorismus, tiefer Nasensattel, Unterkieferhypoplasie, Polyphalangie, Flexionskontraktur des Unterarmes, Wirbelsäulendeformität mit Spina bifida, psychomotor. Entwicklungsrückstand, Oligophrenie. E de Lange's syndrome, Amsterdam dwarfism. – **L.-Sy. II,** BRUCK-DE-L.-Krankheit: (1934; BRUCK 1889) angeborener Hirnschaden mit Atrophie u. mesenzephaler Störung, Debilität, großem, dysplast. Kopf, vergrößerter Zunge u. Ohrmuschel, paroxysmaler Hyperthermie, (pseudoathletischer) Muskelhypertrophie, extrapyramidal-motor. Störung.

**Langhans-Struma (wuchernde)** (THEODOR L., 1859–1915, Pathologe, Bern): adenomartige Geschwulst (»organoides Ca.«) der – nicht vergrößerten – Schilddrüse in Form solitärer oder multipler rundl., weicher Knoten (mangelhaft ausgereiftes Parenchym mit soliden Epithelsträngen u. Follikeln ohne wesentl. Kolloidbildung); keine sicheren histolog. Malignitätszeichen, jedoch hämatogene u. lymphogene Metastasierung in Lunge bzw. zervikale u. mediastinale Lymphknoten. – **L.-Zelle: 1)** aus dem RES hervorgegangene oder von der Epitheloidzelle abgeleitete L.-Riesenzelle (∅ bis 300 µm) im Granulationsgewebe, v. a. bei Tbk, Syphilis u. Lepra, mit zahlreichen randständ. Kernen, evtl. auch SCHAUMANN-Körpern oder asteroiden Einschlüssen. E Langhans' giant cell. **2)** *Embryologie* polygonale Epithelzelle des ▸Zytotrophoblasten (»**L.-Zellschicht**«). E L.' cell.

**Lang|köpfigkeit:** ▸Dolichokephalie.

**Lang|niere:** *Pathologie* Doppelniere mit Vergrößerung vorw. in der Längsachse des Organs.

**langsame Wellen des EEG:** ▸Theta-Wellen, Delta-Wellen u. Subdelta-Wellen werden den langsamen Wellen des EEG zugerechnet. Diese Wellen dominieren physiologisch im Schlaf u. im Wach-EEG des Kindes (mit gesetzmäßiger Verschiebung hin zu rascheren Wellen bei zunehmender Hirnreifung). Eine örtliche Häufung langsamer EEG-Wellen zeigt eine lokalisierte Funktionsstörung, eine generalisierte Zunahme hingegen eine diffuse zerebrale Störung unterschiedlichster Genese an; s. a. ▸Elektroenzephalographie. E slow waves of the EEG.

**Lang-Test:** Test zur Untersuchung des Stereosehens in der Nähe. Verwendet werden Prismengläser mit geriffelter Oberfläche.

**Langwellen|diathermie:** Hochfrequenzther. mit Frequenzen von 30–300 kHz (entspr. λ bis zu 20 km) als klassische Form der ▸Diathermie. E long-wave diathermy.

**Langzeit|bestrahlung:** ▸protrahierte Bestrahlung.

**Langzeit|dialyse:** intermittierende (2- bis 3-mal/Wo.) Hämodialyse bei chron. Niereninsuffizienz; Anschluss des Dialysators über CIMINO-Shunt oder zentralvenösen Katheter. Langjähriges Überleben auch bei Fehlen jegl. Restfunktion möglich. E long-term hemodialysis.

**Langzeit|dosis,** Lebenszeitdosis: 0,05 Sv (Sievert) in 30 J. als international empfohlener Grenzwert für die individuelle Strahlenbelastung aus künstl. Strahlenquellen.

**Langzeit-EKG:** mit Hilfe eines am Körper befestigten Registriergerätes (Mikro-EKG-Gerät) über bis zu 24 Std. geschriebenes EKG mit Zeitregistrierung (einschl. der Zeiten subjektiv empfundener, durch den Probanden markierbarer Besonderheiten). E prolonged ECG.

**Langzeit|gedächtnis:** das sog. »Altgedächtnis« mit der Fähigkeit zu langzeitiger Speicherung u. Reproduzierbarkeit von Sinneswahrnehmungen oder psychischen Vorgängen. E long-term memory.

**Langzeit|intubation:** Intubation (> 72 Std.) zur assistierten oder kontrollierten Beatmung von Intensivpatienten. ***Ind.:*** respiratorische Insuffizienz verschiedener Genese (u. a. Bewusstlosigkeit, ▸ARDS, versch. neurologische Krankheitsbilder, Trauma).

**Langzeit|pharmakon: 1)** Arzneimittel mit langer Wirkungsdauer (▸Depotpräparat). **2)** Arzneimittel mit Eignung für lang dauernde Behandlung (Dauertherapie).

**Lanolin(um),** Adeps Lanae hydricus: wasserhaltiges Wollfett, hergestellt aus Adeps Lanae, Wasser u. Paraff. liquid. (13 + 4 + 3). ***Anw.*** als Salbengrundlage. E lanolin.

**Lano|sterin:** Zwischenprodukt bei der Biosynthese des Cholesterins (bzw. der Steroide) aus Squalen. E lanosterol.

**Lansing-Stamm:** von ARMSTRONG 1938 in Lansing (Michigan) isolierter Prototypstamm des serol. Typs II des Poliomyelitisvirus.

**Lansoprazol:** Hemmstoff der $H^+$-, $K^+$-ATPase (▸Protonenpumpenhemmer); ***Anw.*** zur Ulkustherapie.

**Lantermann-Segmente:** *Histologie* s. u. ▸SCHMIDT-LANTERMANN.

**Lanthan,** Abk. La: Seltenerdmetall mit Atomgew. 138,91, OZ 57; 3-wertig; zwei natürl. ($^{138}$La, $^{139}$La) u. 13 künstl. Isotope ($^{131}$La – $^{145}$La). E lanthanum.

**Lanthaniden:** *Chemie* ▸Seltene Erden. E lanthanides.

**Lanthionin:** schwefelhaltige Aminosäure in cystinhaltigen Proteinen (Haare) u. Antibiotika. E lanthionine.

**L-Antigen:** *Bakteriologie* thermolabiles Hüllenantigen von E. coli (▸KAUFFMANN-Antigen-Tabelle) u. ▸Brucella abortus.

**Lanugo:** Sammelbegriff für das Primär- oder Flaumhaar (fein, pigmentarm; ab 4. Fetal- bis 6. Lebensmonat körperbedeckend) u. das dieses ersetzende Sekundär-, Woll- oder Vellushaar (etwas gröber, ebenfalls wenig gefärbt, etwa ab 6. Lebensmonat; wird während der Pubertät durch das Terminalhaar ersetzt, bleibt bei ♀ evtl. regional lebenslang). E lanugo (hair).

**Lanzara-Syndrom:** *Angiologie* ▸Pseudookklusionssyndrom. E Lanzara's syndrome.

**Lanze(nmesser):** *Ophthalmologie* ▸Skalpell mit dreieckig-zweischneid. Klinge (gerade oder abgewinkelt); für Katarakt-Op. (»Lanzenextraktion«). E lanciform knife.

**Lanzette:** bes. kleines u. spitzes Lanzenmesser; auch zur Blutentnahme aus Fingerbeere bzw. Ohrmuschel oder für Impfung (Impflanzette). E lancet.

**Lanzett|egel:** ▸Dicrocoelium dendriticum.

**Lanzett|fisch,** Amphioxus lanceolatus, Branchiostoma lanceolatum: entwicklungsgeschichtlich wichtiger Fisch; er besitzt kein Gliedmaßen- u. Schädelskelett, aber eine ungegliederte Chorda dorsalis als Rückgrat. E lancet fish.

**Lanzett|kokken:** *Bakteriologie* ▸Streptococcus pneumoniae.

**Lanzillo-Operation:** Herzmuskelrevaskularisation durch Implantation der li. 6. Interkostalarterie. E Lanzillo's operation.

**lanzinierend:** lanzenstich-, blitzartig; z.B. **la. Schmerzen** bei Tabes dorsalis. E lancinating.

**Lanz-Punkt** (OTTO L., 1865–1935, schweizer Chirurg, Amsterdam): s.u. ▸Appendizitis-Schmerzpunkte. E Lanz point.

**LAO-Projektion** *(engl.)* Abk. für **l**eft **a**nterior **o**blique-Projektion: linksschräge Projektion, Projektion im 2. schrägen Durchmesser bei radiol. Darstellung des Herzens, d.h. mit der Röntgenröhre dorsal rechts u. der Bildverstärkerröhre zentral links.

**LAP:** *Biochemie* Abk. für ▸**L**eucin**a**mino**p**eptidase.

**Lapara..., Laparo...:** Wortteil »Bauch(decke, -höhle)«, »auf abdominalem Wege«. E laparo...

**Lapar|ektomie:** *Chirurgie* Bauchwandexzision, insbes. die bei Bauchdeckenplastik. E laparectomy.

**Laparo|clysis, Laparoklyse:** Spülung der Bauchhöhle. I.w.S. auch die ▸Peritonealdialyse.

**Laparo|entero|stomie:** *Chirurgie* Anlegen eines Anus praeter in der Bauchdecke. E laparoenterostomy.

**Laparo|entero|tomie:** *Chirurgie* Laparotomie mit Eröffnung des Darmes. E laparoenterotomy.

**Laparo|skop:** Endoskop für die ▸Laparoskopie; Trokar mit Hülse (mit automat. schließendem Ventil u. Stutzen für Schlauchanschluss), in die nach Punktion der Lichtträger (Kaltlicht) mit Optik eingeführt wird. – Als spez. Modell das Operations-L. (mit gesondertem Kanal zur Instrumenteneinführung) u. das Photo- oder Film-L. (mit bes. leistungsfähiger Optik u. »Blitzlicht«-Vorrichtung). Zubehör: Sonden, Biopsienadeln, Exzisions- u. Fremdkörperfasszangen, Veress-Nadel zur Gasinsufflation, Koagulationselektroden, Leber-, Gallengangs- u. Milzpunktions-Kanülen. E laparoscope.

**Laparo|skopie:** Endoskopie (s.a. ▸Laparoskop) des Bauchraumes u. seiner Organe nach Anlegen eines Pneumoperitoneums u. Stichinzision (Lokalanästhesie) meist knapp li.-oberhalb des Nabels unter asept. Kautelen. Zur Klärung von Lage, Größe, Farbe u. Beschaffenheit v.a. von Leber, Gallenblase, Milz, Magen, großem Netz, Beckenorganen (Letztere evtl. als transumbilikale L. = ▸Pelviskopie); evtl. ergänzt durch Biopsie. – Als transvaginale gynäkolog. L. die ▸Kuldoskopie. E laparoscopy.

**laparoskopisch assistierte vaginale Hysterektomie:** ▸LAVH.

**laparoskopisches Operieren:** Operation mittels eines durch eine kleine Öffnung in der Bauchdecke eingeführten dünnen Sichtrohrs, an dessen Ende ein Operationsinstrument angebracht ist.

**Laparo|thorako|tomie:** *Chirurgie* Laparotomie mit zusätzl. Eröffnung des Brustraumes (sog. Zweihöhleneingriff). E thoracoabdominal exploration.

**Laparo|tomie:** op. Eröffnung der Bauchhöhle; meist von vorn durch einen typ. Bauchdeckenschnitt, z.B. einen Längsschnitt (Median-, Paramedian-, Trans- oder Pararektalschnitt), einen queren geraden oder kaudal- bzw. kranial-konvexen Schnitt (Transversal-, Quer-, Bogenschnitt) oder aber durch »klass.« schrägen ▸Bauchdeckenschnitt (einschl. Kombinations-, Flanken-, Rippenbogenrandschnitt etc.); seltener transpleural (SAUERBRUCH), transdiaphragmal, thorakoabdominal (z.B. KIRSCHNER) oder vaginal. – Bez. dieser Eingriffe als abdominal, transperitoneal, per laparotomiam, Laparo... E laparotomy. – **L., explorative:** die heute zugunsten laparoskopischer Techniken stark zurückgedrängte sog. Probelaparotomie u.a. zu diagnostischen Zwecken (Abklärung von Befunden) oder zur Tumorstadieneinteilung (▸Staging) z.B. bei Malignomen im Bauchraum bzw. bei ▸HODGKIN-Krankheit. E staging l.

**Laparo|zele:** ▸Bauchwandhernie (Hernia ventralis). E laparocele.

**Laparo|zysto|tomie:** transperitoneale (suprapub.) Eröffnung der Harnblase nach Laparotomie, z.B. bei Verletzung, Divertikel, Fistel, zur Totalexstirpation (bei auf die Blase übergreifendem Karzinom). E laparocystotomy.

**Lapidus-Operation:** bei postpoliomyelit. oder spastischem Hallux flexus Anfrischungsarthrodese (Keilresektionen) zwischen Navikulare, Kuneiforme I u. Metatarsale I sowie Verpflanzung der Sehne des Tibialis anterior plantar auf das Kahnbein u. der des Flexor hallucis longus dorsal auf die Grundgliedbasis. E Lapidus procedure.

**Lapina** *(franz. lapin = Kaninchen):* Vakzinevirus-Stämme, gezüchtet (u. adaptiert: »lapinisiert«) in Hoden u. Gehirn von Kaninchen.

**Lapis** *(latein.):* Stein. *Pharm* erstarrte Schmelze in Stiftform; z.B. **L. causticus** (Ätzstift aus K-Hydroxid), **L. divinus** (Cuprum aluminatum, Kupferalaunstift als ophthalm. Ätzmittel: L. ophthalmicus), **L. infernalis** (Höllensteinstift aus ▸Silbernitrat). E lapis, stone.

**Lappen: 1)** *Anatomie* durch Furchen, Spalten oder bindegewebige Septen abgeteilter Organabschnitt (▸Lobus). E lobe. **2)** *Chirurgie* s.u. ▸Hautlappenplastik, ▸Hauttransplantation (dort Abb.). E flap, patch.

**Lappen|atelektase:** ▸Atelektase eines Lungenlappens; s.a. ▸Lappen-Syndrom. E lobar atelectasis.

**Lappen|extraktion:** heute nicht mehr übliche Star-Op. mit Bulbuseröffnung durch Lappenschnitt, Abziehen des Hornhautlappens u. Linsenextraktion nach oben (möglichst mit Kapselresten, sonst Gefahr des Nachstars). E flap extraction.

**Lappen|plastik:** ▸Hautlappenplastik. E flap plasty. – **L., uretero|vesikale:** *Urologie* ▸BOARI-Zipfelplastik.

**Lappen|resektion:** ▸Lobektomie. E lobe resection.

**Lappen|schnitt:** *Chirurgie* klassischer Amputations- u. Exartikulationsschnitt mit Bildung eines unterschiedlich großen vorderen u. hinteren Haut-Weichteillappens (im Ggs. zum Zirkelschnitt). E flap amputation.

**Lappen-Syndrom:** *Pulmologie* Lappenatelektase mit Hypoventilation, Volumenverkleinerung, Schrumpfung, Zirkulationsstörung u. sek. intrabronchialer u. -pulmonaler Entzündung; v.a. als ▸Mittellappen- u. ▸Lingula-Syndrom. E lobe syndrome.

**Lappenzunge:** ▸Lingua lobata. E lobulated tongue.

**Lapsus** *(latein.):* Fall, Irrtum; z.B. **L. calami** (Sich-Verschreiben), **L. linguae** (Sich-Versprechen), **L. memoriae** (Fehlleistung des Gedächtnisses), **L. palpebrae** (Lidptosis). E lapse.

**Laqueus** *(latein.):* Schleife. *Anat* ▸Lemniscus.

**Large-Sachs-Gruppe:** *Bakteriologie* die serol. Typen 3–10 der ▸Shigella dysenteriae.

**Larmor|frequenz:** s.u. ▸Kernspinresonanz.

**Laron-Syndrom:** (1966) proportionierter Minderwuchs, der im Kleinkindalter manifest wird. Beruht auf autosomal-rezessiv erblichem Mangel an Wachstumshormon-Rezeptoren (Punktmutation auf Chromosom 5p13-p12); Gabe von Somatotropin ist daher erfolglos. Bei erhöhter Somatotropin-Produktion erniedrigtes Somatomedin (IGF-1). E Laron type dwarfism.

**Larrey-Hernie** (DOMINIQUE-JEAN BARON L., 1766–1842, Leibchirurg Napoleons): postembryonal durch das linke Trigonum sternocostale (= **L.-Spalte**) austretende parasternale »echte« Zwerchfellhernie; meist klein (oft nur als Röntgen-Zufallsbefund), evtl. mit (Sub-)Ileus, Lungenkompression (Dyspnoe, Zyanose). E Larrey's hernia.

**Larsen** (1) Christian M. F. Sinding L., 1866–1930, Arzt, Oslo; 2) Loren Joseph L., geb. 1914, Orthopäde, Idaho). – **L.-Johansson-Syndrom** (Christian M. F. Sinding L.; Sven C. J., 1880–1976, Chirurg, Göteburg), Osteopathia patellae juvenilis: (1921/22) aseptische Epiphyseonekrose der Kniescheibe im Apexbereich durch Überbeanspruchung des Ligamentum patellae, v.a. bei Jugendl. ***Klinik:*** örtl. Schwellung, Druck- u. Spontanschmerz (Letzterer ebenso wie Gelenkerguss oft rezidivierend); im Rö.-Bild Kortikalisusurierung, evtl. Fragmentierung, Strukturauflösung, sek. periostale Knochenapposition. E Larsen-Johansson disease. – **L.-Syndrom** (L.'s Joseph L.): Skelettfehlbildungssyndrom mit erheblicher Bänderschlaffheit und Luxationsneigung der Gelenke. 1950 von Larsen, 1948 von Rotter/Erb mit unterschiedlicher Gewichtung der Symptome beschrieben. ***Ätiol.:*** genetisch bedingt, Erbgang autosomal-rezessiv oder -dominant. ***Klinik:*** Bevorzugt sind Knie-, Hüft- u. Ellenbogengelenk verändert. Typische Manifestation ist die angeborene Kniegelenkluxation mit vorderer Tibiadislokation. Charakteristische kraniofaziale Dysmorphie: quadratisches, flaches Gesicht, vorgewölbte Stirn, flache Nasenwurzel, Hypertelorismus, periphere Skelettanomalien u. spatelförmige Finger durch Brachytelephalangie. Fakultativ Wirbelanomalien, Gaumenspalte u. Hydrozephalus, Haut-Fehlbildungen (Osteochondrodesmodysplasie), Fehlbildung innerer Organe. Geistige Entwicklung u. Lebenserwartung normal. E Larsen's syndrome.

**Larsen-Index:** Index zur Auswertung der röntgenologischen Veränderungen der einzelnen Gelenke nach fünf Stadien unter Verwendung von Standardreferenzfilmen.

**Larva migrans,** Hautmaulwurf, Dermatitis linearis (migrans): Exanthem, verursacht durch Hautbefall mit tierischen Schmarotzern bzw. deren Larven, die in der Haut unter Bildung gewundener, mehr oder weniger entzündlich veränderter Gänge fortwandern (s. Abb.). ***Haupttypen:*** L.m. durch Hakenwürmer (**creeping ancylostomiasis**), hervorgerufen durch Ancylostoma braziliense (Hakenwurm der Hunde u. Katzen), A. duodenale u. Necator americanus (seltener andere Nematoden wie Strongyloides, Onchocerca, Loa-Loa, Dracunculus): juckend, brennend, z.T. vesikulös, später verkrustend. L. m. durch Fliegen (**creeping myiasis** = sog. Hautmadenfraß), v.a. durch Larven von Muscidae, Oestridae, Hypoderma, Gastrophilus, Dermatobia: linear gewundene u. verschlungene Gänge, schmerzhaft; evtl. bakterielle Infektionen durch Kratzen u. Verschmutzung. E creeping eruption. – **L. m. visceralis:** ▸Toxokariasis.

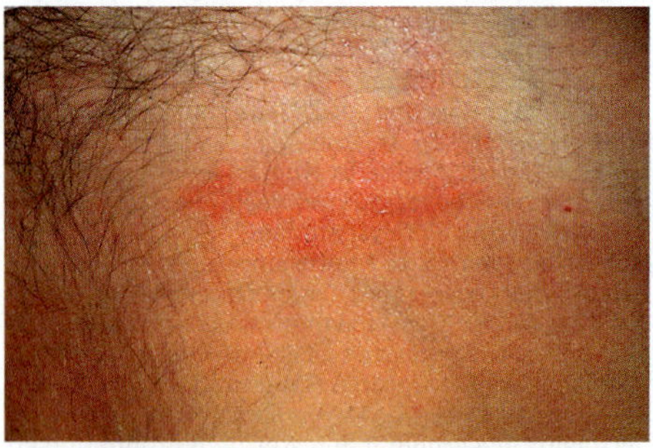

**Larva migrans.** [306]

**Larve:** die aus dem Ei schlüpfende Jugendform z.B. von Gliederfüßlern (Arthropoden) u. Helminthen. E larva.

**larviert, larvatus:** versteckt, maskiert (s.a. ▸Maskierung), in den Hintergrund gedrängt. E larvate, larval.

**laryng(o)...:** Wortteil ▸»Kehlkopf«; s.a. ▸Larynx..., ▸Laryngo...

**laryn|geal(is):** den Kehlkopf (Larynx) betreffend. E laryngeal.

**Laryngeal|fremitus:** über dem Kehlkopf tastbare Vibration beim Sprechen. E laryngeal fremitus.

**Laryng|ektomie:** *Chirurgie* Totalexstirpation des Kehlkopfes mit resultierendem Tracheostoma u. Stimmverlust; z.B. bei Kehlkopfkarzinom. – Ferner die partielle (Larynxteilresektion oder Hemilaryngektomie) L. mit Erhaltung von Atemfunktion u. Stimmbildung. E laryngectomy.

**Laryn|ge|us:** Kurzform für N. laryngeus.

**laryn|ge|us, -gicus:** zum Kehlkopf gehörig. E laryngeal.

**Laryngeus-superior-Neuralgie:** ▸Neuralgie m. Schmerzausstrahlung vom seitlichen Kehlkopf in Unterkiefer, Ohr u. Schulter; kann durch Schlucken, Sprechen oder Singen getriggert werden; s.a. ▸Trigger.

**Laryngismus (stridulus):** ältere Bez. für ▸Laryngospasmus bei Spasmophilie. E laryngismus.

**Laryngitis:** Entzündung von Kehlkopf-Schleimhaut u./oder -skelett, meist einschl. der Stimmbänder (▸Chorditis). E laryngitis. – **L. acuta:** meist katarrhalische L., v.a. als Begleiterscheinung eines Infekts der Nasen-, Rachen- oder Bronchialschleimhaut (meist Virusinfekt mit sekundärer Pneumokokken-, Strepto- u. Staphylokokken-Ansiedlung); ferner nach starker stimmlicher Belastung (v.a. in trockenen, staubigen bzw. rauchigigen Räumen). E acute l. – **L. chronica:** lang dauernde, mit Heiserkeit einhergehende L., entweder nach ungenügend behandelter akuter L. oder infolge ständiger Einwirkung chem. Dämpfe, Gase, staubiger oder überhitzter Luft, bei chron. Nicotinabusus, ständiger Mundatmung, falscher Stimmtechnik etc. E chronic l. – **L. diphtherica:** ▸Kehlkopfdiphtherie; s.a. ▸Krupp. E diphtheric l. – **L. hyper|plastica:** chron. L. mit diffuser oder umschrieb. Bindegewebszunahme in der Submukosa. – **L. sicca:** L. mit trockener, atrophischer Schleimhaut u. Krustenbildung. – **L. sub|glottica:** entzündliche Schleimhautschwellung unmittelbar unter den Stimmbändern zwischen Schild- u. Ringknorpel (Bereich Conus elasticus). Perakutes Auftreten v.a. bei kleineren Kindern als ▸Pseudokrupp. – Bei weiterer Ausdehnung in der Luftröhre als **stenosierende Laryngotracheitis** mit Schmerzen, Heiserkeit, Temperaturerhöhung, Aphasie, Globusgefühl (evtl. auch Bildung fibrinöser Beläge). Im Fall von Ödembildung Behandlung mit Kortikosteroiden. Bei Beteiligung der Bronchien als **Laryngotracheobronchitis** bezeichnet. E subglottic l. – **L. supra|glottica:** ▸Epiglottitis. E supraglottic l. – **L. tuberculosa:** ▸Kehlkopftuberkulose. E tuberculous l.

**Laryngo|fissur:** *Chirurgie* mediane Schildknorpelspaltung in der vorderen Kommissur (= Thyreotomie), ohne oder mit Durchtrennung des Lig. cricothyroideum bzw. des Ringknorpels (= Krikotomie); meist als Voroperation für die Stimmbandexstirpation. E laryngofissure.

**Laryngo|logie:** Lehre von Anatomie, Physiologie u. Pathologie des Kehlkopfes; Teilgebiet der HNO-Heilkunde. E laryngology.

**Laryngo|malazie:** »Erweichung« des Kehlkopfskeletts bei Perichondritis, Neoplasma etc. E laryngomalacia.

**Laryngo|paralyse, -parese:** s.u. ▸Kehlkopflähmung. E laryngoparalysis.

**Laryngo|pharyngitis:** Entzündung von Kehlkopf u. Hypopharynx im Rahmen eines Bronchial- bzw. Nasenkatarrhs; s.a. ▸Laryngitis, ▸Pharyngitis. E laryngopharyngitis.

**Laryngo|pharynx:** ▸Pars laryngea pharyngis. E laryngopharynx.

**Laryngo|phonie:** die über dem Kehlkopf auskultierbare Stimme. E laryngophony.

**Laryngo|plegie:** **1)** s.u. ▸Kehlkopflähmung. **2)** ▸Hustensynkope. E laryngoplegia.

**Laryngo|ptosis:** altersbedingtes Absinken des Kehlkopfes mit vermindertem Heben beim Schluckakt. E laryngoptosis.

**Laryn|gor|rhö:** reichliche Schleimabsonderung im Kehlkopfbereich. E laryngorrhea.

**Laryngo|skop: 1)** ▸Kehlkopfspiegel. **2)** Endoskop mit Spatelrohr (Broncho-, Ösophagoskop-Rohr) oder halbrinnenförm. Kehlkopfspatel (mit Beleuchtung) zur direkten ▸Laryngoskopie bzw. zur Einstellung des Kehlkopfeinganges (bei Intubation etc.); z. B. nach HASLINGER, BRÜNINGS (s. a. ▸Autoskopie) bzw. nach MACINTOSH, JACKSON, MCCOY (bewegliche Spitze). E laryngoscope.

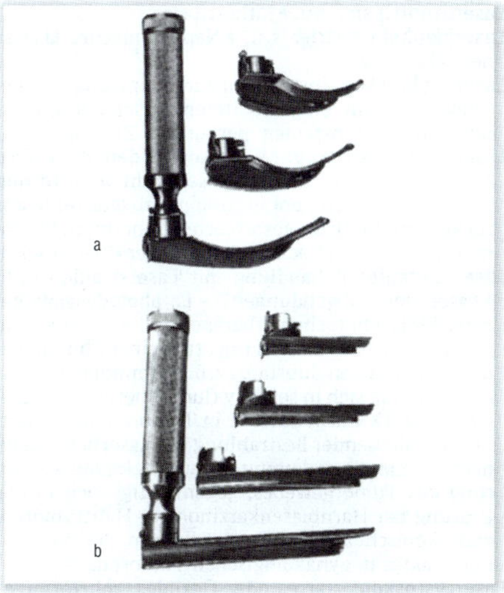


**Laryngoskop** a) nach MACINTOSH; b) nach FOREGGER. [39]

**Laryngo|skopie:** Kehlkopfuntersuchung mittels Kehlkopfspiegel (= indirekte L.) oder mit dem Laryngo-, Broncho- oder Ösophagoskop (= direkte L. = ▸Autoskopie); s. a. ▸Mikrolaryngoskopie. E laryngoscopy.

**Laryngo|spasmus,** Stimmritzenkrampf: krampfartige Verengung der Glottis mit Stridor, Atemnot, Angst, Zyanose; v. a. bei Tetanie, Spasmophilie, Eklampsie, Lyssa, als Komplikation bei Elektroschockbehandlung oder Inhalationsnarkose. E laryngospasm.

**Laryngo|stomie:** breite operative Öffnung der Kehlkopflichtung nach außen (Bildung eines **Laryngostomas**). E laryngostomy.

**Laryngo|strobo|skopie:** funktionsdiagnostische Untersuchung der Stimmlippenschwingungen durch ▸Stroboskopie. E laryngostroboscopy.

**Laryngo|tomie:** op. Eröffnung des Kehlkopfes, s. u. ▸Laryngofissur, ▸Laryngostomie, ▸Thyreo-, ▸Kriko-, ▸Koniotomie. E laryngotomy.

**Laryngo|tracheitis:** Entzündung von Kehlkopf (▸Laryngitis) u. Luftröhre (▸Tracheitis). E laryngotracheitis. – **L., stenosierende:** s. u. ▸Laryngitis subglottica.

**Laryngo|tracheo|bronchitis:** meist durch Viren verursachte Entzündung von Kehlkopf (▸Laryngitis), Luftröhre u. Bronchien (▸Tracheobronchitis), beim Kleinkind evtl. als L. fibrinosa maligna; oft mit bakterieller Sekundärinfektion (Bronchiolitis, Bronchopneumonie). E laryngotracheobronchitis. – **L. fibrinosa maligna, L. infectiosa peracuta maligna:** bei Kleinkindern bes. im Winter u. in den Übergangszeiten auftretende L., v. a. durch Parainfluenzavirus Typ 2 (i. w. S. auch durch Influenza- u. Adenoviren), zunächst als unauffällige, akute Tracheobronchitis, dann perakut mit Larynxbeteiligung.

**Laryngo|tracheo|broncho|skopie:** ▸Bronchoskopie mit gleichzeitiger ▸Laryngoskopie. E laryngotracheobronchoscopy.

**Laryngo|tracheo|tomie:** op. Eröffnung des Kehlkopfes (▸Laryngotomie) u. der Luftröhre (v. a. bei Neoplasma, Stenose). E laryngotracheotomy.

**Laryngo|typhus:** ▸Laryngitis beim klassisch verlaufenden Typhus abdominalis.

**Laryngo|zele,** Laryngocele ventricularis, Luftgeschwulst: angeborene oder erworbene (Ventilmechanismus, Aufblähung bei Exspiration) Ausweitung des Sacculus laryngis, evtl. mit Verklebungen (Larynxzyste) u. Superinfektion (bei Vereiterung = Pyozele). Als innere L. auf das Kehlkopfinnere beschränkt, als äußere, evtl. kombinierte L. bei Durchdringung der Membrana hyothyroidea. ***Klinik:*** Vorwölbung des Taschenbandes, manchmal auch der aryepiglott. Falte mit Stimmstörungen u. Atemnot, Schluckbeschwerden; ***Diagn.:*** Sicherung durch Schichtaufnahme, CT u. NMR. ***Ther.:*** Op., in der Regel von außen. E laryngocele.

**Larynx:** der in der mittleren Halsregion gelegene Kehlkopf. Der Teil der Atemwege, der zur Stimmbildung dient. Besteht aus gelenkig verbundenen Knorpeln (Abb.). Ausgestattet mit Muskeln (Musculi laryngis), ausgekleidet mit Schleimhaut. S. a. ▸Glottis, ▸Kehlkopf... E larynx.

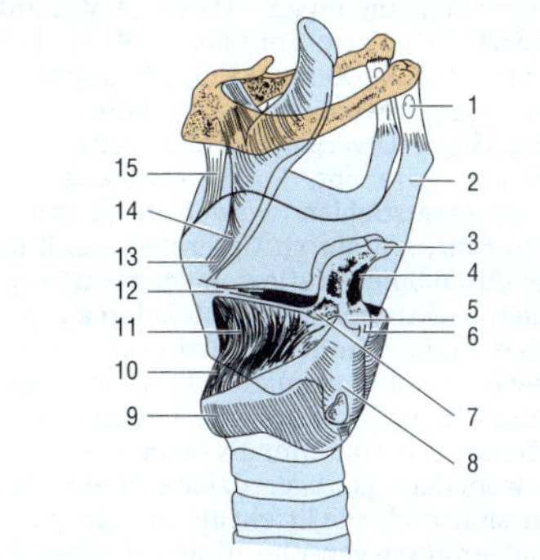


1) Cartilago triticea im Lig. thyrohyoideum laterale
2) Cornu superius
3) Cartilago corniculata
4) Cartilago arytenoidea
5) Proc. muscularis
6) Lig. cricoarytenoideum posterius
7) Proc. vocalis
8) Cornu inferius
9) Cartilago cricoidea
10) Lig. cricothyroideum
11) Conus elasticus
12) Lig. vocale
13) Lig. thyroepiglotticum
14) Petiolus epiglottidis
15) Lig. thyrohyoideum medianum

**Larynx.** [28]

**Larynx|epilepsie,** Larynxschwindel: ▸Epilepsia laryngealis; s. a. ▸Hustensynkope. E laryngeal syncope.

**Larynx|karzinom:** ▸Kehlkopfkarzinom. E carcinoma of the larynx.

**Larynx|maske:** ▸Kehlkopfmaske.

**Larynx|ödem:** ▸Kehlkopfödem. E laryngeal edema.

**Larynx|stenose:** ▸Kehlkopfstenose.

**Larynx|stridor:** inspiratorischer Stridor bei Verengung der Glottis oder des subglottischen Raumes. E laryngeal stridor.

**Larynxstroboskopie:** s. u. ▸Stroboskop.

**Larynx|tetanie:** s. u. ▸Laryngospasmus.

**Larynx|zyste:** s. u. ▸Laryngozele.

**LAS: 1)** die wahrscheinlich in den Nischenzellen synthetisierte **o**berflächen**a**ktive **S**ubstanz (»OAS«; mit den Phospholipiden Lecithin u. Phosphatidyläthanolamin als Hauptfaktoren), die als dünner Film die innere Oberfläche der Lungenalveolen auskleidet. E **l**ung **a**lveolar **s**urfactant, Abk. LAS. **2)** Abk. für **L**ymph**a**denopathie-**S**yndrom (s. u. ▸AIDS).

**Lasala-Bougie:** halb starre Metallbougie (mit aufschraubbarer Olive) zur Sphincter-Oddi-Dehnung.

**Laschen|nagel, -schraube:** mit einer Lasche (Platte) versehener Knochennagel (oder entsprechende Schraube) für die ▸»Osteosynthese« pertrochantärer Frakturen; z.B. nach Pohl, McLaughlin, Jewett, Smith-Petersen (zweiteilig), ferner Kompressionsschenkelhalsschraube nach Winter, Hüftschraube nach Lorenzo u.a.m.

**Lasègue-Zeichen** (Ernest Ch. L., 1816–1883, Internist, Paris), L.-Phänomen: durch Ischiadikus-Dehnung (in Rückenlage passive Beugung des gestreckten Beines im Hüftgelenk oder Streckung im Knie bei Hüftbeugestellung) ausgelöster heftiger Gesäß-Oberschenkel-Schmerz (u. reflektor. Bewegungswiderstand), intensivierbar durch gleichzeitige Innenrotation des Beines (**verstärktes L.-Z.**), u. zwar bei radikulärer u. peripherer Alteration von Nervenfasern (z.B. bei Bandscheibenprolaps, s.a. ▸Ischias-Syndrom), aber auch bei Hirndruck (Meningitis). Als **verfeinertes L.-Z.** das ▸Gowers- oder ▸Bragard-Zeichen (1). Als **umgekehrtes L.-Z.** die schmerzfreie Beugung des gestreckten Beines im Hüftgelenk bei Koxarthrose. E Lasègue's sign.

**Laser** *(engl.)* Abk. für **l**ight **a**mplification by **s**timulated **e**mission of **r**adiation: (1960) »Lichtverstärkung«. Anordnung zur kohärenten Verstärkung elektromagnetischer Schwingungen (UR-, UV-sichtbares Licht) durch induzierte Emission, z.B. als Festkörper-, Rubin-, Argon-, Xenon-, $CO_2$-, Neodym-(YAG-) Laser. Die durch Monochromasie, hohe Intensität (infolge geringer Divergenz, großer zeitl. u. räuml. Kohärenz) u. gute opt. Fokussierbarkeit gekennzeichneten **Laserstrahlen** werden nach Anregung (Energiezufuhr; z.B. durch Gasentladung, Blitzlampen; evtl. durch Spiegelreflexion verstärkt) von Atomen, Ionen, Elektronen oder Molekülen ausgesandt; sie werden vielfach in der Medizin offen, endoskopisch sowie perkutan genutzt: z.B. in der Chirurgie (Ophthalmologie, Dermatologie, Urologie etc.) als »Strahlenmesser« (mit Impulsdauer von 1–0,1 µs), wobei sowohl der – gut begrenzbare – nekrotisierende u. adhäsionsbildende Effekt als auch die gleichzeitige Gefäßverödung von Vorteil sind (**L.-Koagulation**, z.B. endoskopische Blutstillung bei Magen-Duodenal-Ulkus oder zur Rekanalisierung von Tumorstenosen; als **interstitielle L.-Koagulation** die Zerstörung von Prostatakarzinomgewebe nach direkter Einbringung der Laserenergiequelle in den Tumor); ferner zur **L.-Angioplastie** (Zerstörung von Ablagerungen in Gefäßwänden bei obstruktiven Gefäßerkrankungen mittels L.-Licht leitenden Kathetern, v.a. mit ▸Excimer-Laser, zur Vorbereitung der anschließenden Ballonangioplastie); **L.-Akupunktur** u. **-Reiztherapie** (Eindringtiefe 3–10 mm, schmerzlos) u. **L.-Lithotripsie** (Gallenstein- u. Nierensteinzertrümmerung). – Weitere Verwendung z.B. *ophth* zur Netzhautkoagulation; Iridotomie, Trabekuloplastik, refraktiven Hornhautchirurgie; ferner *hämat, zytol, labor, onkol* im ▸Zellfraktionator, zur L.-▸Nephelometrie, bei der Malignombehandlung als photodynamische ▸Lasertherapie u. als **laserinduzierte Thermotherapie** (LITT, Verödung des Tumorgewebes durch Erwärmung).

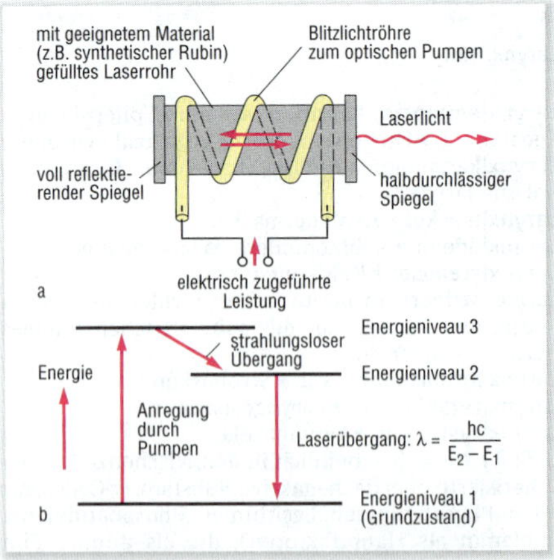


**Laser:** Funktionsweise (a) u. Energieverhalten (b) im Laser. [183]

**Laser-in-situ-Keratomileusis,** Abk. LASIK: Verfahren der refraktiven Hornhautchirurgie zur Korrektur der Myopie. E laser in situ keratomileusis, Abk. LASIK.

**Laserlithotripsie:** s.u. ▸Lithotripsie.

**Laser|nephelo|metrie:** s.u. ▸Nephelometrie. E laser nephelometry.

**Lasernephroskop:** Instrument zur Spiegelung des Nierenbeckens mit eingearbeitetem Laser zur Entfernung von Nierensteinen; perkutaner Zugang.

**Laser-Scan-Mikroskop:** Mikroskop, in dem das Präparat von einem fokussierten Laserstrahl punktförmig – wie beim Elektronenmikroskop – abgetastet u. das rückgestrahlte (bzw. absorbierte) Licht durch Photomultiplier (als Detektor) zum Bild verarbeitet wird.

**Laser|therapie:** Behandlung mit Laserstrahlen (s.u. ▸Laser, dort Anwendungen). – **L., photodynamische,** Abk. PDT: photochemotherapeutische Behandlung von Tumorgewebe durch Injektion einer photodynamisch wirksamen Substanz, z.B. δ-Aminolävulinsäure (ALA), die sich in selektiv fluoreszierendes Protoporphyrin IX umwandelt u. in Tumoren anreichert. Bei anschließender Bestrahlung mit Laserlicht geeigneter Wellenlänge kommt es zur selektiven Zerstörung des Tumorgewebes; gegenwärtig noch in der Prüfung bei Harnblasenkarzinomen, Hauttumoren, endoskopisch zugänglichen Tumoren des Verdauungstraktes u. gynäkologischen Tumoren.

**Laserzystoskop:** starres oder flexibles, rohrförmiges Instrument zur Blasenspiegelung mit eingebautem Laser zur Resektion von Blasentumoren.

**L-ASP:** Abk. für ▸**Asp**araginase.

**Lassa-Fieber:** im trop. Westafrika (erstmals 1969 in Nord-Nigeria) durch das gleichnamige, extrem virulente Arena-Virus (ARBO-Viren) hervorgerufene Erkrankung (Inkubationszeit 3–17 Tage) mit hohem Fieber (ab 3.–6. Tag für 1–3 Wo.) u. Gelenkschmerzen, später Mund- u. Gaumengeschwüren, Hautblutungen, Pneumonie u. starker Exsikkose; hohe Letalität (4.–10. Tag). Vektor unbekannt (Nager als Reservoir? Erregerinhalation mit Läusekot-haltigem Staub?); bisher keine Schutzimpfung; strenge Isolierung, als Therapie u.a. Immunserum; Prophylaxe mit Ribavirin. E Lassa fever.

**lat.:** *Anatomie* lateral(is).

**Latanoprost:** ein Prostaglandinderivat (s.u. ▸Prostaglandine); ***Anw.*** als ▸Glaukommittel. E latanoprost.

**Latarget-Nerv:** ▸Plexus hypogastricus superior.

**latens, latent:** verborgen, inapparent, unsichtbar. E latent.

**Latenz:** »Verborgensein«, Symptomlosigkeit, *pharm* verzögerter Wirkungseintritt. E latency.

**Latenz|periode, -phase: 1)** ▸Inkubationszeit. **2)** Zeitraum zwischen Infektion u. Lysis einer Bakterienzelle durch Phagen. **3)** *Bakteriologie* ▸lag-Phase. **4)** *Pathologie* **a)** s.u. ▸Wundheilung; **b)** Zeitraum zwischen Einwirkung einer Schädigung (z.B. Karzinogen, radioaktive Strahlung) u. Auftreten erkennbarer Symptome (z.B. Malignom bzw. ▸Strahlensyndrom). E latency period.

**Latenz|zeit:** *Neurophysiologie* Zeit zwischen Reizeintritt u. Reizantwort bzw. Empfindung; begründet in der spezif. Struktur der neuronalen Erregungsorgane. S.a. ▸Latenzperiode. E latency time.

**Late-Onset-AGS:** Abk. für das sich spät manifestierende ▸**a**drenogenitale **S**yndrom.

**lateral(is),** Abk. lat.: seitlich, von der Mitte(llinie) abgewandt. S.a. ▸Lateral..., ▸Latero..., ▸Seit(en)... E lateral.

**Lateral|biss:** *Zahnmedizin* Verschiebung der Kiefermitten gegeneinander infolge seitl. Verlagerung des Unterkiefers (meist mit Kreuzbiss auf der Seite der Verlagerung). E lateral displacement of mandible.
**Lateral|fixation:** *Chirurgie* ▸Lateralisieren eines Organs mit Fixation; i.e.S. (*laryng*) die op. Stimmritzenerweiterung bei ein- oder beidseit. Postikusparese, z.B. nach DE-GRAAF-WOODMAN durch Stimmlippenfixation an der seitlichen Larynxwand, nach KING als Aryknorpel-Außenrotation durch Umschlingungsnaht (= äußere L.). E lateral fixation.
**Lateral|infarkt:** *Kardiologie* ▸Seiteninfarkt; s.a. ▸Myokardinfarkt. E lateral myocardial infarction.
**Lateralisation, Lateralisieren:** **1)** *Chirurgie* operative Verlagerung zur Seite hin. **2)** *Otologie* Lokalisieren des Prüftons auf die Seite der Mittelohrschwerhörigkeit beim WEBER-Versuch. E lateralization.
**Lateralisations|syndrom des Neugeborenen:** (PRECHTL 1960) komplexe Symptomatik nach prä-, para- oder postnataler hypoxämischer oder traumat. Hirnschädigung. ***Klinik:*** Hemiparese (zumindest seitendifferenter Muskeltonus), Asymmetrie der reflektor. Reaktionen (z.B. MORO-, GALANT-Reflex), Übererregbarkeit, Hyperkinesen u. generalisierte Krampfanfälle, typische EEG-Befunde; später sehr häufig psychomotor. Anomalien, epileptiforme Symptome, Verhaltensstörungen. E neonatal lateralization syndrome.
**Lateralis|lähmung, -parese:** **1)** *Laryngologie* unvollständige Lähmung des M. cricoarytenoideus lateralis; mit weitem Klaffen der Stimmritze; z.B. bei Rekurrensschädigung. **2)** *Ophthalmologie* Lähmung des M. rectus lateralis, ▸Abduzenslähmung.
**Lateralsitz der Plazenta, tiefer:** leichteste Form der ▸Placenta praevia (die an das untere Uterinsegment heranreicht). E low lateral position of placenta.
**Lateral|sklerose, amyo|troph(isch)e, myatrophe L.:** Systemerkrankung des Rückenmarks mit Symptomen der ▸Muskelatrophie u. der Pyramidenbahnläsion infolge Degeneration des 1. u. 2. motor. Neurons (meist symmetr. Ganglienzellschwund an Vorderhörnern u. motorischen Hirnnervenkernen). ***Klinik:*** beginnt im 4.–6. Ljz. mit schlaffen Paresen, Muskelatrophien u. faszikulären Zuckungen an Armen u. Beinen (initial-atrophische Form = brachial- bzw. lumbosakral-myatrophischer Typ) oder mit spastischer Lähmung der Beine u. positiven Pyramidenzeichen (initial-spastische Form = spastischer Typ, ▸ERB-Sklerose) oder aber – bes. bei Frauen – mit Bulbärparalyse (bulbärer Typ). Keine Sensibilitäts- oder Koordinationsstörungen; Liquor meist normal; im EMG frühzeitig pathologische Spontanaktivitäten. Verlauf chronisch-progredient mit Tod meist nach 2–7 J. durch (Pseudo-)Bulbärparalyse. ***Ther.:*** ▸Riluzol zur Verlangsamung des Verlaufs; symptomatisch. E amyotrophic lateral sclerosis.
**lateritius** *(latein.):* ziegelrot.
**latero...:** Wortteil »Seite«; s.a. ▸Lateral..., ▸Seit(en)...
**Latero|flexio(n):** Beugung zur Seite. E lateroflexion. – **L. uteri:** *Gynäkologie* Neigung der Korpusachse des Uterus (gegenüber der Zervixachse) zur Seite.
**Latero|kolpos:** atretische »Nebenscheide« (seitlich der normalen Vagina) in Fortsetzung einer Höhle des Uterus duplex.
**laterolateral:** *Chirurgie* ▸Seit-zu-Seit...
**Latero|positio(n):** Seitwärts(ver)lagerung. E lateroposition. – **L. uteri:** *Gynäkologie* seitl. Verlagerung des Uterus (einschl. Zervix) im Beckenraum (als Dextro- oder Sinistropositio).
**Latero|pulsion,** Laterotraktion: *Neurologie* **1)** unwillkürl. Seitwärtsbewegung, i.e.S. das trippelnde Seitwärtstaumeln nach plötzl. Anhalten des Seitwärtsgehens (aber auch nach seitl. Druck gegen den Thorax) zur Bewahrung des Gleichgew. beim PARKINSON-Syndrom. E lateropulsion. **2)** ▸Schwankschwindel.
**lateroterminal:** *Chirurgie* ▸Seit-zu-End...
**Latero|torsion:** seitl. Verdrehen, i.e.S. das des Augapfels mit Meridianneigung zur Seite (als Extorsion bzw. Dextro- oder Lävoversion). E laterotorsion.
**Latero|traktion:** ▸Lateropulsion. E laterotraction.
**Latero|versio(n):** Wendung bzw. Neigung zur Seite. E lateroversion.
**Latero|zele:** seitl. ▸Bauchwandhernie.
**Latex:** wässrige Emulsion aus Kautschuk (Polyisopren) u. Pflanzenproteinen, die durch Verletzen der Rinden bestimmter tropischer Pflanzen gewonnen wird; dient als Grundlage zur Herstellung verschiedener Gummiprodukte; s.a. ▸Latexallergie. E latex.
**Latex|agglutination:** s.u. ▸Latextests. E latex agglutination.
**Latex|allergie:** allergische Unverträglichkeitsreaktion zumeist vom Soforttyp (IgE-vermittelt) auf latexhaltige Artikel. Latexhaltige Produkte finden sich insbesondere im medizinischen (Handschuhe etc.), aber auch im privaten Bereich. Die klinische Symptomatik reicht von Hautsymptomen wie Juckreiz, Erythem, Urtikaria, weiteren Organmanifestationen (z.B. Dyspnoe, abdominale Schmerzen, Blutdruckabfall) bis zum Vollbild eines anaphylaktischen Schocks. Aufgrund der weiten Verbreitung von latexhaltigen Produkten kam es in den letzten Jahren zu einem dramatischen Anstieg der L., insbesondere bei Patienten mit urologischen Erkrankungen, Spina bifida, atopischer Diathese u. bei Beschäftigten in medizinischen Berufen. Es bestehen Kreuzreaktionen zu tropischen Früchten.
**Latex|fixations|test:** s.u. ▸Latextests. E latex fixation test.
**Latex|partikel:** aus Rohkautschuk gewonnene Polymere (Isopreneinheiten) etwa einheitlicher Größe; dienen als Trägerpartikel für Antigene oder Antikörper bei ▸Latextests. E latex particles.
**Latex|tests:** immunchemische Nachweismethoden, bei denen die Antigen(AG)-Antikörper(AK)-Reaktion durch Agglutination von AG- oder AK-beladenen ▸Latexpartikeln sichtbar gemacht wird. – Von SINGER u. PLOTZ 1956 als Latex-(γ-Globulin-)Fixationstest (mit IgG-beladenen Latexpartikeln, ein ▸Rheumatest auf ▸Rheumafaktoren) eingeführt; ***Anw.*** z.B. zum Nachweis von Antistreptolysin, Antistaphylolysin, C-reaktivem Protein, IgM; als ▸Schwangerschaftstest wird z.B. eine Agglutinationshemmungsreaktion mit HCG-beladenen Latexpartikeln u. Anti-HCG-Antiserum verwendet. E latex tests.
**Lathyrismus(-Syndrom):** Kichererbsen-Vergiftung bei überwiegender Ernährung (z.B. 40% und > 6 Monate) mit Erbsen u. Lathyrus-Arten (Leguminosae) bzw. deren Mehl. ***Klinik:*** v.a. als Neuro-L. durch v.a. die motor. Fasern schädigende neurotox. Propionitril-Derivate, wobei Parästhesien, Gliederzucken u. -krämpfe, evtl. akute Magen-Darm-Symptome, später Paraspastik (exogene spast. Spinalparalyse), evtl. Erblindung (infolge retrobulbärer Neuritis) auftreten. E lathyrism.
**Latissimus:** Kurzform für M. latissimus dorsi. – **L.-Fremdreflex:** (DUENSING) durch rasches Bestreichen der gleichseit. Thoraxhaut ausgelöstes Zucken des M. latissimus dorsi; pathologischer Fremdreflex bei Erkrankungen des ▸extrapyramidalen Systems. E multisynaptic latissimus reflex.
**latissimus** *(latein.):* breitester, sehr breiter.
**Latitudo** *(latein.):* Breite, Größe, Länge, Umfang.
**LATS** *(engl.):* Abk. für ▸long-acting thyroid stimulator.
**lattice theory** *(engl.): Immunologie* ▸Gittertheorie.
**Latus** *(latein.):* Seite, Fläche. E flank, side.
**latus** *(latein.):* breit, weit, groß. E broad.
**Laudanum:** ▸Opium; **L. liquidum:** Tinctura Opii.
**Lauenstein-Aufnahme** (CARL L., 1850–1915, Röntgenologe, Hamburg): *Röntgenologie* (1901) a.-p. Aufnahme des Hüftgelenks mit parallel zur Filmebene liegendem Schenkelhals, d.h. bei seitensymmetr. Rückenlage u. max. Außenrotation des in Hüft- u. Kniegelenk gebeugten Beines (Fuß am oder unter dem anderen Bein, Knie auf Tischplatte).
**Laugen|verätzung:** durch alkalisch reagierende wässr. Lösungen = **Laugen** (s.a. ▸Basen, ▸Alkali) bewirkte

Verätzung mit typ. Kolliquationsnekrose, glasig-gallert. Ätzschorf, umgebender Hyperämie u. Ödematose, bräunlicher Verfärbung (Hämatin); später Infiltrate, Narben mit ausgeprägter Schrumpfungstendenz; v.a. im Ösophagus-Magen-Bereich (nach Suizidversuch) u. am Auge (Gefahr der Hornhaut- u. Bindehauteinschmelzung). Sofortmaßnahme: lang dauernde Spülung mit lauwarmem Wasser; evtl. Frühtransplantation. E corrosive lye poisoning.

**Laugier-Hernie:** ▸GIMBERNAT-Hernie. E Laugier's hernia.

**Laurell-Eriksson-Syndrom:** (1963) autosomal-kodominant erblicher Mangel des Proteaseninhibitors $\alpha_1$-Antitrypsin des Serums, wodurch die Leukozytenelastase verstärkt elastisches Gewebe angreift. Homozygote erkranken z.T. an einer frühkindlichen progressiven Hepatitis, die zur Leberzirrhose führen kann oder aber abheilt. Bei Erwachsenen entsteht häufig eine chronisch-obstruktive pulmonale Erkrankung, die zum Cor pulmonale führt. Häufigkeit ca. 1 : 2000. E hereditary $\alpha_1$-antitrypsin deficiency.

**Laurell-Technik:** zweidimensionale ▸Immunoelektrophorese. E antigen-antibody crossed electrophoresis, two-dimensional immunoelectrophoresis.

**Laurence-Moon-Biedl-Bardet-Syndrom** (ROBERT DANIEL L., 1895–1968, brit. Diabetologe, London; ROBERT C. M., 1844–1914, brit. Augenarzt; ARTHUR BI., 1869–1933, Pathologe, Prag; GEORGES BA., geb. 1885, franz. Arzt): autosomal-rezessiv erbliches Syndrom mit angeborenen Fehlbildungen (sog. dienzephaloretinale Degeneration): symmetrische Adipositas, Debilität, Hemeralopie, Retinopathie, Dysgenitalismus, Poly- u. Syndaktylie, Innenohrschwerhörigkeit. E Laurence-Moon-Bardet-Biedl syndrome.

**Laurén-Klassifikation:** histopathologische Einteilung des ▸Magenkarzinoms (dort Tab.).

**Laurentius|feuer:** ▸Ergotismus gangraenosus.

**Laus:** *Parasitologie* s.u. ▸Läuse... E louse.

**Lautbildungs|störung:** ▸Dyslalie, ▸Lautstammeln.

**Laute:** die durch koordinierte Funktion des Atmungs-, Stimm- u. Lautbildungsapparats gebildeten »Sprachlaute« (Vokale u. Konsonanten), unterschieden als Lippen-, Zahn-, Zungen-, Gaumen-, Nasen-, Kehlkopf-, (dorsofaukale) Reibelaute etc. E vocal sounds.

**Lautheit:** die Lautstärkeempfindung; Einheit: »Sone« (entspr. 40 Phon). Abhängig von Schalldruckpegel, Frequenzen u. Bandbreite sowie von Intensitätsverhältnis der Frequenzanteile, Zeitdauer der Schallimpulse. E loudness.

**Lautheits|ausgleich:** ▸FOWLER-Test, ▸Recruitment.

**Lautstärke(pegel),** Tonstärke: die Stärke der Hörempfindung; abhängig von Tonhöhe u. Schallstärke (I). Als Normal-L. ($I_0$) gilt die eines Tons von 1000 Hz mit Schalldruck 0,0002 µbar (= 0,00002 N/m$^2$; der Hörschwelle entsprechend); rel. Einheit: Phon. – Als Schädigungsgrenze (gem. ISO) gilt die 85-dB-Linie; s.a. ▸Lärm... E sound level, sound intensity.

| | Abstand (ca.) | dB (A) |
|---|---|---|
| Ticken einer Uhr | 1 m | 20 |
| normales Sprechen | 1 m | 50–60 |
| Personenauto | 7 m | 80–85 |
| Presslufthammer | 7 m | 90–100 |
| Düsenflugzeug | 20 m | 120–130 |

**Lautstärke(pegel).**

**Lautstärke|ausgleich:** *Otologie* ▸Recruitment.

**Lautstammeln:** Stammeln mit Auslassen, falschem Aussprechen oder Verwechseln (= Paralalie) von Sprachlauten, Form der ▸Dyslalie.

**Lautstummheit:** Unfähigkeit zur Lautbildung aufgrund mangelnder Unterscheidung ähnlich klingender Laute (d.h. partielle akust. Agnosie) bei auditiven Verarbeitungs- u. Wahrnehmungsstörungen. E sound mutism.

**LAV,** Abk. für lymphadenopathieassoziiertes Virus: alte Bezeichnung für das humane Immundefizienzvirus (▸HIV). E LAV.

**Lavage, Lavement:** (Aus-)Waschen, Spülung; z.B. Peritoneal-L., bronchoalveoläre L., Reinigungseinlauf. Auch zur Zytodiagnostik (nach Anreicherung des dabei gewonnenen Materials). S.a. ▸Dialyse, ▸Reinigungseinlauf. E lavage.

**Lavandula angustifolia,** Lavendel: Heilpflanze der Familie Labiatae, deren Blüten ätherisches Öl u. Gerbstoffe enthalten. In spezieller Aufbereitung nachweislich wirksam bei Unruhezuständen, Einschlafstörungen, funktionellen Oberbauchbeschwerden, funktionellen Kreislaufstörungen.

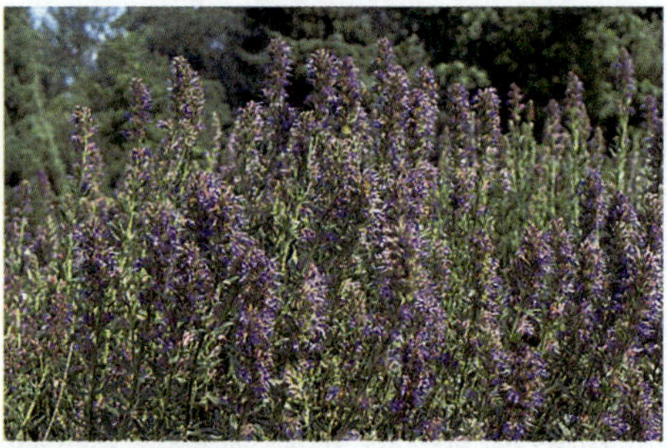

**Lavandula angustifolia.** [482]

**Lavendelblüten:** s.u. ▸Lavandula angustifolia.

**LAVH,** Abk. für laparoskopisch assistierte vaginale Hysterektomie: über das Laparaskop durch kleine Einschnitte in der Scheide durchgeführte Entfernung der Gebärmutter; minimalinvasiver Eingriff mit verkürzter Heilungszeit u. Liegedauer.

**La|xans,** Laxativum, Plur. LaxanzienPlur. Laxativa: *Pharmazie* ▸Abführmittel. E laxative.

**Laxanzien|abusus:** zu häufige oder nicht indizierte Anw. von Abführmitteln. Führt zu Störungen im Natrium-, Kalium- u. Kalziumhaushalt, der Kaliummangel verstärkt die bestehende Obstipation im Sinne eines Circulus vitiosus noch. E laxative abuse.

**Laxanzien|entero|pathie,** Laxanziendarm: chronische Diarrhö (mit sek. Hypokaliämie) durch Abführmittelabusus ( ▸Laxanzienabusus). E laxative-induced enteropathy.

**Laxanzien|melanose, -kolon:** bräunlichschwarze Pigmentierung der Darmschleimhaut durch Einlagerung von 1,8-Dihydroxyanthrachinon nach längerer missbräuchlicher Anw. von Anthrachinonderivaten als ▸Abführmittel. Ungefährlich, jedoch endoskopisch sichtbares Zeichen für Laxanzienabusus (Abb.).

**Laxation, Laxieren:** Abführen. E laxation.

**Laxitas** *(latein.)*: Weite, Schlaffheit. – **L. alvi:** ▸Diarrhö. – **L. ventriculi:** ▸Magenatonie. E laxity.

**laxus** *(latein.)*: locker, schlaff, erschlafft. E lax.

**Lazarett|brand:** *Pathologie* Gasödem, Streptokokkensepsis.

**Lazaroide,** 21-Aminosteroide: aus dem Methylprednisolon entwickelte Arzneimittel, bei denen nur noch die durch Membranrezeptoren vermittelten Wirkungen der Glucocorticoide vorhanden sind (die über den zytosolischen Glucocorticoidrezeptor vermittelten fehlen); ***Anw.*** v.a. zur Ödemprophylaxe nach traumatischen u. ischämischen ZNS-Schäden. E lazaroids.

**Lazeration,** Laceratio: Zerreißung, Einriss, z.B. von Beckengelenkbändern (mit funktionsbeeinträchtigender Heilung: »**L.-Becken**«), des äußeren Muttermundes während der Geburt (mit sek. Eversion der Zervixschleimhaut: »**L.-Ektropium**«). E laceration.

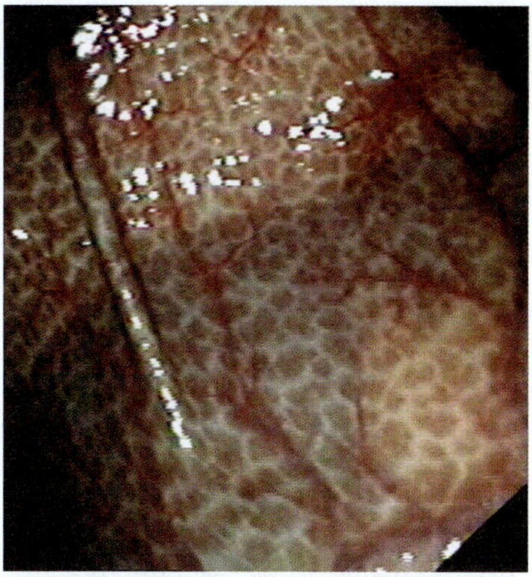

**Laxanzienmelanose:** Pseudomelanosis coli nach langjährigem Laxanzienabusus (Anthrachinonderivate). [89]

**lazy-leukocyte syndrome** *(engl. lazy = träge):* Immundefekt mit verlangsamter Leukozytenmotilität u. peripherer Neutropenie (aber normaler myeloischer Granulopoese); rekurrierende schwere Infektionen; s.a. ▸Hiob-Syndrom.

**lazy-sinus syndrome** *(engl.): Kardiologie* ▸Sick-Sinus-Syndrom.

**L-Bakterien:** s.u. ▸L-Form.

**LCA** *(engl.)* Abk. für **l**eft **c**oronary **a**rtery: linke Koronararterie.

**LCAT(-Enzym),** Abk. für **L**ecithin-**C**holesterin-**A**cyl**t**ransferase: von der Leber sezerniertes, v.a. an ▸Lipoproteine (HDL) gebundenes Enzym, das die Reaktion Cholesterin + Lecithin ↔ Cholesterinester + Lysolecithin (= Lysophosphatidylcholin), d.h. die Bildung von Cholesterinestern katalysiert. S.a. ▸LCAT-Mangel.

**LCAT-Mangel:** verminderte Lecithin-Cholesterin-Acyltransferin-Aktivität, die zu erhöhtem Anteil freien Cholesterins u. erniedrigtem Anteil der Cholesterinester führt: s.a. ▸LCAT. **Angeborener L.** als Enzymdefekt mit Anämie (infolge Defekts der Erythrozytenmembran), Proteinurie, Kornea-Infiltraten (besonders dichte Hornhauttrübung beim autosomal-dominant erblichen α-LCAT-Mangel), Nierenerkrankungen; als **erworbener L.** bei schweren Lebererkrankungen.

**LCIS:** ▸CLIS.

**LCM:** Abk. für **l**ymphozytäre ▸**C**horio**m**eningitis. **E** LCM.

**LD,** Abk. für **L**etal**d**osis: ▸Dosis letalis. **E** LD.

**LD-Antigene:** die durch gemischte **L**ymphozytenkultur **d**efinierbaren ▸Histokompatibilitätsantigene; s.a. ▸HLA-System.

**LDH:** Abk. für ▸**L**actat-**d**e**h**ydrogenase. **E** LDH.

**LDL** *(engl.)* Abk. für **l**ow-**d**ensity **l**ipoproteins: s.u. ▸Lipoproteine.

**LDL-Rezeptoren:** Membranrezeptoren für die LDL bzw. deren Apolipoprotein. – **LDL-Rezeptoren-Mangel:** s.u. ▸Lipoproteine. S.a. ▸Hypercholesterinämie, ▸Atheromatose.

**LDR-Verfahren:** Abk. für **L**ow-**D**ose-**R**ate-Verfahren (s.u. ▸Nachladetechnik).

**LE, L.e.:** Abk. für ▸**L**upus **e**rythematodes. **E** LE.

**Le:** Abk. für die Antigene des ▸**Le**wis-Systems.

**Leadbetter-Methode:** End-zu-Seit-Anastomose zwischen Ureter u. Dickdarm (bzw. Dickdarmblase); Kombination der submukösen Schrägkanalbildung nach Coffey u. der Mukosa-Mukosa-Naht nach Nesbit-Carbonnier als Antirefluxplastik nach Blasenexstirpation. **E** Leadbetter's procedure.

**Learmonth(-Braasch)-Operation:** Resektion des N. praesacralis bei neurogener Harnverhaltung.

**Leben:** Existenzweise von Organismen, die durch bestimmte Eigenschaften ausgezeichnet sind. Diese sind: Stoffwechsel auf der Grundlage molekularer Selbstorganisation u. Selbstregulation, die die Homöostase des Systems gewährleisten; Wachstum; Fortpflanzung u. Vermehrung auf Grundlage der Vererbung von strukturellen u. funktionellen Eigenschaften. Das **menschliche L.** ist u.a. ausgezeichnet durch Erkenntnis u. bewusste Selbstgestaltung u. Möglichkeit zur Reflexion des eigenen Daseins. S.a. ▸Tod.

**lebende Naht:** *Chirurgie* Naht mit vitalen Körpergeweben (Faszienstreifen).

**Lebend|geburt:** G., bei der das Kind nach Verlassen des Mutterleibes Lebenszeichen (Herzschlag, Atmung, Nabelschnurpulsationen, Bewegungen willkürl. Muskeln) erkennen lässt. – I.w.S. das »**Lebendgeborene**« (für das die Bestimmungen des Personenstandsgesetzes gelten). **E** live birth.

**Lebend|impfstoff, -vakzine:** Impfstoff aus virulenz- u. pathogenitätsabgeschwächten, jedoch vermehrungsfähigen Keimen, die eine echte Infektion hervorrufen u. dadurch aktiv immunisieren; z.B. Masern-L. (Edmonston-Stamm), Poliomyelitis-L. »Sabin« (Sabin-Stämme Typ I, II, III), BCG-Impfstoff, ferner Mumps-, Röteln-, Varizellen-L. **E** live vaccine.

**Lebendspende:** Organspende vom lebenden Menschen, z.B. von nahem Anverwandten mit immunologisch günstigen Ausgangsbedingungen.

**Lebens|aktivitäten:** s.u. ▸Pflegemodell.

**Lebens|alter|dosis, höchstzugelassene:** *Radiologie* (1959) Kurzbez. für die höchstzugelassene Ganzkörperdosis (Äquivalentdosis in Sv) einer beruflich strahlenexponierten Person eines angegebenen Alters für die Zeit von ihrer Geburt bis zu diesem Alter.

**Lebens|baum:** ▸Abendländischer Lebensbaum. **E** tree of life.

**Lebens|erwartung (mittlere):** die für jede Altersklasse statistisch ermittelte Durchschnittszahl der zu erwartenden Lebensjahre (errechnet als Quotient aus dem Gesamt noch zu durchlebender Jahre u. der Zahl der Überlebenden); liegt in Westeuropa u. Nordamerika bei der Geburt gegenwärtig zwischen 75 u. 81 Jahren, in den Ländern der sog. Dritten Welt wesentlich niedriger; Frauen werden in den Industrieländern im Schnitt um 3–6 Jahre älter als Männer. **E** life expectancy (mean).

**Lebens|fähigkeit:** morphologische u. funktionelle Voraussetzung zum Leben; beim Neugeborenen u.a. abhängig von Reifegrad u. Geburtsgewicht (im Allg. mindestens 600 g). **E** viability.

**Lebens|linie,** Daumenfurche: die den Handballen begrenzende Handlinie. **E** line of life.

**Lebens|mittel...:** s.a. ▸Ernährung..., ▸Kalorien...

**Lebensmittel|allergie:** ▸Nahrungsmittelallergie. **E** food allergy.

**Lebensmittel|vergiftung:** durch Verzehr verunreinigter (z.B. Chemikalien, Schwermetalle), zersetzter (Stoffwechselgifte aus Fischen, Muscheln, Pilzen) oder – am häufigsten – bakteriell infizierter Nahrung verursachte Krankheitserscheinungen. – Als »Lebensmittelvergifter« gelten toxinbildende Bakterien, v.a. Salmonellen (s.u. ▸Salmonellenenteritis), Staphylokokken (s.u. ▸Staphylokokkenenteritis), Clostridium botulinum (s.u. ▸Botulismus); ferner andere Clostridien, Shigellen, Bac. cereus u.a.m.; s.a. ▸Fleischvergiftung. **E** food poisoning.

**Lebensmittel|zusatzstoffe:** Lebensmitteln im Herstellungsprozess zugesetzte Substanzen, z.B. Konservierungsmittel, Farbstoffe, Antioxidanzien, Trägerstoffe. Es wurden z.T. pseudoallergische Unverträglichkeitsreaktionen auf L. (z.B. Sulfite) nachgewiesen. **E** food additives.

**Lebensqualität:** Maß des körperlichen u. geistigen Wohlbefindens; ist je nach körperlicher oder geistiger Verfassung u. sozialer Einbindung unterschied-

L

lich ausgeprägt; bei Schwerkranken (z. B. unheilbar kranken Tumorpatienten) ist es Ziel der Behandlung, die L. mit entsprechender Zuwendung u. Schmerzmedikamenten (evtl. einer Palliativoperation) möglichst lang auf einem hohen Niveau zu erhalten.

**Lebenssubstanzen der TCM:** sog. Grundsubstanzen i. S. der ▸Traditionellen Chinesischen Medizin; als solche gelten: Essenz (Lebensenergie, genetisches Potential), das Qi (funktionelle Kraft), das Xue-Blut (materielle u. energetische Kraft) u. die Körperflüssigkeiten (Sekrete, Inkrete); einigen Autoren zufolge gehört auch Shen (die Geisteskraft), Yin (die Materie) u. Yang (die Energie) dazu.

**Lebens|zeichen:** die eine Vita minima beweisenden bzw. den scheinbar eingetretenen Tod widerlegenden Symptome, z. B. vorhandene Atmung (Beschlagen des vor Mund u. Nase gebrachten Spiegels, Seifenschaumbewegung), Abwehrbewegungen, Rötung u. Blasenbildung der Haut bei starker Reizung, Aufleuchten der Konjunktiven u. Schleimhäute unter Quarzlicht bis 30 Min. nach i. v. Injektion einer Fluorescein-Lsg., positives EKG (u. EEG), Blutung aus eröffneten venösen Stauungsgefäßen oder abgeschnürtem Finger, Nichtausgleich der Körpertemperatur mit der der Umgebung, Sichtbarbleiben der Netzhautarterien, positiver Pupillen- u. Kornealreflex. S. a. ▸Todeszeichen. E vital signs.

**Lebens|zeit|dosis:** *Radiologie* ▸Langzeitdosis; s. a. ▸Lebensalterdosis.

**Leber,** Hepar: unpaare exokrine Drüse mit vielseitiger Stoffwechselfunktion. Größte Drüse des menschlichen Organismus, wiegt beim Erwachsenen 1500 g; dunkelrotbraun mit weicher Konsistenz. Entsteht aus der Duodenalanlage (an der embryonalen Vorder-Mitteldarm-Grenze) als ventrale epitheliale Sprossbildung. ***Lage u. Aufbau:*** liegt größtenteils rechts unterhalb des Zwerchfells in der Bauchhöhle (Oberbauch), unter dem rechten Rippenbogen. Wird mit Ausnahme einer kleinen Fläche unterhalb des Zwerchfells (Area nuda) von Peritoneum (Tunica serosa, Tela subserosa) umgeben. Durch Bänder (Ligamenta falciforme hepatis, teres hepatis, hepatogastricum, hepatoduodenale u. coronarium hepatis) sowie durch Verwachsungen mit dem Zwerchfell fixiert. Die obere Fläche liegt dem Zwerchfell an (Facies diaphragmatica). Die untere Fläche (Facies visceralis) grenzt an Eingeweide des Oberbauchs. Hier befindet sich die Leberpforte (Porta hepatis), an welcher Arteria hepatica propria, Vena portae u. Ductus hepaticus communis aus- bzw. eintreten. Die zwerchfellseitige Oberfläche ist glatt, die Facies visceralis uneben durch Furchen, Gruben (Fissura ligamenti teretis u. venosi, Gallenblasengrube, Hohlvenenfurche, Impressionen der Nachbarorgane). Die Leber ist unterteilt in einen rechten (Lobus dexter mit L. quadratus und L. caudatus) u. linken Lappen (Lobus sinister; mit Tuber omentale), die aus Lebersegmenten bestehen (s. Abb.). ***Struktur:*** Außenbegrenzung durch Tunica serosa (Peritoneum) u. Tunica fibrosa (GLISSON-Kapsel). Die innere Struktur besteht aus zahlreichen, etwa 1,5–2 mm großen Leberläppchen (Lobuli hepatis), die ein axial verlaufendes Gefäß (Vena centralis hepatis) enthalten. Das Leberläppchen wird von einer bindegewebigen Kapsel umgeben, in der nebeneinander die Arteria interlobularis (Ast der Arteria hepatica), die Vena interlobularis (Ast der Vena portae) u. der Gallengang (Ductus interlobularis bilifer) gelegen sind. Die drei Gebilde zusammen werden als Trias der Leber (Glisson-Trias, Trias hepatica) bezeichnet. Die Leberläppchen bestehen aus zahlreichen Leberzellbalken bzw. -platten (Epitheliocyti hepatis), die ein dreidimensionales Fachwerk bilden. Zwischen dem Raumgitter der Leberzellbalken liegen die Lebersinusoide (Vasa sinusoidei). Sie werden von Endothelzellen u. zum mononukleären phagozytären System gehörenden KUPFFER-Sternzellen, ohne darunter liegende Basalmembran, begrenzt. Zwischen ihnen u. der Leberzelloberfläche liegen im DISSE-Raum Filamente, Kollagenfibrillen u. ITO-Zellen (Lipocyti perisinusoidei). Bei elektronenmikroskopischer Untersuchung zeigt die Leberzelloberfläche in Richtung zum DISSE-Raum zahlreiche Mikrovilli. Zwischen den Leberzellen befindet sich das Netz der Gallenkanälchen (Canaliculi biliferi), das an keiner Stelle mit dem Blutgefäßsystem in Zusammenhang steht. ***Versorgung:*** Die Blutversorgung erfolgt durch die Leberschlagader u. Pfortader (Arteria hepatica bzw. Vena portae), deren Blut sich in den Lebersinus mischt. Der Abfluss des venösen Blutes erfolgt von der Zentralvene der Leberläppchen aus über die Lebervenen (Venae hepaticae) in die untere Hohlvene. Sie ist über die Gallenwege mit dem Zwölffingerdarm verbunden. ***Funktion:*** Die Gesamtheit der in der L. als zentralem Organ stattfindenden Stoffwechselvorgänge hat große Bedeutung für den Abbau u. die Stoffwechselregulation in den peripheren Organen. Im Kohlenhydratstoffwechsel: Glykogensynthese, Glykogenolyse, Glukoneogenese, Glykolyse, Zitratzyklus. Im Lipidstoffwechsel: Synthese u. Abbau der Fettsäuren, der Triglyzeride u. der Phospholipide, Synthese u. Abbau von VLDL (Very-low-Density-Lipoproteins) u. HDL (High-Density-Lipoproteine), Synthese von Cholesterin, von Gallensäuren u. Durchführung von Teilschritten im Stoffwechsel des Vitamins D. Umwandlung von Alkohol in Fett. Im Eiweiß- u. Aminosäurestoffwechsel: Synthese (außer von Immunglobulinen) u. Abbau von Blutplasmaproteinen u. Gerinnungsfaktoren, Abbau von Hämoglobin; Durchführung von Transaminierungen u. Desaminierungen im Aminosäurestoffwechsel, Harnstoffsynthese. Die L. besitzt genau arbeitende Mechanismen für die Homöostase zahlreicher Blutbestandteile zwecks kontinuierlicher Versorgung der Peripherie mit Substraten bzw. zur Eliminierung oder Wiederverwertung von Stoffwechselprodukten. Das Ausmaß der jeweils in ihr beschrittenen Stoffwechselwege hängt von der Substratversorgung bzw. dem Substratbedarf u. dem hormonalen Milieu des Organismus ab. E liver.

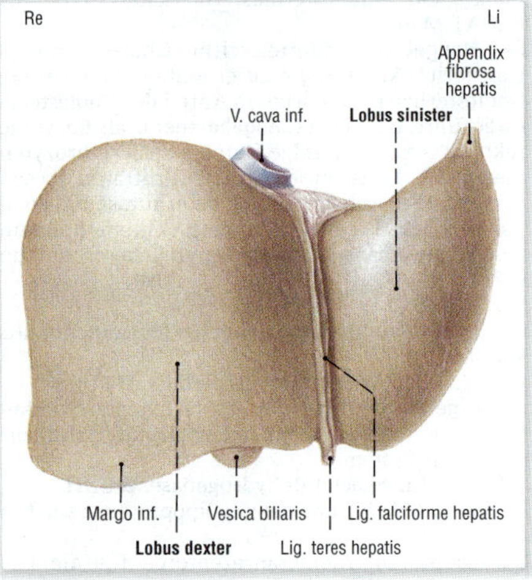


**Leber.** [28]

– **L., bunte:** *Pathologie* (KALK) Narbenleber infolge chron. Hepatitis; evtl. als »große b. L.« mit flächenhaften oder strangförmigen Kapselverdickungen (an abgeklungenen Herden) u. frischroten Proliferationen (floride Entzündung); im akuten Stadium als »große rote L.«. – **L., gelappte:** ▸Hepar lobatum. – **L., poly|zystische:** angeborene ▸Zystenleber. E polycystic l.

**Leber** (THEODOR L., 1840–1917, Augenarzt, Berlin, Göttingen, Heidelberg). – **L.-Krankheit: 1) L.-Miliar-**

**angioretinopathie,** retinale Teleangiektasie: bei Kindern meist einseitig auftretende exsudative Retinopathie mit Netzhaut-Gefäßerweiterungen u. Leukokorie. E Leber's miliary aneurysm. **2) hereditäre L.-Optikusneuropathie,** Abk. LHON: maternal erbliche Mutation mitochondrialer DNS, die zu fortschreitender Optikusatrophie führt (mit weitgehendem Schwund des Nervs). Meist ab 2.–3. Ljz. ein- oder beidseitiger Ausfall des zentralen Sehvermögens. E L.'s hereditary optic neuropathy. – **L.-Syndrom:** ▸Amaurosis congenita (Leber).

**Lẹber|ab|szess:** intrahepatischer Abszess. ***Ätiol.:*** bei aszendierendem Gallenwegsinfekt (cholangitischer oder biliärer ▸Abszess), bei Fortleitung über das Pfortadersystem (pylephlebitischer Abszess) oder bei Sepsis/Pyämie (**metastatisch-pyämischer L.**); ferner bei Amöbenruhr oder rezidivierender intestinaler Amöbiasis (»**tropischer L.**«; s.a. ▸Amöbenabszess). ***Klinik:*** septische Temp., druckschmerzhafte Leberschwellung, geringgrad. Ikterus, geringe Transaminasen-Aktivität. ***Diagn.:*** Diagnosesicherung durch Ultraschall-Schnittbild, Computertomographie. E hepatic abscess.

**Lẹber|adenom:** benignes Hepatom; Sammelbegriff für ▸Cholangiom u. Leberzelladenom (▸Adenom, hepatozelluläres) sowie für kombinierte Formen (»gemischtzelliges Leber-Gallengangs-Adenom«); stellt sich sonographisch als scharf begrenzter Tumor ohne Läppchenaufbau u. Gallengänge dar. E liver adenoma.

**Lẹber|aggressions|syndrom:** Oberbegriff für Leberfunktionsstörungen u. -zellschäden als Folge von Schock, Intoxikation, Koma etc.

**Lẹber|amyloidose:** Amyloidablagerungen in den Disse-Räumen; sehr selten bei primärer Amyloidose, häufiger sekundär bei chronischen Entzündungen, Gammopathien (v.a. Plasmozytom) u. Malignomen (▸Amyloidose). E liver amyloidosis.

**Lẹber|angiom:** ▸Leberhämangiom. E liver angioma.

**Lẹber|anschoppung:** Leberstauung bei Rechtsherzinsuffizienz, mit Erweiterung u. Prallfüllung der Zentral- u. Sublobularvenen und Sinusoide. E liver engorgement.

**Lẹber|as|sistenz (extrakorporale):** bei Leberkoma zeitweiliger Leberersatz durch Anschluss u. Perfusion einer Tierleber (Schwein oder Pavian).

**Lẹber|atrophie:** Parenchymschwund der Leber mit Organverkleinerung. E liver atrophy. – **L., akute gelbe:** ▸Leberdystrophie. – **L., braune:** L. mit Lipofuscineinlagerung (im Alter, bei Hunger, Kachexie). – **L., chronische:** ▸Bergstrand-Zirrhose. – **L., rote:** L. mit Ery-Extravasaten um gereinigte Herde bei Rückbildung einer akuten Virushepatitis. – **L., zyanotische:** L. bei chron. ▸Stauungsleber.

**Lẹber|ausfall|koma:** s.u. ▸Leberkoma.

**Lẹber|azinus:** das morphologische Substrat des sog. funktionellen ▸Leberläppchens. E acinus of liver.

**Lẹber|biopsie:** mikroskopische Untersuchung von Lebergewebe, gewonnen als Punktat (Menghini-, Vim-Silverman-Nadel) unter laparoskopischer Sicht (»gezielte L.«), durch perkutane Entnahme (= abdominale oder transthorakale **Leberblindpunktion**) oder aber als Exzisat. E liver biopsy.

**Lẹber|bouillon:** *Bakteriologie* (Tarozzi) Nährbouillon mit Zusatz von Kaninchen- oder Meerschweinchenleber (als reduzierende Substanz); für Anaerobierkultur. E liver broth.

**Lẹber|dämpfung:** Perkussionsschalldämpfung über dem nicht von der Lunge bedeckten Leberteil; kann bei Pneumoperitoneum verschwinden. E hepatic dullness.

**Lẹber|dys|trophịe, akute gelbe:** Massenuntergang von Leberzellen (mit Leberzerfallskoma u. schwerem Ikterus) bei fulminanter Hepatitis oder Vergiftungen (z.B. Pilze, Chloroform). Hohe Letalität. E acute yellow atrophy of liver.

**Leber|echino|kọkkus:** Befall der Leber durch die Finnen von Echinococcus granulosus oder multilocularis; als alveoläre (mit tumorart. Durchwachsen der Leber) oder zystische Form (uni- oder multilokuläre Zysten; bei Punktion Gefahr allerg. Schocks!). Im Röntgenbild evtl. Wandverkalkungen, Zwerchfellbuckel, Spiegelbildung, im Splenoportogramm Gefäßverdrängung. E hepatic hydatid cysts.

**Lẹber|egel:** in den Gallengängen parasitierende Trematoden; beim Menschen Opisthorchis felineus (»Sibir. L.«), O. sinensis (»Chines. L.«), O. viverrini (»Hinterind. L.«), O. sive Amphimerus noverca (»Vorderind. L.«), Dicrocoelium dendriticum (»kleiner L.«), Metorchis conjunctus, Pseudamphistomum truncatum u. (i.e.S.) Fasciola hepatica (»großer L.«). E liver flukes.

**Lẹber|entzündung:** ▸Hepatitis.

**Leber|enzymmuster:** im Serum nachweisbare organspezif. Enzyme, nutzbar zur Diagnostik bei Lebererkrankungen; v.a. GOT, GPT, GLDH, LDH (u. Isoenzyme), alkal. Phosphatase, GGT, Cholinesterase; s.a. ▸Leberepithelzelle (dort Abb.). E liver enzyme profile, l. e. pattern.

**Lẹber|epithel|verfettung:** fettige Degeneration der Leberzelle infolge Hemmung der Fettverwertung (Oxidationsstörung), Steigerung der Fettsynthese, Herabsetzung des Fettabtransports; *histol* periportale (hypoxisch) oder perivenöse (toxisch), fein-, mittel- oder grobtropfige Verfettung; makroskopisch: Fettleber. Bei Anämie, Asphyxie (Abb.), nach Einwirkung von Lebergiften, bei Alkoholvergiftung, Stoffwechselkrankheiten, Fehlernährung (Hungerfettleber). Bei Entzug/Beseitigung der Ursache (u. nur geringer Mesenchymreaktion) reversibel. E fatty degeneration of liver cells.

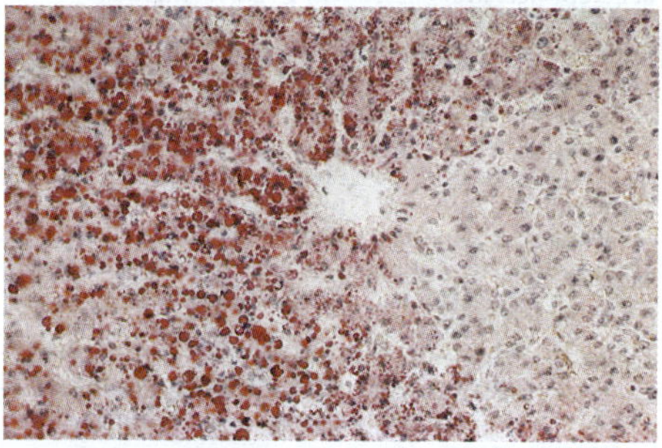

**Leberepithelverfettung:** elektive Leberverfettung bei vorgeburtlicher intrauteriner Asphyxie (Histologie, links im Bild rote Fetttröpfchen). [178]

**Lẹber|epithel|zelle:** die entodermale Zelle des ▸Leberparenchyms; polygonal, mit ein bis zwei Kernen oder polyploidem Riesenkern, großem Zellleib, der außer sämtl. Zellorganellen verschied. paraplasmatische Stoffe enthält (Glykogen, Eiweiß, Lipide, Vitamine, Eisen, Pigment) u. polarisiert ist (sinusoidale basolaterale Membran); s.a. Abb. E hepatocyte, parenchymal liver cell.

**Lẹber|fibrose:** erhöhter (regenerativer) Bindegewebsgehalt der Leber bei erhaltener Läppchenstruktur; unterschieden als portale (Verbreiterung der Glisson-Felder), intralobuläre (Ersatz von Parenchym), perisinusoidale (im Disse-Raum), biliäre (nach Cholestase) u. kardiale L. (Stauungsfibrose bei chron. Rechtsinsuffizienz). – Ferner die hereditäre kongenit. L. mit Hyperplasie (Zysten, Verzweigungen) der kleinen intrahepat. Gallengänge in verbreiterten Periportalfeldern (»periduktuläre L.«) u. Verödung der Pfortadervenulen (Folge: juveniler Pfortaderhochdruck). E liver fibrosis.

**Lẹber|fleck:** ▸Naevus (v.a. im Gesicht als vermeintl. Hinweis auf Leberkrankheit); i.w.S. ▸Lentigo. E liver spot.

**Lẹber|funktions|diagnostik; -probe; -prüfung:** Prüfung der Stoffwechselleistungen des Organs; z.B.

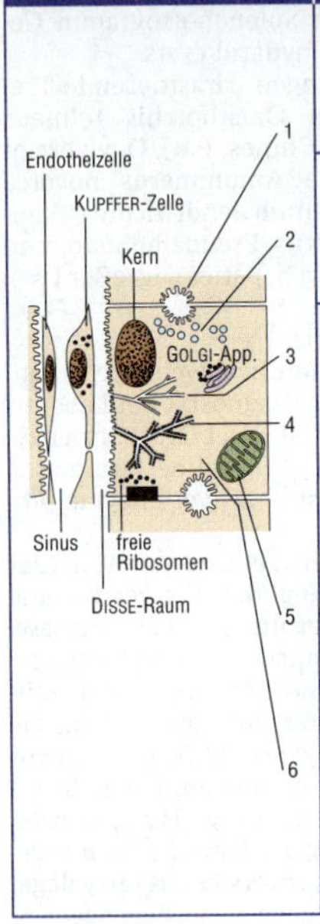


| Struktur (Organellen) | enzymatische Ausrüstung |
|---|---|
| 1 Gallenkapillaren | alk. Phosphatase, Leucin-Aminopeptidase, 5-Nucleotidase |
| 2 Lysosomen (»suicide bags«) | hydrolyt. Enzyme (pH 3–5) |
| endoplasmat. Retikulum 3 glattes 4 granuläres (Ribosomen) | Enzyme treten normalerweise nicht in das Plasma über Albumin, Cholinesterase, Coeruloplasmin, Gerinnungsfaktoren (II, V, VII, VIII, X) |
| 5 Mitochondrien | GLDH (100 %), GOT (70 %) MDH (40 %) |
| 6 Zytoplasmaraum | Indikatorenzyme (intrazelluläre Funktion): SGOT, SGPT, LDH, ALD, SDH |

**Leberepithelzelle:** enzymatische Ausrüstung. [146]

mit der ▶Bromsulfaleinretentionsprobe, dem ▶Galaktosetoleranztest, MEGX-Test, ▶Methacetin-Atemtest; i.w.S. auch die Eiweißelektrophorese, Bestimmung einzelner Plasmaproteine (z.B. Albumin), Gerinnungsstatus, ▶Leberenzymmuster. E liver function diagnosis, l. f. test.

**Leber|gang:** ▶Ductus hepaticus. E hepatic duct.

**Leber|gifte:** für die Leberepithelzelle toxische Stoffe (die im Extremfall zu Zellnekrosen u. akuter ▶Leberdystrophie führen); v.a. Phosphor, Tetrachlorkohlenstoff, Chloroform, Arsen, bei ausreichender Dauer u. Konzentration auch Alkohol, bestimmte Zytostatika, Phenothiazine, Ovulationshemmer. E hepatotoxic agents.

**Leber|häm|angiom:** häufigster gutartiger Lebertumor, meist sonographischer Zufallsbefund (Abb.). Besteht aus dünnwandigen, meist endothelausgekleideten kapillären Gefäßen (evtl. kompakte Stränge, aber auch kavernöse Formen, v.a. subserös); z.T. als angeborene Fehlbildung. E hepatic hemangioma.

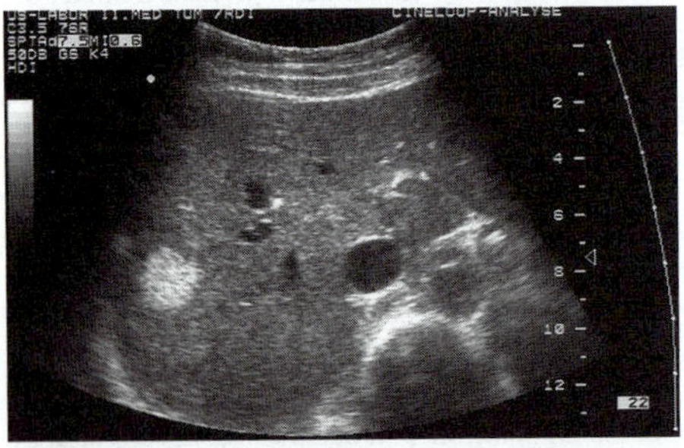

**Leberhämangiom:** runde, scharf begrenzte, homogen echofreie fokale Läsion im rechten Leberlappen. [89]

**Leber-Hautzeichen:** ▶Lebersternchen; ▶Palmarerythem; s.a. ▶Leberzirrhose (dort Abb.)

**Leber|hilus:** ▶Porta hepatis.

**Leber|infarkt:** anämischer oder hämorrhag. Leberparenchym-Infarkt bei Verschluss eines Hepatika- bzw. Pfortaderastes (▶ZAHN-Infarkt). – Ferner als »Fettinfarkt« in Form einer umschriebenen Verfettung. E liver infarct.

**Leber|insuffizienz:** Versagen der vitalen Funktionen der Leber; akut nach massivem Parenchymzerfall (Hepatitis, Intoxikation; klin.: ▶Leberkoma), chronisch z.B. bei Leberzirrhose (schleichender Beginn, allmähl. Dekompensation). E liver insufficiency.

**Leber|karzinom:** primär das maligne ▶Cholangiom oder (häufiger) das ▶Leberzellkarzinom; i.w.S. auch das Hepatoblastom des Kleinkindes (maligner Mischtumor in zirrhosefreier Leber); sekundär Metastasen v.a. aus Pfortadergebiet, Lunge u. Mamma, ferner direkt übergreifendes Gallenblasen-Ca. E liver cancer.

**Leber|kavernom:** kavernöses ▶Leberhämangiom.

**Leber|koma,** Coma hepaticum: durch Lebererkrankungen bedingter Zustand mit neuropsychiatrischer Störung bis zur Bewusstlosigkeit (eigentliches ▶Coma), vermutlich verursacht durch Anhäufung hirntoxischer Substanzen (s.a. Tab.). E hepatic coma.

**Leber|kreislauf:** als **funktioneller L.** der ▶Pfortaderkreislauf; als **nutritiver L.** der über die A. hepatica propria u. ihre – die Pfortaderäste begleitenden – Verzweigungen (Kapillaren an das Interstitium, nach Verbindung mit den venösen Sinusoiden, d.h. nach Vernetzung bd. Kreisläufe, das Leberepithel versorgend). Abfluss bd. Systeme über Zentral-, Schalt- u. Sammelvenen in die Vv. hepaticae zur unteren Hohlvene. E hepatic circulation.

**Leber|läppchen: 1) funktionelles L., Azinus:** funktionelle Lebereinheit, gebildet von Leberarterien-, Pfortader- u. Gallengangsästen (samt deren Sinusoiden bzw. Gallenkapillaren) u. den zugehör. Leberzellplatten mit dem GLISSON-Dreieck als räumlichem Mittelpunkt. S.a. ▶Hepaton. **2) morphologisches L., anatom. L., Lobulus,** Zentralvenenläppchen: aus Leberzellplatten (mit Gallenkapillaren, Sinusoiden, DISSE-Raum; s.a. ▶Leberazinus) u. der V. centralis als räumlichem Mittelpunkt bestehende Struktureinheit (alle an ein GLISSON-Dreieck angrenzenden Segmente bilden das funktionelle L.). – S.a. Abb. E hepatic lobule.

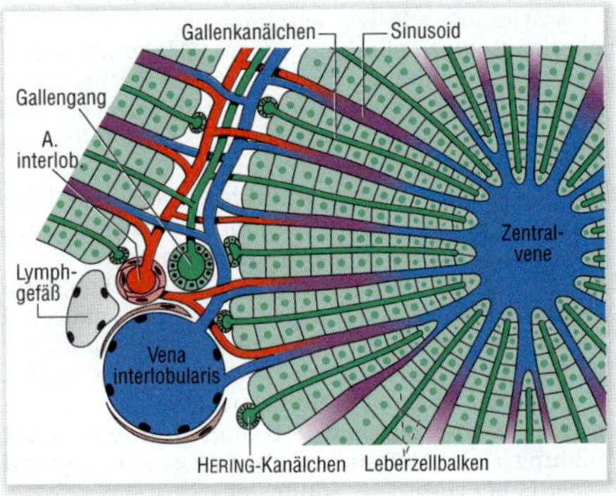


**funktionelles Leberläppchen:** Periportalfeld (GLISSON-Dreieck) u. Ausschnitt eines Leberläppchens (Schema). Die Arteria interlobularis (A. interlob.) ist ein Ast der A. hepatica propria, die Vena interlobularis ist ein Ast der V. portae. Am Rande des Läppchens fließen sauerstoffreiches Blut der Arterie u. sauerstoffärmeres Blut der Pfortader zusammen. Die Anfangsabschnitte der Gallengänge heißen HERING-Kanälchen. [498]

**Leber|lakunen,** Lacunae hepatis: labyrinthartiges Raumsystem im Leberläppchen, begrenzt von Leberzellplatten mit anliegendem Gitterfaserhäutchen, ausgefüllt durch Lebersinusoide u. DISSE-Raum.

**Leber|lappen:** ▶Lobus hepatis. E hepatic lobe.

**Leber|lob|ektomie (Pack):** rechtsseitige ▶Hepatektomie mit Teilresektion des Lobus caudatus. E hepatic lobectomy.

| | I<br>Leberzerfallskoma<br>(= endogenes, echtes Koma) | II<br>Leberausfallkoma<br>(= periodischer, episodischer, portokavaler Stupor) | III a)<br>falsches Koma – reine Form –<br>(= Elektrolyt-, »exogenes Koma«) | III b)<br>als Folge von II<br>(mit entsprech. Grundmerkmalen) |
|---|---|---|---|---|
| **Häufigkeit** | + | ++ | + | |
| **Histologie** | Infiltrate u. Epithelzellzerstörungenausgedehnte Parenchymnekrosen u. entzündl. Infiltrate | Destruktion des Läppchens: bindegeweb. Septen, Fibrose, Pseudoläppchen, Nekroseherde | normales Bild | möglicherweise weitere Sonderformen infolge Fermentblockade (WILDHIRT), mit normalen Gewebs- u. Serumbefunden |
| **Leberdurchblutung** | ungestört | behindert | ungestört | |
| **auslösende Faktoren** | Op., Narkose; akute Verschlechterung bei Hepatitis (nekrot. Form), Pilzvergiftung | Blutung, Funktionsüberlastung, akuter nekrot. Schub | Aszitespunktion, forcierte Diurese | |
| **pathogenetisches Hauptprinzip** | Zusammenbruch der hepatischen Entgiftung | verringerte $NH_3$-Entgiftung bei Shunt (spontan oder operativ) | Kaliumverarbeitung | |
| **Ikterus** | +++ | +(+) | ∅ | |
| **Fötor** | +++ | + | ∅ | |
| **EKG** | 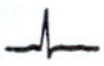 | 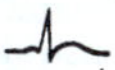<br>normales EKG | 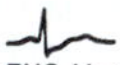<br>EKG-Veränderungen bei $K^+ < 2{,}5$ mval/l, HEGGLIN-Syndrom, vorzeitiger 2. Herzton | |
| **SGPT/SGOT** |  |  | <br>Normalbereich | |
| **Serum-Elektrolyte** |  |  |  | |
| **Bilirubin im Serum** | +++ | (+) bis + | normal | |
| **Therapie** | a) Kalk-Tropfinfusion-komb. mit Arginin-Apfelsäure-Präp.<br>b) Duodenalsondierung<br>c) Diät ohne Eiweiß | a) wie bei I a, nur verstärkt Apfelsäure<br>b) Antibiotika<br>c) bei Ösophagusblutungen SENGSTAKEN-Sonde | K-Zufuhr i. v., dann p. o. K-reiche Diät (Aprikosen, Pfirsiche, Pflaumen, Rosinen, Reis) | |
| **therapeutisches Wirkungsprinzip** | a) Unterstützung der Harnstoffbildung aus $NH_3$ durch Einschleusung von Aspartat u. Bereitstellung von Arginin<br>b) Ableitung tox. Darmprodukte, Unterbrechung des enterohepat. Kreislaufs<br>c) Dämpf. d. Ammoniak bildenden Darmflora | | Regulierung des Ionengleichgew. durch K-Substitution | |
| **Prognose: quoad vitam** | ernst | mäßig bis ernst | mäßig | |
| **Prognose: quoad sanationem** | nach Überstehen nicht ungünstig | schlecht | je nach Grundstörung | |

**Leberkoma:** Formen (nach BRÜHL). [70]

**Leber|metastasen:** Absiedlungen maligner Tumoren in der Leber, z. B. Tochtergeschwülste gastrointestinaler Tumoren über die Pfortader oder von Bronchial-, Mamma- oder Schilddrüsenkarzinomen über die Arteria hepatica. E liver metastases.

**Leber|naht:** Leberparenchymnaht mit drehrunder Nadel u. Knotung über Fibrinschwämmchen oder Weichteilgewebe; als Steppnaht (am Leberrand) oder als Massenligatur (nach Ligatur größerer Einzelgefäße) mit Doppelfäden (Knoten abwechselnd an Ober- u. Unterfläche) aus resorbierbarem Nahtmaterial. E liver suture.

**Leber-Nieren-Syndrom:** ▸hepatorenales Syndrom.

**Leber|par|en|chym:** das aus Leberzellplatten, Gallenkapillaren u. Lebersinusoiden (Endothel, KUPFFER-Sternzellen) zusammengesetzte spezif. Lebergewebe. E hepatic parenchyma.

**Leber|par|enchym|schaden:** ▸Hepatose.

**Leber|perfusion:** **1)** die künstliche Durchströmung (kalte, hyperoxygenisierte Nährlösung) einer exstirpierten Leber zu deren Konservierung zwecks Transplantation. E hepatic perfusion. **2)** die extrakorporale ▸Leberassistenz. **3) isolierte L.:** Durchströmung der Leber mit hochdosierter Zytostatika-Lsg. zur Therapie bösartiger Lebertumoren bzw. Metastasen; auch als einmalige intraoperative Perfusion oder mittels subkutan implantierter Pumpe möglich zur regionalen ▸Chemotherapie.

**Leber|puls(ation):** systolische Pulsation der Lebervenen bei Rechtsherzinsuffizienz. E liver pulsation.

**Leber|punktion:** s.u. ▸Leberbiopsie. E hepatic puncture.

**Leber|resektion:** op. Entfernung von Leberteilen; atypisch (ohne Berücksichtigung segmentaler Gliederung) z.B. bei Probeexzision oder oberflächennaher Exstirpation randständiger krankhafter Gebilde; typisch (anatomiegerecht) als ▸Hemihepatektomie, evtl. Dreiviertelresektion; s.a. ▸Hepatektomie. E hepatic resection.

**Leber|ruptur:** Leberzerreißung durch stumpfes, penetrierendes oder perforierendes Trauma, bes. oft bei Polytraumatisierten; oberflächlich (evtl. nur Kapselriss), subkapsulär oder zentral (Berstungstrauma); evtl. als Lappenabriss, auch völlige Zerstückelung; oft zweizeitig mit oligo- oder asymptomat. Intervall. ***Klinik:*** hämorrhagischer Schock, schnell zunehmende Leukozytose, später örtliche diffuse Abwehrspannung (evtl. auch in re. Schulter ausstrahlender Schmerz), Temperaturanstieg, Schmerz u. Vorwölbung des DOUGLAS-Raumes, Hämobilie; ***Kompl.:*** Gewebsembolie, Nekrosen (evtl. mit Sequestration), Abszedierung, Gallenfistel mit Cholaskos. E liver rupture.

**Leber|sarkom:** primär als Rhabdomyo-, Alveolar-, Spindel- oder Rundzell-, Riesenzell-, Angiosarkom sowie synzytiales oder peritheliales anaplast. Sarkom (insges. selten; v.a. bei Kindern); ferner Metastasen. E hepatic sarcoma.

**Leber|schaden:** ▸Hepatose; s.a. ▸Lebergifte.

**Leber|schall:** *Diagnostik* dumpfer Perkussionsschall (wie über der Leber); s.a. ▸Leberdämpfung.

**Leber|segment:** der je einem Gallengangs-, Pfortader- u. Leberarterienast zugehörige Leberabschnitt (beim Menschen sechs bis zehn). E segment of the liver.

**Leber|sinus(oide):** die weiten, venös-arterielles Mischblut (▸Leberkreislauf) führenden Blutkapillaren (Wand nur aus Endothel, ▸KUPFFER-Zellen) in den Leberlakunen, vom DISSE-Raum umgeben, radiär im Leberläppchen von der Peripherie zur V. centralis verlaufend. E liver sinusoids.

**Leber|stauung:** s.u. ▸Stauungsleber. E congestion of liver.

**Leber|sternchen:** multipler ▸Naevus araneus (dort Abb.) als typ. Hauterscheinung am Oberkörper bei chron. Lebererkrankung oder Leberzirrhose; oft kombiniert mit ▸Palmarerythem u. ▸Dollarhaut. E spider nevi.

**Leber|szinti|graphie:** ▸Szintigraphie (v.a. mit $^{99m}$Tc-Kolloiden) des Lebergewebes zur Größen- u. Formbestimmung sowie zum Nachweis umschriebener Prozesse (Zyste, Abszess, Tumor, Metastasen etc.). S.a. Abb. E scintigraphy of liver.

**Leber|teratom:** **1)** angeborene gutartige Mischgeschwulst mit ausdifferenzierten Zellen verschiedener Keimblätter; evtl. maligne entartend; **2) L., malignes:** L. mit lockerem, myxoidem Stroma (ähnlich embryonalem Lebergewebe), als epitheliale oder gemischtzellige (epithelial-mesenchymale) Form.

**Leber|tran:** ▸Oleum Jecoris Aselli. E cod liver oil.

**Leber|transplantation:** allogener Organersatz nach Entfernung (Exstirpation) des erkrankten Organs. ***Geschichte:*** erste, erfolgreiche allogene Lebertransplantation 1963 durch STARZL. Durch die Verbesserung der Organkonservierung, der operativen Technik u. der immunsuppressiven Ther. heute breitere klinische Anwendung. ***Indikation:*** primär benigne Lebererkrankungen (Zirrhose, primär sklerosierende Cholangitis, sekundär sklerosierende Cholangitis, biliäre Atresie, BUDD-CHIARI-Syndrom), angeborene Stoffwechselerkrankungen (Alpha-1-Antitrypsin-Mangel, WILSON-Krankheit), das akute Leberversagen, die chronische Hepatitis mit progredienter Leberinsuffizienz. Von den malignen Lebererkrankungen zählt nur noch das kleine hepatozelluläre Karzinom in einer zirrhotischen Leber als Indikation zur Lebertransplantaion. Große Tumoren u. Metastasen gelten in den meisten Zentren wegen der extremen Rezidivraten als Kontraindikation. ***Technik:*** Die L. erfolgt orthotop, d.h., das Spenderorgan wird an der Stelle der erkrankten Leber implantiert, wobei zunehmend die hepatische Vena cava inferior belassen wird. Die Anastomosen werden dann Seit-zu-Seit zwischen Vena cava des Spenders u. Empfängers u. End-zu-End für die Arteria hepatica, den Ductus choledochus u. die Pfortader ausgeführt. Den Abschluss bildet die Rekonstruktion der Gallenwege mit Choledocho-Choledochostomie, manchmal auch durch Choledocho-Jejunostomie (s.a. Abb.). Während des Abklemmens der Vena cava inferior u. der Vena portae kann es zu einem ungenügenden Rückfluss u. damit zu Stauungserscheinungen u. Blutdruckabfall kommen. Deshalb wird häufig zuvor ein extrakorporaler, pumpengetriebener Shunt zwischen der Vena femoralis u. der Vena portae einerseits und der Vena axillaris andererseits angelegt. Insbesondere für Kinder findet die Teiltransplantation der Leber (split liver) auch als Lebendspende Verwendung, wobei die Rate technischer Komplikationen höher eingeschätzt werden muss. ***Medikamentöse Ther.:*** Die peri- u. postoperative Immunsuppression mit Ciclosporin, Corticoiden, Azathioprin u. Antilymphozytenserum ist obligatorisch. ***Progn.:*** bei benignen Indikationen gut; inzwischen werden bei elektiven L. 1-Jahres-Überlebensraten von ca. 90 % erzielt. Im Ggs. zu anderen Organtransplantationen sind Spätrejektionen selten. S.a. ▸Transplantatabstoßung. E liver transplantation.

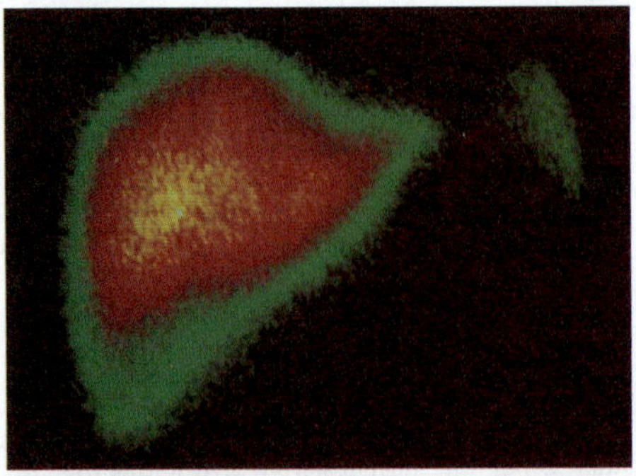

**Leberszintigraphie:** Normalbefund (Prof. Dr. H. GREMMEL, Kiel).

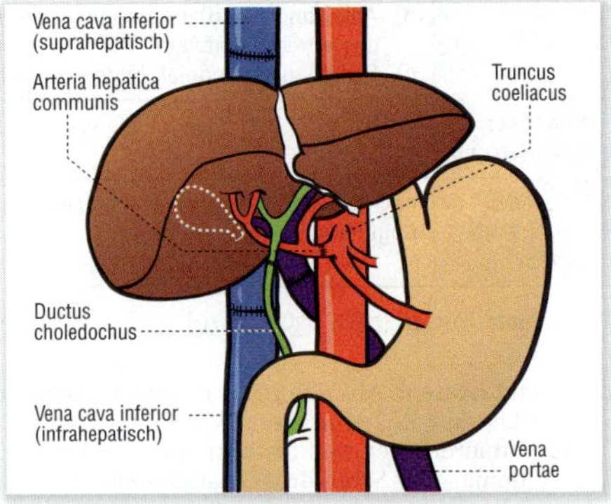


**Lebertransplantation:** Reimplantation des Transplantats nach Empfänger-Hepatektomie. In der Regel End-zu-End-Anastomosierung der Vena cava inferior supra- u. infrahepatisch, der Arteria hepatica communis u. der Vena portae. Wiederherstellung der Gallenwege über Direktanastomosierung des Ductus choledochus oder über Choledocho-Jejunostomie mittels einer nach ROUX Y-förmig ausgeschalteten Jejunumschlinge. [39]

| | |
|---|---|
| **benigne Lebertumoren** | Leberhämangiom |
| | Leberzelladenom |
| | fokal noduläre Hyperplasie (FNH) |
| | Adenom, Papillom oder Zystadenom des Gallengangs |
| **maligne Lebertumoren** | primäres Leberzellkarzinom |
| | Cholangiom |
| | embryonales Hepatoblastom |
| | Angiosarkom |
| | Lebermetastasen |

**Lebertumoren.** [22]

**Leber|tumoren:** Oberbegriff für gut- u. bösartige Tumoren in der Leber; Differentialdiagnose Tab..; s.a. unter dem jeweiligen Stichwort. **E** tumors of liver.
**Leber|typ:** *Pathologie* ▸Pfortadertyp.
**Leber|umgehung:** Umgehungskreislauf bei extra- oder intrahepat. Block (mit portaler Hypertension); spontan (als Kollateralkreislauf, ▸Ösophagusvarizen, ▸Caput medusae) oder operativ (z.B. portokavaler oder splenorenaler Shunt). **E** hepatic bypass.
**Leber|venen:** ▸Venae hepaticae. **E** hepatic veins.
**Lebervenen|katheterismus:** Kathetereinführung in einen Lebervenenast zur Bestimmung des (post)sinusoidalen Drucks u. zur Lokalisation eines hepat. Blocks. Normaler Druck (als geblockter Lebervenendruck) 11,5 mmHg; erhöht bei postsinusoidalem Hindernis (z.B. Leberzirrhose). **E** hepatic vein catheterization.
**Lebervenen|puls:** *Kardiologie* ▸Leberpuls.
**Lebervenen|verschluss|krankheit:** **1)** ▸BUDD-CHIARI-Syndrom. **2)** ▸STUART-BRAS-Syndrom.
**Leber|verfettung:** ▸Leberepithelverfettung, ▸Fettleber. **E** fatty degeneration of liver.
**Leber|vergrößerung:** ▸Hepatomegalie.
**Leber|zell|adenom:** s.u. ▸Leberadenom. **E** liver cell adenoma.
**Leber|zelle:** ▸Leberepithelzelle. **E** hepatocyte.
**Leber|zell|karzinom, primäres,** hepatozelluläres Karzinom, Carcinoma hepatocellulare: von Leberepithelzellen ausgehendes Karzinom (stromaarm, solid); meist uni- oder multizentrisch bei Zirrhose (fließende Übergänge vom Regeneratknoten über Adenom zum Karzinom). Diffus infiltrierend mit typischem Einbruch in die Pfortader oder V. hepatica. ***Ätiol.:*** chronische Hepatitis B oder C, Leberzirrhose, Aflatoxin B1 (Aspergillus flavus), Thorotrast®. ***Klinik:*** meist uncharakteristische Symptome (Inappetenz u. Gewichtsverlust, Oberbauchschmerzen, Anämie, Ikterus), Ösophagusvarizen, paraneoplastische Erkrankungen (Tab.); evtl. therapieresistenter Aszites. Metastasierung lympho- oder hämatogen v.a. in die Lungen. ***Diagn.:*** charakteristische Erhöhung von ▸AFP; bildgebende Verfahren (Sonographie, Computer-, Kernspintomographie, Angiographie); Feinnadelpunktion u. Histologie. ***Ther.:*** Resektion als einzige kurative Behandlungsmöglichkeit (Resektionsformen: Segmentresektion, Hemihepatektomie, Trisegmentresektion oder Lebertransplantation); alternativ bei inoperablen Situationen systemische u. regionale Chemotherapie oder Chemoembolisation; palliative Behandl. mit Tamoxifen oder Octreotid wird diskutiert. **E** hepatocellular carcinoma.

| | |
|---|---|
| **endokrin** | Hyperkalzämie |
| | Pubertas praecox |
| | Gynäkomastie |
| | erhöhtes Gonadotropin u. Somatostatin |
| **Stoffwechsel** | Hypercholesterinämie |
| | Hypertriglyzeridämie |
| | Hypoglykämie |
| | erhöht:<br>$\alpha$-Fetoprotein<br>CEA<br>Coeruloplasmin<br>Vitamin $B_{12}$ bindendes Protein |
| | Makroglobulinämie |
| **Hämatologie** | Erythrozytose |
| | Dysfibrinogenämie |
| | Antifibrinolyse |
| | hämolytische Anämie |

**Leberzellkarzinom, primäres:** paraneoplastische Zeichen. [88]

**Leber|zentralvenen:** ▸Venae centrales hepatis. **E** central veins of liver.
**Leber|zerfalls|koma:** s.u. ▸Leberkoma.
**Leber|zir|rhose,** Cirrhosis hepatis: Sammelbegriff für Lebererkrankungen, die mit Veränderung der Läppchenstruktur (irreversible »Pseudoläppchen«), Leberfibrose (vom GLISSON-Dreieck zum Läppchenzentrum) u. Bildung kleiner bis großer postdegenerativer Parenchym-Regeneratknoten einhergehen u. zu Gefäßobliterationen führen (hepatischer Block; mit Pfortaderhypertonie, Aszites). Morphologisch wird unterschieden zwischen mikronodulärer (Regeneratknoten < 3 mm Durchmesser), makronodulärer (Regeneratknoten 3 mm–3 cm Durchmesser; s. Abb.) u. gemischtknotiger L. ***Ätiol.:*** häufigste Ursachen (s.a. Schema): Hepatitis, Hepatose (z.B. bei chronischem Alkohol-, Medikamentenmissbrauch), autoimmune chronisch-aktive Hepatitis, primäre biliäre Zirrhose, primär sklerosierende Cholangitis, Stoffwechselkrankheiten (z.B. Alpha-1-Antitrypsin-Mangel, WILSON-Syndrom, Hämochromatose), BUDD-CHIARI-Syndrom, chronische Stauungsleber kardialer Genese, Bilharziose, Leberegelbefall, Cholestase (primär bzw. sekundär nach toxischer oder entzündlicher Cholangitis bzw. Cholangiolitis). ***Klinik:*** Allgemeinsymptome sind Leistungsabfall, Schlafstörungen, psychische Labilität, Druck- u. Völlegefühl, Inappetenz, evtl. Stuhlaufhellung, Hämatomneigung, »burning feet«, »restless legs«. Äußerlich Ikterus mit Pruritus u. Kratzeffloreszenzen, Lebersternchen (Spider-Naevi), Palmar- u. Plantarerythem, Weißnägel, Lacklippen, Lackzunge, DUPUYTREN-Kontraktur. Beim Mann Hodenatrophie, Gynäkomastie, Potenzverlust, Verlust der Sekundärbehaarung; bei der Frau sekundäre Amenorrhö; s.a. Abb. ***Diagn.:*** Anamnese, klinische Zeichen, Laborbefunde (s. Tab.), bildgebende Verfahren, Leberpunktion u. Histologie; die portale Hypertension wird nachgewiesen durch die Ausbildung typischer Kolla-

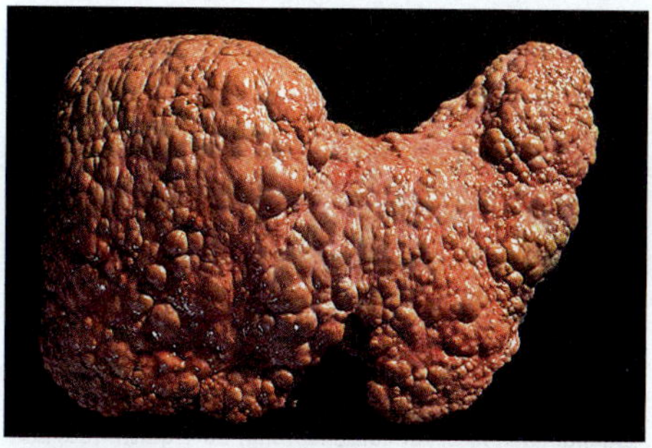

**Leberzirrhose:** grobknotige Zirrhose. [114]

L

teralen (Caput medusae); des Weiteren auch mittels Endoskopie, Sonographie, Angiographie, Messung des Lebervenenverschlussdruckes. Die hepatische Enzephalopathie wird nach dem klinischen Bild u. der Ammoniakbestimmung diagnostiziert. ***Kompl.:*** portale Hypertension (Ösophagusvarizen, Varizenblutung, Aszites, Hypersplenismus), Leberkoma, hepatische Enzephalopathie, primäres Leberzellkarzinom. Die Schweregradeinteilung erfolgt nach der CHILD-PUGH-Klassifikation. ***Ther.:*** Alkoholkarenz,

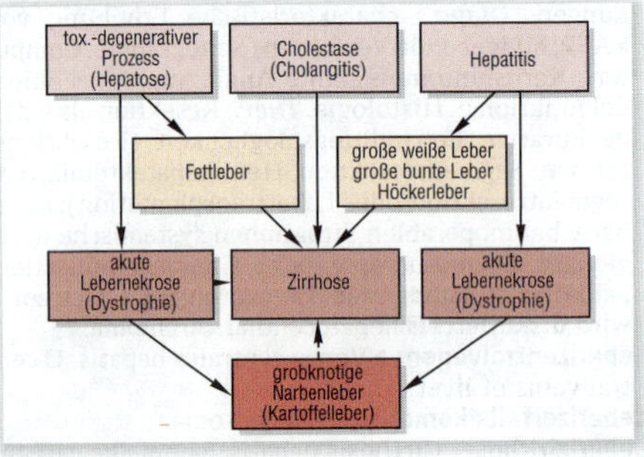


**Leberzirrhose:** Pathogenese. [70]

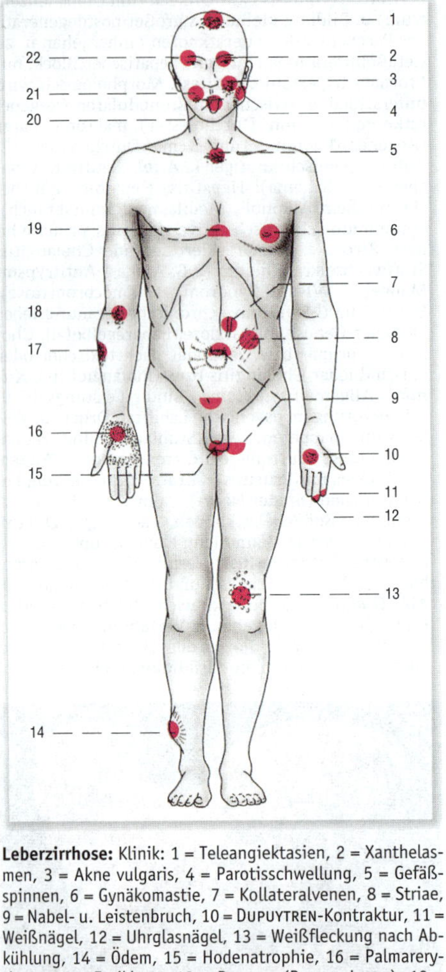


**Leberzirrhose:** Klinik: 1 = Teleangiektasien, 2 = Xanthelasmen, 3 = Akne vulgaris, 4 = Parotisschwellung, 5 = Gefäßspinnen, 6 = Gynäkomastie, 7 = Kollateralvenen, 8 = Striae, 9 = Nabel- u. Leistenbruch, 10 = DUPUYTREN-Kontraktur, 11 = Weißnägel, 12 = Uhrglasnägel, 13 = Weißfleckung nach Abkühlung, 14 = Ödem, 15 = Hodenatrophie, 16 = Palmarerythem, 17 = Exsikkose, 18 = Purpura (RUMPEL-LEEDE), 19 = fehlende männl. Sekundärbehaarung, 20 = glatte rote Zunge, 21 = Rhagaden, 22 = Ikterus. [157]

keine lebertoxischen Medikamente, diagnosespezifische Therapie (z. B. Aderlässe bei Hämochromatose), Behandlung von Komplikationen (z. B. endoskopische Blutstillung bei Ösophagusvarizenblutung, Aszites- u. Enzephalopathiebehandlung), im Endstadium Lebertransplantation. **E** hepatocirrhosis, cirrhosis (of the liver). – **L., atrophische,** LAËNNEC-Zirrhose: meist kleinknotiges Endstadium einer L. mit verkleinerter Leber. **E** atrophic h. – **L., biliäre xanthomatöse:** (HANOT-MACMAHON-THANNHAUSER) L. mit Xanthomen infolge erheblicher Cholesterinämie. – **L., hämosiderotische:** Pigmentzirrhose durch sek. Hämochromatose (s. a. ▸Bronzediabetes). **E** hemosiderotic h. – **L., infantile:** L. beim ▸LAURELL-ERIKSSON-Syndrom. – **L., kardiale:** ▸Cirrhose cardiaque. **E** cardiac h. – **L., postnekrotische, makronoduläre L., multilobuläre L., postdystrophische L.:** L. nach nekrotisierender Hepatitis; grobknotige Metaplasie (»Kartoffelleber«) der meist verkleinerten Leber, Knoten durch Bindegewebsfelder getrennt. **E** postnecrotic h. – **L., primäre biliäre,** primäre biliäre Zirrhose,

| | | |
|---|---|---|
| **Serum** | Albumin | ↓ |
| | Gammaglobulin | ↑ |
| | Gerinnungsfaktoren (Vit.-K-abhängig) | ↓ |
| | QUICK-Wert | ↓ |
| | Ammoniak (hepatische Enzephalopathie) | ↑ |
| | Leberenzyme (GPT, GOT, γ-GT, GLDH) | evtl. ↑ |
| | Cholestaseenzyme (AP, γ-GT, LAP) | evtl. ↑ |
| | Bilirubin | evtl. ↑ |
| | Cholinesterase | ↓ |
| **Blut** | Thrombozyten (Hypersplenie) | ↓ |
| | Leukozyten | ↓ |
| | Erythrozyten (Anämie) | ↓ |

**Leberzirrhose:** Laborparameter bei fortgeschrittener Erkrankung. [22]

Abk. PBZ: vorwiegend bei Frauen vorkommende Leberzirrhose als Endstadium einer chronischen ▸nichteitrigen destruierenden Cholangitis. **E** primary biliary c., PBC. – **L., sekundäre biliäre:** L. als Folge einer extrahepatischen Cholestase bzw. bei chronisch-rezidivierenden Cholangitiden. ***Klinik:*** Ikterus, rezidivierende Fieberschübe, Schüttelfrost sowie erhöhte Cholestaseparameter.

**Leber|zyste:** intrahepatische Zyste; parasitär (meist Echinokokkus; solitär oder multipel) oder nichtparasitär (meist hereditär; ein- oder mehrkammerig; bei

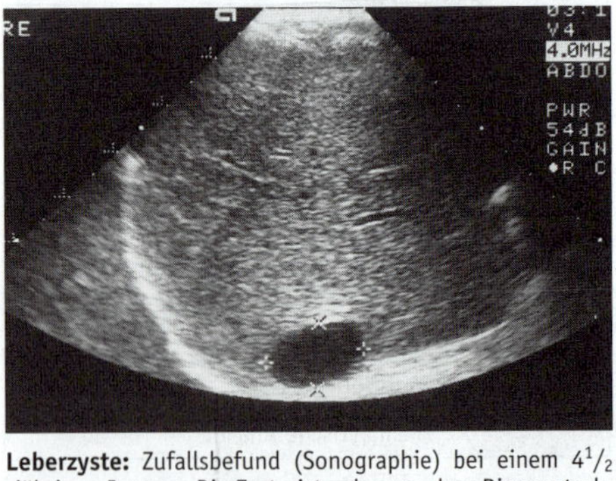


**Leberzyste:** Zufallsbefund (Sonographie) bei einem $4^1/_2$-jährigen Jungen. Die Zyste ist echoarm ohne Binnenstrukturen. [466]

intrahepatischer Gallengangsobstruktion oder als Variante der angeborenen ▸ Zystenleber; ganz selten degenerativ bei Zirrhose). Kleine L. meist als sonographischer Zufallsbefund (symptomlos); große L. können (selten) symptomatisch werden. **E** hepatic cyst.

**Leboyer-Methode:** *Geburtshilfe* sanfte ▸ Geburt.

**Lebrun-Operation:** suprapubische Prostatektomie nach dem Prinzip der Freyer-Operation.

**LEC:** Abk. für Lupus erythematodes chronicus. **E** chronic LE.

**Lecat-Bucht** (Claude Nicolas L., 1700–1768, franz. Chirurg): die erweiterte »Pars bulbosa urethrae« (in Höhe des Bulbus penis) mit den Mündungen der Glandulae bulbourethrales. **E** Lecat's gulf.

**Lecithin,** Lezithin: ▸ Phosphatidylcholin. **E** lecithin.

**Lecithinase:** *Bakteriologie* Enzym, das Lecithin (▸ Phosphatidylcholin) in Phosphocholine u. Diglyceride spaltet; z. B. in Clostridium-Arten (mit hämolysierendem u. nekrotisierendem Effekt). **E** lecithinase.

**Lecithin-Cholesterin-Acyltransferase:** ▸ LCAT. **E** lecithin-cholesterol acyltransferase.

**Lecithus** *(latein.)*: Dotter.

**Leck-Kopfschmerz:** Kopfschmerz bei Liquorverlust durch den Stichkanal nach Lumbalpunktion. **E** post-lumbar puncture headache.

**Leck|sucht:** *Pädiatrie* Lehmessen, Abschlecken von Mauerabfällen u. Kleiderfetzen etc. als Form der Pica beim Kind (evtl. aber Mangelsymptom!).

**Leck-Syndrom:** Volumenmangel u. Minderversorgung des Organismus infolge des kapillären Lecks beim septischen Schock. Durch erhöhte Kapillarpermeabilität kommt es zur gleichmäßigen Verteilung von Flüssigkeit im intra- u. extrazellulären Raum mit Abnahme des Intrazellulärvolumens. Die Folgen sind eine disseminierte intravasale Gerinnung u. unzureichende Sauerstoffversorgung der Körpergewebe. **E** capillary leak syndrome.

**Lecour-Operation:** Verkürzungsosteotomie des Unterschenkels durch Schrägresektion eines Tibiasegments (kranial im mittl. Drittel; Fragmentfixierung mit Schrauben) u. Fibularesektion in gleicher Höhe.

**Lectin-Blot:** ▸ Blotting-Verfahren zum Nachweis von Kohlenhydrat-Strukturen. **E** lectin blotting.

**Lectine:** (W. C. Boyd) Bez. für spezifisch mit bestimmten Kohlenhydraten reagierende Proteine u. Glykoproteine; Reaktionsergebnis: Präzipitation bzw. Agglutination der Konjugate (mit löslichen bzw. zellgebundenen KH-haltigen Substraten); ursprünglich in Pflanzen nachgewiesen (▸ Phytagglutinine). **E** lectins.

**Lectulus, Lectulum** *(latein.)*: Lager, Bett; z. B. Cimex lectularius (die »Gemeine Bettwanze«).

**LED:** Abk. für Lupus erythematodes disseminatus.

**Ledderhose-Syndrom** (Georg L., 1855–1925, Chirurg, München): **1) L.-Kontraktur,** Aponeurositis fibrosa plantaris: Sklerose (derb-fibröse Knoten) der Plantaraponeurose mit fortschreitender, v. a. fibularseitiger Zehenbeugekontraktur (evtl. gemeinsam mit Dupuytren-Kontraktur). **E** Ledderhose's contracture. **2)** spindelförmige Geschwulst basal am Metatarsale I mit Fußsohlenschmerz u. Gehbehinderung als Folge unfallbedingter Zerreißung der Plantarfaszie bei Unterschenkel- oder Fußfraktur.

**Lederer-Brill-Anämie:** (1925) akute hämolytische Anämie mit Fieber (u. U. durch auslösenden Virusinfekt); wegen uneinheitlicher serolog. Befunde umstrittener Begriff. **E** Lederer's anemia.

**Leder|haut:** *Anatomie* **1)** Dermis. **2)** ▸ Sclera.

**Leder|knarren:** *Diagnostik* Reibegeräusch bei trockener Perikarditis u. Pleuritis. **E** creaking noise.

**(De) Lee** (Joseph Bolivar de L., 1869–1942, Gynäkologe, Chicago): *Geburtshilfe* – **L.-Handgriff:** äußerer Handgriff (Mittel- u. Zeigefingerdruck seitlich der großen Schamlippe am Innenrand des absteigenden Schambeinastes in die Tiefe) zur Feststellung des Höhenstandes des kindl. Kopfes (bei Erreichen des Beckenbodens deutlich tastbar, aber in der Vulva noch nicht sichtbar). – **L.-Spiegelhandgriff:** bei Entwicklung des Kopfes bei Beckenendlage Drücken der hinteren Geburtskanalwand mit einem breiten Spekulum nach unten (durch eine Hilfsperson), um Nase u. Mund des Kindes freizuhalten; nicht mehr üblich. **E** de Lee's maneuver.

**Leede(-Rumpel)-Phänomen:** *Angiologie* s. u. ▸ Rumpel. **E** Rumpel-Leede phenomenon.

**Leeds-Gray-Cook-Methode:** Blutumleitung aus der kanülierten Hohlvene in die A. pulmonalis bei Op. am offenen Herzen. **E** Leeds-Gray-Cook method.

**Lee-Phänomen:** (B. S. L., 1950) gestörter Sprachfluss (Stottern, Poltern) als Reaktion auf die mit Verzögerung u. verstärkt über Kopfhörer zu Gehör gebrachte eigene Lesesprache. – Genutzt zur Erkennung simulierter Taubheit (**L.-Test**) u. zur Dauerbehandlung des Stotterns.

**Leer|aufnahme:** *Röntgenologie* ▸ Röntgenleeraufnahme. **E** non-contrast film.

**Leer|darm:** *Anatomie* ▸ Jejunum.

**Leer|präparat:** *Pharmazie* ▸ Placebo.

**Leer|test,** Negativkontrolle, Placebo-Test: *Diagnostik* Test, der – außer dem eigentlichen Wirkstoff – alle Komponenten enthält (z. B. physiologische Kochsalzlösung bei Allergentestung); erlaubt das Erkennen falsch positiver (= unspezifischer) Reaktionen. **E** negative control.

**Leer|wert:** *Labormedizin* Messwert, bestimmt ohne Einsatz der spezifischen Reaktionskomponenten (zum Vergleich). **E** blank value.

**Lee-White-Probe, L.-W.-Test:** Bestimmung der Globalzeit der Blutgerinnung in Nativ-Venenblut, das mit Glasspritze ohne Luftaspiration abgenommen u. in Widal-Teströhrchen (∅ 8 mm) eingefüllt wird. **E** Lee-White (coagulation) test.

**LE-Faktor:** *Immunologie* Abk. für ▸ Lupus-erythematodes-Faktor.

**Le-Faktor:** *Serologie* s. u. ▸ Lewis-System.

**Leflunomid:** langfristig wirksames ▸ Antirheumaticum mit immunsuppressiver u. antiproliferativer Wirkung, das v. a. aktivierte T-Lymphozyten hemmt. ***Anw.*** bei aktiver rheumatoider Arthritis; ***NW:*** u. a. Tuberkulose-Reaktivierung, Diarrhöe, Haarausfall, Blutbildveränderungen u. Hepatopathien. **E** leflunomid.

**Lefort** (Léon Clément L., 1829–1893, Chirurg, Paris). – **L.-Katheter:** *Urologie* Metallkatheter mit Gewinde am gebogenen Spitzenteil zum Anschrauben einer filiformen **L.-Sonde** (als Leitsonde für gebogene Bougies; ohne Gewinde auch zur »gebündelten« Aufdehnung). **E** Lefort's catheter. – **L.(-Neugebauer)-Operation:** partielle Kolpokleisis mit Schleimhautstreifen aus der vorderen u. hint. Vaginalwand, unter Belassen eines bleistiftdicken Kanals beiderseits.

**Le-Fort-Fraktur** (René Le F., 1869–1951, Chirurg, Lille): Transversalbrüche des Oberkiefers (außerhalb der Zahnreihe) mit typischen Frakturlinien (s. Abb.); s. a. ▸ Mittelgesichtsfraktur. **E** Le Fort fracture.

**Legal-Probe** (Emmo L., 1859–1922, Arzt, Breslau): Nachweis von Aceton u. Acetessigsäure im Urin durch Zusatz frisch zubereiteter Natriumnitroprussid-Lsg. (einige Tr.), NaOH (Rotfärbung durch Creatinin) u. konz. Essigsäure (Farbvertiefung zu Purpur-

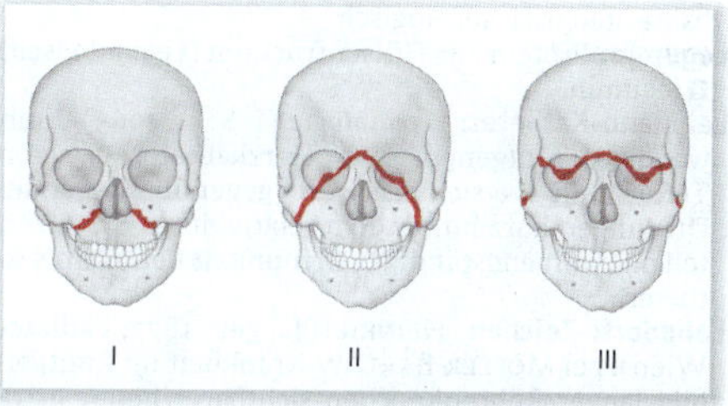


**Le-Fort-Fraktur:** Frakturlinien bei den Formen I – III. [38]

rot); Grundlage des heute gebräuchlichen Teststreifen-Nachweises von Aceton. E Legal's test.

**Leg|asthenie:** mangelndes Sinnverständnis für Gelesenes; meist als Schwäche im Erlernen des Lesens, d.h. Unfähigkeit, Buchstaben zu Silben bzw. Silben zu Wörtern zusammenzufügen; dadurch meist auch Rechtschreibschwierigkeiten mit Reihenfolgenumstellung u. gestaltlicher Buchstabenverwechslung (»Inversion« bzw. »Reversion«) = Lese-Rechtschreib-Schwäche. Oft mit Gestalterfassungs- u. Wortgestaltungsstörungen. Die L. ist kein Ausdruck eines Intelligenzmangels; mitunter finden sich zerebrale Störungen (bis hin zur Epilepsie). Auch Störungen des binokularen Sehens sind relativ häufig; psychische Faktoren können eine Rolle spielen. E dyslexia.

**lege artis** *(latein.)*: nach den Regeln der Kunst.

**Léger-Operation:** **1)** bei inkompletter Harninkontinenz der Frau Blasenhalsfixierung (Zervikozystopexie) durch Faszienzügel. **2)** transpapilläre Drainage (Plastikkatheter) des Pankreasganges ohne Sphinkterotomie. **3)** Antrum-erhaltende Magenresektion mit Entfernung des Fundus u. der linken Magenhälfte.

**Legg** (THORNTON ARTHUR L., 1874–1939, Chirurg, Boston). – **L.-Calvé-Perthes-Krankheit:** s.u. ▸PERTHES. E Legg's disease. – **L.-Plastik:** (1934) Ersatz der gelähmten Mm. glutei medius u. minimus durch den mit einer dünnen Knochenscheibe am Ursprungsort abgelösten u. dorsal verlagerten Musculus tensor fasciae latae.

**Legierung:** durch Zusammenschmelzen mehrerer Metalle oder von Metallen u. Nichtmetallen entstandene Mischung; Eigenschaften gegenüber denen der Grundmetalle oft wesentlich geändert (Festigkeit u. Härte meist höher). E alloy. – **L., edelmetallreduzierte:** *Zahnmedizin* s.u. ▸edelmetallreduzierte Legierungen

**Legionärs|krankheit:** im Sommer 1976 bei amerikan. Kriegsveteranen nach einem Treffen in Philadelphia als Epidemie aufgetretene atyp. Pneumonie mit relativ hoher Letalität; Erreger: ▸Legionella pneumophila. E legionnaires' disease, legionellosis.

**Legionella pneumophila:** Erreger der ▸Legionärskrankheit; bewegliches, gramnegatives Stäbchenbakterium ohne Kapsel; auf speziellen Nährböden anzüchtbar (wird jedoch leicht von anderen Bakterien überwuchert). In Krankenhäusern mit Häufung atyp. Pneumonie (Hospitalismus) z.B. aus der Warmwasseranlage isoliert (wie auch **L. micdadei**, ▸Pittsburgh pneumonia agent).

**Legionellose:** entweder epidemische oder sporadische Infektionskrankheit durch Legionella pneumophila, gehäuft auftretend im Spätsommer/Herbst. Inkubationszeit 2–10 Tage; entweder Pneumonien mit einer (unbehandelt) hohen Letalität (▸Legionärskrankheit) oder als akute Atemwegsinfektionen (▸Pontiac-Fieber), seltener auch Infektion anderer Organsysteme (gastrointestinale Erkrankungen, zentralnervöse Störungen). ***Risikofaktoren:*** Raucherschäden der Lunge, Immunsuppression (z.B. nach Transplantationen), Alkoholabusus, Diabetes mellitus; Alter ab 50 Jahre. Etwa 5–10 % aller Krankenhauspneumonien können durch Legionellen bedingt sein. Bei gehäuftem Auftreten Desinfektion des infizierten Wassers durch Erhitzen über 60 °C. ***Diagn.:*** bakteriologisch-serologisch.

**Legumin:** Protein aus Hülsenfrüchten (**Leguminosen**). E legumin.

**Lehmann-Katheter:** *Kardiologie* (J. S. L., 1963) dünnwandiger röntgenpositiver Herzkatheter (Dacron, Teflon) mit 4–6 sich paarweise gegenüberliegenden Öffnungen kurz hinter dem relativ dünnen Spitzenteil oder mit endständiger Öffnung. E Lehmann's catheter.

**Lehndorff-Zeichen** (HEINRICH L., geb. 1877, Pädiater, Wien): bei MÖLLER-BARLOW-Krankheit im Röntgenbild langer Röhrenknochen sichtbarer heller juxtaepiphysärer Streifen (= L.-oder PELKAN-Zone, »Gerüstmarkzone«; durch Rarefizierung) diaphysenseitig von der Trümmerfeldzone. E Lehndorff's sign.

**Lehrer|knötchen:** *Laryngologie* ▸Noduli vocales. E teachers' nodules.

**Lehrlings|rücken:** ▸SCHEUERMANN-Krankheit.

**Leib:** *Anatomie* der – materielle – Körper (Soma) eines Lebewesens als Gegenstück bzw. Partner des Geistig-Seelischen (Psyche). – Volkstümlich Bezeichnung für Bauch (Abdomen), Unterleib. E body.

**Leibes|frucht,** Frucht: medizinisch-juristischer Begriff für das – strafrechtlich durch § 218 StGB (modifiziert) geschützte – ungeborene Schwangerschaftsprodukt (▸Embryo, ▸Fetus) bis zum Zeitpunkt der 1. Wehe (danach als »geboren« u. »Mensch« geltend).

**Leibes|höhle:** **1)** *Embryologie* ▸Zölom. **2)** *Anatomie* Körperhöhle (z.B. Brust-, Bauchhöhle). E visceral cavity.

**Leib|gefühl,** Vitalgefühl: *Psychologie* nicht lokalisierbare, allgemeine körperliche Selbstempfindung, z.B. als Behagen, Unbehagen, Unruhe, Spannung, Hunger, Ekel, Schlafbedürfnis, Wollust; als **abnormes L.** ein solches der Wärmeempfindung, Fremdheit, des Elektrisiertwerdens etc. E cenesthesia.

**Leib|schmerz:** im Bauchraum lokalisierter Schmerz, der von inneren Organen im Bauchraum (viszeraler ▸Schmerz) oder Erkrankungen im Thoraxraum ausgeht, aber auch psychogen bedingt sein kann. Wichtig sind bei der Diagnostik Fragen nach dem Ort des Beginns der Beschwerden, ihrer Ausstrahlung, des Wechsels der Lokalisation sowie der Intensität, ihrer Abhängigkeit von der Nahrungsaufnahme u. der Defäkation sowie der Körperhaltung (flache Lage, gebückte Haltung, Liegen mit angezogenen Beinen, Stehen besser als Liegen) u. der Art der Schmerzen (kolikartig, krampfend, bohrend, nagend etc.). E abdominal pain.

**Leichdorn:** *Dermatologie* ▸Clavus.

**Leiche, Leichnam:** menschlicher Körper nach Eintritt des Todes. Zivilrechtlich kann an einer L. kein Eigentum begründet werden, ihre Behandlung unterliegt besonderen Bestimmungen. E corpse.

**Leichen|beschau:** ▸Leichenschau. E necropsy.

**Leichen|eröffnung:** ▸Obduktion.

**Leichen|erscheinungen:** als frühe L. v.a. ▸Totenstarre u. ▸Totenflecke (s.a. ▸Todeszeichen), als spätere Autolyse, Fäulnis u. Verwesung; ferner als außergewöhnliche L. die Mumifikation u. Leichenwachs (▸Adipocire).

**Leichen|finger:** ▸Digitus mortuus. E dead finger.

**Leichen|flecke:** ▸Totenflecke. – **L., intravitale:** Verfärbungen der Haut beim ▸WATERHOUSE-FRIDERICHSEN-Syndrom, auch Haut-Schleimhaut-Blutungen beim menschlichen ▸SANARELLI-SHWARTZMAN-Äquivalent. E intravital livor mortis.

**Leichen|gerinnsel:** nach dem Tod auftretendes intravasales Blutgerinnsel, oberflächenglatt, der Gefäßwand nicht anhaftend; als rotes Cruor-(Gesamtblut-) oder weißes Speckhautgerinnsel (nach Sedimentierung der roten Blutkörperchen). E postmortem thrombus.

**Leichen|gifte:** ▸Ptomaine. E ptomaines.

**Leichen|öffnung:** ▸Obduktion. E cadaveric dissection.

**Leichen|schau:** Besichtigung (= äußere L.) der unbekleideten menschl. Leiche (einschließlich der Ausstellung der entsprechenden schriftl. Bescheinigung = **Leichenschein** als Todesfallurkunde) durch einen Arzt zur Feststellung des Todes, der Todesart u. möglichst der Todesursache. – Bei ungeklärtem oder gewaltsamem Tod »richterliche L.« oder aber ▸Obduktion (= innere L.). E necropsy.

**Leichen|starre:** ▸Totenstarre. E cadaveric rigidity.

**Leichentoilette:** Reinigung des Verstorbenen, Schließen von Augen u. Mund, Bekleidung u. Lagerung zur Abschiednahme durch die Angehörigen.

**Leichen|tuberkel:** ▸Tuberculosis cutis verrucosa. E dissection tubercles.

**Leichen|veränderungen:** ▸Leichenerscheinungen.

**Leichen|vergiftung:** Infektion des Obduzenten (meist über Schnittverletzung) mit Erregern aus der Leiche; auch Intoxikation durch Leichengifte (▸Ptomaine). E pathologists' sepsis, ptomainotoxism.

**Leichen|wachs:** ▸Adipocire. E grave wax.

**Leichtenstern-Phänomen** (OTTO MICHAEL L., 1845–1900, Internist, Köln): bei Meningitis heftiges Zusammenzucken (oft mit Aufschrei) bei Beklopfen von Extremitätenknochen. E Leichtenstern's phenomenon.

**Leicht|ketten:** *Biochemie* s.u. ▸Immunglobuline; s.a. ▸L-Ketten-Krankheit. E light chains.

**Leifson** (EINAR L., skandin. Bakteriologe). – **L.-Agar:** Elektivnährboden für ▸TPE-Diagnostik; bewirkt Anreicherung von Salmonellen u. Shigellen. – **L.(-Selenit-F)-Brühe:** flüssiger Nährboden zur selektiven Salmonellen-, Shigellen- u. Yersinien-Anreicherung.

**Leigh-Enzephalo|myelo|pathie:** (1951) seltene, heterogene, autosomal- oder X-chromosomal-rezessiv oder mitochondrial erbliche Erkrankung im frühen Säuglingsalter infolge Störung der Thiamintriphosphatsynthese; mit uncharakteristischen neurologischen Symptomen, Bewusstseinsverlust (CHEYNE-STOKES-Atmung); *histol* rarefizierte (meist symmetrische) Hirnstamm-, Kleinhirn- u. Rückenmarksherde mit Strukturverlust, gliomesenchymaler Reaktion, Spongiose. E Leigh's encephalomyelopathy.

**Leih|immunität:** die passive Immunität des Fetus u. Neugeborenen durch diaplazentar übertragene mütterliche Antikörper (IgG). E maternal immunity.

**Leih|mutter:** s.u. ▸Embryotransfer. E surrogate mother.

**Leim,** Colla: durch Kochen oder Hydrolyse (Ammoniak-Abspaltung) aus tier. Bindegewebe, Knochen etc. gewonnenes, in Wasser kolloidal lösl. – u. dann klebendes – Produkt (Elastine, Kollagen); als gereinigter L. die ▸Gelatine; i.w.S. auch synthetische Kleber. E glue.

**Leim|rausch:** *Toxikologie* s.u. ▸Schnüffler.

**Leiner-Krankheit** (CARL L., 1871–1930, Kinderarzt, Wien): ▸Erythrodermia desquamativa neonatorum. E Leiner's disease.

**Lein|samen,** Semen Lini: der getrocknete, reife Samen von Linum usitatissimum (= Lein, Flachs). Diätetische ***Anw.*** (»Leinsaat«) roh u. frisch geschrotet oder als Müsli zur Peristaltikanregung (infolge des Quellungsvermögens) u. als Darmgleitmittel. Bei Anw. als Laxans ist auf genügend Flüssigkeitszufuhr zu achten. Äußerlich wirkt L. schleimhautschützend (z.B. als Mehl für eine Kompresse). E linseed.

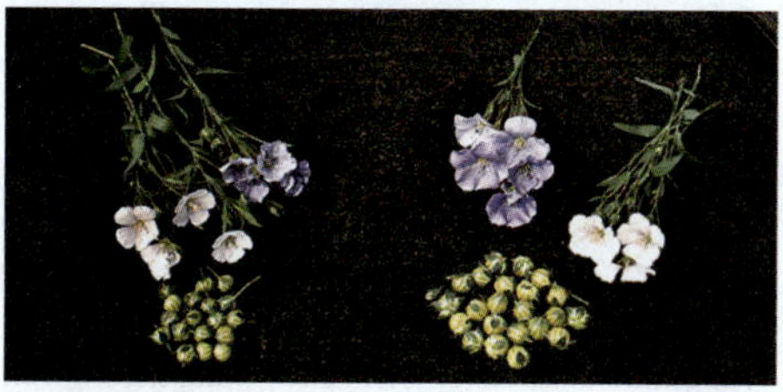

**Leinsamen:** Flachs. [448]

**Leio|derma, -dermie:** ▸Glanzhaut. E leiodermia.

**Leio|myom(a):** knotiger oder knoll., oft deutlich abgekapselter, gutartiger Tumor aus glatter Muskulatur; bei ungenügender Gefäßversorgung zentral hyalinisiert, erweicht oder verkalkt. E leiomyoma.

**Leio|myo|sarkom:** ein bösartiger Tumor vom Typ der glatten Muskulatur; meist von Haarbalgmuskeln ausgehend; oft mit nur geringgradiger Zell- u. Kernpolymorphie; wichtigstes Malignitätskriterium sind Zahl u. Atypie der Mitosen. E leiomyosarcoma.

**Leish|mania:** Protozoen-Gattung der Klasse Mastigophora [Trypanosomatidae, Protomonadina]; Parasiten mit Wirtswechsel zwischen Wirbeltier bzw. Mensch (hier amastigot = geißellos; rund-oval; s.a. ▸Leishmania-Form) u. Phlebotomus-Mücken (als Überträger; in deren Darm die einfach begeißelte Leptomonas-Form; s.a. ▸Trypanosomatidae (dort Abb.). – Vermehrung in bd. Wirten durch Zweiteilung; s.a. ▸Leishmanienzüchtung. E Leishmania. – **L. brasiliensis:** (VIANNA 1911) Erreger der südamerikan. ▸Haut-Schleimhaut-Leishmaniase (klassische Form = Espundia); Reservoir: v.a. Nager. Nachweis mikroskopisch (aus Läsionen) oder durch Kultur. – **L. donovanii:** (LAVERAN u. MESNIL 1903) Erreger der ▸Kala-Azar; Reservoir: v.a. Hunde; Nachweis mikroskopisch (Leber-, Milz-, Sternal-, Tibiapunktat) oder durch Kultur. – **L. mexicana:** s.u. ▸Leishmaniasis mexicana. – **L. tropica:** (WRIGHT 1905) Erreger der Hautleishmaniase (mit lokal begrenzten Läsionen); Reservoir: Nagetiere u. Hunde. Nachweis mikroskopisch (Geschwürsrand) u. durch Kultur.

**Leish|mania-Form:** intrazelluläres Entwicklungsstadium von ▸Trypanosoma cruzi (s.a. ▸Trypanosomatidae, dort Abb.) im Wirbeltierwirt (bzw. Mensch), weitgehend den Leishmanien gleichend: geißellos (amastigot), rund-oval, mit Kern u. Kinetoplast. Mit Sitz in Zellen des RHS u. in Fibrillen der Skelett- u. Herzmuskulatur (hier Vermehrung durch Zweiteilung).

**Leish|maniase, -maniasis:** tropische, subtrop. u. mediterrane Krankheiten durch Leishmania-Arten. Verbreitung: s. Tab. E leishmaniasis. – **L. americana:** ▸Haut-Schleimhaut-Leishmaniase. E American l. – **L. cutanea:** die ▸Hautleishmaniase. E cutaneous l. – **L. mexicana,** Ulcera de los chicleros: Haut-L. der Gummibaumzapfer durch Leishmania mexicana (Überträger: Phlebotomus flaviscutellatus), mit Geschwüren an unbedeckten Körperstellen (v.a. Ohrmuschel). E Mexican cutaneous l. – **L. mucocutanea:** ▸Haut-Schleimhaut-Leishmaniase. E mucocutaneous l. – **L. tegumentaria diffusa:** »leproide« Haut-L. in Venezuela u. Texas durch Leishmania brasiliensis pifanoi, mit diffusem Exanthem oder Lepra-art. Veränderungen; MONTENEGRO-Reaktion (Leishmanin-Test) negativ. E diffuse cutaneous l. – **L., viszerale:** ▸Kala-Azar. E visceral l.

**Leishmanid:** ▸Hautleishmanoid. E leishmanid.

**Leishmanien|züchtung:** für Nachweis u. Stammhaltung von Leishmania-Arten; meist in ▸NNN-Medium; bei Kala-Azar mit Punktionsmaterial aus Leber oder Knochenmark, bei Haut-Schleimhaut-Leishmaniase mit Material aus dem Randbereich der Veränderungen. Die aus Gewebe gewonnene promastigote, lebhaft bewegl. ▸Leptomonas-Form ist beliebig lange in Subkulturen züchtbar. – Ferner Züchtung in proteinfreiem Medium, v.a. zur Antigen-Gewinnung.

**Leishmaniosis:** ▸Leishmaniase.

**Leishmanizide:** Leishmanientötende Chemotherapeutika; ***Wirkst.:*** v.a. Verbindungen des 5-wertigen Antimons (z.B. Stilbogluconat-Natrium, Glucantim, Stibosamin; in Deutschl. nicht im Handel); ferner Pentamidin u. Amphotericin B. E leishmanicidals.

**Leishman-Körperchen** (SIR WILLIAM BOOG L., 1865–1926, brit. Tropenarzt): intrazellulär nachweisbare Leishmanien, z.B. DONOVAN-Körperchen (Leishmania donovanii). E Leishman-Donovan bodies.

**Leiste:** *Anatomie* **1)** ▸Crista. **2)** Leistengegend (▸Regio inguinalis) u. -beuge (Übergang Bauch/Oberschenkel), mit ▸Anulus inguinalis superficialis. E groin, inguen. – **L., weiche:** *Chirurgie* angeborene (bei Internushochstand) oder erworbene Schwäche der Bauchwand im Leistenbereich, die sich bei intraabdominaler Drucksteigerung (Husten, Pressen) oberhalb des Leistenbandes deutlich vorwölbt; oft Initialstadium der direkten Leistenhernie.

**Leisten|band:** ▸Ligamentum inguinale.

**Leisten|bruch:** ▸Hernia inguinalis.

**Leisten|drüsen:** ▸Nodi lymphatici inguinales.

**Leisten|haut:** die mit einem genetisch festgelegten Verlauf von Leisten unterteilte Epidermis an Hohlhand u. Fußsohle; s.a. ▸Felderhaut.

| Erreger | Überträger | Verbreitung |
|---|---|---|
| **Kala-Azar** (viszerale Leishmaniase) | | |
| L. donovanii | | |
| (L. infantum) | Phlebotomus argentipes | Ceylon, Malaysia, Thailand, Vietnam, Bangladesch, Burma |
| | Ph. major, Ph. papatasii | östl. Mittelmeergebiet, Kaukasus, Schwarzmeergebiet |
| | Ph. perniciosus | Italien, Nordafrika, Mittelasien, östl. Mittelmeer |
| | Ph. orientalis, Ph. martini | Ostafrika, besonders Sudan, Kenia, |
| | Ph. celiae | Äthiopien |
| | Ph. chinensis | China, Iran, Syrien |
| | Ph. mongolensis | China, Mongolei |
| (L. chagasi) | Lutzomyia intermedius, Lu. longipalpis | Südamerika |
| **Orientbeule** (Hautleishmaniase) | | |
| L. tropica | Ph. sergenti | Algerien, Griechenland, Irak, Indien |
| | Ph. papatasii | Israel, Ägypten, Libanon, Turkestan |
| | Ph. perfilieri | Italien |
| | Ph. caucasicus | Mittelasien, (frühere) südl. Sowjetunion |
| **Espundia** (Haut-Schleimhaut-Leishmaniase u. verwandte Formen) | | |
| L. brasiliensis | Lu. paraensis | Mittel- u. Südamerika |
| L. mexicana | Lu. migonei | |
| L. diffusa | Lu. whitmani | |
| L. pifanoi | Lu. anduzei | |
| | Lu. longipalpis | |
| | Lu. intermedius | |

**Leishmaniase:** Leishmaniasen des Menschen (WHO-Klassifikation 1955). [286]

**Leisten|hernie:** ▸Hernia inguinalis.

**Leisten|hoden,** Inguinalhoden: über das 2. Lj. hinaus bestehende ein- oder beidseit. inguinale ▸Hodenretention (infolge Störung des Deszensus); Hoden vor dem äußeren Leistenring, meist hypoplastisch, evtl. beweglich (s.a. ▸Pendelhoden); oft kombiniert mit angeborener Leistenhernie. ***Ther.:*** konservativ mit Gonadotropinen oder LHRH oder Op. vor dem 3. Lj. **E** inguinal testis.

**Leisten|kanal:** ▸Canalis inguinalis.

**Leisten|reflex:** ▸GEIGEL-Reflex. **E** inguinal reflex.

**Leisten|ring:** ▸Anulus inguinalis. **E** inguinal ring.

**Leisten|schädel: 1)** ▸Lückenschädel. **2)** ▸Skaphokephalie.

**Leistung:** *Physik* der Quotient aus aufgewendeter bzw. gelieferter Energie u. Zeit: L = E/t (bzw. als elektrische Leistung: L = U · J [U = Spannung in Volt]); Einheit: Watt. **E** power.

**Leistungs|herz:** ▸Sportherz.

**Leistungs|test:** *Psychologie* Prüfung des Leistungsniveaus im intellektuellen, konzentrativen oder manuellen Verhaltensfeld (im Gegensatz zum Charakter- oder Persönlichkeitstest). **E** achievement test.

**Leit|bänder: 1)** *Histologie* ▸BÜNGNER-Bänder. **2)** ▸Gubernaculum testis.

**Leiter-Spirale:** mit Kühlflüssigkeit zu durchströmender (Metall-)Schlauch für örtliche Kältetherapie.

**Leit|fähigkeit:** die – unterschiedl. – Eignung von Stoffen für einen Energietransport, die danach als Leiter, Halbleiter u. Nichtleiter unterschieden werden. Als **elektrische** oder **spezifische L.** der Kehrwert des spezifischen elektr. Widerstands $\varrho$ eines Stoffes (s. Formel). S. a. ▸Leitwert. **E** conductivity.

$$\sigma = \frac{1}{\varrho} = \frac{l}{q \cdot R}$$

**Leitfähigkeit:** Berechnungsformel (l = Länge, q = Querschnitt, R = OHM-Widerstand); Einheit: Siemens/m.

**Leitlinie:** systematisch entwickelte Entscheidungshilfen über die angemessene ärztl. Vorgehensweise bei speziellen gesundheitl. Problemen (nach CAMPELL).

**Leitner-Syndrom:** atypische, zu Verkäsung neigende Verlaufsform einer generalisierten Tbk des lymphatischen u. hämatopoetischen Systems (bei Immundefekten) mit ausgeprägter Hypergie gegen Tuberkulotoxine. ***Klinik:*** Fieber, multiple (fluktuierende) Lymphknotenschwellungen, Hepatosplenomegalie, evtl. offene Lungen-Tbk. **E** Leitner's syndrome.

**Leit|sonde: 1)** *Urologie* filiforme Bougie zur allmähl. Stenose-Aufdehnung für nachfolgende stärker kalibrierte Bougies, Katheter; z.B. LEFORT-Sonde. **E** introducer. **2)** *Chirurgie* Dura-schonende Stahlbandschiene für die GIGLI-Säge.

**Leit|stelle:** der während der Geburt in der Beckenführungslinie am tiefsten stehende (»führende«) Teil des vorangehenden Kindsteiles. **E** presenting part.

**Leitsubstanz:** chemisch definierter Inhaltsstoff einer Heilpflanze, der primär phytochemischen Kontrollzwecken dient u. zur Standardisierung von Interesse ist; s. a. ▸Phytotherapie.

**Leit|symptom: 1)** das bes. charakteristische oder hervorstechende Symptom eines Krankheitsbildes, das für die Diagnosestellung bestimmend (pathognomonisch) ist. **2)** das in der Homöopathie für die Wahl des Mittels als am wichtigsten angesehene Symptom. **E** cardinal symptom.

**Leitung: 1)** *Physiologie* ▸Erregungsleitung. **2)** *Otologie* ▸Knochenleitung, ▸Luftleitung. **E** conduction.

**Leitungs|allor|rhythmie:** *Kardiologie* ▸Allorrhythmie infolge Überleitungsstörung, meist bei AV-Block

2. Grades. E allorhythmia resulting from conduction disturbance.

**Leitungs|an|ästhesie:** (HALSTED 1885, OBERST 1888) örtliche Schmerzausschaltung durch Leitungsunterbrechung (▸Block, ▸Blockade), d.h. durch endo- oder perineurale Injektion (Inj.) eines ▸Lokalanästhetikums an periphere (z.B. als Interkostalblock, Paravertebral-, Parasakralanästhesie) bzw. an Hirnnerven (= basale L.), an Nervenplexus (z.B. Armplexusanästhesie), sympathische Nerven oder Ganglien (z.B. Splanchnikusanästhesie, Stellatumblockade) oder aber durch peridurale (Sakral-, Peridural-, Epiduralanästhesie) oder intrathekale Inj. (sog. intradurale L.; ▸Spinal-, ▸Lumbalanästhesie). – *dent* I.e.S. die L. des N. alveolaris inf. am Foramen mandibulae; ferner für Zungen-, Mund- u. Kieferbereich die extra- bzw. intraorale Mandibular- u. Tuber-Anästhesie. – S.a. ▸Anästhesie, dort Schema. E (nerve) block anesthesia, conduction a.

**Leitungs|aphasie:** (WERNICKE) ▸Aphasie infolge Unterbrechung der Verbindungen zwischen sensorischem u. motorischem Sprachzentrum; mit Paraphasie u. -graphie u. Störung des Nachsprechens. E conduction aphasia.

**Leitungs|bahn:** aus Nervenfasern gleicher oder ähnl. Funktion bestehendes Leitungssystem des zentralen Nervensystems; als **motorische L.** in Groß- oder Kleinhirnrinde beginnend, zu motor. Vordersäulenzellen absteigend oder an Hirnnervenkernen endend (z.B. Tractus corticospinalis, -bulbaris, cerebellovestibulo-, -rubro-, -reticulo-, -olivospinalis); als **sensible L.** aufsteigend, für Oberflächensensibilität von der Haut zur Großhirnrinde (Körperfühlsphäre; z.B. Tractus spinothalamicus, -bulbaris), für Tiefensensibilität von Muskeln u. Gelenken zur Rinde des Kleinhirnwurms (z.B. Tractus bulbo-, spinocerebellaris anterior u. posterior). E tract, pathway.

**Leitungs|bogen:** nervöse Leitungsbahn aus mindestens zwei Neuronen als afferenter (= sensibler) u. efferenter (= motor.) Schenkel, mit Scheitelpunkt im Rückenmark (»kurze Bahn«; bei direktem oder indirektem Reflex) oder im Gehirn (»lange« oder »Fernbahn«). E reflex loop.

**Leitungs|störung:** *Kardiologie* ▸Erregungsleitungsstörung. E conduction disturbance.

**Leit|wert:** *Physik* der Kehrwert des elektr. Widerstandes R; Einheit: Siemens (= 1 $\Omega^{-1}$). E conductance.

**Lejar-Zipfelnaht:** *Chirurgie* die Subkutis kleiner Hautzipfel fassende u. linear adaptierende U-Naht.

**Lejeune-Syndrom:** ▸Katzenschreisyndrom.

**Lektine:** *Biochemie* ▸Lectine. E lectins.

**Lembert-Naht** (ANTOINE L., 1802–1851, Chirurg, Paris): (1826) Standardtyp der seroserösen Darmnaht; nach Einstich etwa 5–8 mm vom Wundrand Fadenführung durch Serosa u. Muskularis bis Wundrandnähe; dort unter erneuter Serosa-Perforation Ausleitung; Wiederholung des Stiches in umgekehrter Reihenfolge auf der Gegenseite. – Von CZERNY durch 2. gleichart. Nahtreihe modifiziert. E Lembert's suture.

**Lemm(o)...:** ▸Lemn(o)... E lemmo...

**Lemmon-Anästhesie:** kontinuierliche ▸Spinalanästhesie.

**Lemnis|cus** *(latein.):* Band, Schleife, Schlinge. E lemniscus. – **L. lateralis:** Faserschleife der ▸Hörbahn im Boden des IV. Ventrikels; zur Gegenseite der Medulla kreuzende Fasern zwischen Nucleus cochlearis dorsalis (z.T. auch ventr.) u. den unteren Vierhügeln. E lateral l., acoustic l. – **L. medialis:** Faserschleife des Tractus bulbothalamicus im Boden des IV. Ventrikels; zur Gegenseite der Medulla kreuzende, sich dem Tractus spinothalamicus anschließende Fasern zwischen Hinterstrangkernen (Nuclei gracilis u. cuneatus) u. Thalamus. E medial l., sensory l. – **L. trigeminalis:** von den sensiblen Trigeminuskernen zum Thalamus aufsteigender Faserzug. E trigeminal l.

**lemniskales System:** das somatosensible, im Dienste der epikritischen ▸Sensibilität stehende Leitungssystem im Lemniscus medialis.

**Lemno|blast:** embryonale Vorstufe der ▸SCHWANN-Zelle (»Lemnozyt«). E lemmoblast.

**Lemno|blastom(a):** ▸Spongioblastom.

**Lemnom, Lemmom:** *Pathologie* ▸Neurilemom.

**Lemno|zyt:** Mantelzelle, ▸SCHWANN-Zelle. E lemmocyte.

**Lende:** *Anatomie* ▸Lumbus; s.a. ▸lumbal... E loin.

**Lenden|bruch:** ▸Hernia lumbalis. E lumbar hernia.

**Lenden|dreieck:** Trigonum lumbale. E lumbar triangle. – **L., oberes:** ▸GRYNFELT-Dreieck. – **L., unteres:** ▸PETIT-Dreieck.

**Lenden-Kreuzbein-Winkel:** ▸Lumbosakralwinkel.

**Lenden|lordose:** die physiolog. ▸Lordose der ▸Lendenwirbelsäule. E lumbolordosis.

**Lenden|rippe:** rudimentäre Rippe an einem Lendenwirbel (meist 1. LW) als häufigste Formvariante des thorakolumbalen Übergangs (oft bei Übergröße der 12. Rippe). E lumbar rib.

**Lenden|schnitt:** *Chirurgie* ▸Flankenschnitt.

**Lenden|wirbel,** Abk. LW: ▸Vertebrae lumbales. E lumbar vertebrae.

**Lenden|wirbel|säule,** Abk. LWS: der von – normalerweise fünf – Lendenwirbeln gebildete WS-Abschnitt (zwischen BWS u. Kreuzbein) mit physiologisch nach vorn gewölbter (= ventral-konvexer) Krümmung (Lordose). E lumbar spine.

**Lenden|wirbelsäulen|syndrom:** (H. GROH 1961) die vertebra-, neuro- u. myogenen Krankheitsbilder dieses Bereichs (einschl. des lumbosakralen Übergangs): ▸Ischias-, ▸Bandscheiben-Syndrom u. ▸Lumbago. E lumbar spine syndrome.

**Lenden|wulst:** bei Skoliose mit lumbalem Scheitelpunkt (mit Wirbelsäulentorsion u. Dorsalverlagerung der Querfortsätze) konvexseitig auftretender Wulst der lumbalen Rückenstrecker (mit Lendental auf der Gegenseite).

**Lenègre-Krankheit:** idiopathische Fibrose des Erregungsleitungssystems des Herzens; oft mit faszikulären oder Schenkelblockbildern. E Lenègre's disease.

**Lengemann-Methode,** -Naht: eine atraumatische Sehnen-Drahtnaht mit endfixierendem Widerhaken (»Gabel«; Abb.). Entfernung des Drahtes durch Zug am proximalen (gabeltragenden) Ende.

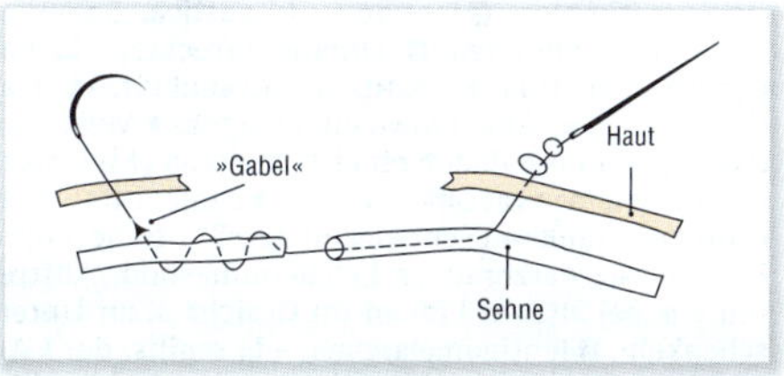


**Lengemann-Methode.**

**Lenhartz-Kost:** sehr eiweißreiche, d.h. Säure bindende Diät (Milch u. Eier als Grundlage) zur Behandlung des floriden pept. Ulkus. E Lenhartz diet.

**Lennander-Kulissenschnitt** (KARL GUSTAV L., 1857–1908, Chirurg, Uppsala): schräger Unterbauchschnitt (v.a. für Appendektomie) mit Durchtrennung der Haut parallel zum Rektusaußenrand durch die Halbierungspunkte Nabel/vorderer oberer Darmbeinstachel u. Linea alba/Leistenband, dann der vorderen Rektusscheide paramarginal-lateral, schließlich – nach Medialverziehen des Muskels – der hinteren Scheide u. des Peritoneums. Verlängerung beidendig möglich. E Lennander's incision.

**Lennert-Lymphom:** ein ▸Non-HODGKIN-Lymphom; typisch sind multifokal auftretende Epitheloidzellen. Tritt meist im höheren Alter auf. E Lennert's lymphoma.

**Lennox** (WILLIAM GORDON L., 1884–1960, Neurologe, Boston/Mass.). – **L.-Dämmerzustand:** psychomotorischer Status, ▸Petit-Mal-Status. – **L.-Syndrom:** bei infantiler epilept. Enzephalopathie Anfälle mit langsamen, diffusen ▸S/W-Komplexen. E Lennox-Gastaut syndrome.

**Lenograstim:** hämatopoetischer Wachstumsfaktor; gentechnologisch (»rekombinanter«) aus Ovarialzellen chinesischer Hamster hergestellter humaner (glykosylierter) Granulozyten-kolonienstimulierender Faktor (G-CSF; Zytokin). ***Anw.*** als Immunstimulans (s.u. ▸CSF).

**Lenoir** (CAMILLE A. H. L., 1867–, franz. Chirurg). – **L.-Facette:** die mediale Facette der Patella-Gelenkfläche. – **L.-Fraktur:** ▸Boxerfraktur (2).

**Lens (crystallina):** ▸Augenlinse. E lens.

**lental:** die Augenlinse betreffend.

**Lenta-Sepsis:** ▸Endocarditis lenta.

**lenteszierend:** verzögernd bzw. verzögert.

**Lenticula:** *Dermatologie* »kleine Linse« (als Effloreszenz). E lenticula.

**lenti|cularis, -culatus, -formis:** linsenförmig. E lenticular.

**Lentigines,** Naevi lenticulares: runde, bis linsengroße, scharf begrenzte, im Niveau der Haut gelegene, dunkelbraune Hautflecke, einzeln oder in dichter Aussaat (= profuse L. = generalisierte ▸Lentiginosis); entweder Naevi spili oder pigmentierte junktionale ▸Nävuszellnävi; s.a. ▸Lentigo, ▸Café-au-Lait-Fleck, ▸kardiokutanes Syndrom. E lentigines.

**lentiginös:** nach Art einer Lentigo, als Lentiginose. E lentiginous.

**Lentiginosis, Lentiginose:** Vorhandensein zahlreicher ▸Lentigines (Naevi spili), z.B. beim kardiokutanen Syndrom. E lentiginosis. – **L. centrofacialis (neurodysrhaphica) Touraine:** dominant erbl., angeborene Neuroektodermose des Gesichts mit symmetr. ***Klinik:*** Lentigoflecken (Mundhöhle frei), ▸Synophrys, Dysrhaphie u. neuropsych. Symptome wie Oligophrenie, Epilepsie. – **L. eruptiva:** schnelles Auftreten von Lentigines in der Pubertät. – **L. periorificialis cum polyposi viscerali:** ▸Lentigopolyposis. – **L. profusa: 1)** in Kindheit oder Pubertät am ganzen Körper auftretende L. **2) L.-profusa-Syndrom,** LEOPARD-Syndrom: ▸kardiokutanes Syndrom.

**Lenti|globus:** *Ophthalmologie* ▸Sphärophakie. E lentiglobus.

**Lentigo:** linsenförm. Pigmentfleck (▸Lentigines); i.e.S. L. simplex. E lentigo. – **L. aestiva,** Sommersprossen: ▸Epheliden. E (summer) freckle. – **L. maligna:** ▸DUBREUILH-HUTCHINSON-Krankheit. – **L.-maligna-Melanom,** Abk. LMM: ein malignes ▸Melanom, das sich auf dem Boden einer L. maligna (Melanosis circumscripta praecancerosa = ▸DUBREUILH-HUTCHINSON-Krankheit) entwickelt hat. Buntscheckiges, hell- bis schwarzbraunes Erscheinungsbild, Auftreten v.a. bei älteren Frauen im Gesicht u. an Unterschenkeln. E lentigomelanoma. – **L. senilis:** der ▸Altersfleck. E senile freckle. – **L. sim|plex, L. juvenilis:** der »Linsen-« oder »Leberfleck« (Abb.). Rundlichoval bis unregelmäßig, scharf begrenzt, tiefbraun, im Niveau der Haut. Unabhängig von Licht u. Haarfarbe v.a. im mittl. Lebensalter auftretend. In der Histologie vermehrt Melanozyten, Hyperpigmentierung der Basalzellschicht, leichte Akanthose, evtl. geringes Kutisinfiltrat. Übergang in Nävuszellnävus möglich. E juvenile freckle. – **L. solaris:** ▸Altersfleck.

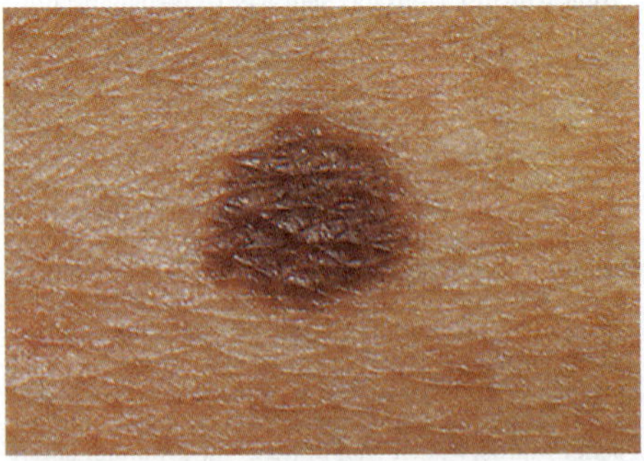

**Lentigo simplex.** [411]

**Lentigo|polyposis (Peutz-Jeghers-Klostermann),** PEUTZ-JEGHERS(-KLOSTERMANN-TOURAINE)-Syndrom: autosomal-dominant erbliche Krankheit mit Polyposis intestinalis u. unregelmäßig geformten, progredienten Pigmentflecken in Gesichtsmitte (um Öffnungen, in Lippenrot, Wangenschleimhaut) u. verstreut an Fingern, Zehen, Nägeln u. Gelenken. Die von der Lamina muscularis mucosae ausgehenden Hamartome mit Lokalisation im Gastrointestinaltrakt können Komplikationen hervorrufen (Blutung, Ileus, Pankreatitis, karzinomatöse Entartung; bei 5–10 % der weibl. Patienten entwickelt sich ein Ovarialkarzinom). E Peutz-Jeghers syndrome.

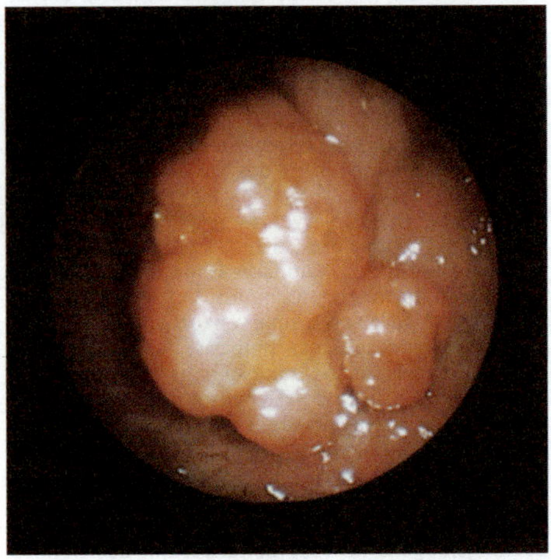

**Lentigo|polyposis (Peutz-Jeghers-Klostermann):** Kolonpolyp (Hamartom) bei Lentigopolyposis (endoskopischer Befund). [450]

**Lenti|konus:** *Ophthalmologie* seltene, angeborene Formanomalie der Augenlinse mit axialer – konischer oder sphärischer – Ausbuchtung ihrer vorderen (= L. anterior) oder hinteren Oberfläche (= L. posterior; oft mit umschrieb. hinterem Polstar). E lenticonus.

**Lentikular|glas:** Tragrandglas mit dünngeschliffenen Randpartien (Gewichtsminderung), so dass nur der linsenförm. zentrale Teil optisch wirksam ist (d.h. stark eingeschränktes Blickfeld; v.a. als Sammellinsen).

**Lentitis:** *Ophthalmologie* Linsenbeteiligung an einer ▸Uveitis. E lentitis, phakitis.

**Lenti|viren:** s.u. ▸Retroviren. E lentiviruses.

**lento...:** Wortteil »Augenlinse«.

**Lentoid:** *Ophthalmologie* Retinagebilde aus linsenähnl. Gewebe. E lentoid.

**lentus** *(latein.):* zäh, langsam.

**Lenz** (WIDUKIND L., Humangenetiker, Münster). – **L.-Majewski-Syndrom:** ein Typ des hyperostotischen Minderwuchses mit fortschreitender kraniodiaphysärer Sklerose. E Lenz-Majewski syndrome. – **L.-Syndrom:** (1955) rezessiv-geschlechtsgebunden erbliche Mikrophthalmie (evtl. Anophthalmie) in Kombination mit multiplen Fehlbildungen. Die phänotypisch unauffäll. ♀ Familienmitglieder sind z.T. Überträger. E L. microphthalmia syndrome.

**Lenzmann-Punkt** (RICHARD L., 1856–1927, Arzt, Duisburg): Appendizitis-Druckpunkt im re. Unterbauch ca. 5 cm medial der Spina iliaca superior (auf der Verbindungslinie zur kontralateralen gleichnamigen Spina: **L.-Linie**). E Lenzmann's point.

**Leonidas-Schnitt** (griech. Arzt um 90 n.Chr. in Alexandria): der sog. ▸Lappenschnitt.

**Leontiasis: 1) L. ossea:** von VIRCHOW beschriebene Erkrankung mit Verdickung der Gesichtsknochen

u. hierdurch bedingtem löwenartigen Aussehen des Gesichts. Man findet eine Leontiasis z. B. bei der ALBRIGHT-Krankheit, PAGET-Krankheit, PYLE-Krankheit. Symptomatisch kann sie durch Vergröberung der Gesichtszüge bei der Lepra (▸Facies leonina) u. bei der Neurodermitis (BROCQ) auftreten. E leontiasis. **2) L. cranii:** ▸Kraniosklerose (1).

**Leonuri cardiacae herba,** Herzgespannkraut, Echter Löwenschwanz: Heilpflanze mit nachgewiesener Wirkung bei nervösen Herzbeschwerden (leicht negativ inotrop, schwach blutdrucksenkend, sedativ).

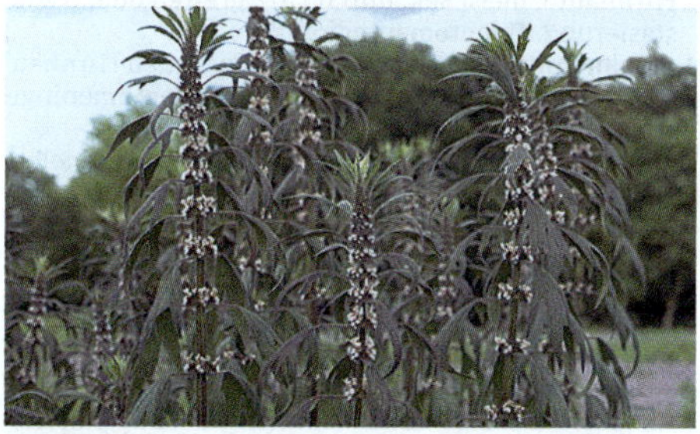

**Leonuri cardiacae herba:** Herzgespannkraut. [482]

**Leoparden|haut:** bräunliche Hautbezirke (bes. am Rumpf) bei Parapsoriasis en plaques, Urticaria pigmentosa, hämorrhagischer Diathese, thrombozytopenischer Purpura.

**Leopard(en)mensch:** ein Mensch dunkler Hautfarbe mit Hautdepigmentierungen (Vitiligo, Pinta etc.).

**LEOPARD-Syndrom:** ▸kardiokutanes Syndrom; s. a. ▸Lentiginosis. E LEOPARD syndrome.

**Leopold-Handgriffe** (CHRISTIAN G. L., 1846–1911, Gynäkologe, Dresden): Handgriffe (s. Abb.) zur Bestimmung von Fundusstand (1. Handgriff), Lage u. Stellung des kindl. Rückens (2. H.) bzw. des vorangehenden, noch über dem Beckeneingang stehenden Kindsteiles (3. H.) sowie näherer Einzelheiten am – in das Becken eingetretenen – vorangehenden Teil (4. H.; Palpieren mit »Einfühlen« u. »Einrucken« sowie – wie auch beim 3. – Ballottement-Prüfung). – 5. L.-H.: ▸ZANGEMEISTER-Handgriff. E Leopold's maneuvers.

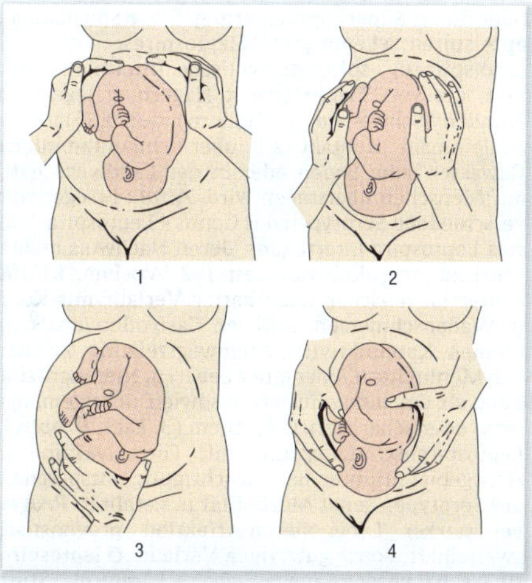


**Leopold-Handgriffe.** [509]

**LE-Phänomen:** Abk. für ▸Lupus-erythematodes-Phänomen. E LE phenomenon.

**Lepidosis:** *Dermatologie* Schuppenbildung. E lepidosis.

**Lepirudin:** rekombinant hergestelltes ▸Hirudin; ***Anw.*** als Antikoagulans bei Heparin-assoziierter Thrombozytopenie Typ II. E lepirudin.

**L'Episcopo-Operation:** Verlagerung der Ansätze des M. teres major u. M. latissimus dorsi von der medialen zur lateralen Humerusregion unter gleichzeitiger Lösung von Humeruskapsel, M. subscapularis u. M. pectoralis major bei Außenrotationsverlust als Folge geburtstraumatischer Arm-Plexus-Lähmungen. Die verlagerten Muskeln werden dabei zu Außenrotatoren umfunktioniert.

**Lepore-Hämoglobin:** anomales ▸Hämoglobin bei Thalassämie; mit normalen α- u. mit Fusionsketten, die N-terminal der δ-, C-terminal der β-Kette entsprechen.

**Lẹpra,** Aussatz, HANSEN-Krankheit: chronische, tropische u. subtrop. Infektionskrankheit durch Mycobacterium leprae. ***Klinik:*** lange Inkubation, dann schleichender Beginn. Manifestation v. a. an Haut u. Nerven (periphere sensible u. sympath. Fasern), ferner an Schleimhäuten (Mund, Larynx, Pharynx), RES, Augen, Baucheingeweiden, Knochen, Hoden. Zunächst uncharakteristische Schmerzen u. Parästhesien u. – fast immer kutaner – Primäraffekt (▸Lepraschanker), gefolgt von Haut-, Schleimhaut- u. Nervenveränderungen (Polyneuritis mit tastbaren Nervensträngen, Hyperästhesie, später Lähmungen mit Hyp- u. Anästhesie). Als Folge kommt es im fortgeschrittenen Stadium zu Verstümmelungen an Gliedmaßen u. Gesicht. ***Einteilung:*** Unterschieden werden zwei Haupttypen (Madrid 1953): L. lepromatosa u. L. tuberculoides; ferner die L. dimorpha (Borderline-L.) u. L. indeterminata. ***Ther.:*** Sulfone (z. B. Diaminodiphenylsulfon = DADPS), Thiosemicarbazone, Rehabilitationsmaßnahmen, evtl. plastische Chirurgie. E leprosy. – **L. dimọrpha,** Borderline-L.: Übergänge vom tuberkuloiden zum lepromatösen Typ. Histologisch schwierig zu unterscheiden; unterschiedlicher Bakterienbefund u. Lepromin-Reaktion. E dimorphous l. – **L. indeterminata:** die prälepromatösen u. prätuberkuloiden Stadien, mit Lepriden vom unbest. Typ (histol. Klassifizierung i. S. der polaren Typen unmöglich). Lepromin-Reaktion negativ oder schwach positiv, Bakterienbefund negativ oder gering. E indeterminate l. – **L. lepromatosa tuberosa:** der bes. beständige Haupttyp mit chronisch fortschreitender Bildung makulär-diffus infiltrierender oder knotiger ▸Leprome (s. a. Abb.) v. a. in Haut (im Gesicht als ▸Facies leontina) u. Schleimhäuten. Mit negativer Lepromin-Reaktion (infolge schlechter Abwehrlage) u. positivem Bakterienbefund. E lepromatous l. – **L. tuberculoides, L. maculoanaesthetica:** der gutartige Typ der Lepra mit ▸Lepriden u. Nervensymptomen (Abb.). Positive Lepromin-Reaktion, negativer Bakterienbefund. E tuberculoid l.

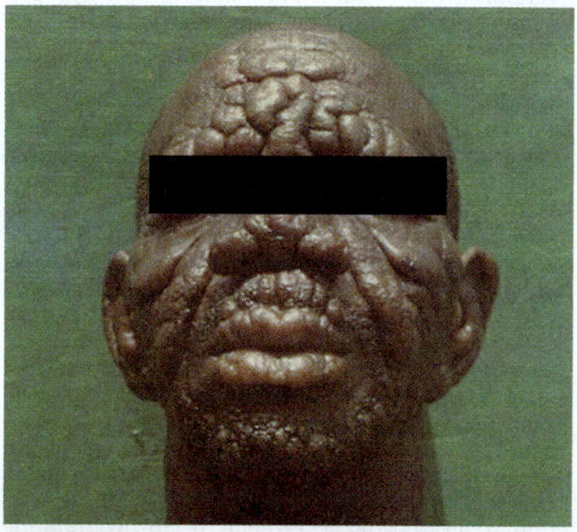

**Lepra lepromatosa tuberosa.** [411]

**Lepra|glọbi:** s. u. ▸Leprazellen.

**Lepra|reaktion:** **1)** (sub)akute Manifestationsformen der sonst chron. Lepra; lokal (am typischsten bei L.

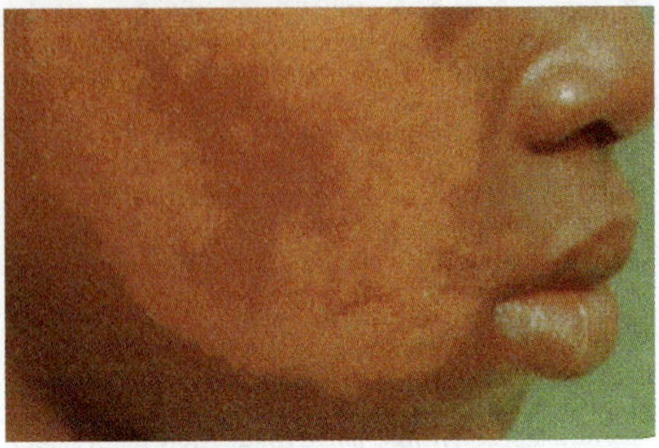

**Lepra tuberculoides.** [411]

lepromatosa) als Erythema nodosum u. E. multiforme lepromatosum, E. necroticans (LUCIO-Phänomen) sowie die Exazerbation u. das Neuauftreten von Hauterscheinungen bei Lepra; ferner Allgemeinerscheinungen wie hektisches Fieber, Abgeschlagenheit, Polyneuritis, -adenitis, -arthritis, Orchitis, Periostitis, Iridozyklitis. **2)** *Diagnostik* ▸Lepromin-Reaktion.

**Lepra|schanker:** kutaner Primäraffekt der Lepra; erythematöser, pigmentierter, später depigmentierter (»Lepra alba«) rundl. Fleck mit herabgesetzter Schmerzempfindlichkeit (»Macula anaesthetica«).

**Lepra|zelle (Virchow):** bei Lepra in Granulationsgeschwülsten vorkommende große, mehrkern. Zelle mit Vakuolen schaumiger Struktur; enthält Lepraglobi (Kugeln aus Bakterienmassen in einer lipoidart. Substanz). **E** lepra cell.

**Leprechaunịsmus(-Syndrom),** Insulinrezeptordefekt: Erkrankung, die aufgrund eines autosomal-rezessiv erblichen Insulinrezeptordefekts mit Hyperinsulinämie u. zusätzlich phänotyp. Charakteristika (intrauterine Wachstumsverzögerung u. Minderwuchs, Hypertrichose, Pseudoacanthosis nigricans, sog. Elfengesicht, Ovarialzysten etc.) einhergeht. **E** leprechaunism.

**Le|prịd:** »Id-Reaktion« bei Lepra tuberculoides u. indeterminata. Bei Ersterer entweder im Aufbau einem Tuberkel entsprechende anästhet. u. anhidrotische Macula oder Plaque (auf heller Haut erythematös, auf dunkler hypopigmentiert), oder aber »infiltrierte« kupfer- oder purpurfarbene Papel oder Knötchen; Lepromin-Reaktion positiv; Bakteriennachweis im Abstrich negativ, im Schnittpräparat vereinzelt neg. – Bei Lepra indeterminata hypopigmentierte Macula, mit meist unscharfem Rand u. erhaltener Sensibilität. **E** leprid.

**leprös:** die Lepra betreffend, an Lepra erkrankt. **E** leprous.

**Le|prọm,** Lepraknoten: die für Lepra lepromatosa charakterist. knotige Granulationsgeschwulst; kugelig, breit aufsitzend, durchscheinend gelblich oder bräunlich, meist hart, blutarm; histologisch: perivaskuläre Zellinfiltrate mit Vorherrschen von ▸Leprazellen, Anhäufung von Leprabakterien in Lymphgefäßen. Chronischer Verlauf mit Geschwürbildung oder Heilung mit depigmentierter Narbe. **E** leproma.

**Leprọmin-Reaktion:** (MITSUDA 1919) intrakutane Injektion von Lepromin (Suspension homogenisierten Lepromgewebes vom Menschen) zur Differenzierung der Lepratypen (positiv bei tuberkuloider u. evtl. bei indeterminierter Lepra sowie bei Tuberculin-pos. Personen) u. zur Bestg. der Reaktivität gegen Leprabakterien: bei guter Abwehrlage pos. Frühreaktion n. FERNÁNDEZ (Erythem- u. Infiltratbildung nach 48 Std.) oder Spätreaktion n. MITSUDA (Knötchenbildung, evtl. Ulzeration nach 2–5 Wo.). **E** lepromin reaction.

**Leprọsis:** ▸Lepra. **E** leprosy.

**Le|prosọrium:** mit ther. Einrichtungen ausgestattete Siedlung (Dorf, Kolonie), in der Leprakranke isoliert von der Außenwelt leben; auch Krankenhaus zur Pflege Leprakranker. **E** leprosarium.

**leprọsus** *(latein.)*: leprös.

**lept(o)...:** Wortteil »dünn«, »schmächtig«. **E** lepto...

**Leptin,** OB-Protein: im Fettgewebe synthetisiertes Genprodukt (im Plasma übergewichtiger Personen erhöht) des Adipositas-Gens (»obese gene«, »ob gene«), das in enger Beziehung zur ▸Adipositas steht.

**Lepto|daktylie̩:** Schmalfingrigkeit. **E** leptodactyly.

**Lepto|dẹrma:** übermäßig dünne, zarte Haut.

**Lepto|kẹphalus:** »Schmalschädel«. **E** leptocephalus.

**Lepto|meningiom(a):** ▸Meningiom der weichen Hirnhäute; meist sek. durch Übergreifen oder Metastasierung. **E** leptomeningioma.

**Lepto|meningitis:** ▸Meningitis der weichen Hirnhäute, mit Exsudatbildung in das Cavum leptomeningicum. **E** leptomeningitis.

**Lepto|mẹninx:** »weiche Hirnhäute« als Sammelbezeichnung für ▸Arachnoidea u. ▸Pia mater. **E** leptomeninges.

**Lepto|mọnas:** Flagellaten-Gattung [Trypanosomatidae]; Darmbewohner von Insekten u. Reptilien. Übertragen als geißellose Leishmania-Form (»Zyste«).

**Leptomonas-Form:** das einfach begeißelte Entwicklungsstadium der ▸Leishmania (in Überträger u. Kultur) mit Kinetoplasten im Vorderende der Zelle (dadurch den Flagellaten der Gattung Leptomonas gleichend); s.a ▸Trypanosomatidae, dort Abb.

**Leptonen:** *Physik* s.u. ▸Elementarteilchen. **E** leptons.

**lepto|pros|op:** langgesichtig. **E** leptoprosopic.

**lepto|sọm:** *Anthropologie* schmalwüchsig, ▸asthenisch. **E** leptosom(at)ic.

**Lepto|sphaẹria:** *Mykologie* Gattung der Pleosporaceae; Myzetom-Erreger beim Menschen.

**Lepto|spịra:** Gattung der Familie Leptospiraceae (Spirochaetales) mit der einzigen Spezies **L. inter|rọgans** (UHLENHUTH; FROMME) mit zahlreichen serolog. Untergruppen. Der Nachweis ist meldepflichtig. Feine, spiralig um zentralen Achsenfaden gewundene Bakterien (6–20 μm). Neben saprophytären (in stehenden Gewässern, feuchtem Milieu; bei Trockenheit absterbend) auch parasitäre Stämme (bei höheren Tieren). Infektion des Menschen (▸Leptospirosis) selten direkt (v.a. berufsbedingt), meist indirekt (in Urin-infizierten Gewässern, v.a. durch die verletzte Haut). Darstellung gelingt im Dunkelfeld oder durch Silberimprägnierung. S.a. ▸Spirillaceae.

**Lepto|spịren:** ▸Leptospira. **E** leptospires.

**Lepto|spirọse, -spirosis:** zyklische Infektionskrankheit, die von Tieren (meist Nagern, gelegentlich Hunden, Schweinen u. Rindern) durch (Haut- u. Schleimhaut-)Kontakt (z.B. über urinkontaminierte Gewässer beim Baden oder in der Landwirtschaft) auf Menschen übertragen wird. ***Ätiol.:*** Erreger sind verschiedene Serotypen des Genus ▸Leptospira, Species Leptospira interrogans, deren Nachweis meldepflichtig ist. Inkubationszeit 1–2 Wochen. ***Klinik:*** akuter bizyklischer fieberhafter Verlauf mit Kopf- u. Wadenschmerzen, initialen Gastroduodenalsymptomen, Konjunktivitis, Atemwegsreizung, Zeichen von Meningitis u./oder einer Leber- u. Nierenentzündung als Organmanifestation sowie flüchtigem, masern- oder scharlachart. Erythem (3. Tag). ***Prophyl.:*** Leptospirenschutzimpfung mit Formolvakzine in Herdgebieten unter Berücksichtigung entsprechender Serotypen senkt Morbidität u. Letalität. ***Progn.:*** bei starker Leber-Nieren-Affektion prognostisch zweifelhaft, sonst gutartiger Verlauf. **E** leptospirosis. – **L. batạviae:** ▸Batavia-Fieber. – **L. canịcola,** Stuttgarter Hundeseuche: weltweit verbreitete, meist von Hunden (seltener von Ratten, Schweinen, Rindern) durch Kontakt auf den Menschen übertragbare, dann vorwiegend als Einzel- oder Familienkrankheit auftretende Leptospirose. Der Erregernachweis ist meldepflichtig. ***Klinik:*** bizyklisch-fieberhafter, gelegentlich ikterischer Verlauf, akutes Fieber, seröse Meningitis, flüchtiges Exanthem, Nierenbeteiligung, später evtl. Haarausfall, Anämie, Iridozyklitis. **E** canine l. – **L. grippo|typhọsa:** ▸Feldfieber. – **L. icterohaemor|rhạgica,** Icterus infectiosus, biliöses Typhoid, WEIL-Krankheit: evtl. epidemieartig auftretende Erkrankung durch Leptospiren der serolog. Gruppe L. icterohaemorrhagiae (aus verseuchtem Wasser durch Haut u. Schleimhäute; als »Sielkrankheit« berufsbedingt). ***Klinik:*** nach 7-tägiger Inkubation Schüttelfrost, hohes Fieber, Muskel- und Gliederschmerzen, nach 3–6 Tag Leberschwellung u. Ikterus ($^2/_3$ aller Fälle), später hämorrhag. Glomerulonephritis. Gegen Ende der 1-wöchigen Fieberperiode scharlach- oder masernförmiges Exanthem (Gesicht frei; Neigung zu Hämorrhagie), seröse Meningitis. Nach fieberfreiem Intervall zwei bis vier Fieberperioden (Relaps). Lange Rekonvaleszenz; Letalität bis 25 %. ***Diagn.:*** Leptospirennachweis (Blut, Liquor), Agglutinationstest, KBR. ***Ther.:*** Antibiotika. E leptospiral jaundice. – **L. pomọna (Gsell),** Schweinehüterkrankheit: v.a. durch Leptospiren der serolog. Gruppe L. pomona (im Urin infizierter Schweine); mit Meningitis serosa, evtl. Iridozyklitis; auch endemisch (v.a. Spätsommer, Herbst).

**Lepto|spir|urịe:** renale Leptospiren-Ausscheidung; i.e.S. die chronisch-latente Leptospirosis canicola mit chronischer Nephritis u. renaler L. E leptospiruria.

**Lepto|trịchia:** anaerobe, gramnegative Stäbchenbakterien [Bacteroidaceae], deren einzige Art **L. buccạlis** wird im klin. Schrifttum weiterhin meist als ▸Fusobacterium fusiforme (plauti-vincenti) bezeichnet.

**Lepto|trichọsis:** Infektion durch ▸Leptotrichia; z.B. **L. conjunctivalis** (▸PARINAUD-Syndrom).

**Lepto|zephalịe:** Schmalschädeligkeit. E leptocephalia.

**Lepto|zyt,** Platyzyt: abnorm dünner Erythrozyt (mittl. Dicke 2,0 μm), v.a. bei Farbstoff- bzw. Eisenmangelanämie; s.a. ▸Anulozyt. E leptocyte.

**Lequesne-Index:** aus einer Bewertung von Schmerzen, maximaler Gehstrecke pro Zeiteinheit u. Befindlichkeit kombinierter Index.

**Lercanidipin:** ein vasoselektiver ▸Calciumantagonist (Dihydropyridin-Derivat); ***Anw.*** als Antihypertonikum. E lercanidipine.

**Léri** (ANDRÉ L., 1875–1930, Nervenarzt, Paris.). – **L.-Layani-Weill-Syndrom,** Dyschondrosteosis L.-W.: (1931) autosomal-dominant erbl., frühkindl. Osteodystrophie (▸Dysostosis enchondralis). Mit dysproportioniertem Minderwuchs, symmetr. Mikromelie (Diaphysenverkürzung), Keilwirbelbildung (HWS), evtl. auch (lordotischer) Rumpfdeformierung. E Léri-Weill disease. – **L.-Syndrom I,** L.-Krankheit, L.-JOANNY-Syndrom, L.'s melorheostosis: ▸Melorheostose. – **L.-Syndrom II:** ▸Pleonostose, familiäre. E L.'s pleonosteosis. – **L.-Zeichen:** bei maximaler passiver Beugung von Fingern u. Hand die physiolog. Mitbeugung im Ellbogengelenk (deren Fehlen als Pyramidenzeichen gelten kann). E L.'s sign.

**Leriche** (RENÉ L., 1879–1955, Chirurg, Lyon, Paris, Straßburg). – **L.-Operation: 1)** Resektion oder Ausschaltung (Alkohol-Injektion) des – linken – Ganglion stellatum; z.B. bei RAYNAUD-Krankheit, Periarthritis humeroscapularis. Modifiziert von FONTAINE (Durchtrennung der Stellatum-Äste). E Leriche's operation. **2)** anterolaterale, retroperitoneale, lumbale Sympathektomie bei Durchblutungsstörung der Beine. – **L.-Syndrom: 1)** ▸Aortenbifurkationssyndrom. E L.'s syndrome. **2)** ▸NAFFZIGER-Syndrom. **3)** ▸SUDECK-Dystrophie. E L.'s osteoporosis. **4) L.-Courty-Syndrom,** Eburneatio algica diaphysaria posttraumatica: diaphysäre Kortikalisverdickung u. Markraumdurchsetzung mit derben Spongiosalamellen als Folge von Mikrotraumatisierung. S.a. ▸Pseudoembolie-Syndrom (2).

**Lermoyez-Anfall** (MARCEL L., 1858–1929, Otologe, Paris): (1928) atypisches, symptomat. MENIÈRE-Syndrom, zunächst mit Schwerhörigkeit u. Ohrensausen, nach deren Besserung mit Schwindelanfällen; bei Veränderungen der Halswirbelsäule (evtl. Teilerscheinung des zervikalen Sympathikussyndroms). E Lermoyez's syndrome.

**Lern|behinderung:** mangelnde Fähigkeit, die Lerninhalte der normalen Grundschule zu erfassen; meist verbunden mit einem IQ von 60–80. – Pädagogischer Begriff zur Abgrenzung gegenüber ▸geistiger Behinderung. E learning disability.

**Lernen:** Aufnahme von Informationen zum Zweck der Reproduzierbarkeit, Stiften bedingter Reflexe mit dem Ziel einer besseren Einpassung in die materielle u. soziale Welt. Unterschieden als L. von Signalen, L. an Erfolg u. Misserfolg, L. durch Nachahmung, L. auf Anweisung, L. durch Einsicht. – **Lernstörungen** können auf Konzentrations-, Gedächtnis- oder Antriebsschwäche, aber auch auf negativen psychosozialen Einflüssen beruhen. E learning.

**Lerner-Syndrom:** (1961) Kombination von generalisierter Alopecia areata, Nageldystrophie u. Hellerwerden der gesamten Hautdecke.

**Leroux-Robert-Operation:** (1950) »partielle frontale Laryngektomie«; dreieckige Exzision (Basis unten) aus den Schildknorpelplatten u. Exhairese des tumorbefallenen Stimmbandes einschließlich der vorderen Kommissur.

**Leroy(-DeMars)-Syndrom:** (1967) autosomal-rezessiv erbl. ▸Mucolipidose (Typ II) mit v.a. im Bindegewebe (nachweisbar z.B. in Fibroblastenkultur) in Form zytoplasmat. Einschlüsse (Inklusionen, daher: »I-Zell-Erkrankung«) erfolgender Speicherung saurer Mucopolysaccharide u. Glykolipide. ***Klinik:*** Minderwuchs, Gargoylismus, multiple schwere Dysostosen mit Gelenkbeteiligung (Streckhemmungen), straffe u. glatte Haut sowie Heiserkeit, evtl. Herzfehlbildungen; vakuolisierte Lymphozyten (erhöhte Infektneigung). Aktivitätsminderung lysosomaler Enzyme (v.a. β-Galaktosidase) bei Aktivitätsanstieg saurer Phosphatase. E inclusion cell disease.

**lẹsbisch** *(nach der griech. Insel Lesbos, der Heimat der Dichterin Sappho):* die homosexuelle Verhaltensbereitschaft der Frau (»Lesbierin«). E lesbian.

**Leschke-Syndrom** (ERICH FRIEDR. WILH. L., 1887–1933, Internist, Berlin): (1922) Café-au-Lait-Flecken der Haut ohne oder mit Stoffwechselstörungen (Hyperglykämie, Adipositas), geistiger u. körperlicher Unterentwicklung, Dystrophie. – Evtl. Minimalvariante der ▸Neurofibromatose (v. RECKLINGHAUSEN) bzw. des neurokutanen Syndroms.

**Lesch-Nyhan-Syndrom:** (1964) X-chromosomal-rezessiv erbliche Störung des Purinstoffwechsels (Mangel an Hypoxanthin-Guanin-phosphoribosyltransferase) mit Uratsteinbildung, Hämaturie, Choreoathetose, Intelligenzdefekt, Selbstverstümmelungstendenz. E Lesch-Nyhan syndrome.

**Lese|probe(ntafel):** ▸Sehprobe mit Buchstaben oder Zahlen, z.B. nach BIRKHÄUSER, NIEDEN, HESS. E reading chart.

**Lese-Rechtschreib-Schwäche:** ▸Legasthenie.

**Lese|unfähigkeit:** ▸Alexie. E reading disability.

**Lese|zentrum:** die für das Lesen u. das Verstehen des Gelesenen benötigten Großhirnrindengebiete (Umgebung des Gyrus angularis); wahrsch. Ort der Integration von Erregungen aus der Sehrinde sowie aus Zonen der Wortfindung u. des Sprachverständnisses. Bei Schädigung Alexie (häufig als Teilsymptom einer sensor. Aphasie). – S.a. ▸Sehrinde. E cortical reading center.

**Lester-Iriszeichen:** breite, dunkler pigmentierte Pupillarzone (gegen die Ziliarzone durch gezackte, lakunendurchsetzte Iriskrause abgegrenzt) bei Hypoplasie des vorderen – mesodermalen – Irisblattes; Normvariante u. beim TURNER-KIESER-Syndrom.

**Le-System:** *Serologie* Abk. für ▸Lewis-System. E Le blood group.

**letạl(is):** tödlich (▸Letalität, ▸Letal...). E lethal.

**Letạldosis,** Abk. LD: ▸Dosis letalis. E lethal dosis.

**Letạlfaktor:** *Genetik* mutierte Gene, Chromosomenaberrationen oder extrachromosomale Erbfaktoren, die den Tod ihres Trägers vor Erreichen der Fortpflanzungsfähigkeit verursachen. Unterschieden n. Lokalisation (autosomal, gonosomal, extranukleär), Zellstadium (haplo-, diplophasisch), Manifestation in Heterozygoten (einfach dominant, mendelnd mit dominantem oder rezessivem Letaleffekt, rezessiv, d.h. nur homozygot letal), Entwicklungsphase (embryonal, neonatal, postnatal, juvenil, auch pluriphasisch), Penetranz (i.e.S. mit 100%, Semi-L. mit > 50%, Subvital-Faktoren mit < 50%), äuß. Manifestationsbedingungen (unbedingt, von Umweltfaktoren oder Rest-Genotyp abhängig). E lethal factor.

**Letalität(szahl):** Zahl der Todesfälle im Verhältnis zur Zahl neuer Erkrankungsfälle bei einer best. Krankheit; angegeben meist in % oder ‰. E fatality rate.

**Le|thargia africana:** Schlafkrankheit (▸Trypanosomiasis).

**Le|thargie: 1)** Neigung zu unaufhörlichem Schlaf, stark herabgesetzte seel. Reaktionsfähigkeit, Nichtreagieren der Weckfunktion auf normale Reize; bei Hirnbasistumor, Encephalitis lethargica. E lethargy, somnolence. **2)** tiefer hypnot. Schlaf. E deep sleep.

**Letrozol:** ein Aromatasehemmer; ▸Antiöstrogen; ***Anw.*** bei fortgeschrittenem, Östrogenrezeptor-positivem Mammakarzinom postmenopausaler Pat. E letrozole.

**LETS** *(engl.)* Abk. für **l**arge **e**xternal **t**ransformation **s**ensitive Factor: *Biochemie* ▸Fibronectin.

**Letterer-Krankheit:** s.u. ▸ABT-LETTERER-SIWE. E Letterer-Siwe disease.

**letzte Wiesen:** (M. SCHNEIDER) die hämodynamisch schwachen, daher am meisten u. ehesten ischämieanfäll. Grenzzonen arterieller Versorgung im Gehirn: frontopräzentraler, frontobasaler, temporaler u. parietookzipitaler Kortex (mit Verschiebungsrichtung bei Minderdurchblutung). E boundary zones.

**Leu:** *Biochemie* Abk. für **Leu**cin.

**Leuc...:** s.a. ▸Leuco..., ▸Leuk(o)...

**Leucht|brille:** s.u. ▸FRENZEL.

**Leucht|dichte:** *Optik* die je Flächeneinheit senkrecht abgestrahlte Lichtstärke. SI-Einheit: cd/m² (»Nit«).

**Leucht|schirm:** dünne, feinkristalline Schicht anorganischen Leuchtstoffes (»Lumineszenzschicht«), die auf ionisierende Strahlung mit Gelb-Grün-Lumineszenz reagiert. E fluorescent screen.

**Leucin,** Abk. L, Abk. Leu, α-Aminoisocapronsäure: (PROUST 1818) ketoplastische, für höhere Lebewesen essentielle Aminosäure. ***Vorkomm.:*** in Plasma (13,2 mg/l), Harn (♂ 11, ♀ 9 mg/24 Std.), Schweiß, Milch, Speichel u. Liquor; ferner in Getreide, Nüssen, Gemüse (Bohnen), Fleisch, Eiern (s.a. ▸Fettsäureabbau). S.a. ▸Isoleucin. E leucine.

**Leucin|amino|peptidase,** Leucinarylamidase, Kathepsin III, Abk. LAP: Enzym des Eiweißstoffwechsels, das L-Peptide u. Aminosäureamide u. -arylamide N-terminal hydrolysiert; mit $Mg^{2+}$ u. $Mn^{2+}$ aktivierbar; durch Citrat, EDTA, Pyrophosphat hemmbar. Beim Menschen v.a. in Darm, Niere, Galle, Magensaft, Speichel, Plasma (normal 16–35 U/l; vermehrt bei Cholestase, Leberzirrhose; vermindert bei Hypovolämie). – Bestimmung durch Messung der p-Nitranilin-Bildung aus L-Leucin-p-nitranilid. E leucine aminopeptidase.

**Leucin|amino|trans|ferase:** Enzym mit der Reaktion: L-Leucin + 2-Ketoglutarat ↔ 2-Ketoisocaproat + L-Glutamat. E leucine aminotransferase.

**Leucinose:** krankhafter Zustand mit ▸Leucinurie; i.e.S. die ▸Ahornsirup-Krankheit. E leucinosis.

**leucin|sensible Hypo|glyk|ämie:** s.u. ▸Hypoglykämie.

**Leucin|urie:** Ausscheidung von Leucin u. Tyrosin im Harn (bei Anstieg der Leucin-Werte im Serum) als Symptom eines schweren Leberparenchymschadens (z.B. bei Phosphorvergiftung); unabhängig vom Urin-pH Bildung von Leucin-Harnkristallen. – I.e.S. die ▸Ahornsirup-Krankheit. E leucinuria.

**Leuco:** *Hämatologie* Abk. für ▸Leukozyt.

**leuco...:** Wortteil »weiß«, »hell«; s.a. ▸Leuko...

**Leuco|encephalo...:** *Neurologie* s.u. ▸Leukoenzephalo...

**Leuco|nostoc:** Gattung der Lactobacillaceae; Kohlenhydrat-säuernde Streptokokken; ***Vork.:*** Milch, Mundhöhle. E Leuconostoc.

**Leuco|nostoc-Citro|vorum-Faktor, Leucovorin:** *Biochemie* ▸$N^5$-Formyltetrahydrofolsäure.

**Leuco|poiesis:** ▸Leukozytopoese.

**Leuk|ämid:** Hautinfiltrat (Knoten, Plaque: oft leicht blutend) bei Leukämie. E leukemid.

**Leuk|ämie:** Sammelbegriff für Erkrankungen, die durch maligne Transformation hämatopoetischer oder lymphatischer Zellen entstehen und mit Proliferation u. Akkumulation neoplastischer Zellen (L.-Zellen) primär im Knochenmark, meist auch im Blut u. in lymphatischen Geweben, seltener in anderen Organen einhergehen. Die L. wurde als »Weißblütigkeit«; von VIRCHOW (1845) in die medizinische Literatur eingeführt u. war historisch einem starken Wandel unterworfen. ***Klassifik.:*** Die Einteilung (s.a. Tab.) erfolgt nach morphologischen, zytochemischen u. immunzytologischen Kriterien der **atypischen Zellen** (myeloisch–lymphatisch), nach dem **Differenzierungsgrad** (reifzellig–unreifzellig), v.a. bei der akuten myeloischen L. entsprechend der FAB-Klassifikation sowie nach dem **klin. Verlauf** (akut–chronisch). Ferner ist die Unterscheidung zwischen sub- oder aleukämischen (normale oder erniedrigte Leukozytenzahlen im Blutbild; häufig bei akuter L.) u. leukämischen (erhöhte Leukozyten; meist bei chron. L.) Verlaufsformen üblich. Es können reinzellige u. mischzellige Erkrankungsformen unterschieden werden (myeloproliferative Erkrankungen). ***Ätiol.:*** Die Ursachen für die Entstehung einer L. (Leukämogenese) sind nicht eindeutig geklärt; mögliche Faktoren (Leukämogene), die das L.-Risiko erhöhen, sind v.a. ionisierende Strahlung (z.B. Atombombenexplosionen, Thorotrast®-Exposition, Strahlentherapie), einige Chemikalien (v.a. Benzol u. Zytostatika), Viren (s.a. ▸Onkogen, ▸Tumorviren, HTLV I) sowie genetische Faktoren (s.a. ▸Philadelphia-Chromosom); häufig finden sich Chromosomenaberrationen. ***Klinik:*** Die Krankheits-

| **akute (unreifzellige) Leukämien** |
|---|
| akute lymphatische Leukämie (ALL)<br>• T-ALL<br>• B-ALL<br>• 0-ALL (undifferenziert) |
| akute myeloische Leukämie<br>• myeloblastär<br>• promyelozytär<br>• myelomonozytär<br>• monozytär |
| akute Eosinophilenleukämie |
| akute Basophilenleukämie |
| akute Erythroleukämie |
| akute Erythämie (DI GUGLIELMO) |
| akute Megakaryozyten-/Megakaryoblastenleukämie |
| akute unklassifizierbare Leukämie |
| **chronische (reifzellige) Leukämien** |
| chronische myeloische Leukämie |
| chronische lymphatische Leukämie |
| maligne Lymphome |
| andere myeloproliferative Erkrankungen |

**Leukämie:** Einteilung.

| | akute lymphoblastische Leukämie | akute myeloische Leukämie | chronische myeloische Leukämie | chronische lymphatische Leukämie |
|---|---|---|---|---|
| Altersgipfel | Kindheit | jedes Alter | mittleres Alter | mittleres u. höheres Alter |
| Leukozytenwerte | H* in 50 %;<br>N* u. E* in 50 % | H* in 60 %;<br>N oder E in 40 % | H in 100 % | H in 98 %;<br>N oder E in 2 % |
| weißes Differentialblutbild | viele Lymphoblasten | viele Myeloblasten | ganze myeloische Reihe | kleine Lymphozyten |
| Anämie | bei > 90 %, schwer | bei > 90 %, schwer | bei 80 %, meist mild | bei 50 %, meist mild |
| Thrombozyten | E in > 80 % | E in > 90 % | H in 60 %, E in 10 % | E in 20–30 % |
| Lymphknotenvergrößerungen | häufig | seltener | ungewöhnlich | häufig |
| Splenomegalie | 60 % | 50 % | meist u. massiv | gelegentlich, dann meist mäßig |
| andere Befunde | bei 50 % ZNS-Befall nach 1 Jahr | selten ZNS-Befall, evtl. AUER-Stäbchen in den Myeloblasten | ALP niedrig, $Ph^{1}$**- Chromosom bei 85 % | gelegentlich hämolytische Anämien u. Hypogammaglobulinämie |

* *E = erniedrigt, N = normal, H = erhöht*
** *$Ph^{1}$ = Philadelphia*

**Leukämie:** diagnostische Leitbefunde bei den vier häufigsten Leukämieformen. [365]

erscheinungen sind bei verschiedenen L.-Formen sehr variabel (s.a. Tab.). Sowohl das Knochenmark als auch alle anderen Organe können von den malignen Zellen infiltriert werden. Durch den funktionellen Ausfall von Blutzellen kommt es zur Insuffizienz des Sauerstofftransports (Anämie), der Abwehrfunktion (Infektneigung) sowie der Hämostase (Blutungsbereitschaft v.a. infolge Thrombozytopenie). Es kann zur Vergrößerung u. Funktionsminderung befallener Organe kommen (z.B. ▸Meningoencephalomyelopathia leucaemica, evtl. Niereninfiltration). Eine besondere Manifestationsform sind leukämische Hautinfiltrationen (L. cutis), die umschrieben oder auch generalisiert (Leucaemia universalis cutis) auftreten können. Leukämische Erythrodermien sind gegen die Mycosis fungoides u. das KAPOSI-Syndrom abzugrenzen. Tumorbildende Leukämieformen wurden auch als **Leukosarkomatose** bezeichnet. ***Ther.:*** richtet sich nach der jeweiligen Form. Methoden sind z.B. Strahlentherapie, Chemotherapie oder Knochenmarktransplantation, die oft in Kombination angewendet werden. **E** leukemia. – **L., akute,** unreifzellige Leukose, Abk. AL: Erkrankungen der hämatopoetischen Stammzellen mit Proliferation unreifer Blasten im Knochenmark u. meistens auch im Blut, die ohne intensive Therapie innerhalb kurzer Zeit letal verlaufen. ***Klassifik.:*** erfolgt nach Zellmorphologie, Zytochemie, Immunzytologie (s. Tab. S. 1098). ***Klinik:*** Symptome u. diagn. Leitbefunde s. Übersichts-Tab.; mögliche Organmanifestationen sind Splenomegalie, vergrößerte Lymphknoten, neurologische Symptomatik, Gingivainfiltration, Hautinfiltrationen. ***Diagn.:*** Blutbild: Thrombozytopenie, Anämie, evtl. Granulozytopenie, ▸Hiatus leucaemicus, ▸AUER-Stäbchen bei AML; Knochenmarkpunktion (meist Beckenkammbiopsie). Der Nachweis von mindestens 30 % unreifer Zellen (Blasten) im Knochenmark sichert die Diagnose. – **L., akute lymphatische,** a. lymphoblastische L., Abk. ALL: maligne Transformation einer lymphatisch determinierten Stammzelle. Häufigste L. des Kindesalters. Die Grenze zwischen den lymphoblastischen Non-HODGKIN-Lymphomen u. den ALL ist fließend; wahrscheinlich handelt es sich um ähnliche Krankheitsbilder mit unterschiedlicher Manifestation. ***Klassifik.:*** Neben Zellmorphologie u. Zytochemie wird v.a. die Immunzytologie herangezogen: Der immunologische Phänotyp wird mittels monoklonaler Antikörper ermittelt (T-Zell-Marker, B-Zell-Marker, Common-ALL-Antigen = CALLA) u. bestimmt wesentlich Therapie u. Prognose. ***Ther.:*** Durch Kombinationen von Zytostatika in zeitlich festgelegten Schemata können Heilungsraten im Bereich um 70–80 % erzielt werden, evtl. Knochenmarktransplantation; ferner Schädelbestrahlung prophylaktisch u. bei Meningoencephalomyelopathia leucaemica; intrathekale Chemotherapie; adäquate supportive Maßnahmen (Blutzellersatz, Infektionsprophylaxe bzw. -behandlung). **E** acute lymphatic l., acute lymphocytic l. – **L., akute myeloische, akute nichtlymphatische L.,** Abk. AML, Abk. ANLL, acute non-lymphocytic l.: maligne Transformation einer myeloisch determinierten Stammzelle. Etwa 80 % der akuten L. im Erwachsenenalter, zweithäufigste L. des Kindesalters. Nach morphologischen Kriterien der atyp. Zellen unterschieden in myeloblastäre, promyelozytäre, myelomonozytäre u. monozytäre L., ferner unter Einbeziehung zytochem. Methoden gemäß der FAB-Klassifikation (s. Tab.). Als Unterform die akute ▸Erythroleukämie (nach FAB myeloische Form M6). ***Ther.:*** wie bei der ▸ALL – die Behandlungserfolge durch Therapie-Schemata mit Zytostatika sind allerdings geringer. Insbesondere bei jungen Patienten kommt auch die Knochenmarktransplantation in Frage. **E** acute myeloid l., acute myelocytic l. – **L., akute undifferenzierte,** Abk. AUL: selten diagnostizierte Form, da die meisten L. eingeordnet werden können. Geht vermutlich von einem sehr frühen Entwicklungsstadium der Knochenmarkszelle aus. – **L., chronische:** Formen der L., bei denen im Ggs. zur akuten L. vermehrt reife Blutzellen auftauchen. Der Krankheitsverlauf ist schleichend und maligne, die Ther. vielfach palliativ. – **L., chronische lymphatische,** Abk. CLL: als lymphozytäres Lymphom niedrigen Malignitätsgrades zu den ▸Non-HODGKIN-Lymphomen gerechnete L. Häufigste Form der chron. L., Auftreten v.a. im Alter zwischen 60 u. 70 Jahren. ***Ätiol.:*** ungeklärt. ***Klinik:*** in frühen Stadien oft über Jahre asymptomatisch; allmählich fortschreitende Leistungsminderung u. Müdigkeit, Infektanfälligkeit (aufgrund der Granulozytopenie u. Hypogammaglobulinämie); neben den allgemeinen Symptomen der ▸Leukämie finden sich v.a. Lymphknotenschwellungen, Milz- u. Lebervergrößerung (Hepatosplenomegalie). Immunchemisch unterscheidbar ist die CLL vom B-Lymphozyten-Typ (häufig) u. vom T-Lymphozyten-Typ (selten; ca. 5 %). Von der CLL abgrenzbar sind ▸Prolymphozytenleukämie u. die ▸Haarzellenleukämie (leukäm. Retikuloendotheliose). Klinische Stadieneinteilungen der CLL erfolgen nach RAI bzw. BINET (s.

| FAB-Klassifikation | deutsche Bezeichnung | Morphologie | zytochemische, immunologische u. biochemische Charakterisierung |
|---|---|---|---|
| **myeloische Formen** (M) | (ca. 80 % der akuten Leukämien im Erwachsenenalter [= ANLL = **a**kute **n**icht**l**ymphatische **L**eukämien]) | | evtl. weitere Subgruppierung durch monoklonale Antikörper gegen verschiedene Oberflächenantigene |
| M0 | Myeloblastenleukämie mit minimaler myeloischer Differenzierung (AML) | große Blasten ohne sichtbare Granulation. | Peroxidase-negativ (oder < 5 % positiv); myeloische Marker CD13, CD33, CD65 |
| M1 | Myeloblastenleukämie ohne Ausreifung (AML) | keine Zeichen granulozytärer Differenzierung, prominente Nucleoli, evtl. azurophile Granula u./oder AUER-Stäbchen | mindestens 3 % der Blasten Peroxidase-positiv; unspezif. Esterase (+) |
| M2 | Myeloblastenleukämie mit Zeichen der Ausreifung (AML) | Entwicklung bis zu Promyelozyten; Myelozyten, Granulozyten, Blasten u. Promyelozyten zusammen > 50 %; evtl. azurophile Granula u./oder AUER-Stäbchen | bis 64 % der als leukämisch angesehenen Zellen Peroxidase-positiv (++); unspezif. Esterase (+) |
| M3 Untertyp: M3v (»variant«) | Promyelozytenleukämie (APL) | Mehrzahl der Zellen mit charakterist. Granulation der Promyelozyten; z. T. gebündelte AUER-Stäbchen | 65 % (u. mehr) der als leukämisch angesehenen Zellen Peroxidase-positiv (++); unspezif. Esterase (+) |
| M4<br>M4Eo | myelomonozytäre Leukämie (AMML) | granulozytäre u. monozytäre Differenzierungsstufen (Anteil jeder Reihe mindestens 20 %) zusätzl. 5 % Eosinophile | Peroxidase ++; unspezif. Esterase + |
| M5 | Monozytenleukämie (AMOL) | > 80 % der als leukämisch angesehenen Zellen sind aus der monozytären Reihe | Peroxidase in monozytären Zellen negativ; unspezif. Esterase ++; Natriumfluorid-hemmbar (charakteristisch für monozytäre Elemente, für Beweis der M. immer erforderlich) |
| Subtyp A | undifferenziert (Monoblastenleukämie) | große Blasten, prominente Nucleoli, großer Plasmasaum | |
| Subtyp B | weiter differenziert | Ausreifung bis zu Monozyten (im peripheren Blut vorherrschend) | |
| M 6 | Erythroleukämie (EL) | > 50 % erythrozytäre Elemente (bei mehr als 10 % eindeutig pathologischen Erythroblasten reicht ein Gesamtteil von 30 %); evtl. mit Beteiligung der Granulopoese u. Übergang nach M1, M2 oder M4 | Peroxidase +; unspezif. Esterase +; PAS-Reaktion + (schollig) |
| M7 | Megakaryoblastenleukämie | > 30 % unreife, sehr polymorphe Megakaryoblasten mit schmalem Zytoplasma u. dichtem Chromatin | immunzytolog. Nachweis von Glykoproteinkomplexen GPIIb/IIIa der Thrombozytenmembran |
| **lymphatische Formen (L)** | (ca. 20 % der akuten Leukämien im Erwachsenenalter; klinisch relevant ist die immunologische Klassifizierung) | | weitere Subgruppierung durch monoklonale Antikörper gegen verschiedene Oberflächenantigene |
| L1 | Lymphoblastenleukämie (häufiger bei Kindern) (ALL) | einheitliches Bild kleiner Zellen mit schmalem Zytoplasmasaum u. regelmäßigen, manchmal gekerbten Kernen, meist ohne Nucleoli; evtl. Vakuolen im Zytoplasma | unter dem morpholog. Bild von L1 u. L2 verschiedene Subtypen vorkommend (alle TdT u. meist auch grobschollig PAS-positiv)<br>Common-ALL (C-ALL): Ia-Antigen positiv<br>C/T-ALL: zusätzlich T-Antigen positiv<br>Prä-T-ALL: T-Antigen positiv |
| L2 | Lymphoblastenleukämie (ALL) | heterogenes Bild großer Zellen mit mehr oder weniger großem Zytoplasmasaum u. unregelmäßigen, oft gespaltenen Kernen mit großen Nucleoli; evtl. Vakuolen im Zytoplasma (gering) | T-ALL: T-Antigen u. Erythrozytenrosettenbildung positiv; in 90 % der T-Antigen-positiven auch saure Phosphatase positiv (paranukleär) |
| L3 | Lymphoblastenleukämie (ALL) (BURKITT-Typ der ALL) | einheitliches Bild großer Zellen mit stark basophilem Zytoplasma u. regelmäßigen rund-ovalen Kernen mit deutlichen Nucleoli; meist auffällige Vakuolen im Zytoplasma | Eigenschaften von B-Lymphozyten (B-ALL): HLA-DR-Antigen u. Oberflächenimmunglobuline nachweisbar PAS-Reaktion u. TdT-Aktivität negativ |

*PAS = Perjod-Säure(Acid)-SCHIFF-Reaktion (Glykogen-Nachweis); TdT = terminale Desoxynucleotidyl-Transferase (lymphatischer Marker); Ia = Immunantwort-assoziiertes Antigen (B-Zell-Marker)*

**Leukämie, akute:** Klassifikation u. Charakterisierung. [435]

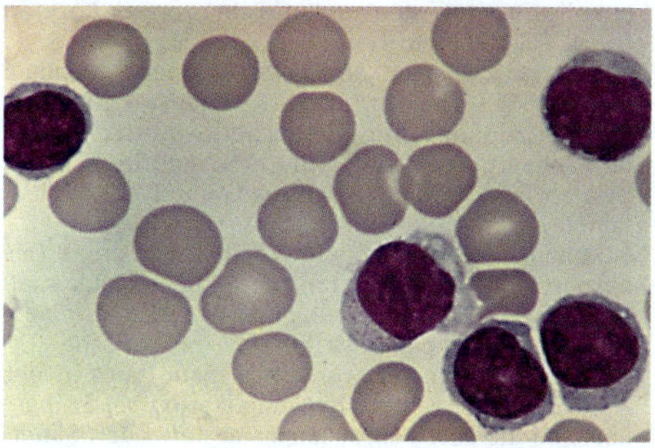

**Leukämie, chronische lymphatische:** Blutausstrich mit zahlreichen kleinen Lymphozyten; Pappenheim-Färbung. [510]

Tab.). ***Ther.:*** schonende, bei jüngeren Patienten intensive Chemotherapie; Infektionsprophylaxe u. -behandlung; evtl. Splenektomie; ggf. Gammaglobuline i.v. E chronic lymphatic l., chronic lymphocytic l. – **L., chronische myeloische,** Abk. CML, chronische Myelose: der Gruppe der myeloproliferativen Erkrankungen zuzuordnende Neoplasie. Inzidenz in Deutschland beträgt 2 : 100 000 pro Jahr mit Häufung in mittlerem Lebensalter (83 % zwischen 20 u. 60 Jahren). Varianten sind die seltene ▸Eosinophilenleukämie u. die (umstrittene) Basophilenleukämie. ***Ätiol.:*** unbekannt; nach erhöhter Exposition gegenüber ionisierenden Strahlen wurde u.a. eine Häufung der CML beobachtet. ***Klinik:*** schleichender Beginn; Zeichen des Hypermetabolismus: Fieber, Gewichtsverlust, erhöhte Werte für Laktatdehydrogenase u. Harnsäure im Serum. Im Verlauf werden unterschieden: **chronische Phase** (4–5 Jahre), **akzelerierte Phase** mit zunehmender Resistenz gegenüber Therapie und sog. **Blastenphase** (Blastenkrise oder ▸Myeloblastenschub), Letzterer meist therapieresistent. Dauer der Blastenkrise im Median 3 Monate. ***Diagn.:*** Die CML als klonale Erkrankung der hämatopoetischen Stammzellen ist gekennzeichnet durch starke Vermehrung der Granulozyten im Blut ($> 30 \times 10^9$/l) mit ausgeprägter Linksverschiebung (s. Abb.) bei hyperzellulärem Knochenmark mit Hyperplasie der Myelopoese, meist auch Megakaryopoese (Splenomegalie). Nachweis des ▸Philadelphia-Chromosoms und/oder der BCR-ABL-Translokation bzw. Genrearrangement sowie erniedrigte oder fehlende alkalische Granulozytenphosphatase sind kennzeichnend. ***Ther.:*** je nach Verlaufsphase unterschiedlich. Einzige Therapie mit Heilungschance ist allogene Knochenmarktransplantation. Weitere Optionen sind Hydroxyurea u. Interferon-alpha. Intensive Chemotherapie mit u. ohne autologe Knochenmarktransplantation oder Transplantation von Blutstammzellen ist möglich. E chronic myeloid l., chronic myelocytic l. – **L., chronische myelomonozytäre,** Abk. CMML: zu den ▸myelodysplastischen Syndromen gehörende Stammzellerkrankung. – **L., schwelende:** langsame Verlaufsform akuter – meist myeloischer – L., nachweisbar durch niedrige DNS-Stoffwechselaktivität in den Knochenmarkszellen. E smoldering l. – **L., sekundäre:** nicht einheitlich verwendeter Begriff: i.e.S. Leukämieformen, die infolge einer anderen hämatopoetischen Stammzellerkrankung entstehen (z.B. Myelodysplasien); i.w.S. alle L. durch toxische Einflüsse (z.B. durch Arzneimittel).

| **Stadieneinteilung nach Rai** | |
|---|---|
| Stadium 0: | alleinige Lymphozytose |
| Stadium I: | Lymphozytose u. Lymphadenopathie |
| Stadium II: | Lymphozytose u. Spleno- u./oder Hepatomegalie |
| Stadium III: | Lymphozytose u. Anämie (Hb < 11 g/dl) |
| Stadium IV: | Lymphozytose u. Thrombopenie (< 100 000/mm$^3$) |
| **Stadieneinteilung nach Binet** | |
| A: | Hb mindestens 10,0 g/dl, Thrombozyten mindestens 100 000/mm$^3$, weniger als 3 befallene Regionen |
| B: | wie A, aber mehr als 3 befallene Regionen |
| C: | Anämie oder Thrombopenie unter den o.g. Werten |
| *als befallene Regionen werden gezählt: zervikale, axilläre, inguinale Lymphknoten (ein- oder beidseitig), Milz, Leber* | |

**Leukämie, chronische lymphatische:** Stadieneinteilung. [200]

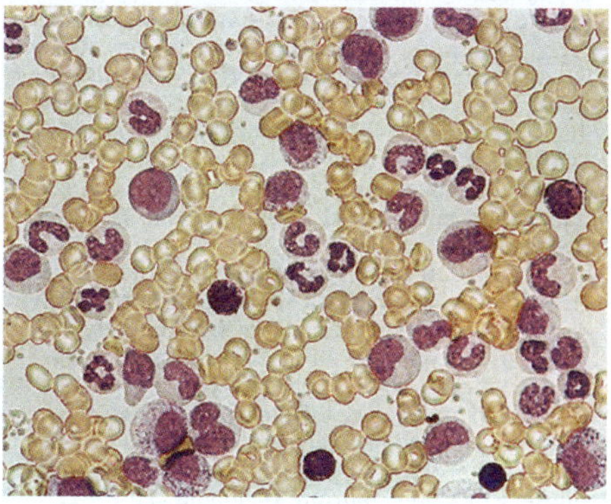

**Leukämie, chronische myeloische:** hohe Leukozytenzahl mit Linksverschiebung bis zu Blasten (Blutausstrich). [198]

**Leuk|ämo|gene; Leukämogenese:** s.u. ▸Leukämie. E leukemogens, leukemogenesis.

**Leuk|ämoid, leukämoide Reaktion:** extreme Leukozytose mit starker Linksverschiebung (oft bis zu Myeloblasten) als Reaktion auf schweren Infekt, Tumorerkrankung. E leukemoid reaction. – **L., eosino|phi|les:** L. mit Vorherrschen reifer u. unreifer eosinophiler Granulozyten im peripheren Blut bei Infektionskrankheiten u. Parasitosen; s.a. ▸Hypereosinophilie.

**Leuk|apherese:** Leukozytenentzug (s.u. ▸Leukopherese). E leukapheresis.

**Leuk|enzephal...:** s.u. ▸Leukoenzephal...

**Leukine:** thermostabile bakterizide Substanzen aus Suspensionen polymorphkerniger Leukozyten. E leukins, leucins.

**Leukismus:** *Dermatologie* ▸Albinismus partialis.

**leuko...:** Wortteil »weiß«, »hell«.

**Leuko|agglutinine:** agglutinierende Antikörper gegen Leukozyten. E leukoagglutinins.

**Leuko|avaiosis:** Dichteminderung der weißen Substanz des Gehirns im Computer- u. Kernspintomogramm; Phänomen des alten Menschen; im Verbund mit lakunären Infarkten häufig Ausdruck von vaskulären Veränderungen (Mikroangiopathien); korreliert dann mit kognitiven Störungen. E white matter lesions.

**Leuko|basen:** *Chemie* ▸Leukoverbindungen.

**Leuko|blast:** ▸Myeloblast. E leukoblast.

**Leuko|blasten|leuk|ämie:** Form der akuten myeloischen ▸Leukämie.

**Leuko|cidine:** in Mikroorganismen gebildete Substanzen, die Leukozyten schädigen. E leukocidins.

**leukocytosis inducing factor** *(engl.): Hämatologie* ▸LIF.

**Leuko|derm(a):** allgemeiner oder umschriebener Pigmentverlust der Haut; z. B. als vorübergehende Pigmentbildungshemmung im Bereich einer abgelaufenen Entzündung. E leukoderma. – **L. acquisitum (centrifugum) Sutton:** pigmentierter Nävuszellnävus (seltener Angiom) mit rundem oder ovalem depigmentiertem Hof: Halo-Nävus, perinävische Vitiligo. E Sutton nevus. – **L. lenticulare disseminatum,** Hypomelanosis guttata idiopathica: kleinfleckige Depigmentierung an den Streckseiten der Unterarme u. Unterschenkel als Folge von Lichtexposition. – **L. psoriaticum:** helle Hautflecken am Ort abgeheilter Psoriasis vulg. E psoriatic l. – **L. syphiliticum,** Rete pigmentosum, L. specificum: isolierte, verwaschene rundl. Aufhellungen, meist an Hals (»Halsband der Venus«) u. vorderen Achselfalten. Als Syphilid-Residuen frühestens 4–6 Wo. nach Sekundärperiode der Syphilis. E syphilitic l.

**Leuko|dia|pedese:** aktive Wanderung der Leukozyten durch die Kapillarwand in das Gewebe. E leukodiapedesis.

**Leuko|dys|trophia, -dystrophie,** degenerative diffuse Hirnsklerose: Sammelbez. für erbliche Entmarkungskrankheiten des zentralen Nervensystems, durch Enzymdefekte kommt es zu Stoffwechselstörungen der Markscheiden. S. a. ▸Sphingolipidosen (Schema). E leukodystrophy. – **L., diffuse spongiöse:** ▸CANAVAN-Syndrom. – **L., dys|myelinogene, fibrinoide L.:** ▸ALEXANDER-Syndrom. – **L., globoidzellige,** Galaktocerebrosidose: ▸KRABBE-Syndrom. E globoid cell l. – **L., metachromatische,** Cerebrosidsulfatidose: ▸SCHOLZ-Syndrom, ▸GREENFIELD-Syndrom, ▸AUSTIN-Syndrom. E metachromatic l. – **L., orthochromatische (Neutralfett-Typ):** ▸PELIZAEUS-MERZBACHER-Krankheit.

**Leuko|en|ze|phalitis:** Sammelbez. für akute u. chron. Entmarkungsenzephalomyelitiden (Encephalomyelitis disseminata, Neuromyelitis optica, multiple diffuse [= subchron.] u. konzentr. Hirnsklerose); s. a. ▸Encephalitis, ▸Panenzephalitis. E leukoencephalitis. – **L., akute hämorrhagische (Hurst):** L. mit perivaskulären Infiltraten u. massenhaft petechialen Blutungen in die weiße Substanz; Fieber, Erbrechen, Krämpfe, Enthirnungsstarre, foudroyant tödl. Verlauf. E acute hemorrhagic l. – **L., subakute sklerosierende (van Bogaert):** ▸Encephalitis maligna subacuta. E subacute sclerosing panencephalitis.

**Leuko|enzephalo|pathie:** krankhafte Veränderung der weißen Hirnsubstanz. – **L., progessive multifokale,** Abk. PML: eine Entmarkung des Groß- u. Kleinhirns sowie des Hirnstamms; Krankheitsbild, das offenbar in engem Zusammenhang mit der Reaktivierung von Papovaviren (JC-Virus) steht u. vorwiegend bei schwerem Immundefekt auftritt (in 2–4 % aller AIDS-Erkrankungen). Vorkommen auch bei Patienten mit Leukämien u. maligner Lymphogranulomatose. Typisch ist eine disseminierte subakute Demyelinisierung der weißen Substanz mit Infektion u. Verformung v. a. der Oligodendrozyten, seltener der Astrozyten. ***Klinik:*** Paresen, Krampfanfälle, Sehstörungen, Aphasien u. Persönlichkeitsveränderungen. E progressive multifocal leukoencephalopathy.

**Leuko|erythro|blastose:** ▸Erythroleukämie. E leukoerythroblastosis.

**Leuko|gramm:** ▸Differentialblutbild. E leukogram.

**Leuko|keratosis:** *Dermatologie* ▸Leukoplakie. E leukokeratosis. – **L. nicotinica (palati):** L. in der Mundhöhle (v. a. harter Gaumen) als Teerprodukte-Reizeffekt bei starken Rauchern; weißliche derbe Knötchen mit rötlicher, zentraler Eindellung (Ausführungsgänge der Schleimdrüsen); rückbildungsfähig.

**Leuko|kinesine:** Stoffe, die die Beweglichkeit von Leukozyten beeinflussen.

**Leuko|kinin:** *Hämatologie* in der Milz produzierter Stoff, der die Phagozytosefunktion der Granulozyten beeinflusst. E leukokinin.

**Leuko|klasie:** Leukozytenzerfall. E leuko(cyto)lysis.

**Leuko|korie:** Auftreten eines weißen Reflexes in der Pupille; s. a. ▸Leukoma. E leukocoria.

**Leuko|lysin:** Stoff, der zur Auflösung von Leukozyten führt. E leuko(cyto)lysin.

**Leu|kom(a):** **1)** Leukoma(tosis) corneae, Albugo: dichte, weißliche Hornhautnarbe nach Verletzung oder Entzündung; mit erheblicher Beeinträchtigung des Sehvermögens, Blendungsüberempfindlichkeit, Tränenfluss. **2)** ▸Leukoplakie, ▸Leukonychie. E leukoma.

**Leuko|ma|ine:** toxische, stickstoffhaltige Amine (als körpereigene Eiweißzerfallsprodukte). E leukomaines.

**Leuko|malazie, periventrikuläre:** nekrotische Erweichungszonen der weißen Hirnsubstanz in der Nähe der Seitenventrikel; Komplikation bei Frühgeborenen als Folge eines länger bestehenden Sauerstoffmangels (z. B. bei Hyalin-Membran-Krankheit).

**Leuko|mel|algie:** schmerzhafte Anfälle von Durchblutungsstörungen (Gefäßspastik) der Glieder mit Blässe u. Kälte der Haut; s. a. ▸Erythromelalgie. E spastic ischemia with pallor.

**Leuko|melano|dermie:** fleckförmige Hyper- u. Depigmentation der Haut. E leukomelanoderma.

**Leuko|metastase:** *Dermatologie* pigmentlose bzw. -arme Metastase eines malignen Melanoms.

**Leuko|mito|gene:** Stoffe, die die Bildung weißer Blutkörperchen (Leukozytopoese) anregen.

**Leuko|myelitis:** Entzündung der weißen Rückenmarksubstanz. E leukomyelitis.

**Leukon:** granulopoet. Zellinsel im Knochenmark. E leukon.

**Leuk|onychia, -onychie,** Canities unguium: Weißfärbung des Nagels. ***Ätiol.:*** angeboren oder erworben, u. zwar traumatisch, toxisch, trophisch bei Eiweißmangel, Leberschaden, Herzfehler, mykotisch (z. B. bei Trichophytie; meist aber nur subunguale Pilzwucherung ohne Nagelplattenbefall). E leukonychia. – **L. punctata:** L. mit stecknadelkopfgroßen Flecken. E punctate l. – **L. semi|lunaris:** L. mit halbmondförmigen Querstreifen. E semilunar l. – **L. striata:** L. mit wechselnd breiten Querstreifen u. -bändern (von der Lunula ausgehend u. mit dem Nagel nach vorn wachsend. E striate l. – **L. totalis:** völlige Weißfärbung aller Nägel; autosomal-dominant vererbt. S. a. totalis.

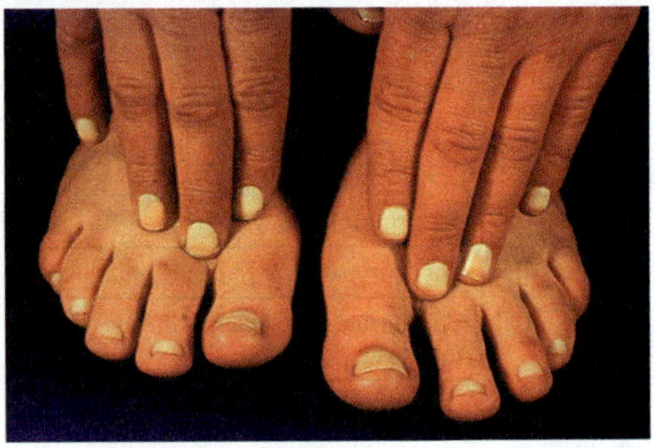

**Leukonychia totalis.** [530]

**Leuk|onycho|lysis para|dentotica:** ▸SCHUPPLI-Syndrom.

**Leuko|pathia, -pathie:** **1)** pathologische Veränderung der Leukozyten. **2)** *Dermatologie* ▸Leukoderma. E leukopathia, leukopathy. – **L. acquisita:** ▸Vitiligo. – **L. con|genita:** ▸Albinismus. – **L. unguium:** ▸Leukonychie.

**Leuko|pedese, -penetration:** ▸Leukodiapedese. E leukopedesis.

**Leuko|penie:** ▸Leukozytopenie. E leukopenia.

**Leuko|pherese:** Auftrennung des Blutes eines gesunden Spenders durch selektive Entfernung (= Leukapherese) von Leukozyten; z. B. mit dem ▸Zellseparator oder durch reversible Adhäsion an Nylonfasern (»Filtrationsleukapherese«); die verbleibenden Blutbestandteile (Plasma, Erythrozyten) können in den Spender zurückgeführt werden (s.a. ▸Leukozytenkonzentrat). – Die Methoden sind auch geeignet zur Senkung hoher Leukozytenzahlen bei chron. lymphatischer u. myeloischer Leukämie. E leukopheresis.

**Leuko|plakia, -plakie:** (SCHWIMMER) Verhornungsstörung (»Epidermisierung«) der Mund- u. Übergangsschleimhäute (Abb.) sowie an Genitalien u. im Gastrointestinaltrakt (z.B. Ösophagus). ***Klinik:*** weißl. Herde in Form schleierartiger Trübungen bzw. Verdickungen (L. plana s. simplex) bis zu kompakten, pflasterart., rissigen oder gefurchten Hornauflagerungen (hyperkeratot. Form = L. verrucosa; gilt im Gegensatz zu sekundär-symptomatischen Formen oder denen bei allg. Keratose stets als Präkanzerose!). E leukoplakia. – **L. erosiva:** L. mit Erosionen. –

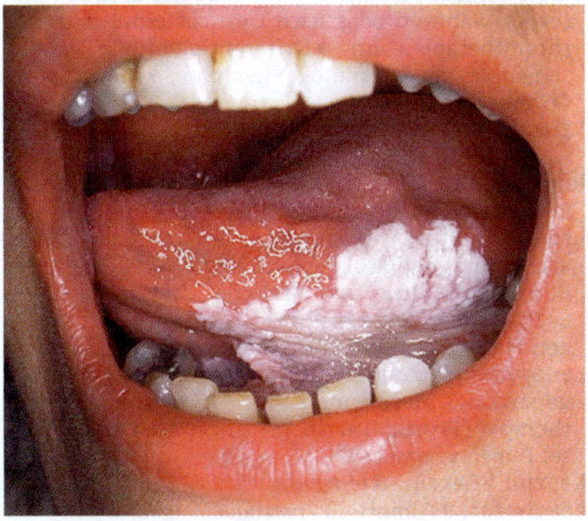

**Leukoplakia.** [277]

**L. oris:** L. im Mundbereich mit Bildung weißer Flecken bis plattenartiger Schollen an Zungen- (= **L. lingualis**), Wangen- (= **L. buccalis**) u. Gaumenschleimhaut (s.a. ▸Leukokeratosis nicotinica); v.a. als Reaktion infolge chron. Entzündung durch mechan. (z.B. Prothese) oder chem. (z.B. Rauch) Reizung. E l. of the mouth. – **L. penis:** v.a. an Glans, Corona glandis u. Präputium auftretende L. (Präkanzerose!). E penal l. – **L. plana:** s.u. Leukoplakie. E flat l. – **L. portionis:** L. als »weißer Fleck« (Hyperkeratose) auf nicht verändertem Epithel oder aber bei Dysplasie oder präinvasivem Karzinom (nach Abstoßung bleibt als »Leukoplakiegrund« eine dünne Epithelschicht mit gefäßreichen Bindegewebspapillen u. sichtbar »getüpfeltem« Oberflächenrelief). E l. of the portio. – **L. simplex:** s.u. Leukoplakie. E simple l. – **L. verrucosa:** L. mit verruköser Oberfkäche; kann auf invasives spinozelluläres Karzinom hindeuten. – **L. vesicae,** Xerosis vesicae: »rudimentär«, im Trigonumbereich, oder »echt« (= L. diffusa) mit »Schneetreiben« (Epithelabschilferung) auftretende L. der Harnblase als Zystoskopiebefund; evtl. Pyurie, Bakteriurie, Cholesteatombildung. – **L. vulvae:** hyperkeratotische Verhornungsanomalie im Rahmen von Kraurosis, Lichen sclerosus oder ruber, BOWEN-Krankheit; evtl. Präkanzerose; s.a. ▸Vulvadystrophie. E vulvar l.

**Leuko|poese:** ▸Leukozytopoese. E leukopoiesis.

**Leuko|porphyrie:** akute Porphyrie mit Ausscheidung von Leukouroporphyrin, v.a. bei Leberschäden (z.B. Bleivergiftung). Harn oft unauffällig; keine Photosensibilisierung.

**Leuko|proteasen:** Leukozytenenzyme, die phagozytiertes Material abbauen. E leukoproteases.

**Leuk|opsin:** in den Stäbchen anfallendes »Sehweiß«, ein Komplex aus *trans*-Vitamin $A_1$ u. Protein. E leukopsin.

**Leuko|pterin:** 2-Amino-4,6,7-trihydroxy-pteridin, ein Folsäure-Derivat. E leucopterin.

**Leuko|rekrutine:** Stoffe, die zur Freisetzung von Leukozyten in das Blut führen.

**Leukor|rhagie: 1) Leukorrhö:** *Gynäkologie* übermäßiger ▸Fluor albus. E leukorrhagia, leukorrhea. **2)** ▸Lymphorrhagie.

**Leuko(s):** Kurzbez. für Leukozyt(en).

**Leuko|sarkom: 1) leukämisches L.:** lymphoblastisches Lymphosarkom mit leukämischer Verlaufsform (= Leukosarkomatose STERNBERG): Lymphknotentumoren mit geschwulstartiger Infiltration der Umgebung, Oxidase-negative mononukleäre Zellvermehrung im Blut, hämorrhagische Diathese, Knötchen- u. Knotenmetastasen in der Haut. **2)** weißes, nicht pigmentiertes Sarkom. **3) L. der Choroidea:** bösartiger (metastasierender), meist pupillennaher Aderhauttumor; bewirkt oft Netzhautablösung. E leukosarcoma.

**Leu|kose:** ▸Leukämie. E leukosis.

**Leuko|taxine:** v.a. im Entzündungsbereich vorkommende Substanzen (z.B. Bakterientoxine; s.a. ▸Leukotriene), die Leukozyten (v.a. Granulozyten) anlocken (▸Leukotaxis). E leukotaxines.

**Leuko|taxis:** durch chemische (▸Leukotaxine) oder physikalische Reize (Chemo-, Galvano-, Thigmotaxis etc.) ausgelöste amöboide Bewegung von Granulozyten (19–37 µm/Min.). Ausgeprägte L. z.B. durch Chemotaxine des Komplement-Systems. E leukotaxis.

**Leuko|tomie:** operative Durchtrennung der Bahnen zwischen Thalamus u. Stirnhirn auf transfrontalem oder -orbitalem Wege als obsoleter psychochir. Eingriff (fast vollkommen verlassen), ferner bei unstillbaren Schmerzzuständen; meist durch ▸stereotaktische Hirnoperationen ersetzt. E leukotomy, prefrontal lobotomy.

**Leuko|toxin:** aus zerfallenden Leukozyten freigesetztes tox. Peptid (14 Aminosäuren), das die Kapillarpermeabilität steigert. E leuko(cyto)toxin.

**Leuko|trichia, -trichosis:** »Weißhaarigkeit« bei Albinismus, Vitiligo, regenerierender Alopecia areata, als »weiße Haarlocke«. E leukotrichia. – **L. anularis:** ▸Pili anulati.

**Leukotrien-Antagonisten:** ▸Leukotrien-Rezeptor-Antagonisten. E leukotriene antagonists.

**Leukotrien-Rezeptor-Antagonisten,** Leukotrien-Antagonisten, Antileukotriene: entzündungshemmend wirkende Substanzen, die durch Blockade der Cysteinyl-Leukotrien-Rezeptoren die proinflammatorische Wirkung von ▸Leukotrienen ($LTC_4$, $LTD_4$, $LTE_4$) hemmen. ***Wirkst.:*** Montelukast, Zafirlukast u. Pranlukast (die beiden Letzteren in Deutschland nicht zugelassen). ***Anw.*** bei Asthma bronchiale, z.B. Anstrengungsasthma. E leukotriene antagonists.

**Leuko|triene,** Abk. LT: aus Arachidonsäure unter Mitwirkung der 5-Lipoxygenase v.a. in Leukozyten entstehende Substanzen, die bereits in geringsten Mengen als Vermittlerstoffe (Mediatoren) der Entzündung bzw. der allergischen Reaktion wirken; z.B. das $LTB_4$ als ▸Leukotaxin. Die »slow reacting substances« (SRS) wurden als $LTC_4$, $LTD_4$ u. $LTE_4$ identifiziert u. wirken v.a. auf Broncho-, Muskel- u. Gefäßkontraktion u. Gefäßpermeabilität. S.a. ▸Prostaglandine (dort Schema). E leukotrienes.

**Leuko|uro|porphyrin:** s.u. ▸Leukoporphyrie.

**Leuko|verbindungen,** Leukobasen: *Chemie* durch Reduktion in eine farblose Form übergeführte, im Allg. leicht zurückoxidierbare Farbstoffe; Indikatoren für oxidierende Stoffe. E leucocompounds.

**Leuko|vorin:** ▸$N^5$-Formyltetrahydrofolsäure. E leucovorin.

**Leuko|zidine:** ▸Leukocidine.

**leuko|zytär:** ▸Leukozyten betreffend. E leukocytic.

**Leuko|zyten:** (W. HEWSON 1770) »weiße Blutkörperchen«, unterschieden als ▸Granulozyten, ▸Lymphozyten u. ▸Monozyten; Normalwerte s.u. ▸Differentialblutbild (dort Tab.). E leukocytes.

**Leukozyten|anomalie:** angeborene Anomalie der Kerne (▸Kernanomalie) oder des Zytoplasmas der Leukozyten, z.B. ▸ALDER-REILLY-, ▸CHEDIAK-HIGASHI-, MAY-HEGGLIN- (= ▸HEGGLIN-Syndrom I), ▸JOR-

DANS-, ▶ PELGER-HUET-Anomalie. E leukocyte anomaly.

**Leukozyten|anti|gene:** ▶Histokompatibilitätsantigene auf der Oberfläche von Leukozyten; s.a. ▶HLA-System. E leukocyte antigens.

**Leukozyten|anti|körper:** gegen Leukozyten gerichtete Antikörper (AK), die v.a. nach Gabe von Leukozytenkonzentrat, Blutkonserven u. bei Schwangerschaften als Iso-AK gegen ▶Leukozytenantigene entstehen können. – Auto-AK gegen eigene Leukozyten sind nicht endgültig bewiesen, jedoch wurden sie bei Patienten mit Neutropenie gefunden. E anti-leukocyte antibodies.

**Leukozyten|enzyme:** in Leukozyten enthaltene Enzyme, z.B. Peroxidasen u. Phosphatasen, Amylasen, Katalasen, Peptidasen, Dehydrogenasen, Phosphorylasen, Nucleotidasen, Plasmin etc. E leukocyte enzymes.

**Leukozyten|kern|anhänge:** dem Kern des Granulozyten aufsitzende oder mit ihm verbundene Anhängsel, i.e.S. die ▶Drumsticks.

**Leukozyten|konserve:** spez. Blutkonserve; z.B. als ▶Leukozytenkonzentrat oder als ▶Buffy-Coat-Konserve (aus der ▶Leukozytenmanschette).

**Leukozyten|konzentrat:** v.a. Granulozyten enthaltendes Produkt der ▶Leukozytenmanschette (als »buffy coat«) oder der ▶Leukopherese mit begrenzter Haltbarkeit (2–4 Stunden); für sofortigen Transport zum Empfänger ist zu sorgen; v.a. zur Therapie bei Granulozytenmangel. E leukocyte concentrate.

**Leukozyten|kurve:** ▶biologische Leukozytenkurve.

**Leukozyten|manschette:** Auflagerung der Leukozyten auf der Erythrozyten-Säule nach Zentrifugieren von Blut oder Sedimentieren ungerinnbar gemachten Blutes; bes. ausgeprägt bei Leukozytose, chron. Myelose; s.a. ▶Leukozytenkonserve. E buffy coat.

**Leukozyten|phosphatase:** Phosphomonoesterase der Leukozyten. E leukocyte phosphatase. – **L., alkalische:** vorwiegend in Neutrophilen, selten in Metamyelozyten, nicht in den übrigen hämatopoet. Zellen zytochemisch nachweisbare L.; in Granulozyten erniedrigt bei chron. Myelose, paroxysmaler nächtl. Hämoglobinurie, erhöht bei Osteomyelosklerose, Polycythaemia vera, essentieller Thrombozythämie, reakt. Granulozytose. – **L., saure:** L. in Granulozyten u. deren Vorstufen sowie fast allen Zellen des hämatopoetischen Systems (einschließl. Retikulum-, Plasma- u. Epitheloidzellen u. Teil der Lymphos); hohe Aktivität v.a. in Osteoklasten, Monozyten, Eosinophilen u. Makrophagen (bei Phagozytose); Leitenzym für die Lysosomen.

**Leukozyten|sturz:** plötzl. Absinken der Leuko-Zahl, z.B. bei allerg. Schock, unter Zytostatika, Strahlentherapie, bei fulminantem entzündlichem Prozess (z.B. akute Peritonitis, Sepsis).

**Leukozyten|szintigraphie:** szintigraphisches Verfahren mittels radioaktiver Markierung von Leukozyten ($^{111}$In-Oxin). ***Anw.*** z.B. zur Diagnostik entzündlicher Prozesse (Ostitis, intraabdomineller Abszess); s.a. ▶Szintigraphie.

**Leukozyten|typisierung:** Bestimmung der ▶Leukozytenantigene mittels ▶Zytotoxizitätstest oder Durchflusszytometrie. E leukocyte typing.

**Leukozyten|zählung:** Bestimmung der Leukozyten-Gesamtzahl pro Volumeneinheit Blut (früher pro µl, heute als Giga [= $10^9$] pro l = G/l). **1)** nach Aufziehen frischen Blutes (bis Marke 1,0) u. von TÜRK-Lsg. (bis Marke 11) in spezieller Leuko-Pipette (u. Durchschütteln) Einbringen des Inhalts in eine Zählkammer, Auszählen 4 großer Quadrate (je 1 mm Seitenlänge) u. Umrechnung. **2)** nach Auflösung der Erythrozyten (z.B. mit Saponin) Messung der verbleibenden Leukozytensuspension (Verdünnung mit physiol. Kochsalzlösung) in einem elektr. ▶Partikelzählgerät. E leukocyte count.

**Leukozyten|zylinder:** hyaliner oder granulierter ▶Harnzylinder mit Ein- u. Auflagerung von Leukozyten. E leukocyte cast.

**Leuko|zyto|klasie, -zytolyse:** Auflösung der Leukozyten. E leukocytolysis.

**Leuko(zyto)penie:** Verminderung der Leuko-Zahl im peripheren Blut auf Werte < 4000/µl = < 4 G/l (s.u. ▶Neutropenie, ▶Lymphozytopenie); s.a. ▶Agranulozytose. E leukocytopenia.

**Leuko|zyto|po(i)ese:** die Bildung der weißen Blutkörperchen, ▶Granulozytopo(i)ese. E leukocytopoiesis.

**Leuko|zytose:** Vermehrung der Leukozyten-Zahl im peripheren Blut auf Werte über 10 000/µl (= > 10 G/l); v.a. bei Infektionskrankheiten, lokalen Entzündungen, ▶Leukämie; ferner zentral ausgelöste L. bei Zwischenhirnaffektionen (z.B. Ventrikelblutung); sowie die physiol. L. während der Schwangerschaft, nach schwerer körperlicher Arbeit (= myogene L., Bewegungs-L.), nach dem Essen (postprandiale L.), bei Rauchern, beim Säugling u. Kleinkind; ferner während oder nach Corticosteroid- oder Lithiumtherapie. Im ▶Differentialblutbild unterscheidbar als ▶Granulo-, ▶Lympho-, ▶Monozytose. E leukocytosis.

**Leuko|zytose induzierender Faktor:** ▶LIF. E leukocytosis inducing factor.

**leuko|zyto|toxisch:** auf Leukozyten schädigend wirkend. E leukocytotoxic.

**Leuko|zyt|urie:** Auftreten von Leukozyten im Urin; als geringgradige L. physiologisch; in stärkerer Form als ▶Pyurie (mit »falscher Proteinurie« [nie > 1‰]), bes. ausgeprägt bei Urotuberkulose, sonstigen Harnwegsinfekten u. -tumoren. E leukocyturia.

**Leuprorelin:** zu den synthetischen ▶GnRH-Agonisten gehörendes Hormonpräparat. ***Anw.*** in der Tumortherapie (Prostatakarzinom) sowie bei Endometriose, Pubertas praecox.

**Leuzin:** ▶Leucin. E leucine.

**Leuzismus:** ▶Albinismus partialis.

**LEV:** Abk. für ▶Lupus erythematodes visceralis.

**Levade:** *Orthopädie* passives Anheben beider Beine in Bauchlage; bei LWS-Affektionen schmerzhaft.

**Levaditi(-Manouéllan)-Färbung** (CONSTANTIN L., 1874–1928, rumän. Arzt, Paris): (1906) Blockimprägnation mit wässr. $AgNO_3$-Lsg. (Zusatz von Pyridin puriss.) u. Reduktion in Pyrogallol-Lsg. (mit Aceton u. Pyridin); zur Darstg. von Spirochäten u. Listerien (schwarz) im Gewebe (gelb). E Levaditi stain.

**Levallorphan,** N-Allyl-3-hydroxymorphinan: obsoleter Morphin-Antagonist (v.a. bei Atemdepression). E levallorphan.

**Levamisol:** ein ▶Immunmodulator; ***Anw.*** (in Kombination mit Fluorouracil) bei Kolonkarzinom. Ursprünglich als Parasitenmittel bei Wurmbefall für die Veterinärmedizin entwickelt. E levamisole.

**Levarterenol:** ▶Noradrenalin. E levarterenol.

**Levator:** Kurzform für ▶Musculus levator.

**Levator-ani-Syndrom:** ▶Proktodynie und ähnliche Schmerzphänomene im Enddarm- und Steißbereich. E levator ani syndrome.

**Levator|plastik:** Vernähung der vorderen Ränder (Pars puborectalis) des Levator ani bei der op. Korrektur einer ▶Rektozele, z.B. bei der hinteren ▶Kolporrhaphie im Rahmen von Deszensusoperationen zur Stützung des rekonstruierten Dammes. E levatorplasty.

**Levator|platte:** *Anatomie* ▶Diaphragma pelvis.

**Levator|tor:** *Gynäkologie* ▶Hiatus genitalis. E levator hiatus.

**Levator|wulst:** ▶Torus levatorius.

**Le-Veen-Shunt:** peritoneovenöser Shunt bei therapieresistentem Aszites (d.h. Ableitung – über spezielles Drainagesystem – in die innere Jugularvene).

**Leventhal-Syndrom** (Michael Leo L., 1901–1971, Frauenarzt, Chicago), STEIN-L.-Sy.: *Endokrinologie* ▶PCO-Syndrom.

**Levetiracetam:** ein ▶Antiepileptikum; Derivat der ▶Triazine, das die Natrium-Kanäle der Nervenzellmembranen blockiert; hemmende Wirkung auf die Freisetzung der Überträgerstoffe Glutamat u. Aspartat.

**Leveuf-Operation,** Cecil-Op.: zweizeit. Hypospadie-Korrektur mit Urethrabildung aus seitl. Hautlappen des Penisschaftes (temporäre Einbeziehung in das Skrotum) u. plastische Deckung der Hautdefekte durch Skrotalhaut.

**Levine-Critchley-Syndrom:** Kombination von neurologischen Auffälligkeiten mit Akanthozytose (Stechapfelform der Erythrozyten). E acanthocytosis with neurologic disorders.

**Levinthal** (Walter L., 1886–1963, Bakteriologe, Berlin). – **L.-Agar:** ▸Kochblutagar für die Meningokokken- u. die Haemophilus-influenzae-Diagnostik. – **L.-Lillie-Coles-Körperchen:** ▸Chlamydia psittaci als Einschlusskörperchen bei der ▸Ornithose. E Levinthal-Coles-Lillie bodies.

**Levistici radix,** Liebstöckelwurzel: Heilpflanzenbestandteil; in spezieller Aufbereitung wirksam bei Durchspülungstherapie von Entzündungen der ableitenden Harnwege u. Nierengrieß.

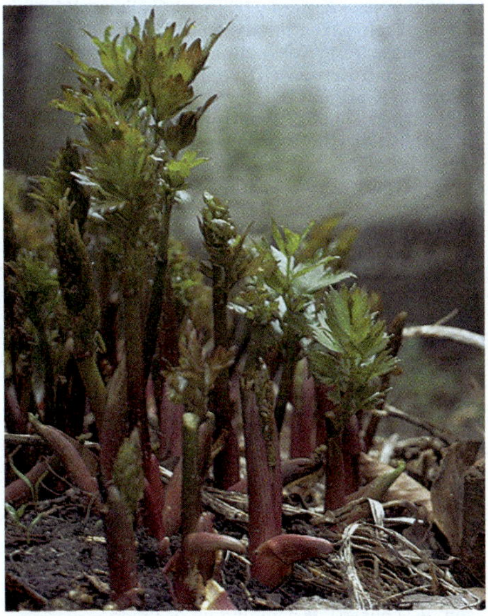

**Levistici radix:** Liebstöckel (syn. Maggi-Pflanze). [482]

**Levitation:** *Psychologie* das in Hypnose, beim autogenen Training u. im Traum auftretende angenehme Gefühl des Schwebens. E levitation.

**Lev-Krankheit:** idiopathische Sklerosierung des Herzskeletts; oft mit faszikulären Blockbildern. E Lev's disease.

**Levobunolol:** ein ▸Betarezeptorenblocker zur topischen *Anw.* als ▸Glaukommittel. E levobunolol.

**Levocabastin:** ein ▸Antihistaminikum zur topischen *Anw.* bei Rhinitis u. Conjunctivitis allergica. E levocabastine.

**Levocarnitin:** Transportprotein von Acyl-Gruppen; *Anw.* bei Carnitinmangel oder -verlusten u. als Adjuvans bei Muskeldystrophie. S.a. ▸Carnitin. E levocarnitine.

**Levocetirizin:** ein nicht sedierendes ▸Antihistaminikum ($H_1$-Rezeptorenblocker). E levocetirizine.

**Levodopa:** Vorstufe des Dopamins; *Anw.* als Anti-Parkinson-Mittel (in Kombination mit einem ▸DOPA-Decarboxylase-Hemmer) zur Ther. von Rigor, Tremor u. Akinese. *NW:* gastrointestinale Störungen, Hypotonie, Extrasystolien, Pollakisurie, Hyperkinesen, Psychosen. *Kontraind.:* Glaukom, schwere kardiale, endokrine oder renale Insuffizienz, Hepatopathie oder organisches Psychosyndrom. E levodopa, L-dopa.

**Levofloxacin:** ein ▸Breitspektrum-Gyrasehemmer der Gruppe III. E levofloxacin.

**Levomenol,** α-Bisabolol: pflanzliches Antiphlogistikum (Sesquiterpenalkohol) aus Kamillenblüten (s.a. ▸Matricaria chamomilla). E levomenol.

**Levomenthol:** Hauptkomponente (gesättigter Terpenalkohol) verschiedener Minz- u. Pfefferminzöle; s.u. ▸Menthol. E levomenthol.

**Levomepromazin,** Levopromazin: ein ▸Neuroleptikum (Phenothiazin-Derivat).

**Levomethadon:** linksdrehende Form von ▸Methadon; morphinartig wirkendes ▸Analgetikum (Narkoanalgetikum). *Anw.* auch zur Substitutionsther. bei ▸Heroinabhängigkeit. E levomethadone.

**Levonorgestrel:** ▸Gestagen mit relativ starker Potenz zur sekretorischen Umwandlung des Endometriums. *Anw.* in Kombination mit einem Östrogen bei klimakterischen Beschwerden sowie zur Kontrazeption (hierzu auch als Monopräparat = ▸»Minipille«).

**Levothyroxin:** internationaler Freiname für ▸Thyroxin.

**Levurose** *(franz. levure = Hefe):* Erkrankung durch hefeartige Pilze; z.B. Candidosis.

**Levy-Dorn(-4-Marken)-Methode** (Max L.-D., 1863–1929, Röntgenologe, Berlin): *Röntgenologie* Lagebestimmung von Fremdkörpern mit Hilfe auf die Körperoberfläche aufgeklebter 4 Metallmarken.

**Lewandowsky-Lutz-Krankheit:** ▸Epidermodysplasia verruciformis. E Lewandowsky-Lutz disease.

**Lewin-Schiene:** verbiegbarer Metallspatel mit Ring als Finger(streck)schiene.

**Lewis-Antikörper:** s.u. ▸Lewis-System. E anti-Lewis antibodies.

**Lewis-Operation:** Fazialis-Ersatz durch beidseitigen freien Faszien-Doppelzügel von Nasenflügel, Ober- u. Unterlippe u. Mundwinkel an den M. temporalis; meist kombiniert mit »facelifting«.

**Lewis-System:** *Serologie* (Mourant 1946: Nachweis des Anti-$Le^a$ bei einer Frau L.) Antigen-System mit dem rezessiv erbl. Faktor Le (a+) u. dem dominanten Le (b+) (Andreesen 1947); manifestiert in den Genotypen $Le^a$ $Le^a$, $Le^a$ $Le^b$ u. $Le^b$ $Le^b$ (wobei $Le^a$ u. $Le^b$ keine Allele sind) u. den entsprechenden Phänotypen Le (a+b–), Le (a–b+) u. Le (a–b–). Entsprechende wasserlösl. Mukoide sind in Serum (Erythrozyten nur passiv aufgeladen) u. Speichel nachweisbar. – Ist primär unabhängig vom AB0-System u. den Merkmalen MN, Rh, P u. Lutheran. E Lewis blood group.

**Lewy-Körperchen:** argentaffine, kugel. Gebilde in Nervenzellen bei idiopath. Parkinsonismus. E Lewy bodies.

**Lexer** (Erich L., 1867–1937, Chirurg, Jena, Freiburg, München). – **L.-Lappen:** s.u. ▸Kriechlappenplastik. – **L.-Naht:** ▸Schlupfnaht zur Versenkung des Appendixstumpfes (fortlaufend, am distalen Mesenteriolumstumpfende beginnend); 1. Reihe mit Abschluss durch 3-Stich-Naht (zwei Tänien u. Zäkumwand), darüber – ebenfalls einstülpend – 2. Reihe zurück zum Ausgangspunkt. – **L.-Operation: 1)** Mammaplastik (Reduktionsplastik) bei hypertrophischer Hängebrust; Drüsenkörperverkleinerung u. Verlagerung der Brustwarze samt Hof nach kranial. **2)** Facelifting (Gesichtsstraffung) durch – bds. – temporale u. retroperiaurikuläre Hautexzision. **3)** Gelenkplastik mit Arthrolyse, Modellierung u. umkleidender Fettlappeninterposition. **4)** Tibiakopf-Aufrichtung bei Genu recurvatum durch Knochenkeil in Tuberositas tibiae u. subkapituläre Fibula-Osteotomie. **5)** bei Dupuytren-Kontraktur Exzision des erkrankten Haut-Weichteil-Bezirks u. der ges. Palmaraponeurose; Defektdeckung mit Wolfe-Krause-Lappen. – **L.-Span,** »Lexerprügel«: kräftiger, periostgedeckter autoplast. Knochenspan zur Spanvereinigung zweier Knochenenden unter Fixierung durch Drahtumschlingung.

**Leyden-Kristalle** (Ernst Viktor v. L., 1832–1910, Internist, Königsberg, Straßburg, Berlin): s.u. ▸Charcot. E Leyden's crystals.

**Leydig** (Franz v. L., 1821–1908, Anatom u. Physiologe, Würzburg, Tübingen, Bonn). – **L.-Hypogonadis-**

**mus:** hormonale Unterfunktion der Keimdrüsen von Personen mit normalem Karyotyp 46,XY infolge nahezu vollständigen Fehlens der L.-Zellen (Hypoplasie oder Agenesie). Ursache ist eine autosomal-rezessive Punktmutation des LH-Rezeptors auf Chromosom 2 (2p16-21). Betroffene weisen intersexuelle Genitalien unterschiedlicher Ausprägung auf (blind endende Vagina, Penis u. Prostata sowie Uterus u. Eileiter fehlend, Testes intraabdominal). Im Serum LH (stark) erhöht, FSH normal. – **L.-(Zwischen-)Zellen:** ▸Hodenzwischenzellen. E L.'s cells. – **L.-Zell(en)-Tumor:** seltener, meist gutartiger, endokrin aktiver ▸Hodentumor aus L.-Zwischenzellen (Hyperplasie, Adenom, in 10–15 % der Erwachsenen metastasierendes Karzinom. Löst beim Jungen ▸Pubertas praecox, beim Erwachsenen ▸Gynäkomastie aus. E L. cell adenoma.

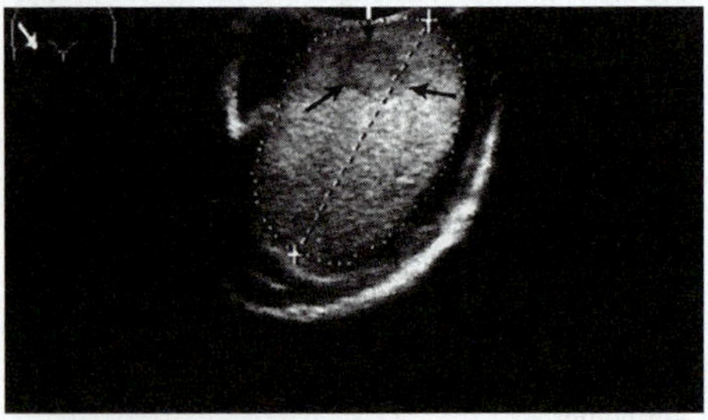

**Leydig-Zell(en)-Tumor:** Der Tumor stellt sich in der Hodensonographie als runde echoarme Raumforderung in der Nähe des oberen Hodenpols dar (Pfeile). [88]

**LE-Zelle:** Abk. für ▸Lupus-erythematodes-Zelle.
**Lezithin:** ▸Phosphatidylcholin. E lecithin.
**Lezius-Nagel:** leicht gebogener Marknagel. E Lezius nail.
**L-Faktoren:** die Antigene des ▸Lewis-Systems.
**L-Form,** L-Phase, L-Organismen: *Bakteriologie* (KLIENEBERGER u. NOBEL 1935 im Lister-Institut in England) membranlose Bakterien-Wuchsform, nach Einwirkung von Stoffen (z.B. Penicillin), die die Zellwand schädigen. E L-form, L-phase variant.
**L-Form:** *Chemie* die ▸linksdrehende Form einer optisch aktiven Substanz. E L-configuration.
**L-Gipsverband:** Unterschenkelgips-Longuette (ab Kniekehle über Ferse u. über Zehen hinaus), modellierend verstärkt durch zirkuläre Bindentouren; auch als Gehgips.
**LGL** *(engl.)* Abk. für **l**arge **g**ranular **l**ymphocytes: natürliche ▸Killerzellen.
**Lgl.,** Abk. für **L**ympho**gl**andula: *Anatomie* ▸Nodus lymphaticus.
**LGL-Syndrom,** Abk. für **L**own-**G**anong-**L**evine-Syndrom: *Kardiologie* s.u. ▸WOLFF-PARKINSON-WHITE-Syndrom. E LGL-syndrome.
**LGV,** Abk. für **L**ympho**g**ranuloma **v**enereum: ▸Lymphopathia venerea.
**LH:** Abk. für ▸luteinisierendes Hormon. E LH.
**LHAD** *(engl.)* Abk. für **l**eft **h**eart **a**ssist **d**evice: *Kardiologie* »Linksventrikelpumpe«, die eine vorübergehende Ruhigstellung des li. Herzens zulässt. – Ähnlich das LVAD = **l**eft **v**entricular **a**ssist **d**evice.
**Lhermitte** (JACQUES J. L., 1877–1959, Neuropathologe, Paris). – **L.-Augen|muskel|lähmung:** ▸Ophthalmoplegia internuclearis anterior. E intranuclear ophthalmoplegia. – **L.-Duclos-Syndrom:** ▸Kleinhirnhypertrophie. – **L.-McAlpine-Syndrom:** (1926) arteriosklerotisch bedingter Parkinsonismus (pyramidale u. extrapyramidale Degenerationen), mit schleichend-progredienter Pseudobulbärparalyse, Muskelhypertonie u. Rigidität (Arme: ▸PARKINSON-Syndrom; Beine: Abduktorenspasmus; Kopf/Hals: athetoid-choreatiforme Hyperkinesen), Hyperreflexie. E arteriosclerotic parkinsonism. – **L.-Zeichen:** Dysästhesien (wie »elektr. Entladungen«) entlang der Wirbelsäule bei Reizzustand der Hinterstrangareale, z.B. durch Nackenbeugung. E Lhermitte's sign.
**LHON,** Abk. für **L**eber-**h**ereditäre-**O**ptikus**n**europathie: s.u. ▸LEBER-Krankheit.
**LHRH,** Abk. für **l**uteinisierendes **H**ormon-**r**eleasing-**H**ormon: ▸gonadotropin releasing hormone.
**LHRH-Analoga:** ▸GnRH-Agonist.
**Li:** *Chemie* Symbol für ▸**Li**thium.
**Lian** (CAMILLE L., 1882–1969, Arzt, Paris). – **L.-Punkt:** lateraler Drittelpunkt der Verbindungslinie zwischen Nabel u. Spina iliaca anterior superior als Appendektomie-Orientierungspunkt. E Lian's point. – **L.-Siguier-Welti-Syndrom:** (1953) Krankheitsbild mit hypochromer Anämie, rezidivierenden Thrombosen u. Zwerchfellhernie (Eventratio). E L.-Siguier-Welti syndrome. – **L.-Zeichen:** Verdoppelung des Aortenknopfes als Röntgenzeichen der Isthmusstenose (bei stärkerer poststenot. Dilatation). E L.'s sign.
**liber** *(latein.):* frei, nicht angeheftet.
**Liberine:** ▸Releasing-Hormone.
**Libido** *(latein. = Begierde, Wollust):* (S. FREUD) die mit dem Sexualtrieb verbundenen psych. Erscheinungen bzw. – in späterer Konzeption – die allgemeine psych. Energie; ein Kernbegriff der ▸Psychoanalyse; als **L. sexualis** (Kraft, mit der der Sexualtrieb im Seelenleben auftritt) »etwas dem Hunger, dem Machtwillen u. dgl. bei den Ich-Trieben Analoges«; in der späteren Triebtheorie der dem Todestrieb entgegengesetzte Lebenstrieb (bei C. G. JUNG die allgemeine psych. Energie = Lebensenergie). E libido.
**Libido|besetzung:** (FREUD) die sich ganz oder teilweise einem Objekt zuwendende u. dieses »besetzende« psych. Energie, u. zwar als »Ich-« (= »narzisstische«) oder als »Objektlibido«; s.a. ▸Fixierung (4). E libido cathexis.
**Libido|quantum-Theorem:** *Psychologie* Die Libidomenge bleibt trotz Verlagerung auf weitere erogene Zonen u. Besetzung neuer Objekte konstant (u. wird z.B. bei gänzl. Zuwendung zur eigenen Person, z.B. in der Psychose, gleichzeitig von der Objektwelt zurückgezogen).
**Libido|stauung:** mangelnde Abfuhr der mit dem Sexualtrieb verbundenen Libido, dadurch (i.S. der FREUD-Theorie) zwangsweise Ansammlung innerhalb des psych. Apparates, wo sie sublimiert oder in eine Abfuhr-gestattende Aktivität umgewandelt wird oder aber krank machend wirkt (Angst- oder Aktualneurosen, Psychosen). E damning up of libido.
**Libman-Sacks-Syndrom** (EMANUEL L., 1872–1946; BENJAMIN S., 1896–1939; Internisten, New York): ▸Endokarditis LIBMAN-SACKS (s.a. ▸Lupus erythematodes visceralis). E Libman-Sacks syndrome.
**Li|chen:** **1)** *Botanik* Flechte (▸Lichenes). **2)** *Dermatologie* Sammelbegriff für akute oder chronische Hautkrankheiten mit Bildung kleiner, flacher oder zugespitzter, einzeln oder gruppiert stehender, evtl. leicht schuppender Knötchen (»Knötchenflechte«). E lichen. – **L. albus:** ▸Lichen sclerosus et atrophicus HALLOPEAU-DARIER. – **L. amylo|idosus:** gruppierte Knötchen, wachsfarben bis bräunlich, glatt oder warzig, juckend, v.a. an Unterschenkelstreckseite; lokalisierte perikollagene Amyloid-Ablagerung bei chronischen Hautkrankheiten. – **L. aureus:** lichenoide Papeln mit rot-bräunlicher Farbe; v.a. am Unterschenkel. Klassifikation als hämorrhagisch-pigmentäre Dermatose. – **L. axillaris:** ▸FOX-FORDYCE-Krankheit. – **L. myx|oedematosus Montgomery-Underwood,** Lichen fibromucinoidosus: Erkrankung aus der Gruppe der Muzinosen bei Euthyreose. ***Ätiol.:*** entsteht durch Anreicherung von Glykosaminoglykanen. ***Klinik:*** eruptiv auftretende, weiche bis prall-elastische, gruppierte oder aggregierte, evtl. konfluierende Knötchen (durch Schleimeinlagerungen [Mucopolysaccharide]) im Bindegewebe. Evtl. mit Paraglobulinämie (»Myelom-Typ«) u. Vermehrung proteingebundener Polysaccharide im Serum. – **L. nitidus Pinkus:** nicht juckende Knötchen, flach, polygonal, glatt u. spiegelnd, unter Glasspateldruck grau, in toto her-

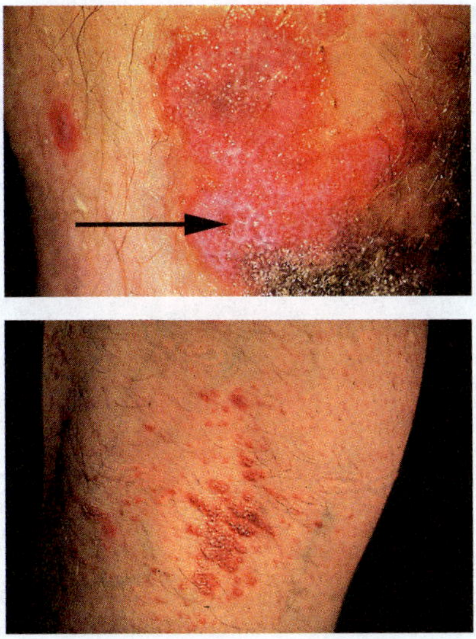

**Lichen ruber planus (Kaposi):** netzförmige WICKHAM-Streifung (oben, Pfeil); KOEBNER-Phänomen (unten). [524]

auskratzbar; an Penisschaft, Hals u. Unterarmbeugen. – **L. obtusus:** reiskorn- bis bohnengroße Knötchen (evtl. rötl.), kegelförmig mit abgestumpfter Oberfläche, evtl. mit fest haftender Schuppe. Als L. o. corneus stark hyperkeratotisch, als L. o. vulgaris (DARIER) die großknot., stark juckende Prurigo simplex chronica mit abnormer Lichenifikation. – **L. pilaris:** follikuläre oder lichenoide Keratose. – **L. ruber:** chronisch-entzündliche Erkrankung von Haut u. Schleimhaut. Nichtkontagiös, unklare Ätiologie; Erkrankungsgipfel 30–60 Jahre. Häufigste Verlaufsform ▸Lichen ruber planus. – **L. r. actinitus:** L. ruber planus nach Sonnenexposition; Auftreten v.a. bei jungen Erwachsenen. – **L. r. acuminatus Kaposi:** akute disseminierte Form der Pityriasis rubra pilaris mit netzartig angeordneten, warzig-hyperkeratotischen Papeln. – **L. r. anularis:** zentral abheilender, peripher fortschreitender u. Ringfiguren bildender L. r. planus; evtl. kombiniert mit Atrophie u. Pigmentierung. – **L. r. atrophicans Hallopeau:** ein ausnahmsweise atrophisch abheilender L. r. planus, mit scharf begrenzten, evtl. konfluierten, weißlichen, eingesenkten Hautverdünnungen. – **L. r. erosivus mucosae:** schmerzhafte Erosionen eines L. r. planus der Schleimhäute (v.a. Mundschleimhaut, Zunge); gilt als Präkanzerose. – **L. r. follicularis atrophicans:** ▸LITTLE-LASSUEUR-PICCARDI-Syndrom. – **L. r. f. decalvans (Spier):** streng follikulär gebundene L.-r.-Knötchen, im Kopfbereich in Atrophie u. Alopezie übergehend. – **L. r. pem|phigo|ides:** L. r. planus mit Umwandlung der Papeln in Blasen; v.a. an der Mundschleimhaut. – **L. r. planus (Kaposi),** Knötchenflechte: chronisch-entzündliche, juckende Erkrankung der Haut u. Halbschleimhäute mit Bildung von allmähl. konfluierenden Papeln (s. Abb.). ***Klinik:*** Die Papeln sind stecknadelkopfgroß, scharf begrenzt, polygonal, abgeplattet, matt glänzend u. dunkel- bis violettrot, besitzen eine kleine zentrale Delle oder weisen eine grau-weißliche, netzförmige Leistenbildung bzw. Streifen (WICKHAM-Streifen, s. Abb.) auf. Die Rückbildung erfolgt evtl. unter bräunlicher Pigmentierung oder – v.a. im Bereich von Nägeln u. Kopfhaut – unter Narbenbildung. Schleimhautveränderungen treten bei 25–70 % der Pat. auf, oft nur als WICKHAM-Streifen. ***Ätiol.:*** unklar (virusbedingte Autoimmunreaktion?); gehäuftes Auftreten bei Stoffwechsel- u. Lebererkankungen. Lichen-ruber-artige Exantheme auf Arzneimittel (z.B. Gold) sind möglich. ***Sonderformen:*** Zu den häufigsten gehören **L. r. generalisatus** (exanthematisch ausgebreitet), **L. r. pl. exanthematicus** (exanthematische Form; Assoziation mit Hepatitis C möglich); **L. r. p. genitalis** (mit Befall des Genitales), **L. r. p. linearis** (mit streifenförmiger Anordnung). – **L. r. verrucosus:** L. r. mit starker warzenartiger Hyperkeratose, v.a. an Unterschenkeln. – **L. sclerosus:** straff-atrophische Hautbilder, teils dem L. ruber atrophicans, teils der Sclerodermia circumscripta zuzurechnen. – **L. scl. et atrophicus Hallopeau-Darier,** Weißfleckenkrankheit: bis erbsgroße, rundliche, scharf begrenzte, (bläulich-)weiße, etwas eingesunkene, z.T. herdförmig konfluierende, nichtjuckende, straff-atrophische Herdchen mit zentraler komedoartiger, follikulärer Hyperkeratose; an seitlichen Halspartien, Nacken, Schultern, Brust u. Genitale (als ▸Kraurosis penis bzw. ▸Vulvadystrophie). – **L. scrofulosorum,** lichenoides Tuberkulid: (HEBRA 1860) gruppierte, hirsekorngroße, hautfarbene bis rötlichbraune Papeln mit harten Hornkegelchen in symmetrischen, bis handtellergroßen Herden (meist Rumpf) bei Kindern mit frischem Primärkomplex oder Frühgeneralisation der Tuberkulose; ferner nach BCG-Impfung. – **L. simplex: 1) L. s. acutus:** ▸Strophulus infantum. **2) L. s. chronicus Vidal,** Neurodermitis circumscripta: an Nacken, Unterarmstreck-, Oberschenkelinnenseiten, Kreuzgegend, Skrotum bzw. Labien (selten generalisiert) einzelne oder multiple, stark juckende, rechteckig-streifige (**L. s. striatus**) oder ovale Herde mit peripherem Pigmentsaum, einer Zone gruppierter (evtl. graurötlich, bis hanfkorngroßer) Papeln u. zentraler Lichenifikation. ***Histol.:*** Hyper-, Parakeratose, Akanthose, Papillomatose mit perivaskulärem lymphozytärem Kutisinfiltrat; evtl. verrukös oder knotig (**L. s. verrucosus** bzw. **obtusus**). – **L. spinulosus,** Hyperkeratosis follicularis spinulosa UNNA: follikuläre Knötchen, einzeln oder gruppiert, mit aus den Follikeln hervorragenden feinen Hornstacheln; u.a. als Intoxikationsfolge, »Id«-Reaktion (z.B. L. sporotrichoticus, L. trichophyticus). – **L. striatus:** streifenförmig auftretende entzündliche Dermatitis, v.a. bei Kindern. – **L. syphiliticus:** follikulär gebundene, spitzkegelige, leicht gerötete Papeln bei Lues (Stadium II). – **L. trichophyticus:** follikulär gebundene, blasse, spitzkegelige Papeln als Id-Reaktion bei Dermatophytose. – **L. urticatus:** ▸Strophulus (infantum). – **L. variegatus:** ▸Parakeratosis variegata.

**Lichenes:** *Botanik* als »Flechten« in Symbiose miteinander lebende Pilze u. Algen; z.B. **Lichen irlandicus** (Carragheen). **Lichen islandicus** (Cetraria islandica = Isländisches Moos) wird als Heilpflanze verwendet. Ihre Schleimstoffe haben eine reizlindernde Wirkung; die bitter schmeckenden Flechtensäuren fördern die Magensaftabsonderung u. wirken schwach antibiotisch.

**Li|cheni|fikation, Lichenisation:** Chagrinleder-artige Hautveränderung durch Verdickung u. Vergröberung der Hautfelderung; primär durch Zusammentreten von Lichenknötchen; sekundär-reaktiv nach chronischer mechan., chem. oder entzündl. Hautirritation (z.B. bei chron. Ekzem). **E** lichenification.

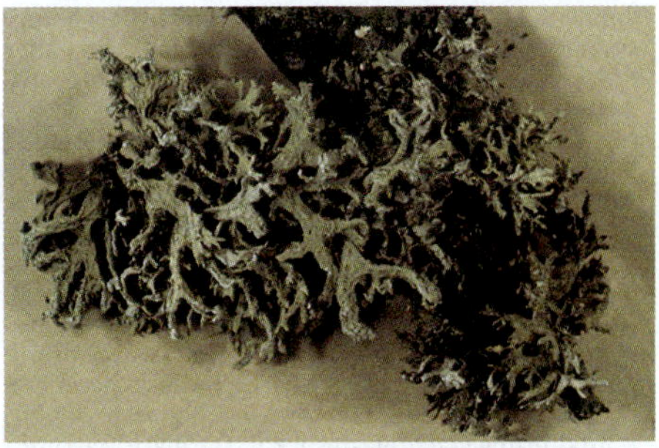

**Lichenes:** Isländisches Moos. [448]

**Lichenoid:** Hautkrankheit mit Lichen-ähnlichen Effloreszenzen; z. B. lichenoides Tuberkulid (▸Lichen scrofulosorum). E lichenoid.

**Lich-Grégoire-Operation:** operative Verlagerung eines kurzen, blasennahen Teils des Harnleiters submukös in die Wand der Harnblase zur Verhinderung des Harnrückflusses (Antirefluxplastik).

**Licht:** der sichtbare Bereich des elektromagnet. Spektrums; i. w. S. auch UR- u. UV-Licht. Gerichtet oder ungerichtet (diffus), polarisiert oder nicht-polarisiert (d. h. Feldvektoren nur in einer bzw. in allen senkrecht zur Fortpflanzungsachse stehenden Ebenen schwingend), homogen (= monochromatisch) oder inhomogen (= polychromatisch). Wird von Körpern (Geweben) absorbiert unter Umwandlung der Energie in Wärme oder in – emittiertes – Licht anderer Wellenlänge; Eindringtiefe in menschl. Haut abhängig von Wellenlänge (Abb.); als natürl. Lichtfilter bzw. -schutz wirken Stratum corneum (für Epidermis), Pigment (für Kutis) u. Behaarung. E light.

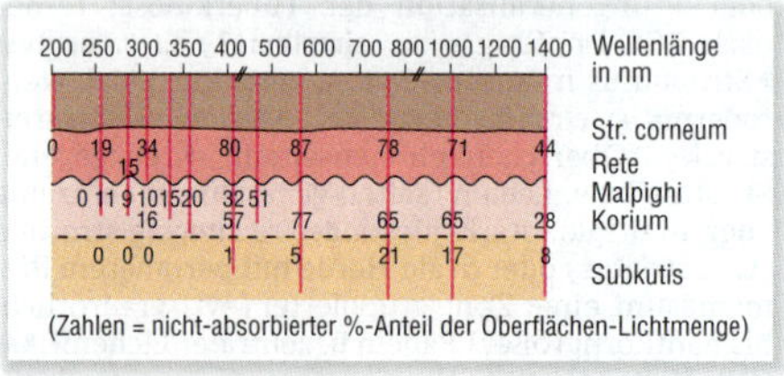


**Licht:** Lichtabsorption der Haut. [514]

**Licht|akan|thọse:** Vorstadium der ▸Lichtschwiele.

**Licht|allergie:** ▸Photoallergie.

**Licht|ausschlag:** *Dermatologie* durch Licht als wesentlichem (auslösendem, verschlimmerndem oder unspezifisch-kombinant wirksamem) Faktor hervorgerufene krankhafte Hautreaktion; z. B. Herpes simplex solaris, seborrhoisches Ekzem, Lupus erythematodes; s. a. ▸Lichtreaktion (dort Abb.). E photoexanthema. – **L., chronisch polymorpher:** (Haxthausen) eine stark juckende, polymorphe (papulöse, vesikulöse, ekzematöse, lupusähnliche, lichenoide) ▸Lichtdermatose an den exponierten Körperpartien. E polymorphous light eruption.

**Licht|bad:** Luft- u. Sonnenbad. E light bath. – **L., elektrisches:** Wärmetherapie durch Bestrahlung mit Kohlenfadenglühlampen (95 % UR), reihenweise angebracht in einem tunnelart. »Lichtkasten« bzw. »-bügel« (für einzelne Körperteile) oder einer Kabine mit Halsöffnung (für Ganzkörper).

**Licht|brechung:** *Ophthalmologie* ▸Brechung, ▸Refraktion. E refraction (of light).

**Licht|dermatịtis:** Erythem, Ödem u. evtl. Bläschenbildung infolge Einwirkung von – pigmentierendem – UV A (λ 400–315 nm) u. – erythemerzeugendem – UV B (λ 315–280 nm); ▸Dermatitis solaris (»Sonnenbrand«), ▸Photoallergie. E photodermatitis.

**Licht|dermatọse,** Photodermatose: Hauterkrankungen, die im Wesentlichen durch Einwirkung von Sonnen-, UV- (v. a. UV B), UR-Licht oder durch ionisierende Strahlen beeinflusst sind, d. h. von einer ▸Lichtreaktion abhängen. ***Pathogen.:*** a) zu intensive Bestrahlung (▸Dermatitis solaris, ▸Cheilitis actinica); b) Überempfindlichkeit der Haut, d. h. gesenkte Reizschwelle, entweder infolge ▸Photoallergie (z. B. Akne-Prurigo, Lichtausschlag, Frühlingsdermatitis, Hidroa aestivalis) oder phototoxisch nach photochemischer Sensibilisierung durch Teer, Mineral- oder Bergamottöl, Furanocumarin, Porphyrine etc. (z. B. Teer-Sonnendermatitis, Schwerölmelanose, Berloque-Dermatitis, Bade-, Wiesendermatitis, protoporphyrinämische Lichturtikaria, Bullosis actinica); c) lang andauernde Lichteinwirkung mit vorzeit. Hautalterung (Lichtelastose; z. B. Dermatitis actinica chronica), evtl. in ▸Lichtkrebs übergehend. – I. w. S. auch jede durch Lichteinfluss ausgelöste oder verstärkte Hauterkrankung (z. B. Lupus erythematodes, Pellagra). S. a. Abb. – **L., polymorphe:** relativ häufige, polymorphe Veränderungen nach Sonneneinwirkung; wahrscheinlich zellvermittelte Photoallergie. E photodermatosis.

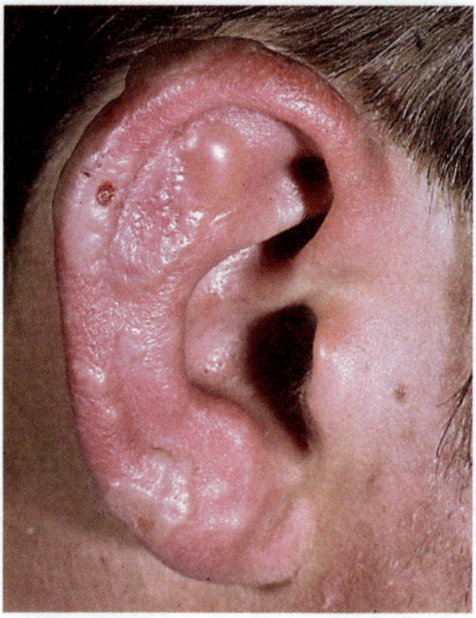

**Lichtdermatose.** [524]

**Licht|diagnostik,** photobiologische Diagnostik: diagnostische Verfahren v. a. bei Verdacht auf lichtbedingte Dermatosen. ***Methoden:*** Am Anfang steht die **Lichttreppe**, bei der die individuelle Lichtempfindlichkeit für UVA- u. UVB-Strahlung getestet wird. Diese wird in aufsteigender Dosierung auf verschiedene Felder auf nicht UV-exponierte Haut (z. B. unterer Rücken) appliziert u. die Reaktion sofort, nach 20 Min. u. nach 24 Std. abgelesen. Die **Photoprovokation** dient zur Diagnostik v. a. von Lichtdermatosen u. zur Identifizierung von systemisch wirkenden Photoallergenen. Die Bestrahlung von Hautfeldern erfolgt mit UVA u. UVB mit oder ohne Verabreichung von Allergen. Beim **Photopatchtest** werden Testsubstanzen am Rücken appliziert, mit UVA bestrahlt u. sofort, nach 24, 48 u. 72 Std. abgelesen. Evtl. histologische Untersuchung zur weiteren Diagnostik (z. B. bei Lupus erythematodes).

**licht|elektrischer Effekt,** photoelektrischer Effekt, Photoeffekt: (Lenard, Hallwachs, Hertz) Ablösung von Elektronen aus einem Atomverband durch

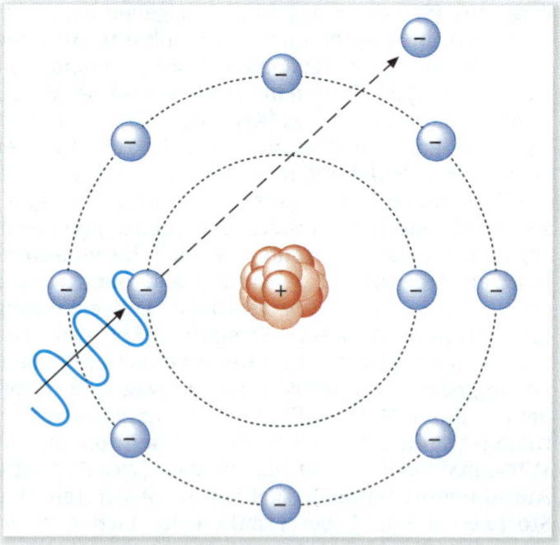

**lichtelektrischer Effekt.** [260]

Lichteinwirkung (Abb.). Beim »äußeren l. E.« ist die Anregungsenergie so groß, dass die ausgelösten Elektronen auch von der Oberfläche des Stoffes abgetrennt werden; Prinzip der ▸Photozelle. Beim »inneren l. E.« reicht sie nur für deren Auslösung (so dass Leitfähigkeit bzw. Widerstandsänderung entsteht); ***Anw.*** u.a. bei Halbleiterphotoelementen. E photoelectric effect.

**Licht|empfindung:** ▸Gesichtssinn. E light sensation.

**Lichtenberg-Plastik** (ALEXANDER V. L., 1880–1949, Chirurg, Berlin): laterale Nierenbeckenplastik (totale Nierenbecken-Ureter-Anastomose) bei Striktur des obersten Harnleiterabschnitts mit hohem Harnleiterabgang; ergänzend Nephrostomie u. -pexie. E Lichtenberg's plasty.

**Lichtenstein-Syndrom:** *Orthopädie* s.u. ▸JAFFÉ-LICHTENSTEIN. E Jaffé-Lichtenstein syndrome.

**Lichtheim** (LUDWIG L., 1845–1928, Internist, Königsberg, Bern). – **L.-Aphasie:** transkortikale ▸Aphasie; s.a. ▸DÉJERINE-Phänomen = **L.-Prüfung.** – **L.-Syndrom:** funikuläre ▸Spinalerkrankung (mit Degenerationsbezirken der weißen Hirnsubstanz = **L.-Flecken**). – **L.-Wernicke-Schema:** (1885) Schema des normalen u. pathologischen Sprachablaufs nach Art eines Reflexbogens. E Lichtheim-Wernicke scheme.

**Licht|intensität:** *Physik* ▸Lichtstärke. E luminous intensity.

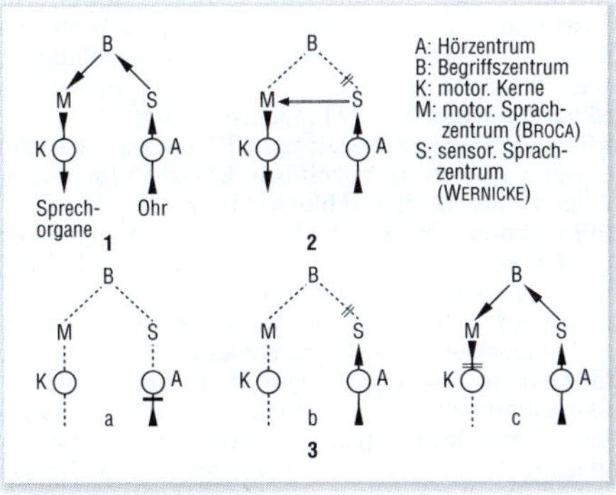


**Lichtheim-Wernicke-Schema:** 1) normaler Sprachablauf; 2) Sprachablauf bei Echolalie u. im Säuglingsalter unter Umgehung des Begriffszentrums; 3a) Sprachunterbrechung bei Taubheit (sog. Taubstummheit); 3b) bei Seelentaubheit (akustische Agnosie); 3c) bei motorischer Aphasie. [319]

**Licht|kasten:** s.u. ▸Lichtbad, elektrisches. E electric heat cradle.

**Licht|ko|agulation:** *Ophthalmologie* gezielte Koagulation am Augenhintergrund mit Hilfe eines konzentrierten Lichtbündels (v.a. als Laser-Strahl); bei Netzhautforamina, Netzhautischämie (z.B. nach Gefäßverschluss), zur Netzhautgefäßverödung bei rezidivierender Blutung, Periphlebitis, Neoplasma-Koagulation (Netz- u. Aderhaut). – Ferner als Infrarot-L. bei Blutungen an parenchymatösen Organen. E photocoagulation.

**Licht|krebs:** nach wiederholter, lang andauernder UV-Bestrahlung (Sonnen-, Schweiß-, Quarzlampen-, Kohlebogenlicht) v.a. an Gesicht, Händen, Unterarmen u. Nacken auftretendes Hautkarzinom (meist ▸Basaliom oder ▸Plattenepithelkarzinom), begünstigt durch chronische ▸Dermatitis actinica. E actinic carcinoma.

**Licht|mikroskop:** mit sichtbarem Licht (parallelstrahlig) zur Objektabbildung arbeitendes Mikroskop; das Licht wird durch einen Spiegel auf ein Linsensystem (»Kondensor«; höhenverstellbar, mit variabler Aperturblende) geworfen u. dort auf das Objekt konzentriert; über dem Objekt Tubus mit Objektiv u. Okular. – Für feinere Untersuchungen wird ein spez. Objektiv (Ölimmersion) verwendet, wobei durch einen Tropfen Immersionsöl (mit einem an Glas angenäherten Brechungsindex von ca. 1,51) ein übergangsfreier optischer Kontakt (geringe Lichtablenkung) zum Objekt = Präparat geschaffen wird; ermöglicht bessere Auflösung u. damit höhere Vergrößerung. Weitere Verfahren: ▸Phasenkontrast-, ▸Fluoreszenzmikroskopie. E light microscope.

**Licht|quant:** *Physik* den korpuskulären Charakter des Lichtes hervorhebende Bezeichnung für ein mit Ruhemasse Null behaftetes »Lichtteilchen«; s.a. ▸Quantenenergie. E light quantum.

**Licht|reaktion:** **1)** *Ophthalmologie* ▸Lichtreflex. **2)** *Dermatologie* Schema; s.a. ▸Licht. E light reaction. – **L., persistierende:** ▸Photoallergie, die später auch nur durch Licht, d.h. ohne ▸Photoallergen ausgelöst werden kann. E persistent l. r.

**Licht|reflex:** **1)** Pupillenreflex: *Ophthalmologie* reflektor. Verengung der Pupille auf Lichteinfall (Anlaufzeit ca. 0,2 Sek.); am belichteten (= direkter L.) u. am unbelichteten Auge (= konsensueller L.); quantitativ abhängig von der Leuchtdichte v.a. im Makulabereich; s.a. ▸Pupillenreaktion, ▸Augenzeichen. E pupillary light reflex. **2)** *Otologie* bei der Ohrspiegelung sichtbarer dreieck. Reflex im unteren-vorderen Trommelfellquadranten (Spitze zum Umbo, Ba-

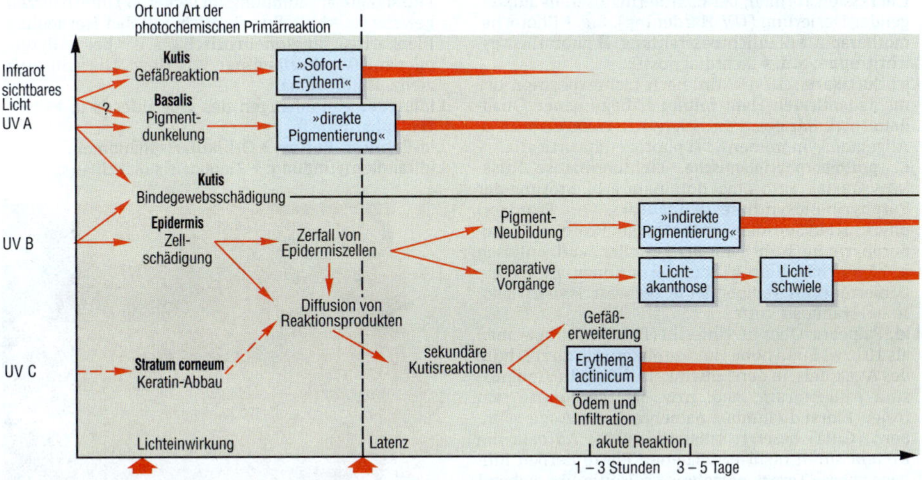


**Lichtreaktion:** akute Lichtreaktion der Haut. [514]

sis zum Rand). Kriterium für Lage, Form u. Funktion des Trommelfells. 🇪 light reflex.

**Licht|reflexions|rheographie:** Messung der Blutfülle in den obersten Hautschichten mittels Photometer am medialen Unterschenkel. Abnahme unter rhythmischer Betätigung des Unterschenkels ermöglicht Rückschlüsse auf das Ausmaß von Funktionsstörungen der Venen-Muskel-Pumpe.

**Licht|scheu:** übermäßige Blendungsempfindlichkeit. 🇪 photophobia.

**Licht|schutz:** *Dermatologie* Schutz der Haut vor zu starker Lichtabsorption; erfolgt als **biologischer L.** durch Veränderung der Hautbeschaffenheit unter Lichteinfluss als ▸Lichtschwiele u. Melaninpigmentierung, als **künstlicher L.** durch Abdecken (Kleidung, Sonnenbrille) u. durch Auftragen von Salben, wässrigen oder öligen Lösungen bzw. Emulsionen mit UV-filterndem Effekt, wobei die Wirksamkeit als **L.-Faktor** in Stufen von 1–... angegeben wird. 🇪 light protection.

**Lichtschutzmittel,** Sonnenschutzmittel: meist extern angewandte Präparate, die die Haut vor den schädigenden Einwirkungen der UV-Strahlung bewahren. Der Lichtschutz-Faktor gibt die Wirksamkeit von L. an. ***Wirkst.:*** chemische Lichtfilter, mineralische Pigmente (z.B. Titandioxid), zur oralen Anw. auch Betacaroten.

**Licht|schwiele:** (MIESCHER) reaktive Proliferation der Epidermiszellen mit Hyperkeratose bei UV-Bestrahlung als biol. Lichtschutz (histol. Substrat der Lichtgewöhnung). Läuft der Pigmentierung nicht parallel. 🇪 skin thickening due to actinic dermatitis.

**Licht|sensibilisierung:** ▸Photosensibilisierung.

**Licht|sinnes|zelle:** zur Lichtempfindung (▸Gesichtssinn) befähigte Zelle; im Säugetier- u. menschlichen Auge die ▸Stäbchenzellen (u. ▸Zapfenzellen). 🇪 photoreceptor cell.

**Licht|skalpell:** ▸Laser-Strahlen als chirurgisches »Schneidinstrument«.

**Licht|stärke:** *Physik* der von einem leuchtenden Flächenelement in einem sehr kleinen Raumwinkel ausgestrahlte, auf diesen bezogene Lichtstrom; SI-Einheit: Candela (cd). 🇪 light intensity.

**Licht|starre:** ▸Pupillenstarre. 🇪 pupillary areflexia.

**Licht|stimulation, intermittierende:** ▸Photostimulation; Auftreten speziell im EEG. 🇪 intermittent photic stimulation.

**Licht|strom,** Abk. Φ: die photometrisch bewertete Strahlungsleistung; SI-Einheit: Lumen (lm).

**Licht|therapie:** ther. Anw. von natürlichen (s.a. ▸Heliotherapie) oder künstlichen Lichtquellen (z.B. FINSEN-, Rot-, Blaulicht, Quarzlampe). ***Ind.:*** z.B. bei Psoriasis, Neurodermitis, Akne; bei saisonal abhängigen Depressionsformen; bei Lichtdermatosen in aufsteigender Dosierung (UV-Hardening). S.a. ▸Photochemotherapie, ▸Blaulichtbestrahlung. 🇪 phototherapy.

**Licht|treppe:** s.u. ▸Lichtdiagnostik.

**Licht|urtikaria:** 10–15 Min. nach Lichtexposition der nichtadaptierten Haut follikulär beginnende Quaddeln (evtl. mit pos. PRAUSNITZ-KÜSTNER-Versuch u. Allgemeinsymptomen). 🇪 photogenic urticaria. – **L., proto|porphyrin|ämische,** Lichtdermatose KOSENOW-GREIBS: autosomal-dominant erbl. Störung der Porphyrin-Biosynthese (Anhäufung von Protoporphyrin-III in Serum u. Erythrozyten; Proto- u. Koproporphyrin im Stuhl), mit urtikariellen, evtl. bullösen u. hämorrhag. hidroiformen Eruptionen an lichtexponierter Haut, temporaler u. zygomat. Hypertrichose u. Hyalinosis cutis.

**Lid,** Palpebra: Ober- u. Unterlid (P. superior bzw. inf.) als 10 bzw. 5 mm hohe Hautduplikaturen zum Schutz des Augapfels, in den Lidwinkeln durch die Commissura palpebrarum med. bzw. lat. verbunden, am freien Lidrand (Limbus palpebrae) mit Augenwimpern (Cilia) besetzt; schalenförmiger Aufbau: die Kommissuren nicht erreichende Platte derben Bindegewebes (Tarsus palpebrae), allseitig übergehend in das dünnere Septum orbitale, am Orbitalrand fixiert durch die Lidbänder (Ligg. palpebralia); im Tarsus die MEIBOM-Drüsen (Gll. tarsales); in den Lidrändern die ZEIS- (Gll. sebaceae) u. MOLL-Drüsen (Gll. ciliares); sensible Innervation: Nn. infratrochlearis u. -orbitalis. S.a. ▸Blephar... 🇪 eyelid.

**Lid|abszess:** eitrige Infektion der Lidhaut oder Drüsen (▸Chalazion, ▸Hordeolum).

**Lid|achse:** s.u. ▸Lidspalte.

**Lid|ankylose:** ▸Ankyloblepharon.

**Lid|bruch:** ▸Ektropium.

**Liddle-Syndrom,** Pseudohyperaldosteronismus: (1964) sehr seltene, autosomal-dominant erbliche Form der Hypertonie mit hypokaliämischer Alkalose durch Mutation der genetischen Kodierung des Amiloridsensitiven epithelialen Natrium-Kanals, die zu dessen konstitutiver Aktivierung führt. Dadurch werden auch ohne Anwesenheit von Aldosteron vermehrt Natrium rückresorbiert u. Kalium tubulär sezerniert. 🇪 Liddle's syndrome.

**Lid|drüsen:** s.u. ▸Lid, s.a. ▸Blepharadenitis. 🇪 palpebral glands.

**Lid|entzündung:** akute oder chronische Entzündung im Augenlidbereich; s.u. ▸Hordeolum, ▸Chalazion, ▸Blepharitis. 🇪 inflammation of the eyelid.

**Lid|eversion:** ▸Ektropionieren. 🇪 lid eversion.

**Lid|falte:** ▸Epikanthus.

**Lid|hämatom:** s.u. ▸Brillenhämatom. 🇪 blepharic hematoma.

**Lid|halter,** Blepharostat: lang gestieltes, löffelförm. Instrument zum Anheben u. Zurückhalten der (Ober-)Lider bei Augen-Operationen (s.a. ▸Lidklemme). 🇪 blepharostat.

**Lid|haut|erschlaffung:** ▸Blepharochalasis.

**Lid|klemme,** Blepharostat: spez. Klemmpinzette (mit je einer platten- u. bügelförm. Branche) für Lid- u. Augen-Operationen. 🇪 blepharostat.

**Lid|kolobom:** Substanzdefekt im Augenlid; angeboren (meist seitensymmetr. im mittl. Oberlid-Drittel) oder traumatisch. 🇪 lid coloboma.

**Lid|krampf:** ▸Blepharospasmus; s.a. ▸Blepharotonus, ▸Blepharoklonus. 🇪 blepharospasm.

**Lid|lähmung:** ▸Blepharoplegie. 🇪 lid paralysis.

**Lid|muskeln:** ▸Musculus orbicularis oculi (Pars palpebralis), ▸M. levator palpebrae sup., ▸M. tarsalis.

**Lidocain,** 2-Diethylamino-2',6'-dimethylacetanilid: Lokalanästhetikum vom Amidtyp. ***Wirkung:*** etwa 2fach stärker als Procain wirksam, auch rascher u. länger. ***Anw.*** außerdem als ▸Antiarrhythmikum der Klasse IB v.a. bei ventrikulären Erregungsbildungs- u. -leitungsstörungen sowie bei Kammerflimmern im Anschluss an die elektrische Defibrillation. 🇪 lidocaine.

**Lid|ödem,** Hydroblepharon: Lidschwellung infolge Flüssigkeitsansammlung im lockeren Unterhautzellgewebe (s. Abb.). **Entzündlich,** z.B. bei Hordeolum, Blepharitis, **angioneurotisch,** z.B. bei Allergie, oder **stoffwechselbedingt,** z.B. Herz-, Niereninsuffizienz. 🇪 lid edema.

**Lid|ptose:** Herabhängen des Oberlides; s.u. ▸Ptose. 🇪 blepharoptosis.

**Lid-Pupillen-Reflex:** ▸Orbikularisphänomen.

**Lid|rand|entzündung:** ▸Blepharitis marginalis.

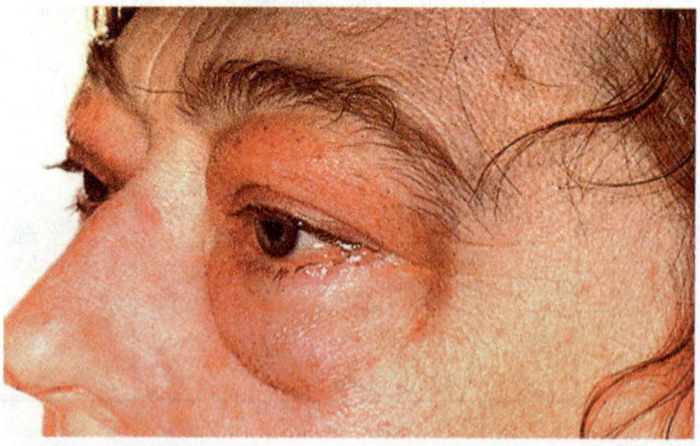

**Lidödem.** [279]

**Lid|reflex:** ▸Hornhautreflex (2).
**Lid|säcke:** umschriebene ▸Blepharochalasis als einfache Altersatrophie, beim ▸Ascher-Syndrom.
**Lid|schlag:** unwillkürlicher, rhythm. Lidschluss als physiologischer Schutzreflex des Auges (▸Lidschlussreflex) und zur physiologischen Hornhautbefeuchtung (ca. 5–10 pro Min.). Erhöht (bis zu ständigem Blinzeln) bei Entzündung, Fremdkörperreiz, Nervosität, erniedrigt bei Basedow-Krankheit (Stellwag-Zeichen), Parkinsonismus. E blink.
**Lid|schluss|reflex:** schnelles, unwillkürliches Schließen der Augenlider bei Einwirkungen auf die Hornhaut (Kornealreflex) oder auf die nächste Umgebung des Auges (▸Orbicularis-oculi-Reflex) durch Fremdkörper, Anblasen mit Luft etc. auch bei plötzlicher Blendung. Das Reflexzentrum liegt im Hirnstamm. Auf der efferenten Seite ist der Kern des Nervus facialis verantwortlich. Gehört zu den Fremdreflexen. E eyelid closure reflex.
**Lid|spalte,** Rima palpebrarum: der Zwischenraum zwischen Ober- und Unterlidrand (ca. 10 bzw. 30 mm); z. B. bei Down-, Godfried-Prick-, Mende-, Panse-Syndrom temporal ansteigend (sog. mongoloide L.); bei de-Lange-, Nager-de-Reynier-Syndrom temporal abfallend (sog. antimongoloide L.); erweitert (»Blepharodiastase«) bei erhöhtem (Schreck, Angst, Hyperthyreose; s. a. ▸Lagophthalmus), verengt bei erniedrigtem Sympathikotonus (bei Ermüdung, Blepharoplegie; verkürzt bei ▸Blepharophimose u. ▸Ankyloblepharon). E palpebral fissure.
**Lid|spalten|fleck:** ▸Pinguecula.
**Lidsperrer:** in der Augenheilkunde eingesetztes Instrument zum Zurückhalten der Lider.
**Lid|tumoren:** Oberbegriff für vielfältige gut- oder bösartige Neubildungen im Augenlidbereich. ***Ther.:*** ggf. operative Entfernung u. histologische Klärung bzw. Sicherung der Diagnose. A) **gutartige L.:** Xanthelasmen; Molluscum contagiosum; Warzen, auch Alterswarzen (Verruca senilis); Fibrome; Hämangiome; Dermoidzysten; Cornu cutaneum (▸Hauthorn; maligne Entartung möglich). B) **bösartige L.:** ▸Basaliom (häufigster [semimaligner] L.; cave: Verwechslung mit Chalazion); ▸Plattenepithelkarzinom; ▸Adenokarzinom des Lidapparates; ▸Melanoma. E lid tumors.
**Lid|verwachsung:** ▸Ankylo-, ▸Symblepharon. E blepharosynechia.
**Lid|winkel:** ▸Angulus oculi (lateralis u. medialis). E canthus.
**Lieberkühn-Krypten** (Johann N. L., 1711–1756, Anatom, Berlin): ▸Glandulae intestinales. E Lieberkühn's crypts.
**Liebermann-Burchard-Reaktion:** (1899) Bestimmungsmethode für ▸Cholesterin u. verwandte Steroide (Modifikation n. Watson): Durch Zusatz von Eisessig, Essigsäureanhydrid u. Schwefelsäure entsteht eine blaugrüne Färbung; die Konzentration wird bei 560–580 nm im Photometer gemessen. E Liebermann-Burchard test.
**Liebstöckelwurzel:** ▸Levistici radix.
**Liege|becken:** *Orthopädie* gleich- oder ungleichmäßig verengtes Becken infolge jahrelanger Bettlägerigkeit während des Wachstums.
**Liege|schale:** *Orthopädie* aus festem Material nach Abguss hergestelltes schalenförm. Negativ eines Gliedmaßen- oder Rumpfabschnitts für dessen Lagerung in bestimmter Stellung.
**Lien** *(latein.):* die ▸Milz. E spleen. – **L. accessorius:** »Nebenmilz«; gestieltes Milzanhängsel (= L. caudatus) oder abgesprengte Organanlage (zusätzl. Milz, z. B. im Lig. gastrolienale, evtl. multipel). E accessory sp. – **L. bi|partitus, L. duplex:** »Doppelmilz« (oft durch tiefe Einschnürung); evtl. kombiniert mit weiteren abdomin. Fehlentwicklungen (z. B. Nierenlappung u. trichterförm. Wurmfortsatz). – **L. lobatus:** Lappung der Milz durch Randeinkerbungen. – **L. migrans, L. mobilis:** »Wandermilz« (meist tiefer tretend), z. B. bei Splenomegalie, Aszites, Enteroptose; Gefahr der Stieldrehung. E floating sp., migratory sp.
**lie|nal(is)** *(latein.):* die Milz betreffend, von der Milz ausgehend. E lienal, splenic.
**Lienalis:** Kurzbez. der ▸Arteria bzw. ▸Vena lienalis.
**Lieno|graphie:** Röntgenkontrastdarstellung der Milz; s. u. ▸Splenoportographie. E splenography.
**Li|enterie:** Durchfälle mit unverdauten Nahrungsbestandteilen im Stuhl; z. B. bei gastrokolischer Fistel. E lientery.
**Ließ-Syndrom:** autosomal-dominant erbliche subchondrale Dysostose der Adoleszenz mit Schwellung der Fingergelenke, Fingerdeviationen, Schlottergelenkbildung; Ossifikationsstörungen an Händen, Füßen, Patella (Partition), WS, Ellbogengelenken.
**Lieutaud** (Joseph L., 1703–1780, Chirurg, Montpellier). – **L.-Dreieck:** ▸Trigonum vesicae. E Lieutaud's triangle. – **L.-Septum:** die Cuspis medialis der Trikuspidalklappe. – **L.-Zäpfchen:** ▸Uvula vesicae. E L.'s uvula.
**LIF** *(engl.):* Abk. für **l**eukocytosis **i**nducing **f**actor, ein Stoff, der die Ausschwemmung von Granulozyten aus den Bildungsstätten in Blut u. Gewebe mobilisiert.
**life events** *(engl.):* Lebensereignisse; i. e. S. Bez. für belastende Ereignisse (z. B. Tod einer nahe stehenden Bezugsperson, Verlust des Arbeitsplatzes, schwere körperliche u. seelische Krankheiten). Spielen u. a. im Rahmen des Vulnerabilitäts-Stress-Modells bei psychischen Erkrankungen oder in den Konzepten der Psychoonkologie (als mögliche Mitverursacher von Krebserkrankungen) eine Rolle.
**life island** *(engl.):* keimfreies Milieu, z. B. die von der Außenwelt abschirmende sterile Pflegeeinheit für infektgefährdete Kranke (nach deren weitgehender »Entkeimung« durch Darmsterilisation, Hautdesinfektion). Mit Schleusensystem als Zutritt, Verabfolgung autoklavierter Speisen etc. ***Anw.*** v. a. bei massiver zytostat. Therapie (Leukosen), Knochenmarktransplantation, Agranulozytose oder starker Immunsuppression.
**Lifestyle-Drogen** *(engl.):* **1)** Wohlfühlpillen: Arzneimittel, die von Gesunden eingenommen werden u. nicht der Ther. oder Prophyl. von Erkr. dienen. L. sollen das persönliche Wohlbefinden verbessern durch Erhaltung der Jugend (sog. Anti-Aging), Verbesserung des Aussehens (z. B. durch Gewichtsabnahme) oder Steigerung der Potenz. ***Wirkst. u. Anw.:*** z. B. Finasterid (▸5α-Reductase-Hemmer) als Alopeziemittel, Sildenafil gegen erektile Dysfunktion, Sibutramin u. Orlistat gegen Übergewicht sowie die in Deutschland nicht als Arzneimittel zugelassenen L. Fluctin (»Glückspille«) für mehr Lockerheit u. Lebensglück u. die Hormone Melatonin u. DHEA (= Dehydroepiandrosteron), die das Altern aufhalten sollen. E life style drugs. **2)** meist von Jugendlichen konsumierte, euphorisierend u. aufputschend wirkende Partydrogen, die dem modernen Lebensgefühl u. der Suche nach dem »Kick« entsprechen, z. B. Kokain (auch das daraus hergestellte Crack) u. Amphetamine (z. B. Ecstasy).
**Lift|empfindung,** Liftschwindel: bei Erkrankung des Otolithenapparats durch rasches Sicherheben aus liegender Stellung ausgelöstes Gefühl des In-den-Boden-Versinkens bzw. des Hochgehobenwerdens. E elevation-induced vertigo.
**Lifting:** operative Straffung der Gesichts- u. Halshaut bei natürlicher Faltenbildung; kosmetische Operation.
**Lift|reaktion:** vom Ohrlabyrinth ausgehende statokinetische Reaktion: Zunahme des Streckertonus bei Abwärts- bzw. des Beugertonus bei Aufwärtsbeschleunigung. E elevation-induced labyrinthine tonic reflex.
**Lig.:** *Anatomie* Abk. für ▸**Ligament(um)**. E lig.
**Ligament(um)** *(latein.)* Abk. Lig.: *Anatomie* Band. Zugfestes bindegewebiges, bandförmiges Gebilde, das die Beweglichkeit von Körperteilen, Organen oder Gelenken auf ein funktionell sinnvolles Maß einschränkt. Sorgt somit für deren Stabilisierung.

L

**E** ligament, band. – **Lig. acro|mioclavicul̦are:** s. u. ▶Articulatio acromioclavicularis. – **Lig. al̦are:** paariges Lig. zwischen ▶Dens axis u. dem lateralen Rand des Foramen occipitale magnum; hemmt Drehung des Kopfes. – **Lig. ano|coccygeum:** Lig. zwischen After u. Steißbeinspitze. – **Lig. an(n)ul̦are:** Ringband. – **Lig. a. radii:** Lig. am prox. Radioulnargelenk, an der Vorder- u. Hinterkante der Incisura radii ulnae befestigt, die Circumferentia articul. radii umschlingend u. Elle u. Speiche verbindend. – **Lig. a. stapediale:** Lig. für die bewegl. Einführung der Steigbügelplatte in die Fenestra vestibuli. – **Lig. ap̦i|cis de̦n|tis:** Lig. von der Spitze des Dens axis zum Vorderrand des Foramen occipit. magnum. – **Lig. ar|cua̦|tum: 1) Lig. a. laterale u. mediale:** s. u. ▶Arcus lumbocostalis. **2) Lig. a. medianum:** die von den sich überkreuzenden Sehnen der Lendenschenkel des Zwerchfells über dem Hiatus aorticus gebildete ▶Aortenarkade. **3) Lig. a. pubis:** die unteren Schambeinäste verbindendes Lig., mit der Symphyse verwachsen. – **Lig. arteri|o̦sum (Botalli):** Bindegewebsstrang zwischen der Teilungsstelle des Truncus pulmonalis u. Arcus aortae; Rest des Ductus arteriosus. – **Lig. bi|fur|ca̦tum:** starkes, gegabeltes Fußrückenband im Bereich des Tarsus (Articulatio tarsi transversa). – **Lig. calca̦neo-fibula̦re:** Band von der Außenknöchelspitze schräg nach hinten zum Fersenbein. – **Lig. calca̦neo|navicul̦are plan|ta̦re:** überknorpeltes »Pfannenband« (= Plattfußband), die Articulatio talonavicularis ergänzend. – **Lig. canthi:** ▶Ligamentum palpebrale. – **Lig. ca̦|pitis:** »Kopf-« bzw. »Köpfchenband«. – **Lig. c. co̦s|tae intra|articulare:** Band zwischen Crista capitis costae und Discus intervertebralis, das Rippengelenk in zwei Kammern teilend. – **Lig. c. co̦s|tae ra|dia̦|tum:** Lig. radiär vom Rippenköpfchen zu bd. Wirbelkörpern u. Bandscheibe. – **Lig. c. fe̦|mo|ris:** Lig. intraartikulär zwischen Incisura u. Lig. transversum acetabuli einerseits u. Fovea capitis femoris andererseits. – **Lig. car|di|na̦le Ma̦ckenrodt:** zervikales Gebärmutteraufhängeband; Beckenbindegewebszug mit glatten Muskelfaserzügen in der Basis des Lig. latum uteri transversal zur seitl. Beckenwand. – **Ligg. carpo|meta|carpe̦a:** dorsale u. volare kurze, feste Bänder zwischen Handwurzel- u. Mittelhandknochen. – **Ligg. col|la|tera̦lia:** Seitenbänder beidseitig an Scharniergelenken (als **Lig. c. radiale** u. **ulnare** im Ellbogengelenk, als **Lig. c. carpi radiale** u. **ulnare** im Bereich des Handgelenks u. als **Lig. c. fibulare** u. **tibiale** am Kniegelenk). – **Lig. coraco|acro|mia̦|le:** breite, platte Schultergelenküberdachung. – **Lig. coraco|clavicula̦re:** Verbindung zwischen Rabenschnabelfortsatz (Processus coracoideus scapulae) u. Unterseite des Schlüsselbeines. – **Lig. coraco|humera̦le:** kapselverstärkendes Band zwischen Korakoidbasis u. Tubercula majus u. minus. – **Lig. coro|na̦rium he̦|pa|tis:** kranzförm. Umschlagstelle des Peritoneum parietale des Zwerchfells in das Peritoneum viscerale der Leber entlang der Area nuda. – **Lig. costo|clavicula̦re:** am Sternoklavikulargelenk zwischen Schlüsselbein u. 1. Rippe. – **Lig. costo|peri|cardi̦acum:** ▶BÉRARD-Band. – **Lig. costo|trans|versa̦rium:** »BICHAT-Band« vom Rippenhals zum nächsthöheren Wirbelquerfortsatz. – **Lig. cricoarytenoi̦deum poste̦rius:** elastisches Band zwischen Ringknorpelplatte u. Stellknorpel, s. a. ▶Larynx, (dort Abb.). – **Lig. crico|pharyn|ge̦|um:** »SANTORINI-Band«, Fortsetzung des Lig. jugale von der Ringknorpelplatte zur Pharynxschleimhaut. – **Lig. crico-thyro|i̦de|um me|dia̦|num:** Teil des Conus elasticus median zwischen Ringknorpelbogen u. unt. Schildknorpelrand. – **Lig. cru|cia̦|tum:** das vordere u. hintere Kreuzband des Kniegelenks zwischen Innenfläche des lateralen Femurkondylus u. Area intercondylaris ant. der Tibia bzw. zwischen Vorderfläche des med. Femurkondylus u. Area intercondylaris post. der Tibia. – **Lig. cruci|fo̦r|me atla̦n|tis:** das vom Lig. transversum atlantis u. Fasciculi longitudin. gebildete »Kreuzband« zwischen Membrana tectoria u. Dens axis, das Letztere an den vord. Atlasbogen fixiert. – **Lig. delto|i̦de|um:** ▶Ligamentum mediale. – **Lig. den|ti|cu|la̦|tum:** zarte, frontale, in Spinalwurzelhöhe jeweils ausgesparte Bindegewebsplatte von der Pia zur Innenfläche der Dura als Haltevorrichtung für das Rückenmark. – **Lig. falci|fo̦rme he̦|patis:** sichelförmige Peritonealfalte an der Lebervorderfläche zwischen Pars affixa u. Lig. teres; Rest des Mesenterium ventrale; Aufhängeband der Leber. – **Lig. fla̦vum:** »gelbes Band« aus elast. Bindegewebe jeweils zwischen zwei Wirbelbögen. – **Lig. fundi|fo̦rme pe̦|nis:** ventral der Linea alba aus der oberflächl. Bauchfaszie, mit 2 elast. Schenkeln den Penis umschlingend. – **Lig. gastro|co̦licum:** Bauchfellplatte zwischen Querkolon u. großer Magenkurvatur als Verklebung der obersten Abschnitte des ehemaligen Recessus inferior der embryonalen Bursa omentalis. – **Lig. gastro|liena̦le:** Rest des embryonalen Mesenteriums als Verbindung zwischen großer Magenkurvatur und Milzhilus. – **Lig. hepato|duo|dena̦le:** das »HARRIS-Band«, der Omentum-minus-Teil zwischen Leberpforte u. oberem Duodenum; enthält vorwiegend den Ductus choledochus, A. hepatica propria, V. portae, Nerven u. Lymphgefäße. – **Lig. hepato|ga̦st|ricum:** die Pars flaccida des Omentum minus zwischen Leberpforte u. kleiner Magenkurvatur. – **Lig. ilio-femora̦le:** das BERTIN-, BIGELOW-, BELLINI- oder GUNN-Band als vorderes, Y-förm. Kapselband des Hüftgelenks zwischen Spina iliaca anterior inf. u. Crista femoris; stärkstes Körperband; hemmt Streckung des Beines u. dorsale Kippbewegung des Beckens. – **Lig. in|guina̦le:** das »POUPART-« oder »Leistenband« als verdickter unt. Streifen der Aponeurose des Obliquus abdominis ext. zwischen Spina iliaca anterior sup. u. Tuberculum pub.; s. a. ▶Ligamentum lacunare. – **Ligg. inter|carpe̦a:** straffe Bänder handrücken- u. hohlhandseitig zwischen proximalen u. distalen Handwurzelknochen u. quer interossär. – **Lig. inter|clavicula̦re:** zwischen bd. Schlüsselbeinen in der Incisura jugularis sterni. – **Ligg. inter|clino-i̦dea:** beidseits eine paar. parasselläre Duraduplikatur zwischen Processus clinoideus posterior u. medius, sog. Sellageländer; verknöchert als »Sellabrücke«. – **Lig. inter|foveola̦re:** das »BLUMBERG-«, »HEYMANN-« oder »HESSELBACH-Band«, ein vom Leistenband zwischen medialer u. lateraler Leistengrube zur Linea semicircularis aufsteigender Faserzug der Fascia transversalis. – **Lig. inter|spina̦le:** breites, plattes Band zwischen zwei Dornfortsätzen. – **Lig. inter-urete̦|ricum:** *Urologie* ▶MERCIER-Barre. – **Lig. ischio-femo|ra̦le:** Hüftgelenkband vom hint. Azetabularrand dorsal um den Schenkelhals an Trochanter major u. Linea intertrochanterica; hemmt Streckung u. Innendrehung des Oberschenkels. – **Lig. lacuna̦re,** GIMBERNAT-Band: am Pecten ossis pubis befestigter, den Anulus femoralis medial begrenzender Teil des Leistenbandes; s. a. ▶GIMBERNAT-Hernie. – **Lig. la̦tum,** Plica lata uteri: beidseits die Bauchfellduplikatur vom Uterus zur seitl. Wand des kleinen Beckens (Bindegewebsgrundstock); enthält Eileiter, Eierstock, Eierstockband u. rundes Mutterband. – **Lig. lon|gi|tudina̦le an|te̦|rius bzw. pos|te̦rius:** das vordere, fest mit den Wirbelkörpern,bzw. hintere, fest mit den Zwischenwirbelscheiben verbundene Längsband der Wirbelsäule, Letzteres in der Vorderwand des Wirbelkanals. – **Lig. ma̦l|lei...:** Bänder in der Paukenhöhle. **Lig. m. anterius** zwischen Spina ossis sphenoidalis u. vord. Hammerfortsatz. **Lig. m. laterale** zwischen Incisura u. Spina tympanica major u. minor u. Hammerhals. **Lig. m. posterius** zwischen Paukenhöhlendach u. Hammerkopf. – **Lig. me|dia̦le,** Lig. deltoideum: das vierteilige innere Knöchelband (mit Partes tibionavicularis, -calcanea, -talaris anterior u. posterior). – **Lig. mes|ente̦rico-meso|co̦licum:** *Chirurgie* »GRUBER-Bauchfellfalte« am unteren Sigmoid zwischen Mesokolon u. Mesenterialwurzel. – **Ligg. meta|carpe̦a:** Bänder im Bereich der Mittelhandknochen. – **Lig. nu̦|chae:** das dreieckige »Nackenband« als Verbreiterung des Lig. supraspinale. – **Lig. ova̦|rii**

**pro|prium,** Chorda uteroovarica: festes, rundes Band zwischen Tubenwinkel u. Eierstock. – **Lig. palpebrale:** je ein laterales = temporales u. mediales = nasales »Lidband« (in Kommissurhöhe) zwischen »Lidknorpel« u. entspr. Augenhöhlenwand. – **Lig. pa|tellae:** »Kniescheibenband«; der die Kniegelenkkapsel verstärkende Teil der Quadrizepssehne zwischen unterem Patellarand u. Tuberositas tibiae. – **Lig. pec|tinatum anguli irido|cor|nea|lis:** das »HUECK-« oder »STENON-Band« als starres, von Lücken durchsetztes, Endothel-bekleidetes, bindegeweb. Bälkchennetz zwischen Sinus venosus sclerae u. vorderer Augenkammer. – **Lig. pec|ti|nea|le:** Fortsetzung des Lig. lacunare auf den Pecten ossis pubis (COOPER-Ligament). – **Lig. phrenico|splenicum,** Lig. phrenicolienale: ▸Ligamentum splenorenale. – **Lig. plan|tare longum:** starkes, das Fußgewölbe längs verspannendes Band zwischen Fersenbein, Mittelfußknochenbasen u. Tuberositas ossis cuboidei. – **Lig. po|pliteum ob|li|quum:** WINSLOW-Band; Sehnenteil des M. semimembranosus vom Schienbeinkopf schräg nach oben-seitlich. – **Lig. pu|bicum su|pe|ri|us:** zwischen li. u. re. Pecten ossis pubis die Symphyse überbrückendes Band. – **Lig. pubo|femorale:** zwischen oberem Schambeinast u. Zona orbicularis bzw. Trochanter minor; hemmt die Oberschenkel-Abduktion. – **Lig. qua|dra|tum:** das »DENUCÉ-Band« zwischen distalem Rand der Incisura radialis ulnae u. Collum radii. – **Lig. radio|car|pale dorsale:** Band zw. Radius u. Hand, handrückenseitig an das Triquetrum. Analog: **Lig. r. palmare,** hohlhandseitig an Lunatum, Triquetrum, Kapitatum, Hamatum. – **Lig. re|fle|xum,** Fascia triangularis: das »COLLES-Band«, vom Leistenband bzw. Tuberculum pubicum zum vorderen Blatt der Rektusscheide, dorsal-konvex hinter dem Samenstrang; begrenzt den äußeren Leistenring dorsal. – **Lig. ro|tundum:** ▸Ligamentum teres uteri. – **Lig. sacro|spinale:** Band zwischen Spina ischiadica u. den Seitenrändern von Kreuz- u. Steißbein; trennt Foramen ischiadicum majus u. minus. – **Lig. sacro|tuberale:** starkes Band zwischen Tuber ischiadicum u. den Seitenrändern von Kreuz- u. Steißbein. – **Lig. sphe|no|petrosum:** das »GRUBER-Band«, die Dura zwischen Processus clinoideus post. u. Felsenbeinspitze über dem N. abducens: »Abduzensbrücke«. – **Lig. spi|no|durale:** lumbosakrale Bindegewebsstränge ab $L_3$ dorsal u. lateral zwischen Dura u. Wirbelkanalwand; beteiligt am Pathomechanismus der Diskushernie. – **Lig. spleno|renale,** Lig. lienorenale s. phrenicosplenicum: linksseitige Bauchfellfalte zwischen Zwerchfell u. Milzhilus. – **Lig. sterno|claviculare anterius u. posterius:** vorderes bzw. hinteres Verstärkungsband zwischen Schlüssel- u. Brustbein. – **Lig. stylo|hyo|ideum:** Band vom Griffelfortsatz des Schläfenbeines zum kleinen Zungenbeinhorn, analog: das **Lig. stylo|man|dibulare** zum Unterkieferwinkel. – **Lig. supra|spinale:** »Lig. apicum«, das ab $C_7$ bis Kreuzbein die Dornfortsatzspitzen verbindet; hemmt die Beugung nach vorn. – **Lig. suspen|so|rium:** »Aufhängeband«; z.B. der Mamma (Fasern der Fascia pectoralis superficialis zur Haut), des Augapfels (▸LOCKWOOD-Band), des Ovars (»CLADO-Band«; Bauchfellfalte mit Ovarialgefäßen von der Extremitas tubaria zum Beckeneingang), des Penis (von der Fascia penis prof. an die Schambeinfuge). – **Ligg. talo|calcane|aria:** mediales u. laterales Band zwischen Sprung- u. Felsenbein an der ▸Articulatio subtalaris. – **Lig. talo|fibulare:** s.u. ▸Articulatio talocruralis. – **Lig. talo|naviculare:** »Gubernaculum tali«; hinten vom Taluskopf zum Kahnbein. – **Lig. teres:** rundes Band. **1) Lig. t. hepatis:** Chorda venae umbilicalis als untere Randverstärkung des Lig. falciforme zwischen Nabelring u. Leberpforte. **2) Lig. t. uteri:** das HUNTER-Band = »rundes Mutterband« zwischen Tubenwinkel u. großen Schamlippen im Lig. latum u. durch den Leistenkanal. – **Lig. thyro|hyo|ideum:** s.u. ▸Larynx (dort Abb.) – **Lig. tibio|fibulare:** »Gabelband«, hinten u. vorn die Syndesmosis tibiofibularis verstärkend. – **Lig. trans|versum:** »Querband«. **1) Lig. tr. acetabuli:** die Incisura acetabuli der Hüftgelenkpfanne überbrückender Teil des Labrums. **2) Lig. tr. perinei:** »präurethrales«, »CARCASSONNE-« oder »WALDEYER-Band«; quere Faszienverdickung unterhalb des Lig. arcuatum pubis. – **Lig. ulno|car|pale palmare:** Band vom Processus styloideus ulnae u. Discus articularis zum Triquetrum u. Lunatum. – **Lig. um|bili|cale:** der »Nabel-Harnblasen-Strang«; als Lig. u. mediale die paarige Chorda arteriae umbilicis in der Plica u. medialis, als Lig. u. medianum der Urachusrest unpaar zwischen Harnblasenscheitel u. Nabel in der Plica umbilicalis mediana. – **Lig. ve|no|sum:** der bindegewebig verödete ▸Ductus venosus Arantii. – **Lig. ves|ti|bulare, Lig. ven|tri|culare:** das »Taschen-« oder »falsche Stimmband«, als Bindegewebszug in der Plica ventricularis zwischen Schild- u. Stellknorpel. – **Lig. vo|cale:** das – elast. – »wahre Stimmband« in der Plica vocalis zwischen Schildknorpel u. Processus vocalis des Stellknorpels.

**Ligamenta,** Abk. Ligg.: Bänder. S.a. ▸Ligamentum.

**Ligamentitis:** entzündliche Veränderungen der Ligamente, speziell bei entzündlichen rheumatischen Erkrankungen (bes. bei chronischer Polyarthritis).

**Ligamentose:** degenerative Veränderungen der Ligamente.

**ligamentosus:** mit Band bzw. Bändern versehen.

**Li|gan|den: 1)** an ein Zentralatom gebundene, um dieses gruppierte Moleküle oder Ionen; s.a. ▸Chelatbildner. **2)** von einem ▸Membranrezeptor bindungsfähige bzw. von ihm zu bindende Substanzen (»Rezeptorliganden«). **E** ligands.

**Ligandin:** basisches lösliches Protein, das verantwortlich ist für die Aufnahme von Bilirubin, Bilirubindiglucuronid sowie exogen zugeführten Stoffen wie Arzneimitteln, Farbstoffen etc. in die Leberzelle u. außerdem Transportfunktionen in anderen Organen erfüllt. Wird in der Leberzelle gebildet, kommt außerdem in der Niere (proximaler Tubulus), in der Dickdarmmukosa sowie in den Zellen des Plexus choroideus vor. **E** ligandin.

**Ligase:** Enzym, das eine C–C-, C–N-, C–O- oder C–S-Bindung bewirkt; z.B. die DNS-Ligase bei der ▸DNS-Klonierung. **E** ligase.

**Ligation: 1)** ▸Ligatur als Anglizismus. **2)** Verbindung von DNS-Fragmenten bei der ▸DNS-Klonierung.

**Ligator:** *Chirurgie* mit Einzelfäden beschicktes Instrument zur automatischen Gefäßunterbindung (▸Ligatur). **E** ligator.

**Ligatur(a):** *Chirurgie* Unterbindung eines Blut- oder Lymphgefäßes oder eines anderen Hohlorgans, evtl. als Um- oder Durchstechungs-L.; s.a. ▸Gefäßligatur. **E** ligature, ligation. – **L., elastische:** die Umschnürung einer Gliedmaße mit Gummischlauch oder -binde zur vorübergehenden Blutleere oder indirekten Blutstillung.

**Ligatur|thrombus:** roter Thrombus im unterbundenen Gefäß; reicht bis zum nächsten durchgäng. Seitenast. **E** ligature thrombosis.

**Ligg.:** Abkürzung für ▸Ligamenta. **E** ligg.

**light chains** *(engl.): Biochemie* Leichtketten; s.u. ▸Immunglobuline, s.a. ▸L-Ketten-Krankheit.

**Lightwood(-Butler)-Albright-Syndrom:** eine idiopathische renale (tubuläre) ▸Azidose mit Nephrokalzinose (v.a. Papillenverkalkung) u. -lithiasis, Minderwuchs, hochgrad. hypophosphatämischer Spätrachitis mit Hyperparathyreoidismus (Knochenverbiegungen, Spontanfrakturen), Muskeladynamie, paroxysmalen Lähmungen. **E** Lightwood-Albright syndrome.

**Lignac-Syndrom:** ▸ABDERHALDEN-FANCONI-Syndrom. **E** Lignac-Fanconi disease.

**Lignin:** Füllsubstanz zwischen Cellulosefasern in Holz (aromat. Struktur). **E** lignin.

**Ligno|cerin|säure:** gesättigte $C_{24}$-Fettsäure in pflanzlichen Fetten u. Hirnlipiden; vermehrt beim GAUCHER-Syndrom (im Cerebrosid ▸Kerasin). **E** lignoceric acid.

L

**Lignum** *(latein.)*: Holz. *Pharm* Holzdroge. E lignum, wood. – **L. dulce:** »Süßholz«, Wurzel von ▸Glycyrrhiza glabra.

**lilac ring** *(engl.)*: *Dermatologie* schmaler, hellbräunl. bis mattvioletter, unverhärteter Saum bei zirkumskripter Sklerodermie.

**Lila|krankheit:** ▸Dermatomyositis.

**Liley-Schema:** *Geburtshilfe* Beurteilung der Situation der Leibesfrucht bei ▸Morbus haemolyticus neonatorum. Basiert auf der Korrelation von Schwangerschaftsdauer u. Bilirubinoidgehalt des Fruchtwassers (als sog. Delta-E 450-Wert); drei Zonen: I keine, II mittlere, III akute Gefährdung (Abb.).

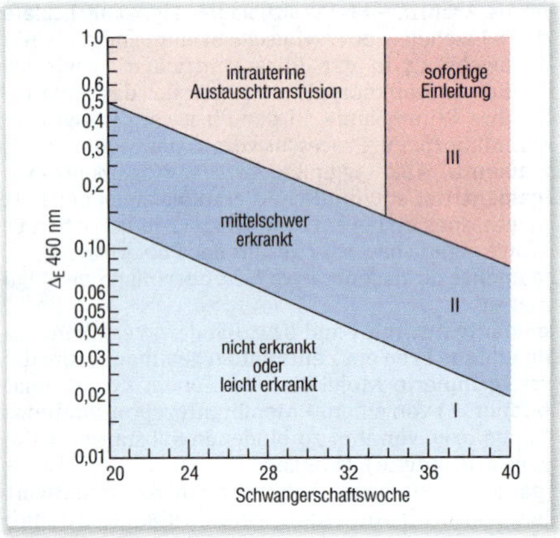


**Liley-Schema.** [91]

**Liljestrand (1)** ÅKE L., Internist, Stockholm; **2)** GÖRAN L., 1886–1968, Physiologe u. Pharmakologe, Stockholm). – **L.-Reflex** (GÖRAN L.): s.u. ▸EULER-LILJESTRAND. – **L.-Syndrom** (ÅKE L.): s.u. ▸OLHAGEN-LILJESTRAND.

**Lillehei** (RICHARD C. L., amerikan. Thoraxchirurg, Minneapolis/Minnesota). – **L.-gekreuzte-Zirkulation:** (1954) histor. Form des extrakorporalen Kreislaufs bei offener Herz-Op. Überleitung von arteriellem Blut des Spenders in das arterielle System des Operierten u. Abpumpen des venösen Blutes in das venöse System des Spenders (dessen Lungen als Oxygenator wirken). E Lillehei's crossed circulation. – **L.-Operation:** Korrektur des Ventrikelseptumdefekts (nach rechtsventrikulärer Herzeröffnung) durch direkten Nahtverschluss der gegenüberliegenden Defektränder (Nähte über Ivalon-Schwamm); erfolgt bei Anschluss an Herz-Lungen-Maschine. E L.'s procedure. – **L.(-de-Wall)-Oxygenator:** Bläschenoxygenator als Prototyp für Herz-Lungen-Maschinen nach dem Low-Flow-Prinzip; Plastik-Oxygenator zum Einmalgebrauch. E L.-de Wall oxygenator. – **L.-Herzklappenprothese:** s.u. ▸Herzklappenprothese (dort Abb.).

**Lillie-Körperchen:** s.u. ▸LEVINTHAL-COLE-LILLIE. E Lillie's bodies.

**LIMA-Bypass** *(engl.)* Abk. für **l**eft **i**nternal **m**ammary **a**rtery bypass: Mammaria-koronarer Bypass (s.u. ▸Koronarchirurgie).

**Limberg-Operation:** Beseitigung einer Spalte des harten Gaumens durch rückverschobenen Schleimhaut-Periost-Lappen.

**limbicus, limbisch** *(latein.)*: einen Limbus oder das limbische System betreffend. E limbic. – **l. Fasern:** Fasern des limbischen Systems; intramural die innerhalb des Systems verlaufenden, einzelne Teile des limbischen Kortex verbindenden (in Cingulum, Striae longitudinales des Indusium griseum, Gyrus paraterminalis etc.) Fasern; extramural die Verbindungen zu Kernen in Zwischen- u. Mittelhirn: zum Hypothalamus (Fornix, Stria terminalis, ventrale Mandelkernstrahlung etc.; Beeinflussung vegetativer Zentren u. des Neuroendokriniums) die limbische Erregungsschleife, die NAUTA-Schleife (zum limbischen Mittelhirnbereich) sowie afferente u. efferente Verbindungen – z.B. im medialen Vorderhirnbündel – zur Formatio reticularis (als einziger afferenter Erregungsquelle des Systems). E l. fibers. – **l. System:** phylogenetisch altes, dem Archipallium zugehöriges funktionelles System zwischen Hirnstamm u. Neokortex: der **l. Kortex** (graue Rindensubstanz mit wenig ausgeprägter Schichtung: Hippocampus, Indusium griseum, Gyri parahippocampalis u. cinguli, ferner – subkortikal – Nucleus amygdalae u. Area piriformis u. septalis; Abb.) u. **l. Mittelhirn** (mediane Zellgruppen, z.B. Nucleus profundus et dors. tegmenti, die über das Corpus mamillare funktionell mit dem System verknüpft sind, sowie extra- u. intramurale ▸limbische Fasern). Es regelt das Affekt- u. Triebverhalten u. dessen Verknüpfung mit vegetativen Organfunktionen; wahrscheinlich auch für das Gedächtnis von Bedeutung. E limbic system.

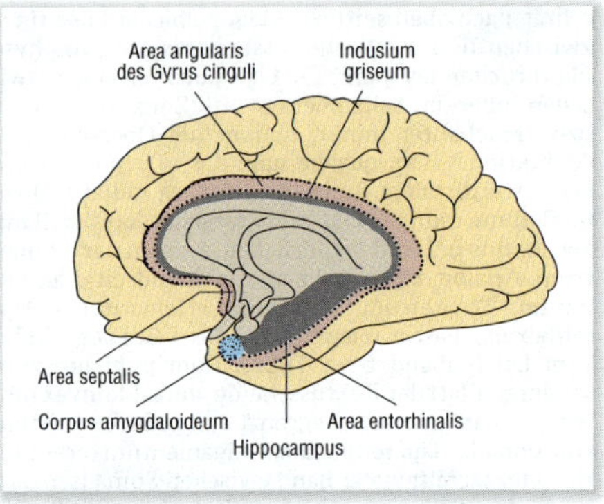


**limbisches System.** [521]

**Limbus** *(latein.)*: Saum, Rand, Kante. E limbus. – **L. corneae,** Perikornealring: der in die Sklera eingefalzte, von transparenter Bindehaut überzogene, 1–3 mm breite Rand der Hornhaut. – **L. fossae ovalis:** s.u. ▸Fossa ovalis (2). – **L. palpe|bralis:** der Lidrand; vorn Wimpern (Zilien) tragend, hinten der Schleimhaut angrenzend.

**Limen** *(latein.)*: Schwelle, Eingang, Grenze. E limen. – **L. insulae:** von der Stria olfactoria lat. gebildete »Inselschwelle« zwischen Insel u. Substantia perforata ant., über der A. cerebri media. – **L. nasi:** bogenförm. Epithelleiste der seitl. Nasenwand am Übergang Vestibulum/Cavitas.

**limitans** *(latein.)*: begrenzend. E limiting.

**limited disease** *(engl.)*: s.u. ▸Bronchialkarzinom.

**Limnatis:** Blutegel-Gattung [Hirudinidae]; *ther.* ***Anw.*** zum Blutschröpfen; Erreger der Hirudiniasis im oberen Verdauungs-, Respirationstrakt; mit Epistaxis, Hämoptyse, Hämatemesis. E leeches.

**Linamarin,** Phaseolunatin: pflanzl. Acetoncyanhydrin (in Linum usitatissimum, Maniokwurzeln etc.), das beim Verzehr HCN abspaltet u. Neuropathien auslöst (durch erhöhten Thiocyanat-Spiegel in Serum u. Speichel). E linamarin.

**Lincomycin:** Lincosamid-Antibiotikum aus Streptomyces lincolnensis (Formel). ***Wirkung:*** bakteriostatisch wirksam durch Proteinsynthesehemmung. ***Anw.*** gegen grampos. u. Mykobakterien (resistent: E. coli, Klebsiellen, Proteus, Salmonellen, Shigellen, Pilze u. Viren); Reservemittel für Penicillin. E lincomycin.

**Lincosamide:** Antibiotika mit ähnlichem Wirkungsspektrum wie die Makrolid-Antibiotika. ***Wirkst.:*** ▸Clindamycin u. das aus Streptomyces lincolnensis gewonnene ▸Lincomycin; ***Wechselwirkung:*** verstärken den Effekt von stabilisierenden Muskelrelaxanzien.

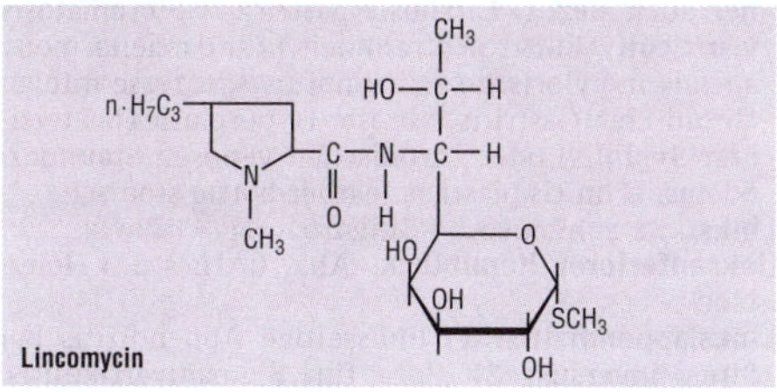


**Lincomycin.**

**Lindạn:** Insektizid (s.u. ▶ Hexachlorcyclohexan); ***Anw.*** bei Parasitenbefall (Läuse, Krätze). E lindane.

**Lindau-Tumor** (ARVID VILHELM L., 1892–1958, Pathologe, Lund): Angioblastom des Kleinhirns mit ausgedehnter Zystenbildung als Teilerscheinung des ▶ V.-HIPPEL-LINDAU-Syndroms. E Lindau's tumor.

**Lindemann** (KURT L., 1901–1966, Orthopäde, Heidelberg). – **L.-Krankheit:** (1951, CATEL 1957) auf die Wirbelsäule beschränkte »Pubertätsosteoporose« (mit Fischwirbelbildung). – **L.-Schema:** Schema zur objektiven Bewertung des Behandlungserfolges bei angeborener Hüftluxation (Bewertung in Gruppen I–IV nach Lagebeziehung zwischen Kopf u. Pfanne, Aufbau des oberen Femurendes u. der Pfanne usw.).

**Linden|blatt(sehne)** *(in Anlehnung an die Siegfried-Sage):* rautenförmige Sehnenplatte als Ansatz des ▶ Musculus trapezius an den Dornfortsätzen der unteren Halswirbel.

**Linden|blüten:** s.u. ▶ Tilia. E lime-tree flowers.

**Lịnea** *(latein.):* Linie, (Knochen-)Leiste. E linea, line. – **L. ạlba,** HUNTER-Linie: derber weißer Sehnenstreifen (durch Aponeurosenverflechtung der seitl. Bauchmuskeln) in der vorderen Medianlinie zwischen bd. Mm. recti vom Schwertfortsatz bis zur Schambeinfuge. – **L. arcuata:** ▶ Linea semicircularis. – **L. ạspera fẹmoris:** doppelte Knochenleiste auf der Rückseite des Oberschenkelknochens; Ansatz- bzw. Ursprungsort der Mm. adductores, biceps femoris (Caput breve) u. vasti. – **L. axillạris: 1) L. a. media:** die Vertikale vom höchsten Punkt der Achselhöhle aus in der Mitte zwischen bd. Achselfalten als »Achsel-« oder »Medioaxillarlinie«. **2) L. a. anterior:** die durch den M. pectoralis major bedingte Linie durch die vordere Achselfalte. **3) L. a. posterior:** Linie durch die hintere Achselfalte (bedingt durch M. latissimus dorsi u. M. teres major). – **L. epi|physiạlis:** ▶ Epiphysenlinie. – **L. fụsca: 1)** dunkelbraune Bauchhautpigmentierung im Bereich der L. alba (v.a. in der Gravidität). **2)** ca. 1 cm breiter Pigmentstreifen am Haaransatz von Schläfe zu Schläfe. – **L. glutẹa:** drei Knochenleisten(gruppen) an der Außenfläche der Darmbeinschaufel; bogig die vordere u. untere zwischen den Ursprüngen der Mm. glutei minimus u. medius bzw. gluteus min. u. rectus femoris; gerade aufsteigend die hintere zwischen den Ursprüngen der Mm. glutei maximus u. medius. – **L. mamillạris:** die Senkrechte durch die Brustwarze. – **L. mediạna: 1)** die »Mediosternallinie« über der Mitte des Brustbeines. **2)** die »Dornfortsatzlinie« an der Rück- = Dorsalseite des Rumpfes. – **L. medio|claviculạris:** Linie durch die Schlüsselbeinmitte. – **L. nụchalis:** drei Knochenleisten der Außenseite der Squama occipitalis. – **L. para|sternạlis:** Vertikale in der Mitte zwischen Sternal- u. Mamillarlinie. – **L. para|vertebrạlis:** Vertikale am lateralen Rand des M. erector spinae, über den Querfortsätzen. – **L. scapulạris:** Vertikale durch den Angulus inferior scapulae. – **L. semi|circulạris (Douglasi):** der untere Teil des hinteren Rektusscheidenblattes. – **L. serrạta:** s.u. ▶ Musculus obliquus externus abdominis. – **L. sternạlis:** Vertikale am Brustbeinrand. – **L. temporạlis:** die untere bzw. obere der beiden parallelen bogigen Knochenleisten beidseits an der Scheitelbein-Außenseite. – **L. terminạlis (pẹlvis):** Grenzlinie zwischen großem u. kleinem Becken (bogenförmig vom Promontorium zum Oberrand der Schambeinfuge). – **L. transvẹrsa (ọssis sạcri):** normalerweise vier quere Verschmelzungslinien der Kreuzbeinwirbelkörper auf der pelvinen Fläche. – **L. vitạlis:** ▶ Lebenslinie.

**Linear|beschleuniger:** *Physik* Teilchenbeschleuniger, in dem die Teilchen geradlinig Hochfrequenz-gesteuerte Energie zuführende elektr. Felder durchlaufen. Spezielle Konstruktionen für die Strahlentherapie mit ca. 3–10 MeV liefern Elektronenstrahlen u. ultraharte Röntgenstrahlen. E linear accelerator.

**Linear|extraktion:** *Ophthalmologie* heute nicht mehr übliches Verfahren zur ▶ Linsenextraktion mit geradem Hornhautschnitt (mit **Linearmesser** n. GRAEFE); v.a. bei quellender Linse u. Wundstar; s.a. ▶ Lappenextraktion. E linear extraction.

**lineạr(is)** *(latein.):* geradlinig. E linear.

**Lineọm,** Genophor: (KÜHN 1961) dem Chromosom bzw. Chromonema höherer Organismen entsprechende Gen-tragende Struktur der Viren u. Bakterien.

**Lineweaver-Burk-Verfahren:** *Biochemie* graphische Darstellung des Kehrwerts von enzymat. Reaktionsgeschwindigkeit u. Substratkonzentration zur Bestimmung der ▶ MICHAELIS-MENTEN-Konstante. S.a. ▶ HILL-Darstellung. E Lineweaver-Burk plot.

**(v.-)Lingelsheim-Agar:** Dextrose-, Maltose- oder Lävulose-Aszites-Agar mit Indikator zur Fermentationsprüfung u. Differenzierung von Neisseriaceae (s. Tab.). E Lingelsheim agar.

| | Maltose | Dextrose | Lävulose |
|---|---|---|---|
| Meningokokken | + | + | – |
| Gonokokken | – | + | – |
| Neisseria catarrhalis | – | – | – |
| Neisseria sicca | + | + | + |

**(v.-)Lingelsheim-Agar.**

**Lịn|gua:** die Zunge; sehr beweglicher Muskelkörper (Mm. genio-, hypo-, chondro-, styloglossus, longitudinales inf. u. sup., transversus, verticalis), der mit Unterkiefer (über das Frenulum linguae), Zungenbein u. Schädelbasis verbunden ist. Die Zunge ist von Schleimhaut bedeckt (mit Papillae linguales) u. füllt bei geschlossenem Mund die Mundhöhle beinahe völlig aus. ***Gliederung:*** Radix, Corpus u. Apex. Im Bereich der Wurzel liegen lymphat. Folliculi, am Übergang zum Rücken befinden sich Sulcus terminalis u. Foramen caecum. ***Innervation:*** Nn. lingualis, glossopharyngeus, hypoglossus sowie Chorda tympani u. veget. Nerven. ***Funktionen:*** wichtiges Organ zum Saugen (Zurückziehen bei geschlossenem Mund) und Kauen (sorgt für Speiseneinspeichelung u. Heranführen an die Zähne; Kneten durch Anpressen zerkleinerter Speisen an den Gaumen; schiebt Bissen zum Schlund), ferner relevant als Empfindungs-, Sprach-, v.a. aber ▶ Geschmacksorgan. S.a. ▶ Gloss... E tongue. – **L. atrọphica:** Atrophie der Zungenmuskeln, angeboren als Hypoglossusparese, erworben z.B. bei Bulbärparalyse, Syringobulbie; mit Täfelung der Schleimhaut u. Ausfall von Geschmacksempfindungen, meist auch fibrillären Zuckungen. E atrophic t. – **L. bị|fida:** median gespaltene Zunge infolge Fusionsdefektes der seitl. Zungenwülste. E bifid t. – **L. geogrạphica:** ▶ Exfoliatio areata linguae. E geographic t. – **L. glạbra:** glatte Zunge infolge Papillenatrophie; v.a. bei perniziöser Anämie und Eisenmangel; s.a. ▶ MOELLER-HUNTER-Glossitis. E glabrous t., smooth t. – **L. hyper|trọphica:** ▶ Makroglossie. E hypertrophic t. – **L. lobạta:** »Lappenzunge«; mit netzförm. Vernarbung; meist Endzustand einer syphilit. Glossitis gummosa oder interstitialis. E lobulated t. – **L. pilọsa nịgra, L. villosa nigra,** (schwarze) Haarzunge, Glossophytie, Glossotrichie,

Melanoglossie: »schwarze Haarzunge«. Mit zottenförm., grauschwarzen Hyperkeratosen der filiformen Papillen (Abb.), z.B. durch chem. Reizstoffe, Vit.-B-Mangel oder Medikamente (z.B. Antibiotika). Ferner bei Candida-Befall u. bei Mangel an Nicotinsäureamid (Vitamin PP). E black hair(y) t., glossotrichia.

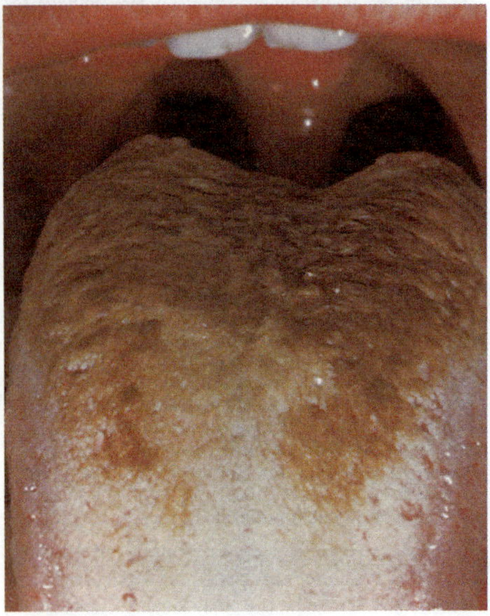

**Lingua pilosa nigra:** schwarze Haarzunge. [87]

– **L. plicata:** Faltenzunge; mit seitensymmetrischer, evtl. baumartig verzweigter Furchung; angeboren u. bei MELKERSSON-ROSENTHAL-Syndrom; als Typ BIANCHINI die ▸Hyperplasia superficialis cerebriformis. E fissured t. – **L. scrotalis:** ▸Lingua plicata. – **L. villosa nigra:** ▸Lingua pilosa nigra.

**lingual(is):** die Zunge betreffend, zungenförmig, *dent* zungenseitig (im Unterkiefer). E lingual.

**Linguatula:** Gattung der Zungenwürmer [Linguatulida]; Atemwegsparasiten karnivorer Landwirbeltiere, selten des Menschen. – **L. serrata:** der Nasenwurm, ein kosmopolit. Nasen(nebenhöhlen)parasit von Kaniden, als Adultwurm selten auch des Menschen (»**Linguatuliasis**«); evtl. Atmungsbehinderung durch Schleimhautschwellung (aber meist ohne Krankheitswert, da nur abgekapselte, häufig abgestorbene u. verkalkte Jugendformen).

**Lin|gula** *(latein.):* Zünglein. E lingula. – **L. cerebelli:** das dünne, quer gefurchte Plättchen des Kleinhirnwurmes. – **L. pulmonis sinistri,** Lobus lingualis: durch die Impressio cardiaca bedingter zungenförm. Abschnitt des li. Lungenoberlappens vorn-unten; s.a. ▸Lingulasyndrom.

**Lingula|syndrom:** *Pulmologie* dem ▸Mittellappensyndrom entsprechende Atelektase des 4./5. Segments des li. Lungenoberlappens infolge Bronchusstenose oder -verschlusses (durch Tumor etc.). E lingula syndrome.

**Lingul|ektomie:** Segmentresektion der Lingula pulmonis. E lingulectomy.

**linguo...:** Wortteil »Zunge«. E linguo...

**Liniment(um),** Abk. Lin.: *Pharmazie* flüssiges bis halbfestes äußerlich anwendbares Mittel (= Externum), meist eine Öl/Wasser-Emulsion (Seife, Fette, Wirkstoff, Wasser). E liniment.

**Linitis plastica,** KONJETZNY-Syndrom, Magenszirrhus: diffus-infiltrativ wachsendes kleinzell. ▸Magenkarzinom mit sek. Schrumpfung, schwieliger Verdickung u. Starre der Magenwand (Hyperplasie u. Eindringen des Bindegewebes in submuköse, intramuskuläre u. subseröse Gewebsspalten); evtl. auf Ösophagus, Dünn- u. Dickdarm übergreifend. – Früher auch Bez. (= Cirrhosis gastrica = Fibromatosis ventriculi = BRINTON-Krankheit.) für partielle, meist antrale u. pylorische Schrumpfungsprozesse infolge chronischer Gastritis, fibröser Hyperplasie (bei tertiärer Syphilis) oder chronischen venösen Stauungsödems. E linitis plastica, leather-bottle stomach.

**Links...:** s.a. ▸Laevo..., ▸Sinistro...

**linksanteriorer Hemiblock,** Abk. LAH: s.u. ▸Hemiblock.

**Links|appendizitis: 1)** linksseitige Appendizitis bei Situs inversus. **2)** Bez. für Sigmadivertikulitis. E left-sided appendicitis.

**Links|bypass:** extrakorporaler Bypass (über Herz-Lungen-Maschine) vom li. Herzvorhof zur li. A. iliaca communis zwecks Blutversorgung der unteren Körperhälfte (Abb.) bei Eingriffen v.a. an der Brustaorta; evtl. mit angeschlossenem Blutreservoir (für raschen Blutersatz); s.a. ▸Blutkreislauf. E left (heart) bypass.

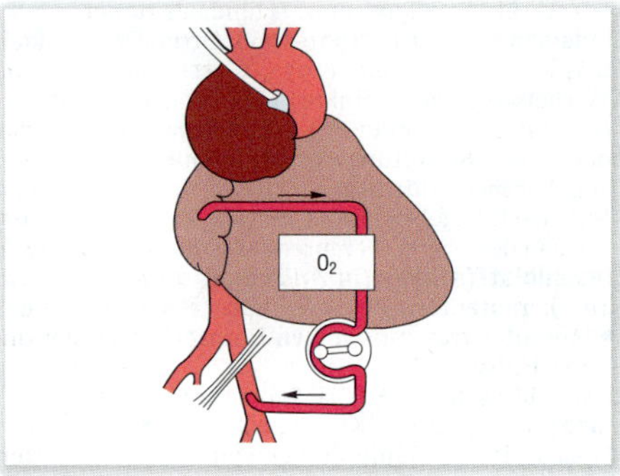


**Linksbypass.** [506]

**links|drehend,** lävogyr: *Chemie* Eigenschaft optisch aktiver Stoffe, die Ebene linear polarisierten Lichtes entgegen dem Uhrzeigersinn zu drehen; Symbol: (–), früher auch L-, l-. E levorotatory.

**Links|händigkeit,** Mancinismus: angeborene oder erworbene Bevorzugung der li. Hand (Arm) bei tägl. Verrichtungen, Kraft- u. Geschicklichkeitserfordernissen; versicherungsmedizinisch relevant. E left-handedness.

**Links|herz...:** s.a. ▸Herz...

**Linksherz|belastung:** vermehrte Belastung des li. Ventrikels als Widerstands- (bei Aortenstenose, Arteriosklerose) oder Volumenbelastung (durch Pendel-, Shunt-, Restblut); führt zu Linksherzhypertrophie, später zu myogener Linksherzdilatation (im EKG-Jargon mit bd. synonym).

**Linksherz-Bypass:** ▸Linksbypass.

**Linksherz|dilatation:** ▸Herzdilatation des li. Ventrikels als Ausdruck der Insuffizienz; ***Klinik:*** verbreiterter, hebender, nach außen-unten verlagerter Spitzenstoß, Li.-Vergrößerung von Ventrikel u. Vorhof, EKG wie bei Linksherzhypertrophie, häufiger jedoch QRS-Verbreiterung. E left ventricular dilatation.

**Linksherz|hyper|trophie:** Arbeitshypertrophie des linksventrikulären Myokards (▸Herzhypertrophie) infolge chron. Mehrbelastung bei arterieller Hypertonie, veränderter Aortenwandelastizität (Arteriosklerose, Windkesselhypertonie), Durchflusssteigerung oder als primäre Form i.S. der hypertrophischen ▸Kardiomyopathie; evtl. mit Übergang in ▸Linksherzdilatation. ***Klinik:*** verbreiterter, hebender Spitzenstoß, evtl. 3. u. 4. HT; geringe Verbreiterung (u. vermehrte Rundung) der li. Herzkontur, evtl. Vergrößerung des li. Vorhofs; im EKG (überdrehter) Linkstyp, überhöhtes R in I, aVL oder aVF, $V_{5-6}$, tiefes S in (II–)III, aVR, $V_{1-3}$, flaches biphasisches oder negatives T in I, aVL, $V_{5-6}$, ST-Senkung in I, aVL, $V_{5-6}$, ST-Hebung in $V_{2-3}$, leicht verbreitertes QRS, bei schweren Hypertrophieformen Übergang bis zum Linksschenkelblock (LSB);

▸SOKOLOW-Index > 3,5 mV. E left ventricular hypertrophy.

**Links(herz)hypo|plasi̱e-Syndrom:** seltene angeborene Herzfehlbildung mit Atresie der Mitral- u. Aortenklappe u. Hypoplasie des li. Ventrikels. E left ventricular hypoplasia.

**Links(herz)insuffizienz:** Unfähigkeit des li. Ventrikels, eine den Erfordernissen des Organismus entsprech. Blutmenge auszuwerfen (s.a. ▸Herzinsuffizienz) bzw. de̱n venösen Rückfluss aus der Lunge aufzunehmen. ***Ätiol.:*** degenerative oder entzündl. Myo- u. Endokard-Erkrankung, angeborene Herzfehler, Koronarinsuffizienz etc. ***Klinik:*** Lungenstauung (mit Asthma cardiale, Bronchitis, Dyspnoe, Pleuratranssudat, Lungenödem; evtl. pulmonale Hypertonie mit Rechtsherzhypertrophie u. -insuffizienz, Linksherzdilatation), vermindertes Herzminutenvolumen, eingeschränkte Leistungsfähigkeit, periphere Zyanose. E left-sided insufficiency, left ventricular i.

**Linksherz|katheterisierung:** s.u. ▸Herzkatheterisierung.

**Links|insuffizienz:** ▸Linksherzinsuffizienz.

**Links|lagetyp, -positionstyp:** *Kardiologie* ▸Linkstyp.

**linksposteriorer Hemiblock (LPH):** s.u. ▸Hemiblock.

**Links-rechts-Shunt:** patho. Blutübertritt aus der li. in die re. Herzhälfte oder von einem arteriellen in ein venöses Gefäß, z.B. bei Septumdefekt, offenem Ductus Botalli, a.v. Fistel. E left-to-right shunt.

**Links|schenkel|block:** *Kardiologie* vollständige Leitungsunterbrechung im Verlauf des li. TAWARA-Schenkels oder seiner Hauptäste, mit verspäteter, vom – rechtzeitig depolarisierten – re. Ventrikel her erfolgender Erregung des li. Ventrikels über intakte Leitungssysteme oder auf myokardialem Wege (s.a. ▸Schenkelblock); im EKG sind das QRS stark linkstypisch u. verbreitert (> 0,12 Sek.), R plump, oft gesplittert, ST-T gegensinnig zu R, S tief, R parasternal häufig fehlend, in $V_{5-6}$ verspätete Ankunft des neg. Potentials. S.a. ▸Linksverspätung. E left bundle-branch block.

**Links|typ,** Horizontaltyp: im EKG der für den gesunden Erwachsenen (> 40 J.), für den Adipösen mit Zwerchfellhochstand u. für Linksherzhypertrophie charakterist. ▸Positionstyp (dort Abb.): QRS in I u. aVL hoch-pos., in II pos., in III u. aVF biphasisch oder überwiegend neg.; ferner »**überdrehter L.**« (v.a. bei linksanteriorem Hemiblock, auch bei Linksherzhypertrophie) mit hoch-pos. QRS in I u. aVL u. (tief-)neg. in II, III u. aVF. E horizontal heart.

**links|ventrikulär:** s.u. ▸Linksherz... E left ventricular.

**Links|verlagerung:** *Pathologie* ▸Laevopositio.

**Links|verschiebung:** *Hämatologie* vermehrtes Auftreten jugendl. Formen u. früherer Vorstufen der neutrophilen Granulozyten im peripheren Blut. **1)** als reaktive L. (Stabkernige u. Metamyelozyten) bei akutem Infekt, Tumoreinschmelzung, Azidose, Koma, nach schwerer körperl. Arbeit; s.a. ▸Leukozytose. **2)** als patho. L. (Promyelozyten, Myeloblasten) bei Erkr. des Blut bildenden Systems (v.a. Leukämie); s.a. Abb. E shift (or deviation) to the left.

**Links|versorgungs|typ:** *Kardiologie* bevorzugte Versorgung des Herzmuskels durch die linke Koronararterie. Der Ramus circumflexus endet als Ramus interventricularis posterior. E left-ventricular blood supply type.

**Links|verspätung,** partieller Linksschenkelblock, Block 1. Grades: (WEBER) die verzögerte, aber nicht blockierte Erregungsleitung im linken TAWARA-Schenkel oder Kammermyokard, z.B. infolge Dilatation, Hypertrophie, Koronarinsuffizienz; im EKG fließende Übergänge zum ▸Linksschenkelblock, jedoch geringere QRS-Verbreiterung (< 0,12 Sek.) u. Fehlen der R-Splitterung.

**Linole̱n|säure:** $C_{17}H_{29}COOH$; dreifach ungesättigte, essentielle ▸Fettsäure; v.a. im Leinöl. Wird über Dihomo-α-L. u. Eicosatetraen- u. Eicosapentaensäure zu Prostaglandinen ($E_3$, $F_3$, $D_3$), Prostacyclin $I_3$ u. Thromboxan $A_3$ umgesetzt. E linolenic acid.

**Linolsäure,** $C_{17}H_{31}COOH$: zweifach ungesättigte ▸Fettsäure; in zahlreichen Pflanzenölen. Wird zu Dihomo-γ-Linolen- u. schließlich zu Arachidonsäure umgesetzt. Kann z.T. durch Fettsäuren aus Ölsäure (Marker für L.-Mangel) ersetzt werden. ***pharm Anw.*** als Dermatikum. E linol(e)ic acid.

**Linse: 1)** *Optik* von zwei brechenden Rotationsflächen begrenzter durchsicht. Körper, als Konkav-, Konvex- oder Zylinderlinse (= torische Linse). Charakteristische Größe ist die Brennweite. E lens. **2)** *Anatomie* ▸Augenlinse; s.a. ▸Linsen... E crystalline lens. – **L., künstliche:** s.u. ▸Linsenimplantation. E artificial lens.

L

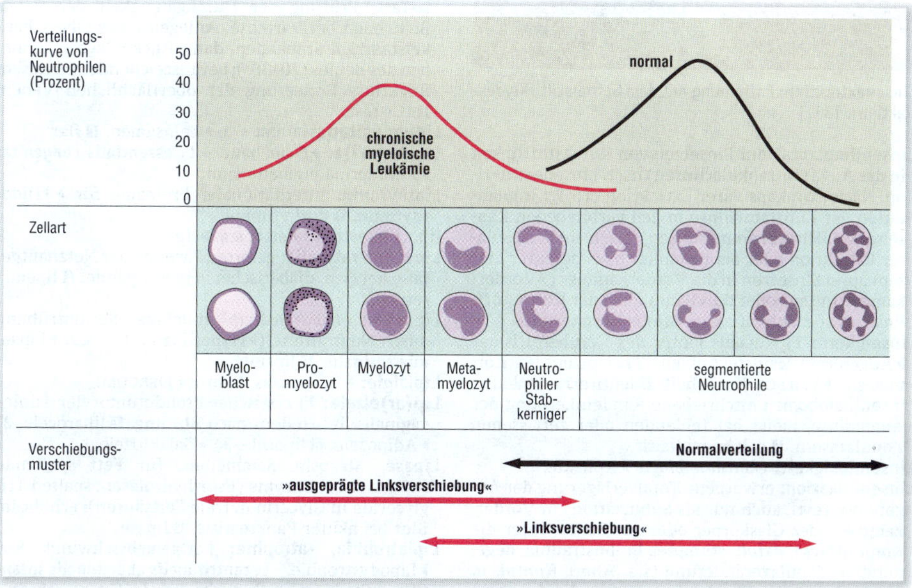


**Linksverschiebung:** charakteristische pathologische Linksverschiebung im Differentialblutbild bei chronischer myeloischer Leukämie. [88]

**Linsen|ablassung:** *Ophthalmologie* heute nicht mehr angewandte Op. bei juvenilem Star. Diszision der vorderen Linsenkapsel zur Komplettierung der Trübung durch eindringendes Kammerwasser (als Vorbereitung der ▸Linsenextraktion). E phacolysis.

**Linsen|astigmatismus:** ▸Astigmatismus (infolge asphärischer Krümmung der Linse). E lenticular astigmatism.

**Linsen|bilder:** *Ophthalmologie* ▸PURKINJE-Bilder.

**Linsen|chagrin:** *Ophthalmologie* sehr feine, unregelmäßig-rundliche Felderung der Linsenoberfläche; verstärkt bei Linsenquellung (vermehrte Kapselspannung).

**Linsen|ektopie:** ▸Ektopia lentis.

**Linsen|erweichung:** Hydratation u. Verflüssigung von Linsenfasern bei Cataracta senilis hypermatura. E phacomalacia.

**Linsen|extraktion:** (J. J. DAVIEL 1752) op. Entfernung der getrübten Augenlinse (s.a. ▸Staroperation). **Extrakapsuläre L.** mit Zurücklassen der eröffneten Linsenkapsel, nachfolgend Implantation einer Kunststofflinse in den Kapselsack. Bei Jugendlichen früher meist durchgeführt als ▸Linearextraktion nach vorheriger ▸Linsenablassung, bei Älteren als ▸Lappenextraktion. **Intrakapsuläre L.** (ELSCHNIG) mit Entfernung der gesamten Linse sowie Korrektur der entstehenden Linsenlosigkeit durch Kontaktlinse oder Starglas (s.a. Abb.). E lens extraction.

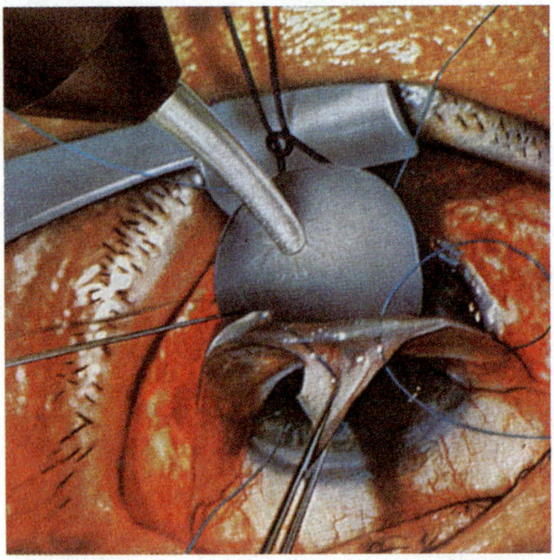

**Linsenextraktion:** Entfernung mit dem Gefrierstift (Kryoextraktion). [351]

**Linsen|implantation:** Einsetzen von Kunststofflinsen in das Auge (Intraokularlinsen) nach Linsenextraktion. Nach extrakapsulärer Extraktion erfolgt Implantation der Kunststofflinse in den verbliebenen Kapselsack (»Hinterkammerlinse«); nach intrakapsulärer Extraktion oder bei instabiler bzw. defekter Linsenkapsel Einsetzen in die Vorderkammer (»Vorderkammerlinse«) oder durch Einnähen der Kunststofflinse als sog. sklerafixierte Hinterkammerlinse.

**Linsen|kern:** **1)** Nucleus lentis: der Kernbereich der ▸Augenlinse. E nucleus of lens. **2)** ▸Nucleus lentiformis; s.a. ▸WILSON-Krankheit. E lentiform nucleus.

**Linsen|kolobom:** umschriebene Randeinkerbung der Augenlinse, meist bei fehlenden oder zerrissenen Zonulafasern. E coloboma lentis.

**Linsen|losigkeit:** *Ophthalmologie* ▸Aphakie.

**Linsen|luxation:** erworbene Totalverlagerung der Augenlinse (evtl. auch nur als Subluxation) in Vorderkammer oder Glaskörper oder zur Seite (unter die Konjunktiva). ***Ätiol.:*** stumpfes Bulbustrauma, degenerative Zonulaveränderung (s.a. Abb.). ***Kompl. u. Ther.:*** Gefahr der Drucksteigerung v.a. bei Luxation in die Vorderkammer, daher ist op. Entfernung indiziert. Bei Luxation in den Glaskörper op. Entfernung wegen Komplikationen (Entzündung, Netzhautschäden) meist erforderlich. Im Einzelfall kann die Linse aber ohne Komplikationen über Jahre verbleiben. S.a. ▸Ektopia lentis. E dislocation of the lens, phacometachoresis.

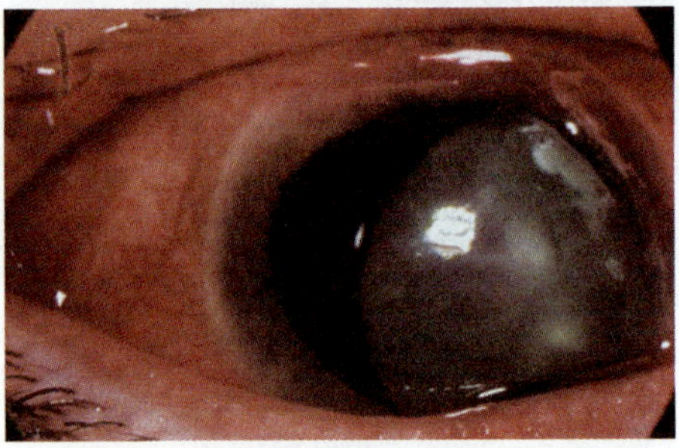

**Linsenluxation:** Nach einer Verletzung ist die teilweise getrübte Linse nach nasal luxiert. [351]

**Linsen|myopie:** ▸Brechungsmyopie durch erhöhten Brechungskoeffizienten oder verstärkte Krümmung der Augenlinse (= Sphärophakie = Lentiglobus). E lenticular myopia.

**Linsen|reklination:** historischer »Starstich« mit Rückverlagerung der Linse in den Glaskörper.

**Linsen|schlottern:** durch plötzl. Augenbewegungen bewirktes Herabsinken u. Zittern der Augenlinse (u. Iris); physiol. bei max. Akkommodation, pathologisch bei erblicher oder degenerat. Minderwertigkeit der Zonula Zinnii. E phacoplanesis.

**Linsen|sklerose:** *Ophthalmologie* Umwandlung des Nucleus lentis zum »Alterskern« (Schrumpfung durch $H_2O$-Verlust). E phacosclerosis.

**Linsen|star:** Katarakt im Stroma der Augenlinse (im Ggs. zum Kapselstar). E lenticular cataract.

**Linsen|trübung:** *Ophthalmologie* ▸Cataracta.

**Linsen|tumor:** ▸Phakoma.

**Linsen|vorfall:** *Ophthalmologie* ▸Hernia lentis. E phacocele.

**Linton** (ROBERT RITCHIE L., geb. 1900, Chirurg, Brookline/Mass.). – **L.-Nachlas-Sonde:** einkammerige Ballonsonde (endständ. Gummiballon) zur Kompression von Ösophagus- u. Fundusvarizen. E Linton's tube. – **L.-Test:** Prüfung der Durchgängigkeit der tiefen Beinvenen bei Varikose: Anlegen eines Oberschenkelstaus am Stehenden, dann Rückenlage u. Anheben des Beines (20–30°); bei ausreichendem venösem Rückfluss Entleerung der oberflächlichen Venen. E L.'s test.

**Linum usitatissimum:** s.u. ▸Leinsamen. E flax.

**Lio|derm(i)a:** ▸Glanzhaut. – **L. essentialis congenita:** ▸Xeroderma pigmentosum.

**Liothyronin:** internationaler Freiname für ▸Trijodthyronin. E liothyronine.

**lip...:** Wortteil »Fett«; s.a. ▸lipo...

**Lipaemia retinalis:** gelbrote Färbung der Netzhautgefäße bei (v.a. diabetischer) Hyperlipämie. E lipemia retinalis.

**Lip|ämie:** *Labormedizin* milchige Serumtrübung durch Neutralfette (▸Hyperlipämie). – S.a. ▸Lipaemia retinalis. E lipemia.

**Lip|algie:** ▸Adipositas dolorosa DERCUM.

**Lip(ar)o|zele:** **1)** zystischer Pseudotumor der Tunica vaginalis des Hodens nach Blutung. E liparocele. **2)** ▸Adipozele. E lipocele. **3)** ▸Galaktozele.

**Lipase,** Steapsin: Sammelbez. für Fett spaltende (▸Fettabbau) Enzyme (Esterhydrolasen; spalten Triglyceride in Glycerin u. freie Fettsäuren); erhöht im Blut bei akuter Pankreatitis. E lipase.

**Lip|atrophia, -atrophie:** Fettgewebsschwund. S.a. ▸Lipodystrophie. – **L. centrifugalis abdominalis infantilis:** zentrifugal sich ausbreitende Fettgewebsdystrophien, die in Leistenbeugen und Achseln beginnen. Sehr seltene Erkrankung bei japanischen Kindern. – **L. circum|scripta:** L. des Unterhautfettgewebes (flache Dellen) als Druckatrophie (Gesäß, Ellbogen etc.) sowie am Ort wiederholter Insulin-Inj. (Dystrophia lipoidica diabeticorum) oder Steroidkristall-Infiltration. E lipoatrophy.

**Lip|azid|ämie:** ▸Hyperlipazidämie; s.a. ▸Fettsäuren.

**Lip|azid|urie:** vermehrtes Auftreten freier Fettsäuren im Harn infolge Hyperlipazidämie. E lipaciduria.

**Lipid(e):** Sammelbez. für ▸Fette u. fettähnl. Stoffe (=▸Lipoide) mit unterschiedl. chem. Struktur; gemeinsam ist ihnen die schlechte Löslichkeit in Wasser (u. gute in organ. ▸Lösungsmitteln), die auch die besonderen physikalisch-chemischen u. biochem. Eigenschaften der L. bestimmt: z.B. erfolgt der Transport im Blut (u.a. wässrigen Medien, z.B. Zellplasma) durch Vereinigung mit Eiweißstoffen (▸Lipoproteine, ▸Transportproteine für ▸Steroidhormone, ▸Albumin u.a.m.), in Fetttröpfchen (▸Chylomikronen) u. an ▸Zellmembranen von Blutzellen. E lipids.

**Lipid...:** s.a. ▸Lipoid..., ▸Fett...

**Lipid A:** s.u. ▸Lipopolysaccharide. E lipid A.

**Lipid-Doppelschicht:** s.u. ▸Lipoidmembran. E lipid bilayer.

**Lipidgranulom(atose):** ▸CHESTER-Syndrom, ▸HAND-SCHÜLLER-CHRISTIAN-Krankheit.

**Lipid|lamelle:** s.u. ▸Elementarmembran.

**Lipid-Mizelle:** Aggregate von Lipiden mit nach innen gerichteten hydrophoben u. nach außen gerichteten hydrophilen Gruppen (s.a. ▸Liposom); Stabilisierung durch Gallensäuren; wichtiger Mechanismus der ▸Fettresorption. Abb. E lipid micelle.

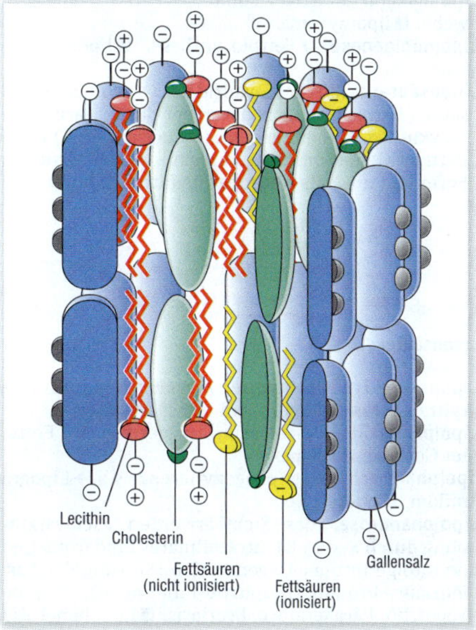


**Lipid-Mizelle:** Struktur einer gemischten Mizelle. Die hydrophilen Gruppen der Moleküle sind nach außen gerichtet; hydrophobe Molekülbereiche sind im Innern der Mizelle. [462]

**Lipidose(-Syndrom):** Krankheiten mit vermehrter Speicherung von Lipiden im Gewebe; i.e.S. die ▸Sphingolipidosen (dort Tab.), i.w.S. auch die ▸Xanthomatose-Syndrome. E lipidosis.

**Lipid|pneumonie:** ▸Fettpneumonie. E lipid pneumonia.

**Lipidsenker:** *Pharmazie* Stoffe, die Fettstoffwechsel oder -resorption beeinflussen u. so zur Senkung erhöhter Blutfettwerte bei Hyperlipidämie führen. ***Wirkst. u. Anw.:*** s. Tab., z.B. ▸Clofibrinsäure-Derivate u. Abkömmlinge der ▸Nicotinsäure, ▸Ionenaustauscher (z.B. Colestyramin, Colestipol), ▸HMG-CoA-Reductase-Hemmer (z.B. Lovastatin), Sitosterin. E lipid reducer.

| Triglycerid- u. Cholesterinsenker | Indikation |
|---|---|
| Aryloxyalkancarbonsäuren<br>• Clofibrat<br>• Clofibrinsäurederivate (Etofibrat, Etofyllinclofibrat)<br>• Clofibratanaloga (Bezofibrat, Fenofibrat, Gemfibrozil) | Hypertriglyceridämien, Hypercholesterinämien, kombinierte Hyperlipoproteinämien |
| Nicotinsäure u. Analoga<br>• Nicotinylalkohol<br>• Acipimox | Hyperlipoproteinämien, v.a. Typ V |
| **Cholesterinsenker** | **Indikation** |
| Anionenaustauscherharze<br>• Colestyramin<br>• Colestipol | Hyperlipoproteinämien, v.a. Typ IIa |
| HMG-CoA-Reductase-Hemmer<br>• Lovastatin | v.a. Hypercholesterinämien |
| Sitosterin<br>• Sitosterol | Hypercholesterinämien, Hyperlipoproteinämien, v.a.Typ IIa |

**Lipidsenker:** Einteilung.



**Lipid|status:** *Labormedizin* Untersuchung der Blutfette (Cholesterin, Triglyceride, Lipoproteinelektrophorese usw.). E lipid level.

**lipo...:** Wortteil »Fett«; s.a. ▸lip...

**Lip(o)|amid-de|hydro|genase,** Diaphorase I: die Umsetzung Liponsäure/Dihydroliponsäureamid katalysierendes Enzym; bei erythrozytärem L.-Defekt: enzymopath. ▸Methämoglobinämie. E lipoamide dehydrogenase.

**Lipoat-Acetyl|trans|ferase:** an der Pyruvat-Oxidation beteiligtes acetylierendes Enzym. E lipoate acetyltransferase.

**Lipo|atrophie:** ▸Lipatrophie. E lipoatrophy.

**Lipo|blast:** junge Fettzelle; i.e.S. freie, abgerundete Fett einlagernde Zelle des braunen Fettgewebes. E lipoblast.

**Lipo|blastom:** *Pathologie* ▸Hibernom. E lipoblastoma.

**Lipo|chondro|dys|trophie:** ▸PFAUNDLER-HURLER-Syndrom. E lipochondrodystrophy.

**Lipo|chrom,** Lipoidpigment: Gruppenbezeichnung für fettlösliche Farbstoffe (Lipoide); u.a. ▸Carotinoide. E lipochrome.

**Lipo|chromie:** *Dermatologie* ▸Xanthochromie.

**Lipo|dermato|sklerose,** Dermatosklerose: Stauungsfibrose der Haut bei chronisch venöser ▸Insuffizienz mit Bindegewebsvermehrung u. Atrophie des subkutanen Fettgewebes v.a. im Knöchelbereich, oft manschettenförmig. Die hieraus resultierende straffe Atrophie der Haut mit »zigarettenpapierartiger« Fältelung führt zu erhöhter Verletzlichkeit u. verzögerter Wundheilung als Prädisposition für das ▸Ulcus cruris venosum. E lipodermatosclerosis.

**Lipo|dermoid:** *Ophthalmologie* angeborene, rötlichgelbe Bindehautgeschwulst, meist am Limbus corneae; geringe Wachstumstendenz. E lipodermoid.

**Lipo|dys|trophia, -dystrophie:** Schwund von Fettgewebe (Wucheratrophie mit mäßiger Infiltration). S.a. ▸Lipatrophie. E lipodystrophy, -dystrophia. – **L. intestinalis:** ▸WHIPPLE-Krankheit. – **L. neo|natorum:** ▸Adiponecrosis subcutanea. – **L. paradoxa:** ▸SIMONS-Syndrom. – **L., progressive:** ▸BERARDINELLI-SEIP-Syndrom.

**Lip|ödem:** Verdickung oder ödematöse Schwellung des subkutanen Fettgewebes. Als **schmerzhaftes L.** (ALLEN u. HINES 1940) die meist bereits im Kindesalter einsetzende symmetr. Zunahme des Unterhautfettgewebes der Unterschenkel. E lipedema.

**Lipo|fuscịn:** ein protein- u. cholesterinhaltiges bräunl. Gemisch lipo- u. argentophiler Pigmente, das sich – alters- u. stoffwechselabhängig – in Epithelzellen u. Zellen mesenchymaler Herkunft anreichert (»Abbau-«, »Alters-«, »Abnützungspigment«). E lipofuscin.

**Lipo|genẹse:** ▸Fettbiosynthese. E lipogenesis.

**Lipo|granulọm:** lipophages Granulom im Unterhautfettgewebe; als blauroter, indolenter, teigiger bis derber Knoten, evtl. dünnflüssiges Fett (= »Pingranliquose«) oder Kalk enthaltend (= sklerosierendes L.), als Reaktion auf entzündlich (z. B. Pankreatitis), mechanisch (Prothesen-, Bruchbanddruck), thermisch, toxisch (z. B. Fleckfieber) oder allergisch bedingte Fettgewebsnekrose; ferner als Fremdkörpergranulom (z. B. »Paraffinom« etc.). Solitär oder multipel (»**Lipogranulomatose**«), z. B. als ▸Adipositas dolorosa, ▸Panniculitis, ▸Necrobiosis lipoidica, Lipogranulomatosis intramuscularis progressiva (▸TEUTSCHLÄNDER-Syndrom), spontane L. (ROTHMANN-MAKAI-Syndrom), disseminierte L. (z. B. FARBER-, ▸PFEIFER-WEBER-CHRISTIAN-, ▸CHESTER-Syndrom). E lipogranuloma.

**Lipohypertrophie:** geschwulstartige Fettgewebsbildung im Unterhautgewebe; meist Folge subkutaner Insulininjektionen.

**Lipoịd:** *Biochemie* s. u. ▸Lipoide. E lipoid.

**Lipoid A:** s. u. ▸Lipopolysaccharide. E lipoid A.

**Lipoid|anti|gẹne:** *Serologie* ▸WASSERMANN-Antigen. E lipoid antigens.

**Lipoid|bogen:** *Ophthalmologie* ▸Arcus senilis. E arcus lipoides.

**Lipoịde:** den ▸Lipiden zugehörige fettähnl. Stoffklassen wie Phosphatide, Ganglioside, Cerebroside, Wachse, Steroide u. fettlösl. Naturstoffe (z. B. Carotinoide). E lipoids.

**Lipoid|gicht:** (BÜRGER) Xanthombildung an Sehnenscheiden u. Gelenkkapseln (»Lipoidtophi«), mit Beschwerden ähnl. denen bei Harnsäuregicht.

**Lipoid|granulọm:** ▸Paraffinom.

**Lipoid|granulomatọse:** ▸HAND-SCHÜLLER-CHRISTIAN-Krankheit. E cholesterol lipoidosis.

**Lipoid-Kalk|infarkt:** Ablagerung von Calciumsalzen u. Lipoiden in den Nierenpapillen (tubuläre Basalmembran u. umgebendes – hyalinisiertes – Bindegewebe); v. a. im Alter (ohne klinische Bedeutung).

**Lipoid|lunge:** pulmonale Lipoidose-Manifestation (miliar-fibrös, seltener zystisch). – I. w. S. auch die inhalativ geschädigte Lunge mit Entzündungsneigung (▸Fettpneumonie).

**Lipoid|membran:** Doppelschicht aus Lipoiden, deren hydrophobe Anteile sich zueinander anordnen, während die hydrophilen Gruppen nach außen weisen; Grundstruktur der ▸Zellmembran. S. a. ▸Liposom.

**Lipoid|nekro|biọse (Urbach):** ▸Necrobiosis lipoidica diabeticorum.

**Lipoid|nephrọse:** ▸glomeruläre Minimalveränderungen. E lipoid nephrosis.

**Lipoidọse (-Syndrom):** ▸Lipidose. E lipoidosis.

**Lipoid|phanerọse:** das Sichtbarwerden (Gelbfärbung) von – tropfig konfluierenden – Lipoiden.

**Lipoid|proteinọse (Urbach-Wiethe):** ▸Hyalinosis cutis et mucosae. E lipoid proteinosis.

**Lipoid|speicher|krankheit, -thesaurismose:** ▸Lipidose. E lipid storage disease.

**Lipoid|urịe:** vermehrtes Auftreten von Lipoiden im Urin unabhängig von der Nahrungsaufnahme. E lipoiduria.

**Lipo|kalzino|granulomatose:** ▸TEUTSCHLÄNDER-Syndrom.

**Lipo|lyse:** Mobilisierung körpereigener Fettbestände; s. u. ▸Fettstoffwechsel. E lipolysis, adipolysis.

**Lipọm(a),** Fettgewebsgeschwulst: gutartige, langsam wachsende mesenchymale Geschwulst. ***Ätiol.:*** angeboren (fetales bzw. fetal-zelluläres L., ▸Hibernom) oder erworben. ***Klinik:*** meist kugelig, evtl. gestielt (L. pendulum) oder zottig (L. arborescens, z. B. der Gelenkzotten). Besteht aus vergrößerten Fettgewebszellen. Lokalisiert bevorzugt im Unterhautzellgewebe, solitär oder multipel bis systematisiert (▸Lipomatose); evtl. zentral verknöchernd (L. ossificans), verschleimend (L. myxomatodes) oder verkalkend (L. petrificans). Auch mit vermehrter Bindegewebs- u. Kapselbildung (L. fibrosum), Blutgefäßneubildung (L. teleangiectodes). ***Kompl.:*** selten maligne entartend (L. sarcomatodes, ▸Liposarkom). E lipoma.

**Lipo|masịe:** Anfüllung von – erweiterten – Knochenmarkräumen mit fettreichem Mark.

**Lipo|matọse, -matosis:** Auftreten multipler ▸Lipome. I. w. S. auch die (mastbedingte) zonale ▸Adipositas u. regionale Wucherungen des Fettgewebes. E lipomatosis. – **L., benigne symmetrische:** subkutane Fettgewebsvermehrung mit 3 klinischen Typen. Typ I: ▸MADELUNG-Fetthals; Typ II: Schultergürteltyp (pseudoathletischer Typ); Typ III: Beckengürteltyp (gynäkoider Typ). – Evtl. Assoziation mit inneren Erkrankungen. – **L. cervicạlis:** ▸MADELUNG-Fetthals. – **L. cọrdis,** Adipositas cordis: das »Fettherz« mit subepikardialer (u. interstitieller) Fetteinlagerung, bes. in der Vorderwand; meist belangloses Teilsymptom der allg. Adipositas. E fatty heart. – **L. cụtis:** ▸Naevus lipomatodes cutaneus superficialis. – **L. dolorọsa:** ▸Adipositas dolorosa DERCUM. – **L. visceralis,** COUTO-Krankheit: Fettgewebswucherung einzelner Organe.

**Lipo|mikronen:** ▸Chylomikronen. E lipomicrons.

**Lip|ọmphalus:** Adipozele im Nabelring.

**Lipo|muco|poly|saccharidọse:** Typ I der ▸Mucolipidose. E lipomucopolysaccharidosis.

**Lipo|myxọm:** gutartiger Tumor aus Fett- u. Schleimgewebe. E lipomyxoma.

**Lipo|neo|genẹse:** ▸Fettbiosynthese. E liponeogenesis.

**Liponsäure:** zyklisches Disulfid der Oktan-6,8-dithiolsäure (Formel). Reaktionspartner des Tricarbonsäurezyklus (α-Ketoglutarsäure → Succinyl-CoA) u. der Pyruvat-Oxidation. Salze: Lipoate. *pharm* ***Anw.*** (in Form von α-L.) als Neuropathiemittel. E lipoic acid.

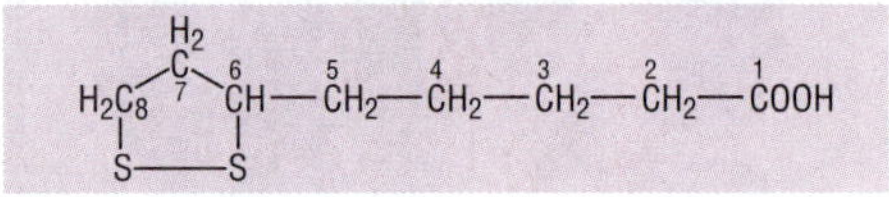


**Liponsäure.**

**Liponsäure-Trans|acetylase:** *Biochemie* ▸Lipoat-Acetyltransferase. E lipoic acid transacetylase.

**Lipo|pexịe:** Stabilisierung u. Ablagerung von Fetten im Gewebe. E lipopexia.

**lipo|phag(isch):** Fett phagozytierend; s. a. ▸Lipogranulom. E lipophagic.

**Lipo|phanerọse:** das Sichtbarwerden (Schwarzfärbung durch Sudan-B) intrazellulärer Epidermis-Lipide infolge fettiger Degeneration (Störung der Nucleinsäure-Protein-Phosphatid-Bindungen), z. B. bei Seborrhö, Parakeratose, Psoriasis. E lipophanerosis.

**lipo|phịl:** *Chemie* in Fett (bzw. organischen ▸Lösungsmitteln) löslich, Fette lösend, mit Affinität zu Fett. E lipophil(ic).

**Lipo|pigment:** gelbl. bis gelbbraunes, fluoreszierendes Zellpigment (in Mes- u. Parenchym) aus Protein-Lipoid-Komplexen; z. B. Ceroid, Lipofuscin.

**Lipo|plast:** *Zytologie* ▸Lipoblast.

**Lipo|poly|sacchar|ịde,** Abk. LPS: aus dem toxischen Lip(o)id A u. Polysacchariden bestehende Moleküle, die an die Membranoberfläche gramnegativer Bakterien gebunden sind; wirken als ▸Endotoxin; der Polysaccharidanteil entspricht dem ▸O-Antigen. – Experimentell werden LPS zur Lymphozytenstimulation bzw. als Adjuvans angewendet. E lipopolysaccharides.

**Lipo|proteịne:** aus Eiweiß (Apolipoproteine) u. Lipiden bestehende Moleküle, die den Transport der

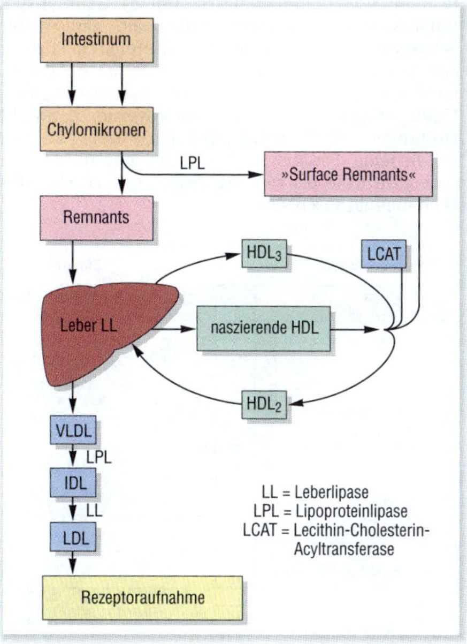


**Lipoproteine:** Metabolismus (vereinfachte Darstellung). [284]

wasserunlöslichen Lipide (v.a. Cholesterin, -ester, Triglyceride, Phospholipide) im Blut ermöglichen; s.a. ▸Chylomikronen. Die Einteilung erfolgt nach physikalisch-chemischen Eigenschaften entweder durch ▸Ultrazentrifugation oder ▸Lipoproteinelektrophorese. E lipoproteins. **1) L. sehr geringer Dichte,** Prä-β-L., Abk. VLDL: besonders lipidreiche (v.a. Triglyceride) u. daher »leichte« L. Sie entstehen v.a. in der Leber u. der Dünndarmmukosa. E very-low-density l. **2) L. geringer Dichte, β-L.,** Abk. LDL: die ▸Betalipoproteine; sie entstehen unter Mitwirkung der ▸Lipoproteinlipase aus VLDL (über IDL = intermediate-density l.) u. enthalten ca. 80 % des Serumcholesterins, die hauptsächliche Eiweißkomponente ist Apolipoprotein B. – LDL-Rezeptoren (M. S. Brown, J. L. Goldstein, Nobelpreis 1985) an Zelloberflächen nehmen das LDL-(gebundene)Cholesterin in begrenztem Umfang (soweit es die Zellen benötigen) auf; angeborener LDL-Rezeptoren-Mangel (eine besondere Form der ▸Hyperlipoproteinämie Typ IIa) führt zu extrem hohen Cholesterinwerten im Serum u. hoher Sterblichkeit an arteriosklerotischen Gefäßerkrankungen (z.B. Myokardinfarkt), bereits in jugendl. Alter. – Unabhängig von LDL-Rezeptoren können sog. Scavenger-Zellen (»Kaminkehrer« = Makrophagen) LDL bei erhöhtem LDL-Angebot aufnehmen. E low-density l. **3) L. hoher Dichte, α-L.,** Abk. HDL: die durch ihren hohen Proteinanteil (v.a. Apolipoprotein AI u. AII sowie E) »schweren« Alpha-L.; Vorläufer entstehen in Leber u. Darmepithel u. reifen im Blut durch Aufnahme von Lipiden u. Apoproteinen zu sphärischen Molekülen, die sich durch Dichte u. Proteinkomponenten als $HDL_{2a}$, $HDL_{2b}$ u. $HDL_3$ unterscheiden; höhere HDL-Werte scheinen mit verringertem Risiko arteriosklerotischer Gefäßerkrankungen einherzugehen, während ein erhöhtes Konzentrationsverhältnis LDL/HDL (sog. Atheroskleroseindex) bzw. Apo B/Apo AI dieses Risiko erhöht. S.a. ▸Tangier-Krankheit, ▸LCAT. E high density l. – **Lipoprotein (a):** cholesterinreiches Lipoprotein mit hohem Molekulargewicht ($> 5{,}4 \times 10^6$), das bei der Elektrophorese in der $\beta_1$-Fraktion, bei der Ultrazentrifugation in der HDL-Fraktion gefunden wird; Werte > 0,3 g/l scheinen das Risiko arteriosklerotischer Gefäßerkrankungen zu erhöhen. – **L. X:** s.u. ▸X-Protein.

**Lipo|protein|elektrophorese:** Auftrennung der ▸Lipoproteine nach dem Prinzip der ▸Eiweißelektrophorese; nach Fettfärbung (z.B. mit Ölrot-O) ist die Unterscheidung der einzelnen Fraktionen möglich (Tab.); dient v.a. zur Untersuchung des Typs bei ▸Hyperlipoproteinämie. E lipoprotein electrophoresis.

**Lipo|protein|lipase:** v.a. an Endothelzellen vorhandenes Enzym, das die Hydrolyse triglyceridreicher Lipoproteine katalysiert; s.a. ▸PHLA (= post-Heparin-lipolytische Aktivität). E lipoprotein lipase.

**Lipo|proteinose:** ▸Hyalinosis cutis et mucosae. E lipoproteinosis.

**Lipo|retikulose:** ▸Hand-Schüller-Christian-Krankheit.

**Lipo|sarkom:** bösartiger Tumor des Fettgewebes als eines der häufigsten Weichteilsarkome; meist hohe Gewebsreife, aber auch verwilderte polymorphzellige u. Mischformen (Lipomyo-, -myxosarkom); v.a. in tieferen Gewebsschichten der unteren Gliedmaßen u. im Retroperitoneum; Metastasen v.a. in Lunge, Leber. E liposarcoma.

**Lipositol:** (Folch 1949) in Hirnsubstanz, Lebermikrosomen u. Sojabohnen nachgewiesenes Phospholipoid. E lipositol.

**Lipo|sklerose:** Sklerosierung von Fettgewebe.

**Lipo|som:** aus einer Lipid-Doppelschicht bestehendes Teilchen, das im Inneren eine wässrige Lösung enthält (u. daher dem Modell einer primitiven ▸Zellmembran entspricht); entsteht z.B. durch Behandlung einer ▸Lipoidmembran mit Ultraschall. E liposome.

**Lipo|suktion:** die perkutane Absaugung von Fettgewebe im Rahmen sog. schönheitschirurgischer Maßnahmen. E liposuction(ing).

| | $S_f$ | D | Ultrazentrifuge ($S_f$) spez. Gewicht (D) | Elektrophorese |
|---|---|---|---|---|
| (1) | 400–4 · $10^4$ | 0,94–0,98 | Chylomikronen | |
| (2) | 20–400 | 0,98–1,006 | VLDL[1] (very-low-density lipoproteins) | Prä-Beta-Lipoproteine |
| (3) | 0–20 | 1,006–1,063 | LDL[2] (low-density lipoproteins) | Betalipoproteine |
| (4) | | 1,063–1,210 | HDL[3] (high-density lipoproteins) | Alphalipoproteine |

$S_f$ = Svedberg-Einheit = Flotationseinheit
[1] Lipoproteine sehr niedriger
[2] niedriger
[3] hoher Dichte

**Lipoproteinelektrophorese:** Lipoproteingruppen im Normalblut: die Reihenfolge der Beta- u. Prä-Beta-Lipoproteinase ist in der elektrophoret. Auftrennung umgekehrt.

**lipo|trop:** mit bes. Affinität zu Fett(en). E lipotropic. – **l. Faktoren:** im Tierversuch einer Leberverfettung entgegenwirkende Stoffe, z. B. Cholin, Betain, Methionin; i. e. S. das den Fettstoffwechsel beeinflussende Glykokollbetain u. weitere N- sowie S-methylierte Stoffe. – **l. Hormon,** Abk. LPH: ▸Lipotropin.

**Lipo|trophie:** Hypertrophie des Fettgewebes. E lipotrophy.

**Lipo|tropie:** **1)** s. u. ▸lipotrop. **2)** (i. w. S.) Eigenschaft von Körpergeweben (v. a. Leberparenchym), Lipide an sich zu ziehen u. nach Bedarf umzusetzen. E lipotropism; -tropy.

**β-Lipo|tropin:** lipolytisch wirkendes Peptidhormon aus der Hypophyse; entsteht als Teilsequenz aus Proopiomelanocortin; unter Abspaltung von γ-L. kann aus β-L. ▸β-Endorphin entstehen. E β-lipotropin.

**Lip|oxy|genase:** Enzym, das ungesättigte Fettsäuren in peroxidierte Formen umsetzt; bedeutsam z. B. für die Bildung der ▸Leukotriene aus Arachidonsäure. E lipoxygenase.

**Lipo|zele:** *Pathologie* ▸Liparozele. E lipocele.

**Lipo|zyt:** univakuoläre ▸Fettzelle als Baustein des weißen Fettgewebes. E lipocyte.

**Lippe:** ▸Labium; i. e. S. die Ober- u. Unterlippe (Labia oris), s. a. ▸Cheil(o)..., ▸Chil... E lip.

**Lippenbremse:** atemtherapeutische Maßnahme zur Verbesserung der Ausatmung bei obstruktiven Atemwegserkrankungen. Entwicklung eines exspiratorischen Widerstandes durch Ausatmung gegen die leicht aufeinander gepressten Lippen. E pursed lip breathing.

**Lippen|entzündung:** ▸Cheilitis.

**Lippen|fistel:** **1)** unregelmäßig-dominant erbl. Hemmungsfehlbildung des Unterlippensaumes mit seichter Einsenkung als Mündung eines blind endenden Fistelganges (Inhalt: klares, fadenziehendes Sekret). – Seltener an der Oberlippe als »forme fruste« einer Cheiloschisis. E fistula of lip. **2)** *Chirurgie* op. äußere (Darm-)Fistel mit evertierter Schleimhaut. E lip-shaped fistula.

**Lippen|furunkel:** follikuläre Eiterung, meist der Oberlippe (Gefahr der Sinus-cavernosus-Thrombose über die V. angularis). E labial furuncle.

**Lippen|herpes:** ▸Herpes simplex labialis.

**Lippen|karzinom:** zu den ▸Kopf-Hals-Tumoren gehörendes, papillomatöses, exophytisches oder ulzeröses – meist verhornendes – ▸Plattenepithelkarzinom der Unter-, seltener der Oberlippe; fast stets auf aktinisch-degenerativer oder chronisch gereizter Schleimhaut (Pfeifenraucher), Narbe etc.; s. a. ▸Cheilitis. E cheilocarcinoma.

**Lippen-Kiefer-Gaumen-Spalte:** s. u. ▸Lippen-Kiefer-Spalte. E cheilognathouranoschisis.

**Lippen-Kiefer-Spalte:** häufigste angeborene Fehlbildung (~1/500 Geburten); ***Ätiol.:*** genetisch, aber auch exogene Faktoren beteiligt. Spaltbildung kann ein- oder beidseitig sein u. verschiedene Strukturen betreffen (Lippenspalte, Lippen-Kiefer-Spalte, Lippen-Kiefer-Gaumen-Spalte; Abb.). Führt neben ästhetischen Problemen zu Ernährungs-, Sprach- u. Hörschwierigkeiten. ***Ther.:*** operativer Verschluss (z. B. im 3. Mon. Lippenplastik, mit 2 J. Gaumenspaltenverschluss, gleichzeitig oder bald darauf Verschluss von hartem Gaumen u. Kiefer). Op.-Termin stets so rechtzeitig, dass normale Sprache erlernt wird, aber so spät, dass keine Wachstumshemmung (hoher enger Gaumen, Pseudoprogenie, Zahnfehlstellungen im Seitenzahnbereich) mehr auftritt, s. a. Schema. Langfristig Sprachtherapie u. kosmetische Chirurgie bis zum Abschluss des Wachstums. E cheilognathoschisis.

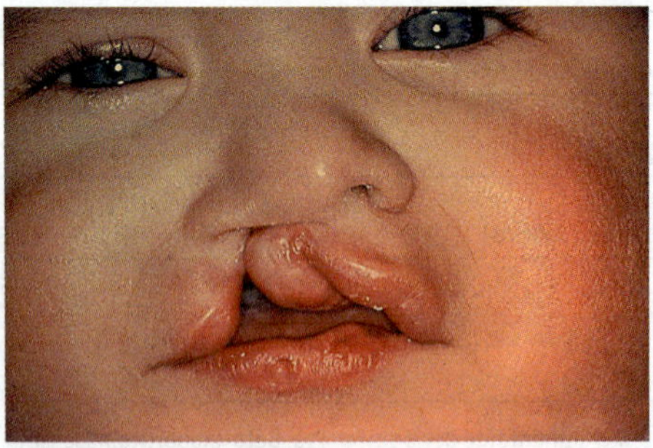

**Lippen-Kiefer-Spalte.** [385]

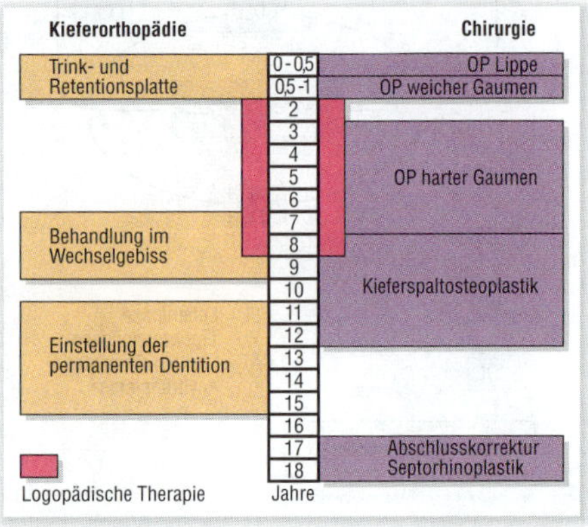


**Lippen-Kiefer-Spalte:** Behandlungsschema. [39]

**Lippen|laut:** unter Beteiligung der Lippen artikulierter Konsonant, stimmhaft v. a. B, W, B, M, stimmlos P, F(V). E labial sound.

**Lippenleckekzem:** periorales Ekzem; kumulativ toxisches Ekzem als Folge einer Austrocknung der Haut durch häufiges Lecken.

**Lippen|plastik:** funktions- u. formgerechte op. Korrektur eines angeborenen oder erworbenen, totalen oder partiellen Lippendefekts durch Hauttransplantation (Brücken-, Stiellappen) v. a. aus der Nachbarschaft (bukkale, juxtamentale, temporoparietale, brachiale Methode; z. B. nach Bruns, Estlander, Abbe, Dieffenbach). Bei ▸Lippenspalte (meist nach 3. Mon.) unter funktioneller Herstg. des Nasenbodens u. Einordnung des Nasenflügels an seine natürl. Stelle (z. B. nach Axhausen, Blair, Le Mésurier, Langenbeck). E cheiloplasty.

**Lippen|polster:** s. u. ▸Luschka-v. Pfaundler.

**Lippen|rot:** haar- u. drüsenfreie Übergangszone zwischen Gesichtshaut u. Mundschleimhaut. E red of the lips, vermilion border.

**Lippen|saum:** dicht mit Epithelzotten besetzte, die Saughaftung fördernde Hautzone (embryonale Lippenverwachsungszone) am Übergang zur Lippenschleimhaut.

**Lippen|spalte:** angeborene, ein- oder beidseit. Spaltbildung (Hemmungsfehlbildung) der Oberlippe; isoliert (sog. Hasenscharte) oder bei ▸Lippen-Kiefer-(Gaumen-)Spalte; als **vollkommene L.** durch den Nasenboden bis in die Kieferspalte reichend. Nasenflügel der Spaltseite breit ausgezogen. E cheiloschisis, cleft lip.

**Lippen|zeichen:** rüsselartiges Lippenvorstrecken bei Beklopfen der Mundmuskeln als Teil des Chvostek-Zeichens (bei Tetanie).

**Lippen|zyste:** perlmutterfarben bis bläulich durchschimmerndes Schleim-Speichel-Granulom.

**Lippi|tudo:** Blepharitis marginalis mit »triefenden Lidern« (Hypersekretion der Meibom-Drüsen). E lippitude, blear eye.

**Lipschütz-Körperchen:** intranukleäre eosinophile Einschlusskörperchen; v. a. in vielkernigen Ballonzellen, bei Varizellen, Zoster, Herpes. E Lipschütz bodies.

**Lip|urie:** ▸Lipoidurie. E lipuria.

**Liq., liq.:** *Pharmazie* Abk. für ▶Liquor. Analog: **liquidus** (flüssig), **liquefactus** (in flüss. Zustand übergeführt).

**Lique|faktions|nekrose:** ▶Kolliquationsnekrose. E liquefaction necrosis.

**liquid ventilation** *(engl.)*: totale Flüssigkeitsbeatmung; Beatmungsverfahren, bei dem – anders als bei den in der Intensivtherapie üblichen Verfahren – statt eines Gasgemisches eine Flüssigkeit (▶Perfluorcarbone) in die Lungenalveolen instilliert wird. Der Gasaustausch findet zwischen den Alveolen u. dieser Flüssigkeit statt. Perfluorcarbone sind einfache Kohlenwasserstoffverbindungen, in denen sich $O_2$ und $CO_2$ in hoher Konzentration lösen können. Intention der Methode ist es, hohe Beatmungsdrücke zu vermeiden, die ihrerseits einen bereits bestehenden Lungenschaden (z.B. bei ▶ARDS) noch verschlimmern können; befindet sich noch im klinischen Versuchsstadium.

**Li|quor** *(latein.)*: Flüssigkeit. **1)** *Anatomie* Körperflüssigkeit. E liquor, fluid. – **L. cerebro|spinalis:** die Gehirn-Rückenmark-Flüssigkeit, von den Plexus chorioidei gebildet, in den Liquorräumen zirkulierend u. vorwiegend in PACCHIONI-Granulationen resorbiert; klar, farblos, eiweißarm, fast zellfrei (s.a. Tab., ▶Liquor...). Dient dem Schutz des zentralen Nervensystems vor mechan. Verformung u. dem schnellen Druckausgleich im Liquorsystem. Gewinnung für ▶Liquordiagnostik durch Lumbal-, Subokzipital- oder Ventrikelpunktion. E cerebrospinal fluid (= CSF). – **L. folliculi:** vom Epithel der sekundären u. tertiären Eifollikel in interzelluläre Spalträume, später in die Follikelhöhle sezernierte Flüssigkeit mit reichl. Gehalt an Follikelhormon. E follicular f. **2)** arzneiliche Flüssigkeit; z.B. als **L. Ammonii caus|tici** (»Salmiakgeist«; wässrige, stark basische, $NH_3$-Gas abgebende Lsg. von Ammoniak), **L. Ferri ses|quichlorati** (mit ca. 29 % $FeCl_3$; äußerl. Hämostyptikum), **L. Kalii arsenicosi** (»FOWLER-Lsg.«; wässrige Lsg. von Kaliummetarsenit mit ca. 1 % $As_2O_3$; Tonikum, ED 0,5 g; giftig), **L. Kalii caustici** (Ätz-Kalilauge; stark basische wässrige Lsg. mit ca. 15 % KOH), **L. Kalii hypochlorosi** (»Eau de Javelle«; wässrige Lsg. von Kaliumchlorat in Salzsäure; Bleich-, Desinfektionsmittel), **L. Natrii caus|tici** (»Ätznatron«; mit ca. 15 % NaOH), **L. Natrii hypo|chlorosi** (»Eau de Labarraque«; NaOCl-Lsg. mit mind. 0,5 % wirksamem Cl; Wund-, Spül-, Desinfektionsmittel). E solution.

| | |
|---|---|
| Menge | 120–200 ml |
| spezif. Gewicht | 1,006–1,008 |
| Reaktion | pH ca. 7,5 |
| Gefrierpunktserniedrigung | 0,55° (0,52°–0,58°) |
| Druck (lumbal am Liegenden) | 70–220 mm$H_2O$ |
| Eiweiß | 15–25 |
| Glucose | 40–60 (bis 80) |
| Phosphatide | ca. 1,0 |
| Cholesterin | 0,3–0,6 |
| Chloride | 730–740 |
| Phosphate | 3–5 |

**Liquor cerebrospinalis:** Gehirn-Rückenmark-Flüssigkeit des Menschen (normale Durchschnittswerte in mg/dl).

**Liquor|block(ade):** Behinderung der physiolog. Liquorzirkulation, z.B. durch Blutung, Entzündung (mit Ependymitis granularis, Hirnhautadhäsionen), Tumor, bei ARNOLD-CHIARI-Syndrom, okzipitozervikaler Fehlbildung, Arachnitis spinalis, Bandscheibenprolaps. Bei L. im Ventrikelbereich Hirndruckzeichen (insbes. Hydrocephalus internus occlusus), bei L. im Spinalraum ▶Querschnittssyndrom, ▶Sperrliquor (s.a. ▶FROIN-Symptom, ▶NONNE-FROIN-Syndrom) u. patho. ▶QUECKENSTEDT-Zeichen. E cerebrospinal fluid block.

**Liquor|diagnostik:** Untersuchungen zur Beurteilung von Liquorparametern sowie zum Nachweis von Erregern bzw. Antikörpern im Liquor cerebrospinalis. Die ***visuelle Beurteilung*** ermöglicht die Feststellung von Trübungen (Zellvermehrung = Pleozytose, z.B. bei Meningitis) u. Verfärbungen (blutiger Liquor bei Blutung in den Subarachnoidalraum; Gelbfärbung = Xanthochromie bei länger zurückliegender Subarachnoidalblutung, Stauungsliquor u. Zysten; braunschwarze Verfärbung bei Melanoblastose). Qualitative ***Eiweißbestimmungen***, z.B. mit der PANDY-Probe oder nach NONNE-APELT-SCHUMM, haben nur orientierenden Wert, ebenso die Kolloidreaktionen (Mastix-, Goldsol-, Salzsäure-Kollargol-Reaktion). Die ▶Liquorelektrophorese ermöglicht die quantitative Differenzierung der Eiweißfraktionen. Die Zelldifferenzierung im Rahmen der ***Liquorzytologie*** erfordert eine vorangehende Einengung ohne Beschädigung der Zellen, z.B. mit der Sedimentierkammer nach SAYK (s.a. ▶Liquorsediment). Vermehrung von eosinophilen Zellen u. Plasmazellen, der Nachweis von Makrophagen u. Tumorzellen sind von diagnostischem Wert; ferner ***serologische Bestimmung*** von ▶Liquorzucker, Elektrolyten u. evtl. Enzymen. Charakteristische Liquorveränderungen zeigen z.B. das ▶GUILLAIN-BARRÉ-Syndrom u. das ▶NONNE-FROIN-Syndrom. E cerebrospinal fluid diagnosis.

**Liquor|dissoziation:** *Neurologie* s.u. ▶Dissoziation. E cell-protein dissociation of CSF.

**Liquor|drainage:** Dauerdrainage des Ventrikelsystems oder äußerer Liquorräume bei ▶Hydrocephalus. E cerebrospinal fluid (= CSF) drainage.

**Liquor|druck:** der hydrostatische Druck des Liquor cerebrospinalis in Hirnventrikeln u. im Subarachnoidalraum, im Allg. bestimmt nach Steigrohr-Prinzip (Röhrchenanschluss an eingeführte Punktionskanüle). Abhängig von Lage, Puls u. Atmung (rhythm. Schwankungen bis 20 mm$H_2O$); Normalwerte in Höhe $L_3/L_4$ am Liegenden 70–220, am Sitzenden 150–250 mm$H_2O$; bei Hypo- oder Aliquorrhö $< 50$, bei raumforderndem intrakraniellem Prozess oder Meningitis $> 220$ mm$H_2O$; subokzipital im Liegen geringer Über-, im Sitzen Unterdruck. E cerebrospinal fluid (= CSF) pressure.

**Liquor|eiweiß:** Gesamteiweißgehalt des Liquor cerebrospinalis; normal 15–25 mg/dl = 0,15–0,25 g/l ($^1/_{300}-^1/_{400}$ des Bluteiweißes); Methoden s.u. ▶Eiweißbestimmung; ferner n. KAFKA (ungenau), qualitativ v.a. durch ▶Liquorelektrophorese, n. PANDY, NONNE-APELT, mit ▶Kolloidreaktion. E cerebrospinal fluid (= CSF) protein.

**Liquor|eiweiß-Index:** das Verhältnis Globulin/Albumin im Liquor cerebrospinalis; normal ca. 1,0. E cerebrospinal fluid (=CSF) protein index.

**Liquor|elektro|phorese:** Differenzierung der Liquoreiweißfraktionen nach dem Prinzip der ▶Eiweißelektrophorese; weitere Untersuchungen durch ▶Immunoelektrophorese oder ▶Immunodiffusion. Besonderheiten (s.a. Tab.): schneller als Albumin wandernde Vorfraktion (»Präalbumine«), rel. hoher β- u. niedriger γ-Globulin-Gehalt, im Serum nicht vorhandene τ-Fraktion. Von den Immunglobulinen sind normalerweise nur IgG u. IgA nachweisbar, während die hochmolekularen (v.a. IgM) bei immunreaktiven Liquorsymptomen auftreten. E cerebrospinal fluid (= CSF) electrophoresis.

**Liquor|fistel:** äußere Fistel der Subarachnoidalräume, v.a. traumatisch (Meningeneinriss bei Schädelbasisfraktur; oft an Lamina perpendicularis), aber auch als Operationsfolge. ***Klinik:*** dauernde oder rezidivierende Liquorrhö, Gefahr der Meningitis. – I.w.S. auch die innere Fistel, z.B. die operative bei Liquordrainage. E cerebrospinal fluid (= CSF) fistula.

L

| Normalwerte der Eiweißfraktion im Liquor (Papierelektrophorese) | | |
|---|---|---|
| | % im Liquor | % im Blutserum |
| Vorfraktion | 4,3 ±3,0 | – |
| Albumine | 62,3 ± 13,2 | 53–65 |
| $\alpha_1$-Globulin | 4,9 ±0,2 | 2,8–6,4 |
| $\alpha_2$-Globulin | 5,4 ±2,5 | 7–10 |
| β-Globulin | 8,6 ±2,4 | 9–13 |
| τ-Globulin | 5,9 ±2,9 | – |
| γ-Globulin | 9,5 ±3,7 | 12–18 |

**Liquorelektrophorese.** [68]

**Liquor-Hirn-Schranke:** Widerstand von Ependym u. Piamembran gegen den Stoffaustausch zwischen Liquor u. extrazellulärer Hirnflüssigkeit. Durchlässiger als Blut-Liquor- u. Blut-Hirn-Schranke; ermöglicht Entfernung von Metaboliten aus dem Gehirn. E cerebrospinal fluid (= CSF)-brain barrier.

**Liquor|pleo|zytose:** erhöhter Zellgehalt (> $^{12}/_3$ pro mm³) des Liquor cerebrospinalis bei entzündl. Erkrankungen des zentralen Nervensystems; Vermehrung der Granulozyten v.a. bei akuter bakterieller Entzündung, der Lymphozyten bei chron.-entzündl. Prozess, Virus- u. Pilzinfektion; Eosinophilie bei parasitären Erkrankungen; s.a. ▸Liquorsediment. E cerebrospinal fluid (= CSF) pleocytosis.

**Liquor|punktion:** s.u. ▸Lumbal-, ▸Subokzipital-, ▸Ventrikelpunktion. E cerebrospinal fluid (= CSF) puncture.

**Liquor|räume:** das Liquor-führende Hohlraumsystem von Gehirn u. Rückenmark: die Hirnventrikel (▸Ventriculi cerebri) u. deren intrazerebrale Kommunikationen (Foramen intraventriculare u. Aquaeductus cerebri) sowie der Zentralkanal (**innere L.**), das über die Aperturae lat. u. med. ventriculi quarti mit ihnen verbundene Cavum subarachnoidale (**äußere L.**). E cerebrospinal fluid (= CSF) space, Abk. CSF.

**Liquor(raum)szintigraphie:** ▸Szintigraphie der ▸Liquorräume nach Verabfolgung eines geeigneten Radiopharmakons über Lumbal- oder Subokzipitalpunktion; v.a. zum Nachweis von Liquorzirkulations-bzw. -resorptionsstörungen, ferner bei Hydrocephalus, Liquorfisteln. E radionuclide cisternography.

**Liquor|rhö:** Abfließen von Liquor via ▸Liquorfistel (als traumat. Rhino- oder Otorrhö, u.U. auch nur bei länger bestehendem Hirndruck). E liquorrhea.

**Liquor|sediment:** fester Anteil (Zellen, evtl. Mikroorganismen) des Liquor cerebrospinalis nach dessen Zentrifugieren, Filtrieren u. Sedimentieren (Sedimentierkammer n. Sayk-Eneström; Zellenfangverfahren n. Simon). ***Differenzierung:*** immunhistologisch u. mikroskopisch (Liquorzytologie, s.a. Abb.); im gefärbten Ausstrich n. Sayk vier Zellgruppen: 1. hämatogene neutrophile u. eosinophile Granulozyten; 2. leptomeningeale Histiozyten (Lympho-, Plasmo-, Mono-, Fibrozyten u. Makrophagen = »Gitterzellen«); 3. Ependym- u. Plexuszellen; 4. entartete Zellformen (Tumorzellen). – Normal 70–100 % Lymphozyten (klein) u. 10–20 % Monozyten, je 0–2 % Ependym- u. Plexuszellen. ***Zählung:*** mikroskop. Auszählen in Fuchs-Rosenthal-Kammer, Angabe in »Drittelzellen« (pro mm³). Normal im Ventrikel $^1/_3$–$^2/_3$, Zisterne 0–$^4/_3$, lumbal $^3/_3$–$^8/_3$ (Maximum n. Samson $^{12}/_3$). S.a. ▸Liquorpleozytose. E cerebrospinal fluid (= CSF) sediment.

**Liquor-Trias:** ▸Hydrocephalus, ▸Stauungspapille u. Liquorbefund als diagnostische Trias raumfordernder Prozesse des Schädelinneren. E cerebrospinal fluid (= CSF) syndrome of intracranial hypertension.

**Liquor|tympanon:** Ansammlung von Liquor cerebrospinalis in der Paukenhöhle (meist bei Pyramidenbeinquerfraktur). E tympanic cerebrospinal fluid (= CSF) collection.

**Liquor|überdruck-Syndrom:** Symptomatik bei ▸Hirndruck: Schwindel, Kopfschmerz, Nüchternerbrechen, Benommenheit, Stauungspapille, Abduzenslähmung, Reflexsteigerung, zerebellare Ataxie, Nystagmus, epileptiforme Anfälle, evtl. Zunahme des Schädelumfangs mit Sprengung der Schädelnähte u. Scheppern bei Perkussion. E high cerebrospinal fluid (= CSF) pressure syndrome.

**Liquor|unterdruck-Syndrom:** ▸Aliquorrhö. E low CSF pressure syndrome.

**Liquor|xantho|chromie:** Gelbfärbung des Liquor cerebrospinalis bei Subarachnoidalblutung (nach 4 Std.), exzessiver Eiweißvermehrung (Serumprotein-Beimischung), schwerem Ikterus. E cerebrospinal fluid (= CSF) xanthochromia.

**Liquor|zellen:** s.u. ▸Liquorsediment. E cerebrospinal fluid (= CSF) cells.

**Liquor|zucker:** der Glucosegehalt des Liquor cerebrospinalis; liegt – bei gewisser Abhängigkeit vom Blutzucker – normal bei 60 mg/dl, erreicht aber Werte von $^1/_2$–$^2/_3$ des Blutzuckers (Werte in Ventrikelliquor u. Blut normalerweise etwa gleich, im Lumballiquor ca. 50 % des Blutwertes). E cerebrospinal fluid (= CSF) glucose.

**Liquor|zyste:** mit Liquor cerebrospinalis gefüllter pathologischer Hohlraum; als geschlossene »Zyste« oder aber mit ▸Liquorräumen kommunizierend; z.B. posttraumatische oder postoperative Meningozele, extradurale L. bei Spina bifida occulta, Arachnoidal-, Ependym-, Septum-pellucidum-Zyste. E cerebrospinal fluid (= CSF) cyst.

**Liquor|zytologie:** s.u. ▸Liquorsediment. E cerebrospinal fluid (= CSF) cytology.

**Lisch** (Karl L., 1907 – 1999, Ophthalmologe, Wörgl, Österreich). – **L.-Knötchen:** knötchenförmige Hamartome der Iris; Auftreten im Rahmen der ▸Neurofibromatose. S.a. Abb. E Lisch nodules. – **L.-Syndrom:**

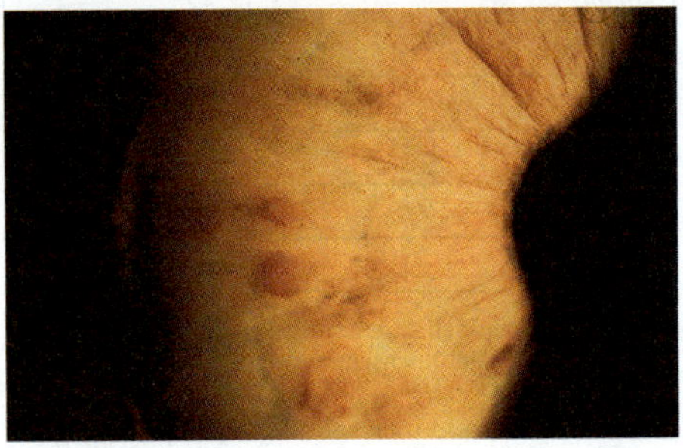

**Lisch-Knötchen.** [456]

autosomal-dominant erbliches, sehr seltenes Krankheitsbild mit perluzider Iris u. Nystagmus; evtl. peripherer Fundus flavus.

**Lisfranc-Gelenk** (Jacques L., 1790–1847, Chirurg, Paris): die ▸Articulationes tarsometatarsales als Amputationslinie (= L.-Gelenklinie). E Lisfranc's joint.

**Lisinopril:** ein ▸ACE-Inhibitor. ***Anw.*** als Antihypertensivum, auch zur Ther. bei Herzinsuffizienz u. akutem Myokardinfarkt. E lisinopril.

**Lispeln:** ▸Sigmatismus. E lisping.

**Lispro:** s.u. ▸Insulinpräparate.

**Lissauer** (Heinrich L., 1861–1891, Neurologe, Breslau). – **L.-Paralyse:** ein atypisches Bild der progressiven ▸Paralyse mit Herdsymptomen (Aphasie, Lähmungen, Seelenblindheit), aber gut erhaltenen intellektuellen Funktionen; bei umschriebener Atrophie im hinteren Schläfenlappen u. in motorischen Scheitellappenbereichen, seltener bei Okzipitallappen- oder Thalamus-opticus-Herden. E Lissauer's paralysis, L. type of general paresis. – **L.-Tractus, L.-Randbün-**

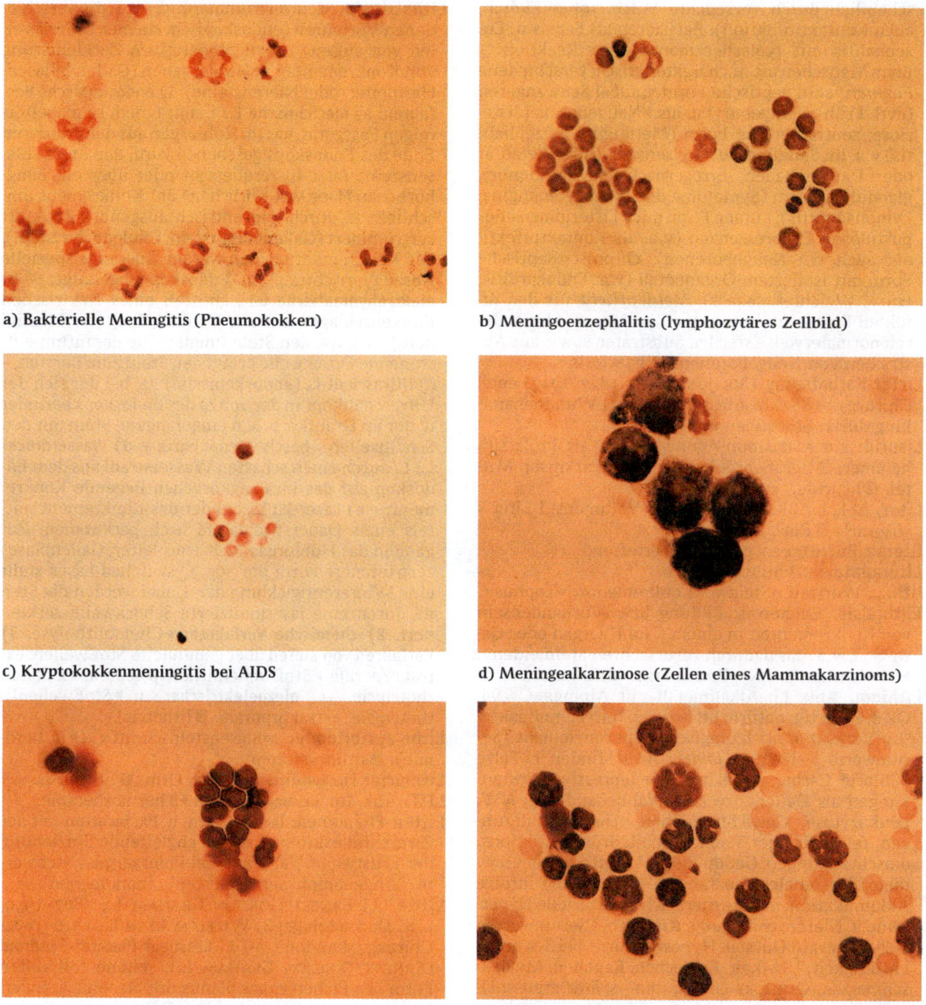

a) Bakterielle Meningitis (Pneumokokken)

b) Meningoenzephalitis (lymphozytäres Zellbild)

c) Kryptokokkenmeningitis bei AIDS

d) Meningealkarzinose (Zellen eines Mammakarzinoms)

e) Blasten bei hochmaligner Meningiosis lymphomatosa

f) Zentrozyten bei niedrigmaligner Meningiosis lymphomatosa

**Liquorsediment:** mikroskopische Befunde. [405]

del: ▸Tractus dorsolateralis. E L.'s tract. – **L.-Zone:** ▸Zona terminalis des Rückenmarks. E L.'s marginal zone.

**Liss|enzephalie:** ▸Agyrie bzw. Pachygyrie; meist kombiniert mit anderen Fehlbildungen (v.a. Gehirn). E lissencephaly.

**Lis|te̱|ria:** nach SIR JOSEPH LISTER benannte Gattung aerober oder fakultativ anaerober Stäbchenbakterien. Gram- u. katalasepositiv, kurz, peritrich begeißelt, beweglich, nicht Sporen tragend. Sind für Warmblüter pathogen u. auf Nährböden mit Blut oder Aszites züchtbar; spalten Glucose. Klinisch bedeutsam ist die ubiquitär vorkommende Typspezies **L. monocytoge̱nes** (mit vier Geißeln, einzeln oder Ketten bildend, intra- oder extrazellulär, s. Abb.), der Erreger der ▸Listeriose. Nachweis im Organismus u. in Ausscheidungen von Erkrankten u. Ausscheidern. Meldepflicht für den direkten Nachweis aus Blut, Liquor oder anderen normalerweise sterilen Substraten sowie aus Abstrichen von Neugeborenen.

**Liste̱rien-Agglutination:** Serum-Agglutinationsreaktion (für H- u. O-Agglutinine getrennt) zum Listeriose-Nachweis (Titer < 1:320 nicht signifikant; Titeranstieg im Krankheitsverlauf spricht für akute Listeriose). E Listeria agglutination.

**Listerienmeningitis:** s.u. ▸Meningitis.

**Lis|te|ri|o̱m:** kleine Hautpapel bei ▸Listeriose.

**Liste|rio̱se:** durch Listeria monocytogenes hervorgerufene En- u. Epizootie (bei Rind, Ziege, Schwein, Geflügel, Nagetieren) u. sporadische Infektionskrankheit des Menschen (Sommer-Herbst-Gipfel; wahr-

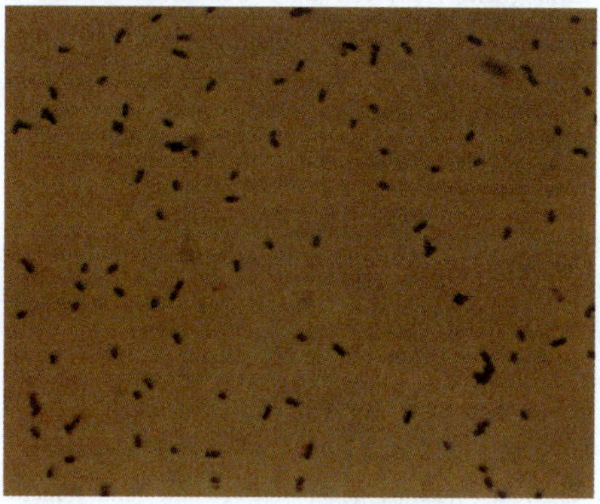

**Listeria:** zarte, kurze bis kokkoide Stäbchenbakterien (L. monocytogenes; GRAM-Färbung). [479]

scheinlich durch verseuchte Milch, rohes Fleisch; auch Kontaktinfektion). Bei Tieren als Sepsis u. Enzephalitis mit typischer monozytärer Reaktion. – Beim Menschen oft uncharakteristisch; verschiedene ***Formen:*** akut septische Form v.a. bei Schwangeren (evtl. Früh-, Fehlgeburt) u. als ▸Neugeborenenlisteriose; zentralnervöse Form (Meningitis, Enzephalitis) v.a. im Säuglings- u. Greisenalter (hohe Letalität oder Dauerschäden; Erregernachweis im Liquor); glanduläre Form (Symptome der Monozytenangina; Lymphadenitis); kutane Form mit ▸Listeriomen oder pustulösen Effloreszenzen (v.a. als Kontaktinfektion; auch bei Neugeborenen); chronisch-septische Form mit isoliertem Organbefall (v.a. Endokarditis, Hirn-, Weichteilabszess). ***Meldepflicht*** für den direkten Erregernachweis aus Blut, Liquor oder anderen normalerweise sterilen Substraten sowie aus Abstrichen von Neugeborenen. **E** listeriosis.

**Lister-Karbolspray** (SIR JOSEPH L., 1827–1912, engl. Chirurg): (1867) histor. antiseptische Wundbehandlung durch Besprühen mit Karbol.

**Lisurid:** ein ▸Dopamin-Agonist; ***Anw.*** als Prolactinhemmer, Migräneprophylaktikum, Parkinson-Mittel. **E** lisuride.

**Liter,** Abk. l, Abk. ltr: Einheit des Volumens; 1 Liter = $^1/_{1000}$ m$^3$ = 1 dm$^3$. **E** liter.

**literal:** Buchstaben(gruppen) betreffend.

**Literal|ataxie:** ▸Silbenstolpern.

**lith...:** Wortteil »Stein«, »Konkrement«, »Tophus«.

**Li|thia|sis,** Calculosis: Bildung bzw. Vorhandensein von Konkrementen in einem (Hohl-)Organ oder Gewebe; i.w.S. das dadurch verursachte »Steinleiden«, ▸Cholelithiasis, ▸Nephrolithiasis. **E** lithiasis.

**Lithium,** Abk. Li: Alkalimetall mit Atomgew. 6,94, OZ 3; 1-wertig; natürliche Isotope: $^6$Li, $^7$Li, radioaktiv $^8$Li. Vork. u.a. als biologisches Spurenelement (Serumwerte 3–11 µg/l). *pharm* ***Anw.*** finden Li-Salze (Chlorid, Carbonat) bei manisch-depressiven Erkrankungen als Dauer- bzw. Intervallbehandlung; ***NW:*** Leukozytose, Gewichtszunahme, Hautveränderungen, feinschlägiger Tremor, Schilddrüsenfunktionseinschränkungen. Gefahr der **Li-Vergiftung** bei ungenügender renaler Clearance (< 10 ml/min) infolge Akkumulation; manifestiert sich als arterielle Hypertonie u. Nierenschädigung. ***Klinik:*** bei Serumwerten > 2–2,5 mval/l Durst u. Hyposthenurie, bei 3–4 mval/l Müdigkeit, Übelkeit, Erbrechen, Bauch- u. Muskelschmerzen, QUINCKE-Ödem, fein-, später grobschlägiger Tremor, verwaschene Sprache, Muskelzuckungen, Durchfall; bei > 4–6 mval/l Muskelhypertonie, Bewusstseinsstörung, evtl. epileptische Krampfanfälle, zentrale Ausfallserscheinungen. **E** lithium.

**Litho|chol|säure:** 3-Monohydroxycholansäure; eine natürl. Gallensäure. **E** lithocholic acid.

**litho|gen:** konkrementbildend; durch Konkremente (»Steine«) ausgelöst. **E** lithogenic. – **l. Index:** Quotient aus Cholesterin/Gallensäuren-Gehalt der Galle; ermöglicht Aussagen über Gallensteinbildung u. wird z.B. durch einige ▸Lipidsenker verändert.

**Lithognost** (HOFSTETTER u. PENSEL): gepulster Farbstoff-Laser mit automatischer Steinerkennung zur Ureter-Steinzertrümmerung.

**Litho|kla|sie:** *Therapie* ▸Lithotripsie. **E** lithoclasty.

**Litho|la|pa|xie:** Absaugen der Fragmente nach Lithotripsie, i.w.S. auch die Konkremententfernung als solche. Methoden n. BIGELOW, THOMPSON. **E** litholapaxy.

**Litho|lyse:** die intrakorporale therapeutische Stein- = Konkrementauflösung: v.a. als ▸Chemolitholyse erfolgreich. **E** litholysis.

**Litho|pyo|nephrose:** ▸Steinpyonephrose. **E** lithopyonephrosis.

**Litho|tomie:** »Steinschnitt« zur unmittelbaren op. Entfernung von Harnkonkrementen; i.e.S. der klass. Blasensteinschnitt (CELSUS) nach rektalem Andrücken des Steines gegen den Damm (s.a. ▸Sectio alta, ▸lateralis, ▸mediana). – I.w.S. jede operative Steinentfernung. **E** lithotomy.

**Lithotripsie:** Steinzertrümmerung; i.e.S. die verschiedenen Verfahren (endoskopisch, chemisch, Stoßwellen von außen) zur nichtoperativen Zerkleinerung von Konkrementen in Hohlorganen (Gallen-, Blasen-Harnleiter- oder Nierensteine). **1) endoskopische Verfahren:** a) **mechanische L.:** L. mit einem schnabelförmigen Fassgerät, das im Hohlorgan aus dem vorderen Ende des Endoskops geschoben wird, den Stein (Blasenstein) fasst u. zerquetscht oder über ein Fangkörbchen (DORMIA-Körbchen) das Konkrement umschließt u. durch konzentrisch ausgeübte Zugkraft zertrümmert (Gallenblasenstein, Choledochusstein). Die Konkrementteilchen werden über eine spezielle Absaugvorrichtung im Endoskop abgesaugt; – b) **elektrohydraulische L.:** L. mittels eines elektrischen Funkenschlages, der zur Verdampfung der Flüssigkeit führt, die den Stein umgibt. Die daraufhin entstehende Druckwelle bringt den Stein zum Bersten; – c) **Ultraschall-L.** (endoskopische): L., bei der sich der Ultraschallkopf in der Spitze des Endoskops befindet u. der im Drahtkörbchen eingefangene Stein mit den Schallwellen »beschossen« wird; – d) **Wasserdruck-L.:** L. durch einen scharfen Wasserstrahl aus dem Endoskop auf das im Fangkörbchen liegende Konkrement; – e) **Laser-L.:** L., bei der das Konkrement mittels eines Dauerstrichlasers nach perkutanem Zugang in das Hohlorgan (z.B. Harnleiter, Gallenblase) zertrümmert wird; der sog. Q-switched-Laser stellt eine Weiterentwicklung dar. Dabei werden die Steine durch eine laserinduzierte Schockwelle zerkleinert. **2) chemische Verfahren:** ▸Chemolitholyse. **3) Verfahren von außen** über gebündelte Stoßwellen: extrakorporale ▸Stoßwellenlithotripsie. S.a. ▸Cholelithotripsie. – **L., piezoelektrische:** s.u. ▸Stoßwellenlithotripsie, extrakorporale. **E** lithotripsy.

**Litho|zysto|tomie:** »Blasensteinschnitt« (▸Lithotomie). **E** lithocystotomy.

**Lith|urie:** Harnsteinabgang im Urin. **E** lithuresis.

**LITT:** Abk. für laserinduzierte ▸Thermotherapie.

**Litten-Phänomen:** bei tiefer In- u. Exspiration mit der Zwerchfellexkursion auf- u. abgleitende Einziehung der Brustwand. Fehlt z.B. bei Pleuraerguss, -schwarte, Lungenemphysem. **E** Litten's phenomenon.

**Little** (1) ERNEST GORDON GRAHAM L., 1867–1950, brit. Dermatologe; 2) WILLIAM JOHN L., 1810–1894, Chirurg, London). – **L.-Lassueur-Piccardi-Syndrom** (ERNEST GORDON GRAHAM L.): seltene follikuläre Form des Lichen ruber planus mit atrophisierenden Kopf-, seltener Körperherden. **E** Graham Little syndrome. – **L.-Syndrom** (WILLIAM JOHN L.), L.-Krankheit: spastische Lähmung (Paraplegie) infolge frühkindl. Hirnschädigung, z.B. durch Früh-, Schwergeburt oder Asphyxie, bei genet. Besonderheiten (Phenylketonurie, Kernikterus etc.), pränataler Entwicklungsstörung (Hydrozephalus, Gehirnfehlbildung etc.); s.a. zerebrale ▸Kinderlähmung, ▸Spastik, ▸Spastiker. ***Klinik:*** spastische Lähmung (Diplegie) beider Beine, die stark hyperton, gestreckt, durch Adduktorenspasmus adduziert bis gekreuzt sind. Ferner Klumpfußstellung, athetotische oder choreatiforme Bewegungsstörung, Sprachstörungen; evtl. Beteiligung der Arme; Intelligenzdefekt nicht obligat. **E** L.'s disease, cerebral palsy, diplegic type.

**Littre** (ALEXIS L., 1658–1726, Anatom u. Chirurg, Paris). – **L.-Drüsen:** ▸Glandulae urethrales urethrae masculinae. – Deren eitrige (meist gonorrhoische) Entzündung wird als L.-Abszess oder Littr(e)itis bezeichnet. **E** Littre's glands. – **L.-Hernie:** ursprüngl. eine Leisten- oder Schenkelhernie mit im Bruchsack befindl. ▸MECKEL-Divertikel; i.e.S. jede Hernie mit divertikelartiger Herniation eines Darmwandabschnitts. **E** L.'s hernia.

**Litzmann** (CONRAD CARL THEODOR L., 1815–1890, Arzt, Kiel). – **L.-Einteilung:** *Geburtshilfe* normierende E. der ▸Beckenverengungen nach Form, Art u. Grad (s. Tab.). **E** Litzmann's classification. – **L.-Obliquität:** hinterer ▸Asynklitismus. **E** L.'s obliquity.

| | |
|---|---|
| **A)** | ohne Formabweichung (= allg.-verengtes Becken) |
| **B)** | mit Formabweichung<br>I: gerad-verengtes Becken (einfach-plattes, rachitisch-plattes, allg.-verengtes plattes bzw. spondylolisthetisches B.)<br>II: quer-verengtes Becken (ankylotisch bzw. kyphotisch quer-verengtes B., Trichter-B.)<br>III: schräg-verengtes Becken<br>IV: unregelmäßig-verengtes Becken (bei Osteomalazie, Knochentumoren etc.) |

**Litzmann-Einteilung.**

**Li|ve|do:** fleck-, streifen-/netzförmige Zyanose der Haut bei funktionell oder organisch bedingter venöser Stauung. E livedo. – **L. racemosa:** (Ehrmann 1907) großnetzige, baum- oder rankenförmige L. durch granulomatöse Wandveränderungen kleiner u. tiefer subkutaner Venen u. Arterien. Tritt auf bei Vaskulitis, Periarteriitis nodosa, Arteriosklerose, Hypertonie, Syphilis, Dermatomyositis, Gelenkrheumatismus, Erythema induratum etc. (s. Abb.). – **L. reticularis:** ▸Cutis marmorata.

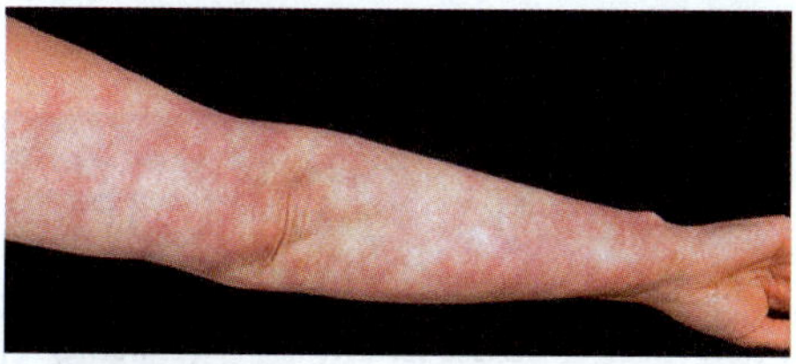

**Livedo racemosa.** [277]

**li|vid:** bläulich verfärbt, fahl. E livid.

**Lividität, Lividities:** bläuliche (Haut-)Verfärbung. E lividity.

**Livor (cutis):** ▸Livedo; i.w.S. eine fleckförm., bleifarbene Hautzyanose. E livor. – **Livores mortis:** ▸Totenflecke.

**LK:** *Anatomie* Abk. für ▸Lymphknoten.

**L-Ketten:** Abk. für Leichtketten, s.u. ▸Immunglobuline. E light chains.

**L-Ketten-Krankheit,** Mikroparaproteinose: maligne Gammopathie mit Zellklon-Entartung der Immunglobuline i.S. der Beschränkung der Klone auf Bildung von L-Ketten des κ- oder λ-Typs (ohne Ausprägung des M-Gradienten); BSG-Erhöhung, Proteinurie (Bence-Jones-Eiweißkörper), evtl. Niereninsuffizienz; s.a. ▸Paraproteinämie. E light-chain disease.

**LKM-1** *(engl.)* Abk. für **l**iver-**k**idney **m**icrosomal antibodies: Antikörper gegen Nieren- u. Lebermikrosomen. Vorkommen z.B. bei der ▸Autoimmunhepatitis.

**lm:** *Optik* Kurzzeichen für die Einheit »Lumen«.

**LMM:** *Dermatologie* Abk. für **L**entigo-**m**aligna-**M**elanom.

**LM-Potenz:** *Homöopathie* die 1/50 000-Potenz; s.a. ▸Potenzierung.

**LMP-Tumoren** *(engl.)* Abk. für **L**ow-**m**alignant-**P**otency-Tumoren, Tumoren von niedrigem Malignitätsgrad: epitheliale Ovarialtumoren ohne Invasion der atypischen Zellen (Borderline-Tumoren); 10–15 % aller malignen epithelialen Ovarialtumoren gehören zur LMP-Klasse; betroffen sind vorwiegend jüngere Patientinnen. Der Übergang in ein invasives Wachstum ist nicht die Regel (keine obligate Präkanzerose), auch wenn oft eine ausgedehnte peritoneale Aussaat wie beim fortgeschrittenen Ovarialkarzinom stattfindet; wird als autochthone, multifokale Neubildung des peritonealen Deckepithels interpretiert (Endosalpingiose).

**L-Niere:** asymmetrische Verschmelzungsniere mit horizontaler polarer (kaudaler oder kranialer) Anlagerung der 2. Niere (dadurch L- bzw. T-Form) u. gekreuzter Verlagerung der Harnleiter. E L-kidney.

**Loa-Loa,** Dracunculus oculi, Filaria oculi, Taglarvenfilarie, Westafrikan. Augenwurm: (Guyot 1778) in West- u. Zentralafrika (trop. Regenwald) weit verbreitete Wanderfilarie [Nematoda]; Erreger der **L.-Filariose**, indem Larven (Microfilaria diurna), von stechenden Mangrovenfliegen (Chrysops) übertragen, sich im Bindegewebe innerer Organe zu (♂) 3 bzw. (♀) 5–7 cm langen adulten Würmern entwickeln (3 Mon. bis 1 J. u. länger). ***Klinik:*** Die Würmer rufen durch Wanderung Hautprickeln (v.a. an Armen, Beinen, Brust, Penis), evtl. sog. Calabar-Beulen (Id-Reaktion auf Filarientoxine) hervor, bei Invasion unter die Augenbindehäute (**L.-Ophthalmie**) konjunktivale Injektion, Schmerzen, evtl. Schwellung (s. Abb.). Im Blut ausgeprägte Eosinophilie. ***Diagn.:*** Nachweis von Mikrofilarien im peripheren Blut, Intradermaltest, KBR. E Loa loa (loiasis).

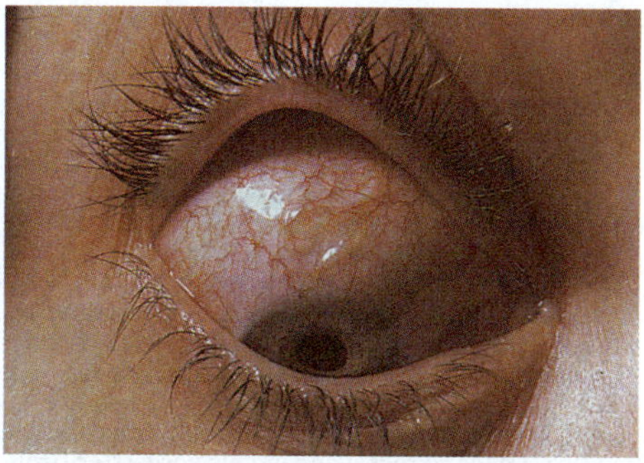

**Loa-Loa:** Wanderfilarie in der Konjunktiva des Auges. [87]

**lo|bär:** Organlappen (▸Lobus) betreffend. E lobar.

**Lobär|pneumonie:** s.u. ▸Pneumonie. E lobar pneumonia.

**Lobär|sklerose:** ausgedehnte, nur einen Großhirnlappen betreffende Hirnsklerose. E lobar sclerosis.

**lo|ba|ris:** ▸lobär.

**lo|ba|tus:** in Lappen gegliedert, gelappt. E lobate.

**Lob|ektomie:** anatomiegerechte Organlappen-Exstirpation; z.B. eines Großhirnlappens (als frontale, okzipitale, temporale L., evtl. Hemisphärektomie), Leberlappens (meist Hemihepatektomie; mit Entfernung von L. caudatus u./oder quadratus), Lungen- (evtl. kombiniert mit Segmentresektion oder als Bilobektomie), Schilddrüsen-, Prostatalappens. E lobectomy.

**Lo|be|lia in|fla|ta:** »Indian. Tabak« [Campanulaceae]; das Kraut ist alkaloidhaltig (Lobelin, Isolobinin). E lobelia, Indian tobacco.

**Lobelin:** Hauptalkaloid in Lobelia inflata (Piperidin-Derivat); ***Wirkung:*** Nicotinrezeptoren-Antagonist. ***Anw.*** früher als atemanregendes Mittel u. zur Raucherentwöhnung. E lobeline.

**Lo|bi:** Lappen (Plur. von ▸Lobus).

**Loboa loboi,** Glenosporella l.: (J. Lôbo 1933) südamerikanischer (Recife, Rio de Janeiro), dem Blastomyces brasiliensis ähnl. Hautpilz der Gattung Glenosporella (bisher noch nicht gezüchtet); Erreger der Lôbo-Krankheit (▸Blastomycosis queloidana).

**Lôbo-Krankheit:** ▸Blastomycosis queloidana. E Lôbo's disease.

**Lobo|stomie:** op. Verbindung eines Organlappens mit der Körperoberfläche; i.e.S. die Röhrendrainage einer Lungenkaverne (▸Speleostomie) oder Leberabszesshöhle (auch zur Spülung). E lobostomy.

**Lobo|tomie:** *Neurochirurgie* **1)** ▸Leukotomie. E lobotomy. **2) frontopolare L.:** op. Durchtrennung der Stirnhirn-Thalamus-Verbindung, v.a. zur Schmerzausschaltung; ersetzt durch ▸Stereotaxie. E prefrontal l.

**Lobstein** (Johann G. F. L., 1777–1835, Chirurg, Straßburg). – **L.-Cornazon-Syndrom:** (▸van-der-)Hoeve-Syndrom. – **L.-Syndrom:** ▸Osteogenesis imperfecta tarda. E Lobstein's syndrome.

**lobulär, lobularis:** einen ▸Lobulus betreffend, läppchenförmig. 🅴 lobular. – **l. Pneumonie:** ▸Bronchopneumonie.

**Lobuli,** Sing. **Lobulus,** Abk. Ll.: *Anatomie* Läppchen, Organläppchen. 🅴 lobuli, lobule(s). – **Ll. cerebelli:** Teile (Untergliederung) der Kleinhirnlappen (s.u. ▸Lobus). – **Ll. epi|didymidis:** die 6–12 von den gewundenen Ductuli efferentes des Hodens gebildeten »Coni« des Nebenhodenkopfes. – **Ll. hepatis:** ▸Leberläppchen. – **L. parietalis:** im Scheitellappen der **L. p. inferior** an der lateralen Fläche oberhalb des Ramus posterior des Sulcus lateralis zwischen den Sulci postcentralis u. intraparietalis, der **L. p. superior** oberhalb des Sulcus intraparietalis, hinter dem Gyrus postcentralis. – **Ll. pulmonis:** die etwa den ▸Segmenta bronchopulmonalia entsprechenden Lungenläppchen. – **Ll. tes|tis:** die 200–300 durch Septula abgegrenzten Hodenläppchen, bestehend aus Samenkanälchen u. interstitiellem Bindegewebe einschl. LEYDIG-Zellen.

**Lo|bus,** Plur. Lobi: *Anatomie* Lappen, lappenförm. Organteil. 🅴 lobus, lobe. – **L. anterior hypo|physis:** ▸Hypophysenvorderlappen. – **L. caudatus:** der kleine »SPIEGHEL-Leberlappen« an der viszeralen Fläche, begrenzt von Sulcus venae cavae, Fissura lig. venosi u. Porta hepatis; mit Processus papillaris u. caudatus. 🅴 caudate lobe (of liver). – **L. cere|bralis:** ein Hirnlappen, s.u. ▸Lobus frontalis, ▸Lobus occipitalis, ▸Lobus parietalis, ▸Lobus temporalis. – **L. cranialis cerebelli:** der Oberlappen des Kleinhirns. – **L. flocculonodularis:** der »Flöckchen-Knötchen-Lappen« mit dem ältesten Teil des Kleinhirns (Archeocerebellum). 🅴 flocculonodular l. – **L. frontalis:** der paarige »Stirn-« oder »Frontallappen« als vorderster Großhirnlappen; mit Zentren für willkürliche Bewegungen (▸Gyrus praecentralis) sowie Kontrolle u. Koordination vegetativer, affektiver u. geistiger Funktionen. 🅴 frontal l. – **L. hepatis:** Leberlappen; der rechte (L. dexter) größer, mit einem vorderen u. hinteren Segment, gegen den linken (L. sinister) viszeralseitig durch die Linie V. cava inf./Gallenblasenfundus, zwerchfellseitig durch die Insertion des Lig. falciforme abgegrenzt; s.a. ▸Lobus caudatus, ▸Lobus quadratus. – **L. inferior pulmonis:** der Lungenunterlappen; weitere Einteilung s.u. ▸Segmenta bronchopulmonalia (dort Abb.). – **L. insularis:** ▸Insula. – **L. medius: 1)** der Mittellappen der Prostata = Isthmus prostatae; zwischen bd. Ductus ejaculatorii u. Urethra, dem Trigonum vesicae unmittelbar anliegend u. die Blasenschleimhaut als Uvula vorwölbend; häufiger Sitz eines Adenoms (mit Miktionsschwierigkeiten). 🅴 median l. of prostate. **2)** der Mittellappen der re. Lunge; weitere Einteilung s.u. ▸Segmenta bronchopulmonalia (dort Abb.). – **L. occipitalis:** der »Hinterhaupts-« oder »Okzipitallappen«; kleinster Großhirnlappen; mit Sehzentrum u. Zentren für das Festhalten von Erinnerungsbildern. 🅴 occipital l. – **L. parie|ta|lis:** der »Scheitel-« oder »Parietallappen« des Großhirns; mit Körperfühlsphäre (▸Gyrus postcentralis) u. dem optischen Sprachzentrum. 🅴 parietal l. – **L. posterior cerebelli:** der Unterlappen des Kleinhirns. – **L. posterior hypophysis:** ▸Hypophysenhinterlappen. – **L. pyramidalis:** die – inkonstante – strangförm. »LALOUETTE-Pyramide« der Schilddrüse, kranial des Isthmus, median vor dem Kehlkopf; kaudaler Rest des Ductus thyroglossus. 🅴 pyramidal l. of thyroid gland. – **L. qua|dratus:** der von Gallenblase, Lig. teres, Leberpforte u. Margo inferior begrenzte kleine, viereck. Leberlappen. 🅴 quadrate l. of liver. – **L. renalis:** Nierenlappen; funktionelle Einheit aus Markpyramide u. zugehörigem Rindenabschnitt. 🅴 renal l. – **L. superior:** der »Lungenoberlappen«; weitere Gliederung s.u. ▸Segmenta bronchopulmonalia (dort Abb.). – **L. temporalis:** der »Schläfen-« oder »Temporallappen« des Großhirns; an der seitl. Hemisphärenoberfläche, mit Hör- u. akust. Sprachzentrum. 🅴 temporal l. – **L. venae azygos:** akzessor. kleiner Lungenlappen hinten-mediastinal im re. Oberlappen infolge atyp. Verlaufs der V. azygos über der Lungenspitze mit tiefer Pleurablättereinfaltung.

**Loch:** *Anatomie* ▸Foramen.

**Loch|brille,** Diaphragmabrille: lichtdicht abschließende Brille mit je einer kleinen Öffnung im Pupillarbereich; zur Ruhigstellung der Augen z.B. nach Trauma mit Blutung oder nach Operation einer Netzhautablösung.

**Loch|einlage:** orthopädische Einlage (meist aus Metall) mit kreisförmiger Aussparung u. Auspolsterung in Höhe des Tuber calcanei zur Hohllegung eines Fersenspornes u. Therapie von Fersenschmerzen.

**Lochfraktur:** lochförmige ▸Schädelfraktur durch scharf umschrieb. Gewalteinwirkung (z.B. Schussverletzung). 🅴 perforating or buttonhole fracture.

**Lochgips(verband):** *Orthopädie* Unterschenkel-Fußgips mit – bis auf erhaltene Vorfußbrücke – ausgeschnittener Sohle; v.a. bei Pes equinus (Körpergew. drückt beim Gehen u. Stehen die Ferse herab).

**Lo|chi|al...:** Wortteil »Lochien«, »Lochio«.

**Lo|chien,** Wochenfluss: nach der Entbindung physiologisch für ca. 6. Wo. auftretender vaginaler Fluor aus Wundsekret (Uterushöhle, Einrisse oder Verletzung von Zervix u. Scheide) u. normalem Scheiden- u. Zervixsekret. Änderung des Aussehens entsprechend dem Verlauf der Heilung (Tab.). 🅴 lochia.

| Benennung (Farbe) | Bestandteile | Zeit (individuell verschieden) |
|---|---|---|
| Lochia rubra (rot) | v.a. Blut, Eihautreste, Dezidua (evtl. Vernix caseosa, Lanugohaare, Mekonium) | 1.–3. Tag (1. Woche) |
| Lochia fusca (bräunlich) | zunehmende Hämolyse, weniger Blut; seröse Wundsekretion (Lymphe, Leukozyten) | 3.–7. Tag (2. Woche) |
| Lochia serosa (serös) | Leukozyten, Deziduazellen, Zervixschleim | 7.–14. Tag |
| Lochia flava (gelblich) | v.a. Leukozyten, Bakterien, Detritus (sog. physiol. Endometritis) | ca. 2.–3. Woche |
| Lochia alba (grauweiß) | Rückgang des Wochenflusses, endometriale Epithelialisierung, klare Schleimabsonderung uteriner Drüsen | 3. (4.) Woche |

**Lochien.**

**Lochien|stauung:** Stauung der ▸Lochien in der Gebärmutterhöhle; z.B. bei Verlegung des Zervikalkanals (Blutkoagula, Eihautreste, Retro- oder Hyperanteflexio uteri) oder bei Überfüllung von Blase oder Rektum. ***Klinik:*** verringerter Lochialfluss, Gebärmuttervergrößerung, Fieber, oft Stirnkopfschmerz; Gefahr der Keimaszension u. Entzündung (Endometritis). 🅴 lochiostasis, lochioschesis.

**Loch(i)o...:** Wortteil »Lochien«. 🅴 loch(i)o...

**Lochiometra:** ▸Lochienstauung. 🅴 lochiometra.

**Lochiostase, -stasis:** ▸Lochienstauung. 🅴 lochiostasis.

**Loch|kaverne:** dünnwandige tbk. Lungenkaverne ohne wesentl. Randinfiltration oder -atelektase; meist nach rascher Nekrose eines Frühinfiltrats bei Hyperergie oder durch totale Einschmelzung eines Tuberkuloms.

**Lochstab|extension:** *Chirurgie* Extensionsbehandlung unter Verw. einer am Bett befestigten Lochstab-Konstruktion (Bügel- oder Galgenform, z.B. nach H. BRAUN) zur Befestigung der Zugvorrichtung.

**Lochtest: 1)** *Bakteriologie* ▸Hemmhoftest mit Einbringen des Antibiotikums in ausgestanzte Löcher des beimpften Nährbodens. **2) stenopäischer L.:** *Ophthalmologie* grobe Prüfung des zentralen Sehens unter Verw. einer ▸Lochbrille. **E** pinhole test.

**Lo|ci:** Plur. von ▸Locus.

**lock** *(engl.):* Schloss, Sperrvorrichtung.

**Locked-in-Syndrom** *(engl.): Neurologie* Unfähigkeit zu sprechen oder sich zu bewegen – bei völliger Wachheit u. Bewusstseinsklarheit – als Folge einer beidseitigen, querschnittartigen Unterbrechung des Tractus corticobulbaris u. corticospinalis im Pons-Bereich. Infolge erhaltener Augenbeweglichkeit ist eine Verständigung (»Sprache«) möglich. Das EEG ist meist normal; s.a. ▸apallisches Syndrom.

**Lockemann-Substrat:** synthetischer Nährboden zur Kultur von Tuberkulosebakterien.

**Locke(-Ringer)-Lösung:** modifizierte RINGER-Lösung mit NaCl, $CaCl_2$, KCl, $NaHCO_3$, Glucose (9 + 0,24 + 0,3 + 0,2 + 1) u. Aqua dest. (ad 1000); ***Anw.*** als Nährflüssigkeit u. zur parenteralen Flüssigkeitssubstitution. **E** Locke's solution.

**Lockwood-Band:** hängemattenartiges Suspensionsband unter dem Augapfel aus den Scheiden der geraden Augenmuskeln (Mm. rectus inf., med. u. lat.). **E** Lockwood's ligament.

**Lo|cus** *(latein.):* Ort, Stelle. *Genet* ▸Genlocus. – **L. coeruleus:** bläulicher Fleck seitlich im Boden des IV. Ventrikels, bedingt durch eine grau pigmentierte Zellgruppe. **E** locus ceruleus. – **L. Kiesselbachi(i):** an subpapillären venösen Plexus reiche Stelle des Nasenseptums (Übergang der äußeren Haut in das Flimmerepithel der Schleimhaut); oft mit Epithelmetaplasie, Venektasien, Exkoriationen; häufiger Ort des Nasenblutens. – **L. majoris irritationis:** das bei einem Krankheitsprozess am ehesten bzw. stärksten betroffene Organ. – **L. minoris resistentiae:** das für einen Krankheitsprozess besonders anfällige Organ.

**Lodoxamid:** ein ▸Mastzell-Stabilisator; Antiallergikum zur topischen ***Anw.*** bei allergischer Konjunktivitis. **E** lodoxamide.

**Loeb-Spritze:** Spritze mit exzentrischem Konus; erleichtert die Punktion parallel zur Hautoberfläche, vermeidet Luftinjektion.

**Löffel: 1)** *Chirurgie* löffelartiges Instrument (oval oder rund) mit scharfem (sog. scharfer Löffel) oder stumpfem Rand zur Exkochleation. **E** surgical spoon. **2)** *Pharmazie* ungenaues Dosierungsmaß von Arzneien (1 Tee- oder Kaffeelöffel = 5 ml; 1 Kinder- oder Dessertlöffel = 10 ml; 1 Esslöffel = 15 ml; als Pulvermaß 1 »gestrichener« Esslöffel = 3,0–5,0 g). **E** spoon.

**Löffel|fuß:** ▸Flossenfuß.

**Löffel|hand:** flossenförmige Fehlbildung der Hand mit ▸Syndaktylie (evtl. außer Daumen) etwa i.S. der primitiven Handplatte.

**Löffel|nagel:** *Dermatologie* ▸Koilonychie.

**Löffel|zange:** *Chirurgie* Fass- oder Schneidezange mit Maulteilen nach Art des stumpfen oder scharfen Löffels; z.B. Konchotom, Plazentar-, Abortuszange.

**Loeffler** (FRIEDRICH A. J. L., 1852–1915, Bakteriologe, Greifswald, Berlin). – **L.-Bazillus:** ▸Corynebacterium diphtheriae. **E** Loeffler's bacillus. – **L.-Beize,** Fuchsintinte: wässrige Lsg. aus Tannin, Ferrosulfat u. alkohol. Fuchsin-Lsg.; zum Fixieren u. Beizen von Bakterien. – **L.-Methylenblau:** alkoholische, mit Kalilauge versetzte Methylenblau-Lsg. zur Bakterienfärbung. – **L.-Serumnährboden:** steriles Hammel- oder Rinderserum u. Rinderbouillon (3 + 1) mit Pepton-, Glucose- u. NaCl-Zusatz zum Nachweis von Corynebact. diphtheriae (als kleine, weiße, knopfart. Kolonien). **E** L.'s blood culture medium.

**Löffler-Syndrom** (KARL WILHELM L., 1887–1972, Internist, Basel): **1)** eosinophiles ▸Lungeninfiltrat. **E** Löffler's eosinophilia. **2)** ▸Endocarditis parietalis fibroplastica. **E** L.'s disease.

**Löfgren-Syndrom** (SVEN HALVAR L.): (1946) massive, gutartige, häufig spontan heilende Schwellung der Hiluslymphknoten (beidseits) mit ▸Erythema nodosum u. Gelenkschmerzen. Akute Form der Sarkoidose (▸BESNIER-BOECK-SCHAUMANN-Krankheit); v.a. bei jüngeren Frauen. **E** bilateral hilar lymphome syndrome.

**Löhlein-Herdnephritis** (MAX L., 1877–1921, Pathologe, Marburg): thrombokapilläre ▸Glomerulonephritis nur eines Teiles der segmental befallenen Glomeruli bei länger dauernder bakterieller Endokarditis. Gekennzeichnet durch subkapsuläre fleckförmige Blutungen (»Flohstichniere«), hyaline Thromben, Schlingennekrosen, sek. Endothel-, Mesangiumzellen- u. Kapselepithelienproliferation. Wurde früher als Folge einer Mikroembolie einzelner Glomerulusschlingen angesehen; heute als allergisch-hyperergische Reaktion gedeutet. ***Klinik:*** geringe Proteinurie, ausgeprägte Erythrozyt- bzw. Hämaturie, im Allg. keine Hypertonie. Prognose gut. **E** focal embolic nephritis.

**Löhr-(Léon-)Kindberg-Syndrom:** (1940) hochakute Verlaufsform des eosinophilen ▸Lungeninfiltrats.

**Loennecken-Katheter:** ein ▸Endotrachealkatheter (Kunststoff; 10–18 Charr, distal-präterminal verdickt) für die orale Intubation von Säuglingen.

**Loeper-Syndrom:** durch Fett-Malabsorption u. dadurch erhöhte Oxalat-Resorption hervorgerufene »intestinale« Oxalurie; führt zu einer Reihe intestinaler Symptome (v.a. chron. Dyspepsie mit Pankreasinsuffizienz, Hepatomegalie) u. Nieren-Harnwegs-Erscheinungen (v.a. Nephrolithiasis mit Hyperoxalurie u. -ämie). **E** Loeper's syndrome.

**Lösch|reiz|methode:** *Physiologie* Anw. von Reizkombinationen (mit geeigneten Intervallen) zur Löschung eines bedingten Reflexes. **E** conditioned reflex extinction method.

**Löslichkeits|produkt,** Abk. L: *Chemie* konstantes Produkt der Ionen-Konzentrationen eines gelösten Stoffes in gesättigter ▸Lösung. **E** solubility product.

**Lösung: 1)** *Chemie* homogene Mischung, molekular dispers verteilter Stoffe in einem Lösungsmittel. **E** solution. – **L., gesättigte:** L. mit maximalem Gehalt eines bestimmten Stoffes. – Weitere Zufuhr des Stoffes (bzw. bei Elektrolyten eines Ions; s.a. ▸Löslichkeitsprodukt) führt zu dessen Ausfällung. **2)** *Geburtshilfe* ▸Arm-, ▸Plazentalösung. **3)** *Pharmazie* ▸Solutio.

**Lösungs|mittel:** Flüssigkeiten, die ohne chemische Umsetzung Gase, Flüssigkeiten u. Feststoffe aufnehmen (s.a. ▸Lösung). – *hom* »Ähnliches wird von Ähnlichem gelöst« (latein.: Similia similibus solvuntur). **E** solvent. – **L., apolare:** organische L., die keine polaren Gruppen enthalten (d.h. in sich gesättigt sind); z.B. Tetrachlorkohlenstoff, Benzol, gesättigte Kohlenwasserstoffe. – Bes. geeignet zur Lösung von Lipiden. **E** non-polar s. – **L., organische:** flüssige Kohlenstoffverbindungen, unterschieden als apolare u. polare L. **E** organic s. – **L., polare:** L., bei denen die Ladungen innerhalb des Moleküls nicht gleichmäßig verteilt sind. – Als anorganische L. v.a. Wasser u. wässrige Salzlösungen; als organische polare L. v.a. sauerstoffhaltige Kohlenstoffverbindungen (z.B. Alkohole, Äther usw.), die mit Wasser mischbar sind. **E** polar s.

**Lösungstherapie:** Körperwahrnehmungstherapie nach SCHARSCHUCH-HAASE. Dabei wird die Aufmerksamkeit des Pat. unter Zuhilfenahme verschiedener Behandlungstechniken wie Abhebeproben, Dehnlagerungen, Packgriffe oder Tastarbeit bei der Atmung auf die verschiedenen Wahrnehmungen seines Körpers gelenkt. ***Anw.*** bei psychosomatischen u. neurologischen Erkrankungen, Konzentrations- u. Körperwahrnehmungsstörungen, Erkrankungen der inneren Organe, Bewegungseinschränkungen u. Schmerzen.

**Lösungs|vermittler:** organische Verbindungen (z.B. Alkohole), die wasserunlösliche organische Flüssigkeiten bedingt wasserlöslich machen; z.B. zur Herstellung von Injektionslösungen schlecht wasserlöslicher Arzneistoffe. **E** solubilizer.

**Lösungs|zeichen:** klinische Zeichen für erfolgte ▸Plazentalösung; unterschieden als Uterus- (▸SCHRÖDER), Nabelschnur- (▸AHLFELD, ▸KÜSTNER) u. Plazentazeichen. E signs of placental separation.

**Lötsteife:** *Orthopädie* (PAYR) ▸Ankylose infolge fibröser (»Weichlot«) oder knöcherner (»Hartlot«) Verschmelzung bzw. Überbrückung des Gelenkspaltes.

**Lövset-Handgriff:** s.u. ▸Armlösung. E Lövset's maneuver.

**Löwengesicht:** ▸Facies leontina. E leonine facies.

**Löwenstein-Jensen-Nährboden:** *Bakteriologie* wässrige Lösung aus $KH_2PO_4$, $MgSO_4$, Mg-Citrat, Asparagin u. Glycerin mit Zusatz von ca. 20 Hühnereiern/l zur Züchtung von Mycobacterium tuberculosis. E Löwenstein's culture medium.

**Löwenzahn:** ▸Taraxacum officinale.

**Lofepramin:** ein trizyklisches ▸Antidepressivum (Iminodibenzyl-Derivat).

**log:** Abk. für den **Log**arithmus.

**log(o)...:** Wortteil »Wort«, »Sprache«, »Lehre«.

**Log|agnosie:** Unfähigkeit des Sinnverständnisses von Wörtern (bei intaktem Gehör). E logagnosia.

**Log|asthenie:** das Vergessen, Verdrehen oder Verlieren von Wörtern (»Wort-«, »Sprachschwäche«) bei Aphasie, nervöser Erregung etc. E logasthenia.

**Lo|ge:** *Anatomie* präformierter, von Bändern, Faszien, Kapsel, Knochen begrenzter Spaltraum; z.B. Prostata-, Muskelloge (Adduktoren-, Psoas-L.), Sehnenfach; s.a. ▸Kompartiment. Insbes. die L. des Gesichtsschädels kommunizieren weitgehend miteinander, so dass darin auf- oder eintretende Eiterungen (»**L.-Abszess**«) voraussehbare Wege nehmen. – **L. de Guyon:** ▸Ulnartunnel.

**Logennaht:** *Urologie* Naht der Ränder der Prostataloge nach der HARRIS-HRYNTSCHAK-Prostatektomie.

**Logo|klonie:** rhythmisches Wiederholen kurzer Wörter oder der letzten Wortsilbe; z.B. bei postenzephalitischem Parkinsonismus, ALZHEIMER-Krankheit. E logoclonia.

**Logo|päde,** Stimm- und Sprachtherapeut, Sprachpädagoge: Berufsbezeichnung, die zur Anwendung aller Maßnahmen der ▸Logopädie (Stimm- u. Sprachheilkunde) berechtigt. Der L. erhält nach Abschluss der 3-jährigen Ausbildung u. bestandener Prüfung die staatl. Anerkennung mit der Erlaubnis, diese Berufsbez. zu tragen. Nach 2-jähriger Berufserfahrung im Angestelltenverhältnis (Kliniken, Rehabilitationseinrichtungen, logopädische Praxen) können L. sich in eigener Praxis selbstständig machen. Der Tätigkeitsbereich umfasst die logopädische Diagnostik, Therapie u. Beratung bei Pat. aller Altersgruppen mit Störungen der Stimme, der Sprache, des Redeflusses, der Artikulation u. des Schluckens. E logopedist.

**Logopädie,** Stimm- und Sprachheilkunde: Lehre von der Prävention, Diagnostik u. Therapie von Stimm- u. Sprechstörungen sowie der Beratung der Patienten durch den ▸Logopäden. Sie umfasst Bereiche aus Medizin, Psychologie, Psycho- u. Neurolinguistik, Phonetik, Linguistik, Pädagogik und Sonderpädagogik. E logopedics.

**Logo|pathie:** ▸Sprachstörung. E logopathy.

**Logo|phobie:** Sprechangst, -scheu des Sprachgestörten (z.B. des Stotterers). E logophobia.

**Logo(r)rhö,** Zungendelirium: ungehemmter Redefluss (oft bis zur Heiserkeit, Aphonie) infolge verlorener Selbstkontrolle des Gesprochenen; meist mit ungeordnetem Gedankengang u. ständig wechselndem oder vielfach wiederholtem Thema; v.a. bei Manie, ängstlich-erregten Psychosen, Altersdemenz, paranoider u. schizophrener Erkrankung, aber auch als normale Verhaltensvariante. E logorrhea.

**Logothetopulos-Tamponade:** vaginale Beuteltamponade des kleinen Beckens bei peri-, postop. Blutung. E Logothetopulos tamponade.

**log-Phase:** *Bakteriologie* die der lag- u. der stationären Phase folgende »exponentielle Phase« des Bakterienwachstums mit **log**arithm. Vermehrung. E log phase.

**Lohmann-Reaktion:** s.u. ▸CK.

**van-Lohuizen-Syndrom:** ▸Cutis marmorata teleangiectatica congenita.

**Loiasis:** *Parasitologie* ▸Loa-Loa-Filariose. E loiasis.

**Loi|mo|logie** *(griech. loimos = Pest, Seuche):* ▸Epidemiologie.

**Lokal|an|äs|the|sie,** örtliche Betäubung: Herbeiführen einer örtl. bis regionalen reversiblen Empfindungs- u. Schmerzlosigkeit durch Ausschaltung der Rezeptoren (terminale = periphere Anästhesie, als ▸Infiltrations- oder ▸Oberflächen-Anästhesie) oder der sensiblen Nerven (▸Leitungsanästhesie) durch ▸Lokalanästhetika bzw. durch Kälteeinwirkung (s.a. ▸Kälteanästhesie). ***Anw.*** v.a. für kleinere Eingriffe (v.a. ambulant) u. bei Kontraindikation einer ▸Narkose sowie als schmerztherapeutische Maßnahme. E regional anesthesia, local a.

**Lokalanästhetica, -tika:** für ▸Lokalanästhesie geeignete, d.h. an sensiblen Endorganen u. Nerven angreifende, das zentrale Nervensystem wenig beeinflussende Mittel. ***Einteilung:*** unterschieden als L. vom Estertyp u. die – häufiger verwendeten – L. vom Säureamidtyp (Schema). ***Kontraind.:*** Volumenmangelschock, Infektionen u. neurol. Erkrankungen im Bereich der Einstichstellen, Gerinnungsstörungen, allergische Reaktionen auf L. ***Anw.*** häufig mit Zusatz gefäßverengender Mittel (Adrenalin, Noradrenalin) zur Wirkungsverlängerung, deren Kontraindikationen ebenfalls zu berücksichtigen sind (verboten z.B. bei Eingriffen im Endstromgebiet, v.a. Finger, Zehen, Penis, da es hier durch die Vasokonstriktion zu Nekrosen kommen kann). E local anesthetics.

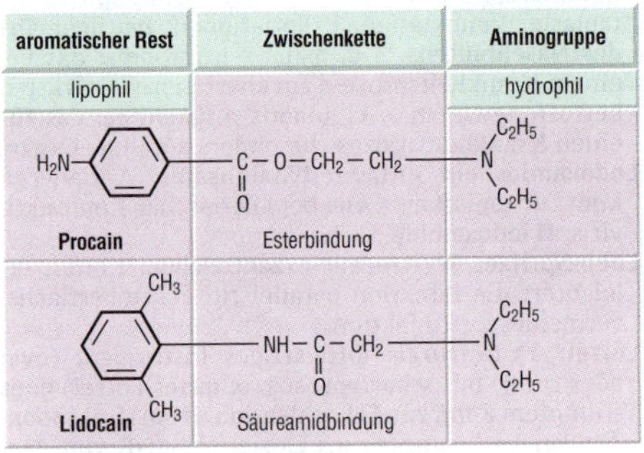


**Lokalanästhetica:** chemische Grundstrukturen. [206]

**Lokalantibioti|ca, -ka:** ▸Antibiotica mit begrenzter, vorwiegend lokaler ***Anw.*** an Haut oder Schleimhaut; ***Wirkst.:*** z.B. ▸Polypeptid-Antibiotika (z.B. Bacitracin), ▸Steroid-Antibiotika (z.B. Fusidinsäure), ▸Aminoglykosid-Antibiotika wie Framycetin u. Neomycin, ▸Mupirocin. E local antibiotics.

**Lokalcorticoide,** local corticoids: ▸Glucocorticoide zur Anw. an Haut u. Schleimhäuten; ***NW:*** bei langfristiger oder wiederholter dermaler Anw. ▸Steroidhaut, bei großflächiger Anw. auch systemische NW möglich.

**Lokalisationsdiagnostik:** i.e.S. die Untersuchungsmaßnahmen (z.B. Röntgen- u. Ultraschalldiagnostik, Szintigraphie, Tastbefund usw.) zur genauen Lagebestimmung eines Krankheitsprozesses; z.B. eines ▸Nebennierentumors. E localization.

**Lokalisator:** Gerät für die Lokalisation metallischer Fremdkörper, speziell in Auge u. Orbita (z.B. BERMAN-L.), anhand der Änderung eines sich nähernden magnet. Feldes. E locator.

**Lokalizer-Gips:** *Orthopädie* Umkrümmungsgips beim ▸RISSER-Lokalizer-Verfahren.

**Lokal|rezidiv:** Wiederauftreten einer Krankheit (Rezidiv) am selben Ort. E local recurrence.

**Loko|motion:** Fortbewegung. E locomotion.

**Lokomotiv|geräusch:** *Kardiologie* ohrnahes, rau-reibendes, mehrzeitiges Geräusch bei Pericarditis u. Pleuritis sicca. E to-and-fro sound.

**Lokulationslsyndrom** *(latein. loculus = kleines Behältnis): Neurologie* ▸ NONNE-FROIN-Syndrom.

**Lokus:** ▸ Locus.

**Lollipop-Phänomen** *(engl. = Lutscher): Embryologie* die massive Glykogenspeicherung im Synzytiotrophoblasten bei der Implantation des Eies.

**Lombard-Leseversuch** (ETIENNE L., 1869–1920, Ohrenarzt, Paris): urspr. Form der ▸ BÁRÁNY-Simulationsprüfung, basierend auf dem **L.-Reflex** (unwillkürl. Anhebung der Sprechlautstärke nach Ausfall der akustischen Sprachkontrolle). E Lombard's voice-reflex test.

**Lomefloxacin:** ein Gyrasehemmer (s.u. ▸ Chinolon-Antibiotika) zur topischen *Anw.* am Auge. E lomefloxacin.

**Lom|tad|sé-Symptom:** durch Bestreichen des Unterschenkels (von Tuberositas zur Schienbeinmitte) ausgelöste Volarflexion der Großzehe bei einer kortikalen oder kapsulären Pyramidenbahnläsion. E Lomtadsé's sign.

**Lomustin,** Cyclohexyl-Chlorethyl-Nitrosourea, Abk. CCNU: ein zu den ▸ Alkylanzien gehörendes Zytostatikum; *NW:* u.a. Knochenmarktoxizität (Myelosuppression), Nausea, Erbrechen.

**Lonazolac:** nichtsteroidales ▸ Antiphlogistikum (Arylessigsäure-Derivat). E lonazolac.

**long-acting thyroid stimulator** *(engl.)* Abk. LATS, mouse thyroid stimulator, Abk. MTS: historische Bezeichnung für ein Serum-γ-Globulin, das anhand der Stimulation der $^{131}$I-Speicherung in der Schilddrüse der Maus nachgewiesen wurde. Heute als ▸ TSH-Rezeptor-Antikörper der IgG-Klasse identifiziert. Imitiert die TSH-Wirkung auf die Schilddrüse.

**Lon|ghi-Avellis-Syndrom:** s.u. ▸ AVELLIS.

**lon|gissimus** *(latein.):* der Längste. – **Longissimus,** Kurzform für ▸ Musculus longissimus.

**lon|gi|tu|di|nal(is):** länglich, längs verlaufend. E longitudinal.

**Longitudinal|schichtung:** *Röntgenologie* Schichtaufnahmeverfahren mit Ebenen parallel zur Körperlängsachse (im Ggs. zur Transversalschichtung). E longitudinal tomography.

**Long|mire-Operation** (WILLIAM P. L., geb. 1913, Chirurg, Los Angeles): **1)** (1952) Gastrektomie mit Ersatzmagenbildung durch isoperistalt. Jejunuminterposition (einläuf. Segment, um 180° gedreht) mit End-zu-End-Anastomosierung. E Longmire's operation. **2)** (1947) Ösophagusersatz (bei erhaltener Kardia) durch freies Dünndarmtransplantat unter Anastomosierung der A. jejunalis mit der A. thoracica interna oder subclavia.

**Longuet-Operation:** bei Variko- oder Hydrozele Verlagerung des Hodens aus den bedeckenden serösen Häuten. E Longuet's operation.

**Lon|guet|te:** ▸ Gipslonguette.

**lon|gus** *(latein.):* lang. S.a. ▸ longissimus. E long.

**Lonsdale-Seit(en)lagerung:** zur passiven Überkorrektur einer Wirbelsäulen-Skoliose »Seitenlagerung in der Schwebe« (in einem Gurt auf der konvexen Seite).

**loose bodies** *(engl. = freie Körper):* alterierte u.z.T. phagozytierte Leukozytenkernreste in LE-Zellen. Ihre Zahl ist im **Loose-Bodies-Test** (Nachweis antinukleärer Faktoren unter Verwendung nackter Leukozytenkerne) ein Maß für die Stärke der positiven Reaktion; s.a. ▸ Lupus-erythematodes-Zellen-Phänomen.

**Looser** (EMIL L., 1877–1936, Chirurg, Zürich). – **L.-Syndrom: 1)** ▸ MILKMAN-Syndrom. E L.'s syndrome. **2)** ▸ Osteogenesis imperfecta congenita Typ VROLIK. – **L.-Umbauzone:** *Röntgenologie* (1920) quere Aufhellungslinie (L.-MILKMAN-Linie) im Röhrenknochen mit Entmineralisierung u. Ersatz durch Osteoidgewebe im Bereich einer »schleichenden« Fraktur; an den Frakturrändern verstärkter An- u. Umbau von kalklosem Kallus. E Looser's transformation zone.

**Loperamid:** ein ▸ Antidiarrhoikum. *Wirkung:* greift an den Opiatrezeptoren an u. hemmt dadurch die Darmperistaltik. *Anw.* bei akuten u. chronischen Durchfällen v.a. infolge entzündlicher Darmerkrankungen, Stuhlinkontinenz. E loperamide.

**Lo|pho|kephalus:** *Pathologie* ▸ Skaphokephalie.

**Lopho|tri|cha:** Bakterien u. Protozoen mit Geißelbüscheln an einem Pol (»**lophotriche** Begeißelung«).

**Lopinavir:** ein HIV-Proteasenhemmer (s.u. ▸ Proteasenhemmer); *Anw.* im Rahmen einer Kombinationsther. bei HIV-Infektion. E lopinavir.

**Loprazolam:** ein Benzodiazepin; *Anw.* bei Schlafstörungen.

**Loracarbef:** ein ▸ Cephalosporin (»Carbacephalosporin«).

**Lo|rain-Syndrom:** tumorbedingter (v.a. Kraniopharyngiom) hypophysärer Minderwuchs; daneben v.a. Tumorsymptomatik (Hirndruck, intra- oder supraselläre Verkalkungen, bitemp. Hemianopsie, Abmagerung). E Lorain-Lévi dwarfism.

**Loratadin:** ein nicht sedierendes ▸ Antihistaminikum ($H_1$-Rezeptorenblocker). E loratadine.

**Lorazepam:** ein ▸ Benzodiazepin mit mittellanger Halbwertszeit; *Anw.* v.a. als Tranquilizer. E lorazepam.

**Lorchel|vergiftung:** Auftreten erster Symptome 2–24 Std. nach Genuss roher oder ungenügend abgekochter Frühjahrslorcheln (Gyromitra esculenta): unstillbares Erbrechen, evtl. blutige Durchfälle, Hepatomegalie, Ikterus, Benommenheit; in schweren Fällen akute gelbe Leberdystrophie, hepatisches Koma; Vergiftungen sind auch durch Dampf möglich, z.B. bei Arbeiten in Konservenfabriken.

**Lor|do|se:** *Anatomie* nach vorn gerichtete (= ventralkonvexe) Krümmung der Wirbelsäule (WS); an Hals- u. Lenden-WS physiologisch; evtl. vermindert oder aufgehoben (»Steilstellung«; evtl. sogar Kyphosierung) oder aber verstärkt (Hyperlordose). E lordosis.

**Lor|do|sierung: 1)** unphysiologische Lordosebildung, d.h. nach vorn gewölbte Verbiegung der gesamten Wirbelsäule (bei evtl. nur verminderter Kyphose der BWS); z.B. bei Lordoskoliose. **2)** *Geburtshilfe* Hyperlordosierung, v.a. der LWS bei Schwangeren.

**Lor|do|sis** *(latein.):* ▸ Lordose. E lordosis.

**Lordo|skoliose:** Kombination von Lordose u. ▸ Skoliose. E lordoscoliosis.

**lordotisch:** i.S. der Lordose verkrümmt, durch L. bedingt. E lordotic.

**Lorenz** (ADOLF L., 1854–1946, Orthopäde, Wien). – **L.-Gips:** von Brustwarzenhöhe bis zu den Knöcheln reichender Becken-Bein-Gips in ▸ LORENZ-Stellung als Abduktionsverband bei angeborener ▸ Hüftluxation. – **L.-Reklinations|bett:** Gipsbett zur ther. Lordosierung u. Ruhigstellung der Wirbelsäule (Verhinderung von Kompression u. Gibbusbildung), v.a. bei tbk. Spondylitis. Bei Prozess der oberen BWS mit Kopf-, der LWS mit Beinteil. E Lorenz's reclining bed. – **L.-Stellung:** »Froschstellung« als Retentionsstellung nach Reposition der angeborenen Hüftluxation, ferner bei Spreizschienenbehandlung einer Hüftdysplasie, Prä- oder Subluxation: Stellung I (Extremstellung) mit bds. Hüftbeugung (u. Abspreizung) u. Kniebeugung von je 90° (Gefahr der Hüftkopfnekrose u. -deformierung); II (gemäßigt = mitigiert) mit nur 60°-Beugung; Schenkelhalsachse etwa senkrecht zur Pfanneneingangsebene, Femurkopf durch Muskel-Kapselzug in die Pfanne gepresst u. retiniert (Reiz zur Vertiefung u. Ausreifung der Gelenkpfanne). S.a. ▸ LANGE-Methode. E L.'s position.

**Lo|ren|zo-Hüftschraube:** Laschenschraube mit zentraler Bohrung (für Führungsspieß) zur op. Therapie der Schenkelhalsfraktur.

**L-Organismen (Klieneberger):** *Bakteriologie* ▸ L-Form.

**Loriga-Syndrom:** Pressluftschaden (Zysten, Nekrosen) der Karpalknochen (evtl. auch an Ellbogen u. Schulter) mit neurotroph. Störung an Hand u. Fingern.

**Lormetazepam:** ein ▸ Benzodiazepin; *Anw.* als Schlafmittel, auch zur Prämedikation in der Anästhesie. E lormetazepam.

**Lornoxicam:** ein nichtsteroidales ▸Antiphlogistikum. E lornoxicam.

**Lortat-Jacob-Operation:** s.u. ▸Kardiomyotomie.

**Losartan:** ein ▸Angiotensin(-II)-Rezeptor(-Typ-I)-Antagonist. ***Anw.*** bei Hypertonie u. Herzinsuffizienz. E losartan.

**Lo|schmidt-Zahl,** L: die Zahl der in 1 Mol einer Verbindung enthaltenen Moleküle: L = 6,02252 · $10^{23}$. S.a. ▸Avogadro-Zahl. E Loschmidt's number.

**lose Schultern:** *Orthopädie* ▸Scapula alata.

**Loslassschmerz:** *Chirurgie* plötzlich auftretende Schmerzen nach Eindrücken der Bauchwand mit den Fingerspitzen der ausgestreckten Hand u. anschließendem schnellem Zurückziehen derselben Hand; tritt auf bei eitrigen Entzündungen im Bauchraum, z.B. bei Appendizitis; s.a. ▸Blumberg-Zeichen. E rebound tenderness.

**Lossen(-Braun)-Neur|ektomie:** bei Trigeminusneuralgie pterygopalatine Resektion des 2. Astes. E Lossen-Braun trigeminal neurectomy.

**Lost:** Bis-(2-chloräthyl)sulfid (von **Lo**mmel u. **St**einkopf im 1. Weltkrieg als »Gelbkreuz-Kampfgift« entwickelt). – Abkömmlinge von L. u. Stickstoff-L. (▸Chlormethin) dienen als Zytostatika. E mustard gas, sulfur mustard.

**Lo|tio:** *Pharmazie* »Schüttelmixtur«, wässrige Suspension äußerlicher Mittel (Externa), evtl. mit Zusatz von Stabilisatoren; z.B. L. Zinci s. alba (mit Zinc. oxyd., Talcum, Glycerin, Aq. oder Spir. zu gleichen Teilen). E lotion.

**Louis-Bar-Syndrom** (Denise L.-B., geb. 1914, franz. Ärztin): autosomal-rezessiv erbliche ▸Phakomatose des Kindesalters (Gen-Position: 11q23). Chronisch fortschreitende zerebellare Ataxie (bei Kleinhirnatrophie), Teleangiektasien in Konjunktiven u. Gesichtshaut, Kleinwuchs, Hypersalivation, Immundefekt (IgG u. IgA) mit Infektanfälligkeit. E Louis-Bar syndrome.

**louping ill** *(engl.)*, looping ill: die sog. Spring- oder Drehkrankheit der Schafe (v.a. in Schottland, Nordengland, Irland) durch ein Flavivirus (ARBO-Virus B), übertragen von Zecken. Eine akute Enzephalomyelitis, beim Menschen (z.B. Laborinfektion) mit 2-gipfligem Fieber, Kopf- u. Rückenschmerzen, Ataxie, Nystagmus, Liquorpleozytose.

**Lovastatin:** ein ▸HMG-CoA-Reductase-Hemmer; ▸Lipidsenker. ***Anw.*** bei primärer Hypercholesterinämie, kombinierter Hypercholesterinämie u. Hypertriglyceridämie, bei denen die Hypercholesterinämie im Vordergrund steht. E lovastatin.

**low-density lipoproteins** *(engl.)* Abk. LDL: ▸Lipoproteine geringer Dichte, v.a. Betalipoproteine.

**Low-Dose-Heparin|prophylaxe** *(engl.)*: niedrigdosierte Heparinprophylaxe; 10 000–15 000 IE ▸Heparin s.c. als Thromboseprophylaxe (perioperativ oder bei Bettlägerigkeit).

**Low-Dose-Rate-Verfahren** *(engl.)*: s.u. ▸Nachladetechnik.

**Lowenberg-Probe:** *Angiologie* Manschetten-Kompression der unteren Gliedmaße (meist Oberschenkel) zum Nachweis einer Becken- oder Beinvenenthrombose (hierbei Stauungsschmerz bereits bei Druck weit unter 180 mmHg). E Lowenberg's test.

**Lowe-Syndrom:** X-chromosomal-rezessiv erbliches »okulozerebrorenales Syndrom« mit generalisierter ▸Hyperaminoazidurie (infolge Tubulusinsuffizienz), körperl. u. geistiger Retardierung, muskulärer Hypotonie, Katarakt u. Glaukom, renaler Rachitis. E Lowe's syndrome.

**Low-Flow-Syndrom** *(engl.)*: Phase der Schocks mit starker Beeinträchtigung der Mikrozirkulation durch Strömungsverlangsamung (Prästase bis Stase) u. Erythrozytenaggregation.

**Low-malignant-Potency-Tumoren:** ▸LMP-Tumoren.

**Lown-Ganong-Levine-Syndrom:** *Kardiologie* s.u. ▸Wolff-Parkinson-White-Syndrom. E Lown-Ganong-Levine syndrome.

| ventrikuläre Arrhythmie (Typ) | Klasse |
|---|---|
| keine VES | 0 |
| < 30 VES/Std. | I |
| > 30 VES/Std. | II |
| multiforme VES | III a |
| Bigeminus | III b |
| Couplet (zwei aufeinander folgende VES) | IV a |
| Salve | IV b |
| R-auf-T-Phänomen, VES | V |

*VES = ventrikuläre Extrasystolen*

**Lown-Klassifikation.**

**Lown-Klassifikation** (Bernard L., geb. 1921, USA): Einteilung ventrikulärer Arrhythmien in fünf Klassen (Tab.). E Lown classification.

**low-output failure** *(engl.)*: Herzinsuffizienz mit verkleinertem Herzminutenvolumen. S.a. ▸forward failure.

**Lowry-Test:** s.u. ▸Eiweißbestimmung.

**low-salt syndrome** *(engl.)*: ▸Salzmangelsyndrom.

**Loxo|tomie:** Schrägosteotomie. E loxotomy.

**LP:** Abk. für ▸Lumbalpunktion.

**Lp:** s.u. ▸Lp-System.

**Lp(a):** Abk. für **L**ipo**p**rotein **(a)**, s.u. ▸Lipoproteine.

**L-Pam:** Abk. für ▸Melphalan.

**LPH: 1)** Abk. für **l**ipotropes **H**ormon: ▸Lipotropin. **2)** *Kardiologie* Abk. für **l**inks**p**osteriorer ▸**H**emiblock.

**L-Phase:** *Bakteriologie* ▸L-Form.

**LPL:** Abk. für ▸**L**ipo**p**rotein**l**ipase.

**LPS:** Abk. für ▸**L**ipo**p**oly**s**accharide.

**Lp-System:** *Serologie* (K. Berg 1963) ▸Plasmaprotein-polymorphismus der Lipoproteine niedriger Dichte; mit Nachweisbarkeit des Faktors Lp(a).

**LP-X-Test:** s.u. ▸X-Protein.

**LS:** Abk. für ▸**L**ärm**s**chwerhörigkeit.

**LSB:** *Kardiologie* Abk. für ▸**L**ink**s**schenkel**b**lock. E LBBB.

**LSD-Rausch,** Abk. für D-**L**y**s**ergsäure**d**iäthylamid-Rausch: nach oraler Aufnahme oder – selten – nach i.v. Injektion von LSD (▸Lysergid) mit Latenz von 30–120 Min. auftretende, 5–24 Std. anhaltende psychotische Erscheinungen, begleitet von Hyperthermie, Hyper-, später Hypotonie, Tachykardie, Mydriasis, Gefäßkrämpfen (evtl. gefolgt von Atemlähmung): anfangs Verzerrung der Sinneswahrnehmungen, dann Gefühl der Geist-Körper-Trennung, Verlust des Raum-Zeit-Gefühls, Halluzinationen, Affektaktivierung, evtl. Auslösung einer Angstreaktion (»Horrortrip«), u.U. Selbstmordgefahr. E LSD intoxication.

**L/S-Quotient,** Abk. für **L**ecithin-**S**phingomyelin-**Quo**tient: *Geburtshilfe* L/S-Q. im Fruchtwasser; dient der Beurteilung der fetalen Lungenreife. Bei einem Wert > 2 ist mit einem Neugeborenen-▸Atemnotsyndrom nicht zu rechnen. E L/S ratio.

**LST:** Abk. für **L**ymphozyten**st**imulierungstest (s.u. ▸Lymphozytentransformation).

**$L_3$-Syndrom,** Abk. für **L**endenwirbelsäulensyndrom: durch Irritation der Spinalnervenwurzeln der Rückenmarksegmente 3 (Femoralissyndrom). Analog: **$L_4$-** und **$L_5$-S.** (Ischiassyndrom). S.a. ▸Lendenwirbelsäulensyndrom. E lumbar spine syndrome (L3,...).

**LT:** Abk. für ▸Leukotriene.

**LTH: 1)** Abk. für **l**ipotropes **H**ormon: ▸Lipotropin. **2)** Abk. für ▸luteotropes Hormon.

**ltr:** Abk. für Liter; gültiges Kurzzeichen: l.

**LTT:** Abk. für ▸**L**ymphozyten**t**ransformations**t**est.

**Lu:** *Chemie* Symbol für **Lu**tetium (ein seltenes Erdmetall).

**$Lu^a$:** *Serologie* s.u. ▸Lutheran-Blutgruppe. Analog: **$Lu^b$**.

**Lu|barsch-Pick-Syndrom:** (1929) systematisierte ▸Amyloidose mit Makroglossie; oft Sekundärerkrankung bei Plasmozytom. E systemic amyloidosis syndrome.

**Lubricantia, Lubrikanzien:** *Pharmazie* Gleitmittel. 1) Wirkstoffe, die den Darminhalt aufweichen, z.B. Paraffinöl (s.u. ▸Abführmittel). 2) Gleitmittel zur atraumatischen Applikation von Kathetern. E lubricants.

**Lu|bri|kation, vaginale:** *Gynäkologie* die der intravaginalen Gleitfähigkeit dienende Transsudation aus dem ausgedehnten Kapillarnetz der Scheidenmukosa. E vaginal lubrication.

**Lubs-Syndrom:** partielle testikuläre ▸Feminisierung mit Klitorishypertrophie, weiblicher Genitalbehaarung u. Brustentwicklung.

**Luc-Caldwell-Operation:** s.u. ▸CALDWELL. E Luc's operation.

**Lucey-Dris|coll-Syndrom,** Lucey-Driscoll syndrome: (1960) schwerer Neugeborenenikterus (erste 48 Std.) ohne Hinweis auf Hämolyse. Mögliche Ursache ist ein Faktor im mütterlichen Serum, der die UDP-Glucuronosyltransferase hemmt. Das erhöhte unkonjugierte Bilirubin des Kindes geht auf den Normalwert zurück, wenn der mütterliche Hemmfaktor abgebaut wird. Sehr seltene Störung.

**Lu|cia|ni-Syndrom:** Kleinhirnsyndrom mit Astasie, muskulärer Atonie u. Asthenie als Kardinalsymptomen. E Luciani's triad.

**lu|ci|dus** *(latein.)*, luzid: hell, leuchtend. E lucid.

**Luci|ferase:** s.u. ▸Luciferin. E luciferase.

**Luci|ferine:** Stoffe, die bei Oxidation (katalysiert durch Luciferase) lumineszieren; s.a. ▸Biolumineszenz. E luciferins.

**Lucilia:** *Entomologie* Gattung blaugrün glänzender, nicht stechender Fliegen [Calliphoridae]. Larven können Wundmyiasis hervorrufen.

**Ludloff** (KARL L., 1864–1954, Chirurg, Breslau). – **L.-Fleck:** kreissektorförmige Aufhellungszone im Seitenbild der distalen Femurepiphyse (v.a. bei Jugendlichen); ventral u. distal durch die Kortikalis der Fossa intercondylica, kranial durch die Epiphysenlinie, dorsal nur unscharf begrenzt; Spongiosaauflockerung ohne patholog. Bedeutung. E Ludloff's triangle. – **L.-Hohmann-Zeichen:** klin. Hinweis auf eine – v.a. einseitige – ▸Hüftluxation: bei gebeugtem Hüftgelenk u. weit abgespreiztem Bein kann Kniegelenk voll gestreckt werden (normalerweise unmöglich). – **L.-Krankheit:** ▸Chondromalacia patellae. – **L.-Zeichen:** s.u. ▸Querfortsatzfraktur. E L.'s sign.

**Ludwig** (1) CARL L., 1816–1895, Physiologe, Marburg, Wien, Leipzig; 2) WILHELM FRIEDRICH V. L., 1790–1865, Chirurg, Stuttgart). – **L.-Angina** (WILHELM FRIEDRICH V. L.), Angina Ludovici: ▸Mundbodenphlegmone. E Ludwig's angina. – **L.-Stromuhr** (CARL L.): in die Arterienlichtung einzubringendes System aus zwei hintereinander geschalteten, kalibrierten Glashohlkugeln, deren stromaufwärts gelegene mit Testflüssigkeit (z.B. Öl) gefüllt ist, die durch den Blutstrom in die periphere Kugel verdrängt wird (nach völl. Verdrängung Systemdrehung um 180°). – **L.-Theorie** (CARL L.): (1844) Theorie zur Harnabsonderung wonach die Harnbereitung durch Bildung des Primärharns in den Nierenglomeruli (Filtration) erfolgt u. Wasser nachfolgend während der Tubuluspassage rückresorbiert wird. E L.'s theory.

**Lücken|feld:** durch Nervenfaserschwund weitmaschig aufgelockerter Abschnitt des Rückenmarks bei Myelitis (ähnlich auch durch Markmantelschwund bei funikulärer Myelose, nach Trauma). E zone of demyelination.

**Lücken|gebiss: 1)** natürliches Gebiss mit fehlenden Zähnen. **2)** lückenhafte Anordnung bleibender Zähne (übergroße Interdentalräume infolge Kleinheit der Zähne bei relativ großem Alveolarbogen), z.B. bei dentofazialem Syndrom.

**Lückenschädel: 1)** Leisten-, Wabenschädel: »lakunärer« Hirnschädel mit angeborenen, bindegewebig-membranös ausgefüllten, meist multiplen Knochendefekten; selten einseitig, fast stets kombin. mit Fehlbildungen des Neuralrohres (Myelomeningozele, Spina bifida, Hydrocephalus internus etc.). Anlagemäßige Ossifikationsstörung, evtl. mit Beziehungen zur Kraniostenose. Klinik u. Verlauf abhängig von Grundkrankheit; meist offene Schädelnähte, große Fontanellen, Waben- bzw. Leistenmuster der Kalotte, Spangenbildung der Scheitelbeinhöcker; ab 2.Lj. Spontanheilung möglich. E lückenschädel, lacunar skull. **2)** röntgenologische Lücken infolge von multiplen Knochendefekten (bei primär multiplem Plasmozytom, osteolytischen Knochenmetastasen, Gummen, Histiocytosis X).

**Luer** (WÜLFING L., dt. Instrumentenmacher; gest. 1883 in Paris). – **L.-Ansatz:** normierter Ansatz für Injektionsspritzen (bzw. -kanülen); als **L.-Lock** mit Bajonettverschluss. – **L.-Kanüle:** Doppel-Trachealkanüle mit beidseitig gefensterter Fixierungsplatte. – **L.-Knochenzange:** gerade, übersetzungsfreie Zange mit Maulteilen in Hohlmeißelform; zur Entfernung von Knochenkanten u. Knorpel. – **L.-Spritze:** graduierte Glasspritze mit eingeschliffenem Glaskolben zur Injektion von Lösungen, die sich bei Metallkontakt verändern würden. E Luer syringe.

**Lu|es:** Seuche, Siechtum, Krankheit (z.B. L. divina = Epilepsie); i.e.S. die ▸Syphilis mit ihren vier Stadien. E lues. – **L. ce|re|bri,** Hirnsyphilis: Sonderform der ▸Neurosyphilis (= **L. cerebro|spinalis**) mit nur zerebraler Klinik: Kopfschmerzen, Hirnnervenausfälle, zentrale motorische Paresen, fokale u. generalisierte Krampfanfälle, Werkzeugstörungen, psych. Veränderungen; unterschieden als meningitische, vaskuläre u. gummöse Form. E cerebral l.

**Lüscher-Test: 1)** (MAX L., Psychologe, Basel): *Psychologie* (1949) projektives Testverfahren mit Farbtafeln (Auswahl sympathischer u. unsympathischer Anmutungsqualitäten) zur Beurteilung von Affektivität u. Stimmungslage. **2)** (ERHARD L., Ohrenarzt, Basel): *Otologie* Audiometrie zum Nachweis des Recruitment-Phänomens; Bestg. der Intensitätsunterschiedsschwelle für periodisch amplitudenmodulierte Töne mit überschwell. Intensität (im Allg. 40 dB über der individuellen Hörschwelle); bei positivem R. verringert ($<$ 0,8 gegenüber der Norm von ca. 1–1,5 dB).

**Lu|es-Reaktion:** *Serologie* ▸Syphilis-Reaktion.

**luetisch, lueticus:** durch ▸Syphilis bedingt. E luetic.

**Lu-Faktor:** Antigen $Lu^a$, $Lu^b$; ▸Lutheran-Blutgruppe.

**LUF-Syndrom,** Abk. für Syndrom des **l**uteinisierten **u**nrupturierten **F**ollikels: Krankheitsbild, das gehäuft bei Frauen mit Endometriose auftritt u. dem Follikel- u. Eizellreifungsstörungen im Rahmen einer zentralnervösen Fehlregulation, einer auto- u. parakrinen Dysregulation oder einer Störung der ektopen Prolaktinsynthese zugrunde liegen; s.a. ▸Endometriose.

**Luft...:** s.a. ▸Pneum(o)..., ▸Aero(o)..., ▸air...

**Luft|arthrographie:** ▸Arthro(pneumo)graphie. E air arthrography.

**Luft|bad:** Einwirkenlassen der Außenluft (möglichst $<$ 25 °C) auf den teil- oder unbekleideten Körper ohne direkte Sonnenbestrahlung; evtl. kombiniert mit Atem- u. Bewegungsübungen, Bürstenmassage etc. E air bath.

**Luft|bett:** ▸Krankenbett mit Luftzellen enthaltender Matratze; zur Dekubitusprophylaxe.

**Luft|block...:** s.u. ▸Air-Block...

**Luft|des|infektion,** Luftentkeimung: kontinuierliche Reduktion oder Abtötung in der Luft schwebender Krankheitserreger im geschlossenen Raum (Raumdesinfektion) durch Filtration, UV-Bestrahlung, Versprühen oder Verdampfen nicht reizender Desinfektionsmittel (z.B. Triäthylenglykol, Phenole). E air disinfection.

**Luft|druck:** das Gewicht der atmosphär. Luftsäule über dem Beobachtungsort; technische Einheit: $kp/cm^2$; SI-Einh.: Pascal (Pa) = Newton $(N)/m^2$. – Me-

L

teorologisch in kPa angegeben (bisher in Millibar [mbar]). Nimmt mit zunehmender Höhe ab (je 5 km ca. 50 %). Kurzfristige oszillatorische L.-Schwankungen werden als Ursache biotroper Wetterwirkung diskutiert. E air pressure.

**Luftdruck|krankheit:** ▸Barotrauma, ▸Druckfall-, ▸Druckluft-, ▸Höhenkrankheit, ▸Hypobarismus.

**Luft|dusche:** *Klinik* ▸POLITZER-Luftdusche. E tympanic inflation.

**Luft|embolie:** Embolie durch mit dem Blutstrom verschleppte Gasbläschen. **1)** im Lungenkreislauf (= venöse L.) v.a. bei Eröffnung größerer herznaher Venen (Aspiration durch neg. endothorakalen Druck, Saugwirkung des Herzens), aber auch aus Femoral- oder intra partum eröffneten Uterusvenen, Hirnsinus, nach Luftinsufflation (Pneumothorax, Pertubation); bewirkt Blockade u. spastische Kontraktion der Lungenarterien, Leerlaufen des li. Herzens, rückläufigen Koronarvenenstau. **2)** im Körperkreislauf (= arterielle L.) nach Eindringen von Luft in Pulmonalvene (z.B. bei Brustkorbverletzung, Pneumo- oder Kardiotomie) oder – direkt – über ein offenes Foramen ovale; bewirkt u.U. tödlichen Koronar- oder Hirnarterienverschluss. Auch als paradoxe u. retrograde ▸Embolie, z.B. bei Verbluten. E air embolism.

**Luft|enzephalo|graphie:** s.u. ▸Pneumoenzephalo...

**Luft|fahrt|medizin:** ▸Flugmedizin.

**Luft|feuchtigkeit:** der Wasserdampfgehalt der atmosphär. Luft (abhängig v.a. von Temperatur, Verdunstung, Luftbewegung u. -druck); als **absolute L.** (= g/m³ Luft), **spezifische L.** (= g/kg feuchte Luft) oder **relative L.** (= Verhältnis der absol. L. zur bei gleicher Temperatur maximalen Wasserdampfsättigung). E atmospheric humidity.

**Luft|füllung:** *Röntgenologie* Einbringen von Luft (Gas) als negatives Kontrastmittel in Körperhohlraum oder Gewebe. E air insufflation.

**Luft|geschwulst:** exo- oder endogene Gase enthaltender »Tumor«, z.B. subdurale Pneumatozele nach Schädelfraktur, Hautemphysem, Pneumatosis cystoides intestini, Gasödem; i.e.S. die Luftzyste oder ▸Aerozele.

**Luft|harnen:** ▸Pneumaturie. E pneumaturia.

**Luft|hunger:** Dyspnoe geringen bis mäßigen Grades. E air hunger.

**Luft|krankheit:** durch Beschleunigungen beim Fliegen bewirkte ▸Kinetose; v.a. während Steigflug u. Landung, bei Vertikalböen (mit kurzzeit. Gravitation in Richtung Fuß–Kopf u. gegensinnig); evtl. durch Vibrationen gefördert, durch Diskrepanz zwischen opt. Bewegungs- u. Gleichgewichtsempfindungen verstärkt. E aviator's disease, air sickness.

**Luft|kur|ort:** offizielle (in der Bundesrepublik Deutschland vom Landesfachausschuss verliehene) Bezeichnung für Ort(steil)e mit wissenschaftlich anerkanntem u. bewährtem »therapeutisch anwendbarem Klima«, entspr. Kureinrichtungen u. Kurortcharakter. E climatic health-resort.

**Luft|leitung:** physiologische Schallleitung zum CORTI-Organ durch – zuletzt in Flüssigkeitsschwingungen umgeformte – Luftschwingungen über den sog. Schallleitungsapparat (Ohrmuschel, äußerer Gehörgang, Trommelfell, Gehörknöchelchen, ovales Fenster, Perilymphe); optimal bei normaler Trommelfellvibration u. Aktion der Binnenohrmuskeln, ausreichender Paukenhöhlenventilation u. Elastizität der Fenstermembran. Vergleich mit Knochenleitung durch RINNE-, WEBER-, SCHWABACH-Versuch; graphische Darstellung erfolgt als »**Luft(leitungsschwellen)kurve**« (s.u. ▸Audiogramm, dort Abb.). E aerotympanal conduction.

**Luft|myelo|graphie:** ▸Pneumomyelographie. E gas myelography.

**Luft|rettungsdienst:** öffentliche oder private Einrichtung zum schnellen Antransport eines Notarztes in weiter entfernte Regionen bzw. Transport Schwerverletzter u. -erkrankter durch Luftverkehrsmittel, v.a. Hubschrauber; in der Bundesrepublik Deutschland organisiert durch den ADAC, die Bundeswehr u. das Deutsche Rote Kreuz. E air rescue service.

**Luft|röhre:** ▸Trachea; s.a. ▸Tracheal..., ▸Tracheo...

**Luftröhren|dilatation:** **1)** *Pathologie* erworbene Ektasie der Trachea, v.a. im Senium (Dehnung des Paries membranaceus) oder als ▸Trachealdivertikel, ▸Tracheomalazie. **2)** *Laryngologie* endotracheale (Dauer-)Bougierung der stenosierten Trachea mit Dilatator (z.B. n. SEIFFERT, BRÜNINGS), halb starrem Gummi- oder Plastikrohr, BRÜGGEMANN-Bolzenkanüle (durch Tracheostoma). E dilatation of the trachea.

**Luftröhren|fraktur:** meist geschlossener u. direkter Bruch von – v.a. in höherem Alter – bereits verknöcherten Knorpelspangen der oberen Trachea (z.B. durch stumpfen Schlag, Aufprall bei rekliniertem Kopf); bei kompletter Fraktur mit Retraktion der Stümpfe. E tracheal fracture.

**Luftröhren|katarrh:** ▸Tracheitis. E tracheal catarrh.

**Luftröhren|schnitt:** ▸Tracheotomie. E tracheal incision.

**Luft|schlucken:** ▸Aerophagie. E air swallowing.

**Luft|sichel:** *Röntgenologie* bei Untersuchung am Stehenden sichtbarer sichelförm. Luftschatten unter der Zwerchfellkuppel als Röntgenzeichen für spontanes (Perforation), posttraumat., postop. (Laparotomie) oder künstl. Pneumo(retro)peritoneum.

**Luft- u. Raumfahrt|medizin:** ▸Flugmedizin. E aviation and space medicine.

**Luft|verunreinigung:** emissionsbedingte Verschmutzung der Atemluft, v.a. durch molekulardisperse Gase, kolloiddisperse Aerosole u. grobdisperse Stäube. Gesundheitsgefährdung v.a. durch Kohlenmonoxid, Schwefeldioxid u.a. Verbrennungsabgase, Industriestaub, Kanzerogene. S.a. ▸Smog, maximale ▸Arbeitsplatzkonzentration (s.a. ▸Ozonloch, ▸Treibhauseffekt). E air pollution.

**Luft|zyste:** ▸Aerozele.

**Lugol-Lösung** (JEAN G. A. L., 1786–1851, Arzt, Paris): ▸Jodjodkalium. E Lugol's solution.

**luicus, luisch** *(latein.):* durch ▸Syphilis bedingt.

**lumbär:** ▸lumbal. E lumbar.

**Lumbago:** durch sensible Eigeninnervation der Lendenwirbelsäule ausgelöster, meist akut einsetzender (»Hexenschuss«), zunächst segmentaler, meist stechender Kreuzschmerz ohne Irritation der Ischiaswurzeln; oft mit Lähmungsgefühl, Zwangshaltung, Bewegungssperre, Hartspann, Dornfortsatzdruckschmerz etc.; nach schmerzarmem Intervall evtl. Übergang in chronische Form; s.a. ▸Ischiassyndrom. E lumbago.

**lum|bal (is)** *(latein.):* de(n) (lat. = »lumbus«) bzw. den Lendenteil (v.a. des Rückenmarks) betreffend.

**Lumbal|an|äs|the|sie:** (A. BIER 1899) tiefe ▸Spinalanästhesie durch langsame Injektion eines Lokalanästhetikums in den Lumbalsack; bewirkt segmentäre Leitungsanästhesie (evtl. der ganzen unteren Körperhälfte) u. Blockade der Cauda equina. Räumliche Verteilung des Anästhetikums (u. Höhe der Betäubung) steuerbar durch Injektionsort u. -dosis, durch Patientenlagerung, Verwendung von iso-, hypo- oder hyperbarer Lsg. Geeignet v.a. für Operationen im Becken-, Dammbereich u. am äußeren Genitale sowie an den unteren Gliedmaßen. Als therapeutische Daueranästhesie (intrathekale oder peridurale Kathetertechnik möglich) z.B. bei arterieller Verschlusskrankheit; s.a. ▸Periduralanästhesie. E low spinal anesthesia.

**Lumb|al|gie:** »Kreuzschmerzen«, i.e.S. die ▸Lumbago (s.a. ▸Ischiassyndrom). E low back pain.

**Lum|ba|li|sation:** Variante der Wirbelsäule in Form der kompletten (»symmetrischen«) oder inkompletten (= asymmetr.) Trennung des 1. Kreuzbeinwirbels vom Os sacrum (d.h. Ausbildung eines 6. Lendenwirbels: »unterer Übergangs- oder Assimilationswirbel«); evtl. kombiniert mit Hyperplasie der Kostalfortsätze. E lumbarization.

**Lumbal|punktion,** Abk. LP: diagnostische (für Myelographie, Liquorgewinnung, -druckmessung), therapeutische (Dekompression, intrathekale Medikation) oder anästhesiologische Punktion (▶Lumbalanästhesie) des lumbalen Durasackes mittels Spezialkanüle, u. zwar – bei Seitenlage oder Sitzstellung der untersuchten Person u. bei maximaler Kyphosierung der Lendenwirbelsäule (Beugung nach vorn) – meist in der Medianlinie zwischen 2. u. 3. oder 3. u. 4. Dornfortsatz; s.a. Abb. ***Kompl.:*** Kopfschmerz durch Liquorverlust (Nachsickern), Wurzelläsion, Arachnoiditis. Bei erhöhtem intrakraniellem Druck (Hirnödem, Tumor) Gefahr der (lebensbedrohlichen) Einklemmung des Hirnstammes. E lumbar puncture.

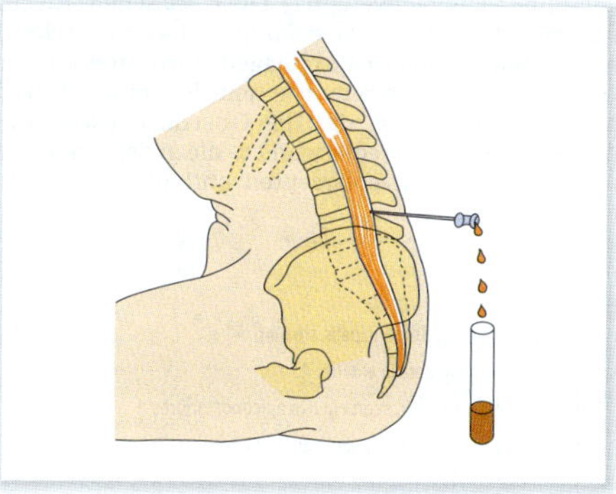

**Lumbalpunktion:** Punktionsort am sitzenden Patienten. [453]

**Lumbal|sack:** der lumbale Abschnitt des Subarachnoidalraumes (▶Cavitas subarachnoidea); zunächst rel. weit, ab $L_2$ spaltförmig (sog. Cisterna lumbaris, die Cauda equina einschließlich des Filum terminale umschließend). E lumbar dural sac.
**Lumbal|schnitt:** *Chirurgie* ▶Flankenschnitt. E lumbar incision.
**Lumbal|syndrom:** ▶Lumbago, ▶Ischiassyndrom. E lumbar spine syndrome.
**lumbar(is):** ▶lumbal. E lumbar.
**Lumbar|kolo|tomie:** *Chirurgie* retroperitoneale ▶Kolotomie in der Lendengegend, z.B. bei Harnleiter-Darm-Anastomosierung. E lumbocolotomy.
**Lum|bo|peritoneo|stomie:** (Ferguson 1898) Liquordrainage aus dem LWS-Bereich in die Peritonealhöhle bei ▶Hydrocephalus internus.
**lumbo|sakral:** Lendenwirbelsäule u. Kreuzbein betreffend. E lumbosacral.
**Lumbo|sakral|winkel:** *Orthopädie* der von den Längsachsen des 5. Lenden- u. 1. Kreuzbeinwirbels eingeschlossene, nach hinten offene Winkel (ca. 135°), dessen Winkelhalbierende normalerweise der Sagittalachse der präsakralen Bandscheibe entspricht. Verkleinert bei Hohlkreuz, Sacrum acutum u. arcuatum, vergrößert bei übermäßiger Beckenaufrichtung. E lumbosacral angle.
**Lumbo|sakral|wirbel:** Übergangswirbel bei ▶Lumbalisation oder ▶Sakralisation. E lumbosacral vertebra.
**lum|bri|ca|lis** *(latein.):* regenwurmähnlich, z.B. ▶Musculi lumbricales. E lumbrical.
**Lum|bus:** die Lende, der untere Rückenteil zwischen Rippenbogen u. Darmbeinkamm. E loin.
**Lumefantrin:** ein ▶Malariamittel. E lumefantrine.
**Lu|men:** **1)** Lichtung eines Hohlorgans. **2)** SI-Einheit (Kurzzeichen: lm) des ▶Lichtstroms. E lumen.
**Lu|mi|nes|zenz:** *Physik* kaltes Selbstleuchten von Stoffen, d.h. Wiederausstrahlung der von einem »**Luminophor**« absorbierten Strahlungsenergie ohne Umweg über Wärmeschwingungen der Atome; s.a. ▶Phosphoreszenz, ▶Fluoreszenz. ***Anw.*** u.a. beim Leuchtschirm (Oszillograph, Elektronenmikroskop, Röntgengerät), Kaltlichtendoskop; s.a. ▶Biolumineszenz. E luminescence.
**Lumineszenz-Immunoassay,** Abk. LIA: Form des ▶Immunoassays mit Markierung der Antigene oder Antikörper mit Substanzen, die (z.B. durch Luciferase-Wirkung) eine messbare ▶Lumineszenz erzeugen. Eingesetzt z.B. zur Bestimmung von TSH, ACTH, Calcitonin, Somatomedin. E luminescence immunoassay.
**Lu|mi|ste|rin:** Zwischenprodukt (Sterin) bei UV-Bestrahlung von Ergosterin. E lumisterol.
**Lump|ek|to|mie,** Thylektomie: sog. brusterhaltende Operation bei Mammakarzinom: alleinige Exstirpation des Tumors unter gleichzeitiger Exzision des angrenzenden Gewebes (mit Sicherheitsabstand) u. der darüber gelegenen Haut; s.a. ▶Quadrantenresektion, ▶brusterhaltende Therapie. E lumpectomy.
**lu|nar(is):** mondförmig; den Mond betreffend.
**Lunar|monat:** der »Mondmonat« mit 28 Tg.; z.B. als geburtshilfliches Zeitmaß (normale Schwangerschaft = 280 Tg. = 10 L.e = Mens I–X). Grundmaß auch weiterer biolog. **Lunar|rhythmen**, z.B. des Menstruationszyklus. E lunar month.
**Lunatismus:** **1)** **Lunambulismus:** Nachtwandeln (▶Somnambulismus) zur Vollmondzeit. E lunacy. **2)** mittelalterliche Bez. für mit Mondphasen in Zusammenhang gebrachte Krankheiten (z.B. Epilepsie, aber auch Lunambulismus).
**Lu|na|tum:** Kurzform für ▶Os lunatum. E lunate.
**Lunatum|luxation:** isolierte volare Luxation des Os lunatum (unter Flexorensehnen u. Lig. carpi volare) nach Riss der dorsalen Bänder u. Längsachsendrehung um ca. 180°, meist durch Sturz auf die dorsalflektierte (= überstreckte) Hand; s.a. perilunäre ▶Handwurzelverrenkung. E dislocation of carpal lunate.
**Lunatum|malazie:** (Kienböck, Preiser) aseptische Osteochondronekrose des Mondbeines (s.a. ▶Epiphysennekrose); mit Funktionsstörungen (Beugungsbehinderung) u. sekundärer Arthrosis deformans. ***Ätiol.:*** unklar, evtl. zurückzuführen auf Durchblutungsstörung, Dauertrauma (Pressluftschaden, s. Abb.). ***Klinik:*** Spontan-, Druck-, Stauchungsschmerz, dorsale Handgelenkschwellung. E lunatomalacia.

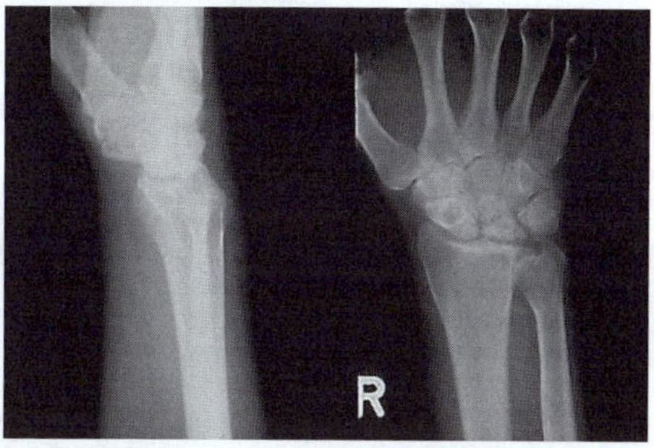


**Lunatummalazie:** Veränderungen an der re. Hand nach langjähriger Tätigkeit mit Pessluftwerkzeugen. [296]

**lu|na|tus** *(latein.):* mond(sichel)förmig. S.a. ▶Lunatum. E lunate.
**Lund|baek-Syndrom:** Parästhesien, Bewegungsschmerz, intermittierendes Muskelversagen, Muskelsteife u. Druckschmerzhaftigkeit im Hand-Unterarm-Bereich bei länger bestehendem Diabetes mellitus. E Lundbaek's syndrome.
**Lund|borg-Krankheit:** ▶Unverricht-Syndrom.
**lung alveolar surfactant** *(engl.): Biochemie* ▶LAS.
**Lun|ge,** Pulmo (latein.): paariges, kegelförmiges, von der Pleura visceralis bedecktes, den größten Teil des Brustkorbs ausfüllendes Atmungsorgan. Die beiden Lungen(flügel) schließen das Herz zwischen sich ein u. sind durch die Trachea sowie die beiden Hauptbronchien miteinander verbunden. Die L. ist vor der Geburt atelektatisch; Spontanentfaltung erfolgt nach

der Geburt. ***Aufbau:*** Die rechte L. (Pulmo dexter) besteht aus drei L.-Lappen mit insgesamt zehn L.-Segmenten (Segmenta bronchopulmonalia), die linke aus zwei L.-Lappen mit neun Lungensegmenten (s. Abb.). Die linke L. (Pulmo sinister) weist am Oberlappen als Besonderheit den Herzausschnitt (Incisura cardiaca) u. das Zünglein (Lingula pulmonis sinistri) auf. An beiden L. werden Facies costalis, diaphragmatica u. medialis unterschieden. Im Zentrum der Facies medialis befindet sich der pleurafreie L.-Hilus. Die hier ein- oder austretenden Bronchien, Nerven, Blut- u. Lymphgefäße werden zusammen als L.-Wurzel (Radix pulmonis) bezeichnet. Die Bronchien gehen unter ständiger Aufzweigung schließlich in die Bronchiolen, diese in Alveolargänge über, an welchen L.-Bläschen (Alveolen) sitzen. Die Lunge besteht aus zahlreichen L.-Läppchen (Lobuli pulmonis), in deren Achse ein Bronchus mit begleitender Arteria pulmonalis verläuft. In der Läppchenperipherie verlaufen die Venae pulmonales, die das sauerstoffangereicherte Blut zum Herzen zurückleiten. Bestimmende Strukturelemente sind der luftleitende Bronchialbaum (Arbor bronchialis) u. der Alveolarbaum (Arbor alveolaris) für den Gaswechsel. Zum Bronchialbaum gehören Bronchus (mit mehrreihigem Flimmerepithel, Knorpel, glatter Muskulatur, Drüsen), Bronchiolus (mit einschichtigem Flimmerepithel, glatter Muskulatur – durch Postmortalkontraktion entsteht gefaltetes Lumen) u. Bronchiolus respiratorius mit einigen Alveolen in der Wand. Zum Alveolarbaum gehören Alveolargang (Ductus alveolaris, mit einer Wandung aus Alveolen) und Alveolarsäckchen (Sacculus alveolaris; als blinde Endverzweigung). Die L.-Bläschen (Alveoli pulmonis) sind von Alveolarepithel ausgekleidet u. enthalten Alveolarmakrophagen. Ihre innere Oberfläche ist von Surfactant, einem Proteinphospholipidfilm, überzogen, der die Oberflächenspannung herabsetzt. Die Alveolarwand u. die zwischen Alveolen gelegenen Alveolarsepten enthalten elastische

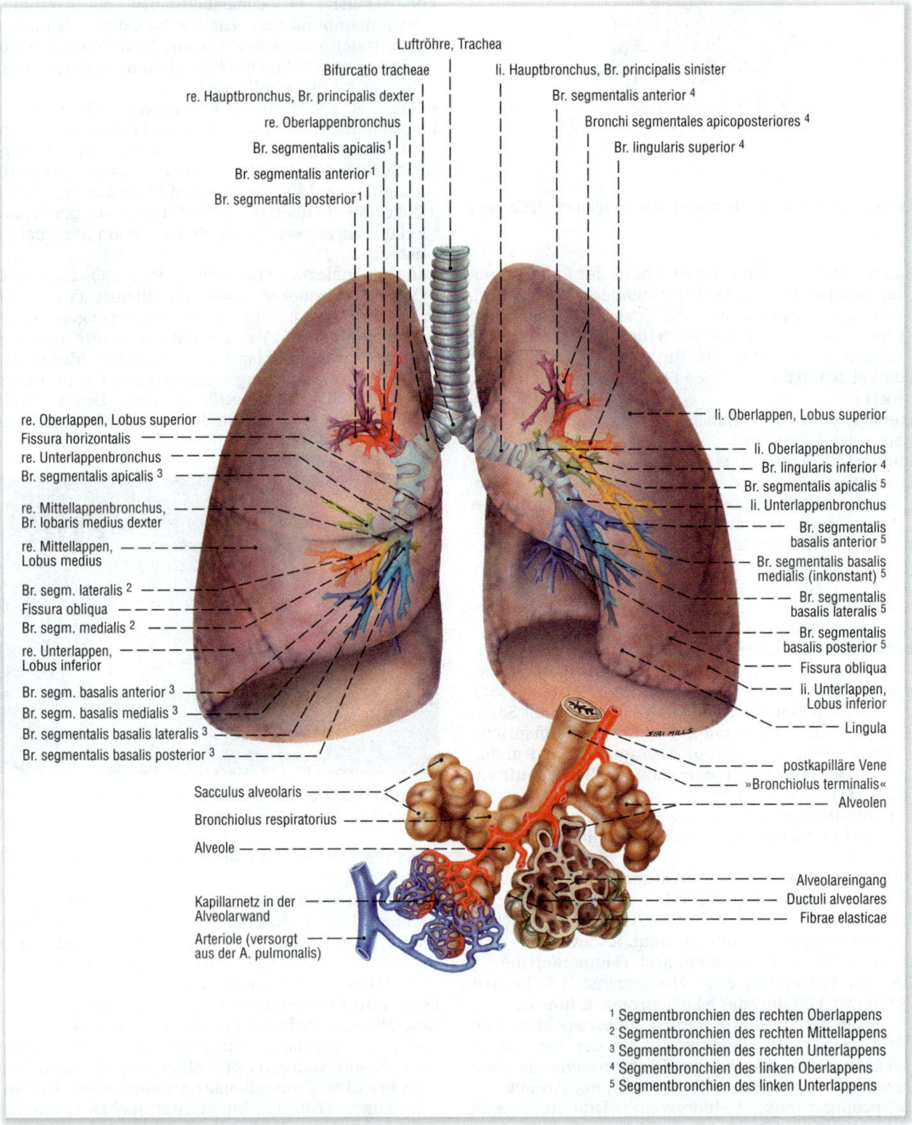


**Lunge:** Bronchialsystem u. Feinbau. 1) Segmentbronchien (SB) des rechten Oberlappens; 2) SB des rechten Mittellappens; 3) SB des rechten Unterlappens; 4) SB des linken Oberlappens; 5) SB des linken Unterlappens.

Fasern u. Kapillaren. Alveolarepithel u. Kapillaren besitzen eine gemeinsame Basalmembran. Daher besteht die Blut-Luft-Schranke aus Kapillarendothel, vereinigter Basalmembran, Alveolarepithel und Surfactant. ***Versorgung:*** Die Blutversorgung der L. erfolgt durch Arteriae bronchiales u. zugehörige Venen (die Gefäße bilden einen Privatkreislauf) sowie durch die Arteriae u. Venae pulmonales als Vasa publica. Die Innervation erfolgt über den autonomen Plexus pulmonis. ***Funktion:*** Die L. dient (mit ca. 30 Millionen Alveolen) dem Gasaustausch (Teil der äußeren Atmung). Sie ist durch Exkretion saurer Valenzen am Säure-Basen-Haushalt u. durch Abgabe von Wasserdampf am Wasserhaushalt beteiligt (sondert Kohlendioxid u. Wasser ab). E lung. – **L., akzessorische:** ▸Nebenlunge. – **L., einseitig helle:** ▸Swyer-James-Syndrom. – **L., feuchte: 1)** subakutes L.-Ödem durch schnelle ▸Hyperhydratation (z.B. nach Infusion, bei akuter Niereninsuffizienz, Schock-L.); im Röntgenbild zentrale, symmetrisch schmetterlingsförmige Verschattungen. **2)** vermehrte Flüssigkeitsansammlung bzw. -mobilisation (Schleim, Eiter, Blut) in den Atemwegen bei Bronchiektasie, L.-Abszess, Tuberkulose, stenosierendem Bronchialkarzinom. – **L., helle:** *Röntgenologie* vermehrte Transparenz der L.-Felder; beidseits physiologisch bei tiefer Inspiration, pathologisch bei L.-Emphysem, Pulmonalstenose; einseitig (»Janus-Syndrom«) bei ▸Swyer-James-Syndrom. E increased lucency of the lung. – **L., künstliche:** der ▸Oxygenator der Herz-Lungen-Maschine. E artificial l. – **L., polyzystische:** L. mit multiplen (uni- oder multilokulär), auf Fehlbildung oder Destruktion beruhenden Zysten des Bronchialbaumes (▸Zystenlunge, zystische ▸Bronchiektasie, ▸Tuberkulose, ▸Asthma, bullöses ▸Emphysem etc.) oder des respirator. Parenchyms (▸Wabenlunge; ▸Myomatosis diffusa pulmonum). E polycystic l.

**Lungen|abriss:** Abriss eines oder beider Lungenflügel als Extremvariante der Lungenruptur.

**Lungen|ab|szess:** solitäre oder multiple (konfluierende), meist subpleurale Lungenparenchymabszedierung (v.a. durch Aerobier) nach Pneumonie, Fremdkörperaspiration, offenem Thoraxtrauma, bei Bronchiektasie, zerfallendem Lungentumor oder -infarkt. Abszesseiter meist gelbgrün, geruchlos u. zusammen mit nekrotischem Lungengewebe die Abszesshöhle prall oder – bei Teilentleerung über Drainagebronchus – teilweise ausfüllend. – S.a. ▸Abszess (meta-, synpneumonischer; metastatisch-pyämischer). ***Klinik:*** intermittierendes Fieber, Schüttelfrost, hochgradige Leukozytose, schmerzhafte Dyspnoe, oft blutiger, »maulvoller« Auswurf; Dämpfung, Tympanie oder amphorisches Atmen (je nach Abszessfüllung); im Röntgenbild dichte, oft unscharf begrenzte Verschattung, evtl. mit Spiegelbildung. E pulmonary abscess.

**Lungen|adenom(atose):** ▸Alveolarzellenkarzinom.

**Lungen|aktino|mykose:** ▸Aktinomykose der Lunge; entweder als Inhalationsinfektion oder sekundär absteigend (vom Mundboden) oder aufsteigend (aus dem Oberbauch); bei hämatogener Aussaat miliare Pneumonie (tödlich). E pulmonary actinomycosis.

**Lungen|all|escheriasis:** ▸Lungenpetriellidosis.

**Lungen|alveolen:** ▸Alveoli pulmonis. E pulmonary alveoli.

**Lungen|amylo|idose:** primäre oder sekundäre Amyloideinlagerung in Lungenstrukturen. Als isolierte primäre L. (Knotenform, Rundherd) mit subklinischem Verlauf u. guter Prognose. E pulmonary amyloidosis.

**Lungen|arterie:** ▸Truncus u. ▸Arteria pulmonalis. E pulmonary artery.

**Lungen|aspergillose:** s.u. ▸Aspergillose. E lung aspergillosis, pulmonary a.

**Lungen|atelektase:** ▸Atelektase.

**Lungen|atrophie:** ▸Lungendystrophie.

**Lungen|azinus,** Acinus pulmonaris, Arbor alveolaris: funktioneller Endabschnitt der Lunge, bestehend aus Bronchiolus terminalis, den daraus hervorgehenden Bronchioli respiratorii, den anschließenden Ductus alveolares (zwei bis zehn), den Sacculi alveolares u. den Alveolen sowie gefäßführenden »interazinösen« Bindegewebssepten; das primäre Lungenläppchen (»Lobulus pulmonis primarius«). E acinus of lung.

**Lungen|biopsie:** Saug- oder Exzisions-Biopsie von Lungenparenchym (v.a. peripher), Pleura, Bronchus u./oder Hiluslymphknoten, gewonnen transthorakal (Lungenpunktion; als »offene L.« nach Minimalthorakotomie) oder über Broncho-, Thorako-, Ösophago- oder Mediastinoskop. E pulmonary biopsy, lung b.

**Lungen|blähung:** ▸Lungenemphysem.

**Lungen|bläschen:** ▸Alveoli pulmonis.

**Lungen|blutung:** s.u. ▸Hämoptoe. E pulmonary hemorrhage, hemoptysis.

**Lungen-Boeck:** ▸Lungensarkoidose.

**Lungen|brand:** ▸Lungengangrän.

**Lungen|dehnungs|rezeptor:** ▸Propriorezeptoren intrapulmonaler Bronchien, die auf Änderung des transpulmonalen Drucks bei Inspiration bzw. Lungenblähung ansprechen. Sie hemmen über afferente Fasern im N. vagus reflektorisch das Inspirationszentrum (z.B. ▸Hering-Breuer-Reflex = **Lungendehnungsreflex**) u. sind so an der Regulation der Atemtiefe beteiligt. S.a. ▸ Sensibilität, viszerale.

**Lungen|dekortikation:** *Chirurgie* (Delorme, Fowler) »Entrindung« der schwartig kollabierten (»gefesselten«) Lunge durch – meist stumpfe, intrapleurale – Abtragung der Pleuraauflagerungen.

**Lungen|dis|to|ma|to|se:** *Parasitologie* ▸Paragonimiasis. E pulmonary distomiasis.

**Lungen|druck, erhöhter:** pulmonale ▸Hypertonie. E elevated intrapulmonary pressure.

**Lungen|dys|plasie, kongenitale zystische adenomatoide:** hamartomartige Fehlentwicklung der Bronchioli u. Alveolen mit Zystenbildungen; bei Neugeborenen Atemnot, Zyanose u. respiratorische Insuffizienz. E cystic adenomatoid malformation of the lung.

**Lungen|dys|trophie, progressive:** emphysemartiger, später mit großlumiger Hohlraumbildung einhergehender ein- oder beidseitiger (asymmetr.) Lungenparenchymschwund (einzelne Lappen, Segmente einschließlich proximaler Bronchus- und Gefäßabschnitte). ***Klinik:*** rezidivierende Atemwegsinfekte, pulmonale Hypertonie, fortschreitende kardiopulmonale Insuffizienz. E vanishing lung.

**Lungen|echino|kokkose:** *Parasitologie* Befall der Lunge mit ▸Echinococcus (meist E. granulosus; s.a. ▸Echinokokkose). ***Klinik:*** Husten, chron. Bronchitis, Hämoptoe, Fieberschübe (pneumonische Infiltration), Dyspnoe, Retrosternalschmerz; evtl. Einflussstauung (re. Obergeschoss), Abhusten von Zysten. ***Diagn.:*** Eosinophilie, Skolizes oder Skolexhäkchen im Sputum, Intrakutantest (Casoni-Botteri), KBR (nach Ghedini-Weinberg); im Röntgenbild scharfrandiger Rundschatten, evtl. mit Luftsichel u. ▸Escudero-Nemenow-Zeichen. ***Kompl.:*** Blutsturz, Bronchialfistel, Lungenabszess, allerg. Schock (u.U. tödl.), Spannungspneumothorax.

**Lungen|egel:** *Parasitologie* ▸Lungenwürmer; i.e.S. ▸Paragonimus. E lungworms.

**Lungen|elastizität:** *Physiologie* ▸Elastance. E pulmonary elasticity.

**Lungen|elastizitäts|prüfung:** Bestimmung der ▸Compliance ($\Delta V/\Delta P$) durch synchrone Registrierung von Atemvolumen u. Ösophagusdruck (der etwa dem intrapleuralen Druck entspricht); für »dynamische« Compliance bei Spontanatmung, für »statische« bei extrem langsamer Einatmung (nach maximaler Ausatmung). E testing of pulmonary elasticity.

**Lungen|embolie:** Verstopfung einer Lungenarterie. ***Ätiol.:*** v.a. als ▸Thrombembolie aus Schenkel- u. Beckenvenen sowie V. cava (ca. 90 %), seltener aus dem rechten Herzen; aber auch durch Zellverband, Tumorfragmente, Luft (▸Luftembolie), Fetttröpfchen

L

(Resorption in 2–3 Wo.) oder Fremdkörper. Eine der häufigsten Todesursachen (ca. 5–15 % aller Sektionen), die v. a. bettlägerige Patienten (z. B. postoperativ, nach Unfällen) bedroht; Risikofaktoren für eine L. zeigt die Tab. ***Lokalis.:*** meist rechts u. peripher, aber auch im Truncus oder einem Hauptast (dann foudroyant u. letal: »Lungenschlag«, mit Rechtsherzversagen). ***Klinik:*** Kleinere L. können gänzlich unerkannt verlaufen, größere L. führen zu akutem ▸Cor pulmonale (besonders gefährlich bei vorgeschädigtem Herzen); Brustschmerzen, Schocksymptome u. Dyspnoe können zur Fehldiagnose Myokardinfarkt verleiten. ***Ther.:*** Sauerstoffinsufflation, Herzglykoside, Sedativa, Schockbehandlung, u. U. Fibrinolyse, Heparin, Antikoagulanzien. Eine rechtzeitige Embolektomie (▸TRENDELENBURG-Operation) kann lebensrettend sein. ***Kompl.:*** Etwa 10 % der L. führen zum ▸Lungeninfarkt; als seltene Komplikation nach Einschmelzung des Infarkts Ausbildung einer Lungenkaverne. Bei thrombembolischer Krankheit (mit erhöhter ▸Thromboseneigung) kann es zu rezidivierenden Mikroembolien in der Lunge kommen (mit chronischem Cor pulmonale, Zyanose, Dyspnoe). E pulmonary embolism.

| |
|---|
| Beinvenenthrombose in der Vorgeschichte nach chirurgischen Eingriffen |
| Trauma im Bereich der unteren Extremitäten |
| Immobilisierung |
| prolongierte Bettruhe |
| manifeste Herzinsuffizienz |
| Malignom |
| Schwangerschaft |
| orale Kontrazeptiva |
| Adipositas |
| fortgeschrittenes Alter |
| Protein-S-, Protein-C-Mangel |

**Lungenembolie:** Risikofaktoren. [89]

**Lungen|em|physem,** Lungenblähung, Emphysema pulmonum: abnorme Vermehrung des Luftgehaltes der Lunge. Mit reversibler (z. B. bei akutem L.) oder irreversibler Parenchymzerstörung oder -veränderung. Weitere Einteilung in primär (idiopathisch) od. sekundär bei chron. Lungen-, Bronchial-, Thoraxwandprozess (z. B. obstruktives, Narben-, Überlastungsemphysem). S. Tab. E pulmonary emphysema. – **L., akutes:** ▸Volumen pulmonum auctum. – **L., angeborenes: 1)** ▸LAURELL-ERIKSSON-Syndrom. **2)** lobäres L. – **L., bullöses:** L. mit v. a. in Randpartien u. Lungenspitze auftretenden großblasigen Emphysemherden (sog. blasige Überformung [HARTUNG]); Extremvariante des chron. L.; evtl. Spannungspneumothorax durch Lungenruptur. – **L., chronisch destruierendes:** durch dauernde Drucksteigerung in den Alveolen entstandenes L. mit Überdehnung der Bronchioli u. der Alveolen, Schwund der Alveolarstruktur, Abbau des Lungengewebes u. Verminderung der Blutkapillaren. Als primär (broncho)obstruktives L. durch Behinderung der Ausatmung (z. B. durch Schleimpfropf oder Atemwegspolypen) mit Lungenvergrößerung, die zum ▸Emphysemthorax führt; ferner als emphysematöse Lungensklerose infolge diffuser Vernarbungsprozesse. – **L., familiäres:** das ▸LAURELL-ERIKSSON-Syndrom. – **L., ge|nu|ines:** L. durch altersmäßigen (▸Altersemphysem) oder konstitutionellen Elastizitätsverlust (angeborene Bindegewebsschwäche; meist vor 3. Ljz. manifest; v. a. an Lungenrändern). – **L., kinetisches:** s. u. ▸Lungenemphysem, chronisch destruierendes. – **L., lobäres:** L. infolge Knorpelhypoplasie im zuführenden Bronchus, mit nur geringen Symptomen (rezidiv. Pneumonien). – **L., marginales,** Randemphysem: besonders an den inneren (mediastinalen) Rändern ausgeprägtes L. – **L., seniles:** ▸Altersemphysem. – **L., zystisches einseitiges:** das ▸SWYER-JAMES-Syndrom.

| | |
|---|---|
| 1. | panlobuläres/panazinäres Emphysem: ganzer Lobulus von der Peripherie her betroffen |
| 2. | zentrolobuläres/zentroazinäres Emphysem: beginnt im Bereich der Bronchioli terminales im Zentrum des Lobulus |
| 3. | irreguläres Emphysem: weitgehender Schwund der lobulären Strukturen (sog. leere Lobuli). Sowohl das panlobuläre wie auch das zentrolobuläre Emphysem können in diesen Endzustand übergehen |

**Lungenemphysem:** morphologische Einteilung. [230]

| | |
|---|---|
| 1. | atrophische Alterslunge (sog. seniles Emphysem) |
| 2. | Volumen pulmonum auctum (akutes Emphysem) |
| 3. | chronisch destruierendes Emphysem<br>a) primär (broncho)obstruktives Emphysem<br>b) emphysematöse Lungensklerose |
| 4. | besondere Formen des Lungenemphysems<br>a) angeborenes sog. lobäres Emphysem<br>b) Narbenemphysem<br>c) Emphysema bullosum<br>d) marginales Emphysem |

**Lungenemphysem:** pathogenetische Einteilung.

**Lungen|entlastungs|reflex (Schwiegk):** reflektorische Bradykardie u. Blutdruckabfall bei Druckerhöhung in der Lungenstrombahn. Fehlt bei Vagusunterbrechung.

**Lungen|entzündung:** ▸Pneumonie, ▸Bronchopneumonie. E pneumonia.

**Lungen|feld:** *Röntgenologie* Areal des Lungenbildes anhand der Projektion auf den knöchernen Thorax (ohne Berücksichtigung der Lappengrenzen): Spitzenfeld bis Klavikula, Ober- oder Infraklavikularfeld bis vordere 2. Rippe (Hilusoberrand), Mittelfeld bis 4. Rippe (Hilusunterrand), Unterfeld bis Zwerchfell. E pulmonary field.

**Lungen|fell:** ▸Pleura pulmonalis.

**Lungen|fibrose:** fortgeschrittener, narbig-bullöser Umbau des Lungengewebes mit Zunahme der kollagenen Fasern u. Zerstörung der Lungenstruktur als Endzustand interstitieller Lungenerkrankungen. ***Klassifik.:*** Da die interstitiellen Lungenerkrankungen eine sehr heterogene Gruppe darstellen, kann auch die Einteilung der L. nach mehreren Gesichtspunkten erfolgen: Ätiologie (Lungen- oder Systemerkrankung; idiopathisch oder bekannt), Morphologie (mit oder ohne pulmonale entzündl. Granulombildung), Lokalisation (herdförmig oder diffus; alveolär, interstitiell, peribronchial, perivaskulär, intra- oder interlobulär). Zu den idiopathischen L. gehören z. B. das GOODPASTURE- u. HAMMAN-RICH-Syndrom (idiopathische fulminante oder foudroyante L.), die idiopathische fibrosierende Alveolitis, Lungensarkoidose, Hämosiderose, Sklerodermie, Dermatomyositis, rheumatoide Arthritis. Zu den bekannten Ursachen zählen z. B. Asbestose, Silik(at)ose, Berylliose, physikal. Schädigungen (Strahlenfibrose), Medikamente, Gase. ***Klinik:*** Belastungsdyspnoe, (Reiz-)Husten; evtl. Fieber, Gewichtsabnahme, Trommelschlägelfinger, Zyanose; ▸Cor pulmonale. ***Diagn.:*** Lungenfunktionsprüfung: restriktive Ventilationsstörung mit Abnahme des arter. Sauerstoffpartialdrucks; Hyperventilation, Reduktion von Compliance, Total- u. Vitalkapazität, Lungenstarre (Elastance erhöht). Röntg.: pulmonale Hypertonie; meist ausgesprochene Diskrepanz zwischen Insuffizienzgrad u. Röntgenbefund (mikronodulär-retikuläre, evtl. symmetrische Strukturvermehrung, v.a. in Mittel- u. Unterfeld; s. Abb.); Ergospirometrie, Bronchoskopie, Lungenbiopsie. E pulmonary fibrosis.

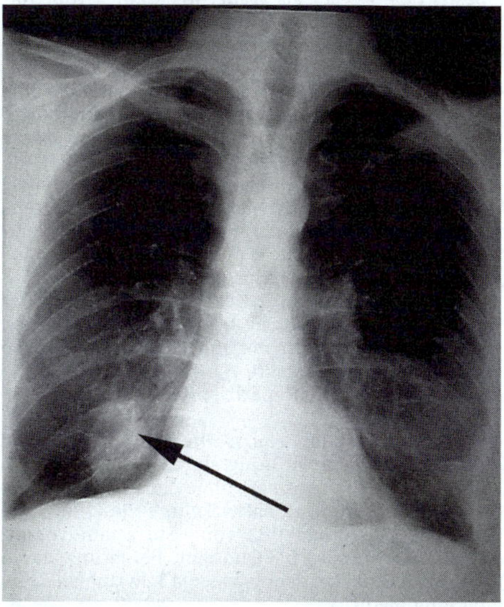

**Lungenfibrose:** Fibrose mit Rundatelaktase im re. Unterfeld (Pfeil) bei systemischem Lupus erythematodes. [296]

**Lungen|fistel: 1)** ▸Bronchusfistel. **2)** ▸arteriovenöse Lungenfistel. E pulmonary fistula.

**Lungen|funktions|prüfung:** zahlreiche Verfahren (z.B. nach HUTCHINSON, BARCROFT, BRAUER, KNIPPING) zur Prüfung der Leistungsfähigkeit der Lunge (einschl. Leistungsreserven; v.a. vor operativem Eingriff) bezüglich Aufnahme von $O_2$ u. Abgabe v.a. von $CO_2$ (oder eines beigegebenen Fremdgases, meist He oder N); Bestimmung von Vitalkapazität, Atemgrenzwert u. -widerstand (TIFFENEAU-Atemstoß, Pneumotachographie), Spirometrie (Ergo-, Bronchospirometer), Atem- u. Blutgasanalyse (evtl. über Herzkatheter), Bestimmung des Atemwegswiderstandes (Ganzkörperplethysmographie), $O_2$-Diffusionskapazität u.a.m. E pulmonary function test.

**Lungen|gan|grän:** herdförmige oder diffuse feuchte Gangrän eines – häufig vorgeschädigten – Lungenabschnitts durch Befall mit Anaerobiern. ***Klinik:*** aashaft fötider, blutig tingierter Auswurf mit Parenchymfetzen, elast. Fasern, DITTRICH-Pfröpfen, Fettsäurenadeln, Schleim, Leucin- u. Tyrosinkristallen; evtl. hohes Fieber, Schüttelfrost, Dyspnoe, Lippen- u. Akrozyanose, Schocksyndrom; u.U. rascher Verfall mit – terminalem – Ikterus. E gangrene of the lung.

**Lungen|geschoss:** *Röntgenologie* ▸Lungenfeld.

**Lungen|grenzen:** die – z.T. atemvariable – Ausdehnung der Lungen als Perkussions- bzw. Rö.-Befund: obere Grenze vorn 3–4 cm oberhalb des Schlüsselbeines, hinten in Höhe Dornfortsatz $C_7$; untere auf der 6. Rippe parasternal, am Unterrand der 6. Rippe medioklavikular, am Unterrand der 7. Rippe in der vorderen Axillar-, am Oberrand der 9. Rippe in der Skapularlinie, paravertebral in Höhe Dornfortsatz $D_{11}$ (li. ca. 1–2 cm tiefer). E pulmonary borders.

**Lungen|hämo|siderose: 1)** die Ablagerung freier, an Eiweiß gebundener Hämosiderin-Körnchen oder -Tropfen im Zytoplasma von Alveolarepithelien (▸Herzfehlerzellen) u. Interstitiumzellen; morphologisches Charakteristikum (neben Induration u. Pulmonalsklerose) der chron. Stauungslunge; s.a. ▸GOODPASTURE-Syndrom. **2) idiopathische L.:** ▸CEELEN-GELLERSTEDT-Syndrom. E pulmonary hemosiderosis.

**Lungen|hernie:** Herniation (Bruch) von Lungenteilen bis unter die Thoraxhaut (meist Interkostalhernie), mit Pleura parietalis als Bruchsack; spontan (bei Rippenaplasie, Sternumspalte, Interkostalmuskeldysplasie, chronischer intrathorakaler Druckerhöhung), häufiger traumatisch (Rippenbruch, Brustkorbquetschung, -stich). ***Klinik:*** unter Knistergeräusch reponierbares »Luftkissen« mit tympanitischem Klopfschall u. Bläschenatmen, bei Husten u. Pressen größer, bei Inspiration kleiner werdend. S.a. ▸Mediastinalhernie (2). E pulmonary hernia.

**Lungen|hilus:** ▸Hilum pulmonis. E hilum of lung.

**Lungen|hochdruck:** ▸Hypertonie, pulmonale. E pulmonary hypertension.

**Lungen|in|duration:** s.u. ▸Induration. E pulmonary induration.

**Lungen|infarkt:** ▸Infarkt v.a. peripherer Lungenabschnitte infolge Verlegung mittelgroßer oder kleinerer Pulmonalarterienäste (v.a. bei ▸Lungenembolie, ferner bei Thrombose, Zirrhose, Gefäßligatur etc.); infolge der doppelten Blutversorgung der Lunge kommt es meist zum hämorrhagischen L. E pulmonary infarction. – **L., an|ämischer:** seltene Form des L., keilförmig, fast nur im Karnifikationsstadium der Lobärpneumonie. E anemic p. i. – **L., hämorrhagischer:** bei chron. Stauung im Lungenkreislauf (z.B. Linksherzinsuffizienz) entstehender L. mit Blutaustritt in die Alveolen (durch Zustrom aus den Bronchialarterien) u. anschließender Nekrose des betroffenen Bezirks; bevorzugt im re. Mittel- u. Unterlappen, bis kinderfaustgroß u. pyramidenförmig (Spitze hiluswärts), dunkelrot bis blauschwarz; mit nachfolgender fibrinöser Infarktpleuritis u. der Gefahr einer ▸Infarktpneumonie. ***Klinik:*** Unruhe, Tachypnoe u. -kardie, Zyanose, Dyspnoe, Lokal- u. Retrosternalschmerz, Schock, Bronchialatmen, später Fieber u. Hämoptoe. E hemorrhagic p. i.

L

**Lungen|in|filtrat:** umschriebene »Verdichtung« eines Lungenabschnitts durch Exsudation (in Alveolarräume, -wände, Interstitium, peribronchiale/perivaskuläre Gewebsspalten) u. Ansammlung regulärer oder patho. Zellen (z.B. als eitr., hämorrhag., eosinoph., leukäm., lymphozyt. L.) als Lokalreaktion bei akutem (Anschoppung, Infarkt), subakutem (Frühinfiltrat), chron. (Tuberkulose) oder allerg. Prozess. E pulmonary infiltrate. – **L., eo|sino|philes,** LÖFFLER-Syndrom: meist flüchtige, relativ symptomarme, herdförmige Pneumonie (v.a. spaltnah in Ober-, Mittellappen) mit fibrinreichem, fast nur von eosinophilen Granulozyten durchsetztem Exsudat mit reichlich Alveolardeckzellen, CHARCOT-LEYDEN-Kristallen u. Riesenzellen. Evtl. auch mit hochakutem (LÖHR-KINDBERG-Syndrom) oder chron. (KARTAGENER-WEINGARTEN-Sy.) Verlauf. Die Genese ist entzündl.-allergisch (Askariden, Medikamente, Kontrastmittel, Pollen, Bakterienantigene). – **L., Wassermann-positives:** ▸Bronchopneumonie, pseudosyphilitische.

**Lungen|in|suffizienz:** ▸respiratorische Insuffizienz. E pulmonary insufficiency.

**Lungen|kapazität:** s.u. ▸Lungenvolumina. E total lung capacity.

**Lungen|karzinom:** ▸Bronchialkarzinom, ▸Alveolarzellenkarzinom; s.a. ▸PANCOAST-Tumor, ▸Kavernenkarzinom, ▸Lungensarkom. E pulmonary carcinoma.

**Lungen|kaverne:** s.u. ▸Kaverne. E pulmonary cavern.

**Lungen|kern:** die hilusnahen Lungenabschnitte (auch »Lappen-« bzw. »Segmentkern«).

**Lungen|knospe:** *Embryologie* die 1. Lungenanlage als Divertikel an der ventralen Vorderdarmwand. E lung bud.

**Lungen|kollaps:** Zusammensinken eines Lungensegments (»Selektivkollaps«), -lappens oder -flügels in Richtung Hilus; s.a. ▸Kollapstherapie, ▸Kollapsatelektase. E collapse of lung.

**Lungen|krampf:** volkstümliche Bez. des ▸Asthma bronchiale. E bronchial spasm.

**Lungen|krebs:** s.u. ▸Lungenkarzinom. E lung cancer.

**Lungen|kreislauf: 1)** der zum Körperkreislauf in Serie geschaltete, dem Niederdrucksystem zuzurechnende, segmental gegliederte »kleine Kreislauf« zwischen rechter Herzkammer u. linkem Vorhof über den Truncus u. die Arteria pulmonalis, Lungenkapillaren u. Venae pulmonales; v.a. dem Gasaustausch dienend (= Vasa publica; s.a. ▸Lunge), aber auch mit Filter- u. Speicherfunktion (Blutdepot für den linken Ventrikel). Druck im »arteriellen« Teil ca. $^1/_5$ des Aortendrucks, Minutenvolumen 5–6 l. E pulmonary circulation, lesser c. **2)** der »Ernährungskreislauf« (Vasa privata) der Lunge, d.h. die Arteriae (= Rami) u. Venae bronchiales u. als Verbindungen zwischen bd. Kreisläufen bronchopulmonale Anastomosen sowie kleinere, die alveolären Kapillaren umgehende, über die Pleura zu den Venae pulmonales abfließende Äste des Truncus pulmonalis.

**Lungen|läppchen:** als **primäres L.** der Lungenazinus; als **sekundäres L.** ca. 50 primäre L.

**Lungen|lappen,** Lobus pulmonis: s.u. ▸Segmenta bronchopulmonalia (dort Abb.). E lobe of lung.

**Lungen|mantel:** die hilusfernen, sub- oder parapleuralen Lungenabschnitte.

**Lungen|meta|stase:** pulmonale Fernmetastase eines Malignoms; broncho-, lympho- oder hämatogen (Lunge als prim. Blutfilter beider Hohlvenen; s.a. ▸Kava-Typ). – Häufigste Primärtumoren mit L.: Knochensarkom, Struma maligna, Mamma- oder Prostatakarzinom, Hoden-, Nieren-, Nebennieren-, Uterus-, Ovarial- u. Nasen-Rachen-Tumoren. E pulmonary metastasis.

**Lungen|milzbrand:** durch Infektion mit Bacillus anthracis bedingte hämorrhagische Herdpneumonie; interstitielle Ausbreitung bis in Pleura u. Mediastinum. E inhalation anthrax.

**Lungen|mittel|lappen-Syndrom:** ▸Mittellappensyndrom. E middle lobe syndrome.

**Lungen|mono|sporiose:** ▸Lungenpetriellidosis.

**Lungen|ödem:** akute oder chron. Durchtränkung der Lunge mit einem Luftbläschen-durchsetzten, zunächst zellfreien, wässrigen, später Leuko- u. Erythrozyten sowie Alveolardeckzellen enthaltenden gallertigen ▸Transsudat in Alveolarräumen, kleinen Bronchien u. Interstitium (s. Abb.). ***Ätiol.:*** Erhöhung des Lungenkapillardrucks (z.B. bei akuter ▸Linksherzinsuffizienz), Steigerung der Kapillarpermeabilität (z.B. infolge Entzündung oder durch Gifte u. Reizstoffe), Erniedrigung des kolloidosmotischen Drucks (z.B. bei extremer Flüssigkeitszufuhr, bei Hungerzuständen u. beim nephrotischen Syndrom), Senkung des intraalveolären Luftdrucks, Behinderung des Lymphabflusses; ferner bei Hirnläsionen (sog. zerebrales L.). ***Klinik:*** Unruhe, Angstgefühl, hochgradige Dyspnoe, Zyanose, feuchte Rasselgeräusche mit Trachealrasseln (»Kochen auf der Brust«), dünnflüss., blutig-schaumiger Auswurf. S.a. ▸Asthma cardiale. E pulmonary edema.

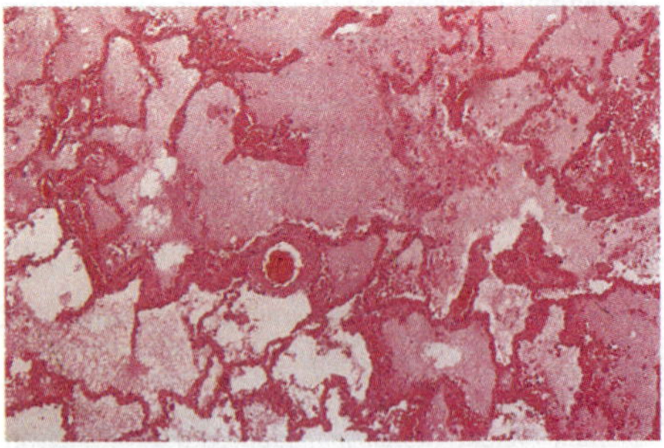

**Lungenödem:** histologisches Präparat eines intraalveolären Lungenödems. Die Alveolen enthalten ein homogen eosinophiles Material; pralle Füllung der Kapillaren u. Blutgefäße mit Blut. [178]

**Lungen|per|fusions|szinti|graphie:** s.u. ▸Lungenszintigraphie. E pulmonary perfusion scintigraphy.

**Lungen|pest:** primäre (aerogene) oder sek. (metastatisch von Bubonen, zerfallenden Nasopharynx-, Mundhöhlenherden), foudroyante, hämorrhagische, evtl. lobäre Pneumonie durch Yersinia (Pasteurella) pestis (s.a. ▸Pest); als graue, wechselnd große, oft konfluierende Herde mit Nekroseneigung (Aushusten blutig-schwarzer Parenchymfetzen). E pneumonic plague.

**Lungen|petriellidosis,** Lungenallescheriasis, -monosporiose: Lungenmykose durch Petriellidum boydii (Bez. für Monosporium apiospermum); kavernöse Myzetome mit chron. Fibrose.

**Lungen|phthise:** organbeschränkte, fortschreitende, destruierende, exsudativ-kavernöse, fast stets offene ▸Lungentuberkulose der Reinfektionsperiode, mit ausgeprägter Kachexie. E pneumonophthisis.

**Lungen|pro|tei|no|se:** ▸Alveolarproteinose.

**Lungen|punktion:** ther. (z.B. Kavernendrainage) oder diagn. (▸Lungenbiopsie) transthorakale Punktion v.a. peripherer Lungenabschnitte unter Rö.-Kontrolle. E pulmonary puncture.

**Lungen|purpura mit Nephritis:** ▸GOODPASTURE-Syndrom.

**Lungen|reife, fetale:** *Geburtshilfe* Entwicklungsstand der fetalen Lunge in Bezug auf die Fähigkeit, nach der Geburt Luft zu atmen, ohne ein Neugeborenen-▸Atemnotsyndrom zu entwickeln. Volle L. setzt die ausreichende Produktion von ▸Surfactant voraus. Diagnostik durch ▸L/S-Quotient. Förderung durch Gabe von Glukokortikoiden an die Schwangere. E fetal lung maturity.

**Lungen|re|sektion:** die meist einzeitige Resektion einer Lunge (▸Pneumonektomie) oder ihrer anatomischen Teile (▸Lungensegmentresektion, ▸Lobektomie, Bilobektomie); ferner atypisch als »Ausschälung« bzw. Keilexzision kleiner peripherer Herde u. Läsionen oder als parenchymsparendes Verfahren mit gleichzeitiger Mitresektion einer Bronchusmanschette u. anschließender Bronchusnaht (v.a. bei Resektion des rechten Oberlappens wegen Bronchialkarzinom). Heilung im Allg. komplikationslos; bei exaktem Bronchusstumpfverschluss rasche Wiederentfaltung der Restlunge (Dauersaugdrainage, Atemgymnastik); evtl. zusätzliche Thorakoplastik. E resection of lung tissue.

**Lungen|retikulose (des Säuglings):** ▸MARIE-Syndrom.

**Lungen|ruptur:** peripherer oder hilusnaher, spontaner (Emphysemblase) oder traumatischer Lungenparenchymeinriss (bis ▸Lungenabriss) im geschlossenen Thorax; v.a. bei schwerer Brustkorbquetschung (Sprengwirkung der bei reflektor. Glottisschluss in Inspiration angehaltenen Atmung). E rupture of the lung.

**Lungen|sarkoidose:** pulmonale Manifestation der ▸BESNIER-BOECK-SCHAUMANN-Krankheit. Stadium I mit v.a. symmetrischer Schwellung der Hiluslymphknoten beidseits (»Hilustyp«), II mit lymphogener, seltener hämatogen-miliarer diffuser Ausbreitung (»Lungen-« bzw. »miliarer Typ«), später kombiniert; III mit Fibrose u. Pleuraverschwartung oder tumorartiger, meist hilusnaher Parenchymverdichtung. ***Kompl.:*** Lungenzirrhose, Lungenemphysem, Cor pulmonale. E pulmonary sarcoidosis.

**Lungen|sarkom:** von peribronchialem oder interalveolärem Bindegewebe ausgehendes Spindelzell-, seltener Rundzell-, Fibro- oder polymorphzelliges Sarkom oder aber von Hiluslymphknoten ausgehendes Retothelsarkom. E pulmonary sarcoma.

**Lungen|schall:** *Diagnostik* auf den Eigenschwingungen des Brustwand-Lungen-Systems (bis ca. 5 cm Tiefe) beruhendes Schallphänomen bei Perkussion; normalerweise laut (»hell«), tief, lang schallend (»voll«) u. nicht tympanitisch. E pulmonary sound.

**Lungen|schrumpfung:** ▸Lungenzirrhose.

**Lungen|(schwimm)probe:** *Gerichtsmedizin* Lebensprobe anhand der Schwimmfähigkeit (durch Minimalluft) kleiner Lungenstücke des verstorbenen Neugeborenen (nicht beatmete Lunge versinkt); unsicher.

**Lungen|schwindsucht:** ▸Lungenphthise.

**Lungen|segment:** s.u. ▸Segmenta bronchopulmonalia (dort Abb.). E bronchopulmonary segment.

**Lungen|segment|resektion:** anatomiegerechte Exstirpation (stumpfe Ausschälung) eines oder mehrerer Segmente (bei begrenztem Prozess) unter Schonung der Intersegmentvenen (als Leitgebilde), mit Stumpfversorgung (Segmentbronchus, Zentralarterie u. -vene am »tert.« Hilus); Pleuradrainage. E pulmonary segment resection.

**Lungen|siderose:** ▸Siderosis pulmonum; s.a. ▸Lungenhämosiderose. E pulmonary siderosis. – **L., idiopathische:** CEELEN-GELLERSTEDT-Syndrom.

**Lungen|spitze:** ▸Apex pulmonis. E apex of lung.

**Lungen|spitzen|katarrh:** katarrhalisch-entzündlicher apikaler Lungenprozess (z.B. Bronchitis, Infiltrat mit kollateralem Ödem etc.); galt vor der Röntgen-Ära als typ. Initialsymptom der Lungentuberkulose.

**Lungen|spitzen|syndrom:** ▸PANCOAST-Tumor.

**Lungen|stauung:** ▸Stauungslunge. E pulmonary congestion.

**Lungen|stein:** Konkrementbildung im Bronchialsystem (= Bronchialstein) oder Lungenparenchym (z.B. intraalveoläre Corpora amylacea, Kavernenstein, verkalktes Tuberkulom, Mikrolithen bei chron. Stauungslunge). E pneumolith.

**Lungen|syndrom, post|sinu|sitisches:** s.u. ▸sinopulmonal.

**Lungen-Szinti|graphie: 1)** »Ventilations-L.« mit radioaktiv markierten (v.a. $^{133}$Xenon) Gasgemischen. Sie zeigt die alveoläre Verteilung der Atemluft; mit Auswaschkurve auch als Lungenfunktionsprobe. E lung scintigraphy. **2)** »Perfusions-L.« nach i.v. Injektion radiomarkierter Partikel (z.B. $^{99m}$Tc-Makroaggregate, -Mikrosphären); zeigt die Blutverteilung im kleinen Kreislauf (topographisch u. semiquantitativ; s. Abb.). **3)** »Inhalations-L.« mit radioaktiven Aerosolen (z.B. Tc-markiertes Albumin oder Technetiumkolloid-Partikel).

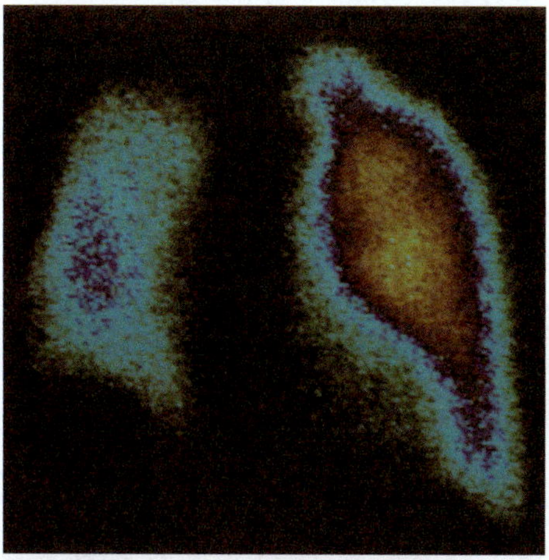

**Lungen-Szintigraphie:** Minderperfusion bei Pneumothorax (Lu.-Perfusionsszintigraphie; Aufnahme von ventral mit der Gamma-Kamera).

**Lungen|transplantation:** der operative Ersatz einer geschädigten Lunge durch die eines verstorbenen Spenders. ***Geschichte:*** Die erste L. wurde von HARDY 1963 durchgeführt. Bis 1983 gab es allerdings nur einzelne Überlebende. Dies lag v.a. an der sehr hohen Insuffizienzrate der Bronchusanastomose, aber auch an infektiologischen u. immunologischen Problemen. Seit Ende der 80er Jahre hat die Lungentransplantation allerdings die Phase der klinischen Erprobung verlassen u. stellt heute ein anerkanntes Verfahren zur Behandlung der terminalen pulmonalen Insuffizienz dar. In erfahrenen Zentren werden inzwischen 1-Jahres-Überlebensraten von über 90 % erreicht. ***Ind.:*** irreversible pulmonale Globalinsuffizienz infolge restriktiver, obstruktiver u. vaskulärer terminaler Lungenerkrankungen nach Ausschöpfung aller Therapiemöglichkeiten (Medikamente, Sauerstoffkonzentrator). ***Technik:*** Wenn möglich wird jeweils nur eine Lunge orthotop transplantiert. Müssen dennoch beide Lungen transplantiert werden (z.B. nicht sanierbare Infektionen beidseits), wird dies nicht mehr en bloc, sondern sequentiell mit getrennten Anastomosen auf jeder Seite durchgeführt. ***Postoperative Ther.:*** Immunsuppression meist als Dreifachkombination (Prednisolon, Ciclosporin, Azathioprin), unmittelbar postoperativ wird zusätzlich häufig noch ein Antilymphozytenantikörper (z.B. Antilymphozytenglobulin, ATG) hinzugefügt. Die Rate an akuten (behandelbaren) Abstoßungsreaktionen ist hoch u. liegt bei 70–100 % in den ersten 3 Monaten nach L. Wegen des hohen Infektions- u. Abstoßungsrisikos ist ein aufwendiges postoperatives Management mit wiederholten Bronchoskopien für mikrobiologische Untersuchungen u. transbronchialen Biopsien notwendig. E lung transplantation.

**Lungen|tuberkulose:** akute oder meist chronische, exsudative oder produktive Lungenentzündung durch humanen bzw. (10 %) bovinen Typ des Mycobacterium tuberculosis infolge Tröpfchen- oder sekundär nach Fütterungsinfektion. Häufigste u. folgenschwerste Lokalisation der ▸Tuberkulose (Tbc), die häufig zum Sekundärbefall anderer Organe führt. ***Patho.:*** Der Verlauf wird v.a. durch Infektionsdosis u. Erregervirulenz, Reaktionsfähigkeit (Allergie, Alter) u. anatom. Besonderheiten (sowie Therapie) bestimmt; Beginn oft mit einer Pleuritis exsudativa. Spezifische Reizantwort in der exsudativen Phase ist die käsige Pneumonie (oft mit akuter oder chronischer Kaverne; oder mit Verkalkung), in der produktiven Phase das epitheloidzellige Granulationsgewebe (mit Hyalinose- u. Schrumpfungstendenz in Form solitärer oder konfluierender ▸Tuberkel). Sowohl nach Erstinfektion (▸Primärkomplex mit meist subpleuralem Lungenherd) als auch nach Sekundär-, Super- u. Reinfektion des bereits umgestimmten Organismus (postprimäre L.; v.a. apikal) kann eine lympho-, hämato- oder bronchogene Früh- oder Spätgeneralisation (▸Miliartuberkulose) erfolgen. Die Extremvariante, die »galoppierende Schwindsucht«, verläuft mit rasch fortschreitender, multikavernöser, meist apikobasaler Einschmelzung, geht häufig von SIMON-Herden aus u. zeigt obligat Pleurabeteiligung (Kappenschwiele, hämorrhag. Exsudat etc.). ***Klassifik.:*** Die klassische Einteilung erfolgt gemäß den ▸RANKE-Stadien. Klinisch unterschieden werden eine »offene« (d.h. infektiöse; mit Bakteriennachweis in Sputum oder Magensaft) u. eine »geschlossene« L., ferner eine aktive, progrediente, stationäre, regrediente u. inaktive Form (Letztere über längere Zeit fieberfrei; BSG niedrig oder normal; neg. Sputumbefund, regredienter oder konstanter, scharf begrenzter Rö.-Befund). ***Klinik:*** Mattigkeit, Blässe, subfebrile Temperatur, Nachtschweiß, erhöhte BSG, Gewichtsabnahme (Auszehrung, Kachexie), Husten, Auswurf, Hämoptoe. ***Diagn.:*** Röntgenbefund, Bazillennachweis (in Sputum, Magensaft, Punktat). ***Ther.:*** ▸Antituberculotica, ggf. Lungenresektion. E pulmonary tuberculosis.

**Lungen|tumoren:** von Parenchym, Interstitium oder Bronchialwand ausgehende gut- oder bösartige Tumoren, z.B. Hamartom (Hamartochondrom), Myxom, Lipom, Fibrom, Hämangiom, Glomangiom, Myom, ▸Bronchialadenom, bronchiales ▸Karzinoid, ▸Bronchialkarzinom, ▸Lungensarkom u. ▸Lymphoblastom; ferner ▸Lungenmetastasen. E pulmonary tumors, t. of the lung.

**Lungen|venen:** ▸Venae pulmonales.

**Lungen|venen|transposition:** Fehleinmündung aller Lungenvenen in den re. Vorhof (= **komplette L.**; nur bei offenem Ductus Botalli oder Septumdefekt mit dem Leben vereinbar) oder aber nur einzelner, u. zwar in re. Vorhof, obere oder untere Hohlvene, Venae brachiocephalicae, Sinus coronarius (= **partielle L.**). ***Ther.:*** Atrioseptopexie (z.B. nach Neptune, Bailey, Goldberg); bei partieller L. Anastomosierung mit linkem Herzohr oder normotoper Pulmonalvene. E transposed pulmonary veins.

**Lungenversagen, akutes:** ▸ARDS.

**Lungen|volumina:** Schema u. Abb. (s.a. angeführte Einzelbegriffe u. ▸Spirogramm, dort Abb). E lung volumes.

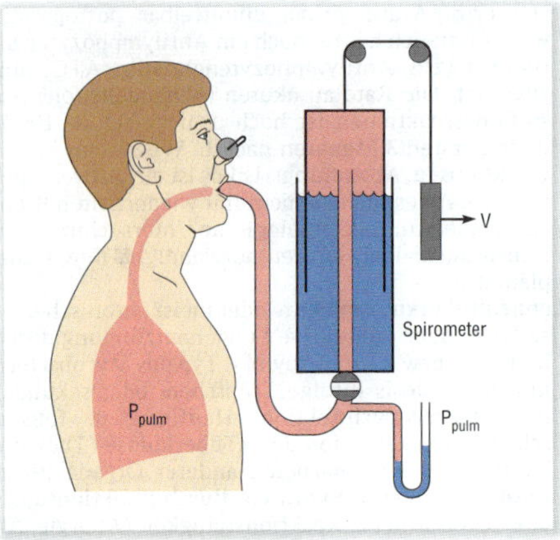


**Lungenvolumina:** Volumina u. intrapulmonaler Druck; Messung mit Spirometer u. Manometer. [97]

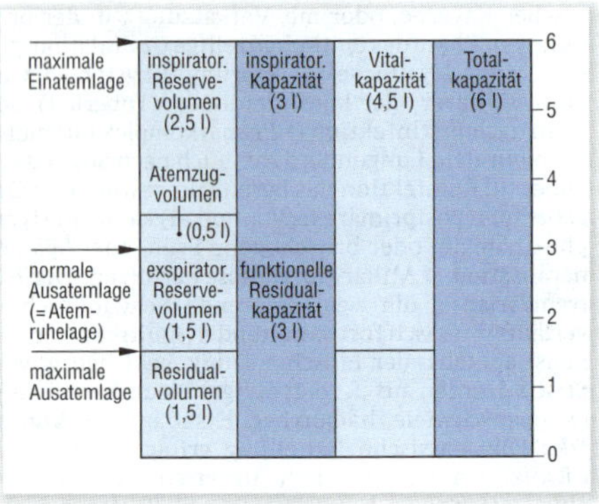


**Lungenvolumina:** Durchschnittswerte (auch Atemvolumina) für Erwachsene. [143]

**Lungen|würmer:** lungenparasitäre ▸Nematoden der Säuger (v.a. Metastrongylus, Dictyocaulus, Protostrongylus, Muellerius); beim Menschen bisher nur Metastrongylus apri u. ▸Paragonimus-Arten nachgewiesen. E lungworms.

**Lungen|wurzel:** *Anatomie* ▸Radix pulmonis.

**Lungen|zeichnung:** *Röntgenologie* Strukturbild der Lunge durch ihre Blutgefäße (Pulmonalisäste), gering auch Bronchien. Verstärkt – u. verändert – bei Hyperämie, pulmonaler Hypertonie, Gefäßsklerose, Lungenfibrose, -zirrhose, Pleurasträngen, Interlobärschwielen etc.; »leere Lunge« z.B. bei Pulmonalstenose. E lung markings.

**Lungen|zir|rhose:** ▸Lungenfibrose mit narbiger Schrumpfung u. Volumenreduktion; als »elastische L.« (mit Vermehrung v.a. elastischer Fasern) u.a. bei lang dauernder Atelektase, als »elastikodiäretische L.« beim Hamman-Rich-Syndrom. E pulmonary cirrhosis.

**Lungen|zys|te:** ▸Bronchialzyste, ▸Zysten-, ▸Wabenlunge. E pulmonary cyst.

**Lunula** *(latein. = kleiner Mond):* **1)** *Anatomie* halbmond- oder sichelförmiges Gebilde. – **L. unguis:** die hautfreie, weißlich durchscheinende Basis des Nagelbettes. E lunula of nail. – **L. valvularum semi|lunarium:** dünner halbmondförmiger Streifen am Rand der Aorten- u. Pulmonalklappen bds. der Noduli. E l. of semilunar valves. **2)** *Ophthalmologie* eitr. Exsudatsichel in der Augenvorderkammer nach Perforation eines Ulcus corneae.

**lupös:** nach Art des ▸Lupus (vulgaris), Lupus betreffend. E lupous.

**lupo|id:** *Dermatologie* lupusähnlich. E lupoid. – **l. Infiltrat:** ▸Infiltrat, lupoides.

**Lupom:** **1)** ▸Lupusknötchen. **2)** knotige Form des Lupus vulgaris hypertrophicus.

**Lupus:** »fressende Flechte«; ursprünglich Bezeichnung für jeden verstümmelnden Prozess des mittleren Gesichtes, heute nur noch für Prozesse bei Hauttuberkulose (L. vulgaris), Boeck-Krankheit (L. pernio) u. L. erythematodes. E lupus. – **Lupus erythematodes,** Erythematodes, Abk. LE, Abk. L. e.: eine Autoimmunerkrankung mit Bildung von Autoantikörpern v.a. gegen Antigene der Zellkerne (sog. antinukleäre Antikörper = ANA), u.U. auch gegen Blutzellen u. andere Gewebe. ***Pathogen. u. Klinik:*** Die löslichen ▸Immunkomplexe zirkulieren im Blutkreislauf, lagern sich in Gefäßwände ein u. lösen dadurch eine Gefäßentzündung (Immunkomplexvaskulitis) aus, die – je nach Verlaufsform – zu einer Reihe charakteristischer Veränderungen an Haut (L. e. integumentalis), Gelenken u. inneren Organen (L. e. visceralis) führen kann. Beim systemischen L. e. (s. Abb.) muss in 30–75 % der Fälle mit zentraler Symptomatik gerechnet werden. Bei alten Patienten häufig nur unspez. Allgemeinsymptome (Gewichtsverlust, Anorexie, Schwäche, Fieber etc.). ***Diagn.:*** Labordiagnose durch Nachweis der Antikörper gegen ▸Desoxyribonucleinsäure (mittels RIA-, Immunofluoreszenz- oder Hämagglutinationsverfahren), durch das L.-e.-Zellenphänomen oder durch Methoden zum Nachweis von Immunkomplexen in Geweben u. im Serum. E lupus erythematosus. – **L. e. acutus:** ▸Lupus

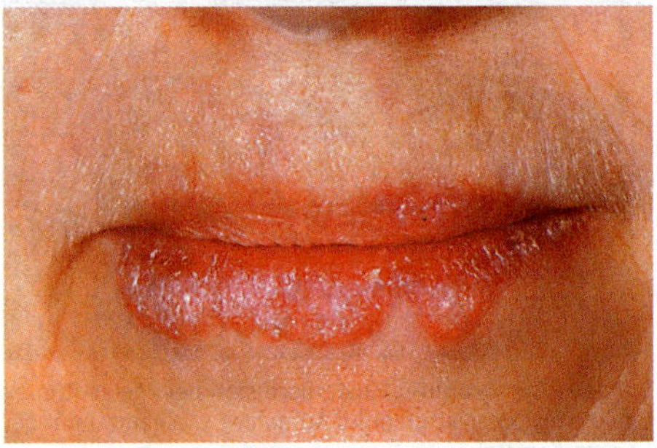

**Lupus erythematodes:** systemischer Lupus erythematodes als Lippen-Manifestation. [524]

erythematodes visceralis. – **L. e. chronicus disco|ides (Cazenave)** (Pierre Louis Alphée C., 1795–1877, franz. Dermatologe): typische Verlaufsform des L. e. integumentalis. ***Klinik u. Verlauf:*** scheibenförmig erhabene, scharf begrenzte Erytheme. Die Effloreszenzen sind infiltriert (Rundzellinfiltr.), hyperästhetisch, gesättigt blaurot u. konfluierend u. bedeckt von fest haftenden follikulären Schuppen. Diese bilden sich nach Jahr(zehnt)en vom Zentrum aus zurück zu straffer Atrophie. Auftreten an unbedeckten Körperpartien (an Nase u. Wangen typisch in

»Schmetterlingsform«; Abb.). An kälteexponierten Stellen Manifestation als Chilblain-Lupus (▸Pernio). *Histol.:* follikuläre Hyperkeratosen (sog. Tapeziernägel), kolliquative Basalzellschichtdegeneration, Kutisödem mit fibrinoider Kollagenquellung, perivaskuläre u. perifollikuläre Rundzellinfiltrate. **E** discoid l. e. – **L. e. (chr.) dis|seminatus,** subakut-kutaner L. e., Abk. SCLE: L. e. integumentalis mit zahlreichen verstreuten Hautherden u. fest haftender Schuppung. **E** disseminated l. e. – **L. e. (chr.) integumentalis:** Sammelbegriff für alle chron. Verlaufsformen des L. e. mit (vorwiegender) Hautmanifestation; u.U. als L. e. chr. i. cum exacerbatione subacuta (d.h. mit subakuter Intensivierung, z.B. nach intensiver Sonnenbestrahlung) auch mit viszeraler Beteiligung. – **L. e. chr. profundus Kaposi-Irgang:** L. e. mit diskoiden, schmerzhaften, tiefkutan-subkutanen Knoten mit entzündlicher Oberfläche (oberflächliche Knotenform aber auch bei diskoidem chron. L. e. vorkommend = L. e. tumidus!). – **L.-e.-Faktoren,** antinukleäre Faktoren, antinukleäre Antikörper, Abk. ANF, Abk. ANA: Autoantikörper gegen Desoxyribonucleinsäure (DNS) bei ▸Lupus erythematodes. **E** LE factors. – **L.-e.-Phänomen:** ▸Lupus-erythematodes-Zellen(-Phänomen). – **L. e. visceralis, L. e. disseminatus,** (Kaposi-)Libman-Sacks-Syndrom, Zehrrose, Abk. LED, Abk. SLE: (sub)akute Form des L. e. mit Beteiligung innerer Organe, ohne oder meist mit typischen Hautsymptomen (Exantheme, Erytheme). *Klink:* oft zunächst oligosymptomatisch (z.B. Nephritis, Thrombo- u. Leukopenie, hämolyt. Anämie) u. schubweise, mit Exazerbation nach Jahren zum Vollbild (▸Lupuslunge, ▸Lupusnephritis, ▸Lupusmyopathie, ▸Endokarditis Libman-Sacks). Ferner Arthralgien, Polyserositis, generalisierte Lymphadenitis sowie Hepatosplenomegalie. *Diagn.:* Hypergammaglobulinämie, stark beschleunigte BSG, Verminderung von Komplementkomponenten ($C_3$, $C_4$) im Serum, evtl. Gerinnungshemmung (s.u. ▸Lupusantikoagulans); *Histol.:* mit Fibrinoidablagerung einhergehende, evtl. nekrotisierende u. thrombosierende Immunkomplexvaskulitis kleiner Arterien u. Arteriolen (v.a. in Milz als »Zwiebelschalenläsion«) mit Beteiligung seröser Häute. *Progn.:* Remissionen sind möglich. – Ein Teil (3–12 %) der L.-e.-v.-Fälle ist durch Arzneimittel (z.B. Hydralazin, Hydantoin, Oxazolidin, Procainamid, Phenytoin, Sulfonamide) induziert u. kann nach Absetzen spontan verschwinden. **E** systemic l. e. – **L.-e.-visceralis-artiges-Syndrom:** Pseudo-LE-Syndrom, mit ähnl. Symptomen (ohne Nieren- u. ZNS-Beteiligung), wobei jedoch keine Antikernfaktoren, aber antimitochondriale Antikörper nachzuweisen sind (ferner: erhöhte BSG, $\alpha_1$- u. $\alpha_2$-Globulinämie, Leukozytose, C-reaktives Protein). – **L.-e.-Zellen(-Phänomen), LE-Zellen(-Ph.):** (M. M. Hargraves u. Mitarbeiter 1948) spezifische Zellen (im strömenden Blut u. Knochenmark, evtl. in Ergüssen) beim L. e. visceralis; reife, polymorphkernige neutrophile Granulozyten mit randständ. Kern u. großer Vakuole, die phagozytiertes Kernmaterial in Rosettenform enthält (»LE-Bodies« oder »loose bodies«). **E** LE cells. – **Lupus ery|themato|ides:** oberflächlich »kongestiver« ▸L. vulgaris; kleine, subepidermale, tuberkuloide Epitheloidknötchen mit fest haftender Schuppung; evtl. Schmetterlingsform im Gesicht; ausgeprägte Neigung zu Spontanheilung (»L. resolutivus«). – **L. miliaris faciei dis|seminatus (Tilbury, Fox),** Abk. **LMDF:** seltene, isolierte, Tuberculin-neg. Hauttuberkulose(?), v.a. an Gesicht, Stamm infolge schubweiser Spätgeneralisation (3. Ljz.). *Klinik:* Knötchen symmetr., stets einzeln stehend, bis hanfkorngroß, bläulich rot mit zartem Schüppchen; stippchenart. Narben. – Wahrscheinlich verbirgt sich hinter einer Großzahl der Fälle eine lupoide periorale Dermatitis. – **L. per|nio:** tiefblaues bis schiefergraues, frostbeulenähnl., evtl. ulzerierendes großknot. Sarkoid (im Gesicht, an Akren) als Hautmanifestation der ▸Besnier-Boeck-Schaumann-Krankheit. – **L. post|exanthematicus:** nach Masern, Scharlach u.a. Infektionskrankheiten auftretende disseminierte ▸Lupusknötchen. – **L. resolutivus:** ▸Lupus erythematoides. – **L. tumidus: 1)** ▸Lupus vulgaris hypertrophicus. **2)** s.u. ▸Lupus erythematodes chronicus profundus. – **Lupus vulgaris,** fressende Flechte, Tuberculosis luposa: chron. Tuberkulose der Haut durch exogene, seltener hämatogene Superinfektion, die von einem ▸Lupusfleck ausgeht, sich disseminiert oder flächenhaft ausbreitet, mutilierend (verstümmelnd) bzw. narbig abheilt u. im Herd rezidiviert. Formen (s.a. Abb.): **L. (v.) exedens,** L. mutilans (stark geschwürig, in die Tiefe fortschreitend u. Organe freilegend bzw. zerstörend); **L. (v.) exfoliativus** (oberflächlich, mit Epidermisverdünnung, großlamellärer Schuppung, atrophischen, oft pigmentierten Närbchen); **L. (v.) exulcerans** (meist in Hautniveau; mit granulierter höckr. Oberfläche, Schuppenkruste, rundlich oder unregelmäß. einschmelzend); **L. (v.) hyper|trophicus** (geschwulstartig über Hautniveau wuchernd, mit glatter oder vegetierender Oberfläche); **L. (v.) papillomatosus verrucosus** (mit Wucherung der papillären Zone u. stärkerer Verhornung u. nur vereinzelten, randständ. Knötchen, v.a. an den dist. Extremitäten, an Händen u. Armen); **L. (v.) sclerosus (et papillomatosus) Leloir-Vidal** (mit stärkerer Bindegewebswucherung); **L. (v.) serpigino-exulcerans, L. serpiginosus** (Form des L. exulcerans mit zentraler narbiger Heilung u. kreissegmentartigem peripherem Fortschreiten). **E** lupus vulgaris.

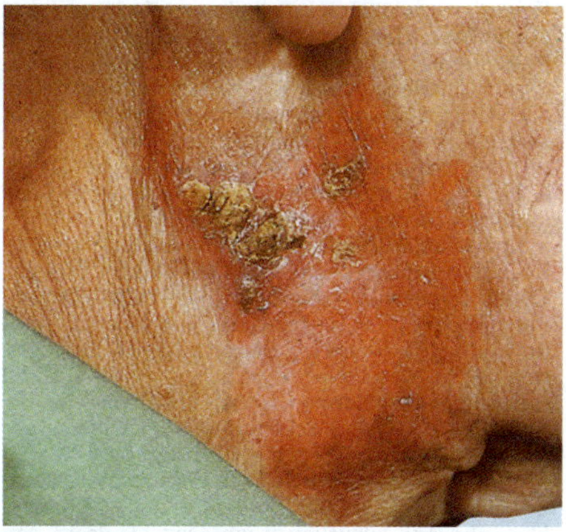

**Lupus vulgaris.** [178]

**Lupus|anti|koagulans:** bei ca. 25–30 % der Patienten mit Lupus erythematodes visceralis auftretende Antikörper oder Faktoren, die gegen die Phospholipidkomponente des Prothrombin-Aktivator-Komplexes gerichtet sind. In vitro resultiert eine verlängerte PTT, in vivo Neigung zu arteriellen u. venösen Thrombosen, Lungenembolien u. rezidivierenden Aborten. **E** lupus anticoagulant.

**Lupus|endo|karditis:** ▸Endokarditis Libman-Sacks. **E** lupus endocarditis.

**Lupus|fleck:** Grundeffloreszenz des Lupus vulgaris; scharf begrenzter, rötl. Fleck aus dicht aggregierten ▸Lupusknötchen; bricht auf Sondendruck ein (»Sonden-«, »Mandrinphänomen«).

**Lupus|knötchen:** Primäreffloreszenz des Lupus vulgaris als rundl., bis erbsgroßes, erhabenes oder in Hautniveau liegendes, rötlich gelbes bis bräunliches, weiches Knötchen mit glatter oder schuppender bzw. erosiver bis ulzerokrustöser Oberfläche; *histol* Epitheloidzellgranulom mit Langhans-Riesenzellen u. Lymphozytenwall. **E** lupoma, apple jelly nodule.

**Lupus|krebs:** mit 10-jähriger u. längerer Latenz auf dem Boden eines Lupus vulgaris auftretendes Spinaliom, seltener Basaliom, Melanom oder Sarkom.

**Lupus|lunge:** flüchtige Infiltrationen (miliar bis retikulär), Plattenatelektasen u. atypische interstitielle Pneumonien als mögliche Lungenaffektion bei Lupus erythematodes visceralis; später Lungenfibrose mit restriktiver Ventilationsstörung.

**Lupus|myo|pathie:** Myasthenie u. Myalgien infolge (Poly-)Myositis beim Lupus erythematodes visceralis.

**Lupus|nephritis, -nephro|pathie:** ▸Glomerulonephritis vom Immunkomplextyp bei Lupus erythematodes visceralis. E lupus nephritis.

**Lurz-Lumbalschnitt:** »muskelschonender« schrägdorsaler Flankenschnitt (vom Kostovertebralwinkel an der 12. Rippe bis zum vorderen Beckenkammdrittel) zur Freilegung der Niere. E Lurz's lumbotomy.

**Luschka** (Hubert v. L., 1820–1875, Anatom, Tübingen). – **L.-Foramen:** ▸Apertura lateralis ventriculi quarti. E foramen of Luschka. – **L.-v.-Pfaundler-Lippenpolster:** beim jungen Säugling dem Abschluss beim Saugen dienender, deutlich vom Lippenrot abgesetzter Querwulst der Lippen. – **L.-Tonsille:** ▸Tonsilla pharyngea. E L.'s tonsilla.

**Lust-Phänomen** (Franz L., geb. 1880, Kinderarzt, Heidelberg, Karlsruhe): ▸Fibularisphänomen. E Lust's phenomenon.

**Lu-System:** ▸Lutheran-Blutgruppe.

**Luteal|insuffizienz,** Gelbkörperinsuffizienz: *Gynäkologie* endokrine Störung des ▸Menstruationszyklus mit verkürzter ▸Lutealphase (bei evtl. normalem Eisprung); mögliche Ursache einer Sterilität. – Nachweis durch Messung der Basaltemperatur bzw. der Progesteronspiegel. E luteal phase defect.

**Luteal|phase,** Gelbkörperphase: *Gynäkologie* die vom Progesteron beherrschte 2. Phase (= Sekretions-, Transformationsphase) des Menstruationszyklus nach der Ovulation (ab LH-Peak), die – außer bei Konzeption – ziemlich konstant nach 14 (± 2) Tagen mit der nächsten Zyklusblutung endet (bei Dauer < 10 Tg. als »Lutealinsuffizienz«). E luteal phase.

**Lutein:** *Biochemie* ▸Xanthophyll. E lutein.

**Luteinisation,** Luteinisierung: Umwandlung der Granulosa- u. Thekazellen des Graaf-Follikels nach der Ovulation zu sog. Luteinzellen, die – relativ groß u. lipoidreich (Lutein) – den Gelbkörper (Corpus luteum) aufbauen u. das Progesteron bilden. E luteinization.

**luteinisierendes Hormon,** Abk. LH: hypophysäres ▸Gonadotropin (dort Schema), das bei ♀ in Zusammenwirkung mit FSH zur Follikelreifung u. Auslösung der ▸Ovulation führt. Die Konzentrationswerte des LH im Blut sind um den 14. Tag des ▸Genitalzyklus (dort Abb.) deutlich erhöht (sog. LH-Peak). Anschließend erfolgt die ▸Luteinisation. Bei ♂ stimuliert LH die ▸Hodenzwischenzellen u. reguliert die Androgenbiosynthese des Hodens. Gesteuert wird die Abgabe von LH aus den vorderen u. mittleren Anteilen des Hypophysenvorderlappens durch LH releasing hormone (LHRH) aus dem Hypothalamus (s. a. ▸gonadotropin releasing hormone). Die LH-Bestimmung erfolgt meist mit immunometrischen Methoden. Ein selektiver LH-Mangel beim ♂ infolge unzureichender Produktion führt zum ▸Pasqualini-Syndrom, beim Syndrom des inaktiven LH führt eine Mutation im LH-Gen zur Produktion biologisch inaktiven LHs. Klin. werden die betroffenen Männer als »fertile Eunuchen« bezeichnet (Aufrechterhaltung der Spermatogenese, verminderte Ausbildung sekundärer Geschlechtsmerkmale). E luteinizing hormone, Abk. LH, interstitial cell-stimulating hormone, Abk. ICSH.

**Luteinisierung:** ▸Luteinisation. E luteinizing.

**Luteinisierungs|hormon:** ▸luteinisierendes Hormon. E luteinizing hormone.

**Lutein|phase:** ▸Lutealphase. E luteal phase.

**Lutein|zellen:** s. u. ▸Luteinisation. E luteal cells.

**Lutein|zyste:** von Luteinzellen ausgekleidete Ovarialzyste; spontan (meist bds.) als Folge einer Flüssigkeitsansammlung in nicht gesprungenen Follikeln mit luteinisierten Theka- oder Granulosazellen oder aber nach zentraler Verflüssigung eines normalen Gelbkörpers; häufig u. extrem groß bei Blasenmole, Chorionepitheliom, nach hoher u. zu langer Gonadotropin-Medikation. ***Klinik:*** Amenorrhö. E lutein cyst.

**Lutembacher-Syndrom** (René L., 1884–1968, Kardiologe, Paris): (1916) Vorhofseptumdefekt (Sekundum-Typ) als angeborener ▸Herzfehler (dort Schema) u. Mitralstenose. Operative Korrektur möglich. E Lutembacher's syndrome.

**Luteo|lyse:** die vermutlich durch Prostaglandine hervorgerufene Beendigung der Lutealphase im Menstruationszyklus mit Eitod bzw. – bei Frühschwangerschaft – mit Untergang des Corpus luteum graviditatis u. Frühabort. E luteolysis.

**Luteoma gravidarum:** seltener, gutartiger, während einer Schwangerschaft auftretender Ovarialtumor aus Theka- u. Granulosazellen. E pregnancy luteoma.

**luteo|mammo|tropes Hormon,** Abk. LMTH: ▸luteotropes Hormon. E luteomammotropic hormone.

**luteo|tropes Hormon,** Luteo(mammo)tropin, Abk. LTH, Abk. LMTH: ein ▸Gonadotropin, das bei Nagetieren auf Corpus luteum u. Brustdrüse wirkt; beim Menschen bisher nicht sicher nachgewiesen. S. a. ▸Prolactin. E luteotropic hormone, luteotropin.

**luteus** *(latein.):* **1)** (gold-)gelb. **2)** lehmig, kotig.

**Lutheran-Blutgruppe:** *Serologie* (S. T. Callender u. R. R. Race 1946) vom AB0-, MN-, Rh-, P- u. Kell-System unabhängige erbliche Blutkörpercheneigenschaft; Gen-Häufigkeiten: Lu(a+) ca. 7,4 %, Lu(b+) ca. 99,8 %; selten Lu(a–b–). Isoantikörper gegen $Lu^a$ haben ein Reaktionsoptimum bei 12–18 °C u. gelten daher bei Blutübertragungen (Körpertemperatur) als harmlos; das seltene Anti-$Lu^b$ kann zu hämolytischen Transfusionsreaktionen führen; die Beschaffung $Lu^b$-negativer Blutkonserven ist besonders schwierig (Häufigkeit: ca. 0,15 %). E Lutheran blood group.

**Lutiliberin:** seltener Ausdruck für ▸gonadotropin releasing hormone.

**Lutropin:** internationaler Freiname für ▸luteinisierendes Hormon. E lutropin. – **L. alfa:** rekombinantes, humanes luteinisierendes Hormon in der Glykoform α.

**Lutsch|deformierung:** *Zahnmedizin* Verformung von Zahnbogen u./oder Alveolarfortsatz durch Lutschen (Daumen, Schnuller, Bettzipfel etc.) über das 3. Lj. hinaus. Führt zu lutschoffenem Biss (Frontzähne erreichen in vertikaler Richtung nicht die Kauebene; bei rechtzeit. Abgewöhnung selbstheilend) oder gar zur Lutschprotrusion (Zähne weichen labialwärts aus).

**Lutsch|reflex:** *Pädiatrie* ▸Saugreflex. E sucking reflex.

**Lutz-Jeanselme-Syndrom:** derbe, schmerzlose Knoten über Gelenken u./oder Röhrenknochen (allergische Reaktion bei Syphilis oder Frambösie).

**Lux,** Abk. lx: *Optik* SI-Einheit der Beleuchtungsstärke (B.); 1 lx ist die B. einer Fläche von 1 $m^2$, auf die senkrecht u. gleichmäßig der Lichtstrom 1 lm fällt; $10^4$ lx = 1 Phot. E meter-candle, lux.

**luxans** *(latein.):* zur ▸Luxation führend, luxierend.

**Luxatio(n),** Verrenkung: **1)** *Orthopädie* Verschiebung zweier gelenkbildender Knochenenden aus ihrer funktionsgerechten Stellung; entweder als unvollkommene L. (▸Subluxation; Gelenkflächen stehen sich noch teilweise gegenüber; Kapselüberdehnung, Bänderzerrung) oder als vollkommene L., mit Kapsel-, Bänder-, seltener auch Muskel- u. Gefäß(ein)riss, schmerzhafter Gelenkschwellung, teilweise oder völlig aufgehobener Beweglichkeit, federnd-fixierter abnormer Stellung, evtl. ▸Luxationslähmung. – Nach Entstehungsmechanismus unterschieden als **angeborene L.** (= konnatale L.; i. e. S. die angeborene ▸Hüftluxation), **habituelle L.** (Bereitschaft zur L. bereits bei geringster Inanspruchnahme, v. a. bei vorbestehender Kapselausweitung bzw. -läsion), **paralytische L.** (infolge Lähmung der zugehörigen Muskeln;

bei partieller Lähmung als Antagonisteneffekt, bei totaler infolge Kapseldilatation u. »Gliedschwere«), sog. **pathologische L.** (bei vorbestehender Kapselüberdehnung durch Erguss etc. = Distensions-L.; bei Veränderung oder Zerstörung von Gelenkstrukturen = Destruktions-L.) u. – v.a. – die **traumatische L.** (durch direkte oder indir. Gewalteinwirkung). – Benennung stets nach dem distalen Knochen bzw. nach dem Gelenk oder aber nach der Ursache, dem Mechanismus etc. **2)** *Pathologie, Chirurgie* angeborene, erworbene oder operative Verlagerung eines Organs in eine – meist funktionseinschränkende – Lage (z.B. die ▸Linsenluxation). **E** luxatio(n), dislocation (congenital; habitual; paralytic; pathologic; traumatic). – **L. acromio|clavicularis:** L. des Schlüsselbeines (bzw. des Schulterblattes) in der Articulatio acromioclavicularis; z.B. als L. supraacromialis (mit Verlagerung des Schlüsselbeinendes nach oben gegen das verdrängte Akromion), L. infraacromialis (nach unten), L. supraspinata (nach hinten). – **L. ante|brachii:** L. beider Unterarmknochen im Ellbogengelenk. – **L. atlantoaxialis:** L. im Atlantoaxialgelenk infolge Hyperextension oder -flexion, z.B. als Peitschenschlagtrauma; mit Zerreißung des Ligamentum transversum; Gefahr der Rückenmarkquetschung. – **L. axillaris:** ▸Schultergelenkluxation nach unten. – **L. centralis:** traumatische oder pathologische L. mit Eindringen des einen Gelenkendes in das andere, z.B. des Femurkopfes durch den Pfannenboden bzw. die Knorpelfugen in das Beckeninnere (zentrale ▸Hüftluxation) oder des Kieferköpfchens in die mittl. Schädelgrube. – **L. coraco|idea:** ▸Schultergelenkluxation mit Verlagerung des Humeruskopfes nach vorn in die Fossa subscapularis unter den Processus coracoideus (Schulterhöhe »Epaulette«-artig vorspringend). – **L. coxae:** ▸Hüftluxation. – **L. cubiti:** ▸Ellbogenluxation; s.a. ▸Luxatio antebrachii, ▸Luxatio radii, ▸Monteggia-Fraktur. – **L. genus:** ▸Kniegelenkluxation. – **L. humeri:** ▸Schultergelenkluxation. – **L. ili(a)ca:** häufigste ▸Hüftluxation nach hinten; Femurkopf über den oberen-hinteren Azetabulumrand auf das Darmbein verlagert; Bein scheinbar verkürzt, einwärts gedreht, gering gebeugt, adduziert. – **L. infra|acromialis:** s.u. ▸Luxatio acromioclavicularis. – **L. infra|cotylo|idea:** seltene ▸Hüftluxation mit Femurkopfverlagerung unter das Tuber ossis ischii; Bein gebeugt, leicht abduziert, außenrotiert. – **L. infragleno|idalis:** ▸Schultergelenkluxation mit Humeruskopfverlagerung unterhalb der Pfanne. – **L. infrapubica:** ▸Hüftluxation mit Femurkopfverlagerung unter den Schambeinast; Bein außenrotiert, abduziert, gebeugt. – **L. infra|spinata:** ▸Schultergelenkluxation mit Humeruskopfverlagerung in die Fossa infraspinata; meist durch Fall auf vorgestreckten Ellbogen. – **L. ischiadica:** ▸Hüftluxation mit Femurkopfverlagerung auf das obere Sitzbein, unter die Obturatorius-internus-Sehne an die Außenseite des Tuber ossis ischii. – **L. manus:** s.u. ▸Handwurzelverrenkung, L. radiocarpea, ▸Lunatumluxation; L. m. congenita: ▸Klumphand. – **L. obturatoria:** ▸Hüftluxation mit Femurkopfverlagerung auf die Membrana obturatoria unter die Mm. pectineus, M. obturator externus u. Adduktoren; Kopf rektal tastbar, Bein außenrotiert, abduziert, gestreckt. – **L. patellae,** Kniescheibenverrenkung: ▸Patellaluxation. – **L. pedis:** ▸Fußluxation. – **L. perinealis:** ▸Hüftluxation mit Femurkopfverlagerung an den aufsteigenden Sitzbeinast, evtl. hinter den Hodensack = L. scrotalis; Bein abduziert, gebeugt; evtl. Harnverhaltung. – **L. pollicis:** Daumenverrenkung im Grundgelenk nach dorsal, seltener nach volar oder seitlich; bajonettförmig vorspringende Grundphalanx, Sesambeine dorsal auf Metakarpale I, bei inkompletter Form an dessen Rand; Reposition durch Vorschieben der Grundphalanx bei gleichzeitiger langsamer Beugung des zuvor hyperextendierten Daumens. – **L. pr(a)e|gleno|idalis:** ▸Schultergelenkluxation mit Humeruskopfverlagerung nach vorn. – **L. pubica:** ▸Hüftluxation nach vorn mit Femurkopfverlagerung vor das Schambein durch traumat. Extension, Auswärtsrotation u. Abduktion des gebeugten Beines. – **L. radii:** ▸Ellbogenluxation mit Verlagerung nur des Radiusköpfchens nach vorn oder außen-vorn vor bzw. neben das Humerusköpfchen oder nach hinten neben das Olekranon, meist bei Fraktur von Processus coronoideus oder Humeruskondylen; v.a. bei Kindern nach ruckart. Zug am gestreckten Arm; oft bei Monteggia-Fraktur. – **L. radio|carpea:** dorsale oder volare ▸Handwurzelverrenkung in der proximalen Gelenklinie; erhebliche Schwellung, steil-stufenförmige Deformierung, Verkürzung der Distanz Mittelfingerspitze bis Olekranon. – **L. retro|gleno|idalis:** seltene ▸Schultergelenkluxation mit Humeruskopfverlagerung hinter die Gelenkpfanne. – **L. scrotalis:** s.u. ▸Luxatio perinealis. – **L. sub|clavicularis:** ▸Schultergelenkluxation mit Humeruskopfverlagerung – nach Kapselzerreißung – unter das akromiale Klavikulaende. – **L. sub|coraco|idea:** ▸Luxatio coracoidea (humeri). – **L. subspinosa:** ▸Hüftluxation mit Femurkopfverlagerung nach vorn-außen unter die Spina iliaca inferior. – **L. supraacromialis:** s.u. ▸Luxatio acromioclavicularis. – **L. supra|cotylo|idea:** Hüftluxation mit Femurkopfverlagerung an die Spina iliaca inferior; Bein gestreckt, adduziert, außenrotiert, verkürzt. – **L. supra|pubica:** ▸Hüftluxation mit Femurkopfverlagerung nach vorn-oben über das Schambein; Bein außenrotiert, abduziert, gestreckt. – **L. supra|spinata:** s.u. ▸Luxatio acromioclavicularis. – **L. tali:** s.u. ▸Fußluxation. – **L. tibiae:** s.u. ▸Kniegelenkluxation. – **L. verticalis:** ▸Patellaluxation mit Kniescheibendrehung um 90° in der Längsachse, mit seitl. Kante zwischen Femurkondylen, Gelenkfläche nach innen oder außen = L. interna bzw. externa.

**Luxations|bandage:** *Orthopädie* ▸Hüftbandage.

**Luxations|becken:** durch angeborene oder traumat. ▸Hüftluxation (oder Symphysenruptur oder Iliosakral-Luxation) deformiertes knöchernes Becken; z.B. schräg-verengtes B. bei einseitiger angeborener Hüftluxation. **E** coxalgic pelvis.

**Luxations|fraktur:** Knochenfraktur mit gleichzeit. Verrenkung des Fragments oder eines benachbarten – nicht frakturierten – Knochens; z.B. als ▸Monteggia-Fraktur, als transnavikulolunäre oder interkarpale L. **E** dislocation fracture.

**Luxations|hinken:** Hinken bei ein- oder beidseitiger Hüftluxation infolge Beinverkürzung, Insuffizienz der Glutealmuskulatur (▸Trendelenburg-Zeichen), Bewegungseinschränkung u./oder Schmerzen.

**Luxations|hüfte:** angeborene ▸Hüftluxation. **E** dislocated hip joint.

**Luxations|lähmung:** Parese bei Luxation durch Nervenkompression oder Überdehnung. **E** dislocation-induced nerve paralysis.

**Luxations-Perthes:** *Orthopädie* ▸Früh-Perthes.

**luxieren: 1)** *Orthopädie* verrenken (▸Luxation). **2)** *Chirurgie* auslösen u. »heraushebeln« eines bewegl. Organs aus seiner ursprüngl. Lage.

**Lux|sekunde,** Abk. lxs: *Optik* Produkt aus Beleuchtungsstärke u. Zeit als Einheit der Belichtung.

**luxurians, luxurierend:** *Pathologie* sich übermäßig entwickelnd, wuchernd. **E** luxuriant.

**Luys-Körper** (Jules-Bernard L., 1828–1898, Neurologe, Paris): ▸Nucleus subthalamicus. **E** Luys' body.

**luzid, lucidus:** hell, leuchtend. I.w.S. bei klarem Bewusstsein. **E** lucid.

**Luzifer...:** s.u. ▸Lucifer...

**LV:** Abk. für **l**inker **V**entrikel.

**LVA:** Abk. für **L**andes**v**ersicherungs**a**nstalt.

**LVAD:** *Kardiologie* s.u. ▸LHAD.

**L-Variante:** *Bakteriologie* ▸L-Form. **E** L-type.

**LVAT:** Abk. für **l**inks**v**entrikulärer **A**usfluss**t**rakt.

**LVEF:** Abk. für **l**inks**v**entrikuläre ▸**E**jektions**f**raktion.

**LVESD:** Abk. für **l**inks**v**entrikulärer **e**nd**s**ystolischer **D**urchmesser.

**LVH:** *Kardiologie* Abk. für **l**inks**v**entrikuläre **H**ypertrophie (▸Linksherzhypertrophie).

L

**LW,** Abk. für Lendenwirbel: s.a. ▶Vertebrae.

**LWAR:** Abk. für langfristig wirksame ▶Antirheumatica.

**LWK:** Abk. für Lendenwirbelkörper.

**Lwoff-Effekt** (ANDRÉ L., 1902–1994, Serologe, Paris; 1965 Nobelpreis für Medizin): UV-Aktivierung vorhandener Prophagen u. damit Zerstörung u. Auflösung der lysogenen Bakterienzelle. E Lwoff's effect.

**LWS:** Abk. für ▶Lendenwirbelsäule.

**LWS-Syndrom** *(engl.)*, low back pain: von der Lendenwirbelsäule ausgehende oder den Lendenwirbelsäulenbereich betreffende Beschwerden aufgrund degenerativer Wirbelsäulenveränderungen oder statisch-muskulär bedingter Störungen.

**lx:** *Optik* Abk. für ▶Lux. – **lx·s:** Abk. für ▶Luxsekunde.

**Lyase:** Oberbegriff für alle die Spaltung von Molekülen katalysierenden Enzyme: Katalasen, (De-)Carboxylasen, Aldolase etc. E lyase.

**Lycopin:** *Biochemie* s.u. ▶Lykopinämie. E lycopene.

**Lycopodi herba,** Wolfstrappkraut, Lycopodus virginicus: Heilpflanzenbestandteil; nachweislich wirksam bei leichten Formen der Hyperthyreose u. Mastodynie. ***Kontraind.:*** Hypothyreose u. Struma.

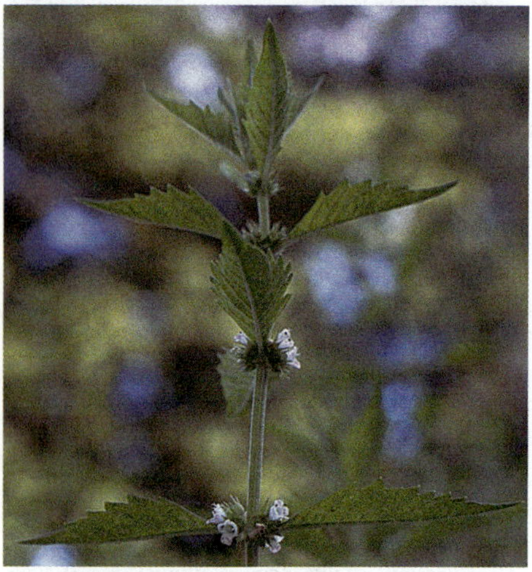

**Lycopodi herba:** Ufer-Wolfstrapp. [482]

**Lyell-Syndrom** (ALAN L., Dermatologe, Aberdeen): (1956) ▶Epidermolysis acuta toxica. E Lyell's syndrome.

**Lykopin|ämie-Syndrom:** nach übermäßiger Aufnahme von Lycopin (roter Farbstoff; Carotin-Isomer, v.a. in Tomaten) auftretende chron. Gelbsucht (orangefarben) mit speicherungsbedingter Lebervergrößerung, aber normalen Gallenfarbstoffwerten u. Funktionsproben. E lycopenemia.

**Lyle-Syndrom:** (1947) Variante des Aquäduktsyndroms (bei Läsion im Okulomotorius-Kernbereich); mit doppelseit. Okulomotoriuslähmung, paralyt. Mydriasis, evtl. Miosis u. Konvergenzspasmus. E Lyle's aqueductal syndrome.

**Lyme-Krankheit, L.-Borreliose:** durch Zeckenbiss der Gattung Ixodidae übertragbare, endemische, meist im Sommer u. Herbst auftretende, vielgestaltige, in Stadien verlaufende chronische Erkrankung. 1976 erstmals in der Ortschaft Lyme (USA) beschrieben. ***Ätiol.:*** Erreger ▶Borrelia burgdorferi, übertragen v.a. von Zecken (aber auch von anderen Insekten). Inkubationszeit einige Tage bis Wochen. ***Klinik:*** Einteilung in drei Stadien aufgrund klinischer Symptome: im **Frühstadium** (Stadium 1) von der Bissstelle sich ausbreitendes Initialerythem (▶Erythema chronicum migr.), Lymphknotenschwellungen (Lymphadenosis cutis benigna), unspezifisch begleitet von grippaler Abgeschlagenheit, Müdigkeit, Kopfschmerzen, ferner multiple, rezidivierende Ringerytheme, bevorzugt bei Amerikanischer Zeckenborreliose. Im **Spätstadium** (Stadium 2) einige Wochen bis Monate nach dem z.T. unbemerkten Zeckenbiss schubweise Arthritiden mit Arthralgien u. Skelettschmerzen v.a. der großen Gelenke, Meningopolyneuritis (GARIN-BUJADOUX-BANNWARTH-Syndrom) mit Fazialisparese u. radikulären Schmerzen im Stichdermatom, ferner kardiale Symptome infolge Myoperikarditis, v.a. Überleitungsstörungen (Zeckenkarditis), bei der Europäischen Lyme-Borreliose häufiger neurologische Symptome, bei der Amerikanischen Lyme-Borreliose mehr Arthritiden u. Karditiden. Dauer im Mittel 6–9 Monate. Alle Manifestationen können isoliert, gemeinsam oder in wechselnder Reihenfolge auftreten. Fehlen von Symptomen: stille Feiung (etwa 10 % Gesunde der Bevölkerung mit Antikörpern gegen Borrelia burgdorferi). **Chronisches Stadium** (Stadium 3) Monate bis Jahre nach Zeckenbiss ▶Akrodermatitis chronica atrophicans (maligne Entartung möglich: Spinaliom), ferner zirkumskripte ▶Sklerodermie; progrediente ankylosierende Arthritis, Encephalomyelitis chronica progressiva (ähnlich einer multiplen Sklerose). ***Diagn.:*** Erregernachweis im Liquor, Punktat, Bioptat, Blut (Dunkelfeld; Giemsa, Immunhistologie); serologisch: Immunfluoreszenztest, ELISA. ***Ther.:*** je nach Stadium lang anhaltende, ausreichend dosierte Antibiotikatherapie (Doxycyclin, Erythromycin, Cephalosporine); unzureichende Behandlung des 1. Stadiums birgt Gefahr des Übergangs in chron. Stadien. E Lyme disease.

**Lympha:** ▶Lymphe. E lymph(a).

**lymphaceus:** ▶lymphatisch.

**Lymph|aden|ektomie,** Lymphknotendissektion: die operative Entfernung von Lymphknoten (z.B. als retroperitoneale, transperitoneale, pelvine oder inguinale L.) zur histologischen Diagnostik bei Verdacht auf lymphogene Metastasierung eines Tumors u. zur Stadienfestlegung, aber auch als kurative Maßnahme im Rahmen der operativen Resektion eines malignen Tumors; s.a. ▶Halsdissektion, ▶Staging. E lymphadenectomy.

**Lymph|adenia:** histor. Begriff für Pseudoleukämie, Lymphogranulomatose, Plasmozytom (»L. ossea«).

**Lymph|adenitis:** entzündliche Lymphknotenschwellung; meist reaktiv bei spezifischem oder unspezif. Prozess im Abflussgebiet u. in zuführenden Lymphgefäßen (▶Lymphangitis); akut (serös bis eitrig) mit Rötung, Schwellung, Druckschmerz, evtl. Fluktuation (Gefahr von ▶Perilymphadenitis, ▶Phlegmone); oder chronisch (mit Hyperplasie, fibröser Induration). E lymphadenitis. – **L. colli tuberculosa:** ▶Halslymphknotentuberkulose. – **L., derm(at)o|pathische:** ▶PAUTRIER-WORINGER-Syndrom. – **L. granulomatosa venerea Hval:** ▶Lymphopathia venerea. – **L. gummosa:** L. bei tertiärer Syphilis; mit harter, höckriger, später geschwüriger Geschwulst; evtl. Ruptur anliegender Blutgefäße. – **L. mesenterialis acuta:** die »MASSHOFF-L.« durch Yersinia pseudotuberculosis; ▶Yersiniose. E mesenteric adenitis. – **L. tuberculosa:** ▶Lymphknotentuberkulose. – **L., zerviko|nuchale:** ▶PIRINGER-KUCHINKA-Syndrom.

**Lymph|adeno|gramm:** *Röntgenologie* Darstellung der Lymphknoten bei der ▶Lymphographie. E lymphadenogram.

**lymph|adenoid:** *Histologie* von lymphknotenähnl. Gewebszusammensetzung (z.B. Milz, Tonsillen). E lymphadenoid.

**Lymph|adenom(a):** tumorartige Hyperplasie lymphatischen Gewebes; s.a. ▶Lymphom. E lymphadenoma.

**Lymph|adeno|pathie:** Erkrankung der Lymphknoten (▶Lymphadenose, ▶Lymphadenitis). E lymphadenopathy. – **L., angio|immuno|blastische:** ▶Lymphogranulomatosis X. E angioimmunoblastic l.

**Lymphadenopathie-assoziiertes Virus,** Abk. LAV: (MONTAGNIER) ▶HIV. E lymphadenopathy-associated virus.

**Lymph|adeno|pathie-Syndrom,** Abk. LAS: s.u. ▸AIDS. **E** lymphadenopathy (syndrome).
**Lymph|adenose,** Lymphadenosis: **1)** eine (chron.) Lymphknotenschwellung, s.a. ▸Lymphom. **E** lymphadenosis. **2) chronische L.:** ▸Leukämie, chronische lymphatische. – **L. cutis benigna:** das ▸BÄFVERSTEDT-Syndrom.
**Lymph|aneurysma:** ▸Lymphozele, umschriebene ▸Lymphangiektasie.
**Lymph|angi|ektasie:** sack-, spindel- oder schlauchförmige Lymphgefäßausweitung; erworben (stauungsbedingt) z.B. bei Lymphknotenmetastasen; angeboren z.B. beim ▸NONNE-MILROY-MEIGE-Syndrom oder als **intestinale L.** mit exsudativer ▸Gastroenteropathie, Hypalbuminämie, Ödemen u. Lymphozytopenie. **E** lymphangiectasis; -ectasia.
**Lymph|angi|ektomie:** die Resektion bzw. Exstirpation von Lymphgefäßen; z.B. als totale, superfizielle (bei Elephantiasis) durch Entfernen der Unterhautgewebe. **E** lymphangiectomy.
**Lymph|angi|itis:** ▸Lymphangitis.
**Lymph(angi)o|endo|theliom(a):** Endotheliom der Lymphgefäße mit Lymphangiom-Komponente. **E** lymphangioendothelioma.
**Lymph|angio|graphie:** *Röntgenologie* ▸Lymphographie. **E** lymphangiography.
**Lymph|angio|leio|myomatose:** ▸Lymphangiomyomatosis. **E** lymphangioleiomyomatosis.
**Lymph|angiom(a):** meist angeborener, gutartiger Lymphgefäßtumor; v.a. in Haut, Schleimhaut, Weichteilen, selten in inneren Organen. **E** lymphangioma. – **L. capillare:** Form des L. simplex mit netzartig verbundenen Lymphkapillaren. – **L. cavernosum:** L. aus weitgestellten, z.T. wandhypertrophen Lymphgefäßen: endothelausgekleidete, gekammerte Hohlräume mit zellarmer Lymphe; in den Septen evtl. glatte Muskulatur u. lymphat. Gewebe. Lokalisation v.a. an Hals, Lippe u. Zunge (Makrocheilie bzw. -glossie), Gliedmaßen (Elephantiasis), im Mesenterium (Chylangiom), im Bereich fetaler Spalten. **E** cavernous l. – **L. circumscriptum cysticum:** von Geburt an froschlaichartige Pseudobläschen an der Haut. – **L. cysticum:** ein- oder mehrkammerige Zyste mit klar-serösem oder milchigem Inhalt (Cholesterin u. Detritus). **E** cystic l. – **L. c. colli:** ▸Hygroma cysticum colli. – **L. simplex:** L. aus kapillären u. größeren Lymphgefäßen mit netzartiger Struktur; v.a. in Haut u. Unterhaut, an Gesicht u. Hals.
**Lymph|angio|myomatosis(-Syndrom):** nur bei ♀ vorkommende multiple, systematisierte, myomatöse Wucherungen der – v.a. intrathorakalen – Lymphgefäße u. -knoten (eine gynäkotrope Hamartose); Lymphknoten u. Lunge sind immer befallen. ***Klinik:*** Dyspnoe, Thoraxschmerz, Chylo- u. Pneumothorax, atypische lipöse Pneumonie, Gliedmaßen-Lymphödem. **E** lymphangiomyomatosis.
**Lymph|angio|pathie:** Erkrankung der Lymphgefäße, angeboren (als Aplasie, Atresie, Ektasie, Hypo-, Hyperplasie) oder erworben (als Lymphangitis, Lymphangiosis oder als posttraumatische L. nach flächenhafter Verbrennung u. Infektion, mit Spasmen u. Lymphödem). **E** lymphangiopathy. – **L., obliterierende:** auf Verschlüssen präfaszialer Lymphgefäße beruhende, proximal fortschreitende, zunächst reversible, später permanente Hautverdickung (»Apfelsinenhaut«) eines, evtl. auch beider Beine.
**Lymph|angio|plastik:** heute nicht mehr gebräuchliche op. Drainage gestauter Lymphgefäße (v.a. bei Elephantiasis), z.B. ▸Fadendrainage nach HANDLEY, Verbindung zwischen oberflächlichen u. tiefen Lymphgefäßen durch breite Exzision der Muskelfaszie nach LANZ. **E** lymphangioplasty.
**Lymph|angio|sarkom:** seltenes, aus dem Lymphgefäßendothel hervorgehendes Sarkom, z.B. an Zunge u. Mundboden; mit soliden, anaplastischen Spindelzellen u. lymphbahnähnl. Formationen. **E** lymphangiosarcoma.
**Lymph|angiosis carcinomatosa:** Ausbreitung bösartiger Tumoren in den Lymphwegen unter Bildung eines Maschenwerks.
**Lymph|angio|tomie:** op. Eröffnung eines größeren Lymphgefäßes, z.B. bei Lymphographie zur Kathetereinführung. **E** lymphangiotomy.
**Lymph|angitis:** Lymphgefäßentzündung nach Eindringen von Erregern in die Lymphkapillaren; im Bereich der Haut sichtbar als Schwellung u. streifenförmige Rötung. Als akute L. z.B. von infizierten Wunden ausgehend (**L. simplex** mit zellulärer Wandinfiltration; L. purulenta mit Ansammlung eitriger Massen, perlschnurartiger Verdickung, evtl. Abszessbildung); als chronische L. mit Endothelwucherung, die zur Verdickung der Wand u. schließlich zum Verschluss führt (**L. fibrosa obliterans**). – S.a. ▸Filarienlymphangitis. **E** lymphangitis.
**Lymph|askos:** intraperitoneale Lymphansammlung nach Riss eines gestauten Astes des Ductus thoracicus bzw. durch Diapedese (d.h. als Aszites bei Pfortaderstauung).
**Lymphatiko|stomie:** op. Eröffnung des Ductus thoracicus zur Lymphableitung. **E** lymphaticostomy.
**lymphatisch, lymphaticus:** die ▸Lymphe oder ein lymphat. Organ (z.B. Lymphknoten, Milz, Tonsillen) betreffend. **E** lymphatic. – **l. Apparat:** ▸Systema lymphaticum. **E** l. systema. – **l. Ödem Virchow:** ▸NONNE-MILROY-MEIGE-Syndrom. – **l. Rachenring Waldeyer:** der vom lymphoepithelialen Gewebe der Tonsillae palatinae, pharyngealis (=pharyngica) u. lingualis gebildete Gewebsring an der Schlundenge. **E** Waldeyer's ring. – **l. Reaktion:** (W. TÜRK) Auftreten einer Lymphozytose im Blut – v.a. bei Infektionskrankheiten des Kindes – statt der häufigeren myeloischen Reaktion; i.w.S. die verstärkte Teilnahme des gesamten lymphatischen Systems.
**Lymphatismus:** lymphatische ▸Diathese.
**Lymph|bahnen:** Oberbegriff für Lymphe-ableitende Gewebsspalten, Lymphkapillaren, -gefäße, -knoten u. -stämme; als Hauptlymphstamm der ▸Ductus thoracicus. **E** lymphatics.
**Lymph|drainage:** **1)** Ableitung von Lymphe (u. Lymphozyten) durch äußere Drainage des Ductus thoracicus. **2)** jede den Lymphabfluss aus dem Gewebe begünstigende Therapiemaßnahme, i.e.S. die **manuelle L.**, eine Massageform mit speziellen Druck- u. Schöpfgriffen. ***Anw.*** u.a. zur physikalischen Entstauung von Lymphödemen (z.B. in der Nachsorge bei Patientinnen mit Brustkrebsoperation) oder Ödemen anderer Genese (z.B. nach Verletzungen oder bei rheumatischen Gelenkerkrankungen). Wird i.d.R. gemeinsam mit weiteren Methoden (Bandagierungen, Hautpflege, Bewegungsübungen, entstauende Lagerung etc.) angewendet. S.a. ▸Entstauungs-, ▸Massagetherapie. **E** lymphatic drainage.
**Lymph|drüse:** ▸Nodus lymphaticus; s.a. ▸Lymphknoten... **E** lymphaden, lymph node.
**Lymphe:** **1)** Lympha: *Anatomie* die in den Lymphgefäßen enthaltene Flüssigkeit (s.a. ▸Endolymphe, ▸Perilympha); wasserklar, nur viszeral (s.a. ▸Chylus) durch Chylomikronen milchig getrübt, alkalisch, eiweißreich (etwa verdünntem Blutplasma entsprechend). Dient der Zell- u. Gewebsernährung u. dem Transport der ▸Lymphozyten von den Bildungsorten in das Blut; wird über die Lymphbahnen abgeleitet. **E** lymph. **2)** *Serologie* ▸Pockenlymphe.
**Lymph|fistel:** lymphabsondernde Fistel (▸Chylorrhö) als Folge einer Verletzung größerer Lymphgefäße (einschl. Ductus thoracicus); als **innere L.** mit Chyloperitoneum, -thorax. Folgen: Exsikkose, Hypoproteinämie, Immunschwäche, Stoffwechselstörung. **E** lymphatic fistula.
**Lymph|follikel:** ▸Folliculi lymphatici. **E** lymph follicles.
**Lymph|gefäß(e):** ▸Vas lymphaticum, s.a. ▸Lymphkapillaren, ▸Lymphbahnen, ▸Lymphangi(o)... **E** lymphatic vessels, lymphatics.

**Lymph|gefäß|aplasie, -agenesie:** auf eine oder mehrere Extremitäten beschränktes angeborenes Fehlen v.a. größerer Sammelrohre mit Lymphstauung in Haut u. Subkutis: diffuses Lymphödem, sackförmige Zysten.

**Lymph|gefäß|transplantation:** (BAUMEISTER 1980) mikrochirurgische Verpflanzung autologer Lymphgefäßabschnitte. ***Ind.:*** v.a. bei Armödemen nach Ablatio mammae, Achsellymphknotenausräumung u. Nachbestrahlung, nach Traumen u. Operationen mit lokalisierter Blockade des Lymphabstroms meist im Beckenbereich. E lymph vessel transplantation.

**Lymph|irradiatio:** ▸endolymphatische Nuclidtherapie. E endolymphatic irradiation.

**Lymph|kapillaren:** im Interstitium beginnende kleinste Lymphgefäße, mit Wand aus Endothel, dünner, lückenhafter (oft auch fehlender) Basalmembran und lockerer Gitterfaserhülle. E lymphatic capillaries.

**Lymph|knötchen:** ▸Folliculi lymphatici. E lymphatic follicles.

**Lymph|knoten,** Abk. LK: Nodus lymphaticus (Plur.: ▸Nodi lymphatici). – Als »regionale« oder »regionäre« LK die für die Aufnahme u. Filterung der Lymphe einer Körperregion zuständigen (z.B. Inguinal-LK für vordere Bauchwand, Bein, äuß. Genitale). E lymph node(s).

**Lymphknoten|abszess:** eitrige Einschmelzung von Lymphknoten bei Lymphadenitis purulenta.

**Lymphknoten|dissektion:** ▸Lymphadenektomie.

**Lymphknoten|hyperplasie, hyalinisierende, plasmazelluläre L.,** CASTLEMAN-Lymphom: eine gutartige Lymphknotenhyperplasie mit Gefäßvermehrung, Hyalinose, Kapillarendotheliose in Keimzentren, Plasmazellvermehrung. ***Klinik*** (je nach Lokalisation): Husten, Dyspnoe, Koliken etc.

**Lymphknoten|metastase:** Tochtergeschwulst eines bösartigen Tumors in Lymphknoten, die (meist) durch ▸Metastasierung über Lymphbahnen entstanden ist. Nachweisbar durch Biopsie, Lymphangiographie. E lymph node metastasis.

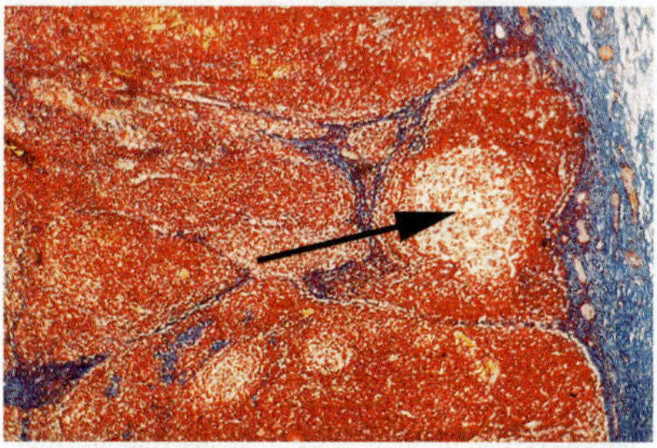

**Lymphknoten:** regionärer LK im histologischen Schnitt (Azanfärbung): Kapsel (blau), darunter Rinde mit Sekundärknötchen (helles Keimzentrum; Pfeil). [422]

**Lymphknoten|punktion:** die meist perkutane Punktion eines – regionalen – Lymphknotens zur Gewebsentnahme (durch Aspiration, mit MENGHINI-Nadel) im Rahmen der Biopsie. E lymph node puncture.

**Lymphknoten|schwellung:** Oberbegriff für Lymphknotenvergrößerungen aus unterschiedlichen Gründen (u.a. Infektionen, Malignome, immunolog. Erkrankungen). Entscheidungshilfen für das diagnostische Vorgehen zeigt das Schema. S.a. ▸Lymphom, ▸Lymphadenitis, ▸Bubo, ▸Lymphknotenmetastase.

**Lymphknoten|syndrom, muko|kutanes:** ▸KAWASAKI-Syndrom. E mucocutaneous lymph node syndrome.

**Lymphknoten|szintigraphie:** *Radiologie* ▸Lymphszintigraphie.

**Lymphknoten|tuberkulose:** tuberkulöse Lymphadenitis; obligat im Rahmen des Primärkomplexes (lym-

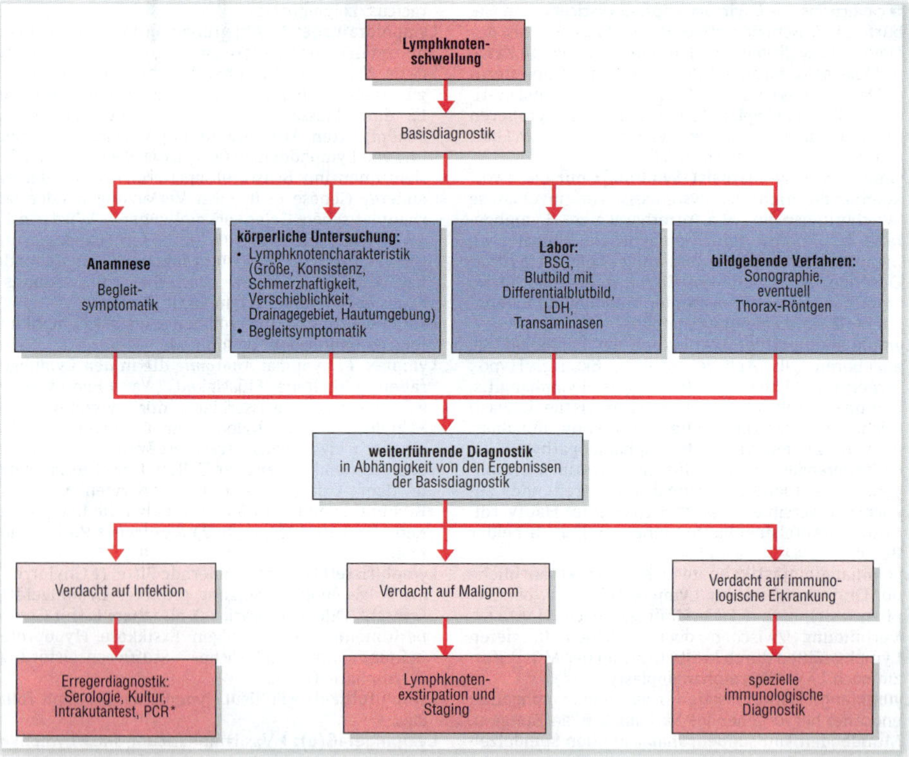


**Lymphknotenschwellung:** diagnostisches Vorgehen bei Lymphknotenschwellungen (PCR: Polymerasekettenreaktion). [89]

phogen in regionalen Knoten; meist unter Verkalkung ausheilend; bei kompletter Einschmelzung Hiluskaverne u. Perforation); als **postprimäre L.** im Allg. hämatogen, aber auch lymphogen (Symptome je nach Lokalisation). S.a. ▸Bronchial-, ▸Mesenteriallymphknotentuberkulose. E tuberculous lymphadenitis. – **L., atypische:** ▸LEITNER-Syndrom.

**Lymph|krebs:** malignes Lymphom; als ▸HODGKIN-Krankheit oder als ▸Non-HODGIN-Lymphom.

**lympho...:** Wortteil »Lymphe«, »lymphatisches Gewebe«, »Lymphsystem«, »Lymphozyt«, »lymphozytäre Reihe«.

**Lympho|blast:** großer, durch Kontakt mit einem Antigen veränderter ▸Lymphozyt (s.a. ▸Lymphozytentransformation); ⌀ 11–16 µm; heller, mittelgroßer Nucleolus; Zytoplasma relativ schmal, hell-basophil; mit erhöhter Nucleinsäuresynthese- u. Mitose-Rate; s.a. ▸Lymphoidzelle. E lymphoblast.

**Lympho|blasten|leukämie:** die akute lymphatische ▸Leukämie. E lymphoblastic leukemia.

**Lympho|blasten|sarkom:** großzelliges ▸Lymphosarkom. E lymphoblastic lymphosarcoma.

**Lympho|blastom(a): 1) L. giganto|folliculare, großfollikuläres L.:** ▸BRILL-SYMMERS-Syndrom. **2)** i.w.S. die undifferenzierten (lymphoblastischen) ▸Non-HODGKIN-Lymphome. E lymphoblastoma.

**Lympho|blastose:** anomale Vermehrung von Lymphoblasten im Blut. – **L., benigne akute:** die ▸Mononucleosis infectiosa. E lymphoblastosis.

**Lymphocyt...:** s.u. ▸Lymphozyt...

**Lymph|oedema, -ödem:** eiweißreiches, teigiges ▸Ödem infolge angeborener Störung (z.B. bei ▸Lymphgefäßaplasie u. ▸NONNE-MILROY-MEIGE-Syndrom) oder erworbenen (=sekundäres L.) Verschlusses von Lymphbahnen mit chron. Lymphstauung (Lymphostase), z.B. durch Entzündungen (▸Lymphangitis, s.a. ▸Filarienlymphangitis, ▸Lymphopathia venerea), narbige Veränderungen (z.B. nach op. Eingriffen, Strahlentherapie), Kompression durch Tumoren; s.a. ▸Elephantiasis. E lymphedema. – **L. des Armes:** ▸Armödem. – **L. des Beines:** ▸Beinödem.

**lympho|epitheliale Organe:** die aus lymphoretikulärem Gewebe in enger Verbindung mit Epithel bestehenden Tonsillen (»lymphoepithelialer Schlundring«, »lymphat. Rachenring WALDEYER«) u. der Thymus. E lymphoepithelial organs.

**Lympho|epitheliom(a),** lymphoepitheliales Karzinom: (SCHMINCKE, REGAUD) aus malignen epithelialen Zellen (zwischen denen – normal erscheinende – Lymphozyten liegen) bestehender bösartiger Tumor ▸lymphoepithelialer Organe; häufigste maligne Tumoren des Nasen-Rachen-Raums mit sehr raschem Wachstum, frühzeitiger Metastasierung, großer Strahlenempfindlichkeit. In einigen Gegenden endemisch (s.a. ▸EPSTEIN-BARR-Virus). E lymphoepithelioma.

**lympho|gen: 1)** mit lymphatischem Ursprung. **2)** auf dem Lymphwege entstanden. E lymphogenous.

**Lympho|glandula:** ▸Nodus lymphaticus.

**Lympho|gramm:** *Röntgenologie* das Kontrastbild der ▸Lymphographie. E lymphogram.

**Lympho|granulom(a):** granulomatöser Prozess lymphatischen Gewebes. E lymphogranuloma. – **L. benignum:** ▸BESNIER-BOECK-SCHAUMANN-Krankheit. E benign l. – **L. inguinale:** ▸Lymphopathia venerea. E inguinal l. – **L. mali|gnum,** Lymphogranulomatose: ▸HODGKIN-Krankheit. E malignant l. – **L.-Psittakose-Trachoma-Gruppe:** *Bakteriologie* ▸Chlamydia. E l.-psittacosis-trachoma group. – **L. venereum,** Abk. LGV: ▸Lymphopathia venerea. E venereal l.

**Lympho|granuloma|tose, -tosis: 1) L. beni|gna:** ▸BESNIER-BOECK-SCHAUMANN-Krankheit. E benign lymphogranulomatosis. **2) L. inguinalis:** ▸Lymphopathia venerea. **3) L. maligna:** ▸HODGKIN-Krankheit. **4) L. X:** angioimmunoblastisches ▸Non-HODGKIN-Lymphom der T-Zell-Reihe mit Schwellung der Lymphknoten, später von Leber u. Milz, evtl. mit Exanthemen, polyklonaler Gammopathie, Hämolyse; *histol* typische starke Vermehrung epitheloidzelliger Venolen. ***Klinik:*** Fieber, Pruritus, Gewichtsverlust. Häufigkeitsgipfel im Alter von 55–65 Jahren. Verlauf unterschiedlich.

**Lympho|graphie:** *Röntgenologie* (J. B. KINMONTH 1952) Darstellung von Lymphgefäßen (Lymphangiographie) u. -knoten (Lymphadenographie) nach Injektion eines (öligen) Kontrastmittels in ein – durch s.c. Farbstoffapplikation zuvor sichtbar gemachtes – Lymphgefäß. Evtl. kombiniert mit Durchleuchtungskontrolle des Kontrastmittel-Abflusses (Lymphoskopie). Bei Lymphödem wegen Verschlechterungsgefahr durch öliges Kontrastmittel streng kontraindiziert! S.a. ▸Lymphszintigraphie. E lymphography. – **L., heiße:** *Radiologie* ▸endolymphatische Nuclidtherapie. – **L., indirekte:** Lymphgefäßdarstellung durch s.c. Injektion wässriger Röntgenkontrastmittel zur Darstellung der terminalen Lymphstrombahn, z.B. zur ätiologischen Abklärung von ▸Lymphödemen.

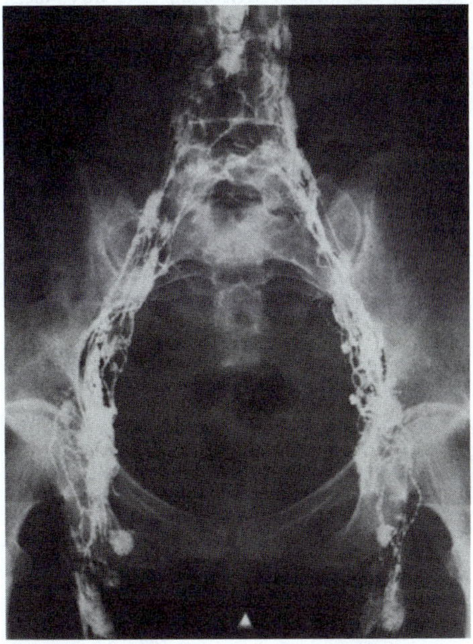

**Lymphographie:** pelvine u. aortale Lymphbahnen in a.p. Projektion. [459]

**lymphoid:** lymphartig, lymphatisch, lymphozytenähnlich. E lymphoid.

**Lymphoid|zelle:** (MCKINLEY) Sammelbegriff für morphologisch veränderte Lymphozytenformen, die bei verschiedenen Krankheiten (z.B. bei atyp. Lymphadenose, kleinzell. Retikulose, infektiöser Mononukleose, Listeriose, Zytomegalie, Virosen) vermehrt vorkommen; bezeichnet als atypischer Lymphozyt, Drüsenfieberzelle, TÜRK-Reizform, Virozyt, lymphozytoide Zelle etc. E lymphoidocyte.

**Lympho|kine:** zu den ▸Zytokinen gehörende Stoffe, die v.a. von T-Lymphozyten nach Kontakt mit ihrem Antigen freigesetzt werden u. die zellvermittelten ▸Immunreaktionen wesentlich beeinflussen, v.a. durch Aktivierung unspezifischer Zellen (Mono-, Granulo-, nicht sensibilisierte Lymphozyten); z.B. Interleukine, Interferone, Chemokine, koloniestimulierende Faktoren (CSF), Lymphotoxine. E lymphokines.

**Lymphom(a): 1)** Lymphknotenschwellung (z.B. als ▸Bubo, ▸Lymphknotentuberkulose, ferner bei ▸Mononucleosis infectiosa, ▸Lymphopathia venerea etc.). E lymphadenoma. **2) benignes L.:** das ▸BÄFVERSTEDT-Syndrom. **3) malignes L.:** Oberbegriff für ▸HODGKIN-Krankheit u. ▸Non-HODGKIN-Lymphome. E malignant lymphoma.

**Lympho|matọse:** Auftreten multipler (gut- oder bösartiger) ▶Lymphome in verschiedenen Körperregionen. **E** lymphomatosis.

**Lymphọma-Viren:** ▶Tumorviren, die mit der Entstehung von Lymphomen (bei Tier oder Mensch) in Zusammenhang gebracht werden. z.B. EPSTEIN-BARR-Virus, SV 40. **E** lymphoma viruses.

**Lympho|nod|ektomie:** ▶Lymphadenektomie.

**Lympho|nọdulus:** ▶Folliculus lymphaticus.

**Lympho|nọdus:** ▶Nodus lymphaticus.

**Lympho|pạthia, -pathie:** Erkrankung des lymphat. Systems. **E** lymphopathy. – **L. venẹrea,** Lymphogranuloma inguinale s. venereum, Abk. LGV: meist durch Geschlechtsverkehr übertragene Infektionskrankheit (v.a. in den Tropen) durch ▶Chlamydia trachomatis. ***Klinik u. Verlauf:*** nach Inkubationszeit von mindestens 14 Tagen flüchtiger, uncharakterist. Primäraffekt in Form einer genitalen, seltener extragenitalen (z.B. Auge), in 5–15 Tg. heilenden kleinen Erosion, mit entzündl. Schwellung der inguinalen (Abb.), evtl. auch iliakalen Lymphknoten zu derben Konglomeraten (Haut blaurot), die eitrig einschmelzen u. perforieren (Fistel mit geringer Selbstheilungstendenz); später genitales Lymphödem (Elephantiasis genitoanorectalis = Esthiomène). ***Diagn.:*** FREI-Reaktion, KBR (Titer ≧ 1 : 32 »pos.«; deutl. Anstieg in 14 Tg. beweisend für Aktualität). ***Ther.:*** Sulfonamide, Tetracycline. **E** lymphogranuloma venereum.

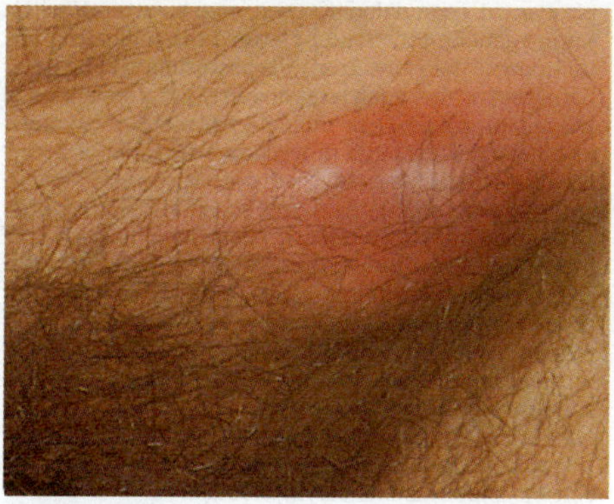

**Lymphopathia venerea:** Schwellung mit Rötung in der Leistenbeuge. [411]

**Lympho|penie:** ▶Lymphozytopenie. **E** lymphopenia.

**Lympho|po(i)ẹse:** die Bildung von ▶Lymphozyten. **E** lymphopoiesis.

**lympho|retikuläres Gewebe:** das aus retikulärem Bindegewebe u. Lymphozyten (aller Reifungsstufen) zusammengesetzte Gewebe der lymphoretikulären Organe (Milz u. Lymphknoten); s.a. ▶lymphoepitheliale Organe. **E** lymphoreticular tissue.

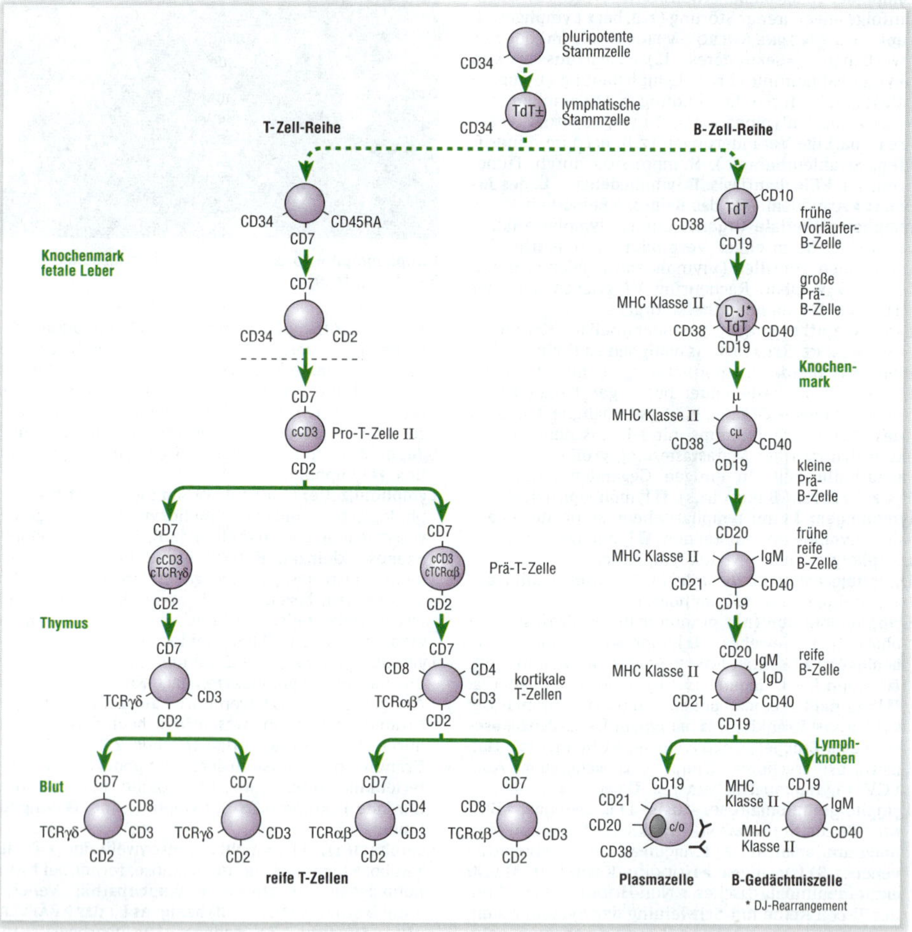


**Lymphozyten:** Ausreifungsstadien von Prä-Thymozyten, die durch unterschiedliche ▶Oberflächenantigene (»Differenzierungsantigene«) charakterisiert sind. [388]

**Lympho|retikulose, benigne, infektiöse L.:** ▸Katzenkratzkrankheit. E benign lymphoreticulosis.
**Lymphor|rhagie, Lymphorrhö:** Lymphausfluss aus größeren Lymphgefäßen. E lymphorrhagia, -rhea.
**Lymph(o)sarkom:** ältere Bez. für ein Malignom des lymphat. Systems; ein ▸Non-HODGKIN-Lymphom, unterschieden als undifferenziertes u. als differenziertes L. E lymphosarcoma (lymphoblastic; lymphocytic).
**Lympho|stase:** s.u. ▸Lymphödem. E lymphostasis.
**Lympho|toxine:** zytotoxische ▸Lymphokine; zerstören veränderte oder infizierte Zellen. E lymphotoxins.
**Lympho|zele:** Lymphansammlung in ausgeweiteten Lymphgefäßen bzw. in Gewebshohlräumen. E lymphocele.
**Lympho|zyt:** s.u. ▸Lymphozyten. E lymphocyte.
**lympho|zytär:** ▸Lymphozyten betreffend. E lymphocytic. – **l. Heilphase:** Ansteigen der Lymphozytenzahl nach Überwindung eines Infekts; s.a. ▸biologische Leukozytenkurve. – **l. Reaktion:** s.u. ▸Lymphozytose.
**Lympho|zyten:** Zellen mit rundem, chromatinreichem Kern u. schmalem, stark basophilem Zytoplasmasaum (bei PAPPENHEIM-Färbung hell- oder dunkelblau, in 10–20 % mit rotvioletter Granulation) im peripheren Blut (hier nur ca. 1 % aller Ly.; 1–3,6 G/l entspr. 1000–3600/µl) u. in den lymphat. Geweben; morphol. unterschieden als kleine (< 10 µm) u. große Ly. (> 10–15 µm). Die Lympho(zyto)poese (Entwicklung der Ly.) erfolgt in Milz, Lymphknotenrinde u. ▸lymphoepithelialen Organen, wobei die Vorläuferzellen aus dem Knochenmark stammen (s.a. Schema); von dort gelangen die Ly. über den Ductus thoracicus in das Blut. Angeborene Störungen der Lymphopoese führen zu ▸Immundefekten (der B- u./oder T-Zell-Reihe). – Als »immunkompetente Zellen« dienen Ly. der ▸Immunität u. besitzen die Fähigkeit zur spezifischen Reaktion auf ein Antigen (s.a. ▸Lymphozytentransformation), wobei verschiedenartige Ly. sowie Makrophagen mitwirken (s.u. ▸Immunsystem [dort Schema]). Die verschiedenen Ly.-Typen lassen sich mit monoklonalen Antikörpern aufgrund ihrer besonderen Oberflächenstrukturen unterscheiden (s.u. ▸Markersubstanz); bedeutsam z.B. zur Klassifizierung lymphatischer ▸Leukämien. E lymphocytes. **1) B-Lymphozyten:** vom sog. ▸Bursa-Äquivalent abhängige Ly., die auf ihrer Oberfläche ▸Immunglobuline tragen u. bei Kontakt mit einem bestimmten Antigen sich entweder zu den – Antikörper produzierenden – ▸Plasmazellen (Plasmazellreaktion) oder zu »Gedächtnis-« = »Memory-Zellen« entwickeln. Letztere werden bei erneutem Kontakt mit dem gleichen Antigen – unter Mitwirkung von sog. T-Helfer-Zellen (CD4-positiv) u. Makrophagen (»Antigen-präsentierende Zellen«) – wieder aktiv, geben die gespeicherte Information an die B-Zell-Reihe weiter (Keimzentrumsreaktion) u. führen rasch zu – Antikörper (v.a. IgG) produzierenden – Plasmazellen. E B lymphocytes. **2) T-Lymphozyten:** vom ▸Thymus abhängige Ly.; Träger der zellvermittelten ▸Immunität. Als »zytotoxische Zellen« (CD8-pos.) bzw. als »Killer-L.« befähigt, körperfremde Zellen zu zerstören; »Suppressor-Ly.« (CD8-pos.) können Immunreaktionen unterdrücken; »Helferzellen« (CD4-pos.) wirken bei der Antikörperbildung mit (s.u. [1]); »Memory-« = »Gedächtniszellen« speichern die Information über ein bestimmtes Antigen u. führen bei erneutem Kontakt zu rascher Neubildung zytotoxischer Ly. E T l. – **L., große granuläre:** große lymphoide Zellen mit hellem Plasma, grobem bis nierenförmigem Kern u. groben azurophilen Granula als sog. natürliche ▸Killerzellen; auch mit AK-vermittelter zellulärer Zytotoxizität. E large granular l., LGL.

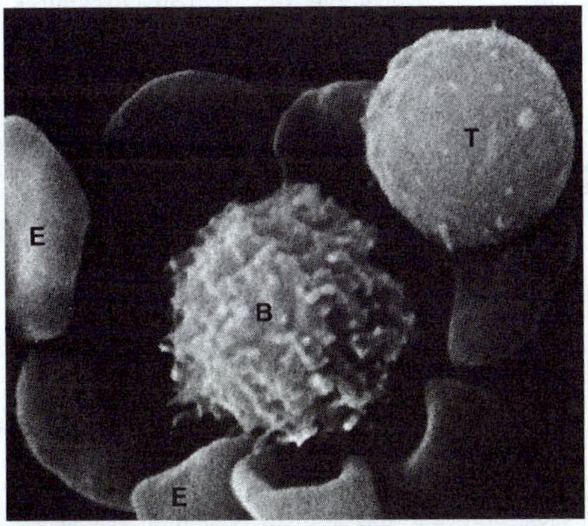


**Lymphozyten:** rasterelektronenmikroskopische Aufnahme von T- u. B-Lymphozyten mit der charakteristischen »Rosettenbildung« von Erythrozyten (nach K. D. SCHNEIDER, Med. Hochschule Hannover). [15]

| | T-Lymphozyten | B-Lymphozyten |
|---|---|---|
| Bildungsort | Knochenmark (aus der pluripotenten Stammzelle) | |
| Regulationsorgan bzw. Differenzierungsort | Thymus | darmnahe Lymphorgane, PEYER-Plaques; bei Vögeln: Bursa Fabricii |
| Funktion | zellvermittelte ▸Immunität | humorale ▸Immunität |
| Zellfunktionsformen | T-Memory-, Killer-, Helfer-, Suppressorzellen | B-Memory-, AK produzierende Zellen (Plasmazellen) |
| Interaktionen | s.u. ▸Immunsystem (dort Schema) | |
| Oberflächeneigenschaften der Zellmembran | durch monoklonale Antikörper unterscheidbare Oberflächenstrukturen (s.u. ▸CD) | |
| | T-Zell-(Antigen-)Rezeptor | Rezeptor für Komplementfaktor C'3 |
| Transformations-(Blastogenese-Mitose-)Auslöser | Antigene (z.B. Transplantations- bzw. Gewebs-, Bakterien-AG), Mitogene (z.B. Phytohämagglutinin [PHA], Concanavalin A [ConA]) | Antigene (indirekt), Interleukin-2, Pokeweed-Mitogen (PWM) |
| lösl. Produkte aktivierter Lymphozyten | ▸Lymphokine | ▸Immunglobuline (▸Antikörper) |
| Defekte | s.u. ▸Immundefekt | |
| maligne Proliferation | s.u. ▸Non-HODGKIN-Lymphome, lymphatische ▸Leukämie | |

**Lymphozyten.**

**Lymphozyten|angina:** ▸Mononucleosis infectiosa.
**Lymphozyten-Antiserum:** ▸Antilymphozytenserum. E antilymphocyte serum.
**Lymphozyten|faktoren:** ▸Lymphokine, ▸Zytokine.
**Lymphozyten|kultur, gemischte,** Abk. MLC: In-vitro-Modell für die Antigenerkennung bei Transplantationen; Inkubation von Spender- u. Empfänger-Lymphozyten (aus peripherem Blut) zur Testung der Ge-

websverträglichkeit (Histokompatibilität); bei Vorliegen genet. Unterschiede (▸ Histokompatibilitätsantigene; s.a. ▸ HLA-System) erfolgt – gegenseitig stimulierte – Transformation der sich replizierenden Lymphozyten, d.h. Umwandlung kleiner Lymphozyten in Lymphoblasten (Test durch Einbau radioaktiv markierter Substanzen, z.B. $H_3$-Thymidin). E mixed lymphocyte culture.

**Lymphozyten|schatten:** ▸ GUMPRECHT-Kernschatten. E white phantom corpuscles.

**Lymphozyten|stimulierung:** ▸ Lymphozytentransformation. E lymphocyte stimulation.

**Lymphozyten|sturz:** bes. rascher Abfall der Lymphozytenzahl im peripheren Blut; prognostisch ungünstiges Zeichen bei schwerer Infektionskrankheit.

**Lymphozyten|toxizitäts|test:** ▸ Zytotoxizitäts-, ▸ TERASAKI-Test; s.a. ▸ HLA-System.

**Lymphozyten|transformation:** die Umwandlung kleiner, ruhender Lymphozyten zu großen, aktivierten Lymphoblasten durch spezifische Antigene oder durch Mitogene, wobei in der Frühphase ▸ Lymphokine freigesetzt werden. E lymphocyte transformation.

**Lympho|zyt|hämie:** ▸ Lymphozytose. E lymphocythemia.

**lympho|zytisch:** ▸ lymphozytär. E lymphocytic.

**Lympho|zyto|blast:** ▸ Lymphoblast. E lymphocytoblast.

**lympho|zytoid:** lymphozytenähnlich, ▸ Lymphoidzelle. E lymphocytoid.

**Lympho|zytom:** *Dermatologie* **1)** (BIBERSTEIN) ▸ BÄFVERSTEDT-Syndrom. **2)** (CASTLEMAN) s.u. ▸ Lymphknotenhyperplasie. **3)** chronische lymphatische ▸ Leukämie; lymphozytisches ▸ Non-HODGKIN-Lymphom.

**Lympho|(zyto)penie:** **1) absolute L.:** Verminderung der Lymphozytenzahl im Blut (< 1000/$mm^3$ bzw. 1 G/l); z.B. in der akuten Infektphase, im Stress, bei Hyperkortizismus, nach Zytostatika-Medikation u. bei angeborenen ▸ Immundefekten, z.B. als familiäre L. mit Agammaglobulinämie (H. COTTIER 1957) die sog. ▸ Agammaglobulinämie vom Schweizer Typ. E lymphocytopenia. **2) relative L.:** Verminderung des Lymphozytenanteiles im ▸ Differentialblutbild unter 20–25 % bei ▸ Granulozytose (bei normalen absoluten Lymphozytenzahlen). – **L., episodische, mit Lymphozytotoxin:** eine L. mit primärem, bei der Geburt larviertem Immundefekt; es treten tödliche Viruserkrankungen auf mit Lymphotoxinen.

**Lympho|zyto|poese:** die Bildung der ▸ Lymphozyten. E lymphocytopoiesis.

**Lympho|zytose,** Lymphozythämie: **1) absolute L.:** erhöhte Lymphozytenzahl im Blut (> 3600/µl bzw. 3,6 G/l). V.a. als »lymphozytäre Reaktion« bei Kontakt mit einem Antigen, insbes. reaktiv bei Infektionskrankheiten, Keuchhusten, Röteln, Mumps, Hepatitis, Viruspneumonie, Pocken, Windpocken, Malaria, Tbc, Syphilis, charakteristisch bei BANG-Brucellose, hochgradig bei Mononucleosis infectiosa u. akuter infektiöser L.; ferner bei leukämischen Verlaufsformen der lymphatischen ▸ Leukämie. **2) relative L.:** Erhöhung des Lymphozytenanteiles im ▸ Differentialblutbild bei ▸ Neutropenie (u. normalen Lymphozytenzahlen). E lymphocytosis. – **L., akute infektiöse:** (SMITH-Syndrom; 1941) gutartige, fieberhafte, vermutlich durch ein lymphotropes Virus verursachte Krankheit (v.a. im Kleinkindalter) mit hochgradiger L. (ca. 40 000/$mm^3$), flüchtigen katarrhal. Erscheinungen (Husten, Schluckbeschwerden, Bindehautentzündung), evtl. mit morbilli- oder skarlatiniformem Exanthem. E acute infectious l.

**Lymph|sequenz|szintigraphie:** ▸ Sequenzszintigraphie-Methode zur Erfassung des Lymphabstroms; ersetzt ▸ Lymphographie mit öligen Kontrastmitteln; s.a. ▸ Lymphödem, ▸ Lymphszintigraphie. E sequential scintigraphy of lymph vessels.

**Lymph|sinus:** Sinus des Lymphknotens. E lymph sinus.

**Lymph|skrotum:** ▸ Lymphödem (bis Elephantiasis) des Hodensacks bei Filariasis.

**Lymph|stauung:** s.u. ▸ Lymphödem. E lymphostasis.

**Lymph|strang:** **1)** *Anatomie* ▸ Truncus lymphaticus. **2)** entzündlich verdicktes Lymphgefäß bei ▸ Lymphangitis.

**Lymph|system:** ▸ Systema lymphaticum. E lymphatic system.

**Lymph|szinti|graphie:** *Radiologie* ▸ Szintigraphie von Teilen des Lymphsystems nach Injektion eines Strahlers (v.a. $^{99m}$Tc-Schwefel-Mikrokolloid) unter die Haut, wo er von Lymphgefäßen aufgenommen u. besonders in den zugehörigen Lymphknoten angereichert wird; v.a. zum Nachweis von ▸ Lymphknotenmetastasen; s.a. Abb.; ▸ Lymphsequenzszintigraphie. E lymphoscintigraphy.

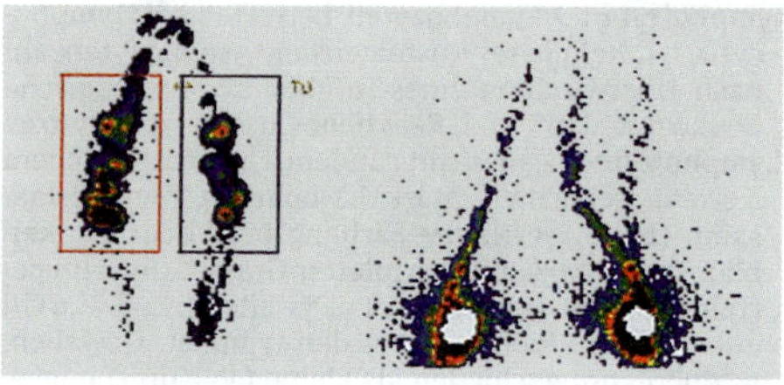

**Lymphszintigraphie:** mit $^{99m}$Tc-Nanocoll. **Links:** Injektionsdepot am Fußrücken bds. Verzögerter lymphogener Abstrom am linken Unterschenkel gegenüber dem rechten, der sich nach Belastung (1 Std. Gehen) normalisiert. **Rechts:** Lymphknotenspeicherung inguinal links, iliakral rechts intensiver als links als Folge gestörter Lymphkinetik links. Klinik: Lymphödem links nach teilweiser Entfernung der V. saphena. [96]

**Lymph|varize:** variköse ▸ Lymphangiektasie.

**Lymph|wege:** ▸ Lymphbahnen.

**Lymph|zyste:** ▸ Lymphozele. E lymphocyst.

**Lynch-Syndrom:** ▸ cancer family syndrome.

**Lynch-Wiersema-Syndrom:** X-chromosomal-rezessiv erbliche Störung mit angeborener Ichthyose, sekundärem Hypogonadismus beim männl. Individuum u. Skelettveränderungen.

**Lynen** (FEODOR L., 1911–1979, Biochemiker, München): 1964 Nobelpreis für Medizin (zus. mit K. BLOCH) für »Entdeckungen über Mechanismen u. Regulation bei den Umsätzen von Cholesterin u. Fettsäuren«.

**Lynestrenol,** 19-Nor-17α-pregn-4-en-20-in-17-ol: ein synthet. ▸ Gestagen; ***Anw.*** als Kontrazeptivum (in Kombination mit Östrogen) u. bei Endometriose, Dysmenorrhö. E lynestrenol.

**Lyo|chrome:** ▸ Flavine. E lyochromes.

**Lyo|enzyme:** Gruppe locker gebundener, deshalb leicht ablösbarer zellulärer Enzyme. E lyoenzymes.

**Lyon-Hypothese** (MARY F. L., brit. Humangenetikerin): (1961/62) aus Phänomenen der geschlechtsgekoppelten Vererbung abgeleitete Theorie der Dosiskompensation für X-chromosomal lokalisierte Gene: Bei Säugern (einschl. Menschen) ist in jeder Zelle nur ein X-Chromosom genetisch aktiv, während alle anderen (z.B. das zweite X-Chromosom beim normalen ♀ Organismus) inaktiviert werden. Die Inaktivierung (sog. Lyonisierung) ist nicht vollständig (sie erfasst nicht das distale Ende des kurzen Armes des X-Chromosoms) u. erfolgt in der frühen Embryogenese (ca. 16-Zell-Stadium); für die Tochterzellen einer Stammzelle ist die Inaktivierung irreversibel u. betrifft – nach statistischer Wahrscheinlichkeit – entweder das väterliche oder das mütterliche X-Chromosom, so dass weibliche Organismen diesbezüglich aus zwei verschiedenen Arten von Zellen (als Mosaik) zusammengesetzt sind. E Lyon hypothesis.

**Lyo|philie:** Kolloid-Eigenschaft i.S. einer starken Löse- bzw. Dispersionsmittelbindung (bei Wasser: »Hydrophilie«).

**Lyo|philisation, -philisierung:** ▶ Gefriertrocknung (so getrocknetes Material: »**Lyophilisat**«). E lyophilization, freeze-drying.

**Lyra|schiene:** *Chirurgie* in Lyraform gebogene CRAMER-Schiene für Schulter- bzw. Oberarm-Ruhigstellung.

**Lys:** *Biochemie* Symbol für ▶ **Lysin**.

**Lysat:** **1)** Lyseprodukt von Zellen oder Mikroorganismen. **2)** *Pharmazie* Zubereitung aus – künstlicher Verdauung ausgesetzten – tier. Organen. E lysate.

**Lyse,** Lysis: **1)** Auflösung von Zellen (Bakterien, Blutkörperchen [s.u. ▶ Hämolyse]) nach Zerstörung der Zellmembran durch Lysine. **2)** allmähliches Abklingen eines Krankheitsgeschehens (lyt. Phase) bzw. des Fiebers (= lytische Deferveszenz). E lysis. **3)** ▶ Fibrinolyse. **4)** ▶ Fibrinolysetherapie.

**Lysekoagulopathie:** ▶ Fibrinolysesyndrom.

**Lysergid,** Lysergamid, D-Lysergsäurediäthylamid, Abk. LSD: chemisch den Secale-Alkaloiden verwandtes synthet. ▶ Halluzinogen (wie Mescalin, aber ca. $10^4$fach stärker), Formel. Serotonin-Antagonist (Blockade postsynapt. Serotonin-Rezeptoren). BTM, nicht verkehrs- u. verschreibungsfähig; in Form von – illegal vertriebenen – Tabl., Kapseln oder Lsg. (als Tartrat) verbreitetes »Psychosomimetikum« (▶ LSD-Rausch). LSD wurde als »Psycholytikum« in der Neurosentherapie angewandt (LEUNER). E lysergide.

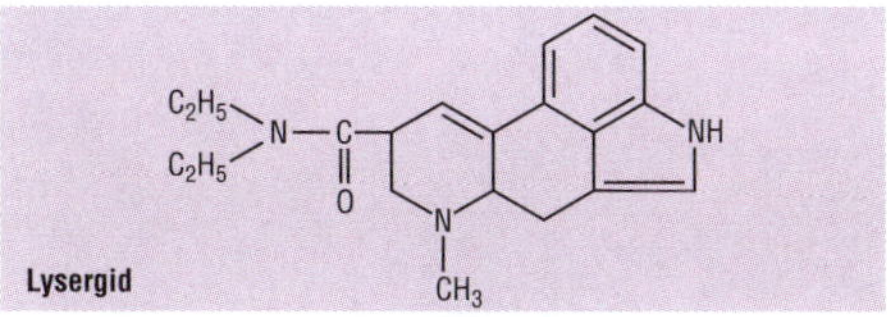


**Lysergid.**

**Lyserg|säure:** Grundbaustein der Secale-Alkaloide u. des ▶ Lysergids. E lysergic acid.

**Lysetherapie:** ▶ Fibrinolysetherapie.

**Lysholm-Linie:** *Röntgenologie* die Hilfslinie vom Dorsum sellae durch die Mitte des Aquaeductus cerebri zur parietalen Kalotteninnenfläche. E Lysholm's line.

**lysierend:** lösend, auflösend. E lytic.

**Lysin:** **1)** L-Lysin, Abk. Lys, $H_2N–CH_2–CH_2–CH_2–CH_2–CH(NH_2)–COOH$, $C_6H_{14}N_2O_2$, α,ε-Diamino-n-capronsäure, Abk. K: *Biochemie* wasser- u. alkohollösl., in Getreideproteinen vorkommende, für den Menschen essentielle ▶ Aminosäure. Bedarf beim Erw. 0,8 g/Tag; Plasmakonzentration ca. 29,3 (Säugling) bis 25,4 mg/l (s.a. ▶ Hyperlysinämie). ***Abbau*** physiologisch über α-Keto-ε-aminocapron- u. 3,4,5,6-Tetrahydropyridin-2-carbonsäure zu Dehydropipecolinsäure u. Ketoglutarsäure, pathologisch (bei Fäulnis) durch Lysindecarboxylase zu Cadaverin. S.a. ▶ Lysin... E lysine. **2)** *Serologie* zytotoxischer ▶ Antikörper. **3)** *Bakteriologie* mikrobielles Toxin bzw. Enzym mit der Fähigkeit zu teilweiser oder vollständ. Lyse zellulärer Elemente; z.B. die Hämolysine von Staphylokokken u. Streptokokken (Streptolysine), befähigt zu – graduell unterschiedlicher – Lyse von Erythrozyten verschiedener Tierarten sowie zum Abbau von Oxyhämoglobin bei erhaltenem Stroma (Vergrünung); s.a. ▶ Alpha-, ▶ Betahämolyse. E lysin.

**Lysin|intoleranz:** angeborene Störung des Lysin-Katabolismus (KREBS-HENSELEIT-Zyklus) mit den Symptomen der ▶ Hyperlysinämie. S.a. ▶ Lysinurie.

**Lysin|urie:** vermehrte Ausscheidung von L-Lysin im Harn, z.B. als renale Arginin-Cystin-Lysin-Ornithinurie; s.a. ▶ Hyperlysinämie, ▶ Cystinurie. E lysinuria.

**8-Lysin-Vasopressin,** Lypressin: (ACHER u. Mitarb.; DU VIGNEAUD 1953/54) das ▶ Vasopressin des Schweines. E lypressin.

**Lysis:** ▶ Lyse. E lysis.

**Lysis|hof:** trübungsfreie Zone in einem – Erythrozyten, Bakterien oder andere korpuskuläre Elemente (z.B. Fibrin, präzipitiertes Casein) enthaltenden – Agar durch lytische Exoenzyme, Bakteriophagen, komplementbedingte Lyse (sensibilisierter Zellen) etc. E zone of lysis, lysis area, lysis halo.

**Lysis|test:** *Serologie* Test mit Lyse korpuskulärer Elemente als Indikator für das Stattfinden oder Ausbleiben einer Antigen-Antikörper-Reaktion; z.B. als Agglutinations-Lysis- (für Leptospiren), Hämolyse-, Bakteriolyse-Test. E lysis test.

**lyso...:** Wortteil »auflösen«.

**lyso|gene Konversion:** *Bakteriologie* Erwerb neuer Eigenschaften durch vorübergehende Anlagerung genetischen Materials von Phagen an das Bakterienchromosom; nach Verlust des Phagen reversibel. E lysogenic conversion.

**Lyso|genie:** genetisch kontrollierte Disposition lysogener ▶ Bakterien, spontan oder nach Induktion (durch Röntgen-, UV-Strahlen, Chemikalien) Bakteriophagen zu produzieren u. freizusetzen. E lysogen(icit)y.

**Lyso|genisation:** die Erzeugung von ▶ Lysogenie bei nichtlysogenen Bakterien durch Infektion mit einem temperenten ▶ Bakteriophagen. E lysogenization.

**Lyso|kinase:** ▶ Fibrinolysokinase. E lysokinase.

**Lyso|koagulo|pathie:** ▶ Fibrinolysesyndrom.

**Lyso|lecithin, Lyso|phosphatidyl|cholin:** aus Lecithin (▶ Phosphatidylcholin) beim Abbau durch Phospholipasen bzw. bei der Bildung von Cholesterinestern unter Einwirkung von ▶ LCAT entstehendes Produkt, das in freier Form hämolytisch wirkt; ein **Lysophosphoglycerid**. – Im Plasma an Albumin gebunden; mit Acyl-CoA oder durch LCAT kann L. wieder in Phosphatidylcholin überführt werden. E lysolecithin.

**Lyso|somen:** *Zytologie* von einfacher Elementarmembran (Lipoproteine) umgebene, im GOLGI-Apparat gebildete Zellorganellen, die reichlich Hydrolasen (wirksam bei saurem pH; z.B. Glucosidasen, Lipasen, Proteinasen etc.) enthalten. Ort der intrazellulären Verdauung von Kernsäuren, Glykogen, Proteinen, Glykosaminoglykanen, Lipiden; bei Freisetzung der Enzyme (z.B. Zelltod, durch Pharmaka) Autolyse der Zelle. E lysosomes.

**Lyso|typie:** (CRAIGIE u. YEN 1928) Typendifferenzierung (»Lysotyp«) von Bakterien durch spezifische ▶ Bakteriophagen; z.B. bei Salmonellen, Staphylokokken, Coli-Bakterien, Shigellen etc. (u.a. zur Aufklärung von Infektketten). E lysotyping.

**Lyso|zym:** (A. FLEMING 1922) ▶ Hydrolase in Geweben, Körperflüssigkeiten u. in neutrophilen Granulozyten; spaltet Murein u. Mucopeptide (u.a. in Bakterienzellwänden [»Muraminidase«]) u. wirkt damit bakterizid. E lysozyme.

**Lyssa,** Rabies, Tollwut: durch infizierten Speichel (Bisswunde, aber auch Lecken, Berührung) auf Mensch u. Warmblüter übertragbare, epidemisch oder sporadisch auftretende Krankheit mit vorwiegender Beteiligung des Nervensystems; Erreger: ▶ Lyssa-Virus. – Tritt v.a. bei Karnivoren auf (Wolf, Fuchs, Hund), u. zwar – neben atypischen Formen – als stille u. als rasende Wut (Inkubation: ca. 3–6 Wo.); im Initialstadium (1–3 Tg.; Infektiosität bereits 3–6 Tg. zuvor) mit Charakterveränderungen, Fressunlust; im charakterist. 2. Stadium paroxysmale Muskel-, insbes. Schlingkrämpfe, rapide Abmagerung, Neigung zum Zubeißen u. Herumstreichen; dann paralyt. Stadium: Lähmungen, unterbrochen durch Krampfparoxysmen, am 4.–6. Tg. meist Tod. ***Formen u. Klinik:*** beim Menschen v.a. konvulsive Form: nach Inkubation (20–60 Tg. [12 Tg.–2 J.]) u. uncharakterist. Prodromi (u.a. Schmerzen in der Bissnarbe, Unruhe, Kopfschmerzen, Fieber) Exzitationsstadium mit Krämpfen der Schlund-, Extremitäten-, Rumpf- u. Atemmuskulatur, Delirien, Speichelfluss, Wutanfällen (mit Schlagen, Kratzen, Beißen etc.), Hydrophobie (= Wasserscheu) mit Schlingkrämpfen (schon durch Anblick von Wasser ausgelöst); dann Lähmungsstadium mit Sistieren der Paroxysmen, ra-

L

schem Verfall u. Tod am 3.–5. Tg.; seltener als stille (frühzeitig paralyt.) u. abortive Form. – *histol* Alteration der Vorderhornzellen mit Neuronophagie, Achsenzylinderdegeneration, NEGRI-Körperchen (v. a. in Ammonshorn, Optikuskernen, PURKINJE-Zellen des Kleinhirns) u. BABES-Knötchen. ***Diagn.:*** Erregernachweis, Tierversuch, KBR, NEGRI-Körperchen beim verdächt. Tier. ***Prophyl.*** (bald nach verdächt. Biss oder Kontakt): **L.-Schutzimpfung** (▶Tollwut-Vakzine), bei schwerer Bissverletzung auch simultane Impfung (Vakzine + ▶Tollwut-Immunglobulin). E rabies, lyssa.

**Lyssa-Virus,** Rabiesvirus, Tollwutvirus: ein Warmblüter befallendes Rhabdovirus; Erreger der ▶Lyssa; dringt von einer Wunde aus entlang peripheren Nerven in das zentrale Nervensystem vor u. löst dort die Bildung von NEGRI-Körperchen aus; kann auch von Blut saugenden Fledermäusen übertragen werden, die selbst nicht erkranken. – Als Straßenvirus werden frisch isolierte Stämme bez. E rabies virus.

**Lysyl:** s. u. ▶Lysin. E lysyl.

**Lysyl-sRNS-Synthetase:** eine Lysin mit sRNS verknüpfende ▶Ligase; wichtig für die Translationsstufe der ▶Eiweißbiosynthese.

**lytisch:** eine ▶Lyse betreffend oder bewirkend (z. B. l. Bakteriophagen, l. ▶Cocktail), in Form einer Lyse. – **l. Deferveszenz:** s. u. ▶Lyse (2). E lytic.

**L-Zellen:** Enteroglucagon bildende ▶APUD-Zellen der Darmschleimhaut.

**L-Zyklus (Klieneberger):** *Bakteriologie* s. u. ▶L-Form.

# M

**M:** Kurzzeichen für *chem* ▸Massenzahl, **m**olar, *biochem* **M**ethionin (im Ein-Buchstaben-Code), *physik* **M**ache-Einheit, **M**axwell, **M**ega, *genet* **M**inutes, ▸**M**etaphase der 1. oder 2. meiotischen Teilung (= M I bzw. M II), *anat* **M**usculus (= **M.**), *zytol* Zelltyp des APUD-Systems ▸Neurotensin-Produzent), *patho* **M**orbus, **M**etastase (s. a. ▸TNM-System), *ophth* **M**yopie, *pharmaz* **M**isce, *serol* Antigen M (s. a. ▸M-Antigen). – Ferner römisches Zahlzeichen 1000. S. a. ▸μ.

**M1–M7:** in der FAB-Klassifikation der akuten ▸Leukämien Symbol für die verschiedenen **m**yeloischen Formen unter Bezug auf Morphologie, zytochemische Färbbarkeit, Oberflächenantigene u. biochemische Marker der jeweil. leukämischen Blasten. – **$M_0$** *(engl.)* Abk. für **m**arrow: Symbol für die Remissionskriterien bei der Beurteilung der im Knochenmark erhobenen Befunde bei akuten ▸Leukämien.

**m:** Kurzzeichen für *biol* **m**ännlich, *chem* **M**etastellung (**m-**), **m**olal bzw. **M**olalität, *physik* **M**eter, **M**illi..., *anat* **m**usculus (= **M.**). – **mμ:** Millimikron (= $10^{-6}$ mm). – **m:** *Physik* **M**asse, **m**etastabil(es Nuclid).

**μ, M:** griechischer Buchstabe »My«; **μ** ist Kurzzeichen für *physik* Mikro..., Mikron, Permeabilität des Magnetfeldes. – **μg:** Mikrogramm = < $^1/_{1000}$ mg = $10^{-6}$ g (das γ älterer Bezeichnungsart).

**MAA,** Abk. für **M**akro**a**lbumin**a**ggregat: Albuminaggregat ca. der Größe 10–40 nm. Wird als Trägersubstanz (z. B. Radionuclidträger) verwendet. E MAA.

**MAC** *(engl.)*: **1)** Abk. für **m**inimal **a**lveolar **c**oncentration, minimale alveoläre Konzentration: die alveoläre Konzentration eines ▸Inhalationsnarkotikums, bei der 50 % aller Patienten auf den chirurgischen Hautschnitt nicht mehr mit einer Abwehrbewegung reagieren. Die MAC ist ein direktes Maß für die Wirkungsstärke eines Anästhetikums. Sie wird in Prozent einer Atmosphäre angegeben, wobei sie je nach Kombination mit der $O_2$-Konzentration schwankt. **2)** Abk. für **m**aximum **a**llowable **c**oncentration: ▸Arbeitsplatzkonzentration, maximale.

**Mac.:** *Pharmazie* ▸Mazeration. E Mac.

**Mac...:** s. a. ▸Mc....

**Macaca mulatta, M. rhesus:** ▸Rhesusaffe.

**Macalister-Sinus:** der erweiterte Anfangsteil der aufsteigenden ▸Aorta. E Macalister sinus.

| Inhalationsanästhetikum | MAC-Werte (% atm) | |
|---|---|---|
| | 100 % $O_2$ | mit 70 % $N_2O$ |
| Halothan | 0,8 | 0,3 |
| Isofluran | 1,2 | 0,5 |
| Enfluran | 1,7 | 0,6 |
| Desfluran | 6,0 | 2,8 |
| Xenon | 71 | – |
| $N_2O$ | 110 | – |

**MAC:** Werte von Inhalationsanästhetika. [282]

**Mac|chia|vello-Färbung** (A. M., chilen. Arzt): Anfärben von Rickettsien u. größeren Viren (rot; Zellen blau) im unfixierten Abstrich mit basischem Fuchsin (0,35 %ig) u. – nach Waschen mit Zitronensäure (0,5 %ig) – mit Methylenblau (1,0 %ig). E Macchiavello's staining.

**MACE** *(engl.)* Abk. für **m**ajor **a**dverse **c**ardiac **e**vents: unscharfe Bez. für größere kardiale Ereignisse, z. B. Myokardinfarkt.

**Ma|ce|ra|tio:** ▸Mazeration. E maceration.

**Mach** (Ernst M., 1838–1916, Physiker, Graz, Prag, Wien). – **M.-Breuer-Theorie:** Die Bogengänge des Labyrinths sind rezeptives Organ für Beschleunigungsempfindungen bei Drehbewegungen, der Makulaapparat für Empfindung der Lage des Kopfes im Raum u. von Progressivbeschleunigungen. E Mach-Breuer theory. – **M.-Gesetz:** besagt, dass statokinetische Reflexe durch Beschleunigungs- bzw. Verzögerungskräfte ausgelöst werden. E Mach's law. – **M.-Phänomen, M.-Täuschung:** subjektive Empfindung einer Kontrastverstärkung als sog. Nachbareffekt an Hell-Dunkel-Übergängen (z. B. im Röntgenbild zwischen Feldern verschiedener Schwärzung).

**Machado(-Joseph)-Krankheit** (William M. u. Antone J., Stammväter der beiden zuerst beschriebenen Familien): autosomal-dominant erbliche (Gen-Position: 14q24.3-32), subakut verlaufende Kleinhirnatrophie (externe Ophthalmoplegie, extrapyramidale Zeichen u. Spastik). E Machado-Joseph disease.

**Mache-Einheit** (Heinrich M., 1876–1954, Physiker, Wien), Abk. M.-E.: als Einheit der radioaktiven Konzentration in Quellwässern u. -gasen, Atmosphäre etc. die Menge Radon/l, die allein (ohne Zerfallsprodukte) bei vollständiger Ausnutzung ihrer α-Strahlung durch Ionisation einen Sättigungsstrom von $10^{-3}$ elektrostatischen Ladungseinheiten unterhält: 1 M.-E. = $3{,}6410^{-10}$ Ci/l. E Mache unit.

**Machray-Tubus:** Ballontubus als Endobronchialtubus bevorzugt für die Intubation des linken Hauptbronchus u. für Intubations-Bronchoskopie. E Machray's tube.

**Machupo-Virus:** ARBO-Virus der Familie Arenaviridae (Tacaribe-Komplex); Erreger des Bolivianischen hämorrhagischen Fiebers (Maisschnitterfieber; schwere Myalgien, Konjunktivitis, Hypotonie).

**Mac|intosh** (Sir Robert R. M., engl. Anästhesist, Oxford). – **M.-Leatherdale-Tubus:** Endotrachealtubus mit linksseitigem Bronchusblocker; s. Abb. E Macintosh-Leatherdale tube. – **M.-Spatel:** gebogener Kehlkopfspatel (▸Laryngoskop mit eingebauter Beleuchtung u. Batterie-Handgriff).

**Mackenrodt-Band** (Alwin K. M., 1859–1925, Gynäkologe, Berlin): ▸Ligamentum cardinale. E Mackenrodt's ligament.

**Mackenzie-Syndrom:** einseitige simultane Vagus- u. Hypoglossuslähmung: Lähmung von Zunge, weichem Gaumen u. Stimmbändern. E Mackenzie's syndrome.

**MacKenzie-Zonen:** analog den Head-Zonen postulierte, auf die Skelettmuskulatur (u. Haut) bezogene

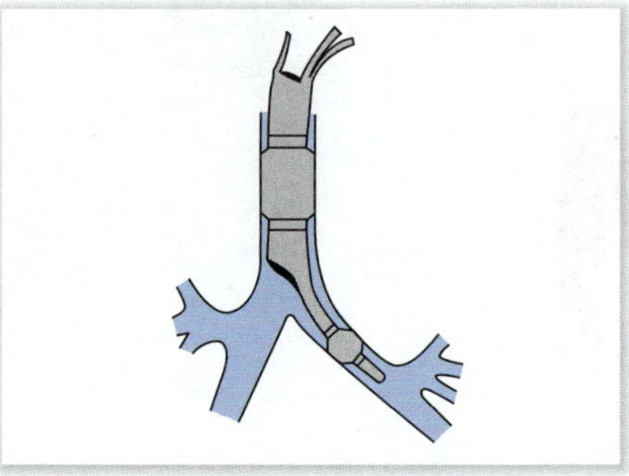

**Macintosh-Leatherdale-Tubus.** [375]

Körperzonen, in die sich Schmerzen von Erkrankungen innerer Organe projizieren, die vom gleichen spinalen Segment innerviert werden.

**MacLean-Slevin-Test:** zum Nachweis einer Insuffizienz der Venae perforantes bei Varikose Anlegen je einer Staubinde (im Liegen) am oberen, mittleren u. unteren Oberschenkeldrittel u. unterhalb des Knies; im positiven Falle erfolgt nach Aufstehen u. Entfernen der Binden in der Reihenfolge von unten nach oben Füllung eines varikösen Segments, während oberhalb noch gestaut ist. E MacLean-Slevin test.

**Macr|acan|tho|rhynchus hirudinaceus,** Echinorhynchus gigas, Riesenkratzer: ein als Dünndarmparasit des Schweines, selten des Menschen vorkommender Fadenwurm mit Larvenentwicklung in Käfern (Scarabaeidae); die Infektion des Endwirtes erfolgt über den Verdauungstrakt.

**Ma|cro...:** Wortteil »groß«, »lang«; s.a. ▸Makro..., ▸Mega(lo)...

**Macro|genito|somia praecox:** die echte ▸Pubertas praecox (zentrale Form, Vierhügelsyndrom).

**Macrogol:** ein osmotisch wirksames ▸Abführmittel; Polyethylenglycol. E macrogol.

**Macro|somia:** ▸Großwuchs; s.a. ▸Hoch-, ▸Riesenwuchs. E macrosomia. – **M. adiposo|genitalis:** Entwicklungsstörung mit Lang- bzw. Großwuchs, Adipositas u. evtl. verzögerter Pubertät. E adiposogenital m.

**Ma|cu|la** *(latein.):* Fleck. **1)** »Hautfleck« infolge Änderung des Pigmentgehaltes oder der Durchblutung oder durch Blutaustritt; eine primäre ▸Effloreszenz. **2)** *Anatomie* fleckförmiges Gebilde. E macula, spot. – **M. ad|haerens:** *Zytologie* das ▸Desmosom (»Punktdesmosom«); Teil der ▸Schlussleiste. S.a. ▸Zonula adhaerens. – **M. cae|ru|lea:** in Vielzahl (Maculae caeruleae) vorkommende blaue Flecken der Haut (Taches bleues); z.B. bei Läusebefall (Melanoderma pediculosum). E blue spot. – **M. communicans,** Nexus: Verbindung, Zusammenhalt, Band; i.e.S. *zytol* ▸gap junction. – **M. corneae:** Leukom. – **M. densa:** Teil des juxtaglomerulären Apparates der Niere. Wandabschnitt am Übergang des Tubulus rectus distalis der HENLE-Schleife in die Pars contorta, der dem Vas afferens (= Arteriola glomerularis afferens) anliegt und dessen Epithelzellen (schmäler; Zellkerne näher aneinander) als Rezeptoren für die Natriumchlorid-Konzentration der Tubulusflüssigkeit fungieren. Sie haben z.T. mit Mesangium-Zellen, z.T. mit Juxtaglomerulozyten (Endocrinocytus myoideus) Kontakt. Letztere produzieren das ▸Renin u. bestimmen damit die Aktivität des Renin-Angiotensin-Systems i.S. der Anpassung der Filtratmenge (Primärharn) an die Resorptionskapazität des nachgeschalteten Tubulus (durch Hemmung oder Beschleunigung der Bildungsrate des Angiotensins II). – **M. germinativa,** Keimfleck: *Embryologie* der Nucleolus im Kern der Eizelle. – **M. lactea,** M. tendinosa: weißliche, sehnenartige Perikardfibrose als Druckschwiele oder Entzündungsfolge. E soldier's patch. – **Macula (lutea),** Macula: der quer-ovale (∅ 2,5 mm) »gelbe Fleck« am hinteren Augenpol schläfenwärts des Discus nervi optici; in der Mitte die ▸Foveola centralis als Stelle des schärfsten Sehens. E yellow spot. – **M. occlu|dens:** Verschmelzung des 3-schichtigen Plasmalemms benachbarter Zellen über eine kurze Strecke zu einer einheitlichen Membran als Begrenzung des Interzellularraumes; z.B. im Herzmuskel. S.a. ▸Zonula occludens. – **M. sacculi:** in der Wand des ▸Sacculus des Labyrinths gelegenes ovales Sinnesfeld mit Stütz- u. Sinneszellen. Letztere ragen mit Fortsätzen in die Gallertschicht mit eingelagerten Statolithen hinein. S.a. ▸Makulaorgan. E saccular spot. – **M. utriculi:** in der Wand des ▸Utriculus des Labyrinths gelegenes ovales Sinnesfeld mit Struktur u. Funktion wie M. sacculi. E utricular spot.

**ma|cu|latus, maculosus** *(latein.):* fleckenreich, fleckig, gefleckt. E macular, maculate.

**Madagaskar-Beule:** ▸Hautleishmaniase in Ostafrika.

**Ma|da|ro|sis (ciliaris),** Madesis: Verlust der Wimpern (u. Augenbrauen), z.B. bei Blepharitis ulcerosa. E madarosis.

**Maddox** (ERNEST E. M., 1860–1932, Augenarzt, Bournemouth). – **M.-Kreuz:** kreuzförmige Skala mit leuchtendem zentralem Fixationspunkt; für Prüfung des Augenmuskelgleichgewichts u. des Schielwinkels. E Maddox cross. – **M.-Prisma:** Doppelprisma mit Scheitelwinkel von ca. 170° zur Erzeugung einäugiger Doppelbilder bei der Heterophorie-Bestg. E M. prism. – **M.-Stäbchen, M.-Zylinder:** roter Glaszylinder, der von einem weißen Lichtpunkt (z.B. des M.-Kreuzes) das Bild einer roten Linie entwirft (u. so die Fusionstendenz aufhebt). ***Anw.*** für die Heterophorie-Prüfung. E M. rods.

**Madelung** (OTTO W. M., 1846–1926, Chirurg, Rostock, Göttingen, Straßburg). – **M.-Deformität,** Manus valga: angeborene Stellungsanomalie des Handgelenks: Subluxationsstellung der Hand nach volar mit dorsal vorspringender Elle (»Bajonettform«); Teilsymptom des LÉRI-WEILL-, häufig bei TURNER-Syndrom. Die Radialabduktion ist eingeschränkt, evtl. Bewegungsschmerz. – Selten (Typus inversus) mit Dorsalflexionsstellung der Hand. E Madelung's deformity. – **M.-Fetthals:** androtrope, häufig schmerzhafte, diffuse Zunahme des Unterhautfettgewebes (▸Lipomatose) des Halses (evtl. auch der oberen Rückenpartien). E M.'s neck. – **M.-Zeichen:** Differenz zwischen Rektal- u. Axillartemperatur um > 0,5 °C als Hinweis auf intraabdominale Entzündung (v.a. ▸Peritonitis).

**Maden|fraß:** ▸Myiasis. E myiasis.

**Maden|wurm:** Wurm der Nematoden-Familie Oxyuridae; i.e.S. der Enterobius vermicularis. E pinworm.

**ma|des|cens, ma|di|dans** *(latein.):* nässend, z.B. Ekzema madidans. E madescent, madidans, moist.

**Mad|lener-Operation** (MAX M., 1868–1951, Chirurg, Kempten): distale Magenresektion (Pylorektomie) als Palliativoperation bei pylorusnahem Magengeschwür. E Madlener's operation.

**Madonnen|finger:** die schmalen u. langen Finger bei Arachnodaktylie oder – leicht gebeugt – bei Sklerodermie. E madonna fingers.

**Madura|mykose:** ▸Myzetom. E maduromycosis.

**Madurella:** Pilzgattung mit Myzetome hervorrufenden Arten, z.B. **M. grisea** (bildet schwärzliches Pigment), **M. mycetomatis** = **M. mycetomi** (bildet bräunliches Pigment).

**Mädchenfänger:** Extensionshülse für Finger.

**Mädesüß:** ▸Filipendula ulmaria.

**Mäusebandwurm:** ▸Hymenolepis diminuta. E mouse tapeworm.

**Mäusegeruch:** der muffige Schweißgeruch bei FEER-Krankheit oder Phenylketonurie.

**MAF:** Abk. für ▸Makrophagen-Aktivierungsfaktor. E MAF.

**Maf|fuc|ci(-Kast)-Syndrom** (ANGELO M., 1845–1903, Pathologe, Neapel, Pisa), Dyschondroplasia haemangiomatosa: komplexe Entwicklungsstörung der mesodermalen Gewebe; asymmetrische Chondromatose (v.a. der Gliedmaßen) u. Hämangiome der Haut u. inneren Organe; oft auch Vitiligo u. Pigmentnävi. – Neigung zu Entwicklung maligner Tumoren (Angiosarkom, Chondrosarkom). E Maffucci's syndrome.

**Magaldrat:** ein aluminium- u. magnesiumhaltiges ▸Antazidum. E magaldrate.

**Magen,** Ventriculus, Gaster: intraperitoneales, im Leerzustand darmähnlich schlauchförmiges, im Füllungszustand dickere u. längeres, sehr muskulöse Organ als Teil des Verdauungstraktes zwischen Ösophagus u. Duodenum. ***Aufbau:*** Unterschieden werden vier Abschnitte (s.a. Abb.): die Einmündung der Speiseröhre in den M. (Pars cardiaca ventriculi = Kardia), der Kuppelraum oberhalb der Kardia (Fundus ventriculi), der Hauptteil des M. (Corpus ventriculi = Korpus) und der Magenausgangsbereich (Pars pylorica) mit dem Pylorus als Abschluss u. dem Antrum pyloricum als Anfangsteil. In der Vorderansicht hat der M. zwei ungleich lange gekrümmte Ränder, die Curvatura ventriculi major, die den Fundus mit einschließt, und die Curvatura ventriculi minor, die einen kürzeren Bogen darstellt. Die Curvatura ventriculi minor zeigt einen scharfen Knick (Incisura angularis), welcher das Corpus ventriculi von der horizontaleren Pars pylorica abtrennt. ***Struktur:*** Die Magenwand ist 2–3 mm dick und besteht aus folgenden Schichten (von außen nach innen): Tunica serosa aus einschichtigem Peritonealepithel (Mesothel), Tunica muscularis aus glatter Muskulatur in drei Schichten (Stratum longitudinale, Fibrae obliquae [schräg verlaufend] u. Stratum circulare [am Pylorus den Musculus sphincter pylori bildend]), Tela submucosa aus lockerem Bindegewebe mit Gefäßen u. Nerven und der Tunica mucosa ventriculi (Magenschleimhaut). Diese enthält Drüsen, die in Sekret bildenden Zellen den Magensaft produzieren. Hauptzellen bilden Pepsinogen, Nebenzellen bilden Magenschleim, Belegzellen bilden Salzsäure u. Intrinsic-Faktor. Die Magendrüsen werden nach dem Abschnitt, in dem sie liegen eingeteilt. Glandulae cardiacae: verzweigte tubulöse, mukoide Drüsen in einem etwa 1 cm breiten Gebiet zwischen Ösophagus u. M.; Gll. gastricae propriae: wenig verzweigte tubulöse Drüsen im Corpus ventriculi; Gll. pyloricae: verzweigte tubulöse, mukoide Drüsen in der Pars pylorica. Weitere Drüsenzellen sind Zellen des GEP-Systems (gastro-entero-pankreatisches endokrines System) in den Glandulae gastricae propriae (z.B. Serotonin und Somatostatin produzierende Zellen) und Gastrin bildende Zellen in den Gll. pyloricae (G-Zellen). Die Tunica mucosa besitzt ein einschichtiges hochprismatisches Epithel und wird durch eine dünne Muskelschicht (Lamina muscularis mucosae) begrenzt. In der Ansicht von innen zeigt die Magenschleimhaut ein Hochrelief (Magenfalten, Plicae gastricae), ein Flachrelief (Magenfelder, Areae gastricae) u. ein Feinrelief (Magengrübchen, Foveolae gastricae). In jede Foveola münden über einen Isthmus mehrere der, in der Lamina propria der Tunica mucosa gelegenen, Glandulae gastricae propriae. Die Drüsen der Magenschleimhaut sind vermindert bei chronischer Gastritis. Ihr völliges Fehlen (Magenschleimhautatrophie) liegt bei perniziöser Anämie vor. ***Funktion:*** Der M. fungiert als dem Darm vorgeschalteter Aufnahmeraum und dient der Nahrungsdesinfektion mittels Magensäure sowie der Verdauung. Er nimmt eine Mahlzeit in kurzer Zeit auf, um sie im Laufe von mehreren Stunden für die weitere Verdauung vorbereitet an den Dünndarm abzugeben. Sein Fassungsvermögen beträgt bei Neugeborenen 30 ml, bei Erwachsenen 2000 ml u. mehr. Die Regelung des Spannungszustandes (Tonus), der Peristaltik, Sekretion u. Entleerung erfolgt durch das autonome Nervensystem (über Plexus myentericus u. Pl. submucosus). Die Blutversorgung erfolgt durch Magenäste des Truncus coeliacus. E stomach.

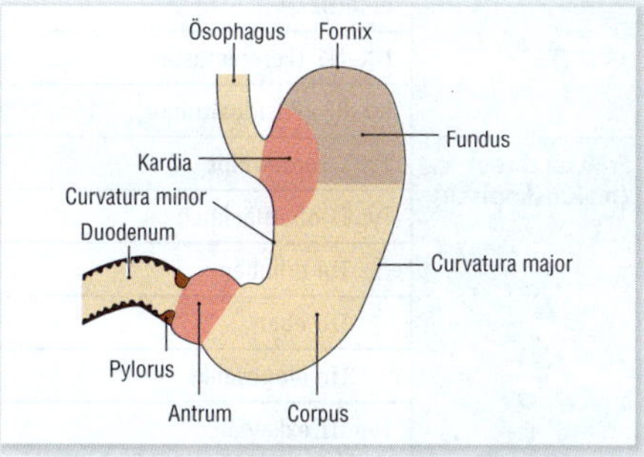


**Magen:** Funktionsregionen. [230]

**Magen|achylie:** ▸Achylia gastrica.

**Magen|atonie:** Spannungs- = Tonusverlust der Magenmuskulatur. Akut als schlaffe Lähmung (= Gastroparese, -paralyse, -plegie), postoperativ infolge Vagusdurchtrennung oder -irritation bei Magenresektion bzw. Laparotomie (s.a. ▸Vagotomie) oder bei toxischer Schädigung, z.B. bei Peritonitis, diabetischem Koma; oft kombiniert mit Ileus; führt zu vermehrter Magensaftabsonderung mit Erbrechen, zu Oberbauchschmerzen, evtl. Schocksymptomen. – Als chronische M. meist nur eine Hypotonie mit Gastrektasie; z.B. bei autonomer diabetischer Neuropathie oder bei Magenausgangsstenose; äußert sich in Völlegefühl, Brechreiz, Anorexie. E gastroatonia.

**Magen|ausheberung:** Entleerung des Mageninhalts mittels eines Magenschlauches; z.B. bei akuter Vergiftung (meist mit anschließender Magenspülung) oder zur Gewinnung von Magensaft (Letzteres meist als **fraktionierte M.**, d.h. zur Analyse der Sekretion), allgemein nach vorausgehender Stimulation; s.a. ▸Azidität. E evacuation of stomach.

M

**Magenband:** in der Weite verstellbare Kunststoffmanschette, die während eines endoskopischen Eingriffs um den oberen Magenanteil gelegt wird und der Verkleinerung des Magens dient. Durch Dehnung des oberhalb der Manschette gelegenen Magenanteils bei der Nahrungsaufnahme kommt es zu einem rasch eintretenden Sättigungsgefühl; Anwendung bei ausgeprägter Adipositas. E gastric banding.

**Magen|biopsie:** ▸Biopsie der Magenschleimhaut (v.a. im Rahmen einer Gastroskopie). E stomach biopsy.

**Magen|blase:** die beim Stehenden die Magenkuppel (Fornix) ausfüllende Luft. Auffallend groß bei Römheld-Syndrom, Aerophagie. E gastric bubble, magenblase.

**Magen|blutung:** arterielle oder venöse Blutung in den Magen, z.B. bei Ulkus oder Magenkarzinom, Dieulafoy-, Mallory-Weiss-Syndrom, Fundusvarizen, Erosionen sowie diffus (als Diapedeseblutung) bei erosiver oder hämorrhagischer Gastritis. Führt zu – oft kaffeesatzartigem – Erbrechen (Hämatemesis), Schocksymptomen, Blutstuhl, chronisch zu Anämie. E gastric bleeding.

**Magen|bypass:** operative Behandlung der Adipositas durch Ausschaltung der beiden unteren Magendrittel durch Magenquerverschluss u. Verbindung des oberen Magendrittels mit dem Dünndarm durch eine Gastrojejunostomie. – Modifiziert durch Bildung eines schmalen, passageverzögernden Kanals im Bereich der kleinen Kurvatur (= gastric partitioning). E stomach stapling.

**Magen-Darm-Anastomose:** *Chirurgie* operative Vereinigung der Magen- mit der Dünndarmlichtung; s.a. ▸Gastroenterostomie. E gastroenteroanastomosis.

**Magen-Darm-Kanal,** Magen-Darm-Trakt: Gesamtheit des Verdauungsschlauchs vom Mageneingang bis zum After. S.a. ▸Apparatus digestorius. E gastrointestinal tract.

**Magen-Darm-Katarrh:** ▸Gastroenteritis.

**Magen-Darm-Mittel:** Medikamente zur Behandlung von Erkr. des Magen-Darm-Traktes. Wirkstoffgruppen: 1) appetitanregende u. sekretionsfördernde Mittel (▸Digestionsmittel; der ▸Serotonin-Antagonist Pizotifen); 2) Acida (z.B. ▸Amara, Glutaminsäure, Pepsin u. Citronensäure); 3) ▸Antacida; 4) ▸Ulkustherapeutika; 5) ▸Prokinetika/▸Antiemetika (z.B. Metoclopramid, Domperidon); 6) Verdauungsenzyme (Enzympräparate, z.B. Pankreatin); 7) ▸Carminativa; 8) ▸Antidiarrhoika; 9) Dimethicon/Simethicon zur Entblähung; 10) Lokalcorticoide zur Anw. im Darm (z.B. Budesonid); 11) mikroorganismenhaltige Präparate.

**Magen-Darm-Passage,** Abk. MDP: Röntgenuntersuchung des Verdauungstraktes durch Beobachtung der Passage eines oral verabfolgten Röntgenkontrastmittels (meist Bariumsulfatbrei; bei Stenoseverdacht jodhaltige wässrige Mittel). Kontrolliert werden der Schluckakt, das Schleimhautrelief der Speiseröhre u. des Magens, nach Füllung des Magens die Magenform, eventuelle Füllungsdefekte, die Magenperistaltik u. -entleerung; anschließend Beurteilung des Duodenums u. oberen Jejunums nach 2–4 Std. u. des unteren Dünndarms bzw. Dickdarms nach 8–24 Std. E upper gastrointestinal x-ray series.

**Magen-Darm-Schwimmprobe,** BRESLAU-Probe: Nachweis des Gelebthabens eines Neugeborenen anhand der Schwimmfähigkeit des abgebundenen u. vom Gekröse abpräparierten Magen-Darm-Traktes (Voraussetzung: keine Ösophagusatresie). S.a. ▸Lungenschwimmprobe.

**Magendie** (FRANÇOIS M., 1783–1855, Physiologe, Paris). – **M.-Foramen,** Apertura mediana ventriculi quarti: s.u. ▸Apertura. E Magendie's foramen. – **M.-Hertwig-Schielstellung:** ▸HERTWIG-M.-Phänomen.

**Magen|dilatation:** Magenerweiterung, ▸Gastrektasie. E gastric dilatation.

**Magen|divertikel:** falsches oder echtes Divertikel der Magenwand, meist asymptomatisch. E gastric diverticulum.

**Magen|entfernung:** ▸Gastrektomie (= Magenexstirpation); s.a. ▸Magenresektion.

**Magen|entleerung: 1)** *Physiologie* der natürlich durch die propulsive Peristaltik erfolgende, portionsweise Transport des Mageninhalts in das Duodenum. Wird gesteuert von nervalen (intramurale Plexus des N. vagus), mechanischen u. humoralen Mechanismen; wichtigster fördernder Faktor ist die Magenwanddehnung durch den Mageninhalt, begünstigend wirken auch Salzsäuremangel, Gastrin; hemmend (Glutamin-)HCl, Secretin, GIP, Cholecystokinin; beteiligt sind Dehnungsrezeptoren des Magens u. Duodenums (sowie Osmo- u. Säurerezeptoren des Letzteren). E emptying of stomach. **2)** ▸Magenausheberung; s.a. ▸Erbrechen (einschließlich des induzierten).

**Magen|ersatz:** *Chirurgie* ▸Ersatzmagen.

**Magen|erweiterung:** ▸Gastrektasie.

**Magen|faktor:** ▸Intrinsic-Faktor.

**Magen|fistel:** äußere oder innere ▸Fistel des Magens; operativ als Gastrostomie, krankhaft als Folge z.B. eines Geschwürsdurchbruchs etc. S.a. ▸Ernährungsfistel. E gastric fistula, gastrostoma.

**Magen|geschwür:** ▸Ulcus ventriculi. E gastric ulcer.

**Magen|geschwulst:** Magentumor. E gastric tumor.

**Magenhochzug:** KIRSCHNER-Ösophagusplastik.

**Magen|invagination:** teilweise Einstülpung (▸Invagination) der Magenwand in die Magenlichtung oder den Dünndarm, meist bei gestielten Magenschleimhautpolypen, aber auch nach Gastroenterostomie. E gastric intussusception.

**Magen|karzinom,** Carcinoma ventriculi, Magenkrebs: bösartiger epithelialer Tumor der Magenschleimhaut. *Ätiol.:* 1) genetische Faktoren; in bestimmten Ländern (z.B. Japan) kommt das M. häufiger vor, allerdings sind auch Ernährungsgewohnheiten von Bedeutung; es besteht ein Zusammenhang mit der Blutgruppe A.; 2) karzinogene Stoffe, z.B. in der Nahrung (Nitrosamine) oder im Tabakrauch; 3) Achlorhydrie, MÉNÉTRIER-Syndrom, adenomatöse Polypen, Zustand nach Magenresektion, chronisch-atrophische Gastritis (Typ A), evtl. Helicobacter-pylori-assoziierte Gastritis (Typ B). ***Klassifik.:*** Es gibt verschiedene Klassifikationsmöglichkeiten (s. Tab.). Die Stadieneinteilung erfolgt nach dem Schema von BORRMANN (s. Abb.). Histologisch wird das M. eingeteilt in Ade-

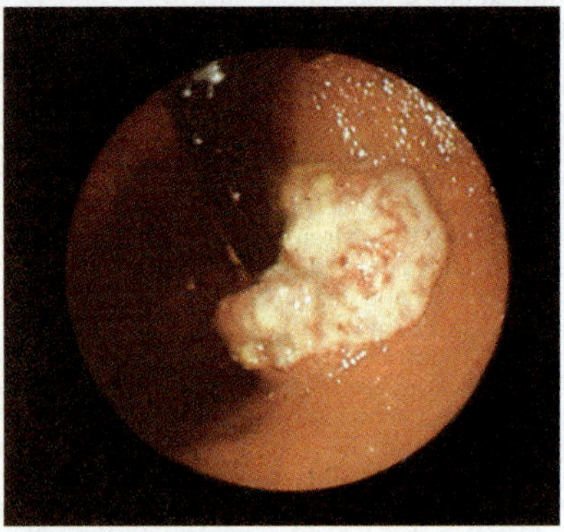

**Magenkarzinom:** Einteilung nach BORRMANN. [38]

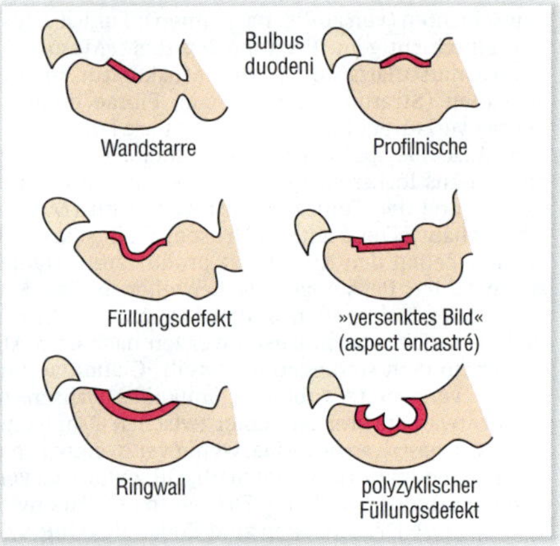


**Magenkarzinom:** röntgenologische Formen. [556]

| | |
|---|---|
| **LAURÉN-Klassifikation** | a) intestinaler Typ mit Drüsenstrukturen u. expansiver Ausbreitung, günstige Prognose |
| | b) diffuser Typ ohne Drüsenstruktur mit infiltrativem Wachstum, ungünstige Prognose wegen Frühmetastasierung |
| **TNM-Klassifikation** | T1–T4 (Infiltrationstiefe) |
| | N1–N3 (regionärer Lymphknotenbefall) |
| | MX–M1 (Fernmetastasen) |
| | R0–R2 (Residualtumor) |
| **Frühkarzinom (makroskopisch)** | Typ I vorgewölbt |
| | Typ II oberflächlich |
| | IIa erhaben |
| | IIb eben |
| | IIc eingesenkt |
| | Typ III exkaviert |

**Magenkarzinom:** Klassifikationen. [22]

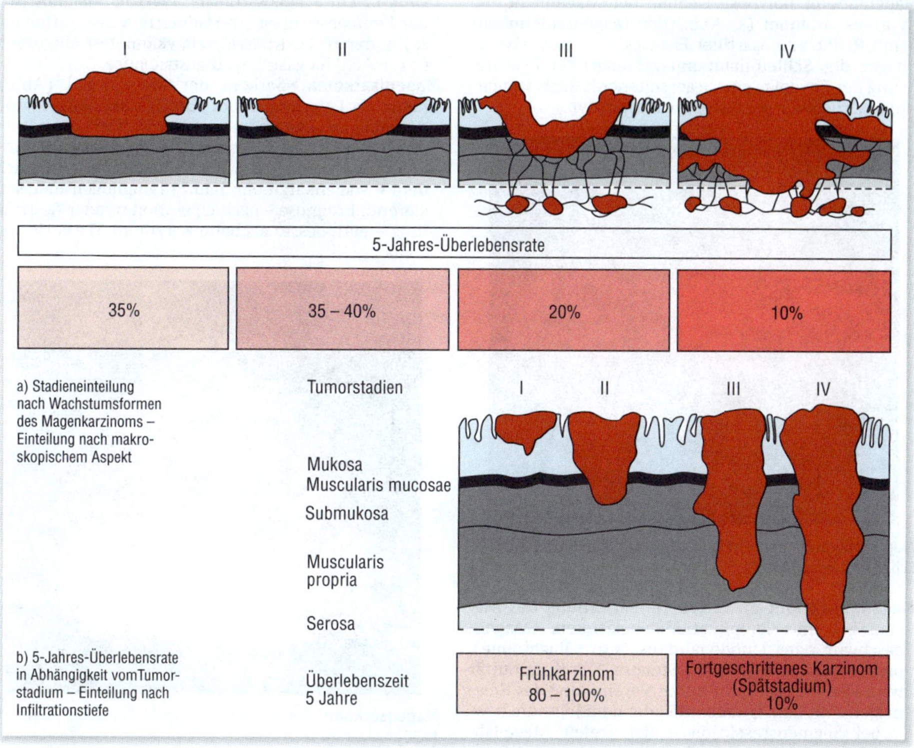


**Magenkarzinom:** polypoides Wachstum (endoskopischer Befund). [450]



nokarzinome (papillär, tubulär, muzinös, Siegelringtyp), adenosquamöse, squamöse u. undifferenzierte Karzinome. Die Metastasierung erfolgt durch Ausbreitung in der Magenwand (intramural) u. »per continuitatem« auf Nachbarorgane, lymphogen, hämatogen u. über die Peritonealhöhle (KRUKENBERG-Tumor, SCHNITZLER-Metastasen). ***Klinik:*** Inappetenz, Völlegefühl, Gewichtsverlust, Magenblutung. ***Diagn.:*** Gastroskopie mit Biopsien (Abb.), Röntgendiagnostik (Abb.), Staging z. B. mittels Endosonographie, Computertomographie. ***Ther.:*** kurative Chirurgie (Gastrektomie, evtl. mit Splenektomie u. distaler Ösophagusresektion, Netz- u. Lymphknotendissektion); palliative Chirurgie, z. B. Gastroenterostomie; Polychemotherapie; palliative endoskopische Lasertherapie, Tubus- oder Stenteinlage; palliative perkutane endoskopische Gastrostomie (PEG). **E** stomach cancer, gastric carcinoma.

**Magen|katarrh:** ▸Gastritis.

**Magen|kolik, -krampf,** Gastrospasmus: krampfartige Magenschmerzen, z. B. bei Magengeschwür oder psychisch bedingt. **E** gastrospasm.

**Magen|krebs:** ▸Magenkarzinom. **E** stomach cancer.

**Magenmittel:** *Pharmazie* ▸Stomachika. **E** stomachics.

**Magen|motilität, Magenmotorik:** die sich als ▸Magenperistaltik manifestierende Leistung der Magenmuskulatur. Mechanographisch erkennbar 3 Wellentypen: I für Durchmischung, II den Weitertransport fördernd = propulsiv, III örtliche Tonuszunahme bewirkend (komplexer Wellentyp); s. a. Abb. Anregung erfolgt durch den Parasympathikus (s. a. ▸Vagotonie), Hemmung durch den Sympathikus, u. zwar unter Beteiligung des ▸Plexus myentericus (hemmend u. anregend wirkend; aktiviert durch Dehnungsreize aus Submukosa-Rezeptoren) u. humoraler Faktoren. S. a. ▸Magenentleerung (1). **E** motility of stomach.

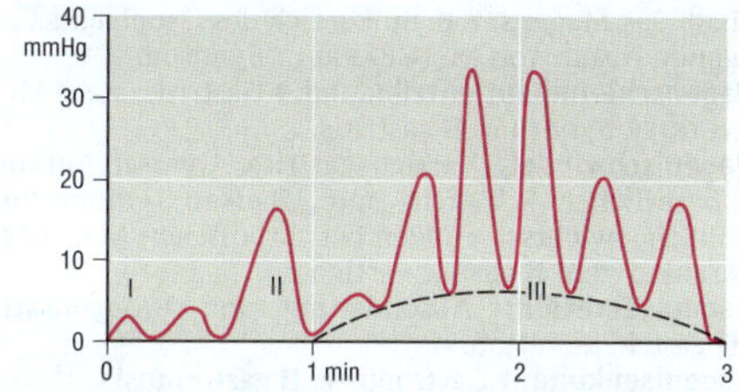


**Magenmotilität:** Wellentypen (nach PAUL 1973). [90]

**Magen|mund:** Ostium cardiacum, s. u. ▸Magen. **E** cardiac opening.

**Magen|operation:** ▸Magenresektion, ▸Gastroenterostomie, ▸Gastrostomie, ▸Ersatzmagen. S. a. ▸Postgastrektomie-Syndrome. **E** stomach operation, gastric surgery.

**Magen|perforation:** Durchbruch der Magenwand. Meist als Komplikation eines Magengeschwürs oder Magenkarzinoms, seltener als Verletzungsfolge (z. B. bei Magenspülung, Sondierung, Gastroskopie). Führt als **freie M.** zu Mageninhaltsentleerung in die Bauchhöhle u. zu ▸Perforationsperitonitis, als durch Verwachsungen **gedeckte M.** (s. a. ▸Perforation) zu Einbruch der Wand von Nachbarorganen (Bildung z. B. einer Magen-Darm-, Magen-Gallenblasen-Fistel). **E** perforation of stomach.

**Magen|peristaltik:** autonome, durch Wanddehnung ausgelöste, vom Vagus gesteigerte, vom Sympathikus gehemmte, konzentrisch durchschnürende, wellenförmige Peristaltik, die den Mageninhalt mit Magensaft durchmischt u. pyloruswärts schiebt; s. a. ▸Magenmotilität. **E** gastric peristalsis.

**Magen|pförtner|krampf:** ▸Pylorospasmus.

**Magen|plikatur:** **1)** Plikatur(magen): der Kaskadenmagen des Säuglings mit tiefer Eindellung der großen Kurvatur u. Verlagerung des präpylorischen Teiles auf Fornixhöhe (»Faltung« in Magenmitte). **E** gastric plication. **2)** *Chirurgie* ▸Gastroplicatio. **E** gastroplication.

**Mạgen|polyp:** polypöse Gebilde der Magenlichtung; v.a. als Adenom (s. Abb.) der Magenschleimhaut (mit Risiko zu bösartiger Entwicklung) bzw. Hyperplasie der Schleimhaut mit zystenartiger Erweiterung der Foveolae gastricae; seltener z.B. als Hamartom, Drüsenkörperzyste. E gastric polyp.

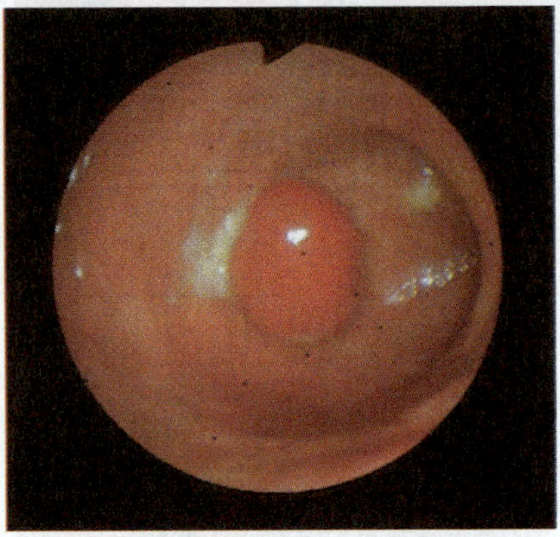

**Magenpolyp:** Adenom der Magenschleimhaut (endoskopischer Befund). [450]

**Mạgen|resektion:** operative Teilentfernung des Magens; bei – mit Komplikationen belastetem – Magengeschwür oder Duodenalulkus (s.a. ▸Vagotomie), bei Neoplasma, Polyposis, Stenose. Die Kontinuität wird wiederhergestellt durch Vereinigung des Restmagens mit dem Duodenum oder dem Jejunum bzw. – bei Segmentresektion – der freien Magenabschnitte untereinander. Typisch die M. nach ▸BILLROTH I u. II (dort Abb.) u. deren Modifikationen; s.a. ▸Fundektomie. E gastric resection.

**Mạgen|ruptur,** Gastrorrhexis: Zerreißung der Magenwand, z.B. durch extreme Gasfüllung (evtl. nach Fehlintubation), stumpfe Bauchverletzung oder zu starke Bauchpresse bei vollem Magen. S.a. ▸Magenperforation. E gastrorrhexis.

**Mạgen|säure:** s.u. ▸Magensaft. E gastric acid.

**Mạgen|saft,** Magensekret: Sekret der Magenschleimhaut bzw. ihrer Drüsen (Glandulae gastricae). ***Eigenschaften:*** M. ist klar, wässrig, farblos, sauer (pH 1,0–1,5), mit dem Blutplasma isoosmotisch; normal 1–3 l/Tag. Enthält auch Speichel, Duodenalsaft u. evtl. Nahrungsreste (maximal 12 Std.). Bestandteile sind Wasser, Elektrolyte u. gelöste oder in Suspension befindliche Makromoleküle; als Letztere Schleimsubstanzen (Glykosaminoglykane; ferner neutrale u. saure Glykoproteine [an Sialinsäure reiche Sialomucine]), Serumproteine (Albumin, Globuline, Immunglobuline, Blutgruppensubstanzen), ▸Gastrone, Intrinsic-Faktor u. andere Vitamin-$B_{12}$-Binder, Peptide (als Abbaustoffe von Proteinen, Mucoproteinen), Enzyme (▸Pepsin [aus Pepsinogenen der Hauptzellen], ▸Kathepsin, ▸Gastricin, ▸Amylasen, Nucleasen, Lipasen u. Ureasen) sowie ▸Gastrin, ▸Schleim (Mucoproteide), ▸Salzsäure (HCl; abgesondert von Belegzellen v.a. im Korpus u. Fundus; 1–1,5 l/Tag; s.a. ▸MAO, ▸PAO, ▸Azidität) u. verschiedene Ionen (v.a. $HCO_3^-$, $K^+$, $Na^+$, $Ca^{2+}$, $Mg^{2+}$). ***Physiol.:*** Die Absonderung erfolgt – außer als Basal- oder Nüchternsekretion – in drei Phasen: **1)** zephale Phase: Über Sinneseindrücke, psychische Faktoren u. Chemorezeptoren in der Mundschleimhaut erfolgen Vagusreizung u. Magensaftsekretion; **2)** gastrische Phase: Über Antrumdehnung u. Pufferung des Magensaftes erfolgen Gastrin-, Pepsin- u. HCl-Sekretion; **3)** intestinale Phase: Bei Übertritt des Chymus in das Duodenum wird die Magensaftsekretion gehemmt (durch Secretin, GIP, VIP u. Glucagon). Hemmung der Sekretion z.B. *physiol* durch Gastrone, *ther* $H_2$-Rezeptorenblocker; Anregung z.B. durch ▸ Pentagastrin. *Diagn.:* Zur Magensaftanalyse werden diagnostisch der Pentagastrintest (fraktionierte Magensaftanalyse) u. der HOLLANDER-Hypoglykämietest eingesetzt (s.a. ▸Achylia gastrica). E gastric juice.

**Mạgen|sarkom:** ▸Sarkom der Magenwand (Abb.), meist als Leiomyosarkom oder lymphoplasmazytoides malignes Lymphom, seltener als Sarkom anderer Art (z.B. Rhabdo- u. Fibromyosarkom, Lipo-, Angio-, Lymphosarkom). Klinisch u. röntgenologisch ähnlich dem ▸Magenkarzinom; häufig lymphogen metastasierend. Prognose – nach Operation u./oder Bestrahlung – evtl. besser als beim Karzinom. E gastric sarcoma.

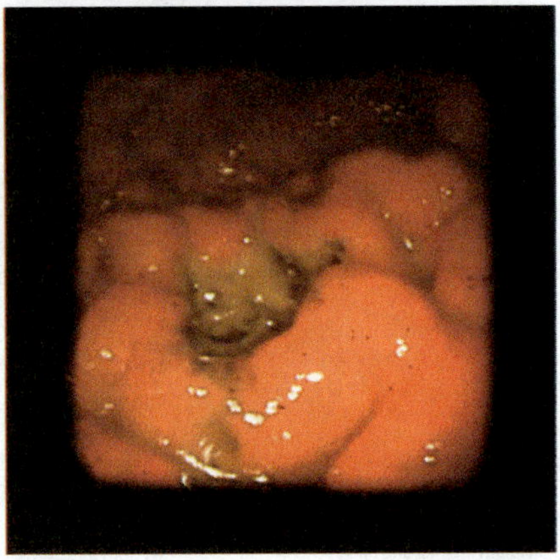

**Magensarkom:** Lymphosarkom (endoskopischer Befund). [450]

**Mạgen|schlauch:** (KUSSMAUL 1869) Gummischlauch (äußerer ∅ 12–14 mm) mit massivem, abgerundetem vorderem Ende (Spitze) u. seitlicher Öffnung für die Magenausheberung. – Als Verweilsonde (u. für fraktionierte Magensaftuntersuchung) ein weicher Schlauch (∅ 5 mm) mit Längenmarkierung (= Magensonde; s.a. ▸Duodenalsonde). E stomach tube.

**Mạgen|schleimhaut:** die drüsenreiche (Abb.), den ▸Magensaft produzierende Tunica mucosa ventriculi. Ihre Drüsen (Glandulae gastricae, Gll. pyloricae u. Gll. cardiacae) sind vermindert bei chronischer Gastritis. Bildet Falten (Plicae gastricae), ist gefeldert (Areae gastricae). Völliges Fehlen (**Mạgenschleimhaut|atrophie**) bei perniziöser Anämie. E gastric mucous membrane, gastric mucosa. – **M., ektope:** außerhalb des Magens, z.B. im Bereich des Ösophagus liegende Inseln von M. (▸BARRETT-Syndrom).

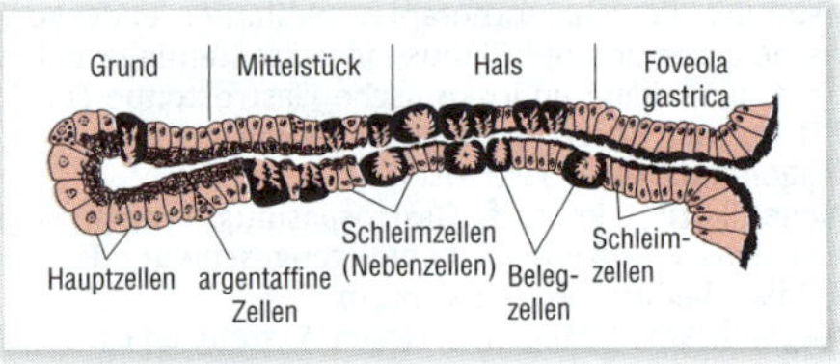


**Magenschleimhaut:** Drüsenschlauch der Magenmukosa (Korpusbereich). [145]

**Mạgenschleimhaut|entzündung:** ▸Gastritis; s.a. ▸MÉNÉTRIER-Syndrom. E gastritis.

**Mạgen|schwindel,** Vertigo gastrica, Gyrosa: Anfälle körperlicher Schwäche mit Übelkeit, Ohnmacht, Gleichgewichtsstörungen bei chronischen Magenerkrankungen. E gastric vertigo.

**Mạgen|sekretion:** Absonderung von ▸Magensaft. E gastric secretion.

**Mạgen|senkung:** ▸Gastroptose. E gastroptosis.

**Mạgen|spiegelung:** ▸Gastroskopie. E gastroscopy.

**Magen|spülung,** Gastrolavage: Entfernung von Mageninhalt (z.B. Gift) durch mehrmaliges Auffüllen des Magens mit lauwarmem Wasser (evtl. Medikamentenzusatz) u. nachfolgendes Ausheben über einen Magenschlauch. E gastrolavage.

**Magen|stumpf|karzinom:** s.u. ▸Magenkarzinom.

**Magen|szirrhus:** ▸Linitis plastica.

**Magenta-Zunge:** glänzend-tiefdunkelrote (»magentafarbene«) Zunge, z.B. bei Vitamin-$B_2$-Mangel (dann rau, papillenfrei, schmerzhaft). E magenta tongue.

**Magen|tetanie:** chloroprive ▸Tetanie. E gastric tetany.

**Magen|torsion:** Magendrehung um die mesenteriale Achse; mit Hochtreten der großen Kurvatur u. Kaskadenbildung, evtl. mit Durchtritt durch den Hiatus oesophageus oder einen Zwerchfelldefekt in den Brustkorbraum (s.a. ▸upside-down stomach). – I.w.S. auch der ▸Volvulus des – stark ptotischen oder sanduhrförmigen – Magens. E gastric torsion.

**Magen|tumor:** Bez. für gut- oder bösartiges ▸Neoplasma des Magens; z.B. Fibrom, Lipom als benigne, ▸Magenkarzinom, ▸Magensarkom als maligne Tumoren. E gastric tumor.

**Magen|verdauung:** die im Magen erfolgende ▸Verdauung (= »Vorverdauung«) durch die Magensafteinwirkung. Eiweiß wird nach Denaturierung durch die Magensäure (HCl) von den durch HCl aktivierten Enzymen Pepsin u. Kathepsin zu ca. 75 % zu ▸Peptonen abgebaut (v.a. Zerstörung des kollagenen Bindegewebes, Homogenisierung zum Chymus; Pepsin, Kathepsin [beim Säugling nur Letzteres] u. Gastricin bewirken den Lab-Effekt = Caseinausflockung); HCl bewirkt ferner die hydrolytische Spaltung der glykosidischen Bindungen höherer Kohlenhydrate. Nahrungsfett wird grob emulgiert. Resorbiert werden Wasser, Alkohol, $CO_2$ u. nicht ionisierte Medikamente u. Gifte. E gastric digestion.

**Magen|volvulus:** ▸Magentorsion. E gastric volvulus.

**Mager|sucht,** Alipomatosis: extreme Abmagerung infolge Unter- oder Fehlernährung (z.B. bei Kwashiorkor), bei Lipodystrophia progressiva oder aber durch zehrende (= konsumierende) u. v.a. durch endokrine Krankheiten (z.B. bei ADDISON-Syndrom, BASEDOW-Krankheit, SHEEHAN-Syndrom). E pathological leanness. – **M., psychogene:** ▸Anorexia nervosa als Magersucht i.e.S.

**Magill** (SIR IVAN WH. M., 1888–1986, amerikan. Anästhesist). – **M.-Blocker:** dünner, doppelläufiger Gummi- oder Plastikkatheter mit endständigem, aufblasbarem Ballon als ▸Bronchusblocker. – **M.-System:** halb offenes ▸Narkosesystem, bestehend aus einem Frischgaseinlass mit Reservoirbeutel für Narkosegas im Nebenschluss, einem Faltenschlauch (»Reptilschlauch«) mit Überdruckventil am patientennahen Ende u. einem Anschlussstück (Masken- bzw. Tubusadapter). – System A der MAPLESON-Klassifikation. – **M.-Tubus: 1)** dünnwandiger Endotrachealtubus aus Weichgummi oder Kunststoff, auch als Ballontubus. Für orale oder nasale Intubation (mit 45°-Seitenabschrägung der Spitze [beim Nasal-Typ flötenschnabelartig u. mit Niederdruckballon]); Abb. E Magill tube. **2)** ein nicht einknickender Endotrachealtubus für Kindernarkosen; besteht aus einer gummiüberzogenen Spiralfeder. – **M.-Zange:** im Griffteil abgebogene Fasszange für die nasotracheale Intubation (u. zum Einführen eines Magenschlauches unter Sicht). E M. forceps.

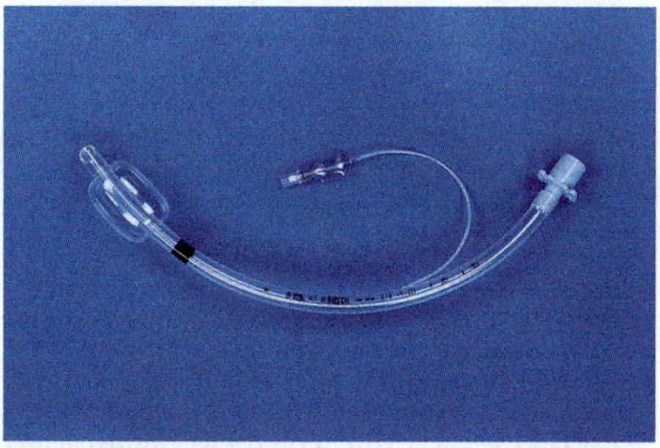

**Magill-Tubus.** [430]

**Magis|tral|formeln:** nichtoffizinelle Sammlung erprobter Rezepturen, z.B. Deutsche Rezeptformeln, Formulae Magistrales Berolinenses. E magistral formulas.

**Mag|ma** *(griech.)*: knetbare Masse, Teig. – **M. cellulare:** das extraembryonale Dottersack-, Amnion- u. Chorionmesoderm. E magma.

**Ma|gnesia (alba):** ▸Magnesiumcarbonat. – **M. calcinata, M. usta:** ▸Magnesiumoxid.

**Ma|gne|si|um,** Abk. Mg: Element der ▸Erdalkali-Gruppe; brennbares Leichtmetall; Atomgew. 24,306, OZ 12; 2-wertig. In Mineralen, Meer- u. Quellwasser, Pflanzen (Chlorophyll) enthalten; wesentliches Bioelement für Tier u. Mensch (Tagesbedarf bis 400 mg); physiologischer ▸Calciumantagonist; Serumwerte 0,65–1,03 mmol/l (s.a. ▸Hypermagnesiämie, ▸Magnesiummangelsyndrom); ist unbedingt nötig für zahlreiche Enzymreaktionen (aktiviert alle Reaktionen, an denen ATP beteiligt ist). ***Anw. ther*** in Form seiner Salze. S.a. ▸Magnesium... E magnesium. – **M. carbonicum,** Magnesia: ▸Magnesiumcarbonat. E m. carbonate. – **M. oxydatum:** ▸Magnesiumoxid. E m. oxide. – **M. sulfuricum:** ▸Magnesiumsulfat. E m. sulfate, Epsom salt.

**Magnesium|adipat:** Magnesiumverbindung zur Substitutionsther. E magnesium adipate.

**Ma|gnesium-Ammonium-Phosphat:** $NH_4MgPO_4$ + $6\,H_2O$; ist als »Tripelphosphat« in Form wasserheller, stark lichtbrechender Kristalle (Sargdeckel-, Schlitten-, Farnwedel-, Federform) enthalten im ▸Harnsediment (in alkalischem Harn) u. – meist mit Apatit u. Calciumoxalat – in Harnsteinen (sind weiß-graubräunlich, kreidig, weich, Schichten bildend, treten stets außerhalb der Niere [= »subrenal«] auf, oft als Ausgussstein; sind röntgenpositiv). E struvite.

**Magnesium|aspartat:** eine Magnesiumverbindung zur Substitutionsther. E magnesium aspartate.

**Magnesium|aspartat|hydrobromid:** ein ▸Sedativum. E magnesium aspartate hydrobromide.

**Magnesium|aspartat|hydrochlorid:** Magnesiumverbindung zur Substitutionsther. E magnesium aspartate hydrochloride.

**Magnesium|carbonat,** Magnesia, Magnesium carbonicum: Magnesiumverbindung zur Substitutionsther.; Antazidum; mildes Laxans. E magnesium carbonate.

**Magnesium|citrat; Magnesium|hydrogen|aspartat; Magnesium|hydrogen|citrat; Magnesium|hydrogen|glutamat:** Magnesiumverbindungen zur Substitutionsther. E magnesium citrate, magnesium hydrogen aspartate, magnesium hydrogen citrate, magnesium hydrogen glutamate.

**Ma|gnesium|mangel|syndrom:** Elektrolytmangelsyndrom infolge ungenügender Magnesiumzufuhr (z.B. bei einseitiger Ernährung, Infusionstherapie) oder -resorption (z.B. bei chronischen Durchfällen, Malabsorptionssyndrom) sowie bei Magnesiumverlusten mit dem Harn (z.B. bei Diuretikatherapie) (s.a. ▸Hypomagnesiämie), ferner bei Neugeborenen-Tetanie. ***Klinik:*** äußert sich v.a. in grobschlägigem Tremor, Krämpfen (evtl. Tetanie), athetoiden u. choreiformen Bewegungen, epileptiformen Anfällen, Verwirrtheit, Schwäche, Gereiztheit, Herzrhythmusstörungen, Durchblutungsstörungen (auch der Koronarien; mit Tachy- u. Stenokardie); führt zu Myokardfibrose, Nephrose, Magen-Darm-Geschwüren, Kardiospasmus. – Bei Feten Wachstumsverzögerung, evtl. Fehlgeburt. E hypomagnesemia syndrome.

**Magnesium|mono|peroxy|phthalat:** Desinfektionsmittel zur Flächendesinfektion.

**Magnesium|oxid,** MgO, Magnesium oxydatum, gebrannte Magnesia: Magnesiumverbindung zur Substitutionsther., Antazidum, Laxans, Arsen-Antidot; ferner in Zahn- u. Streupulvern. E magnesium oxide.

**Magnesium|peroxid:** ein Antazidum. E magnesium peroxide.

**Magnesium|pyridoxal|phosphat|glutamat:** ein Lipidsenker.

**Magnesium|salze:** Magnesiumverbindungen zur Substitutionsther. E magnesium salts.

**Magnesium|sulfat,** $MgSO_4 + 7\,H_2O$, Magnesium sulfuricum, Bittersalz: Magnesiumverbindung zur Substitutionsther., Laxans, Cholagogum. **Magnesiumsulfatwässer** sind »echte ▸ Bitterwässer«, deren Mg- u. Sulfat-Ionen mit mindestens je 20 mval/dl an der Gesamtkonzentration beteiligt sind. E magnesium sulfate, Epsom salt.

**Magnesium|trisilicat:** ein Antazidum. E magnesium trisilicate.

**Ma|gnet|bandspeicherung:** s.u. ▸ Röntgenbildspeicher. E storage on magnetic tape.

**Ma|gnet|feld:** *Physik* das an das Vorhandensein elektrischer Ströme (= bewegte elektrische Ladungen; bei Permanentmagneten die intraatomaren Elektronenbewegungen) oder schnell veränderlicher elektrischer Felder gebundene magnetische Kraftfeld; um einen geraden, stromdurchflossenen elektrischen Leiter als Feld mit kreisförmigen, konzentrisch angeordneten Feldlinien, welche um eine stromdurchflossene Zylinderspule als ▸ Magnetsystem definitionsgemäß vom Nord- zum Südpol des Systems verlaufen. Die magnetische Feldstärke ($H$) ist umgekehrt proportional zum Abstand von diesem Leiter, u. ihre SI-Einheit ist Ampere pro Meter = A/m. Mit der magnetischen Feldstärke eng verknüpft ist die – messbare – magnetische Flussdichte (= magnetische Induktion; Symbol: $B$); Proportionalitätsfaktor zwischen diesen beiden Faktoren ist die mit dem Symbol $\mu$ bezeichnete Materialgröße »Permeabilität« (im Vakuum $\mu = 1$). – Medizinisch genutzt werden Magnetfelder z.B. bei der ▸ Kernspinresonanztomographie; s.a. ▸ Biomagnetismus (*diagn* s.u. ▸ Magneto...). E magnetic field.

**magnetic resonance imaging** *(engl.)* Abk. MRI: ▸ Kernspinresonanztomographie.

**ma|gnetische Feldstärke:** s.u. ▸ Magnetfeld.

**ma|gnetische Kernresonanz:** (Bloch, Purcell 1946) ▸ Kernspinresonanz.

**Ma|gnet|kunstafter:** ▸ Anus praeter mit dichtem Verschluss mit Hilfe eines in die Bauchdecke eingenähten Magnetringes, der den verformbaren Hautschutzring (Karaya-Ring; mit Metalleinlage als Deckel) fest fixiert.

**Ma|gnet(o)|elektrophorese:** Auftrennung frisch entnommenen Blutes in korpuskuläre Elemente u. Plasma im magnetischen Feld. E magnetoelectrophoresis.

**Magneto|enzephalo|graphie,** Abk. MEG: *Neurologie* (Cohen u. Mitarb. 1968) nichtinvasive Methode zur Messung biomagnetischer Felder (s.a. ▸ Biomagnetismus) über dem Gehirn; z.B. Registrierung spontaner Felder im Zusammenhang mit Epilepsie oder evozierter Felder im Zusammenhang mit visuell oder auditorisch ▸ evozierten Potentialen. E magnetoencephalography.

**Magneto|kardio|graphie,** Abk. MKG: Messung biomagnetischer Felder (s.a. ▸ Biomagnetismus) über dem Herzen. Dient v.a. für Untersuchung des Reizleitungssystems, Herzvolumenmessungen, Infarktdiagnostik. E magnetocardiography.

**Magneto|myo|graphie,** Abk. MMG: *Neurologie* Messung biomagnetischer Felder (s.a. ▸ Biomagnetismus) über der Skelettmuskulatur. E magnetomyography.

**Magneto|okulo|graphie:** Messung biomagnetischer Felder (s.a. ▸ Biomagnetismus) im Bereich des Auges.

**Magneto|pneumo|graphie:** *Pulmologie* nichtinvasive Methode zur Messung biomagnetischer Felder (s.a. ▸ Biomagnetismus) über der Lunge; ferner z.B. in der Diagnostik der Berufskrankheiten zur Bestimmung der Verteilung, Ablagerung u. Clearance ferromagnetischer Teilchen in der Lunge; die Teilchen werden von außen magnetisiert, u. anschließend wird das remanente Magnetfeld gemessen.

**Ma|gnet|reaktion: 1)** bei Stirnhirnprozess u. Bewusstseinstrübung auftretendes automatisches »Nachgreifen« nach an die Hand herangeführten u. wieder zurückgezogenen Gegenständen (als Berührungs- oder optischer Reiz). E frontal grasping reflex. **2)** beim Neugeborenen in Rückenlage durch sanften Druck auf die Fußsohlen auslösbare symmetrische ▸ Streckreaktion, wobei der Fuß dem sich entfernenden Finger folgt; fehlt bei Spinalschock, Querschnitts- u. Mittelhirnsyndrom; ist halbseitig gestört bei ZNS-Halbseitenausfällen. E magnet reaction.

**Magnet|resonanz|tomographie:** ▸ Kernspin(resonanz)-tomographie. E magnetic resonance imaging.

**Magnet-Stimulation:** Verfahren zur schonenden u. gezielten elektrischen Reizung tief liegender Nervenfasern oder Nervenzellen mittels sich rasch ändernder starker Magnetfelder; klinische ***Anw.*** v.a. zur Diagnostik von Läsionen der ▸ Pyramidenbahn.

**Ma|gnet|systeme:** *Physik* Systeme zur Erzeugung von ▸ Magnetfeldern; z.B. 1) resistive Luftspulen (stromdurchflossene Spulensysteme aus Strom leitenden Metallen), 2) eisenabgeschirmte resistive Magnete (M. mit einem dem Spulensystem anliegenden Eisenmantel, der das im Außenraum erzeugte Magnetfeld = Streufeld klein hält), 3) supraleitende Magnete (durch Einsatz kühlender = kryogener Stoffe wie flüssiges Helium, flüssiger Stickstoff, in Nähe des Null-Punktes abgekühlte Spulensysteme), 4) Permanentmagnete (räumlich u. gewichtsmäßig sehr anspruchsvolle M., die – im Gegensatz zu resistiven Systemen – keine aufwendige Kühltechnik, jedoch eine weitgehend exakte konstante Arbeitstemperatur erfordern; sind nicht im Notfall schnell abschaltbar, enthalten große Mengen hartmagnetischer Werkstoffe).

**Magnus** (Rudolf M., 1873–1927, Physiologe, Utrecht). – **M.-Reaktion: 1)** ▸ Magnetreaktion (2). E magnet reaction. **2)** ▸ Stützreaktion. E support reaction. – **M.-Stellreflexe:** Reflexe im Dienste der Normaleinstellung des Körpers aus verschiedenen Lagen; z.B. der ▸ Halsstellreflex auf den Körper, der Körper- u. ▸ Labyrinth(stell)reflex auf den Kopf. S.a. ▸ Haltungsreflexe. E tonic neck reflexes.

**ma|gnus** *(latein.):* groß. S.a. ▸ Megal...

**Ma|goun-Zentrum** (Horace W. M., geb. 1907, amerikan. Neurophysiologe): das Hemmungszentrum in der Formatio reticularis, ventromedial im unteren Teil der Medulla oblongata. S.a. ▸ aufsteigendes retikuläres Aktivierungssystem. E inhibitory zone of oblongata reticular system.

**Magovern-Prothese:** eine ▸ Herzklappenprothese (Kugelventilklappe); für Aortenklappenersatz. E Magovern prosthesis.

**Mahaim-Fasern:** im Reizleitungssystem des Herzens eine »hohe« Verbindung vom His-Bündel u. Tawara-Schenkel zur Septummuskulatur; im EKG einhergehend mit normaler PQ-Zeit u. verbreitertem (deformiertem) QRS-Komplex. E Mahaim fibers.

**Mahler-Zeichen** (Richard M., Arzt, Budapest): **1)** Kletterpuls bei gleich bleibender Körpertemperatur als Thrombose- oder Emboliezeichen. E Mahler's sign. **2)** Fußsohlendruckschmerz als Frühsymptom einer Beinvenenthrombose.

**Mahlzähne,** Molaren: ▸ Dentes molares. E molars.

**Mahoney-Stamm:** eine Variante des Lansing-Typs des Poliomyelitis-Virus.

**Mahoniae aquifolii cortex,** Mahonierinde: als Heilpflanzenbestandteil in spezieller Aufbereitung wirksam bei Seborrhö, Akne vulgaris u. leichter Psoriasis; ***NW:*** Hautrötung u. Brennen.

**Mahorner-Ochsner-Test** (Howard R. M., amerikan. Chirurg), Mayo-Test: *Angiologie* modifizierter ▸ Perthes-Versuch zur Ermittlung insuffizienter Oberschenkel-Perforansvenen anhand der Varizenentleerung beim Umhergehen mit angelegtem Stauschlauch (erst am oberen, dann am mittleren u. unteren Oberschenkeldrittel). E Mahorner-Ochsner test.

**Maiblume:** ▸Convallaria majalis. E lily of the valley.

**Maidismus:** Maisvergiftung, ▸Pellagra. E maidism.

**Maier-Hegglin-Test:** ▸Wärmeresistenztest.

**Maiglöckchen:** ▸Convallaria majalis.

**Maillard-Reaktion** (LOUIS CAMILLE M., 1878–1936), Bräunungsreaktion, nichtenzymatische Bräunung: Umsetzung reduzierender Zucker (z.B. Glucose, Fructose, Maltose, Lactose) mit Aminosäuren. Führt zur Bildung von Aromastoffen (**Maillard-Reaktionsaroma**) u. dunklen Pigmenten (Melanoidine), die die typische Beschaffenheit von Nahrungsmitteln hervorrufen. E Maillard reaction.

**Mainz-Pouch:** Ersatzblase aus einem Colon- u. Ileumanteil; die Ersatzblase wird über ein Dünndarmstück (evtl. auch den Blinddarm) mit dem Nabel verbunden und kann dann katheterisiert werden; meist nach Blasenresektion wegen eines malignen Tumors.

**Mais:** die Getreidepflanze Zea mays. Das daraus gewonnene Mehl (z.B. die Handelspräparate Maizena, Mondamin, Gustin) ist ▸Gliadin-frei. Das Öl der Keimlinge (34–42 % Linolsäureglyceride) dient als Speiseöl. S.a. ▸Maidismus. E corn.

**Maisonneuve-Fraktur** (JACQUES G. T. F. M., 1809–1897, franz. Chirurg): Sprengung der Syndesmose mit Verletzung der Membrana interossea, Lateraldislokation des Fußes und hoher Fibulafraktur mit Innenknöchelfraktur oder Ruptur des Ligamentum deltoideum.

**Maitland-Methode:** Konzept der Manualtherapie. Nach D.G. MAITLAND wird die Gelenkbewegung in Grade (Bewegungsabschnitte) u. deren oszillierende (schwingende) Ausführung eingeteilt. Die Methode hat sich besonders in der Orthopädie bewährt, Ziel ist die bestmögliche Wiederherstellung des Pat. (z.B. Mobilisation, Stabilisation u./oder Schmerzfreiheit). Besteht aus drei eng miteinander in Verbindung stehenden Komponenten: **Untersuchung**: subjektiv (genaue Anamnese) u. objektiv (Testbewegungen zur Auslösung der beschriebenen Symptome); **Behandlung**: genaue Planung, im Behandlungskonzept sind der Bewegungsausschlag (ein Gelenkpartner wird manuell gegen den anderen verschoben) und das Oszillieren (passive schwingende Bewegungen) von besonderer Bedeutung; **Beurteilung**: Schwerpunkt des MAITLAND-Konzeptes, Unterscheidung in Beurteilung (überprüft Wirksamkeit der angewandten Technik u. wertet sie) u. analytische Beurteilung (prüft u. beurteilt alle Aspekte des Verlaufs der Gesamtsituation des Pat. u. dessen Erkrankung).

**Ma|jew|ski-Syndrom** (FRANK M., Humangenetiker): ein autosomal-rezessiv (?) erblicher Biotyp der Kurzripp-Polydaktylie-Syndrome (Osteochondrodysplasie) mit kranialwärts stark zunehmender Brustkorbverengung u. Fehlbildungen innerer Organe (v.a. Herz, Urogenitalsystem). Die relative Unbeweglichkeit des Thorax (fast nur Bauchatmung) führt zu Asphyxie u. – letaler – kardiorespiratorischer Insuffizienz.

**Majocchi-Syndrom** (DOMENICO M., 1849–1929, Hautarzt, Bologna): eine oft im Zusammenhang mit Hypertonie u. Arteriosklerose auftretende ▸Purpura mit Teleangiektasien (meist symmetrisch an den Unterschenkeln), Hämosiderinablagerungen u. zentraler Hautatrophie. Zählt zu den hämorrhagisch-pigmentären Dermatosen. E Majocchi's disease.

**major** *(latein.)*: größer(er).

**major histocompatibility complex** *(engl.)* Abk. MHC: *Genetik* die das ▸HLA-System kodierende u. damit das Immunsystem steuernde Gengruppe des Chromosoms 6.

**Major-Probe, -Test:** s.u. ▸Kreuzprobe. E »major« crossmatch.

**MAK:** Abk. für maximale ▸Arbeitsplatzkonzentration. E MAC.

**Makr|enze|phalie:** ▸Megalenzephalie. E macrencephaly.

**Ma|kro...:** Wortteil »groß«, »lang« (i.e.S. größer als der Bereich, in welchem 97,5 % der vergleichbaren [»normalen«] Population liegen); »mit bloßem Auge erkennbar«; s.a. ▸Macro..., ▸Mega(lo)...

**Ma|kro|ästhesie:** ▸Empfindungsstörung, wobei alle betasteten Dinge übermäßig groß erscheinen. E macroesthesia.

**Makro|albumin|aggregate:** ▸MAA. E macroaggregated albumin.

**Ma|kro|angio|pathie:** Erkrankung der mittelgroßen u. großen Arterien (s.a. ▸Mikroangiopathie). E macroangiopathy. – **M., diabetische:** M. in Form der Atheromatose u. Arteriosklerose bei Diabetes mellitus (diabetische ▸Angiopathie). E diabetic m.

**Ma|kro|biose:** Langlebigkeit. E macrobiosis.

**Ma|kro|biotik:** auf der Philosophie des Zen-Buddhismus aufbauende ganzheitlich orientierte Lebensweise mit eigener Ernährungsform, in der die Nahrungsmittel nach ihrem Yin- oder Yang-Charakter eingeteilt werden; als optimal zusammengestellt gilt die Ernährung bei einem Yin-Yang-Verhältnis von 5:1 (v.a. Reis u. andere Vollkorngetreide). Eine modifizierte Form ist die KUSHI-Diät, die einer ausgewogeneren Vollwertkost entspricht. E macrobiotics.

**Ma|kro|blast:** kernhaltige Zelle als Erythrozytenvorstufe mit dichtem, grob strukturiertem Kern im Knochenmark (Erythroblast [$E_2$–$E_3$], ▸Erythropoese); entsteht durch mitotische Teilung des ▸Proerythroblasten. Reift unter Hämoglobin-Synthese u. durch Zellteilung zum poly- u. orthochromatischen ▸Normoblasten. E macroblast.

**Ma|kro|ch(e)ilie:** übermäßig große, dicke u. unproportionierte Lippen (= »Rüssellippen«); z.B. bei Häm- oder Lymphangiom, bei chronischer ▸Cheilitis. E macroch(e)ilia.

**Ma|kro|ch(e)irie,** Chiromegalie: übermäßige Größe der Hände; u.a. bei Akromegalie. S.a. ▸Makropodie. E macroch(e)iria.

**Ma|kro|daktylie,** Makrodactylia: übermäßige Größe der Finger u./oder Zehen; z.B. bei Elephantiasis, als partieller Riesenwuchs. E macrodactyly, megadactyly.

**Makro|dentie, -dontie:** übermäßige Größe der Zähne. E macrodontia, megalodontia.

**Makro-EMG:** ▸Elektromyographie mit speziellen Nadelelektroden mit vergrößertem Ableitungsradius. *Anw.* zur Erfassung der elektrischen Aktivität einer vollständigen ▸motorischen Einheit, deren Größe hierbei durch die Potentialamplituden reflektiert wird; keine Routinemethode; diagnostische Aussagen z.B. bei Myopathien.

**Ma|kro|enzephalie,** Makrenzephalie: ▸Megalenzephalie. E macroencephaly.

**Makro|enzyme:** makromolekulare Komplexe verschiedener Enzyme im Serum, z.B. als M. der Alpha-Amylase, der alkal. Phosphatase, der Creatinkinase, der Lactatdehydrogenase. Die Komplexe entstehen meist durch Verbindung des Enzyms mit Immunglobulinen, aber auch mit anderen Substanzen, so z.B. mit Lipoproteinen. Die Aktivität der Enzyme bleibt erhalten, jedoch kann wegen verzögerten Abbaus die Enzymaktivität im Plasma ansteigen. Bei der Elektrophorese oder Chromatographie werden atypisch wandernde Banden mit Enzymaktivität sichtbar; s.a. ▸Multienzymkomplex.

**Ma|kro|filarie:** geschlechtsreifer (= adulter) Wurm der Fam. Filariidae; Parasiten in Gewebe, Blut- u. Lymphgefäßen. E macrofilaria.

**Ma|kro|gamet:** der relativ große weibliche Gamet, v.a. der Sporozoen, z.B. der Malaria-Parasiten (entwickelt sich im Mückenmagen aus dem nach Platzen des Erythrozyten frei werdenden **Makrogametozyten**; ▸Malariazyklus [dort Abb.]). S.a. ▸Ookinet, ▸Oozyste. E macrogamete.

**Ma|kro|genitalismus, -genito|somie:** abnorme Größe der äußeren u./oder inneren Geschlechtsorgane, z.B.

M

bei adrenogenitalem Syndrom, bei Akromegalie, ▸MARTIN-BELL-Syndrom. S.a. ▸Macrogenitosomia praecox. E macrogenitosomia.

**Ma|kro|glia:** großzellige Glia; als Astro- u. ▸Oligodendroglia. E macroglia.

**Ma|kro|globulin:** hochmolekulares (MG ~ 1 000 000) Serumeiweiß der Globulin- bzw. Euglobulinfraktion (▸Plasmaproteine, dort Tab.). Als **1)** γ-M. oder IgM (▸Immunglobulin M) v.a. Globuline mit ▸Sedimentationskonstante 19 S (z.T. auch 29 S, 38 S; Spuren bis 150 S). Als **2)** $\alpha_2$-M. ($\alpha_2$-▸Glykoprotein oder SCHULTZE-Seromukoid) ein M. mit MG 725 000 u. $S_{20}$ = 19,6, wirksam als Plasmin- u. ▸Trypsininhibitor u. Hormone bindend. S.a. ▸Makroglobulinämie. E macroglobulin.

**Makro|globulin|ämie:** Vermehrung von Makroglobulinen im Serum. Das Molekulargewicht dieser Makroglobuline liegt über 1 Million, die Sedimentationsanalyse in der Ultrazentrifuge zeigt eine Vermehrung der 19 S-Fraktion. ***Ätiol.:*** kann Ausdruck einer benignen monoklonalen Gammopathie sein, als Symptom anderer Erkrankungen (maligne Lymphome, Karzinome, Infektionskrankheiten, Kollagenosen, chronische Leber- u. Nierenerkrankungen) oder als essentielle M. (WALDENSTRÖM) auftreten. ***Diagn.:*** Die Blutsenkungsreaktion ist mäßig bis stark beschleunigt, der Nachweis erfolgt mit eiweißanalytischen Methoden (quantitative Immunglobulinbestimmung, Immunelektrophorese). E macroglobulinemia. – **M. Waldenström:** Paraproteinämie mit Vermehrung monoklonaler (Ig)M-Makroglobuline infolge lymphozytoider Proliferation im Knochenmark (bei zurückgedrängter Hämatopoese); meist auch Vermehrung der Gewebsmastzellen. Wird heute zum lymphoplasmozytoiden Lymphom (▸Immunozytom) gerechnet, aber auch bei anderen ▸Non-HODGKIN-Lymphomen als Symptom beobachtet. Eine Sonderform ist die chronische idiopathische Kälteagglutininkrankheit. ***Klinik:*** beginnt mit unspezifischen Allgemeinsymptomen (Müdigkeit, Gewichtsverlust, Anämiesymptomatik); mäßige Lymphknotenschwellungen sind häufig, seltener Milz- u. Lebervergrößerung. Hautinfiltrate, hämorrhagische Diathese infolge Hemmung der Thrombozyten, extrem beschleunigte BKS, positive SIA-Probe; Netzhautblutungen u. Papillenödem infolge venöser Stase sowie ▸Sludge-Phänomen in den Bindehaut- u. Netzhautgefäßen; häufig kombiniert mit SJÖGREN-Syndrom u. Akrozyanose (infolge Mikrozirkulationsstörung); Verlauf schleichend, kompliziert durch Infektneigung (Antikörpermangelsyndrom). ***Diagn.:*** Einige Makroglobuline sind kältelabil und treten als Kryoglobuline auf. Im Knochenmark findet sich eine dichte Infiltration lymphatischer Zellen, die teilweise Übergangsformen zwischen Lymphozyten u. Plasmazellen aufweisen. Die normale Hämatopoese ist meist verdrängt u. reduziert. Typisch ist im Knochenmarkbefund auch die Zunahme von Gewebsbasophilen (s. Abb.). Die Infiltration des Knochenmarks geht mit einer ausgeprägten Osteoporose einher, Osteolysen wie beim Plasmozytom sind jedoch selten. ***Ther.:*** vorwiegend zytostatisch. E Waldenström's syndrome, W.'s macroglobulinemia.

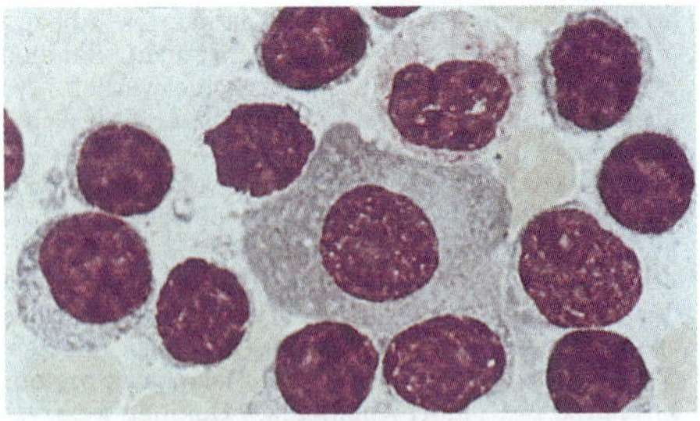

**Makroglobulinämie Waldenström:** im Knochenmarkausstrich vorwiegend kleine Lymphozyten, nur wenig vermehrte Plasmazellen, daneben vermehrt Gewebsmastzellen. [198]

**Ma|kro|glossie:** Vergrößerung der Zunge. Angeboren (z.B. bei Lymph-, Hämangiom) oder erworben; evtl. nur eine Zungenhälfte betreffend (»Hemi-M.«; z.B. bei Neurofibromatosis v. RECKLINGHAUSEN); evtl. muskulär-bindegewebig, z.B. bei Myxödem, Mongolismus, Akromegalie; ferner bei Amyloidose, Hämophilie, als ▸Angioödem, ▸Glossitis granulomatosa, Glykogenose. E macroglossia.

**Ma|kro|gnathie:** überdurchschnittlich große Oberkieferbasis; s.a. ▸Hypergnathie, ▸Prognathie. E macrognathia, megagnathia.

**Ma|kro|gyrie:** abnorme Vergröberung der Hirnwindungen (▸Gyrus), z.B. bei Megalenzephalie. E macrogyria.

**Ma|kro|hämat|urie:** mit bloßem Auge an der Harnfarbe erkennbare (=»makroskopische«) ▸Hämaturie nach stärkerer Blutung in die Harnwege. E gross hematuria.

**Ma|kro|halluzination:** ▸Gulliver-Halluzination.

**Ma|kro|karyose:** abnorme Größe des Zellkerns, z.B. in der ▸Tumorzelle.

**Ma|kro|kranie:** ▸Makrozephalie. E macrocranium.

**Makrolid:** Lacton aus einem 12- bis 18-gliedrigen Ring mit glykosidisch gebundenem Aminozucker; z.B. als Charakteristikum von ▸Makrolid-Antibiotika. E macrolide.

**Makrolid-Antibio|tica, -tika:** Gruppe von Antibiotika, die durch einen makrozyklischen Lactonring (▸Makrolid) gekennzeichnet sind. ***Wirkung:*** überwiegend bakteriostatisch durch Hemmung der Proteinbiosynthese. ***Wirkst.:*** biosynthetisch aus Streptomyces gewonnen z.B. Erythromycin, Spiramycin, Josamycin sowie die synthetisch hergestellten M. Roxithromycin, Clarithromycin u. Azithromycin (Letzteres auch als Azalid bezeichnet). ***Anw.*** bei Infektionen durch grampos. u. gramneg. Bakterien, Chlamydien, Mykoplasmen, Legionellen, Rickettsien u. Treponemen, v.a. als Ersatz bei Penicillin-Allergie. ***NW:*** gastrointestinale Symptome, Allergie, cholestatischer Ikterus durch Erythromycinestolat. E macrolide antibiotics.

**Ma|kro|lith:** der im Nierenkelchsystem aus dem ▸Mikrolithen entstehende eigentliche Harnstein.

**Ma|kro|mastie:** ▸Hypermastie (2), ▸Gigantomastie. E macromastia.

**Ma|kro|melie:** abnorme Größe einer oder mehrerer Gliedmaßen. E macromelia.

**Ma|kro|molekül,** Hochpolymer: ▸Molekül aus $10^3$ u. mehr Atomen; z.B. zahlreiche Naturstoffe. Größe (im Kolloidbereich) u. Form (linear, verzweigt, vernetzt) bestimmen die Löslichkeit u. Viskosität. E macromolecule.

**Ma|kro|nesie:** Übergröße der ▸LANGERHANS-Inseln als pathologisches Substrat eines Hyperinsulinismus; s.a. ▸Polynesie.

**Makro|nu|kleus:** der polyploide »Großkern« der Ziliaten. E macronucleus.

**Ma|kro|phagen:** die langlebigen, aus Blutmonozyten hervorgehenden, beweglichen Zellen (»Macrophagocytus nomadicus«) des monozytären Systems, die zusammen mit **ortsständigen M.** (= Gewebsmakrophagen; »Macrophagocytus stabilis«) das mononukleäre Phagozytensystem bilden (▸retikulohistiozytäres System). Als Antigen-präsentierende Zellen (APC) haben M. eine Schlüsselfunktion bei der humoralen Immunantwort. Sind reichlich ausgestattet mit ▸Lysosomen; haften an Oberflächen mit elektrischer Ladung (»adhärente« = »A-Zellen«), bilden Scheinfüßchen = Pseudopodien; besitzen Fähigkeit zu ▸Phagozytose, ▸Pinozytose, Speicherung kleiner Fremdkörper u. von Zelltrümmern, zur Anregung = Stimulierung der Proliferation u. Differenzierung von B-Lymphozyten zu Plasmazellen (durch primär oder erst nach Verstoffwechslung [als Fragment] an der Membran exponiertes Antigen; stimulieren auch Helfer-T-Zellen zur Ausschüttung von Mediatoren), zur Absonderung eines Lymphozyten aktivierenden Faktors (LAF = ▸Interleukin-1); zur Beteiligung an der Entzündungsreaktion (daher **exsudative M.**), zur Interferon-Produktion, Komplement-Lyse, Thrombolyse, Fibrinolyse u. Tumorzellen-Eliminierung (durch Aktivierung »natürlicher Killerzellen«; sind – umgekehrt – beteiligt an Unterdrückung dieser Aktivität durch Synthese u. Sekretion von Prostaglandin $E_2$); wirken i. S. der Anregung des Wachstums der Mesenchymzellen, Regulation der Fibroblastenfunktion u. der zellvermittelten Überempfindlichkeitsreaktion Typ I. Als Sekretionsprodukte sind u. a. bisher identifiziert: Faktor B des alternativen Weges des Komplementsystems, Elastase, Alpha-2-Makroglobulin, Lysozym, Kollagenase, Plasminogenaktivator, Prostaglandine, Leukotrien C (SRS-A), die Komponenten C2–C5, C1q des Komplementsystems. Ihre Membran besitzt zahlreiche Rezeptoren, z. B. für das Fc-Fragment der Immunglobuline, für Lactoferrin, Fibronectin, für Komplement-Faktoren, Endotoxine, Lectine, MAF u. MIF. – Als ortsständige M. gelten die Histiozyten, KUPFFER-Sternzellen, Osteoklasten, Mikrogliazellen, Alveolarmakrophagen, Synovialis-Deckzellen. E macrophages.

**Makrophagen-Aktivierungsfaktor (spezifischer)**, Abk. MAF, Abk. SMAF: die nach erfolgter Anregung des spezif. Immunsystems von aktivierten T-Lymphozyten produzierte Substanz (Lymphokin), welche die Funktionsbereitschaft der Makrophagen steigert (= Aktivität anregt). S. a. ▸Lymphozyten. E macrophage activating factor.

**Makrophagen-Migrationshemmtest:** Reagenzglastest bei Allergieverdacht; ***Prinzip:*** Makrophagen eines sensibilisierten Organismus werden am Auswandern aus einer Glaskapillare in ein umgebendes Medium gehindert, wenn Letzteres – entsprechendes – Antigen enthält (sog. RIECH-LEWIS-Phänomen). Dem gleichen Hemmeffekt sind auch andere Zellen des RES unterworfen. E macrophage migration inhibition test.

**Ma|kro|podie:** übermäßige Größe eines oder beider Füße, z. B. bei Akromegalie. E macropodia.

**Ma|kro|potential:** *Neurologie* besonders hohes »Summationspotential« (»Welle«) im EEG. E macropotential.

**Ma|krop|sie:** Sehstörung (▸Metamorphopsie), bei der Gegenstände übergroß gesehen werden; z. B. infolge Störung des Akkommodationsapparates, bei Chorioretinitis. S. a. ▸Gulliver-Halluzination. E macropsia.

**ma|kro|skel:** langbeinig. E macroscelic.

**ma|kro|skopisch:** mit unbewaffnetem Auge sichtbar (s. a. ▸Makrohämaturie). E macroscopic.

**Ma|kro|somie**, Macrosomia: ▸Großwuchs. E macrosomia.

**Ma|kro|stomie:** übermäßige Breite der Mundspalte. S. a. ▸Gesichtsspalte (horizontale). E macrostomia.

**Ma|kro|thrombo|zyt:** »Riesenthrombozyt«; z. B. bei bestimmten Thrombozytopathien, Blutreifungsstörungen (z. B. bei perniziöser Anämie). E macrothrombocyte.

**Ma|kro|tie:** Übergröße der – normal geformten – Ohrmuschel. E macrotia.

**Ma|kro|zephalie:** allseitig gleichmäßige Übergröße des (Hirn-)Schädels; v. a. bei Megalenzephalie. Als **relative M.** die M. des Neugeborenen, Frühgeborenen. E macrocephaly.

**Ma|kro|zyt:** **1)** Erythrozyt mit Durchmesser > 8 µm bei normaler Dicke. Vermehrtes Auftreten (= **Makrozytose**), d. h. Rechtsverschiebung der ▸PRICE-JONES-Kurve, z. B. bei Lebererkrankungen, makrozytärer hämolyt. Anämie, Vitamin-$B_{12}$-, Folsäuremangel (z. B. bei perniziöser Anämie). E macrocyte. **2)** Sammelbegriff für Histio-, Monozyt, Makrophage.

**Ma|kru|lie:** schwere Verlaufsform der ▸Gingivitis hyperplastica. E macrogingivae.

**Ma|ku|la:** kleiner Fleck; s. a. ▸Macula, ▸Effloreszenzen. – Auch *ophth* Kurzform für ▸Macula lutea. E macula.

**Makula|degeneration:** Sammelbegriff für pathologisch degenerative Veränderungen der ▸Macula lutea. Neuerdings auch als »Laser-Disco-Makula« infolge Schädigung durch Laser-Einsatz in Diskotheken. S. a. ▸makulozerebral. E macular degeneration. – **M., familiäre juvenile:** ▸STARGARDT-Syndrom. – **M., senile:** atrophische (trockene) Form mit Metamorphopsien, Drusen und Atrophie des retinalen Pigmentepithels u. der Choriokapillaris. Häufigkeit etwa 20 % der über 75-Jährigen, meist beidseitig. Exsudative (feuchte) Form ist die häufigste Ursache für Erblindung im Sinne des Gesetzes. Tritt auf mit Pigmentepithelabhebung u./oder choroidalen Neovaskularisationen, später Übergang in disziforme Narbe. ***Ther.*** durch gezielten Einsatz von Laser, neuerdings als photodynamische Therapie. – **M., senile scheibenförmige:** M. mit Exsudation u. Proliferation, evtl. auch zentraler Netzhautablösung, Blutungen, Pigmentepithelwucherung, tritt meist beidäugig auf (s. Abb.). E senile disciform m. d. – **M., vitelliforme, vitelliruptive Makuladystrophie:** (BEST) autosomal-dominant erbliche M. mit Bildung gelblich-oranger Pseudozysten.

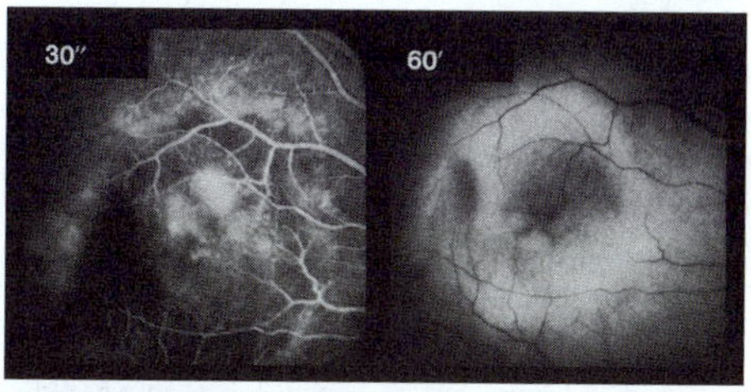


**Makuladegeneration, senile scheibenförmige:** Veränderungen der Netzhautmitte (re. Augenhintergrund). [437]

**Makuladystrophie:** Gruppe erblicher Netzhauterkrankungen mit symmetrischer, beidseitiger Veränderung der Makula. Manifestation meist zwischen dem 1. u. 3. Ljz. mit fortschreitender Sehverschlechterung. **Familiäre juvenile M. Stargardt:** häufigste M.; autosomal-dominant vererbt, zunächst Pigmentveränderungen mit spätem Übergang in Narbenstadium. **Vitelliforme M. Best:** autosomal-dominant vererbte M.; Beginn typischerweise im 2. Ljz. Typisch sind dotterartige Veränderungen der Makula. **Musterdystrophie:** umfasst verschiedene Dystrophien des retinalen Pigmentepithels. E macular dystrophy.

**Makula|kolobom:** *Ophthalmologie* meist einseitiger Aderhautdefekt im Bereich der Macula lutea. Angeboren (erblich) oder nach zentraler Choroiditis. E macular coloboma.

**Makula|ödem:** Ödem (als umschriebene, grauweiße Schwellung) der Netzhautmitte; z. B. nach Star-Op., bei Uveitis, diabetischer Retinopathie und retinalen Gefäßverschlüssen. E macular edema.

**Makula|organ:** die Macula sacculi u. M. utriculi als die rezeptiven Bereiche des Gleichgewichtssinnes. E vestibular macular organ.

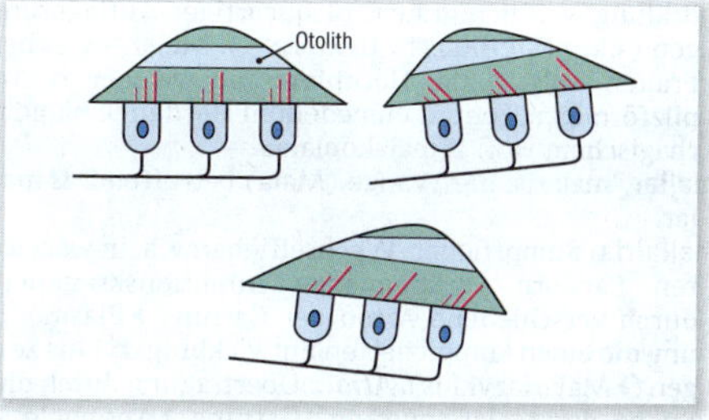


**Makulaorgan:** Kippung des M. bei Lageänderung. [181]

M

**Makula|reflex:** sichelförmiger Lichtreflex im Bereich der Fovea centralis beim Augenspiegeln. E macular reflex.

**Makulatranslokation:** operatives Verfahren in der Augenheilkunde bei zentralen Netzhautdegenerationen; Verlagerung der Makula in Richtung eines funktionstüchtigeren Pigmentepithels. E macular translocation.

**Makula|zyste:** erbliche Zyste mit dottergelbem Inhalt (»Eidotterzyste«) in der Macula lutea. Ihr Platzen führt zu örtlichem Netzhautuntergang. E macular cyst.

**makulös,** maculosus, macularis: mit Bildung von Flecken (▸Macula), fleck(förm)ig. E spotted, maculate.

**makulo|papulös:** fleckig u. mit Papelbildung; z.B. als **m. Exanthem** (bei Masern). E maculopapulous.

**Makulo|pathie:** *Ophthalmologie* ▸Makuladegeneration. E maculopathy.

**makulo|zerebrale Degeneration:** gleichzeitige Entartungsprozesse in Netzhautmitte (Macula lutea) u. Gehirn. E cerebromacular degeneration.

**MAL:** Abk. für **my**atrophe ▸**L**ateralsklerose.

**Mal: 1)** Muttermal, ▸Nävus. E nevus. **2)** *(franz., span., portugies.):* Übel, Krankheit. E mal, disease. – **Mal de Meleda:** ▸Keratosis palmoplantaris. – **M. perforant** *(franz.):* ▸Malum perforans. E perforating ulcer. – **M. del pinto** *(span.):* ▸Pinta.

**Ma|la** *(latein.):* die Wange, ▸Bucca. E mala, cheek.

**Mal|ab|sorp|tion:** Störungen der enteralen Nahrungsresorption. Mit ▸Maldigestion zusammengefasst unter dem Begriff Malassimilation. ***Ätiol.:*** entsteht **sekundär** bei reduzierter enteraler Oberfläche nach Operationen (Kurzdarmsyndrom), durch Entzündungen (z.B. Sprue, CROHN-Krankheit), bei Durchblutungsstörungen (z.B. Angina abdominalis) oder durch verschiedene seltenere Erkrankungen (z.B. ▸ZOLLINGER-ELLISON-Syndrom) u. **primär** im Rahmen angeborener Störungen (z.B. ▸Glucose-Galaktose-Malabsorption, ▸Disaccharid-Malabsorption). ***Klinik:*** Diarrhö mit voluminösen Fettstühlen, erhöhtes Stuhlgewicht und Stuhlfettgehalt, Gewichtsabnahme, (Muskel-)Schwäche, Mangelerscheinungen (Ödeme, Anämie, Tetanie, Osteoporose, Glossitis, Cheilosis, periphere Neuropathie). ***Ther.:*** richtet sich nach der zugrunde liegenden Erkrankung, eine Diätberatung ist in vielen Fällen Grundlage für einen Behandlungserfolg. E malabsorption.

**Mal|ab|sorp|tions|syndrome:** Syndrome im Zusammenhang mit ▸Malabsorption. E malabsorption syndromes.

**Malachit|grün:** ein Fuchsonimonium-Farbstoff; dient als Antiseptikum, histologischer Farbstoff (für Kern-Vitalfärbung), Nährbodenzusatz (z.B. in der TPE-Diagnostik zur Anreicherung von Typhus- u. Paratyphuserregern bei gleichzeitiger Coli-Hemmung). E malachite green.

**Ma|la|cia:** *Pathologie* ▸Malazie.

**Maladie** *(franz.):* Krankheit. E disease, malady. – **M. du greffe:** Eintrübung des Transplantats bei Keratoplastik. – **M. sans pouls:** ▸Aortenbogensyndrom. E aortic arch syndrome. – **M. des tics convulsifs:** ▸TOURETTE-Syndrom.

**Ma|la|ko|pathie:** ▸Epidermolysis bullosa.

**Malako|plakie:** chronische Harnwegsentzündung mit Bildung weißlich grauer, plaqueartiger Auflagerungen (s.a. ▸MICHAELIS-GUTMANN...). Meist – v.a. bei Frauen – als M. der Harnblase; mit weichen flachpilzförmigen, zentral eingedellten Herden u. hämorrhagischem Hof. E malakoplakia.

**ma|lar,** malaris: die Wange (Mala) betreffend. E malar.

**Ma|la|ria,** Sumpffieber, Wechselfieber: v.a. in wärmeren Ländern vorkommende Infektionskrankheit durch verschiedene Arten der Gattung ▸Plasmodium, die einen komplizierten Entwicklungszyklus zeigen (▸Malariazyklus). ***Ätiol.:*** Übertragung durch die Stiche der Malariamücken (Gattung ▸Anopheles). Gelegentlich tritt sie (durch intrauterine Infektion) als angeborene Krankheit auf. ***Klinik:*** Fieberanfälle (mit Schüttelfrost, Schweißausbruch), Milz- u. Lebervergrößerung (evtl. Milzeinriss), Kreislaufkollaps, zunehmende Anämie sowie – im Endemiegebiet (mit ständ. Reinfektion) – Ödeme (einschließlich Hirnödem), Aszites. Evtl. – bei M. tropica – komatöse Zustände, Delir. ***Patho.:*** Nachweisbarkeit der Parasiten in Blutkapillaren (v.a. in Leber, Knochenmark u. Milz), flohstichartige Blutungen, Granulome um die Gefäße, dunkelrote bis schokoladenfarbene weiche Milz, Blutfülle der Leber (evtl. Fibrose), Herzödem, Myokarditis. ***Diagn.:*** stützt sich v.a. auf den Erregernachweis im Blutausstrich u. im »Dicken Tropfen« sowie auf den Immunfluoreszenztest, die KBR, indirekte Hämagglutination, Agargel-Doppeldiffusion (OUCHTERLONY); zur Selbstdiagnose der Malaria-Schnelltest (M. tropica u. tertiana). E malaria. – **M. cere|bralis:** s.u. ▸Malaria tropica. – **M. quar|tana,** Malariae-Malaria, Febris quartana, Quartana: Form der M. durch ▸Plasmodium malariae. ***Klinik:*** Inkubationszeit 3–7 Wochen. Fieberanfälle jeden 4. Tag, Abweichungen von typischer Rhythmik der Schübe bei mehrfacher Infektion oder infolge verkürzter Parasitenentwicklung möglich (M. quartana duplicata bzw. triplicata). Hartnäckigste, aber seltenste Malariaform (Infektionsherde: Tropen, Italien, Balkan). Führt gelegentlich zu Glomerulonephritis (mit nephrotischem Syndrom). Rezidive noch nach Jahrzehnten, wahrscheinlich durch persistierende Blutformen. E quartan m., quartan fever. – **M. tertiana,** Vivax-Malaria, Dreitagefieber: M. durch ▸Plasmodium vivax u. Plasmodium ovale in Tropen u. gemäßigten Klimazonen. ***Klinik:*** Inkubation ca. 2 Wochen (v.a. in Nordeuropa bis zu 6 Monate). Fieberanfälle jeden 3. Tag; bei doppelter Infektion oder infolge verkürzter Parasitenentwicklung evtl. aber tägliches Fieber möglich (doppelte Tertiana). Typischer Fieberanfall dauert ca. 8 Std.: Froststadium mit Schüttelfrost, Hitzestadium mit Fieber, Schweißstadium mit profusem Schweißausbruch. Relativ gutartig, unter günstigen Umständen evtl. von selbst erlöschend, aber Rezidivneigung. E tertian m., tertian fever. – **M. tropica,** Falciparum-Malaria, Febris (aestivo)autumnalis s. biliosa, Tropenfieber: schwerste Form der M. durch ▸Plasmodium falciparum. Evtl. nach wenigen Anfällen tödlicher Ausgang, geringste Rezidivquote. M. tropica kommt in feuchtwarmen Tropenzonen vor und ist verantwortlich für 10–15 % der Kindersterblicheit. S.a. ▸Schwarzwasserfieber. ***Klinik:*** Inkubation ca. 8–12 Tage. Unregelmäßiges Fieber, evtl. als Kontinua (Entwicklung einer Parasitengeneration nicht synchron, daher ständig Fieber [Malaria quotidiana]; möglich auch zwei Populationen). ***Diagn.:*** anfangs Ringformen in Erythrozyten (s. Abb.), gelegentlich Doppelinfektion der Erythrozyten; später Geschlechtsformen (Halbmonde) nachweisbar; Teilungsformen im peripheren Blut nur bei schweren Fällen. ***Sonderformen:*** besondere Verlaufsformen, die fast nur bei Malaria tropica vorkom-

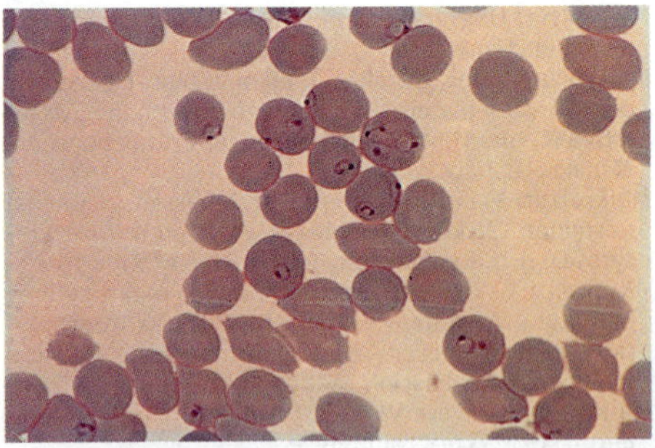

**Malaria tropica:** Nachweis von Plasmodium falciparum als intraerythrozytäre Ringformen im Blutausstrich (PAPPENHEIM-Färbung). [89]

men: **M. cerebralis** (komatöse Malaria): Hirnödem, Schwellung der Hirnhäute u. -gefäße, Blutungen mit vielgestaltigen neurologischen u. psychischen Störungen u. hoher Letalität; **M. algida:** akute, mit Schocksymptomatik verbundene M. tropica. Haut kühl, hohe Letalität. **Hyperpyretische M.:** hochfieberhafte Form (41–42 °C), massenhafter Parasitenbefall, delirante Zustände, hohe Letalität. **Kardiale M.:** Kardiovaskuläre Störungen stehen im Vordergrund, akutes Herz-Kreislauf-Versagen kann vor Malariaanfall symptomatisch auftreten. **Malariatyphoid:** M. mit typhusähnlichem Bild. **E** falciparum m.

**Malạria|an|ämie:** hämolytische Anämie, u. zwar schubweise bei allen Malariaformen oder akut mit Hämoglobinurie bei Chininbehandlung der M. tropica; s. a. ▸Schwarzwasserfieber. Evtl. chronisch u. mit Splenomegalie. **E** malaria anemia.

**Malạriae-Malạria:** ▸Malaria quartana.

**Malạriamittel:** Chemotherapeutika zur Therapie der ▸Malaria oder zur Malariaprophylaxe (s. Tab.). ***Wirkst.:*** Hemmung der Entwicklung der Malariaplasmodien in ihrem Stadium als präerythrozytäre Gewebeschizonten durch Pyrimethamin, ▸Sulfonamide u. Proguanil. Hemmung im späteren erythrozytären Stadium (Blutschizontozide) durch ▸Chloroquin, Mefloquin, ▸Chinin, Pyrimethamin, Atovaquon, Sulfonamide, Sulfone, Proguanil, ▸Doxycyclin u. Artemether/Lumefantrin. Sporontozide wie Pyrimethamin wirken auf die von der Malariamücke eingebrachten Plasmodienformen. Gametozide (u. a. Primaquin) führen zur Reifungsstörung der Plasmodien. Hypnozoitozide (Primaquin) wirken auf die Ruheformen in der Leber. ***Anw.:*** Chloroquin meist Mittel der Wahl, Ther. u. Prophyl. bei Chloroquin-resistenten Malariaplasmodien s. Tab. Nach »Suppressivbehandlung« der akuten Malaria ist eine spätere Radikalkur bzw. Rezidivprophylaxe notwendig. ***NW:*** v. a. Magen-Darm-Beschwerden, Kopfschmerzen u. Hautreaktionen. Mefloquin: mögliche Beeinträchtigung des Reaktionsvermögens. Chinin: allergische Reaktionen oder Herzrhythmusstörungen. Chloroquin: bei Langzeittherapie dosisabhängige, nicht rückbildungsfähige Retinopathie. **E** antimalarial drugs.

| **Malaria-Therapie** | | |
|---|---|---|
| unkomplizierte Malaria (durch Plasmodium falciparum) | | • Cloroquin-Base 1,5 g innerhalb von 48 Std. |
| Malaria durch Plasmodium falciparum mit Chloroquin-Resistenz | | • Mefloquin (Base) 1,25–1,5 g innerhalb von 12 Std. *oder*<br>• Halofantrin 1,5 g innerhalb von 12 Std. *oder*<br>• Chinin 0,5 g, 3 × tgl. über 7–14 Tage, dazu evtl. Doxycyclin 0,1 g *oder*<br>• Mefloquin 1–1,5 g tgl. *oder*<br>• Artemether/Lumefantrin 4 × 1 u. 5 × 4 Tab. innerhalb von 60 Std. |
| Nachbehandlung bei Malaria tertiana u. quartana | | • Primaquin 15 mg 1 × tgl. über 14 Tage im Anschluss an die Cloroquin-Gabe (in Deutschland nicht im Handel) |
| **Malaria-Prophylaxe** | | |
| allgemeine Vorbeugungsmaßnahmen | | • abdeckende Kleidung<br>• mückensicherer Schlafraum<br>• Repellents (z. B. N,N-Diethyl-toluamid) u. Insektizide (Pyrethrinen) |
| Chemoprophylaxe; Zeitraum: 1–2 Wochen vor Einreise in das Endemiegebiet bis 4 Wochen nach Verlassen des Gebietes | Gebiete ohne Chloroquin-Resistenz von Plasmodium falciparum | • 300 mg Chloroquin (Base) 1 × wöchentlich |
| | Gebiete mit Chloroquin-Resistenz von Plasmodium falciparum | • 300 mg Chloroquin 1 × wöchentlich + 200 mg Proguanil tgl. *oder*<br>• Mefloquin 250 mg 1 × wöchentlich *oder*<br>• 100 mg Doxycyclin 1 × tgl. |

**Malariamittel:** Therapie und Prophylaxe. [376]

**Malạria|mücke:** ▸Anopheles.

**Malạria|plasmodien:** s. u. ▸Plasmodium; s. a. ▸Malariazyklus (dort Abb.). **E** malaria plasmodia.

**Malạria|prophylaxe:** s. u. ▸Malariamittel (dort Tab.).

**Malạria|zyklus:** Fortpflanzungskreislauf der Malariaplasmodien (s. Abb.). **E** malaria cycle.

**Ma|las|sẹ|zia:** eine Pilz-Formgattung ohne sicher unterscheidbare Arten; bildet rundliche u. fadenförmige Elemente in den verhornten Epidermisschichten. – **M. fụrfur:** der – noch nicht endgültig benannte (mit Pityrosporum orbicul. u. ovale identische?) – Erreger der Pityriasis versicolor (»Malasseziasis«); tritt im Nativpräparat der Hautschuppen als kurze, etwas gebogene Pilzfäden u. Sporenhaufen auf. – **M. mansọni,** Cladosporium mansoni: Erreger der Tinea nigra.

**Ma|las|se|ziạ|sis:** s. u. ▸Malassezia furfur.

**Mal|assimilatịon:** Störung der Ausnutzung (s. a. ▸Assimilation) der Nährstoffe. Oberbegriff für ▸Maldigestion u. ▸Malabsorption. **E** malassimilation.

**Ma|lạt:** Salz der Äpfelsäure. S. a. ▸Malat... **E** malate.

**Malat-Aspartạt-Shuttle:** der Mechanismus des für die oxidative Phosphorylierung wichtigen Wasserstoff-Transfers aus dem Zytoplasma in die Mitochondrien: Transport von Malat in das Mitochondrium, von Aspartat aus dem Mitochondrium, u. zwar jeweils durch besondere Carrier-Systeme, die gleichzeitig α-Ketoglutarat in das Zytoplasma bzw. ▸Glutamat in das Mitochondrium transportieren. Wird durch Ammonium gestört, da aus diesem u. dem Glutamat Glutamin gebildet wird u. dadurch das für den Shuttle notwendige Glutamat im Zytoplasma vermindert wird.

**Malạt|dehy|dro|genase,** Abk. MDH: Enzym, das – reversibel – im ▸Citratzyklus die Bildung von ▸Oxalacetat katalysiert. **E** malate dehydrogenase.

**Malạt|enzym:** im Zytosol lokalisiertes Enzym, das – reversibel – eine dehydrierende Decarboxylierung von Malat zu ▸Pyruvat katalysiert. Das Zusammenspiel mit ▸Malatdehydrogenase ergibt eine Wasserstoffübertragung von NADH auf $NADP^+$. **E** malic enzyme.

**Ma|la|testa-Syndrom:** ▸Orbitaspitze-Syndrom.

**Ma|la|zie̦,** Malacia: krankhafte Erweichung eines Gewebes oder Organs, z. B. ▸Osteo- (s. a. ▸Knochenatrophie), ▸Chondromalazie. **E** malacia.

**Malbin-Zelle:** s. u. ▸STERNHEIMER...

**Mal|de|scẹn|sus:** gestörter Abstieg (▸Descensus). – **M. tẹstis:** gestörter Hodenabstieg (▸Descensus testis). Der Hoden bleibt auf seiner Abstiegsbahn retroperitoneal im Bauchbereich (▸Kryptorchismus), im Leistenkanal (kanalikulärer M.) bzw. zwischen äußerem Leistenring u. Eingang zum Hodensack (= ▸Gleithoden) liegen. Auch eine anomale Abstiegsroute ist möglich (= ▸Hodenektopie), u. zwar in Richtung Damm, Oberschenkel oder Penisschaft; ferner kommen nach normaler Passage des Leistenkanals eine suprafasziale Verlagerung u. Festsetzung vor (= Testis reflexus; wird vielfach dem ▸Kryptorchismus zugeordnet); s. a. ▸Pendelhoden. – Lagekorrektur sollte

M

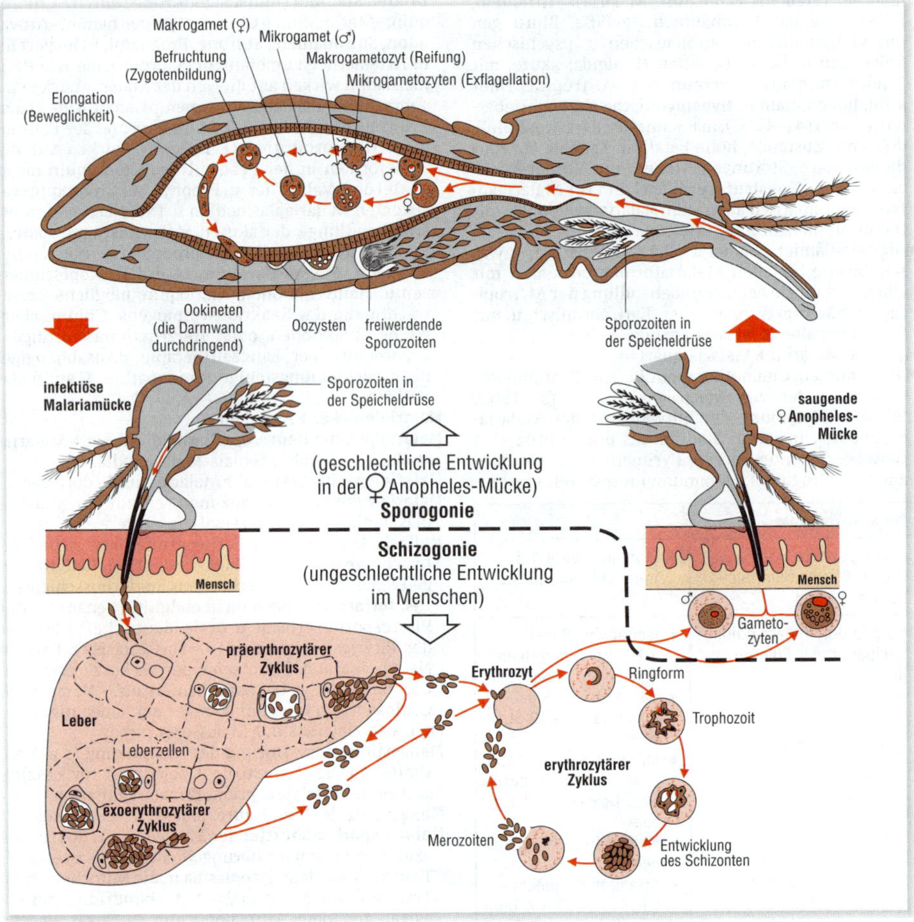


**Malariazyklus:** Sporo- u. Schizogonie (nach H. C. Jeffrey u. R. M. Leach).

vor Ende des 2. Lj. erfolgen, danach sind die Chancen für einen spontanen Descensus minimal. Bei nicht korrigiertem M. besteht Gefahr der Infertilität u. der malignen Entartung. Am Erfolg versprechendsten ist heute die kombinierte Therapie mit GnRH u. hCG (Gonadotropin-releasing-Hormon u. humanes Choriongonadotropin). **E** undescended testis.

**Mal|digestion:** Störung der enteralen Nahrungsaufspaltung infolge Mangels an Pankreasenzymen oder Galle. ***Ätiol.:*** Magenresektion, exokrine Pankreasinsuffizienz, Leberkrankheiten bzw. Gallemangel, Verdauungsenzymdefekte in der Mukosa, Allergie (z.B. gegen Milcheiweiß), bakterielle Fehlbesiedlung mit Dekonjugation von Gallensäuren; z.T. auch als Teilpathomechanismus mancher Malabsorptionssyndrome. **E** maldigestion.

**Ma|lei|nat:** Salz der Maleinsäure. **E** maleate.

**Ma|le|in|säure,** Acidum maleinicum, HOOC–CH=CH–COOH: *Biochemie* die *cis*-Form der mit Fumarsäure (= *trans*-Form) isomeren, einfachsten ungesättigten Dicarbonsäure. – Säurerest: Maleoyl-; Salze: Male(in)ate (s.a. ▸Malate). **E** maleic acid.

**Mal|formation:** ▸Fehlbildung. **E** malformation. – **M., arteriovenöse:** ▸Angiodysplasie.

**Malgaigne** (Joseph F. M., 1806–1865, Chirurg, Paris). – **M.-Fraktur:** vorderer u. hinterer Beckenringbruch, u. zwar Fraktur des oberen Schambein- u. des unteren Sitzbeinastes sowie des Darmbeines, ein- oder beidseitig, bzw. statt einer Fraktur Sprengung der Symphyse oder der Iliosakralfuge; s.a. ▸Duverney-Querbruch. **E** Malgaigne's fracture. – **M.-Hernie:** angeborener Leistenbruch mit Processus vaginalis peritonei als Bruchsack. **E** M.'s hernia.

**Ma|li|as|mus:** *Veterinärmedizin* Rotz, ▸Malleus (2).

**ma|li|gne, ma|li|gnus:** bösartig; ▸Malignität. **E** malignant. – **m. Aszites:** s.u. ▸Aszites. – **m. Diphtherie:** ▸Diphtheria toxica. – **m. Exophthalmus:** s.u. ▸Exophthalmus. **E** m. exophthalmos. – **m. Lymphom:** bösartiges Lymphom. **E** m. lymphoma. – **m. Melanom:** ▸Melanom, malignes. – **m. Ödem:** ▸Gasödem. **E** m. edema. – **m. Tumor,** Malignom: bösartiges ▸Neoplasma; s.a. ▸Carcinoma, ▸Krebs..., ▸Tumor... sowie unter dem jeweiligen Organtumor.

**Mali|gnität:** Bösartigkeit; die Neigung eines Krankheitsprozesses, fortzuschreiten, zerstörend zu wirken u. zum Tode zu führen. Histologisch-zytologische Charakteristika der M. von Tumoren (Malignome): schnelles, infiltratives u. destruktives Wachstum, Rezidive u. Fernmetastasen, vermehrte u. pathologische Mitosen, Zell- u. Kernpolymorphie u. -hyperchromasie, Verlust der normalen Kern-Zytoplasma-Relation (s.a. ▸Tumorzelle); Anaplasie. – Klassifikation: ▸Grading, ▸Staging, ▸Typing. **E** malignancy.

**Mali|gnom:** bösartiger, d.h. Zeichen der ▸Malignität aufweisender Tumor (▸Neoplasma). **E** malignant neoplasm.

**Mal|lio|ido|sis:** *Veterinärmedizin* ▸Melioidose (»Pseudorotz«).

**mallear(is):** den Hammer (Malleus) betreffend. **E** mallear.

**Mal|leo|ido|sis:** *Veterinärmedizin* ▸Melioidose (»Pseudorotz«).

**mal|leo|lär, malleolar(is):** den Fußknöchel (▸Malleolus) betreffend. E malleolar.
**Malleolar|fraktur:** ▸Knöchelbruch; s.a. ▸Malleolengabelfraktur. E malleolar fracture, f. of the ankle.
**Malleolen|gabel,** Knöchelgabel: die vom ▸Malleolus medialis u. lateralis sowie vom unteren Schienbeinende gebildete Gelenkgabel für das obere ▸Sprunggelenk. E mortice.
**Malleolengabel|fraktur:** bimalleolare ▸Knöchelfraktur mit Malleolengabelsprengung. E mortice fracture.
**Mal|leo|lus:** hammerförmiger Knochenvorsprung; als Handknöchel (Processus styloideus radii u. ulnae) oder – i.e.S. – als Fußknöchel (= M. lateralis u. medialis). E malleolus. – **M. lateralis:** der Wadenbeinknöchel = Außenknöchel (s.u. ▸Fibula). E lateral m. – **M. medialis:** der Schienbeinknöchel = Innenknöchel. S.a.▸Fibula. E medial m.
**Malleo|myces mallei:** ▸Burkholderia mallei.
**Malleo|tomie:** operative Durchtrennung (auch Teilresektion) des Hammers (Malleus) im Rahmen der ▸Tympanoplastik. E malleotomy.
**Mallet-Finger:** Finger mit hängendem Fingerendglied infolge Ruptur der Fingerstrecksehne über dem distalen Interphalangealgelenk.
**Mallet-Guy-Methode** (PIERRE A. M.-G., geb. 1897, Chirurg, Lyon): intraoperative ▸Cholangiomanometrie.
**Mal|leus: 1)** Hammer: *Anatomie* das mit dem Trommelfell fest, mit dem Amboss gelenkig verbundene Gehörknöchelchen (mit Caput, Collum, Manubrium u. Processus). E malleus. **2)** Rotz: *Veterinärmedizin* chronische, auf Menschen übertragbare Krankheit der Einhufer (Pferd, Esel, Maultier) durch Burkholderia mallei. Knötchenförmige u. geschwürige Veränderungen an Haut u. Schleimhäuten (Nasenrotz) u. an inneren Organen (z.B. Lungenrotz). E glanders. – **M. farciminosus:** Hautrotz; zunächst Bildung einer graugelblichen Primär-Pustel (geschwüriges Knötchen) am Infektionsort, dann lymphogene Generalisation: makulöses Exanthem mit Eiterpusteln u. geschwürigen Defekten, Abszessbildung in Muskeln u. inneren Organen. E farcy. – **M. humidus:** Nasenrotz. S.a. ▸Melioidosis.
**Mallory** (1) FRANK B. M., 1862–1941, Pathologe, Boston; 2) G. KENNETH M., geb. 1900, Pathologe, Boston). – **M.-Körperchen** (FRANK B. M.): scholliges hyalines Gebilde im Zytoplasma hydropisch geschwollener Leberzellen (meist in Kernnähe) bei alkoholischem Leberschaden. E Mallory bodies. – **M.-Weiss-Syndrom** (G. KENNETH M.; SOMA W.): (1929) längliche Schleimhauteinrisse des unteren Speiseröhrenteiles (im gastroösophagealen Übergang; Kardia) u. des Magens. Verbunden mit – z.T. massiver – Blutung, v.a. nach plötzlicher Druckerhöhung im Magen, z.B. bei Erbrechen, Pressen, Husten; bei Alkoholikern gehäuft (s.a. ▸BOERHAAVE-Syndrom); s. Abb. E Mallory-Weiss syndrome.
**Mal|nu|tri|tion:** Fehl- bzw. ▸Mangelernährung. E malnutrition.
**Ma|lo|nat:** Salz der ▸Malonsäure. E malonate.
**Malonay-Bougie:** Bougie mit filiformer Spitze für Speiseröhrenbougierung. E Maloney bougie.
**Ma|lon|säure,** Acidum malonicum, HOOC-$CH_2$-COOH: eine gesättigte ▸Dicarbonsäure. Hemmt – als ▸Malonat – im ▸Citratzyklus die Succino-dehydrogenase (Block der Zellatmung). S.a. ▸Malonyl... E malonic acid.
**Malon(säure)ure|id:** ▸Barbitursäure. E malonuric acid.
**Malonyl-,** -OC-$CH_2$-COOH: der Malonsäure-Rest. – **Malonyl-CoA:** als Thioester aus ▸Acetyl-CoA gebildetes Zwischenprodukt der ▸Fettsäurebiosynthese (Kondensation von Acetylresten an die wachsende Fettsäurenkette). E malonyl-CoA.
**Mal|pi|ghi** (MARCELLO M., 1628–1694, ital. Anatom). – **M.-Knäuel:** ▸Glomerulus (renis). – **M.-Körper(chen): 1)** Milzfollikel: ▸Folliculi lymphatici lienales. E malpighian bodies. **2)** Nierenkörperchen: ▸Corpuscula renalia; s.a. ▸juxtaglomerulärer Apparat. E malpighian corpuscles. – **M.-Schicht:** ▸Stratum basale epithelii. E malpighian layer. – **M.-Wundernetz:** ▸Rete mirabile. E miraculous network.
**Mal|positio(n),** malposition: falsche Stellung, Fehlstellung; z.B. *gyn* die M. des Fetus in der Gebärmutter (jede Nicht-Schädellage; s.a. ▸Positio), *chir* die M. eines Knochenfragments nach Brucheinrichtung (▸Reposition).
**Mal|rotation:** Lageanomalie des Darmtraktes infolge Störung (in Grad u. Richtung) der fetalen ▸Darmdrehung. Oft kombiniert mit gestörter Rotation der Magen-Duodenum-Schleife u. sekundärer Verlagerung der mobilen Darmteile unter Entwicklung eines ▸Volvulus (s.a. Abb.). Zwei Hauptformen: die **M. I** mit 180°-Rotation (dadurch Duodenum hinter, Zäkum u. Aszendens vor der Mesenterialwurzel, evtl. Caecum altum); die **M. II** mit umgekehrter = »inverser« (im Uhrzeigersinn) 2., evtl. auch 3. Drehung der Darmanlage (dadurch unteres Duodenum vor, Anfangsteil des Kolons hinter dem Mesenterialgefäßstiel). – Äußert sich in unklaren, wiederkehrenden Bauchbeschwerden, evtl. aber als angeborene Duodenalstenose, arteriomesenterialer Darmverschluss, Volvulus mit Mesenterialtorsion. S.a. ▸Nonrotation. E malrotation.



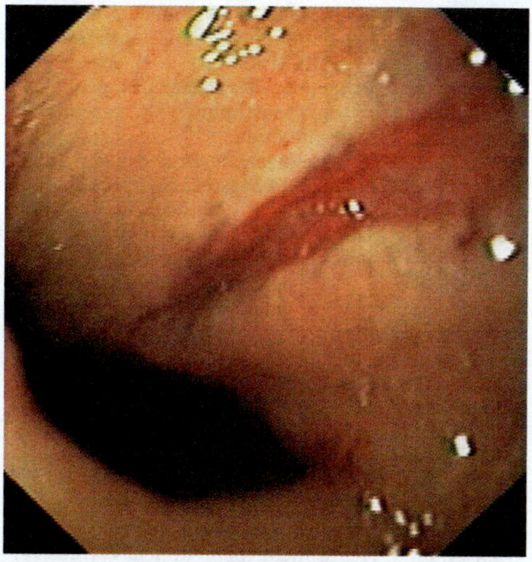

**Mallory-Weiss-Syndrom:** Blutung im Kardiabereich (endoskop. Bild). [89]

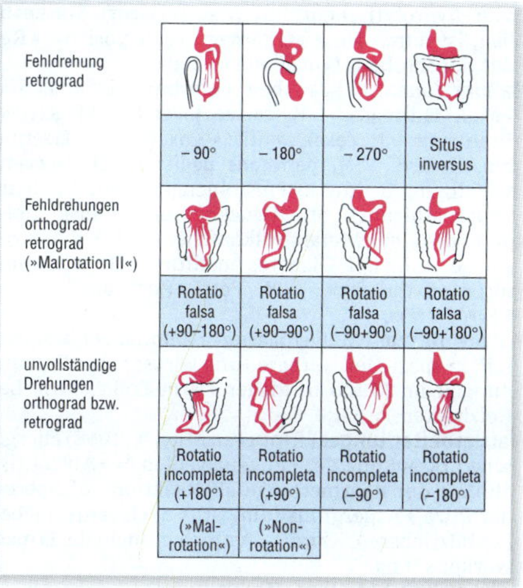


**Malrotation:** einige Typen der Lageanomalien des Darmes infolge Malrotation. [552]

**MALT** *(engl.)* Abk. für mucosa-associated lymphoid tissue: Schleimhaut-assoziiertes lymphoides Gewebe. Schleimhautbereiche (einschl. Bindehaut), an denen – als den Haupteintrittspunkten der Antigene – Lymphozyten sensibilisiert werden, die dann in regionäre Lymphknoten abwandern u. anschließend (stimulierend) in die ursprünglichen Bereiche zurückkehren (»homing«), evtl. auch in andere Schleimhautbezirke abwandern. Dann erfolgt starke IgA-Produktion. Der Anteil im Darmtrakt (engl. »gut«) wird als GALT bezeichnet (s. Abb.).

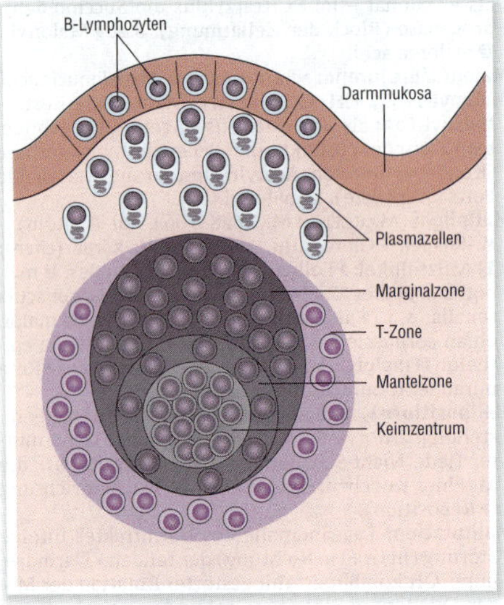


**MALT:** schematische Darstellung des lymphatischen Gewebes im Intestinaltrakt (GALT = gut-associated lymphoid tissue). [53]

**Mạlta|fieber:** s.u. ▸Mittelmeerfieber (1). E Malta fever.

**Mal|tạ|se:** *Enzymologie* ▸α-Glucosidase; eine Disaccharidase; s.a. ▸Disaccharidintoleranz. E maltase.

**MALT-Lymphom:** malignes ▸Lymphom, das von Schleimhaut-assoziiertem Lymphgewebe (▸MALT) z.B. des Gastrointestinaltraktes ausgeht.

**Maltọse,** Malzzucker: aus D-Glucose aufgebautes ▸Disaccharid; optisch aktiv: [α] D + 111,7° bis 130,4°. Entsteht bei enzymatischem (durch ▸Amylasen) oder säurehydrolytischem (im Magen-Darm) Stärkeabbau; ist durch Hefe vergärbar; ergibt positive ▸Reduktionsproben. E malt sugar, maltose.

**Mạ|lum** *(latein.)*: Krankheit (Morbus), Leiden. S.a. ▸Mal. E disease. – **M. cọ|xae juvenịlis:** ▸Perthes-Krankheit. – **M. cọxae senịlis:** ▸Koxarthrose. E senile hip disease. – **M. pẹrforans pẹdis:** durch Nervenschädigung bedingtes Fußsohlengeschwür (= Ulcus neuropathicum) als Drucknekrose meist über dem distalen Metatarsalköpfchen bei Polyneuropathie (z.B. bei Diabetes mellitus). E perforating ulcer of the foot. – **M. Pọtti,** Pott-Buckel: s.u. ▸Pott-Trias.

**Malvae folium,** Malvenblätter: Heilpflanzenbestandteil; in spezieller Aufbereitung wirksam bei Entzündungen im Mund u. Magen-Darm-Trakt sowie bei Reizhusten.

**Mạlz|arbeiter|lunge:** (Riddle u. Mitarb., 1968) allergische Erkrankung der Lungenalveolen (= ▸Alveolitis) ähnlich der ▸Farmerlunge als Reaktion auf Sporen der Pilze ▸Aspergillus fumigatus u. clavatus. Fieber (»Malzfieber«), Rhinitis, Asthma bronchiale. E malt worker's lung.

**Mạlz|zucker:** ▸Maltose. E malt sugar.

**mamelonné** *(franz.)*: warzen-, zitzenförmig; z.B. ▸état mamelonné.

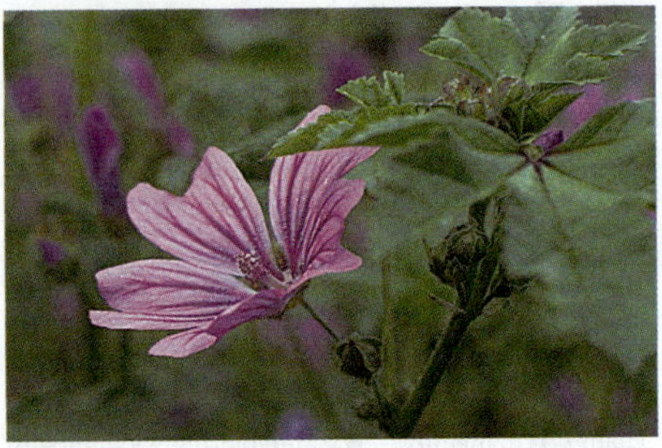

**Malvae folium:** Wilde Malve. [482]

**Ma|mịl|la,** Mamille: die Brustwarze (▸Papilla mammae); s.a. ▸Mamille, ▸Mamillar..., ▸Mamille(n)... E nipple. – **M. accessọria:** zusätzliche Mamille (▸Hyperthelie). – **M. circumvallạta obtẹcta:** ▸Hohlwarze. – **M. plạna:** Flachwarze.

**Mamillạr|körper:** das ▸Corpus mamillare. E mamillary body.

**Ma|mịl|le:** Brustwarze. E nipple. – **M., blutende:** Blutentleerung aus der Brustwarze, z.B. beim Stillakt durch zu kräftiges Saugen; i.e.S. die ▸blutende Mamma. E bleeding n. – **M., sezernierende:** Austritt von Flüssigkeit aus der Mamille außerhalb der Laktationszeit. Symptom einer hormonellen oder ortsständigen Brustdrüsenveränderung (z.B. Galaktorrhö, Milchgangsektasie, -papillome oder -zysten, Karzinom oder durch mechanische Stimulation), die abklärungsbedürftig ist (Zytologie, Prolactinbestimmung, Galaktographie, Mammographie). Die gutartigen Ursachen überwiegen bei weitem, insbesondere wenn das Sekret nicht blutig tingiert ist (s.a. ▸blutende Mamma).

**Mamịllen|adenom, -adenomatose:** seltene, gutartige Neubildung der Mamille aus Drüsengängen u. papillären Strukturen, die die Brustwarze im Ganzen rundlich verdicken.

**Mamịllen|plastik:** operative Korrektur einer fehlgebildeten Brustwarze (s.u. ▸Mamilla) bzw. einer ▸Athelie. E theleplasty.

**Mamillịtis:** Entzündung der Brustwarze, meist mit Riss- = Rhagadenbildung. E mammillitis.

**Mạm|ma:** i.e.S. – als sekundäres Geschlechtsmerkmal – die Brust der Frau, bestehend aus Drüsenkörper (▸Glandula mammaria), Fettgewebe, Bindegewebssepten u. Brustwarze (▸Mamilla; ▸Papilla mammae) einschließlich Warzenhof (Areola). – I.w.S. auch die – rudimentäre – Brust des Mannes (M. masculina). E breast. – **M. ab|errans:** s.u. ▸Mammae accessoriae. – **M., blutende:** ▸blutende Mamma. – **M. lạc|tans:** s.u. ▸Laktation; s.a. ▸Milchfluss. – **M. mas|cu|lịna,** M. virilis: s.u. ▸Mamma. – **M. pẹndens, M. pendulans:** sog. Hängebrust. S.u. ▸Mastoptose. – **M., sezernierende:** ▸Mamille, sezernierende.

**Mạmma|ab|szess:** abszedierende Brustdrüsenentzündung, als abszedierende ▸Mastitis puerperalis infolge Galaktophoritis v.a. nach Verletzung der Brustwarze beim Saugakt oder als Extremform einer ▸Mastitis nonpuerperalis. E mammary abscess, milk a.

**Mạmma|adenom:** ▸Fibroadenom.

**Mạmma|amputation,** Ablatio mammae: operative Entfernung der weiblichen Brust, v.a. bei ▸Mammakarzinom; als Ablatio simplex (▸Mastektomie) bzw. als modifizierte radikale M. mit Entfernung der Achsellymphknoten. S.a. ▸brusterhaltende Therapie. E amputation of the breast, b. ablation. – **M., radikale:** (Rotter-Halsted) En-bloc-Entfernung des ganzen Brustdrüsenkörpers einschließlich Mm. pectorales samt Faszie sowie des gesamten Fettgewebes der Achselhöhle. Heute nicht mehr üblich, extrem verstümmelnd. E radical mastectomy.

**Mạmma|aplasie:** ▸Amastie. E mammary aplasia.

**Mamma|aug|mentation:** ▸Mammaplastik zur Brustvergrößerung. E breast augmentation, a. mammaplasty.

**Mamma|biopsie:** *Gynäkologie* Gewebeexzision aus der Brustdrüse zur histologischen Untersuchung; grundsätzlich sollte sie einen krebsverdächtigen Herd großzügig umfassen, um eine Streuung zu vermeiden (s.a. ▸Biopsie, ▸Feinnadelbiopsie, ▸Mammazytologie).

**Mamma|dysplasie:** ▸Mastopathie. E mammary dysplasia.

**Mammae accessoriae, M. ab|errantes, M. erraticae:** im Bereich der embryonalen ▸Milchleiste (die von der Achselhöhle bis zur Leistengegend reicht) kleine, zusätzliche Brustdrüsen als harmlose Variante. Bei »Einschießen der Milch« evtl. Beschwerden. E supernumerary breasts, accessory b.

**Mamma|fibro|adenom:** s.u. ▸Fibroadenom, ▸Fibroadenomatose, ▸Fibrom. E fibroadenoma of the breast.

**Mamma|hypertrophie, -plasie:** abnorme Größe der weibl. Brust. S.a. ▸Hypermastie (2), ▸Gigantomastie. E hypertrophy of the breast.

**Mamma|karzinom,** Brustkrebs: meist vom oberen-äußeren Quadranten ausgehendes Karzinom der weiblichen Brustdrüse. Gehört zu den häufigsten Malignomen der Frau; tritt v.a. im 5. u. 6. Ljz. auf, 30 % der betroffenen Frauen sind allerdings jünger als 40 Jahre. ***Ätiol.:*** Als Risikofaktoren diskutiert werden u.a. Adipositas, Diabetes, fettreiche Ernährung, endokrine Faktoren, genetische Prädisposition (s. Tab.). ***Klassifik.:*** Als prämaligne Mammaveränderungen gelten das Carcinoma ductale in situ (▸CDIS), das als echte Präkanzerose eingestuft wird, u. das Carcinoma lobulare in situ (▸CLIS). Das histologische Typenspektrum des M. ist vielfältig (WHO-Klassifizierung s. Tab.); grundsätzlich wird zwischen duktalen u. lobulären M. sowie zwischen nichtinvasiven u. invasiven Formen unterschieden. Von Bedeutung ist auch die häufige ▸Multifokalität bzw. ▸Multizentrizität des M. Die Tumorstadieneinteilung erfolgt nach dem ▸TNM-System. ***Klinik:*** Knotenbildungen, krankhafte Drüsenabsonderungen, Bruströtung u. -schwellung (evtl. nur lokales Ödem), Ekzem u. Verziehung der Brustwarze (s. Abb.), evtl. Mastitis, Abszess, Geschwürbildung, Apfelsinenschalenhaut, Metastasierung in regionäre Lymphknoten (Axilla, Pektoralisrand, Supraklavikulargrube) u. in örtliche Lymphgefäße der Haut (evtl. »cancer en cuirasse«). Das M. ist nur selten schmerzhaft (v.a. in späteren Stadien). Lokalisationshäufigkeit s. Abb. ***Diagn.:*** Eine Früherkennung des Tumors (Knoten!) kann durch Selbstuntersuchung möglich sein. Das Betasten der Brust sollte regelmäßig einige Tage nach der Menstruation erfolgen. Die Palpation wird mit der kontralateralen Hand von der Seite zur Mitte hin durchgeführt (Abb.) Die Diagnose stützt sich neben Inspektion u. Palpation (Brustdrüse, Achelhöhlen) auf Mammo- u. Sonographie, ggf. Galaktographie, Punktionszytologie, Gewebeentnahme (Schnellschnittdiagnostik), Kernspintomographie. Bei Hochrisikopat. evtl. Gentest (BRCA1- u. -2-Gen). ***Ther.:*** erfolgt individuell; wenn möglich ▸brusterhaltende Therapie. Weitere op. Verfahren: ▸Mammaamputation mit axillärer Lymphadenektomie, evtl. mit Vor- u. Nachbestrahlung; ferner mit (adjuvanter) additiver oder ablativer ▸Hormontherapie (hoch dosierte Gestagene, Antiöstrogene, GnRH-Agonisten, Aromatasehemmer); ggf., je nach individueller Situation, (adjuvante) Chemotherapie. Engmaschige Nachsorge, v.a. in den ersten 3 Jahren nach Op. (gynäkol. Untersuchung, Rö.-Thorax, Knochenszintigraphie, Mammographie, ggf. Tumormarker). E carcinoma of the breast, breast cancer. – **M., inflammatorisches:** rasch wachsendes M., über dem die Haut wie bei einer Entzündung ödematös, gerötet, induriert u. schmerzhaft ist. Radikale Operationsverfahren sind kontraindiziert. ***Ther.:*** evtl. einfache Mastektomie nach vorheriger Chemotherapie (u. evtl. Bestrahlung), Applikation von Zytostatika. E in-

M

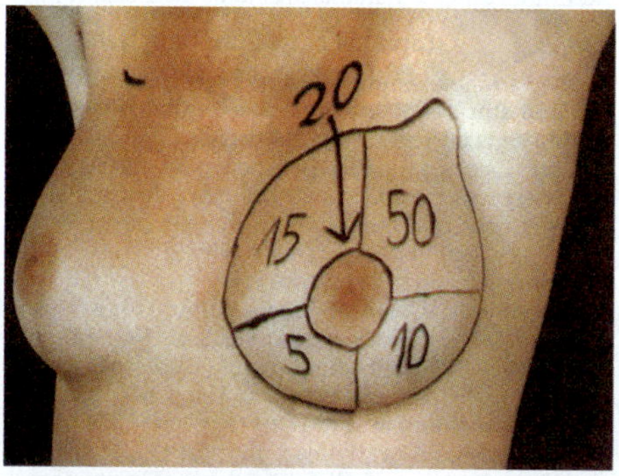


**Mammakarzinom:** Häufigkeit in den einzelnen Bereichen der Brustdrüse (%-Angaben, abgerundet). [330]

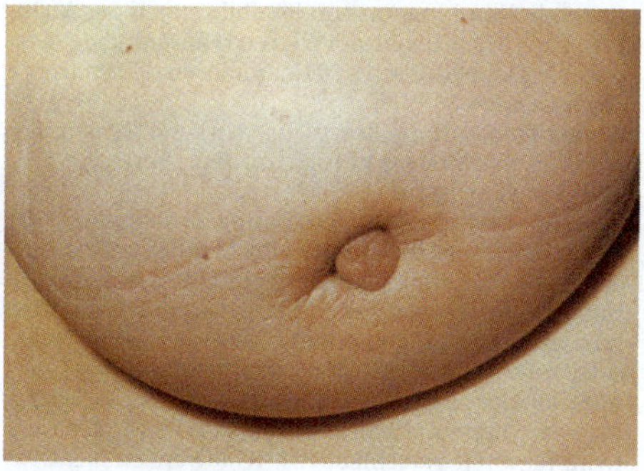

**Mammakarzinom:** Mamilleneinziehung bei szirrhösem Karzinom der Brustdrüse. [460]

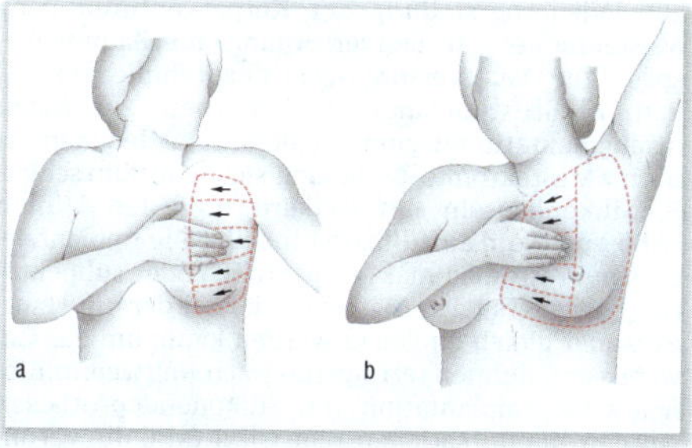


**Mammakarzinom:** Selbstuntersuchung der Brust; a) Abtastung der beiden äußeren Quadranten, b) Abtastung der beiden medialen Quadranten. [460]

| |
|---|
| 1. BRCA1 u. -2(**br**east **ca**ncer gene)-Mutantenträgerinnen |
| 2. Frauen mit behandeltem Mammakarzinom |
| 3. familiäre Belastung (Mutter, Schwester) |
| 4. atypische duktale/lobuläre Hyperplasie (Mastopathie Grad III nach PRECHTEL) |
| 5. Malignom (Uterus, Ovar, Darm) in der Eigenanamnese |
| 6. deutliches Übergewicht |
| 7. Nullipara, späte Erstgebärende (> 35 J.) |
| 8. frühe Menarche (< 12 J.), späte Menopause (> 52 J.) |
| 9. Alter über 50 Jahre |

**Mammakarzinom:** Risikofaktoren. [245]

| nichtinvasive Veränderungen |
|---|
| 1. intraduktale Karzinome (CDIS) mit solider, komedoartiger, papillärer, kribriformer Differenzierung<br>2. Carcinoma lobulare in situ (CLIS) |
| **invasive Veränderungen** |
| 1. invasive duktale Karzinome mit vornehmlich intraduktaler Komponente<br>2. invasive duktale Karzinome (ohne spezifische Differenzierung, auch NOS = not otherwise specified)<br>3. invasive lobuläre Karzinome<br>4. invasive duktale Karzinome mit spezieller Differenzierung<br>– muzinös<br>– medullär<br>– papillär<br>– tubulär<br>– adenoid-zystisch<br>– sekretorisch<br>– apokrin<br>– Karzinome mit Metaplasie<br>5. PAGET-Krebs (Paget's disease of the nipple) |

**Mammakarzinom:** histologische Klassifikation nach der WHO (1981). [123]

flammatory b. c. – **M. des Mannes:** seltenes, bevorzugt im 7. Ljz. auftretendes Karzinom der Brustdrüse des Mannes. Sitzt stets submamillär, breitet sich rasch aus u. metastasiert frühzeitig.

**Mamma|plastik:** Brustdrüsenplastik; i. e. S. Plastik der weiblichen Brust, z. B. bei fehlender Brust (Amastie) als »Mammaneoplastik«; bei Kleinheit oder Übergröße als Vergrößerungs- bzw. Verkleinerungsplastik (Mammaaugmentation bzw. -reduktion); ferner als Brustwarzen- = Mamillenplastik. E mammaplasty.

**Mamma|prothese:** **1)** individuell modellierter Brustkörperersatz, der im Büstenhalter getragen wird, zur Wiederherstellung der Körperkonturen nach Mastektomie; zur Erstversorgung aus Baumwolle, später zur Dauerversorgung aus hautähnlichem Silikon. **2)** Brustimplantat: Endoprothese zur Mammaaugmentation u. zum Wiederaufbau der Mamma nach ▸Mastektomie. Es handelt sich meist um schlaffe Silikonkapseln mit Gelkern u. festen Hüllen (Abb.) oder um auffüllbare Modelle. Die Implantation kann retromammär (epipektoral) oder subpektoral (besonders nach Mastektomie, bei der ein Hautexpander gleich eingelegt werden kann, um das Gewebe vorzudehnen) erfolgen. – Nach weltweit millionenfacher Implantation von Silikonendoprothesen wurden Komplikationen registriert (v. a. die verunstaltende Kapselfibrose, Auslaufen des Kapselinhaltes bei Implantaten mit dünner Hülle), so dass vermehrt wieder auf Verfahren zur plastischen Rekonstruktion der Brust aus körpereigenem Gewebe zurückgegriffen wird (Lappenplastik). Bei der subpektoralen Implantation einer Silikonprothese soll die Komplikationsrate geringer sein als bei der epipektoralen Implantation. S. a. ▸Brustrekonstruktion; ▸Silikon-Krankheit. E breast implant.

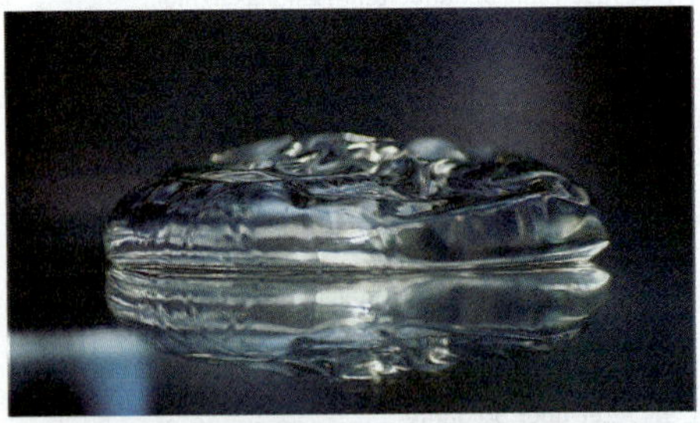

**Mammaprothese:** klassisches, glattwandiges, mit Silikongel gefülltes Brustimplantat. [276]

**Mamma|ptosis:** ▸Mastoptose.

**Mamma|punktion:** ▸Mammazytologie.

**Mamma-Qua|dran|ten|resektion:** Quadrantenresektion. E quadrant resection of the breast.

**Mamma|reduktion(splastik):** verkleinernde Mammaplastik; meist nach STRÖMBECK (Resektion einer oben schlüssellochförmigen, unten U-förmigen Hautfigur, Resektion des unteren Brustgewebes, Verpflanzung der gestielten Mamille nach oben, Verschluss der Hautfigur mit einer perimamillären u. einer umgekehrt T-förmigen Naht); auf einem ähnlichen Prinzip beruhen zahlreiche andere Methoden (z. B. die von MCKISSOCK u. von PITANGUY), z. T. mit anderer Schnittführung. Bei extrem großen Brüsten kommen gelegentlich die freie Mamillentransplantation u. eine Modifikation der subkutanen Mastektomie nach THOREK zur Anw. S. a. ▸Lifting. E reduction mammaplasty, breast reduction.

**Mammari(k)a:** ▸Arteria thoracica interna (= A. mammaria interna). S. a. ▸VINEBERG-Operation (= »**Mammarika|implantation**« = mammarikokoronarer Shunt).

**Mamma|sonographie:** Ultraschalluntersuchung der Brustdrüse v. a. zur Diagnostik von Mammatumoren; dabei ist eine gute Differenzierung zwischen soliden u. zystischen Veränderungen möglich. Im Unterschied zur Mammographie lassen sich Mikroverkalkungen nicht darstellen; wichtige Ergänzung zur Mammographie, da sich mit diesem Verfahren z. B. bindegewebsdichte Bezirke, entzündliche Veränderungen u. Abszedierungen besonders gut erfassen lassen.

**Mamma|tumoren:** als primäre Neoplasmen der weiblichen Brust das ▸Fibroadenoma peri- u. intracanaliculare u. phylloides (s. gigantosum), das Adenoma tubulare (u. mamillae), Papilloma intraductale sowie – maligne – das ▸Mammakarzinom, das ▸Karzinosarkom u. der ▸Phylloidestumor. E breast tumors.

**Mamma|zytologie:** Zellausstrichuntersuchung zur Erkennung eines ▸Mammakarzinoms oder bestimmter gutartiger Gewebeveränderungen (▸Mastopathie, ▸Fibroadenome, Narben u. a. m.). Untersucht werden: Mamillensekret (▸Mamille, sezernierende), Abstrichmaterial (Mamille, Areola), durch Feinnadelpunktion aspirierte Zystenflüssigkeit oder Mammazellen. Falsch negative Befunde sind meist durch Nichterfassen von Zellmaterial bzw. Vorbeistechen am »richtigen« Herd bedingt; nur ein positiver Befund ist aussagefähig (s. a. ▸Tripeldiagnostik der Mamma). E breast cytology.

**Mammo|graphie:** *Röntgenologie* Kontrastdarstellung der weibl. Brust (in 3 Ebenen). I. e. S. als Nativbild unter bes. Weichteilbedingungen (Isodens-Technik) zur Tumorfrüherkennung; (s. a. Abb.). Als ergänzende Untersuchung evtl. die Dukto- oder ▸Galaktographie, die Mammovaskulographie (mit $^{131}$J-Serumalbumin), die Ultraschall-Echographie. E mammography.

**mammo|renale Assoziation:** überzufällig häufig auftretende Kombination von Fehlbildungen der Mammae bzw. Mamillen u. der Nieren (Nierenhypo-, -dysplasie, Doppelnieren). E mammorenal syndrome (dysplasia).

**mammo|trop:** auf die Brustdrüse wirkend. E mammotropic. – **m. Hormon:** ▸Prolactin. E m. hormone.

**m-AMSA:** ▸Amsacrin.

**managed care** *(engl.):* Versorgungsprinzip, das auf einen effizienteren Einsatz von Mitteln u. Ressourcen des Gesundheitswesens abzielt, so dass jeder Patient die »richtige« Art u. Menge an präventiven u. kurativen Leistungen erhält.

**Manchester-Klassifikation:** Stadieneinteilung des ▸Mammakarzinoms. Mit den Stadien I (Tumorwachstum auf Mamma beschränkt), II (axilläre Metastasen; Lymphknoten verschieblich), III (Grenzen des Drüsenkörpers überschritten) u. IV (Grenzen der Mamma überschritten). E Manchester classification.

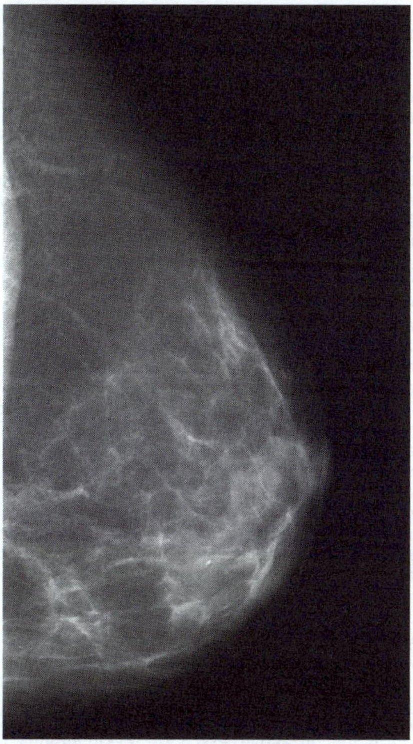

Mammographie: seitliche Aufnahme. [542]

**Mạnchester-Operation:** (FOTHERGILL) bei Scheiden-Gebärmutter-Vorfall (Descensus vaginae et uteri) Amputation des Gebärmutterhalsteiles, kombiniert mit vorderer u. hinterer Kolpoplastik u. Vernähung der seitlichen Parametrien vor dem Halsteil. Nicht mehr üblich, jedoch bei derart operierten Patientinnen klinisch noch relevant. E Manchester operation.

**Man|cị|ni-Methode:** quantitative Antigen-Bestimmung anhand der Größe des Immunpräzipitats bei radialer ▸Immunodiffusion im – die spezifischen Antikörper enthaltenden – Agar(ose)gel. E Mancini's radial immunodiffusion test.

**Man|ci|nịs|mus:** Linkshändigkeit. E mancinism.

**Mạndel:** **1)** *Botanik* ▸Amygdalae (1). E almond. **2)** *Anatomie* ▸Tonsilla; s.a. ▸Tonsillen..., ▸Tonsillar... E tonsil.

**Mạndel|entzündung:** ▸Tonsillitis; s.a. ▸Angina. E tonsillitis.

**Mạndel|kern, -körper:** ▸Corpus amygdaloideum. E amygdaloid body.

**Man|dị|bu|la:** der Unterkiefer; ein beweglicher Gesichtsschädelknochen, bestehend 1) aus dem horizontalen »Körper« (▸Corpus mandibulae; mit ▸Canalis mandibulae für Gefäße u. Nerven; mit Kinnvorsprung = Protuberantia vorn median am Unterrand [▸Gnathion] u. mit dem die Zahnfächer tragenden Alveolarteil = Pars alveolaris) u. 2) aus dem am Kieferwinkel = ▸Angulus mandibulae aufsteigenden »Ast« (▸Ramus mandibulae; mit Kronenfortsatz = ▸Processus coronoideus als Muskelansatz u. mit Gelenkfortsatz = ▸Processus condylaris [samt Köpfchen]). S.a. ▸Kiefer... E mandible, lower yaw.

**mandibulạr(is):** die ▸Mandibula betreffend. E mandibular.

**Mandibulạr|bogen:** ▸Arcus mandibularis, der 1. ▸Kiemenbogen. E mandibular arch.

**Mandibu|lạre,** MECKEL-Knorpel: *Embryologie* der untere Teil des 1. ▸Kiemenbogens; die erste, vorübergehende Anlage des Unterkiefers.

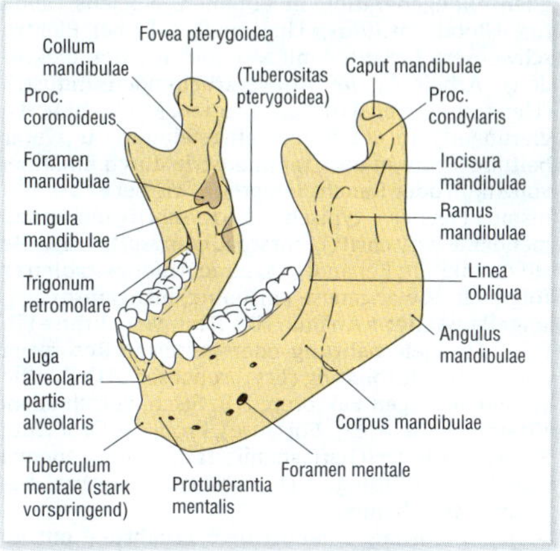


Mandibula: Ansicht von links vorn. [26]

**Man|drịn** *(franz.):* »Fülldraht« von Kanülen (als Schutz gegen Verschmutzung, Verstopfung) bzw. Führungsstab u. Spanninstrument für weiche Sonden, Katheter u. Trachealtuben. E mandrel, mandril.

**Man|dschụrisches Fieber:** murines ▸Fleckfieber bzw. – als »Songo-Fieber« – ein hämorrhagisches ▸Fieber in der Mandschurei. E Manchurian fever.

**Mangafodipịr:** ein paramagnetisches Kontrastmittel für die Kernspintomographie; ***Anw.:*** Nachweis von Leberläsionen. E mangafodipir.

**Man|gạn,** Abk. Mn: Schwermetallelement mit Atomgew. 54,983, OZ 25; 1- bis 7-wertig (meist 2-, 4- u. 7-wertig); u.a. in Manganquellen (eisen- u. manganhaltige Mineralquellen) enthalten. Essentielles Spurenelement (z.B. in Enzymen), dessen Tagesbedarf (ca. 2–3 mg) durch Nahrung gedeckt wird (v.a. Früchte, Spinat, Erd- u. Haselnüsse, Reis, Kleie). Der Normwert beträgt im Blut 0,015 (v.a. an Erythrozyten gebunden), im Blutserum 0,004 mg/100 ml. Es aktiviert Enzyme, u.a. UDP-Galakto- u. -Glucotransferase (s.u. ▸Uridindiphosphat), bei der Bildung von ▸Kollagen u. ▸Glykosaminoglykan-Eiweiß-Komplexen. Wird nach Resorption im Verdauungstrakt v.a. von Mitochondrien aufgenommen. Mangelzustände, bei Wiederkäuern beobachtet, führen zu Hypocholesterinämie, Gewichtsverlust, verlängerter Prothrombinzeit, möglicherweise zu Wachstumsstillstand, Osteoporose u. zu Funktionsstörungen der Geschlechtsorgane. Von den 3 radioaktiven Isotopen (γ-Strahler) werden $^{52}Mn$ (HWZ 5,76 d) u. $^{54}Mn$ (HWZ 297 d) nuklearmedizinisch genutzt. Seine Salze sind z.T. technische Chemikalien (z.B. Manganum dioxidatum = Mn[IV]-oxid = Braunstein), z.T. Therapeutika (früher in Antianämika, Roboranzien; ▸Kaliumpermanganat wird als Desinfektionsmittel u. Antidot angewandt). – Nachweis z.B. durch Neutronenaktivierungsanalyse (Atomabsorptions-Spektrometrie). S.a. ▸Mangan... E manganese.

**Man|ga|nịs|mus:** chronische ▸Manganvergiftung. E manganism.

**Mangano|metrịe:** Maßanalyse oxidabler Substanzen anhand des Oxidationsvermögens von Kaliumpermanganat ($KMnO_4$). Am Endpunkt der Titration erfolgt Entfärbung der violetten Permanganat-Maßlösung.

**Mangạn|pneumonie:** Pneumonie bei Manganarbeitern als akute Mn-Vergiftung durch Mn-Staub. Verlauf wie bei Thomasschlackenpneumonie; hohe Sterblichkeit. Entschädigungspflichtige Berufskrankheit. E acute manganese poisoning.

**Mangạn|quelle:** s.u. ▸Mangan.

**Mangạn|vergiftung:** **1)** als akute M. die ▸Manganpneumonie. **2)** chronische M. (= Manganismus, Manganose): Schäden am Zentralnervensystem (Ganglienzelldegeneration in Putamen, Nucleus caudatus, Globus pallidus, Thalamus), z.B. bei Elektroschweißern (arbeiten mit Mn-ummantelten Elektroden), Arbeitern der Mn-verarbeitenden Industrie (Herstellung von Trockenbatterien, Mn-Stahl u. -Legierungen), in der Braunsteingewinnung u. -verarbeitung sowie in der Stahlindustrie durch Einatmen von Staub oder Rauch. Symptome wie bei ▸Parkinsonismus (ferner – typisch! – Zitterschrift mit zunehmender Kleinschrift); entschädigungspflichtige Berufskrankheit; Behandlung nur in Anfangsstadien erfolgreich. E manganese poisoning, manganism.

**Mangel|an|ämie:** ▸Anämie (bis Panmyelophthise) infolge Mangelernährung oder gestörter Resorption der für die Blutbildung (Erythropoese u. Hb-Synthese) notwendigen Faktoren, z.B. Eisen, verschiedene Vitamine (Vit. A, $B_{12}$, Folsäure), Proteine, Orotsäure. S.a. ▸Schwangerschaftsanämie. E deficiency anemia.

**Mangel|durchblutung:** ▸Durchblutungsstörung, ▸Ischämie. E ischemia.

**Mangel|ernährung,** Malnutrition: Ernährung mit negativer Energiebilanz infolge mangelhafter Nahrungszufuhr (Exokarenz; z.B. Hunger, Unterernährung), gestörter Verdauungsleistung (Enterokarenz, z.B. bei Gastroenteritis, Colitis; s.a. ▸Maldigestion, ▸Malabsorption) oder infolge einer Verwertungsstörung (Endokarenz; z.B. bei Hyperthyreose, Diabetes mellitus); i.e.S. die energetisch (kalorisch) ausreichende, jedoch einseitige Ernährung mit unzureichendem Gehalt an Eiweiß, Vitaminen u. Mineralien (v.a. Spurenelemente), die zur ▸Mangelkrankheit führt; s.a. ▸Unterernährung. E undernourishment, malnutrition.

**Mangel|geburt, -geborenes:** nicht scharf definierter Zustand eines untergewichtig u./oder zu früh geborenen Kindes mit Zeichen der pränatalen Dystrophie; z.B. bei Krankheit der Mutter, Plazentainsuffizienz, Mehrlingsgeburt. Der Begriff deckt sich weitgehend mit dem (engl.) »small-for-date baby«. S.a. ▸Dysmaturität.

**Mangel|krankheit:** jede Krankheit infolge qualitativ oder quantitativ unzureichender Ernährung (▸Mangelernährung); z.B. ▸Vitaminmangelkrankheiten (meist als Hypovitaminosen), ▸Mangelanämie, alimentäres ▸Dystrophie-Syndrom. E deficiency disease.

**Mangel|mutante,** auxotrophe Mutante: ▸Mutante, die wegen Ausfall eines Gen-spezifischen Enzyms ein bestimmtes Substrat nicht verarbeiten oder ein bestimmtes Stoffwechselprodukt nicht herstellen kann (das aber z.B. *bakt* durch entsprechende Zusätze zum Nährmedium ersetzt werden kann). – Ist evtl. *genet* Ursache von Enzymopathien. E defective mutant.

**Mango|fliege:** ▸Chrysops silacea u. dimidiata.

**Mangold-Roth-Krankheit:** ▸Aortenbogensyndrom. E Mangold-Roth disease.

**Ma|nia:** ▸Manie. E mania.

**ma|nia|cus** *(latein.):* manisch. E maniac(al).

**Manie** *(latein. mania = Besessenheit, Raserei, Wahnsinn),* Mania: affektive ▸Psychosen, u. zwar v.a. als Teilerscheinung der ▸manisch-depressiven Erkrankung. ***Klinik:*** heitere Grundstimmung, unbegründeter, strahlender Optimismus, Gehobensein aller Lebensgefühle, Antriebsüberschuss, Enthemmung (evtl. auch Tobsucht), Ideenflucht, Selbstüberschätzung, gesteigertes körperl. Wohlbefinden. Manische Bilder, als maniforme Syndrome bezeichnet, treten z.B. auf bei Schizophrenie, bei hirnorganischen Erkrankungen (z.B. bei progressiver Paralyse), bei Drogenmissbrauch (z.B. bei Amphetamin-, Cannabis-, LSD-Missbrauch). ***Ther.:*** Die Behandlung manischer Phasen erfolgt mit ▸Neuroleptika; Prophyl. mit ▸Lithium. E mania. – **M., akute:** heftige M. mit oft tödlichem Ausgang durch Erschöpfung. – **M., gehemmte:** M. mit Ideenflucht u. heiterer Stimmung bei gleichzeitiger psychomotorischer Hemmung; evtl. – reaktiv – mit plötzlichen Gewalttätigkeiten. E inhibited m. – **M., monopolare:** s.u. ▸manisch-depressiv. – **M., symptomatische:** maniformes Syndrom bei einer bestehenden körperlichen Erkrankung, z.B. bei hohem Fieber, als BELL-Delirium; i.w.S. jede körperlich begründete Psychose. E symptomatic m.

**Manieriertheit,** Manierismus: unnatürliches, unechtes, geziert wirkendes Ausdrucksgehabe in Gestik, Mimik, Sprache.

**Manifestation: 1)** *Pathologie* Offenbar-, Erkennbarwerden einer Krankheit (im Gegensatz zur ▸Latenz). E manifestation. **2)** *Genetik* Ausbildung von bestimmten morphologischen oder funktionellen Erbeigenschaften als Auswirkung der Aktivität von Genen (»Gen-M.«). S.a. ▸Phänotyp; ▸Expressivität, ▸Penetranz.

**mani|form:** einer ▸Manie ähnlich (jedoch nicht eindeutig für eine Manie sprechend). – s.a. ▸expansiv.

**Maniker:** an ▸Manie leidender Mensch. E manic.

**Manipulation, genetische:** gezielte Übertragung von DNS-Fragmenten oder Einführung von Punktmutationen, ▸Gentechnologie. E gene manipulation.

**Manipulations|technik:** Behandlungstechnik der ▸Chirotherapie. Grifftechniken mit Stoß- u. Zugwirkung an Gelenken der Wirbelsäule u. Extremitäten zur Lösung von Gelenkblockierungen. In Deutschland darf die Manipulationsbehandlung nur von Ärzten ausgeführt werden. E manipulative measures.

**manisch:** i.S. der ▸Manie erregt. S.a. ▸Maniker. E manic. – **m. Syndrom:** hirntraumatisches Psychosyndrom; mit Euphorie, Affekt- u. Triebenthemmung, Uneinsichtigkeit, Witzelsucht. ***Ätiol.:*** Schädigung der Basalganglien, des Hirnstammes u. frontaler Teile des III. Ventrikels. S.a. ▸Orbitalhirnsyndrom. E m. syndrome.

**manisch-depressive Erkrankung,** Thymopathie, Zyklothymie, affektive Psychose, Zyklophrenie: (E. KRAEPELIN 1896) endogene Psychose, bei der depressive u. manische Phasen (▸Depression; ▸Manie) aufeinander folgen. Unterschieden werden – auch genetisch – eine »bipolare Form« (im Allg. bereits im 15.–20. Lj. beginnend; meist mit Häufung der Phasen), »monopolare Depression« (kaum vor dem 20. Lj.; länger dauernde freie Intervalle; Primärpersönlichkeit mit ▸Inkludenz, d.h. mit ausgeprägter Ordentlichkeit u. Gewissenhaftigkeit) u. die »monopolare Manie« (selten; nach vielen Erkrankungsphasen häufiger zu chronischer Manie führend). ***Ther.:*** Behandlung der akuten Phase mit hochpotenten ▸Neuroleptika; in der depressiven Phase mit ▸Antidepressiva; Prophyl.: Lithium-Dauertherapie. E manic-depressive psychosis.

**Mann (1)** GUSTAV M., 1864–1921, Physiologe, New Orleans; **2)** JOHN D. M., 1840–1912, Arzt, Manchester; **3)** LUDWIG M., 1866–1936, Neuropathologe, Breslau). – **M.-Färbung** (GUSTAV M.): Darstellung von Chromatin, Nucleolus, Granula, Einschlusskörperchen etc. durch 24-stündige Färbung in 1%iger wässr. Methylenblau- u. 1%iger Eosin-Lösung. E Mann's stain. – **M.-Syndrom** (LUDWIG M.): **1)** ▸postkommotionelles Syndrom mit einseitiger horizontaler Blickparese, Rumpf- u. Gliedmaßenataxie, homolateraler Innenohrschwerhörigkeit oder -taubheit, Hirndruck- u. vasomotorischen Störungen. E brainstem contusion syndrome. **2)** kapsuläre ▸Hemiplegie (Typ WERNICKE-MANN). – **M.-Zeichen** (JOHN D. M.): **1)** scheinbare Höhenabweichung eines Auges bei schilddrüsenbedingtem Exophthalmus. **2)** verminderter elektrischer Hautwiderstand (v.a. am Kopf) bei traumatischer Neurose. E (Dixon) Mann's sign.

**Manna,** Blumenesche: als Heilpflanze in spezieller Aufbereitung wirksam bei Obstipation; bei Ileus kontraindiziert.

**Man|na|ne:** pflanzliche ▸Polysaccharide aus β-1,4-glykosidisch verknüpften D-Mannosemolekülen; Begleitstoffe der Cellulose. E mannans.

**Mannit:** ▸Mannitol. E mannite.

**Mannit-Diurese:** durch Infusion 10- bis 20%iger Lösung von ▸Mannitol erzwungene osmotische ▸Diurese als Prophylaxe-Maßnahme bei akutem Nierenversagen. Bei bereits bestehender Oligurie/Anurie erst nach befriedigendem ▸Mannit-Test. E mannitol diuresis.

**Mannịtol,** $C_6H_{14}O_6$, Mannit: süß schmeckender Hexitzucker. *pharm* ***Anw.*** als Diabetikerzucker, Abführmittel, Gallemittel (i.S. der Cholekinese), Osmotherapeutikum (s.u. ▸Diuretikum, ▸Mannit-Diurese; geeignet zur Prüfung der glomerulären ▸Clearance [Werte um 10 % niedriger als Inulin-Werte]), *bakt* als Nährbodenzusatz, technisch u.a. als Weichmacher. E mannitol, mannite.

**Man|nịt-Test:** Prüfung der Nierenfunktion bei akutem ▸Niereninsuffizienz; erfolgt durch i.v. Injektion von 75 ml einer 20 %igen Mannit-Lsg. Diuresezunahme auf > 40 ml/Std. spricht für ein noch funktionelles Stadium der Niereninsuffizienz (prophylaktische ▸Mannit-Diurese zulässig). Das Verfahren ist heute kaum noch gebräuchlich. E mannitol test.

**Man|nos|amịn,** D-Mannosamịn: Aminozucker der D-Mannose, deren Hydroxylgruppe an $C_2$ durch eine Aminogruppe ersetzt ist. Bestandteil der ▸Neuraminsäuren. E D-mannosamine, (+)-mannosamine.

**Man|nọ|se:** als D-M. eine natürliche Hexose (Aldohexose) = $C_6H_{12}O_6$. Baustein zahlreicher pflanzlicher Polysaccharide (▸Mannane) u. von ▸Glykoproteinen. Ist durch Hefe vergärbar; dient als Nährbodenzusatz. Abbau erfolgt – nach Aktivierung durch Guanosindiphosphat – über das 6-Phosphoderivat zu Glucose-6-Phosphat (s.a. ▸Mannosidase...). E mannose.

**Man|no|sịd:** ▸Glykosid mit Mannose als Zuckerrest. E mannoside.

**Mannosidạse|mangel-Syndrom, Mannosidosis:** autosomal-rezessiv erbliche Störung des Glykoprotein-Abbaus infolge Minderaktivität der α- (u./oder β-) **Mannosidase** (eine Hydrolase; ihr Nachweis erfolgt in Leukozyten). ***Klinik:*** phasisch verlaufende Erkrankung mit vergröberten Gesichtszügen, Hypertelorismus, eingesunkener Nasenwurzel, Kraniohyperostose, Dysostosen langer Röhrenknochen u. Rippen (Verkrümmung, Verplumpung), Wirbelkörperfehlbildungen (mit Skoliose, Gibbus), Atemwegsinfekten, Mannosidausscheidung im Harn (**Mannosidurịe**). E mannosidosis.

**Mano|mẹter:** Instrument zur Druckmessung in Gasen oder Flüssigkeiten (»**Manometrie**«). Als Flüssigkeits-M. (ein mit Quecksilber, Wasser oder Alkohol gefülltes U- oder Schrägrohr), Feder- bzw. Membran-M. (überträgt mechanisch druckabhängige Formänderungen auf Zeiger) oder als Elektro-M. (Formänderungen werden auf ein Galvanometer oder Drehspulinstrument übertragen). Spezielle Registriermanometer z.B. für ▸Cholangiomanometrie, ▸Hysterosalpingographie, ▸Hydropertubation, ▸Phlebomanometrie. E manometer.

**Manschẹtte:** **1)** aufblasbarer Weichteil-Kompressionsschlauch des Blutdruckapparats (▸Blutdruckmessung). E blood pressure cuff. **2)** *Neurologie* manschettenförmiger ▸Sensibilitätsausfall an einer Gliedmaße (spricht für Hysterie oder Simulation). E gauntlet-type anesthesia. **3)** *Anästhesiologie* **a)** manschettenförmige ▸Lokalanästhesie; **b)** manschettenförmiger, aufblasbarer Abschluss eines Endotrachealtubus zur Abdichtung bei positiver Druckbeatmung u. zur Verhütung von Aspiration. E cuff.

**Manschẹtten|test:** ▸LOWENBERG-Probe.

**Mansfeld-Hẹrxheimer-Effekt** (GÉZA M., geb. 1882, Pathologe, Budapest, Pressburg; KARL H.): Hypertrophie des Inselapparats nach Verschluss des Ausführungsganges der Bauchspeicheldrüse, verbunden mit Atrophie des Pankreassekret bildenden Parenchyms.

**Mansonẹlla:** s.u. ▸Mansonelliasis.

**Man|so|nel|lịa|sis:** ▸Helminthiasis (in Süd- u. Mittelamerika) durch die von Mücken übertragene Filarie Mansonella ozzardi (adulte Würmer im Fettgewebe der Eingeweide; Mikrofilarien im peripheren Blut). Führt zu Lymphknotenschwellungen, Exanthem, evtl. Fieber. E mansonelliasis.

**Mạnson-Färbung** (SIR PATRICK M., 1844–1922, Bakteriologe, Hongkong, London): Färbung mit stark verdünnter Borax-Borsäure-Methylenblau-Lösung; für Bakterien u. Plasmodium vivax (blau in grünlichen Ery) u. zur Darstellung der basophilen Tüpfelung der Erythrozyten.

**Man|sọ|nia:** Stechmücken der Untergattung Mansonioides [Culicidae]. Überträger der Filarie ▸Brugia malayi sowie des ▸Gelbfiebers u. der ▸West-Nil-Enzephalitis.

**Mạntel|atelektase:** auf die äußeren, stärker kontraktilen Lungenabschnitte (»Lungenmantel«) beschränkte ▸Atelektase; meist bei Pneumothorax. E subpleural collapse.

**Mạntel|feld:** aneinander gesetzte ▸Stehfelder oder großes Bestrahlungsfeld zur partiellen oder totalen Bestrahlung, z.B. des Lymphsystems; die zu schonenden Organe innerhalb des Bestrahlungsgebietes werden durch individuelle oder standardisierte Abschirmblöcke ausgeblendet.

**Mantelfeld-Bestrahlung:** s.u. ▸TNI.

**Mạntel|hirn,** Hirnmantel: Pallium, ▸Cortex cerebri. E brain mantle, pallium.

**Mạntel|kanten|syndrom:** die Symptomatik bei Schädigung der Mantelkante der Großhirnhemisphäre = Margo superior cerebralis (die stumpfe Kante am Übergang der konvexen in die mediale Fläche an der ▸Fissura longitudinalis cerebralis), z.B. bei Meningiom, Thrombose des ▸Sinus sagittalis superior. Es kommt zu spastischer (bei Schädigung der Area 4 zu »atonischer«) Lähmung, u. zwar als ▸Paraparese der Beine, Sensibilitätsstörung beider Beine, Blasenstörung (Ischuria paradoxa) u. Stuhlinkontinenz (infolge Läsion des Gyrus precentralis bzw. G. postcentralis bzw. Lobulus paracentralis). E parasagittal cortical syndrome.

**Mạntel|krone:** *Zahnmedizin* ▸Jacketkrone.

**Mạntel|pneumo|thorax:** ▸Pneumothorax in Form eines flachen Luftmantels; ist perkutorisch u. auskultatorisch oft stumm.

**Mạntel|tabletten:** ▸Dragées. E sugar-coated pills.

**Mạntel|zellen,** Satellitenzellen: eine einschichtig-flache Lage bildende Gliazellen, die die Ganglienzellen in sensiblen Spinal- u. in Hirnnervenganglien umhüllen; in autonomen Ganglien in geringerer Zahl vorhanden. E satellite cells.

**Ṃ-Antigen:** **1)** »Mukosus-Antigen« Schleim bildender Bakterien (▸M-Form); die Bindung an spezifische Antikörper (Agglutinine) erfolgt unter Bildung fetziger Agglutinate. E M antigen. **2)** »Membranprotein« der Viren. **3)** das Antigen **M** des MNSs-Systems der Erythrozyten.

**Mantọux-Probe:** s.u. ▸MENDEL-MANTOUX. E Mantoux test.

**Manuạl|hilfe:** geburtshilfliche Maßnahmen zur Leitung der Spontangeburt bei Beckenendlage unter Umfassen der Fruchtwalze ohne tieferes Eingehen in die Scheide; z.B. nach ▸BRACHT, ▸VEIT-SMELLIE. E assistance in breech delivery.

**Manuạl|therapie:** ▸Chirotherapie.

**Ma|nụ|bri|um** *(latein. = Handhabe): Anatomie* **1) M. mallei:** der in das Trommelfell eingefügte »Griff« des Hammers (▸Malleus). **2) M. sterni:** der »Schwertgriff« des Brustbeines (dessen oberes Ende, oberhalb der Synchondrosis manubriosternalis). E manubrium.

**manuẹll:** mit der Hand (▸Manus) bzw. mit beiden Händen (= bimanuell) ausgeführt; s.a. ▸Manual... E manual. – **m. Extraktion:** s.u. ▸Extraktion. E m. extraction. – **m. Medizin:** ▸Chirotherapie. E m. medicine.

**Mạ|nus:** die Hand; mit Handteller u. Handrücken (Palma bzw. Dorsum manus); unterteilt in Handwurzel (Carpus), Mittelhand (Metacarpus) u. Finger (Digiti). Tast- u. Greifwerkzeug der Primaten (mit Opponensfunktion des Daumens). E hand.

M

**Manzanilla|vergiftung:** allergisches Kontaktekzem durch Saft des tropischen »Manzanillabaumes« (Hippomane mancinella). – Ferner Erbrechen, Durchfall u. Dysurie nach Genuss der Früchte.

**Manzanilla|virus:** in Südamerika u. Trinidad ein ARBO-Virus der ▸Simbu-Gruppe [Bunyaviridae]. Erreger einer fieberhaften Erkrankung (Kopf- u. Muskelschmerzen, evtl. Schwindel, Übelkeit).

**MAO: 1)** *(engl.)* Abk. für **m**aximal **a**cid **o**utput: die maximale Sekretion von Magensäure nach Stimulation (z.B. mit Pentagastrin), berechnet als Summe der Salzsäure- = HCl-Werte (mval/l/h) in den ersten vier 15-Minuten-Portionen der fraktionierten Magenausheberung. S.a. ▸PAO. **2)** Abk. für ▸**Mono**ami**no**oxidase.

**MAO-Hemmer:** Abk. für ▸**M**ono**a**mino**o**xidase-Hemmer. E MAO inhibitors.

**MAP:** Abk. für ▸**M**uskel**a**ktions**p**otential.

**Mapleson-Klassifikation:** Einteilung der halb offenen ▸Narkosesysteme. Typ A = ▸MAGILL-System; die anderen davon unterschieden durch Reptilschlauch mit Atembeutel im Nebenschluss zum Anschlussstück (mit Frischgaszuleitung u. Ventil [B]) bzw. starrem Rohr statt Faltenschlauch (C) bzw. durch Atembeutel-Ventil-Kombination ebenfalls im Nebenschluss, aber Frischluftzuleitung am Maskeneinschlussstück (D) bzw. – modifiziert – vor der genannten Kombination (BAIN-System). Als E-Typ das System mit AYRE-T-Stück. S.a. ▸JACKSON-REES-System.

**Mapping** *(engl. = Kartographie):* landkartenartige Registrierung der Herzaktionsströme mittels besonderer ▸EKG-Ableitungen. Als **endokardiales M.** mittels transvenös oder nach operativer Öffnung des Herzens in das Herz eingeführter Elektroden; insbesondere zur Analyse tachykarder Herzrhythmusstörungen, z.B. bei ▸WOLFF-PARKINSON-WHITE-Syndrom, u. vor Anw. antitachykarder Herzschrittmacher. Als **epikardiales M.** durch Ableitung an zahlreichen Punkten der Herzoberfläche (intraoperativ) zur genauen Lokalisation eines arrhythmogenen Fokus. Als **präkardiales M.** durch Ableitung an zahlreichen Stellen der Thoraxoberfläche (**transthorakales M.,** Brustwandableitungen; Abb.); v.a. zur Ausmaßbestimmung eines ▸Myokardinfarkts.

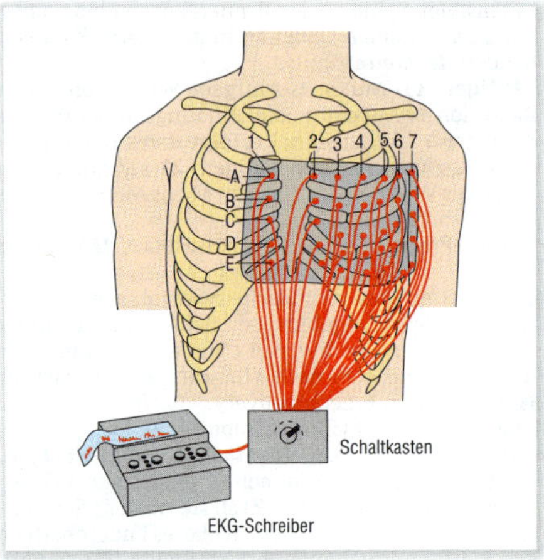


**Mapping:** Ableitungsschema. [271]

**Mapping-Biopsie:** Gewebeentnahme aus verschiedenen Bereichen eines Organs, z.B. bei Blasen-, Prostatakarzinom.

**Mapping-EEG:** ▸EEG-Mapping.

**Maprotilin:** ein tetrazyklisches ▸Antidepressivum. E maprotiline.

**Maquet-Bandi-Operation:** Ventralisation der Tuberositas tibiae bei Erkrankungen der retropatellaren Gleitfläche.

**marantisch:** zu Kräfteverfall, Auszehrung führend; mit bzw. durch ▸Marasmus. E marantic, wasting. – **m. Thrombose:** ▸Thrombose bei auszehrenden Krankheiten. E m. thrombosis.

**Marasmus:** ein über Monate bis Jahre ablaufender Auszehrungs-, Entkräftungsprozess; s.a. ▸Kachexie; ▸Dystrophiesyndrom, alimentäres. E marasmus. – **M. senilis:** der körperliche u. geistige Abbau im hohen Alter. E senile m.

**Marbet-Winterstein-Test:** ▸Prothrombin-Konsumptionstest als 2-Phasen-Test.

**Marburg** (OTTO M., 1874–1948, Neurologe, Wien, New York). – **M.-Syndrom,** Apinealismus: (angeborenes) Fehlen der Zirbeldrüse (Corpus pineale), mit Symptomen des Hypopinealismus u. des ▸FRANKL-HOCHWART-PELLIZZI-Syndroms. E apinealism. – **M.-Trias:** Pyramidenbahnzeichen, aufgehobene Bauchhautreflexe u. temporale Abblassung der Sehnervpapille als charakteristische Zeichen der ▸multiplen Sklerose. E Marburg's triad.

**Marburg-Virus:** RNS-Virus der ▸Filoviridae. Das Virion (»Filovirion«) 790–970 nm lang, 80 nm breit; mit helikalem Nucleokapsid. Erreger der ▸Marburg-Virus-Krankheit. – Ältere Bez.: Rhabdovirus simiae. E Marburg virus.

**Marburg-Virus-Krankheit,** Afrikanisches hämorrhagisches Fieber: akute, fieberhafte Krankheit mit Blutungen, erstmals beobachtet 1967 in Marburg/Lahn bei Tierpflegern u. Laborpersonal nach Kontakt mit Geweben grüner Meerkatzen (Cercopithecus aethiops) sowie – durch Übertragung von Mensch zu Mensch – beim Pflegepersonal der hospitalisierten Personen. Erreger ist das ▸Marburg-Virus. ***Klinik:*** Nach einer Inkubationszeit von 5–7 Tg. treten hohes – nach 9 Tg. abfallendes – Fieber sowie Erbrechen, Durchfall, Konjunktivitis, ein livides, makulopapulöses Ex- u. Enanthem sowie Leuko- u. Thrombopenie, Blutungen, Muskelschmerzen, Zeichen der Leber- u. Nierenschädigung auf. ***Kompl.:*** Pneumonie, Kreislaufversagen, Enzephalitis, Psychose. Lange Rekonvaleszenz (mit Lethargie, Haarausfall). Letalität ca. 20 %. E Marburg (virus) disease.

**Marc Iselin:** s.u. ▸ISELIN.

**Mar|ces|ci|ne, Marzeszine:** ▸Bakteriocine der ▸Serratia marcescens.

**Mar|che|sa|ni-Syndrom** (OSWALD M., 1900–1952, Augenarzt, Hamburg): eine autosomal-rezessiv erbliche, mesodermale Dystrophie mit Fehlbildungen der Augenlinse (Mikro-, ▸Sphärophakie, später Ektopie u. sekundäres Glaukom), Minderwuchs (kurze Gliedmaßen mit eingeschränkter Beweglichkeit, gedrungener = »brachymorpher« Thorax), Brachyzephalie. E (Weill-)Marchesani syndrome.

**Mar|chia|fa|va-Syndrom** (ETTORE M., 1847–1935, Internist, Rom): **1) M.-Bignami-Syndrom:** (AMICO B.; 1903) Degeneration des Balkens (▸Corpus callosum) u. laminäre Hirnrindensklerose bei chronischem Alkoholismus (exzessiver Rotweinkonsum?). Klinisch eine unter schubartigen Verschlechterungen auftretende ▸Pseudoparalyse mit Zeichen der Aphasie, Agnosie, mit Bewegungsunsicherheit, flüchtigen Lähmungen (Hemiparesen), Reflexanomalien, generalisierten Anfällen. Führt zu ▸Depravation u. ▸Demenz; präfinal verschiedene psychopatholog. Bilder u. Koma. E Marchiafava-Bignami disease. **2) M.-Micheli(-Strübing)-Anämie:** eine chronische hämolytische Anämie mit nächtlicher Hämoglobinurie (paroxysmale Hämoglobinurie), Gelbsuchtschüben, mäßiger Milzvergrößerung. ***Kompl.:*** Thrombosen, aplastische Anämie. Ein Membrandefekt hämatopoetischer Stammzellen führt zu verstärkter Hämolyse. E M.-Micheli anemia.

**Marcus-Gunn-Test:** Methode zur Überprüfung der Funktionsfähigkeit von Retina u. N. opticus. Der Test zeigt einen Defekt der afferenten Sehbahnen durch Verlust der konsensuellen Pupillenreaktion bei mehrmaligem Bewegen eines Lichtstrahls vom einen zum anderen Auge. Der Verlust der Pupillenreaktion auf einer Seite bedeutet vollständige Unterbrechung der afferenten Nervenbahn. Ist die Pupillenreaktion vorhanden, jedoch verlangsamt, liegt ein relativer afferenter Pupillendefekt vor, d.h. ein Defekt im Bereich zwischen den Photorezeptoren der Retina u. dem Mittelhirn der gleichen Seite. S.a. ▸GUNN-Zeichen.

**Mardersteig-Phänomen:** ▸Vakuumphänomen. **E** vacuum phenomenon.

**Marek-Virus,** Virus polyneuritidis gallinarum: ein onkogenes DNS-Virus der Herpes-Gruppe. **E** Marek's disease virus.

**Marey-Reflex:** *Kardiologie* reflektorische Steigerung der Herzfrequenz bei Blutdruckabfall (z.B. bei arteriovenöser Fistel). **E** Marey's reflex.

**Marfan** (BERNARD J. A. M., 1858–1942, Internist, Hygieniker u. Pädiater, Paris). – **M.-Syndrom,** ACHARD-M.-Syndrom, Arachnodaktylie-Syndrom: autosomal-dominant erbliche Bindegewebskrankheit (Fibrillin-Anomalie) mit dem Leitsymptom »Lang-Schmal-« oder »Spinnengliedrigkeit« (Dolichostenomelie), d.h. mit grazilen, überlangen Röhrenknochen (Hochwuchs) u. Überstreckbarkeit der Gelenke sowie mit langem schmalem Kopf, hohem (»gotischem«) Gaumen, Zahnstellungsanomalien, Unterentwicklung des Unterhautgewebes u. der Muskulatur; gehäuft Herzfehler u. Gefäßanomalien (lebensbedrohlich), Augenfehlbildungen (blaue Skleren, Iris- u. Ziliarkörperunterentwicklung, Linsenfehlbildung mit Linsenschlottern, Makro- u. Mikrokornea), Reflexabweichungen, endokrine Störungen. **E** Marfan's syndrome. – **M.-Zeichen:** Epiphysenauftreibung am inneren Fußknöchel (Doppelknöchel), meist kombiniert mit ▸Kraniotabes u. ▸Rosenkranz; bei schwerer ▸Rachitis. **E** M.'s sign.

**Margeriten|form,** Gänseblümchenform: *Protozoologie* s.u. ▸Plasmodium malariae.

**marginal(is)** *(latein.):* randbildend, randständig. **E** marginal.

**Marginal|plasma:** ▸Ektoplasma.

**Marginal|sinus:** ▸Randsinus.

**Mar|gi|na|tion:** ▸Adhärenz (2). **E** margination.

**marginatus** *(latein.):* umrandet, umwallt.

**Mar|go** *(latein.):* Rand, Kante, Organkante oder -rand. **E** border, edge, margin. – **M. anterior:** vordere Kante eines Organs. – **M. ciliaris iridis:** die mit dem Ziliarkörper verbundene ▸Iriswurzel. – **M. dexter cordis:** der scharfe Rand der rechten Herzkammer zwischen den Facies sternocostalis u. diaphragmatica. **E** right margin of heart. – **M. incisalis:** die »Schneidekante« der Schneide- u. Eckzähne. – **M. inferior hepatis:** der untere, scharfe Leberrand (zwischen der Zwerchfell- u. Eingeweidefläche), *klin* der untere Leberrand. **E** inferior hepatic b. – **M. interosseus:** die der Membrana interossea des Unterarmes bzw. Unterschenkels als Ansatz dienende Kante der Elle bzw. Speiche sowie des Schien- bzw. Wadenbeines. – **M. lateralis:** der seitl. Rand, z.B. des Oberarmknochens (M. lat. humeri; distal am Schaft, in den lateralen Epikondylus auslaufend), der äußere Fußrand (M. lat. pedis). – **M. liber:** der »freie Rand«, z.B. des Eierstocks (= M. l. ovarii; konvex, zwischen den Facies medialis u. lateralis). **E** free b. – **M. medialis:** der mediale Rand, z.B. des Oberarmknochens (= M. m. humeri; distal in den medialen Epikondylus auslaufend), der innere = mediale Fußrand (= M. m. sive tibialis pedis). **E** medial m. – **M. posterior:** der hintere Rand, die hintere Kante; z.B. des Wadenbeines, des Hodens (= M. p. testis; breit; dient als Ansatz für Mesorchium u. Nebenhoden). **E** posterior m. – **M. pupillaris iridis:** der freie Rand der ▸Iris (= Circumferentia minor) um die Pupille. – **M. superior:** der obere Rand, die obere Kante; z.B. der Großhirnhemisphäre (= M. sup. cerebri; s.a. ▸Mantelkantensyndrom), der Felsenbeinpyramide (= M. sup. partis petrosae = Pyramidenkante; mit ▸Sinus petrosus superior). **E** superior m.

**Margueriten...:** ▸Margeriten...

**Marie** (1) JULIEN M., Kinderarzt, Paris; 2) PIERRE M., 1853–1940, Neurologe, Paris). – **M.-Bamberger-Syndrom** (PIERRE M.), Akropachie: »Haut-Knochenhaut-Verriesung«, ausgelöst durch chronische Lungenerkrankungen (u. Stoffwechselstörung) bei erblicher (?) Disposition zu hyperdermato-periostaler Reaktion (evtl. aber auf Bildung von Toxinen beruhend, die bei chronischer Entzündung oder Leberstauung gebildet werden). Hyperplastische Periostitis, v.a. im Diaphysenbereich (»Säulen-«, »Spindelbein-Bildung«), ▸Trommelschlägelfinger und Weichteilschwellungen an den Gliedmaßenenden (»Polsterhand«; evtl. Gelenkbeteiligung), neurovegetative Störungen, Dysproteinämie. **E** Bamberger-Marie disease. – **M.-Foix-Handgriff** (PIERRE M.): langsame passive Beugung der Zehen u. des Fußes; löst bei Pyramidenbahnläsion einen Massenbeugereflex aus (**M.-F.-Reflex** ). **E** Marie-Foix maneuver. – **M.-Léri-Krankheit** (PIERRE M.): ▸Arthritis mutilans. – **M.-Sée-Syndrom** (JULIEN M.): akuter hypersekretorischer ▸Hydrocephalus des Säuglings bei A-Hypervitaminose; entwickelt sich schubweise u. mit Bildung von Hernien der ▸Fontanellen, geht einher mit Nahrungsverweigerung, Erbrechen, Prostration. **E** Julien M.-Sée syndrome, infantile hydrocephalus due to A-hypervitaminosis. – **M.-Strümpell-Krankheit** (PIERRE M.): ▸BECHTEREW-Krankheit. **E** Marie-Strümpell disease. – **M.-Syndrom** (JULIEN M.): seltene, im Säuglings- oder Kleinkindalter beginnende bösartige dermatopulmonale ▸Retikuloendotheliose mit Zellwucherung im Papillarkörper der Haut, in Lymphknoten u. Lungen. ***Klinik:*** papulokrustöses Exanthem, zunehmende Atemnot mit Hustenanfällen, oft auch Mediastinal- u. Hautemphysem, Spontanpneumothorax; Prognose schlecht. **E** Marie's syndrome, infantile pulmonary reticuloendotheliosis. – **M.-Syndrom I** (PIERRE M.): ▸Akromegalie. **E** Marie's disease. – **M.-Syndrom II** (PIERRE M.), NONNE-M.-Syndrom: eine zerebellare ▸Heredoataxie, d.h. eine Kleinhirnerkrankung infolge vorzeitiger Alterung angeboren minderwertiger Gewebe, begünstigt durch chronischen Alkoholismus, schwere Infektions- u. chronische Krankheiten. ***Klinik:*** Um das 5. Ljz. treten Nystagmus, Ataxie, Asynergie, evtl. choreatische Symptome u. Rigor auf, evtl. unter dem Bild eines PARKINSON-Syndroms, sowie Hirnnervenstörungen (Blicklähmung, Optikusatrophie, Vestibularisstörungen). **E** M.'s ataxia, spinocerebellar degeneration, Pierre Marie-type.

**Mariendistel:** Silybum marianum (s.u. ▸Silymarin).

**Ma|ri|hua|na:** *Toxikologie* getrocknete Blätter, Blüten u. Stängel des Indischen Hanfs (Cannabis sativa var. indica); Wirkungen s.u. ▸Haschisch. **E** marihuana, cannabis.

**Marinescu** (GEORGES M., Arzt, Bukarest). – **M.-Körper:** virale Einschlüsse in der Substantia nigra bei PARKINSON-Krankheit. – **M.-Sjögren-Syndrom:** (KARL TORSTEN SJ.) autosomal-rezessiv erbliche Krankheit mit geistiger Behinderung, spinozerebellaren Symptomen (Ataxie, Dysarthrie, Dysmetrie), Schichtstar, Minderwuchs. **E** Marinescu-Sjögren syndrome. – **M.-Zeichen:** kalte, leichenfarbene, ödematöse Schwellung der Hand bei Syringomyelie. **E** Marinescu's succulent hand, M.'s sign.

**Marion** (HENRI M., franz. Arzt). – **M.-Operation, M.-Plastik:** Beheben einer Harnleiterabgangsstenose durch Längsspaltung der Engstelle u. nach Resektion der überschüssigen Nierenbeckenwand Einlegen eines ▸Schienenkatheters, u. zwar ohne Nahtverschluss an der früheren Engstelle. Zusätzlich transrenale Nierenbeckendrainage (als Nephrostomie). – **M.-Syndrom:** angeborene ▸Blasenhalsstenose (Sphinkterfehlbildung, -sklerose, nervöse Störung), meist bei Knaben; führt zu Harnwegsinfektionen, Poly- u. Pollakisurie, Überlauf-, später Balkenblase, Hydroureter, Harnrückstau (zystoureteropelviner ▸Reflux) mit Pelviektasie u. tubulärer Niereninsuffizienz. **E** (congenital) bladder neck obstruction.

**Mariske, marisque sentinelle:** nicht reponierbare, schlaffe Hautfalten am Anus, oft Restzustand nach perianalen Thrombosen; können ein Analekzem unterhalten. E marisca.

**Marituba-Virus:** ein ARBO-Virus C; in Äquatorialamerika Erreger einer Krankheit mit Fieber u. Kopfschmerzen.

**Mark:** das zentrale, meist weichere Gewebe eines Organs; von der umgebenden Rinde (▸Cortex) hinsichtlich Struktur u. Funktion unterschieden; z.B. Nieren-, Knochen-, Rückenmark (Medulla renalis bzw. ossea bzw. spinalis). E medulla, marrow. – **M., verlängertes:** ▸Medulla oblongata.

**Mark|ausstrich:** Knochenmarkausstrich, ▸Hämatomyelogramm. E bone marrow smear.

**Mark|ballen:** Zerfallsprodukte der ▸Markscheide.

**Mark|basophilie:** Vermehrung der basophilen Granulozyten (u. deren Vorstufen) im Knochenmark, z.B. bei Polycythaemia vera. – Auch deren Überwiegen im Knochenmark bei Leukose u. perniziöser Anämie (hier als Megaloblastenmark).

**Mar|ker** *(engl.)*: ▸Markierungsgene, ▸Markersubstanzen. S.a. ▸Markierung.

**Marker|substanzen:** Hormone, Enzyme, besondere Eiweißkörper (z.B. ▸Tumormarker, dort Tab.), deren – vermehrtes – Vorkommen im Blut oder Gewebe einen Krankheitszustand anzeigt; ferner als genet. M. z.B. das ▸EL-System (s.a. ▸Plasmalipoproteinpolymorphismus). – Immuno- u. hämatologisch auch von Interesse sind M. als charakteristische Moleküle der Zellmembran (»Oberflächenantigene«, »Marker«) oder des Zellkerns; z.B. – im Laufe der Differenzierung auftretende – M. der Lymphozyten (▸CD). S.a. ▸Tracer, ▸Markierung. E marker substances.

**Mark|fibrom:** derbes, grauweißes Knötchen aus rudimentären ▸Sammelrohren u. Bindegewebs-, Muskelfasern in der Außenzone des Nierenmarks als angeborene Fehlbildung. E renal cortex fibroma.

**Mark|fibrose:** ▸Fibrose des Markgewebes; i.e.S. die ▸Osteomyelofibrose. E myelofibrosis.

**markhaltige Nervenfaser:** mit ▸Markscheide ausgestattete ▸Nervenfaser. E myelinated nerve fiber.

**Mark|hemmung:** *Hämatologie* Knochenmarkhemmung; ▸Knochenmarkaplasie. E maturation arrest.

**Mark|höhle:** ▸Cavitas medullaris. E medullary cavity. – **M., primäre:** die bei Beginn der Verknöcherung (Ossifikation) der Röhrenknochen durch einsprossende Blutgefäße u. undifferenzierte Bindegewebs- u. Riesenzellen entstehende M.; enthält das primäre ▸Knochenmark (Blutzellen, Chondro- u. Osteoblasten, Mesenchymzellen zerfallender Knorpel).

**Mark|hyper|plasie:** Vermehrung des Zellanteils des – dadurch kräftig roten – Knochenmarks gegenüber dem (schwindenden) Fettanteil; z.B. bei verstärkter Erythropoese. E bone marrow hyperplasia.

**Markierung:** das Kenntlichmachen (▸Etikettierung) eines Substrats durch einen ▸Tracer (Radionuclid oder andere Marker), z.B. zur Stoffwechselverfolgung, zur Prüfung von Kreislaufgrößen. E marking.

**Markierungs|gene,** Marker: Gene (beim Menschen z.B. für die Bildung der Blutantigene), an deren erkennbarer – meist dominanter – Wirkung (»Marker-Eigenschaft«) das Vorhandensein anderer, mit ihnen gekoppelter – meist rezessiver – Gene oder eines bestimmten Chromosoms festgestellt werden kann; s.a. ▸Virusmarker. E marker genes.

**Mark|kegel:** *Anatomie* ▸Conus medullaris.

**Mark|lager:** *Anatomie* ▸Corpus medullare cerebelli, ▸Centrum semiovale. E medullary layer.

**Mark|nagel:** ▸Knochennagel als Kompressions-, Spreiz- oder Dreilamellennagel, Gewindestift, RUSH-Pin oder (i.e.S.) ▸KÜNTSCHER-Nagel für die »intramedulläre« Frakturnagelung (**Marknagelung**; s.a. ▸Osteosynthese). E intramedullary pin.

**Mark|phlegmone:** Phlegmone von Markgewebe, z.B. der weißen Hirnsubstanz (▸Marklager) oder – i.e.S. – als M. von Röhrenknochen; s.a. ▸Osteomyelitis.

**Mark|raum:** ▸Cavitas medullaris. E medullary cavity.

**Mark|reifung:** ▸Myelogenese (2). E myelinogenesis.

**Mark|scheide,** Stratum myelini: *Histologie* während der Myelinisation (▸Myelogenese [2]) um die Axone der Nervenzellen gebildete Gliahülle mit Isolierfunktion (s.a. ▸Myelin). Im peripheren ▸Nervensystem das Produkt der Mehrfacheinhüllung der Nervenfaser durch die myelinreiche Zellmembranausstülpung der SCHWANN-Zellen (erfolgt unter Ausbildung einer »mesenteriumartig« verbleibenden Verbindung mit der SCHWANN-Zelle: Mesaxon). Durch die Umwickelung des Axons durch die SCHWANN-Zelle entstehen konzentrische Lamellenwickelungen aus abwechselnd dunklen (**Lamella myelini densa**; englisch: major dense line) und hellen (**Lamella myelini intermedia**; englisch: intraperiod line) Linien. Im ZNS gebildet von Oligodendrozyten als deren myelinopoetischer Fortsatz. Die M. ist diskontinuierlich (segmentiert), wobei die Segmente (Internodien) durch Einschnürungen getrennt sind (RANVIER-Schnürringe). Die so umhüllten Fasern werden als markhaltig oder markreich bezeichnet (s. Abb.). Der unter Markballenbildung erfolgende Untergang (**Markscheidenzerfall**, Myelinscheidenzerfall, Entmarkung) führt zu Funktionsverlust. E myelin sheath.

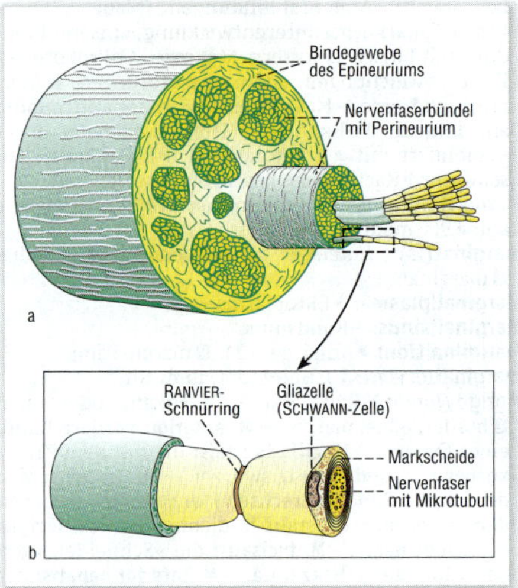


**Markscheide:** peripherer Nerv mit a) Bau u. Hüllstrukturen; b) Markscheide einer Nervenfaser. [501]

**Mark|schwamm:** ▸Carcinoma medullare.

**Mark|schwamm|niere:** angeborene, evtl. erbliche ▸Nierenfehlbildung mit zahlreichen kleinsten Zysten der Marksubstanz, die mit den Sammelrohren der Pyramiden in Verbindung stehen. Als infantile polyzyst. Niere das CACCI-RICCI-Syndrom. ***Klinik:*** unspezifische Symptome; z.B. kolikartige Schmerzen, Hämaturie, Pyurie, evtl. sekundäre Pyelonephritis; häufig asymptomatischer Verlauf; Prognose meist gut. E medullary sponge kidney.

**Mark|sinus:** die lymphozytenarmen »Straßen« im retikulären Bindegewebe des Lymphknotenmarks, in denen die Lymphe zum ▸Vas efferens abfließt.

**Mark|strahlung:** *Anatomie* **1)** die ▸Pars radiata der Niere. E medullary rays. **2)** ▸Radiatio.

**Mark|zysten|stein:** Konkrement in Markzysten (im Nierenmark der Markschwammniere). E medullary cyst calculus.

**Marmorierung der Haut:** ▸Cutis marmorata. E marbling of the skin.

**Marmor|knochen|krankheit,** Osteopetrose, ALBERS-SCHÖNBERG-Krankheit: angeborene, in wechselndem Alter auftretende Ossifikationsstörung des knöchernen Skeletts (mesenchymale Fehldifferenzierung, Kalkstoffwechselstörung [Tetanie], verminderte Osteoklastentätigkeit). ***Klinik:*** generalisierte ▸Osteosklerose: Wirbelkörper (Verdichtungszonen im Bereich der Deckplatten), Röhrenknochen (Humerus, Tibia, Fibula: proximal; Radius, Ulna: distal; Femur: proximal u. distal), Ränder der Beckenschaufeln, Hand- u. Fußknochen, Sternum; bei Mitbeteiligung der Schädelbasis Seh- u. Gehörstörungen. Sklerosierung des Markraums: zunehmende Anämie u. kompensatorische, extramedulläre Hämatopoese (Milz-, Lebervergrößerung). Einengung der venösen Hirnblutleiter, osteomyelitische Prozesse (Mandibula), Kariesanfälligkeit. ***Verlaufsformen:*** frühkindliche, maligne Form (intrauterine Manifestation, kaum Spontanfrakturen, autosomal-rezessiver Erbgang, Tod im frühen Kindesalter); Formen mit später Manifestation (Spontanfrakturen, Osteomyelitis, autosomal-dominanter Erbgang, auch abortive Verlaufsformen). E osteopetrosis, marble bone disease.

**Marmor|wirbel:** ▸Elfenbeinwirbel. E marble vertebra.

**Marokkanisches Sommerfieber:** ▸Boutonneuse-Fieber.

**Maroteaux** (PIERRE M., franz. Kinderarzt, Paris). – **M.-Lamy-Syndrom** (MAURICE L., franz. Kinderarzt/Humangenetiker, Paris): der – autosomal-rezessiv erbliche – Typ VI der ▸Mucopolysaccharidosen; Enzymdefekt betrifft die N-Acetylgalactosamin-4-sulfatsulfatase = Arylsulfatase B. ***Klinik:*** Minderwuchs, Hüftdysplasie mit Veränderungen ähnlich wie bei ▸PERTHES-Krankheit, Hornhauttrübungen, Aortenstenose; Intelligenz normal, später aber reduziert. Schwerstform mit Beteiligung der Meningen (u. frühletal durch Hydrozephalus). Im Harn Chondroitinsulfat B nachweisbar; in Leukozyten Einschlüsse. S.a. ▸LAMY-MAROTEAUX.... E Maroteaux-Lamy syndrome, arylsulfatase B deficiency. – **M.-Malamut-Syndrom:** ▸PNM-Syndrom. E PNM syndrome.

**Marriott-Kekwick-Regel:** Je 500 ml Blutverlust bewirken einen Blutdruckabfall um 10–20 mm Quecksilbersäule. E Marriott-Kekwick rule.

**Marrubii herba,** Andornkraut: Heilpflanze mit nachgewiesener Wirkung bei Appetitlosigkeit, dyspeptischen Beschwerden u. Katarrhen der Luftwege.

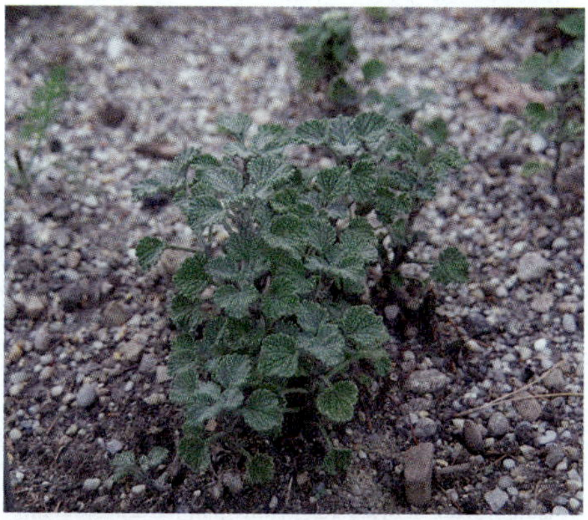

**Marrubii herba:** Gewöhnlicher Andorn. [399]

**Marsch|albumin|urie:** Eiweißausscheidung im Harn als »regulatorische« Albuminurie nach körperlicher Anstrengung. E march albuminuria.

**Marsch|fraktur:** Ermüdungsbruch (Dauerfraktur) des 2., seltener auch 3. u. 4. Mittelfußknochens (meist im distalen Drittel), u. zwar als Fissur oder als kaum dislozierter Bruch; mit ▸LOOSER-Umbauzone u. periostaler Reaktion, evtl. mit heftigen Schmerzen u. örtlicher Geschwulst (»**Marschgeschwulst**«); Überlastungsschaden z.B. nach langen Märschen, begünstigt durch schwere Traglasten, ungeeignetes Schuhwerk (s.a. ▸DEUTSCHLÄNDER-Fraktur, ▸Stressfraktur). E march fracture.

**Marsch|hämo|globin|urie:** Ausscheidung eines Hämoglobin- u./oder Myoglobin-haltigen Harns wenige Stunden nach übermäßiger Marschbelastung; evtl. auch Albuminurie, jedoch keine Hämaturie; u.U. flüchtige Leber- u. Milzschwellung, Muskelverhärtungen. Ist bedingt durch intravasale Hämolyse der durch die Fußbelastung mikrotraumatisierten Erythrozyten (wahrscheinlich bei vorbestehender Minderung ihrer mechanischen Resistenz). E march hemoglobinuria.

**Marsdenia condurango:** s.u. ▸Condurango.

**Marshall** (1) JOHN M., 1818–1891, engl. Anatom; 2) VICTOR FRAY M., amerikan. Gynäkologe). – **M.-Falte** (JOHN M.): ▸Plica venae cavae sinistrae. E Marshall's vestigial fold. – **M.-Marchetti(-Krantz)-Operation** (VICTOR FRAY M.): *Gynäkologie* extraperitoneale, abdominale Zystourethropexie zur Behebung der weibl. Harninkontinenz. ***Durchführung:*** Der Blasenhals wird mit 2–4 resorbierbaren Nähten an das Periost der Symphyse fixiert (bei der Modifikation von BURCH wird paravaginales Gewebe mobilisiert, um die Urethra zu halten). ***Ind.:*** v.a. rezidivierende Stressharninkontinenz bei Zustand nach Hysterektomie; auch als (kleiner) Zusatzeingriff, wenn eine Laparotomie aus anderen Gründen indiziert ist. E Marshall-Marchetti-Krantz operation. – **M.-Vene** (JOHN M.): ▸Vena obliqua atrii sinistri. E M.'s oblique vein.

**Marsh-Probe:** ein »klassischer« Nachweis für ▸Arsen (anhand des Arsenspiegels nach thermischer Arsenwasserstoffzersetzung). E Marsh's test.

**Marsupialisation:** Herausnähen der Ränder einer Zyste (z.B. BARTHOLIN-Zyste) an die Körperoberfläche, so dass nach Eröffnung eine Tasche entsteht, die anschließend durch Drainage, Tamponade, Koagulation u./oder Exkochleation weiterbehandelt wird. Analog die Bildung einer inneren Fistel zum Verdauungstrakt bei Zysten innerer Organe (z.B. Anastomosierung einer Pankreaszyste mit dem Magen = **Marsupiogastrostomie**) mit dem Ziel der allmählichen Spontanobliteration. E marsupialization.

**Martensella microspora:** ▸Microsporon audouinii.

**Martin-Albright-Syndrom** (ERIC M., Internist, Genf; FULLER A.), Pseudohypoparathyreoidismus: vier verschiedene Formen der Parathormon-Resistenz mit teilweise aufgeklärter Mutation der stimulatorischen Alpha-Untereinheit des G-Proteins auf Chromosom 20; autosomal-rezessiver Erbgang. ***Klinik:*** Kleinwuchs, Mikromelie, Brachydaktylie, geistige Retardierung, Zeichen der chronischen Hypokalzämie (z.B. Tetanie, Katarakt, Zahnanomalien etc.). E pseudohypoparathyroidism syndrome.

**Martin-Bell-Syndrom:** X-chromosomal vererbte Makrogenitosomie mit Megaloorchie (= Makrotestes), auffallend großen Ohrmuscheln u. geistiger Retardation (Intelligenzdefekte); Sterilität. Es besteht Brüchigkeit des X-Chromosoms in der Bande Xq27 (X fragile = Fragile-X-Chromosom), nachweisbar in unter Folsäuremangel kultivierten Zellen. E fragile X syndrome.

**Martin(-Bosviel)-Syndrom:** apoplektiforme ▸Gaumensegelblutung. E Bosviel's syndrome.

**Martorell-Syndrom** (FERNANDO M., Angiologe, Barcelona): **1)** ▸Ulcus (cruris) hypertonicum. **2)** Peitschenschlag-Syndrom: Peitschenschlag-Schmerz im Bein durch intramuskuläre Venenblutung (unbekannter Genese), gefolgt von Hautblutungen (Ekchymosen) am Unterschenkel, Zeichen der Thrombose (u.a. ▸HOMANS-Zeichen) u. Arteriospasmus. E Martorell's syndrome, whip-like pain syndrome. **3) M.-Fabré-Syndrom:** ▸Aortenbogensyndrom. E aortic arch syndrome.

**Martsolf-Syndrom:** autosomal-rezessiv erbliches Krankheitsbild mit Gesichts- u. Schädelfehlbildungen, Katarakt, Minderwuchs u. geistiger Behinderung. E Martsolf's syndrome.

**mAs:** Abk. für Milliamperesekunde.

**Mas|chal...:** Wortteil »Achselhöhle«. E maschale.

M

**Maschen|trans|plantat:** ▸Meshgraft.

**Maschinen|geräusch:** *Kardiologie* ▸GIBSON-Geräusch. E machinery murmur.

**mas|cu|li|nus** *(latein.)*: männlich. E male.

**Ma|ser** *(engl.)* Abk. für **m**icrowave **a**mplification by **s**timulated **e**mission of **r**adiation: *Physik* ▸Molekularverstärker.

**Ma|sern,** Morbilli: durch das ▸Masernvirus hervorgerufene exanthematische Infektionskrankheit von hoher Kontagiosität. Häufigkeitsgipfel im 5.–7. Lj. (junge Säuglinge sind durch mütterliche ▸Leihimmunität geschützt). Kommt in dichtbesiedelten Gebieten endemisch vor (3- bis 5-jährliche Epidemiegipfel); hinterlässt lebenslange stabile Immunität. Übertragung erfolgt v.a. durch Tröpfchen (auch auf Distanz, von Raum zu Raum, als sog. fliegende Infektion), u. zwar meist im Prodromalstadium, wobei Augenbindehaut u. Atemwege die Eintrittspforte sind. ***Klinik:*** Nach einer Inkubationszeit von 9–11 Tag (bei Vorliegen passiver Antikörper länger) kommt es zu Virämien (eine erste bis zum 3. Tag mit diskreten Krankheitszeichen; die zweite vom 5.–7. Tag bis zum Exanthem); klinisch entspricht dies einem 2- bis 4-tägigen Prodromalstadium mit Fieber, Atemwegskatarrh, Konjunktivitis, Kopfschmerzen, psychischen Veränderungen, ▸KOPLIK-Flecken u. beginnendem Enanthem. Nach kurzer Entfieberung folgt das 4- bis 5-tägige Exanthemstadium (▸Masernexanthem) mit 2. Fieberschub, typischem »Maserngesicht«, Reizhusten, Milzschwellung u. allgemeiner Lymphknotenschwellung, evtl. auch Durchfall. Am 7.–8. Tag erfolgt lytische Entfieberung. Besondere Verlaufsformen sind möglich. ***Diagn.:*** Das Blutbild zeigt eine Leukopenie mit Neutrophilie u. Linksverschiebung, später Neutro- u. Eosinopenie; oft besteht eine febrile Albuminurie; positive Diazoreaktion. Die klinische Diagnose wird erhärtet durch Hämagglutinationshemmtest, Neutralisationstest, KBR, ELISA-Test u. Zytologie (Masernriesenzellen, Synzytialzellen in Sekreten etc.). ***Kompl.:*** Die Prognose ist gut, jedoch sind Komplikationen (auch bakteriell u. allergisch) möglich: Bronchiolitis, Krupp, Pneumonie (meist bakterielle Superinfektion), Appendizitis, Enzephalitis, Otitis media (Mittelohreiterung in der 2. Wo.), Polyradikulitis, Pemphigoid (auch unabhängig vom Exanthem); ferner bestehen eine erhöhte Disposition zur Erkrankung an Diphtherie (prognostisch ungünstig; ebenso die Kombination mit Keuchhusten) u. Gefahr der Aktivierung einer Tuberkulose (es besteht Tuberculin-Anergie). ***Prophyl.:*** erfolgt im Rahmen des Impfkalenders als Erstimpfung im 11.–14., jedoch nicht vor dem 9. Monat mit MMR-Impfstoff zusammen mit Mumps u. Röteln; bis zum 2. Lj. muss die 2. Impfung erfolgt sein. Passive Immunisierung mit γ-Globulin (0,2–0,4 ml/kg) ist bis zum 5. Tag in 80 % krankheitsverhütend. E measles. – **M., abortive:** mitigierte M. – **M., hämorrhagische, »schwarze« M.:** klinisch bedeutungslose Variante mit Diapedeseblutung in die Effloreszenzen u. verzögerter Exanthemrückbildung. – **M., maligne:** toxische M. – **M., mitigierte,** Morbilloid: abortive Verlaufsform der M.; mit verlängerter Inkubation, niedriger Temperatur, diskretem oder fehlendem Exanthem. Bei teilgeschützten Personen, z.B. beim Säugling mit abnehmender Leihimmunität, bei Kindern mit unvollständiger passiver Immunisierung; Ansteckungsfähigkeit u. Komplikationen wie beim Vollbild. E mitigated course of measles. – **M., schwarze:** hämorrhagische M. – **M., toxische:** bösartige (= »maligne«), schnell zum Tode führende Verlaufsform der M. (s.a. ▸Masernenzephalitis); von Anfang an mit schweren Allgemeinerscheinungen wie Somnolenz, Hyperpyrexie, Krämpfe, Vasomotorenkollaps etc.; v.a. bei vorgeschädigten, auch Cortison-behandelten Kindern. S.a. ▸Fieberkurve (dort Abb.). E malignant course of measles.

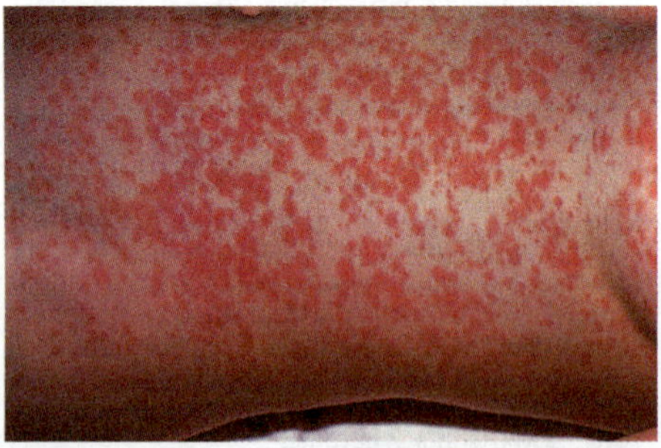

**Masern:** Exanthem am Körperstamm (H. RASOKAT, Köln). [88]

**masern|ähnlich:** ▸morbilliform. E measles-like.

**Masern|enzephalitis:** **1)** ▸Encephalitis als Masernkomplikation; meist am 3.–10. Tag nach Exanthemausbruch (selten – als »Inkubationsenzephalitis« – früher; evtl. aber später); auch mit meningealer Beteiligung. Letalität 10–40 %; bei 20–40 % Defektheilung (vegetative Spätfolgen, psychische Störungen bis zur Demenz). E measles encephalitis. **2)** subakute sklerosierende Panenzephalitis (SSPE) oder Leukenzephalitis; eine seltene »Slow-Virus-Erkrankung« mit Todesfolge (s.a. ▸Masernvirus). E S.S.P.E.

**Masern|exanthem:** der auf Kapillarwandschädigung beruhende, für ▸Masern charakteristische Ausschlag. Das ▸Exanthem ist makulopapulös (fleckig, mit kleinen, knötchenförmigen Erhabenheiten um die Haarfollikel), bräunlich- bis violettrot, evtl. hämorrhagisch, mit Neigung zu Zusammenfließen (Konfluenz). Setzt mit dem 2. Fieberschub (4. Tag) ein u. breitet sich in ca. 2–4 Tagen vom Kopf (zuerst hinter den Ohren) über den Stamm auf die Gliedmaßen aus; Maximum am 6. Tag. Die Rückbildung erfolgt in gleicher Folge unter Hinterlassung von Pigmentflecken u. mit kleieförmiger Schuppung. E measles exanthema.

**Masern|impfung, -prophylaxe:** s.u. ▸Masern, s.a. ▸Impf...

**Masern|virus,** Morbilli-Virus: *Virologie* (ANDERSON, GOLDBERGER 1911) großes Paramyxovirus (100–150 nm) mit lipidhaltiger Hülle; Erreger der ▸Masern. In Affennieren-, Hühnerembryo- u. menschl. Amnionzellen züchtbar; bewirkt Riesenzellbildung u. Hämagglutination. – Antigen-Verwandtschaft mit Hundestaupevirus (früher mit diesem u. Rinderpest-V. zu einer Gruppe zusammengefasst). Eine Variante ist Erreger der ▸Masernenzephalitis (2). E measles virus.

**Mas|ke:** Kurzbez. für ▸Narkosemaske. E mask.

**Masken|gesicht:** mimische Starre (Hypo- bis Amimie); z.B. bei Parkinsonismus, Fazialislähmung, Grippeenzephalitis, Myopathien (▸Facies myopathica). E mask-like face.

**Maskierung:** Überlagerung – u. dadurch evtl. Verborgenbleiben – z.B. eines Krankheitszeichens oder einer Krankheit (»maskiert«, »larviert«) bzw. *neur* eines EEG-Wellenrhythmus durch einen anderen (Ersterer kann erst durch die Frequenzanalyse aufgedeckt werden). S.a. ▸Kryptantigen; ▸Demaskierung. E masking, masquerading, camouflaging. – **M., akustische:** ▸Vertäubung. E acoustic masking.

**Maskierungs|mittel:** ▸Chelatbildner. E masking agent.

**Maskuli|nisierung, -nismus:** ▸Virilisierung, ▸Virilismus. E masculinization.

**Ma|so|chis|mus,** Passivismus: (V. KRAFFT-EBING) nach dem Schriftsteller V. SACHER-MASOCH (1835–1895) benannte Variante des Sexualverhaltens, durch Erdulden körperlicher Misshandlung, Erniedrigung etc. (meist durch Personen des anderen Geschlechts) zum Höhepunkt sexueller Erregung zu gelangen (Gegensatz: ▸Sadismus). E masochism.

**Massa** *(latein.)*: ▸Masse. *pharmaz* Füllstoff oder Träger (z.B. M. pilularum); *anat* substanzverstärkter Abschnitt, Portion. **E** mass. – **M. laterạlis atlạntis:** der massenverstärkte Seitenteil des ▸Atlas zwischen dessen vorderem u. hinterem Wirbelbogen; ist Basis des Processus transversus, trägt oben u. unten Gelenkteile der ▸Articulatio atlantooccipitalis bzw. ▸-axialis.

**Massachụsetts-Virus:** ECHO-Virus Typ 16; verursacht eine Meningitis mit makulopapulösem Ausschlag (▸Boston-Exanthem).

**Massage(therapie):** mechanische, systematische, schichtweise Durcharbeitung der äußeren Gewebsschichten des Körpers zu Heilzwecken als wichtiges Verfahren der ▸physikalischen Therapie. ***Anw.:*** als Teil- oder als Ganzkörper-M., evtl. nach Auftragen flüssiger oder salbenförm. Massagemittel (Vaseline, Paraffinöl etc.). Die **klassische Massage** unterscheidet 5 Grifftechniken: Streichungen (▸Streichmassage), Knetung, Reibung, Vibrationen, Klopfungen u. Klatschungen. Weitere wichtige M. sind manuelle ▸Lymphdrainage, ▸Reflexzonenmassage, ▸Unterwasser-Druckstrahlmassage, Bürstenmassage (Indikationen Tab.); ferner die chines. Fingerdruck-M. (▸Akupressur u. deren japan. Abwandlung Shiatsu). ***Wirkungen:*** Die M. entfaltet über die mechanische Beeinflussung der Haut u. hautnaher Weichteile (v.a. Muskulatur, Bindegewebe, Periost) humorale Wirkungen (Freisetzung Histamin- u. Acetylcholin-artiger vasoaktiver Stoffe; Gewebsflüssigkeitsverschiebung mit Auswirkung auf das örtl. Ionenmilieu) u. neuroreflektorische Fernwirkungen auf Gefäßsystem, innere Organe, Stoffwechsel etc. (z.B. durch Axonreflexe; Reflexe mit Ursprung in Muskelspindeln bzw. Dehnungsrezeptoren). Gesamteffekt u.a. Entmüdung, pychoemotionale Entspannung, Geweberegeneration, Verbesserung der Durchblutung, v.a. der Muskulatur, Lockerung verspannter Muskeln einschl. ▸Gelotripsie u. Schmerzlinderung. ***Kontraind.:*** Fieber, Infektionskrankheiten, konsumierende Prozesse, Operationen, neurologische Ausfälle, Therapie mit Gerinnungshemmern; bei älteren Patienten vorsichtige M., um Überdehnungen u. Zerreißungen zu vermeiden. **E** massage, massotherapy.

| Massageformen | Indikationen |
|---|---|
| **befundorientierte Massagen** | |
| – klassische Massage | Muskel- u. Bindegewebsbefunde bei Schmerzsyndromen am Bewegungsapparat; chronisch rheumatische Erkrankungen; nach Verletzungen |
| – Deep friction | schmerzhafte Muskelbefunde bei Tendinosen; Fibromyalgie |
| – manuelle Lymphdrainage | Lymphödem; posttraumatisches Ödem; SUDECK-Syndrom; Rheumatoidarthritis |
| **Reflexmassagen** | |
| – Bindegewebsmassage | chronische, mit dystrophen Gewebsveränderungen einhergehende, anderweitig nicht beeinflussbare Schmerzsyndrome im Wirbelsäulenbereich; Erkrankungen innerer Organe, z.B. chronische Gastritis; Postcholezystektomiesyndrom; arterielle Durchblutungsstörungen; vegetative Umstimmung, z.B. bei Asthma bronchiale |
| – Segmentmassage | Angina pectoris; Migräne; Hypertonie mit Beschwerden im Kopfbereich; Gallenwegserkrankungen |
| – Periostmassage | akute, anfallsweise Schmerzzustände, z.B. bei koronarer Herzkrankheit oder Gallenwegserkrankungen; Gewebsbefunde bei Arthrose, Arthritis, Ulcus cruris |
| – Kolonbehandlung | chronische Obstipation; Postcholezystektomiesyndrom |
| **Sonderformen** | |
| – Unterwasser-Druckstrahlmassage | ausgedehnte schmerzhafte Muskelverspannungen, insbesondere in Verbindung mit Bewegungseinschränkung (Lumboischialgie); BECHTEREW-Krankheit; Kontrakturen |
| – Bürstenmassage | in der Rekonvaleszenz präventiv als Selbstbehandlung bei Hypotonie u. Hypertonie |

**Massagetherapie:** Übersicht der Indikationen für die wichtigsten Massageformen. [172]

**Maß|analyse,** Titrimetrie, Volumetrie: quantitative chemische Analyse, indem der zu bestimmende gelöste Stoff mit einer bekannten Reagens-Lsg. (**Maßlösung**, meist Normallösung) in Gegenwart eines Indikators bis zum Endpunkt (Farbwechsel etc.) titriert wird. Je nach Reaktion unterschieden z.B. als Azidi-, Alkali-, Jodo-, Oxidimetrie u. als Fällungsanalyse. **E** quantitative analysis.

**Mạsse,** Abk. m: *Physik* Grundeigenschaft jeder Materie u. Ursache der Eigenschaften »Trägheit« u. »Gewicht« (»**träge**« bzw. »**schwere M.**«), die gemäß der allgemeinen Relativitätstheorie gleich sind (»Äquivalenzprinzip«). S.a. ▸Dichte. – SI-Einheit ist das ▸Kilogramm; für atomare Massen gilt als Masseneinheit (ME bzw. AME) $^1/_{16}$ des Isotops $^{16}O$; als Einheit der chemischen Atomgewichtsskala galt bis 1960 das »Dalton«, seither gilt die »unified mass« (12. Teil der Masse von $^{12}C = 1{,}660410^{-24}$ g). **E** mass.

**Maß|einheit:** ▸Einheit, ▸SI-Einheit (dort Tab.).

**Mạssen|anziehung:** ▸Gravitation.

**Mạssen|bewegung:** *Neurologie* Kontraktion größerer Muskelgruppen als primitiver Reflex beim Neugeborenen sowie – krankhaft – bei Hirngeschädigten (u.a. als durch Schmerzreize ausgelöster [=nozizeptiver] Beugereflex beim Spastiker). **E** mass movement, mass reflex.

**Mạssen|blutung:** massive Blutung aus einem eingerissenen Gefäß in einen umschriebenen Bereich; i.e.S. als Hirnblutung, z.B. hypertonisch bedingt als Ursache eines Schlaganfalls (▸Apoplexia cerebri); als **paraventrikuläre M.** eine solche mit ▸Haematocephalus internus; evtl. auch Ventrikelblutung mit ▸Ventrikeltamponade. **E** massive bleeding.

**Mạssen|einheit,** Abk. ME: s.u. ▸Masse.

**Mạssen|hysterie:** durch seel. Einflussnahme bewirkter Erregungszustand eines großen Kollektivs (Menschenansammlung); äußert sich u.a. in Massenschreien, Zerstörungswut. Typische Situationen sind z.B. Konzertveranstaltungen, Unfälle oder Katastrophen. S.a. ▸Massenpsychose. **E** mass hysteria.

**Mạssen|ligatur:** Unterbindung (▸Ligatur) eines stark blutenden Gewebsbereiches bei nicht möglicher oder nicht nötiger (nicht zweckmäßiger) Einzelversorgung der Blutungsherde; evtl. als Umstechungsligatur. **E** bulk ligation.

**Mạssen|psychose:** Auflösung des vernunft- u. willensmäßig gesteuerten Verhaltens größerer Menschengruppen in Notlagen (Katastrophen, Massenunfälle) u. unter erhöhtem seelischem Druck; begünstigt durch Instinktnähe, Ich-Schwäche u. erhöhte Beeinflussbarkeit der Kollektivstruktur. S.a. ▸Massenhysterie. **E** mass psychosis.

**Mạssen|transfusion,** Massivtransfusion: Bluttransfusion, bei der die übertragene Menge $^1/_3$–$^1/_2$ des Blutvolumens (Bv.) des Empfängers entspricht (bei $^1/_2$ Bv. etwa 1,5 ml/kg Körpergewicht). Größere Gefahr eines ▸Transfusionszwischenfalls (v.a. Gerinnungsstörungen) bzw. der Hepatitisübertragung. **E** massive transfusion.

**Mạssen|verschiebung:** *Pathologie* Verdrängung von Hirnteilen aus der Medianlinie zur Seite oder in andere Schädelkompartimente (s.a. ▶Hernia tentorialis) bei Hirndruck, u.a. bei epi- u. subduralem Hämatom. E cerebral displacement.

**Massen|wirkungs|gesetz:** Gesetz, mit dem Bedingungen für die Einstellung chemischer Gleichgewichte erfasst werden; besagt, dass umkehrbare Reaktionen, abhängig von Temperatur u. Druck, dann – äußerlichen – Stillstand erreichen (dynamisches Gleichgewicht), wenn der Quotient aus dem Produkt der Konzentrationen der Reaktionsprodukte u. dem der Konzentrationen der Ausgangsstoffe einen charakteristischen Zahlenwert (▶Gleichgewichtskonstante; Symbol: K) erreicht, der dem Quotienten der Geschwindigkeitskonstanten (k) für die Hin- ($k_{hin}$) u. die Rückreaktion ($k_{rück}$) entspricht (s. Formel). E law of mass action.

$$\frac{[B_1]+[B_2]+...+[B_n]}{[A_1]+[A_2]+...+[A_n]} = \frac{k_{hin}}{k_{rück}} = K$$

**Massenwirkungsgesetz:** Die Formel gilt, wenn die Reaktionsgleichung folgendes Muster hat: $A_1 + A_2 + ... A_n \leftrightarrow B_1 + B_2 + ... B_n$ (eckige Klammern [ ] bedeuten die Konzentration des betreffenden Stoffes).

**Massen|zahl,** Abk. M: Gesamtzahl der ▶Nucleonen im Atomkern (= Summe der Protonen- u. Neutronenzahl); bei Sauerstoff z.B. 16 ($^{16}O$). E mass number.

**Masseter:** Kurzform für ▶Musculus masseter (als »**Massetergruppe**« einschließlich des M. pterygoideus medialis).

**Masseter|reflex:** Kontraktion der Masseteren beim Beklopfen der Mandibula oder des dort aufliegenden Zeigefingers des Untersuchers bei locker geöffnetem Mund; der am weitesten kranial geschlossene ▶Eigenreflex; geeignet zur »biologischen Eichung«, d.h. der Beurteilung des allgemeinen Reflexniveaus; gesteigert bei Pseudobulbärparalyse. E masseter reflex.

**Maßhoff-Lymphadenitis** (WILLY M., 1908–1975, Pathologe, Tübingen, Berlin): ▶Lymphadenitis mesenterialis.

**Massiv|transfusion:** ▶Massentransfusion.

**Masson** (C. L. PIERRE M., 1880–1959, Pathologe, Montreal). – **M.-Organ:** ▶Glomusorgan. – **M.-Tumor:** peripherer ▶Glomustumor. E Masson's pseudoangiosarcoma.

**Mast|ade|nitis:** Brustdrüsenentzündung, ▶Mastitis. E mastadenitis.

**Mast|al|gie:** ▶Mastodynie. E mastalgia.

**Mast|darm:** ▶Dickdarm. E rectum.

**Mastdarm|ab|szess:** Abszess mit Ursprung in einer MORGAGNI-Krypte (▶Sinus analis) oder einer Proktodealdrüse; s.a. ▶Proktitis, ▶Periproktitis (dort Abb.). E rectal abscess.

**Mastdarm-Blasen-Fistel:** ▶Fistula rectovesicalis. E rectovesical fistula.

**Mastdarm|bruch,** Hernia rectalis s. in recto: von Peritoneum u. Mastdarmschleimhaut bedeckte, sich durch die Mastdarmwand in die Mastdarmlichtung vorwölbende Hernia perinealis; s.a. ▶Rektozele. E rectal hernia.

**Mastdarm|entzündung:** ▶Proktitis.

**Mastdarm|fistel:** ▶Fistula rectalis, ▶Fistula recto...; s.a. ▶Fistula anorectalis. E rectal fistula.

**Mastdarm|krebs:** ▶Rektumkarzinom. E rectal carcinoma.

**Mastdarm|reflex:** s.u. ▶Defäkation. E rectal reflex.

**Mastdarm|scheide:** Ersatzscheide, gebildet aus einem beidendig aus der Darmkontinuität ausgeschalteten Sigmateil; s.a. ▶Scheide, künstliche.

**Mastdarm-Scheiden-Fistel:** ▶Fistula rectovaginalis. E rectovaginal fistula.

**Mastdarm|verschluss:** ▶Atresia recti (bzw. ani).

**Mastdarm|vorfall:** ▶Rektumprolaps. E rectal prolapse.

**Mast|ektomie:** operative Entfernung der weiblichen Brustdrüse (▶Mammaamputation) bei malignen Mammatumoren. S.a. ▶brusterhaltende Therapie, ▶PATEY-Mastektomie (dort Abb.). E mastectomy. – **M., modifizierte radikale:** totale M. mit axillärer Lymphonodektomie. – **M., subkutane:** Exstirpation des Brustdrüsenkörpers unter Erhaltung der Mamille sowie der Brusthaut samt Subkutis. E subcutaneous m. – **M., totale:** M. unter Verzicht auf Ausräumung der axillären Lymphknoten (= Ablatio mammae). E total m.

**Masters-Allen-Syndrom:** Folgen einer geburtstraumatischen Schädigung der Gebärmutterbänder (meist Riss hinten im Ligamentum latum). Orthostatischer Schmerz in Hypogastrium u. Becken, Dysmenorrhö, Dyspareunie, Pollakisurie, Rektumtenesmen, allgemeine Schwäche; meist auch Retroversio u. schmerzhafte Beweglichkeit des Uterus. E Allen-Masters syndrome.

**Masters-Johnson-Behandlung:** Behandlung funktioneller Sexualstörungen bei Paaren mit fester Sexualpartnerschaft, wobei es sich beim Mann um die Behebung einer ▶Ejaculatio praecox oder einer ▶Impotenz handelt, bei der Frau um Anorgasmie, Vaginismus, Dyspareunie. Erfolgt stationär (ca. 2 Wochen), und zwar zugleich bei beiden Partnern durch einen – jeweils gleichgeschlechtlichen – Therapeuten u. Cotherapeuten. Umfasst außer den psychologischen Therapieschritten auch Sexualhandlungen, die – intim – nach exakten therapeutischen Anweisungen schrittweise gesteigert werden bis zur Erzielung eines befriedigenden Sexualaktes. Letzteres entfällt, wenn im psycholog. Behandlungsteil anstelle des echten nur ein Ersatzpartner an der Behandlung teilnimmt.

**Master-Strang:** bei DNS-Viren der als Synthesevorlage für die mRNS dienende Plus- oder Minusstrang.

**Master-Test** (ARTHUR MOR. M., 1895–1973, Kardiologe, New York), Zweistufentest: Kreislaufbelastungsprobe, bei der 3 u. 10 Min. nach 1,5-minütigem Besteigen einer 2-stufigen Treppe (Gesamthöhe ca. 46 cm) im Metronomtakt Puls, Blutdruck u. EKG kontrolliert werden. Bei Herzgesunden außer Tachykardie keine wesentliche Änderung. E Master's two-step exercise test.

**mas|ti|ca|to|ri|us, mastikatorisch** *(latein.)*: die Kaufunktion (Mastikation) betreffend. E masticatory.

**Mastigo|phora:** ▶Flagellata.

**Mas|ti|tis,** Mastadenitis: Entzündung der weiblichen Brustdrüse; als einfache Stauungs- oder als Schwangerschafts-M., meist aber als M. puerperalis. E mastitis. – **M., inter|stitielle:** s.u. ▶Mastitis puerperalis. E interstitial m. – **M. lac|tantium:** ▶Mastitis puerperalis. E puerperal m. – **M. neonatorum:** Neugeborenenmastitis; meist am 4.–6. Tag im Anschluss an die bei beiden Geschlechtern vorkommende physiologische Brustdrüsenschwellung; evtl. abszedierend, häufig begünstigt durch »Abdrücken« der ▶Hexenmilch. – **M. nonpuerperalis:** bakterielle oder abakterielle Entzündung des Brustdrüsenparenchyms außerhalb der Laktationszeit; manchmal rezidivierend, bevorzugtes Alter: 18–40 J. (50 %). Neueren Berichten zufolge ist die M. n. nicht seltener als die ▶Mastitis puerperalis. Die Ursachen sind noch unklar, jedoch scheint ein Zusammenhang mit Mastopathie, anovulatorischen Zyklen, Lutealinsuffizienz u. Schilddrüsenstörungen zu bestehen; Entwicklung auf dem Boden eines Karzinoms ist weniger häufig. In jedem Fall muss ein Karzinom ausgeschlossen werden. ***Ther.:*** ▶Prolactinhemmer, physikalische Maßnahmen, bei Abszedierung Drainage; in zweiter Linie Antibiotika. – **M., parenchymatöse:** s.u. ▶Mastitis puerperalis. E parenchymatous m. – **M., peri|duk|tale:** eine primär chronische M., meist 10–15 J. vor der Menopause, die akut subareolär (unter dem Warzenhof) mit Leukozyten- u. Makrophageninfiltraten um die Milchgänge beginnt (u. deren Lichtungen einbezieht); führt dann zu periduktaler (interstitieller) schwieliger Bindegewebswucherung (knotige Fibrose) mit ▶Milchgangektasie; in den Ganglichtungen eingedickte Fettsubstanzen u. weißlicher ▸ Detritus wie in Komedonen (daher als Komedomastitis bezeichnet). E periductal m. – **M. pu|er|pe|ra|lis,** M. lactantium: M. der stillenden Wöchnerin (Abb.). ***Ätiol.:*** meist akut nach einer in den Drüsengängen (intrakanalikulär) aufsteigenden Infektion im Zusammenhang mit Brustwarzenrhagaden oder ▸ Thelitis, d.h. als parenchymatöse M. (M. des Drüsengewebes) oder – als »interstitielle M.« – eine sich lymphogen oder hämatogen, evtl. auch metastatisch im Bindegewebe ausbreitende M. (z.B. bei Puerperalsepsis, Grippe, Angina). Erreger ist meist Staphylococcus aureus. ***Klinik:*** Schüttelfrost, Fieber, Vergrößerung sowie Derbheit, Druck- u. Spontanschmerz der Drüse, Lymphangitis, regionale Lymphadenitis. Evtl. vereiternd (»eitrige M.«) u. zu prä-, intra- oder retromammärer (epifaszialer) – häufig kommunizierender – Abszessbildung führend (evtl. mit Bildung einer Milchfistel oder -zyste). ***Ther.:*** vorzugsweise Abstillen oder Senkung der Milchproduktion mit ▸ Prolactinhemmern; physikalische Maßnahmen (Umschläge); bei Abszedierung Inzision, Drainage. ***Prophyl.:*** Brustwarzenpflege, Verhinderung von Milchstauung (Milchabpumpen, evtl. mit Hilfe von Oxytocin-Spray). E puerperal m. – **M., tuberkulöse:** durch Mycobacterium tubercu-

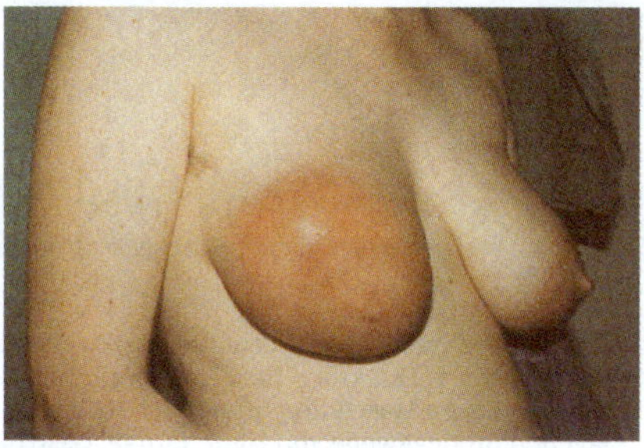

**Mastitis puerperalis:** abszedierende Form. [396]

losis bedingte, hämato- oder lymphogene, meist einseitige M.; als wenig schmerzhafter, mit der Haut verlöteter Knoten, später evtl. fistelnd. E tuberculous m.

**Mast|odyn|nie,** Mastalgie: Schmerzhaftigkeit der – oft geschwollenen – weiblichen Brust ohne organische Veränderungen; beim ▸ prämenstruellen Syndrom (zyklisch), bei Gynäkomastie. E mazodynia, mastodynia.

**Mas|to|id:** ▸ Processus mastoideus. E mastoid.

**Mastoid|ek|tomie:** operative Ausräumung der Warzenfortsatzzellen, verbunden mit breiter Eröffnung u. Kürettage des Antrum mastoideum. – Inkorrekt auch ▸ Antrotomie genannt. E mastoidectomy.

**mas|to|ide|us** *(latein.)*, mastoides: warzenförmig, z.B. ▸ Processus mastoideus (Warzenfortsatz). E mastoid.

**Mastoid|hämatom:** Bluterguss im Warzenfortsatzbereich; v.a. bei Schädelbasisfraktur. E mastoid hematoma.

**Mas|to|idis|mus:** zu Beginn einer akuten Otitis media auftretende entzündliche Mitbeteiligung der Schleimhaut der Warzenfortsatzzellen (s.a. ▸ Mastoiditis) mit Schwellung u. Druckschmerz des Mastoids.

**Mas|to|idi|tis:** seröse bis eitrige Entzündung der Schleimhaut der pneumatischen Zellen des Warzenfortsatzes (Abb.). Mit umschriebener Knochenentzündung (▸ Ostitis mastoidea u. Periostitis). Meist bei (sub)akuter Mittelohrentzündung oder als Exazerbation einer chronischen Mittelohreiterung; häufig gefolgt von eitriger Knocheneinschmelzung (Empyema mastoideum). ***Klinik:*** (außer den Symptomen der Otitis media) örtliche Schwellung u. Druckempfindlichkeit (Tragus schmerzfrei!), pulssynchroner klopfender Schmerz im Ohr, einengende Senkung der hinteren Gehörgangswand, Schallleitungsschwerhörigkeit. ***Kompl.:*** Subperiostalabszess, Sinusthrombose, Labyrinthitis, Meningitis, Senkungsabszess (s.u. ▸ Bezold), Hirnabszess, Fazialisparese. E mastoiditis. – **M., okkulte:** M. der Säuglinge

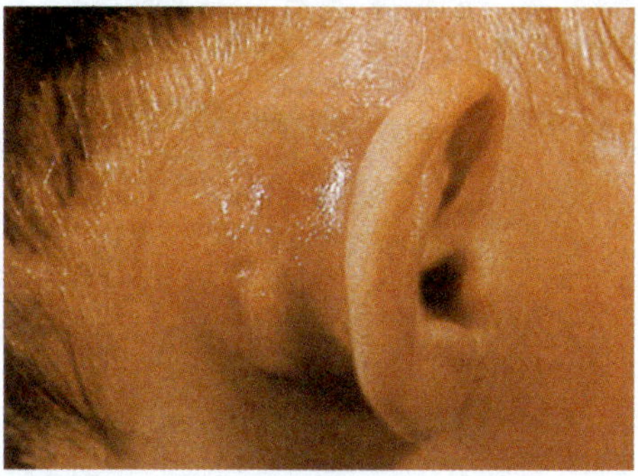

**Mastoiditis:** retroaurikulärer Abszess mit Durchbruch. [178]

(bei noch fehlender Pneumatisation des Mastoids; ▸ Cellulae mastoideae); meist im 3. Lebensmonat bei Dyspepsie oder Toxikose. Verläuft schleichend u. ohne – oder mit nur geringem – Lokalbefund (Rötung oder Vorwölbung des Trommelfells, Tragusschmerz); häufig nach katarrhalischem Infekt des Nasen-Rachen-Raums. E silent m.

**Masto|menie:** ▸ blutende Mamma bzw. ▸ Mamille.

**Masto|pathie,** Mammadysplasie: häufigste Brusterkrankung zwischen dem 35. u. 50. Lj. mit proliferativen u. regressiven Parenchymveränderungen; als Ursache wird ein relativer Hyperöstrogenismus angesehen; typ. ***Klinik:*** palpatorisch »unruhiger« Brustkörper; diffuse fein-, mittel- u. grobknotige, auch zystische Veränderungen (s.a. Abb.); Tastbefund besonders prämenstruell. ***Diagn.:*** Palpation, Sono-, Mammographie, evtl. Exzisionsbiopsie. ***Klassifik.:*** nach Prechtel (nur histopathologisch zu verifizieren, z.B. Mikroverkalkungen sollten immer bioptisch abgeklärt werden): Grad I: einfache M. *ohne* Epithelproliferation; Grad II: M. *mit* Epithelproliferationen, aber *ohne* Atypien; Grad III: M. *mit* Epithelproliferationen *u.* Atypie. Mammakarzinomrisiko bei Grad III deutlich erhöht. ***Ther.:*** Hormongabe zur symptomatischen Behandlung mit stufenweisem Vorgehen (u.a. Gestagene bzw. gestagenbetonte Ovulationshemmer, Prolactinhemmer). E ANDI (**a**berration of **n**ormal **d**evelopment and **i**nvolution), mastopathy, mazopathy.

**Masto|plastik:** ▸ Mammaplastik. E mastoplasty.

**Masto|ptose:** die – meist beidseitige – Hängebrust bei ♀ (Mamma pendulans), wobei die Mamille unterhalb der Inframammarfalte liegt; infolge übermäßiger Drüsenentwicklung (= hypertrophische M.) sowie bei Adipositas (»Fetthängebrust«), Lockerung der Pektoralisfaszie, Abmagerung u. im Alter (= atrophische M.); ferner als »schlaffe Mammae« bei allgemeiner Bindegewebsschwäche. E mastoptosis, sagging of the breasts.

**Masto|tomie:** **1)** Schnitteröffnung der Brustdrüse. E mastotomy. **2)** *Otologie* ▸ Antrotomie.

**Masto|zyt:** ▸ Mastzelle (1). E mastocyte.

**masto|zytäre Retikulose:** bösartige systematisierte ▸ Mastozytose mit Beteiligung der Haut, der Schleimhäute, Blut bildenden Organe, Eingeweide. ***Klinik:*** verursacht paroxysmalen ▸ Flush (bes. im Gesicht), Tachykardie, quälenden Juckreiz, Kopfschmerz, Erbrechen, Durchfälle, Malabsorption, Ulcus pepticum, Splenohepatomegalie, Lymphknotenschwellungen, Histaminurie. E malignant mast cell reticulosis.

**Masto|zytom:** geschwulstartige Wucherung atypischer Gewebsmastzellen; gutartig (als solitärer Hauttumor) oder bei maligner ▸ Mastozytose. E mastocytoma.

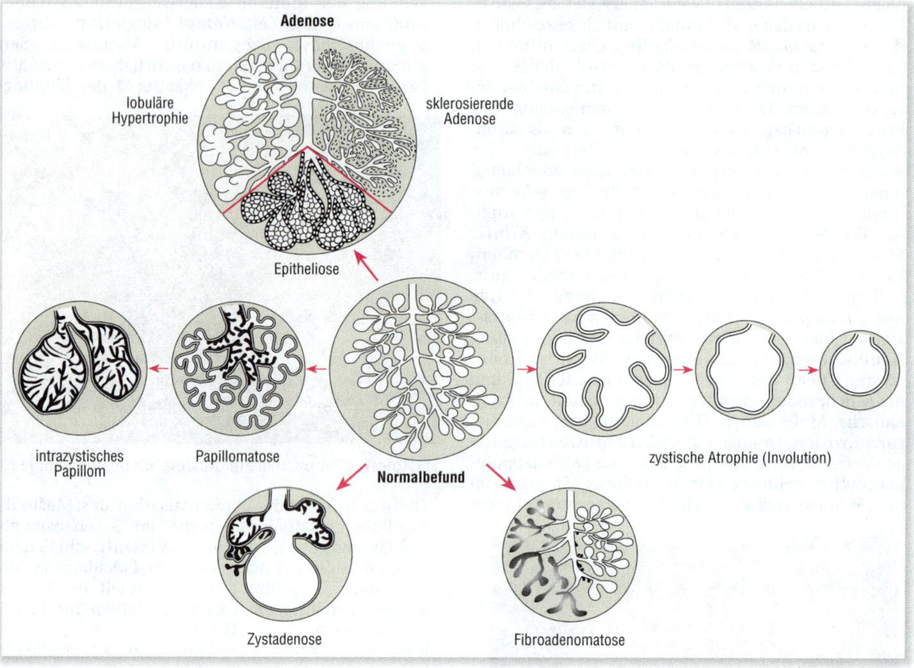


**Mastopathie:** regressive u. proliferative Metamorphosen des Drüsenläppchens im Rahmen der fibrös-zystischen Mastopathie (nach BÄSSLER, 1978). [123]

**Masto|zytose:** übermäßige Vermehrung der Gewebsmastzellen, v.a. in der Haut. ***Formen:*** als gutartiges ▸Mastozytom oder als ▸Urticaria pigmentosa in Leber, Milz, Magen-Darm-Trakt, Knochen, Knochenmark oder systematisiert als **maligne M.** (**Mastozytose-Syndrom** = ▸mastozytäre Retikulose, s.a. Abb.). Bei Befall des Gastrointestinaltraktes Symptome wie Diarrhö, Malabsorption, Ulcera. **E** mastocytosis.

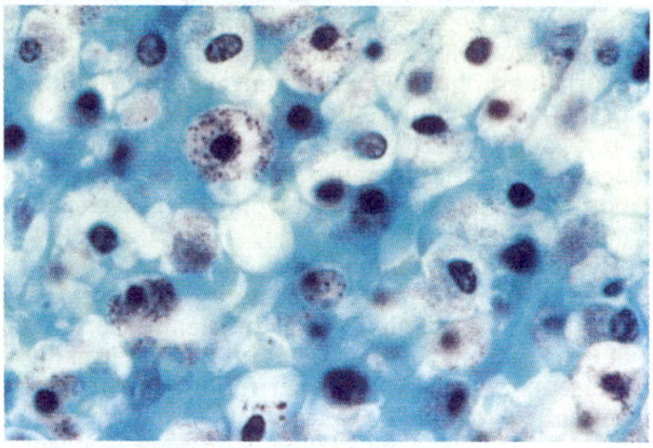

**Mastozytose:** Knochenmarkausstrich einer malignen Mastozytose. Durchsetzung des gesamten Marks mit Mastzellen. [178]

**Mast-Syndrom:** nach einer nordamerikan. Familie »Mast« benannte erbliche Demenz (beginnt Mitte des 2. Ljz. mit Verlust von Spontaneität u. Initiative), die langsam fortschreitet, wobei Psycholabilität, Affektinkontinenz, Spastik mit Pyramidenzeichen u. extrapyramidal-motorische Störungen auftreten. **E** Mast syndrome.

**Mas|tur|ba|tion:** Selbstbefriedigung (▸Onanie), i.e.S. die durch manuelle Reizung. **E** masturbation.

**Mast|zelle,** Gewebsmastzelle, Mastozyt: große, ovoide oder runde Zelle mit groben metachromatischen Granula (s.a. ▸Degranulation), die reichlich Histamin u. andere Mediatoren der allergischen Entzündung enthalten (z.B. Lipide, Proteine, Heparin, Arachidonsäure-Metaboliten [Prostaglandin $D_2$, Leukotriene]). Primäre Effektorzelle der allergischen Soforttyp-Reaktion. Mastzellen finden sich im lockeren kollagenen Bindegewebe von Haut, Lunge, Gastrointestinaltrakt u. anderen Geweben. Sie sind eng verwandt mit den basophilen Granulozyten, die sich im Knochenmark u. Blut befinden. S.a. Abb. **E** mast cell, mastocyte.

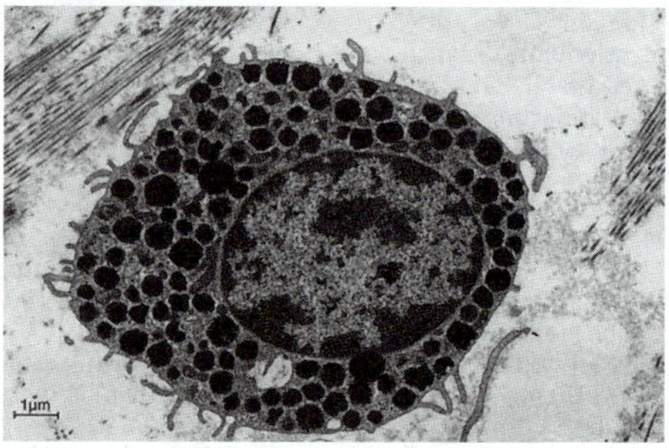


**Mastzelle:** elektronenmikrosk. Aufnahme. [498]

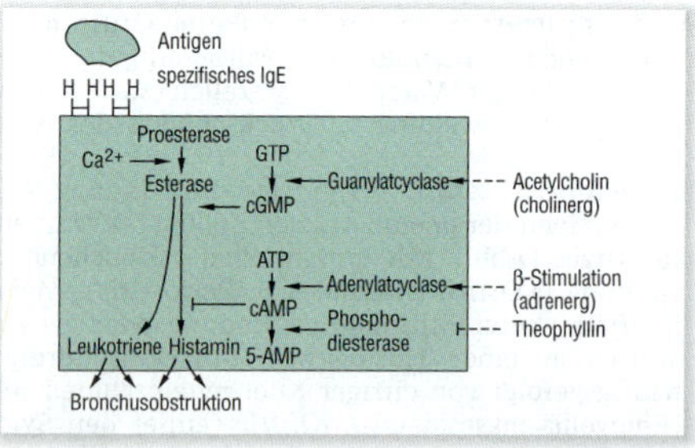


**Mastzelle:** Pathomechanismus der Freisetzung von Mediatorsubstanzen aus der Mastzelle. [190]

**Mastzellen|aktivierungs|faktor:** ▶ MCBF.
**Mastzellen|leuk|ämie:** Basophilenleukämie (eine chron. myeloische ▶ Leukämie). E mast cell leukemia.
**Mastzell-Stabilisatoren:** Substanzen, die die Freisetzung von Histamin u. anderen Mediatoren aus ▶ Mastzellen hemmen. ***Wirkst.:*** z. B. Cromoglicinsäure, Nedocromil (beide nur zur inhalativen bzw. lokalen Applikation), Ketotifen (zusätzlich als $H_1$-Rezeptorenblocker wirksam); ***Anw.*** als Antiallergika; sind allerdings nur prophylaktisch wirksam, da die volle Wirkung erst nach mehreren Tagen eintritt. E mast cell stabilizers.
**Masugi-Nephritis:** (1933/34) experimentelle, immunbedingte Nephritis bei Kaninchen durch Injektion von Serum von Tieren (Ente, Albinoratte), das nach vorausgegangener Immunisierung dieser Tiere Antikörper (AK) mit Wirksamkeit gegen die Glomerulusbasalmembran des Versuchstieres enthält. Die AK aktivieren nach Anlagerung an die Basalmembran das Komplementsystem u. führen – auch infolge Freisetzung lysosomaler Enzyme aus angesammelten Leukozyten – zu einer ▶ Glomerulonephritis (nephrotoxische Serumnephritis = Anti-Glomerulusbasalmembran-Antikörper-Nephritis). Diese wird noch durch körpereigene AK, die als Antiantikörper gegen die zugeführten AK gebildet werden, verschlimmert. Das pathomorphologische u. klinische Bild entspricht dem der abakteriellen Glomerulonephritis. E Masugi's nephritis.
**MATA:** *Immunologie, Serologie* Abk. für **m**embran**a**ssoziiertes **T**umor**a**ntigen.
**Ma|tas-Mosz|ko|wicz-Test:** präop. Prüfung des Kollateralkreislaufs bei Aneurysma einer Gliedmaßenarterie durch Abdrücken des zuführenden Aneurysmagefäßes u. Lockern eines zuvor peripher davon angelegten Kompressionsverbandes; schneller Übergang der kompressionsbedingten Ischämie in Hyperämie bzw. venöse Stauung spricht für ausreichenden Kollateralkreislauf.
**Match-Grad:** Grad der Übereinstimmung im HLA-System zwischen Spender u. Empfänger.
**Match|ing** *(engl.):* Anpassen; *serol* Tests bei der Suche nach einer günst. Spender-Empfänger-Kombination bei Bluttransfusion oder Organtransplantation; z. B. als ▶ Kreuzprobe, als Histokompatibilitätstest.
**Mate folium,** Mateblätter: Blätter der Stechpalme, die Coffein, Theobromin u. Gerbstoffe enthalten. Heilpflanzenbestandteil mit nachgewiesener Wirkung bei geistiger u. körperlicher Ermüdung.

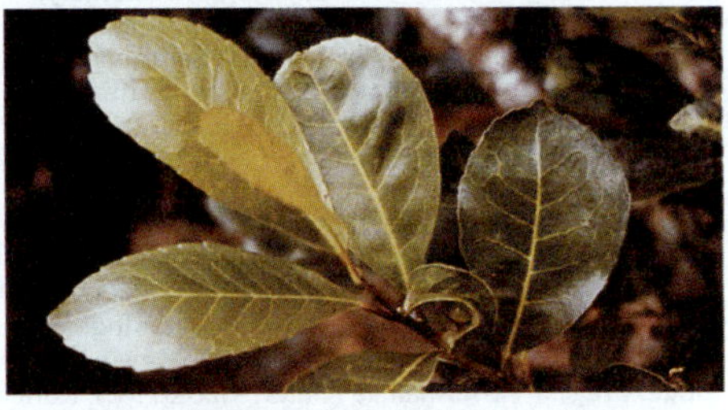

**Mate folium:** Matebaum (Syn. Stechpalme). [448]

**ma|ter|nal:** die Mutter betreffend, mütterlich. E maternal. – **m. deprivation** *(engl.):* Affektentzugssyndrom, s. u. ▶ Deprivationssyndrom. S. a. ▶ psychischer Hospitalismus.
**Maternität, Maternitas:** Mutterschaft. E maternity.
**materno|fetale Inkompatibilität:** Blutgruppenunverträglichkeit zwischen mütterlichem Blut u. dem des Fetus; Ursache des ▶ Morbus haemolyticus neonatorum. E maternofetal incompatibility.
**Mathieu-Krankheit** (ALBERT M., 1855–1917, Internist, Paris): ▶ Leptospirosis icterohaemorrhagica. E Mathieu's disease.
**Mat|ing** *(engl.):* Paarung (u. Fortpflanzung).
**Matratzen|naht:** eine Naht nach Art der Polsterer zur breiten Adaptation von Wundrändern, wobei der Faden bds. quer oder parallel (= vertikale bzw. horizontale M.) zum Wundspalt durch 4 Stichkanäle verläuft (»Vierstichnaht«); ausführbar als Einzel-▶ U-Naht oder als fortlaufende, evtl. durchschlungene Naht. E mattress suture.
**Matratzen|phänomen:** durch Bindegewebssepten des Unterhautfettgewebes bedingte netzähnliche Einziehungen der Hautoberfläche, z. B. bei ▶ Cellulitis, infiltrierender Mammakarzinose.
**Ma|tri|ca|ria cha|mo|milla, M. officinalis,** Echte Kamille, Gemeine Kamille, Chamomilla recutita: seit dem Altertum bekannte Heilpflanze aus der Familie der Korbblütler (Compositae). Angewandter Pflanzenteil: Kamillenblüten (Flores Chamomillae = Matricariae flos). ***Inhaltsstoffe:*** ätherisches Öl u. a. mit Chamazulen, α-Bisabolol, Bisabololoxide, Flavonoide, Cumarinderivate.Wirkt u. a. antiphlogistisch, spasmolytisch. Die ***Anw.*** erfolgt u. a. innerlich als Tee (z. B. bei Magen-Darm-Erkrankungen), als Inhalationsmittel, äußerlich als Auflage (heißes Kamillenkissen z. B. bei Abszessen), in Haut- u. Wundmitteln (Salben, Cremes), als Badezusatz. E chamomile.

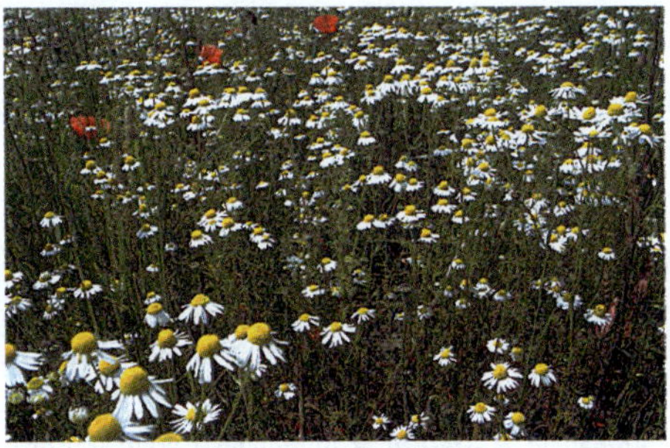

**Matricaria chamomilla:** Echte Kamille. [482]

**Ma|trix:** Muttergewebe. E matrix. **1)** *Genetik* die endgültige, funktionsfähige Form der RNS. **2)** *Gynäkologie* (HINSELMANN) ▶ Kolposkopie-Terminus für die sich atypisch darstellenden Epithelformen als Mutterboden eines Karzinoms. **3)** *Histologie* **a)** amorphe Grundsubstanz, in die eine Struktur eingelagert ist; z. B. *zytol* das Grundzytoplasma (s. a. ▶ Zytoplasma) sowie das die DNS umgebende (u. fixierende) Protein des Zellkerns (s. a. ▶ Matrixprotein); ferner z. B. die Knochenmatrix; **b)** ▶ Stroma; **c)** »Keimschicht«; **d)** als **extrazelluläre Matrix** die ▶ Glykokalix. – **M. pili:** die innere Schicht der Haarzwiebel. – **M. unguis:** Nagelmatrix; die bis in das Möndchen (»Lunula«) reichende Epidermis der Nageltasche, die die Nagelplatte bildet. E nailbed.
**Matrix|protein,** Abk. M: bei Rhabdo- u. Orthomyxoviren das außen die Proteine des Nucleokapsids (d. h. den RNS-Nucleoprotein-Komplex = RNS-N-Komplex + »large« + »non-structural« = NS-Protein) umgebende Protein. E matrix protein.
**Ma|tri|ze:** *Genetik* der DNS-Strang, dessen Nucleotidsequenz bei der ▶ Reduplikation die Sequenz eines komplementären DNS-Stranges oder bei der ▶ Transkription die Sequenz der mRNS bestimmt (Letztere ist als »Matrizen-RNS« Informationsträger für die Eiweißsynthese). E template.
**Matrizen|theorie:** **1)** *Immunologie* (PAULING) Bei der Bildung der Antikörper (AK) wird die Instruktion für die Antigen-komplementäre AK-Struktur durch eine Art Prägung in die Oberfläche des Globulinmoleküls übertragen, wobei die Antigenstruktur als Matrize wirkt. E template theory. – **M., indirekte:** ▶ BURNET-FENNER-Theorie. **2)** *Genetik* ▶ WATSON-CRICK-Modell.
**Matson-Methoden:** Drainagen bei ▶ Hydrocephalus; z. B. Ventrikuloarachnoideostomie, -subdurostomie,

-ureterostomie u. Lumboureterostomie. E Matson's methods.

**Ma|tu|ra|tio(n),** maturation: Reifung, Zellreifung (z.B. in der Erythro-, Spermiogenese); *virol* Zusammenbau des Virions in der Wirtszelle.

**Maturations|arrest:** »Knochenmarkhemmung«, ▸Knochenmarkaplasie. E maturation arrest.

**Maturitas:** Reife, Geschlechtsreife; *anthrop* reifes Alter (etwa 6. Ljz.). E maturity.

**Maturity-Onset-Diabetes** *(engl.)* Abk. MOD: Subklasse des ▸Diabetes mellitus Typ 2, der in der Jugend manifest wird. Es sind vier verschiedene Gendefekte bekannt; autosomal-dominanter Erbgang.

**maturus** *(latein.)*: reif (▸Maturitas), z.B. ▸Cataracta matura (reifer Altersstar, d.h. mit vollständiger Linsentrübung). E mature, ripe.

**Maulbeerform,** Gänseblümchenform: *Protozoologie* s.u. ▸Plasmodium malariae.

**Maulbeer|stadium:** *Embryologie* ▸Morula.

**Maulbeer|zelle:** *Hämatologie* ▸MOTT-Zelle.

**Maul|grind:** Ekthyma contagiosum.

**Maul- u. Klauenseuche,** Febris aphthosa, Abk. MKS: akute Infektionskrankheit der Klauentiere (selten auch des Menschen; bei Melkern), hervorgerufen durch das MKS-Virus (ein ▸Picorna-Virus; RNS-Virus mit 7 Serotypen [A, O, C, SAT 1, 2, 3, Asia 1; ca. 50 Subtypen]; 20–25 nm; sehr widerstandsfähig). Übertragung erfolgt durch Kontaktinfektion, u. zwar durch verseuchtes Futter u. Milch (auch Mensch als Virusträger?). ***Klinik:*** Nach der Inkubationszeit von 2–18 Tg. treten aphthöse Exantheme an der Maulschleimhaut, Zwischenklauen- u. Euterhaut auf (beim Menschen an Fingerspitzen u. in Interdigitalräumen) sowie Fieber, Myokarditis. ***Diagn.:*** Bestätigung durch Neutralisationstest, KBR. E foot-and-mouth disease, hoof-and-mouth disease.

**Maurer** (1) GEORG M., Tropenarzt, Medan/Sumatra; 2) GUSTAV M., 1895–1956, Chirurg, Davos). – **M.-Kavernendrainage** (GUSTAV M.): ▸Kavernostomie. – **M.-Körnelung, M.-Flecken, M.-Tüpfelung** (GEORG M.): grobe, unregelmäßige, rote Tüpfelung der von Plasmodium falciparum befallenen Erythrozyten, z.B. nach GIEMSA-Färbung. E Maurer's dots, M.'s clefts. – **M.-Trias:** Zeichen eines traumatischen Aneurysmas der Arteria carotis: 1. Fraktur des hinteren Orbitadaches, 2. Erblindung auf der Verletzungsseite, 3. attackenweises Nasenbluten.

**Mauriac-Syndrom** (PIERRE M., franz. Internist): sekundäre diabetische Glykogenose bei schwer einstellbarem juvenilem Diabetes mellitus. ***Klinik:*** Hepatomegalie (durch Glykogeneinlagerung), Bauchkoliken, Venektasien der Bauchwand, Wachstumsminderung (»diabetischer Minderwuchs«), verspätete Geschlechtsreife, Stammfettsucht, Vollmondgesicht, Osteoporose; es bestehen Acetonurie, Hypercholesterin-, Hyperlipämie. E Mauriac's syndrome.

**Maus:** *Pathologie* freier ▸Gelenkkörper (»Gelenkmaus«), z.B. bei ▸Osteochondrosis dissecans (zurückbleibender Defekt: sog. »**Mausbett**«). E joint mouse.

**Mauthner** (LUDWIG M., 1840–1894, österreich. Arzt). – **M.-Zellen:** besonders große Zellen im ▸Metencephalon von Amphibien u. Fischen. Interessant für experimentelle Neurophysiologie. E Mauthner's cells. – **M.-Zone:** dem ▸Septum pellucidum nahe, okzipital des Stirnhirns gelegene Region des Mittel-Zwischenhirns, deren Schädigung Schlafsucht bzw. ein ▸KORSAKOW-Syndrom auslöst. E M.'s sleep-waking center.

**Ma|xil|la:** der Oberkiefer; paariger Knochen des Gesichtsschädels, der den Boden der Augenhöhle, Boden u. Seitenwand der Nasenhöhle u. das Dach der Mundhöhle (mit)bildet. Sein »Körper« (Corpus maxillae) enthält die Kieferhöhle (▸Sinus maxillaris); seine Processus frontalis, zygomaticus u. palatinus verbinden ihn mit dem Stirn-, Joch- u. Gaumenbein; der ▸Processus alveolaris trägt die Zähne der oberen Reihe; s.a. ▸Oberkiefer... – Beim Menschen frühembryonal aus dem Maxillare u. Os incisivum zusammengewachsen (Naht = Sutura incisiva; ihre Persistenz ist Grundlage der ▸Kieferspalte). E maxilla, upper jaw.

**maxillär, maxillaris** *(latein.)*: zum Oberkiefer (▸Maxilla) gehörend oder diesen betreffend. E maxillary.

**maxillo|faziales Syndrom,** Dysostosis maxillofacialis: kombinierte Gesichtsfehlbildung als Folge autosomal-dominant (?) erblicher Fehlbildung des 1. u. 2. Kiemenbogens. ***Klinik:*** Oberkieferhypoplasie, schmaler Nasenrücken, nach außen unten verlaufende Lidachse, Ptose, Ohrmuschel- u. Kieferfehlbildungen, Zahnstellungsanomalien, verzögerte Sprachentwicklung, Dysarthrie. E maxillofacial syndrome (or dysostosis).

**ma|xi|mal,** maximus: höchstgradig; z.B. m. ▸Arbeitsplatzkonzentration, m. ▸Immissionskonzentration. S.a. ▸Maximal... E maximal.

**Maximal|dosis,** Dosis maxima: **1)** *Pharmazie* Höchstdosis eines Arzneimittels, deren Überschreitung bei Rezeptur mit »!« kennzeichnungspflichtig ist (für Betäubungsmittel s.u. ▸Höchstmenge); im Deutschen Arzneibuch (DAB) festgelegt. E maximum dose. **2)** *Radiologie* höchstzugelassene Strahlendosis; ▸Personendosis (dort Tab.). E maximum permissible dose.

**maximale Immissions|konzentration,** Abk. MIK: erlaubte Höchstwerte an ▸Immissionen.

**Maximal|punkte:** ▸tender points.

**Maximal|sekretion (des Magens):** *Enterologie* ▸MAO.

**maximus** *(latein.)*: größter, höchster; z.B. Dosis maxima (▸Maximaldosis), ▸Musculus gluteus maximus.

**Maxwell** (JAMES CLERK M., 1831–1879, engl. Physiker), Abk. M, Abk. Mx: nach JAMES CLERK M. benannte Einheit für den magnetischen Fluss: 1 Mx = 1 Gauß · 1 cm² = $10^{-8}$ Volt · sec.

**May** (1) FERDINAND M., 1898–1978, Urologe, München; 2) RICHARD M., 1863–1937, Internist, München). – **M.-Bougie** (FERDINAND M.): über einen Ureterkatheter einzuführende Metallhohlsonde zur Aufdehnung von Harnröhrenstrikturen. – **M.-Grünwald-Färbung** (RICHARD M.; LUDWIG G., geb. 1863, HNO-Arzt; München): Blutkörperchenfärbung mit eosinsaurem Methylenblau (gesättigte methanolisierte Lösung des getrockneten Niederschlags von Eosin u. Methylenblau in Aqua dest.). Erythrozyten hellrot, Kerne blau, eosinophile Granula ziegelrot, basophile tiefblau, neutrophile hell- bis purpurrot, Thrombozyten blassblau. E May-Grünwald stain. – **M.-Hegglin-Anomalie** (RICHARD M.): *Hämatologie* ▸HEGGLIN-Syndrom (1). E May-Hegglin anomaly.

**Maydl** (KAREL M., 1853–1903, Chirurg, Wien, Prag). – **M.-Hernie:** retrograde ▸Hernie. – **M.-Operation:** Ableitung des Urins in Rektum oder Sigmoid durch entsprechende Verpflanzung des Blasentrigonums (samt Harnleitermündungen) bei ▸Blasenekstrophie.

**Mayer** (1) AUG. F. J. K. M., 1787–1865, Anatom, Bonn; 2) CARL M., 1862–1932, Neurologe, Innsbruck; 3) ERNST GEORG M., geb. 1893, Röntgenologe, Wien; 4) KARL WILHELM M., 1795–1868, Gynäkologe, Berlin; 5) SIEGMUND M., 1842–1910, Physiologe u. Histologe, Prag). – **M.-Aufnahme** (ERNST GEORG M.): Röntgenaufnahme zur Darstellung des äußeren Gehörgangs u. der Paukenhöhle mit dem Aditus ad antrum u. dem Antrum mastoideum. – **M.-Reflex** (CARL M.), Daumenmitbewegungsphänomen: Opposition, Adduktion u. Streckung des Daumens bei maximaler passiver Beugung des 2.–4. Fingers im Grundgelenk. Fehlen oder Abschwächung (v.a. einseitig) spricht für Pyramidenbahnläsion, Steigerung für Erkrankung der frontomotorischen Hirnregion. E Mayer's reflex. – **M.-Rokitansky-Küster-Syndrom** (AUG. F. J. K. M.; CARL FREIHERR V. R.; HERMANN K.), M.R.K.-Syndrom: Hemmungsfehlbildung der weiblichen Geschlechtsorgane infolge embryonalen Stopps der Weiterentwicklung u. Verschmelzung der MÜLLER-Gänge. Es bestehen ein solider Uterus bicornis u.

Scheidenaplasie; die Eierstöcke sind voll entwickelt u. funktionstüchtig (der Genitalzyklus ist zwar regelrecht, aber es fehlt die Menstruationsblutung); meist mit Nierenaplasie oder -dystopie, Leistenbruch etc. kombiniert. E Mayer-Rokitansky-Küster syndrome. – **M.-Spekulum** (KARL WILHELM M.): röhrenförmiges ▸Scheidenspekulum aus Milchglas. E Mayer's speculum. – **M.-Wellen** (SIEGMUND M.): bei arterieller Hypotonie auftretende Schwankungen des Blutdrucks mit einer Periodik um 30 Sek.

**Mayo** (1) WILLIAM JAMES M., 1861–1939; 2) CHARLES HORACE M., 1865–1939; amerikan. Chirurgen [Brüder], Rochester/Minn.). – **M.-Operation** (WILLIAM JAMES M. u. CHARLES HORACE M.): **1)** modifizierte BILLROTH-Operation II als Gastroenterostomia antecolica oralis partialis isoperistaltica. E Mayo's operation. **2)** Magenresektion als »Schlauchresektion« der kleinen Kurvatur mit anschließendem Vorgehen gemäß BILLROTH I oder II. **3)** Verschluss eines großen Nabelbruches durch transversale Doppelung der vorderen Rektusscheide. **4)** Krampfadernbeseitigung als extraluminäre distale ▸Venenexhairese mittels Ringstripper (nach vorheriger Unterbindung der Vena-saphena-magna-Äste). – **M.-Tubus** (CHARLES HORACE M.): ein Oropharyngealtubus aus in Röhrenform angeordneten Drahtstäben; mit Gummi-Zahnschutz.

**Mayo-Robson** (SIR ARTHUR W. M.-R., 1853–1933, Chirurg, Leeds). – **M.-R.-Punkt:** Schmerzpunkt am Übergang mittleres/unteres Drittel der Verbindungslinie zwischen rechter Brustwarze u. Nabel; bei Cholezystitis. E Mayo-Robson's point. – **M.-R.-Zeichen:** Druckschmerz am linken Kostovertebralwinkel bei akuter ▸Pankreatitis.

**Ma|ze|ra|tion,** Maceratio: **1)** *Pathologie* Aufquellung bzw. Erweichung von Geweben durch längeren Kontakt mit Flüssigkeiten; z.B. als M. des abgestorbenen Fetus durch das Fruchtwasser, als M. der Haut durch Schweiß; als **künstliche M.** die M. von Knochen zur Darstellung des Kalkgerüstes (Herstellung eines Mazerationspräparats). E maceration. **2)** *Pharmazie* in der Naturheilkunde das mehrstündige Stehenlassen einer Droge in kaltem Wasser (Raumtemperatur), v.a. um unerwünschte Inhaltsstoffe nicht zu extrahieren sowie eine Verkleisterung zu vermeiden (besonders bei Drogen mit hohem Pektin- oder Stärkegehalt).

**Mazerations|präparat:** s.u. ▸Mazeration (1).

**Mazzoni-Lamellenkörperchen:** s.u. ▸GOLGI-MAZZONI. E Mazzoni's corpuscles.

**Mb:** Abk. für ▸**M**yoglo**b**in. E Mb.

**mb,** mbar: Abk. für **M**illi**b**ar.

**MBA:** **1)** Abk. für **M**ethyl-**b**is-**a**min: ▸Chlormethin. **2)** Abk. für **M**ittelwert des **b**iologischen **A**lters.

**M-Band,** Mesophragma: in der ▸Myofibrille der den ▸HENSEN-Streifen (1) halbierende dunklere »Mittelstreifen«. E M band.

**MBC** *(engl.)* Abk. für **m**inimum **b**actericidal **c**oncentration: die minimale Letalkonzentration = bakterizide Antibiotika-Konzentration (bei der ▸Resistenzbestimmung ermittelt).

**MBP** *(engl.)* Abk. für **m**ajor **b**asic **p**rotein: in eosinophilen Granulozyten enthaltenes basisches Protein. Inaktiviert den Anaphylaxie-Mediator SRS-A.

**MBU:** *Labormedizin* Abk. für ▸**M**ikro**b**lut**u**ntersuchung.

**Mc...:** Teil schottischer Personennamen; s.a. ▸MAC....

**MCA:** Abk. für ▸**M**ucin-like-**c**arcinoma-associated-**A**ntigen.

**McArdle(-Schmid-Pearson)-Syndrom:** (1951) eine autosomal-rezessiv erbliche ▸Glykogenose (mit Fehlen der α-Glucanphosphorylase, Myopathie infolge Glykogenanreicherung im Skelettmuskel u. Unvermögen der Milchsäurebildung). ***Klinik:*** Schwäche, Steifheit, Krämpfe u. Schmerzen der Muskulatur; Myoglobinurie. E McArdle's disease.

**MCBF** *(engl.)* Abk. für **m**ast **c**ell **b**urst **f**actor: Mastzellenaktivierungsfaktor; von den Helfer-T-Lymphozyten (nach deren Anregung durch Makrophagen) gebildet.

**McBurney-Punkt** (CHARLES M., 1845–1914, Chirurg, New York): Mittelpunkt der Verbindungslinie zwischen Nabel u. Darmbeinschaufel (vorn oben rechts, Abb.) als Projektionsort des Appendixansatzes am Zäkum u. als ▸Appendizitischmerzpunkt. E McBurney's point.

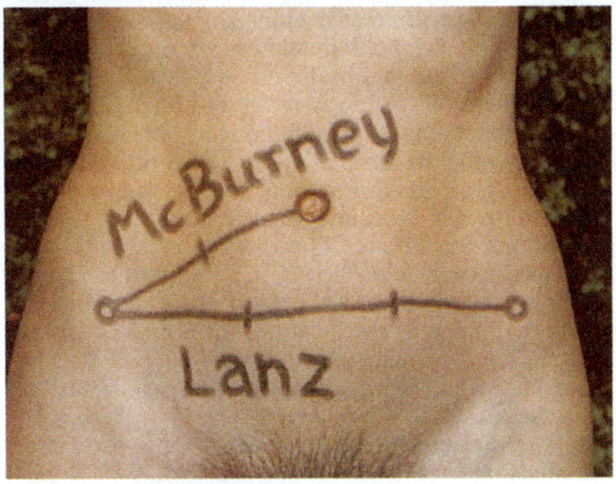


**McBurney-Punkt:** Mittelpunkt der oberen schrägen Linie (untere quere Linie mit LANZ-Punkt). [330]

**McCallig(-Heyerdale)-Test** (JOHN J. M., geb. 1911, Chirurg, Rochester/Minn.): Test auf Insuffizienz des Venensystems des Beines, z.B. durch Aufstehen nach Anlegen eines Tourniquets unterhalb der Leistenbeuge am blutleer »ausgestrichenen« Bein (führt bei Insuffizienz der ▸Venae perforantes innerhalb 30 Sek. zur Füllung der oberflächlichen Venen) bzw. durch Laufen mit angelegtem elastischem Verband (führt bei Insuffizienz der tiefen Venen zu Zunahme stauungsbedingter Beschwerden). E McCallig-Heyerdale test.

**McCarty-Polyarthritis,** akute benigne ödematöse Polyarthritis: Form der chron. Polyarthritis, erstmals 1985 beschrieben. Betroffen sind ausschließlich Patienten über 60 Jahre (v.a. Männer); es kommt zu einer akuten symmetrischen Polyarthritis der Hand-, Finger-, Schulter-, Zehen- u. Fußgelenke mit Befall der Beugesehnen (Tendosynovitis) u. starker Funktionsbehinderung. Immer vorhanden ist ein blasses Ödem der Finger u. des Handrückens; serologisch finden sich starke Entzündungszeichen, aber ein negativer Rheumafaktor. Nach ca. 1–2 Jahren bilden sich die Erscheinungen zurück.

**McCoy-Laryngoskop:** ▸Laryngoskop mit beweglicher Spatelspitze.

**McCune-Syndrom:** ▸ALBRIGHT-MCCUNE-STERNBERG-Syndrom. E McCune-Albright syndrome.

**MCD:** **1)** Abk. für **m**inimale ▸Dosis **c**urativa. E minimal curative dose. **2)** (engl.) Abk. für **m**inimal **c**erebral **d**ysfunction (»minimale zerebrale Minderleistung«).

**McDermott-Operation:** portokavale Anastomose durch Einpflanzen der Pfortaderstümpfe in die Vorderwand der unteren Hohlvene. E McDermott's operation.

**McGinn-White-Syndrom:** flüchtige EKG-Veränderungen bei Lungenembolie bzw. Cor pulmonale acutum: »P pulmonale«, tiefes $S_1$, ausgeprägtes $Q_{III}$, ST-Senkung u. entgegengesetzt-spitzes T in I u. II (ST-T in $V_1$ u. $V_2$ evtl. monophasisch deformiert). E McGinn-White syndrome.

**MCH** *(engl.)* Abk. für **m**ean **c**orpuscular **h**emoglobin: *Hämatologie* der mittlere absolute ▸Hämoglobingehalt des Einzelerythrozyten = $Hb_E$; ▸Färbekoeffizient.

**MCHC** *(engl.)* Abk. für **m**ean **c**orpuscular **h**emoglobin **c**oncentration: *Hämatologie* die mittlere korpuskuläre ▸Hämoglobinkonzentration.

**MC-Insuline:** Abk. für **M**ono**c**omponent-Insuline. E one-component insulins.

**McKenzie-Methode:** Untersuchungs- u. Behandlungsprogramm für Pat. mit Rückenbeschwerden, insbesondere im Bereich der LWS. McKenzie (Physiotherapeut) definiert verschiedene Syndrome als mgl. Auslöser von Schmerzen oder Bewegungseinschränkungen des Bewegungsapparates: **Haltungssyndrom** (typische intermittierende haltungsabhängige Schmerzen, ausgelöst durch Deformation von Strukturen des Haltungsapparates unter längerer Belastung); **Dysfunktionssyndrom** (Bewegungseinschränkung, Schmerzen nehmen am Ende einer normalen Bewegung zu und sind ausgelöst durch Dehnung adaptiv verkürzter Strukturen); **Derangementsyndrome** (unterschiedliche Schmerzauslösung u. -lokalisation je nach Syndrom, ausgelöst durch eine Verlagerung von Gelenkstrukturen mit nachfolgender mechan. Kompression schmerzempfindlicher Strukturen. Treten häufiger bei Männern auf, Alter meist zwischen 20 u. 55 J.). ***Anw.:*** Ther. u. Prophyl. von akuten, subakuten u. chronischen Kreuzschmerzen sowie intermittierenden Ischialgien. Dient der Schmerzlinderung u. Verbesserung der Funktion. Wird nach Anleitung selbstständig durchgeführt.

**McKinlay-Zellen:** *Hämatologie* ▸ Downey-Zellen. E McKinlay cells.

**McKusick** (Victor A. McK., geb. 1921, Humangenetiker, Baltimore). – **McK.-Kaufman-Syndrom:** autosomal-rezessiv erbliches, variables Fehlbildungssyndrom mit Hydrometrokolpos, Herzfehler u. postaxialer Polydaktylie. E McKusick-Kaufman syndrome. – **McK.-Syndrom:** autosomal-rezessiv erbliche »Knorpel-Haar-Hypoplasie« mit kurzgliedrigem Minderwuchs; oft kombiniert mit Malabsorption, Megakolon. E cartilago-hair hypoplasia (McKusick). – **McK.-Verzeichnis:** umfangreicher, international anerkannter Katalog erblicher Merkmale (Phänotypen), sortiert nach autosomal-dominant, -rezessiv, X- u. Y-chromosomal erblich; erweitert um die Loci bzw. Mutationen der mitochondrialen DNS u. Nachträge (Nr. > 600000) der autosomalen Loci nach 1994. Jedem Krankheitsbild bzw. Gen-Locus ist eine inzwischen 6-stellige Nummer (McK-Nr. oder MIM-Nr.; MIM = **m**endelian **i**nheritance in **m**en) zugeordnet.

**MCL: 1)** Abk. für **M**edio**c**lavicular**l**inie: s.u. ▸ Linea... **2)** Abk. für **m**alignes kutanes (**c**utaneous) **L**ymphom.

**MCLS,** Abk. für **m**uco**c**utanes **L**ymphknoten**s**yndrom: ▸ Kawasaki-Krankheit.

**McMaster-Krankheit:** ▸ Apophyseonekrose der Sitzbeinhöcker.

**MCMP:** Abk. für **M**ethyl-**c**ytidin-**m**ono**p**hosphat.

**McMurray-Zeichen:** bei Hinterhornverletzung des äußeren bzw. inneren Kniegelenkmeniskus durch Innen- oder Außenrotation des gebeugten Unterschenkels auslösbare örtliche Schmerzen (bei Einklemmung auch hör- u. fühlbares Schnappen). E McMurray sign.

**MCP-Test** *(engl.)* Abk. für **M**ucin-**C**lot-**P**revention-Test: ▸ Antihyaluronidase-Test.

**McQuarrie-Syndrom:** ältere Bez. der infantilen idiopathischen ▸ Hypoglykämie. E McQuarrie's syndrome.

**M-CSF:** s.u. ▸ CSF.

**MCS-Syndrom:** Abk. für ▸ **M**ultiple-**c**hemical-**S**ensitivity-Syndrom.

**MCT** *(engl.)* Abk. für **m**edium-**c**hain **t**riglycerides: die – genießbaren – Triglyceride von Fettsäuren mittlerer Kettenlänge (mit 8 u. 10 C); sie werden ungespalten durch die Darmwand resorbiert u. können bei Malabsorption bis zu zwei Drittel des Fettbedarfs decken. Bestandteil Stoffwechsel-adaptierter, Nährstoff-definierter ▸ Diäten u. Peptiddiäten (Modifikationen der Elementardiäten).

**MCTD** *(engl.)* Abk. für **m**ixed **c**onnective **t**issue **d**isease: Mischkollagenose, ▸ Sharp-Syndrom.

**MCUG** *(engl.)* Abk. für **mic**turating **c**ysto**u**rethro**g**ram: ▸ Miktionsurogramm.

**MCV** *(engl.)* Abk. für **m**edium-**c**hain **t**riglycerides: *Hämatologie* s.u. ▸ Erythrozytenvolumen (2).

**McVay-Lotheisen-Operation:** spezielle Form der Leistenbruchoperation, bei welcher der Musculus obliquus internus, der Musculus transversus abdominis u. die Fascia transversalis an das Cooper-Ligament (Fortsetzung des Ligamentum lacunare auf den Pecten ossis pubis) fixiert werden. S.a. ▸ Bassini-Operation. E McVay's operation.

**M.D.** *(latein.)* Abk. für **M**edicinae **D**octor: angloamer. Äquivalent für Dr. med. E Doctor of Medicine.

**Md:** *Chemie* Abk. für **M**en**d**elevium.

**MdE:** Abk. für **M**inderung **d**er ▸ **E**rwerbsfähigkeit.

**MDF** *(engl.):* Abk. für ▸ **m**yocardial **d**epressant **f**actor.

**MDH: 1)** Abk. für ▸ **M**alat**d**e**h**ydrogenase. **2)** Abk. für **M**ilchsäure**d**e**h**ydrogenase = ▸ Lactatdehydrogenase. E lactic acid dehydrogenase.

**MDMA,** Abk. für 3,4-**M**ethylen**d**ioxy**m**eth**a**mphetamin: ▸ Ecstasy. E MDMA.

**MDP:** *Röntgenologie* Abk. für ▸ **M**agen-**D**arm-**P**assage.

**MDR-Verfahren:** s.u. ▸ Nachladetechnik.

**MDS:** Abk. für ▸ **m**yelo**d**ysplastische **S**yndrome.

**M.D.S.:** *Pharmazie* latein. Rezepturanweisung »**m**isce, **d**a, **s**igna!« (»Mische, gib ab u. kennzeichne!«).

**ME, M.E.:** *Physik* **1)** Abk. für ▸ **M**ache-**E**inheit. **2)** Abk. für **M**assen**e**inheit: s.u. ▸ Masse.

**MEA,** Abk. für **m**ultiple **e**ndokrine **A**denomatose: ▸ MEN.

**Me|at|an|tro|tomie:** *Otologie* operative Ausräumung des Warzenfortsatzes mit Belassen der sog. Brücke u. der lateralen Attikuswand u. mit Daueröffnung der Mastoidhöhle zum Gehörgang hin bei chronisch-rezidivierender Otitis. E meatoantrotomy.

**Me|ato|skop:** *Urologie* ▸ Urethroskop. E meatoscope.

**Meato|tomie: 1)** *Urologie* operative, mit dem **Meatom** (= spezielles Skalpell) ausgeführte Erweiterung der verengten äußeren Mündung der männlichen Harnröhre. E meatotomy. **2)** *Otologie* ▸ Meatantrotomie.

**Meatus** *(latein.):* Gang. E meatus. – **M. acusticus:** der Gehörgang. Der äußere (= **M. a. externus**) von der Ohrmuschelhöhle bis zum Trommelfell; ist im äußeren Drittel knorpelig, sonst knöchern, ca. 2,5 cm lang, 6 mm weit, S-förmig; ausgekleidet von Perichondrium bzw. Periost u. äußerer Haut. – Der innere (= **M. a. internus**) liegt im Felsenbein u. reicht – etwa 1 cm lang – vom ▸ Porus acusticus internus bis zum Fundus meatus; in ihm verlaufen ▸ Nervus facialis, N. vestibulocochlearis u. die Blutgefäße des Labyrinths. E auditory (or acoustic) m. – **M. na|salis:** der Nasengang. Der untere (**M. n. inferior**) zwischen unterer Nasenmuschel (▸ Conchae nasales) u. Nasenboden ist Mündungsort des ▸ Ductus nasolacrimalis. Der mittlere (**M. n. medius**) zwischen mittlerer u. unterer Nasenmuschel ist Mündungsort der Kiefer- u. Stirnhöhle (▸ Sinus frontalis) und der vorderen Siebbeinzellen. Der obere (**M. n. superior**) zwischen oberer u. mittlerer Nasenmuschel ist Mündungsort der mittleren u. hinteren Siebbeinzellen (▸ Cellulae ethmoidales). E nasal m.

**Meatus|stenose:** *Urologie* Harnröhrenenge nahe der äußeren Mündung (Ostium urethrae); erworben (z.B. nach Verletzung, Entzündung) oder angeboren (u. evtl. mit hinterer Harnröhrenklappe kombiniert). Verursacht einen gedrehten oder gespaltenen Harnstrahl, Nachträufeln, evtl. Harnrückstauung (u. ▸ Hydroureter, Hydronephrose). E meatal stenosis.

**Mebendazol:** ein ▸ Anthelminthikum mit Benzimidazolstruktur; ***Anw.*** u.a. bei ▸ Echinokokkose. E mebendazole.

**Mebeverin:** ein muskulotropes ▸ Spasmolytikum mit anticholinerger Wirkung. E mebeverine.

**Mecetronium|etilsulfat:** ein Desinfektionsmittel. E mecetronium etilsulfate.

**Mechano|kardio|graphie,** Abk. MKG: Registrierung von typ. Pulskurven (Karotis-, Femoralis- u. ▸ Jugularispuls) und der herzsynchronen Thoraxbewegungen (▸ Apexkardiogramm; s.a. ▸ Ventrikelsphygmogramm) sowie des Phonokardiogramms (dieses mit simultanem EKG) zur Beurteilung der Hämodynamik des Herzens. E mechanocardiography.

**Mechano|rezeptor:** Rezeptor, der durch mechanische Reize erregbar ist. ***Formen:*** im Bereich der ▸ Oberflächensensibilität eingeteilt nach Adaptionsverhalten (langsam = SA-Rezeptoren, rasch = FA- bzw. RA-Rezeptoren) u. Größe der rezeptiven Felder, im Bereich der ▸Tiefensensibilität als ▸Propriorezeptor bezeichnet. ***Empfindungsqualitäten:*** Druck, Berührung, absolute Körperlage, relative Lage u. Bewegung von Körperteilen u. Gelenken; Vibrationsempfindung; Kraftempfindung; Linear- u. Drehbeschleunigung; Tonhöhen. E mechanoreceptor.

**Mechlorethamin:** zu den ▸Alkylanzien gehörendes Zytostatikum (obsolet); ***NW:*** u.a. Nausea, Diarrhö, Knochenmarkdepression, Gonadentoxizität.

**Mẹckel** (1) JOHANN F. M. jun., 1781–1833, Anatom, Chirurg, Halle; 2) JOHANN F. M. sen., 1724–1774, Anatom, Berlin). – **Mẹckel-Divertikel** (JOHANN F. M. jun.): Divertikel als fortbestehender Rest des ▸Ductus omphaloentericus (Abb.). Ist evtl. sehr lang; ist im Ileum vor der BAUHIN-Klappe gelegen, evtl. mit strangförmiger Verbindung zum Nabel. Enthält häufig ektopisches Magen- u. Pankreasgewebe. Nachweis röntgenologisch oder durch Szintigraphie mit $^{99m}$Tc-Pertechnetat, das sich – da die Divertikel z.T. Parietalzellen des Magens aufweisen – im Divertikel anreichert. E Meckel's diverticulum. – **M.-Gạn|glion** (JOHANN F. M. sen.): das ▸Ganglion pterygopalatinum bzw. – als kleines M.-Ganglion – das ▸Ganglion submandibulare. E Meckel's ganglion. – **M.-Knorpel** (JOHANN F. M. jun.): *Embryologie* ▸Mandibulare. E Meckel's cartilage. – **M.(-Gruber)-Syndrom** (JOHANN F. M. jun.): autosomal-dominant vererbte multiple Fehlbildungen, v.a. Enzephalozele, polyzystische Nieren, Polydaktylie. E Meckel-Gruber syndrome.

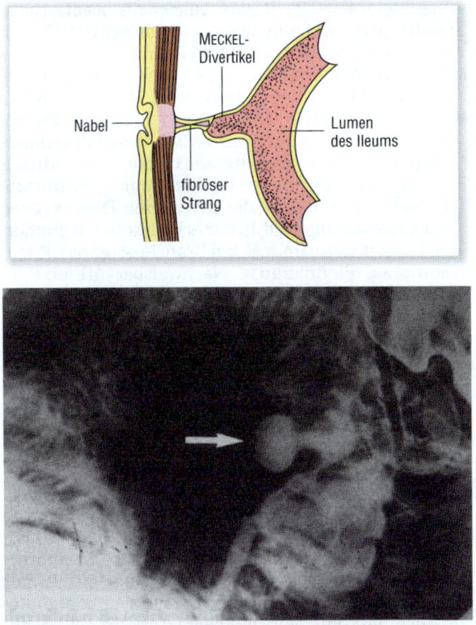


**Meckel-Divertikel:** a) Schema; b) röntgenol. Darstellung im Dünndarm (Pfeil). [311] [87]

**Mẹcker|stimme:** *Pulmologie* ▸Ägophonie. E egophony.

**Meclocyclin:** ein ▸Tetracyclin zur lokalen Anw. E meclocycline.

**Meclofenoxat:** ein ▸Nootropikum. E meclofenoxate.

**Meclozin:** ein $H_1$-Rezeptorenblocker (s.u. ▸Antihistaminica); ***Anw.*** als Antiemetikum, Sedativum. E meclozine.

**Me|cọ|ni|um:** 1) ▸Opium, ▸Morphium. 2) *Geburtshilfe* ▸Mekonium (2). E meconium.

**MẸD:** 1) Abk. für **m**inimale **E**rythem**d**osis: *Physiotherapie* die geringste Ultraviolett-Licht-Dosis, die nach ca. 8 Std. ein Hauterythem bewirkt. S.a. ▸Hauterythemdosis. 2) *Pharmazie* Abk. für **m**inimale **ef**fektive ▸**D**osis. E M.E.D.

**Mẹdawar-Effekt** (SIR PETER B. M., 1915–1985, Zoologe, Birmingham, London; 1960 Nobelpreis für Medizin): »erworbene ▸Immuntoleranz« als Effekt einer fetal (vor Realisierung der ▸Immunkompetenz) durchgeführten Inokulation von Zellen des zukünftigen Spenders, so dass bei späterer ▸Transplantation keine oder nur eine schwache Reaktion gegen die entsprechenden Transplantationsantigene erfolgt. E acquired immunologic tolerance.

**Medazepam:** ein ▸Benzodiazepin; Tranquilizer. E medazepam.

**MedGV:** Abk. für ▸**Med**izingeräte**v**erordnung.

**Mẹ|dia:** *Anatomie* Kurzbez. der ▸Tunica media (der Gefäße) bzw. der ▸Arteria cerebri media bzw. ▸A. meningea media. E media.

**Media|fibro|plasie:** eine Form der fibromuskulären ▸Dysplasie mit fibröser Verdickung der Media im Wechsel mit Wanddefekten, meist langstreckig und beidseitig.

**me|di|ạl: 1) me|di|ạ|lis,** Abk. med.: *Anatomie* näher zur Mittel-/Medianlinie oder -ebene hin gelegen, innere(r) (z.B. ▸Lemniscus medialis, s.a. ▸Medialis...). S.a. ▸mesial. E medial. 2) *Psychologie* ein Medium betreffend.

**Mediạlis|parese:** *Ophthalmologie* Lähmung des Musculus rectus internus (s. »medialis«) oculi; dadurch Störung der ▸Konvergenz; einseitig meist als Symptom der inkompletten ▸Okulomotoriuslähmung. E paresis of the interior rectus muscle, convergence paresis. – **M., supranukleäre:** durch Schädigung im Längsbündel bedingter Ausfall der assoziierten Doppelfunktion des inneren geraden Muskels; ▸Ophthalmoplegia internuclearis anterior. E supranuclear p. (upper motor neuron type).

**me|di|an,** medianus: *Anatomie* in der Mittellinie (▸Linea mediana) bzw. Medianebene (▸Mediansagittalebene) gelegen. E median.

**Mẹdia|ne|krose:** reaktionsloser Schwund der Muskulatur u. elastischen Lamellen in der Tunica media großer Arterien; s.a. ▸GSELL-ERDHEIM-Syndrom. E medial necrosis, medionecrosis.

**Mediạn(sagittạl)ebene:** die den Körper in etwa gleiche Hälften teilende ▸Sagittalebene in der Körperlängsachse. E median (sagittal) plane.

**Me|diạn|syndrom:** Symptome nach Aufprall von Stirn u./oder Hinterhaupt (z.B. als Windschutzscheiben-, ▸Peitschenhiebtrauma) u. der dadurch bedingten Schädigung an Hirnstamm u. sensiblen Spinalnervenwurzeln des oberen Halsmarks sowie der Stauchung u. Quetschung des 2. Spinalganglions (die Zeichen treten evtl. erst nach Abklingen einer allfälligen Commotio cerebri auf). Hinterkopfschmerzen, Geruchsstörungen (Anosmie bei Bulbus-olfactorius-Läsion; Hyperosmie bei Thalamusschädigung, die auch zu Hyperakusis u. Photophobie führt), Sexual- u. Schlafstörungen, Gewichtsverlust (Hypothalamusschäden), evtl. Abduzenslähmung; oft Übergang in ein ▸Zwischenhirnsyndrom. E traumatic cervical cord-brainstem syndrome.

**Me|di|ạ|nus:** Kurzbez. des ▸Nervus medianus. E median nerve.

**me|di|ạ|nus** *(latein.):* mittlerer, ▸median. E median.

**Me|di|ạ|nus|blockade:** Leitungsanästhesie des ▸Nervus medianus. E median nerve block.

**Me|di|ạ|nus|gabel, -schlinge:** die von den beiden Wurzeln (»**Medianuszinken**«) des ▸Nervus medianus gebildete Nervengabel.

**Medianus-Kompressiọns|syndrom:** typisch als ▸Karpaltunnelsyndrom; ferner als Pronator-teres-Syndrom u. Nervus-interosseus-anterior-Syndrom (s.u. ▸Medianuslähmung). E carpal tunnel syndrome.

**Mediạnus|lähmung:** Lähmung des ▸Nervus medianus nach Schädigung des Nervs durch Druck, Fraktur, Schnittverletzung (Abb.). ***Klinik:*** Es bestehen sensible Ausfälle: streckseitig über Mittel- u. Endglied des 2.–4. Fingers, beugeseitig am 1.–3. Finger u. an der radialen Hälfte des 4. Fingers, der Hohlhand u. des Handgelenkes (fehlt bei peripherer Lähmung); evtl. nachts verstärkt als »Brachialgia paraesthetica nocturna«, außerdem trophische Störungen der Haut u. Nägel (Geschwüre; MEES-Streifen) u. Kälteüberempfindlichkeit sowie – von der Schädigungshöhe abhängige – Muskelausfälle. Letztere betreffen bei **unterer M.** (nach Schädigung im Handgelenkbereich; s. a. ▸ Karpaltunnelsyndrom) die Mm. opponens, flexor pollicis brevis, abductor poll. brev. u. lumbricales I–III und führen zu Unmöglichkeit der Daumenabduktion u. -opposition); bei **mittlerer** u. **oberer M.** sind auch Pronator teres u. die radialen Hand- u. Fingerbeugemuskeln betroffen. Bei **kompletter M.** (engl.: all median hand) zusätzlich zu den beschriebenen Muskelausfällen evtl. auch behinderte bzw. ausgefallene Beugung der Endglieder des 4. u. 5. Fingers. ***Diagn.:*** manifestiert sich neben entsprechenden Muskelatrophien (v. a. Daumenballenschwund) im sog. Flaschenzeichen (Unfähigkeit des sicheren Umfassens eines Flaschenhalses) u. im Symptom der Schwurhand (= Predigerhand) beim Faustschlussversuch (Hand leicht nach ulnar abweichend; Daumen u. – der an der Spitze verschmälerte – Zeigefinger nicht gebeugt, Mittelfinger unvollständig gebeugt); die fehlende Opponierbarkeit des überstreckten Daumens (Effekt der vom N. radialis versorgten Extensoren) mit Daumenballenatrophie wird als Affenhand bezeichnet. ***Sonderformen:*** als besondere Formen **a)** das sog. Pronator(-teres)-Syndrom, ein Medianus-Kompressionssyndrom infolge Druckschädigung des Nervs beim Durchtritt durch den Pronator teres (mit Parästhesien im Versorgungsgebiet des Nervs im Hand- u. Fingerbereich, krampfartigen Schmerzen, Druckempfindlichkeit des Pronator teres u. mehr oder minder ausgeprägten Muskelausfällen wie bei mittlerer Lähmung); **b)** das Nervus-interosseus-anterior- = KILOH-NEVIN-Syndrom infolge isolierter Schädigung des N. interosseus ant.; führt zu Lähmung der Mm. flexor pollicis longus, flexor digitorum profundus (radialer Strahl) u. des Pronator quadratus (Letzterer durch den intakten Pronator teres verdeckt), jedoch ohne jegliche Sensibilitätsstörungen. E paralysis of the median nerve.

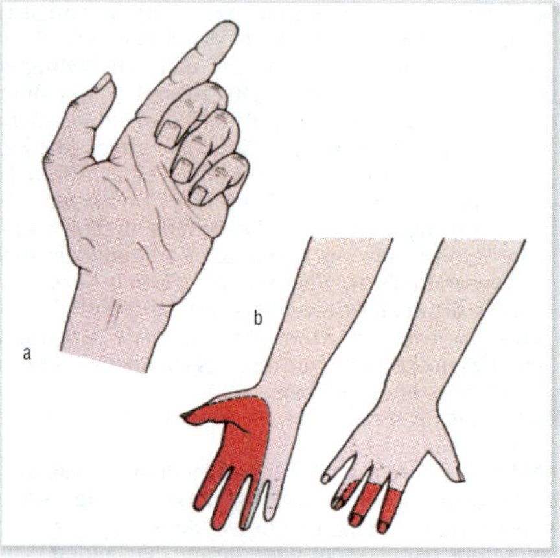


**Medianuslähmung:** Schwurhand (a), Sensibilitätsstörung im dunkelroten Bereich (b). [363]

**Mẹdia|sklerose:** Sklerose der Tunica media, im Gegensatz zur ▸ Intimasklerose meist ohne Lichtungseinengung (s. a. ▸ Arteriosklerose); v. a. bei arterieller Hypertonie, Calciumstoffwechselstörungen, Diabetes mellitus, aber auch idiopathisch. S. a. ▸ MÖNCKEBERG-Sklerose. E medial sclerosis.

**me|dia|sti|nạl:** das ▸ Mediastinum betreffend. E mediastinal.

**Mediastinạl|abszess:** eitrige ▸ Mediastinitis. E mediastinal abscess.

**Mediastinạl|biopsie:** s. u. ▸ Mediastinoskopie, ▸ Lungenbiopsie.

**Mediastinạl|emphysem:** Luftansammlung im Mediastinalraum. ***Ätiol.:*** meist nach Lungenalveolenriss durch Husten, ferner nach Lungenparenchymverletzung (bei ärztlichen Eingriffen, Explosionstrauma) sowie bei Luftröhren-, Speiseröhrenverletzung, bei Pneumoperitoneum, nach Tonsillektomie; als **künstliches** (▸ Pneumomediastinum) für die Mediastinographie. ***Klinik:*** retrosternale oder präkordiale Schmerzen, Schluck- u. Sprachstörungen, Dyspnoe, ▸ Hautemphysem des Halses (evtl. auch des Kopfes [»Froschgesicht«] u. der Arme), obere ▸ Einflussstauung durch extraperikardiale ▸ Herztamponade, Zyanose, Tachykardie, evtl. auch HORNER-Syndrom; *röntg* Verbreiterung u. wabig-streifige Aufhellung des Mittelschattens. Bedarf dringend sofortiger Behandlung (Notfall!). E mediastinal emphysema.

**Mediastinạl|flattern:** s. u. ▸ Mediastinalpendeln. E mediastinal flutter.

**Mediastinạl|hernie:** **1)** umschriebene Mittelfellausbuchtung infolge Druckdifferenz im Brustkorb, z. B. bei Pneumothorax, Spannungszyste, nach Pneumektomie. **2) Hernia pulmonalis mediastinea:** Eindringen von Lungenteilen in das Mittelfell nach Verletzung der mediastinalen Pleura.

**me|dia|sti|nạ|lis** *(latein.):* zum Mediastinum gehörend, das Mediastinum betreffend. E mediastinal.

**Mediastinạl|pendeln,** HOLZKNECHT-JACOBSON-Phänomen: durch Druckdifferenz zwischen den Brustkorbhälften bedingte, atmungsabhängige, seitl. Mittelfellverschiebung, u. zwar bei Einatmung (»inspiratorisch«) stets zur Seite des geringeren Drucks (bzw. eines Narbenzuges), d. h. zur erkrankten = behinderten Lungenseite hin, z. B. bei Bronchusstenose, Pneumothorax, Pleuraerguss. Nachweisbar oft erst im Schnupf- u. Hustenversuch (wird dann als Mediastinalschnellen oder -flattern bezeichnet). E mediastinal flutter.

**Mediastinạl|raum,** Mittelfellraum: ▸ Mediastinum. E mediastinal space.

**Mediastinạl|schatten:** *Röntgenologie* ▸ Mittelschatten. E mediastinal shadow.

**Mediastinạl|syndrom:** die Symptomatik bei Erkrankung des Mediastinums, z. B. bei ▸ Mediastinalemphysem.

**Mediastinạl|tumor:** geschwulstartige Vergrößerung (»Pseudotumor«) des Mediastinums, z. B. durch Lymphome, eine mediastinale Struma, Echinococcus-Zyste, bei Sarkoidose. – I. e. S. aber ein Tumor mit Lage im Mediastinum, z. B. bei Lymphogranulomatose, Sarkom; meist mit charakteristischer Lokalisation: vorn oben Tumoren mit Ursprung in Thymus oder Schilddrüse, Bindegewebstumoren u. Teratome, in der Mitte teratoide Zysten, Bindegewebstumoren u. bösartige Ektoblastome, unten Zysten; hinten oben v. a. Tumoren mit Ursprung im Nervengewebe u. in der Luftröhre, in der Mitte (u. im mittleren Mediastinum) bronchogene Zysten, hinten unten sonstige Vorderdarmzysten. E mediastinum tumor.

**Media|sti|nị|tis:** Entzündung des lockeren Bindegewebes im Mediastinum (evtl. eitrig, als Mediastinalphlegmone oder -abszess); als fortgeleitete Entzündung aus dem Pleuraraum, von Leber oder Magen her u. bei Senkungsabszess mit Ursprung in Rachen oder Halswirbelsäule, oder aber bei Krankheitsprozess/Schädigung eines Mediastinalorgans, z. B. bei Ösophagusperforation; selten lympho- oder hämatogen. E mediastinitis.

**Media|sti|no|graphịe:** Röntgenkontrastdarstellung des ▸ Mediastinums; z. B. mittels eines künstlichen ▸ Pneumomediastinums. E mediastinography.

**Mediastino|perikardịtis:** Pericarditis externa mit Beteiligung des angrenzenden Mediastinums (s. a. ▸ Accretio cordis) bzw. als eine von einer Mediastinitis ausgehende Entzündung. E mediastinal pericarditis.

**Mediastino|skop:** röhrenförmiges, mit distaler Lichtquelle versehenes Endoskop für die ▶Mediastinoskopie. E mediastinoscope.

**Mediastino|skopie:** (E. CARLENS 1959) in Intubationsnarkose mit einem ▶Mediastinoskop ausgeführte Betrachtung (▶Endoskopie) des Mediastinums im Paratracheal- u. Peribronchialbereich. Dient zur (allgemein durch Biopsie gestützten) Klärung zentralthorakaler Krankheitsprozesse (z. B. Tumoren, Sarkoidose); ferner für Schrittmacherimplantation. Die Instrumenteneinführung erfolgt von einem retro- oder parasternalen oder kollaren (ursprüngliche Methode) Hautschnitt aus, unter stumpfer Präparierung eines prätrachealen (oder retroaortalen) Weichteiltunnels. S.a. Abb. E mediastinoscopy.

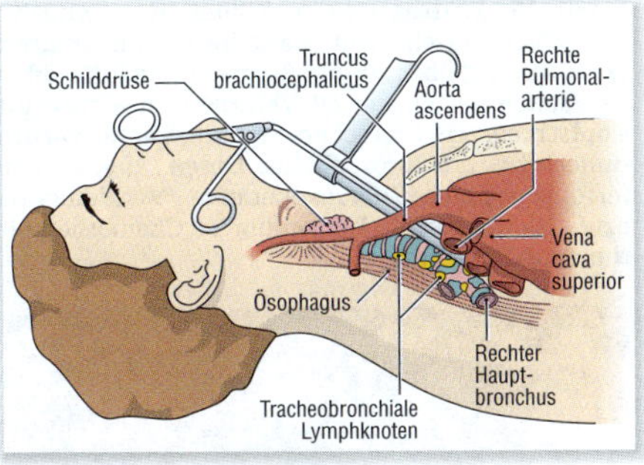


**Mediastinoskopie:** schematische Darstellung mit den wichtigsten anatomischen Strukturen. [39]

**Mediastino|tomie:** operative Eröffnung des Mediastinalraums (▶Mediastinum); u. zwar – unter Vermeidung einer Pleuraeröffnung (**extrapleurale M.**) – durch Brustkorberöffnung neben dem Brustbein oder der Wirbelsäule (für den Zugang zum vorderen bzw. hinteren Mediastinum) oder vom Hals aus (**kollare M.**; Querschnitt im Jugulum u. Durchtrennung der vorderen u. mittleren Halsfaszie); oder aber unter Pleuradurchtrennung (**transpleurale M.**; seitliche Thorakotomie mit Spaltung der Pleura mediastinalis). E mediastinotomy.

**Media|sti|num** *(latein. = in der Mitte Stehendes)*, Mittelfellraum: der median u. paramedian im Brustkorbraum (Cavitas thoracis) zwischen beiden Brustfellhöhlen (Cavitates pleurales) gelegene Raum (= Cavum mediastinale), der – von der Brustwirbelsäule u. dem Brustbein begrenzt – von der oberen Thoraxapertur bis zum Zwerchfell reicht u. Brusteingeweide enthält. Als oberes M. (**M. superius**) der Raum oberhalb des Herzens, als unteres M. (**M. inferius**) der das Herz beherbergende Teil; Letzteres unterschieden als vorderes, mittleres u. hinteres M. (zwischen vorderer Brustwand u. Herzbeutel bzw. der herzbeutelumschlossene Raum bzw. der Raum zwischen Herzbeutel u. Wirbelsäule). E mediastinum. – **M. testis,** Corpus Highmori: der hinten, von der Tunica albuginea aus, in das Hodeninnere vorspringende Bindegewebswulst, in dem sich die Hodenkanälchen zum Rete testis vereinigen. E septum of the testis.

**Me|dia|tor(substanz):** chemischer »Vermittler-« oder »Überträgerstoff« des Nervensystems (▶Transmitter, ▶Neurotransmitter) bzw. eine Substanz, die als »zellulärer M.« außerhalb von Synapsen gebildet wird, z. B. infolge einer ▶Antigen-Antikörper-Reaktion oder einer Entzündung (als »Entzündungsmediator«; s.a. ▶Mastzellen), u. die dann entsprechende Gewebsantworten auslöst. Es handelt sich um Oligo- u. Polypeptide (z. B. Enzyme, Lipide; z. B. als Prostaglandine, Thromboxan, PAF), Glykosaminoglykane (z. B. Heparin), Amine (darunter Histamin, H-Substanzen, Serotonin); ferner Sauerstoff-Radikale (z. B. das Sauerstoffderivat $H_2O_2$). Sie bewirken Bildung von Antigen-Antikörper-Mediator-Komplexen, die zur Aktivierung der Komplementsystem-Kaskade befähigt sind. E mediator, (neuro)transmitter.

**Me|dia|verkalkung:** Einlagerung von Kalksalzen in die Tunica media (= mittlere oder Muskelschicht der Blutgefäße; i.e.S. der Arterien); ▶Atherosklerose. E arterial calcification.

**Me|di|cus** *(latein.)*: Arzt.

**Medicus-Pulmonär-Bett:** s.u. ▶Krankenbett.

**Medikament:** ▶Arzneimittel. E medicine, remedy.

**Medikamententest:** in der Naturheilkunde die Prüfung eines Arzneistoffs mittels ▶elektromedizinischer Systemdiagnostik oder funktioneller Testmethode (▶Kinesiologie).

**Medikation:** Arzneimittelverordnung, -anwendung. E medication.

**Medina|wurm:** ▶Dracunculus medinensis. E Medina worm, Guinea worm.

**medio...:** Wortteil »Mitte«, »mittlerer«, »Media«; s.a. ▶meso...

**Medio|axillar|linie,** Linea axillaris media (s. medioaxillaris), Linea medioaxillaris: mittlere Axillarlinie; Linie durch die Mitte der Achselgrube. E midaxillary line.

**Medio|klavikular|linie,** Linea medioclavicularis: vertikale, Medianlinien-parallele Linie durch die Schlüsselbeinmitte. E midclavicular line.

**Me|di|ter|ran...:** ▶Mittelmeer... E Mediterranean.

**Me|di|um** *(latein.)*: Mittel, Mitte. **1)** *Mikrobiologie* Nährboden, -lösung. **2)** *Physik* Träger/Überträger physikalischer Zustände u. Wirkungen, z. B. Luft; *opt* lichtdurchlässiges Mittel (seine charakteristische Lichtbrechung wird durch seine optische Dichte bestimmt u. durch den Brechungsindex angegeben). **3)** *Chemie* Lösungsmittel; auch als pH, in dem eine Reaktion abläuft. **4)** *Psychologie* Mensch als »Mittler« spiritistischer Phänomene. E medium.

**Medium-Dose-Rate-Verfahren:** s.u. ▶Nachladetechnik.

**me|di|us** *(latein.)*: mittlerer. S.a. ▶medianus. E middle.

**Medizin: 1) Heilkunde:** die Wissenschaft vom gesunden u. kranken Menschen einschließlich der »Heilkunst« als deren praktische Ausübung mit Schwerpunkt auf der frühestmöglichen Erkennung der Ursachen u. Auswirkungen von Gesundheitsstörungen sowie deren Behandlung (einschließlich ▶Rehabilitation u. Vorbeugung [▶Prophylaxe, s.a. ▶Präventivmedizin]). S.a. ▶medizinische Wissenschaft. E medicine. **2)** ▶Arzneimittel. E medicine, drug, remedy.

**Medizingeräte|verordnung:** »Verordnung über die Sicherheit medizinisch-technischer Geräte« (MedGV) in der Fassung vom 14. 1. 1985 (BGBl. I, S. 93), zuletzt geändert durch Gesetz vom 14. 9. 1994 (BGBl. I, S. 2325). Die Verordnung enthält wichtige Vorschriften u. Regelungen zur regelmäßigen Durchführung sicherheitstechnischer Kontrollen für die Betreiber medizinisch-technischer Geräte u. ist ein wichtiger Beitrag zum Schutz des Patienten. Wer prüfpflichtige Geräte »vorsätzlich oder fahrlässig nicht oder nicht rechtzeitig prüfen lässt«, kann nach der MedGV bestraft werden.

**Medizinische Informatik:** medizinischer Bereich, der sich mit der systematischen Berarbeitung von Informationen in der Medizin durch die Modellierung von informationsverarbeitenden Systemen unter der Zielsetzung befasst, diese zu beschreiben, zu analysieren, zu konstruieren u. zu bewerten, wobei die praktische Realisierung v.a. mittels Computer erfolgt. Ärzte können nach entsprechender Weiterbildung diese Zusatzbezeichnung erwerben.

**medizinische Wissenschaft:** Gesamtheit von Wissenschaftsgebieten, deren gemeinsame Aufgabe es ist, durch naturwissenschaftliche, klinische u. epidemiologische Forschung Möglichkeiten u. Methoden zu erarbeiten und Hilfsmittel zu entwickeln, um den Gesundheitszustand durch Diagnostik u. Therapie, Prophylaxe u. Rehabilitation sowie Nachsorge zu verbessern. Der Bereich insgesamt umfasst den Menschen u. die Faktoren dessen natürlicher sozialer Umwelt in ihrer Wechselwirkung und erstreckt sich von den molekularen Grundlagen des Lebens über die Integrationsniveaus des Organismus (Zelle, Gewebe, Organ, Organsystem) bis zu den psychischen Funktionen u. dem sozialen Beziehungsgefüge. Die m. W. stützt sich auf Mathematik u. Kybernetik, Physik u. Chemie und ist mit ihren naturwissenschaftlichen Bestandteilen in die Biowissenschaft einbezogen. Als Wissenschaft vom Menschen ist sie mit anderen Humanwissenschaften (z.B. Anthropologie, Psychologie, Ethik) eng verbunden.

**Medizin|soziologie:** Lehre von den Einflüssen gesellschaftlicher Faktoren auf Gesundheit u. Krankheit; s.a. ▸ Sozialmedizin. **E** medical sociology.

**Medrogeston,** 6,17-Dimethyl-4,6-pregnadien-3,20-dion: *Pharmazie* ▸ Gestagen; ***Anw.*** v.a. bei Beschwerden, die durch eine ▸ Lutealinsuffizienz bedingt sein können (Menstruationsstörungen, ▸ prämenstruelles Syndrom, Sterilität), zur Menstruationsverschiebung; in höherer Dosierung als Adjuvans bei Mamma- u. Endometrium-Karzinom. **E** medrogestone.

**Medroxy|progesteron(acetat),** 17-Hydroxy-6α-methyl-4-pregnen-3,20-dion, Abk. MPA: oral wirksames Gestagen (Derivat des Hydroxyprogesterons). ***Anw.*** zur Östrogenergänzungsther. in den Wechseljahren; hoch dosiert bei Mamma- u. Endometrium-Karzinom sowie bei Hypernephrom. Obwohl MPA sich als »Dreimonatsspritze« weltweit bewährt hat, ist es in Deutschland u. in den USA wegen des Verdachts, ausgerechnet die Krebsarten auszulösen, gegen die es in der Tumortherapie eingesetzt wird, als empfängnisverhütendes Mittel nicht mehr zugelassen. ***Kontraind.:*** Schwangerschaft (wegen Gefahr der Virilisierung weiblicher Feten). **E** medroxyprogesterone acetate.

**Me|dul|la** *(latein.):* Mark. Der innere Anteil eines parenchymatösen Organs. Auch Kurzform für Knochen-, Rückenmark. S.a. ▸ Medullar... **E** marrow. – **M. glandu|lae su|pra|renalis:** das Nebennierenmark (NNM); die von der Nebennierenrinde umschlossenen, braunroten, zentralen Strukturen der Nebenniere. Besteht aus Adrenalin u. – weniger zahlreich – Noradrenalin bildenden Markzellen (Epiphrenocyti bzw. Norepiphrenocyti; basophil, den ektodermalen Chromaffinoblasten der Grenzstranganlage entstammend), Bindegewebe, Blutgefäßen (mit venösem Plexus), großen, multipolaren sympath. Ganglienzellen u. Nervenfasern. **E** medulla of adrenal gland. – **M. no|di lym|phatici:** der follikelfreie Anteil des Lymphknotens; besteht aus retikulärem Bindegewebe, lymphatischen Zellsträngen u. ▸ Marksinus. – **M. ob|longa|ta,** Bulbus (medullae spinalis), Myelencephalon: das »verlängerte Mark«; der kopfwärts an die M. spinalis (Rückenmark) anschließende, in der hinteren Schädelgrube dem ▸ Clivus aufliegende Teil des Zentralnervensystems, der mit dem Metencephalon (▸ Pons) das Rautenhirn bildet; reicht vom 1. Halsnervenpaar bis zum Unterrand der Brücke. Enthält Hirnnervenkerne (ist Ursprungsort von Hirnnerven), Teile der Formatio reticularis, auf- u. absteigende ▸ Projektionsbahnen (▸ Fasciculus, ▸ Tractus) von u. zur Großhirnrinde, zum ▸ Thalamus, zur Kleinhirnrinde, ferner Formatio-reticularis-Teile mit entsprechenden Bahnen, Kerngebiete (z.B. der Olive; die Nuclei gracilis, cuneatus, solitarius, vestibulares u. cochleares, dorsalis nervi vagi, ambiguus, salivatorius caudalis), das Atem-, Kreislaufzentrum. An der Oberfläche sind als besondere Gebilde die Pyramiden u. Oliven erkennbar. – Als der M. o. zugehörig gilt auch der ▸ Pedunculus cerebellaris inferior. **E** medulla oblongata. – **M. os|sea:** ▸ Knochenmark. **E** bone m. – **M. ovarii,** Zona vascularis: das Mark des Eierstocks. – **M. re|nalis:** das Nierenmark (s.a. ▸ Niere), bestehend aus den ▸ Pyramides renales (dazwischen die zur Rinde gehörigen ▸ Columnae renales). **E** renal m.

**medullar, medullaris, medullär:** markig (z.B. ▸ Carcinoma medullare), eine ▸ Medulla betreffend. **E** medullary.

**Medullar|an|äs|the|sie, -an|al|ge|sie:** Empfindungs-, Schmerzausschaltung durch Verabfolgung eines Lokalanästhetikums an Leitungselemente des Rückenmarks: ▸ Spinalanästhesie. **E** spinal anesthesia.

**Medullar|epithel, -rinne, -platte:** s.u. ▸ Neural...

**Medullitis: 1)** ▸ Myelitis. **2)** ▸ Osteomyelitis.

**Medullo|blast:** ▸ Neuroblast. **E** medulloblast.

**Medullo|blas|tom(a):** bösartiger, im Zelltyp uneinheitlicher Tumor der hinteren Schädelgrube, gebildet von Zellen neuroektodermaler oder -epithelialer (Kleinhirnrinde bzw. Velum medullare) bzw. – als Sarkom – mesodermaler Herkunft (auch embryonal-mesenchymalen Ursprungs [z.B. primitive Meninx]). ***Vork.:*** tritt v.a. im Kindes- u. Jugendalter auf, wächst rasch, liegt meist im Kleinhirn, greift oft frühzeitig über auf die Brücke u. Medulla oblongata bzw. wächst in den IV. Ventrikel ein. ***Klinik:*** u.a. Kopfschmerzen, Erbrechen, Stauungspapille (»Hirntumortrias«), Hydrozephalus. ***Diagn.:*** u.a. Computertomographie. ***Ther.:*** operative Verkleinerung bzw. Entfernung; Bestrahlung, Chemotherapie. **E** medulloblastoma.

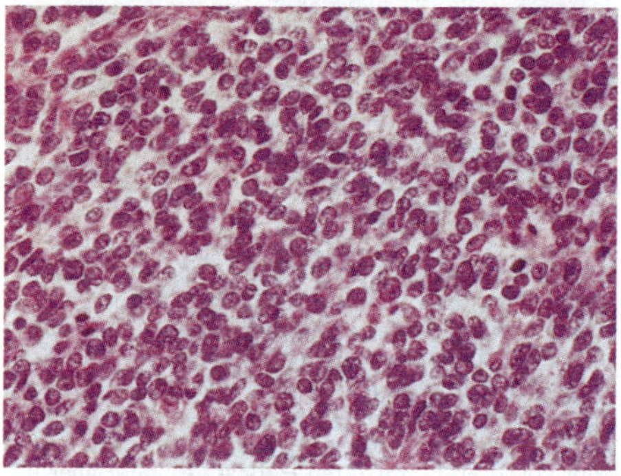

**Medulloblastom(a):** diffuse Wucherung undifferenzierter Zellen (Histologie). [178]

**Medullose, funikuläre:** funikuläre ▸ Spinalerkrankung. **E** funicular myelosis.

**Medusenhaupt:** *Pathologie* ▸ Caput Medusae. **E** Medusa head.

**Meeh-Formel:** (1879) Formel zur Berechnung der Körperoberfläche (für die Grundumsatzbestimmung). S.a. Formel. **E** Meeh(-Dubois) formula.

$$O = k \cdot \sqrt[3]{(\text{Gewicht})^2}$$

**Meeh-Formel:** k = Konstante. Beträgt beim Säugling 10,3; bei Erwachsenen 12,3 (Gewicht in Gramm).

**Meerrettichwurzel:** ▸ Amoraciae rusticanae radix.

**Meer|träubel:** ▸ Ephedra sinica.

**Meerträubelkraut:** alkaloidhaltiges Kraut von ▸ Ephedra sinica.

**Meerwasser:** *Pharmazie* ein ▸ Rhinologikum. **E** seawater.

**Meer|zwiebel,** Urginea maritima: s.u. ▸ Scilla. **E** sea onion.

**Mees-Streifen:** Nagelveränderungen als ▸ Leukonychia striata. **E** Mees' stripes.

**Mefenaminsäure:** *Pharmazie* ein nichtsteroidales ▸ Antiphlogistikum (Anthranilsäurederivat). **E** mefenamic acid.

**Mefloquin:** ein ▸ Malariamittel; ***Wirkung:*** unterdrückt die Vermehrung der Plasmodien in den Erythrozyten. ***Anw.*** auch zur Malariaprophylaxe. **E** mefloquine.

**Mefrusid,** 4-Chlor-N[1]-methyl-N[1]-(2-methyltetrahydrofurfuryl)-1,3-benzoldisulfonamid: ein Saluretikum; ***Wirkung:*** analog den ▸ Diuretica der Benzothiadiazingruppe. E mefruside.

**MEG:** Abk. für ▸ Magnetoenzephalographie. E MEG.

**Mega,** Abk. M: Dezimal-Präfix für Maßeinheiten mit der Bedeutung $10^6$fach.

**mega...:** Wortteil »(übermäßig) groß«, »lang«, »weit«; s.a. ▸ megal..., ▸ makro...

**Mega|bulbus:** *Röntgenologie* atonisch erweiterter Bulbus duodeni, z.B. bei Gallenwegs-, Pankreaserkrankung u. als Teilerscheinung des Megaduodenums. E megabulbus.

**Mega|chole|dochus:** ▸ Choledochuszyste. E megacholedochus.

**Mega|colon (congenitum):** ▸ Megakolon. E (congenital) megacolon.

**Mega|dolicho|colon:** ▸ Megakolon mit zusätzlicher Überlänge des Dickdarms. E megadolichocolon.

**Mega|duo|denum:** übermäßige, dauerhafte Lichtungsweite des Zwölffingerdarms (Duodenum); angeboren, z.B. bei Fehlen intramuraler Ganglienzellen des AUERBACH-Plexus, oder als Folge bei Duodenalatresie, LADD-Band; ferner als sekundäre Ausweitung (▸ Dilatation), z.B. bei Duodenalstenose. E megaduodenum.

**Mega|ka|ryo|blast:** einkernige, granulafreie Knochenmarkzelle als Vorstufe des ▸ Megakaryozyten. E megakaryoblast.

**Mega|karyo|zyt,** Knochenmarkriesenzelle: *Hämatologie* die größte Knochenmarkzelle (∅ 35–160 µm); geht durch mehrfache Kernteilung (ohne Plasmateilung) u. durch Plasmareifung (»Megakaryozytopoese«) aus dem ▸ Megakaryoblasten hervor; bildet durch »Plasmaabschnürungen« die Thrombozyten. – Reife Zellen kommen – wie auch ihre Kerne – bei »myeloproliferativem Syndrom« gelegentlich im peripheren Blut vor. S.a. ▸ Megakaryozyt... E megakaryocyte.

**Mega|karyo|zyten|leuk|ämie, akute:** klonale Proliferation maligner atypischer Megakaryozyten (nach FAB-Klassifikation der Leukämien: M7). – Auch als ▸ Mikromegakaryozytenleukämie (mit sehr kleinen Megakaryozyten). E acute megakaryocytic leukemia.

**Mega|karyo|zyto|penie:** Verminderung der Megakaryozyten im Knochenmark; s.a. ▸ Thrombozytopenie. E megakaryocytopenia.

**Mega|karyo|zytose:** vermehrtes Vorkommen von Megakaryozyten im Knochenmark, z.B. bei ▸ »myeloproliferativem Syndrom«. E megakaryocytosis.

**Mega|kolon, Megacolon:** angeborene (aganglionäres M.) oder erworbene, dauerhaft abnorme Weitstellung des Dickdarms (▸ Colon), u. zwar meist seines unteren Bereiches, oberhalb einer angeborenen oder sekundären Dickdarmenge oder als Begleitgeschehen einer Wandschädigung (= symptomatisches M.). E megacolon. – **M., agan|glionäres, kongenitales M.,** Megacolon congenitum, HIRSCHSPRUNG-Krankheit: M. auf der Grundlage eines aganglionären Segments des Dickdarms (Sigma, Rektum), das – als enges Segment – imponierend, nicht zu Peristaltik u. zur Weiterbeförderung von Stuhl fähig ist, woraus eine Aufweitung u. Hypertrophie vorgeschalteter Kolonabschnitte resultieren. In 90 % bereits beim Neugeborenen (bevorzugt ♂) bestehend. ***Klinik:*** führt beim Neugeborenen zu Mekoniumverhaltung bis -ileus, galligem Erbrechen; bei späterer Manifestation zu hartnäckiger Verstopfung, Bauchauftreibung mit sichtbarer Peristaltik u. knetbaren Kotmassen, Fäulnisdyspepsie, Dystrophie u. paradoxer Diarrhö. Der Enddarm ist frei von Stuhl; es besteht Indikanurie. ***Diagn.:*** Die klinische Diagnose wird erhärtet durch Röntgendiagnostik (v.a. Kontrasteinlauf), Biopsie. ***Sonderformen:*** primäre Weitstellung ohne ringförmige Stenose infolge Aplasie des Plexus myentericus im gesamten Kolon (u. Ileum); ▸ JIRÁSEK-ZUELZER-WILSON-Syndrom. S.a. Abb. E congenital m., aganglionic m., Hirschsprung's disease. – **M., idio|pathisches,** »Pseudo-HIRSCHSPRUNG«: als sog. funktionelles oder atonisches M. eine erst beim Kleinkind – oder später – auftretende Stuhlverhaltung mit Auftreibung des Enddarms bis kurz oberhalb des Afters ohne nachweisbare Aganglionose. Meist psychogen bedingt; ferner bei Debilität, Kretinismus/Myxödem. ***Klinik:*** eingedickte Kotmassen in der Mastdarmampulle, Überlaufinkontinenz, paradoxe Durchfälle, schmerzhafte Stuhlentleerung. E acquired functional m., idiopathic m. – **M., sekundäres:** M. als Folge einer erworbenen Aganglionose, z.B. CHAGAS-Krankheit. – **M., sym|ptomatisches:** M. als Begleitgeschehen anderer Krankheitsprozesse des Dickdarms. – **M., toxisches:** Komplikation bei akutem Schub einer Colitis ulcerosa (seltener einer CROHN-Krankheit) mit massiver Dickdarmdilatation, Schock, Erbrechen, Subileus, klinischen Zeichen der Sepsis u. drohender Perforation. Ursache: örtliche Schädigung der Kolonschleimhaut; in deren Folge Eindringen von Bakterien u. Stoffwechselabbauprodukten ins Blut. Bei erfolgloser konservativer Therapie Indikation zur Proktokolektomie. E toxic m.

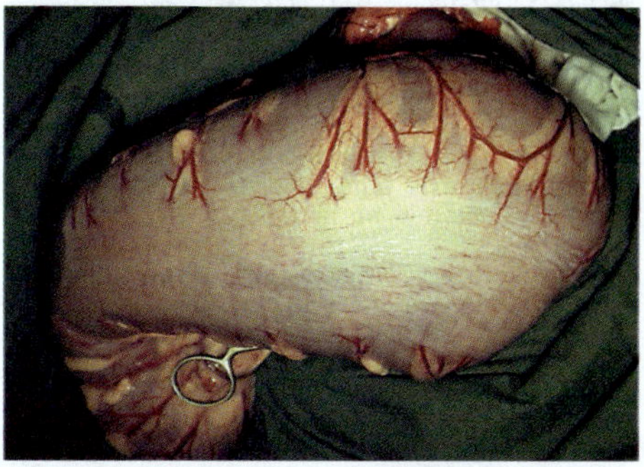

**Megakolon, aganglionäres:** stark erweiterter Dickdarm mit Wandhypertrophie. [57]

**Mega|kornea:** ▸ Megalokornea.

**Megal|en|zephalie,** Kephalonie, Enzephalomegalie: übermäßige Größe u. Übergewicht des Gehirns (evtl. nur des Kleinhirns); v.a. durch Rindenverbreiterung oder durch Störung des Feinbaus (z.B. Gliahyperplasie); diffus oder nur halbseitig. Eine autosomal-dominant erbliche Form tritt v.a. bei ♂ auf. E megaloencephaly, macroencephaly.

**Megal|ery|thema (epidemicum):** ▸ Erythema infectiosum acutum.

**Megalo|blast:** abnorme, besonders große Vorstufe des Megalozyten. Geht aus dem Promegaloblasten hervor und enthält bereits Blutfarbstoff. Im noch vor-

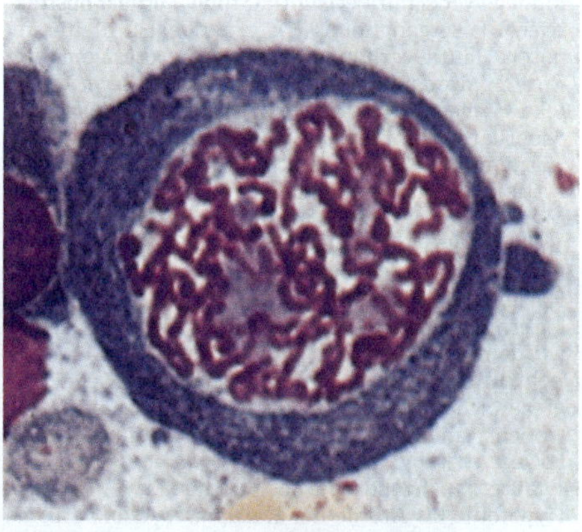

**Megaloblast:** Zelle im Knochenmarkpunktat. [199]

M

handenen Zellkern befindet sich aufgelockertes Chromatin. Pathognomonisch für Vitamin-$B_{12}$- u. Folsäuremangel, charakteristisch für alle megaloblastischen ▸Anämien. S. a. ▸Gigantoblast. E megaloblast.

**Megalo|blas|tọse: 1)** Überwiegen von Megaloblasten im Knochenmark. E megaloblastosis. **2)** Auftreten von Megaloblasten im peripheren Blut. E megaloblasthemia.

**Mega(lo)|kọrnea,** Cornea globosa: Fehlbildung der Hornhaut des Auges mit Zunahme des ∅ in allen Meridianen auf ≧13 mm, so dass ein ▸Keratoglobus u. meist eine ausgeprägte Kurzsichtigkeit resultieren. Bei angeborener Steigerung des Augenbinnendrucks, seltener als partieller Riesenwuchs. E megalocornea.

**Megalo|manịe:** ▸Größenwahn. E megalomania.

**Megal|oph|thạlmus:** Riesenwuchs des Auges (unter Beteiligung aller Strukturen). S. a. ▸Hydrophthalmus. E megalophthalmus.

**Megal|op|sịe:** ▸Makropsie. E megalopsia.

**Megalo|spermịe:** erhöhter Anteil an übergroßen Samenfäden im Ejakulat. – Spermien mit etwa doppeltgroßem Kopf gelten als Degenerationsform; noch größere Formen werden auch als ▸Gigantospermien bezeichnet.

**Megalo|ze|phalịe:** ▸Makrozephalie. E megalocephaly.

**Megalo|zyt:** ein fast nur bei megaloblastischer Anämie im peripheren Blut auftretender, besonders großer Erythrozyt (∅ > 8 µm; PRICE-JONES-Kurve nach rechts verschoben). S. a. ▸Makrozyt. E megalocyte.

**Mega|ösọphagus:** hochgradige, dauerhafte Erweiterung der Speiseröhre (Ösophagus), evtl. kombiniert mit Überlänge (= Dolichomegaösophagus), u. zwar infolge lokaler Engstellung i. S. der Achalasie (bei angeborener ▸Aperistalsis oesophagi, aber auch bei CHAGAS-Krankheit [s. a. ▸Megakolon]) oder – als »**sekundärer M.**« – bei sonstigen Speiseröhrenengen; ferner neurogen-reflektorisch oder toxisch (z. B. im Coma diabeticum, bei Urämie, Morphinabusus). E mega(lo)esophagus.

**Mega|pye|lon:** angeborene, dauerhafte, abnorme Weite des ▸Nierenbeckens (im Extrem als parenchymlose »Papierhydronephrose«); als Folge örtlicher Fehlbildungen (z. B. angeborene Nierenbecken-, Harnleiterabgangsenge) bzw. eines Megaureters bzw. bei Megaureter-Megazystis-Syndrom.

**Mega|sigma:** abnorm erweitertes, sekundär wandverdicktes (»hypertrophiertes«) Colon sigmoideum; meist Teilsymptom des angeborenen ▸Megakolons. E megasigmoid, macrosigmoid.

**Mega|stọma entẹricum:** ▸Giardia lamblia.

**Mega|urẹter:** angeborene, dauerhafte, ein- oder beidseitige erhebliche Erweiterung (u. Schlängelung), evtl. auch Verlängerung des Harnleiters infolge segmentaler Funktionsstörung (neuromuskuläre Dyskinesie infolge Fehlbildung [Muskulaturersatz durch Bindegewebe] mit Peristaltik-Stopp = **primär obstruktiver M.** [als Aganglionose?]); ferner bei Harnleiterstenosen. Häufig verbunden mit vesikoureteralem ▸Reflux, Hydronephrose u. sekundärem Harntraktinfekt. E mega(lo)ureter. – **M.-Mega|zys|tis-Syndrom:** dauerhafte abnorme Lichtungserweiterung des Harnleiters (Megaureter) u. der Harnblase (Megazystis); allgemein mit gleicher Ätiogenese wie bei Megaureter, evtl. aber infolge Abflussbehinderung an Blasenausgang bzw. hinterer Harnröhre. Symptome wie bei ▸Hydroureter, dazu große, atonische Harnblase mit Ischuria paradoxa u. mit starren Harnleitermündungen. – Die Existenz dieses Syndroms wurde in Frage gestellt. E megacystic syndrome.

**Megavọlt|therapie:** Strahlentherapie im MeV-Energiebereich (sehr harte u. ultraharte Photonen-, Elektronenstrahlung). S. a. ▸Hochvolttherapie. E megavoltage therapy.

**Mega|zystis:** angeborene, hochgradige Erweiterung u. Hypotonie bis Atonie der Harnblase. ***Ätiol.:*** z. B. als Folge einer Harnröhrenstenose oder einer Innervati-

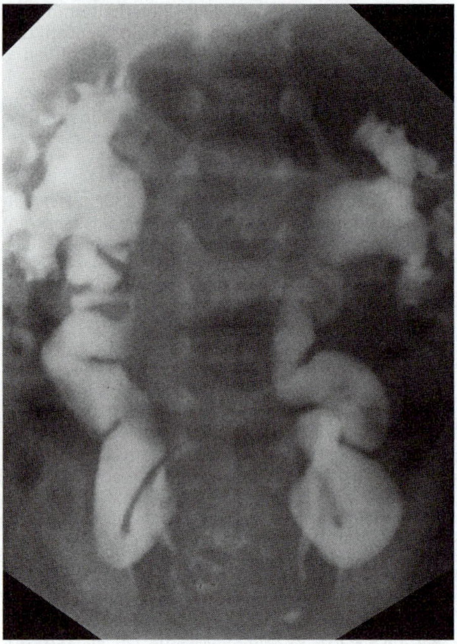

**Megaureter:** primär obstruktiver Megaureter bei einem Neugeborenen im i. v. Urogramm. [466]

onsstörung (bei Myelomeningozele); evtl. als Teilsymptom des ▸Megaureter-Megazystis-Syndroms; ferner als autosomal-rezessiv erbliches M.-Mikrokolon-Syndrom mit intestinaler Hypoperistalsis. ***Klinik:*** spärliche Miktion, große Restharnmenge. E megacystis.

**Megestrolacetat:** zu den ▸Gestagenen gehörendes Hormonpräparat; ***Anw.*** in der Tumorther. (z. B. Mamma-, Endometriumkarzinom). E megestrol acetate.

**MẸHA-Syndrom,** Abk. für **m**ultiple **e**ndokrine **h**ereditäre **A**denomatose: ▸MEN.

**Mẹhl|abkochung:** 5 %ige Abkochung von Stärke oder Vollkornmehl (in kaltem Wasser angerührt, in kochendes eingebracht u. bis zur Verkleisterung gekocht) als Zusatz zur Milch bei künstlicher Säuglingsernährung.

**Mẹhl|asthma:** das z. B. als Bäcker-, Müllerasthma vorkommende exogen allergische Asthma bronchiale (evtl. mit »Mehlschnupfen« als Vorstufe). – Als mögliche Allergene bzw. Noxen gelten Mehlproteine, parasitäre Verunreinigungen, chemische Beimengungen (Ammoniumpersulfat). Gilt ggf. als Berufskrankheit. E asthma due to flour inhalation, miller's asthma.

**Mẹhl|nährschaden:** durch Eiweißmangel bedingte ▸Säuglingsdystrophie bei Kohlenhydrat(KH)-Überernährung u. quantitativ u. qualitativ ungenügender Eiweißzufuhr (Eiweiß/KH-Verhältnis normal 1 : 4). ***Klinik:*** pastöser Habitus (▸Plusdystrophie), Ödemneigung, Dyspepsie (Mehldyspepsie), Hypoproteinämie, Rachitis, Wachstumsverlangsamung etc. S. a. ▸Kwashiorkor.

**Mẹhl|regel:** Als Säuglingsnahrung darf Mehl erst nach dem 2. Lebensmonat gegeben werden, wobei die Tagesmenge 5 g × Zahl der Lebensmonate nicht überschreiten soll.

**Mẹhl|schnupfen:** s. u. ▸Mehlasthma.

**Mẹhrfach|färbung:** *Histologie, Bakteriologie* s. u. ▸Simultan-, ▸Sukzedanfärbung. E multiple stain.

**Mẹhrfach|impfstoff,** Mehrfachvakzine: ▸Kombinationsimpfstoff. E polyvalent vaccine.

**Mẹhrfach|malị|gnom:** Auftreten mehrerer bösartiger Tumoren in einem oder in mehreren Organen eines

Individuums, die untereinander abgrenzbar u. keine Rezidive oder Metastasen sind. E multiple malignant tumors.

**Mehrfach|resistenz:** Resistenz eines Krankheitserregers gegen mehrere Antibiotika. Bei Bakterien über Plasmide von einem Stamm auf den anderen übertragbar; s. a. ▸ Resistenzfaktor. E multiple resistance.

**Mehrfach|sehen:** ▸ Polyopsie. E multiple vision.

**Mehrfach|verletzung:** ▸ Polytrauma.

**Mehr|gebärende:** ▸ Multipara.

**Mehr|ling:** einer von mehreren sich in einer Gebärmutter gleichzeitig entwickelnden Keimlingen (▸ Zwilling, Drilling etc.). – Klinische Zeichen einer **Mehrlingsschwangerschaft** sind: Übergröße des Bauchumfanges, mehrere »große Teile« (als »harte Teile« = Köpfe) u. auffallend viele kleine Kindsteile, Herztöne an verschiedenen Stellen. Diagnosesicherung erfolgt durch ▸ Sonogramm.

**Mehr|schritt-Therapie (v. Ardenne):** multifaktorielle Behandlung bösartiger Tumoren durch ▸ Hyperthermie mit kontrollierter Hyperglykämie u. Azidose u. durch Chemotherapeutika (Zytostatika) oder örtliche Strahlentherapie, eingesetzt in mehreren »Attacken« neben- oder nacheinander; zusätzlich Zufuhr von Sauerstoff (▸ Sauerstoffeffekt), NAD u. Vitamin $B_1$.

**Meibom-Drüsen** (HEINRICH M., 1638–1700, Arzt, Helmstedt): ▸ Glandulae tarsales. – Davon ausgehend u. a. das **M.-Adenom** (am Lidrand; dem Chalazion ähnlich), die **M.-Akne** (▸ Canaliculitis tarsi), die »**Meibomitis**« (▸ Hordeolum internum; engl.: meibomianitis). E meibomian glands.

**Mei|ge-Syndrom:** s. u. ▸ NONNE-MILROY-MEIGE-Syndrom. E Meige's syndrome.

**Meigs(-Cass-Demons)-Syndrom** (JOE VIN. M., 1892–1963, Frauenarzt, Boston): gutartiger Eierstocktumor (Fibrom; evtl. auch BRENNER-, KRUKENBERG-Tumor), kombiniert mit Aszites u. einseitigem Hydrothorax. S. a. ▸ Pseudo-MEIGS-Syndrom. E Meigs' syndrome.

**Meinicke-Klärungsreaktion** (ERNST M., 1878–1945, Serologe, Münster), Abk. MKR: Test zum Nachweis auf Syphilis; unspezifische Flockungsreaktion; heute nicht mehr üblich. E Meinicke test.

**Meiose, Meiosis,** Reduktionsteilung, Reifeteilung, Cyclus meioticus: *Genetik* Zellteilung der Keimzellvorstufen mit dem Ziel, eine Zelle mit haploidem Chromosomensatz zu erzeugen. Verbunden ist damit eine ▸ Rekombination des Erbgutes durch zufallsmäßige Verteilung der homologen elterlichen Chromosomen auf die beiden Tochterzellen sowie durch ▸ Cross(ing-)over. Die Meiose – ein wesentlicher Vorgang der sexuellen Vermehrung – läuft in zwei Reifeteilungen ab (s. Abb.). ***Erste Reifeteilung:*** Die Teilung der noch diploiden primären Oozyte bzw. Spermatozyte führt zur Bildung von zwei haploiden Zellkernanlagen, u. zwar unter Teilung der in der vorausgegangenen **Interphase** erfolgten Verdoppelung der Desoxyribonukleinsäure(DNS)-Masse (DNS-Replikation), die auf dadurch »doppelfädige« Chromosomen verteilt ist (Symbol: 46XY bzw. 46XX, 4n-DNS). In der ersten, längsten u. wichtigsten Phase (**Prophase**) treten die Chromosomen als dünne Fäden in Erscheinung, und zwar im Stadium des Leptotän (a). Dann lagern sie sich dem homologen Chromosom (»Homologes«) an (Synapsis), und zwar erst locker im Zygotän (b), danach enger und unter Verkürzung u. Verdichtung (Kondensation) sowie Spaltung in die zwei Chromatiden bei Intaktbleiben des Zentromers im Pachytän (c, d). Das durch die Haftstelle, das Chiasma, verbundene Paar, zwischen dessen Chromatiden ein Crossover erfolgt, wird als Bivalent bzw. unter Bezug auf seine vier Chromatiden als Tetrade bezeichnet. Es folgen weitere Verdichtung/Verkürzung der Bivalente und das Auseinanderweichen (Diakinese) der Chromosomen unter vorübergehendem Fortbestehen einer Verbindung (Chiasma) und unter Auflösung des Nucleolus u. der Kernmembran (e). In der zweiten Phase (**Metaphase I**) erfolgen die Anordnung der Bivalente in der Äquatorialebene (f) u. die Bildung des ▸ Spindelapparates. In der dritten Phase (**Anaphase I**) trennen sich die Homologen der Bivalente völlig und werden zu den entgegengesetzten Polen der Zelle verlagert (g), und zwar mütterliche u. väterliche wahllos, was – über das Crossing-over hinaus – die Möglichkeit zu weiterer Rekombination bietet. Auf den Abschluss der polaren Verteilung in der **Telophase I** (h) folgt als **Interkinese** eine kurze Teilungsruhe entsprechend einer sehr kurzen – ohne Synthesephase ablaufenden – Interphase, und zwar mit leichter Auflockerung der Chromosomen (i). ***Zweite Reifeteilung:*** Die darauf folgende Reifeteilung läuft nach dem Modus der ▸ Mitose (homöotype Teilung) ab und weist auch deren Phasen auf: Metaphase II, Anaphase II und Telophase II (k–m). Sie verläuft als Teilung der Spermatozyten II bzw. der sekundären Oozyte (u. evtl. auch des ersten Polkörperchens). Die doppelfädigen 23 Chromosomen werden unter Teilung des Zentromers in ihre komplett getrennten Chromatiden aufgespalten. Als Deszendenten beider Teilungen resultieren demnach vier Tochterzellen mit einfachem (haploidem) Chromosomensatz aus einfädigen Chromosomen (d. h. mit 1n-DNS). Es sind dies eine Eizelle u. drei Polkörperchen (▸ BABES-ERNST-Körperchen) bzw. vier ▸ Spermatiden (jeweils zwei mit je einem X- bzw. Y-Chromosom). E meiosis, reduction division.

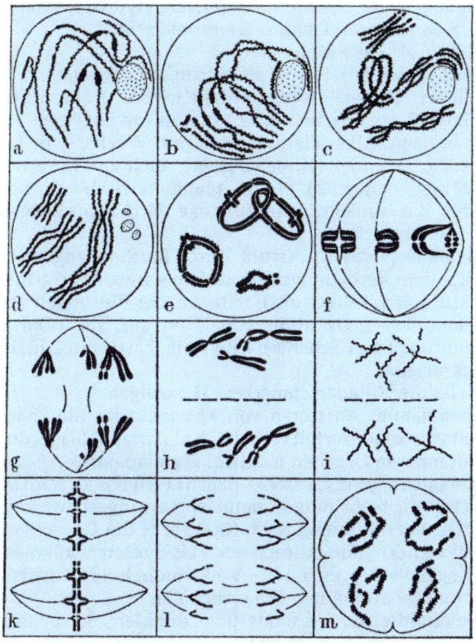


**Meiose:** Ablauf der Reifeteilung (Erklärung im Text). [426]

**Meio|zyt:** Zelle der Gonaden, in der die ▸ Meiose abläuft, beim Menschen die primäre Oozyte bzw. der ▸ Spermatozyt.

**Meißner** (GEORG M., 1829–1905, Anatom, Physiologe, Basel, Göttingen). – **M.-Ganglion:** in den M.-Plexus eingeschaltete parasympathische Ganglienzellen, an denen präganglionäre Vagusfasern synaptisch enden. E Meissner's ganglion. – **M.-Plexus:** ▸ Plexus submucosus. E M.'s plexus. – **M.(-Tast)-Körperchen:** ▸ Corpuscula tactus. E M.'s corpuscles.

**Meko|nismus:** Opiatvergiftung, s. u. ▸ Morphinvergiftung. E meconism.

**Me|ko|ni|um:** **1)** ▸ Opium, ▸ Mekonsäure. **2)** Kindspech: der in der Fetalperiode im Darm gebildete, in Farbe u. Konsistenz dem eingedickten Mohnsaft ähnliche Darminhalt des Neugeborenen. Besteht aus abgeschilferten Darmepithelien, Fettsubstanzen, Schleim, Gallepigment, Verdauungsfermenten u. verschluckten, verhornenden Plattenepithelien u. Lanugohaaren. Eine schwarz-grüne, klebrige Masse, die erstmals 12–24 Std. nach Geburt als schleimiger Pfropf entleert wird (vollständig bis zum 4. Tag). – Kann dem Fruchtwasser beigemengt sein (z. B. bei Asphyxie; s. a. ▸Fruchtwasserembolie). E meconium.

**Mekonium|aspirations|syndrom,** Abk. MAS: Kindspechaspiration; lebensbedrohliche Komplikation beim Neugeborenen. ***Ther.:*** gründliche Absaugung, evtl. unter Spülung (Verdünnung) mit physiologischer Kochsalzlösung. E meconium aspiration syndrome.

**Mekonium|ileus:** Darmverschluss beim Neugeborenen durch zäh-kittartiges Mekonium infolge gestörter Darmschleimbildung u. Pankreasfermentmangels (bei ▸Mukoviszidose); ergibt ein typisches Röntgenbild. E meconium ileus.

**Mekonium|peritonitis:** aseptische Fremdkörper-Peritonitis infolge Mekoniumaustritts durch eine vorgeburtliche oder perinatale Darmwandperforation, z. B. bei Darmatresie, Mukoviszidose, Malrotation. – Gelegentlich (vorgeburtlich) Spontanheilung unter Verkalkung des Mekoniums. E meconium peritonitis.

**Mekonium|pfropf|syndrom:** Ileus-artige Symptomatik beim Neugeborenen durch verzögerte Entleerung des eingedickten Mekoniums (infolge eines vorübergehenden Trypsinmangels). E meconium plug syndrome.

**Mekon|säure:** Opiumsäure, $C_7H_4O_7$; Hydroxypyrondicarbonsäure in Opium. E meconic acid.

**MEL:** Abk. für ▸**Mel**phalan.

**Mel: 1)** *(latein.)*, Honig: als **M. crudum** s. **flavum** natürlicher (Bienen-)Honig; enthält Invert-, Rohrzucker, Eiweiß, organische Säuren, Spuren von Enzymen, Vitaminen, Mineralien, Farbstoffen, Wachs. – In Lösung, gereinigt (**M. depuratum**), auch zur i. v. Anw. E mel, honey. **2)** *Physik* phonometrische Einheit für das subjektiv empfundene Verhältnis zweier Tonhöhen. E mel.

**Melaena (vera),** Teerstuhl: durch Blutbeimengungen aus dem Verdauungstrakt rötlich schwarz verfärbter Stuhl (s. a. ▸Blutstuhl); tritt v. a. bei Blutungen aus dem oberen Gastrointestinaltrakt auf; s. a. ▸Darmblutung (dort Schema); ▸Blutung, gastrointestinale. E melena.

**Mel|algie:** Gliederschmerzen. E melalgia.

**Melan|ämie:** Auftreten von ▸Melanin im Blut nach Erythrozytenzerfall (u. a. bei ▸Malaria). Ablagerung in inneren Organen möglich. E melanemia.

**Melan|cholie:** historischer Begriff (Hippokrates, Galen) für trübsinnige Gemütsverfassung, schwermütige Verstimmung. Nach Kraepelin die Depression des Rückbildungsalters; auch als Synonym für »endogene ▸Depression«. – Volkstümlich Bez. für jede traurige Stimmung. E melancholia.

**Me|lan|idro|sis:** Absonderung dunklen Schweißes, z. B. bei Arbeitern in der Brenzcatechin-Herstellung. E melanidrosis.

**Me|la|nin:** braunes bis schwarzes Pigment, das in Melanoblasten u. -zyten unter dem Einfluss von Tyrosinase (u. bestimmter Hormone) aus ▸DOPA gebildet (in ▸Melanosomen) u. von bestimmten Zellen in der Haut, Aderhaut, Substantia nigra, Haaren etc. gespeichert wird. Bedingt die Hautfarbe, Sonnenbräunung. S. a. ▸Pigmentanomalien, ▸Melanogen, ▸Ultraviolett. E melanin.

**Melanin|granula:** aus ▸Melanosomen hervorgehende, Melanin enthaltende Zellorganellen, die aus den Melanozyten in Epidermiszellen übertragen werden.

**Melanin|urie:** durch die Niere erfolgende Ausscheidung von ▸Melanogen, das sich beim Stehen an der Luft zu Melanin umwandelt, v. a. bei malignem Melanom. E melaninuria.

**Melano|akanthom:** sehr dunkel pigmentierte seborrhoische Warze (▸Alterswarze).

**Melano|blast,** Melanoblastocytus: ektodermale (nach anderer Ansicht neuromesodermale) Zelle der Ganglienleiste, die v. a. in das Bindegewebe der Kutis u. in die Ader- u. Regenbogenhaut des Auges einwandert. Vorstufe des Melanozyten; bildet – bei Kontakt mit Epidermiszellen – ▸Melanin. S. a. ▸Melanozyt, ▸Melanom. E melanoblast.

**Melano|blasten|syndrom, neuro|kutanes:** ▸Melanosis neurocutanea.

**Melano|blas|tom:** malignes ▸Melanom. E melanoblastoma.

**Melano|cortine:** aus ▸Proopiomelanocortin stammende Peptidhormone: ACTH (▸Corticotrophin) u. ▸Melanotropin.

**Melano|derma:** ▸Melanodermie. – **M. pediculosum:** bräunlich-schwärzliche Hautflecken bei Läusebefall (▸Pediculosis). E melanoderma. – **M. psoriaticum:** Hyperpigmentierung in abgeheilten Psoriasisherden.

**Melano|dermia, -dermie:** fleckförmige oder flächenhafte dunkle Hautverfärbung (»Pigmentierung«, evtl. im Wechsel mit Depigmentierung) durch innerliche oder äußerliche (z. B. mechanische, chemische, aktinische) Einflüsse. S. a. ▸Melanodermitis, ▸Melasma. E melanoderma. – **M. reticularis calorica:** M. durch Hitzeeinwirkung, als Cutis reticularis e calore (s. u. ▸Cutis marmorata).

**Melano|dermitis:** entzündlich bedingte Hyperpigmentierung der Haut; v. a. als **M. toxica (lichenoides bullosa)**, eine Kontaktdermatitis durch Schmieröl(derivate) u. durch Kosmetika mit photodynamischen Substanzen; ferner die ▸Riehl-Melanose. E melanodermitis.

**Me|lan|odon|tie:** streifige oder fleckige, durch Beläge bedingte Schwarzfärbung der Milchzähne, zahnfleischnah im Kronenbereich, verursacht durch Pigment bildende Bakterien.

**Melano-Erythro|dermie,** Alterserythrodermie: ohne Vorkrankheit oder bei seborrhoischer oder ekzematischer ▸Erythrodermie auftretende Krankheit mit mahagoni-braunroter Hautverfärbung, Kachexie u. Lymphknotenschwellungen (*histol* wie bei lipomelanotischer Retikulose). E melanotic erythrodermia.

**Melano|gen:** Vorstufe des Melanins, z. B. als 5,6-Dihydroxyindol; s. a. ▸Melaninurie. E melanogen.

**Melano|genese:** die Biosynthese des ▸Melanins. Zunächst erfolgt Bildung von ▸Melanosomen, aus denen dann Melaningranula hervorgehen. E melanogenesis.

**Melano|glossie:** ▸Lingua pilosa nigra. E melanoglossia.

**Melanoidine,** Bräunungspigmente: (dunkel)braune Pigmente, die bei der **Melanoidin-Reaktion** (▸Maillard-Reaktion) in Nahrungsmitteln entstehen u. zu deren typischer Beschaffenheit beitragen. E melanoidins.

**Melano|liberin,** Melanotropin-releasing-Hormon, Abk. MRH, Abk. MSH-RH: das ▸Releasing-Hormon für ▸Melanotropin (MSH); im Hypothalamus gebildetes Pentapeptid. Antagonist ist Melanostatin (MIH).

**Melanom(a):** gutartige oder bösartige Neubildung des Pigment bildenden Gewebes der Haut u. der Retina. Als ▸malignes M. zu den bösartigsten Neoplasmen der Haut/Schleimhäute gehörender Tumor, der von Melanomzellen ausgeht, die als eine maligne Variante des Melanin bildenden Zellsystems der Haut aufgefasst werden können. E melanoma. – **M., amelanotisches,** Abk. AMM: malignes M. ohne makroskopisch erkennbare Pigmentbildung (aber mit positiver DOPA-Reaktion im Exzisionsmaterial); z. B. an Fußsohlen. E amelanotic m. – **M., beni|gnes juveniles,** Spitz-Nävus, Spindelzellnävus: Nävuszellnävus-artiges gutartiges ▸Neoplasma v. a. bei Kleinkindern. Erbs- bis bohnengroßer (evtl. größer), flacher bis halbkugeliger Knoten; gelblich-rötlich bis graubraun, v. a. im Gesicht. Die spindeligen, polymorphen Naevuszellen erinnern an ein malignes Melanom. E spindle cell nevus. – **M., intra|epidermales,** Melanoma in situ: s. u. ▸Melanom, malignes (Tab.). – **M., malignes,** bösartiges Melanom, Melano(zyto)blastom, Nävokarzinom: ein bösartiger Tumor epidermogenen (neuroektodermalen) Ursprungs, der eine sehr starke u. oft recht frühzeitige Neigung zu lymphogener oder/u. hämatogener Metastasenbildung besitzt. Das Metastasierungsrisiko ist von der Eindringtiefe nach CLARK u. der Tumordicke nach BRESLOW abhängig (s. Tab.). Tritt v. a. nach der Pubertät auf u. bei älteren Personen, bevorzugt in lichtexponierten Hautpartien, aber auch an Schleimhäuten, im Auge u. an den Hirnhäuten. ***Ätiol.:*** entsteht auf vorher unauffälliger Haut (**mélanome d'emblée**) oder auf dem Boden einer melanotischen Präkanzerose (▸Lentigo-maligna-Melanom = LMM) bzw. eines angeborenen oder erworbenen Nävuszellnävus. ***Klassifik.:*** Die Einteilung des malignen M. erfolgt nach dem ▸TNM-System. Neben dem genannten Lentigo-maligna-Typ werden mehrere klinische Haupttypen unterschieden. **Akrolentiginöses M.:** buntscheckig (ähnlich dem LMM), evtl. grau bis weiß gefleckt infolge Regression, rosa bis rötlich bei Entzündung; an Handflächen, Fußsohlen, peri- u. subungual [»Nagel-M.«]). **Oberflächlich (superfiziell) spreitendes M.:** flach, mit zentrifugaler Ausbreitung, evtl. mit scheinbaren Aussparungen; später auch knotig. **Primär knotiges M.** (**noduläres M.,** NM): evtl. amelanotisch, als D'emblée-Typ oder als Nävuszellnävus-Typ; halbkugelig-glatt, flächenhaft oder verrukös; blauschwarz, evtl. durch Regression grau oder rosa gescheckt. ***Klinische Kriterien:*** (BANDMANN) verletzliche Oberfläche (Blutung, Erosion, Ulzeration, Krusten), Randerythem, Fehlen deutlicher Follikel, dunkle Pigmentierung, Infiltration auch der Umgebung, Randsatelliten, höckrig-warziges oder glatt-gespanntes Hautrelief. Einzelne Pigmentmale können nach der ABCDE-Regel (s. Tab.) beurteilt werden. ***Ther.:*** frühzeitige Totalexzision mit ausreichendem Sicherheitsabstand (die Größe ist in Diskussion). Bei fortgeschrittenen Stadien z. B. Lymphknotenexstirpation, Chemotherapie, immunmodulatorische Ansätze (monoklonale Antikörper, Interferon, Interleukin-2 etc.), hypertherme Extremitätenperfusion. S. a. Abb. E malignant m. – **M. des Auges:** malignes

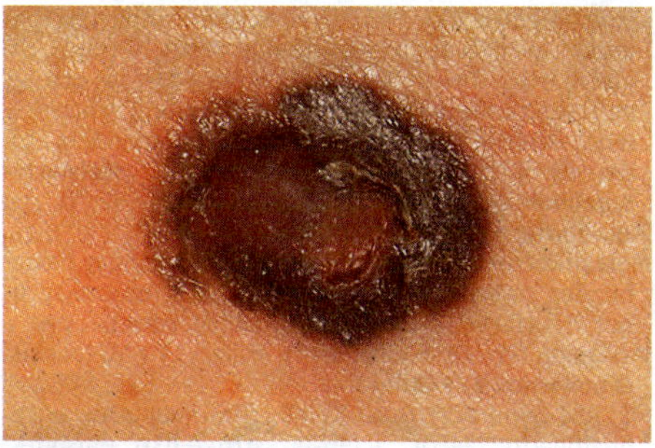

**Melanom, malignes.** [524]

M. oder dessen Metastasen im Bereich des Auges. Es kann von der Uvea, der Bindehaut u. den Lidern ausgehen, sehr selten von der Orbita. Das M. der Lider hat die gleichen Eigenschaften wie das der übrigen Haut, das der Bindehaut wie das der übrigen Schleimhäute. Das der Uvea ist benigner als das der Haut. Am bösartigsten ist das der Choroidea, am gutartigsten das der Iris; das des Ziliarkörpers nimmt eine Mittelstellung ein. Dem benignen M. am nächsten steht das aus plumpen Spindelzellen ohne Nukleolus (Spindel-A-Typ), am bösartigsten sind das epithelzellähnlich (epitheloider Typ) u. das nekrotische; eine Mittelstellung nehmen der Spindelzelltyp mit Nukleolen (Spindel-B-Typ) u. der gemischtzellige Typ ein. ***Ther.:*** Exzision (Haut, Bindehaut, Iris, Ziliarkörper, vordere Uvea), Bestrah-

| | | Tumordicke (BRESLOW) | Eindringtiefe (CLARK-Level) |
|---|---|---|---|
| pT0 | kein Primärtumor nachweisbar | | |
| pTis | Melanom in situ; Melanomzellen auf Epithel beschränkt, ohne Überschreitung der Basalmembran | | I |
| pT1 | Invasion der papillären Dermis | < 0,75 mm | II |
| pT2 | Invasion bis an die retikuläre Dermis | 0,76–1,5 mm | III |
| pT3 | Invasion der retikulären Dermis | 1,51–4,0 mm | IV |
| | pT3a | 1,51–3,0 mm | |
| | pT3b | 3,01–4,0 mm | |
| pT4 | Invasion des subkutanen Fettgewebes u./oder Satelliten innerhalb 2 cm vom Primärturmor | > 4,0 mm | V |
| | pT4a Invasion des subkutanen Fettgewebes, > 4 mm Dicke | | |
| | pT4b Satelliten innerhalb 2 cm vom Primärtumor | | |
| Anmerkung: Bei Diskrepanzen zwischen Tumordicke nach BRESLOW u. CLARK-Level richtet sich das pT nach dem jeweils ungünstigsten Befund | | | |

**Melanom, malignes:** postoperative histologische Klassifikation. [309]

| | |
|---|---|
| **A**symmetrie | |
| **B**egrenzung | unregelmäßig mit Ausläufern |
| **C**olor | Farbe gesprenkelt, hell bis dunkel |
| **D**urchmesser | mehr als 5 mm |
| **E**rhabenheit | mehr als 1 mm |
| Sind mehr als 3 Kriterien erfüllt, besteht der Verdacht auf ein malignes Melanom | |

**Melanom, malignes:** Beurteilung einzelner Pigmentmerkmale nach der ABCDE-Regel zur Früherkennung (nach RIGEL et al.). [309]

lung, Lichtkoagulationen, Enucleatio bulbi. Metastasierung erfolgt in regionäre Lymphknoten, Leber, Gehirn, Knochen. – **M. der Bindehaut:** oft nah am Hornhautrand lokalisiert, später Übergreifen auf Hornhaut u. Lider sowie lokale Abklatschmetastasen. – **M. der Choroidea,** Chorioideamelanom, Aderhautmelanom: zentral vom Äquator gelegener subretinaler kugeliger Tumor unterschiedlichen Pigmentgehalts. Maligner Tumor mit Neigung zur Metastasierung. ***Klinik:*** Diagnose im Frühstadium meist zufällig. Ophthalmoskopisch als graubraune Prominenz, die bei diaskleraler Durchleuchtung einen Schatten wirft, erkennbar (s. Abb.). Später sekundäre

Netzhautablösungen, pseudouveitische Reizzustände u. Sekundärglaukom mit Erblindung des Auges. *Ther.:* Frühformen lassen sich durch Bestrahlung (Photonen-, Neutronen-, Betastrahlen) behandeln; in fortgeschrittenen Entwicklungsstadien Enukleation des betroffenen Auges oder Exzision des Tumors.

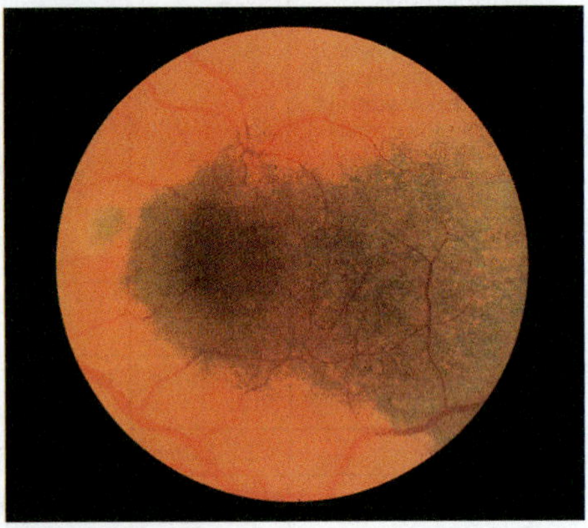

**Melanom der Choroidea:** unscharf begrenzte Dunkelfärbung des Augenhintergrunds. [437]

– **M. der Iris:** maligne Entartung eines Nävus oder primär bösartige Neubildung. Meist gefäßreicher, unscharf begrenzter Tumor der Regenbogenhaut unterschiedlichen Pigmentgehalts; häufig Verziehung der Pupille (Korektopie) u. Ektropium uveae, spontane Vorderkammerblutung (Hyphaema). Ausbreitung auf den Ziliarkörper u. ringförmiges Wachstum im Kammerwinkel möglich (Sekundärglaukom). – **M. des Ziliarkörpers:** Tumor des höheren Lebensalters. Frühzeichen sind Akkommodationsstörungen sowie linsenbedingter Astigmatismus, episklerale Gefäßneubildung über dem Tumorareal. Diagnose meist erst im fortgeschrittenen Stadium mit Sekundärglaukom, pseudouveitischen Entzündungszuständen, Gesichtsfeldausfällen oder Visusverlust durch seröse Netzhautablösung.

**Melan|ony|chie,** Melonychie: dunkelbraune Verfärbung der Nagelplatte als Symptom der Sideropenie. E melanonychia.

**Melano|phagen, -phoren:** von der Neuralleiste abstammende Zellen im Bindegewebe der Haut (perigenitale ▸Cutis), der Regenbogen- u. Aderhaut u. des Ziliarkörpers des Auges sowie der Leptomeningen. Enthalten den Melanozyten entstammendes Melanin. S.a. ▸Chromatophor. E melanophages, melanophores.

**Melano|phoren|hormon:** ▸Melanotropin.

**Melanose, Melanosis,** Melasma: eine flächenhafte Dunkelfärbung (Hyperpigmentierung) der Haut oder Schleimhaut durch vermehrte Ablagerung von ▸Melanin (im Gegensatz zu abgegrenzten Pigmentvermehrungen; ▸Lentigo, ▸kardiokutanes Syndrom, ▸Bloch-Sulzberger-Syndrom, ▸Xeroderma pigmentosum). Evtl. als toxische Hyperpigmentierung, z.B. Riehl-Melanose (toxische ▸Melanodermitis). S.a. ▸Poikilodermie, ▸Arsenmelanose. E melanosis. – **M. bulbi:** M. des Augapfels (Bindehaut u. Sklera) als monosymptomatische Form des ▸Ota-Nävus; evtl. mit Haut-M. – **M. circum|scripta prae|blastomatosa,** M. praecancerosa: ▸Dubreuilh-Hutchinson-Krankheit. E m. of Dubreuilh. – **M. coli,** Zottenmelanose: M. des Dickdarms durch Ablagerung amorphen, eisenfreien, säurefesten Melanins im Bindegewebe; z.B. bei Laxanzienabusus, Darm-Tbk. – **M. diffusa congenita Bogaert,** Dyschromatosis universalis hereditaria: eine angeborene diffuse neurokutane M. mit schmutzig graubrauner, z.T. scheckiger (Handflächen, Fußsohlen) Hyperpigmentierung; in großen Hautfalten mit fleckförmigen Aufhellungen; ferner follikuläre Hyperkeratosen; Leuk- u. Koilonychie, dünne Haare. – **M. lenticularis generalisata Gottron:** ▸Pigmentatio maculosa eruptiva idiopathica. – **M. naeviformis Becker,** Becker-Nävus: in der Adoleszenz v.a. an Oberarm, Schulter auftretender, hell- bis dunkelbraun »pigmentierter behaarter epidermaler Nävus«; vermehrte Melanozytenaktivität, vermehrt subepidermal Melanophagen. – **M. naeviformis Siemens,** Naevus pigmentosus tardus: handgroße, grau- bis schwarzbraune Hautflecken (am Rand aufgelockert), häufig mit örtlich vermehrtem Haarwuchs (Hypertrichose). – **M. neuro|cutanea,** neurokutanes Melanoblastensyndrom: angeborene, flächenhafte, behaarte pigmentierte Nävi (z.B. im Beckenbereich: »Badehosennävus«) mit zahlreichen kleinen Nävuszellnävi; gleichzeitig auch in ZNS u. Meningen, evtl. mit Hydrozephalus. Oft Bildung eines malignen ▸Melanoms. – **M. oculo|cutanea:** ▸Ota-Syndrom. – **M. peri|oralis et peribuccalis (Brocq),** Erythrosis pigmentata faciei: rötlich-bräunliche (bis grau-schwärzliche) exogene Hyperpigmentierung des Mund-, z.T. auch Wangenbereichs infolge photodynamischer Substanzen in Kosmetika.

**Melano|somen:** Tyrosinase-reiche, aus Vesikeln des Golgi-Feldes entstehende, eine umgebende Biomembran besitzende ▸Zellorganellen im ▸Melanozyten; aus ihnen entwickeln sich die ▸Melaningranula. E melanosomes.

**Melanostatin,** Melanotropin-releasing-inhibiting-Hormon, Abk. MIH: im Hypothalamus gebildetes Oligopeptid, das die Sekretion von ▸Melanotropin (MSH) hemmt. Antagonist ist Melanoliberin.

**Melano|tropin, melanotropes Hormon,** Melanozyten stimulierendes Hormon, Abk. MSH: im Hypophysenzwischenlappen gebildete Polypeptide (α-, β-, γ-MSH), Teilsequenzen des ▸Proopiomelanocortins. Regulieren die Hautpigmentierung durch vermehrte Melaninsynthese (über die Tyrosinaseaktivität), Melanozytenexpansion u. Pigmentdispersion; α-MSH stimuliert über das Neuropeptid Y die Nahrungsaufnahme. Die Sekretion von MSH wird angeregt durch Melanoliberin, gehemmt durch Melanostatin. E melanocyte-stimulating hormone, melanotropin.

**Melano|zyt:** mit Melanin beladener Melanoblast, der das als ▸Melaningranula vorliegende Pigment an sonst pigmentlose Epithelzellen (Keratinozyten) abgibt. Eine »Wanderzelle« ohne feste Bindung an gleichartige Zellen (sofort nach der ▸Mitose erfolgt völlige Trennung = ▸Segregation beider Tochterzellen). – Bildet mit den Melanin aufnehmenden Epidermiszellen eine funktionelle Einheit (»**Melanozyteneinheit**«). E melanocyte.

**Melan|urie:** ▸Melaninurie. E melanuria.

**Melas|ikterus** *(griech. melas = schwarz):* länger bestehender Verschlussikterus mit dunkel-schmutzig grüner Hautfarbe (durch Bilirubinablagerung).

**Me|lasma** *(griech. = das Geschwärzte):* **1)** ▸Melanosis. E melasma. **2)** ▸Chloasma.

**MELAS(-Syndrom)** *(engl.)* Abk. für **m**yopathy, **e**ncephalopathy, **l**actic **a**cidosis, **s**troke-like episodes: eine Kombination von Myopathie, Enzephalopathie (Entwicklungsverzögerung im Kindesalter), Laktatazidose, zerebralen Anfällen, evtl. mit weiteren Ausfällen; eine mütterlich vererbbare Mutation der mitochondrialen DNS.

**Mela|tonin,** 5-Methoxy-N-acetyltryptamin: ein im ▸Corpus pineale produziertes Hormon (Tryptophanderivat), welches fast ausschließlich nachts synthetisiert wird, Tageslicht hemmt die Synthese. Wirkt als primäres Signal des zirkadianen Rhythmus, gesteuert durch multisynaptische neuronale Verknüpfungen des Pinealorgans mit zentralen Schrittmachern im hypothalamischen Nucleus suprachiasmaticus (SCN). M. reguliert zahlreiche physiologische Funktionen, z.B. Einstellung der saisonbedingten Umstellung der zentralen biologischen Uhr. Exogenes M. hat einen stabilisierenden Einfluss auf zirkadiane Funktionen (wird in der Therapie von Schlafstörungen u. Jetlag genutzt), was durch spezifische hochaffine Melatonin-Rezeptoren im SCN erklärt werden kann. Weitere spezifische M.-Rezeptoren befinden sich in den thermoregulatorischen Zentren des Hirnstammes, in Blutgefäßen des Gehirns u. in Immunzellen. Die Sekretion von M. nimmt nach einem Maximum in den ersten 3 Lj. kontinuierlich ab. E melatonin.

**Melde|pflicht:** in der Bundesrepublik Deutschland die gesetzliche Pflicht zur Meldung bestimmter Infektionskrankheiten u. Nachweisen von bestimmten Krankheitserregern (▸meldepflichtige Krankheiten, ▸meldepflichtige Nachweise von Krankheitserregern) nach dem ▸Infektionsschutzgesetz (IfSG) sowie von Berufskrankheiten gemäß Berufskrankheitenverordnung (BKVO). Seit 1.1.1990 besteht auch eine Meldepflicht für Vergiftungen.

**meldepflichtige Krankheiten:** die in der Bundesrepublik Deutschland gemäß Infektionsschutzgesetz § 6 der Gesundheitsbehörde anzuzeigenden übertragbaren Krankheiten (s. Tab.). Darüber hinaus sind im § 7 des ▸Infektionsschutzgesetzes ▸meldepflichtige Nachweise von Krankheitserregern aufgeführt. Dem Gesundheitsamt ist über die Meldung nach Absatz 1 Nr. 1 hinaus mitzuteilen, wenn Personen, die an einer behandlungsbedürftigen Lungentuberkulose leiden, eine Behandlung verweigern oder abbrechen. Dem Gesundheitsamt ist unverzüglich das gehäufte Auftreten nosokomialer Infektionen, bei denen ein epidemischer Zusammenhang wahrscheinlich ist oder vermutet wird, als Ausbruch nichtnamentlich zu melden. Die Meldung erfolgt meist an das zuständige Gesundheitsamt durch den feststellenden Arzt oder den Leiter der Untersuchungsstelle, aber nach § 8 können auch andere Personen zur Meldung verpflichtet sein, um eine lückenlose Erfassung zu gewährleisten.

**meldepflichtige Nachweise von Krankheitserregern:** nach § 7 des ▸Infektionsschutzgesetzes der zuständigen Gesundheitsbehörde namentlich oder nicht namentlich anzuzeigende Krankheitserreger (s. Tab.). Meldepflichtig an die zuständige Behörde sind meist die Leiter der Untersuchungsstellen einschließlich der Krankenhauslaboratorien bzw. der pathologisch-anatomischen Einrichtungen. S.a. ▸meldepflichtige Krankheiten.

**-melie, -melus:** *Pathologie* Suffix »Gliedmaße(n)«.

**Meliloti herba,** Steinkleekraut: Heilpflanze; in spezieller Aufbereitung wirksam bei chronisch-venöser

| | |
|---|---|
| **1.** | der Krankheitsverdacht, die Erkrankung sowie der Tod an **a)** Botulismus, **b)** Cholera, **c)** Diphtherie, **d)** humaner spongiformer Enzephalopathie, außer familiär-hereditärer Formen, **e)** akuter Virushepatitis, **f)** enteropathischem hämolytisch-urämischem Syndrom (HUS), **g)** virusbedingtem hämorrhagischem Fieber, **h)** Masern, **i)** Meningokokken-Meningitis oder -Sepsis, **j)** Milzbrand, **k)** Poliomyelitis (als Verdacht gilt jede schlaffe Lähmung, außer traumatisch bedingter), **l)** Pest, **m)** Tollwut, **n)** Typhus abdominalis/Paratyphus sowie die Erkrankung u. der Tod an einer behandlungsbedürftigen Tuberkulose, auch wenn ein bakteriologischer Nachweis nicht vorliegt |
| **2.** | der Verdacht auf u. die Erkrankung an einer mikrobiell bedingten Lebensmittelvergiftung oder an einer akuten infektiösen Gastroenteritis, wenn **a)** eine Person betroffen ist, die eine Tätigkeit im Sinne des § 42 Abs. 1 ausübt (dort sind Tätigkeits- u. Beschäftigungsverbote für Personen, die z. B. Lebensmittel herstellen, behandeln oder vertreiben oder in Küchen beschäftigt sind genannt), **b)** zwei oder mehr gleichartige Erkrankungen auftreten, bei denen ein epidemischer Zusammenhang wahrscheinlich ist oder vermutet wird |
| **3.** | der Verdacht einer über das übliche Ausmaß einer Impfreaktion hinausgehenden gesundheitlichen Schädigung |
| **4.** | die Verletzung eines Menschen durch ein tollwutkrankes, -verdächtiges oder -ansteckungsverdächtiges Tier sowie die Berührung eines solchen Tieres oder Tierkörpers |
| **5.** | soweit nicht nach den Nummern 1–4 meldepflichtig, das Auftreten **a)** einer bedrohlichen Krankheit oder **b)** von zwei oder mehr gleichartigen Erkrankungen, bei denen ein epidemischer Zusammenhang wahrscheinlich ist oder vermutet wird, wenn dies auf eine schwerwiegende Gefahr für die Allgemeinheit hinweist und Krankheitserreger als Ursache in Betracht kommen, die nicht in § 7 (meldepflichtige Nachweise von Krankheitserregern) genannt sind |

**meldepflichtige Krankheiten.**

| |
|---|
| namentlich anzuzeigende direkte oder indirekte Nachweise von Krankheitserregern, die auf eine akute Infektion hinweisen: 1. Adenoviren; Meldepflicht nur für den direkten Nachweis im Konjunktivalabstrich; 2. Bacillus anthracis; 3. Borrelia recurrentis; 4. Brucella sp.; 5. Campylobacter sp., darmpathogen; 6. Chlamydia psittaci; 7. Clostridium botulinum oder Toxinnachweis; 8. Corynebacterium diphtheriae, toxinbildend; 9. Coxiella burneti; 10. Cryptosporidium parvum; 11. Ebola-Virus; 12. a) Escherichia coli, enterohämorrhagische Stämme (EHEC), b) Escherichia coli, sonstige darmpathogene Stämme; 13. Francisella tularensis; 14. FSME-Virus; 15. Gelbfiebervirus; 16. Giardia lamblia; 17. Haemophilus influenzae; Meldepflicht nur für den direkten Nachweis aus Liquor oder Blut; 18. Hantaviren; 19. Hepatitis-A-Virus; 20. Hepatitis-B-Virus; 21. Hepatitis-C-Virus; Meldepflicht für alle Nachweise, soweit nicht bekannt ist, dass eine chronische Infektion vorliegt; 22. Hepatitis-D-Virus; 23. Hepatitis-E-Virus; 24. Influenzaviren; Meldepflicht nur für den direkten Nachweis; 25. Lassa-Virus; 26. Legionella sp.; 27. Leptospira interrogans; 28. Listeria monocytogenes; Meldepflicht nur für den direkten Nachweis aus Blut, Liquor oder anderen normalerweise sterilen Substraten sowie aus Abstrichen von Neugeborenen; 29. Marburg-Virus; 30. Masernvirus; 31. Mycobacterium leprae; 32. Mycobacterium tuberculosis/africanum, Mycobacterium bovis; Meldepflicht für den direkten Erregernachweis sowie nachfolgend für das Ergebnis der Resistenzbestimmung; vorab auch für den Nachweis säurefester Stäbchen im Sputum; 33. Neisseria meningitidis; Meldepflicht nur für den direkten Nachweis aus Liquor, Blut, hämorrhagischen Hautinfiltraten oder anderen normalerweise sterilen Substraten; 34. Norwalk-ähnliches Virus; Meldepflicht nur für den direkten Nachweis aus Stuhl; 35. Poliovirus; 36. Rabiesvirus; 37. Rickettsia prowazekii; 38. Rotavirus; 39. Salmonella paratyphi; Meldepflicht für alle direkten Nachweise; 40. Salmonella typhi; Meldepflicht für alle direkten Nachweise; 41. Salmonella, sonstige; 42. Shigella sp.; 43. Trichinella spiralis; 44. Vibrio cholerae 0 1 und 0 139; 45. Yersinia enterocolitica, darmpathogen; 46. Yersinia pestis; 47. andere Erreger hämorrhagischer Fieber |
| namentlich sind in dieser Vorschrift nicht genannte Krankheitserreger zu melden, soweit deren örtliche u. zeitliche Häufung auf eine schwerwiegende Gefahr für die Allgemeinheit hinweist. |
| nichtnamentlich ist bei folgenden Krankheitserregern der direkte oder indirekte Nachweis zu melden: 1. Treponema pallidum; 2. HIV; 3. Echinococcus sp.; 4. Plasmodium sp.; 5. Rubellavirus; Meldepflicht nur bei konnatalen Infektionen; 6. Toxoplasma gondii; Meldepflicht nur bei konnatalen Infektionen. |

**meldepflichtige Nachweise von Krankheitserregern.**

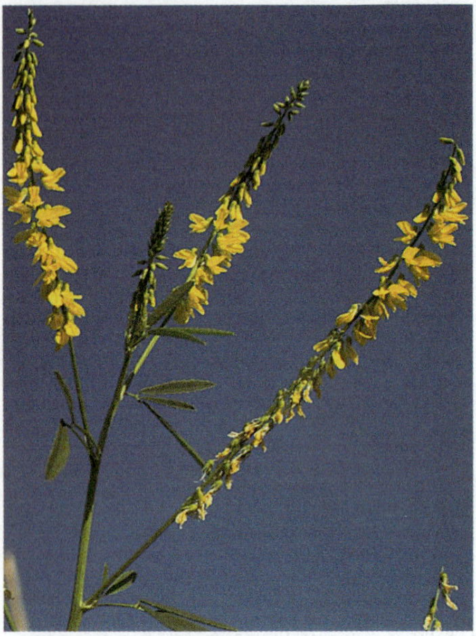

**Meliloti herba:** Gewöhnlicher Steinklee. [482]

Insuffizienz, Thrombophlebitis, postthrombotischem Syndrom, Hämorrhoiden, Lymphstauung u. Schwellung nach stumpfen Traumata.

**Me|lio|idọ|se, Melioidosis,** Malleoidose: Pseudorotz. Eine v.a. in Südostasien bei Nagern verbreitete infektiöse Krankheit durch Burkholderia pseudomallei. Selten (durch Lebensmittel, Kontakt) auf den Menschen übertragen; sie äußert sich nach Inkubationszeit von 3–14 Tg. sehr verschieden; die akute Form als Septikämie mit Erbrechen, Durchfall, Abszessen führt in 3–4 Wo. oft zum Tode (»Pseudocholera«); die chronische verläuft mit Eiterungen (Darm, Leber, Milz, Lunge, Niere, Lymphknoten, Subkutis) u. vesikulopustulösem Hautexanthem. **E** melioidosis, pseudoglanders.

**Melissa officinalis,** Melisse: Heilpflanze; angewandter Pflanzenteil: Melissenblätter (Melissae folium). Inhaltsstoffe: u.a. ätherisches Öl mit Citronellal, Citral a u. b, Lamiaceen-Gerbstoffe, Triterpensäuren, Bitterstoffe, Flavonoide; wirkt sedativ, leicht spasmolytisch, antiviral. ***Anw.*** u.a. als Tee bei Magen-Darm-Beschwerden, Schlafstörungen; bei Herpes simplex (als Fertigarzneimittel zur äußerlichen Anw.).

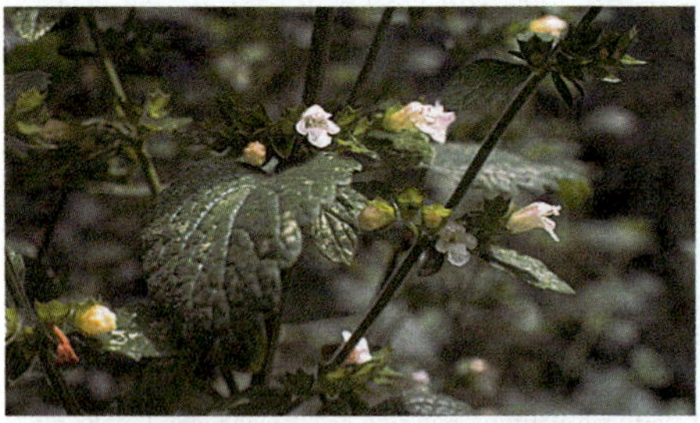

**Melissa officinalis:** Zitronen-Melisse. [482]

**Me|lit|tịn:** ein Polypeptid als Haupttoxin (hämolytisches Prinzip) des Bienengiftes. **E** melittin.

**Me|lit|urịe:** ▸Melliturie.

**Melken:** *Physik* Jargonbez. für die Eluation einer relativ kurzlebigen Tochtersubstanz aus dem Isotopengenerator (als »Kuh«); z.B. $^{99}$Mo → $^{99m}$Tc.

**Mẹlker|granulom (Gottron):** Fremdkörpergranulom (evtl. als Panaritium) durch eingedrungenes Kuhhaar; nach sekund. Keimbesiedlung evtl. von Fisteleiterung gefolgt. **E** milker's granuloma.

**Mẹlker|knoten:** bei Umgang mit pockenkranken Rindern (aber auch anderen Tieren) vorkommende Hauterkrankung (v.a. der Hände) durch das bovine Paravaccinia-Virus, dessen Übertragung aber auch von Mensch zu Mensch erfolgt; 5–7 Tg. nach Infektion treten blaurote Papeln (∅ bis 2 cm) mit erythematöser Zone u. zentraler Einziehung sowie Juckreiz auf; Abheilung in 4–6 Wo. ohne Narbe; ggf. anzeigepflichtige Berufskrankheit. **E** milker's nodules.

**Mẹlker|lähmung:** bei Melkern vorkommende Lähmung mit Schmerzen, Paresen u. Atrophien im Innervationsbereich des Nervus medianus; ggf. entschädigungspflichtige Berufskrankheit. **E** milker's paralysis.

**Mẹlker|panaritium:** s.u. ▸Melkergranulom.

**Mẹlker|schwielen:** bis erbsgroße Schwielen an den Streckseiten der Daumenendglieder u. über den Endgelenken als Berufsstigma, evtl. durch Granulom, Fistel etc. kompliziert.

**Mẹlkersson-Rọsenthal-Syndrom** (Ernst G. M., 1898–1932, Arzt, Göteborg; Curt R., Arzt, Breslau), Ganglion-geniculi-Syndrom: idiopathische, periphere ▸Fazialislähmung, kombiniert mit rezidivierender, später dauerhafter Lippenschwellung (Cheilitis granulomatosa) u. Gesichtsschwellung (»Tapirmaul«), Lingua plicata (als L. scrotalis), evtl. auch mit rheumatischen Symptomen; als Randsymptome (evtl. zu Krankheitsbeginn) Parästhesien, Schluckkrisen, migräneartige Kopfschmerzen, Hör- u. Sehstörungen (Hyperakusis bzw. Flimmerskotom). **E** Melkersson-Rosenthal syndrome.

**Mel|lit|ämịe,** Glykämie: ▸Blutzucker.

**Mel|lit|urịe:** mit dem Harn erfolgende Ausscheidung von Zuckern (nach manchen Autoren nur die von Nicht-Glucosen [= Glykurie; z.B. als Fructos-, Galaktos-, Lactos-, Pentosurie], nach anderen einschl. der ▸Glucosurie). **E** melituria.

**mẹllitus** *(latein.):* honigsüß; *med* mit Hyperglykämie u. Glucosurie (z.B. Diabetes mellitus).

**Melo(no)plạstik** *(griech. melon, -ontos = Apfel, Wange):* Wangenplastik. **E** melo(no)plasty.

**Melo|rhe|ostọse** *(griech. melos = Glied; rheein = fließen; osteon = Knochen),* Léri(-Joanny)-Syndrom: Knochen- bzw. Bindegewebserkrankung mit Verdichtungen (»wie von herabfließendem Wachs«), i.S. der end- u. periostalen ▸Osteosklerose. ***Klinik:*** Gliederschmerzen, Trophödem, Muskelatrophie, Weichteilverkalkungen. **E** melorrheostosis.

**Melo|schịsis:** Wangenspalte, ▸Gesichtsspalte. **E** meloschisis.

**Meloxicam:** ein nichtsteroidales ▸Antiphlogistikum (Oxicam). **E** meloxicam.

**Melperon:** ein ▸Neuroleptikum (Butyrophenon-Derivat). **E** melperone.

**Melphalạn,** Abk. MEL, L-3-[4-(Bis-2-chlorethyl)-aminophenyl]-alanin, Abk. L-PAM, Abk. ALK: ein Zytostatikum der Gruppe ▸Alkylanzien; ***NW:*** u.a. Knochenmarktoxizität (Myelosuppression), Nausea, Erbrechen. **E** melphalan.

**-melus:** Suffix »Gliedmaße(n)«.

**Memantin:** NMDA-Antagonist; zentral wirksames Muskelrelaxans; Neuroprotektivum (Amantadin-Derivat). ***Wirkung:*** M. soll durch Blockade an den NMDA-Rezeptoren schädliche Auswirkungen von Glutamat an NMDA-Rezeptoren im Gehirn verhindern; ***Anw.*** bei mittelschwerer bis schwerer Alzheimer-Erkr.; ***NW:*** Halluzinationen, Verwirrtheit, Schwindel, Kopfschmerzen u. Müdigkeit. **E** memantine.

**Mẹm|bra (cọrporis):** Gliedmaßen (▸Membrum).

**Mem|brạn:** **1)** *Biologie* Schicht (»Haut«, »Häutchen«) biologischer Strukturen mit abschließender, begrenzender, trennender, in besonderen Fällen auch mit impulsleitender (»konduktiler«), durchlässigkeitsdifferenter (▸semipermeabel), durchlässigkeitssteuernder bzw. selektiv stoffvermittelnder, z.T. auch stützender, stabilisierender, verbindender Funktion; z.B. als ▸Zell-, ▸Kern-, Zyto-, ▸Synapsen-, ▸Basal-, Einheits- oder ▸Elementarmembran. S.a. ▸Biomembran; ▸Membrana, ▸Membran... **2)** *Pathologie* krankhaft entstandenes häutiges Gebilde. E membrane. – **M., elạs|tische:** M. aus eng verflochtenen elastischen Fasern, z.B. in der Arterienwand (als Membrana elastica int. u. externa). E elastic m. – **M., hyalịne:** *Pathologie* membranöses Gebilde aus Hyalin, z.B. bei Lungenödem, bei ▸Membransyndrom; s.a. ▸Pseudomembran. – **M., un|du|lịerende:** bei Flagellaten der Zytoplasmasaum zwischen Geißel u. Körper als »Organ« zur Fortbewegung. E undulating m., undulatory m.

**Mem|brạ|na** *(latein.):* ▸Membran, z.B. als Teil von Gelenken, Geweben. S.a. ▸Lamina. E membrane. – **M. atlanto|occipitạlis antẹrior u. postẹrior:** je eine vordere (= Ligamentum atlantooccipitale anterius) u. hintere bindegewebige Membran zwischen Atlas u. Hinterhauptsbein. E atlanto-occipital m. (anterior; posterior). – **M. basạlis:** ▸Basalmembran. E basement m. – **M. basilạris placẹntae:** *Embryologie* die vom Epithel der Plazentarzotten u. vom Endothel der Zottenkapillaren gebildete Trennschicht zwischen dem Blut des mütterlichen u. des fetalen Kreislaufs. – **M. cellulạris:** die Zellmembran als ▸Elementarmembran; s.a. ▸Plasmalemm. – **M. fibrọsa,** Stratum fibrosum: die Außenschicht der Gelenkkapsel; besteht aus gekreuzten kollagenen u. – spärlich – elastischen Fasern. E fibrous m. – **M. gelatinọsa:** ▸Membrana tectoria. – **M. inter|ọssea antebrạchii bzw. crụris:** die derbe fibröse Haut zwischen den Unterarmknochen (Radius u. Ulna) bzw. zwischen den Unterschenkelknochen (Fibula u. Tibia). – **M. nu|cle|ạris (externa u. interna):** die äußere u. innere ▸Kernmembran. – **M. obturatọria:** die das ▸Foramen obturatum verschließende kollagenfaserige Membran; mit Canalis obturatorius. E obturator m. – **M. reticu|lạris:** im ▸CORTI-Organ die von den Phalangen äußerer Phalangealzellen u. Fortsätzen der äußeren Pfeilerzellen gebildete, von Sinneshaaren der äußeren Hörzellen durchsetzte Membran. E reticular m. – **M. stato|conịorum:** im Innenohr die Gallertschicht im Bereich der Maculae sacculi u. utriculi; in sie sind die Statokonien u. die Fortsätze der Sinneszellen eingeschlossen. E statoconal m. – **M. syn|oviạlis,** Stratum synoviale: die Innenhaut = »Synovialhaut« der Gelenkkapsel; besteht aus lockerem Bindegewebe, Fett u. Schleim produzierenden Synovialzellen. E synovial m. – **M. tectọria: 1)** einseitig am Limbus der Lamina spiralis ossea des Innenohres befestigte, über den Hörzellen frei schwebende (jedoch die längsten Sinneshaare kontaktierende), zellfreie Gallertmembran (= M. gelatinosa). E tectorial m. **2)** eine M. der Articulatio atlantoaxialis mediana; zwischen Axis-Dorsalfläche u. großem Hinterhauptsloch. – **M. tympani:** das den äußeren Gehörgang gegen die Paukenhöhle abschließende kollagenfaserige, beidseits von Epithel überzogene »Trommelfell« (mit straffem u. schlaffem Teil = Pars tensa bzw. P. flaccida). Überträgt als Teil des ▸Schallleitungsapparats akustische Schwingungen auf die Gehörknöchelchenkette. S.a. ▸Trommelfell..., ▸Myringo..., ▸Umbo membranae tympani. E tympanic m. – **M. vestibularis,** REISSNER-Membran: ▸Paries vestibularis ductus cochlearis. E vestibular m.

**mem|bra|nạ|ce|us:** häutig. E membranaceous.

**membrạn|assoziiert:** einer Membran angelagert; z.B. m. ▸Antigen.

**Membrạn|depolarisation:** *Physiologie* ▸Depolarisation. E membrane depolarization.

**Membrạn|filter:** sehr feinporiges Filter mit Membranen aus unverglastem Porzellan, Kieselgur, Glas oder eingetrockneten kolloidalen Lösungen (z.B. Cellulosederivate); zur Entfernung von Bakterien aus Flüssigkeiten. E membrane filter.

**Membrạn|fluidität:** Grad der Beweglichkeit der im Innenteil der Lipid-Doppelschicht der Zellmembranen gelegenen Fettsäuren-Seitenketten der Phospholipide; die Ketten beginnen physiologisch bei Überschreiten der »Phasenübergangstemperatur« (biologisch zwischen 17 u. 25 °C) zu schwingen: Die Doppelschicht wird fluid, verliert die streng parallele (= »rigide«) Anordnung ihrer Moleküle, wird dadurch aufgelockert; dies wird begünstigt durch den Dipol-Charakter des Wassermoleküls, steht auch unter Einfluss von Ionen (Natrium, Kalium, Calcium), Cholesterin u. von Membranproteinen. E membrane fluidity.

**Membrạn|krankheit:** *Pädiatrie* ▸Membransyndrom der Frühgeborenen. E hyaline membrane disease.

**mem|bra|nọ|sus** *(latein.):* **1)** häutig. **2)** mit Membranbildung einhergehend. E membranous.

**Membrạn|oxygenation, extrakorporale:** die Arterialisierung (Sauerstoffbeladung) venösen Blutes über ein außerhalb des Körpers gelegenes Membransystem, i.e.S. der zeitweise Ersatz der in ihrer Funktion eingeschränkten Lunge durch eine Maschine. Das Gerät ist geeignet, Patienten mit schweren Lungenschäden während des Zeitraums am Leben zu erhalten, in dem der ansonsten unheilbare Lungenschaden ausheilen kann. Hypoxie u. Hyperkapnie werden vermieden, die Nebenwirkungen von hohen Beatmungsdrücken u. hoher $O_2$-Konzentration bei maschineller Beatmung fallen weg. Der eigentliche Gasaustausch geschieht über ein sehr dünnes Lamellensystem aus Kunststoff. I.d.R. wird dabei das heparinisierte venöse Blut aus einer großen Körpervene (z.B. V. femoralis) ausgeleitet u. passiert unter Zwischenschaltung eines Pumpsystems die Membranlunge. Das oxygenierte Blut fließt über einen Katheter in die Aorta zurück. Variationen (venovenöse, gemischte venovenöse Perfusion etc.) sind möglich. ***Ind.:*** alle Formen der reversiblen respiratorischen Insuffizienz (Pneumocystis-carinii-Pneumonie, Aspirationspneumonie, ARDS, Lungenembolie etc.). ***Kontraind.:*** Blutungen, metastasierende maligne Tumoren, irreversible Lungenschäden, schwere Organstörungen u. ausgeprägte neurologische Krankheitsbilder. Die M. ist ein Verfahren, das heute nur in sehr wenigen Zentren durchgeführt wird. E extracorporeal membrane oxygenation.

**Membrạn|oxy|ge|na|tor:** ▸Filmoxygenator; s.a. ▸Membranoxygenation, extrakorporale. E screen oxygenator.

**Membrạn|passage:** *Physiologie* die Passage von Molekülen, Ionen durch die Zellmembran; ▸Diffusion, ▸Pinozytose, ▸Phagozytose, ▸Transport (aktiver).

**Membrạn|polarisation:** s.u. ▸Membranpotential. E membrane polarization.

**Membrạn|potential:** die Potentialunterschiede an biologischen oder an physikochemischen Membranen. I.e.S. *physiol* das bioelektrische Potential an Biomembranen als Resultat der Membranpolarisation, d.h. des Stromes, der aus der asymmetrischen Verteilung von Ladungsträgern beidseits der Membran erregbarer Strukturen entsteht. Diese ist das Resultat der unterschiedlichen Durchlässigkeit (▸Permeabilität) dieser Membranen für die verschiedenen Ionensorten einerseits sowie der Unterschiede dieser Ionen bezüglich ihres Transportes (▸Membrantransport) u. dessen Geschwindigkeit andererseits. Daraus ergibt sich an Membranen erregbarer Strukturen im nicht erregten Zustand das ▸Ruhemembranpotential (wobei Elektronegativität des Zellinneren gegenüber dem Extrazellularraum besteht). S.a. ▸Depolarisation, ▸Repolarisation, ▸DONNAN-Gleichgewicht, ▸Reizschwelle, ▸Ionentheorie. E membrane potential.

**Membrạn|rezeptor,** Oberflächenrezeptor: besondere Molekülgruppierungen der ▸Zellmembran, bestehend aus integrierten Proteinen, Lipiden u. einem Effektorprotein (Enzym). Diese ▸Rezeptoren (2) sind auf bestimmte Bereiche der Membran verteilt u. dienen der Aufnahme u. der Integration an die Zelle gerichteter Signale u. der Realisierung des Signalauftrags. Die Signale empfangen sie durch spezifische

Bindung eines adäquaten Signalstoffes (Rezeptorligand), der in die Zellumgebung gelangt u. zur regulativen Beeinflussung der Zelle befähigt ist. Dadurch erfährt das bindende Rezeptorprotein eine Änderung seiner Konformation, u. nachfolgend treten intermolekulare Veränderungen innerhalb des angrenzenden Membranbereichs auf mit Aktivierung u. deren Umsetzung in ein sekundäres Signal. Das kann die Freigabe eines Botenmoleküls sein (s.a. ▸Messenger, ▸Adenylatcyclase) oder eine Variation des Öffnungszustandes von Kanälen in der Zellmembran mit nachfolgender Veränderung des Ein- u. Ausstroms bestimmter Substanzen (z.B. Calciumionen, »Phosphatidylinositolsystem«). Die Zahl der Rezeptoren richtet sich nach dem Angebot der Liganden und unterliegt durch ein Feedback der Selbstregulation: Ligandenmangel führt zu Vermehrung, Überangebot zu Reduzierung (engl. = shift down). Es gibt Bindungsstellen z.B. für immunologische Faktoren (Determinanten des HLA-Systems, z.B. T-Zell-Antigenrezeptor [s. Abb.]; Komplement; Antigen-Antikörper-Komplexe [z.B. Fc-Rezeptor]), für neural wirksame Liganden (Transmitter bzw. Neurotransmitter), für Histamin, für Arzneimittel (z.B. Opiate u. psychoaktive Substanzen), für Faktoren mit Wirkung auf die Zellproliferation u. -differenzierung (▸Hormone [dort Schema], Wachstumsfaktoren, Serumfaktoren, Lipoproteine, Lymphokine, Erythropoietin, Mitogene u. Antimitogene), für Erreger u. Erregerprodukte (z.B. bakterielle Polysaccharide u. Toxine, Viren). S.a. ▸Cholinozeptoren, ▸adrenerge Rezeptoren, ▸Opioidrezeptoren, ▸Histamin. E cell (membrane) receptor.

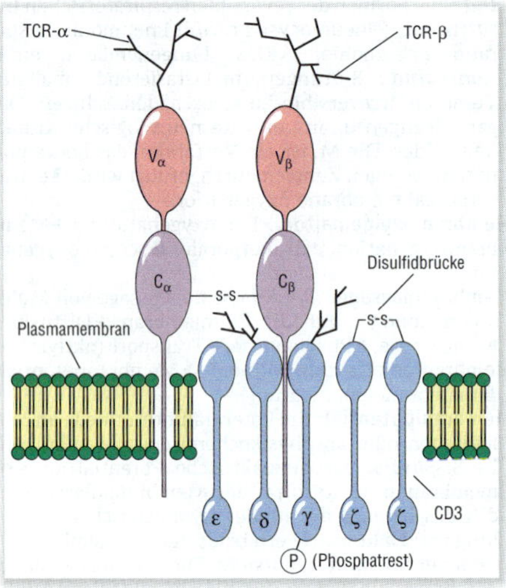


**Membranrezeptor:** der CD3-/T-Zell-Rezeptor-Komplex. Er besteht aus den Immunglobulin-ähnlichen Domänen α u. β des T-Zell-Rezeptors (TCR) sowie den CD3-assoziierten Molekülen γ, δ, ε u. ζ. Letztere sind u.a. für die Signaltransduktion verantwortlich. Über die variablen Regionen α u. β des T-Zell-Rezeptors wird das Antigen in Zusammenhang mit HLA-Klasse I oder HLA-Klasse II (CD8- oder CD4-positive Lymphozyten) gebunden. [53]

**Membrạn|syndrom der Früh- u. Neugeborenen,** Atemnotsyndrom der Neugeborenen, Hyaline-Membran-Krankheit: als charakteristische Krankheit der Risikokinder eine spätestens am 2. Lebenstag auftretende, auf der Bildung hyaliner Membranen in den Lungenalveolen basierende Entfaltungsstörung der Lunge bei Mangel an ▸Surfactant-Faktor. Pathogenese s. Schema. ***Klinik:*** graue Zyanose mit Tachypnoe, Apnoe-Anfälle, Sklerödem-ähnliche Ödeme, fortschreitende Verschlechterung des Allgemeinzustandes, metabolische Azidose u. Hyperkaliämie. ***Progn.:*** in bis zu 60% Tod durch Atemlähmung infolge azidotischer Enzymblockade; ist ab dem 4. Tag günstiger. Pathogenetisch bedeutsam sind eine prä- u. intrapartale ▸Asphyxie u. die Unreife. E infant respiratory distress syndrome.

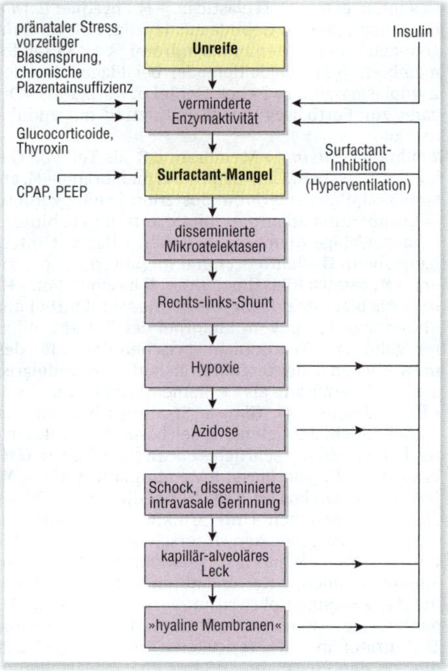


**Membransyndrom der Früh- u. Neugeborenen:** schematische Darstellung der Pathogenese (nach OBLADEN). [300]

**Membrạn|theorie:** *Physiologie* ▸Ionentheorie.

**Membrạn|transport:** der Stofftransport durch die ▸Zellmembran; erfolgt durch ▸Diffusion u. erleichterte Diffusion, als Bläschentransport (s.a. ▸Endozytose, ▸Mikropinozytose, ▸Exozytose), als aktiver ▸Transport. S.a. ▸Ionenpumpe, ▸Carrier. E membrane transport.

**Membrạn|wirkung, unspezifische:** die unspezifische Arzneimittelwirkung an Zellmembranen; z.B. bei ▸Betarezeptorenblockern die von deren Wirkung auf die sympath. Betarezeptoren unabhängige lokalanästhetische u. membranstabilisierende Wirkung.

**Mẹm|brum** *(latein.):* Glied, Gliedmaße (Extremität). E member, limb. – **M. infẹrius,** Extremitas inferior: das »Bein«; bestehend aus Ober-, Unterschenkel, Knie u. Fuß (▸Femur, ▸Crus, ▸Genu, ▸Pes). E inferior l. – **M. supẹrius,** Extremitas superior: der »Arm«; bestehend aus Ober-, Unterarm, Ellbogen, Hand (▸Brachium, ▸Antebrachium, ▸Cubitus, ▸Manus). E superior l. – **M. virịle:** das männl. Glied, ▸Penis.

**Mẹmory-Zellen,** Gedächtniszellen: durch Proliferation jeweils einen eigenen antigenspezif. Klon bildende B-, aber auch T-Lymphozyten, deren Entwicklung aus determinierten Lymphozytenfrühstadien mit der erstmaligen Anregung durch ein Antigen (AG) einsetzt, zugleich mit der Differenzierung gleichartiger Vorstufen zu isotypischen Plasmazellen bzw. zu Effektor- u. Regulator-(Suppressor- u. Helfer-)Zellen. Als B-Lymphozyten gebildet wohl v.a. durch Einwirkung von Immunkomplexen (mit IgG), langlebig, bei erneutem AG-Kontakt schnell zu Plasmazellen ausdifferenzierend. – Aus jedem erneuten Kontakt mit demselben AG resultiert eine schnellere Immunreaktion = sog. secondary response (▸Booster-Effekt, s.a. ▸Transplantatabstoßung). E memory cells.

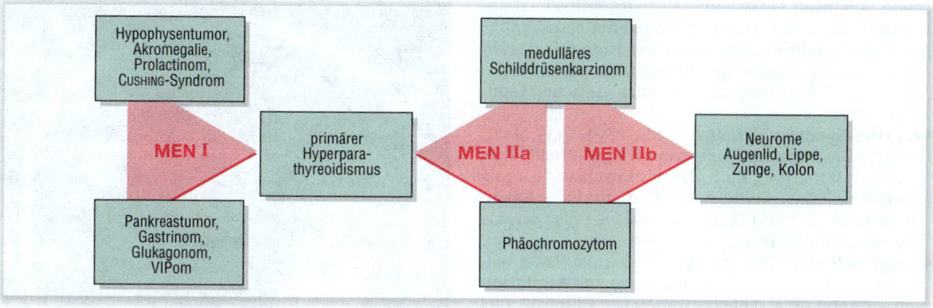


**MEN:** Einteilung. [89]

**MEN,** Abk. für **m**ultiple **e**ndokrine **N**eoplasie, multiple endokrine Adenomatose, Abk. MEA: komplexes, autosomal-dominant vererbtes Krankheitsbild mit verschiedenen benignen u. malignen endokrinen Tumoren u. neurokutanen Veränderungen. Unterteilt in MEN-1 u. MEN-2 (= MEN Typ I u. II; s.a. Schema). **MEN-1** (WERMER-Syndrom): Hypophysentumor, primärer Hyperparathyreoidismus, Pankreastumoren; **MEN-2** (MEN-2a, SIPPLE-Syndrom): medulläres Schilddrüsenkarzinom, Phäochromozytom, primärer Hyperparathyreoidismus (MEN-2b = MEN Typ III: plus Ganglioneuromatose). – Bei MEN-1 konnte auf Chromsom 11 (11q13) ein Markergen lokalisiert werden; bei MEN-2a auf Chromosom 10 (10p11.2). **E** multiple endocrine adenomatosis, MEA.

**Mena|chinon:** ▸Vitamin $K_2$. **E** menaquinone.

**Menadiol,** 2-Methyl-1,4-naphthalindiol: künstlich synthetisiertes ▸Vitamin K (= $K_4$). **E** menadiol.

**Menadion,** 2-Methyl-1,4-naphthochinon: künstlich synthetisiertes ▸Vitamin K (= $K_3$); von seiner Struktur sind alle Substanzen mit der Aktivität der Phyllochinone, d.h. alle K-Vitamine, ableitbar. Die biol. ***Wirkung*** ist geknüpft an die Methylgruppe oder Doppelringstruktur (Formel). *pharm* ***Anw.*** obsolet, da bei Neugeborenen ***NW*** wie Methämoglobinbildung, intravasale Hämolyse u. Hyperbilirubinämie aufgetreten sind. **E** menadione.

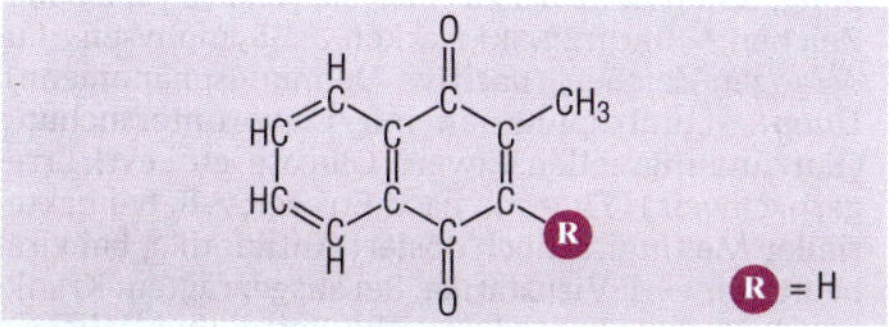


**Menadion.**

**Men|arche:** Zeitpunkt des Auftretens der ersten Menses (▸Menstruatio). **E** menarche.

**Ménard(-Shenton-Makkas)-Linie** (MAXIME ME., 1872–1929, Gerichtsmediziner, Paris; EDWARD W. H. SH., 1872–1955, Radiologe, London; MATHEUS MA., 1879–1965, Chirurg, Rom, Athen): im a.p. Röntgenbild des Beckens die von der unteren Begrenzung des horizontalen Schambeinastes u. des Schenkelhalses gebildete Linie, die sich bei nicht deformiertem Hüftgelenk, nicht aber bei ▸Hüftluxation (dort Abb.), als ein etwa gleichmäßiger Bogen darstellt. **E** Shenton's line.

**Mendel-Gesetze, M.-Lehre, M.-Regeln** (GREGOR JOHANN M., 1822–1884, Augustiner-Abt, Naturforscher, Brünn): die 1865 von M. erkannten, 1900 von CORRENS, TSCHERMAK u. DE VRIES wiederentdeckten (u. formulierten) statistischen Gesetzmäßigkeiten des Erbgangs autosomaler, nicht gekoppelter Gene. **E** Mendel's laws. **1) Uniformitätsgesetz:** Alle Individuen der 1. Filialgeneration ($F_1$) aus der Kreuzung reinerbiger Eltern (p; Schema) sind unabhängig von der Kreuzungsrichtung unter sich gleich.

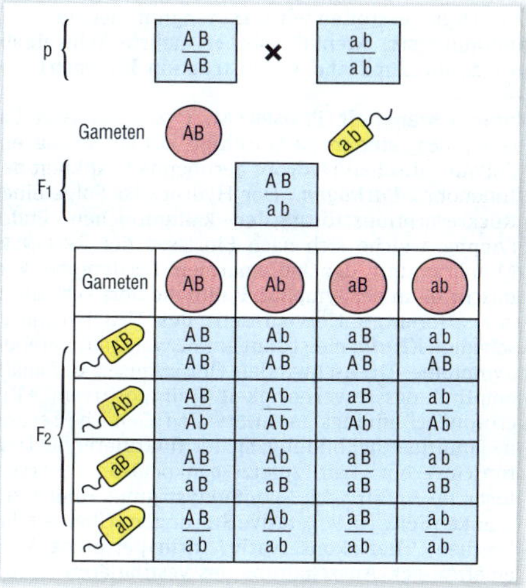


**Mendel-Gesetze.**

**2) Spaltungsgesetz:** In der aus Selbst- oder Geschwisterbefruchtung der $F_1$ entstandenen $F_2$-Generation wird die Faktorenkombination der $F_1$ z.T. wieder aufgespalten, so dass neben $F_1$-gleichen heterozygoten auch wieder elterngleiche homozygote Merkmalsträger in einem bestimmten Zahlenverhältnis auftreten (1:2:1 bzw. 3:1). **3) Unabhängigkeitsgesetz,** Rekombinationsgesetz: In der Nachkommenschaft von Eltern, die sich in mehr als ein Merkmalspaar unterscheiden, wird jedes Merkmals- bzw. Faktorenpaar unabhängig von den anderen entsprechend dem Spaltungsgesetz verteilt, so dass alle theoretisch möglichen Kombinationen in statistisch bestimmten Zahlenverhältnissen auftreten.

**Mendel-Mantoux-Probe** (FELIX ME., 1862–1925, Arzt, Essen; CHARLES MA.): abgestufte intrakutane ▸Tuberculin-Diagnostik (mit 0,1 ml einer 1:100 000- bis 1:10-Verdünnung) zur Frühdiagnostik der Tuberkulose anhand der auftretenden örtlichen Rötung u. Schwellung sowie zur Bestimmung der Allergielage (vor der BCG-Impfung; außer bei Neugeborenen bis 5. Wo. als obligate »Vorprobe«) u. zur Kontrolle der ▸Konversion nach Impfung. **E** Mantoux test.

**Mendel-Reflex:** s.u. ▸BECHTEREW-MENDEL. **E** Mendel's reflex.

**Mendelson-Syndrom** (CURTIS L. M., Anästhesist, New York): Schockzustand mit nachfolgender Atemnot (Dyspnoe bis Asphyxie) infolge Aspiration von Mageninhalt (z.B. im Koma, bei Narkose, Schlafmittelintoxikation). **E** Mendelson's syndrome.

**Mendes-da-Costa-van-der-Valk-Syndrom** (SAMUEL M. DA C., 1862–1943, Hautarzt, Amsterdam), Dystrophia bullosa hereditaria: s.u. ▸Epidermolysis bullosa hereditaria (dort Tab.).

M

**Mende-Syndrom:** (Irmgard M., 1926) autosomal-dominant erbliches, weitgehend mit dem Klein-Waardenburg-Syndrom identisches Syndrom (als dessen Schwachform?); partieller Albinismus, persistierende Lanugobehaarung, mongoloides Gesicht, Taubstummheit.

**Ménétrier-Syndrom** (Pierre E. M., 1859–1935, Arzt, Paris): ▸Gastropathia hypertrophica gigantea (»Riesenfaltengastritis«), i.e.S. die mit Eiweißverlust (als exsudative ▸Gastroenteropathie) u. mit Eiweißmangelödemen. Gilt als fakultative Präkanzerose für das Magenkarzinom. E Ménétrier's disease.

**Men|ghini-Nadel** (Giorgio M., 1916–1984, Internist, Perugia): Hohlnadel (∅ 1,0–1,8 mm) zur Aspiration von Gewebe (v.a. Lebergewebe) bei ▸Biopsie (als »Feinnadel-B.«). Die Entnahme erfolgt evtl. als **M.-Sekundenbiopsie**, wobei die an der Injektionsspritze befestigte Nadel unter gleichzeitiger Aspiration in das Organ gestoßen wird. E Menghini needle.

**Men|hi|dro|sis,** Men|idro|sis: vermehrte Schweißabsonderung zur Zeit der Menstruation. E men(h)idrosis.

**Menière-Krankheit** (Prosper M., 1799–1862, Arzt, Paris): (1861) eine meist einseitige, auf einem sog. endolymphatischen Hydrops beruhende Krankheit des Innenohrs. ***Pathogen.:*** Der Hydrops ist Folge einer Rückresorptionsstörung der – kaliumreichen – Endolymphe, welche sich nach Einrissen der Reissner-Membran mit der kaliumarmen Perilymphe vermischt u. im perilymphat. Raum die dort verlaufenden afferenten Nervenfasern des VIII. Hirnnervs schädigt. ***Klinik:*** meist akut anfallsweise auftretende Symptome: Drehschwindel, Ohrensausen u. Schallempfindungsschwerhörigkeit (mit positivem ▸Recruitment; anfangs in Intervallen Gehörbesserung u. Tinnitus-Rückbildung; später fluktuierende Tieftonschwerhörigkeit, zuletzt pankochleärer Hörverlust); im Anfall auch Spontannystagmus (meist zur kranken Seite) u. vegetative Störungen (Übelkeit, Erbrechen). ***Ther.:*** konservativ (Antihypertonica, Antiemetica; ggf. Ausschaltung des vestibulären Hörorgans mit ototox. Medikamenten); operativ (Drainage des Sacculus endolymphaticus, ggf. Neurotomie der Vestibularisäste bzw. Resektion des N. vestibulocochlearis). Als Sonderform der ▸Tumarkin-Anfall; s.a. ▸Vestibularissyndrom. E Menière's disease.

**me|nin|gea|les Syndrom:** die bei Reizung der weichen Hirn- u. Rückenmarkshäute auftretende, lokalisationsspezifische, aber nicht prozessspezifische Symptomatik (weitgehend der bei ▸Meningitis entsprechend). E meningeal syndrome.

**Me|nin|gen:** ▸Meninges. E meninges.

**Me|nin|ge|om:** ▸Meningiom. E meningioma.

**Menin|g(e)osis leuc|aemi|ca:** ▸Meningoencephalomyelopathia leucaemica.

**Me|nin|ges,** Meningen: die aus Mesenchym der Umgebung des Neuralrohres hervorgehenden Hirn- u. Rückenmarkshäute: die ▸Dura mater = Pachymeninx u. die ▸Leptomeninx (=▸Arachnoidea mater u. ▸Pia mater). S.a. ▸Meninx primitiva. E meninges.

**me|nin|ge|us** *(latein.):* die Meningen betreffend; z.B. Arteria meningea (»Meningea«). E meningeal.

**Me|nin|gio|m(a),** Meningeom: intrakranieller (seltener im Wirbelsäulenbereich gelegener = intraspinaler), i.d.R. gutartiger, langsam wachsender, bevorzugt bei Frauen auftretender Tumor mit Ursprung in Deckzellnestern der Arachnoidea. ***Formen:*** Die histologische Klassifikation der WHO (s.a. ▸Hirntumoren) unterscheidet neun verschiedene Typen (wobei das hämangioperizytische M. auch als Hämangioperizytom eigenständig klassifiziert wird). M. werden häufig nach ihrer Lokalisation bezeichnet: z.B. Falx-, Keilbein-, Olfaktorius-, Tentorium-M. ***Klinik:*** (bei meist langer Anamnese) je nach Lokalisation: u.a. Krampfanfälle, Kopfschmerzen, Sehverschlechterungen. ***Diagn.:*** Computer-, Kernspintomographie, Hirnszintigraphie, präoperative Angiographie. ***Ther.:*** Operation. E meningioma. – **M., malignes:** sarkomatös entartetes M.; gefäßreich, in die Hirnsinus u. Schädelknochen infiltrierend, rezidivierend. E malignant m.

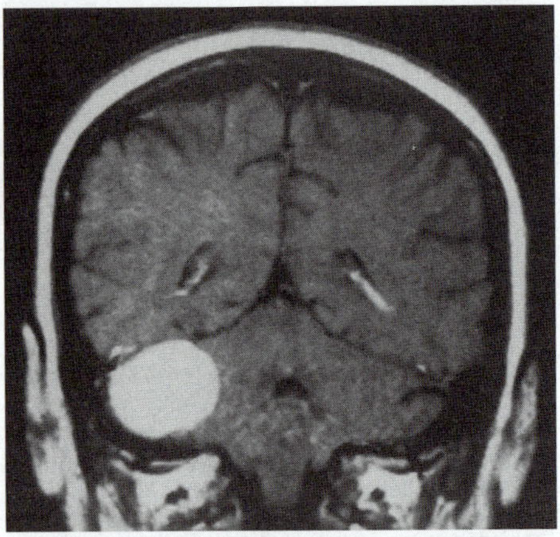

**Meningiom(a):** Lokalisation im Kleinhirnbrückenwinkel (Kernspintomogramm nach Kontrastmittelgabe). [454]

**Menin|g(i)o|sis leucaemica:** ▸Meningoencephalomyelopathia leucaemica.

**Me|nin|gis|mus,** Meningose: Pseudomeningitis; meningeales Syndrom bei nicht nachweisbaren Zeichen einer ▸Meningitis; z.B. als Begleit-M. fieberhafter Erkrankungen. E meningism.

**Me|nin|gi|tis:** Entzündung der Hirn- u./oder Rückenmarkhäute (M. cerebralis, M. spinalis), Hirnhautentzündung (Leptomeningitis, Pachymeningitis). Abgegrenztes schweres klinisches Krankheitsbild vielfältiger Ätiol. mit häufiger Mitbeteiligung des Gehirns (Meningoenzephalitis), v.a. bei virusbedingter Erkrankung. Für die übertragbaren Formen der bakteriellen u. abakteriellen M. besteht Meldepflicht. Im klin. Sprachgebrauch häufig gleichgesetzt mit ▸Meningitis cerebralis. ***Klinik:*** Leitsymptome sind Fieber, Kopfschmerz, Erbrechen, Nacken-Rücken-Starre, Kahnbauch, Hyperästhesie, Bewusstseinstrübung, Somnolenz bis zum Koma, Kernig-, Lasègue-Zeichen, Brudzinski-Nacken-, -Symphysen- u. -Wangen-Zeichen (positive Dehnungsphänomene). ***Diagn.:*** Lumbalpunktion mit Liquoruntersuchung (Entzündungszellen, Eiweiß, Glucose, etc.; evtl. Erregernachweis). ***Ther.:*** je nach Erreger; z.B. bei bakterieller Meningitis hoch dosiert Antibiotika, bei viral bedingter evtl. Virustatika. Bei ausgeprägtem Krankheitsbild intensivmedizinische Betreuung. Wichtig ist schneller Behandlungsbeginn (auch bei Verdacht)! ***Progn.:*** je nach Erregerart u. Abwehrlage bzw. Vorerkrankungen unterschiedlich; bei Meningokokkenmeningitis mit Sepsis ≧50 %. Gefahr der Defektheilung (Intelligenzminderung). E meningitis. – **M., abak|terielle:** meist akute M. auf toxischer oder allergischer Grundlage sowie als Strahlenschaden oder durch Fremdkörper, Pilze, Leptospiren, Zystizerken, als sekundäre Karzinose, v.a. aber als ▸Virusmeningitis. E non-bacterial m., aseptic m. – **M., bakterielle:** M. durch Bakterien, z.B. Pneumo-, Staphylo-, Strepto-, Meningokokken (Letztere als ▸Meningitis epidemica), Haemophilus, Listerien (Übertragung durch Käse), Proteus, Salmonellen, Coli-Bakterien (v.a. bei Neugeborenen), Mycobacterium (s.a. ▸Meningitis tuberculosa). Meist eitrig (mit bis $^{1000}/_3$ Zellen im Liquor) u. als Hauben-M. Entsteht durch Keimeinschleppung auf dem Blutweg (hämatogen; bei Sepsis) oder aus der Nachbarschaft (bei Sinusitis, Mastoiditis) bzw. Verletzungsbereichen. E bacterial m. – **M. cere|bralis:** Entzündung der Hirnhäute, als ▸Basal- oder ▸Haubenmeningitis. Meist zugleich Entzündung des Hirngewebes (▸Meningoenzephalitis). E cerebral m. – **M. cerebro|spina-**

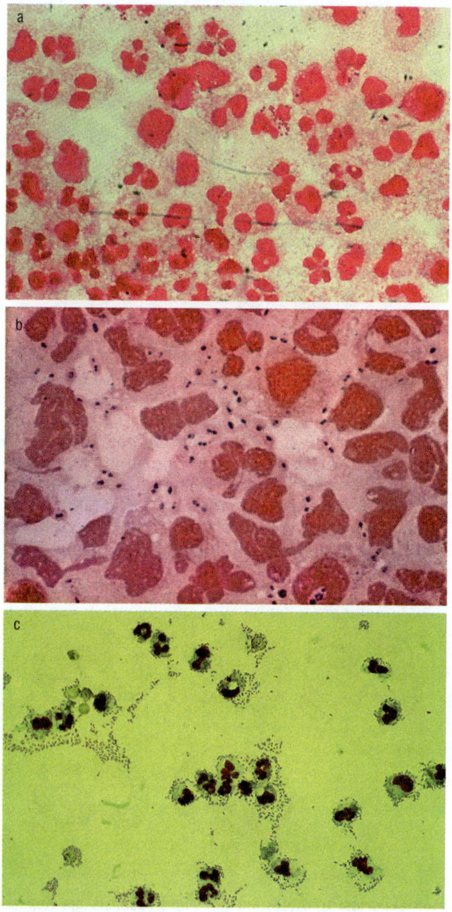


**Meningitis: a)** Meningitis cerebrospinalis epidemica (GRAM-Färbung); **b)** Pneumokokkenmeningitis (GRAM-Färbung); **c)** »apurulente« Pneumokokkenmeningitis (PAPPENHEIM-Färbung). [405]

**lis:** Entzündung der Hirn- u. Rückenmarkshäute. E cerebrospinal m. – **M. (cerebrospinạlis) epidẹmica,** Meningokokkenmeningitis: endemisch-epidemisch, gelegentlich sporadisch auftretende, aerogen durch Husten, Sprechen oder Niesen übertragbare Infektionskrankheit mit Meldepflicht (Verdachts-, Erkrankungs- u. Todesfälle). Erreger sind Meningokokken (▸Neisseria meningitidis, mehrere Serotypen); Inkubationszeit 1–3 Tage. Säuglinge u. Kleinkinder werden bevorzugt befallen; Winter-Frühjahrs-Gipfel. ***Klinik:*** akuter schwerer, hochfieberhafter Verlauf mit Nacken-Rücken-Starre, Kopfschmerz, Rumpfexanthem, Erbrechen, evtl. Bewusstlosigkeit, Herpes simplex. Gefahren der Defektheilung (Demenz). Gelegentlich das septische WATERHOUSE-FRIDERICHSEN-Syndrom. Letalität unbehandelt 50 % u. höher. ***Diagn.:*** Erregerantigennachweis im Liquor. ***Ther.:*** Antibiotika; zur ***Prophyl.*** ist aktive Immunisierung mit Meningokokkenimpfstoff bei längerem Aufenthalt in einem Endemiegebiet angebracht. E epidemic cerebrospinal m., meningococcal m. – **M. herpẹtica:** M. durch das Herpes-simplex-Virus; außerordentlich gefährlich (letaler Verlauf oder Dauerschäden möglich, bes. beim Säugling). Besonders gefährlich die von infizierten Affen durch Biss übertragene M. durch Herpes-B-Virus (führt allgemein zu tödlicher aszendierender Myelitis). E herpes simplex m. – **M. lymphocytạria:** ▸Choriomeningitis, lymphozytäre. E lymphocytic m. – **M. purulẹnta:** eitrige M. (v.a. als bakterielle M.). E purulent m. – **M. serọsa:** ungeklärte abakterielle M. mit Lymphozytose u. starker Eiweißvermehrung im Liquor; i.e.S. die Arachnitis adhaesiva cystica (als ▸Pseudotumor cerebri). E serous m. – **M. spinạlis:** Entzündung der Rückenmarkshäute; meist nur als ▸Arachnitis, aber auch als M. cerebrospinalis. E spinal m. – **M. syphilịtica:** spezifische M. bei Syphilis. Als »frühluischer Meningealkatarrh« im Stadium II (flüchtig oder klinisch diskret; mit Lymphozytose bis $^{1000}/_{3}$, Eiweißvermehrung, Lueszacke); oder als gummöse M. im Tertiärstadium (v.a. als Basalmeningitis, auf Gefäße u. Stützgewebe übergreifend). E syphilitic m. – **M. tuberculọsa:** tuberkulöse Hirnhautentzündung. Entsteht fast stets metastatisch-hämatogen bei Lungen-, Knochen-, Gelenk- oder Miliartuberkulose. Häufig schleichender Beginn, Ausbreitung an der Hirnbasis (▸Basalmeningitis) mit Hirnnervenbeteiligung. Verdacht bei Tuberkuloseanamnese bzw. bei sicherer extrameningealer Tuberkulose; ***Diagn.*** durch Erregernachweis aus dem Liquor cerebrospinalis. E tuberculous m.

**Meningịtis|kurve:** die v.a. bei Meningitis zu beobachtende sog. Rechtskurve der Kolloidreaktion.

**Me|nin|go|cọccus:** ▸Neisseria meningitidis. E meningococcus.

**Meningo|encephalo|myelopạthia leuc|aemi|ca:** leukämische Infiltrate (evtl. auch Blutungen) im Zentralnervensystem u. dessen Hüllen unter dem klinischen Bild eines Hirntumors (▸Pseudotumor cerebri), v.a. als örtliches Rezidiv nach ▸Leukämie-Behandlung mit ▸Zytostatika. E leukemic meningoencephalomyelopathy.

**Meningo|enzephalịtis:** ▸Meningitis (meist ▸Leptomeningitis) mit ▸Encephalitis (des angrenzenden Hirngewebes); v.a. bei Virusinfektionen (hier z.T. biphasisch, d.h. zunächst grippeähnlich u. danach mit den Symptomen der M.), aber auch z.B. bei Listeriose, Leptospirose, Rickettsiose, Toxoplasmose, Blastomykose sowie nach Pocken- u. Tollwut-Schutzimpfung; ferner als sog. Entmarkungs-M. (allergisch?). E meningoencephalitis, encephalomeningitis. – **M., eosinophile:** M. bei Angiostrongyliasis. E eosinophilic m.

**Meningo|enzephalo|myelịtis:** Meningoenzephalitis mit Rückenmarksbeteiligung (s.a. ▸Meningomyelitis). E meningoencephalomyelitis.

**Meningo|kọkken:** s.u. ▸Neisseria. E meningococci.

**Meningo|kọkken|meningitis:** ▸Meningitis cerebrospinalis epidemica. E meningococcal meningitis. – **M., fulminante:** ▸WATERHOUSE-FRIDERICHSEN-Syndrom. E meningococcal adrenal syndrome.

**Meningo|myelịtis:** ▸Meningitis spinalis mit Beteiligung des Rückenmarks, evtl. auch der Spinalnervenwurzeln (=**Meningomyeloradikulitis**). E meningomyelitis.

**Meningo|myelo|zẹle:** hernienartige Vorwölbung eines Rückenmarkabschnitts einschließlich seiner – den Bruchsack bildenden – Meningen durch einen Wirbelsäulendefekt (Spina bifida, Rachischisis). Evtl. mit zystenartiger Auftreibung des Rückenmarkzentralkanals (Meningomyelozystozele), gelegentlich auch mit »Aufklappung« des Rückenmarks. Stets Gefahr der Ruptur der dünnen Bedeckung (»**offene M.**«) sowie der Hydrozephalusbildung (Optikusatrophie, Amaurose). ***Prophyl.:*** Liquordrainage. S.a. Abb. E meningomyelocele.

**Meningo|myelo|zysto|zẹle:** s.u. ▸Meningomyelozele.

**Meningo|radikulịtis:** ▸Meningitis mit Entzündung benachbarter Spinalnervenwurzeln, evtl. auch der Spinalnerven (=**Meningoradikuloneuritis**; idiopathisch als ▸GUILLAIN-BARRÉ-Syndrom oder als Lyme-Borreliose = BANNWARTH-Syndrom). E meningoradiculitis.

**Meningo(r)|rhagịe:** Blutung aus meningealen Gefäßen. E meningorrhea, meningeal hemorrhage.

**Menin|gọse: 1)** ▸Meningismus. **2)** nichtentzündliches Krankheitsgeschehen der Meningen; z.B. bei Leukämie als Infiltrate, s.a. ▸Meningoencephalomyelopathia leucaemica.

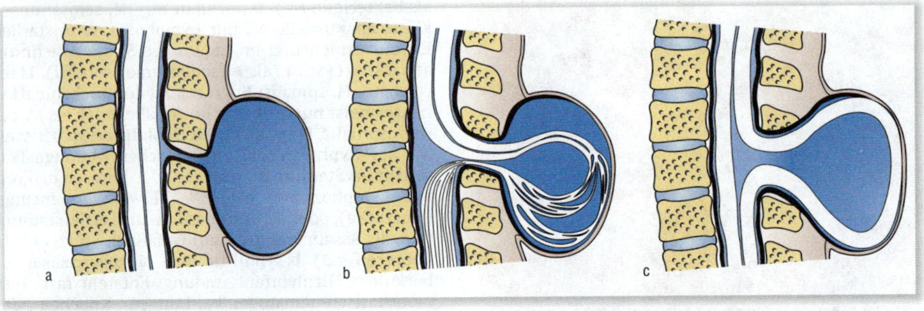


**Meningomyelozele:** verschiedene Formen von Ausstülpungen des Wirbelkanalinhaltes. [429]

**Meningo|zele:** hernienartige Vorwölbung der Meningen durch einen Schädel- oder Wirbelsäulendefekt; mit Bildung einer Pseudozyste (= **Meningozystozele**). S.a. ▸Meningomyelozele (Abb.). E meningocele.

**Me|ninx:** Hirn-, Rückenmarkshaut (▸Meninges). E meninx. – **M. primitiva:** embryonale Primärform der Meningen aus undifferenziertem Mesoderm der Schädel- u. Wirbelsäulenanlage. Die äußere Schicht entwickelt sich zur ▸Dura mater, die innere – unter Bildung zweier Blätter – zur Arachnoidea u. Pia mater (dazwischen entsteht ein weitmaschiges, von feinen Trabekeln durchzogenes Hohlraumsystem, der Subarachnoidalraum = Spatium subarachnoidea; darin befindet sich der ▸Liquor cerebrospinalis).

**Me|nis|cus** *(latein. = kleiner Mond):* scheibenförmiges Gebilde, s.a. ▸Meniskus. E meniscus. – **M. articularis:** der bindegewebig-faserknorpelige, im Querschnitt keilförmige Gelenkring als »Gelenkzwischenscheibe« zum Inkongruenzenausgleich; s.a. ▸Discus articularis. E articular m. – **M. lateralis, M. fibularis:** der seitliche, mehr kreisförmige M. articularis des Kniegelenks. An der Eminentia intercondylaris befestigt u. peripher mit der Kapsel verwachsen. E lateral m. – **M. medialis, M. tibialis:** der halbmondförmige innere M. articularis des Kniegelenks. Vorn am Condylus medialis, hinten in der Fossa intercondylaris tibiae befestigt, peripher mit der Kapsel u. dem inneren Seitenband verwachsen. S.a. ▸Meniskus... E medial m. – **M. tactus:** s.u. ▸MERKEL-Zelle.

**Me|nisk|ek|to|mie:** operative Entfernung eines Meniscus articularis (i.e.S. eines Kniegelenk-M.). E meniscectomy.

**Me|nis|ko|pa|thie:** vorzeitige Degeneration eines Kniegelenkmeniskus; v.a. als (Sport-)Verletzungsfolge sowie bei ▸Bergmannsknie. E meniscopathy.

**Menisko|zyt:** *Hämatologie* ▸Sichelzelle. E meniscocyte.

**Me|nis|kus:** **1)** ▸Meniscus articularis. **2)** *Physik* obere Begrenzungsfläche einer Flüssigkeit im stehenden Rohr. S.a. ▸Kapillarität. **3)** beidseits durchgebogenes Brillenglas; als Minusglas (konvex-konkav) oder als Plusglas (mit + bzw. – 6 dpt an der Außen- bzw. Innenfläche); schwächer gebogen (1,25 dpt) als periskopisches Glas. E meniscus.

**Meniskus|einklemmung:** plötzliche Verlagerung eines geschädigten Meniskus(teils) in die Belastungszone des Kniegelenks; mit Schmerz u. Bewegungssperre (meist Streckhemmung); oft seröser Reizerguss. S.a. ▸Musculus popliteus. E menisceal locking.

**Meniskus|riss, -verletzung:** (An-)Riss eines Kniegelenkmeniskus bei dessen akuter Fehlbeanspruchung (Oberschenkelrotation über dem fixierten Unterschenkel bei gebeugtem Knie). ***Formen:*** als Längsriss (▸Korbhenkelriss), zungenförmiger Einriss, Abriss von Vorder- oder Hinterhorn, Querriss, evtl. mit Luxation des abgerissenen Teiles in das Gelenk (Abb.). ***Klinik:*** Druck- oder Funktionsschmerz am entsprechenden Kniegelenkspalt, evtl. tastbare Vorwölbung, schmerzhafte Streckhemmung (bei ▸Meniskuseinklemmung), Überstreckschmerz, Beugebehinderung (Hinterhorn), »Meniskusschrei« (OUDARD-JEAN; tast- u. fühlbares, oszillographisch objektivierbares Schnappgeräusch bei Funktionsprüfung), Meniskuszeichen (nach BÖHLER, BRAGARD, MCMURRAY, MERKE, PAYR, TURNER, STEINMANN, CAKLIN u. *röntg* CARMAN). ***Diagn.:*** Abklärung erfolgt durch NMR oder ▸Arthroskopie mit gleichzeitiger Sanierung. E meniscus injury.

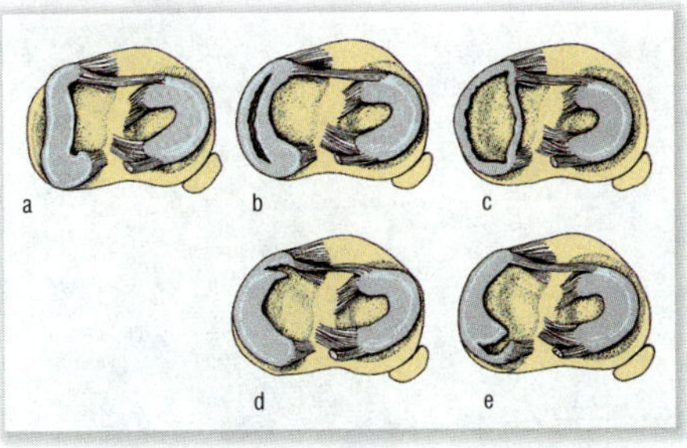


**Meniskusriss:** **a**) Ablösung der Meniskusbasis am Kapselrand, **b**) Längsriss (Korbhenkelriss) ohne, **c**) mit Verlagerung in das Gelenk, **d**) Riss im Vorderhorn, **e**) im Hinterhorn. [404]

**Meniskus|zyste,** Meniskusganglion: schleimig-zystischer Erweichungsherd (Myxofibrom? Entwicklungsstörung?) in oder – gestielt – neben einem Kniegelenkmeniskus. E menisceal cyst.

**Menkes-Syndrom** (JOHN H. M., Kinderarzt, Baltimore): **1)** ▸Ahornsirupkrankheit. E Menkes' disease. **2)** Kraushaarsyndrom: X-chromosomal-rezessiv erbliche Krankheit, die bei ♂ zu Degeneration des ZNS führt (hierbei Schlängelung der Hirnarterien mit Aufsplitterung der Membrana elastica interna); ferner Schlängelung u. stählerne Verfärbung der Haare. Wahrscheinlich Folge einer Störung der Kupferresorption im Darm. E M.'s (kinky-hair) syndrome.

**Mennell-Zeichen** (JAMES B. M., 1880–1957, engl. Orthopäde): Schmerzen im Iliosakralgelenk, ausgelöst – in Rückenlage – durch senkrechten Druck auf beide Darmbeine bzw. durch Beinüberstreckung (Hyperextension) im Hüftgelenk bei Lagerung auf der Gegenseite (nach GAENSLEN in Bauchlage). Hinweis auf Entzündung bzw. degenerativen Schaden des Gelenks (u.a. bei BECHTEREW-Krankheit). E Mennell's sign.

**Meno|lyse:** Ausschaltung der Menstruationsblutung; eine Form der ablativen Therapie (s.u. ▸Hormontherapie) des Mammakarzinoms, bei der durch Gabe von Antigonadotropinen (▸GnRH-Agonisten) die Aktivität der Ovarien reversibel ausgeschaltet wird. Die früheren Verfahren, d.h. Entfernung der Ovarien (Kastration) oder Ausschaltung ihrer Aktivität durch

Röntgenbestrahlung (Radiomenolyse, Röntgenkastration), sind obsolet. Die M. mit Antigonadotropinen kann auch zur Therapie der ▸Endometriose eingesetzt werden.

**Meno|pause:** bei der Frau der Zeitpunkt der – infolge Nachlassens der Ovarialfunktion – letzten ▸Menstruation (meist zwischen 47. u. 52. Lj.). Trennt die – bereits zum ▸Klimakterium gehörende – ▸Prämenopause von der ▸Postmenopause. – Auch Bez. für die Phase um die Menopause; s. a. ▸Menopausen... E menopause. – **M., künstliche:** vorzeitige M. durch ▸Menolyse, ▸Ovariektomie. E artificial m.

**Menopausengonadotropin,** (human) menopausal gonadotropin: ▸Menotropin.

**Meno|pausen|syndrom:** s. u. ▸Klimakterium. E menopausal syndrome.

**Menor|rhagie:** verlängerte u. verstärkte Menstruationsblutung. S. a. ▸Metrorrhagie. E menorrhagia.

**Menotropin,** (humanes) Menopausengonadotropin, Abk. HMG, Gonadotrophinum hypophysicum: aus dem Harn von Frauen nach der Menopause gewonnenes ▸Gonadotropin; die Wirkung entspricht weitgehend der des FSH. E (human) menopausal gonadotropin.

**Men(o)|urie:** zyklische menstruelle Hämaturie bei – postoperativer oder sonst. – krankhafter Verbindung zwischen Gebärmutter u. Harnblase; s. a. ▸YOUSSEF-Syndrom. E menouria, menstrual hematuria.

**Men|ses:** ▸Menstruation. E menses.

**mens|tru|al(is)** *(latein.)*: die ▸Menstruation betreffend. E menstrual.

**Menstrual|schweiß:** ▸Menhidrosis. E men(h)idrosis.

**Mens|trua|tio, Menstruation,** Monatsblutung, Regelblutung, Menses, Periode: die sich periodisch ca. alle 28 Tg. wiederholende, 3–5–7-tägige Blutung aus dem Endometrium der Gebärmutter infolge Abbaus u. Abstoßung der Funktionalis im Rahmen des ▸Genitalzyklus (dort Abb.) der geschlechtsreifen, nicht schwangeren Frau. Mechanismus: durch steilen Abfall des Östrogen- u. Progesteronspiegels im Blut verminderte örtl. Kapillardurchlässigkeit, dann Gewebsschrumpfung u. mechanische Spiralarterienkompression, Ischämie, Gewebszerfall, Abstoßung (als letzte Phase des ▸Menstruationszyklus). Die Abgänge enthalten 20–150 ml Wundblut (ungerinnbar durch fibrinolytische Enzyme), Gewebstrümmer (s. a. ▸Decidua), Zervixschleim, Vaginalsekret. Während der M. bestehen evtl. Unterleibsbeschwerden, Verstimmungen; auch erhöhte Gefahr einer örtl. Infektion; s. a. ▸Menstruationsstörungen, ▸Zyklusstörungen. – Kann durch Gestagen-Östrogen-Verabfolgung verschoben, durch ▸Menolyse völlig ausgeschaltet werden. E menstruation. – **M. praecox:** vorzeitig, vor dem 10. Lj. einsetzende ▸Menarche, z. B. bei hormonbildendem Tumor. E precocious m. – **M., retrograde:** ▸Aberratio menstruorum. E retrograde m. – **M. tarda:** Menarche nach dem 14. Lj. E delayed m.

**Menstruations|regulierung,** KARMAN-Methode: Absaugen des Endometriums mit einer dünnen Plastikkanüle innerhalb von 1–2 Wochen nach Ausbleiben der zu erwartenden Regelblutung mit dem Ziel, eine evtl. vorhandene Schwangerschaft abzubrechen. Die Komplikationsrate (3–4 %) ist geringer als bei einem späteren Schwangerschaftsabbruch, jedoch wurde der Eingriff bisher oft ohne Bestehen einer Schwangerschaft durchgeführt. Durch die inzwischen gegebene Möglichkeit, eine Schwangerschaft frühzeitig nachzuweisen (▸Schwangerschaftstest), sollte es möglich sein, den Eingriff auf tatsächlich Schwangere zu beschränken. E menstrual regulation.

**Menstruations|störungen:** hormonal oder uterin bedingte Störungen der Menstruation; als ▸Oligo-, ▸Poly-, ▸Hypo-, ▸Hypermenorrhö, Zusatz-, Follikelpersistenzblutung (Art der Dauerblutung). S. a. ▸Dysmenorrhö. E menstrual disorders.

**Menstruations|zyklus:** die mit dem 1. Tag der Menstruation beginnenden, periodisch wiederkehrenden

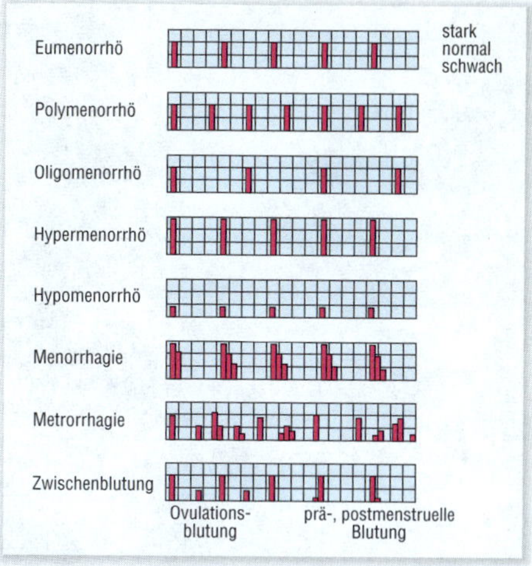


**Menstruationsstörungen:** Aufzeichnung von Blutungsstörungen nach dem KALTENBACH-Schema. [162]

Veränderungen an Eierstock u. Gebärmutterschleimhaut (»ovarieller« bzw. »endometrialer Zyklus«) im Rahmen des ▸Genitalzyklus (dort Schema). Die physiologische Dauer beträgt 21–31 (28) Tage. – Erste Phase ist die Follikelreifungs- bzw. Proliferationsphase (1.–12./14. Tag), auf die nach Follikelsprung (12.–14. Tag) die Corpus-luteum- oder Luteal- bzw. Sekretions- oder Transformationsphase folgt (13./14.–28. Tag), mit abschließender Desquamationsphase (s. a. ▸Menstruation). – Bei Follikelpersistenz wird der M. als »follikulogen« oder ▸anovulatorisch bezeichnet. E menstrual cycle.

**mens|truus** *(latein.)*: monatlich, menstrual. E mensual.

**mensuell:** die Menses betreffend. E menstrual.

**MEN-Syndrom:** ▸MEN.

**Ment|agra:** ▸Bartflechte. E mentagra.

**mental(is):** **1)** den Geist *(latein. = mens, mentis)* betreffend. **2)** das Kinn *(latein. = mentum)* betreffend; z. B. Mentalpunkt als ▸Nervendruckpunkt. E mental.

**Menthae arvensis aetheroleum,** Minzöl: ätherisches Öl, das aus der Minze gewonnen wird; nachweislich wirksam bei funktionellen Magen-, Darm- u. Gallenbeschwerden, Meteorismus, Myalgien u. neuralgiformen Schwerzen; wird auch bei Juckreiz angewandt. ***Kontraind.:*** schwerer Leberschaden, Gallenwegsverschluss, Gallensteine.

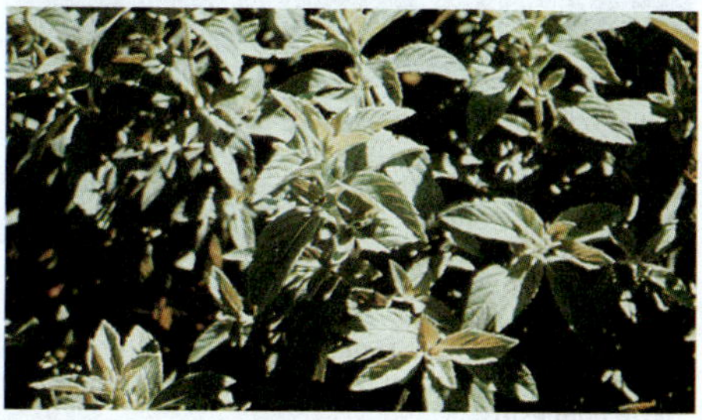

**Menthae arvenis aetheroleum:** Ackerminze. [448]

**Men|tha piperita:** »Pfefferminze« [Labiatae]; angewandter Pflanzenteil: Blätter (Menthae piperitae folium); Inhaltsstoffe: ätherisches Öl (Menthae piperitae aetheroleum = Pfefferminzöl) u. a. mit ▸Menthol als Hauptkomponente, Gerb- u. Bitterstoffen. ***Anw.*** u. a. als Tee bei dyspeptischen Beschwerden, Gastritis; als Zusatz in Hustenmitteln; äußerlich als Pfefferminzöl bei Myalgien, Kopfschmerzen. E peppermint (plant).

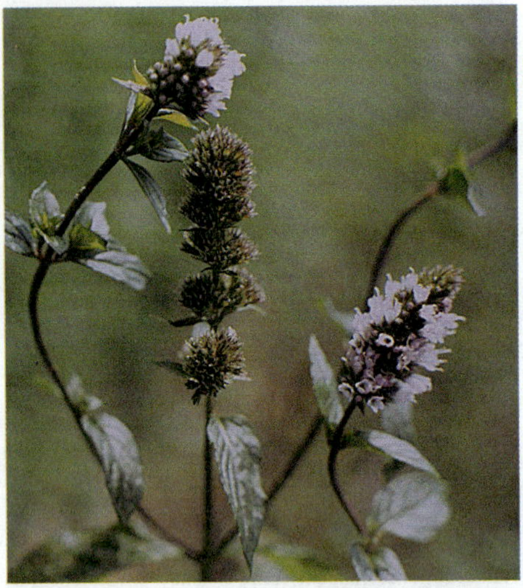

**Mentha piperita:** Echte Pfefferminze. [399]

**Men|thol:** im Öl der Pfefferminzenblätter (▶Mentha) enthaltener Pfefferminzkampfer (Hexahydrothymol = p-Menthan-3-ol); 4 Razemate bzw. 8 Stereoisomere, darunter am wichtigsten (–)-M. Verdunstet bei Zimmertemperatur. ***Anw.:*** dient in Form von Alcohol mentholicus als kühlendes, leicht anästhesierendes Einreibemittel, als Riech- u. Schnupfmittel; ferner Anw. in Mundwässern, Kosmetika. E menthol.

**Menthon:** ätherisches Öl, z.B. in verschiedenen Minzarten; ***Anw.*** als Cholagogum. E menthone.

**Men|tum** *(latein.):* das Kinn. E chin.

**Men|urie:** ▶Menourie. E menouria.

**Menyanthis folium,** Fieberkleeblätter, Bitterkleeblätter: Heilpflanzenteil; in spezieller Aufbereitung nachweislich wirksam bei Appetitlosigkeit u. dyspeptischen Beschwerden.

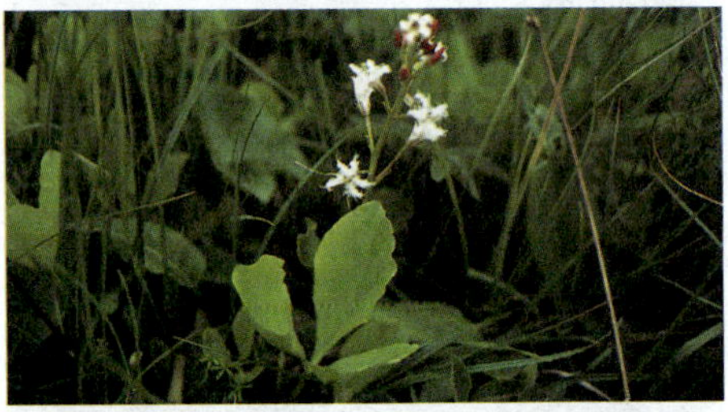

**Menyanthis folium:** Bitterklee. [448]

**MEP,** Abk. für **m**otorisch **e**vozierte **P**otentiale: s.u. ▶evozierte Potentiale.

**Mepacrin:** schizontozid wirksames Malariamittel (9-Aminoacridinderivat); obsolet. E mepacrine, quinacrine.

**Meperidin:** ▶Pethidin. E meperidine.

**Mephenesin:** ein zentral wirksames ▶Muskelrelaxans. E mephenesin.

**Mepindolol:** ein ▶Betarezeptorenblocker; ▶Antiarrhythmikum der Klasse II. E mepindolol.

**Mepivacain:** ein ▶Lokalanästhetikum mit mittellanger Wirkdauer (Amidtyp). E mepivacaine.

**Meprobamat,** 2-Methyl-2-propyl-trimethylen-dicarbamat: ein ▶Tranquilizer mit geringerer ther. Breite als die Benzodiazepine. E meprobamate.

**Meptazinol:** ein zentral wirksames ▶Analgetikum (Opioid). E meptazinol.

**Mequitazin:** ein ▶Antihistaminikum ($H_1$-Rezeptorenblocker; Phenothiazin-Derivat). E mequitazine.

**Mer|akra|nie:** teilweise ▶Aplasie der Schädel- u. Gehirnanlage. E meroacrania.

**Mer|algia par|aes|thetica,** BERNHARD(-ROTH)-Krankheit: isolierte ▶Neuritis des Nervus cutaneus femoris lateralis (Kompressionssyndrom, bedingt durch Druck unter dem Leistenband), äußert sich in brennenden Schmerzen, Empfindungs-, evtl. auch trophischen Störungen an der Oberschenkelaußenseite, Druckschmerz einwärts vom vorderen oberen Darmbeinstachel. ***Ätiol.:*** infektiös-toxisch-metabolisch (z.B. bei Diabetes mellitus, Alkoholismus, Syphilis) oder mechanisch (Druck- oder Zugeffekte im Nervenverlauf, v.a. am Austrittsort aus dem Becken [▶Inguinaltunnelsyndrom]); s.a. ▶Ekzema neuriticum. E meralgia paresthetica, Bernhard-Roth disease.

**Merbromin:** quecksilberhaltiges Haut-Desinfektionsmittel. E merbromin.

**Mercaptamin:** Wirkstoff, der Cystin in Cystein u. ein Disulfid-Gemisch umwandelt; ***Anw.*** bei nephropathischer Cystinose. E mercaptamine.

**Mer|captan,** Thioalkohol: Gruppe Alkohol-analoger, übel riechender chemischer Verbindungen der allgemeinen Formel R–SH (S = Schwefel als Ersatz für das Sauerstoffatom). E mercaptan.

**Mercaptoacetyltriglycin,** Abk. MAG3: wird als Radiopharmakon Tc-99m-MAG3 bei bestimmten Nierenfunktionsprüfungen eingesetzt, z.B. Funktionsszintigraphie (Belastung mit Captopril oder Furosemid); indirekter Refluxnachweis.

**Mercaptopurin,** Abk. MP, Abk. 6-MP: zu den ▶Antimetaboliten gehörendes Zytostatikum (Purin-Antagonist); ***NW:*** u.a. Knochenmarktoxizität (Myelosuppression), Stomatitis, Nierentoxizität. E mercaptopurine.

**Mercier** (LOUIS A. M., 1811–1882, Urologe, Paris). – **M.-Barre:** durch kollagene Fasern u. glatte Muskulatur (der WALDEYER-Scheide der Harnleitermündungen) bedingte Schleimhaut-Muskel-Falte zwischen den Harnleiteröffnungen, evtl. mit Klappen-, Ventilmechanismus. S.a. ▶Barre. E Mercier's valve. – **M.-Katheter:** Harnblasenkatheter mit ca. 30°-Abwinkelung des Spitzenteils (»**M.-Krümmung**«) u. endnahem seitlichem Auge. E M.'s catheter.

**Mer|cur...:** Wortteil »Quecksilber«; s.a. ▶Merkur...

**Mer|cu|rio|sis:** veralteter Ausdruck für chronische ▶Quecksilbervergiftung. E mercurialism. – **M. lentis:** die bei Quecksilbervergiftung auftretende, durch Einlagerung von Hg-Verbindungen bedingte bräunl. Verfärbung der Linsenkapsel.

**Merendino** (K. ALVIN M., geb. 1914, amerikan. Chirurg). – **M.-Dillard-Operation:** eine Speiseröhrenrekonstruktion durch Dünndarmzwischenschaltung (= Jejunuminterposition). E Merendino-Dillard operation. – **M. -Operation:** eine Technik der Raffung der Mitralklappe (▶Anuloplastik). E M.'s technique.

**Meretoja-Syndrom:** der autosomal-dominant erbliche Typ IV der Amyloid-Polyneuropathie mit Fazialisparese, Hirnnervenausfällen u. gittriger Hornhautdystrophie. E Meretoja's syndrome.

**Mer|(h)idro|sis:** örtlich begrenzte Schweißbildung. E merhidrosis.

**Meridian,** Leitbahn: in der Modellvorstellung der ▶Traditionellen Chinesischen Medizin eine Energieflussbahn des Körpers, die sich als Linie auf die Haut projiziert; auf ihr lassen sich Akupunkturpunkte ausfindig machen, die eine wichtige Rolle bei der Therapie von Krankheiten spielen. Die M. (z.B. Magen-Meridian, Lungen-Meridian) bilden ein vernetztes System, über das Fernwirkungen erklärbar werden. Unterschieden werden 12 Hauptmeridiane, 8 außerordentliche Leitbahnen, zahlreiche Luo- und Netzgefäße; die M. sind wissenschaftlich nicht nachgewiesen; s.a. ▶Akupunktur (dort Abb.)

**Meridiandiagnostik:** spezielle Diagnose in der ▶Akupunktur (s.a. ▶Traditionelle Chinesische Medizin) zur Feststellung des betroffenen ▶Meridians; Anw. v.a. bei Erkrankungen des Bewegungsapparates u. bei Schmerzen.

**Me|ristom (Hueck),** Zytoblastom: ein rein zellulärer bösartiger Tumor (»Malignom«) ohne jede Differenzierung der Zellen (Abgrenzung zwischen Karzinom u. Sarkom ist nicht möglich). E meristoma.

**Merkapt...:** ▸Mercapt...

**Merkel-Zelle** (FRIEDR. S. M., 1845–1919, Anatom, Göttingen): einzeln oder in Gruppen vorkommende Sinneszellen neuroektodermaler Abkunft im Stratum basale der ▸Epidermis (s. Abb.) mit charakteristischen rundlichen neurosekretorischen Granula. Sie enthalten Neuropeptide u. neuronspezifische Enolase. Unmittelbar unter der M.-Zelle befindet sich eine flache Nervenendplatte (der Komplex M.-Zelle u. Nervenendigung wird als M.-Scheibe bezeichnet). Die M.-Zelle wurde ursprünglich als Mechanorezeptor interpretiert; wahrscheinlich handelt es sich um neurosekretorische Zellen, die zum ▸APUD-Zellsystem gehören. E Merkel's cell.

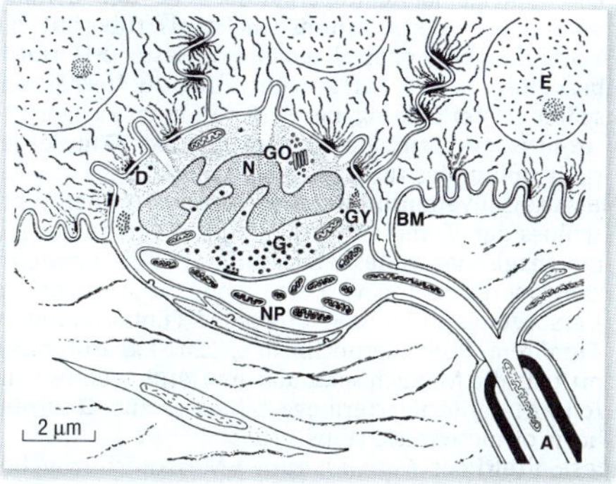


**Merkel-Zelle:** Die MERKEL-Zelle sitzt direkt der Basallamina (**BM**) auf, ist mit den benachbarten Basalzellen mit Desmosomen (**D**) verbunden u. besitzt am unteren Pol sekretorische Granula (**G**). Unter der MERKEL-Zelle ist die Nervenendplatte (**NP**) erkennbar, die aus einem ummarkten Axon (**A**) hervorgeht. **GY** = Glykogen, **GO** = GOLGI-Apparat, **E** = Keratinozyt, **N** = Zellkern. [237]

**Merke-Zeichen** (FRANZ M., 1893–1975, Orthopäde, Basel): am Stehenden (Fuß fixiert) durch Verdrehung im Kniegelenk auslösbarer Schmerz an der Innen- bzw. Außenseite des Kniegelenkspalts bei Schäden des entsprechenden Meniskus.

**Merkfähigkeits|störung,** Merkschwäche: Beeinträchtigung des ▸Neugedächtnisses (gestörte Engramm-Bildung u. -Wiedergabe [Ekphorie]); v.a. bei organischer Hirnschädigung, beginnender ▸Demenz, neurotischer Hemmung. – Die Prüfung auf M. erfolgt durch Nachsprechenlassen von Zahlenreihen, Silben, Wörtern nach einem bestimmten Zeitintervall. E hypomnesis, memory deficit.

**Mer|ku|ri-, Mercuri-:** Kennsilbe für chemische Verbindungen mit 2-wertigem Quecksilber. E mercuric.

**Merkuria|lismus:** chronische ▸Quecksilbervergiftung, z.B. als Enzephalopathie. E mercurialism.

**Merkuro-, Mercuro-:** Kennsilbe für chemische Verbindungen mit 1-wertigem Quecksilber; z.B. Mercurochrom (s.u. ▸GROB-Pinselung). E mercurous.

**me|ro...:** Präfix »Teil« (»Körperteil«), »teilweise«.

**Mero|gonie:** Weiterentwicklung einer experimentell entkernten Eizelle nach Besamung mit einem – artfremden – Spermium. E merogony.

**Mero|kranie:** angeborener teilweiser Schädeldefekt. E meroacrania.

**mero|krine Drüse:** s.u. ▸Drüse. E merocrine gland.

**Mero|melie:** angeborener Gliedmaßendefekt; s.a. ▸Peromelie. E meromelia.

**Meropenem:** β-Lactam-Antibiotikum (▸Carbapenem); ***Anw.*** v.a. bei Infektionen mit Hospitalismus-Keimen (z.B. Pseudomonas).

**Mero|zele:** ▸Hernia femoralis. E merocele.

**Mero|zoiten:** *Protozoologie* die einzelligen, einkernigen Stadien der vegetativen Vermehrung bei den Telosporidia [Sporozoa]; z.B. die durch Zerfall reifer Schizonten entstandenen M. der ▸Malariaplasmodien (sie unterhalten durch Befall der Leberparenchymzellen bzw. der Erythrozyten die exo- u. endoerythrozytären ▸Schizogonie-Zyklen; z.T. gehen aus ihnen auch ▸Gametozyten hervor). Analog die M. bei ▸Kokzidien (Isospora belli u. hominis). E merozoites.

**MERRF(-Syndrom)** *(engl.)* Abk. für **m**yoclonus **e**pilepsy with **r**agged-**r**ed **f**ibers: durch eine Punktmutation der mitochondrialen DNS ausgelöstes Krankheitsbild mit Myoklonus-Epilepsie, Ataxie u. Myopathie (charakteristische Histologie: rote Muskelfasern mit unregelmäßiger Begrenzung).

**Merritt-Syndrom:** ▸KASABACH-MERRITT-Syndrom.

**Merseburger Trias:** s.u. ▸BASEDOW-Krankheit. E Merseburg triad.

**Merskey-Test:** s.u. ▸Hämagglutinationshemmungsreaktion. E Merskey's test.

**Me|ry|zismus:** ▸Rumination. E merycism.

**Merzbacher-Pelizaeus-Syndrom:** s.u. ▸PELIZAEUS.... E Merzbacher-Pelizaeus syndrome.

**Mes...:** s.a. ▸Meso...

**MESA** *(engl.)* Abk. für **m**icroscopic **e**pididymal **s**perm **a**spiration: mikrochirurgische epididymale Spermatozoenaspiration; Gewinnung von Spermien aus dem Nebenhoden zur Injektion in das Zellplasma der Eizelle (s.a. ▸ICSI).

**Mesalazin,** 5-Aminosalicylsäure: antiphlogistisch wirksame Substanz. ***Wirkung:*** beeinflusst die Prostaglandinbiosynthese; hemmt die Leukotrienbildung. ***Anw.*** bei Colitis ulcerosa u. der CROHN-Krankheit.

**Mes|angium:** das die Kapillarschleifen im ▸Corpusculum renale stützende Bindegewebe. S.a. ▸GOORMAGHTIGH-Zellen. E mesangium.

**Mes|aor|titis:** Entzündung der Media der Aorta; v.a. bei ▸Aortensyphilis. E mesaortitis.

**Mes|ar|te|ri|itis:** ▸Arteriitis mit Entzündung vorwiegend der Media. E mesarteritis.

**Mes|axon:** bleibende Verbindung der ▸Markscheide mit ihrer Ursprungszelle. E mesaxon.

**Mes|ca|lin,** Meskalin, Mezcalin: 3,4,5-Trimethoxyphenyl-äthylamin. Aus dem Kaktus Lophophora williamsii gewonnenes, in Mexiko in Form des Peyote (=▸Peyotl) als Droge genutztes biogenes Amin, wirkt als ▸Halluzinogen (als solches stärker wirksam das synthetische Derivat DOM = 2,5-Dimethoxy-4-methylamphetamin); s.a. ▸Mescalinrausch. E mescaline.

**Mescalin|rausch:** toxische ▸Psychose durch Mescalin (> 0,1–0,2 g). ***Klinik:*** gestörtes Raum- u. Zeiterleben, Halluzinationen (v.a. optischer Art); ferner (initiales) Erbrechen, Mydriasis, Hyperreflexie, Tremor, evtl. auch Schock, Atemlähmung. E mescalism.

**Mes|ekto|derm:** Mesoderm ektodermalen Ursprungs (Neuralleiste); liefert Mesenchym des Kopfbereichs. E mesectoderm.

**Mes|encephalon,** Mittelhirn: Teil des Gehirns zwischen Diencephalon u. Metencephalon. Ist vom Aquaeductus cerebri durchzogen, der den III. mit dem IV. Hirnventrikel verbindet, und besteht aus drei Teilen: ventral die beiden Hirnschenkel (Crura cerebri), in der Mitte die Mittelhirnhaube (Tegmentum mesencephalicum), dorsal das Tectum mesencephali (Mittelhirndach; mit der Vierhügelplatte: Lamina tecti). In den Hirnschenkeln verlaufen von der Großhirnrinde absteigende Bahnen (z.B. Pyramidenbahn, Tractus corticopontini, Lemniscus medialis, Lemniscus lateralis, Fasciculus longitudinalis medialis, Fasciculus longitudinalis dorsalis, Fibrae corticoreticulares). Das Tegmentum durchziehen sensible Bahnen aufwärts zur Hirnrinde. Enthält u.a. die Kerne des III. und IV. Hirnnervs, den Nucleus tractus mesencephali nervi trigemini, den Nucleus ruber, die Substantia nigra, die Mittelhirnanteile der Formatio reticularis. 🅴 mesencephalon, midbrain.

**Mes|en|chym,** Mesenchyma: das erste nichtepitheliale Gewebe des Keimes mit Ursprung größtenteils aus dem ▸Mesoderm (im Kopfbereich aus Mesektoderm; Ausgangsmaterial für Hirnhäute, Bindegewebe, Muskulatur u. Hartsubstanzen des Schädels [Neuro- u. Viszerokranium]; ergänzt durch – dem ▸Entoderm der Prächordalplatte entstammende – Zellen). – Besteht aus sternförmig verzweigten, locker zu einem dreidimensionalen Gitter angeordneten Zellen mit umgebender flüssigkeitsreicher amorpher Grundsubstanz (= ohne geformte Anteile, also Bindegewebsfasern). Das Muttergewebe des Bindegewebes (mit in der Interzellularsubstanz auftretenden Bindegewebsfasern zunächst als embryonales B.) sowie der daraus sich entwickelnden Stützgewebe (Knorpel-, Knochengewebe), des Fettgewebes, des Blutes (u. der Blut- u. Lymphgefäße). – Als **extraembryonales M.** das in den Fruchthüllen, als **intraembryonales M.** das in der Leibesfrucht entstehende Muttergewebe (s.a. ▸Blastem) der oben genannten Gewebe (s.a. ▸Mesoderm).– In der Naturheilkunde u. der ▸Regulationsmedizin gilt das M. als das Gewebe der Autoregulation. 🅴 mesenchyme.

**Mes|en|chy|m(at)ose:** Oberbegriff für erbliche Störungen des Bindegewebes (z.B. Marfan-, Ehlers-Danlos-Syndrom, Osteogenesis imperfecta) einschließlich der ▸Kollagenosen.

**Mesenchy|mom:** Tumor (▸Neoplasma) des Bindegewebes. 🅴 mesenchymoma. – **malignes M.:** zu den ▸Weichteilsarkomen gehörendes Malignom.

**Mesenterial|arterien|syndrom:** ▸arteriomesenterialer Duodenalverschluss. 🅴 superior mesenteric artery syndrome.

**Mesenterial|arterien|verschluss:** komplette Stenose der A. mesenterica oder eines ihrer Äste; wegen völlig unterschiedlicher Klinik, Prognose u. Therapie wird zwischen akutem M. u. chronischem M. unterschieden. – **M., akuter:** akuter Verschluss der A. mesenterica superior oder inferior mit resultierender Infarzierung u. Darmwandnekrose. Ursache embolisch oder thrombotisch (Letzteres meist bei zugrunde liegender ▸Arteriosklerose, seltener bei ▸Arteriitiden oder fibromuskulärer ▸Dysplasie). Führt zum fulminant verlaufenden ▸Mesenterialinfarkt. – **M., chronischer:** weit überwiegend arteriosklerotisch. Führt wegen eines i.d.R. guten Kollateralkreislaufes der Intestinalarterien bei langsam progredienten Gefäßveränderungen meist erst zu Beschwerden im Sinne einer ▸Angina abdominalis, wenn es an ▸Truncus coeliacus, ▸Arteria mesenterica superior u. inferior gleichzeitig zu Stenosen oder Verschlüssen gekommen ist.

**Mesenterial|gefäß|verschluss:** komplette Stenose eines oder mehrerer Mesenterialgefäße. 🅴 mesenteric vascular occlusion.

**Mesenterial|infarkt:** Infarkt des Darmes u. des Mesenteriums bei akutem Mesenterialgefäßverschluss, häufiger durch akuten ▸Mesenterialarterienverschluss als durch ▸Mesenterialvenenthrombose. Nicht selten auch ohne nachweisbaren akuten Gefäßverschluss bei protrahierter Hypozirkulation u./oder starker Exsikkose (»nonocclusive disease«). ***Klinik:*** akut lebensbedrohliches Krankheitsbild mit charakteristischem Ablauf in drei Phasen: Initialstadium mit heftigem Abdominalschmerz, evtl. hämorrhagischen Durchfällen, Schocksymptomen; objektiver abdomineller Befund noch weitgehend normal, im krassen Gegensatz zum subjektiv als stark beeinträchtigend u. lebensbedrohlich empfundenen Zustand. Etwa 6 Std. später beginnt das Latenzstadium (»Stadium des stillen Intervalles«) mit trügerischem Nachlassen des Schmerzes; abnehmende Darmperistaltik, Abdomen klinisch sonst weiterhin unauffällig. Nach weiteren 6 Std. Übergang in das Stadium der irreparablen Darmnekrose (»Endstadium«) mit paralytischem Ileus, Durchwanderungsperitonitis u. schwerer Allgemeinintoxikation. Typisch u. perakut ist der Verlauf vor allem bei Embolie; bei Arterienthrombose u. Venenthrombose sind auch protrahierte Verläufe möglich. ***Ther.:*** Revaskularisation nur sinnvoll im Initialstadium; therapeutisch erfolgt im Stadium der Darmnekrose die Darmresektion. 🅴 mesenteric infarct.

**mes|en|te|ri|al(is):** das ▸Mesenterium betreffend. 🅴 mesenteric. – **m. Entzugssyndrom:** das ▸Anzapfsyndrom der ▸Arteria mesenterica inferior infolge Verschlusses der Aortengabel oder der Arteria iliaca communis, so dass die untere Gliedmaße über die A. mesenterica inf. versorgt – u. dadurch dem Dickdarm Blut entzogen – wird; bei Beinarbeit kommt es zu Ischämie der unteren Darmabschnitte, Unterbauchschmerzen, Claudicatio intermittens. 🅴 m. (or iliofemoral) steal syndrome.

**Mesenterial|lymph|adenitis: 1)** ▸Lymphadenitis mesenterica acuta. 🅴 mesenteric lymphadenitis. **2) Mesenterial|lymphknoten|tuberkulose:** Tbc der Lymphknoten des Mesenteriums, meist als tuberkulöser Primärkomplex oder aber bei manifester ▸Darmtuberkulose, selten hämatogen; führt zu Verkäsung, später zu Verkalkung, bei Perforation zu käsiger Peritonitis, auch zu hämatogener Aussaat. 🅴 mesenteric lymph nodes tuberculosis.

**Mesenterial|venenthrombose:** thrombotischer Verschluss der V. mesenterica superior; verursacht hämorrhagischen ▸Mesenterialinfarkt. Bei der Mehrzahl der Patienten vorhergehende Erkrankung im Versorgungsgebiet der Pfortader (Entzündungen, Tumoren, Pfortaderhochdruck, Z.n. Laparotomie); oft tritt die M. auch sekundär im Gefolge eines akuten ▸Mesenterialarterienverschlusses auf. 🅴 thrombosis of mesenteric veins.

**mes|en|te|ri|cus** *(latein.):* zum ▸Mesenterium gehörend. 🅴 mesenteric.

**Mes|enterika:** ▸Arteria mesenterica; s.a. ▸mesenteriales Entzugssyndrom. 🅴 mesenteric artery.

**Mes|enteriolum appendicis vermiformis:** die »Mesoappendix« als kleine Bauchfellfalte vom distalen Ileum zum Wurmfortsatz. 🅴 mesoappendix.

**Mes|en|te|ri|um:** das Dünndarmgekröse; von der Bauchwand ausgehende, in die Serosa des Dünndarms übergehende Verdoppelung des Peritoneums, die Binde- u. Fettgewebe, Lymphknoten, Gefäße u. Nerven einschließt u. – als Mesojejunum bzw. Mesoileum – das frei beweglich in der Peritonealhöhle liegende Jejunum u. Ileum an der hinteren Bauchwand aufhängt. Ist embryonal Teil des gemeinsamen Aufhängebandes (= **M. dorsale commune**), das an der hinteren Rumpfwand vom unteren Speiseröhren- bis zum Mastdarmende reicht. Aus seinem ventralen Pendant gehen das Mesopneumonium, Mesoduodenum (bzw. ▸Ligamentum hepatoduodenale) u. Teile des Mesogastriums hervor. 🅴 mesentery. – **M. ileocolicum commune:** fortbestehende embryonale Form des M., z.B. bei ▸Malrotation oder ausgebliebener Verwachsung mit der Bauchwand; es besteht Gefahr der Strangulation, Invagination.

**mes|en|ze|phal,** mesencephalicus: das Mittelhirn (▸Mesencephalon) betreffend. 🅴 mesencephalic. – **m. Syndrom:** mesodienzephales ▸Irritationssyndrom. 🅴 m. syndrome, midbrain syndrome.

**Mes|en|zepha|li|tis:** ▸Encephalitis im Mittelhirn- = Mesencephalon-Bereich; führt u.a. zu Augenmuskelstörungen, Tremor, Schlafsucht. 🅴 mesencephalitis.

**Mes|en|zephalo|tomie:** op. Durchtrennung der afferenten = sensiblen Fernbahnen Lemniscus medialis, spinalis u. trigeminalis, u. zwar am Ort ihres gemeinsamen Verlaufes im Trigonum lemnisci des Mittelhirns (▸Mesencephalon). Die vollständ. Durchtrennung führt zu kompletter sensibler Lähmung auf der Gegenseite u. gleichzeitig zur Unterbrechung der von Hirnnervenkernen ausgehenden Schmerzbahnen. 🅴 mesencephalotomy.

**mesh|graft, Mesh-Transplantat** *(engl.):* freies Hauttransplantat als dünner Spalthautlappen (Abb.), der durch Kleinstmesser eines speziellen ▸Dermatoms (3) (= **Mesh-Dermatom**) mit feinsten Schnitten versehen ist, so dass er wie ein Maschengitter auseinander gezogen werden kann. Ermöglicht Deckung eines relativ großen Defektareals mit wenig Haut.

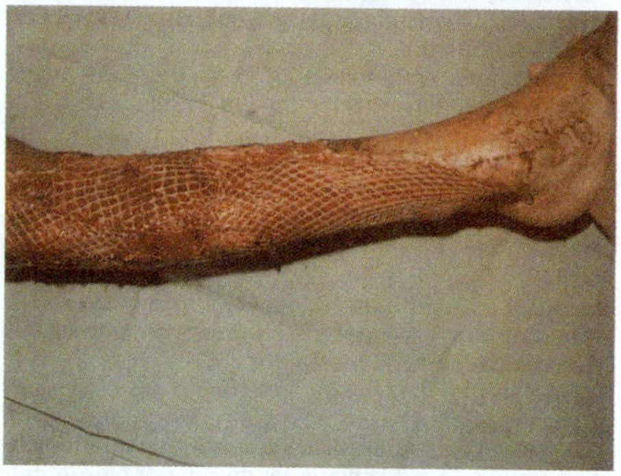

**meshgraft:** Transplantat bei Hautablederung am Unterschenkel. [121]

**me|si|ạl:** in Richtung Kiefer-, Zahnbogenmitte. E mesial.

**Mesiạl|biss(-Lage),** Mesi|okklusion: »Vorbiss« (als horizontale Okklusionsanomalie); z.B. bei der Progenie. Bei hinten-oben liegendem Kiefergelenkköpfchen kommen die ersten Querfissuren der unteren ersten Molaren mesial der mediobukkalen Höcker der oberen ersten Molaren u. die Spitzen der unteren Eckzähne mesial von der Papille zwischen seitlichem Schneidezahn u. Eckzahn des Oberkiefers zu liegen, häufig verbunden mit verkehrter Überbissstufe im Frontzahnbereich. Das Maß der Abweichung wird als Prämolarenbreite (Pb) angegeben. S.a. ▸Neutralbiss, ▸Distalbiss. E mesial occlusion, mesioclusion.

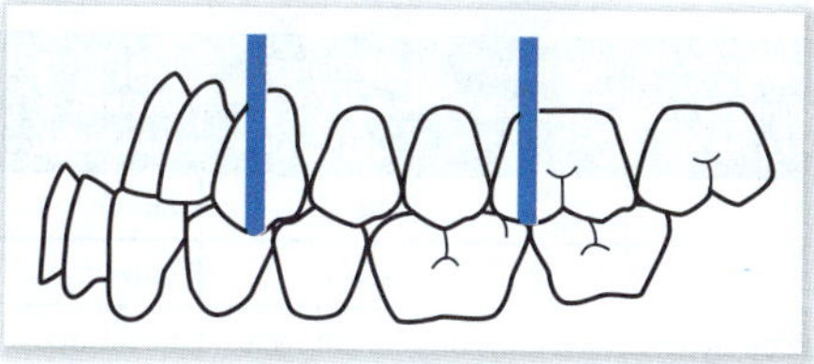

**Mesialbiss(-Lage):** Verzahnung der Seitenzähne in sagittaler Richtung bei Mesialbiss. [318]

**Me|sio|dẹns, Mesi|odont:** überzähliger Frontzahn; einseitig oder beidseits-symmetrisch, meist als Rudiment oder als Zapfenzahn. E mesiodens.

**Meskalịn:** ▸Mescalin. E mescaline.

**Mesna,** Natrium-2-mercaptoethansulfonat: Expectorans, Protektivum für die antineoplastische Ther. *Anw.* als Aerosol bei Bronchialobstruktion, Mukoviszidose, chronischer, asthmoider u. Emphysembronchitis sowie bei Bronchiektasen; in der Malignomtherapie als Injektionspräparat zur Prophyl. der Urotoxizität von Oxazaphosphorinen (Cyclophosphamid, Trofosfamid, Ifosfamid). E mesna.

**mẹ|so-:** Präfix »mitten«, »dazwischen«; *chem* Wortteil zur Kennzeichnung organischer Verbindungen mit symmetrischer Molekülform u. kompensierten Asymmetriezentren (d.h. optisch inaktiv: *meso-*) bzw. – bei Anthracen-, Phenanthrenringen – zur Kennzeichnung der 9,10-Stellung (»ms-«), bei anorganischen Stoffen für intermediäre Hydratationsstufen.

**Meso|bilirubịn:** ▸Gallenfarbstoffe (dort Tab.) vom Bilidien-Typ. E mesobilirubin.

**Meso|bilirubi|nogẹn:** ▸Urobilinogen. E mesobilirubinogen, mesobilane.

**Meso|blạst:** (A. BRACHET) ▸Mesoderm (v.a. dessen Frühstadien). E mesoblast.

**Meso|cọlon:** das Gefäße u. Nerven führende Gekröse des Grimmdarms, unterteilt in **M. ascẹndens** u. **descẹndens** (beide mit dem Peritoneum parietale der hinteren Bauchwand fest verwachsen) sowie in **M. sig|mo|ịdeum** (= Mesosigma) u. **trans|vẹrsum**, die als Bauchfellduplikaturen des Colon sigmoideum bzw. transversum sehr beweglich oberhalb der Vasa iliaca externa bzw. entlang dem unteren Pankreasrand an die hint. Bauchwand anheften. E mesocolon (ascending; descending; sigmoid; transverse).

**Meso|dẹrm, -der|ma:** das »mittlere« oder »3. Keimblatt«; wird als **intra|embryonales M.** durch Einwanderung (»Invagination«) von Ektodermzellen in u. durch die Primitivrinne u. durch weitere seitliche Ausbreitung dieser Zellen zwischen Ekto- u. Entoderm gebildet; formiert sich beidseits der Chorda dorsalis unter den Neuralfalten zu paarweise angeordneten, der segmentalen Gliederung (= Metamerie) der Keimanlage entsprechenden Zellaggregaten (▸Somiten; daraus erfolgt Bildung der Wirbelsäule u. Rippen mit zugehöriger Muskulatur), bleibt aber seitlich – als sog. Seitenplatten – ungegliedert (Letztere gehen seitlich des Keimschildes in das extraembryonale M. über). Zwischen den Somiten u. den Seitenplatten liegt das **intermediäre M.** (ist im kranialen Bereich gleich den Somiten gegliedert in »Nephrotome«, kaudal unsegmentiert als »nephrogener Strang« [Bildungsort von Harnorganen; zunächst Vor- u. Urniere]). Die Seitenplatten verschmelzen unter Bildung eines Spaltes bzw. einer Höhle, dem intraembryonalen ▸Zölom (steht zunächst mit dem extraembryonalen Zölom in Verbindung); das innere Blatt der Zölom- = Leibeshöhlenwandung (= **viszerales M.** = Splanchnopleura; s.a. ▸Mesothel) umhüllt den primitiven, aus dem embryonalen Darmrohr hervorgehenden Verdauungstrakt, das äußere (= **parietales M.** = Somatopleura) ist Ausgangspunkt für die primitive Körperwand, deren Epidermis allerdings vom ▸Ektoderm gebildet wird. – Das **extra|embryonale M.** entsteht am hinteren Pol der Keimscheibe aus einer Verdickung des Ektoderms u. breitet sich – die primäre Amnionhöhle u. den primären Dottersack umhüllend – unter dem ▸Trophoblasten aus; zwischen Letzterem u. dem primären Dottersack bildet sich ein Spalt, ausgefüllt mit einem Zellnetzwerk entodermalen Ursprungs (= extraembryonales oder entodermales Retikulum); innerhalb des unter dem Trophoblasten gelegenen M. entwickelt sich eine Höhle (extraembryonales Zölom = Chorionhöhle), welche schließlich die Keimanlage samt Amnionhöhle u. primärem Dottersack umgibt; die Keimanlage bleibt nur an einer Stelle (Bereich des ▸Haftstieles) mit dem Chorion in Verbindung; die große Höhle wandelt sich unter Auflösung des primären Dottersackes in den sek. Dottersack um. – Die Gliedmaßen werden durch Ausknospung des intraembryonalen M. gebildet. E mesoderm.

**meso|der|mạl(is):** das ▸Mesoderm betreffend. E mesodermal.

**Me|so|duo|dẹ|num:** das embryonale ▸Mesenterium des Duodenums. Nur das ventrale M. im Bereich der Pars superior des Duodenums bleibt erhalten, u. zwar als Ligamentum hepatoduodenale. E mesoduodenum.

**Me|so|gạst|ri|um:** **1)** Mittelbauch (Regiones umbilicalis u. laterales). **2)** das embryonale ▸Mesenterium des Magens; dessen hinterer Teil entwickelt sich zum ▸Omentum majus u. den Ligamenta gastrocolicum, gastrolienale, phrenicolienale u. phrenicocolicum, der vordere, die Leber einschließende Teil (= Mesohepaticum) zum Omentum minus sowie den Ligamenta falciforme hepatis u. triangulare. E mesogastrium.

**Me|so|glịa:** ▸HORTEGA-Zellen. E mesoglia.

**Me|so|hepạticum:** s.u. ▸Mesogastrium.

**Meso|kardie:** Dehnungs- bzw. Lageanomalie des Herzens, bei der die Herzspitze nach vorn zum Sternum zeigt; oft mit komplexen Herzfehlern vergesellschaftet. E mesocardia.
**me|so|ka|val:** die Mesenterialgefäße u. die Vena cava betreffend. E mesocaval. – **m. Anastomose:** mesenteriko-kavale ▶Anastomose. E m. anastomosis.
**Me|so|ko|lon:** ▶Mesocolon. E mesocolon.
**meso|mele Dys|plasie:** seltener, erblicher Klein- oder Minderwuchs mit besonderer Verkürzung der Unterarme bzw. -schenkel, Tab. E mesomelic (skeletal) dysplasia.
**Meso|merie,** quantenmechanische Resonanz: *Chemie* Verschiebung von Bindungselektronen innerhalb einer organischen Verbindung ohne Änderung der räumlichen Zuordnung der Atome (Strukturformel bleibt unverändert, aber unterschiedliche Elektronenkonfiguration). E mesomerism.
**Meso|me|tri|um:** **1)** der untere Teil der Plica lata (Ligamentum latum uteri) mit Gefäßen u. Nerven für die Gebärmutter; s.a. ▶Mesosalpinx. **2)** ▶Myometrium. E mesometrium.
**Meson:** *Physik* ein instabiles, sehr kurzlebiges ▶Elementarteilchen. E meson.
**Me|so|ne|phro|ma ovarii,** GRAWITZ-Tumor, Hypernephrom des Ovars: seltener, von Resten des meso- u. metanephrogenen Gewebes (WOLFF-Gang, GARTNER-Gang) abgeleiteter, sehr bösartiger Tumor des Eierstocks (s.a. ▶Ovarialtumoren). Histologisch manchmal ähnlich den Nierenzellkarzinomen (klarzellig, hypernephroid). E mesonephroma ovarii. – **M., gutartiges:** Adenom des WOLFF-Ganges.
**Me|so|ne|phron, Mesonephros:** ▶Urniere. E mesonephros.
**Meso|pha|rynx:** der mittlere Schlundteil (Pars oralis des ▶Pharynx). E mesopharynx.
**meso|phil:** mit optimalen Lebensbedingungen bei mittlerer Temperatur (z.B. *bakt* bei 37 °C). E mesophilic.
**Meso|phle|bi|tis:** ▶Phlebitis v.a. der mittleren Venenwandschicht. E mesophlebitis.
**Meso|phrag|ma,** Linea M: *Histologie* ▶M-Streifen. E mesophragma, M line.
**Mes|ophry|on:** der Raum zwischen den Augenbrauen; s.a. ▶Glabella. E mesophryon.
**Meso|pneu|monium:** *Embryologie* der Teil des ventralen embryonalen Mesenteriums, der in die mesenchymale Lungenanlage (▶Lungenknospe) übergeht. E mesopulmonum.
**Mes|or|chi|um:** embryonale Peritonealduplikatur, die zwischen Hoden u. Nebenhoden ansetzt. E mesorchium.
**Meso|sal|pinx:** der kraniale Teil der Plica lata (Ligamentum latum uteri) als »Eileitergekröse«. E mesosalpinx.
**Meso|sig|ma:** ▶Mesocolon sigmoideum. E mesosigmoid.
**meso|som:** s.u. ▶Konstitution. E mesosomatous.
**Meso|stenium:** das ▶Mesenterium (ausgenommen das Mesoduodenum). E mestenium.
**Meso|ten|di|ne|um, Mesote|non(ium):** das gekröseartige, z.T. Gefäß- u. Nerven führende Bindegewebe zwischen Vagina fibrosa u. Vagina synovialis der Sehnenscheide (s.a. ▶Vincula tendinum). E mesotendineum, mesotendon.
**Meso|thel:** das einschichtige mesenchymale Plattenepithel der serösen Häute; besteht aus polygonalen Zellen mit glatter Oberfläche u. mit in das Bindegewebe reichenden Zytoplasmafortsätzen; ist beteiligt an der Bildung seröser Flüssigkeit. E mesothelium.
**Meso|the|li|om,** Zölotheliom: vom Mesothel ausgehender, gutartiger (abdominal) oder bösartiger (abdominal oder pleural) Tumor; entweder umschrieben u. fibrös oder diffus u. biphasisch (letzterer Typ v.a. pleural oder – seltener – perikardial). Ätiologische Beziehung zu ▶Asbest-Exposition. E mesothelioma. – **M. der Dura mater:** ▶Meningiom.
**meso|therm:** *Bakteriologie* ▶mesophil. E mesophilic.
**meso|tympanal:** auf das ▶Mesotympanon bezüglich. – **m. Otitis media:** die sog. Schleimhautform der ▶Otitis media mit zentralem Trommelfelldefekt.

| | Dyschondrosteose (LÉRI-WEILL) | Typ LANGER | Typ NIEVERGELT | Typ REINHART-PFEIFFER | ROBINOW-Syndrom | akromesomele Dysplasie | Typ CAMPAILLA-MARTINELLI |
|---|---|---|---|---|---|---|---|
| Genetik | AD | AR | AD | AD | AD | AR | AR |
| Kleinwuchs | leicht | schwer | schwer | leicht | leicht | schwer | schwer |
| Ulna | MADELUNG | distal hypoplastisch | rhomboid | distal hypoplastisch | distal hypoplastisch | distal hypoplastisch | distal hypoplastisch |
| Radius | kurz, deformiert | sehr kurz, deformiert | rhomboid, proximal disloziert | deformiert, proximal disloziert | kurz, proximal disloziert | kurz, deformiert, proximal disloziert | kurz, deformiert |
| Tibia | etwas verkürzt | kurz | rhomboid | kurz | kurz | kurz | kurz |
| Fibula | kurz | proximale Hypoplasie | rhomboid | proximale Hypoplasie | leicht verkürzt | kurz | kurz |
| Metacarpalia | manchmal kurz | normal | Tarsal-Synostose | normal | normal | sehr kurz | häufig verkürzt |
| Metatarsalia | | | | | | | normal |
| Phalangen | manchmal kurz | normal | normal | normal | normal | sehr kurz | Mittel- u. Endphalangen kurz |
| Besonderheiten | | hypoplastischer Unterkiefer | radioulnare Synostose | | »fetal face«, Wirbelkörperanomalie | flache Wirbelkörper | |

*AD = autosomal-dominant; AR = autosomal-rezessiv*

**mesomele Dysplasie:** Differentialdiagnosen (modifiziert nach KAITILA et al.). [322]

**Meso|tympanum, -tympanon:** dem Trommelfell angrenzender Mittelteil (Hauptraum) der Paukenhöhle zwischen deren Recessus epi- u. hypotympanicus. E mesotympanum.

**Mes|ova|ri|um:** der als Gekröse u. Aufhängeband des Eierstocks dienende hintere Teil des Ligamentum latum uteri (s.a. ▸Mesosalpinx). E mesovarium.

**meso|ze|phal,** mesokephal: mit mittellangem Kopf (= normokephal). E mesocephalic.

**mes|sen|ger** *(engl. = Bote):* Botenstoff; Informationsträger für definierte Leistungen des Zellstoffwechsels. Z.B. gelten Hormone als »**first messenger**« für eine von der Zelle zu erbringende Stoffwechselleistung. Die Hormonbindung an den spezif. ▸Membranrezeptor u. die Vermittlung eines Überträgerproteins (»Überträgereinheit«) der Zellmembran geben zusammen ein Startsignal für die ebenfalls Membran-gebundene Adenylatcyclase. Dieses Enzym katalysiert dann die Bildung des Zweitboten = »**second messenger**«, d.h. zykl. ▸Adenosinmonophosphat (dort Funkt.-Schema).

**Messenger-Ribonucleinsäure,** Boten-RNS, Abk. mRNS, Abk. m-RNS: einsträngige, unverzweigte RNS-Ketten verschiedener Größe, die im Zellkern an einem der beiden Stränge der DNS jedes Gens synthetisiert werden als Basen-komplementäres Sequenzmuster von Ribonucleotiden (s.a. ▸Transkription). Diese Syntheseprodukte übertragen nach RNS-Processing (s.a. ▸Informosom) u. – nach Überführung in das Zellplasma – mit Hilfe der Ribosomen u. der Transfer-RNS die genetische Information (Aminosäuresequenz) auf ein Protein (▸Translation), das entweder ein endgültiges Genprodukt ist (s.a. ▸Phänotyp) oder aber als Enzym zu einer genspezifischen Erbeigenschaft beiträgt. S.a. ▸Second-Messenger(-System); ▸Adenosinmonophosphat (dort Schema). E messenger ribonucleic acid, messenger RNA, mRNA.

**Messer|elektrode:** die – auswechselbare – aktive Elektrode als Mittel zur Gewebsdurchtrennung bei Galvano- oder Hochfrequenzkaustik (s.a. ▸Elektrotomie). E electric knife.

**Mess|fühler:** für die Ableitung von Biosignalen geeignetes Registriergerät, im Allg. als ▸Messwandler.

**Mess|kammer:** *Radiologie* ▸Ionisationskammer.

**Mess-RNS:** Abk. für ▸Messenger-Ribonucleinsäure.

**Mess|wandler:** *Physiologie* Messfühler, in dem registrierte Biosignale zunächst in eine elektrische Größe umgewandelt u. dadurch leicht einheitlich registrierbar werden. E transducer.

**Mesterolon:** synthetisches Androgen; ***Anw.*** bei Climacterium virile, renaler Anämie.

**Mestranol,** Ethinylestradiol-3-methylether: synthetisches Östrogenderivat; ***Anw.*** zur Kontrazeption, insbes. bei Frauen mit Androgenisierungserscheinungen (in Kombination mit einem Antiandrogen). E mestranol.

**Mesulfen:** schwefelhaltiges antiparasitäres Mittel zur topischen ***Anw.*** bei Dermatosen, z.B. Akne. E mesulfen.

**Mesuximid:** ein ▸Antiepileptikum (Succinimid-Derivat); ***Anw.*** bei Petit mal u. Absencen. E mesuximide.

**Met:** *Biochemie* Symbol für ▸**Met**hionin. E Met.

**Meta-:** s.a. ▸Metha-.

**met(a)-:** Präfix »inmitten«, »zwischen«, »nach« (zeitlich; s.a. ▸post-); *chem* Bez. der 1,3-Stellung von 2 Substituenten am Benzolring (Symbol: m-).

**Meta|ba|sis:** Übergang; z.B. *physiol* der des intra- in das extrauterine Leben, *patho* der einer Krankheit in eine andere (i.w.S. einschl. Metastasenbildung). E metabasis.

**Meta|bio|se:** Existenzabhängigkeit eines Organismus von einem anderen, wobei aber nur ein Partner begünstigt wird; s.a. ▸Kommensalismus, ▸Symbiose. E metabiosis.

**metabolic pool** *(engl.):* die Gesamtheit der exo- u. endogenen (zugeführten bzw. dem Stoffwechsel entstammenden) Stoffe im Organismus, die je nach Bedarf zur Biosynthese (bzw. Umbau) organischer Substanzen oder aber zur Energiegewinnung (durch Abbau) verwendet werden.

**Meta|bolicum:** **1)** ▸Metabolit. E metabolite. **2)** *Pharmazie* Mittel gegen Stoffwechselstörung.

**Meta|bo|lie:** die – hypothetische – Umbildung eines Gewebes in ein genetisch fremdes als Teilfaktor der Krebsentstehung (▸Karzinogenese; ▸Onkogen); s.a. ▸Metaplasie.

**meta|bolisch:** veränderlich, den Stoffwechsel betreffend, stoffwechselbedingt. E metabolic.

**metabolisches Syndrom:** ▸Syndrom X (2).

**Meta|bolisierung:** ▸Verstoffwechslung, z.B. von Arzneistoffen (s.a. ▸Pharmakokinetik). E metabolic degradation.

**Meta|bolismus:** **1)** Veränderung, Umwandlung, ▸Metamorphose. **2)** der ▸Stoffwechsel, i.e.S. die Stoffwechselvorgänge zwischen Anabolismus (**konstruktiver M.**) u. Katabolismus (**destruktiver M.**). E metabolism.

**Meta|bo|lit:** jede im biologischen ▸Stoffwechsel auftretende niedrigmolekulare Substanz (von den sog. Biopolymeren nur deren Vorstufen, Abbau- u. Bildungsprodukte); unterschieden auch als Ana- u. Kataboliten (d.h. als Anabolismus- u. Katabolismus-Produkt). E metabolite.

**Meta|car|pus:** die Mittelhand (zwischen Handwurzel = ▸Carpus u. Fingern). S.a. ▸Ossa metacarpi. E metacarpus.

**Meta|chro|ma|sie:** als Phänomen der Lichtmikroskopie das seitens der Zell- oder Gewebsbestandteile erfolgende Annehmen eines Farbtones, der von dem der benutzten Farblösung abweicht; z.B. bei Nucleinsäuren nach Toluidinblau-Färbung Verschiebung ins Rötliche oder Grünliche (= **positive** bzw. **negative M.**). E metachromasia.

**Meta|chro|ma|tin:** ein basophiles Element im Chromatin des Zellkerns. E metachromatin.

**meta|chro|matisch:** i.S. der ▸Metachromasie anfärbbar, die M. betreffend; z.B. m. ▸Leukodystrophie. E metachrom(at)ic. – **m. Körperchen:** ▸BABES-ERNST-Körperchen. E m. granules.

**Met|äs|the|sie:** Fortdauer einer Sinneswahrnehmung über den Reiz hinaus; *ophth* das ▸Nachbild. E afterimage.

**Meta|ge|ne|sis:** Fortpflanzungsmodus, bei dem Generationen mit sexueller u. asexueller Fortpflanzung abwechseln. E metagenesis.

**Meta|gerie:** milde Verlaufsform der ▸Progerie.

**Meta|go|ni|mia|sis:** Darmbeschwerden (Durchfälle) bei starkem Befall durch den einige Millimeter langen Darmegel **Metagonimus yokogawai** [▸Trematoda; Heterophyidae], dessen 1. Zwischenwirt Schnecken u. dessen 2. Süßwasserfische sind; Infektion des Endwirts erfolgt durch Verzehr roher Fische (Präpatentperiode 10–14 Tg.). E metagonimiasis.

**meta|hormonal:** nicht durch ein Hormon selbst, sondern durch dessen Metaboliten oder Sekundärsubstanzen verursacht.

**Meta|karpal|fraktur:** Bruch eines oder mehrerer Knochen der Mittelhand (▸Ossa metacarpalia); häufig als Luxations-, ▸BENNETT-Fraktur, bei schwerer Quetschung als ▸Serienfraktur. E metacarpal fracture.

**Meta|ki|ne|se:** **1)** die Anaphase der Chromatiden in der ▸Mitose. E metakinesis. **2)** die gerichtete Bewegung der Chromosomen von der Prophasen- in die Metaphasenlage.

**Met|albumin:** *Biochemie* ▸Pseudomuzin. E metalbumin.

**Met|aldehyd,** $(CH_3CHO)_4$: polymere Form des ▸Acetaldehyds. Anw. als »Hartspiritus« u. zur Schneckenbekämpfung (molluskizid); wirkt als Krampfgift. E metaldehyde.

**Metall|dampffieber:** ▸Gießfieber. E metal fume fever.

**Metall|en|zyme:** Enzyme, die zur Wirkung Metalle benötigen, u. zwar als Bestandteil der prosthetischen Gruppe (z.B. Kupfer in Katalase, Cytochrom a; ferner

Zn, Mn, Co) oder aber in Form freier Ionen als Aktivatoren. E metalloenzymes.

**Metallisation:** *Pathologie* Metalleinsprengung in die Haut beim elektrischen Unfall. E metallization.

**Mẹtall|klang:** *Klinik* über großen, luftgefüllten Hohlräumen (v.a. glattwand. Kaverne, Pneumothorax; bei Meteorismus) hörbares Schallphänomen mit Dominanz sehr hoher Obertöne (mehrere 1000 Hz) bei tiefem Grundton u. mit langsamem Abklingen der Schallschwingungen. E metallic sound, brassy resonance.

**Metallọsis:** örtliche Gewebsveränderungen (z.B. Entzündung, evtl. proliferativ; Nekrose) durch metallische Implantate (z.B. Gelenkprothese, Knochennagel), u. zwar unmittelbar, z.B. durch Druck, oder – nach ▸Korrosion – mittelbar (d.h. durch chemische Umsetzung mit Körperflüssigkeit, galvanische Beeinträchtigung der Zellvitalität, Imprägnierung mit ionisierten Partikeln); ferner Wirkungen als Herd- = Fokalgeschehen. – Unter **M. pulmonum** wurden früher entzündliche Veränderungen der Luftröhre, Bronchien u. Lungen als Folge des Einatmens von Metallstäuben bzw. -verbindungen bezeichnet (heute ▸Siderose bzw. Siderosilikose, Hartmetallunge, Aluminose, Stannose etc.).

**Metạll|pro|te|ine:** Eiweißkörper, bestehend aus einem Proteinanteil u. Metall, z.B. in ▸Metallenzymen. E metalloproteins.

**Meta|lụes:** ▸Metasyphilis. E metasyphilis.

**meta|mẹr:** mit ▸Metamerie. E metameric.

**Meta|me|rịe:** **1)** *Chemie* Isomerie bei Verbindungen gleicher Summenformel u. unterschiedlicher Struktur (z.B. Aceton u. Allylalkohol = $C_3H_6O$). **2)** *Biologie, Anatomie* Gliederung eines Organismus in hintereinander liegende Segmente (»**Metamẹre**«) gleicher (z.B. *helminth* ▸Proglottide) oder ungleicher Bauweise (z.B. Wirbel, Spinalnerven). E metamerism.

**Metamfepramon:** Sympathomimetikum; Psychoanaleptikum; Appetitzügler. E metamfepramone.

**Metamizol,** Noramidopyrinmethansulfonat: Pyrazolderivat mit starker analgetischer u. antipyretischer Wirkung. ***Anw.*** v.a. bei kolikartigen Schmerzen; gefürchtete ***NW:*** ▸Agranulozytose. E metamizole.

**Meta|morph|op|sịe:** Sehstörung, bei der das Objekt in Form (= Dysmorphopsie), Farbe u./oder Größe (Mikro-, Makropsie; evtl. Porropsie, Teleopsie) verändert oder verzerrt wahrgenommen wird; v.a. bei Störungen der lichtbrechenden Strukturen des Auges, bei Akkommodationsstörung, Choroiditis, Netzhautablösung, Makuladegeneration. E metamorphopsia.

**Meta|mor|phọse:** Umgestaltung, -formung. **1)** *Zoologie* Gestaltwandel; z.B. die M. der Larve zum »adulten« (= voll ausgereiften) Wesen; bei Insekten als unvollständige oder vollständige (= Hemi- bzw. Holometabolie; Letztere mit Puppenstadium zwischen Larvenstadium u. ▸Imago); gesteuert von **Metamorphọsehormonen** (z.B. ▸Ekdyson). E metamorphosis. **2)** *Pathologie* strukturelle Umgestaltung von Zellen u. Geweben als Prozess i.S. der ▸Degeneration; i.e.S. als **retrogrạde** oder **katabọle M.** (z.B. als trübe Schwellung). E degeneration. – **M., visköse:** der physiolog., durch die Gefäßwandproteine u. Thrombin bewirkte Gestaltwandel der ▸Thrombozytenoberfläche (Rund-, Sternform, Pseudopodien) unter Abgabe gerinnungsaktiver Stoffe u. gegenseitiger Verklebung als Pathomechanismus weißer ▸Abscheidungsthromben. E viscous d. **3)** der Stoffwechsel, ▸Metabolismus; als **pro|gressịve** (= Assimilation) oder **regressive M.** (= ▸Dissimilation). E metabolism.

**Meta|mye|lo|zyt,** jugendlicher Granulozyt, Jugendlicher: die Übergangsform zwischen rundkernigen ▸Myelozyten u. dem reifen stabkernigen Granulozyten als letzte (nicht mehr teilungsfähige) Stufe der Reifungsreihe der ▸Granulozyten (Granulozytopoese) im Knochenmark. E metamyelocyte.

**Meta|nephrịne:** Normetanephrin u. Melanephrin (= 3-Methyl-Noradrenalin bzw. -Adrenalin) als physiologische Abbauprodukte der ▸Catecholamine Noradrenalin bzw. Adrenalin durch ▸Catecholamin-O-Methyltransferase (COMT). Weiterer Abbau durch ▸Monoaminooxidase (▸MAO) zu Vanillinmandelaldehyd u. – durch Oxidation – zu Vanillinmandelsäure. Referenzbereich: für Gesamt-Metanephrine im 24-Std.-Harn 212–1770 µg (methodenabhängig); Nachweis quantitativ durch PISANO-Probe oder (Flüssigkeitshochdruck-)Chromatographie; erhöhte Werte bei ▸Phäochromozytom, ▸Ganglioneurom. E metanephrines.

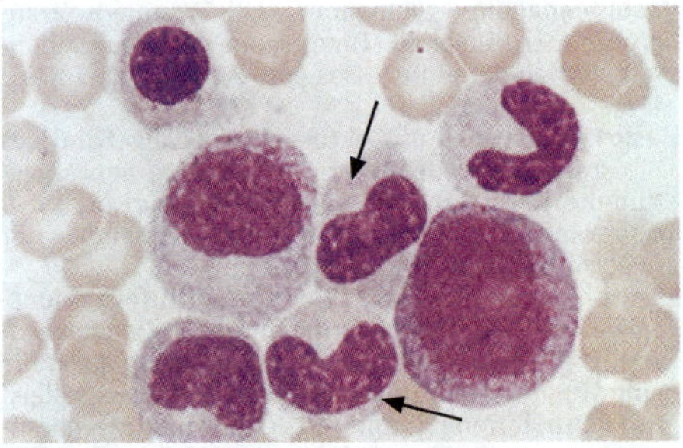

**Metamyelozyt:** neutrophile jugendliche Granulozyten. [198]

**Meta|nẹ|phros:** ▸Nachniere. E metanephros.

**Mẹta|phase:** das mittlere, auf die ▸Prophase folgende Stadium der ▸Mitose u. der ▸Meiose (dort Abb.) I u. II, in dem die Chromosomen maximal spiralisiert u. in der Äquatorialplatte, in der Mitte zwischen beiden Polen des sich bildenden ▸Spindelapparates, zu einer Sternform (»Monaster«) angeordnet sind (Chromatiden bzw. Chromosomen noch nicht getrennt). E metaphase.

**Meta|phylạxe, -phylaxie:** nachgehende Fürsorge. Maßnahmen zur Verhütung einer neuerlichen Erkrankung bei, hinsichtlich der Symptomatik, erfolgreich durchgeführter Therapie und nicht möglicher Beseitigung des Grundleidens, z.B. einer Harnsteindiathese oder eines sonst. unbeeinflussbaren Stoffwechselleidens (erfolgt in diesem Fall durch entsprechende Prophylaxe-Maßnahmen). S.a. ▸Rehabilitation. E metaphylaxis.

**Meta|physe, -physis:** der spongiöse Abschnitt langer Röhrenknochen zwischen Dia- u. Epiphyse; die auch als ▸Epiphysenfuge bezeichnete Längenwachstumszone. E metaphysis.

**Meta|pla|sịe:** *Histologie* v.a. durch chronische Reize, Ernährungs- oder Funktionsmangel ausgelöste Umwandlung eines regelhaft reifen (voll ausdifferenzierten) Gewebes in ein embryologisch verwandtes; z.B. die intestinale M. (s.a. Abb.) bei chronisch-atrophischer ▸Gastritis, die Bildung von Plattenepithel in den Bronchien, im Zervixkanal, die M. von Muskel- oder Bindegewebszellen in Knochen bildende (bei Myositis ossificans), die M. bei Narbenbildung. Erfolgt als indirekte oder regeneratorische M. mit zwischengeschalteter Entwicklung neuer Zellen

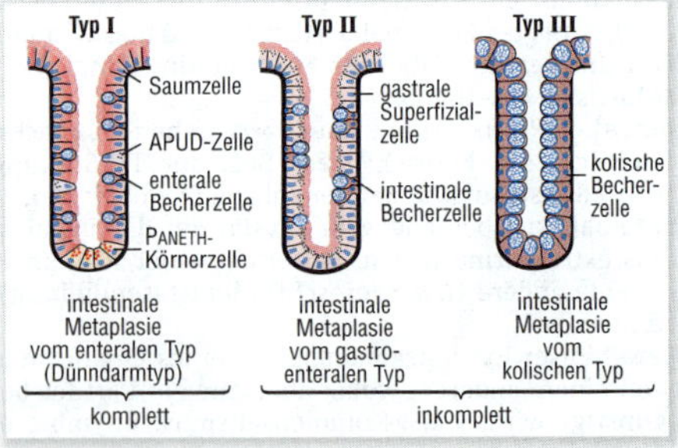


**Metaplasie:** Typen der intestinalen Metaplasie (modifiziert nach BORCHARD; Gastritis: Wiedergeburt einer Krankheit. Falk Foundation e. V., Freiburg 1989). [53]

aus sog. Indifferenzzonen nach Untergang der differenzierten autochthonen Zellen. E metaplasia. – **M., ana|plạstische:** ▸Anaplasie. E anaplastic m. – **M., myelọische:** extramedulläre ▸Blutbildung. E myeloid m. – **M., regeneratọrische:** indirekte M. (beschrieben in der Allgemeindefinition). E regenerative m.

**Meta|plạs|ma:** histor. Bez. für die sich während der Zelldifferenzierung entwickelnden, speziellen Funktionen dienenden Strukturen im Zytoplasma; z.B. Tono-, Myo-, Neurofibrillen, Mikrofilamente u. – daraus entstehend – Mikrotubuli. E metaplasm.

**meta|plạstisch:** mit ▸Metaplasie einhergehend. E metaplastic.

**meta|pneu|mọnisch:** nach einer ▸Pneumonie. E metapneumonic.

**Metapneumovirus:** zur Gruppe der ▸Paramyxoviridae gehörender hochinfektiöser Erreger, der Atemwegsinfektionen verursacht.

**Met|ar|te|rịo|le:** der muskularisierte Anfangsteil eines »thoroughfare channel« (»Durchgangskanal«) als die permanent durchströmte Strecke innerhalb der ▸Endstrombahn. E metarteriole.

**Meta|spermatịde:** ▸Spermatozyt II. Ordnung.

**Meta|stạ|se, -sta|sis:** »Absiedelung«. Ein sekundärer Krankheitsherd infolge Verschleppung (Tumorzellenverband, Mikroben, infizierter Embolus, Parasiten, Pigment, Kalk etc.) von einem primären (u. meist fortbestehenden) Krankheitsherd. I.e.S. die Tumor-M. (Tochtergeschwulst); unterschieden nach örtlicher Beziehung zum Primärneoplasma als **lokạle M.** (Nahmetastase), als **regionạle M.** (im Bereich des regionalen Lymphsystems) u. als, meist hämatogene, Fernmetastase; ferner unterschieden als spontane u. als mechanische M. (▸Impfmetastase). E metastasis, spread. – **M., dukto|gẹne:** M. durch Materialverschleppung in einem Gangsystem; z.B. in Gallen-, Harnwegen. – **M., hämato|gẹne:** M. durch – orthograde, seltener paradoxe – Materialverschleppung auf dem Blutwege; v.a. als Fernmetastase von Malignomen; bei Einbruch von Tumorpartikeln in den venösen Kreislaufschenkel meist als Lungenmetastase, von der Vena portae aus meist als Lebermetastase; bei arterieller Ausbreitung Befall aller Organe möglich. E hematogenous m. – **M., kanalikulạre:** M. durch Materialverschleppung über ein Kanalsystem; als duktogene oder als aerogene M. (in den Atemwegen). – **M., liquogẹne:** M. in den Liquorraum; i.w.S. auch innerhalb der – Flüssigkeit enthaltenden – Pleura-, Peritoneal-, Perikardhöhle; als ▸Implantationsmetastase, ▸Abklatschmetastase. – **M., lymphogẹne:** M. durch Materialverschleppung über die Lymphbahnen (bei deren Block evtl. auch retrograd) in regionäre oder entferntere Lymphknoten, evtl. auch mit Überspringen von Stationen. E lymphogenous m. – **M., ortho|grạde:** s.u. ▸Metastase, hämatogene. – **M., osteo|lytische:** ▸Knochenmetastase mit Knochengewebszerstörung (im Gegensatz zur die Knochenbildung anregenden **osteo|plạstischen M.**). E osteoclastic m. – **M., paradọxe:** s.u. ▸Metastase, hämatogene. E paradoxical m.

**Metastasiẹrung,** Filialisierung: i.e.S. Absiedlung von Zellen oder Zellverbänden bösartiger Tumoren aus einer primär erkrankten Körperregion auf dem Blut- oder Lymphweg in andere Körperregionen (Abb.). Erfolgt bei verschiedenen Malignomen mit gewisser Gesetzmäßigkeit in bestimmte Körperregionen u. Organe (nach WALTHER werden entsprechend dem Sitz des Primärtumors u. dem dadurch vorgegebenen Weg im Blutkreislauf unterschieden ein Kava-, Pfortader- oder Leber-, Lungen- sowie ein Zisternentyp [über die Cisterna chyli]). E metastasis, formation of metastases. – **M., paradoxe, retrograde M.:** M. entgegengesetzt zum Blut- oder Lymphstrom. E paradoxical m.

**Metastasiẹrungs|typ:** s.u. ▸Metastasierung.

**meta|stạtisch:** durch ▸Metastasierung entstanden. E metastatic.

**Meta|strọn|gylus ạpri,** M. elongatus: parasitischer Fadenwurm (Strongyloidea) in Luftröhre u. Bronchien verschiedener Säuger, selten auch des Menschen (durch an Obst u. Gemüse haftende Larven übertragen); ist Überträger der Schweineinfluenza.

**Meta|syphilis,** Metalues: ältere Bez. für das IV. Stadium der ▸Syphilis (d.h. für ▸Tabes dorsalis u. progressive ▸Paralyse); s.a. ▸Neurosyphilis. E metasyphilis.

**meta|tar|sạl:** den Mittelfuß (▸Metatarsus) betreffend. E metatarsal.

**Meta|tars|al|gịe:** Mittelfußschmerz, i.e.S. das ▸MORTON-Syndrom. E metatarsalgia.

**Meta|tar|sạ|lia:** Kurzform für ▸Ossa metatarsalia. E metatarsal bones.

**Meta|tạrsus:** der zwischen Fußwurzel (Tarsus) u. Zehen gelegene Mittelfuß. S.a. ▸Ossa metatarsalia. – **M. addụctus, M. varus:** Pes adductus (▸Sichelfuß). Als **M. add. prịmus elevạtus** eine Fehlstellung des 1. Mittelfußknochens i.S. der Dorsalflexion u. Adduktion bei ▸Knick-Platt-Fuß u. ▸Hallux rigidus. E metatarsus.

**Meta|thạ|lamus:** das ▸Corpus geniculatum laterale u. mediale als »Anhängsel« des ▸Thalamus. E metathalamus, geniculate bodies.



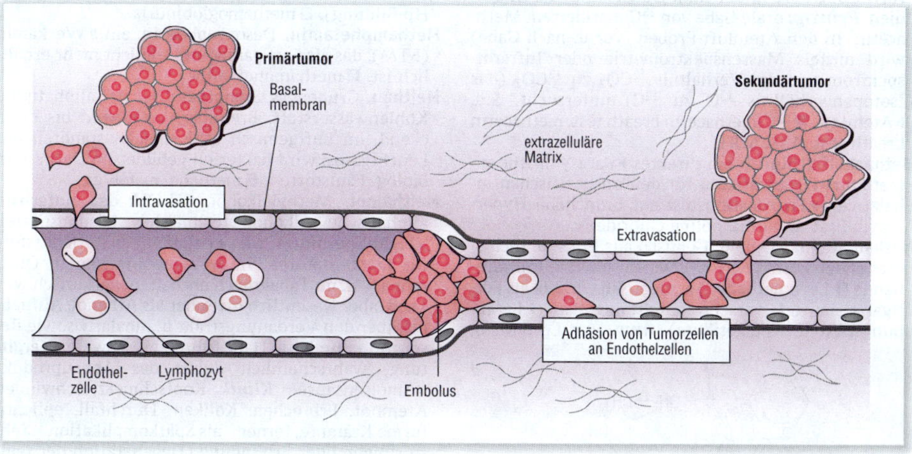


**Metastasierung:** Wenige invasive Zellen des Primärtumors durchdringen die extrazelluläre Matrix (Stroma) u. die Endothelschicht eines Blut- oder Lymphgefäßes, aggregieren u. setzen sich in Kapillaren als Emboli fest. Von dort beginnen die Extravasation u. das Einwandern in das Sekundärgewebe. Der Sekundärtumor, die Metastase, entwickelt sich nach Stimulus durch Wachstumsfaktoren u. Vaskularisation. [388]

**meta|trau|mạ|tisch:** ▸posttraumatisch.

**Meta|xe|nie,** Ektogonie: der auf Wirtswechsel angewiesene Entwicklungszyklus mancher Parasiten. E metaxeny, ectogony.

**Meta|zerkạ|rie,** Metacercaria: Invasionslarve bestimmter ▸Trematoden, entstanden durch Enzystierung der Zerkarie auf Pflanzen (z.B. als M. der Fasciola) oder im 2. Zwischenwirt (z.B. bei Opisthorchis); Aufnahme in den Verdauungsstrakt führt zu Befall mit adulten Würmern. E metacercaria.

**Meta|zo|en:** die höheren Tiere, die Mehr-, Vielzeller (im Gegensatz zu den Einzellern, ▸Protozoen).

**Met|en|ce|pha|lon,** Metenzephalon: das »Hinterhirn«; der vordere Teil des Rautenhirns (▸Rhombencephalon): die Brücke (Pons) u. das Kleinhirn (Cerebellum). E metencephalon.

**Metenolon:** ein ▸Anabolikum mit androgener Wirkung. E metenolone.

**Me|teo|rịs|mus,** Blähsucht: übermäßige Gasansammlung im Magen-Darm-Trakt (= **M. intestinạlis**); evtl. mit Auftreibung des Leibes u. Zwerchfellhochstand. Tritt auf bei Aerophagie, überschießender Darmgasbildung, bei Obstipation, Dyspepsie, Darmverschluss, Peritonitis, Herzinsuffizienz, Pfortaderhochdruck. E meteorism, tympanites. – **M. peritoneạlis:** ▸Pneumoperitoneum.

**Me|teo|ro|biologie:** Wissenschaft von den Einflüssen der Wettervorgänge (i.e.S. der kurzfrist. witterungsbedingten Schwankungen meteorologischer Wirkfaktoren) auf Lebewesen. E meteorobiology.

**Meteoro|labilität:** Wetterfühligkeit (s.u. ▸Wetterwirkung).

**meteoro|pạthisches Syndrom:** durch Wetterschwankungen ausgelöste, meist objektiv nur wenig fassbare Befindensstörungen; im Wesentlichen wohl auf zeitweiser Beeinträchtigung vegetativer Regulationen durch biotrope ▸Wetterwirkung beruhend. E meteoropathy.

**Meteoro|tropịsmus, -tropie:** das Ansprechen auf biotrope ▸Wetterwirkung. E meteorotropism.

**Meter,** Abk. m, mtr.: SI-Basiseinheit der Länge; definiert als das 1650763,73fache der Wellenlänge der von Krypton-86-Atomen ($^{86}$Kr) beim $5d_5/2p_{10}$-Übergang ausgesandten Strahlung im Vakuum. E meter.

**Metergolin:** ein ▸Prolactinhemmer.

**Metformin:** ein orales ▸Antidiabetikum (▸Biguanid). E metformin.

**Methacetin-Atemtest,** $^{13}$C-Methacetin-Atemtest: nichtinvasive Methode zur quantitativen Bestimmung der Cytochrom-P450-abhängigen Leberfunktion. ***Ind.:*** erlaubt Aussage über Vorliegen einer Leberzirrhose. ***Anw.:*** begrenzt in der klin. Diagnostik; v.a. in Studien. ***Prinzip:*** orale Gabe von $^{13}$C-markiertem Methacetin. In den Atemluft-Proben (vor u. nach Gabe) wird mittels Massenspektrometrie oder Infrarotspektrometrie das Verhältnis $^{12}CO_2$ zu $^{13}CO_2$ (das Isotopenverhältnis $^{13}$C zu $^{12}$C) untersucht. S.a. ▸Atemtest. E $^{13}$C-methacetin breath test, methacetin breath test, Abk. MBT.

**Methacholin|chlorid:** ein direktes ▸Parasympathomimetikum; Diagnostikum für den unspezifischen inhalativen ▸Provokationstest auf bronchiale Hyperreagibilität. E methacholine chloride.

**Methadon:** ein ▸Opioid. Gemisch aus links- u. rechtsdrehender Form (Formel), wovon nur die linksdrehende (▸Levomethadon) analgetisch wirkt u. als Fertigarzneimittel verschreibungsfähig ist (▸Betäubungsmittel!, Analgetikum). ***Anw.*** von Levo-M. u. M. (Letzteres nur als Rezeptur verschreibbar, da zzt. nicht als Fertigarzneimittel im Handel) zur Substitutionstherapie (»**M.-Behandlung**« oder »**M.-Substitution**«) v.a. bei Heroinsucht. E methadone.

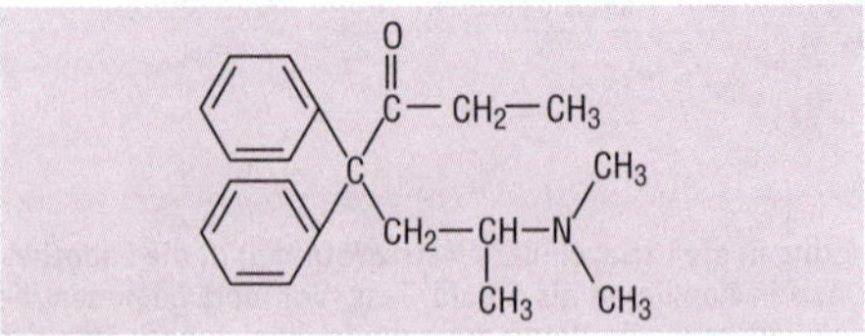

**Methadon.**

**Met|hämo|globịn,** Abk. Met-Hb: ▸Hämiglobin (= Ferrihämoglobin). S.a. ▸Hämiglobincyanid. E methemoglobin, Abk. metHb.

**Met|hämo|globin|ämie,** Hämiglobinämie: erhöhte Met-Hb-Konzentration in den roten Blutkörperchen; führt ab 1,5 g % (= > 10 % Anteil am gesamten Hämoglobin) zu Zyanose (mit schiefergrauer Tönung) u. kompensatorischer Polyglobulie, bei > 40 %igem Anteil zu Übelkeit, Schwindel, Unruhe, Kopfschmerz, Beschleunigung der Herztätigkeit, Atemnot (v.a. bei Belastung), Somnolenz, bei 70–80 % zum Tode; ***Ther.:*** Toluidinblau-Lösung. E methemoglobinemia. – **M., alimentạre,** COMLY-Syndrom: die »M. des Säuglings«; eine toxische M. durch nitrathaltiges Brunnenwasser (die Nitrate werden im Verdauungstrakt bakteriell zu toxischen Nitriten umgesetzt). E alimentary m. – **M., enzymo|pạthische, hereditäre M.,** GIBSON-Syndrom: M. infolge autosomal-rezessiv erblichen Defekts der NADH-abhängigen ▸Methämoglobinreductase (Diaphorase, die das ständig im Organismus gebildete Met-Hb zu Hb reduziert); geht z.T. einher mit Mikrozephalie, Debilität, Reflexanomalien, psychomotorischen Störungen, seltener mit Angiokardiopathien u. Augenveränderungen. – Selten als dominant erblicher TOWNES-Typ, bei dem weder Hb-M noch ein Reductase-Defekt nachweisbar ist. E hereditary m. – **M., hämoglobino|pạthische,** HÖRLEIN-WEBER-Syndrom: autosomal-dominant erbliche (nur bei Heterozygoten nachgewiesene) M. bei Hämoglobinanomalie »Hb-M«. Relativ günstige Prognose. E chronic familial m. – **M., tọxische:** sekundäre M. durch sog. Met-Hb-Bildner wie Phenacetin, Sulfonamide, Chinin, PAS, Nitrite (alimentäre M.), Stickoxide, Arsenwasserstoff, aromatische Nitro- u. Aminoverbindungen (z.B. Anilin), Oxidationsmittel (Chlorate, Bromate). Das Blut ist schokoladefarben; evtl. besteht Hämolyse, Spleno-Hepatomegalie, Nierenschädigung (Folge der Methämoglobinurie). Prognose bei schwerer Intoxikation ernst. E toxic m.

**Met|hämoglobịn|reductase:** Enzym mit der Fähigkeit, NADH-abhängig Methämoglobin zu reduzieren u. dadurch das in kleinen Mengen physiologisch stets entstehende Met-Hb in Erythrozyten niedrig zu halten. E methemoglobin reductase.

**Met|hämoglobin|urie:** Methämoglobinausscheidung mit dem – dadurch braunen – Harn; bei Methämoglobinurie u. Hämoglobinurie (mit autooxidativer Met-Hb-Bildung). E methemoglobinuria.

**Methamphetamịn,** Desoxyephedrin: ein ▸Weckamin (BTM), das als Fertigarzneimittel nicht mehr erhältlich ist. E methamphetamine.

**Me|thạn,** Grubengas, Sumpfgas, $CH_4$: der aliphatische Kohlenwasserstoff. Brennbar, betäubend bis erstickend, im Luftgemisch explosibel. Bestandteil des Leuchtgases; wird bakteriell gebildet im Darm u. in biolog. Faulstoffen. E methane, marsh gas.

**Me|tha|nọl,** Methylalkohol, $CH_3OH$: der einfachste aliphatische Alkohol; technisches Lösungsmittel, Vergällungsmittel für ▸Äthanol, auch Kraftstoff für OTTO-Motoren. In geringen Mengen in Obstschnaps u. im Tabakrauch enthalten; narkotisch wirkend, aber wesentlich toxischer als Äthanol. Aufnahme über den Verdauungstrakt u. inhalativ sowie Resorption durch die Haut führen zu schwerer Vergiftung, wahrscheinlich durch das Abbauprodukt »Ameisensäure«. ***Klinik:*** Kopfschmerz, Schwindel, Atemnot, Erbrechen, Koliken, Durchfall, epileptiforme Krämpfe, ferner – als Spätkomplikation – Sehstörungen oder Erblindung (Degeneration der Ganglienzellen der Netzhaut, Optikusatrophie; schon nach wenigen ml möglich), Myokard-, Leber-, Nierenparenchymdegeneration. E methanol, methyl alcohol.

**Methanthelinium|bromid:** ein ▸Parasympatholytikum; Muskarinrezeptorenblocker; ***Anw.*** als Ulkustherapeutikum, miktionsbeeinflussendes Mittel u. Spasmolytikum. **E** methanthelinium bromide.

**Methaqualon:** hypnotisch-sedativ wirksames Chinazolinon-Derivat (Betäubungsmittel); obsolet. ***NW:*** Neurotoxizität. ***Anw.*** früher als Schlafmittel. **E** methaqualone.

**Methenamin,** Hexamethylentetramin, Hexamin: heterozyklische Verbindung, die sich in saurer Lösung in bakterizides Formaldehyd u. Ammoniak spaltet u. in hoher Konzentration hautreizend, nierenschädigend wirkt. ***Anw.*** meist in Form von gelöstem, sauer reagierendem Salz (z.B. Anhydromethylencitrat, -mandelat, -salicylat) als Harndesinfiziens (obsolet) sowie als topisches ▸Antihidrotikum; *toxik* wird auch als Trockenspiritus benutzt; bei der Verbrennung kann Cyanwasserstoff entstehen (Gefahr der ▸Blausäurevergiftung). **E** methenamine, hexamethylenetetramine, hexamine.

**Methenamin|hippurat:** ein Harnwegsinfektionstherapeutikum; ***Anw.*** zur Prophyl. rezidivierender Harnwegsinfekte. **E** methenamine hippurate.

**Methenamin-Silbernitrat 1 : 2:** ein ▸Antiseptikum; ***Anw.*** zur Wundbehandlung.

**Methi|cillin:** ein penicillinasefestes Penicillin, das nur als bakteriologische Testsubstanz verwendet wird. Gegen **Methicillin-resistente Erreger** (▸MRSA, ▸MRSE) sind meist auch andere Antibiotika unwirksam. **E** methicillin.

**Methin-,** HC≡: ein Radikal; z.B. Methinbrücken »–CH=« im Porphinkern.

**Methionin,** Abk. Met, Abk. M, α-Amino-γ-methylthiobuttersäure: schwefelhaltige, essentielle, proteinogene (aus Cystein u. aus Homoserin biosynthetisierte) Aminosäure; Tagesbedarf 1–2 g; ist zu 80–90 % durch Cystin ersetzbar. ***Funktion:*** wichtig als Methylgruppen-Lieferant für die Biosynthese z.B. von Cholin, Creatin, Adrenalin, Basen u. RNS u. DNS, Histidin (▸Transmethylierung nach Bildung von S-Adenosylmethionin), als Sulfhydrylgruppen-Lieferant für die ▸Cystein-Bildung u. als lipotroper Faktor. ***pharm Anw.*** zur Harnansäuerung (Rezidivprophyl. von Phosphatsteinen), als Bakteriostatikum bei Harnwegsinfektionen. **E** methionine.

**Methionin|mal|absorptions|syndrom,** Smith-Strang-Syndrom: eine autosomal-rezessiv erbliche Krankheit mit selektiver Störung der Resorption von Methionin u. mit bakterieller α-Hydroxybuttersäure-Bildung u. -Resorption im Darm, wodurch ein typischer Uringeruch nach getrocknetem Hopfen (engl. »oasthouse«) entsteht. ***Klinik:*** abnorme Hellhaarigkeit u. -äugigkeit, Hyperpnoe-Anfälle, epileptiforme Krampfanfälle, psychische Retardierung; Hyperaminoazidurie (u.a. Valin-, Leucinausscheidung). Methionin-arme Ernährung führt zur Milderung der Symptome. **E** methionine malabsorption syndrome, oasthouse urine disease.

**Me|tho...:** s.a. ▸Meto... **E** metho...

**Methocarbamol:** ein zentral wirkendes ▸Muskelrelaxans. **E** methocarbamol.

**Methohexital:** ein Kurznarkotikum (Barbiturat); i.v. ***Anw.*** zur Narkoseeinleitung. **E** methohexital.

**Me|tho|manie: 1) Methilepsie:** Bewusstseinsveränderungen durch Missbrauch von Alkohol u. Medikamenten. **2)** süchtiges Verlangen nach rauscherzeugenden Getränken. **E** methomania.

**Methotrexat,** Abk. MTX, Amethopterin, 2-Desoxy-4-amino-10-methylfolsäure: *Pharmazie* zu den ▸Antimetaboliten gehörendes Zytostatikum. ***Wirkung:*** Folsäure-Antagonist, hemmt die Aktivität von Folsäurereductase u. damit die Bildung von ▸Tetrahydrofolsäure. ***Anw.*** auch als Basistherapeutikum bei chronischer Polyarthritis sowie bei schwerster therapieresistenter Psoriasis vulg. ***NW:*** u.a. Knochenmarktoxizität (Myelosuppression), Diarrhö, Stomatitis, Neurotoxizität, Nierentoxizität. Kann, illegal als Abortivum angewandt, zur ▸Embryopathie (»M.-Embryopathie«) führen. **E** methotrexate.

**Methoxsalen:** ein ▸Photosensibilisator; ***Anw.*** zur ▸Photochemotherapie der Psoriasis. **E** methoxsalen.

**Methoxyfluran,** Dichlor-difluor-ethylmethylether: Inhalationsnarkotikum; schwache curareähnliche Wirkung; wird wegen seiner nephrotoxischen Nebenwirkungen nicht mehr zur Narkose eingesetzt. **E** methoxyflurane.

**3-Meth|oxy-4-hydroxy-mandelsäure,** Abk. MHMS: ein natürliches Abbauprodukt der endogenen Catecholamine; wird bei Phäochromozytom u. Neuromalignomen vermehrt im Harn ausgeschieden. **E** 3-methoxy-4-hydroxymandelic acid.

**8-Methoxypsoralen,** Ammoidin: pflanzliches Furocumarin-Derivat, das die Melaninbildung in UV-bestrahlter Haut verstärkt. ***Anw.*** *derm* z.B. bei Psoriasis im Rahmen der ▸Photochemotherapie. **E** 8-methoxypsoralen, methoxsalen.

**Methyl-,** $-CH_3$: das 1-wertige Radikal des Methans.

**3-Methyl|adrenalin:** s.u. ▸Metanephrine.

**Methyl|alkohol:** ▸Methanol.

**Methyl|amin:** s.u. ▸Methylisocyanat. **E** methylamine.

**Methyl|bromid,** (Mono-)Brommethan, $CH_3Br$: farblose, in hoher Konzentration süßlich riechende Verbindung. ***Anw.*** als Feuerlösch-, Schädlingsbekämpfungs-, Methylierungsmittel; *toxik* Dämpfe narkotisch-toxisch; verursachen Reizerscheinungen der Bindehaut u. Atemwege u. Vergiftung (Störungen im Kleinhirn-Labyrinth-System, Delirium, Krämpfe, Koma, Hirn-, Lungenödem, Anurie, neurologische Dauerschäden; ggf. entschädigungspflichtige Berufskrankheit). **E** methyl bromide.

**Methyl|chlorid,** Chlormethan, $CH_3Cl$, -methyl: farbloses Gas; Inhalationsgift mit narkotischer Wirkung (früher wie ▸Äthylchlorid angewendet, auch lokales Kälteanästhetikum; ferner als Kühlmittel). Verursacht Schwindel u. Gleichgewichtsstörung, Doppeltsehen, Akkommodations- u. Atemstörungen, epileptiforme Krämpfe, ZNS-, Leber-, Nieren- u. Knochenmarkschäden. **E** methyl chloride.

**3-Methyl|cholanthren:** zu den polyzyklischen aromatischen ▸Kohlenwasserstoffen gehörende Verbindung mit karzinogener Wirkung.

**Methyl-Cobalamin,** $CH_3$-$B_{12}$: Vitamin-$B_{12}$- = Cobalaminderivat, wirksam als Coenzym zur Übertragung labiler Methylgruppen; s.a. ▸Vitamin $B_{12}$.

**Methyl|donator:** durch Abgabe (bzw. Übertragung) von Methylgruppen biologisch aktive Substanz, z.B. Cholin, ▸Methyl-Cobalamin; s.a. ▸Methionin. **E** methyl donor.

**Methyldopa,** L-3-(3,4-Dihydroxyphenyl)-2-methylalanin: zentrales α-Sympathomimetikum; ***Anw.*** als ▸Antihypertensivum. **E** methyldopa.

**Me|thylen-:** *Chemie* die Gruppierung »$-CH_2-$«. **E** methylene.

**Methylen|blau, Methylenum caeruleum:** Tetramethylthioninchlorid; ein Azur- = Thiazinfarbstoff (Formel); färbt Wasser dunkelblau. Wird verwendet als **eosinsaures M.** in May-Grünwald-Lösung, als **polychromes M.** (nach Unna) z.B. in Giemsa-Lösung. **E** methylene blue. – **M., reduziertes:** farbloses M. = »Leuko-M.«; kann als Redoxsystem in den intermediären Stoffwechsel eingreifen; ***Anw.*** als Antidot bei Methämoglobinämie, ferner als Diagnostikum (Desmoidprobe), Antiseptikum (obsolet), bakteriologisch-mikroskopischer Farbstoff. **E** leucomethylene blue, methylene white.

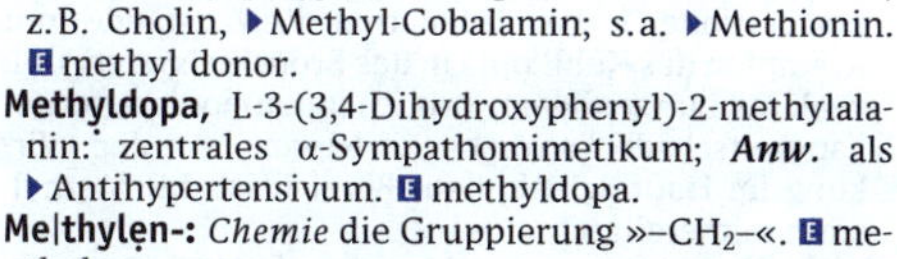


**Methylenblau.**

**Methylen|blau-Probe:** **1)** eine Nierenfunktionsprobe (ACHARD-CASTAIGNE-Probe). **2)** Nachweis einer Harnleiter- bzw. Blasen-Scheiden-Fistel anhand der Ausscheidung blau gefärbten Urins nach Verabfolgung von Methylenblau in den Verdauungstrakt bzw. nach Instillation in die Blase. – Analog auch Sichtbarmachung anderer Fistelgänge.

**3,4-Methylen|di|oxy|meth|amphet|amin:** ▸Ecstasy. **E** 3,4-methylenedioxymethamphetamine.

**5,10-Methylen|tetra|hydro|folat:** aktivierter Formaldehyd, eine ▸Folsäure. – **M.-Reductase-Defekt:** ▸Homocystinurie Typ II.

**Methyl|ergometrin, -ergonovin,** N-(1-Hydroxymethylpropyl)-lysergamid: halbsynthetisches ▸Secale-Alkaloid; Uterotonikum mit nur geringen Gefäßwirkungen. ***Anw.*** in der Nachgeburtsperiode zur Förderung der Uteruskontraktion, dadurch Beschleunigung der Plazentalösung u. Verringerung der Lösungsblutung, bei Blutung als Infusion fortgesetzt; im Wochenbett 2–3 Tage lang zur Vorbeugung bzw. bei ▸Lochienstauung; nach Interruptio oder Kürettage bei ▸Abort. **E** methylergometrine, methylergonovine.

**Methylglucose-Resorptionstest,** Methyl-D-glucose-Resorptionstest: Belastung mit der – nicht metabolisierbaren – Methylglucose (die als Indikator für die Kohlenhydrat-Absorption bei Malabsorption genutzt wird).

**Methyl|glycin, -glykokoll:** ▸Sarcosin. **E** methylglycine.

**Methyl|gruppe:** ▸Methyl-. **E** methyl group.

**Methyl|gua|nid(in)o|essigsäure:** ▸Creatin. **E** methylguanidoacetic acid.

**Methylierung:** Einbau der Methyl- = $CH_3$-Gruppe in organische Verbindungen (endogene Stoffe; auch Pharmaka) durch aktive Methylgruppen (des S-Adenosyl-Methionins), katalysiert durch ▸Methyltransferasen; wichtige Intermediärreaktion. Je nach Übertragung auf ein Stickstoff-, Sauerstoff- oder Schwefel-Atom (z. B. auf Pyridin, Histamin; Catecholamine; Thiouracil) bezeichnet als N-, O- oder S-M. **E** methylation.

**Methyl|iso|cyanat,** $C_2H_3NO$, Abk. MIC: farblose, stechend riechende Flüssigkeit mit niedrigem Siedepunkt (37 °C); Zwischenprodukt bei der Herstellung von ▸Carbamat-Insektiziden aus Phosgen u. Methylamin. Reagiert mit Wasser, Laugen (schnelle Zersetzung zu Methylamin u. N,N'-Dimethyl-Harnstoff; Bildung eines hochexplosiven Gemisches, das – schwerer als Luft – bodenwärts sinkt). Stark ätzendes Haut- u. Schleimhautgift (im Extremfall Nekrosen, Perforationen); bei Inhalation Reizzustände mit Krämpfen des Kehlkopfs u. des Bronchialsystems, alveoläres Lungenödem, Bronchopneumonien; ferner Langzeitschäden an Leber u. Niere. – An der Wirkung im Haut-Schleimhaut-Bereich ist das Methylamin mitbeteiligt.

**Me|thy|li|um:** die organisch veresterte Methylgruppe. – **M. bromatum:** ▸Methylbromid.

**Methyl|malon|azid|urie:** angeborene, autosomal-rezessiv erbliche (infolge Genmutation) ▸Enzymopathie mit verminderter Aktivität der **Methylmalonyl-CoA-Isomerase** (Mutase) oder der **Methylmalonyl-CoA-Racemase** u. Abbaustörung der ▸Methylmalonyl-CoA zu Succinyl-CoA. Außer M. bestehen Ketonurie u. intermittierende Hyperglycinämie. M. tritt ferner bei Mangel an Vitamin $B_{12}$ auf (dieses ist als prosthetische Gruppe wirksam in der Isomerase-Aktivität u. bringt Besserung bei angeborener M.). **E** methylmalonic aciduria.

**Methylmalonyl-CoA, M.-Coenzym A:** die bei der ▸Gluconeogenese aus Propionsäure aus dem Propionyl-CoA entstehende Verbindung, die durch **Methylmalonyl-CoA-Racemase** u. **-Isomerase** (mit Vitamin $B_{12}$ als Coferment) zu Succinyl-CoA umgesetzt wird. Mangel an genannter Isomerase (bzw. an Vitamin $B_{12}$) hat vermehrte Bildung von Methylmalonylsäure zur Folge (▸Methylmalonazidurie).

**Methylmorphin:** ▸Codein. **E** methylmorphine.

**3-Methyl|nor|adrenalin:** s. u. ▸Metanephrine.

**Methyl|orange,** Orange III: ein saurer Azofarbstoff; Indikator (gelb/rot bei pH 3,1–4,4). **E** methyl orange.

**Methylphenidat:** ein Psychoanaleptikum; zentral wirkendes ▸Sympathomimetikum (Betäubungsmittel). ***Anw.*** bei Aufmerksamkeits-Defizit-Hyperaktivitäts-Störung u. Narkolepsie. **E** methylphenidate.

**Methylprednisolon:** ein (nicht halogeniertes) synthetisches ▸Glucocorticoid. **E** methylprednisolone.

**Methylrosalinium|chlorid,** Kristallviolett: Triphenylmethan-Farbstoff (s. a. ▸Kristallviolett); lokale ***Anw.*** als Hautdesinfiziens u. Antimykotikum.

**Methyl|rot:** Dimethylamino-azobenzol-carbonsäure; Indikator (rot/gelb bei pH 4,4–6,2). – Verdünnte Lösung als Zusatz zur Bakterienkultur dient zur Keimdifferenzierung bei Wasseruntersuchungen. **E** methyl red.

**Methylsalicylat:** ein nichtsteroidales ▸Antiphlogistikum zur topischen Anw. **E** methylsalicylate.

**Methyl-Tetrahydrofolsäure,** $CH_3$-$FH_4$: Speicherform der aktivierten ▸Folsäure.

**Methylthioninium|chlorid:** internationaler Freiname für ▸Methylenblau; ***Anw.*** als Antidot bei Methämoglobinämie. **E** methylthioninium chloride.

**Methyl|thiouracil,** Abk. MTU: ein synthetisches ▸Thyreostatikum; obsolet. **E** methylthiouracil.

**Methyl|transferasen,** Transmethylasen: Enzyme für die ▸Methylierung. **E** transmethylases, methyltransferases.

**Methyl|violett:** Mischung von N-Tetra- u. N-Pentamethylparafuchsin; basischer Farbstoff, Antiseptikum. **E** methyl violet. – **M. B:** ▸Gentianaviolett.

**Methylxanthine:** Purinderivate (▸Xanthin); ▸Phosphodiesterase-Hemmer. **E** methylxanthines.

**Methysergid:** als Migränemittel eingesetzter Serotonin-Antagonist. ***Wirkung:*** hemmt die Serotonin-bedingte Peristaltiksteigerung (ohne Beeinflussung des Flush); gelegentliche ***NW:*** Durchfälle, Erbrechen, Appetitmangel, Nervosität, Schlaflosigkeit. **E** methysergide.

**Metildigoxin:** ein ▸Herzglykosid (s. a. ▸Digitalisglykoside). **E** methyldigoxin.

**Metipranolol:** ein nichtselektiver ▸Betarezeptorenblocker; ***Anw.*** als Glaukommittel u. Antihypertonikum. **E** metipranolol.

**Metixen:** ein Anticholinergikum; ***Anw.*** als ▸Antiparkinsonikum. **E** metixen.

**Metoclopramid:** ein Dopaminantagonist (Benzamid-Derivat); ***Wirkung:*** beschleunigt die Entleerung des Magens u. regt die Darmmotilität an. ***Anw.*** als Antiemetikum, Magen-Darm-Regulans, auch in der Migränether. ***NW:*** PARKINSON-Syndrom. **E** metoclopramide. – **M.-Test:** historischer Test bei Verdacht auf latente ▸Hyperprolactinämie mit Messung des durch Metoclopramid freigesetzten ▸Prolactins.

**met|ök:** *Parasitologie* mit Wirtswechsel während der Entwicklung. **E** metoxenous, heterecious.

**Metolazon:** ein ▸Diuretikum (Saluretikum). ***Anw.*** bei Bluthochdruck, kardialen u. renalen Ödemen sowie Aszites bei Leberzirrhose. **E** metolazone.

**Met|onym|mie:** Sprachstörung, bei der einzelne Wörter durch klangähnliche ersetzt werden. **E** metonymy.

**Metophym:** diffuse Gewebehyperplasie an der Stirn bei Rosazea.

**met|opi|cus:** die Stirn (Vorderkopf) betreffend. **E** metopic.

**Met|opi|on:** Kreuzungspunkt der Horizontalen zwischen den beiden Stirnhöckern mit der Median-Sagittal-Ebene als »Stirnpunkt«. **E** metopion.

**Met|opi|tis granulomatosa:** entzündliche Gewebsverdickung im Stirnbereich beim ▸MELKERSSON-ROSENTHAL-Syndrom.

**Metoprolol:** ein ▸Betarezeptorenblocker; ▸Antiarrhythmikum der Klasse II. **E** metoprolol.

**Met|or|chis:** eine Gattung der ▸Trematoden [Opisthorchiidae].

**metr...:** Wortteil **1)** »Maß« *(griech. = metron)* bzw. **2)** »Gebärmutter« *(griech. = metra).*

**Metr|al|gie,** Metrodynie: Schmerzen im Gebärmutterbereich. **E** hysteralgia, metrodynia.

**Métras-Katheter** (HENRI M., 1918–1958, franz. Chirurg): halb starrer Gummikatheter für die gezielte (selektive) Bronchographie; sie wird erleichtert durch die jeweils segmentgerechte – zu Einführungsbeginn durch Mandrinentfernung aufgehobene – Krümmung des röntgenpositiven Spitzenteils. **E** Métras catheter.

**Me|tritis:** Entzündung der Gebärmutter, i.e.S. als Myometritis. S.a. ▸Endometritis. **E** metritis. – **M. dissecans:** M. mit Gangräneszierung u. nachfolgender (Teil-)Abstoßung = Sequestrierung des Myometriums. – **M. puerperalis:** M. mit Beteiligung aller Wandschichten bei Puerperalsepsis.

**Metro|mania, -manie:** Reimsucht. **E** metromania.

**Metronidazol:** Antibiotikum mit breitem antibakteriellem Spektrum (Nitroimidazol-Derivat). ***Anw.*** v.a. gegen Amöben u. Trichomonaden. ***NW:*** Kopfschmerz, Schwindel, gastrointestinale Reizerscheinungen, Alkoholunverträglichkeit; gilt als mutagene Substanz, im Tierversuch kanzerogen. **E** metronidazole.

**Me|tro|pa|thie:** Erkrankung der Gebärmutter; i.e.S. die mit Dauerblutung (= **hämorrhagische M.**) bei Follikelpersistenz; s.a. ▸Myom, diffuses. **E** metropathy (hemorrhagic).

**Metr|opie:** normale Brechkraft (= Refraktion) des Auges. **E** metropia, metropy.

**Me|tror|rha|gie:** außerhalb der Menstruation auftretende Gebärmutterblutung, i.e.S. als ▸Dauerblutung. **E** metrorrhagia.

**Metyrapon,** Methyl-bis-pyridylpropanon: obsoletes Kalium sparendes Diuretikum. ***Wirkung:*** Hemmung der Synthese von Aldosteron. Früher auch ***Anw.*** als **M.-Test** zur Prüfung der Hypothalamus- u. Hypophysenfunktion. **E** metyrapone.

**Metzger-Fischgold-Linie** (HERMANN F. u. JEAN M., Radiologen, Paris): ▸Bimastoidlinie. **E** Fischgold's bimastoid line.

**Metz-Zählkammer:** photographisch hergestellte Zählplatte (in der Blende des Mikroskopokulars). **E** Metz's hemocytometer, M.'s cell counter.

**Meulengracht(-Gilbert)-Syndrom** (J. EINAR M., 1887–1976, Internist, Kopenhagen), MEULENGRACHT-Krankheit: häufigste familiäre (autosomal-dominant erbliche), nichthämolytische ▸Hyperbilirubinämie infolge angeborener Störung des intrazellulären Bilirubintransportes (u. vermutlich auch der Bilirubinkonjugation an Glucuronsäure). ***Klinik u. Diagn.:*** Subikterus (Vermehrung nur des indirekten Bilirubins); osmotische Erythrozytenresistenz, Urobilinogenkörper-Ausscheidung u. Leberhistologie sind normal, ebenso die Leberfunktionsproben. Prognose gut.

**MeV:** Abk. für **Megaelektronenvolt**. **E** MeV.

**Mevalon|azid|urie:** autosomal-rezessiv erblicher Mangel an **Mevalonat-Kinase**. Führt zu erhöhter Mevalonsäure-Konzentration in Blut u. Urin, erniedrigten Cholesterin-Werten und klin. Symptomatik mit Entwicklungsverzögerung, Hepatosplenomegalie, Katarakt, Anämie. **E** mevalonic aciduria.

**Mevalon|säure:** 3,5-Dihydroxy-3-methylvaleriansäure; entsteht bei der Reduktion des 3-Hydroxy-3-methylglutaryl-CoA während der Biosynthese der Sterole u. Isoprenoide. **E** mevalonic acid.

**Mexikanisches Fleckfieber:** »Tabardillo-Fieber«, epidemisches ▸Fleckfieber in Mittelamerika. **E** Mexican spotted fever.

**Mexiletin:** ein ▸Antiarrhythmikum vom Lidocaintyp (Klasse-IB-Antiarrhythmikum). ***Wirkung:*** hemmt die Depolarisation u. Wiedererregbarkeit der Herzmuskelzelle. Dagegen wird die Repolarisation beschleunigt. ***Anw.*** bei ventrikulären Herzrhythmusstörungen.

**(v.) Meyenburg** (HANS V. M., geb. 1887, Pathologe, Dresden). – **M.-Altherr-Uehlinger-Syndrom:** ▸Panchondritis. **E** M.'s disease. – **M.-Komplexe:** ▸Hamartome in der Leber, die als Gallengangsadenome imponieren. **E** Meyenburg's complexes.

**Meyer-Burgdorff-Operation** (HERMANN M.-B., 1889–1960, Chirurg, Göttingen, Rostock, Lübeck): ▸Hypospadie-Korrektur durch Längsschnitt an der Penisunterseite mit zirkulärer Umschneidung im Sulcus coronarius, Exstirpation der ▸Chorda penis u. – nach Lösung bd. Vorhautblätter – Knopflochschnitt u. Durchzug der Eichel nach dorsal.

**Meyer-Druckpunkte:** Druckschmerzpunkte abwärts der Wade (v.a. medial der Tibiakante u. entlang den Venenverläufen) bei tiefer ▸Venenthrombose. **E** Meyer's pressure points.

**Meyer-Gesetz** (GEORG HERMANN V. M., 1815–1892, Anatom, Zürich): Die Innenstruktur des Knochens (s.a. ▸Trajektorien) deckt sich mit den Linien des größten Drucks u. Zugs u. gewährleistet den größtmöglichen Widerstand bei kleinstmöglicher Materialmenge. **E** Meyer's law.

**Meyerhof-Zyklus** (OTTO FRITZ M., 1884–1951, dt. Physiologe, 1922 Nobelpreis für Medizin), EMBDEN-M.(-PARNAS)-Zyklus: ▸Glykolyse. **E** Embden-Meyerhof pathway.

**Meyer-Schwickerath(-Weyers)-Syndrom** (GERHARD M.-SCH., geb. 1920, Augenarzt, Essen): ▸okulodentodigitales Syndrom. **E** Meyer-Schwickerath and Weyers syndrome.

**Meyer-Weigert-Gesetz** (R. M.; KARL W., 1845–1904, Pathologe, Frankfurt): Bei vollständiger Doppelbildung von Harnleiter u. Niere gehört die in der Blase tiefer liegende Uretermündung zum oberen Nierenbecken (M. 1907), die höher liegende zum unteren (W. 1878). **E** Meyer-Weigert rule.

**Meynert** (THEODOR M., 1833–1892, Psychiater, Wien). – **M.-Bündel:** ▸Fasciculus retroflexus. **E** Meynert's retroflex bundle. – **M.-Haubenkreuzung:** ▸Decussatio tegmenti dorsalis. – **M.-Schicht:** die Pyramidenzellschicht der Großhirnrinde. **E** M.'s layer.

**Meynet-Knötchen** (PAUL CL. H. M., 1831–1892, Arzt, Paris): schmerzhafte Unterhaut- u. Gelenkkapselknötchen zu Beginn rheumatischer Krankheiten (v.a. im Kindesalter). **E** Meynet's nodosities.

**Mezlocillin:** ein ▸Acylaminopenicillin mit breitem Wirkspektrum. **E** mezlocillin.

**M. f.** *(latein.)* Abk. für **M**isce, **f**iat: *Pharmazie* Rezepturanweisung; »Mische, auf dass daraus ... werde«.

**M-Faktor:** Faktor (Antigen) im ▸MNSs-System. **E** MNSs bloodgroup antigen M.

**M-Form:** (M = **m**ucosus = schleimig) v.a. bei Salmonellen, Klebsiellen u. Pneumokokken vorkommende schleimtropfenartige Koloniewuchsform. Das »M-Antigen« (N-freies Polysaccharid) dieser Erreger regt in geeigneten Organismen die Bildung eines spezifischen Antikörpers an. **E** M colony, mucoid colony.

**MG:** *Chemie, Physik* Abk. für ▸**M**olekular**g**ewicht.

**Mg:** *Chemie* Symbol für ▸**M**a**g**nesium.

**mg %:** Abk. für ▸**M**illi**g**rammprozent.

**M-Gradient,** Abk. für **M**yelom-Gradient: hohe, spitze, schmalbasige Zacke im β- bzw. γ-Bereich der Elektrophorese, hervorgerufen durch – als ▸Paraproteine bezeichnete – monoklonale Immunglobuline, wie sie bei multiplen ▸Myelom u. bei anderen Paraproteinosen (z.B. **M**akroglobulinämie) vorkommen.

**MGUS,** Abk. für **m**onoklonale **G**ammopathie **u**nbestimmter **S**ignifikanz: s.u. monoklonale ▸Gammopathie.

**MHC** *(engl.)* Abk. für **m**ajor **h**istocompatibility **c**omplex: Hauptkomplex im ▸HLA-System des Menschen.

**MHK:** *Bakteriologie* Abk. für ▸**m**inimale **H**emm**k**onzentration.

**MHMS:** *Biochemie* 3-**M**ethoxy-4-**h**ydroxy-**m**andel**s**äure, ▸Vanillinmandelsäure.

**MHN, Mhn:** Abk. für ▸**M**orbus **h**aemolyticus **n**eonatorum.

**MHS:** s.u. ▸HLA-System.

**MI,** Abk. für **M**ikro**i**nsemination: ▸assisierte Fertilisation.

**Mianserin:** ein tetrazyklisches ▸Antidepressivum vom Imipramin-Typ.
**Mi|ạs|ma:** historische Bez. (HIPPOKRATES, GALEN) belebter oder unbelebter Krankheitsstoffe. E miasma.
**Mibẹlli-Krankheit** (VITTORIO M., 1860–1910, Hautarzt, Parma): **1)** ▸Porokeratosis MIBELLI. E Mibelli's disease. **2)** ▸Angiokeratoma MIBELLI. E M.'s angiokeratoma.
**MIÇ: 1)** *(engl.)* Abk. für **m**inimal **i**nhibitory **c**oncentration: *Bakteriologie* ▸minimale Hemmkonzentration. **2)** Abk. für Methylisocyanat. **3)** Abk. für **m**inimal **in**vasive **C**hirurgie.
**Mi|cẹl|la:** ▸Mizelle. E micelle.
**Michaẹlis** (1) GUSTAV A. M., 1798–1848, Frauenarzt, Kiel; 2) LEONOR M., 1875–1945, physiolog. Chemiker, Berlin, New York). – **M.-Gutmann-Körperchen** (GUSTAV A. M.; CARL G.): bei ▸Malakoplakie der Harnblase in Epithelzellen oder frei in der Schleimhaut vorkommende Glykoprotein-Mucopolysaccharid-Körperchen (Reste phagozytierter Ery?); später oft verkalkend. E Michaelis-Gutmann bodies. – **M.(-Mẹnten)-Konstante** (LEONOR M.): Begriff der Enzymkinetik für diejenige Substratkonzentration, bei der die halb maximale Reaktionsgeschwindigkeit erreicht ist (so dass 50 % des Enzyms als Enzym-Substrat-Komplex vorliegen), d. h. für die Dissoziationskonstante dieses Komplexes. S. a. ▸LINEWEAVER.... E Michaelis-Menton constant. – **M.-Raute** (GUSTAV A. M.): bei der Frau als »Lendenraute« ein Rhombus, markiert oben durch den Dornfortsatz des letzten Lendenwirbels, seitlich beidseits durch Grübchen über dem hinteren oberen Darmbeinstachel, unten durch das obere Ende der Gesäßfurche; Abflachung u. Asymmetrie weisen auf Beckenverformung hin. E Michaelis rhomboid.
**Michelin-Reifen-Baby-Syndrom:** autosomal-dominant erbliche oder bei angeborenen Skelettkrankheiten auftretende symmetrische ringförmige Hautfalten an Extremitäten u. Rumpf; abnehmende Tendenz (im Erwachsenenalter nicht mehr sichtbar). E Michelin tire baby syndrome.
**Miconazol:** ein topisches ▸Antimykotikum (Bis-dichlorphenyl-imidazol-Derivat). E miconazole.
**mi|cr(o)...:** Wortteil »klein«; s. a. ▸mikr(o)...
**mịcro|bodies** *(engl.)*: runde oder ovale, fein gekörnte ▸Zytosomen (∅ 0,1–0,5 µm); enthalten ▸Peroxidasen (daher als ▸Peroxisomen bezeichnet).
**Mi|cro|coc|ca|cẹae:** eine Familie grampositiver Kokken; unbeweglich, sporenlos, mit ausgeprägter Eigenfarbe (weiß, gelb, orange, rot); ubiquitär, u. a. als Epiphyten auf Haut u. Schleimhäuten. Gattungen: Micrococcus, Staphylococcus, Planococcus.
**Mi|cro|cọccus:** *Bakteriologie* Gattung der ▸Micrococcaceae; in unregelmäßigen Haufen angeordnet, aerob, z. T. pigmentiert (gelb, orange, rot); ubiquitäre Saprophyten (selten pathogen); Typspezies: **M. lụteus** (SCHROETER). – Auch historischer Gattungsname für andere kleine Kokken (»Mikrokokken«), z. B. für Staphylococcus-, Gaffkya-, Neisseria-, Streptomyces-Arten.
**Micro|filạria,** Mikrofilarie: das im Blut oder im Unterhautbindegewebe des Endwirts lebende Larvenstadium von ▸Filarien. Bei manchen Arten mit erhaltener Eihülle als Scheide; besitzt im Schwanzteil spezifisch angeordnete Kerne. Die Übertragung erfolgt durch Arthropoden. Mikrofilarien treten – z. T. periodisch (abhängig von $O_2$- bzw. $CO_2$-Spannung) – im peripheren Blut auf. S. a. Abb. E microfilaria. – **M. diụrna:** M. mit Tagesperiodik, so z. B. die Larve der ▸Loa-Loa (280–330 µm). – **M. noctụrna:** M. mit Nachtperiodik, v. a. die M. von ▸Brugia malayi u. ▸Wuchereria bancrofti (240–300 bzw. 175–320 µm). – **M. ozzạrdi:** M. von Mansonella oz. (ca. 220 µm); ohne typische Periodik. – **M. pẹrs|tans:** die ständig im peripheren Blut vorhandenen M. (165–220 µm) von Acanthocheilonema.
**microfold cells** *(engl.)*: ▸M-Zellen.
**Micro|lithịasis alveolạris pulmọnum,** Calcinosis pulmonum: familiäre Krankheit mit Bildung kleinster

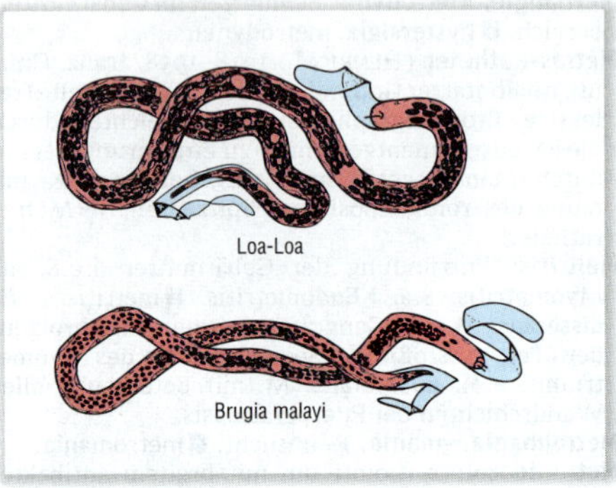


**Microfilaria.** [244]

(= miliarer) geschichteter Calciumphosphat-Steinchen (mit Nekrosen als Kern) in Lungenalveolen u. Bronchiolen. Ätiologie unbekannt. E pulmonary alveolar microlithiasis.
**Micro|mo|no|spọ|ra:** eine Bakteriengattung der Familie **Micromonosporacẹae** der ▸Actinomycetes [Actinomycetales]; bildet ein septiertes u. verzweigtes Dauermyzel (nur selten u. atypisch ein Luftmyzel). Vermehrung erfolgt durch externe asexuelle Sporen oder Konidien.
**micro-pupil lens** *(engl.)*: opake ▸Kornealschale mit kleiner zentraler Klarzone (mit Effekt eines stenopäischen Loches); Anw. z. B. bei Fehlen der Augenlinse (= Aphakie). S. a. ▸Pupillarlinse.
**Micro|so|mia:** (proportionierter) ▸Kleinwuchs. E microsomia.
**micro|spheres** *(engl.)*: *Radiologie* ▸Mikrosphären.
**Micro|sporia barbae:** auch Tinea barbae dermatophytica; eine durch Pilze hervorgerufene Hauterkrankung, die v. a. im Bartbereich (Wange u. Kinn) auftritt u. mit Schuppung u. entzündlicher Infiltration einhergeht; s. a. ▸Mikrosporie.
**Micro|spọ|rum, -sporon:** eine Pilzgattung mit spindelförmigen, multizellulären, rauwandigen Makrokonidien am Luftmyzel; Erreger der ▸Mikrosporie. S. a. ▸Nannizzia, ▸Dermatophyten. E Microsporum. – **M.**

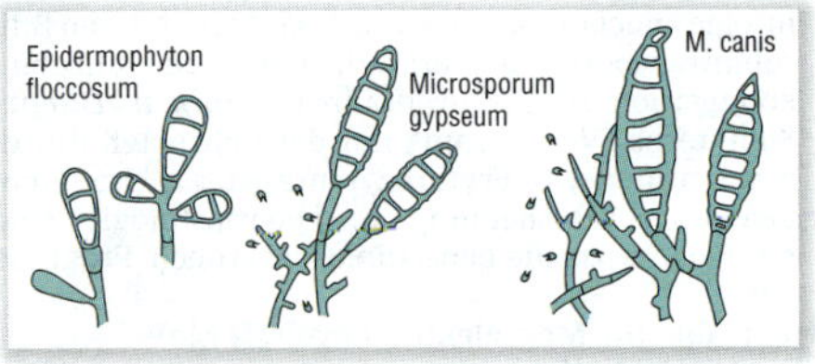


**Microsporum:** die Arten Makrokonidien u. Mikrokonidien. [244]

**audouịnii:** anthropophil; Hyphen verzweigt u. septiert; Pigment olivgelb, später weißlich; v. a. Chlamydosporen bildend; Erreger en- u. epidemischer Mikrosporie (behaarter Kopf, Rumpf [▸Tinea corporis]). – **M. cạnis:** ein kosmopolitisches, zoophiles M. bei Mensch u. Tier, en- u. epidemisch; bildet Aleuriosporen, Makrokonidien; gelboranges Pigment; befallene Haare fluoreszieren im Licht der WOOD-Lampe grün; Tinea-corporis-Erreger. – **M. ferru|gịneum:** anthropophil; septierte, bambusähnl. Hyphen; Chlamydosporen; Pigment gelblich rostbraun bis goldgelb. Befällt Haare, erregt Tinea corporis, Onychomykosen, Myzetome. – **M. fụrfur:** ▸Malassezia furfur. – **M. gypsẹum:** geophiles M. mit dünnwandigen Makrokonidien; Aleuriosporen; Kultur sandfarben, mit gekörnter oder gipsart. Oberfläche. Der Erreger von »Gärtnerei-Mikrosporie« (Dermatophytose der Hände, Füße), ▸Kerion, Tinea barbae u. inguinalis,

Sycosis barbae, Onychomykose. – **M. mansoni:** ein Erreger von Hautmykose. – **M. persi|color:** zoophiles M.; Kolonien pfirsichfarben; reich verzweigtes septiertes Myzel mit Aleuriosporen; Makrokonidien. Tinea-corporis-Erreger. – **M. quinckeanum:** ▶ Trichophyton quinckeanum.

**Microtatobiotes:** obsolete Klasse der Bakterienklassifikation (mit Rickettsiales, Virales).

**Mic|tio:** ▶ Miktion. E miction. – **M. in|voluntaria:** ▶ Enuresis.

**Midazolam:** ein Kurzhypnotikum; ▶ Benzodiazepin mit kurzer Wirkdauer. ***Anw.*** in der Anästhesie zur Prämedikation, in höherer Dosierung zur Narkoseeinleitung. E midazolam.

**Middeldorpf-Triangel** (Albrecht Th. v. M., 1824–1868, Chirurg, Breslau): Dreieckskonstruktion aus gepolsterten ▶ Cramer-Schienen zur Ruhigstellung des – gebeugten – Armes in Abduktion. E Middeldorpf's splint.

**Midgut-Volvulus** *(engl.):* Verdrehung von Darmschlingen beim Neugeborenen mit klinischen Zeichen eines akuten hohen Darmverschlusses; Folge von Lageanomalien des Darmes.

**Midodrin:** vorwiegend am α-Adrenozeptor angreifendes ▶ Sympathomimetikum; wird erst im Körper durch Amidspaltung aus der inaktiven Vorstufe (»prodrug«) in den aktiven Wirkstoff überführt. ***Anw.*** bei hypotonen Kreislaufstörungen. E midodrine.

**Midsystolic-Click-Syndrom** *(engl.):* s.u. ▶ Mitralklappeninsuffizienz sowie ▶ Mitralsegelprolaps.

**MIENS** *(engl.)* Abk. für **m**inimal **i**nvasive **e**ndoscopic **n**euro**s**urgery: die ▶ minimal invasive Neurochirurgie.

**Miescher-Syndrom** (Guido M., 1887–1961, Hautarzt, Zürich): **1)** ▶ Cheilitis granulomatosa. **2)** Granulomatosis disciformis: blasse Erytheme bis Plaques mit tuberkuloid-granulomatöser Reaktion als Sonderform der Necrobiosis lipoidica. E Miescher's syndrome.

**Miesmuschel|vergiftung:** ▶ Mytilismus. E mytilotoxism, mussel poisoning.

**MIF:** **1)** Abk. für ▶ **M**igrations**i**nhibitions**f**aktor. E MIF. **2)** Abk. für **M**SH-**i**nhibiting-**F**aktor. **3)** Abk. für ▶ **M**ullerian **i**nhibiting **f**actor.

**MIFC-Methode:** ▶ Wurmeier-Nachweis im Zentrifugat der mit **M**erthiolat, Jod (engl. = **i**odine; als Lugol-Lösung), **F**ormol sowie mit Glycerin behandelten u. durch Gaze passierten, mit Äther geschüttelten u. zentrifugierten (= konzentrierten [engl. = **c**oncentrated]) Stuhlprobe.

**Mifepriston,** RU 486: *Gynäkologie* stark wirksames ▶ Antigestagen (Norethisteron-Derivat), das nach oraler Einnahme mit sehr hoher Affinität an die Progesteron- u. Glucocorticoid-Rezeptoren bindet. ***Anw.*** im Rahmen der ▶ Kontragestion (durch Verhinderung der Implantation der Blastozyste). Bis zur 7. Schwangerschaftswoche ist die Induktion eines ▶ Aborts mit 25–100 mg/Tag an 4 aufeinander folgenden Tagen in 90 % der Fälle möglich (oft als ▶ Abortus completus, jedoch gelegentlich mit starken Blutungen). Anw. u.a. auch zur Anregung der Wehentätigkeit bei intrauterinem Fruchttod.

**Miglitol:** ein ▶ Alpha-Glucosidase-Hemmer; ***Anw.*** als orales Antidiabetikum. E miglitol.

**Mi|gräne:** anfallsweise, funktionelle (vasomotorisch bzw. angioneurotisch bedingte?), sich periodisch wiederholende, meist halbseitige (= Hemicrania) Kopfschmerzen. ***Einteilung:*** als **einfache M.** (common migraine) ohne begleitende neurologischen Funktionsstörungen, als **klassische M.** (classical migraine) mit begleitenden kurz dauernden neurologischen Funktionsstörungen, z.B. visuellen (Flimmerskotom, Gesichtsfeldeinschränkungen), sensorischen, motorischen u. Sprachstörungen sowie mit vegetativen Reiz- u. Ausfallserscheinungen, sämtlich evtl. von Übelkeit u. Brechreiz begleitet, und als »**migraine accompagnée**« (complicated migraine) mit neurologischen Störungen (Par- u. Anästhesien, Paresen, aphasische Störungen), die die eigentliche Kopfschmerz-Symptomatik überdauern. Gelegentlich nur einzelne der erwähnten Symptome als sog. **Migräneäquivalent.** ***Pathogen.:*** Es scheinen biogene Amine (z.B. Serotonin) u. die Thrombozytenfunktion eine Rolle zu spielen. ***Ther.:*** s.u. ▶ Migränemittel. E migraine. – **M., digestive:** in der Verdauungsphase beginnende M. mit bitterem Geschmack, Appetitverlust, Geruchsempfindlichkeit. E digestive m. – **migraine ophtalmique:** plötzliche hemianopische Sehstörung (oft zunächst zentraler Gesichtsfeldausfall mit – peripherwärts fortschreitendem – Flimmerskotom), gefolgt von halbseitigen Kopfschmerzen, häufig auch Übelkeit; verursacht durch Gefäßstörungen der Sehrinde; oft unter Wettereinfluss. E ophthalmic m. – **M., ophthalmo|plegische:** M., in deren Verlauf Augenmuskellähmungen (Doppelbilder) auftreten; vielfach bei basalem Aneurysma am Circulus arteriosus Willisii, raumfordernder oder entzündl. hirnbasaler Erkrankung. – **migraine rouge:** ▶ Cluster-Kopfschmerz, ▶ Horton-Syndrom. E cluster headache. – **M., zervikale:** ▶ Bärtschi-Rochaix-Syndrom; s.a. ▶ Barré-Liéou-Syndrom. E cervical m.

**Migränemittel:** Arzneimittel zur Vorbeugung oder Behandlung von Migräneattacken. ***Wirkst.:*** 1) zur Attackenbehandlung: ▶ Analgetica (z.B. ASS, Ibuprofen, Paracetamol) in Kombination mit ▶ Prokinetika, Triptane (▶ 5-$HT_1$-Agonisten) oder ▶ Mutterkornalkaloide (z.B. Dihydroergotamin, Ergotamintartrat); 2) zur Migräne-Prophylaxe: v.a. ▶ Betarezeptorenblocker (Metoprolol, Propranolol), alternativ ▶ Flunarizin (Calciumantagonist).

**mi|grans** *(latein.):* wandernd (z.B. ▶ Larva m.), mit wechselnder Lokalisation. E migratory.

**Mi|gra|tio, Migration** *(latein. migrare = wandern):* **1)** Wanderung (z.B. der Leukozyten durch die Gefäßwand), spontaner Ortswechsel; s.a. ▶ Zellmigration, ▶ Migrations… **2)** *Embryologie* die Wanderung von Neuronen aus der ventrikulären oder subventrikulären Schicht zum Cortex des Gehirns während der Embryonalentwicklung (3.–5. Monat); bei Störungen der M. kommt es zu Fehlbildungen des Gehirns (Kranioschisis, Lissenzephalie, Makrogyrie u. Mikropolygyrie). E migration.

**Migrations|inhibitions|faktor,** Abk. MIF: ein Zytokin, das die Beweglichkeit der Makrophagen hemmt (»Makrophagenwanderungs-Hemmfaktor«). E macrophage slowing factor, migration inhibiting factor, Abk. MSF.

**Migrationsstörung:** Wanderungsstörung der Nervenzellen des Gehirns während der ersten Monate der Fetalentwicklung; führt zu einer Glättung der Großhirnoberfläche; Vorkommen bei den verschiedenen Formen der ▶ Lissenzephalie; die betroffenen Kinder bleiben meist auf der Entwicklungsstufe des Säuglingsalters stehen; deutliche Reduzierung des Lebensalters.

**MIH** *(engl.)* Abk. für **m**elanotropin-release **i**nhibiting **h**ormone: ▶ Melanostatin.

**MIK,** Abk. für **m**aximale **I**mmissions**k**onzentration: die für bestimmte Stoffe gesetzlich festgelegte maximal zulässige Abgabe in bodennahe Luftschichten.

**Mikity-Wilson-Syndrom** (Viktor G. M., Röntgenologe; Los Angeles; Miriam G. W., geb. 1922, Kinderärztin, Los Angeles): ▶ bronchopulmonale Dysplasie.

**Mikr|enze|phalie:** Kleinheit des Gehirns; angeboren bei gestörter Embryogenese; ferner nach perinatalem Hirnschaden; s.a. ▶ Mikrozephalie. E micr(o)encephaly.

**mi|kro…:** Wortteil »klein« (i.e.S. kleiner als der Bereich, in dem 97,5 % der vergleichbaren Population liegen); nicht mit bloßem Auge erkennbar; mit nur kleinen Substratmengen ausgeführt (z.B. Mikrotest); *physik* Maßeinheit-Präfix (Symbol: μ) mit der Bedeutung des $10^{-6}$fachen (= 1 Millionstel).

**mikro|aero|phile Mikroorganismen:** Mikroben mit optimalem Wachstum bei reduziertem Sauerstoff- u. vermehrtem Kohlendioxid-Angebot. E microaerophils.

M

**Mikro|aneurysma, nekrotisierendes:** Aussackung (▸Aneurysma) an kleinen u. kleinsten Arterien, meist im Rahmen entzündlicher bakterieller oder immunologischer Gefäßwandprozesse.
**Mikro|angio|pathie:** lichtungseinengende oder -verlegende (stenosierende bzw. obliterierende) Veränderungen kleiner u. kleinster Arterien. E microangiopathy. – **M., diabetische:** M. bei Zuckerkrankheit, s.u. ▸Angiopathie. E diabetic m. – **M., thrombotische:** ▸MOSCHCOWITZ-Syndrom. – Ferner als hämorrhagisch-urämisches Syndrom bei Kindern (***Klinik:*** Subikterus, Anämie mit Thrombozytopenie, Durchfälle, Protein-, Hämaturie, Hypertonie, evtl. Koma) oder im höheren Lebensalter (u. dann mit Veränderungen wie bei GASSER-Syndrom). E thrombotic m.
**Mikro|auto|radio|graphie:** s.u. ▸Mikroradiographie. E microautoradiography.
**Mi|kro|ben:** ▸Mikroorganismen. E microbes.
**Mikro|biologie:** Lehre von den Mikroorganismen, hauptsächl. von Bakterien u. Pilzen, aber auch von Viren, Algen u. Einzellern (Protozoen). Die **medizinische M.** wird mit der ▸Infektionsepidemiologie zu einem medizinischen Fachgebiet zusammengefasst, das sich mit der Laboratoriumsdiagnostik mikrobiell bedingter Erkrankungen u. der Aufklärung ihrer epidemiol. Zusammenhänge u. Ursachen, der mikrobiol. Bewertung antimikrobieller Substanzen sowie der Unterstützung von in der Krankenbehandlung u. im Öffentl. Gesundheitsdienst tätigen Ärzte bei der Diagnose, Prophylaxe u. Bekämpfung von Infektionskrankheiten befasst. Enge Verbindung zum Fachgebiet der ▸Hygiene u. ▸Umweltmedizin. Die Weiterbildungszeit bis zum Facharzt für M. u. Infektionsepidemiologie beträgt 5 Jahre. Die **industrielle M.** untersucht die Möglichkeiten, den Stoffwechsel von Mikroorganismen zur Produktion von Substanzen (z.B. Antibiotika), Herstellung von Nahrungsmitteln u. Getränken oder für andere Zwecke wie Abwasserreinigung und Schadstoffbeseitigung (▸Biotechnologie) zu nutzen. E microbiology.
**mikro|bi|zid:** Mikroben abtötend. E microbicidal.
**Mikro|blast:** *Hämatologie* abnorm kleiner Erythroblast. E microblast.
**Mi|kro|blut|analyse, -untersuchung,** Abk. MBU: apparative Untersuchung kleinster Blutproben, z.B. einer unter der Geburt unter Amnioskopie-Einsatz mittels Kapillare entnommenen minimalen Blutmenge (**Mikroblutprobe**) aus der Haut des »vorangehenden Teils« (Kopfschwarte, Steiß) bei drohender intrauteriner ▸Asphyxie. E micro bloodgas analysis.
**Mikro|candela:** Untereinheit der ▸Candela als *ophth* photometrische = lichttechnische Größe, z.B. als Pupillenstrahlstärke. E microcandela.
**Mikro|chei|lie:** Kleinheit der Lippen als Hemmungsfehlbildung. E microcheilia.
**Mikro|chirurgie:** »mikromanipulative« Operationsverfahren unter Verwendung spezieller optischer Hilfsmittel (Lupenbrille, Operationsmikroskop; s.a. ▸Mikromanipulator), spezieller Instrumente u. atraumatischen Nahtmaterials. E microsurgery.
**Mikro|daktylie:** Kleinheit der Finger oder Zehen als Hemmungsfehlbildung. E microdactyly.
**Mikr|odontie:** abnorme Kleinheit der Zähne. E microdontia.
**Mikro|elektro|phorese:** (ANTWEILER) für Flüssigkeitsmengen um 0,1 ml modifizierte freie ▸Elektrophorese. E microelectrophoresis.
**Mikro|embolisation: 1)** ▸Embolie durch kleinste (Gewebe-)Teilchen. **2)** als Variante der Infiltrationsmethode die Strahlentherapie durch Einbringen kleinster Partikel (z.B. Kohle mit $^{198}$Au) als Emboli in die Endstrombahn des entsprechenden Organs. E microembolism.
**Mikro|erythro|blast:** ▸Mikroblast. E microerythroblast.
**Mikro|fibrillen:** nur elektronenmikroskopisch erkennbare, 40–60 nm dicke, quer gestreifte Einheiten der Kollagenfibrille. E microfibrils.
**Mikro|filamente:** in der Zytologie noch gebräuchl. Bez. für Actinfilamente (▸Actin), i.e.S. für die nicht Myosin-assoziierten des Zellskeletts. E microfilaments.
**Mikro|filarie:** ▸Microfilaria. E microfilaria.
**Mikro|gamet:** bei Protozoen der kleinere u. begeißelte ♂ Gamet, z.B. bei ▸Malariaplasmodien (geht im Magen hervor aus **Mikro|gameto|zyten**, die ihrerseits aus ▸Merozoiten entstehen; ▸Malariazyklus); dringt bei Befruchtung in den Makrogameten ein. E microgamete.
**Mikro|genie,** Brachygenie, Opisthogenie: überdurchschnittlich kleine Unterkieferbasis mit entsprechend kleinem zurückstehendem Kinn; angeboren (als Hypoplasie) oder erworben, z.B. nach (Zahnkeim-)Osteomyelitis. E microgenia.
**Mikro|glia:** die von ▸HORTEGA-Zellen gebildete kleinzellige ▸Glia. E microglia.
**Mikro|globuline:** Globuline niedrigen Molekulargewichts; z.B. als **1)** Beta$_2$-M., β2M: ▸Tumormarker; Hauptanw. bei Plasmozytomen; ein Protein von 11 500 Dalton, das mit Klasse-I-MHC-Glykoproteinen (= HLA-A-,B-,C-Molekülen) auf der Zelloberfläche – nicht kovalent – gebunden ist; als **2)** historischer Begriff für Globuline mit MG < 40 000. E microglobulins.
**Mikro|glossie:** Kleinheit (i.e.S. Hypoplasie) der Zunge; angeboren z.B. beim ▸ROBIN-Syndrom. E microglossia.
**Mikro|gna|thie:** Kleinheit des Oberkiefers; angeboren (als Hypoplasie; einschließlich des Alveolarfortsatzes) z.B. beim ▸ROBIN-Syndrom; aber auch sekundär z.B. nach Lippen-Gaumen-Spalten-Operation. E micrognathia.
**Mikro|gra|phie:** Kleinheit der Schrift (evtl. zum Zeilenende hin); bei Parkinsonismus, nach Apoplexie. E micrography.
**Mikro|gy|rie:** abnorme Schmalheit u. Kleinheit der Großhirnwindungen (▸Gyrus); führt zu Demenz. S.a. ▸Mikropoly-, ▸Ulegyrie. E microgyria.
**Mikro|hämat|urie,** Erythr(ozyt)urie: geringgradige (»mikroskopische«) ▸Hämaturie. Vorkommen v.a. bei Harnwegsentzündung, Stein-, Prostataleiden; mit gleichzeitiger Pyurie typisch für Tuberkulose u. Neoplasma der Harnwege. Nachweisbar durch Teststreifen. E microhematuria, microscopic hematuria.
**Mikro|infarkt:** der abgegrenzte, nichttransmurale Myokardinfarkt; als intramuraler (= rudimentärer) ▸Vorderwandinfarkt, als subendokardialer = ▸Innenschichtinfarkt, als subepikardialer Infarkt. E microinfarction.
**Mikro|insemination:** ▸Fertilisation, assistierte.
**Mikro|kalix:** besonders kleiner ▸Nierenkelch; als Nierenkelchvariante. E microcalix, microcalyx.
**Mikro|kalk:** *Gynäkologie* ▸Mikroverkalkungen.
**Mikro|karzinom:** präklinisches (nur histologisch erfassbares) Stadium des ▸Kollumkarzinoms mit beginnendem Tiefenwachstum; z.B. (MESTWERDT) als ▸Carcinoma in situ mit beginnender Stromainvasion« (»frühes invasives Karzinom«): mit feinen Zapfen in das Stroma vorwachsendes Ca. mit einer Tiefenausdehnung < 5 (3) mm; symptomlos, nur kolposkopisch fassbar. E microcarcinoma, carcinoma in situ.
**Mikro|klima: 1)** das »Kleinst-« oder »Ortsklima« in Bodennähe. **2)** *Arbeitsmedizin* das Kleiderklima. **3)** das Klima im Inkubator. E microclimate.
**Mikro|kokken:** ▸Micrococcaceae, ▸Micrococcus. E micrococci.
**Mikro|kolon:** ein ▸Colon mit enger Lichtung; z.B. jenseits einer angeborenen Darmstenose. E microcolon.
**Mikro|korie:** ständige anomale Kleinheit der Pupille. S.a. ▸Miosis. E microcoria.
**Mikro|kra|nie:** Kleinheit des Hirnschädels. E microcrania.
**Mikro|kultur:** spezielles, auch für die mikroskopische u. photographische Darstellung einzelner Mikroor-

ganismen geeignetes Kulturverfahren; z.B. Deckglas-, Objektträger-, Hängender-Tropfen- oder Gelatine-Film-Kultur. E microculture.

**Mikro|laryngo|skopie:** (KLEINSASSER 1962) direkte ▸Laryngoskopie zur mikroskopischen Diagnostik u. mikrochirurgischen Behandlung von Kehlkopferkrankungen; aus der ▸Schwebelaryngoskopie weiterentwickelte heut. Standardmethode. E microlaryngoscopy.

**Mikro|liter,** Abk. µl: $^{1}/_{1000}$ Milliliter. E microliter.

**Mikro|lith:** Harnsteinvorstufe in Harnkanälchen u. BOWMAN-Kapsel, entstanden aus Mikrosphärolithen unter Verbrauch der Schutzkolloide; meist als Folge einer Hyperkalzämie (z.B. beim BURNETT-Syndrom). S.a. ▸Mikrolithiasis. E microlith.

**Mikro|li|thia|sis:** Vorkommen kleinster Inkrustationen in Organen, z.B. in den Lungenalveolen. E microlithiasis.

**Mikro-Lymphozyto|toxizitäts|test:** ▸TERASAKI-Test. E microlymphocyte toxicity test.

**Mikro|manie:** alte Bez. für Kleinheitswahn, in der Regel im Rahmen eines depressiven Syndroms; typisch mit Selbstbezichtigungen, aber auch mit Vorstellungen körperlicher Unterentwicklung. E micromania.

**Mikro|manipulator:** mit feinsten Instrumenten ausgestattetes Mikroskopzusatzgerät für mechanische Eingriffe am Untersuchungspräparat bei sehr starker Vergrößerung (z.B. Anstechen des – lebenden – Zellleibs u. -kerns). E micromanipulator.

**Mikro|manometer:** s.u. ▸Tip-Manometer.

**Mikro|mega|karyozyten|leuk|ämie:** s.u. ▸Megakaryozytenleukämie.

**mikro|mel:** mit kleinen Gliedmaßen (▸Mikromelie).

**Mikro|melie:** abnorme Kleinheit von Gliedmaßen. E micromelia. – **Mikro|me|lia rhizomelica:** Kürze (▸Brachymelie) rumpfnaher Gliedmaßenabschnitte; beim LAMY-MAROTEAUX-Syndrom.

**Mikro|meter: 1)** Abk. µm: die Längeneinheit $10^{-6}$ m $(= ^{1}/_{1000}$ mm). E micrometer. **2)** Instrument zur exakten Bestimmung kleinster Längen, z.B. als **Mikrometer|okular** am Mikroskop.

**Mikro|mye|lie:** abnorme Kleinheit (Unterentwicklung) des Rückenmarks. E micromyelia.

**Mikro|mye|lo|blast:** abnorm kleiner Myeloblast (etwa wie ein Lymphozyt, aber mit retikulärer Kernstruktur u. sehr schmalem Zytoplasmasaum). E micromyeloblast.

**Mi|kron: 1)** Abk. µ: ▸Mikrometer (1). E micron. **2)** Teilchen in kolloiddispersen Systemen; als Ultra- u. Submikron. E microne.

**Mikro|nu|kleus:** der generative Kleinkern der Ziliaten während der Kernteilung u. Konjugation. E micronucleus.

**Mikro|organismen:** die mit bloßem Auge nicht sichtbaren tierischen u. pflanzlichen Kleinlebewesen; ▸Protozoen bzw. ▸Mikrophyten. E microorganisms.

**Mikropenis:** der sonstigen körperlichen Entwicklung nicht entsprechende Kleinheit des Penis; Vorkommen bei ▸Intersexualität.

**Mikro|phagen:** die nur zur ▸Phagozytose kleiner Teilchen (v.a. Bakterien) befähigten mobilen ▸Phagozyten: neutro- u. eosinophile ▸Leukozyten. E microphages.

**Mikro|phakie:** abnorme Kleinheit der Augenlinse, z.B. beim MARFAN-, MARCHESANI-Syndrom. E microphakia, microlentia.

**Mikrophon|potentiale:** von den Sinneszellen des Innenohrs ableitbare, von den äußeren Haarzellen ausgehende Potentialschwankungen als Folge der radiären Auslenkung der Basilarmembran. Breiten sich elektronisch aus (▸Kochlearisströme; Frequenz bis 1600 Hz, der des zugeleiteten Tones entsprechend); sind Bindeglied zwischen dem Reiz u. der Erregung von Gehörafferenzen (»Reizfolgestrom«). E cochlear microphonics, Wever-Bray phenomenon.

**Mikr|oph|thalmie:** abnorme Kleinheit (evtl. nur rudimentäre Ausbildung) der Augäpfel (**Mikrophthalmus**); meist erblich u. oft mit anderen Hemmungsfehlbildungen kombiniert; z.B. beim ▸LENZ-Syndrom. E microphthalmia.

**Mikro|phyten:** Kleinlebewesen pflanzlicher Art: Bakterien (u. Viren), Pilze, Algen, Strahlenpilze. E microphytes.

**Mikropille:** *Gynäkologie* gängige Bezeichnung für einen einphasigen ▸Ovulationshemmer, der weniger als 50 µg (meist 20–30 µg) Ethinylestradiol enthält, im Ggs. zu den (älteren) Präparaten mit 50 µg. S.a. ▸Minipille. E micropill.

**Mikro|pino|zytose:** die ▸Pinozytose submikroskopischer Teilchen. E micropinocytosis.

**Mikro|poly|adenie, Mikro|poly|lymph|adenopathie:** Auftreten zahlreicher, bis bohnengroßer, derber Lymphknoten, z.B. bei Sarkoidose, Neoplasien des lymphatischen Systems, Tbk, angeborener Syphilis.

**Mikro|poly|gyrie:** ▸Mikrogyrie mit zahlenmäßiger Zunahme der fehlgebildeten Gyri des Gehirns. E micropolygyria.

**Mi|krop|sie, Mikropie:** ▸Metamorphopsie, bei der alle Gegenstände kleiner, evtl. entfernter (Mikroteleopsie) wahrgenommen werden; z.B. bei Retinitis oder im epileptischen Anfall. E micropsia.

**Mikro|punktion,** Kapillarpunktion: Punktion mittels dünner Kanüle, z.B. bei ▸Mikroblutanalyse oder *urol* als suprapubischer Blasenstich zur Harnblasenentlastung bei Harnretention (u. Unmöglichkeit des Katheterismus), aber auch zur sterilen Entnahme von Harn. E micropuncture.

**Mikro|radio|graphie:** röntgenologische Darstellung feiner Strukturen, z.B. eines Gewebeschnittes (= Historadiographie; mit nachfolgender mikroskopischer Auswertung; auch als ▸Autoradiographie [= »Mikroautoradiographie«], d.h. als semiquantitative Radioaktivitätsbestimmung durch Auszählen der geschwärzten Körner des Films). E microradiography.

**Mi|kror|ch(id)ie:** abnorme Kleinheit des Hodens; als hormonell bedingte primäre Hypoplasie (z.B. bei Hypogenitalismus, Kryptorchismus) oder als sekundäre Atrophie (z.B. nach Orchitis, Hodentorsion, Strahlen-, Rückenmarkschädigung, Grenzstrangresektion). E microrchidism.

**Mikro|skop:** s.u. ▸Licht-, ▸Elektronenmikroskop; s.a. ▸Laser... E microscope.

**mikro|skopisch:** nicht mit dem bloßen Auge, sondern nur bei Betrachtung durch das Mikroskop (= **Mikroskopie**) sichtbar; das Mikroskop betreffend. E microscopic.

**mi|kros|matisch:** mit relativ gering ausgebildetem Geruchssinn (z.B. der Mensch mit seiner relativ geringen Zahl an Riechzellen). E microsmatic.

**mikro|somal:** von ▸Mikrosomen stammend, M. betreffend. E microsomal.

**Mikro|somen:** bei der ▸Zellfraktionierung entstehende, aus membranbegrenzten, meist kugeligen Hohlräumen bestehende Zellbestandteile. E microsomes.

**Mikro|so|mie:** proportionierter ▸Kleinwuchs. E microsomia.

**Mikro|spektro|photometrie:** Kombination von Mikroskopie u. Spektrometrie (an Absorptionsspektren), z.B. zum Nachweis kleinster Substratmengen in Zellen (= ▸Zytophotometrie). E microspectrophotometry.

**Mikro|spermie:** abnorme Kleinheit (u. Schmalheit) der Spermien; physiologisch z.B. nach wiederholter Ejakulation, pathologisch (Kopfformabweichungen) bei endokrinen Störungen, Nebenhodenerkrankung. E microspermia.

**Mikro|sphären:** kurzlebige ▸Radionuclide, gebunden an Eiweiß-Kügelchen (20–40 µm ∅). E microspheres.

**Mikro|sphäro|lith:** geschichtetes Gebilde aus Kleinstkristallen; Vorstufe des ▸Mikrolithen. E microspherolith.

**Mikro|spo|rid:** ▸Id-Reaktion bei Mikrosporie. E microsporid.

**Mikro|spo|rie:** allgemein nur bis zur Pubertät vorkommende oberflächliche Dermatomykose (▸Dermatomycosis) durch Microsporum audouinii, M. canis oder M. gypseum. Am behaarten Kopf (▸Tinea = Mi-

M

crosporia capitis; evtl. als Kerion Celsi) mit meist kreisrunder entzündlicher Reaktion (aber auch ohne), weiß umscheideten, wie mit Mehl bestäubten Haarstümpfen, evtl. mit oberflächlicher Schuppung; am Körper (▸Tinea corporis) erythematosquamöse Herde (wie bei Pityriasis rosea; beim Kind mehr vesikulopustulös, mit Krüstchen; selten mit Skutula u. Mikrosporid). S. a. ▸Mikrosporose. **E** microsporosis.

– **M., tiefe:** s. u. ▸Trichophytia.

**Mikro|spo|ron:** ▸Microsporum.

**Mikro|spo|ro|se:** Allgemeinerkrankung infolge Eindringens von Pilzelementen oder -stoffwechselprodukten in die Lymph- u. Blutbahn bei ▸Mikrosporie.

**Mikro|sto|mie:** abnorme Kleinheit des Mundes. **E** microstomia.

**Mikrostrabismus:** Schielen mit Schielwinkel unter 5° mit obligat anomaler Netzhautkorrespondenz. Unbehandelt besteht die Gefahr der Amblyopie. **E** microstrabism.

**Mikro|system|akupunktur:** Sammelbegriff für neuere Akupunkturformen, deren Grundlage die Modellvorstellung der Projektion des menschlichen Embryos auf ein begrenztes Areal der Körperoberfläche ist. Die bekanntesten Formen der M. sind Ohrakupunktur, Schädelakupunktur nach YAMAMOTO, chinesische Schädelakupunktur, Handakupunktur u. Mundakupunktur nach GLEDITSCH und ECIWO (engl. Abk. für embryo containing the information of the whole organism). Eine gestörte Organ- oder Körperfunktion projiziert sich z.B. als reagibler Punkt in den auf dem Kopf stehenden Embryo der Ohrmuschel. Das Stechen dieses Punktes wirkt zurück auf die Funktionsstörung mit einem normalisierenden bzw. kompensierenden Effekt. Akupunkturpunkte (chinesisch »Xue« = Akupunkturloch) sind anatomisch exakt definierte Punkte auf der Körperoberfläche. Sie liegen häufig über Gefäß-Nerven-Bündeln, in Faszienlücken, an Austrittsstellen sensibler Nerven oder an ▸Triggerpunkten. Bei Funktionsstörungen bzw. Erkrankungen reagieren sie mit erhöhter Druckdolenz, Schwellung, verändertem elektrischem Widerstand oder veränderter Wärmeabstrahlung. Die Reizung eines Akupunkturpunktes erstreckt sich auf eine lokale u. eine Fernwirkung, Einfluss auf Organe bzw. Funktionskreise, auf die ▸Lebenssubstanzen sowie auf pathogene Faktoren wie Hitze u. Kälte etc.

**Mikro|tele|op|sie:** s. u. ▸Mikropsie.

**Mikro|the|lie:** abnorme Kleinheit der Brustwarzen. **E** microthelia.

**Mikro|therapie:** interdisziplinäres Fachgebiet, das sich mit dem Einsatz von Mikromethoden u. deren Kontrolle mit bildgebenden Verfahren befasst. Als **endoskopische M.** die ▸minimal invasive Chirurgie u. Neurochirurgie sowie Biopsiemethoden, als **medikamentöse M.** die Applikation starker Arzneimittel zielgenau am Wirkort z. B. in der Schmerz- u. der Tumortherapie. **E** microtherapy.

**Mikro|thrombus:** ▸Thrombus in der Endstrombahn des Kreislaufsystems; z.B. bei Schocklunge; evtl. wandständig (»**parietaler M.**«) u. nicht lichtungsverschließend (im Anfangsstadium der Arteriosklerose). **E** microthrombus.

**Mi|kro|tie:** abnorme Kleinheit der – fehlgebildeten – Ohrmuschel; evtl. nur Rudiment oder völlig undifferenziert (evtl. auch Aurikularanhänge, Gehörgangsatresie). **E** microtia.

**Mikro|tom:** Schneidegerät für die Anfertigung dünner mikroskopischer Schnitte; als Schlitten-, Rotations-, Gefrier-M. **E** microtome.

**Mikro|trabekel:** *Zytologie* elektronenmikroskopisch darstellbare, ein dreidimensionales Netz bildende Proteinstränge innerhalb des Zytoplasmas (dessen proteinreiche Polymerphase). Bestandteile des ▸Zytoskeletts. **E** microtrabeculae.

**Mikro|transfusion:** über die Plazenta erfolgender Übertritt roter Blutkörperchen des Kindes in den mütterlichen Kreislauf (= ▸fetomaternale Transfusion); s. a. ▸Morbus haemolyticus neonatorum, ▸Rhesus-Inkompatibilität. **E** microtransfusion.

**Mikro|trauma:** sehr geringfügige Verletzung, i. e. S. als M. des Skelettsystems (führt bei vielfacher Wiederholung zu Dauerschäden, z.B. zu Osteochondropathien, Marschfraktur, aseptischen Epiphysennekrosen). **E** microtrauma.

**Mikro|tubuli:** elektronenmikroskopisch erkennbares Röhrensystem als Teil des ▸Zytoskeletts; gebildet aus dem löslichen globulären Protein »Tubulin«, dessen Moleküle durch – GTP-abhängige – Selbstaggregation zu Protofilamenten verknüpft werden, von denen sich jeweils 13 zu einem Mikroröhrchen vereinigen. Wichtiger Faktor für die Zellform sowie – bei Orientierung »Zellkernnähe zu Plasmamembran« – den Informationstransport von der Zelloberfläche zum Kern; bilden den ▸Spindelapparat, sind an Bewegungsapparaten der Zelle beteiligt (Zilien, Flagellen) sowie am intrazellulären Transport in Nervenzellen (»axoplasmatischer Transport«). Sog. Motorproteine (▸Dynein u. ▸Kinesin) binden an den M., regeln den Organellentransport u. sind für Chromoso-

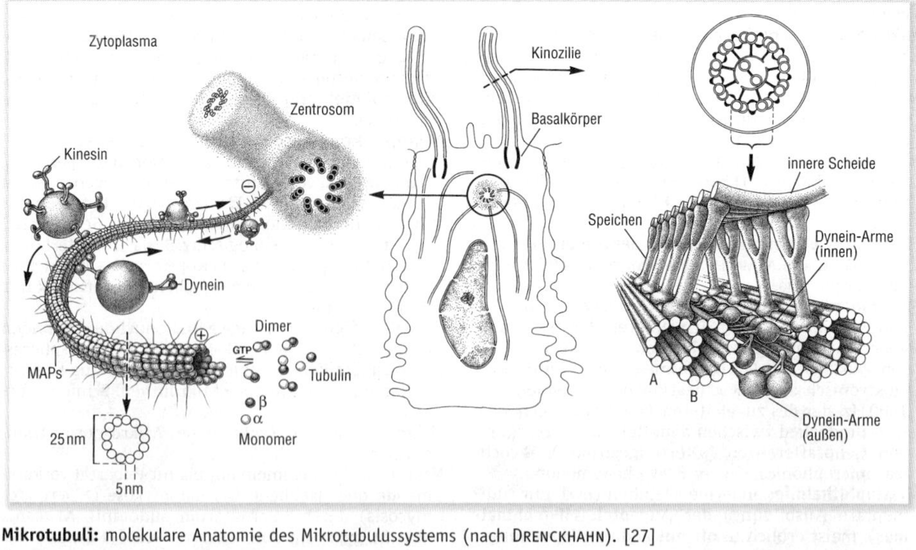


**Mikrotubuli:** molekulare Anatomie des Mikrotubulussystems (nach DRENCKHAHN). [27]

menwanderung u. -separierung verantwortlich. S. a. Abb. E microtubules.

**Mikro|ventrikulie:** durch erbliche Entwicklungsstörung bedingte Kleinheit der Hirnventrikel. ***Klinik:*** periodische vegetative u. Affektstörungen (z. B. Dipsomanie bzw. Erregungszustände, Aggressivität). E small ventricles.

**Mikroverkalkungen, gruppierte:** *Gynäkologie, Röntgenologie* krebsverdächtiger ▸Mammographiebefund, der mit Nestern von extrem kleinen (150–400 µm, Lupe!), oft unregelmäßig geformten Kalkschatten einhergeht; histologische Klärung unbedingt erforderlich; s. a. ▸CDIS. E microcalcifications.

**Mikro|villi,** Kleinzotten: fingerförmige, meist unverzweigte Ausstülpungen (100–800 nm; 50–100 nm dick) der Plasmaoberfläche am Resorptionspol bestimmter Epithelzellen, z. B. der ▸Enterozyten der Darmwand, in Nierentubuli, Plexus choroidei; bilden den sog. ▸Bürstensaum dieser Epithelien (s. a. ▸Tuftzellen); sind von einer Filamentschicht (fuzzy coat = ▸Glykokalix) bedeckt; besitzen Verdauungsenzyme, aktive Transportaktivitäten (▸Carrier), Energiekonvertanten u. – innen – Längs- u. Querfilamente, deren Erstere in das ▸Endnetz der Zellen einstrahlen. Durch Vergrößerung der Zelloberfläche verbessern sie die Resorption. S. a. Abb. E microvilli.

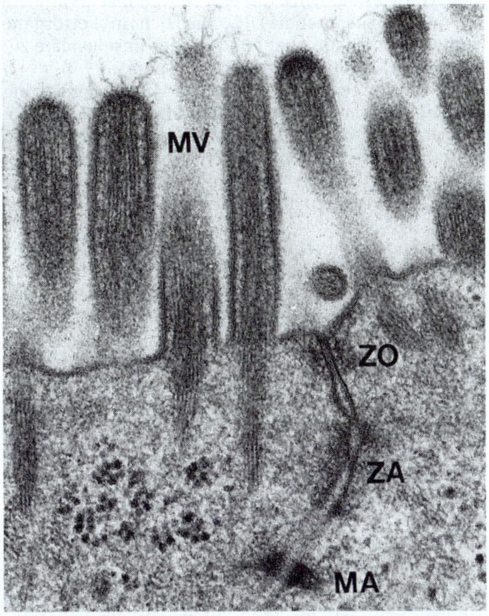


**Mikrovilli:** apikaler Abschnitt des Darmepithels vom Dickdarm des Menschen mit junktionalem Komplex (Schlussleistenkomplex). **MV:** Mikrovilli mit Glykokalix; **ZO:** Zonula occludens; **ZA:** Zonula adhaerens; **MA:** Macula adhaerens (TEM; elektronenmikroskop. Aufnahme). [27]

**Mikro|wellen:** elektromagnetische Wellen im Dezi-, Zenti- u. Millimeterbereich. E microwaves.

**Mikrowellen|therapie, -diathermie:** medizinische Anw. aus dem Bereich der ▸Hochfrequenztherapie mit hochfrequenten Zentimeterwellen (meist 12,25 cm = 2450 MHz. ***Anw.*** in der ▸physikalischen Therapie zur selektiven Erwärmung tiefer gelegener, besonders flüssigkeitsreicher Gewebe (Muskulatur, Knochen, innere Organe). Die Wärme entsteht am Ort der absorbierten elektromagnetischen Felder, muss also nicht durch Wärmeleitung von außen nach innen transportiert werden. Wirkt durchblutungsfördernd, schmerzlindernd, entzündungshemmend, muskelrelaxierend u. steigert den Stoffwechsel. ***Ind.:*** rheumatische Erkrankungen des Muskel-, Band- u. Skelettsystems u. der peripheren Nerven, gynäkologische Erkrankungen des Urogenitalsystems, HNO-Erkrankungen. E microwave diathermy.

**Mikro|zentrum:** ▸Zytozentrum, ▸Zentrosom.

**Mikro|zephal|lie:** abnorme Kleinheit des Kopfes infolge primärer Fehlentwicklung des Gehirns (Mikrenzephalie; s. a. ▸Mikrokranie) u. vorzeitigen Schlusses der Schädelnähte. E microcephaly.

**Mikro|zirkulation:** die Blutbewegung in der ▸Endstrombahn. Bestimmende Faktoren: die funktionelle Organisation dieses Bereiches (▸Hämodynamik), Strömungseigenschaften (s. a. ▸Fluidität), Lichtungsweitenveränderungen (unter Berücksichtigung geometrischer Faktoren gemäß dem ▸Hagen-Poiseuille-Gesetz), der arteriolovenöse Druckgradient als treibende Kraft, der transmurale Druck sowie die Permeabilität u. Stoffaustauschmechanismen. Die Perfusion wird aktiv modifiziert durch die glatten Muskeln der Arteriolen (welche ihrerseits durch örtliche metabol., nervöse u. hormonelle Mechanismen sowie Ionen beeinflusst werden) i. S. der Anpassung des treibenden Druckgradienten u. des transmuralen Drucks an die örtl. Bedürfnisse. – Hier tritt auch ein Teil des Plasmawassers (evtl. auch Teile der Plasmaproteine) durch die Kapillarendothelien in das Interstitium aus, um es – nach Perfusion bzw. Diffusion – am venolären Endstrombahnende u. durch Lymphkapillaren wieder zu verlassen. Die Bewegung der Erythrozyten erfolgt hier unter Einfluss der Plasmaströmung passiv u. unter elastischer Verformung (»Panzerkettenrotation der Membran«); die weniger flexiblen kernhaltigen Blutzellen (Lympho- u. Leukozyten) können dagegen die örtl. Blutströmung verlangsamen; mitgeführte Thrombozyten bewirken – wenn nicht aggregierend – keine nennenswerte Strömungsbehinderung. – Funktionelle Beschleunigung der M. äußert sich in Hyperämie. Störungen der M. ergeben sich bei ausgeprägter Blutdruckminderung (z. B. bei Schock), bei Endstrombahneinengung bis -verlegung (z. B. arterielle Verschlusskrankheit, Mikroembolien [auch bei Thrombozytose, DIC]), venösem Rückstau (Thrombose), vermehrter Blutviskosität (z. B. bei Hämokonzentration). – Auch Bez. für die Endstrombahn selbst. E microcirculation.

**mikro|zystisch:** ▸kleinzystisch. E microcystic.

**Mikro|zyt:** Erythrozyt mit ∅ < 7 µm. E microcyte.

**Mikro|zytose:** vermehrtes Vorkommen von Mikrozyten im peripheren Blut, z. B. bei Eisen- u. Eiweißmangel-, Blei-, Kugelzellenanämie, Thalassaemia minima. E microcythemia, microcytosis.

**Mik|tion:** die natürliche Harnentleerung aus der Blase, v. a. als Funktion des ▸Detrusor vesicae (dessen Dehnung die M. reflektorisch in Gang setzt; s. a. ▸Blasenzentrum, ▸Musculus sphincter urethrae). Der **Miktionsdruck** beträgt normal 60–70 mmHg. S. a. ▸Blasenautonomie, ▸-automatie, ▸Uroflowmetrie. E micturition, urination. – **M., imperative:** der durch reflektorische Erhöhung der Muskelspannung der Harnblase bedingte »Harnzwang«, dem sofort nachgegeben werden muss u. der so stark sein kann, dass eine relative Harninkontinenz vorgetäuscht wird; z. B. bei Reizblase, spastischer Blase (bei akuter Zystitis, Prostatitis etc.), funktioneller Schrumpfblase. E urgent m.

**Miktions|protokoll:** Hilfsmittel bei der Diagnostik der Harninkontinenz mit exakter Protokollierung über Zeitpunkt, Menge u. evtl. Anlass des Harnabgangs. Zusätzliche Informationen liefern u. a. Angaben über Nahrungs- u. Medikamenteneinnahme, Stuhlgang. Das M. enthält wichtige Informationen über die Blasenentleerungsverhältnisse, darüber hinaus dient es zur Therapiekontrolle sowohl für den Arzt als auch für den Patienten.

**Miktions|störung:** erschwerte, verzögerte oder verlangsamte Harnblasenentleerung (▸Miktion). ***Ätiol.:*** mechanisch (z. B. Prostatahyperplasie), neurogen, entzündlich, psychogen. ***Klinik:*** als Harnstrahlveränderung, Blasenautomatie, -autonomie, Incontinentia urinae. Zunächst oft schmerzlos, später evtl. mit ▸Dysurie, Nykturie, Pollakisurie oder ▸Strangurie. E urinary dysfunction.

**Miktions|uro|gramm:** *Röntgenologie* ▶ Urethrozystographie während des Wasserlassens. E voiding cystourethrogram.

**Mikulicz** (JOHANN FREIHERR VON M.-RADECKI, 1850–1905, Chirurg, Breslau). – **M.-Klemme: 1)** Peritonealklemme; mittellang, mit leicht gebogenen, 1:2-gezähnten, quer gestreiften Branchen. E Mikulicz clamp. **2)** ▶ Spornquetsche zur Durchtrennung der Trennwand einer axialen Fistel. – **M.-Krankheit: 1)** Ostitis fibrosa localisata: im Jugendalter auftretende solitäre, einkammerige Zyste in Epiphysennähe in Röhrenknochen. **2)** symmetrische Schwellung von Tränen- u. Mundspeicheldrüsen (Versiegen des Tränenflusses, Trockenheit des Mundes) als Begleiterscheinung z. B. bei Neoplasma, Sialose. S. a. ▶ SJÖGREN-Syndrom (1). E M. disease, M. syndrome. **3) M.-Aphthen:** chronisch rezidivierende ▶ Aphthen. – **M.-Magenresektion:** modifizierte ▶ BILLROTH-II-Operation (Gastrojejunostomia anterior oralis partialis inferior isoperistaltica). S. a. ▶ HEINEKE-M. – **M.-Naht:** einstülpende dreischichtige Naht (fasst Schleimhaut/Serosa an einer, Serosa/Schleimhaut an der anderen Lefze) bei (Magen-)Darmanastomosierung. – **M.-Tampon:** locker mit Mullstreifen gefüllter Gazebeutel zur ▶ Tamponade größerer u. tieferer Wundhöhlen; dient der Sekretaufsaugung u. dem Offenhalten des Wundbettes für eine Sekundärheilung. E M.'s drain.

**Milben:** ▶ Acarida; z. B. ▶ Demodex folliculorum (Haarbalg-M.), ▶ Dermanyssus-Arten (Vektoren = Überträger von Infektionserregern, z. B. der Rickettsien), Glyciphagus domesticus (Haus-M.; auf Lebensmittelresten), Pyemotes (Kugelbauch-M.; auf Getreideprodukten), ▶ Sarcoptes (Räudemilben; Sa. scabici als Krätze-M., ▶ Skabies), ▶ Trombicula (Ernte-M.). E mites.

**Milben|dermatitis:** Acarodermatitis, ▶ Skabies. E acarodermatitis.

**Milben|gang:** linearer Kanal, den die ♀ Krätzemilbe zur Eiablage in die Haut gräbt. Typisch bei Krätze (▶ Skabies). E cuniculus.

**Milch,** Lac: das gelblich-weißliche, durch emulgiertes Fett u. kolloidales Eiweiß undurchsichtige Sekret der Milchdrüse (▶ Glandula mammaria) weiblicher Säuger; s. a. ▶ Kolostrum. – I. e. S. die Kuhmilch. – Enthält 83–87 % Wasser, Milchfett (als Trinkmilch mindestens 3 %), Eiweiße (Casein ca. 3 %, Lactalbumin u. -globulin 0,5 bzw. 0,1 %), Milchzucker (4–6 %), Salze, Zitronensäure, Phosphatide (Lecithin, Kephalin, Sterine, Provitamin D), Enzyme (bakteriell hinzutretende zersetzen Milch), Vitamine (A, β-Carotin, E, $B_1$, $B_2$, $B_{12}$, C, D) u. – als Frauenmilch – für den Säugling wichtige Immunstoffe. Muss laut gesetzlicher Vorschrift als Vollmilch – u. zwar auch nach jeglicher Behandlung – mindestens 3,5 % natürliches Fett, als entrahmte oder Magermilch weniger oder kein Milchfett, jedoch stets alle übrigen natürlichen Nährstoffe enthalten. S. a. ▶ Lact..., ▶ Lakt..., ▶ Galakto... E (cow's) milk. – **M., ad|aptierte:** Kuhmilchpräparate, die in ihrer Zusammensetzung der Frauenmilch angenähert = »adaptiert« sind: Eiweißgehalt höchstens 1,9 g/100 ml unter besonderer Reduzierung von Casein u. Anreicherung von Molkeproteinen; Veränderung des Milchfettes durch Zusatz von Pflanzenfett (Mais- u. Weizenkeimöl) mit hohem Anteil an ungesättigten Fettsäuren; als einziges Kohlenhydrat Lactose; Salzgehalt < 0,4 g/100 ml. – Als **teiladaptiert** werden Milchpräparate bezeichnet, die mehr Eiweiß u. auch andere Kohlenhydrate enthalten. E adapted m. – **M., humanisierte:** adaptierte ▶ Milch.

**Milch-Alkali-Syndrom:** ▶ BURNETT-Syndrom. E milk-alkali syndrome.

**Milch|brustgang:** ▶ Ductus thoracicus.

**Milch|diät:** nur oder vorwiegend aus Milch(produkten) bestehende Heil- bzw. Schonkost. E milk diet.

**Milch|drüse:** *Gynäkologie* ▶ Glandula mammaria.

**Milch|drüsenentzündung:** ▶ Mastitis.

**Milch|einschuss:** *Geburtshilfe* populäre Bez. für den Beginn der aktiven Milchsekretion durch das mammäre Alveolarepithel am 2.–4. Tag post partum; geht meist mit erheblicher, oft schmerzhafter Brustanschwellung (alveoläre Milchfüllung, Kapillarerweiterung, Ödem, Lymphostase) einher. Zur Linderung der Beschwerden haben sich frühzeitiges Anlegen des Neugeborenen, ggf. Abpumpen der Milch, Oxytocin-Nasenspray kurz vor dem Stillen, kühlende Umschläge u. beruhigende Aufklärung der Frau bewährt.

**Milch|epi|demie:** durch infizierte (Salmonellen, Brucellen, Shigellen etc. enthaltende) Trinkmilch hervorgerufene Epidemie mit schlagartigem Anstieg der Seuchenkurve; z. B. die alimentär bedingte Angina. E milk epidemic.

**Milch|fieber: 1)** Galaktopyra, Laktationsfieber: im Wochenbett bei »Einschießen« der Milch auftretende Körpertemperatursteigerung infolge anfänglicher Abflussstauung (meist spontane Remission). **2)** ▶ Trockenmilchfieber. E milk fever, galactopyra.

**Milch|fistel:** bei Mastitis puerperalis durch Gewebseinschmelzung entstandene F., aus der sich Milch entleert. E lacteal fistula.

**Milch|flecken:** milchig trübe, aus Lympho- u. Histiozyten bestehende kapillarreiche Zellhaufen im großen Netz (▶ Omentum majus) als Organisationsform des aktiven Mesenchyms. Im 4.–5. Fetalmonat als **primäre** (= **retikulo|endotheliale**) **M.**, die sich in Fettorgane umwandeln, dann aber auch wieder in **sekundäre** zurückverwandeln können. E milk spots.

**Milch|fluss,** Galaktorrhö: spontane Milchabsonderung aus der Mamma während der Stillpausen als physiologisches Geschehen bei besonders ergiebiger Brust. E galactorrhea. – **M., pathologischer:** Milchabsonderung außerhalb der Still- = Laktationsperiode, z. B. bei der ▶ Hyperprolactinämie. E inappropriate lactation.

**Milch|gänge:** ▶ Ductus lactiferi. E milk ducts.

**Milch|gärung:** in Milch der enzymatische Abbau von Milchzucker zu Milchsäure durch Lactobacillus lactis, helveticus, casei etc. – Ferner die oft neben dieser »Milchsäuregärung« ablaufende alkoholische Gärung (z. B. bei ▶ Kefir-Herstellung). E milk fermentation.

**Milchgang|ektasie:** Erweiterung der Milchgänge bei periduktaler ▶ Mastitis (aber auch bei Mammakarzinom). E milk duct ectasia.

**Milchgang|karzinom:** ▶ Mammakarzinom mit vorwiegender Ausbreitung in den erweiterten Milchgängen; als ▶ Komedokarzinom; oder ausdifferenziert als papilläres bzw. cribriformes Ca. E milk duct carcinoma.

**Milch|gang|papillom:** das meist gutart., v. a. in der Menopause auftretende Papillom der Milchgänge infolge gesteigerter Proliferationstendenz bei Mastopathie. Klinisch evtl. als ▶ »blutende Mamma«. E intraductal papilloma of the breast.

**Milch|gebiss:** das aus der 1. ▶ Dentition resultierende Gebiss (20 »Milchzähne«, ▶ Dentes decidui); s. a. ▶ Gebissformel. Das gesunde M. ist wichtig für die Ernährung sowie Kiefer- u. Gesichtsentwicklung u. als Platzhalter für bleibende Zähne (daher ist die Verhütung von **Milchgebisskaries** durch Prophylaxe u. Füllung kleinster Defekte wichtig). E deciduous dentition, primary d.

**Milch|gerinnung:** die Ausfällung des ▶ Caseins zu unlöslichem Paracasein durch Labgerinnung. Ferner die durch Milchsäuerung (chemisch oder natürlich) herbeigeführte Ausfällung von »Säurecasein«, das sich nach längerem Stehen vom Serum (»Molke«) absetzt. E coagulation of milk.

**milch|kaffeefarben:** s. u. ▶ Café-au-Lait...

**Milch|konservierung:** Haltbarmachen von Milch durch Homogenisieren (Pressen durch Siebe zur Feinstverteilung des Milchfettes im Milchserum), durch ▶ Pasteurisieren, Eindicken oder durch Trockenverfahren (Herstellung von Milchpulver durch Eindampfen). E milk preservation.

**Milch|leiste:** *Embryologie* bei beiden Geschlechtern eine sich beidseits ventrolateral von der Brust- bis zur Leistengegend erstreckende Epidermisleiste, aus deren Brustabschnitt beim Menschen »Milchhügel« (als Vorstufen der Milchdrüse) hervorgehen. Bei unvollständiger Rückbildung des Restes (normal im 3. Mon.) entstehen ▸Mammae accessoriae. E milk line.
**Milch|mangel:** *Gynäkologie* ▸Hypogalaktie. E lack of milk.
**Milch(mengen)regel:** *Pädiatrie* ▸BUDIN-Regel.
**Milch|nährschaden:** ▸Säuglingsdystrophie bei einseitiger – u. übermäßiger – Kuhmilchernährung, d.h. durch Kohlenhydratmangel u. Eiweißüberangebot. Führt zu Stillstand der Gewichtszunahme, Verstopfung, Kalkseifenstühlen, Muskelhypertonie, evtl. Anämie u. Rachitis, großer Infektionsanfälligkeit.
**Milch|pfropf(-Syndrom):** bei Früh- u. Neugeborenen auftretender tiefer Dünndarmverschluss (▸Ileus) durch eingedickte (Kuh-)Milch, evtl. Durchwanderungsperitonitis. E inspissated milk syndrome.
**Milch|pocken:** ▸Alastrim. E milk pox.
**Milch|probe:** Untersuchung von Kuhmilch auf **a)** Fremdbestandteile, **b)** bakterielle Verunreinigung (Zahl u. Art der »Milchkeime« [Gussplattenkultur; Prüfung der Reductase-Aktivität: Milch mit normaler Keimzahl, d.h. < 500 000/ml, bleibt nach Methylenblau-Zusatz ca. 4 Std. blau; spezielle Suche auf TPE, Staphylo-, Streptokokken]), **c)** erfolgte Erhitzung (erkennbar anhand fehlender Reductase-Aktivität), **d)** Säuregehalt. – Auch Prüfung auf Frauenmilchverfälschung. E milk testing.
**Milchsäure,** $CH_3 \cdot CHOH \cdot COOH$, α-Hydroxypropionsäure: glykolytisches Hydrierungsprodukt der Brenztraubensäure im Stoffwechsel. *labormed* ***Normwerte:*** 5–20 mg/dl im Blut; bei Muskelarbeit erhöht; ist bei Phosphorvergiftung, Leberatrophie, Osteomalazie, Trichinose im Harn nachweisbar. *pharm* ***Anw.*** als Eubiosetherapeutikum, Keratolytikum, Antiseptikum. S.a. ▸Lactat... E lactic acid.
**Milchsäure|azidose:** ▸Lactatazidose.
**Milchsäure|bakterien:** ▸Lactobacillaceae, ▸-bacillus.
**Milch|schimmel:** Geotrichum candidum.
**Milch|schorf,** Crusta lactea: kleinschuppige u. weißlich verkrustete Rötung des Kopfes, häufig als Erstmanifestation des atopischen ▸Ekzems im Säuglingsalter. E milk crust.
**Milch|serum:** ▸Molke. E milk serum.
**Milch|stau(ung),** Galaktostase: Verhaltung der produzierten Milch im Drüsen- u. Gangsystem der weiblichen Brust infolge Abflussbehinderung oder unzureichender Entleerung. Gefahr der Mastitis u. Zystenbildung. S.a. ▸Milchfieber. E galactostasis.
**milchtreibende Mittel:** *Pharmazie* ▸Galaktagoga. E lactagogues.
**Milch|wert,** Abk. MW: der Kohlenhydrat-Wert (in g/l) von Milch; bei Trinkmilch ca. 200.
**Milch|zähne:** ▸Dentes decidui, Milchgebiss. E milk teeth.
**Milch|zahl:** *Pädiatrie* s.u. ▸BUDIN-Regel.
**Milch|zucker:** ▸Lactose.
**Milch|zyste,** Galaktozele: Zyste der weiblichen Brustdrüse infolge Milchstaus. Bei fibrös-zystischer Mastopathie mit pastösem Inhalt (»Käsezyste«). E milk cyst.
**Miles-Operation** (WILLIAM E. M., 1869–1947, Chirurg, London): eine Methode der abdominosakralen Rektumexstirpation (s.a. ▸QUENU-Operation). E Miles' operation.
**Miles-Test:** *Ophthalmologie* »A-B-C-Test« zur Bestg. der Dominanz eines Auges anhand des stereoskop. Vergleichs von Größe u. Helligkeit zweier Testflächen. E area-brightness-comparison test.
**mi|li|ar,** miliaris: von der Größe eines Hirsekorns (*latein. = milium*). E miliary. – **m. Angiomatose:** s.u. ▸VOERNER-STEINER. E m. angiomatosis. – **m. Tuberkulose:** ▸Miliartuberkulose. E m. tuberculosis.
**Mi|lia|ria,** Sudamina, Hitzepickel, Schweißfriesel: infolge starken Schwitzens von den Schweißdrüsen ausgehender Hautausschlag als hirsekorngroße, juckende Papeln oder als verhaltungsbedingte, bald eintrocknende Bläschen mit milchigem oder klarem Inhalt (**M. alba** bzw. **cristallina**) bzw. eitrig (**M. pustulosa**). Auftreten z.B. bei Fieber. E miliaria. – **M., apokrine:** ▸FOX-FORDYCE-Krankheit. – **M. ru|bra,** Lichen tropicus, »roter Hund«: v.a. in den Tropen am Stamm auftretende M. (i.e.S.), u. zwar Bläschen mit rotem Hof u. evtl. – v.a. im Gesicht – pustulös (Impetigo miliaris) sowie mit tiefroten, punktförm. Knötchen; evtl. – nach wiederholtem Auftreten – als »**M. profunda**« (blasse, nicht juckende Papeln). – **M. scarlatina:** kleinste Bläschen bei starker Follikelreaktion im Rahmen einer Scharlacherkrankung.
**Mi|lia|ris dis|creta:** abortive Form der miliaren Lungentuberkulose.
**Miliar|karzinose:** Tumormetastasierung mit zahlreichen Kleinstherden. E miliary carcinosis.
**Miliar|lupoid:** disseminierte, kleinknotige ▸BESNIER-BOECK-SCHAUMANN-Krankheit der Haut. E miliary lupoid.
**Miliar|tuberkel:** der hirsekorngroße ▸Tuberkel bei der ▸Miliartuberkulose. E miliary tubercle.
**Miliar|tuberkulose:** generalisierte ▸Tuberkulose mit Bildung vieler Miliartuberkel infolge Erregeraussaat auf dem Blut- u./oder Lymphwege; u. zwar bei ungünstiger Reaktionslage, v.a. subprimär (unmittelbar nach Primärkomplex-Bildung) oder tertiär-präfinal (im Stadium der Organtuberkulose; evtl. durch Streuung aus einem reaktivierten Primärkomplex). Klinisch je nach bevorzugtem Organbefall unterschieden z.B. als **meningeale** (= tuberkulöse ▸Meningitis) oder **pleuropulmonale M.** (Lungen-Brustfell-Befall; mit Atemnot, Husten u. Zyanose, *röntg* kleinstherdigen Schatten). Der Verlauf ist akut, subakut oder chronisch, mit schwerem Krankheitsbild (ohne tuberkulostatische Behandlung tödlich). E miliary tuberculosis. – **M., typhoide:** akute M. mit hohem Fieber, ▸Somnolenz, Milzvergrößerung.
**Mi|li|en:** s.u. ▸Milium. E milia.
**Mi|li|eu: 1) M., äußeres:** Gesamtheit der auf ein Lebewesen einwirkenden Umweltfaktoren, z.B. Familie, Sozialschicht, Kultur (bei ungünstigen Faktoren Gefahr von **Milieuschädigung**). **2) M., genotypisches:** die aus dem Genom durch wechselseitige Beeinflussung der Gene resultierenden genetischen Bedingungen; z.B. Beeinflussung, Penetranz, Expressivität etc. von Genen. E milieu, environment, surroundings. **3) M., inneres m. interne:** die innerhalb des Organismus (in Blut, Zellgewebsflüssigkeit) wirksamen Faktoren. E internal e.
**Milieu|therapie:** freundliche Gestaltung der Umgebung von psychisch kranken Personen mit dem Ziel positiver Beeinflussung (Vermeidung von Hospitalismusschäden in psychiatrischen Anstalten; zur psychosozialen Aktivierung). E milieu therapy.
**Milium,** Hautgrieß, Akne miliaris: bis stecknadelkopfgroße, gelblich weiße, mit Hornperlen gefüllte subepitheliale, nichtentzündliche Hautzyste (als Erweiterung eines Haarfollikels oder Schweißdrüsenausführungsganges) im Gesicht (v.a. Nasenbereich) der Neugeborenen; spontan heilend. – Ferner als sekundäre, narbenbedingte Retentionszyste (nach Brandblase, Pemphigus). E milium, whitehead. – **M. neonatorum:** Talgretentionszyste bei Neugeborenen, v.a. an Kopf u. Brust; spontane Rückbildung.
**Milkman-Syndrom** (LOUIS A. M., 1895–1951, amerikan. Röntgenologe): Knochenerkrankung mit Auftreten von ▸LOOSER-Umbauzonen, verbunden mit rheumatoiden Schmerzen, Spontan- u. Dauerfrakturen (Ermüdungsbrüche, »M.-Frakturen«). Idiopathisch sowie bei Mineralstoffwechselstörungen oder systemischen Skeletterkrankungen (z.B. Rachitis, alkalische Osteodystrophia fibrosa v. RECKLINGHAUSEN). – Die Serumphosphatase ist häufig vermehrt. E Milkman's syndrome.
**Millard-Gubler-Syndrom** (AUGUSTE M., 1830–1915; ADOLPHE M. G., 1821–1897; Ärzte, Paris), Brücken-

M

Mittelhirn-Syndrom, Hemiplegia alternans inferior: bei Schädigung des ▸Pons u. vertebrobasiärer Insuffizienz auftretende schlaffe periphere Lähmung des herdseitigen Nervus facialis (evtl. auch N. abducens) u. spastische Lähmung der herdgegenseitigen Gliedmaßen. E Millard-Gubler syndrome.

**(Miller-)Fisher-Syndrom:** ▸FISHER-Syndrom.

**Miller-Abbott-Sonde** (THOMAS G. M., geb. 1886, Internist, Philadelphia; WILLIAM O. A.): aus Weichgummi gefertigte, röntgenfähige, dünne, doppelläufige Ballonsonde (ca. 3 m, Kindermodell 2,3 m lang) mit Metallansatz; dient zum Absaugen des bei mechanischem Ileus vor der Darmstenose angestauten Darminhalts, ferner – als Ileusprophylaxe nach Darmresektion – zur Dauerdrainage des Darms sowie zur Sondenernährung unter Umgehung von Magen u. Duodenum. E Miller-Abbott tube.

**Miller-Dieker-Syndrom:** Agyrie, Mikrozephalie, charakteristische Gesichtsfehlbildungen sowie Herzfehler durch partielle terminale Deletion des kurzen Arms von Chromosom 17. E Miller-Dieker syndrome.

**Miller-Kurzrok-Test:** *Gynäkologie* s.u. ▸KURZROK.

**Milli-:** Präfix (für Maßeinheiten) mit der Bedeutung des $10^{-3}$fachen (= $^1/_{1000}$).

**Milli|äqui|valent,** Abk. mval, Abk. mEq: s.u. ▸Äquivalentgewicht. E milliequivalent.

**Milli|ampere|sekunden|produkt,** Abk. mAsec: Produkt aus Röhrenstrom u. Belichtungszeit als Maßzahl für die Belichtung von Röntgenaufnahmen.

**Milligan-Morgan-Operation:** Hämorrhoidenoperation, bei der die Hämorrhoidalknoten submukös segmental unter Ligatur der zuführenden Blutgefäße reseziert werden.

**Milli|gramm|prozent,** Abk. mg%: Konzentrationsangabe für gelöste Stoffe in mg, bezogen auf 100 ml Flüssigkeit; besser ausgedrückt: mg/dl. Ersetzt durch die neue Basiseinheit ▸Mol. E concentration in mg/dl.

**Milli|mikron,** Abk. mμ: Nanometer (= $10^{-6}$ mm). E millimicron.

**Millin-Operation** (TERENCE J. M., irischer Urologe): retropubische, extravesikale Prostatektomie als Adenom-Enukleation.

**Milli|val,** Abk. mval: s.u. ▸Äquivalentgewicht.

**Mills-Syndrom** (CHARLES K. M., 1854–1931), Hemiplegia ascendens progressiva: im Fuß beginnende u. allmählich aufsteigende spastische Halbseitenlähmung (später evtl. beidseitig) infolge Atrophie der zentralen u. präzentralen Hirnwindungen. E Mills ascending hemiplegia, M. syndrome.

**Milrinon:** ein ▸Phosphodiesterase-Hemmer; Kardiakum.

**Milroy-Krankheit:** s.u. ▸NONNE-MILROY. E Milroy's disease.

**Milroy-Spirale:** intraprostatischer Katheter (sog. urologische Spirale) zur Überwindung einer prostatabedingten infravesikalen Obstruktion der Harnröhre; *Anw.* bei Inoperabilität eines Prostatatumors.

**Miltefosin:** ein Zytostatikum (Alkylphosphocholin); *Anw.* bei Hautmetastasen eines Mammakarzinoms. E miltefosin.

**Miltenberger-Serie:** s.u. ▸MNSs-System. E MNSs blood group antigens $Ms^{Mi}$.

**Milwaukee-Korsett:** *Orthopädie* (BLOUNT) ein Extensions(quengel)korsett mit verstellbarer Kinn- u. Hinterhauptsstütze als »Mahnbandage« (in Kombination mit Krankengymnastik) bei Wirbelsäulenverkrümmung. E Blount's corset, Milwaukee brace.

**Milz,** Splen, Lien: unpaares, dem ▸retikulohistiozytären System zugehöriges, größtes lymphoretikuläres Organ. ***Größe u. Lage:*** Die Milz ist bohnenförmig, etwa 11 cm lang, 7 cm breit u. 3 cm dick und wiegt ca. 150–200 g. Sie ist von kirschroter bis blauvioletter Farbe und von weicher Konsistenz. Bis auf das medial liegende Hilum splenicum wird sie von Peritoneum umhüllt. Sie liegt in der Bauchhöhle im linken Hypochondrium in Höhe der 9.–11. Rippe, grenzt an Zwerchfell, Magen, Pankreas u. linke Kolonflexur und ist durch Bänder an Nachbarorganen fixiert. ***Aufbau:*** außen umschlossen vom Peritoneum (Tunica serosa), darunter liegt die Bindegewebskapsel (Tunica fibrosa), von der Balken (Trabeculae splenicae, Trabekel, Milzbälkchen) nach innen ziehen, zwischen denen sich die Milzpulpa (Pulpa lienis, Pulpa splenica) befindet. Diese ist unterteilt in weiße Pulpa (Pulpa alba) mit PALS (periarterieller Lymphscheide, Vagina periarterialis lymphatica) u. MALPIGHI-Körperchen (Folliculi lymphatici lienales) und rote Pulpa (Pulpa rubra) mit venösen Milzsinus u. Milzretikulum (Reticulum splenicum). Die PALS ist eine zylindrische Lymphozytenansammlung um die Arteria pulpae albae, die unmittelbar aus der Trabekelarterie (Arteria trabecularis) entspringt; sie besteht fast ausschließlich aus T-Lymphozyten u. Helfer-T-Zellen. Das Milzretikulum ist ein Gerüst aus Retikulumzellen, das sich um die Sinus zu Pulpasträngen (Milzstränge, Chordae splenicae) verdichtet. ***Funktion:*** Die Milz steht im Dienste der Erythrozytenmauserung u. der Aussonderung nicht mehr intakter Blutzellen. Während der Embryonalperiode werden hier vorübergehend alle Blutzellen gebildet, postembryonal entstehen unter normalen Bedingungen Lymphozyten. Gealterte Erythrozyten u. Thrombozyten werden abgebaut (Phagozytose von Erythrozyten in Retikulumzellen unter Bilirubinbildung). Ferner hat die Milz eine Abwehrfunktion (Phagozytose von Bakterien, Bildung von Immunglobulinen, Hemmung des Tumorwachstums, Abstoßung von Transplantaten). Die Milzfollikel sind die Proliferationsstätten von Lymphozyten nach hämatogen erfolgtem Antigenstimulus. T-Zell-Blasten entwickeln sich unmittelbar um die periarterielle Scheide der sich gabelnden Arteriolen in der weißen Milzpulpa, die B-Zell-Blasten (Germinoblasten) proliferieren mehr in der Peripherie der Follikel. Nach Splenektomie werden Veränderungen bei den Immunglobulinen (Ig) der verschiedenen Klassen beobachtet: signifikante Verminderung des IgM-Spiegels und Anstieg von IgG- u. IgA-Spiegel. Verminderung der Phagozytoseleistung u. IgM-Erniedrigung werden für erhöhte Infektanfälligkeit nach Splenektomie insbesondere bei Kindern verantwortlich gemacht. E spleen. – **M., ak|zessorische:** ▸Lien accessorius. E accessory sp.

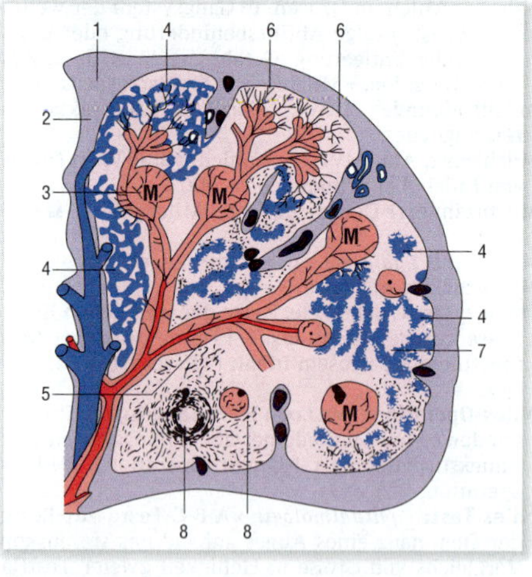


**Milz:** schematische Darstellung (venöser Schenkel dunkel). 1 Tunica fibrosa (»Milzkapsel«); 2 Trabeculae (»Milzbälkchen«); 3 Folliculus lymphaticus (»Milzfollikel«, mit Zentralarterie u. »Knötchenkapillaren«); 4 Sinus venosus; 5 Vagina periarterialis lymphatica; 6 Penicilli (»Pinselarterien«, mit »Hülsenkapillaren«); 7 »Milzstrang«; 8 Fibrae reticulares. [28]

**Milz|agenesie:** ▸Alienie, s.a. ▸IVEMARK-Syndrom. E alienia, asplenia.

**Milz|arterie:** ▸Arteria lienalis; s.a. ▸Milzkreislauf. E splenic artery.

**Milz|brand,** Anthrax: weltweit, gehäuft in Südeuropa, Asien, Afrika auftretende, septikämische, tödlich verlaufende Epizoonose in erster Linie der Weidetiere (Rind, Schaf, Schwein, Pferd) durch den **Milzbrandbazillus** (▸Bacillus anthracis). Ist eine auf den Menschen übertragbare, meldepflichtige Infektionskrankheit, besonders gefährdet sind bestimmte Berufsgruppen (Veterinärpersonal, Abdecker, Wollsortierer). Wegen der hohen Resistenz der Milzbrandsporen gegen Trockenheit u. Desinfektionsmittel sind auch Infektionen beim Umgang mit Tierprodukten (z.B. Häute, Felle, Wolle, Knochen) möglich. Manifestiert sich nach 1- bis 3-tägiger Inkubationszeit als an den Ort des Erregereintritts gebundene Krankheit, d.h. als ▸Hautmilzbrand (sog. **Milzbrandkarbunkel**; die beim Menschen häufigste Form) oder aber als Lungenmilzbrand, ▸Darmmilzbrand, evtl. als septisches Krankheitsbild (**Milzbrandsepsis** = Anthrax malignus; mit Erbrechen, Durchfällen, Koliken, Herzmuskelschaden, Milztumor, septischem Fieber; Prognose infaust). Die Diagnose stützt sich auf den Erregernachweis, ASCOLI-Reaktion. E anthrax.

**Milz|entzündung:** ▸Splenitis.

**Milz|exstirpation:** ▸Splenektomie.

**Milz|follikel, -körperchen:** s.u. ▸Milzpulpa, weiße. E splenic follicles.

**Milz|infarkt:** ein meist keilförmiger anäm. ▸Infarkt (Abb.) durch v.a. Embolie-bedingten Verschluss (z.B. bei rheumatischer Endokarditis) der Milzarterie oder eines ihrer Äste. Seltener als hämorrhagische Infarzierung, z.B. bei Pfortaderstau; auch bei Splenomegalie (durch chron. myeloische Leukämie). E splenic infarction.

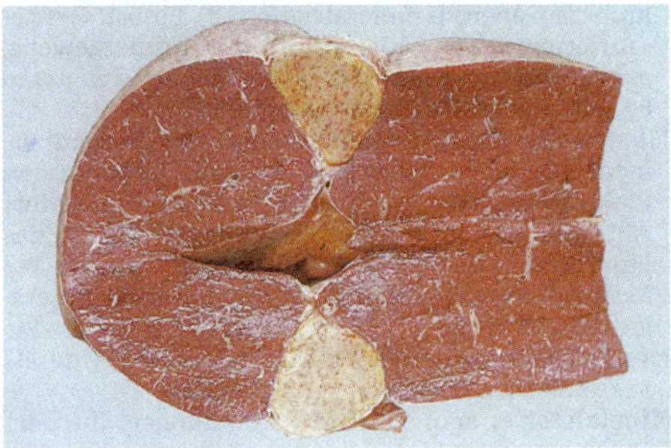

**Milzinfarkt:** keilförmiger Infarkt als Folge einer Embolie bei Endocarditis verrucosa. [178]

**Milz|kreislauf:** der am Milzhilus beginnende Blutkreislauf über die ▸Arteria lienalis u. ihre Verzweigungen (Balken-, Pulpa-, Zentral-, Pinselarterien), deren »Hülsenkapillaren« schließlich in die ▸Milzsinus, z.T. auch frei in die Maschenräume der roten Pulpa münden; Abfluss erfolgt über Pulpa- u. Balkenvenen in die Vena lienalis. Der Blutdruck entspricht etwa dem in der Pfortader. Die gesamte Blutmenge passiert in 24 Std. über 500-mal das Organ. E splenic circulation.

**Milz|pulpa,** Milzmark: das in den Maschen des bindegewebigen Gerüstes der Milz befindliche Gewebe als Parenchym der ▸Milz (Abb.). E splenic pulp. – **M., rote:** der vorwiegend aus retikulärem Bindegewebe, freien Retikulumzellen (Lympho- u. Histiozyten), kleinen zartwandigen Blutgefäßen sowie extravaskulären Erythrozyten bestehende Teil des Milzparenchyms; Ort der Phagozytose roter Blutkörperchen (»Blutmauserung«), im Blut befindlicher Zelltrümmer, Krankheitserreger u. Fremdstoffe. E red s. p. – **M., weiße:** der vorwiegend aus lymphatischem Gewebe, den Lymphfollikeln (▸Folliculi lymphatici lie-

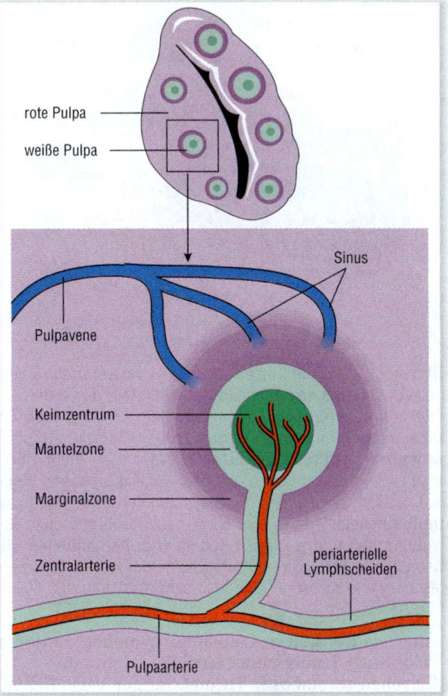


**Milzpulpa:** schematische Darstellung der lymphatischen Kompartimente der Milzpulpa u. deren Gefäßversorgung. [53]

nales) u. dem periarteriolären Lymphozytensaum bestehende Teil der Milz; Bildungsstätte für Lymphozyten (s.a. ▸Keimzentrum) u. Antikörper; s.a. Abb. E white s. p.

**Milz|ruptur:** Milzriss durch gegen den Bauch gerichtete stumpfe Gewalteinwirkung (auch als Geburtstrauma). Die klinische Diagnose wird erhärtet z.B. durch Computertomographie, Sonographie, Peritoneallavage bzw. Arteriographie der Milzschlagader. – Bei kleinen Rissen evtl. Gewebekleber erfolgreich; große zwingen zu Splenektomie. E splenic rupture. – **M., einzeitige:** gleichzeitiger Einriss der Milzkapsel u. des von ihr umschlossenen Gewebes. – **M., zweizeitige:** Einriss im Bereich der Milzpulpa mit daraus resultierendem subkapsulärem Hämatom, unter dessen zunehmender Druckwirkung die Kapsel einreißt; klinisch besteht ein freies Intervall zwischen Trauma u. der – auch bei einzeitiger M. erfolgenden – akuten intraabdominalen Blutung.

**Milz|sinus:** die auf die arteriellen Milzkapillaren folgenden weiten, venösen Kapillaren. Besitzen ein lückenhaft-poröses, für intakte Erythrozyten aus dem extravasalen Raum der roten Pulpa durchlässiges Endothel aus spindelförmigen, zu Phagozytose befähigten ▸Retikulumzellen (»Uferzellen«) u. dazu quer liegenden Reticulinfasern. Ihre kontraktilen Wände können den Blutstrom nach Bedarf beschleunigen, verlangsamen oder sperren. E splenic sinuses.

**Milz|trans|position:** partielle bis totale op. Verlagerung der Milz aus dem Bauchraum in die Bauchwand (BENGMARK) oder transdiaphragmal in den Brustkorb zur Stimulierung neuer portosystemischer Kollateralen bei Pfortaderhochdruck. E splenic transposition.

**Milz|tumor:** **1)** Milzvergrößerung, ▸Splenomegalie. E splenomegaly. **2)** Geschwulst (▸Neoplasma) der Milz; gutartig: Hämangiom, Lymphangiom, Fibrom, Lipom sowie – als tumorförmige Hyperplasie – das Pulpom; bösartig: Lympho-, Retikulo- oder – selten – Angiosarkom (oft im Rahmen einer Systemerkran-

M

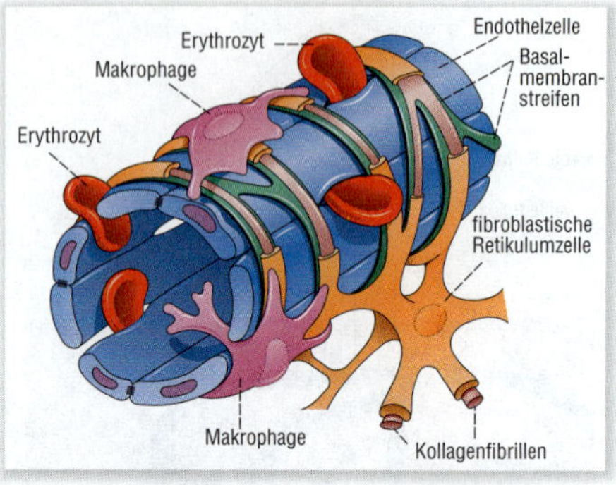


**Milzsinus:** Die Wand besteht aus längs verlaufenden Endothelzellen, zwischen denen Lücken auftreten, durch die normale Erythrozyten von außen (aus dem Bindegewebe der Pulpastränge) in den Blutstrom zurückwandern. Atypisch geformte u. gealterte Erythrozyten vermögen nicht durch diese Lücken zu wandern u. werden von Makrophagen abgebaut. Außen werden die Endothelzellen von Basalmembranstreifen bedeckt, denen Fortsätze von fibroblastischen Retikulumzellen und z. T. auch Kollagenfibrillen anliegen, die ansonsten im retikulären Bindegewebe der Pulpastränge ein Maschenwerk aufbauen (schematische Darstellung). [498]

kung wie Retikulose, Leukämie, Lymphogranulomatose); auch Tumormetastasen. E splenic tumor.

**Milz|venen|thrombose:** Thrombose der Vena lienalis durch örtliche oder fortgeleitete Entzündung (v.a. bei Thrombophlebitis bzw. bei Nabel-, Puerperalinfektion, Appendizitis), bei Allgemeininfektion oder idiopathisch (Fibroadenie). Führt zu ständiger oder zu intermittierender Abflussstörung im Milzvenen-Pfortader-Gebiet, klinisch zu »OPITZ-Symptomenkomplex« (Spleno- bzw. Splenohepatomegalie, Fieber, Haut- u. Schleimhautblutungen v.a. im Magen-Darm-Trakt), später zu Pfortaderhochdruck. – Gleiche Symptomatik bei **Milzvenenstenose**, z.B. durch Tumor. E splenic vein thrombosis.

**MIM:** s.u. ▸McKUSICK-Verzeichnis.

**Mi|meae:** Gruppe aerober, gramlabiler bis -negativer Bakterien, die in Ausstrichen oft Neisserien (sog. Pseudogonokokken) oder Meningokokken ähnlich, jedoch Oxidase-negativ und extrazellulär gelegen sind, u. deren Pathogenität nicht völlig klar ist; ihre Arten **Mima** u. Herella ordnet BERGEY dem ▸Acinetobacter zu.

**Mimik:** die durch die – vom Nervus facialis versorgte – mimische Muskulatur geformten Gesichtsbewegungen als Ausdruck seelischen Erlebens. S.a. ▸mimisch, ▸Mitbewegung. E facial expression.

**Mi|mi|kry, molekulare:** teilweise Gemeinsamkeit der molekularen Struktur eines Fremdantigens mit einer bestimmten körpereigenen Eiweißstruktur. E molecular mimicry.

**mi|misch:** die ▸Mimik des Gesichtes betreffend. E facial expression-related. – **m. Gesichtskrampf:** ▸Spasmus facialis. – **m. Gesichtslähmung:** ▸Fazialislähmung. – **m. Starre:** ▸Amimie.

**Minamata-Krankheit:** im Gebiet der gleichnam. südjapan. Stadt (Insel Kyushu) beobachtete degenerative Nervenkrankheit bei Fischern (wahrscheinl.) infolge chronischer Vergiftung durch Quecksilberalkylverbindungen (der Vinylchlorid-Produktion) durch Genuss kontaminierter Meerestiere. ***Klinik:*** Schlaflosigkeit, Ataxie, Tremor, Dysarthrie, Ertaubung, fortschreitende Gesichtsfeldeinschränkung, generalisierte Krampfanfälle. E Minamata disease.

**Minder|wuchs:** primäres oder sekundäres Zurückbleiben des Längenwachstums gegenüber dem geschlechtsbezogenen Altersdurchschnitt einer vergleichbaren Bevölkerung; mit resultierendem ▸Kleinwuchs (Standardabweichung 1–3 σ bzw. unter der Perzentile $P_{10}$) oder extremem M. (früher »Zwergwuchs« genannt; Standardabweichung > 3 σ). ***Formen:*** als **alimentärer M.** bei qualitativ/quantitativ unzureichender Nahrung (hypokalorisch; protein-, Vitamin-D-arm) u. als **intestinaler M.** bei ▸Maldigestion/▸Malabsorption (z.B. bei Zöliakie, zystischer Pankreasfibrose, Darmfehlbildungen). **Dyschondraler** u. **dysostotischer M.** treten als primordialer M. bei Chondrodystrophie, Dysostosen auf, **endokriner M.** bei Erkrankungen der hormonbildenden Drüsen (als adrenaler, diabetischer, hypophysärer, hypothyreotischer, hypogonadaler M.), bei Pubertas praecox u. – neuroendokrin – bei gestörter Hirnentwicklung durch Enzephalopathie (**dyszerebraler M.**). Außerdem als **genetisch bedingter M.** bei Chromosomenanomalien, als **hypoxischer M.** bei Herzfehlern, Anämie, als **konstitutioneller M.** bei Konstitutionsanomalien (oft familiär, zumeist als primordialer M.), als **kyemopathischer M.** infolge Erkrankung in utero (▸Kyematopathie), als **metabolischer M.** bei Stoffwechselleiden (z.B. – renal – bei Tubulopathien; bei Lipidosen, Enzymopathien, Rachitis), als **primordialer M.** (bereits bei Geburt bestehend u. durch konstitutionelle Faktoren bedingt), als **proportionierter M.** mit erhaltenen Körperproportionen (im Ggs. zum **disproportionierten M.** v.a. bei Dysostosen, Chondrodysplasie, Chondrodystrophie; s.a. ▸PFAUNDLER-HURLER-, ▸MORQUIO-Syndrom). – Als **psychosozialer M.** bei sehr ungünstigen familiären/häuslichen Umständen (u. zwar trotz ausreichender Ernährung). E hyposomia.

**Mineral:** Oberbegriff für einen festen, chemisch u. physikalisch einheitlichen Bestandteil der Erdkruste. S.a. ▸Mineral..., ▸Elektrolyt... E mineral.

**Mineral|haushalt:** ▸Mineralstoffwechsel. E mineral metabolism.

**Mineralisation:** **1)** *Biologie* Abbau organischer Stoffe zu anorganischen = »mineralischen«; v.a. durch Mikroorganismen. E mineralization. **2)** Einbau (»Thesaurierung«) von Mineralstoffen in Körpergewebe, *physiol* v.a. in Knochengewebe, Zähne; s.a. *patho* ▸Konkrement. E mineral incorporation.

**Mineralo|cortico(stero)ide,** Halosteroide: Steroidhormone der Nebennierenrinde als Regulatoren für den Elektrolytstoffwechsel (s.a. ▸Corticosteroide, dort Abb.). ***Wirkst.:*** v.a. Aldosteron; als synthet. M. das Fludrocortison. *pharm* ***Anw.*** zur Substitution bei M. ADDISON u. adrenogenitalem Syndrom. E mineralocorticoids.

**Mineralsalze:** Quellsalze aus Mineralquellen; ***Anw.*** als Sekretolytika. E mineral salts.

**Mineralstoffe:** anorganische Verbindungen, die dem Organismus mit der Nahrung zugeführt werden müssen u. als Bau-, Wirk- u. Reglerstoffe (z.B. in Enzymen) dienen. Entsprechend dem täglichen Bedarf werden Mengenelemente (▸Natrium, ▸Kalium, ▸Calcium, ▸Magnesium, ▸Chlorid, ▸Phosphor, ▸Schwefel) u. ▸Spurenelemente (z.B. ▸Cobalt, ▸Eisen, ▸Fluor, ▸Jod, ▸Kupfer, ▸Mangan, ▸Selen, ▸Zink) unterschieden. S.a. ▸Mineralstoffwechsel. E minerals.

**Mineral|stoffwechsel:** Aufnahme, Ein- u. Umbau (s.a. ▸Mineralisation) sowie Ausscheidung der anorganischen Stoffe, von denen mehrere über die gemeinsame osmoregulatorische Funktion (s.a. ▸Wasser-Elektrolyt-Haushalt) hinaus auch lebensnotwendig = essentiell sind, so z.B. Eisen, Jod; der benötigte Mindestbedarf an (»essentiellen«) anorganischen Elektrolyten ist bei gemischter, kalorisch ausreichender Kost im Allgemeinen gewährleistet. E mineral metabolism.

**Mineral|wasser:** einer Mineralquelle entstammendes Wasser, z.B. als ▸Heilwasser. Seine Charakterisierung erfolgt allgemein anhand der Ionen mit > 20 mval % der Gesamtkonzentration. – Ferner durch Mineralzusatz (Jod, Brom, Schwefel) aufbereitetes künstliches M. E mineral water.

**Mingazzini-Abweichversuch:** ▸Arm-Abweichversuch.

**Miniatur|becken:** allgemein verengtes ▸Becken. E dwarf pelvis, contracted p.

**Mini|gene:** durch Introns getrennte, umlagerungsfähige Genabschnitte, möglicherweise als Teile von im Genom nur in geringer Zahl vorhandenen Genen (z.B. für die Kodierung der variablen Region der ▸Immunglobuline; freie Rekombination der M. könnte Bildung einer großen Zahl verschiedener Antikörper ermöglichen). E minigenes.

**minimal-changes nephritis** *(engl.):* ▸glomeruläre Minimalveränderungen.

**minimale Hemmkonzentration,** Abk. MHK: die kleinste Konzentration (µg/ml) eines antimikrobiellen Wirkstoffes (z.B. ▸Antibiotikum), die die Keimvermehrung im Kulturansatz noch verhindert. E MIC, minimum inhibitory concentration.

**Minimal|hirnschaden:** s.u. ▸Syndrom des Minimalhirnschadens. E minimal brain damage.

**minimal invasive Chirurgie:** alle operativen, d.h. unter Verletzung der Körperoberfläche durchgeführten therapeutischen u. diagnostischen Maßnahmen, die ohne größeren Hautschnitt (v.a. ohne breite Eröffnung einer Körperhöhle) u. bei verhältnismäßig geringer Belastung des Patienten stattfinden können, v.a. die endoskopischen Operationsverfahren (z.B. Meniskotomie, Karpaltunnelspaltung bei Karpaltunnelsyndrom, endoskopische Sterilisation oder endoskopische Appendektomie bzw. Cholezystektomie); auch Bez. für Operationsverfahren, bei denen lediglich der operative Zugang verkleinert wurde.

**minimal invasive Neurochirurgie:** alle operativen Maßnahmen in der Neurochirurgie, die ohne breite Eröffnung des Operationsgebietes u. für den Patienten als verhältnismäßig wenig belastender Eingriff durchgeführt werden können, v.a. Eingriffe mit dem Endoskop, z.B. die endoskopische Karpaltunnelspaltung bei Kompression des N. medianus oder die perkutane Nukleotomie bei Bandscheibenvorfall ohne Sequesterbildung. E minimal invasive endoscopic neurosurgery, Abk. MIENS.

**Minimal|luft:** die in der Lunge nach Entweichen auch der Kollapsluft verbleibende ▸Residualluft. E residual air.

**Minimal|spülung,** KOBRAK-Schwachreizprüfung: *Otologie* s.u. ▸kalorische Prüfung.

**Mini-Mental-Status-Test** *(engl.)* Abk. MMST: Screening-Test zur Beurteilung kognitiver Leistungen. Wird v.a. zur Diagnostik u. Verlaufskontrolle bei ▸Demenz eingesetzt.

**Mi|ni|mum** *(latein.):* Mindestquantum. – **M. perceptibile:** *Ophthalmologie* der schwächste, noch zu einer Helligkeitsempfindung führende Lichtreiz; abhängig von Adaptationszustand, Aufmerksamkeit, Dauer der Lichteinwirkung u. Größe der Leuchtfläche. – **M. sepa|rabile:** das Auflösungsvermögen der Netzhaut; ▸Grenzwinkel. Analoge Verwendung der Begriffe auch in anderen Sinnesbereichen.

**minimus** *(latein.):* kleinster. E smallest.

**Minipille:** orales Kontrazeptivum mit alleiniger, niedrig dosierter Gestagenkomponente; ***Wirkung:*** Beeinflussung des Cervixsekretes, dadurch Behinderung der Spermatozoenaszension; verhindert den Eisprung nicht, ist also kein ▸Ovulationshemmer i.e.S. E minipill.

**Mini|pumpe:** Kleinstpumpe; als Feedback-gesteuerte elektronische Pumpe z.B. Teil des sog. künstlichen Pankreas. E minipump.

**Minocyclin:** oral gut resorbierbares ▸Tetracyclin mit besonderer Affinität zum Fettgewebe. ***Anw.*** v.a. in der Aknetherapie. E minocycline.

**mi|nor, -nus** *(latein.):* kleinere(r, -es), geringere(r, -es). E minor.

**Minor|amputation:** Fußamputation bei Durchblutungsstörungen, die nicht im Demarkationsbereich, sondern weiter zentral vorgenommen wird.

**minor epileptic status** *(engl.):* bei Epilepsie ein plötzlich einsetzender, Stunden bis Tage anhaltender Zustand mit psychischen (Bewusstseinstrübung, Verlangsamung) u. motorischen Störungen (Ataxie, verwaschene Sprache, Myoklonie); ist durch EEG vom Petit-Mal-Status unterscheidbar.

**Minor|hämoglobin:** eine normale oder abnorme Hämoglobin-Komponente (z.B. $HbA_2$, $HbA_2$'), die nur einen geringen Prozentsatz des Gesamt-Hb ausmacht. E minor fraction of hemoglobin.

**Minor-Probe, -Test:** *Serologie* Teil der ▸Kreuzprobe zur Bestimmung von im Spenderserum wirksamen Antikörpern gegen Empfänger-Antigene. E »minor« crossmatch.

**Mi|nor-Test** (VICTOR M., Neurologe, Moskau): Prüfung auf Schweißsekretionsstörung durch gleichmäßiges Aufpinseln einer Jod-Glycerin-(oder -Rizinus-)Alkohol-Lösung u. Bepudern mit Stärke (oder Chinizarin) u. anschließendes Schwitzenlassen (angeregt durch Aspirin®, Lindenblütentee). Bei normaler Schweißdrüsenfunktion treten kleine, blauschwarze Pünktchen (auf weißem Grund) auf, die sich vergrößern u. konfluieren. Nicht zu verwechseln mit ▸Minor-Probe. E Minor's test, iodine-glycerol sweating test.

**Minoxidil:** ein Vasodilatator (Piperidino-pyrimidin-diamin-Derivat) mit direktem Angriff an der glatten Muskulatur; ***Anw.*** als Antihypertensivum und bei androgenetischer Alopezie (lokale Applikation). E minoxidil.

**Minus|dekompensation:** *Kardiologie* Kreislaufinsuffizienz mit Verminderung der zirkulierenden Blutmenge (durch »Versacken« in Splanchnikusgebiet, Milz, Leber etc.); v.a. bei Kollaps.

**Minus|glas:** *Ophthalmologie* ▸Konkavlinse. E minus lens.

**Minus|koagulo|pathie:** ▸Koagulopathie durch Mangel/Verlust an Gerinnungsfaktoren (▸Blutgerinnung), z.B. als Verbrauchskoagulopathie. S.a. ▸Pluskoagulopathie. E consumption coagulopathy.

**Minus|variante:** Dissoziationsform von Bakterien mit Verlust bestimmter serologischer oder biochemischer Qualitäten.

**Minute-Chromosom:** ▸Philadelphia-Chromosom. S.a. ▸minutes. E minute chromosome.

**Minuten|volumen:** ▸Herzminutenvolumen. E minute volume, cardiac output.

**Minutenvolumen|hochdruck:** arterielle ▸Hypertonie durch erhöhtes Herzminutenvolumen (z.B. bei Hyperthyreose). S.a. ▸Widerstandshochdruck. E hyperdynamic hypertension.

**minutes** *(engl.)* Abk. M: *Genetik* sehr kleine Chromosomen- bzw. Chromatidfragmente; s.a. ▸Minute-Chromosom.

**Minzöl:** ▸Menthae arvenis aetheroleum.

**Mio:** Abk. für **Mi**llion.

**mio-:** Wortteil »kleiner«, »weniger«; s.a. ▸meio...

**Mio|sis:** die – zeitweise – Engstellung der Pupille (∅ 1,5 mm; s.a. ▸Mikrokorie) durch Kontraktion des Musculus sphincter pupillae oder infolge Lähmung des Musculus dilatator pupillae (s.a. ▸Lähmungsmiosis); physiologisch als Licht- u. Konvergenzreaktion; ferner *ophth* als Effekt von Parasympathomimetika (▸Miotika). E miosis. – **M. para|lytica, M. spinalis:** M. bei Lähmung des Halssympathikus (▸Centrum ciliospinale; Fasern im Trigeminus), z.B. bei ▸Tabes dorsalis, progressiver ▸Paralyse; einseitig: ▸HORNER-Symptomenkomplex. E paralytic m. – **M. spastica:** krankhafte M. durch zentrale parasympathische Impulse (über Fasern im Nervus oculomotorius); auch Effekt von ▸Miotika. E spastic m.

**Mio|tica, -tika:** pupillenverengende (= ▸Miosis bewirkende) Mittel durch parasympathomimet. Wirkung; ***Wirkst.:*** z.B. Pilocarpin, Neostigmin (mit Langzeitwirkung); ***Anw.*** v.a. bei ▸Glaukom. E miotics.

**MIP-1** *(engl.)* Abk. für **m**onocyte chemotactic **p**rotein: ein ▸Chemokin.

**Mi|ra|ci|di|um, -zidium:** mit Wimperepithel versehenes 1. Larvenstadium der Trematoden, das je nach Zwischenwirt (aquatische bzw. terrestrische Mollusken) im Wasser oder erst im Darm des 1. Wirtes aus dem Wurmei schlüpft. Wandelt sich nach Abwerfen des Wimperepithels im Zwischenwirt zur Sporozyste um. Lupenuntersuchung auf schlüpfende Mirazidien (nach Einbringen der Probe in Leitungswasser u. leichter Erwärmung; starke Beleuchtung) z. B. als Schistosomen-Nachweis. E miracidium.

**Mirizzi-Syndrom** (PABLO L. M., 1893–1964, Chirurg, Buenos Aires): isolierte Stenose des Ductus hepaticus communis (entzündlich oder – v. a. – durch Zystikusstein) mit Cholezystitis als Leitsymptom sowie Gallenblasendystonie, Gallerückstau, rezidivierender Cholangitis (evtl. mit Leberzirrhose). E Mirizzi's syndrome.

**Mirtazapin:** ein tetrazyklisches ▸ Antidepressivum.

**Mis|anthropie:** Menschenhass, -scheu. E misanthropy.

**mis|ce** *(latein.)* Abk. M., Abk. m.: *Pharmazie* Rezepturanweisung »mische!«. S. a. ▸ M.f., ▸ M.D.S. E mix.

**mischbildhafte Psychose:** s. u. ▸ Mischzustände...

**Mischblut|zya|no|se:** ▸ Mischzyanose. E shunt cyanosis.

**misch|erbig:** heterozygot. E heterozygous.

**Misch|gliom:** s. u. ▸ Astrozytom.

**Misch|infektion:** gleichzeitige Infektion mit mehreren Erregerarten. E mixed infection.

**Misch|insulin:** Kombinationsinsulin; Insulin, das teils als Kristallsuspension, teils in Form von Lösung oder als amorphe Partikel vorliegt. E combination insulin.

**Misch|kollagenose:** ▸ SHARP-Syndrom.

**Misch|konkrement:** aus verschiedenen Stoffen zusammengesetztes Konkrement (z. B. Cholesterin-Pigment-Kalkstein). E mixed concrement.

**Misch|plasma:** **1)** *Zytologie* ▸ Mixoplasma. **2)** von mehreren Spendern stammendes (»gepooltes«) Blutplasma; für Transfusionszwecke verboten (Gefahr der Serumhepatitis). E pooled plasma.

**Misch|psychose:** **1)** obsolete Bez. für eine aus Symptomen verschiedener psychischer Krankheiten gemischte Symptomatik. **2)** Psychose mit sukzedan oder simultan auftretenden Symptomen der ▸ Schizophrenie u. manisch-depressiver Erkrankungen. S. a. ▸ Mischzustände,... E bipolar affective disorder.

**Misch-Scan:** der »compound scan« der ▸ Ultraschall-Diagnostik. E compound scan.

**Misch|staub|silikose:** »modifizierte ▸ Silikose«; eine durch quarzhaltige Mischstäube verursachte Pneumokoniose, wobei die Quarzkomponente ($SiO_2$) für Entstehung, Entwicklungszeit u. Schweregrad maßgeblich ist; z. B. im Kohlen- u. Erzbergbau, Tunnelbau im Urgestein, in Porzellan-, Graphitindustrie. E mixed dust silicosis.

**Misch|tumor:** eine echte Geschwulst (▸ Neoplasma) oder eine Hyper- bzw. Metaplasie, bestehend aus mehreren unterschiedlichen Gewebsanteilen, die von unterschiedlicher ▸ Dignität sein können. Als Kollisionstumor (Vermischungsgeschwulst) durch Ineinanderwachsen primär unterschiedlicher Tumoren, als ▸ Kombinationstumor aus Geweben einer einzigen Organanlage. E mixed tumor. – **M., dys|ontogenetischer:** embryonales ▸ Teratom.

**Misch|zell|agglutination:** (COOMBS u. BEDFORD 1956) Nachweis von Blutgruppensubstanzen durch Agglutination verschiedener Zellen (Erythro-, Thrombozyten, Organzellen), die das gleiche Antigen (AG) besitzen (»Antigengemeinschaft«), durch den gleichen multivalenten Antikörper (AK). Die Probandenzellen werden mit einem definierten AK inkubiert u. anschließend gewaschen; das nachfolgende Zusetzen AG-homologer Testerythrozyten (bekannter Blutgruppe) führt bei Blutgruppenidentität zu Brückenbildung zu den AK-besetzten Zellen der Probe u. damit zu Mischagglutinaten. E mixed cell agglutination (reaction).

**Misch|zustände, manisch-depressive:** Zustände mit Mischung der Symptome der Manie u. der Depression; u. zwar als agitierte Depression, gereizte (= zornige) Manie u. als manischer Stupor. Sämtlich mit simultan-kontradiktorischer u. schnell wechselnder Antriebs-/Stimmungslage. – Nach BÜRGER-PRINZ: mischbildhafte Psychose. S. a. ▸ Mischpsychose (2).

**Misch|zyanose:** Zyanose infolge Zustroms venösen Blutes in das arterielle System unter Umgehung der Lungenkapillaren (z. B. bei Rechts-links-Shunt innerhalb des Herzens [z. B. FALLOT-Tetralogie] oder zwischen großen Gefäßen [z. B. bei offenem Ductus arteriosus nach Shuntumkehr u. bei arteriovenöser Lungenfistel]), v. a. aber bei Durchblutung minderbelüfteter Lungen(alveolar)abschnitte (d. h. bei intrapulmonaler Verteilungsstörung). E shunt cyanosis.

**Mi|se|re|re** *(latein. = erbarme dich):* ▸ Koterbrechen. E copremesis.

**mismatch** *(engl.):* fehlende Übereinstimmung im HLA-System zwischen Spender u. Empfänger (eines Transplantates) bei der ▸ Kreuzprobe (cross-match); bedeutet ▸ Histoinkompatibilität.

**miso...:** Präfix »verhasst«, »verfeindet«. E miso...

**Misoprostol:** ein Ulkustherapeutikum (Prostaglandin-Derivat). ***Wirkung:*** Hemmung der Salzsäuresekretion, aktiviert Bicarbonat- u. Schleimproduktion. ***Anw.*** v. a. zur Prophylaxe von medikamentös bedingten Magen-Darm-Ulzera, z. B. während Applikation von Antirheumatika, Acetylsalicylsäure.

**Miss|bildung:** ▸ Fehlbildung.

**Miss|brauch,** Abusus: pathologische Anw. einer Droge (z. B. Alkohol, Medikamente, Nikotin); die Grenzen zur ▸ Abhängigkeit sind fließend. E abuse. – **M., sexueller:** Vollzug sexueller Handlungen bei Kindern, i. w. S. auch bei Personen, die nicht im Vollbesitz ihrer geistigen Kräfte (z. B. Bewusstlose) sind. § 176 StGB: »Wer sexuelle Handlungen an einer Person unter 14 Jahren (Kind) vornimmt oder an sich von dem Kind vornehmen lässt, wird mit Freiheitsstrafe von 6 Monaten bis zu 10 Jahren, in minder schweren Fällen mit Freiheitsstrafe bis zu 5 Jahren oder mit Geldstrafe bestraft«. M. wird bei Kindern häufig von Verwandten ausgeübt (sehr hohe Dunkelziffer); der Nachweis ist oft schwierig u. nur mit sehr genauer Anamneseerhebung, medizinischen Tests (u. a. körperliche Untersuchung, DNS-Test) u. eingehender psychologischer Untersuchung möglich. Gelegentlich handelt es sich auch um die Vortäuschung eines M. aus persönlichkeitsbezogenen Motiven heraus (z. B. Vergeltung). E sexual a.

**missed abortion** *(engl.):* *Geburtshilfe* verhaltener ▸ Abort.

**missed labo(u)r** *(engl.):* *Geburtshilfe* unausgiebig-frustrane oder völlig fehlende Wehentätigkeit bei abgestorbener Frucht in den letzten Schwangerschaftsmonaten (»verhaltene Frühgeburt«).

**Miss|empfindung:** ▸ Dys-, ▸ Parästhesie. E dysesthesia.

**Miss|handlung:** ▸ Kindesmisshandlung.

**Mistel:** ▸ Viscum album. E mistletoe.

**MIT:** **1)** Abk. für ▸ Monoiodtyrosin. **2)** *(engl.):* Abk. für Metabolic-Inhibition-Test.

**Mit|agglutination:** ▸ Gruppenagglutination.

**Mit|bewegung,** Synkinese: zusätzliche unwillkürl. Bewegung bei bestimmten Bewegungsakten; physiologisch z. B. als Armschwingen beim Gehen, als Auf- u. Auswärtsbewegung der Augäpfel beim Lidschluss, als Mienenspiel beim Sprechen (gestört durch Erkrankung des EPS u. Kleinhirns); krankhafte Synkinesien bei Erkrankungen der Pyramidenbahn, des EPS. E synkinesis.

**Mitchell-Krankheit** (SILAS WEIR M., 1829–1914, Neurologe, Philadelphia). – **M.-Krankheit,** M.-Syndrom: ▸ Erythromelalgie. E (Weir) Mitchell's disease. – **M.-Paralyse,** MITCHELL-Krankheit, Akromelalgie: (1876) v. a. bei Schlafwandlern während des Einschlafens u. Aufwachens vorkommender schlaffer Lähmungszustand (Unmöglichkeit, die Gliedmaßen zu bewegen, zu sprechen, die Augen zu öffnen etc.).

**Mitella,** Armtragetuch: als Schlinge zu tragende (im Nacken verknotet) breite Binde (= **M. qua|drangularis** s. magna) oder Dreiecktuch (= **M. tri|angularis**) zur breiten Unterstützung u. Ruhigstellung des gebeugten, dem Rumpf anliegenden Unterarms, des Schultergelenks u. des Schlüsselbeins. – Bei langzeitiger Anw. Gefahr der Versteifung im Ellbogengelenk. **E** arm sling, mitella.

**Mit|esser:** *Dermatologie* ▸Komedo.

**Mithramycin:** ▸Plicamycin. **E** mithramycin.

**mitigatus, mitigiert:** abgeschwächt. **E** mitigated.

**Mit|innervation:** über Nerven vermittelte Koppelung eines Prozesses mit einem anderen, z. B. als M. der Atmung bei Arbeit.

**mitis** *(latein.)*: mild. **E** mild.

**mitizid** *(engl. mite = Milbe)*: Milben tötend. **E** miticidal.

**mitochondriale DNS,** Abk. mtDNS, Abk. mtDNA: ringförmige ▸Desoxyribonucleinsäure-Moleküle im ▸Mitochondrion, die über die RNS der Ribosomen u. die Transfer-RNS die mitochondriale Eiweißbiosynthese sowie Atmungsketteneinheiten u. ATP-Synthetase steuern. Jedes der 10 mtDNS-Moleküle enthält 16 569 Basenpaare; Mutationen der mtDNS können sekundär bei Chromosomenaberrationen entstehen, aber auch primär im Mitochondrion; mtDNS-Mutationen können (mütterlich) vererbt werden, wobei der Vererbungsmodus nicht den MENDEL-Regeln entspricht; Tab. **E** mitochondrial DNA.

**Mito|chondrien-Antikörper:** ▸antimitochondriale Antikörper.

**Mito|chon|drion, -drium,** Chondriosom: stäbchenförmiges (»Chondriokont«) bis kugeliges ▸Organell der Zellen (s. Abb.), das zahlreich im Zellleib der Eukaryoten vorkommt als »Kraftwerk« der Zelle für Umwandlung von Substraten in energiereiches ATP. Besteht aus feingranulärem Grundplasma

| Phänotyp | Mutation (betroffenes Basenpaar) | betroffenes Gen | Bemerkungen |
|---|---|---|---|
| LHON | T-3394-C | ND1 | Pathogenese noch unklar, zusätzlich zu Mutationen der mtDNS wahrscheinlich nukleäre Faktoren wichtig |
| | G-3460-A | ND1 | |
| | T-4160-C | ND1 | |
| | A-4917-G | ND2 | |
| | G-7444-A | COXI | |
| | G-11778-A | ND4 | |
| | G-13708-A | ND5 | |
| | T-14484-C | ND6 | |
| | G-15527-A | CYTB | |
| MELAS-Syndrom | A-3243-G | tRNA(Leu) | häufige Mutation |
| | T-3271-C | tRNA(Leu) | seltenere Mutation |
| | A-11084-G | ND4 | seltenere Mutation |
| Diabetes mellitus | A-3243-G | tRNA(Leu) | s. a. MELAS-Syndrom |
| Diabetes mellitus mit Hypoakusis | A-3243-G<br>10.4kb-Deletion | tRNA(Leu)<br>(mehrere) | s. a. MELAS-Syndrom |
| MERRF-Syndrom | A-8344-G | tRNA(Lys) | häufige Mutation |
| | T-8356-C | tRNA(Lys) | seltenere Mutation |
| NARP | T-8993-G | ATPase6 | |
| mitochondriale Myopathien | T-3250-C | tRNA(Leu) | |
| | G-15990-A | tRNA(Pro) | |
| | Del (± Dupl) | (mehrere) | |
| Myopathie »plus« | Del (multiple) | (mehrere) | Vererbung: AD! |
| Myopathie u. Kardiomyopathie | A-3260-G | tRNA(Leu) | |
| infantile Kardiomyopathie | A-4317-G | tRNA(Ile) | |
| adulte Kardiomyopathie | Del (multiple) | (mehrere) | Vererbung: AD oder mtDNS? |
| Schwerhörigkeit (spontan oder Aminoglykosid-induziert) | A-1555-G | small rRNA | |
| PEARSON-Syndrom | Del (± Dupl) | (mehrere) | |
| KEARNS-Syndrom, CPEO | Del (± Dupl) | (mehrere) | |

*MELAS: myopathy, encephalopathy, lactic acidosis, stroke-like episodes – MERRF: myoclonus epilepsy with ragged-red fibers – LHON: LEBER-hereditäre Optikus-Neuropathie – NARP: neurogene Muskelschwäche, Ataxie, Retinitis pigmentosa – CPEO: chronisch-progressive externe Ophthalmoplegie*
*Del = Deletion, Dupl = Duplikation, AD = autosomal-dominant, mtDNS = mitochondriale DNS*
*ND1–6 = NADH-Dehydrogenase-Untereinheiten 1–6, COXI = Cytochrom-Oxidase Untereinheit I, CYTB = Cytochrom B, ATPase6 = ATP-Synthase-Untereinheit 6*

**mitochondriale DNS:** Mutationen (nach A. SUPERTI-FURGA). [322]

M

(»Matrix«) u. zwei Elementarmembranen; von der inneren, eng der äußeren anliegenden Membran springen Falten u./oder Röhrchen, selten gestielte Bläschen in die Matrix vor (Crista-, Tubulus- bzw. Sacculus-Typ). Die Matrix enthält außer DNS (▸mitochondriale DNS) u. RNS Ribosomen (ähnlich den Bakterien-R.) u. – wie auch die innere Membran – zu Einheiten geordnete Multienzymsysteme für Dissimilationsprozesse (in der Matrix für den Citratzyklus u. oxidativen Fettsäureabbau; in der inneren Membran für Atmungskette [▸Cytochrome] an ATP-Bildung beteiligte Enzyme; die aerob erfolgende Energiegewinnung erfordert ständige Sauerstoffzufuhr; wird gewährleistet durch das zwischen Einatmungsluft u. Mitochondrien bestehende Sauerstoff-Druckgefälle u. den resultierenden kaskadenart. $O_2$-Fluss zu den Zellorganellen [Gefälle bei niedrigem Sauerstoffpartialdruck der Alveolarluft in mittleren bis großen Höhenlagen reduziert; Ausgleich durch ▸Bohr-Effekt]). – Die Mitochondrien sind halb autonom: Sie bilden einige ihrer Bauproteine, sind zu identischer Vermehrung (Reduplikation) befähigt. – Ihre Schwellung (Abrundung, diffuse Aufhellung der Matrix, Verkürzung u. Fragmentierung der Cristae) ist die erste pathologische Veränderung bei Störungen des Zellstoffwechsels. **E** mitochondrion.

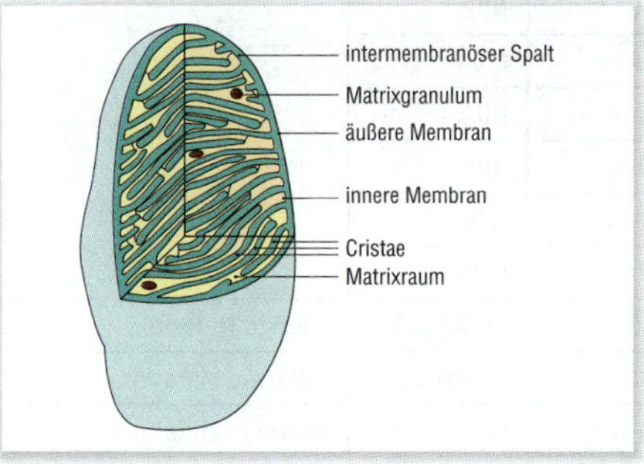


**Mitochondrion.** [539]

**mito|de|pressiv:** bei Zellteilung (▸Mitose) den Eintritt aus der Inter- in die Prophase verzögernd oder hemmend; s.a. ▸Mitosegifte.

**mito|gen, -genetisch: 1)** Mitosen erzeugend. **E** mitogen(et)ic. **2)** bei der Mitose entstehend.

**Mito|gene:** Substanzen, die Mitosen u. damit die Proliferation von Zellen anregen (v.a. T- u. B-Lymphozyten; zugleich Anregung der Transformation aus Stammzellen). – Als **pflanzliche M.** (= »Phyto-M.«) z.B. Phytohämagglutinin (PHA), Concanavalin A (ConA), Pokeweed-Mitogen (PWM) u. bakterielle Lipopolysaccharide (LPS). – Gleicher Effekt auch durch Lectine. **E** mitogens.

**Mitomycin,** Abk. MMC: ein immunsuppressives u. zytotoxisches ▸Antibiotikum, gewonnen aus Streptomyces caespitosus. ***NW:*** u.a. Knochenmarktoxizität (Myelosuppression), Nausea, Erbrechen. **E** mitomycin.

**Mitose,** Mitosis cellularis, Karyokinese: Teilung von Zelle u. Zellkern im Dienste der Wachstums- u. Zellerneuerungsprozesse. Sie ist durch zwei Vorgänge charakterisiert: 1) autonome Teilung der bezügl. der DNS-Masse bereits in der Interphase des vorausgegangenen Zellzyklus verdoppelten ▸Chromatiden; 2) Verteilung der in der Prometaphase erkennbar werdenden, durch Längsteilung der verdoppelten Chromatiden entstehenden Tochterchromosomen auf die beiden neu entstehenden Zellkerne; ermöglicht durch den sich entwickelnden ▸Spindelapparat. Die M. verläuft – wie die ▸Meiose – in mehreren Phasen, deren Gesamtheit als mitotischer Zellzyklus bezeichnet wird (s. Abb.). ***Prophase:*** Sichtbarwerden von Chromosomen unter dem Bilde eines Knäuels (Spirem), Verdoppelung des ▸Zentriols, Verlagerung der nunmehr 2 Zentriolen auf entgegengesetzte Zellpole, beginnende Bildung des Spindelapparates. Später in der Prometaphase Sichtbarwerden längs geteilter Chromosomen u. Verschmelzung des Zell- u. Zellkernplasmas (Mixoplasma-Bildung). ***Metaphase:*** Anordnung der Chromosomen im Zelläquator (Äquatorialplatte) durch die chromosomalen Zugfasern des Spindelapparates unter Bildung einer sternförmigen Figur (Monaster). ***Anaphase:*** Längsteilung der in der Masse verdoppelten Zentromere der Chromosomen mit endgültiger Trennung der verdoppelten Chromatiden als Tochterchromosomen, die anschließend in Richtung der entgegengesetzten Zellpole verlagert werden unter Bildung zweier sternförmiger Figuren (Diaster). ***Telophase:*** Entspiralisierung der Chromosomen der beiden doppelten Chromosomensätze, Neubildung der Zellkernmembran mit Sichtbarwerden des zugehörigen Nucleolus. ***Zytokinese:*** Zellteilung nach gleichmäßiger Verteilung der ▸Organellen auf die beidseits des Äquators gelegene Zellmasse durch Einschnürung des Zellkörpers in Richtung des zentral (im Äquator) gelegenen – passageren – Spindelapparat-Restes. Die Zellen trennen sich und nehmen nachfolgend die typ. Interphase-Form an. – Anomalien: Ein Abweichen dieses Verlaufs ist z.B. zu beobachten bei: ▸(Pseudo-)Amitose, ▸Endomitose, Merokinese (**multipolare M.**), Stathmokinese, Nichttrennen, noncongression. **E** mitosis. –

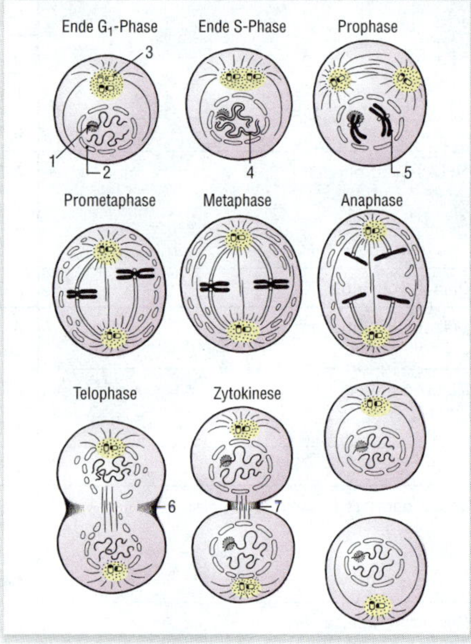


**Mitose:** Darstellung der Stadien. **1** = Nukleolus an Organisator-Region eines Chromosoms; **2** = Kernhülle; **3** = Zentrosom mit sich verdoppelnden Zentriolenpaaren u. ausstrahlenden Mikrotubuli; **4** = verdoppelte Chromatiden (DNS); **5** = kondensierte Doppelchromosomen mit Zentromer (Kinetochor); **6** = kontraktiler Schnürring; **7** = Zytoplasmabrücke mit Mittelkörper. [27]

**M., apolare:** M. ohne Spindelbildung (Chromosomen sind im ▸polyploiden Restitutionskern eingeschlossen). – **M., monozentrische, unipolare M.:** Mitoseanomalie mit Bildung nur eines Asters.

**Mitosegift:** chemisches Agens, das durch Einwirkung auf den Ruhekern ($G_1$, S oder $G_2$ der Interphase) oder auf die Mitose (oder Meiose) schädliche bis letale, meist irreversible Veränderungen der Chromosomen (z.B. Aberrationen, Pyknose, lokale Spiralisationsfehler) oder Störung des Spindelapparates oder der Plasmateilung (Bildung mehrkerniger Tochterzellen) bewirkt. Daher ***Einteilung*** in ▶Chromosomengifte (= radiomimetische M.), ▶Spindelgifte (= C-mitotische M.) u. Teilungsgifte. S.a. ▶Mitosehemmer. E antimitotic.

**Mitọse|hemmer:** ▶Mitosegifte, die die Zellteilung in einer bestimmten Phase (meist $G_2$) temporär blockieren. ***Wirkst. u. Anw.:*** z.B. Colchicin (Alkaloid aus der Herbstzeitlosen) zur Ther. des akuten Gichtanfalls, Podophyllotoxin zur Entfernung von Feigwarzen; als Zytostatika: ▶Vinca-Alkaloide (z.B. Vincristin, Vinblastin), ▶Taxane (z.B. Paclitaxel, Docetaxel), ▶Topoisomerase-Hemmer (z.B. Topotecan, Etoposid). E mitotic inhibitors.

**Mitọse|index:** ▶Zellteilungsindex (spezifiziert als Mitosestadienindex). – Inkorrekt auch als Mitoserate bezeichnet. E mitotic index.

**Mitọse|rate:** ▶Zellvermehrungsrate, ▶Zellteilungsrate.

**Mitọse|spindel,** Fusus mitoticus: der ▶Spindelapparat der Mitose. E mitotic spindle.

**mito|stạtisch:** den Mitoseablauf (nach der Prophase) in irgendeiner Phase unterbrechend.

**Mitoxantron,** Abk. MXN, NO: ein zytostatisch wirksames ▶Antibiotikum (Anthrachinon-Derivat); ***NW:*** u.a. Knochenmarktoxizität (Myelosuppression), Kardiotoxizität, Nausea, Erbrechen.

**Mịtra (Hippọcratis)** *(griech.)*: haubenförmiger Kopfverband, der mit einer zweiköpfigen Binde gleichzeitig gewickelt wird. Eine Binde beschreibt horizontale Kreistouren, während der zur gleichen Zeit über die Schädelkalotte von frontal nach okzipital u. zurück laufende zweite Bindengang jeweils an der Stirn u. am Hinterhaupt den Kreisgang unterfährt u. somit fixiert wird.

**mi|trạl:** ▶mitralis. E mitral.

**Mi|trạl(is)...:** Wortteil »Mitralklappe(nfehler)«.

**Mitrạl|anulus|verkalkung:** Kalzifikation des Anulus fibrosus der Mitralklappe, evtl. mit Stenose-Symptomatik; eine Komplikation bei Dauerdialysepatienten.

**Mi|trạl|herz:** das Herz bei Mitralklappenfehlern; s.a. ▶Mitralkonfiguration. E mitral heart.

**mi|trạlis** *(latein.)*, mitral: zweizipflig-haubenförmig (einer Bischofsmitra ähnlich); z.B. *kard* Valva mitralis (Mitralklappe = ▶Valva atrioventricularis sinistra). E mitral, bicuspid.

**Mi|trạl|klappe,** Valva mitralis: ▶Valva atrioventricularis sinistra. E mitral valve.

**Mitrạlklappen|anomalie, Typ Ebstein:** angeborene Mitralklappenfehlbildung mit Verlagerung des dorsalen Segels in Richtung Herzventrikel; oft besteht eine Mitralklappeninsuffizienz. E Ebstein-like malformation of the mitral valve.

**Mitrạl(klappen)|atresie:** angeborenes Fehlen der Mitralklappe; das Lungenvenenblut tritt meist durch ein offenes Foramen ovale oder einen Ostium-secundum-Defekt in den rechten Vorhof über; evtl. auch Kombination mit anderen Fehlbildungen (z.B. Ventrikelseptumdefekt, Transposition der großen Arterien, Truncus arteriosus communis). E mitral valve atresia.

**Mitrạlklappen|dilatation:** die Aufdehnung einer stenosierten Mitralklappe mittels Ballonkatheter; s.a. ▶Ballonvalvuloplastie.

**Mitrạl(klappen)|fehler:** ▶Mitralvitium. E mitral valve defect.

**Mitrạl(klappen)|in|suffizienz:** Schlussunfähigkeit der Mitralklappe. ***Ätiol.:*** Folge einer Überdehnung des Klappenringes (▶Anulus fibrosus), v.a. aber infolge Schädigung (Schrumpfung, Zerstörung) oder Fehlbildung der Segelklappen bzw. der zugehörigen Papillarmuskeln. Als **erworbene M.** v.a. nach rheumatischer Karditis, bakterieller Endokarditis, nach ▶Hinterwandinfarkt, bei koronarer Herzkrankheit, ▶Mitralsegelprolaps, Fibroelastosis endocardica, myxomatöser Klappendegeneration (▶floppy valve), MARFAN-Syndrom u. nach Papillarmuskelabriss. Als **angeborene M.** z.B. bei Spalt des aortalen Segels bei Ostium-primum-Defekt, bei persistierendem Atrioventrikularkanal, bei Endokardkissendefekt, sekundär bei Vitien mit großem Shuntvolumen, bei ektopischem Papillarmuskel. ***Klinik:*** Palpitationen, Extrasystolen (später absolute Arrhythmie mit Vorhofflimmern), Dyspnoe, Links(herz)versagen (mit Lungenödem, Hämoptysen), evtl. beidseitiges Versagen. ***Diagn.:*** Der Spitzenstoß ist nach unten-außen verlagert, verbreitert u. hebend = hyperdynamisch (durch exzentrische Linkshypertrophie); der 1. Herzton (HT) ist leise, evtl. aber akzentuiert, der 2. HT evtl. gespalten; bei linksventrikulärer Volumenbelastung tritt evtl. ein 3. HT auf; ferner – als Leitsymptom – ein mittel- bis hochfrequentes systolisches Geräusch (als Holosystolikum; ▶Herzfehler, dort Abb.); EKG: P sinistroatriale, Linkshypertrophie; Röntgenbild: Erweiterung des linken Vorhofs, z.T. extreme Dilatation des linken Ventrikels, Lungenstauung, evtl. Zeichen der pulmonalen Hypertonie; Echokardiographie: beschleunigte frühdiastolische Rückwärtsbewegung des anterioren Segels; Herzkatheterismus: ausgeprägte v-Welle der Druckkurve des li. Vorhofs (höher als a-Welle) u. gleichsinnige Veränderung des Pulmonalkapillardruckes. Die Abschätzung des Rückflussvolumens (▶Regurgitation) ist z.B. aus Röntgendaten (Ventrikelangiographie) u. der Indikatorverdünnungsmethode möglich. ***Ther.:*** Korrektur erfolgt v.a. durch Herzklappenprothese. E mitral (valve) insufficiency, mitral regurgitation.

**Mitralklappen|prọlaps|syndrom:** ▶Mitralsegelprolaps. E mitral leaflet prolapse, floppy valve syndrome.

**Mitrạl(klappen)|stenose:** Enge der Mitralklappenlichtung. ***Ätiol.:*** Ursachen sind z.B. Verdickung (evtl. auch Verkalkung) der Klappensegel, Verlötung der Kommissuren, Verkürzung u. Verklebung der Chordae tendineae. Angeboren (u. evtl. mit anderen angeborenen Herzfehlern kombiniert) oder erworben, u. zwar v.a. infolge rheumatischer Karditis oder bakterieller Endokarditis. ***Klinik:*** Symptome treten v.a. ab auf die Hälfte reduziertem Lichtungsbereich auf: Leistungsminderung, Belastungsdyspnoe, -husten, nächtliche Dyspnoe-Paroxysmen u. Orthopnoe, Lungenödem, Hämoptysen, Neigung zu Bronchitis u. systemarteriellen Embolien, Belastungsschwindel, Facies mitralis (Lippenzyanose u. Wangenlividität), periphere Zyanose, kühle Gliedmaßen. Später kommt es evtl. zu pulmonaler Hypertonie u. Rechtsherzinsuffizienz. ***Diagn.:*** kleiner, evtl. (frühzeitig) unregelmäßiger u. inadäquater Puls, paukender 1. Herzton, präsystolisches Crescendogeräusch, Mitralöffnungston, diastolisches Decrescendo; EKG: P mitrale, oft aber totale Irregularität (Vorhofflimmern), Rechtshypertrophie, P cardiale; Röntgenbild: großer linker Vor-

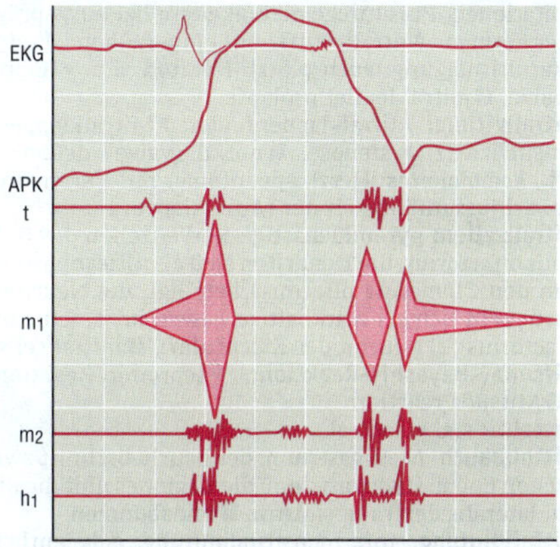


**Mitral(klappen)stenose:** Phonokardiogramm (PKG) bei Mitralstenose mit Sinusrhythmus. Der Mitralöffnungston im PKG ($m_1$) erscheint gleichzeitig mit dem Nullpunkt des Apexkardiogramms (APK) u. ist so von einem 3. Herzton unterscheidbar. [425]

hof, Zeichen der Lungenstauung (mit ▸Kerley-Linien), kleiner linker Ventrikel. Echokardiographie: Verlangsamung der frühdiastolischen Vorwärtsbewegung des anterioren Klappensegels; Herzkatheterismus: Erhöhung des mittleren Vorhofdruckes links (s.a. ▸Druckgradient) u. des mittleren Pulmonalkapillardruckes, im Vergleich zur v-Welle erhöhte a-Welle. Phonokardiogramm s. Abb. ***Ther.:*** Operative Korrekturmöglichkeiten sind ▸Ballonvalvuloplastie, ▸Kommissurotomie, Implantation einer Herzklappenprothese. E mitral (valve) stenosis.

**Mitral|konfiguration:** die für Mitralklappenfehler typische Veränderung der ▸Herzsilhouette: Vergrößerung des »Schattens« des linken Vorhofs bei überwiegender Mitralklappenstenose (mit Dorsalverlagerung der Speiseröhre) u. Erweiterung des Pulmonalarterienbogens (infolge Stauung im kleinen Kreislauf; evtl. mit Kerley-B-Linien im Untergeschoss), Zeichen der Hypertrophie u. Dilatation des rechten Ventrikels; dadurch verstrichene Herztaille mit vorspringendem Pulmonal- u. Vorhofbogen (v.a. bei Stenose: »stehende Eiform«). E mitral configuration.

**Mitral|öffnungs|fläche,** Abk. MÖF: die aus hämodynamischen oder Doppler-sonographischen Daten errechnete oder im zweidimensionalen Echokardiogramm planimetrisch bestimmte diastolische Öffnungsfläche der Mitralklappe; normal zwischen 4 u. 6 $cm^2$ beim Erwachsenen.

**Mitral|öffnungs|ton,** Abk. MÖT: *Kardiologie* frühdiastolischer, meist scharfer, hochfrequenter (»Wachtelschlag«; mit Klappenverkalkung zunehmend dumpfer u. leiser) Extraton bei Mitralstenose (P.m. über Herzspitze). Der Abstand zum Aortenton (»**Mitralöffnungszeit**«) wird mit zunehmendem Schweregrad kürzer (hängt vom Vorhofdruck ab; Mittelwert: 0,07 Sek.). E mitral opening sound.

**Mitral-P:** s.u. ▸P mitrale.

**Mitral|segel|prolaps,** Mitralklappenprolapssyndrom, Papillardysfunktion, Click-Syndrom, Barlow-Syndrom, Syndrom des wogenden Mitralsegels, Floppy-Valve-Syndrom: Funktionsabweichung der Mitralklappe als holosystolische (»Hängemattenphänomen«) oder plötzliche mesosystolische Dorsalbewegung der Herzklappe (= Prolaps in Richtung Vorhof). Geht mit typischem, echokardiographisch nachweisbarem mittsystolischem ▸Click einher; übriger Auskultationsbefund variabel. ***Ätiol.:*** autosomal-dominant erblich (primäre Form); angeborene Texturstörung i.S. myxomatöser Degeneration (z.B. bei Marfan-Syndrom) oder z.B. bei Myokarditis, koronarbedingter Papillarmuskelischämie (sekundäre Form). ***Klinik:*** meist symptomlos, evtl. aber Herzstiche, Palpitationen, Pulsunregelmäßigkeiten; bei ausgeprägter Form mit Mitralinsuffizienz einhergehend, Endokarditisneigung, auch plötzl. Herztod. S.a. ▸floppy valve. E mitral leaflet prolapse.

**Mitral|vitium:** Mitralklappenfehler; ▸Mitralklappeninsuffizienz, ▸-stenose. E mitral (valve) defect. – **M., kombiniertes:** Herzklappenfehler mit Verengung u. Schlussunfähigkeit der Mitralklappe.

**Mitral|zellen:** pyramidenartige Nervenzellen des Bulbus olfactorius; die Dendriten sind als »Riechpinsel« an den Glomerula olfactoria beteiligt, die Neuriten sammeln sich als markhaltige Fasern im Tractus olfactorius (2. Neuron der Riechbahn). E mitral cells.

**Mitsuda(-Hayashi)-Reaktion:** ▸Lepromin-Reaktion. E Mitsuda reaction.

**Mittel...:** s.a. ▸Zentral...

**Mittel|bauch,** Mesogastrium: der Bauchabschnitt zwischen Epi- u. Hypogastrium; die Regiones umbilicalis u. lateralis dextra u. sinistra. E midabdomen.

**Mittel|blutung,** Intermenstrualblutung: gelegentlich in der Mitte des Menstruationszyklus – in Zusammenhang mit der Ovulation – eintretende uterine Blutung. E midcycle bleeding.

**Mitteldarm:** der mittlere Abschnitt des Primitivdarms; kommuniziert durch den Dottergang (Ductus vitellinus) mit dem Dottersack und wird von der A. mesenterica superior versorgt.

**Mittel|druck, arterieller,** Abk. $P_m$: der Durchschnitt aller während der Pulsdauer auftretenden Arteriendruckwerte (Integral aus Pulsdruckkurve/Pulsdauer); s. Formel. E mean arterial pressure.

$$P_m = \frac{1}{T_0} \int pdt$$

Annäherungswert für zentrale Arterien: $\frac{P_{syst} + 2\,P_{diast}}{3}$

**Mitteldruck, arterieller.**

**Mittel|fach:** der Mittelhandhohlraum zwischen Daumen- u. Kleinfingerballen, begrenzt von der Palmaraponeurose bzw. von Mittelhandknochen u. Zwischenknochenfaszie nebst -muskeln; enthält die Sehnen der langen Fingerbeuger, die Mm. lumbricales, Fingergefäße u. -nerven.

**Mittel|feld:** *Röntgenologie* das mittlere ▸Lungenfeld. E middle field.

**Mittel|fell:** ▸Mediastinum.

**Mittel|fuß:** ▸Metatarsus. E midfoot.

**Mittel|gesichts|fraktur:** Sammelbegriff für Oberkieferbrüche verschiedenen Typs (▸Le-Fort-Fraktur, dort Abb.). E midfacial fracture, craniofacial dysjunction f. – **M., laterale:** M. als – evtl. nur einseitiger – Jochbein-, Jochbogen-, Augenhöhlenbruch. – **M., zentrale:** M. des Typs Le Fort I u. II. – Ferner vollständiger Abriss des Mittelgesichts von der Schädelbasis (= Le Fort III). S.a. ▸Guérin-Fraktur.

**Mittel|hand:** ▸Metacarpus. S.a. ▸Mittelfach. E metacarpus.

**Mittel|hirn:** ▸Mesencephalon. E midbrain.

**Mittelhirn|schaden:** Symptomatik bei Mittelhirnverletzung bzw. supratentorieller Raumforderung (z.B. bei Hirnödem, tentorieller Hernie); äußert sich in erhöhtem Muskeltonus (im Extremfall Streckkrampf aller Gliedmaßen), Unruhe, evtl. Divergenz der Augäpfel, Pupillenanomalien (im Schwerstfall: Mittel- bis Weitstellung, Erlöschen des Lichtreflexes), Schwäche bis Erlöschen des Kornealreflexes, kephalookularem Reflex (= »Puppenkopfphänomen«; bei Schwerstschaden evtl. nur noch einseitig oder dissoziiert), assozierte ▸Augenabweichung zur Spülungsseite bei Eiswasserspülung. E midbrain lesion.

**Mittelhirn|syndrom:** Symptomatik bei Hirneinklemmung im Tentoriumschlitz; ▸Mittelhirnschaden. E midbrain syndrome.

**Mittelketten-Acyl-CoA-Dehydrogenase-Defekt,** Abk. MCAD-Mangel: autosomal-rezessiv vererbter Enzymdefekt mit Störung beim Abbau von Fettsäuren mittlerer Kettenlänge (C6–C10). Führt zuerst nach einer Belastung (z.B. fieberhafte Infektion) zu Lethargie, Koma, Hypoglykämie. E medium chain acyl-CoA dehydrogenase deficiency.

**Mittel|lage|typ:** *Kardiologie* Normaltyp im EKG (s.u. ▸Positionstypen). E normal heart position.

**Mittel|lappen|resektion:** *Urologie* s.u. ▸Prostataresektion. E median lobe resection.

**Mittellappen|syndrom,** Graham-Burford-Meyer-Syndrom: fast stets eine Obstruktionsatelektase des Mittellappens durch Verschluss eines oder beider Mittellappenbronchien, bedingt durch Entzündung (z.B. Tuberkulose), benigne oder maligne Tumoren. ***Klinik:*** Husten, pfeifendes Atmen, rezidivierende Pneumonien. Endoskopischer Nachweis der Verschluss- oder Einengungsursache möglich. S.a. ▸Lingulasyndrom. E middle lobe syndrome.

**Mittel|linien|syndrom, zerebellares:** s.u. ▸Kleinhirn-Syndrom. E cerebellar vermis syndrome.

**Mittel|linien|verschluss|defekt,** Mittelliniensyndrom, ventrales: ▸Defektsyndrom, ventrales.

**Mittelmeer|anämie:** ▸Thalassämie. E Mediterranean anemia.

**Mittelmeer|fieber:** **1)** ▸Brucellosis, i.e.S. das v.a. durch Milch erkrankter Tiere übertragene »Maltafieber« des Menschen durch Brucella melitensis. ***Klinik:*** Nach Inkubationszeit von 8–21 Tg. treten unspezifische Prodromalerscheinungen u. eine 2- bis 3-wöchige ▸Febris undulans auf mit Hepatosplenomegalie, Neuralgien, Arthritiden, evtl. Orchitis, Epididymitis, Pneumonie; auch typhöse Bilder. E Mediterranean fever, brucellosis. **2) M., familiäres:** ▸SIEGAL-CATTAN-MAMOU-Krankheit. E familial periodic disease.
**Mittelmeer|leishmaniase:** ▸Kinderleishmaniase; s.a. ▸Kala-Azar. E Mediterranean leishmaniasis.
**Mittelmeer(-Zecken)|fleckfieber:** ▸Boutonneuse-Fieber. E Mediterranean exanthematous fever.
**Mittel|ohr:** ▸Auris media. E middle ear.
**Mittelohr|chirurgie, rekonstruktive:** Mikrochirurgie zur funktionellen u. anatomischen Wiederherstellung von Strukturen des Mittelohres; ▸Tympanoplastik.
**Mittelohr|entzündung:** ▸Otitis media. E inflammation of the middle ear.
**Mittelohr|schwerhörigkeit:** ▸Schallleitungsschwerhörigkeit. E middle ear deafness.
**Mittelohr|sklerose:** ▸Otosklerose. E sclerosis of the middle ear.
**Mittelpotenz:** s.u. ▸Potenz (2).
**Mittel|schatten:** *Röntgenologie* die gemeinsame Schattenfigur der Mediastinalorgane (Herz, Pulmonalarterienstamm u. zugehörige Begleitvenen, Aorta; i.w.S. einschließlich Speiseröhre, Trachea, Sternum, Wirbelsäule). E median shadow.
**Mittel|schmerz:** *Gynäkologie* ▸Intermenstrualschmerz. E intermenstrual pain, mittelschmerz.
**Mittel|schnitt:** *Chirurgie* medianer ▸Bauchdeckenschnitt.
**Mittelstrahl|urin:** eine im mittleren Abschnitt der Harnentleerung (▸Miktion) nach besonders sorgfältiger Reinigung der Eichel bzw. des weibl. Genitales (u. unter Labienspreizung) steril aufgefangene Harnportion als *bakt* Untersuchungsmaterial für eine diagnostische Kultur. E midstream urine, clean catch technique.
**Mittel|stück:** **1)** der mitochondrienreiche Teil des ▸Spermiums zwischen Hals- u. Schwanzteil. E middle piece. **2)** Teil des Nephrons, bestehend aus der Pars recta (setzt das Überleitungsstück der HENLE-Schleife fort) u. Pars contorta; geht im Verbindungsstück in das Sammelrohr über; s.a. ▸Tubuli (dort Tab.). – Das Epithel besitzt einzelne Mikrovilli (aber ohne Saumbildung). E ascending part of Henle's loop.
**Mittendorf-Fleck:** am hinteren Pol der Linse anhaftender Rest der Arteria hyaloidea; ohne Krankheitswert.
**mittlere Potenz:** in der Homöopathie die Potenz D12 bzw. C30 eines homöopathischen Arzneimittels; s.a. ▸Potenzierung.
**Mivacurium|chlorid:** ein peripheres ▸Muskelrelaxans (quaternäre Ammoniumverbindung); ***Anw.*** bei Narkosen u. zur Intubation. E mivacurium chloride.
**mixed connective tissue disease** *(engl.):* Mischkollagenose, das ▸SHARP-Syndrom.
**mixed lymphocyte culture** *(engl.)* Abk. MLC: gemischte ▸Lymphozytenkultur.
**Mi|xo|plasma:** *Zytologie* das während der Prophase der Mitose, nach Zerfall der Kernmembran in Vesikel entstehende, zentral gelegene Kern-Zell-Mischplasma.
**Mixo|skopie,** Skopto|lagnie: sexuelle Erregung u. Befriedigung durch Beobachten des Geschlechtsaktes anderer. E mixoscopia.
**Mix|tu|ra,** Abk. **Mixt.:** durch Mischen u./oder Lösen mehrerer Bestandteile erhaltenes Arzneimittel. S.a. ▸Elixier. E mixture. – **M. agi|tanda:** Schüttelmixtur (▸Lotio).
**Miyagawanellosen:** Sammelbegriff für Krankheiten durch **Miyagawanellen** (alte Bez. für ▸Chlamydia): z.B. Lymphopathia venerea, Katzenkratzkrankheit, Psittakose-Ornithose (u. andere einschlägige atyp. Pneumonien), Trachom, okulogenitale Chlamydozoonose, REITER-Krankheit. E miyagawanelloses.
**Mi|zel|le:** Bez. für kleine (etwa Kolloidteilchen-große) Bereiche in einer kolloidalen Lösung, die sich durch besondere Beschaffenheit (Kristallstruktur; als Molekülverband etc.) von der Umgebung abheben; s.a. ▸Lipid-Mizelle. E micelle.
**Mizolastin:** ein $H_1$-Rezeptorenblocker (s.u. ▸Antihistaminica). E mizolastine.
**Mizuo-Phänomen:** beim OGUCHI-Syndrom (angeborene Nachtblindheit) das Wiederauftreten der normalen roten Farbe des – grauweißlich verfärbten – Augenhintergrundes nach mehrstündigem Aufenthalt im Dunkeln (mit verzögerter Adaptation). E Mizuo phenomenon.
**mJ:** Abk. für Milli-Joule (= $10^{-3}$ Joule).
**MJT:** Abk. für ▸**M**ono**j**od**t**yrosin.
**MKG:** **1)** Abk. für ▸**M**echano**k**ardio**g**raphie. **2)** Abk. für **M**agneto**k**ardio**g**raphie.
**M-Kolonie,** Abk. für **m**ukoide Kolonie: *Bakteriologie* Kolonieform von visköser (»mukoider«) Konsistenz bei Bakterien, die eine Kapsel oder kapselähnliche Bestandteile produzieren. E M colony.
**MKP(S),** Abk. für **M**itral**k**lappen**p**rolaps**s**yndrom: ▸Mitralsegelprolaps.
**MKR:** Abk. für ▸**M**einicke-**K**lärungs**r**eaktion.
**MKS-Virus:** das der Gattung Aphthovirus (Picorna-Virus) zugehörige Virus als Erreger der ▸**M**aul- u. **K**lauen-**S**euche.
**MLC** *(engl.)* Abk. für **m**ixed **l**ymphocyte **c**ulture: gemischte ▸Lymphozytenkultur.
**MLD:** Abk. für **m**etachromatische ▸**L**euko**d**ystrophie.
**M-Linie:** Mittellinie des ▸Sarkomers.
**MLK,** Abk. für **m**inimale **L**etal**k**onzentration: ▸MBC.
**MLKS,** Abk. für **m**uko**k**utanes **L**ymph**k**notensyndrom: ▸Kawasaki-Krankheit.
**MLR:** **1)** Abk. für Mikro-Liquorreaktion. **2)** *(engl.)* Abk. für **m**ixed **l**ymphocyte **r**eaction: gemischte ▸Lymphozytenkultur.
**MM:** Abk. für ▸**M**utter**m**und.
**Mm.:** Abk. für Musculi (Plur. von ▸Musculus).
**MMC:** Abk. für ▸**M**ito**m**y**c**in.
**MMG:** Abk. für ▸**M**agneto**m**yo**g**raphie bzw. -gramm.
**MML, MMoL,** Abk. für **m**yelo**m**onozytäre **L**eukämie: als akute MML (AMML) eine Form der akuten myeloischen ▸Leukämie, die chronische MML (CMML) wird zu den ▸myelodysplastischen Syndromen gerechnet.
**MMM-Syndrom:** nach den Anfangsbuchstaben der Autoren (J. D. MILLER, V. A. MCKUSICK, P. MALVAUX) benannte, autosomal-rezessiv erbliche Form des primordialen Minderwuchses. E 3-M syndrome.
**MMN** *(engl.)* Abk. für **m**ultifocal **m**otor **n**europathy: demyelinisierende, periphere ▸Polyneuropathie mit langsam zunehmender (asymmetrischer) distaler Schwäche. Beginn meist vor dem 45. Lj., Männer häufiger betroffen.
**MMN-Syndrom:** **1)** Akronym für **m**etaphysäre Chondrodysplasie mit **M**alabsorption und **N**eutropenie; wesentl. Ursache für den Minderwuchs beim ▸SHWACHMAN-Syndrom. **2)** WILLIAMS-POLLOCK-Syndrom, GORLIN-VICKERS-Syndrom: Akronym für **m**ultiple **M**ukosafibrome oder **N**eurofibrome; ▸MEN Typ 2b.
**M-mode** *(engl.):* Ultraschalldiagnostik-Verfahren mit Motion-Modulation (Time-Motion-Betrieb).
**MMS:** Abk. für das **M**onozyten-**M**akrophagen-**S**ystem = das ▸retikulohistiozytäre System ohne seine retikulären Zellen u. Fibrozyten; auch als MPS bezeichnet (= ▸**m**ononukleäres **P**hagozyten**s**ystem).
**MMST:** Abk. für ▸**M**ini-**M**ental-**S**tatus-**T**est.
**MM-Virus:** ein Stamm des ▸Cardiovirus.
**MN:** *Serologie* s.u. ▸MNSs-System.
**Mn:** *Chemie* Symbol für **M**a**n**gan.
**Mnem|asthe|nie:** Gedächtnisschwäche. E mnemasthenia, impaired memory.
**Mne|me** *(griech.):* Gedächtnis; die Fähigkeit organischer Substanzen der lebenden Zelle, ▸Engramme

(= Gedächtnisspuren) zu bewahren u. zu reproduzieren; auch Grundlage der Vererbung (Informationstheorie der modernen Genetik: **Mnemismus**). **E** memory, mneme.

**mnemisch, mnestisch:** das Gedächtnis betreffend. **E** mnemic, mnestic. – **mn.-assoziative Störungen:** ▸Aphasie, ▸Ataxie, ▸Agnosie etc. infolge Verlustes der Erinnerungsvorstellungen. **E** mnestic-associative disturbances.

**MNSAR,** Abk. für **m**ittlere **n**ormalisierte **s**ystolische **A**uswurf**r**ate: ▸MNSER.

**MNSER** *(engl.)* Abk. für **m**ean **n**ormalized **s**ystolic **e**jection **r**ate: ist definiert als das Verhältnis von linksventrikulärer Auswurffraktion (LVEF) zur linksventrikulären Austreibungszeit (LVET).

**MNSs-System:** ein vom AB0-System genetisch, serologisch u. biochemisch unabhängiges komplexes Blutgruppensystem mit den – nur am Erythrozyten nachweisbaren (membrangebundenen) – Faktoren M, N sowie S u. s, wobei Erstere mit Letzteren fest gekoppelt sein können. Nachweisbar durch Seren mit Anti-M, -N, -S. Gruppensubstanzen: an Galaktose gebundene Neuraminsäure. Die kodierenden Gene befinden sich im Chromosom 4. Es kommen Varianten vor (z. B. $M_1$, $M^g$, $M^k$, $M^c$). – An die Haplotypen des Systems (MS, Ms, NS, Ns) sind zahlreiche »Satellitengruppen« gebunden, u. zwar v. a. der MILTENBERGER-Serie (z. B. $Ms^{Mi.III}/Ms^{Mi.V}$) u. der HUNTER-HENSHAW-Serie (mit Antigen Hu bzw. He). Das System ist für Transfusionszwischenfälle u. Neugeborenenerythroblastose ohne Bedeutung, aber forensisch wichtig, z. B. für ▸Vaterschaftsausschluss. **E** MNSs blood group.

**MNS-Syndrom:** **M**üdigkeit(bzw. Erschöpfung)-**N**ervosität-**S**chlaflosigkeit als Zivilisationskrankheit aller Lebensalter, v. a. aber als Trias der beginnenden Hirnsklerose.

**Mo:** *Chemie* Symbol für ▸**Mo**lybdän. – **Mo.:** Abk. für ▸**Mo**rphin.

**MoAb, moAb** *(engl.)* Abk. für **mo**noclonal **a**nti**b**odies: monoklonale ▸Antikörper.

**Mobbing** *(engl.):* (K. LORENZ, 1991) in der Verhaltensforschung geprägter, dann in der Schulpsychologie u. später allgemein benutzter Begriff, der aktive Gruppendrucksituationen gegen ein Mitglied der Gruppe am Arbeitsplatz sowie anderer Gruppen (Verbände, Hobby, Familie) beschreibt. Meist aus nichtigen Anlässen entwickelt sich ein Circulus vitiosus der Aggression in der Gruppe. Für den Betroffenen entsteht eine ausweglose Situation, die zu eigenen Fehlreaktionen u. häufig zu psychosomatischen Krankheiten führt.

**Moberg-Test** (ERIK M., geb. 1905, Chirurg, Göteborg): ▸Ninhydrintest.

**mobilis** *(latein.):* beweglich. V. a. *patho* abnorm beweglich, z. B. Ren mobilis (Wanderniere = ▸Nephroptose). **E** mobile.

**Mobilisation:** ▸Mobilisierung. **E** mobilization.

**Mobilisationstechniken:** physiotherap. Methoden zur Muskelentspannung u. -dehnung, Normalisierung des Muskeltonus u. Verbesserung der Beweglichkeit. Es lassen sich verschiedene Mobilisationstechniken unterscheiden: ***Bewegen unter Traktion:*** vorsichtige Bewegung in Traktionsstufe III bei schmerzfreier Ausgangsstellung u. fixiertem proximalem Gelenkpartner; dient der Aufhebung einer schmerzhaften Gelenkblockierung, z. B. durch freie Gelenkkörper oder Korbhenkelriss des Meniskus. ***Endgradiges anguläres Bewegen (Rotation):*** Bewegungen um die anatomische Achse mit maximalem Bewegungsausschlag; dient der Verlängerung des kollagenen Gewebes bei strukturellen Bewegungseinschränkungen mit Kapselmuster. ***Gleitmobilisation u. Traktionsmobilisation (Translationen):*** nach Einstellung u. Fixierung des maximal möglichen Bewegungsausmaßes einen Gelenkpartner parallel zur Behandlungsebene verschieben; dient der Verlängerung des kollagenen Gewebes bei strukturellen Bewegungseinschränkungen mit Kapselmuster unter bestmöglicher Vermeidung einer Kompression. ***Weichteilmanipulation:*** nach maximaler Vorspannung der betroffenen Sehne Traktionsmanipulation am distalen Gelenkpartner; dient der Wiederherstellung einer normalen Gleitfähigkeit der Sehne in der Sehnenscheide, z. B. bei chronischer Tendovaginitis. ***Haut-Muskel-Reflex nach*** BRÜGGER: Kälteanwendung unter kräftigem Druck auf dem Agonisten, evtl. Hitzeanwendung auf dem Antagonisten; dient der Tonussenkung des Antagonisten u. Tonusregulation des Agonisten, z. B. bei Kontrakturen. ***Querreiben:*** in Dehnstellung des Muskels quer zum Faserverlauf mit gleich bleibendem Druck flächig u. langsam reiben; dient der Verbesserung der Durchblutung sowie der Senkung des Muskeltonus bei schmerzhaft eingeschränkter Beweglichkeit. ***Querfriktionen nach*** CYRIAX: nach Vorbehandlung durch Hitze/Ultraschall Friktion quer zum Faserverlauf; dient der Tonussenkung, Schmerzlinderung, Mobilisation von Verklebungen, z. B. bei schmerzhaften Sehnenansatzreizungen. ***Funktionsmassage nach*** EVJENTH/TERRIER: Muskel längs zum Faserverlauf gegen Unterlage drücken u. nach proximal schieben, gleichzeitig Muskel in Drehung bewegen; dient der Tonussenkung, Schmerzlinderung, kontrollierten Stimulation der betroffenen Strukturen, z. B. bei eingeschränkter Beweglichkeit. ***Agistisch-exzentrische Kontraktionen nach*** BRÜGGER: Patient geht aktiv an das Bewegungsende, Therapeut bewegt exzentrisch vom Bewegungsende weg, anschließend konzentrisch in die eingeschränkte Richtung; dient der Erweiterung des Bewegungsausmaßes, z. B. bei Kontrakturen. ***Postisometrische Relaxation:*** an die Anspannung des antagonistischen Muskels am Bewegungsende anschließende Entspannung, dann betroffenen Teil mit Eigenschwere sinken lassen; dient der Bewegungserweiterung bei schmerzhaft eingeschränkter Beweglichkeit. ***Ermüdung der Antagonisten*** (SHERRINGTON 1): an die Anspannung des antagonistischen Muskels am Bewegungsende anschließende Entspannung, dann aktiv oder passiv weiter in die eingeschränkte Richtung bewegen; dient der Bewegungserweiterung bei eingeschränkter Beweglichkeit. ***Reziproke Hemmung*** (SHERRINGTON 2): an die statische Anspannung des Agonisten am Bewegungsende anschließende Weiterbewegung in die gewünschte Richtung durch nachlassenden Widerstand des Therapeuten; dient der Bewegungserweiterung durch Tonussenkung der Antagonisten bei eingeschränkter Beweglichkeit. ***Betontes Arbeiten an der Bewegungsgrenze:*** Patient geht aktiv an das Bewegungsende, Therapeut bewegt exzentrisch aus Bewegungsende heraus, Patient bewegt aktiv weiter in die gewünschte Richtung (mehrmals wiederholen); dient der Bewegungserweiterung bei schmerzhaft eingeschränkter Beweglichkeit. ***Manuelles Querdehnen:*** nach Vordehnung des Muskels diesen quer zum Faserverlauf verschieben, Patient spannt den Muskel dann gegen Widerstand an, danach entspannen u. weiter dehnen; dient der Bewegungserweiterung bei eingeschränkter Beweglichkeit an Gelenken, die nicht bewegt werden können oder dürfen. ***Längsdehnen:*** nach Hitzeanwendung manuelles Dehnen über ein oder mehrere Gelenke; dient der Dehnung der Muskulatur bei verkürzten Muskeln oder als Vorbereitung zum Sport.

**Mobilisations|therapie:** Anw. dehnender Grifftechniken zur Gelenkmobilisierung (▸Mobilisationstechniken) bei Krankheiten des Bewegungsapparates, v. a. bei schmerzhaften Bewegungseinschränkungen (▸Chirotherapie). – I. w. S. auch die Sitz-, Geh- u. Bewegungsübungen (▸Physiotherapie) zur Anregung des Kreislaufs; als ▸Thrombose- u. ▸Pneumonieprophylaxe bei Bettlägerigen.

**Mobilisierung,** Mobilisation: **1)** das aktive u. passive (z. B. durch Brisement, Quengeln, translatorisches Gleiten i. S. des ▸joint play) »Wiederbeweglichmachen« eines Gelenkes nach Ruhigstellung. E mobilization. **2)** Bewegungsübungen u. andere (krankengymnastische oder allg.) Maßnahmen mit dem Ziel, Beweglichkeit u. Gehfähigkeit eines bettlägerigen Patienten nach längerer Inaktivität, Operation etc. wiederherzustellen. Zur M. gehören z.B. Aufrichten u. an die Bettkante setzen; Hilfsgriffe zur Lageveränderung des Patienten (Abb.); Unterstützung beim Gehen (Führen des Patienten bzw. Einsatz von Gehhilfen). Besondere Formen sind passive, assistive, aktive oder resistive Bewegungsübungen u. isometrische Übungen (▸Mobilisationstechniken).

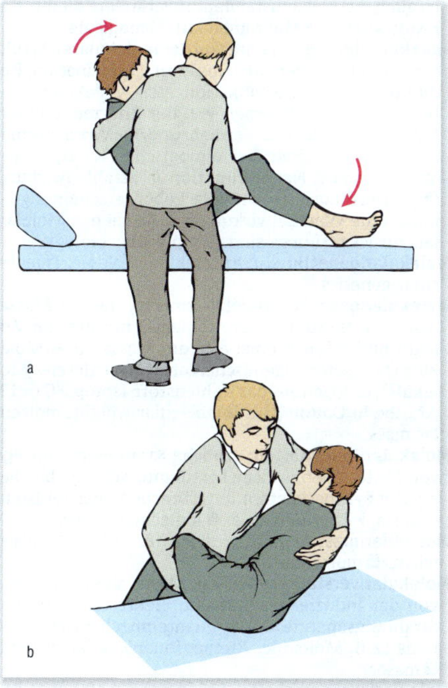

**Mobilisierung:** En-bloc-Aufsetzen; a) die Pflegekraft stützt den Rücken des Patienten ab, greift unter den Knien durch u. zieht die Beine des Patienten vom Bett; b) die Pflegekraft stützt den Rücken des Patienten ab, greift über die Beine u. zieht sie vom Bett. [268]

**Mobilität:** Beweglichkeit; i.e.S. die aktive Beweglichkeit in einem Körpergelenk (s.a. ▸Motilität, ▸Neutral-Null-Methode). E mobility.

**Mobin-Uddin-Schirmfilter:** ein ▸Kavafilter zur Prophylaxe der Lungenembolie; nach kaudal gerichteter Miniaturschirmfilter mit sechs flachen Stahlspeichen; wird perkutan in die V. cava vorgeschoben; wegen der hohen Komplikationsrate (Kavaverschluss) heute nicht mehr gebräuchlich.

**Mọbitz-Typ, M.-Block:** Unterscheidung des AV-Blockes II. Grades in 2 Typen nach MOBITZ; **Typ 1** ist identisch mit ▸WENCKEBACH-Periode. – Der seltenere **Typ 2** beruht auf pathologischer Verlängerung der absoluten Refraktärzeit des AV-Knotens; bei regelmäßigem oder unregelmäßigem Ausfall von Kammersystolen bleibt hier die PQ-Zeit der übergeleiteten Herzaktion im Gegensatz zum Typ 1 immer konstant. Überleitung nur jeder 2., 3., 4. usw. Erregung (d.h. als 2:1-Block, 3:1-Bl. etc.). S.a. ▸dropped beat. E Mobitz block.

**Moclobemid:** ein ▸Monoaminooxidase-Hemmer vom Typ A; ***Anw.*** als Antidepressivum.

**MOD** *(engl.)*: Abk. für ▸**M**aturity-**O**nset-**D**iabetes.

**Modafinil:** ein Psychostimulans (s.a. ▸Analeptica); ***Anw.*** bei Narkolepsie. E modafinil.

**Modalität:** ▸Empfindungsmodalität. E modality.

**Moderatorband:** Trabecula septomarginalis; Muskelbalken zwischen dem Septum interventriculare u. freier rechtsventrikulärer Wand. Das M. ist die Basis des Musculus papillaris anterior. E septomarginal trabecle.

**Modifikationen:** *Genetik* die von einem Genotyp unter verschiedenen inneren oder äußeren Entwicklungsbedingungen (z.B. während der Ontogenese) erzeugten Phänotypen; s.a. ▸Variation. Sexuell nicht vererbbar. S.a. ▸Dauermodifikation.

**Modifikatiọns|gene, Modifikatoren:** Gene, die die phänotypische Wirkung eines Hauptgens quantitativ verändern, mit ihm aber nicht allel sind. E modifying genes, m. factors, modifiers.

**Mo|dị|o|lus:** die Schneckenspindel; die knöcherne Achse der Ohrschnecke. Bildet die Innenwand des Canalis spiralis cochleae; enthält einen spiraligen Kanal (für ▸Ganglion spirale cochleae, Akustikusfasern). E modiolus.

**Mọ|dul:** Funktionseinheit, z.B. als elektronische Baugruppe, als abgegrenzter Teil einer Software, auch als Lerneinheit. E module.

**Modu|latiọn:** *Physiologie* durch Reize bzw. Signale bedingte, leicht reversible Änderung eines Funktionsablaufes (s.a. ▸Motoneuron) bzw. *histol* des Funktionszustandes einer Zelle (hierbei allgemein auf der gleichen Ebene der Differenzierung). E modulation.

**MODY** *(engl.)* Abk. für **m**aturity-**o**nset **d**iabetes of the **y**oung: s.u. ▸Maturity-Onset-Diabetes.

**Moẹbius** (PAUL J. M., 1853–1907, Neurologe, Leipzig). – **M.-Syndrom: 1)** angeborene oder frühmanifeste motorische Ausfälle v.a. im Bereich der Hirnnerven III, VI u. VII (seltener V, XI, XII) infolge Agenesie bzw. Atrophie der Ganglienzellen der Hirnnervenkerne (»infantiler Kernschwund«); am häufigsten als beidseitige Abduzens- u. Fazialislähmung. E Moebius' syndrome. **2)** periodische Okulomotoriuslähmung mit Neuralgien. – **M.-Zeichen:** Konvergenzschwäche bei BASEDOW-Exophthalmus. Beim Blickwechsel von der Decke auf die Nasenspitze konvergiert das eine Auge voll, das andere nur sehr kurz oder gar nicht (weicht seitlich ab). E M.' sign.

**Moẹller** (JULIUS O. L. M., 1819–1887, Chirurg, Königsberg). – **M.-Bạrlow-Krankheit** (SIR THOMAS B.), rachitischer Säuglingsskorbut, Osteopathia haemorrhagica infantum: ernährungsbedingte Vitamin-C-Mangelkrankheit beim älteren Säugling u. Kleinkind. Verlauf unter dem Bild einer vaskulären hämorrhagischen Diathese. ***Klinik:*** weinerliche Stimmung, Appetitlosigkeit, Gewichtsverlust, subfebrile Temperatur, Infektanfälligkeit, Blutungsneigung (insbes. Zahnfleischblutungen, selten auch Organblutungen), Schwellung u. Schmerzhaftigkeit der Gliedmaßen (bes. des Oberschenkels; ▸Hampelmann-Phänomen, Schmerzlähmung) durch gelenknahe subperiostale Blutergüsse (die oft verkalken), Verknöcherungsstörungen des Skeletts (d.h. der enchondralen Ossifikation; führt zu ▸»Rosenkranz«-Bildung, Osteoporose der Röhrenknochen, Trümmerfeldzonen). Häufig mit Vitamin-D-Mangel kombiniert. ***Diagn.:*** RUMPEL-LEEDE-Test positiv (verminderte Kapillarresistenz); Tyrosin in Blut u. Urin erhöht, Ascorbinsäurekonzentration im Blut erniedrigt; evtl. Megaloblastenanämie, Thrombozyten u. Plasmafaktoren der Gerinnung normal. ***Ther.:*** Vitamin-C-Zufuhr; Verlauf ohne Behandlung tödlich. E infantile scurvy. – **M.-Hụnter-Glossitis:** Entzündung der Zungenschleimhaut bei schwerer, v.a. bei perniziöser Anämie; führt zu Atrophie (▸Lingua glabra); geht einher mit Zungenbrennen u. -parästhesien. E Moeller's glossitis.

**Mọnckeberg-Sklerose** (JOHANN G. M., 1877–1925, Pathologe, Bonn): spangenförmige Verkalkung (z.T. Verknöcherung) der Tunica media der Gliedmaßenschlagadern (zu »Gänsegurgelarterien«) auf dem Boden einer fettigen Degeneration. Von der Arteriosklerose unabhängig; vielfach bei männlichen Diabetikern. E Moenckeberg's arteriosclerosis.

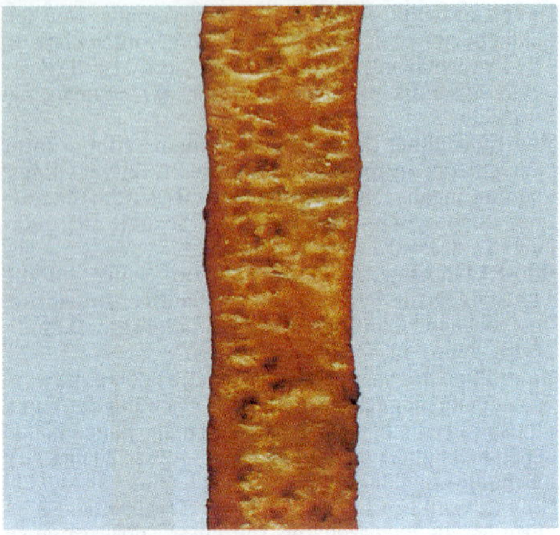

**Mönckeberg-Sklerose:** Präparat einer mittelgroßen Oberschenkelarterie. [178]

**MÖT:** Abk. für ▸Mitralöffnungston.
**Möwenschrei(geräusch):** *Kardiologie* ▸Seagull-Geräusch. **E** seagull murmur.
**Mo|exipril:** ein ▸ACE-Inhibitor; ***Anw.*** als Antihypertonikum. **E** moexipril.
**MOF** *(engl.)* Abk. für **m**ultiple **o**rgan **f**ailure: ▸Multiorganversagen.
**Mofebutazon:** ein nichtsteroidales ▸Antiphlogisticum.
**Mofetil:** ▸Mykophenolat Mofetil.
**Mofette:** Kohlendioxid fördernde (trockene) Gasquelle vulkanischen Ursprungs. Für Balneotherapie (u. a. Herz-Kreislauf-Beschwerden) genutzt.
**mogi...:** Wortteil »erschwert«, »schmerzhaft«.
**Mogi|graphie:** ▸Schreibkrampf. **E** mogigraphia.
**Mogi|lalie:** ▸Dyslalie. **E** mogilalia.
**Mogi|phonie:** spastische ▸Dysphonie. **E** mogiphonia.
**Mohn:** ▸Papaver somniferum.
**Mohn|vergiftung:** Vergiftung durch übermäßigen Genuss von Mohnsamen (▸Papaver), z. B. in Mohntorte; äußert sich in Benommenheit, Darm-, evtl. Atemlähmung. **E** poppy-seed poisoning.
**Mohrenheim-Grube** (JOSEPH JAK. V. M., 1759–1799, Chirurg, Wien, St. Petersburg): ▸Trigonum deltoideopectorale. **E** Mohrenheim's fossa.
**Mohr|rübe:** ▸Daucus carota.
**Mohr-Syndrom:** das autosomal-rezessiv erbliche orofazio-digitale Syndrom Typ II mit Befunden ähnlich dem ▸PAPILLON-LÉAGE-PSAUME-Syndrom sowie präaxialer Polysyndaktylie. **E** Mohr's syndrome.
**Mohs-Härteskala** (FRIEDRICH M., 1773–1839, Mineraloge, Wien): nach Ritzhärte geordnete Reihe von Mineralien (jedes vermag die vorangehenden zu ritzen): 1 = Talk, 2 = Gips, 3 = Kalkspat, 4 = Flussspat, 5 = Apatit, 6 = Feldspat, 7 = Quarz, 8 = Topas, 9 = Korund, 10 = Diamant.
**MOK:** Abk. für **m**aximale ▸**O**rgan**k**onzentration von Fremdstoffen oder Stoffwechselprodukten. S.a. ▸kritisches Organ.
**Mol:** Basiseinheit der Stoffmenge im SI-System; definiert als die Menge, welche aus ebenso vielen Elementareinheiten (Teilchen) besteht, wie Atome in 0,012 kg des Nuclids $^{12}C$ enthalten sind; 1 Mol = 6,022169 · $10^{23}$ Stück. **E** mole.
**Mola (uterina),** Mole: *Gynäkologie* entwicklungsgestörtes Ei (▸Abortivei); unterschieden als ▸Embryonal-, ▸Blut-, ▸Fleisch-, ▸Blasen-, Stein-, Trauben-, BREUS-Mole, ▸Windei. **E** mole. – **M. bo|thryo|ides:** Traubenmole. **E** grape m. – **M. carnosa:** Fleischmole. **E** fleshy m. – **M. hydatidosa,** M. vesicularis: Blasenmole (ist als **M. mali|gna** destruierend). **E** hydatid(iform) m. – **M. san|guino|lenta:** Blutmole. **E** blood m.
**mo|lal:** ▸Molalität betreffend. S.a. ▸molar. **E** molal.
**Molalität:** in Mol definierte Konzentration eines gelösten Stoffes pro kg Lösungsmittel. **E** molality.
**mo|lar,** Abk. mol., Abk. m, Abk. M: **1)** *Chemie* die ▸Molarität betreffend; ersetzt durch Mol/l (SI-Einheit); s. a. ▸molal. **E** molar. **2)** *Anatomie* die Mahlzähne (**Molaren**) betreffend. S. a. ▸Dentes molares.
**Molarität:** in Mol definierte Konzentration eines gelösten Stoffes pro Liter Lösung. **E** molarity.
**Mo|le:** *Gynäkologie* entwicklungsgestörtes Ei, ▸Mola. **E** mole.
**Molekül:** aus 2 oder mehr Atomen bestehendes, durch chemische ▸Bindungskräfte in einem abgesättigten, elektrisch neutralen Zustand zusammengehaltenes Gebilde definierter stöchiometrischer Zusammensetzung. Die kleinste Stoffeinheit, die in der Regel in allen Aggregatzuständen unverändert bleibt; s. a. ▸Molekular..., ▸Makromolekül. **E** molecule.
**Molekular|biologie:** Lehre von der molekularen Struktur u. Funktion der Nucleinsäuren (Information, Reduplikation bzw. Replikation etc.: Molekulargenetik) u. der Eiweißkörper, v. a. der Enzyme; umfasst ferner die Struktur u. Vermehrung der Viren, die molekularen Vorgänge bei biologischer Katalyse, bei Stofftransport, Nervenfunktion u. Strahlenwirkung (▸Treffertheorie) sowie alle Lebenserscheinungen, die auf die Wechselwirkung von Atomen u. Molekülen zurückzuführen sind. **E** molecular biology.
**Molekular|genetik:** s. u. ▸Molekularbiologie. **E** molecular genetics.
**Molekular|gewicht,** Molekularmasse, molare Masse, Abk. MG: die Summe der Atomgewichte aller ein Molekül bildenden Atome; d. h. die Masse eines Moleküls (bei Isotopengemischen eines »mittleren« Moleküls), bezogen auf das Kohlenstoff-Isotop $^{12}C$ (= 12; Angabe in Dalton [D]). **E** molecular weight, molecular mass.
**Molekular|krankheiten:** erbliche Krankheiten infolge von Mutationen, welche bestimmte normale biochemische Syntheseketten unterbrechen oder fehlsteuern; s. a. ▸Enzymopathie. **E** molecular diseases.
**Molekular|masse:** neuere Bez. für ▸Molekulargewicht. **E** molecular mass.
**Molekular|verstärker:** der sog. Maser, dessen Energie von der induzierten Emission elektromagnetischer Strahlungsenergie durch quantenmechanische Systeme (z. B. Moleküle, Atome, Ionen) geliefert wird. **E** maser.
**Molen|schwangerschaft:** Schwangerschaft mit Bildung einer Mole; s. a. ▸Abortivei. **E** molar pregnancy.
**Molgramostim:** hämatopoetischer Wachstumsfaktor; gentechnologisch hergestellter humaner Granulozyten-Makrophagen-Kolonie-stimulierender Faktor (GM-CSF, Zytokin). ***Anw.*** als Immunstimulans (s. u. ▸CSF).
**Mo|li|mi|na:** Beschwerden im Zusammenhang mit einer Krise oder Blutung (z. B. **M. menstrualia**).
**Mo|li|tor:** **1)** *Entomologie* Tenebrio molitor (»Mehlkäfer«); dient als Testobjekt für Insektizide. **2)** *Virologie* alter Gattungsname für Viren v. a. der Papova-Gruppe.
**Molke:** das nach Casein- u. Fettabscheidung verbleibende »Milchserum«; enthält Milchzucker, Proteine (Lactalbumine, Lactoglobulin), mütterliche Antikörper, Mineralsalze, Vitamine etc., als **Fett-M.** (»Sirte«) bis 1 % Fett. **E** whey.
**Molkerei|grippe:** ▸Leptospirosis pomona.
**Moll-Drüsen** (JAKOB A. M., 1832–1914, Augenarzt, Utrecht): ▸Glandulae ciliares. **E** Moll's glands.
**mollis** *(latein.):* weich. **E** soft.
**Molluscum:** **1)** *Zoologie* Molluske = Weichtier (z. B. Schnecken). **E** mollusk. **2)** *Dermatologie* weicher Hauttumor. **E** molluscum. – **M. contagiosum Bateman,** Epithelioma contagiosum, Epithelioma molluscum, M. varioliforme, Dellwarze: wenig kontagiöse, durch ein Paravaccinia-Virus bedingte Hautkrankheit, v. a. bei Kindern (oft im Schwimmbad übertragen). ***Klinik:*** Nach Inkubationszeit von 17 Tg. bis 20 Mon. treten an Fußsohlen, Handtellern, Gesicht, Hals u. Geschlechtsteilen einzelne oder zahlreiche perlartig-matt glänzende, milchweiße bis rötliche, etwa reis-

korngroße, weiche Knötchen mit zentraler Eindellung auf (»Dellwarzen«, Abb.). Druck führt zu Entleerung rahmartig-teigiger Massen (veränderte Epidermiszellen mit intrazytoplasmatischen Einschlüssen, den sog. HENDERSON-PATERSON-Körperchen). –

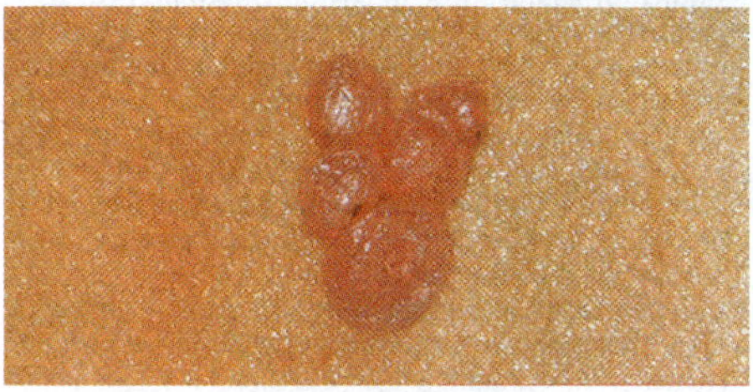

**Molluscum contagiosum Bateman.** [551]

**M. pseudo|carcinomatọsum, M. sebaceum:** ▸Keratoakanthom. – **M. sịm|plex:** nichtinfektiöses M. als warzenförmiges, evtl. gestieltes Gebilde aus lockerem Bindegewebe an den Lidern u. am Hals älterer Menschen.

**molluski|zịd:** Weichtiere tötend. E molluscidal.

**Mọloney-Ụnderwood-Test:** Intrakutantest mit verdünntem Diphtherie-Formoltoxoid (▸Diphtherieimpfstoff) zur Prüfung auf Überempfindlichkeit vor Di-Schutzimpfung; bei Überempfindlichkeit tritt Papelbildung (∅ > 12 mm) innerhalb 12–24 Std. auf. E Moloney test.

**Molsidomịn,** Ethyl-3-morpholinosydnonimin-N-carboxylat: Koronartherapeutikum mit ähnlicher Wirkung wie organische Nitrate. ***Wirkung:*** Sein Metabolit, aus dem Sydnonimin (fünfgliedriger Heterozyklus mit einem O- u. zwei N-Atomen) gebildetes N-Nitrosamin, aktiviert Guanylatcyclase. Erweiterung v.a. der extramuralen Koronarienabschnitte u. der peripheren Gefäße (Blutdrucksenkung). ***Anw.*** bei koronarer Herzkrankheit u. (i.v.) bei pulmonaler Hypertonie.

**Mo|lyb|dạn,** Abk. Mo: *Chemie* 2- bis 6-wertiges Schwermetall-Element mit Atomgew. 95,94 u. OZ 42; schwer schmelzbar, gut legierbar, mit MOHS-Härte 5,5. Biologisches Spurenelement (z.B. in Xanthinoxidase). Dient u.a. als härtender Stahlzusatz, elektrotechnisches Material, in Form seiner – ähnlich wie Blei giftigen – Salze (= **Molybdate**) für histologische Färbung. E molybdenum.

**Mọmburg-Blutleere** (FRIEDRICH A. M., 1870–1939, Chirurg, Bielefeld): Notfall-Blutstillung in der unteren Körperhälfte durch Kompression der Aorta mit einem zwischen Nabel u. Rippenbogen doppelt um den Leib geschlungenen fingerdicken Schlauch. E Momburg's method, M.'s vasoconstriction.

**Mometason|furoat:** ein halogeniertes ▸Glucocorticoid zur topischen Anw. E mometasone furoate.

**Mọnakow** (CONSTANTIN V. M., 1853–1930, Neurologe, Zürich). – **M.-Bündel:** ▸Tractus rubrospinalis. E Monakow's bundle, M.'s tract. – **M.-Kreuzung:** die ventrale Haubenkreuzung (▸Decussatio tegmenti ventralis). E tegmental decussation. – **M.-Reflex:** Heben des äußeren Fußrandes nach leichtem örtlichem Bestreichen; Pyramidenbahnzeichen beim spastischen Symptomenkomplex. E M.'s reflex.

**Monạldi-Saugdrainage** (VINCENZO M., geb. 1899, Pulmologe, Rom): **1)** Dauersaugdrainage einer pleuranahen tuberkulösen Lungenkaverne nach deren transthorakaler Punktion (nur bei obliteriertem Pleuraspalt). **2)** Drainage eines Pneumothorax im 2. Interkostalraum in der Medioklavikularlinie. E Monaldi's drainage.

**Mon|arthrịtis:** auf ein einziges Gelenk beschränkte = »mon(o)artikuläre« Gelenkentzündung; z.B. als gonorrhoische oder – seltener – rheumatische ▸Arthritis. E monarthritis.

**Mon|ạster:** die in der Metaphase der ▸Mitose in der Äquatorialplatte von den verdoppelten, aber noch nicht getrennten Tochterchromosomen im ▸Spindelapparat gebildete Sternfigur. E monaster, mother star.

**Mọnats|blutung:** ▸Menstruation. E menstruation.

**Monatspille:** s.u. ▸Ovulationshemmer.

**mon|au|rạ|les Hören:** nur mit einem Ohr (= monotisch) erfolgendes Hören; geht einher mit Teilverlust des Richtungshörens. E monaural hearing.

**Mond...:** s.a. ▸Lunar...

**Mọnd|bein:** ▸Os lunatum; s.a. ▸Lunatum... E lunate.

**Mọnd|gesicht:** *Pathologie* rundliche Gesichtsform mit roten, evtl. bläulich roten aufgedunsenen Wangen (Gesichtsplethora), Karpfenmund, Schrägstellung der Augen u. Doppelkinn beim CUSHING-Syndrom I. – Ähnlich auch bei Pulmonalstenose. E moonface.

**Mondini-Anomalie,** M.-Syndrom: knöcherne u. membranöse Innenohranomalie mit Beeinträchtigung des Gehörs u. des Gleichgewichtssinns. E Mondini dysplasia.

**Mọndor-Krankheit** (HENRI M., 1885–1962, Chirurg, Paris): subakute, obliterierende, indurative ▸Phlebitis (hyperergische Vaskulitis) der Venae thoracoepigastricae (nebst Ästen). Führt zu Bildung tastbarer, schmerzhafter Stränge in der vorderen Brustwand. E Mondor's disease.

**Mond|süchtigkeit:** ▸Lunatismus. E lunatism.

**Monẹl|filterung:** *Radiologie* relativ schwache Filterung von Radium (auch $^{90}$Sr) mit ca. 0,2 mm **Monẹlmetall** (Naturlegierung mit 65–70 % Ni, 25–30 % Cu, ferner Fe, Si, Mn, C, P, S), um die weichen Strahlungsanteile stärker zu nutzen (in 1 cm Abstand noch 80–90 % β-Strahlung); v.a. für intrauterine ▸Strahlentherapie gutartiger Blutungen (kurze Bestrahlungszeit, geringe Ovarbelastung).

**Monge-Krankheit** (CARLOS M., geb. 1884, Pathologe, Lima): chronische ▸Höhenkrankheit (Anden). E Monge's disease.

**Mongọlen|falte:** s.u. ▸Epikanthus.

**Mongọlen|fleck:** umgangssprachl. für bis handtellergroßen ▸Naevus caeruleus in der Kreuz-Steiß-Gesäß-Gegend (selten andernorts). Meist angeboren u. sich bald zurückbildend. E mongolian spot.

**Mongọlen|lücke:** umgangssprachl. für Erweiterung im hinteren Abschnitt der Pfeilnaht (als »3. Fontanelle«) beim ▸DOWN-Syndrom.

**Mongolismus (trisomaler):** veralteter Begriff für ▸DOWN-Syndrom; sollte nicht mehr verwendet werden. E mongolism, Down's syndrome.

**mongolo|ịd:** mit Merkmalen ähnlich den Rassemerkmalen der Mongoliden. E mongoloid.

**Mongoloịd|becken:** Veränderungen des knöchernen Beckens bei DOWN-Syndrom: bilateral erweiterte Darmbeine mit flachem Acetabulum-Winkel u. verkleinertem Iliumwinkel; im 1. Lj. nach distal sich verjüngendes Ischium. E mongoloid pelvis.

**Mon|his|tịe:** isolierte krankhafte Wucherung einer bestimmten Gewebsart, z.B. des Blut(gefäß)systems.

**Monilẹthrix (Crocker), Monilitrichịe, Monilitrichọse:** Haarveränderungen als ▸Pili moniliformes. E monilethrix.

**Moni|lịa|sis, Moniliọse:** ▸Candidamycosis. E moniliasis.

**Monili|fọrmis monilifọrmis,** Echino- s. Gigantorhynchus mo. s. cestodiformis: ein als Darmparasit vorkommender kosmopolitischer Kratzwurm [Acanthocephala] der Nager, selten des Menschen (s.a. ▸Akanthozephaliasis).

**Mọ|ni|tor** *(latein. = Mahner, Warner):* **1)** Sichtgerät z.B. als Teil einer Röntgen-Fernsehkette. **2)** automatisch arbeitendes, meist mit akustischer u./oder optischer Warnanlage, evtl. mit automatisch eingreifenden Funktionseinheiten (für Stopp, Korrekturen) ausgestattetes Kontroll- u. Warnsystem, dessen Funktionssignale ständig auf einem Bildschirm (M. i.e.S.) dargestellt werden. ***Anw.*** *med* als Strahlenwarngerät (z.B. zur Überwachung der Dosisleistung an Therapieanlagen; als Spür- u. Warngerät in strahlengefährdeten Räumen), v.a. aber als optisch-akustisches Signalsystem für die laufende Überwachung vitaler Funktionen, wie Pulsfrequenz, Blutdruck, EKG, Beatmungsdruck, Temperatur (▸Dauerthermometer), oder der zerebralen u. spinalen Funktionen (EEG, akustisch, visuell u. somatosensorisch ▸evozierte Potentiale). Die Systeme sind evtl. mit dokumentierenden Datenspeichern ausgestattet. E monitor (e.g. X-ray, TV monitor).

**Monitoring:** die kontinuierliche, elektronische Überwachung von Patienten, insbesondere von Risikopatienten; i.e.S. die fortlaufende, evtl. trendorientierte Aufzeichnung der Messgrößen biologischer Funktionen, wobei Herztätigkeit u. Atmung die zentrale Rolle spielen. Daneben können – je nach Krankheitsbild – zusätzlich andere Funktionen (z.B. Temperaturregulation, Hirndruck) einbezogen werden. Das M. geschieht über Messfühler, Elektroden etc. am Patienten, die entsprechende Impulse an ein Messgerät (EKG, Druckmesser, Thermometer etc.) abgeben. Die Geräte sind heute meist mit einem Bildschirm versehen, d.h., die Funktionen können sofort visuell erfasst werden. Bei Über- oder Unterschreiten einstellbarer Grenzwerte, z.B. kritischer Blutdruck- oder $O_2$-Konzentrationswerte, ertönt ein Warnsignalton. Die gemessenen Werte können über einen beliebigen Zeitraum gespeichert u. zur diagnostischen Auswertung u. Dokumentation wiedergegeben werden.

**Monkeypox-Virus,** Affenpockenvirus: ein Orthopoxvirus (▸Pockenviren), das bei Affen, Schweinen, Hörnchen u. Nagern vorkommt u. beim Menschen (weltweit 40–100 Fälle) eine Pocken-ähnliche Krankheit (»humane Affenpocken«) auslösen kann. E monkey virus.

**Mono:** Kurzform für ▸Monozyt.

**mo|no-:** Wortteil »einzeln«, »allein«, »auf eine Seite beschränkt« (= unilateral).

**Mono|äthanol:** ▸Colamin.

**Mono|amine:** organische chemische Verbindungen mit einer Amin(o)-Gruppe. – Auch Trivialbez. für Adrenalin- u. Histaminderivate. E monoamines.

**Mono|amin(o)|oxidase,** Adrenalinoxidase, Tyraminase, Abk. MAO: Enzym (in Mitochondrien), das Monoamine mit $H_2O$ u. $O_2$ zu entsprechenden Aldehyden, Ammoniak ($NH_3$) u. Wasserstoffperoxid ($H_2O_2$) desaminiert. Nachfolgend enzymatische Oxidation u. Reduktion des Aldehyds (durch Aldehyddehydrogenasen bzw. -reductasen) u. Diffusion der Metaboliten in das Blut. – MAO-A baut vorwiegend Noradrenalin (s.a. ▸Metanephrine) u. Serotonin, MAO-B Phenyläthyl- u. Benzylamin ab. E monoamine oxidase.

**Mono|amino|oxidase-Hemmer,** MAO-Hemmer, Abk. MAOH: Substanzen, die durch Hemmung der ▸Monoaminooxidase (MAO) den Abbau der Catecholamine u. Tryptamingruppe aufheben. ***Wirkung:*** durch Aminanreicherung Erhöhung der Spiegel von Noradrenalin u. Serotonin im Gehirn, wodurch die zentrale »antidepressive« Wirkung ausgelöst wird. ***Wirkst.:*** unterschieden als selektive reversible Inhibitoren der MAO-A (= RIMA, z.B. Moclobemid) u. nichtselektive M. (z.B. Tranylcypromin), die MAO-A u. MAO-B hemmen. ***Anw.*** als Antidepressiva. E MAO inhibitors.

**mon(o)|artikulär:** nur ein Gelenk betreffend; s.a. ▸Monarthritis. E monarticular.

**Mono|atrium:** Herz mit nur einem (gemeinsamen) Vorhof, ▸Cor triloculare biventriculare. E single atrium.

**Monobactame:** Klasse von ▸β-Lactam-Antibiotika; einziger ***Wirkst.:*** Aztreonam. E monobactams.

**Mono|blast:** hypothetische »Stammzelle« der monozytären Reihe; ▸Monozyt. E monoblast.

**Mono|block|resektion:** *Chirurgie* ▸En-bloc-Resektion.

**mono|brachial,** telozentrisch: Adjektiv zur Bez. von Chromosomen mit endständigem Zentromer. E telocentric.

**Mono|brachie:** angeborene Einarmigkeit. E monobrachus.

**Mono|carbonsäuren:** ▸Carbonsäuren mit einer einzigen Carboxylgruppe; s.a. ▸Fettsäuren. E monocarboxylic acids.

**Mono|chemo|therapie:** Behandlung mit einem einzigen Chemotherapeutikum. E monochemotherapy.

**Mono|chlor|essigsäure:** in 3 Modifikationen (α, β, γ) vorkommender Essigsäureabkömmling; stechend riechende Kristalle; ***Anw.*** als Ätzmittel für Warzen, Hühneraugen. E monochloracetic acid.

**Mono|chorditis vasomotorica:** temporäre Rötung, Schwellung u. Vibrationsminderung nur eines Stimmbandes aus unklarer Ursache (vegetativ-dystone, allergische, hormonale oder sonstige Vasomotorenirritation?). E monocorditis.

**Mono|choriate:** Zwillinge mit nur einem gemeinsamen Chorion, d.h. mit **Monochorie.** E monochorionic twins.

**mono|chrom(atisch):** einfarbig; nur einen sehr schmalen Wellenbereich des Lichtspektrums umfassend. E monochromatic. – **m. Strahlung:** s.u. ▸Strahlung.

**Mono|chromasie,** Monochromatopsie: die »totale Farbenblindheit« (s.a. ▸Achromatopsie), bei der die Empfindung von 2 oder 3 Grundfarben fehlt u. alle Farben des Spektrums nur als verschiedene Grautöne empfunden werden. S.a. ▸monochromatisch. E monochromasia, monochromatism.

**Mono|chromator:** mit verstellbaren Spaltblenden ausgestattetes Prismenspektroskop zur Erzeugung streng monochromatischen Lichtes. E monochromator.

**mono|cis|tronisch:** nur eine Polypeptidkette kodierend (s.a. ▸Cistron); z.B. die mRNS der Eukaryonten (im Gegensatz zur polycistronischen, mehrere Ketten kodierenden der Prokaryonten).

**Mono|di|plo|pie:** monokulare ▸Diplopie. E monocular diplopia, monodiplopia.

**Monod-Modell** (JACQUES L. M., 1910–1976, Naturwissenschaftler, Paris, 1965 Nobelpreis für Medizin »für die Entdeckung eines die anderen Gene steuernden Gens«): *Genetik* ▸JACOB-M.-Modell.

**mono|energetische Strahlung:** monochromatische ▸Strahlung. E homogenous radiant energy.

**mono|fil:** einfädig, nicht geflochten (s.u. ▸Naht). E monofil.

**mono|gen:** *Genetik* durch ein Gen- oder ein Allelenpaar kontrolliert. E monogenic.

**Mono|genie:** die Entstehung nur männlicher oder nur weiblicher Nachkommen. E monogenesis.

**mono|genomatisch:** mit einem einzigen Chromosomensatz (als Genom) ausgestattet.

**Mono|glycerid:** an nur einer alkoholischen Gruppe mit Fettsäure verestertes Glycerin. E monoglyceride.

**Mono|gonie:** ungeschlechtliche Fortpflanzung = Agamogonie, ▸Agamogenie. E monogony.

**mono|hy|brid:** Adjektiv zur Bezeichnung von Bastarden, deren Genotyp heterozygot ist für zwei verschiedene Allele desselben Gens, oder für Kreuzungen, in denen sich die Eltern nur in einem Allelenpaar unterscheiden. E monohybrid.

**3-Mono|jod|tyrosin,** Abk. MIT, Abk. MJT: jodiertes Tyrosin; Biosynthese-Vorstufe der Schilddrüsenhormone $T_3$ u. $T_4$. E monoiodotyrosine.

**Monokel|hämatom:** einseitiges ▸Brillenhämatom (s. Abb.). E monocular periorbital hematoma.

**Monokine:** verschiedene unspezifische, teilweise aber auch spezifische Lymphozyten aktivierende Makrophagenfaktoren sowie einige Wachstumsfaktoren; s.a. ▸Interleukin-1, ▸Zytokine, ▸Lymphokine, ▸Immunsystem (dort Schema). E monokines.

**mono|klonal:** bezogen auf einen einzigen Zellklon; einem einzigen Klon entstammend; von einem Zellklon produziert (z.B. m. ▸Antikörper). E monoclonal.

**Mono|krotie:** Eingipfeligkeit der Pulskurve pro Herzaktion (als Normalbefund). E monocrotism.

**mon|okular:** nur ein Auge betreffend, einäugig, bei einäugigem Sehen; z.B. die monokulare ▸Diplopie. E monocular.

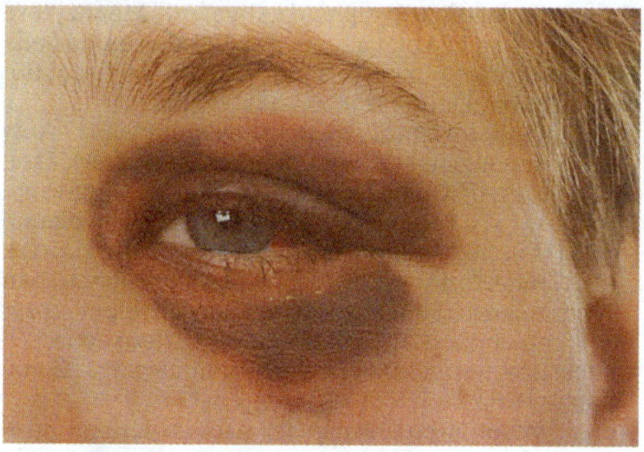

**Monokelhämatom.** [76]

**Mono|kultur:** *Bakteriologie, Mykologie* ▸Reinkultur.
**Mono|layer** *(engl.):* Einfachschicht, -lage; z. B. als M. polarer ▸Lipide der Bio-, Zellmembran. – **M.-Rasen:** die Einschichtkultur, z. B. als Zellkultur.
**Mono|lymphozytose:** ▸Mononucleosis infectiosa. E monolymphocytosis.
**Mono|ma|kro|phage, -phagozyt:** ältere Bez. für ▸Monozyt oder ▸Makrophage.
**Mono|manie,** Einzelwahn: obsoleter Begriff für Krankheiten mit nur in einem Punkt krankhaft veränderter Psyche; z. B. Klepto-, Pyro-, ▸Poriomanie (gelten heute als Symptome größerer psychopathol. Einheiten, z. B. endogener Psychosen, depressiver Reaktionen). E monomania.
**monomel:** eine Gliedmaße betreffend.
**Mono|mere:** *Chemie* Stoffe, deren Moleküle nur in Form einfacher, getrennter Einheiten vorliegen, z. B. als ▸Fibrinmonomer (nach Abspaltung der Fibrinopeptide aus Fibrinogen; legt sich über Bildung von Fibrinketten zum unlöslichen Fibrinnetz zusammen). S. a. ▸Polymer. E monomers.
**Mono|morphie:** Eingestaltigkeit, Konstanz der Gestalt. E monomorphism.
**Mon|omphalus:** *Pathologie* Doppelfehlbildung, die am Nabel vereinigt ist u. nur eine Nabelschnur besitzt. E monomphalus.
**Mono|narkose:** Narkose durch Einsatz eines einzigen Narkosemittels.
**Mono|neuritis:** Entzündung eines einzelnen Nervs. E mononeuritis. – **M. multi|plex:** gleichzeitige oder in rascher Folge auftretende ▸Neuritis mehrerer einzelner Nerven oder Plexusanteile in asymmetrischer Verteilung; v. a. bei Periarteriitis nodosa, Diabetes mellitus, nach Seruminjektion. E multiple m.
**Mono|nucleosis infectiosa,** PFEIFFER-Drüsenfieber, Studentenfieber, Monozytenangina: akute, fieberhafte Systemerkrankung des lymphatischen Gewebes durch das ▸EPSTEIN-BARR-Virus mit systemhafter reaktiver Hyperplasie des ▸retikulohistiozytären Systems. Die Krankheit befällt v. a. Jugendliche u. Kinder. Ansteckung erfolgt v. a. durch Tröpfchen- u. Kontaktinfektion. ***Klinik:*** nach Inkubationszeit von 8–21 Tg. atypisches Fieber, allgemeine oder regionäre – v. a. zervikale, okzipitale – Lymphknotenschwellung (glanduläre Form), Milz- u. Lebervergrößerung, Leukozytose mit massenhaft lymphomonozytoiden Zellen (▸DOWNEY-Zellen); beginnt häufig mit Angina (Monozytenangina), evtl. mit Exanthem. Ferner meningeale, kardiale u. hepatische Verlaufsformen. Komplikationen sind selten, jedoch besteht Rezidivneigung. ***Diagn.:*** In ca. 75 % ist ab 4.–10. Tg. die ▸PAUL-BUNNELL-Reaktion positiv. Beweisend für die M. i. ist – unter Einschluss des IgM-Titers – der Nachweis von Antikörpern gegen das EPSTEIN-BARR-Virus. E infectious mononucleosis, kissing disease.
**Mono|nu|cleotid:** der Grundbaustein der Polynucleotide (Nucleinsäuren); allgemeine Struktur: N-haltige Base (Purin- oder Pyrimidin-Base) – Pentose – Phosphorsäure. E mononucleotide.
**mono|nu|kleär:** **1)** nur einen Hirnnervenkern betreffend. **2)** einkernig, einfachkernig (im Gegensatz zu gelappt- oder segmentkernig), Lymphozyten oder Monozyten bzw. Makrophagen u. das ▸retikulohistiozytäre System betreffend. E mononuclear, mononucleate. – **mononukleär-phagozytierendes System,** Abk. MPS, mononukleäres Phagozytensystem: im Dienste der Abwehr stehendes Zellsystem; Tab.; s. a. ▸MMS. E mononuclear phagocytic system.

| Zellen | Lokalisation |
|---|---|
| Vorläuferzelle | Knochenmark |
| ↓ | |
| Promonozyt | Knochenmark |
| ↓ | |
| Monozyt | Knochenmark, Blut |
| ↓ | |
| Makrophagen (= Φ) | Bindegewebe (Histiozyten, LANGERHANS-Zellen [Haut]), Leber (KUPFFER-Sternzellen), Lungen (Alveolarmakrophagen), Milz (freie u. fixierte Makrophagen), Lymphknoten (freie u. fixierte Makrophagen), Knochenmark (Makrophagen), seröse Höhlen (Pleura-, Peritoneal-, Synovialmakrophagen), Knochen (Osteoklasten)? ZNS (Mikroglia)? |

**mononukleär-phagozytierendes System.**

**Mono|nu|kleose:** **1)** Zunahme der mononukleären Leukozyten im peripheren Blut. E mononucleosis. **2)** ▸Mononucleosis infectiosa. E infectious m.
**Mono|parese, -paralyse:** teilweise bzw. vollständige Lähmung nur einer Gliedmaße (= Monoplegie) oder eines Gliedabschnittes. E monoparesis.
**mono|phasisch:** in einer Phase (d. h. ohne Wechsel) ablaufend. E monophasic. – **m. Aktionspotential:** *Physiologie* Aktionspotential als Ausschlag in nur eine Richtung bei monopolarer Ableitung mit einer differenten Elektrode (z. B. am Nerv) u. einer indifferenten Elektrode. – **m. Zyklus:** *Gynäkologie* ▸anovulatorischer Zyklus. E m. cycle.
**Mono|phobie:** krankhafte Furcht vor dem Alleinsein. E monophobia.
**Mon|ophthalmie, -opie:** Einäugigkeit; als einseitige, angeborene ▸Anophthalmie oder aber als ▸Zyklopie. E monophthalmia.
**Mono|plegie:** s. u. ▸Monoparese. E monoplegia.
**mono|plo|id:** ▸haploid. E monoploid.
**mono|podale Symmelie:** ▸sirenoide Fehlbildung mit Ausbildung nur eines Fußes. E sympodia.
**mono|polar:** ▸unipolar.
**Mon|orch(i|d)ie:** Vorliegen nur eines Hodens im Hodensack (= einseitige ▸Anorchidie) bei einseitiger Hodenaplasie, i. w. S. bei einseitigem Kryptorchismus. E monorchidism, monorchia.
**Mono|saccharide, Monosen:** einfache, hydrolytisch nicht weiter aufspaltbare ▸Zucker der allgemeinen Formel $[CH_2O]_n$; s. a. ▸Kohlenhydrate. Unterschieden als ▸Aldosen u. ▸Ketosen (mit Aldehyd- bzw. Ketogruppe), nach der Zahl der Kohlenstoffatome als Di- bis Nonosen (Letztere mit 9 C-Atomen). – Unverträglichkeit der M. (= **Monosaccharid|intoleranz**) s. u. ▸Galaktose-, ▸Fructose-, ▸Disaccharidintoleranz, ▸Glucose-Galaktose-Malabsorption. E monosaccharides.
**Mono|somie:** **1)** Fehlen eines Chromosoms im diploiden Chromosomensatz des Genoms; beim Menschen z. B. bei Vorliegen von nur 45 Chromosomen (z. B. 45,X0 bzw. 45,X statt 46,XX bzw. 46,XY). S. a. ▸ULLRICH-TURNER-Syndrom. E monosomy. **2) Monosomus:** *Pathologie* Doppelfehlbildung mit nur einem Körperstamm. E monosomia.

**mono|spezifisch:** *Immunologie* **1)** durch Immunisierung mit einem einzigen Antigen gewonnen (z.B. m. Antiserum). **2)** nur mit einem bestimmten Antigen bzw. einer antigenetischen Determinante reagierend; solche **m. Antikörper** ergeben bei ▸Ouchterlony-Technik eine einzige Präzipitationslinie. S.a. ▸Antikörper, monoklonale. E monospecific.

**Mono|sporiose:** ▸Mykose durch **Monosporum apiosperm(i)um** = Pseudoallescheria boydii = Petriellidum boydii (das imperfekte Stadium von ▸Allescheria boydii). Als Maduramykose, ▸Lungenpetriellidosis.

**mon|ostotisch:** *Pathologie* auf einen Knochen beschränkt. E monostotic.

**mono|sym|ptomatisch:** nur ein Symptom aufweisend, nur mit einem der typischen Symptome. E monosymptomatic.

**mono|syn|aptischer Reflex:** ▸Reflex, dessen Bahn über nur eine ▸Synapse läuft; ▸Eigenreflex (der Skelettmuskulatur). E monosynaptic reflex.

**Mono|therapie:** Therapie mit einem einzigen Wirkstoff (im Gegensatz zur Kombinationstherapie). E monotherapy, single-agent therapy.

**mono|trich:** mit nur einer Geißel. E monotrichous.

**mono|valent:** *Chemie* mit nur einer Valenz. E monovalent. – **m. Antikörper:** inkompletter ▸Antikörper. E m. antibody.

**Mono|ventrikulie:** ▸Cor triloculare biatriatum. E single ventricle.

**mono|zentrisches Chromosom:** das normale, nur ein Zentromer besitzende ▸Chromosom. E monocentric chromosome.

**mono|zygot:** eineiig, sich aus einer einzigen Eizelle herleitend (u. daher genetisch identisch); z.B. m. Zwillinge. E monozygotic.

**Mono|zyt:** die aus dem ▸Promonozyten hervorgehende, größte weiße Blutzelle (∅ 10–24 μm) mit großem, meist gelapptem u. unregelmäßig geformtem Kern (mit lockerem Chromatingerüst). Ist reich an Fermenten (v.a. unspezif. Esterasen) u. befähigt zu Migration u. Phagozytose (s.a. ▸Makrophagen). Ihre Blutverweildauer beträgt 12–24 Std. – Die Zahl im peripheren Blut (des Erwachsenen) beträgt 80–590/μl. S.a. ▸Differentialblutbild; ▸monozyt... E monocyte.

**mono|zy|tär:** auf Monozyten bezüglich; mit ▸Monozytose einhergehend. E monocytic. – **m. Abwehrphase:** s.u. ▸Monozytose. – **m. (Phagozyten-)System:** das ▸retikulohistiozytäre System.

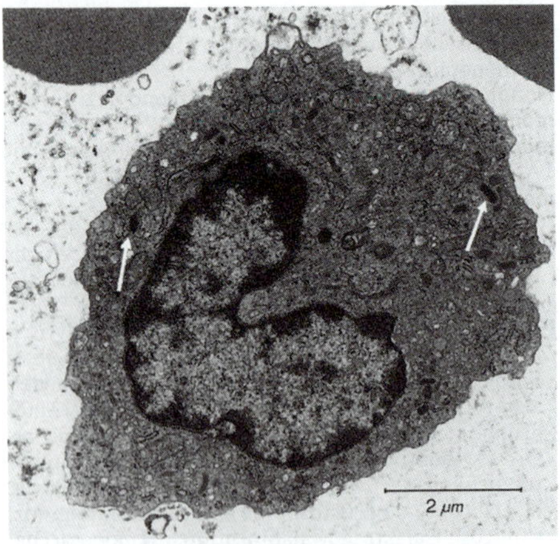


**Monozyt:** intravaskulär gelegene Zelle mit kennzeichnendem bohnenförmigem Kern. Die Organellen des Zytoplasmas, v.a. Golgi-Apparat, RER u. Mitochondrien, sind gut entwickelt. Im Golgi-Apparat entstehen längliche, elektronendichte Granula (→ azurophile Granula der Lichtmikroskopie), die Lysosomen entsprechen u. die Lysozym, saure Hydrolasen, Enzyminhibitoren u.v.a. enthalten (elektronenmikrosk. Aufnahme). [498]

**Monozyten|angina:** lymphoidzellige, mit Monozytose einhergehende Angina (evtl. mit diphtheroiden Belägen, Nekrosen); meist als Initialphase der infektiösen Mononukleose. E monocytic angina.

**Monozyten|leuk|ämie:** akute Leukämie mit Ausschwemmung monozytenähnlicher, meist stark Esterase-positiver Zellen; oft mit erheblicher Gingivahyperplasie; s.a. ▸Leukämie, akute (Typ $M_4$ = myelomonozytär u. $M_5$ = monozytär der ▸FAB-Klassifikation). Als Sonderform unter den ▸myelodysplastischen Syndromen kennt man die chronische myelomonozytäre Leukämie (CMML). E monocytic leukemia.

**Mono|zy|to|penie:** Monozytenverminderung. E monocytopenia.

**Mono|zytose:** Vermehrung der Monozyten im peripheren Blut über 550/μl; v.a. in der monozytären Abwehr- oder Überwindungsphase eines Infektes (ist in der biologischen Leukozytenkurve erfassbar [wie umgekehrt auch die ihr vorangehende anfängliche Monozytopenie]). E monocytosis.

**Monro** (Alexander M. [sec.], 1733–1817, Anatom, Edinburgh). – **M.-Foramen:** ▸Foramen interventriculare; s.a. ▸Monroi-. E Monro's foramen. – **M.(-Richter)-Linie:** Verbindungslinie zwischen Nabel u. vorderem oberem Darmbeinstachel; in ihrem 3. äußeren Viertel liegt der **M.-Punkt** für die Bauchpunktion. S.a. ▸Appendizitis-Schmerzpunkte. E M.-Richter line. – **M.-Punkt:** s.u. ▸Monroe-Richter-Linie.

**Monro(i)-Block:** Liquorblockade im Monro-Foramen, z.B. durch eine **Monroi-Zyste** (als Ependymzyste infolge Ventrikelabschnürung oder infolge Fehlbildung im Vierhügel- oder Brückenwinkelgebiet, meist aber als Kolloidzyste [Paraphysenzyste]). E foramen of Monro block.

**Mons pubis, M. veneris:** der vor u. oberhalb der Symphyse der Frau gelegene, durch ein Unterhautfettpolster bedingte »Schamhügel«; ist postpubertal mit lockerer Schambehaarung bedeckt. E pubic eminence.

**Mon|teg|gia** (Giovanni Batt. M., 1762–1815, ital. Chirurg). – **M.-Fraktur:** Bruch der Elle im oberen Drittel u. Verrenkung des Radiusköpfchens zur Beuge-, seltener zur Streckseite. E Monteggia's fracture. – **M.-Hüftluxation,** Luxatio coxae iliaca: s.u. ▸Hüftluxation. E M.'s dislocation.

**Montelukast:** ein ▸Leukotrien-Rezeptor-Antagonist, ***Anw.*** als Antiasthmatikum (Zusatzbehandlung). E montelukast.

**Montgomery-Drüsen:** ▸Glandulae areolares. E Montgomery's glands.

**Montgomery-Tubus:** ▸T-Tubus.

**Moor|bad, -packung:** Voll- oder Teilbad bzw. Packung unter Verwendung von Torf (▸Peloids) als Brei, Extrakt, Suspension. Das Mittel, ein kohlenstoffreiches Gemenge unter Luftabschluss zersetzter Pflanzen, enthält Cellulose, Lignin, Pektin, Harz, »östrogene Stoffe«, Gerbsäuren, Bitumen, Huminsäuren, Schwefelsäure, Kalk, Silicate. Seine Wirkung wird gedeutet durch die Summation thermophysikalischer (v.a. hohe Wärmehaltung), chemischer u. mechanischer Faktoren auf der Basis von Sorptionseffekten, Ionenaustausch u. hormonaler Beeinflussung. ***Anw.*** v.a. bei chronischen gynäkologischen u. bei schmerzhaften Erkrankungen des Bewegungsapparates u. des Bindegewebes. E moor bath, mudpack.

**Mooren-Hornhautulkus:** ein- oder beidseitig auftretende, sehr schmerzhafte Ulzeration in der Hornhautperipherie mit Gefahr der Perforation. Ursache unklar; tritt in Afrika im Zusammenhang mit Helmintheninfektion auf. E Mooren ulcus.

**Moore-Prothese** (Austin T. M., geb. 1899, Chirurg, Columbia/South Carolina): Hüftkopf-Endoprothese mit durchbrochenem Prothesenstiel (wird – Haftung herbeiführend – vom Knochen durchwachsen). E Moore's prosthesis.

**Moore-Schema:** Phasen-Charakteristik der ▸Verbrennungskrankheit; I: Verbrennungsödem (3–4 Tg.); II:

großflächige Wunde (1–3 Wo.); III: Übergang von kataboler in anabole Stoffwechsellage (3–4 Wo.); IV: Normalisierung u. Rehabilitation (Dauer evtl. monatelang).

**Moos|fasern:** zur Kleinhirnrinde (▶Cortex cerebellaris) leitende afferente Nervenfasern für Impulse aus Rückenmark, verlängertem Mark, Brückenkernen u. – über Kollateralen – Pyramidenbahn; an ihren Enden in der Körnerschicht rosettenförmig verzweigt u. mit Dendriten der GOLGI- u. zahlreicher Körnerzellen über axodendritische Synapsen verbunden (Synapsen haufenförmig von Glia umhüllt [Glomeruli cerebellares]); Impulse enden an PURKINJE-Zellen (z.T. über inhibitor. Zellen: Korb-, Sternzellen). E mossy fibers.

**Moos, Isländisches:** s.u. ▶Lichenes (Lichen islandicus).

**MOPP-Schema:** Abk. für ▶Polychemotherapie mit den Zytostatika **M**ustargenhydrochlorid (= Stickstofflost), **O**ncovin® (= Vincristin), **P**rocarbazin, **P**rednison.

**Morado-Krankheit:** ▶Onchozerkose in Mexiko.

**Mo|ra|xella:** Gattung der Bakterienfamilie **Moraxellaceae** (die die Gattungen Moraxella u. Acinetobacter umfasst u. mit den Neisseriaceae verwandt ist). Kurze, kokkoide gramnegative, sporenlose, unbewegliche (im Fimbrienstadium aber bewegliche) Stäbchen; aerob, benötigen für Wachstum Blut-, Serum- oder Aszitesflüssigkeit; geben positive Oxidasereaktion. – **M. catarrhalis,** Neisseria catarrhalis, Branhamella catarrhalis: Mund-Luftwege-Saprophyt; gelegentlich Erreger von Mundinfektionen, Angina, Meningitis. – **M. lacunata,** MORAX-AXENFELD-Diplobazillus: M.-Art, u. zwar meist zu zweien hintereinander gelagert, aber auch in kurzen Ketten; Erreger der Diplobazillenkonjunktivitis. – **M. lique|faciens,** M. duplex: Erreger der ulzerösen Keratokonjunktivitis u. gewisser Meningitisformen.

**morbid:** krank(haft), kränklich. E morbid.

**Morbidität: 1) Erkrankungsrate:** die in einem bestimmten Zeitraum registrierte Zahl der Krankheitsfälle einer definierten Krankheit, bezogen auf die Bevölkerungszahl. **2)** die Epidemiologie einer Krankheit. E morbidity (rate).

**Mor|billi:** ▶Masern. E measles. – **M. bullosi:** Masernpemphigoid.

**morbilli|formes Exanthem:** masernähnlicher Ausschlag, z.B. Arzneimittel-E. nach Acetylsalicylsäure. E morbilliform exanthema.

**Morbillo|id:** mitigierte ▶Masern.

**morbi|phor:** krankheitsübertragend.

**Mor|bus** *(latein.):* ▶Krankheit. – Einschlägige Eponyme z.B. unter ADDISON-, ALZHEIMER-, BASEDOW-Krankheit etc. E disease. – **M. aneurysmaticus:** Krankheitsbild, das gekennzeichnet ist durch aortoiliakale Aussackungen bei gleichzeitig bestehendem femoropoplitealem Aneurysma. – **M. attonitus:** ▶Katalepsie. – **M. caducus:** ▶Epilepsie. – **M. caeruleus, M. coeruleus:** »Blausucht«; Sammelbegriff für angeborene Herzfehler mit allgemeiner, unter Belastung zunehmender ▶Zyanose (»blue baby«) als Ausdruck eines venös-arteriellen Kurzschlusses (▶Rechts-links-Shunt), z.B. FALLOT-Tetralogie, Transposition der großen Arterien, Truncus arteriosus communis, EBSTEIN-Anomalie. Weitere Symptome: Trommelschlägelfinger u. -zehen, Uhrglasnägel, Hockstellung, verzögerte körperliche Entwicklung, Synkopen durch zerebrale Hypoxämie, kompensatorische Polyglobulie, Hb-Vermehrung. E cyanotic group of congenital heart diseases (with venous-arterial shunt). – **M. embolicus:** rezidivierende Embolien bei nicht entdeckter u./oder nicht sanierter Emboliequelle. – **M. haemolyticus neonatorum,** hämolytische Fetose: »fetale Erythroblastose« mit beschleunigtem Abbau roter Blutkörperchen durch mütterliche Isoantikörper infolge Blutgruppenunverträglichkeit (v.a. bei Rh- oder AB0-Inkompatibilität) zwischen Mutter u. Kind, d.h. bei Rh-Kindern rh-negativer Mütter bzw. bei A- oder B-Kindern von Müttern mit Blutgruppe 0. Grundlage sind Immunprozesse als Folge der Sensibilisierung der Mutter durch Erythrozyten des Fetus, gefolgt von Übertritt inkompletter Antikörper (AK; u. zwar IgG) auf den Fetus, wobei AK des Rh- u. Kell-Systems nur mit fetalen Ery, Anti-AB auch mit extraerythrozytären A- u. B-Rezeptoren reagieren (leichterer Verlauf); die Antikörper wirken als Opsonine oder Hämolysine (v.a. bei Rh- bzw. AB0-Erythroblastose). Rh-Fälle treten allgemein nur bei der 2. oder weiteren Schwangerschaft, AB0-Fälle evtl. schon bei der 1. auf. ***Klinik:*** Hauptsymptome sind Anämie, Gelbsucht (▶Icterus neonatorum gravis), ▶Hydrops universalis (v.a. bei Rh-Erythroblastose), ferner Milz- u. Lebervergrößerung, Retikulozytose, Erythroblastämie, Leukozytose, evtl. Thrombozytopenie, Hypoproteinämie, extramedulläre Erythropoese, abnorme Eisenablagerungen. ***Diagn.:*** vor der Geburt möglich durch Nachweis mütterlicher irregulärer IgG-AK (ab 22. Wo.), durch indirekten COOMBS-Test, wiederholte spektrophotometrische Fruchtwasseruntersuchung, nach der Geburt durch Nachweis Ery-gebundener Rh-AK durch direkten COOMBS-Test u. von IgG durch AB-Gammatest u. durch Bestimmung der – erniedrigten – Acetylcholinesterase in Ery des Neugeborenen. ***Ther. u. Prophyl.:*** Der Zustand bedarf in Anbetracht der Gefahr der ▶Bilirubinenzephalopathie bzw. – pränatal – des Abortes bzw. der Totgeburt der Austauschtransfusion (bei positivem COOMBS-Test), evtl. einer pränatalen fetalen Transfusion; s.a. ▶Blaulichtbestrahlung. – Nach einer 1. Rh-inkompatiblen Schwangerschaft ist Vorbeugung möglich durch Verabfolgung von Anti-D-Gammaglobulin an die Schwangere unter Kontrolle der fetalen Ery im mütterlichen Blut. S.a. ▶Morbus haemorrhagicus. E fetal erythroblastosis. – **M. haemor|rhagicus neo|natorum:** Blutgerinnungsstörung der Neugeborenen durch verminderte Synthese der Vitamin-K-abhängigen Gerinnungsfaktoren. Risikofaktoren sind Stillen, chron. Diarrhö, Antibiotika-Langzeittherapie, Frühgeburt, cholestatischer Ikterus. ***Klinik:*** Blutung am 3.–7. Lebenstag (Melaena, Kephalhämatom, intrakraniell), als Spätmanifestation nach 2–10 Wochen. ***Ther.:*** bei Vitamin-K-Mangelblutungen 2 mg Vitamin K i.v.; Prophylaxe: am 1. u. 4. Lebenstag 2 mg Vitamin K p.o. E hemorrhagic disease of the newborn. – **M. maculosus haemorrhagicus Werlhof:** idiopathische ▶Thrombozytopenie. E Werlhof's disease. – **M. sacer:** ▶Epilepsie.

**Morcellement** *(franz.):* operative Zerstückelung eines »in toto« schwer entfernbaren Gebildes (Organ, Tumor). E morcellation.

**Morel-Ohr:** Ohrmuschel mit vergrößertem oberem Abschnitt. E Morel ear.

**Moreno-Operation:** Bilden eines ▶Ersatzmagens durch Interposition einer zu einem Beutel (»Pouch«) vereinigten Jejunumschlinge.

**Morestin-Souligoux-Drainage:** peritoneale Spüldrainage bei akuter Peritonitis.

**Mor|ga|gni** (GIOVANNI BATT. M., 1682–1771, Anatom, Padua). – **M.-Anhang,** M.-Hydatide: ▶Appendix testis. E Morgagni's appendix. – **M.-Grube:** ▶Fossa navicularis urethrae. – **M.-Hernie:** Zwerchfellhernie im Trigonum sternocostale (**M.-Foramen**). – **M.-Katarakt,** Cataracta hypermatura, C. bursata, C. cystica, C. fluida: ▶Caracta senilis mit Verflüssigung der Linsenrinde u. Absinken des braunen Linsenkerns innerhalb der Linsenkapsel nach unten. S.a. Abb. E Morgagni cataract. – **M.-Krankheit:** ▶ADAMS-STOKES (-MORGAGNI)-Syndrom. – S.a. ▶Hyperostosis cranialis interna. E M.-Adams-Stokes syndrome. – **M.-Krypten:** ▶Sinus anales. E M.'s crypts. – **M.-Papillen:** ▶Columnae anales. – **M.-Syndrom,** M.-MOREL-STEWART-Syndrom: ▶Hyperostosis cranialis interna; s.a. ▶MORGAGNI-Trias. – **M.-Tasche:** ▶Ventriculus laryngis. – **M.-Trias:** Hyperostosis frontalis interna, Adipositas u. Virilismus (Hirsutismus) als Kardinalsymptome der Hyperostosis cranialis interna.

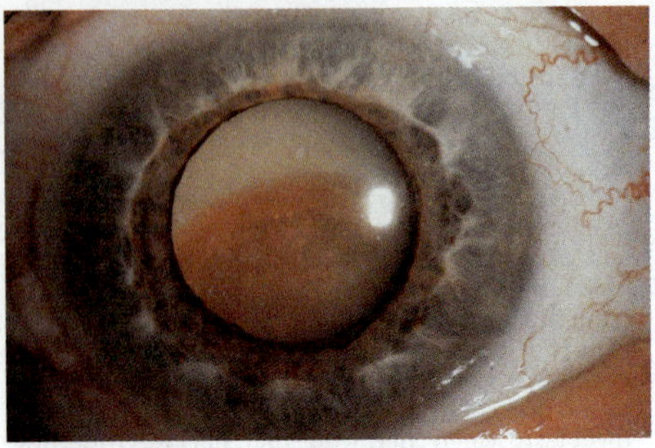

**Morgagni-Katarakt.**[456]

**Morgan-Vererbungstheorie** (THOMAS HUNT M., 1866–1945, Biologe, Pasadena/Cal.; 1933 Nobelpreis für Medizin): erweiterte ▶MENDEL-Lehre mit präzisiertem Gen-Begriff u. Einbeziehung von Koppelung u. Austausch (lineare Anordnung, bestimmte Reihenfolge u. Abstand der Gene in den Koppelungsgruppen etc.).

**Morgensteifigkeit:** Steifheit (»Gefühl des Eingerostetseins«) am Morgen nach dem Erwachen bzw. Aufstehen; angegeben in Minuten bzw. Stunden ihrer Dauer; gilt als Klassifikationskriterium der rheumatoiden Arthritis.

**Mo|ria:** Witzelsucht mit expansiv-jovialem Verhalten; v.a. bei umschriebener Stirnhirnschädigung. E moria, witzelsucht.

**moribund:** sterbenskrank, sterbend. E moribund.

**Moritz-Probe** (FRIEDRICH M., 1861–1938, Internist, Köln): Unterscheidung des Exsudats vom Transsudat anhand einer deutlichen Trübung des Ersteren nach Zusetzen von 1–2 Tropfen 5%iger Essigsäure. S.a. ▶RIVALTA-Probe. E Moritz test.

**morning-after pill** *(engl.):* ▶Pille danach.

**morning-glory(-Phänomen)** *(engl. = Morgenröte):* eine zentrale gliöse Sehnervenfehlbildung mit vergrößerter rötlicher Papille. E morning glory syndrome.

**Moro** (ERNST M., 1874–1971, Kinderarzt, Heidelberg). – **M.-Brei,** M.-Milch: **1)** Butter-Mehl-Brei als Mastnahrung bei Säuglingsdystrophie; besteht aus Vollmilch, Weizenmehl, Butter u. Zucker (100+7+5+5). Als Butter-Mehl-Breinahrung (M.-KLEINSCHMIDT) mit Kohlenhydrat u. Fett (als Einbrenne) angereichert. **2)** mit Fleischbrühe hergestellter Karottenbrei; bei Säuglingsenteritis. – Mit gleicher Indikation M.-Karottensuppe u. Karotten-Schleim-Diät. – **M.-Probe:** ▶Tuberculinreaktion beim Kleinkind durch Einreiben von Tuberculinsalbe in ein centstückgroßes, mit Äther entfettetes Hautareal (meist über dem Sternum); als positive Reaktion (nach ca. 48 Std.) treten beim Tbk-Infizierten u. Tbk-Schutzgeimpften rote, lichenoide, ca. stecknadelkopfgroße Papeln oder bläschenförmige Effloreszenzen auf. E Moro's reaction. – **M.-Reaktion, M.-Reflex,** Umklammerungsreaktion: durch Erschütterung der Unterlage oder Zurückfallenlassen des leicht angehobenen Oberkörpers (»head drop«), d.h. durch Vestibularisreizung ausgelöste Aktionssequenz: Abduktion der gestreckten Arme mit Fingerspreizen u. Öffnen des Mundes, gefolgt von Armadduktion u. -beugung mit Faustschluss, Mundschluss u. Rückkehr in die Ausgangslage; begleitet von Weinen. Ein physiologischer »Schreckreflex« des Neugeborenen u. jungen Säuglings (mit Ursprung in Halsmuskulatur-Rezeptoren?). Fehlen, Asymmetrie oder Überdauern in das 2. Halbjahr deuten auf Zerebralschaden hin. E Moro reflex.

**Moroctocog alfa:** rekombinanter Blutgerinnungsfaktor VIII; ***Anw.*** bei Hämophilie A; ***NW:*** Auftreten von hemmenden Antikörpern. E moroctocog alfa.

**Mor|phaea:** **1)** umschriebene ▶Sklerodermie. Als **M. nigra** mit – follikulärer – Pigmentierung in Form bis zu Melanodermie-artiger Herde. E morphea. **2) M. leprosa:** M.-ähnliche fleckige Herde der tuberkuloiden Lepra, oft entfärbt (= **M. alba**) u. empfindungslos = anästhetisch.

**Mor|phe** *(griech.):* Form, Gestalt, Aussehen; *derm* ▶Effloreszenz.

**Morphin,** Morphinum, Morphium, Abk. Mo.: wichtigstes Alkaloid des ▶Opiums; ***Anw.*** in Form der Salze (v.a. ▶Morphinum hydrochloricum) als stark wirkendes Analgetikum sowie Sucht erzeugendes ▶Betäubungsmittel (s.a. ▶Morphinismus). Als Ersatzmittel dienen ähnlich wirkende, z.T. von M. abgeleitete »reine« oder selektive **Morphin-Agonisten** (»Morphinomimetika«; s.a. ▶Opioide); ***Einteilung u. Wirkst.:*** z.B. die Narkoanalgetika Levomethadon, Pethidin u. Fentanyl (auch Betäubungsmittel), die, wie das M., am μ-Typ der ▶Opioidrezeptoren wirken; partielle selektive M.-Agonisten (z.B. Buprenorphin) erreichen eine geringere Maximalwirkung. Gemischte **Morphin-Agonisten-Antagonisten** (z.B. Pentazocin, Nalbuphin) können an den verschiedenen Rezeptortypen (μ, κ, δ) unterschiedlich wirken (agonistisch oder antagonistisch). E morphine.

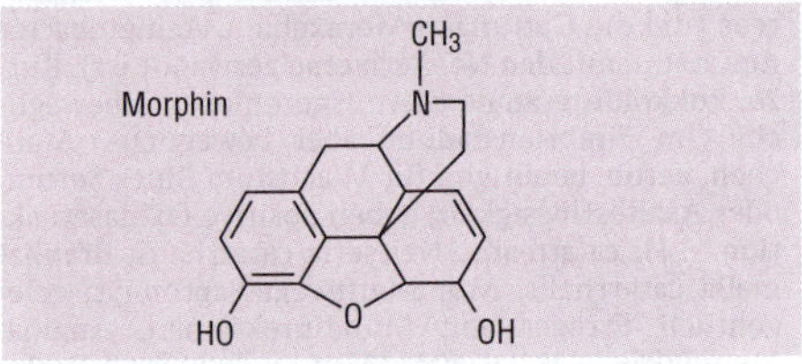


**Morphin.**

**Morphin|abhängigkeit:** ▶Morphinismus.

**Morphin-Antagonisten:** dem Morphin u. anderen Opioiden an den ▶Opioidrezeptoren entgegenwirkende Derivate des **Morphinans** (= vom Morphin-Ringsystem abgeleitete tetrazyklische Verbindung). ***Wirkst. u. Anw.:*** 1) Reine, selektive M. werden v.a. in der Toxikologie u. Anästhesiologie eingesetzt, z.B. Naltrexon (unterstützend nach Opiatentgiftung) u. Naloxon (bei Opioidvergiftung u. zur Antagonisierung von Narkoseüberhängen nach Neuroleptanalgesien); sie wirken als kompetitive ▶Antagonisten am μ-Typ, erst in hoher Konzentration auch an den κ- u. δ-Typen der Opioidrezeptoren. 2) Gemischte Agonisten-Antagonisten wie z.B. Pentazocin u. Nalbuphin wirken an den κ- u. δ-Typen als ▶Morphin-Agonisten, am μ-Typ als Antagonisten. E morphine antagonists.

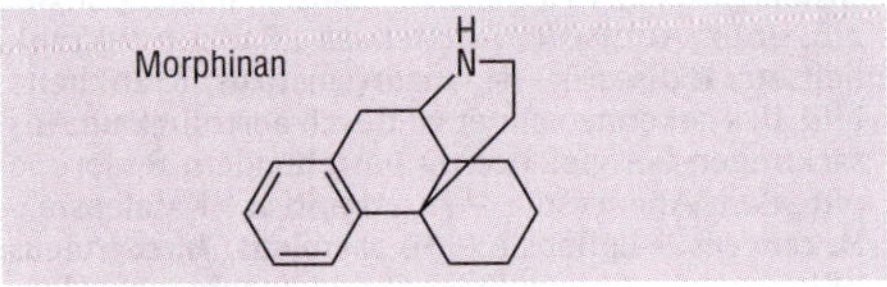


**Morphinan.**

**Morphinismus, Morphinomanie,** Morphinabhängigkeit, Morphinsucht: süchtiges Verlangen nach Morphin (oder analogen Betäubungsmitteln, z.B. Heroin = Diacetylmorphin). Prototyp einer Abhängigkeit bzw. Sucht: Die sich nach mehrfacher Einnahme entwickelnde Toleranz (Gewöhnung) erfordert die Einnahme immer höherer Dosen, um die gleiche euphorisierende Wirkung zu erzielen. M. ist begrenzt meldepflichtig (in Zusammenhang mit Straftaten, Vork. bei Ärzten). ***Klinik:*** Morphin führt zunächst (etwa ½ Std.) zu Anregung u. Leistungssteigerung, dann zu Willensschwäche, Verflachung des Vorstellungsverlaufes; längerer Missbrauch (chronische ▶Morphinvergiftung) führt zu allgemeinem körperlichen u. geistigen Verfall, Appetitlosigkeit, Gewichtsabnahme, Darmstörungen (meist Obstipation), Miosis, Potenzschwäche. ***Ther.*** (auch bei Heroinabhängigkeit): 1) ▶Entgiftung; 2) längere ▶Entzugsbehandlung in qualifizierter Facheinrichtung. – Die Rückfallquote ist relativ hoch; z. T. wird schneller Entzug unter Narkose versucht (»forcierter Narkoseentzug«, »Turboentzug«). – Das auftretende ▶Entzugssyndrom (Unruhe, Erregung, Erbrechen, Durchfälle, Schlaflosigkeit, Depressionen) kann durch Schlaftherapie u. medikamentöse Behandlung mit Clonidin (kurzzeitig!) gemildert werden. Nach vollständiger Entgiftung wird z. T. Naltrexon (▶Morphin-Antagonist) eingesetzt, um Rückfälle zu verhindern. – Unter kontrollierten Bedingungen wird auch Substitutionstherapie mit ▶Morphin-Agonisten (Methadon bzw. Levomethadon; auch Sucht erzeugend: »iatrogene Methadonabhängigkeit«) versucht. E morphinism, morphine addiction.

**Morphin|rezeptoren:** ▶Opioidrezeptoren. E morphine receptor.

**Morphin|sucht:** ▶Morphinismus.

**Morphinum:** ▶Morphin. E morphine. – **M. hydrochloricum:** weißes, lichtempfindl. (Gelbfärbung) Pulver; wichtigstes, oral, rektal, parenteral anwendbares Morphinsalz. Die Einzeldosis beträgt für Erwachsene 10 bis maximal 30 mg, die maximale Tagesdosis 0,1 g. E m. hydrochloride. – **M. methylatum:** ▶Codeinum. E methyl morphine.

**Morphin|vergiftung: 1) M., akute:** Vergiftung durch größere Morphindosen (0,05–0,2 g; $DL_{50}$ bei ca. 0,3 g). ***Klinik:*** anfangs Miosis, später Mydriasis bei schwerer Atemdepression, Erbrechen, Kopfschmerzen, Gesichtsrötung, Somnolenz, Harn- u. Stuhlverhaltung, unregelmäßige u. flache Atmung; später Zyanose, Kreislaufkollaps, Koma, evtl. Tod durch Atemlähmung. ***Ther.:*** Soforttherapie der M. mit dem ▶Morphin-Antagonisten Naloxon (Vorsicht: bei Morphinismus Gefahr eines tödl. ▶Entzugssyndroms). E morphine poisoning, acute morphine intoxication. **2) M., chronische:** ▶Morphinismus. E morphinism.

**Morphium:** alter Ausdruck für ▶Morphin. E morphine.

**Morphoea:** ▶Morphaea. E morphea.

**Mor|pho|genese:** *Embryologie* Bildung von Strukturen u. Formen während der ▶Ontogenese u. Regeneration; s. a. ▶Fetogenese. E morphogenesis.

**Morpho|gnosie:** Formerkennen durch den Tastsinn; s. a. ▶Stereognosie. E morphognosia.

**Morpho|logie:** Lehre von Bau u. Gestalt (Morphe) der Lebewesen u. ihrer Organe. E morphology.

**morphologisch:** gestaltlich; die ▶Morphologie betreffend. E morphologic.

**Morph|opsie:** komplexe optische Halluzination (meist farbig) mit ▶Makro- oder Mikropsie; bei Schädigung des Hinterhauptslappens. E morphopsia.

**Morquio-Syndrom** (Louis M., 1867–1935, Kinderarzt, Montevideo), spondyloepiphysäre Dysplasie: autosomal-rezessiv erbliche ▶Mucopolysaccharidose Typ IV (A u. B) mit enchondraler ▶Dysostose. Der Enzymdefekt betrifft die N-Acetyl-galaktosamin-6-sulfatase bzw. die β-Galaktosidase und bewirkt Abbaustörung von Keratansulfat mit Keratansulfaturie). ***Klinik:*** Störung der Entwicklung der Epi- u. Metaphysen der Knochen, die zu disproportioniertem Zwerg- oder Minderwuchs führt; es bestehen Wirbelsäulenanomalien (flache Wirbelkörper, kurzer Rumpf, Hypoplasie des Dens axis, Kyphose, Kyphoskoliose), Brustkorbdeformität (Pectus carinatum), Hyperelastizität der Gelenke, Hornhauttrübungen, Zahnschmelzunterentwicklung, Hörstörungen. Intelligenz (u. Geschlechtsreifung) meist normal. Der Typ B mit schwächer ausgeprägter Symptomatik. – Sondertypen wurden benannt nach Hässler u. Catel-Hempel (»Schnauzengesicht« ohne Mimik). E Morquio's syndrome (A = galactosamine-6-sulfatase deficiency; B = beta-galactosidase deficiency).

**Morris-Punkt:** ▶Appendizitis-Schmerzpunkt ca. 4 cm seitlich u. unterhalb des Nabels (auf der Verbindungslinie zum rechten oberen Darmbeinstachel). E Morris point.

**Morris-Syndrom:** komplette testikuläre ▶Feminisierung. E Morris syndrome.

**Mors** *(latein.):* der Tod. E death. – **M. pu|ta|ti|va:** Scheintod. E apparent d. – **M. su|bi|ta:** plötzlicher Tod, z. B. Sekundenherztod. – **M. s. infantum:** ▶Kindstod, plötzlicher. E sudden (crib) death.

**morsitans** *(latein.):* beißend, stechend.

**Morsus** *(latein.):* Biss(wunde). E bite.

**Mortalität:** ▶Sterblichkeit; *statist* Sterbeziffer: die Verminderung der Bevölkerungszahl durch Tod (s. a. ▶Letalität), i. e. S. (»Sterberate«) die Prozentzahl der Todesfälle in einem bestimmten Zeitraum, bezogen auf die Gesamtbevölkerung oder auf Bevölkerungsteile (z. B. ▶Säuglingssterblichkeit; s. a. ▶perinatal…). E mortality, death rate.

**Morton-Augenspiegel:** elektrischer Handaugenspiegel mit Anordnung von Plus- u. Minusgläsern in einer drehbaren Scheibe. E Morton's ophthalmoscope.

**Morton-Neuralgie, M.-Syndrom** (Thomas G. M., 1835–1903, Chirurg, Philadelphia): anfallsweise einseitige Schmerzen in den distalen Mittelfußknochen (IV, seltener III oder II) mit Ausstrahlung in beide Nachbarzehen; auch durch Druck an der Fußsohle auslösbar. Beruht auf Reizung der Plantarnerven bei Senk-Spreiz-Fuß (Nerv/Nerven meist spindelförmig aufgetrieben infolge ischämischer Fibrose nach primärer Gefäßdegeneration). E Morton's neuralgia.

**Mo|ru|la** *(latein. = kleine Maulbeere):* bei vielzelligen Tieren der durch totale ▶Furchung der befruchteten Eizelle entstandene Zellkomplex mit höckeriger Oberfläche. E morula. – **M. vesicularis:** ▶Blastozyste.

**Morula(r)zelle:** »Maulbeerzelle«, ▶Mott-Zelle. E morula cell.

**Morvan-Syndrom** (Augustin M. M., 1819–1897, franz. Arzt): **1) M.-Chorea:** schleichend beginnende Sonderform der Myoklonie. Mit Muskelschwäche, -schmerzen, -krämpfen, faszikulären Zuckungen, überlagert von Ängstlichkeit, Depression u. vegetativen Störungen. Wahrscheinlich toxischer oder autoimmuner Spätschaden nach z. B. Puerperalfieber, Goldtherapie, Hypothalamuserkrankung?. E Morvan's chorea. **2) M.-Gangrän:** verstümmelnde Symptomatik bei Läsionen des Halsmarks (z. B. Syringomyelie); mit Malum perforans, schmerzlosen Panaritien, Knochenbrüchigkeit, evtl. Abstoßung einzelner Finger(glieder). E M.'s disease.

**Mosaik:** *Biologie* **1) M., genetisches,** Variegation: Organismus mit Zellen (bzw. Gewebssektoren) verschiedenen ▶Genotyps, die aus einem einzigen Karyotyp hervorgegangen sind (s. a. ▶Chimäre), u. zwar infolge somatischer (die Körperzellen betreffender) Mutationen der Gene oder der Chromosomen (**chromosomales M.**) während der Entwicklung der Gewebe. Häufigste Ursache: mitotische Non-Disjunction, mitotische Elimination; soweit sie Sexchromosomen betreffen, führen sie zu Zwittertum, z. B. als X0/XY-M. bei echten Hermaphroditen. E mosaic. **2) M., phänotypisches:** die Ausbildung eines alternativen (erst ♂, dann ♀) Phänotyps infolge Änderung der inneren oder äußeren Bedingungen, z. B. bei bestimmten Hermaphroditismus-Typen. E mosaicism.

**Mosaik-Tetra|somie:** s. u. ▶Tetrasomie.

**Mosaik-Tri|somie:** s. u. ▶Trisomie.

**Mos|chatin:** Eledoisin; gefäßerweiterndes, Hypotonie auslösendes Krakengift.

**Moschcowitz(-Singer-Symmers)-Syndrom** (Eli M., 1879–1964, Arzt, New York), thrombotische Mikroangiopathie: akut einsetzende thrombotisch-thrombozytopenische ▶Purpura mit hämolytischer Anämie, Fragmentozyten im peripheren Blut, flüchtigen neurologischen u. psychischen Störungen (v. a. Benommenheit, Hemiplegie, Aphasie, Krämpfe), Fieber, Niereninsuffizienz. Es treten hyaline Thromben in Arteriolen aller Organe u. eosinophile Massen zwischen Intima u. Media der Blutgefäße auf. E Moschcowitz disease, thrombotic microangiopathy.

**Mosetig-Batist** (Albert Ritter von M.-Moorhof, 1838–1907, Chirurg, Wien): wasserdichter Verband-

M

stoff aus feinem Baumwollgewebe mit Zellwollbeimischung, bds. überzogen mit vulkanisiertem Kautschuk.

**Moskito:** Bez. für Stechmücken [Diptera], v.a. der Gattung Culicidae. E mosquito.

**Moskito|klemme:** *Chirurgie* Klemme mit punktuell fassendem Maulteil; s.a. ▶Halsted-Klemme. E mosquito clamp.

**Mosse-Syndrom** (Max M., 1873–1936, Internist, Berlin): ▶Polycythaemia rubra vera mit Milztumor, Urobilinikterus u. Leberzirrhose. S.a. ▶myeloproliferative Syndrome. E Mosse's syndrome.

**Moszkowicz** (Ludwig M., geb. 1873, Chirurg, Wien). – **M.-Kollateralzeichen:** eine trotz Abklemmung der Hauptarterie einsetzende reaktive Hyperämie an einer für mindestens 2 Min. blutleer gemachten Gliedmaße nach Lösen der Blutleere als Beweis für ausreichenden Kollateralkreislauf. E Moszkowicz's collateral sign. – **M.-Operation:** Verödung von Krampfadern (▶Varikose) des Beines durch Injektion eines Verödungsmittels in die Vene nach deren hoch am Oberschenkel erfolgter, mit Teilresektion kombinierter Unterbindung. S.a. ▶Moschcowitz. E M.'s operation.

**Mother-Baby-Endoskop** *(engl.):* »Endoskop im Endoskop«; Technik zur ▶Endoskopie des Gallengangs, bei welcher ein dünneres Choledochoskop durch den Instrumentierkanal eines großvolumigeren Duodenoskops in den Gallengang eingeführt wird. Ermöglicht z.B. Biopsien aus dem Gallengang oder eine elektrohydraulische ▶Lithotripsie unter direkter Sicht.

**Mo|ti|lin:** von spezifischen, in der Dünndarmschleimhaut gelegenen endokrinen Zellen gebildetes Hormon, das u.a. die Motilität des Magens u. Dünndarms steigert. E motilin.

**Motilität:** das Bewegungsvermögen; i.e.S. die unwillkürlichen Bewegungsvorgänge, je nach Organ bezeichnet z.B. als Magen-, Darm-M.; i.w.S. aber auch die Beweglichkeit als Leistung der Skelettmuskulatur (s.a. ▶Motorik; ▶Neutral-Null-Methode). E motility.

**Motilitäts|psychosen, autonome:** von Wernicke geprägter, umstrittener Begriff. Nach Kleist »Randpsychosen« der manisch-depressiven Krankheit mit Störung des Bewegungsantriebes (v.a. der Reaktivbewegungen; s.u. ▶hyper- u. ▶akinetisch) u. starker Neigung zu Periodizität (die Hyperkinese u. motorische Erregung evtl. einer Katatonie gleichend, evtl. in Stupor umschlagend). E Wernicke-Kleist motility psychosis.

**Motivation:** *Psychologie* Beweggründe des Handelns; das Gesamt der seelisch-dynamischen Faktoren, die das augenblickliche Verhalten bestimmen. E motivation.

**Moto|logie:** Diplomstudiengang, der Sport- u. Bewegungspädagogen eine umfassende Kenntnis der menschlichen Motorik u. deren Anw. in Erziehung u. Therapie ermöglichen soll.

**Moto|neuron:** letztes Neuron in der efferenten Innervation der Skelettmuskulatur. Besteht aus einer Ganglienzelle im Vorderhorn des Rückenmarks (bzw. in Hirnnerven) u. dem Neuriten, der die Nervenzellen innerviert. Die Neuriten der spinalen M. gehen an Muskelfasern: die der (größeren) $\alpha$-M. an extrafusale (Skelettmuskel-)Fasern, an denen sie motorische Endplatten bilden. Die der kleineren $\gamma$-M. enden an intrafusalen (in ▶Muskelspindeln gelegenen) Muskelfasern. Sämtliche Nervenfaser-Typen stehen unter dem Einfluss vieler Kerne des Zentralnervensystems u. bilden damit die »gemeinsame Endstrecke« der motorischen Leitungsbahn. Die $\alpha$-M. geben ferner Kollateralen ab an rückläufig zu Motoneuronen leitende ▶Renshaw-Zellen, die hemmend-modulierend in die Bewegungsabläufe eingreifen. Die Zellkörper (= Perikaryen) der $\alpha$-M. erhalten über Synapsen sämtliche erregenden u. hemmenden Impulse des zentralen Nervensystems (höhere motorische Hirnzentren), welche über motorische Leitungsbahnen (▶Pyramidenbahn; EPS-Bahnen) direkt oder über Zwischenneurone an sie herangeleitet werden. Ferner nehmen die Perikaryen der $\alpha$-M. Signale auf, die aus der Peripherie stammen, v.a. aus den von $\gamma$-M. innervierten Muskelspindeln (»Konvergenz der Erregungen«). Die motorischen Impulse führen bei Überleitung (s.a. ▶motorische Einheit) zu einer Kontraktion der Muskelfasern des Skelettmuskels. Diese Kontraktion ist eng gekoppelt an die Funktion der $\gamma$-M., deren Neuriten ($\gamma_1$- u. $\gamma_2$-Nervenfasern) zu in der ▶Muskelspindel gelegenen Fasern verlaufen, die als Empfindlichkeitsregler ebenfalls von zentral her zur Kontraktion angeregt werden. Dadurch werden (wie dies auch bei ihren passiven Längenänderungen der Fall ist) sensible Rezeptoren der Muskelspindel erregt, u. der entsprechende Impuls wird – z.T. über den ▶Eigenapparat des Rückenmarks – an $\alpha$-M. geleitet. Dort bahnt er weitere Impulse und ist so (als »Servomechanismus«) am Kontraktionsgeschehen beteiligt. Das M., dessen Neuriten ein Element des gemischten peripheren Nervs bilden, hat auch trophische Funktionen für die Muskeln: Schädigung der $\alpha$-M. führt zu spinaler ▶Muskelatrophie, Störung der aus der Spindel kommenden Impulsleitung zu ▶Ataxie. E motoneuron, motor neuron.

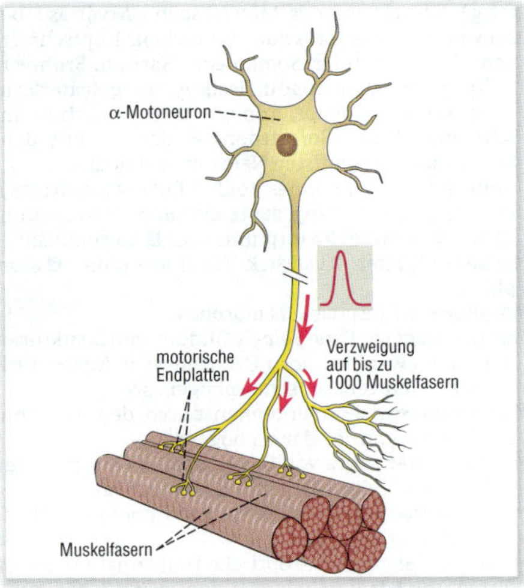


**Motoneuron:** Eine motorische Einheit des Skelettmuskels besteht aus einem $\alpha$-Motoneuron mit allen von diesem Neuron innervierten Muskelfasern, wobei jede Muskelfaser nur eine motorische Endplatte besitzt. [165]

**Motorik:** die von der Hirnrinde (= kortikal) über das pyramidal-motorische System gesteuerten u. über das extrapyramidal-motorische System modulierten aktiven Bewegungsvorgänge des willkürlichen Systems; s.a. ▶Willkürmotorik (s.a. ▶Statomotorik). Die Vorgänge stets in enger Verknüpfung mit der Sensibilität u. Sensorik (»Sensomotorik«). Störungen der M. v.a. bei Erkrankungen des Bewegungs- u. Nervensystems; s.a. ▶Motilität. – I.w.S. auch Bez. für die einschlägigen »motorischen Systeme« selbst. E motoricity.

**motorisch:** *Physiologie* der Bewegung dienend; die Motorik betreffend. E motor, motorial. – **m. Aphasie:** s.u. ▶Aphasie. E m. aphasia. – **m. Bahn:** Leitungsbahn (Tractus), gebildet von absteigend leitenden (= efferenten) Neuriten motorischer Nervenzellen der Großhirnrinde (motorischer ▶Kortex), die als 1. Neuron in der ▶Pyramidenbahn zu den ▶Motoneuronen (Mn.) verlaufen; wird fortgesetzt durch die Neuriten der Mn., die in rein motorischen oder – zusammen mit sensiblen afferenten Fasern – in gemischten peripheren Nerven ihre Zielorgane (Muskeln) erreichen. Wird ergänzt durch Bahnen aus Kleinhirn(kernen) u. weitere extrapyramidale Bahnen, ferner – die Hirnnerven betreffend – durch Fibrae corticonucleares, die in der zentralen Pyramidenbahn zu den Kernen der motor. Hirnnerven verlaufen, wo die Impulsleitung zu den motor. Endplatten u. Zielmuskeln von Neuriten der entsprechenden Zellen übernommen wird. E m. tract. – **m. Einheit:** Funktionseinheit aus ▸Motoneuron u. den von ihm innervierten Muskelfasern. E m. unit. – **m. Endplatte:** ▸Endplatte. – **m. evozierte Potentiale:** s.u. ▸evozierte Potentiale. – **m. Punkt:** äußerer Bereich eines Muskels, unter dem sich die Endplattenzone befindet; wird als Stimulationspunkt für direkte faradische Erregung benützt. – **m. Rinde:** die mit motorischen Nervenzellen ausgestatteten Bereiche der Großhirnrinde, i.e.S. der beidseitige Gyrus precentralis (Area 4; primär motor. Rindenfeld) u. die umgebenden Areae 5–8 als »Supplementärfelder«. Ursprungsbereich des 1. Neurons der motor. Bahn (Fibrae corticospinales u. -nucleares); s.a. ▸Homunculus (dort Abb.). E m. cortex. – **m. Unruhe:** übermäßige Spontanbewegungen beim psychisch Kranken; s.a. psychomotorische ▸Erregung. E m. excitation. – **m. Vorderhornzelle:** spinales ▸Motoneuron. – **m. Wurzel:** ▸Radix ventralis der Spinalnerven; s.a. ▸Radix motoria des Nervus trigeminus. E m. root.

**motorius** *(latein.):* motorisch. E motor.

**Motorproteine:** Proteine wie ▸Dynein u. ▸Kinesin, die an Mikrotubuli haften u. für den intrazellulären Transport von Zellorganellen verantwortlich sind.

**Motten|fraß:** **1)** fleckförmige syphilitische Alopezie. **2)** fleckiger Knochensubstanzabbau, z.B. bei Osteomyelosklerose/-fibrose-Mischformen. **3) Mottenfraßnekrose:** *Pathologie* ▸Piecemeal-Nekrose (der Leberzelle).

**Mott-Zelle** (SIR FREDERIK W. M., 1853–1926, Internist, London), Morularzelle, Maulbeerzelle: bei Plasmozytom vorkommende ▸Plasmazelle mit Vakuolen, die den größten Teil des Zytoplasmas ausfüllen u. amorphe Proteine enthalten. S.a. ▸Traubenzelle. E Mott cell.

**mouches volantes** *(franz.):* das »Mückensehen« als entoptische Erscheinung (z.B. bei Glaskörpertrübung, Netzhautablösung). E floaters.

**Mouchet** (ALBERT M., 1869–1963, franz. Chirurg). – **M.-Köhler-Syndrom:** ▸PREISER-Krankheit. – **M.-Syndrom:** aseptische Epiphysennekrose der Talusrolle.

**Moulage** *(franz. = Abguss): anat* aus Wachs, Kunststoff etc. hergestelltes Modell eines Organs, Körperteiles; *radiol* aus Stentmasse etc. gefertigte, Strahler (z.B. Radiumzellen) tragende Auflage, die – in Größe u. Form dem Krankheitsherd entsprechend – für die Kurzdistanztherapie auf der Körperoberfläche angebracht wird. E moulage.

**Mounier-Kuhn-Syndrom:** angeborene Erweiterung der Trachea. E Mounier-Kuhn syndrome.

**moutons** *(franz.):* ▸Ekchymosen als Frühsymptom der Druckfallkrankheit.

**MOV:** Abk. für ▸Multiorganversagen.

**Moxaverin:** ein myotropes ▸Spasmolytikum (Papaverin-Derivat); ***Anw.*** als durchblutungsförderndes Mittel u. Nootropikum. E moxaverine.

**Moxibustion, Moxa** *(japan. mogusa = Brennkranz):* der ▸Akupunktur entsprechende Methode der ▸Traditionellen Chinesischen Medizin; Setzen etwa centgroßer Brennstellen (meist Abbrennen kleiner Kegel aus getrocknetem Beifuß) in bestimmten, etwa den Akupunkturstellen entsprechenden Hautarealen. E moxibustion, moxa.

**Moxifloxacin:** ein ▸Breitspektrum-Gyrasehemmer der Gruppe IV. E moxifloxacin.

**Moxonidin:** zentral wirksames Antihypertonikum ($\alpha_2$-Rezeptoragonist). ***Wirkung:*** Blutdrucksenkung durch Erniedrigung des peripheren Widerstands sowohl unter Belastung als auch in Ruhe. Herzminutenvolumen u. Organperfusion bleiben unverändert.

**Mozambique-Geschwür:** ▸Ulcus phagedaenicum tropicum in Ostafrika.

**Mozolewlski-Shunt:** Interarytenoid-Ösophagealfistel zur Stimmrehabilitation nach subtotaler ▸Laryngektomie. E arytenoid-vocal shunt.

**MP, 6-MP:** Abk. für ▸Mercaptopurin.

**MPA:** Abk. für ▸Medroxyprogesteronacetat.

**M-Phase:** Abk. für die Mitosephase (▸Mitose) des Zellzyklus.

**MPI,** Abk. für Max-Planck-Institut: wissenschaftliche Einrichtung der Max-Planck-Gesellschaft.

**MPPG,** Abk. für Magnesium-Pyridoxal-5'-Phosphat-Glutamat: ein ▸Lipidsenker. ***Anw.*** zur Ther. primärer u. sekundärer Hyperlipoproteinämien.

**M-Protein:** **1)** Makroglobulin WALDENSTRÖM; s.a. ▸M-Gradient. E macroprotein Waldenström. **2)** Protein in A-Streptokokken (als Resistenzfaktor gegen Phagozytose). **3)** ein typenspezifischer Eiweißkörper der Pneumokokken (s.a. ▸Streptococcus pneumoniae)

**MPS:** **1)** Abk. für ▸myeloproliferative Syndrome. **2)** Abk. für mononukleäres Phagozytensystem: ▸MMS. **3)** Abk. für ▸Mucopolysaccharide.

**MPX:** Abk. für ▸Myeloperoxidase.

**MRD** *(engl.)* Abk. für minimal residual disease: ▸Resterkrankung, minimale.

**m-Rezeptoren:** **1)** Abk. für ▸Muscarin-Rezeptoren. **2) my-Rezeptoren:** unkorrekte Bez. für den µ-Typ der ▸Opioidrezeptoren.

**MRH** *(engl.)* Abk. für MSH-releasing-Hormon: ▸Melanoliberin.

**MRI** *(engl.)* Abk. für magnetic resonance imaging: ▸Kernspinresonanztomographie.

**M.R.K.-Syndrom:** Abk. für ▸Mayer-Rokitansky-Küster-Syndrom.

**mRNA, mRNS** *(engl.)* Abk. für messenger ribonucleic acid: ▸Messenger-Ribonucleinsäure.

**MRSA,** Abk. für Methicillin-resistente Staphylococcus-aureus-Stämme, multi-resistente Staphylococcus-aureus: ▸Staphylococcus-aureus-Stämme, die gegen die Testsubstanz Methicillin u. allen Betalaktam-Antibiotika resistent sind und zu Mehrfachresistenz gegenüber allen Stoffklassen neigen, außer bisher gegenüber Glykopeptiden (z.B. Vancomycin). Problemkeime bei infektiösem ▸Hopitalismus. E methicillin-resistant Staphylococcus aureus.

**MRSE,** Abk. für Methicillin-resistente Staphylococcus-epidermidis-Stämme: analog zu ▸MRSA multiresistente ▸Staphylococcus-epidermidis-Stämme.

**MR-Tomographie,** Abk. **MRT:** ▸Kernspinresonanztomographie. E MRI.

**MS:** **1)** *Neurologie* Abk. für ▸multiple Sklerose. **2)** *Kardiologie* Abk. für ▸Mitral(klappen)stenose.

**MSA:** Abk. für ▸Multisystematrophie.

**MSF** *(engl.)* Abk. für macrophage-slowing factor: ▸Migrationsinhibitionsfaktor.

**MSH,** Abk. für Melanozyten stimulierendes Hormon: ▸Melanotropin. E MSH. – **MSH-RH:** ▸Melanoliberin.

**M-Streifen,** Mesophragma: die dünne, anisotrope »Mittelscheibe«, die den HENSEN-Streifen der quer gestreiften Myofibrille halbiert. E M-line.

**3-M-Syndrom:** ▸MMM-Syndrom.

**MTA:** Abk. für medizinisch-technische Assistentin.

**MTD:** Abk. für mittlere Tagesdosis. E average daily dose.

**M.T.D.:** *Pharmazie* latein. Rezepturanweisung »mitte tales doses« (Verteile auf ... gleiche Dosen!).

**mtDNS, mtDNA:** Abk. für ▸mitochondriale DNS.

**MTH; MTM,** Abk. für Mithramycin: ▸Plicamycin.

**MTS** *(engl.)* Abk. für mouse thyroid stimulator: ▸long-acting thyroid stimulator.

**MTU:** Abk. für ▸Methylthiouracil.

**MTX:** Abk. für ▸Methotrexat.

**MU,** Abk. für Milliunit: Millieinheit, z.B. als Enzymeinheit. E mU.

**Muc.:** Abk. für ▸Mucilago. E muc.

**Mulci...:** s.a. ▸Muzi...

**Mucilaginosum, Mucilago,** Abk. Muc.: Arzneimittel aus pflanzlichen Schleimdrogen oder aus synthetischen Schleimstoffen; ***Wirkung:*** einhüllend, reizmindernd, erweichend, mild laxierend. E mucilage.

**Mu|cin(e):** »Schleimstoffe«; große Glykoproteine mit besonders vielen O-glykosidisch verbundenen Oligosaccharid-Seitenketten; unterschieden werden 6 verschiedene M. im schützenden ▸Schleim v.a. der Schleimhäute; z.B. die von Nebenzellen gebildete M.-Schicht der Magenschleimhaut, die die Zellen vor der Säureeinwirkung bewahrt. E mucins.

**Mucin-like-Carcinoma-associated-Antigen** *(engl.)* Abk. MCA: ▸Tumormarker (tumorassoziiertes Antigen); Hauptanw. bei Mammakarzinom.

**muci|parus:** *Anatomie* Schleim bildend. E muciparous.

**Muckle-Wells-Syndrom:** ▸Urtikaria-Taubheits-Syndrom. E Muckle-Wells syndrome.

**Muco...:** s.a. ▸Muko...

**Mu|co|id:** ▸Mukoid. E mucoid.

**Muco|lipidose:** autosomal-rezessiv erbliche lysosomale Speicherkrankheit mit Speicherung von Oligosacchariden. **M. Typ I:** Sialidose; **M. Typ II:** Störungen im Abbau von Glykosaminoglykanen, Glykolipiden u. Glykoproteinen mit konsekutiver schwerster psychomotorischer Retardierung u. Skelettanomalien. Symptome sind u.a. Hepatosplenomegalie u. Hernien, Untergewicht bei der Geburt, Tod im 4.–5. Lj.; **M. Typ III:** Störungen im Stoffwechsel von Glykosaminoglykanen, Glykolipiden u. Glykoproteinen als Folge eines Defekts in der Biogenese lysosomaler Enzym. Klin. unterschieden werden eine leichte, eine schwere sowie eine klassische Form mit intermediärem Krankheitsbild. Symptome wie bei einer abgeschwächten M. II, u.a. inkonstante Hepatosplenomegalie, Minderwuchs sowie weitere Symptome der M. II in unterschiedlicher Ausprägung. **M. Typ IV:** intrazelluläre Ablagerungen von Gangliosiden u. Glykosaminoglykanen, wahrscheinlich verursacht durch den Defekt einer Gangliosid-spezifischen Neuraminidase. Symptome u.a. Organvergrößerungen, Reflexsteigerung u. EPMS-Symptome, leichte psychomotorische Retardierung. E mucolipidosis.

**Mucolytica:** s.u. ▸Expectorantia. E mucolytics.

**Muco|poly|sac|charase:** ▸Hyaluronidase. E mucopolysaccharidase.

**Mucopolysaccharide,** Abk. MPS: die in der Grundsubstanz des Bindegewebes vorkommenden ▸Glykosaminoglykane. E mucopolysaccharides.

**Muco|poly|saccharidosen,** Mukopolysaccharidosen: angeborene lysosomale Speicherkrankheiten (Thesaurismosen) mit Veränderungen des Skelettsystems, des ZNS, viszeraler Organe, der Haut u. des Endokards; beruhen auf einer Störung des enzymat. Abbaus der sauren Mucopolysaccharide (▸Glykosaminoglykane) durch die Lysosomen, in welchen sie abgelagert werden (im ZNS zusätzlich Gangliosidablagerung). Gespeichert werden 4 Typen von Glykosaminoglykanen (je nach Krankheitstyp mit unterschiedlichem Verteilungsmuster; Speicherung einzeln oder kombiniert). Als **Typ I-H** das ▸PFAUNDLER-HURLER-Syndrom (= **Hurler-Krankheit**), **Typ I-S** die ▸**Ullrich-Scheie-Krankheit**, **Typ I-H/S** die ▸HURLER-SCHEIE-Variante. – Als **Typ II** das ▸HUNTER-Syndrom (früher Typ V), als **Typ III** das ▸SANFILIPPO-Syndrom (mit den Typen A–D), als **Typ IV** das ▸MORQUIO-Syndrom (als Typ IV a = Galaktosamin-6-sulfatase-Mangel; als Typ IV b = Betagalaktosidasemangel), als **Typ VI** das ▸MAROTEAUX-LAMY-Syndrom; als **Typ VII** eine autosomal-rezessiv erbl. Enzymopathie mit Mangel an β-Glucuronidase; klinische Zeichen: Skelettfehlbildungen mit mäßiger Dysmorphie, Hornhauttrübungen, evtl. auch eingeschränkte Intelligenz. E mucopolysaccharidoses.

**Mucopolysaccharid|urie:** Ausscheidung von ▸Glykosaminoglykanen im Harn; bei Mucopolysaccharidosen, symptomatisch bei Arachnodaktylie, Kollagenosen (v.a. Erythematodes visceralis). E mucopolysacchariduria.

**Muco|proteine:** Glykoproteine mit einem Kohlenhydratanteil < 4 %. E mucoproteins.

**Mu|cor:** ein Kopfschimmel der Familie Mucoraceae [Mucorales]; auf organischen Stoffen saprophytär lebende ▸Zygomyzeten; fakultative Parasiten des Menschen: ▸Mukormykose.

**Mu|cosa:** ▸Tunica mucosa (= Schleimhaut); s.a. ▸Mukosa... E mucosa.

**Muco|sul|fa|ti|do|se:** Enzymopathie als Kombination von Sulfatidlipidose (mit Mangel an Sulfatase) u. Mucopolysaccharidstörung. Führt zu diffuser Demyelinisation u. zu Sulfatidablagerung (u.a. zu metachromatischer ▸Leukodystrophie bis zu vollständiger Dezerebrierung); s.a. ▸AUSTIN, ▸SCHOLZ... E mucosulfatidosis.

**mucosus** *(latein.):* schleimig; *bakt* s.u. ▸M-Form. E mucous.

**Muco|vis|ci|do|sis:** ▸Mukoviszidose. E cystic fibrosis.

**Mu|cus** *(latein.):* ▸Schleim. E mucus.

**Mücken:** ▸Nematocera. E mosquitos.

**Mücken|sehen:** ▸mouches volantes.

**Müdigkeits-Syndrom, chronisches,** chron. Erschöpfungssyndrom: Symptomenkomplex mit dem Leitsymptom einer mindestens 6 Monate andauernden Erschöpfung (ohne eine diese erklärende Grundkrankheit) u. weiteren diagnostischen Nebenkriterien, von denen mindestens 4 vorliegen müssen; s. Tab. E chronic fatigue syndrome, Abk. CFS.

| **Hauptkriterien** | |
|---|---|
| 1. | unerklärbare, persistierende oder rekurrierende Erschöpfung für die Dauer von mindestens 6 Monaten, welche zu einer substantiellen Reduktion der vorherigen Aktivität geführt hat |
| 2. | Ausschluss anderer Krankheiten, welche die Erschöpfung erklären |
| 3. | kein notwendiger Ausschluss folgender Erkrankungen: Fibromyalgie, Angsterkrankung, Somatisierungsstörung, reaktive Depression, Neurasthenie, Multiple-chemical-Sensitivity-Syndrom |
| **Nebenkriterien** | |
| 1. | Beeinträchtigung des Kurzzeitgedächtnisses u. der Konzentration |
| 2. | Pharyngitis |
| 3. | schmerzhafte zervikale oder axilläre Lymphknoten |
| 4. | Myalgien |
| 5. | Arthralgien |
| 6. | Kopfschmerzen |
| 7. | kein erholsamer Schlaf |
| 8. | Unwohlsein nach körperlicher Anstrengung |
| *Das CFS gilt als gesichert bei Vorliegen der Hauptkriterien u. mindestens vier Nebenkriterien.* | |
| **idiopathic chronic fatigue (ICF)** | |
| alle Fälle chronischer Erschöpfung, welche nicht die Kriterien des CFS erfüllen | |

**Müdigkeitssyndrom, chronisches:** Definition der »International CFS Study Group« (nach FUKUDA et al.). [217]

**Mühlradgeräusch,** bruit de moulin: ein pulssynchrones ▸Herzgeräusch bei Hämato- oder Pyopneumoperikard u. bei venöser Luftembolie; am Liegenden meist deutlicher, bei massiver Luftembolie ohne Stethoskop hörbar. E mill-wheel murmur.

**Mueller** (1) ARTHUR M., 1863–1926, Frauenarzt, München; 2) HEINRICH M., 1820–1864, Anatom, Würzburg). – **M.-Armlösung** (ARTHUR M.): *Geburtshilfe* s.u. ▸Armlösung. E Mueller's armmaneuver. – **M.-Muskel** (HEINRICH M.): zirkuläre innere Fasern des

Ziliarmuskels (= ▶ Fibrae circulares m. ciliaris); diese sind mit den Fibrae meridionales gegenseitig durchflochten (**M.-Brücke-Muskel**). E Mueller's muscle. – **M.-Stützfasern** (HEINRICH M.): Fortsätze der die Netzhaut durchsetzenden glykogenreichen Neuroglia-Zellen (**M.-Stützzellen** [Gliocytus radialis]; mit Perikaryen in der inneren Körnerschicht), die als »Radiärfasern« die angrenzenden Nerven- u. Sinneszellen (deren Innenglieder) umfassen. Ihre Kerne liegen in der inneren ▶ Körnerschicht; ihre Enden bilden die Membrana limitans (externa u. interna) = ▶ Stratum l. externum u. internum. Außer Stützfunktion auch Stoffwechselfunktionen. E M.'s radial cells.

**Müller** (1) JOHANNES M., 1801–1858, Anatom, Physiologe, Berlin; 2) WALTER M., geb. 1888, Chirurg, Königsberg). – **M.-Atemversuch** (JOHANNES M.): kräftiges Anspannen der Einatmungsmuskulatur bei geschlossenen oberen Atemwegen nach maximaler Ausatmung; bewirkt Absinken des intrathorakalen Druckes (»negativer ▶ VALSALVA-Versuch«) mit Erweiterung des Herzens u. vermehrtem venösem Rückfluss. ***Anw.*** u.a. zur Verdeutlichung eines Trikuspidaleinströmungsgeräusches bei Rechtsherzinsuffizienz, als Zwerchfellfunktionsprobe. E Müller's maneuver. – **M.-Gang** (JOHANNES M.): ▶ Ductus paramesonephricus. E M.'s duct. – **M.-Gesetz** (JOHANNES M.), G. der spezifischen Reizbarkeit: Ein einzelner Sinn kann nur Empfindungen der zugehörigen ▶ Empfindungsmodaliät vermitteln, gleichgültig ob bei adäquater oder inadäquater Reizung. E M.'s law. – **M.-Syndrom** (WALTER M.), M.-WEISS-Krankheit: Kahnbeinmalazie = aseptische Epiphysennekrose des Os naviculare pedis. – Unterschied zur ▶ KÖHLER-Krankheit: spätes Manifestationsalter, Doppelseitigkeit (oft zeitlich nacheinander u. verschieden stark). E Müller-Weiss disease.

**Mụller|asthma:** ▶ Mehlasthma; diskutiert wird Auslösung durch Getreidegrannen. E miller's asthma.

**Mụller|krätze:** als »Pseudokrätze« Einsprengungen kleinster Eisenpartikel in der Unterarmhaut, herrührend von dem zum »Schärfen« der Mühlsteine gebrauchten Hammer.

**Münchhausen-Stellvertreter-Syndrom:** pädiatrische Variante des ▶ Münchhausen-Syndroms, bei dem gesunde Kinder auf Verlangen ihrer Eltern u. unter Vorspiegelung pathologischer Symptome häufig ärztlichen Untersuchungen zugeführt werden. E Muenchhausen (syndrome) by proxy.

**Münchhausen-Syndrom:** neurotische Fehlhaltung, bei der Beschwerden u. Krankheiten vorgetäuscht, evtl. auch durch Selbstschädigung erzeugt werden, z.B. um einen Krankenhausaufenthalt, eine Operation zu erreichen. E Muenchhausen syndrome.

**Mụnchmeyer-Syndrom:** eine autosomal-dominant erbliche, kaudalwärts fortschreitende ossifizierende Myositis (mit Verkalkung der Muskulatur u. des Bindegewebes). E Münchmeyer's disease.

**münzenförmig:** ▶ nummularis. E nummiform.

**Mụnzen|klirren,** bruit d'airain: scheppernder Perkussionsschall über Lungenkavernen. E cracked pot sound.

**Mụnzen|zählen:** *Neurologie* ▶ Pillendrehen (als Tremor). E coin-counting.

**Mụtzen|verband:** *Chirurgie* ▶ Capitium.

**M. u. f.** *(latein.)* Abk. für **M**isce **u**t **f**iat: *Pharmazie* Rezepturanweisung; »Mische, um daraus ... herzustellen«.

**Mụff|plastik:** v.a. für Hautdefekte am Handrücken geeignete Brückenlappenplastik (meist mit Bauchhaut), wobei die Gliedmaße wie in einen Muff unter den Lappen geführt wird.

**MUGA** *(engl.)* Abk. für **mu**ltiple **g**ated data **a**cquisition: die quantitative Sequenzszintigraphie. S.u. ▶ Ventrikelszintigraphie.

**MUḲ:** Abk. für **m**aximale ▶ **U**nfall**k**onzentration.

**Mu|ko...:** Wortteil »Schleim(gehalt, -haut)«; s.a. ▶ Muc(o)..., ▶ Muz..., ▶ Myx(o)...

**Muko|epidermoịd|tumor:** von den Zellen der Ausführungsgänge ausgehender Parotistumor uneinheitlicher Dignität; z.T. maligne Verlaufsformen beobachtet. E mucoepidermoid carcinoma.

**muko|epitheliale Dysplasie,** Candidiasis, chronische mukokutane: autosomal-dominant erblicher ▶ Immundefekt der T-Zell-Reihe, der sich bei Kleinkindern durch schwere ▶ Candidamycosis zeigt; fortschreitende Augen- u. Lungen- sowie Haut- u. Schleimhautveränderungen. E hereditary mucoepithelial dysplasia, chronic mucocutaneous candidiasis.

**mukọs:** schleimig, Schleim bildend (teilsynonym mit muzinös, myxomatös, mukoid). E mucous.

**Muko|graphịe:** Autoradiographie der Magenschleimhaut.

**Muko|ịd:** **1)** *Pathologie* ▶ KLESTADT-Zyste. **2) Mucoid:** Schleim bildende Kohlenhydrat-Eiweiß-Komplexverbindungen (= Mucoproteine; enthalten Glykosaminoglykane, Hexosamin); z.B. in Speichel, Magensaft, Urin, Synovialflüssigkeit, Knorpel, Sehnen. E mucoid.

**muko|ịd:** schleimähnlich, einen muzinähnlichen Stoff bildend. E mucoid, mucinoid. – **m. Degeneration:** s.u. ▶ Degeneration. – **m. Drüsen:** Drüsen im Magen u. Zwölffingerdarm, die einen – im Gegensatz zum Muzin – phosphorfreien, in Salzsäure unlöslichen, in kalter Essigsäure gerinnenden Schleim bilden.

**Muko|itịn|schwefelsäure:** in Muzinen vorkommendes Glykosaminoglykan (vermutlich Komplexe aus Hyaluronsäure, Chondroitinsulfat u. Proteoglykan); obsoleter Begriff. E mucoitin-(poly)sulfuric acid.

**Muko|klạse:** Schleimhautverschorfung durch Elektrokoagulation. E mucoclasis.

**muko|kutạn:** Haut u. Schleimhaut betreffend; z.B. **m. Candidiasis** (▶ mukoepitheliale Dysplasie), **m. Lymphknotensyndrom** (▶ Kawasaki-Krankheit). E mucocutaneous.

**Mukolipidose:** ▶ Mucolipidose.

**Muko|lyse:** Verflüssigung von Schleim, z.B. durch **Mukolytika** (s.u. ▶ Expektoranzien). E mucolysis.

**Muko|peri|ọst:** *Otologie* die Einheit aus der Mukosa (mit extrem dünner Submukosa) u. dem Periost des Mittelohres. Bei chron. Otitis media stark verändert (prismatisches statt kub. Epithel, Drüsenhyperplasie, Submukosaödem, Gefäßsprossungen). E mucoperiosteum.

**Muko|poly...:** *Biochemie* s.u. ▶ Mucopoly...

**muko|purulẹnt:** schleimig-eitrig. E mucopurulent.

**Mụ|kor|mykose:** akute ▶ Mykose durch fakultativ pathogene ▶ Mucor-Arten (u.a. Rhizopus, Absidia). Meist »opportunistisch« (z.B. bei Diabetes mellitus, Leukämie), mit Sitz z.B. in der Nase ▶ Rhinophykomykose; in Lungen, Darm, Gehirn metastasierend), an der Eichel (»**Mụkor-Balanitis**«), in der Haut (Paronychie), im Herz; evtl. – als Sepsis – mit Granulom- u. Abszessbildungen. E mucormycosis.

**Mukor|rhọ̈:** krankhaft vermehrte Ausscheidung von Schleim. E mucorrhea.

**Mu|kọ|sa:** Tunica mucosa, ▶ Schleimhaut. E mucosa.

**Mukosa|block (der Eisenresorption):** s.u. ▶ Apoferritin. S.a. ▶ Darmschranke.

**Mukọsa|prolaps:** falsches Divertikel durch Schleimhautvordringen durch die Organwandung. E mucosa prolapse.

**Muko|sị|tis:** Schleimhautentzündung. E mucositis.

**Muko|stạse:** Rückstau von Schleim; z.B. von Bronchialschleim infolge krankhafter Schleimviskosität, Versagens der Flimmerepithelfunktion, eines Abflusshindernisses. E mucous congestion.

**Mu|kọ|sus-Form:** *Bakteriologie* ▶ M-Form. E mucoid colony.

**Mukọsus|otitis:** akute Otitis media durch ▶ Streptococcus pneumoniae; mit schleichendem, symptomarmem Verlauf u. nur geringer Trommelfellreizung; fast stets mit latenter Mastoiditis. E mucosus otitis.

**Muko|tomịe:** bei chronischer Rhinitis hypertrophicans Abtragung der verdickten Schleimhaut der Nasenmuscheln. E mucotomy.

**Muko|tympanum:** Kurzform für Seromukotympanum (= chronische seromuköse ▶Otitis media).
**Muk(o)|urie:** Schleimabgang aus der Harnröhre.
**Muko|vis|zi|do|se,** zystische (Pankreas-)Fibrose, cystische Fibrose, Abk. CF: angeborenes, autosomal-rezessiv vererbtes Multiorgansyndrom. Gehört zu den häufigsten angeborenen Stoffwechselerkrankungen (ca. 1:2000 Neugeborene in Europa). ***Ätiol.:*** hervorgerufen durch Mangel an CFTR (cystic fibrosis transmembrane regulator), einem Regulatorprotein des Chlorid-Transports durch die Zellmembran mit konsekutiver Erhöhung der Viskosität von Körpersekreten. Lokalisiert ist der Enzymdefekt auf Chromosom 7. Es resultiert eine Beeinflussung des aktiven Chlorid-Transports v.a. aus epithelialen Zellen. ***Klinik:*** Die schwersten Folgeerscheinungen finden sich pulmonal (chron. Bronchitis) u. intestinal. Gastrointestinale Manifestationen (in der Reihenfolge ihres Auftretens) sind Mekoniumileus, Pankreasinsuffizienz, Maldigestion, Rektumprolaps, Cholestase mit Gallepfropfsyndrom, Icterus prolongatus, cholestatische Leberzirrhose. ***Diagn.:*** erhöhte Osmolalität u. erhöhter NaCl-Gehalt des Schweißes; beim Neugeborenen-Screening routinemäßig mittels Schweißtest. ***Ther.:*** Die Behandlung ist bisher nur symptomatisch möglich mit dem Ziel der möglichst langen Aufrechterhaltung der Organfunktionen. Physiotherapie (Klopfdrainage betroffener Lungenabschnitte), Inhalationen, Antibiotika, Substitution von Pankreasenzymen, hochkalor. Diät. ***Progn.:*** Die mittlere Lebenserwartung beträgt aufgrund steigender Therapieerfolge mittlerweile 25–35 Jahre. Tod vor dem 1. Lj. fast ausschließlich an intestinalen Komplikationen, später überwiegend Folge des Lungenbefalls einschl. Herzversagen durch Überlastung des Lungenkreislaufs. **E** mucoviscidosis, cystic fibrosis.
**Muko|zele,** Schleimzyste: durch Abflussbehinderung bedingte Ansammlung von Schleim in vorgebildeten Hohlorganen (= Retentionszyste); z.B. im Wurmfortsatz (bei entzündlich-narbiger Stenose [= Appendicitis myxoglobulosa], durch Kotstein, Abknickung etc.; Gefahr von ▶Gallertbauch u. ▶Carcinoma mucoides), in Nasennebenhöhlen u. Tränensack (= Dakryozele). **E** mucocele.
**Muko|zyt:** Schleim bildende Zelle. **E** mucocyte.
**Mulden|plastik:** Hüftarthroplastik (bei Koxarthrose) durch fräsende Neuformung der Hüftgelenkpfanne (mit Anpassung auch des Hüftkopfes) u. Einpflanzen einer muldenförm. Hüftpfannen-▶Endoprothese (z.B. Vitalliummulde = »Cup«). **E** cup orthoplasty.
**Mull:** ▶Verbandmull.
**Mullerian inhibiting factor** *(engl.)* Abk. MIF: Hormon, das bei Knaben die Regression der MÜLLER-Gänge bewirkt.
**mult|an|gulus** *(latein.):* vieleckig. **E** multangular.
**mul|ti-:** Wortteil »viel«, »mehrfach«; s.a. ▶pluri-, ▶poly-, ▶hyper-.
**multi|cellularis** *(latein.):* vielzellig. **E** multicellular.
**Multi|ceps:** Gattung mittelgroßer Bandwürmer [Taeniidae] der Hunde, Füchse; Entwicklung der Finne (Coenurus) erfolgt in Säugetieren, selten im Menschen. **E** Multiceps. – **M. multiceps,** Taenia s. Polycephalus mult., Quesenbandwurm: 40–100 cm lange Multiceps-Art mit 4-wöchiger Präpatentperiode; die Finne (bei Wiederkäuern [Haustieren], selten beim Menschen) verursacht ▶Coenurosis.
**multi|core disease** *(engl.):* ▶Zentralfibrillenmyopathie.
**Multi|enzym|komplex:** heteropolymeres Protein aus assoziierten Enzymen (Enzymaggregat), das mehrstufige Folgereaktionen katalysiert, z.B. der ▶Pyruvatdehydrogenasekomplex. **E** multienzyme complex.
**multi|faktoriell:** durch eine Vielzahl von Faktoren bedingt; z.B. *genet* multifaktorieller Erbgang. **E** multifactorial.
**Multi|fidus|dreieck-Syndrom:** Neuralgie-artige Schmerzen zwischen der Lendenwirbelsäule u. dem oberen hinteren Darmbeinstachel (d.h. im Bereich der – insgesamt einen gefiedert-gespaltenen Aspekt bietenden – ▶Musculi multifidi des LWS-Bereiches), ausstrahlend in Gesäß u. Oberschenkel; beruht auf einem Reizzustand der Wirbelgelenke $L_{2-5}$, Fehlhaltung u. Nervenwurzelirritation. **E** multifidus-triangle syndrome.

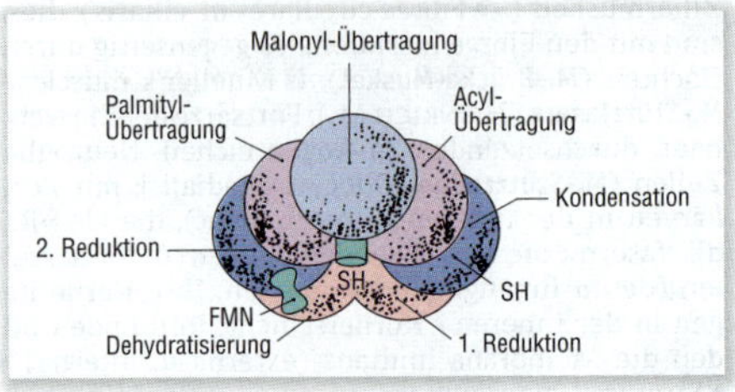

**Multienzymkomplex:** hypothetische Struktur des M. für die Fettsäure-Biosynthese nach LYNEN. [50]

**Multi|fokalität:** mehrere Karzinomherde eines ▶Mammakarzinoms innerhalb des betroffenen Quadranten (i.d.R. nicht mehr als 2 cm vom größten Primärherd entfernt). S.a. ▶Multizentrizität.
**multi|glandulär:** ▶pluriglandulär.
**Multi|gravida,** Plurigravida: die zum wiederholten Male Schwangere; s.a. ▶Multipara. **E** multigravida.
**Multi|imager, Multiformatkamera** *(engl.):* elektronen- u. mechanooptisches System zur Belichtung eines Röntgenfilms mit mehreren Einzelbildern (unterschiedliche Bildformate [= Anzahl der Bilder/Film] sind möglich). Anwendungsgebiete: z.B. Computertomographie, MRT, Nuklearmedizin, Bestrahlungsplanung.
**multikausale Pathogenese:** Krankheitsentstehung auf dem Boden vieler beteiligter Faktoren (Vorerkrankungen, Umweltbelastung, ungünstige Lebensweise, Belastung aus dem psychosozialen Umfeld etc.).
**multi|lobu|laris, -lobulär** *(latein.):* viel-, mehrlappig. **E** multilobular.
**multi|locularis,** plurilocularis: an vielen Stellen bestehend; vielkammerig. **E** multilocular.
**multimodal:** auf vielen (verschiedenen) Wegen, verschiedenartig, auch im Sinne von ganzheitlich.
**multimodales Therapiekonzept:** Behandlung, die verschiedene therapeutische Ansätze im Sinne der ▶multikausalen Pathogenese sinnvoll kombiniert; zu unterscheiden von der ▶Polypragmasie; Anw. v.a. in der ▶Schmerztherapie, ▶Naturheilverfahren, ▶Regulationsmedizin.
**Multi|morbidität:** das gleichzeit. Bestehen mehrerer Krankheiten bei einer Person; ▶Polypathie.
**multi|nu|clearis, -nukleär:** vielkernig. **E** multinuclear.
**Multi|organ|versagen:** gleichzeitiges Versagen bzw. schwere Funktionseinschränkung verschiedener lebenswichtiger Organe (Niere, Leber, Lunge); tritt meist im Rahmen eines protrahierten ▶Schocks als Folge der Minderperfusion auf. **E** multiple organ failure.
**Multi|para,** Pluripara: die »Mehrgebärende«, d.h. eine Frau, die bereits mindestens 2 Schwangerschaften ausgetragen hat. **E** multipara.
**multi|partial:** mehrteilig, aus mehreren Komponenten bestehend; z.B. **m.** (= multivalenter) **▶Impfstoff**. **E** multipartial.
**mul|tipel,** multiplex: vielfach, vielfältig. **E** multiple. – **m. Allelie:** *Genetik* mehrfache Allelie (▶Allel). – **m. endokrine Neoplasie:** ▶MEN. – **m. Osteomatose:** multiple kartilaginäre ▶Exostosen.
**Multiple-chemical-Sensitivity-Syndrom** *(engl.)* Abk. MCS-Syndrom: erhöhte individuelle Empfindlichkeit gegen verschiedene (überwiegend synthetische), chemisch meist nicht verwandte Substanzen, die Symptome in mehreren Organsystemen auslöst. Die Konzentrationen, die zu den Beschwerden füh-

ren, liegen weit unterhalb der sonst bekannten Wirkschwelle. Noch weitgehend ungeklärtes, rein deskriptives Krankheitsbild, für das bisher weder gesicherte Erkenntnisse zur Pathogen./Ätiol., noch allg. akzeptierte Tests zur Diagnostik vorliegen. ***Klinik:*** Zu den häufigsten Symptomen gehören Kopfschmerzen, Augenbrennen, Nasenlaufen; Müdigkeit u. Abgeschlagenheit; Konzentrationsschwierigkeiten, Verlust des Kurzzeitgedächtnisses u. depressive Verstimmung; Schmerzen im Bewegungsapparat, Schwindel; Atemwegsbeschwerden. In der Regel eine Kombination mehrerer Beschwerden, im Verlauf häufig zunehmend.

**multiple Persönlichkeit(sstörung),** dissoziative Identitätsstörung (nach DSM-IV): seltene, zu den dissoziativen Persönlichkeitsstörungen gerechnete psychische Erkrankung, bei der kontrovers diskutiert wird, in welchem Ausmaß sie iatrogen erzeugt oder kulturspezifisch ist (nach ICD-10). Wird ursächlich v.a. mit schweren kindlichen Traumen (z.B. sexuellem Missbrauch, Misshandlung) in Verbindung gebracht. Als Hauptmerkmal gilt das offensichtliche Vorhandensein von zwei oder mehr unterscheidbaren Identitäten oder Persönlichkeitszuständen in einer Person, wobei zu einem Zeitpunkt immer nur eine Persönlichkeit nachweisbar ist, die jeweils keinen (oder fast keinen) Zugang zur Existenz oder zu den Erinnerungen der anderen hat.

**multiple Sklerose,** Encephalomyelitis disseminata, disseminierte Enzephalomyelitis, demyelinisierende Encephalomyelitis, Entmarkungs-Encephalomyelitis, Polysklerose, Sclerosis multiplex, Sclerose en plaque disseminée, CHARCOT-Krankheit: relativ häufige Entmarkungskrankheit des zentralen Nervensystems mit herdförmig regellos verteiltem Markscheidenzerfall, perivaskulären Infiltraten, gliösen Proliferationen u. Narben. Exogen oder endogen induzierter autogener immunologischer Prozess. Tritt vorwiegend im 20.–50. Lj. auf. Verteilung Frauen zu Männer im Verhältnis 1,2 : 1–2 : 1; eine familiäre Häufung kommt in 3–12 % der Fälle vor. ***Ätiol.:*** möglicherweise vielfältig; angenommen wird u.a. eine wahrscheinlich im Kindesalter eintretende latente sog. Slow-Virus-Infektion, die erst nach Jahren klinisch fassbare Ausfallserscheinungen hervorruft durch die aus ihr resultierende Autoaggressionskrankheit. Diese wird ausgelöst durch Präsentation des »basischen Markscheidenproteins« des ZNS durch Astrozyten an T-Lymphozyten, die aktiviert die Astrozyten u. danach die Markscheiden zerstören. Gestützt wird die autoimmunologische bzw. immunologische Genese durch die Nachweisbarkeit dieses Proteins sowie durch den Nachweis von Antikörpern gegen Hirnlipide und von glio- bzw. myelinotoxischen Antikörpern des Typs 19S u. 7S der Immunglobuline, die selektiv Markscheiden angreifen. ***Klinik:*** Symptome (nicht spezifisch) sind: pseudoneurasthenisches oder -rheumatisches Prodromalstadium; Hirnnervenausfälle (retrobulbäre Neuritis, Augenmuskellähmung, skandierende Sprache), spastische Lähmungen, Kleinhirnsymptome, Sensibilitäts-, Blasen- u. Mastdarmstörungen; Euphorie, später Demenz (s.a. ▸CHARCOT-, ▸MARBURG-Trias). Verlauf schubweise mit Remissionen oder chronisch-progredient. ***Diagn.:*** im Liquor meist leichte Pleozytose u. albuminokolloidale Dissoziation mit pathologischem Liquor/Serum-Immunquotienten; intrathekale IgG-Bildung u. Nachweis oligoklonaler Banden. Die Diagnostik wird entscheidend mitbestimmt durch akustisch u. visuell ▸evozierte Potentiale, NMR, CT. ***Ther.:*** Verkürzung von Schüben durch hoch dosierte Kurzzeitapplikation von Steroiden; Azathrioprin, Glatirameracetat, Methotrexat, Mitoxantron oder immunmodulierende Behandlung z.B. mit Interferonen zur Verringerung der Frequenz u. Intensität der Schübe; Cyclophosphamid bei chron.-progressivem Verlauf. Symptomlinderung mit Parasympatholytika (Blasenfunktion), Spasmolytika (Muskelrelaxation); begleitend Physiotherapie. **E** multiple sclerosis, disseminated sclerosis.

**Multiplet(t):** aus mehreren Komponenten bestehendes Gebilde; *physiol* Mehrfach-Aktionspotential (»Potentialgruppe«; als Du-, Tri-, Quadriplet = Doppel-, Drei-, Vierfachentladung usw.).

**multi|plex** *(latein.):* zahlreich, ▸multipel.

**Multiplex-Typ der Polyneuritis:** ▸Polyneuritis mit asymmetrischer, wahllos anmutender Lokalisation, z.B. bei Diabetes mellitus. ***Klinik:*** schlaffe Lähmungen, verminderte Reflexaktivität, Störung der Oberflächen- u. Tiefensensibilität, vegetative Störungen. S.a. ▸Mononeuritis multiplex. **E** multiple neuropathy.

**Multi|plier** *(engl.):* ▸Sekundärelektronenvervielfacher.

**multi|polar:** mehrpolig; mit vielen Fortsätzen. **E** multipolar.

**Multi|punktur:** Impftechnik (v.a. gegen Pocken, Tbk), bei der gleichzeitig an mehreren Hautstellen Impfstoff eingebracht wird, z.B. mittels eines dornenbewehrten Plastikringes (oder Metallscheibe). Als Tuberculintest mittels Stempel mit 42-mm-Zacken (= ▸Disk-Tine-Test) mit Alttuberculin (mit gereinigtem Tuberculin als Tubergen-Test). **E** multiple puncture technique.

**Multi|system|atrophie,** Abk. MSA: neurodegenerative Erkrankung des mittleren Erwachsenenalters, die sporadisch auftritt und gekennzeichnet ist durch eine Kombination von autonomen Störungen u. PARKINSON-Symptomatik oder zerebellarer Ataxie. Die Ätiologie ist unbekannt. Spezifisches Merkmal sind α-Synuklein-positive Ablagerungen in Oligodendrozyten (glial cytoplasmic inclusions = GCI). ***Klinik:*** Die klinische Diagnosestellung ist schwierig. Wahrscheinlich ist eine MSA, wenn neben den autonomen Störungen (schwere orthostatische Hypotonie oder dauerhafte Urininkontinenz) eine zerebellare Dysfunktion oder ein schwer zu behandelndes PARKINSON-Syndrom vorliegt. Die autonomen Störungen treten häufig Jahre vor den Bewegungsstörungen auf; nach Beginn der neurol. Symptomatik i.d.R. schnelle Progredienz. Häufigste Todesursache sind Bronchopneumonien (infolge Hypokinese u. Immobilität). ***Diagn.:*** Schädel-MRT, PET, SPECT (DD zur PARKINSON-Krankh.). **E** multiple system atrophy.

**multi|valent,** polyvalent: mit mehreren Valenzen; z.B. multivalenter ▸Impfstoff. **E** multivalent.

**multi|valvulär:** mit vielen Klappen; mehrere Herzklappen betreffend (z.B. als Herzfehler). **E** multivalvular.

**multi|vesikulär:** viele Bläschen enthaltend, z.B. *zytol* **m. Körperchen** (als Zelleinschlusskörper), *parasitol* m. ▸Echinococcus. **E** multivesicular.

**Multi|zentrizität:** das gleichzeitige Auftreten von ein oder mehreren Karzinomherden eines ▸Mammakarzinoms in verschiedenen Quadranten. S.a. ▸Multifokalität.

**Mumifikation, Mumifizierung: 1)** trockene Gangrän. **E** mummification. **2)** Austrocknung u. Schrumpfung des in utero abgestorbenen Fetus.

**Mumps,** Parotitis epidemica, Salivitis epidemica: akute Infektionskrankheit durch das gleichnamige RNS-Virus der Paramyxo-Gruppe. Nichteitrige Entzündung der Speicheldrüse(n) u. evtl. der Bauchspeicheldrüse, der Hoden (▸Mumps-Orchitis) bzw. Eierstöcke, des ZNS (▸Mumps-Meningoenzephalitis). Infektion erfolgt nur durch direkten Kontakt (z.B. ist Speichel 2–4 Tage vor bis 5–7 Tage nach Krankheitsmanifestation infektiös). ***Klinik:*** Nach der Inkubationszeit (18–21 [12–35] Tage) treten als uncharakteristische Prodromi Kopf-, Hals-, Ohren-, Nackenschmerzen u. subfebrile Temperatur auf, danach eine einseitige, nach 1–3 Tagen beidseitige Schwellung der Ohrspeicheldrüse (Parotis), die 3–7 Tage besteht. In ca. 75 % der Fälle sind auch die anderen Speicheldrüsen (Submandibularis, Sublingualis) betroffen. Die umgebende, teigige, schmerzhafte

M

Schwellung (Kollateralödem) führt zu Abstehen des Ohres, Behinderung seitlicher Kopfbewegungen u. des Kauens und zu Ohrenschmerzen; die Drüsenausführungsgänge sind gerötet. Ferner Mattigkeit, Appetitlosigkeit, Erbrechen. Gelegentlich auch Schwellung von Tränendrüsen, Schilddrüse, Thymus; bei Mädchen in der Pubertät auch Mastitis, Ovariitis, Bartholinitis; sehr selten Endomyokarditis, Nephritis, Gelenkbeschwerden, Exantheme. Die Progn. ist günstig. Nach Heilung besteht lebenslange Immunität. ***Diagn.:*** relative Lympho- u. Monozytose; die klin. Diagnose wird erhärtet durch KBR, Hämagglutinationshemmtest, ELISA, Virusnachweis in Speichel, Liquor, Harn, Rachenabstrich. ***Prophyl.:*** Schutzimpfung mit abgeschwächter Lebendvakzine (z.B. JERYL-LYNN-Stamm) ab 2. Lj.; ungefährlich; lang anhaltender Schutz. E mumps, epidemic parotitis.

**Mumps-Meningitis:** bei ca. 1/3 der Mumps-Erkrankungen vorkommende ▸Meningitis (zugleich mit oder nach der Drüsenschwellung). Bei 40–50 % der Fälle mit Eiweiß- u. Zellvermehrung (»Pleozytose«) im Liquor cerebrospin.; meist nur geringe Nackensteife. S.a. ▸Mumps-Meningoenzephalitis. E mumps-meningitis.

**Mumps-Meningoenzephalitis:** Meningoenzephalitis als Mumps-Komplikation. Evtl. nur als reine Enzephalitis (Hirnnervenausfälle, v.a. II u. IV, seltener V u. VII; Innenohrschaden, evtl. bleibende Taubheit) oder reine Meningitis (▸Mumps-Meningitis). E mumps-meningoencephalitis.

**Mumps-Orchitis:** fieberhafte ▸Orchitis als Mumpsfolge (bei Adoleszenten); evtl. auch mit Entzündung der Nebenhoden, Samenstränge, Prostata. Gefahr der Hodenatrophie u. – bei beidseitigem Befall – der ▸Azoospermie. Prophyl.: Gaben von Mumps-Hyperimmunglobulin (Effekt fraglich). E mumps-orchitis.

**Mund:** ▸Os; s.a. ▸Cavitas, ▸Vestibulum; ▸Oro..., ▸Chil..., ▸Cheil... E mouth.

**Mund|amöbe:** ▸Entamoeba gingivalis. E oral ameba.

**Mund|atmung:** Atmung durch den offenen Mund; meist bei behinderter Nasenatmung (z.B. Rachenmandelhyperplasie), bei Bissanomalie (v.a. Prognathie), Debilität (z.B. bei Kretinismus); ferner habituell. Folgen: nächtliche Erstickungsanfälle, Schnarchen, Rhinolalia clausa, Geruchsstörung (respiratorische Anosmie), Luftwegskatarrhe, evtl. Spitzgaumen. E mouth breathing.

**Mund|boden,** Mundhöhlenboden: der untere Abschluss der Mundhöhle = die Weichteile zwischen Unterkieferkörper u. Zungenbein: (von oben nach unten) Mundschleimhaut u. beidseitige Unterzungendrüse, Zungenbeinmuskeln (von oben nach unten: Musculus genioglossus, geniohyoideus, mylohyoideus [quer ausgespannt; bedeckt die beidseitige Unterkieferdrüse], digastricus). E floor of the mouth.

**Mundboden|atmung:** inspiratorische Kinnbewegung mit Öffnen des Mundes als Vorläufer der Schnappatmung (z.B. bei Säuglingsasphyxie).

**Mundboden|phlegmone:** im Mundboden ablaufende ▸Phlegmone; i.e.S. die tiefe Halsphlegmone (Angina Ludovici) mit Ursprung z.B. in Zahnkaries, geschwüriger ▸Stomatitis, örtlichem Lymphknotenabszess. Brettharte, schmerzhafte Infiltration, Schluckschmerzen, Mundsperre, Sprachbehinderung, septische Allgemeinsymptome. – Gefahr der eitrigen Einschmelzung mit Mediastinitis, Meningitis; evtl. para- u. retropharyngealer Abszess. E Ludwig's angina.

**Mundboden|zyste:** **1)** Dermoidzyste aus versprengten Epithelzellen der physiologischen Gesichtsspalte. E dermatoid cyst in the floor of the mouth. **2)** ▸Ranula. E ranular cyst.

**Mundbucht:** eine Vertiefung zwischen dem 1. Branchialbogen (= 1. Kiemenbogen) u. dem Herzwulst, aus welchem der ektodermale Teil des Vorderdarms entsteht und durch Wachstum der umgebenden Weichteilwülste zur primären Mundhöhle (Stomatoderm) wird.

**Mund|entzündung:** ▸Stomatitis.

**Mund|fäule:** aphthöse u. infektiöse Mundhöhlenerkrankung; v.a. als ▸Stomatitis herpetica, ▸Aphthoid POSPISCHILL-FEYRTER. E aphthous oral infection.

**Mund|flora:** die physiologische ▸Bakterienflora der Mund- u. Rachenhöhle. Normalerweise eine Mischflora in biologischem Gleichgewicht; bei bestimmten Krankheiten aber Vermehrung bzw. Dominieren bestimmter Mikroorganismen (z.B. Streptokokken, fusiforme Stäbchen, Spirillen, Spirochäten). E oral microflora.

**Mund|geruch:** ▸Foetor ex ore. E halitosis, bad breath.

**Mund|höhle:** ▸Cavitas oris propria (i.w.S. einschließlich Vestibulum oris). E oral cavity. – **M., primäre:** *Embryologie* der vordere Teil der Kopfdarmhöhle; nach Fortfall der Rachenmembran entstanden durch Zusammenschluss von Mundbucht u. Branchialdarm (= Kiemendarm). E primary o. c.

**Mundhöhlen|tumoren:** Oberbegriff für Tumoren der Mundschleimhaut, des oberen u. unteren Alveolarfortsatzes, des harten Gaumens, des Mundbodens u. der Zunge (vordere 2/3). ***Klinik:*** chronische Entzündung bzw. nicht heilendes Ulcus, Leukoplakie, umschriebene Verdickungen, samtartige Aufrauung in der Mund- u. Rachenschleimhaut. In etwa 15–20 % synchrone bzw. metachrone Mehrfachkarzinome (systematische Endoskopie von Bronchialsystem u. Ösophagus). Die Tumorklassifikation erfolgt nach dem ▸TNM-System. ***Ther.:*** je nach Lokalisation u. Stadium (Exzision, Strahlentherapie, chirurgisch-strahlentherapeutische Kombinationsbehandlung, Chemotherapie). S.a. ▸Kopf-Hals-Tumoren.

**Mund-Kiefer-Gesichts|chirurgie:** medizinisches Fachgebiet, das sich mit Erkennung, konservativer u. chirurg. Behandlung, Prävention u. Rehabilitation von Erkrankungen, Verletzungen, Frakturen, Fehlbildungen und Form- u. Funktionsveränderungen des Mundes, der Kiefer, der angrenzenden Hartgewebe und der Weichteile des Gesichts befasst. Die Weiterbildungszeit bis zum Facharzt für M. (**Mund-Kiefer-Gesichtschirurg**; engl. = oral maxillo-facial surgeon) beträgt 4 Jahre. E oral maxillo-facial surgery.

**Mund(-Kinn)dreieck, blasses,** FILATOW-Zeichen: »zirkumorale Blässe« bei diffuser Wangenröte als Scharlachsymptom.

**Mund|phänomen:** ▸Schnutenphänomen.

**Mundschleimhaut|veränderungen:** Auffälligkeiten verschiedener Ursache an Zunge, Zahnfleisch u. Wangenschleimhaut. ***Ätiol.:*** vielfältige Ursachen: Aphthen (z.B. bei BEHÇET-Krankheit); Leukoplakie; schlecht sitzende Zahnprothesen; lokale Entzündungen (Herpes simplex, Soor); Infektion der Atemwege; Erkrankung von Leber, Gallenwegen, Pankreas oder des Magen-Darm-Traktes; Agranulozytose; Blasen bildende Hauterkrankungen (▸Epidermolysis, ▸Pemphigus); Spinaliom; Mundtrockenheit (z.B. beim ▸SJÖGREN-Syndrom). ***Klinik:*** Beläge, Entzündungen, Blutungen, Geschwüre, Mundtrockenheit, Zungenbrennen, Mund- u. Lippenbläschen, Foetor ex ore.

**Mund|soor:** ▸Candidamycosis (= »Candida-Mykose«) an Mund- u. Zungenschleimhaut. E oral candidiasis, thrush.

**Mund|sperrer:** Schraubhebel- oder Zangeninstrument zum passiven Offenhalten des Mundes (z.B. bei Operationen im Mundhöhlen-, Rachenbereich, während einer Narkose) oder zum gewaltsamen Öffnen (z.B. bei Kieferklemme). E mouth gag.

**Mund|spirochäte:** die – wahrscheinlich bei der Parodontose beteiligte – Borrelia buccalis. E oral spirochete.

**Mund|trockenheit:** ▸Xerostomie; s.a. ▸Hyposalivation, ▸Aptyalismus. E dry mouth, xerostomia.

**Mundwinkel|furchen:** ▸PARROT-Furchen. S.a. ▸Angulus infectiosus (= **Mundwinkelrhagaden**).

**Mund-zu-Mund-Beatmung:** bei Unmöglichkeit einer endotrachealen Intubation die respiratorische Reanimation durch Atemspende von Mund zu Mund (s. Abb.), evtl. unter Zwischenschaltung eines Mund-

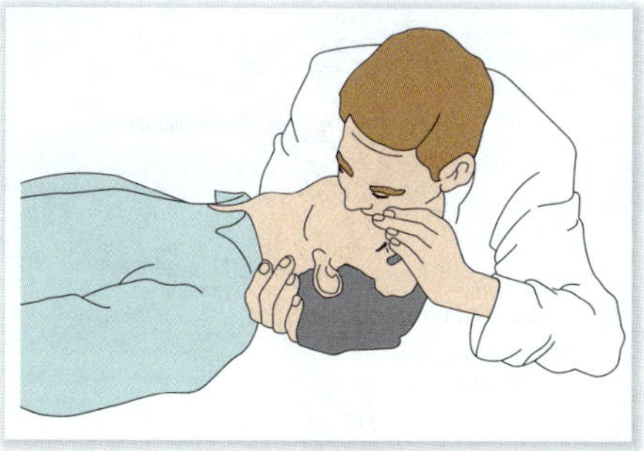

**Mund-zu-Mund-Beatmung:** Überstreckung des Kopfes; Verschluss der Nase des Patienten; Einblasen der Ausatemluft des Helfers in den Mund des Patienten. Der Patient atmet passiv aus. Beatmungfrequenz 10–12/Min.

bzw. Zungengrundtubus (GUEDEL- bzw. SAFAR-Tubus). Die Nase wird durch Klemme oder Fingerdruck verschlossen. S.a. ▸Mund-zu-Nase... E mouth-to-mouth resuscitation.

**Mund-zu-Nase-Beatmung:** ▸Atemspende (s.a. ▸Mund-zu-Mund-Beatmung) durch Lufteinblasung durch die Nase (Abb.). Kopf des Kranken überstreckt, die linke Hand des Helfers liegt an der Stirn-Haar-Grenze, die rechte unter dem Unterkiefer (schließt den Mund); rhythmisches Lufteinblasen mit angemessenem Einblasdruck (an Thoraxbewegungen kontrollierbar). E mouth-to-nose resuscitation.

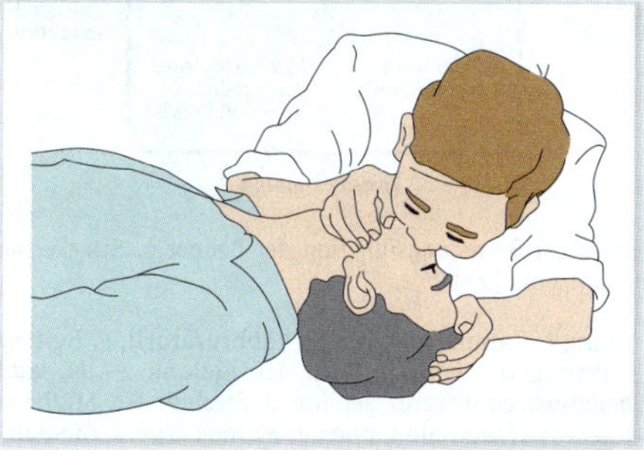

**Mund-zu-Nase-Beatmung:** Verschluss des Mundes des Patienten durch den Helfer. Einblasen der ausgeatmeten Luft des Helfers in die Nase des Patienten. Frequenz 10–12/Min.

**Munro** (1) JOHN C. M., 1858–1910, Chirurg, Boston; 2) WILLIAM J. M., 19. Jh., austral. Dermatologe). – **M.-Mikroabszess** (WILLIAM J. M.): Granulozytenansammlung in oder unter der Hornschicht der Haut im Bereich frischer Effloreszenzen der Psoriasis (ähnlich auch z.B. bei seborrhoischer Dermatitis). E Munro's microabscess. – **M.-Punkt** (JOHN C. M.): Mitte der Verbindungslinie zwischen Nabel u. vorderem oberem Darmbeinstachel; typische Einstichstelle für Bauchpunktion. E Munro's point.

**Mupirocin:** von Pseudomonas fluorescens gebildetes Antibiotikum (Pseudomonassäure). ***Wirkung:*** bakteriostatisch wirksam gegen Staphylokokken und Streptokokken. Lokale ***Anw.*** zur Elimination von Staphylokokken aus der Nasenschleimhaut.

**mu|ral(is)** *(latein.):* die Wand eines Hohlorgans betreffend. Auch i.S. von ▸intramural. E mural.

**Mur|ami(ni)dase:** *Enzymologie* ein ▸Lysozym der ▸PANETH-Zellen des Dünndarms. E muramidase.

**Mur|amin|säure:** ein von ▸Glucosamin abgeleiteter Aminozucker. Als N-acetylierte M. Bestandteil der Glykosaminoglykan-Peptid-Komplexe in der Zellwand grampositiver Erreger. E muramic acid.

**Mu|re|in:** ein Polysaccharid-Peptid-Komplex der inneren Schicht der Zellwand von Bakterien. Bei grampositiven Erregern aus N-Acetylglucosamin- u. N-Acetylmuraminsäure-Monomeren u. Peptid bestehend. Die glykosidischen Bindungen zwischen den Zuckermonomeren werden durch ▸Lysozym gespalten. E murein.

**Mure|xid:** purpursaures Ammonium (aus der Murex-Schnecke), in wässrigen Alkalien violett-purpurn löslich (Reagens auf Calcium, Indikator). Entsteht ferner beim qualitativen Nachweis von Harnsäure u. -salzen (**Murexidprobe**: wird nach Eindampfen der Probe mit wenig konzentrierter Salpetersäure u. Befeuchten des Rückstandes mit wässriger Ammoniak-Lsg. purpurfarben sichtbar; durch KOH Farbwechsel nach Blau). E murexide.

**mu|rin:** die Maus bzw. Ratte [Murinae] betreffend. E murine. – **m. Fleckfieber:** s.u. ▸Fleckfieber.

**(Murk) Jansen:** s.u. ▸JANSEN.

**Muromonab-CD3:** monoklonaler Antikörper (Maus) gegen humane T-Lymphozyten. ***Wirkung:*** hemmt die CD3-Rezeptoren auf der Oberfläche von T-Lymphozyten u. damit deren Aktivierung u. die spezifische Immunreaktion. ***Anw.*** als ▸Immunsuppressivum v.a. zur Verhinderung der Transplantatabstoßung.

**Murphy-Zeichen** (JOHN B. M., 1857–1916, Chirurg, Chicago): **1)** in Rückenlage durch tiefe Palpation (mit bd. Daumen) des unteren Leberrandes bei tiefer Einatmung ausgelöster örtlicher Tiefenschmerz (Gallenblasengegend) mit schmerzbedingter Atempause. E Murphy's sign. **2)** Schonatmung bei akuter ▸Cholezystitis.

**Murray-Syndrom:** Zahnfleischfibromatose mit generalisierten, multiplen hyalinen Fibromen (am Kopf als ▸Turbantumor). Beginn im frühen Kindesalter; autosomal-rezessiver Erbgang. E Murray's syndrome.

**Murray-Valley-Enzephalitis,** Australische X-Enzephalitis: durch das gleichnamige ARBO-Virus B (ein ▸Flavivirus) bedingte Meningoenzephalitis; oft letal. Überträger: ▸Culex-Arten. E Murray Valley encephalitis.

**Mus: 1)** *Zoologie* Maus (latein.: mus, muris); s.a. ▸murin. – **M. rattus:** die Hausratte. **2) Mus articularis:** *Pathologie* »Gelenkmaus« = freier ▸Gelenkkörper.

**Mus|ca** *(latein.):* Fliege (▸Diptera). E fly. – **M. autumnalis:** Fliege, deren Larven Erreger intestinaler ▸Myiasis sind. – **M. domestica:** Haus-, Stubenfliege; Lästling, Krankheitskeimverschlepper (Ruhr, Typhus abdom., Trachom, Konjunktivitis etc.). Larven in faulendem organischem Material, evtl. vorübergehend in Wunden u. im Darmtrakt von Mensch u. Säugetieren. E domestic fly.

**Mus|ca|rin,** Muskarin: giftige quartäre Ammoniumbase verschiedener Pilze (Inocybe, Clytocybe, Entoloma lividum, Amanita muscaria [= Fliegenpilz]). Ein Parasympathomimetikum von toxikologischer u. neurophysiologischer Bedeutung, dessen – durch Atropin aufhebbares – Wirkungsbild (negativ chrono- u. inotrope Wirkung am Herzen, Miosis, periphere Vasodilatation, Engstellung der Bronchien, Tonus- u. Peristaltiksteigerung an Magen u. Darm, Speichel- u. Tränenfluss) als **Muscarintyp** der Pilzvergiftung bezeichnet wird, u. das mit Hitzegefühl, Schweißausbruch, Erbrechen, Zyanose, Mikropsie, Benommenheit, Bradykardie, evtl. Kreislaufkollaps, Lungenödem einhergeht. S.a. ▸Phosphorsäureester, organische. E muscarine.

**muscarin|artige Wirkung:** Bez. für die Wirkung von ▸Acetylcholin (oder Stoffen mit ähnlicher Wirkung) an den parasympathischen Nervenendigungen im Gegensatz zur Wirkung des Acetylcholins an den vegetativen Ganglien der neuromuskulären Endplatte. E muscarine-like action.

**Muscari|nis|mus:** Vergiftung durch ▸Muscarin (u. Muscaridin). E muscarinism.

**Muscarin-Rezeptoren,** m-Cholinozeptoren: an Auge, Herz, Bronchial- u. Darmmuskulatur ▸Membranre-

M

zeptoren für Impulse postganglionärer cholinerger parasympathischer Nervenfasern; die Impulsübertragung an entsprechenden Synapsen durch das muscarinartig auf das Erfolgsorgan wirkende Acetylcholin ist hemmbar durch Parasympatholytika (m-Cholinozeptorenblocker, z.B. Atropin). E muscarinic receptors.

**Muschel|gift,** Mytilotoxin: noch unbekannter Giftstoff in Austern, Mies- u. anderen Muscheln [Muscheltiere; Klasse »Bivalvia« der Weichtiere]. Vergiftungsbild (z.T. allergisch): Störungen des Magen-Darm-Traktes, Lähmungen (ähnlich wie durch Aconitin); s.a. ▸Mytilismus (= **Muschelvergiftung**). E mytilotoxin.

**Muschel|resektion:** Teilentfernung einer Nasenmuschel (▸Concha); ▸Konchotomie. E conchotomy.

**MuSchG:** *Geburtshilfe* Abk. für ▸**Mutterschutzgesetz.**

**Mus|cimol:** ein halluzinogener Hauptwirkstoff des Fliegenpilzes (Amanita muscaria). E muscimol.

**mus|cu|la|ris** *(latein.)*: aus Muskelgewebe bestehend, muskulär; z.B. ▸Tunica muscularis (**Muskularis**), Lamina muscularis mucosae. E muscular.

**Mus|cu|li:** Muskeln; s.u. ▸Musculus. E muscles.

**Mus|cu|lus** *(latein. = Mäuschen)*: ▸Muskel. **Mm. = Musculi** (Muskeln). E muscle(s). – **Mm. ab|dominis:** ▸Bauchmuskeln. E abdominal wall muscles. – **M. abductor:** Muskel, der ▸Abduktion bewirkt (evtl. einschl. Seithebung über die Horizontale). E abductor m. – **M. abd. hallucis:** *U:* Fersenbeinhöcker (medial), Plantaraponeurose, Retinaculum der Beuger; *A:* Grundglied der 1. Zehe (medial) u. dortiges Sesambein; *I:* Nervus plantaris med.; *F:* Großzehenabduktion, Stützung des Fußlängsgewölbes. – **M. abd. pollicis brevis:** ein Daumenballenmuskel. *U:* Kahnbein, Retinaculum flexorum; *A:* Grundglied u. laterales Sesambein; *I:* Nervus medianus; *F:* Daumenabduktion u. -beugung. – **M. abd. pollicis longus:** *U:* Dorsalfläche der Membrana interossea, Speiche u. Elle; *A:* Basis des ersten Mittelhandknochens (s.a. ▸Retinaculum extensorum); *I:* Nervus radialis; *F:* Daumenabspreizung u. -dorsalflexion im Grundgelenk. – **M. ad|ductor:** heranziehender = adduzierender Muskel; s.a. ▸Adduktoren..., ▸Adduktion. E adductor m. – **M. add. bre|vis:** *U:* unterer Schambeinast; *A:* innere Lippe der Linea aspera des Femurs; *I:* Ramus anterior nervi obturatorii; *F:* Beinadduktion, -beugung u. -außenrotation im Hüftgelenk. – **M. add. hallucis:** ein zweiköpfiger M.; *U:* 2.–4. Mittelfußknochen, seitlich am Os cuneiforme u. Os cuboideum bzw. Grundgelenkkapseln II–IV; *A:* Grundglied der Großzehe bzw. seitliches Sesambein; *I:* Nervus plantaris lat.; *F:* Großzehenadduktion, Stützung des Fußgewölbes. – **M. add. longus:** *U:* oberer Schambeinast, symphysennah; *A:* mediale Lippe der Linea aspera des Femurs; *I:* Ramus anterior nervi obturatorii; *F:* Beinadduktion u. -beugung im Hüftgelenk. – **M. add. magnus:** *U:* unterer Scham- u. Sitzbeinast, Sitzbeinhöcker; *A:* mediale Lippe der ▸Linea aspera, medialer Femurepikondylus; *I:* Ramus posterior nervi obturatorii; *F:* Beinadduktion u. -streckung im Hüftgelenk; ist – wie alle Adduktoren – überwiegend ein Außenrotator. – Als selbstständ. oberster Abschnitt der **M. add. minimus.** – **M. add. pollicis:** der – zweiköpfige – Daumenanzieher; *U:* Os capitatum, Bänder des Sulcus carpi bzw. 3. Mittelhandknochen; *A:* Daumengrundglied u. ulnares Sesambein; *I:* Ramus profundus nervi ulnaris; *F:* Daumenadduktion u. -opposition, Grundgliedbeugung. – **M. an|co|ne|us:** M. als Fortsetzung des med. Trizepskopfes; *U:* lateraler Humerusepikondylus, Ellbogengelenkkapsel; *A:* Olekranon, hintere Ellenfläche; *I:* Nervus radialis; *F:* Streckung des Unterarmes, Spannen der Ellbogengelenkkapsel. E anconeus m. – **M. arrector pili:** kleiner glatter Hautmuskel (s. Abb.); *U:* Papillarkörper, an der Neigeseite des Haares; *A:* Talgdrüsen umgreifend am Haarbalg; *I:* vegetativ; *F:* Aufrichten der Haare unter höckerartigem Anheben der Haut (»Gänsehaut«); wahrscheinlich auch Entleerung der Talgdrüsen. Fehlt an Wimpern, Augenbrauen u. Haaren von Nase, Ohr u. Bart; s.a. ▸Cutis anserina. E erector m. of the hair. – **M. ary|epi|glotticus:** *U:* Spitze des Aryknorpels; *A:* seitlicher Rand des Kehldeckels; *I:* Nervus laryngeus inferior; *F:* Engstellen des Kehlkopfeinganges. E aryepiglottic m. – **M. arytenoideus obliquus u. transversus:** *U:* Muskelfortsatz bzw. Dorsalfläche des Stellknorpels; *A:* an gleicher Stelle des Aryknorpels der Gegenseite; *I:* Nervus laryngeus inferi-

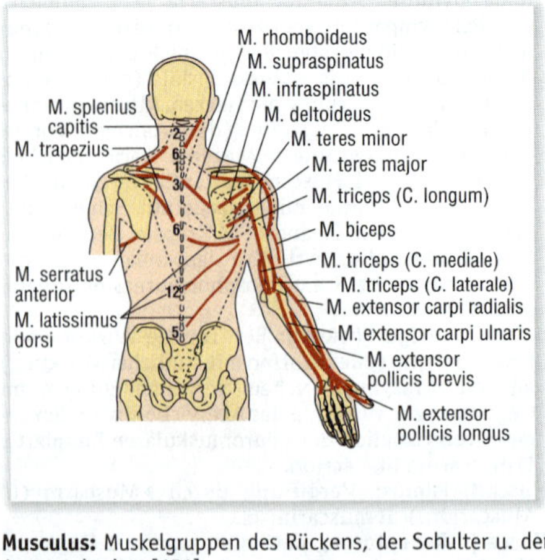


**Musculus:** Muskelgruppen des Rückens, der Schulter u. der Armstreckseite. [451]

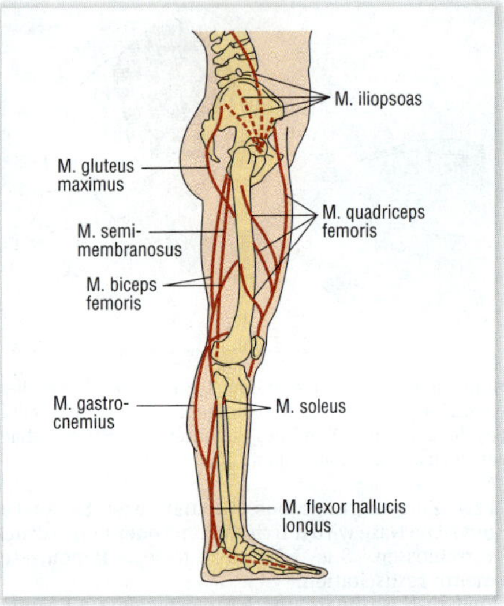


**Musculus:** wichtige Muskelgruppen des Beines, nach Zugrichtungen dargestellt (nach ROTHSCHUH). [451]

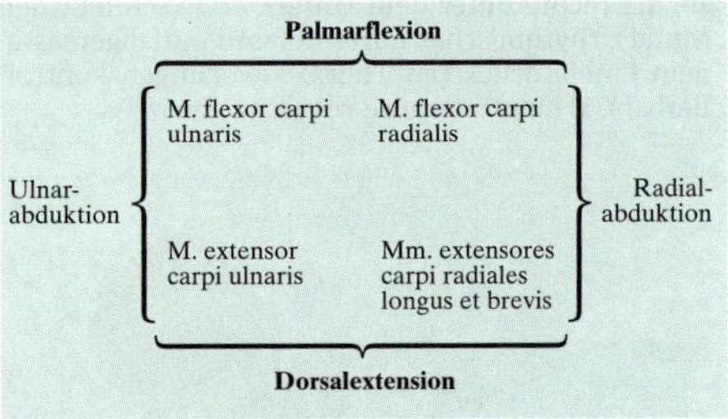


**Musculus:** Bewegungsfunktion der Beuger u. Strecker am Handgelenk. [26]

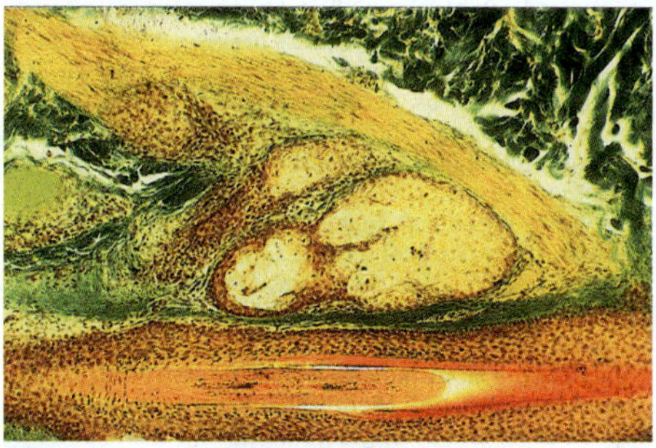

**Musculus arrector pili:** Über die Talgdrüse hinweg zieht der M. a. pili zum Haarbalg (histolog. Schnitt durch die Kopfhaut; Safranin-GOLDNER-Färbung). [422]

or; *F:* Engstellen der Stimmritze. E oblique and transversal arytenoid m. – **M. bi|ceps bra|chii:** 2-köpfiger Oberarm-M.; *U:* Schulterblatt, u. zwar Caput longum an Tuberculum supraglenoidale (Verlauf durch Schultergelenk), Caput breve an Processus coracoideus; *A:* Tuberositas radii u. – über Aponeurosis m. bicipitis br. (= Lacertus fibrosus) – auch Elle; *I:* Nervus musculocutaneus; *F:* Unterarmbeugung u. -supination im Ellbogengelenk, Nachvornführen des Armes im Schultergelenk (= Anteversion) u. Abduktion im Schultergelenk durch beide Köpfe, durch den kurzen auch Innenrotation. E biceps m. of the arm. – **M. biceps fe|mo|ris:** 2-köpfiger Oberschenkel-M.; *U:* Caput longum am Tuber ossis ischii, Caput breve am Mittelteil der seitlichen Lippe der Linea aspera des Femurs; *A:* Wadenbeinkopf u. Unterschenkelfaszie; *I:* Nervus tibialis bzw. N. peroneus; *F:* langer Kopf: Beinstreckung u. -adduktion im Hüftgelenk, bd. Köpfe Beugung u. Außenrotation im Kniegelenk. E biceps m. of the femur, hamstring m. – **M. bra|chia|lis:** *U:* distale Vorderfläche des Humerus, Septa intermuscularia, Ellbogengelenkkapsel; *A:* Tuberositas ulnae; *I:* Nervus musculocutaneus; *F:* Beugung des Vorderarmes, Spannen der Ellbogengelenkkapsel. E brachial m. – **M. brachioradialis:** *U:* äußerer Humerusrand, Septum intermusculare laterale; *A:* Processus styloideus radii; *I:* Nervus radialis; *F:* Beugung, Pronation u. Supination des Vorderarmes. E brachioradial m. – **M. buccinator:** ein Wangenmuskel in Fortsetzung des M. orbicularis oris; *U:* bindegewebiger Streifen in der Wange = Raphe pterygomandibularis (in Höhe der Molaren beider Kiefer); *A:* Knotenpunkt des M. orbicularis oris am Mundwinkel, Haut des Mundwinkels; *I:* Nervus facialis; *F:* Seitwärtsziehen der Mundwinkel, Pressen der Lippen u. Wangen an die Zähne, Versteifung der Wange beim Saugen, Drängen der Speisen zwischen die Zähne. E buccinator m. – **Mm. bulbi:** die quer gestreiften äußeren ▸Augenmuskeln (s. u. ▸M. rectus bzw. ▸obliquus). E m.s of the eyeball. – **M. bulbo|spon|gio|sus, M. bulbocavernosus:** Schwellkörpermuskel der männlichen Harnröhre bzw. des Scheidenvorhofes. – ♂: *U:* Dammzentrum u. Raphe des Corpus bulbospongiosum; *A:* an Fascia diaphragmatis urogenitalis inferior, Penisrücken; *F:* Kompression der hinteren Harnröhre, Austreiben der Samenflüssigkeit. – ♀: ein plattes Muskelband beidseits der Scheide; setzt sich in den M. sphincter ani externus fort (mit diesem eine Achtertour im ▸Beckenboden bildend) u. bezieht Fasern auch vom M. transversus perinei profundus; *F:* Umschnürung der Scheide (»M. constrictor cunni«), Stützung des Beckenbodens, Kompression u. Entleerung der BARTHOLIN-Drüsen bei Beischlaf. *I:* Nervi perineales, N. pudendus (bei ♀ u. ♂). E bulbocavernous m. – **M. chon|dro|glossus:** *U:* kleines Zungenbeinhorn; *A:* Zunge; *I:* Nervus hypoglossus; *F:* Abwärts- u. Rückwärtsziehen der Zunge. E chondroglossal m. – **M. ci|lia|ris:** im Querschnitt dreieckiger Muskel des Ziliarkörpers (▸Corpus ciliare) aus sich zu einem Netzwerk durchflechtenden 3 Fasergruppen. *U:* korneosklerales Trabekelwerk (= Ligamentum pectinatum) u. DESCEMET-Membran; *A:* mit meridionalen Fasern als ▸BRÜCKE-Muskel am vorderen Ende der Aderhaut (Orbiculus ciliaris), mit radiären u. zirkulären als ▸MUELLER-Muskel an Basis der Ziliarfortsätze; *I:* parasympathische Fasern des Ganglion ciliare samt begleitenden sympathischen; *F:* Nach-vorn-Ziehen der Aderhaut, dadurch Erschlaffung der Zonula ciliaris u. Wölbung der Linse (▸Akkommodation). E ciliary m. – **M. coc|cy|ge|us:** M. an der Innenfläche des Ligamentum sacrospinale; *U:* Spina ischiadica; *A:* Seitenwand von Kreuz- u. Steißbein; *I:* Plexus pudendus; *F:* Fixation des Steißbeines. E coccygeal m. – **Mm. colli:** die Halsmuskeln; ▸Platysma u. die Mm. sternocleidomastoideus, supra- u. infrahyoideus, scaleni, longus colli, longus capitis u. rectus capitis anterior. E m.s of the neck. – **M. compressor recti:** nicht-nomenklatorische, funktionsbezogene Bez. für die Mm. sphincter ani ext. u. puborectalis. – **M. con|stric|tor:** Schnürmuskel. E constrictor m. – **M. c. cunni:** s. u. ▸M. bulbocavernosus. – **M. c. pha|ryn|gis:** unterer, mittlerer u. oberer Schnürmuskel in der Tunica muscularis des Schlundes = **M. c. ph. inferior** bzw. **medius** bzw. **superior**; *U:* Linea obliqua des Schildknorpels u. Ringknorpel bzw. Zungenbein bzw. Processus pterygoideus, Raphe pterygomandibularis, Linea mylohyoidea u. M. transversus linguae; *A* (aller 3): Raphe pharyngis; *I:* Rami pharyngei nervi vagi u. nervi glossopharyngei; *F:* Schlundschnürung, -senkung u. -hebung (u. Beteiligung an Nasenabschluss durch ▸PASSAVANT-Wulst). E pharyngeal constrictor m. – **M. coraco|bra|chia|lis:** *U:* Processus coracoideus; *A:* Vorderfläche des Humerus distal der Crista tuberculi minoris; *I:* Nervus musculocutaneus; *F:* hebendes Nach-vor-Ziehen (»Anteversion«) u. geringe Adduktion u. Innenrotation des Armes. E coracobrachial m. – **M. corrugator supercilii,** M. c. glabellae: *U:* Nasenteil des Stirnbeines; *A:* Haut über der Augenbrauenmitte; *I:* Nervus facialis; *F:* gegenseitiges Annähern der Augenbrauen, Runzeln der Nasenwurzel- u. Stirnhaut. E superciliary corrugator m. – **M. cre|master:** vom queren u. schrägen inneren ▸Bauchmuskel abzweigende Faserbündel mit *A* am Samenstrang u. Hoden; *I:* Nervus genitofemoralis; *F:* Hochziehen des Hodens (▸Kremasterreflex). E cremaster m. – **M. crico|aryteno|ideus lateralis u. posterior:** *U:* Ringknorpel seitlich oben bzw. Außenfläche der Knorpelplatte; *A:* Muskelfortsatz des Stellknorpels; *I:* Nervus laryngeus inferior; *F:* Verengung bzw. Erweiterung der Stimmritze; s. a. ▸Postikus... E lateral and posterior cricoarytenoid m. – **M. cricothyr(e)o|ideus:** *U:* Ringknorpelbogen (vorn als – steile – Pars recta, hinten schräg als Pars obliqua); *A:* Schildknorpelplatte unten; *I:* Ramus externus nervi laryngei superioris; *F:* Fixieren u. Nach-vorn-Kippen des Schildknorpels = Spannen des Stimmbandes; s. a. ▸Antikus... E cricothyroid m. – **M. del|to|ide|us:** *U:* Schlüsselbein, Schulterhöhe, Schulterblattgräte; *A:* Tuberositas deltoidea des Humerus; *I:* Nervus axillaris; *F:* Abduktion u. – vord. u. hint. Drittel – Adduktion (sämtliche Teile aber Abduktion über die Horizontale), Vor- u. Rückführung, Außen- u. Innenrotation des Armes. E deltoid m. – **M. depressor an|guli oris,** M. triangularis: *U:* Tuberculum mentale, Unterkieferbasis; *A:* Muskelknoten u. Haut des Mundwinkels; *I:* Nervus facialis; *F:* Abwärtsziehen von Mundwinkel u. Oberlippe. E depressor m. of angle of mouth. – **M. depressor labii inferioris:** *U:* Tuberculum mentale, Unterkieferbasis; mit Bündeln des Platysmas zusammenhängend; *A:* Haut der Unterlippe; *I:* Nervus facialis; *F:* Seit- u. Abwärtsziehen der Unterlippe. E depressor m. of lower lip. – **M. depressor supercilii:** Fasern des Augenhöhlenteiles des M. orbicularis oculi mit *A* medial in Augenbrauenhaut; *I:* Nervus facialis; *F:* Median- u. Abwärtsziehen der Augenbraue. E superciliary depressor m. – **M. de|trusor vesicae:** ▸Detrusor. E detrusor m. of the bladder. –

**M. di|gastricus:** *U:* medial am Warzenfortsatz; *A:* Fossa digastrica mandibulae; durch Zwischensehne »zweibäuchig« (Venter anterior u. post.; über ein »Halfter« dieser Sehne mit dem kleinen Zungenbeinhorn verbunden); *I:* Nervus mylohyoideus bzw. (hint. Bauch) N. facialis; *F:* Unterkiefersenkung, Zungenbein- u. Kehlkopfhebung. **E** digastric m. – **M. dilatator pupillae:** radiäre Züge glatter Muskelzellen in der Regenbogenhaut; *I:* Sympathikusäste (von Centrum ciliospinale/Ganglion cervicothoracicum s. stellatum u. durch das Ganglion ciliare); *F:* Pupillenerweiterung. **E** dilator m. of pupil. – **Mm. dor|si:** die Rückenmuskeln; oberflächlich – als spinohumoraler Muskel (von Wirbelsäule [WS] an Oberarm) – der M. latissimus dorsi, ferner als spinokostale Gruppe (von WS an Rippen) die Mm. serratus posterior sup. u. inf., als spinoskapulare (von WS an Schulterblatt u. Schlüsselbein) die Mm. trapezius, rhomboideus major u. minor, levator scapulae; in der Tiefe die ▸autochthone Rückenmuskulatur; ferner die Mm. intertransversarii laterales lumborum u. transversus nuchae. **E** m.s of the back. – **M. epi|cra|nius:** Kopfhaubenmuskel; die Galea aponeurotica mit den Mm. occipitofrontalis u. temporoparietalis; *I:* Nervus facialis; *F:* Bewegung der Kopfschwarte. **E** epicranial m. – **M. erector spinae:** Summe aller ▸autochthonen Rückenmuskeln; in anderer Definition der laterale Trakt (Mm. longissimus u. iliocostalis) der genannten Muskulatur. *U:* Kreuzbein, Beckenkamm, Dorn- u. Querfortsätze der LWS, Querfortsätze der BWS u. HWS, Dornfortsätze der oberen BWS u. unteren HWS, die Rippenwinkel; *A:* Processus costales u. accessorii der LWS, Querfortsätze der BWS u. HWS (außer HW I), Rippenwinkel, Processus mastoideus; *I:* Rami dorsales der Spinalnerven $C_1$–$L_5$; *F:* Streckung u. seitliche Neigung der Wirbelsäule. **E** erector m. of spine. – **M. ex|tensor:** Strecker, Streckmuskel. Als Unterarmmuskeln mit einigen Ausnahmen am Epicondylus lat. des Humerus entspringend. S.a. ▸Retinaculum extensorum. **E** extensor m. – **M. e. carpi radialis brevis u. longus:** *U:* Epicondylus lateralis humeri, Ligamentum anulare radii, Fascia antebrachii bzw. distal-laterale Humeruskante, Septum intermusculare laterale; *A:* dorsale Basis des 2. bzw. Mittelhandknochens; *I:* Ramus profundus nervi radialis; *F:* Streckung (Dorsalflexion) im Handgelenk; langer M. auch Beugung im Ellbogengelenk u. Radialabduktion der Hand (Synergie mit M. flexor c. rad.); Supination des gestreckten u. Pronation des gebeugten Vorderarmes. – **M. e. carpi ulnaris:** *U:* das Caput humerale am Epicondylus lateralis humeri, das Caput ulnare an Ligamentum collaterale radiale, Fascia antebrachii u. Ellenrückseite; *A:* Basis des 5. Mittelhandknochens; *I:* Ramus profundus nervi radialis; *F:* Dorsalflexion u. Ulnarabduktion der Hand. – **M. e. digitorum:** der lange – gemeinsame – Fingerstrecker (= »**M. e. d. communis**«), dessen durch das ▸Retinaculum extens. an den Streckseiten des 2.–4. Fingers verlaufenden 4 Sehnen durch verbindende Bindegewebsstränge (Connexus intertendinei) unabhängige Streckbewegungen einzelner Finger einschränken. *U:* Epicondylus lat. humeri, Fascia antebrachii; *A:* Dorsalaponeurose bzw. Endphalangen des 2.–5. Fingers; *I:* Ramus profundus nervi radialis; *F:* Strecken der Finger, Dorsalflexion der Hand. – **M. e. digiti minimi:** *U:* Epicondylus lateralis humeri, Fascia antebrachii; *A:* Dorsalaponeurose des 5. Fingers; *I:* Ramus profundus nervi radialis; *F:* Strecken des 5. Fingers (v.a. im Grundgelenk); beteiligt an Dorsalflexion u. Ulnarabduktion der Hand. – **M. e. digitorum brevis:** der Kleinzehenstrecker; *U:* hintere u. äußere Fläche des Fersenbeines vorn (3 Bäuche); *A:* Dorsalaponeurosen der 2.–4. Zehe; *I:* Nervus peroneus profundus; *F:* Zehenstrecken u. -lateralabduktion. – **M. e. digitorum longus:** der lange Zehenstrecker; *U:* Condylus lateralis tibiae, Wadenbein, Membrana interossea, Fascia cruris; *A:* Dorsalaponeurose der 2.–5. Zehe; *I:* Nervus peroneus profundus; *F:* Dorsalflexion des Fußes u. der 2.–5. Zehe, Abduktion u. Pronation des Fußes. – **M. e. hallucis brevis:** *U:* Unterfläche des Fersenbeines vorn; *A:* Dorsalaponeurose der 1. Zehe; *I:* Nervus peroneus profundus; *F:* Großzehenstreckung u. -abduktion im Grundgelenk. – **M. e. hallucis longus:** *U:* Wadenbeinmitte, Membrana interossea, Fascia cruris; *A:* Aponeurose bzw. Endphalanx der 1. Zehe; *I:* Nervus peroneus profundus; *F:* Strecken der Großzehe in bd. Gelenken, Dorsalextension im oberen Sprunggelenk (Fußspitzenhebung), geringe Fußpronation (u. -abduktion); bei Hallux valgus ist die Sehne seitlich verrutscht (verstärkt die Valgität). – **M. e. indicis:** Zeigefingerstrecker; *U:* Ellenrückseite distal; Membrana interossea; *A:* Dorsalaponeurose des 2. Fingers; *I:* Ramus profundus nervi radialis; *F:* Strecken des Zeigefingers u. Handstreckung (»Dorsalflexion«). – **M. e. pollicis brevis u. longus:** *U:* Rückseite der Speiche bzw. Elle (Longus) bzw. – darunter – der Speiche, Membrana interossea; *A:* Basis des Grund- bzw. Endgliedes (Dorsalaponeurose); *I:* Ramus profundus nervi radialis; *F:* Strecken des Daumens (Brevis nur im Grundgelenk) u. im Handgelenk (Longus) u. Abduktion im prox. Handgelenk (Brevis). – **M. fibularis:** ▸Musculus peroneus. **E** peroneal m. – **M. flexor:** Beugemuskel. **E** flexor m. – **M. f. carpi radialis:** *U:* Epicondylus medialis humeri, Fascia antebrachii; *A:* Basis des 2. Mittelhandknochens; *I:* Nervus medianus; *F:* Beugung u. Radialabduktion im Handgelenk, Pronation des Vorderarmes (aus hochgrad. Pronation). – **M. f. carpi ulnaris:** *U:* das Caput humerale an Epicondylus medialis humeri u. Fascia antebrachii, das C. ulnare an Olecranon u. Margo posterior ulnae; *A:* Erbsenbein, Ligamenta pisohamatum u. -metacarpeum; *I:* Nervus ulnaris; *F:* Beugung u. Ulnarabduktion der Hand. – **M. f. digitorum brevis:** kurzer Zehenbeuger; *U:* Fersenbeinhöcker (medial), Plantaraponeurose; *A:* Mittelgliedbasis der 2.–5. Zehe (4 geschlitzte Sehnen; »M. perforatus«); *I:* Nervus plantaris med.; *F:* Beugen der Mittelglieder II–V, Stützung (Spannen) des Fußlängsgewölbes. – **M. f. digitorum longus:** langer Zehenbeuger in der Tiefe der Wade. *U:* hintere Schienbeinfläche; *A:* Endgliedbasen der 2.–5. Zehe plantar (durch Sehnenschlitze des M. f. d. brevis); *I:* Nervus tibialis; *F:* Beugung in allen Zehengelenken (»Anpressen« an den Boden beim Gehen), Supination u. Plantarflexion des Fußes. – **M. f. digitorum profundus:** tiefer Fingerbeuger; *U:* Vorderfläche der Elle, Membrana interossea (ulnarer bzw. radialer Teil); *A:* Endgliedbasen (volar) der 2.–5. Finger (durch Sehnenschlitze des M. f. d. superfic.); *I:* N. medianus u. ulnaris (für radialen bzw. ulnaren Teil); *F:* Beugen der Endglieder II–V u. der Hand. – **M. f. digitorum superficialis:** oberflächlicher Fingerbeuger; *U:* Caput humeroulnare an Epicondylus medialis humeri, Processus coronoideus ulnae, radialer Kopf an Speichenvorderfläche; *A:* Mittelglieder der 2.–5. Finger (die Sehnen geschlitzt [»M. perforatus«]); *I:* Nervus medianus, evtl. auch N. ulnaris; *F:* Beugen der Mittelglieder II–V der Hand u. des Vorderarmes. – **M. f. hallucis brevis:** *U:* mediales Keilbein des Fußes, Ligamentum calcaneocuboideum plantare; *A:* bd. Sesambeine u. Großzehengrundglied (an den Seiten); *I:* Nervus plantaris medialis; *F:* Großzehenbeugung, Stützung des Fußlängsgewölbes. – **M. f. hallucis longus:** *U:* Rückseite des Wadenbeines, Membrana interossea; *A:* Endglied der Großzehe (auch Verbindung zu langem Beuger der 2./3. Zehe); *I:* Nervus tibialis; *F:* Großzehenbeugung, Beugung u. Adduktion des Fußes. – **M. f. pollicis brevis:** *U:* Caput superficiale an Retinaculum flexorum, C. profundum an Ossa trapezium, trapezoideum u. capitatum; *A:* äußeres Sesambein u. Daumengrundglied; *I:* Nervus medianus u. Ramus profundus nervi ulnaris (für oberflächlichen bzw. tiefen Muskelteil); *F:* Beugen u. Adduktion des Daumens. – **M. f. pollicis longus:** *U:* Mitte Radiusvorderfläche, Membrana interossea, evtl. Epicondylus medialis humeri; *A:* palmare Daumenendgliedbasis;

*I:* Nervus medianus; *F:* Beugung in bd. Daumengelenken u. im Handgelenk; auch Daumenadduktion u. – gering – Radialabduktion der Hand. – **M. gastrocnẹmius:** »Zwillingswadenmuskel«; *U:* Epicondylus medialis u. lateralis des Femurs (für den medialen bzw. seitlichen »Muskelkopf«); *A:* Fersenbeinhöcker (mit Achillessehne); *I:* Nervus tibialis; *F:* Fuß- u. Unterschenkelbeugung (in ob. Sprunggelenk/Kniegelenk); Supination des Fußes. E gastrocnemius m. – **M. gemẹllus infẹrior u. supẹrior:** 2 Oberschenkelmuskeln als »Paar«; *U:* Sitzbeinhöcker bzw. -stachel; *A* (gemeinsam): Sehne des M. obtur. int.; *I:* Plexus sacralis; *F:* Außenrotation u. – geringfüg. – Ad- u. Abduktion des Beines. E superior and inferior gemellus m. – **M. genio|glọssus:** *U:* Unterkiefer (Spina mentalis); *A:* fächerförmig in gesamter Zunge; *I:* Nervus hypoglossus; *F:* Herausstrecken der Zunge. E genioglossal m. – **M. genio|hyọideus:** ein Mundbodenmuskel; *U:* Unterkiefer (Spina mentalis); *A:* Zungenbeinkörper; *I:* Nervus hypoglossus; *F:* Zungenbeinverlagerung nach ventral u. kranial, Unterkieferverziehung nach kaudal. E geniohyoid m. – **M. glutẹus,** »Glutäus«, Gluteus: Gesäßmuskel. E gluteal m. – **M. gl. mạximus:** *U:* Außenfläche der Darmbeinschaufel (hinter der Linea glutea posterior), Seitenrand des Kreuz-Steiß-Beines, Ligamentum sacrotuberale; *A:* Fascia lata, Tuberositas glutea, Septum intermusculare laterale; *I:* Nervus gluteus inferior; *F:* Strecken, Ad- u. Abduktion, Außenrotation des Beines; Hemmung der Beckenvorwärtskippung, Aufrichten des Oberkörpers beim Aufstehen u. Treppensteigen. – **M. gl. mẹdius:** *U:* Darmbeinschaufel (zwischen vord. u. hint. Linea glutea; Labium externum); *A:* Trochanter major; *I* u. *F:* wie M. gl. minimus. – **M. gl. mịnimus:** *U:* Beckenschaufel, zwischen Linea glutea anterior u. inf.; *A:* Trochanter major; *I:* Nervus gl. superior; *F:* Abduktion (Abspreizen), Innen- u. Außenrotation, Beugung u. Streckung des Beines. – **M. grạcilis:** *U:* unterer Sitzbeinast (Symphyse); *A:* Schienbeinkopf (Tuberositas tibiae [über ▶Pes anserinus]); *I:* Nervus obturatorius (Ramus ant.); *F:* Adduktion, Beugen u. Strecken des Ober-, Beugen u. Innenrotation des Unterschenkels. E gracilis m. – **M. hyo|glọssus:** *U:* Zungenbeinkörper, großes Zungenbeinhorn; *A:* Seitenrand der Zunge (ist mit dem M. styloglossus verflochten); *I:* Nervus hypoglossus; *F:* Rückwärts- u. Abwärtsziehen der Zunge. E hyoglossal m. – **M. ilịacus:** *U:* Fossa iliaca; *A:* Trochanter minor; *I:* Nervus femoralis, Äste des Plexus lumbalis; *F:* s.u. ▶M. iliopsoas. E iliac m. – **M. ilio|coccygeus:** Teilmuskel des M. levator (im Beckenboden, -diaphragma); *U:* Arcus tendineus des Levators; *A:* Steißbein, Ligamentum anococcygeum; *I:* Plexus sacralis; evtl. N. pudendus; *F:* Verschließen des Beckenausganges (▶Diaphragma pelvicum). E iliococcygeal m. – **M. ilio|costạlis:** seitlicher Teil des M. erector spinae (im sakrospinalen Teil der ▶autochthonen Rückenmuskulatur; zervikal bis lumbal); *U:* Angulus der 1.–6. bzw. 7.–12. Rippe bzw. Kreuzbein, Beckenkamm u. Dornfortsätze unterer Lendenwirbel; *A:* Querfortsätze $C_{4-6}$ bzw. Angulus der 1.–7. Rippe u. Querfortsatz 7. HW bzw. Angulus 5.–12. Rippe; *I:* Rami dorsales der Spinalnerven $C_{3-8}$ bzw. $Th_{1-12}$ bzw. $L_{1-2}$; *F:* Rückwärts-, Seitwärtsbiegen des entsprechenden WS-Abschnittes. E iliocostal m. – **M. ilio|psọas:** die sich vereinigenden Mm. iliacus u. psoas major; mit gemeinsamem Ansatzort u. etwa gleicher Funktion der bd. Teile: Beugen sowie Außenrotation des Beines, Aufrichten des Beckens in Rückenlage bei gestreckten Beinen. E iliopsoas m. – **Mm. infrahyọidei:** die Unterzungenbeinmuskeln; der M. sternothyroideus, sterno-, thyro-, omohyoideus. E infrahyoid m.s. – **M. infraspinạtus:** *U:* Schulterblatt (Fossa infraspinata); *A:* Schultergelenkkapsel, Tuberculum majus (Mittelfacette); *I:* Nervus suprascapularis; *F:* Außenrotation des Armes. – **Mm. inter|cartilagịnei:** der parasternale Teil der Mm. intercostales interni. – **Mm. intercostạles:** die Zwischenrippenmuskeln; die äußeren (= **Mm. i. extẹrni**), jeweils – zwischen Rippentuberkulum u. -knorpel – vom unteren Rippenrand schräg ventral-kaudalwärts zum Oberrand der benachbarten Rippe ziehend (mediale Fortsetzung: Membrana intercostalis externa), von den Interkostalnerven I–XI versorgt, verspannen die Rippen u. heben sie (zur Einatmung = Inspiration); die inneren (**Mm. i. intẹrni**), jeweils – in Fortsetzung einer Membrana intercostalis interna – zwischen Angulus u. brustbeinseitigem Rippenende – vom unteren Rippenrand schräg dorsal-kaudal zum oberen Rand der benachbarten Rippe ziehend u. von den Interkostalnerven I–XI versorgt, verspannen die Rippen u. senken sie (zur Ausatmung = Exspiration); s.a. ▶Mm. intercartilaginei. – Hinter Letzteren liegen in der vorderen Brustkorbhälfte die – wie die »Interni« nerval versorgten u. wirksamen – **Mm. i. ịntimi**. S.a. ▶Mm. intertransversarii (2), ▶Mm. levatores costarum ... E intercostal m.s. – **Mm. interọssei:** zwischen den Mittelfuß- bzw. Mittelhandknochen gelegene Muskeln. E interosseous m.s. – **Mm. i. dorsạles: 1)** 4 Muskeln handrückenwärts in Mittelhandzwischenräumen; *U:* zweiköpfig an Metakarpalia; *A:* Dorsalaponeurose des 2.–4. Fingers (an 2., 3. radial-, an 3., 4. ulnarseitig); *I:* tiefer Ast des Nervus ulnaris; *F:* Abspreizung des 2. u. 4., Radial- u. Ulnarabduktion des 3., Beugung des 2. u. 3. Fingers im Grundgelenk bei gleichzeitiger Streckung in den übrigen Gelenken. **2)** 4 Muskeln fußrückenwärts in Mittelfußzwischenräumen; *U:* zweiköpfig an Metatarsalia; *A:* Dorsalaponeurose der 2.–4. Zehe (medial an 2., lat. an 2.–4.); *I:* tiefer Ast des N. plantaris lateralis; *F:* Spreizen der 2.–4. Zehe (2. tibial-, 4. fibularwärts, 3. in bd. Richtungen), Beugung der 2.–4. Zehe im Grundgelenk bei gleichzeitiger Streckung in den übrigen Gelenken. – **Mm. i. palmạres:** 3 Muskeln handflächenwärts in Mittelhandzwischenräumen; *U:* einköpfig an Metakarpalia II (ulnar), IV u. V (radial); *A:* Dorsalaponeurose des 2., 4. u. 5. Fingers; *I:* tiefer Ast des N. ulnaris; *F:* Heranführen (Adduktion) des 2., 4. u. 5. Fingers zum 3. hin, Beugung in den Grundgelenken mit Streckung in den Zwischengelenken. – **Mm. i. plantạres:** 3 Muskeln fußsohlenwärts in den Mittelfußzwischenräumen; *U:* einköpfig an Metatarsalia III–V, Lig. plantare longum; *A:* Dorsalaponeurose u. Grundphalangen der 3.–5. Zehe; *I:* tiefer Ast des N. plantaris lateralis; *F:* Medialadduktion der 3.–5. Zehe zur 2. hin, Beugung in den Grundgelenken, bei Streckung in den Zwischengelenken der Zehen. – **Mm. inter|spinạles:** paarige ▶autochthone Rückenmuskeln (»Interspinalsystem«) zwischen den endständig gespaltenen Dornfortsätzen der Halswirbel bzw. unpaare Muskeln zwischen den Dornfortsätzen der Brust- bzw. Lendenwirbel; *I:* Rami dorsales der Spinalnerven $C_{3-8}$ bzw. der entsprechenden Dorsalsegmente bzw. der Segmente $L_{1-5}$; *F:* Strecken des jeweiligen WS-Abschnittes. E interspinal m.s. – **Mm. intertransversạrii: 1)** 3 paarige autochthone Rückenmuskeln (»intertransversales System«) der Wirbelsäule zwischen den vorderen bzw. hinteren Höckern der Halswirbelquerfortsätze, zwischen Querfortsätzen der BW (inkonstant) u. zwischen den Processus mamillares u. accessorii der LWS (= **Mm. i. anteriores** bzw. **post. cervicis, Mm. i. thoracis, Mm. i. mediales lumborum**); *I:* dorsale Spinalnervenäste; *F:* WS-Seitwärtsneigung. E intertransverse m.s. **2) Mm. i. laterales lumborum:** rudimentäre Interkostalmuskeln seitlich der gleichnam. medialen; zwischen Proc. costarii der LWS; *I:* ventrale Spinalnervenäste; *F:* leichte Seitwärtsneigung der LWS. – **M. is|chio|cavernọsus:** beim Mann Muskelbündel um die Wurzel des Corpus cavernosum; *U:* Sitzbeinast; *A:* Tunica albuginea des Gliedschenkels des Schwellkörpers; *F:* Spannen der Tunica albuginea, Kompression der Vena dorsalis penis = Hemmung des venösen Blutabflusses aus dem Gliedschwellkörper; bei der Frau schwache Bündel vom Sitzbeinast zum Kitzlerrücken; *F:* Aufrichtung der Klitoris; *I* (bei ♂, ♀): Nervus pudendus. E ischiocavernous m. – **M. latissimus dorsi:** *U:* Dornfortsatz 7.–12. Brust- u. 1.–5. Lendenwirbel, Kreuzbein, Darmbeinkamm (Labium ext.), 10.–12. Rippe (unter dem Schulterblattwinkel); als oberfl. Blatt der Fascia thoracodorsalis; *A:* Oberarmknochen (Crista tuberculi minoris); *I:* Nervus thoracodorsalis; *F:* Abwärtsziehen des senkrecht erhobenen, Rückwärtsziehen u. Adduktion des hängenden Armes; Innenrotation. – Evtl. Verbindung mit M. pectoralis major (der ▸LANGER-Achselbogen). **E** latissimus dorsi. – **M. levator:** Hebemuskel. **E** levator m. – **M. l. anguli oris:** *U:* Oberkiefer (Fossa canina); *A:* Muskelknoten des M. orbicularis oris; *I:* Nervus facialis; *F:* Mundwinkelhebung. – **M. l. ani:** trichterförmiger, aus den Mm. pubococcygeus, iliococcygeus, puborectalis u. (♀) pubovaginalis bzw. (♂) levator prostatae bestehender M. als Teil des ▸Diaphragma pelvicum; *U:* Innenfläche des oberen Schambeinastes, Fascia obturatoria; *A:* After u. Ligamentum anococcygeum; *I:* Plexus sacralis; *F:* Verschluss des Beckenausganges (▸Beckenboden); s.a. ▸Levator... – **Mm. levatores costarum breves u. longi:** sakrospinale ▸autochthone Rückenmuskeln als zusätzl. Rippenheber. *U:* Querfortsatz 7. Halsbis 11. Brustwirbel; *A:* nächstfolgende oder zweitnächste Rippe; *I:* ventrale Spinalnervenäste; *F:* auch WS-Strecker, -Seitwärtsneiger. – **M. l. labii superioris alaeque nasi:** *U:* unterer Augenhöhlenrand, Oberkiefer-Stirn-Fortsatz; *A:* M. orbicularis oris; *I:* Nervus facialis; *F:* Oberlippen-, Nasenflügelanhebung. – **M. l. palpebrae superioris:** *U:* Anulus tendineus des Canalis opticus der Augenhöhle; *A:* Oberlid (Tarsus) u. M. orbicularis oculi; *I:* Nervus oculomotorius; *F:* Heben des Oberlides. – **M. l. prostatae:** an der Prostatafaszie ansetzender kürzerer Teil des M. pubococcygeus. – **M. l. scapulae:** *U:* Querfortsätze (hinten) des 1.–4. Halswirbels; *A:* oberer Schulterblattwinkel u. Teile des med. Schulterblattrandes; *I:* Nervus dorsalis scapulae; *F:* Heben u. geringes Vorwärtsziehen des Schulterblattes. – **M. l. veli palatini:** *U:* untere Felsenbeinfläche seitlich des Karotiskanals, Ohrtubenknorpel; *A:* Gaumenaponeurose; *I:* Rami pharyngei des Nervus vagus; *F:* Heben des Gaumensegels, Erweitern der Schlundenge, Öffnen der Ohrtrompete. – **Mm. linguae:** die quer gestreiften Zungenmuskeln: Mm. genio-, hyo-, chondro-, styloglossus, longitudinalis superior u. inferior, transversus, verticalis linguae. **E** lingual m.s. – **M. longissimus:** der mediale Teil des M. erector spinae. – **M. l. capitis:** *U:* Querfortsätze 2. u. 3. Brustwirbel; Quer- u. Gelenkfortsätze 3.–7. Halswirbel; *A:* Processus mastoideus; *I:* Dorsaläste der Spinalnerven $C_{3-8}$; *F:* Strecken der Halswirbelsäule, gleichseitiges Drehen des Kopfes. – **M. l. cervicis:** *U:* Querfortsätze (hintere Tuberkula) des 1.–6. Brustwirbels; *A:* Querfortsätze des 2.–7. Halswirbels; *I:* dorsale Äste der Spinalnerven $C_{3-8}$; *F:* Strecken u. gleichseitiges Beugen der Halswirbelsäule. – **M. l. thoracis:** *U:* Kreuzbein, Beckenkamm, Dorn- u. Mamillarfortsätze (1,2) der LWS, Querfortsätze des 7.–12. BW; *A:* Processus accessorii u. costarii der Querfortsätze, Lendenwirbel, Rippenwinkel; *I:* Rami dorsales der Spinalnerven $Th_{1-12}$; *F:* Strecken u. gleichseitiges Beugen der Lendenwirbelsäule. **E** longissimus m. – **M. longus:** langer Muskel. **E** long m. – **M. l. capitis:** langer Kopfmuskel (vor der WS); *U:* Querfortsätze des 3.–6. Halswirbels; *A:* Hinterhauptsbasis; *I:* Plexus cervicalis (Ventraläste); *F:* Vor- u. Seitbeugen von Kopf u. Halswirbelsäule. – **M. l. colli:** langer Halsmuskel; *U:* untere Hals- u. obere Brustwirbelkörper, vorderer Querfortsatzhöcker der oberen HWK; *A:* Halswirbelkörper u. (untere) -querfortsätze, vord. Atlastuberkulum; *I:* Plexus cervicalis u. brachialis (Ventraläste); *F:* Vor- u. Seitbeugen der Halswirbelsäule (beidseitiger bzw. einseit. Effekt). – **Mm. lumbricales:** spulwurmförmige Muskeln. **1)** 4 Mittelhandmuskeln; *U:* Sehnen des M. flexor digitorum profundus; *A:* Dorsalaponeurose des 2.–5. Fingers; *I:* Nervus medianus bzw. 3. u. 4. Strahl: tiefer Ast des N. ulnaris; *F:* Beugen des 2.–5. Fingers im Grundgelenk bei gleichzeitiger Streckung in den übrigen Gelenken. **2)** 4 Muskeln des Mittelfußes; *U:* Sehnen des M. flexor digitorum longus; *A:* Dorsalaponeurose der Zehen; *I:* Nervus plantaris med. bzw. 3. u. 4. Strahl: N. pl. lateralis; *F:* Beugen der Zehen im Grundgelenk bei gleichzeitiger Streckung in den übrigen Gelenken; Medialabduktion 2.–5. Zehe. **E** lumbrical m.s. – **M. masseter:** ein gefiederter Kaumuskel; *U:* oberflächlicher Teil an Jochfortsatz u. Jochbein des Schläfenbeines, tiefer Teil nur an Jochfortsatz (seine Faszie unter der Parotis, dann hinter Kieferwinkelunterrand in die Tiefe [zur F. des med. M. pterygoideus]); *A:* Außenfläche des Kieferwinkels u. Tuberositas masseterica bzw. Außenfläche des aufsteigenden Unterkieferastes; *I:* Nervus massetericus (aus 3. Trigeminusast); *F:* Mundschluss (Heben des UK); Vorschieben des UK beim Kauakt durch oberflächlichen Teil. **E** masseter m. – **Mm. multifidi:** autochthone Rückenmuskeln des transversospinalen Systems, 2–3(4) Wirbel überspringend; *U:* Kreuzbeinhinterfläche, Processus mamillares der Lenden-, Querfortsätze der Brust-, untere Gelenkfortsätze der Halswirbel (4–7); *A:* Dornfortsätze (außer 1. HW); *I:* dorsale Äste der Spinalnerven $C_3$–$S_1$; *F:* Strecken u. Drehen (zur Gegenseite) der Wirbelsäule. **E** multifidi m.s. – **M. mylo|hyo|ideus:** ein suprahyoidealer Mundbodenmuskel; *U:* Unterkiefer (Linea mylohyoidea); *A:* Muskelraphe des Mundbodens, Zungenbeinkörper; *I:* Nervus mylohyoideus (des 3. Trigeminusastes); *F:* Kranialverlagerung des Zungenbeines beim Schlucken; Unterkieferkaudalverlagerung (Mundöffnung). **E** mylohyoid m. – **M. obliquus:** schräger Muskel. **E** oblique m. – **M. obl. capitis inferior u. superior:** unterer u. oberer schräger Kopfmuskel (als autochthone Rückenmuskeln); *U:* Dornfortsatz des 2. HW bzw. Querfortsatz des Atlas; *A:* Querfortsatz Atlas bzw. Hinterhaupt (Linea nuchae inferior); *I:* Nervus suboccipitalis; *F:* gegenseitige Drehung bzw. gleichseit. Neigung des Kopfes. – **M. obl. externus abdominis:** äußerer schräger Bauchmuskel; *U:* Außenfläche der 5.–12. Rippe (alternierend mit *U* der Mm. serratus ant. u. latiss. dorsi [= »Linea serrata«]); *A:* vorderes Blatt der Rektusscheide, Leistenband, Beckenkamm (Labium externum); *I:* Interkostalnerven V–XII; *F:* Vorbeugen des Rumpfes bzw. Rumpfdrehen zur Gegenseite (bei beid-/einseitiger Aktivität); in Rückenlage Aufrichten des Oberkörpers bzw. Beckenannäherung an Brustkorb; Beteiligung an Bauchpresse. – **M. obl. inferior:** unterer schräger ▸Augenmuskel; *U:* seitlich des Tränen-Nasen-Kanals; *A:* Sklera hinter dem Augenäquator; *I:* Nervus oculomotorius; *F:* Drehung des vorderen Augapfelpoles nach außen-oben; Blickhebung. – **M. obl. internus abdominis:** innerer schräger Bauchmuskel; *U:* Fascia thoracolumbalis (tiefes Blatt), Linea intermedia des Darmbeinkammes, Leistenband (seitlich); *A:* 10.–12. Rippe, vord. u. hint. Blatt der Rektusscheide (unterhalb der Linea arcuata nur vorderes); *I:* untere Interkostalnerven (Spinalnervenäste aus $Th_{8-12}$ [$L_1$; evtl. $L_2$]), Nervi iliohypogastricus, -inguinalis, genitofemoralis; *F:* wie Obliquus externus, jedoch Rumpfdrehung zur gleichen Seite bei einseitiger Aktivität. – **M. obl. superior:** oberer schräger ▸Augenmuskel; *U:* Sehnenring (Anulus tendineus) am Augenhöhlenende des Sehnervkanals; *A:* Sklera hinter dem Augenäquator (dahin rechtwinklig abbiegend nach hakenförmigem Verlauf durch die Trochlea); *I:* Nervus trochlearis; *F:* Drehung des vorderen Augenpols nach unten-innen; Blicksenkung. – **M. ob|tu|ra|tor:** (hüftloch)verschließender Muskel (als Hüftmuskel). **E** obturator m. – **M. o. externus:** *U:* äußerer Rand des Hüftloches (Foramen obturatum), Außenfläche der Membrana obturatoria; *A:* Fossa trochanterica des Femurs; *I:* Nervus obturatorius; *F:* Außenrotation, Adduktion u. geringe Flexion des Beines. – **M. o. internus:** *U:* Innenrand des Foramen obturatum, Innenfläche der Membrana obturatoria; *A:* Fossa trochanterica; *I:* Plexus sacralis (N. obt. internus); *F:* Außenrotation des Beines. – **M. occipito|frontạlis:** Teil des M. epicranius; sein vorderer = frontaler Bauch zieht von der Galea aponeurotica zu den Augenbrauen, wird innerviert vom N. facialis, verschiebt die Kopfhaut, runzelt die Stirn u. hebt die Augenbrauen; sein hinterer = okzipitaler Teil geht von der Linea nuchae suprema zur Galea, wird innerviert vom okzipitalen Ast des hinteren N. auricularis, bewirkt Rückziehen der Galea, Glätten der Stirn. **E** occipitofrontal m. – **M. omo|hyọideus:** ein Unterzungenbeinmuskel mit Zwischensehne; der untere Bauch entspringt am Schulterblatt (Ligamentum transv. scapulae u. Umgebung) u. endet an der Zwischensehne, wo der obere, zum Zungenbeinkörper ziehende Bauch beginnt; *I:* Ansa cervicalis; *F:* Spannen des mittleren Blattes der Halsfaszie; Mitwirkung bei Atmung (Atemhilfsmuskel) u. Kauakt. **E** omohyoid m. – **M. oppọnens:** entgegenstellender Muskel. **E** opposer m. – **M. o. dịgiti mịnimi: 1)** ein Kleinfingerballenmuskel; *U:* Hamulus ossis hamati, Retinaculum flexorum; *A:* 5. Mittelhandknochen; *I:* tiefer Ast des N. ulnaris; *F:* Opposition des Kleinfingers. S. a. ▸Hypothenar. **2)** ein inkonstanter Fußsohlenmuskel; *U:* Ligamentum plantare longum; *A:* 5. Mittelfußknochen; *I:* Nervus plantaris lat.; *F:* Kleinzehenzug in Richtung Fußsohle, Längsgewölbespanner. – **M. o. pọllicis:** ein Daumenballenmuskel; *U:* Os trapezium, Retinaculum flexorum; *A:* 1. Mittelhandknochen; *I:* Nervus medianus; *F:* Daumenopposition u. -adduktion. – **M. orbiculạris:** »Ringmuskel«. **E** orbicular m. – **M. o. ọculi:** die Augenhöhle umkreisender, mit seinem um die Lidspalte gelegenen Teil zum Tränensack u. Tränenkanälchen bzw. in die Lider (»M. tensor tarsi«) einstrahlender Muskel; *U:* Lig. palpebrale med., Crista lacrimalis anterior bzw. posterior; *I:* Nervus facialis; *F:* Lidschluss, Zusammenkneifen der Lider, Median- u. Kaudalverziehen der Augenbraue, Erweiterung des Tränensackes. – **M. o. ọris:** Ringmuskel des Mundes; liegt zwischen Unterhaut u. Schleimhaut der Lippen, zieht vom »Muskelknoten« (Muskelfaserkreuzungen) des einen Mundwinkels zu dem des anderen, hat Ursprünge auch an Alveolarfortsätzen; *I:* Nervus facialis; *F:* Schließen u. Spitzen des Mundes. – **M. orbitạlis:** glatter, in der Knochenhaut (Periorbita) der Augenhöhle fixierter Muskel in der Fissura orbitalis inferior; *I:* vegetative (sympathische) Fasern des Ganglion pterygopalatinum. Rudiment der Phylogenese. **E** orbital m. – **M. palato|glọssus:** Gaumen-Zungen-Muskel (des vorderen Gaumenbogens); vor der Gaumenmandelnische; *U:* weicher Gaumen (Gaumenaponeurose); *A:* Seitenrand der Zungenwurzel; *I:* Rachenäste des N. glossopharyngeus; *F:* Senken des weichen Gaumens, Heben des Zungengrundes, Verengung der Schlundenge (Isthmus faucium). **E** palatoglossal m. – **M. palatopharyngẹus:** Muskel im hinteren Gaumenbogen; *U:* Gaumenaponeurose, Hamulus pterygoideus, Ohrtrompetenknorpel; *A:* untere Schlundwand, Schildknorpel (hintere Platte, oberes Horn); *I:* Rachenäste des N. glossopharyngeus; *F:* Senken des weichen Gaumens, Heben des Schlundes, Verengung des Isthmus faucium. **E** palatopharyngeal m. – **M. palmạris:** Hohlhandmuskel. **E** palmar m. – **M. p. brẹvis:** *U:* ellenseitiger Rand der Palmaraponeurose; *A:* Haut der ulnaren Handkante; *I:* oberflächlicher Ast des N. ulnaris; *F:* Spannen der Palmaraponeurose (samt Haut). – **M. p. lọngus:** *U:* Epicondylus medialis humeri, Fascia antebrachii; *A:* Palmaraponeurose; *I:* Nervus medianus; *F:* Spannen der Palmaraponeurose, Beugen der Hand im Grundgelenk. – Variabel, inkonstant. – **Mm. papillạres:** von der Herzwand in die Kammerlichtungen ragende kegelförmige Muskeln, die mit Chordae tendineae in den Segeln der Herzklappen enden u. deren Zurückschlagen in die Vorhöfe verhindern; im rechten Ventrikel 3 (vorn, hinten u. septal; für Segel der Trikuspidalklappe); im li. Ventrikel 2 (vorn u. hinten; für die Mitralklappe); *I:* Schenkel des HIS-Bündels. **E** papillary m.s. – **Mm. pectinạti:** »kammartige Muskeln«; in Richtung Herzohr vorspringende Leisten der Muskulatur des li. Vorhofes als »Trabeculae carneae«. **E** pectinate m.s. – **M. pectịneus:** *U:* Schambeinkamm (Pecten ossis pubis); *A:* Linea pectinea femoris; *I:* vorderer Ast des N. obturatorius; N. femoralis; *F:* Beinadduktion, -flexion u. -außenrotation. **E** pectineal m. – **M. pectorạlis:** Brustmuskel. **E** pectoral m. – **M. p. major:** großer Brustmuskel; *U:* Schlüsselbein (medial), Brustbein u. 2.–5. Rippenknorpel, vorderes Blatt der Rektusscheide (»Bauchteil« des Muskels); *A:* Oberarm (Crista tuberculi majoris); *I:* Nervi thoracici anteriores; *F:* Armadduktion, -innenrotation u. -anteversion; inspiratorischer Atemhilfsmuskel (bei Armaufstützen). – **M. p. mịnor:** kleiner Brustmuskel; *U:* (2.)3.–5. Rippe; *A:* Schulterblatt (Processus coracoideus); *I:* wie großer Brustmuskel; *F:* Senken des Schultergürtels; Atemhilfsmuskel (wie der große). – **Mm. perịnei:** Dammmuskeln; die Mm. bulbospongiosus, ischiocavernosus, transversus perinei superficialis u. profundus, sphincter urethrae u. urethrovaginalis, compressor urethrae; darüber – als Diaphragma pelvis – die Mm. levator ani, coccygeus, sphincter ani externus. **E** perineal m.s. – **M. peronẹus,** M. fibularis: Wadenbeinmuskel. **E** peroneal m. – **M. per. brẹvis:** *U:* untere $^2/_3$ der Fibula, Intermuskularseptum (vorn u. hinten); *A:* Tuberositas des 5. Mittelfußknochens (Sehne hinter dem Außenknöchel); *I:* Nervus peroneus superficialis; *F:* Abduktion, Pronation u. Plantarbeugung sowie Eversion des Fußes. – **M. per. lọngus:** *U:* Kopfteil u. obere $^2/_3$ der Fibula, Intermuskularseptum (vorn u. hinten), Unterschenkelfaszie; *A:* Os cuneiforme mediale, Tuberositas des 1. Mittelfußknochens (Sehne hinter Außenknöchel); *I:* wie der »Brevis«; *F:* Abduktion, Pronation, Plantarflexion des Fußes; Stützung des Fußgewölbes. – **M. per. tẹrtius:** Teil (seitl. Abspaltung) des M. extensor digitorum longus; *A:* Metatarsale V; *I:* Nervus peroneus profundus; *F:* Abduktion u. Pronation des Fußes. – **M. piri|formis:** »birnenförmiger Muskel« (ein innerer Hüftmuskel); *U:* Kreuzbeininnenfläche; *A:* (nach Passieren des Foramen ischiadicum majus) Spitze des Trochanter major; *I:* Plexus sacralis; *F:* Abduktion u. Außenrotation des Beines; s. a. ▸piriformis. **E** piriform m. – **M. plan|tạris:** inkonstanter Kniegelenk-M. unter seitlichem Gastroknemiuskopf; *U:* Epicondylus lateralis femoris, Kniegelenkkapsel; *A:* Medialseite Fersenbeinhöcker (mit Achillessehne); *I:* Nervus tibialis; *F:* Unterschenkelbeugung, Plantarflexion (u. Supination) des Fußes. **E** plantar m. – **M. po|plịteus:** Kniekehlenmuskel; *U:* Epicondylus lateralis femoris, Kniegelenkkapsel, Außenmeniskus-Hinterhorn; *A:* obere-hintere Schienbeinfläche; *I:* Nervus tibialis; *F:* Unterschenkelbeugung u. -innenrotation. Verhindert bei mittlerer Beugestellung Meniskuseinklemmung. **E** popliteal m. – **M. pronạtor:** Pronationsmuskel. **E** pronator m. – **M. p. quadrạtus:** *U:* distale vordere Ellenfläche; *A:* distale vordere Speichenfläche; *I:* Nervus interosseus anterior; *F:* Pronation der Hand. – **M. p. tẹres:** *U* (zweiteilig): Epicondylus medialis humeri, Processus coronoideus ulnae; *A:* Außenfläche der Speiche (Radius); *I:* Nervus medianus; *F:* Pronation der Hand, Vorderarmbeugung. **E** round pronator. – **M. psọas:** Lendenmuskel. **E** psoas m. – **M. ps. mạjor:** *U:* Körper u. Querfortsätze 12. Brust-, 1.–4. Lendenwirbel (einschließlich Bandscheiben); *A:* Oberschenkel (Trochanter minor); *I:* Plexus lumbalis, N. femoralis; *F:* s. u. ▸M. iliopsoas. – **M. ps. mịnor:** ein inkonstanter innerer Hüftmuskel mit *U* am 12. Brust- u. 1. Lendenwirbelkörper; *A:* Fascia iliaca; *I:* Muskeläste des Plexus lumbalis; *F:* Spannen der Fascia iliaca, LWS-Beugung zur Seite. – **M. ptery|gọideus:** »Flügelmuskel«; 2 vom Processus pterygoideus des Keilbeines entspringende Kaumuskeln. **E** pterygoid m. – **M. pt. laterạlis:** *U:* seitl. Lamelle des Flügelfortsatzes, Tuber maxillae, Planum infratemporale alae magnae; *A:* Processus condylaris des Unterkiefers, Fovea pterygoidea, Kiefergelenk (Discus articularis mandibulae); *I:* Nervus pterygoideus lateralis; *F:* Vorziehen des Discus u. Vor- bzw. Seitziehen des Unterkiefers (bei beid- bzw. einseitiger Aktivität). – **M. pt. medialis:** *U:* Flügelgaumengrube; *A:* Unterkiefer (Kieferwinkelinnenfläche); *I:* Nervus pterygoideus medialis; *F:* Heben des Unterkiefers (Kieferschluss). – **M. pubo|coccygeus:** Teil des Musculus levator ani vom Scham- zum Steißbein, teilw. auch zum Mastdarm, zwischen dem rechts- u. linksseitigen Teil des Levatortores (▸Hiatus genitalis). **E** pubococcygeal m. – **M. pubo|prostạticus:** glatte Muskulatur im gleichnam. Prostata-Band. Analog M. pubovagin. der Frau. **E** puboprostatic m. – **M. pubo|rectạlis:** Teil des M. levator ani seitlich des M. pubococcygeus, vom Schambein schlingenförmig um die Flexura perinealis des Mastdarms; dahinter mit dem M. der Gegenseite vereinigt (in Raphe anococcygea). **E** puborectal m. – **M. pubovaginạlis:** Teil des M. pubococcygeus; *F:* Verengung der Scheide. **E** pubovaginal m. – **M. pubo|vesicạlis:** glatte Muskelfasern vom unteren Symphysenrand zum Blasenhals; im gleichnam. Ligament. **E** pubovesical m. – **M. pyrạmidalis:** kleiner Bauchmuskel in einer Doppelung der vorderen Rektusscheide; *U:* oberer Schambeinast, Symphyse; *A:* Linea alba; *I:* 12. Interkostalnerv; *F:* Spannen der Linea alba. **E** pyramidal m. – **M. qua|drạtus:** viereckiger Muskel. **E** quadrate m. – **M. qu. fẹmoris:** *U:* Sitzbein (Tuber ischii); *A:* Oberschenkel (Crista intertrochanterica femoris); *I:* Spinalnervenäste $L_4$–$S_1$; *F:* Außenrotation u. Adduktion des Beines. – **M. qu. lumbọrum:** *U:* innere Lippe des Beckenkammes; *A:* 1.–5. LW-Querfortsatz, 12. Rippe; *I:* Plexus lumbalis, N. subcostalis; *F:* Senkung der Rippen, Seitneigung der Lendenwirbelsäule. – **M. qu. plạntae:** *U:* untere mediale Fersenbeinfläche; *A:* Sehne des M. flexor digitorum longus; *I:* Nervus plantaris lat.; *F:* Führung der Sehne des langen Zehenbeugers; Stütze des Fußlängsgewölbes. – **M. quạdriceps fẹmoris:** vierköpfiger Oberschenkelmuskel (der ▸M. rectus femoris u. die Mm. vasti lat., intermedius u. medialis); *A:* Kniescheibenoberrand (mit Kraftübertragung über das Lig. patellae auf das Schienbein [Tuberositas tibiae]); *F:* Unterschenkelstreckung; M. rectus auch Beugen des Oberschenkels. **E** quadriceps m. of the thigh. – **M. recto|uterịnus:** glatter Muskel im Parametrium, in der Plica rectouterina; vom Gebärmutterhals am Mastdarm vorbei zum Kreuzbein. **E** rectouterine m. – **M. rẹctus:** gerader Muskel. **E** rectus m. – **M. r. abdọminis:** *U:* Knorpelvorderseite der 5.–7. Rippe, Schwertfortsatz, Ligamenta costoxiphoidea; *A:* oberer Schambeinrand, zwischen Symphyse u. Tuberculum pubicum; *I:* 6. (7.) bis 12. Interkostalnerv ($L_1$); *F:* Senken des Brustkorbes, Vorneigen des Rumpfes (WS-Beugung), Heben des vorderen Beckenrandes bei fixiertem Oberkörper, Bauchwandverspannung; s.a. ▸Intersectiones. – **M. r. ca|pitis:** gerader Kopfmuskel; als **M. r. c. antẹrior** (zwischen 1. Halswirbel u. Hinterhauptbasis; für Vor-, Seitneigung des Kopfes), **M. r. c. laterạlis** (zwischen Atlas-Querfortsatz u. Processus jugularis des Okziputs; für Seitneigung des Kopfes), **M. r. c. postẹrior mạjor** u. **mịnor** (zwischen Axis-Dornfortsatz bzw. hinterem Atlas-Tuberculum u. der Linea nuchae inferior des Okziputs); für die gleichseitige Kopfdrehung (durch Major). – **M. r. fẹ|moris:** Teil des ▸M. quadriceps; *U:* vorderer unterer Darmbeinstachel, oberer Hüftpfannenrand; *A:* Patella, Tuberositas tibiae (s.a. ▸Ligamentum patellae); *I:* Nervus femoralis; *F:* Beugen des Ober-, Strecken des Unterschenkels. – **M. r. ọculi:** gerader Augenmuskel; u. zwar je 1 unterer, äußerer, innerer u. oberer, die sämtlich jeweils am Anulus tendineus communis (= Sehnenring am Canalis opticus) u. an Knochen der Augenhöhle entspringen u. an der Sklera des Augapfels, vor dessen Äquator, ansetzen; *I:* Nervus oculomotorius bzw. – der äußere – Nervus abducens. 1) **M. r. inferior:** der untere M.; *A:* unterer Sklerabereich, ca. 6 mm vom Hornhautrand; *F:* Senkung u. Adduktion des Augapfels; 2) **M. r. lateralis:** der äußere M.; *U:* außer am Anulus 2 Ursprünge am kleinen Keilbeinflügel; *A:* seitliche Sklera, ca. 5,5 mm vom Hornhautrand; *F:* Auswärtswendung (= Abduktion) des Augapfels; s.a. ▸Strabismus convergens, ▸Esophorie; 3) **M. r. medialis:** der innere M.; *A:* wie der seitliche, aber an der Medialseite; *F:* Einwärtswendung (Adduktion) des Augapfels; bei Schwäche Strabismus divergens; s.a. ▸Exophorie; 4) **M. r. superior:** oberer M., unter dem M. levator palpebrae; *A:* ca. 7–8 mm vom Hornhautrand oben; *F:* Aufwärtswendung des Augapfels unter leichter Medialbewegung. – **M. re|trạc|tor ụvulae:** Teil des ▸Detrusors; *F:* Trigonum vesicae nach dorsal-oben ziehend u. damit die Uvula vesicae aus der Harnröhrenmündung. – **M. rhombo|ịdeus major u. mịnor:** Rhomboidmuskel; *U:* Dornfortsätze des 1.–4. Brust- bzw. 6. u. 7. Halswirbels; *A:* Schulterblattrand unter- bzw. oberhalb der Gräte; *I:* Nervus dorsalis scapulae; *F:* Heben u. Nach-hinten-Ziehen des Schultergürtels, Rückführen des Schlüsselbeines, Rückwärtsschwenken des unteren Schulterblattwinkels; Festhalten des Schulterblattes am Rumpf. **E** major and minor rhomboid m. – **M. ri|sọ|rius:** Lachmuskel; *U:* Masseterfaszie, Wangenhaut; *A:* Muskelknoten am Mundwinkel; *I:* Nervus facialis; *F:* Seitwärts- u. Kranialbewegung des Mundwinkels, Einziehen des Wangengrübchens. S.a. ▸M. zygomaticus. **E** risorius m. – **Mm. ro|ta|tọ|res:** Drehmuskeln der transversospinalen autochthonen Rückenmuskulatur tief in der Rinne zwischen Querfortsätzen (*U*) u. Dornfortsätzen (*A* am nächsthöheren) der ganzen Wirbelsäule (am stärksten an der BWS); *I:* dorsale Äste der Spinalnerven; *F:* Drehung (u. Streckung) des jeweiligen WS-Abschnitts. **E** rotator m.s. – **M. salpingo|pharyn|gẹus:** Ohrtrompeten-Schlund-Muskel; *U:* Ohrtrompetenknorpel; *A* (nach Verlauf im Ohrtrompetenwulst): innere Längsmuskulatur der Rachenseitenwand; *I:* Rachenäste des N. vagus; *F:* Schlundheber. **E** salpingopharyngeal m. – **M. sar|tọrius:** »Schneidermuskel«; *U:* vorderer oberer Darmbeinstachel; *A:* kniegelenknah am Schienbein einwärts der Tuberositas (über ▸Pes anserinus); *I:* Nervus femoralis; *F:* Beugung, Abduktion, Außenrotation des Ober-, Beugung u. Innenrotation des Unterschenkels. **E** sartorius m. – **M. sca|lẹnus:** 3 an Halswirbeln entspringende Rippenheber der tiefen Halsmuskulatur; *F* (komplex): Brustkorbanhebung (als auxil. ▸Atemmuskeln), Pleurakuppelspannung, Seitneigen der HWS. **E** scalenus m. – **M. scal. antẹrior:** *U* (4 Zacken): Tuberculum anterius des 3.–6. HW; *A:* gleichnamiges Tuberculum der 1. Rippe; *I:* Plexus brachialis; s.a. ▸Skalenuslücke. – **M. scal. mẹdius:** *U* (6 Zacken): Querfortsatz des 2.–7. HW; *A:* 1. Rippe; *I:* Plexus cervicalis u. brachialis. – **M. scal. mịnimus:** inkonstanter Muskel; *U:* 6. u. 7. HW; *A:* 1. Rippe, Pleurakuppel; *I:* Plexus brachialis. – **M. scal. postẹrior:** *U* (mit 2–3 Zacken): Querfortsatz des 5.–7. HW; *A:* 2. Rippe; *I:* Plexus brachialis. – **M. semi|membra|nọ|sus:** *U:* Sitzbeinhöcker; *A:* Condylus medialis tibiae, Ligamentum popliteum obliquum, Faszie des M. popliteus (s.a. ▸Pes anserinus); *I:* Nervus tibialis; *F:* Strecken, Adduktion u. Innenrotation des Oberschenkels, Beugen u. Innenrotation des Unterschenkels. **E** semimembranaceous m. – **M. semi|spinạlis:** 3 dem »transversospinalen System« der ▸autochthonen Rückenmuskulatur zugehörige Muskeln (**M. s. cạpitis, cervicis** u. **thoracis**); *U:* Querfortsätze 3. Hals- bis 6. Brustwirbel bzw. 1.–6. bzw. 6.–12. Brustwirbel; *A:* Hinterhaupt zwischen oberer u. unterer Linea nuchae bzw. (Wirbel überspringend) Dornfortsätze des 2.–7. Halswirbels bzw. der unteren u. der oberen Brustwirbel; *I:* dorsale Spinalnervenäste; *F:* M. s. capitis: Streckung der HWS u. Rückneigen des Kopfes bzw. Kopfdrehung zur Gegen- u. Kopfneigung zur gleichen Seite (bei doppel-/einseitiger Aktivität); M. s. cervicis u. thoracis: Wirbelsäulenstreckung bzw. -drehung zur Gegenseite (bei doppel-/einseitiger Aktivität). **E** semispinal m. – **M. semitendinọsus:** halbsehniger Muskel; *U:* Sitzbeinhöcker (Tuber ischii); *A:* Tibia medial der Tuberositas, im

Pes anserinus; *I:* Nervus tibialis; *F:* Strecken, Adduktion u. Innenrotation des Oberschenkels, Beugen u. Innenrotation des Unterschenkels. E semitendinous m. – **M. serratus:** Sägemuskel. E serratus m. – **M. serr. anterior:** *U* (9–10 Zacken): 1.–8. (9.) Rippe; *A:* Schulterblatt (Innenkante, oberer/unterer Winkel); *I:* Nervus thoracicus longus; *F:* Fixieren, Drehen, Vorziehen des Schulterblattes; Atemhilfsmuskel. – **M. serr. posterior inferior:** *U:* Dornfortsatz des 11.–12. Brust- u. 1.–2. Lendenwirbels; Fascia thoracolumb.; *A:* 9.–12. Rippe (Unterrand); *I:* 9.–12. Interkostalnerv (Ventraläste); *F:* Seit- u. Rückziehen der 4 untersten Rippen (Inspiration) gegen den Einwärtszug des Zwerchfells. – **M. serr. post. superior:** *U:* Dornfortsatz des 6.–7. Hals- u. 1.–2. Brustwirbels; *A:* 2. (3.)–5. Rippe; *I:* 1.–4. Interkostalnerv (Ventraläste); *F:* Heben des Brustkorbs (Inspiration). – **M. solleus:** »Schollenmuskel«; Teil des M. triceps surae; *U:* Wadenbeinkopf, -hals, oberes Schienbeindrittel (hier 2 Ursprünge, den Arcus tendineus musculi solei bildend); *A:* Fersenbeinhöcker (▶ Achillessehne); *I:* Nervus tibialis; *F:* Heben der Ferse, Plantarbeugung u. Supination des Fußes. E soleus m. – **M. sphincter:** Schließmuskel; s.a. ▶ Sphinkter... E sphincter m. – **M. sph. ampullae hepatopancreaticae,** Sphincter ampullae, Sph. ODDI: glatter Schließmuskel (Ring-, Schrägfasern) am Durchtritt des Ductus choledochus u. pancreaticus major durch die Wand des Zwölffingerdarmes (▶ Papilla duodeni); mit besonderen Fasern für den ▶ Ductus pancreaticus. E sphincter of Oddi. – **M. sph. ani:** Afterschließmuskel. – **M. sph. ani externus:** außen dem M. levator ani aufliegender M.; seine tiefe, schleimwandnahe Schicht bewirkt – zusammen mit dem M. puborectalis – Kompression des Rektums, seine oberflächliche eine Abklemmung des Analkanals, sein als Schlinge ausgebildeter, vom Ligamentum anococcygeum in das Dammzentrum ausstrahlender Teil eine seitl. Abklemmung der Afteröffnung (s.a. ▶ Kontinenzorgan); oberflächlichste Lagen – bindegewebig u. glattmuskulär durchsetzt – strahlen in die Haut der Aftergegend ein. – **M. sph. ani internus:** der glattmuskuläre, verdickte, in die oberflächliche Schicht des äußeren Schließmuskels einstrahlende Endabschnitt der inneren Mastdarm-Ringmuskulatur, innerviert vom N. pudendus. – Beide Muskeln gemeinsam bewirken den willkürlichen bzw. unwillkürlichen Afterschluss (»Stuhlkontinenz«), u. zwar im Zusammenspiel mit Rezeptoren der Darmwand u. unter Kontrolle der Defäkationszentren. – **M. sph. pupillae:** glatter Ringmuskel im vorderen Pupillarrand der Regenbogenhaut; *I:* parasympathische Fasern des N. oculomotorius der Nn. ciliares breves; *F:* Pupillenverengung (in Antagonismus zum sympathisch innervierten M. dilatator pupillae). E pupillary sphincter. – **M. sph. pyloricus:** glatter Schließmuskel des Magenausganges (▶ Pylorus). E pyloric sphincter. – **M. sph. urethrae,** Sphincter urethrae externus: quer gestreifter Schließmuskel (»Rhabdosphinkter«) der Harnröhre (= Faserzüge des M. transversus perinei profundus ringförmig um die Pars membranacea urethrae); *I:* Nervus pudendus. – Seine Tonusminderung (zugleich mit Tonuszunahme des ▶ Detrusors) ermöglicht ▶ Miktion. E urethral sphincter. – **M. sph. vesicae internus:** im Blasenausgang gelegene Muskelschlinge als Teil des ▶ Detrusors; weicht bei der Harnentleerung seitlich aus, gleichzeitig mit Entspannung des M. sph. urethrae. – Das Bestehen dieses Blasenausgangschließmuskels wird z.T. negiert. – **M. spinalis:** 2- bis 3-teiliger »Dornfortsatzmuskel«; »interspinaler« Teil der tiefen autochthonen Rückenmuskulatur, von Dornfortsatz zu Dornfortsatz (mehrere Wirbel überspringend), evtl. auch an das Hinterhauptsbein; *I:* Dorsaläste der Spinalnerven $C_2$–$Th_{10}$; *F:* Strecken, Rückbeugen u. Seitneigen der WS; evtl. (Kopfteil): Kopfdrehung u. -neigung zur selben Seite oder -rückwärtsneigung (bei ein- bzw. doppelseitiger Aktivität). E spinal m. – **M. sple|ni|us:** beidseits als Teil des »spinotransversalen Systems« der ▶ autochthonen Rückenmuskeln je ein Kopf- u. Halsmuskel (**M. spl. capitis** u. **cervicis**); *U:* Dornfortsatz 3. Hals- bis 3. Brustwirbel/3.–6. Brustwirbel; *A:* Hinterhaupt, seitlicher Teil der oberen Linea nuchae bis Processus mastoideus/Querfortsatz (Tuberculum post.) 1.–3. Halswirbel; *I:* Dorsaläste der zugehör. Spinalnerven. *F:* Rückneigen des Kopfes u. Dorsalextension der HWS bzw. Kopfdrehung u. Kopf-HWS-Neigung zur gleichen Seite (bei doppel- bzw. einseitiger Aktivität des Kopfmuskels); HWS-Drehung zur gleichen Seite oder HWS-Dorsalextension (einseitig oder beidseitig nach Aktivität). E splenius m. – **M. stapedius:** der Steigbügelmuskel der Gehörkette; *U:* Eminentia pyramidalis der Paukenhöhle; *A:* Steigbügel- = Stapeshals; *I:* Nervus facialis; *F:* Spannen des Ligamentum anulare, Verkanten der Steigbügelplatte (Schwingungsabschwächung). E stapedius m. – **M. sterno|cleido|mas|toideus:** der Kopfnicker; *U:* Brustbein (Manubrium sterni), mediale Klavikula; *A:* Processus mastoideus, Nacken (Linea nuchae sup.); *I:* Nervus accessorius, Plexus cervicalis; *F:* Vorschieben des gesenkten Kopfes unter Heben des Kinns (Hinterhaupt nackenwärts gezogen) bei beidseit. Zug; gleichseitige HWS-Beugung mit Kopf-Gesichts-Drehung zur Gegenseite. – Ferner Heben des Schlüsselbeines u. Brustkorbes (Atemhilfsmuskel). E sternocleidomastoid m. – **M. sterno|hyo|ideus:** *U:* Brustbein (Manubrium), Sternoklavikulargelenk, Schlüsselbein; *A:* Zungenbeinkörper; *I:* zervikale Spinalnerven (der Ansa cervicalis); *F:* Herabziehen des Zungenbeines, Mitanheben des Brustkorbes (Atemhilfsmuskel). E sternohyoid m. – **M. sterno|thyro|ideus:** *U:* Rückfläche des Brustbeines, 1. Rippe; *A:* Linea obliqua des Schildknorpels; *I:* Ramus descendens nervi hypoglossi; *F:* Einandernähern von Zungenbein u. Schilddrüse, Kopfsenkung. E sternothyroid m. – **M. stylo|glossus:** *U:* Processus styloideus des Schläfenbeines, Lig. stylomandibulare; *A:* Seitenrand der Zunge; *I:* Nervus hypoglossus; *F:* Seitwärts- bzw. – bei beidseitiger Aktivität – Nach-hinten-Ziehen der Zunge mit Abwärtsziehen der Zungenspitze (Speisentransport aus Mundhöhle in Speiseröhre [Synergie mit beidseit. M. hyoglossus]). E styloglossus m. – **M. stylo|hyoideus:** *U:* Processus styloideus des Schläfenbeines; *A* (2 Bündel – die Zwischensehne des M. digastricus umfassend): großes Zungenbeinhorn; *I:* Nervus facialis; *F:* Rückwärts- u. Aufwärtsziehen des Zungenbeines. E stylohyoid m. – **M. stylo-pha|ryngeus:** *U:* Processus styloideus des Schläfenbeines; *A:* Schlundwand zwischen oberem u. mittlerem M. constrictor pharyngis, Schildknorpel; *I:* N. glossopharyngeus; *F:* Heben u. Weiten des Schlundes. E stylopharyngeal m. – **Mm. sub|cos|tales:** *U* u. *A:* Innenflächen der hinteren Rippenenden, jeweils 1–2 Rippen überspringend (Verlauf wie Mm. intercostales interni); *I:* Interkostalnerven; *F:* Senken der Rippen. E subcostal m. s. – **M. sub|sca|pu|la|ris:** *U:* Unterfläche des Schulterblattes; *A:* Oberarmknochen (Tuberculum minus u. dessen Crista), Schultergelenkkapsel; *I:* Nervus subscapularis; *F:* Innenrotation u. Adduktion des Armes, Spannen der Gelenkkapsel. E subscapular m. – **M. su|pi|nator:** *U:* lateraler Epicondylus humeri, Ligamentum collat. radiale, Lig. anulare radii, Crista musculi supinatoris der Elle; *A:* Speiche, dorsal der Tuberositas; *I:* Nervus radialis (tiefer Ast); *F:* Supination des Vorderarmes. E supinator m. – **M. supra|spinatus:** *U:* Fossa supraspinata des Schulterblattes; *A:* Schultergelenkkapsel, Oberarmknochen (Tuberculum majus); *I:* Nervus suprascapularis; *F:* Armabduktion (u. -außenrotation). E supraspinous m. – **M. tarsalis,** MUELLER-Muskel: je 1 Muskel in Unter- u. Oberlid; *U:* Fornix conjunctivae bzw. – oben – Sehnenende des M. levator palpebrae; *A:* unterer bzw. oberer Rand des »Lidknorpels« (▶ Tarsus); *I:* Sympathikus; *F:* Herabziehen bzw. Heben des Lides (Erweitern der Lidspalte; Antagonist des M. orbicularis oculi). E tarsal m. – **M. temporalis:** Schläfenmuskel; ein Kaumuskel; *U:* Schläfenbein (Fossa u. Fascia temporalis); *A:* Unterkieferkronenfortsatz; *I:* Nervi temporales profundi (des 3. Trigeminusastes); *F:* Heben u. Rückführen des Unterkiefers, Gegeneinanderpressen der Zahnbögen (s.a. ▸M. pterygoideus). **E** temporal m. – **M. temporo|parietalis:** Teil des M. epicranius von der Ohrmuschelbasis zur Galea aponeurotica; *I:* Nervus facialis; *F:* Hochziehen der Ohrmuschel, Spannen der Galea. **E** temporoparietal m. – **M. tensor:** Spannmuskel. **E** tensor m. – **M. t. fasciae la|tae:** *U:* vorderer oberer Darmbeinstachel; *A:* Tractus iliotibialis; *I:* Nervus gluteus superior, *F:* Spannen der Fascia lata (ihres Tractus iliotibialis [Kniegelenkfixierung im Stehen]), Oberschenkelbeugung, -abduktion u. -innenrotation. – **M. t. tympani:** *U:* Knorpel der Ohrtrompete, Innenwand seines Semicanalis (des Canalis musculotubarius); *A:* Basis des Hammergriffs; *I:* Nervus tensoris tympani (des 3. Trigeminusastes); *F:* Medialzug des Hammergriffs, Spannen des Trommelfells. – **M. t. veli palatini:** *U:* Keilbein, Tuba auditiva; *A* (rechtwinklig um Hamulus pterygoideus): Aponeurose des weichen Gaumens; *I:* Nervus tensoris veli p. (des 3. Trigeminusastes); *F:* Spannen des weichen Gaumens, Offenhalten der Ohrtrompete. – **M. teres:** runder Muskel. **E** teres m. – **M. t. major:** *U:* Schulterblatt (unterer Winkel u. Außenrand); *A:* Humerus (Crista tuberculi min.); *I:* Nervus thoracodors. oder N.-subscapularis-Ast; *F:* Adduktion u. Innenrotation, Retroversion des Armes. – **M. t. minor:** *U:* Schulterblatt (Fossa infraspinata; Außenrand); *A:* Humerus (Tuberculum majus [untere Facette]), Schultergelenkkapsel; *I:* Nervus axillaris; *F:* Außenrotation u. Adduktion des Armes; Gelenkkapselspannung. – **M. thyroary|te|no|ideus:** *U:* Schildknorpel (vordere Innenfläche); *A:* Stellknorpel (Processus muscularis u. lateralis); *I:* Nervus laryngeus inferior; *F:* Stimmritzenverengung. **E** thyroarytenoid m. – **M. thyro|epiglotticus:** *U:* Schildknorpelinnenfläche; *A:* Epiglottis-Seitenrand; *I:* Nervus laryngeus inferior; *F:* Herunterziehen des Kehldeckels. **E** thyroepiglottic m. – **M. thyro|hyo|ide|us:** *U:* Schildknorpel (Linea obliqua); *A:* Körper u. kleines Horn des Zungenbeines; *I:* Ansa cervicalis (profunda); *F:* Schildknorpelhebung, Zungenbeinsenkung. **E** thyrohyoid m. – **M. tibialis:** Schienbeinmuskel. **E** tibial m. – **M. tib. anterior:** Muskel der Unterschenkel-Extensorengruppe; *U:* Schienbein (vord. Seitenfläche bis Condylus lateralis), Membrana interossea, Faszie des Unterschenkels; *A:* 1. Mittelfußknochen, mediales Keilbein; *I:* Nervus peroneus profundus; *F:* Dorsalflexion u. Supination sowie Inversion des Fußes. – **M. tib. posterior:** *U:* Schienbeinhinter- und Wadenbeininnenfläche, Membrana interossea; *A:* Kahnbein (Tuberositas), 1.–3. Keilbein, 2.–4. Mittelfußknochen; *I:* Nervus tibialis; *F:* Plantarflexion, Supination u. Adduktion des Fußes, Spannen der Fußgewölbe. – **M. tra|chea|lis:** glatte Fasern im membranösen Wandteil der Luftröhre zwischen den freien Enden der Knorpelspangen. **E** tracheal m. – **M. transverso|spinalis:** autochthone Rückenmuskeln zwischen Quer- u. Dornfortsätzen ab dem 2. Halswirbel bis zum Kreuzbein; besser bezeichnet als »transversospinales System« mit den Anteilen Mm. semispinalis, multifidi u. rotatores. **E** transversospinal m. – **M. transversus:** querer Muskel. **E** transverse m. – **M. tr. abdominis:** querer Bauchmuskel; *U:* 7.–12. Rippe (Innenfläche), Fascia thoracolumbalis (tiefes Blatt), Beckenkamm (Labium internum), seitlicher Leistenbandteil; *A:* Rektusscheide (bis Linea arcuata hinteres, darunter vorderes Blatt), Linea alba; *I:* 7.–12. Interkostalnerv, Nervus iliohypogastricus, ilioinguinalis u. genitofemoralis; *F:* Einziehung der Bauch- u. unteren Brustkorbwand; beteiligt an Bauchpresse. S.a. ▸M. cremaster. – **M. tr. lin|guae:** querer Zungenmuskel (Eigenmuskel zwischen deren Scheidewand u. Seitenrändern; verflochten mit den longitudinalen Muskeln); *I:* Nervus hypoglossus; *F:* Querwölbung u. Verlängerung der Zunge; Zungenverformung beim Kauen, Sprechen etc. – **M. tr. pe|ri|nei:** querer Dammmuskel. 1) **M. tr. per. profundus:** zwischen bd. Schambeinen (im Schambogen) als Grundlage des ▸Diaphragma urogenitale; eingehüllt von der derben Fascia urogenitalis superior u. inferior; 2) **M. tr. per. superficialis:** am Hinterrand des Ersteren, vom Sitzbeinhöcker zum Dammzentrum sowie zu den Mm. sphincter ani externus u. bulbocavernosus; schwach ausgeprägt; hautwärts bedeckt von der Fascia perinei superfic.; *I:* Nervus pudendus. – **M. tr. thoracis:** querer Brustkorbmuskel; *U:* Innenfläche des Brustbeinkörpers u. Schwertfortsatzes; *A:* 2.–6. Rippenknorpel; *I:* 2.–6. Interkostalnerv; *F:* Senken der Rippen (Ausatmung), Brustkorbverspannung. – **M. trapezius:** »Kapuzenmuskel«; *U:* Hinterhauptsbein (Linea nuchae superior, äußere Protuberanz), sämtliche Hals-, Brustwirbeldornfortsätze; *A:* Schulterblatt (Gräte, Akromion [gegenüber dem Deltamuskel]), äußeres Schlüsselbeindrittel; *I:* Nervus accessorius, Plexus cervicalis (Ventraläste), *F:* Heben, Senken, Medianwärtsziehen u. Drehen des Schulterblattes; Kopfdrehung zur Gegenseite. **E** trapezius m. – **M. triceps:** dreiköpfiger Muskel. **E** triceps m. – **M. tric. brachii:** dreiköpfiger Oberarmmuskel; *U:* Schulterblatt (Tuberculum infraglenoidale) bzw. Humerushinterfläche unterhalb der Radialisnervrinne u. mediales Septum intermusculare bzw. Humerus oberhalb der Radialisrinne u. seitliches Muskelseptum (jeweils für langen, medialen bzw. lateralen Muskelkopf); *A:* Olecranon; *I:* Nervus radialis; *F:* Strecken des Vorderarmes; durch langen Kopf auch Adduktion u. Retroversion des Armes. – **M. tric. surae:** dreiköpfiger Wadenmuskel, gebildet vom zweiköpfigen ▸M. gastrocnemius u. dem ▸M. soleus (bilden gemeinsam die Achillessehne); *I:* Nervus tibialis; *F:* Unterschenkelbeugung; Plantarbeugung u. Supination des Fußes. – **M. uvulae:** Zäpfchenmuskel; *U:* Gaumenaponeurose, Spina nasalis; *A:* Spitze der Uvula palatina; *I:* Rachenäste des Nervus vagus; *F:* Verziehen nach oben-hinten u. Verkürzen des Zäpfchens. **E** uvular m. – **M. vastus:** 3 Anteile des M. quadriceps, u. zwar als M. v. intermedius, lateralis u. medialis; *U:* Femurvorderfläche bzw. Trochanter major u. seitliche Lippe der Linea aspera bzw. Linea intertrochanterica u. mediale Lippe der Linea aspera; *A* (als Quadrizepssehne bzw. Patellarband): Kniescheibe bzw. Tuberositas des Schienbeines; *I:* Nervus femoralis; *F:* Strecken des Unterschenkels. **E** vastus m. – **M. vocalis:** Stimmmuskel; *U:* Innenfläche des Schildknorpels; *A:* Processus vocalis u. weitere Stellknorpelbereiche; *I:* Nervus laryngeus inferior; *F:* Stimmlippenspannung (ohne Verkürzung; dadurch Änderung der Eigenschwingung), Stimmritzenverschluss. **E** vocal m. – **M. zygomaticus:** Jochbeinmuskel (je 1 großer u. kleiner); *U:* Wangenfläche des Jochbeines; *A:* Haut des Mundwinkels bzw. der Nasen-Lippen-Falte; *I:* N. facialis; *F:* Seit- u. Aufwärtsziehen des Mundwinkels (als eigentlicher Lachmuskel) bzw. Seit- und Aufwärtsziehen der Oberlippe. **E** zygomatic m.

**Mus|ka|rin:** ▸Muscarin. **E** muscarine.

**Muskatnuss|leber:** chronisch-indurierte Stauungsleber, die im Schnittbild eingesunkene, dunkelrote zentrale u. etwas erhabene, gelbliche periphere Läppchenanteile zeigt. **E** nutmeg liver.

**Mus|kel,** Musculus: spindel- bis plattenförmiges, von einer bindegewebigen Hülle (Muskelfaszie) umgebenes Organ, bestehend aus ▸Muskelgewebe; als **quer gestreifter M.** (▸Skelettmuskel) bestehend aus zu Bündeln geordneten ▸Muskelfasern u. im Dienste der ▸Statomotorik stehend, wobei sich die Funktion aus dem spezif. Ursprung (»Origo«), Verlauf u. Ansatz (»Insertio«; s.a. ▸Sehne) ergibt; wird von »Muskelästen« der Blutgefäße, neural von peripheren Ästen der Spinal- bzw. Hirnnerven versorgt (s.u. ▸Musculus). Als **glatter M.** bestehend aus von ▸Muskelzellen gebildetem Gewebe; wird als Eingeweidemuskel von sympathischen u. parasympathischen Nervenfasern versorgt (z.B. als ▸Plexus myentericus,

▸submucosus); s.a. ▸Motilität. – Die histolog. Unterscheidung »glatt« u. »quer gestreift« (s.a. ▸Myokard) wird ergänzt – auf die Innervation bezogen – durch die Gliederung in »unwillkürliche« u. »willkürliche« Muskulatur (▸Willkürmotorik). S.a. ▸Muskel..., ▸Myo... E muscle, musculus.

**Muskel|aktions|potential:** die bei Erregung einer Muskelfaser auftretende typische Potentialänderung. Das M. wird durch Innervation an der motorischen Endplatte ausgelöst, wird über die Membran der Muskelzelle elektrisch fortgeleitet u. löst über Prozesse der ▸elektromechanischen Kopplung die Kontraktion der Muskelzelle aus; ist im ▸Elektromyogramm (EMG) als Entladung motorischer Einheiten ableitbar. E muscle action potential.

**Muskel|atonie:** ▸Myatonie. E muscle atonia.

**Muskel|atro|phie,** Myatrophie: Verminderung der Skelettmuskelmasse. Als **einfache M.** (Verschmälerung der Fasern, Schwinden der kontraktilen Substanz) oder als numerische Atrophie (Abnahme der Faserzahl). Tritt auf bei Kachexie, als Hungeratrophie, im Alter (»braune Atrophie«), als Inaktivitätsatrophie sowie als myo- u. neurogene M. S.a. Abb. E muscular atrophy, m. wasting, amyotrophy. – **M.,**

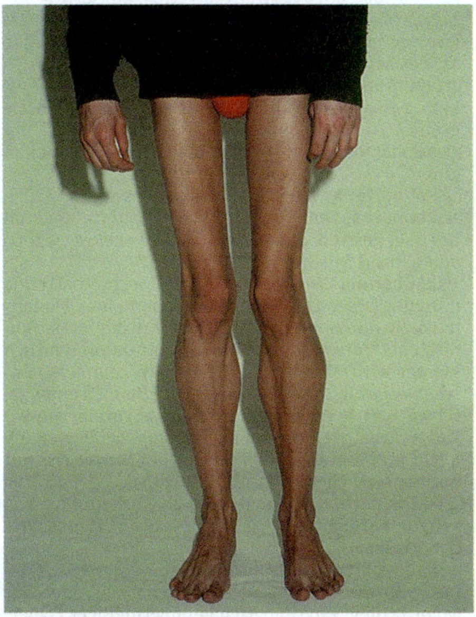

**Muskelatrophie:** Verminderung der Beckengürtel- u. Oberschenkelmuskulatur. [89]

**idio|pathische:** ein Typ der neurogenen M. E idiopathic m. a. – **M., infantile:** infantile Formen der spinalen M., s.u. ▸M., neurogene. E infantile m. a. – **M., myogene, myopathische M.:** eine im Allgemeinen erbliche u. fortschreitende M. als Folge einer angeborenen Muskelstoffwechselstörung mit systemischer Verarmung an Enzymen (Creatinphosphokinase, Transaminasen, Aldolase); s.a. ▸Dystrophia musculorum progressiva, ▸Myatonie, ▸Myopathie. – I.w.S. auch sekundäre Formen, z.B. bei Myositis, Gerinnungsstörungen (Skorbut, Hämophilie), nach Verletzung, Verbrennung. – Ferner pseudohypertrophische Formen (z.B. als DUCHENNE-FRIEDREICH-Krankheit). E myopathic m. a. – **M., neurale:** s.u. ▸M., neurogene. Analog: **neuralgische M.** – **M., neurogene, neuro|pathische M.:** sekundäre M. infolge Ausfalls der zugehörigen Nerven (s.u. ▸Musculus; s.a. ▸Denervierung) durch Schädigung des II. motorischen Neurons (s.a. ▸Motoneuron). ***Formen:*** als **symptomatische M.** bei Poliomyelitis, Syphilis, Hämatomyelie, toxischer oder stoffwechselbedingter Polyneuropathie; als **M. im Zusammenhang mit einer idiopathischen Nervenkrankheit**, u. zwar meist erblich u. fortschreitend. Dazu gehören z.B.: die spinalen Muskelatrophien Typ ▸VULPIAN-BERNHARDT u. ▸DUCHENNE-ARAN als Erwachsenenform u. die Typen ▸KUGELBERG-WELANDER u. ▸WERDNIG-HOFFMANN als infantile Form sowie außerhalb dieser Altersklassen der Typ BROSSARD-STARK-KAESER (skapulo-peroneale Form) mit Beginn im 20.–40. Lj. am Unterschenkel ohne Beeinträchtigung der kleinen Fußmuskeln, Unterarm- u. Handmuskeln; autosomal-dominant erblich die gutartige Beckengürtelform (Typ ▸BECKER-KIENER), ein lumbosakraler Unter- u. Oberschenkel-Typ, von Wadenmuskulatur auf Bauch u. Rücken übergreifend. Ferner die M. bei Syringomyelie, myatropher Lateralsklerose, progressiver Bulbärparalyse. Als **neurale M.** (d.h. bei neuroradikulärer ▸Heredodegeneration oder bei degenerativer Neuropathie) das CHARCOT-MARIE(-TOOTH)- und das GOMBAULT-MALLET-Syndrom (Typ ▸DÉJERINE-SOTTAS); als **spinozerebellare M.** die FRIEDREICH-Ataxie, das ROUSSY-LEVY- sowie das GERSTMANN- (Heredoataxie) und RICHARD-RUNDLE-Syndrom. Als sog. **idiopathische Typen** das DUCHENNE-LEYDEN-, ERB-LANDOUZY-, CURSCHMANN (-BATTEN-STEINERT)- = DÉLÉAGE-Syndrom. Als **neuralgische M.** die bei Plexus-brachialis-Erkrankung unbekannter Ursache (als Armplexusneuritis, Radikulitis aufgefasst) mit einer Dauer von Monaten bis Jahren. Als **zerebrospinale Form** die spastische Spinalparalyse (ERB-CHARCOT-Sy.), myatrophe Lateralsklerose (CHARCOT-Sy.) u. progressive Bulbärparalyse (DUCHENNE-Sy.). S.a. ▸Muskeldystrophie. E neurogenic m. a. – **M., numerische:** s.u. Muskelatrophie (allgemein). E quantitative m. a. – **M., spinale:** s.u. ▸M., neurogene. E spinal m. a.

**Muskel|bi|op|sie:** ▸Biopsie des Muskelgewebes (einschließlich seiner Nerven- u. Gefäßanteile), z.B. zur Diagnostik von Muskelerkrankungen. E muscle biopsy.

**Muskel|brücken:** die angiographisch sichtbare systolische Kompression der epikardialen Koronararterien bzw. ihrer Nebenäste infolge intramyokardialen Gefäßverlaufs.

**Muskel|bündel:** im Skelettmuskel die neben- u. hintereinander liegenden, jeweils vom Perimysium umgebenen ▸Muskelfasern. E muscle bundle.

**Muskel|defekt, angeborener:** angeborene Hypo- oder Aplasie (Hemmungsfehlbildung) der Muskulatur; evtl. generalisiert (als ▸KRABBE-Syndrom). E muscular defect.

**Muskel|dehnungsreflex:** reflektorische, durch Längendehnung ausgelöste Kontraktion eines Muskels. Reflexbogen wird gebildet von primären Muskelspindelrezeptoren u. den monosynaptisch angeschlossenen α-Motoneuronen. Ist ein Glied eines längenstabilisierenden Regelkreises für die aufrechte ▸Haltung u. Feinabstimmung der Willkürmotorik. E muscle stretch reflex. – **M., dynamischer:** M. als reaktive Längenanpassung auf eine plötzliche unwillkürl. Muskeldehnung (z.B. infolge Gewichtsbelastung); beginnt mit kräftiger u. schneller Kontraktion der gedehnten extrafusalen Muskelfasern bei gleichzeitiger Aktivierung intrafusaler (= in den Muskelspindeln gelegener), welche die »erwünschte« Länge annehmen u. damit die der Dehnungssituation angemessene reflektorische Längenanpassung unterstützen. Wird gefolgt vom statischen M. – **M., statischer:** M., der den dynam. M. überdauert und zu einer angemessenen erhöhten tonischer Kontraktion der extrafusalen Muskelfasern zur Bewältigung einer Dehnungssituation führt. Wird gesteuert durch den Servomechanismus der Muskelspindeln. Für fein abgestufte Bewegungen (z.B. Fingerbewegungen) verläuft die entsprechende Leitungsbahn über die Hirnrinde.

**Muskel|dys|trophie:** Sammelbegriff für nicht-neurogene Muskelschwunderkrankungen, ▸Dystrophia musculorum progressiva. S.a. ▸Muskelatrophie;

M

▸Achor-Smith-Syndrom, ▸Myatonia congenita. E muscular dystrophy, myodystrophia.

**Muskel|eigen|reflex:** ▸Muskeldehnungsreflex.

**Muskel|eiweiß:** die im Sarkoplasma enthaltenen Proteine; die unlösliche = kontraktile Fraktion befindet sich in den ▸Myofibrillen u. enthält Myosin, Actin, Tropomyosin, Troponin, α- u. β-Actinin. E muscle protein, myoprotein.

**Muskel|endplatte:** motorische ▸Endplatte.

**Muskel|entspannung:** ▸Muskelrelaxation.

**Muskel|entzündung:** ▸Myositis. E muscular inflammation.

**Muskel|ermüdung:** bei willkürlicher Muskelarbeit eintretende Abnahme von Hubhöhe bzw. Spannungsentwicklung im Muskel (unter isotonischen bzw. isometrischen Bedingungen), u. zwar proportional zur Höhe der Reizstärke u. -frequenz. Mit zentraler u. peripherer Komponente (Ermüdung der motorischen Zentren bzw. erschwerte neuromuskuläre Übertragung [z.B. bei Myasthenia gravis] bzw. mangelhafte Restitution der Energieträger). S.a. ▸Muskelkater. E muscular fatigue.

**Muskel|erschlaffung,** Muskelrelaxation: das im Anschluss an die Muskelkontraktion erfolgende Nachlassen der Muskelverkürzung bis hin zur Ruhelänge, d.h. Auseinandergleiten der Myofilamente durch Inaktivierung der Myosin-ATPase bei – nach Ende der ▸Depolarisation – absinkender Calcium-Konzentration im Myoplasma. Die M. kann nur erfolgen, wenn ATP verfügbar ist, sonst kommt es zu ▸Muskelstarre. E muscle relaxation.

**Muskel|faser:** das kontraktile, zylindrische (bis 20 cm lange u. 10–100 µm dicke) Grundelement des quer gestreiften Skelettmuskels. Ein zahlreiche Zellkerne enthaltendes »Reihenplasmodium« mit schlauchartiger Bindegewebshülle (▸Sarkolemm, ▸Endomysium); enthält im Sarkoplasma außer Glykogen u. Fetttröpfchen zahlreiche Mitochondrien sowie zahlreiche dicht gepackte, parallele ▸Myofibrillen; s.a. Abb. Nach funktionellen Gesichtspunkten (u. Enzymausstattung) werden sog. **rote** u. **weiße** Muskelfasern unterschieden; Erstere – reicher an Myoglobin – als dauerleistungsfähige Tonusfasern, Letztere als Zuckungsfasern. Ferner werden **intra|fusale M.** (myofibrillenarm bis -frei, tonisch) bzw. **extra|fusale M.** (sog. schnelle M. außerhalb der Muskelspindel) unterschieden. Sind im Skelettmuskel zu Bündeln zusammengefasst; werden – wie auch die intrafusalen – von ▸Motoneuronen aus innerviert. S.a. ▸Muskelkontraktion; motorische ▸Endplatte, ▸Muskelzelle. E muscle fiber.

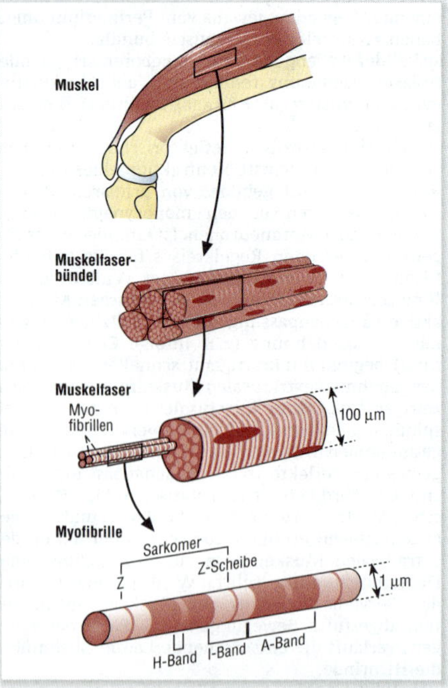


**Muskelfaser:** Aufbau der Skelettmuskelfaser in stufenweiser Vergrößerung, vom Gesamtmuskel bis zur Myofibrille. [165]

**Muskel|fibrillieren:** das Auftreten von Fibrillationspotentialen am Skelettmuskel. S.a. ▸faszikuläre Zuckungen (»Muskelflimmern«), ▸Fibrillation. E fibrillation.

**Muskel|gewebe,** Textus muscularis: hoch spezialisiertes Gewebe, in dem in Form von ATP gespeicherte chemische Energie unter Wärmeentwicklung in mechanische Arbeit (Spannung u./oder Kontraktion) umgesetzt wird. Träger dieser Aktivität sind die kontraktilen Proteine im Plasma der ▸Muskelzelle bzw. ▸-faser. – **M., glattes:** M. aus ▸Muskelzellen; mit langsamer Kontraktion u. Erschlaffung, v.a. zur Entwicklung u. Erhaltung der Muskelspannung in Hohlorganen (Verdauungs-, Harntrakt; Gefäßsystem, Drüsenausführungsgänge), Haut, Augen. – **M., quer gestreiftes:** das aus quer gestreiften ▸Muskelfasern bestehende Gewebe der Skelettmuskulatur sowie das aus quer gestreiften Herzmuskelzellen bestehende M. des Myokards. E muscle tissue.

**Muskel|gruppe:** funktionell gleich arbeitende Muskeln, z.B. als Extensoren-, Flexorengruppe. E muscle group.

**Muskel|hämo|globin:** ▸Myoglobin. E muscle hemoglobin.

**Muskel|härte:** ▸Myogelose. E myogelosis.

**Muskel|hart|spann:** reflektorischer Dauertetanus eines quer gestreiften Muskels (wie Myogelose, jedoch den ganzen Muskelbauch betreffend).

**Muskel|hernie,** Muskelbruch: als »echte« Hernia muscularis der Durchtritt von Teilen eines Skelettmuskels durch einen Defekt der Muskelfaszie; klinisch als Vorwölbung, die bei Kontraktion deutlich kleiner wird. E muscular hernia, myocele. – **M., falsche:** Vorwölbung eines Muskels im Bereich eines geschwächten Faszienabschnitts; sog. Myozele; von der Kontraktion weitgehend unabhängig, bei Bewegung leicht krepitierend. – I.w.S. auch ein Muskelriss mit hernienähnlichem Kontraktionswulst.

**Muskel|hypertonie:** Zunahme des Muskeltonus; s.a. ▸Rigor, ▸Spasmus, ▸Stiff-Man-Syndrom. E muscular hypertonia.

**Muskel|hypertrophie:** Dickenzunahme der ▸Muskelfaser durch Zunahme des Sarkoplasmas oder der Myofibrillen. Physiologisch bei übermäßiger Dauerbeanspruchung (»Arbeitshypertrophie«), pathologisch z.B. als **angeborene M.** mit Myotonie (u. zwar auf Muskelgruppen u. Zunge beschränkt oder – ▸(De)-Lange-Syndrom – generalisiert). E muscular hypertrophy, myopachynsis.

**Muskel|hypotonie:** angeborene oder erworbene – auf erhöhtem Membranpotential der Muskelzelle beruhende – Verminderung des Muskeltonus. Bei Erkrankungen des Nervensystems, z.B. des Kleinhirns (z.B. Louis-Bar-Syndrom), der Hinterstränge (z.B. Dana-Syndrom), der Vorderhörner (▸Myatonia congenita Oppenheim) oder der peripheren Nerven (z.B. bei Ischiassyndrom), bei Mesenchymschwäche (Stiller-Syndrom), endokrin, bei Elektrolyt- oder Stoffwechselstörung. E muscular hypotonia.

**Muskel|innervation:** die nervöse Versorgung des Muskels (▸Musculus). E nerve supply of muscle.

**Muskel|kater:** vorübergehende schmerzhafte Muskelermüdung (evtl. mit Krampfneigung) nach Überbeanspruchung als Folge von Mikrofaserrissen und Anreicherung von Stoffwechselprodukten. E stiffness after exertion.

**Muskel|kontraktion:** durch direkte oder indirekte Reizung des Muskels ausgelöste, unter ATP-Verbrauch erfolgende Verkürzung des Muskels (mit nachfolgender Relaxation = ▸Muskelerschlaffung). Je nach den Bedingungen von Längen- u. Spannungsänderungen werden folgende Kontraktionsformen unterschieden: **a)** isometrische M. (reine Spannungs- bzw. Kraftzunahme ohne Verkürzung), **b)** isotonische M. (reine Verkürzung bei konstanter Spannung), **c)** auxobare M. (mit Verkürzung gleichzeitig zunehmende Spannung), **d)** Anschlagszuckung oder -kontraktion (zunächst isotonische Verkürzung bis zu einem Anschlag, der keine weitere Verkürzung mehr zulässt, dann Spannungszunahme), **e)** Unterstützungszuckung oder -kontraktion (zunächst Spannungszunahme, bis die Kraft zum Anheben der Last ausreicht, dann Verkürzung). Die M. erfolgt dadurch, dass die Actinfilamente direkt mit den »Köpfen« der ▸Myosinfilamente Kontakt finden (s.a. ▸Actomyosin) u. teleskopartig zwischen Letztere geschoben werden (unter Verkürzung der I-Bande der Sarkomere; s.a. ▸Myofibrille); erfolgt in der quer gestreiften Muskelfaser rel. schnell; in der glatten Muskelzelle beruht die – etwas langsamere – Kontraktion auf einem ähnl. Prinzip, auch wenn hier Myosin- u. Actinfilamente weniger streng geometrisch geordnet sind. – Am quer gestreiften Herzmuskel entspricht die Kontraktion der ▸Systole, die Relaxation der ▸Diastole. – Die M. setzt nach dem durch ▸Depolarisation der Zellmembran erfolgenden Einstrom der Calcium-Ionen u. deren Bindung an Troponin ein (s.a. ▸Calciumantagonisten). – Aus der Überlagerung (Superposition) rhythmisch aufeinander folgender Einzelzuckungen resultiert eine Dauerverkürzung (**tetanische M.**; Entladungen der motorischen Einheiten erfolgen asynchron). E muscle contraction.

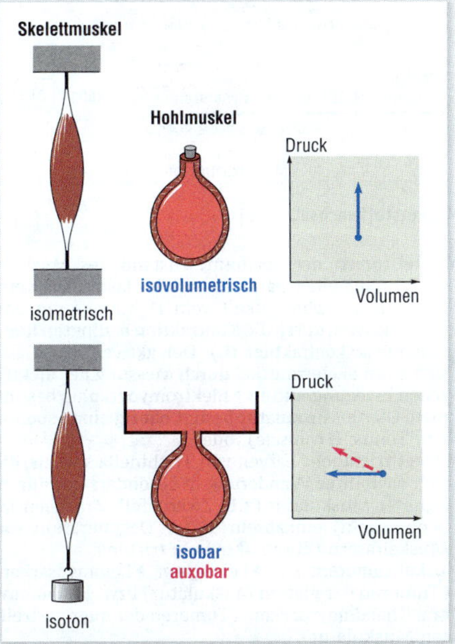


**Muskelkontraktion:** Vergleich der Kontraktionen von Skelettmuskel u. Hohlmuskel (Herzmuskel). Während der Anspannungsphase kontrahiert sich das Herz isovolumetrisch. Während der Austreibungsphase steigt der Druck an, so dass die Kontraktion korrekt als auxobar bezeichnet werden muss. [97]

**Muskel|kontraktur:** s.u. ▸Kontraktur. E muscular contracture. – **M., ischämische:** ▸Volkmann-Kontraktur. E ischemic m. c.

**Muskel|krampf:** ▸Spasmus; i.e.S. die anfallartige, schmerzhafte, tonische oder klonische teilweise Muskelkontraktion, z.B. bei Ischämie, Übermüdung. S.a. ▸Crampussyndrom. E cramp, spasm.

**Muskel|lähmung:** Funktionsausfall eines Muskels (▸Parese, ▸Paralyse), i.e.S. als Folge eines krankhaften Muskelgeschehens (d.h. als **myogene M.** im Gegensatz zur nerval bedingten = **neurogenen**). E motor paralysis or paresis.

**Muskel|plasma:** ▸Sarkoplasma. E myoplasm.

**Muskelpumpe:** als »Venen-Muskel-Pumpe« die Förderung des Rückstroms von Venenblut in den unteren Gliedmaßen durch die Muskeltätigkeit (»peripheres Herz«). S.a. ▸Varikose. E muscular pump.

**Muskel|reflex:** Eigen- oder Fremdreflex, dessen Antwort in einer Muskelkontraktion besteht. E muscle reflex.

**Muskel|reflexzonen|massage:** ▸Reflexzonenmassage bei reflektorisch verspannten Muskeln. S.a. ▸tender points.

**Muskel|reizpunkte:** definierte Hautstellen, an denen durch elektrische Reizung ein ▸Muskelaktionspotential (u. ▸Muskelkontraktion) eines bestimmten Muskels auslösbar ist. S.a. ▸Nervenreizpunkte. E muscle stimulation points, muscular trigger points.

**Muskelrelaxanzien:** Neuromyopharmaka, die eine Muskelentspannung herbeiführen. Je nach Angriffpunkt werden peripher u. zentral wirksame M. unterschieden. E muscle relaxants. – **M., depolarisierende,** Nicotinrezeptor-Agonisten: periphere M. mit lang anhaltender Endplatten-Depolarisation (Hemmung der polysynaptischen Reflexe) u. daraus resultierender Unmöglichkeit von Erregungsübertragung durch Acetylcholin; ***Wirkst.:*** z.B. Suxamethonium (Succinylcholin). Botulinus-Neurotoxine (Typ A u. B) wirken nach s.c. bzw. i.m. Injektion nur auf den entsprechenden Muskel durch Hemmung der Acetylcholin-Freisetzung an der motorischen Endplatte. Wirkungseintritt meist nach wenigen Tagen, Wirkdauer mehrere Monate, danach ggf. Wiederholung. ***Anw.*** bei Dystonien, hemifazialen Spasmen, Blepharospasmus. – **M., direkt wirkende:** periphere M., die über eine Blockade der elektromechanischen Koppelung wirken. ***Wirkst.:*** z.B. Dantrolen; ***Anw.*** i.v. bei maligner Hyperthermie, oral auch bei Skelettmuskelspastik nach ZNS-Schädigung. – **M., nicht depolarisierende,** stabilisierende M., Nicotinrezeptor-Antagonisten: periphere M., die als Blocker der n-Cholinozeptoren (= Nicotinrezeptoren) motorischer Endplatten wirken. ***Wirkung:*** verhindern die physiologisch durch Acetylcholin, toxisch z.B. durch Nicotin bewirkte Depolarisation der postsynaptischen Membran. ***Wirkst.:*** z.B. Atracurium, Cisatracurium, Pancuronium, Alcuronium, Vecuronium, Rocuronium u. Mivacurium (»Curare-Gruppe«); ***Antidot:*** Neo-, Pyridostigmin (Cholinesterasehemmer). – **M., periphere:** Substanzen zur ***Anw.*** in der Anästhesie (bewirken auch in oberflächlicheren Narkosestadien genügende Muskelerschlaffung [»Relaxationsnarkose«]), als Prämedikation vor bestimmten Elektrotherapie-Maßnahmen sowie als krampfhemmendes Mittel bei Strychninvergiftung, Tetanus. S.a. ▸Curare, myotrope ▸Spasmolytica. – **M., zentrale:** Substanzen, welche den Muskeltonus zentralnervös dämpfen. ***Wirkst.:*** z.B. Benzodiazepin-Derivate (Tetrazepam, Diazepam), Baclofen, Tolperison, Pridinol, Methocarbamol, Tizanidin. ***Anw.*** bei neurogenen Muskelspasmen, auch bei bestimmten Arthroseformen, z.B. bei paravertebralen Muskelverspannungen infolge WS-Degeneration.

**Muskel|relaxation:** Muskelentspannung (s.a. ▸Muskelerschlaffung); physiologisch oder therapeutisch z.B. durch ▸Muskelrelaxanzien. – **M., progressive (nach Jacobson)** (Edmund J., 1885–1976), progressive Muskelrelaxation, Abk. PMR, progressive Muskelentspannung, Tiefenmuskelentspannung (nach Jacobson), progressive muscle relaxation: ▸Entspannungsverfahren, bei dem schrittweise (progressiv) immer weitere Muskelgruppen trainiert (ange-

M

spannt, entspannt) werden; die Effekte ähneln den Schwere-Wärmeübungen des autogenen Trainings. ***Anw.*** u.a. bei Nervosität, Schlafstörungen, An- u. Verspannung, zur Schmerzlinderung.

**Muskel|rezeptor:** ▸Propriorezeptor der Muskulatur, der die Muskellänge/-dehnung (▸Muskelspindel) bzw. die Muskelspannung/-kraft (▸Sehnenspindel) misst. S.a. ▸Tiefensensibilität. E muscle receptor.

**Muskel|rheumatismus:** schmerzhafte, funktionsbeeinträchtigende rheumatische Zustände der Muskulatur; z.B. als ▸Myositis, ▸Fibrositis, ▸Muskelhartspann, ▸Myogelose, ▸Myopathien; häufig als sekundäre Erkrankung bei Infektions- u. Gefäßkrankheiten, endokrinen Störungen, Erkrankungen des Stützapparates. E muscular rheumatism.

**Muskel|riss, -ruptur:** Einriss bis Zerreißung eines Skelettmuskels, oft am Übergang zur Sehne. Folge direkter Gewalteinwirkung oder aber nach plötzlicher u./oder übermäßiger Muskelkontraktion; z.B. als Sportverletzung, bei Tetanus, durch Elektroschock. ***Klinik:*** plötzlicher Schmerz, Kraftlosigkeit, bei totalem Riss evtl. grabenförm. Eindellung mit Hämatom. E myorrhexis.

**Muskel|schicht:** ▸Tunica muscularis. E muscle layer.

**Muskel|schwiele:** Narbe als Folge eines Muskelrisses oder Muskelgewebeuntergangs; auch als Herzmuskelschwiele.

**Muskel|schwund:** ▸Muskelatrophie. E muscle wasting.

**Muskel|spindel,** Fusus neuromuscularis: Dehnungsrezeptor im Skelettmuskel, der für den Muskelsinn (Bewegungs- u. Lagesinn) u. für die Regulation der Motorik von Bedeutung ist; enthält in einer spindelförmigen bindegewebigen Hülle einige plasmareiche u. fibrillenarme ▸Muskelfasern (intrafusale Fasern), deren Mitte als Längenrezeptor wirkt u. deren Pole kontraktil sind; s.a. Abb. Dehnung der Spindel führt zu gesteigerter Impulsentladung, die über die von der Rezeptorregion ausgehenden schnellen afferenten Nervenfasern (s.u. ▸Fasergruppen, dort Tab.) zum Rückenmark geleitet u. dort monosynaptisch auf die α-Motoneurone übertragen werden, was zur Kontraktion der extrafusalen Muskelfasern desselben Muskels führt; dies ist der ▸Reflexbogen des Muskeldehnungsreflexes (z.B. des Patellarsehnenreflexes). Die motorische Innervation der Spindel erfolgt von γ-Motoneuronen über langsame Aγ-Nervenfasern; die so ausgelöste Kontraktion der intrafusalen Muskelfasern löst auch bei gleicher Gesamtlänge des Muskels eine Dehnung der rezeptorischen Mitte aus u. somit eine ähnliche Aktivierung der Spindel wie eine Dehnung. E neuromuscular spindle, muscle sp.

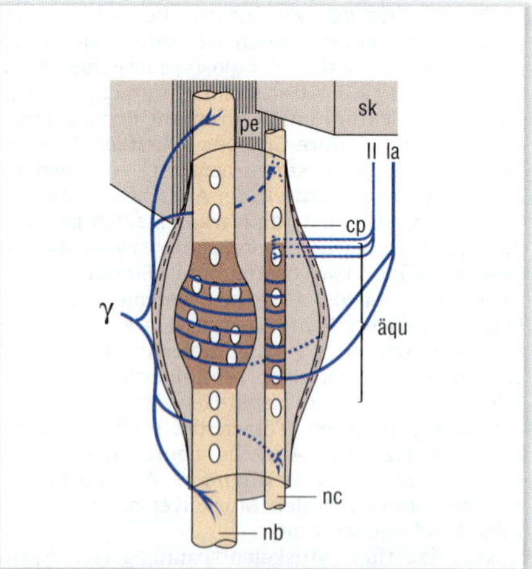


**Muskelspindel:** schematischer Aufbau; **cp:** Bindegewebskapsel um die mehrkernigen, nur polseitig quer gestreiften dünnen (**nc**) u. dicken (**nb**), am Perimysium (**pe**) ansetzenden »intrafusalen« Muskelfasern; **Ia, II:** sensorische Nervenfasern, u. zwar primäre bzw. sekundäre Muskelspindelafferenzen; γ: motorische Nervenfasern = γ-Motoneurone; **äqu:** Äquatorgebiet; **sk:** Skelettmuskelfasern. [181]

**Muskel|starre:** Zustand des Muskels, der sich bei unzureichender Energieversorgung (Mangel an ATP) einstellt: Die bei Kontraktion auftretende Verbindung des Myosinkopfes mit den Actinfilamenten kann sich, wenn ATP fehlt, nicht mehr lösen, der Muskel wird starr, er kann nicht erschlaffen u. sich auch nicht mehr weiter kontrahieren; s.a. ▸Totenstarre, ▸Rigidität, ▸Rigor. E muscular rigidity.

**Muskel|stoff|wechsel:** die für die ▸Muskelkontraktion notwendigen biochemischen Reaktionen; **anaerob** die Umwandlung des vorhandenen ATP – bei entsprechender Calcium- u. Magnesium-Konzentration – durch Hydrolyse (Myosin wirkt hierbei als Adenosintriphosphatase) in ADP u. Creatinphosphat; ferner die Reaktion zwischen Creatin u. Phosphat-Ionen (Bildung von Creatinphosphorsäure als schnell zu mobilisierende Reserve) u. die anaerobe Glykolyse (Milchsäurebildung; regt die Durchblutung an, steigert damit das Angebot an KH u. freien Fettsäuren als Energieträger); **aerob** die nur bei ausreichender Sauerstoffversorgung mögliche Glykogenverbrennung. – Bereits während des Energieverbrauchs erfolgt Neubildung von ATP u. ADP. E muscle metabolism.

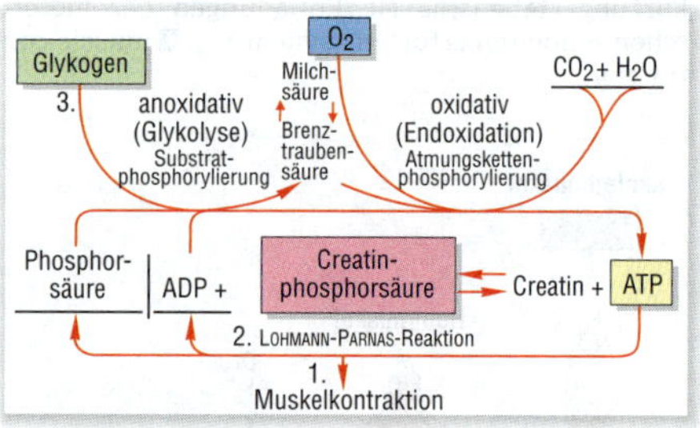


**Muskelstoffwechsel.** [469]

**Muskel|tonus:** der Spannungszustand des Muskels. Besteht aus einer passiven, viskös-elastischen Komponente in Abhängigkeit vom Dehnungsgrad und einer aktiven, durch die Kontraktion bedingten Komponente (= **kontraktiler M.**). Der aktive Tonus lässt sich beim Skelettmuskel durch Messung der elektrischen Erregung mittels ▸Elektromyographie bestimmen. Glatte Muskulatur besitzt häufig einen spontanen Tonus. E (muscle) tone.

**Muskel|trichinen:** Larven von Trichinella spiralis, die sich nach ihrer Wanderung in besonders gut durchbluteter Muskulatur (z.B. Zwerchfell, Zwischenrippenmuskeln) einkapseln u. zur Degeneration von Muskelfasern führen. E muscle trichina.

**Muskel|tumoren:** s.u. ▸Leiomyom, ▸Leiomyosarkom (Tumoren der glatten Muskulatur) bzw. Rhabdomyom, Rhabdomyosarkom (Tumoren der quer gestreiften Muskulatur).

**Muskel|verhärtung:** ▸Muskelhartspann, ▸Myogelose. E muscular induration.

**Muskel|verknöcherung:** ▸Myositis ossificans.

**Muskel|wogen:** ▸Myokymie.

**Muskel|zelle:** das kontraktile Grundelement der Herz- u. der glatten Muskulatur (= Myocytus nonstriatus); in Letzterer spindelförmig, im graviden Uterus fädig; der Zellkern ist mittelständig. Enthält im Sarkoplasma Zellorganellen (Diplosom, Golgi-Apparat, Mitochondrien), evtl. Lipofuscin u. Glykogen sowie als kontraktile Elemente ungebündelte ▸Myofibrillen. Mehrere Zellen sind parallel als Bündel von Bindegewebe umhüllt, dessen kollagene Fasern mit den Zellen verbunden sind. Die M. des Skelettmuskels wird dagegen meist als ▸Muskelfaser bezeichnet. E muscle cell.

**Muskel|zerfalls|syndrom:** ▸Crush-Syndrom.

**Muskel|zittern:** **1)** ▸Tremor; s.a. ▸Kältezittern. E tremor. **2)** Registrierartefakte im EKG, die durch mangelnde Ruhigstellung während der EKG-Aufzeichnung zustande kommen; z.B. durch Kältereize; besonders deutlich bei PARKINSON-Krankheit.

**Muskens-Syndrom:** besondere Form einer familiären progressiven Myoklonus-Epilepsie. E progressive myoclonus epilepsy.

**muskulär:** die Muskulatur betreffend; z.B. **m. Dystrophie** (▸Dystrophia musculorum), **m. Insuffizienz** (▸Myokardinsuffizienz). E muscular.

**Muskularis:** Kurzform für ▸Tunica muscularis. E muscularis.

**Muskulatur:** **1) M., somatische:** die aus den metameren Myotomen der Somiten der Leibeswand hervorgegangene Skelettmuskulatur; wird von Spinalnerven versorgt (▸Musculus). Ihre Durchblutung wird reguliert durch örtliche Stoffwechselprodukte sowie durch noradrenerge Impulse (metabolische Vasodilatation bzw. neurogene noradrenerge Vasokonstriktion; wird ergänzt durch sympathisch-cholinerge u. durch histaminerge Vasodilatation), aus denen ein Basaltonus der Gefäße resultiert, der durch myogene Autoregulation moduliert wird. E somatic musculature. **2) M., viszerale:** die aus dem nicht segmentierten Mesoderm der ▸Splanchnopleura hervorgegangenen Eingeweidemuskeln; im Kopfdarmbereich quer gestreift u. von Hirnnerven versorgt, unterhalb davon glatt u. vegetativ innerviert; die Augenmuskeln gehen gesondert aus den serial angelegten Kopfhöhlen (paarige Prämandibular-, Mandibular- u. Hyalhöhle) hervor. E visceral musculature.

**(de-)Musset-Zeichen:** (DELPEUCH, nach Beobachtung beim franz. Dichter ALFRED DE M.) pulssynchrones Kopfnicken als Zeichen der schweren Aorteninsuffizienz. E (de) Musset's sign.

**mussitans, mussitierend** *(latein.):* murmelnd, z.B. m. ▸Delirium. E mumbling.

**Mustard-Operation:** Korrektur der Transposition der großen Gefäße durch Umkehr der venösen Zuflüsse auf Vorhofebene (nach SENNING; BARNARD). Nach vorangestelltem ▸Banding der Pulmonalarterie die Totalexzision des Vorhofseptums vom re. Vorhof aus u. Umleitung der Lungenvenen nach re. sowie der Hohlvenen nach li. durch Einpflanzung eines Perikard- oder Kunststoffimplantats in den Vorhof; zusätzlich wird der re. Vorhof durch einen Kunststoff-Patch erweitert. – Ein zusätzlicher Ventrikelseptumdefekt wird in typischer Weise verschlossen, eine valvuläre Pulmonalstenose durch Kommissurotomie beseitigt, eine infundibuläre Pulmonalstenose durch RASTELLI-Operation behoben. E Mustard's operation.

**Mutabilität:** *Genetik* Vorkommen, Häufigkeit u. Ausmaß der Mutationstypen bei einem Organismus.

**Mu|ta|gen:** Faktor, der in direkter Reaktion mit genetischen Strukturen (oder deren Verteilungsapparat) oder indirekt durch zellinterne Reaktionsprodukte Mutationen auslöst (»mutagen« wirkt); z.B. ▸Mutator-Gen, fremdes extranukleäres Erbgut, ionisierende Strahlen, Stoffwechselprodukte von Parasiten. E mutagen.

**Mu|tan:** ein Glucosepolymer, das von Streptococcus mutans durch dessen Glucosyltransferasen aus Saccharose gebildet u. in Form von Plaques an den Zähnen abgelagert wird (bedeutsam für die ▸Zahnkaries).

**Mu|tan|te:** **1)** Zelle oder Individuum, die/das infolge Mutation von der Stammform oder einem Standardtyp abweicht. Als **M. eines Gens** ein ▸Allel. **2)** s.u. ▸Fibrinolytika. E mutant.

**Muta|rotation:** *Chemie* in frischer Lösung eines isomeren Stoffes die Inkonstanz des anfänglichen optischen Drehungswertes (z.B. bei α-Glucose +109,6°) bis zum Erreichen eines endgültigen Gleichgewichts (52,3°) mit dem sich bildenden anderen Isomer (β-Glucose; +20,5°). E mutarotation.

**Mu|ta|ti|on:** **1)** Allogonie, Idation: *Genetik* (DE VRIES 1901) jede sprunghafte qualitative oder quantitative Änderung der Struktur u. Wirkung eines oder mehrerer Erbfaktoren (s.a. ▸Mutante, ▸Mutagen), die nicht auf Mischung u. Umkombination von Chromosomen (oder deren Teilen) oder auf verwandten extranukleären Vorgängen beruht; i.e.S. nur, soweit der veränderte Zustand identisch reduplizierbar u. über Mitosen vererbbar ist; i.w.S. auch die genet. Änderung durch ▸Transduktion oder ▸Transformation (s.a. ▸Genmutation, Genommutation, Chromosomenmutation). Eine spontane Reparatur der M. ist möglich durch Repairmechanismus (s.a. ▸mutual reactivation). E mutation. – **M., ge|ne|tische:** M. infolge Schädigung des genetischen ▸Codes der Keimzellen. – **M., somatische:** M. durch Störung der DNS der Körperzellen. **2)** ▸Stimmbruch.

**Mutationsdysphonie:** Veränderung der Stimme beim ▸Stimmbruch.

**Mutations|einheit:** *Genetik* ▸Muton. E muton.

**Mutations|rate:** *Genetik* Zahl der – spontanen oder induzierten – ▸Mutationen (auch der extranukleären), die sich in einer Zell-Stichprobe während einer bestimmten Zeitspanne ereignen. E rate of mutation.

**Mutations|theorie, somatische:** Theorie zur Erklärung der Antikörperdiversität. Demnach wird ein Anfangs-Immunglobulin-Gen ($V_a$), das für den variablen Teil eines ▸Immunglobulins kodiert, während der Entwicklung der Lymphozyten-Vorläuferzelle durch Mutation verändert (zu $V_1 ... V_n$), u. es entsteht – jeweils in einem Lymphozyten – ein bestimmtes, nur für eine einzige Antikörper-Spezifität kodierendes Gen. E theory of somatic mutation.

**Mutator-Gen:** ▸Gen, das die Mutationsrate bestimmter nichtalleler Gene steigert. E mutator gene.

**mu|tie|ren:** **1)** sich im Erbgefüge ändern. **2)** Stimmbruch durchmachen.

**mutilans, mutilierend** *(latein.):* zu Verstümmelung (»Mutilation«) führend. E mutilant.

**Mutilation:** Verstümmelung, insbes. an den Akren. Tritt auf durch Verletzungen oder in Folge einer nichttraumatischen Erkrankung, z.B. Polyneuropathie, RAYNAUD-Syndrom, Sklerodermie, Lepra oder arterieller Verschlusskrankheit. E mutilation.

**Mu|tis|mus:** beharrliches Schweigen (»Stummheit«) bei intaktem Sprechorgan u. erhaltenem Sprachvermögen, z.B. bei depressivem Syndrom, Stupor, Fehlen motorischer Impulse wie z.B. bei Demenz. E mutism. – **M., aki|netischer,** Coma vigile: M. infolge allgemeiner Hemmung der motorischen Funktionen einschließlich Mimik, Gestik, Sprache; Sprechen wie auch Bewegungen erfolgen nicht spontan, nach Aufforderung nur verzögert u. langsam; ferner Störung des Schlaf-Wach-Rhythmus. Schmerzreize erhöhen die Vigilanz u. ermöglichen begrenzte Kontaktaufnahme. Das Bewusstsein ist voll erhalten, evtl. besteht Amnesie. Vorkommend z.B. nach Stirnhirnverletzung, bei Psychosen, Tumor oder Hämangiom nahe dem III. Hirnventrikel oder im Mesencephalon, Arteria-basilaris-Thrombose, Enzephalitis. E akinetic m. – **M., neurotischer,** hysterischer, psychogener oder thymogener M.: M. als Symptom konfliktbedingter seel. Zustände; z.B. bei Konversions- u. Schockneurose, Hospitalismus; analog auch zu Beginn der Sprachentwicklung.

**Muti|surditas,** Surdimutitas: ▸Taubstummheit. E deafmuteness.

**Mutitas:** ▸Stummheit; s.a. ▸Alalie, ▸Mutismus. E muteness.

**Mu|ton:** *Genetik* kleinster Strukturbereich (»site«, z.B. Nucleotid) innerhalb eines Gens bzw. Cistrons, dessen Änderung sich als ▸Genmutation manifestieren kann. E muton.

**Mutter|band:** *Anatomie* Gebärmutterband. E ligament of uterus. – **M., breites:** Ligamentum latum uteri. – **M.,**

M

**rundes:** Ligamentum teres (uteri), Ligamentum rotundum.

**Mutter|geschwulst:** ▸Primärtumor.

**Mutter|korn:** ▸Secale cornutum. E ergot.

**Mutterkornalkaloide,** Secalealkaloide, Clavicepsalkaloide, Ergotalkaloide: v.a. in Sklerotien von Claviceps-Arten (▸Secale cornutum) vorkommende Alkaloide mit dem – tetrazyklischen – Grundgerüst des Ergolins; s.a. ▸Ergotismus. ***Einteilung u. Wirkst.:*** unterschieden als Clavin-Alkaloide u. als Abkömmlinge der linksdrehenden ▸Lysergsäure (wegen des strukturprägenden Indolringes = Indolalkaloide). Als natürliche (z.B. Ergotamin, Ergometrin), oder als (halb)synthetische Derivate (z.B. Dihydroergotamin, -toxin, Methysergid, Bromocriptin, Lysergsäurediäthylamid). E ergot alkaloids.

**Mutter|kuchen:** *Anatomie* ▸Placenta.

**Mutter|mal:** ▸Nävus (i.e.S. Naevus flammeus u. Pigmentnävus). E birthmark.

**Mutter|milch:** ▸Frauenmilch (der eigenen Mutter). E breast milk.

**Muttermilch|faktor:** Pregnan-3α,20β-diol; verlängert möglicherweise durch Hemmung der Bilirubinkonjugation den Neugeborenenikterus.

**Muttermilch|ikterus:** zwischen 4. u. 7. Lebenstag auftretender Ikterus mit erhöhtem indirekten Bilirubin, verursacht durch Hemmung der Glukuronyltransferase, ausgelöst z.B. durch unveresterte lange Fettsäuren in der Muttermilch. Betrifft bis zu 25 % der gestillten Kinder. E breast milk jaundice.

**Mutter|mund,** Abk. MM: das ▸Ostium uteri u. der ▸Isthmus uteri als **äußerer** bzw. **innerer MM.** Der äußere wird geburtshilflich vom After oder der Scheide aus kontrolliert u. beurteilt hinsichtlich Beschaffenheit (dick-/dünnsaumig, nachgiebig/rigid) u. Größe (geschlossen oder für 1 Finger durchgängig bis – kurz vor Durchtritt des kindlichen Kopfes – auf > 10 cm erweitert bzw. »verstrichen«). E cervical os.

**Muttermund|rigidität:** Starrheit des Muttermundes bei älteren Erstgebärenden u. infolge entzündlich-narbiger Veränderungen; wirkt als Geburtshindernis. E rigidity of the uterine cervix.

**Muttermund|spasmus:** Muttermundverkrampfung; bewirkt verzögerte Eröffnungsperiode. E spasm of cervical tissue.

**Mutter|ring:** *Gynäkologie* ▸Ringpessar.

**Mutterschafts|richtlinien:** gesetzlich festgelegte Regeln über den Umfang der ärztlichen Betreuung während der Schwangerschaft u. nach der Geburt des Kindes; festgelegt vom Bundesausschuss der Ärzte u. Krankenkassen. Dazu zählen regelmäßige Termine zur Schwangerenvorsorge mit Tast-, Blut- u. Urinuntersuchungen, Messung des Blutdrucks, die Kontrolle der kindlichen Herztöne, Feststellung der Kindslage sowie Ultraschalluntersuchungen. Von Bedeutung sind des Weiteren serologische Untersuchungen zur frühzeitigen Erkennung einer Rhesusinkompatibilität. Darüber hinaus sehen die M. auch die umfassende Beratung der Schwangeren (z.B. Ernährung, Aufklärung über Einfluss von Noxen auf das Kind etc.) u. der Wöchnerin (z.B. Säuglingsnahrung, Pflege) vor. Die Abstände der Untersuchungen bzw. Beratungen sind im Mutterpass festgelegt.

**Mutterschutz|gesetz,** Abk. MuSchG: Gesetz zum Schutz der erwerbstätigen (werdenden) Mutter. Bestimmt u.a. (§ 9) das Kündigungsverbot bis zum Ablauf von 4 Monaten nach der Entbindung, die Sicherstellung der wirtschaftlichen Versorgung, Beschäftigungseinschränkungen sowie ein Beschäftigungsverbot ab 6 Wo. vor bis 8 Wo. (bei Früh- oder Mehrlingsgeburten 12 Wo.) nach der Niederkunft. Aktuelle Fassung des MuSchG vom 24.1.1997 (BGBl. I, S. 293; 2000, S. 1638; 2001, S. 2702). S.a. ▸Erziehungsurlaub.

**mutual reactivation** *(engl.): Genetik* Wiederherstellung vollständiger Genome einer Wirtszelle nach einer bestimmten Mischinfektion mit zwei Virustypen. Die beteiligten viralen Genotypen weisen eine ▸Mutation an verschiedenen Loci auf und sind daher nicht reproduktionsfähig. Die Regeneration des Wirts-Genoms erfolgt durch ▸Rekombination (oder gegenseit. Replikationshilfe) und führt zum Auftreten aktiver Viren.

**Mu|tua|lis|mus:** Zusammenleben zweier Organismen zu gegenseitigem Nutzen; s.a. ▸Symbiose, ▸Kommensalismus. E mutualism.

**mutuell:** wechselseitig, gegenseitig. E mutual.

**mu|tus** *(latein.):* stumm. S.a. ▸Mutitas, ▸Taubstummheit. E mute.

**Muz...:** Wortteil »Schleim«; s.a. ▸Muc..., ▸Muk...

**Mu|zin:** ▸Mucin. E mucin.

**Muzi|nase:** ▸Hyaluronidase. E mucinase.

**Muzin|kystom:** ▸Cystadenoma pseudomucinosum. E mucinous cyst.

**muzi|nös: 1)** schleimig (= mukös); **2)** Muzin betreffend. E mucous, mucinous.

**Muzi|nose:** Krankheitsbild mit primärer Anreicherung von Schleimsubstanzen (Proteoglykanen) in Bindegewebszellen. I.e.S. das symmetrische prätibiale Myxödem bei Hyperthyreose u. verschiedene Myxodermien bei Euthyreose. ***Einteilung:*** M. bei Hypothyreose (diffuses Myxödem, zirkumskriptes Myxödem); M. bei Euthyreose (Lichen myxoedematosus, papuläre M., Skleromyxödem, retikuläre erythematöse M., Plaque-artige kutane M.); epitheliale M. (M. follicularis); sekundäre M. bei entzündlichen Erkrankungen oder Neoplasien (Basaliom). E mucinosis. – **M. erythematosa reticularis,** retikuläre erythematöse M., REM-Syndrom: stammbetonte Erytheme bei Erwachsenen. Verschlechterung durch Licht möglich. ***Diagn.*** durch Nachweis mukoider Substanzen im Bindegewebe der Haut. – **M. follicularis:** Polster-artige, gerötete Plaques, z.T. mit Follikelhyperkeratosen. ***Auftreten:*** häufig an Gesicht u. Capillitium, seltener am übrigen Integument. ***Formen:*** idiopathisch oder symptomatisch bei kutanen Lymphomen oder Lupus erythematodes.

**Muzin|urie:** Ausscheidung von Schleimstoffen (als »Nubekula«) im Harn. E mucinuria.

**mV:** Abk. für **M**illi**v**olt. E mV.

**MVA** *(engl.)* Abk. für **m**odified **v**accinia **A**nkara: s.u. ▸Pockenschutzimpfung.

**mval:** Abk. für **Millival**.

**MVE:** Abk. für ▸**M**urray-**V**alley-**E**nzephalitis.

**MV-Stamm:** das Poliomyelitisvirus Typ I (»Brunhilde«), mit charakterist. AG-Verwandtschaft zum Typ II.

**Mx:** *Physik* Abk. für ▸**M**a**x**well.

**MXN:** Abk. für ▸**M**ito**x**antro**n**.

**My|ästhesie:** Muskelsinn, Muskelsensibilität; s.a. ▸Muskelspindel. E myesthesia.

**My|al|gie, My|ago:** örtlicher oder diffuser Muskelschmerz, z.B. bei Entzündung (▸Myositis), Verletzung, Parasitenbefall (▸Trichinose). S.a. ▸Muskelkater. I.e.S. das **myalgische Syndrom** infolge sekundär-reflektorischer Muskelspasmen, z.B. als Torticollis rheumaticus, Myalgia capitis als oberes ▸Zervikalsyndrom, ▸Lumbago. S.a. ▸Muskelrheumatismus, ▸-hartspann. E myalgia. – **M., epidemische:** ▸Bornholmer Krankheit. E epidemic m.

**Myalsis:** ▸Myiasis.

**My|astasie:** ▸amyostatisches Syndrom. E amyostatic syndrome.

**My|asthe|nia, -asthenie:** krankhafte Muskelschwäche oder -ermüdbarkeit. E myasthenia. – **M. gravis (pseudo|paralytica):** Autoimmunerkrankung mit gegen den Acetylcholinrezeptor als Antigen gerichteten polyklonalen IgG-Antikörpern. Postsynaptische Störung der neuromuskulären Übertragung mit dem Leitsymptom einer abnormen Ermüdbarkeit der quer gestreiften Muskulatur. ***Klinik:*** Von den Lähmungen besonders betroffen sind die Augenlider u. die äußeren Augenmuskeln (mit den klinischen Phänomenen einer intermittierenden Ptose sowie des Auftretens von Doppelbildern), ferner die mimische Kau- u. Rachenmuskulatur (Kaustörungen, Schluckstörungen, dysarthrische Sprache). Bei Generalisation auf die Extremitätenmuskulatur sind die Arme meist stärker als die Beine betroffen. Im Rahmen einer myasthenischen Krise kann sich eine respiratorische Insuffizienz, bedingt durch eine Schwäche der Atem- u. Atemhilfsmuskulatur, entwickeln. Gelegentlich kombiniert mit Genital- u. Skelettfehlbildungen. ***Diagn.:*** stützt sich auf Prostigmin-, Tensilon-Test, Elektromyographie, v.a. aber auf den Nachweis der AK. ***Ther.:*** Mestinon, Immunsuppressiva, Immunglobulinplasmapherese, hoch dosierte Immungobulintherapie zur Hemmung der körpereigenen Autoimmunreaktion. Im Laufe der Therapie evtl. Entwicklung einer cholinergischen Krise. – **M. laryngis:** bei Überanstrengung, Nervosität, Myopathie, Anämie etc. auftretende funktionelle Stimmschwäche (Stimme tonlos, belegt, leicht ermüdbar), wobei v.a. die Mm. thyroarytenoideus internus u. vocalis betroffen sind (laryngoskopisch: ▸Internusparese), s.a. ▸Phonasthenie. E laryngeal fatigue.

**My|ato|nia, -atonie:** verringerter bis fehlender ▸Muskeltonus. I.w.S. auch die Erkrankungen mit Muskeltonusminderung als Leitsymptom. E myatony, amyotonia. – **M. congenita Oppenheim(-Tobler):** Krankheiten mit Minderung des Muskeltonus (s.a. ▸Muskelhypotonie; bereits intrauterine Bewegungsarmut), die am Neugeborenen als Zeichen der Muskelhypotonie durch ungewöhnliche Haltung u. Gelenküberstreckbarkeit (»floppy infant«, »Hampelmanngliedmaßen«) charakterisiert ist. Ursachen können neuromuskuläre, zentralnervöse oder internistische Erkrankungen sein, selten eine akute ▸Hämatomyelie (Minor-Oppenheim). E congenital a., Oppenheim type. – **M. congenita Prader-Willi:** genetisch bedingte M. mit hochgradiger Muskelhypotonie, Stimm- u. Trinkschwäche, extremer Bewegungsarmut u. Hyporeflexie als Hauptsymptom des ▸Prader-Willi-Syndroms. E congenital a., Prader-Willi type.

**My|atro|phie:** ▸Muskelatrophie; s.a. ▸Lateralsklerose, amyotrophische. E myatrophy.

**Myb-Gen:** ▸Onkogene.

**Myc...:** Wortteil »Pilz«; s.a. ▸Myz...

**My|ce|li|um:** ▸Myzel.

**My|ce|tes:** *Botanik* Pilze (▸Fungi).

**Mycetoma:** ▸Myzetom; z.B. als Madurafuß (**M. pedis**).

**Myc-Gen:** ▸Onkogene.

**Myco|bacteriaceae:** Bakterien einer Familie säurefester Stäbchen. Medizinisch wichtige Gattung: ▸Mycobacterium.

**Myco|bacterium:** Bakteriengattung der Familie Mycobacteriaceae. Aerobe, alkoholsäurefeste, grampositive, unbewegliche, asporogene Stäbchen ohne Konidien. Wachsen langsam oder sehr langsam, 31 parasitäre Arten. Sind z.T. artspezifische Tuberkulose-Erreger; ferner als sog. atypische M. (s. Tab.) Erreger anderer Krankheiten u. ebenfalls säurefest, von Tbk-Erregern jedoch unterschieden u.a. durch Pigmentbildung. S.a. ▸Mykobakteriosen. E Mycobacterium. – **M. avi|um:** der sog. Typus gallinaceus des M.; Tuberkulose-Erreger bei Vögeln; im Allgemeinen für Menschen apathogen. – **M. bo|vis:** der sog. Typus bovinus des M.; ist kürzer u. plumper als das M. tuberculosis; Tuberkulose-Erreger beim Rind (auf Mensch u. Haustiere übertragbar). Im Experiment hochpathogen für Kaninchen u. Meerschweinchen; ein abgeschwächter Stamm dient als ▸BCG-Stamm. – **M. che|lo|nae:** atypisches M., gefunden an vom Schwein gewonnenen Bioprothesen der Herzklappen. – **M. for|tuitum:** atypisches M.; gefunden bei Lungen-, Augenerkrankungen. – **M. intracellulare,** Battey-Bazillus: atypisches M.; Erreger von Lungenkrankheiten, Lymphadenitis. – **M. leprae:** ein auf Nährböden nicht und auf Tieren (Igel, Gürteltier) nur schwer zu kultivierendes M.; Erreger der Lepra (in Krankheitsherden der L. lepromatosa massenhaft nachzuweisen). – **M. leprae|murium:** Erreger der »Rattenlepra« (mit lepraähnlichen Veränderungen in Lymphknoten u. Haut); nicht auf Nährböden züchtbar. – **M. paratuberculosis,** Johne-Bazillus: atypisches M.; Erreger chronischer Enteritis bei Rindern (»M. enteritidis«). – **M. phlei:** atypisches M.; bei Lungen- u. Augeninfektionen gefunden. – **M. smeg|matis:** atypisches M. in Talgdrüsensekreten; bei Harnuntersuchungen mit M. tuberculosis verwechselbar. – **M. tuber|culosis:** (Koch 1882) der sog. Typus humanus des M. Leicht

M

| Gruppe nach Runyon | Spezies | nachgewiesen bei |
|---|---|---|
| I | Mycobacterium kansasii | Lungeninfektion, disseminierten Infektionen, Arthritis, Nephritis, Meningitis, Hautaffektionen |
| | Mycobacterium marinum | chron. Hautaffektionen, subkutanen Abszessen nach Traumen |
| | Mycobacterium simiae | Lungeninfektionen |
| II | Mycobacterium szulgai | Lungeninfektion, Lymphadenitis, Hautaffektionen, Bursitis |
| | Mycobacterium xenopi[1] | Lungeninfektion, Epididymitis |
| | Mycobacterium scrophulaceum | Lymphadenitis bei Kindern, Lungeninfektion (selten) |
| | Mycobacterium gordonae[2] | Osteomyelitis, Lungeninfektion (selten), Hautaffektionen |
| III | Mycobacterium avium intracellulare (Komplex) | Lungeninfektionen, Lymphadenitis, Arthritis, Nephritis, Meningitis, Hautaffektionen |
| | Mycobacterium malmoense | Infektionen der Luftwege, zervikaler Adenitis bei Kindern |
| | Mycobacterium haemophilum | Hautaffektionen |
| IV | Mycobacterium fortuitum | Abszessen im Bindegewebe, disseminierten Infektionen, Lungenerkrankung, Osteomyelitis, Infektionen von künstl. Herzklappen u. anderen |
| | Mycobacterium chelonae | Oberflächentrauma, Injektionsabszessen, Lungenerkrankung |

[1] Mycobacterium xenopi wird häufig der Gruppe II nach Runyon zugeordnet
[2] ist ebenso wie Mycobacterium gastri, Mycobacterium terrae, Mycobacterium triviale u. anderen nur bei besonders empfängl. Patienten als pathogen bekannt

**Mycobacterium:** bedingt pathogene (atypische) M. und ihre klinische Bedeutung.

gebogene Stäbchen (4,0 × 0,3–0,5 µm; s. Abb); sehr langsam auf Spezialnährböden mit Serum oder Eigelb wachsend (Kolonien pigmentiert, blassgelb bis orange). Erreger der ▸Tuberculosis bei Mensch, Affe u. Hund; experimentell hochpathogen für Meerschweinchen, nicht für Kaninchen oder Geflügel.

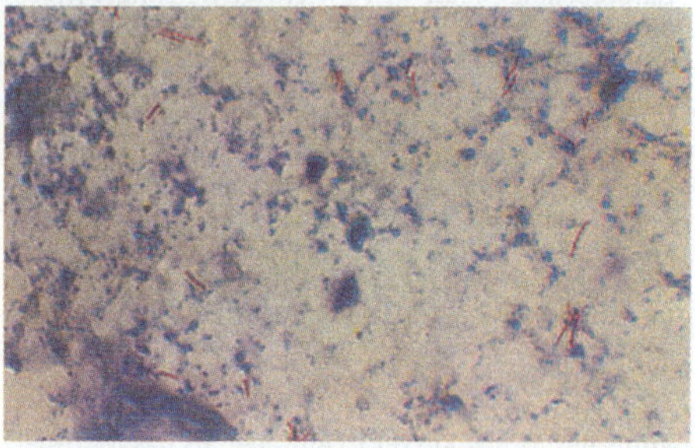

**Mycobacterium tuberculosis:** rote Stäbchen im mikrosk. Präparat. [87]

**Mycophenolat-mofetil:** ▸Mykophenolat Mofetil.
**Myco|plasma:** s.u. ▸Mykoplasmen.
**My|cosis: 1)** Erkrankung durch Pilze (▸Mykose). E mycosis. **2) M. fun|goides,** ALIBERT-BAZIN-Krankheit: v.a. in der 2. Lebenshälfte auftretende, chronisch-entzündliche Granulomatose mit Wucherung retikulohistiozytärer Elemente. Wird als malignes T-Zell-Lymphom klassifiziert (▸Non-HODGKIN-Lymphome); früher fälschlicherweise zu den Pilzerkrankungen gezählt (»Mycosis«). ***Klinik:*** beginnt allgemein mit unspezifischen, erythematös-polymorphen (▸Parapsoriasis), später knotig wuchernden Herden (»mykoside Tumoren«, Abb., z.T. tomatenförmig-erweichend). Später Übergreifen auf Lymphknoten u. innere Organe. ***Diagn.:*** (histol.) Para- u. Orthokeratose, unregelmäßige Akanthose, polymorphzellige Infiltration mit zunehmendem Überwiegen lymphohistiozytärer Elemente einschließlich Riesenzellen; im Stratum spinosum PAUTRIER-Mikroabszesse. – ***Atyp. Sonderformen:*** **M. d'emblée:** ohne prämykotisch-infiltratives Stadium; mit mykosiden Tumoren

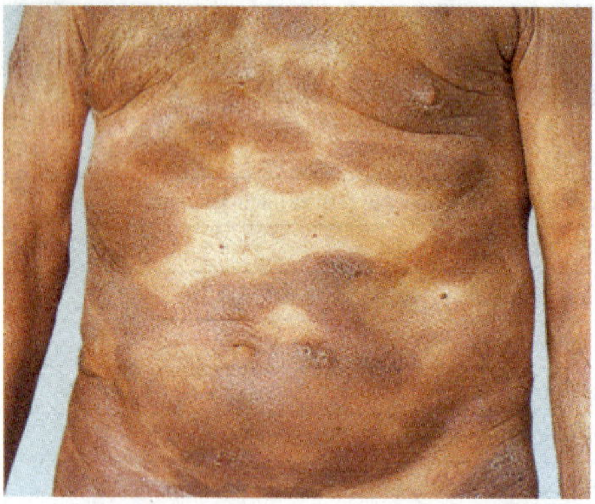

**Mycosis fungoides:** rote, bis handtellergroße, plattenartige Infiltrate. [178]

| | |
|---|---|
| Stadium I | flache ekzemartige Herde |
| Stadium II | + Plaques |
| Stadium III | + Tumoren |
| Stadium IV | + Lymphknoten |
| Stadium V | + Befall innerer Organe |

**Mycosis fungoides:** vereinfachtes Staging nach SCOTT-KALMANSSON. [231]

beginnend, oft als Retikulosarkomatose GOTTRON. **M. f. Hallopeau-Besnier:** erythrodermischer Beginn mit ausgesparten »nappes claires« oder Übergang in Erythrodermie.
**My|co|ta:** Pilze, ▸Fungi.
**My|dria|sis:** Weitstellung der Pupille (> 5 mm); physiologisch bei Dunkeladaptation u. Blick in die Weite; krankhaft u. anhaltend bei Sympathikusreizung (= **M. spas|tica**; bedingt durch Dauerkontraktion des Musculus dilatator; verbunden mit leichtem Exophthalmus u. Lidspaltenerweiterung; als **spinale M.** bei Reizung des Centrum ciliospinale) oder bei Parasympathikuslähmung (= **M. para|lytica**; durch Erschlaffen des M. sphincter, z.B. bei Botulismus, nach Atropin, Scopolamin, traumatisch bedingt durch Einriss der Sphinkterpapille). E mydriasis. – **M. al|ter|nans:** M. mit wechselseitiger (»springender«) Pupillenerweiterung bei Störung des Zentralnervensystems (▸Hippus). E alternating m., springing m.
**Mydria|tica, -tika:** pupillenerweiternde Substanzen; Anticholinergika (s.u. ▸Parasympatholytika); ***Wirkst.:*** z.B. Atropin, Homatropin, Scopolamin, Cyclopentolat, Tropicamid. ***Anw.*** zu diagnostischen Zwecken, bei entzündlichen Augenerkrankungen oder zur Schielbehandlung. E mydriatic.
**My|ek|to|mie:** operative (Teil-)Entfernung eines Muskels, i.e.S. als Augenmuskeleingriff bei Schiel-Operation. E myectomy.
**my|el...:** Wortteil »Mark« (Rücken-, Knochenmark, Markscheide); s.a. ▸myelo...
**Myel|en|ce|pha|lon:** ▸Medulla oblongata.
**Mye|lin:** komplexes Gemisch aus Lipoiden (Phospholipide, Cholesterin u. Cerebroside), das zusammen mit Neurokeratin wesentlicher Bestandteil der ▸Markscheide (»Nervenmark«) ist. E myelin.
**myelin|arm:** markscheidenarm (= markarm); z.B. die B-Fasern (▸Fasergruppe [der Nervenfasern]). E poorly myelinated.
**Myelin|degeneration: 1)** Mark(scheiden)schädigung der Nerven bei der WALLER-Degeneration. S.a. ▸Myelinolyse. E retrograde myelin degeneration, Waller type. **2)** granulär-fettige (»myelinartige«) Degeneration, z.B. giftgeschädigter Leberzellen. E granular-fatty degeneration.
**myelin|frei:** markscheidenfrei; die C-Fasern (▸Fasergruppe). E myelin-free, unmyelinated.
**Myelinisation, Myelino|genese:** ▸Myelogenese (2).
**Myelino|lyse:** Markscheidenzerfall, ▸Entmarkung; s.a. ▸Myelinopathie. E myelinolysis. – **M., zentrale pontine:** zu schlaffen Lähmungen, Asphyxie, Hemiplegien u. langsam zum Tode führende ▸Entmarkung zentraler Bereiche der Brücke (▸Pons): Unterbrechung der Markscheiden, u. zwar weitgehend symmetrisch, v.a. der Hirnnervenkerne V, VI u. VII; z.B. bei Alkoholismus, Unterernährung. E central pontine m.
**Myelino|pathia centralis diffusa:** wahrscheinlich autosomal-rezessiv erbliche Enzephalopathie, die etwa im Alter von 3 Jahren auftritt u. mit Ataxie, Spastizität u. Epilepsie fortschreitet. E diffuse white matter disease.
**Myelino|pathie Grinker:** der intervalläre Typ der ▸Kohlenmonoxidvergiftung, bei dem nach Abklingen der akuten Phase u. symptomfreiem Intervall psychische Symptome (v.a. als KORSAKOW-Syndrom) auftreten als Folge fleckförmiger Myelinolyse der Marklager des Großhirns. E myelinopathy.
**Myeli|nosis:** ▸Myelindegeneration, ▸Myelinolyse. E myelinolysis.
**myelin|reich:** markscheidenreich, markhaltig; z.B. die A-Fasern (▸Fasergruppe, dort Schema). E richly myelinated.
**Myelin|scheide:** ▸Markscheide. E myelin sheath.
**Mye|li|tis: 1)** Entzündung des Knochenmarks (▸Osteomyelitis). E osteomyelitis. **2)** als Myelitis i.e.S. ein stets mit gleichen oder sehr ähnlichen entzündlichen Gewebsreaktionen einhergehender Rü-

ckenmarksprozess. ***Klassifik.:*** unterschieden als **akute disseminierte M.** (meist als ▸ Encephalomyelitis), als Herd- oder **metastatische M.** (z.B. bei bakterieller Endokarditis), als **para|infektiöse M.** (v.a. bei Virosen; oft als ▸ Encephalomyelitis) u. als ▸ Meningomyelitis. ***Klinik:*** allgemeine Entzündungszeichen u. – in Abhängigkeit von Lokalisation u. Ausmaß des Geschehens – Schmerzen, Paresen, Empfindungs- = Sensibilitätsstörungen, Querschnittssyndrom, auch Pseudotumor spinalis; Liquor häufig mit Zell-, Eiweißvermehrung. – Verlauf oft rasch tödlich, v.a. bei kranialer Ausbreitung. E myelitis. – **M. apo|plecti|formis:** (HAYEM) plötzlich einsetzende Querschnittsmyelitis. E apoplectiform m. – **M. funicularis:** funikuläre ▸ Spinalerkrankung. E funicular m. – **M. japonica:** ▸ Neuropathie, subakute myelooptische. E Japanese B m. – **M. ne|croticans:** ▸ FOIX-ALAJOUANINE-Syndrom. E necrotizing m. – **M. syphilitica:** akute M. im 3. Syphilisstadium. E syphilitic m. – **M. transversa:** ▸ Querschnittsmyelitis. E transverse m.

**myelo...:** Wortteil »Mark« (Marksubstanz); auch *hämat* »granulozytäre Reihe«.

**Myelo|blast:** die jüngste Knochenmarkzelle der Granulozytopoese (∅ 12–20 µm); mit schmalem, dunkelblauem Zytoplasma, großem, rundem, feinretikulärem Kern u. einem bis mehreren Nucleolen. S.a. ▸ Myeloblasten... E myeloblast.

**Myelo|blasten|krise:** ▸ Myeloblastenschub. E myeloblastic crisis.

**Myelo|blasten|leuk|ämie:** akute ▸ Leukämie (M1 oder M2 nach der FAB-Klassifikation) mit Myeloblastenwucherung. Die Zellen z.T. mit PAS-positiven Granula, positiver Peroxidase-Reaktion, AUER-Stäbchen. E acute myeloid leukemia.

**Myelo|blasten|schub (terminaler),** myeloische Blastenkrise, CML-BC: Leukozytose mit Vorherrschen von (Para-)Myeloblasten in Blut u. Knochenmark (»**myeloblastisches KM**«) bei Übergang einer chronischen myeloischen Leukämie (CML) in das akute Stadium. Abzugrenzen ist ein lymphatischer Blastenschub, der bei einer CML auch auftreten kann.

**Myelo|blas|tom:** aus Myeloblasten bestehendes Neoplasma (bei myelogener Leukämie; oder als Chlorom). Evtl. generalisiert als **Myelo|blas|to|matose.** E myeloblastoma.

**Myelo|blas|tose: 1)** ▸ Myeloblastenschub, ▸ Myeloblastenleukämie. E acute myeloid leukemia. **2)** Ansammlung von Myeloblasten im Gewebe. E myeloblastosis.

**Myelo-CT,** Abk. für Myelo-Computer-Tomographie: ▸ Computer-Tomographie des Rückenmarkkanals; ***Anw.*** zur Diagnostik von Tumoren, Bandscheibenvorfällen u. Traumen.

**Myelo|delese:** verletzungsbedingte Rückenmarkschädigung mit nachfolgender Höhlenbildung u. Syringomyelie-Symptomatik.

**Myelo|dys|plasie:** Rückenmarkfehlbildung, ▸ Dysrhaphie-Syndrom. I.w.S. auch dessen leichtere Form bei ▸ Spina bifida occulta. S.a. ▸ myelodysplastische Syndrome. E myelodysplasia.

**myelo|dys|plastische Syndrome,** Abk. MDS, Präleukämie, oligoblastische Leukämie: chronische, maligne Reifungsstörung der Hämatopoese; betroffen sind eine oder mehrere Zellreihen. Der Zeitpunkt des Auftretens liegt im Median bei über 60 Jahren; oft auch sekundär nach Gabe von knochenmarktoxischen Substanzen (z.B. Chemo-, Strahlentherapie). ***Diagn. u. Klinik:*** Morphologie der Zellen im peripheren Blut u. Knochenmark mit unterschiedlichen Kombinationen dysplastischer Phänomene (Dyserythropoese, Dysgranulopoese, Dysmegakaryozytose). Meist periphere Zytopenie einer oder mehrerer Zellreihen (v.a. bei hyperzellulärem Knochenmark). Klinische Symptome manchmal bei Diagnosestellung fehlend, ansonsten abhängig von der/den betroffenen Zellreihe/n, insbesondere vom Ausmaß der hämopoetischen Insuffizienz (Anämie-Symptome, Infektanfälligkeit, Blutungsneigung). ***Klassifik.:*** Einteilung in 5 morphologische Entitäten entsprechend der Französisch-Amerikanisch-Britischen Arbeitsgruppe für die Leukämie-Klassifikation (FAB) von 1982 (Tab.). Die Prognose bezüglich Überlebenszeit u. Risiko der leukämischen Transformation der verschiedenen Subtypen ist unterschiedlich. E smouldering leukemia, myelodysplastic syndromes.

| | |
|---|---|
| refraktäre Anämie (RA) | • Anämie<br>• Retikulozytenwert erniedrigt, Blasten im Blut ≦ 1 %<br>• Knochenmark: Dysplasien (mehrkernig, Kernabsprengungen, bizarre Kernformen, Kernbrücken, Mitosen, Kern-Plasma-Reifungsdissoziation), gesteigerte Erythropoese; Eisenakkumulation (mehr als 5 Eisengranula pro Erythroblast = pathologisch), Ringsideroblasten (Eisengranula umfassen mehr als $^1/_3$ des Zellkerns) < 15 % der roten Vorstufen, < 5 % Blasten<br>• selten Übergang in akute Leukose |
| refraktäre Anämie mit Ringsideroblasten (RAS oder RARS) = erworbene idiopathische Sideroblastenanämie | wie RA außer:<br>• Ringsideroblasten (Eisengranula umfassen mehr als $^1/_3$ des Zellkerns) > 15 % der roten Vorstufen im Knochenmark<br>• Blastenanteil im Knochenmark < 5 %, im Blut ≦ 1 %<br>• selten Übergang in akute Leukose |
| refraktäre Anämie mit Blastenexzess (RAEB) | • neben Dysplasien der roten Reihe auch Zellen der Granulopoese hypo- oder agranulär; abnorme Chromatinstruktur u./oder Segmentation (Pseudo-PELGER-Formen), evtl. fehlende Peroxidasereaktion<br>• Thrombozytopenie, Riesenthrombozyten, Mikromegakaryozyten<br>• Blasten im Blut ≦ 5 %<br>• Knochenmark hyperzellulär, Blastenanteil 5–20 %<br>• ca. 20 % Übergang in AML |
| refraktäre Anämie mit Blastenexzess in Transformation (RAEB-t) | wie RAEB außer:<br>• Blastenanteil im Blut ≧ 5 %, im Knochenmark 21–30 % (wenn > 30 % AML)<br>• in 50–100 % Übergang in AML |
| chronische myelomonozytäre Leukämie (CMML) | • Monozytose > $1 \cdot 10^9$/l<br>• variabler Grad an Dysplasie der drei Zelllinien im Knochenmark<br>• je nach Blastenanteil u. Monozytose Überlebenszeit 11 bis über 60 Monate |

**myelodysplastische Syndrome:** FAB-Klassifikation. [200]

**Myelo|encephalitis:** ▸ Encephalomyelitis. E myeloencephalitis.

**Myelo|fi|brose:** ▸ Osteomyelofibrose. E myelofibrosis.

**myelo|gen:** im (Knochen-)Mark entstanden. E myelogenic, myelogenous.

**Myelogenese: 1)** Entwicklung des ▸ Rückenmarks. E myelogenesis. **2) Myelinisation,** Markreifung: Bildung der ▸ Markscheide der – bis dahin nicht voll funktionsfähigen – markhaltigen Fasern des ▸ Zentralnervensystems u. der peripheren Nerven durch rotierendes Wachstum der Oligodendroglia- bzw. SCHWANN-Zellen um die nackten Axone (Bildung eines Plasmalemmwickels). Beginnt im 3. Embryonalmonat, endet (Pyramidenbahn) im 4. Lj. E myelinogenesis.

**Myelo|gramm: 1)** *Hämatologie* ▸Hämatomyelogramm. **2)** *Röntgenologie* s.u. ▸Myelographie. E myelogram.

**Myelo|graphie: 1)** Röntgenkontrastdarstellung des Wirbelkanals (u. seines Inhalts). Zuvor wird über Subokzipital- oder Lumbalpunktion ein positives oder negatives Röntgenkontrastmittel in den epi- oder subduralen oder subarachnoidalen Raum eingebracht. Die M. dient dem Nachweis raumfordernder Prozesse (z.B. Tumor, Senkungsabszess, Bandscheibenveränderungen) u. entzündlicher Verwachsungen. Bei Verfügbarkeit von Myelo-Computertomographie u. Kernspinresonanztomographie ist der Stellenwert der M. heute nur noch gering. E medullography. **2)** intramedulläre ▸Phlebographie. E intramedullary phlebography.

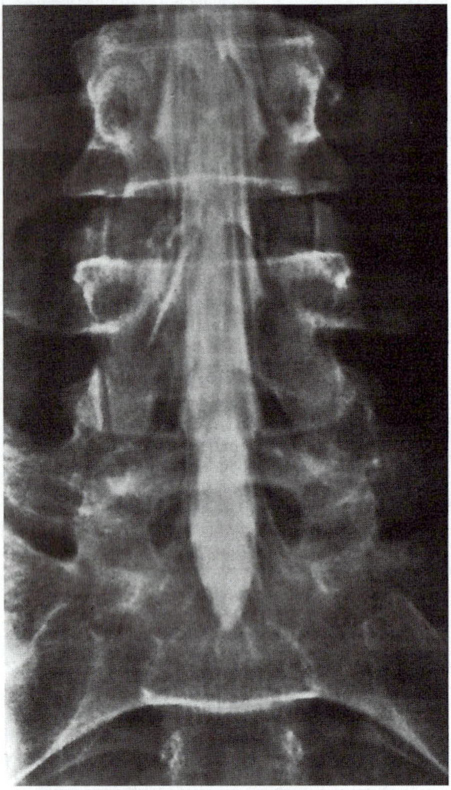

**Myelographie:** Myelogramm. [542]

**mye|lo|id:** knochenmarkähnlich, markartig; das Knochenmark betreffend. E myeloid.

**myelo|isch: 1)** knochenmarkähnlich (= myeloid). E myeloid. **2)** die – normalerweise im Knochenmark erfolgende – ▸Granulozytopoese betreffend. E 1), 2) myeloic. – **m. Leukämie:** s.u. ▸Leukämie. – **m. Reaktion:** ▸leukämoide Reaktion.

**Myelo|kathexis:** das (erblich bedingte?) »Zurückgehaltenwerden« u. Absterben reifer Granulozyten im Knochenmark (bei normaler Granulopoese); klinisch: Granulozytopenie (u. Folgen).

**Mye|lom:** plasmazellulärer Tumor (Neoplasma), i.e.S. das multiple M. E myeloma. – **M., endotheliales,** Myeloendotheliom: ▸Ewing-Sarkom. E endothelial m. – **M., multiples,** Plasmozytom, Plasmom, plasmozytisches Lymphom, Kahler(-Bozzolo)-Krankheit: Systemerkrankung mit neoplastischer Vermehrung der Plasmazellen (v.a. im Knochenmark = medulärer Typ = medulläres Plasmozytom, s. Abb.) u. Bildung von ▸Paraproteinen bei erhöhtem Gesamteiweiß (> 8 g/l) u. meist starker Erhöhung der β- bis γ-Globulinfraktion. ***Typen, Diagn.:*** immunelektrophoretisch nach sezerniertem Immunglobulin-Typ unterschieden als IgG-, IgA-, seltener als IgD- u. IgE-Typ. In ca. 50 % werden im Urin ▸Bence-Jones-Eiweißkörper ausgeschieden; ferner Leichtketten-Erkrankungen vom κ- oder λ-Typ. Die Blutkörperchensenkungsgeschwindigkeit ist meist extrem beschleunigt, die Blutviskosität stark erhöht, im Blutausstrich findet man deutl. ▸Geldrollenbildung. Meist auch Paraproteinurie; s.a. ▸Plasmozytomniere. ***Klinik:*** fast stets multiple, meist scharf umschriebene, blassgraue bis -rote, osteolysierende Knoten im Skelett (»Mottenfraß«), v.a. in Wirbelsäule, Rippen, Sternum u. Schädel (»Landkartenschädel«, »Schrotschussschädel«, s.a. Abb.), selten in Lymphknoten u. Milz; Anämie, Antikörpermangel. Stadieneinteilung s. Tab. Im Finalstadium Generalisierung (s.a. ▸Plasmazellenleukämie, ▸M-Gradient). ***Ther.:*** Chemo-, Strahlentherapie, Stammzelltransplantation; palliative Maßnahmen (Stabilisierung von Skelettabschnitten, Wiederaufrichtung eingesunkener Wirbelkörper). E multiple myeloma, plasmacytoma. – **M., solitäres:** seltene extramedulläre Variante des multiplen M. mit Auftreten eines einzelnen Tumors im Knochen oder sonstiger Lokalisation außerhalb des Knochenmarks (z.B. Magen-Darm-Trakt, obere Atemwege).

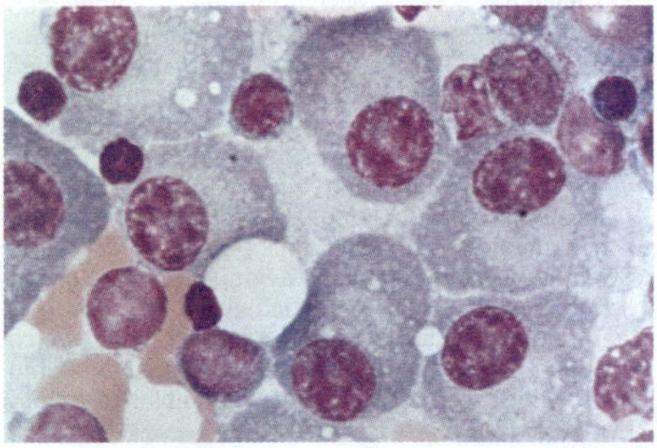

**Myelom, multiples:** medullärer Typ (Knochenmarkpunktat) mit hochgradig entdifferenzierten Plasmazellen (Myelom- bzw. Plasmozytomzellen) u. azurgranuliertem Zytoplasma. [198]

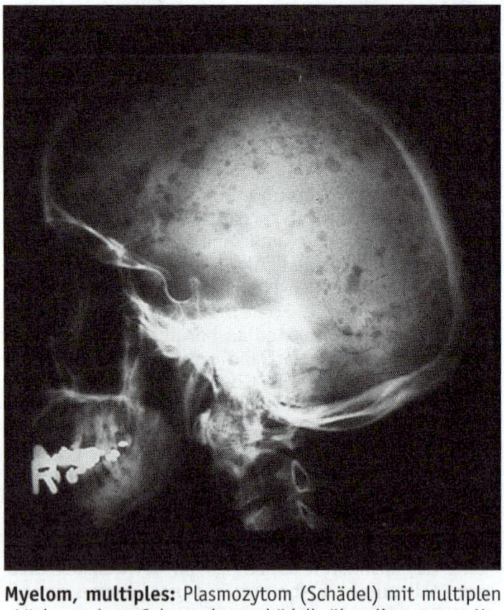

**Myelom, multiples:** Plasmozytom (Schädel) mit multiplen »Löchern« (sog. Schrotschussschädel), über die gesamte Kalotte verteilt. [260]

| Stadium | Tumorzellmasse |
|---|---|
| **I alle folgenden Kriterien:**<br>• Hämoglobin > 10 g/dl<br>• Serumkalzium normal<br>• röntgenologisch untersuchte normale Knochenstruktur oder nur ein solitärer Herd<br>• niedrige Myelomproteinkonzentration im Serum<br>– für IgG < 50 g/l<br>– für IgA < 30 g/l<br>– BENCE-JONES-Protein im Urin < 4 g/24 h | $< 0{,}6 \times 10^{12}/m^2$ KOF |
| **II Patienten, die nach den Kriterien weder zum Stadium I noch zum Stadium III gehören** | $> 0{,}6 < 1{,}2 \times 10^{12}/m^2$ KOF |
| **III eines oder mehrere der folgenden Kriterien:**<br>• Hämoglobin < 8,5 g/dl<br>• Serumkalzium erhöht<br>• fortgeschrittene Knochenläsionen<br>• hohe Myelomproteinkonzentration im Serum<br>– für IgG > 70 g/l<br>– für IgA > 50 g/l<br>– BENCE-JONES-Protein im Urin > 12 g/24 h | $> 1{,}2 \times 10^{12}/m^2$ KOF |
| *Zusatz »A« = normale Nierenfunktion*<br>*Zusatz »B« = eingeschränkte Nierenfunktion* | |

**Myelom, multiples:** Stadieneinteilung nach SALMON et al. (KOF = Körperoberfläche). [388]

**Myelo|malazie:** Rückenmarkerweichung durch ▸Ischämie, z.B. bei örtlichem Tumor, Gefäßverschluss, Druckfallkrankheit; führt meist zu mehr oder weniger vollständiger Querschnittslähmung. E myelomalacia. – **M., angio|dys|genetische:** ▸FOIX-ALAJOUANINE-Syndrom. E angiodysgenetic m.

**Myelo|matose:** ▸Myelom, multiples. E myelomatosis.

**Myelo|meningitis:** ▸Meningomyelitis. E myelomeningitis.

**Myelo|meningo|zele:** ▸Meningomyelozele. E myelomeningocele.

**Myelon:** Mark, i.e.S. das ▸Rückenmark.

**Myelo|optiko|neuro|pathie, subakute,** Abk. SMON: s.u. ▸Neuropathie. E subacute myelo-opticoneuropathy.

**Myelo|osteo|fibrose, -sklerose:** ▸Osteomyelofibrose. E osteomyelofibrosis, -sclerosis.

**Myelo|pathia, -pathie:** Rücken- oder Knochenmarkerkrankung. E myelopathy. – **M. erythroblastica involutiva:** bei Thymusneoplasma (▸Thymom) auftretende aregenerative Erythrozytopenie (Anämie, hämolytische Krisen) mit Hämosiderose, Hämochromatose, Agammaglobulinämie; evtl. auch Myasthenia gravis. – **M., para|neoplastische:** M. des Zentralnervensystems (graue u. weiße Substanz) als paraneoplastische Erkrankung.

**Myelo|per|oxidase,** Abk. MPX: in Granulozyten u. deren reiferen Vorstufen nachweisbares Häm-Protein, das Wasserstoffsuperoxid ($H_2O_2$) abbaut (z.B. mit Chlorid zur unterchlorigen Säure $OCl^-$). E myeloperoxidase.

**myelo|proliferative Syndrome,** chronische myeloproliferative Krankheiten, Abk. MPS: neoplastische klonale Stammzellerkrankung mit zumindest anfänglicher Hyperplasie eines oder mehrerer Zellsysteme im Knochenmark u. verstärkter Ausschwemmung von Zellen in das Blut bei effektiver Hämatopoese. ***Einteilung:*** zu den chronisch-myeloproliferativen Erkrankungen gehören: chronisch myeloische Leukämie (CML), Polycythaemia vera (P. vera), Osteomyelofibrose/-sklerose (OMF/OMS), essentielle Thrombozythämie (ET). Übergänge zwischen den einzelnen Krankheitsbildern sind häufig. Alle chronischen myeloproliferativen Syndrome haben eine Tendenz zur Fibrosierung u. Sklerosierung des Knochenmarks in späten Krankheitsstadien. Ein Teil geht in eine akute Leukämie über. E myeloproliferative syndromes, m. disorders.

**Myelo|schi|sis:** angeborene mediane Spaltbildung des Rückenmarks. E myeloschisis.

**Mye|lo|se:** **1)** degenerativer Rückenmarkprozess, z.B. **funikuläre M.** (s.u. ▸Spinalerkrankung). E myelosis. **2)** Erkrankung des myeloischen Gewebes; z.B. (chronische) myeloische ▸Leukämie, reaktive Knochenmarkhyperplasie (Steigerung = »Wucherung« der Erythro-, Granulo- u./oder Thrombozytopoese, ▸myeloproliferative Syndrome). – **M., mega|karyozytäre:** die essentielle Thrombozythämie; den ▸myeloproliferativen Syndromen zugeordnete Krankheit. Es besteht eine Megakaryozytenproliferation ähnlich wie bei der chron. megakaryozytär-granulopoetischen Leukämie (diese im Gegensatz zur rein granulopoet. myeloischen L.).

**Myelo|sklerose:** s.u. ▸Osteomyelofibrose. E myelosclerosis.

**Myelo|suppression,** Knochenmarkdepression: Knochenmarkschädigung mit der Folge einer Verminderung (Zellreifungs- u. Zellteilungshemmung) aller Knochenmarkzellen, verbunden mit Panzytopenie im peripheren Blut; z.B. als Nebenwirkung zahlreicher Zytostatika oder im Rahmen einer Strahlentherapie. S.a. ▸Nadir.

**Myelo|szintigraphie:** ▸Szintigraphie der Liquorräume des Rückenmarks; das diagnostische Ziel entspricht dem der ▸Myelographie. Angefertigt werden sich überlappende Einzelaufnahmen der Wirbelsäule nach lumbaler Injektion eines geeigneten Radionuclids. Ebenso wie die evtl. im Anschluss durchzuführende zerebrale ▸Liquorszintigraphie gibt die M. Auskunft über die Morphologie des Liquorraums sowie über Liquordynamik. Heute weitgehend durch Computertomographie ersetzt. E myeloscintigraphy.

**Myelo|tomie:** **1)** operativer Einschnitt in das Rückenmark (Durchtrennung bestimmter Strukturen). E myelotomy. **2)** operative Eröffnung der Markhöhle; v.a. als ▸Beckenkammpunktion (Crista-Punktion) für die Knochenmarkbiopsie.

**Myelo|zele:** krankhafte Rückenmarkausstülpung durch einen Dysrhaphie-bedingten Defekt des knöchernen Wirbelkanals. S.a. ▸Meningomyelozele (dort Abb.). E myelocele.

**Myelo|zyt:** *Hämatologie* Knochenmarkzelle (∅ 12–18 µm) mit hellgrau-rotem, neutrophil granuliertem, breitem Zytoplasmasaum u. relativ dichtem u. grob strukturiertem, rundem oder ovalem bis bohnenförmigem Kern; letzte teilungsfähige Zelle der Granulopoese. Als **baso-, eosino-** oder **neutrophiler M.** die unreife Vorstufe des entsprechenden segmentkernigen ▸Granulozyten. E myelocyte.

**my|entericus:** die Tunica muscularis des Darmes betreffend; z.B. ▸Plexus myentericus. E myenteric.

**(de-)Myer-Syndrom** (WILLIAM DE M., Neurologe, Indianapolis): eine kraniometaphysäre ▸Dysplasie

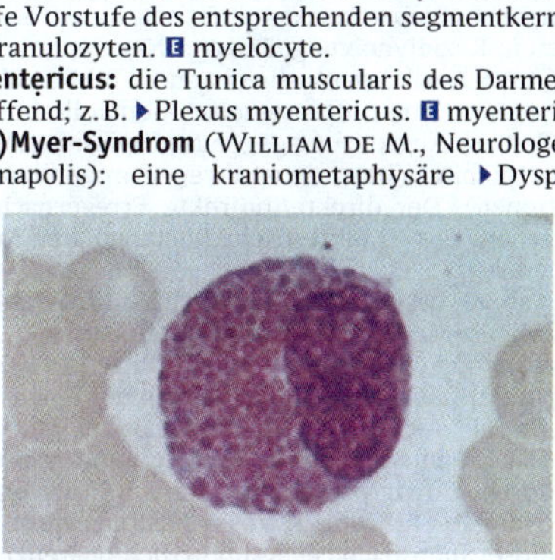

**Myelozyt:** eosinophiler Myelozyt. [198]

M

mit Cranium bifidum, d.h. mit Spaltbildung des Mittelgesichts u. extremer Seitenverlagerung der Augen; evtl. mit Kiefer-, Nasenspalte, z.T. mit Hirnfehlbildung (z.B. Balkenmangel). E median cleft syndrome.

**Myiạ|sis:** Parasitismus von Fliegenlarven (Maden) bei Wirbeltier u. Mensch; i.e.S. das dadurch verursachte Krankheitsbild, z.B. als Hautmadenfraß (s.u. ▸Larva migrans), Wund-M., Darm-M. (z.B. durch ▸Sarcophaga-haemorrhoidalis-Larven; sind lebensfähig in Darmgasen, verursachen Magen-Darm-Beschwerden, evtl. Durchfälle). E myiasis.

**Myịtis:** ▸Myositis. E myitis.

**My-Ketten-Krankheit,** μ-Ketten-Krankheit: *Hämatologie* ▸Schwerketten-Krankheit.

**Mykịd:** hyperergische ▸»Id«-Reaktion der Haut bei Pilzbefall (▸Dermatophyten); als Papeln, Dyshidrosis. E mycid.

**My|ko...:** Wortteil »Pilz«; s.a. ▸Myc(o)...

**My|ko|bakterien:** ▸Mycobacterium. E mycobacteria.

**Myko|bakteriọ|sen:** durch Mycobacterium-Arten (mit Ausnahme der Tuberkuloseerreger) hervorgerufene Krankheiten, z.B. das Buruli-Ulkus (durch Mycobact. ulcerans), ▸Battey-Krankheit (durch M. intracellulare). E mycobacterioses.

**Myko|logịe:** Pilzkunde; *med* die Lehre von den Mykosen. E mycology.

**Mykophenolat Mofetil,** Abk. MMF: ▸Antimetabolit, der über die Blockade der Purinsynthese T- u. B-Lymphozyten hemmt. ***Anw.*** zur Prävention der Transplantatabstoßung (v.a. bei Nierentransplantation) zusammen mit anderen ▸Immunsuppressiva (z.B. Ciclosporin, Corticosteroide).

**Myko|plạsmen:** *Bakteriologie* Arten der Gattung Mycoplasma der Familie Mycoplasmataceae (Ordnung Mycoplasmatales). Prokaryoten, die sich von Bakterien durch das Fehlen der Zellwand, das kleinere Genom und den Cholesteringehalt ihrer Membran unterscheiden. Die Arten sind gramnegativ u. besitzen gute Färbbarkeit mit der GIEMSA-Färbung. Meist kokkoide Form, aber auch Ringe bzw. Scheiben oder Fäden unterschiedlicher Länge. Mehr als 90 Arten mit relativ strenger Wirtsspezifität. M. passieren bakteriendichte Filter u. sind auf zellfreien (unbelebten) Nährböden mit Serum- oder Asziteszusatz kultivierbar. Alle Mycoplasma-Arten des Menschen außer Mycoplasma pneumoniae gehören auch zur Normalflora des jeweiligen Bereichs, z.B. im Respirationstrakt (Mycoplasma orale, salivarium, faucium, buccale). Mycoplasma pneumoniae ist Erreger der primären atypischen Pneumonie (▸Mykoplasmenpneumonie). Als bedingt pathogene Keime gelten Mycoplasma hominis u. Ureaplasma urealyticum. Letztere verursachen Erkrankungen des Urogenitaltrakts, postgonorrhoische Urethritis, Adnexitis, postpartale Sepsis. E mycoplasmas, pleuropneumonia-like organisms, Abk. PPLO.

**Mykoplasmen|pneumonie:** primär-atypische ▸Pneumonie durch Mycoplasma pneumoniae, übertragbar durch Tröpfcheninfektion. ***Klinik:*** schleichender Beginn, hohes Fieber, starke Kopfschmerzen, trockener Husten; Rezidivneigung. ***Diagn.:*** Neutropenie, Monozytose; Antikörpernachweis durch KBR, Kälteagglutination, Immunfluoreszenz; Metabolic-Inhibition-Test zur Abgrenzung gegen Mycoplasma salivarium u. hominis (Letztere ist Erreger urogenitaler Infektionen). Der direkte/indirekte Erregernachweis unterliegt der ▸Meldepflicht übertragbarer Krankheiten.

**My|kọse,** Mycosis: durch Pilze verursachte Krankheit (Tab.); u. zwar als **endogẹne M.** durch – ursprünglich saprophytäre (opportunistische) – Pilze des Verdauungstraktes, v.a. als sekundäre M. in der Folge anderer Erkrankungen, so nach Verabfolgung von Antibiotika, Immunsuppressiva, Corticoiden; als **exogẹne M.** durch primär pathogene Pilze, z.B. als Blasto-, Kokzidioido-, Chromomykose, Histoplasmose, Nokardiose, Sporotrichose. Kann örtlich begrenzt oder generalisiert sein, evtl. bestimmte Gewebe, Systeme

| Pilzart | Mykose | Therapie |
|---|---|---|
| **Hefen (Sprosspilze)** | | |
| Candida albicans | Candidose | |
| | – disseminiert | Amphotericin B + Flucytosin, Fluconazol, Itraconazol |
| | – kutan | Amphotericin B, Clotrimazol, Econazol, Ketoconazol, Miconazol, Nystatin |
| | – mukokutan | Nystatin, Amphotericin B |
| | – vaginal | topisch: Clotrimazol, Miconazol; systemisch: Fluconazol, Itraconazol |
| Cryptococcus neoformans | Kryptokokkose | Fluconazol, Amphotericin + Flucytosin |
| | – meningeal | Itraconazol, Amphotericin + Flucytosin |
| **Schimmelpilze (Fadenpilze)** | | |
| Aspergillus fumigatus | Aspergillose | Amphotericin B + Flucytosin, Itraconazol |
| Aspergillus niger Aspergillus flavus | | |
| Rhizopus sp. | Mukormykose | Amphotericin B |
| **dimorphe Pilze** | | |
| Coccidioides immitis | Kokzidioidomykose | Fluconazol, Itraconazol, Amphotericin B |
| | – meningeal | Itraconazol, Amphotericin B |
| Blastomyces dermatitidis | Blastomykose | Itraconazol, Amphotericin B |
| Histoplasma capsulatum | Histoplasmose | Itraconazol, Amphotericin B (bevorzugt bei immunsupprimierten Patienten) |
| **Dermatophyten** | | |
| | Dermatomykosen | systemisch: – Griseofulvin, – Terbinafin |
| Trichophyton sp. | | lokal: – Clotrimazol |
| Microsporum sp. | | – Ketoconazol |
| Epidermophyton floccosum | | – Miconazol, Naftifin, Tolnaftat |

**Mykose:** wichtige Pilzarten u. Therapievorschläge für durch sie verursachte Erkrankungen. [380]

bevorzugt befallen (= systemische M.). S.a. ▸Dermatomycosis; ▸Mycosis fungoides. – **M., allergische bronchopulmonale:** ▸ABPM. – **M., systẹmische:** bevorzugt bestimmte Organe befallende M.; z.B. Dermato-, Pneumo-, Enteromykosen. Als tiefe M. z.B. Chromo-,

Madura-, Keloid-Blasto-, Phyko-, Blasto-, Kokzidioidomykose u. Südamerikan. Blastomykose; ferner phäomykotische Zyste (solitär subkutan; v.a. in den Tropen; Erreger: Phialophora gougerotii u. andere Ph.-Species), Rhinosporidiose, Sporotrichose, Adiaspiromykose (= Haplomykose; eine Pneumomykose durch ▶Emmonsia-Arten), Cladosporiosis, Histoplasmose. E mycosis.

**Myko|staticum:** alte Bez. für ▶Fungistatikum. E mycostat.

**mykotisch:** durch Pilze, i.w.S. auch durch Bakterien (»Spaltpilze«) hervorgerufen; Mykose betreffend. E mycotic.

**Myko|toxikose:** durch Pilzgifte (▶Mykotoxine) bedingtes Krankheitsbild; ▶Pilzvergiftung. S.a. ▶Ergotismus. E mycotoxicosis.

**Myko|toxine:** von Pilzen gebildete giftige Stoffe (z.T. als Pilz-Stoffwechselprodukte). Rufen ▶Mykotoxikosen hervor; sind z.T. ▶Karzinogene (z.B. ▶Aflatoxine). E mycotoxins.

**My|lo|hyo|ide|us:** Kurzform für ▶Musculus mylohyoideus. E mylohyoid muscle.

**Mylo|ptosis:** Herabsinken des Unterkiefers.

**myo...:** Wortteil »Muskel(gewebe)«.

**Myo|blast,** Sarkoblast: lang gestreckte, einkernige Zelle des embryonalen Myotoms; wird durch amitotische Teilungen zur kernreichen ▶Muskelfaser. E myoblast.

**Myoblasten|myom,** ABRIKOSSOFF-Tumor: gutartiger (selten bösartig werdender) Tumor der quer gestreiften Muskulatur (v.a. der Zunge u. Haut), die aus reichlich Lipoproteidkörner enthaltenden, primitiven Myoblasten-ähnlichen Zellen besteht. Häufig wohl als neurogener Speichertumor (granuläres Neuroblastom FEYRTER = Granularzelltumor). S.a. ▶Myoepitheliom. E myoblastomyoma.

**Myo|card...:** ▶Myokard...

**myocardial depressant factor** *(engl.)* Abk. MDF: ein bei Schock im Blut nachweisbares Peptid (aus Glycin, Glutaminsäure, Serin; evtl. auch ein Aminozucker) mit Wirkung auf Herz u. Kreislauf: mindert die Papillarmuskelspannung, wirkt negativ inotrop, mindert die Herzauswurfleistung u. führt zu Blutdruckabfall mit Minderdurchblutung der Organe (v.a. im Splanchnikus-Bereich), zu Vermehrung vasokonstriktorischer Substanzen (Angiotensin II u. Vasopressin) u. des Thromboxan $A_2$ u. zu Bildung von Thrombozyten-Aggregaten; es resultieren Ischämie, Hypoxie u. Azidose (mit Lysosomenzerstörung, Trypsin-Aktivierung). Die Wirkung wird durch Converting-Enzym-Inhibitoren, durch Angiotensinrezeptorenblocker, Corticoide gehemmt.

**Myo|chorditis:** Stimmmuskelentzündung. E myochorditis.

**Myo|chrom:** ▶Myoglobin. E myochrome.

**Myo|clonia:** ▶Myoklonie. E myoclonia. – **M. fibrillaris multiplex:** ▶MORVAN-Chorea.

**Myo|degeneratio(n):** Muskeldegeneration. E myodegeneration. – **M. cor|dis:** Herzmuskeldegeneration; bei entsprechenden EKG-Hinweisen als »diffus-sklerotische Myokardalteration« bezeichnet. E m. of heart.

**My|odynie:** Muskelschmerz; ▶Myalgie. E myodynia.

**Myo|dys|plasia, -dysplasie:** dysplastische ▶Myopathie. E dysplastic myopathy. – **M. fibrosa:** ▶Arthrogryposis multiplex. – **M. ossificans generalisata:** ▶MÜNCHMEYER-Syndrom.

**myo|dys|tonisch:** durch gestörten ▶Muskeltonus. – **m. Reaktion:** Bestehenbleiben eines erhöhten Muskeltonus nach faradisch ausgelöster Muskelkontraktion; z.B. bei Myxödem, Parkinsonismus. E myodystonic reaction.

**Myo|dys|trophie:** ▶Muskeldystrophie. E myodystrophy.

**Myo|epitheliom(a):** myoepithelialer Schweißdrüsentumor; besteht aus Sekretzellen u. aus **Myoepithelzellen** (Korbzellen, an Endstückepithelien ektodermaler Drüsen). E myoepithelioma.

**Myo|fi|brille:** Untereinheit der quer gestreiften ▶Muskelfaser, lichtmikroskopisch erkennbares, 1 µm starkes zylindrisches Gebilde, das aus dicht zusammengelagerten ▶Myofilamenten besteht u. von sarkoplasmatischem Retikulum umgeben ist. Durch das regelmäßige Muster in der Filamentanordnung kommt die typische Querstreifung zustande: Der Abschnitt, der die dicken Myosinfilamente enthält, ist stark doppelbrechend, also stark optisch anisotrop, u. heißt deshalb A-Band (Abb.); der Abschnitt, der nur dünne Actinfilamente enthält, ist weniger anisotrop u. heißt deshalb I-Band (von isotrop). Die Actinfilamente werden durch die Strukturen der Z-Scheibe in ihrer Lage gehalten. Der Bereich einer Fibrille zwischen zwei Z-Scheiben heißt Sarkomer. In der Mitte des A-Bandes ist – je nach Dehnungsgrad – eine hellere H-Zone, in der sich nur Myosinfilamente befinden. S.a. ▶Muskelkontraktion, ▶Myosin. E myofibril.

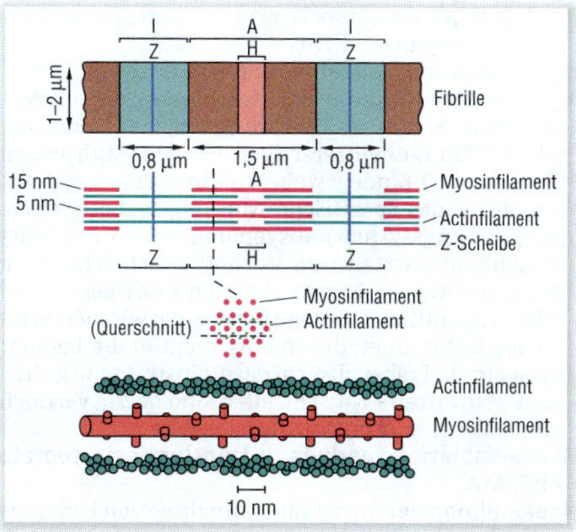


**Myofibrille:** Aufbau der Fibrille in einer quer gestreiften Muskelfaser. [141]

**Myo|fi|brom:** ▶Fibromyom. E myofibroma.

**Myo|fi|brosis:** Ersatz von Muskel- durch Bindegewebe (▶Muskelschwiele). E myofibrosis. – **M. cordis:** ▶Kardiosklerose. E m. of heart.

**Myo|filamente:** elektronenmikroskopisch erkennbare längs parallele fädige Gebilde; beim Skelettmuskel unterscheidet man dicke, vorwiegend aus ▶Myosin bestehende Filamente (»Myosinfilamente«, s.a. ▶Myofibrille, dort Abb.), u. dünne, vorwiegend aus ▶Actin bestehende Filamente (»Actinfilamente«). Letztere enthalten auch die Regulatorproteine ▶Troponin u. ▶Tropomyosin. E myofilaments.

**Myo|gelose:** spindelig-knotige, druckschmerzhafte, auch in Narkose nicht schwindende Muskelverhärtung infolge kolloidchemischer Veränderungen oder Spannungszunahme (▶Muskeltonus) einzelner Fasern; v.a. nach längerer Fehlbeanspruchung, bei »Muskelrheumatismus«; s.a. ▶Muskelhartspann. E myogelosis.

**myo|gen:** von der Muskulatur ausgehend. E myogenic, myogenous.

**Myo|glo|bin,** Muskelhämoglobin, Myochrom, Abk. Mb: der dem ▶Hämoglobin ähnliche Eiweißkörper des Muskels: ein einziges, an Häm gebundenes kettenförm. Polypeptid mit 0,338 % Eisengehalt. Dient der Muskelversorgung mit Sauerstoff, den es reversibel u. mit ca. 6fach höherer Affinität als Hb bindet. Geht im Unterschied zum Hb keine Bindung mit ▶Haptoglobin ein; ergibt keine Rotfärbung des Serums. Sein Oxidationsprodukt ist das Metmyo- oder Myoglobin. E myoglobin.

**Myo|globin|ämie:** Einschwemmung gelösten Myoglobins aus geschädigter quer gestreifter Muskulatur in die Blutbahn; als Stress-Myoglobinämie nach Überanstrengung der Muskulatur. S.a. ▶Myoglobinurie. E myoglobinemia.

M

**Myo|globin|urie:** Myoglobinausscheidung im Harn bei Myoglobinämie, z. B. nach ▸Crush-Syndrom, ▸Myokardinfarkt (Nachweis sehr sensitiv), ferner z. B. nach Karate. E myoglobinuria. – **M., idio|pathische par|oxys|male,** M. primäre: aus unklarer Ursache auftretende (»kryptogenetische«) M. mit, meist nach ungewohnter Muskelarbeit auftretenden, mehrstündigen Anfällen von Fieber, Muskelschwellungen u. -schmerzen. Scheinlähmungen (Pseudoparalyse), nach 1–3 Std. gefolgt von Ausscheidung von Myoglobinabkömmlingen (Oxy- u. Metmyoglobin) im dadurch rotbraunen Harn. Zugleich CPK-Zunahme im Blut, evtl. auch Protein-, Leukozyt-, Mikrohämat- u. Zylindrurie. Kann zu akutem Nierenversagen führen. E idiopathic m. – **M., paralytische:** ▸Haffkrankheit.

**Myo|gramm:** das graphische Ergebnis der Mechano- bzw. Elektromyographie. E myogram.

**Myo|hämatin:** ▸Myoglobin. E myohematin.

**Myo|hyper|plasia corporis uteri:** »Metropathia uteri (haemorrhagica)«; diffuses ▸Myom.

**myo|id(es):** muskel(zellen)ähnlich. E myoid.

**Myo|kard,** Myocardium: der Herzmuskel; die mittlere, zwischen Endo- u. Epikard gelegene Herzwandschicht. Ein raumgitterartiger, von gefäßführendem (Koronarien) Bindegewebe durchzogener Hohlmuskel, der – das spezifische Muskelgewebe (= ▸Erregungsleitungssystem) ausgenommen – die Arbeitsmuskulatur darstellt; im Vorhofbereich schwach u. zweischichtig, im Kammerbereich kräftiger u. dreischichtig (außen u. innen spiralig, dazwischen kreisförmig angeordnet; die Innenschicht in die Papillarmuskeln u. Trabeculae carneae einstrahlend); die – quer gestreiften – Muskelzellen sind netzig verflochten, einkernig. E myocardium.

**Myokardablation, perkutane transluminale septale:** ▸PTSMA.

**Myokard|biopsie:** intravitale Entnahme von Herzmuskelproben; erfolgt heute mittels perkutan-transvenöser (von der V. femoralis oder V. jugularis) oder retrograd-transarterieller Technik unter Verwendung flexibler Biopsiezangen (Bioptome). Routineverfahren v. a. bei Patienten nach Herztransplantation zur Erkennung einer Organabstoßungsreaktion. E myocardial biopsy.

**Myokard|fibrose:** begrenzte bis ausgedehnte ▸Fibrose des Herzmuskels, z. B. nach Myokarditis, ▸Myokardinfarkt; s. a. ▸Kardiosklerose, ▸Endomyokardfibrose, ▸Fibroelastosis. E myocardial fibrosis.

**Myokard|infarkt,** Herz(muskel)infarkt: durch plötzliche Mangelversorgung bedingter Untergang des Herzmuskelgewebes (▸Myokardnekrose). ***Einteilung:*** Je nach Ausdehnung des Gewebsuntergangs werden **transmuraler M.** (mehr als halbe Wanddicke betroffen) und **subendokardialer** = **rudimentärer M.** (Teilschichtinfarkt, d. h. nur begrenzte Wandbereiche betroffen) unterschieden. Je nach Lokalisation bezeichnet als **antero-** u. **posterolateraler apikaler** (Herzspitzenbereiche), **inferolateraler** (seitliche spitzennahe Herzbereiche), **diaphragmaler** = **inferiorer** (zwerchfellseitig), **anteroseptaler** (vordere Septumbereiche), **supraapikal** (vorne in Spitzennähe), **subepikardialer** u. **subendokardialer M.** (Abb.); s. a. ▸Vorder- u. ▸Hinterwand-, ▸Seiten-, ▸Septum-, ▸Innenschicht- u. ▸Außenschichtinfarkt. ***Ätiol.:*** Die kritische Mangeldurchblutung bei Koronarinsuffizienz oder Koronarspasmen (▸PRINZMETAL-Angina) v. a. bei bestehender Koronarstenose wird häufig ausgelöst bzw. verstärkt durch körperliche Belastung, Stress, Blutdruckabfall oder -schwankungen. ***Klinik:*** oft mit uncharakteristischen vorangehenden Beschwerden (z. B. Schwächegefühl, Herzschmerzen) einsetzend, auf die meist akut eine schwere ▸Angina pectoris mit typischerweise in den linken Arm, aber auch in den Oberbauch ausstrahlenden Schmerzen folgt. Dabei Atemnot, Todesangst, Übelkeit, Schweißausbruch, Erbrechen, Stuhlabgang, subfebrile Temperaturen; häufig auch Herzrhythmusstörungen (evtl. Asystolie: »Sekundenherztod«), Zeichen der Herzinsuffizienz, kardiogener Schock. Geschehen findet häufig in den frühen Morgenstunden statt. ***Diagn.:*** im Verlauf Beschleunigung der Blutsenkung, Leukozytose, Hyperglykämie, Anstieg der Serumenzyme. Bei der Enzymdiagnostik ist neben dem schnellen Anstieg des Herzmuskelenzyms Troponin T (»Troponin-Schnelltest«) eine Erhöhung der CK (Creatin-Kinase) typisch, insbesondere des Isoenzyms CK-MB (Herzmuskeltyp der CK). Des Weiteren steigen SGOT, LDH u. Alpha-HBDH an, und es finden sich Myoglobinämie u. -urie. Bei ca. 80 % der Betroffenen treten charakteristische EKG-Veränderungen auf, evtl. auch erst Stunden nach dem Ereignis (s. Abb., Tab.); evtl. zeigen sich Veränderungen in ▸Myokardszintigraphie u. Echokardiographie. Sowohl die EKG-Zeichen als auch die klinischen Symptome oder die Laborwertänderungen können nur sehr schwach ausgeprägt sein oder fehlen (stummer Infarkt); dies insbesondere bei Pat. mit Diabetes mellitus u. älteren Menschen. ***Kompl.:*** arterielle Embolie (durch intrakardiale Thromben), Herzwandaneurysmen, ▸Myokardruptur, Rhythmusstörungen, Mitralinsuffizienz, Perikarditis. Besonders bei transmuralem M. kann es bei Überanstrengung des intakt gebliebenen Myokards zum Ausgleich des bewegungslosen geschädigten Bereichs (der evtl. als Buckel vorgewölbt wird) zum Pumpversagen kommen. ***Ther.:*** initial Schmerzbekämpfung, Gabe von Nitroglycerin, Antikoagulation (Acetylsalicylsäure) u. $O_2$, ggf. Betarezeptorenblocker, Antiemetika, Sedierung. Intensivmed. Betreuung des Pat. mit Sicherung der Vitalfunktionen. Weitere medikamentöse Ther. je nach Symptomen u. Vorerkrankung; ggf. ▸Fibrinolysetherapie. Notfallherzkatheter, PTCA, evtl. intrakoronare Lysetherapie. In der Folge Rezidivprophylaxe mit Acetylsalicylsäure, ACE-Hemmern, Betarezeptorenblockern. Begleitend Umstellung von Ernährungs- u. Lebensgewohnheiten, Bewegungsther. unter Anleitung (Koronarsportgruppen), Rehabilitations- bzw. Anschlussheilbehandlung. ***Progn.:*** ist u. a. wesentlich abhängig von Lokalisation, Ausmaß, Behandlungsbeginn, Folgegeschehnissen. Sterblichkeit 20–40 %. Trotz Frührehabilitation besteht starke Rezidivneigung. E myocardial infarction. – **M., drohender:** ▸Angina pectoris gravis. E threatening m. i. – **M., stummer:** ohne subjektive Beschwerden oder ohne EKG-Veränderungen bzw. ohne Veränderungen des Enzymmusters verlaufender Myokardinfarkt. Bei späterer EKG-Untersuchung werden in der Regel pathologische Q-Zacken (Dauer 0,04 Sek. u. mehr) oder R-Zacken-Verluste festgestellt. E silent m. i.

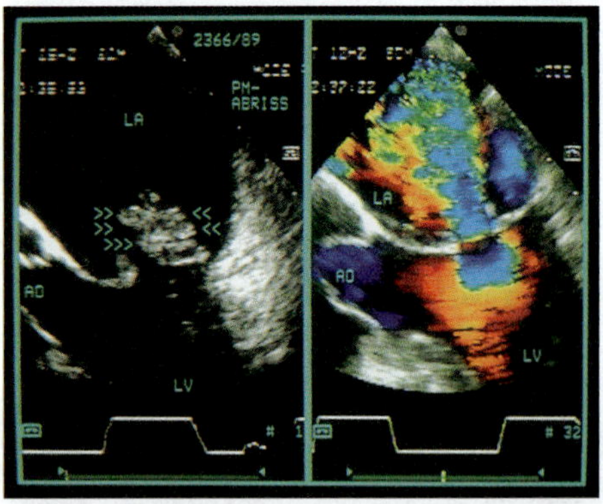


**Myokardinfarkt:** farbkodierte transösophageale DOPPLER-Echokardiographie bei akutem M. mit Papillarmuskelabriss u. schwerer akuter Mitralinsuffizienz. **LA:** linker Vorhof; **LV:** linker Ventrikel; **AO:** Aortenklappe. Pfeile deuten auf pendelnde Anteile des abgerissenen Papillarmuskels (W. G. DANIEL, Dresden). [89]

| EKG-Stadium | | typische EKG-Veränderungen | | Beginn; Dauer |
|---|---|---|---|---|
| frischer Infarkt (akutes Stadium) | Stadium 1 (frisches Stadium) | 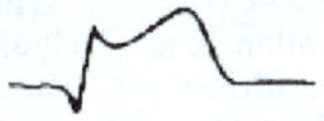 | deutliche ST-Hebung<br>T positiv<br>R klein<br>Q noch klein | 1–2 Stunden bis 1 Woche |
| | Zwischenstadium | 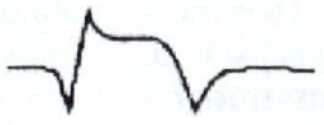 | leichte ST-Hebung<br>T spitz-negativ<br>Q groß<br>R klein | 1.–10. Tag; kurz |
| alter Infarkt (chronisches Stadium) | Stadium 2 (reaktives Folgestadium) | 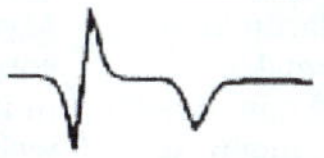 | T spitz-negativ<br>Q groß<br>R noch klein<br>keine ST-Hebung | 3.–7. Tag; 6 Monate bis mehrere Jahre |
| | Stadium 3 (End- oder Narbenstadium, Restbefund) | 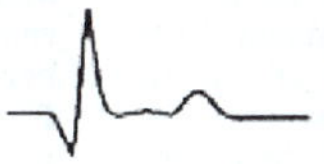 | Q noch pathologisch<br>T bereits positiv<br>R normal oder reduziert<br>keine ST-Hebung | 6 Monate bis persistierend |

**Myokardinfarkt:** Stadien. [491]

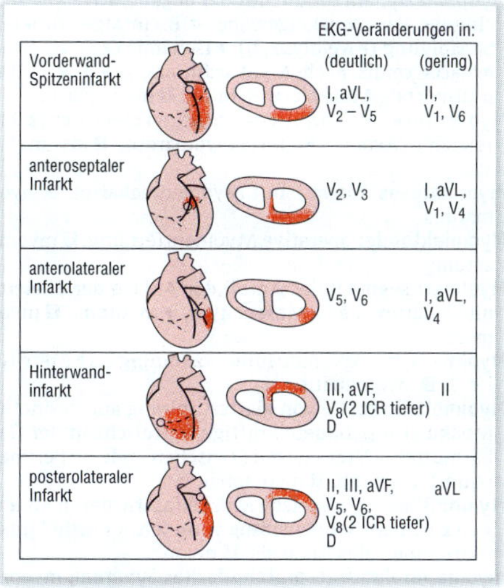


**Myokardinfarkt:** Lokalisation u. charakteristische EKG-Veränderungen. [491]

**Myokạrd|infarkt-Spätsyndrom:** ▶DRESSLER-Myokarditis. 🅴 postmyocardial infarction syndrome.

**Myokạrd|insuffizienz:** Kontraktionsschwäche des Herzmuskels; ▶Herzinsuffizienz. 🅴 myocardial insufficiency.

**Myokar|d(i)o|pathie̦:** ▶Kardiomyopathie. 🅴 cardiomyopathy.

**Myokar|dio|pexie̦:** indirekte ▶Myokardrevaskularisation durch breitflächiges Aufsteppen eines blutreichen herzfremden Gewebes auf die Herzaußenwand nach vorheriger Skarifizierung oder chemischer Epikardreizung (»Deepikardialisation«); z.B. nach ▶BECK. 🅴 myocardiopexy.

**Myokard|ischämie:** Verminderung oder vollständige Unterbrechung der Durchblutung eines Herzmuskelbezirks; tritt auf im Rahmen eines Angina-pectoris-Anfalls oder eines Myokardinfarkts bei atherosklerotischer Stenosierung eines Koronarastes; möglich auch als Folge eines Vasospasmus von Koronargefäßen (▶PRINZMETAL-Angina); s.a. ▶Angina pectoris, ▶Myokardinfarkt, silent ischemia. 🅴 myocardial ischemia.

**Myo|kar|dị|tis,** Myocarditis: Entzündung des Herzmuskels; unterschieden wird eine akute oder chronische, parenchymatöse oder interstitielle Entzündung (serös bis eitrig). ***Ätiol.:*** als entzündliche Mitreaktion bei Stoffwechsel- (▶Urämie), Skelettmuskelerkrankungen (▶Myopathie), als Catecholamin-Effekt, als metastatisches, septisches, pyämisches, Infekt- oder Arzneimittel-allergisches Geschehen; oder aber eigenständig, z.B. bei ▶Kollagenosen, durch Einwirkung von Erregern bzw. Parasiten (z.B. Diphtheriebazillen, Syphilisspirochäten, Tuberkulosebakterien; Viren; Trypanosomen; Helminthen), bei Sarkoidose; als ▶FIEDLER-M. (= **idiopạthische M.**). ***Klinik:*** Unruhe, Brustenge, zyanotische Blässe, Hypotonie, kleiner Puls, Herzrhythmusstörungen (ventrikuläre Extrasystolie u. [Sinus-]Tachy-, seltener Bradykardie, Kammerflimmern, -flattern, AV-Block), Herzdilatation, Herzinsuffizienz. Oft auch kombiniert mit Endo- u./oder Perikarditis (Letztere als Perimyokarditis). 🅴 myocarditis. – **M., post|infarktione̦lle:** ▶DRESSLER-M. – **M., postvakzina̦le:** Impf-Myokarditis. 🅴 postvaccinal m.

**Myokạrd|kontraktilität:** Kontraktionsfähigkeit des Herzmuskels. Ist reduziert bei Störung der Calciumeinlagerung in das bzw. der Calciumfreisetzung aus dem sarkoplasmatischen Retikulum, bei vergrößertem räumlichem Abstand zwischen Retikulum u. Myofilamenten (im Fall der Herzhypertrophie), krankhaften Veränderungen der kontraktilen Eiweißkörper (bei Myokarditis, Myokardinfarkt). Wird *pharm* positiv beeinflusst durch Catecholamine, Sympathomimetika, Herzglykoside, Glucagon u. Aldosteronantagonisten, negativ beeinflusst durch Vagotonika, Betablocker, Barbiturate, Halothan, Antiarrhythmika, Calciumantagonisten. 🅴 myocardial contractility.

**Myo|kạrd|nekrose:** umschriebene Herzmuskelnekrose, z.B. nach Verletzung, Myokarditis, Myokardinfarkt. Gefolgt von Leukozyteneinwanderung u. bindegewebiger Organisation (Herzmuskelschwiele). 🅴 myocardial necrosis.

**Myo|kar|do̦se:** (RIESMANN) primär nichtentzündliche Veränderung des Herzmuskels bei allgemeinen Stoffwechsel-, auch Elektrolytstoffwechselstörungen, i.e.S. bei Dysproteinämie; im weitesten Sinne jede degenerative Myokardalteration; s.a. ▶Kardiomyopathie. Vorkommend u.a. als Koma-Folge, bei Hungerdystrophie, Hypovitaminosen, bösartigen Neoplasmen, ADDISON-Krankheit, nach Vergiftungen (Alkohol, Narkotika etc.). Klinisch als energetisch-dynamische ▶Herzinsuffizienz. 🅴 myocardosis.

**Myokạrd|revaskularisation:** operative Verbesserung der Blutversorgung des Herzmuskels bei Koronarinsuffizienz; v.a. Eingriffe der ▶Koronarchirurgie; ferner z.B. durch Drosselung des Sinus coronarius (GROSS), ▶Mammarikaligatur. 🅴 myocardial revascularization.

M

**Myokard|ruptur:** Herzmuskelriss; v.a. als Komplikation bei ▸Myokardinfarkt; als Wandeinriss oder als Papillarmuskelabriss. E cardiorrhexis.
**Myokard|schaden:** Schäden der Myokardzellen bzw. Störungen ihres Zellstoffwechsels mit resultierender Funktionsminderung. E myocardial damage.
**Myo|kard|szinti|graphie:** nuklearmedizinische Untersuchung des Herzens zur Beurteilung von Herzmuskeldurchblutung, myokardialem Stoffwechsel u. Ventrikelfunktion. **1) Myokardperfusionsszintigraphie:** Beurteilung der Herzmuskel- u. Koronariendurchblutung sowie Nachweis von Myokardischämien, -infarkten, -narben durch die standardmäßige Verabfolgung von Perfusions-Radiopharmaka. Die Untersuchung erfolgt unter ergometrischen oder medikamentös induzierten Stressbedingungen sowie in Ruhe. Zum Einsatz kommt das Kalium-Analog $^{201}$Thallium, das proportional zum regionalen Blutfluss über die $Na^+/K^+$-ATPase zellulär aufgenommen wird. Aufgrund verbesserter Bildgebungseigenschaften sowie der weitaus geringereren Strahlenexposition werden heute immer häufiger $^{99m}$Technetium-markierte Radiopharmaka (MIBI, Tetrofosmin) verwendet. Die jeweiligen Untersuchungsprotokolle variieren z.T. erheblich; es werden 1- oder 2-Tages-Protokolle, planare oder SPECT-Aufnahmen (▸Single-Photon-Emissionscomputertomographie) durchgeführt. Durch EKG-Triggerung der Myokard-SPECT kann eine getrennte Datenakquisition für einzelne Phasen der Herzaktion erreicht werden (»Gated-SPECT«). Dies ermöglicht die zusätzliche Beurteilung regionaler u. globaler Funktionen: Ejektionsfraktion, enddiastolisches u. endsystolisches Volumen, regionale Wanddickenzunahme u. -bewegung. **2)** Untersuchung des myokardialen Stoffwechsels. Klinisch vorrangig ist die Frage der Vitalität des Herzmuskels, Neben der SPECT mit markierten Perfusions-Pharmaka kommt am häufigsten die $^{18}$Desoxyglucose-PET (▸Positronen-Emissions-Tomographie) zum Einsatz. $^{18}$F-FDG wird wie Glucose über Glucosetransporter in den Myozyten aufgenommen und durch die zelluläre Hexokinase phosphoryliert. Während Glucose-6-Phosphat weiter verstoffwechselt wird, ist dies für $^{18}$F-FDG-6-Phosphat nicht möglich. Die Substanz kumuliert im Myozyten. In der Regel werden Vitalitäts- u. Perfusionsstudien zur Beurteilung vitaler Myokardabschnitte herangezogen.
**Myo|kinase:** ▸Adenylatkinase. E myokinase.
**Myo|klo|nie:** ▸Myoklonus (2). – **M., familiäre essentielle:** epileptischer ▸Myoklonus (Myoklonusepilepsie).
**myoklonisch-astatischer Anfall:** kurzer, generalisierter epileptischer Anfall mit Myoklonus u. Atonie-bedingtem – evtl. sakkadiertem – Zusammensinken. E myoclonic-astatic seizure.
**Myo|klo|nus: 1)** ▸Klonus. E muscle clonus. **2) Myoklonie:** unwillkürliche, blitzartige, arrhythmische Einzelzuckung von Muskeln, Muskelgruppen oder von Muskelteilen (= **parzellärer M.**), evtl. eines großen Körperbereiches (**massiver M.**). Physiologisch beim Einschlafen oder Erwachen; krankhaft v.a. bei Vergiftungen, nach Geburtstrauma oder frühkindlichem Hirnschaden, im Früh- u. Spätstadium der Enzephalitis u. multiplen Sklerose; s.a. ▸Paramyoclonus. E myoclonus. – **M., epileptischer:** M. – mit typischem EEG – bei Epilepsie. Als massiver M. beidseitig (kurzer u. generalisierter Anfall), wahrscheinlich infolge Entladung im Hirnstamm; als parzellärer M. disseminiert, asynchron u. asymmetrisch (z.B. bei ▸Unverricht-Lundborg-Syndrom) oder nur umschrieben halbseitig. S.a. ▸Epilepsie, myoklonische (= **Myoklonus|epilepsie**). E epileptic m.
**My|okulator:** Orthoptik-Gerät mit bewegtem Prüfbild.
**Myo|ky|mie:** schmerzloses, meist kurz dauerndes oberflächl. »Muskelwogen«; z.B. nach Ermüdung, Stress. S.a. ▸Morvan-Chorea (= **Myokymie-Syndrom**). E myokymia.
**Myo|lemm(a):** ▸Sarkolemm. E myolemma.
**Myo|logie:** Lehre von den Muskeln u. deren Hilfsorganen (Schleimbeutel, Sehnenscheiden), i.w.S. einschließlich der Muskelerkrankungen. E myology.
**Myo|lyse: 1)** Muskelfaser-Verschmälerung als 1. Stadium einer Muskelatrophie. **2)** Muskeldegeneration, -nekrose, -zermalmung (▸Crush-Syndrom); s.a. ▸Myomalazie. E myolysis.
**My|om, Myo|ma:** gutartige Geschwulst (▸Neoplasma) aus glatten ▸Muskelzellen (= **M. laevicellulare**, ▸Leiomyom) oder quer gestreiften Muskelfasern (= **M. strio|cellulare**, ▸Rhabdomyom). – Allgemein auch Kurzbez. für ▸Uterusmyom. E myoma. – **M., diffuses,** Myosis, metropathischer Uterus, Myohyperplasia corporis uteri: gleichmäßige Vermehrung der Gebärmuttermuskulatur (= Myometrium) samt Bindegewebe, meist zugleich auch der Schleimhaut (= Endometrium); mit Blutungsstörungen, u. zwar ▸Metrorrhagien (daher auch als Metropathia haemorrhagica bezeichnet). – **M., meso|nephrisches:** ▸Endometriose. E mesonephric m. – **M. prae|vi|um:** submuköses oder intramurales, evtl. auch intraligamentäres M., das während der Schwangerschaft in das untere Uterinsegment oder in den Zervixkanal hineinragt (Geburtshindernis).
**Myo|malazie:** entzündliche oder degenerative »Erweichung« von Muskelgewebe, z.B. infolge direkter Schädigung (▸Myolyse [2]), ▸Ischämie (z.B. als **Myomalacia cordis** nach Myokardinfarkt). – I.w.S. die postmortale Muskelerweichung. E myomalacia.
**Myo|matose:** gleichzeitiges Vorliegen mehrerer (zahlreicher) Myome; ▸Uterusmyomatose. E myomatosis.
**myo|matosus** *(latein.)*: mit Myomen behaftet. E myomatous.
**Myom|ektomie:** operative Myomentfernung. E myomectomy.
**Myo|mer:** segmentaler Anteil der Anlage der Skelettmuskulatur; s.a. ▸Mesenchym, ▸Myotom. E myomere.
**Myo|me|tritis:** Myometriumentzündung als ▸Metritis i.e.S. E myometritis.
**Myo|me|tri|um:** die von glatter, spiralig angeordneter Muskulatur gebildete kräftige Mittelschicht der Gebärmutter- = Uteruswand (zwischen Endo- u. Perimetrium). S.a. Abb. E myometrium.
**My|on:** Bündel paralleler ▸Muskelfasern, deren Enden sich zu einem Sehnenstrang vereinen; kleinste Funktionseinheit des Muskels. E myon.
**myo|nephro|patisch-metabolisches Syndrom,** myopathisch-nephropatisch-metabolisches Syndrom, Haimovici-Legrain-Cormier-Syndrom: Symptomatik durch Reperfusionsschaden nach Gliedmaßenischämie mit massiver venöser Abflussblockade (▸Phlegmasia caerula dolens) u. sekundärer arterieller Begleitblockade mit akuter tubulärer Nierennekrose (Nierenversagen), Hyperkaliämie, metabolischer Azidose, Myoglobinämie/-urie, Mikroembolien der Lunge; s.a. ▸Tourniquet-Schock, ▸Reperfusionsschaden. E myonephropathic-metabolic syndrome.
**Myo|nephro|pexie:** ▸Nephropexie, v.a. der Wanderniere, an die dem Nierenlager angrenzende Muskulatur (evtl. mit zusätzlicher »Aufhängung« an der 12. Rippe oder in einer »Hängematte« aus dem Musculus psoas minor). E myonephropexy.
**my|op:** kurzsichtig; ▸Myopie. E myopic.
**Myo|paralyse, -parese:** vollständige oder unvollständige ▸Muskellähmung. E myoparalysis, -paresis.
**Myo|pa|thia, -pathie:** entzündliche (▸Myositis) oder degenerative (Skelett-)Muskelerkrankung; i.e.S. die primären, heredodegenerativen Krankheiten i.S. der myogenen ▸Muskelatrophie (d.h. infolge Störung des Muskelchemismus oder der neurovegetativen Regulation ohne sichere Veränderungen am Nervensystem), z.B. die ▸Dystrophia musculorum progressiva. E myopathy. – **M. dis|talis hereditaria:** M. mit langsam fortschreitender ▸Muskelatrophie, rumpffern beginnend als juvenile Form (Biemond) im 5.–10. Lj. an Händen u. Füßen, als »Tarda-

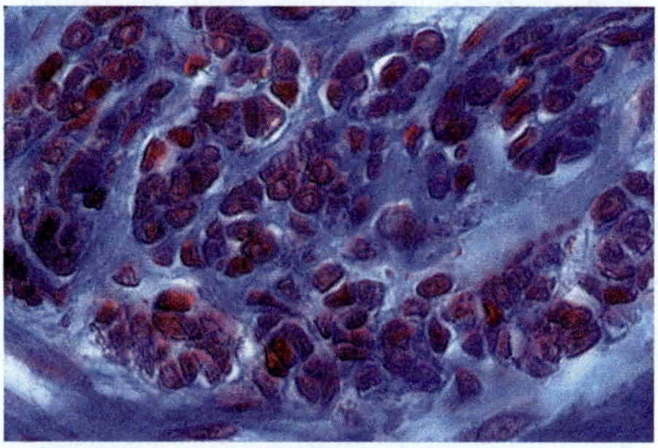

**Myometrium:** histolog. Schnitt durch den Uterus (nichtgravide), Azanfärbung; quer geschnittene Muskelzellen. [422]

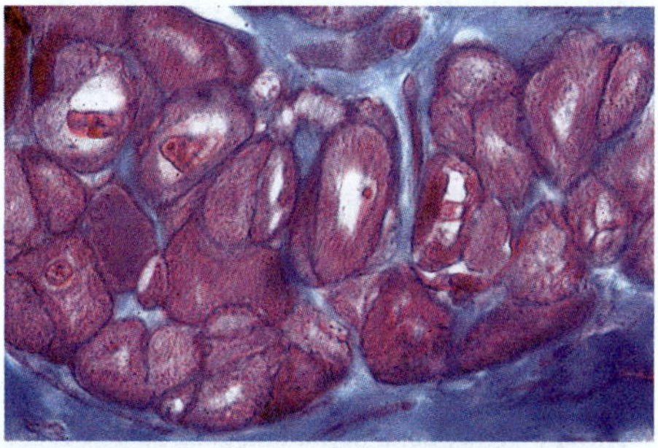

**Myometrium:** histolog. Schnitt durch den Uterus (gravide), Azanfärbung; bei gleichem Abbildungsmaßstab wird die Hypertrophie der glatten Muskelzellen deutlich. [422]

Form« (Welander) ab dem 5. Ljz. an Unterarmen u. -schenkeln. E distal hereditary m. – **M., dys|plastische:** ▸Krabbe-Syndrom, ▸(Cornelia-de-)Lange-Syndrom. – **M., hypo|thyreotische:** M. bei Hypothyreose, als Debré-Semelaigne-Syndrom. E hypothyroid m. – **M., mito|chondriale:** M. infolge Mutation der ▸mitochondrialen DNS. – **M., myo|tonische:** ▸Curschmann-Steinert-Syndrom; s. a. ▸Thomsen-Syndrom. E myotonic m. – **M., okuläre:** dominant erbliche Dystrophia musculorum Erb; mit langsam fortschreit. Lähmung äußerer Augenmuskeln. E ocular m. – **M. ossificans progressiva generalisata,** Fibrodysplasia ossificans progressiva generalisata: aufgrund eines autosomal-dominanten Erbleidens im Rahmen auch weiterer Fehlbildungen schmerzlose, progrediente Ossifikation der Muskulatur mit Bewegungsbehinderung, Kontrakturen bis zur Versteifung. – **M. osteo|plastica:** Myositis ossificans. – **M., pleo|koniale:** Muskellähmungen (normokaliämische Myoplegie mit Atrophie) infolge Störung des Muskelenergiehaushaltes; typisch mit starker Vermehrung der z. T. vergrößerten Mitochondrien. – **M., reaktive parainfektiöse:** flüchtige Myalgien u. Adynamien bei Virusinfektionen. – **M., thyreo|toxische:** M. bei ▸Thyreotoxikose; klinisch akut oder chronisch, kann eine Pseudobulbärparalyse imitieren; evtl. periodische Lähmungen, Myasthenia gravis. E thyrotoxic m.

**myopathisch-nephrotisch-metabolisches Syndrom:** ▸myonephropatisch-metabolisches Syndrom.

**My|opie, -opiose:** Kurzsichtigkeit. Beugungs-(Refraktions-)Anomalie, bei der sich parallel einfallende Lichtstrahlen wegen Überlänge des Augapfels (▸Achsenmyopie) oder wegen zu starker Brechkraft der Medien (▸Brechungsmyopie) bereits vor der Netzhaut schneiden (auf dieser entstehen statt scharfer Bildpunkte Zerstreuungskreise; nur nahe Gegenstände werden scharf gesehen). Unterschieden als **gut-** u. als **bösartige M.** (Letztere mit Glaskörper- u. Netzhautveränderungen). Korrektur erfolgt durch Konkav- = Minusgläser (Abb.) S. a. ▸Ametropie. E myopia.

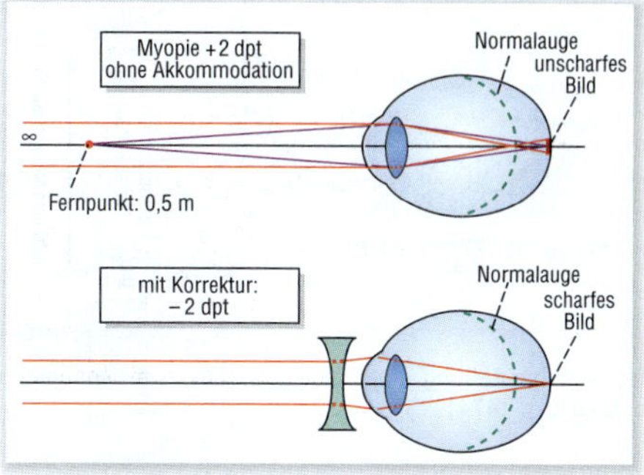


**Myopie:** Strahlenverlauf bei Ferneinstellung. Beispiel für eine Achsen-Myopie von 2 Dioptrien; oben ohne Korrektur, unten nach Korrektur mit einer Zerstreuungslinse von –2 Dioptrien. [165]

**Myo|plasma:** ▸Sarkoplasma (i. w. S. nur dessen kontraktile Elemente: ▸Myofibrillen). E myoplasm.

**myo|plastisch:** plastisch-operativ unter Nutzung eines Muskel(teil)s. E myoplastic.

**Myo|plegia, -plegie:** ▸Muskellähmung. E myoplegia. – **M. periodica:** eine familiäre paroxysmale ▸Lähmung, z. B. als ▸Westphal-Syndrom. E periodic paroxysmal m.

**Myo(r)|rhythmie:** unwillkürliche – emotional deutlich verstärkte – Serien rhythmischer Zuckungen (50–190/Min.) von Muskelgruppen infolge abnormer Aktivität der spinalen ▸Motoneurone bzw. Hirnnervenkerne; in Schlaf, Narkose u. Lokalanästhesie fortbestehend, durch Willkürbewegung hemmbar, bei automatischer Bewegung verstärkt; u. a. als Lidzucken, Singultus. Häufig u. a. bei Parkinsonismus. E myorhythmia.

**Myo|sarkom:** ▸Sarkom der glatten oder der quer gestreiften Muskulatur (Leio- bzw. Rhabdomyosarkom). E myosarcoma.

**Myosen:** i. e. S. degenerative Muskelerkrankungen; oft aber auch im Sinn von ▸Myopathie gebraucht.

**Myo|siderin:** bei Myoglobinzerfall frei werdendes Eisen; als Pigment speicherbar (»**Myosiderose**«).

**Myosin:** stabförmiger Eiweißkörper (Enzym) der Muskelfaser, der aus 2 langen, umeinander gewundenen Polypeptidketten besteht, die an einem Ende 2 Kopfteile (**Myosinköpfe**) bilden (s. Abb.). Durch Trypsin wird M. in ein leichtes u. ein schweres **Meromyosin** gespalten, durch Papain ist der Myosinkopf abspaltbar. In den beiden Kopfteilen ist die ATPase-Aktivität lokalisiert, die durch $K^+$, $Ca^{2+}$ u. $NH_4^+$ aktiviert, durch $Mg^{2+}$ gehemmt wird. Bei der ▸Muskelkontraktion lagern sich die Myosinköpfe in der Folge der Positionsänderung des Tropomyosins den Actinfilamenten an (»Querbrückenschlag« mit Actomyosinformation) und entwickeln – durch Rotation der Myosinköpfe – eine zur Mitte des Sarkomers gerichtete Kraft, wodurch es zu einer Verschiebung der Filamente und damit zur Verkürzung des Sarkomers kommt (Ineinandergleiten der **Myosinfilamente** einer ▸Myofibrille in die Zwischenräume der Actinfilamente nach der Huxley-Filament-Gleittheorie). Nachfolgend kommt es – nach Anbindung eines ATP-Moleküls – zur Ablösung des Köpfchens und dessen Rückrotation in die Ausgangsposition; die zyklische Wiederholung des Vorganges erfolgt, solange Actinbindungsstellen freigegeben sind u. ATP vorhanden ist. Die nachfolgende Relaxation erfolgt bei Abnahme des $Ca^{2+}$-Spiegels durch $Ca^{2+}$-Rückkehr in das sarkoplasmat. Retikulum u. $Ca^{2+}$-Lösung vom Troponin unter Wiederherstellung der primär vorhandenen Blockierung der Interaktion von ▸Actin u. Myosin, Sistieren der Querbrückenbildung. S. a. ▸Calmodulin. E myosin.

**Myo|lsis:** *Gynäkologie* ▸Myom, diffuses.

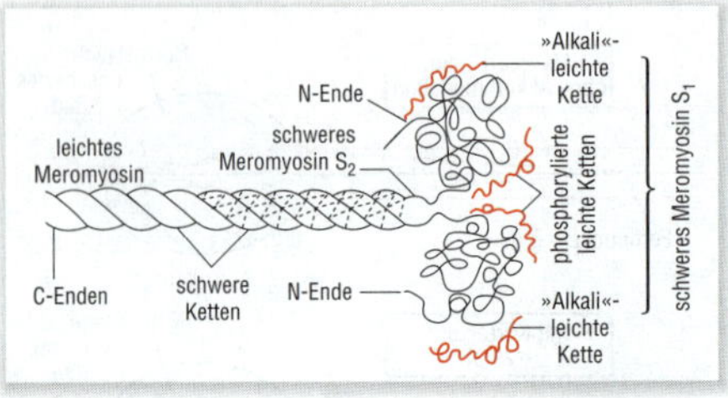


**Myosin:** Darstellung eines Moleküls (aus zwei Monomeren aufgebaut). [474]

**Myo|sị|tis, Myositiden:** entzündliche Erkrankungen der Muskulatur: ▸Poly-/▸Dermatomyositis, ▸Polymyalgia arteriitica (rheumatica; primär keine Muskelerkrankung!); ferner reaktive (symptomatische, allergische u. toxische) M. infektiöser Genese (bakterielle u. virale Infektionskrankheiten) sowie M. nichtinfektiöser Genese (u.a. Medikamente); paraneoplastische M.; Infektmyositiden: bakteriell: Tetanus, Gasgangrän, Staphylokokken u. andere Pyogene, Lepra, Lues; viral: ▸Myositis epidemica (Bornholmer-Krankheit) u. andere; parasitär: Trichinose, Zystizerkose, Bilharziose; Myositis bei Sarkoidose. – **M. epidemica,** Bornholmer-Krankheit: flüchtige bis erhebliche Muskelschmerzen infolge einer Infektion mit Coxsackie-B-5-Virus. Dauer wenige Tage; betroffen sind Abschnitte der unteren Thorax-, Abdominal- u. Paravertebralmuskulatur, weniger die Extremitätenmuskulatur. Spontanrückgang in Tagen. – **M. ossificans:** örtliche Metaplasie der Muskulatur mit Kalkeinlagerung bzw. Knochenbildung. Meist nach Verletzung, aber auch spontan oder angeboren. S.a. ▸MÜNCHMEYER-Syndrom (= **M. o. multiplex progressiva**), ▸Paraosteoarthropathie (= **M. o. circumscripta**). – **M. purulenta:** eitrige M. (Phlegmone, Abszesse); evtl. mit Muskelzerfall u. Sequesterbildung; z.B. nach offener Verletzung, bei Osteomyelitis. Sonderformen: Holzphlegmone, Gasödemkrankheit, Pyomyositis tropica. **E** suppurative myositis.

**Myo|sklerọse:** bindegewebiger Umbau des Muskelgewebes. **E** myosclerosis.

**Myo|stạtik:** das für die Körperhaltung notwendige unwillkürliche Zusammenwirken der Skelettmuskulatur (einschließlich der Innervationsbereitschaft für Willkürbewegungen); wird geregelt vom **myostatischen System** (= ▸extrapyramidal-motorisches System). S.a. ▸Statomotorik. **E** myostasis.

**Myo|teno|tomịe:** ▸Tenotomie am Muskel-Sehnen-Übergang. **E** myotenotomy.

**Myo|te|xịe:** Verflüssigung von Muskelfasern u. -fibrillen als 2. Stadium einer Muskelatrophie.

**Myo|tọm:** der dorsomediale, unter dem ▸Dermatom gelegene Teil des embryonalen Ur- = Körpersegments (der metamere ▸Somit) als Zellplatte aus vereinigten freien Somitenenden; daraus geht die vom segmentzugehörigen Spinalnerv versorgte Skelettmuskulatur hervor (in der Tiefe als autochthone Rückenmuskulatur). **E** myotome.

**Myotomịe:** operative Muskeldurchtrennung. – **M., intraokuläre:** M. des Ziliarmuskels bei Glaukom. **E** myotomy (intraocular).

**Myo|tọnia, -tonie:** vermehrte Muskelspannung willkürlich innervierter Skelettmuskeln infolge veränderten Kontraktionsablaufs (verlangsamte Erschlaffung; ▸myotonische Reaktion). **E** myotonia. – **M. congẹnita hyper|trọphica:** ▸THOMSEN-Syndrom. **E** congenital m., Thomsen type. – **M. dys|trọphica:** CURSCHMANN-BATTEN-STEINERT-Syndrom. **E** myotonic dystrophy. – **M. neo|natọrum:** ▸(CORNELIA-DE-)LANGE-Syndrom; s.a. ▸Paramyotonia congenita. **E** neonatal tetany.

**myotọn(isch)e Reaktion: 1)** die für ▸Myotonie charakteristische »ERB-Reaktion« des Skelettmuskels: Dellen- oder Wulstbildung bei Beklopfen (tonische Kontraktion mit verzögerter Erschlaffung), charakteristische Serienentladungen bei der Nadelmyographie. **E** myotonic reaction. **2) m. Pupillenreaktion:** abnorme Fortdauer einer bei Konvergenzreaktion eingetretenen Pupillenverengung; s.a. ▸Pupillotonie. **E** myotonic pupillary reaction.

**Myotonoly|tica, -tika:** ▸Muskelrelaxanzien. **E** myotonolytic agents.

**myo|trọp:** mit Affinität zu bzw. Wirkung auf Muskelgewebe; z.B. myotrope ▸Spasmolytika. **E** myotropic.

**Myo|zẹle:** ▸Muskelhernie (falsche). **E** myocele.

**My-Rezeptoren:** μ-Typ der ▸Opioidrezeptoren.

**My|ring...:** Wortteil »Trommelfell«.

**My|ring|ektomịe:** operative Trommelfellentfernung (bei ▸Tympanoplastik). **E** myring(od)ectomy.

**Myrin|gịtis:** Trommelfellentzündung. **E** myringitis.

**Myrin|go|mykọse:** (Schimmel-)Pilzerkrankung des Trommelfells. **E** myringomycosis.

**Myringo|plạstik:** plastisch-operativer Trommelfellersatz. **E** myringoplasty.

**Myringo|skopịe:** Trommelfellbetrachtung. **E** myringoscopy.

**Myringo|tomịe:** Trommelfellschnitt, ▸Parazentese. **E** myringotomy.

**My|rinx:** *Otologie* Trommelfell, ▸Membrana tympani.

**My̍|ris|ti|cin:** ein in Muskatnuss u. dem Samen von Petersilie vorkommender Wirkstoff; hemmt Monoxidasen u. besitzt psychotrope Wirkungen. **E** myristicin.

**Myrmezịsmus:** »Ameisenlaufen« als ▸Parästhesie. **E** formication.

**Myrrhe,** Myrrha, Commiphora molmol: zu den Weihrauchgewächsen (Burseraceae) zählende Heilpflanze mit nachgewiesener Wirkung bei leichten Entzündungen der Mund- u. Rachenschleimhaut.

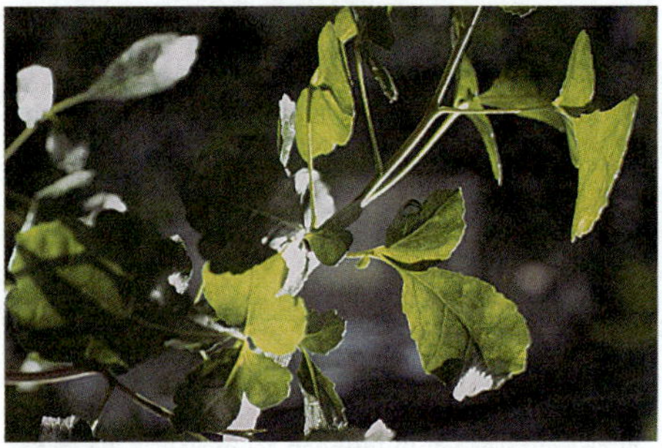

**Myrrhe.** [482]

**Myrtecain:** Lokalanästhetikum mit spasmolytischer Komponente zur topischen Anw. **E** myrtecaine.

**Myrtenblatt|sonde:** Sonde mit myrtenblattförmiger Griffplatte. **E** myrtiform sound.

**Myrtilli fructus,** Heidelbeerfrüchte: Heilpflanzenbestandteil; die getrockneten Früchte besitzen eine nachgewiesene Wirkung bei unspezifischer Diarrhö sowie leichten Entzündungen der Mund- u. Rachenschleimhaut (adstringierend, antiseptisch, antiemetisch).

**Myso|phobịe:** krankhafte Beschmutzungsfurcht, evtl. mit Bakteriophobie; z.B. bei Zwangsneurose. **E** mysophobia.

**My|ti|lịsmus, Mytilo|toxismus:** Vergiftung durch Mies- oder Pfahlmuscheln (Mytulis edulis), seltener durch Austern (Ostrea edulis). 3 Formen: »paralytisch« (durch neurotoxische Gifte, z.B. das nicht eindeutig charakterisierte ▸Muschelgift [»**Mytilotoxịn**«] oder das – aus Dinoflagellaten im Plankton stammende u. in Muscheln angereicherte – Saxitoxin. ***Klinik:*** Halsenge, Kribbelgefühl, Lähmungen, Ataxie, Sprachstörungen, Mydriasis, Hypothermie; evtl. tödlich); »gastrointestinal« (Magen-Darm-Störungen; durch Fäulnisprodukte nicht mehr frischer Mu-

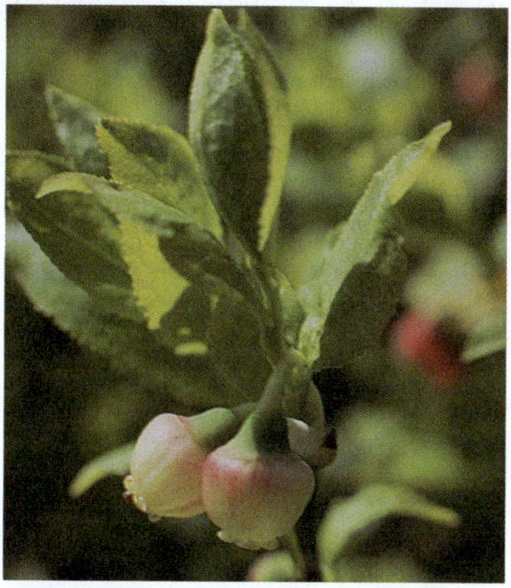

**Myrthilli fructus:** Heidelbeere. [482]

scheln?); allergisch (mit Hauterscheinungen; meist harmlos). E mytilotoxism.

**myx...** *(griech. myxa):* Wortteil »Schleim«.

**Myx|adenitis:** Schleimdrüsenentzündung. E myxadenitis. – **M. labialis:** ▶Cheilitis glandularis, ▶Baelz-Syndrom.

**Myx|adenom(a): 1)** Adenom mit Schleimdrüsenstrukturen; s.a. ▶Myxom. **2)** Mischgeschwulst aus Schleim- u. Drüsengewebe. E myxadenoma.

**Myxo|blastom:** ▶Myxom. E myxoblastoma.

**Myxo|chon|drom:** ▶Chondromyxom. E myxochondroma.

**Myxo|dermia, -dermie:** primäre Anreicherung schleimartiger Substanzen in der (Leder-)Haut, z.B. diffus bei ▶Myxödem. S.a. ▶Muzinose. – **M. hyperthyreotica:** umschriebene, plattenartige oder knotige M. bei Hyperthyreose.

**Myx|ödem, -oedema:** primäre Anreicherung schleimartiger Substanzen durch vermehrte Glykosaminoglykanbildung mit vermehrter Wassereinlagerung im subkutanen Fettgewebe, v.a. bei Hypothyreose (generalisiert); umschrieben als Myxodermie. S.a. ▶Sklerödem. E myxedema. – **M. circum|scriptum pretibiale symmetricum:** M. als kissenartige, gelblich rosarote Anschwellungen an den Unterschenkelstreckseiten bei Basedow-Hyperthyreose. E circumscribed m. – **M. congenitale:** angeborenes M., ▶Kretinismus. E congenital m. – **M. diffusum:** als Myxödem i.e.S. das Myxödem bei Hypothyreose: trockene, raue, wachsartige, blass-fahle, leicht eindrückbare (die Delle aber nicht bewahrende) Haut im Gesicht (Unterlider) u. an Gliedmaßen (Handrücken), in schweren Fällen am ganzen Körper, meist kombiniert mit trockenen brüchigen Nägeln u. schütterem Haar, herabgesetzter Talgsekretion, heiserer u. rauer Stimme (Stimmbandmyxödem), kloßiger Sprache wegen myxödematöser Zungenverdickung, M.-Myopathie, gelegentlich auch ein M.-Herz mit Rechts- u. Linksdilatation. – **M. postoperativum:** M. nach (sub)totaler op. Schilddrüsenentfernung bzw. nach Radioresektion. E operative m. – **M. tuberosum:** M. in Form lichenoider bis knötchenförmiger, aggregierter, hautfarbener bis rosaroter Muzineinlagerungen, v.a. in Mundnähe, im Nacken, an Kniescheibe, Ellbogen; fließende Übergänge zu ▶Lichen myxoedematosus. E tuberous m.

**Myxödem|anämie:** Anämie bei Hypothyreose mit Myxödem. Normochrom, selten hypochrom (ohne Eisenmangel) bzw. hyperchrom (»**Myxödemperniziosa**) Tritt auf im Rahmen eines ▶polyglandulären Autoimmunsyndroms. E myxedematous anemia.

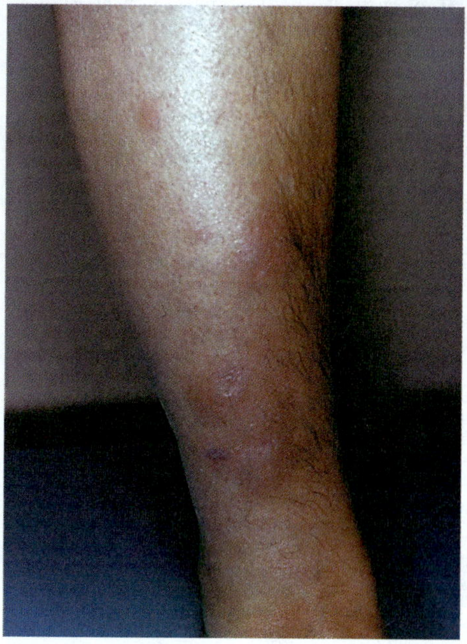

**Myxoedema circumscriptum pretibiale symmetricum.** [510]

**Myx|ödem|koma, -krise:** Endzustand extremer Ausprägung einer schweren, meist lange bestehenden Hypothyreose jeder Genese. ***Klinik:*** diffuses Myxödem, extrem niedrige Körpertemperatur, kaum hörbare Herztöne, Pulsverlangsamung, Blutdruckerniedrigung, flache Atmung, Bewusstlosigkeit, Hyperkapnie. Auslösung erfolgt z.B. durch Infektion, Trauma, medikamentös verursachte Atemdepression, Mangeldurchblutung des Gehirns. E myxedema coma.

**Myxo|lipom:** ▶Lipomyxom. E myxolipoma.

**Myxom(a):** gutartige, meist gefäßreiche, mesenchymale, knollige, fungöse oder polypöse Geschwulst (Neoplasma) vom Typ des embryonalen Schleimgewebes (▶Wharton-Sulze; enthält zwischen den Zellen gallertige, muzinhaltige Grundsubstanz); z.B. in der Unterhaut der Nabelgegend, im Mesenterium (s.a. ▶Gallertbauch), in peripheren Nerven (Myxoneurom), Mamma (als Myxadenom). E myxoma. – **M. fibrosum:** ▶Fibromyxom. E fibrous m. – **M. sarcomatosum:** ▶Myxosarkom.

**myxo|matös,** myxomatosus: schleimig, Schleim bildend, schleimähnlich (= **myxomatodes**), myxomartig. E myxomatous.

**Myxo|matosis:** Vorkommen zahlreicher ▶Myxome (z.B. die Kaninchen-M. durch Myxomviren). E myxomatosis.

**My|xom|viren:** zur Gattung »Leporipoxvirus« der Poxviridae (▶Pockenviren) gehörige Viren der Nagetiere. S.a. ▶Myxoviren. E myxoma viruses.

**Myxo|myzeten, -mykota:** die »echten Schleimpilze«; sind in der somatischen Phase protozoenartig, in der reproduktiven pflanzenartig.

**Myxo|sarkom,** Myxoma sarcomatosum: gefäßreicher, bösartiger Tumor, vom ▶Myxom unterschieden v.a. durch Zellreichtum u. unregelmäßige Schleimbildung; erst spät oder nicht metastasierend. E myxosarcoma.

**Myxo|viren:** ▶Orthomyxoviren (v.a. ▶Influenzavirus); s.a. ▶Paramyxoviridae. E myxoviruses.

**Myxo|zyt:** »Schleimzelle« (▶Becherzelle). E myxocyte.

**Myzel:** Geflecht aus septierten oder nicht septierten Pilzfäden (▶Hyphen); evtl. als Dauermyzel (= Sklero-

M

tien). – Bei »diphasischen« Pilzen (z. B. Blastomyces dermatitidis) wechseln Myzel- u. Hefephase (s. a. ▶ Pseudomyzel) ab. E mycelium.

**My|ze|ten:** Pilze, ▶ Fungi. E mycetes.

**Myzetismus:** Pilzvergiftung (durch Genuss des ganzen Pilzes). E mycetism, mushroom poisoning.

**Myzetom,** Mycetoma: lokal progressive, destruierende Infektion von Haut, Subkutangewebe, Muskeln u. Knochen als Folge einer Verletzung u. Infektion mit Bakterien oder Pilzen. Auftreten v. a. in Indien, Mexiko, Afrika, betroffen v. a. die Füße (nach Barfußlaufen = Madurafuß). Bei Pilzen (z. B. Madurella-, Phialophora-Arten) auch als Eumyzetom bezeichnet. Erregernachweis essentiell für adäquate Behandlung. E mycetoma.

**M-Zellen** *(engl.)*, Abk. für **m**icrofold cells: über den PEYER-Plaques vorhandene Zellen mit apikalen Zellfalten u. niedrigen Mikrovilli; umschließen Lymphozyten, sind vermutlich für die Resorption antigener u. immunogener Substanzen spezialisiert.

**MZK:** Abk. für **m**aximale **z**ulässige **K**onzentration einer gesundheitsschädlichen Substanz in Luft, Wasser oder Nahrungsmitteln. – Ähnlich in der Nuklearmedizin die **MZIA** (»**m**ax. **z**uläss. **i**nkorporierte **A**ktivität«) u. die **MZZ** (»**m**ax. **z**uläss. jährl. Aktivitäts**z**ufuhr«).

# N

**N:** Kurzzeichen für *anat* Nervus (N.); *(bio)chem* Stickstoff (Nitrogenium), Asparagin, Normallösung; *physik* Newton, Neutron, AVOGADRO-Zahl; *serol* Antigen N (▸MNSs-System); *pharm* zur Angabe therapiegerechter Packungsgrößen von Fertigarzneimitteln ($N_1$–$N_3$).

**n:** Kurzzeichen für *physik* (absol.) Brechungsindex, Nano- (= $10^{-9}$), Stoffmenge (Einheit: Mol), *mathem* Zahl (**n**umerus), *chem* Normallösung, *genet* haploider bzw. (»2 n«) diploider Chromosomensatz (beim Menschen n = 23).

**Na:** Symbol für *chem* ▸**Na**trium. **E** Na.

**Nạbel,** Bauchnabel: physiolog. Bauchnarbe am Ort des Nabelschnuransatzes; subkutan der durch eine Narbenplatte ausgefüllte Nabelring, darüber eine Hauteinziehung mit in der Tiefe gelegenem Nabelschnurrest (als Papille). Anomalien: Amnion- u. Fleischnabel (▸Hautnabel [2]); s.a. ▸Omphalo..., ▸Umbilik... **E** navel, umbilicus, omphalos. – **N., blauer:** ▸CULLEN(-HELLENDALL)-Zeichen. **E** blue navel. – **N., nässender:** ▸Blennorrhoea umbilici, ▸Fistula omphaloenterica.

**Nạbel|adenom:** *Pathologie* ▸Adenoma umbilicale. **E** umbilical adenoma.

**Nạbel|arterie:** ▸Arteria umbilicalis.

**Nạbel|binde:** *Geburtshilfe* s.u. ▸Nabelpflege. **E** umbilical bandage.

**Nạbel|blennor|rhö:** ▸Blennorrhoea umbilici.

**Nạbel|blutung:** meist nur geringe Blutung am – noch nicht epithelialisierten – Nabelgrund nach Abfall des Nabelschnurrestes; s.a. ▸Nabelschnurblutung. **E** omphalorrhagia.

**Nạbel|bruch:** Bauchwandbruch mit dem erweiterten sekundären Nabelring als Bruchpforte. **Angeborene Form:** bei Neugeborenen z.B. bei Nichtverschluss des Nabelringes. Kleiner N. beim Neugeborenen ist physiologisch u. ohne Krankheitswert. Häufig spontane Rückbildung. **Erworbene Form:** bei Erw. durch Schwangerschaft, Adipositas, körperl. Belastung. Tritt v.a. bei Frauen auf. Als Therapie operative Rückverlagerung (z.B. n. SPITZY, LEXER, MAYO); u.U. mit Nabelexzision. S.a. ▸Nabelschnurbruch. **E** umbilical hernia. – **N., physiologischer:** *Embryologie* ▸Nabelschleife.

**Nạbel|diphtherie:** Diphtherie beim Neugeborenen; harte, trockene, düsterrote Infiltration; meist ohne Membranbildung. **E** umbilical cord diphtheria.

**Nạbel|entzündung,** Omphalitis: *Pädiatrie* infektiöse Entzündung der Nabelwunde bzw. des Nabels mit Schwellung u. Borkenbildung; als eitrige N. (▸Blennorrhoea umbilici, s.a. ▸Empyomphalus = Nabelempyem) evtl. mit phlegmonöser Ausbreitung. **E** omphalitis.

**Nạbel|fistel:** ▸Fistula umbilicalis.

**Nạbel|gefäße:** ▸Nabelschnurgefäße. **E** umbilical vessels.

**Nạbel|granulom:** blaurote, bis erbsgroße, oft gestielte Granulationsgeschwulst in der Nabelwunde des Neugeborenen infolge Epithelisationsstörung. **E** umbilical granuloma.

**Nạbel|hernie:** ▸Nabelbruch. **E** umbilical hernia.

**Nạbel|kolik:** in die Nabelgegend projizierte rezidivierende Darm-Spasmen ohne oder mit organischer Ursache beim Kind.

**Nạbel|papille:** Nabel.

**Nạbel|pflege:** zur Infektionsprophylaxe nach Abnabelung (u. erstem Bad) Betupfen des Nabelschnurrestes mit 70 %igem Alkohol oder Jodtinktur, Einpudern mit bakterizidem Puder, Einhüllen in sterilen Mull, Abdecken mit – steriler, luftdurchläss., elast., breiter – Nabelbinde (tgl. Wechsel u. Pudern über 8–11 Tg.; Baden u. Waschen der Nabelgegend erst nach vollständ. Epithelisierung). **E** navel toilet.

**Nạbel|pro|laps: 1)** Eingeweidevorfall durch den Nabelring (= Ektopia viscerum umbilicalis), z.B. als ▸Nabelschnurbruch. **E** umbilical prolapse. **2)** inkorrekte Bez. für hypertrophierten ▸Hautnabel.

**Nạbel|ring:** ▸Anulus umbilicalis; s.a. ▸Nabel. **E** umbilical ring.

**Nạbel|schleife:** die ab ca. 5. Wo. sagittal die Bauchhöhle durchziehende primäre Darmschleife (am Scheitel der Ductus omphaloentericus), deren vorderer Abschnitt infolge starken Längenwachstums nach der 1. Phase der ▸Darmdrehung (um 90°) vorübergehend aus der Bauchhöhle in das Nabelstrangzölom verlagert wird (»physiolog. Nabelbruch«). **E** umbilical loop.

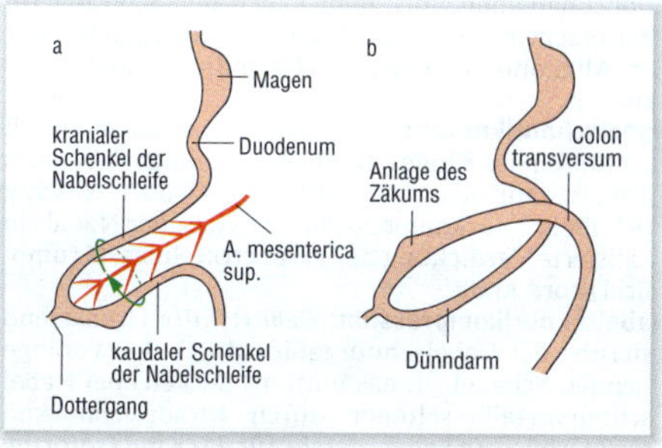


**Nabelschleife:** (schematisch; modifiziert nach GIROUD); a = vor, b = nach der Drehung gegen den Uhrzeigersinn um 180° (Pfeil). [311]

**Nạbel|schnur:** der aus der Verklebung des Haft- (mit Allantois u. Nabelschnurgefäßen) u. des Dottersackstiels (mit Ductus u. Vasa omphalomesenterica) entstandene, meist spiralig gewundene, von der Amnionscheide umschlossene Strang zwischen Bauchwand der Leibesfrucht u. amnialer Seite der Plazenta; dient der Verbindung von ▸Interplazentarkreislauf u. fetalem ▸Kreislauf; wird postpartal durchtrennt (▸Abnabelung); s.a. ▸Nabelschnur... **E** umbilical cord.

**Nạbelschnur|blutung:** Blutung aus dem Nabelschnurrest des Neugeborenen; bei Gerinnungsstörung, abnormen Druckverhältnissen in den Nabelschnurgefäßen (z.B. bei Herzfehler) oder bei Nabelinfektion; ferner nach mangelhafter Abnabelung; s.a. ▸Nabelblutung. **E** umbilical cord hemorrhage.

**Nabelschnur|bruch,** Omphalozele: Verschlussstörung der vorderen Bauchwand mit abnormer Weite des – persistierenden primären – Nabelrings u. Herniation weniger Darmschlingen in die Nabelschnur (einfacher = kleiner N. = hernia into the cord) oder aber mit angeborener umbilikaler Eventration zahlreicher Schlingen, evtl. auch der Oberbaucheingeweide (Omphalozele i.e.S.). Der Bruchsack (s. Abb.) besteht aus Peritoneum, WHARTON-Sulze, Amnion mit Nabelschnurgefäßen, beim kleinen N. auch aus basaler Hautmanschette. ***Kompl.:*** Durchwanderungsperitonitis, mechan. Ileus, Bruchsackruptur. ***Ther.:*** Reposition u. Abtragung des – zuvor torquierten – Bruchsackes, Bruchpfortenverschluss; bei großer Omphalozele evtl. zuerst konservativ mit späterer Rückverlagerung u. Lückenverschluss. S.a. ▸Nabelschleife, ▸Paromphalozele. E omphalocele.

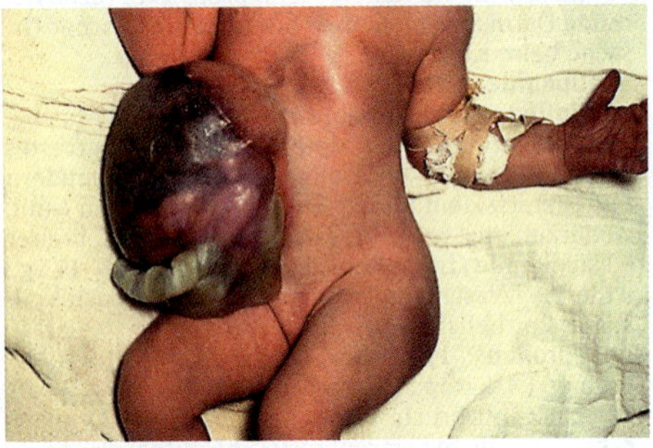

**Nabelschnurbruch.** [57]

**Nabelschnur|extraktion:** ▸Nabelschnurzug. E umbilical cord extraction.

**Nabel(schnur)gefäße,** Vasa umbilicalia: die beiden in der Nabelschnur verlaufenden Nabelarterien (mit venösem Blut) u. die unpaare Nabelvene (mit arterialisiertem Blut); s.a. ▸Kreislauf, fetaler. E umbilical cord vessels.

**Nabelschnur|geräusch:** mit den kindl. Herztönen synchrones, zischend-sausendes Geräusch als Auskultationsphänomen über dem Bauch der Schwangeren bei erschwerter Blutströmung in der Nabelschnur; im Allg. ohne Bedeutung. E umbilical souffle, funicular s.

**Nabelschnur|knoten:** **1)** »echter N.« nach Durchschlüpfen des Kindes durch eine Schlinge der langen Nabelschnur; kann sich unter der Geburt zuziehen (▸Nabelschnurkompression). **2)** »falscher N.« als lokalisierte Verdickung der WHARTON-Sulze. E (umbilical) cord knot.

**Nabelschnur|kompression:** *Geburtshilfe* Druckstenosierung der Nabelschnurgefäße durch den vorangehenden Schädel (u. das mütterl. Becken) bei Nabelschnurvorfall; seltener durch ▸Nabelschnurknoten (1); höchste Lebensgefahr für das Kind (sofortige Geburtsbeendigung angezeigt). E compression of the cord.

**Nabelschnur|umschlingung:** ein- oder mehrfache intrauterine Umschlingung (bis Abschnürung) eines kindl. Körperteiles (v.a. Hals, Arme, Beine) durch die – meist zu lange – Nabelschnur oder Hydramnion. ***Klinik:*** Schlechterwerden der kindl. ▸Herztöne während der Wehen. Kann zu Fruchttod führen.

**Nabelschnur|vorfall:** *Geburtshilfe* dem Blasensprung unmittelbar folgendes Vorfallen einer oder mehrerer Nabelschnurschlingen vor den im Geburtskanal vorangehenden Kindsteil (bei Schädellage mit Gefahr der ▸Nabelschnurkompression); z.B. bei mangelndem Abschluss des unteren Uterinsegments (Quer-, Beckenendlage, enges Becken etc.), langer Nabelschnur, tiefem Sitz der Plazenta, Hydramnion. E umbilical cord prolapse.

**Nabelschnur|vorliegen:** *Geburtshilfe* Platzierung (u. Tastbarkeit) von Nabelschnurschlingen vor oder neben dem vorangehenden Kindsteil bei stehender Fruchtblase als Vorstufe des – bei Blasensprung eintretenden – ▸Nabelschnurvorfalls. E forelying cord.

**Nabelschnur|zeichen:** *Geburtshilfe* ▸AHLFELD-Zeichen, ▸KÜSTNER-Handgriff. E (umbilical) cord sign(s).

**Nabelschnur|zug:** *Geburtshilfe* Plazentaextraktion durch Zug an der Nabelschnur; stets bei gleichzeit. medikamentöser Leitung der Nachgeburt (mindert die damit verbundene Gefahr des Nabelschnurabrisses). E pull of umbilical cord.

**Nabel|sepsis:** s.u. ▸Neugeborenensepsis.

**Nabel|strang:** ▸Nabelschnur. E umbilical cord.

**Nabel|vene:** ▸Vena umbilicalis. – Ist post partum für diagnostische (Blutentnahme) u. therapeutische Zwecke katheterisierbar, Letzteres v.a. zur Azidosepufferung, parenteralen Ernährung sowie zur Austauschtransfusion (**Nabelvenenmethode**; bis zum 10. Tag p.p. nach der DIAMOND- oder PINKUS-Methode [Katheterismus vom Nabel aus bzw. nach extraperitonealer Venenfreilegung]; mit wechselweiser Blutein- u. -ausfuhr im geschlossenen System von je 10–20 ml, insges. ca. das 3fache des kindl. Blutvolumens). E umbilical vein.

**Nabel|verband:** s.u. ▸Nabelpflege. E umbilical bandage.

**Naboth-Eier** (MARTIN N., Chirurg, 1675–1721, Leipzig), Ovula Nabothi: *Gynäkologie* ursprünglich für Eizellen gehaltene, meist multiple, oft gestielte Retentionszysten in der Cervix uteri (durch epithelialen Verschluss der Ausführungsgänge der Zervixdrüsen). E nabothian follicles.

**Nabumeton:** ein nichtsteroidales Antirheumatikum.

**Nach|amputation:** nachträgliche Kürzung eines Amputationsstumpfes, z.B. als Korrekturplastik (für die prothet. Versorgung), zur Sicherstellung der Stumpfheilung oder zur Funktionsverbesserung. E reamputation.

**Nach|bestrahlung:** *Radiologie* nach op. Behandlung bösartiger Tumoren durchgeführte örtl. ▸Strahlentherapie (evtl. einschließlich regionaler Lymphknoten). E postoperative irradiation.

**Nach|bild(er):** *Ophthalmologie* nach Aufhören eines opt. Reizes oder nach Schließen der Augen verbleibende (bei Choroiditis u. Papillenerkrankung verlängert) subjektive Licht- oder Bildwahrnehmung infolge Horizontalverschaltung der Retina u. Trägheit der photochem. Prozesse; unterschieden als **positives** oder **homochromat. N.** (Farbe u. Helligkeitsverteilung wie beim Primärbild; s.a. ▸HERING-, ▸HESS-Nachbild) u. als **neg.** oder **komplementäres N.** (in Gegenfarbe u. umgekehrter Helligkeit; als 1. das ▸PURKINJE-Nachbild); ferner als ▸Bewegungsnachbild u. der ▸BIDWELL-Schatten. Aufeinanderfolgen mehrerer (»sek.«, »tertiärer« etc.) N. möglich. – Durch artifizielle Diplopie hervorgerufene N. (im Allg. das 1. pos. = HERING-N.) dienen zur Prüfung der korrespondierenden Netzhautpunkte (»**Nachbildversuch**«). E afterimage.

**Nach|blutung:** nach sachgerechter Versorgung einer Wunde (einschl. primärer Blutstillung) erneut auftretende örtl. Blutung; als frühe N. nach wenigen Stunden oder Tagen (z.B. nach Thrombus-, Gefäßligatur-Lösung, bei Blutdruckanstieg, Koagulopathie), als späte nach 10–20 Tg. (z.B. durch Entzündung, Fremdkörper, Gefäßarrosion). – *geburtsh* ▸Nachgeburts-, *gyn* Spätblutung (s.u. ▸Zyklusstörungen). E secondary hemorrhage.

**Nach|de|polarisation:** s.u. ▸Nachpotential.

**Nach|geburt:** die – nach der Geburt der Leibesfrucht ausgestoßene – Plazenta nebst Eihäuten u. Nabelschnur. E afterbirth.

**Nachgeburts|blutung:** physiologische Blutung (200–300, max. 500 ml) in der **Nachgeburtsperiode** (von der Geburt des Kindes bis zum vollständ. Abgang der Plazenta [normal 1–2 Std.]) durch Ablaufen des retroplazentaren Hämatoms (durch Zerreißen uteroplazentarer Gefäße bei der Plazentalösung). Überdauert als **pathologische N.** die Nachgeburtsperiode u./oder übersteigt den normalen Blutverlust (z.B. bei Plazentarest, Uterusatonie); setzt als »**späte N.**« nach vorübergehendem Sistieren erneut ein (bei Entzündung der Geburtswege). E postpartum hemorrhage.

**Nachgeburts|verhaltung:** ▸Plazentaretention. E retained placenta.

**Nachgeburts|wehen:** rhythmische Kontraktionen (alle 2–3 Min.) der Uterusmuskulatur nach der Geburt des Kindes; bewirken Lösung u. Austreibung der Plazenta; s.a. ▸Nachwehen. E postpartum contractions.

**Nach|greifen:** *Neurologie* die ▸Magnetreaktion (1). E grasping.

**Nach|hirn:** Myelencephalon (▸Medulla oblongata).

**Nach|hyper|polarisation:** dem Spitzenwert eines Aktionspotentials folgende Phase (bis zu 100 ms) der ▸Hyperpolarisation, das »positive Nachpotential«.

**Nach|lade|technik,** Afterloading: radiologische Technik für die intrakavitäre u. interstitielle Strahlentherapie (z.B. mit $^{192}$Ir oder $^{137}$Cs-Quellen), bei der zunächst der leere Applikator in das Zielvolumen gebracht u. erst dann (nach Lagekontrolle) – meist ferngesteuert – beschickt wird. ***Anw.:*** v.a. zur Kurzzeittherapie von Kollum-, Korpus-, Oberflächen-, Weichteiltumoren u.a. Malignomen. Optimierung durch computergestützte Bestrahlungsplanung. S.a. Abb., Tab. E afterloading.

| | Bestrahlung | Dosisleistung |
|---|---|---|
| HDR-(High-Dose-Rate-)Verfahren | fraktioniert | > 1200 cGy/h |
| MDR-(Medium-Dose-Rate-)Verfahren | fraktioniert | 200–1200 cGy/h |
| LDR-(Low-Dose-Rate-)Verfahren | einmalig, protrahiert | < 200 cGy/h |

**Nachladetechnik:** Definition der HDR-, MDR- u. LDR-Verfahren bei der ferngesteuerten Afterloading-Behandlung (nach ICRU-Report Nr. 38). [275]

**Nach|last:** *Kardiologie* ▸Afterload.

**Nach|leuchten:** *Röntgenologie* geringe Phosphoreszenz von Leuchtschirmen u. Verstärkerfolien bis 5 Sek. nach Ende der Exposition. E afterglow.

**Nach|niere,** Metanephros: *Embryologie* die aus metanephrogenem Gewebe u. der Harnleiterknospe (für Sammelrohre, Nierenbecken, Harnleiter) hervorgehende bleibende Niere. E hind kidney, metanephros.

**Nach|potential:** beim Erregungsablauf die dem Spitzenpotential folgende Komponente des Aktionspotentials, unterschieden in negatives (Nachdepolarisation) u. positives N. (▸Nachhyperpolarisation). E afterpotential.

**Nach|schlaf:** Schlafphase nach großem epileptischem Anfall oder akuter zerebraler Störung oder nach Narkose bzw. nach Anw. narkotisch oder hypnotisch wirkender Arzneistoffe (infolge verzögerter Elimination).

**Nach|sorge:** die intensive ärztliche Betreuung u. Überwachung eines Patienten nach chirurgischer oder medikamentöser (z.B. Chemotherapie, Bestrahlung etc.) Behandlung eines Tumors; dient der möglichst frühzeitigen Erkennung eines Tumorrezidivs u. der schnellen Intervention. Je nach Sachlage werden die Patienten in regelmäßigem Abstand zur Untersuchung in die Nachsorgesprechstunde einbestellt. Die Untersuchungen reichen von der einfachen körperlichen Inspektion über eine umfangreiche Blutdiagnostik (z.B. Tumormarker) bis zu Computer-, Kernspintomographie u. anderen bildgebenden Verfahren. E aftercare.

**Nach|star:** ▸Cataracta secundaria. E aftercataract.

**Nach|star|dis|zision:** (BRAILEY) »hintere transsklerale« Durchtrennung einer Nachstarplatte entweder mit einem in die Vorderkammer eingeführten Instrument oder mit dem YAG-Laser (Kapsulotomie).

**Nacht|angst:** ▸Pavor nocturnus. E night terrors.

**Nach|tasten:** **1)** *Neurologie* ▸Magnetreaktion (1). E grasping. **2)** *Geburtshilfe* bei Verdacht auf Unvollständigkeit der Plazenta angezeigte Austastung der Gebärmutterhöhle (1. Hand intrauterin, 2. außen gegen Fundus uteri) in Narkose.

**Nacht|blindheit:** ▸Nykteralopie. E night blindness.

**Nacht|epilepsie:** Schlafepilepsie, ▸Epilepsia nocturna. E nocturnal epilepsy.

**Nachtkerzenöl:** aus den Samen der Abendprimel gepresstes Öl; nachweislich wirksam bei Neurodermitis u. prämenstruellem Syndrom, keine innere Anwendung bei Kindern.

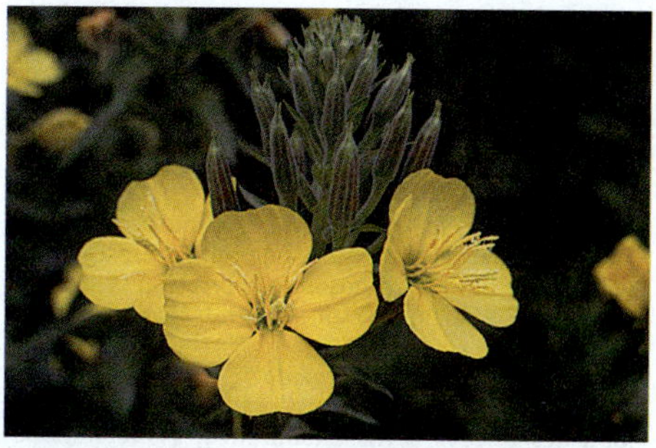

**Nachtkerzenöl:** Gewöhnliche Nachtkerze. [482]

N

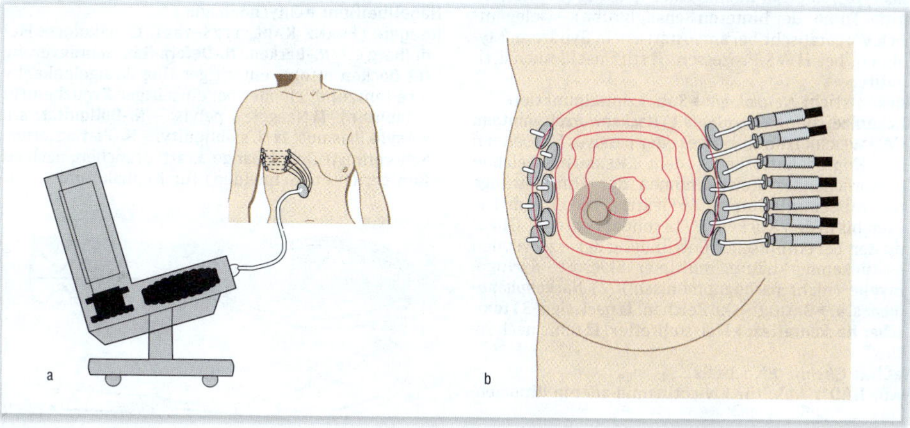


**Nachladetechnik:** interstitielle Dosisaufsättigung (Boost) bei der brusterhaltenden Behandlung des Mammakarzinoms; a) Anschluss am Nachladesystem, b) $^{192}$Iridium-Ketten in Großaufnahme. [433]

**Nacht|klinik:** *Psychiatrie* Krankenhaus, in dem Kranke, die tagsüber einer Beschäftigung außerhalb der Klinik nachgehen, übernachten. E night hospital.

**Nacht|myopie,** Dämmerungsmyopie: die mit abnehmender Leuchtdichte einsetzende Kurzsichtigkeit (beim Normalsichtigen < 2 dptr) infolge vermehrter sphär. Aberration (weite Pupille) u. Fernpunktverschiebung zum Auge hin (bewirkt zusammen mit ▸Nachtpresbyopie Verringerung der Akkommodationsbreite). E night myopia.

**Nacht|presbyopie:** bei Nacht auftretende Verschiebung des Nahpunktes vom Auge weg; s.a. ▸Nachtmyopie. E night presbyopia.

**Nach|träufeln:** Harnträufeln nach Abschluss der eigentl. Miktion; bei mechanischem Entleerungshindernis (z.B. Prostataadenom, -hyperplasie), aber auch bei nervaler oder muskulärer Störung; s.a. ▸Harninkontinenz, ▸Ischuria paradoxa. E dribbling.

**Nachtschatten|gewächse:** ▸Solanaceae.

**Nacht|schiene:** *Orthopädie* nur während der Nachtruhe anzulegende ▸Schiene bei Haltungs- u. Stellungsanomalien der Gliedmaßen (z.B. bei Lähmungen, nach Operationen). E night splint.

**Nachtschlaf-EEG:** s.u. ▸Schlaf-EEG.

**Nacht|schweiß:** nächtlich-frühmorgendliche Schweißsekretion, v.a. bei fortgeschrittener Lungentuberkulose, Neurasthenie; gelegentlich auch Frühsymptom bei Polymyalgia rheumatica, Arteriitis temporalis u. rheumatoider Arthritis. E night sweat.

**Nacht|sehen:** Dämmerungssehen. E night vision.

**Nacht|sichtigkeit:** ▸Nyktalopie.

**Nacht|wandeln:** ▸Somnambulismus. E sleepwalking.

**Nach|wehen:** wenige Stunden post partum spontan einsetzende, 2–3 Tage andauernde, v.a. bei Mehrgebärenden oft sehr schmerzhafte, beim Stillakt verstärkte (»Stillwehen«) Wehentätigkeit zur Involution des Uterus; s.a. ▸Nachgeburtswehen. E afterpains.

**Nacken,** Nucha: der rückwärtige (dorsale) Abschnitt des Halses einschl. angrenzender Kopfpartie. E nape.

**Nacken|band:** *Anatomie* ▸Ligamentum nuchae. E nuchal ligament.

**Nacken|keloid:** ▸Aknekeloid.

**Nacken|migräne:** ▸Bärtschi-Rochaix-Syndrom, ▸Barré-Liéou-Syndrom.

**Nacken|ödem:** Flüssigkeitsansammlung im hinteren Halsbereich des Feten, die sonographisch festgestellt wird u. auf eine Chromosomenaberration (v.a. ▸Trisomien u. ▸Ullrich-Turner-Syndrom) hindeuten kann.

**Nacken|starre, -steife:** *Neurologie* tonischer Krampf der Nackenmuskulatur mit Geradhaltung bis Deflexion des Kopfes (»Kissenbohren«), Widerstand u. Schmerz beim Vorbeugen, evtl. auch Opisthotonus als typ. Symptom meningealer Reizung (bei Meningitis, Tumor der hinteren Schädelgrube). – Gelegentlich vorgetäuscht bei amyostatischem Syndrom, Myalgien, bei HWS-Prozessen. E stiff neck, nuchal rigidity.

**Nacken|stich:** *Neurologie* ▸Subokzipitalpunktion.

**Nacken|zeichen:** *Neurologie* **1) Nackenwurzelsymptom:** (Wawersik) durch aktives oder passives Vorbeugen des Kopfes auslösbares, dem Lhermitte-Zeichen entsprechendes Reizphänomen der Hinterstränge mit Missempfindungen (»Elektrisieren«) vom Nacken bis in den Rücken u. – besonders untere – Gliedmaßen bei chronischer Entzündung der – zervikalen – Rückenmarkhäute, multipler Sklerose, Syringomyelie (nicht pathognomonisch!). **2) Nackenphänomen:** s.u. ▸Brudzinski-Zeichen. E neck sign. **3) tonischer Nackenreflex:** ▸Halsstellreflex. E tonic neck reflex.

**NaCl...:** *Chemie* ▸Kochsalz...

**NAD, NAD$^+$:** Abk. für ▸**N**icotinamid-**a**denin-**d**inucleotid.

**Nadel:** *Chirurgie* mit Fädel- oder Sprungöhr versehenes Instrument für Nahtverschluss; unterschieden nach Querschnittsprofil als scharfe (dreikantig für Faszie, Haut etc.) u. runde = drehrunde N. (v.a. für Magen-Darm), ferner als gerade (für fortlaufende Naht mit der Hand) u. gebogene N. (halbkreis-, angelhakenförmig; halb gebogen, d.h. nur im Spitzenbereich; alle für Nadelhalter), als atraumat. N. (öhrlos, mit schon fest in das Nadelende eingeführtem Faden; v.a. für Gefäß-, Sehnen-, Nervennaht), gestielte N. (Reverdin, Payr; auch Septum-, Tonsillen-N.), N. mit Trokarspitze (Mayo, Schauta) u.a.m. – Auch Kurzbez. für nadelähnl. Schneideinstrumente (»Nadelmesser«), z.B. Diszisions-, Fremdkörper-, Parazentese-N. E needle.

**Nadel|biopsie:** Biopsie mit Gewebsgewinnung (Stich, evtl. Aspiration) mittels spez. Hohlnadel (»Biopsienadel«; z.B. n. Menghini, Hausser, Vim-Silverman). ***Kompl.:*** Blutung, Infektion, Luftembolie, Stichkanalmetastasierung. Inzwischen v.a. als Feinnadelbiopsie zur zytologischen Gewebsuntersuchung (z.B. der Lunge; der Prostata [nach Franzén]). E needle biopsy.

**Nadel|halter:** *Chirurgie* Halte- u. Führungsinstrument (meist Zangenform) für die Nadel bei der chir. Naht; vielfält. Modelle, z.B. nach Deus-Beck, Gillies, Hagedorn, Hegar, Langenbeck, Mathieu. E needle holder.

**Nadel|phänomen:** *Chirurgie* ▸Exner-Reflex.

**Nadel|stich|empfindung:** *Neurologie* s.u. ▸Akanthästhesie, ▸Akrognosie. E pinprick sensation.

**Nadel|stich|therapie:** ▸Akupunktur.

**NADH, NADH(+ H$^+$):** reduzierte Form des ▸**N**icotinamid-**a**denin-**d**inucleotids.

**Nadid,** Abk. für **N**icotinamid-**a**denin-**di**nucleoti**d**: Codehydrogenase; lediglich ***Anw.*** in Homöopathika zur Arthrosetherapie.

**Nadir** *(arabisch = Fußpunkt):* Tiefstwert, z.B. der Viruslast bei Therapie mit antiretroviralen Substanzen oder der Leukozyten- u. Thrombozytenzahl während einer myelosuppressiven Zytostatika- bzw. Strahlentherapie (wichtiger Parameter für Dosismodifikationen = Nadir-angepasste Zytostatika-Dosierung). E nadir.

**Nadi(-Reagenz):** Gemisch aus alkalifreier alkohol. α-**Na**phthol- u. **Di**methyl-p-phenylendiamin-Lsg. für die Gewebsoxidasereaktion (»Nadi-Reaktion«) u. zum Nachweis (Cytochrom-)Oxidase-positiver Bakterien. E nadi (reagent).

**Nadolol:** ein ▸Betarezeptorenblocker.

**NADP, NADP$^+$:** Abk. für ▸**N**icotinamid-**a**denin-**d**inucleotid-**p**hosphat.

**NADPH(+ H$^+$):** reduzierte Form des **N**icotinamid-**a**denin-**d**inucleotid-**p**hosphat.

**Nadroparin|calcium:** ein niedermolekulares ▸Heparin. E nadroparin calcium.

**Nägel:** s.u. ▸Nagel, ▸Onycho..., ▸Knochennagel. E nails.

**Nägel|beißen:** ▸Onychophagie.

**Naegele** (Franz Karl, 1778–1851, Gynäkologe, Heidelberg). – **N.-Becken, N.-Deformität:** schrägverengtes Becken infolge einseitiger Iliosakralgelenkankylose (entzündlich oder bei einseitiger Kreuzbeinflügelaplasie). E Naegele's pelvis. – **N.-Obliquität:** s.u. ▸Asynklitismus. E N.'s obliquity. – **N.-Perforatorium:** Schereninstrument (lange, kräft. Branchen, nach außen gerichtete Schneiden) für Kephalotomie. – **N.-**

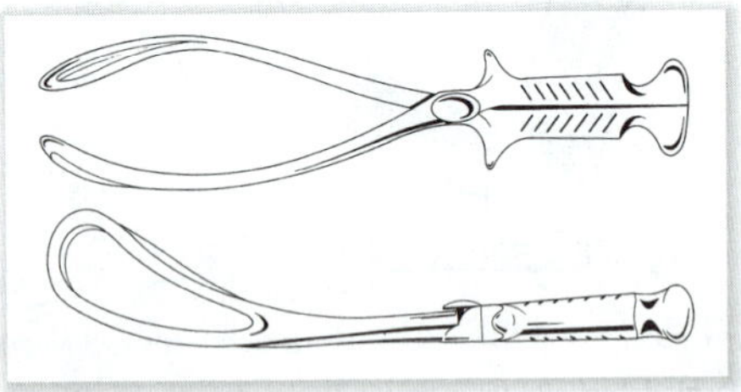

**Naegele-Zange.** [274]

**Regel:** Faustregel zur Errechnung des Geburtstermins, indem vom Datum des 1. Tages der letzten Menses 3 Mon. ab- u. 7 Tage hinzugezählt werden (bei Abweichung vom 28-Tage-Zyklus entsprechende Plus- bzw. Minus-Korrektur). E N.'s rule. – **N.-Zange:** Geburtszange mit Kopf- u. Beckenkrümmung, gefensterten Blättern (mit abgerundeten Spitzen), BRÜNNINGHAUSEN-Schloss (links) u. BUSCH-Haken seitlich an bd. Griffen (Abb.). E N.'s forceps.

**Naegeli-Syndrom:** **1)** (OSKAR N., 1885–1959, Dermatologe, Bern): autosomal-dominant erbliche anhidrotische retikuläre Pigmentdermatose; Symptome ähnl. dem ▶BLOCH-SULZBERGER-Syndrom. E Naegeli's syndrome. **2)** (OTTO N., 1871–1938, schweizer. Hämatologe): hereditäre ▶Thrombasthenie. E N. type of monocytic leukemia.

**Naeglẹria:** Gattung frei lebender (Binnenwässer-)Limaxamöben. Als humanpathogene Arten **N. fọwleri** u. **N. grụberi**, neben Hartmanella die wichtigsten Erreger der prim. Amöben-Meningoenzephalitis (Symptome ähnlich wie bei bakterieller); Infektion erfolgt beim Frei- u. Hallenbaden über die Nasenschleimhaut (über die Riechnervfasern).

**Näh|apparat,** Klammernahtgerät: *Chirurgie* Apparat für maschinelles Nähen unter asept. Bedingungen, v. a. bei Resektion u. Anastomosierung von Hohlorganen. Prinzip: zwei an- bzw. ineinander passende Branchen, deren eine mit U-förmigen Metallklammern beschickt ist, werden aneinander gedrückt (Ringschluss der Klammern). E stapler.

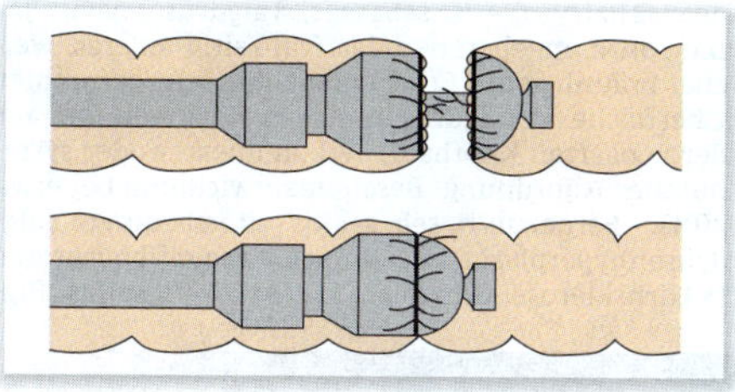

**Nähapparat:** Gerät zur zirkulären Naht bei Darmanastomosen. [209]

**Nähr|boden,** Nährmedium: *Bakteriologie* steriles Substrat zur Züchtung von Mikroorganismen (▶Bakterien-, ▶Pilznährboden); flüssig als Nährbouillon bzw. -lösung (Fleischextrakt bzw. -wasser mit NaCl- u. Peptonzusatz; auch als Hefewasser), halbfest oder fest als Nähragar (Nährbouillon mit 1,5–3 % Agar-Agar; Grundsubstanz zahlreicher Spezialnährböden) oder Nährgelatine (mit 12 % Gelatine; für Nachweis von Gelatinase-Bildung durch Mikroorganismen). – Anw. in Flasche (sterilisierbar, verschied. Formen; z. B. Glas-, ROUX-Flasche, ERLENMEYER-Kolben) oder PETRI-Schale. S. a. ▶Nährlösung. E culture medium.

**Nähr|lösung:** **1)** *Bakteriologie* flüssiger ▶Nährboden. E culture solution. **2)** Nährstoffquelle für isolierte Organe, Gewebe oder Zellen (▶Gewebe-, ▶Zellkultur), um diese längere Zeit lebend u. leistungsfähig zu halten; z. B. LOCKE-, RINGER-, TYRODE-Lsg. **3)** Infusionslsg. (meist gebrauchsfertig) für die parenterale Ernährung, z. B. Zucker-Lsg. (Glucose, Lävulose, Sorbit), Fettemulsionen, Aminosäuren-Gemische. E nutrient solution.

**Nähr|medium:** *Bakteriologie* ▶Nährboden. E culture medium.

**Nährmittel:** Sammelbezeichnung für Getreide- u. Stärkeprodukte, die nicht zur Herstellung von Brot u. Backwaren verwendet werden; z. B. Grieß, Getreideflocken, Reis, Nudeln. I. w. S. auch Bez. für Hülsenfrüchte u. Kartoffelerzeugnisse. E processed foodstuff.

**Nähr|schaden:** *Pädiatrie* Gedeih- bzw. Ansatzstörung beim Säugling u. Kleinkind als Folge fehlerhafter, insbes. einseitiger Ernährung (z. B. Mehl-, Milchnährschaden). – S. a. ▶Mangelernährung, ▶Dystrophie-Syndrom, alimentäres. E nutritive deficiency.

**Nähr|stoffe:** die für die ▶Ernährung erforderl. Nahrungsbestandteile, d. s. Kalorienträger (Kohlenhydrate, Fette u. Eiweiß einschl. der essentiellen Amino- u. Fettsäuren), Schutzstoffe (= **akzessor. N.** = Ergänzungsstoffe; v. a. Vitamine), Salze und Wasser. Ihre Art (einschl. Aufschließ- u. Nutzbarkeit) und Menge bestimmen den **Nährwert** (quantitativ anzugeben in Kalorien oder – als SI-Einheit – besser in Joule) eines Lebensmittels als Bau- u. Betriebsstofflieferant. E nutrients.

**Nähr|zucker:** halb aufgeschlossenes, schwer vergärbares, nicht süßendes Dextrin-Maltose-Gemisch als Zusatz zur Heilnahrung, heute ersetzt durch Oligosaccharide, z. B. bei Säuglingsenteritis. E nutritive sugar.

**Näh|seide:** Seide als chirurgisches Nahtmaterial. E surgical silk.

**Näseln:** ▶Rhinolalie.

**nässend:** ▶madescens, madidans; s. a. ▶Exsudation.

**Nạevi:** *Dermatologie* Plur. von ▶Naevus. E nevi.

**Nävo|basaliomạtose:** ▶GORLIN-GOLTZ-Syndrom.

**naevo|cellulạris** *(latein.)*: aus Nävuszellen bestehend. E nevocytic.

**naevoid(alis)** *(latein.)*: Nävus-ähnlich. E nevoid.

**Nävo|karzinom:** **1)** malignes ▶Melanom. **2)** ▶GORLIN-GOLTZ-Syndrom. E nevocarcinoma.

**Nävo|xantho|endotheliọm:** *Dermatologie* juveniles ▶Xanthogranulom. E nevoxanthoendothelioma.

**Nạevus, Nävus:** i. e. S. jede auf embryonaler Entwicklungsstörung (einschl. Phakomatose) beruhende, meist nicht-erbliche, angeborene oder später auftretende, scharf umschriebene, flächenhafte oder tumorförm. Haut- oder Schleimhautfehlbildung von im Allg. konstanter Form. ***Einteilung:*** grob unterschieden als organoider N., ▶Nävuszellnävus u. andere gutart. Wucherungen der Haut, z. B. Häm-, Lymphangiom. E nevus. – **N. achrọmians:** ▶ITO-Syndrom. – **N. achrọmicus, N. albus, N. depigmentosus:** heller, glatt begrenzter Fleck infolge umschrieb. Melaninbildungsstörung, ohne Atrophie; sog. partieller Albinismus. – **N. anạemicus:** heller Fleck mit meist gezacktem Umriss u. Pigmentpünktchen. – **N. arạneus, N. arachnoides, N. stellatus,** Gefäßspinne, Spiderangiom, EPPINGER-Sternchen: v. a. im Gesicht auftreten-

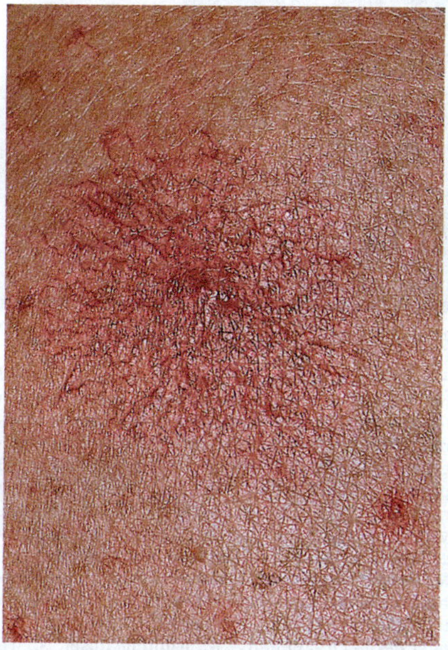

**Naevus araneus.** [89]

de, bis stecknadelkopfgroße, leicht erhabene, rote Papel mit feinen strahlenförmigen Gefäßreisern (s. Abb.). ***Histol.:*** Ektasien dysplastischer oder sek. veränderter Hautarteriolen bzw. -kapillaren. ***Vorkommen:*** gehäuft (auch am übrigen Körper) u.a. bei Leberkrankheiten, z.B. chron. Hepatitis, Leberzirrhose, -karzinom (Lebersternchen); bei systemischer Sklerodermie (CRST-Syndrom); während einer Schwangerschaft. – Nach Elektrokoagulation häufig rezidivierend. **E** vascular spider. – **N. atrophicus:** angeborener örtl. Mangel an elast. Gewebe im behaarten Bereich als plane, wachsart.-glatte oder zart granitart. Alopezie. Vorläufer des ▶N. sebaceus. – **N., blauer, N. caeruleus Jadassohn-Tièche:** angeborener, bis linsengroßer, leicht erhabener, dunkelblauer Fleck durch Ansammlung DOPA-pos. Melanophoren in der Kutis; v.a. an Hand- u. Fußrücken. Das maligne ▶Melanom hat meist eine kürzere Anamnese u. Wachstumszeichen. **E** blue n. – **N. cerebriformis:** in den ersten Lebensj. beginnende, ständig sich ausdehnende Abart des papillomatösen Nävuszellnävus am behaarten Kopf; dicht stehende, unregelmäß., durch Furchen getrennte Erhebungen. – **N. collagenicus lumbosacralis:** pflastersteinartiger Bindegewebsnaevus, oft als Teilsymptom bei Adenoma sebaceum oder tuberöser ▶Hirnsklerose. – **N. comedonicus:** gruppiert oder streifenförmig angeordnete Hornzysten mit schwärzl. Köpfchen; nach Auspressen grubenart. Atrophie. – **N. elasticus:** seltene Vermehrung von elastischen oder kollagenen Fasern. Weißlichgelbliche Papeln, meist multipel am Stamm. – **N., epidermaler:** scharf abgegrenzte, papillomatöse Bildungen; weicher e. N. = ▶N., papillomatöser; harter e. N. = ▶N. verrucosus. – **N. epitheliomatodes multiplex:** ▶GORLIN-GOLTZ-Syndrom. – **N. flammeus,** Feuermal, Gefäßmal, Weinfleck: angeborener, meist kapillärer Blutgefäß-N.; plan, hellrot-violett, meist zackig begrenzt, fleckförmig. – Häufig als gutartiger ▶N. UNNA. Ferner bei ▶STURGE-WEBER-, ▶HIPPEL-LINDAU-, ▶KLIPPEL-TRENAUNAY-Syndrom. S.a. Abb. **E** port-wine stain. – **N. fusco-coeruleus:** ▶OTA-Nävus.

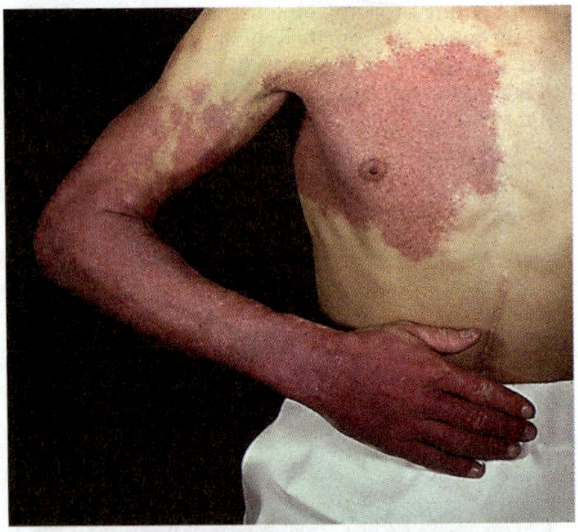

**Naevus flammeus:** segmentale Ausbreitung. [524]

– **N. lenticularis:** ▶Lentigo simplex, ▶Lentigines. – **N. lipomatosus cutaneus superficialis:** (HOFFMANN-ZURHELLE) angeborene, elast., gruppierte oder konfluierende, bis erbsgroße gelbl.-rötl. Knötchen an Gesäß, Oberschenkeln, Lumbosakralregion; histol.: Fettzellprolaps in das Korium. – **N., maligner:** ▶Nävokarzinom. **E** malignant n. – **N. multiplex,** PRINGLE-BOURNEVILLE-Syndrom: ▶Hirnsklerose, tuberöse. – **N. naevocellularis:** ▶Nävuszellnävus bzw. ▶N. pigmentosus. – **N., organoider:** N. mit ungleichmäßiger, hyper- oder hypoplast. (»Plus-« bzw. »Minus-N.«), epithelialer u. kutaner Mischung normaler Gewebebestandteile oder deren Organellen. – **N., papillomatöser, N., weicher:** epidermaler N., erinnert klinisch an den N. pigmentosus papillomatosus. – **N. pigmentosus:** pigmentierter Nävuszellnävus, i.e.S. der ▶N. spilus. Ferner als **N. p. papillomatosus** (ein größerer, meist weicher, brombeerartig-höckriger Nävuszellnävus, v.a. am Rumpf), als **N. p. pilosus** (breitflächig behaart der »Tierfell-«, »Schwimm-« oder »Reithosen-N.«; als **N. p. dis|seminatus Almkvist** die generalisierte ▶Lentiginose); als **N. p. systematicus** das ▶BLOCH-SULZBERGER-Syndrom; als **N. p. tardus** die ▶Melanosis naeviformis. S.a. Abb. – **N. pilosus,** Haarnävus: umschriebene, evtl. systematisierte Hypertrichose auf glatter, pigmentierter Haut; auch als Nävuszellnävus: »N. pigmentosus pilosus«. S.a. ▶Melanosis neurocutanea. **E** hairy n. – **N. sebaceus,** Talgdrüsennävus JADASSOHN: angeborene oder frühzeitig auftret. weiche, bräunl.-gelbl. Erhabenheit mit fein gefurchter Oberfläche in talgdrüsenreichen Regionen; oft auf der behaarten Kopfhaut, evtl. in linearer oder systemischer Anordnung. Basaliomentwicklung bei etwa 30%. – Ferner als **N. seb. senilis** (altersbedingte Talgdrüsenhyperplasie) u. **N. seb. angio|fibromatosus** (▶Hirnsklerose, tuberöse). S.a. Abb. – **N. spilus,** Pigmentnävus: gleichmäßig hellbraune, fleckförmige, lichtunabhängige, rein epitheliale Haut- u. Mundschleimhaut-Hyperpigmentierung; oft mit Epheliden untermischt; z.B. bei PEUTZ-JEGHERS-Syndrom, Lentiginosis centrofacialis. – **N. spongiosus albus mucosae:** leukoplakische Verhornungsstörung an der Mund- oder Genitalschleimhaut. Tritt ab der frühen Kindheit auf. **E** white sponge nevus. – **N. syringocyst|adenomatosus papilli|ferus:** angeborene, gruppiert oder einzeln stehende weißl. Hidradenome mit verhorntem warzenart. Scheitel u. zentraler Fistel, meist am behaarten Kopf. – **N. systematicus:** harter N. (Akanthose u. Hyperkeratose) mit linearer Anordnung in präformierten Linien- bzw. Feldersystemen der Haut, z.B. VOIGT-Grenzlinien, Dermatomgrenzen, Grenzlinien der Haarstromgebiete, Haarwirbel etc. – **N. teleangiectaticus,** Blutgefäßnävus: Variante des N. flammeus; dichtes Netz aus Teleangiektasien; v.a. im Gesicht. – **N. Unna, N. occipitalis,**

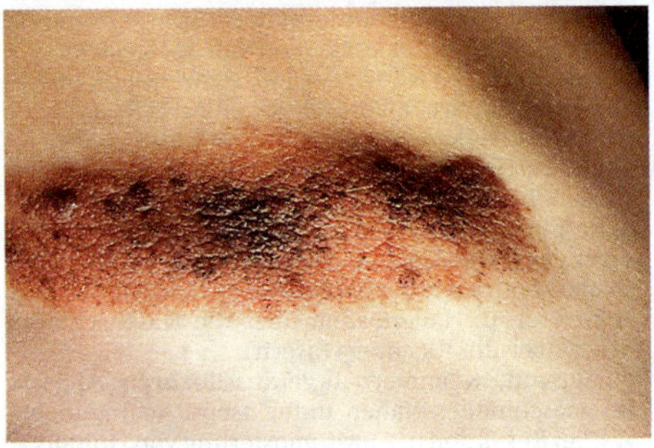

**Naevus pigmentosus.** [524]

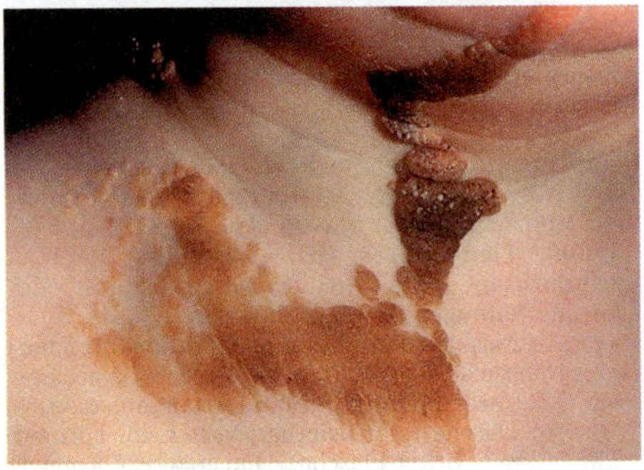

**Naevus sebaceus.** [519]

Bossard-Fleck: angeborener blasser N. flammeus an der Nacken-Haar-Grenze (»Storchenbiss«) oder über der Nasenwurzel. Oft mit Spontanrückbildung in den ersten Mon. oder Lj. – **N. varicosus osteohypertrophicus:** ▸Klippel-Trenaunay-Syndrom. – **N. vascularis mixtus:** Kombination von N. teleangiectaticus u. N. anaemicus. – **N. verrucosus:** harter epidermaler N. mit Akanthose u./oder Hyperkeratose. E verrucous n. – **N. v. striatus:** ▸N. systematicus.

**Nävus|dysplasie-Syndrom:** ▸Nävuszellnävussyndrom, hereditäres.

**Nävus|zellen:** gutartige, Cholinesterase-aktive Abkömmlinge der Neuralleiste in der Haut, die den ▸Nävuszellnävus bilden; entweder epitheloid (»A«, in alveolären Nestern oder in oberer Kutis) oder klein, rundl. bis spindelförm. (»B«, in verschiedenart. Formationen der mittl. Kutis) oder gestreckt-spindelförmig mit neuroiden Strukturen (»C«, in der Tiefe). A u. B sind zur Melaninsynthese befähigt. E nevus cells.

**Nävuszell(en)nävus:** gutartige Hautgeschwulst (Hamartom) mit Anreicherung von ▸Nävuszellen an der Epidermis-Kutis-Grenze (▸Junktionsnävus) oder in der Kutis (**dermaler = korialer N.**) oder in Epidermis u. Kutis (**intermediärer N.** = ▸Compound-Nävus), u. zwar am ganzen Körper vereinzelt oder multipel. Scharf begrenzt rundlich (flach-halbkugelig, gestielt oder breitbasig aufsitzend), mit glatter, höckeriger oder warziger Oberfläche, ohne oder mit Hyperpigmentierung oder -trichose (bis zu neurokutaner Melanosis Touraine bzw. Tierfellnävus); evtl. mit umgebender ringförm. Depigmentierung (»Halo-N.«). Als Junktionsnävus, seltener als dermaler N., mit Gefahr maligner Entartung zu Melanom. E nevocytic nevus.

**Nävuszellnävussyndrom, hereditäres dysplastisches, Nävusdysplasie-Syndrom,** FAMMM(familial atypical multiple mole melanoma)-Syndrom, BK-Mole-Syndrom: autosomal-dominant vererbtes Krankheitsbild mit multiplen, besonders dysplastischen Nävuszellnävi (»molens«) u. malignen Melanomen (de novo in unveränderter Haut oder in dysplastischen Nävi).

**Nafarelin:** Hypothalamushormon; ein ▸GnRH-Agonist. ***Anw.*** bei Endometriose u. zur Vorbereitung einer kontrollierten ovariellen Stimulation (z.B. für In-vitro-Fertilisation).

**Naffziger-Syndrom** (Howard Christian N., 1884–1956, Chirurg, San Francisco). – **N.-Syndrom:** Kompression des Plexus brachialis (evtl. auch der A. subclavia) im Bereich der vorderen Skalenuslücke (»vord. Skalenussyndrom«) durch rudimentäre Halsrippe (oder entsprechenden fibrösen Strang) oder abnorm breiten letzten Halswirbel-Querfortsatz. Symptome (durch best. Kopfwendung auslösbar): Brachialgie, Plexuslähmung (v.a. »untere«), Durchblutungsstörung der Hand. E Naffziger syndrome, scalenus (anticus) s. – **N.-Test:** Kompression der Halsvenen zur Untersuchung bei Wurzelschmerzen (Steigerung oder Auslösung nur bei intraduraler Ursache, z.B. Tumor, nicht aber bei extraduraler). E N. test.

**Naftidrofuryl:** ein ▸Vasodilatator; Sympatholytikum; ***Anw.*** als durchblutungsförderndes Mittel u. Nootropikum. E naftidrofuryl.

**Naftifin:** ein ▸Antimykoticum (Allylamin) zur topischen Anw. E naftifine.

**Nagana:** von Glossina morsitans übertragene afrikan. Zoonose (»Tsetse-Krankheit«; v.a. Pferde, Rinder) durch Trypanosoma brucei. E nagana, tsetse-fly disease.

**Nagel: 1)** Unguis: quergewölbte, eine längs gerichtete Linienstruktur aufweisende (durch Koriumleisten der Matrix: Cristae matricis) Hornplatte aus Keratohyalin; mit proximaler heller Lunula. Liegt fest dem epithelialen, nur aus Stratum basale u. Stratum spinosum bestehenden Nagelbett auf, an dem unterschieden werden vorn das Hyponychium als untere Einfassung der Nagelplatte, hinten – im Bereich von Lunula u. Sinus (= Nageltasche; nimmt die Nagelwurzel auf) – die Nagelmatrix als Regenerations- u. Verhornungsareal. Die Nagelplatte wird seitlich u. hinten randständig bedeckt vom Nagelwall (= Vallum unguis), der sich hinten als Nagelfalz = Sulcus matricis unter den Wall in die Tiefe senkt; im proximalen Lunulaabschnitt wird sie bedeckt von der Nagelhaut (= Perionyx), dem Rest des embryonalen Eponychiums (»Nagelhäutchen«, als obere Nageleinfassung); ihre embryonale Bildung beginnt im sog. Nagelfeld als zunächst weiches Gebilde, das dann durch Verhornung der sich übereinander schiebenden Zellen der Matrix hart u. durch Hornmassen des Nagelbettes verstärkt wird. – S.a. ▸eingewachsener Nagel, ▸Uhrglasnägel, ▸Onych... **2)** *Chirurgie* ▸Knochennagel. E (fracture) nail.

**Nagel** (Willibald N., 1870–1911, Physiologe, Rostock): *Ophthalmologie* – **N.-Adaptometer:** Kasten mit 2 Sehöffnungen zur beidäug. ▸Adaptometrie unter abgestufter Beleuchtung. – **N.-Anomaloskop:** s.u. ▸Anomaloskop. E Nagel's anomaloscope. – **N.-Farbtäfelchen:** in ▸Verwechslungsfarben gehaltene Täfelchen zur Prüfung des Farbensinnes. E N.'s color plates, N.'s cards.

**Nagel|arthrodese:** *Orthopädie* intraartikuläre Verriegelungsarthrodese, ausgeführt mit einem oder mehreren Knochennägeln (oder Bohrdrähten). E nail arthrodesis.

**Nagel|atrophie:** ▸Onychatrophie. E nail atrophy.

**Nagel|band (Mees):** ▸Leukonychia striata.

**Nagel|bett:** s.u. ▸Nagel (1). E nailbed.

**Nagelbett|entzündung:** ▸Onychie.

**Nagel|brüchigkeit:** ▸Onychoklasie. E brittleness of nails.

**Nagel|ex|tension:** *Chirurgie* s.u. ▸Extension. E nail extension.

**Nagel|ex|traktion: 1)** *Dermatologie* op. Entfernung eines kranken Finger- oder Zehennagels unter Schonung der Nagelmatrix; meist in Lokalanästhesie Unterminierung mit dem Lanzettmesser, evtl. mediane Spaltung der Platte, Herausdrehen bd. Hälften mittels Kornzange; s.a. ▸Nagelkeilexzision. – Auch einfache Ablösung nach Erweichen mit Thioglykolat oder Harnstoff. E removal of nail, onycholysis. **2)** *Chirurgie* Entfernung eines Knochennagels. E nail extraction.

**Nagel|falz:** s.u. ▸Nagel (1). E nail fold.

**Nagel|falz|entzündung:** ▸Paronychie.

**Nagel|furche:** *Dermatologie* ▸Beau-Reil-Furche. E nail groove.

**Nagel|gleiten:** *Chirurgie* spontane Lageänderung eines Knochennagels (Schenkelhals-, Marknagel) in seinem Bett (»in situ«) infolge reaktiver Osteolyse (Drucknekrose), bei unzureichender Nagelgröße etc.

**Nagel|häutchen:** ▸Eponychium. E cuticle.

**Nagel|haut:** ▸Perionyx.

**Nagel|inzision:** ▸Nageltrepanation. E nail incision, onychotomy.

**Nagel(keil)exzision:** *Chirurgie* seitliche, streifenförm. bis halbseitige Entfernung eines Finger- oder Zehennagels (z.B. bei Paronychie, eingewachsenem Nagel) durch Längsspaltung, Herausdrehen mittels Kornzange (wie bei ▸Nagelextraktion) u. anschließende Keilexzision des Nagelbettabschnitts bis auf den Knochen (»Emmert-Operation«). E nail excision, onychectomy.

**Nagel|matrix:** s.u. ▸Nagel (1). E nail matrix.

**Nagel|mykose:** ▸Onychomykose.

**Nagel|osteo|myelitis:** *Chirurgie* ▸Osteomyelitis im Bereich eines Knochennagels; evtl. nur als blande Fremdkörperreaktion.

**Nagel-Patella(mangel)-Syndrom:** die Hypo- oder Aplasie der Finger- u. Zehennägel u. der Kniescheibe als Teilerscheinung des Turner-Kieser-Syndroms. E nail-patella syndrome.

**Nagel|platte:** *Dermatologie* s.u. ▸Nagel (1). E body of nail.

**Nagel|puls:** *Klinik* Kapillarpuls im Bereich des Nagelbetts, sichtbar bei leichtem Druck auf den freien Nagelrand. E nail pulse.
**Nagel|spalte:** ▸Onychoschisis.
**Nagel|spaltung:** *Chirurgie* ▸Nageltrepanation.
**Nagel|tasche:** ▸Sinus unguis; s.a. ▸Nagel (1).
**Nagel|trepanation:** lochförmige Finger- bzw. Zehennagelinzision zur Druckentlastung u. Drainage bei subungualem Hämatom oder Panaritium. E nail trephination.
**Nagel|tricho|phytie:** ▸Onychomykose durch Trichophyton-Arten.
**Nagelung:** *Chirurgie* ▸Osteosynthese durch Knochennagel. E nailing.
**Nagel|verdickung:** *Dermatologie* ▸Pachyonychie.
**Nagel|wall:** s.u. ▸Nagel (1). E wall of nail.
**Nagel|wall|entzündung:** ▸Paronychie.
**Nagelwall|panaritium:** ▸Onychie, ▸Paronychie, ▸Panaritium subunguale.
**Nagel|wurzel:** ▸Radix unguis; s.a. ▸Nagel (1). E nail root.
**Nageotte** (JEAN N., 1866–1948, Anatom, Paris). – **N.-Babinski-Syndrom:** *Neurologie* s.u. ▸BABINSKI. – **N.-Stelle:** der präganglionäre Abschnitt der hinteren Spinalnervenwurzel (»N.-Nervenwurzel«) im Bereich des gemeinsamen Verlaufs mit der Radix ventralis (haben eine gemeinsame Durahülle). E Nageotte's point.
**Nager-de-Reynier-Syndrom,** Dysostosis mandibularis: unregelmäßig-dominant erbl. Fehlentwicklung des 1. Kiemenbogens, mit nach außen unten verlaufender Lidachse, Hypoplasie des Unterkiefer-Astes, Aplasie des Kiefergelenks, Ohrmuscheldysplasie; evtl. nur halbseitig. E Nager's acrofacial dysostosis.
**Nager|pest:** ▸Tularämie. E rodent plague.
**Nah|aufnahme:** *Röntgenologie* ▸Kontaktaufnahme.
**Nah|bestrahlung:** kaum noch angewandte Technik der Kleinraumbestrahlung mit dem CHAOUL- oder VAN-DER-PLAATS-Nahbestrahlungsgerät; s.a. ▸Kontaktbestrahlung. E short-distance irradiation.
**Nah|brille:** Brille zur Korrektur einer Hyper- bzw. Presbyopie.
**Nah(lappen)plastik:** Lappenplastik unter Verwendung eines gestielten Kutis-Subkutis-Transplantats aus der Nachbarschaft des zu deckenden Wundareals (als Rotations-, Verschiebe-, Kriech-, Visierlappen). E local (or direct) flap.
**Nahpunkt,** Punctum proximum: **1) N. der Akkommodation:** der geringste Abstand vor dem Auge, in dem ein Gegenstand bei maximaler Nah-Akkommodation gerade noch scharf gesehen werden kann; wird mit zunehmendem Alter wegen nachlassender Akkommodationsfähigkeit (Tab.) größer. S.a. ▸Alterssichtigkeit. E near point (of accommodation). **2) N. der Konvergenz:** Kreuzungspunkt der Foveolarstrahlen bei max. Konvergenz. E n. p. of convergence. **3) N. der Fusion:** die geringste Entfernung, bei der binokulares Einfachsehen erzielt werden kann. E n. p. of fusion.

| | |
|---|---|
| 8 Jahre – 13,8 dptr | 40 Jahre – 5,8 dptr |
| 16 Jahre – 12,0 dptr | 48 Jahre – 2,5 dptr |
| 24 Jahre – 10,2 dptr | 56 Jahre – 1,25 dptr |
| 32 Jahre – 8,2 dptr | 64 Jahre – 1,1 dptr |

**Nahpunkt:** Abnahme der Akkommodationsbreite (Dioptriewerte) bei Normalsichtigen mit zunehmendem Alter (nach DUANE).

**Nahrung...:** s.u. ▸Ernährung..., ▸Kalorien...; s.a. ▸Nähr..., ▸Säuglingsernährung.
**Nahrungs|kette:** Folge von Organismen (z.B. Pflanzen → Tiere → Mensch), durch deren Ernährung z.B. Schadstoffe (Quecksilber, polychlorierte Biphenyle etc.) angereichert u. weitergegeben werden. E nutritional chain, food chain.
**Nahrungs|mittel|allergie:** Allergie, die durch Bestandteile von Lebensmitteln (v.a. Eiweiß) als Allergen hervorgerufen wird u. sich durch Symptome an der Haut (z.B. Urtikaria, Exazerbation eines atopischen Ekzems), dem Gastrointestinaltrakt (Gastroenteritis), den oberen Atemwegen (Bronchialasthma), im kardiovaskulären System (anaphylaktischer Schock) u./oder durch andere allergische Symptome äußern kann (zumeist allergische Soforttypreaktion). Abzugrenzen von nichtimmunologisch hervorgerufenen Krankheitsbildern (Pseudo-Allergie, Intoleranzen) sowie Intoxikationen. E food allergy. – **N., pollenassoziierte:** N. bei Patienten mit Pollenallergie durch Kreuzreaktion von spezifischen IgE-Antikörpern auf Pollen mit bestimmten Nahrungsmitteln. Verschiedene Proteine besitzen gleiche epitope Strukturen als Ursache der allergenen Kreuzreaktivität. Bei Patienten mit Birkenpollenallergie finden sich häufig Reaktionen auf rohe Äpfel, Haselnüsse, Kernobst u. Gemüse, bei Patienten mit Beifußallergie Reaktionen auf Sellerie, Fenchel, Karotten u. Gewürze.
**Nahrungs|mittel|vergiftung:** ▸Lebensmittelvergiftung. E food poisoning, food intoxication.
**Nah|schuss|zeichen:** *Gerichtsmedizin* charakterist. Haut-Weichteil-Veränderungen bei absolutem u. relativem Nahschuss (d.h. Waffe aufgesetzt bzw. 15–25 cm entfernt); bei Ersterem am Einschuss strahlenförmige Platzwunde, evtl. Stanzfigur u. taschenart. Schmauchhöhle (aber Hautoberfläche frei), Pulverrückstand nur im Schusskanal; bei Letzterem Pulvereinsprengung in der Haut, Metallteile u. Brandspuren in der Umgebung.
**Nah|sehen:** das Sehen im Arbeitsabstand von 30–40 cm; i.e.S. die Einstellung des Auges auf den Nahpunkt mit max. Akkommodation u. Konvergenz. E near vision.
**Naht: 1)** *Anatomie* ▸Sutura. **2)** Vereinigung von Geweben oder Organteilen mit chir. ▸Nadel u. Nahtmaterial, i.w.S. auch mit Klammern (▸Wundklammer, s.a. ▸Nähapparat), Pflaster, Wundkleber etc. (»unblutige N.«). Bei der ▸Wundnaht zeitlich unterschieden als **primäre N.** (unmittelbar oder bald nach dem Trauma), als **primär verzögerte N.** (mit Knüpfen der Fäden erst 12 Std. nach typ. Wundversorgung) u. als **sekundäre N.** bei infizierter u. dehiszenter Wunde erst nach erfolgter Reinigung u. Granulationsbildung. Spezielle Techniken: ▸Intrakutan-, ▸Einzelknopf-, ▸Flaschenzug-, ▸Etagen-, ▸Tabaksbeutel-, ▸Situations-, ▸Rückstich-, ▸Matratzen-Naht. E suture (e.g. primary; secondary). – **N., adaptive:** lockeres, zugarmes Aneinanderheften der Schichten bzw. Ränder. – **N., atraumatische:** läsionsarme N. mit atraumat. ▸Nadel. E atraumatic s. – **N., evertierende:** N. mit Ausstülpung beider Schnittflächen; z.B. bei Gefäßnaht. E everting s. – **N., gesicherte:** N. mit zugentlastender, einer Nahtdehiszenz entgegenwirkender Sicherung durch Fadenführung über Gummischlauch oder zusätzl. Fasziendoppelung, als Plättchen-Bäuschchen-N. – **N., invertierende:** N. mit Wundrandeinstülpung, z.B. ▸LEMBERT-, ▸SCHMIEDEN-Naht. E inverting s. – **N., seroseröse:** direkte Vereinigung der Serosaanteile, z.B. ▸LEMBERT-Naht. E seroserous s.
**Naht-Aneurysma:** echtes oder falsches Aneurysma an einer Gefäßnaht infolge Nahtinsuffizienz, z.B. als ▸Anastomosen-Aneurysma.
**Naht|dehiszenz:** Auseinanderweichen nahtvereinigter Wundränder infolge Aufgehens der Naht; v.a. bei Wundheilungsstörung, Wundinfektion, Blutansammlung (bei Antikoagulanzien-Medikation), ungenügender Ruhigstellung; s.a. ▸Nahtinsuffizienz. E wound dehiscence.
**Naht|granulom:** Fremdkörpergranulom um Reste von – v.a. nichtresorbierbarem – Nahtmaterial. E suture granuloma.
**Naht|insuffizienz:** zu Fistelbildung führendes postop. »Aufgehen« einer Anastomosen-, Hohlorgannaht. E suture insufficiency.

**Naht|maschine:** ▸Nähapparat. 🇪 stapler.

**Naht|material:** Zwirn, Seiden-, Kunstfaserfäden, Draht, resorbierbares u. nichtresorbierbares sowie monofiles (nicht geflochtenes) oder geflochtenes Material zum Fertigen einer ▸Naht. 🇪 suture material.

**Naht|sprengung:** **1)** *Pathologie* Auseinanderweichen der Schädelknochen an der – noch nicht verknöcherten – Sutur infolge intrakranieller Druckerhöhung (Hydrozephalus, Durchschuss). 🇪 separation of cranial sutures. **2)** *Chirurgie* ▸Nahtdehiszenz.

**Naht|syn|ostose, Nahtverknöcherung:** *Anatomie* knöcherner Verschluss der Schädelnähte. Bei ♂ normal im 3. Ljz., bei ♀ später beginnend; oft inkomplett (Abschluss variabel, z. B. bei Pfeil-, Kranz- u. Lambdanaht erst im 3.–5. Ljz.). 🇪 cranial synostosis. – **N., prämature,** vorzeitige N.: ▸Kraniostenose.

**Najjar** (1) SAMIR S. N., libanesischer Kinderarzt; 2) VICTOR A. N., 1914–2002, Kinderarzt, Boston). – **N.-Crigler-Ikterus** (VICTOR A. N.): ▸CRIGLER-NAJJAR-Syndrom. – **N.-Syndrom** (SAMIR S. N.), kardiogenitales Syndrom: Kardiomyopathie, Genitalhypoplasie u. geistige Behinderung; eine autosomal-rezessiv (?) erbliche Kombination. 🇪 cardiogenital syndrome.

**$Na^+$-$K^+$-ATP-ase:** s. u. ▸Natriumpumpe.

**Nakayama** (KOMEI N., Chirurg, Chiba/Japan). – **N.-Gefäßnaht:** (1962) apparative (Tantalringe; Flanschvernietung), evertierende, termino-terminale Anastomosennaht kleiner Gefäße, z. B. beim CIMINO-Shunt. 🇪 Nakayama's anastomosis. – **N.-Methode:** (1955) Ersatzmagenbildung durch Interposition eines U-förmig gefalteten Jejunumsegments, wobei der kürzere li. Schenkel termino-lateral in den re. »Passageschenkel« eingepflanzt wird.

**Nalanane:** Trypanosomiasis in Ostafrika.

**Nalbuphin:** ein Opioid-Analgetikum; partieller ▸Morphinantagonist. ***Anw.*** als starkes Analgetikum sowie bei postoperativer Atemdepression nach Applikation fentanylähnlicher Substanzen. 🇪 nalbuphine.

**Nalidixinsäure,** 1-Ethyl-7-methyl-1,8-naphthiridin-4-on-3-carbonsäure: obsoletes Chemotherapeutikum (gegen gramnegative Bakterien); ▸Chinolon-Antibiotikum (Gyrasehemmer). 🇪 nalidixic acid, nalidixin.

**Nalorphin,** N-Allylnormorphin: obsoleter Antagonist des Morphins u. morphinähnl. Wirkstoffe (auch Codein). ***Wirkung:*** hebt v. a. Atemdepression auf; wirkt als partieller ▸Morphinantagonist, d. h., N. hat auch eigene agonistische (z. B. atemlähmende) Wirkung. Ruft bei Euphomanie typ. Entzugserscheinungen hervor. 🇪 nalorphine, allylnormorphine.

**Naloxon:** ein reiner ▸Morphinantagonist ohne agonistische Wirkung. ***Anw.*** zur Aufhebung einer opiatinduzierten Atemdepression u. – bei Opioidvergiftung – des Komas. 🇪 naloxone.

**Naltrexon:** ein ▸Morphin-Antagonist ohne agonistische Eigenschaften; unterstützende ***Anw.*** bei der Entwöhnungsbehandlung von Opiat-Abhängigen. 🇪 naltrexone.

**NANA** *(engl. acid = Säure)* Abk. für **N-A**cetyl-**N**eur**a**minsäure: s. u. ▸Sialinsäure.

**Nanacatl,** Amanita muscaria var. mexicana: Muscarin, Muscimol u. Ibotensäure enthaltender Fliegenpilz [Agaricaceae], dient als Rauschmittel (in größeren Dosen toxisch). 🇪 fly agaric.

**NANB,** Abk. für Virushepatitis-**N**on-**A**-**N**on-**B**: ▸Virushepatitis C.

**Nandrolon:** ein ▸Anabolikum. 🇪 nandrolone.

**Nanismus:** ▸Minderwuchs. 🇪 nanism, dwarfism.

**Nani|viren:** ▸Picorna-Viren.

**Nannizzia:** *Mykologie* Gattungsname für perfekte Stadien von Microsporum-Arten.

**Nano...:** **1)** Wortteil »Zwerg«. **2)** *Physik* Einheiten-Präfix i. S. von $10^{-9}$ (Kurzzeichen: n).

**Nano|melie:** ▸Mikromelie. 🇪 nanomelia.

**Nano|somie:** ▸Minderwuchs. 🇪 nanosomia.

**NAP:** Abk. für ▸**N**erven**a**ustritts**p**unkt.

**Napfkuchen|iris,** Iris bombans s. bombata: Vorwölbung der Iris mit Anstieg des Augeninnendrucks durch Stauung des Kammerwassers hinter der Iris bei vollständiger Behinderung des Kammerwasserflusses durch die Pupille (Seclusio pupillae). ***Ätiol.:*** v. a. in Folge intraokulärer Entzündungen. ***Ther.:*** Iridotomie mittels Laser. 🇪 iris bombé.

**Naphazolin:** ein α-Sympathomimetikum (▸Imidazolidin); Vasokonstriktor. 🇪 naphazoline.

**Naphthalin,** Naftalin, $C_{10}H_8$: aromatischer Kohlenwasserstoff (Formel); in Erdöl u. Steinkohlenteer vorkommend; Ausgangsstoff für zahlreiche Derivate (»Naphthaline«). *toxik* ***Exposition u. toxische Wirkungen:*** bei perkutaner Aufnahme evtl. Ekzeme; nach Inhalation Übelkeit, Erbrechen, Kopfschmerzen; nach oraler Aufnahme Hämolyse mit Anämie, HEINZ-Innenkörpern, Hämoglobinurie, evtl. Ikterus, Leberschädigung; bei Augenkontakt Katarakt u. Hornhauttrübung. ***Tödliche Dosis:*** beim Kind 2 g, beim Erwachsenen 3–6 g. 🇪 naphthalene.

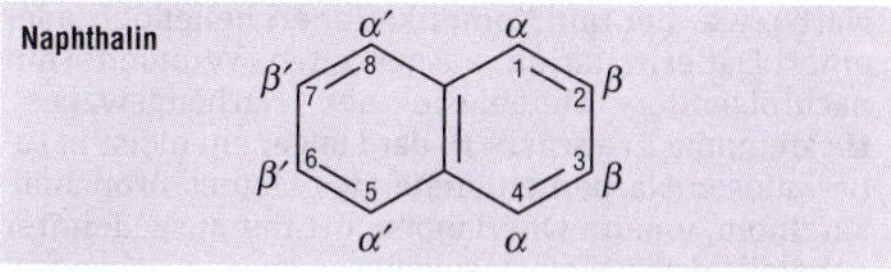


**Naphthalin.**

**β-Naphthalin|sulfon|säure:** Reagens auf Eiweiß (z. B. RIEGLER-Reagens als 5 %ige wässriger Lsg.) u. Alkaloide. 🇪 β-naphthalene sulfonic acid.

**Naphtho|chinon:** Chinon des Naphthalins (in 3 Formen). 🇪 naphthoquinone.

**Naphthole:** Hydroxyderivate des Naphthalins (u. seiner Derivate) mit 1–2 OH-Gruppen. **α-Naphthol** (1-Hydroxynaphthalin) verwendet als Antoxidans, Reagens (z. B. M-Nadi-Oxidase-Reaktion zum histochem. Oxidase-Nachweis in Leukozyten); **β-N.** (Iso-N., Naphthalol; 2-Hydroxynaphthalin) äußerlich bei Hautkrankheiten (Psoriasis, Ekzem; wegen guter Resorbierbarkeit können systemisch-toxische Wirkungen mit Nierenschädigung verursacht werden), als Reagens auf Nitrite u. Aldehyde. 🇪 naphthols.

N

**Naphthyl-:** der einwertige Naphthalin-Rest $C_{10}H_7$–. 🇪 naphthyl.

**β-Naphthyl|amin,** Aminonaphthalin: hautresorbierbares Kanzerogen (wirkt v. a. an Harnblase, Niere, Pankreas). 🇪 β-naphthylamine.

**Napkin-Psoriasis** *(engl. = Windel):* mit psoriasiformen oder fettigen Schuppenkrusten bedeckte, z. T. nässende Hautfaltenerytheme (evtl. superinfiziert) des Säuglings als Sonderform des seborrhoischen Ekzems.

**Naproxen,** (S)-2-(6-Methoxy-2-naphthyl)propionsäure: ein nichtsteroidales Antirheumatikum, Analgetikum. 🇪 naproxen.

**Na-Pumpe:** ▸Natriumpumpe. 🇪 sodium pump.

**Narath-Hernie** (ALBERT N., 1864–1924, Chirurg, Heidelberg): atyp., retrovaskuläre Femoralhernie mit Bruchsack in der Lacuna vasorum. 🇪 Narath's hernia.

**Naratriptan:** ein Serotonin-Agonist (▸$5\text{-}HT_1$-Agonist); ***Anw.*** im Migräneanfall. 🇪 naratriptan.

**Narbe:** *Pathologie* ▸Cicatrix; s. a. ▸Wundheilung, ▸Narben... 🇪 cicatrix, scar.

**Narben|an|eurysma:** echtes oder falsches A. im Bereich einer Gefäß- oder Herzwandnarbe (z. B. nach Infarkt). 🇪 aneurysm in a scar.

**Narbenbehandlungsmittel:** Externa, die das Erscheinungsbild von Narben verbessern sollen. ***Wirkst.*** (meist in Kombination): z. B. Heparin, ▸Allantoin, Harnstoff u. pflanzliche Extrakte aus Arnika, Kamille u. Melisse.

**Narben|bruch:** v. a. Bauchwandhernie im Bereich einer (noch) nachgiebigen (Op.-)Narbe. ***Ther.:*** Exzision, Hernioplastik mit Rekonstruktion der Wandschichten, u. U. Verstärkung durch Fasziendoppelung oder Einlage eines Kunststoffnetzes. 🇪 incisional hernia.

**Narben|bulbus:** *Röntgenologie* durch narb. Abheilung eines oder mehrerer Ulzera deformierter Bulbus duodeni; z.B. »Sanduhr-«, »Schmetterlings-«, »Kleeblattform«. E scarring of duodenal bulb.

**Narben|ek|tropium:** *Ophthalmologie* s.u. ▸Ektropium. E cicatricial ectropion.

**Narben|emphysem:** ▸Lungenemphysem in der Nachbarschaft indurativ-schrumpfender Prozesse; s.a. ▸Wabenlunge. E cicatricial emphysema.

**Narben|en|tropium:** *Ophthalmologie* ▸Entropium cicatriceum.

**Narben|epi|lepsie:** auf – postapoplekt. – Hirnnarben zurückgeführte Rinden- oder psychomotor. Anfälle. E scar-induced epilepsy.

**Narben|fistel:** äußere F. im Bereich einer – postop. – Narbe (meist infolge tief liegenden Fremdkörpers, z.B. als Fadenfistel). E cicatricial fistula.

**Narben|hernie:** ▸Narbenbruch. E incisional hernia.

**Narben|karzinom:** bösartiger Tumor im Bereich einer Narbe, v.a. bei mit Komplikationen heilenden oder einer Dauerirritation ausgesetzten Wunden (mit nachfolgender Metaplasie des Narbengewebes). E carcinoma in a scar. – **N. der Lunge:** ein meist in tuberkulösen Narben entstehendes kleines Bronchialkarzinom, v.a. im Oberlappen; oft mit ausgedehnter generalisierter Metastasierung.

**Narben|keloid,** falsches K., ALIBERT-K.: über das eigentl. Wund- bzw. Narbengebiet hinausgreifende derbe, platten-, wulst- oder höckerförm., blassrosa- bis alabasterfarbene Bindegewebswucherungen mit glatter Oberfläche. E cicatricial keloid.

**Narben|leber:** (KALK) postnekrot. ▸Leberzirrhose. E scarred liver.

**Narben|niere:** ▸Schrumpfniere auf entzündlicher oder traumat. Basis oder nach wiederholten partiellen Infarkten. E scarred kidney.

**Narben|plastik:** op. Narbenkorrektur aus kosmet. oder funktionellen Gründen (z.B. bei Hypertrophie, Narbenbruch, Kontraktur). Bei Hautnarbe z.B. Exzision u., falls nötig, Defektdeckung durch freie oder gestielte Hautlappen, auch als Z-Plastik. E keloplasty.

**Narcotin:** ▸Noscapin. E L-narcotine, noscapine.

**NARES** *(engl.)*: Abk. für ▸**n**on**a**llergic **r**hinitis with **e**osinophilia **s**yndrome.

**Nares:** die vom Nasenflügel u. -septum begrenzten Nasenlöcher. E nostrils.

**Narko...:** Wortteil »Lähmung«, »Narkose«, »Narkotikum«.

**Narkoanalge|tica, -tika:** starke opioidartige ▸Analgetica. E narcoanalgesics, morphine substitutes.

**Narko|biose:** allgem. Absinken der Zellaktivitäten.

**Narko|hypnose:** ▸Narkotherapie i.S. einer Suggestionsbehandlung als psychother. Hilfsmethode. E narcohypnosis.

**Narko|lepsie:** (WILLIS 1672, GÉLINEAU 1881) in Kindheit oder Pubertät beginnende Krankheit mit anfallsweisem, unüberwindl. Schlafzwang am Tage (1–30 Min. dauernde Schlafanfälle), affektivem Tonusverlust der Muskulatur, ▸Wachanfällen u. kurzen, lebhaften hypnagogen Halluzinationen. Durch den plötzlichen Tonusverlust der Muskulatur kann es zu neurologisch bedingten synkopalen Zuständen kommen. Betroffen sind überwiegend Männer. ***Ätiol.:*** genuin, seltener symptomatisch z.B. bei oder nach Enzephalitis, Hirntrauma, -tumor, ventrikelnaher Encephalomyelitis disseminata. ***Diagn.:*** elektrophysiologisch normales oder desynchronisiertes Schlafbild. Im Serum kann bei der genuinen Form ein HLA-DR-2-Antigen nachgewiesen werden. E narcolepsy.

**Narko|manie:** ältere Bezeichnung für Drogenabhängigkeit vom Barbituattyp. E narcomania.

**Narkose,** Allgemeinanästhesie: temporäre, reversible Funktionshemmung des zentralen Nervensystems (an höheren, phylogenetisch jüngeren Hirnteilen zuerst einsetzend) zur Herbeiführung einer Bewusst- u. Schmerzlosigkeit für op. Eingriffe; verbunden mit Ausschaltung der willkürlichen, graduell (je nach Tiefe) auch der reflektor. Muskeltätigkeit, Abnahme des Muskeltonus, Dämpfung von Atmung u. Kreislauf (▸Narkosephasen); Tiefe feststellbar anhand charakterist. Symptome (▸Narkosestadien). Unterschieden nach Applikationsart als ▸Inhalations- (= pulmonale N.), ▸Injektions-, ▸Infusionsnarkose, nach der N.-Technik als Apparat- (s.u. ▸Narkoseapparat, ▸Narkosesystem), Masken- (s.u. ▸Narkosemaske), Tropf-, ▸Intubationsnarkose, nach dem Narkotikum als Halothan-, Lachgas-, Isofluran-, Enfluran-, Ketamin-, Neurolept-, Barbiturat-, Kombinations-N.; s.a. ▸Narkose... E general anesthesia, narcosis.

**Narkose|apparat:** Aggregat zur Durchführung einer ▸Narkose, bestehend aus Frischgaszuleitung ($O_2$ u. $N_2O$, aus Gasflaschen oder zentraler Versorgungsanlage), ▸Flowmeter, Verdampfer, $CO_2$-Absorber, Überdruck-, Ein- u. Ausatem-, Druckreduzier-, Regulierventil (für Kindernarkose spez. Modelle n. DIGBY LEIGH, STEPHEN-SLATER, KUHN), Finimeter, Atembeutel bzw. Beatmungseinheit (elektrisch oder pneumatisch betrieben, für automat. Beatmung und Narkotikumzufuhr), Verbindungsschläuchen einschl. Kopplungsgliedern (»Konnektoren«); s.a. ▸Narkosesystem. E anesthesia apparatus.

**Narkose|breite:** Spanne zwischen der zur Vollnarkose nötigen u. der zum Tode führenden Dosis eines Narkotikums; abhängig von Anflutungszeit, Konzentration u. Elimination (Abbau, Ausscheidung, Entgiftung). Trotz individueller Unterschiede im Allg. bei Äther groß, bei Chloräthyl, Halothan u. Chloroform gering.

**Narkose|entzug, forcierter:** s.u. ▸Morphinismus.

**Narkose|gas:** das Gemisch aus Luft oder Sauerstoff (als Vehikel = Träger) u. narkotisch oder analgetisch wirkenden Gasen oder Dämpfen; i.e.S. das gasförm. ▸Inhalationsnarkotikum. E anesthetic gas.

**Narkose-Hyperthermie-Syndrom:** maligne ▸Hyperthermie. E malignant hyperthermia syndrome.

**Narkose|keil:** ▸Beißblock.

**Narkose|lähmung:** **1)** mechan. Parese peripherer motor. Nerven bei unsachgemäßer Lagerung des Narkotisierten. E narcosis paralysis. **2)** die Narkotika-bedingte Relaxierung. E anesthesia-induced paralysis.

**Narkose|maske:** Atemmaske für ▸Inhalationsnarkose; für Tropfnarkose z.B. nach SCHIMMELBUSCH, für Apparatnarkose als Gummi-, Kunststoffmaske mit elast. Abdichtungsrand und eingearbeitetem Anschlussstück. E anesthesia mask.

**Narkose|phasen:** die – durch entsprechende ▸Narkosestadien charakterisierte – Abfolge während der Narkose, abhängig von der wirksamen Konzentration des Narkotikums im zentralen Nervensystem, die ihrerseits von der Verteilung auf die wässrige u. fette Phase der Körpergewebe, deren Speichervermögen u. von Abbau- u. Eliminationsprozessen beeinflusst wird. **1)** Anflutungsphase: die N. bis zum Erreichen der kritischen Konz. u. damit der Vollnarkose (▸Narkosestadium III/1 n. GUEDEL). **2) statische N.,** Unterhaltungsphase: die N. mit gleichmäß. Konz. im ZNS (Zu- u. Abfluss weitgehend konstant). **3)** Abflutungsphase: die N. nach Unterschreiten der voll wirksamen Konz. durch Überwiegen des Abströmens in die wässr. u. – langsamer – in die fette Phase der Körpergewebe (mit Erwachen) bis zum völligen Abbau bzw. Elimination (mit Nachschlaf; = primäre bzw. sekundäre bzw. tertiäre Abflutungsphase).

**Narkose|risiko:** das der Narkose anhaftende, vom Allgemeinzustand (AZ) des Pat. sowie Art u. Umfang der Operation beeinflusste Risiko. Gruppen gemäß American Society of Anesthesiologists: I) keine oder nur lokalisierte organ. Erkrankung, ohne Störung des AZ; II) leichte bis mäßige Störung des AZ; III) schwere Störung des AZ (z.B. Herzinsuffizienz, schweres Emphysem); IV) schwerste, bereits lebensbedrohliche Störung des AZ (z.B. Herzdekompensation, Ileus); V, VI) dringender Notfall, sonst aber Gruppe I bzw. III oder IV; VII) bereits vor Op.

moribund. Das N. steigt mit zunehmendem Alter deutlich an. E anesthetic risk.

**Narkọse|stadien:** die von der jeweil. ▶Narkosephase abhängigen, anhand typ. Narkosezeichen (Abb.) beurteilbaren Stadien der Narkosetiefe; z. B. n. GUEDEL: I) analget. Stadium (Erhöhung der Schmerzschwelle u. Bewusstseinstrübung; für kleine Kurzeingriffe geeignet); II) Exzitations-St. (Bewusstseinsverlust; Steigerung der allg. nervösen Erregbarkeit); III) Toleranz-St. (»chir. Narkose«, mit 4 Unterstadien, von denen III/4 bereits zu IV überleitet); IV) Asphyxie-St. (Gefahr von Herzstillstand). E stages of (general) anesthesia.

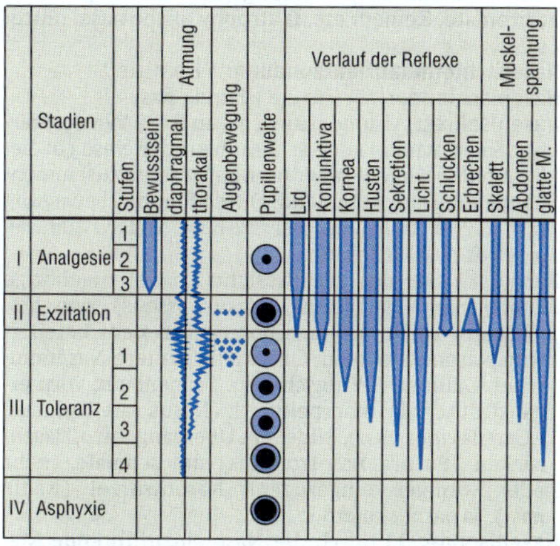


**Narkosestadien:** Beurteilung u. Einteilung nach GUEDEL. [35]

**Narkọse|system:** die die Strömungsrichtung u. Trennung von Inspirations- u. Exspirationsluft regulierende Ventilkombination des Narkoseapparates. E anesthesia system. – **N., geschlossenes:** das mit dem Pat. über Endotrachealkatheter verbundene Kreissystem, wobei die gesamte Exspirationsluft nach $CO_2$-Absorption u. quant. Ersatz des verbrauchten $O_2$ u. Narkotikums rückgeatmet wird (»Rückatmungs-Narkose«). E closed a. s. – **N., halb geschlossenes:** ein Kreissystem mit – das Atemminutenvolumen des Pat. übersteigender – Frischgaszufuhr u. Rückatmung nur eines Teiles der Exspirationsluft, während das überschüss., mit Exspirationsluft vermischte Narkosegas über ein Abgasventil entweicht. – **N., halb offenes:** mit Kombination von Narkosegasreservoir u. Nichtrückatmungsventil, so dass Inspiration nur aus dem Reservoir, Exspiration in die freie Atmosphäre erfolgt (»Nichtrückatmungs-N.«). – **N., offenes:** N., bei dem die atmosphär. Luft Vehikel des Inhalationsnarkotikums ist. S. a. ▶Intubationsnarkose. E open a. s.

**Narkọse|tubus:** ▶Endotracheal-, ▶GUEDEL-, ▶MAYO-Tubus; s. a. ▶Intubationsnarkose. E anesthesia tube.

**Narkọse|zeichen:** s. u. ▶Narkosestadien (dort Abb.). E anesthesia signs.

**Narkọse|zwischenfall:** während der Narkose eintretende u. durch sie bedingte Komplikation; Hauptursachen: unerkannte oder nicht genügend berücksichtigte präop. Erkrankungen u. Störungen (s. a. ▶Narkoserisiko), fehlerhafte Narkotika- u. Relaxanzien-Anw. (Überdosierung), apparative Mängel. E anesthetic accident.

**Narko|therapịe:** **1)** alle Psychotherapie-Formen unter Drogenmedikation (i. e. S. Barbiturate) zur Erleichterung von Exploration u. Suggestion im – durch langsame i. v. Injektion erzielten – »Dämmerschlaf« (beseitigt bewusste u. unbewusste Hemmungen). E narcotherapy. **2)** ▶Schlaftherapie.

**Narkọtikum:** **1)** kurz, mittel oder lang wirkendes Mittel, das eine ▶Narkose hervorruft, bei wohldosierter Anw. die Funktion lebenswichtiger Zentren (Atem-, Kreislaufzentrum) aber nicht wesentlich beeinträchtigt; ***Wirkst.:*** s. u. ▶Inhalationsnarkotika, ▶Kurznarkose. E general anesthetic. **2)** ▶Betäubungsmittel. E narcotic.

**Narkotịn, Narkosin:** *Pharmazie* ▶Noscapin. E L-narcotine, noscapine.

**Narkotismus:** psychischer Zustand unter Schlafmitteleinwirkung (i. e. S. einer mit Verhaltensstörung). E narcotism.

**Narziss(ist)mus** *(nach der mythol. Gestalt des in sein Spiegelbild verliebten Narcissus geprägter Begriff):* **1)** Selbstliebe ohne oder mit sexueller Selbsterregung. **2)** (S. FREUD) Egozentrik des Kindes als normales Durchgangsstadium während der oralen u. analen Phase, wobei zwischen Ich u. Objekt noch kein Unterschied gemacht u. die ganze Libido dem Ich zugewendet wird (= **primärer N.**; im Ggs. zum **sekundären N.** = Introjektion, bei dem die Libido den Objekten wieder entzogen u. dem Ich zugeordnet wird). E narcissism.

**nasạl(is):** zur Nase gehörend, nasenseitig, die Riechfunktion betreffend (s. a. ▶Nasal...); Nasenlaut. E nasal.

**Nasạle:** **1)** ▶Os nasale. **2)** Nasenlaut.

**Nasalität:** nasaler Beiklang der Sprache z. B. im Französischen, des Sprechens z. B. bei Schnupfen (Mitresonanz von oberem Rachen u. Nasenhöhle); s. a. ▶Rhinolalie. E rhinophonia, nasalized speech.

**Na-Salz:** *Chemie* Natriumsalz; s. u. ▶Natrium. E sodium salt.

**nạscens** *(latein.):* entstehend, frei werdend. S. a. ▶Status nascendi. E nascent.

**Nase:** das aus der embryonalen Nasenkapsel hervorgehende, der ▶Nasenatmung u. dem ▶Geruchssinn dienende Organ. E nose. **1) äußere N.,** Nasus externus: der im mittl. Gesicht vorspringende knorpelig-knöcherne (▶Nasenskelett), hautbedeckte Teil mit mimischen Muskeln (M. nasalis mit Pars transversa u. alaris als Compressor bzw. Dilatator naris; M. depressor septi; M. levator labii sup. alaeque nasi). E external n. **2) innere N.,** Cavitas nasi: die durch das ▶Septum nasi zweigeteilte u. durch die Muscheln (Conchae) bds. in Gänge (Meatus) unterteilte Nasenhöhle; größtenteils von Schleimhaut ausgekleidet (Regio respiratoria u. Regio olfactoria), deren Drüsen (Gll. nasales; endoepitheliale Becherzellen der Regio olfactoria; ferner vestibuläre Gll. sudoriferae) das ▶Nasensekret produzieren. Der an den Choanen in den Nasenrachen mündenden Haupthöhle vorgeschaltet ist der an den Nasenlöchern (Nares) mit dem Naseneingang (Introitus vestibuli) beginnende Nasenvorhof (Vestibulum nasi; mit Nasenhaaren = Vibrissae), der an der Nasenschwelle (Limen nasi) endet, seitlich begrenzt von den Nasenflügeln (Alae nasi); s. a. ▶Naso..., ▶Rhino..., ▶Nasen... E internal n. – **N., künstliche: 1)** ▶Nasenepithese. E artificial n. **2)** ▶Wärme-Feuchtigkeits-Austauscher.

**Nase-Beatmung:** s. u. ▶Mund-zu-Nase-Beatmung.

**Nạsen|atmung:** die physiolog. Atmung des Menschen (beim Erwachsenen bei körperl. Belastung auch Mundatmung), bei der die Atemluft durch die Nase eingeatmet u. dort erwärmt, angefeuchtet, gereinigt u. den Epithelzellen des Riechorgans zugeführt wird (▶Riechepithel). E nasal breathing.

**Nạsen|bein:** ▶Os nasale. E nasal bone.

**Nạsenbein|fraktur:** offene oder geschlossene Fraktur des Nasengerüstes; evtl. mit Beteiligung der Nasalfortsätze von Stirnbein u. Oberkiefer, des Tränen- u. Siebbeines (= Nasenwurzelfraktur; s. a. ▶LE-FORT-Fraktur) u. der – evtl. nur luxierten – Knorpel. ***Klinik:*** Formveränderung, Nasenbluten (Schleimhautriss), Sugillationen, Brillen- bzw. Monokel-, Septumhämatom, erschwerte bis aufgehobene Nasenatmung; evtl. Meningitis (Schädelbasisbeteiligung), Hirnabszess, Anosmie, Liquorrhö, Emphysem, Pneumatozele. E fracture of nasal bone.

N

**Nạsen|blạs|versuch: 1)** Ausatemversuch durch die zugehaltene Nase zur Prüfung auf eine krankhafte Mund-Kieferhöhlen-Verbindung. Unzuverlässig, da auch bei Verlegung der Verbindung durch Polypen etc. negativ. **2)** Prüfung der Nasendurchgängigkeit – v.a. beim Kleinkind – durch nasales Anblasenlassen eines kalten Metallspiegels (bei einseitig behinderter Nasenatmung ungleichseitiges Beschlagen). E testing of nasal patency.

**Nạsen|bluten:** ▸Epistaxis. E nosebleed.

**Nasen|brille:** Kunststoffschlauch in Form einer über den Kopf zu streifenden Schlinge mit zwei kurzen, weichen Kunststoffenden, die in den Nasenlöchern liegen u. über die langzeitig ▸Sauerstoffbehandlung erfolgen kann.

**Nạsen|epi|these:** Nasenersatz aus Kunststoff; selbstklebend oder an Brillengestell fixiert.

**Nạsen|fistel:** meist blind im Nasenrücken endende mediane Fistelgänge als angeborene Fehlbildung (Verlagerung, Einschluss ektodermaler Keime im Pränasalraum). E fistula of the nose.

**Nạsen|flügel|atmen:** heftige atmungssynchrone Bewegungen der Nasenflügel (meist auch Tachypnoe) als Zeichen der Dyspnoe bei Säuglingen. Tritt auf bei Neugeborenenbronchitis, Pneumonie sowie in Erregung. E nasal flaring.

**Nạsen|fremd|körper:** in die Nase praktizierter (bei Säugling, Kleinkind; z.B. Perle, Erbse) oder traumatisch bzw. akzidentell dorthin gelangter Fremdkörper (u.a. Insekten, Erbrochenes, Askariden). ***Klinik:*** nach beschwerdefreiem Intervall einseit. Schnupfen, stinkendes Exsudat, Kopfschmerzen; bei längerer Verweildauer Nasensteinbildung. E foreign body in the nose.

**Nạsen|furunkel:** von Follikulitis oder Talgdrüsenentzündung ausgehender F., meist an Nasenspitze oder -flügel u. zur Oberlippe hin. Gefahr der aufsteigenden Thrombophlebitis (über V. facialis bzw. V. angularis), Kavernosusthrombose, Meningitis. E furuncle of the nose.

**Nạsen|höhle,** Cavitas nasi: s.u. ▸Nase, innere. E nasal cavity.

**Nạsen|karzinom:** s.u. ▸Nasentumoren. E carcinoma of the nose.

**Nạsen|katarrh:** ▸Rhinitis. E nasal catarrh.

**Nạsen|knorpel:** ▸Cartilagines nasi. E nasal cartilage.

**Nasen|laute:** nasal artikulierte Sprachlaute: m, n, ng. E nasal sounds.

**Nasen-Lịd-Falte:** ▸Plica palpebronasalis.

**Nasen-Lịppen-Falte:** ▸Nasolabialfalte.

**Nasen|löcher:** ▸Nares. E nostrils.

**Nasen|nẹben|höhlen:** ▸Sinus paranasales. E paranasal sinuses.

**Nasen|nẹben|höhlen|entzündung:** ▸Sinusitis. E paranasal sinusitis, nasosinusitis.

**Nasennebenhöhlen|tumor:** s.u. ▸Kopf-Hals-Tumoren.

**Nạsen|nerven|syndrom:** ▸CHARLIN-Syndrom.

**Nạsen|plastik:** ▸Rhinoplastik.

**Nạsen|polyp:** meist im mittleren oder oberen Nasengang an mittl. Muschel, gestielt oder breit aufsitzendes Fibrom (ödematös, fibrös, glandulär oder zystisch). ***Klinik:*** behinderte Nasenatmung, respirator. Anosmie, Hypersekretion (wässrig, schleimig-eitrig), Kopfschmerzen; evtl. eitrige Sinusitis. – S.a. ▸Choanalpolyp. E nasal polyp.

**Nạsen|rachen:** ▸Pars nasalis pharyngis. E nasopharynx.

**Nạsen|rachen...:** s.a. ▸Rachen..., ▸Pharyng...

**Nasenrachen|entzündung:** ▸Angina retronasalis.

**Nasenrachen|fibrom,** Schädelbasisfibrom: knoll. oder glatt-derbes Angiofibrom mit Urspr. an der Fibrocartilago sphenopalatina oder – häufiger – basialis; im Pubertätsalter manifest, mit expansivem Wachstum; ***Klinik:*** Blutung (evtl. unstillbar), Verlegung des Nasenrachens (mit Otitis media, Schwerhörigkeit, Schluck-, Atemstörungen), Bulbusverdrängung, Wangenauftreibung, Neuralgien; evtl. Aspirationspneumonie, Meningitis. – Ferner ein juveniles N. bei ♂ im 10.–20. Lj., mit Rezidivneigung, aber auch Spontanrückbildung. E nasopharyngeal angiofibroma.

**Nạsen|reflex:** ▸Orbicularis-oculi-Reflex.

**Nasenreflẹx|neurose:** Vasoneurose bei nichtallerg. oder allerg. Rhinopathie. E vasoneurotic rhinopathy.

**Nạsen|röte:** *Dermatologie* Talgdrüsenhypertrophie mit flächenhaftem, weinrotem Hauterythem u. Teleangiektasien bei Rosacea. E chronic red nose.

**Nạsen|schlẹim|haut|atrophie:** Verminderung der Drüsen, Umwandlung des Flimmer- in Plattenepithel u. Zellarmut der Tunica propria der Membrana mucosa nasi (= Nasenschleimhaut) als Folge einer chron. Rhinitis; ferner die umschriebene septale N. (evtl. mit Ulkus- u. Defektbildung), berufsbedingt durch Chromate, Zement etc. E atrophy of the nasal mucosa.

**Nasenschlẹimhaut|entzündung:** ▸Rhinitis.

**Nạsen|schleuder:** *Chirurgie* ▸Funda nasi.

**Nạsen|sekret:** Absonderung (bis zu 97% Wasser, ferner Salze, Muzin) der Schleimhaut der Nase (u. Nebenhöhlen); leicht sauer bis neutral, eine zusammenhängende Schicht bildend. Durch Flimmerbewegung fast nur in Richtung Pharynx bzw. NNH-Ostien bewegt. E nasal discharge.

**Nạsen|skelett:** das dem Gesichtsschädel zugehörige knöcherne Nasengerüst (Nasus osseus) zwischen Apertura piriformis u. Choanen, an dem beteiligt sind Nasen-, Siebbein, Oberkiefer, untere Nasenmuschel, Gaumen-, Pflugschar- u. Tränenbein; vorn ergänzt durch das knorpelige N. (Nasus cartilagineus; ▸Cartilagines nasi). Bildet am Übergang Stirn/Nasenrücken (Sutura nasofrontalis) die schmale, mehr oder weniger eingezogene Nasenwurzel (Radix nasi). E nasal skeleton.

**Nạsen|sonde: 1)** durch die Nase einzuführende Magen-Darm-Sonde (3–10 Charr) für Sondenernährung, Darmdialyse, als Verweilsonde zur Dauerabsaugung (Ileus), je nach Material (Spezialsiliconsonden) auch Langzeitanwendung möglich. E nasal probe. **2)** zur ▸Sauerstoffbehandlung verwendeter Kunststoffschlauch, der in die Nase eingeführt wird; s.a. ▸Nasenbrille.

**Nạsen|spalte:** angeborene Spalte im Nasenbereich, als laterale N. auf den Nasenflügel beschränkt, als mediane N. die sog. Doggennase, die sehr breite Diastase bei DE-MYER-Syndrom, die Diastematorrhinie der vorderen Septumanteile. E cleft nose.

**Nạsen|spekulum, -spiegel,** Rhinoskop: Instrument zum Spreizen der Nasenflügel u. Zurückhalten der Nasenhaare für die vordere u. mittlere ▸Rhinoskopie. Verschied. Größen, im Allg. mit Branchen, die in geschlossenem Zustand einen Trichter bilden. Formen, z.B. nach CHOLEWA, BOECKER; selbsthaltende Modelle n. VOLTOLINI, DUPLAY, FRÄNKEL. S.a. Abb. E rhinoscope.

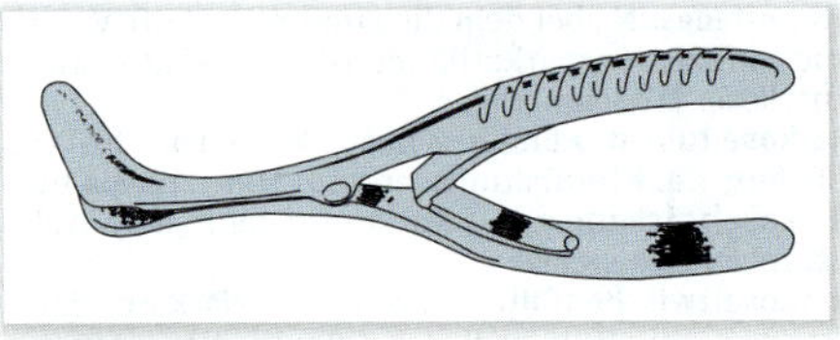

**Nasenspekulum.**

**Nạsen|stein,** Rhinolith: Konkrement im Cavum nasi, meist inkrustierter Fremdkörper. E rhinolith.

**Nạsen|tamponade:** Stillung einer heftigen Nasenblutung durch Einführung des Tampons (doppelter Gazestreifen), entweder von vorn unter Sichtkontrolle (Spekulum) mit kniegebogener Pinzette bis Mitte der unteren Muschel; oder von hinten mittels nasal eingeführten u. via Nasenrachen aus dem Mund herausgeführten NÉLATON-Katheters (mit an der Spitze fixiertem Tampon) oder als ▸BELLOC(Q)-Tamponade. E nasal tamponade.

**Nasen|tumoren:** Neoplasmen von Nasenweichteilen u. -skelett; gutartig als Nasen(rachen)fibrom, Lipom, Osteom (vestibulär oder in den Nasennebenhöhlen), Angiom, Hautmyom, Papillom (z.B. Cornu cutaneum), Adenom, Dermoidzyste, Mucoid (= Vorhofzyste); bösartig als Basaliom, Lupus-, Plattenepithel-Ca. (intensiv infiltrativ, mit fötiden u. hämorrhag. Absonderungen, Neuralgien, intrakraniellen Komplikationen), Sarkom (z.B. geschwürig zerfallender Polyp, ferner Melano-, Chondro-, Lymphosarkom); s.a. ▸Lymphoepitheliom (SCHMINCKE[-REGAUD]-Tumor); ▸Kopf-Hals-Tumoren. E tumors of the nose.

**Nasen|wurm:** ▸Linguatula serrata. E nose worm.

**Nasen|wurzel:** s.u. ▸Nasenskelett. E root of nose.

**Nasen|zyste:** ein- oder beidseitig am Nasenboden oder an der Innenseite des knorpel. Nasenflügels gelegene Zyste, entweder als Retentionszyste oder als Fehlbildung (z.B. Gesichtsspalten-, Naseneingangs-, Nasopalatinalzyste). E nasal cyst.

**Nasmyth-Membran:** *Zahnmedizin* ▸Cuticula dentalis. E Nasmyth's membrane, dental cuticle.

**naso...:** Wortteil »Nase«; s.a. ▸Rhino..., ▸Nasen...

**Naso|labial|falte:** von den Mm. risorius u. zygomaticus (u. buccinator) aufgeworfene Weichteilfalte vom Außenrand des Nasenflügels zum Mundwinkel. E nasolabial fold.

**Naso|palatinal|zyste:** in der Mitte des harten Gaumens (hinter den Schneidezähnen) gelegene Zyste als Rudiment des sog. Ductus nasopalatinus = incisivus (Rest des JACOBSON-Organs). E nasopalatine duct cyst.

**Naso|palpebral|reflex:** durch Schlag auf die Nasenwurzel ausgelöster ▸Orbicularis-oculi-Reflex. E nasopalpebral reflex.

**naso|pharyngeal:** den Nasenrachen betreffend. E nasopharyngeal.

**Naso|pharyngeal|katheter:** bei mechan. Mundsperre (Kieferfraktur, Masseterkrampf, postnarkotisch) durch die Nase in den Rachen (vor die Stimmritze) einzuführender Gummi- oder Plastiktubus; z.B. WENDL-Tubus (Abb.). Brechreiz geringer als bei Oropharyngealkatheter, aber fehlender Schutz gegen Aspiration. E nasopharyngeal catheter.

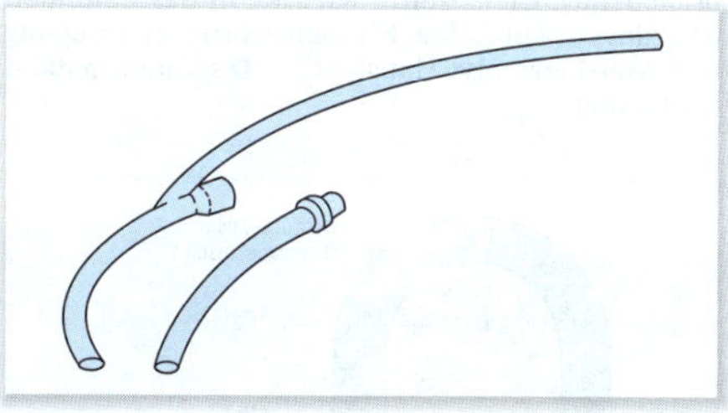

**Nasopharyngealkatheter:** WENDL-Tubus. [317]

**Naso|pharyngitis:** **1)** Epipharyngitis: ▸Angina retronasalis. **2)** ▸Rhinopharyngitis. E nasopharyngitis.

**Naso|pharynx:** ▸Pars nasalis pharyngis. E nasopharynx.

**Nasopharynx|karzinom:** s.u. ▸Nasentumoren. E nasopharyngeal carcinoma.

**Naso|ziliar|neuralgie:** ▸CHARLIN-Syndrom.

**Nass|keime:** *Bakteriologie* ▸Pfützenkeime u. Keime in Feuchtstellen, z.B. Pseudomonas, Candida-Arten. E wet rods.

**Nasturtii herba,** Brunnenkressekraut: Heilpflanze; in spezieller Aufbereitung nachweislich wirksam bei Katarrhen der oberen Luftwege u. Harnwegsentzündungen (keimhemmend, harndesinfizierend). ***Kontraind.:*** Magen-Darm-Ulcera u. entzündliche Nierenerkrankungen.

**Nasus:** ▸Nase. E nose. – **N. cartilagineus:** s.u. ▸Nasenskelett. – **N. externus:** die äußere ▸Nase. – **N. incurvus:** ▸Sattelnase. – **N. osseus:** s.u. ▸Nasenskelett.

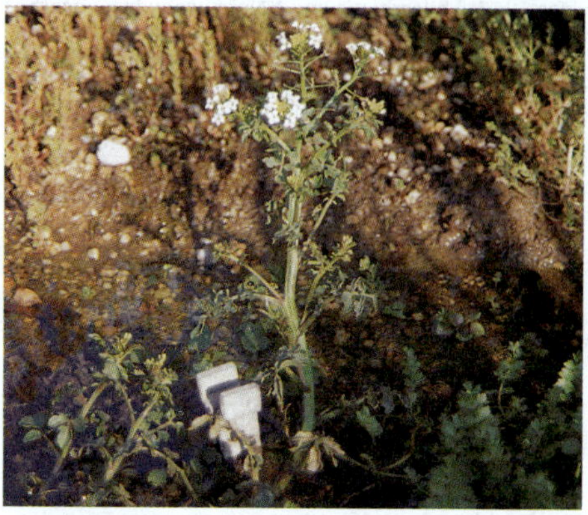

**Nasturtii herba:** Echte Brunnenkresse. [399]

**naszierend:** *Chemie* ▸nascens. E nascent.

**NAT** *(engl.)* Abk. für **n**ucleic **a**cid (amplification) **t**esting: Nucleinsäureverstärkungstechnik mit der ▸Polymerase-Kettenreaktion, die dem Nachweis von Viren durch direkte Identifikation des Virusgenoms dient.

**natal(is):** die Geburt betreffend. E natal.

**Natalität:** Geburtenhäufigkeit (▸Geborenenziffer). E natality, birth rate.

**Natamycin,** Pimaricin: ein ▸Polyen-Antimykotikum zur lokalen Anw. E natamycin.

**Nateglinid:** ein ▸Glinid; orales Antidiabetikum. E nateglinide.

**Nates:** **1)** Clunes: die von den Mm. glutei u. Fettgewebe gebildeten Gesäßbacken bds. der Crena ani. E buttocks, clunes. **2)** die bd. oberen »Zweihügel« der ▸Lamina tectalis.

**nati|form(is)** *(latein.):* den Gesäßbacken (▸Nates) ähnlich, z.B. Caput natiforme (»Natizephalie«).

**Natis:** die Gesäßbacke (▸Nates).

**nativ:** angeboren, natürlich, unverändert, nicht denaturiert. E native, indigenous.

**Nativ|aufnahme:** *Röntgenologie* ▸Röntgenleeraufnahme.

**Nativ|blut:** zusatzloses u. unverdünntes arterielles oder venöses Blut. E native blood.

**Nativ|galle:** die mit der Duodenalsonde primär gewinnbare ▸Galle. E native bile.

**Nativ|präparat:** unbehandelt zur Untersuchung gelangendes biolog. Material; z.B. ungefärbter u. unfixierter Blutausstrich, Frischpräparat. E native preparation.

**NATO-Lage(rung):** auch vom allein stehenden Helfer herbeizuführende »stabile« ▸Seitenlagerung des Bewusstlosen zur Freihaltung der oberen Luftwege.

**Natr(i)ämie:** ▸Hypernatriämie. E natr(i)emia.

**Natrium,** Abk. Na: Leichtmetall-Element (Alkalimetall) mit Atomgew. 22,9898 u. OZ 11; einwertig; gegenüber Sauerstoff u. Wasser sehr reaktiv (Aufbewahrung unter Petroleum). Wichtiges Bioelement (ca. 0,15 % des Körpergewichts), z.B. für Membranpotential, Transportprozesse; s.a. ▸Natriumchlorid. Spiegel im Vollblut 79,3–91,0 mval/l (entspr. mmol/l) = 182,3–209,2 mg/dl, im Blutplasma u. -serum 134,7–154,7 mval/l (entspr. mmol/l) = 310–356 mg/dl (vermindert bei schwerem Erbrechen, Diarrhö, Gastrointestinalfistel, ADDISON-Syndrom, Verbrennungen, Pneumonie, Quecksilbervergiftung etc.; vermehrt bei Exsikkose, Transmineralisation, Salzverlustsyndrom, s.a. ▸Hypernatriämie); s.a. ▸Natrium... – Nachweis: durch Flammenphotometrie (589 nm; intensiv gelb) oder mit Na-sensitiver Elektrode. – Sein radioaktives Isotop $^{24}Na$ ($\beta^-$ mit 0,54, $\gamma$ mit 1,37 u. 2,76 MeV; Halbwertszeit 15 Std.; krit. Organ: gesamter Körper) ist Diagnostikum (Kreislaufmessung) u. Therapeutikum (Ganzbestrahlung, z.B. bei Polyglobulie). E sodium. – **N. benzoicum:** ▸Natriumben-

N

zoat. – **N. bi|carbonicum:** ▸Natriumhydrogencarbonat. – **N. bor(ac)icum:** ▸Borax. E s. borate. – **N. carbonicum:** ▸Natriumcarbonat. – **N. chloratum:** ▸Natriumchlorid. – **N. citricum:** ▸Natriumcitrat. – **N. fluoratum:** ▸Natriumfluorid. – **N. hy|dro|xydatum:** ▸Natriumhydroxid. – **N. sulfuricum,** Natriumsulfat: ▸Glaubersalz. E s. sulfate.

**Natrium|antagonisten:** ▸Antiarrhythmika der Klasse I.

**natrium|arme Diät:** kochsalzarme Diät. E low-sodium diet.

**Natrium|aurothiomalat:** Goldverbindung zur parenteralen *Anw.* als langfristig wirksames ▸Antirheumaticum (s.a. ▸Goldtherapie). E sodium aurothiomalate.

**Natrium|azid:** $NaN_3$; Anw. als keimhemmender Zusatz zu Lösungen. E sodium azide.

**Natriumbenzoat,** $C_6H_5COONa$: Desinfizienz, Konservierungsmittel. E sodium benzoate.

**Natrium|bi|carbonat:** ▸Natriumhydrogencarbonat. E sodium bicarbonate.

**Natriumbituminosulfonat:** durch trockene Destillation aus hochschwefelhaltigem bituminösem Schiefer gewonnenes sulfoniertes Schieferöl; *Anw.* überwiegend extern als Antiseptikum u. Antiphlogistikum bei verschiedenen Dermatosen sowie bei Weichteilrheumatismus. E sulfonated shale oil.

**Natrium|carbonat,** Natrium carbonicum, kohlensaures Na, Soda: $Na_2CO_3$; pharmaz. u. techn. Chemikalie (Glasindustrie, Wasserenthärtung); als wasserfreies N. stark hygroskopisch. E sodium carbonate, washing soda.

**Natriumchlorid,** Natrium chloratum, NaCl, Kochsalz: farblose Kristalle mit typischem Aufbau (Steinsalzgitter). *Vorkommen:* als Steinsalz, in salin. Wässern, in Meerwasser; *Anw. pharm* als physiol. ▸Kochsalzlösung; als – lebensnotwendige (!) – Speisewürze. E sodium chloride, table salt.

**Natrium|citrat,** Natrium citricum: Natriumsalz der ▸Citronensäure; in 3,8 %iger Lsg. gerinnungshemmender Zusatz zu Blutproben; s.a. ▸ACD-Stabilisator. E sodium citrate.

**Natrium|cyclamat,** Natriumcyclohexylaminosulfonat: ein Süßstoff, Zuckerersatzmittel. E sodium cyclamate.

**Natrium|dibunat:** Antitussivum. E sodium dibunate.

**Natrium|efflux:** s.u. ▸Natriumpumpe.

**Natriumfluorid,** NaF: Substanz, die *pharm Anw.* findet als Kariesprophylaktikum, ▸Osteoporosemittel; außerdem als Desinfektions- u. Konservierungsmittel, Insektizid, gerinnungshemmender Zusatz zu Blutproben. E sodium fluoride.

**Natriumfluorophosphat:** ein ▸Osteoporosemittel. E sodium monofluorophosphate.

**Natrium|glutamat:** Salz der ▸Glutaminsäure; *Anw.* bei Azotämie, als Tonikum, Speisewürze (s.a. ▸Chinarestaurant-Syndrom). E sodium glutamate.

**Natrium|hydrogen|carbonat,** $NaHCO_3$, Natrium bicarbonicum, doppeltkohlensaures Natron: in wässriger Lsg. schwach alkalische Substanz; entwickelt bei saurem pH $CO_2$-Gas. *Anw. pharm* früher als Antazidum, heute zur i.v. Infusion bei Azidose; außerdem in biol. Lsgn. als Pufferzusatz, in Back- u. Brausepulvern. E sodium bicarbonate, baking soda.

**Natrium|hydrogen|carbonat|wässer:** alkalische Wässer (Thermen) mit Gesamtmineralisation > 1 g/kg, wobei unter den Kationen $Na^+$, unter den Anionen Hydrogencarbonat überwiegt.

**Natrium|hydroxid,** Ätznatron: NaOH; stark alkalisches ▸Ätzmittel; s.a. ▸Natronlauge. E sodium hydroxide.

**Natriumhypochlorit:** Antiseptikum; Desinfiziens; Bleichmittel. E sodium hypochlorite.

**Natriumiodid:** Jod-Substitutionsmittel (s.a. ▸Schilddrüsentherapeutica). E sodium iodide.

**Natrium|iopodat:** jodhaltiges Röntgenkontrastmittel (s.u. ▸Kontrastmittel). E sodium iopodate.

**Natrium-Kalium-Pumpe:** *Physiologie* Natriumpumpe. E sodium-potassium pump.

**Natrium-Kalium-Quotient:** Quotient aus den Harnwerten von Na u. K; normal 1,5 (1,0–2,0), verringert (durch Na-Retention) bei Ödem, Na-armer Kost, Corticoid-Therapie, vergrößert bei Tubulusschaden, ADDISON-Krankheit, Diarrhö (einschließlich Abführmittelabusus). E sodium-potassium coefficient.

**Natriumkanalblocker:** ▸Antiarrhythmika der Klasse I.

**Natriumkanal-Erkrankungen:** ▸neuromuskuläre Erkrankungen.

**Natriumlactat:** Natriumsalz der Milchsäure; *Anw.* als Puffer u. Lebensmittel-Zusatzstoff (Säureregulator). E sodium lactate.

**Natrium-Load** *(engl.)*: »Natriumbeladung«, die in den Harn abfiltrierte Natriummenge. Die Differenz zwischen N.-L. u. Natriumrückresorption macht die effektive Natriumausscheidung aus. E sodium load.

**Natrium|mangel:** Hyponatriämie, s.u. ▸Salzmangelsyndrom, ▸Salzverlust... E hyponatremia.

**Natrium|nitrat:** Salz der Salpetersäure; *Anw.* zum Pökeln von Fleisch; s.a. ▸Nitritvergiftung. E sodium nitrate.

**Natrium|nitrit:** Natriumsalz der salpetrigen Säure; *Anw.* zum Pökeln von Fleisch; s.a. ▸Nitritvergiftung. E sodium nitrite.

**Natriumnitroprussid:** ▸Nitroprussidnatrium.

**Natriumpantothenat:** Natriumsalz der ▸Pantothensäure; Vitamin-$B_3$-Derivat. E sodium pantothenate.

**Natrium|pentosan|polysulfat:** halbsynthetisch hergestelltes heparinähnliches Polysaccharid mit gerinnungshemmender und fibrinolytischer Wirkung; *Anw.* als Antikoagulans sowie bei interstitieller Zystitis. E pentosan polysulfate sodium.

**Natriumperchlorat:** ▸Thyreostaticum. E sodium perchlorate.

**Natriumphenylbutyrat:** Prodrug für Phenylacetat, das zu Phenylacetylglutamin konjugiert wird u. in dieser Form überschüssigen Stickstoff bindet; *Wirkung:* reduziert Ammoniakspiegel im Blut; *Anw.* bei Stoffwechselstörungen des Harnstoffzyklus. E sodium phenylbutyrate.

**Natriumpicosulfat:** ein ▸Abführmittel.

**Natrium|pumpe:** aktiver Transport von $Na^+$-Ionen aus dem Zellinneren durch die Membran in die Umgebungsflüssigkeit (Natriumefflux). Die Passage erfolgt gegen einen hohen elektrochem. Gradienten u. wird durch $Na^+$-$K^+$-ATPase bewirkt (Energie verbrauchend). Gleichzeitig wird $K^+$ in das Zellinnere geschleust (Abb.). S.a. ▸Ionentheorie der Erregung, ▸Wasser-Elektrolyt-Haushalt. E sodium(-potassium) pump.

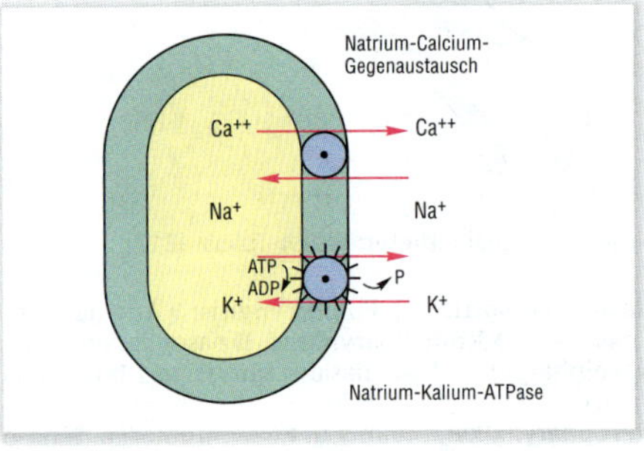


**Natriumpumpe.** [204]

**Natrium|retention:** Na-Zurückhaltung im Organismus, entweder durch vermehrte tubuläre Rückresorption (bei Hyperaldosteronismus) oder durch verminderte Glomerulusfiltrat (bei Glomerulonephritis, Herzinsuffizienz); evtl. mit Bildung sichtbarer Ödeme. E sodium retention.

**Natrium|rückresorption:** s.u. ▸Tubulusfunktionen; s.a. ▸Gegenstromsystem. E sodium reabsorption.

**Natriumselenit:** ein Selen-Substitutionsmittel. E sodium selenite.

**Natrium|sulfat:** ▸Glaubersalz.

**Natriumthiosulfat,** $Na_2S_2O_3 \cdot 5 H_2O$: als 10%ige Lsg. i.v. Antidot bei Vergiftung durch Cyanid, As, Pb, Hg etc.; außerdem als indifferentes Trägermittel für Salben, Puder, Badezusätze. E sodium thiosulfate.

**Natrium|transport:** s.u. ▸Natriumpumpe. E sodium transport.

**Natrium|urat:** Na-Salz der ▸Harnsäure; als Hemi- u. Mononatriumurat in ▸Harnkonkrementen (Ziegelmehlsediment bzw. Wetzsteinform-Kristalle); ferner in Gichttophi. E sodium urate.

**Natrium|verlust:** ▸Salzverlust..., ▸Salzmangel... E sodium loss.

**Natrium|zyklamat:** ▸Natriumcyclamat. E sodium cyclamate.

**Natri|uretikum:** *Pharmazie* s.u. ▸Diuretika. E natriuretic.

**natri|uretisches Hormon, atriales:** s.u. ▸atrial. E atrial natriuretic hormone.

**Natri|urie:** verstärkte bis überschießende (»**Natriurese**«) renale Ausscheidung von Na; v.a. bei Salzverlustnephritis u. DEBRÉ-FIBIGER-Syndrom, ferner bei Rückbildung von Ödemen, bei chron. Niereninsuffizienz, geringgradig bei nephrogenem Diabetes insipidus, Amyloidose, Hypokali- u. Hyperkalziämie, Pyelonephritis; s.a. ▸Natriuretikum. E natriuresis.

**Na|tron: 1)** doppeltkohlensaures N.: ▸Natriumhydrogencarbonat. E sodium bicarbonate. **2)** kaustisches N.: ▸Natriumhydroxid. E caustic soda.

**Na|tron|kalk:** Mischung von Calcium- (70–95%) u. Natriumhydroxid; feinkörnig als Absorbens für $CO_2$ (▸Atemkalk). E sodium lime.

**Na|tron|lauge:** stark alkalische wässrige Lösung von Natriumhydroxid (NaOH); ***Anw.*** z.B. als 3- bis 4%ige Lösung bei der Herstellung von Laugenbrezeln (häufig ▸Laugenverätzung bei Bäckern bei unvorsichtiger Aufbewahrung in Trinkgefäßen). E sodium hydroxide solution.

**Natur|heil|kunde:** von Ärzten u. Nichtärzten betriebene Heilkunde unter prophylaktischer u. therapeut. Nutzung natürlicher Reize: kaltes u. warmes Wasser, Heilquellen, Luft, Bewegung, Gymnastik, Massagen, Diät, Regelung der Lebensweise nach natürlichen Gesichtspunkten; s.a. ▸Alternativmedizin. E naturopathy.

**Naturheil|verfahren:** i.w.S. alle Heilverfahren, die nicht der offiziellen bzw. ärztlichen Medizin zugerechnet werden. Naturheilverfahren sind beliebt, 73% der Bevölkerung in Deutschland (2002) wünschen, damit behandelt zu werden. Entsprechend der bei den Heilverfahren üblichen Unterscheidung zwischen ärztlicher Medizin, Behandlungen nach dem Heilpraktikergesetz und Selbstbehandlung (Handverkauf der Apotheken) wird bei den N. zwischen ärztlichen Verfahren, nichtärztlicher Behandlung u. Volksmedizin unterschieden. Die N. sind vor allem in der niedergelassenen Ärzteschaft integriert; rund 28000 Ärzte sind in ärztlichen Fachgesellschaften für ▸Akupunktur organisiert, 14000 in Naturheilverfahren, 8000 in ▸Chirotherapie, 6000 in ▸Homöopathie u. mehr als 5000 in sonstigen Verfahren der Komplementärmedizin. Unter N. im engeren Sinne (auch sog. klassische Naturheilverfahren) sind die Methoden zu verstehen, die in der Weiterbildungsordnung der Ärztekammern unter der Zusatzbezeichnung Naturheilverfahren aufgeführt werden: ▸Phytotherapie, ▸Ordnungstherapie, ▸ausleitende Verfahren, Ernährungstherapie, Bewegungs-, Atem-, Klima-, Thermo-, Hydrotherapie, Massage etc. Nach der Weiterbildungsordnung umfassen die N. im Rahmen der Gesamtmedizin die Anregung der individuellen körpereigenen Ordnungs- u. Heilkräfte durch Anwendung nebenwirkungsarmer oder -freier natürlicher Mittel. Die Bezeichnung Naturheilverfahren dürfen nur Ärzte führen, die nach abgeschlossener Ausbildung hierzu von der Ärztekammer benannt werden; dies gilt nicht für Heilpraktiker.

**Natur|präparat:** frisches oder schonend gewonnenes – v.a. pflanzl. – Arzneipräparat. E natural remedy.

**Naunyn** (BERNHARD N., 1839–1925, Internist, Bern, Königsberg, Straßburg). – **N.-Zeichen:** Druckschmerzhaftigkeit im re. Hypochondrium (bei tiefer Palpation unter maximaler Inspiration) als Hinweis auf Cholezystitis. E Naunyn's sign. – **N.-Zentrum:** ▸Lesezentrum.

**Nausea,** Übelkeit: Befindlichkeitsstörung, die meist mit einem »flauen« Gefühl im Magen u. Brechreiz bis hin zum ▸Erbrechen verbunden ist. ***Ätiol.:*** Es können unterschiedlichste Ursachen zugrunde liegen, z.B. psychisch, Erkrankungen des Magen-Darm-Trakts, Schmerzen, Erkrankungen des Innenohrs, Hirnerkrankungen, Stoffwechselstörungen, Hypotonie, Schwangerschaft, Medikamente (s.a. ▸ANE-Syndrom). ***Ther.:*** symptomatisch (▸Antiemetica), Behandlung der Grunderkrankung. E nausea. – **N. epidemica:** epidem. ▸Erbrechen. – **N. marina:** ▸Seekrankheit.

**Nauta-Schleife:** extramurale ▸limbische Fasern. E Nauta's loop.

**Naviculare:** Kurzform für ▸Os naviculare u. ▸Os scaphoideum (Os nav. manus).

**navicularis** *(latein.)*: kahnförmig. E navicular.

**Navikular(e)fraktur: 1)** Fraktur des Os scaphoideum durch Sturz auf die überstreckte Hand (s.a. ▸Handwurzel...); meist intraartikulär, ohne wesentl. Dislokation, evtl. aber als **Navikulare-Kapitatum-Fraktur** (mit Rotation des proximalen Kapitatumfragments um 180°). **2)** Fr. des Os naviculare (durch Sturz auf den plantarflektierten Fuß); als Fissur, Verrenkungsbruch oder Abriss des Kahnbeinfortsatzes. E fracture of the navicular bone (of hand; of foot).

**Navikular|zellen:** ab 8. Schwangerschaftswoche typische basophile, länglich-rundl. Zellen in der mittleren Scheidenepithelschicht; sog. Schwangerschaftszellen. E navicular cells.

**NBT-PABA,** Abk. für **N-b**enzoyl-L-**t**yrosyl-**para**amino**b**enzoic-**a**cid, N-Benzoyl-L-tyrosyl-paraaminobenzoesäure: Substanz zur Testung der exokrinen Pankreasfunktion. Die oral aufgenommene Substanz wird durch Chymotrypsin im Darm gespalten, PABA im Urin bestimmt.

**NBT-Test:** Abk. für ▸**N**itro**b**lau**t**etrazoliumtest. E NBT test.

**Nd:** *Chemie* Symbol für ▸**N**eo**d**ym. E Nd.

**NDV:** Abk. für **N**ewcastle-**D**isease-**V**irus (Erreger der atyp. ▸Geflügelpest).

**Ne:** *Chemie* Symbol für ▸**Ne**on. E Ne.

**Neandertaler:** s.u. ▸Homo sapiens. E Neanderthal man.

**Ne|arthrose:** Gelenkneubildung; außer als ▸Pseudarthrose bei Gelenkkopfverlagerung (z.B. Sekundärpfannenbildung bei angeborener Hüftluxation), bei patho. Kontakt sonst nicht artikulierender Knochen (z.B. Osteoarthrosis interspin. BAASTRUP) oder artifiziell (z.B. v. BAEYER-LORENZ-Bifurkation). E nearthrosis.

**Nebel:** Stoffsystem mit Gas (Luft) als Verteilungsmedium u. Wasser als Partikeln. E fog. – **N., therapeutischer:** ▸Aerosol; die in 1 l Aerosol enthaltene Medikamentmenge (in ml) wird als **Nebeldichte**, die vom Gerät pro Min. gelieferte – dem Atemvolumen angepasste – Druckluftmenge als Nebelmenge, die zur Resorption einer best. Wirkstoffmenge notwend. Zahl von Atemzügen als **Nebeldosis** bezeichnet. E aerosol.

**Nebel|flecken: 1)** Nebula frontalis: *Pathologie* ▸Hyperostosis cranialis interna. **2)** *Ophthalmologie* ▸Nubecula. E nebulae.

**Nebel|kammer:** *Physik* (WILSON) Kammer zum Sichtbarmachen der Bahnen radioakt. Teilchen durch Nebelspuren (durch entlang der Teilchenbahn erzeugte, in der übersättigten Dampfatmosphäre als Kondensationskerne wirkende Ionen). E cloud chamber.

**Nebel|sehen,** Nephelopsia: verschwommenes Sehen infolge krankheitsbedingter Trübung der brechenden Medien des Auges (v.a. bei Glaukom).

N

**Nebel|zelt:** *Pädiatrie* über das Bett zu stülpendes Plastikzelt für ▸Aerosoltherapie.
**Neben|blase:** unpräziser Begr. für Harnblasendivertikel, Blasenwandhernie, Uhrglasblase, Vesica bipartita, bi- u. multilocularis. **E** accessory bladder.
**Nẹben|eierstock:** ▸Epoophoron; s.a. ▸Paroophoron.
**Neben|gefäß:** Kollateralgefäß, ▸Kollaterale; auch akzessor. Gefäß (z.B. ▸Polgefäß); s.a. ▸Bypass. **E** collateral vessel, accessory v.
**Neben|geräusch:** **1)** *Kardiologie* ▸Geräusch, extrakardiales. **E** extracardiac murmur. **2)** *Pulmologie* ▸Rasselgeräusch.
**Neben|hoden:** ▸Epididymis.
**Nebenhoden|entzündung:** ▸Epididymitis.
**Nebenhoden|ex|stirpation:** ▸Epididymektomie.
**Nebenhoden|gang:** ▸Ductus epididymis.
**Nebenhoden|plastik:** plastisch-operative Korrektur der Samenwege bei Samenwegsstenose im Nebenhodenbereich (Cauda- bzw. Testis-Caput-Übergang).
**Nebenhoden|retentiọns|zyste:** ▸Spermatozele.
**Neben|höhlen (der Nase):** ▸Sinus paranasales.
**Nẹbenhöhlen|entzündung:** ▸Sinusitis.
**Neben|kropf:** ▸Struma aberrans.
**Neben|lunge:** akzessorisches Lungengewebe mit eigenem Bronchus u. eigener Arterie (Aortenast); meist li. paravertebral zwischen Zwerchfell u. Unterlappen; im Allg. atelektatisch, mit zystisch erweiterten u. sekretgefüllten Bronchien; bei Zwerchfelldefekt evtl. als »Bauchlunge«. **E** accessory lung.
**Neben|milz:** ▸Lien accessorius. **E** accessory spleen.
**Nẹben|niere,** Abk. NN: ▸Glandula suprarenalis. **E** adrenal gland.
**Nẹbennieren|apoplexie:** hämorrhagische Infarzierung der NN, meist im Rahmen einer Sepsis (▸WATERHOUSE-FRIDERICHSEN-Syndrom), bei hämorrhag. Diathese (z.B. hypoxisch geschädigter Säuglinge) bzw. unter Antikoagulanzien-Medikation. **E** adrenal apoplexy.
**Nẹbennieren|entzündung:** ▸Adrenalitis.
**Nẹbennieren|exstirpation:** ▸Adrenalektomie.
**Nẹbennieren|insuffizienz:** ▸Nebennierenrindeninsuffizienz. **E** adrenal insufficiency.
**Nẹbennieren|inzidentalom:** ▸Inzidentalom (1).
**Nẹbennieren|mark,** Abk. NNM: ▸Medulla glandulae suprarenalis. – Bildet (wie das ZUCKERKANDL-Organ u. freie Paraganglien) in den chromaffinen Zellen aus Tyrosin die Hormone ▸Adrenalin u. ▸Noradrenalin. S.a. ▸Nebennierentumor. **E** adrenal medulla.
**Nẹbennierenmark|tumor:** ▸Phäochromozytom, ▸Sympathoblastom.
**Nẹbennieren|rinde,** Abk. NNR: ▸Cortex glandulae suprarenalis. Bildet, v.a. aus Cholesterin, die NNR-Hormone (▸Corticosteroide); diese werden nach ihrer physiol. Wirkung unterschieden als ▸Gluco- u. ▸Mineralocorticoide. Ferner Bildungsort androgener Hormone. S.a. Schema. **E** adrenal cortex.

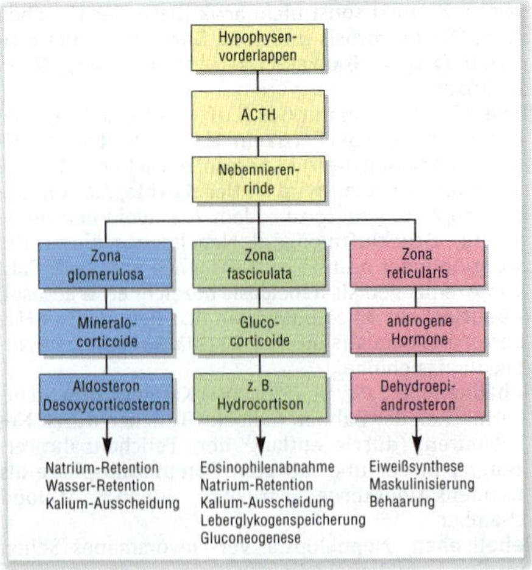

**Nebennierenrinde:** Funktionen der NNR. [159]

**Nebennierenrịnden|adenom, -adenomatose:** solitäre oder multiple Adenombildung (Abb.) in der, sekundär atrophischen, Nebennierenrinde (NNR). Je nach betroffenem Gewebe bzw. Hormonproduktion als Aldosteronom (CONN-Syndrom, prim. ▸Aldosteronismus) oder mit den Symptomen des ▸Cushing-Syndroms (durch Cortisol). ***Diagn.:*** Labor; Bestätigung u. Lokalisationsdiagnostik durch Computertomographie. ***Ther.:*** operative Entfernung der tumortragenden Nebenniere (einseitige Adrenalektomie); bei Cortisol produzierendem Adenom u.U. zeitlebens andauernde Substitutionsbehandlung mit Corticosteroiden (sek. NNR-Insuffizienz durch lang dauernde Suppression der kontralateralen Nebenniere). **E** adrenocortical adenoma.

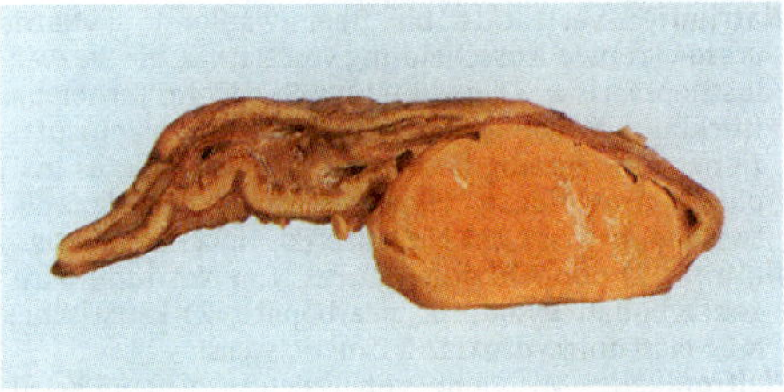
**Nebennierenrindenadenom:** Präparat einer Nebenniere bei CONN-Syndrom. Goldgelbes Adenom rechts, normales NNR-Gewebe links. [178]

**Nebennierenrịnden|atrophie:** sekund. Schwund des Nebennierenrindengewebes infolge ACTH-Ausfalls bei hypophysärer Erkrankung oder nach Corticoidtherapie (s.a. ▸SLOCUMB-Syndrom). – Symptome der ▸Nebennierenrindeninsuffizienz. **E** adrenocortical atrophy.
**Nebennierenrịnden|dysplasie, bilaterale noduläre:** sehr seltene primäre, oft familiäre Krankheit der Nebennierenrinde, bei der die Cortisolsekretion autonom und die ACTH-Sekretion unterdrückt sind. ***Ther.:*** bilaterale totale Adrenalektomie (mit anschließender lebenslanger Substitutionsbehandlung mit Gluco- u. Mineralocorticoiden).
**Nebennierenrịnden|hormone:** in der ▸Nebennierenrinde produzierte Steroidhormone, die sich in drei Gruppen unterteilen lassen: ▸Mineralocorticosteroide, ▸Glucocorticoide sowie Sexualhormone (s.u. ▸Geschlechtshormone). **E** adrenocortical hormones.
**Nebennierenrịnden|hyper|plasie:** Überentwicklung einer oder aller 3 NNR-Zonen. ***Ätiol.:*** meist als Folge gesteigerter hypophysärer ACTH-Stimulierung, bei ACTH produzierendem Hypophysentumor (▸CUSHING-Syndrom), ektopischer ACTH-Produktion (▸Paraneoplasie), angeborener Störung der Cortisol-Biosynthese (▸adrenogenitales Syndrom), unter ACTH-Medikation. **E** adrenocortical hyperplasia.
**Nebennierenrịnden|insuffizienz:** vermind. Produktion von NNR-Hormonen u. resultierende Krankheitsbilder (evtl. als **partielle N.**). ***Klassifik.:*** als **primäre N.** infolge akuten oder allmählichen Ausfalls der NNR (z.B. Tuberkulose, Tumor, NN-Apoplexie, Autoimmunprozess, Blutung; nach ▸Adrenalektomie) meist total (▸ADDISON-Krankheit); als **sekundäre N.** infolge Ausfalls der ACTH-Produktion (bei Hypophysenvorderlappeninsuffizienz), nach lang dauernder Glucocorticoid-Verabfolgung (▸SLOCUMB-Syndrom). ***Klinik:*** schleichender Beginn mit Müdigkeit, Appetitmangel, Gewichtsverlust, gastrointestinalen Beschwerden, Haut- u. Mundschleimhautpigmentationen. – Als **akute N.** (ADDISON-Krise) eine stets lebensbedrohl. Verschlechterung der chronischen N. mit Kreislaufinsuffizienz, Hypoglykämie u. -natriämie, Hyperkaliämie u. metabolischer Azidose. Oft ausgelöst durch Infekt, Trauma. – ***Ther.:*** Substitution von

Gluco- u. Mineralocorticoiden. E adrenocortical insufficiency.

**Nebennierenrinden|karzinom:** maligner, i.d.R. Cortisol, seltener Sexualhormone produzierender Tumor der Nebennierenrinde mit den klinischen Zeichen des ▸CUSHING-Syndroms (bei Kindern unter 15 Jahren die häufigste Ursache). ***Diagn.*** u. ***Ther.*** s.u. ▸Nebennierenrindenadenom (maligne u. benigne Tumoren sind etwa gleich häufig).

**Nebennieren-Szintigraphie:** umfasst zwei Untersuchungsmethoden: die **Nebennierenrinden-Szintigraphie** mittels Iod-131-Norcholesterol zur präoperativen Diagnostik von NNR-Adenomen (bei V.a. CONN- bzw. CUSHING-Syndrom) sowie die **Nebennierenmark-Szintigraphie** mittels Iod-123-Metaiodobenzylguanidin (MIBG-Szintigraphie). Diese dient der Primär- bzw. Rezidivdiagnostik bei benignem oder malignem Phäochromozytom, auch zur Differentialdiagnose Narbe vs. Rezidiv/Metastase. E scintigraphy of adrenal glands.

**Nebennieren|tuberkulose:** meist als beidseitige, verkäsende Tbk, v.a. der NN-Rinde (s.a. ▸Nebennierenrindeninsuffizienz). E adrenal tuberculosis.

**Nebennieren|tumor:** benigne oder maligne Tumoren von Nebennierenmark oder -rinde. Zu den Tumoren des Nebennierenmarks gehören ▸Phäochromozytom, ▸Sympathoblastom und ▸Ganglioneuroma malignum. Tumoren der NNR sind ▸Nebennierenrindenadenom u. ▸Nebennierenrindenkarzinom, die bilaterale noduläre ▸Nebennierenrindendysplasie u. das ▸Inzidentalom. Seltene Tumoren der Nebenniere sind Lymphangiom, Zysten, Myelolipom. ***Diagn.:*** s. Tab. ***Klinik:*** Befund u. Beschwerden bedingt durch lokale Verdrängungserscheinungen u. durch evtl. produzierte Hormone. E adrenal tumor.

| | |
|---|---|
| obligatorisch | Sonographie, Computertomographie u./oder Kernspintomographie |
| ergänzend | venöse Katheterisierung mit selektiver Blutentnahme aus den Nebennierenvenen bzw. mit Etagenblutentnahme |
| selten | Arteriographie, Venographie, Nebennierenszintigraphie mit $^{131}$J-meta-Benzylguanidin beim Phäochromozytom |
| extrem selten | Nebennierenszintigraphie mit $^{131}$J-Cholesterin, z.B. beim CONN-Syndrom |

**Nebennierentumor:** Lokalisationsdiagnostik. [88]

**Neben|pankreas:** Heterotopie exokriner Pankreasanteile im Magen-Darm-Trakt. E aberrant pancreas.

**Neben|plazenta:** ▸Placenta succenturiata. E accessory placenta.

**Neben|pocken:** Papelbildung in der Umgebung der Impfstelle als Komplikation der Pockenschutzimpfung; durch lympho- oder hämatogene Virusaussaat bedingt.

**Neben|schilddrüse:** ▸Glandula parathyreoidea. E parathyroid gland.

**Nebenschilddrüsen-Szintigraphie:** Methode zur Lokalisations- bzw. Rezidivdiagnostik bei V.a. primären Hyperparathyreoidismus durch Adenom, Hyperplasie oder ektope Lage von Epithelkörperchen. Die N. erfolgt nach Applikation von Tc-99m-Methoxy-Isobutyl-Isonitril (MIBI). E scintigraphy of parathyroid glands.

**Nebenschilddrüsen|tumoren:** ▸Epithelkörperchenadenom, ▸Epithelkörperchenkarzinom.

**Neben|schluss:** ▸Shunt; s.a. ▸Bypass.

**Nebenwirkung,** Arzneimittelwirkung, unerwünschte: jeder nicht erwünschte Effekt einer Maßnahme oder eines Arzneimittels; bekannt u. voraussehbar oder aber unerwartet.

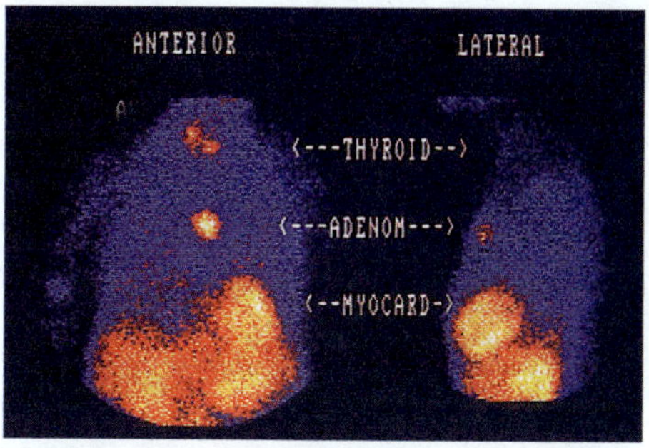


**Nebenschilddrüsen-Szintigraphie:** Nachweis eines extrathyreoidalen Nebenschilddrüsenadenoms. Physiologische Aktivitätsspeicherung in Schilddrüse, Herz u. Leber. [96]

Übersicht möglicher Mechanismen (wobei die eindeutige Abgrenzung nicht immer möglich ist): **1)** dosisabhängigige N. **a)** als Folge der Hauptwirkung (z.B. Toxinfreisetzung beim Erregerzerfall sowie Schädigung der normalen Flora bei Antibiotikatherapie). **b)** durch unterschiedliche individuelle Toleranz (z.B. genetisch bedingter Enzymmangel oder Kumulation infolge verminderter Ausscheidung [Begleitkrankheit]). **2)** ▸Arzneimittelallergie (bei nicht erkennbarer Sensibilisierung: Idiosynkrasie). **3)** pseudoallergische Reaktion (PAR, analog zur Pseudoallergie, [s.u. ▸Nahrungsmittelallergie]) z.B. durch Freisetzung von Mediatoren. **4)** toxische N. (▸Toxizität; s.a. ▸phototoxisch). **5)** (potentielle) N. als ▸Karzinogen. **6)** ▸Wechselwirkung mit anderen (Arznei-)Stoffen. **7)** ▸Abhängigkeit von Arzneimitteln. **8)** Schwangerschaft, Perinatal- u. Stillperiode. **a)** (potentielle) N. während der kindl. Entwicklung (v.a. »teratogen« als ▸Embryopathie oder ▸Blastopathie, ferner z.B. toxische oder hormonelle N. als ▸Fetopathie durch plazentagängige Stoffe). **b)** perinatal (z.B. durch Beeinflussung der Wehentätigkeit). **c)** über die Muttermilch in der Stillperiode. E side effect.

N

**Neben|wirt:** Wirt, in dem die mögl. Entwicklung eines monoxenen Parasiten infolge Fehlens optimaler Anpassung erschwert (u. beschränkt) ist. – Auch inkorrekt für ▸Zwischenwirt. E paratenic host.

**Neben|zellen:** **1)** niedrige, helle, Schleim bildende Epithelzellen in den Magenfundus- u. -korpusdrüsen; s.a. ▸Magenschleimhaut (dort Abb.). E mucous neck cells. **2)** **neurogene N.:** Zellen in sympath. Ganglien; zwischen den Ganglienzellen, u. diese als »Hüllenplasmodium« umgebend.

**Nebivolol:** lang wirksamer, kardioselektiver ▸Betarezeptorenblocker. E nebivolol.

**Nebula frontalis:** ▸Hyperostosis cranialis interna.

**Necator,** Hakenwurm: Gattung Blut saugender Dünndarmparasiten [Ancylostomatidae, Nematodes] bei Säugetieren; beim Menschen v.a. der 8–11 bzw. (♀) 10–13 mm lange »Todeswurm« **N. americanus** s. africanus s. argentinus (verursacht ▸Ancylostomiasis = »**Necatoriasis**«); s.a. ▸Wurmeier. E hookworm.

**neck dissection** *(engl.):* ▸Halsdissektion.

**(van-)Neck(-Odelberg)-Syndrom:** (1924) aseptische Epiphyseonekrose der Schambein-Sitzbein-Synchondrose, v.a. bei adipösen Knaben. E van Neck's disease.

**Ne|cro|biosis,** Nekrobiose: **1)** der Übergang der Zelle vom Leben zum Tod als intermediäres Stadium der Nekrose, mit irreversiblen Kern- u. Protoplasmaveränderungen. **2)** auf N.(1) beruhende Krankheitsbilder der Haut. E necrobiosis. – **N. lipoidica (diabeticorum),** OPPENHEIM-URBACH-Krankheit: symmetrische, bis handtellergroße, (braun)rote, evtl. gesprenkelte, flach eingesunkene, evtl. ulzeröse Hautatrophie (s. Abb.) mit großbogiger violetter Begrenzung an den Streckseiten der Unterschenkel (seltener Hände u. Oberschenkel), oft kombiniert mit (Prä-)

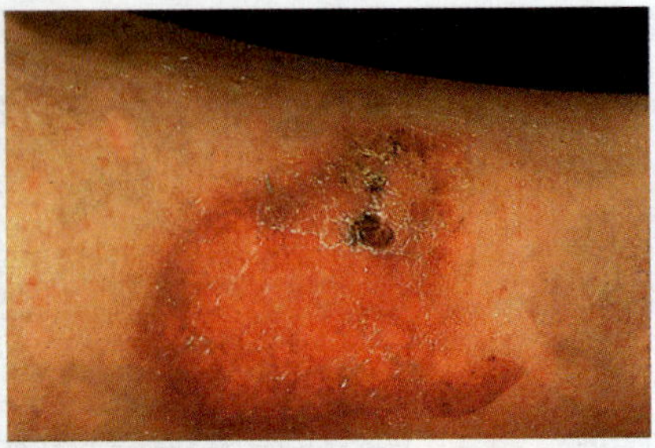

**Necrobiosis lipoidica (diabeticorum).** [524]

Diabetes mellitus. Histologisch auffällig sind Endangiitis, Kollagennekrose (mittl. Korium), Lipoidspeicherung, lymphohistiozytärer Randwall, Epitheloid- u. Fremdkörperriesenzellen. S.a. ▸MIESCHER-Syndrom (4).

**Necrosis:** *Pathologie* ▸Nekrose. E necrosis.

**necroticans** *(latein.)*: nekrotisierend. E necrotizing.

**Nedocromil:** ein Mastzell-Stabilisator. ***Wirkung:*** Hemmung der Mediatorfreisetzung (wie ▸Cromoglicinsäure), zusätzlich entzündungshemmend wirksam. ***Anw.*** als topisches Antiallergikum u. zur Asthma-Prophylaxe.

**(v.-)Neel-Syndrom:** ▸BING-V.-NEEL-Syndrom.

**Ne|en|zephalon:** das stammesgeschichtlich jüngere, dem Paläenzephalon eingegliederte »Neuhirn«: Linsen- u. Schweifkern, Großhirnhemisphären u. -schenkel, Balken, Brücke, Pyramiden, Kleinhirnhemisphären u. -stiele u. die zugehör. Bahnen. E neoencephalon.

**Nefazodon:** neueres ▸Antidepressivum mit noradrenerger u. serotonerger Wirkung; ***NW:*** Hepatotoxizität. E nefazodone.

**Nefopam:** mittelstark wirkendes ▸Analgeticum (Diphenhydramin-Derivat) mit anticholinerger Wirkung; ***NW:*** u.a. Anstieg von Herzfrequenz u. Blutdruck, Mundtrockenheit. E nefopam.

**negativ:** ergebnislos, nicht positiv, unter der Nulllinie; *opt* mit umgekehrtem bzw. komplementärem Helligkeits- oder Farbwert (s.a. ▸Nachbild); *physik* dem pos. elektr. Pol entgegengesetzt, z.B. neg. Ion (= Anion). E negative.

**Negativismus:** *Psychologie* Verweigerung der adäquaten Antwort auf einen Außenreiz, d.h. fehlende Reaktion (= innerer oder passiver N.) oder sogar gegenteiliges Handeln (= aktiver N.); als katatones Symptom der Schizophrenie. E negativism.

**Negativ(kontrast)färbung:** *Histologie* in der Lichtmikroskopie das Anfärben des Untergrundes (z.B. mit saurem Farbstoff, Tusche), während die darzustellenden Strukturen farblos bleiben. – In der Elektronenmikroskopie die Darstellung feinster Strukturen (z.B. Oberflächen der Viren) durch Einhüllen in eine elektronenundurchlässige Substanz (z.B. Phosphorwolframsäure). E negative stain.

**Negativ|linse:** *Optik* ▸Konkavlinse. E minus lens.

**Negativ|liste:** seit 1983 in Deutschland gültiges und immer wieder aktualisiertes Verzeichnis von Arzneimitteln, deren Verordnung auf Kosten gesetzlicher Krankenkassen nicht gestattet ist.

**Negelein-Ester:** s.u. ▸Phosphoglyceratkinase.

**Negishi-Virus:** (1948) in Tokio isoliertes ARBO-Virus B; von Zecken übertragener Erreger einer biphas. (Meningo-)Enzephalitis.

**Neglect(-Syndrom)** *(engl. = Vernachlässigung)*: z.B. nach Hirninfarkt auftretende Aufmerksamkeitsstörung (betroffen sind v.a. visuelle, evtl. andere sensorische u. motorische Funktionen); meist als halbseitige (»Hemineglect«) parietale Störung, bei der Dinge in der gegenseitigen (kontralateralen) Raumhälfte nicht beachtet werden; häufig verbunden mit homonymer ▸Hemianopsie u. ▸Anosognosien. Oft überdeckt durch begleitende Aphasie.

**Negri-Körperchen** (ADELCHI N., 1876–1912, Pathologe, Batavia): für das Spätstadium der Tollwut charakteristische (bei Hunden in 90 %, bei Menschen in 30 %) zytoplasmatische Einschlüsse im ZNS, sphärisch oder ovoid (∅ 1–27 µm), mit basophilen Granula u. Lipoiden; färbbar nach VAN GIESON, LENTZ, SELLERS etc. E Negri bodies.

**Negro** (CAMILLO N., 1861–1927, Neurologe, Turin). – **N.-Handgriff:** (1921) Druck auf den Oberschenkel bei dorsal flektiertem Fuß (Hacken auf dem Boden) als Kunstgriff zur Erleichterung der PSR-Auslösung. E Negro's maneuver. – **N.-Zahnradphänomen:** ▸Zahnradphänomen. E N.'s phenomenon.

**Nehb-Dreieck:** (1938) bipolare Brustwandableitung des EKG im sog. kleinen Herzdreieck (Abb.). Besonders geeignet zur Darstellung von Vorder- u. Hinterwandinfarkt (in Abltg. A bzw. D) u. von Vorhoferregungen. E Nehb's triangle.

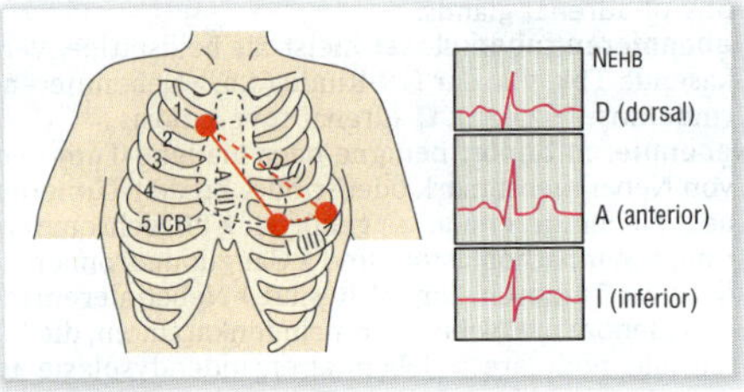


**Nehb-Dreieck.** [444]

**Neisser (1)** ALBERT L. S. N., 1855–1916, Dermatologe, Breslau; **2)** MAX N., 1869–1938, Bakteriologe, Frankfurt/M.). – **N.-Diplokokken** (ALBERT L. S. N.): *Bakteriologie* ▸Neisseria. E Neisser's diplococci. – **N.-Lösung** (MAX N.): I) Methylenblau in absol. Alkohol, Eisessig u. Aqua dest., II) Kristallviolett in absol. Alkohol u. Aqua dest., III) Chrysoidin (oder Bismarckbraun oder Safranin) in heißem Aqua dest.; die bd. ersten vor Gebrauch 2 : 1 gemischt = »Lsg. A«, die 3. = »Lsg. B« (zum Vor- bzw. Nachfärben); zur Darstg. der **Neisser-Polkörperchen** (= BABES-ERNST-Körperchen des Corynebact. diphtheriae): dunkelviolett (durch Lsg. A), Bakterienkörper braun (durch Lsg. B, die auch Kristallviolett fest an Polkörperchen bindet). E Neisser's solution. – **N.-Versuch** (MAX N.): ein In-vivo-Nachweis (Meerschweinchen) der Toxinbildung von Corynebact. diphtheriae durch subkutane Injektion einer die zu testenden Erreger enthaltenden Bouillon. E N.'s test.

**Neisseria:** *Bakteriologie* nach ALBERT L. S. NEISSER benannte Gattung der Fam. Neisseriaceae; gramneg., aerobe oder fakultativ anaerobe, ca. 1 µm große Diplokokken; meist nur auf angereicherten Nährböden (z.B. ▸Kochblutagar) bei 5 % $CO_2$ gut wachsend, z.T.

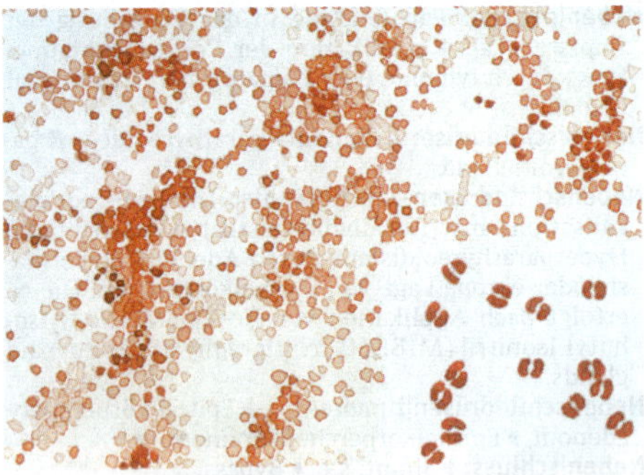

**Neisseria meningitidis:** N. m. u. andere Neisserienarten (mikrosk. Bild); semmelförmige gramnegative Diplokokken, nur im Untersuchungsmaterial deutlich ausgebildet (rechts vergrößert). [479]

hämolysierend. E Neisseria. – **N. catarrhalis:** ▸ Moraxella catharralis. – **N. flavescens:** goldgelbes Pigment bildender Saprophyt des Nasen-Rachen-Raumes; gelegentlich Erreger von Meningitis. – **N. gonorrhoeae:** unbewegliche, nierenförmige, oft in Tetraden vork. Katalase- u. Oxidase-pos., nur menschenpathogene Erreger der ▸ Gonorrhö, in Eiterzellen nachweisbar; anzüchtbar sofort nach Entnahme der Probe; sonst ist ein spez. Transportmedium (z.B. nach STUART) notwendig; s.a. ▸ Gonokokken... – **N. meningitidis,** Meningococcus: nur menschenpathogener Endotoxin-Bildner; mit – entsprechend den Kapsel-Polysacchariden – verschiedenen serolog. Typen: A (v.a. in Südamerika), B (Europa), C (Nordamerika), D, W, X, Y, Z; Erreger der Meningitis cerebrospinalis epidemica; s.a. ▸ Meningokokken... – Gegen A, C sowie A, C, W 135 u. Y Impfstoffe (bivalent bzw. tetravalent) verfügbar; Impfschutz kurzzeitig (z.B. für Pilgerreise). – **N. perlflava:** Saprophyten des Nasen-Rachen-Raumes. Analog: **N. sicca**, **N. subflava**.

**nekro...:** s.a. ▸ necro...

**Nekro|biose:** ▸ Necrobiosis. E necrobiosis.

**Nekro|logie:** Lehre (einschl. Statistik) von den Todesursachen. E necrology.

**Nekro|lyse:** *Pathologie* ▸ Einschmelzung. E necrolysis. – **N., epidermale, toxische:** ▸ Epidermolysis acuta toxica.

**Nekro|phanerose:** *Pathologie* das Sichtbarwerden der Veränderungen bei umschrieb. Gewebstod (z.B. bei Myokardinfarkt nach ca. 4 Std.).

**Nekro|philie:** *Psychologie* (KRAFFT-EBING) Wunsch, an einer (weibl.) Leiche den Koitus zu vollziehen; seltene sexuelle Perversion. E necrophilism, -philia.

**Nekr|op(s)ie:** ▸ Leichenschau, ▸ Obduktion. E necropsy.

**Nekrose,** Necrosis: lokaler Gewebstod in einem lebenden Organismus (s. Abb.) als schwerste Folge einer örtl. Stoffwechselstörung, z.B. infolge Sauerstoffmangel (s.u. ▸ Anoxie, dort Schema), chemischer (einschl. bakterieller Gifte), physikal. (Wärme, Kälte, Strahleneinwirkung) oder traumat. Ursache. Wird unterschieden als ▸ Koagulations- u. ▸ Kolliquationsnekrose. S.a. ▸ Gangrän, ▸ Mumifikation, ▸ Degeneration, ▸ Necrobiosis, ▸ Verkäsung. E necrosis.

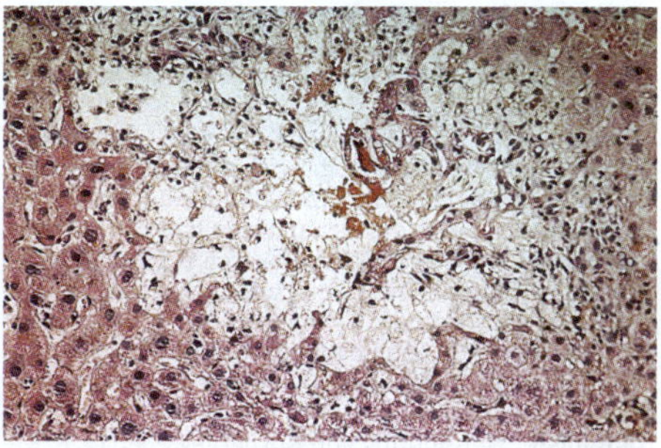

**Nekrose:** sog. Netznekrose im Bereich eines Leberläppchens. Netzartige Umwandlung des Zytoplasmas, krümeliger Zerfall von Leberzellen (Histologie). [178]

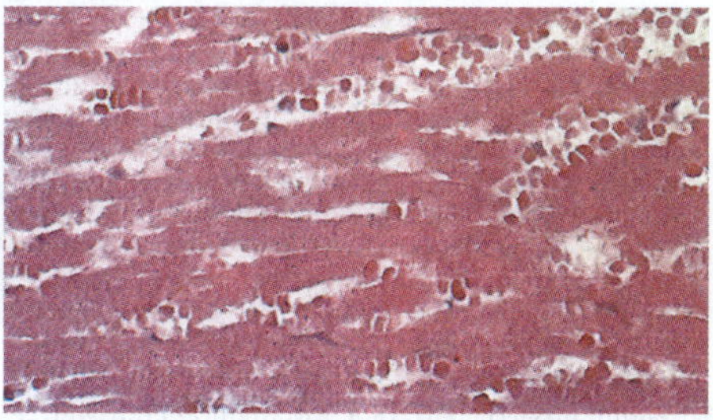

**Nekrose:** N. des Herzmuskelgewebes nach Myokardinfarkt. Unscharf begrenzte, bandförmige Querstreifung bzw. Homogenisierung kernloser Herzmuskelzellen (Histologie). [178]

**Nekro|skopie:** ▸ Leichenschau, ▸ Obduktion. E necroscopy.

**nekrotisch:** in ▸ Nekrose übergegangen, abgestorben. E necrotic.

**nekrotisierend,** necroticans: in ▸ Nekrose übergehend, Nekrose verursachend. E necrotizing.

**Nekro|tomie:** *Chirurgie* ▸ Sequesterotomie. E necrotomy.

**Nekro(zoo)spermie:** Abgestorbensein (= irreversible Unbeweglichkeit u. Eosin-Färbbarkeit) aller Spermien im Ejakulat; bei akuter Prostatitis, Spermatozystitis; Zeichen der Impotentia generandi. E necrospermia.

**Nélaton** (AUGUSTE N., 1807–1873, Chirurg, Paris). – **N.-Katheter:** einfacher oder doppelläuf., gerader Weichgummikatheter (verschied. Stärken) mit vielfält. Zahl u. Stellung der »Augen« im Spitzenteil. E Nélaton's catheter. – **N.-Linie:** ▸ ROSER-NÉLATON-Linie. E N.'s line.

**Nelfinavir:** ein ▸ Proteasenhemmer; ***Anw.*** zur Kombinationsther. bei HIV-Infektion.

**Nelson** (1) DON H. N., geb. 1925, Internist, Endokrinologe, Boston; 2) ROBERT ARMSTRONG N., geb. 1922, amerikan. Serologe). – **N.(-Mayer)-Test** (ROBERT ARMSTRONG N.; MANFRED MARTIN M.), Treponema-pallidum-Immobilisationstest, Abk. TPI-Test: ▸ Syphilisreaktion anhand der Immobilisierung lebender Treponemen (NICHOLS-Stamm) durch die spezif. Antikörper im Probandenserum. – **N.-Tumor, N.-Syndrom** (DON H. N.): ACTH produzierendes »R-Zellen-Adenom« des Hypophysenvorderlappens, das bei 7 % der Patienten nach beidseitiger ▸ Adrenalektomie auftritt. E Nelson's tumor.

**Nemalin(e)-Myo|pathie:** (SHY u. M. 1963) seltene, meist autosomal-dominant erbliche, nicht fortschreitende, allg. Muskelschwäche bes. der oberen Extremitäten; *histol* knäuel- u. stäbchenförm. (engl.: nemaline) Veränderungen der Muskelfibrille (mit axialer Periodizität von 145 Å). E nemaline myopathy.

**Nemat|helminthes:** der Stamm »Faden-, Rund-, Schlauchwürmer«; ungegliederte wurmförmige Tiere mit primitiver Leibeshöhle (Pseudozöl); parasit. Formen: Nematodes, Nematomorpha, Acanthocephala.

**Nemato|cera:** die Unterordnung »Mücken« der Diptera; mit langen, fadenförmigen Fühlern (»Antennen«). Med. wichtig (Krankheitsüberträger) sind u.a. die Gattungen Aedes, Anopheles, Culex ([Culicidae]-Stechmücken), ▸ Mansonia, ▸ Simulium u. verschiedene Gnitzen (Ceratopogon, Culicoides, Phlebotomus).

**Nematoden,** Fadenwürmer, **Nematodes:** Klasse der Nemathelminthes. Frei oder parasitisch lebend, getrenntgeschlechtlich; Fortpflanzungsprodukte sind Eier oder Larven. Med. wichtige Familien sind Ancylostomatidae, Oxyuridae, Ascarididae, Dracunculidae, Filariidae, Trichuridae, Strongyloididae. E nematodes.

**Nemato|diasis, Nematosis:** Befall mit Nematoden. E nematodiasis.

**Nemato|morpha:** s.u. ▸ Nemathelminthes.

**Nemec-Therapie,** Interferenzstrombehandlung, Mittelfrequenztherapie: Anwendung von Interferenzströmen bei der Reizstromtherapie. Mit sich kreuzenden Wechselstromfeldern (Frequenzen um 4000 Hz) werden Schwebungsfrequenzen von 1–100 Hz erzeugt. Bei der Applikation werden Platten- oder Handschuhelektroden verwendet. Die N. hat analgesierende u. die Muskelfasern aktivierende Wirkungen. Bei internen Erkrankungen können die Reflexzonen (HEAD-Zonen) mit niedrigen Schwebungsfrequenzen u. kleinen Stromstärken behandelt werden. Die Indikationen entsprechen denen bei der Anwendung der ▸ BERNARD-Ströme.

**neo...:** Wortteil »neu«; z.B. neoadjuvante ▸ Chemotherapie (s.a. ▸ Induktionschemotherapie).

N

**Neo|arsphenaminum,** Diamino-dihydroxy-arsenobenzol-N-methansulfinsaures Na, Neosalvarsan®: klassisches (aber obsoletes) Syphilis-Mittel. E neoarsphenamine.

**Neo|arterio|genese:** durch eine alloplast. Gefäßprothese angeregte Bildung eines neuen Gefäßrohres.

**Neo|cerebellum:** die phylogenetisch rel. jungen, aus dem Corpus cerebelli hervorgegangenen Kleinhirnhemisphären u. die Nuclei dentati. E neocerebellum.

**Neo|cortex:** der phylogenetisch jüngste, am stärksten differenzierte Teil der Großhirnrinde (v.a. Neopalliumbereich); Schichten s. Tab. E neocortex.

| Schichtung nach BRODMANN | Schicht-Nr. | | Bez. nach Markfaserbild (VOGT) |
|---|---|---|---|
| Molekularschicht Lamina molecularis s. zonalis s. plexiformis, Stratum moleculare (Neuronum horizontale) | I | 1 | Lamina tangentialis s. zonalis |
| äußere Körnerzellschicht Lamina granularis externa s. corpuscularis, Stratum granulare externum (Neuronum pyramidale parvum) | II | 2 | Lamina dysfibrosa |
| Pyramidenzellschicht Lamina pyramidalis externa, Stratum neuronorum pyramidalium externum (Neuronum pyramidale magnum) | III | 3 | Lamina suprastriata |
| innere Körnerzellschicht Lamina granularis interna | IV | 4 | äußerer BAILLARGER-Streifen, Stria BAILLARGER externa |
| ganglionäre Schicht; Schicht der großen Pyramidenzellen Lamina ganglionaris s. pyramidalis interna | V | 5a | Lamina interstriata superficialis |
| Stratum neuronorum pyramidalium internum (Neuronum pyramidale magnum internum, medium u. magnum) | | 5b | innerer BAILLARGER-Streifen, Stria BAILLARGER interna |
| multiforme Schicht Lamina multiformis, Stratum neuronorum fusiformium (Neuronum fusiforme parvum u. medium) | VI | 6 | Lamina infrastriata s. substriata |

**Neocortex:** Schichten (als homotypischer Isocortex).

**Neodym(ium),** Abk. Nd: seltenes 3-wertiges Element der Lanthaniden-Gruppe mit Atomgew. 144,24 u. OZ 60; 7 natürliche ($^{142-150}$Nd) u. 8 künstl. radioaktive Isotope ($^{138-151}$Nd). E neodymium.

**Neodym-YAG:** mit Neodym-Ionen versehene Yttrium-Aluminium-Granat-Kristalle als aktives Material für ▸Laser.

**Neodym-YAG-Laser:** Festkörperlaser (1064 nm) mit einer Strahlung im nahen Infrarotbereich. ***Anw.*** v.a. zur Resektion urothelialer Tumoren.

**neo|faradischer Strom:** Serienimpulse mit einer Frequenz um 50/s bei Impulsdauer von ca. 1 ms u. Pausendauer von ca. 20 ms. ***Anw.*** v.a. zu diagnostischen u. therap. Auslösungen tetanischer Zuckungen.

**Neofreudianismus: 1)** Sammelbez. für alle neueren Abwandlungen der FREUD-Psychoanalyse, wie sie z.B. von V. E. FRANKL, K. HORNEY, S. SULLIVAN, E. FROMM, A. KARDINER, H. SCHULTZ-HENCKE, TH. FRENCH, S. RADO, J. PEARCE, S. NEWTON u. W. E. SCHACHTEL vertreten werden. **2)** im engeren Sinne die analytische Psychotherapie von H. SCHULTZ-HENCKE. In deren Mittelpunkt steht das Antriebserleben, das unterteilt wird in intentionales, kaptatives (orales), retentives (anales), aggressiv-geltungsstrebiges, urethrales u. liebendes (sexuelles) Antriebserleben.

**Neo|genese:** Neubildung, Regeneration, Neoplasie. E neogenesis.

**Neo|glossie:** ▸Neolalie.

**Neo|implantation:** op. Verpflanzung eines Organs an eine andere Stelle des bisherigen Einmündungsorgans; meist als ▸Neostomie.

**Neo|insertion:** Sehnenansatz-Verpflanzung.

**Neo|intima:** Intimaregeneration u. Neubildung nach Ausschälplastik einer Arterie oder bei Kunststoff-Bypass. Vermutlich durch Einsprossen von Endothelzellverbänden. Bei überschießender Reaktion (Intimahyperplasie) Stenosebildung möglich. E neointima.

**Neo|kortex:** *Anatomie* ▸Neocortex.

**Neolalie:** häufiger Gebrauch von Neologismen beim Sprechen. E neolalia, neolalism.

**Neo|logismus:** Wortneubildung, i.w.S. auch die ungewöhnliche sprachl. Verwendung eines Wortes; kommt normal z.B. im Traum vor, *patho* häufig bei Schizophrenie. E neologism.

**neo|morph:** neu geformt. E neomorph.

**Neomycin:** ein ▸Aminoglykosid-Antibiotikum; Antibiotikakomplex (A, B, C) aus Streptomyces fradiae (1949) u. Str. albogriseolis (1954). ***Anw.*** v.a. gegen grampos. Bakterien. – **Neomycin B** (= Framycetin) wird nur lokal oder oral (keine Resorption) angewendet. ***NW:*** Oto- u. Nephrotoxizität. E neomycin.

**Neon,** Abk. Ne: Edelgas, Atomgew. 20,179, OZ 10; 3 natürl. ($^{20-22}$Ne) u. 2 radioakt. Isotope ($^{19}$Ne, $^{23}$Ne; β-Strahler). E neon.

**neo|natal:** die Zeit nach der Geburt (= ▸Neugeborenenperiode) betreffend; s.a. ▸Neugeborenen... E neonatal.

**Neonato|logie:** Teilgebiet der Kinder- u. Jugendmedizin (▸Kinderheilkunde), das sich mit der Physiologie u. Pathophysiologie der postnatalen Adaptation und der Unreife sowie der Behandlung von Frühgeborenen u. Neugeborenen mit schweren Adaptationsstörungen befasst. Die Weiterbildungszeit beträgt 2 Jahre. E neonatology.

**Neo|pallium:** der phylogenetisch jüngere Teil des Hirnmantels (außer der Riechrinde); s.a. ▸Neocortex. E neopallium.

**Neo|plasie:** Neubildung von Körpergeweben (z.B. Regeneration, aber auch als Vorstufe eines malignen Tumors); i.w.S. auch das ▸Neoplasma. E neoplasia. – **N., lobuläre:** neuere Bez. für ▸CLIS. – **N., multiple endokrine:** ▸MEN. – **N., testikuläre intraepitheliale:** ▸TIN. – **N., vulväre intraepitheliale:** ▸VIN. – **N., zervikale intraepitheliale:** ▸CIN.

**Neo|plasma,** Blastom: Neubildung von Körpergeweben i.S. des dysregulierten, enthemmten, autonomen Wachstums (s.a. ▸Tumor..., ▸Karzinogenese). Einteilung nach Dignität (benignes bzw. malignes N.), Muttergewebe, Zelltyp, Organ, evtl. Form. E neoplasm. – **N., beni|gnes:** gutartiges N. (s.a. ▸Benignität); Wachstum im Allg. langsam, v.a. expansiv, verdrängend; geringe, meist nur mechan. Rückwirkung auf den Allgemeinzustand, keine Metastasierung; selten rezidivierend. E benign n. – **N., mali|gnes,** Malignom: bösartiges N. (s.a. ▸Malignität) mit weitgehender Unreife (Atypie, Anaplasie) der Zellen; Wachstum evtl. sehr rasch, autonom, infiltrierend, invasiv u. zerstörend; im fortgeschrittenen Stadium erhebl. Rückwirkung auf den Allgemeinzustand möglich (Anämie, Kachexie); nach Einbrechen in Blut- u. Lymphbahnen oder in Hohlorgane ▸ Metastasierung. E malignant n. – **N., semi|mali|gnes:** weitgehend ausgereiftes epitheliales oder bindegeweb. N. mit infiltrierendem Wachstum, aber fast nie metastasierend (z. B. Basaliom, Bronchialadenom, Karzinoid, Zylindrom, Epulis).

**Neo|pterin:** Stoffwechselprodukt des Nucleinsäurestoffwechsels (Guanosinabbau); wird ausschließlich von den Zellen des mononukleären phagozytären Systems (MPS) gebildet; außerordentlich empfindlicher Marker für die Makrophagenaktivierung; erhöht bei allen Aktivierungen des Immunsystems einschließlich Entzündungen, Infektionen, rheumatischen Systemerkrankungen u. Organabstoßungen nach Transplantation. E neopterin.

**Neo|retinin:** s. u. ▸ Rhodopsin. E neoretinene.

**Neosalvarsan®:** ▸ Neoarsphenaminum.

**Neostigmin,** 3-Dimethylcarbamoyloxy-N,N,N-trimethylanilinium-hydroxid: ein Cholinesterasehemmer. ***Wirkung:*** hemmt an cholinergen Synapsen den Abbau des Transmitters Acetylcholin u. verstärkt somit u. a. die Parasympathikus-Wirkungen (»indirektes Parasympathomimetikum«). ***Anw.*** bei ▸ Myasthenia gravis, als Curare-Antidot sowie zur lokalen Anw. bei Glaukom (drucksenkend). E neostigmine.

**Neo|stomie:** *Chirurgie* ▸ Neoimplantation zur Schaffung einer neuen offenen Verbindung zwischen 2 Hohlorganen (z. B. ▸ Ureterozystoneostomie) bzw. zwischen Organ u. Körperoberfläche (= äußere Fistel). E neostomy.

**neo|striäres Syndrom:** choreatisches Syndrom infolge Erkrankung des ▸ Neostriatums; s. a. ▸ Striatum-Syndrom. E neostriatal syndrome.

**Neo|striatum:** der phylogenetisch jüngere Teil des Corpus striatum: Nucleus caudatus u. Putamen. E neostriatum.

**Neo|thalamus:** der phylogenetisch jüngere, dorsale Teil des ▸ Thalamus, den die Tractus spinothalamicus u. opticus u. die Lemnisci lat. u. med. ohne Umschaltung im Mittelhirn erreichen. E neothalamus.

**Neovagina:** *Gynäkologie* künstliche ▸ Scheide; s. a. ▸ Gynatresie.

**Neovaskularisationsglaukom:** Glaukom infolge Gefäßneubildungen mit Verlegung des Kammerwinkels u. Störung des Kammerwasserabflusses. Komplikation bei proliferativer diabetischer Retinopathie, nach retinalen Gefäßverschlüssen oder Minderdurchblutung des ganzen Auges (ischäm. Ophthalmopathie). E neovascular glaucoma.

**Neo-Vitamin-A,** Neoretinin: s. u. ▸ Rhodopsin.

**neozerebellares Syndrom:** s. u. ▸ Kleinhirnsyndrom. E neocerebellar syndrome.

**Neozerebellum:** ▸ Neocerebellum.

**Neo|zyten:** Erythrozytenpopulation mit einem Durchschnittsalter von 30 Tagen u. 10facher Anreicherung der ▸ Retikulozyten; Blutderivat, das bei chronisch zu transfundierenden Patienten seltener verabreicht werden muss (längere durchschnittliche Erythrozytenüberlebenszeit).

**Nephela, Nephelium,** Nubecula: *Ophthalmologie* feinnarbige Hornhauttrübung. E nebula.

**Nephelo|metrie:** quantitatives analyt. Verfahren anhand der Trübung von Flüssigkeiten (feine Niederschläge) oder Gasen (z. B. Rauch), gemessen mittels Nephelometer als Streulicht in bestimmtem Winkel zum Primärstrahl (= Tyndallometrie); bei der Laser-N. wird der direkte Strahl ausgeschaltet u. das nach vorn gestreute Licht durch Linsen auf einer Photodiode gesammelt. – Besonders geeignet für Plasmaproteinbestimmungen in spezifischen Immunseren (wobei das Licht an den – in einem bestimmten Verhältnis zwischen Antigen u. Antikörper [s. a. ▸ Präzipitationshemmung] – entstehenden Immunkomplexen gestreut wird). E nephelometry.

**Nephel|opsia,** Nephelopsie: *Ophthalmologie* ▸ Nebelsehen. E nephelopsia.

**Ne|phralgie:** Nierenschmerz; kolikartig u. ausstrahlend (infolge Hyperperistaltik von Kelchmuskulatur oder oberstem Harnleiter) bei Konkrement u. akutem Rückstau; oder konstant u. auf die Flankengegend beschränkt (infolge Nierenschwellung oder Kapseldehnung), z. B. bei entzündlichem Prozess, chron. Abflussstörung. E nephralgia, renal pain.

**Ne|phrektasie:** Ausweitung des Nierenhohlsystems mit beginnendem Parenchymschwund; n. VOELCKER 2. Stadium der Hydronephrose; s. a. ▸ Pyelektasie, ▸ Sackniere. E nephrectasia.

**Nephrek|tomie,** Nierenexstirpation: op. Entfernung der Niere (nur bei ausreichender Funktion der verbleibenden!). ***Ind.:*** irreversible Nierenschädigung bei angeborenen Anomalien, chron. Entzündungen, Steinerkrankungen, Harnabflusstörungen; nach Unfall; Nierentumoren. ***Durchführung:*** meist nach retroperitonealer Freilegung durch ▸ Flankenschnitt, Auslösung aus der Fettkapsel, Durchtrennung von Gefäßen u. Harnleiter, abschließend Drainage des Nierenlagers. Zahlreiche Varianten: z. B. intra- oder subkapsuläre N. bei ausgedehnter perinephrit. Verschwartung u. Schwierigkeit der Hilusfreilegung (mit hilusnaher Kapselinzision u. -abschiebung u. Nierenstielfreilegung zwecks Abklemmung oder zumindest Umstechung); als laterale oder paraperitoneale N. (▸ Nephroureterektomie) nach Paramedianschnitt zwischen Nabel u. Symphyse u. stumpfem Abschieben des Peritoneums; transthorakale oder -pleurale N. nach Thorakotomie (Resektion der 10. Rippe) u. Zwerchfellinzision (parallel zum Hautschnitt), mit getrennter Nierenlager- u. Pleuradrainage; transperitoneale N. nach querem Flanken- oder (para)medianem transrektalem bzw. Rippenbogenrandschnitt, mit retroperitonealer Exstirpation (nicht bei schwerer Infektion!). E nephrectomy.

**Nephrem|phraxis:** Embolie von Nierengefäßen, ▸ Niereninfarkt. E nephremphraxis.

**Ne|phritis:** parenchymatöse, überwiegend am Glomerulusapparat (▸ Glomerulonephritis) oder am intertubulären Bindegewebe (▸ N., interstitielle) ablaufende akute oder chron. Entzündung der Niere; i. w. S. auch die ▸ Pyelonephritis; s. a. ▸ Nephropathie. E nephritis. – **N., anti-GBM:** s. u. ▸ Glomerulonephritis. – **N. apos|tematosa:** eitrige Form der interstitiellen N.; auch als abszedierende hämatogene Pyelonephritis, mit miliaren, später auch größeren Abszessen u. Karbunkeln, auch perinephritisch. – **N. capsularis:** ▸ Perinephritis. E capsular n. – **N. caseosa:** verkäsende ▸ Nierentuberkulose. E caseous n. – **N. focalis:** ▸ Herdnephritis. – **N. gravidarum:** ▸ Schwangerschaftsnephropathie. – **N., hämatogene metastatische:** ▸ Herdnephritis, hämatogene ▸ Pyelonephritis. – **N., hereditäre:** ▸ ALPORT-Syndrom. – **N., interstitielle: 1) akute i. N.:** lympho- bzw. plasmazelluläre Infiltration v. a. an der Nierenrinden-Mark-Grenze; perivaskulär, herdförmig, ohne direkte Parenchymzerstörung; mit Schwellung u. blassbraungelbl. Verfärbung. ***Ätiol.:*** a) bakterielle Infekte, z. B. durch Staphylokokken, Streptokokken (v. a. Scharlach), Leptospiren; b) als Begleitreaktion einer Glomerulo- oder Pyelonephritis; c) als allergische Reaktion, v. a. gegen Medikamente, z. B. Penicillin. **2) chron. i. N.:** lympho- bzw. plasmazelluläre Infiltration u. diffuse Verbreiterung des Interstitiums v. a. im Nierenmarkbereich; z. T. verursacht durch ständigen Gebrauch von Schmerzmitteln (s. a. ▸ Analgetikanephropathie). E interstitial n. – **N. mit Lungenpurpura:** ▸ GOODPASTURE-Syndrom. – **N., lupoide:** Immunkomplex-Glomerulonephritis bei Lupus erythematodes; Niere evtl. als einziges Organ befallen. E lupus n. – **N., radiogene:** ▸ Strahlennephropathie. – **N. saturnina:** ▸ Bleischrumpfniere. E saturnine n. – **N. tuberculosa:** s. u. ▸ Nierentuberkulose.

**nephritisches Syndrom:** die Symptome bei akuter ▸ Glomerulonephritis: ▸ Hämaturie (meist ▸ Mikrohämaturie), ▸ Ödeme, ▸ Hypertonie (= VOLHARD-Trias). S. a. ▸ nephrotisches Syndrom. E nephritic syndrome.

**Nephro|angio|sklerose:** ▶Nephrosklerose. E nephroangiosclerosis.

**Nephro|blas|tom:** unreifzellige Mischgeschwulst der Niere, i.e.S. der ▶WILMS-Tumor. E nephroblastoma.

**nephro|gen:** von der Niere ausgehend, durch die Nieren(funktion) entstanden (s.a. ▶renal). E nephrogenous, nephrogenic.

**Nephro|gramm:** s.u. ▶Nephrographie. E nephrogram.

**Nephro|graphie:** *Röntgenologie* Darstellung des aktiven Nierenparenchyms durch schnelle Kontrastmittelinjektion (3–5 Sek.) u. sofortige Aufnahmen (bis 20 Sek.). – Ähnliche Bilder (»Nephrogramm«) auch in der Parenchymphase von Aortorenographie u. Ausscheidungsurographie (v.a. bei Abflussstauung); s.a. ▶Radioisotopennephrographie, ▶Nierenszintigraphie. E nephrography.

**Nephro|kalzinose:** diffuse Ausfällung u. multiple Einlagerung von Kalksalzen in Niereninterstitium u. Tubuluslumina u. -epithelien, mit nachfolg. Fibrose u. Harnabflusshemmung (u. chron. Pyelonephritis). Als typisches Röntgenbild punkt- bis stippchenförmige Schatten in Mark u. Papillenbereich, evtl. zu Keilform fortschreitend; auch echte Steinbildung im Becken-Kelchsystem. ***Klinik:*** Verlauf oft symptomarm; später Einschränkung der Nierenfunktion (hypochloräm. Azidose); evtl. auch Kalkeinlagerungen in Gelenke, Pseudofrakturen, Minderwuchs. ***Ätiol.:*** als primäre N. bei Störung der renalen Calcium-Ausscheidung oder mangelnder Harnsäuerung, als sekundäre N. bei Vorschädigung der Ablagerungsgewebe, ferner metastatisch bei Hyperkalziämie u. -urie, v.a. bei Hyperparathyreoidismus, BOECK-Sarkoidose, Vitamin-D-Überdosierung, renaler Rachitis, Alkalose (▶BURNETT-Syndrom), renaler tubulärer Azidose, Oxalose, Plasmozytom, dystrophisch bei Tubulusschäden, Nephropathien. S.a. Abb. E nephrocalcinosis.

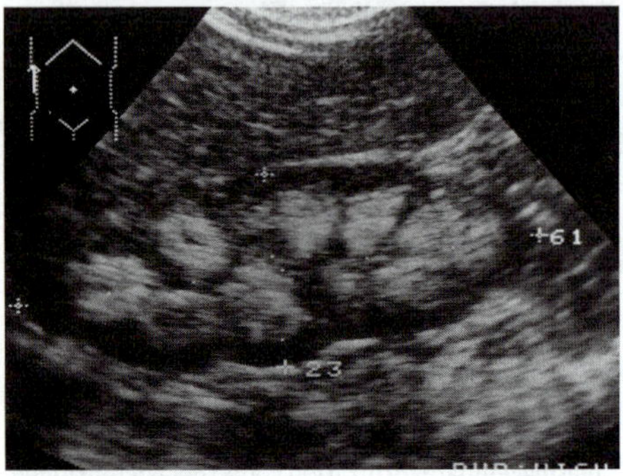

**Nephrokalzinose.** [401]

**Nephro|kapsulo|tomie:** Inzision der Nierenkapsel, z.B. bei Nephrotomie, zur ▶Nierendekapsulation. E nephrocapsulotomy.

**Nephro|lithiasis,** Nierensteinleiden: Konkrementbildung in der Niere. ***Formen:*** solitär (u.a. als Korallen-, Hirschgeweih-, Ausguss-, Ventilstein; s. Abb.) oder multipel. Im ableitenden Hohlsystem als Kelch- oder Beckenstein (Calciumoxalat-, Calciumphosphat- u. Magnesiumammoniumphosphat-, seltener Urat-Cystinstein) oder aber – bei ▶Nephrokalzinose – intrarenal (Parenchymstein). Klinisch unterschieden als aseptische (Parenchymatrophie durch Rückstauung) u. infizierte Steinniere (mit Begleitpyelonephritis; evtl. »kalkulöse« Pyonephrose u. Urämie), bei bds. Befall als »maligne N.« (v.a. mit Phosphatsteinen). ***Klinik:*** Koliken, ausstrahlende Schmerzen, Dys- bis Anurie; als Leitsymptom Mikro- oder Makrohämaturie; ferner Proteinurie, evtl. Zylindrurie, Pyurie. ***Diagn.:*** v.a. röntgenolog. (Leeraufnahme, Ausscheidungsurogramm, retrograde Pyelographie, Pyeloskopie), Sonographie. ***Ther.:*** medikamentös-diätetisch (abhängig von Steinart), Chemolitholyse, (Nephro-)Pyelolithotomie, Nierenlithotripsie. S.a. ▶Harnkonkrement, ▶Urolithiasis. E nephrolithiasis.

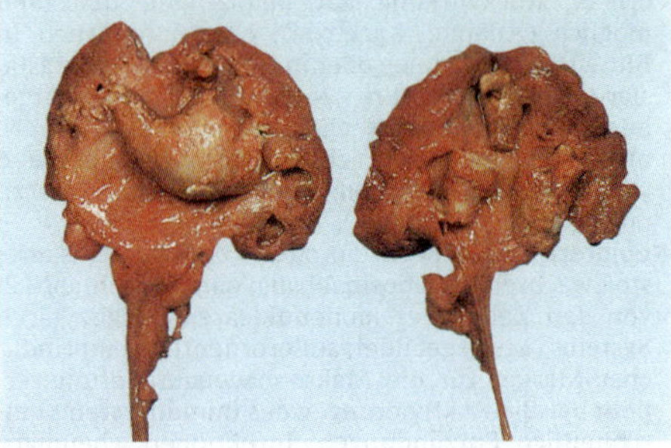

**Nephrolithiasis:** Ausguss des Nierenbeckens u. seiner Kelche mit einem großen Stein (Nierenbeckenausgussstein). [178]

**Nephro|litho|tomie:** op. Nierensteinentfernung durch Inzision des Nierenparenchyms von der Konvexität her (bei nicht tastbarem Stein erst nach Nadelsondierung u. Markierung) u. nachfolgende Extraktion; abschließend Schienenkatheter, bei eitr. Entzündung transrenale Drainage. – Bei nur durch Austasten des Hohlsystems genügend fixierbaren Kelchsteinen mit gleichzeit. Schnitteröffnung des Nierenbeckens (= Nephropyelolithotomie); s.a. ▶Nierenlithotripter, ▶Stoßwellen... E nephrolithotomy.

**Nephro|logie:** Teilgebiet der ▶Inneren Medizin, das sich mit der Prophylaxe, Erkennung u. konservativen Behandlung der Nierenkrankheiten befasst. Die Weiterbildungszeit beträgt 2 Jahre. E nephrology.

**Nephro|lyse:** **1)** Nephroliberation: op. »Auslösung« der Niere aus dem Nierenlager (insbes. durch Lösen von Adhäsionen; als ▶Nierendekapsulation). E nephrolysis. **2)** chemisch-toxische Schädigung der Niere.

**Nephrom:** ▶Nephroblastom. E nephroma.

**Nephron(um):** die morphol.-funktionelle Niereneinheit aus ▶Glomerulus, BOWMAN-Kapsel (▶Capsula glomerularis) u. Harnkanälchen (▶Tubuli renales; dort Abb.). E nephron.

**Nephrono|phthise, familiäre juvenile:** meist autosomal-rezessives Erbleiden, eine Aufbrauchkrankheit des tubulären Systems der Niere, beginnend mit Polyurie u. Nykturie. Führt schon vor der Pubertät zu Niereninsuffizienz u. Dialysebedürftigkeit. Im tubulären System, also Nierenmark, bilden sich zuweilen kleine Zysten. In manchen Fällen kombiniert mit tapetoretinaler Degeneration (dann auch als SENIOR-LOKEN-Syndrom bezeichnet). E familial juvenile nephronophthisis.

**Nephro|omento|pexie:** ▶Nephropexie unter Bildung einer »Hängematte« aus dem Omentum majus. E nephro-omentopexy.

**Nephro|pathia, -pathie:** Oberbegriff für die Erkrankungen der Niere; v.a. gebräuchlich für nicht (sicher) entzündliche, z.B. toxische, erbliche u. als Begleitkrankheit auftretende, Nierenschädigungen. Unterschieden nach Lokalisation (z.B. Glomerulo- bzw. Tubulopathie), schädigender Ursache, z.B. Äthylenglykol-, Antibiotika-, Cephalosporin-, Analgetika-, Phenacetin-N. (s.a. ▶Analgetikanephropathie), Grundkrankheit (z.B. N. diabetica, Gicht-N., Hyperkalzämie-N., ▶kaliopenische N.) oder patho.-anat. Veränderungen (z.B. Amyloidose-N.). E nephropathy. – **N. actinica:** ▶Strahlennephropathie. – **N. diabetica:** N. bei Diabetes mellitus als Spätkomplikation: Pyelonephritis, Glomerulosklerose (▶KIMMELSTIEL-WILSON-Syndrom), Arterio- u. Arteriolosklerose. E diabetic n. – **N., endemische,** Balkannephritis: in Bulgarien u. dem früheren Jugoslawien endemische, v.a. den tubulären Apparat betreffende, chronisch-fortschreitende N., wahrscheinlich durch Coxsackie-Viren; ***Klinik:*** Hämaturie u. Anämie; keine Ödeme u. Hypertonie; im Pyramidenbereich Tubulusatrophie u. interstitielle Fibrose; häufig Neoplasmen der ableitenden Harnwege (▸Urothelkarzinome), evtl. Leberparenchymschaden. E Balkan n. – **N., epidemische:** (MYHRMAN-ZETTERHOLM) durch Nager übertragene virogene Anthropozoonose (?), v.a. in den skandinav. Ländern. ***Klinik:*** akuter Beginn mit Fieber, Kreuzschmerzen, Protein-, evtl. Hämaturie, Kreatinin-Erhöhung; nach ca. 8 Tagen Poly- u. Hyposthenurie. E epidemic n. – **N., erbliche:** z.B. N.-Taubheitssyndrom, fam. ▸Hyperprolinämie, ▸SIEGAL-CATTAN-MAMOU-Syndrom, ▸Zystennieren, ▸Markschwammniere, ▸Nephronophthise; als proximale Tubulopathien z.B. ▸Cystinurie, ▸HARTNUP-Syndrom, ▸Glycinurie, ▸Cystinose, renale ▸Glucosurie, Vitamin-D-resistente ▸Rachitis; als distale Tubulopathien z.B. renale tubuläre ▸Azidose u. renaler ▸Diabetes insipidus, idiopathische hereditäre ▸Urolithiasis, kongenit. ▸Megaureter, kongenit. unilat. ▸Nierenagenesie. E hereditary n. – **N. gravidarum:** die ▸Schwangerschaftsnephropathie. – **N., hypertonische:** ▸Nephrosklerose. – **N., Salz verlierende:** renales ▸Salzverlustsyndrom. E salt-losing n. – **N. saturnịna:** ▸Bleischrumpfniere. E saturnine n.

**Nephro|pathie-Taubheitssyndrom,** hereditäre Nephritis: ▸ALPORT-Syndrom. E hereditary hematuria-nephropathy-deafness syndrome.

**Nephro|pexịe:** op. Fixation der Niere (an der Thoraxwand in Höhe 11.–12. Rippe) bei Nephroptose, nach Nierenluxation, bei Nierenbeckenplastik, nach Polresektion etc.; z.B. durch Muskelaufsteppen, Parenchymnähte (THOMSON-WALKER), Aufhängung an Kapselzipfeln nach Dekapsulation (ALBARRAN-MARION), mittels »Hängematte« aus Fascia lata (KIRSCHNER; STRODE-JENTZER), M. psoas minor (RIVOIR) oder Catgutstreifen (LOWSLEY). E nephropexy.

**Nephro|phthịsis:** ▸Nierentuberkulose. E nephrophthisis.

**Nephro|ptọse,** Ren mobilis: abnorme Beweglichkeit der – mit langem Gefäßstiel versehenen – Niere in kaudaler Richtung, v.a. bei allgemeiner Enteroptose. ***Klinik:*** Verschieblichkeit, evtl. Oberbauch- oder Lendenschmerzen. E nephroptosis.

**Nephro|pyelo|litho|tomie:** s.u. ▸Nephrolithotomie. E nephropyelolithotomy.

**Nephro(r)rhagịe:** ▸Nierenruptur, ▸Nierenblutung. E nephrorrhagia.

**Nephro(r)rhaphịe:** **1)** adaptierende Nierenparenchymnaht. E renal capsule adaptation. **2)** ▸Nephropexie. E nephrorrhaphy.

**Nẹphros** *(griech.):* Niere. E kidney.

**Nephrọse,** Nephrosis: (FR. V. MÜLLER) ursprüngl. Bez. für Nierenparenchymkrankheiten rein degenerativer oder nicht sicher entzündl. Natur (s.a. ▸Nephropathie). Heute klin. Begriff für das ▸nephrotische Syndrom. E nephrosis. – **N., hämo|globin|urische:** ▸Chromoproteinniere. E hemoglobinuric n. – **N., (lipoidạle) genuịne,** Lipoidnephrose: häufig gebrauchte klin. Bez. für ▸glomeruläre Minimalveränderungen. E lipoid n. – **Lower-Nephron-N.** *(engl.):* ▸Tubulusnephrose. – **N., osmotische:** Nierenschwellung nach Infusion hochkonzentrierter Zucker-Lsg. (»Zuckerspeicherniere«), ferner von Dextran, Periston, Gelatine etc. infolge deren tubulärer Rückresorption mit anschließendem Wassernachstrom; »trübe Schwellung« der vergrößerten Nieren, Hauptstücke feinvakuolig, Epithelien geschwollen; meist ohne wesentl. Funktionsstörung. E osmotic n., vacuolar n.

**Nephrose-Anämie:** Anämie bei nephrotischem Syndrom; durch Hypoproteinämie, Transferrinmangel.

**Nephrọse-Syndrom, kongenitales:** bei Neugeborenen auftretende (bes. häufig in Finnland), autosomal-rezessiv erbliche Albumin- u. Aminoazidurie mit hoher Infektionsbereitschaft, Resistenz gegen Corticosteroide, Übergang in chron. Niereninsuffizienz; typische mikrozystische Degeneration, diffuse mesangiale Sklerose oder proliferative Glomerulonephritis. E congenital nephrotic syndrome.

**Nephro|sklerọse:** (VOLHARD, FAHR) Arteriolonekrosen u. zwiebelschalenförmige Intimaproliferationen an mittleren u. kleinen Rindenarterien als an der Niere nachweisbares anatom. Korrelat der malignen Hypertonie (die aber auch auf ausgeprägter Arterio-Arteriolosklerose beruhen kann = **benigne N.**) u. als physiologische Altersveränderung. Auch sek. N. (als Hypertoniefolge nach Ovulationshemmer-Medikation) beobachtet. E nephrosclerosis. – **N., diabetische:** ▸KIMMELSTIEL-WILSON-Syndrom. E intercapillary n. – **N., juvenile maligne:** angeborene, meist einseitige, »segmentäre, aglomeruläre Nierenhypoplasie« mit arterieller Hypertonie (= ASK-UPMARK-Syndrom). E juvenile malignant n.

**Nephro|stomịe:** *Chirurgie* Anlegen einer äußeren Nierenfistel (nach Freilegung u. Inzision, evtl. Punktion), meist am unteren Pol; v.a. bei Harnstauung, infizierter Hydronephrose (vor op. Korrektur), nach Steinentfernung oder Harnleiterresektion. Harnableitung über **N.-Katheter** (für langfristige oder ständige Nierenfistel T-Rohr oder Ballonkatheter, für kurzfrist. Drainage Gummirohr mit eingeschnittenen Augen); bei Ureterenge zusätzlich Schienenkatheter. E nephrostomy.

**nephrotisches Syndrom,** »Nephrose«: klin. Symptomenkomplex mit ▸Proteinurie (selektiv oder unselektiv), ▸Hypo- u. ▸Dysproteinämie (in der Eiweißelektrophorese: v.a. Verminderung des Albumins, erhöhter Anteil der $\alpha_2$- u. β-Fraktion; s.a. Abb.), ▸Hyperlipidämie, ▸Hypokalzämie, beschleunigter ▸Blutkörperchensenkungsgeschwindigkeit, Ödembildung. Folge erhöhter Durchlässigkeit der glomerulären Basalmembran für Plasmaproteine sowohl bei entzündl. als auch bei degenerat. Nierenerkrankungen (z.B. ▸Glomerulonephritis, ▸Glomerulosklerose, nach ▸Nierenvenenthrombose). E nephrotic syndrome.

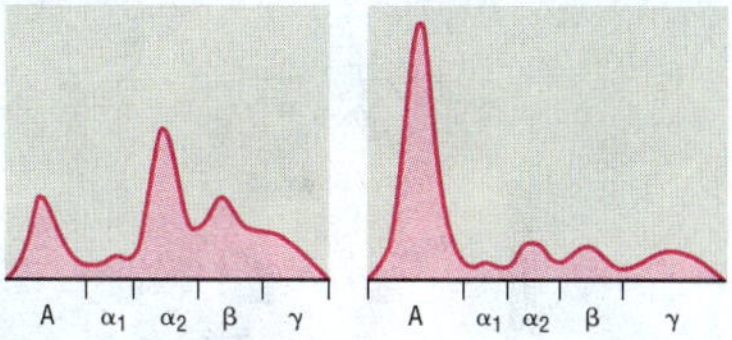


**nephrotisches Syndrom:** Elektrophorese-Diagramm bei nephrotischem Syndrom (links) u. von Normal-Serum (rechts). [269]

**Nephro|tọm:** *Embryologie* s.u. ▸Vorniere. E nephrotome.

**Nephro|tomịe:** *Chirurgie* Nierenparenchymschnitt zur Entfernung von Konkrementen (▸Nephrolithotomie), zur transrenalen Fistelung (▸Nephrostomie), für Biopsie. Als »**große N.**« die totale Nierenspaltung durch sog. Sektionsschnitt; nur bei zwingender Indikation. E nephrotomy.

**Nephro|tomo|graphịe:** ▸Urotomographie. E nephrotomography.

**Nephro|toxịn:** **1)** *Serologie* bakterielles oder nichtbakterielles Antigen, das zur Bildung nephrotroper Antikörper- bzw. Immunkomplexe führt; s.a. ▸Glomerulonephritis. E nephrotoxin. **2) nephrotoxische Substanz:** *Pharmazie* ▸Nierengift.

**nephro|trọp:** mit besonderer Affinität zur Niere. E nephrotropic, renotropic.

**Nephro|ureter|ek|tomịe,** Ureteronephrektomie: trans- oder retroperitoneale op. Entfernung von Niere (evtl. intrakapsulär) u. Harnleiter (bis auf kurzen Stumpf); z.B. bei Nierentuberkulose (evtl. zweizeitig, mit lumbaler Nephrolyse u. hochinguinaler Isolierung des distalen Ureters), Megaureter, Nierenbeckenkarzinom (meist kombiniert mit Blasenmanschette). E nephroureterectomy.

**Nephro|zẹle:** perirenale ▸Hydronephrose. E nephrocele.

**Nephro|zirrhose:** ▸Schrumpfniere. 🄴 pyelonephritic scarred kidney.

**Nephro|zysto|graphie:** Darstellung von ▸Nierenzysten nach deren Punktion u. Injektion eines Röntgenkontrastmittels. Heute ersetzt durch Sonographie und Computertomographie. 🄴 renal cystography.

**Nephro|zys|tose:** ▸Markschwammniere. 🄴 nephrocystosis.

**Neptunsgürtel:** Leibwickel mit ca. 3 m langer u. 40 cm breiter Binde, deren 1. Meter mit kaltem Wasser getränkt ist.

**ne rep.:** *Pharmazie* Abk. für »**ne repetatur**« als Anweisung, das Rezept nicht zu erneuern.

**Neri** (VINCENZO N., geb. 1882, Neurologe, Bologna). – **N.-Barré-Syndrom:** ▸BARRÉ-LIÉOU-Syndrom. 🄴 Neri-Barré syndrome. – **N.-Zeichen:** diagnost. Zeichen als Hinweise auf organisch bedingtes Ischias-Syndrom: **1)** Ischialgie bei forciertem Neigen des Kopfes; **2)** Spontanflexion im Kniegelenk der erkrankten Seite bei Vorwärtsneigen des Rumpfes. 🄴 Neri's sign.

**Nerium:** *Botanik* Gattung der Apocynaceae. – **N. odorum:** »wohlriechender Oleander«; in Wurzel u. Rinde »Glykoside«, z. B. Neriodorin. – **N. oleander,** Oleander, Rosenlorbeer: Heilplanze, deren Blätter digitalisähnliche Herzglykoside enthalten, z. B. Oleandrin, Digitalin, Nerrifolin, Flavonolglykoside (Rutin etc.).

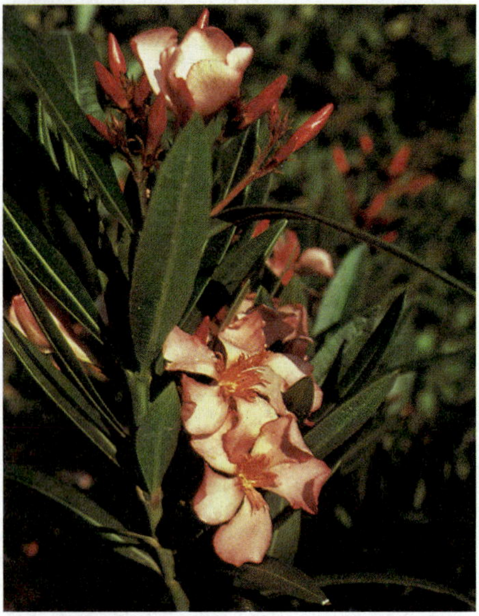

**Nerium oleander:** Gemeiner Oleander. [448]

**Nernst-Gleichung:** quantitative Beziehung zwischen Gleichgewichtspotential E u. Konzentrationsverhältnis $C_1/C_2$ eines Ions (z. B. innen u. außen). 🄴 Nernst equation.

$$E = \frac{R \cdot T}{z \cdot F} \cdot \ln \frac{C_1}{C_2}$$

**Nernst-Gleichung:** R = allg. Gaskonstante; T = absol. Temp.; F = FARADAY-Konstante; z = Wertigkeit des Ions.

**Nerv:** aus Bündeln von ▸Nervenfasern u. Bindegewebe (▸Endo-, ▸Peri-, ▸Epineurium) bestehender strangartiger Erregungsleiter; als motorischer N. für Efferenzen vom ZNS zu Muskeln, Gefäßen u. Drüsen, als sensibler bzw. sensor. N. für Afferenzen von der Körperoberfläche u. -tiefe bzw. von Sinnesorganen zum ZNS; meist als gemischter N. (d. h. motor., sensible u. vegetat. Fasern führender peripherer N., i. e. S. der Spinalnerv; s. a. ▸Hirnnerv); nach spezieller Funktion bezeichnet z. B. als vasomotorischer (Gefäßnerven), vasodepressor. (▸Depressor), sekretor. N., ▸Pilomotoren etc.; s. a. ▸Nervus, ▸Neuri..., ▸Neuro... 🄴 nerve.

**nerval:** einen Nerv bzw. das Nervensystem (u. dessen Tätigkeit) betreffend; s. a. ▸nervös. 🄴 neural.

**Nerven|aktions|potential, sensibles,** Abk. SNAP: evozierte Reizantwortpotentiale, die bei der sensiblen Neurographie durch orthodrome oder antidrome Stimulation des sensiblen oder gemischten Nervs entstehen.

**Nerven|anastomosierung:** primäre (im Rahmen der Wundversorgung) oder sek. Wiedervereinigung zweier Nervenstümpfe (optimal interfaszikulär [unter Operationsmikroskop]), wobei der die Heilung störenden Bindegewebswucherung durch Resektion des Epineuriums entgegengewirkt wird; s. a. ▸Nervenpfropfung, ▸Nerventransplantation. 🄴 neuroanastomosis.

**Nerven|arzt:** Arzt für Neurologie u. Psychiatrie (▸Nervenheilkunde). 🄴 neurologist.

**Nerven|austritts|punkt,** Abk. NAP: definierter Bezirk, in dem ein peripherer Nerv eine Körperhöhle (z. B. Schädelhöhle) verlässt; als ▸Nervendruckpunkt von diagnostischem Interesse. 🄴 nerve exit.

**Nerven|bahn:** *Anatomie* s. u. ▸Tractus, ▸Fibrae, ▸Radiatio. 🄴 nerve tract.

**Nerven|block(ade):** Unterbrechung der Erregungsleitung längs einer Nervenfaser oder an einer Stelle des Neurons (Zellkörper, Axonursprung, Verzweigung, Synapse); physiologisch in der Refraktärphase, bei Überlastung (überfrequente Entladung); artifiziell-therapeutisch (▸Blockade) z. B. durch Anw. von Kälte, Druck (▸Nervenquetschung), Pharmaka, elektrische Polarisation. 🄴 nerve block.

**Nerven|cutter:** Gerät für die glatte Nervendurchtrennung (Stumpfanfrischung).

**Nerven|degeneration:** ▸Nervenfaserdegeneration.

**Nerven|dehnungs|reflex:** ▸Nervendruckreaktion, ▸KEHRER-Zeichen (= sensibler N.).

**Nerven|druck|lähmung:** ▸Drucklähmung. 🄴 nerve pressure paralysis.

**Nerven|druck|punkte:** die »VALLEIX-Punkte« der Nervenstämme, die infolge herabgesetzter Reizschwelle (z. B. bei Neuritis, Neuralgie) auf Druckreiz mit Schmerz reagieren; z. B. am Trigeminus für $V_1$ der ▸Supraorbitalpunkt, für $V_2$ der Infraorbital- (an Fossa canina) u. Dentalpunkt (am Oberkiefer-Zahnfleisch), für $V_3$ der Mental-, Aurikulotemporal- u. Temporal- sowie bd. Dentalpunkte (am Unterkiefer-Zahnfleisch), für den N. ulnaris an der Kondylenrinne des Ellenbogens, für den N. ischiadicus der Lumbal-, Iliosakral-, Gluteal-, Popliteal-, Peroneal-, Malleolar- u. Metatarsalpunkt. 🄴 Valleix points.

**Nerven|druck|reaktion:** bei Hirndruck als »sensible« Nervendehnungsreflexe durch Fingerdruck auf die Trigeminusäste auslösbare, meist langsame Kontraktion der Gesichtsmuskulatur mit Kopfdrehung u. evtl. Schulterhebung; s. a. ▸KEHRER-Zeichen.

**Nerven|durch|trennung:** *Chirurgie* ▸Neurotomie. 🄴 neural dissection.

**Nerven|einheit:** ▸Neuron. 🄴 nerve unit.

**Nerven|end|apparat:** unpräzise Bez. für freie ▸Nervendigungen u. Nervenendkörperchen (▸Corpuscula nervosa terminalia) afferenter Fasern in Haut, Muskeln u. Gelenken, aber auch für die motor. ▸Endplatte u. freie Endigung afferenter Fasern im Muskel.

**Nerven|endigung:** Endaufzweigung einer Nervenzelle; funktionell u. morphologisch unterschieden: **a)** axonale präsynapt. Endigung (Ort der Transmitterfreisetzung); **b)** rezeptive Endigung einer primären Afferenz, an der ein Rezeptorpotential gebildet wird: als komplexe Rezeptoren z. B. die ▸Corpuscula nervosa terminalia, als freie (d. h. ohne Hüllplasmodien u. Bindegewebskapsel) z. B. die »Endbäumchen« (Terminationes nervorum liberae) in Epidermis, Schleimhäuten, Dura, Drüsenepithelien, Periost, Perichondrium, Zahnpulpa, Bindegewebe. E nerve ending.

**Nerven|entzündung:** ▸Neuritis.

**Nerven|extraktion:** ▸Neurexhairese. E extraction of a nerve.

**Nerven|faser:** Baueinheit peripherer Nerven, bestehend aus den (bis zu 1 m) langen Fortsätzen der Nervenzellen und einer Gliahülle (Neurolemm, SCHWANN-Scheide). Unterschieden u.a. nach der Richtung der Erregungsleitung als afferente u. efferente N.; nach dem verwendeten Transmitter als adrenerge u. cholinerge N. Bei Vorhandensein einer ▸Markscheide (Myelinscheide) als markhaltige, sonst als marklose N. bezeichnet. Von der Dicke der Markscheide hängen Leitungsgeschwindigkeit u. Zuordnung zur entsprechenden ▸Fasergruppe ab. In markreichen N. findet man im Abstand von 0,8–1 mm Einengungen der Markscheide (RANVIER-Schnürringe) als Querzellgrenze aufeinander folgender Neurolemmzellen u. Ort der saltatorischen Erregungsleitung, Zytoplasmaeinlagerungen zwischen den Myelinlamellen u. SCHMIDT-LANTERMANN-Einkerbungen (schräg verlaufende Lücken im Myelin). Die lichtmikroskopisch erkennbare Markscheide besteht aus zahlreichen Lipid-Protein-Schichten, die durch Auswachsen der beiden Plasmalemmblätter der Neurolemmzellen mit sekundärer Verbindung der Schichten bei zirkulärer Umwicklung des Axons entstanden sind. Das ▸Axon enthält parallel verlaufende Neurofibrillen, die Teil des Zytoskeletts sind u. Stützfunktion haben. Im Axon vollzieht sich ein ständiger peripher- und zentralwärts gerichteter Transport nieder- u. hochmolekularer Substanzen, der die Stoffwechselzentren des Zellkörpers mit der Peripherie der N. verbindet und u.a. neurotrophische Aufgaben erfüllt. E nerve fiber.

**Nerven|faser|degeneration:** regressive Vorgänge an Markscheide u. Achsenzylinder (axonale Degeneration); v.a. Quellung des Myelins mit Auftreibung u. Zerfall, an der peripheren Faser auch »mukoide« Degeneration; einzelne Formen s.u. ▸Degeneration. E nerve fiber degeneration. – **N., neuronale:** durch Störung des Zellmetabolismus bedingte N.; beginnt mit fleckförm. Entmarkung in den Endaufzweigungen des Achsenzylinders; v.a. bei B-Avitaminose, As-, Th-, Au-, INH-, Sulfonilamid-, Hydrazin-, Nitrobenzol-Vergiftung etc. E neuronal n. f. d.

**Nerven|fibrille:** ▸Neurofibrille.

**Nerven|fortsatz:** ▸Axon, ▸Dendrit.

**Nerven|geflecht:** s.u. ▸Plexus. E nerve plexus.

**Nerven|gewebe:** das aus dem äußeren Keimblatt hervorgehende, aus Nervenzellen u. Neuroglia bestehende Gewebe des Nervensystems. E nervous tissue.

**Nerven|gift:** auf Nervengewebe toxisch wirkende Substanz (z.T. mit selektiver Affinität); mit narkotischem (z.B. CO, Alkohol, Narkotika, Hypnotika), spastischem (»Krampfgift«; z.B. Alkaloide, Alkylphosphate etc.) oder zerstörendem Effekt (v.a. bakterielle Ektotoxine; verursachen fettige Degeneration der Myelinhülle u. der weißen Substanz des ZNS). E neurotoxin.

**Nerven|heilkunde:** medizinisches Fachgebiet, das sich mit der Diagnostik, Prävention, nichtoperativen Behandlung u. Rehabilitation von Erkrankungen des zentralen, peripheren u. vegetativen Nervensystems sowie psychischen Erkrankungen oder Störungen befasst. Es umfasst die beiden Fachgebiete Neurologie u. Psychiatrie. Die Weiterbildungszeit bis zum Facharzt für N. (**Nervenarzt**) beträgt 6 Jahre.

**Nerven|hüllen:** *Anatomie* ▸Epi-, ▸Peri-, ▸Endoneurium, ▸Neurolemm.

**Nerven|impuls:** ▸Aktionspotential der Nervenfaser. E nerve impulse.

**Nerven|kern:** ▸Nucleus (des Zentralnervensystems).

**Nerven|knoten:** *Anatomie* ▸Ganglion. E neural node.

**Nerven|kommotion,** Neuropraxis: »Erschütterung« als leichtester Grad der ▸Nervenquetschung.

**Nerven|kompressions|syndrome:** Krankheitsbilder, die durch lokale mechanische Schädigung von Nerven hervorgerufen werden. Treten bevorzugt an Stellen auf, an denen ein anatomischer Engpass besteht oder der Nerv ungeschützt direkt am Knochen verläuft (Abb.). E nerve compression syndromes.

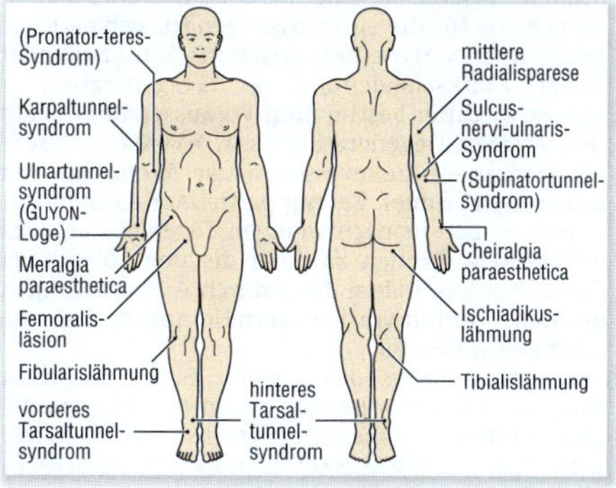


**Nervenkompressionssyndrome:** Lokalisation von N. an den Extremitäten. [322]

**Nerven|krise:** **1)** *Neurologie* krisenhafte Nervenschmerzen, z.B. ▸Oktavuskrise. E exacerbated neural pain. **2)** *Psychologie* umgangssprachliche Bez. für stärkere seel. Reaktion auf ein als belastend empfundenes Erlebnis oder in einer »kritischen« Lebensphase. E nervous crisis.

**Nerven|lähmung:** neurogene ▸Lähmung. E nerve paralysis.

**Nerven|leitung:** ▸Erregungsleitung; ▸Fasergruppen. E nerve conduction.

**Nerven|luxation:** traumatische, spontane (z.B. N. ulnaris) oder op. Verlagerung (Dislokation) eines peripheren Nervs. E peripheral nerve dislocation.

**Nerven|mark:** ▸Myelin.

**Nerven|mobilisation:** Technik der manuellen Medizin zur Wiederherstellung der Neurodynamik. Der betroffene Nerv wird durch Beugung der entsprechenden Gelenke in gerade noch schmerzfreie Dehnung gebracht u. dann von proximal entspannt. Durch wiederholte kleine Bewegungen des distalen oder proximalen Gelenkes (bis zum Auftreten leichter Dehnschmerzen) wird der Nerv gegen Unterlage oder Hüllstrukturen verschoben. ***Anw.:*** z.B. zur Adhäsionsprophylaxe nach Bandscheiben-Op. oder bei peripheren Nervenläsionen.

**Nerven|naht:** *Chirurgie* spannungslose Vereinigung der gut präparierten Enden eines durchtrennten Nervs durch peri- oder paraneurale Nähte oder als interfaszikuläre N. (Adaptation der kongruenten Faszikelmuster); s.a. ▸Nerventransplantation, ▸Nervenpfropfung. E nerve suture.

**Nerven|pfropfung:** Nervenplastik in Form der End-zu-Seit-Anastomosierung (in physiologischer Impulsrichtung) eines gesunden mit einem gelähmten Nerv oder aber mit einem Muskelbündel. E nerve graft(ing).

**Nerven|plastik:** *Chirurgie* Wiederherstellung der Funktion eines Nervs durch ▸Nervenpfropfung oder ▸Nerventransplantation. E neuroplasty.

**Nerven|punkte:** ▸Nervendruckpunkte, ▸Nervenreizpunkte.

**Nerven|punkt|massage:** Massage schmerzempfindlicher Punkte in Haut u. Muskulatur (▸Trigger-Punkte). Dadurch werden Krankheitsbefunde umliegender Gewebebezirke reflektorisch beeinflusst.

**Nerven|quetschung:** umschriebene Kompression eines Nervs mit Funktionsausfall; je nach Grad der organ. Schädigung als Neurotmesis (partielle bis totale Kontinuitätstrennung von Markscheide und Axon), Axonotmesis (Erhalt der Nervenscheidenkontinuität, aber Unterbrechung des Axons) u. Neuropraxie (▸Nervenkommotion). – **N., therapeutische,** Neurotripsie: op. N. für eine – meist – permanente Leitungsunterbrechung (z. B. Phrenikusquetschung). E therapeutic crushing of a nerve.

**Nẹrven|regeneration:** **1)** Heilungsvorgang am durchtrennten Nerv; bereits am 3. Tag im proximalen Stumpf einsetzende Bildung der ▸BÜNGNER-Bänder als Schiene für die einsprossenden (u. sich evtl. aufzweigenden = Hyperneurotisation) Achsenzylinder; später Markscheidenbildung. E regeneration of nerves. **2)** Unter bestimmten Voraussetzungen folgt der WALLER-Degeneration (s. u. ▸WALLER-Gesetz) ein langsames Aussprossen neuer Axone aus dem proximalen Stumpf. Bei nur partieller ▸Axonotmesis kommt es bereits nach wenigen Tagen aus erhalten gebliebenen Axonen zu einer distalen kollateralen Reinnervation, indem diese durch Aussprossung zu den denervierten Muskelfasern Kontakt aufnehmen; s. a. ▸Fehlsprossung.

**Nerven|reiz|punkte:** für die elektr. Erregbarkeitsprüfung peripherer Nerven geeignete Hautpunkte (mit oberflächennahem u. möglichst isoliertem Nervenverlauf); s. a. ▸Muskelreizpunkte, Gesichtsneuralgie. E nerve stimulation points.

**Nerven|resektion:** op. Entfernung eines Nervenabschnitts, z. B. zur gezielten Ruhigstellung eines Organs (z. B. als Phrenikusresektion), zur Unterbrechung sympathischer Bahnen (z. B. ▸Grenzstrangresektion), bei Spastik (STOFFEL-Op.), zur Schmerzausschaltung (z. B. COTTE-Op.). E neurectomy.

**Nerven|scheide:** ▸Endo-, ▸Peri-, ▸Epineurium, ▸Neurolemm. E nerve sheath.

**Nerven|schmerz:** ▸Neuralgie.

**Nerven|schwäche:** ▸Neurasthenie.

**Nẹrven|stamm:** Hauptabschnitt eines Nervs bis zu seiner peripheren Aufteilung in Äste. E nerve trunk.

**Nẹrven|status:** der neurolog. Untersuchungsbefund (Motorik, Sensibilität, Koordination). E neurostatus.

**Nerven|stimulation:** Reizung peripherer Nerven mittels elektrischer Impulse. ***Anw.:*** meist als transkutane elektrische Nervenstimulation (TENS), ein Analgesieverfahren, das durch variable Einstellung von Intensität, Frequenz u. Impulsbreite eine individuelle Behandlung gestattet. Durch kleine Batteriegeräte ist eine Heim- u. Selbstbehandlung mgl. Wirkung durch ▸Gate-Theorie erklärbar. ***Ind.:*** chronische, kausal nicht behandelbare Schmerzen wie Schmerzzustände am Bewegungsapparat (z. B. Rückenschmerzen), Spannungskopfschmerzen, Tumorschmerzen, Neuralgien, Stumpf- u. Phantomschmerzen. E nerve stimulation.

**Nẹrven|system,** Systema nervosum, Abk. NS: Gesamtheit des Nervengewebes, bestehend aus ▸Nervenzellen u. ▸Nervenfasern (z. T. eingebettet in Neuroglia). ***Einteilung:*** unterteilt morphologisch in ▸Zentralnervensystem (= Systema nervosum centrale; bestehend aus Gehirn u. Rückenmark) u. peripheres NS (Systema nervosum periphericum; bestehend aus Hirnnerven u. Spinalnerven samt Ganglien), funktionell in animales (somatisches, oikotropes) u. ▸vegetatives (autonomes) NS, dieses wiederum in sympathisches u. parasympathisches NS (▸Sympathikus bzw. ▸Parasympathikus; auch: ergotropes u. trophotropes System) sowie in ein enterisches NS (bestehend aus AUERBACH- u. MEISSNER-Plexus). Ferner in pyramidal-motorisches u. extrapyramidal-motorisches System. Als zerebrospinales NS Hirn u. Rückenmark einschließlich ihrer Nerven. Als willkürliches NS der Teil des animalen NS, der die intendierten Funktionen trägt. ***Funktion:*** Grundleistungen des NS sind Umformung eines Außenweltreizes in systemeigenen Vorgang (z. B. Licht oder Schall in Erregung), Erregungsleitung zum ZNS (afferente Leitung), Erregungsleitung zur Peripherie (efferente Leitung; als direkte Reizantwort (▸Reflex [2]) oder nach Verarbeitung im Gehirn). E nervous system.

**Nẹrven|trans|plantation:** ein- oder zweizeitige Verpflanzung eines Nervenabschnitts, insbes. zur Überbrückung eines traumat. Defekts. Optimal durch Zwischenschaltung (Interposition) von autologem Nervengewebe (meist des N. suralis) als freies oder als Kabel-Transplantat (mit mehreren Nervenfasersträngen; evtl. mit interfaszikulärer Naht), wobei die Adaptation vollkommen spannungsfrei erfolgen muss. S. a. ▸Neurotisation. E nerve graft(ing).

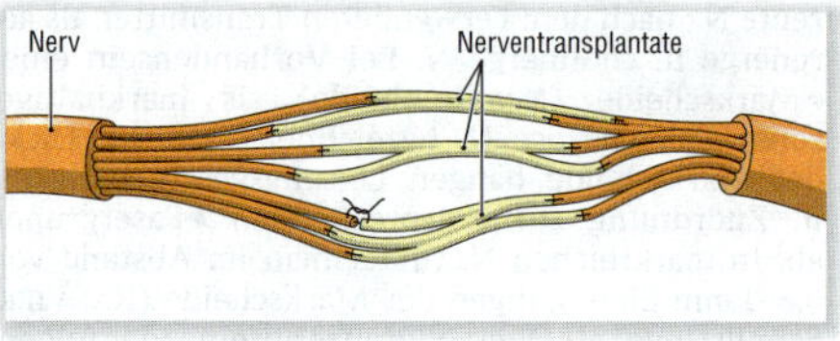


**Nerventransplantation:** Prinzip der interfaszikulären Nervenverpflanzung nach SEEGER. [455]

**Nẹrven|tumoren:** vom Nervengewebe ausgehende ▸Neoplasmen; a) am vegetativen Nervensystem als ▸Neuroblastoma sympathicum, ▸Ganglioneurom, ▸Paragangliom (Phäochromozytom, Chromaffinom), ▸Glomustumor; b) am peripheren als ▸Amputationsneurom, ▸Neurofibrom, ▸Neurinom (Neurilemmom, Schwannom), malignes ▸Schwannom; c) am zentralen als ▸Hirn-, ▸Rückenmarkstumoren. E nerve tumors.

**Nẹrven|verletzung:** offene oder gedeckte Verletzung eines peripheren oder eines Hirnnervs, z. B. als Nervenerschütterung, -quetschung, -luxation, partielle bis totale Durchtrennung (Axono- bzw. Neurotmesis); ferner als iatrogene N. (z. B. Injektionsschaden, Kompression durch Verband oder Lagerung bei Operationen). Mit Ausnahme der Nervenerschütterung (u. U. auch -luxation) gefolgt von degenerativen Veränderungen u. Ausfällen (evtl. unter dem Bild einer Zweiphasen-Symptomatik); bei ungenügender Regeneration mit Dauerschaden. ***Diagn.:*** klin. Funktionsprüfung, ▸EMG, ▸Elektroneurographie. E nerve injury.

**Nẹrven|wachstums|faktor,** Abk. NGF: (LEVI-MONTALCINI) embryonaler Induktionsstoff (Protein) mit Fördereffekt auf Nervenwachstum und -regeneration. E nerve growth factor.

**Nẹrven|wurzel:** die am ZNS ein- u. austretenden Nervenfasern u. Faserbündel, i. e. S. die Spinal(nerven)wurzel (s. u. ▸Radix; s. a. ▸Radikul[o]..., ▸Wurzel...). E nerve root.

**Nẹrven|zelle,** Neurozyt, Neurocytus, Neuronum: hochdifferenzierte, zu Empfang, Verarbeitung u. Weiterleitung nervöser Erregungen befähigte Zelle des Nervengewebes. Strukturelles Grundelement des ▸Nervensystems (dessen morphologische, trophische u. funktionelle Einheit). Eine N. mit all ihren Fortsätzen wird als ▸Neuron bezeichnet. ***Aufbau:*** Von einem Zellleib (Corpus neuroni) gehen mindestens zwei Fortsätze ab: ▸Dendrit mit zellulipetaler Leitung u. zellleibnaher Verzweigung, ▸Axon (Neurit) mit zellulifugaler Leitung u. Endverzweigung (Telodendron) weit entfernt (bis zu 1 m) vom Zellleib. Der Teil des Zellleibs um den Kern herum wird als Perikaryon bezeichnet. Der Zellkern ist sehr groß, hell mit großem Nukleolus als Ausdruck hoher Transkriptionsaktivität. Die Zellmembran (mit funktionsdifferentem Aufbau: Rezeptor, axonaler konduktiler Abschnitt, Dendrit, ▸Synapse) reagiert auf entsprechende Reize mit unterschiedlichen Permeabilitätsänderungen. Das Zytoplasma mit NISSL-Schollen (raues endoplasmatisches Retikulum der Nervenzelle), GOLGI-Apparat (sehr gut entwickelt), Mitochondrien (sehr zahlreich, da hoher Energiebedarf für die Ionengradienten), Zytoskelett aus Neurofilamenten bzw. Neurofibrillen (lichtmikroskopisch durch Silberimprägnation darstellbar)

u. Mikrotubuli für Transportvorgänge. An den Nervenendigungen der Axone Depolarisation der postsynaptischen Membran durch funktionsspezifische Transmitter (z. B. cholinerge, noradrenerge, serotoninerge, dopaminerge Fasersysteme) oder durch direkte elektrische Übertragung (z. B. axo-somatische, axo-dendritische, axo-axonale Übertragung oder über die motorische Endplatte). ***Formen:*** Bipolarzellen (**bipolare N.**): zwei getrennt abgehende Fortsätze; Vorkommen z. B. in der Retina (im Stratum nucleare internum) u. in Ganglien des Innenohrs; **pseudounipolare N.:** ein Fortsatz, der sich zellleibnah in Dendriten u. Axon gabelt, kommt in sensiblen Ganglien vor; **multipolare N.:** viele Dendriten, ein Axon (s. Abb.); Vorkommen in der grauen Substanz des ZNS u. in vegetativen Ganglien. Als multipolare N. mit langem Axon (DEITERS-Typ; Projektionsneurone) u. als multipolare N. mit kurzem Axon (GOLGI-Typ; Schaltneurone). Nach Anordnung der Dendriten u. Form des Zellleibs Unterteilung z. B. in Pyramidenzellen, Sternzellen, Spindelzellen. Außerdem adendritische N. (**unipolare N.**): ein Fortsatz; Vorkommen nur beim Embryo in der Histogenese der N. Besondere N. sind (neuro)sekretorische N. des Zwischenhirn-Hypophysen-Systems. Ferner unterscheidet man u. a. exzitatorische (erregende) u. inhibitorische (hemmende) N. (bzw. Neurone), Horizontalzellen, GOLGI-Zellen, PURKINJE-Zellen, Haarzellen, Pyramidenzellen, Korbzellen, amakrine Zellen, Motoneurone. **E** nerve cell, neurocyte.

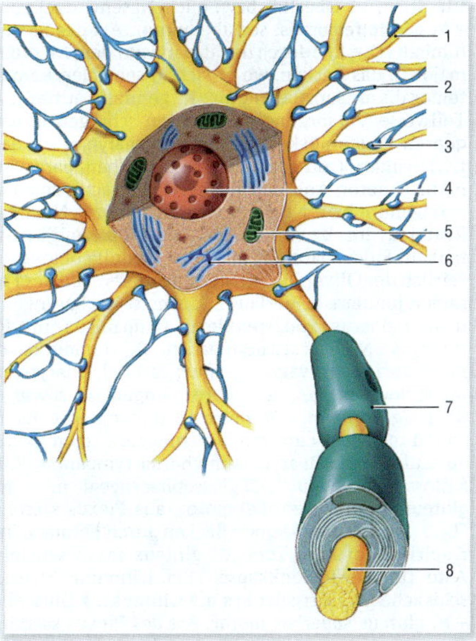


**Nervenzelle:** multipolare N. [1]

**Nerven|zentrum:** abgegrenztes Gebiet der grauen Substanz des Zentralnervensystems (s. a. ▸Hirnrindenkarte) zur Aufnahme, Verarbeitung u. Auswertung sowie Aussendung nervaler Erregungen zur Regulation von Funktionen u. Reaktionen des Organismus, z. B. ▸Atem-, ▸Kreislauf-, ▸Schlaf-, ▸Defäkationszentrum, ▸Centrum ciliospinale. **E** nerve center.

**Nerven|zucken:** ▸Tic. **E** nerve twitching.

**Nerven|zusammen|bruch:** umgangssprachliche Bez. für akute, heftige psychische Symptome; Folgezustand intensiver Emotionen, die zumeist nach akutem Auslöser auftreten. S. a. ▸Nervenkrise. **E** nervous breakdown.

**Nervi:** Plur. von ▸Nervus. **E** nerves.

**nervös: 1) nervosus:** ▸nerval. **E** neural. **2)** durch Überlastung des Nervensystems bedingt, übererregt, nervenschwach, s. a. ▸Nervosität; z. B. **n. Erschöpfung** (neurovegetat. ▸Dystonie), **n. Kreislaufschwäche** (das ▸DA-COSTA-Syndrom). **E** nervous.

**Nervon:** *Biochemie* Cerebrosid (Sphingolipid) mit **Nervonsäure** (Selacholeinsäure; ungesätt. $C_{24}$-Fettsäure) als Fettsäureanteil. **E** nervone.

**Nervosität, Nervosismus:** Zustand mit reizbarer Überempfindlichkeit, Überaktivität, Hast, Unruhe, gesteigerter Ermüdbarkeit, evtl. mit die Wirklichkeitsvorstellungen überwuchernder Phantasie. – In der Psychiatrie früher Synonym für ▸Neurasthenie, ▸Neuropathie. **E** nervousness.

**nervosus** *(latein.):* reich an ▸nervalen Elementen.

**Ner|vus,** Abk. N., Plur. Nervi, Pluralform der Abk. Nn.: ▸Nerv, besteht aus Fasern von ▸Nervenzellen u. umgebenden Hüllen (s. Abb.). **E** nerve. – **N. ab|ducens:**

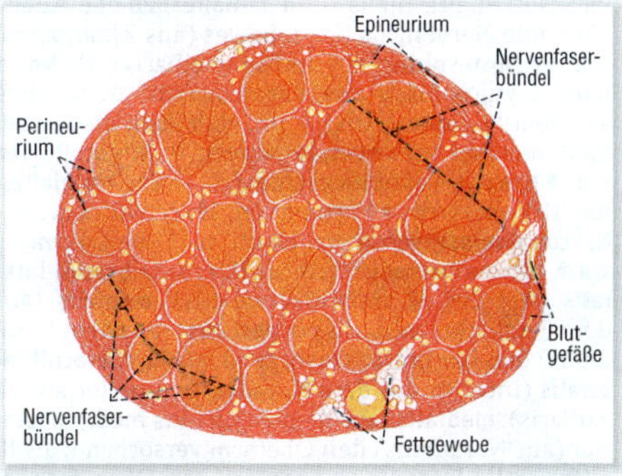


**Nervus:** Querschnitt eines peripheren Nervs (Histologie); Bündelung der Nervenfasern. [497]

der VI. Hirnnerv; entspringt paramedian am kaudalen Brückenende im Nucleus nervi abducentis; zieht zum Clivus, über Felsenbeinspitze in den Sinus cavernosus u. durch die Fissura orbitalis superior in die Augenhöhle; versorgt den Musculus rectus lateralis; s. a. ▸Abduzenslähmung. **E** abducent n. – **Nn. accelerantes:** die Herzschlagfolge beschleunigende ▸Herznerven; s. a. ▸N. cardiacus. – **N. accessorius:** der (motor.) XI. Hirnnerv; »kraniale« (= »vagale«) Wurzeln aus Nucleus ambiguus, spinale aus der diesen bis $C_6$ fortsetzenden Zellsäule = Nucl. n. accessorii. Austritt im Sulcus lateralis post.; zieht nach Wurzelvereinigung in das Foramen jugulare, danach als Ramus internus zum N. vagus u. als R. externus an Mm. sternocleidomastoideus u. trapezius; s. a. ▸Akzessorius... **E** accessory n. – **N. acusticus:** der N. vestibulocochlearis (i. e. S. – als Hörnerv – dessen N. cochlearis). – **N. alveolaris inferior:** stärkster Nerv des N. mandibularis ($V_3$) zwischen den Mm. pterygoidei im Canalis mandibulae (zuvor Abgang des N. mylohyoideus); innerviert alle Unterkiefer-Zähne u. deren Zahnfleisch, entsendet den N. mentalis. – **Nn. alveolares superiores:** zu Oberkiefer-Zähnen u. zugehörigem Zahnfleisch abgehende Ästchen des N. maxillaris. – **N. auricularis magnus:** stärkster sensibler Ast des Plexus cervicalis ($C_3$); für Ohrmuschelhaut, retroaurikuläre Kopfhaut sowie für die Haut im Parotis-Masseterbereich. – **N. auricularis posterior:** am Foramen stylomastoideum nach hinten abgehender Ast des N. facialis; Äste zu Ohrmuschelmuskeln u. Mm. digastricus (hinterer Bauch) u. stylohyoideus; Anastomose zum N. glossopharyngeus. – **N. auriculo|temporalis:** sensibler Ast des N. mandibularis ($V_3$), durch die Parotisloge zur Ohr-Schläfen-Gegend aufsteigend; Äste für Gehörgang, Trommelfell, vordere Ohrmuschelteile; parasympath. Fasern vom Ggl. oticum für die Parotis; s. a. ▸aurikulotemporales Syndrom. – **N. axillaris:** aus dem Fasciculus posterior des Plexus brachialis ($C_{4-6}$); durch die laterale Achsellücke zur hinteren Schultergegend; für Mm. deltoideus, teres minor, Haut über Deltoideus u. an proxim. Oberarm-

N

streckseite. E axillary n. – **N. buccạlis:** aus dem N. mandibularis ($V_3$) zum Mundwinkel; für die Wangenschleimhaut. – **N. car|dịacus:** Herznerv(en); als **Nn. cardiaci cervicales** Äste von Halsganglien des Grenzstrangs zum Plexus cardiacus; als **Nn. c. thoracici** Äste von Brustganglien, mit efferenten, die Herztätigkeit beschleunigenden u. mit afferenten, schmerzleitenden Fasern. E cardiac n. – **Nn. cavernọsi cli|tọridis:** aus dem sympath. Plexus uterovaginalis; für Corpora cavernosa. – **Nn. cavernọsi pẹnis:** aus dem Plexus cavernosus penis; für die Penisschwellkörper. – **Nn. cervicạles:** die 8 Spinalnervenpaare des Halsmarks; 1. zwischen Os occipitale u. Atlas, 2.–8. durch die Foramina intervertebralia der HWS austretend; Aufteilung in Rami dorsales u. ventrales; 1. dorsaler Ast (= N. suboccipit.) motorisch, alle übrigen auch sensibel; ventr. Äste bilden den Plexus cervicalis u. Pl. brachialis. – **Nn. ci|li|ạ|res:** zu den Augen führende Nerven; als **Nn. c. breves** (aus Ziliarganglion; für Mm. sphincter pupillae u. ciliaris), als **Nn. c. longi** (sympathisch aus Karotisplexus; u. sensibel aus dem N. nasociliaris). – **Nn. clụ|ni|i|um:** die Gesäßhaut sensibel versorgende Nerven. – **N. coch|le|ạris:** s.u. ▸Nervus vestibulocochlearis. – **Nn. cra|ni|ạ|les:** die 12 Kopf- bzw. ▸Hirnnerven. E cranial nerves. – **N. cu|tạ|ne|us:** sensibler Haut- u. Unterhautnerv; s.a. ▸Ramus cutaneus; z.B. als **N. c. ante|brachii lateralis** (Ast des N. musculocutaneus), **medialis** (aus dem Fasciculus medialis) u. **posterior** (aus dem N. radialis) den Unterarm versorgend; als **N. c. brachii lateralis** (inferior aus dem N. radialis; superior aus N. axillaris), **medialis** (aus dem Fasciculus med.), **posterior** (aus N. radialis) den Oberarm versorgend; als **N. c. femoralis lateralis** u. **posterior** den Oberschenkel versorgend (Ersterer evtl. von Kompressionssyndrom betroffen, ▸Meralgia paraesthetica); als **N. c. surae lateralis** (aus N. peroneus communis) den Unterschenkel versorgend. – **Nn. digitạles:** Finger- bzw. Zehennerven. – **N.-digitạlis-plantạris-Kompressionssyndrom:** ▸MORTON-Neuralgie. – **N. dorsạlis clitọridis (♀) bzw. N. d. penis (♂):** Endast des N. pudendus zur Klitoris bzw. zum Penisrücken. – **N. dorsạlis scạpulae:** Muskelast des Plexus brachialis ($C_4$, $C_5$) für Mm. rhomboideus major u. minor, z.T. auch M. levator scapulae. – **Nn. encephạlici:** Nervi craniales, ▸Hirnnerven. – **Nn. erigẹntes:** ▸Nervi splanchnici pelvici. – **Nn. ethmo|idạles:** Äste des N. nasociliaris durch die Siebbeinzellen zur Nasen-, Keilbein-, Siebbeinzellen-Schleimhaut; s.a. ▸CHARLIN-Syndrom. – **N. fa|ci|ạlis, N. intermediofacialis:** der VII. Hirnnerv (motor. Ast des 2. Kiemenbogens; mit nichtmotor. Fasern des N. intermedius; s.a. Abb.). Motorischer Ursprungskern in der Formatio reticularis (Rautengrubenboden); Ursprungsfasern umziehen den Abduzens-Kern (»inneres Fazialisknie«); Austritt im Kleinhirnbrückenwinkel (zusammen mit dem N. intermedius), beim Porus acusticus int. Eintritt in den inneren Gehörgang (Meatus acust. int.), u. – allein – weiter im Felsenbein (Canalis n. fac.). ***Verlaufsstrecken:*** 1. bis Ggl. geniculi, 2. fast rechtwinklig okzipitalwärts gerichteter Bogenteil (= »äußeres Fazialisknie« = »Geniculum«), 3. unter seitl. Bogengang, dann über u. um Paukenhöhle (Kontakt zum Sinus sigmoideus) zur Schädelbasis, dann aus Foramen stylomastoideum (Abgabe des N. auricul. post.) u. in die Ohrspeicheldrüse (Bildung des ▸Plexus parotideus, mit Ästen für Kopfmuskeln u. Hals [Platysma]); als intrakranielle Äste N. stapedius u. Kommunikation zum Plexus tympanicus. S.a. ▸Fazialis... E facial n. – **N. fe|mo|rạlis:** aus 3 (4) sich im M. iliopsoas vereinigenden Wurzeln des Plexus lumbalis ($L_{1-3-4}$); durch die Lacuna musculorum zum Oberschenkel; Muskeläste für Mm. iliacus, psoas (Teilversorgung), quadriceps femoris, sartorius u. pectineus; Hautäste für Vorderseite der Ober- u. Innenseite des Unterschenkels. – S.a. ▸Femoralis... E femoral n. – **N. fi|bu|lạ|ris:** ▸Nervus peroneus; s.a. ▸Fibularis... – **N. fron|tạlis:** stärkster Ast des N. ophthalmicus ($V_1$);

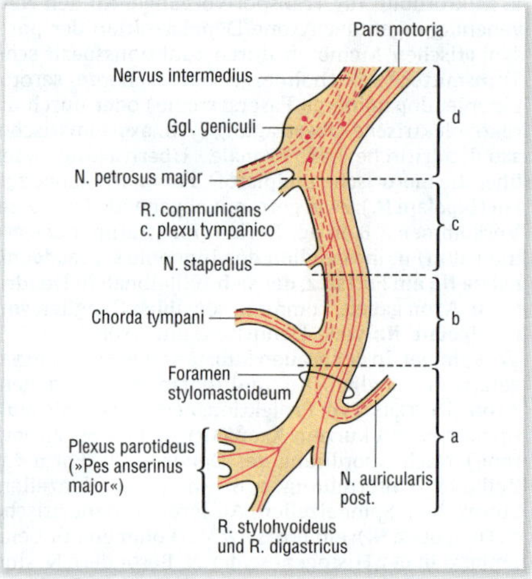


**Nervus facialis:** schemat. Verlauf u. Symptome bei verschieden lokalisierten Schädigungen. Abschnitt **a)** Lähmung der Gesichtsmuskeln; **b)** zusätzlich Störung der Geschmacksempfindung u. Speicheldrüsensekretion; **c)** zusätzliche Hörstörungen; **d)** zusätzliches Erlöschen der Tränensekretion. [85]

Aufteilung in Nn. supraorbit. u. supratrochlearis für Stirn- u. Oberlid- bzw. auch Nasenwurzelhaut. – **N. genito|femorạlis:** sensibel-motor. Ast des Plexus lumbalis ($L_1$, $L_2$); durch den u. dann auf dem M. psoas major in das Becken, wo er sich in sensiblen Ramus femoralis u. sensibel-motor. R. genitalis aufteilt. – Teilweise Versorgung des inneren schrägen u. des queren Bauchmuskels. – **N. glosso|pharyn|gẹ|us:** der IX. Hirnnerv (mit sensiblen, sensorischen, parasympath. u. motor. Anteilen; Kerne: Nucl. tractus spinalis n. trigemini bzw. Nucl. tractus solitarii bzw. Nucl. salivatorius inf. bzw. Nucl. ambiguus [ob. Teil]). Austritt im Sulcus lateralis post. der Medulla oblongata seitlich der Olive; Durchtritt im vorderen Teil des Foramen jugulare u. Verlauf zw. Mm. stylopharyngeus u. styloglossus. Endäste: Plexus tympanicus (mit R. tubarius, Nn. caroticotympanici, R. communic. c. ramo auricul. n. vagi, Rr. sinus carotici, pharyngei, m. stylopharyngei, tonsillares, linguales) sowie – über Ggl. oticum – N. petrosus minor u. die Rami communicantes cum ramo meningeo, c. cum nervo auriculotemporali u. c. cum chorda tympani. – S.a. ▸Glossopharyngeus... E glossopharyngeal n. – **N. glutẹus inferior:** sensibel-motor. aus Plexus sacralis ($L_5$, $S_{1-2}$), aus dem kleinen Becken durch Foramen infrapiriforme; Äste zum M. gluteus max.; sensible Äste für Hüftgelenkkapsel. Bei Lähmung Streckschwäche im Hüftgelenk; s.a. ▸Gluteus..., ▸Gluteal... – **N. glutẹus supẹrior:** motor. Ast des Plexus sacralis ($L_{4-5}$, $S_1$); aus dem kleinen Becken durch das Foramen suprapiriforme zwischen den – von ihm versorgten – Mm. glutei med. u. min. zum M. tensor fasciae latae. Bei Lähmung Watschelgang, pos. TRENDELENBURG-Zeichen. E gluteal n. (inferior; superior). – **N. hypogạstricus (dẹxter et sinịster):** Nerv, der die autonomen Plexus hypogastricus sup. u. inf. verbindet; i.e.S. die stärksten Äste des Ersteren. – **N. hypo|glọssus:** der 12. (motor.) Hirnnerv; Ursprungskern (Nucleus nervi hypoglossi) im zentralen Grau der Medulla oblongata; Austritt mit 10–15 Wurzeln im Sulcus lateralis anterior zwischen Olive u. Pyramide; aus dem Schädel durch den Canalis hypoglossi (Zweige an Dura u. Sinus occip.); Verlauf unterhalb der Schädelbasis im Bogen vor den Karotiden u. zwischen Mm. mylohyoideus u. hyoglossus zur Zungenmuskulatur. Bei Lähmung Glossoplegie (u. Atrophie) mit Sprach- u. Schluckstörung; bei einseit. Ausfall Abweichen der Zunge im Mund zur gesunden, beim

Herausstrecken zur gelähmten Seite. – **N. ilio|hypo|gast|ricus:** motor.-sensibler Ast des Plexus lumbalis ($Th_{12}$, $L_1$); durch den M. psoas u. zwischen Mm. transversus u. obliqui der Bauchdecke (Muskeläste an sie abgebend); Hautinnervation in seitl. Hüft- bzw. Schamgegend. – **N. ilio-in|gui|nalis:** motor.-sensibler Ast des Plexus lumbalis ($L_1$); durch die Mm. psoas u. transversus abdominis, dann durch Leistenkanal u. Anulus inguinalis superficialis; endet als sensible Nn. scrotales bzw. labiales anteriores. – **N.-i.-Kom|pressions|syndrom:** Engpasssyndrom mit Reiz- u. Lähmungszeichen seitens des N. ilio-inguin. infolge Druckschädigung an der Austrittsstelle aus dem Leistenkanal. – **N. infra|orbitalis:** Haupt- u. Endast des N. maxillaris ($V_2$); aus der Fossa pterygopalatina durch die Fissura orbit. inf. in die Augenhöhle, im Sulcus u. Canalis infraorbit. u. durch Foramen infraorbitale (Trigeminusdruckpunkt) zum Gesicht seitlich der Nase; als Äste die Nn. alveol. sup. – **Nn. inter|cos|tales:** die in den Interkostalräumen verlaufenden Rami ventr. der Nn. thoracici; Verlauf unterhalb der Rippen, zunächst im Sulcus costae. Je ein seitl. u. vorderer Hautast für – z. T. überlappende – segmentalgürtelförm. sensible Versorgung der Rumpfwand (Thorax-Bauch-Bereich), Muskulatur (Mm. intercostales u. subcostales, transversus thoracis; innerer schräger u. querer Bauchmuskel); sensible Äste (vom 4. Nerv) zur Brust als Rami mammarii laterales bzw. med. **E** intercostal nerves. – **Nn. inter|costo|brachialis:** seitlicher Hautast des 2. Interkostalnervs für den medialen Oberarm. – **N. inter|medio|facialis:** ▸ N. facialis. – **N. inter|medius:** Hirnnerv mit sekretorischen Fasern für Drüsen des Gesichtsbereichs u. Geschmacksfasern für den vorderen Teil der Zunge; verlässt den Hirnstamm neben dem ▸ N. facialis (dort Abb.), von dem er sich an dessen »innerem Knie« trennt; dort sein Ganglion geniculi gelegen (Ursprung seiner sensorischen, zum Nucl. tractus solitarii leitenden Fasern); seine parasympathischen, sekretor. Fasern: N. petrosus major, Chorda tympani; s. a. ▸ Ganglion pterygopalatinum. **E** intermediate n. – **N. is|chia|dicus:** der »Ischiasnerv«, motor.-sensibler Ast des Plexus sacralis ($L_4$–$S_3$); aus dem Becken durch das Foramen infrapiriforme, zwischen Trochanter major u. Tuber ossis ischii abwärts (auf M. adductor magnus) zur Kniekehle, dort Teilung in N. tibialis u. N. peroneus communis; für Mm. semitendinosus, semimembranosus u. biceps femoris, alle Muskeln u. Haut des Unterschenkels u. Fußes (außer Saphenus-Bereich). Bei Lähmung des Stammes Außenrotationshemmung, »Stelzbein« u. Symptom der ▸ Fibularis- u. ▸ Tibialislähmung; s. a. ▸ Ischiadikus..., ▸ Ischias... **E** ischiadic n., sciatic n. – **N. la|crimalis:** sensibler Ast des N. ophthalmicus ($V_1$); nach Vereinigung mit parasympath. Rami communic. cum n. zygomatico (aus $V_2$; parasympathische sekretor. Fasern zu Tränendrüse) Verlauf zum äußeren Augenwinkel (Haut, Schleimhaut; sensible Versorgung). – **N. la|ryn|gealis recurrens:** motor.-sensibler Ast des Vagus; umschlingt re. die A. subclavia, li. den Aortenbogen; steigt in der Rinne zwischen Luft- u. Speiseröhre rückläufig auf; gibt Rr. cardiaci inf., tracheales u. oesophagei ab, endet als **N. l. inferior** (für alle Kehlkopfmuskeln außer M. cricothyroideus; subglott. Schleimhaut); s. a. ▸ Rekurrenslähmung. **E** laryngeal recurrent n. – **N. l. superior:** medial der A. carotis interna kehlkopfwärts verlaufender Ast des N. vagus; teilt sich in Höhe des großen Zungenbeinhorns auf u. versorgt sensibel (Ramus internus) den oberen Kehlkopfbereich u. motor. (R. externus) den M. cricothyroideus. – **N. lin|gua|lis:** sensibler Ast des N. mandibularis ($V_3$); vom Foramen ovale durch Fossa infratemp. zur Zunge (Verbindung mit N. facialis; Anlagerung der ▸ Chorda tympani; sekretorische Fasern für Munddrüsen; ferner Geschmacksfasern); sensibel für Schleimhaut von Schlundenge, Gaumenmandeln, Mundboden, Zahnfleisch u. vordere $^2/_3$ der Zunge. **E** lingual n. – **Nn. lumbales = lumbares:** die 5 Spinalnervenpaare des Lendenmarks; dorsale Äste für tiefe autochthone Rückenmuskeln, laterale für Haut der Lenden- u. oberen Gesäßgegend (Nn. clunium sup.); ventrale für Plexus lumbalis. **E** lumbar nerves. – **N. mandibularis:** der vom Ggl. semilunare abgehende 3. u. stärkste Trigeminusast ($V_3$) mit sensiblen u. motorischen Fasern; Erstere als Radix sensoria (sog. Portio major) dem Ganglion entstammend; ihnen angeschlossen die Letzteren (= Radix motoria; sog. Portio minor); nach Durchtritt durch Foramen ovale sternförmige Aufzweigung in rein sensible, rein motor. u. gemischte Äste; Erstere für Dura mater, Haut von Kinn, Unterlippe u. untere Wange, Schleimhaut von Wange, Mundhöhlenboden u. vordere $^2/_3$ der Zunge, für Zähne u. Unterkiefer-Zahnfleisch (s. a. ▸ N. lingualis, ▸ N. alveolaris inf., ▸ N. auriculotemporalis), die motorischen (als Nn. massetericus, temporales profundi, pterygoideus lateralis u. medialis) für alle Kaumuskeln sowie Mm. tensor tympani, t. veli palatini, mylohyoideus, digastricus (Venter ant.). **E** mandibular n. – **N. maxillaris:** der 2., rein sensible Trigeminusast ($V_2$), vom Ggl. semilunare durch das Foramen rotundum in die Fossa pterygopalatina; für Dura mater, Haut von Unterlid, äuß. Augenwinkel, vord. Schläfe, oberer Wange, Nasenflügel u. Oberlippe, Schleimhaut von Nase, Keilbeinhöhle u. Oberkiefer. In der Fossa ist ihm das Ganglion pterygopalatinum angelagert; diesem entstammen die sekretorischen Fasern für Drüsen (der Zunge u. Wange; Tränendrüse). – S. a. ▸ N. infraorbit., ▸ Nn. alveolares sup., ▸ N. zygomaticus. **E** maxillary n. – **N. me|dia|nus:** motor.-sensibler N. des Plexus brachialis, mit Urspr. (»Medianusgabel«) aus Fasciculus med. ($C_5$–$C_7$) u. lat. ($C_8$, $Th_1$); in Begleitung der A. brach., dann unter der Bizepsaponeurose in die tiefe Vorderarmschicht; motorisch für Unterarmbeuger (Ausnahme: Mm. flexor carpi uln., M. fl. digit. profundus [ulnarer Teil]), Pronatoren, Mm. abductor pollicis brevis, opponens, flexor pollicis brevis (oberfl. Kopf) u. radiale Mm. lumbricales; sensibel (palmar) für Haut von Handwurzel u. Hohlhand, 1.–3. u. Radialseite 4. Finger. – S. a. ▸ Medianuslähmung. **E** median n. – **N. mentalis:** sensibler Endast des N. alveolaris inf. an die Haut von Kinn u. Unterlippe. **E** mental n. – **N. musculo|cutaneus:** motor.-sensibler N. aus dem Fasciculus lateralis des Plexus brachialis ($C_{5-6[7]}$); durch den M. coracobrachialis u. zwischen Mm. biceps u. brachialis (alle 3 innervierend) distalwärts; endend als N. cutaneus antebrachii lateralis. – **N. naso|ci|liaris:** sensibler Ast des N. ophthalmicus, durch die Augenhöhle zur medialen Augapfelseite; für Schleimhaut der Nasen-, Siebbein- u. Keilbeinhöhle, für inneren Augenwinkel u. – als N. infratrochlearis (der Endast) – für Unterlidschleimhaut; weitere Fasern als N. ciliares longi (nach Passieren des Ganglion ciliare) für die Augapfelsensibilität. – **N. naso|palatini:** der sensible Ast des N. maxillaris, durch den Canalis incisivus zur Schleimhaut von Nasenseptum u. Gaumen. – **N. obturatorius:** unterster motor.-sensibler Nerv des Plexus lumbalis ($L_{1-2-4}$); unter dem M. psoas major u. durch Canalis obturatorius; für Mm. obturator ext., pectineus u. adductores, Hüftgelenk, Haut der Oberschenkelinnenseite (bis Kniegegend). Bei Lähmung Ausfall der Adduktoren (unsicherer Gang, Unfähigkeit von Schenkelschluss u. Übereinanderschlagen der Beine). **E** obturator n. – **N. obt. internus:** Ast des Plexus sacralis für M. obturator internus. – **N. occipitalis major:** sensibler Hinterhauptsnerv (dorsaler Ast aus $C_2$); für kleine Nackenmuskeln, Hinterhaupthaut. – **N. o. minor:** sensibler Hinterhauptsnerv (aus dem Plexus cervicalis). – **N. octavus:** ▸ N. vestibulocochlearis. – **N. oculo|motorius:** der III. (motor.) Hirnnerv; Ursprungskern = Nucleus n. oculomotorii im Mittelhirn (in Höhe der oberen Zweihügel, ventral der Substantia grisea centr.); nach Austritt durch die Fossa interpeduncul. rostralwärts lateral des Processus clinoideus post., dann durch die Dura, in die obere Wand des Sinus cavernosus u. durch die mediale Fissura orbit. sup. in die Augenhöhle; dort oberer Ast für Mm. rectus superior u. levator palpebrae sup., unterer für Mm. rectus med. u. inf., obliquus inf.; von seinem unteren Ast Fasern (aus dem parasympathischen ▸EDINGER-WESTPHAL-Kern = Nucleus accessorius nervi oculomotorii) zum ▸Ganglion ciliare. – S.a. ▸Okulomotorius... E oculomotor n. – **Nn. olfactorii,** Fila olfactoria: etwa 20 kleine Bündel markloser Riechzellen-Neuriten (Geruchsfasern); dringen durch die Lamina cribrosa des Siebbeines in den Bulbus olfactorius ein u. gehen in den Glomeruli olfactorii synapt. Verbindungen mit Dendriten der Mitralzellen ein; 1. Neuron der ▸Riechbahn. E olfactory nerves. – **N. ophthalmicus:** 1. (sensibler) Trigeminusast ($V_1$) aus dem Ggl. semilunare; nach Verlauf seitl. des Sinus cavernosus vor der Fissura orbitalis sup. Aufteilung in die 3 in die Orbita eintretenden Endäste: N. lacrim., N. front., N. nasocil.; versorgt Dura der vord. Schädelgrube, mittlere u. äuß. Augapfelhaut, Schleimhäute von oberer-vord. Nasen-, Stirn- u. Keilbeinhöhle u. Siebbeinzellen, Haut an Stirn u. Nasenrücken (bis Spitze), Haut u. Schleimhaut von Oberlid u. inn. Augenwinkel. E ophthalmic n. – **N. opticus,** Fasciculus opt.: der »Sehnerv« als II. (sensor.) Hirnnerv; beginnt an der Lamina cribrosa der Sklera, ist ca. 4,5 cm lang (davon etwa 1 cm in der vorderen Schädelgrube); besteht aus Neuriten der Ganglienzellen der inneren Schicht der Netzhaut (haben sich im Discus = Papilla nervi optici zusammengeschlossen; sind ab der Lamina markhaltig); ist von Arachnoidea u. Pia umhüllt (aber keine Verbindung zum Subarachnoidalraum der Hirnhäute); verläuft zentral in der Augenhöhle nach hinten u. durch den Canalis opticus (des kleinen Keilbeinflügels) in die Schädelhöhle u. endet im ▸Chiasma opticum. – S.a. ▸Optikus... E optic n. – **Nn. palatini:** Gaumennerven (aus dem N. maxillaris); mehrere kleine u. 1 großer. Für Schleimhaut von Gaumen, Gaumenbögen, -tonsillen, -zäpfchen; angeschlossen parasympathische Fasern für Gaumendrüsen. – **N. pelvicus:** Nervi splanchnici pelvici. – **Nn. perineales:** motor.-sensible Äste des N. pudendus; in der Fossa ischiorectalis zum Damm u. Anus. – **N. peron(a)eus, N. fibularis:** als **N. p. communis** motor.-sensibler Ast des N. ischiadicus (aus $L_4$–$S_2$) im unteren Oberschenkel; kniekehlenwärts u. um das Collum fibulae (hier ungeschützt direkt unter der Haut, s.a. ▸Fibularislähmung) nach vorn, unter dem M. peron. longus sich in Nn. p. superficialis u. profundus aufteilend; versorgt direkt Femurbizeps (Caput breve) u. Kniegelenk, gibt den N. cutaneus surae lat. ab; der überwiegend motor. **N. p. profundus** zieht unter dem M. extensor digitorum longus in die Tiefe des Streckerfaches u. gelangt am oberen Sprunggelenk auf den Fußrücken (Innervation der Extensoren); der **N. p. superficialis** (mit Ästen für Mm. peron. longus u. brevis) verzweigt sich am Fußrücken in Hautäste. E peroneal n. – **N.-p.-Kompressions|syndrom:** Engpasssyndrom des Wadennervs infolge Druckwirkung im Bereich des Wadenbeinkopfes. – **N. petrosus major:** am Ggl. geniculi aus dem N. facialis austretender Ast des parasympath. ▸N. intermedius; parasympath. Fasern von Nucl. saliv. superior = rostralis zum Ganglion pterygopalat. (von dort – im N. auriculotemp. – dann postganglionäre Fasern für Gaumen-, Nasenschleimhaut, Tränendrüse. Nach Passieren des Foramen lacerum mit N. p. vereinigt). – **N. petrosus minor:** Fortsetzung des Plexus tympanicus (aus ▸Nervus tymp.); an der vorderen Felsenbeinfläche, durch das Foramen lacerum zum Ggl. oticum; parasympathische Fasern vom Nucleus saliv. caudalis zum Ganglion oticum (von dort über N. auriculotemp. Impulse an Gaumendrüsen, für Ohrspeicheldrüse, Wangen- u. Lippendrüsen). – **N. petrosus profundus:** von sympath. Fasern des Plexus caroticus gebildeter Nerv zum Ganglion pterygopalat. – **N. phrenicus:** motor.-sensibler Ast des Plexus cervicalis ($C_4$; Zuschuss aus $C_3$ oder $C_5$), auf dem M. scalenus anterior kaudal-medianwärts (rechter seitlich der V. brachioceph. u. cava sup.; linker überkreuzt Vena subclavia, Venenwinkel u. Vagus) über die Pleurakuppel in das vordere Mediastinum, zwischen Herzbeutel u. Pleura (vor der Lungenwurzel) zum Zwerchfell; versorgt Letzteres, sensibel auch Herzbeutel u. Pleura mediastinalis; s.a. ▸Phrenikus... E phrenic n. – **N. plantaris:** »Fußsohlennerv«; als **N. p. lateralis** u. **N. p. medialis** motor.-sensible Endäste des N. tibialis für die seitl. bzw. mediale Fußsohle. – **N. prae|sa|cralis:** oberer, singulärer Teil des Plexus hypogastricus. – **N. pudendus:** Ast des Plexus sacralis ($S_{2-4}$) durch das Foramen infrapiriforme, um die Spina ischiadica u. durch das For. ischiadicum minus in die seitl. Wand der Fossa ischiorect. u. den ALCOCK-Kanal (Canalis pudendalis); als Endäste Nn. rectales inf., perineales, dorsalis penis bzw. clitoridis; s.a. ▸Pudendus... E pudendal n. – **N. radialis:** motor.-sensibler Nerv aus dem Fasciculus posterior des Plexus brachialis ($C_5$–$Th_1$); aus der Achsel kommend spiralförmig im Sulcus bicipitalis med. u. spiralförmig auf der Dorsalseite des Oberarmes lateral- u. distalwärts unter dem langen Trizepskopf bis zum Epicondylus lat. humeri; für die Streckmuskeln des Ober- u. Unterarmes (Mm. triceps brachii, anconeus, articularis cubiti bzw. brachioradialis, extensor carpi rad. longus u. brevis, pollicis longus u. brevis, indicis, ferner Mm. abductor pollicis longus, supinator); sensible Nn. cutanei brachii u. antebrachii. – S.a. ▸Radialislähmung. E radial n. – **N.-r.-Kompressions-syndrom:** Reiz-, Lähmungszeichen seitens des N. radialis bei Kompression z.B. des tiefen Astes im Bereich seiner Supinator-Passage; Behinderung der Fingerstreckung. – **Nn. rectales inferiores:** motor.-sensible Ästchen des N. pudendus (im ALCOCK-Kanal u. durch Fascia obturatoria u. Fossa ischiorect.) für Haut der Aftergegend u. Sphincter ani externus. – **N. recurrens:** ▸N. laryngeus recurrens. – **Nn. sa|crales:** die 5 Spinalnervenpaare des Sakralmarks; Rami dors. durch die Foramina sacr. dors. bzw. (der unterste) durch den Hiatus sacr. zum kaudalen Abschnitt des M. multifidus u. an Haut von Gesäß-, Kreuz- u. Steißbeingegend; Rr. ventr. durch die Foramina sacr. pelvina, bilden den Plexus sacralis. – **N. sa|phe|nus:** stärkster Hautast des N. femoralis, lateral neben der A. femoralis im Canalis adductorius, unter dem Sartorius auf die mediale Knieseite zur V. saphena magna; für Haut der med. Knie- u. Unterschenkelfläche einschl. Fußrand. – **Nn. spi|nales:** die in den Rückenmarksegmenten wurzelnden 31 Spinalnervenpaare: 8 im Hals- (Nn. cervicales), 12 im Brust- (Nn. thoracici), je 5 im Lenden- u. Sakral- (Nn. lumbales bzw. sacrales), 1 im Steißabschnitt (N. coccygeus). Kurze Nerven, bestehend aus Fasern der motorischen Radix ventralis u. der sensiblen Radix dorsalis, die ab dem Ggl. spinale zum gemischten peripheren

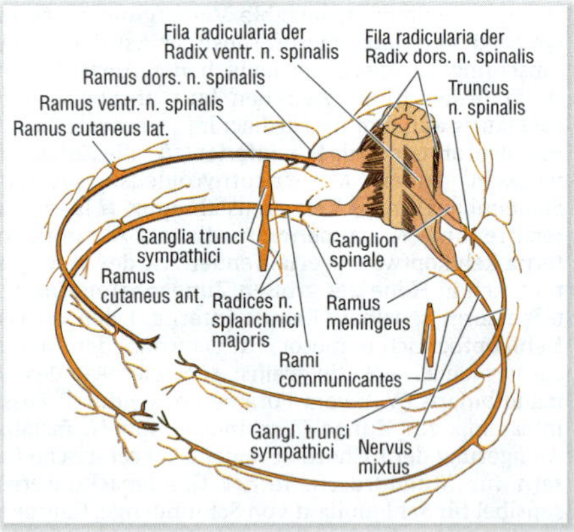


**Nervi spinales:** Spinalnerven mit Wurzeln u. Ästen. [493]

Nerv vereinigt sind; nach Hervortreten aus dem Foramen intervertebr. Abgabe des rückläuf. Ramus meningeus, Abgabe bzw. Aufnahme des jeweil. Ramus communic. zum Grenzstrang, dann Aufteilung in je 1 R. dorsalis u. ventralis; alle dorsalen Äste u. die ventralen der Nn. thoracici bleiben segmental, die übrigen bilden die Plexus cervicalis, brachialis, lumbalis u. sacralis (mit Haut- u. Muskelnerven). S.a. Abb. E spinal nerves. – **Nn. splạnchnici:** aus afferenten u. – v.a. im Anfangsteil – efferenten (präganglionär), parasympathischen u. sympath. Fasern bestehende autonome Eingeweidenerven als Reflexbahnen zwischen Rückenmark u. inneren Organen (mit Umschaltung in prävertebralen u. intramuralen Ganglien). Der **N. splanchnicus imụs** aus letztem thorakalem Grenzstrang-Ggl. zum Plexus renalis; die – v.a. sympath. – **Nn. spl. lumbạles** bilden oberhalb des Pl. mesenter. inf. ein Geflecht u. gehen an den Pl. hypogastricus sup.; der sympath. **N. spl. mạjor** (aus 5.[6.]–9.[–10.] thorakalen Grenzstrangganglion; intermediär mit Ggl. splanchnicum) zieht durch das Zwerchfell (neben Vena azygos bzw. hemiazygos) an die Ggll. coeliaca u. mesentericum sup.; seine afferenten Fasern schmerzleitend. Der sympath. **N. spl. mịnor** (9.–11. thorak. Grenzstrang-Ggl.) an die Ggll. coeliaca u. mesent. sup.; die parasympath. **Nn. spl. pẹlvici** aus ventralem Ast des (2.)3. u. 4. Sakralnervs, zum N. hypogastricus bzw. Pl. hypogastricus inf., ziehen – z.T. direkt – an Blase u. Genitalorgane (als Erektionsnerven); die sympath. **Nn. spl. sacrales** (2.–4. Ggl.) ziehen zum Pl. hypogastricus inferior. E splanchnic nerves. – **N. stapẹdius:** Zweig des Fazialisstammes im Canalis nervi facialis (3. Abschnitt); durch die Kanalwand zum quer gestreiften, nur reflektorisch erregbaren M. stapedius. E stapedial n. – **N. stato|acụsticus:** ▸N. vestibulocochlearis. – **N. subclạvius:** kurzer motor. Ast der Pars supraclavicularis des Plexus brachialis ($C_5$); hinter der Klavikula zum M. subclavius. E subclavian n. – **N. sub|costạlis:** ventraler motor.-sensibler Ast des 12. thorakalen Spinalnervs unterhalb der 12. Rippe. – **N. sub|linguạlis:** sensibler u. parasympath.-sekretor. Ast des N. lingualis (z.B. für Unterzungendrüse). – **N. sub|occipitạlis:** motor. Ast des 1. zervik. Spinalnervs für die Muskeln der Kopfgelenke. E suboccipital n. – **N. sub|scapulạris:** 2–3 Äste der Pars supraclavicul. des Plexus brachialis ($C_5$) für die Mm. subscapul. u. teres major. E subscapular n. – **Nn. supra|claviculạres:** sensible Äste des Plexus cervicalis ($C_4$) zur seitlichen Halsregion; ferner zur oberen Brust- u. vord. Schulterregion. – **N. supra|orbitạlis:** sensibler Ast des N. frontalis ($V_1$); durch Incisura bzw. Foramen supraorbit. zu Oberlid (auch Bindehaut) u. Stirn. E supraorbital n. – **N. supra|scapulạris:** motor. Ast der Pars supraclavic. des Plexus brachialis ($C_{4-6}$); parallel der Hinterfläche der Klavikula u. durch die Incisura scapulae in die Fossa supraspinata u. infraspinata; für Mm. supra- u. infraspinatus. E suprascapular n. – **N.-s.-Kompressiọns|syndrom:** Reiz-, Lähmungszeichen des N. suprascap. bei Druckschädigung; z.B. bei Lastenträgern. – **N. supra|trochleạris:** sensibler Ast des N. frontalis ($V_1$); für Haut von Oberlid, Nasenwurzel, Stirn, inn. Augenwinkel. – **N. surạlis:** hervorgehend aus der Vereinigung von Hautästen des N. peroneus comm. u. N. tibialis; um den Außenknöchel zum seitl. Fußrand. E sural n. – **N. sympạthicus:** der ▸Sympathicus (= Pars sympathica systematis nervosi autonomici); meist als Plexus, seltener als Nerven (▸N. splanchnicus); s.a. ▸Nervensystem. E sympathetic n. – **Nn. thorạcici:** die 12 Spinalnervenpaare des Brustmarks; Rami dors. für tiefe autochthone Rückenmuskeln u. Rückenhaut; segmental bleibende Rr. ventr. (= Nn. intercostales) für Brust- (außer Mm. pector. major u. minor, latissimus dorsi, serratus ant., rhomboidei) u. Bauchmuskeln, Brust- u. Bauchhaut. E thoracic nerves. – **N. thorạcicus lọngus:** aus Ästen der Pars supraclavicul. der Plexus brachialis ($C_{5-7}$); durch den M. scalenus med. in der hint. Axillarlinie zum M. serratus anterior. – **N. thoraco|dorsạlis:** Nerv der Pars supraclavic. des Plexus brachialis; für Mm. latissimus dorsi u. teres major. – **N. tibiạlis:** motor.-sensibler Gabelungsast des N. ischiadicus ($L_4$–$S_3$); senkrecht durch Kniekehle, unter dem Arcus tendineus des M. soleus u. unter dem Retinaculum mm. flexorum u. medialen Knöchel; sensibel für Unterschenkelinnenseite (▸N. suralis) u. Fußsohle, motor. für Mm. biceps femoris (Caput longum), semimembranosus, semitendinosus, popliteus, triceps surae, plantaris, flexores digitorum u. hallucis longus, tibialis posterior sowie alle Sohlenmuskeln. – S.a. ▸Tibialis... – **N.-t.-Kompressiọns|syndrom:** Reiz- u. Lähmungserscheinungen seitens des N. tibialis (▸Tibialislähmung) bei Druckeinwirkung auf den Nerv im Bereich des Innenknöchels (unter Retinaculum musculorum flexorum) oder im Tarsaltunnel; s.a. ▸Kompartmentsyndrom, ▸Tibialis-anterior-Syndrom. – **N. transvẹrsus cọlli:** aus dem Plexus cervicalis ($C_3$); über den M. sternocleidomastoideus; Äste durch das Platysma für den seitl. Hals (Unterkieferrand bis Jochgrube); gemeinsame Nervenscheide mit Halsast des N. facialis (sog. Ansa cervicalis superficialis). – **N. tri|gẹminus:** der V. Hirnnerv (1. Kiemenbogennerv), der am seitl. Rand der Brücke mit 2 Wurzeln hervortritt; die sensorische (Radix sensoria [Portio major]) tritt in eine unter dem Kleinhirnzelt gelegene Dura-Arachnoidea-Tasche (Cavum trigeminale), wo sie sich zum Ganglion trigeminale verbreitert unter Eindellung der Schläfenbeinpyramide (teilt sich danach in 3 Endäste: Nn. ophthalmicus, maxillaris u. mandibularis [$V_1$, $V_2$, $V_3$]); die motorische (Radix motoria [Portio minor]) vereinigt sich nach Unterkreuzung des Ganglions mit Ersterer. Im Ganglion liegen die Perikaryen der Zellen der Radix sensoria, deren afferente Neuriten zu den 2 Trigeminuskernen verlaufen: Nucleus sensorius principalis u. Nucl. tractus spinalis nervi trigemini (für Aufnahme sensibler Reize aus dem Gesicht, der Binde- u. Hornhaut des Auges, Nasenhöhlen- u. Mundhöhlenschleimhaut, Zähnen; angeschlossen sind viszeroafferente Fasern aus Muskelspindeln der Kaumuskeln). Die motor. Wurzel enthält viszeroefferente Fasern aus Nervenzellen des Nucleus motorius n. trigemini für Kau- u. Mundbodenmuskulatur u. M. tensor tympani. S.a. Abb.; ▸SÖLDER-Linien, ▸Trigeminus. E trigeminal n. – **N.**

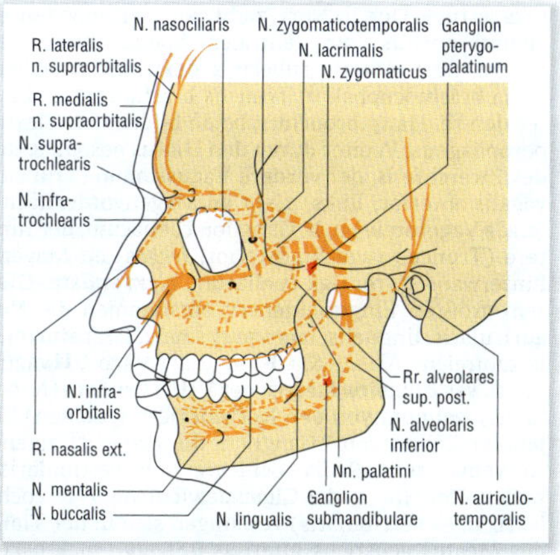


**Nervus trigeminus.** [30]

**tro|chleạ|ris:** der (motor.) IV. Hirnnerv; tritt als einziger Kopfnerv dorsal aus dem Hirnstamm aus (kaudal der Vierhügel), zieht seitl.-vorn durch die Dura am vord. Tentorium-Ursprung u. in der lateralen Wand des Sinus cavernosus u. durch die Fissura orbit. sup. in die Augenhöhle zum M. obliquus sup. oculi; bei Lähmung (▸Trochlearislähmung) Diplopie, leichter Strabismus con- u. divergens. E trochlear

n. – **N. tym|pa|nicus:** der ab Ggl. inferius selbstständ. parasympathische u. sensible Teil des N. glossopharyngeus. Verläuft durch Canaliculus tympanicus in die Paukenhöhle, wo er sich – vereint mit sympathischen Fasern der Nn. carotico-tympanici – als Plexus tympanicus verzweigt; seine dem unteren Speicheldrüsenkern (Nucleus salivatorius inferior) entstammenden viszeroafferenten präganglionären parasympathischen Fasern gehen aus dem Plexus als N. petrosus minor an das Ganglion oticum, dort Umschaltung auf postganglionäre Fasern im N. auriculotemporalis zur Parotis; die sensiblen versorgen die Paukenhöhle. – **N. ul|naris:** motor.-sensibler N. aus dem Fasciculus med. des Plexus brach.; medial von A. brach. u. N. medianus im Sulcus bicipit. med. in Richtung Epicondylus med. humeri u. auf die Streck- (Sulcus n. uln.), dann Beugeseite des Unterarmes, zwischen Mm. flexor carpi uln. (Leitmuskel) u. digitorum prof., zus. mit Vasa ulnaria zum Handgelenk; dort Äste für Mm. flexor carpi uln. u. digitorum prof., lumbricales III u. IV, adductor pollicis, flexor pollicis brevis, interossei u. die Mm. des Kleinfingerballens; sensibel für uln. Handseite. – S. a. ▸Ulnaris... **E** ulnar n. – **N.-u.-Kompressions|syndrom:** Reiz-/Lähmungserscheinungen (▸Ulnarislähmung) bei Druck auf den Nerv im Ellbogenbereich (Sulcus-ulnaris-Syndrom) oder in der GUYON-Loge. – **N. va|gus:** der X. Hirnnerv (4. Kiemenbogennerv), der sich vom Kopf bis zur Bauchhöhle erstreckt. Wichtigster Nerv des parasympathischen Systems (▸Parasympathikus). ***Kerne:*** viszerosensible u. viszeromotorische End- bzw. Ursprungskerne, die im Boden der Rautengrube liegen. **Nucleus tractus spinalis nervi trigemini:** sensible Reize aus äußerem Gehörgang, **Nucl. tractus solitarii:** Reize aus Rachen-Geschmacksknospen, Schleimhaut der Brust- u. Oberbauchorgane), **Nucl. dorsalis nervi vagi:** viszeroefferent an Brust-, Oberbauchorgane u. Darm (bis CANNON-BÖHM-Punkt des Querdarms]), **Nucl. ambiguus:** viszeroefferent für Kehlkopfmuskeln, teilw. auch Schlundmuskeln. ***Verlauf:*** Die Wurzelbündel treten dorsal der Olive im Sulcus lat. post. der Medulla oblongata aus, ziehen dann durch vord. Teil des Foramen jugulare (dort als Ganglion superius u. inf. = Ggl. jugulare bzw. nodosum; mit Perikaryen der sensiblen Anteile). Weiterer Verlauf zwischen A. carotis interna u. V. jugularis interna in das hintere Mediastinum (durch die obere Thoraxapertur). Der li. Nerv zieht vor Aortenbogen u. Hauptbronchus zur ventralen Speiseröhrenseite, der re. über Arteria subclavia dextra u. zwischen Vena brachiocephal. u. Truncus brachiocephal. hinter den re. Hauptbronchus; beide bilden den Plexus oesophageus. Weiter durch den Hiatus oesophageus des Zwerchfells; der vordere Vagusstamm (Truncus vagalis anterior; links) zieht an Magenvorderfläche (s. a. ▸Vagotomie) u. li. Ganglion coeliacum, der hintere (Truncus vagalis posterior; rechts) an Magenhinterwand u. re. Ggl. coeliacum. ***Nervenäste:*** Diesem größten Eingeweidenerv entstammen die Nn. auricularis, lingualis, laryngeus sup. u. lar. recurrens u. zahlreiche Äste. – S. a. ▸Vagus..., ▸Vago... **E** vagus n. – **N. ves|ti|bulo|cochle|aris:** der VIII. Hirnnerv (N. octavus), gebildet von den Nervenfasern (Axonen) bipolarer Zellen von 2 Ganglien, die zunächst eigene Nervenwurzeln (Radix cochlearis u. R. vestibularis) bilden. Der Hör- u. der Gleichgewichtsnerv (N. cochlearis u. N. vestibularis) vereinigen sich in der Tiefe des Meatus acusticus internus u. treten makroskopisch als ein einziger Nerv gemeinsam in den Hirnstamm ein, wo ihre Fasern an ihre getrennt im Rautenhirn gelegenen Endkerne heranführen. **E** vestibulocochlear n. **1) N. coch|le|aris:** N. statoacusticus, der eigentl. Hörnerv. Axone (Neuriten) bipolarer Zellen des Ganglion cochleare (Ggl. spirale cochleae) leiten – dem 1. Neuron der ▸Hörbahn zugehörig – akustische Impulse, welche über Dendriten von sekundären Sinneszellen des CORTI-Organs stammen, unter teilweiser Überkreuzung zur Gegenseite an die beidseitigen Kochleariskerne (Nucleus cochlearis ventralis u. dorsalis. Dort Impuls-Umschaltung auf die zentrale Kochlearisbahn: Fasern des ventralen Kernes umkreisen – eine 8-Figur bildend – den Trapezkörper = ▸Corpus trapezoideum [besteht aus 2 Kernmassen] samt Nucleus olivaris rostralis). Die Fasern des dorsalen Kochleariskernes kreuzen als Striae acusticae zur Gegenseite, vereinigen sich mit den Erstgenannten zum Lemniscus lateralis, dessen Fasern im Colliculus caudalis, zum Teil erst im Corpus geniculatum mediale u. (über die Radiatio optica) in der Hörrinde enden. Es bestehen Anschlüsse an die Hirnnerven V, VI u. VII u. über die Formatio reticularis bzw. den ▸Fasciculus longitudinalis medialis an Motoneuronen des Rückenmarks. **2) N. ves|tibul|aris:** dem Gleichgewichtssinn dienender Teil des 8. Hirnnervs, besteht aus – zu den Vestibulariskernen (▸Nucleus vestibularis superior, medialis, lateralis u. inferior) führenden – Fasern bipolarer Nervenzellen des ▸Ganglion vestibulare; leiten die von Dendriten dieser Ganglienzellen kommenden Impulse, welche diese von den – sekundären – Sinneszellen des Gleichgewichtsorgans (in der Crista ampullaris u. der Macula sacculi u. utriculi) übernommen haben; verlaufen – teils gekreuzt, teils ungekreuzt – auf- u. absteigend; von den Vestibulariskernen besteht über doppelläufige (zentripetale u. -fugale) Bahnen Verbindung zum Kleinhirn, zur Formatio reticularis der Medulla oblongata u. – über den ▸Fasciculus longitudinalis medialis – zu den Augenmuskelkernen (Einfluss auf Augenbewegungen; s. a. ▸Nystagmus), zum Nucleus ruber (für Labyrinth-Stellreflexe) u. zu den ▸Motoneuronen des Rückenmarks. – **N. zygomaticus:** in der Fossa pterygopalatina abgehender Ast des N. maxillaris ($V_2$); durch die Fissura orbit. inf. in die Augenhöhle u. an deren seitl. Wand zum Foramen zygomaticotemp.; Äste für Haut der vord. Schläfe u. seitl. Stirn bzw. für Jochbeingegend u. lat. Augenwinkel; parasympath. Fasern aus dem Ggl. pterygopalat. für die Tränendrüse. **E** zygomatic n.

**Nesidioblastose, familiäre:** autosomal-rezessiv erbliche Form einer diffusen Hyperplasie der Inselzellen des Pankreas jeden Typs. Bereits im Neugeborenenalter treten schwere Hypoglykämien auf. **E** familial nesidioblastosis (of the pancreas).

**Nesidiom, Nesidioblastom:** ▸Inselzelladenom. **E** nesidioblastoma.

**Nessel|ausschlag, -fieber, -sucht:** *Dermatologie* (fieberhafte) ▸Urticaria. **E** hives, nettle rash.

**Netherton-Syndrom:** autosomal-rezessiv erbliche Enzymopathie mit Haarfehlbildung (nodöse Invagination = »Bambushaar«) infolge kurz dauernder Störung der normalen Keratinisation; evtl. kombiniert mit Ichthyosis linearis circumflexa (▸RILLE-COMÈL-Syndrom). **E** Netherton's syndrome.

**Netilmicin:** ein ▸Aminoglykosid-Antibiotikum (Derivat des Sisomycins). **E** netilmicin.

**Nettleship** (EDWARD N., 1845–1913, Haut- u. Augenarzt, London). – **N.-Krankheit:** *Dermatologie* veralt. für ▸Urticaria pigmentosa. – **N.-Punkte:** disseminierte weiße Netzhautherdchen bei Nyktalopie.

**Netto|ventilation:** die effektive (= alveoläre) ▸Ventilation. **E** alveolar ventilation.

**Netz:** *Anatomie* netzförm. Zell- oder Fasergebilde (z. B. Gitterfasernetz), netzartige Bauchfellduplikatur (▸Omentum). **E** net, network.

**Netz|apparat:** *Zytologie* ▸GOLGI-Apparat.

**Netz|bruch:** andere Bezeichnung für ▸Hernia omentalis; auch Ruptur eines bei Hernienoperationen implantierten Kunststoffnetzes.

**Netz|einklemmung,** Incarceratio omentalis: spontane Einklemmung von Bauchnetzteilen (v. a. bei Umbilikalhernien) in Bruchring oder -kanal; hat zunehmende venöse, später auch arterielle Stauung zur Folge, evtl. Nekrose (Netzgangrän). Bei negativem Repositionsversuch Operation erforderlich. **E** omental incarceration.

**netz|förmig:** ▸reticularis, ▸retikulär. E reticular.

**Nẹtz|gangrän:** s. u. ▸Netzeinklemmung.

**Netz|haut:** ▸Retina; s. a. ▸Retin(o)...

**Nẹtzhaut|ablösung:** ▸Ablatio retinae. E retinal detachment.

**Nẹtzhaut|angiomatose:** ▸(v.-)HIPPEL-LINDAU-Syndrom. E retinal angiomatosis.

**Nẹtzhaut|arterie:** ▸Arteria centralis. E retinal artery.

**Nẹtzhaut|bild:** **1)** das durch die opt. Medien des Auges auf der Retina entworfene – reelle u. umgekehrte – Bild. E retinal image. **2)** das ophthalmoskop. Bild des Augenfundus.

**Nẹtzhaut|degeneration:** s. u. ▸Retinopathie; s. a. ▸Makuladegeneration. E retinal degeneration.

**Netzhaut|entzündung:** ▸Retinitis.

**Netzhaut|erschütterung:** Schädigung der Netzhaut infolge Prellungsverletzung des Auges; s. u. ▸BERLIN-(Netzhaut-)Ödem.

**Nẹtzhaut|infarkt:** akute – partielle oder totale – Nekrose der Retina bei ▸Zentralarterienverschluss. E retinal infarct.

**Nẹtzhaut|kolobom:** angeborener Retinadefekt, entweder nur als ▸Conus inferior oder (maximal, mit Uveakolobom) den gesamten unteren u. temporalen Abschnitt betreffend. E retinal coloboma.

**Nẹtzhaut|punkte:** als **disparạte N.** die nicht korrespondierenden Netzhautstellen, deren Teilbilder zentralnervös nicht fusioniert werden (Doppelbilder!); als **idẹntische** = **korrespondierende N.** (»Deckstellen«) die in bd. Augen einander entsprechenden N. (jeweils temporal mit nasal u. umgekehrt), deren Teilbilder beim binokularen Einfachsehen zentralnervös fusioniert werden. E retinal points (disparate; corresponding).

**Nẹtzhaut|reflexe:** Lichtreflexe bei der Ophthalmoskopie entlang den großen Gefäßen, auf der Makula. E retinal reflexes.

**Nẹtzhaut|riss:** auf Degeneration (meist vaskulärer Genese) beruhender Einriss der Retina (oft ausgelöst z. B. durch Erschütterung des Kopfes, rasche Blickbewegung, starkes Reiben des Auges etc., s. a. Abb.). Gefahr der ▸Ablatio retinae durch austretende Glaskörperflüssigkeit. E retinal tear.

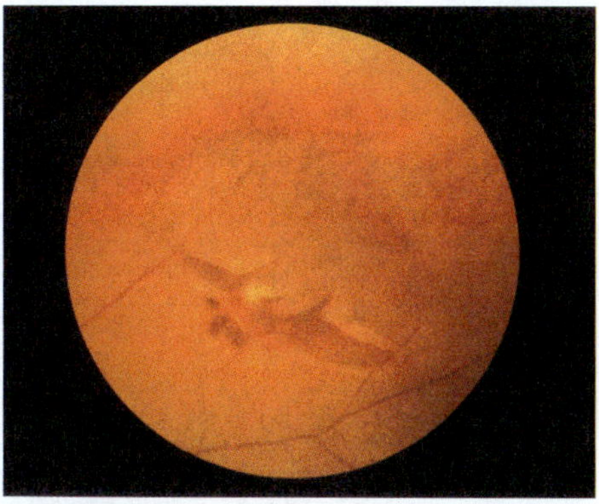

**Netzhautriss:** peripherer Riss mit teilweise hochgestellten u. eingerollten Rändern. [437]

**Nẹtzhaut|thrombose:** ▸Zentralvenenthrombose. E retinal thrombosis.

**Nẹtzhaut|tumoren:** ▸Retinatumoren.

**Netz|körperchen:** *Histologie* ▸GOLGI-Apparat.

**Netz|mittel,** Benetzungsmittel: *Chemie* Substanzen, die in Lsg. die Oberflächenspannung von Wasser u. a. Flüssigkeiten herabsetzen (dadurch bessere Benetzung u. Durchdringung des behandelten Materials); neben natürlichen (Saponine) v. a. synthetische N. (z. B. Alkylsulfonate, Invertseifen). E detergents.

**Nẹtz|pforte:** ▸Foramen epiploicum.

**Nẹtz|plastik,** Epiploplastik: ▸Plastik unter Verwendung des Omentum majus; z. B. Aufsteppen zur Anastomosensicherung, als »lebender Tampon« zur Blutstillung parenchymatöser Organe, zur primären Deckung ausgedehnter Hautdefekte; i. e. S. die ▸Omentopexie. E epiploplasty, omentoplasty.

**Netzschlauchverband:** Wundverband mit weitmaschigem, laufmaschengesichertem Netzschlauch. ***Vorteile:*** 15- bis 30fache Breitendehnbarkeit, Anpassbarkeit an Körperkonturen, keine Behinderung der Gelenkfunktion, sichere Fixierung der Wundauflagen.

**Nẹtz|torsion,** Omentovolvulus: Torsion des Omentum majus (v. a. bei Netzbruch; als Adhäsionsfolge; selten frei); bewirkt Stauung u. Infarzierung; ***Klinik:*** peritoneale Reizerscheinungen, Ileus. E omentovolvulus.

**Neu...:** s. a. ▸Neo...

**Neubauer-Zählkammer:** flache Glaskammer (▸Zählkammer) mit dem BÜRKER-Netz ähnlicher Einteilung u. nochmaliger Unterteilung des zentralen der insgesamt 9 Felder (»Doppelkammer«) zur mikroskopischen Auszählung z. B. der Erythrozyten. E Neubauer's counting chamber.

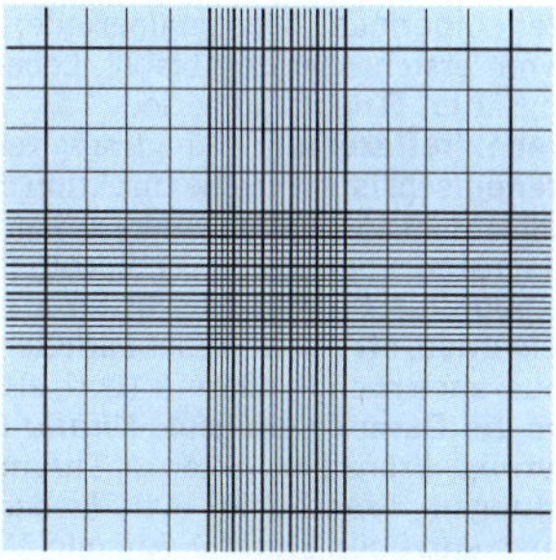

**Neubauer-Zählkammer:** Glaskammer mit Rasterschliff zur Zählung z. B. von Blutkörperchen (verbessertes Modell). [208]

**Neu|bildung:** ▸Neoplasma, ▸Tumor, ▸Regenerat, ▸Regeneration. E neoformation, neoplasm.

**Neụgeborenen|akne:** gruppiert stehende, papulopustulös umgewandelte Komedonen auf Stirn, Nasenrücken u. Wangen beim Säugling (durch mütterliche Androgene u. Gestagene). E neonatal acne.

**Neụgeborenen|anämie:** Hämoglobinwerte < 16 (bis 48 Std.) bzw. < 14,5 (bis 7 Tage) bzw. < 10 g/dl (ab 8 Tage nach der Geburt); Ursachen: geburtshilfliche Blutungen (z. B. vorzeitige Plazentalösung, ▸fetomaternale Transfusion, Einriss eines Allantois-Gefäßes), ▸Morbus haemolyticus u. ▸Morbus haemorrhagicus neonatorum; ferner angeborene u. erworbene (z. B. toxisch bzw. bei ▸Neugeborenensepsis) Anämieformen bzw. Gerinnungsstörungen. E neonatal anemia.

**Neụgeborenen|an|urie:** die physiologische ▸Anurie am 1. Lebenstag. E neonatal anuria.

**Neụgeborenen|asphyxie:** ▸Asphyxia neonatorum.

**Neụgeborenen|blennor|rhö:** s. u. ▸Einschlusskörperchen-Konjunktivitis, ▸Gonoblennorrhö. E neonatal gonococcal conjunctivitis.

**Neụgeborenen|diabetes:** ▸Säuglingshyperglykämie, transitorische. E neonatal diabetes.

**Neụgeborenen|erythem:** ▸Erythema neonatorum.

**Neugeborenen|erythro|blastose:** ▸Morbus haemolyticus neonatorum. E neonatal erythroblastosis.

**Neugeborenen|glucos|urie:** ▸Säuglingshyperglykämie, transitorische. E neonatal glucosuria.

**Neugeborenen|hyper|bilirubin|ämie:** s. u. ▸Icterus neonatorum simplex. E neonatal hyperbilirubinemia.

**Neugeborenen|hypo|glyk|ämie:** selten vorkommende kongenitale Hypoglykämie unterschiedlicher Ausprägung infolge organisch bedingter Hyperinsulinämie Neugeborener, bei denen diffuse, fokale oder adenomạtöse Hyperplasien der Beta-Zellen bestehen. ***Ätiol.:*** autosomal-rezessiv vererbte Defekte des Sulfonyl-Harnstoff-Rezeptors, des $K^{+}$-ATP-Kanals oder Defekte auf dem Chromosom 11. Autosomal-dominante mildere Formen der kongenitalen Hyperinsulinämie entstehen durch Mutationen des Glutamat-Dehydrogenase-Gens. Weitere Ursachen sind angeborene Störungen des Kohlenhydrat- u. Aminosäurestoffwechsels. E neonatal hypoglycemia.

**Neugeborenen|ikterus:** ▸Icterus neonatorum. E neonatal jaundice.

**Neugeborenen|index:** z. B. ▸APGAR-Index. E neonatal index.

**Neugeborenen|krämpfe, amorphe:** uncharakteristische epileptische Anfälle des Neugeborenen; evtl. nur passagerer Atemstillstand oder Blauwerden. Ursachen: frühkindl. Hirnstörung; metabol. Störungen. E unspecified neonatal convulsions.

**Neugeborenen|listeriose:** Fetopathie (intrauterine Infektion) durch Listeria monocytogenes; häufig manifestiert als Meningitis oder Granulomatosis infantiseptica (miliare Granulome in inn. Organen oder Haut); im ersten Mekonium Erreger in Reinkultur nachweisbar. E listeriosis in newborn.

**Neugeborenen|periode,** Neonatalperiode: die Zeitspanne vom ersten Atemzug bis 28. Lebenstag; s. a. ▸Säuglingsalter. E neonatal period.

**Neugeborenen|reflexe:** s. u. ▸Säuglingsalter.

**Neugeborenen|sepsis:** septische Infektion des Neonaten (meist in 1.–2. Wo. oder später) z. B. mit Streptokokken (serol. Gruppe B oder A), E. coli, Pseudomonas, Haemophilus, Proteus oder Listeria; meist über die Nabelwunde, oft durch Venenkatheter oder Trachealtubus, auch nach Pyodermie (evtl. als Phlegmone), über die Darmschleimhaut. ***Klinik:*** Nahrungsverweigerung, Erbrechen, Ikterus, Thrombozytopenie, Blutungen, Exantheme, evtl. Fieber u. Milzschwellung; entzündl. Blutbild, Anämie. Verlauf fulminant tödlich oder mit Meningitis, Osteomyelitis, abszedierender Pneumonie, Peritonitis etc. E sepsis in newborn.

**Neugeborenen|sterblichkeit:** Mortalität der Lebendgeborenen in den ersten 4 Wo.; i. e. S. die »early neonatal mortality« der 1. Wo. mit > 50 % der ges. ▸Säuglingssterblichkeit. Todesursachen: Frühgeburt, Geburtsfolgen, Fehlbildungen, mütterl. Krankheiten etc. E neonatal mortality.

**Neugeborenen|syndrom: 1) N., kardio|pulmonales:** Anpassungsstörung mit Manifestation im Respirations- u. Kreislaufsystem; Zyanose, Dyspnoe, Kardio- u. Hepatomegalie, Lungenverschattungen, evtl. zerebrale Symptome. E congenital cardiopulmonary syndrome. **2)** ▸Atemnotsyndrom des Neugeborenen.

**Neugeborenen|tetanie, -spasmophilie:** neuromuskuläre Labilität mit Krampfbereitschaft (einschl. der Atemmuskulatur: teilw. Apnoeanfälle). Tetaniforme Krämpfe in den ersten 3 Lebenstagen infolge gutartiger transitor. Hypokalzämie; auch als Nebenschilddrüseninsuffizienz bei mütterl. Hyperparathyreoidismus bzw. bei Parathyroidea-Blutungen, -aplasie oder Schädigung der Calciumstoffwechsel-Zentren. Ferner bei Hyperphosphatämie infolge Kuhmilchfütterung (u. physiologischer Niereninsuffizienz). E neonatal tetany.

**Neugeborenen|thrombo|zyto|penie:** passagere (2–3 Mon.) Thrombozytopenie des Neonaten infolge pathologischen Blutplättchenabbaus durch ▸Thrombozytenantikörper der Mutter. Fast immer Spontanheilung. ***DD.:*** schwere Neugeboreneninfektion (cave!). E neonatal thrombocytopenia.

**Neugeborenes,** Neonat: Kind von der vollendeten Lebendgeburt bis zum 28. Lebenstag; s. a. ▸Säugling. E neonate, newborn. – **N., unreifes:** ▸Frühgeborenes. E premature n.

**Neu|gedächtnis,** Sofortgedächtnis, Immediatgedächtnis: Fähigkeit zur Speicherung unmittelbar zuvor aufgenommener Sinneseindrücke oder intrapsych. Wahrnehmungen. Das N. wird klinisch geprüft durch Konzentrationstests. Ist bei hirnorgan. Schädigung u. Abbauprozessen stärker gestört als das Altgedächtnis (▸Langzeitgedächtnis). E short-term memory.

**Neuhauser-Anomalie:** angeborene Fehlbildung bei FALLOT-Tetralogie mit rechtsseitigem Aortenbogen u. linksseitigem Ligamentum arteriosum (das zus. mit der Pulmonalis einen Ring um Trachea u. Ösophagus bildet). E Neuhauser's anomaly.

**Neumann (1)** ERNST FRANZ CHR. N., 1834–1918, Pathologe, Königsberg; **2)** ISIDOR N. (EDLER VON HEILWART), 1837–1906, Hautarzt, Wien). – **N.-Krankheit** (ISIDOR N.): **1)** ▸Pemphigus vegetans. E Neumann's disease. **2)** Aphthosis magna: unter Fieber auftretende ▸Aphthen an Mundschleimhaut u. Genitale. – **N.-Syndrom** (ERNST FRANZ CHR. N.): ▸Epulis congenita.

**Neumann-Netzmanschette:** (1909) Omentum-majus-Plastik zur chirurgischen Versorgung großer Magenperforationen, wobei die Perforationsstelle über einen scheidenförmig in die Bauchhaut eingenähten Netzanteil zur Magenfistel wird. Die Ernährung erfolgt über eine in die Netzmanschette eingelegte Sonde.

**Neu|mutation:** erstmaliges Auftreten einer ▸Mutation. E new mutation.

**Neuner|regel (Wallace):** klinische Faustregel für die prozentuale Ausdehnung einer Verbrennung beim Erwachsenen: Kopf 9 %, Arme je 9 %, Rumpf vorn u. hinten je 18 %, Beine je 18 %, Anal-Genital-Region 1 % (bei Kindern Abb.). E rule of nine.

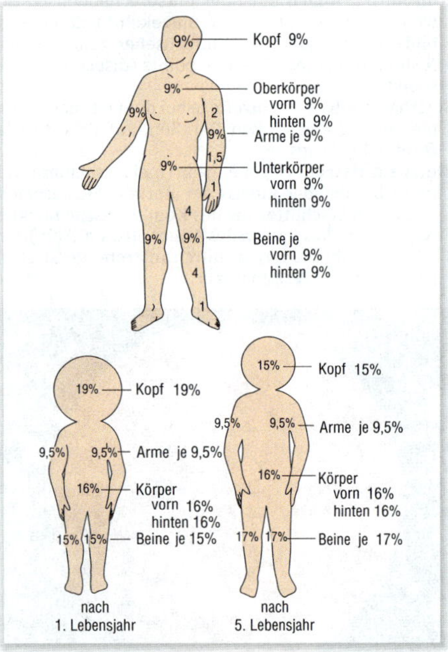


**Neunerregel:** Vergleich der Oberflächenverhältnisse beim Erwachsenen sowie Klein- u. Schulkind. [45]

**neural:** einen Nerv bzw. das Nervensystem oder dessen Funktion betreffend. E neural.

**Neur|algia, -algie:** attackenweise auftretende »helle« Schmerzen im Ausbreitungsgebiet eines sensiblen oder gemischten Nervs, i. e. S. ohne Sensibilitätsstörung u. ohne nachweisbare Ursache (Neuralgia sui generis); fließende Übergänge zur ▸Neuritis. – Auch inkorrekte Bez. für organisch begründbare Schmerzen im Ausbreitungsgebiet eines Nervs infolge Hypoxämie, mechan., tox. oder infektiöser Schädigung (symptomat. N.), z. B. Ischiadikus-N. (▸Ischiassyndrom), Interkostal-N. E neuralgia. – **N., atypische:** Gesichtsschmerzen infolge Störung im autonomen Nervengeflecht (Nervus petrosus superficialis major;

Ggl. petrosum), begleitet von lang anhaltenden, ein- oder beidseitigen vegetat. Reizerscheinungen wie Tränenfluss, Rötung von Haut u. Konjunktiven u.a.; s.a. ▸Cluster, ▸Erythroprosopalgie, ▸HORTON-, ▸SLUDER-, ▸CHARLIN-Syndrom. E atypical n. – **N. brachialis:** ▸Zervikobrachialsyndrom, ▸Brachialgie. – **N. (cervico)occipitalis:** ▸Okzipitalsyndrom. – **N. diaphragmatica:** ▸Phrenikodynie. – **N. geniculata,** Genikulatum-N., Intermedius-N., HUNT-N., Tic douloureux des N. facialis: anfallsweise oder kontinuierl. brennende Schmerzen präaurikulär, im äußeren Gehörgang, tief im Gaumendach, im Oberkiefer u. Mastoid, evtl. kombiniert mit Tränen- u. Speichelfluss u. abnormen Geschmacksempfindungen; z.B. bei Zoster oticus, MELKERSSON-ROSENTHAL-Syndrom. E geniculate n., Hunt's n. – **N. glossopharyngealis:** ▸SICARD-Syndrom (1). – **N. mammalis:** ▸COOPER-Syndrom. – **N. (naso)ciliaris:** ▸CHARLIN-Syndrom. – **N., periodische migräneartige:** ▸HORTON-Neuralgie. E cluster headache. – **N. spermatica,** Samenstrang-N.: kolikartige, zum Damm ausstrahlende Samenstrang- u. Hodenschmerzen. E spermatic n. – **N. sphenopalatina:** ▸SLUDER-Syndrom. – **N. trigeminalis:** ▸Trigeminus-Neuralgie. E trigeminal n.

**neur|algi|form:** Neuralgie-artig. E neuralgiform.

**neur|algisch:** mit Nervenschmerzen verbunden, in Form einer ▸Neuralgie. E neuralgic.

**Neur|algismus:** ▸Psychalgie. E psychogenic pain.

**Neural|leiste:** *Embryologie* an der Nahtstelle zwischen Hautektoderm u. **Neuralplatte** (dorsal-mediane Ektodermverdickung; erste Anlage des zentralen Nervensystems) entstehende, lateral auswandernde Zellmasse, die sich später zum **Neuralrohr** schließt, als Vorstufe der sensiblen Ganglien der Hirn- u. Rückenmarksnerven, der sympathischen Grenzstrangganglien u. des Adrenalorgans; Ursprungsorgan der Pigmentzellen (Nävo-, Melanoblasten) u. der Lemnoblasten. E neural crest.

**Neural|rinne:** *Embryologie* durch seitliche Aufwulstung der Neuralplatte entstehende dorsal-mediane Rinne, die sich durch mediane Vereinigung der »Neuralwülste« zum **Neuralrohr** schließt (mit für kurze Zeit offen bleibendem Neuroporus anterior bzw. posterior), das kaudal- u. kranialwärts wächst u. dessen kaudaler schmalerer Teil zum Rückenmark, dessen kranialer breiter zum Gehirn wird; s.a. ▸Neuroepithel. E neural groove.

**Neuralrohr|defekt:** *Embryologie* Sammelbegriff für Hemmungsfehlbildungen des Zentralnervensystems (▸Anenzephalie, ▸Spina bifida, ▸Meningomyelozele), die durch mangelhaften Verschluss des Neuralrohrs (s.u. ▸Neuralleiste) in der 4. Embryonalwoche entstehen. **Offene N.** haben keine Hautabdeckung u. fallen durch erhöhte $\alpha$-Fetoprotein-Spiegel (▸AFP) im Fruchtwasser u. im Plasma der Mutter auf (Untersuchung in der Schwangerschaft bei entsprechender Familienanamnese); sonographisch ist ein Anenzephalus vor der 20. Woche fast immer gut, eine Spina bifida oder Meningomyelozele in der 15.–20. Woche (je nach Ausprägung) weniger sicher zu erkennen (1. Routine-Ultraschalluntersuchung). E neural tube defect.

**Neural|segment:** Rückenmarksabschnitt mit zugehörigem hinterem u. vorderem Wurzel- u. Spinalnervenpaar. E spinal segment.

**Neuraltherapeu|tica, -tika:** ▸Lokalanästhetika für die ▸Neuraltherapie; ***Wirkst.:*** Lidocain, Procain, teils in Kombination mit Homöopathika.

**Neural|therapie:** (HUNEKE 1925) Methode, die durch gezielte – i.c., i.m., i.v., i.a., periartikuläre, perineurale etc. – Injektion von Lokalanästhetika im »Störfeld« wieder normale physikal. Bedingungen herstellen (»Entblockierung«) u. den Heilungstendenzen u. weiterer Therapie den Weg frei machen will; i.w.S. auch die ▸Segmenttherapie. E neural therapy.

**Neural|wulst:** *Embryologie* s.u. ▸Neuralrinne. E neural fold.

**Neur|aminidase:** z.B. in pathogenen Bakterien u. Viren vorhandenes Enzym, das Neuraminsäure-Reste abspaltet (entfernt damit die negative Oberflächenladung von Zellmembranen); setzt u.U. verborgene »Kryptantigene« von Zellen frei u. kann so Ursache für eine N.-induzierte hämolytische Anämie sein; s.a. ▸HÜBENER-FRIEDENREICH-THOMSEN-Phänomen. E neuraminidase, sialidase.

**Neuraminidase-Hemmer,** Neuraminidase-Inhibitoren: Substanzen, die selektiv das virale Enzym ▸Neuraminidase blockieren u. damit die Freisetzung neu gebildeter Virionen inhibieren; ***Wirkst.:*** z.B. Oseltamivir, Zanamivir; ***Anw.*** bei Influenza A u. B; kaum ***NW*** (allenfalls gastrointestinale Beschwerden). E neuraminidase inhibitors.

**Neuraminidase|mangel:** ▸Sialidose.

**Neuramin|säure:** Aminozucker aus Mannosamin u. Brenztraubensäure; in acylierter Form (▸Acyl...; als Sialinsäure = Acetyl-N.) Bestandteil zahlreicher Naturstoffe (Mucine, saure Glykoproteide, Ganglioside) u. Zellmembranen (verursacht deren negative Oberflächenladung). E neuraminic acid.

**Neuraminsäure-Speicherkrankheit,** Salla-Krankheit: autosomal-rezessiv erbliche lyosomale Speicherkrankheit mit vorwiegend neurologischer Symptomatik, die durch einen lysosomalen Transportdefekt verursacht wird. Unterschieden werden schwere infantile, frühinfantile u. spätinfantile Formen. Im Vordergrund stehen eine verzögerte statomotorische Entwicklung, Sprachentwicklungsstörungen, progredienter geistiger Abbau. Weitere Symptome: Muskelhypotonie, später Ataxie u. Spastik. Diagnosesicherung durch Neuraminsäure-Ausscheidung im Urin.

**Neur|apraxie:** vorübergehende Funktionsstörung des Nervs infolge ▸Nervenkommotion. E neurapraxia.

**Neur|asthenia, -asthenie:** durch Überarbeitung oder andere äußere Einflüsse (Infektion, Intoxikation, Stress etc.) bedingte Schwäche oder Erschöpfung der Funktion des, an sich gesunden, Nervensystems. S.a. ▸Neurasthenie-Syndrom. – Umgangssprachlich Sammelbegriff für organisch nicht recht fassbare Beschwerden; nach FREUD eine der drei Aktualneurosen auf der Grundlage mangelhafter Triebabfuhr. E neurasthenia. – **N. sexualis:** sexuelles Versagen (Erektionsschwäche, Ejaculatio praecox) infolge Neurasthenie. E sexual n.

**Neurasthenie-Syndrom:** organ. Hirnleistungsschwäche, manifestiert als Symptomenkomplex i.S. der erworbenen Nervosität bzw. als Initialstadium eines organ. Nervenleidens; rasche Ermüdbarkeit, körperl. Schwäche, Kopf- u. Gliederschmerzen, vegetative Übererregbarkeit, Affektlabilität, Merk- u. Konzentrationsschwäche, Reizbarkeit, Stimmungsschwankungen, Schlafstörungen.

**Neur|axon:** Neurit, ▸Axon. E neuraxon, axon.

**Neur|ektomie:** Teilresektion eines Nervs, z.B. präsakrale ▸N. nach COTTE, ▸FRAZIER-SPILLER-, ▸STOFFEL-Operation. E neurectomy. – **N., intravasale:** ▸Neuroendarteriektomie. E intravascular n. – **N., präsakrale:** sympathische ▸Denervierung der Beckenorgane u. des äußeren Genitales durch Teilentfernung des Plexus hypogastricus superior. E presacral hypogastric n.

**Neur|exhärese, -exhairese:** operative Teilentfernung eines freigelegten, peripheren Nervs durch langsames Drehen der ihn fassenden Klemme (Aufspulen) bis zum beidseitigen Zerreißen (s.a. ▸Neurektomie); v.a. als Neuralgie-Therapie oder zur Ausschaltung des Erfolgsorgans (z.B. als ▸Phrenikusexhärese). E neurexeresis.

**Neuri|lemm:** ▸Neurolemm. E neurilemma.

**Neuri|lem(m)om, Neurinom:** gutartiges, von einer Kapsel umgebenes Neoplasma eines peripheren, sympath. oder Hirnnervs (N. acusticus), abgeleitet von Zellen der SCHWANN-Scheide (»Schwannom« = ▸Akustikusneurinom). Histologisch zeigen sich Fibrillenbündel, in Palisadenstellung angeordnete Ker-

N

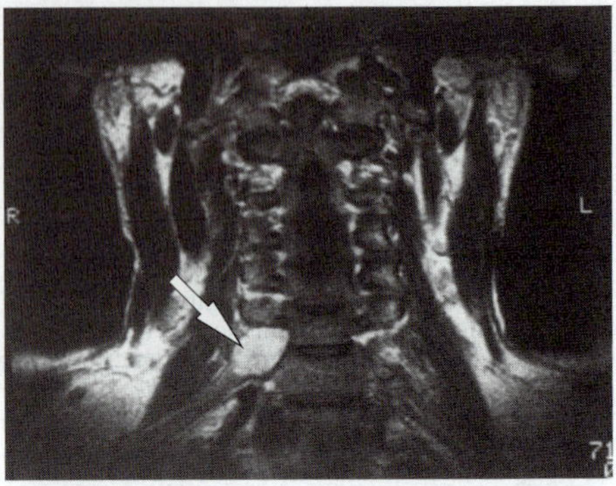


**Neurilem(m)om:** Tumor an der Nervenwurzel $C_7$ (Kernspintomogramm nach Kontrastmittelinjektion). [454]

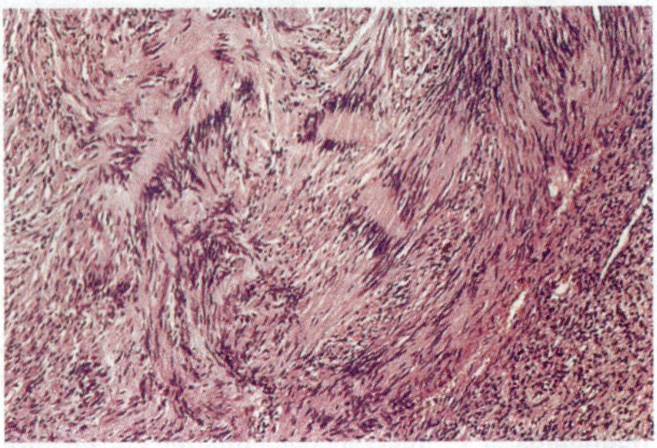

**Neurilem(m)om:** Palisadenstellung der SCHWANN-Zellen (Histologie). [178]

ne und regressive Veränderungen. E neurilemoma, schwannoma.

**Neurinom:** ▸Neurilem(m)om.

**Neurit:** ▸Axon. E neurite, axon.

**Neuritis:** die entzündl., i.w.S. auch degenerative, toxische oder posttraumatische Erkrankung eines peripheren oder Hirnnervs. ***Klinik:*** schlaffe Lähmung (evtl. Muskelatrophie, Entartungsreaktion), sensible Reiz- u. Ausfallserscheinungen, vegetat. Störungen, bisweilen entzündliche Liquorveränderungen. ***Formen:*** histologisch unterschieden (aber nicht immer exakt zu trennen) als **interstitielle N.** mit Vorherrschen exsudativer u. proliferativer Veränderungen des Epi-, Peri- u. Endoneuriums (Faserödem, wabenartige Markscheidenauflockerung, zellige Infiltration, sekundäre Hüllgewebeproliferation) als Prototyp eines infektiös-entzündl. Prozesses der Nervenstämme u. **parenchymatöse N.** mit diskontinuierlichem Markscheidenabbau einzelner Segmente, evtl. Axonzerfall u. absteigender Degeneration (v.a. toxisch). Ferner als idiopathische, traumat., tox., infektiöse, dystroph., neuroallerg. u. ischämische N. (bei Arteriosklerose, Endangiitis etc.). S.a. ▸Mono- u. ▸Polyneuritis. E neuritis. – **N. acustica toxica:** Hörnervschädigung, z.B. bei Syphilis, Typhus, Scharlach, Diphtherie, Masern, durch Alkohol, Tabak, Blei bzw. durch Chinin, Salicyl, Streptomycin. E toxic n. of the VIIIth nerve. – **N., apoplektiforme:** Monoplegie der oberen Gliedmaßen infolge Blutung in den Plexus brachialis. E acute hemorrhagic brachial plexus neuropathy. – **N. ascendens:** ▸GUILLAIN-BARRÉ-Syndrom, ▸LANDRY-Lähmung. – **N. bulbi sympathica:** sympathische ▸Ophthalmie. – **N. diabetica:** ▸Polyneuropathia diabetica. E diabetic neuropathy. – **N. facialis:** ▸Fazialisneuritis. E facial n. – **N. hyper|trophicans:** N. mit tumorartiger Wucherung des perineuralen Gewebes u. sekundärer Zerstörung von Myelinhüllen u. Achsenzylinder. E hypertrophic n., Déjerine-Sottas neuropathy. – **N. migrans:** ▸WARTENBERG-Syndrom (2). E migratory n. – **N. multiplex:** 2) ▸Multiplex-Typ der Polyneuritis. 2) ▸Mononeuritis multiplex. – **N. optica:** ▸Optikusneuritis. E optic n. – **N. o. intra|ocularis:** ▸Neuropapillitis optica. E intraocular n. – **N. o. macularis:** zentrale Neuroretinitis mit leichter Papillitis u. zentrozökalem Skotom. E papillitis-neuroretinitis. – **N. o. retro|bulbaris:** ▸Retrobulbärneuritis. E retrobulbar n. – **N. peri|axialis,** Neurilemmitis: N. mit überwiegender Nervenscheidenbeteiligung. E periaxial n.

**neuritisch:** durch ▸Neuritis bedingt, mit N.-Symptomen. E neuritic.

**Neuro-AIDS:** die AIDS-Encephalopathie, in seltenen Fällen als isolierte Symptomatik bei ▸AIDS.

**Neuro|axon:** ▸Axon.

**Neuro|blast:** aus der Neuroepithelzelle hervorgehende primitive Nervenzelle. E neuroblast.

**Neuro|blastom:** zweithäufiger (häufigster extrakranieller) maligner, solider Tumor im Kindesalter. $^1/_3$ der Erkr. im 1. Lj., 90 % in den ersten 6 Lj.; beide Geschlechter gleich betroffen. ***Ätiol. u. Verlauf:*** embryonaler Tumor, der vom Nebennierenmark oder von den Sympathikuszellen des Grenzstranges (**N. sympathicum**) ausgeht. Mehr als 50 % aller N. finden sich im Bauchraum, ca. 15 % im Thoraxbereich. Evtl. frühzeitige Metastasierung auch kleiner Tumoren in Knochen (einer der häufigsten Orbitatumoren im Kindesalter), Leber, Lymphknoten oder Knochenmark. In den ersten 15 Lebensmonaten spontane Rückbildung u. Heilung (auch bei Metastasierung) möglich. ***Klinik:*** (je nach Lokalisation, der Primärtumor ist oft symptomlos bzw. äußert sich unspezifisch) höckriger Bauchtumor, rezidivierendes Fieber, Schmerzlähmungen (Fehldiagnose: Osteomyelitis, Koxitis). ***Diagn.:*** Das N. ist häufig ein Zufallsbefund. In Harn u. Serum ist die Ausscheidung der Katecholamin-Abbauprodukte (Homovanillinsäure [HMA], Vanillinmandelsäure [VMA], Dopamin) erhöht. Neuronenspezifische Enolase (NSE) erhöht; LDL oder Ferritin ggf. erhöht; ferner Jod-131-Metabenzylguanidin(MIBG)-Szintigraphie. Zur Risikobeurteilung molekulargenet. Tests wie LOH 1p, Nmyc, Ploidie. ***Ther.:*** (in geeigneten Zentren) radikale chirurgische Entfernung, evtl. präoperative Chemotherapie; postoperativ (je nach Stadium) Chemotherapie. E neuroblastoma.

**Neuro|borreliose:** die im 2. oder 3. Stadium einer ▸Lyme-Krankheit auftretenden neurologischen Symptome.

**Neuro|chemie:** die Biochemie des Nervensystems. E neurochemistry.

**Neuro|chirurgie:** medizinisches Fachgebiet, das sich mit der (operativen) Therapie von Erkrankungen des Nervensystems befasst. Zu den Aufgaben des Facharztes für N. (**Neurochirurg**; engl. = neurosurgeon) gehören Erkennung u. operative Behandlung von Erkrankungen, Verletzungen u. Fehlbildungen des zentralen Nervensystem u. seiner Hüllen, des peripheren u. vegetativen Nervensystems sowie die entsprechenden Voruntersuchungen, konservativen Behandlungsverfahren u. die Rehabilitation. Die Weiterbildungszeit beträgt 6 Jahre. E neurosurgery.

**Neuro|cranium:** der Hirnschädel, i.w.S. einschließlich der Knochenkapseln für Auge, Nase, Ohr. E neurocranium, braincase.

**Neuro|cytoma:** *Pathologie* ▸Sympathoblastom. E neurocytoma.

**Neuro|dermatose (Tommasoli):** Hautveränderungen bei Störungen des Nervensystems, z.B. weißer Dermographismus, Prurigo. S.a. ▸Neurodermie. E neurodermatosis.

**Neuro|dermie:** Veränderungen der Haut u. ihrer Anhänge im Bereich einer Nervenschädigung; z.B. trophisches Ödem, Hyperkeratose, Hautatrophie, glossy skin, Wucheratrophie des Fettgewebes, trophische Geschwüre, Haar-, Nagelveränderungen, zonale Hyperhidrose. E autonomic neurocutaneous changes.

**Neuro|dermitis:** ▸Ekzem, atopisches. E neurodermatitis.

**neuro|ekto|dermal:** Nervensystem u. weitere ektodermale Gewebe (insbes. Haut) betreffend; s.a. ▸neurokutane Syndrome. E neuroectodermal.

**Neuro|end|arteri|ektomie:** ▸Endarteriektomie mit Exstirpation der Nerven u. autonomen Ganglien der Arterienwand (als ▸Sympathektomie bei krankhafter Vasokonstriktion). E intravascular sympathectomy.

**neuro|endo|krin:** **1)** Nervensystem u. Endokrinium betreffend. **2)** das ▸Neuroendokrinium betreffend. E 1, 2) neuroendocrine. – **n. Tumoren:** Oberbegriff für Tumoren, die i.d.R. langsam wachsen, aber durch die Sekretion biologisch aktiver Hormone klinische Symptome verursachen. Dazu gehören v.a. Tumoren des ▸Zwischenhirn-Hypophysen-Systems (Hypothalamus, Hypophyse) und ▸Apudome.

**Neuro|endo|krinium:** alle an der Produktion, Speicherung u. Ausschüttung von ▸Neurohormonen beteiligten Elemente: ▸Zwischenhirn-Hypophysen-System, ▸APUD-Zellen, Nervenendigungen u. Synapsen. E neuroendocrine system.

**Neuro|endo|skopie:** die Anw. der Endoskopie in der Neurochirurgie zur Diagnostik u. Therapie; v.a. bei Krankheitsbildern, die mit einer Raumforderung u. daraus resultierender Kompression von Nerven- bzw. Hirnsubstanz einhergehen, z.B. die endoskopische Karpaltunnelspaltung zur Dekompression des N. medianus bei Karpaltunnelsyndrom.

**Neuro|epithel:** **1) Neuroepithelium:** das dicke, mehrschicht. Epithel der Neuralplatte bzw. des Neuralrohres. Die N.-Zelle wird später zu Neuro- u. Glioblasten u. Ependymzellen differenziert. **2)** das N. der Maculae utriculi u. sacculi: schmale Stützzellen u. dickbauchige Sinneszellen (Gleichgewichtszellen mit langen Sinnesfortsätzen u. Statolithenmembran). **3)** das Stratum neuroepitheliale (Stäbchen- u. Zapfenschicht) der ▸Retina. E neuroepithelium.

**Neuro|epitheliom:** von Neuroepithel ausgehendes Neoplasma; histologisch mit Rosetten, Pseudorosetten, Strahlenkronen; z.B. ▸Ependymom, ▸Retinoblastom. E neuroepithelioma.

**Neuro|fibrae:** die Nervenfasern (▸Axon); s.a. ▸Fibrae. E nerve fibers. – **N. associationes:** ▸Assoziationsfasern. E association fibers. – **N. commissurales:** ▸Kommissurenfasern. E commissural fibers. – **N. projectiones:** ▸Projektionsfasern. E projection fibers.

**Neuro|fibrillen:** *Histologie* das Zytoplasma der Nervenzellen durchziehende, sich im Zellleib überkreuzende, in den Fortsätzen parallel verlaufende Fäserchen; elektronenmikroskopisch aus Neurofilamenten u. -tubuli bestehend. E neurofibrils.

**Neuro|fibrom:** mäßig zellreiches, gutartiges Neoplasma aus SCHWANN-Zellen u. Elementen des endo- u. perineuralen Bindegewebes. E neurofibroma.

**Neuro|fibromatose (v. Recklinghausen),** Abk. NF, Abk. Nf: (1882) eine ▸Phakomatose, autosomal-dominant vererbt mit unregelmäßiger Penetranz u. Expressivität (viele Neumutationen). Klinisch u. genetisch werden mehrere Formen unterschieden (Genlocus für NF-1 auf Chromosom 17, für NF-2 auf Chromosom 22). ***Klinik:*** Auftreten von typischen Café-au-Lait-Flecken u. multiplen weichen Neurofibromen der Haut schon im Kindesalter (s.a. Abb.). Befall des gesamten Nervensystems mit entsprechender neurologischer Symptomatik, neurofibromatöse Knochenveränderungen. Lid-, Orbita-Bindehaut- u. Uveabeteiligung; Buphthalmus. Am Augenhintergrund markhaltige Nervenfasern (Fibrae medullares), seltener multiple maulbeerartige Netzhauttumoren (gliöse Hamartome aus fibrillären Astrozyten bzw. Astrozytome). Des Weiteren kommen Astrozytome der Papille, Drusenpapille, Optikusneurinome mit Stauungspapille u. Optikusatrophie vor; ferner Hirntumoren (z.B. Akustikusneurinom bei NF-2) sowie Rückenmarktumoren. E neurofibromatosis (type 1, type 2).

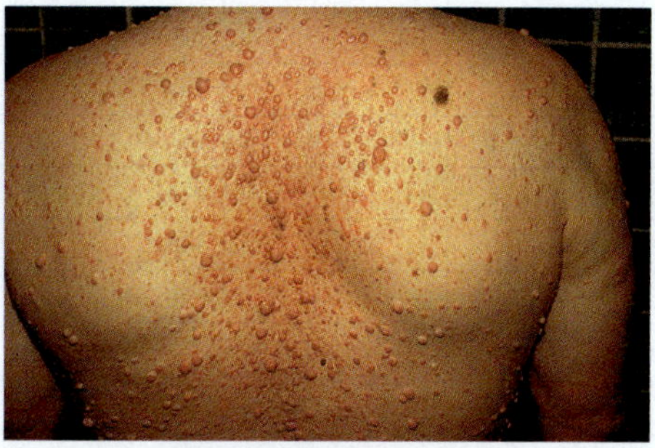

**Neurofibromatose (v. Recklinghausen).** [519]

**Neuro|fibro|sarkom:** von SCHWANN-Zellen ausgehendes Malignom des peripheren Nervs. E neurofibrosarcoma.

**Neuro|filamente:** *Histologie* längliche, dünne Strukturen im Neuroplasma; s.a. ▸Neurofibrillen. E neurofilaments.

**neuro|gen:** in Nerven(zellen) entstehend, mit dem Nervensystem zusammenhängend. E neurogenic.

**Neurogenetik:** Teilbereich der Genetik, der den Vererbungsmodus u. die Lokalisation der für neurologische u. muskuläre Erkrankungen typischen Gene untersucht.

**Neuro|glia:** ▸Glia. E neuroglia.

**Neuro|glio|blastom:** ▸Medulloblastom.

**Neuro|gliom(a):** **1)** Nervenzellen enthaltendes Gliom. E nerve cell-containing glioma. **2)** Neoplasma aus Neuroglia. E neurogliomatosis.

**Neuro|hormone:** **1)** die im Hypothalamus gebildeten ▸Inhibiting- u. ▸Releasing-Hormone sowie Oxytocin u. Vasopressin. **2)** i.w.S. alle in ▸APUD-Zellen (der Neuralleiste entstammende Zellen) gebildeten ▸Gewebshormone (d.h. auch die ▸Intestinalhormone). **3)** die ▸Transmitter. **4)** Neuropeptide: i.w.S. die ▸opioiden Peptide. E neurohormones.

**Neuro|hypo|physe:** ▸Hypophysenhinterlappen. E neurohypophysis.

**Neuro|keratin:** *Histologie* das lipidfreie, lockere Proteingerüst der Markscheide. E neurokeratin.

**Neuro|kranium:** *Anatomie* ▸Neurocranium.

**neuro|krin:** ▸neuroendokrin. E neuroendocrine.

**Neuro|krinium:** ▸Neuroendokrinium.

**neuro|kutane Syndrome,** Phakomatosen: die angeborenen Dysplasien der Haut u. des zentralen Nervensystems einschließlich ektodermaler Augenteile: ▸BONNET-DECHAUME-, ▸V. HIPPEL-LINDAU-, ▸LESCHKE-, ▸LOUIS-BAR-, ▸(DE-)SANCTIS-CACCHIONE-, ▸STURGE-WEBER(-KRABBE-DIMITRI)-Syndrom, ▸Neurofibromatose (V. RECKLINGHAUSEN), tuberöse ▸Hirnsklerose, i.w.S. auch ▸ALBRIGHT-, ▸VAN BOGAERT-, ▸EHLERS-DANLOS-, ▸GODFRIED-PRICK-, ▸GORLIN-GOLTZ-, ▸GROENBLAD-STRANDBERG-, ▸KLIPPEL-TRENAUNAY-, ▸MAFUCCI-, ▸OSLER-, ▸Lentigopolyposis (PEUTZ-JEGHERS) u. ▸Dysrhaphiesyndrom. E neurocutaneous syndromes, phakomatoses.

**Neuro|labyrinthitis:** ▸Neur(on)itis vestibularis.

**Neuro|lemm:** lichtmikroskopisch die zytoplasmatische äußere Schicht der Axonscheide; auch Bez. für die aus einzelnen, in sich begrenzten Zellen (▸RANVIER-Schnürring) bestehende gliöse Hülle der Nervenfaser; s.a. ▸Neurolemm..., ▸Markscheide. E neurilemma.

**Neuro|lemmitis:** ▸Neuritis periaxialis.

**Neuro|lem(m)om:** ▸Neurinom. E neurilemoma.

**Neuro|lemm|zelle:** ▸SCHWANN-Zelle.

**Neuro|lepsis:** Herabsetzung des psych. Spannungsgrades durch ▸Neuroleptika. E neuroleptic action.

**Neuro|lept|analgesie:** mittlerweise ungebräuchliche allg. Anästhesie (Sedierung, psych. Indifferenz u. Analgesie) durch kombinierte i.v. Injektion (bzw. Infusion) eines starken Neuroleptikums und eines Analgetikums (meist Fentanyl); wegen der atemdepressiven Wirkung des Analgetikums immer unter kontrollierter (maschineller) Beatmung. E neuroleptanalgesia.

**Neurolep|tica,** -tika, Neuroplegica: psychotrope Substanzen mit antipsychotischer, sedierender u. psychomotorischer Wirkung, deren Anw. einer strengen Indikationsstellung bedarf. ***Anw.*** v. a. bei akuten psychotischen Krankheitsbildern, Schizophrenien u. bei der ▸Neuroleptanalgesie. ***Wirkung:*** über eine Blockade prä- u. postsynaptischer Dopaminrezeptoren, in unterschiedlichem Ausmaß auch Blockade von serotonergen, noradrenergen, histaminergen u. cholinergen Rezeptoren. Daraus ergeben sich die typischen ***NW:*** 1) frühe N.-induzierte extrapyramidal-motorische Störungen (Parkinsonoid, akinetisch-abulisches Syndrom, Dyskinesie, Dystonie, Bewegungsunruhe [Akathisie]); 2) späte N.-induzierte extrapyramidal-motorische Störungen (Spät-Dyskinesie, -Dystonie, -Akathisie, -Myoklonus, -Tics); 3) malignes neuroleptisches Syndrom mit Rigor, Stupor, Bewusstseins- u. Kreislaufstörungen, hohem Fieber (u. U. lebensbedrohlich); 4) ferner vegetative, hormonelle u. psychische Störungen sowie allergische Reaktionen. Die **»neuroleptische Schwelle(ndosis)«** (niedrigste Dosis, bei der eine feinmotorische extrapyramidale Symptomatik erkennbar ist) kann mit standardisierten Tests (z. B. Schriftbildeinengung im Handschrift-Test n. HAASE) abgeschätzt u. zur Optimierung der therapeutischen Dosis herangezogen werden. ***Einteilung:*** Aufgrund ihrer durchschnittlichen **»neuroleptischen Potenz«** werden die N. in schwach, mittelstark, stark u. sehr stark wirkende Verbindungen unterteilt, die Bezugssubstanz ist Chlorpromazin (neurolept. Potenz = 1), wobei die Dosisempfindlichkeit individuell sehr unterschiedlich ist. Nach der chemischen Struktur u. den pharmakologischen Eigenschaften werden mehrere Stoffgruppen unterschieden. **Trizyklische N.:** v. a. ▸Phenothiazine (mit Wirkst. wie Perazin, Levomepromazin, Fluphenazin, Thioridazin, Promethazin, Triflupromazin) sowie Thioxanthene (mit Wirkst. wie Flupentixol, Zuclopenthixol). **Butyrophenone:** Wirkst. z. B. Haloperidol, Melperon, Pipamperon. **Diphenylbutylpiperidine:** Wirkst. z. B. Fluspirilen, Pimozid; Anw. v. a. zur Langzeitther. schizophrener Störungen. **Benzamide** (N. vom Sulpirid-Typ): Wirkst. Sulpirid (u. weitere, nicht neuroleptisch wirkende Substanzen wie z. B. Metoclopramid). Von diesen »klassischen« N. werden die atypischen N. abgegrenzt. **E** neuroleptic agents, neuroleptics. – **N., atypische:** N., die – anders als die »klassischen« N. – bei guter antipsychotischer Wirkung keine oder nur geringgradige extrapyramidale NW aufweisen. ***Anw.*** insbes. zur Behandlung der Negativ-Symptomatik bei Schizophrenie. ***Wirkst.:*** z. B. Clozapin, Zotepin, Risperidon, Olanzapin, Amisulprid.

**Neuro|logie:** medizinisches Fachgebiet, das sich mit der Erkennung, nichtoperativen Behandlung, Prävention u. Rehabilitation von Erkrankungen des zentralen, peripheren u. vegetativen Nervensystems und der Muskulatur (einschließlich Myopathien u. Myositiden) befasst. Es besteht eine enge Verbindung zur Psychiatrie, aber auch zur Inneren Medizin, Orthopädie und Neurochirurgie. Die Weiterbildungszeit bis zum Facharzt für N. (**Neurologe**; engl. = neurologist) beträgt 5 Jahre. **E** neurology.

**Neuro|lues:** ▸Neurosyphilis. **E** neurolues.

**Neuro|lyse: 1)** induzierte (z. B. Alkoholinjektion) oder krankheitsbedingte »Auflösung« von Nervensubstanz; als schmerztherapeutische Maßnahme z. B. N. des Ganglion coeliacum oder (ein- u. beidseitige) N. des lumbalen Grenzstranges. – S. a. ▸Neuronolyse. **2)** op. Lösung von Verwachsungen (»Adhäsiolyse«) um einen Nerv (= äußere N. = Exoneurolyse) bzw. Isolierung intakter Nervenfaserbündel aus einer endoneuralen Narbe (= inn. N. = Endoneurolyse). **E** 1), 2) neurolysis. **3)** ▸Neurolepsis.

**Neurom(a):** gutartiges Neoplasma aus Nervenzellen u. -fasern, i. e. S. das ▸Ganglioneurom (= echtes N.); im Ggs. zum N. spurium (▸Neurinom) u. dem ▸Amputationsneurom. **E** neuroma, ganglioneuroma. – **N., granuläres:** ▸Myoblastenmyom.

**Neuro|monitoring:** alle auf die Funktion des Nervensystems ausgerichteten Überwachungsmaßnahmen während u. nach einer Operation, die über die Registrierung der Kreislauf- u. Atemfunktion hinausgehen, z. B. die Registrierung evozierter Potentiale, die intraoperative EEG-Ableitung, spezielle neurologische Ultraschalluntersuchungen, evtl. auch intra-

| | Potenz | antipsychotisch | sedierend | anticholinerg | EPMS |
|---|---|---|---|---|---|
| Levomepromazin | ↓ | + | ++++ | ++ | + |
| Chlorprothixen | ↓ | + | +++ | + | ++ |
| Thioridazin | ↓ | ++ | ++ | ++ | + |
| Melperon | ↔ | + | ++ | + | + |
| Perazin | ↔ | ++ | ++ | ++ | ++ |
| Sulpirid | ↔ | ++ | – | – | + |
| Zotepin | ↔ | ++ | ++ | ++ | + |
| Risperidon | ↔ | ++ | + | (+) | ++ |
| Zuclopenthixol | ↔ | +++ | +++ | + | ++ |
| Clozapin | ↔ | +++ | +++ | +++ | – |
| Olanzapin | ↔ | ++ | + | (+) | (+) |
| Haloperidol | ↑ | +++ | ++ | + | +++ |
| Pimozid | ↑ | +++ | + | + | ++ |
| Fluphenazin | ↑ | +++ | ++ | ++ | +++ |
| Flupentixol | ↑ | +++ | + | + | ++ |
| Flusprilen | ↑ | +++ | ++ | + | ++ |

↑= hochpotent; ↔ = mittelpotent; ↓ = niedrigpotent;
Wirkung: ++++ sehr stark; +++ stark; ++ mittelstark; + gering; (+) keine nennenswerte; – nicht vorhanden
EPMS: extrapyramidal-motorische Symptome

**Neuroleptica:** neuroleptische Potenz, Wirkungen u. NW bei verschiedenen N.

operative Hormonbestimmungen (z.B. bei Eingriffen an der Hypophyse).

**neuro|muskulär:** Nerven u. Muskeln (i.e.S. deren Zusammenspiel) betreffend. E neuromuscular. – **n. Blockade:** partielle oder totale Unterbrechung der **n. Erregungsübertragung** an der motorischen ▸Endplatte durch Nicotinrezeptor-Agonisten oder -Antagonisten; s.a. ▸Muskelrelaxanzien. E n. block.

**neuromuskuläre Erkrankungen:** i.e.S. alle Erkrankungen des peripheren motorischen Systems, von der Vorderhornzelle des Rückenmarks ausgehend bis zu den Strukturen der Muskelfaser, unterschieden in **primäre** (erbliche) u. **sekundäre** (erworbene) Myopathien. Klinische Leitsymptome sind Muskelschwäche u. -atrophie, seltener Muskelschmerzen. **Primäre Myopathien:** 1) progressive Muskeldystrophien: **a)** die x-chromosomale rezessiv vererbte progressive Muskeldystrophie vom Typ Duchenne bzw. Becker, **b)** die autosomal-dominant vererbte facioscapulo-humerale Muskeldystrophie, **c)** verschiedene Formen der meist autosomal-rezessiv, selten -dominant vererbten sog. Gliedergürteldystrophien (s.u. ▸Dystrophia musculorum progressiva myopathica). ***Ther.:*** bisher keine kausale bekannt; symptomatische Maßnahmen (Kreatinmonophosphat, Physiotherapie, orthopädische Operationen u. Hilfsmittel). **2)** Kongenitale Myopathien mit Strukturbesonderheiten: seltene, bereits bei der Geburt manifeste Erkrankungen, relativ gutartiges Krankheitsbild, unterschieden in **a)** ▸central core disease, **b)** ▸Nemalin(e)-Myopathie, **c)** zentronukleäre Myopathie (typisch ist eine große Anzahl zentralständiger Kerne in den Muskelfasern). ***Ther.:*** symptomatisch, v.a. Physiotherapie. **3)** Hereditäre metabolische Myopathien: autosomal-rezessiv vererbte Erkrankungen, die den Stoffwechsel von Kohlenhydraten, Fetten, Mitochondrien und Purin betreffen; Symptomatik ähnlich wie bei den progressiven Muskeldystrophien (z.B. Glykogenose Typ 2, ▸POMPE-Krankheit). **4)** Seltene erbliche ▸Ionenkanalerkrankungen: ursächlich kommen Mutationen der sog. Ionenkanal-Gene in Frage, die eine Störung der Erregbarkeit des betroffenen Muskelgewebes bewirken; unterschieden werden: **a)** Myotonien (Chloridkanalerkrankungen), **b)** episodische Lähmungen (Natrium- bzw. Calciumkanal-Erkrankungen). **Sekundäre Myopathien:** **1)** erregerbedingte ▸Myositiden (Bakterien, Viren, Parasiten, Pilze). ***Ther.:*** gezielte antibiotische Behandlung bei bakteriell und parasitär entstandenen Erkrankungen, solche mit viraler Genese heilen meist von selbst aus. **2)** Autoimmunerkrankungen der Muskulatur: z.B. **a)** ▸Dermatomyositis, **b)** idiopathische ▸Polymyositis, **c)** Einschlusskörpermyositis. ***Ther.:*** Corticosteroide, Immunsuppressiva, Immunglobuline. S.a. ▸Myopathia, ▸Muskelatrophie.

**Neuro|myelitis optica (Erb-Devic):** (1894) akute, disseminierte Rückenmarksaffektion mit Erweichungsherden an Markscheiden u. im Zentralkanal oder als Querschnittserweichung mit entsprechenden Symptomen (anfangs evtl. dissoziierter Empfindungsstörung). Tritt in Kombination mit Optikusneuritis auf und führt dann zu Erblindung. E neuromyelitis optica, Devic's syndrome.

**Neuro|myositis:** ▸Dermatomyositis. E neuromyositis, polymyositis.

**Neuro|myo|tonie,** ISAACS-MERTENS-Syndrom: das plötzlich u. schubweise auftretende »Syndrom kontinuierlicher Muskelfaseraktivität«, mit neurogener, durch Curare, nicht aber durch Leitungsblock behebbarer diffuser Dauerverspannung der Muskulatur; dadurch Bewegungseinschränkung. E neuromyotonia.

**Neuron, Neuronum:** die ▸Nervenzelle (Neurocytus); im Zentralnervensystem (ZNS) als Element komplizierter Verschaltungen (Neuronenkette). Unterschieden z.B. als zentralwärts leitendes = **afferentes N.** (▸Afferenz) u. peripherwärts leitendes = **efferentes N.** (▸Efferenz), als **interkaläres N.** (▸Interneuron), **peripher-motor. N.** (die Vorderhornzelle des Rückenmarks = Motoneuron), **post|gan|glionäres** u. **prä|ganglionäres N.** (im ZNS gelegenes N. des vegetat. Systems); als **sensibles N.** (der Erregungszuleitung von spezialisierten Sinneszellen oder sensiblen = rezeptiven Endaufzweigungen her dienend; s.a. ▸Afferenz), **zentral-motor. N.** (als corticospinales oder extrapyramidales N. die Efferenz höher gelegener ZNS-Abschnitte für Motoneurone [direkt bzw. über Interneurone]). – Weitere Attribute gleich lautend mit denen der ▸Nervenzelle. E neuron, nerve cell.

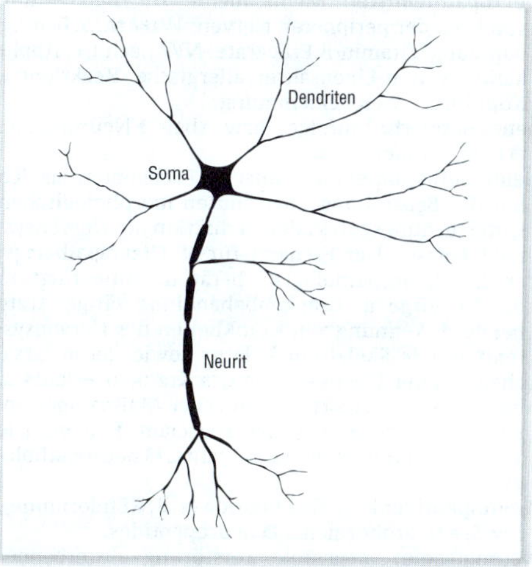


**Neuron.** [181]

**neuronal:** das ▸Neuron betreffend, zum Neuron gehörig.

**Neuronen|kette:** Einheit hintereinander geschalteter ▸Neuronen einer Leitungsbahn (▸Tractus); evtl. mit Verbindung zu funktionell zugeordneten Leitungssystemen.

**Neuro|nitis:** Entzündung eines ▸Neurons; i.e.S. das ▸GUILLAIN-BARRÉ-Syndrom. E neuronitis. – **N. vestibularis,** Neurolabyrinthitis: bei chron. Entzündung im Kopfbereich (Zähne, Nasennebenhöhlen, Tonsillen) oder epidemisch vorkommende isolierte Entzündung des Nervus vestibularis mit akutem Schwindel (seitenbetont, lageabhängig) u. Nystagmus, Erbrechen, Unter- oder Unerregbarkeit des Labyrinths ohne Hörstörungen; Dauer: Tage bis Wochen. E vestibular n.

**Neurono|lyse:** Degeneration u. Auflösung von Nervenzellen (mit Chromatolyse); die Auflösung meist durch ▸Neurophagie. E neuronal degeneration.

**Neuron-spezifische Enolase:** ▸NSE.

**Neuro|papillitis optica,** Papillitis: Entzündung der Papilla n. optici; Papille verwaschen u. hyperämisch geschwollen, zunehmend, grau-rötlich verfärbt, radiär gestreift (»Nervenfaserzeichnung«); meist mit Nervenstammbeteiligung. ***Klinik:*** akute, hochgrad. Sehstörung (großes Zentralskotom), Gefahr der Papillenatrophie. E papillitis.

**Neuro|pathie,** Nervenleiden: **1)** *Neurologie* Nervenschädigung; i.e.S. die degenerativen, toxischen, metabolischen, ischämischen etc. Formen; s.u. ▸Neuritis, ▸Polyneuropathie. **2)** *Psychologie* histor. Oberbegriff für »reizbare Schwäche«, Nervosität, Neurasthenie, Neurose. E neuropathy. – **N., familiäre rezidivierende polytope:** autosomal-dominant vererbte N. mit Lähmungsepisoden im Versorgungsbereich eines oder mehrerer peripherer Nerven. – **N., hereditäre motorisch-sensible,** Abk. HMSN: Typ I u. II: ▸CHARCOT-MARIE-TOOTH-Krankheit, Typ III: ▸DÉJERINE-SOTTAS-Syndrom. E hereditary sensorimotor n. –

N

**N., hereditäre sensible,** Abk. HSN: als Typ I u. II das ▸THÉVENARD-Syndrom, als Typ III das ▸RILEY-DAY-Syndrom. E hereditary sensory (and autonomic) n. – **N., sensorische:** ▸DENNY-BROWN-Syndrom. – **N., subakute myelo|optische,** Myelitis japonica, Abk. SMON: die 1952 in Japan beobachtete Erkrankung (tox. Nebenwirkung v.a. halogenierter Oxychinoline; evtl. im Zusammenhang mit weiteren Faktoren) mit Unterleibsschmerzen, Durchfällen, Parästhesien, später Retrobulbärneuritis u. Beteiligung von Rückenmark u. peripheren Nerven, Befall der Magen-Darm-Schleimhaut mit verstreuten Blutungen u. Zellinfiltration in Ileum u. Zäkum. E subacute myelo-optic n.

**Neuropathiemittel:** Medikamente zur Behandlung von Erkr. der peripheren Nerven; ***Wirkst.:*** z.B. α-Liponsäure, Vitamin-B-Präparate. ***NW*** nach i.v. Applikation von α-Liponsäure: allergische Reaktionen, Kopfdruck, Atembeklemmung.

**neuro|pathisch:** infolge bzw. bei ▸Neuropathie. E neuropathic.

**Neuro|patho|logie:** medizinisches Fachgebiet, das sich mit der Beurteilung übersandten morphologischen Untersuchungsgutes oder Obduktion des Nervensystems befasst. Der Facharzt für N. (**Neuropathologe**; engl. = neuropathologist) berät u. unterstützt in der Vorsorge u. Krankenbehandlung tätige Ärzte bei der Erkennung von Krankheiten des Nervensystems u. der Skelettmuskulatur sowie deren Ursachen, bei der Überwachung des Krankenverlaufs u. bei der Bewertung therapeutischer Maßnahmen sowie bei versicherungsmedizinischen Fragen. Die Weiterbildungszeit beträgt 6 Jahre. E neuropathology.

**Neuro|peptide:** ▸opioide Peptide (z.B. ▸Endorphine), i.w.S. ▸Neurohormone. E neuropeptides.

**Neuro|phagie:** intravitale Zerstörung absterbender Nervenzellen durch phagozytierende Leukozyten u. Mikroglia. E neuronophagia.

**Neuro|pharmako|logie:** mit der Wirkweise chemisch definierter Verbindungen auf das zentrale u. periphere Nervensystem u. neurosekretorisch beeinflusste Gewebe befasstes Teilgebiet der Pharmakologie. E neuropharmacology.

**Neuro|physine:** Trägerproteine von ▸Oxytocin u. ▸Vasopressin. E neurophysins.

**Neuro|physiologie:** mit den Funktionsweisen des Nervensystems befasstes Teilgebiet der Physiologie. E neurophysiology.

**Neuro|pil(us):** »Nervenfilz«; das zwischen den Hirnnervenzellen gelegene Geflecht der Nervenzell-, Gliazellfortsätze. E neuropil.

**Neuro|plasma:** Zytoplasma der Nervenzelle; s.a. ▸Axoplasma. E neuroplasm.

**Neuro|plastik:** *Chirurgie* ▸Nervenplastik. E neuroplasty.

**Neuro|plegica, -plegika:** ▸Neuroleptica. E neuroleptic drugs.

**Neuro|porus:** *Embryologie* Öffnung des vorderen u. hinteren Neuralrohrendes zur Amnionhöhle. E neuropore.

**Neuro|praxis:** ▸Nervenkommotion. E neurapraxia.

**Neuroprotektiva:** Stoffe, die die Nervensubstanz vor endogenen oder exogenen schädlichen Wirkungen schützen. ***Wirkst.:*** z.B. NMDA-Rezeptor-Antagonisten (z.B. Memantin); ***Anw.*** z.B. bei Schlaganfällen, Epilepsie, PARKINSON-Krankheit, degenerativen Hirnerkrankungen. E neuroprotective agents (or drugs).

**Neuro|psycho|logie:** mit Zusammenhängen zwischen psych. Phänomenen u. anatomischen, physiologischen etc. Erkenntnissen befasstes Teilgebiet der Neurologie. E neuropsychology.

**Neuro|radio|logie:** Teilgebiet der Diagnostischen ▸Radiologie, das sich mit der neuroradiologischen Diagnostik bei Erkrankungen u. Veränderungen des Nervensystems u. seiner Hüllen sowie dem entsprechenden Strahlenschutz befasst. Zum Einsatz kommen u.a. Computertomographie, Kernspinresonanztomographie, Angiographie, Pneumoenzephalographie, Myelographie u. Sonographie. Die Weiterbildungszeit beträgt 2 Jahre. E neuroradiology.

**neuro|radio|logisches Basal|ganglien|syndrom:** (HUBER) im Pneumenzephalogramm sich als Erweiterung des 3. Ventrikels darstellende Atrophie der Basalganglien.

**Neuro|retinitis:** unspezifische Infektion oder ein autoimmunologisch bedingter Prozess an Netzhaut und Sehnerv. Die **diffuse, unilaterale, subakute Neuroretinitis** (**DUSN**) ist eine Nematodeninfektion des Auges mit massiver Sehverschlechterung und bleibenden Netzhautschäden sowie Optikusatrophie. Sie tritt plötzlich bei jungen Erwachsenen auf. E neuroretinitis.

**Neuro|retino|angiomatosis,** WYBURN-MASON-Syndrom: ▸BONNET-DECHAUME-BLANC-Syndrom.

**Neurose:** ursprünglich (W. CULLEN 1777) jede Erkrankung des Nervensystems ohne nachweisbare Ursache; im 19. Jh. Bez. für Organstörungen ohne Strukturläsion (etwa i.S. der psychosomat. Krankheit, z.B. Herz-N., Hysterie, Hypochondrie). Seit S. FREUD Bez. für psychisch bedingte Gesundheitsstörung, deren Symptome unmittelbare Folge u./oder symbol. Ausdruck eines unbewussten, in der Kindheitsentwicklung verwurzelten seel. Konfliktes sind (u. aus einem Kompromiss zwischen Triebwünschen u. einer ihre Realisierung verhindernden Abwehr resultieren). In der Regel von der ▸Psychose eindeutig abgrenzbar. ***Formen:*** Nach klinischer Ausprägung unterschieden werden Angst-, Zwangs- u. Konversionsneurose; s.a. ▸Charakterneurose. ***Ther.:*** außer der klassischen psychoanalytischen Psychotherapie zunehmend auch Gesprächspsychotherapie u. Verhaltenstherapie. E neurosis.

**Neuro|sekretion:** Produktion von ▸Neurohormonen (= »**Neurosekreten**«). E neurosecretion.

**Neurosis:** ▸Neurose.

**Neuro|spora:** der »Brotschimmel« [Ascomycetes]; wegen zahlreicher Defektmutanten Testobjekt für Vererbungsversuche u. zum Studium des Aminosäurenstoffwechsels als genetisch gesteuerte Reaktionsketten.

**Neuro|stimulation:** ▸Nervenstimulation.

**Neuro|syphilis:** die ▸Syphilis des Nervensystems mit spezif. »mesodermalen« (meningealen, vaskulären) oder – v.a. bei ▸Spätsyphilis – »parenchymatösen« Veränderungen (s.a. ▸Lues cerebri, ▸Rückenmarkssyphilis); im Stadium II meningeale Reizung bis zur Meningitis syphilitica; im Stadium III meningeale (Kopfschmerzen, Hirndruckzeichen, Hirnnervenstörungen wie Optikusatrophie u. Oktavusläsion, d.h. Erblindung, Ertaubung, Paresen, Krämpfe), vaskuläre (meist akute Hemiplegie, Hirnstammsymptome) oder gummöse Veränderungen (raumfordernd); Stadium IV = progressive Paralyse (primär chron. Enzephalitis u. ▸Tabes dorsalis); im Liquor Zell- u. Eiweißvermehrung, WaR u. Nebenreaktionen positiv. E neurosyphilis.

**Neuro|tensin:** in N-Zellen (= APUD-Z.) des Dünndarms gebildetes Intestinalhormon, das auch im Gehirn nachgewiesen wurde (hemmt die Säuresekretion des Magens, stimuliert die Darmkontraktion u. Glucagonfreisetzung). E neurotensin.

**Neuro|tisation: 1)** *Pathologie* (VANLAIR) ▸Nervenregeneration. **2)** *Chirurgie* Wiederherstellung der Innervation gelähmter Muskeln durch ▸Nervenpfropfung oder durch Transplantation eines gesunden Nachbarmuskels (= muskuläre N., z.B. nach LEXER-ROSENTHAL). E neurotization.

**neurotisch:** an einer ▸Neurose leidend. – **n. Störungen:** i.e.S. Erkrankungen, die nach tiefenpsychologischem Verständnis weitgehend auf Konflikten u. Traumen in der Kindheit beruhen; Realitätswahrnehmung u. -kontakt sind (im Gegensatz zu psychotischen Erkrankungen) nicht beeinträchtigt; ein wesentliches Merkmal ist der subjektive Leidensdruck; äußern sich z.B. in psychischen (Angst, Depression,

Entfremdung etc.) u./oder körperlichen Symptomen (Konversionsstörungen, wie z.B. Lähmungen, Blindheit oder Somatisierungsstörungen), Kontakt- u. Beziehungsstörungen. E neurotic.

**Neuro|tmẹsis:** (SEDDON) ▸Nervenquetschung mit Strukturdurchtrennung. E neurotmesis.

**Neuro|tomịe:** op. Durchtrennung eines Nervs; zur Schmerzausschaltung (z.B. retroganglionäre N. nach FRAZIER-SPILLER), Behebung neurogener Muskelkontraktur, als Neurotomia opticociliaris am erblindeten Auge zur Prophylaxe einer sympath. Ophthalmie. – Auch synonym mit ▸Neurektomie. E neurotomy.

**Neuro|tonịe:** therapeutische Nervendehnung (z.B. bei Ischialgie). E neurotony, nerve stretching.

**neuro|tọnische Reaktion:** (REMAK) patholog. protrahierte tetanische Muskelzuckung nach Nervenstammreizung, z.B. bei Myotonia congenita, Syringomyelie; s.a. ▸myotonische Reaktion. E neuromyotonic reaction.

**Neuro|toxikọse:** Schädigung des Nervensystems durch exo- oder endogene Gifte; s.a. ▸Encephaloenteritis acuta. E neurotoxia, nervous system intoxication.

**Neuro|toxin:** ▸Nervengift. E neurotoxin.

**Neuro|toxizität:** Gifteffekt v.a. am Nervengewebe. E neurotoxicity.

**Neuro|transmịtter:** ▸Transmitter (Überträgerstoffe, die an Nervenendigungen freigesetzt werden). E neurotransmitter.

**Neuro|transplantation:** die Verpflanzung von Geweben des Nervensystems entweder an eine andere Stelle desselben Organismus (autologe N.) oder in einen anderen Organismus (homologe N.). Auch die umstrittene u. im Versuchsstadium befindliche Verpflanzung fetaler Nervenzellen bei Patienten, die an der PARKINSON-Krankheit leiden, fällt in den Bereich der Neurotransplantation (s.a. ▸Nerventransplantation).

**Neuro|tripsịe:** operative ▸Nervenquetschung. E neurotripsy.

**neuro|trọp:** auf Nerven wirkend, mit bes. Affinität zu Nervengewebe (▸Neurotropie). E neurotropic.

**Neuro|tro|phịe:** **1)** Ernährung des Nervengewebes. **2)** der nervale Einfluss auf den Gewebsstoffwechsel. E neurotrophy.

**Neuro|tropịe:** bes. Affinität zum bzw. Ausrichtung auf das Nervengewebe als Eigenschaft von (»neurotropen«) Mikroorganismen, Substanzen, Pharmaka. E neurotropism, -tropy.

**Neuro|tụbuli:** elektronenmikroskopisch erkennbare feinste Röhrchen im ▸Neuroplasma parallel zu den Zellausläufern. E neurotubules.

**Neuro|uveo|parotịtis:** ▸HEERFORDT-MYLIUS-Krankheit. E uveoparotid fever.

**Neuro|vakzịne:** aus tierischem Nervensystem (meist Kaninchen) nach darin erfolgter Virusvermehrung gewonnener Impfstoff, z.B. Tollwut-Vakzine n. HEMPT.. E neurovaccine.

**neuro|vaskulạ̈r:** Nerven- u. Gefäßsystem betreffend. E neurovascular.

**neuro|vegetatịv:** das vegetative Nervensystem betreffend. E neurovegetative.

**neuro|viszerạl:** Nervensystem u. Eingeweide betreffend. E neurovisceral. – **n. Lipidose:** ▸LANDING-Syndrom.

**neuro|zirkulatọrisch:** Nervensystem u. Kreislauf betreffend. E neurocirculatory.

**Neuro|zyt, -cytus:** ▸Nervenzelle. E neurocyte.

**Neuro|zytom:** *Pathologie* ▸Ganglioneurom. E neurocytoma.

**neu|tral** *(latein. neuter = keiner von beiden): Chemie* ausgeglichen, indifferent, d.h. als Lösung weder basisch noch sauer reagierend (d.h. mit gleicher $H^+$- u. $OH^-$-Konzentration; pH 7). E neutral.

**Neutrạl|biss(lage),** Regelbiss: Lage der Kieferbasen, bei der (von der Seite gesehen) die Oberkieferbasis geringfügig vor der Unterkieferbasis zu liegen kommt (bei entspannter Mundöffner- u. Schließermuskulatur). Das Kiefergelenkköpfchen ruht an dem am weitesten hinten u. oben gelegenen Scharnierachsenpunkt (»terminal hinge axis«). E normal occlusion.

**Neu|trạl|fett:** mit Fettsäuren vollständig verestertes (d.h. abgesättigtes, »neutrales«) Glycerid; s.a. ▸Triglyceride (dort Schema). E neutral fat.

**Neutralisatiọns|test:** *Serologie* Test, basierend auf der Fähigkeit neutralisierender Antikörper (AK) zur In-vitro-Bindung (»Neutralisierung«) mikrobieller oder tierischer Antigene (AG; Gifte, Viren u. Rickettsien), so dass bei nachfolgender Belastung eines empfängl. Systems (Versuchstier, Gewebekultur) mit dem AG-AK-Gemisch der toxische bzw. zytopath. Effekt ausbleibt; mit abgestuften Serummengen bei konstanter AG-Dosis zur Wertbemessung antitoxischer u. Virus-neutralisierender Immunseren, mit bekanntem AG zur Diagnostik von Krankheiten, mit bekanntem Immunserum zur Identifizierung von Erregern. E neutralization test.

**Neutralisations|wärme:** *Chemie* die bei Neutralisation einer Base u. Säure frei werdende Wärme; bei starken Säuren u. Basen 13,7 kcal = $57{,}3 \cdot 10^3$ Joule. E heat of neutralization.

**Neutrallipidspeicherkrankheit:** ▸CHANARI-DORFMAN-Syndrom.

**Neutral-Nụll-Methode,** Nulldurchgangsmethode: *Orthopädie* Messung u. Dokumentation (z.B. mit »Befund-Männchen«) der Gelenkbeweglichkeit, ggf. getrennt in aktive u. passive Beweglichkeit. Die Ausgangsstellung ist dabei die »anatomische Normalstellung«, d.h.: Aufrechtstehen mit herabhängenden

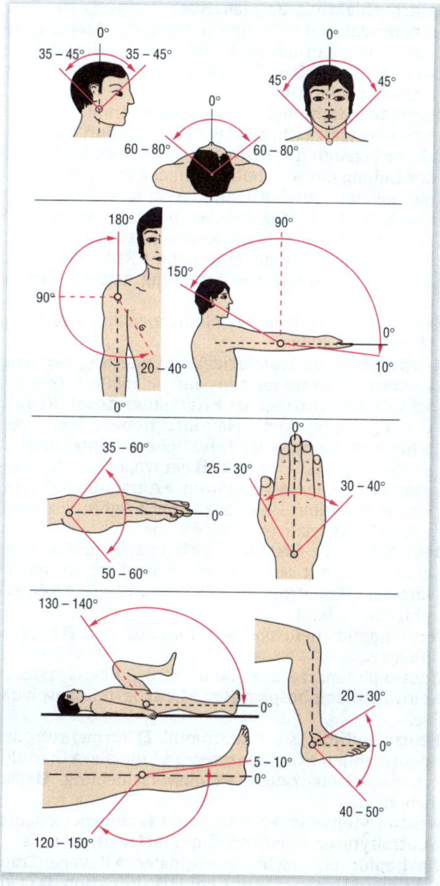


**Neutral-Null-Methode.** [95]

N

Armen, die Handflächen zum Oberschenkel gewandt (Daumen zeigen nach vorn), Füße parallel nebeneinander stehend. Von dieser Nullstellung aus werden jeweils die zwei gegensinnigen Bewegungsrichtungen (also z.B. Extension – Flexion u. Außenrotation – Innenrotation) in einer Formel zusammengefasst, u. zwar zuerst die vom Körper weggerichtete Bewegung. Es genügt dabei eine Genauigkeit der Angaben von 5°; s.a. Abb. (gem. DGOT [Deutsche Gesellschaft für Orthopädie u. Traumatologie] 1971).

**Neutrạl|okklusion:** der Zahnkontakt bei ▸Neutralbisslage; nach ANGLE kommt dabei die erste Querfissur des unteren ersten Molaren unter dem mesiobukkalen Höcker des oberen ersten Molaren zu liegen. E neutral occlusion.

**Neutrạl|rot:** basischer Azurfarbstoff; ***Anw.*** als Indikator, für (Supra-)Vitalfärbung granulärer Zelleinschlüsse u. zum Nachweis von Verunreinigung in Frauenmilch. E neutral red.

**Neutrạl|temperatur:** ▸Indifferenztemperatur.

**Neutrạl|wirbel:** s.u. ▸Skoliosimetrie (dort Abb.).

**Neu|trịno:** *Physik* Elementarteilchen mit Ladung 0, Spin $^1/_2$ u. sehr schwacher Wechselwirkung. E neutrino.

**Neu|tron:** Elementarteilchen mit Ladung 0, Spin $^1/_2$ u. Ruhemasse $1{,}675 \cdot 10^{-24}$ g. Setzt mit Protonen den Atomkern zusammen (Anzahl beider = Kernladungs- = Ordnungszahl); als »freies« (durch Kernreaktion vom Atomkern losgelöstes) N. mit definierter kinet. Energie instabil (Zerfall in je 1 Proton, Elektron [β-Emission] u. Antineutrino). Nach kinet. Energie unterschieden als subthermische, therm. u. mittelschnelle sowie als schnelle u. relativist. = energiereiche (10 keV–20 MeV bzw. > 20 MeV) N. E neutron.

**Neutrọnen|aktivierungs|analyse:** Nachweis von Spurenelementen durch Umwandlung der Atome (mittels Neutronenfluss im Reaktor) in ein instabiles – an seinem Zerfall nachweisbares – Isotop. E neutron activation analysis.

**Neutrọnen|strahlung:** Korpuskularstrahlung aus schnellen (fast Lichtgeschwindigkeit), durch Kernreaktion erzeugten ▸Neutronen. Besitzt wegen fehlender Ladung ein sehr hohes, von der Energie nur wenig abhäng. Durchdringungsvermögen; kann nicht durch elektr. Felder nachbeschleunigt werden; erzeugt in Wasser u. im lebenden Organismus Rückstoßprotonen, woraus eine hohe ▸RBW resultiert; auch als therapeutische Strahlung genutzt. E neutron radiation.

**Neutrọnen|zahl:** Zahl der Neutronen im Atomkern. E neutron number.

**Neutro|penịe:** *Hämatologie* Verminderung der neutrophilen ▸Granulozyten auf < 1500/μl (entspr. 1,5 G/l) Blut (extrem als ▸Agranulozytose); ***Klinik:*** u.a. Fieber, pyogene Hautinfektionen, Soor, verschiedene bakterielle Infektionen; Einteilung u. mögliche Ursachen s. Tab. E neutropenia. – **N., kongenitale,** KOSTMANN-Syndrom: ▸Agranulozytose, infantile hereditäre. – **N., zyklische:** ▸Agranulozytose, zyklische. E cyclic (or periodic) n.

**neutro|phịl:** **1)** *Histologie* sich mit neutralen oder gleichzeitig mit sauren u. basischen Farbstoffen anfärbend. E neutrophilic. **2)** *Hämatologie* ▸Neutrophile betreffend.

**Neutro|phịle:** neutrophile ▸Granulozyten. E neutrophil(e)s.

**Neutro|philen...:** s.a. ▸Granulozyto..., ▸Leukozyto...

**Neutro|phịlen|phosphatase:** ▸Leukozytenphosphatase.

**Neutro|philịe:** **1)** s.u. ▸neutrophil. **2)** Vermehrung der neutrophilen ▸Granulozyten im Blut; s.a. ▸Granulozytose, ▸Leukozytose, ▸Linksverschiebung. E neutrophilia.

**Neutro|zyto|penịe:** ▸Neutropenie. E neutrocytopenia.

**Neutro|zytọse:** ▸Neutrophilie (2). E neutrocytosis.

**Nevirapin:** ein nicht-nukleosidaler ▸Reverse-Transkriptase-Hemmer; ***Anw.*** bei HIV-Infektion. E nevirapine.

| **verminderte Granulozytopoese** |
|---|
| a) im Rahmen einer Panzytopenie<br>– Knochenmarkhypoplasie/-aplasie<br>– leukämische u. andere neoplastische Infiltrationen des Knochenmarkes<br>– megaloblastäre Anämien<br>b) medikamentös ausgelöste Idiosynkrasie mit unbekanntem Reaktionsmechanismus (zahlreiche Medikamente)<br>c) chronische idiopathische Neutropenie<br>d) zyklische Neutropenie<br>e) kongenitale Neutropenie (KOSTMANN-Syndrom) |
| **verminderte Überlebenszeit der ausgereiften Granulozyten** |
| a) virale Infekte (meist postinfektiös) sowie bakterielle Infekte (z.B. Typhus, Tbk)<br>b) Sepsis<br>c) Hypersplenismus<br>d) Autoimmunneutropenie (z.B. bei AIDS)<br>e) arzneimittelallergische Granulozytopenie vom Typ der Pyramidon®-Agranulozytose |
| **benigne familiäre Leukopenie (ca. 2000 Neutrophile/ml; keine Infektzeichen)** |
| dominant vererbte Erkrankung, bei verschiedenen ethnischen Gruppen, z.B. bei der schwarzen Bevölkerung. Keine klinische Bedeutung |

**Neutropenie:** Einteilung der granulozytopenischen Störungen. [548]

**Newcastle disease** *(engl.)*, N.-Konjunktivitis, N.-Virus: s.u. ▸Geflügelpest, atypische.

**Newton** (SIR ISAAC N., 1643–1727, engl. Physiker): nach SIR ISAAC N. benannte SI-Einheit der Kraft (die der Masse 1 kg die Beschleunigung 1 m/s² erteilt): $1\,N = 1\,mkg/s^2 = 10^5\,cmg/s^2 = 10^5\,dyn = 0{,}1019716\,kp$. E newton. – **N.-Aberration:** chromatische ▸Aberration. E newtonian aberration. – **N.-Flüssigkeit:** eine Fl. (z.B. Wasser, nicht jedoch Blut), bei der Fließgeschwindigkeit(sgradient) u. Schubspannung proportional sind; s.a. ▸Viskosität. – **N.-Ringe:** kreisförmige Interferenzerscheinung in reflektiertem Licht bei Anpressen einer konvexen Linse gegen eine ebene oder schwächer konkave Glasfläche; bei weißem Licht als farb. Ringe je nach Dicke der eingeschlossenen Luftschicht (z.B. in Dias). E Newton's rings.

**Nẹ|xus** *(latein.)*: Verbindung, Zusammenhalt, Band. I.e.S. *zytol* ▸gap junction.

**Nẹzelof(-Allibọne)-Syndrom,** Immundefekt vom N.-Typ: (1964) seltene autosomal-rezessiv erbliche ▸Thymushypoplasie (Fehlen der HASSAL-Körperchen); dadurch mangelt es an reifen T-Lymphozyten, bei normalen Stammzellen (im Gegensatz zur Schweizer Agammaglobulinämie normale bzw. gering erniedrigte Serumimmunglobulinwerte u. Plasmazellen); Neigung zu Candida-Mykosen. E Nezelof's syndrome.

**NF, Nf:** **1)** Abk. für ▸Neurofibromatose. Die NF-1-(Genlocus 17q11) u. NF-2-Gene (Genlocus 22q12) sind sog. rezessive Onkogene bzw. ▸Tumorsuppressorgene. **2)** Abk. für ▸Neurofilamente, bzw. Neurofilament-Proteine. **3)** *(engl.)* Abk. für **n**uclear **f**actor: Kernfaktor, z.B. die Transkriptions-Faktoren NF-AT (NF **a**ktivierter **T**-Lymphozyten), NF-κ (NF-kappa).

**Ṇ-Faktor:** *Serologie* s.u. ▸MNSs-System. E antigen N.

**NFṢ:** Abk. für **n**ichtveresterte = freie ▸Fettsäuren.

**ng:** Abk. für Nanogramm = $10^{-9}$ g.

**NGF̣** *(engl.)* Abk. für **n**erve **g**rowth **f**actor: ▸Nervenwachstumsfaktor.

**NHḶ:** Abk. für ▸Non-HODGKIN-Lymphom.

**Nị:** *Chemie* Symbol für ▸**Nickel**. E Ni.

**Nia|cịn:** ▸Nicotinsäure. E niacin.

**Niauliöl:** Öl des Niaulibaums (Melaleuca viridiflora). Nachweislich wirksam bei Katarrhen der Luftwege. Kontraindiziert bei entzündlichen Erkrankungen des Magen-Darm-Trakts, der Leber- und Gallenwege.

**Nicardipin:** ein ▸Calciumantagonist vom Nifedipin-Typ.

**Nicergolin:** ein Alpharezeptorenblocker; Vasodilatator (▸Vasodilatanzien); ***Anw.*** als Nootropikum. E nicergoline.

**Nicethamid:** ein ▸Analeptikum. E nicethamide.

**Nichols-Anastomose:** A. zweier starker Sehnenstümpfe durch Einnähen des dünneren distalen in eine keilförmige Exzision des dickeren proximalen; modifizierte DYCHNO-BUNNELL-Naht.

**Nicholson-Methode:** Wirbelsäulenstabilisierung durch Spananlagerung an die Dornfortsätze.

**Nichols-Stamm** (HENRY JAMES N., 1877–1927, amerikan. Bakteriologe): 1913 aus dem Liquor eines Syphilitikers isolierter, seitdem in Kaninchen weitergezüchteter Treponema-pallidum-Stamm für den TPI-Test. E Nichols strain.

**Nicht...:** s.a. ▸Non...

**Nicht|ausscheider:** *Serologie* s.u. ▸Ausscheider-Nichtausscheider-System. E nonsecretor.

**Nicht-Opiate:** ▸Analgetica, nichtopioide.

**Nicht|rückatmungs|ventil:** *Anästhesiologie* Kombination zweier Ventile, deren eines inspiratorisch den Weg vom Gasreservoir zu den Atemwegen freigibt, während das andere exspiratorisch die Atemluft in die freie Atmosphäre leitet; für halb offene ▸Narkosesysteme; z.B. ▸DIGBY-LEIGH-Ventil. E non-rebreathing valve.

**Nicht|sekretor:** *Serologie* s.u. ▸Ausscheider-Nichtausscheider-System. E nonsecretor.

**nichtsteroidale, antiinflammatorische Substanzen,** Abk. NSAIS, Abk. NSAID: ▸Antiphlogistica, nichtsteroidale. E nonsteroidal anti-inflammatory drugs.

**Nickanfall:** ▸Blitz-Nick-Salaam-Krämpfe. E nodding spasm.

**Nickel,** Nicolum, Abk. Ni: glänzendes metallisches Element mit Atomgew. 58,71, OZ 28; 2-, seltener 1-, 3-, 4-wertig; F. 1453 °C. Vork. im menschl. Körper ca. 0,001 %. Anw. u.a. in Legierungen, als Katalysator. Durch Ni-Verbindungen u. -Salze v.a. berufl. Vergiftungen u. Schäden, z.B. – kontaktbedingt bei Galvaniseuren – die **Nickeldermatitis** (Ekzem an den Händen); die **Nickelallergie** (häufig; z.B. durch Ni-haltigen Schmuck); die akut einsetzende **Nickelcarbonyl-Pneumonie** (durch Einatmen oder Hautresorption von Nickelcarbonyl [$C_4NiO_4$]; TRK: 0,1 ml/m$^3$ = ppm bzw. 0,7 mg/m$^3$) mit Stirnkopfschmerzen, Schwindel, Übelkeit, Erbrechen, später Beklemmungsgefühl, Husten, Dyspnoe, Lungenödem, gastrointestinalen Symptomen, evtl. Krämpfen, Atemlähmung (Therapie: Dimercaprol = BAL, Antitussiva, Spasmolytika); der **Nickelkrebs** (undifferenziertes oder Plattenepithel-Ca. im Bergbau, Hüttenwesen, bei Schleif- u. Poliermaterial-, Emaille-Herstellung, Fett-, Ölhydrierung). E nickel.

**Nickerson-Medium:** (1953) Selektivnährboden (pH 6,8) für Candida-Isolierung u. -Kultur (runde, glatte, pechschwarze Kolonien).

**nicking** *(engl.): Genetik* enzymatisches Einschneiden (Bruch) eines der beiden DNS-Stränge beim ▸Crossover.

**Nick|krämpfe:** ▸Blitz-Nick-Salaam-Krämpfe. E nodding spasms.

**Nick|tremor:** ▸»Ja«-Tremor. E nodding tremor.

**Niclosamid:** v.a. bei Bandwurmbefall angewandtes ▸Anthelminthikum. E niclosamide.

**Nicoboxil:** ein ▸Rubefaziens. E nicoboxil.

**Nicoladoni-Israel-Branham-Phänomen** (CARL N., 1847–1902, Chirurg, Innsbruck, Graz): (1875) Pulsverlangsamung (»bradykardes Phänomen«) u. Blutdruckanstieg als Reaktion auf elast. Kompression eines arteriellen Rankenaneurysmas an der Extremität. E Branham's sign.

**Nicolas-Durand-Favre-Krankheit** (JOSEPH N.; JOSEPH D.; MAURICE F.): ▸Lymphopathia venerea. E Nicolas-Favre disease.

**Nicolau-Syndrom:** *Dermatologie* (1925) ▸Embolia cutis medicamentosa.

**Nicol-Prisma** (WILLIAM N., 1768–1851, engl. Physiker): 2 rechteckige, gegen die opt. Achsen geschnittene, an ihren Hypotenusenflächen verkittete Kalkspatprismen zur Erzeugung polarisierten Lichtes. E Nicol prism.

**Nicotin,** $C_{10}H_{14}N_2$, Nikotin: Alkaloid im Tabakblatt (Nicotiana; s.a. ▸Nicotinsäure, dort Formel); starkes Gift (▸Nicotinvergiftung). ***Wirkung:*** wirkt bei medizin. Anw. (Derivate) zunächst erregend, dann lähmend auf vegetative Ganglien; setzt, da hirnaffin, Serotonin u. Catecholamine frei. ***Anw.*** ***pharm*** als Entwöhnungsmittel; auch zur Schädlingsbekämpfung. S.a. ▸Nicotin... E nicotine.

**Nicotinamid,** Niacinamid: Amid der ▸Nicotinsäure; Vitamin-B-Derivat (s.a. ▸Vitamin PP). Bei Mangel ▸JOLLIFFE-Syndrom. E nicotinamide.

**Nicotinamid-adenin-dinucleotid,** Coenzym I, Cohydrase I, Cozymase, Diphosphopyridinnucleotid, Abk. NAD$^+$, Abk. DPN: (v. EULER u. M. 1931) ein Dinucleotid, in dem Nicotinamid u. Adenin jeweils über Ribose an Pyrophosphorsäure gebunden vorliegen (Formel). Vork. in allen Zellen; ebenso wie das einen 3. Phosphorsäure-Rest enthaltende NADP (Nicotinamid-adenin-dinucleotid-phosphat) als Coenzym unentbehrlich für Funktion der Oxidoreductasen, insbes. der Wasserstoff (H) übertragenden Enzyme der Gärung, Glykolyse etc., wobei der Reaktion der Wechsel zwischen oxidierter (Grundzustand; NAD$^+$) u. reduzierter Form (NADH + H$^+$; Formeln) zugrunde liegt. E nicotinamide adenine dinucleotide.

**Nicotinamid-adenin-dinucleotid-phosphat,** Coenzym II, Codehydr(ogen)ase II, Phosphocozymase, Abk. NADP: s.u. ▸Nicotinamid-adenin-dinucleotid. E nicotinamide-adenine dinucleotide phosphate.

N

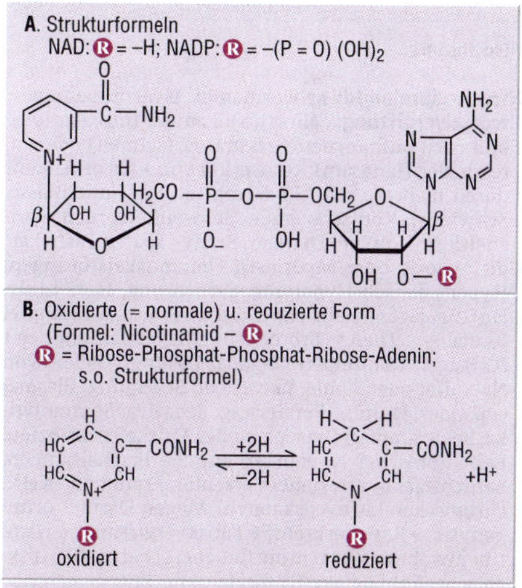


**C.** Terminologie der oxidierten u. reduzierten Form

| | ox. | red. |
|---|---|---|
| **NAD** | NAD$^\oplus$<br>NAD$^+$<br>NAD (= unexakt!) | NADH + H$^\oplus$<br>NADH (+ H$^+$)<br>NAD (red.)<br>NADH (= unexakt!) |
| **NADP** | NADP$^\oplus$<br>NADP$^+$<br>NADP (= unexakt!) | NADPH + H$^\oplus$<br>NADPH (+ H$^+$)<br>NADP (red.)<br>NADPH (= unexakt!) |

**Nicotinamid-adenin-dinucleotid.**

**Nicotinamid-mononucleotid,** Abk. $NMN^+$: Nucleotid aus Nicotinamid, Ribose u. Phosphorsäure; Ausgangssubstanz für die Biosynthese von $NAD^+$ ($NMN^+$ + ATP → $NAD^+$ + Pyrophosphat) u. indirekt von $NADP^+$ ($NAD^+$ + ATP → $NADP^+$ + ADP). E nicotinamide mononucleotide.

**Nicotinamid-Phospho|ribosyl-Trans|ferase:** NMN-pyrophosphorylase; Nicotinamid freisetzendes Enzym. E nicotinamide phosphoribosyl transferase.

**Nicotinat:** Salz der ▸Nicotinsäure. E nicotinate.

**Nicotin|entwöhnung:** s. u. ▸Nicotinvergiftung. E nicotine withdrawal.

**Nicotinoyl-:** das Nicotinsäureradikal $C_5H_4NCO$.

**Nicotin|rezeptoren,** n-Cholinozeptoren: an der motorischen ▸Endplatte u. im Zentralnervensystem (ZNS) vorhandene ▸Cholinozeptoren, an denen ▸Acetylcholin eine Nicotin-ähnliche Wirkung auslöst. – An der motorischen Endplatte führen sowohl **Nicotinrezeptor-Agonisten** als auch **-Antagonisten** zu einer neuromuskulären Blockade (s. a. ▸Muskelrelaxanzien). – Im ZNS verhindern die – nicht mehr klinisch genutzten – Ganglienblocker (z. B. Hexamethonium) die Stimulation der N. E n-cholinergic receptors.

**Nicotinsäure,** Acidum nicotinicum, Niacin, 3-Pyridincarbonsäure: vitaminwirksame Substanz, ebenso wie ihr Amid (»Antipellagra-Vitamin«; s. a. ▸Vitamin PP). Mangel an N. führt zu Enzephalopathie (▸JOLLIFFE-Syndrom). *pharm* ***Anw.*** von Derivaten (s. Formel) als Lipidsenker, gefäßerweiternde Stoffe sowie (äußerlich) zur Hyperämisierung. E nicotinic acid.

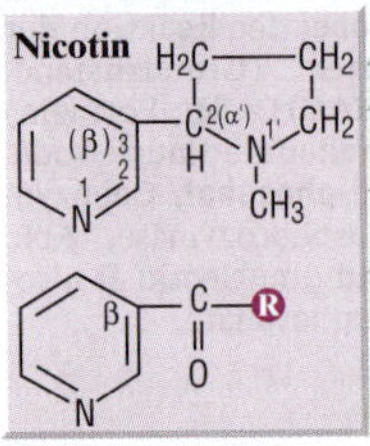


| Verbindung | R |
|---|---|
| Nicotinsäure | – OH |
| Nicotin(säure)-amid | – $NH_2$ |
| Nicotinsäure-diäthylamid | – $N<^{C_2H_5}_{C_2H_5}$ |
| Nicotinsäure-methylester | – $O \cdot CH_3$ |
| Nicotinsäure-benzylester | – $O \cdot CH_2 \cdot C_6H_5$ |

**Nicotinsäure.**

**Nicotinsäure|amid:** ▸Nicotinamid. E nicotinamide.

**Nicotin|vergiftung,** Nicoti(a)nismus: Intoxikationsbild nach pulmonaler, perkutaner (schnell) oder intestinaler (langsam) Resorption von ▸Nicotin. Akut durch mehrere mg (50–60 mg tödlich!) mit Blässe, Schwindel, Kopfschmerzen, Schweißausbruch, Speichelfluss, Koliken, Diarrhö, Brady-, später Tachykardie, Miosis oder Mydriasis, Herzmuskelstörungen, Hyper-, danach Hypotonie, Sehstörung, Herz-Kreislauf-Versagen, Delirien, tonisch-klonische Krämpfe, Koma. – ***Ther.:*** Erbrechen, Magenspülung mit 0,2 %iger Kaliumpermanganat-Lösung, Gaben von Na-Sulfat oder Kohle, künstliche Beatmung, Plasmaexpander, Diurese-Forcierung, Sedativa, Spasmolytika; bei Krämpfen Diazepam oder Muskelrelaxanzien. Bei chronischer N. neurasthenische Erscheinungen, Sehschwäche, arterielle Verschlusskrankheit, KHK, chronischer Luftwegskatarrh, Magen-Darm-Störungen; s. a. ▸Raucherkrebs, ▸Tabakvergiftung. – Nicotinentwöhnung des chron. Rauchers (bei ca. 40 % psychische Abhängigkeit!) meist ohne Entzugserscheinungen möglich; am besten durch Suggestion, Psychotherapie, Entwöhnungsmilieu u. medikamentöse Unterstützung (z. B. Verekelungsmittel), auch durch Ohr-Akupunktur. E nicotine poisoning, nicotinism.

**Nic(ti)tatio:** Blinzeln, i. e. S. der ▸Blepharoklonus (= Blepharospasmus nictitans). E nict(it)ation.

**Nidation:** *Embryologie* »Einnistung« (Implantation) des nidationsreifen Keimes (meist spätes Morulastadium oder Blastozyste) in die hormonal (Progesteron) vorbereitete Uteruswand (in prägravider = Sekretionsphase), die sich bald mit dem Trophoblasten verbindet; beim Menschen unter Eindringen in das Uterusstroma (»**interstitielle N.**«, nach zunächst breitfläch. Anlagerung an das Endometrium, unter Mitwirkung proteolyt. Enzyme), u. zwar meist an der Uterushinterwand; s. a. ▸Gonadotropine (dort Hormonschema). E nidation.

**Nidationshemmer:** *Gynäkologie* Mittel, die das Angehen einer Schwangerschaft durch Störung der ▸Nidation des befruchteten Eies verhindern. Dazu zählen ▸Intrauterinpessar u. Postkoitalpille (»Pille danach«; s. u. ▸Interzeption). Gelten nicht als ▸Abortivum, da sie vor der Implantation wirken.

**NIDDM** *(engl.)* Abk. für **n**on **i**nsulin **d**ependent **d**iabetes **m**ellitus: ▸Diabetes mellitus Typ 2.

**Nidus** *(latein.)*: Nest; *patho* s. u. ▸Osteoid-Osteom. E nidus, nest.

**Nieden-Leseprobe:** ▸Sehprobentafel (für Nahsehen) mit Texten verschiedener Schriftgröße. E Nieden's near vision test.

**Nieder|druck-Cuff:** s. u. ▸Cuff.

**Nieder|druck|system:** *Physiologie* funktioneller Sammelbegriff (in Gegenüberstellung zum ▸Hochdrucksystem) für die Kreislaufabschnitte niedrigen Drucks (0–15 mmHg entspr. 0–2 kPa) u. großer Kapazität (ca. 85 % des Blutvolumens), Abb. E low pressure system.

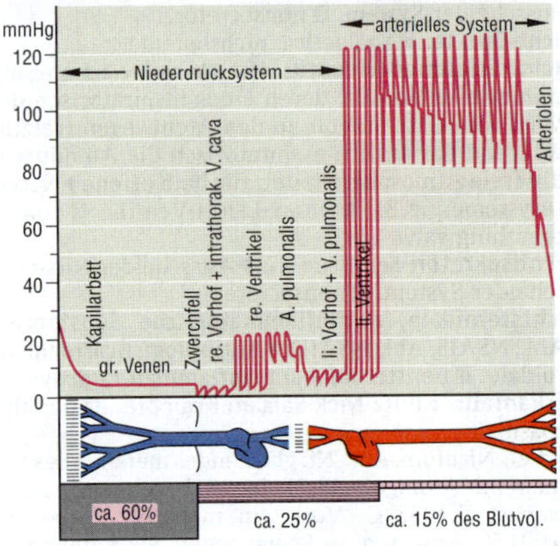


**Niederdrucksystem:** schemat. Darstellung von Nieder- und Hochdrucksystem des Blutkreislaufs. [326]

**Niederecker-Operation:** bei Hallux valgus Abtragen der »Exostose«, Metatarsalköpfchenglättung, subkapitale trapezförm. Osteotomie, Rückverlagerung der Sesambeine.

**Nieder|frequenz:** die für das menschl. Ohr wahrnehmbaren »Tonfrequenzen« zwischen 16 u. 20 000 Hz. E low frequency.

**Niederfrequenz|therapie:** Form der ▸Elektrotherapie mit elektrischen Strömen in einem Frequenzband zwischen 0 u. 1000 Hz. Unterschieden werden die »echte« N. mit Impulsströmen (▸Reizstromtherapie) u. die Therapie mit Gleichstrom (▸Galvanotherapie). E low-frequency therapy.

**Nieder|schlag: 1)** *Chemie* ▸Präzipitat, ▸Fällung(s)... **2) radioaktiver N.:** ▸Fallout.

**Nieder|spannungs|elektro|kardio|gramm:** EKG mit max. Gesamtausschlag (in Extremitäten- u. Brustwand-Ableitungen) von 0,5–0,75 bzw. 0,65–0,8 mV; basiert auf primär niedriger Spannungsproduktion, abnormer Lage des Herzens oder Gewebsveränderungen zwischen Herz u. Abgriffstelle (v. a. Perikarderguss). Unterschieden als absolutes, relatives (herznahe Abltgn. normal bis überhöht) u. paradoxes N. (Extremitäten-Abltgn. normal). E low-voltage ECG.

**Niederspannungs|unfall:** ▸elektrischer Unfall bei Spannungen < 1000 V. E low-voltage accident.

**Nieder|voltage:** *Kardiologie* ▸Niederspannungselektrokardiogramm. E low voltage.

**Niednagel,** Neidnagel: *Dermatologie* Einriss am – zu weit vorgewachsenen u. deswegen ausgerissenen – Nageloberhäutchen. E agnail, hangnail.

**Niehans-Zell(ular)therapie** (PAUL N., 1882–1971, schweizer. Arzt, Vevey): ▸ Frischzellentherapie.
**Nielsen-Beatmung** (HOLGER N., 1866–1955, Arzt, Kopenhagen): manuelle Reanimation in Bauchlage durch Abduzieren der Oberarme (für Inspiration) u. nachfolgend Druck auf hintere-seitl. Thoraxpartien (Unterstützung der Exspiration).
**Niemandsland:** *Chirurgie* s.u. ▸ BUNNELL-Niemandsland. E no man's land.
**Niemann-Pick-Krankheit** (ALBERT N., 1880–1921, Kinderarzt, Berlin; LUDWIG P.), Sphingomyelinose: Gruppe autosomal-rezessiv erblicher ▸ Sphingolipidosen mit Speicherung von Sphingomyelin in Körpergeweben, im retikulohistiozytären System (v.a. Leber, Milz, Lymphknoten, Knochenmark) unter Bildung der **N.-P.-Zellen** (20–60 µm, blass, Cholesterin, Neutralfett u. v.a. Sphingomyelin enthaltend; nach Alkoholbehandlung als Schaum- oder Wabenzellen). – Unterschieden nach klin. Verlauf u. biochem. Befunden (Sphingomyelinase-Defekt): **A)** klassische N.-P.-Krankheit:bereits beim Säugling auftretend, mit raschem Verlauf u. starker Beteiligung des Nervensystems; ***Klinik:*** Hepatosplenomegalie, evtl. Aszites, generalisierte Lymphknotenschwellungen, fortschreitende Abmagerung, Erbrechen, profuses Schwitzen (Dehydratation); Haut wachsglänzend, bräunl.-gelb; Muskelhypotonie mit Schwinden der Eigenreflexe, Hör- u. Sehstörungen (bis Erblindung); Tod meist vor dem 3. Lj.; **B)** im Kindesalter auftretend, mit langsamem Verlauf; ***Klinik:*** v.a. Hepatosplenomegalie, keine Gehirnbeteiligung; **C)** mit langsamem Verlauf, stärkerer neurol. Symptomatik u. allmählichem geistigem Verfall. – Ferner Typ **D** (vermutlich keine Sphingolipidose) u. Typ **E** (evtl. milde Spätform von B oder C). E Niemann-Pick disease.
**Niere,** Ren, Nephros: paarige, bohnenförmiges, etwa 160 g schweres, retroperitoneal im ▸ Nierenlager gelegenes, vorwiegend exkretor. Organ. Ist Teil des ▸ Urogenitaltraktes. Die N. scheidet im Dienste der Konstanthaltung von Volumen u. Zusammensetzung der extrazellulären Flüssigkeit einen – bedarfsweise modifizierten – Endharn aus u. ist beteiligt an der Regulation von Blutdruck u. Säure-Basen-Haushalt (s. Abb.). ***Größe u. Lage:*** Länge 10–12 cm, Breite 5–6 cm, Dicke 4 cm. Die N. liegen beidseitig neben der Wirbelsäule auf dem Musculus psoas. Die linke N. liegt etwa in Höhe des zwölften Brustwirbels bis dritten Lendenwirbels, die rechte ca. 4 cm tiefer. Umhüllt von der Nierenkapsel, welche aus der der Nierenrinde fest anliegenden fibrösen Kapsel (Capsula fibrosa renis) u. der Nierenfettkapsel (Capsula adiposa) besteht, welche ihrerseits von einem Fasziensack (Fascia renis) umschlossen ist. ***Struktur:*** Die N. gliedert sich in einen Markbereich (Medulla renalis) mit Markstrahlen u. Nierenpyramiden (mit hilumwärts gerichteter, in den Nierenkelch des Nierenbeckens mündender Spitze u. zur Kapsel zeigender Basis) u. einen Rindenbereich (Cortex renalis) mit BERTIN-Säulen (Columnae renales) u. Rindenlabyrinth (zwischen den Markstrahlen). Die Mikrostruktur besteht aus Nierenkörperchen, BOWMAN-Kapsel u. Tubulussystem. ***Versorgung:*** Die Blutversorgung erfolgt durch Arteria renalis u. Vena renalis, beträgt beim Menschen 1700 l pro Tag u. bleibt auch bei Änderungen des Blutdrucks im großen Kreislauf zwischen 10,6 u. 26,6 kPa (80–200 mmHg) konstant. Diese Autoregulation beruht auf der Anpassung der Arteriolenweiten der kortikalen Nephrone an den Blutdruck. Als Ursache werden ein druckabhängiger Tonus der Vasa afferentia sowie eine durchblutungsabhängige Reninproduktion u. entsprechende Angiotensineinwirkung auf die kortikalen Arteriolen diskutiert. Die juxtamedullären Nephrone und ihre Vasa recta weisen keine Autoregulation auf, die Markdurchblutung steigt bei erhöhtem Blutdruck an. Sie beträgt normalerweise weniger als 10 % der gesamten Nierendurchblutung. Die nervale Versorgung erfolgt mit Vasomotoren sowie mit erregenden u. hemmenden sekretorischen Nerven aus dem vegetativen Nervensystem. Die parasympathischen Fasern verlaufen durch den N. vagus, die sympathischen durch den N. splanchnicus. Das Zentrum der Vasomotoren für die Nierentätigkeit liegt am Boden des vierten Gehirnventrikels; dessen Verletzung führt zur Erweiterung der Nierenarterien mit Anstieg von Durchblutung u. Druck in den Glomeruli u. damit zu Polyurie u. vermehrter Kochsalz-Ausscheidung (evtl. mit Protein- u. Hämaturie). ***Funktion:*** Die N. sind lebenswichtige Organe. Sie sichern die konstante Zusammensetzung der Körpersäfte, indem sie Endprodukte des Stoffwechsels u. körperfremde Stoffe mit dem Harn ausscheiden u. je nach den Erfordernissen des Organismus Menge, Zusammensetzung, osmotischen Druck u. pH des Harns einstellen. Die Nierenfunktion wird durch nervale u. humorale Mechanismen gesteuert. Das antidiuretische Hormon des Hypophysenhinterlappens steuert die Wasserretention, die Mineralocorticoide der Nebennierenrinde beeinflussen den Kationenaustausch, insbesondere die Natriumionen-Reabsorption. Vom juxtaglomerulären Apparat der N. wird die Protease Renin gebildet. Diese beeinflusst über das Angiotensinsystem die glomeruläre Durchblutung, steuert die Aldosteronsekretion u. hat Bedeutung für die Blutdruckregulation des Organismus. In den N. wird Erythropoetin gebildet (▸ Erythropoese). Unter azidotischen Bedingungen erwirbt die N. die Fähigkeit zur Glukoneogenese aus Glutamin (Bereitstellung von Glukose als Energielieferant bei längerem Hunger). Frei werdende Ammoniak-Moleküle dienen als Vehikel zur Ausscheidung von Wasserstoff-Ionen (Kompensationsmechanismen im Säure-Basen-Haushalt). – *anat* s.a. ▸ Ren; *patho* s.a. ▸ Nephr..., ▸ Nephro... E kidney. – **N., akzessorische:**

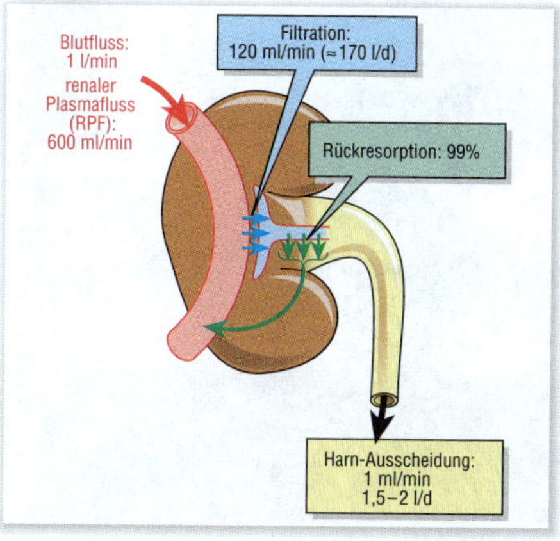


**Niere:** Schema mit einigen wichtigen Funktionsgrößen. [165]

kleine, zusätzl. N., separat u. mit eigenen »akzessor.« Blutgefäßen oder aber mit der Hauptniere verschmolzen; zeigt erhöhte Neigung zu Infektionen, Steinbildung, Hydronephrose; s.a. ▸ Doppelniere. E supernumerary k. – **N., künstliche:** s.u. ▸ Hämodialyse. E artificial k. – **N., poly|zystische:** Erwachsenenform der ▸ Zystenniere. E polycystic k. – **N., stumme:** *Röntgenologie* fehlende Darstellung des Nierenhohlsystems bei Ausscheidungsurographie; Vork. bei A- oder Hypoplasie (mit zyst. Degeneration), Pyo- u. Hydronephrose, Nierenarterienveränderungen, hoch sitzender Harnleiterstenose (Stein, Tumor, Entzündung, ▸ Nierentuberkulose). E non-visualization of k.
**Nieren|abszess:** meist multiple Abszessbildung in Mark oder Rinde als bes. Form der aszendierenden ▸ Pyelonephritis oder als embol.-eitr. Herdglomerulitis (sept. Niereninfarkt bei Bakteriämie). Mehrere N. in der Nierenrinde = Nierenkarbunkel; Übergreifen

auf die Nierenkapsel = perinephrit. Abszess. ***Klinik:*** Abgeschlagenheit u. starke Klopfempfindlichkeit, meist auch remittierendes Fieber, Schüttelfrost. ***Diagn.:*** erhöhte BSG, Leukozytose; bei Verbindung mit ableitenden Harnwegen Pyurie. ***Ther.:*** Antibiotika; Nephrostomie, ggf. Nephrektomie. E renal abscess.

**Nieren|adenom:** gutart., epithelialer Tumor des Nierenparenchyms (basophil, azidophil oder hellzellig); v.a. in der Rinde der arteriolosklerot. Niere u. im fortgeschrittenen Alter. E nephradenoma.

**Nieren|adeno|myo|sarkom:** ▸WILMS-Tumor. E renal adenomyosarcoma.

**Nieren|agenesie:** aus Anlagestörung der Ureterknospe, des Nierenblastems oder der Nierengefäße resultierendes Fehlen der Niere; s.a. ▸Nierenaplasie. E renal agenesis.

**Nieren|amylo|ido|se:** vorwiegend glomeruläre Amyloidablagerung; v.a. sekundär (bei eitr. Prozessen, Neoplasien etc.); mit Proteinurie, nephrot. Syndrom u. – terminal – Niereninsuffizienz. E renal amyloidosis.

**Nieren|angio|graphie:** *Radiologie* Darstellung der Nierengefäße nach Einbringen eines Kontrastmittels in die Aorta abdomin. (lumbale oder retrograde Aortographie) oder – besser – selektiv mit Spezialkatheter in die A. renalis. ***Anw.*** v.a. bei Verdacht auf Fehlbildungen, Tumor, »stumme Niere« (s.a. Abb.). Heute auch durch die digitale ▸Subtraktionsangiographie ersetzt. E renal angiography.

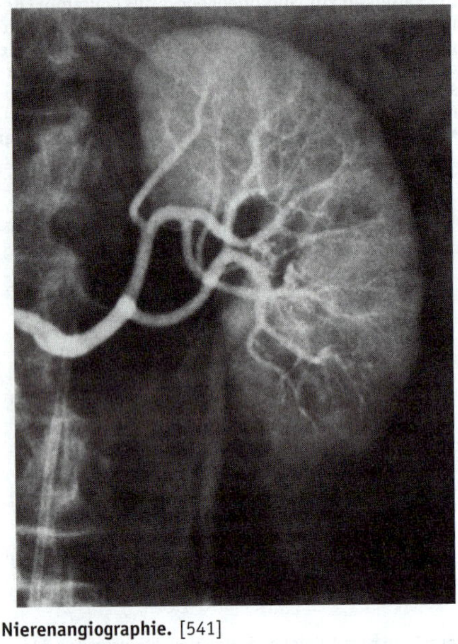

**Nierenangiographie.** [541]

**Nieren|antikörper:** s.u. ▸Glomerulonephritis. E renal antibodies.

**Nieren|aplasie:** meist einseit. Hemmungsfehlbildung der – im Allg. an typ. Stelle liegenden – Niere (klein, fehlgestaltet, kompakt oder mit Zystenbildung); stets mit Fehlbildung des Ureters, evtl. auch des Genitales kombiniert; die beidseit. Ausprägung bedeutet Lebensunfähigkeit. E renal aplasia.

**Nieren|arterie:** ▸Arteria renalis. E renal artery.

**Nieren|arterien|hyper|plasie, fibro|muskuläre:** (LEADBETTER, BURKLAND 1938) Dysplasie einer oder beider Nierenhauptarterien (meist dist. $^2/_3$), mit typischem »schnurartigem« Arteriogramm. E fibromuscular hyperplasia of renal artery.

**Nieren|arterien|stenose:** Einengung einer Nierenhauptarterie infolge fibromuskulärer Dysplasie, Arteriosklerose, Abknickung bei falschem Abgang etc. ***Klinik:*** häufig Stenosegeräusche in Nabel- oder Lendengegend (ca. 25%), arterielle Hypertonie. ***Ther.:*** oft günstig beinflussbar durch gefäßchir. Eingriff oder Angioplastie (ohne oder mit Stent). E renal artery stenosis.

**Nieren|ballottement:** bei bimanueller Palpation durch kleine Stöße der hinteren Hand bewirktes Hin- u. Herrollen der Niere; zur besseren Lage-, Umriss-, Größen-, Konsistenz-Bestimmung. E renal ballotement.

**Nieren|becken,** Pelvis renalis: der aus der Vereinigung der Nierenkelche hervorgehende, innerhalb der Parenchymgrenzen gelegene oder – am Hilus – weitgehend freie (= intra- bzw. extrarenale), trichterförm. bis rundl. (»ampulläre«), evtl. verzweigte, sich ureterwärts – hinter den Nierengefäßen – verjüngende Teil des Nierenhohlsystems. Sammelorgan für den – aus den Sammelrohren austretenden – Endharn (Fassungsvermögen 3–6 ml, bei Rückstauung bis > 50 ml); s.a. ▸Pyelo..., ▸Nierenbecken... E renal pelvis.

**Nierenbecken|ausgussstein:** das Nierenbecken mehr oder weniger ausfüllendes ▸Harnkonkrement; s.u. ▸Nephrolithiasis. E staghorn calculus.

**Nierenbecken|entzündung:** ▸Pyelitis.

**Nierenbecken|erweiterung:** ▸Pyelektasie, ▸Hydronephrose.

**Nierenbecken|fistel:** als äußere Fistel v.a. traumatisch, durch Tumorpenetration entstanden sowie die op. Drainagefistel (temporäre oder permanente Katheterfistel bei Nephro- bzw. Pyelostomie, Harnleiterplastik, als Ureteropyelonephrostomie).

**Nierenbecken-Harnleiter-Anastomose:** ▸Ureteropyelostomie, ▸Ureteropyelonephrostomie. E pyelo-ureteral anastomosis.

**Nierenbecken|karzinom:** zu den ▸Urothelkarzinomen (damit charakterisiert durch multizentrisches, multifokales Wachstum u. große Neigung zu Rezidiven) gehörendes Malignom; Risikofaktoren (dem Blasenkarzinom entsprechend) u.a. Industriekarzinogene (Naphthylamin, Benzidin), Zigarettenrauchen; endemische ▸Nephropathie (»Balkannephritis«); als Leitsymptom gilt die Hämaturie. ***Ther.*** (je nach Tumorausdehnung u. Differenzierungsgrad, Operabilität des Patienten, Gesamt- u. Partialnierenfunktion): Operation (Ureteronephrektomie mit Blasenmanschette, Nierenteilresektion); endourologische Therapieverfahren transureteral bei sicher nicht infiltrierend wachsenden Tumoren (minimal invasive endoskopische organerhaltende Operationstechnik mit Laserkoagulation oder Elektroresektion); Chemotherapie (systemisch, topisch als Instillationsbehandlung); Immuntherapie (mit BCG).

**Nierenbecken|luxation:** die Ausstülpung bei ▸Pyelektasie, evtl. mit »Überschnappen« über ein Vas aberrans; meist ausgelöst durch abrupte ungeschickte Bewegung. ***Klinik:*** plötzl., starker Dauerschmerz (Dehnung u. Stenosierung des Gefäßes).

**Nierenbecken|plastik:** op. Korrektur des erweiterten oder formveränderten Pyelons, u. zwar als Formkorrektur mit (z.B. DEUTICKE, HRYNTSCHAK, BISCHOFF, YOUNG) oder ohne Beckenresektion (FOLEY, TRENDELENBURG), durch Harnleiterumpflanzung (Ureteropyeloneostomie; ISRAEL, KÜSS, KÜSTER, KROGIUS, MORRIS, PATCH, WALTER, WILDBOLZ u.a.), durch seitl. Nierenbecken-Harnleiteranastomosierung (ALBARRAN, V. LICHTENBERG u.a.) oder – bei Harnleiterenge – durch Längsinzision mit querer Vernähung (FENGER u.a.). E pyeloplasty.

**Nierenbecken|stein:** s.u. ▸Nephrolithiasis. E renal (pelvis) calculus.

**Nieren|biopsie:** sonographisch gesteuerte Blindpunktion oder offene (intraop.) Probeexzision von Nierenparenchym (Gewebszylinder, Aspirat bzw. Exzisat). E renal biopsy.

**Nieren|blutung,** Nephrorrhagie: Blutung in den Nieren als Mikro- oder Makrohämaturie (Urin rot, rotbraun oder fleischwasserfarben); massiv z.B. bei Nierenruptur, -tumor, -infarkt, geringer bei akuter Glomerulo- u. Pyelonephritis, Nephrolithiasis, hämorrhagischer Diathese, als vasofunktionelle Hämaturie. Lokalisierung durch Dreigläserprobe (Blut in allen Portionen, v.a. in der letzten), Zystoskopie, Ureterkatheterung. – S.a. ▸ Hämaturie. **E** nephrorrhagia, renal hemorrhage.

**Nieren|degeneration, poly|zystische:** s.u. ▸ Zystenniere. **E** polycystic kidney disease.

**Nieren|dekapsulation:** op. Lösung u. Entfernung der konvexseitig gespaltenen Nierenkapsel samt ihrem Ansatz am Hilus (s.a. ▸ Nierendenervierung); v.a. bei Nierenischämie, vasoreflektorischer Anurie; auch Zusatzeingriff bei Nephropexie. **E** nephrocapsectomy, decapsulation of the kidney.

**Nieren|denervierung:** op. Ausschaltung der Nierennerven zur Durchblutungsverbesserung bei Anurie, Nephritis, funktionellen u. spast. Veränderungen; als periarterielle Sympathektomie des Nierenstiels (PAPIN; auch zus. mit Nierendekapsulation: »totale N.«), Splanchnikusdurchtrennung (PENDE 1924), Exstirpation des Ggl. aorticorenale (FONTAINE 1934); heute von historischer Bedeutung. **E** renal denervation.

**Nieren|diabetes:** ▸ Diabetes renalis. **E** renal diabetes.

**Nieren|diät:** ursprünglich nur kochsalz- u. eiweißarme Diätformen; heute auch solche zum Ausgleich großer Eiweißverluste oder zur Vermeidung eines für die insuffiziente Niere übermäß. N-Angebotes. Prinzipiell: NaCl-Entzug nur bei unbeeinflussbarem Hypertonus oder hochgrad. Ödem, kompensierende NaCl- u. K-Gaben bei Salz verlierender Nephritis, Flüssigkeitsreduktion bei Oligurie (Ausscheidung plus 500 ml), reichl. Flüssigkeitsangebot (bis 3 l/Tag) bei Hypo- u. Isosthenurie. **E** renal diet.

**Nieren|dys|plasie:** s.u. ▸ Nierenfehlbildung. **E** dysplastic kidney.

**Nieren|dys|topie:** angeborene gefäßfixierte Lageanomalie (s.a. ▸ Nephroptose) der – oft dysplast. (klein, deformiert, evtl. gelappt) – Niere infolge Persistenz frühfetaler Gefäßversorgung; meist als lumbosakrale, sakroiliakale N. (▸ Beckenniere). **E** dystopic kidney.

**Nieren|echino|kokkose:** Hydatidenzyste (teils verkalkt) im Nierenparenchym; evtl. in Retroperitonealraum, Bauchhöhle oder Nierenbecken durchbrechend (Hydatiden-Nachweis); ***Klinik:*** Verdrängungserscheinungen (an Nierenstiel u. Ureterabgang); Druckatrophie (Parenchym), im Röntgenbild Kalkschatten, Flüssigkeitsspiegel. **E** echinococcosis of the kidney.

**Nieren|embolie:** s.u. ▸ Niereninfarkt. **E** renal embolism.

**Nieren|entzündung:** ▸ Nephritis, ▸ Glomerulo-, ▸ Pyelonephritis. **E** (pyelo)nephritis.

**Nieren|ersatzverfahren,** Blutreinigungsverfahren, Blutwäsche: verschiedene Verfahren, mit denen vorübergehend oder dauerhaft die Entgiftungsfunktion der Nieren übernommen werden kann. ***Ind.:*** akute u. (v.a.) chronische Niereninsuffizienz, akute Vergiftungen. Auch unter optimalen Bedingungen entspricht die Entgiftungskapazität nur 10–15 % derer gesunder Nieren. Deshalb wird in vielen Fällen versucht, eine Nierentransplantation durchzuführen. ***Prinzip*** aller N. ist die ▸ Dialyse, bei der Teilchen u. Wasser infolge von Konzentrationsunterschieden u./oder aktiv ausgeübtem Druck auf die andere Seite einer Membran gelangen u. damit aus dem Blut entfernt werden. Die Membran kann außerhalb des Körpers (extrakorporal: ▸ Hämodialyse, ▸ Hämofiltration) oder intrakorporal liegen (▸ Peritonealdialyse). Bei Hämodialyse u. Peritonealdialyse befindet sich auf der anderen Membranseite eine unterschiedlich große Menge einer »Austauschflüssigkeit« (Dialysat), einer speziellen Lösung, die Wasser, Elektrolyte, Glucose u. meist Bicarbonat als Puffer enthält. Je nach Land werden die verschiedenen N. unterschiedlich häufig angewendet; in Deutschland überwiegt die Hämodialyse, die wie die Peritonealdialyse bei entsprechender Schulung als ▸ Heimdialyse durchgeführt werden kann. Der überwiegende Teil der N. wird in Dialysezentren durchgeführt.

**Nieren|exstirpation:** ▸ Nephrektomie.

**Nieren|fehlbildung:** Oberbegriff für alle angeborenen Anomalien der Niere. Fehlbildungen (▸ Dysplasie) von Nieren u. ableitenden Harnwegen gehören zu den häufigsten Fehlbildungen überhaupt u. treten nicht selten mit anderen angeborenen Anomalien auf. Je nach Art u. Ausprägung reicht der Symptomenkomplex von keinerlei Beschwerden oder Einschränkung der Nierenfunktion bis hin zur Unvereinbarkeit mit dem Leben. Bei einseitiger N. treten Nierenfunktionsstörungen im Allg. nicht auf, da die zweite Niere die Aufgabe des fehlgebildeten Organs mit übernimmt. Allerdings besteht bei fehlgebildeten Nieren eine starke Neigung zu Entzündungen u. zur Bildung von Harnsteinen. Es werden verschiedene Formen der N. unterschieden (s. Tab.), die Ther. hängt von der Art der N. ab. **E** renal malformation.

**Nieren|fistel:** ▸ Nierenbeckenfistel, ▸ Nephrostomie. **E** renal fistula, nephrostomy.

**Nieren|funktionsprüfung:** Verfahren zur Ermittlung der Funktionstüchtigkeit der Nieren. **1)** Blutuntersuchungen: harnpflichtige Substanzen, Elektrolyte, Säure-Basen-Haushalt, Protein- u. Cholesterinbestimmungen. **2)** Bildgebende Verfahren: ▸ Nierenszintigraphie, ▸ Radioisotopennephrographie, ▸ Urographie. **3)** Semiquantitative Nierenfunktionsproben: glomeruläre Filtration: Plasma-Kreatinin, endogene Kreatinin-Clearance, Nieren-Clearance; konzentrative tubuläre Nierenleistung: Dichte bzw. Urinosmolarität sowie Konzentrationsversuch zur Ermittlung der Funktionsbreite des Tubulusapparats bzw. der Sammelrohre. **4)** Quantitative Nierenfunktionsproben: a) glomeruläre Filtration (▸ Inulin-Clearance), b) tubuläre Exkretion (▸ PAH-Clearance); aus Inulin- u. PAH-Clearance-Werten errechnet sich Filtrationsfraktion; c) tubuläre Transportmechanismen (proximale Tubuli) durch Erfassung der sog. Transportmaxima für die tubuläre Sekretion von PAH u. die tubuläre Reabsorption von Glukose; d) quantitative Erfassung von Störungen des Harnkonzentrationsmechanismus u. der Harnverdünnung in den distalen Tubuli u. Sammelrohren mit spez. Osmolaritäts- u. Clearanceuntersuchungen; e) quantitative Erfassung gestörter renaler Azidogenese, Ammoniogenese, Ausscheidung von Basenäquivalenten durch Untersuchungen des Säure-Basen-Haushalts (ASTRUP-Werte, Urin-pH) sowie unter Belastungsbedingungen (Säurebelastungsprobe, Alkalibelastungsprobe) mit Aussagen diesbezüglich gestörter Tubulus- bzw. Sammelrohrregulation. **E** kidney function test.

**Nieren|gicht:** s.u. ▸ Gicht, viszerale. **E** renal gout.

**Nieren|gifte:** endo- u. exogene Stoffe mit nephrotoxischem = nierentox. Effekt (akutes Nierenversagen, interstitielle Nephritis, Tubulusnekrose, nephrot. Syndrom); insbes. Schwermetalle, Chromate, Arsen, Antimon, organ. Lösemittel, bestimmte Antibiotika, Steroide, Phenylbutazon, Röntgenkontrastmittel. **E** nephrotoxins.

**Nieren|hilus:** ▸ Hilum renale. **E** renal hilus.

**Nieren|hüllen:** außer dem umgebenden retroperitonealen Fett die ▸ Capsula fibrosa, ▸ Fascia renis, ▸ Capsula adiposa. **E** renal envelopes.

**Nieren|hyper|plasie:** angeborene »Riesenniere« (bis zu zweifacher Größe u. Gewicht), meist als Doppelniere mit Doppelureter. **E** hyperplasia of the kidney.

**Nieren|hypo|plasie:** angeborene, u.U. nur bohnen- oder pflaumengroße »Miniaturniere« (Hemmungsfehlbildung); entweder als hypoplast. u. meist funktionslose Zystenniere (oft mit anderen Fehlbildungen kombin.) oder – i.e.S. – mit regelrechtem Aufbau, aber vermind. Zahl der Renculi u. Pyramiden (Kelche eng aneinander stehend, deformiert); bei Einseitigkeit zunächst klinisch stumm, jedoch Gefahr von Pyelonephritis, zyst. Entartung, ▸ Nephrosklerose, Hochdruck; bei Doppelseitigkeit Urämie. Die gesunde 2. Niere ist im Allg. hyperplastisch. – Auch inkorrekte Bez. für ▸ Schrumpfniere. S.a. Abb. **E** hypoplasia of the kidney.

| | |
|---|---|
| **numerische Anomalien** | |
| Überzahl der Nieren (akzessorische Nieren; bis zu 5) | • sehr selten |
| Agenesie oder Aplasie (fehlendes Organ) | • häufig<br>• falls beidseitig, nicht mit dem Leben vereinbar<br>• nicht selten Kombination mit anderen Fehlbildungen, insbesondere der Genitalien |
| **Form-Größe-Anomalien** | |
| Hufeisenniere: symmetrische Verschmelzung der unteren Nierenanteile im Bereich des 4./5. Lendenwirbelkörpers; deshalb fast immer Vergrößerung der Niere (Hyperplasie) | • häufig<br>• häufig Kombination mit anderen Anomalien des Urogenitaltrakts |
| Doppelniere: meist einseitig doppelt angelegte Niere, die als einzelne Niere mit zwei Harnleitern (Ureter duplex) erscheint | • häufig<br>• meist symptomlos |
| gekreuzte Dystopie: asymmetrische Verschmelzung der Nieren auf einer Seite; Bezeichnung je nach Aussehen als L- oder S-förmige Niere, Kuchenniere, Scheibenniere oder Klumpenniere; fast immer Vergrößerung der Niere (Hyperplasie) | • etwas seltener als Hufeisenniere<br>• meist symptomlos, kann mit Harnabflussbehinderungen u. Entzündungen einhergehen |
| Zwergniere (Hypoplasie) | • selten; betrifft häufig Frühgeborene u. oft beide Nieren<br>• führt dann früh zur Beeinträchtigung der Nierenfunktion u. zu Gedeihstörungen |
| **Lageanomalien** | |
| Rotation oder Kippen der Nieren um eine andere als die normale Achse; kann im Extremfall dazu führen, dass die Nieren im Becken (Beckenniere) oder innerhalb des Brustkorbs zu liegen kommen | • Die falsche Rotation als solche hat keinen Krankheitswert<br>• Lageanomalien gehen jedoch häufig mit anderen Fehlbildungen der Nieren u. des Harntrakts einher |
| **Strukturanomalien** | |
| multizystische Nierendysplasie: Vorliegen von funktionsunfähigem Nierengewebe | • häufige Kombination mit vesikourethralem Reflux oder Herzfehlbildungen<br>• häufig Harnwegsinfekte<br>• betroffene Niere ist stark vergrößert u. führt dadurch zu Verdauungsbeschwerden infolge Verdrängung des Magen-Darm-Trakts<br>• Ther.: Nephrektomie |
| Zystenniere | • relativ häufig; führt zu Nierenversagen<br>• geht manchmal mit zystischen Veränderungen anderer Organe einher (z. B. Milz, Pankreas) |
| Markschwammniere | • meist symptomlos, neigt zu Harnsteinbildung |
| Nierenzyste | • sehr häufig; meist ohne Krankheitswert |

**Nierenfehlbildungen:** Klassifikation.

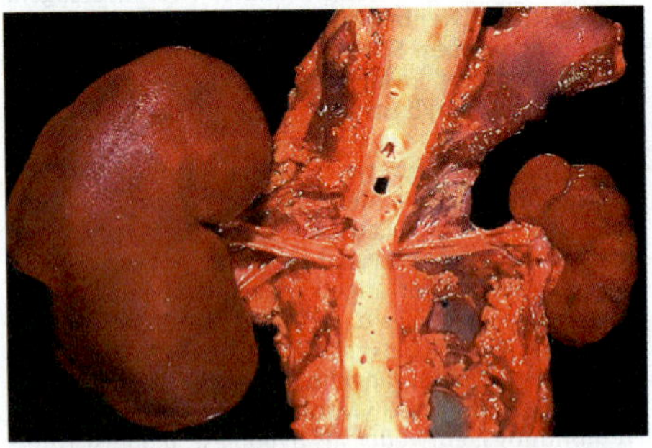

**Nierenhypoplasie:** einseitige »Miniaturniere«. [114]

**Nieren|infarkt:** durch venösen bzw. arteriellen Verschluss bedingter hämorrhag. (▸Nierenvenenthrombose) oder – i.e.S. – anäm. Infarkt (keilförmig, mit Basis zur Kapsel); embolisch bei Aorten-, Mitralvitium, Endokarditis, Herzwandthrombose; thrombotisch bei stumpfem Bauchtrauma, Arteriosklerose, Periarteriitis. ***Klinik:*** akutes Abdomen, Hämaturie, Oligo- oder Anurie (reflektorisch auch der anderen Niere); bei kleinem Ausmaß Heilung als Infarktniere, bei extrem großem evtl. totale Nekrose. **E** renal infarction. – **N., septischer:** ▸Nierenabszess, ▸Nephritis apostematosa.

**Nieren|insuffizienz,** renale Insuffizienz, Nierenversagen: akut einsetzende oder progrediente Einschränkung der Nierenfunktion mit Retention harnpflichtiger Substanzen, Störungen des Elektrolyt- u. Wasserhaushalts sowie des Säure-Basen-Haushalts. ***Einteilung:*** Die **globale N.** geht in jedem Fall mit einer Verminderung der glomerulären Filtrationsleistung u. – je nach Ursache – einer Störung der tubulären Funktionen einher. Im fortgeschrittenen Stadium mündet sie in eine ▸Urämie. Die **partielle N.** weist nur eine Störung bestimmter Tubuluspartialfunktionen auf, ohne dass eine Retention harnpflichtiger Substanzen besteht. Nach der klinischen Verlaufsform werden akute u. chronische N. unterschieden, nach dem Ort der zugrunde liegenden Störung neben der intrarenalen auch die extrarenale u. postrenale N. **E** renal failure, renal insufficiency. – **N., akute:** plötzliches Versagen der Nierenfunktion mit Retention harnpflichtiger Substanzen, Störungen des Elektrolyt- u. Wasserhaushalts sowie des Säure-Basen-Haushalts. ***Ätiol.:*** Pathogenetisch handelt es um intrarenale Störungen. Es kommt zu einem plötzlichen Versagen der exkretorischen Nierenfunktion, meist als Komplikation eines extrarenalen, selten eines renalen Grundleidens. Das akute N. ist häufig reversibel. Typisch ist das plötzliche Auftreten einer Oligoanurie. Neben den zirkulatorisch-ischämischen Hauptursachen (Schockniere) durch Blutdruckabfall infolge posttraumatischer, septischer u. postoperativer Schockzustände kommen toxische Ursachen in Frage (endogene Toxine, exogene Toxine, Medikamente). In den Ursachenkomplex der endogenen Toxine gehört auch das Crush-Syndrom, bei dem es sich durch den Zerfall größerer Muskelmassen bei Traumen (Quetschungssyndrom, Kompressionssyndrom) um eine akute tubuläre Anurie handelt. Renale Krankheiten als Ursachen des akuten N. (entzündlich, vaskuläre Nephropathien) findet man in höchstens 3 %. Tubulusnekrosen, die dem akuten N. über Jahre den Namen gaben, findet man sehr selten. ***Klinik:*** Trotz der sehr unterschiedlichen Ätiologie des akuten Nierenversagens zeigt sich klinisch ein typischer vierphasiger Verlauf: Schädigungsphase, oligoanurische Phase, polyurische Reparationsphase, Rekonvaleszenzphase. ***Ther.:*** Diuretika, Insulin- u. Glucosezufuhr; ggf. Behandl. von Hyperkaliämie, metabol. Azidose, Tetanie, Anämie, Infektion. – **N., chronische:** eine sich über einen längeren Zeitraum entwickelnde Einschränkung der Nierenfunktion mit Retention harnpflichtiger Substanzen, Störungen des Elektrolyt- u. Wasserhaushalts sowie des Säure-Basen-Haushalts. ***Ätiol.:*** Jede chronische Nierenkrankheit kann bei zunehmender Einschränkung der Nierenfunktion zur chron. N. führen. Häufigste Ursachen sind diabetische Nephropathie, Glomerulonephritis, interstitielle Nephritis, Zystennieren; weitere sind chron. Harnwegsobstruktion u. Systemkrankheiten wie Hypertonie, Atherosklerose. ***Klinik:*** Während zu Beginn der chron. N. entsprechend dem Grundleiden klinische Variationen auftreten, entwickelt sich mit zunehmender Verschlechterung der Nierenfunktion bis hin zur Urämie ein immer gleichförmigeres Bild der allg. Intoxikation. Als Frühsymptom häufig Nykturie (infolge Isosthenurie); später kardiovaskuläre, gastrointestinale u. neurol. Symptome, Urämie. Die chron. N. kann in vier Stadien eingeteilt werden (s. Abb.). **1)** Stadium der vollen Kompensation: eingeschränkte Nierenleistungsbreite; **2)** Stadium der kompensierten Retention: beginnende Retention harnpflichtiger Substanzen, Azotämie; **3)** Stadium der dekompensierten Retention: Präurämie; **4)** Terminalstadium: Urämie, u.a. häufig mit Lungenödem. ***Ther.:*** In den ersten drei Stadien ist eine konservative Therapie (eiweißarme Diät, symptomatische medikamentöse Maßnahmen), im Terminalstadium die Dialyse bzw. Nierentransplantation indiziert. – **N., extrarenale:** Einschränkung der glomerulären Filtration bis zum Auftreten einer N. infolge extrarenaler Krankheiten. ***Ätiol.:*** Ursachen sind z.B. kardiale Dekompensation, Flüssigkeits- u. Elektrolytverluste durch massives Erbrechen (z.B. bei Pylorusstenosen) oder gehäufte Durchfälle, Exsikkose bei ungenügender Flüssigkeitszufuhr, unkontrollierte Einnahme von Diuretika mit nachfolgender Polyurie. Werden die extrarenalen Störungen nicht beseitigt, kann sich aus der extrarenalen N. ein akutes Nierenversagen entwickeln. Die genannten extrarenalen Faktoren können bei einer bereits bestehenden chronischen N. zu einer Verschlechterung der Nierenfunktion führen. – **N., postrenale:** Einschränkung der glomerulären Filtration bis zum Auftreten einer Niereninsuffizienz infolge mechanischer Verlegung der ableitenden Harnwege. ***Ätiol.:*** Ursachen sind z.B. Steine, Tumoren, Bestrahlungsfibrosen, Ureterligatur, Blutgerinnsel, Prostatahypertrophie, Harnröhrenstriktur. ***Klinik:*** Obwohl ebenfalls wie bei akuter N. eine Anurie mit weitgehend identischer klinischer Symptomatik besteht, müssen beide Krankheitsbilder aufgrund der pathogen. Faktoren unterschieden werden.

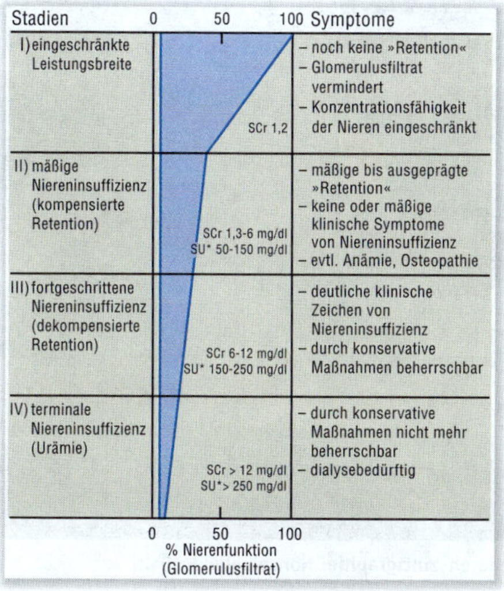


**Niereninsuffizienz, chronische:** Stadieneinteilung (nach H. Sarre). Alle Stadien gehen fließend ineinander über. Die »kompensierte Retention« ist weniger durch bestimmte Creatinin-Grenzwerte als durch eine Befundkonstanz über einen längeren Zeitraum gekennzeichnet (**SCr** = Serum-Creatinin, **SU** = Serum-Harnstoff). [269]

**Nieren|kapsel:** ▸Capsula fibrosa u. ▸Capsula adiposa renis. E renal capsule.

**Nieren|karbunkel:** hämatogen-metastatische, multiple, kleine konfluierende Rindenabszesse, v.a. durch Staphylokokken; evtl. übergehend in eitrige Perinephritis oder paranephritischen Abszess. ***Klinik:*** initial Schüttelfröste, dann remittierendes Fieber, Leukozytose; meist örtl. Druckschmerz. E renal carbuncle.

**Nieren|karzinom:** i.e.S. ▸Nierenzellkarzinom; s.a. ▸Nierenbeckenkarzinom, ▸Nierentumoren. E renal (cell) carcinoma.

**Nieren|kelche:** ▸Calices renales; s.a. ▸Kelch... E renal calices.

**Nieren|körperchen:** ▸Corpuscula renalia.

**Nieren|kolik:** kolikartige Schmerzen in der Nierengegend, hervorgerufen durch Harnrückstauung, Nierenbecken-, -kelch-, evtl. auch Kapseldehnung, Hypermotilität u. Spasmen, Zirkulationsstörung, akute Nierenschwellung; mit Ausstrahlung, v.a. in die Blasengegend, u. Ileuserscheinungen (reflektor. Darmlähmung). Auftreten v.a. bei Urolithiasis, ferner bei Niereninfarkt, -tuberkulose, -venenthrombose, Papillitis necroticans, Nierenbeckenluxation, Hydronephrose, Pyelitis, Megaureter. E renal colic.

**Nieren|kompressorium:** *Röntgenologie* Gurt- oder Ballonkompressorium zur Verzögerung der Nierenbeckenentleerung bei der Ausscheidungsurographie.

**Nieren|krise:** anfallsweise Störung der Nierenfunktion bei Tabes dorsalis, Ren mobilis etc. E renal crisis.

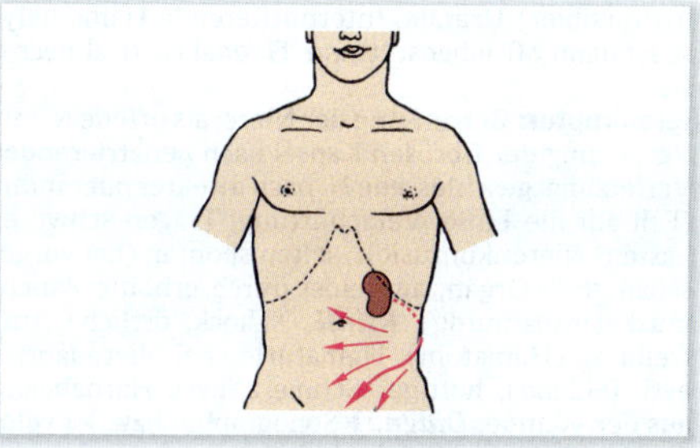

**Nierenkolik:** Schmerztopographie bei linksseitiger Nierenkolik. [225]

N

**Nieren|lager, -loge:** der retroperitoneale, paravertebral-subphrenische Raum (etwa vom 12. BWK bis 3./4. LWK) als anatom. Bett der Niere (samt Hüllen); Hilus etwa in Höhe $L_1$, oberer Nierenpol rel. näher zur Medianlinie, re. Niere meist tiefer als li. Rechts seitlich von Leber u. Duodenum, li. von Milz, Magenfundus u. Pankreas begrenzt. E renal bed.

**Nieren|lappen:** ▸Lobus renalis. E renal lobe.

**Nieren|leer|aufnahme:** *Röntgenologie* a.-p. Abdomenleeraufnahme im Liegen zur Darstg. schattengebender Veränderungen im Bereich der Harnwege (z. B. Größen- u. Formabweichung der Niere, Verkalkung, Konkremente); meist mit anschließ. Urographie. E renal plain radiography.

**Nieren|litho|tripter:** Gerät zur intrakorporalen Harnsteinzertrümmerung durch ▸Stoßwellen (bei ▸Nephrolithiasis). E renal lithotriptor.

**Nieren|mark:** ▸Medulla renalis; s. a. ▸Mark...

**Nieren|nekrose:** s. u. ▸Niereninfarkt, ▸Papillen-, ▸Nierenrindennekrose; auch als akute Nekrose proximaler Tubuli nach Intoxikation. E renal necrosis.

**Nieren|ödem:** interstitielle renale Flüssigkeitsansammlung in der Niere, z. B. bei interstitieller ▸Nephritis, akuter Glomerulonephritis, akutem Nierenversagen; s. a. ▸Ödem, renales. E renal edema.

**Nieren-Pankreas-Transplantation:** Simultantransplantation von Niere u. Pankreas. Operative Therapie des Diabetes mellitus Typ 1 mit terminaler Niereninsuffizienz aufgrund einer diabetischen Nephropathie. ***Kompl.*** (wie bei allen Organtransplantationen): Abstoßungsreaktionen, Thrombosen der transplantierten Organe u. Infektionen; Letztere gehäuft auch als Folge der obligaten Immunsuppression; s. a. ▸Nierentransplantation, ▸Pankreastransplantation.

**Nieren|papille:** ▸Papilla renalis; s. a. ▸Papillen...

**Nieren|plasma|strom,** renaler Plasmafluss, Abk. RPF: Blutplasmamenge (in ml), die die Niere pro Minute durchströmt. Errechnet sich aus der MAG3 (▸Mercaptoacetyltriglycin)-Clearance (früher aus der PAH-Clearance); normal 500–600 ml/min. E (effective) renal plasma flow.

**Nieren|pol|resektion:** keilförmige Exzision des krankhaft veränderten oberen oder unteren Nierenpols unter temporärer Drosselung des Nierenstiels u. nach umschriebener Dekapsulation u. Gefäßunterbindung; abschließend Nephropexie. – Analog auch Teilresektion (des mittleren Drittels u. ▸Heminephrektomie). E renal pole resection (or amputation).

**Nieren|ptose:** ▸Nephroptose.

**Nieren|pyramiden:** ▸Pyramides renales.

**Nieren|quengelung:** op. Lageänderung der Niere mittels angeschlungenen Catgutbandes.

**Nieren|resektion:** s. u. ▸Nierenpolresektion; s. a. ▸Nephrektomie. E renal resection.

**Nieren|rinde:** ▸Cortex renalis.

**Nieren|rinden|nekrose,** Juhel-Renoy-Syndrom: ausgedehnte Nekrosen der Nierenrinde infolge Thrombosierung der Aa. interlobulares u. Vasa afferentia. Vorkommen v. a. nach Endotoxinschock (mit intravasaler Gerinnung), bei retroplazentarem Hämatom in der späten Schwangerschaft, bei Mikroangiopathien u. Purpura; führt zu akutem Nierenversagen u. (oft irreversibler) Urämie. Intermittierende Hämodialyse ist dann oft lebensrettend. E renal cortical necrosis.

**Nieren|ruptur:** Zerreißung der Niere; als offene N. mit Verletzung der fibrösen Kapsel nach penetrierender Verletzung; geschlossene N. nach direkter oder indir. (Fall auf die Füße, Verschüttung, Tragen schwerer Lasten) Nierenkontusion, selten spontan (bei vorgeschädigtem Organ; ausgelöst durch erhöhte Bauchmuskelanspannung). ***Klinik:*** Schock, örtliche Auftreibung (Hämatom), Hämaturie (bei Nierenabriss evtl. fehlend), heftiger Schmerz, evtl. Harnabgang aus der Wunde; ***Diagn.:*** ▸Sonographie bzw. ▸Pyelographie. E rupture of the kidney.

**Nieren|sand:** kleine u. kleinste Nierensteinpartikeln. E renal gravel.

**Nieren|sarkom:** bösartiger mesenchymaler Tumor, v. a. Leiomyosarkom, seltener Fibro-, Liposarkom; ausgehend von Nierenkapsel, -stroma, -becken: gehört zu den seltenen bösartigen ▸Nierentumoren, tritt bevorzugt bei Frauen (v. a. im 5. Ljz.) auf. Frühzeitige Metastasierung in alle Körperregionen. ***Klinik:*** Flankenschmerzen, Hämaturie, Gewichtsverlust; ***Diagn.:*** Sonographie, Computer-, Kernspintomographie; ***Ther.:*** radikale Tumornephrektomie, Chemotherapie, Bestrahlung. E renal sarcoma.

**Nieren|schale:** nierenförm. Schale z. B. zum Ablegen gebrauchter Instrumente. E kidney basin.

**Nieren|schrumpfung, -schwund:** ▸Schrumpfniere, ▸Nephrosklerose. E renal scarring, r. degeneration.

**Nieren|schwelle:** die max. Rückresorptionskapazität der Niere für eine bestimmte nierengängige Substanz; ausgedrückt als diejenige Plasmakonzentration der Substanz, mit deren Überschreiten sie im Endharn nachweisbar wird. E renal threshold.

**Nieren|senkung:** ▸Nephroptose. E nephroptosis.

**Nieren|starre:** ungenügende Konzentrations- u. Verdünnungsfähigkeit der Niere; ▸Isosthenurie.

**Nieren|stein|leiden:** ▸Nephrolithiasis; s. a. ▸Nierenlithotripter.

**Nieren|stiel:** *Anatomie* die am Hilum renale ein- bzw. austretenden Leitungsbahnen; *Urologie* die Gesamtheit der der Niere zugehör. Gefäße. E renal pedicle.

**Nieren|syndrom, extra|renales:** (Nonnenbruch 1942) nicht renal bedingte sekundäre Nierenfunktionsstörung bei intaktem Parenchym; mit Azotämie, die über hormonal gesteuerte Oligurie u. über tubuläre Schädigung zustande kommt; s. a. ▸hepatorenales Syndrom, ▸Salzmangelsyndrom, ▸extrarenale Niereninsuffizienz. E extrarenal kidney syndrome.

**Nieren|szintigraphie:** ▸Szintigraphie mit Speicherung z. B. von $^{99m}$Tc-Dimercaptosuccinat (DMSA) im funktionstüchtigen Nierenparenchym (statische N.) oder als ▸Sequenzszintigraphie (mit $^{123}$J-Hippuran oder $^{99m}$Tc-MAG3 [▸Mercaptoacetyltriglycin]) zur gleichzeitigen Erfassung des zeitlichen Ablaufs (Parenchymphase/intrarenaler Transport/Ausscheidung) von Nierenerkrankungen. Als Perfusionsszintigraphie eine durch Bolus-Injektion modifizierte Phasen-Szintigraphie. S. a. ▸Radioisotopennephrographie. E scintiscan of the kidney.

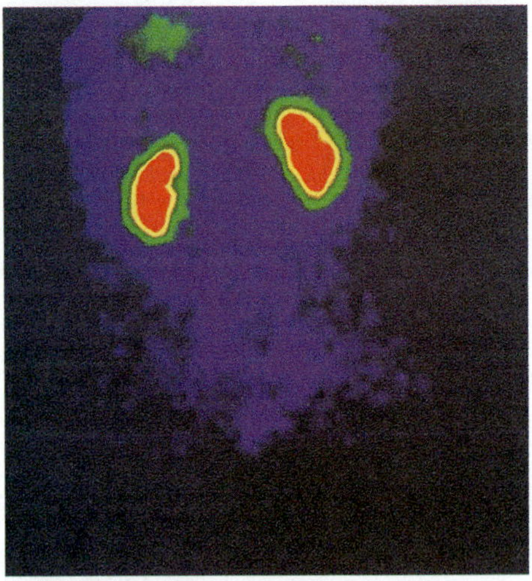

**Nierenszintigraphie:** Normalbefund. [542]

**Nieren|transformation, multi|zystische:** erworbene zystische Nierenerkrankung bei Patienten mit chronischer Niereninsuffizienz. Die Zystenbildung der Nieren findet sich nach jahrelanger Dialysebehandlung bei bis zu 90 % der Patienten (Mickisch u. Mitarbeiter 1984).

**Nieren|transplantation:** Übertragung einer Niere bei terminaler Niereninsuffizienz bzw. Verlust beider Nieren. Voraussetzungen sind eine AB0-Blutgruppenübereinstimmung bzw. -verträglichkeit u. eine möglichst vollständige Übereinstimmung der HLA-Merkmale von Spender u. Empfänger (▸Histokompatibilitätsantigene; s.a. ▸HLA-System). ***Geschichte:*** erstmals im Tierversuch 1902 von ULLMANN; am Menschen 1934 von VORONY in Cherson (Ukraine), erste erfolgreiche N. von Mensch zu Mensch: MURRAY, MERRILL u. Mitarbeiter in Boston 1954 (eineiige Zwillinge). ***Formen:*** isologe Transplantation (zwischen monozygoten, also eineiigen Zwillingen; beste Erfolgsaussichten), homologe Transplantation (zwischen genetisch verschiedenen Individuen der gleichen Art, d.h. von Mensch zu Mensch), a) von Lebendspendern, b) von menschlichen Leichen (95 % der N. in Mitteleuropa). ***Kontraind.:*** akute u. aktive Infektionen, nicht sanierbare chron. Entzündungen, metastasierende Malignome, HIV-Infektion, schwere Herz- oder Pulmonalinsuffizienz, Drogenabusus, generalisierte Angiosklerose, periphere arterielle Verschlusskrankheit. ***Durchführung:*** Einpflanzung retroperitoneal in die zur Spenderseite kontralaterale Fossa iliaca; die Blutgefäße der Spenderniere werden gewöhnlich beim Empfänger mit der A. iliaca interna (End-End) u. der V. iliaca externa (End-Seit), der Harnleiter mit der Harnblase anastomosiert (s. Abb.). Die eigenen Nieren werden meist belassen; Ausnahmen z.B. große Zystennieren mit Komplik., therapieresistente Hypertonie, vesikoureteraler Reflux, Nierensteine. Postoperative ***Ther.:*** zur Vermeidung der Rejektion Immunsuppression (Triple-Drug-Therapie mit Azathioprin, Ciclosporin A u. Prednisonderivaten); Infektions- u. Thromboseprophylaxe. ***Kompl.:*** akute u. chron. Abstoßung, akute Tubulusnekrose, Ciclosporinschaden, Harnabflussstörung, Organperfusionsstörung (Transplantatgefäßstenosen), akute bakterielle, Pilz- oder CMV-Infektion. ***Progn.:*** Transplantationsüberlebensrate nach 3 Jahren in Abhängigkeit vom Ausmaß der Histokompatibilität zwischen 50 u. 95 %. Wird das Transplantat durch Rejektion funktionslos, so erfolgen die operative Entfernung u. Wiederaufnahme der Dialysetherapie. Eine Zweittransplantation ist möglich. **E** renal transplantation.

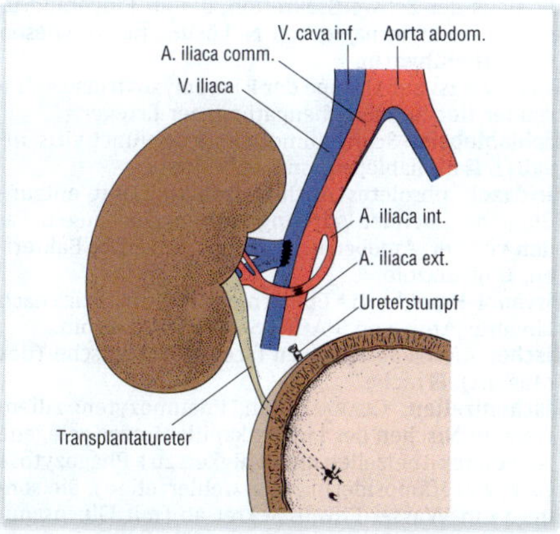


**Nierentransplantation.** [400]

**Nieren|trauma:** Nierenverletzung, z.B. als Folge einer penetrierenden Verletzung; meist als stumpfes Trauma (Kontusion; Ruptur [evtl. ohne Kapselriss = Lazeration; mit Hohlraumbildung]; Zertrümmerung; Gefäßstielabriss). **E** renal trauma.

**Nieren|tuberkulose:** fast stets hämatogene (bei Miliar- oder Lungen-Tbk), beidseitige Tbk der Niere (s.a. ▸Urotuberkulose): im Initialstadium oft jahrelang asymptomatisch (kleine, evtl. narbig ausheilende oder sich abkapselnde Rindenherde); im 2. Stadium (ca. 80 %, durch Deszension in das Nierenmark) – als sog. chirurgische N. – käsig-kavernös (mit Nierenkavernen oder Pyonephrose; später Schrumpfung, Sack-, ▸Kittniere) oder disseminiert-knotig (Konglomerattuberkel, v.a. in der Rinde, ohne Einschmelzungs- oder Durchbruchstendenz, d.h. meist gutart. Verlauf), fibrös-indurativ (schrumpfende Herde, Bindegewebswucherung: »tbk. Schrumpfniere«); ferner als »tbk. Nephritis«. ***Klinik*** (im Allg. erst im ulzerös-kavernösen Stadium): Erythrurie, Pyurie, Tuberkulobazillurie, Meteorismus, evtl. Koliken. ***Diagn.:*** Bazillennachweis (evtl. Tierversuch), Urographie. ***Ther.:*** Tuberculostatica, evtl. Op. (Kavernotomie, Teilresektion, Nephrektomie). **E** renal tuberculosis.

**Nieren|tubulus:** s.u. ▸Tubuli renales. **E** renal tubule.

**Nieren|tumoren:** Bez. für benigne u. maligne Neoplasmen der Niere; Leitsymptom der malignen Tumoren ist die ▸Hämaturie (i.d.R. als schmerzlose Makrohämaturie). **1)** ▸Nierenzellkarzinom (früher: Hypernephrom, GRAWITZ-Tumor). **2)** ▸WILMS-Tumor (Nephroblastom). **3)** ▸Nierenbeckenkarzinom (gehört zu den ▸Urothelkarzinomen). **4)** selten: ▸Nierensarkom. **5)** seltene gutartige Nierentumoren: ▸Angiomyolipom; ▸Onkozytom; Adenome (von einigen Autoren als Vorstufe zum Nierenzellkarzinom angesehen). **6)** Metastasen (v.a. Bronchialkarzinom). **E** renal tumors.

**Nieren|venen|thrombose,** Abk. NVT: Thrombosierung der V. renalis u./oder ihrer Äste, mit nachfolgendem hämorrhag. Niereninfarkt; ein- oder beidseitig; akut mit interstitiellem Ödem, chron. mit Fibrosierung. ***Ätiol.:*** Erkrankungen der Niere (evtl. mit nephrotischem Syndrom); Systemerkrankungen mit Nierenbeteiligung; Nierentumoren; retroperitoneale Prozesse (Abszess, Tumoren, Fibrose, Lymphome, Hämatome); bei Neugeborenen u. Kindern durch Dehydratation. ***Klinik:*** i.d.R. unspezifische Zeichen: Dauerschmerz mit Koliken, schmerzhafte Nierenschwellung, Fieber, Leukozytose, Hämaturie, Albuminurie, evtl. Drosselungshochdruck. ***Diagn.:*** Kernspintomographie, Sonographie; zur Sicherung der Grunderkrankung evtl. Nierenbiopsie. **E** renal vein thrombosis.

**Nieren|versagen:** ▸Niereninsuffizienz; häufig auch mit der akuten Niereninsuffizienz gleichgesetzt. **E** renal failure.

**Nieren|wasser|sucht:** renales ▸Ödem; s.a. ▸Nierenödem. **E** renal edema.

**Nieren|wurm:** ▸Dioctophyma renale. **E** kidney worm.

**Nieren|zell|karzinom,** Hypernephrom, GRAWITZ-Tumor, Abk. NZK: häufigster bösartiger Tumor des Nierenparenchyms (Adenokarzinom). In 2–3 % als bilaterale Karzinome. Männer erkranken etwa doppelt so häufig wie Frauen; der Altersgipfel liegt jenseits des 5. Ljz. ***Ätiol.:*** nicht gesichert, diskutiert werden u.a. hormonelle Einflüsse, Schwermetallbelastung (z.B. Cadmium, Blei), starker Zigarettenkonsum, vernarbende Prozesse der Niere, Virusinfektionen. ***Klassifik.:*** erfolgt nach dem ▸TNM-System oder (amerikanisch) nach ROBSON (**I:** begrenzt auf Niere, $T_{1-2}$, $N_0$, $M_0$; **II:** Infiltration in das perirenale Fettgewebe, $T_3$, $N_0$, $M_0$; **III:** Infiltration von a] Nierenvene/Vena cava, b] Lymphknoten, c] Venen u. Lymphknoten, $T_{2-3}$, $N_{0-2}$, $M_0$; **IV:** Befall benachbarter Organe u. Fernmetastasen, $T_{2-4}$, $N_{2-4}$, $M_{0-2}$). ***Klinik:*** im frühen Stadium meist klinisch stumm (oft als Zufallsbefund, z.B. bei Routinesonographie). Leitsymptom: schmerzlose Hämaturie (meist Makrohämaturie); sog. klassische Trias eher selten: Hämaturie, Flankenschmerz, palpabler Tumor (in 10–15 %); akute (linksseitige) Varikozele (infolge Verlegung der V. renalis bzw. spermatica; 3 %). Allgemeinsymptome (u.a. Fieber, Gewichtsverlust, Appetitlosigkeit, Nausea), vielfältige paraneoplastische Symptome (u.a. Polyzythämie, Hyperkalzämie, Hypertonie, CUSHING-Syndrom, Galaktorrhö). ***Diagn.:*** Palpation, Sonographie (ggf. mit Feinnadelpunktion; s.a. Abb.), Ausscheidungsurographie, Computer-, Kernspintomographie, Angiographie (heute auch ersetzt durch digitale Subtraktionsangiographie). ***Ther.:*** Operation (Methode der Wahl: Tumornephrektomie; möglichst als sog. No-Touch-Nephrektomie ohne Manipulation am Tumor); evtl. palliative Embolisation der A. renalis. Bei disseminierter Tumorerkrankung Hormon-, Chemo-, Immuntherapie (mit Alpha-2-Interferon, Gamma-Interferon, Interleukin-2). Prognostische Parameter sind Tumorstadium, Tumordurchmesser, histologisches Grading. E renal cell carcinoma.

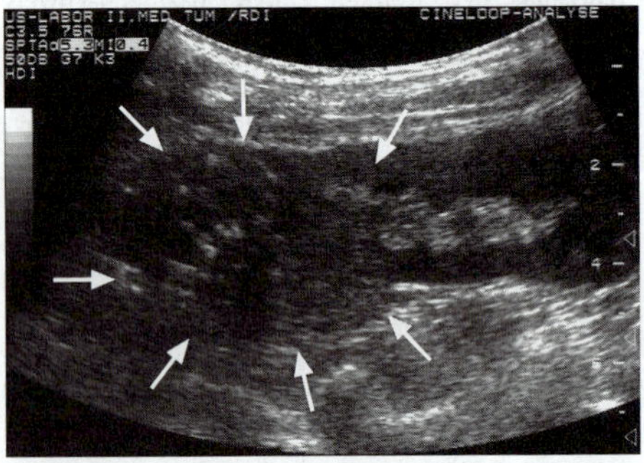


**Nierenzellkarzinom:** Am Oberpol der linken Niere (Pfeile) stellt sich ein ca. 5–6 cm großer, gemischt echogener Tumor dar, der die Kontur der Niere überschreitet u. in den Sinusreflex hineinreicht. An dieser Stelle ist kein normales Nierenparenchym abgrenzbar. [89]

**Nieren|zell|kultur:** Gewebekulturzellen von tierischen Nieren (meist von Affen) zur Viruszüchtung. Z.T. kontaminiert mit SV 40. E renal cell culture.

**Nieren|zyste:** solitäre oder multiple Zystenbildung im Nierengewebe; erblich-degenerativ, d.h. als infantile oder – evtl. lange stumme – Erwachsenenform der ▸Zystenniere (s.a. ▸Markschwammniere) oder erworben durch Abschnürung einzelner Tubuli bei Nephrosklerose, Pyelonephritis, Nierentuberkulose, Schrumpfniere etc., auch als Zustand nach Kapselblutung (perirenale ▸Hydronephrose). E renal cyst.

**Niesen:** Schutzreflex auf chemische, therm., mechan. Reizung der Nasenschleimhaut; explosionsartiges Ausstoßen der Atemluft durch die Nase bei simultanem reflektor. Mundschluss, eingeleitet durch tiefe Inspiration unter Abschluss des Nasenrachens. Erfolgt unter Beteiligung der Hirnnerven V, VII u. X u. der Atemmuskulatur. E sneezing.

**Nies|krampf,** Ptarmus: krampfhafter Niesanfall von längerer Dauer, mit meist wässriger Sekretion (z.B. vasomotorischer ▸Rhinopathie). E ptarmus.

**Nievergelt-Syndrom** (Kurt N., Orthopäde, Zürich): (1944) dominant-erbl. (androtrope), systemhafte Dysplasien des Extremitätenskeletts: radioulnare Synostose, (Sub-)Luxation von Ulna oder Radius, Genu valgum, atyp. Klumpfuß, Großzehendeformierung. E Nievergelt's syndrome.

**Nifedipin:** ein ▸Calciumantagonist; ***Anw.*** als ▸Antihypertensivum. E nifedipine.

**Nifluminsäure:** ein nichtsteroidales ▸Antiphlogisticum (obsolet).

**Nifuratel:** ein Chemotherapeutikum (Nitrofuran-Derivat); wirksam gegen Protozoen, Bakterien, Mykoplasmen u. Chlamydien; ***Anw.*** bei vaginalen u. Harnwegsinfektionen. E nifuratel.

**Nifurtimox:** ein obsoletes Anti-Trypanosomenmittel; ***Anw.*** v.a. bei Chagas-Krankheit.

**niger** *(latein.):* schwarz.

**Nigrities** *(latein.):* Schwarzfärbung. E nigrities, black pigmentation. – **N. cutis:** Hautpigmentierung durch anomal-schwarzes oder vermehrtes normales Pigment, z.B. bei Pellagra, Ichthyosis. S.a. ▸Chloasma. – **N. linguae:** ▸Lingua pilosa nigra.

**nihil, nil** *(latein.):* nichts, in keiner Hinsicht. S.a. ▸primum nil nocere.

**Nijmegen-Chromosomenbruch-Syndrom:** autosomal-rezessiv erbliches Krankheitsbild mit Immundefekt (IgA, IgD, IgE erniedrigt; Infektanfälligkeit), Kleinwuchs, Mikrozephalie; erhöhte Neoplasie-Rate, Strahlensensitivität u. Chromosomen-Brüchigkeit. E Nijmegen breakage syndrome.

**Nikolski** (Piotr Wasiljewitsch N., 1858–1940, russ. Hautarzt). – **N.-Phänomen I:** Abstreich- bzw. Abwischbarkeit der obersten Epidermislagen durch seitl. Druck als Zeichen einer Akantholyse, z.B. bei ▸Pemphigus vulgaris, ▸Epidermolysis acuta toxica (Lyell-Syndrom). – **N.-Phänomen II:** Bei Druck auf eine Blase bei Pemphigus vulgaris wandert der Blaseninhalt seitlich innerhalb der Epidermis weiter. E Nikolsky's sign.

**Nikotin...:** ▸Nicotin...

**Niktation:** *Ophthalmologie* ▸Nictitatio. E nictation.

**Nikto...:** ▸Nykto...

**Nil|beule:** ▸Hautleishmaniase in Nordostafrika. E oriental boil.

**Nil|blau:** Oxazin-Farbstoff, als ätherische Lösung grün fluoreszierend. – **N.-Färbung:** F. zur Trennung neutraler Lipide (Triglyceride, Cholesterinester, Steroide; rosa) von sauren (Fettsäuren, Chromolipide, Phospholipide; blau). – Mit **N.-Sulfat** v.a. zur Darstellung von Heinz-Innenkörpern. E nile blue (stain).

**nil nocere:** »nicht schaden«; ▸primum nil nocere.

**Nilvadipin:** ein ▸Calciumantagonist; ***Anw.*** bei Hypertonie.

**nimius** *(latein.):* sehr groß, zu groß.

**Nimodipin:** ein ▸Calciumantagonist (Dihydropyridin-Derivat). ***Anw.*** als Antidementivum sowie zur Prophyl. u. Ther. ischämisch bedingter Ausfallserscheinungen nach Subarachnoidalblutung. E nimodipine.

**Nimorazol:** Chemotherapeutikum; ▸Nitroimidazol-Derivat.

**Nimustin,** ACNU: zu den ▸Alkylanzien gehörendes Zytostatikum; ***NW:*** u.a. Knochenmarktoxizität (Myelosuppression), Nausea, Erbrechen.

**Nin|hydrin:** Triketohydrindenhydrat; in wässriger Lösung ein Reagens auf $NH_2$-Gruppen, v.a. von Aminosäuren (Blaufärbung, $CO_2$-Entwicklung); ***Anw.*** für qualitative u. quantitative Analyse (Papierchromatographie, Gasvolumetrie, Spektrographie), im **Ninhydrintest** (Moberg 1958) zum Nachweis von Sensibilitätsstörungen der oberen Extremität anhand des Fehlens der Schweißsekretion, die an Fingerabdrücken auf Filtrierpapier mit N.-Lösung nachgewiesen wird. E ninhydrin.

**Nipah-Virus:** zur Gruppe der ▸Paramyxoviridae gehörender tier- u. menschenpathogener Erreger.

**Niph|ablepsis:** Schneeblindheit (▸Conjunctivitis nivalis). E niphablepsia, snow-blindness.

**Niridazol:** obsoletes Anthelminthikum mit entzündungshemmender Wirkung. ***Anw.*** gegen Saug- u. Fadenwürmer, Amöben u. bestimmte anaerobe Bakterien. E niridazole.

**Nirvanol-Krankheit:** ▸Epidermolysis acuta toxica nach längerer Anw. von 5-Äthyl-5-phenylhydantoin.

**Nische:** *Röntgenologie* ▸En-face-, ▸Profilnische (des Magens). E niche.

**Nischen|zellen,** Clara-Zellen, Pneumozyten: zilienfreie, in Nischen des Lungenkapillarnetzes gelegene Alveolarepithelzellen mit Fähigkeit zu ▸Phagozytose (u.a. von Hämosiderin: »Herzfehlerzelle«). Sie sondern ein Wasser-Eiweiß-Sekret ab (mit Glucosaminoglykanen u. Cholesterin), das – ähnlich dem Bronchialschleim – das Bronchiolenepithel schützend bedeckt (s.a. ▸Surfactant-Faktor). – Die Zellen gelten als Stammzellen zumindest einiger Subtypen des sog. bronchioloalveolären Karzinoms. E septal cells, Clara cells.

**Nisoldipin:** ein ▸Calciumantagonist vom Dihydropyridin-Typ. E nisoldipine.

**Nisse:** das Ei der Läuse (Anoplura) u. der Haar- u. Federlinge (Mallophaga); mit Chitingehäuse (bei fehlendem »Deckel« Larve ausgeschlüpft), das mittels

Kittsubstanz an Haaren, Kleidern bzw. Federn haftet; s.a. ▸Pediculosis capitis. E nit.

**Nissel-Röhrchen:** graduiertes konisches Röhrchen für die Urinzentrifuge.

**Nissen-Methode** (RUDOLF N., 1896–1981, Chirurg, Berlin, New York, Basel): **1)** atypischer Duodenalstumpf-Verschluss bei tief sitzendem, penetrierendem Ulkus; Vereinigung von Vorder- u. Hinterwand u. mehrfache Vernähung der Vorderwand mit dem Ulkusrand u. der Pankreaskapsel. **2)** bei Ösophagusvarizen Umstechung periösophagealer Venenstränge ohne Ösophagotomie. E Nissen's operation.

**Nissl** (FRANZ N., 1860–1919, Psychiater, Heidelberg). – **N.-Färbung:** Darstellung von N.-Schollen (blau) durch Färben mit Methylenblau oder Toluidinblau. E Nissl stain. – **N.-Schollen:** die sog. Tigroidsubstanz als fein- bis grobscholliger, basophiler u. metachromat., aus Ergastoplasma zusammengesetzter Bestandteil fast aller Nervenzellen (**N.-Zellen**), u. zwar im Neuroplasma u. in zentralen Dendritenbereichen; ist in geschädigten Zellen aufgelöst (Tigrolyse, ▸Chromatolyse). E N. bodies.

**Nitabuch-Streifen:** Fibrin(oid)streifen in der Decidua basalis der Plazenta, der die Linie der postpartalen Ablösung von der Uterusschleimhaut markiert. E Nitabuch's layer.

**Nita-Viren,** Abk. für **n**uclear **i**nclusions **t**ype **A**: DNS-Virus-Gruppe (∅ 150–200 nm) mit intranukleären Einschlüssen, z.B. Herpes-Virus. E nitaviruses.

**nitidus** *(latein.)*: glänzend.

**Nitrat|bouillon:** *Bakteriologie* flüssiger Nährboden mit Kaliumnitrat zum Nachweis erfolgender Reduktion zu Nitrit. E nitrate broth.

**Nitrate:** **1)** *Chemie* **a)** Salze der Salpetersäure ($HNO_3$); z.B. Natriumnitrat (als »Pökelsalz«; s.a. ▸Nitritvergiftung). E nitrates. **b)** Ester der Salpetersäure; z.B. ▸Glyceryltrinitrat. **2)** »Nitroverbindungen«, »Nitrite«, »Nitrokörper«: *Pharmazie* Sammelbez. für herzwirksame Verbindungen der Gruppen Nitrate (Ester) u. Nitrite (Ester u. Salze); ***Wirkst.:*** Bekanntester Vertreter ist das sog. Nitroglycerin (▸Glyceryltrinitrat). ***Anw.*** v.a. bei Angina pectoris; ***Wirkung:*** durch Freisetzung von ▸Stickstoffmonoxid (NO = EDRF), das die lösliche Guanylatcyclase stimuliert u. zur Vasodilatation führt; dadurch wird die kardiale Vorlast (»preload«) vermindert. E nitro compounds.

**Nitrat|kopf|schmerz:** bei Therapie mit ▸Nitraten (2) gelegentlich auftretende bohrende Kopfschmerzen (Vasodilatation?). E nitrate-induced headache.

**Nitrat|reductase:** s.u. ▸Nitritprobe.

**Nitrat|vergiftung:** s.u. ▸Nitritvergiftung. E nitrate poisoning.

**Nitrazepam:** ein ▸Benzodiazepin mit langer Halbwertszeit; ***Anw.*** als Hypnotikum, auch zur Ther. von BNS-Krämpfen. E nitrazepam.

**Nitrendipin:** ein ▸Calciumantagonist (Dihydropyridin-Derivat) mit ausgeprägt vasodilatierender Wirkung; ***Anw.*** als Antihypertonikum.

**Nitride:** *Chemie* Stickstoff-Metall-Verbindungen (v.a. mit Mg, Al, Li); zersetzen sich mit $H_2O$ zu $NH_3$ u. Metallhydroxid. E nitrides.

**Nitri|fikation:** Umwandlung von Ammoniak in Nitrit u. Nitrat. E nitrification.

**Nitrile:** organische Blausäureverbindungen der allg. Formel R–C≡N (s.a. ▸Isonitrile); toxisch; hydrolysieren im Allg. zu $NH_3$ + Carbonsäuren, selten zu HCN. E nitriles.

**Nitrite:** **1)** *Chemie* **a)** Salze bzw. **b)** Ester der salpetrigen Säure ($HNO_2$); s.a. ▸N-Nitrosoverbindungen, ▸Nitritvergiftung. **2)** *Pharmazie* s.u. ▸Nitrate (2). E nitrites.

**Nitrit|probe:** *Bakteriologie* Test zum Nachweis von Bakterien, die Nitratreductase enthalten (v.a. Enterobacteriaceae), anhand der Nitratreduktion zu Nitrit, nachgewiesen mit GRIESS-ILOSVAY-Reagens.

**Nitrit|vergiftung:** Intoxikation durch Nitrite (z.B. in gepökeltem Fleisch) oder ▸Nitrate (s.a. ▸Methämoglobinämie): Hypotonie, Hautrötung, später Zyanose, Tachykardie, Übelkeit, Erbrechen, Erregung, später Bewusstlosigkeit, Kollaps; s.a. ▸Nitrovergiftung. E nitrite poisoning.

**Nitro-:** *Chemie* Kennsilbe für die »Nitrogruppe« $-NO_2$ (als Merkmal aller ▸Nitroverbindungen).

**Nitro|benzol,** Mirbanöl: »falsches Bittermandelöl«; u.a. Lösungsmittel, Reagens; stark toxisch (perkutan, inhalativ; s.u. ▸Nitrovergiftung). E nitrobenzene.

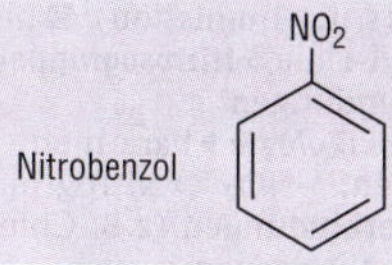


**Nitrobenzol.**

**Nitro|blau(tetrazolium),** Abk. NBT: blassgelbliche Substanz, die unter Wasserstoff- = $H_2$-Aufnahme blaues, unlösl. Diformazan bildet; Reagens auf reduzierende Verbindungen (z.B. für histochem. Bestg. von Dehydrogenasen; s.a. ▸Nitroblautetrazoliumtest). E nitroblue tetrazolium.

**Nitro|blau|tetrazolium|test,** Abk. NBT-Test: Anw. von ▸Nitroblautetrazolium zum Nachweis ungestörter enzymatischer Aktivität der Granulozyten; negativ bei progressiver septischer ▸Granulomatose. E nitroblue tetrazolium test.

**Nitro|cellulose:** ▸Colloxylinum. E nitrocellulose.

**Nitro|fen,** 2,4-Dichlorphenyl-4-nitrophenylether: ein schnell wirksames Herbizid, das bis 1980 (bzw. in der ehem. DDR bis 1990) zur Unkrautbekämpfung v.a. im Wintergetreide eingesetzt wurde. Im Tierversuch als Karzinogen identifiziert. Wird im Boden durch Licht u. Mikroorganismen zersetzt. Gelangte als Altlast aus Lagerhallen in Futtermittel u. damit wieder in den Nahrungskreislauf.

**Nitrofural,** Nitrofurazon: s.u. ▸Nitrofurane. E nitrofural.

**Nitrofurane:** 5-Nitrofuran-Derivate (***Wirkst.:*** z.B. Nitrofurantoin, Nitrofural = Nitrofurazon) mit antibakterieller Wirkung (gegen grampositive u. -neg. Keime). ***NW:*** u.a. Übelkeit, Polyneuritis sowie ein pulmonales immunreaktives Syndrom. Bei dieser sog. **Nitrofurantoinlunge** sind eine akute (nach 1–3 Wo. eintretende) Verlaufsform mit Fieber, Dyspnoe, Eosinophilie, multiplen Infiltraten sowie eine chronische Form (nach Monaten) mit Dyspnoe, Dysproteinämie (γ-Typ), interstitieller Pneumonie u. Lungenfibrose zu unterscheiden. E nitrofurans.

**Nitrofurantoin:** s.u. ▸Nitrofurane. E nitrofurantoin.

**Nitro|genium:** ▸Stickstoff. E nitrogen.

**Nitroglycerin:** ▸Glyceryltrinitrat; s.a. ▸Nitrate (2). E nitroglycerin, glyceryl trinitrate.

**Nitroimidazole:** Chemotherapeutika mit Imidazol-Grundgerüst u. freier Nitro-Gruppe; wirksam gegen Protozoen (z.B. Trichomonaden) u. obligat anaerobe Bakterien; ***Wirkst.:*** z.B. Metronidazol, Tinidazol, Nimorazol.

**nitro-positiv:** das Abklingen subjektiver (z.B. retrosternaler Druck) u. objektiver (z.B. ST-Senkung) Zeichen einer akuten Myokardischämie nach Gabe von Nitroglycerin oder eines anderen ▸Nitrats (2) innerhalb weniger Minuten; differentialdiagnostisch bedeutsam für die Unterscheidung zwischen Angina-pectoris-Anfall u. Myokardinfarkt.

**Nitroprussidnatrium,** $Na_2Fe[CN]_5NO \cdot H_2O$: rubinrote Kristalle, in Lsg. als Reagens auf Aceton (▸LEGAL-Probe), Aldehyde, $H_2S$ etc.; *pharm* ***Anw.*** als blutdrucksenkendes Mittel, v.a. i.v. bei hypertensiven Krisen; ***Wirkung:*** erschlafft die Gefäßmuskulatur. E sodium nitroprusside.

**Nitros|amine:** NO-haltige organ. Verbindungen aus sekundären Aminen u. $HNO_2$; z.T. ▸Karzinogene; s.a. ▸N-Nitrosoverbindungen. E nitrosamines.

**nitrose Gase:** bei Umsetzung von Salpetersäure ($HNO_3$) u. Nitraten gebildete Stickstoffoxide (Nitr-

N

oxide, N-Oxide, NOx), v.a. NO (▸Stick[stoffmon]-oxid), $N_2O_4$ (-tetroxid), $NO_2$ (-dioxid); Letzteres wird durch UVB-Strahlung wieder zu NO u. O (bzw. $O_3$ = ▸Ozon) zersetzt; wirken stark toxisch auf Atemwege; nach bis 2-tägiger Latenz Glottisödem, Kopfschmerzen, Übelkeit, Dyspnoe, Zyanose, Lungenödem, Schock. Stickstoffoxide (NOx) entstehen bei der ▸Emission von Abgasen v.a. aus Industrieanlagen u. Kraftfahrzeugen u. unterliegen behördlicher Kontrolle (s.u. ▸Immission). E nitrous gases.

**Nitroso-, Nitrosyl-:** die »**Nitrosogruppe**« (–NO). S.a. ▸N-Nitrosoverbindungen.

**Nitro|stigmin:** *Toxikologie* ▸Parathion.

**Nitroverbindungen:** $–NO_2$ (»Nitrogruppe«) enthaltende organ. Verbindungen (z.B. Chloramphenicol, Nitrofurantoin, Nitrazepam); auch – falsche – Bez. für organ. Salpetersäureester (z.B. Nitroglycerin = ▸Glyceryltrinitrat). E nitro compounds.

**Nitro|vergiftung:** **1)** Gesundheitsschäden durch Umgang mit sog. Nitrofarben, -lacken, -verdünnungen (schädlich sind die Lösungsmittel). **2)** Intoxikation (Methämoglobinbildung) durch ▸Nitroverbindungen, insbes. Nitroderivate von Phenol, Kresol, Naphthalin, Benzol u. entsprech. Amino-Derivate. E nitric acid poisoning.

**Nitroxide,** N-Oxide, Abk. NOx: s.u. ▸nitrose Gase. Als **Nitroxid** wird auch ▸Stickstoffmonoxid (NO, engl.: nitric oxide) bezeichnet. E nitric oxides.

**Nitroxid-Synthase:** Enzym, das unter Bildung von Citrullin aus Arginin ▸Stickstoffmonoxid (NO) freisetzt; NO stimuliert die lösliche Guanylatcyclase u. wirkt gefäßerweiternd u. als Mediator. E nitric oxide synthase.

**Nitroxolin:** Chemotherapeutikum (nicht-halogeniertes Chinolin); ***Anw.*** zur Prophyl. u. Ther. von Harnwegsinfekten. E nitroxolin.

**Niveau-Agarkultur:** *Bakteriologie* Reagenzglas-Kultur von Mykobakterien; Mycobacterium tuberculosis ($O_2$-abhängig) wächst in der oberflächl. »aeroben« Zone, Typus bovinus in tieferen Schichten.

**Nizatidin:** ein ▸$H_2$-Rezeptorenblocker; Ulkustherapeutikum. E nizatidine.

**NKZBK:** Abk. für **n**icht**k**lein**z**elliges ▸**B**ronchial**k**arzinom. E NSCLC.

**NK-Zellen:** Abk. für **n**atürliche ▸**K**illerzellen. E natural killer cells, NK cells.

**NLG:** *Physiologie* Abk. für **N**erven**l**eitungs**g**eschwindigkeit (s.u. ▸Erregungsleitung, ▸Fasergruppen). E nerve conduction velocity.

**Nll.:** ▸Nodi lymphatici.

**N-Lost:** Stickstoff-Lost (▸Chlormethin). E nitrogen mustard.

**NMDA-Rezeptor:** (NMDA = **N**-**M**ethyl-D-**A**spartat) Untertyp der auf erregende Aminosäuren (▸Glutaminsäure bzw. Glutamat, gemeinsam mit Glycin) als ▸Transmitter ansprechenden Glutamat-Rezeptoren; steuern im Gehirn z.B. Gedächtnisleistungen (zusammen mit AMPA-Rezeptoren). *pharm* **NMDA(-Rezeptor)-Antagonisten** finden ***Anw.*** als ▸Antiparkinsonica bzw. ▸Neuroprotektiva; ***Wirkst.:*** z.B. Amantadin, Memantin. E NMDA receptor.

**NMM:** Abk. für das **n**oduläre (knotige) **m**aligne ▸**M**elanom.

**NMN:** Abk. für ▸**N**icotinamid-**m**ono**n**ucleotid.

**NMR** *(engl.)* Abk. für **n**uclear **m**agnetic **r**esonance: ▸Kernspinresonanz.

**NMR-Imaging** *(engl.):* **1)** die ▸Kernspintomographie (als bildgebendes Verfahren). **2)** für klinische Zwecke geplante Tumordiagnostik durch Einsatz monoklonaler, an paramagnetische Teilchen (z.B. metallionenhaltige Chelate) gebundener Antikörper u. der NMR.

**N-Myc-Gen:** ▸Onkogene.

**NN:** *Anatomie* Abk. für **N**eben**n**iere (▸Glandula suprarenalis).

**Nn.:** *Anatomie* Abk. für Nervi (Plur. von ▸Nervus).

**NNH:** Abk. für **N**asen**n**eben**h**öhlen (▸Sinus paranasales).

**N-Nitroso|verbindungen:** Verbindungen mit der Nitrosogruppe an einem Stickstoffatom (ON–N=), das sind Nitrosamine (z.B. Dimethylnitrosamin, Formel), Nitrosamide u. Nitrosoharnstoffe; darunter viele ▸Karzinogene. Kommen in geringen Mengen z.B. in Nahrungsmitteln vor (v.a. in Nitrit-konservierten u. danach erhitzten Fleischwaren), können aber auch im Magen aus sekundären u. tertiären Aminen u. Nitrit gebildet werden (Letzteres kann auch aus Nitrat durch Wirkung der Nitratreductase von Bakterien entstehen). E N-nitroso compounds.

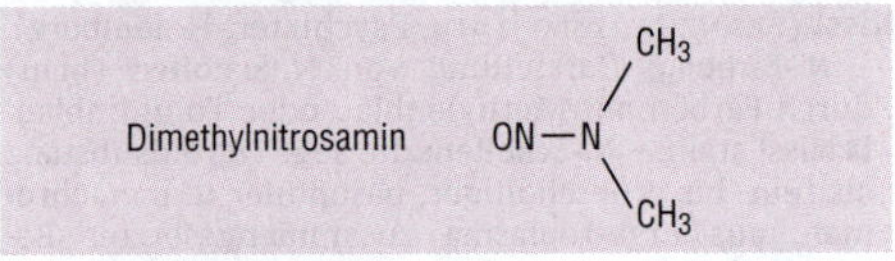


**N-Nitrosoverbindungen:** Dimethylnitrosamin.

**NNM:** Abk. für ▸**N**eben**n**ieren**m**ark.

**NNN-Medium,** Abk. für Novy-Nicolle-MacNeal-Agar: (1904/08) spez. »Blutagar« für Züchtung (Schrägkultur) von Leishmanien; Lsg. von Agar u. NaCl (bzw. Meersalz) in Aqua dest., nach Autoklavieren u. Abkühlen 2:1 mit defibriniertem sterilem Kaninchenblut gemischt; vor Beimpfung Zusatz von physiol. NaCl- oder Locke-Lsg. E N.N.N. culture medium.

**NNR, Nnr:** Abk. für ▸**N**eben**n**ieren**r**inde.

**NO:** ▸Stickstoffmonoxid; als **–NO** die »Nitrosogruppe«. – **$NO_2$:** ▸Stickstoffdioxid; als **$–NO_2$** die Nitrogruppe (s.u. ▸Nitroverbindungen). – **$N_2O$:** ▸Lachgas.

**No:** Kurzzeichen für **No**belium.

**Noack-Syndrom:** s.u. ▸Akrozephalosyndaktylie. E Noack's syndrome.

**Nobelpreis für Medizin/Physiologie:** seit 1901 jährlich aus den Zinsen des Vermögens von A. Nobel verliehener Preis, der für bedeutende Entdeckungen oder Erkenntnisse auf den Gebieten Medizin oder Physiologie (ursprünglich für aktuelle wissenschaftliche Leistungen gedacht, später ohne diese Einschränkung) vergeben wird. Er kann an einen oder mehrere Wissenschaftler verliehen werden. Die Auswahl der Preisträger erfolgt durch das Nobelkomitee des Karolinska-Instituts in Stockholm. Weitere N. werden für Physik, Chemie, Ökonomie, Literatur vergeben, außerdem ein Friedensnobelpreis.

**Noble-Zeichen** (George Henry N., 1860–1932, Gynäkologe, Atlanta/N.Y.): Abflachung bis Aufhebung des seitl. Scheidengewölbes durch den vergrößerten Uterus als Schwangerschaftszeichen (aber auch bei anderen raumfordernden Prozessen im kleinen Becken). E Noble's sign.

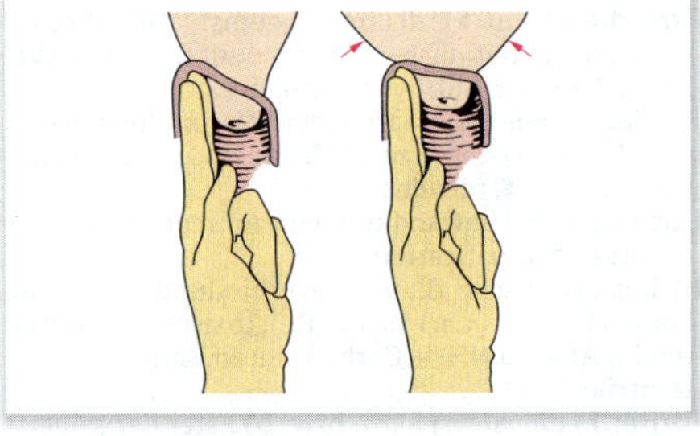

**Noble-Zeichen.** [500]

**Nocard-Bazillus** (Edmund I. E. N., 1850–1903, Tierarzt, Paris): ▸Nocardia. E Nocard's bacillus.

**Nocardia:** *Bakteriologie* Gattung der Actinomycetaceae; aerob, grampositiv, gelegentlich säurefest, z.T. begeißelt u. beweglich, weder Endosporen noch Konidien bildend; bildet ein evtl. in stäbchenförmige u. kokkoide Elemente zerfallendes Luftmyzel. – Einige Arten bilden Antibiotika (z.B. Nocardianin, Nocardin, Nocardirubin); andere sind tier- u. menschenpathogen (▸Nokardiose, Pseudomyzetom [s.u. ▸Myzetom]). Erreger der **Nocardiose,** einer zur Generalisation neigenden Infektionskrankheit. E Nocardia. – **N. asteroịdes:** Erreger der abszedierenden pulmonalen u. zerebralen Form der ▸Nokardiose; im Sputum gelbl. »Drusen«. – **N. brasiliẹnsis:** Erreger von Myzetomen mit weißen bis gelblichen weichen Drusen (trop. Amerika, Südafrika).

**Nocardiọsis:** ▸Nokardiose. E nocardiosis.

**Noci...:** ▸Nozi...

**Nockemann-Syndrom:** (1961) mit Innenohrschwerhörigkeit kombinierte ▸Keratosis palmoplantaris.

**NOCM** *(engl.)* Abk. für **n**on **o**bstructive **c**ardio**m**yopathy: nicht-obstruktive ▸Kardiomyopathie.

**nọctu:** *Pharmazie* latein. Rezepturhinweis »nachts«. E at night.

**noctụrnus** *(latein.)*: nächtlich. E nocturnal.

**nodạl:** einen Knoten, i.e.S. *(kard)* den ▸Atrioventrikularknoten betreffend. E nodal.

**Nọdi,** Pluralform der Abk. Ndd.: *Anatomie* die »Knoten« (Plur. von ▸Nodus). E nodes. – **N. lymphạtici,** Abk. Nll.: die von einer bindegewebigen Kapsel umschlossenen etwa bohnengroßen »Lymphknoten« (LK) am Zusammenfluss von Lymphgefäßen; dienen als wesentl. Teil des Systema lymphaticum v.a. der Abfilterung von Fremd- u. Giftstoffen u. der Infektabwehr (auch i.S. der Antikörperbildung; s.a. ▸thymusabhängige Areale). Die lokalen LK sind erste Stationen bei der lymphogenen Metastasierung eines Tumors. – Unterteilt in follikelreiche Rinde (s.a. ▸Folliculi lymphatici) u. follikelfreies Mark; die durch die Vasa afferentia von der Kapsel her eintretende Lymphe durchströmt in Rand-, Intermediär- u. Marksinus das retikuläre Bindegewebe u. tritt, mit Lymphozyten angereichert, am Hilus durch ein oder mehrere Vasa efferentia wieder aus (s.a. Abb.). E lymph nodes. – **N. l. axillạres:** im Fettkörper der Achselhöhle gelegene LK, deren Abflüsse den Truncus subclavius bilden, je eine apikale, zentrale, laterale, pektorale u. subskapulare Gruppe als regionale LK für Mamma, Arm, Brust- u. Bauchwand, Rücken. E axillary l. n. – **N. l. broncho|pulmonạles:** LK unmittelbar am Hilus für Lunge u. Bronchien, Abfluss insbes. über Truncus bronchomediastinalis. E bronchopulmonary l. n. – **N. l. cervicạles profundi:** LK entlang der Jugularis interna; Gruppen für Tonsille u. Zunge. E deep cervical l. n. – **N. l. cerv. superficiạles:** LK entlang der Jugularis ext.; Abfluss über N. l. c. profundi; für Hals-, Parotis-Oberfläche. E superficial cervical l. n. – **N. l. coelịaci:** LK am Truncus coeliacus u. Ästen; für Leber, Gallenblase, Magen, Milz, Duodenum, Pankreas. – **N. l. cọlici:** im Bereich des Mesokolons gelegene LK. – **N. l. gạstrici:** an der kleinen Kurvatur des Magens gelegene LK. E gastric l. n. – **N. l. gastro-omentạles:** LK entlang den Gefäßen entlang der großen Magenkurvatur; für die große Kurvatur. – **N. l. hepạtici:** LK an der A. hepatica; für untere Leber, Gallenblase, Magen, Duodenum, Pankreas. E hepatic l. n. – **N. l. ileo|cọlici:** LK für distales Ileum, Zäkum, Appendix, dist. Aszendens; Abfluss: mesenterial. – **N. l. ilịaci commụnes:** LK für Beckenorgane; Abfluss lumbal. E common iliac l. n. – **N. l. inguinạles:** größere oberflächl. LK-Gruppe für Haut unterhalb des Nabels, äuß. Genitale, Anus, Urethra; Abfluss iliakal u. über tiefe Gruppe; diese – entlang der V. femoralis – für tiefe Lymphgefäße des Beines, mit Abfluss über N. l. iliaci ext. E inguinal l. n. – **N. l. lumbạles:** LK entlang Aorta abdominalis u. V. cava inferior; für Bein, Becken, Urogenitalsystem, Bauchwand; Abfluss: Trunci lumbales. E lumbar l. n. – **N. l. mediastinạles:** Mediastinal-LK; vord. Gruppe an Vv. brachiocephal., Thymus u. Aortenbogen, für Thymus, Perikard, re. Herz, mit Abfluss über Ductus thoracicus, re. über Duct. lymphaticus dexter; hintere Gruppe auf Zwerchfelloberfläche am Hiatus oesophageus u. Foramen venae cavae, für Centrum tendineum u. unt. Speiseröhre, mit Abfluss über Duct. thorac. E mediastinal l. n. – **N. l. mesentẹrici:** Mesenterial-LK; obere Gruppe für Dünn- u. Dickdarm bis zur li. Kolonflexur, untere für li. Transversum-Drittel, Deszendens, Sigmoid u. oberes Rektum. E mesenteric l. n. – **N. l. occipitạles:** LK für die Kopfschwarte; Abfluss tief zervikal. – **N. l. parotịdei:** LK auf u. in der Parotis, für die Drüse u. Wange bis zur Kopfschwarte. – **N. l. pulmonạles:** LK entlang den größeren Bronchien, für die Lunge. E pulmonary l. n. – **N. l. retro|auriculạres:** LK auf der Ansatzsehne des Sternocleidomastoideus, für Kopfschwarte u. hintere Ohrmuschel. E retroauricular l. n. – **N. l. retro|pharyngeạles:** LK im Nasenrachen-Bindegewebe, für Tuba auditiva, Rachenwand, Nase. E retropharyngeal l. n. – **N. l. sub|mandibulạres:** LK an Unterkiefer u. Submandibularisrand, für Gesicht u. Zunge. E submandibular l. n. – **N. l. submentạles:** LK im Digastrikusbereich, für Kinn u. Unterlippe. E submental l. n. – **N. l. tracheo|bronchiạles:**

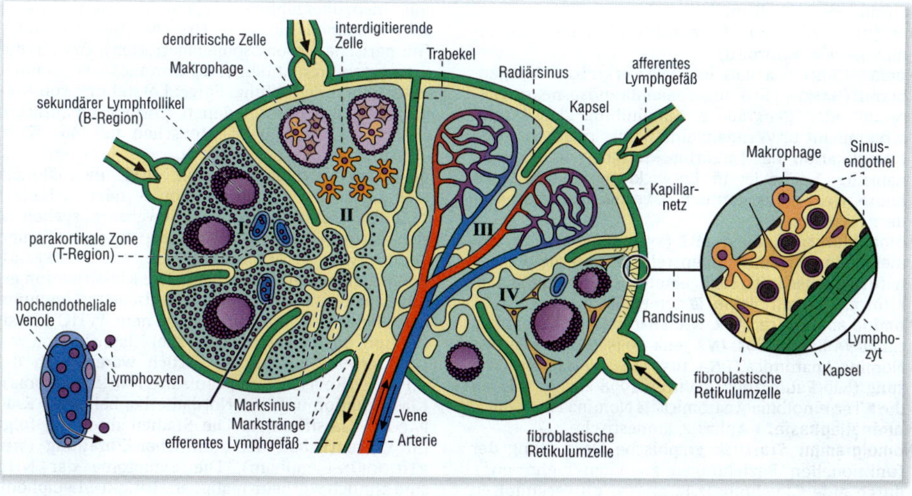


**Nodi lymphatici:** schematische Darstellung eines Lymphknotens. Der Übersichtlichkeit wegen sind in 4 Sektoren (I–IV) verschiedene Anteile hervorgehoben, die natürlich im ganzen Lymphknoten in gleicher Weise vorkommen. Im Sektor **I** mit B- u. T-Lymphozyten assoziierte Strukturen; in Sektor **II** Makrophagen u. antigenpräsentierende Zellen; in Sektor **III** Mikrozirkulation; in Sektor **IV** Follikel u. fibroblastische Retikulumzellen. In den hochendothelialen Venolen der T-Region emigrieren Lymphozyten aus dem Blutstrom. [498]

LK im Bereich der Luftröhre; obere Gruppe zwischen unterer Trachea u. Bronchien, untere an der Bifurkation; für Lunge u. Bronchien. E tracheobronchial l. n.

**Nodoc,** Anticodon: *Genetik* Kunstwort (Umkehrung von »codon«) für das – für eine bestimmte tRNS spezifische – Basentriplett, mit dem dieses bei der Translation an ein komplementäres Triplett der mRNS angelagert wird; s.a. ▸Codon.

**Nodọsitas:** Knoten(bildung). E nodosity. – **N. crinium:** ▸Trichorrhexis nodosa. E bamboo hair.

**nodọsus:** knotig, mit Knotenbildung einhergehend. E nodose, nodous, nodulate.

**nodulär, nodularis:** knötchenförmig. E nodular.

**Nọdulus** *(latein.)* Plur. Noduli, Pluralform der Abk. Nnd.: kleiner Knoten, ▸Knötchen. E nodule(s). – **Nd. atrio|ventriculạris:** ▸Atrioventrikularknoten. E atrioventricular node. – **Nd. cọrneae:** Hornhautknötchen beim ▸Groenouw-Syndrom. – **Nd. cutạneus:** ▸Fibroma simplex. – **Nd. lymphaceus, Nd. lymphaticus:** ▸Folliculus lymphaticus. – **Nd. rheumaticus:** ▸Rheumaknötchen. E rheumatoid n. – **Nnd. valvulạrum semi|lunạrium:** je ein bindegeweb. »Arantius-Knötchen« in der Mitte des freien Segelrandes an Aorten- u. Pulmonalisklappe zur zentralen Abdichtung des Ostiums bei Klappenschluss. – **Nd. vẹrmis:** der mit dem Flocculus durch die Pedunculi verbundene mediale Höcker des Kleinhirnwurmes. E n. of vermis. – **Nd. vocạlis,** Stimmlippenknötchen, Sängerknötchen: *Laryngologie* meist symmetr. Fibrome oder Retentionszysten infolge Überanstrengung beim Sprechen oder Singen, beim Kleinkind als »Schreiknötchen«. E singer's n.

**Nọdus** *(latein.)* Abk. Nd.: Knoten. *Anat, patho* knotenförm. Gebilde. S.a. ▸Nodulus, *derm* ▸Tuber. E node. – **N. arthrịticus:** ▸Gichtknoten. – **N. atrio|ventriculạris:** ▸Atrioventrikularknoten. E atrioventricular n. – **N. carọticus:** ▸Glomus caroticum. E carotic n. – **N. cẹrebri:** ▸Pons. – **N. cọrdis:** ▸Trigonum fibrosum cordis. – **N. lymphạticus,** Lymphknoten, Lymphoglandula, Lymphonodus: s.u. ▸Nodi lymphatici. E lymph n.

**Nokardiọse:** v.a. durch Nocardia asteroides (seltener durch N. brasiliensis oder N. otitidis-caviarum) verursachte, der ▸Aktinomykose ähnliche Krankheit (eine ▸Pseudomykose) bei Mensch u. Tier, vorwiegend an Lunge u. zentralem Nervensystem, mit Generalisierungstendenz. – Ferner Myzetombildung (nach Trauma) durch Nocardia-Spezies. E nocardiosis.

**Nokt|ambulịsmus:** ▸Somnambulismus. E noctambulation, noctambulism.

**nom(o)...:** Wortteil »Regel«, »regelrecht«, »gesetzmäßig«; s.a. ▸norm(o)...

**Nọma,** Cancer aquaticus, Wasserkrebs, Wangenbrand: (Baron 1816) ulzeromembranöse, nekrotisierende oder gangränöse Entzündung der Mundschleimhaut u. Wangen; eine früher relativ häufige Komplikation bei Infektionskrankheiten, Unterernährung, Kachexie; in Entwicklungsländern noch heute, v.a. bei hungernden u. vernachlässigten Kindern. E noma.

**Nomenklatur:** wissenschaftl. (systematisierende) Namengebung u. -zusammenstellung innerhalb eines naturwissenschaftl. Fachgebietes; s.a. ▸Nomina anatomica, ▸Terminologie. E nomenclature.

**Nọmina anatọmica,** Abk. NA: anatomische Nomenklatur (*BNA* Basel, 1895; *JNA* Jena, 1935); u. die ▸Pariser Nomina Anatomica (*PNA* 1955) in deren letzter Fassung (São Paulo 1997). Wurde 1998 abgelöst durch die ▸Terminologia Anatomica. E Nomina Anatomica.

**Nominạl|aphasie:** ▸Aphasie, amnestische.

**Nomo|grạmm:** *Statistik* graphische Darstellung der funktionellen Beziehungen zwischen mehreren – durch eine Gleichung [z.B. $z = f(x, y)$] verknüpften – Variablen in einem System gerad- oder krummliniger Funktionsskalen. Hierbei liegen zusammengehörige Werte auf einer Geraden, so dass bei Kenntnis der Werte zweier Variablen die 3. durch Anlegen eines Lineals bestimmt werden kann. E nomogram.

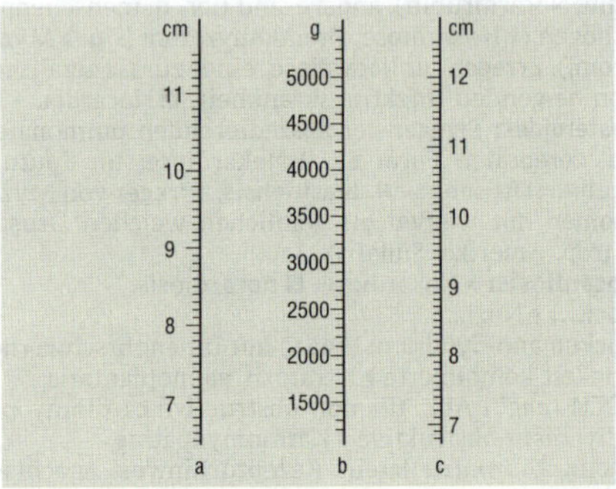


**Nomogramm:** Skala zur Bestimmung des fetalen Gewichtes (b) aus biparietalem Schädel- (a) u. sagittalem Thoraxdurchmesser (c). [218]

**nomo|thetisch:** *Psychologie* auf allgemein gültige Gesetzmäßigkeiten zurückführend. E nomothetic.

**nomo|tọp:** am regelrechten Ort, z.B. *(kard)* im prim. Reizbildungszentrum (Sinusknoten) ausgelöst. E nomotopic.

**Nọna:** Encephalitis-lethargica-Epidemie 1889/90 in Italien (nona = 9). E nona.

**Nonacog alfa:** rekombinanter Blutgerinnungsfaktor IX in der Glykoform α; ***Anw.*** bei Hämophilie B. E nonacog alfa.

**nonallergic rhinitis with eosinophilia syndrome** *(engl.)* Abk. NARES: nicht-allergische Nasenschleimhautentzündung mit Eosinophilie, bei welcher keine IgE-Antikörper nachweisbar sind; häufig mit nasalen Polypen u. Asthma; s.a. ▸Rhinitis.

**Non-A-Non-B-Typ:** s.u. ▸Virushepatitis (Hepatitis C).

**Nona|peptịd:** Peptid aus 9 Aminosäuren. E nonapeptide.

**non-congression** *(engl.): Genetik* das »Sich-nicht-Einordnen« einzelner Chromosomen oder konjugierter Chromosomenpaare in die Äquatorialplatte während der Mitose u. Meiose II bzw. während der Meiose I; je nach Lage gefolgt von nachträgl. Einbeziehung in einen der Tochterkerne oder Bildung eines – später resorbierten – Kleinkernes.

**non-disjunction** *(engl.),* Nichttrennen: *Genetik* Ausbleiben der Trennung **1)** eines Chromosomenpaares während der ▸Meiose, wobei Ei- bzw. Samenzellen mit einem überzähligen u. einem fehlenden Chromosom entstehen; häufigste Ursache einer ▸Trisomie (numerische Chromosomenaberration); bzw. **2)** der Schwesterchromatiden eines Chromosoms bei einer mitotischen Zellteilung; Folge: Entstehung von Körperzellen mit verschiedenen Chromosomensätzen (»Mosaik«), d.h. beim Menschen mit 46, 47 u. 45 Chromosomen.

**Non-Hodgkin-Lymphome,** Abk. NHL: monoklonale maligne Erkrankungen, die von B- oder (seltener) T-Zellen des lymphatischen Gewebes ausgehen u. sich von den Hodgkin-Lymphomen durch das Fehlen der typischen Hodgkin-Zellen u. der Sternberg-Reed-Zellen abgrenzen lassen. Die Klassifikation erfolgt nach histologischen, zytologischen u. immunologischen Kriterien; gültig ist die neue WHO-Klassifikation, die die aktualisierte Kiel-Klassifikation von 1988 ersetzt (s. Tab.). Nützlich waren auch die R.E.A.L. (Revised European-American Lymphoma)-Klassifikation u. die in Nordamerika beliebte ▸Rappaport-Klassifikation. Die Stadieneinteilung folgt im Wesentlichen der Ann-Arbor-Einteilung (s.u. ▸Hodgkin-Lymphom). Die Symptome der NHL sind ähnlich wie beim malignen Hodgkin-Lymphom; die Therapie richtet sich nach Lymphom-Typ, Malignitätsgrad u. Stadium: Strahlentherapie, oft im Rahmen eines kombinierten radiologisch-zytostatischen Therapiekonzepts, Polychemotherapie. E non-Hodgkin's lymphomas.

| Kiel-Klassifikation (aktualisiert 1988) | WHO-Klassifikation (1997/99) |
|---|---|
| **B-Zell-Reihe** | |
| | **Vorläuferzell-Lymphome** |
| B-lymphoblastisch | Vorläuferzell-B-lymphoblastische Leukämie/Lymphome |
| | **periphere Lymphome** |
| B-lymphozytisch, B-Zell-Typ der chronischen lymphatischen Leukämie (B-CLL), B-prolymphozytisch | **B-Zell-Typ der chronischen lymphatischen Leukämie (B-CLL), kleinzelliges lymphozytisches Lymphom** |
| lymphoplasmozytoides Immunozytom | B-CLL-Variante mit monoklonaler Gammopathie/plasmazellulärer Differenzierung |
| | B-Zell-prolymphozytische Leukämie |
| lymphoplasmozytisches Lymphom/Immunozytom | lymphoplasmozytisches Lymphom |
| zentrozytisch | **Mantelzell-Lymphom** |
| | Variante: blastisches Mantelzell-Lymphom |
| zentroblastisch-zentrozytisch, follikulär | **follikuläres Lymphom** |
| zentroblastisch-zentrozytisch, follikulär | Varianten: Grad 1, 2 u. 3 |
| zentroblastisch, follikulär | kutanes follikuläres Keimzentrumslymphom |
| zentroblastisch-zentrozytisch, diffus | |
| | **Marginalzonen-B-Zell-Lymphom vom MALT-Typ** |
| monozytoid, einschl. Marginalzonenlymphom | nodales Marginalzonen-B-Zell-Lymphom |
| | Marginalzonen-B-Zell-Lymphom der Milz |
| Haarzellenleukämie | Haarzellenleukämie |
| plasmozytisch | **Plasmazellmyelom/Plasmozytom** |
| zentroblastisch (monomorphische, polymorphische u. multilobulierte Subtypen) | diffuses großzelliges B-Zell-Lymphom |
| | Varianten: zentroblastisch, immunoblastisch, T-Zell- oder Histiozyten-reich, anaplastisch großzelliges |
| B-immunoblastisch | |
| B-großzellig anaplastisch (Ki-1+) | |
| | **mediastinales (thymisches) großzelliges B-Zell-Lymphom** |
| | intravaskuläres großzelliges B-Zell-Lymphom |
| | primäres Erguss-Lymphom |
| BURKITT-Lymphom | **BURKITT-Lymphom** |
| | atypisches (pleomorphes) BURKITT-Lymphom |

| Kiel-Klassifikation (aktualisiert 1988) | WHO-Klassifikation (1997/99) |
|---|---|
| **T-Zell-Reihe** | |
| | **Vorläuferzell-Lymphome** |
| T-lympoblastisch | Vorläuferzell-T-Zell-lymphoblastische Leukämie/Lymphom |
| | **periphere Lymphome** |
| T-lymphozytisch, CLL Typ, T-prolymphozytische Leukämie | T-Zell-prolymphozytische Leukämie |
| | T-Zell-großzelliges granuliertes lymphozytisches Lymphom |
| | aggressive NK-Zell-Leukämie |
| kleinzelliges zerebriformes Lymphom (Mycosis fungoides, SÉZARY-Syndrom) | **Mycosis fungoides**/SÉZARY-Syndrom |
| | **peripheres T-Zell-Lymphom, nicht spezifiziert** |
| pleomorphes kleinzelliges T-Zell-Lymphom | |
| pleomorphes mittel- oder großzelliges T-Zell-Lymphom | |
| T-immunoblastisch | |
| T-Zonen-Lymphom | |
| lymphoepitheloides Lymphom | |
| | subkutanes Pannikulitis-ähnliches T-Zell-Lymphom |
| | hepatosplenisches $\gamma$-$\delta$-T-Zell-Lymphom |
| angioimmunoblastisch (AILD, LgX) | **angioimmunoblastisches T-Zell-Lymphom** |
| | **extranodales NK/T-Zell-Lymphom, nasal u. nasaler Typ** |
| | Enteropathie-typisches T-Zell-Lymphom |
| | adulte T-Zell-Leukämie/Lymphom (HTLV1+) |
| pleomorphes kleinzelliges T-Zell-Lymphom HTLV1+ | |
| pleomorphes mittel- u. großzelliges T-Zell-Lymphom HTLV1+ | |
| T-immunoblastisch HTLV1+ | |
| großzellig anaplastisch (Ki-1+) | **anaplastisches großzelliges Lymphom, primär systemisch** |
| | primäre kutane CD30-positive T-Zell-proliferative Erkrankung |

**Non-Hodgkin-Lymphome:** Klassifikation. [116]

**non-invasive ventilation** *(engl.):* Beatmungsverfahren ohne endotrachealen Zugang als unterstützende Maßnahme; erfolgt meist als Maskenbeatmung; ***Anw.*** z.B. bei chronisch obstruktiver Lungenerkrankung.

**Nonius|sehschärfe,** Breitenwahrnehmung: die durch eine Testfigur mit Nonius-artigen Strichen anhand der noch erkannten Minimalverschiebung bestimmte sog. verbesserte ▸Sehschärfe (= Auflösungsvermögen) des menschl. Auges mit Sehschärfenwinkel von 5–10, (sonst entspr. der anatom. Zapfenanordnung nur 20,). **E** nonius vision.

**Nonivamid:** synthetisches Analogon des Capsaicins (Capsaicinoid); ▸Rubefaziens. **E** nonivamide.

**Nonne** (MAX N., 1861–1959, Neurologe, Hamburg). – **N.-Froin-Syndrom,** Kompressionssyndrom, Lokulationssyndrom, spinales Blocksyndrom: charakteristische Liquorveränderungen (v.a. Albuminvermehrung, FROIN-Symptom, Druckkonstanz beim QUECKENSTEDT-Versuch, Xanthochromie) unterhalb eines ▸Liquorblockade-Bereichs (meist Tumor) im Rückenmark. **E** Froin's syndrome, spinal block syndrome. – **N.-Marie-Heredoataxie:** (PIERRE) ▸MARIE-Syndrom II. – **N.-Milroy-Meige-Syndrom** (WILLIAM FORSYTH MILROY, 1855–1942, amerikan. Internist, Omaha/Nebraska; HENRY MEIGE, 1866–1940, franz. Internist, Paris): familiäres (autosomal-dominant erbl.), chron., schmerzloses (elephantiast.) Lymphödem der unteren, seltener auch der oberen Extremitäten mit Minderwuchs, Akromikrie, Adipositas (Reithosentyp), Hypogenitalismus, Retardierung; Neigung zu troph. Ulzera u. Sekundärinfektionen. Der Begriff ist eher von historischer Bedeutung und heute ersetzt durch hereditäres Lymphödem Typ I (NONNE-MILROY): ohne weitere Fehlbildungen, angeboren; Typ II (MEIGE): mit assoziierten Fehlbildungen, Manifestation um die Pubertät. **E** Nonne-Milroy disease. – **N.-Syndrom: 1)** ▸NAFFZIGER-Syndrom. **2)** ▸Kleinhirnsyndrom. **E** Nonne's cerebellar syndrome.

**Nonnenbruch-Syndrom** (WILHELM N., 1887–1955, Internist, Prag, Frankfurt/M.): ▸Nierensyndrom, extrarenales. **E** Nonnenbruch's syndrome.

**Nonnen|sausen:** *Kardiologie* dumpfes, Brummkreiselähnl. Strömungsgeräusch über der Jugularvene, v.a. bei ▸Anämie. **E** venous hum.

**non occlusive disease** *(engl. = nicht verschließende Krankheit)* Abk. NOD: Durchblutungsstörung im Strombahngebiet der Arteria mesenterica superior, vermutlich durch Vasospastik. ***Klinik:*** plötzlicher anhaltender Bauchschmerz unbestimmter Lokalisation u. wechselnder Intensität, Schock, intestinale Reizsymptome (häufige, evtl. blutige Stuhlabgänge), Leukozytose, Lactatanstieg, metabolische Azidose. ***Ther.:*** Vasodilatation über intraarteriellen Katheter (z.B. mit $PGE_1$).

**Nonoxinol 9,** Nonylphenoxypolyethoxyethanol: *Gynäkologie* oberflächenaktive spermizide u. bakterizide Verbindung, die in vielen vaginalen ▸Kontrazeptiva enthalten ist.

**Non-REM** *(engl.): Psychologie* ▸NREM.

**non rep(etatur):** *Pharmazie* latein. Rezeptanweisung »nicht zu wiederholen«. **E** not to be repeated.

**Nonresponder** *(engl.):* Individuum, bei dem auf Zufuhr eines bestimmten Antigens oder Medikaments keine entsprechende Immunreaktion bzw. pharmakologischer Effekt erfolgt. Auch Bezeichnung für Patienten, die auf eine hormonelle Stimulation nicht ansprechen.

**Non|rotation:** das Ausbleiben der physiologisch in bestimmten Phasen auftretenden Drehung eines Körperteils oder Organs (z.B. Darm) während seiner Embryonalentwicklung; s.a. ▸Malrotation. **E** nonrotation.

**Non|sekretor:** *Serologie* s.u. ▸Ausscheider-Nichtausscheider-System. **E** nonsecretor.

**non-self** *(engl.): Immunologie* körperfremd (= »nicht-selbst«). S.a. ▸Immuntoleranz, ▸Immunreaktion.

**Non|sense** *(engl.):* Unsinn; z.B. **Nonsense-Codon, Nonsense-Mutation.** S.u. ▸Codon.

**Non|verbal|test:** »sprachfreier« (Intelligenz-)Test.

**Nonyl|phenole:** als Ausgangssubstanzen für Alkylphenolethoxylate (v.a. in Reinigungsmitteln, Pestiziden u. Verpackungen) verwendete Stoffgruppe, bei der unerwünschte östrogene Hormonwirkungen nachgewiesen wurden. Da N. biologisch schwer abbaubar sind, werden sie in vielen Nahrungsmitteln in geringen Mengen gefunden. **E** nonylphenols.

**noogen:** *(sprich: no-o-...)* verstandes-, vernunftbedingt.

**Noo|genetik:** wissenschaftl. Disziplin, die die Beseitigung der negativen Auswirkungen des techn. Fortschritts auf die Biosphäre anstrebt.

**Noonan-Syndrom** (JACQUELINE N., Kardiologin, Iowa): (1963) Krankheit mit Symptomen des ▸ULLRICH-TURNER-Syndroms, jedoch ohne nachweisbare Chromosomenanomalie (sog. Pseudo-ULLRICH-TURNER; bedingt durch autosomal-dominante Gene) u. auch bei ♂ auftretend. **E** Noonan's syndrome.

**Noo|psyche** *(griech. no-o... = Intellekt, Vernunft):* (E. STRANSKY 1904) die verstandesmäßige, intellektuelle Seite der menschl. Psyche, die den Gegenpol zur Thymopsyche (Gemütsseite) bildet; topographisch heute v.a. der linken Hirnhemisphäre zugeordnet. **E** noopsyche.

**Nootropi|ca, -ka:** Arzneimittel, denen eine günstige Beeinflussung der Hirnfunktionen zugeschrieben wird (Aktivierung, Vigilanz-Anhebung); ***Wirkst.:*** z.B. Co-Dergocrin, Pyritinol u. Piracetam. **E** nootropics.

**NOR: 1)** *Biochemie* Abk. für ▸Noradrenalin. **2)** *Genetik* Abk. für ▸Nucleolus-Organisator.

**Nor-:** *Chemie* Vorsilbe zur Kennzeichnung normaler, d.h. unverzweigter Ketten (z.B. Norleucin) sowie der um Ringglieder oder Seitenketten verminderten Derivate von Stammverbindungen (z.B. Norsteroide: A-Ring aus 5 statt 6 C; Noradrenalin: 1 $CH_3$-Gruppe weniger als Adrenalin).

**Nor|adrenalin,** $(HO)_2C_6H_3{-}CH(OH){-}CH_2NH_2$, Norepinephrin, Arterenol, Levarterenol: als Neurotransmitter u. Hormon wirksames ▸Catecholamin. Wird aus Dopamin in den noradrenergen Neuronen u. chromaffinen Zellen des Nebennierenmarks gebildet. Als neuraler ▸Transmitter sowie als Nebennierenmarkhormon durch cholinerge, postganglionäre sympathische Nervenimpulse freigesetzt. ***Wirkung:*** stimuliert überwiegend Alpha-1-Rezeptoren u. Beta-1-Rezeptoren am Herzen u. besitzt nur eine schwache Beta-2-Wirkung auf die glatte Muskulatur. N. ist für die physiol. Aufrechterhaltung des Gefäßtonus verantwortlich. Es erhöht durch Vasokonstriktion den Tonus aller Gefäße, mit Ausnahme der Koronargefäße. Durch Erhöhung des peripheren Widerstands steigen systol. u. diastol. Blutdruck; die Nierendurchblutung sinkt; trotz Beta-1-Stimulation bewirkt es reflektorisch Bradykardie. ***Abbau:*** Inaktivierung durch Wiederaufnahme in die Speichergranula, Metabolisierung durch Phenyläthanolamin-N-Methyltransferase zu ▸Adrenalin oder Abbau durch Catechol-O-Methyltransferase u. Monoaminooxidase zu Vanillinmandelsäure (3-Methoxy-4-hydroxymandelsäure). ***Diagn. u. ther. Bedeutung:*** erhöhte Noradrenalinkonzentration im Plasma oder Urin bei Tumoren im Nebennierenmark oder in den sympathischen Ganglienzellen (Phäochromozytom, Neuroblastom, Ganglioneurom). Noradrenalinpräparate als Therapeutika in der Intensivmedizin, z.B. bei Schockzuständen. **E** noradrenaline, norepinephrine.

**nor|adrenerg:** mittels Noradrenalin (oder durch entsprechende Stoffe, die wie dieses wirksam sind) wirkend; s.a. ▸adrenerg. **E** noradrenergic.

**Nordazepam:** ein ▸Benzodiazepin; Tranquilizer. **E** nordazepam.

**No-Reflow-Phänomen:** irreversible Stase im Bereich der Mikrozirkulation bei Unterbrechung der Blutzufuhr über eine kritische Zeitdauer hinaus.

**Äthinylnortestosteron**

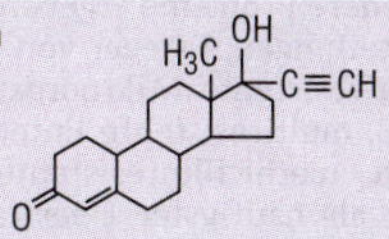

**Norethisteron.**

**Nor|ethisteron,** Ethinylnortestosteron: ein oral wirksames, synthetisches ▸Gestagen (Steroid); s. Formel. E norethisterone.

**Norfenefrin:** ein ▸Antihypotonikum (α-Sympathomimetikum).

**Norfloxacin:** ein ▸Chinolon-Antibiotikum (Gyrasehemmer). ***Wirkung:*** bakterizide Wirkung auf grampositive u. gramnegative aerobe Keime. ***Anw.*** bei Infektionen der ableitenden Harnwege. E norfloxacin.

**Norgestimat:** ein ▸Gestagen; ***Anw.*** mit Östrogen zur hormonellen Kontrazeption. E norgestimate.

**Norgestrel:** ein synthetisches ▸Gestagen (Derivat des 19-Nor-Testosterons). E norgestrel.

**Nor|leucin:** α-Amino-n-Capronsäure; eine natürl. Aminosäure. E norleucine.

**Norm: 1)** in einer möglichst repräsentativen (der Gesamtbevölkerung entsprechenden) Stichprobe für eine bestimmte Kenngröße (z.B. Körperlänge) statistisch ermittelter (Referenz-)Bereich, innerhalb dessen »Normgrenzen« (s.a. ▸Normalwerte) sich die Mehrzahl der Messwerte befindet (häufig als 95 %-Bereich definiert u. mit nichtparametrischen Methoden ermittelt; bei – oft unbegründeter – Annahme einer ▸Normalverteilung auch als Mittelwert u. doppelte Standardabweichung angegeben). – Messwerte innerhalb der Normgrenzen werden als Normvarianten, außerhalb dieser als Normabweichungen bezeichnet; der gesamte Spielraum der Abweichungsmöglichk. ist die Spannweite bzw. *biol* die Variations- oder Schwankungsbreite (z.B. als Differenz zwischen größtem u. kleinstem Wert). E norm(al range). **2)** durch Beschluss eines Gremiums definierte Vorschrift (z.B. DIN-Norm). E fixed ideal standard. **3)** soziale N.: in einer Bevölkerung(sgruppe) entstandenes, philosophisch, emotionell oder durch Erfahrungen begründetes u. durch Kommunikation verbreitetes System von Wertebegriffen u. Regeln, an dem Individuen (z.B. betreffs ihres Verhaltens, Aussehens, ihrer Fähigkeiten) gemessen, danach als »normal« oder »anomal« bezeichnet u. evtl. – räumlich oder psychisch – ausgesondert werden (»Randgruppen«, »Außenseiter«). E social norm. **4)** Individualnorm: von der Norm (3) geprägte, der eigenen Vorstellung u. Situation angepasste, für dieses Individuum charakteristische Verhaltensweise. E individual norm.

**Normal|antikörper,** natürliche AK: ohne nachweisbar vorangegangene Sensibilisierung im Normalserum vorhandene Substanz mit AK-Verhalten; z.B. die regulären Blutgruppen(iso)antikörper (Anti A, Anti B); s.a. ▸Isoantikörper, irreguläre. E natural antibodies.

**Norm(al)bereich:** s.u. ▸Normalwerte; s.a. ▸Norm (1). E normal range.

**Normal|biss(lage):** *Zahnmedizin* ▸Neutralbiss. E normal occlusion.

**Normaldruck-Hydrocephalus:** ▸Hydrocephalus, bei dem (im Ggs. zum H. occlusus) in den Hirnkammern kein erhöhter Druck entsteht. Die Ausweitung der Hirnkammern ist hier Folge einer Hirnatrophie. Diffuse Symptomatik; typisch sind fortschreitende Demenz, Gangstörungen u. Urininkontinenz. E normal pressure hydrocephalus, occult h.

**Normalgewicht:** Sollgewicht eines Menschen; nicht einheitlich definiert. S.a. ▸Körpergewicht. E normal weight.

**Normalität:** *Chemie* in der Maßanalyse Bez. für die Konzentration einer **Normallösung** (»n«- oder »1 n-« oder »N-Lösung«; ▸Äquivalentgewicht). E normality.

**Normal|kost:** s.u. ▸Vollkost.

**Normal|potential:** *Chemie* s.u. ▸Redoxpotential, ▸Redoxskala.

**Normal|serum:** meist durch Mischen (»gepooltes N.«) von Blutserum vieler gesunder Blutspender gewonnenes Referenzpräparat zur ▸Qualitätskontrolle von Laborbestimmungen, hat den durchschnittl. Gehalt der normalen Komponenten. E normal serum.

**Normal|sichtigkeit:** ▸Emmetropie.

**Normal|stellung:** *Orthopädie* Nullhaltung der ▸Neutral-Null-Methode. E normal position.

**Normal|typ,** Mittellagetyp, Indifferenztyp: im ▸EKG der häufigste ▸Positionstyp (dort Abb.) der elektr. Herzachse beim Erwachsenen: QRS in Ableitung I–III überwiegend positiv (größte Amplitude in II; in I größere als in III), in aVL klein-positiv oder biphasisch, in aVF positiv. E normal position, middle p.

**Normal|verteilung (Gauss-Laplace):** *Statistik* stetige Wahrscheinlichkeitsverteilung; ergibt sich immer dann, wenn eine Zufallsvariable der Wirkung zahlreicher Variationsfaktoren ausgesetzt ist u. die Abweichungen durch diese Faktoren voneinander unabhängig u. von derselben Größenordnung sind. Graphische Darstellung als sog. Glockenkurve (s. Abb. u. Formel). E normal distribution.

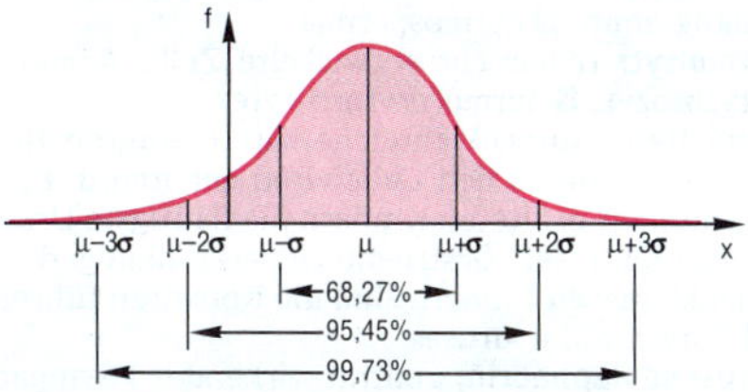


**Normalverteilung (Gauss-Laplace):** 1σ-, 2σ- u. 3σ-Intervalle. [538]

$$F(x) = \frac{1}{\sigma\sqrt{2\pi}} \exp\left[-\frac{1}{2}\left(\frac{x-\mu}{\sigma}\right)^2\right]$$

**Normalverteilung (Gauss-Laplace):** Funktionsgleichung mit den Parametern Mittelwert (μ) u. Standardabweichung (σ).

**Norm(al)werte,** Referenzwerte: Richtgrößen zur einfachen Beurteilung von Messgrößen (z.B. Laborbestimmungen); meist angegeben als Grenzwerte, innerhalb deren sich die Messwerte einer Kenngröße von 95 % einer möglichst repräsentativen (Alter, Geschlecht etc.) Bevölkerungsgruppe – ohne Erkrankungen, die diese Kenngröße beeinflussen könnten – befinden (Normal- oder Referenzbereich); s.a. ▸Norm (1). E normal values.

**Norman-Wood-Syndrom:** (1941) eine ▸Gangliosidose mit hochgradiger Mikrozephalie u. Hirnfehlbildungen sowie extrazellulären Cholesterindepots.

**Norm|azidität:** normaler Säurewert einer Lösung, z.B. des Magensaftes (▸Azidität). E normal acidity.

**Norm|dosis,** Abk. ND: *Pharmazie* (Haffner, Schultz 1937) die mittl. oder durchschnittl. Dosis als Richtgröße für individuelle Dosisbemessung; in Tabellen fixiert.

**No(r)m|ergie:** die regelrechte, d.h. nicht-allerg. Reaktion(sbereitschaft) des Organismus auf einen Reiz (eine Infektion, erstmaligen Allergenkontakt etc.); s.a. ▸All-, ▸Hyper-, ▸Hypergie. E normergy.

**Nor|meta|nephrin:** s.u. ▸Metanephrin. E normetanephrine.

**normo...:** Wortteil »normal«, »der ▸Norm entsprechend«; s.a. ▸nomo..., ▸ortho...

**Normo|blast:** reifste, kernhalt. Zelle der ▸Erythropoese (dort Schema), aus der durch Kernausstoßung der Erythrozyt entsteht. E normoblast.

**Normo|chromie:** *Hämatologie* normales färber. Verhalten der Erythrozyten als Ausdruck ihres normalen

Hämoglobingehaltes; s.a. ▶Färbeindex, ▶Färbekoeffizient. E normochromia.

**normo|drọm:** *Physiologie* mit normaler Geschwindigkeit erregungsleitend; s.a. ▶orthodrom.

**Normo|morpho|spermiẹ:** Vorhandensein von mind. 80 % normal geformter ▶Spermien im Ejakulat.

**Normo|phoriẹ:** *Ophthalmologie* das natürliche, unerhebliche, nicht korrekturbedürftige Ungleichgewicht zwischen den äußeren Augenmuskeln der beiden Seiten. E normophoria.

**Normo|spermiẹ:** ▶Normozoospermie.

**Normo|sthen|uriẹ:** Fähigkeit der Niere zur Harnkonzentration auf ein normales spezifisches Gewicht (1012–1025); nachzuweisen im ▶VOLHARD-Konzentrationsversuch. E normosthenuria.

**no(r)mo|top:** am regelrechten Ort. E normotopic.

**Normo|volämie:** normales Gesamtblutvolumen. E normovolemia.

**Normo|zephalie,** Orthozephalie: *Anthropologie* Normalgröße, -form, -proportionen u. -knochenbau des Kopfes. E normocephaly.

**Normo(zoo)spermie:** *Andrologie* Vorhandensein von 20(40)–120 Mio. Spermien/ml Ejakulat; davon mindestens 70 % (60–80 %) lebhaft beweglich (= Normokinospermie); s.a. ▶Normomorphospermie, ▶Spermatogramm. E normospermia.

**Normo|zyt:** regelrecht entwickelte Zelle; *hämat* der Erythrozyt. E normo(erythro)cyte.

**Noro|viren,** Norwalk-ähnliche Viren: enteropathogene Viren, die zu den Caliciviren gehören u. bei Erwachsenen u. älteren Kindern die häufigste Ursache hochinfektiöser Gastroenteritiserkrankungen sind (bei kleineren Kindern sind die Rotaviren führend). E Norwalk-like viruses.

**Norpseudo|ephedrin:** zentral wirkendes ▶Sympathomimetikum; ***Anw.*** als Appetitzügler (obsolet); ***NW:*** kann zur Sucht führen u. psychische Veränderungen (z.B. Halluzinationen) hervorrufen. E norpseudoephedrine.

**Norrie(-Warburg)-Syndrom** (GORDON N., dän. Ophthalmologe; M. WARBURG): (1927 bzw. 1961) X-chromosomal-rezessiv erbliches Leiden mit beidseitigem ▶Pseudogliom der Retina u. langsam fortschreitender Taubheit. E Norrie's syndrome.

**Northern-Blotting** *(engl.):* ▶Blotting-Verfahren zum Nachweis von Ribonucleinsäuren.

**Norton-Skala:** Skala zur Einschätzung des Dekubitusrisikos (s.u. ▶Dekubitus, dort Tab.).

**Nortriptylin:** ein trizyklisches ▶Antidepressivum. E nortriptyline.

**Norum-Krankheit:** angeborener ▶LCAT-Mangel.

**Nor|valịn:** α-Aminovaleriansäure; eine natürl. ▶Aminosäure. E norvaline.

**Norwalk-Agens:** nach einer USA-Ortschaft benanntes, ca. 28 nm großes Virus; Erreger epidemisch gehäufter, kurz dauernder Gastroenteritiden v.a. bei Erwachsenen. E Norwalk agent.

**Norwalk-like Viren, Norwalk-ähnliche Viren:** ▶Noroviren. E Norwalk-like viruses.

**Noscapin:** ein im Opium vorkommendes Alkaloid. ***Wirkung:*** antitussiv ohne analgetische, atemhemmende oder Sucht erzeugende Wirkung. ***Anw.*** als ▶Antitussivum. E noscapine, narcotine.

**noso...:** Wortteil »krank«, »Krankheit«.

**Nos(o)agnosiẹ:** *Neurologie* ▶Anosognosie. E nosoagnosia.

**Nosọde:** *Homöopathie* aus krankhaften Körperprodukten der zu behandelnden Krankheit hergestellte u. homöopathisch aufgearbeitete (potenzierte) Arznei (z.B. Tonsillenexprimat); Anwendung in der Naturheilkunde. E nosode.

**Noso|geniẹ:** ▶Pathogenese. E nosogeny.

**Noso|graphiẹ:** s.u. ▶Nosologie. E nosography.

**noso|komiạl:** mit Bezug zum Krankenhaus. E nosocomial.

**Noso|komial|infektion:** Infektionen, die durch den Krankenhaus- bzw. Praxis-Aufenthalt entstehen (z.B. durch Abwehrschwäche der Patienten begünstigt); besondere Probleme ergeben sich auf Intensivtherapieabteilungen; Erreger von N. sind v.a. gegen Antibiotika resistente Mikroorganismen (Hospitalkeime), z.B. multiresistente Enterobakterien, Pseudomonaden, methicillinresistente Staphylokokken (s.a. Tab.); als häufigster Übertragungsweg gelten Kontaktinfektionen durch die Hände des Pflegepersonals; häufigste Manifestationen sind Harnwegsinfektionen (v.a. durch Harnblasenkatheter); postoperative Wundinfektionen, Pneumonien (besonders bei Beatmungspatienten), Haut- u. Weichteilinfektionen, septische Erkrankungen (v.a. durch intravenöse Verweilkatheter). – ***Prophyl.:*** u.a. sorgfältige Krankenhaushygiene (Händewaschen!); Einschränkung invasiver Maßnahmen soweit möglich; sinnvoller Antibiotikaeinsatz u. restriktive Handhabung neuer Antibiotika (zur Vermeidung weiterer Resistenzentwicklungen). E nosocomial infection.

| Erreger | Erregerreservoir |
|---|---|
| S. aureus | Hände u. Haut des Patienten, Nasen-Rachen-Raum u. Haut des OP-Teams oder Pflegepersonals, sehr selten Luft (Staub) |
| A-Streptokokken | Nasen-Rachen-Raum oder Ekzeme von engen Kontaktpersonen oder des OP-Personals, selten perineale oder vaginale Besiedlung |
| Enterokokken | Darmflora, Hände |
| Anaerobier | Flora der Mundhöhle u. des Magen-Darm-Traktes des Patienten |
| gramnegative Erreger | Darmflora von Patienten u. Personal, Hände, Flüssigkeiten (z.B. Spüllösungen, Leitungswasser, Infusionen, Desinfektionsmittel, Kosmetika) |
| Candida-Spezies | durch Antibiotika veränderte Darmflora des Patienten, Hände |

**Nosokomialinfektion:** wichtigste Erregerreservoire in der Chirurgie. [39]

**Noso|logiẹ:** systematische Beschreibung (»Nosographie«) u. Lehre von den Krankheiten; Teilgebiet der Pathologie. E nosology.

**Noso|phobiẹ:** Krankheitsfurcht. E nosophobia.

**Noso|psyllus fasciạtus:** der nord. Rattenfloh [Aphaniptera], kosmopolitischer Nagetierparasit; potentieller Überträger von Pest u. murinem Fleckfieber.

**nọstras** *(latein.):* einheimisch, inländisch, endemisch.

**NO-Synthase:** Abk. für ▶Nitroxid-Synthase.

**Not|arzt|wagen,** Abk. NAW: Rettungswagen mit Mindest- oder aber ergänzter Ausrüstung u. ständig bereitstehender Besatzung (Notarzt, 2 Rettungssanitäter).

**Notfall (ärztlicher): 1)** Elementargefährdung; im Rettungswesen definiert als schwere Verletzung, akuter lebensbedrohlicher Erkrankungszustand oder Vergiftung, häufig mit Störung der vitalen Funktionen. Ohne sofortige Hilfeleistung sind erhebliche gesundheitliche Schäden oder der Tod des Patienten zu befürchten. E emergency. **2)** Behandlungsfall im Rahmen des ärztl. Bereitschaftsdienstes (▶Notfalldienst) bei Nichterreichbarkeit des Hausarztes etc. **3)** in der Sozialversicherung jede wegen Gefahr für Leib oder Leben dringend benötigte ärztl. Hilfe, die von einem Kassenarzt nicht rechtzeitig gewährt werden kann; rechtfertigt gem. § 368 RVO die Inanspruchnahme eines Nicht-Kassenarztes.

**Notfall|chirurgie:** bei Lebensgefahr vorzunehmende chirurgische Sofortmaßnahmen zur Erhaltung, Wiederherstellung vitaler Funktionen; z.B. Tracheotomie. E emergency surgery.

**Not(fall)dienst, ärztlicher:** ärztlicher Bereitschaftsdienst (meist interdisziplinär, im Allg. von 20.00

bis 6.30 Uhr sowie an Wochenenden u. Feiertagen) zur Erstversorgung außerhalb der Sprechstunde. E »on call« availability.

**Notfall|endoskopie:** die ▸Endoskopie bei Verdacht auf lebensbedrohliche Blutung im Magen-Darm-Trakt; zur Lokalisation der Blutungsquelle, evtl. zur schnellen Blutstillung z. B. durch Unterspritzung mit blutungsstillenden Mitteln oder Wandsklerosierung bzw. zur Indikationsstellung einer (Not-)Operation. E emergency endoscopy.

**Notfall|set:** antiallergische Medikamente, die von Personen mit lebensbedrohlichen allergischen Sofortreaktionen (Anaphylaxie) ständig mitgeführt u. ggf. sofort zur Behandlung einer anaphylaktischen Reaktion verwendet werden können; besteht i. d. R. aus einem Kortisonpräparat, einem Antihistaminikum u. Adrenalin.

**Notfalls|funktion, -reaktion:** ▸Cannon-Notfallreaktion.

**Notfall|station:** ▸Intensivstation.

**Notfall|therapie:** Sofortmaßnahmen zur Sicherung vitaler Funktionen (z. B. künstliche Beatmung, Schock-Therapie); s. a. ▸Notfall. E emergency (medical) care.

**Not|hilfe:** die bei Unglücksfällen, gemeiner Not oder Not von jedermann zu leistende Hilfe (soweit erforderlich u. nach den Umständen zumutbar, d. h. ohne erhebliche Eigengefahr u. ohne Verletzung anderer wicht. Pflichten). Unterlassung ist gem. § 323 StGB strafbar.

**Nothnagel-Syndrom** (Karl Wilh. H. N., 1841–1905, Arzt, Jena, Wien), oberes Nucleus-ruber-Syndrom: *Neurologie* Symptomenkomplex bei Schädigung des roten Kerns: gleichseitige Okulomotoriuslähmung (inkonstant), gegenseit. Hemiparese (Tonusminderung), Haltungs- u. Intentionstremor, Hemiathetose u. -chorea, skandierende Sprache. E Nothnagel's syndrome.

**Noto|chordọm:** ▸Chordom. E notochordoma.

**Noto|sịt:** *Parasitologie* ▸Hauptwirt.

**No-Touch-Technik:** *Chirurgie* **1)** Vorgehen bei der Entfernung maligner Tumoren, das jegliche Manipulation möglichst vermeidet, solange eine hämato-, lymphogene oder intraluminale Aussaat möglich ist; d. h. z. B., dass der lymphovaskuläre Stiel zunächst unterbunden werden muss; z. B. bei kolorektalen Tumoren oder als **No-Touch-Nephrektomie** bei Nierenzellkarzinom. **2)** spezielle Form des Verbandwechsels ausschließlich mit Instrumenten u. ohne Gebrauch der Hände, um eine Wundinfektion zu vermeiden.

**Nọt|tracheo|tomie:** s. u. ▸Koniotomie. E emergency tracheotomy.

**Not|zucht,** Vergewaltigung: durch Gewalt erzwungener oder bei Willens- bzw. Bewusstlosigkeit durchgeführter Geschlechtsverkehr. E rape.

**Novocaịn®, Novokain:** ▸Procain. E novocaine.

**Novy** (Frederick George N., 1864–1957, Bakteriologe, Chicago). – **N.-Bazillus:** ▸Clostridium novyi. E Novy bacillus. – **N.-McNeal-Nicolle-Agar:** ▸NNN-Medium.

**NOx:** s. u. ▸nitrose Gase.

**Nọxe:** Schädlichkeit, Krankheitsursache. E noxa. – **N., terato|gene:** s. u. ▸Embryopathie. E teratogenic n.

**Nozi(re)zeptor:** durch schädliche Einwirkungen (Noxen) spezifisch erregbarer ▸Rezeptor. Soweit Zustandekommen einer (Schmerz-)Empfindung herbeiführend, mit ▸Schmerzrezeptor identisch. E nociceptor.

**Nozi|zeption:** Meldung einer Gewebeschädigung (z. B. Entzündung, Verletzung, Tumorwachstum), die als Schmerzempfindung wahrgenommen wird. Erregung von ▸Nozirezeptoren, Weiterleitung über sensible Nervenfasern, Leitungsbahnen im Rückenmark u. Verschaltungen im Zentralnervensystem an die Repräsentationsfelder in der Großhirnrinde (Cortex). S. a. ▸Sensibilität, somatoviszerale. E nociception.

**nozi|zeptịv:** Schaden erleidend; auf Schädlichkeiten (Noxen) ansprechend (s. a. ▸Nozirezeptor). E nociceptive. – **n. Reflex:** ▸Fluchtreflex.

**Np:** *Chemie* Symbol für **N**e**p**tunium.

**NPH-Insuline:** ▸Isophan-Insuline.

**NPN** *(engl.)* Abk. für **n**on-**p**rotein **n**itrogen: ▸Reststickstoff.

**NPY** *(engl.)* Abk. für **n**euro**p**eptide t**y**rosine [Symbol: Y]: ein im Herzen – in peptidergen Zellen des Knotenbereichs des Reizleitungssystems u. im Koronarbereich – nachgewiesenes Peptid mit Affinität zu Zellen dieser Bereiche.

**N-Ras:** ▸Ras-Gene.

**NREM-Schlaf** *(engl.)* Abk. für **n**on-**r**apid-**e**ye-**m**ovements: Schlafphase ohne rasche Augenbewegungen; im EEG langsame Wellen oder sog. Schlafspindeln; s. a. ▸REM-Phase. E NREM sleep.

**n-RNP:** Abk. für **n**-**R**ibo**n**ukleo**p**rotein.

**NR-Ventil:** Abk. für ▸**N**icht-**R**ückatmungsventil.

**NSA:** Abk. für **n**icht**s**teroidale ▸**A**ntiphlogistica.

**NSA(ID)** *(engl.)* Abk. für **n**on**s**teroidal **a**nti-**i**nflammatory **d**rugs: ▸Antiphlogistica, nichtsteroidale.

**NSAR,** Abk. für **n**icht**s**teroidale **A**nti**r**heumatica: ▸Antiphlogistica, nichtsteroidale.

**NSCLC,** Abk. für **n**on-**s**mall **c**ell **l**ung **c**ancer: nichtkleinzelliges ▸Bronchialkarzinom.

**NSD** *(engl.)* Abk. für **n**ominal **s**tandard **d**ose: *Radiologie* (Ellis) eine fiktive Einzeldosis (N = 1), deren Zahlenwert sich aus der rückwärtigen Verlängerung der Geraden der – doppelt logarithmisch dargestellten – Beziehung zwischen Toleranzdosis u. Fraktionierungszahl ergibt.

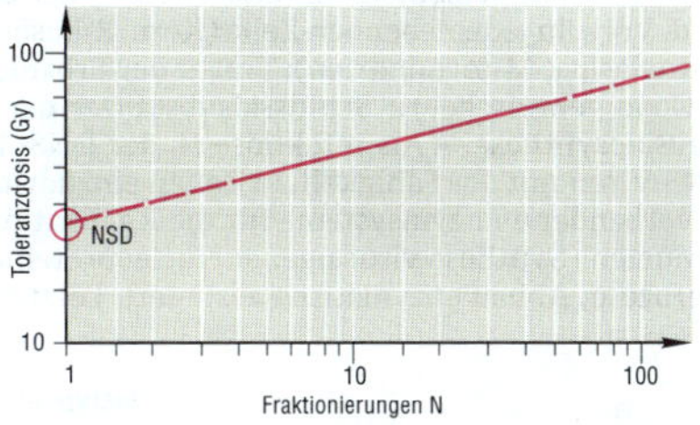


**NSD:** NSD u. Toleranzdosis in Abhängigkeit von der Anzahl der Fraktionierungen. [169]

**NSE,** Abk. für **N**euron-**s**pezifische **E**nolase, Gamma-Enolase: ein Glucose spaltendes Enzym in Neuronen. ***Anw.:*** v. a. als ▸Tumormarker beim kleinzelligen Bronchialkarzinom (Diagnostik, Verlaufskontrolle); erhöhte Werte auch bei Tumoren neuroektodermalen oder neuroendokrinen Ursprungs (z. B. Neuroblastom) u. bei gutartigen Lungenerkrankungen.

**NSILA** *(engl.)* Abk. für **n**on-**s**uppressible **i**nsulin-**l**ike **a**ctivity: Substanz mit insulinähnlicher Wirkung im Fettgewebe und Antiinsulin-Effekt im Muskelgewebe, die sich nicht durch Insulin-Antikörper unterdrücken lässt; biochemisch verwandt mit ▸Somatomedin.

**Nt:** *Chemie* Symbol für **N**i**t**on (= Radon).

**Ntaya-Virus:** in Uganda aus Mücken isoliertes ARBO-Virus B.

**N-terminal:** *Biochemie* am Aminoende einer Peptidkette; s. a. ▸Eiweißstruktur. E N-terminal.

**Nubẹcula, Nub(ek)ula** *(latein. = Wölkchen):* **1)** *Urologie* wolkige Trübung der unteren Portion eines stehenden Harns durch Phosphate, Mucine u. Harnwegsepithelien (v. a. als Folge reversibler Auskristallisation der Schutzkolloide durch Abkühlung, Belichtung, Kontakt mit anderen Grenzflächen). E nubecula. **2)** *Dermatologie* ▸Leukonychie. **3)** feinnarbige Hornhauttrübung. E nebula.

**Nuboer-Operation:** Hepatikojejunostomie mit Einführung einer Jejunum-Mukosamanschette in den Ductus hepaticus.

**Nụces:** *Botanik* »Nüsse« (Plur. von ▸Nux).

**Nụcha:** der ▸Nacken. E neck.

**nuchạl(is):** den Nacken betreffend. E nuchal.

**Nuck-Divertikel, N.-Kanal** (Anton N., 1650–1692, Anatom, Leiden): bei ♀ ein mit dem runden Mutterband im Leistenkanal verbundenes kleines Bauchfelldivertikel (Rest des Proc. vagin. peritonei; gelegentlich Bruchsack einer **N.-Hernie**) oder als **N.-Zyste** ausgebildet (▸Hydrocele feminae). E Nuck's diverticulum (or canal).

**nucl(e)...:** Wortteil »Kern«; s.a. ▸nukl...

**nuclearis:** einen Kern (▸Nucleus) betreffend; s.a. ▸nuklear. E nuclear.

**nuclear magnetic resonance** *(engl.)* Abk. NMR: ▸Kernspinresonanz(spektroskopie).

**Nuclease:** ▸Nucleinsäuren spaltendes Enzym; unterschieden z.B. als ▸Endonuclease u. ▸Exonuclease; s.a. ▸Desoxyribo- u. ▸Ribonuclease. E nuclease.

**Nu|clei:** s.u. ▸Nucleus.

**Nuclein:** **1)** mit spezifischen Chromosomenfarbstoffen nicht färbbare Anteile des Zellkerninnern (Achromatin, Kernsaft). E nuclein. **2)** (F. MIESCHER) ▸Nucleoprotein.

**Nuclein|basen:** Sammelbez. für Purin- (Adenin, Guanin) u. Pyrimidinbasen (Thymin, Uracil, Cytosin) als basische Bausteine der ▸Nucleinsäuren. Ältere Bez.: Alloxur-, Xanthinbasen. E nuclein bases.

**Nuclein|säure:** hochmolekulares Polynucleotid aus durch Phosphorsäure-Pentose-Veresterung miteinander verknüpften Einheiten (Formeln); unterschieden als ▸Ribo- u. ▸Desoxyribonucleinsäuren (»RNS«, »DNS« [»RNA«, »DNA«]; Ribose bzw. Desoxyribose enthaltend); durch Phosphorsäure-Reste sauer, gegenüber histolog. Farbstoffen basophil; mit basischen Proteinen verbunden als ▸Nucleoproteid. Vork. in jeder lebenden Zelle (Kern, Ribosomen, Zytoplasma, Mitochondrien); Träger der Erbanlagen (▸Code, genetischer) u. Schlüsselsubstanzen der ▸Eiweißbiosynthese. – Als infektiöse N. der DNS- bzw. RNS-Viren mit der Fähigkeit, in Zellen einzudringen u. vorhandene Enzymsysteme für die Replikation zu benutzen (Synthese viruseigener Nucleoproteine). – Aufbau u. Abbau enzymatisch gesteuert; Letzterer – nach Abspaltung der Proteinkomponente – durch Aufspaltung in Mononucleotide (▸Nucleotid), Dephosphorylierung zu ▸Nucleosiden u. Aufspaltung in die spezif. Pentose u. in die entsprechende Base. Basensynthese unter Mitwirkung von aktiver Ameisensäure; Nucleotidsynthese unter Einwirkung von Nucleotid-Coenzymen (für deren Aufbau Vitamine erforderlich sind). E nucleic acid.

**Nucleinsäure-Amplifikationstest:** ▸NAT.

**Nucleo|capsid:** nucleinsäurehaltiges Capsid des ▸Virion. E nucleocapsid.

**Nucleo|histon:** ein Komplex aus Nucleinsäuren u. Histonen. E nucleohistone.

**Nucleoid,** Karyoid: das nicht membranös vom Plasma abgegrenzte »Kernäquivalent« der Prokaryoten; enthält eine Chromosom-homologe DNS-Struktur (»Lineom«) sowie RNS u. Protein; imponiert elektronenmikroskop. als »Kernvakuole«. E nucleoid.

**Nucleolar|chromosom:** s.u. ▸Nucleolarkonstriktion.

**Nucleolar|konstriktion:** sekundäre Einschnürung der sog. Nucleolar- oder SAT-Chromosomen, die nicht das Zentromer, sondern den ▸Nucleolus-Organisator enthält (»SAT-Region«; sine acido thymonucleinico); s.a. ▸Nucleolonema. E nucleolar constriction.

**Nucleo(lo)nema:** den Nucleolus durchziehende oder ihm anliegende fibrilläre, DNS-haltige Struktur, die den Nucleolus-Organisator darstellt oder enthält. E nucleolonema.

**Nu|cleolus,** Kernkörperchen: scharf begrenzter, homogener, RNS u. basische Proteine enthaltender Raum im Zellkern; bildet sich solitär oder multipel in der späten Telophase an Nucleolarchromosomen, wächst in der Interphase, löst sich zwischen Pro- u. Metaphase auf oder ab. Bildungs- u. prim. Sammelraum für mRNS, rRNS u. Ribosomen. E nucleolus.

**Nucleolus-Organisator,** Abk. NOR: FEULGEN-positive, 1 bis wenige Chromomeren enthaltende Strukturzone im Nucleolonema, an der sich Nucleolarsubstan-

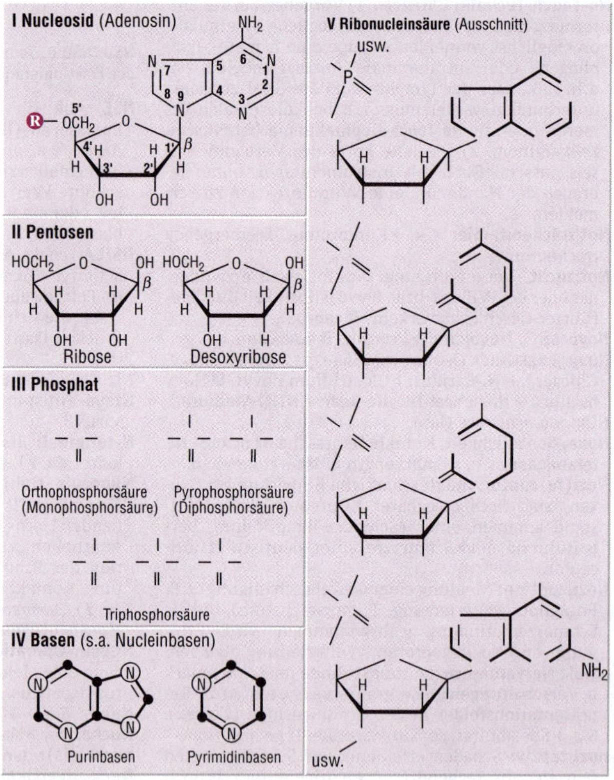


**A. Nucleinsäure**
(Base-Pentose-Phosphat)$_n$
1. Ribonucleinsäure = RNS (s. Formel V)
2. Desoxyribonucleinsäure = DNS

**B. Nucleosid**
Base-Pentose (s. Formel I; R = –H), z.B. Adenosin = Adenin-ribosid

**C. Nucleotid**
Base-Pentose-Phosphat (s. Formel I; R = Mono-, Di- oder Triphosphorsäure)
1. Nucleosid-monophosphat (oder Mononucleotid), z.B. Adenosin-5'-monophosphat = AMP = 5'-Adenylsäure
2. Nucleosid-diphosphat, z.B. Adenosin-diphosphat = ADP
3. Nucleosid-triphosphat, z.B. Adenosin-triphosphat = ATP

Bezeichnung der Ribose enthaltenden Mononucleotide nach Basenanteil (z.B. Adenyl-, Guanyl-, Cytidyl-, Uridylsäure etc.), der mit Desoxyribose durch Vorsatz von »Desoxy-« (z.B. Desoxy-adenylsäure) oder von »d« (bei Abkürzung, z.B. dAMP)

**Nucleinsäure.**

zen zum Nucleolus kondensieren. E nucleolus organizer.

**Nu|cle|on:** *Physik, Chemie* s.u. ▸Atom. E nucleon.

**Nucleo|plasma:** ▸Karyoplasma. E nucleoplasm.

**Nucleo|protein, Nucleoproteid:** in den Zellkernen vork. Verbindungen aus Eiweiß u. Nucleinsäuren. E nucleoprotein.

**Nucleosid:** aus Pentose u. ▸Nucleinbase bestehender Baustein der ▸Nucleotide (d.h. Mononucleotid ohne Phosphorsäure-Rest); z.B. Adenosin, Guanosin, Uridin, Cytidin, Thymidin. Entsteht bei alkal. Hydrolyse der Nucleotide. – Beteiligte Enzyme: Nucleosidase (spaltet N. in Nucleinbase u. Pentose), N.-deoxyribosyl-transferase (tauscht Nucleinbasen aus), N.-diphosphatase (spaltet aus N.-diphosphaten Phosphorsäure ab), N.-diphosphat- u. -monophosphatkinase (bilden als Transferasen Tri- bzw. Diphosphate), N.-ribosyl-transferase (tauscht Nucleinbasen aus). E nucleoside.

**Nucleosom:** funktionelle Untereinheit des ▸Chromosoms, bestehend aus ▸Histon-Scheibchen (Kugeln), um die ▸Desoxyribonucleinsäure gewickelt ist; s.a. ▸Superschraube. E nucleosome.

**Nucleotid:** aus Nucleinbase, Pentose u. Phosphorsäure bestehender Grundbaustein der ▸Nucleinsäuren. E nucleotide. – **N., zyklisches:** s.u. ▸Adenosin-3',5'-monophosphat u. ▸Guanosin-3',5'-monophosphat, zyklisches.

**Nucleotidase:** 2 Phosphat-abspaltende Hydrolasen. E nucleotidase.

**Nucleotid|sequenz:** s.u. ▸Gen, ▸Eiweißbiosynthese, genetischer ▸Code. E nucleotide sequence.

**Nucleotidyl|cyclasen:** Enzyme, die die Bildung von zyklischen Phosphorsäureestern aus Nucleotidyltriphosphaten katalysieren (»P-O-lyase«), z.B. die Adenylatcyclase. E nucleotidyl cyclases.

**Nucle|us,** Abk. Nucl., Plur. **Nuclei** *(latein. = Kern):* **1)** *Zytologie* der ▸Zellkern. **2)** *Anatomie* zentraler Organteil (z.B. ▸Nucleus pulposus). **3)** grauer Kern, Nervenkern: *Anatomie* überwiegend aus Ganglienzellen bestehender, meist in sich abgegrenzter Bezirk im ZNS. Als Ursprungskerne (Nuclei originis) oder Endkerne (Nuclei terminationis) unterschieden. Ferner als Schaltkerne von ▸Hirnnerven, Nervenbahnen, Bahnsystemen u. Hirnstrukturen (Thalamus, Hypothalamus). Auch als subkortikale Kerne des Endhirns (z.B. Corpus amygdaloideum, Nucl. caudatus), als Kleinhirnkerne (Nucl. fastigii, dentatus, emboliformis u. globosus), als subthalamische Kerne des Zwischenhirns (im extrapyramidal-motorischen System oder als Kerne mit Funktion im Dienste des Vegetativums bzw. der Neurosekretion; z.B. Globus pallidus, Nucl. subthalamicus, paraventricularis u. supraopticus; s. Abb.). S.a. ▸Basalganglien. E nucleus. – **Nucl. accessorius: 1)** Alternativbezeichnung für ▸Nucl. nervi accessorii. **2)** Nebenkern (z.B. ▸Nucl. olivaris accessorius mediali). E accessory n. – **Nucl. am|bigu|us:** unter der Olive der Medulla oblongata gelegener bifunktioneller (motorischer u. parasympathisch-motor.) Ursprungskern der Hirnnerven IX u. X, dessen Fasern seitlich der unteren Olive austreten; Fortsetzung als ▸Nucl. nervi accessorii. – **Nucl. amyg|dalae,** Mandelkern: ▸Corpus amygdaloideum. E amygdaloid n. – **Nucl. anteromedialis:** neue Bez. des ▸Nucl. dorsalis. – **Nucl. basalis:** ein ▸Basalganglion. – **Nucl. cau|dalis cen|tralis,** PERLIA-Kern: unpaarer Teilkern des Okulomotorius, wahrscheinlich beteiligt an der Konvergenzsteuerung der Augen. – **Nucl. cau|datus:** der den Thalamus vorn u. seitl. umfassende, an der Wand des 3. Ventrikels beteiligte »Schweifkern« (mit Caput, Corpus, Cauda) als wesentlicher vorderer Teil des Corpus striatum; empfängt sensible Impulse vom Thalamus, leitet sie zum Globus pallidus. E caudate n. – **Nucl. coch|lea|ris anterior:** der Endkern der Pars cochl. des VIII. Hirnnervs im Boden der Rautengrube, dem Pedunculus cerebellaris caudalis (inferior) anliegend. Analog: **Nucl. c. posterior.** S.a. ▸Nervus vestibulocochlearis. E cochlear n. – **Nuclei corporis mamillaris:** 1 kleinzell. medialer u. 1 großzelliger seitl. Kern als graue Substanz des Mamillarkörpers; Sammel-, Umschalt- u. Integrationszentrum vegetativer Bahnen. – **Nucl. corporis trapezo|idei (anterior/posterior):** Kerne des Trapezkörpers (▸Corpus trapezoideum; s.a. ▸Nervus vestibulocochlearis) des Mesencephalon (Tegmentum). – **Nucl. cu|nea|tus,** BURDACH-Kern: im Querschnitt keilförmiger, sensibler Hinterstrangkern oberhalb der Pyramidenkreuzung, an dem die Fasern des Fascic. cuneatus enden; Ausgangspunkt eines Teiles des Tractus bulbothalamicus sowie zum gleich- u. gegenseit. Kleinhirn gehender Bahnen (Fibrae arcuatae int. bzw. ext., im Pedunculus cerebell. inf.). E cuneate n. – **Nucl. den|tatus:** konzentrisch geschichteter, gelblich grauer, im Querschnitt gezähnter Kleinhirnkern zentral im Marklager; mit paläo- u. neozerebellarem Teil (eisenarm bzw. eisenreich); s.a. ▸NYSSEN-VAN-BOGAERT-Syndrom. E dentate n. – **Nucl. dor|salis:** der Nucl. anteromedialis; die perlschnurartige »STILLING-CLARKE-Säule« medial an der Basis der Hintersäule des Rückenmarks ($Th_1$–$L_3$), bestehend aus dendritenreichen Zellen. E dorsal n. of spinal cord. – **Nucl. dors. nervi vagi,** Nucl. vagalis dorsalis: vegetativer u. sensibler Endkern aufsteigender Fasern des Nervus vagus u. seiner zum Nucl. tractus solitarii absteigenden Geschmacksfasern; der medial davor liegende Anteil ist Ursprungskern parasympathischer Fasern für die inneren Organe. – Kranialer Pol evtl. bezeichnet als **Nucl. dors. n. glosso|pharyngei.** – **Nucl. emboli|formis:** keulenförmiger Kleinhirnkern vor dem Hilum des Nucl. dentatus. E emboliform n. – **Nucl. facialis:** ▸Nucl. nervi facialis. – **Nucl. fas|tigii:** paramedianer, ependymnaher Kern im Dachgiebel des 4. Ventrikels (Vermis-Marklager); ältester Kleinhirnkern, Endpunkt von Leitungsbahnen aus der Kleinhirnrinde. E fastigial n. – **Nucl. glo|bosus,** Kugelkern: Kleinhirnkern (mit 2–3 kugel. Abschnitten) seitlich des Nucl. fastigii. – **Nucl. gra|cilis:** schlanker sensibler Hinterstrangkern nahe u. oberhalb der Pyramidenkreuzung (medial des Nucl. cuneatus); Endpunkt der Fasern des Fasciculus gracilis (Impulse aus der unt. Körperhälfte), weiterleitend über Fibrae arcuatae zum gegenseitigen Thalamus (im Tractus bulbothalamicus; s.a. ▸Lemniscus medialis) u. gleichseitigem Kleinhirn. – **Nuclei ha|be|nu|lares:** je 1 medialer u. lateraler Kern im Trigonum habenulae; für afferente Fasern aus der Stria medullaris thalami (im Tractus hippocampo- u. olfactothalamicus; Verbindung zwischen dem limb. System u. Mittelhirn). E habenular n. – **Nucl. inter|sti|tia|lis Cajal:** im Mittelhirn (Tegmentum) gelegener Kern für die Aufnahme vestibulärer Impulse u. deren Fortleitung an Augenmuskelkerne u. Rückenmark (Kontrolle der Augen- u. Kopfbewegungen). E interstitial n. of Cajal. – **Nucl. Kölliker-**

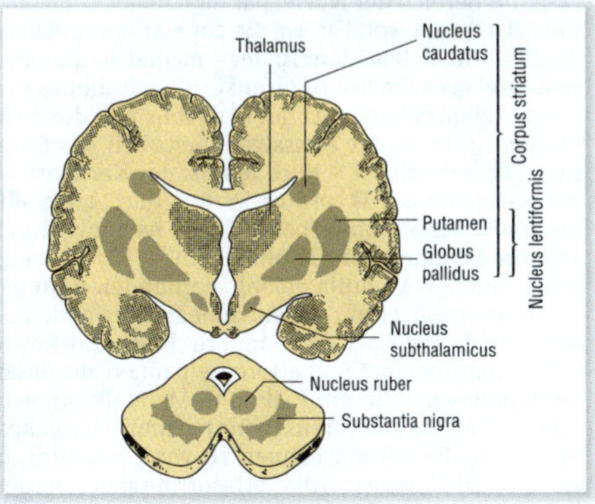


**Nucleus:** die Kerngebiete (dunkel) des extrapyramidal-motorischen Systems. [443]

**Fuse:** im Bereich der Nuclei parabrachiales gelegener Kern; Ursprung von Fasern, die der ▶Atemregulation dienen. – **Nucl. lenti|fọrmis:** der – medial an die innere Kapsel grenzende – »Linsenkern«, mit dienzephalem u. telenzephalem Anteil (= Globus pallidus bzw. Putamen); eines der ▶Basalganglien, Teil des Striatums. E lenticular n. – **Nucl. lẹn|tis:** der Kernbereich der ▶Augenlinse. E core of lens. – **Nucl. me|dị|a|lis cen|trạlis:** der Stammhirnanteil des Thalamus, durch afferente Bahnen mit Kleinhirnkernen, Fascic. longitudin. med. u. Medulla oblong. verbunden u. in das Striatum projizierend. E centromedial thalamic n. – **Nucl. med. thạlami:** der »innere BURDACH-Kern« des Thalamus; empfängt afferente Bahnen aus Basalkernkomplex, äußerem Pallidum, Mandelkern, ventralen Thalamuskernen u. Hypothalamus; Ausgangspunkt von Projektionsbahnen zu vorderen, hint. u. seitl. Rindenarealen (die orbitofrontalen werden bei der ▶Leukotomie durchtrennt). E medial thalamic n. – **Nucl. mes|encephạlicus nervi tri|gẹmini:** ▶Nucl. tractus mesencephalici nervi trigemini. – **Nucl. motọri|us nervi tri|gẹmini:** der motor. Kern des V. Hirnnervs, medial des sensiblen Hauptkerns, dorsolat. der Brückenhaube; mit efferenten Bahnen zu den Kaumuskeln, Mundbodenmuskulatur, M. tensor tympani. E motor n. of trigeminal nerve. – **Nucl. nervi ab|ducẹntis:** Ursprungskern des VI. Hirnnervs im rostralen Rautenhirn unter dem Colliculus facialis der Rautengrube, vom inneren Fazialisknie umschlungen. E abducens n. – **Nucl. n. accessọrii,** Nucl. accessorius: auf den Nucl. ambiguus folgender Ursprungskern des XI. Hirnnervs zwischen unterer Olive u. dem 4. Zervikalsegment; für Mm. trapezius u. sternocleidomastoideus. E accessory nerve n. – **Nucl. n. fa|cị|a|lis,** Nucl. facialis: motor. Ursprungskern des VII. Hirnnervs ventral u. lateral vom Abduzenskern, seitlich in der Formatio reticularis (kaudal des motor. Trigeminuskerns, rostral des Nucl. ambiguus); für mimische Gesichtsmuskeln, Teil der Zungenbeinmuskeln, M. stapedius. E facial nerve n. – **Nucl. n. glosso|pha|ryn|gẹi:** Sammelbez. für die Nuclei ambiguus, salivatorius caudalis, tractus solitarii u. dorsalis n. gl., als End- bzw. Ursprungskerne des IX. Hirnnervs. E glossopharyngeal n. – **Nucl. n. hypoglọssi:** Ursprungskern des XII. Hirnnervs unter dem Boden der Rautengrube u. ventral des Zentralkanals; für Zungenmuskulatur. E hypoglossal n. – **Nucl. n. oculo|motọrii,** Nucl. oculomotorius: Ursprungskern des III. Hirnnervs in Höhe der vorderen Zweihügel, basal vom Aquädukt; für die äußeren Augenmuskeln. Ferner der Nucl. oculomotorius accessorius (= autonomicus; ▶EDINGER-WESTPHAL-Kern) für die inneren Augenmuskeln. E oculomotor n. – **Nucl. n. troch|leạris,** Nucl. trochlearis: Ursprungskern des IV. Hirnnervs im medialen Längsbündel des zentralen Höhlengraus (Höhe der Colliculi inf.). E trochlear n. – **Nucl. n. vạgi:** Sammelbez. für die Nuclei dorsalis n. vagi, ambiguus u. tractus solitarii. E vagal n. – **Nucl. nị|ger:** ▶Substantia nigra. – **Nucl. oculo|motọrius accessọrius:** s. u. ▶Nucl. nervi oculomotorii. – **Nucl. oli|vạris:** Kern bzw. Kerne der ▶Oliva; als **Nucl. oliv. infẹrior** der Olivenkern der Medulla oblongata; mit medialem u. lat. Nebenkern (= **Nucl. oliv. accessọrius mediạlis et laterạlis**); ferner der **Nucl. oliv. superioris** in der Brücke; Fasern ziehen nach medianer Kreuzung u. Durchtritt durch die gegenseitige Olive im Pedunculus cerebell. inf. zum Kleinhirn. – **Nucl. orị|ginis:** motor. u. parasympath.-motor. Ursprungskern eines Hirnnervs (Nucl. nervi...). – **Nucl. para|brachiạlis:** den oberen Kleinhirnstiel (Pedunculus cerebellaris superior) umgebende Nervenzellplatten (Nucl. p. medialis u. lateralis); Schaltelemente für Afferenzen aus dem Solitarius- (Nucl. tractus solitarius) u. Trigeminuskerngebiet. – **Nucl. paraventricu|lạris:** Kern im Hypothalamus (an der Wand der 3. Hirnkammer), in dem das ▶Oxytocin gebildet u. in Nervenbahnen zum Hypophysenhinterlappen transportiert wird. E paraventricular n. – **Nuclei pọn|tis:** mehrere »Brückenkerne« als Verbindung zwischen Groß- u. Kleinhirnhemisphären. – **Nucl. pontịnus nẹrvi trigẹmini,** Nucl. sensorius principalis n. trigemini: der sensible Hauptkern des V. Hirnnervs in der Brückenhaube unter dem Rautengrubenboden. E pontine n. of trigeminal nerve. – **Nucl. pr(a)e|tec|tạlis:** mesodienzephale Kerngruppe vor dem Tectum, zwischen Habenulae u. Colliculus inferior; vermittelt Impulse aus dem Tractus opticus zum vegetativen Okulomotoriuskern. E pretectal n. – **Nucl. prin|ci|pạ|lis:** »Hauptkern« (eines Hirnnervs). – Als Nucl. sensorius pr. nervi trigemini der Nucl. pontinus n. trig. – **Nucl. pul|pọ|sus:** der zentrale, vom Anulus fibrosus umgebene Gallertkern der Bandscheibe (▶Discus intervertebralis); s. a. ▶Bandscheibenprolaps (= N.-p.-Prolaps). – **Nụ|clei reticu|lạres:** Teilkerne der Formatio reticul.; je 1 lateraler u. paramedianer in der Oblongata, in das Kleinhirn projizierend; ferner die Nuclei tegmenti, der **Nuclei ret. tha|lạ|mi** (zwischen Lamina medull. des Thalamus u. der Capsula int.; in die afferenten Bahnen eingeschalteter Modulationskern). – **Nucl. rụ|ber:** rötlich gelber Kern des extrapyramidal-motorischen Systems rostral im Tegmentum, ventral des Aquädukts, durch Markkapsel gegen die umgebende Formatio reticularis abgesetzt; mit Bahnen zu Hirnrinde, Thalamus u. – über den Tractus rubrospinalis u. die mehrgliedr. rubroretikulospinale Bahn – Vorderhornzellen des Rückenmarks; leitet Impulse vom Nucl. dentatus an Vorderhornzellen u. Olive; s. a. ▶NOTHNAGEL-, ▶BENEDIKT-, ▶CLAUDE-Syndrom (= oberes bzw. unteres Nucl.-r.-Syndrom). E red n. – **Nucl. sa|li|va|ri|us infẹrior:** der rhombenzephale Ursprungskern präganglionärer parasympath. Fasern des Nervus glossopharyngeus für Ohrspeichel- u. Wangen- (Ganglion oticum), Zungen- u. Pharynxdrüsen. E caudal salivary n. – **Nucl. salivarius supẹrior:** der pontine Ursprungsort der parasympath. Nervenfasern des VII. Hirnnervs (präganglionäre Fasern der Ganglia pterygopalatinum u. submandibulare). E cranial salivary n. – **Nucl. sensọrius principạlis:** ▶Nucl. pontinus nervi trigemini. – **Nucl. solitạrius:** der Oblongata-Kern des ▶Tractus solitarius. – **Nucl. spinạlis s. infẹrior nẹrvi trigẹmini:** sensibler Trigeminuskern, bis $C_2$ im verlängerten Mark reichend. E spinal n. of trigeminal n. – **Nucl. sub|thalạmicus:** das – bikonvexe – »Corpus Luysi« unterhalb des Thalamus (zur Substantia nigra hin), rostral dem Pallidum nahe, kaudal an den Nucl. niger anschließend; mit seitlichem, großzell. Anteil zum extrapyramidal-motorischen System, mit kleinzell. medialem Anteil zum vegetativen System gehörend; Verbindungen zu Pallidum u. Putamen; bei Läsion (v. a. Blutung) sog. Corpus-Luysi-Syndrom: im Wachzustand Hemichorea mit Hemiballismus, Dysphagie, Dysarthrie u. leichter Hemihyperhidrose. E subthalamic n., Luys body. – **Nucl. supra|ọpticus:** dem zentralen Höhlengrau zugehöriges Hypothalamus-Kerngebiet unmittelbar hinter Tractus opticus u. Chiasma opticum; durch neurosekretor. Fasern (Tractus supraopticohypophys.) mit dem Hypophysenhinterlappen verbunden. E supraoptic n. – **Nụclei tegmẹnti:** die mit den Nuclei interstitialis u. ruber als »Haubenkerngruppe« bezeichneten Kerne der Formatio reticularis der Haube, die mit dem Nucl. praetectalis den sog. motor. Haubenkern bilden; in zahlreiche Reglerkreise eingeschaltetes Koordinationsgebiet. E tegmental nuclei. – **Nucl. tractụs mesencephạlici nẹrvi trigẹmini,** Nucl. mesencephalicus trigeminalis: propriozeptiver Trigeminuskern des Mittelhirns (Tegmentum) für Impulse aus Muskelspindeln der Kaumuskeln. – **Nucl. trac|tụs solitạrii:** von Rautengrubenmitte bis in Höhe Pyramidenkreuzung absteigender Endkern für die afferenten sensorischen Bahnen der Hirnnerven VII, IX u. X (Geschmacksfasern). – **Nucl. tractụs spinạlis:** ▶Nucl. spinalis s. inferior nervi trigemini. S. a. ▶Nucl. tractus mesencephalici. – **Nụclei tuberạles:** kleinzellige Kerne in der medianen Erhebung des Tuber cinereum;

Bildungsort der »Inhibiting- u. Releasing-Hormone«. E nuclei of tuber cinereum. – **Nucl. vagalis dorsalis:** Nucl. dors. nervi vagi. – **Nuclei vestibulares:** 4 Endkerne der Pars vestibularis des VIII. Hirnnervs medial des Pedunculus cerebell. inf. in der Area vestibul. der Rautengrube; als **Nucl. vestibularis superior** (BECHTEREW), **v. medialis** (SCHWALBE), **v. inferior** (ROLLER) u. **v. lateralis** (DEITERS-Kern; ein Koordinationskern, der v. a. Kollateralfasern aufnimmt). – S. a. ▸Nervus vestibulocochlearis. E vestibular nuclei.

**Nuclid:** *Physik* durch Protonen- u. Neutronenzahl, d. h. durch Massen-, Ordnungszahl u. Bindungsenergie charakterisierte Atom(kern)art; s. a. ▸Radionuclid, ▸Isotop. E nuclide.

**nudus** *(latein.)*: nackt. E nude.

**nüchtern: 1)** ohne – morgendl. – Nahrungsaufnahme; s. a. ▸Hunger... E fasting. **2)** nicht unter – klinisch manifestem – Alkoholeinfluss stehend. E sober.

**Nüchtern|blutzucker:** s. u. ▸Nüchternwert.

**Nüchtern|schmerz:** ▸Hungerschmerz (2). E hunger pain.

**Nüchtern|sekretion:** das ohne Nahrungsaufnahme oder sonstige Stimulation produzierte Verdauungssekret. E fasting secretion.

**Nüchtern|wert:** der nach 12-stündiger Nahrungskarenz eines Patienten ermittelte Wert einer biolog. Substanz; z. B. der – bei Diabetes mellitus meist erhöhte – Nüchternblutzucker. E fasting value.

**Nuhn** (ANTON N., 1814–1889, Anatom, Heidelberg). – **N.-Bänder:** ▸Retinacula u. ▸Ligamentum patellae. – **N.-Zyste:** submuköse Retentionszyste der ▸Glandula lingualis anterior (**N.-Drüse**). E Nuhn's gland.

**nukl...:** Wortteil »Kern«; s. a. ▸nucl..., ▸Kern...

**nukleär:** einen Zell- oder ZNS-Kern (▸Nucleus) betreffend; s. a. ▸nuklear. E nuclear.

**nuklear: 1)** den Atomkern (u. seine Phänomene) betreffend. E nuclear. **2)** ▸nukleär.

**Nuklear|medizin:** medizinisches Fachgebiet, das sich mit der Anwendung von radioaktiven Substanzen (Radioisotope oder damit markierte biolog. Stoffe, Radiopharmaka etc.) und kernphysikalischen Verfahren zur Funktions- u. Lokalisationsdiagnostik (z. B. ▸Szintigraphie), offener Radionuklide in der Therapie (z. B. ▸Radiojodtherapie) sowie dem entsprechenden Strahlenschutz mit seinen physikalischen, biologischen u. medizinischen Grundlagen befasst. Die Weiterbildungszeit zum Facharzt für N. (**Nuklearmediziner**) beträgt 5 Jahre. E nuclear medicine.

**Nukleation:** *Histologie* Eiskristallbildung bei raschem Einfrieren von Geweben. E nucleation.

**Nuklein...:** s. a Nuclein...

**Nukleo...:** s. a. Nucleo...

**Nu|kleo|graphie:** ▸Diskographie. E discography.

**Nukleo(lo)nema:** ▸Nucleolonema. E nucleolonema.

**Nu|kleo|lus:** ▸Nucleolus. E nucleolus.

**Nukleo|lyse:** ▸Chemonukleolyse. E nucleolysis.

**Nukleon:** *Physik, Chemie* s. u. ▸Atom. E nucleon.

**nukleo|phil:** mit Zellkernfarbstoffen anfärbbar (daher z. T. synonym mit »basophil«, »FEULGEN-positiv«). E nucleophilic.

**Nukleosid-Analoga,** Nukleosid-Reverse-Transkriptasehemmer, Abk. NRTI: nukleosidale ▸Reverse-Transkriptase-Hemmer. E nucleoside analogues.

**Nukleotid-Analoga,** Nukleotid-Reverse-Transkriptasehemmer, Abk. NtRTI: ▸Reverse-Transkriptase-Hemmer, die im Ggs. zu den Nukleosid-Analoga (NRTI) bereits eine Phosphatgruppe im Molekül besitzen; daher entfällt die Umwandlung in ein Monophosphat. E nucleotide analogues.

**Nukleo|tomie: 1)** op. Entfernung eines Bandscheibenvorfalls (i. e. S. des Nucleus pulposus). **2) N., perkutane:** N., die über eine perkutan in die Bandscheibe eingeführte Fasszange mit Saugvorrichtung unter endoskopischer Sicht vorgenommen wird; mikrochirurgisches, wenig invasives Verfahren; ***Anw.*** v. a. bei lumbalem Diskusprolaps ohne Sequesterbildung. E nucleotomy.

**Nukleus:** ▸Nucleus. E nucleus.

**Nukleus|verlust:** Kernverlust, ▸Karyolyse.

**Nuklid:** *Physik, Chemie* ▸Nuclid. E nuclide.

**Null|diät:** totales Fasten (unter Elektrolyt- u. Vitaminsubstitution u. Flüssigkeitszufuhr) bei Übergewicht u. zum Stoffwechselausgleich. E calorie-free diet.

**Null|durchgangs|methode:** ▸Neutral-Null-Methode.

**Null|effekt, -pegel:** *Nuklearmedizin* ▸Background.

**Nulli|para:** Frau, die noch kein Kind geboren hat. E nullipara.

**Null-Karzinom,** Abk. 0-Ca.: auf die Schleimhaut begrenzte Zellatypien, ▸Carcinoma in situ.

**Null-Linien-EEG,** isoelektrisches EEG: Elektroenzephalogramm ohne jegliche elektr. Aktivität; eines der Hauptkriterien des ▸Hirntods. E isoelectric EEG.

**Null-Lymphozyten:** ▸Null-Zellen. E null cells.

**Null|punkt:** *Physik* der Ausgangspunkt jeder Messskala; als »**absoluter N.**« die bei Sistieren jeder Molekular- u. Atombewegung zu erwartende Temperatur von –273,16 °C (= 0 Kelvin). E (absolute) zero.

**Null-Zellen:** *Hämatologie* histor. Begriff für Lymphozyten, die früher mit immunologischen Methoden weder als T- noch als B-Lymphozyten einzuordnen waren. E null cells.

**Nulsen-Spitz-Operation:** *Neurochirurgie* (1952) beim frühkindl. Hydrozephalus Ventrikulojugulostomie unter Einpflanzung eines HOLTER-Kugelventils (SPITZ-HOLTER-Drainage). E ventriculo-jugular shunt.

**numerisch:** zahlenmäßig, die Anzahl betreffend; z. B. die n. ▸Chromosomenmutation. E numeric(al).

**Numerus** *(latein.)*: Zahl. E number.

**nummulär, nummularis:** münzenförmig. E nummular.

**Nunn-Körperchen:** fettig degenerierte Epithelzellen in Ovarialzysten. E Nunn's gorged corpuscles.

**Nuss:** *Pharmazie* ▸Nux. E nut.

**Nussbaum-Klemme** (JOHANN NEPOMUK RITTER V. N., 1829–1890, Chirurg, München): weiche, federnde, atraumatische Magen- bzw. Darmklemme mit 2. »Schluss« am Branchenende; historisch.

**Nuss|gelenk:** *Anatomie* ▸Articulatio cotylica. E spheroidal joint.

**Nuss|knacker-Ösophagus:** primäre Motilitätsstörung der Speiseröhre (s. a. ▸Ösophagospasmus, ▸Ösophagusachalasie) mit anginösem retrosternalem Schmerz u. ▸Dysphagie; bei der ▸Ösophagusdruckmessung treten verlangsamte Kontraktionswellen hoher Amplitude im unteren Speiseröhrendrittel auf. E nutcracker esophagus.

**nutans** *(latein.)*: nickend, schwankend.

**nutricius** *(latein.)*: ernährend, z. B. ▸Arteria nutriens. – **nutriens:** nährend. E nutrient. – **Nutrientia:** Nährstoffe. – **Nutrimentum:** Nahrung. E nutriment. – **Nutritio:** Ernährung. E nutrition. – **nutritionell:** ernährungsbedingt. E nutritional.

**nutritiv:** Nahrung bzw. Ernährung (auch i. S. der Blutversorgung) betreffend. E nutritive.

**Nutsche:** *Chemie* Filtriergerät zum »Absaugen« von Niederschlägen aus Flüssigkeiten. E Buchner funnel.

**Nutz|strahlen|bereich:** *Radiologie* (DIN 6814) der für diagnostische bzw. therapeut. Nutzung vorgesehene (auf das jeweils nötige Maß einzuengende) kegel- oder pyramidenförmige Strahlenbereich (einschließlich des Halbschattens).

**Nutz|zeit:** *Neurophysiologie* bei elektr. Reizung von Nerven die zur Auslösung einer überschwell. Erregung notwend. Mindestdauer des Fließens eines Reizstroms. E utilization time.

**Nux, Nuces** *(latein.)*: die »Nuss« oder »Nüsse« als pflanzl. Droge (▸Semen), z. B. N. Arecae (Betelnuss), N. vomica (Semen Strychni; Strychnos nux vomica). E nut(s).

**nvCJD** *(engl.)*, **nvCJK:** Abk. für **n**ew **v**ariant **C**reutzfeldt-**J**akob **d**isease (neue variante ▸CREUTZFELDT-JAKOB-Krankheit).

**NVT:** Abk. für ▸Nierenvenenthrombose.

**Nygaard-Brown-Syndrom,** essentielle Thrombophilie: (1937) arterielle Verschlusskrankheit mit verkürzter Blutungs- u. Gerinnungszeit; ***Klinik:*** ▸Claudicatio intermittens, später evtl. auch Thrombosierung von

Bauch- und Beckengefäßen (Kollaps, Hämaturie). E Nygaard-Brown syndrome.

**NYHA-Klassen:** s. u. ▸Herzinsuffizienz.

**nykt(o)...:** Wortteil »Nacht«, »nächtlich«.

**Nykt|algie:** nachts (bes. heftig) empfundene Schmerzen. E nyctalgia, nocturnal pains.

**Nykt(er)al|opie,** Nachtblindheit: stark herabgesetzte Fähigkeit des Auges zur Dunkelanpassung (d. h. Dämmerungsamblyopie) infolge gestörter Funktion oder völligen Ausfalls des Stäbchenapparates der Netzhaut. Angeboren bei OGUCHI-Syndrom, tapetoretinaler Degeneration u. als dominant erblicher »Typ NOUGARET« (Unterwertigkeit des Stäbchenapparates; mit Pigmentverschiebungen, Linsenopaleszenz); erworben z. B. bei Mangel an Vitamin A, Choroidea-Atrophie, Pigmentdegeneration. S. a. ▸Hemeralopie. E nyctalopia, night blindness.

**Nykto|meter:** Prüfgerät für Netzhautschwellenwert des dunkeladaptierten Auges; z. B. COMBERG-Adaptometer. E dark adaptometer.

**Nykto|skop:** (HENSIUS 1948) Gerät zur Sehschärfenbestimmung bei Nacht- u. Dämmerungssehen.

**Nykt|urie:** verstärkte Harnproduktion (u. Pollakisurie) während der Nacht; v. a. bei benigner Prostatahyperplasie (BPH), Diabetes, (latenter) Herzinsuffizienz, Schrumpfniere. E nycturia, nocturia.

**Nylander-Probe** (CLAES WILHELM GABRIEL N., 1835–1907, Chemiker, Lund): Nachweis reduzierender Zucker, indem basisches Wismutnitrat zu metall. Bi bzw. Bi(I)-oxid reduziert wird unter Bildung eines gelbbraunen bis schwarzen Niederschlags (bei < 0,1 % erst nach längerem Kochen). E Nylander's test.

**Nympho|manie:** ältere Bez. für gesteigerten heterosexuellen Geschlechtstrieb bei ♀. E nymphomania.

**Nyssen(-van)-Bogaert-Syndrom** (RENÉ N., LUDO VAN B.): (1934) seltene Heredoataxie (autosomal-rezessiv?) infolge bds. »Dentatus-Optikus-Kochlearis-Atrophie«; ab Kleinkindalter Muskelhypo- bis -atonie, später Rigor, Spastik, Augenmuskellähmung, Amaurose, Taubheit, Demenz. E Nyssen-van Bogaert syndrome.

**Nysso(r)|rhynchus:** Anopheles-Untergattung; wichtiger Malaria-Überträger in Mittel- u. Südamerika.

**Nys|tagmo|graphie:** Registrierung der Augenbewegungen zur Bestimmung eines Nystagmus; meist elektrisch (▸Elektronystagmogramm). E nystagmography.

**Nys|tagmus:** unwillkürliche, rhythmische Bewegungen eines Organs; i. e. S. das »Augenzittern« mit langsamer Bewegung in der einen u. schneller nachfolgender in der entgegengesetzten Richtung (nach der der N. benannt wird) oder aber in Form gleichmäßig-pendelnder Bewegungen (»undulierender N.«). Unterschieden als fein-, mittel- u. grobschlägig, als lebhaft u. träge, als horizontaler, vertikaler, diagonaler u. rotator. N.; s. a. ▸Pendel- (oszillator. N.), Dreh-, Spontan-, ▸Lagenystagmus (im Unterschied zum Lagerungs- = Lagewechsel-N.). Physiologisch der optokinet., der Einstellungs-, Ermüdungs- u. Endstellungs-N.; pathol. v. a. als vestibulärer N. u. der N. bei Schwachsichtigkeit, längerem Aufenthalt im Dunkeln (okularer oder opt. N.), ▸Downbeat-Nystagmus. E nystagmus, nystaxis. – **N., blickparetischer:** N. infolge Schwächung bestimmter Augenmuskeln, z. B. bei multipler Sklerose. E gaze-paretic n. – **N., bulbärer:** akut einsetzender N. bei bulbärer Störung; ist bei linksseit. Läsion im Uhrzeigersinn, bei rechtsseit. entgegengesetzt rotierend. E bulbar n. – **N., diagonaler:** schräge Ausschläge als Kombination von Horizontal- u. Vertikal-N.; spontan bei Mittelhirnläsion.

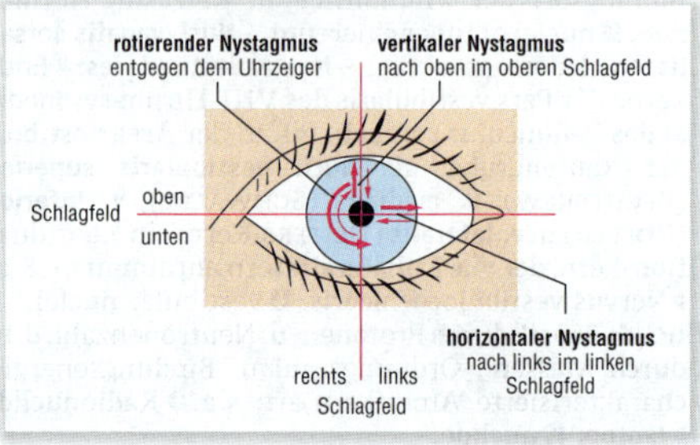


**Nystagmus:** Richtung u. Schlagfeld des Nystagmus (rechtes Auge; nach JUNG). Das Schlagfeld liegt beim vestibulären Nystagmus vorwiegend auf der Seite der langsamen, beim optokinetischen auf der der raschen Phase. [149]

E diagonal n. – **N., dissoziierter:** N. mit ungleichen Schwingungsbahnen bd. Augen. E dissociated n. – **N., divergierender:** Lage-N. mit schnellen Bewegungen zur jeweils aufliegenden Kopfseite. E divergence n. – **N., kalorischer:** N. durch Endolymphströmung nach Einspritzen warmen oder kalten Wassers (40–45 bzw. 14–20 °C) in den Gehörgang; bei intaktem Labyrinth mit raschen Ausschlägen zur homo- bzw. kontralateralen Seite; s. a. ▸kalorische Prüfung. E caloric n. – **N., konvergierender:** s. u. ▸Lagenystagmus; s. a. ▸N., divergierender. E convergence n. – **N., okularer, N. optischer:** von Sehschärfe abhängiger N., »undulierend« oder flatternd, mit ruckartigen Bewegungen abwechselnd. E ocular n., optic n. – **N., optokinetischer:** physiologischer N. bei Fixieren eines Objektes im bewegten Gesichtsfeld, z. B. der Eisenbahn-N. E optokinetic n. – **N., (per)rotatorischer:** ▸Drehnystagmus. E rotatory n. – **N. retractorius:** ruckartiges Zurücktreten der Augäpfel bei Prozessen am 4. Ventrikel. E retractory n. – **N., vestibulärer:** N., basierend auf der Verbindung zwischen Vestibulariskernen u. Augenmuskeln; mit langsamer 1. = labyrinthärer u. schneller, ruckart. 2. = zentraler Phase; physiologisch als Drehnystagmus u. als kalorischer N.; pathologisch bei akuter, einseitiger Labyrinth- oder Vestibularisstörung als richtungsbestimmter N. mit 3 Schweregraden: I nur bei Blick in Richtung der raschen Phase, II bei Blick geradeaus, III bei Blick in Richtung langsame Phase; innerhalb von 4. Wo. zentrale Kompensation. E vestibular n. – **N., zerebellarer:** ▸Kleinhirnnystagmus. E cerebellar n.

**Nystagmus-Brille:** s. u. ▸FRENZEL, ▸BARTELS. E nystagmus goggles.

**Nystagmus|myo|klonie (Lenoble-Aubineau):** seltene, fam. Kombination von Nystagmus mit schneller Myoklonie. E nystagmus-myoclonus.

**nystaktisch:** ▸Nystagmus betreffend. E nystagmic.

**Nystatin:** ein Antimykotikum (Polyen-Antibiotikum aus Streptomyces noursei). ***Anw.*** nur an Haut u. Schleimhäuten (einschl. Darm, keine Resorption). Wegen systemischer Toxizität keine parenterale Anw. E nystatin, fungicidin.

**Nysten-Regel:** *Gerichtsmedizin* s. u. ▸Totenstarre. E Nysten's law.

**N-Zelle: 1)** eine Zelle mit normaler euploider (»modale N.«) oder heteroploider Chromosomenzahl (»nichtmodale N.«) u. ohne erkennbare Strukturanomalien. **2)** *Endokrinologie* ▸APUD-Zelle mit großen Sekretgranula im Dünndarm, die ▸Neurotensin bildet.

**NZK:** Abk. für ▸Nierenzellkarzinom.

# O

**O:** Kurzzeichen für *chem* Sauerstoff (**O**xygenium); *ophth* **O**culus.

**$O_2$:** *Chemie* molekularer Sauerstoff. Analog: $O_3$, molekulares Ozon.

**o:** *Chemie* ortho...; *gyn* originär.

**Ω; ω:** griech. Buchstabe ▸Omega, Symbol für ▸Ohm.

**o. B.:** Abk. für **o**hne (pathol.) **B**efund. E N.A.D. (**n**o **a**ppreciable **d**isease).

**OAE:** **1)** Abk. für **O**hr-**A**ugen-**E**bene (= Deutsche Horizontale). **2)** Abk. für **o**to**a**kustische **E**missionen: von den äußeren Haarzellen des Innenohrs selbst produzierte Schallaussendungen. Phänomen, das als Nebenprodukt des aktiven Hörvorgangs anzusehen ist. Die O. können mit sehr empfindlichen Mikrophonen registriert werden.

**Ọ-Agglutination:** s.u. ▸O-Antigen. E O agglutination.

**Ọ-Antigen,** somatisches Antigen: aus dem Polysaccharid-Anteil von ▸Lipopolysacchariden bestehender Anteil der Zellwand von Mikroorganismen. Bedeutsam für die ▸Bakterienagglutination (sog. O-Agglutination), z.B. zur Typisierung von Salmonella-Arten. E O antigen.

**OAṢ:** Abk. für **o**berflächen**a**ktive **S**ubstanz (▸LAS).

**Oatcell-Karzinom** *(engl.):* ▸Haferzellkarzinom.

**OAT-Syndrom,** Abk. für **O**ligo-**A**stheno-**T**eratozoospermie-Syndrom: Krankheitsbild mit Verminderung der Spermienproduktion im Hoden. ***Vork.*** v.a. beim Klinefelter-Syndrom; ***Diagn.:*** Hodenbiopsie.

**Obdormịtio** *(latein.):* »Einschlafen« der Glieder. E obdormition.

**Obduktion,** Autopsie, Nekropsie, Sektion: Leichenereröffnung zur Feststellung der Todesursache. Durchführung im Allg. nach schriftlich niedergelegter Zustimmung des Verstorbenen bzw. der Angehörigen. Eine O. kann auch von der Staatsanwaltschaft oder dem Gericht gem. § 87 StPO angeordnet werden, wenn ein fremdes Verschulden am Tod in Betracht kommt u. Todesursache oder Todeszeitpunkt festgestellt werden muss. In diesem Fall wird die O. im Beisein des Richters von 2 Ärzten vorgenommen, von denen einer Gerichtsmediziner sein muss. E autopsy, postmortem examination.

**Obduration:** *Pathologie* ▸Induration.

**Obduzẹnt:** der eine ▸Obduktion Ausführende.

**obduzieren:** *Gerichtsmedizin* eine ▸Obduktion vornehmen.

**Ọ-Bein:** ▸Genu varum. E bowleg.

**Ọbẹlion:** *Anthropologie* Kreuzungspunkt der Sutura sagittalis mit der Verbindungslinie bd. Foramina parietalia. E obelion.

**Ober|arm,** Brachium: der proximale Abschnitt der oberen Extremität. Ist durch das Schulter- bzw. Ellbogengelenk mit dem Schultergürtel bzw. Vorderarm verbunden; s.a. ▸Humerus... E upper arm.

**Oberarm|fraktur:** ▸Humerusfraktur. E fracture of the humerus.

**Ober|bauch:** Bauch oberhalb des Nabels. S.a. ▸Epigastrium. E upper abdomen.

**Ọberbauch|syndrom:** auf die Erkrankung von Magen, Duodenum, Pankreas, Leber u./oder Gallenblase hinweisende Symptomatik, z.B. Übelkeit, Erbrechen, örtl. Druckschmerz, Abwehrspannung.

**Ober|feld:** *Röntgenologie* s.u. ▸Lungenfeld. E upper lung field.

**Ober|flächen...:** *Chemie* s.u. ▸Grenzflächen...; s.a. ▸Oberflächenspannung.

**Ọberflächenanästhesie:** lokale Schmerzausschaltung an der Haut oder einer zugängl. Organoberfläche (Auge, Respirations-, Verdauungstrakt, Harnröhre) durch Auftupfen, -tropfen oder -sprühen eines geeigneten Lokalanästhetikums (»**Oberflächenanästhetikum**«); i.w.S. auch ▸Kälteanästhesie. E surface anesthesia.

**Ọberflächen|antigen:** **1)** die v.a. an der Oberfläche von Zellen nachweisbaren (z.B. mit monoklonalen Antikörpern), im Zytoplasma produzierten spezies-, individual- u. gewebsspezifischen Antigene (s.u. ▸Histokompatibilitätsantigene); v.a. die nach Konsensuskonferenzen in »clusters of differentiation« (▸CD) eingeteilten O. auf menschl. Leukozyten; ferner die ▸Tumorantigene. E (cell) surface antigen. **2)** *Bakteriologie* das an der Oberfläche bestimmter Bakterien lokalisierte K-Antigen. E somatic antigen.

**Ọberflächen|dosis,** Abk. OD: *Radiologie* Dosis einer Röntgenstrahlung an der Oberfläche der Strahleneintrittsseite (= Einfalls- + Streuzusatzdosis). E skin dose.

**Ọberflächen|faktor:** ▸Faktor XII (der Blutgerinnung). E glass factor.

**Ọberflächen|gastritis:** s.u. ▸Gastritis.

**Ọberflächen|karzinom:** ▸Carcinoma in situ.

**Ọberflächen|kultur:** Mikroorganismenzüchtung auf der Oberfläche eines festen, halb festen oder flüssigen Nährmediums. E surface culture.

**Ọberflächen|ladung:** s.u. ▸Zellmembran, ▸Zellelektrophorese. E surface charge.

**Ọberflächen|marker:** ▸Oberflächenantigen; s.a. ▸Markersubstanzen. E superficial marker.

**Ọberflächen|mikroskopie:** ▸Auflichtmikroskopie.

**Ọberflächen|papillom:** das Ovar pelzartig überziehende, fibroepitheliale Wucherung (durchgebrochenes Cystadenoma papilliferum oder primäres Oberflächenwachstum); häufig Bauchfellmetastasen. E surface papilloma.

**Ọberflächen|schmerz:** in der Haut empfundener Schmerz (im Ggs. zum Tiefenschmerz). E superficial pain.

**Ọberflächen|sensibilität,** Hautsinn: alle Informationen über die kutanen Reizzustände, die aus den Hautsinneszellen bzw. freien Endigungen von afferenten Nervenfasern in der Haut stammen. Dazu gehören der ***mechanische Sinn*** mit Berührung, Vibration, Druck, Spannung und Kitzel (▸Mechanorezeptor), der ***thermische Sinn*** mit Warm- u. Kaltempfinden (▸Temperatursinn) sowie der ***Schmerzsinn*** (▸Nozizeption). Zusammen mit der ▸Tiefensensibilität als somatische Sensibilität bezeichnet. Durch Verlauf u. Verteilung der Nervenbahnen aus der Haut über Rückenmark, verlängertes Mark, Zwischenhirn u. Großhirnrinde (afferentes Hautprojektionssystem) wird die Körperoberfläche auf der

Hirnrinde abgebildet, was dem Bewusstwerden über die Ausdehnung der Körperoberfläche zugrunde liegt (Körperschema). E superficial sensibility, sensory functions of skin.

**Oberflächen|spannung:** an ▸Grenzflächen flüssiger Phasen wirksame Kraft mit Tendenz zur Verkleinerung der Oberfläche durch gegenseitige Anziehung der Moleküle, definiert als die in der Oberfläche senkrecht zur Längeneinheit wirkende Kraft. Die O. hat Bedeutung z.B. in der Physiologie des Alveolarepithels, das eine Flüssigkeitsschicht enthält, deren O. geringer ist als die des Wassers. Dadurch wird die Atemarbeit vermindert u. ein Kollaps der Alveolen verhindert. S.a.▸Surfactant-Faktor. E surface tension.

**Ọberflächen|therapie:** *Radiologie* Strahlentherapie für Prozesse bis max. 1 cm unter der Körperoberfläche. Wird durchgeführt v.a. mit Grenz- u. weichen Röntgenstrahlen, Radium u. anderen γ-Strahlern sowie schnellen Elektronen. E superficial radiotherapy.

**Ober|geschoss:** s.u. ▸Lungenfeld. E upper lung field.

**Ober|häutchen:** *Histologie* ▸Cuticula.

**Ober|haut:** *Histologie* ▸Epidermis.

**Ober|kiefer:** ▸Maxilla; s.a. ▸Kiefer... E upper jaw.

**Ọberkiefer|empyem:** eitrige ▸Sinusitis (maxillaris). E maxillary empyema.

**Oberkiefer|fraktur:** ▸Kieferfraktur; s.a. ▸Mittelgesichtsfraktur. E maxillary fracture.

**Oberkiefer|höhle:** ▸Sinus maxillaris; s.a. ▸Kieferhöhlen... E maxillary sinus.

**Ọberkiefer|hypo|plasie:** Hypoplasie der Maxilla (▸Mikrognathie).

**Oberkiefer-Nạsen-Spalte:** schräge ▸Gesichtsspalte. E nasomaxillary fissure.

**Ọberkiefer|wulst:** *Embryologie* paariger Weichteilwulst seitlich der Mundöffnung (zwischen Stirn- u. Unterkieferwulst) als Anlage für Wangen- u. Oberlippenhaut (seitlich von Filtrum u. Nase).

**Ọberkiefer|zyste:** s.u. ▸Kieferzyste. E maxillary cyst.

**Ọber|kopf:** *Geburtshilfe* ▸Sinciput.

**Ober|lappen,** Lobus superior pulmonis: s.u. ▸Segmenta bronchopulmonalia (dort Abb.). E upper lobe of lung.

**Oberlappen|bronchus-Syndrom:** rezidivierende rechtsseitige Oberlappenpneumonie infolge Bronchusfehlbildung (Spaltung oder Duplikation, Transposition auf Trachea, separiertes oder überzähl. Segment, tracheale Nebenlunge); im pneumoniefreien Intervall evtl. Dyspnoe.

**Ober|lid,** Palpebra superior: s.u. ▸Lid. E upper lid.

**Ober|lippe,** Labium superius: s.u. ▸Cheil..., ▸Lippen... E upper lip.

**Oberlippen|spalte:** ▸Lippenspalte. E upper lip fissure, cleft lip.

**Ober|schenkel:** der proximale Abschnitt der unteren Extremität, mit Becken u. Unterschenkel durch Hüft- bzw. Kniegelenk verbunden; s.a. ▸Schenkel... E thigh.

**Ọberschenkel|amputation:** ▸Amputation des Beines oberhalb des Kniegelenks (Abb.). E femoral amputation, above-knee amputation, Abk. AKA.

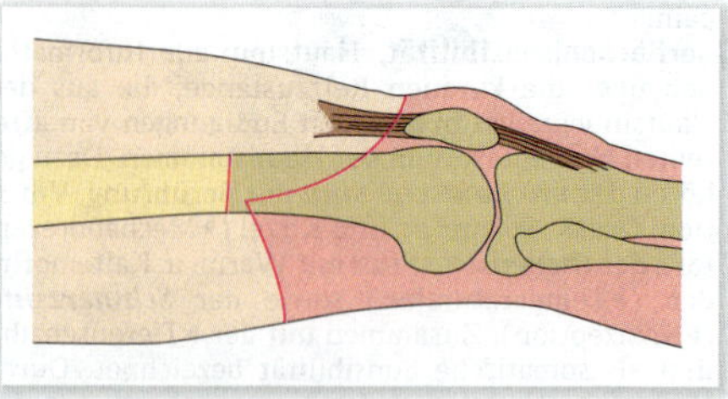

**Oberschenkelamputation:** Amputation im unteren Drittel; Hautlappenschnitte u. Zirkelschnitt durch die Muskulatur. [61]

**Oberschenkel|arterie:** ▸Arteria femoralis. E femoral artery.

**Oberschenkel|bruch:** Fractura femoris, unterschieden als Kopfkalotten- u. Epiphysenablösung, Schenkelhals-, Trochanter-, Kondylenfraktur sowie als Schaftbruch (im oberen, mittl. oder unteren Drittel einschl. der suprakondylären Fraktur); als Sonderformen die Schussbrüche. Symptome je nach Ort u. Dislokation; s.a. ▸Frakturbehandlung, ▸Schenkelhalsfraktur. E fracture of the femur.

**Oberschenkel|hals:** ▸Collum femoris; s.a. ▸Schenkelhals... E neck of femur.

**Oberschenkel|knochen:** ▸Femur.

**Oberschenkel|kopf:** ▸Caput femoris; s.a. ▸Hüftkopf... E head of femur.

**Oberschenkel|luxation:** ▸Hüftluxation. E femoral dislocation.

**Oberschenkel|nerv:** ▸Nervus femoralis; s.a. ▸Femoralis... E femoral nerve.

**Oberschenkel|prothese:** Kunstbein als funktioneller u. kosmet. Ersatz nach Oberschenkelamputation oder bei Peromelie. Als einfachstes Modell das Stelzbein; moderne Typen mehrgliedrig; Kniegelenk mit Achse in oder dicht hinter dem Schwerelot (einachsig, wandernde Achse, Bremsknie, Reibungsgelenk) zur Gangsicherheit u. Stabilität im Stand; Unterschenkelteil mit einachs. Knöchelgelenk hinter dem Schwerelot (hinterer Anschlag, Sperrung der Dorsalflexion); Fußteil ohne oder mit Zehengelenk. E above-knee prosthesis.

**Oberschenkel|verrenkung:** ▸Hüftluxation. E femoral dislocation.

**Oberst-Anästhesie** (Maximilian O., 1849–1925): Leitungsanästhesie für operative Eingriffe an Finger u. Zehen. E Oberst's method.

**Ober|töne:** im Klanggemisch die Töne, die frequenzmäßig das ganzzahlige Vielfache der Schwingungszahl des Grundtones darstellen; sie bestimmen die Klangfarbe. E overtones.

**Ober|wurm:** *Anatomie* ▸Vermis superior.

**Obẹsitas, Obesität:** ▸Adipositas, ▸Lipomatose. E obesity.

**Ọbex:** schmale Querverbindung (»Riegel«) am unteren Dachende des 4.Ventrikels; oberer Abschluss des Sulcus medialis medullae oblongatae. E obex.

**Ob-Gen** *(engl.)* Abk. für **ob**ese-gene: Adipositas-Gen, s.u. ▸Leptin.

**Obidoxịmchlorid:** ein Pyridinium-Derivat mit Cholinesterase-reaktivierender Wirkung; ***Anw.*** als Antidot bei Vergiftungen mit phosphororganischen Schädlingsbekämpfungsmitteln. E obidoxime chloride.

**Objẹkt:** *Psychologie* (S. Freud) Person oder Gegenstand, durch den ein Trieb befriedigt werden kann; evtl. ständig wechselnd u. mit Körperteilen identisch. E object.

**Objẹkt|agnosie,** Objektblindheit: Unfähigkeit, Gegenstände zu erkennen; s.a. ▸Agnosie. E object agnosia, ideational a.

**Objẹkt|apraxie:** ▸Apraxie mit Misslingen nur transitiver (d.h. mit Gegenständen ausgeführter) Handlungen. E object apraxia.

**Objẹkt|besetzung:** Begriff der Psychoanalyse für die Ausrichtung der Libido auf Dinge u. Personen. Die Bez. wird auch gebraucht für die allg. Fähigkeit zu stabilen Beziehungen. E object cathexis.

**Objektịv:** *Optik* das auf der Objektseite liegende Linsensystem eines opt. Gerätes (Mikroskop etc.); entwirft ein vergrößertes reelles Bild des Gegenstandes; s.a. ▸Okular. E objective.

**Objẹkt|libido:** Anteil der Libido, der sich einem oder mehreren Objekten der äußeren Welt zuwendet. Gewöhnlich als Gegenbegriff zur Ichlibido gebraucht. E object libido.

**Objẹktnetz|mikrometer:** Feinmessokular mit netzförmig-quadratischer Intervallteilung.

**Objẹkt|träger:** planparallele Glasplatte zum Auflegen oder Ausstreichen des mikroskopisch zu untersu-

chenden Objekts bzw. zum Aufbringen der Reaktionsteilnehmer für O.-Tests. E (microscopy) slide.
**Objektträger-Agglutination:** Schnelltest, bei dem das spezifisch agglutinierende Antiserum mit dem zu untersuchenden Antigen zur Reaktion gebracht wird, z.B. für Salmonellen-Typendiagnostik, AB0- u. Rh-Blutgruppen-Bestimmung (meist Milchglasträger mit Hohlschliff). E slide agglutination.
**Objektträger-Kultur:** Mikrokultur auf einem nährbodenbedeckten Objektträger. E slide culture.
**Objekt|verlust:** Begriff der Psychoanalyse für das Schwinden einer obj. Libidobesetzung; v.a. bei Regression (Neurose, Psychose). E object loss.
**obl.:** Abk. für ▸**obliquus.**
**Oblativität:** *Psychologie* (R. LAFORGUE) Unfähigkeit zur Lösung der Mutterbindung. E oblativity.
**obligat(orisch):** unerlässlich, unbedingt. E obligate.
**Obliquität:** *Geburtshilfe* s.u. ▸Asynklitismus. E obliquity.
**obliquus** *(latein.)* Abk. obl.: schräg, schief, seitwärts. E oblique.
**Obliquus|reflex:** ▸GEIGEL-Reflex.
**obliterans, obliterierend** *(latein.):* verschließend, zur ▸Obliteration führend. E obliterative.
**Obliteratio(n):** Lichtungsverschluss eines Körperhohlraumes (Hohlorgan, seröse Höhle); angeboren durch Entwicklungsstörung (= Atresie), erworben durch entzündl. Prozess (Pleuritis, Perikarditis [= O. pericardii = ▸Concretio pericardii], ▸Endangiitis), Neoplasma, Thrombus sowie operativ (z.B. Endoaneurysmorrhaphie, Varizenverödung). E obliteration.
**Obliterations|syndrom:** ▸Aortenbogen-Syndrom. E obliteration of the supraaortic branches.
**Oblongata:** Kurzform für ▸Medulla oblongata.
**Oblongata(-Gefäß)-Syndrom:** Symptomatik bei umschriebener Erkrankung der Medulla oblongata (meist durch Ischämie im vertebro-basilären System); als retroolivares (= dorsolaterales) Syndrom mit gleichseitigen Kleinhirnbahn-Symptomen, ▸HORNER-Komplex u. gegenseitigen Paresen oder Sensibilitätsstörungen, evtl. als ▸BABINSKI-NAGEOTTE- oder als ▸WALLENBERG-Syndrom; als paramedianes (= mittl.) Syndrom mit alternierenden Ausfällen (gleichseitig infranukleäre Zungen- u. gegenseitig Extremitätenlähmung), je nach Herdausdehnung auch als JACKSON-, SCHMIDT-, TAPIA-Syndrom. E oblongata (vascular) syndrome.
**oblongatus** *(latein.):* verlängert. E extended.
**obsolet** *(latein.):* veraltet, nicht mehr gebräuchlich. E obsolete.
**Obstetrik:** Geburtshilfe. E obstetrics.
**Obstetrix** *(latein.):* Hebamme. E midwife.
**Obstipation,** Constipatio alvi: die – meist chronische – Stuhlverstopfung infolge verlängerten Verweilens der Fäzes im Kolon; mit seltener u. verminderter, meist schwieriger Entleerung eines verhärteten Stuhles. ***Einteilung:*** in akute u. chron. (habituelle) Formen mit organischen oder funktionellen Ursachen. 1) akute O. bei Stenosen; 2) chron. O. bei organischen oder funktionellen Erkrankungen; 3) passagere O. bei verschiedenen Erkrankungen, Vergiftungen oder medikamentös bedingt; 4) O. bei kongenitalem idiopathischem Megakolon. E constipation.
**Obstipations-Prolaps-Syndrom:** s.u. ▸Rektumprolaps. E obstipation-prolapse syndrome.
**obstipus** *(latein.):* schief.
**Obstructio:** ▸Obstruktion. E obstruction. – **O. alvi:** Enddarmverlegung durch eingedickte Kotmassen. – **O. canaliculi lacrimalis:** angeborener oder erworbener Verschluss des Tränenkanals, meist als Entzündungsfolge.
**Obstruktion** *(latein.):* totaler Verschluss eines Hohlorgans (auch Gang, Gefäß etc.), insbes. seines Zu- oder Ausganges, durch Verlegung, Verstopfung. I.w.S. auch durch Kompression. S.a. ▸Obstructio, ▸Obturation, ▸Okklusion. E obstruction, blockage.
**Obstruktions|atelektase:** ▸Resorptionsatelektase.

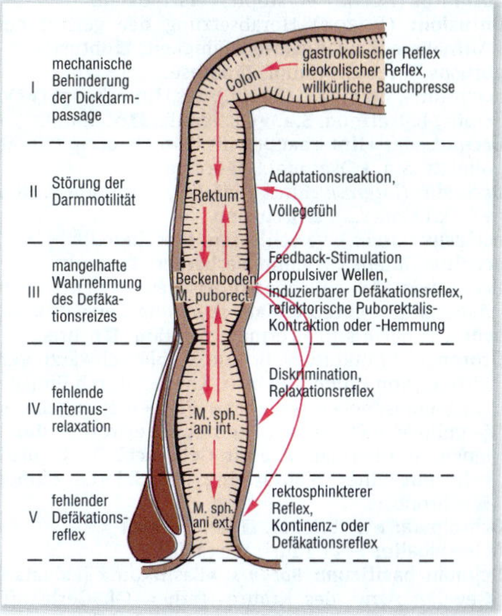


**Obstipation:** schematische Darstellung der Ursachen der chronischen Obstipation, entsprechend der Physiologie des Defäkationsablaufs. [226]

**Obstruktions|emphysem:** vesikuläres, später bullöses ▸Lungenemphysem peripher einer Bronchusstenose. E obstructive emphysema, obstructive pulmonary overinflation.
**Obstruktions|hydro|zephalus:** ▸Hydrocephalus internus occlusus. E obstructive hydrocephalus.
**Obstruktions|ikterus:** ▸Verschlussikterus.
**Obstruktions|ile|us:** s.u. ▸Ileus, mechanischer (2). E obstruction ileus.
**obstruktiv:** verschließend (▸Obstruktion...). E obstructive. – **o. Atemwegserkrankungen:** ▸Ventilationsstörung.
**obturans** *(latein.):* verstopfend (▸Obturation).
**Obturatio(n):** Lichtungsverschluss eines Hohlorgans bzw. Gefäßes durch Verstopfung; s.a. ▸Obstruktion, ▸Okklusion. E obturation.
**Obturations|ile|us:** s.u. ▸Ileus, mechanischer (2).
**Obturator:** **1)** *Zahnmedizin* prothetischer Behelf (Kunststoff, Metall) zur Ausfüllung eines Oberkiefer-Gaumen-Defektes (»Verschlussprothese«), d.h. zum funktionssichernden Abschluss der Mund- gegen die Nasenhöhle (auch zum sprachverbessernden Muskeltraining). **2)** Verschlussteil eines röhrenförm. Endoskops (z.B. des Rektoskops). **3)** *Anatomie* ▸*Musculus obturatorius.* E 1)–3) obturator.
**Obturator|bypass:** Bypass von den Iliakalarterien auf die Arteria femoralis oder A. poplitea durch das Foramen ovale; möglichst extraperitoneal. ***Anw.:*** als Alternativlösung bei Bypassinfektionen im iliofemoralen Bereich oder vor Leistenoperation.
**obturatorius** *(latein.):* verstopfend, verschließend, z.B. Membrana obturatoria. S.a. ▸Obturatorius...
**Obturatorius|blockade:** Leitungsanästhesie des Nervus obturatorius suprapubisch seitlich des Tuberculum pubicum zur Ausschaltung der durch thermische Reizung auftretenden Adduktorenspastik bei transurethraler Prostatektomie. E obturator nerve block.
**Obturatorius|hernie:** ▸Hernia obturatoria. E obturator hernia.
**Obturatorius|lähmung:** Funktionsausfall des ▸Nervus obturatorius; ***Klinik:*** Abschwächung von Oberschenkeladduktion u. -rotation, Hypästhesie u. Hypalgesie eines etwa handflächengroßen Bezirks an der Oberschenkelinnenseite. E obturator paralysis.
**Obturator|tasche:** der seitl. Teil der ▸Excavatio vesicouterina mit dem Eingang des ▸Canalis obturatorius. E paravesical pouch.

**obturatus** *(latein.)*: verstopft, verschlossen.
**Obtusion:** (POROT) Herabsetzung der geistig-seel. Aufnahme- bzw. Reaktionsfähigkeit. E obtusion.
**obtusus** *(latein.)*: stumpf. E obtuse.
**occipitalis, occ(ip)...** *(latein.)*: das Hinterhaupt (▸Occiput) betreffend. S.a. ▸Okzipital... E occipital.
**Occiput:** das Hinterhaupt, mit dem Os occipitale als Skelett. S.a. ▸Okzipital... E occiput.
**Occlusio** *(latein.)*: Einschließung, Verschluss. S.a. ▸Okklusion(s...). E occlusion.
**occlusus** *(latein.)*: verschlossen. E occluded.
**occultus** *(latein.)*: geheim, verborgen. E occult.
**Ochratoxin A:** ein hepatotoxisches Mykotoxin in Aspergillus ochraceus (auf feuchtem Getreide).
**ochre:** *Genetik* s.u. ▸Terminatorcodon. E ochre.
**Ochronosis:** (VIRCHOW, BOSTRÖM) blauschwärzl. Verfärbung von Bindegewebe u. Knorpel durch Einlagerung eines »ockerfarbenen« Pigments; angeboren (= endogene O.) bei ▸Alkaptonurie, erworben durch langen u. übermäß. Atebrin-Gebrauch. Die O. oculi geht mit einer Blaufärbung der Skleren einher. E ochronosis.
**Ochro|pyra:** ▸Gelbfieber. E yellow fever.
**Ochsen|galle:** ▸Fel Tauri. E ox bile.
**Ocimum basilicum:** *Botanik* »Basilikum« [Labiatae]; Gewürz; ***Anw.*** des Krautes (äther. Öl, Gerbstoff) als Carminativum, Galaktagogum u. bei Entzündungen des Urogenitaltraktes. E basil.
**Ocker(staub)lunge:** Mischstaubsilikose in der Erdfarbenindustrie; im Röntgenbild sehr zarte, netzartige oder feinfleck. »Marmorierung«.
**O'Connor-Syndrom:** aseptische ▸Epiphysennekrose der Olekranonapophyse.
**OCT** *(engl.)* Abk. für **o**cular **c**oherent **t**omography, okuläre Kohärenztomographie: bildgebendes Verfahren in der Augenheilkunde unter Nutzung der Interferiometrie u. eines niedrig kohärenten Diodenlaserstrahls. Einsatz v.a. bei der Diagnostik von Makulaerkrankungen.
**Octacain:** ein Lokalanästhetikum. E octacaine.
**Octacog alfa:** rekombinanter humaner Blutgerinnungsfaktor VIII in der Glykoform α; ***Anw.*** bei Hämophilie A. E octacog alfa.
**Octafluorpropan:** perflutrenhaltige Mikrosphären aus hitzebehandeltem Humanalbumin; lungengängiges Ultraschall-Kontrastmittel der 2. Generation zur Signalverstärkung für die Echokardiographie. E octafluoropropane.
**Octana,** Febris octana: Fieber an jedem 8. Tag, dazwischen fieberfreie Intervalle. E octan fever.
**octavus** *(latein.)*: der Achte. Auch Kurzform für Nervus oct. (N. vestibulocochlearis). S.a. ▸Oktavus...
**Octodrin:** ein ▸Antihypotonikum (α-Sympathomimetikum).
**Octreotid:** ein synthetisches ▸Somatostatin-Analogon; ***Anw.*** zur symptomat. Therapie endokrin aktiver Darmtumoren (z.B. Karzinoid) sowie bei Akromegalie. E octreotide.
**ocularis** *(latein.)*: das Auge betreffend. E ocular.
**Oculentum,** Unguentum ophthalmicum: *Pharmazie* Augensalbe. E oculentum, ophthalmic ointment.
**Oculi** *(latein.)*: die Augen.
**oculo...:** Wortteil »Auge«; s.a. ▸okulo...
**Oculo|guttae:** Augentropfen (Collyria). E eye drops.
**oculo|motorius** *(latein.)*: das Auge bewegend. **Oculomotorius:** Kurzform für ▸Nervus oculomotorius. S.a. ▸Okulomotorius... E oculomotor.
**Oculus,** Abk. O: das ▸Auge.
**Ocytocin:** ▸Oxytocin. E ocytocin, oxytocin.
**ODA,** Abk. für **O**n-**D**emand-**A**nalgesie: ▸PCA (**p**atient-**c**ontroled **a**nalgesia).
**Oddi-Muskel, O.-Sphinkter** (RUGGERO O., 1864–1913, Chirurg, Bologna): ▸Musculus sphincter ampullae. E sphincter of Oddi.
**Odds Ratio** *(engl.)* Abk. OR: Maß für die Risikoabschätzung des Auftretens einer umweltbedingten Erkrankung. Ist definiert als ein Quotenverhältnis, wobei als Quote das Verhältnis der Wahrscheinlichkeit P, die Krankheit zu haben, zu der Wahrscheinlichkeit, diese Krankheit nicht zu haben, gilt. Die OR ist das Verhältnis der Quote der einer bestimmten Umweltbelastung Exponierten zu der Quote der dieser Belastung nicht Exponierten.
**Odermennigkraut:** ▸Agrimoniae herba.
**ODG:** Abk. für ▸**O**phthalmo**d**ynamo**g**raphie.
**o-Di|phenol-oxidase,** DOPA-oxidase, Tyrosinase, Catecholoxidase, Polyphenoloxidase, Phenolasekomplex: ein sauerstoffabhängiges, kupferhalt. Enzym, das Monophenole bzw. o-Diphenole (z.B. Brenzcatechin) u. deren Derivate zu entsprechenden o-Chinonen oxidiert. E dopa oxidase.
**odont...:** Wortteil »Zahn«; s.a. ▸dent...
**Odont|agra, -algie:** Zahnschmerz. E odontalgia, toothache.
**Odont|iatrie:** Zahnheilkunde. E dentistry.
**Odontinoid:** ▸Dentikel. E odontinoid.
**Odontitis:** *Zahnmedizin* Oberbegriff für ▸Pulpitis, ▸Parodontitis, ▸Periodontitis, ▸Parulis. E odontitis.
**Odontium:** Oberbegriff für Schmelz, Dentin u. Pulpa.
**Odonto|blasten,** Dentinoblasten, Odontoblasti: hochprismatische Bindegewebszellen der Zahnpapille, die die Interzellularsubstanz u. das ▸Prädentin (die unverkalkte Dentinvorstufe) des Dentins produzieren. E odontoblasts.
**odonto|gen,** dentogen: von den Zähnen ausgehend. E odontogenous.
**Odonto|genese:** die ▸Zahnentwicklung. E odontogenesis.
**Odonto|klasie:** Abbau von Zahnhartsubstanz durch Osteoklasten (»**Odontoklasten**«). E odontoclasis.
**Odon|to|logie:** Zahn(heil)kunde. E odontology.
**Odon|tom:** Neoplasma aus zahnbildenden Geweben, mit epithelialer u. mesenchymaler Komponente. E odontoma.
**Odon|ton:** Sammelbez. für Odontium u. Parodontium.
**Odonto|pathie:** Zahnerkrankung, -fehlbildung. E odontopathy.
**Odonto|plastik:** plastisch-chirurg. Eingriff am Gebiss, z.B. Im- u. Replantation, Zahn(keim)transplantation. E odontoplasty.
**Odor** *(latein.)*: Geruch. E odor, scent, smell.
**Odori|metrie:** ▸Olfaktometrie. E odorimetry.
**Odyno|phagie:** schmerzhafter Schluckakt. E odynophagia.
**Ödem, Oedema,** Gewebswassersucht: umschriebene oder diffuse, meist schmerzlose Ansammlung aus dem Gefäßsystem ausgetretener seröser Flüssigkeit in den Gewebsspalten von Haut (▸Anasarka) oder Schleimhaut, aber auch in Nervengewebe, im Interstitium parenchymatöser Organe sowie interzellulär u. interfibrillär (z.B. bei Elephantiasis). ***Pathogen. u. Diagn.:*** pathogen. wichtige Faktoren sind gestörter Lymphabfluss, erhöhter hydrostatischer Druck, verminderter kolloidosmotischer Druck, Erhöhung des kolloidosmotischen Gewebedrucks u. gesteigerte Gefäßwandpermeabilität (s.a. Abb.). Wichtigste Ödemformen sind ▸Lungenödem, ▸Hirnödem. E edema. – **Ö., allergisches:** Lokalreaktion als Folge der ▸Immunreaktion, ausgelöst durch Mediatoren der ▸Entzündung. E allergic e. – **Ö., angioneurotisches:** ▸Angioödem. E angioneurotic e. – **Oe. cere|brale:** ▸Hirnödem. E cerebral e. – **Ö., endokrines:** ▸Myxödem. – **Oe. glottidis:** ▸Glottisödem, s.a. ▸Kehlkopfödem. – **Ö., hepatogenes:** Ö. bei Leberzirrhose; v.a. durch portale Stauung u. Absinken des onkotischen Drucks infolge ungenügender Albuminsynthese. Zuvor meist Aszitesbildung. E hepatogenic e. – **Ö., hereditäres angioneurotisches:** s.u. ▸Angioödem durch C1-Inhibitor-Mangel. – **Ö., h. chronisches:** ▸NONNE-MILROY-MEIGE-Syndrom. – **Ö., idiopathisches:** ▸Angioödem ohne erkennbare Ursache. – **Oe. indurativum:** syphilitischer Primäraffekt v.a. bei Frauen (Labien) in Form einer kugeligen Verhärtung. – **Ö., kardiales:** Ö. bei ▸Herzinsuffizienz. Bei ▸Rechtsherzinsuffizienz v.a. in unteren Körperpartien (prätibiales Ö., Knöchel-Ö.), bei ▸Linksherzinsuffizienz als ▸Lungen-

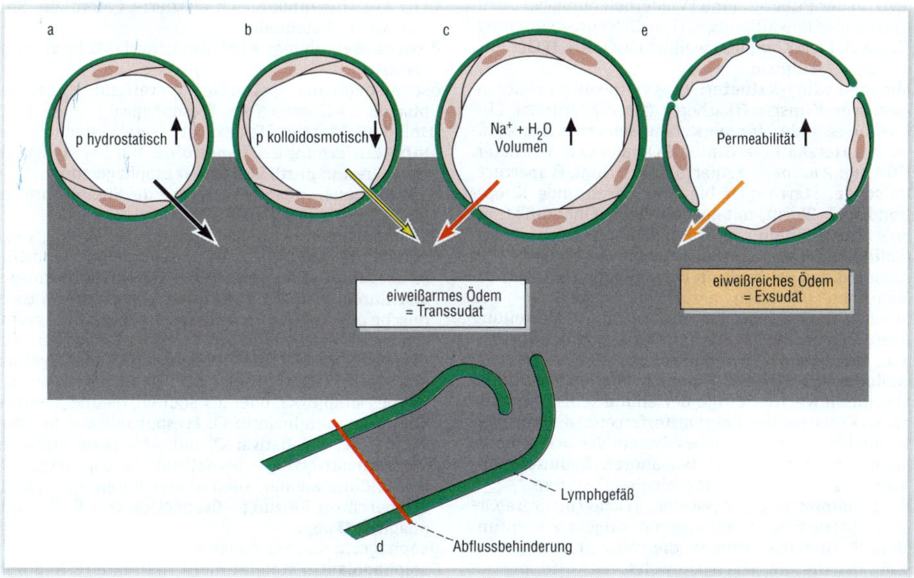


**Ödem:** Pathogenese. Ein eiweißarmes Ödem entsteht durch eine Erhöhung des intravasalen hydrostatischen Drucks (a) oder durch eine Erniedrigung des intravasalen kolloidosmotischen Drucks (b). Die Erhöhung des osmotischen Drucks innerhalb des Blutes führt über ein vermehrtes Blutvolumen zu einem Ausgleich mit dem Interstitium u. damit zu einem osmotischen Ödem (c). Auch eine Abflussbehinderung in den Lymphgefäßen (d) durch Verstopfung oder Fehlbildung kann zu einem eiweißarmen Ödem führen. Die Erhöhung der Gefäßwandpermeabilität ist nahezu immer mit einer Dilatation verbunden u. kommt im Rahmen von Entzündungen vor (e). Die Folge ist ein eiweißreiches Ödem. [53]

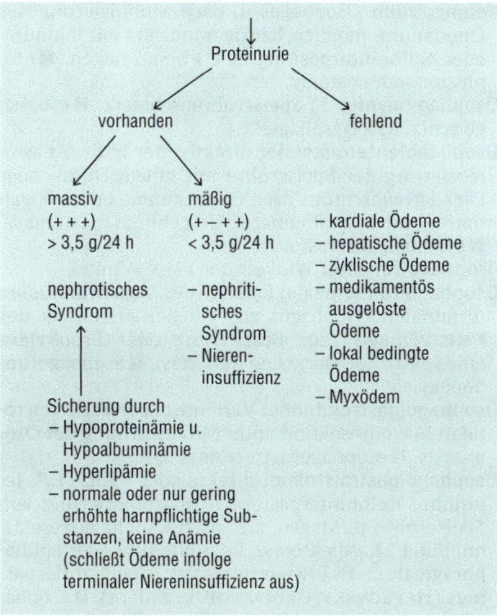


**Ödem:** Flussdiagramm für die diagnostische Abklärung. [269]

ödem. E cardiac e. – **Oe. laryngis:** ▸ Kehlkopfödem. – **Ö., malignes:** ▸ Gasödem. – **Ö., renales:** bei Nierenerkrankungen (s.u. ▸ nephritisches u. ▸ nephrotisches Syndrom, ▸ Glomerulonephritis) auftretendes Ödem. ***Pathogen.:*** erhöhte Kapillarpermeabilität oder starke Eiweißverluste (Proteinurie) u. daher verminderter onkotischer Druck u./oder Verminderung des ▸ Glomerulusfiltrats mit Kochsalz- u. Wasserretention. ***Klinik:*** zunächst latentes, dann generalisiertes Ödem, meist im Gesicht beginnend, v.a. morgens an den Lidern. E renal e. – **Oe. retinae:** ▸ Retinaödem. – **Oe. scleroticum: 1)** ▸ Sklerödem. E scleredema. **2)** Ödemsklerose: irreversible Gewebsverhärtung durch reakt. Bindegewebshyperplasie und Schrumpfungsprozesse bei chron. Ö., z.B. im Spätstadium der Elephantiasis, als Stauungsinduration innerer Organe. E sclerotic e. – **Ö., traumatisches:** akute bis chron. Weichteilschwellung infolge mechan.-zirkulatorischer Schädigung u. Lymphstauung; auch postoperativ. E traumatic e. – **Ö., varikotisches:** Ö., das im Rahmen des ▸ varikösen Symptomenkomplexes auftritt.

**ödematös:** in Form eines Ödems. E edematous.

**Ödematose:** ▸ Ödemkrankheit.

**Ödem|bazillen:** ▸ Gasödemerreger.

**Ödem|krankheit:** chron. generalisierter Hydrationszustand der interstitiellen Gewebe (diffuses ▸ Ödem). E generalized edema. – **Ö., zerebrale:** ▸ Canavan-Syndrom.

**Ödem|nekrose:** (H. Jacob 1940) band- u. knotenförmige Schwellung mit körnigem Zerfall des Marklagers als Spätfolge des Hirnödems (z.B. um einen Kontusionsherd); später Sklerose, Schrumpfung (evtl. Ventrikelerweiterung). E edema-induced necrosis.

**Ödem-Proteinurie-Hypertonie-Syndrom,** EPH-Gestose: *Gynäkologie* ▸ eklamptischer Symptomenkomplex. E edema-proteinuria-hypertension syndrome.

**Ödemprotektiva:** ▸ kapillarabdichtende Mittel.

**Ödem|psychose:** (C. Faust) akute symptomat. Psychose in Zusammenhang mit einem diffusen, nichtentzündl. Hirnödem (nach Kontusion, Insolation, Strangulation etc.).

**Ödipus-Komplex** *(bezogen auf den Ödipus der griech. Sage, der unwissend den Vater tötete u. die Mutter ehelichte):* (S. Freud 1910) in der frühen genitalen Phase (3.–4. Lj.) auftretende Geschlechtsgefühle u. Inzestwünsche gegenüber dem gegengeschlechtlichen Elternteil bei gleichzeitigen Hass- u. Eifersuchtsgefühlen gegen den gleichgeschlechtlichen (= positive Form), aber auch umgekehrt (= negative Form) oder vermischt. Normalerweise wird die ödipale Situation durch Verdrängung der Wünsche u. der damit zusammenhängenden (Kastrations-) Ängste beendigt (»Latenzperiode«); erfährt aber

O

evtl. in der Pubertät eine Wiederbelebung; bei unzureichender Bewältigung u. U. auch Neurosenbildung. S.a. ▸Elektra-Komplex (weiblicher Ö.-K.). E Oedipus complex, oedipism.

**Ödman(-Ledin)-Katheter:** (1959) flexibler, röntgenpositiver Kunststoffkatheter (über SELDINGER-Einführungssonde) für perkutane selektive Angiographie u. Herzkatheterismus. E Ödman-Ledin catheter.

**Öff|nung:** *Anatomie* ▸Apertura, ▸Ostium. E aperture.

**Öhr|sonde:** starre oder biegsame, drehrunde Knopfsonde (11–25 cm) mit endständigem Öhr zum atraumat. Durchfädeln von Fäden, Drähten etc.

**Öko|logie:** (HAECKEL 1866) Gebiet der Biologie, befasst mit den wechselseit. Beziehungen zwischen Organismen u. deren natürlicher Umwelt. – Die »menschl. Ö.« (von der Ausbreitung u. Verteilung menschlicher Gesellschaften) als Zweig der Soziologie. E ecology.

**öko|logisches System:** räumlich begrenztes Milieu, das durch wechselseitige Beziehung seiner Organismen (Kreislauf von Energiestoffen etc.) deren Leben ermöglicht. Als künstliches System das »closed ecological system« z.B. in bemannten Raumschiffen, Unterwasserstationen. E ecologic(al) system.

**Öko-Syndrom:** Bez. für polysomatische (mehrere Organe betreffende), vorwiegend subjektiv empfundene Befindensstörungen, die von den Betroffenen z.B. als Allergie gegen Umweltschadstoffe angesehen werden (»multiple chemical sensitivity«). Psychosomatische Faktoren oder psychische Krankheiten können dabei eine wesentliche Rolle spielen. S.a. ▸Multiple-chemical-Sensitivity-Syndrom.

**Öl,** Oleum: flüssige, sich fettig anfühlende organ. Verbindungen. Im Allg. brennbar, leichter als Wasser, löslich in Äther, Benzin etc., unlöslich in Wasser; unterschieden als pflanzliche, tierische u. mineral. Öle. ***Formen:*** nach chem. Zusammensetzung u. Eigenschaften bezeichnet als fette Öle (Gemische aus Fettsäuretriglyceriden, Cholesterin, ungesättigten Fettsäuren; niedriger Schmelzpunkt), ätherische oder flüchtige Öle (»Olea aetherea«), gehärtete oder hydrierte, synthetische, trocknende u. nicht trocknende Öle (an der Luft verharzend wie Leinöl bzw. unverändert flüssig bleibend wie Olivenöl). S.a. ▸Oleum. E oil.

**Öl|akne:** Schmutzimbibierung u. Follikelkeratosen der Haut mit papulopustulöser Umwandlung durch chron. Kontakt mit Mineralölen bzw. öldurchtränkter Kleidung; s.a. ▸Akne. E petroleum acne.

**Öl|embolie:** ▸Fettembolie (v.a. Lunge, Großhirn, Niere) nach versehentlich intravasaler Injektion öliger Substanzen. E fat embolism.

**Ölfleck|phänomen:** subunguale Hyperkeratosen bei ▸Psoriasis. E oil-drop sign.

**Öl|granulom:** **1)** ▸Oleom. **2)** ▸Lipogranulom. E oleogranuloma.

**Öl|immersion:** *Optik* s.u. ▸Lichtmikroskop. E oil immersion.

**Öl|pneumonie:** ▸Fettpneumonie.

**Öl|rot O:** *Histologie* dem Sudan IV ähnlicher Diazofarbstoff für Fette. E oil red O.

**Öl|säure,** Acidum oleinicum, Elainsäure: 9-Octadecensäure; einfach ungesättigte, farblose organ. Monocarbonsäure ($C_{18}$); isomer mit Elaidinsäure. E oleic acid.

**Öl|stuhl:** *Enterologie* ▸Fettstuhl. E fatty feces.

**Öl-Syndrom, toxisches:** (1981) durch verunreinigtes Rapsöl hervorgerufenes akutes Krankheitsbild mit Husten, Fieber, Dyspnoe, Hypoxämie, Lungeninfiltraten u. Pleuraergüssen; evtl. Übergang in chron. Verlauf. E toxic oil syndrome.

**Öl|tumor:** ▸Oleom. E oleoma.

**Öl|zyste:** **1)** mit Fetttröpfchen angefülltes zystisches Lipom (nach Verflüssigung des Fettes oder trophisch bedingter zyst. Degeneration). E oil cyst. **2)** ▸Injektionsgranulom.

**OEMG:** Abk. für ▸**O**kuloelektro**m**yo**g**ramm.

**Oen|anthotoxin:** starkes Krampfgift von Oenanthe crocata (»Safrandolde«).

**OEP,** Abk. für **o**lfaktorisch **e**vozierte **P**otentiale: S.u. ▸evozierte Potentiale.

**örtliche Betäubung:** ▸Lokalanästhesie. E local anesthesia.

**öso|phageal:** die Speiseröhre betreffend; s.a. ▸Ösophagus..., ▸Ösophag(o)... E esophageal.

**Öso|phag|ektomie:** (TOREK 1913) totale oder subtotale op. Entfernung der Speiseröhre (v.a. bei Malignom im oberen u. mittl. Drittel). E esophagectomy.

**oeso|phageus, -phagicus** *(latein.):* die Speiseröhre betreffend. E esophageal.

**Öso|phagismus:** ▸Ösophagospasmus. E esophagism.

**Öso|phagitis, Oesophagitis:** umschriebene oder diffuse Entzündung der Speiseröhre. ***Ätiol.:*** häufig ausgelöst durch chemische (Reflux-Ö., Verätzung), thermische oder mechanische Reize u. bakteriell superinfiziert. Als akute infektiöse Ö. entweder aus dem Rachenraum fortgeleitet oder Begleit-Ö. bei Typhus, Scharlach, Tuberkulose, CMV, Diphtherie etc., als Herpes-simplex-Ö. oder als Soor-Ö., medikamentöse oder alkoholinduzierte Ö. E esophagitis. – **Oe. dissecans, Oe. exfoliativa:** Ö. mit Abhebung größerer Schleimhautfetzen. – **Oe. follicularis, Oe. cystica:** Ö. mit Bildung kleiner, submuköser Retentionszysten; v.a. bei chron. Reizung. – **Oe. peptica:** die ▸Refluxösophagitis. E peptic e.

**Ösophago...:** s.a. ▸Ösophagus...

**Öso|phago|antro|stomie:** meist indirekte (z.B. durch retrosternale Jejunuminterposition [ROUX] erfolgende) Anastomosierung des Speiseröhrenstumpfes mit dem Restmagen nach proximaler (antrumerhaltender) Magenresektion. S.a. ▸Ösophagogastrostomie. E esophagoantrostomy.

**Öso|phago|duodeno|stomie:** terminoterminale Anastomosierung von Ösophagus- u. Duodenalstumpf nach Gastrektomie; als direkte Anastomose nur bei elongiertem Ösophagus u. nach Mobilisierung des Duodenums möglich, häufiger indirekt mit Jejunum- oder Koloninterposition; s.a. ▸Ersatzmagen. E esophagoduodenostomy.

**Ösophag|odynie:** **1)** Speiseröhrenschmerz. E esophagodynia. **2)** ▸Dysphagie.

**Ösophago|entero|stomie:** direkte oder indir. Anastomosierung der Speiseröhre mit einem Dünn- oder Dickdarmabschnitt; nach Gastrektomie oder als palliative oder präliminare Umgehungsanastomose. E esophagoenterostomy.

**ösophago|fundaler Winkel:** der ▸HIS-Winkel.

**Ösophago|fundo|pexie:** Fixation des Magenfundus am terminalen Ösophagus zur Wiederherstellung des ▸HIS-Winkels (zur Beseitigung oder Prophylaxe eines gastroösophagealen Refluxes). E esophagofundopexy.

**Ösophago|gastrek|tomie:** Variante der erweiterten totalen Magenresektion unter Mitentfernung des Ösophagus. E esophagogastrectomy.

**Ösophago|gastro|stomie:** direkte oder indir. (z.B. Jejunum-, Koloninterposition) Anastomosierung von Speiseröhre u. Magen, z.B. nach Ösophagusresektion, Fund-, Kardiektomie; i.e.S. die sub- oder epidiaphragmale Ö. als Erweiterungsplastik bei Kardiospasmus (HEYROVSKY, GROENDAHL u. andere). E esophagogastrostomy.

**Ösophago|graphie:** Röntgendarstellung der Speiseröhre (Schleimhaut- u. Füllungsbilder) nach Schlucken von Kontrastmittel. E esophagography.

**Ösophago|ileo|kolo|plastik:** die »Bordeaux-Methode« der totalen Ösophagusplastik durch isoperistaltische Interposition des Ileokolons zwischen zervikalem Ösophagusstumpf u. Magen bzw. oberem Dünndarm. E esophago-ileocoloplasty.

**Ösophago|jejuno|gastro|stomie:** indirekte Anastomosierung von Speiseröhre u. Magen durch iso- oder anisoperistaltische Interposition eines Jejunumsegments. S.a. ▸Ösophagojejunoplastik. E esophagojejunogastrostomy.

**Ösophago|jejuno|plastik:** totale oder partielle Ösophagusplastik durch Interposition eines uni- (HER-

ZEN, YUDIN u. andere) oder bilateral (ROUX) ausgeschalteten, proximalen Jejunumsegments zwischen Speiseröhrenstumpf und Magenvorderwand. S.a. ▸Ösophagoantrostomie. E esophagojejunoplasty.

**Ösophago|jejuno|stomie:** Anastomosierung von Speiseröhre(nstumpf) u. einem ein- oder beidseitig ausgeschalteten proximalen Jejunumsegment (als Umgehungsanastomose). Als **Ösophagojejunoplicatio** (Abb.) eine Antirefluxplastik. E esophagojejunostomy.

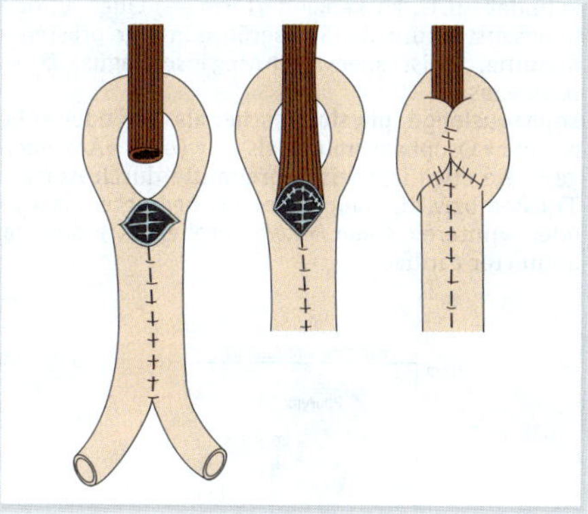

**Ösophagojejunostomie:** Antirefluxplastik durch Ösophagojejunoplicatio (nach PEIPER, SIEWERT). [484]

**ösophago|kardio|fundal:** Speiseröhre u. Kardia samt Magenfundus betreffend; s.a. ▸Ösophagokardioplastik.

**Ösophago|kardio|myo|tomie, extramuköse:** schleimhautverschonender Speiseröhren-Kardiaschnitt; ▸Kardiomyotomie. E esophagocardiomyotomy.

**Ösophago|kardio|plastik:** Form- u./oder Funktionsplastik der ösophagokardiofundalen Übergangszone (= terminale Speiseröhre + Pars cardiaca des Magens), z.B. als ▸Kardiaplastik, ▸Fundoplicatio, ▸Gastropexie, ▸Ösophagogastrostomie. E esophagocardioplasty.

**Ösophago|kolo|gastro|stomie:** indirekte Anastomosierung von Speiseröhre(nstumpf) u. Magen durch Interposition eines beidseitig ausgeschalteten Kolonsegments; s.a. ▸Ösophago(ileo)koloplastik. E esophagocologastrostomy.

**Ösophago|kolo|plastik:** (VULLIET 1911, V. HACKER 1914) Ösophagusplastik durch Interposition eines beidseitig ausgeschalteten Kolonsegments zwischen beide Ösophagusstümpfe oder aber zwischen Ösophagusstumpf und Magenvorderwand (KELLING) bzw. Duodenalstumpf oder hohe Jejunumschlinge; auch als palliative Umgehungsanastomose. E esophagocoloplasty.

**Ösophago|ösophago|stomie:** v.a. bei kurzer Ösophagusatresie indizierte direkte Anastomosierung beider Ösophagusstümpfe. E esophago-esophagostomy.

**Ösophago|pathia:** krankhafte Veränderung der Speiseröhre.

**Ösophago|skop:** (V. MIKULICZ-LEITER 1887) Endoskop (flexibles Instrument mit Fiberglasoptik) für die ▸Ösophagoskopie; mit zahlreichem Zubehör (Fasszangen, Sonden, Thermokauter, Absaugvorrichtung etc.); z.B. n. BRÜNINGS, KILLIAN, STARCK (ovaler Querschnitt). E esophagoscope.

**Ösophago|skopie:** Endoskopie der Speiseröhre mit flexiblen Fiberglas-Endoskopen mit Möglichkeit zur Entnahme von Gewebeproben oder instrumentellen Eingriffen (z.B. Blutstillung, Varizensklerosierung, -ligatur etc.). E esophagoscopy.

**Ösophago|spasmus:** Speiseröhrenkrampf, meist als diffuser ösophagealer Spasmus mit akuter Schluckstörung (▸Dysphagie), retrosternalem u./oder epigastrischem Schmerz sowie Bradykardie bzw. Arrhythmie (evtl. schwierig von koronarer Herzkrankheit zu unterscheiden). Kann in ▸Ösophagusachalasie übergehen. S.a. Abb.; ▸Nussknacker-Ösophagus. E (diffuse) esophageal spasm.

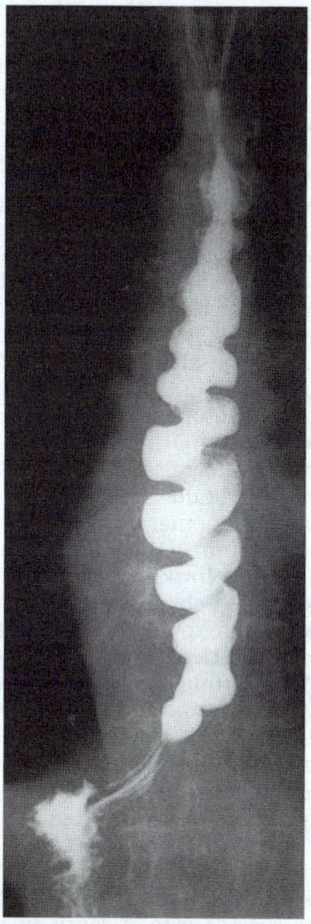

**Ösophagospasmus:** typischer radiologischer Befund bei diffusem Speiseröhrenkrampf mit tertiären Kontraktionen u. Ausbildung von Pseudodivertikeln (»Korkenzieherösophagus«) (Radiologisches Institut, Prof. GERHARDT, Klinikum rechts der Isar, Technische Universität München). [89]

**Oesophago|stomiasis:** s.u. ▸Oesophagostomum. E esophagostomiasis.

**Ösophago|stomie:** meist temporäre (u. präliminare) Ausleitung des zervikalen Ösophagusstumpfes zur Körperoberfläche (mit ringförmiger Schleimhautfixierung an Hautwundrändern). E esophagostomy.

**Oesophago|stomum:** Gattung »Knötchenwürmer« [Strongylidae, Nematodes]; bis zu 2,5 cm lange Darmparasiten der Säuger, selten des Menschen (**Oesophagostomiasis**; Klinik: Dysenterie, evtl. blutige Stühle, Gefahr der Zystenperforation mit Peritonitis). Humanpathogene Arten: **Oe. apiostomum** (West-, Ostafrika, Südostasien), **Oe. bifurcum** s. **brumpti** (Westafrika), **Oe. stephanostomum** s. **dentigerum** (Brasilien).

**Oesophago|tomia, -tomie:** op. Eröffnung der Speiseröhre. E esophagotomy. – **Oe. externa:** Ö. durch Längsinzision, meist rechts-transpleural, evtl. linkszervikal; anschließend Nahtverschluss; z.B. zur Fremdkörperentfernung, Varizenumstechung. E external e. – **Oe. interna:** endoskopische Ö. mit spez. Schneidinstrument; zur Membran-, Strikturdurchtrennung, Spaltung von Mediastinalabszessen, »Schwellendurchtrennung« bei Ösophagusdivertikel. E internal e.

**Ösophago|tracheal|fistel:** angeborene oder erworbene Fistel zwischen Speise- u. Luftröhre. ***Vork.:*** nach perforativen Prozessen, Tumoren, penetrierendem Trauma, Verätzung; angeboren im Zusammenhang mit ▸Ösophagusatresie. ***Klinik:*** Dysphagie, Regurgitieren, Erbrechen, Hustenparoxysmen, Zyanose, Aspirationspneumonie, evtl. akute u. tödliche Bronchusblockade. E tracheoesophageal fistula.

**Oeso|phagus:** die »Speiseröhre« als – ca. 30 cm langer – Abschnitt des Verdauungstraktes zwischen ▸Ösophagusmund (etwa Höhe $C_6$) u. Pars cardiaca des Magens (etwa in Höhe 10. Brustwirbel); Hohlorgan mit Mukosa, Muscularis mucosae, Submukosa, Muskularis u. Adventitia; unterteilt in Pars cervicalis, thoracalis u. abdominalis. Ist an drei Stellen physiologisch verengt (▸Ösophagusengen). E esophagus.

**Ösophagus...:** s. a. ▸Ösophago...

**Ösophagus|ableitung:** EKG-Abltg. über unipolare WILSON-Elektroden (Schaltung wie bei Brustwand-Abltgn.) in der Speiseröhre (28–40 cm hinter den Frontzähnen). In $V_{oe34}$ u. $V_{oe36}$ v. a. Potentiale der Vorhöfe (Ösophagusatriogramm), in $V_{oe38}$ u. $V_{oe40}$ v. a. der Hinterwand u. Spitze. Bei frischem Infarkt kontraindiziert. E esophageal lead.

**Ösophagus|acha|lasie:** Öffnungshemmung (▸Achalasie) der terminalen Speiseröhre; s. a. ▸Kardiaachalasie. ***Ätiol.:*** verursacht durch Degeneration des Plexus myentericus, die zu einer unvollständigen Erschlaffung des unteren Ösophagussphinkters beim Schluckakt führt. ***Klinik:*** Dysphagie, Regurgitation, evtl. retrosternale Schmerzen. ***Diagn.:*** Ösophagus-Breischluck, Endoskopie, Ösophagusmanometrie. ***Ther.:*** endoskopisch (Dilatation), medikamentös (Nifedipin), bei erfolgloser konservativer Therapie Myotomie. Als extreme Entwicklung ▸Aperistalsis u. ▸Megaösophagus. E esophageal achalasia.

**Ösophagus|atresie:** angeborene Hemmungsfehlbildung i. S. völliger Undurchgängigkeit der Speiseröhre; meist nur kurze Defektatresie des oberen thorakalen Abschnitts, oft kombiniert mit Ösophagotrachealfistel in Höhe der Bifurkation oder knapp oberhalb (Einteilung in VOGT-Typen, s. Abb.). ***Diagn.:*** Beim Neugeborenen erfolgt routinemäßig die Sondierung des Magens. ***Ther.:*** Operation vor der ersten Nahrungszufuhr. Häufigkeit ca. 1 : 2000 Geburten. E esophageal atresia.

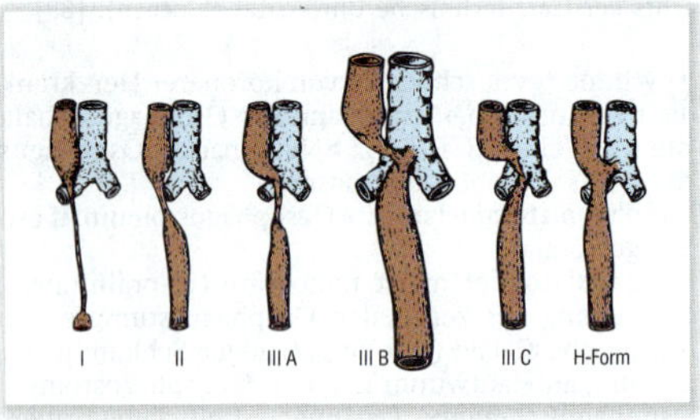


**Ösophagusatresie:** VOGT-Typen I–III (u. die sog. H-Form). [196]

**Ösophagus|atrio|gramm,** Abk. EAG: s. u. ▸Ösophagusableitung. E esophageal atriogram.

**Ösophagus-Ballonsonde:** Ballonsonde für die Anw. in der Speiseröhre; z. B. bei blutenden Ösophagusvarizen als ▸BLAKEMORE-SENGSTAKEN-Sonde.

**Ösophagus|blutung:** Blutung mit Lokalisation in der Speiseröhre; nach Verletzung, Schleimhautarrosion, Perforation oder Ruptur (MALLORY-WEISS-Syndrom, BOERHAAVE-Syndrom), bei hämorrhag. Diathese u. v. a. bei Ösophagusvarizen. E esophageal hemorrhage.

**Ösophagus|chalasie:** Erschlaffung der Speiseröhre; i. e. S. die ▸Kardiainsuffizienz. E esophageal chalasia.

**Ösophagus|dilatation:** s. u. ▸Kardiaachalasie, ▸Megaösophagus, ▸Aperistalsis. E esophageal dilatation.

**Ösophagus|divertikel:** Pulsions-, Traktionsdivertikel; am häufigsten, v. a. bei Männern im höheren Lebensalter, ist das pharyngoösophageale Pulsionsdivertikel (ZENKER). Außerdem das Bifurkationsdivertikel (epibronchiales Traktionsdivertikel) u. das epiphrenale Pulsionsdivertikel. E diverticulum of esophagus.

**Ösophagus|druckmessung:** Messen des Drucks in der Speiseröhre mit volumenkonstant perfundiertem Katheter; v. a. für die Diagnostik von Motilität u. Kardiaschlussmechanismus bei Ösophaguserkrankungen, z. B. ▸Ösophagospasmus, ▸Achalasie sowie bei Ösophagusbeteiligung im Rahmen von Kollagenosen u. diabetischer Polyneuropathie; auch zur Beurteilung der mechan. Eigenschaften der Lunge. E esophageal manometry.

**Ösophagus|dys|tonie:** ▸Megaösophagus.

**Ösophagus-EKG:** *Kardiologie* ▸Ösophagusableitung. E esophageal ECG.

**Ösophagus|ektasie:** totale oder segmentäre (spindel-, zylinder-, u. U. korkenzieherförmige) Quer- u./oder Längsausweitung der Speiseröhre infolge prästenot. Stauung, meist aber als ▸Megaösophagus. E esophagectasia.

**Ösophagus|enge, physiologische:** als »1.« oder »obere« der ▸Ösophagusmund; als »2.« (oder »Aortenenge«) die etwa in Speiseröhrenmitte durch Aorta u. Trachea bzw. li. Hauptbronchus bedingte; als »3.« oder »untere« (oder »Zwerchfellenge«) der sog. Sphincter cardiae.

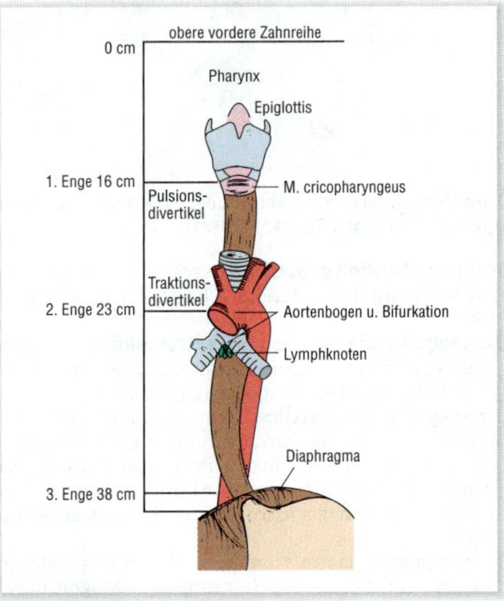


**Ösophagusenge, physiologische:** die anatomischen Engstellen der Speiseröhe sowie Lokalisation der Pulsions- u. Traktionsdivertikel. [73]

**Ösophagus|ersatz|plastik:** s. u. ▸Ösophagusplastik.

**Ösophagus|fistel: 1)** *Pathologie* ▸Ösophagotrachealfistel. E esophageal fistula. **2)** *Chirurgie* Oesophagostoma (nach ▸Ösophagostomie). E esophagostoma.

**Ösophagus|hernie:** s. u. ▸Hiatushernie. E esophageal hernia.

**Ösophagus|karzinom:** maligner Tumor der Speiseröhre (90 % Plattenepithelkarzinome, seltener Adenokarzinome). Betroffen sind v. a. Männer, meist im 6. Ljz. Die Klassifikation erfolgt nach dem ▸TNM-System. Frühzeitige Infiltration in Nachbarorgane u. lymphogene Metastasierung, späte hämatogene Metastasierung. ***Ätiol.:*** Von Bedeutung sind z. B. Alkoholkonsum, Nikotinabusus, heiße Getränke, Nitrosamine; als Präkanzerosen gelten z. B. BARRETT-Syndrom oder PLUMMER-VINSON-Syndrom. Zur Karzinomentstehung disponieren auch die Schleimhautveränderungen bei Ösophagusachalasie (s. u. ▸Kardiaachalasie) oder nach Verätzungen. ***Klinik:*** Dysphagie, Gewichtsverlust, retrosternale Schmerzen, insges. untypisch. ***Diagn.:*** v. a. Endoskopie mit Biopsien, Radiologie (Röntgen-Kontrastmitteluntersuchung, Computertomographie), Endosonographie; radiologische u. sonographische Suche von Metastasen. ***Ther.:*** transthorakale Ösophagektomie, regionale Lymphadenektomie, stumpfe Speiseröhrendissek-

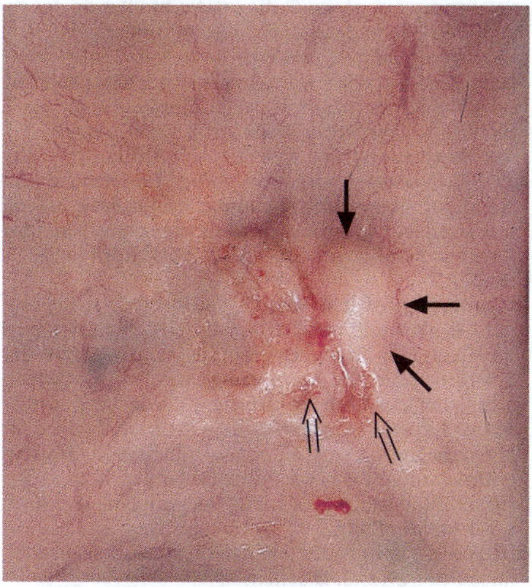

Ösophaguskarzinom: teils weißlich polypöse (Pfeile), teils rötlich erodierte Anteile (Doppelpfeile). [53]

tion, Strahlentherapie; palliative operative Eingriffe oder endoskopische Stenteinlage, adjuvante Strahlentherapie, Lasertherapie, (Radio-)Chemotherapie, perkutane endoskopische Gastrostomie (PEG)/WITZEL-Fistel. S.a. ▸Ösophagustumoren. **E** carcinoma of the esophagus, esophageal cancer.

**Ösophagus|mano|metrie:** ▸Ösophagusdruckmessung. **E** esophageal manometry.

**Ösophagus|mund:** die »1. physiol. Ösophagusenge« am Eingang, etwa in Höhe des 6. Halswirbels; ein chondromuskulärer »Sphinkter«, gebildet von Ringknorpelplatte u. Musculus constrictor pharyngis inferior. **E** upper esophageal sphincter.

**Ösophagus|perforation:** Durchbruch der Speiseröhrenwand. **E** esophageal perforation.

**Ösophagus|plastik:** konstruktive, rekonstruktive oder reparative Funktionsplastik der Speiseröhre unter Verwendung eines auto- oder (seltener) alloplastischen Trans- oder Implantats. Auch möglich als mikrochirurgische freie Darmtransplantation. Ersatzplastik z.B. durch retrosternale Jejunuminterposition (ROUX), subkutane Koloninterposition (KELLING), transpleuralen Hochzug des Magens (KIRSCHNER). Evtl. kombiniert als distaler Speiseröhren- u. Magenersatz, z.B. durch Jejunuminterposition (LONGMIRE, ROUX; Letztere mit Y-förmig ausgeschalteter Jejunumschlinge). **E** esophagoplasty.

**Ösophagus|reflux:** Zurückfließen von Mageninhalt in die Speiseröhre bei ▸Kardiainsuffizienz; s.a. ▸Refluxösophagitis. **E** esophageal reflux.

**Ösophagus|riss, spontaner:** ▸BOERHAAVE-Syndrom.

**Ösophagus|ruptur:** Zerreißung der Speiseröhre; traumatisch oder spontan als Längsriss im unteren thorakalen Abschnitt (z.B. bei Alkoholikern nach umfangreicher Mahlzeit; s.a. ▸BOERHAAVE-Syndrom). ***Klinik:*** Schock, heftiger Retrosternalschmerz, zunehmender Pleuraerguss. **E** esophageal disrupture.

**Ösophagus|spasmus:** ▸Ösophagospasmus.

**Ösophagus|sphinkter:** muskuläre Strukturen im Bereich des oberen u. unteren Ösophagusanteils, die durch Kontraktion bzw. Erschlaffung den Schluckvorgang mitregulieren. **E** esophageal sphincter.

**Ösophagus|stenose:** ring- oder röhrenförmige Einengung der Speiseröhre als angeborene Fehlbildung, nach Verätzung, bei Ösophaguskarzinom oder benignen Ösophagustumoren, häufig als Komplikation einer Refluxösophagitis oder eines BARRETT-Syndroms; bei Obturation (Fremdkörper, Parasiten etc.) oder Kompression (v.a. Aortenaneurysma, Struma, Mediastinaltumor, Zwerchfellhernie etc.). Leitsymptom: Dysphagie. **E** esophagostenosis.

**Ösophagus|stimme:** Ersatzstimme des (geschulten) Kehlkopflosen, der durch Luftausstoßen Schleimhautfalten in Höhe des Ösophagusmundes (»Hypopharynxstimme«) in Schwingungen versetzt. **E** esophageal voice.

**Ösophagus|tubage:** ▸Pertubation der Speiseröhre.

**Ösophagus|tumoren:** Oberbegriff für gut- u. bösartige Neubildungen der Speiseröhre. In über 90 % der Fälle maligne (Plattenepithelkarzinome, seltener Adenokarzinome; ▸Ösophaguskarzinom). Seltener benigne: submuköse Leiomyome, Lipome, Fibrome, Zysten (Retentionszysten submuköser Drüsen u. enterogene Zysten = ösophageale Duplikationen); Raritäten sind u.a. Polypen, Hämangiome, Adenome. **E** esophageal tumors.

**Ösophagus|varizen:** Erweiterung submuköser, peri- u. paraösophagealer Venen (auch im Kardiabereich). ***Auftr.:*** v.a. bei Leberzirrhose mit portaler Hypertonie u. Kollateralkreislauf über Venae gastricae sinistrae u. breves; bei Leberzellkarzinom; kompressionsbedingt z.B. bei Tumoren im Mediastinum (DOWNHILL-Varizen). Blutungsgefahr. ***Diagn.:*** Röntgenuntersuchung (Breipassage, Splenoportographie), Ösophagoskopie. ***Ther.:*** bei Blutung Kompression mit Ballonsonde (z.B. nach BLAKEMORE-SENGSTAKEN), endoskopische Verödung u. Ligatur, pharmakologische Drucksenkung (z.B. mit Vasopressinanaloga, Somatostatin), portokavale Anastomose zur Senkung des Pfortaderhochdrucks; intravasale Sklerosierungsverfahren, offene Durchstechung (BOEREMA, CRILE), Dissektion etc. **E** esophageal varices.

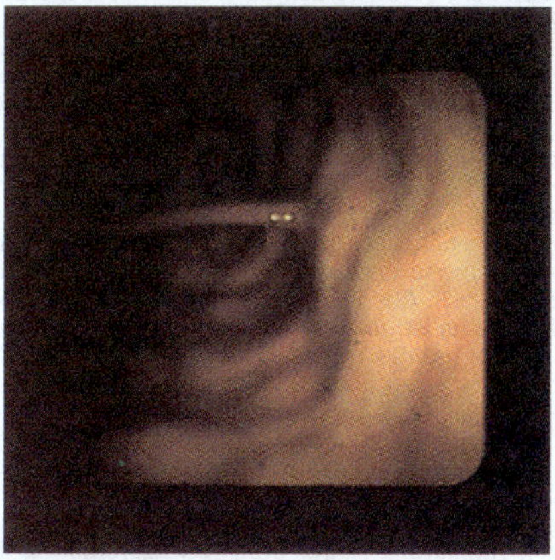

Ösophagusvarizen: endoskopischer Befund. [450]

**Ösophagus|verätzung:** ▸Säure- oder ▸Laugenverätzung der Speiseröhre (mit Koagulations- bzw. Kolliquationsnekrosen); bevorzugt an Längsfalten (reflektor. Spasmus) u. physiol. Engen (ringförmig). ***Ätiol.:*** als Unfall oder Suizidversuch. ***Einteilung:*** Grad 0 (keine Läsion), Grad I (Erythem, Ödem bei weitgehend unversehrtem Epithel), Grad II (Ulkus, Blasen, Beläge; bis in die Submukosa reichend), Grad III (tiefe Ulzeration, düstere Verfärbung, transmural mit Penetration in mediastinale/peritoneale Strukturen). ***Kompl.:*** Ösophagusstriktur, Ösophagus-, Mediastinalphlegmone, Fistel, Pleuraempyem, Aortenruptur, Narben-Ca. **E** chemical erosion of the esophagus.

**Östradiol,** 1,3,5(10)-Östratrien-3,17β-diol, Estradiol: natürliches ▸Östrogen in Schwangerenharn, Eifollikel, Gelbkörper, auch in ♂ Keimdrüsen. Östradiol-Derivate, wie z.B. Estradiol-benzoar oder Estradiol-valerat, finden ***Anw.*** bei klimakterischen Beschwerden. **E** estradiol.

**Östran:** das Steroidgerüst der Östrogene. **E** estrane.

**Östriol,** 1,3,5(10)-Östratrien-3,16,17β-triol, Estriol: natürliches ▸Östrogen, das aus Östradiol bzw. Dihydroepiandrosteron gebildet wird; relativ schwache östrogene Wirksamkeit (keine nennenswerte Endometriumproliferation). In der Schwangerschaft ein Parameter für die Funktion der ▸fetoplazentaren Einheit. *pharm* lokale u. systemische ***Anw.*** im Klimakterium zur Behebung von Östrogenausfallssymptomen; gute Verträglichkeit. E estriol.

**Östrogene, östrogene Hormone,** Follikelhormone: bei ♀ v.a. im GRAAF-Follikel u. Corpus luteum, während der Schwangerschaft auch in der Plazenta gebildete Steroidhormone (bei ♂ in geringen Mengen in Hoden u. Nebennierenrinde), deren Konzentration im Verlauf des ▸Genitalzyklus (dort Schema) im Zusammenhang mit den ▸Gonadotropinen (dort Schema) schwankt. Nach der Menopause sistiert die Ö.-Produktion im ♀ Körper. ***Transport u. Funktion:*** Im Blut werden Östrogene v.a. an Proteine gebunden transportiert u. am Wirkungsort (v.a. ♀ Geschlechtsmerkmale, s.a. ▸Geschlechtsentwicklung) von ▸Östrogenrezeptoren übernommen u. durch das Zytoplasma zum Zellkern gebracht, wo sie die Eiweißbiosynthese beeinflussen. Die ***Ausscheidung*** erfolgt v.a. durch die Niere nach Konjugation mit ▸Glucuronsäure (in geringerer Menge auch Schwefelsäure). Wichtigste **natürliche Ö.:** Östron, Östradiol-17β u. Östriol; s.a. ▸Geschlechtshormone (dort Formel), ▸Östrogene... (engl.: natural e.). *pharm* ***Anw.*** zur Substitution in der Menopause, als ▸Ovulationshemmer (in Kombination mit Gestagenen). E estrogens.
– **Ö., konjugierte:** Kombinationen von sulfatierten Estern natürlicher Ö., die (meist) aus dem Harn schwangerer Stuten gewonnen oder auch synthetisch hergestellt werden können; variable anteilige Zusammensetzung, hauptsächlich Na-Östrosulfat 50–85 % u. Na-Equilinsulfat 20–35 %. ***Anw.*** zur Substitutionstherapie im Klimakterium, z.B. zur Osteoporoseprophylaxe, bei Stressinkontinenz etc. ***NW:*** u.a. Ödeme, Gynäkomastie. E conjugated e.

**Östrogen|entzugsblutung:** *Gynäkologie* ▸Abbruchblutung. E estrogen withdrawal bleeding.

**Östrogen|rezeptoren:** die ▸Hormonrezeptoren für ▸Östrogene, deren Bestimmung (i.d.R. gemeinsam mit Progesteronrezeptoren [s.u. ▸Rezeptorbestimmung]) z.B. für die Therapie bei Mammakarzinom bedeutsam ist; sind nur geringe Mengen vorhanden, ist nicht mit der Wirksamkeit einer endokrinen Behandlung zu rechnen. E estrogen receptors.

**Östrogen|sturz:** *Geburtshilfe* rapider Abfall der Östriolspiegel (in 2 Tagen um 50 %) im mütterlichen Plasma als Hinweis auf akute Fruchtgefährdung (im letzten Schwangerschaftsdrittel); bedingt durch uteroplazentare Perfusionsstörung (mit Sauerstoffmangel, Anhäufung saurer Stoffwechselprodukte), dadurch reduzierte Produktion von fetalen adrenalen Östrogenvorläufern bzw. von Östriol u. – in der Plazenta – Verminderung der Aromatisierung zu Östrogen u. der 17β-Steroid-Oxidoreduzierung (s.a. ▸fetoplazentare Einheit); als Parameter der Plazentafunktion weniger wichtig als die ▸Kardiotokographie u. ▸Ultraschalldiagnostik.

**Östrogen-Test:** Abklärung einer ▸Amenorrhö nach neg. ▸Progesteron-Test durch Nachweis stimulierbaren Endometriums anhand einer Abbruchblutung nach oraler Gabe von Äthinylöstradiol oder nach i.m. Injektion der Depot-Form (Gefahr einer Fruchtschädigung bei vorliegender Schwangerschaft!); bei positivem Test weitere Klärung durch Gonadotropin-Belastung. E estrogen withdrawal test.

**Östron,** Estron, Folliculin, 3-Hydroxy-1,3,5(10)-östratrien-17-on: ein natürliches ▸Östrogen. E estrone.

**OFD-Syndrom,** Abk. für **o**ral**f**azial**d**igitales Syndrom: Fehlbildungssyndrom mit den zwei Ausprägungen Typ I (▸PAPILLON-LÉAGE-PSAUME-Syndrom) u. Typ II (▸MOHR-Syndrom). E OFD-syndrome.

**Off-Elemente:** *Physiologie* die die Beendigung eines Reizes mit vorübergehend gesteigerten Entladungen (»Off-Effekt«) beantwortenden nervösen Elemente (im Ggs. zu den On-Elementen, die zu Beginn u. während der Reizung eine Änderung des Erregungsniveaus aufweisen); i.e.S. die insbes. am Rande des rezeptiven Feldes gelegenen, den Zapfen zugehörigen retinalen Elemente, die auf Dunkelreize reagieren.

**offen:** *Medizin* ohne Hautabdeckung, nicht geschlossen (latein.: apertus), mit Verbindung zur Außenluft, nicht in geschlossener Anstalt; z.B. *derm* **o. Bein** (= Ulcus cruris), *psych* **o. Fürsorge** (= ▸Außenfürsorge), *anästh* **o. Narkosesystem**, *pulmon* **o. Tuberkulose** (mit ständiger Erregerausscheidung; »fakultativ offen« mit Verdacht auf mögliche Ausscheidung von Tbk-Bazillen bei kavernenverdächtigem Röntgenbild). E open.

**Offenbarungs|pflicht:** Die O., als gesetzlich angeordnete Aufhebung der ärztlichen Schweigepflicht, ist bei folgenden Sachverhalten gegeben: Klärung der Leistungspflicht u. Abrechnung durch die Sozialversicherung, zur Verhinderung von Verbrechen (§§ 138 u. 139 StGB), als unterstützende Maßnahme der Seuchenbekämpfung i.S. einer gesundheitspolizeilichen Hilfeleistung. Ferner ist eine O. vorgesehen im Berufskrankheitengesetz und Personenstandsgesetz; s.a. ▸Meldepflicht.

**offizinell:** die in Arzneibüchern festgelegten Arzneimittel betreffend. E officinal.

**Ofloxacin:** ein ▸Chinolon-Antibiotikum (»Fluorchinolon«, Gyrasehemmer). ***Wirkung:*** bakterizide Wirkung auf grampositive u. gramnegative aerobe Keime. ***Anw.*** bei Infektionen durch gramnegative Keime.

**O-Form,** Abk. für **O**hne-Form: *Bakteriologie* Wachstumsform geißelloser Mikroorganismen (»ohne Hauch«) auf festen Nährböden; s.a. ▸H-Form. E O colony.

**O-Formen|wechsel:** *Bakteriologie* Änderung der ▸O-Antigene von Enterobakterien, insbes. Salmonellen; s.a. ▸O-H-Formenwechsel.

**Ogilvie-Syndrom** (SIR HENEAGE O., Chirurg, London), akute intestinale Pseudoobstruktion: (1948) »Pseudo-Obstruktionsileus« (v.a. älterer Männer) infolge Ausfalls der vegetativen Darmversorgung bei Karzinommetastasen (Netz, sympathische Ganglien) mit akuter Darmdilatation. ***Klinik:*** Meteorismus, Obstipation durch Elektrolytstörungen, Koliken, Inanition. E Ogilvie's syndrome.

**Ogino-Regel** (KYNSAKU O., 1882–1975, japan. Gynäkologe): die in die ▸KNAUS-OGINO-Methode eingegangene Regel, dass die Phase optimaler Empfänglichkeit 8 Tage dauert (5 Tage um den Ovulationstermin u. die 3 vorhergehenden). E Ogino's rule.

**ogival:** spitzbogig. E ogival, gothic.

**Ogna-Syndrom:** ein Sondertyp der ▸Epidermolysis bullosa simplex. E Ogna's type.

**Ogston-Operation:** talonavikulare Keilarthrodese zur Plattfußkorrektur. E Ogston-Luc operation.

**OGTT:** Abk. für **o**raler **G**lucose-**T**oleranz**t**est. E OGTT.

**Oguchi-Krankheit** (CHUTA O., 1875–1945, Augenarzt, Japan): eine autosomal-rezessiv erbliche Form der ▸Hemeralopie. E Oguchi's disease.

**Ohara-Krankheit** (HACHIRO O., 1882–1943, japan. Arzt): ▸Tularämie. E Ohara's disease.

**OHCS:** ▸Hydroxycorticosteroide. E OHCS.

**O-H-Formenwechsel:** *Bakteriologie* bei Salmonellen Wechsel von der geißellosen O- zur geißeltragenden H-Form (häufiger der ▸H-O-Formenwechsel).

**Ohlsson-Syndrom:** autosomal-rezessiv erbliche Taubheitsform mit fortschreitender Innenohrschwerhörigkeit, frühkindlicher Myopie u. Nephropathie. E Ohlsson's syndrome.

**Ohm, Ω:** nach GEORG SIMON OHM benannte SI-Einheit des elektr. Widerstandes. 1 Ω = der Widerstand, durch den bei Spannung 1 Volt in einem fadenförmigen metall. Leiter ein Strom von 1 Ampere fließt. E ohm.

**Ohm-Gesetz** (GEORG SIMON O., 1789–1854, Physiker, München, Nürnberg): Die Intensität eines elektr. Stromes ist gleich dem Quotienten aus der Spannungsdifferenz an den Enden des durchflossenen Leiters u. dessen Widerstand: $I = U/R$. E Ohm's law.

**Ohn|macht:** ▸Synkope. E faint, syncope.
**Ohr:** *Anatomie* ▸Auris; s.a. ▸Ohr(en)..., ▸Aurikular..., ▸Ot(o)..., ▸Innenohr..., ▸Gehör..., ▸Labyrinth..., ▸Vestibular... S.a. ▸Auricula atrii (= Herzohr). E ear.
**Ọhr|akupunktur,** Auriculo-Medizin: Verfahren der ▸Akupunktur, bei dem die Ohrmuschel als Reflexzone des ganzen Körpers herangezogen wird. Die Akupunkturpunkte (s. Abb.) für die einzelnen Organe bzw. Körperabschnitte werden dabei auf das Ohr als Modell eines auf dem Kopf stehenden Fetus projiziert. E ear acupuncture.

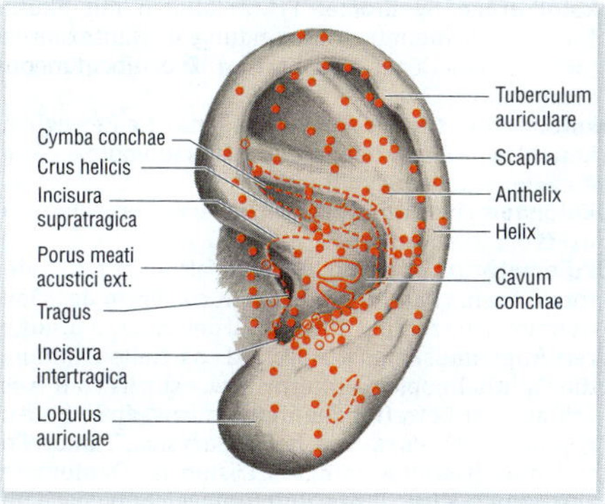


**Ohrakupunktur.** [7]

**Ọhr|block:** Verlegung der Tuba auditiva u. dadurch fehlender Druckausgleich im Mittelohr bei Einwirkung von Überdruck (z.B. beim Tauchen). E ear block, tubal block.
**Ọhr|blut|mono|zytose:** Monozytose im Kapillarblut des Ohrläppchens (u. auch andernorts; v.a. im 1. Blutstropfen) als Folge einer vorübergehenden Stase nach dem Einstich; durch vorheriges Reiben vermeidbar. E earlobe blood monocytosis.
**Ohr|blutung:** Blutung aus einem oder bd. äußeren Gehörgängen, z.B. bei Grippeotitis (hämorrhag. Blase), nach Schädeltrauma (Basisfraktur); s.a. ▸Othämatom. E otorrhagia.
**Ohren, abstehende:** s.u. ▸Ohrmuschel. E lop ears.
**Ohr(en)entzündung:** ▸Otitis.
**Ọhr(en)fluss,** Ohrausfluss, Otorrhö: seröse oder eitrige (Otopyorrhö), geruchlose oder fötide Absonderung aus dem äußeren Gehörgang, v.a. bei Otitis externa u. media. S.a. ▸Liquorrhö, ▸Ohrblutung. E ear discharge.
**Ohr(en)sausen:** ▸Tinnitus aurium. E ringing in the ear.
**Ohr(en)schmalz:** ▸Zerumen. E earwax.
**Ohr(en)schwindel:** Schwindel infolge Affektion eines oder bd. Ohren (Zeruminalpfropf, Fremdkörper); i.e.S. der labyrinthäre ▸Schwindel. E otogenic vertigo.
**Ohr(en)spekulum:** trichterförmiger Tubus für den äußeren Gehörgang (»Ohrtrichter«; ca. 4 cm lang, lichte Weite 2,5–11 mm). E ear speculum.
**Ohr(en)spiegel:** ▸Ohrenspekulum, ▸Otoskop.
**Ọhr|fistel:** durch Verschmelzungsdefekt der Aurikularhöcker bedingte angeborene, feine Fistel in der Ohrmuschelumgebung (vor dem Tragus, selten im

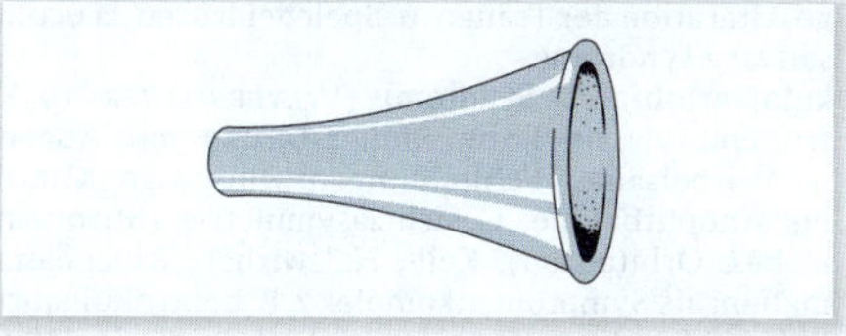

**Ohr(en)spekulum.**

Halsbereich); blind endend oder in das Mittelohr reichend. E fistula of the ear.
**Ohr|furunkel:** s.u. ▸Otitis externa. E furuncular otitis.
**Ohr|geräusche:** ▸Tinnitus aurium. E ear noises.
**Ohr|haare:** ▸Tragi.
**Ohr|knötchen, schmerzhafte:** ▸Chondrodermatitis nodularis. E painful nodules of the ear.
**Ohr|knorpel:** ▸Cartilago auricularis. E cartilage of ear.
**Ohr|krempe:** ▸Helix.
**Ohr|labyrinth:** ▸Labyrinthus. E acoustic labyrinth.
**Ohr|läppchen,** Lobulus auriculae: die fettreiche Hautfalte am unteren Ende der Ohrmuschel. Kann fehlen, »angewachsen« oder gespalten sein (= Ohrkolobom). E earlobe.
**Ohr|luft|dusche:** ▸Politzer-Luftdusche. E politzerization.
**Ohr|lupe:** ▸Otoskop.
**Ohr|muschel:** ▸Auricula (i.e.S. die ▸Concha auriculae). E auricle. – **O., abstehende,** Apostasis otum: ein angeborener, meist beidseitiger Form- u. Stellungsfehler (meist infolge Fehlens des Anthelixwulstes) mit Koncha-Skapha-Winkel von ca. 90°. Aus psych. Gründen notwendige Korrektur möglichst vor der Einschulung. E prominent ear, lop ear.
**Ọhr|neuralgie:** ▸Hunt-Neuralgie; i.w.S. jeder spontane Ohrschmerz ohne nachweisbaren entzündl. Prozess (z.B. durch alte Narben). E otoneuralgia.
**Ohr|pinzette:** meist kniegebogene Pinzette für Eingriffe am äußeren Gehörgang.
**Ọhr|muschelplastik,** Otoplastik: Ersatz- oder Korrekturplastik der Ohrmuschel durch Kunststoff-Epithese oder autoplast. Ersatz (Verschiebe-, bei größerem Defekt gestielte Lappenplastik, evtl. mit freien Rippenknorpeltransplantaten). E otoplasty.
**Ohr|schnecke:** *Anatomie* ▸Cochlea.
**Ọhr|speichel|drüse:** ▸Glandula parotis.
**Ohr|spiegelung:** ▸Otoskopie.
**Ohr-Trạnen|reflex:** Tränenfluss bei Trommelfell- oder Gehörgangsreizung; s.a. ▸Kisch-Reflex. E tympanolacrimal reflex.
**Ọhr|trompete:** *Anatomie* ▸Tuba auditiva; s.a. ▸Tuben... E eustachian tube.
**Ọhr|tumoren:** zu den ▸Kopf-Hals-Tumoren gehörende Neoplasmen des Ohres; Einteilung nach Lokalisation: **a)** Ohrmuschel (überwiegende Mehrheit aller O.): Plattenepithelkarzinom, Basaliom; **b)** äußerer Gehörgang: wie a); selten Zylindrom, Adenokarzinom; **c)** Mittelohr: Glomustumoren. Symptome bei Gehörgangs- bzw. Mittelohrtumoren wie bei chron. Otitis externa bzw. media; bei Mittelohrtumoren Hör- u. Gleichgewichtsstörungen.
**Ọ-Hüfte:** ▸Coxa vara. E coxa vara.
**OI:** Abk. für ▸**O**steogenesis **i**mperfecta.
**Oịdien:** zylindrische, abgerundete ▸Arthrosporen. E oidia, arthroconidia.
**Oidiomykọse, Oidiose:** Mykose durch Oidium-Arten; i.e.S. die Candidamykose. E oidiomycosis.
**Oịdium:** alter Gattungsname für hefeartig wachsende Pilze; z.B. O. albicans (= ▸Candida a.).
**O-Immunserum:** Antiserum gegen O-Antigene.
**OIS:** Abk. für **o**kuläres ▸**I**schämie**s**yndrom.
**OK:** *Anatomie* Abk. für **O**ber**k**iefer.
**okk...:** s.a. ▸occ...
**Okkasionskrampf:** *Neurologie* ▸Gelegenheitskrampf. E event-related convulsion.
**Okklụder:** *Ophthalmologie* ▸Schielkapsel (z.B. n. Jameson).
**okklusal:** *Zahnmedizin* kauflächenwärts. E occlusal.
**Ok|klusịon:** Ein-, Umschließung; s.a. ▸Verschluss... **1)** *Pathologie* Verschluss eines Hohlorganlumens, i.e.S. durch Einengung von der Wandung her (s.a. ▸Obstruktion, ▸Obturation). **2)** *Neurophysiologie* Reduktion von Erregungsprozessen aufgrund der Überlappung von Entladungszonen. **3)** *Zahnmedizin* der »Zahnreihenschluss«, i.e.S. die Stellung der unteren zur oberen Zahnreihe beim Schlussbiss; s.a. ▸Okklusionsstörungen. E occlusion.

O

**Okklusions|brille:** orthoptische Brille mit einem Dunkelglas zum Ausschluss des betreffenden Auges vom Sehakt; auch als Kapselbrille, d. h. mit völligem Lichtabschluss i. S. der ▸Okklusionstherapie.
**Okklusions|hydro|zephalus:** ▸Hydrocephalus internus occlusus.
**Okklusions|ikterus:** ▸Verschlussikterus, i. e. S. der bei mechanischem Hindernis in extrahepat. Gallenwegen. E obstructive jaundice.
**Okklusions|ileus:** mechan. ▸Ileus durch »Darmverschluss«, ohne Drosselung der Mesenterialgefäße. E occlusive ileus.
**Okklusions|kapsel:** *Ophthalmologie* ▸Schielkapsel. E occluder.
**Okklusions|katheter:** das Organlumen völlig verlegender Ballonkatheter; z. B. ▸Bronchusblocker. E occluding catheter.
**Okklusions|störungen:** anomaler Zusammenbiss der Zähne; z. B. durch Falschstand einzelner Zähne, Distal-, Kreuz-, Lateralbiss, progene Verzahnung (Mesialbiss), zu hohe Füllungen. E malocclusion.
**Okklusions|therapie:** Schielbehandlung durch zeitweiliges Abdecken des besseren Auges (mit ▸Schielkapsel, ▸Okklusionsbrille), um die Fixation durch das sehschwache Auge zu erzwingen; s. a. ▸Okklusivverband. E occlusion therapy.
**Ok|klusiv...:** Wortteil »Verschluss« (s. a. ▸Okklusions...). E occlusive.
**Okklusiv|pessar:** *Gynäkologie* ▸Portiokappe. E occlusive pessary.
**Okklusiv|verband:** **1)** *Chirurgie* dicht abschließender Verband als Schutz vor Schädlichkeiten u. vor Zugriff (evtl. mit Gips- oder Stärkebinden). **2)** *Dermatologie* Kunststoff-Folienverband, der dem besseren Eindringen von Medikamenten dient. **3)** *Ophthalmologie* abdeckender Augenverband, einseitig v. a. für die ▸Okklusionstherapie, beidseitig z. B. als Dunkelbelastung bei Glaukomdiagnostik. E occlusive dressing.
**Okklusor:** ▸Schielkapsel; s. a. ▸Okklusionstherapie.
**okkult,** occultus: verborgen (s. a. ▸latent); z. B. o. ▸Blut. E occult.
**Ok|tana:** ▸Octana. E octan fever.
**Ok|tavus:** Kurzform für N. octavus (= VIII. Hirnnerv), ▸Nervus vestibulocochlearis. E octavus.
**Oktavus|krise:** **1)** ▸Menière-Krankheit. **2) vertebragene O.:** ▸Lermoyez-Anfall.
**okulär, okular:** das Auge betreffend, mit Hilfe des Auges bzw. Gesichtssinnes. E ocular.
**Okular:** bei optischen Geräten das dem Auge zugewandte System bzw. Einzellinse. E eyepiece, ocular.
**Okular|mikro|meter:** feine Strichplatte im Mikroskopokular, die der Größenbestimmung am Objekt dient. E eyepiece micrometer.
**Okular|zähl|fenster:** in das Mikroskopokular eingelegte Glasplatte mit Rasterteilung für die Zählung geformter Elemente (z. B. Zellen) in Flüssigkeiten. E ocular counting grid.
**Okulier|schnitt (Stoffel):** *Neurochirurgie* bei Nervenpfropfung T-förmige Inzision des gelähmten Nervs zur Einpflanzung eines gesunden »Pfröpflings«. E neurograft cut (Stoffel).
**okulo...:** Wortteil »Auge(n)«; s. a. ▸ophthalmo...
**okulo|akustische zerebrale Degeneration:** ▸Norrie-Warburg-Syndrom.
**okulo|aurikuläres Syndrom (Goldenhar):** (1952) Aurikularanhänge, epibulbäres Lipodermoid (bzw. subkonjunktivales Lipom), halbseitige Gesichtshyperplasie u. quere Gesichtsspalte, evtl. auch Makrostomie u. Stellungsfehler der Zähne (als angeborene Fehlbildung). E oculoauricular dysplasia.
**okulo|dentale Syndrome:** Sy. mit ektodermalen Fehlbildungen vorwiegend im Augen- u. Zahnbereich.
**okulo|dento|digitales Syndrom,** Gillespie-Sy., Meyer-Schwickerath-Weyers-Sy.: (1957) ektodermale Dysplasie mit Mikrophthalmus, Pseudohypertelorismus, Zahnschmelzdysplasie, Hypotrichose, Kamptou. Syndaktylie. E oculodentodigital dysplasia.
**Okulo|elektro|myo|graphie,** Abk. OEMG: ▸Elektromyographie der äußeren Augenmuskeln. E oculoelectromyography.
**Okulo|graphie:** ▸Elektrookulographie. E oculography.
**okulogyre Krise:** nicht willkürliche, krampfhafte Aufwärtsbewegungen der Augen bei Erkrankungen der Basalganglien; auch medikamententoxisch bedingt. E oculogyric crisis.
**okulo|kardialer Reflex:** vagusbedingte Herzfrequenzminderung auf Trigeminusreizung am Auge. E oculocardiac reflex. – **o. R., paradoxer:** ▸Cantelli-Zeichen (2).
**okulo|kutane Syndrome:** Erkrankungen mit akuter Binde- u. Schleimhautentzündung u. Hautexanthemen verschiedener Lokalisation. E oculocutaneous syndromes.
**okulo|motorisch:** das Auge bewegend, die Beweglichkeit des Auges betreffend. E oculomotor. – **o. Apraxie:** ▸Cogan-Syndrom.
**Okulo|motorius:** Kurzform für ▸Nervus oculomotorius. E oculomotorius.
**Okulomotorius|lähmung, -parese:** als komplette oder totale Form (Paralysis oculomotoria; Form der Ophthalmoplegia totalis) mit Ausfall der inneren u. äußeren Augenmuskeln (s. Abb.). Als partielle Lähmung die Ophthalmoplegia interna bzw. externa (mit Ausfall nur der betreffenden inneren bzw. äußeren Augenmuskeln). ***Vork.:*** v. a. bei Aneurysma, Tumor, Botulismus, basaler Meningitis, Läsion des Okulomotoriuskernes. ***Klin.:*** Ptose, Bulbusabweichung nach unten-außen, schräg stehende Doppelbilder bei Blick nach oben u. zur Gegenseite, Mydriasis, Aufhebung von Pupillenreaktion u. Akkommodation. E oculomotor paralysis (or palsy).

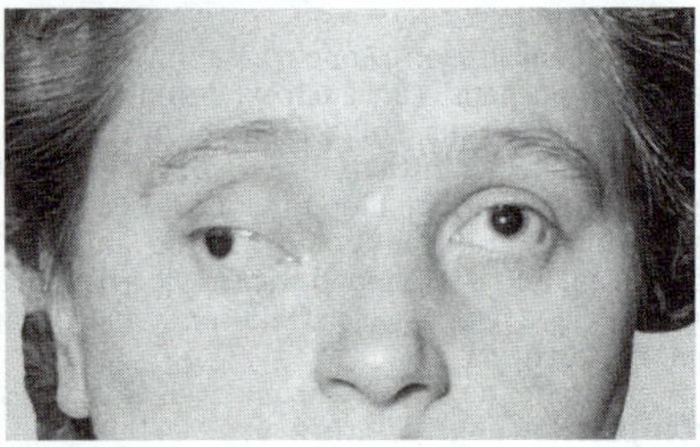

**Okulomotoriuslähmung:** partielle Parese rechts nach Schädel-Hirn-Trauma. [76]

**okulo|nasales Syndrom:** ▸Charlin-Syndrom. E oculonasal syndrome.
**okulo-oto-kutanes Syndrom:** ▸Vogt-Koyanagi-Syndrom. E oculo-oto-cutaneous syndrome.
**okulo|pharyngeale Muskeldystrophie:** *Neurologie* ▸Taylor-Syndrom. E muscular dystrophy, oculopharyngeal type.
**okulo|pharyngealer Reflex:** durch Bindehautreizung ausgelöste Schluckbewegungen. E oculopharyngeal reflex.
**okulo|pupillärer Reflex:** durch Hornhaut- u. Bindehautreizung (auch Schmerzreize der Lidhaut) ausgelöste leichte Mydriasis mit anschließ. lang dauernder Miosis. E oculopupillary reflex.
**okulo|pupilläres Syndrom:** **1)** ▸Horner-Komplex. E oculopupillary syndrome. **2)** ▸Petit-Syndrom.
**okulo|saliväres Syndrom:** Oberbegriff für gleichzeitige Alteration der Tränen- u. Speicheldrüsen. E oculosalivary syndrome.
**okulo|vertebrales Syndrom:** (Weyers-Thier 1958) frühembryonale Entwicklungsstörung mit Augen- u. Wirbelsäulen-Fehlbildungen: einseitige Mikro- bis Anophthalmie, Gesichtsasymmetrie (Stirnbein, insbes. Orbitadach), Keil-, Halswirbel-, Rippenanomalien; als Symptomenkomplex z. B. beim okuloaurikulären Syndrom. E oculovertebral dysplasia, Weyers-Thier syndrome.

**okulo|zerebrale Syndrome:** komplexe Fehlbildungen im Hirn- u. Augenbereich. E oculocerebral syndromes.
**okulo|zerebro|renales Syndrom:** Sy. mit Beteiligung von Augen, Gehirn u. Nieren; v.a. das ▸Lowe-Syndrom. E oculocerebrorenal syndrome.
**ok|zipital:** das Hinterhaupt bzw. das Hinterhauptsbein betreffend, am oder zum Hinterkopf gelegen; s.a. ▸Occiput. E occipital. – **o. Dys|plasie:** knöcherne Fehlentwicklungen der obersten Halswirbelsäule u. angrenzenden Schädelbasis. E o. dysplasia.
**Okzipital|feld:** *Anatomie* ▸Area parastriata.
**Okzipital|hirn:** ▸Lobus occipitalis.
**Okzipitalis:** ▸Nervus occipitalis major bzw. ▸minor.
**Okzipitalisation:** ▸Atlasassimilation. E occipitalization.
**Okzipitalis-Block:** Blockade des N. occipitalis major u./oder des N. occipitalis minor mit einem Lokalanästhetikum. ***Anw.*** zur Schmerztherapie, z.B. bei chronischem Kopfschmerz.
**Okzipital(is)neuralgie:** s.u. ▸Okzipitalsyndrom. E occipital neuralgia.
**Okzipital(is)punkt:** Fasziendurchtrittspunkt des Nervus occipitalis major (zwischen bd. obersten Halswirbeln u. Warzenfortsatz). E occipital point.
**Okzipital|lappen:** *Neurologie* ▸Lobus occipitalis.
**Okzipitallappen|syndrom:** Ausfalls- (v.a. Hemianopsie) u. Reizsymptome (Photopsien, Photome) bei Erkrankung, Schädigung des Okzipitalhirns. E occipital lobe syndrome.
**Okzipital|punktion:** ▸Subokzipitalpunktion. E cisternal puncture.
**Okzipital|syndrom:** Wurzelirritation (Spondylose, -arthrose) des 2. u. 3. Zervikalsegments; dumpfe neuralgiforme Hinterhauptschmerzen; evtl. Übelkeit, Schwindel, Ohrensausen; Okzipitalispunkt druckschmerzhaft. E upper cervical radicular syndrome.
**okzipito...:** Wortteil »Hinterhaupt«; z.B. *geburtsh* **o.-anteriore** bzw. **o.-posteriore Lage** = vordere bzw. hintere ▸Hinterhauptslage.
**Okziput:** das Hinterhaupt (▸Occiput). E occiput.
**Öl.:** *Pharmazie* Abk. für ▸Oleum.
**Olaflur:** ein Aminfluorid; lokale ***Anw.*** als Kariesprophylaktikum. E olaflur.
**Olanzapin:** ein trizyklisches, »atypisches« ▸Neuroleptikum; Dopamin-Antagonist (Benzodiazepin-Derivat). ***Anw.*** bei Schizophrenie. ***NW:*** Schwindel, Mundtrockenheit, Übelkeit, Gewichtszunahme.
**Olea:** Öle (▸Oleum).
**Oleander:** ▸Nerium. E oleander.
**Oleandrin:** Herzglykosid aus ▸Nerium oleander. E oleandrin.
**Oleat, Oleinat:** Salz der Ölsäure. E oleate.
**Ole|cranon:** das mit der ▸Trochlea humeri artikulierende schraubenschlüsselförm. Ende (»Hakenfortsatz«) der Elle, dessen Spitze bei gestrecktem Arm in der Fossa olecrani liegt. Ansatz der Sehne des M. triceps brachii. S.a. ▸Olekranon... E olecranon.
**Olefine:** ungesättigte ▸Kohlenwasserstoffe. E olefins.
**Olein:** Glycerinester der Ölsäure. E olein.
**Olekranon|fraktur:** in die Incisura trochlearis ziehende Gelenkfraktur des Olekranons; durch Tricepssehnenzug am proximalen Fragment meist disloziert. E olecranon fracture.
**Olekranon|sporn:** Verknöcherung im Sehnenansatz des Musculus triceps brachii. E olecranon spur.
**Oleo|granulom: 1)** ▸Oleom. **2)** ▸Lipogranulom. **3)** in einer Dermoidzyste (z.B. Ovar) das die Innenwand bildende Granulationsgewebe, das Cholesterinkristalle u. Ölzysten enthält. E oleogranuloma.
**Oleom, Oleo|sklerom:** knotenförmiges Fremdkörpergranulom als spätmanifeste Reaktion auf injizierte schwer resorbierbare ölige Substanzen. E oleoma.
**Oleum** *(latein.):* ▸Öl (in der Technik auch Bez. für rauchende konz. $H_2SO_4$); *pharm* therapeut. oder diätet. genutztes Öl. E oleum, oil. – **O. aethereum:** »ätherisches Öl«, flüchtiges Gemisch pflanzl. Herkunft. E essential oil. – **O. Amygdalarum amararum:** Bittermandelöl. E bitter almond oil. – **O. Anisi:** äther. Öl der Anisfrüchte; Expektorans, Magen- u. Gallemittel. E anise oil. – **O. Arachi(di)s:** Erdnussöl; enthält Glyceride der Öl-, Linol- u. Palmitinsäure. E peanut oil. – **O. Cacao:** Kakaobutter(fett); spröde Masse, u.a. für Suppositorien u. Salben. E theobroma oil. – **O. Carvi:** Kümmelöl; ein Carminativum. E caraway oil. – **O. Castoris:** s.u. ▸Ricinus. E castor oil. – **O. Chamomillae:** Kamillenblütenöl; azulenhaltig; Wundheilmittel, Spasmolytikum, Carminativum, Cholagogum. E chamomile oil. – **O. Eucalypti:** s.u. ▸Eucalyptus globulus. E eucalyptus oil. – **O. Foeniculi:** Fenchelöl; Carminativum, Geschmackskorrigens, Einreibemittel, Insektifugum, Aromastoff. E fennel oil. – **O. Jecoris Aselli:** Dorschlebertran; u.a. aus der Leber von Gadus morrhua; mit Glyceriden ungesättigter u. gesättigter Fettsäuren, nach DAB mit mind. 850 IE/g Vit. A, 85 IE/g Vit. D: Stärkungs- u. Wundheilmittel. E cod liver oil. – **O. J. Hippoglossi:** Heilbuttleberöl; nach DAB mit je 3000–5000 IE Vitamin A u. 600 IE Vit. $D_3$/g. E halibut liver oil. – **O. Lauri:** Lorbeerbutter; Einreibung, Insektifugum. E laurel oil. – **O. Lavandulae:** Lavendelöl; Sedativum, Einreibemittel. E lavender oil. – **O. (Ligni) Cedri:** Zedernholzöl; Mikroskopie-Immersionsöl. E cedarwood oil. – **O. Lini:** Leinsamenöl; in Salben, Brandliniment, als Speiseöl. E linseed oil. – **O. medicatum:** »arzneiliches Öl«, durch Extraktion von Drogen etc. mit Öl oder Einbringen von Wirkstoffen in Öl hergestellte ölig-flüss. Arzneizubereitung. E medicated fatty oil. – **O. Menthae piperitae:** Pfefferminzöl; Choleretikum, Nervinum, Einreibemittel. E peppermint oil. – **O. olivae:** Olivenöl. E olive oil. – **Oleum oenetherae semen:** ▸Nachtkerzenöl. – **O. Papaveris:** Mohnöl. E poppy-seed oil. – **O. Petroselini:** Petersilienöl; enthält u.a. Apiol; Diuretikum, Emmenagogum, Aromastoff. – **O. Pini:** ätherisches Öl aus Nadeln u. Zweigspitzen von Abies- u. Pinus-Arten; Inhalations-, Einreibe-, Desinfektionsmittel. E pine oil. – **O. Ricini:** s.u. ▸Ricinus. E castor oil. – **O. Sesami:** Sesamöl; u.a. galen. Rohstoff. E sesame oil. – **O. Sojae:** Sojabohnenöl; fett, mit 80 % ungesätt. Fettsäuren. E soy bean oil. – **O. Terebinthinae:** Terpentinöl (s.u. ▸Terebinthina). E turpentine oil. – **O. Valerianae:** Baldrianöl; ätherisch, aus der Wurzel von Valeriana-Arten; Sedativum. E valerian oil. – **O. Vaselini:** Vaselinöl; galen. Rohstoff. E petrolatum. – **O. vitrioli:** Schwefelsäure. E concentrated sulfuric acid. – **O. Zinci:** Zinköl; Hautmittel aus Zinkoxid u. Oliven- oder Erdnussöl.
**olfactorius** *(latein.):* der Geruchsempfindung dienend. S.a. ▸Olfakt..., ▸Geruch..., ▸Riech... E olfactory.
**Olfactus** *(latein.):* der Geruchssinn. E olfaction, sense of smell.
**olfaktiv:** Geruch(sreize) betreffend; s.a. ▸osmo...
**olfakto|genitales Syndrom:** ▸Kallmann-Syndrom.
**Olfakto|metrie,** Odorimetrie: quantitative Riechprüfung durch Bestimmung der Riechschwelle mit dem Olfaktometer. Als **gustatorische O.** durch Einbringen eines Duftstoffes mittels Flüssigkeit in die Mundhöhle; s.a. ▸Anosmie. Als **objektive O.** durch Ableitung der olfaktorisch ▸evozierten Potentiale. E olfactometry.
**olfaktorisch:** den Geruchssinn betreffend; z.B. die o. Agnosie (▸Geruchsagnosie); s.a. ▸Geruch..., ▸Riech... E olfactory, olfactive.
**Olfaktorium:** *Pharmazie* Riechmittel.
**Olfaktorius:** Kurzform für ▸Nervus olfactorius.
**Olfaktorius|neuroblastom:** ▸Esthesioneuroblastom.
**Olhagen-Liljestrand-Syndrom** (Börje O. u. Åke L., Internisten, Stockholm): jahrelang bestehende Erhöhung der Blutkörperchensenkungsgeschwindigkeit bei gleichzeitiger Hypergammaglobulinämie, Hyperbetalipoprotein- u./oder -fibrinogenämie, Paraproteinämie; v.a. bei ♀; Prognose gut. E Olhagen-Liljestrand syndrome.
**Olig|ämie:** ▸Hypovolämie. E oligemia.
**Oligak(is)urie:** seltenes Harnlassen. E oligakisuria.

O

**oligo...:** Wortteil bei Wortzusammensetzungen mit der Bedeutung »wenig«, z.B. ▸Oligodipsie, ▸Oligodontie; s.a. ▸hypo..., ▸brachy...

**Olig(o)|anurie:** s.u. ▸Oligurie. E oligoanuria.

**Oligo|cholie:** verminderter Gallenfluss. E oligocholia.

**Oligo|dakrya:** verminderte Tränenabsonderung.

**Oligo|daktylie:** Hemmungsfehlbildung mit verringerter Finger- oder Zehenzahl. E oligodactyly.

**Oligo|daktylie|syndrom Hertwig-Weyers:** eine autosomal-rezessiv erbliche meso-ektodermale Entwicklungsstörung ulnarer oder fibularer Extremitätenanlagen, mit Aplasie von Ulna u. zugehör. Handwurzelelementen, spitzwinkliger Ankylose der Ellenbeuge, Reduktion u. Synostose der Sternalsegmente, multiplen Nierenfehlbildungen, Lippen-Kiefer-Gaumen-Spalte. E oligodactyly syndrome.

**Oligo|dendro|glia:** die aus den Oligodendrozyten der grauen u. weißen Substanz des zentralen Nervensystems bestehende ▸Glia. Zellen klein u. wenig verzweigt, bilden als »Satellitenzellen« der Nervenzellen die Markscheiden. E oligodendroglia.

**Oligo|dendro|gliom:** aus Oligodendrozyten der Glia aufgebauter Hirntumor i.e.S.; kommt in allen 4 Dignitätsstufen vor; bei Grad 4 Übergang zu ▸Glioblastom (Klassifikation s.u. ▸Hirntumoren). Histologische Mischformen mit ▸Astrozytom (»Mischgliom«). Lokalisation bevorzugt im Großhirn, dementsprechend ***Klinik*** u.a.: epileptische Anfälle, Wesensveränderungen, Merkfähigkeitsstörungen. ***Diagn.:*** Computer-, Kernspintomographie; ***Ther.:*** Operation (Rezidivgefahr), postoperative Bestrahlung bei Grad 3, 4. E oligodendroglioma.

**Oligo|dendro|zyt:** Zelle der ▸Oligodendroglia; s. Abb. E oligodendrocyte.

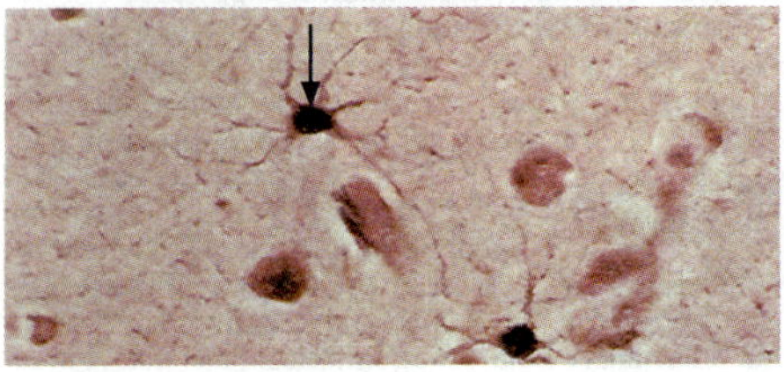

**Oligodendrozyt.** [497]

**Oligo|dipsie:** verminderte Durstempfindung. E oligodipsia.

**Olig|odontie:** stark verminderte Zahl der Zähne. E oligodontia.

**oligo|dynamische Wirkung:** biologische Wirkung kleinster Mengen, i.e.S. die bakteriostatische u. bakterizide Wirkung bestimmter Spurenelemente (Cd, Cu, Hg, Ag etc.). E oligodynamic effect.

**Oligo|epilepsie:** Epilepsie mit nur seltenen Anfällen.

**Oligo|hidrosis:** Einschränkung der Schweißbildung, z.B. bei ektodermaler Dysplasie, symptomatisch bei Ichthyosis, Psoriasis vulgaris, Sklerodermie, Xeroderma, Exsikkose, renalen Ödemen, Diabetes insipidus, Hypothyreose, best. Hirntumoren, nach Typhus, Fleckfieber, Vergiftungen (Thallium, Blei, Atebrin). E olighidria.

**Oligo|hydramnie:** Verminderung der Fruchtwassermenge unter 500 ml. Entsteht durch zu geringe Bildung oder verstärkte Resorption, möglicherweise im Zusammenhang mit verminderter Perfusion der Plazenta. Tritt insbesondere bei Übertragungen u. Gestosen auf. Diagnose durch Sonographie (Fruchtwasserdepot < 2 cm). In ca. 8 % mit kindlichen Fehlbildungen assoziiert, die v.a. die Nieren und Harnwege betreffen, geht seltener mit (mechanisch bedingten?) Adhäsionen u. Deformitäten des Kindes einher. Vorkommen z.B. beim ▸POTTER-Syndrom (1). E oligohydramnios.

**Oligo|hypnie:** Schlaflosigkeit; i.e.S. die konstitutions- u. altersbedingte Verkürzung der Schlafdauer. E hyposomnia.

**oligo|lezithal:** dotterarm. E oligolecithal.

**Oligo|mega|nephronie:** angeborene beidseitige Nierenhypoplasie (Verminderung der Zahl der Nephrone, Vergrößerung der Glomeruli u. Tubuli). E oligomeganephronic renal hypoplasia.

**Oligo|melie:** angeborene abnorme Kleinheit oder verminderte Zahl der Gliedmaßen.

**Oligo|menorrhö:** zu seltene Menstruationsblutung (Zyklus > 35, < 90 Tage), s.u. ▸Menstruationsstörungen (dort Schema). Kommt bei generativer Ovarialinsuffizienz vor (meist mit zeitl. Verlängerung nur der Follikelreifung). E oligomenorrhea.

**Oligo|nucleotid:** Verbindung aus 3–25 Nucleotiden. E oligonucleotide.

**Oligo|peptid:** Peptid mit < 10 Aminosäuren. E oligopeptide.

**Oligo|phrenia, -phrenie:** (KRAEPELIN) heute meist durch ▸geistige Behinderung bzw. ▸Lernbehinderung ersetzter Begriff für alle Ausprägungsgrade angeborener oder früh erworbener Intelligenzminderung, als Nichterfüllung der ▸Norm (3) bzw. Unterschreitung der ▸Norm (1). Eine Unterscheidung in sog. Idiotie, Imbezillität u. Debilität ist, ebenso wie die Festlegung auf Grenzwerte des IQ, nur von scheinbarer Genauigkeit u. sollte zugunsten einer individuellen Beschreibung der Fähigkeiten verlassen werden. E mental retardation, oligophrenia. – **O. phenylpyruvica:** s.u. ▸Phenylketonurie.

**Oligo|pnoe:** verlangsamte Atmung. E oligopnea.

**Oligo|saccharide:** Kohlenhydrate, die nach Hydrolyse der glykosid. Bindungen nur 3–12 Monosaccharide liefern (s.a. ▸Polysaccharide), d.h. aus maximal 12 Monosacchariden bestehen; unterschieden als Tri- (z.B. Raffinose), Tetra- (Stachyose), Pentasaccharide (Verbaskose) usw., nach Strukturtyp als reduzierender Maltose- u. als nicht reduzierender Trehalose-Typ (»Raffinose«). E oligosaccharides.

**Oligo|semie:** verminderte Ejakulatmenge < 3 ml.

**Oligo|sialie:** verminderter Speichelfluss. E oligosialia, oligoptyalism.

**Oligo|somie:** verminderte Chromosomenzahl.

**Oligo|spermie:** ▸Oligozoospermie; i.w.S. ▸Oligosemie. E oligospermatism, -spermia.

**oligo|symptomatisch:** mit nur wenigen Symptomen. E oligosymptomatic.

**Oligo|tri|chie:** mangelnder Ersatz des primären Haarkleides mit relativer Kahlheit des Schädels (u.U. bis ins 3. Lebensjahr); evtl. bleibender spärlicher Haarwuchs; s.a. ▸Hypotrichose. E oligotrichia.

**Oligo|zoo|spermie:** verminderte Spermienzahl im ▸Spermatogramm (dort Tab.); als anlagebedingte Bildungshemmung oder infolge Altersinvolution sowie nach häufigen Ejakulationen etc. E oligozoospermatism, -spermia.

**Olig|urie:** verminderte Harnproduktion u./oder -ausscheidung (Tagesmenge < 500 ml; um ca. 100 ml auch als Oligoanurie bezeichnet). Ist physiol. z.B. nach Flüssigkeitsverlust, pathol. bei ▸Niereninsuffizienz, bei Verlegung der Harnwege; s.a. ▸Anurie. E oliguria.

**Olin-Technik:** *Röntgenologie* s.u. ▸Zöliakographie.

**Oliva,** Olive: paarige, olivenförmige, jeweils seitlich der Pyramide der Medulla oblongata u. seitlich des Sulcus lateralis anterior zwischen den Wurzeln der Hirnnerven X u. XII gelegene Vorwölbung des verlängerten Rückenmarks über den Olivenkernen. Diese sind ein Teil des Eigenapparates des Rautenhirns, liegen am Ende der zentralen Haubenbahn, werden unterschieden als phylogenetisch junge Haupt- u. die älteren Nebenoliven (Nucleus olivaris rostralis [superior; bis in das Metencephalon reichend] u. Nucl. olivaris caudalis [inferior] bzw. Nucl. olivaris accessorius medialis u. lateralis [posterior]; gemeinsam als »Olivensystem« bezeichnet; dieses verbindet koordinierend die Formatio reticularis mit dem Kleinhirn). S.a. ▸Nervus vestibulocochlearis. E oliva.

**olivaris** *(latein.):* olivenförmig, zur Olive gehörig. E olivary.

**Olive: 1)** *Anatomie* ▸Oliva. E olive. **2)** olivenförmiges Metall- oder Hartgummistück, durchbohrt (als Sondenendstück, Spritzenaufsatz) oder massiv (z.B. röntgenpositiv an einer Sondenspitze für Lagekontrolle).

**Oliven|system:** *Anatomie* s.u. ▸Oliva.

**Oliver-Cardarelli-Zeichen:** herzsynchrones Abwärtssteigen des – mit den Fingern leicht angehobenen – Schildknorpels bei Aortenaneurysma oder Mediastinaltumor. E Oliver-Cardarelli sign, tracheal tugging.

**olivo|ponto|zerebellare Atrophie,** Abk. OPCA: degenerative Systemerkrankung von Kleinhirn, Brücke u. Olivenkernen; Ausprägungsform der ▸Multisystematrophie. ***Klinik:*** an Beinen beginnende zerebellare Ataxie, später Blasen-Mastdarm-Inkontinenz, Demenz, evtl. Rigor u. PARKINSON-ähnliche Symptome. Außer der sporadischen o. A. (»SOPCA«, DÉJERINE-THOMAS-Syndrom) auch erbliche (familiäre = »FOPCA«) Formen, z.B. Typ MENZEL, FICKLER-WINKLER, SCHUT-HAYMAKER.. E olivopontocerebellar atrophy.

**Ollier** (XAVER EDUARD LEOPOLD O., 1830–1900, Chirurg, Lyon). – **O.-Klippel-Syndrom:** ▸KLIPPEL-TRENAUNAY-Syndrom. – **O.-Syndrom:** ▸Hemichondrodystrophie. E Ollier's disease. – **O.-Thiersch-Transplantat:** (1872 bzw. 1874) Epidermis-Koriumlappen (s.u. ▸Hauttransplantation). E Ollier-Thiersch graft.

**Olmesartan:** ein ▸Angiotensin-Rezeptor-Antagonist; ***Anw.*** als Antihypertonikum. E olmesartan.

**Olsalazin,** 5,5'-Azodisalicylsäure: Derivat der 5-Aminosalicylsäure mit antiphlogistischer Wirkung; ***Anw.*** zur Prophyl. u. Ther. der Colitis ulcerosa.

**Om...** *(griech. omos)*, Omo...: Wortteil »Schulter«.

**...om(a):** Suffix »Geschwulst« (Neoplasma u. auch durch Entzündung, Erguss etc. bedingte).

**Om|agra:** Schulterschmerzen, insbes. bei Gicht. E omagra.

**Om|algie:** Schulterschmerzen, insbes. muskulär-rheumatisch bedingte. E omalgia.

**Om|arthritis:** ▸Schultergelenkentzündung. E omarthritis.

**Om|arthrose:** degenerative Veränderungen des Schultergelenkes (▸Articulatio humeri), im Allg. mit starker Beteiligung gelenkumgebender Gleitgewebe (s.a. ▸Periarthritis humeroscapularis). S.a. ▸Arthrosis deformans. E arthrosis of the shoulder joint.

**Ombrédanne** (LOUIS O., 1871–1956, Chirurg, Paris). – **O.-Linie:** *Röntgenologie* Senkrechte (»**O.-Lot**«) durch den Pfannenrand auf die HILGENREINER-Linie zur Beurteilung des kindl. Hüftgelenks (Femurkopf normalerweise im inneren-unteren Quadranten). S.a. ▸Hüftluxation (dort Abb.). – **O.-Syndrom,** Blässe-Hyperthermie-Syndrom: maligne ▸Hyperthermie. E malignant fever syndrome.

**Omega:** letzter Buchstabe (großes bzw. langes »O«) des griech. Alphabets; *physik* Ω Symbol für Ohm; *chem* ω Präfix zur Kennz. endständiger Substituenten in aliphat. Verbindungen. E omega.

**Omega-Bifurkation:** *Ophthalmologie* ω-förmige Gefäßteilung als Ausdruck vermehrter Gefäßfüllung bei Fundus hypertonicus.

**Omega-3-Fettsäuren,** Fischölfettsäuren: in Fischöl besonders angereichert vorkommende, langkettige, mehrfach ungesättigte ω-3-Fettsäuren (v.a. Eicosa- u. Docosapentaensäure). ***Wirk.:*** beeinflussen den Eicosanoid-Stoffwechsel u. besitzen entzündungshemmende Eigenschaften. ***Anw.*** z.B. bei chronischer Polyarthritis. E omega-3 fatty acids.

**Omenn-Syndrom:** schwerer kombinierter ▸Immundefekt (SCID) mit generalisierter Dermatitis u. ausgeprägter Eosinophilie. E Omenn's syndrome.

**oment(o)...:** Wortteil »Bauchnetz« (Omentum); s.a. ▸Netz..., ▸Epiplo...

**omental(is):** das Bauchnetz, ▸Omentum betreffend. E omental.

**Omentitis:** Entzündung des Bauchnetzes; oft als entzündl. Netztumor. E omentitis.

**Omento|pexie,** Epiplopexie: breitflächige Fixation des Omentum majus an das Peritoneum parietale. E omentopexy.

**Omento|plastik:** Verwendung von Netzteilen zur Nahtabdeckung an Bauchorganen. E omentoplasty.

**Omentor|rhaphie:** *Chirurgie* Naht des Bauchnetzes. E omentorrhaphy.

**Omentum** *(latein.)*: Netz, das Bauchnetz (Epiploon). S.a. ▸Omento... E omentum. – **O. majus,** großes Netz, Darmnetz: die schürzenförmige, vierblättrige, fettgewebsreiche Bauchfellduplikatur, die von der großen Magenkurvatur u. vom Colon transversum über den Darm herabhängt (bis Nabelhöhe oder tiefer). Geht links in das Lig. gastrolienale u. oben in das Lig. gastrocolicum über und bildet die ▸Bursa omentalis. E greater o. – **O. minus,** kleines Netz: die zweiblättrige viszerale Bauchfellplatte zwischen kleiner Magenkurvatur u. Leber, bestehend aus Ligamentum hepatogastricum u. Lig. hepatoduodenale. E lesser o.

**Omeprazol:** ein ▸Protonenpumpenhemmer (substituiertes Benzimidazol-Derivat); wirkt an der apikalen Sekretionsmembran der Belegzellen der Magenschleimhaut. ***Anw.*** zur Ther. von Magen- u. Duodenalulcera, Refluxösophagitis, ZOLLINGER-ELLISON-Syndrom.

**OMF:** Abk. für ▸Osteomyelofibrose.

**OMIM** *(engl.)* Abk. für **O**nline **M**endelian **I**nheritance in **M**en: über Internet verfügbare Datenbank des ▸MCKUSICK-Verzeichnisses.

**Ommaya-Reservoir:** implantierbares Arzneimittelreservoir zur protrahierten Verabfolgung geeigneter Wirkstoffe in den Liquorraum. Verwendung – unter Einsatz von Zytostatika – v.a. zur Behandlung von Neoplasien des ZNS, aber auch von Schmerzsyndromen mit hochgradiger Spastik (s. Abb.). E Ommaya reservoir.

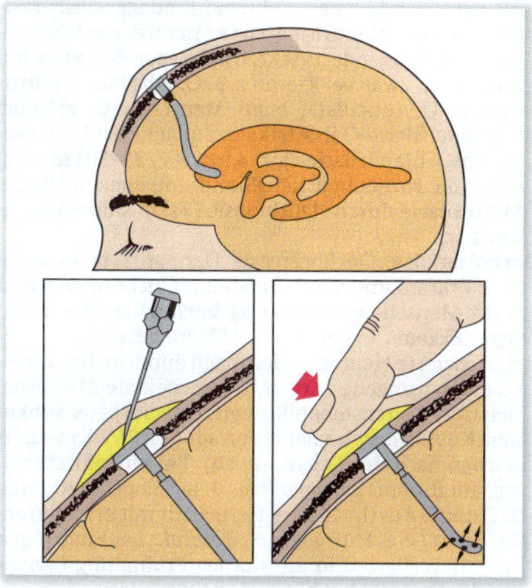

**Ommaya-Reservoir.** [360]

**omni|potente Zelle,** totipotente Z.: *Biologie* Zelle, die über alle Entwicklungsmöglichkeiten des Gesamtorganismus verfügt; bei Tieren nur die Keimzellen u. die Blastomeren der 1. Furchung. E totipotent cell.

**omo...:** Wortteil **1)** »Schulter«; **2)** »roh«, »undifferenziert«. E omo... (1).

**Omo|blastom:** ▸EWING-Sarkom.

**Om|odynie:** Schulterschmerzen. E omalgia, omodynia.

**Omo|hyoideus:** ▸Musculus omohyoideus. E omohyoid.

**omphal...:** Wortteil ▸»Nabel« (Omphalos).

**Omphal|ektomie:** Exstirpation des Nabels. E omphalectomy.

**Omphal|itis:** ▸Nabelentzündung. E omphalitis.

**Omphalo|cele:** ▸Omphalozele.

**Omphalo|phlebitis:** ▸Thrombophlebitis umbilicalis. E omphalophlebitis.

**Omphalo|phlegmone:** phlegmonöse ▸Nabelentzündung.

**Omphalo|porto|graphie:** *Röntgenologie* ▸Portographie mit Kontrastmittelinjektion durch die noch offene bzw. desobliterierte Nabelvene.

**Omphalor|rhagie:** ▸Nabelblutung. E omphalorrhagia, umbilical hemorrhage.

**Omphalor|rhexis:** Einriss der Nabelschnur. E omphalorrhexis.

**Omphalor|rhö:** ▸Blennorrhoea umbilici. E omphalorrhea.

**Omphalo|taxis:** Reposition eines Nabelschnurvorfalls. E omphalotaxis.

**Omphalo|tomie:** ▸Abnabelung. E omphalotomy.

**Omphalo|tripsie:** Durchquetschen der Nabelschnur zur Abnabelung. E omphalotripsy.

**Omphalo|zele:** ▸Nabelschnurbruch (i.e.S. der große); auch Bauchspalte; s.a. ▸Paromphalozele. E omphalocele.

**OMS:** Abk. für **Osteomyelosklerose** (▸Osteomyelofibrose).

**Omsker hämorrhagisches Fieber,** Abk. OHF: in Zentralsibirien durch ein ARBO-Virus B (Togaviridae, Genus Flavivirus) hervorgerufenes Zeckenbissfieber des Menschen (s.u. ▸Queenslandfieber). E Omsk hemorrhagic fever.

**Onanie,** Masturbation: (benannt nach der alttestamentl. Gestalt Onan) sexuelle Selbstbefriedigung; in der Pubertät u. Adoleszenz normales Durchgangsstadium der sexuellen Reifung; aber auch von Erwachsenen ausgeübtes Sexualverhalten; kann (v.a. aufgrund einer tabuisierenden u. sog. normale Sexualpraktiken festlegenden Sexualmoral) zu Schuldgefühlen führen. E masturbation, onanism.

**Oncho|cerca:** *Helminthologie* Gattung der Filariidae [Nematodes]; Muskel-, Sehnen-, Bindegewebsparasiten von Säugetier u. Mensch (▸Microfilaria; Überträger: Blut saugende Insekten). Erreger der ▸Onchozerkose, u. zwar bei Tieren z.B. O. gibsoni, O. gutturosa u. O. reticulata; beim Menschen **O. volvulus** (»Knäuelfilarie«) in Afrika u. Südamerika (= O. caecutiens, »Blendfilarie«), 2–4 bzw. (♀) 33–50 cm lang, durch die Kriebelmücken [Simulium] übertragen, als Mikrofilarie durch Hautbiopsie (»skin snips«) nachweisbar.

**Oncho|zerkose,** Onchocercosis, Dermatitis nodosa tropica: Erkrankung durch Befall mit Onchocerca-Arten (beim Menschen: O. volvulus). ***Verlauf:*** zunächst Prurigo-, Ekzem-, Erysipel- oder Sklerodermie-artige, lichenifizierte Hautveränderungen durch in die Subkutis eingedrungene Larven (ungescheidete Mikrofilarien); oft Bluteosinophilie, evtl. Fieber; später subkutane Knoten durch Knäuel von adulten ♀ Würmern (♂ sterben nach der Begattung ab). Bei **afrikanischer O.** v.a. am Rumpf, bei **amerikan. O.** am Kopf; in Arabien u. Ostafrika evtl. schwere Dermatitis mit erschlaffender Haut (v.a. Hüftgegend). ***Kompl.:*** bei Eindringen der Mikrofilarien in die Kornea Erblindung (»river blindness«, »Sudan bl.«). E onchocerciasis.

**Onco|melania:** eine Süßwasserschnecken-Gattung. – **O. nosophora** u. **hupensis** sind Zwischenwirte für Schistosoma japonicum.

**Oncorna-Viren** *(Kunstwort aus gr. onkos = Geschwulst u. RNA):* bestimmte, Tumoren (z.B. Geflügelleukämie, Mammatumor der Maus) erzeugende ▸Retroviren (s.a. ▸Tumorviren); beim Menschen ▸HTLV I u. II. E onco(rna)viruses.

**Onco|sphaera:** ▸Sechshakenlarve. E oncosphere.

**Onco|virus:** ▸Oncorna-Viren.

**Ondansetron:** ein Antiemetikum u. Antivertiginosum (▸5-$HT_3$-Antagonist); ***Anw.*** v.a. bei Übelkeit u. Erbrechen während einer Behandlung mit Zytostatika bei Strahlentherapie.

**on-demand** *(engl.):* »bei Bedarf«; z.B. **O.-D.-Analgesie,** patientenkontrollierte Analgesie (▸PCA); **O.-D.-Herzschrittmacher** (▸Demand-Schrittmacher).

**On-Effekt,** b-Welle: *Physiologie* die Reizantwort der »On-Elemente« bei Beginn der Netzhautbelichtung; s.a. ▸Off-Elemente.

**oneir...:** Wortteil »Traum«, »Träumen«.

**Oneirismus:** bei Vergiftungen (Alkohol, Schlafmittel, Mescalin, LSD), Infektionskrankheiten u. nach seel. Erschütterung vorkommendes, traumähnl. Sehen, Hören oder Erleben halluzinierter Szenen wie bei aktiver Beteiligung, während die äußere Realität nur flüchtig wahrgenommen wird. E oneirism.

**Oneir|odynia:** bedrückende Unruhe des Traumerlebens. E oneirodynia, nightmare.

**onei|ro|id:** traumähnlich, -artig. E oneiroid. – **o. Zustand:** evtl. vorübergehende Teilerscheinung bei psychotischen Zuständen, mit Bewusstseinseintrübung u. reichhaltigen Innenerlebnissen. E o. state.

**Oneiro|logie:** Lehre von der Traumdeutung. E oneirology.

**Oneiro|phrenie:** (v. MEDUNA, MCCULLOCH 1945) akute Störung mit zumeist nur wenige Wochen andauernden psychotischen Symptomen, v.a. Denk- u. Affektstörung, Bewusstseinstrübung, traumart. Zuständen u. überwiegend optischen Halluzinationen. Die Prognose ist gut. E oneirophrenia.

**On-Element:** s.u. ▸On-Effekt, ▸Off-Elemente.

**Onium|ionen:** Ionen, die durch Anlagerung eines $H^+$ an ein Elektronenpaar eines Moleküls zustande kommen; z.B. Hydronium- u. Ammoniumionen. E onium ions.

**onko...:** Wortteil »Geschwulst«, »Tumor«.

**Onko|bio|gramm:** Darstellung der In-vitro-Ansprechbarkeit von Tumorzellen auf Chemotherapeutika.

**onko|fetale Antigene:** Gruppe tumorassoziierter Antigene (▸Tumormarker); dazu gehören das karzinoembryonale Antigen (CEA), Alpha-1-Fetoprotein (AFP). E oncofetal antigens.

**onko|gen:** einen – malignen – Tumor erzeugend. E oncogenic, oncogenous.

**Onko|gene:** DNS-Sequenzen im Genom der Zelle mit Krebs erzeugender Aktivität. O. entstehen durch Veränderung von **Protoonkogenen** (z.B. durch Punktmutation, Translokation, Amplifikation aufgrund chemischer, physikalischer, sekundär viraler etc. Einflüsse), die eine wichtige Rolle bei der physiologischen Regulation des Zellzyklus (Proliferation) u. der Differenzierung der Zelle spielen. Identifiziert wurden die O. zunächst als Bestandteile des Genoms onkogener Retroviren (virale Onkogene: v-onc). Die heute bekannten mehr als 50 Protoonkogene (Auswahl Tab.) können aufgrund der Funktion der Produkte, für die sie kodieren, eingeteilt werden: 1) Wachstumsfaktoren; 2) Wachstumsfaktor-Rezeptoren; 3) G-Proteine; 4) Nichtrezeptor-Proteinkinasen (Tyrosinkinasen, Serin-/Threoninkinasen); 5) nukleäre Proteine, Transkriptionsfaktoren; 6) tumorspezifische Chromosomenrearrangements; 7) virale On-

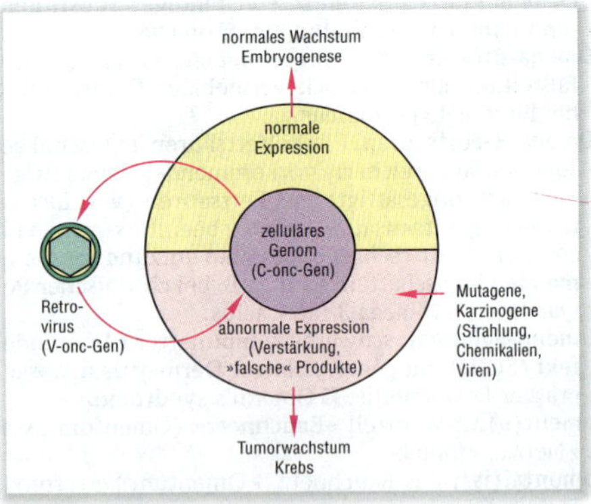


**Onkogene:** Übergang einer normalen Zelle in eine Tumorzelle. [234]

| Gen | Tumor |
|---|---|
| sis | Glioblastom |
| int-2 | Mamma-, Kopf-/Halskarzinom |
| erbB-1/EGFR | Glioblastome, Plattenepithelkarzinome |
| erbB-2/her-2/neu | Mamma-, Ovarial-, Bronchialkarzinom |
| ret | Schilddrüsenkarzinom |
| ros | Glioblastom |
| trk | Schilddrüsenkarzinom |
| H-ras | Lungen-, Kolon-, Pankreaskarzinom |
| K-ras | Melanom, Schilddrüsenkarzinom, AML, ALL |
| N-ras | Melanom, Schilddrüsen-, Harnblasenkarzinom |
| src | Kolonkarzinom |
| abl | CML |
| myc | BURKITT-Lymphom, Bronchial-, Zervix-, Mammakarzinom |
| L-myc | Bronchialkarzinom |
| N-myc | Neuroblastom, kleinzelliges Bronchialkarzinom |
| myb | kolorektales Karzinom |
| ets | Lymphome, Leukämien |
| CyclinD/prad-1 | Mammakarzinom |

**Onkogene:** Beispiele von Protoonkogen-Alterationen bei menschlichen Tumoren (modifiziert nach H. J. KOLB et al., J. T. REILLY). [388]

kogene. – Die klinisch-prognostische Bedeutung der Onkogen-Veränderungen wird kontrovers diskutiert. E oncogenes.

**Onko|genese:** Tumorbildung (▸Karzinogenese). E oncogenesis.

**Onko|logie:** Lehre von den echten Tumoren (▸Neoplasma). Teilgebiet der ▸Inneren Medizin (zusammen mit der ▸Hämatologie), das sich mit der Prophylaxe, Entstehung, Erkennung u. konservativen Behandlung von Tumoren u. den dadurch bedingten Krankheiten in Zusammenarbeit mit den für das Grundleiden zuständigen Ärzten befasst. Behandlungsmöglichkeiten in der O. sind (neben der operativen Tumorentfernung) v.a. Strahlen-, Hormon-, Chemo-, Immuntherapie. Die Weiterbildungszeit beträgt 2 Jahre. E oncology.

**Onko|lyse:** Nekrotisierung von Tumorgewebe; i.e.S. die therapeutische O. durch Einwirkung von Strahlen u. Chemotherapeutika. E oncolysis.

**onkoplazentare Antigene:** Gruppe tumorassoziierter Antigene (▸Tumormarker); dazu gehören das humane Choriongonadotropin (HCG), das schwangerschaftsspezifische $\beta_1$-Glykoprotein (SP1, PAG), die plazentare alkalische Phosphatase (PLAP).

**Onko|rna-Viren:** ▸Oncorna-Viren.

**Onkose:** **1)** Erkrankung mit Tendenz zur Tumorbildung (i.e.S. das Krebsleiden). E oncosis. **2)** im Rahmen des physiologischen Knochenumbaus u. vermehrt bei Knochenaffektionen (Trauma, Dystrophie etc.) eintretende »intralakunäre Resorption« mit Vergrößerung der Osteozyten.

**Onko|sphäre:** ▸Sechshakenlarve der Bandwürmer. E oncosphere.

**onko|statisch:** die Tumorzellenvermehrung durch ▸Zytostatika hemmend.

**Onko|therapie:** **1)** Behandlung maligner Tumoren. E oncotherapy. **2)** Wiederherstellung normaler kolloidosmot. Verhältnisse (z.B. durch Plasmaexpander). E osmotherapy.

**onkotisch:** **1)** eine Tumor(bildung), **2)** eine Volumenzunahme betreffend (z.B. **o.** ▸**Druck**). E oncotic.

**onko|toxisch:** mit tox. Effekt auf Tumorzellen. E oncotoxic.

**onko|trop:** mit bes. Affinität zu Tumorzellen. E oncotropic.

**onko|zid:** Tumorzellen tötend. E oncocidal.

**Onko|zyt:** (HAMPERL) große, kubische bis polyedr. Drüsenepithelzelle mit geschwollenem Zellleib (s. Abb.), fein gekörntem, evtl. vakuolärem, stark eosinophilem Protoplasma u. deformiertem bis pyknot. Kern (als Folge von Funktionsminderung, Alterung, »Umdifferenzierung«?). E oncocyte.

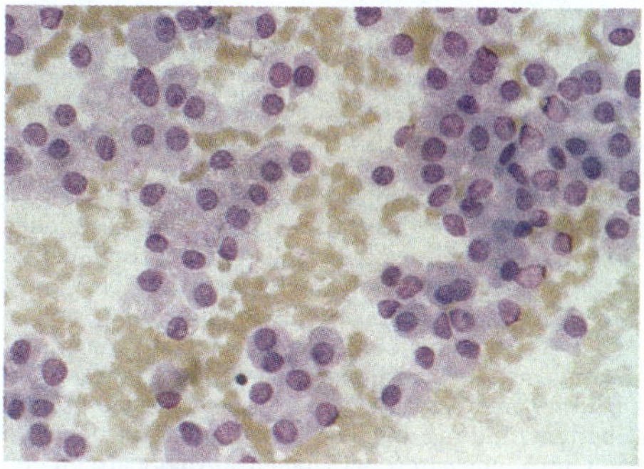

**Onkozyt:** Onkozyten mit den Charakteristika Mehrkernigkeit u. fein granuliertes, eosinophiles Zytoplasma (Histologie). [272]

**onko|zytäres Adenom:** ▸HÜRTHLE-Zell-Adenom.

**Onko|zytom:** überwiegend aus Onkozyten aufgebautes, meist gutartiges epitheliales Neoplasma; v.a. in Speichel- u. Schilddrüse, Niere (bei Anzeichen von dysplastischen Veränderungen oder klar- bzw. spindelzelligen Anteilen Einstufung als onkozytäres ▸Nierenzellkarzinom). S.a. ▸HÜRTHLE-Zell-Adenom. E oncocytoma.

**Onlay** *(engl.)*: Einlagefüllung, die die Kaufläche der Zahnkrone umfasst.

**Onlay-Span,** Anlegespan: *Chirurgie* freier, an die zu verbindenden Knochen angelegter Knochenspan. Gegenstück: Inlay- oder Einlegespan. E onlay graft.

**On-off-Effekt (On-off-Phänomen):** *Neurologie* bei Behandlung mit L-Dopa ein abrupter Übergang eines hyperkinetischen Zustandes in Hypo- bzw. Akinese; *physiol* s.a. ▸On-Effekt, ▸Off-Elemente. E on-off phenomenon.

**Onomato|logie:** Lehre von den wissenschaftl. Namen (Nomenklaturen) u. Bezeichnungen. E onomatology.

**Onomato|manie,** Namenszwang: zwanghafter Drang, sich immer wieder einen bestimmten Namen oder ein best. Wort ins Gedächtnis zu rufen, da sonst Angst auftritt; in der Regel zwangsneurotisches Symptom. E onomatomania.

**Ononidis radix,** Hauhechelwurzel: Heilpflanze, die zu den Schmetterlingsblütlern (Fabaceae) zählt. Eine spezielle Aufbereitung wird zur Durchspülungstherapie bei Entzündungen der ableitenden Harnwege und Nierengrieß verwendet. S.a. Abb.

**Onto|genese, -genie:** (HAECKEL 1866) Verlauf der typischen Entwicklung eines Organismus vom befruchteten Ei bis zum Abschluss von Wachstum u. Differenzierung; Stadien: Keimentwicklung = Kyematogenese (mit ▸Embryo- u. ▸Fetogenese), Jugend- oder Postembryonalentwicklung, Geschlechts- u. Fortpflanzungsperiode, Periode des Alterns (mit natürl. Tod). S.a. ▸Phylogenese. E ontogeny, ontogenesis.

O

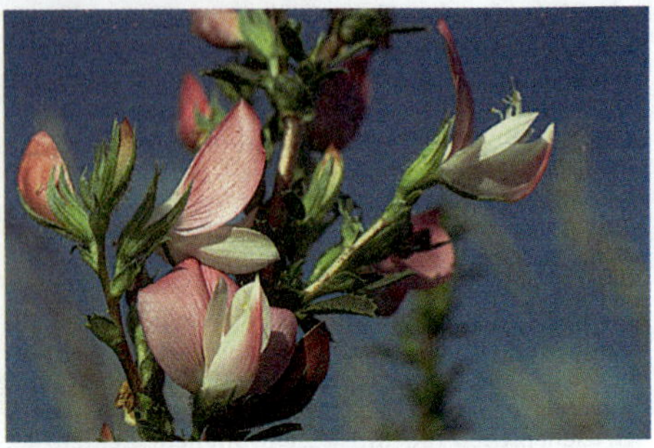

**Ononidis radix:** Dornige Hauhechel. [482]

**ony|ch...:** Wortteil »Finger-«, »Zehennagel« (s.a. ▸Nagel...).

**Onych|algie:** Schmerzen der Nägel. E onychalgia.

**Onych|atrophie:** »Nagelatrophie«; Nägel brüchig, gestreift, dünn. Vorkommen nach Trauma, bei verschiedenen Hauterkrankungen sowie angeboren (glanzlos, distal verjüngt, aufgesplittert, längs gefurcht, wellig-höckrig). E onychatrophia, nail atrophy.

**Onych|auxis:** ▸Pachyonychie. E onychauxis.

**Onychia, Onychie, Onychitis,** Onyx(it)is: akute oder chron. Entzündung des Nagelbetts (O. subungualis). Oft eitrig, mit Onycholyse u. gelbgrüner Verfärbung der Nagelplatte; meist nach oder zus. mit ▸Paronychie (O. periungualis), ▸Pyodermie, ▸Panaritium. E onychia. – **O. mali|gna:** (WARDROP) eine chron. u. therapieresistente ulzerierende Nagelwall- u. -bettentzündung mit starker Granulationsneigung; v.a. im Kindesalter, bei Diabetes, Angiopathien etc. E malignant o., Wardrop's disease. – **O. parasitica:** ▸Onychomykose. E parasitic o. – **O. punctata:** ▸Tüpfelnägel. E punctate o. – **O. sicca (syphilitica),** Scabrities unguium: buckelig-rillenförm. Nagelplattendystrophie, mit Abschilferung, evtl. Dunkelverfärbung; selten bei Spätsyphilis. E syphilitic o., brittle nails.

**Onychium:** Nagelbett (s.u. ▸Nagel). E nailbed.

**Onycho|dys|plasie:** ▸Dysonychie.

**Onycho|dys|trophia, -dystrophie:** krankhafte Veränderungen der Nagelplatte. ***Ätiol.:*** genetisch, traumatisch, mikrobiell, bei bestimmten Krankheiten (z.B. bei Ekzem, im Rahmen von Syndromen (z.B. ELLIS-VAN-CREVELD-Syndrom, Pyknodysostose, Dysostosis cleidocranialis, Progerie, ULLRICH-TURNER-Syndrom.). ***Formen:*** Koilonychie: Löffelnägel mit schüsselförmiger Krümmung; ▸Leukonychia (Leukopathia unguium): weißliche Färbung der Nägel durch Entwicklung von Gasbläschen, Onychogryposis: Vogelkrallennägel meist beider Großzehennägel; Onychodystrophia mediana canaliformis: rinnenförmige Einsenkung des mittleren Nagelanteils (s. Abb.). E onychodystrophy. – **O. idiopathica:** ▸pincers-nail. – **O. mediana canaliformis:** Kerbe oder Kanal (longitudinal verlaufend) durch Defekte der Nagelmatrix. – **O. psoriatica:** Strukturveränderungen des Nagels bei Psoriasis.

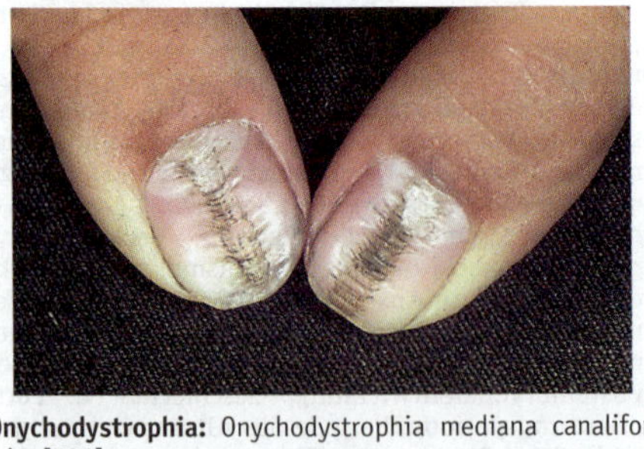

**Onychodystrophia:** Onychodystrophia mediana canaliformis. [524]

**Onycho|gryp(h)osis,** Klauennagel: krallenartige Wölbung, Verdickung, Verhärtung u. Verkrümmung der Nagelplatte, evtl. mit Aufrauung u. Verfärbung, infolge Schädigung der Nagelmatrix; angeboren (v.a. bei Ichthyosis hystrix) oder erworben (chron. Druck, Pilzbefall etc.). E onychogryposis.

**Onycho|klasie:** brüchiger Zerfall des Nagels, meist in Längsleistenrichtung, z.B. durch chem. Noxen, Strahlen-, Hitzeschädigung, Ernährungs-, hormonelle Störung, bei Hauterkrankungen. E onychoclasis.

**Onycho|kryptosis:** ▸eingewachsener Nagel. E onychocryptosis.

**Onycho|lysis:** angeborene oder erworb. Ablösung der Nagelplatte. E onycholysis. – **O. partialis:** teilweise Nagelablösung; zumeist am freien Rand beginnend u. bis zu Halbmondform fortschreitend. – **O. psoriatica:** digitale Onycholyse bei Psoriasis. Ablösung ist zumeist auf den distalen Teil beschränkt. – **O. semilunaris:** halbmondförmige Ablösung des Nagels vom freien Rand. Auftr. v.a. bei chronischer Exposition gegenüber Feuchtigkeit; auch als erbliche Dysonychie sowie mechanisch oder bakteriell-mykotisch verursacht. – **O. totalis,** Lapsis unguium: vollständige O. an einem oder mehreren oder allen Nägeln. ***Auftr.*** infolge mechanischer, toxischer oder trophischer Schädigung der Matrix u. bei bullösen Dermatosen.

**Onycho|madesis:** Ausfallen eines Finger- oder Zehennagels. E onychomadesis, shedding of nails.

**Onycho|malazie:** Nagelplattenerweichung mit nachfolgender ▸Koilonychie; s.a. ▸BEAU-REIL-Furchen. E onychomalacia.

**Onycho|mycosis,** Nagelmykose, Tinea unguium: Finger- u./oder Zehennagelbefall durch pathogene Spross- oder Fadenpilze; mit Nagelverfärbung (Dyschromasie), subungualer Hyperkeratose, später Onycholyse bzw. -schisis; z.B. O. candidamycetica (meist nur Paronychie, Rillenbildung, seitlich gelbl. Verfärbung), O. favosa (sek. bei Favus; maisgelbe Flecken an Falz u. seitl. Rändern, Verdickung, Spaltung, Zersplitterung), O. trichophytica (vom freien Rand gegen den Falz vordringend). E onychomycosis, ringworm of nails.

**Onycho|phagie:** »Nägelkauen« (selten auch der Fußnägel) als unterschiedlich bewertete Verhaltensweise (z.B. als Symptom einer Neurasthenie; bei hyperaktiven Kindern; bei Kindern mit Schulproblemen, Kontaktschwierigkeiten); nicht selten bis ins Erwachsenenalter anhaltend. E onychophagia, onychophagy, nailbiting.

**Onycho|phym:** knolliger Auswuchs (Hypertrophie) eines Finger- oder Zehennagels. E onychophyma.

**Onycho(r)rhexis:** ▸Onychoklasie. E onychorrhexis.

**Onycho|schisis:** horizontale Aufspaltung der Nagelplatte (zwei oder mehr Lamellen); oft mechanisch bedingt (forcierte Maniküre). E onychoschizia.

**Onychose, Onychosis:** ▸Onychie. E onychosis.

**Onycho|tomie:** ▸Nageltrepanation. E onychotomy.

**O'Nyong-nyong-Virus:** ARBO-Virus [Togaviridae, Genus Alphavirus, Gruppe A], das in Ostafrika beim Menschen die gleichnamige (»Gelenkbrecher«) fieberhafte Erkrankung hervorruft (starke Gelenk-, Kopfschmerzen, Exanthem, Lymphknotenschwellungen). Überträger: Anopheles funestus.

**Onyx:** *Ophthalmologie* **1)** halbmondförmiger Abszess in der Kornea. E onyx. **2)** Enkanthis: Gewebsneoplasie am inneren Lidwinkel.

**Onyxis, Onyxitis:** *Dermatologie* ▸Onychia. E onyxitis.

**Oo...** *(sprich: O-o):* Wortteil »Ei(zelle)«; s.a. ▸Ei..., ▸Ovar..., ▸Ovo...

**Oo|gamie:** Befruchtung der größeren, unbeweglichen »weiblichen« Geschlechtszelle (=Makro-, Gynogamet) durch die kleinere, bewegl. »männliche« (=Spermatozoid). E oogamy.

**Oo|genese, -genie:** ▸Eireifung. E oogenesis.

**Oo|gonie, -gonium:** (BOVERI 1891) **1)** *Botanik* bei Thallophyten die die Eizelle enthaltende Zelle bzw. das ♀ Gametangium. **2)** *Embryologie* bei Tier u.

Mensch die primordiale Zelle des Keimepithels; s.a. ▸Ovocytus, ▸Eireifung. **E** oogonium.

**Oo|kinet:** bei Plasmodien die nach der Verschmelzung von Makro- u. Mikrogamet entstehende hüllenlose Zygote, die zur ▸Oozyste wird. **E** ookinete.

**Oo|lemma:** *Embryologie* ▸Zona pellucida. **E** oolemma.

**Oo|mycetes:** (MÜLLER u. LOEFFLER) Pilzklasse mit sexuellen Oosporen u. asexuellen Sporangien oder Konidien am – im Allg. nicht septierten – Myzel.

**oo|phor...:** Wortteil »Ovar« (s.a. ▸Ovar[ial]..., ▸Eierstock...).

**Oophor|ektomie:** *Gynäkologie* ▸Ovariektomie. **E** oophorectomy.

**Oophoritis:** primäre (isolierte) oder – meist – sekundäre (bei oder nach Salpingitis aszendierend oder hämato-, lymphogen bzw. fortgeleitet) Entzündung des Ovars; meist sehr oberflächlich oder als Ödem (= O. serosa), aber auch als O. purulenta (▸Ovarialabszess); bei tertiärer Syphilis gummös. **E** oophoritis, ovaritis.

**oophoro|gen:** vom Ovar ausgehend. **E** ovariogenic.

**Oophoro|hyster|ektomie:** op. Entfernung von Ovarien u. Uterus. **E** oophorohysterectomy.

**Oo|phoron:** ▸Ovarium.

**Oophoro|salping|ektomie:** ▸Ovariosalpingektomie.

**oophorus:** eitragend. **E** egg-bearing.

**Oo|spore, -spor|angium:** aus dem Sexualakt hervorgehende Dauerspore bei den ▸Oomycetes. **E** oospore.

**Oo|zephalie:** »Eiform« des Schädels. **E** oocephalia.

**Oozyste:** *Protozoologie* in Magen- oder Darmwand der ♀ Anophelesmücke eingekapselter ▸Ookinet, in dem sich bei Coccidia die Sporozyste mit Sporozoiten, bei Haemosporidia (z.B. Malariaplasmodien) nur Sporozoiten entwickeln. **E** oocyst.

**Oo|zyte:** ▸Ovocytus, s.a. ▸Ei, ▸Eireifung. **E** oocyte.

**Op.:** *Chirurgie* Operation(s...) – **OP: 1)** *Pharmazie* Abk. für **O**riginal**p**ackung. **2)** Abk. für **Op**erationssaal.

**op.:** Abk. für ▸**op**erativ.

**opak:** auch in dünner Schicht nur durchscheinend, nicht durchsichtig (▸Opazität). **E** opaque.

**Opakifikation:** *Ophthalmologie* meist durch Narbe bedingte Verminderung der Durchsichtigkeit der brechenden Medien des Auges; je nach Schwere als ▸Albugo, ▸Nephelion, ▸Leukom usw. **E** opacification.

**opalescens** *(latein.):* Opal-artig schillernd (▸Opaleszenz). **E** opalescent.

**Opales|zenz:** *Physik* durch diffuse Streuung des Lichtes hervorgerufener milchiger Schimmerglanz. **E** opalescence. – **O. des Harns:** O. infolge diffuser Trübung u. Lichtstreuung durch kolloidal verteilte Eiweißspuren.

**opaleszierend:** ▸opalescens. **E** opalescent.

**Opalski-Syndrom:** (1946) als Hypoxiefolge im Bereich der Olive gekreuzte dissoziierte Empfindungsstörung, Ataxie, ungekreuzte Hemiparese, evtl. HORNER-Syndrom. **E** Opalski's syndrome.

**Opazität:** *Optik* Verhältnis der einfallenden zur hindurchgehenden Lichtintensität bei durchscheinenden Suspensionen etc.; reziproker Wert der Transparenz. **E** opacity.

**OPCA:** Abk. für ▸**o**livo**p**onto**c**erebellare(-cerebellare) **A**trophie.

**OPD:** Abk. für ▸**o**to-**p**alato-**d**igitales Syndrom.

**Open-Door-System** *(engl):* »System der offenen Türen« in psychiatr. Krankenhäusern mit weitgehendem Verzicht auf geschlossene Unterbringung u. erweiterter Bewegungsfreiheit des Patienten auch außerhalb des Krankenhausgeländes.

**operabel:** s.u. ▸Operabilität (1). **E** operable.

**Operabilität: 1)** Eignung eines patholog. Prozesses für einen operativen Eingriff; bei (bösartigen) Tumoren z.B. abhängig von Lokalisation, Größe, Invasivität, Metastasierung etc. **2)** ▸Operationsfähigkeit. **E** operability.

**Operation:** *Chirurgie* zu Heilzwecken (im Tierexperiment auch zu Forschungszwecken) vorgenommener Eingriff in einen lebenden Organismus; i.e.S. der bei strenger Indikation kunstgerecht auszuführende fachorientierte Eingriff in den menschl. Körper u. damit in die körperl. Integrität (zulässig außer bei Lebensgefahr nur mit Einwilligung des Betroffenen bzw. der Sorgeberechtigten u. nach Aufklärung über das ▸Operationsrisiko); s.a. ▸Chirurgie. **E** operation.

**Operations|bericht:** Krankenunterlage mit schriftlichen Angaben über Art, Verlauf u. erreichtes Ziel der durchgeführten Op., ggf. einschl. Komplikationen, Narkosezwischenfällen. **E** surgical report.

**Operations|fähigkeit:** der allgemein-klinische Gesundheitszustand des Patienten bei Ausschluss funktioneller Organstörungen, die eine Op.-Belastung verbieten würden (z.B. kardiale u. respirator. Insuffizienz, Stoffwechselentgleisungen, Schock etc.); s.a. ▸Operabilität (1), ▸Operationsrisiko. **E** operability.

**Operations|ileus:** v.a. nach Operationen im Bauchraum auftretender mechanischer, paralytischer oder spastischer ▸Ileus. **E** postoperative ileus.

**Operations|mikroskop:** binokulares M. (Lupe) für die ▸Mikrochirurgie; 6- bis 40fache Vergrößerung, parallaxenfreie Beleuchtung. **E** surgical microscope.

**Operations|risiko:** Gefährdung des Patienten durch den op. Eingriff, abhängig von Ausmaß u. Art der Op., Zustand des Patienten. **E** operative risk.

**Operationsroboter:** computergesteuerte technische Vorrichtung, die in der Lage ist, wenigstens teilweise einzelne Operationsschritte selbstständig vorzunehmen. ***Anw.*** heute v.a. in der endoskopischen Chirurgie, aber auch in der Neurochirurgie. Der Arzt kann sich dabei in räumlicher Trennung vom Patienten befinden u. die Operation über ein 3-D-Videosystem kontrollieren.

**Operations|vorbereitung:** Maßnahmen zur Minderung des Operationsrisikos; z.B. Schock-, Blutungs-, Thromboseprophylaxe sowie – als »dir. Vorbereitung« – Blasen- u. Darmentleerung, ggf. Magenspülung, Prämedikation. **E** preoperative preparation.

**operativ,** Abk. op.: *Chirurgie* durch ▸Operation (im Gegensatz zu konservativ). **E** operative, surgical.

**Operator(-Gen):** am Ableseanfang des ▸Operons gelegener Abschnitt der Desoxyribonucleinsäure (DNS), der durch die vom ▸Regulator-Gen gebildete Repressor-Substanz blockiert wird (Abb.). S.a. ▸Derepression, ▸JACOB-MONOD-Modell, ▸Eiweißbiosynthese. **E** operator gene.

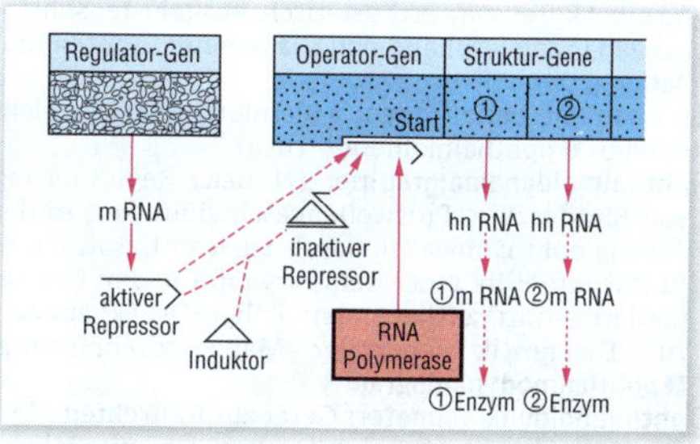


**Operator(-Gen):** Schema eines Operons u. der Derepressor-Wirkung eines Hormons (»Induktor«). Die Inaktivierung des Repressors ermöglicht der Polymerase, die Strukturgene abzulesen: die Proteinsynthesekaskade kann weiter ablaufen (hn RNA = großmolekulare heterogene RNS als mRNS-Präkursor). [152]

**Operculum** *(latein. = Deckel):* **1)** der die Großhirninsel (▸Insula) bedeckende Abschnitt der Großhirnhemisphären, unterteilt in O. frontale, O. frontoparietale u. O. temporale. **2)** *Embryologie* aus dem 2. Kiemenbogen hervorgehender Auswuchs (dem Kiemendeckel entsprechend); bedeckt u. schließt den Sinus cervicalis ab. **E** operculum.

**Operkulum|epilepsie:** partielle ▸Epilepsie mit Anfallsauslösung in den Tiefen der Fissura Sylvii u. in Nachbarschaft der Insula (»periinsulär«, d.h. im

Operkulumbereich). ***Klinik:*** meist komplex, mit Hypersalivation, mastikator. Bewegungsautomatismen, Bewusstseinstrübung, evtl. eingeleitet von Geschmackshalluzinationen u. allg. Missempfindungen. E opercular temporal lobe epilepsy.

**Ope|ron:** *Genetik* in einer DNS-Kette unmittelbar aufeinander folgende Abschnitte als funktionelle Einheit zur Kontrolle der ▸Eiweißbiosynthese; bestehend aus ▸Operator (dort Abb.), ▸Promotor u. mehreren Strukturgenen, die z.B. für ein Enzym kodieren. E operon.

**Ophiasis:** totaler flächenhafter Ausfall des Haupthaares mit Ausnahme des Scheitelbereiches (»Skalplocke«). E ophiasis.

**Ophidismus:** Schlangenbissvergiftung. E ophidism.

**oph|thalm...:** Wortteil »Auge(n)«.

**Oph|thal|mia, Ophthalmie:** mehrere oder alle Schichten des Auges betreffende Entzündung. E ophthalmia. – **O. gonorrho|ica:** ▸Gonoblennorrhö. E gonorrheal o. – **O. phaco|allergica:** ▸Endophthalmia phacoallergica; s.a. ▸O., sympathische. E phacoanaphylactic o. – **O. (photo)elec|trica:** ▸Conjunctivitis photoelectrica. E photoelectric o. – **O., sympathische:** chron.-exsudative Uveitis, die u.a. nach stattgefundenen penetrierenden Verletzungen oder Operationen eines Auges am anderen, zuvor gesunden Auge auftreten kann. ***Ätiol.:*** Vermutlich handelt es sich um eine Autoimmunreaktion. Die Latenzzeit kann Monate bis Jahre betragen. ***Kompl.:*** z.B. Cataracta complicata oder Sekundärglaukom; diese können zu völliger Erblindung führen. ***Ther.:*** Antibiotika, Glucocorticoide, evtl. Zytostatika; ferner die vorbeugende Entfernung eines verletzten, erblindeten Auges. E sympathetic o.

**Ophthalmica: 1) Ophthalmika,** ophthalmics: *Pharmazie* in der Augenheilkunde verw. Mittel, z.B. Augentropfen, -wässer, -salben. **2)** Kurzform für ▸Arteria ophthalmica.

**ophthalmicus, ophthalmisch:** das Auge betreffend, zum Auge gehörend. E ophthalmic.

**Ophthalmikus:** Kurzform für ▸Nervus ophthalmicus. E ophthalmic nerve.

**ophthalmo...:** s.a. ▸okulo...

**Ophthalmo|angio|pathie, hypotensive:** Augenveränderungen im Zusammenhang mit chron. Mangeldurchblutung bei Aortenbogensyndrom, Katarakt, Irisatrophie, Retinaveränderungen. Als Analogon ferner akute, v.a. orthostatisch ausgelöste Sehstörungen (Schleierphänomen). E ischemic ophthalmopathy.

**Ophthalmo|blennor|rhoea:** ▸Blennorrhö, ▸Gonoblennorrhö. E ophthalmoblennorrhea.

**Ophthalmo|dynamo|graphie:** (HAGER) Registrierung von Blutdruck u. Pulswellengeschwindigkeit in der Arteria ophthalmica (u. damit auch in Karotiden u. Aorta) mit Hilfe einer dem Augapfel u. den Orbitarändern straff aufliegenden Ballon-Druckkammer; zur Diagnostik zerebraler Mangeldurchblutung. E ophthalmodynamography.

**Ophthalmo|dynamo|meter:** Gerät zur indirekten Messung des Netzhautarteriendruckes; ein mit Pelotte versehener Metallstab drückt dosierbar bis zum Eintreten einer ophthalmoskopisch sichtbaren Änderung der Gefäßpulsationen auf die Sklera. E ophthalmodynamometer.

**Ophthalmo|loge:** Arzt für ▸Augenheilkunde (Ophthalmologie). E ophthalmologist.

**Ophthalmo|logie:** ▸Augenheilkunde. E ophthalmology.

**Ophthalmo|meter:** Gerät zur Messung der Hornhautkrümmung u. Bestimmung eines Hornhautastigmatismus (=**Ophthalmometrie**), indem mit Fernrohroptik auf der Hornhaut zwei stufenförmige Lichtflecken beobachtet werden (deren Abstand umso kleiner ist, je stärker die Hornhautkrümmung). E ophthalmometer.

**Ophthalmo|myiasis:** Augeninfektion durch Fliegenlarven, beim Menschen v.a. von »Nasen-Rachen-Fliegen« (Oestrus ovis u. Rhinoestrus purpureus; relativ gutartig) u. Dasselfliegen (Hypoderma; bösartig!). E ocular myiasis, ophthalmomyiasis.

**Ophthalmo|mykose:** Augeninfektion durch Pilze; z.B. Chorioretinitis als Komplikation einer Candida-Sepsis. E ophthalmomycosis.

**Ophthalmo|pathia, -pathie,** Augenleiden: Erkrankungen oder Veränderungen des Auges, der Lider, Tränenwege u. -drüsen, Augenmuskeln u. der Orbita. Unterschieden als **O. externa** (im vorderen Augenabschnitt) u. **O. interna** (Uveitis, Retinopathie). E ophthalmopathy. – **O., endokrine:** ▸endokrine Ophthalmopathie. E endocrine o.

**Ophthalmo|phthisis:** ▸Phthisis bulbi.

**Ophthalmo|plegia, -plegie:** Lähmung innerer oder äußerer Augenmuskeln; s.a. ▸Okulomotoriuslähmung. E ophthalmoplegia. – **O. chronica progressiva internuclearis:** ▸GRAEFE-Syndrom. E chronic progressive internuclear o. – **O. externa:** äußere Okulomotoriuslähmung ohne Pupillenbeteiligung; selten total (d.h. mit völliger Unbeweglichkeit der Bulbi), entweder angeboren oder – meist – bei neurol. Erkrankungen. E external o. – **O., exophthalmische,** BALLET-Zeichen: s.u. ▸Exophthalmus. E exophthalmic o. – **O. interna:** innere Okulomotoriuslähmung mit Ausfall der glatten inneren Augenmuskeln (Mm. ciliaris, sphincter u. dilatator pupillae), meist toxisch bedingt, z.B. Sphinkterlähmung bei Botulismus, Akkommodationslähmung bei Diphtherie. E internal o. – **O. internuclearis anterior,** LHERMITTE-Lähmung, supranukleäre Medialisparese: dissoziierte Blickstörung mit Adduktionshemmung des gegenseitigen Auges bei Blick zur Herdseite, erhaltener Konvergenzfähigkeit, Fehlen von Doppelbildern. ***Vork.*** bei MS, pontiner Läsion des Fasciculus longitudinalis med., Tumor der hinteren Schädelgrube, Abszess, Erweichung oder Blutung in das hint. Mittelhirn etc.; Beginn oft akut mit Schwindel u. Nausea. E anterior internuclear o. – **O. i. posterior,** supranukleäre Lateralisparese: dissoziierte Blickstörung bei Läsion des Fasciculus longitudinalis med.; mit Abduktionshemmung eines Auges beim Seitwärtsblicken, ohne Doppelbilder, mit normalem Ansprechen des ausgefallenen M. rectus lateralis auf vestibuläre Reize. E posterior internuclear o. – **O., nukleäre:** O. durch Läsion der Augenmuskelkerne u. ihrer Bahnen, v.a. bei Tabes dorsalis, Lues cerebri, Polioencephalitis haemorrhagica sup., v.-GRAEFE- u. MOEBIUS-Syndrom, MS. E nuclear o. – **O. plus:** ▸KEARNS-SAYRE-Syndrom. – **O. verticalis:** ▸PARINAUD-Ophthalmoplegie. E vertical o.

**Ophthalmoplegie-Ataxie-Areflexie-Syndrom:** ▸FISHER-Syndrom. E Fisher's syndrome.

**Ophthalmo|reaktion:** konjunktivaler ▸Provokationstest. E ophthalmic reaction.

**Ophthalmo-rhino-stomato|hygrose:** anhaltende Hypersekretion der Tränen-, Nasen- u. Speicheldrüsen in Kombination mit zervikaler Spondylarthritis.

**Ophthalmo(r)rhagie:** ▸Haemophthalmus. E ophthalmorrhagia, ocular hemorrhage.

**Ophthalmo(r)rhexis:** Zerreißung des Augapfels. E rupture of the eyeball, ophthalmorrhexis.

**Ophthalmo|skop:** »Augenspiegel«; i.e.S. das elektr. Hand-O. für die ▸Ophthalmoskopie im aufrechten Bild, mit eingebauter Lichtquelle, Hornhautlichtreflexe weitgehend ausschaltender Optik u. hoher Beleuchtungsstärke; z.B. nach COMBERG, FRANCESCHETTI, THORNER, ferner Stativ- u. stereoskop. Geräte. E ophthalmoscope.

**Ophthalmo|skopie:** Beobachtung des Augenhintergrundes mit dem ▸Ophthalmoskop oder – als indirekte O. (RUETE) – mit Hohlspiegel u. einer Lupe verschiedener Dioptriezahlen (+ 13, + 20). Damit ist eine Untersuchung bis weit in die Netzhautperipherie möglich. Des Weiteren besseres u. plastischeres Fundusbild (v.a. auch der peripheren Anteile einschl. Ora serrata u. Ziliarkörper) durch Anw. des Indentationsglases nach GOLDMANN-SCHMIDT (Kontaktglas mit drei zusätzl., in versch. Winkeln

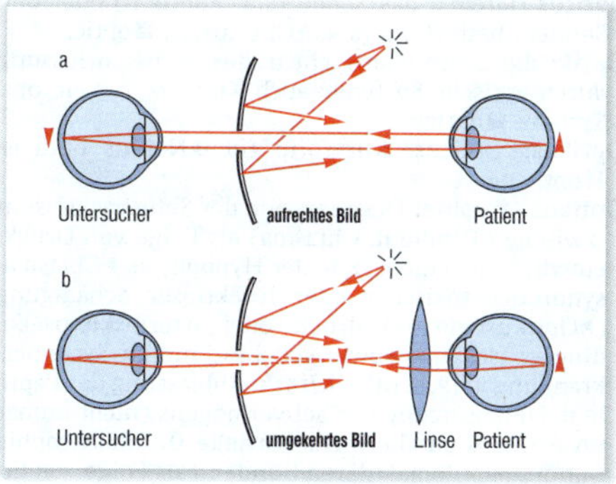


**Ophthalmoskopie:** Strahlengang bei direkter (a) u. indirekter (b) Ophthalmoskopie, d.h. mit aufrechtem bzw. umgekehrtem Bild. [511]

stehenden Spiegeln; seitenverkehrtes Bild!) oder des Indentationstrichters n. Eisner (mit eingeschobenem Dreispiegelglas), bei deren Aufsetzen der Bulbus eingedellt wird. E ophthalmoscopy.

**Ophthalmo|test:** ▸Provokationstest, konjunktivaler.

**Ophthalmo|tomie:** Inzision des Augapfels. E ophthalmotomy.

**Ophthalmo|tono|meter:** ▸Tonometer. E ophthalmotonometer.

**ophthalmo|trop:** mit Affinität zu den Augen.

**Opiat:** *Pharmazie* opiumhaltiges Präp.; i.w.S. jedes ▸Betäubungsmittel, neuerdings ersetzt durch den Begriff ▸Opioid; s.a. ▸Morphin..., ▸Opium... E opiate.

**Opiat|analgesie:** durch Opiate (Opioide) erzielte Schmerztherapie. E opioid analgesia. – **O., peridurale:** Schmerzausschaltung durch peridurale Opioidgaben (als Einzeldosen oder kontinuierlich mittels Periduralkatheter), womit gezielt die Opiatrezeptoren des Rückenmarks (regionale Wirkung) sowie – durch intrathekale Diffusion – auch die des Gehirns aktiviert werden (zentrale Wirkung). E epidural o. a.

**Opiat-Antagonisten:** ▸Morphin-Antagonisten.

**Opiat|rezeptoren:** ▸Opioidrezeptoren. E opiate receptors.

**Opiat|vergiftung:** s.u. ▸Morphinvergiftung. E opiate poisoning.

**Opioid|abhängigkeit:** s.u. ▸Morphinismus. E opioid dependence.

**Opioide:** **1) O., endogene:** ▸opioide Peptide. E opioids. **2) O., exogene:** Gruppe von an ▸Opioidrezeptoren angreifenden ▸Analgetica, die in der Wirkung dem Prototyp Morphin stark ähneln (***Wirkst.:*** z.B. Piritramid, Pethidin, L-Methadon), sowie Substanzen, die zwar – wie Morphin – eine eigene analgetische Wirkung besitzen, die Morphinwirkung anderer Opioide aber auch teilweise aufheben können (**Opioid-Agonist-Antagonisten**; ***Wirkst.:*** z.B. Pentazocin, Buprenorphin u. Nalbuphin; s.u. ▸Morphin, ▸Morphin-Antagonisten). Neben der analgetischen Wirkung rufen die O. in unterschiedlichem Ausmaß ***NW*** wie Schläfrigkeit, Veränderungen der Stimmungslage, Atemdepression, Verminderung der Magen-Darm-Motilität sowie Übelkeit u. Erbrechen hervor. E Opiodanalgetika.

**opioide Peptide:** körpereigene Peptide (▸Endorphine, ▸Enkephaline, ▸Dynorphine), die Effekte hervorrufen, die denen des Morphins ähneln u. durch bekannte ▸Morphin-Antagonisten reversibel sind. Sie beeinflussen über spezifische Rezeptoren (▸Opioidrezeptoren) die Schmerzleitung u. -verarbeitung. E opioid peptides.

**Opioid-Pflaster:** s.u. ▸TTS.

**Opioid|rezeptoren,** Opiatrezeptoren: die dem Endorphinsystem zugehörigen Membranrezeptoren des ZNS, z.B. in der Substantia gelatinosa des Rückenmarks; unterschieden als μ-, δ- u. κ-Rezeptoren (Tab.). Sie binden im Rahmen der physiologischen Schmerzdämpfung die als peptiderge Neurotransmitter wirkenden ▸opioiden Peptide (wodurch die afferente Leitung von Schmerzreizen gestört wird) sowie exogen zugeführte ▸Opioide. E opioid receptors.

| Rezeptortyp | Agonisten | Antagonisten | Wirkungen |
|---|---|---|---|
| μ | β-Endorphin<br>Morphin<br>Pethidin<br>Methadon<br>Fentanyl<br>Buprenorphin | Naloxon<br>Naltrexon<br>Pentazocin<br>Nalbuphin | Analgesie<br>Euphorie<br>Miosis<br>Atemdepression<br>antitussive Wirkung<br>Erbrechen<br>Bradykardie<br>Obstipation |
| δ | Leu-Enkephalin<br>β-Endorphin | Naloxon<br>Naltrexon | Analgesie<br>Verhaltensänderungen |
| κ | Dynorphin<br>Pentazocin<br>Nalbuphin | Naloxon<br>Naltrexon | Analgesie<br>Sedation<br>Dysphorie |

**Opioidrezeptoren:** Opioidrezeptoren u. ihre Liganden. [129]

**Opipramol:** ein trizyklisches ▸Antidepressivum. E opipramol.

**Opisth|encephalon:** ▸Metencephalon. E opisthencephalon.

**Opisthion:** *Anthropologie* Schnittpunkt der Mediansagittalebene mit dem Hinterrand des Foramen occip. magnum. E opisthion.

**Opistho|genie:** Rücklage des Unterkiefers bei unauffälligem Oberkiefer. E opisthogenia.

**Opistho|gnathie:** Rücklage des Oberkiefers gegenüber dem unauffälligen Unterkiefer (UK). I.w.S. auch das Zurücktreten beider Kiefer (= Retrognathie) bzw. nur das der Alveolen u. Zähne (= alveolare O.) oder das des UK (mit Mikrogenie). E opisthognatism.

**Opisth|orchiasis:** Erkrankung durch ▸Opisthorchis-Befall; mit Besiedlung von distalen Gallengängen, Gallenblase, selten auch Ductus pancreaticus (Sekretstauung u. tox. Effekte durch Stoffwechselprodukte u. abgestorbene Würmer). ***Klinik:*** (Peri-)Cholangitis, periportale Fibrose, Gallengangsadenose; evtl. bakterielle Sekundärinfektion. E opisthorchiasis.

**Opisth|orchis:** eine Trematoden-Gattung; Parasiten der Gallenwege (▸Opisthorchiasis; Infektion des Menschen durch rohe Fischspeisen). – **O. felineus,** Distomum felineum: der »Katzenleberegel«, auch beim Menschen parasitierend; 7–12 mm lang, 2–3 mm breit; einziger Zwischenwirt – mit Entwicklung von Sporozysten, Redien u. Zerkarien – die Süßwasserschnecke Bithynia leachi; Umwandlung der lophozerken Zerkarien zu Metazerkarien nur in Süßwasserfischen. E cat liver fluke. – **O. sinensis:** der Chinesische Leberegel, 10–25 mm lang, 2–5 mm breit; Parasit des Menschen, als Reservewirte Hund, Katze; Erreger der ▸Clonorchiasis; Sporozysten- u. Redien-Entwicklung in Süßwasserschnecken; lophozerke Zerkarien dringen dann in Süßwasserfische ein u. entwickeln sich dort zu Metazerkarien.

**Opistho|tonus:** *Neurologie* extreme dorsalkonkave (nach hinten) Körperbeugung infolge Kontraktion der ges. Körpermuskulatur mit Überwiegen der Strecker; bei psychogenem Anfall (»Arc de cercle«), Tumoren im Kleinhirn (Oberwurm) u. Vierhügel, kurzfristig bei Blausäurevergiftung. E opisthotonos.

**Opitz** (John Marius O., geb. 1935, Humangenetiker). – **O.-Frias-Syndrom:** ▶G-Syndrom. – **O.-Kaveggia-Syndrom:** ▶FG-Syndrom. – **O.-Syndrom:** erbliches Krankheitsbild mit Hypertelorismus, Hypospadie u. Lippen-Kiefer-Gaumen-Spalte.

**Opium,** Laudanum, Meconium: aus unreifen Kapseln von Papaver somniferum durch Anritzen gewonnener u. luftgetrockneter Milchsaft (»Lac Papaveris«); bräunliche Masse mit 37 Alkaloiden (v.a. Morphin, Codein, Narcotin, Papaverin, Thebain, gebunden an organ. Säuren wie Mekonsäure u.a.). Ther. ***Anw.*** früher als kräftiges Analgetikum mit hypnotischer Komponente (Suchtgefahr, ▶Betäubungsmittel, s.a. ▶Morphin...); wichtiger Alkaloidlieferant. E opium.

**Opium|gesetz:** ▶Betäubungsmittel-Verschreibungsverordnung.

**Opo|dermie** *(gr. opos = [Pflanzen-]Saft):* hormonell (meist i.S. der Insuffizienz) bedingte oder beeinflusste Hautkrankheit.

**Oppenheim** (1) Hermann O., 1858–1919, Nervenarzt, Berlin; 2) Moritz O., 1876–1946, Hautarzt, Wien, Chicago). – **(Erb-)O.-Goldflam-Syndrom** (Hermann O.): ▶Myasthenia gravis. – **O.-Urbach-Krankheit** (Moritz O.): ▶Necrobiosis lipoidica diabeticorum. – **O.-Werdnig-Hoffmann-Krankheit** (Hermann O.): ▶Myatonia congenita Typ O.-Tobler. E Oppenheim's disease. – **O.-Zeichen** (Hermann O.): (1902) durch kräftiges Entlangstreichen am medialen Tibiarand ausgelöste tonische Dorsalflexion der Großzehe; modifiz. ▶Babinski-Reflex. E O.'s sign. – **O.-Ziehen-Syndrom** (Hermann O.): ▶Torsionsdystonie. E Ziehen-O. disease.

**op|ponens** *(latein.):* gegenüber-, entgegenstellend. S.a. ▶Opposition. – Kurzform für Musculus opponens.

**Opponens|plastik:** Funktionsplastik zur Wiederherstellung der Oppositionsfähigkeit des Daumens.

**opportunistisch-pathogene Erreger:** im Organismus als apathogen vorhandene, erst nach immunschwächender Vorkrankheit (auch als Folge von Stoffwechselerkrankungen wie Diabetes mell.) pathogen werdende Keime. E opportunistic pathogenic germs.

**Op|positio(n):** *Anatomie* die durch den ▶Musculus opponens pollicis bewirkte – bei ▶Medianuslähmung nicht mögliche – Bewegung des Daumens in eine Gegenstellung zu den anderen Fingern. Im gleichen Sinne auch die Kleinfingerbewegung in Richtung Hohlhand (durch den M. opponens digiti minimi). E opposition.

**Op|pressio(n): 1)** Beklemmung. **2)** *Neurologie* ▶Katalepsie.

**Ops...:** Wortteil **1)** »Sehen«, »Gesicht«, »Auge(n)«; **2)** »verzögert«, »spät«.

**Opsin:** zusammen mit 11-*cis*-Retinin$_{1\ u.\ 2}$ die Sehpigmente Rhodopsin bzw. Porphyropsin bildendes Protein (das bei Belichtung wieder in Opsin u. all-*trans*-Retinin zerfällt). E opsin.

**Opsio|metrie:** s.u. ▶Optometrie. E opsiometry.

**OPSI-Syndrom:** Abk. für ▶**o**verwhelming **p**ost **s**plenectomy **i**nfection syndrome.

**Opsi|urie:** verzögerte Harnausscheidung infolge gestörter intestinaler Resorption; Hinweis auf portale Hypertonie. E opsiuria.

**Opso|klonie, -klonus:** kurze, schnelle Augenbewegungen unterschiedlicher Frequenz u. Amplitude in alle Richtungen; ***Auftr.*** v.a. bei Kleinhirnstörungen u. Myoklonien. E opsoclonus.

**Op|sonine:** histor. Begriff für Proteine, die durch Anlagerung (Opsonisieren) an körperfremdes Material (z.B. Bakterien, Pilze) dessen ▶Phagozytose begünstigen u. so v.a. der ▶Infektionsabwehr dienen. Dazu gehören v.a. Komponenten des ▶Komplementsystems und Antikörper = Immunglobuline (IgG und IgM); ferner das ▶Fibronectin (= $\alpha_2$-opsonic glycoprotein). E opsonins.

**Opsonisieren:** s.u. ▶Opsonin. E opsonization.

**OPTI,** Abk. für **o**raler **P**rovokations**t**est auf **I**diosynkrasie: ▶Provokationstest zur Diagnostik von pseudoallergischen Reaktionen auf ▶Lebensmittelzusatzstoffe.

**opticus** *(latein.):* das Sehen (s.a. ▶optisch) oder den Sehnerv betreffend (s.a. ▶Optikus...). E optic.

**Optik:** die Lehre vom Licht u. dessen Beeinflussung durch optische Systeme; auch Kurzbez. für ein opt. System. E optics.

**Optikus,** Opticus: Kurzform für ▶Nervus opticus. E optic nerve.

**Optikus|atrophie:** Degeneration der Sehnervenfasern (zwischen Papille u. Chiasma) als Folge von Druckeinwirkung (Tumor, z.B. der Hypophyse, ▶Chiasmasyndrom), toxischer oder infektiöser Schädigung (▶Optikusneuritis), druck- oder arteriosklerosebedingter Ischämie sowie von bestimmten Systemerkrankungen (z.B. MS). ***Klinik:*** Abblassung der Papille u. Herabsetzung des Sehvermögens (nicht immer im Ausmaß parallel). Als **partielle O.** mit Atrophie nur des papillomakulären Bündels (als Folge von Erkrankungen der Netzhautmitte mit nur temporaler Abblassung der Papille); als **totale O.** v.a. nach verletzungsbedingter Unterbrechung (Schädelbasisfraktur, Schläfenschuss) u. durch mechan. Druck. E optic (nerve) atrophy. – **O., glaukomatöse:** O. durch erhöhten intraokularen Druck bei Glaukom, mit Exkavation der Papille. E glaucomatous o. a. – **O., hereditäre:** ▶Leber-Optikusneuropathie. – **O., juvenile:** autosomal-dominant erbliche O. mit Beginn im Kindesalter. – **O., komplizierte heredofamiliäre:** ▶Behr-Krankheit.

**Optikus|gliom:** zu den benignen ▶Astrozytomen gehörender Tumor im orbitalen Abschnitt des Sehnervs, direkt vor oder hinter dem Canalis opticus oder im Chiasma; bevorzugt im Kindesalter ein- oder beidseitig auftretend (gelegentlich mit Neurofibromatose). E optic (nerve) glioma.

**Optikus|neuritis,** Neuritis nervi optici: Entzündung des Sehnervs (s. Abb.). ***Ätiol.:*** bei Erkrankungen des ZNS, nach endo- oder exogener Intoxikation, als fortgeleiteter Prozess v.a. aus Orbita u. Nasennebenhöhlen. ***Klinik:*** (je nach Sitz) im akuten Stadium Papillenschwellung, peripapilläres Ödem, Papillenabblassung, hochgradige Sehstörung; als Endstadium ▶Optikusatrophie; s.a. ▶Retrobulbärneuritis, ▶Neuropapillitis. E optic neuritis.

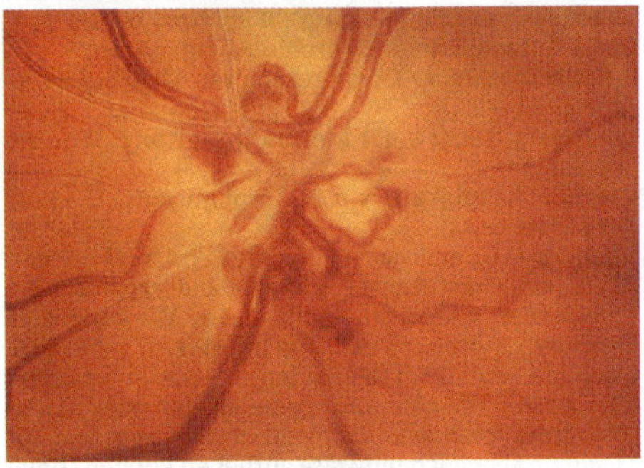

**Optikusneuritis:** Augenhintergrund bei massiver Sehnerventzündung mit Umgehungskreisläufen (linkes Auge). [437]

**Optikus|papille:** ▶Discus nervi optici. E optic papilla (or disk).

**optisch:** die Lichtstrahlung, das Sehen bzw. die Optik betreffend, mit o. Mitteln; z.B. die o. Achse (▶Axis opticus), o. ▶Aktivität, o. Intensitätsmessung (▶Kolorimetrie, ▶Photometrie), o. ▶Isomerie, o. ▶Nystagmus. E optic(al). – **o. Täuschung:** Fehleinschätzung von Formen, Größen oder Strecken bei der Wahrnehmung ebener geometr. Figuren aufgrund zentralnervöser Anpassungsvorgänge, unabhängig vom Wissen u. Urteil des Beobachters. E optical illusion.

**Opto|chin®-Test:** *Bakteriologie* durch Auflegen von Papierblättchen (6–10 mm ∅), die mit Äthylhydrocuprein (1:4000) getränkt sind, auf einen festen Nährboden (z.B. »Blutplatte«) durchgeführtes Erkennungsverfahren für Pneumokokken (▶Streptococcus pneumoniae), deren Wachstum in einem Hemmhof um das Plättchen unterdrückt wird, während Streptokokken der Viridans-Gruppe (normale Rachenflora) ungehemmt wachsen. S.a. ▸Gallelöslichkeitstest.

**Opto|dynamo|meter:** *Ophthalmologie* Gerät zur Bestimmung des Nahpunkts, z.B. bei der Akkommmodationsprüfung. E optodynamometer.

**opto|kinetisch:** das Sehen bewegter Gegenstände betreffend; z.B. o. ▸Nystagmus. E optokinetic.

**Opto|meter:** Gerät zur Bestimmung der Brechkraft des Auges (z.B. nach DONDERS, SCHEINER). E optometer.

**Opto|metrie:** **1)** angewandte Wissenschaft von der Prüfung der Brechkraft des Auges. **2)** Bestimmung der Brechkraft der Augen durch diplomierten Optiker (»**Optometrist**«). E optometry. **3)** **Opsiometrie:** Fernpunktbestg. des Auges mit dem Optometer; s.a. ▸Refraktometer. E opsiometry.

**Opto|typen:** die ▸Sehzeichen der Sehproben(tafeln). E optotypes.

**oPV**, Abk. für **o**rale **P**olio-**V**akzine: Schluck-Impfstoff nach SABIN für die ▸Poliomyelitis-Schutzimpfung.

**oral(is):** zum Mund bzw. zur Mundhöhle gehörig, durch den Mund (= peroral). E oral(ly).

**orale Phase:** (S. FREUD) die durch Inbesitznahmen gekennzeichnete 1. frühkindliche Entwicklungsphase (ca. 1. Lj.), in der die Mutterbrust ebenso in den Mund genommen wird wie Körperteile (Zehen) oder Gegenstände. In dieser Phase werden wesentl. Charaktereigenschaften geprägt, z.B. Urvertrauen oder -misstrauen, Trennungs(un)fähigkeit usw.; s.a. ▸Phasenschema der Psychoanalyse. E oral period, orality.

**Oralpenicilline:** säurestabile ▸Penicilline, deren Wirkspektrum dem von Penicillin G entspricht.

**Oral|vakzine:** Impfstoff für die ▸Schluckimpfung. E oral vaccine.

**Orangen|haut:** **1)** orangenfarbene Haut im Bereich von Falten oder Druckstellen bei Amyloidose. **2)** ▸Apfelsinenhaut. E dimpled skin, peau d'orange.

**Orangenhaut-Zeichen:** trichterförmige Hautfollikeleinziehungen im Bereich flächenhafter Infiltrate als Hinweis auf Lymphödem (durch seitl. Hautkompression deutlicher). E orange peel skin sign.

**Ora serrata:** **1)** die zirkuläre, durch Proc. ciliares gezackte (Rand-)Linie 3–4 mm vor dem Bulbusäquator, an der die Pars optica der Netzhaut plötzlich in die niedrigere (nur einschicht.) Pars caeca übergeht. E ora serrata. **2)** ▸Z-Linie (der Kardia).

**orbicularis** *(latein.)*: kreisförmig. Auch Kurzform für Musculus orbicularis. S.a. ▸Orbikularis... E orbicular.

**Orbicularis-oculi-Reflex:** durch Erschütterung oder Dehnung (z.B. Beklopfen des Brauenbogens, des Orbitarandes) auslösbare Kontraktion des Augenringmuskels als physiologischer Eigenreflex. Abgeschwächt bei peripherer Fazialislähmung, gesteigert bei postenzephalitischem Parkinsonismus. E orbicularis oculi reflex.

**Orbicularis-oris-Reflex:** ▸Gaumenreflex (2). E palatoorbicularis oculi reflex, Henneberg's reflex.

**Orbiculus ciliaris:** der an die Ora serrata angrenzende Teil des Ziliarkörpers. E ciliary ring.

**Orbikularis|lähmung:** die zu unvollständigem Lidschluss führende Lähmung des Musculus orbicularis oculi; v.a. bei peripherer Fazialislähmung, Myasthenia gravis pseudoparalytica. E orbicularis oculi paralysis.

**Orbikularis|phänomen,** Lid-Pupillen-Reflex, GRAEFE-Reflex: mit der Kontraktion des Musculus orbicularis oculi assoziierte gleichseitige reflektor. Pupillenverengung (unabhängig vom Lichtreflex). E orbicularis oculi-pupillary phenomenon.

**Orbikularis|reflex:** **1)** ▸Orbicularis-oculi-Reflex. **2) visueller O.:** s.u. ▸Hornhautreflex (2).

**Orbita:** die den Augapfel u. seine Anhangsgebilde (Muskeln, Nerven, Gefäße, Tränenapparat, Corpus adiposum) aufnehmende, von Maxilla u. den Ossa frontale, zygomaticum, ethmoidale, lacrimale, palatinum u. sphenoidale gebildete pyramidenförmige (»Spitze« zum Canalis opticus), knöcherne, mit Periost ausgekleidete (▸Periorbita) »Augenhöhle«. S.a. ▸Orbital..., ▸Orbito... E orbit(a), orbital cavity, eye socket.

**Orbita|fraktur:** Augenhöhlenbruch; außer Randbrüchen v.a. der Orbitawandbruch (▸Blow-out-Fraktur); s.a. ▸LE-FORT-Fraktur. E orbital fracture.

**Orbita|hämatom:** ▸Haemophthalmus externus. E orbital hematoma.

**orbital:** die Orbita betreffend, zur Orbita gehörend. E orbital.

**Orbitale:** **1)** *Anthropologie* tiefster Punkt des unteren Augenhöhlenrandes. E orbitale. **2)** *Physik* »Elektronenbahn« in Molekülen u. Atomen (»MO« bzw. »AO«).

**Orbital|hirn-Syndrom:** ▸Stirnhirnsyndrom nach Läsion der Stirnhirnbasis (»Orbitalhirn«): geringe personelle Schmerzresonanz, Takt- u. Distanzlosigkeit, Verlust ethischer u. moral. Hemmungen, Euphorie. Bei Persistieren (z.B. nach Trauma) als »orbitale Persönlichkeitsveränderungen« bezeichnet. E frontoorbital brain syndrome.

**Orbital|phlegmone:** Phlegmone der Augenhöhlengewebe. ***Klinik:*** ödembedingter Exophthalmus sowie Beweglichkeitsverlust des Auges (s. Abb.), Chemosis, Lidentzündung; v.a. bei infizierter Orbitaverletzung oder fortgeleitet (bei Sinusitis, Oberlippen-, Nasenfurunkel). ***Kompl.:*** Übergreifen auf Sehnerv oder Hirnhäute, Sinusthrombose. E orbital cellulitis.

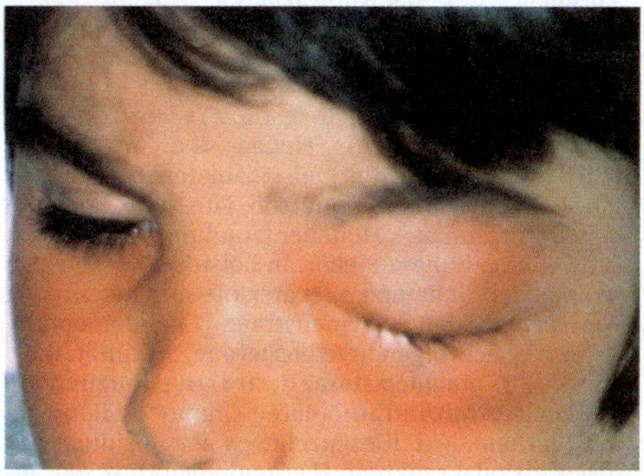

**Orbitalplegmone.** [389]

**Orbita|spitze-Syndrom,** MALATESTA-Sy.: bei retrobulbärem Orbitaprozess Lähmungen der Hirnnerven II (Zentralskotom, Gesichtsfelddefekte, Optikusatrophie), III, IV, $V_1$ u. VI. E orbital apex syndrome, Malatesta's s.

**Orbitatumoren:** gut- oder bösartige Neubildungen in der Augenhöhle, die verdrängend u./oder invasiv wachsen können; als Differentialdiagnose eines O. ist an eine Infiltration bei Leukämie zu denken. **A) gutartige O.:** Dermoidzyste; Hämangiom; Neurinom; **B) bösartige O.:** ▸Neuroblastom (einer der häufigsten O. im Kindesalter); ▸Meningiom; Metastasten (v.a. Mammakarzinom, s.a. ▸Augenmetastasen); infiltrierend wachsender Tränendrüsenmischtumor; Lymphom.

**Orbito|pathie:** ▸Ophthalmopathie.

**Orbito|tomia, -tomie:** op. Eröffnung der Augenhöhle hinter dem Septum orbitale; i.e.S. die **O. ossea** mit Resektion der knöchernen Wandung, entweder temporal (Durchtrennung von Jochbogen, Jochbeinfortsatz u. Keilbeinflügel; n. KRÖNLEIN, KOCHER), von unten (temporäre OK-Resektion; LANGENBECK), medial (GUSSENBAUER) oder oben (DANDY; Zugang zum Stirnhirn). E orbitotomy.

**Orbi|viren:** durch Insekten übertragene tierpathogene Viren; gehören zur Familie der Reoviridae. Der wichtigste Vertreter ist der Erreger des Colorado-Zeckenfiebers. E orbiviruses.

**Or|ce|in:** alkohollösl. Farbstoff für elast. Fasern. E orcein.

**Orchi|algie:** Hodenschmerz infolge örtlichen Krankheitsprozesses oder als fortgeleiteter Schmerz (bei Harnsteinkolik, retroperitonealem Prozess). E orchialgia.

**Or|chi(d)...:** Wortteil ▸»Hoden«, s.a. ▸Orchido...

**Orchi(d)|ektomie:** Exstirpation des Hodens (z.B. bei Nekrose, Malignom). Erfolgt skrotal oder inguinal (unter Hodensackeröffnung u. Hodenhüllendurchtrennung bzw. vom äußeren Leistenring her); u. unter Ligatur von Samenleiter u. -stranggefäßen u. Mitentfernung des Nebenhodens; evtl. als **plastische O.** (Entfernen des Hodenparenchyms nach Orchiotomie, Belassen von Nebenhoden, Hodenhüllen u. Ductus deferens). E orchi(d)ectomy.

**Orchi(do)pexie:** operative Fixierung des Hodens im Hodensack, ggf. nach Samenstrangverlängerung durch Durchtrennen der Stranggefäße unter Schonung der A. deferentialis (BEVAN), durch Ablösen des Samenstrangs vom Nebenhoden u. Durchtrennung der den Hoden u. Nebenhoden verbindenden Membran (POLYA) oder indirekt durch Durchtrennen der Vasa epigastrica (OMBRÉDANNE). E orchiopexy.

**Orchio|blastom:** nicht allgemein übliche Bez. für undifferenzierte Keimzelltumoren des Hodens (embryonales Karzinom vom infantilen Typ; anaplastischer u. infantiler Dottersacktumor; infantiles Adenokarzinom); s.a. ▸Hodentumoren.

**Orchio|tomie:** Inzision der Tunica albuginea; führt zu Vorquellen des – dann abtragbaren – Hodengewebes; ***Anw.*** zur Druckentlastung bei (Mumps-)Orchitis, für Hodenbiopsie, bei subkapsulärer ▸Orchiektomie. E orchi(d)otomy.

**Orchio|zele:** **1)** ▸Hydrocele testis. **2)** ▸Skrotalhernie.

**Orchis:** *Anatomie* ▸Testis (Hoden). E orchis, testicle.

**Orchitis,** Didymitis: die meist hämatogen-metastatische (z.B. bei Mumps, Gonorrhö, Tuberkulose), seltener posttraumat. Hodenentzündung. Akut mit Schwellung, hohem Fieber, in Leiste u. Rücken ausstrahlenden Schmerzen, später oft mit Beteiligung von Nebenhoden u. Samenstrang (Epididymoorchitis); evtl. nachfolgende Azoospermie, Sterilität. E orchitis. – **O. granulomatosa:** destruktive Entzündung des Hodens mit intratubulären Granulombildungen mit Epitheloid- u. Riesenzellen; wahrscheinlich Autoaggressionskrankheit. E granulomatous o. – **O. tuberculosa:** meist als Kontinuitätsinfekt vom Nebenhodenschwanz aus oder bei primärer Samenblasen- u. Prostata-Tuberkulose auftretende O. mit Knötchenbildung in den Hodenkanälchen u. käsigem Zerfall des Samenepithels. E tuberculous o.

**Orcin:** 5-Methylresorcin; ***Anw.*** z.B. zur ▸BIAL-Pentosenprobe sowie zur Vorfärbung von Bakterien. E orcinol.

**Orciprenalin,** (RS)-1-(3,5-Dihydroxyphenyl)-2-isopropylaminoethanol: ein ▸Betasympathomimetikum; ***Anw.*** als Antiasthmatikum, Bronchospasmolytikum. Am Herzen wird die $\beta_1$-stimulierende Wirkung von O. bei Überleitungsstörungen (bradykarde Arrhythmien bzw. AV-Block) genutzt. E orciprenaline, metaproterenol sulfate.

**Ordination:** Vorschriften u. Verschreibungen des Arztes; i.w.S. auch die Sprechstunde.

**Ordnung,** Ordo: *Biologie* eine Kategorie der ▸Systematik (dort Tab.). E order.

**Ordnungs|therapie:** zu den Naturheilverfahren gehörendes Konzept für eine gesunde Lebensführung, in dem die Selbstverantwortung des Einzelnen für seine Gesundheit eine wichtige Rolle spielt.

**Ordnungs|zahl,** Abk. OZ, Kernladungszahl: Zahl der Protonen im Atomkern eines Elementes; bestimmt dessen Stellung im Periodensystem. E atomic number.

**Ordo:** *Biologie* ▸Ordnung.

**O'Reilly-Test:** Furosemid-Isotopen-nephrographische Methode. Dient der Unterscheidung, ob eine sichtbare Nierenbeckendilatation durch eine bestehende Harnabflussbehinderung bedingt oder nur Folge einer nicht mehr wirksamen Behinderung ist.

**Orf-Viren:** zur Familie der Poxviridae gehörende Viren; Erreger der kontagiösen pustulären Dermatitis u. des ▸Melkerknotens. E orf viruses.

**Organ:** *Anatomie* ▸Organum, ▸Organon. E organ. – **O., akzessorisches:** ein nur gelegentlich vorkommendes, zusätzl., meist kleineres »Nebenorgan« von gleicher Gewebszusammensetzung wie das Hauptorgan; z.B. Nebenmilz (▸Lien accessorius), ▸Nebenlunge. E accessory o. – **O., kritisches:** *Radiologie* ▸kritische Organe. E critical o.

**Organa** *(latein., griech.)*, Organe: Plural v. ▸Organum.

**Organ|anlage:** s.u. ▸Embryogenese; s.a. ▸Embryopathie (dort Abb.). E organ anlage.

**Organell:** *Zytologie* Struktur oder strukturell abgegrenzter Raum von charakterist. Bau u. Funktion, entweder innerhalb einer Zelle (z.B. Kern, Chromosom, Mitochondrium, endoplasmat. Retikulum; s.a. ▸subzelluläre Fraktionierung) oder an der Zelloberfläche (z.B. Geißel, Wimper als lokomotorisches O.). S.a. Abb. E (cell) organelle.

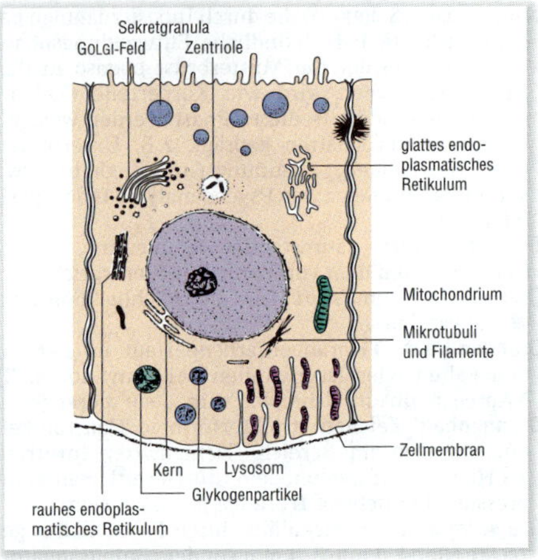


**Organell:** halbschematische Darstellung einer tierischen Zelle mit Organellen. [13]

**Organisation:** **1)** *Biologie* struktureller Aufbau eines Organismus. **2)** *Pathologie* reaktiver, unter Resorption erfolgender Ersatz toten Gewebes (z.B. Thrombus, Nekrose) durch ein »**Organisationsgewebe**« (Granulationsgewebe, bestehend aus Angio- u. Fibroblasten u. Histiozyten), das dann durch Wasserverlust u. Umwandlung der gebildeten Reticulin- zu kollagenen Fasern in Narbengewebe umgebildet wird. E organization.

**Organisator:** formbildender Faktor, der in der Entwicklungsmechanik in benachbarten Keimteilen Organbildungen induziert. E organizer.

**organisch:** **1)** einen Organismus oder seine Organe betreffend; belebt, lebendig, von einem lebenden Organismus gebildet. **2)** somatisch (im Unterschied zu »psychisch« u. »funktionell«); z.B. die o. ▸Psychose. E organic. – **organische Chemie:** ursprünglich die Chemie der von Organismen erzeugten Stoffe; seit der ersten Harnstoffsynthese (WOEHLER 1828) ausgedehnt auf die der natürl. u. synthet. Kohlenstoffverbindungen (o. Stoffe). E organic chemistry. – **o. Lösungsmittel:** s.u. ▸Lösungsmittel.

**Organismus:** *Biologie* die Gesamtheit der funktionell verknüpften u. sich gegenseitig beeinflussenden Organe; i.w.S. das Lebewesen (Pflanze, Tier, Mikroorganismus). E organism.

**Organ|kapsel:** *Anatomie* ▸Capsula.

**Organ|konservierung:** s.u. ▸Transplantatkonservierung. E preservation of organs.

**Orgạn|konzentration, maximale,** Abk. MOK: Grenzwert für Schadstoffe in einzelnen Organen, dessen Überschreitung ein Gesundheitsrisiko darstellt.

**Orgạn|krise:** *Neurologie* ▸Krise, tabische. E tabetic visceral crisis.

**Orgạn|kultur: 1)** ▸Gewebekultur durch Auswachsen kleiner Organstückchen. E organ culture. **2)** Viruszüchtung auf geeignetem Organ(teil).

**Orgạn|manifestation:** typischer Befall eines Körperorgans bei einer Erkrankung.

**Orgạn|neurose:** Organstörungen als Auswirkung verdrängter, nicht abreagierter psych. Konflikte (»psychosomat. Störung«). Symptome im Unterschied zur Konversionsneurose ohne spezif. symbolische Bedeutung. E organ neurosis.

**Organo|genẹse:** Organentwicklung; s.u. ▸Embryogenese. E organogenesis, -geny.

**organoịd:** organähnlich; im Aufbau an ein Organ erinnernd. E organoid.

**organo|lẹptisch:** ein Körperorgan bzw. einen sensor. Rezeptor erregend; z.B. die **o. Prüfung** (= »sensor.« oder »Sinnenprüfung«) eines Nahrungs- oder Genussmittels nach Aussehen, Geruch, Geschmack. E organoleptic.

**Ọrganon** *(griech. = Werk, Bau, Organ): anat* Körperorgan (s.a. ▸Organum). – **O. ep|endymạle:** beim Menschen ein nur rudimentäres O. in der Hirnventrikelwand.

**Organo|therapeụtikum:** »Organpräparate« aus getrockneten tier. Organen bzw. Trockenextrakten (z.B. Thyreoidea siccata) für eine Substitutionstherapie bei verminderter Organfunktion (»**Organotherapie**«); s.a. ▸Frischzellentherapie. E organotherapeutic.

**Organo|tropịe:** Affinität von Stoffen (z.B. Gifte, Hormone) zu einem bestimmten Körperorgan. E organotropy, organotropism.

**Orgạn|parasit:** ein sich typisch in einem Organ des Wirtes ansiedelnder u. entwickelnder Parasit. E organ parasite.

**Orgạn|perfusion:** künstl. Durchströmung eines Körperorgans; z.B. zur Transplantatkonservierung oder zur Therapie mit Zytostatika (s.u. ▸Leberperfusion).

**Orgạn|plastik:** Form-, Ersatz- oder Funktionsplastik eines Körperorgans.

**Orgạn|prä|dilektion:** Bevorzugung bestimmter Körperorgane z.B. bei der ▸Metastasierung.

**Organspende|ausweis, -pass:** die schriftliche Einwilligung zur Organexplantation im Todesfall. Sollte den Ausweispapieren beiliegen u. dient als juristische Grundlage für die Organentnahme beim Hirntoten. E organ donor card.

**Orgạn|spender:** s.u. ▸Transplantation. E organ donor.

**Orgạn|spezifität:** auf ein bestimmtes Körperorgan gerichtete Affinität bzw. Wirksamkeit. E organ specifity.

**Orgạn|tolerạnz|dosis,** Abk. OTD: die maximale Strahlendosis, die bei den meisten Patienten keine schweren funktionellen Früh- oder Spätfolgen hervorruft. E organ tolerance dose.

**Orgạn|transplantation:** s.u. ▸Transplantation. E organ transplantation.

**Organuhr:** Modellvorstellung der ▸Traditionellen Chinesischen Medizin (TCM) auf der Grundlage einer Uhr, bei der eine Beziehung zwischen Organfunktionen u. Tageszeit hergestellt wird. Dabei entspricht jedes 2-Stunden-Segment der konzentrisch angelegten O. einem bestimmten Organ bzw. Meridian. Befindet sich ein Organ gerade in seinem maximalen Energiedurchfluss, so hat gleichzeitig das auf der O. gegenüberliegende Organ seinen minimalen Energiedurchfluss. ***Anw.:*** Beschwerden, die gehäuft oder regelmäßig zu einer bestimmten Tageszeit auftreten, können auf eine Funktionsstörung desjenigen Organs hinweisen, das zu diesem Zeitpunkt seinen maximalen Energiedurchfluss hat.

**Orgạnum** *(latein., griech.)*, Organon, Plur. Organa: das Körperorgan als – evtl. aus sehr verschiedenen Zellen u. Geweben zusammengesetzter – eine funktionelle Einheit bildender Teil des Organismus. S.a. ▸Apparatus. E organ. – **O. accessọrium:** ▸Organ, akzessorisches. E accessory o. – **Orgạna genitạlia (feminina u. masculina):** die ▸Geschlechtsorgane. E genital o.s. – **O. gustatorium:** das ▸Geschmacksorgan. E gustatory o. – **Organa ọculi accessọria:** die Hilfsorgane des Auges: Augenmuskeln, Augenbrauen u. -lider, Bindehaut, Tränenapparat, Corpus adiposum orbitae. – **O. olfactorium:** das vom Riechepithel der Regio olfactoria u. von den Glandulae olfactoriae gebildete »Riechorgan«. E olfactory o. – **Orgạna sẹnsoria:** die »Sinnesorgane« (i.e.S. Riech-, Seh-, Hör- u. Geschmacksorgan). E sensory o.s. – **O. spirạle:** das CORTI-Organ, bestehend aus – auf der Lamina basil. der Schnecke gelegenen – ▸Hörzellen u. ▸Stützzellen (CLAUDIUS-, DEITERS-, HENSEN-Zellen). E spiral organ of Corti. – **Orgạna urinạria:** die harnproduzierenden u. -ableitenden Organe: Niere, Harnleiter, -blase, -röhre. E urinary o.s. – **O. vestibulocochleạre, O. statoacusticum:** das Gleichgewichts- (s.u. ▸Vestibularapparat) u. ▸Gehörorgan. E vestibulocochlear o. – **O. visuale:** das »Sehorgan« (Augapfel u. Sehnerv). E visual o. – **O. vomeronasạle,** JACOBSON-Organ: das beim Menschen gelegentlich vork. Rudiment eines phylogenetisch älteren Riechorgans (Blindsack über dem Canalis incisivus). E vomeronasal o.

**Orgạn|wechsel:** *Parasitologie* die für die verschiedenen Entwicklungsstadien obligate Änderung des Ansiedlungsortes im Wirtsorganismus. E change of organ.

**Orgạsmus:** Höhepunkt der sexuellen Erregung mit intensiver Lustempfindung; bei ♂ mit der Ejakulation, bei ♀ mit Hyperämie der Beckenorgane, rhythm. Kontraktion des äuß. Scheidendrittels u. Uteruskontraktionen einhergehend. E orgasm.

**Orient|beule:** ▸Hautleishmaniase. E oriental boil.

**Orientierung:** *Psychologie* komplexe Fähigkeit der richtigen Bestimmung von Ort, Zeit, Situation u. Gegebenheiten der eigenen Person. Bei psych. Erkrankungen häufig gestört (Desorientiertheit), evtl. als »doppelte O.« (gleichzeitig in einer allgemeinen Gegenstands- u. in einer Wahnwelt). E orientation.

**Orientierungs|reaktion:** Reaktion des Organismus auf eine Umweltwirkung; z.B. Hinwendung zur Reizquelle. E orienting reflex (or response).

**Ori|fịcium:** *Anatomie* Körper- oder Organöffnung (▸Ostium). E orifice, opening.

**Orifizium|dehner:** gerade oder leicht gekrümmte Metallbougie (10–30 Charr) mit konischer Spitze für die Aufdehnung der äußeren Harnröhrenöffnung. E meatal sound.

**originạ̈r:** ursprünglich, angeboren, unverändert.

**Orịgo** *(latein.)*: Ursprung, z.B. Muskelursprung. E origin.

**Orlistat:** selektiver Hemmer der gastrointestinalen Lipasen; ***Wirkung:*** hemmt die Aufspaltung der Nahrungstriglyceride u. reduziert damit die Fettaufnahme. Unterstützende ***Anw.*** zur Gewichtsreduktion bei ausgeprägter Adipositas; ***NW:*** Flatulenz, Stuhlinkontinenz, erhöhte Stuhlfrequenz, verminderte Resorption fettlöslicher Vitamine. E orlistat.

**Ormond-Syndrom** (JOHN K. O., amerikan. Urologe, Detroit): (1948; OBERLING 1925) retroperitoneale Fibrose mit fortschreitender ein- oder beidseitiger Ureterstenose (Harnrückstau; evtl. Urämie u. Kompression venöser u. lymphat. Abflusswege); im Pyelogramm Einengung u. Medialverziehung des Harnleiters, später Hydroureter u. -nephrose. Evtl. Zusammenhang mit entzündl. Aortenaneurysma. E Ormond's syndrome, retroperitoneal fibrosis.

**Ornipressin:** obsoletes Analogon des Hypophysenhinterlappen-Hormons ▸Vasopressin. ***Wirkung:*** als α-Sympathomimetikum vasokonstriktorisch wirkend. ***Anw.*** v.a. im HNO-Bereich, in der Mund- u. Kieferchirurgie als Zusatz zu Lokalanästhetika u. zur Therapie der Ösophagusvarizenblutung. E ornithine vasopressine.

**Orni|thin:** α,δ-Diaminovaleriansäure; an der intermediären Harnstoffbildung beteiligte Aminosäure. E ornithine.

**Ornithin|ämie:** autosomal-rezessiv erbliche Hyperaminoazidämie mit erhöhtem Ornithingehalt des Blutserums. ***Klinik:*** fortschreitende Augenschädigung (chorioretinale Atrophie = Gyratatrophie). E ornithinemia.

**Ornithin|aspartat:** Hepatikum (Aminosäure-Verbindung); ***Wirkung:*** fördert die Harnstoffsynthese u. die Ammoniumentgiftung; ***Anw.*** bei hepatischer Enzephalopathie. E ornithin aspartate.

**Ornithin-Carbamoyl-transferase:** das die Reaktion Ornithin ↔ Citrullin katalysierende Enzym; s.a. ▸Hyperammonämie. E ornithine carbamoyltransferase.

**Ornithin|de|carb|oxylase:** Enzym, das die Geschwindigkeit der Biosynthese von Polyaminen bestimmt; wird u.a. aktiviert im Rahmen der ▸Karzinogenese. E ornithine decarboxylase.

**Ornithin|trans|carbamylase-Mangel:** X-chromosomal-dominant erbliches Krankheitsbild mit schwerer Hyperammonämie durch Störung der Harnstoffsynthese. E ornithine carbamoyltransferase deficiency.

**Or|ni|tho|do|rus:** Gattung der Lederzecken [Argasidae]; Überträger von ▸Borrelia-Arten.

**Orni|those:** durch ▸Chlamydia psittaci verursachte bakterielle Infektionskrankheit. Übertragung unter Vögeln (v.a. Papageien, Rabenvögel, Tauben, Truthähne) transovarial oder während des Nistens, auf den Menschen durch erregertragende Vögel. Beim Menschen (Inkubation 4–28 Tage) vier ***Verlaufsformen:*** 1) »inapparente«; 2) »grippale« (subfebrile Temp., Luftwegkatarrh; selten hochfebril, mit Kopf-, Muskelschmerzen); 3) »pulmonale« (uncharakteristischer, hochfebriler Beginn mit Husten, Brustschmerzen; Bronchopneumonien mit protrahierten Infiltraten wechselnder Form u. Lage [s. Abb.]; oft Bradykardie, Hypotonie, Leber-Milz-Vergrößerung; wie die »grippale« mit sehr langwieriger Rekonvaleszenz); 4) »typhöse« Form (selten; Typhus-abdomin.-artiges Bild). ***Diagn.:*** Komplementbindungsreaktion. ***Ther.:*** Tetracycline. E ornithosis, parrot fever.

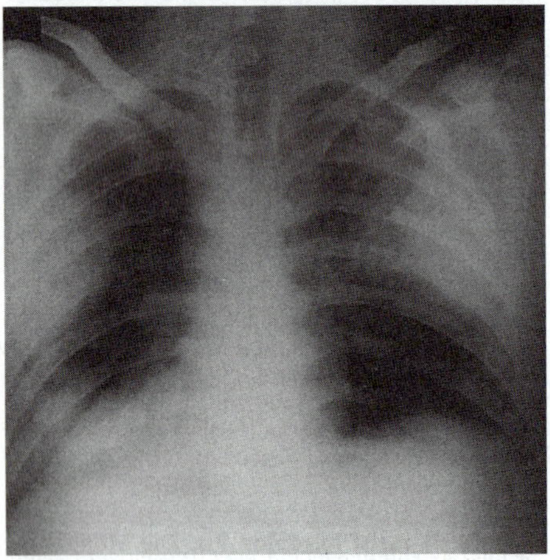

**Ornithose:** alveoläre u. interstitielle Lungeninfiltrate beidseits. [87]

**Ornithose-Virus:** falsche Bez. für ▸Chlamydia psittaci.

**orofaziale Dysfunktion:** Störung der Muskelkoordination im Mund- und Gesichtsbereich; typisch sind offen stehender Mund und Vorlagerung der Zunge.

**oro|fazio|digitales Syndrom,** OFD: Syndrom mit Mund-, Gesichts-, Fingerfehlbildungen: z.B. das OFDI (▸Papillon-Léage-Psaume-Syndrom), OFDII (▸Mohr-Syndrom). E orofaciodigital syndrome.

**oro|pharyngeal:** Mund u. Schlund betreffend. E oropharyngeal.

**Oro|pharyngeal|tubus:** durch den Mund in den Rachen einzuführender Tubus als Beatmungshilfsmittel (z.B. bei Maskenbeatmung); verhindert das Zurückfallen der Zunge auf den Kehldeckel; nach Guedel, Mayo. S.a. ▸Intubation. E oropharyngeal tube.

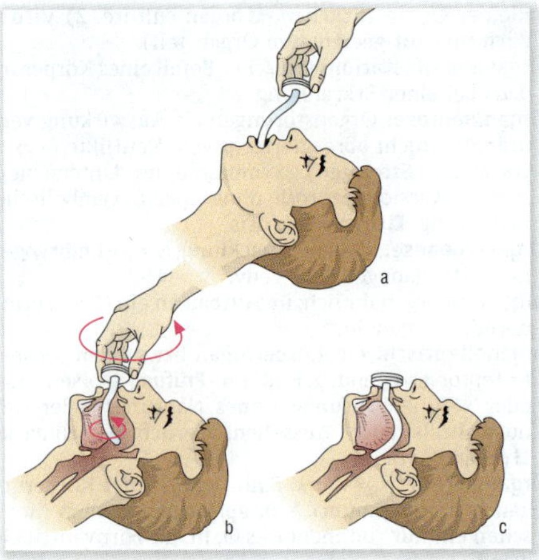


**Oropharyngealtubus:** Einführen des Tubus. [366]

**Oro|pharynx:** die Pars oralis des ▸Pharynx. E oropharynx.

**Oropharynx|tumoren:** s.u. ▸Kopf-Hals-Tumoren.

**Oroso|mukoid:** saures $\alpha_1$-Glykoprotein. E orosomucoid.

**Orotat:** Salz der Orotsäure. E orotate.

**Orot|azid|urie-Syndrom:** (1959) autosomal-rezessiv erbliche Enzymopathie mit einer Synthesestörung im Pyrimidin-Stoffwechsel. ***Pathogen.:*** infolge Fehlens der Orotidin-5-phosphatpyrophosphorylase (= Orotsäure-phosphoribosyl-transferase) u. -decarboxylase überschießende Produktion u. renale Ausscheidung (ca. 1 g statt 1,4 mg/24 Std.; farblose, nadelartige Kristalle) von Orotsäure. ***Klinik:*** Megaloblastenanämie ($B_{12}$- u. Folsäure-refraktär), geistige Retardierung. Besserung durch Uridin-Gaben. E orotic aciduria.

**Orotidin-5′-phosphat,** Abk. OMP: ein Nucleotid, Zwischenprodukt im Pyrimidin-Stoffwechsel.

**oro|tracheal:** durch Mund u. Luftröhre; s.a. ▸Intubation, endotracheale. E orotracheal.

**Orotsäure:** zyklisches Zwischenprodukt im ▸Pyrimidin-Stoffwechsel (dort Schema). *pharm* ***Anw.*** von O. u. deren Cholinsalz als Hepatikum. Das Calcium-, Kupfer-, Magnesium- u. Zinksalz der O. werden zur Substitutionsther. der betreffenden Mineralstoffe eingesetzt. E orotic acid.

**Oro|tubus:** (1959) Tubus für die ▸Mund-zu-Mund-Beatmung; mit S-förmigem, gummiüberzogenem flachem Metall- oder Plastikstutzen für den zu Beatmenden (Abdichtung durch Gummiplatte) u. mit großem rundem Stutzen für den Atemspender; z.B. n. Safar. E oral tube.

**Oroya-Fieber:** generalisierte ▸Bartonellosis in Peru. E Oroya fever.

**Orphan-Viren** *(engl. = Waise):* **1)** ▸ECHO-Viren. E orphan viruses. **2)** ein Virus, für das derzeit keine Pathogenität bekannt ist.

**Orphenadrin:** ein zentral wirksames ▸Muskelrelaxans. E orphenadrine.

**orth(o)...:** Präfix »richtig«, »gerade« (s.a. ▸normo...); *chem* (»o-«) zur Kennzeichnung der (benachbarten) 1,2-Stellung bei Substituenten an Ringstrukturen.

**Orthese:** Orthopädie-technischer Behelf mit haltungskorrigierender u. Stützfunktion. E orthesis.

**Ortho|chromasie:** *Histologie* Sichanfärben in dem dem Farbstoff eigenen Farbton; Ggs. ▸Metachromasie. E orthochromasia.

**Ortho|dia|graphie:** *Röntgenologie* Umrisswiedergabe eines Körperorgans, unverzeichnet u. in wahrer Größe. E orthodiagraphy.

**Ortho|dia|metrie:** *Röntgenologie* (1951) früheres Verfahren zur direkten linearen Messung des auf dem Leuchtschirm dargestellten Organs (s.a. ▶Herzmaße). Auf einer Messplatte in der Ebene des Schirmes wurden die Organbewegungen gegenüber einer jeweils fest eingestellten Lichtspaltmarke gemessen. E orthodiametry.

**Orth|odontịe:** »Geraderichten der Zähne«, v.a. mittels fest sitzender, auf das Zahnsystem aufzementierter Apparaturen. Auch synonym mit Kieferorthopädie. E orthodontia, orthodontics.

**ortho|drọm:** in regulärer Richtung. E orthodromic.

**Ortho|genẹse:** Begriff der Phylogenetik für eine lange Zeit unverändert beibehaltene Entwicklungsrichtung. E orthogenesis.

**ortho|gonạl:** rechtwinklig. E perpendicular.

**ortho|grạd:** in der physiol. Richtung voranschreitend. E orthograde.

**orthomolekulare Medizin:** Begriff aus der Naturheilkunde; Behandlung mit natürlichen Wirkstoffen, z.B. Vitaminen, Enzymen, Aminosäuren u. anderen.

**Ortho|myxo|viren:** (»richtige« Myxoviren, im Gegensatz zu ▶Paramyxoviren) Gruppe der RNS-Viren; meist sphärische Partikel (80–120 nm) mit einer stachelbesetzten Oberflächenschicht. Wichtigster Vertreter: das ▶Influenzavirus; ferner das Virus der klassischen Geflügelpest. E orthomyxoviruses.

**Ortho|pädie:** (N. Andry 1741) medizinisches Fachgebiet, das sich mit der Prävention, Erkennung u. Behandlung von angeborenen u. erworbenen Formveränderungen u. Funktionsstörungen, Erkrankungen, Verletzungen u. Verletzungsfolgen der Stütz- u. Bewegungsorgane und deren Rehabilitation befasst. Die Weiterbildungszeit zum Facharzt für O. (**Orthopäde**; engl. = orthopedist) beträgt 6 Jahre. Teilgebiet der O. ist die Rheumatologie; eng verbunden sind auch Unfallchirurgie u. Traumatologie, Physiotherapie, Chirotherapie und angegliederte techn. Berufsgruppen (z.B. O.-Mechaniker, Bandagisten, O.-Schuhmacher). E orthopedics.

**orthopädischer Apparat:** s.u. ▶Apparat. E orthopedic device.

**orthopädische (Schuh-)Einlage:** nach Gipsabdruck aus Metall oder Kunststoff u./oder Leder hergestellte Schuheinlage zur funktionellen Korrektur von Fehlstellungen, z.B. (Knick-)Plattfuß etc. Die aktive Einlage korrigiert durch Muskeltraining (z.B. nach Spitzy), die passive E. nur durch Stützung, z.B. als Abroll-, Abwinkelungs-, Detorsionseinlage (nach Whitman, Hohmann, Volkmann u.a.). S.a. Abb. E orthopedic arch support.

**Ortho|pan|tomo|graphie:** Röntgentechnik zur Panoramadarstellung von Ober- u. Unterkiefer. E orthopantomography.

**Ortho|phorịe:** »Sehgleichgewicht«, Idealfall des beidäugigen Sehens bei ausgeglichener Refraktion u. Augenmuskelfunktion; die Gesichtslinien beider Augen bleiben auch nach Aufhebung der Fusion auf das Fixationsobjekt ausgerichtet (bds. scharfe Netzhautbilder, binokulares Einfachsehen). E orthophoria.

**Ortho|phọsphor|säure,** $H_3PO_4$, Acidum (ortho)phosphoricum: weit verbreitete natürl. Säure, deren Salze (▶Phosphate) in den meisten Lebensmitteln enthalten sind. E orthophosphoric acid.

**ortho-Phthalaldehyd:** Instrumenten-Desinfektionsmittel mit kurzer Einwirkzeit. E ortho-phthalaldehyde.

**Ortho|pnoe:** Luftnot, die in horizontaler Lage auftritt u. durch Aufsitzen gebessert wird. Typisch für ▶Linksherzinsuffizienz. Bei besonders starker Ausprägung anfallsartige Steigerung bis zum Lungenödem in Form der kardialen paroxysmalen ▶Dyspnoe. E orthopnea.

**Ortho(poly)ploidịe:** *Genetik* Polyploidie mit geradzahl. Vermehrung des haploiden Grundgenoms (Tetra-, Hexaploidie... usw.). – Auch Bez. für normalen haploiden u. diploiden Chromosomenbestand.

**Ọrtho|pox|viren:** »echte« ▶Pockenviren. E orthopox viruses.

**Orth|op(s)ịe:** ▶Emmetropie.

**Orth|ọptik:** »Binokularschulung« als Therapie von Augenmuskelstörungen, mit dem Ziel, die normale sensor. u. motor. Zusammenarbeit bd. Augen wiederherzustellen u. zu festigen. E orthoptics.

**Ortho|röntgeno|graphie:** ▶Orthodiagraphie. E orthoroentgenography.

**Orthosiphon spicatus,** Katzenbart, Koemis Koetjing: Heilpflanze mit nachweislicher Wirkung bei Entzündungen der ableitenden Harnwege und Nierengrieß (Durchspülungstherapie).

**Ortho|stạse:** aufrechte Körperhaltung. E orthostatism.

**Ortho|stase-Syndrom:** nur im Sitzen oder Stehen auftretende, auf Störung des Regelsystems oder der orthostat. Anpassung beruhende hypotone (hypo-, sel-



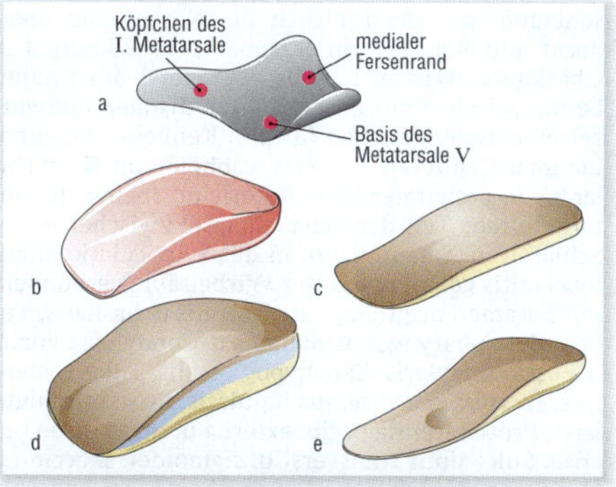


**orthopädische (Schuh-)Einlage:** Einlagen für den Konfektionsschuh; **a**) Schaleneinlage aus Kunststoff bei kindlichem Sichelfuß mit Dreipunktabstützung, **b**) Schaleneinlage aus Plexidur bei ausgeprägtem kindlichem Knickplattfuß, **c**) Korkeinlage mit Lederdecke, mit Unterstützung des Längsgewölbes zur Entlastung des plantaren Bandapparates bei schmerzhaftem Hohlfuß, **d**) Schaleneinlage aus Kork-Leder bei Plattfuß nach Gipsabdruck, **e**) langsohlige Einlage mit Anhebung des Quergewölbes durch Metatarsalpelotte bei Spreizfuß. [429]

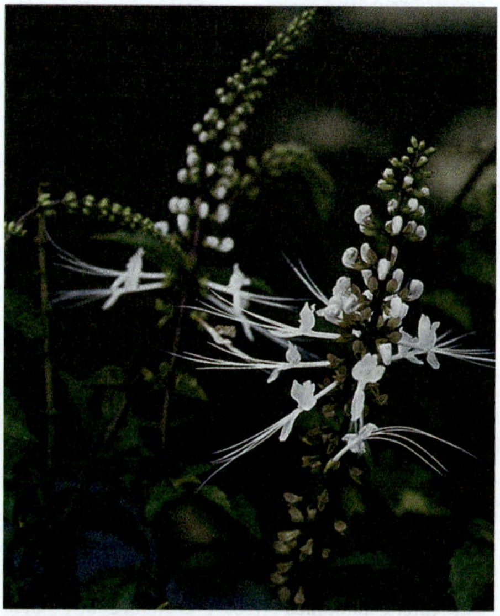

**Orthosiphon spicatus.** [448]

tener hyperdiastol.) Kreislaufregulation mit Schwindelzuständen, Ohrensausen, herabgesetzter körperl. u. geist. Leistungsfähigkeit, evtl. Bewusstseinsstörung, orthostat. Albuminurie; im Steh-EKG: ST-Senkung, T-Abflachung. Vork. v.a. bei Leptosomen, Rekonvaleszenten, bei Varikosis. E orthostatic syndrome.

**Ortho|stase|versuch:** *Kardiologie* ▶Stehversuch. E orthostatic test.

**ortho(sta)tisch:** die aufrechte Körperhaltung betreffend; z.B. o. Kreislaufdysregulation (▶Orthostase-Syndrom), o. (= vasovagale) ▶Synkope. E orthostatic.

**Ortho-Stellung:** *Chemie* s.u. ▶ortho... E ortho-position.

**ortho|top:** an normaler Stelle. E orthotopic.

**Ortho|volt|therapie:** *Radiologie* Röntgentherapie mit Erzeugerspannungen von 180–250 (300) kV. E orthovoltage therapy.

**Or|thropsie** *(griech. orthrios = vor Tagesanbruch): Ophthalmologie* ▶Nyktalopie. E orthropsia.

**Orth|urie:** Zunahme der Urinmenge bei Miktion im Stehen. E orthuria.

**Ortner-Syndrom** (Norbert v. O., 1865–1935, Internist, Wien): **1) O.-Zeichen:** linksseitige Rekurrensparese (Heiserkeit bis Aphonie) infolge Druckwirkung durch den vergrößerten li. Herzvorhof oder die verbreiterte li. Pulmonalarterie (bei Mitralvitium, Fehlbildung, pulmon. Hochdruck etc.). E Ortner's syndrome, O.'s sign. **2)** ▶Angina abdominalis.

**Ortolani-Phänomen** (Marius O., ital. Chirurg u. Orthopäde, Ferrara): (1948) am liegenden Säugling mit (Sub)Luxation der Hüfte ein hörbares (**O.-Click**) u. fühlbares diagnostisches Kriterium zur Beurteilung dysplastischer bzw. instabiler Gelenkverhältnisse. Einschnappen des (sub)luxierten Femurkopfes in seine Gelenkpfanne bei Überführen des in der Hüfte gebeugten, leicht adduzierten u. einwärts rotierten Oberschenkels in Außenrotation u. maximale Abduktion (Wandern des Femurkopfes über den Neolimbus). E Ortolani's sign.

**Orts|dosis:** *Radiologie* Äquivalentdosis (für Weichteilgewebe) oder Standard-Gleichgewicht-Ionendosis am anzugebenden Ort unter anzugebenden Messbedingungen. E local dose.

**Orts|sinn: 1)** ▶Topognosie. **2)** ▶Raumsinn (2).

**Ory|za|nin:** Protein (Glutenin) im Reis. E oryzenin.

**oryzo|ide(u)s** *(latein.):* reiskornähnlich.

**Or|ze|in:** ▶Orcein.

**Or|zin:** ▶Orcin.

**Os: 1)** *Chemie* Symbol für ▶**Osmium.** E Os. **2)** Mund (Mehrzahl Ora); s.a. ▶Ostium, ▶Orificium. E mouth. **3)** Knochen (Mehrzahl **Ossa**) als Teil des Skeletts (**Os ut organum**); s.a. ▶Knochen (2). E bone. – **Ossa accessoria:** zusätzl. Knochen als physiol. Variante. E accessory bones. – **Os capitatum:** das »Kopfbein« in der Mitte der distalen Handwurzelreihe; Gelenkflächen für Metakarpale III, Hamatum, Trapezoid u. Skaphoid. E capitate bone. – **Ossa carpi:** die »Handwurzelknochen«; distale Reihe: Os trapezium, trapezoideum, capitatum, hamatum; proximale Reihe: Os scaphoideum, lunatum, triquetrum, pisiforme. – **Os coccygis:** das »Steißbein«, der platte, kaudale Endabschnitt der Wirbelsäule aus 4 bis 5 nach kaudal an Größe u. Differenzierung abnehmenden Wirbeln, der 1. mit $S_5$ über Zwischenwirbelscheiben verbunden; Cornua coccygea als Gelenkfortsatzreste. E coccygeal b. – **Os cos|tale:** der knöcherne Teil der Rippe, mit Caput, Collum, Corpus, Tuberculum u. Angulus. E bony rib. – **Os coxae:** das »Hüftbein«, bestehend aus den in der Y-Fuge verbundenen Ossa ilium, ischii u. pubis; mit Foramen obturatum, Acetabulum. E hip b. – **Ossa cranii:** die Schädelknochen, s.a. ▶Cranium, ▶Schädel. E cranial b.s. – **Os cubo|ideum:** das »Würfelbein«, lateral in der distalen Fußwurzelreihe; Gelenkflächen für Kalkaneus, Metatarsalia IV u. V, Kuneiforme III u. Navikulare; beteiligt an Articulationes inter-, tarsometatarseae. E cuboid b. – **Ossa cu|nei|formia:** die drei »Keilbeine« im großzehenseitigen Abschnitt der distalen Fußwurzelreihe; Kuneiforme I = O. c. mediale als größtes, plantar breiteres, an der Innenkante des Fußes; artikuliert mit Metatarsale I u. II, Navikulare u. O. c. II, dieses (O. c. intermedium) mit I u. III, Navikulare u. Metatarsale II, das III. (O. c. laterale) mit II, Kuboid u. Metatarsale II. E cuneiform b.s. – **Ossa digitorum:** die ▶Phalangen. – **Os ethmo|ida|le:** das unpaare »Siebbein« des Schädels mit zahlreichen, von Knochenlamellen umkleideten ▶Cellulae ethmoidales, ▶Crista galli, ▶Lamina cribrosa, ▶ Lamina perpendicularis u. Lamina papyracea. E ethmoid b. – **Os frontale:** das »Stirnbein«, paarig als Deckknochen angelegt, meist bis Ende des 1. Lj. vereinigt in der ▶Sutura frontalis, mit Squama front., Partes orbit., Pars nasalis, Processus zygomaticus. E frontal b. – **Os ha|matum:** das »Hakenbein«, lateral in der distalen Handwurzelreihe, mit volarem Hamulus; artikuliert mit Kapitatum, Triquetrum, Lunatum u. Metakarpalia IV u. V. E hamate b. – **Os hyo|ideum:** das »Zungenbein«, U-förmig, mit Corpus u. Cornua majora u. minora. E hyoid b. – **Os ilii, Os ili|um:** das paarige »Darmbein«; der kranial-laterale Teil des Os coxae mit Corpus u. Ala. Bildet den oberen Abschnitt der Hüftpfanne. – **Os incisivum:** der schon frühzeitig verknöchernde, nach Verschmelzen mit dem Maxillare den vorderen Teil des Oberkiefers bildende »Zwischenkiefer«. E incisive b. – **Os interparietale:** paariger Deckknochenkern, der den oberen Teil der Hinterhauptsschuppe bildet; bei Nichtverschmelzen: »Inkabein«. E interparietal b. – **Os is|chii:** das »Sitzbein«. Der lateral-kaudale Teil des Os coxae, mit Corpus u. Ramus, Spina und Incisurae ischiadica major u. minor. Bildet den seitl. Teil der Hüftpfanne. E ischium. – **Os lacrimale:** das »Tränenbein« vor der Lamina orbit. des Siebbeines; Teil der medialen Orbitawand; mit Hamulus, Sulcus u. Crista lacr., Fossa sacci lacr. E lacrimal b. – **Os longum:** »Röhrenknochen«, bestehend aus Schaft = Diaphyse u. Endteilen = Epiphysen; mit Knochenmark im Schaftinnern. E long b. – **Os lunatum:** das halbmondförmige »Mondbein« in der Mitte der proximalen Handwurzelreihe; artikuliert mit Triquetrum, Skaphoid, Kapitatum, Hamatum u. Radius, ▶Articulationes intercarpales u. ▶radiocarpales. E lunate b. – **Ossa meta|carpi (I V), Ossa metacarpalia:** die »Mittelhandknochen«. Mit breiter proximaler Basis, Corpus u. distalem Caput. E metacarpal b.s. – **Ossa meta|tarsi I–V, O. metatarsalia:** die »Mittelfußknochen«. Mit breiter proximaler Basis, Corpus u. distalem Caput. E metatarsal b.s. – **Os mult|angulum majus u. minus:** ▶Os trapezium bzw. ▶trapezoideum. – **Os na|sale:** das paarige »Nasenbein«, das oben-seitlich die Nasenhöhle überdeckt; mit Rändern für Stirnbein, Nasenknorpel u. Oberkiefer. E nasal b. – **Os naviculare:** das »Kahnbein« zwischen der proximalen u. distalen Fußwurzelreihe: Gelenkflächen für drei Keilbeine, Os cuboideum u. Caput tali. S.a. ▶Os scaphoideum. E navicular b. – **Os occipitale:** das »Hinterhauptsbein«, der untere-hintere Teil der Schädelkapsel zwischen Keil-, Schläfen- u. Scheitelbein; in der ▶Articulatio atlantooccipitis gelenkig mit der Wirbelsäule verbunden; mit Foramen magnum, Pars lateralis u. basilaris, Tuberculum pharyngeum, Squama u. Condylus, Canalis u. Fossa condylaris, Can. hypoglossalis, Tuberc. jugulare, Incisura u. Processus jugularis, Proc. intrajugularis, Protuberentia occip. externa u. int., Lineae nuchae, Sulci sinus transversi u. sigmoidei. E occipital b. – **Os palatinum:** das »Gaumenbein«, im knöchernen Gaumen hinten die Maxilla fortsetzend. E palatine b. – **Os parie|tale:** das paar. »Scheitelbein« als Teil der Schädelkapsel zwischen Hinterhaupts-, Stirn- u. Schläfenbein, in der Sutura sagittalis dem der Gegenseite angrenzend. E parietal b. – **Os pisiforme:** das »Erbsenbein« volar vom Triquetrum in der Sehne des Musculus flexor carpi uln. als Handwurzelknochen der prox. Reihe. E pisiform b. – **Os planum:** jeder vorw. in zwei Richtungen ausgedehnte »platte« Knochen. E flat b. – **Os pneumaticum:** jeder

Knochen mit lufthaltigen = »pneumat.« Zellen oder Höhlen, z. B. Oberkiefer, Stirn-, Keil-, Siebbein, Mastoid. E pneumatic b. – **Os pubis:** das »Schambein«, der untere-mediale Teil des Os coxae; mit Corpus, Pecten, Ramus superior u. inferior, Facies symphysialis. Bildet den medialen Teil der Hüftpfanne u. die obere u. vordere Begrenzung des Foramen obturatum. E pubic b. – **Os sa|crum:** das etwa dreieckig-schaufelförm., dorsal-konvexe »Kreuzbein«, entstanden aus der Fusion von 5 Wirbeln u. Rippenrudimenten, durch Zwischenwirbelscheibe mit dem letzten Lenden- u. dem 1. Steißbeinwirbel verbunden; häufig Formvarianten, s. u. ▸Assimilationswirbel, ▸Lumbalisation, ▸Sacrum acutum usw. E sacrum. – **Os scapho|ideum:** das »Kahnbein« radial in der proximalen Handwurzelreihe; artikuliert mit Radius, Trapezium, Trapezoideum, Kapitatum u. Lunatum. S. a. ▸Os naviculare. E scaphoid b. – **Ossa sesamo|idea:** ▸Sesambeine. E sesamoid b.s. – **Os spheno|idale:** das »Keil-«, »Flügel-« oder »Wespenbein«, unpaar, in der Mitte der Schädelbasis zwischen Stirn-, Hinterhaupts- u. Schläfenbein; mit Corpus, Ala minor u. major, Processus pterygoideus u. Sinus sphenoidalis. – **Os stylo|ideum:** s. u. ▸Handwurzel (dort Abb.). – **Ossa supra|ster|nalia:** Knöchelchen in den Bändern der Sternoklavikulargelenke bzw. im Lig. interclaviculare, Reste des Episternums. E suprasternal b.s. – **Ossa sutu|rarum:** akzessorische »Nahtknochen« im Bereich der Schädel-Deckknochen. – **Ossa tarsi:** die »Fußwurzelknochen«, als distale Reihe Ossa cuneiformia I–III, cuboideum, als proximale Talus, Kalkaneus; dazwischen – als Os intermedium – das ▸Os naviculare. – **Os temporale:** das »Schläfenbein« (im Ohrbereich als Ersatz-, sonst als Deckknochen) an der Basis u. Seitenwand der Schädelkapsel zwischen Hinterhaupts-, Keil- u. Scheitelbein, das Innen- u. Mittelohr enthaltend; mit Pars petrosa, tympanica, squamosa u. mastoidea. E temporal b. – **Os trapezium:** das »große Vieleckbein« an der radialen Seite der distalen Handwurzelreihe; artikuliert vorwiegend mit Metakarpale I, Skaphoid u. Trapezoid. – **Os trapezo|ideum:** das »kleine Vieleckbein« in der distalen Handwurzelreihe; artikuliert mit Skaphoid, Trapezium, Metakarpale II. E trapezoid b. – **Os triquetrum:** das »Dreiecksbein« ulnar in der proximalen Handwurzelreihe; artikuliert mit Lunatum, Pisiforme, Hamatum. E triquetral b. – **Os zygomaticum:** das »Jochbein« im Gesichtsschädel zwischen Schläfen-, Stirnbein u. Oberkiefer. Mit Processus temp. u. front., Foramina zygomaticoorbitale, -faciale u. -temporale. E zygomatic b., cheekbone.

**OSAS:** Abk. für **o**bstruktives ▸**S**chlaf**a**pnoe**s**yndrom.

**Os|azone:** Umsetzungsprodukte zwischen Phenylhydrazin u. α-Hydroxy-Keto-Verbindungen (v. a. Aldosen, Ketosen). E osazones.

**Os|cedo, Oscitatio:** *Neurologie* ▸Gähnkrampf. E reflex yawning, forced y.

**-ose: 1) -osis:** *Pathologie* Suffix »nichtentzündlich-krankhafter Zustand« (z. B. Hepatose, Alkalose), »Einwirkungsfolge« (z. B. Toxikose, Mykose), »Zunahme« (z. B. Leukozytose, Fibrose), »multiples Vorkommen« (z. B. Karzinose, Adematose), »Irreversibilität« (z. B. Sklerose, Nekrose). E -osis. **2)** *Chemie* Suffix für organische Verbindungen, v. a. zur Kennzeichnung von Mono- u. Disacchariden (z. B. Glucose, Fructose), auch mit Angabe der C- bzw. O-Atome (z. B. Hexose, Heptose). E -ose.

**Oseltamivir:** ein ▸Neuraminidase-Hemmer; ***Anw.*** bei Influenza. E oseltamivir.

**Osgood-Schlatter-Syndrom** (ROBERT BAYLEY O., 1873–1956, Orthopäde, Boston; CARL SCHL.): (1903/04) ein- oder beidseitige asept. Nekrose der Apophyse der Tuberositas tibiae; bei Knaben im 7.–14. Lj. (»juvenile Osteochondrose«). ***Klinik:*** Druck- und Bewegungsschmerz; im Röntgenbild Fragmentierung des Knochenkerns, evtl. Porosierung der benachbarten Metaphyse. S. a. ▸Epiphysennekrose (dort Abb.). E Osgood-Schlatter disease.

**-osis:** *Pathologie* ▸-ose (1).

**Osler** (SIR WILLIAM O., 1849–1919, kanad. Internist, Baltimore, Oxford). – **O.-Knötchen:** purpurrote, leicht erhabene Hauteffloreszenzen (∅ 2–5 mm) v. a. an Finger- u. Zehenkuppen, meist – nach örtl. Schmerz auftretend – bei subakuter bakterieller Endokarditis, selten bei Typhus abdominalis, Gonorrhö, Erythematodes. S. a. Abb. E Osler's nodes. – **O.(-Rendu-Weber)-Syndrom,** Teleangiectasia hereditaria haemorrhagica, Status dysvascularis: multiple, angiomatöse Teleangiektasien an Haut, Schleimhäuten u. inn. Organen mit autosomal-dominanter Vererbung. Auch möglich ohne Hautsymptome, evtl. mit Blutungen im Gastrointestinaltrakt und posthämorrhag. Anämie. E Rendu-O.-Weber disease. – **O.-Vaquez-Syndrom** (LOUIS HENRI V., 1860–1936, franz. Arzt): ▸Polycythaemia vera. E O.-Vaquez disease.

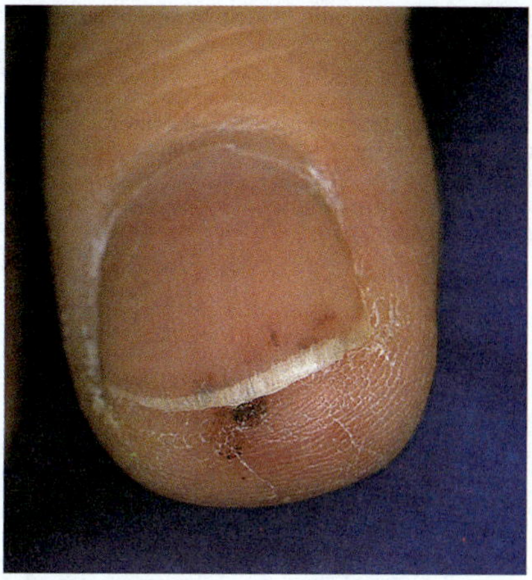

**Osler-Knötchen.** [89]

**osm:** *Chemie* ▸Osmol.

**OSMED,** Abk. für **o**to-**s**pondylo-**me**gaepiphysäre **D**ysplasie: autosomal-rezessives Syndrom mit Innenohrschwerhörigkeit, Platyspondylie u. vergrößerten Epiphysen der langen Röhrenknochen u. Metacarpalia. E OSMED.

**os|mio|phil:** *Histologie* Osmiumtetroxid als Farbstoff annehmend (u. sich schwarz färbend infolge Reduktion zu Dioxid); z. B. Neutralfette, Lipoide. E osmiophilic.

**osmisch:** den Geruchssinn betreffend. E osmic.

**Os|mi|um,** Os: metallisches Element (schweres Platinmetall) mit Atomgew. 190,2, OZ 76, F bei 3000 °C; 2-, 3-, 4-, 6- u. 8-wertig. Dämpfe des Osmiumtetroxids sind stark toxisch für Haut u. Schleimhäute (für Atemwege, Verdauungstrakt, Augen; auch Nierenschädigung, Hämorrhagien). ***Anw.*** von Osmiumtetroxid v. a. in der Elektronenmikroskopie als Fixierungs- u. Färbemittel. E osmium.

**os|mo...:** Wortteil **1)** »Osmose«, **2)** »Geruch«.

**Osmol:** in der Medizin gebräuchliche Einheit für eine Stoffmenge, die $6{,}022169 \times 10^{23}$ gelöste, osmotisch wirksame Teilchen enthält; s. a. ▸Osmolalität, ▸Osmolarität, ▸Mol. E osmol.

**Osmo|lalität:** die osmolare Konz. (angegeben in Osmol) pro kg $H_2O$. E osmolality.

**Osmo|larität:** Maß der osmotisch wirksamen Konz., bezogen auf die Volumeneinheit einer Lsg.; bei Nichtelektrolyten mit Molarität identisch; bei dissoziierten Stoffen entspr. Molarität × Zahl der Ionen in 1 Mol; angegeben in Osmol/l Lsg. E osmolarity.

**Osmo|logie:** Lehre vom Geruchssinn. E osmology.

**Osmo|meter:** Gerät zur Messung des osmot. Druckes (z. B. durch Gefrierpunkterniedrigung). E osmometer.

**Osmo|regulation:** s. u. ▸Wasser-Elektrolyt-Haushalt. E osmoregulation.

**Osmo|rezeptoren:** im Hypothalamus (Versorgungsgebiet der Arteria carotis interna) gelegene Rezeptoren, die – von der Blutosmolarität abhängig – durch Steuerung der Vasopressin-Ausschüttung in den ▸Wasser-Elektrolyt-Haushalt eingreifen. E osmoreceptors.

**Osmose:** (NOLLET 1748) einseitige Diffusion einer Flüssigkeit durch eine semipermeable Membran mit der Tendenz, die Konzentrationsunterschiede gelöster Teilchen auf beiden Seiten auszugleichen (z.B. verdünnen – ungehindert durch die semipermeable Membran durchtretende – Wassermoleküle die einseitig höhere Konzentration größerer Teilchen; Abb.). Der dabei wirksame osmot. Druck entspricht dem, den die gleiche Menge gelöster Substanz bei gleicher Temp. u. gleichem Vol. in Gaszustand auf die einschließenden Raumwände ausüben würde. E osmosis.

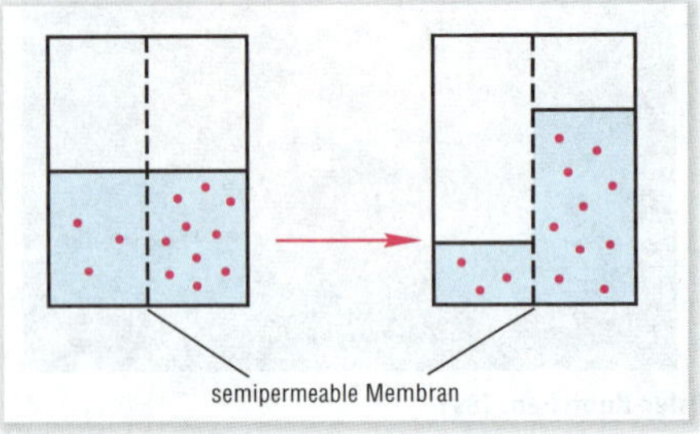


**Osmose.**

**Osmo|therapie:** (BÜRGER, HAGEMANN 1920) intravenöse Injektion hochkonzentrierter Zuckerlösungen (Mannit, Sorbit, Dextrose; s.a. ▸Diurese, osmotische) zur Erhöhung der Blut-Osmolarität mit nachfolgendem Einstrom extravasaler Flüssigkeit in die Blutbahn (zwecks Entquellung u. Entwässerung der Gewebe); v.a. bei kardialem Lungenödem, postkommotionellem Hirnödem, zur »Entgiftung«. E osmotherapy.

**Osmo|tica, -tika,** Osmotherapeutika: Infusionslösungen zur ▸Osmotherapie; ***Wirkst.:*** Mannitol, Sorbitol, Glycerol. E osmotherapeutics.

**osmotisch:** die ▸Osmose betreffend, z.B. o. ▸Erythrozytenresistenz, o. ▸Diurese, o. ▸Druck, o. Regulation (s.u. ▸Wasser-Elektrolyt-Haushalt). E osmotic.

**Osnabrücker Krankheit:** die 1959 in Niedersachsen aufgetretene ▸»Bläschenkrankheit«. E margarine disease.

**Os|phresio|logie:** Lehre vom Geruchssinn. E osphresiology.

**Ossa** *(latein.)* Sing. Os: die Knochen. E bones.

**ossär, ossal:** Knochen betreffend, knöchern. S.a. ▸osteo... E bony, osseous.

**Osseo|albumo|id:** s.u. ▸Knochenkittsubstanz.

**Osseo|veno|graphie:** *Röntgenologie* Darstellung der venösen Abflusswege eines Knochens nach intraspongiöser Injektion eines Kontrastmittels. E intraosseous phlebography.

**os|se|us** *(latein.):* knöchern. E osseous.

**Ossi|cula** *(latein.)* Sing. Ossiculum: die Knöchelchen. E ossicles. – **O. audi|tus:** die im Mittelohr gelenkig zu einer Leitungskette vom Trommelfell zur Fenestra vestibuli verbundenen »Gehörknöchelchen« Malleus, Incus u. Stapes (= Hammer, Amboss, Steigbügel). E auditory o.

**ossi|ficans** *(latein.),* ossifizierend: Knochen bildend, verknöchernd (▸Ossificatio). E ossifying.

**Ossi|ficatio, -fikation:** die Knochenbildung; i.e.S. die vom Perichondrium des vorgebildeten Knorpelmodells ausgehende, in der Regel zweistufige **chondrale O.** (zunächst als **perichondrale O.**: Wachstum des mesenchymalen Periochondriums, Umbildung von Mesenchymzellen zu Osteoblasten mit Produktion von Osteoid u. Interzellularsubstanz, Bildung der perichondralen Knochenmanschette; dann **enchondrale O.** [Abb.] mit Eindringen von Periostbindegewebe u. -gefäßen durch die Manschette in die Knorpeldiaphyse, Zerstörung des Knorpels [»Blasen-«, »Säulenknorpel«] u. Aufbau von primärem Knochenmark u. primären Knochenbälkchen; an den Epiphysen der Röhrenknochen nur als enchondrale O., u. zwar postpartal bis zum Ende des Längenwachstums). Im Ggs. dazu die **(en)desmale O.** der sog. Bindegewebsknochen (embryonale Mesenchymzellen, die zu Osteoblasten werden, bilden Interzellularsubstanz in Bälkchenform mit eingeschlossenen Osteozyten; dann durch Mineralisation Umwandlung in »sekundäre« Bälkchen). – Ferner die **peri|ostale O.** (v.a. nach Fraktur) u. die **meta|plastische O.** (in Geweben, die normalerweise nicht Knochen bilden). – I.w.S. auch die Skelettreifung, in vier Phasen: 1) intrauterin die Stammskelett- u. Diaphysen-, z.T. auch Epiphysenkernbildung; 2) im Kindesalter der Höhepunkt der Epiphysenkernbildung (▸Ossifikationsalter) u. Reifung von Hand- u. Fußwurzelknochen; 3) in der Pubertät Entwicklung der Apophysenkerne, 4) im Erwachsenenalter Schluss der Epiphysenfugen. E ossification (e.g. endochondral; periosteal; metaplastic).

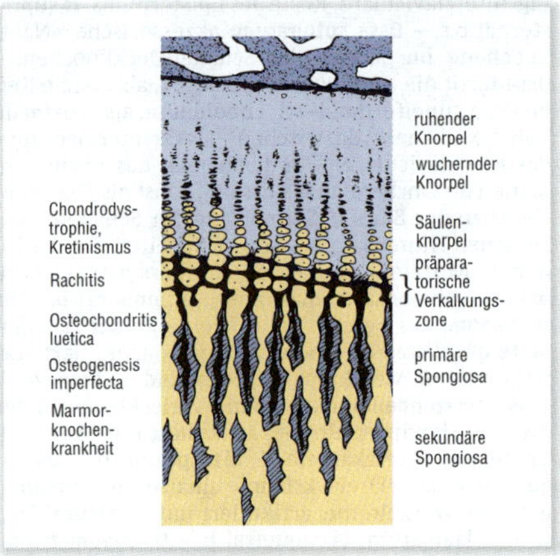


**Ossificatio:** die enchondrale Ossifikation u. ihre Störungen. [177]

**Ossifikations|alter:** das aus Skelettreifung, d.h. aus dem Muster (röntgenologisch) nachweisbarer ▸Knochenkerne, aus der Verknöcherung der bindegewebig u. knorpelig präformierten Knochen u. der Schädelnähte, Schluss der Epiphysen etc. ermittelte biologische Alter (»Skelettalter«). E bone age.

**Ossifikations|zentrum:** ▸Knochenkern. E center of ossification.

**Ossikul|ektomie:** *Otologie* op. Entfernung der Gehörknöchelchen, meist bei Radikal-Op. des Mittelohres. E ossiculectomy.

**Oste|algie:** Knochenschmerz. E ostealgia.

**Osteitis:** ▸Ostitis. E osteitis.

**Ost-Enzephalitis:** durch Alphaviren augelöste ▸Encephalomyelitis equina in Nord- und Südamerika. E Eastern equine encephalitis.

**osteo...:** Wortteil »Knochen«.

**Osteo|akusis:** *Otologie* ▸Knochenleitung. E osteophony, bone conduction.

**osteo|angio|hyper|trophisches Syndrom:** vermehrtes Längenwachstum einer Extremität durch a.v. Fisteln in unmittelbarer Nachbarschaft zur Epiphyse.

**Osteo|arthrek|tomie:** ▸Gelenkresektion.

**Osteo|arthritis:** Gelenkentzündung (▸Arthritis), i.e.S. die mit Knochenbeteiligung. E osteoarthritis.

**Osteo|arthro|pathie:** Knochenerkrankungen (▸Osteopathie) mit Gelenkbeteiligung. E osteoarthropathy. –

**O., hypertrophische,** Ostéoarthropathie hypertrophiante pneumonique (MARIE-BAMBERGER), Trommelschlägelfinger: vorwiegend bei intrathorakalen Erkrankungen (Bronchialkarzinom, HODGKIN-Krankheit, Lungenabszesse, Tuberkulose, Herzleiden), aber auch bei anderen schweren Erkrankungen auftretende knöcherne bzw. periostotische meta- u. diaphysäre Verdickungen vorwiegend der Finger (»Trommelschlägelfinger«) mit »Uhrglasnägeln«. E hypertrophic pulmonary o. – **O. psoriatica:** ▸Arthritis psoriatica.

**Osteo|arthrọsis:** ▸Arthrosis deformans. E osteoarthrosis.

**Osteo|blạst, Osteo|blasto|cytus:** die »Knochenmutterzelle« mesenchymalen Ursprungs. Rundlich bis oval, groß (zytoplasmareich), mit Fortsätzen; reich an Glykogen, alkal. Phosphatase, β-Glucuronidase, Ribosomen u. Mitochondrien. Besitzt stark entwickeltes Ergastoplasma u. großen, chromatinarmen Kern. O. bilden in der oberflächennahen Funktionsform das ▸Osteoid, d. h. die organischen Bestandteile der Knochenmatrix: Kollagen, Mucopolysaccharide, Proteoglykane sowie Glykoproteine (sezerniert durch den gut entwickelten GOLGI-Apparat). Kollagensynthese über die Bildung von lysin- und prolinreichen Protokollagen-Polypeptiden, Hydroxylierung der Lysin- und Prolin-Residuen des Protokollagens, Absonderung des dreifach helikal verdrillten löslichen Tropokollagens in die Matrix sowie Bildung löslicher, dann unlöslicher Kollagenfibrillen als Elemente der Kollagenfasern. Nach Akkumulation von Calciumsalzen und Phosphorverbindungen erfolgt Mineralisation der Matrix durch Hydroxylapatit-Einlagerung (Kristallkeime am Kollagen; weitere Anlagerung) u. amorphe Calciumsalze sowie andere Salze (als Ionen-Depot). Der O. wird nach Abschluss des Knochenaufbaus (Einschluss in Interzellularsubstanz) zum ▸Osteozyten. S. a. ▸Osteoklast, ▸Ossifikation. E osteoblast.

**osteo|blastisch:** auf Osteoblasten bezüglich; s. u. ▸osteoplastisch. E osteoblastic.

**Osteo|blas|tọm:** gutartiger Knochentumor unterschiedlichen Aufbaus (meist Bindegewebsproliferation, Osteoidbildung, zahlreiche Riesenzellen, erst später Verknöcherung). E osteoblastoma.

**Osteo|calcin:** ein aus 49 Aminosäuren bestehendes Knochenmatrix-Protein; wird von den Osteoblasten gebildet u. kann mittels Radioimmunoassay nachgewiesen werden; der Serumspiegel des O. kann einen spezifischen biochemischen Parameter der Knochenneubildung darstellen. E osteocalcin.

**Osteochon|drịtis:** umschriebene Knochen-Knorpel-Entzündung (i. e. S. im Gelenk-, Epiphysenbereich); auch synonym mit Osteochondrosis, -arthrosis, -arthritis. E osteochondritis. – **O. defọrmans juvenịlis:** ▸SCHEUERMANN-Krankheit. – **O. dịssecans syphilịtica:** O. mit Granulationsgewebswucherungen, Nekrosen u. Störung der enchondralen Ossifikation bei ▸Syphilis connata; s. a. ▸Osteochondrosis dissecans. – **O. syphilịtica:** eine Form der Knochensyphilis, meist nach Einbruch einer gummösen Osteomyelitis. E syphilitic o.

**Osteo|chon|dro|dys|plasịe:** ▸Dysplasie des Skelettsystems; s. a. ▸Chondrodysplasie. E osteochondrodysplasia.

**Osteo|chondro|dys|trophie:** Störung der Knochen- u. Knorpelbildung v. a. als ▸Dysplasie, auch i. S. der ▸Dysostosis enchondralis. S. a. ▸Chondro-, ▸Osteodystrophie. E osteochondrodystrophy.

**Osteo|chondro|lyse:** Ablösung nekrotischer Gelenkknorpelstückchen im Rahmen der **Osteochondronekrose** (s. u. ▸Epiphysennekrose), ferner bei Osteochondritis, -chondrose. E osteochondrolysis.

**Osteo|chon|drọm:** s. u. ▸Exostose, ▸Enchondrom. E osteochondroma.

**Osteo|chondro|matọse:** s. u. ▸Chondromatose; s. a. ▸Gelenkchondromatose. E osteochondromatosis.

**Osteo|chondro|pathịe:** Knochen-Knorpel-Affektion im Gelenk- (▸Osteochondrose) oder Epiphysenbereich (s. a. ▸Epiphysennekrose). E osteochondropathy.

**Osteo|chondro|sarkọm:** **1)** maligne entartetes Osteochondrom. E osteochondrosarcoma. **2)** ▸Chondrosarkom.

**Osteo|chon|drọsis:** degenerative Knochen-Knorpel-Veränderungen im Gelenk- oder Epiphysenbereich; i. e. S. die asept. ▸Epiphysennekrosen (»juvenile O.«). E osteochondrosis. – **O. dissecans:** schalenförmige Ablösung kleiner Knochen-Knorpel-Sequester von der Oberfläche eines Gelenkkopfs mit Verwandlung zu freien ▸Gelenkkörpern. Auftreten vorwiegend bei ♂ Jugendlichen u. jüngeren Erwachsenen. Lokalisation v. a. an Ellenbogengelenken, aber auch Knie- u. Sprunggelenken; seltener Hüftgelenk. An der Synovialmembran eine Begleitsynovialitis, klinisch häufig Reizergüsse im Gelenk. – **O. (inter)vertebrạlis:** die Verbrauchs- u. Degenerationserscheinungen der hyalinknorpeligen Deck- u. Grundplatten des Wirbelkörpers mit reaktiver Sklerose benachbarter Spongiosa (evtl. auch SCHMORL-Knötchen), entweder primär (v. a. am zervikothorakalen u. lumbosakralen Übergang) oder sekundär nach Degeneration der Wirbelsynchondrosen; bes. ausgeprägt bei Wirbelsäulendeformitäten: durch meist dorsal stärkere Verschmälerung der Zwischenwirbelscheiben »inneres Dérangement« des Bewegungssegments, mit statisch-dynamischer Fehlbelastung der Bogengelenke, Dehnung u. Zerrung des Bandapparates, Irritation sensibler u. vegetat. Nerven, »vertebragenem Schmerz«, reflektor. Hartspann, evtl. auch segmentalen Myogelosen; s. a. ▸Wirbelsäulenaffektion (dort Abb.).

**Osteo|cọpi:** ▸Dolores osteocopi. E osteocopes.

**Osteo|crạnium:** der aus Deckknochen u. den – verknöcherten – Ersatzknochen des ▸Chondrokraniums hervorgehende knöcherne Schädel. E osteocranium.

**Osteodensito|metrie:** ▸Knochendichtemessung. E osteodensitometry.

**Osteo|desmọse:** die Sehnen-, Bandverknöcherung. E osteodesmosis.

**Oste|odynịe:** Knochenschmerz. E osteodynia.

**Osteo|dysplasịe:** ▸Dysplasie des Skelettsystems, s. a. ▸Dysostose, ▸Osteodystrophie; z. B. als metaphysäre O. das VAANDRAGER-PENA-Syndrom, als fam. metaphysäre O. das ▸PYLE-Syndrom, als fibröse O. das ▸JAFFÉ-LICHTENSTEIN-Syndrom. E osteodysplasia.

**Osteo|dys|trọphia, -dystrophie:** Knochendystrophie. E osteodystrophia, -trophy. – **O. defọrmans:** ▸PAGET-Syndrom (1). – **O. fi|brọsa:** Knochendystrophie infolge mangelhafter Mineralsalzeinlagerung in das Osteoid. Lokalisiert als ▸PAGET-Syndrom (1) bzw. als juvenile Form das ▸JAFFÉ-LICHTENSTEIN-Syndrom; generalisiert (**O. f. cystica generalisạta**) als v.-RECKLINGHAUSEN-Krankheit infolge vermehrter Ausschüttung von Parathormon bei primärem ▸Hyperparathyreoidismus. ***Klinik:*** Knochenschmerzen u. Neigung zu Spontanfrakturen, posttraumat. Knochenzysten u. Pseudozysten (Osteoklastome) bei allg. Knochenatrophie (mit Osteoklastenvermehrung = Osteoklastenosteoporose) u. kortikaler Atrophie mit subperiostaler Resorption. – **O., renạle,** Osteopathie, renale: Knochenveränderungen (i. S. der Osteomalazie u./oder -porose u./oder -sklerose) bei chron. Niereninsuffizienz; i. e. S. nach glomerulären, i. w. S. auch nach tubulären Nierenerkrankungen (Letztere meist als renale Osteopathie bezeichnet). Beruht auf der zentralen Stellung der Niere bei der Calcium- u. Phosphatregulation (s. u. ▸Hyperparathyreoidismus, sekundärer). E renal o.

**Osteo|epiphyse:** Knochenepiphyse (▸Epiphysis). E osteoepiphysis.

**Osteo|fi|brọm:** gutartige Kiefergeschwulst mit Knochenbälkchen (aus vielgestalt. Osteonenfragmenten) u. zellarmem fibrillärem Bindegewebe in den Markräumen. E osteofibroma.

**Osteo|fibrọsis:** **1)** ▸Osteomyelofibrose. E osteofibrosis. **2)** **O. defọrmans juvenịlis (Uehlinger):** ▸JAFFÉ-LICHTENSTEIN-Syndrom.

**osteo|gen: 1)** vom Knochen ausgehend. E osteogenic. **2)** osteoplastisch: Knochen bildend. E osteogenetic.

**Osteo|genese:** Bildung u. Entwicklung von Knochengewebe (▶Ossifikation); s.a. ▶Osteogenesis imperfecta. E osteogenesis.

**Osteogenesis imperfecta,** Osteopsathyrosis: Störung im Aufbau des harten u. weichen Bindegewebes mit abnormer Knochenbrüchigkeit infolge gestörter Kollagensynthese. Genetisch uneinheitliche (dominante Mutationen verschiedener Kollagen-Typ-I-α-Ketten kodierender Gene auf den Chromosomen 17 u. 7), klinisch in 4 Typen eingeteilte Krankheitsbilder. E osteogenesis imperfecta. – **O. i. congenita Typ Vrolik, O. i. Typ II, O. i. letalis:** die schwere, bereits in den ersten Monaten letale Form mit mangelhafter endostaler Knochenbildung. ***Klinik:*** schon bei Geburt zahlreiche – geheilte u. nicht geheilte – Frakturen, kurze verkrümmte Extremitäten mit typ. quer gefalteter Haut, weit offene Schädelnähte u. Fontanellen, weicher (minimal verkalkter) Schädel, enger Brustkorb. Häufig graublaue Skleren u. übermäßige Lanugobehaarung; Calcium- u. Phosphatwerte im Blut normal. – **O. i. tarda,** LOBSTEIN-Krankheit: **O. i. Typ I** »milde Form« mit blauen Skleren, vorzeitigem Hörverlust, weniger ausgeprägtem Kleinwuchs, geringen Extremitätenverkrümmungen; **O. i. Typ III** die fortschreitend deformierende Form mit zahlreichen (Spontan-)Frakturen, dünnen Rippen, fortschreitenden Extremitätenverkrümmungen, auffälligem Kleinwuchs, blassblauen Skleren, Hörverlust, Dentinogenesis imperfecta; **O. i. Typ IV** die »mäßige Form« mit Kleinwuchs, Extremitätenverkrümmungen, graublauen Skleren, Dentinogenesis imperfecta, Hörverlust.

**osteo|glophone Dys|plasie:** ▶FAIRBANK-Dysostose. E osteoglophonic dysplasia.

**Osteo|id:** die von den Osteoblasten gebildete, noch unverkalkte – mukoide, fibrillenhalt. – Knochengrundsubstanz. – Als Saum an Spongiosabälkchen oder in HAVERS-Kanälen pathognomonisch für Rachitis u. Osteomalazie. E osteoid.

**osteo|id:** knochenartig (auch i.S. des ▶Osteoids). E osteoid.

**Osteoid|osteom (Jaffé-Lichtenstein):** gutartige »tumoröse« Skeletterkrankung mit kleinen, von Knochenverdichtungen umgebenen Höhlen (»Nidus«) u. Osteoidherden in der Kortikalis der Röhrenknochen. ***Klinik:*** örtliche Schmerzen, v.a. nachts. E osteoid osteoma.

**Osteo|klase, -klasie: 1)** *Orthopädie* modellierendes apparatives Umformen bzw. Redressieren von Knochen. E osteoclasis. **2)** *Anatomie* die (vermehrte) Tätigkeit der ▶Osteoklasten; s.a. ▶Knochenmetastasen (osteolytische). E osteoclasia.

**Osteo|klast: 1)** Osteoclastocytus, Knochenfresszelle: *Histologie* große, polymorphe Riesenzelle des Knochenstoffwechsels. Osteoklasten sind vielkernig, beweglich und kurzlebig mit lockerem basophilem Zytoplasma, vielen Mitochondrien u. spärl. Ergastoplasma. Unter Parathormon-Einfluss Umwandlung in ihre Funktionsform. Aufgaben: enzymatischer u. phagozytischer Abbau von Knochengewebe (Bildung der ▶HOWSHIP-Lakunen) durch Osteoblastenzerstörung, Abbau der organischen Substanzen der Knochenmatrix (durch lysosomale Enzyme), Phagozytose (Pinozytose) der Abbautrümmer, Calciumphosphatspeicherung in Mitochondrien. Funktionsbegünstigung durch örtliche oder allgemeine Azidose, bei Hyperparathyreosen oder Störung der mechan. Knochenbelastung. S.a. ▶Osteoblasten, ▶Ossifikation. **2)** *Orthopädie* Gerät zur ▶Osteoklase (1) an der fixierten Extremität. E osteoclast.

**Osteo|klasten(osteo)porose:** Osteoporose infolge verstärkter Osteoklastentätigkeit bei primärem (▶Osteodystrophia fibrosa generalisata) oder sek. Hyperparathyreoidismus. E osteoclast osteoporosis.

**osteo|klastisch:** Osteoklase betreffend, durch Osteoklasie. E osteoclastic.

**Osteo|klastom:** gut- oder lokal bösartiger (»semimaligner« bzw. in 10 % metastasierender) Riesenzelltumor des Knochens; wird nach teilweiser Zerstörung durch Blutungen, zystische Umwandlung u. Hämosiderinablagerung zum sog. ▶braunen Tumor. Bedingt evtl. Spontanfrakturen. E osteoclastoma.

**Osteo|klastose:** vermehrte Osteoklastenzahl oder -funktion (mit Resorptionsherden, Knochenzysten, Osteoklastom); z.B. bei primärem Hyperparathyreoidismus. E osteoclastosis.

**Osteo|logie:** Lehre von den Knochen bzw. vom Skelettsystem. E osteology.

**Osteo|lyse:** Auflösung u. Abbau von Knochensubstanz (i.e.S. durch Überwiegen der Osteoklasie), v.a. bei Entzündung, chron. Traumatisierung, Tumormetastasen (s.a. ▶Knochenmetastasen); s.a. ▶Akroosteolyse. E osteolysis. – **O., essentielle:** ▶GORHAM-Krankheit. – **O., hereditäre idiopathische:** erbliche Formen der O.; Typen I, II, III, VI mit ▶Akroosteolyse, Typ IV (THIEFFRY-SHURTLEFF) als autosomal-dominante karpotarsale O. mit Nephropathie, Typ V (FRANÇOIS) mit Hornhauttrübungen u. Xanthomen, Typ VII (TORG) als autosomal-rezessive karpotarsale O.

**osteo|lytisch:** Knochen abbauend, Osteolysen bildend; z.B. als o. ▶Knochenmetastase. E osteolytic.

**Oste|om(a):** gutartiger Tumor des Knochengewebes mit regelmäßigem Aufbau, v.a. an Schädel u. Kiefer. E osteoma. – **O., chon|drales:** ▶Exostose, kartilaginäre. – **O. osteo|idum:** ▶Osteoid-Osteom.

**Osteo|malazie,** Osteomalacia, Knochenerweichung: Knochenmineralisationsstörung im Erwachsenenalter (entsprechendes Krankheitsbild im Kindesalter ▶Rachitis). Es kommt zu generalisierten Skelettveränderungen mit unzureichender Mineralisation der Grundsubstanz. ***Ätiol.:*** Die drei wichtigsten Ursachen sind Vitamin-D-Mangelzustände, Vitamin-D-Hormon-Stoffwechselstörungen und (renale) tubuläre Funktionsstörungen. Weitere Ursachen sind Phosphatasemangel, Knochenmatrixstörungen (Fibrogenesis imperfecta ossium), nach operativer Korrektur eines primären Hyperparathyreoidismus, Fluoridtherapie (s. Tab.). ***Klinik:*** Knochendeformierung (Glockenthorax, Skoliose, Keil-, Fischwirbel, Kyphosen, Genu valgum u. varum), rasche Ermüd-

| **Vitamin-D-Mangel** |
|---|
| Mangelernährung (Entwicklungsländer, Slums, Vegetarier, im hohen Alter)<br>verminderte Absorption bei Maldigestion (Gastrektomie, reduzierte Gallensekretion, Pankreasinsuffizienz)<br>reduzierte Absorption bei Malabsorption (Sprue, Dünndarmresektionen)<br>reduzierte Bildung von Vit. $D_3$ durch mangelhafte UV-Licht-Exposition (im Kindesalter Rachitis) |
| **gestörte Vitamin-D-Metabolisierung** |
| Störung der 25-Hydroxylierung in der Leber (Therapie mit Antiepileptika, Leberzirrhose)<br>Störung der 1-Hydroxylierung in der Niere (Niereninsuffizienz, Pseudo-Vitamin-D-Mangel-Rachitis) |
| **Phosphatstoffwechselstörungen** |
| phosphaturische Form (Phosphatdiabetes: kongenital [X-chromosomal-dominant]; erworben)<br>phosphaturisch-glucosurisch-aminoazidurische Form (DEBRÉ-DE-TONI-FANCONI-Syndrom: kongenital; erworben)<br>renal-tubuläre Azidose (LIGHTWOOD-BUTLER-ALBRIGHT-Syndrom: kongenital)<br>tumorinduzierte Formen (bei Knochentumoren, mesenchymalen Tumoren) |
| **Phosphatasemangel** |
| Hypophosphatasie (kongenital: autosomal-rezessiv) |

**Osteomalazie:** Ätiologie. [418]

barkeit, Muskelschmerzen. ***Diagn.:*** im Röntgenbild verminderte Dichte u. Konturunschärfe der Knochen, LOOSER-Umbauzonen; Serumcalcium normal oder leicht vermindert, Phosphat vermindert, alkalische Phosphatase vermehrt. Mischformen u. Übergänge zur Osteoporose. E osteomalacia.

**Osteo|mye|litis:** akute oder chron., abszedierende bis phlegmonöse Entzündung des Knochenmarks (allgemein einschließlich des Knochengewebes u. Periostes = ▶ Ostitis, ▶ Periostitis, s. Abb.). ***Pathogen.:*** primär hämatogene, seltener lymphogene oder direkte (traumatische) Keimeinschleppung (meist Staphylococcus aureus). Führt durch sekundäre Zirkulationsstörung u. demarkierende Granulationen (u. deren Einschmelzung) zu Nekrotisierung u. zu Sequesterbildung, evtl. mit sekundären abgrenzenden osteoplast. Prozessen (▶ Eburnisation, ▶ Totenlade). Beginn meist subperiostal u. epiphysennah-metaphysär (evtl. mit Gelenkbeteiligung); dann Übergreifen auf Diaphyse, evtl. Epiphyseolyse. ***Klinik:*** schwere Beeinträchtigung des Allgemeinbefindens (oft Sepsis!), lokaler Schmerz, Schwellung (Weichteilbeteiligung) u. Durchbruch (mit Kloakenbildung, Fisteleiterung). ***Diagn.:*** *radiol* Tomographie, Knochenszintigraphie, Kernspintomographie (Markraumabszess nachweisbar); Veränderungen im Röntgenbild erst ab der 3. Wo. (bei Osteolysen); *labor* Entzündungsparameter, Elektrophorese, Antikörpertiter; Keimnachweis (Abstrich, Punktion, Gewebeprobe, Blutkultur). ***Ther.:*** s. Abb. E osteomyelitis. – **O. sicca Garré, sklerosierende O.:** O. mit tumorartiger, derber Verdi-

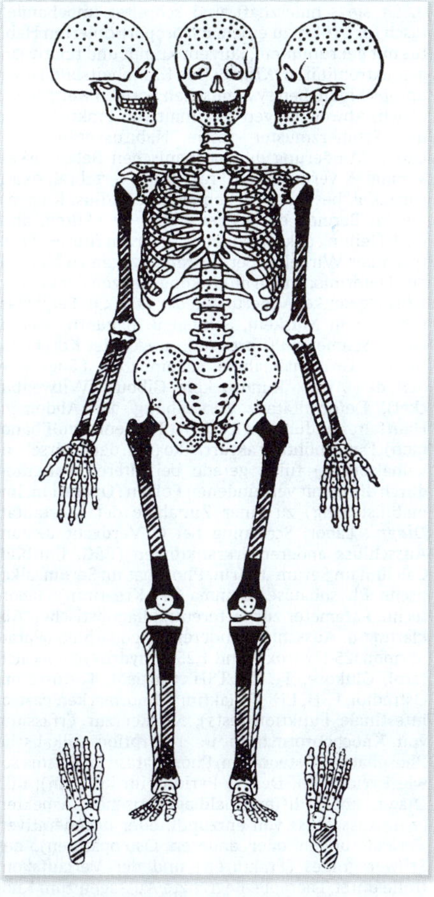

**Osteomyelitis:** Verteilungsschema der akuten hämatogenen Osteomyelitis. Häufigste Lokalisationen schwarz, seltene Lokalisationen gepunktet. [53]

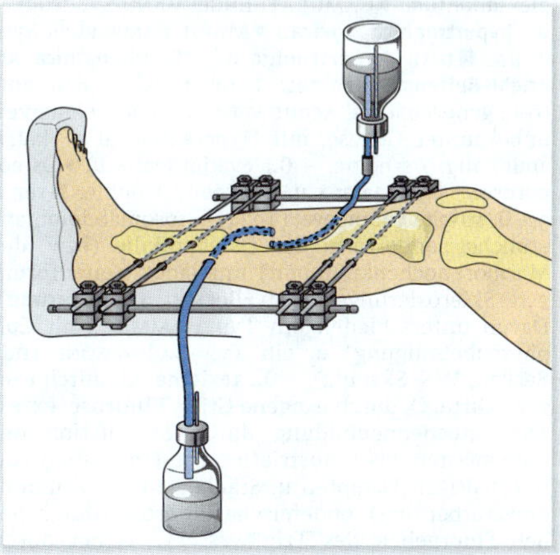

**Osteomyelitis:** Therapie der chronischen Osteomyelitis. Radikale Ausmuldung des Knochens, Spüldrainage u. Ruhigstellung durch Fixateur externe. [429]

ckung von Periost u. Knochen, Eburnisation, Markhöhlenverkleinerung, Myelosklerose. E Garré's o.

**Osteo|mye|lo|fibrose,** Abk. OMF, Myelofibrose: fortschreitende bindegewebige Verödung des Knochenmarks (grauweißl. Verfärbung, Zunahme der kollagenen, später auch retikulären Fibrillen bei gleichzeit. Schwund des Blut bildenden Gewebes, alkalische ▶ Leukozytenphosphatase erhöht; evtl. durch extramedulläre Hämatopoese kompensiert u. mit Hepatosplenomegalie); unterschieden als Typ HUECK-ASSMANN (mit schmaler Kortikalis u. diffus verdichteter Spongiosa) u. HARRISON-VAUGHAN, ferner sek. Formen nach Einwirkung tox. Substanzen u. ionisierender Strahlen, bei Karzinommetastasen, Tuberkulose, chron. Myelose, Polyzythämie. Blutbild: nach anfängl. Erythrozytose Anämie, Erythroblastose, leukämoide Befunde; evtl. Blutungsneigung, Ikterus, Arthralgien. – Kann bei allen Erkrankungen/Formen des myeloproliferativen Syndroms vorkommen. E osteomyelofibrosis.

**Osteo|myelo|sklerose:** ▶ Osteomyelofibrose. E osteomyelosclerosis.

**Oste|on:** aus Knochenlamellen bestehendes »Knochensäulchen«; entspricht als morphologische Baueinheit einem HAVERS-Lamellensystem (s. a. ▶ Lamellenknochen). E osteon.

**Osteo|ne|krose:** ▶ Knochennekrose. E osteonecrosis. – **O., aseptische:** ▶ Epiphysennekrose.

**Osteo|onycho|dysplasie,** Nagel-Patella-Syndrom, TURNER-KIESER-Syndrom: erblicher (autosomal-dominantes Gen) Fehlbildungskomplex mit den Hauptsymptomen: Fingernägeldefekte u. -deformitäten, Patella-Hypoplasie u. Beckenhörner sowie multilokuläre Dysplasien mesodermaler Gewebe (Dysplasie der Ellbogengelenke mit Radiusluxation, Coxa valga, Sacrum arcuatum, Hyperostosis frontalis, LESTER-Iriszeichen, Hand-, Fuß-, Muskeldysplasien etc.). E osteoonychodysplasia, nail-patella syndrome, iliac horn syndrome, Fong's syndrome.

**Osteo|pa|thia, -pathie: 1)** Bez. für meist systemische, nichtentzündliche Knochenerkrankungen. S. a. ▶ Osteodystrophie, ▶ -malazie, ▶ -porose, ▶ -sklerose. E osteopathy. – **O., alimentäre:** ▶ Hungerosteopathie. E alimentary o. – **O. condensans disseminata:** ▶ Osteopoikilie. – **O. cretinosa:** O. bei Kretinismus infolge Hemmung der enchondralen Ossifikation u. Verzögerung u. atyp. Entwicklung der Knochenkerne. – **O. diabetica:** meist renale O. (Osteoporose u./oder Osteomalazie u./oder sekundärer Hyperparathyreoidismus) bei Diabetes mellitus. E diabetic o. – **O. haemorrhagica infantum:** ▶ MOELLER-BARLOW-Krankheit. E infantile hemorrhagic o. – **O. hyperostotica multi-**

**plex infantum:** ▸Camurati-Engelmann-Syndrom. – **O. hypertrophica toxica:** ▸Marie-Bamberger-Syndrom. E toxic hypertrophic o. – **O. idiopathica Albright-Reifenstein-Forbes:** beim Erwachsenen auftret., generalisierte, schubweise Knochenschmerzen unbekannter Genese, mit Hyperkalziurie u. -kalziämie, allg. Asthenie. – **O., ovari|prive:** s.u. ▸Osteoporose. – **O., renale:** s.u. ▸Osteodystrophie. E renal o. – **O. stria|ta Voorhoeve:** (1924) autosomal-dominant erbliche Sonderform der Osteopoikilie (bzw. der Marmorknochenkrankheit) mit längsstreifenförmigen Sklerosierungen (am Becken fächerförmig). Davon unterschieden ein Typ Hammer (mit Epiphysenbeteiligung) u. ein Typ Carcassone (nur Becken, WS, Skapula). – **O., toxische,** O. durch exogene Gifte: O. durch exogene Gifte. **Fluorose:** exzessive Knochenneubildung durch Stimulation der Osteoblasten; als Industriefluorose (Inhalation von fluorhaltigen Dämpfen u. Stäuben in der Aluminiumverarbeitung), endemische Fluorose (durch hohen Fluorgehalt des Trinkwassers), ferner durch Überdosierung von Fluorpräparaten; **Vitamin-D-Intoxikation:** Symptome der Hyperkalziämie (wie bei ▸Osteodystrophia fibrosa generalisata) durch gesteigerte intestinale Calciumresorption u. erhöhten osteoblastischen Knochenabbau u. Suppression der Nebenschilddrüsen; **Vitamin-A-Intoxikation** (Marie-See-Syndrom [beim Kind]): schmerzhafte periostale Proliferationen (bes. Ulna, Clavicula u. Mittelfußknochen), weitere extraskelettale Symptome: u.a. Kopfschmerzen, Übelkeit, Schwindel, Haarausfall, Fieber, Hepatomegalie; **Aluminium-Intoxikation:** diffuse Knochenschmerzen, Frakturen als Folge einer Knochenmineralisationshemmung durch Aluminiumablagerung am Knochen im Sinne einer Osteomalazie. Hemmung der Parathormonsekretion. Ursache: Aluminiumzufuhr durch Antacida bei gestörter Elimination infolge Niereninsuffizienz oder bei Dialyse. **Blei-Intoxikation:** ▸Bleiosteosklerose. E toxic o. – **O. varicosa:** Osteoporose mit periostnaher Osteosklerose bei varikösem Symptomenkomplex. **2) Osteopathie:** ▸Chirotherapie. E osteopathic medicine.

**Osteo|peri|ostitis:** Entzündung von Knochengewebe u. Periost. E osteoperiostitis. – **O., metatarsale:** ▸Busquet-Krankheit. – **O. ossificans toxica:** ▸Marie-Bamberger-Syndrom.

**Osteo|pe|trosis:** ▸Osteosklerose; i.e.S. die ▸Marmorknochenkrankheit. E osteopetrosis.

**Osteo|phage:** ▸Osteoklast (1). E osteophage.

**Osteo|phonie:** *Otologie* ▸Knochenleitung. E osteophony.

**Osteo|phthise:** fortschreitende Osteolyse, i.e.S. die ▸Gorham-Krankheit.

**Osteo|phyt:** umschriebene, meist reaktive Knochenapposition (Sporn, Zacke, Spange). E osteophyte, osteophyma.

**Osteo|plasia exostotica:** ▸Exostosen, multiple kartilaginäre.

**Osteo|plast:** ▸Osteoblast. E osteoplast.

**Osteo|plastik:** plastische Op. am Skelett, z.B. Knochenumformung, -transplantation, Defektbeseitigung. I.w.S. auch die osteoplastische Amputation (des Beines, mit Knochenstumpfabschluss durch Knochentransplantat, z.B. n. Pirogoff, Bier, Gritti), die osteoplast. Resektion (»Anfrischen« schlecht heilender Frakturflächen oder Pseudarthrosen zur Anregung der Kallusbildung), die osteoplast. Trepanation (Knochenfensterung unter Bildung eines replantierbaren – evtl. weichteilgestielten – Fragments), die periostale O. (»Periostplastik«, Transplantation von Knochenhaut auf Knochendefekte oder Pseudarthrosen zur Anregung der Knochenneubildung). E osteoplasty.

**osteo|plastisch: 1)** Knochen bildend (s.a. ▸Osteoblast, ▸Osteozyt); z.B. die o. Metastase (des Mamma-, Bronchial-, Prostata-Ca.); s.a. ▸Knochenmetastasen. **2)** *Chirurgie* durch ▸Osteoplastik. E osteoplastic.

**Osteo|poikilie,** Osteopathia condensans disseminata: (Albers-Schönberg) seltene erbliche Anomalie der Extremitätenknochen (v.a. Carpus u. Tarsus), mit punktförmigen (auch lentikulären), während des Wachstums entstehenden u. persistierenden Spongiosa-Verdichtungen. E osteopoikilosis.

**Osteoporose, -porosis:** Systemerkrankung des Skeletts mit Verminderung der Knochenmasse, Qualitätsverschlechterung der Mikroarchitektur des Knochengewebes u. dadurch bedingtem erhöhten Frakturrisiko. Pathologisch-anatomisch ein vermindertes Knochenvolumen (oder eine negative Knochenbilanz) als Folge eines gestörten Verhältnisses von Knochenan- u. -abbaurate (Knochenumsatz) gegenüber der alters- und geschlechtsentsprechenden Norm. ***Einteilung:*** Besondere pathogenetisch bestimmte Manifestationsformen sind die **Low-Turnover-O.** mit vermindertem Knochenvolumen durch herabgesetzten Knochenumsatz mit meist reduzierter Knochenanbaurate u. normaler bis verminderter Knochenabbaurate. Vorkommen eher bei primären Formen. **High-Turnover-O.** mit vermindertem Knochenvolumen durch erhöhten Knochenumsatz mit meist normaler bis erhöhter Knochenanbaurate u. gesteigerter -abbaurate. Vorkommen eher bei sekundären Formen. Differenzierung in **primäre O.** ohne erkennbare Ätiologie u. **sekundäre O.**; ferner Abgrenzung der oben definierten systemischen von lokalisierten Formen. Die postmenopausale oder **präsenile O.** tritt bei Frauen im 5. Ljz., aber auch bei Männern auf. Der Knochengewebeschwund betrifft hauptsächlich das Stammskelett. Im Gegensatz zur **senilen O.** ist sie schmerzhaft und schreitet unbehandelt rasch fort, führt zu einem dysproportionierten Habitus mit gekrümmtem, kurzem Rumpf und relativ langen Extremitäten. ***Klinik:*** Das Krankheitsbild ist bei unterschiedlichen systemischen Formen weitgehend gleich; Abweichungen bestimmt von Fraktur- u. damit Schmerzmuster sowie Habitusveränderung. Durch Minderung der mechanischen Belastbarkeit kommt es vermehrt zu Frakturen (vertebral, extravertebral, besonders Schenkelhals, Radius, Rippen), die im Bereich der Extremitäten zu akuten, aber nach Heilung abklingenden Schmerzen führen. Frakturen der Wirbelkörper führen dagegen zu bleibenden Deformierungen mit Inkongruenzen der kleinen Wirbelgelenke, Änderungen der Statik u. Fehlbelastungen von Muskeln, Sehnen u. Bändern, was zu chron. Schmerzen führt. Änderungen der Körperstatur mit Größenabnahme, scheinbarem Längerwerden der Arme, Rundrücken, Gibbus (Witwenbuckel), Deformitäten, Vorwölbung des Abdomen, Hautfaltenbildung am Rücken (Tannenbaum-Phänomen). Das erhöhte Frakturrisiko (v.a. der Oberschenkelhalsbruch) führt gerade bei älteren Patienten durch die damit verbundenen Folgen (Operation, Immobilisierung) zu einer Zunahme der Mortalität. ***Diagn.:*** Labor: Screening bei O.-Verdacht u. zum Ausschluss anderer Erkrankungen (BSG, Blutbild, Calcium im Serum u. Urin, Phosphat im Serum, alkalische Phosphatase, Gamma-GT, Kreatinin); labortechn. Parameter zur differentialdiagnostischen Abklärung u. Ausschluss anderer Osteopathien (Parathormon, 25-Hydroxy- und 1,25-Dihydroxycholecalciferol, Glukose, $T_3$, $T_4$, TSH, Cortisol, Testosteron, Östradiol, FSH, LH, Prolaktin; Tumormarker, gastrointestinale Funktionstests); Marker zur Erfassung von Knochenformation u. -resorption (alkalische Phosphatase, Osteocalcin, Phosphatase im Plasma sowie Pyridinolin, Desoxy-Pyridinolin im Urin); Rö.-Diagn. unter differentialdiagnostischen Aspekten (z.B. Ausschluss von entzündl. oder degenerativen Veränderungen oder anderen Osteopathien), des Schweregrades (Frakturen) und der Verlaufskontrolle unter Therapie. Begrenzte Aussagen zum Knochenmineralgehalt sind möglich durch Skelettszintigraphie, Knochendichtemessung zur Untersuchung von Lendenwirbelsäule, proximalem Femur, Radius.

Aussagen zur Knochendichte bzw. deren Minderung sowie zum statistischen künftigen Frakturrisiko durch folgende Methoden: Photonenabsorptionstechnik mit SPA und DPA (Single- u. Dual-Photonen-Absorptiometrie), DXA (Dual-Photonen-X-Ray-Absorptiometrie); computertomographische Methoden wie SEQCT, DEQCT und pQCT (Single- bzw. Dual-Energy- u. periphere quantitative CT). Ultraschallmessungen noch im Entwicklungsstadium. ***Risikofaktoren:*** Bewegungsmangel, Calcium-arme Kost (auch Laktoseintoleranz, phosphat- und faserreiche Nahrung); genetische Disposition; Östrogenmangel (späte Menarche, sekundäre Amenorrhö, frühe Menopause, Nullipara); schlanker Habitus; Genussmittel (starkes Rauchen, hoher Alkoholkonsum, Koffein). ***Ther.:*** ▸Osteoporosemittel; Analgetika, physikal. Therapie u. Krankengymnastik sollten individuell angepasst werden. ***Prophyl.:*** Die Prävention sollte knochengesunde Personen mit erhöhtem O.-Risiko u. Patienten mit Osteopenie bzw. präklinischer O. ohne Frakturen erfassen; sie ist auch im höheren Lebensalter noch empfehlenswert. Steigerung der körperlichen Aktivität (Erhalt der Knochenmasse); Calcium-reiche Ernährung, Vitamin-D-Gaben und ausreichende Sonnenlichtexposition (Vitamin-D-Metabolismus). S.a. Abb. E osteoporosis. –

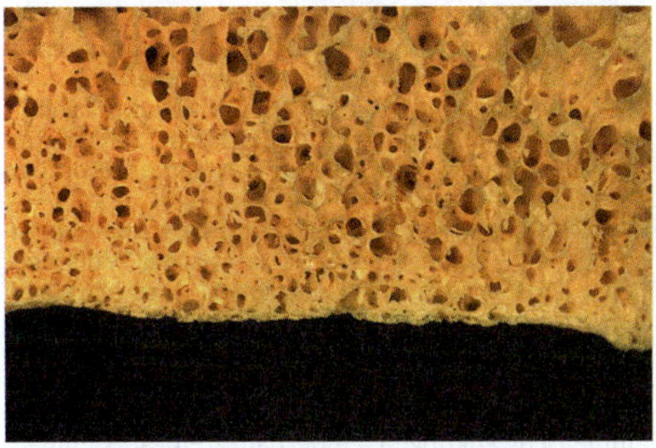

**Osteoporose:** Schnitt durch einen Wirbelkörper. [114]

**O. circumscripta crạnii:** ▸HAND-SCHÜLLER-CHRISTIAN-Syndrom. – **O. congẹnita:** ▸Osteogenesis imperfecta. – **O., renale:** s.u. ▸Osteodystrophie, renale.

**Osteoporosemittel:** Medikamente, die dem Abbau von Knochengewebe vorbeugen oder entgegenwirken bzw. die Neubildung von Knochengewebe bewirken. ***Wirkst.:*** ▸Calcium u./oder ▸Vitamin D; ▸Östrogene (bei Frauen in der Postmenopause); ▸Calcitonin (Hemmung der Osteoklasten); ▸Bisphosphonate (Hemmung der Knochenresorption) u. ▸Fluoride (z.B. Natriumfluorid, Natriumfluorophosphat; stimulieren die Osteoblasten). ***NW:*** bei zu hoher Dosierung von Fluoriden Verkalkungen der Sehnen und Bänder sowie Skelettfluorose mit erhöhter Knochenbruchgefahr, daher Fluoridbehandlung nur unter Röntgenkontrolle.

**Osteoporọse|prophylaxe:** s.u. ▸Osteoporose.

**Osteo|psa|thyrọsis:** ▸Osteogenesis imperfecta. E osteopsathyrosis.

**Osteo|radio|nekrọse:** Knochennekrose nach zu hoch dosierter Strahlentherapie; evtl. mit Spontanfraktur (z.B. des Schenkelhalses nach gynäkolog. Bestrahlung). E osteoradionecrosis.

**Osteo|sarkọm:** Knochensarkom, i.e.S. das osteoplastische Sarkom; häufigster bösartiger Knochentumor, vorwiegend bei Jugendlichen; v.a. an den Metaphysen des Kniegelenks u. am proximalen Humerus. ***Klinik:*** zu Beginn eher unspezifisch; je nach Tumorwachstum (Differenzierungsgrad, osteoblastisch u./oder osteolytisch): schmerzhafte Periostablösung, Spontanfraktur, tastbare Schwellung. ***Diagn.:*** (s.a. ▸Knochentumoren) Röntgen u. röntgenologische Zusatzverfahren, Biopsie. ***Ther.:*** präoperative Chemotherapie, radikale chirurgische Entfernung u.

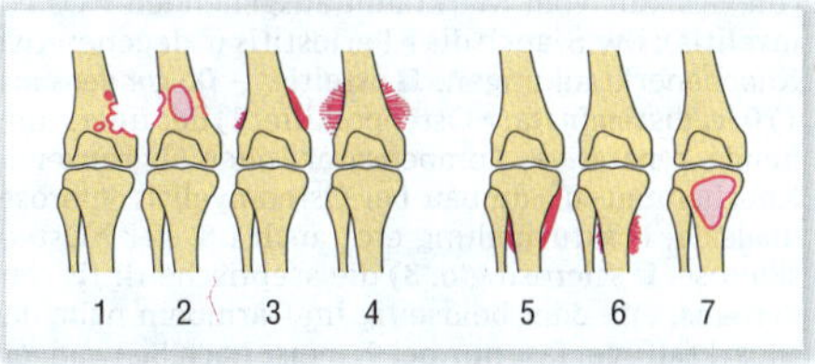


**Osteosarkom:** charakteristische Zeichen im Röntgenbild (Einteilung nach UEHLINGER). 1–4: osteolytisches, osteoklast., osteophyt. u. kombin. Tumorwachstum; 5–7 EWING-Sarkom: Knochenlamellen, Spiculae, Osteolysen. [556]

ggf. anschließende Chemotherapie. E osteosarcoma. **1)** osteogenes Sarkom: a) Chondro-, b) osteoplastisches Sa. **2)** Spindelzell- u. Fibro-Sa. **3)** medullogenes Sa.: a) EWING-Sa., b) Retikulo-Sa., c) Plasmozytom, d) Leukämien u. Lympho-Sa. E osteosarcoma.

**Osteo|sklerọse:** **1)** Eburnisation, Eburneation: umschriebene oder generalisierte Knochenhypertrophie (End-, Periostose oder Spongiosklerose), mit Zunahme der Knochenhärte u. Verminderung der dynam. Belastbarkeit. **Primäre O.** bei sog. generalisierten O.-Syndromen wie ▸Marmorknochenkrankheit (= Osteosclerosis congenita diffusa s. fragilis generalisata), CAMURATI-ENGELMANN-Syndrom (= systematisierte sklerot. O.), Melorrheostose (= rezessiv erbliche, enostal-periostale O.), Osteopoikilie, FAIRBANK-Dysostose, UEHLINGER-, PYLE-, KOSZEWSKI-, FANCONI-SCHLESINGER-, VAN-BUCHEM-, CAFFEY-SILVERMAN-, LAMY-MAROTEAUX-, TOURAINE-SOLENTE-GOLÉ-Syndrom. **Sekundär-reaktive O.** bei entzündl., tumorösen u. degenerat. Prozessen, ferner die renale O. (s.u. ▸Osteodystrophie, renale). E osteosclerosis. **2)** ▸Osteomyelofibrose.

**Osteo|synthẹse:** *Chirurgie* op. Vereinigung reponierter Knochenfragmente (z.B. nach Bruch, Osteotomie) durch (temporäres) Einbringen extra- oder intramedullärer Kraftträger. ***Verfahren:*** Schrauben-O.; Platten-O. (▸Druckosteosynthese); ▸Marknagel-O. (mit oder ohne Verriegelung); ▸Zuggurtung; ▸Spickdraht-O.; ▸Fixateur externe; ▸dynamische Hüftschraube (DHS); ▸Gelenkprothese. Bei Substanzdefekten kombiniert mit Verwendung von Knochenzement als Verbund-O. ***Belastbarkeit:*** Die O. erlaubt sofortige Beübung, also Bewegung ohne Belastung (= übungsstabil), unter Teilbelastung (= teilbelastungsstabil) oder voller Belastung (= belastungsstabil). E osteosynthesis.

**Osteo|tọm:** Säge für Knochendurchtrennung. E osteotome.

**Osteo|tomịe:** *Chirurgie* Knochendurchtrennung. ***Formen:*** linear quer oder schräg, bogen-, zylinder-, V-, stufen- oder keilförmig, kongruent-sphärisch = glenoidal. Zumeist mit anschließender Osteosynthese; entweder als vollständige O. nach Freilegen u. Abschieben des Periosts (evtl. nach Vorbohrung = Bohr-O.) oder als »weiche O.« (z.B. beim Kind) mit Teildurchmeißelung u. nachfolgender Frakturierung. ***Anw.*** zur Verkürzung, Verlängerung, Achsenumstellung (= Korrektur-, Abwinkelungs-O.), Rotation oder Abstützung; z.B. als valgisierende u. varisierende O. am koxalen Femurende (zur Vergrößerung bzw. Verkleinerung des CD-Winkels bei Coxa vara congenita u. Koxarthrose bzw. bei angeborener Hüftluxation mit Coxa valga, PERTHES-Krankheit). E osteotomy.

**Osteo|zyt, -cytus:** ruhende »Knochenzelle« (▸Osteoblast), die sich in einer von ihr gebildeten Höhle aus Knochensubstanz befindet. Der O. ist arm an Mitochondrien u. Ergastoplasma, fermentfrei und besitzt Zytoplasmafortsätze. E osteocyte.

**Ostio|folliculitis:** *Dermatologie* ▸BOCKHART-Krankheit.

**Ostịtis:** Entzündung von Knochengewebe, i.e.S. die von den Gefäßen der HAVERS-Kanäle ausgehende (im Ggs. zur vom Markraum ausgehenden ▸Osteomyelitis); i.w.S. auch die ▸Periostitis u. degenerative Knochenerkrankungen. E osteitis. – **O. condẹnsans: 1) O. c. disseminata:** ▸Osteopoikilie. **2)** der überschießende reparative, kompensator. oder abgrenzende Knochenneu- u. -umbau bei Osteomyelitis, -porose, -malazie, Frakturheilung etc., auch i.S. der ▸Osteosklerose. E sclerosing o. **3)** die aseptische Iliitis condensans, ein- oder beidseitig im Darmbein nahe der Iliosakralfuge, fast nur bei ♀, meist nach Schwangerschaft, mit Kreuzschmerzen oder Wurzelreizsyndrom. – **O. cystoides (multiplex):** ▸PERTHES-JÜNGLING-Krankheit. – **O. defọrmans:** ▸PAGET-Syndrom (1). – **O. fibrọsa cỵstica:** ▸ALBRIGHT-Krankheit bzw. ▸Osteodystrophia fibrosa generalisata. – **O. f. dissemịnata:** ▸JAFFÉ-LICHTENSTEIN-Syndrom. – **O. f. maxillạrum,** FRANGENHEIM-RUPP-Syndrom: langsam fortschreitende Verformung meist des Oberkiefers durch Anbau von regellos mit fibrösem Mark durchsetzten Knochenbälkchen oder durch Hyperzementose; zunächst monostisch, später mit Beteiligung von Hirnschädel = Leontiasis ossea, Extremitäten, Becken u. Wirbelsäule. – **O. fungọsa:** produktive ▸Knochentuberkulose. – **O., hyper|plạstische:** ▸MARIE-BAMBERGER-Syndrom. E hyperplastic o. – **O. mastoi|dea:** s.u. ▸Mastoiditis. – **O. necrọtica pụbis:** ▸PIERSON-, ▸VAN-NECK-ODELBERG-Syndrom. – **O. purulẹnta:** eitrige O. E purulent o. – **O. pycnọtica:** ▸SICARD-Syndrom (2), ▸Pyknodysostose. – **O. rarefịcans:** »lakunäre Resorption« als asept. Knochenabbau, posttraumatisch, degenerativ, bei Osteomyelitis. E rarefying o. – **O. tuberculọsa:** ▸Knochentuberkulose. E tuberculous o.

**Ọsti|um** *(latein.)* Plur. Ostia: Öffnung, Mündung. E ostium, orifice. – **O. abdominạle tụbae uterịnae:** die der Bauchhöhle zugewandte, von Fimbrien umgebene Öffnung des Eileiters; hier Aufnahme der Eizelle nach dem Follikelsprung. – **O. aọr|tae:** Öffnung der li. Herzkammer zur Aorta, mit Valva aortae. – **O. atrio|ventriculạre: 1) O. a. commune:** *Kardiologie* der ▸Atrioventrikularkanal. **2) O. a. dextrum:** die Öffnung zwischen re. Herzvorhof u. re. Ventrikel, mit Trikuspidalklappe. **3) O. a. sinistrum:** Öffnung zwischen li. Herzvorhof u. li. Ventrikel, mit Mitralklappe. – **O. cardịacum:** der obere ▸Magenmund; s.u. ▸Magen (dort Abb.). – **O. ileo|c(a)ecạle:** Mündung des Ileums in den Blinddarm, mit BAUHIN-Klappe. E ileocecal o. – **O. pharyngẹum tụbae auditoriae:** Öffnung der Ohrtrompete in den oberen Rachenraum. – **O. prịmum:** *Embryologie* ▸Foramen ovale primum, s.a. ▸Septum primum. – Der **O.-p.-Defekt** (= inkompletter ▸Atrioventrikularkanal) ist ein tief sitzender ▸Vorhofseptumdefekt. – **O. pylọricum:** Öffnung des Magenpylorus in den Zwölffingerdarm. E pyloric o. – **O. secụndum:** *Embryologie* ▸Foramen ovale secundum. – Der **O.-s.-Defekt** ist ein mittl.-zentraler ▸Vorhofseptumdefekt. – **O. trụnci pulmonạlis:** Öffnung des re. Ventrikels in die Pulmonalis, mit Taschenklappe (= Valva tr. p.). – **O. tympạnicum tụbae auditoriae:** Mündung der Ohrtrompete in die Paukenhöhle. – **O. urẹteris:** Mündung des Harnleiters in die Blase in der oberen-seitl. Ecke des Trigonums. – **O. urẹthrae extẹrnum:** die äußere Harnröhrenöffnung. E external urethral o. – **O. u. internum:** Öffnung der Harnblase in die Harnröhre am Blasenboden in der vorderen Spitze des Trigonums, s. Abb. E internal urethral o. – **O. ụteri:** die von den Muttermundslippen begrenzte Öffnung des Uterus an der Portiokuppe in die Scheide. – **O. uterịnum tụbae:** die Mündung des Eileiters in die »Tubenecke« der Gebärmutterhöhle. – **O. vagịnae:** die vom Hymen verschlossene bzw. von den Carunculae hymenales umgrenzte Öffnung zwischen Scheidenvorhof u. eigentl. Scheide. E vaginal opening. – **O. vẹnae cạvae:** Mündung der oberen bzw. unteren Hohlvene in den re. Herzvorhof. – **Ostia venạrum pulmonạlium:** die Mündungen der beidseitigen (jeweils zwei) Lungenvenen in den li. Vorhof unterhalb des Vorhofdaches.

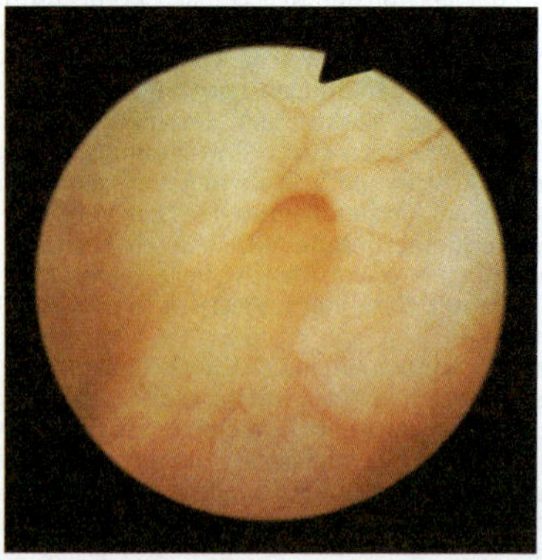

**Ostium urethrae internum:** zystoskopisches Bild (Prof. VAHLENSIECK, Bonn). [28]

**Ọstium|insuffizienz:** ▸Uretermündungsinsuffizienz. E vesico-ureteral orifice insufficiency.

**Ọstium|stein:** im Ostium ureteris verklemmter ▸Harnleiterstein.

**Ọ-Streptolysin:** s.u. ▸Streptolysin. E streptolysin O.

**Ọstrum-Fụrst-Syndrom:** (1942) Variante des KLIPPEL-FEIL-Syndroms (mit SPRENGEL-Syndrom u. Platybasie); ***Klinik:*** variable neurologische u. neurovegetative Störungen. E Ostrum-Furst syndrome.

**Oszillations|typen:** *Geburtshilfe* s.u. ▸Fluktuation.

**oszillatọrisch:** in Form von Oszillationen (Schwingungen). – **o. Nys|tagmus:** ▸Pendelnystagmus. E oscillatory, oscillating.

**Oszillo|graph:** Gerät zur Registrierung schnell veränderlicher Vorgänge, z.B. pulsatorischer Volumen- oder Druckschwankungen (insbes. Arterienpulse); als ▸Kathodenstrahl-O., ferner als Spiegel-, Infraton-O. E oscillograph.

**Oszillo|graphie̦:** in der Angiologie die graphische Aufzeichnung des zeitlichen Verlaufs von Druck- u. Volumenschwankungen innerhalb eines Gefäßabschnittes. Geschieht i.d.R. mit einem Oszilloskop, das die Schwankungen auf einem Bildschirm (Kathodenstrahlprinzip) sichtbar macht. Amplitudenhöhe u. -länge der Kurve sind ein Maß für Intensität u. zeitlichen Ablauf der Messparameter. Unterschieden werden eine **mechanische O.** über Blutdruckmanschetten u. eine **elektronische O.**, bei der spezielle Messfühler (z.B. elektronische Pulsabnehmer) über dem zu messenden Abschnitt angebracht werden. Die fortlaufende Darstellung der Messgrößen kann gleichzeitig auf Papierstreifen erfolgen. ***Anw.*** v.a. zur Erstellung von Extremitätenpulskurven bei Verschlussleiden. E oscillography.

**Oszillo|kardio|skọp:** ▸Elektrokardioskop. E electrocardiographic oscillograph.

**Oszillo|metrie̦:** Messung pulsatorischer Druckschwankungen (z.B. in der Blutdruckmanschette; maximale Amplitudenhöhe = oszillatorischer Index). E oscillometry.

**Oszill|opsie̦,** BRÜCKNER-Phänomen: v.a. beim Gehen u. bei intensiver Fixation auftretende subj. Sehstörung (Zittern u. Schwanken fixierter Objekte) bei ▸multipler Sklerose. E oscillopsia.

**Oszillo|skọp:** Kathodenstrahloszillograph. E oscilloscope.

**Oszillo|tono|graph:** mechanischer Pulswellenschreiber, bes. geeignet für sog. Stufenoszillometrie.

**Oszitation,** Chasmus: ▸Gähnkrampf. E oscitation.

**Ot...:** Wortteil »Ohr(en)«.

**Ot|ạl|gia, -algie,** Otodynie: Ohrenschmerz; i.e.S. der im Ohr (einschl. Tube) lokalisierte u. organisch nicht begründbare Schmerz; z.B. ausstrahlend von Parotis, Kieferprozessen und Kiefergelenkserkrankungen. Als O. reflectoria bei Prozessen im Trigeminus-, Glossopharyngeus-, Vagusbereich (z.B. Larynx, Pharynx, Molaren) bei Trigeminus-, Okzipital-, Zervikalneuralgie, als O. nervosa bei Hysterie, Neurose, als O. tabetica bei Tabes dorsalis (Intermedius-Degeneration). E otalgia, earache.

**Ota-Nävus, O.-Syndrom** (MASAO O., 1885–1945, Dermatologe, Tokio), Naevus fuscocoeruleus: angeborene oder bis zum 20. Lj. auftretende, meist einseitige, flächenhafte, stahlblaue bis blauschwarze Pigmentierung der Sklera, Konjunktiven u. augennahen Haut, evtl. mit bräunl. Flecken oder Streifen untermischt (histol.: ektop. Melanozyten). Gutartig, nur ausnahmsweise melanotisch entartend. E Ota's nevus.

**Ota-Ring:** in Japan gebr. ▸Intrauterinpessar.

**OTC-Mangel:** Abk. für ▸Ornithintranscarbamylase-Mangel.

**OTD:** *Radiologie* Abk. für ▸Organtoleranzdosis. E OTD.

**Ot|ektomie:** op. Entfernung von Mittel- oder Innenohrstrukturen. E otectomy.

**Ot|hämatom:** Bluterguss zwischen Knorpel u. Knorpelhaut sowie in Knorpelrissen der Ohrmuschel. *Ätiol.:* zumeist durch Trauma (z.B. »Blumenkohlohr« der Boxer). ***Klinik:*** umschriebene, anfangs fluktuierende, bläul. Auftreibung. ***Ther.:*** zur Prophylaxe bindegewebiger Organisation u. Verunstaltung sofortige op. Ableitung (Knorpelfenster an der Hinterfläche). E othematoma.

**Othello-Syndrom:** ▸Eifersuchtswahn. E pathologic jealousy, Othello syndrome.

**oticus** *(latein.)*: zum Ohr oder Gehör gehörig. E otic.

**Otitis:** Entzündung des Ohres oder eines seiner Teile. Hauptformen sind die ▸O. externa, ▸O. media (mit zahlreichen Unterformen) u. interna (▸Labyrinthitis); als Sonderformen die O. barotraumatica (▸Aerootitis) u. die O. tuberculosa. E otitis. – **O. barotraumatica:** ▸Aerootitis. – **O. externa:** O. des äußeren Gehörganges. **Umschrieben (O. e. circumscripta** = Gehörgangsfurunkel): v.a. im membranösen Teil, insbes. nach Haarbalgverletzung u. von Talgdrüsen ausgehend oder als Schwimmbadinfektion. Mit starken Schmerzen in Ohrmuschel u. Gehörgang, Druckschmerzhaftigkeit des Tragus, Ohrmuschel-, häufig auch Warzenfortsatzödem (Pseudomastoiditis), retromandibulärer und prätragaler Lymphadenitis. Meist mit spontaner Eiterentleerung, häufig rezidivierend. **Diffus:** nach direktem örtl. Reiz oder – häufiger – sekundär bei Ekzem, Trauma, Fremdkörper, Mittelohreiterung, mit zirkulärer stenosierender Schwellung, Spontanschmerz (beim Kauen, Sprechen) u. Druckschmerz sowie Juckreiz. Meist durch Pseudomonas aeruginosa oder Pilze (▸Otomykose) hervorgerufen. E inflammation of the external auditory canal. – **O. interna:** ▸Labyrinthitis. – **O. media,** Mittelohrentzündung: entzündliche Erkrankung des Mittelohrraumes. Es werden akute u. chronische Formen unterschieden, wobei Erstere meist bakteriell bedingt sind, Letztere eher multifaktorielle Ursachen aufweisen und oft auf dem Boden von Tubenventilationstörungen entstehen. Nach zeitl. Verlauf unterschieden in ▸O. m. acuta u. ▸O. m. chronica; weitere Unterscheidungen sind möglich nach klinischem Verlauf (z.B. ▸O. m. catarrhalis, ▸O. m. purulenta). – **O. m. acuta,** akute Mittelohrentzündung: v.a. durch die Ohrtrompete (▸Tuba auditoria) vom Nasen-Rachen-Raum her, seltener via Trommelfellperforation eingeschleppte bzw. hämato- oder lymphogene Entzündung der Paukenhöhlenschleimhaut. Meist verursacht durch Viren, hämolysierende Streptokokken, Staphylokokken, Haemophilus influenzae oder Pneumokokken (s.a. ▸Mukosusotitis). Vielfach als Säuglingsotitis. Evtl. Komplikationen durch Sinusitis, Mastoiditis, Meningitis, Hirnabszess, Sinusthrombose, Labyrinthitis, Cholesteatom, Fazialisparese, Pyramidenspitzeneiterung; s.a. Abb. E acute inflammation of the middle ear. – **O. m. catarrhalis,** Tuben-Mittelohrkatarrh: akute Entzündung des Mittelohres mit nur geringer Schwellung, starkem serösem Erguss (v.a. nach Tubenverschluss),

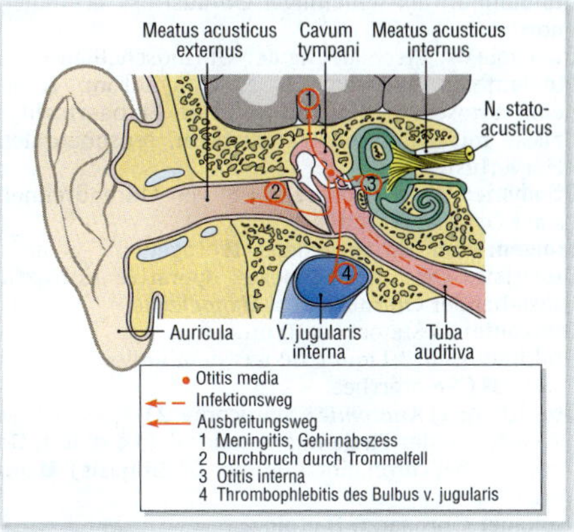


**Otitis media acuta:** mögliche Komplikationen bei Ausbreitung des Entzündungsprozesses. [53]

nicht schmerzhaftem Völlegefühl, vermindertem Hörvermögen, Knistergeräusch, durchscheinender, verschiebl. Exsudatlinie am transparenten, retrahierten Trommelfell, Gefahr von Adhäsivprozess bzw. Tympanosklerose. – **O. m. chronica,** chronische Mittelohrentzündung: rezidivierende oder gleichmäßig andauernde Entzündung der Paukenhöhlenschleimhaut. Rel. häufig bei unzureichender Mastoid-Pneumatisation u. Schleimhauthyperplasie, oft schon in der Kindheit entstanden. ***Formen:*** **O. m. epi|tympanica:** die »chron. Knocheneiterung« mit randständiger Trommelfellperforation, oft jahrelanger fötider Absonderung, Schallleitungsschwerhörigkeit, nur geringer Schmerzhaftigkeit; Sanierung nur durch Op. (z.B. Tympanoplastik); **adhäsive O. m. chr.:** ▸Paukenhöhlensklerose; **O. m. meso|tympanica:** die »chron. Schleimhauteiterung« mit zentraler Trommelfellperforation, aber ohne fötide Sekretion, Schallleitungsschwerhörigkeit u. Komplikationsgefahr, auch konservativ heilbar; **seromuköse O. m. chr.:** der chron. Tuben-Mittelohrkatarrh (Seromukotympanum) nach Infekten der oberen Atemwege mit Erguss der Paukenhöhle, Trommelfelleinziehung (z.T. auch Vorwölbung), Schallleitungsschwerhörigkeit. E chronic inflammation of the middle ear. – **O. m. purulenta,** Mittelohreiterung: durch Eitererreger hervorgerufene Mittelohrentzündung. Meist bei akuter Infektionskrankheit wie Grippe, Masern, Scharlach, Typhus, Diphtherie, Sinusitis. ***Klinik:*** starke, Tube u. Warzenfortsatz einbeziehende Schwellung. **Stadium I** (einige Std. bis 1 Wo.): sehr heftige, v.a. nächtl. Schmerzen, hohes Fieber, Hörverlust, beschleunigte Blutkörperchensenkung; **Stadium II** (nach Spontanperforation oder Trommelfellparazentese): Rückgang der Allgemeinzeichen, Sekretion aus dem Ohr (ca. 2 Wo.); **Stadium III** (ca. 1 Woche): Ausheilung. Otoskopisch: zunehmende Vorwölbung des tiefroten, verdickten, evtl. blutigblasigen Trommelfells oder aber Perforation (meist im hinteren-unteren Quadranten); Ausheilung (Schluss der Perforation) oder Übergang in chron. Eiterung bzw. Adhäsivprozess, mit Tympanosklerose, Gehörknöchelchennekrose (v.a. bei Scharlach!), Übergreifen auf Labyrinth u. Warzenfortsatz. – **O. tuberculosa:** primäre (Säuglingsalter) oder sekundäre (meist hämatogene) Organtuberkulose v.a. des Mittelohres. Zunächst Schleimhautbefall, nach käsigem Zerfall auf Periost u. Knochen (auch Mastoid) übergreifend. E tuberculotic otitis.

**Oto...:** Wortteil »Ohr(en)«, »Gehör«.

**Oto|biosis:** Befall durch die ektoparasitische »Ohrenzecke« **Otobius** (Argasidae) bei Haus- u. Wildtieren, gelegentl. auch beim Menschen in Mittelamerika u. anderen warmen Ländern. E otobiosis.

**Oto|blennor|rhö:** schleimiger Ohrausfluss. E otoblennorrhea.
**Oto|chalasis:** Erschlaffung der Ohrmuschelhaut.
**oto|dentales Syndrom:** ▸COSTEN-Syndrom; ferner eine autosomal-dominant vererbte Ektodermaldysplasie mit Zahnkronenanomalie u. sensoneuralem Hörverlust.
**Ot|odynie:** Ohrenschmerzen i.S. von Ohrenbrennen; s.a. ▸Otalgia. E otodynia.
**oto|gen:** vom Ohr ausgehend. E otogenous, -genic.
**Oto|klisis,** Otoclisis, Otopexie: operative Korrektur abstehender Ohrmuscheln. E otocleisis.
**Oto|konien:** ▸Statoconia. E otoconia.
**Oto|liquor|rhö:** ▸Liquorrhö aus dem äußeren Gehörgang. E CSF otorrhea.
**Oto|lithen: 1)** *Anatomie* ▸Statoconia. **2)** *Otologie* Konkrement in der Paukenhöhle oder dem äußeren Gehörgang bei chron. Entzündung (**Otolithiasis**). E otoliths.
**Oto|loge:** Ohrenarzt. E otologist.
**Oto|masto|iditis:** Otitis media mit Mastoiditis. E otomastoiditis.
**Oto|myiasis:** Parasitenbefall des äußeren Gehörganges; s.a. ▸Myiasis.
**Oto|mykose:** Erkrankung des äußeren Gehörganges durch im Ohr lebende, fakultativ pathogene Pilze. E otomycosis.
**oto-okulo-renales Syndrom:** ▸ALPORT-Syndrom.
**oto-palato-digitales Syndrom: I)** (TAYBI 1962) X-chromosomal-semidominant vererbtes Syndrom mit Gaumenspalte, Schwerhörigkeit u. breiten distalen Phalangen u. Nägeln. **II)** (FITCH 1976) X-chromosomal vererbtes Syndrom mit den Befunden ähnlich der Trisomie 18. E otopalatodigital syndrome.
**Oto|pexie:** *Chirurgie* ▸Otoklisis.
**Oto|phym:** von Bindegewebe u. Talgdrüsen ausgehende Ohrmuschelhypertrophie. E otophyma.
**Oto|pupillar|reflex:** ▸Pupillokochlearreflex. E otopupillary reflex, pupillocochlear r.
**Oto|pyor|rhö:** eitriger ▸Ohrenfluss. E otopyorrhea.
**Oto|rhino|laryngo|loge:** Arzt für Hals-Nasen-Ohren-Heilkunde. E ear-nose-and-throat (= ENT) specialist, oto-rhino-laryngologist.
**Otor|rhagie:** ▸Ohrblutung. E otorrhagia.
**Otor|rhö:** ▸Ohrenfluss. E otorrhea.
**Oto|salpingitis:** Tuben-Mittelohrkatarrh, s.a. ▸Otitis media (mit Beteiligung der Ohrtrompete). E otosalpingitis.
**oto-sino-bronchiales Syndrom:** rezidivierende katarrhal. Entzündung der oberen Luftwege mit Bronchopneumonie, Sinusitis u. Otitis media.
**Oto|sklerose:** erbliche (gynäkotrope), fortschreitende, meist symmetr. Erkrankung der knöchernen Labyrinthkapsel mit osteosklerot. Herden (v.a. ovales Fenster, auf den Stapes übergreifend, dadurch Ankylose); häufig auch Degeneration an CORTI-Organ u. Hörnerv. ***Klinik:*** Beginn schleichend (meist ab 2.–3. Ljz.): zunehmende Schallleitungsschwerhörigkeit, Ohrensausen, evtl. Innenohrschwerhörigkeit. ***Ther.:*** Stapedektomie oder Stapedotomie. E otosclerosis.
**Oto|skop:** ▸Ohrenspekulum; ferner das elektr. Otoskopiegerät mit Batteriehandgriff, Beleuchtungsquelle, Lupe u. Ansatz für div. Ohrspekula. Beide für die Untersuchung des äußeren Gehörganges einschl. Trommelfell (**Otoskopie**). E otoscope.
**oto|spondylo|mega|epiphysäre Dysplasie:** ▸OSMED.
**oto|toxisch:** auf das Gehörorgan (v.a. Nervus vestibulocochlearis) toxisch wirkend (z.B. Streptomycin, Kanamycin). E ototoxic.
**oto|verte|brales Syndrom:** ▸okuloaurikuläres Syndrom (GOLDENHAR); i.e.S. mit weniger ausgeprägten Augenbefunden.
**Ottawa-Charta:** grundlegendes Dokument, das 1986 von einem internationalen Gremium in Ottawa verabschiedet wurde u. Strategien der Gesundheitsförderung enthält.
**Ott-Zeichen:** Zeichen für die Beweglichkeit der Brustwirbelsäule; Längenzunahme einer stehend gemessenen, 30 cm langen Strecke distal des Dornfortsatzes des 7. Halswirbels. Normal sind 3–4 cm Streckenzunahme.
**O.U.** *(latein.)* Abk. für **O**culus **u**terque: *Ophthalmologie* beide Augen (betreffend ). E O.U.
**Ouaba|in** *(engl.):* g-Strophantin (s.u. ▸Strophanthin); ein ▸Herzglykosid.
**Ouchterlony-Technik** (ÖRJAN O., geb. 1914, Bakteriologe, Göteborg): zweidimensionale ▸Immunodiffusion in Agar(ose)gel-Platten (Agar-Gel-Doppeldiffusion) zur Identitätsuntersuchung u. halbquantitativen Bestimmung von Antigenen (z.B. Proteinlösungen; s. Abb.). E Ouchterlony technique.

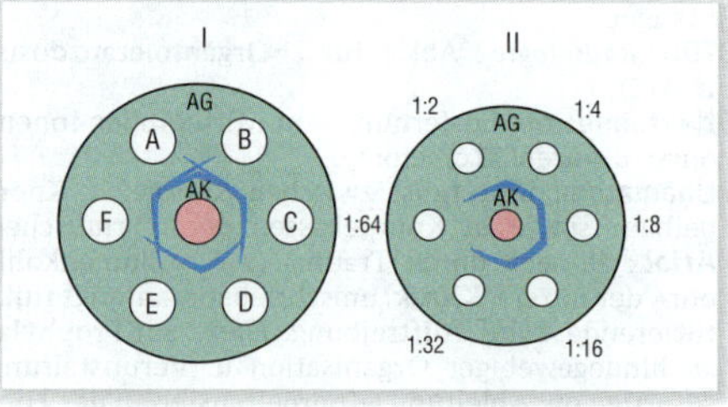


**Ouchterlony-Technik:** I) zweidimensionale Immunodiffusion nach OUCHTERLONY; zwischen A u. B sowohl Kreuzungsphänomen als auch Identitätsreaktion (also zwei verschiedene Antigen[AG]-Determinanten), zwischen B u. C sowie D u. E nur Identitätsreaktion, zwischen C u. D sog. Kommabildung (durch zusätzliche, verschiedene Determinanten), zwischen E u. F reines Kreuzungsphänomen, also völlige AG-Heterogenität. II) Modifikation der OUCHTERLONY-Technik (»Rosetten-Test«) für semiquantitative Präzipitinbestimmung. [208]

**Oudin-Methoden:** (1946) ▸Immunodiffusion in Agar(ose)gel-Röhrchen zur quantitativen Bestimmung von Antigenen (z.B. Proteinlösungen). E Oudin tests.
**OUP:** Abk. für **o**berer **U**mkehr**p**unkt (im EKG). E upper turning point.
**Out|put** *(engl.):* Ausstoß. **1)** ▸Herzminutenvolumen. **2)** Reizintensität (»Energie«) bei ▸Herzschrittmachern.
**oval(is):** eiförmig, länglich-rund. E oval.
**Ov|albumin:** Glykoproteid im Eiklar. E ovalbumin.
**Ovalo|zyt:** *Hämatologie* Elliptozyt. E ovalocyte.
**Ovar:** der Eierstock, ▸Ovarium; s.a. ▸Ovarial... E ovary. – **O., großes graues:** (E. PHILIPP) kleinzystische Degeneration der Eierstöcke mit reaktiv verdickter, grauer Tunica albuginea (u. klin. Symptomen des STEIN-LEVENTHAL-Sy.) als Folge plazentarer hormonaler Disbalance mit postnataler Degeneration des Keimepithels. E large gray o. – **O., polyzystisches,** polyfollikuläres Ovar: STEIN-LEVENTHAL-Syndrom bzw. polyzystische Veränderungen bei Follikelpersistenz u. bei zystischer Follikelatresie. E polycystic o.
**Ovar|ektomie:** ▸Ovariektomie. E ovarectomy.
**ova|rial:** zum ▸Ovarium gehörend, den Eierstock betreffend. E ovarian.
**Ovarial|abszess:** ▸Oophoritis mit eitriger Gewebseinschmelzung. E ovarian abscess.
**Ovarial|agenesie:** ▸Agenesia ovarii. E ovarian agenesis.
**Ovarial|blutung: 1)** intraperitoneale Blutung aus gesprungenem Follikel, Corpus luteum oder hämorrhag. Ovarialzyste. ***Klinik:*** peritonealer Schock, Gefahr der retrouterinen Hämatozele, evtl. Verblutungstod. E ovarian bleeding. **2) Ovarial|hämatom:** nach Blutung in Follikel, Gelbkörper oder Zyste. E o. hematoma.
**Ovarial|dys|genesie:** Fehlentwicklung des Eierstocks mit Bildung sog. streaks (wie beim TURNER-Syndrom; jedoch ohne gleichzeitigen Kleinwuchs u. ohne Pterygium). Kein einheitlicher Karyotyp (auch XX). E ovarian dysgenesis.

**Ovari|algie:** Schmerzen in der Eierstockgegend. E ovarialgia.
**Ovarial|gravidität:** extrauterine ▸Schwangerschaft im Eierstock; meist intrafollikulär (Fruchtausreifung möglich, aber extrem selten); bei entzündlichen oder endometriotischen Veränderungen evtl. oberflächlich; auch in Follikelnähe = superfollikulär (meist mit Fruchtkapselaufbruch bis zur 6. Wo.; Symptom: Blutung). E ovarian pregnancy.
**Ovarial|hernie:** ▸Hernia ovarialis. E ovarian hernia.
**Ovarial|hormone:** die im Ovar unter Einfluss hypophysärer ▸Gonadotropine erzeugten Hormone: ▸Östrogene in der Follikel- u. Gelbkörperphase, Progesteron, 20α-Progesterol, 17α-Hydroxyprogesteron u. kleine Mengen Androgene (Androstendion, Testosteron, Dehydroepiandrosteron) v.a. in der späten Follikel- u. Gelbkörperphase. E ovarian hormones.
**Ovarial|hyper|nephrom:** ▸Mesonephroma ovarii. E hypernephroma ovarii.
**Ovarial|hypo|plasie:** Unterentwicklung der Ovarien; entweder als primäre Ovarialhypogenesis oder evtl. sekundär mit mangelhafter Entwicklung des reichlich vorhandenen Keimparenchyms. E ovarian hypoplasia.
**Ovarial|in|suffizienz:** Funktionsschwäche der Ovarien; **primäre O.** mit prim. Amenorrhö oder Zyklusstörung oder mit sek. Amenorrhö nach kurzer Funktionsdauer (z.B. bei Ovarialhypoplasie); **sekundäre O.** entweder Folge gonadotroper Hypophysenvorderlappeninsuffizienz (z.B. beim SHEEHAN-Syndrom) oder hypothalamisch bedingt oder aber – häufig – psychogen (mit Amenorrhö, Anovulation, Sterilität). Unterschieden als »vegetative O.« (inkretorische Ausfälle mit vegetat. Beschwerden) u. als »generative O.« (Störung von Follikelwachstum, Ovulation, Gelbkörperbildung u. damit der Fertilität). E ovarian failure.
**Ovarial|karzinome:** bösartige, vom Oberflächenepithel abgeleitete Tumoren des Eierstockes. Dritthäufigstes Genitalneoplasma der Frau; prognostisch am ungünstigsten, da der Tumor meist im fortgeschrittenen Stadium entdeckt wird u. da es sich oft um sehr schnell proliferierende Malignome handelt. Betroffen sind meist ältere Frauen; u.a. gelten familiäre Disposition u. Kinderlosigkeit als Risikofaktoren. ***Klinik:*** oft lange Zeit symptomlos; Verdachtshinweise sind eine Resistenz im Bereich der Adnexe bzw. im Unterbauch (z.B. im DOUGLAS-Raum) oder Aszites. ***Diagn.:*** vielfältige Differentialdiagnose (s.u. ▸Ovarialtumoren); u.a. gyn. Untersuchung, CA-125-Tumormarker, (transvaginale, transabdominale) Sonographie, ggf. DOPPLER-Sonographie, evtl. Abrasio, evtl. Laparoskopie, Computer-, Kernspinresonanztomograpie. ***Klassifik.:*** erfolgt nach dem ▸TNM-System bzw. nach der FIGO-Stadieneinteilung (Tab.). Des Weiteren werden nach klinischen Prognosemerkmalen u. Risikofaktoren Low-Risk- u. High-Risk-Tumoren unterschieden. ***Ther.:*** je nach Stadium u. Tumortyp: Operation, Chemotherapie (adjuvant, kurativ, palliativ), evtl. Strahlentherapie. E ovarian carcinoma.
**Ovarial|kystom:** ▸Cystadenoma.
**Ovarial|myom:** das seltene (Fibro-)Leiomyom des Ovars, meist gestielt, evtl. doppelseitig. E ovarian myoma.
**Ovarial|tumoren:** Oberbegriff für gut- oder bösartige (evtl. Borderline-Malignität) Tumoren des Eierstocks, die vom Oberflächenepithel, von den Keimzellen oder dem Stroma ausgehen. Zur histologischen Einteilung s. Tab. u. Abb.; s.a. ▸Ovarialkarzinom, ▸LMP-Tumoren. E tumors of the ovary.
**Ovarial|venen-Syndrom (Clark):** ▸Ureter-Ovarika-Kompressions-Syndrom. E ovarian vein syndrome.
**Ovarial|zyklus:** ▸Genital-, ▸Menstruationszyklus. E ovarian cycle.
**Ovarial|zyste:** Retentionszyste im Eierstockfollikel (Follikel-, Luteinzyste, kleinzyst. Degeneration) oder im Corpus luteum (»cysticum«); ferner die zystische ovarielle ▸Endometriose u. das ▸Cystadenoma. E ovarian cyst, oophoritic c.

| Stadium | Befund |
|---|---|
| **I:** | **Tumor auf Ovar(ien) beschränkt** |
| IA: | Tumor auf ein Ovar beschränkt<br>- kein Oberflächentumor, Kapsel intakt<br>- Oberflächentumor u./oder Kapsel rupturiert |
| IB: | Tumor auf beide Ovarien beschränkt<br>- kein Oberflächentumor, Kapsel intakt<br>- Oberflächentumor u./oder Kapsel rupturiert |
| IC: | Ovar(ien) befallen, mit Aszites oder zytologisch positiver peritonealer Spülflüssigkeit |
| **II:** | **Primärtumor mit pelviner Ausdehnung** |
| IIA: | Ausbreitung auf Uterus oder Tuben |
| IIB: | Infiltration anderer Beckenorgane |
| IIC: | wie IIA/IIB, aber mit Tumor an der peritonealen Oberfläche u./oder positiver Spülzytologie u./oder Aszites mit Tumorzellen |
| **III:** | **Primärtumor mit Befall der Abdominalorgane außerhalb des kleinen Beckens, der retroperitonealen Lymphknoten oder des Dünndarms u. des Omentums (einschließlich Leberkapsel): evtl. nur histologisch nachweisbar** |
| IIIA: | Befall außerhalb des kleinen Beckens nur histologisch nachweisbar |
| IIIB: | intraabdominal makroskopische Metastasen < 2 cm Durchmesser |
| IIIC: | intraabdominal makroskopische Metastasen > 2 cm Durchmesser oder tumorbefallene retroperitoneale Lymphknoten |
| **IV:** | **Fernmetastasen (Leberparenchymmetastasen, zytologisch positiver Pleuraerguss usw.)** |

**Ovarialkarzinome:** Stadieneinteilung (FIGO). [200]

**ova|ricus** *(latein.):* zum Eierstock (Ovar) gehörend.
**Ovar(i)|ektomie:** op. Entfernung eines oder beider Eierstöcke wegen Erkrankung (Zyste, Tumor) oder zur Ausschaltung der endokrinen Funktion (z.B. bei Mammakarzinom); auch als operativ-pelviskopischer Eingriff möglich. Bei gutartigem Prozess u. jungen Frauen nur partiell (Erhaltung von Fertilität oder – zumindest – Menstruationszyklus); bei bösartigem Prozess u. im Klimakterium grundsätzlich Total-Op. E ovariectomy.
**ovarielles Hyper|stimulations|syndrom,** Abk. OHSS: Krankheitsbild, bei dem es zum Heranreifen mehrerer Eibläschen kommt u. das von einer massiven Erhöhung der Gefäßpermeabilität mit Wasser- u. Elektrolytverschiebungen gekennzeichnet ist. Wegen des Verlusts an intravasalem Protein treten Ödeme auf. Die Erhöhung des Hämatokrits hat eine Häufung thromboembolischer Komplikationen zur Folge. Die Pathogenese ist bisher nicht geklärt. Davon abzugrenzen ist die ovarielle Über- u. Hyperstimulation, die ausschließlich in der zweiten Zyklushälfte u. nach Applikation von HCG beobachtet wird.
**Ovarika-Syndrom:** ▸Ureter-Ovarika-Kompressionssyndrom. E ovarian vein syndrome.
**Ovario|hyster|ektomie:** ▸Uterusexstirpation mit Ovariektomie. E ovariohysterectomy.
**Ovario|pexie:** op. Fixierung des – abnorm gelegenen – Eierstocks. E ovariopexy.
**ovari(o)|priv:** durch Funktionsausfall oder Entfernung der Ovarien bedingt.

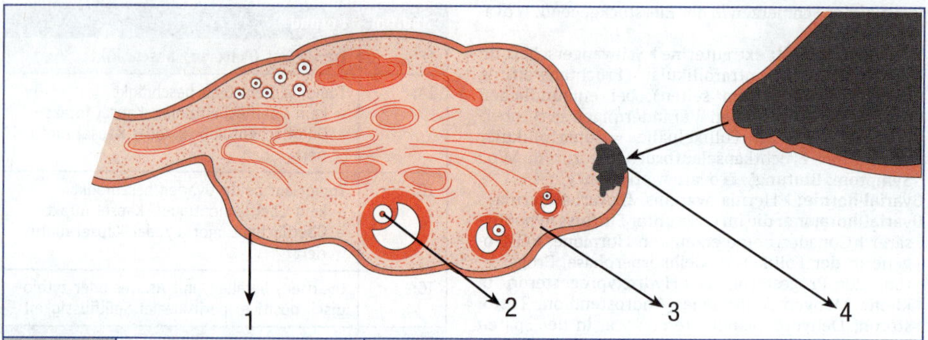


| Ursprung | 1. Oberflächenepithelzellen (gewöhnliche epitheliale Tumoren) | 2. Keimzelle | 3. Keimstrangstroma | 4. Ovarialmetastasen |
|---|---|---|---|---|
| Häufigkeit | 65–70 % | 12–20 % | 5–10 % | 5 % |
| Typen | • seröser Tumor<br>• muzinöser Tumor<br>• endometrioider Tumor<br>• Klarzelltumor<br>• BRENNER-Tumor<br>• unklassifizierbare Tumoren | • Teratom<br>• Dysgerminom<br>• endodermaler Sinustumor<br>• Chorionkarzinom | • Fibrom<br>• Granulosa- Theka-zelltumor<br>• SERTOLI-LEYDIG-Zelltumor | |

**Ovarialtumoren:** Histogenese (nach ROBBINS, 1989). [123]

**Ovario|salping|ektomie:** op. Entfernung eines od. beider Eierstöcke einschließlich der Eileiter. 🅴 ovariosalpingectomy.

**Ovario|tomie:** Inzision oder Spaltung des Ovars. 🅴 ovariotomy.

**Ovario|zele: 1)** ▸Hernia ovarialis. **2)** Verlagerung des Ovars in eine DOUGLAS-Hernie. 🅴 ovariocele.

**Ova|rium,** Ovar, Oophoron: der sich in der Genitalleiste aus eingewanderten Urkeimzellen etwa in der 10. Embryonal-Wo. differenzierende, ca. pflaumengroße, paarige »Eierstock« bds. an der hinteren-seitlichen Beckenwand (im Mesovarium). Mit Margo liber u. mesovaricus, Extremitas tubaria u. uterina u. Hilus; gehalten durch das Ligamentum proprium u. Lig. suspensorium. ***Aufbau:*** Keimepithel (äußere Umkleidung), rel. dichte Rindenschicht (mit Oogonien, Ovozyten, Primär- u. GRAAF-Follikel, Corpus luteum, Corpora albicantia) u. zentrale Markschicht (Zona vascularis; mit dem Rete u. dem Stroma ovarii zwischen den GRAAF-Follikeln). Im Hilus Eintritt der Arterien (Äste der Aa. ovarica u. uterina), Venen u. Lymphgefäße. ***Funktionen:*** als »generative Funktion« die Produktion befruchtungsfähiger Eier (▸Follikelreifung, ▸Ovulation, ▸Luteinisation) während der fertilen Phase (etwa 13.–45. Lj.); als »inkretorische« oder »vegetative« Funktion die Östrogen- u. Gestagen-Produktion. S. a. ▸Ovar, ▸Ovarial..., ▸Eierstock... 🅴 ovary, ovarium.

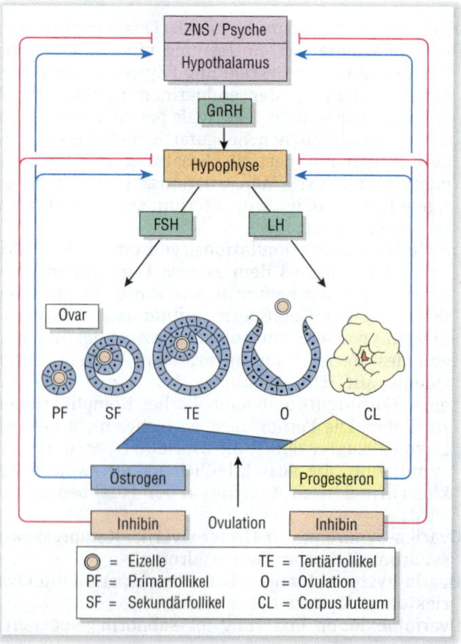


**Ovarium:** Regelkreis zwischen Hypothalamus, Hypophyse u. Ovar. [53]

**Over|driving** *(engl.): Kardiologie* die »schnelle« ▸Vorhofstimulation.

**Over|flow** *(engl.):* ununterbrochene Sekretion oder Exkretion (z. B. von Harn).

**Over|hang** *(engl.):* übermäßige Nachwirkung der ▸Narkose.

**Over|head-Methode** *(engl.): Orthopädie* schonende geschlossene Einrenkung der angeborenen Hüftluxation (über den hinteren Pfannenrand) durch 1- bis 3-wöchige Extension (mit Pflaster- oder Zinkleimzug) in vertikaler Richtung (nach oben, mit zunehmender Abduktion); evtl. mit Längsextension.

**Overholt-Klemme:** Operationsinstrument; an der Spitze gebogene lange Klemme zum Präparieren u. Abklemmen von Gefäßen in größerer Tiefe.

**Overholt-Lagerung** (RICHARD HOLLIS O., geb. 1901, Thoraxchirurg, Boston): bei Segmentresektion oder Lobektomie der Keimverschleppung in gesunde Lungenpartien entgegenwirkende Bauchlage mit Kopf u. kranker Seite als tiefstem Punkt.

**Overlap-Syndrome** *(engl. overlap = überlappen, überschneiden):* Krankheitsbilder, deren Symptomatik nicht eindeutig einer bestimmten Krankheit zuzuordnen ist; z. B. *rheum* bei Kollagenosen (davon wiederum eindeutig definiert u. mit charakteristischer HLA-Konstellation z. B. die »Mischkollagenose« oder das »Polymyositis-Sklerodermie-Syndrom«).

**Overprotection** *(engl.):* überbesorgte Art mit übermäßiger Hilfeleistung für Kinder, Kranke, Behinderte u. Ältere. O. kann die Betroffenen daran hindern, eigene Aktivitäten zu entfalten u. Bewältigungsstrategien zu erlernen, und dadurch zu Unsicherheit u. Angst führen.

**Over|suppression** *(engl.)*: ▸Post-Pill-Amenorrhö.
**overwhelming post splenectomy infection syndrome** *(engl.)*, OPSI-Syndrom: Entwicklung einer schweren Allgemeininfektion bei fehlender Milz (nach Splenektomie); kann auch Jahre nach der Op. auftreten, v.a. wenn diese im Kindesalter stattfand. Die Ursache wird im Verlust lienaler Makrophagen vermutet, die als einzige phagozytierende Zellen des Körpers in der Lage sind, auch ohne ausreichenden spezifischen Antikörpertiter eingekapselte, mit einer Polysaccharidhülle versehene Keime zu beseitigen (meist Pneumokokken u. andere grampositive Bakterien).
**Overzier-Syndrom** (CLAUS O., geb. 1918, Internist, Mainz): (1962) der echte ▸Agonadismus.
**ovi-:** Wortteil »Ei« (Ovum); s.a. ▸ovo..., ▸oo...
**Ovi|ductus, -dukt: 1)** *Embryologie* Eileiter u. Gebärmutter als Abkömmlinge des Ductus paramesonephricus. Autosomal-rezessiv erbliche Persistenz beim Mann durch Anti-MÜLLER-Hormon-Mangel manifestiert sich in der Ausbildung von Tuben u. Uterus bei sonst unauffäll. ♂ Genitale (Pseudohermaphroditismus masculinus internus). **2)** *Anatomie* ▸Tuba uterina. **E** oviduct.
**ovi|ger** *(latein.)*: eitragend. **E** ovigerous.
**Ovina,** Schafpocken: ▸Ekthyma contagiosum. **E** ovinia, sheep-pox.
**Ovo...:** Wortteil »▸Ei...«, s.a. ▸oo..., ▸ovi...
**Ovo|cytus,** Oozyte: Keimzelle; entsteht aus der Oogonie durch meiotische Teilung. S.a. ▸Ei, ▸Eireifung, ▸Follikelreifung. **E** oocyte. – **O. primarius:** die zunächst diploide Keimepithelzelle, aus der bei der 1. meiotischen Teilung der 1. Polkörper hervorgeht. **E** primary o. – **O. secundarius:** die haploide Eimutterzelle, aus der nach der 2. meiotischen Teilung die Eizelle u. der 2. Polkörper entstehen. **E** secondary o.
**Ovo|genesis:** ▸Eireifung. **E** o(v)ogenesis.
**Ovo|gonium:** ▸Oogonie. **E** o(v)ogonium.
**Ovo|muko|id:** Mucoproteid im Hühnereiweiß. **E** ovomucoid.
**Ovo|testis:** Gonade aus testikulärem u. ovariellem Gewebe beim ▸Hermaphroditismus verus; Kerngeschlecht ♀ oder ♂; stets lokalisiert auf der Bahn des Hoden-Deszensus (zwischen Ovarienhöhe u. Skrotum). **E** ovotestis.
**Ovo|zentrum:** das anlässlich der Befruchtung durch das Spermium in die Eizelle eingeführte ▸Zentriol. **E** o(v)ocenter.
**Ovo|zyte:** ▸Ovocytus. **E** ovocyte.
**Ovula** *(latein.)*: kleine Eier, eiförm. Gebilde; *pharm* ▸Globuli. **E** ovules. – **O. Nabothi:** *Gynäkologie* ▸NABOTH-Eier. **E** Naboth's o. – **O. Graafiana:** ▸GRAAF-Follikel. **E** graafian o.
**ovulär:** die Eizelle bzw. das Ei betreffend. **E** ovular.
**Ovulation:** die normalerweise (»spontane« O.) durch Zusammenwirken der ▸Gonadotropine FSH u. LH ausgelöste Ausstoßung der reifen Eizelle (s. Abb.) aus dem GRAAF-Follikel (»Follikelsprung«) als enzymatischer u. ischämischer Effekt (Wachstumsdruck) etwa 14 Tage vor Menstruationsbeginn (»Ovulationstermin« bei 28-tägigem Zyklus um den 14., bei 32-täg. um den 18., bei 21-täg. um den 7. Tag); gelegentl. ausbleibend oder verzögert (»Ovulations-Lag«). Zeitpunkt der max. Empfängnisfähigkeit. Mehr oder weniger bestimmbar anhand von sog. Ovulationszeichen im ▸Scheidenabstrich u. Zervikalsekret (Menge, Aussehen, Spinnbarkeit, Farnkrauttest), von Basaltemperatur (s.a. ▸KNAUS-OGINO-Methode), Blutspiegeln gonadotroper u. ovarieller Hormone, durch Endometriumbiopsie, Sonographie, Laparoskopie, ferner anhand von Mittelschmerz, Ovulationsblutung, ▸prämenstruellem Syndrom. Als Beweis für eine stattgefundene O. gilt nur eine Schwangerschaft. **E** ovulation. – **O., induzierte:** O. als Folge psychischer u. nervöser Alteration bzw. gezielter Hormonmedikation (= **provozierte O.**; z.B. als Sterilitätsbehandlung bei anovulator. Zyklen) etc.

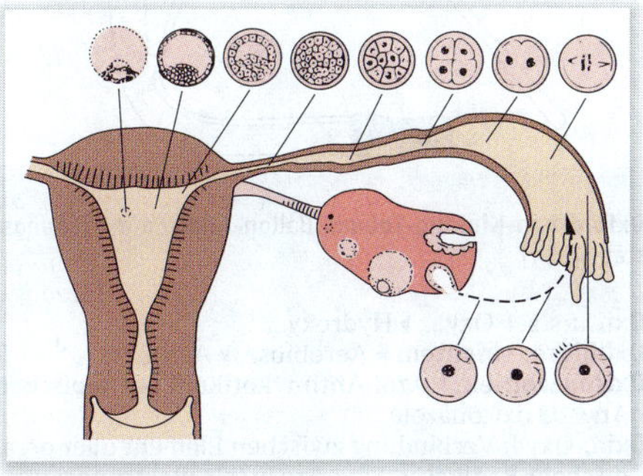

**Ovulation:** Eisprung, Befruchtung u. Nidation. [162]

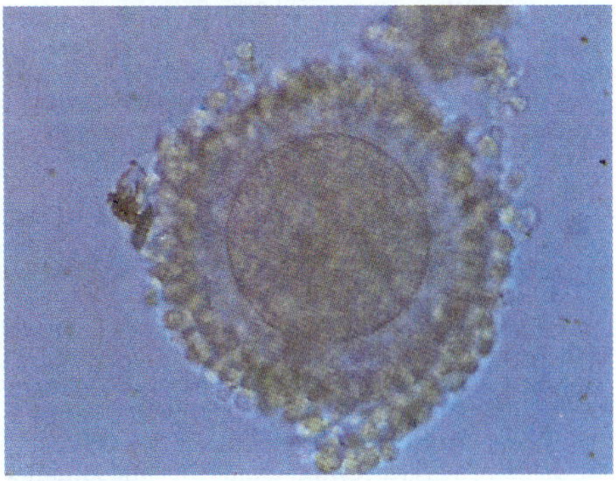

**Ovulation:** präovulatorische Eizelle. [287]

**Ovulationsauslöser:** Hormone zur ▸Ovulationsinduktion; ***Wirkst.:*** z.B. Clomifen (Antiöstrogen), Gonadorelin (▸gonadotropin releasing hormone).
**Ovulations|blutung:** ▸Mittelblutung. **E** midcyclical bleeding.
**Ovulationshemmer:** Östrogen-Gestagen-Präparat zur Empfängnisverhütung (Kontrazeption), das die Ovulation unterdrückt. ***Wirkung:*** Hemmwirkung auf die Ovulation durch Angriff am Hypothalamus-Hypophysenvorderlappen-System (wahrsch. auch direkt am Ovar); ferner – als Gestageneffekt – durch Herabsetzung der Permeabilität des Zervixschleims, Beeinflussung von Endometrium u. Tuben i.S. einer Verschlechterung von Eitransport u. Nidationsbedingungen. ***Anw.*** v.a. als orale Kontrazeptiva (»Pille«; nur 0–1 »Versager« auf 100 Frauenjahre = PEARL-Index; s.a. ▸Konzeptionsverhütung), ferner bei Dysmenorrhö, prämenstruellem Syndrom, Akne etc. u. zur Zyklusregulierung. ***NW*** v.a. der höher dosierten Präparate (50 µg Ethinylestradiol; s.a. ▸Mikropille): Übelkeit, Brustspannung, Gewichtszunahme (Wasserretention, Ödem), Müdigkeit, depress. Stimmung, Libidominderung (Gestageneffekt), Beinvenenbeschwerden, Amenorrhö (evtl. erst bei Absetzen), veränderte Serumwerte. ***Kompl.:*** Thromboembolie (Östrogen), Cholestase, Kohlenhydrat- u. Fettstoffwechseländerungen, arterielle Hypertonie. ***Kontraind.:*** Leberschaden, Enzymopathie, Sichelzellanämie, Thromboembolien, Hypertonie, schwere Migräne, Herz-Nieren-Leiden, hormonabhängiger Genitaltumor. Folgende ***Medikationsprinzipien*** existieren: **Einphasenpräparate:** Östrogen(Ö)-Gestagen(G)-Kombination vom 5.–25. Tag. **Zweiphasenpräparate:** Ö. in der 1., G. + Ö. in der 2. Phase (also normophasisch; mit Durchbruchovulation). **Zweistufenpräparate:** bei gleich bleibender Ö.-Dosis niedrig dosiert G. in der 1. Phase, in der 2. Phase höhere G.-Dosis. **Dreiphasenpräparate:** Hormondosierung dem natürlichen Zyklus nachempfunden: 1. Phase niedrig dosiert Ö. + G., 2. Phase leicht erhöhte Dosis von Ö. + G., 3. Phase Reduktion des Ö.-Anteils bei Erhöhung des G.-Anteils. **Monatspille:** Ö.-

+ G.-Präp. einmal im Mon.; s.a. ▸Interzeption (Postkoitalpille, »Pille danach«), ▸Minipille (keine Ovulationshemmer!). **Dreimonatsspritze:** intramuskulär verabreichtes, relativ hoch dosiertes Depot-Gestagen (alle 2–3 Mon.); wegen häufiger NW wie Zyklusunregelmäßigkeiten wenig verwendet. E oral contraceptives, ovulation suppressors.

**Ovulationsinduktion:** Auslösung eines Eisprungs durch Applikation eines zyklusstimulierenden Hormons (z.B. Clomifen oder Gonadorelin). E ovulation induction.

**Ovulations|timing:** medikamentöse Steuerung des Ovulationstermins; z.B. als Vorbereitung für die extrakorporale Befruchtung bzw. für ▸Embryotransfer.

**Ovulations|zeichen:** s.u. ▸Ovulation. E ovulation signs.

**ovulatorisch:** die Ovulation betreffend, mit erfolgender Ovulation (s.a. ▸anovulatorisch). E ovulatory.

**Ovulum** *(latein. = kleines Ei):* s.u. ▸Ovula. E ovule.

**Ovum** *(latein.):* das ▸Ei; die für die Befruchtung bereitstehende Eizelle. S.a. ▸Ovocytus. E ovum.

**Owren-Syndrom** (PAUL ARNOR O., geb. 1905, Internist, Oslo): **1)** (1943) ▸Parahämophilie A. E Owren's disease. **2)** passagere Knochenmarkaplasie oder -krise: Verschwinden der erythropoet. Stammzellen u. Megakaryozyten-Vorstufen, weitgehend auch der Myeloblasten u. Promyelozyten. *Ätiol.:* ausgelöst durch Parvovirus B19; meist bei Personen mit Kugel- oder Sichelzellenanämie, nach Knochenmarksschädigung (u.a. bei hämolytischer Anämie, Kwashiorkor) sowie bei Allergie. ***Klinik:*** akuter hochfieberhafter Beginn (Schüttelfrost) mit Erbrechen, Infekt oberer Luftwege (evtl. Otitis), Milztumor, Purpura. ***Diagn.:*** Sphärozytose, Leuko- u. Thrombopenie, negativer COOMBS-Test.

**Oxaceprol:** ein nichtsteroidales ▸Antiphlogistikum (acetyliertes Hydroxyprolin). E oxaceprol.

**Oxacillin:** ein Penicillinase-festes halbsynthet. Penicillin-Derivat (s.u. ▸Penicillin); gut wasserlöslich. ***Anw.*** i.v. (auch i.m.) v.a. bei Staphylokokken-Infektion. E oxacillin.

**Oxal|acetat:** Salz der ▸Oxalessigsäure. E oxaloacetate.

**Oxal|acetat|de|carb|oxylase,** UTTER-KURAHASHI-Enzym: Lyase mit der Reaktion: Oxalacetat ↔ Pyruvat + $CO_2$. E oxaloacetate decarboxylase.

**Oxal|ämie:** ▸Hyperoxalämie. E oxalemia.

**Oxalat:** Salz der Oxalsäure. E oxalate.

**Oxalat|blut:** durch Zusatz von Oxalat-Lsg. (Ausfällung des Blutcalciums als unlösliches Calciumoxalat) ungerinnbar gemachtes Blut zur Gewinnung von Plasma. E oxalated blood.

**Oxalat|nephropathie:** tubuläre Nierenschädigung bei Oxalsäurevergiftung; u.U. mit akuter ▸Niereninsuffizienz. E Oxalatnephrose, oxalate nephropathy, oxalate nephrosis.

**Oxalat|stein:** Harnkonkrement, bestehend aus – meist – Calciumoxalat-mono- oder -dihydrat (im Sediment: Hantel- bzw. Briefumschlagformen); s.a. ▸Calciumoxalatstein. E oxalate stone.

**Oxal|bernsteinsäure,** Tricarbonsäure, $HOOC–CH_2–CH(COOH)–CO–COOH$: Zwischenprodukt im ▸Citratzyklus, gebildet oxidativ aus Isozitronensäure; durch Decarboxylierung Übergang in α-Ketoglutarsäure. – Salze: Oxal(o)succinate. E oxalosuccinic acid.

**Oxal|essigsäure,** $HOOC–CH_2–CO–COOH$: Ketodicarbonsäure, mit zwei cis-trans-isomeren Enolformen: Hydroxymalein-, Hydroxyfumarsäure. Zentraler Metabolit im Citratzyklus (gebildet aus Äpfelsäure; mit Acetyl-CoA Kondensation zu Zitronensäure); verbindet die Gluconeogenese mit dem Eiweißstoffwechsel. – Salze: Oxal(o)acetate. E oxaloacetic acid.

**Oxaliplatin:** oxalsäurehaltiger Platinkomplex; Zytostatikum; ***Wirkung:*** reagiert mit DNA-Einzelsträngen u. verhindert die Teilung der Tumorzellen; kombinierte ***Anw.*** mit weiteren Zytostatika bei metastasierendem kolorektalem Karzinom. ***NW:*** u.a. Neutro- u. Thrombozytopenien, gastrointestinale Störungen, dosisabhängige kumulative periphere Neurotoxizität. E oxaliplatin.

**Oxalo|acetase:** C–C-Bindungen lösendes Enzym; Reaktion: Oxalacetat + $H_2O$ ↔ Oxalat + Acetat.

**Oxalose(-Syndrom),** primäre Hyperoxalurie, Calciumoxalatnephritis: angeborene, autosomal-rezessiv erbliche Enzymopathie mit Störung der tubulären Harnsäureresorption u. des Abbaus der Glyoxylessigsäure (Defekt der Glyoxalattransferase bei Typ 1, der D-Glycerindehydrogenase bei Typ 2) im Glykokoll-Oxalsäure-Stoffwechsel; mit Ablagerung von Calciumoxalaten in Knochen (Spontanfrakturen) u. Niere (Nephrokalzinose, -lithiasis, Hyperoxalurie) u. anderen Organen. E primary oxalosis.

**Oxal|säure,** Kleesäure, Acidum oxalicum: $HOOC–COOH \cdot 2\,H_2O$; eine Dicarbonsäure, z.B. in Sauerampfer, Rhabarber, Spinat, Kakao; Bestandteil wichtiger Stoffwechselprodukte (Oxalessigsäure, Oxalursäure, Oxalbernsteinsäure; s.a. ▸Hyperoxalurie). Ihr Salz Kalium bioxalicum (Kleesalz) verursacht Erbrechen, tetanische Krämpfe (infolge Calciumverarmung durch Bildung nicht resorbierbaren Calciumoxalats), Albumin-, Olig- u. Anurie, Urämie. E oxalic acid.

**Oxalsäure|diathese:** klin. Symptomatik bei Hyperoxalämie: Oxalatsteinbildung oder -kristallurie mit Nierenkoliken, Dyspepsie, Flatulenz, schleimigen Diarrhöen, Neuralgien, Migräne, Gelenkveränderungen (Typ PCP). E oxalic diathesis.

**Oxal|succinat:** Salz der ▸Oxalbernsteinsäure. E oxalosuccinate.

**Oxal|urie:** s.u. ▸Hyperoxalurie, ▸Oxalsäurediathese. – **O., intestinale:** ▸LOEPER-Syndrom. E (hyper)oxaluria.

**Oxazepam:** ein ▸Benzodiazepin; Tranquilizer. E oxazepam.

**Ox|azine:** Derivate des Oxazins (6-gliedr. Ring mit N u. O in p-Stellung); z.B. als (Phen-)Oxazinfarbstoffe. E oxazines.

**Ox|azole:** heterozyklische Verbindungen mit je einem O- u. N-Atom im ungesättigten 5-gliedr. Ring: Oxazoline u. Oxazolidine (mit teilweiser bzw. vollständ. H-Sättigung), Oxazolinone u. Oxazolone (mit zusätzl. Keto- bzw. Hydroxylgruppe). E oxazoles.

**Oxcarbazepin:** ein ▸Antiepileptikum; ***Anw.*** bei fokalen Anfällen. E oxcarbazepine.

**Oxedrin:** ein α-Sympathomimetikum (s.u. ▸Sympathomimetica); ***Anw.*** als Antihypotonikum. E oxedrine.

**Oxetacain:** ein Lokalanästhetikum zur topischen ***Anw.*** im Magen bei Ulkus u. Gastritis. E oxetacaine.

**Oxford-non-Kinking-Tubus:** Ballon-Tubus mit festem (durch Führungsstab streckbarem) Knick; aus rel. festem Gummi, nicht abknickend. So kurz, dass einseitige Intubation nicht möglich ist; s.a. Abb.

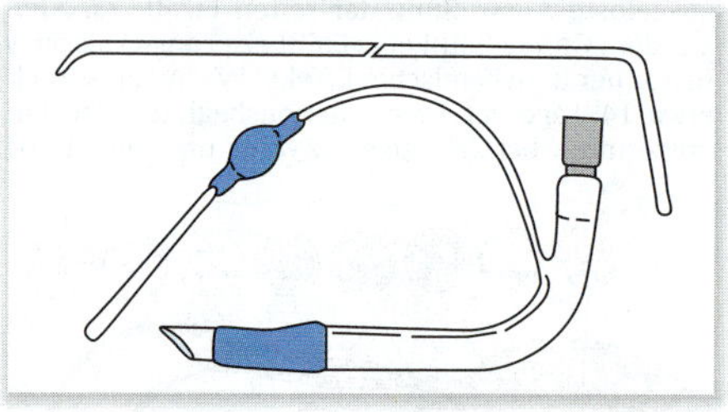

**Oxford-non-Kinking-Tubus:** Ballon-Tubus mit Führungsstab. [314]

**Oxi...:** s.a. ▸Oxy..., ▸Hydroxy...

**Oxi|biose, -bionten:** ▸Aerobiose, ▸Aerobier.

**Oxiconazol:** ein ▸Azol-Antimykotikum zur topischen Anw. E oxiconazole.

**Oxid,** Oxyd: Verbindung zwischen Element oder organischem Radikal u. Sauerstoff (als elektronegativer Bestandteil; analog dem Sulfid, Nitrid etc.). Bei mehrwertigen Elementen Angabe der Wertigkeit, z.B. Kupfer(I)-oxid = $Cu_2O$, Kupfer(II)-oxid = CuO; je nach Zahl der O-Atome als Mono-, Di-, Trioxid usw. E oxide.

**Oxi|dase:** ▸ Oxido-reductase mit Sauerstoff als Elektronenakzeptor (früher als »oxydierendes« oder »Oxydationsferment« bezeichnet); z.B. Cytochrom-Oxidase. E oxydase.

**Oxidase-positiv:** *Bakteriologie* s.u. ▸ Oxidasereaktionen. E oxydase positive.

**Oxidase|reaktionen:** *Bakteriologie, Histochemie* die auf Färbung von Chromogenen durch Oxidation beruhenden Nachweisverfahren für enzymatisch-oxidative Wirkungen in biologischem Material, z.B. in Gewebe oder Bakteriennährböden (zur Erkennung Oxidase-positiver Bakterien, v.a. Neisserien u. Pseudomonas); erfolgt z.B. durch das Reagenz »Paraphenylendiamin« (s.a. ▸ Nadi-Reagenz). E oxydase tests.

**Oxidation:** elementare, stets als ▸ Redoxreaktion erfolgende, Energie liefernde stoffl. Umsetzung, bei der einer der Reaktionspartner (Reduktionsmittel = Elektronendonator) unter Abgabe von Elektronen (= Oxidation) an den anderen (Oxidationsmittel = Elektronenakzeptor) oxidiert bzw. dehydriert (»verbrannt«) wird. E oxidation. – **O., biologische:** alle oxidativen Vorgänge im Intermediärstoffwechsel, auch bei der Biotransformation von Arzneimitteln. Erfolgt durch Oxidasen bzw. Oxygenasen; s.a. ▸ Fettsäureabbau, ▸ Glykolyse, ▸ Phosphorylierung, ▸ Decarboxylierung, ▸ Desaminierung. – **β-O.:** s.u. ▸ Fettsäureabbau.

**Oxidations|ferment, gelbes:** ▸ Flavin.

**Oxidations|mittel:** s.u. ▸ Oxidation. E oxidant(s).

**Oxidations|therapie, hämatogene,** Abk. HOT, Blutwäsche: Entnahme von 50 ml Blut, das nach Anreicherung mit gasförmigem Sauerstoff u. UV-Bestrahlung reinfundiert wird.

**Oxidations|wasser:** *Biologie* das bei der biol. Oxidation (v.a. durch Atmungskette) der zugeführten Nahrungsstoffe entstehende Wasser; Gesamtmenge beim Menschen ca. 400 ml/Tag. E water of combustion.

**Oxidations|zahl:** die auf der Vorstellung eines nur aus Ionen aufgebauten Moleküls basierende »elektrochem. Wertigkeit« des einzelnen Bausteines (Atom, Komplex-Ion), ausgedrückt als negativer oder pos. Zahlenwert, z.B. $^{-3}N$ in $NH_4Cl$ (da 4 $H^+$ + $Cl^-$ + $N^{3-}$). Wichtig für Redoxberechnung. E oxidation number.

**oxidativ:** durch (mit) ▸ Oxidation. E oxidative.

**Oxidi|metrie:** ▸ Redoxtitration. E oxidimetry.

**Oxido-reductasen:** Oxidoreduktionen (▸ Redoxreaktionen, ▸ Dismutationen) katalysierende Enzyme, z.B. Trans- u. Dehydrogenasen, Reductasen, (Per-) Oxidasen, Katalasen. E oxidoreductases.

**Oxilofrin:** ein $Beta_1$- u. $Beta_2$-Stimulator (▸ Sympathomimetikum); ***Anw.*** als Antihypotonikum bei orthostatischen Kreislaufregulationsstörungen.

**Oxime:** Kondensationsprodukte von Hydroxylamin mit Aldehyden bzw. Ketonen ($R_1R_2C{=}N{-}OH$). E oximes.

**Oxim|therapie:** Therapie bestimmter ▸ Phosphorsäureester-Vergiftungen, z.B. der Parathion-Vergiftung, mit Oximen. Als Präparat wird Obidoxim eingesetzt, welches – frühzeitig appliziert – die Lösung der Bindung zwischen Acetylcholinesterase u. dem Phosphorsäureester beschleunigt. E oxime therapy.

**Oxitriptan,** 5-Hydroxy-L-tryptophan: ein ▸ Antidepressivum. ***NW:*** gering (Magen-Darm-Störungen, Hypotonie), in Einzelfällen Eosinophilie-Myalgie-Syndrom. ***Kontraind.:*** schwere Niereninsuffizienz.

**Oxitropium|bromid:** ein Anticholinergikum (s.u. ▸ Parasympatholytica) zur inhalativen ***Anw.*** als Bronchospasmolytikum. E oxitropium bromide.

**Oxo-:** Bez. für ein Sauerstoffatom, dass an ein anderes Atom doppelt gebunden ist (=O). S.a. ▸ Keto... E oxo-.

**17-Oxo|steroide:** ▸ 17-Ketosteroide.

**Oxprenolol:** ein ▸ Betarezeptorenblocker, ▸ Antiarrhythmikum der Klasse II. E oxprenolol.

**Oxy-:** Wortteil: **1)** »(Luft-)Sauerstoff« (auch Präfix für »Hydroxy-« u.a. O-haltige Gruppierungen); s.a. ▸ Oxi...; **2)** »spitz«, »scharf«, »übermäßig« (= hyper...).

**Oxybuprocain:** ▸ Lokalanästhetikum zur topischen Anw. am Auge. E oxybuprocaine.

**β-Oxy|buttersäure:** ▸ β-Hydroxybuttersäure. E oxybutyric acid.

**Oxybutynin:** ein Anticholinergikum (s.u. ▸ Parasympatholytica); neurotrop-muskulotropes ▸ Spasmolytikum. ***Anw.*** bei Pollakisurie u. Nykturie.

**Oxy|cephalus:** (Greig) »Spitzschädel« als kraniofaziale ▸ Kraniostenose. – Auch Bez. für ▸ Turmschädel. E oxycephaly.

**Oxycodon:** ein starkes, zentral wirksames ▸ Analgetikum (▸ Opioid). E oxycodone.

**Oxyd(um):** alte Schreibweise für ▸ Oxid. E oxide.

**Oxydi|metrie:** ▸ Redoxtitration. E oxidimetry.

**Oxy|dose:** **1)** erhöhter Sauerstoffpartialdruck in Körpergeweben; s.a. ▸ Hypoxydose. **2)** ▸ Azidose. E oxidosis.

**Oxyfedrin:** Beta-Stimulator mit vorwiegend koronardilatierender Wirkung. ***Anw.*** bei Angina pectoris, Koronarinsuffizienz. E oxyfedrine.

**Oxy|gen(ium):** ▸ Sauerstoff. E oxygen.

**Oxyge|na|sen:** ▸ Oxidoreductasen mit Aktivität i.S. des Sauerstoffeinbaus. E oxygenases.

**Oxy|genation:** Sauerstoffzufuhr, -sättigung; s.a. ▸ Arterialisation, ▸ hyperbare Oxygenation. E oxygenation.

**Oxy|genator:** **1)** Gerät für die Arterialisierung ($CO_2$-Entzug, $O_2$-Zuführung) des temporär in einen extrakorporalen Kreislauf (Herz-Lungen-Maschine) geleiteten Blutes; als Dispersions-, Membran-, Scheiben-, Gitter-O. (s.u. ▸ Gibbon-Oxygenator). **2)** Gerät zur $O_2$-Insufflation. E oxygenator.

**Oxy|hämin:** ▸ Hämatin.

**Oxy|hämo|globin,** Oxy-Hb, $O_2$-Hb: das durch reversible Anlagerungsverbindung von molekularem $O_2$ mit dem 2-wertigen Häm-Eisen »sauerstoffbeladene« Hb als wesentliche Form für den $O_2$-Transport in das Gewebe (Einfluss auf $CO_2$-Bindung s.u. ▸ Haldane-Effekt). E oxygenated hemoglobin, oxyhemoglobin.

**Oxymetazolin:** ein peripher direkt wirkendes, ausschließlich α-Adrenorezeptoren erregendes ▸ Sympathomimetikum (Imidazolin-Derivat); Vasokonstriktor. ***Anw.*** lokal als Schnupfenmittel. E oxymetazoline.

**Oxy|metrie:** spektralphotometrische Bestimmung der Sauerstoffsättigung des Blutes durch Messen der Extinktionen bei 640 nm (für $O_2$-Hb) u. 805–830 nm (Gesamt-Hb) u. Errechnen der Konz. nach dem Lambert-Gesetz aus der Extinktion $I/I_0$ u. dem molaren dekad. Extinktionskoeffizienten ε. Meist unblutig im Durch- (z.B. Ohroxymetrie) oder reflektierten Licht (Reflexionsoxymetrie), seltener blutig (Durchleuchtung in Küvette). E oxymetry.

**Oxy|nervon|säure:** ▸ Hydroxynervonsäure. E oxynervone.

**Oxy|opia:** sehr ausgeprägte Sehschärfe. E oxyopia.

**Oxy|osmie, -os|phresie:** ▸ Hyperosmie. E oxyosmie, -osphresia.

**Oxyphenbutazon:** nichtsteroidales Antirheumatikum u. Analgetikum (obsolet). ***Anw.*** auf akute Schübe bei Gicht u. Spondylarthritis ankylopoetica (Bechterew) beschränkt. ***NW:*** wie bei ▸ Phenylbutazon, dessen Metabolit O. ist. E oxyphenbutazone.

**Oxy|phenyl-:** s.u. ▸ Hydroxyphenyl-.

**oxy|phil:** *Zytologie* ▸ eosinophil, ▸ azidophil. E oxyphilic.

**Oxy|phonie:** Sprechen mit scharfer Stimme. E oxyphonia.

**Oxypolygelatine:** ▸ Plasmaexpander (Gelatinederivat). E oxypolygelatin.

**Oxy|säuren:** ▸ Hydroxysäuren. E hydroxyacids.

**Oxytetracyclin,** 5-Hydroxytetracyclin: (Finlay u. M. 1950) ein ▸ Tetracyclin-Antibiotikum u.a. aus Streptomyces rimosus u. Str. platensis. E oxytetracycline.

**Oxytocica:** *Pharmazie* Mittel, die die Uterusmuskulatur zur Kontraktion anregen (»Wehenmittel«); ***Wirkst.:*** i.e.S. ▸Oxytocin, ▸Prostaglandine (z.B. Dinoproston, Sulproston) u. Mutterkornalkaloide (Dauerkontraktion durch Methylergometrin), i.w.S. u.a. Bradykinin u. Vasopressin. E oxytocic agents.

**Oxytocin:** in neurosekretorischen Neuronen des Hypothalamus gebildetes u. – gebunden an Neurophysine – zum Hypophysenhinterlappen transportiertes u. dort gespeichertes Hormon. ***Wirkung:*** regt die Kontraktion der Uterusmuskulatur u. der myoepithelialen Zellen der Brustdrüse (Milchejektion) an; die Kontraktionsbereitschaft des Uterus wird durch Östrogene (fördern) u. Gestagene (hemmen) variiert. ***Abbau:*** durch das Enzym **Oxytocinase**. ***Anw.*** in der Geburtshilfe (z.B. zur Geburtseinleitung, bei postpartaler Uterusatonie). E oxytocin, ocytocin.

**Oxytocin-Antagonist:** s.u. ▸Tokolytica.

**Oxytocin-(Empfindlichkeits-)Test,** O.-Sensibilitätstest: (W. ALLEN) klinische Bestimmung der Wehenbereitschaft des schwangeren Uterus anhand der O.-Dosen (i.v. 0,01 IE/min), die eine Wehentätigkeit auslösen. Heute stehen die Reaktion des Fetus auf die ausgelösten Wehen (Zustandsbeurteilung anhand der ▸Kardiotokographie) u./oder eine durch den Test bewirkte Geburtseinleitung im Vordergrund. E oxytocin sensitivity test.

**Oxy|uren:** *Helminthologie* ▸Oxyuridae.

**Oxy|uriasis:** ▸Enterobiasis. E oxyuriasis.

**Oxy|uridae,** Madenwürmer: eine Nematoden-Familie [▸Oxyuroidea]; ovi- oder vivipare Parasiten bei Wirbeltier u. Mensch (hier v.a. ▸Enterobius vermicularis; seltener Syphacia obvelata).

**Oxy|uris,** Lepturis: Gattung der Oxyuridae; Parasiten der Einhufer. – Auch alte Bez. für Aspiculuris tetraptera u. ▸Enterobius vermicularis.

**Oxy|uroidea:** Nematoden-Ordnung; u.a. mit den Familien (u. Gattungen): Oxyuridae (Oxyuris, Enterobius, Passalurus, Syphacia, Skrjabinema), Attractidae (Probstmayria), Heterakidae (Heterakis), Subuluridae (Subulura).

**Oxy|venierungs|behandlung:** intravenöse Zufuhr reinen Sauerstoffes (30–50 ml).

**Oxy|zephalus:** ▸Oxycephalus. E oxycephalia.

**OZ:** *Physik, Chemie* Abk. für ▸**Ordnungszahl**.

**Ozae|na,** Rhinitis atrophicans, Coryza foetida, Stinknase: chron.-progrediente Atrophie der Nasenschleimhaut u. -muscheln. Als genuine oder **primäre O.** auf fam.-konstitutioneller Basis (v.a. bei ♀; oft schon vor der Pubertät), als **sekundäre O.** bei übermäßig weitem Nasenlumen, nach großer Septumperforation, Tumorresektion etc. ***Ätiol.:*** unbekannt; evtl. ▸Klebsiella ozaenae. ***Klinik:*** gelbgrüne, abstoßend süßlich riechende Borkenbeläge, reduziertes bis erloschenes Geruchsvermögen, evtl. begleitende Pharyngitis chronica atrophicans et sicca (»O. laryngotrachealis«). ***Ther.:*** Spülungen etc. oder Op. (Reduktionsplastik). E ozena.

**O-Zehe:** ▸Hallux varus.

**O-Zellen:** *Hämatologie* ▸Null-Zellen. E null cells.

**Ozon:** $O_3$, die energiereiche, instabile Form des Sauerstoffs, mit charakterist. Geruch, bei −111,9 °C flüssig. Starkes Oxidationsmittel; bildet mit ungesättigten organ. Stoffen **Ozonide**. Natürlich angereichert in der **Ozono|sphäre** (20–35 km ü. d. Erdoberfläche; Bildung durch UV-Wirkung; absorbiert v.a. kurzwellige UV-Anteile: »**Ozon|sperrschicht**«). V.a. Stickstoffoxide (NOx, s.u. ▸nitrose Gase) sind »Vorläufersubstanzen« von $O_3$ in bodennahen Luftschichten (NOx spalten, begünstigt durch UV-B-Strahlung, O ab, $O + O_2 \rightarrow O_3$). Erhöhter Gehalt in der Atemluft wirkt toxisch (Schleimhautreizung, Müdigkeit, Kopfschmerzen, Dyspnoe, substernale Schmerzen). E ozone.

**Ozon|loch:** Verringerung der Ozonschicht in der Stratosphäre, v.a. im Bereich 14–20 km über der Antarktis. Die Ozonschicht wirkt als schützender Filter gegen die UV-Strahlung aus dem Weltall, so dass bei Verdünnung dieser Schicht vermehrt UV-Strahlen auf die Erde gelangen; als Ursache für das O. kommen in erster Linie Fluorchlorkohlenwasserstoffe (Verwendung v.a. als Treibgas, in Kühlgeräten u. bei der Herstellung von Schaumstoffen) in Frage, die durch UV-Strahlung gespalten werden. Dabei entsteht freies Chlor, das die Ozonmoleküle zerstört. Eine untergeordnete Rolle bei der Entstehung des O. spielen Substanzen wie Methan, Stickstoff u. eine Reihe von Aerosolen. Als Folge des O. wird u.a. eine Zunahme von Hautmalignomen (Plattenepithelkarzinome, Basaliome, evtl. Melanome) diskutiert, deren Auftreten in enger Beziehung zur UV-Strahlenbelastung der Haut steht.

**Ozon|therapie:** **1)** *Zahnmedizin* ther. Begasung gangränöser Wurzelkanäle mit einem $O_2$-$O_3$-Gemisch. E therapy with ozone. **2)** Hydrotherapie (Bäder, Duschen, Waschungen etc.) mit 0,5–5 % Zusatz eines $O_2$-$O_3$-Gemisches zum Wasser (= Ozonisierung). **3)** i.e.S. Behandlungsverfahren mit Ozon; z.B. als Eigenblutbehandlung, bei der Blut aus der Vene entnommen, mit Ozon verschüttelt u. dem Patienten wieder injiziert wird. Der Methode wird u.a. eine durchblutungsfördernde Wirkung zugesprochen. S.a. ▸Sauerstoffbehandlung.

**Ozo|stomia:** ▸Foetor ex ore. E ozostomia.

# P

**P:** Kurzzeichen für *chem* Phosphor, *physik* für Druck, Poise, *kard* P-Zacke, Pulmonalton, *biochem* ▸Substanz P, Plättchenfaktor (s. u. ▸Thrombozytenfaktoren), *serol* Antigen P (s. u. ▸P-System), *genet* Parentalgeneration (= Eltern), *statist* Perzentile, Probabilität (▸Wahrscheinlichkeit), *biochem* Prolin.

**p:** *Physik* Druck, Pond, Proton (= $p^+$), Piko- (= Faktor $10^{-12}$), *chem* para(-Stellung), *genet* kurzer ▸Chromosomenarm.

**p53:** ▸p53-Gen.

**π:** *Mathematik* die Zahl 3,14159 als Verhältnis von Kreisumfang zu Kreisdurchmesser.

**p. a.:** **1)** *Chemie* Abk. für ▸**p**ro **a**nalysi. **2)** *Röntgenologie* Abk. für **p**osterior-**a**nterior. E p.-a., P-A.

**P. ae.:** *Pharmazie* Abk. für **P**artes **ae**quales (»gleiche Teile«).

**P bi|atrịale:** s. u. ▸P-Zacke. Analog: **P cardiale**, usw.

**PA:** **1)** Abk. für ▸**P**rimär**a**ffekt. **2)** Abk. für **P**ulmonalis**a**real. **3)** Abk. für **p**erniziöse ▸**A**nämie. **4)** ▸A'-A-Intervall.

**Pa:** *Physik* **1)** Symbol für ▸**P**rotactinium. **2)** Abk. für ▸**Pa**scal. E Pa.

**PAA:** **1)** Abk. für ▸**P**oly**a**cryl**a**mid. **2)** Abk. für **p**artielle **a**gonistische ▸**A**ktivität.

**Paar|bildung:** *Physik* bei Absorption von γ-Strahlung mit Quantenenergie > 1,022 MeV neben COMPTON- u. Photo-Effekt eintretende Umwandlung von Energie in Materie (1 γ-Quant → 1 Elektron + 1 Positron). Von Bedeutung bei der Hochvolttherapie; bildet Grundlage der Positronen-Emissions-Tomographie (PET). – Gegenteil: **Paarvernichtung** oder **-zerstrahlung**. E pair emission.

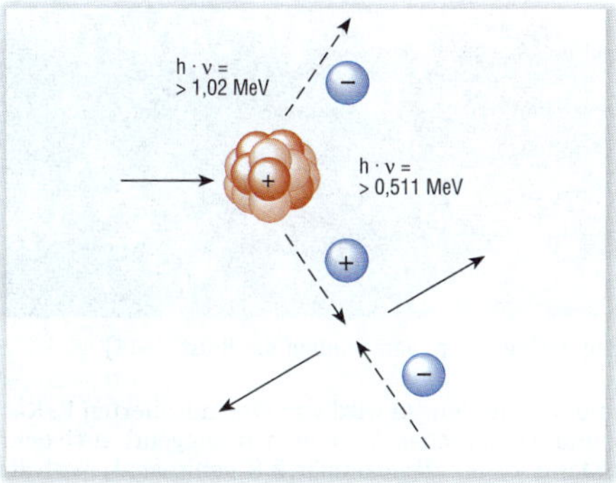


**Paarbildung.** [260]

**PAB, PABA** *(engl.)* Abk. für **p-a**mino**b**enzoic **a**cid: ▸p-Amino**b**enzoesäure.

**PABA-Peptid:** das synthet. Peptid N-Benzoyl-L-tyrosyl-p-aminobenzoesäure-Natriumsalz, das nach oraler Applikation selektiv durch Chymotrypsin gespalten wird, so dass die im Urin ausgeschiedene PABA bzw. p-Aminohippursäure als Parameter für die exokrine Pankreasfunktion gilt (»**PABA-Test**«).

**Pacchioni-Granulationen** (ANTONIO P., 1665–1726, Anatom, Rom): ▸Granulationes arachnoidales. E pacchionian granulations.

**Pacemaker** *(engl.):* ▸Herzschrittmacher. – **P.-Twiddler-Syndrom:** ▸Twiddler-Syndrom. – **P.-Zellen:** *Kardiologie* ▸P-Zellen.

**Pace-Sense-Elektrode** *(engl.):* Überwachungselektrode, z. B. beim ▸Kardioverter-Defibrillator.

**pach(o)...:** s. u. ▸pachy...

**pachy...:** Wortteil »dick«, »verdickt«.

**Pachy|akrịe:** **1)** ▸Pachydaktylie. **2)** ▸Akromegalie.

**Pachy|blepharịtis:** Blepharitis mit Lidhypertrophie.

**Pachy|ch(e)ilịe:** angeborene Verdickung der Lippen; i. w. S. die ▸Makrocheilie. E pachycheilia.

**Pachy|daktylịe:** angeborene Verdickung der Finger u. Zehen. E pachydactyly.

**Pachy|dẹrmia, -dermie:** flächenhafte Verdickung der Haut (mit vermehrter Furchung u. Konsistenz) durch bindegewebige Hyperplasie aller Hautschichten; als angeborene Fehlbildung bei Cutis verticis gyrata, Pachydermoperiostose, nävoid bei Neurofibromatose, neurokutaner Melanoblastose, entzündlich-sek. bei Elephantiasis (**P. lymphangiectạtica**), NONNE-MILROY-MEIGE-Syndrom, symptomat. bei Myxödem, Akromegalie; auch als **P. vẹgetans** mit chron. Stauung (v. a. der unteren Extremitäten) u. ausgedehnter Papillose. E pachyderma. – **P. verrucọsa lạryngis:** Verdickung der Stimmbänder bei chron. Chorditis. – **P. verticalis:** ▸Cutis verticis gyrata.

**Pachy|dermo|peri|ostọse:** **1)** ▸TOURAINE-SOLENTE-GOLÉ-Syndrom. E pachydermoperiostosis. **2)** ▸UEHLINGER-Syndrom

**Pachy|dermo|zẹle:** (MOTT) ▸Chalodermie. E pachydermatocele.

**Pachy|glossịe:** ▸Makroglossie. E pachyglossia.

**Pachy|gyrịe:** Großhirn mit abnorm breiten u. plumpen Hirnwindungen; s. a. ▸Dysgyrie. E pachygyria.

**Pachy|meningeọsis haemorrhạgica:** s. u. ▸Pachymeningitis. E hemorrhagic pachymeningitis.

**Pachy|meningịtis:** Entzündung (eitrig, hämorrhag., fibrinös) der ▸Dura mater; als P. externa epidural, P. interna subdural, P. intralamellaris intradural. E pachymeningitis. – **P. cervicạlis hypertrọphica:** (CHARCOT 1871) unspezifische (v. a. Trauma) oder spezif. (Syphilis, Tbk) chronisch proliferative P. (mit Beteiligung von Arachnoidea u. Pia mater) im Halsmarkbereich. ***Klinik*** (infolge Wurzelreizung bzw. -läsion): Schmerzen in Nacken, Hinterkopf u. Armen, dann sensible u. motor. Ausfälle, Muskelatrophien, schließl. Querschnittssymptome (spast. Parese der Beine, Blasen-Mastdarm-Störungen), Sperrliquor. E hypertrophic cervical p. – **P. extẹrna spinạlis:** bakteriell-eitrige (extraduraler Abszess) oder granulierende Entzündung (Narbenbildung), mit Wirbelsäulenschmerzen, radikulären Reizerscheinungen, evtl. Querschnittssyndrom, entweder fortgeleitet (Furunkel, Wirbelosteomyelitis) oder metastatisch (hämato- u. lymphogen). E external spinal p. – **P. haemorrhạgica intẹrna:** ätiologisch unklare, durch Alkoholismus begünstigte, chronisch-progrediente, innenseitige Verdickung der Dura (Pachymeningeosis) durch gefäß- u. bindegewebsreiche, von Blutungen durchsetzte Membranen (nach erfolgter bindegewebiger Organisation der subduralen Hämatome). *Klinik:* Kopf- u. Nackenschmerzen, Schwindel, Erbrechen, Krampfanfälle, psych. Veränderungen, neurol. Ausfälle, evtl. Hirndruck (bei Entlastungstrepanation Gefahr der Nachblutung) u. Koma. E internal hemorrhagic p. – **P. tuberculosa:** P. meist im Spinalbereich, ausgehend von Wirbel-Tbk oder epiduralem Senkungsabszess; Infiltrationen mit Verkäsung u. Riesenzellen; Klinik: Sperrliquor. E tuberculous p.

**Pachy|meninx:** ▸Dura mater encephali. E pachymeninx.

**Pachy|onychia congenita:** dominant erbliche (androtrope) ▸Pachyonychie mit Palmoplantarkeratose u. Hyperhidrose, inkonstant auch follikulärer Keratose, Blasenbildung, Leukokeratose der Mundschleimhaut, Korneadystrophie, Haaranomalien. E congenital pachyonychia.

**Pachy|ony|chie, -onyxie,** Skleronychie: angeborene (s. a. ▸Pachyonychia) oder erworbene (mechanische, mykot., syphilit., hypothyreot.) Verdickung der Nagelplatte, evtl. mit abnormer Größe u. Form (▸Onychogrypose), infolge hyper- u. parakeratotischer Überproduktion von Hornmassen. E pachyonychia.

**Pachy|ostose:** sklerosierende Hyperostose eines Röhrenknochens mit klobiger Auftreibung im Diaphysenbereich. E pachyostosis.

**Pachy|tän:** Prophasestadium der 1. meiot. Teilung nach abgeschlossener Konjugation der homologen Chromosomen; s. u. ▸Meiose (dort Abb.). E pachytene.

**Pachy|zephalie:** abnorme Breite u. Kürze des Schädels infolge vorzeitiger Synostose der Lambdanaht. E pachycephaly.

**Pacini-Körperchen** (Filippo P., 1812–1883, Anatom, Florenz): ▸Corpuscula lamellosa. E pacinian corpuscles, Vater-Pacini c.

**Packing, Packmethode:** intrakavitäre Strahlentherapie durch pralles Auffüllen des Hohlorgans mit spez. Radiumträgern, insbes. des Cavum uteri bei Korpuskarzinom (als Göttinger, Münchener, Stockholmer Methode); weitgehend abgelöst durch Afterloading (▸Nachladetechnik).

**Packung:** Einhüllung des Körpers mit feuchtkalten oder warmen Tüchern u. Wolldecke. Als Halb-, Dreiviertel- oder Ganzpackung; P. kleineren Umfangs (Hals, Brust, Schulter, Arm, Bein) werden als ▸Wickel bezeichnet. Reaktive Hyperämie u. Wärmestauung führen zu allg. Sedierung u. vagotoner Umstellung. ***Ind.:*** zur vegetativen Umstimmung, bei rheumatischen Erkrankungen. E pack.

**Paclitaxel:** Substanz mit zytotoxischer Wirkung, die ursprünglich aus der Rinde der Pazifischen Eibe (Taxus brevifolia) gewonnen wurde. Herstellung heute halbsynthetisch aus Zweigen u. Nadeln verschiedener Eibenarten. ***Anw.*** bei fortgeschrittenem Ovarial-, Mamma- u. Bronchialkarzinom. ***NW:*** Anaphylaxie, Myelotoxizität, Neurotoxizität, Rhythmusstörungen, Flüssigkeitsretention.

**PAD** *(engl.)*: Abk. für ▸**p**ublic **a**ccess **d**efibrillation.

**PADAM:** Abk. für **p**artielles **A**ndrogen-**D**efizit des **al**ternden **M**annes.

**Päd|atrophie:** hochgradige Dystrophie im Kindesalter, i. e. S. die ▸Säuglingsdystrophie. E pedatrophia.

**Päd|audiologie:** Fachrichtung der Medizin, die sich mit Hörstörungen im Kleinkindes- u. Säuglingsalter befasst. Wird mit der ▸Phoniatrie zu einem medizinischen Fachgebiet zusammengefasst. E pädiatric audiology.

**Päd|audio|metrie:** Kinderaudiometrie; ▸Hörprüfungen bei Kindern; s. a. ▸Pädaudiologie.

**Päd|erastie:** homosexuelle Neigung zu – männlichen – Kindern oder Jugendlichen (»Knabenliebe«). E pederasty.

**Päd|iater:** Arzt für Kinderheilkunde (»**Pädiatrie**«). E pediatrician (pediatrics).

**Pädo|logie:** **1)** Wissenschaft von der normalen Entwicklung des Kindes. E pedology. **2)** die Kindersprache.

**Pädo|nephritis:** Begriff für eine beim Kind intermittierend oft über Jahre bestehende geringe Protein- u. Erythrozyturie mit günstiger Prognose.

**Pädo|philie:** Oberbegriff für homo- (= Päderastie) u. heterosexuelle (= Paedophilia erotica) Neigung zu Kindern. E pedophilia.

**Pärchen|egel:** ▸Schistosoma.

**Pätau-Syndrom:** ▸Trisomie 13. E Patau's syndrome.

**PAF** *(engl.)* Abk. für **p**latelet **a**ctivating **f**actor: ein Thrombozyten-aktivierendes Phospholipid, das bei IgE-mediierten allerg. Reaktionen freigesetzt wird (aus Mastzellen, Basophilen).

**PAG** *(engl.)* Abk. für **p**regnancy-**a**ssociated **g**lycoprotein: ein aus zwei Peptidketten bestehendes hochmolekulares Plasmaprotein. Als $\alpha_2$-PAG steigt es während der Schwangerschaft, bei oraler Östrogenzufuhr sowie bei verschiedenen Tumoren an (Mamma-, Genital-, Bronchialkarzinom, Melanom).

**PAGE:** Abk. für **P**oly**a**crylamid-**Gel**elektrophorese.

**Page-Niere:** Niere, deren Parenchym durch ein intrakapsulär gelegenes Hämatom druckgeschädigt ist; durch Aktivierung des Renin-Angiotensin-Systems kommt es zur renalbedingten Hypertonie.

**Page-Syndrom:** (J. H. P. 1935) zentral (dienzephal?) bedingte, wechselnde arterielle Hypertonie mit Tachykardie u. fleckigem Gesichts- u. Brusterythem (evtl. auch Hyperhidrose); häufig mäßige Struma (aber Strumektomie ohne Effekt). E Page's syndrome.

**Paget** (Sir James P., 1814–1899, Chirurg, London). – **P.-Krebs,** Dermatitis (papillaris) maligna, Krebsekzem der Brust: (1874) intradermales ▸Mammakarzinom mit ekzemähnlichen, meist einseitigen Veränderungen der Brustwarze u. des Warzenhofes. Langsam fortschreitend; braunrotes, schuppendes, nässendes u. verkrustetes Infiltrat. Der P.-Krebs geht zumeist von einem intraduktalen oder seltener invasiven Mammakarzinom vom duktalen Typ aus, evtl. in den Ausführungsgängen, aber auch in der Tiefe des Organs (s. Abb.). Wird kein primäres duktales Karzinom gefunden, so wird von einem isolierten P.-Karzinom gesprochen. Vorkommen gelegentl. auch beim Mann sowie extramammär, z. B. genitoanal (»vulväre Dyskeratose«, heute als ▸VIN III bezeichnet) oder axillär (evtl. mit Befall der apokrinen Schweißdrüsen). Wichtigste ***DD:*** Mamillenekzem (meist beidseitig). ***Histol.:*** mäßige Akanthose u. Durchsetzung des Stratum basale (oft auch Milchgänge) mit P.-Zellen (groß, ohne Tonofibrillen, helles, glykogenreiches Plasma, großer, ovaler, hyperchromer Kern). E Paget's disease (of nipple). – **P.-Syndrom: 1)** Ostitis deformans, Osteodystrophia deformans: (1877) Knochenerkrankung mit massivem mon- oder polyostotischem (nicht generalisiertem) osteoklastisch-osteo-

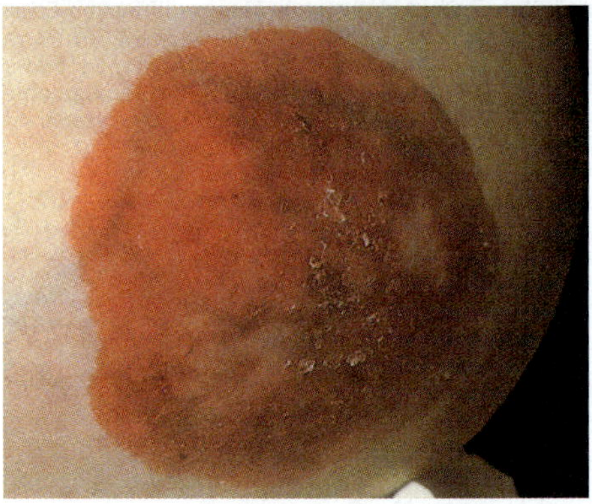

**Paget-Krebs:** typ. Veränderung der Brust. [411]

plastischem Knochenumbau, bevorzugt an Os sacrum, Becken, Humerus, Tibia (s. Abb.), Femur, Wirbelkörper der Lendenwirbelsäule (seltener Brustwirbelsäule), Schädel. ***Klinik:*** meist symptomlos, in 5 % Allgemeinsymptome oder lokalisationsbedingte Beschwerden: Schmerzen im Beckenbereich oder in den betreffenden Wirbelsäulenabschnitten, ggf. Wurzelreizsymptome, Querschnittssymptomatik. Ggf. Schmerzen, Deformitäten, auch inkomplette oder komplette Frakturen der betreffenden Knochen u. sekundäre Arthrose durch Deformierung gelenknaher Knochenpartien. Evtl. Vergrößerung des Schädels, Kopfschmerz, selten Diabetes insipidus, Schwerhörigkeit, Optikusatrophie, Nierensteine. Bei einem Skelettbefall von über 30 % A-V-Shunt (Vaskularisierung der Herde) mit der Folge einer Herzinsuffizienz. E P.'s disease (of bone). **2) P.-v.-Schroetter-Syndrom:** ▸Achselvenensperre, akute. E P.-von Schroetter syndrome. – **P.-Zellen:** s.u. ▸PAGET-Krebs. E P.'s cells.

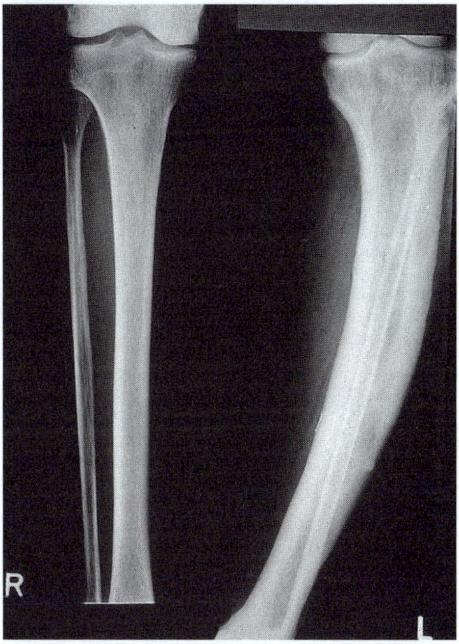


**Paget-Syndrom:** säbelscheidenförmige Verformung der linken Tibia, verdickte Kompakta u. strähnig-filzige Struktur (Röntgenbild). [89]

**pagetoid:** dem PAGET-Karzinom ähnlich (z.B. das Bild der BOWEN-Dermatose). E pagetoid.

**Pagoden|wackeln:** *Pädiatrie* Vor- u. Rückbewegung des Oberkörpers im Sitzen (oft stundenlang); meist bei verhaltensgestörten Kindern; s.a. ▸Jactatio.

**Pagus|bildung:** *Pathologie* komplette, aber nicht gesonderte symmetrische ▸Doppelfehlbildung der Leibesfrucht (Duplicitas); z.B. Pygo-, Thorakopagus.

**PAH:** Abk. für ▸**p**-**A**mino**h**ippursäure. E Paraaminohippursäure, PAH.

**PAH-Clearance:** quant. ▸Nierenfunktionsprüfung zur Untersuchung der tubulären Transportmechanismen (mit ▸p-Aminohippursäure) sowie zur Bestimmung des ▸Nierenplasmastroms, aus dem zusammen mit dem Hämatokritwert die Nierendurchblutung errechnet werden kann, zus. mit der Inulin-Clearance auch zur Bestg. der Filtrationsfraktion. Weitgehend verdrängt durch die ▸Mercaptoacetyltriglycin-(MAG3-)Clearance.

**Paido...:** Wortteil »Kind«; s.a. ▸Pädo... E pedo...

**pain** *(engl.):* ▸Schmerz.

**paired stimulation** *(engl.):* die »gepaarte« Schrittmacherstimulation des Herzens mit elektr. Doppelreizen. ***Ind.:*** tachykarde Vorhof- u. Kammerarrhythmien.

**PAIS** *(engl.)* Abk. für **p**artial **a**ndrogen **i**nsensitivity **s**yndrome: partielle testikuläre ▸Feminisierung.

**PAK,** Abk. für **p**olyzyklische **a**romatische **K**ohlenwasserstoffe: Vertreter der Kohlenwasserstoffe (u.a. ▸Benzpyren).

**palae(o)...:** Wortteil »alt«; s.a. ▸Archi... E paleo...

**Palae|encẹphalon:** das aus den vom Palaeocortex bedeckten Hirnteilen des Riechhirns bestehende »Althirn«; i.w.S. auch Zwischen- u. Mittelhirn u. Medulla oblongata. E paleencephalon.

**Pal|l(a)eo|cerebẹllum,** Spinocerebellum: das »Altkleinhirn«, das entwicklungsgeschichtlich etwas jünger ist als das ▸Arch(a)eocerebellum; hat v.a. Verbindungen zum Rückenmark; umfasst den Oberlappen des Kleinhirns (= Lobus rostralis), Culmen, Uvula u. Pyramis des Kleinhirnwurms sowie Vinculum lingulae, Ala lobuli centralis u. den rostralen Teil des Lobulus quadrangularis der Hemisphären. E paleocerebellum.

**Palaeo|cortex:** primitivster Typ der Hirnrinde; Teil des ▸Allocortex. E paleocortex.

**Paläo|pạllium:** entwicklungsgeschichtlich alter Teil des Palliums; tritt in der 7. embryonalen Entwicklungswoche auf. E paleopallium.

**Paläo|striạtum:** der Globus pallidus als phylogenetisch älterer Teil des Nucleus lentiformis. E paleostriatum.

**Paläo|thạlamus:** die ventralen, phylogenetisch ältesten Thalamuskerne. E paleothalamus.

**paläo|zerebellares Syndrom:** das zerebellare ▸Mittelliniensyndrom. E paleocerebellar syndrome.

**palatinạl:** den Gaumen betreffend, gaumenseitig. E palatal, palatine.

**Palatịnum:** Kurzform für ▸Os palatinum. E palate bone.

**palatịnus** *(latein.):* zum Gaumen gehörig. E palatal.

**palato...:** Wortteil »Gaumen«.

**Palat|odyniẹ:** Schmerzen im Bereich des harten Gaumens, v.a. bei Trigeminusneuralgie (meist halbseitig).

**Palato|plastik:** ▸Gaumenplastik. E palatoplasty.

**Palato|schịsis:** ▸Gaumenspalte. E palatoschisis.

**Palạtum:** der – bds. schleimhautüberzogene – Gaumen, gebildet durch Verschmelzen des primären Gaumens (= Zwischenkiefer) mit den Gaumenplatten (Nahtstelle: Sutura palatina transversa), die – von vorn nach hinten u. zunächst nur bis zur Uvula – untereinander (= Sutura palatina mediana bzw. Raphe palati) u. mit der Nasenscheidewand verwachsen (bei Ausbleiben: ▸Gaumenspalte); ab Ende Mens II mesenchymale Verknöcherung, dadurch harter (= P. durum; Dach der Mund- u. Boden der Nasenhöhle) u. – hinten anschließend – weicher Gaumen (= P. molle; bestehend aus Velum palatinum u. Uvula; derbe Aponeurose u. Mm. tensor u. levator veli palatini, palatoglossus, palatopharyngeus u. uvulae). E palate. – **P. durum:** s.u. ▸Palatum. E hard p., bony p. – **P. fissum:** ▸Gaumenspalte. E cleft p. – **P. molle:** s.u. ▸Palatum. E soft p.

**Paletot|naht:** *Chirurgie* Naht mit Übereinanderlegen zweier Gewebe (wie beim Zuknöpfen eines Mantels).

**Pali|kinesiẹ:** *Neurologie* dauernde Wiederholung der gleichen Geste als Teilerscheinung des psychomotor. Anfalls. E palikinesia.

**Pali|laliẹ:** (A. PICK 1921) ständige, unwillentliche Wiederholung gesprochener Wörter oder Satzenden; v.a. bei postenzephalitischem Parkinsonismus sowie als epileptisches Begleitsymptom bei partiellem Anfall. E palilalia.

**Palin|drọm:** *Genetik* Folge von Nucleotiden eines DNS-Strangs, die auf dem komplementären DNS-Strang genau spiegelbildlich vorhanden sind. E palindrome.

**palin|dromischer Rheumatismus:** s.u. ▸Rheumatismus. E palindromic rheumatism.

P

**Palin|mnese:** 1) vermeintliches Sicherinnern an Ereignisse, die nie stattgefunden haben. 2) Wiedererinnerung an Vorgänge, die dem Gedächtnis bereits entschwunden schienen. E palinmnesis.

**Palin|opsie:** Sehstörung in Form lange bestehen bleibender Nachbilder. E palinopsia.

**Palin|phrasie:** unwillentliche Wiederholung einer Silbe oder eines Wortes (meist am Satzende). E paliphrasia.

**Palisaden|wurm:** ▸Dioctophyma renale. E palisade worm.

**Palivizumab:** humanisierter monoklonaler Antikörper gegen das respiratory syncytial virus (RSV); *Anw.* zur Infektionsprophyl. bei Risikokindern wie z. B. Frühgeborenen. E palivizumab.

**Palladium,** Abk. Pd: platinähnliches Edelmetall mit Atomgew. 106,4 u. OZ 46; 2-, 3- u. 4-wertig. E palladium.

**Pall|ästhesie:** Wahrnehmungsqualität für Vibration als Teil der ▸Oberflächen- u. ▸Tiefensensibilität. Vermindert oder fehlend (**Pallhyp-**, **Pall|an|ästhesie**) z. B. bei diabetischer ▸Polyneuropathie. E pallesthesia.

**pallia|tiv:** krankheitsmildernd (ohne zu heilen). E palliative.

**Palliativa,** Sing. **Palliativum:** Mittel, die nicht die Ursachen behandeln, sondern nur die Symptome. E palliatives.

**Palliativ|behandlung:** Therapie mit palliativer Zielsetzung, d. h. z. B. bei nicht heilbarem Tumorleiden die Linderung oder Prophylaxe tumorbedingter Symptome. – S. a. ▸Palliativa, ▸Palliativbestrahlung, -operation. E palliative treatment.

**Palliativ|bestrahlung:** ▸Strahlentherapie bösartiger Tumoren, die von vornherein nicht deren Heilung anstrebt, sondern deren Wachstums- u. Metastasierungshemmung. E palliative radiation.

**Palliativmedizin:** Zweig der medizinischen Wissenschaft, der sich ausschließlich mit Maßnahmen zur Linderung der Beschwerden u. solchen zur zeitweisen Behebung organischer Störungen unheilbar kranker Patienten befasst; auch Maßnahmen zur psychischen Betreuung dieser Patienten. Ziel ist eine möglichst lange erhaltene hohe Lebensqualität.

**Palliativ|operation:** Op. zur Besserung der Lebensqualität, der die zugrunde liegende Krankheit (meist maligner Tumor) nicht heilt. E palliative surgery.

**Pallia|tivum:** Linderungsmittel, ▸Palliativa. E palliative.

**pallidales System:** efferentes System des Pallidums, dessen – aus dem Globus pallidus u. Nucleus caudatus stammende – Axone zum Hypothalamus ziehen. E pallidal system.

**pallido|striäres Syndrom:** ▸PARKINSON-Syndrom. E pallidostriatal syndrome.

**pallido|striäres System:** die aus Globus pallidus u. Striatum (= Nucleus caudatus + Putamen) zusammengesetzte Funktionseinheit im Rahmen des extrapyramidal-motorischen Systems. E pallidostriatal system.

**Pallido|tomie:** *Neurochirurgie* stereotaktische Zerstörung eines umschriebenen Areals im medialen Globus pallidus (d. h. der Verbindungen zum ventralen Thalamuskerngebiet); erzielt Ausschaltung EPS-motorischer Störungen der Willkürmotorik. E pallidotomy.

**Pallidum:** *Anatomie* Kurform für ▸Globus pallidus. E pallidum.

**Pallidum|atrophie, progressive:** ▸Paralysis agitans juvenilis.

**Pallidum|syndrom:** 1) ▸PARKINSON-Syndrom. 2) ▸akinetisch-hypertones Syndrom.

**pallidus** *(latein.)*: blass. E pale.

**Pallium** *(latein. = Mantel)*: ▸Cortex cerebri. E pallium.

**Pallium|syndrom:** das ▸apallische Syndrom.

**Pallor** *(latein.)*: Blässe. E paleness, pallor.

**Palma manus:** die durch die Beugefalten an den Fingergrundgelenken begrenzte Hohlhandfläche (»Handteller«), deren Leistenhaut unverschieblich mit der Palmaraponeurose verbunden ist. E palm (of the hand).

**(de-)Palma-Operation:** (zus. mit ESPERON 1960) bei einseitigem chron. Beckenvenenverschluss subkutaner Durchzug der Saphena magna der gesunden Seite oberhalb der Symphyse zur Gegenseite u. Anastomosierung mit der V. femoralis comm. oder superficialis distal des Verschlusses; häufig kombiniert mit temporärer a.-v. Fistel (Strömungsbeschleunigung als Thromboseprophylaxe). E PALMA's operation.

**palmar:** ▸palmaris.

**Palmar|aponeurose:** ▸Aponeurosis palmaris.

**Palmar|erythem:** Rötung insbes. der Daumen- u. Kleinfingerballen v. a. bei Leberzirrhose u. chron. Hepatitis; chron. Lungenerkr., subakuter bakterieller Endokarditis, Polyarthritis, Dermatomyositis, Lupus erythematodes u. konnataler Syphilis etc., dominant erbl. als ▸Erythema palmoplantare. E palmar erythema.

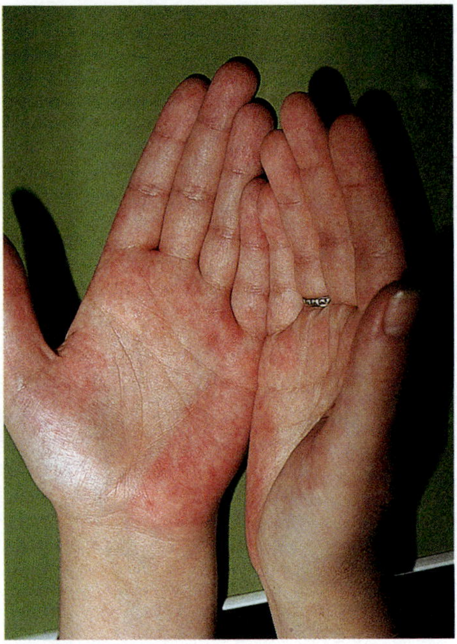

**Palmarerythem.** [89]

**Palmar|fibromatose:** ▸DUPUYTREN-Kontraktur. E palmar fibromatosis.

**Palmar|flexion:** Beugung der Hand zur Hohlhand bzw. Unterarmbeugeseite hin. E palmar flexion.

**palmaris:** zur Hohlhand (Palma) gehörend, sie betreffend, hohlhandseitig. E palmar.

**Palmar|keratose:** s. u. ▸Palmoplantarkeratose.

**Palmar|kontraktur:** ▸DUPUYTREN-Kontraktur. E palmar contracture.

**Palmar|reflex:** Beugung der Finger nach Bestreichen der Handinnenfläche (Fremd- oder Eigenreflex?). E palmar reflex.

**Palmitin|säure,** Acidum palmitinicum, $CH_3$–$(CH_2)_{14}$–COOH, Cetylsäure: höhere gesättigte Fettsäure; Hauptbestandteil des Palmfettes; technischer u. pharmazeut. Grundstoff. – Salze: **Palmitate**. – Säurerest: **Palmityl...** (z. B. Palmitylalkohol = ▸Cetylalkohol). E palmitic acid.

**Palmo|mental|reflex,** Abk. PMR: bei Beklopfen oder Bestreichen des Daumen- oder Kleinfingerballens gleich- oder beidseitige (mit Seitendifferenz) Kontraktion der Kinnmuskulatur (einschl. Depressor anguli oris); beim Neugeborenen physiologisch (bei ca. 4 % persistierend). E palmomental reflex, palm-chin r.

**Palmo|plantar|keratose:** Hyperkeratose der Handflächen (Palmarkeratose) u. Fußsohlen (Plantarkeratose) bei Pilzbefall, Psoriasis vulgaris sowie bei zahlreichen erbl. Erkrankungen (▸Keratosis palmoplantaris). E palmoplantar keratosis.

**PALP:** ▸Pyridoxalphosphat.

**palpabel, palpabilis:** tast-, greifbar (▸Palpation). E palpable.

**Palpation:** Tastuntersuchung (mit einem oder mehreren Fingern, auch bimanuell) der Körperoberfläche oder zugänglicher Körperhöhlen (»Austastung«) zur Beurteilung von Konsistenz, Elastizität, Beweglichkeit, Schmerzempfindlichkeit etc. E palpation.

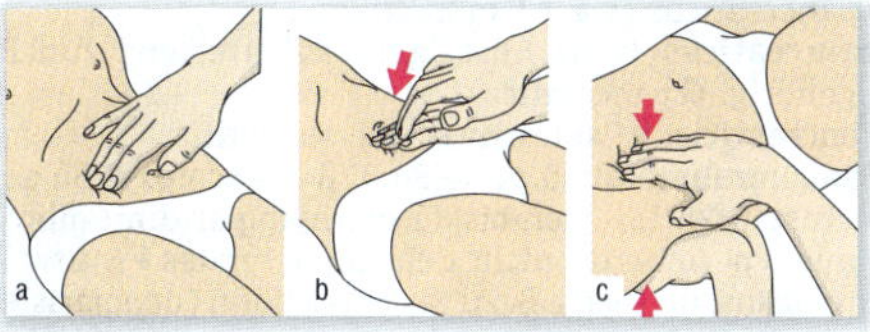


**Palpation:** Tastuntersuchung des Abdomens. [366]

**Palpations|geräusch:** durch Palpation des Abdomens (bes. ileozäkal) auslösbares gurrendes oder glucksendes Geräusch im Kolonbereich, v.a. bei Durchfallkrankheiten, Colon spasticum.

**Palpe|brae:** die Augenlider (▸Lid). E eyelids.

**palpe|bral(is):** das Augenlid betreffend. E palpebral.

**Palpebral|punkt:** Nervendruckpunkt seitl. des Oberlids. E palpebral nerve pressure point.

**Palpieren:** Untersuchung durch ▸Palpation. E palpation.

**Palpitatio cordis,** Palpitation, Kardiopalmus: subjektive (Miss-)Empfindung einer verstärkten u. beschleunigten Herzaktion (»Herzklopfen«). E palpitation, cardiopalmus.

**Paltauf** (1) Arnold P., 1860–1893, Gerichtsmediziner, Prag; 2) Richard P., 1858–1924, Pathologe, Wien. ). – **P.-Flecken** (Arnold P.): etwa fingerkuppengroße, blassrot-verwaschene Flecken in der Erstickungslunge. E Paltauf's spots. – **P.(-Sternberg)-Krankheit** (Richard P.; Carl St.): ▸Hodgkin-Krankheit. E P.-Sternberg disease.

**Paludismus,** Sumpffieber: ▸Malaria. E paludism.

**Pamaquin,** 6-Methoxy-8(-diäthyl-amino-isopentylamino)-chinolin-embonat, Plasmochin®: *Pharmazie* erstes (1926) synthet. Malaria-Chemotherapeutikum mit spezifischer Wirkung auf Gameten; heute obsolet. E pamaquine.

**PAMBA** *(engl. acid = Säure)* Abk. für **p-A**mino**m**ethyl**b**enzoesäure: ein ▸Antifibrinolytikum.

**Pamidronat:** ein ▸Bisphosphonat.

**Pamidronsäure:** ein ▸Bisphosphonat; ***Anw.*** bei tumorbedingter Hyperkalzämie durch osteolytische Metastasen. E pamidronate.

**p-Amino...:** s.u. ▸Amino...

**pampini|formis** *(latein.):* rankenförmig. E pampiniform.

**PAN:** **1)** Abk. für **P**eri**a**rteriitis **n**odosa. E nodose periarteritis. **2)** Abk. für (engl.) **p**ara-**a**ortic **n**odes (Lymphknoten im Bereich der Aorta).

**pan...:** Wortteil »ganz«, »alles«, s.a. ▸holo...

**Pan|agglutination:** falsch positive Agglutinationsreaktion bei serolog. Bestimmungen; v.a. bei Verwendung verdorbener Reagenzien durch das ▸Hübener-Friedenreich-Phänomen. E panagglutination.

**Pan|agglutinine:** natürliche Antikörper, die – unabhängig von der Blutgruppenzugehörigkeit – Erythrozyten mit veränderter Antigenstruktur in vitro agglutinieren. E panagglutinins.

**Pan|algesie:** Schmerz, der sich auf den gesamten Körper ausdehnt; tritt meist in Kombination mit psychopathologischen Alterationen (Depression) auf.

**Pan|angi(i)tis:** **1)** alle Wandschichten betreffende Gefäßentzündung (Panarteriitis, Panphlebitis). E panangitis. **2)** generalisierte Endarteriitis u./oder Endophlebitis. E disseminated endarteritis.

**Panaritium:** eitrige (phlegmonöse) Entzündung an Finger oder Zehe (i.e.S. volarseitig), meist nach Verletzung, aber auch metastatisch oder aus der Nachbarschaft fortschreitend. Unterschieden nach Lokalisation u. beteiligten Strukturen. ***Klinik:*** Schwellung (bes. dorsal, auf Handrücken übergreifend; nur im eigentl. Herdbereich druckempfindlich), klopfende Schmerzen, evtl. Lymphangitis, -adenitis, gestörte Funktion. ***Ther.:*** Ruhigstellung, Antibiotika, meist op. Eröffnung mit Schlauchdrainage. E panaris, felon, whitlow. – **P. articulare:** auf das Gelenk übergreifendes P. mit spindelförmiger, v.a. dorsalseitiger Schwellung, Zug- u. Stauchungsschmerz, Beugestellung, evtl. Fisteleiterung u. Sequesterabstoßung, Krepitation; z.B. das typ. P. des Kleinzehengrundgelenks bei diabet. Ballennekrose. E articular p. – **P. cutaneum,** Bulla infecta, Eiterblase: auf die oberflächliche Hautschicht beschränktes P. E cutaneous p. – **P. ossale:** in den Knochen fortgeleitetes P. mit typ. kolbiger Schwellung, gleichmäßigem zirkulärem Druckschmerz. E bony p. – **P. parunguale,** Paronychia acuta purulenta: meist vom Nagelfalz ausgehende Eiterung mit einseitiger Auftreibung, Rötung u. Druckschmerzhaftigkeit des Endgliedes, evtl. Ausdehnung auf Periost u. Sehnen; als »Kürschnerkrankheit« nach Hautläsionen. – **P. periostale:** P. mit Beteiligung der Knochenhaut. E periosteal p. – **P. subcutaneum:** P. mit Tiefenausbreitung entlang den straffen kollagenen Fasern; s.a. ▸Kragenknopfabszess. E subcutaneous p. – **P. subunguale,** Paronychia subung.: oft durch den Nagel durchschimmernde Eiterung mit stark klopfendem Schmerz (u. sehr druckschmerzhaft). ***Ther.:*** bei distalem Sitz dreieckige Exzision, bei proximalem basale Teilresektion oder Totalentfernung des Nagels. E subungual p. – **P. tendinosum, P. tendovaginosum:** P. mit Befall der Beugesehnen u. -sehnenscheiden der Hand, mit Gefahr von Sehnennekrose u. Hohlhand-, insbes. V-Phlegmone.

**Pan|arteri(i)tis:** **1)** Arteriitis mit Beteiligung aller Wandschichten. E panarteritis. **2)** P. nodosa: ▸Periarteriitis nodosa.

**Pan|arthritis:** Arthritis mit Beteiligung aller Gelenkstrukturen; häufig zu völliger Ankylose führend. E panarthritis.

**Panax ginseng:** die ostasiat. »Echte Ginsengpflanze« [Araliaceae]. Ther. ***Anw.*** der Wurzel (Ginseng radix) als Universalmittel; stimulierendes u. tonisierendes Herz-Kreislauf-Mittel, Aphrodisiakum, Antidepressivum etc. Nachweisliche Wirkung bei Leistungsminderung u. Konzentrationsstörungen. Unterschieden werden »weißer Ginseng« (gebleichte u. geschälte Wurzeln) u. »roter Ginseng« (frisch geerntete Wurzeln mit Wasserdampf behandelt). E ginseng.

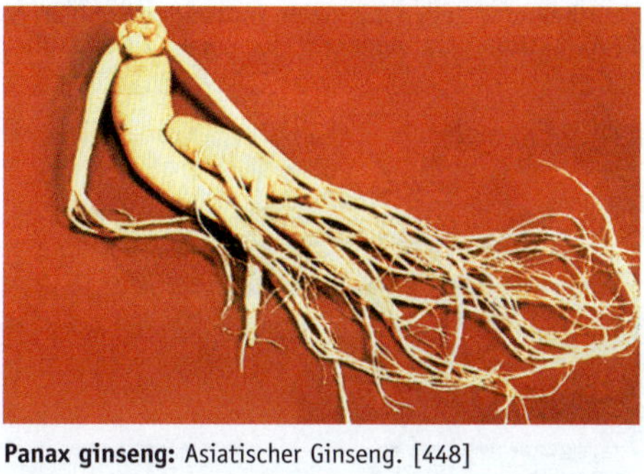

**Panax ginseng:** Asiatischer Ginseng. [448]

**Panazee:** *Medizingeschichte* Allheilmittel. E panacea.

**pan|azinär:** alle Läppchen (z.B. der Leber) betreffend.

**Pan|chondritis,** Polychondropathie, (systemische) Chondromalazie, chronisch-atrophische Polychondritis, diffuse Chondrolyse, (diffuse) Perichondritis,

Arthritis chondromalacia, chondrolytische Perichondritis, rezidivierende Polychondritis, Panchondritis rheumatica, MEYENBURG-ALTHERR-UEHLINGER-Syndrom, ASKANAZY-Syndrom: seltene, in Schüben verlaufende Autoimmunkrankheit mit Befall von Organen u Zerstörung von Knorpelstrukturen. Nachweis von Autoantikörpern gegen Kollagen Typ II. ***Klinik:*** zunächst Schwellung u. Rötung, später Deformierung von Ohren u. Nase (»Waschlappen«-Ohren, Sattelnase), auch des Knorpels von Larynx, Trachea, Bronchien u. anderen knorpeligen Strukturen, Episkleritis, Katarakt. Bei 70 % Arthralgien u. nicht destruierende Arthritiden, meist Fieber u. viszerale Symptome. Bei einem Drittel Herzbeteiligung (Mitral- u. Aortenklappeninsuffizienz, Aortenaneurysma). E relapsing polychondritis.

**Pancoast** (HENRY KH. P., 1875–1939, Röntgenologe, Philadelphia). – **P.-Syndrom:** s.u. ▸PANCOAST-Tumor. E Pancoast syndrome. – **P.-Tumor,** apikaler Sulkustumor: rasch fortschreitendes peripheres Bronchialkarzinom der oberen Lungenfurche bzw. -spitze, das schnell auf Rippen, Halsweichteile, Armplexus u. Wirbel übergreift (»Ausbrecherkrebs«), oft mit charakteristischem P.-Syndrom: Schulter-Arm-Schmerz, obere Einflussstauung, Hyp-, An- u. Parästhesie am Unterarm, Handmuskelatrophie, Rippenschmerz u. HORNER-Trias. E P. tumor.

**Pan|creas,** Pankreas, Bauchspeicheldrüse: quer im Oberbauch, retroperitoneal hinter dem Magen an der Rückfläche der Bursa omentalis gelegene, etwa 15 cm lange exo- u. endogene Drüse von gelblich-rötlicher Farbe. ***Aufbau:*** Es werden drei Abschnitte unterschieden: Der Kopf (Caput pancreatis) liegt in der Duodenalschleife u. führt den Endabschnitt des Ductus pancreaticus, der an der Papilla duodeni major gemeinsam mit dem Ductus choledochus mündet. Der P.-Körper (Corpus pancreatis) liegt in Höhe des 1. u. 2. Lendenwirbels u. geht ohne scharfe Grenze in den Schwanz (Cauda pancreatis) über, ein schmaler Teil, der bis zur Milz reicht (s. Abb.). ***Funktion:*** Nach Art des produzierten Sekrets werden endokriner u. exokriner Teil unterschieden. Der exokrine Teil macht ca. 98 % am Gesamtgewicht des P. aus, ist eine rein seröse Drüse mit azinösen Endstücken u. besitzt pyramidenförmige Epithelzellen mit Zymogengranula als Vorstufe der Enzyme Alpha-Amylase, Lipase, Phospholipase, Cholinesterase, Trypsinogen, Carboxypeptidasen, Kollagenasen, Ribonucleasen. Sekretleitung über Schaltstücke, die zentroazinäre Zellen ausbilden, sowie über Ausführungsgänge. Produktion von Enzymen zur Spaltung von Eiweiß (Proteasen), Fetten (Esterasen), Kohlenhydraten (Carbohydrasen) und Nucleinsäuren (Nucleasen). Der endokrine Anteil stellt die wichtigste Verdauungsdrüse das Körpers dar u. ist in den LANGERHANS-Inseln lokalisiert. Er besteht aus soliden Zellsträngen epitheloider Zellen mit vielen sinusoiden Kapillaren. Produktion verschiedener Hormone (z.B. Insulin, Glucagon). E pancreas. – **P. accessorium:** ▸Nebenpankreas, s.a. ▸Pancreas minus. E accessory p. – **P. anulare:** komplexe Entwicklungsstörung des P., das als Ring das absteigende Duodenum umgreift (meist auch einschnürt); stets Atypie der Gänge, oft auch angeborene Duodenalatresie, bei kompletter Form bereits postnatal »hoher mechan. Ileus«. E annular p. – **P. divisum:** häufigste angeborene Pankreasanomalie, die auf einer nicht stattgefundenen Verschmelzung der unteren u. dorsalen Pankreasanlage beruht. – **P. minus:** zusätzl., kleineres P. mit eigenem Ausführungsgang infolge Verschmelzungsstörung (meist isolierter Processus uncinatus). E lesser p.

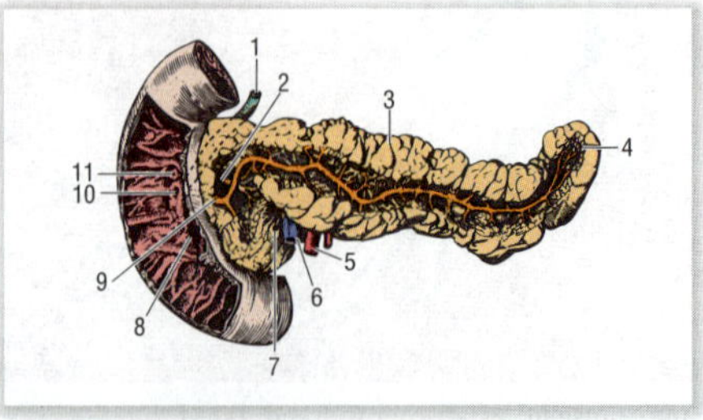


**Pancreas:** Darstellung mit Pars descendens duodeni. 1) Ductus choledochus; 2) Ductus pancreaticus accessorius; 3, 4) Corpus bzw. Cauda pancreatis; 5, 6) A. bzw. V. mesenterica sup.; 7) Proc. uncinatus; 8) Plica longitud. duodeni; 9) Ductus pancreaticus; 10, 11) Papilla duodeni major bzw. minor. [28]

**Pancreaticus,** Pankreatikus: Kurzform für ▸Ductus pancreaticus (s.a. ▸Pankreatiko...).

**pancreaticus** *(latein.):* das Pankreas betreffend, zum P. gehörig. E pancreatic.

**Pancreatitis:** ▸Pankreatitis. E pancreatitis.

**Pancuroniumbromid,** N,N'-[3α,17β-Bis(acetoxy)-5α-androstan-2β,16β-ylen-bis]-(1-methylpiperidiniumbromid): peripheres, nicht depolarisierendes ▸Muskelrelaxans; im Ggs. z.B. zu Succinylcholin (depolarisierend) mit lang anhaltender, verzögert eintretender Wirkung. ***Anw.*** v.a. in der Abdominalchirurgie. E pancuronium bromide.

**Pan|demie:** auf große Gebiete eines Landes oder Erdteils übergreifende Epidemie. E pandemic.

**pan|diastolisch:** ▸holodiastolisch. E pandiastolic.

**Pandy-Test** (KOLOMAN P., 1868–1944, Psychiater, Budapest): Globulin-Nachweis im Liquor, indem man einige Tr. in eine gesättigte Carbolsäure-Lsg. (P.-Reagens; 1–2 ml auf Uhrglasschälchen) vom Rand her einfließen lässt (graduell abstufbare Trübung); nicht streng spezifisch. E Pandy's test.

**Pan|enzephalitis:** knötchenförmige Entzündung (meist virusbedingt) der grauen Substanz des ganzen Gehirns, z.B. Encephalitis japonica, St.-Louis-, Fleckfieberenzephalitis; i.e.S. die subakuten (malignen) Enzephalitiden: Einschlusskörperchen-Enz. (DAWSON), Enz. PETTE-DÖRING (»einheimische P.«), subakute sklerosierende Leukoenzephalitis VAN BOGAERT (»SSLE«, »SSPE«; s.a. ▸Slow-Virus-Infektion). E panencephalitis (e.g. subacute sclerosing).

**Paneth-(Körner-)Zellen** (JOSEF P., 1857–1890, Physiologe, Wien), DAVIDOFF-Zellen: Epithelzellen in den Dünndarmkrypten, mit stark oxyphilen Körnchen (= P.-Granula) im lamellären Ergastoplasma. E Paneth's granular cells.

**Pangamsäure:** vitaminähnliches Antioxidans; ***Anw.*** als durchblutungsförderndes Mittel u. zur Migräneprophylaxe. E pangam acid.

**Pan|hypo|gonadismus:** alte Bez. für ▸Hypogonadismus. E panhypogonadism.

**Pan|hypo|pituitarismus:** Produktionsminderung bis -ausfall aller Hypophysenhormone. ***Ätiol. u. Klinik:*** akut nach Hypophysektomie u. Trauma, wobei die sekundäre Nebenniereninsuffizienz, später auch Hypogonadismus u. -thyreose das Bild beherrschen; subakut bis chron. bei Schädelbasis- u. Hypophysentumor (▸SIMMONDS-Syndrom) oder post partum (SHEEHAN-Syndrom), wobei der Reihe nach sekundärer Hypogonadismus, -thyreose u. -kortizismus auftreten. Der Extremfall ist ein hypophysäres Koma. Bei präpuberaler Entwicklung hypophysärer Minderwuchs. E panhypopituitarism.

**Panik|attacken, -störung:** sich wiederholende, nicht vorhersehbare, schwere Angstattacken. E panic attacks, p. disorder.

**Panizza-Foramen:** das bei niederen Vertebraten regelmäßig, beim Menschen nur als Anomalie (= ▸Ventrikelseptumdefekt) vorkommende Foramen interventriculare cordis.

**Pan|karditis:** Karditis mit Beteiligung aller 3 Herzwandschichten (»Endo-Myo-Perikarditis«). E pancarditis.

**pan|koch|leär:** die ganze Hörschnecke (Cochlea) betreffend; z.B. p. Schwerhörigkeit mit Hörverlust für alle Frequenzen.

**Pankre|algie:** Pankreasschmerz. 🅴 pancreatalgia.
**Pan|kreas:** ▸Pancreas; s.a. ▸Pankreas... 🅴 pancreas. – **P., künstliches,** Betazelle: 2-teiliges, computergesteuertes Gerät, das die Funktion der B-Zellen des Pankreas simuliert. Bestimmt Blutzuckerwerte u. verabreicht bedarfsgerecht Insulin. Einsatz überwiegend in der Forschung. 🅴 artificial p.
**Pankreas|abszess:** eitrige ▸Pankreatitis mit solitärer oder multipler Abszedierung. Gefahr der Spontanperforation mit Peritonitis. 🅴 pancreatic abscess.
**Pankreas|achylie:** ▸Achylia pancreatica.
**Pankreas|adenom:** solides oder zyst. (▸Pankreaszyste) Adenom; drei Formen: exkretorisch (tubulär, meist Kystadenom mit großen mukösen oder serösen Zysten, von exkretor. Zylinderepithel ausgekleidet); exokrin (azinös, vom Parenchym ausgehend), endokrin die ▸Inselzelladenome. 🅴 pancreatic adenoma.
**Pankreas|derivation:** op. Ableitung des Bauchspeichels (bei Sekretstauung) durch Anastomosierung des teilresezierten Pankreas mit dem Jejunum.
**Pankreas|diabetes:** ▸Diabetes mellitus infolge Ausfalls des inkretor. Pankreas (chron. Pankreatitis, Hämochromatose, Trauma, op. Entfernung, Diabetes mellitus Typ 1). 🅴 pancreatic diabetes.
**Pankreas|diagnostik:** Gesamtheit der Verfahren zur Erkennung von pathologischen Veränderungen in Morphologie u. Funktion des Pankreas. **1)** bildgebende Verfahren: Sonographie, Abdomenübersichtsaufnahme, Computertomographie, selektive Angiographie, ERP/ERCP; **2)** Pankreasenzymbestimmung in Serum, Urin, Aszites, Zysteninhalt u. anderen Körperflüssigkeiten; **3)** Tests der exokrinen Pankreasfunktion: Sekretin-Pankreozymin-Test, NBT-PABA-Test, Pankreolauryltest; **4)** Stuhluntersuchung auf Fett u. Chymotrypsin; **5)** Pankreasbiopsie (intraoperativ, sonographisch oder computertomographisch gesteuert). 🅴 pancreatic function tests.
**Pankreas|diastase:** Enzymkomplex im Pankreassaft (enthält Alpha-Amylase).
**Pankreas|entzündung:** ▸Pankreatitis.
**Pankreas|enzyme:** Tab.; s.a. ▸Pancreas, ▸Pankreassaft. 🅴 pancreatic enzymes.

| Name | Wirkung |
|---|---|
| α-Amylase | Polysaccharidspaltung zu Maltose |
| Lipase | Triglyceridspaltung zu Fettsäuren u. Glycerin |
| Phospholipase A | Lysolecithin- bzw. -kephalin- u. Fettsäurebildung |
| Phospholipase B | Glycerophosphorylcholin- u. Fettsäurebildung aus Lysolecithin |
| Trypsin | Spaltung v.a. der denaturierten Proteine; als »Trypsinogen« sezerniert |
| Chymotrypsine | ähnl. wie Trypsin spaltend |
| Carboxypeptidasen | Abspaltung endständiger Aminosäure |
| Ribonuclease | Spaltung von 3′-Bindungen |
| Desoxyribonuclease | spezif. Phosphodiesterase; Endprodukte: Oligodesoxynucleotide |
| Elastase, Kollagenase | Aufspaltung elastischer bzw. kollagener Fasern |
| Kallikrein | Freisetzung von Kininen |
| Sterinester-hydrolase | Spaltung von Sterinfettsäureestern |

**Pankreasenzyme.**

**Pankreas|exstirpation:** ▸Pankreatektomie.
**Pankreas|fibrose:** fibrotische Induration (bindegewebiger Ersatz des untergegangenen Drüsengewebes) bei chron. Pankreatitis mit Einschränkung der ex- u. inkretorischen Leistung. – **P., zystische:** ▸Mukoviszidose. 🅴 pancreatic cystic fibrosis.
**Pankreas|fistel:** Sekretaustritt in Nachbargewebe oder Bauchhöhle nach Pankreatitis, Pankreasnekrose, -verletzung, Perforation einer Pseudozyste, bei penetrierendem Magen-Duodenal-Ulkus. Bei äußerer Fistel Flüssigkeits-, Eiweiß- u. Elektrolytverlust, Hautmazeration (durch Andauung). 🅴 pancreatic fistula.
**Pankreas|gang:** ▸Ductus pancreaticus. 🅴 pancreatic duct.
**Pankreas|hetero|topie:** ▸Nebenpankreas.
**Pankreas|inseln:** ▸LANGERHANS-Inseln; s.a. ▸Inselzell... 🅴 pancreatic islets.
**Pankreas|insel|zell|adenom:** hormonaktiver oder -inaktiver benigner Tumor des Pankreas, z.B. A-Zell-Adenom (▸Glucagonom) oder B-Zell-Adenom (▸Insulinom). 🅴 pancreatic islet cell adenoma.
**Pankreas|insuffizienz:** exokrine (▸Achylia pancreatica) u. evtl. auch endokrine Unterfunktion der Bauchspeicheldrüse bei chronischer Pankreatitis, Pankreaskarzinom, nach Pankreatektomie. 🅴 pancreatic insufficiency.
**Pankreas|karzinom:** maligner Tumor der Bauchspeicheldrüse. Nach Kolon- u. Magenkarzinom dritthäufigster maligner Tumor des Gastrointestinaltraktes mit einer Inzidenz von 10/100 000 Einwohnern. Meist Adenokarzinom (ausgehend vom Epithel der kleinen Pankreasgänge), selten Azinuszell- oder azinäres Zystadenokarzinom im Korpus-/Schwanzbereich. Die meisten P. sind im Pankreaskopf lokalisiert (70 %, s.a. Abb.), Corpus u. Cauda sind seltener betroffen. ***Klassifik.:*** nach dem ▸TNM-System. ***Ätiol.:*** nicht geklärt, als Risikofaktoren gelten chron. Pankreatitis, Nikotinabusus, Diabetes mellitus. ***Klinik:*** keine eigentlichen Frühsymptome, da der Tumor lange asymptomatisch bleibt. Dann Oberbauchschmerzen mit Ausstrahlung in rechte Flanke, linkes Schulterblatt u. Rücken; Appetitlosigkeit, Gewichtsverlust, Übelkeit, Blähungen, Dyspepsie, evtl. Ikterus, positives COURVOISIER-Zeichen, evtl. Pankreatitis, Thrombosen unklarer Genese, Diabetes mellitus. ***Diagn.:*** Oberbauchsonographie, Computertomographie, ▸ERCP, Endosonographie, Feinnadelpunktion des Pankreas, Zöliakographie u. Splenoportographie; bei unklaren Befunden muss evtl. eine explorative Laparotomie durchgeführt werden. ***Ther.:*** bei Pankreaskopfkarzinom ist die subtotale Duodenopankreatektomie mit weit reichender Lymphknotendissektion notwendig; beim Vorliegen eines periampullären Karzinoms Durchführung einer partiellen Duodenopankreatektomie mit regionärer Lymphknotendissektion. Corpus- u. Caudakarzinome sind wegen Infiltration der A. mesenterica superior meist nicht resektabel. Palliative Maßnahmen: Schmerztherapie,

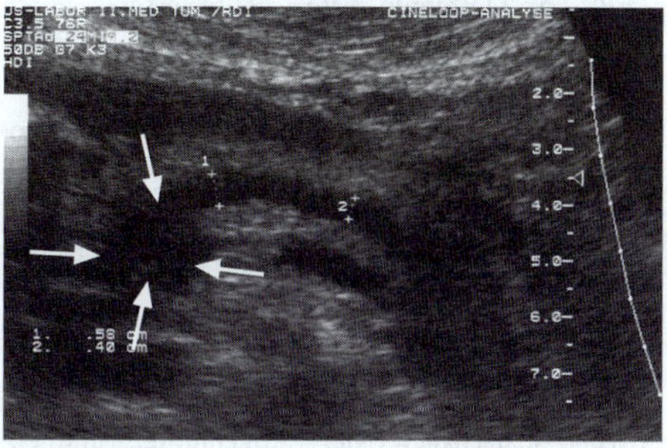

**Pankreaskarzinom:** obstruierender Tumor im Bereich des Pankreaskopfes (Pfeile) mit Dilatation des Pankreasgangs. [89]

P

endoskopische Stenteinlage oder Choledochojejunostomie. E pancreatic carcinoma.

**Pankreas|karzinom-assoziiertes Antigen,** Abk. PCAA: ein ▸Tumorantigen. Beim Pankreaskarzinom evtl. diagnostisch nutzbar. E pancreatic carcinoma-associated antigen.

**Pankreas|körper:** ▸Corpus pancreatis. E body of pancreas.

**Pankreas|kopf:** ▸Caput pancreatis. E head of pancreas.

**Pankreas|kopf|karzinom:** s.u. ▸Pankreaskarzinom.

**Pankreas-Lipase:** s.u. ▸Pancreas. E pancreatic lipase.

**Pankreas|nekrose:** Gewebszerfall im Pankreas infolge toxischer, allerg., entzündl., mechan. oder degen. Schädigung der Parenchymzellen mit Fermentaktivierung u. Selbstverdauung; schwerste Verlaufsform der akuten hämorrhagischen ▸Pankreatitis. E pancreatic necrosis.

**Pankreas-Nieren-Transplantation:** ▸Nieren-Pankreas-Transplantation.

**Pankreas-Pulver,** Pankreatin: Enzymgemisch aus Triacylglycerollipase, Amylase u. Proteasen, gewonnen aus tierischem Pankreas; ***Anw.*** v.a. zur Enzymsubstitution bei exokriner Pankreasinsuffizienz, aber auch als Antiphlogistikum. E pancrelipase.

**Pankreas|saft:** der stark alkal. (pH 8,3–9,0), ▸Pankreasenzyme (dort Tab.) enthaltende »Bauchspeichel«, der durch den Ductus pancreaticus major an der Papilla duodeni major (evtl. auch minor) zusammen mit der Galle in das Duodenum fließt (ca. 1,5–2 l/Tag). Physiologischer Sekretionsreiz ist der Speisebrei bzw. die von ihm in der Duodenalschleimhaut freigesetzten Hormone: Sekretin (durch HCl-Aktivierung von Prosekretin) für Saft- u. Bicarbonatproduktion aus zentroazinären u. Schaltzellen, Cholezystokinin-Pankreozymin für die Enzymsekretion aus den granulahalt. Azinuszellen. Stimulierung vorw. parasympath. (während Sympathikus stärkere Viskosität bewirkt); vermindert z.B. bei chron. Pankreatitis, Pankreasfibrose. E pancreatic juice.

**Pankreas|sekretion:** die Absonderung des ▸Pankreassaftes in den Zwölffingerdarm.

**Pankreas|sequester:** nekrotische Pankreasanteile als Folge entzündlicher Pankreaserkrankungen. E pancreas sequestra.

**Pankreas|sklerose:** ▸Pankreasfibrose.

**Pankreas|stein:** im Gangsystem (als Sialolith) oder im Parenchym solitär oder multipel vork. Konkrement aus Calciumcarbonat u./oder -phosphat; v.a. bei chron. Pankreatitis, ferner bei Abflussbehinderung. Führt zu Stase u. damit zu Entzündung, evtl. Degeneration u. Nekrose. ***Klinik:*** Schmerzen, Pankreatitisschübe, Verdauungsinsuffizienz, Abszessbildung. E pancreatolith, pancreatic calculus.

**Pankreas|stühle:** voluminöse, breiige Stühle von grauer Farbe mit vermehrtem Fettgehalt (Steatorrhö) als Folge verminderter Enzymproduktion bei chron. Pankreatitis.

**Pankreas|szinti|graphie:** ▸Szintigraphie des Pankreas nach Applikation radiomarkierter Aminosäuren (z.B. $^{75}$Se-Methionin i.v.). Heute ersetzt durch ▸Positronen-Emissions-Tomographie nach Applikation von $^{18}$Fluor-Fluorodesoxyglucose ($^{18}$F-FDG-PET).

**Pankreas|transplantation:** Transplantation des Pankreas bzw. eines P.-Segments unter Ausschaltung des exokrinen Anteils durch Ausguss des P.-Ausführungsgangs durch synthetische Polymere (Neoprene, Prolamin, Silikon). Eine andere Variante der Operation ist die Ableitung der Pankreassäfte in die Blase (sog. Blasendrainage; s.a. Abb.) oder in den Dünndarm (enterale Drainage-Technik). Die P. ist die derzeit einzige Methode, mit der eine Langzeitnormoglykämie u. damit positive Beeinflussung der diabetischen Spätschäden (Niere, Augenhintergrund, Polyneuropathie) erreicht werden kann. Die Operation wird meist in Kombination mit einer Nierentransplantation durchgeführt. Hauptindikation der P. ist der insulinpflichtige (juvenile) Typ 1 des Diabetes mellitus. E pancreas transplantation.

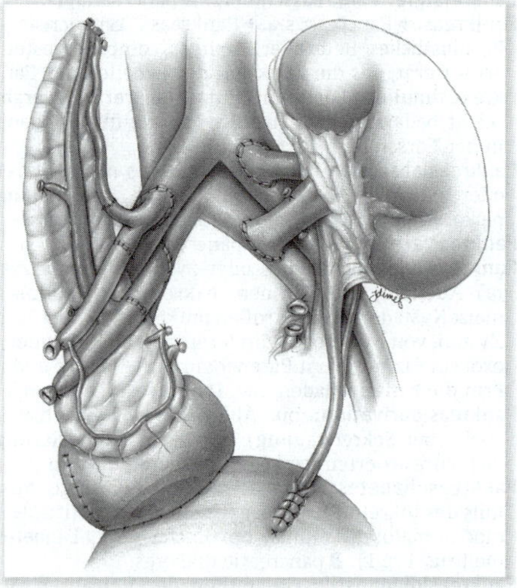

**Pankreastransplantation:** simultane Transplantation von Pankreas u. Niere unter Anwendung der Blasendrainage-Technik. Endgültige Platzierung des Pankreas-Duodenal-Transplantats intraperitoneal rechts nach erfolgter arterieller u. venöser Gefäßrekonstruktion u. Fertigstellung der Pankreatikoduodenozystostomie. [67]

**Pankreas|zirrhose:** ▸Pankreasfibrose.

**Pankreas|zyste:** **1)** echte Zyste: mit Epithel ausgekleidet, z.B. dysontogenetische Zyste. **2)** Pseudozyste: ohne epitheliale Auskleidung, z.B. posttraumatisch, nach akuter Pankreatitis, bei chron. Pankreatitis usw. P. sind meist asymptomatisch, evtl. lässt sich ein Tumor nachweisen, manchmal Koliken. Die Zysten können in Nachbarorgane abszedieren oder perforieren. ***Diagn.:*** Sonographie, CT, evtl. Angiographie. ***Ther.:*** Verlaufsbeobachtung, Marsupialisation, Zystogastrostomie, Zystojejunostomie (innere Drainage). E pancreatic cyst.

**Pankre(at)algie:** Pankreasschmerz. E pancreatalgia.

**Pankreat|ektomie:** die stets zu Diabetes mellitus führende op. Entfernung des Pankreas (=totale P.), meist bei gleichzeit. Entfernung von Milz u. Duodenum. – Ferner als **partielle P.** (nur Körper- u. Schwanzteil, nach Trauma auch kleinerer Abschnitte), insbes. als Pankreaskopfresektion (▸Duodenopankreatektomie) u. als duodenumerhaltende Pankreaskopfresektion. E pancreatectomy.

**pankreatiko...:** Wortteil »Ductus pancreaticus«. – Oft fälschlich für pankreato... E pancreatico...

**Pankreatiko|cholangio|graphie:** s.u. ▸Pankreatographie. E cholangiopancreatography.

**Pankreatiko|graphie:** *Röntgenologie* s.u. ▸Pankreatographie.

**Pankreatikus:** ▸Ductus pancreaticus. E pancreatic duct.

**pankreatisches Poly|peptid:** s.u. ▸Polypeptid. E pancreatic polypeptide.

**Pankreatitis,** Pancreatitis: Entzündung des Pankreas; nach dem Verlauf unterschieden als akute u. chronische P. E pancreatitis. – **P., akute:** akute Entzündung der Bauchspeicheldrüse. In 80–90 % liegt eine komplikationslose interstitiell-ödematöse P. vor, Letalität unter 1 %. Bei 10–20 % hämorrhagisch-nekrotisierende P. mit klinisch schwerem Verlauf u. Multiorganschäden, Letalität bei 20–40 %. ***Ätiol.:*** am häufigsten biliär (40–60 %) u. alkoholtoxisch (20–40 %) verursacht, seltener idiopathisch, traumatisch, postoperativ, post-ERCP, medikamentös (z.B. Valproinsäure, Azathioprin, Diuretika), durch bakterielle oder virale Infektionen, Divertikel, Hyperlipoproteinämie, Hyperparathyreoidismus oder als Transplantatpankreatitis. ***Klinik:*** heftiger, ausstrahlender, evtl. gürtelförmiger Oberbauchschmerz, Übelkeit und Erbrechen, Subileus/Ileus, Fieber, Hypotonie, Schock, Aszites, EKG-Veränderungen, Pleuraerguss, CULLEN-Zeichen, GREY-TURNER-Zeichen. ***Diagn.:*** Labor: Erhöhung von Amylase u. Lipase in Serum, Urin); starker Anstieg des CRP (C-reaktives Protein), kann Hinweis auf nekrotisierende Pankreatitis sein; evtl. Erhöhung der Cholestaseparameter bei biliärer P. Sonographie, Endosonographie, Abdomen-Übersichtsaufnahme, CT, ERCP, Feinnadelpunktion. ***DD:*** Ulkus, Herzinfarkt, Aortenaneurysma, chron. Pankreatitis. ***Kompl.:*** Schock, Verbrauchskoagulopathie, Abszessbildung, Pseudozystenentwicklung. ***Ther.:*** 1) konservativ: Nulldiät, Volumen- u. Elektrolytersatz, Analgetika, Antibiotika bei nekrotisierender Form. 2) kausal: evtl. Entfernung eines Gallengangssteines nach Papillotomie; Zystenpunktion/-drainage, Abszessdrainage. 3) chirurgisch: bei nekrotisierender P. Entfernung der infizierten Nekrosen u. Spül-Saug-Drainage. E acute p. – **P., chronische:**

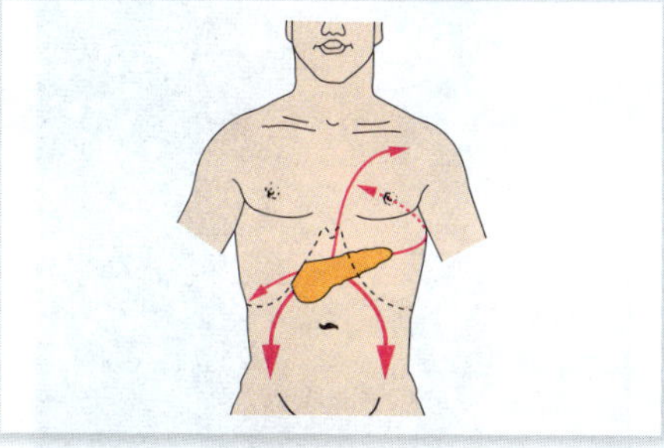

**Pankreatitis, akute:** Schmerztopographie. [225]

chronisch fibrosierende Entzündung des Pankreas mit fortschreitendem diffusem oder segmentalem narbigem Ersatz des exokrinen Parenchyms, mit oder ohne Pseudozysten u. mit oder ohne Verkalkungen im Gangsystem. ***Einteilung:*** Unterschieden werden die chronische P. mit fokaler Nekrose, mit segmentaler bzw. diffuser Fibrose u. die kalzifizierende Form. Als Sonderform gilt die chronisch-obstruktive P. ***Ätiol.:*** Chronischer Alkoholkonsum ist die häufigste Ursache (60–90 %). Selten werden Hyperparathyreoidismus, Pankreasobstruktion, hereditäre Faktoren oder keine Ursachen gefunden. ***Klinik:*** Leitsymptome sind rezidivierende bzw. persistierende abdominelle Schmerzen, dyspeptische Beschwerden u. Gewichtsverlust. Erst bei Ausfall großer Pankreasteile kommt es zur Beeinträchtigung der exokrinen u. endokrinen Funktion mit Maldigestion u. Diabetes mellitus. ***Kompl.:*** Zysten, Abszesse, Stenosen im Gangsystem, Thrombosen; Risikofaktor für ein ▸Pankreaskarzinom. ***Ther.:*** Eine kausale u. damit kurative Therapie ist bisher nicht bekannt, trotz Beendigung des Alkoholabusus kann die Entzündung chronisch-progredient werden. Neben der absoluten Alkoholkarenz stehen Schmerztherapie u. Substitution der exokrinen u. endokrinen Insuffizienz im Vordergrund. Chirurg. Intervention bei Auftreten von Komplikationen wie Gallengangs- oder Duodenalstenose, Pseudozyste, Milzvenenthrombose mit Varizenblutung, pankreatogener Aszites oder Pleuraerguss. E chronic p.

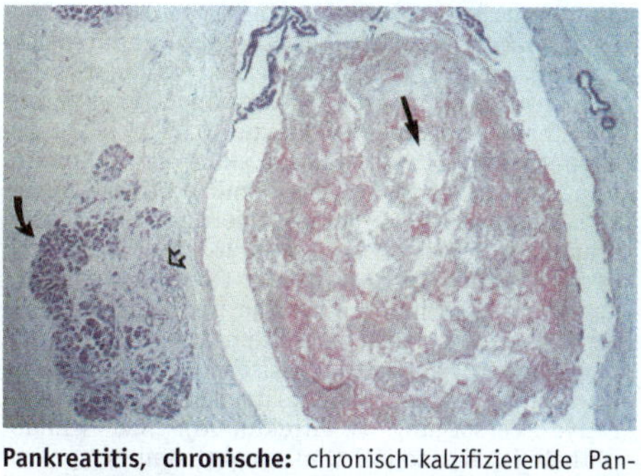

**Pankreatitis, chronische:** chronisch-kalzifizierende Pankreatitis im histologischen Präparat (Prof. Dr. BORCHARD, Univ. Düsseldorf). [158]

**pankreato...:** Wortteil »Bauchspeicheldrüse« (Pancreas); s. a. ▸pankreatiko... E pancreato...

**Pankreato|duoden|ektomie:** ▸Duodenopankreatektomie. E pancreatoduodenectomy.

**Pankreato|entero|stomie:** op. Anastomosierung des Pankreas mit dem Dünndarm; z. B. als End-zu-Seit-Pankreatoduodeno- oder -jejunostomie (nach partieller ▸Duodenopankreatektomie) zur Sekretableitung. E pancreatoenterostomy.

**Pankreato|graphie:** (LÉGER 1953) intraop. Röntgendarstellung des Pankreasgangsystems nach Inj. eines Kontrastmittels in den Ductus pancreaticus (Katheter durch die Papilla Vateri). Auch als »endoskopisch-retrograde Pankreatiko-Cholangiographie« (ERPC = ERCP; s. a. ▸Cholangiographie); s. Abb. E pancreatography (e.g. endoscopic retrograde).

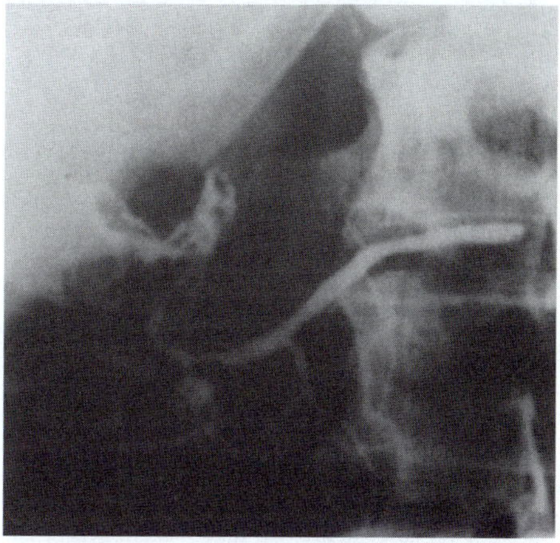

**Pankreatographie:** endoskopisch-retrograde Cholangiopankreat(ik)ographie (ERCP) bei Pankreaskörper-Neoplasma mit sekundärer Pseudozyste (deutlich sichtbar auch der Gangabbruch). [136]

**Pankreato|lith:** ▸Pankreasstein. E pancreatolith.

**Pankre(at)o|pathie:** Erkrankung der Bauchspeicheldrüse. E pancreatopathy.

**Pankreato|peptidase E:** ▸Elastase; s. a. ▸Pankreasenzyme (dort Tab.). E pancreatopeptidase E.

**Pankreato|zysto|duodeno|stomie:** op. Anastomosierung einer Pankreas(pseudo)zyste mit dem Duodenum. E pancreatocystoduodenostomy.

**Pan|kreo|lauryl|test:** Test der exokrinen Pankreasfunktion, basiert auf der Spaltung von Fluoresceindilaurat.

**pankreo|priv:** nach Ausfall des Pankreas. E pancreoprivic.

**Pankreo|zymin:** s. u. ▸Cholezystokinin; s. a. ▸Sekretin-Pankreozymin-Test. E pancreozymin.

**Pan|labyrinthitis:** Labyrinthitis mit Beteiligung des vestibulären u. kochlearen Anteils.

**Pan|mixie:** *Genetik* (WEISMANN 1895) Paarungssystem innerhalb einer Population ohne Bevorzugung bestimmter Geno- oder Phänotypen u. ohne Auswahl durch Selektionsprozesse. E panmixis, random mating.

**Pan|myelo|pathie:** Störung der Blut bildenden Knochenmarkfunktion, meist i. S. der ▸Panmyelophthise (mit leerem oder pseudoregenerativ-vollem Mark).

***Formen u. Ätiol.:*** Als konstitutionelle P. v.a. das ▸Fanconi-Zinsser-Syndrom; neben idiopath. Formen auch solche bekannter Ursache; z.B. die toxisch-aregenerator. P. nach viralem oder bakteriellem Infekt, durch Benzol, Chloramphenicol, Gold, Zytostatika, allerg.-hyperergisch durch Barbiturate, Santonin, Kalomel, Aminopyrin, Sulfonamide, Penicillin, Antihistaminika, Thyreostatika, nach Strahlenschäden, bei Immunprozessen, Osteomyelofibrose, Thesaurismosen; auch durch Autoantikörper (oft nur als Erythroblastopenie); ferner die lupoide P. (durch antinukleäre Faktoren) mit Fragmenten des disseminierten Lupus erythematodes u. die bei Hypersplenismus. – Evtl. Vorstadium einer akuten Leukämie (»Präleukämie«). ***Klinik:*** Blässe, rezidivierende Infektionen, Haut- u. Nasenblutungen. ***Diagn.:*** Knochenmarkhistologie. ***Ther.:*** Immunsuppression, Knochenmarktransplantation, symptomatisch Transfusion von Blutprodukten. E panmyelopathy.

**Pan|myelo|phthise,** Knochenmarkschwund: fortschreitende, alle Zellsysteme betreffende Aplasie des Knochenmarks (s.a. ▸Panmyelopathie), mit Panzytopenie im peripheren Blut (s. Abb.). ***Klinik:*** hämorrhagische Diathese, nekrotisierend-ulzeröse Schleimhautprozesse, Anämie. E panmyelophthisis.

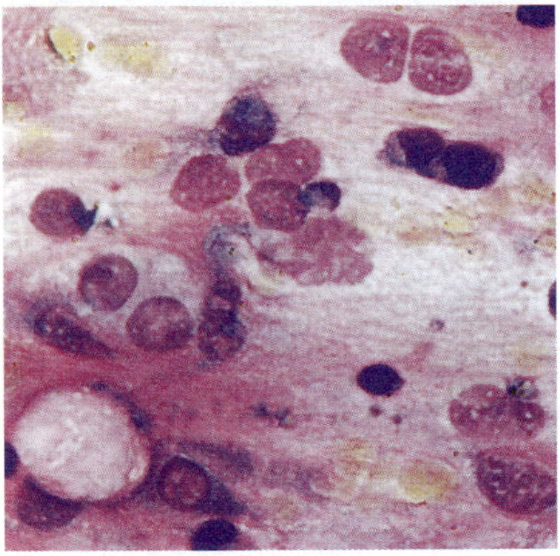

**Panmyelophthise:** weitgehend erloschene Hämopoese; Faser- oder Fettmark mit unterschiedlichem Gehalt an Lymphozyten, Retikulum-, Plasma- oder Gewebsmastzellen (Knochenmarkausstrich). [198]

**Panner-Krankheit** (Hans Jessen P., 1871–1930, Radiologe, Kopenhagen): juvenile (androtrope) Epiphysennekrose des Capitulum humeri. ***Klinik:*** örtlicher Druckschmerz, Beuge- u. Streckhemmung; meist Spontanheilung (evtl. Osteochondrosis dissecans). E Panner's disease.

**Pan|neuro|pathie, hyaline:** ▸Alexander-Syndrom.

**Panniculitis:** Entzündung des subkutanen Fettgewebes (s. Abb.) u. lipophage Granulome (▸Lipogranulomatose). ***Ätiol.:*** meist infolge tiefer Vaskulitis bzw. hyperton. Durchblutungsstörung, seltener im Rahmen einer Hypodermitis. ***Sonderformen:*** **P. nodularis non suppurativa febrilis et recidivans** (▸Pfeifer-Weber-Christian-Syndrom). **P. mesenterica:** mit entzündl. Gekröseschrumpfung u. Verlegung der Lymphbahnen, evtl. Ileus. **Lipogranulomatosis subcutanea** (Rothmann-Makai-Krankheit): spontan u. ohne Allgemeinerscheinungen, v.a. an Unterschenkeln mit bis walnussgroßen, teils konfluierenden derb-weichen Knoten der tieferen Kutis, evtl. auch im Fettgewebe innerer Organe. ***Weitere Formen:*** Kältepanniculitis (v.a. bei jüngeren Kindern u. adipösen Frauen; klinisch zeigen sich livid-rote Knoten); P. durch Silikon oder Paraffin (endzündl. Knoten durch Injektion); P. durch Medikamente (nodöse Erytheme, z.B. nach Einnahme von Kontrazeptiva); P. artefacta (Folge selbstschädigender Traumen oder durch Autoinokulation von Fremdmaterialien); metabolische P. (Pankreaserkrankungen, $\alpha_1$-Trypsininhibitor-Mangel); infektiöse P. (Bakterien, Pilze); postphlebitische P.; P. bei Bindegewebskrankheiten (Lupus erythematodes profundus, Sklerodermie, eosinophile Faszitis); P. bei proliferativen Krankheiten (Leukämie); Adipositas subcutanea neonatorum; Sclerema adiposum neonatorum. S.a. ▸Cellulitis. E panniculitis.

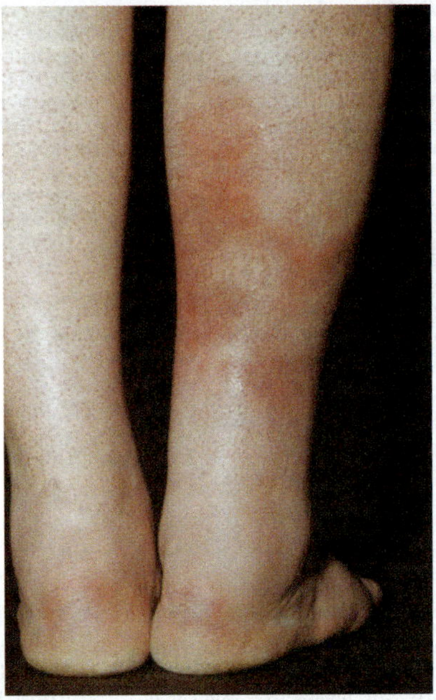

**Panniculitis:** Entzündung bei Vasculitis nodularis (profunda). [411]

**Panniculus** *(latein.)*: kleiner Lumpen, Lappen; ärmliches Kleidchen. E panniculus. – **P. adiposus:** die durch bindegewebige Septierung u. Maschenbildung unterteilte (Träubchen- u. Läppchenformen) Fettgewebsschicht der Unterhaut (= Tela subcutanea). – **P. car|no|sus:** Hautmuskel aus quer gestreiften Muskelfasern; beim Menschen nur rudimentär als ▸Platysma.

**Pannikulitis:** ▸Panniculitis. E panniculitis.

**Pannikulose:** ▸Cellulitis (3).

**Pannus:** gefäßreiche, entzündlich-reaktive Bindegewebsbildung. E pannus. – **P. corneae,** Keratitis vascularis: flächenhafte Gefäßeinsprossung vom Limbus her in das Hornhautstroma (unter der Bowman-Membran), u.U. mit Bildung der Granulationsgewebe. ***Klinik:*** Hornhauttrübung, dicht u. undurchsichtig (= **P. crassus**), bei bes. starker Vaskularisation auch rötlich-fleischartig oder dünn u. transparent (= **P. tenuis**, meist bei Rückbildung). E corneal p.

**Panophthalm|ie,** Panophtamitis: akute eitrige Entzündung des gesamten Augapfels (mit heftiger Chemosis); rasche Glaskörperabszedierung sowie Einschmelzen von Netz- u. Aderhaut. ***Ätiol.:*** v.a. nach perforierender Verletzung oder Op., seltener endogen (Sepsis, Pyämie). ***Ther.:*** je nach auslösendem Keim intensive lokale u. systemische Behandlung, insbesondere bei posttraumatischen oder postoperativen Endophthalmitiden zusätzlich frühzeitige operative Versorgung (▸Vitrektomie). S.a. ▸Endophthalmie. E panophthalmia, -ophthalmitis.

**pan|optische Färbung:** s.u. ▸Pappenheim. E panoptic staining.

**Panorama-Aufnahme:** Röntgenaufnahme der gesamten Zahnreihe eines Kiefers mit intraoraler Weitwinkelröhre bei außen aufgelegtem Film; s.a. ▸Pantomograph. E panoramic radiograph.
**Pan|ostitis:** Knochenentzündung mit Beteiligung aller Schichten (Periost, Kortikalis, Spongiosa, Mark). E panosteitis.
**Pan|otitis:** Entzündung des Mittelohrs (einschl. Mastoid) u. Innenohrs (s.u. ▸Otitis), v.a. bei Scharlach. E panotitis.
**Pan|phlebitis:** Phlebitis mit Beteiligung aller Wandschichten der Vene. E panphlebitis.
**Pan|phobie:** krankhafte Furcht vor allem. E panphobia.
**Pan|plegie:** Lähmung der gesamten Körpermuskulatur. E panplegia, total paralysis.
**(du-)Pan-Rutishauser-Syndrom** (Charles M. du P., 1878–1948, Chirurg, Genf; Erwin R., 1904–1967, Pathologe, Genf), Osteochondritis laminaris: monoartikuläre, streifenförmige Knorpeldestruktion mit Sekundärarthrose (Versteifung) bei Schenkelkopfepiphysiolyse. E laminar osteochondritis.
**Pan|sinusitis:** Entzündung aller Nasennebenhöhlen. E pansinusitis.
**Pan|strongylus:** südamerikanische Gattung der Raub- oder Schreitwanzen [Reduviidae]; Blutsauger an Mensch, Haustieren u. Wild, Überträger von Trypanosomen (Chagas-Krankheit). E Panstrongylus.
**pan|systolisch:** *Kardiologie* ▸holosystolisch. E pansystolic.
**Pantaloon-Anastomose:** ▸Engel-Operation.
**Pantethein:** Baustein der Pantothensäure u. des Coenzyms A; ein bakterieller Wuchsstoff (»Lactobac.-bulgaricus-Faktor« = LBF). E pantetheine.
**Panthenol:** ▸Dexpanthenol. E dexpanthenol, pantothenol.
**Pantherina-Syndrom:** Vergiftungsbild nach Genuss von Panther- u. Fliegenpilz (Amanita pantherina u. A. muscaria) mit ZNS-Symptomen: starker Erregungszustand bis Tobsuchtsanfälle, Verwirrtheit, Halluzinationen und spontane Muskelzuckungen. Symptomatik nach etwa 12 Std. abklingend, aber auch letale Ausgänge. Bei langsam einsetzender Intoxikation überwiegen Gesichts- u. Gehörhalluzinationen (darum z.T. Gebrauch dieser Pilze als Mittel zur Herbeiführung von Rauschzuständen).
**P-Antigen:** s.u. ▸P-System. E P blood group antigen.
**Pan|tomo|graph:** *Röntgenologie* Spezialgerät (synchrone Horizontalrotation von Röhre u. Filmkassette hinter bzw. vor dem fixierten Kopf) für ▸Panorama-Aufnahmen beider Zahnreihen mit Schichteffekt. E pantomograph.
**Pantoprazol:** ein Hemmstoff der $H^+$-, $K^+$-ATPase (▸Protonenpumpenhemmer); ***Anw.*** bei peptischen Magen- u. Duodenalulcera.
**Pantothenat:** Salz der ▸Pantothensäure. E pantothenate.
**Pantothen|säure,** Acidum pantothenicum, Vitamin $B_3$: natürlicher (Gemüse, Getreide, Hefe, Leber, Herz, Gelée royale) Coenzym-A-Baustein (▸Pantethein) mit Vitamineigenschaften; tägl. Bedarf ca. 10 mg (gedeckt durch Nahrung u. mikrobielle Synthese im Darm); Plasmakonz. um 20 µg/100 ml; tägl. Harnexkretion 2–5 mg. E pantothenic acid.
**Pantothenylalkohol:** ▸Dexpanthenol. E pantothenyl alcohol.
**pan(to)trop:** mit Affinität zu allen Körpergeweben. E pantropic.
**Panus:** ▸Lymphopathia venerea.
**Pan|uveitis:** ▸Uveitis anterior u. posterior. – **Panvaskulitis:** ▸Panangiitis.
**Panzer|herz:** ▸Pericarditis calcarea. E armored heart.
**Panzer|krebs:** ▸Cancer en cuirasse. E corset cancer.
**Panzer|niere:** ▸Perinephritis scleroticans.
**Panzer|pleura:** ▸Pleuritis calcinosa.
**Pan|zystitis:** alle Schichten der Harnblase u. perivesikale Gewebe ergreifende Zystitis. E pancystitis.
**Pan|zyt|hämie:** Vermehrung aller zellulären Elemente im peripheren Blut, z.B. initial bei Osteomyelofibrose, bei Polycythaemia vera. E pancythemia.
**Pan|zyto|penie:** Verminderung der Erythro-, Granulo- u. Thrombozyten im strömenden Blut; entweder infolge verminderter Produktion in den Blut bildenden Organen (▸Panmyelophthise, ▸Panmyelopathie) oder erhöhten Zelluntergangs (toxisch-allerg. Effekt) oder Verlagerung in den marginalen Pool (▸Hypersplenismus, ▸Wiseman-Doan-Syndrom). E pancytopenia.
**PAO** *(engl.)* Abk. für **p**eak **a**cid **o**utput: die maximal mögl. Säuresekretion (»Gipfelsekretion«) des Magens innerhalb 60 Min. nach Stimulation, berechnet als Summe der bd. höchsten HCl-Werte (mval/l/h) in zwei aufeinander folgenden 15-Min.-Portionen der fraktionierten Ausheberung, multipliziert mit 2.
**PAP: 1)** Abk. für Pulmonalarteriendruck (engl. **p**ulmonary **a**rtery **p**ressure). **2)** Abk. für **p**rostataspezifische s**a**ure ▸**P**hosphatase.
**Pap:** Abk. für ▸Papanicolaou-Abstrich. E Pap.
**Papageien|krankheit:** Psittakose (▸Ornithose). E psittacosis.
**Papain,** Papainum crudum: Peptide, Amide u. Ester hydrolysierende SH-Proteinase im Milchsaft von Carica papaya. P. trennt IgG-Moleküle in zwei Fab-Teile u. ein Fc-Teil im Bereich der schweren Kette der ▸Immunglobuline. Ther. ***Anw.*** des gereinigten P. (»Papayotin«) als Antiekzematikum u. Wundreinigungsmittel sowie zur Reinigung weicher Kontaktlinsen; als Chymopapain zur ▸Chemonukleolyse. S.a. ▸Enzymtest. E papain.

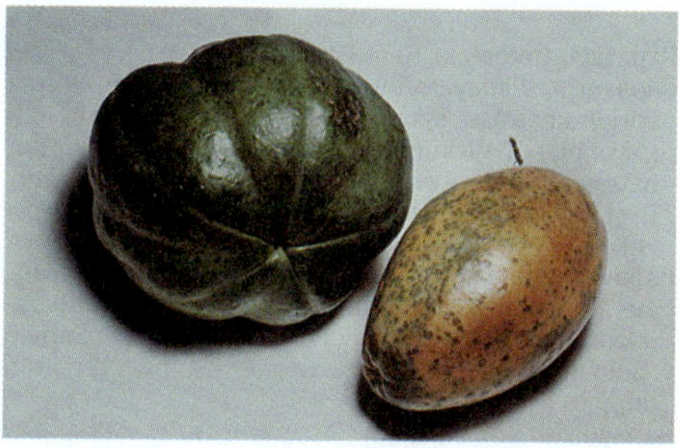

**Papain:** Melonenbaumfrüchte (Caricae papayae fructus). [448]

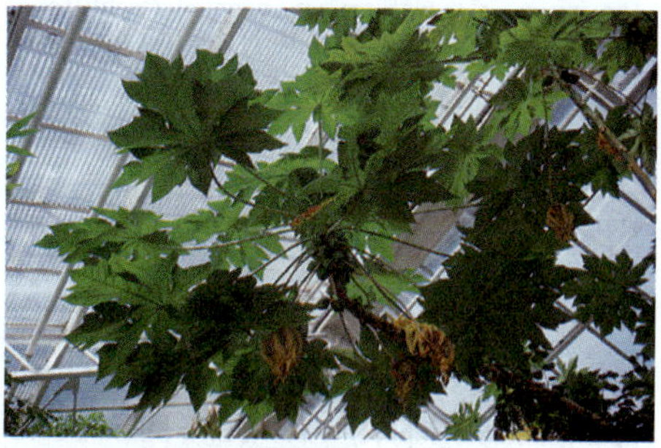

**Papain:** Melonenbaum. [399]

**Papain|test:** ▸Enzymtest auf Erythrozytenantikörper. E papain test.
**Papanicolaou-Abstrich** (George Nicholas P., 1883–1962, Anatom u. Pathologe, New York): (1928) Vaginalabstrich (seitl. Scheidenwand für hormonale Diagnostik, Zervix, Portio oder hinteres Scheidengewölbe für Krebsdiagnostik) mit anschließender **P.-Färbung** (80-, dann 70 %iger Alkohol, nach Spülen in Aqua dest. Färben mit Harris-Hämatoxylin, dann aufsteigende Alkoholreihe von 50–90 %: transparentes Plasma, deutl. Kernstrukturen, Anfärbung je

P

nach Reifegrad). Zytolog. erfasst werden Form- u. Größenabweichung der Kerne, veränderte Kern/Plasma-Relation, Mitoseanomalien, Mehrfachkerne etc., um auf die hormonale Aktivität des Ovars bzw. auf ein Uterus-Malignom zu schließen (Sicherheit beim Zervix-Ca. 80–90 %). Einteilung Tab.; s.a. ▸CIN (dort Terminologievergleich Pap/CIN), ▸Scheidenabstrich. E Papanicolaou's test, P.'s stain.

| | | |
|---|---|---|
| negativ | I | normales Zellbild |
| | II | entzündliche, regenerative, metaplastische oder degenerative Veränderungen, Hyper- u. Parakeratosezellen |
| zweifelhaft | III | schwere entzündliche oder degenerative Veränderungen |
| | III D | Zellen einer Dysplasie leichten bis mäßigen Grades |
| positiv | IVa | Zellen einer schweren Dysplasie oder eines Ca. in situ |
| | IVb | Zellen einer schweren Dysplasie oder eines Ca. in situ, invasives Ca. nicht sicher auszuschließen |
| | V | Zellen eines invasiven Zervixkarzinoms oder anderer maligner Tumoren |

**Papanicolaou-Abstrich:** Einteilung nach einer Empfehlung der Deutschen Gesellschaft für Zytologie.

**Papataci:** inkorrekt für ▸Pappataci.

**Papaverin,** Papaverolin-tetramethyläther: im Opium vorkommendes, synthetisch zugängl. Alkaloid mit spasmolyt. Wirkung auf die glatte Muskulatur; heute obsolet. ***Anw.*** bei Koliken, Uterusspasmen, Bronchialasthma, Durchblutungsstörungen. E papaverine.

**Papaver somniferum:** »Schlafmohn« [Papaveraceae], aus dessen Milchsaft führenden Kapseln (Fructus Papaveris) Opium nebst Alkaloiden, aus dessen Samen (Semen P.) Öl gewonnen wird; s.a. ▸Mohn... E opium poppy.

**Papayo|tin:** s.u. ▸Papain. E papayotin.

**Papel,** Papula, Knötchen: bis linsengroße, runde, ovale oder polygonale, kegelige, halbkugel., plateauart. oder gestielte, solide Erhabenheit der Haut mit glatter, rauer, warzenförmiger oder abgeschliffener Oberfläche, von unterschiedl. Farbe u. Konsistenz; Grundeffloreszenz zahlreicher Hautkrankheiten durch epidermale (Horn- u. Stachelzellschicht, z.B. juvenile Warze), kutane (Lederhaut, z.B. sek. Syphilis, Nävuszellnävus) oder epidermokutane (»gemischte P.«, z.B. Ekzem, Lichen ruber) Zellvermehrung oder Gewebsverdichtung, meist voll rückbildungsfähig. – S.a. ▸Effloreszenzen (dort Abb.). E papule.

**Papier|blase:** *Urologie* extrem überdehnte Harnblase mit papierdünner Wand, so dass Spontankontraktion nicht mehr möglich ist. Resturin bis 3000 ml (»myogene mechanische Blasenstarre«).

**Papier|chromatographie,** Abk. PC: ▸Chromatographie-Verfahren zur ein- u. zweidimensionalen Trennung von Stoffgemischen (Kohlenhydrate, Eiweißhydrolysate, Alkaloide, Steroide etc.) in gelöster Form: Nach Einhängen eines Filterpapierstreifens mit 1–3 Tr. der Probe an dessen unterer Kante in ein Lösungsmittelgemisch wandert dieses kapillar nach oben unter Mitnahme u. Verteilung der Einzelsubstanzen; nach Trocknen Untersuchung (Farbreaktion mit Sprühreagenzien, z.B. Ninhydrin) u. vergleichende Identifizierung (anhand auf 2. Papier mitentwickelter Reinstoffe). E paper chromatography.

**Papier|elektrophorese:** ▸Eiweißelektrophorese mit Filterpapier als Träger. E paper electrophoresis.

**Papilionitis:** durch Gifthaare von Schmetterlingen (bzw. Raupen) verursachte Hautreizung.

**Papilla,** Papille, Plur. **Papillae,** Pluralform der Abk. Pp.: *Anatomie* warzenförmige Erhabenheit an Haut oder Schleimhaut. S.a. ▸Papillen..., ▸Papillo... E papilla. – **P. dentalis:** die von der ektodermalen Schmelzglocke umfasste, Dentin u. Pulpa bildende mesenchymale »Zahnpapille«. – **P. ductus parotidei:** P. an der Wangenschleimhaut in Höhe des 2. oberen Molaren, mit Mündung des Ductus parotideus. – **P. duodeni major:** die Vater-Papille am unteren Ende der Plica longitudinalis mit Mündung von Ductus pancreaticus u. D. choledochus; ferner die **P. d. minor** mit Mündung des Ductus pancreaticus minor. – **Pp. filiformes:** die dem Zungenrücken ein samtartiges Aussehen verleihenden »Fadenpapillen«, mit mehrschichtigem, zipflig verhorntem Plattenepithel u. endständiger Spalte. – **Pp. foliatae:** »Blattpapillen« am hinteren-seitl. Zungenrand, beim Menschen rudimentär. – **Pp. fungiformes:** »Pilzpapillen« am Zungenrücken zwischen den Pp. filiformes, glatt, glänzend rot, nicht verhornt, vereinzelt mit Geschmacksknospen. – **P. lacrimalis:** P. am nasalen Ende der Wimpernreihe des Ober- u. Unterlides, mit Punctum lacrimale. – **Pp. linguales,** Zungenpapillen: ▸Papillae filiformes, ▸Papillae foliatae, ▸Papillae fungiformes, ▸Papillae vallatae. – **P. mammae:** die von der Areola mammae umgebene »Brustwarze« aus stärker pigmentierter Haut, Bindegewebe u. glatter Muskulatur, bei ♀ mit den Öffnungen der Ductus lactiferi auf der Warzenspitze; Formabweichungen: P. obtecta s. invertita = Hohlwarze, P. plana = Flachwarze, P. verrucosa = Höckerwarze. E nipple. – **P. nervi optici:** ▸Discus nervi optici. – **P. pili:** die »Haarpapille«, s.u. ▸Haar. – **Pp. renales:** die in die Kelche hineinragenden, mit feinen Öffnungen versehenen »Nierenpapillen«, die Spitzen der Pyramides renales. – **Pp. vallatae:** die 7–12 mit Geschmacksknospen besetzten großen, rundl. »Wallpapillen« des Zungenrückens vor dem Sulcus terminalis (s. Abb.). E vallate papillae. – **P. Vateri:** ▸Papilla duodeni major. E p. of Vater.

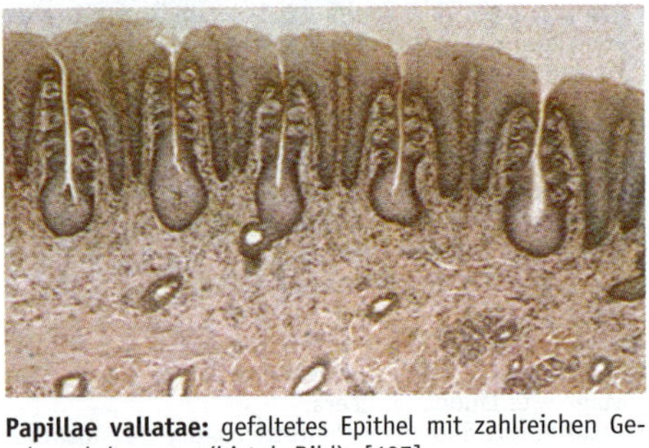

**Papillae vallatae:** gefaltetes Epithel mit zahlreichen Geschmacksknospen (histol. Bild). [497]

**papillär, papillaris:** papillen- oder warzenförmig. E papillary.

**Papillar|körper, Papillarschicht:** ▸Stratum papillare corii. E papillary layer.

**Papillar|linie, -leiste:** ▸Crista cutis. S.a. ▸Tastleisten.

**Papillar|muskeln,** Musculi papillares: zu den Herzkammern kegelförmig vorspringendes Myokardgewebe; mit den von hier ausgehenden Sehnenfäden werden die Atrioventrikularklappen während der Systole in Schließposition gehalten. Ihr Ein- oder Abriss kommt meist im Zusammenhang mit Herzinfarkt oder CO-Vergiftung vor. ***Klinik*** (»**Papillarsyndrom**«): Mitralinsuffizienz, evtl. kardiogener Schock, akutes Lungenödem. S.a. ▸Mitralsegelprolaps. E papillary muscles.

**Papille:** ▸Papilla. E papilla. – **P., graue:** *Ophthalmologie* ▸graue Atrophie.

**Papillen|ab|blassung:** *Ophthalmologie* ▸Abblassung. E pallor of optic disk.

**Papillen|atrophie:** *Ophthalmologie* s. u. ▸Optikusatrophie.
**Papillen|ex|kavation:** *Ophthalmologie* ▸Excavatio disci. E excavation of optic disk.
**Papillen|infarkt:** Versorgungsstörung im Bereich einer Nierenpapille; Vorstadium einer Papillennekrose. E papillary infarction.
**Papillen|karzinom:** Karzinom im Bereich der VATER-Papille (s. u. ▸Pankreaskarzinom). E papillary carcinoma.
**Papillen|nekrose:** entzündl.-nekrotische Veränderungen an einer oder mehreren Nierenpapillen als Komplikation einer interstitiellen Nephritis bei Diabetes, Phenacetin-Abusus, Sichelzellenanämie, nach Papilleninfarkt. ***Klinik:*** dumpfe Nierenschmerzen, Pyurie, massive Hämaturie, Azotämie, Abgang von Papillengewebe (unter Koliken); final Sepsis, Urämie. E papillary necrosis.
**Papillen|ödem:** *Ophthalmologie* Schwellung der Sehnervenpapille infolge Stauung des aus dem Auge abfließenden Blutes (mit Stauungshyperämie, hochgradiger Venenschlängelung); v. a. bei Optikusneuritis, Hirntumor (dann sehr bald Vollbild der Stauungspapille). E papilledema, choked disk.
**Papillen|stein:** Harnstein in der Nierenpapille; s. a. ▸RANDALL-Plaque. Kann zu Papilleninfarkt u. -nekrose führen. E papillary stone.
**Papillitis:** Entzündung einer Papille, z. B. der Sehnerven- (= P. optica, ▸Neuropapillitis optica), Nieren- (= P. necroticans, ▸Papillennekrose), Duodenalpapille (= primär stenosierende P., ▸WESTPHAL-BERNHARD-Choledochus-Syndrom), der Zungen- (▸Glossitis), MORGAGNI-Papillen (Proktitis im Bereich der Columnae rectales). E papillitis.
**Papillo|duoden|ektomie:** *Chirurgie* transduodenale Exzision der VATER-Papille nebst angrenzender Duodenalwand bei Papillenkarzinom. E papilloduodenectomy.
**Papillom(a):** aus gefäßhaltigem Bindegewebe bestehende u. mit Epithel bekleidete, meist gutartige Haut- bzw. Schleimhautwucherung (s. a. Abb.). Als P. molle rel. weich, als P. durum mit Vorherrschen der hyperkeratotischen Anteile; s. a. ▸Verruca. E papilloma. – **P. acuminatum, P. venereum:** ▸Condyloma acuminatum. – **P. vesicae:** ▸Blasenpapillom.

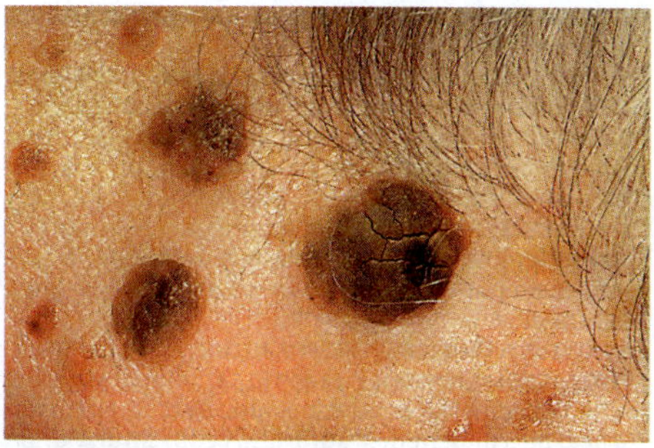

**Papillom(a):** basalzellige Papillome der Haut. [524]

**papillo|makuläres Bündel:** *Neurologie* s. u. ▸Bündel. E papillomacular bundle.
**Papillomatose, Papillomatosis:** multiple Haut- oder Schleimhautpapillome. I. e. S. die auf die Oberfläche gerichtete Proliferation der Papillarkörper mit Wellung der Epidermis. E papillomatosis. – **P. carcinoides Gottron:** pseudoepitheliomatöse Hyperplasie meist auf vorgeschädigter Haut (chron.-vegetierende oder ulzerierende Hauterkrankungen) meist symmetrisch an den Unterschenkeln, lokal rezidivierend mit tumorös-fungösen Wucherungen, ohne Metastasierung (»Pseudokanzerose«). Von einigen Autoren als hochdifferenziertes spinozelluläres Karzinom klassifiziert. – **P. confluens et reticularis:** ▸GOUGEROT-CARTEAUD-Syndrom. – **P. florescens oris:** blumenkohlförmige P. der Mundschleimhaut mit Rezidivneigung; Sonderform des ▸Plattenepithelkarzinoms. – **P. florida mamillae:** (JONES) papillomatöse Proliferation des Deckepithels der Milchdrüsenausführungsgänge (bis kirschgroßer Knoten). – **P. mucosae carcinoides:** floride orale Papillomatose. Bei alten, zahnlosen Menschen an der Wangenschleimhaut oder den Lippen auftretendes verruköses Karzinom. S. a. ▸Papillomatosis florescens oris.
**Papilloma|viren,** Warzenviren: kleine (Durchmesser ca. 55 nm) DNS-Viren aus der Familie ▸Papovaviridae. Ubiquitäre Erreger, die artgebunden vorkommen u. eine Vielzahl morphologisch unterschiedlicher epithelialer Läsionen auf der Haut u. den Schleimhäuten vieler Spezies hervorrufen. Primärinfektion durch Kontakt (sexuell, Inokulation bei kleinen Hautverletzungen). P. haben Tropismus zu Plattenepithelzellen u. induzieren (besonders bei Immunsuppression, d. h. gestörter zellvermittelter Immunität) Warzen u. benigne Papillome. Nach Primärinfektion z. T. Persistenz mit möglicher Integration des Virusgenoms in die Wirtszell-DNS u. nachfolgender Zelltransformation (Transformation) zu Präkanzerosen. Humanpathogen sind die humanen P.-Viren. E papilloma viruses. – **P., humane,** human papilloma virus, humane Papillomviren, HPV (Abk.), Warzenvirus des Menschen: Virusart der Gattung Papillomavirus, von denen inzwischen mehr als 70 verschiedene Genotypen bekannt sind, die mit verschiedenen Krankheiten beim Menschen assoziiert werden. Sie werden unterteilt in **kutane Typen,** die vornehmlich in verhornendem Epithel Läsionen hervorrufen, u. **Mukosatypen,** die v. a. die Schleimhäute infizieren. Eine weitere Unterteilung erfolgt in mit gutartigen Läsionen assoziierte Typen (**low risk types**) u. solche, die v. a. mit präneoplastischen oder malignen Epithelveränderungen einhergehen (**high risk types;** HPV16, 18). Zu den mit HPV assoziierten Erkrankungen gehören u. a. gewöhnliche Warzen (Verrucae vulgares), Condylomata acuminata, Zervixdysplasien (▸CIN), ▸Kollumkarzinom, präkanzeröse Hautläsionen u. Plattenepithelkarzinome (z. B. bei Epidermodysplasia verruciformis oder bei immunsuppressiv behandelten Patienten). Genomfragmente von HPV konnten nachgewiesen werden in Karzinomen z. B. der Vagina, der Vulva, des Anus, des Penis, der Konjunktiven, der Tonsillen u. des Respirationstraktes. E human papilloma viruses.
**Papillon-Léage-Psaume-Syndrom:** (1954) erbliche (X-chromosomales Gen; gynäkotrope) »**o**ro-**d**igito-**f**aziale **D**ysostose« (»ODFD-Syndrom«): Hypertelorismus, schmale verengte Nase, medianverkürzte Oberlippe, Gaumenspalte, Zungenlappen, Ober- u. Unterkieferkerbungen, Alopezie; ferner Verdickung der kurzen Röhrenknochen, Syn-, Klino-, Kampto-, Polydaktylie. E orofaciodigital syndrome, Papillon-Léage and Psaume syndrome.
**Papillon-Lefèvre-Syndrom:** (1924) ▸Keratosis palmoplantaris mit Periodontopathie. E Papillon-Lefèvre syndrome.
**Papillo|retinitis:** gleichzeitige ▸Neuropapillitis u. ▸Retinitis. E papilloretinitis.
**Papillo(sphinktero)tomie:** transduodenale Spaltung der VATER-Papille (einschl. Sphinkter), meist im Rahmen einer Duodenoskopie (als endoskopische P.); v. a. bei Choledocholithiasis, vor Stenteinlage, bei narbiger Stenose. E papillosphincterotomy.
**Papova|viridae, Papova-Viren:** aus ▸**Pa**pilloma- u. ▸**Po**lyoma-Virus u. **va**cuolating agent (Simian-Virus SV 40) bestehende Gruppe kleiner (ca. 45 mμ) onkogener Virusarten (mit zirkulärer DNS). E papovaviruses.
**Pappataci|fieber** *(ital. = Stechmückenfieber),* Dreitage-Fieber, Moskito-F., PICK-F.: in Süd- u. Ostasien, Ostafrika, Mittel-/Südamerika u. Mittelmeerländern epi- u. endemische, für 3 Tage hochfieberhafte Infektionskrankheit durch – von Phlebotomus übertrage-

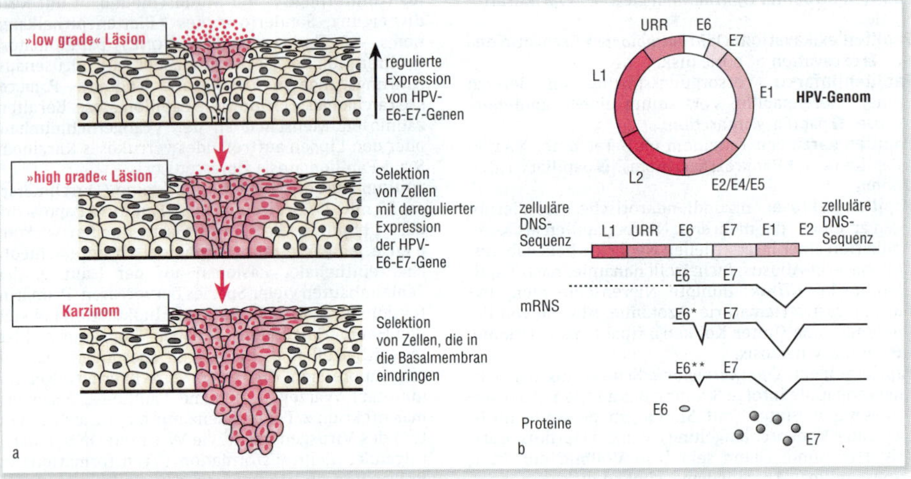


**Papillomaviren, humane:** HPV-Infektion. **a)** schrittweise Selektion dysplastischer bzw. neoplastischer Zellen im Verlauf persistierender HPV-Infektionen mit deregulierter Expression der viralen Onkogene E6 u. E7; **b)** schematische Darstellung des HPV-Genoms vor u. nach Integration in die chromosomale DNS der Wirtszelle, wie sie typischerweise in Karzinomzellen zu finden ist. [388]

ne – Fieberviren der Familie ▸Togaviridae. ***Klinik u. Diagn.:*** Glieder-, Muskel- u. retrobulbäre Schmerzen, Gesichtsschwellung u. -rötung, Bradykardie; meist Leukopenie, Lympho- u. Monozytose, Eiweiß- und Zellvermehrung im Liquor, Inkubationszeit 3–6 Tg.; sehr selten Immunität. E phlebotomus fever, pappataci f.

**Pappelknospen:** ▸Populi gemma.

**Pappelrinde:** ▸Populi cortex.

**Pappenheim-Färbung** (ARTHUR P., 1870–1916, Hämatologe, Berlin): (1912) kombinierte ▸MAY-GRÜNWALD- u. ▸GIEMSA-Technik als »panoptische« Färbung für Blutausstriche (Kerne rötlich violett, Plasma der Lympho- u. Monozyten bläulich, der Granulozyten zartrosa), Gewebeschnitte u. Spirochäten. E Pappenheim's stain.

**Paprika:** ▸Capsicum annuum.

**p.-a. Projektion,** Abk. für **p**osterior-**a**nteriore Projektion: Röntgenaufnahme, bei der die Bildverstärkerröhre ventral positioniert wird.

**PAPS:** Adenosin-3'-phosphat-5'-phosphosulfat, sulfatübertragendes Coenzym.

**Papula** *(latein. = Blatter):* ▸Papel. E papule.

**papulös:** mit Papelbildung einhergehend. E papular.

**papulo|nekrotisch:** *Dermatologie* zusammengesetzt aus papulösen Einzeleffloreszenzen u. zentraler Nekrose.

**Papulosis:** mehr oder minder generalisiertes Auftreten von Papeln. E papulosis. – **P. atrophicans maligna,** kutaneo-mukoso-intestinales, DEGOS-DELORT-TRICOT-Syndrom: autosomal-rezessiv erbliche Erkrankung mit schubweisem generalisiertem Hautausschlag mit ödematösen, blassroten Papeln, deren Zentrum sich zum scharfrandigen Geschwür abstößt; nach Wo. bis Mon. schwere Verdauungsstörung, epigastrische Schmerzen, Bluterbrechen; *histol* Endarteriitis u. Kapillaritis mit sekundären Thromben u. Nekrosen. E malignant atrophic p.

**papyraceus** *(latein.):* papierartig, -dünn. E paperlike.

**PAR,** Abk. für **p**seudo**a**llergische **R**eaktion: »Pseudoallergie«, s.u. ▸Nahrungsmittelallergie.

**par(a)...:** Präfix »bei«, »neben«, »entlang«, »gegen«, »über ... hinaus«, »abweichend vom Normalen« *chem* (Kurzzeichen: p-) zur Kennzeichnung der 1,4-Substitution (bei zykl. Verbindungen), einer polymeren Form, einer höheren Hydratationsstufe (bei Säuren). – **...para:** Suffix »...gebärende«.

**Par(a)|agglutination:** Agglutination artverwandter (▸Gruppenagglutination) oder fremder Bakterien durch spezif. Immunseren aufgrund übereinstimmender Partialantigene; s.a. ▸Kreuzreaktion. E paragglutination.

**Para|amino...,** p-Amino...: s.u. ▸Amino... E para-amino...

**Para|amnesie:** Gedächtnisstörung mit Konfabulationen; i.e.S. das ▸Déjà-vu-Erlebnis. E paramnesia.

**Para|amyloid,** Amyloidprotein 4: ein atypisches, amyloidähnliches Protein mit struktureller u. immunologischer Ähnlichkeit mit den κ- u. λ-Ketten der Immunglobuline. Wird bei der atyp. oder primären ▸Amyloidose (**Paraamyloidose**; i.e.S. als LUBARSCH-PICK-Syndrom) in verschiedene Organe eingelagert, u.a. in die Haut (Paraamyloidosis cutanea). E paramyloid.

**Para|appendizitis:** ▸Perityphlitis. E para-appendicitis.

**par(a)artikulär:** neben einem Gelenk, extraartikulär. E extra-articular.

**Para|ballismus,** Biballismus: *Neurologie* doppelseitiger ▸Ballismus (als P. der Arme – zusätzlich zu Hyperkinesen – bei Beteiligung des Nucleus subthalamicus an der progressiven Pallidumatrophie). E bilateral hemiballism.

**Para|blepsis:** ▸Paropsie. E parablepsia.

**Para|bulie:** krankhafte Willensstörung, bei der einem Willensimpuls sogleich ein entgegengesetzter folgt. E parabulia.

**Paracelsus:** PHILIPP THEOPHRASTUS BOMBASTUS V. HOHENHEIM, genannt P., 1493–1541; einem schwäbischen Geschlecht entstammender Arzt u. Naturforscher, Begründer einer auf Naturbeobachtung u. Erfahrung beruhenden Medizin, Verfasser zahlreicher Schriften (u.a. »Über die Medizin«); bekämpfte v.a. die auf GALEN begründete dogmatische Medizin des Mittelalters.

**Para|centesis:** *Otologie* ▸Parazentese.

**para|centralis** *(latein.):* neben der Zentralwindung des Gehirns. E paracentral.

**Paracetamol,** 4-Hydroxyacetanilid: nicht-opioides ▸Analgetikum u. Antipyretikum; entsteht im Organismus als Metabolit des ▸Phenacetins. ***Wirkung:*** P. hemmt die zentrale Prostaglandinsynthese. ***NW:*** bei hoher Dosierung oder Langzeitanwendung ist P. potentiell hepatotoxisch, ansonsten praktisch keine NW. E paracetamol, acetaminophen.

**Para|cholie:** Störung der Gallesekretion bei Leberzellschädigung, i.w.S. auch der so bedingte Ikterus. E paracholia.

**Parachute-Mitralklappe** *(engl./franz. parachute = Fallschirm):* Fehlentwicklungsform der Mitralklappe, bei der im klassischen Fall alle Sehnen an einem einzigen Papillarmuskel inserieren u. hierdurch die Klappenfunktion beeinträchtigt ist.
**Para|coccidioides brasiliensis:** s. u. ▸Blastomyces.
**Para|coccidioido|mycosis:** ▸Parakokzidioidomykose. E paracoccidioidomycosis.
**para|colicus** *(latein.):* neben dem Kolon. S. a. ▸Paracoli-Gruppe.
**Para|coli-Gruppe:** irreführende Bez. für Escherichia, Aerobacter, Klebsiella u. die »**Paracolon-Bakterien**« (Arizona-, Bethesda-Ballerup-, Providencia-, Hafnia-Gruppe) als wesentl. Teil der Darmflora; Lactose-negativ, pathogen nur außerhalb des Darms (Erreger v. a. von Harnweginfektionen).
**Para|colpium:** das die weibl. Scheide umgebende Beckenbindegewebe. E paracolpium.
**Par|acusis:** Hörstörung i. S. von Diplacusis, Hyperacusis (dolorosa), **P. loci** (Schallquelle wird nicht richtig lokalisiert); i. e. S. die **P. Willisii** (bei Mittelohrschwerhörigkeit, insbes. Otosklerose), das »Phänomen des Besserhörens« bei Umgebungslärm von 60 dB (der vom Kranken nicht wahrgenommen wird, so dass Vertäubungseffekt fehlt). E paracusis (e.g. Willis').
**Para|cystium:** das Bindegewebe beidseits der Harnblase. E paracystium.
**Para|deltazismus:** Stammelfehler, bei dem »d« durch »b« ersetzt wird; Form der ▸Dyslalie.
**paradent...:** s. u. ▸parodont... E periodont...
**Para|didymis:** dem Paroophoron entsprechende (Rest des Urnierenganges) »Beihoden« (blind endende Kanälchen) im Samenstrang nahe dem Nebenhodenkopf. E paradidymis, parepididymis.
**paradont...:** falsche Schreibweise für ▸parodont...
**paradox:** widersinnig, ungewöhnlich. E paradoxical.
**Para|dysenterie:** ▸Bakterienruhr; i. e. S. die durch Shigellen der Gruppen B u. C verursachten Formen. E paradysenteria.
**Para|enzephalitis (Pette):** Begleitenzephalitis (s. u. ▸Begleitkrankheit). E concomitant encephalitis.
**Para|erythro|blasten:** (Di Guglielmo) abnorme rote Erythrozytenvorstufen in Knochenmark u. Blut bei Erythrämie u. akuter u. chron. Erythroleukämie; den Megaloblasten sehr ähnlich, auf der Normoblastenstufe häufig mit starker PAS-Aktivität.
**Par|ästhesie:** Fehlempfindung; i. e. S. die des Hautsinnes in Form von »Kribbeln«, »Pelzigsein«, »Ameisenlaufen« etc., u. U. mit Schmerzcharakter; oft synonym gebraucht mit ▸Dysästhesie. E paresthesia.
**Paraffin:** Gruppenbez. für gesättigte aliphatische ▸Kohlenwasserstoffe. *pharm* ***Anw.*** von dickflüssigem u. dünnflüssigem P. in Dermatika, v. a. als Salbengrundlage oder rückfettender Badezusatz; dickflüssiges P. auch als Laxans (***NW:*** Ablagerung im Körper in Form einer pulmonalen Paraffinose oder Paraffingranulomen möglich). E paraffin.
**Par|affineinbettung:** *Histologie* nach Entwässern (aufsteigende Alkoholreihe), »Entspriten« (mit Intermedien) u. gründl. Durchtränkung mit flüssigem Paraffin (Wärmeofen oder Brutschrank) Einlegen des Präparates in flüss. Paraffin (Einbettschälchen).
**Par|affinkrebs:** Spinaliom oder Plattenepithelkarzinom nach jahrelanger Einwirkung von Rohparaffin. E paraffin cancer.
**Par|affinom,** Lipoidgranulom, Elaiom: knotenförm. Fremdkörpergranulom am Ort einer kosmetischen oder ther. Paraffinapplikation (Paraffininjektion, -plombe etc.); meist fortschreitend, evtl. maligne entartend. E paraffinoma.
**Para|fili|collis:** ▸Polymorphus sphaerocephalus.
**para|follikuläre Zellen:** in der Schilddrüse zwischen den Schilddrüsenfollikeln gelegene, argentaffine Zellen, die sog. C-Zellen (s. Abb.). Sie enthalten Glycerophosphatdehydrogenase u. bilden ▸Calcitonin. E parafollicular cells, C cells, light cells.
**Paraform(aldehyd), Paraformalin:** polymerisierter Formaldehyd (Tri- oder Polyoxymethylen); *ther.*

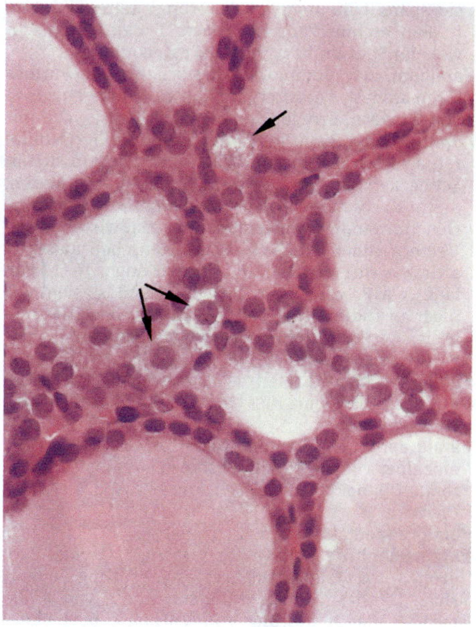

**parafollikuläre Zellen:** C-Zellen (Pfeile) zwischen Schilddrüsenfollikeln. [540]

***Anw.*** als Mund-Rachen-Desinfiziens, ferner als Raumdesinfiziens u. Fungizid. E paraformaldehyde.
**Para|gan|glien:** Ganglien aus hormonal aktiven, epitheloiden Parenchymzellen, gefäßreichem Interstitium u. Bindegewebskapsel, die sich vom peripheren vegetativen Nervensystem herleiten. **Parasympathische P.:** ▸Glomus caroticum u. **Paraganglion supracardiale**, deren ektodermale Anteile in Form von Haufen u. Strängen epitheloider Zellen z. T. als Chemorezeptoren auf Änderung des $CO_2$- u. $O_2$-Gehaltes des Blutes reagieren u. über den Nervus glossopharyngeus bzw. N. vagus das Atemzentrum beeinflussen. **Sympathische (chromaffine) P.** (»Adrenalsystem«): Nebennierenmark, Zuckerkandl-Organ u. die inkonstanten, etwa hanfkorngroßen P. in Retroperitoneum, Hoden, Nebenhodenkopf, Samenstrang, Eierstock u. Eileiter (mit teils Adrenalin, teils Noradrenalin bildendem Parenchym). E paraganglia, chromaffin bodies.
**Para|gan|gliom:** aus Paragangliengewebe hervorgehendes Neoplasma, ▸Chemodektom, ▸chromaffiner Tumor. – Maligne Formen (außer ▸Phäochromozytom) extrem selten, metastasieren in Lungen, Leber, Knochen. E paraganglioma.
**Para|gan|glion:** s. u. ▸Paraganglien. E paraganglion.
**Para|geusie:** **1)** Fehlempfindung des Geschmackssinnes, meist Störung im Bereich des Nervus lingualis (s. a. ▸Chorda tympani) u. N. glossopharyngeus. E parageusia. **2)** inkorrekt für gustative Halluzination.
**Par|agglutination:** ▸Paraagglutination. E paragglutination.
**Para|gliome:** von Paraglia ausgehende Tumoren, das sind ▸Ependymom, ▸Choroidepitheliom, ▸Pinealom u. ▸Neurinom.
**Para|gnosie:** außersinnl. Wahrnehmung, z. B. Telepathie, Hellsehen, zweites Gesicht. E paragnosis.
**Para|gonimiasis:** in Ostasien, vereinzelt in Afrika u. Mittel-/Südamerika durch den »Lungenegel« ▸Paragonimus verursachte Erkrankung, indem die jungen Würmer 24–42 Std. nach Aufnahme vom Darm durch Zwerchfell u. Pleura in die Lunge gelangen, wo sie in tunnelartigen Höhlen bzw. Zysten liegen. ***Klinik:*** chron. Bronchitis, rostrotes Sputum (»endemische Hämoptoe«); multiple Infiltrate oder Ringschatten in den unteren Lungenfeldern. Bei Kindern u. Jugendlichen häufig Hirnbefall (Jackson-Epilep-

sie, später Lähmungen, Sehstörung), seltener dumpfe Bauchschmerzen, Diarrhöen. ***Diagn.:*** Eiernachweis im Sputum bzw. Stuhl. E paragonimiasis.

**Para|gonimus:** plump-ovale, bestachelte Saugwürmer [Trematodes]; Parasiten der Lunge (»Lungenegel«) von Säugern, Erreger der ▸Paragonimiasis. Die mit Sputum oder Stuhl ins Freie gelangten Eier schlüpfen als ▸Miracidium im Wasser, entwickeln sich in Schnecken zu Sporozysten, Redien u. Zerkarien, die in Krebse eindringen u. sich dort in Metazerkarien umwandeln; Infestation des Endwirtes durch Verzehr roher Krebse. – Beim Menschen außer **P. africanus** (in Nigeria, Kamerun u. Kongo, 16–17 mm lang) v.a. **P. westermani** (in Ost- u. Südostasien, weniger in Indien u. Nepal; 7,5–12 mm lang, 4–6 mm breit; Reservewirte: Schwein u. Karnivoren); s.a. ▸Wurmeier (dort Abb.).

**Para|granulom:** die relativ gutartige Form der ▸HODGKIN-Krankheit (mit nur vereinzelten Riesenzellen). E paragranuloma.

**Para|graphie:** Dysgraphie mit entstellter Wiedergabe einzelner Wörter oder Buchstaben (= verbale bzw. literale P.); bei kortikaler sensorischer Aphasie. E paragraphia.

**Para|gruppen|allergie:** ▸Kreuzallergie.

**Para|hämophilie (A),** Faktor-V-Mangel, OWREN-Syndrom: (1943) autosomal-rezessiv erbliche hämorrhag. Diathese infolge Mindersynthese von ▸Faktor V u. damit Störung von Vorphase u. 1. Phase der Blutgerinnung. – **P. (B):** ▸Hypoproconvertinämie. E parahemophilia.

**Para|hi|dro|sis,** Par|idro|sis: Oberbegriff für ▸Brom-, ▸Chrom-, ▸Urhidrosis. E parahidrosis, paridrosis.

**para|infektiös:** während oder nach einer Infektionskrankheit auftretend, aber nicht durch deren spezifische Erreger bedingt; s.a. ▸postinfektiös. E parainfectious.

**Para|influenza-Virus:** RNS-haltiges, hämadsorbierendes Virus der Gruppe der ▸Paramyxoviridae (90–200 nm) mit Serotypen 1–7; Erreger katarrhalischer Entzündungen des Respirationstraktes, bes. bei Neugeborenen (»newborn pneumonitis virus«) u. Kindern (»croup-associated virus« = P. Typ 2), aber auch bei Tieren (Sendai-Virus). E parainfluenza virus.

**para|kardial:** neben dem Herzen, extrakardial. E paracardiac.

**Para|keratosis:** gestörte Verhornung (Keratinisation) der Haut, so dass das Stratum granulosum verschwindet u. im Str. corneum die Kerne erhalten bleiben; ***Vork.*** v.a. bei Entzündung, Psoriasis, Ekzem. E parakeratosis. – **P. Mibelli:** ▸Porokeratosis Mibelli. – **P. pityriasiforme Brocq:** ▸Ekzema seborrhoicum. – **P. scutularis (Unna):** P. mit Schuppenbildung v.a. an behaartem Kopf, Sternalgegend, Mittelbauch, Unterschenkeln. E p. scutularis. – **P. variegata,** Lichen variegatus: mit netzförmig arboreszierenden, Lichen-ruber-artigen, kleinen Papeln (von lividrot bis gelbrosa) sowie erythematösen, hyperpigmentierten u. atroph. Flecken in sonst normaler Haut, oft übergehend in ▸Mycosis fungoides. E p. variegata.

**Para|koagulation:** s.u. ▸Fibrinmonomerkomplexe.

**Para|kokzidioido(myko)se,** LUTZ-SPLENDORE-DE-ALMEIDA-Krankheit: die »Südamerikanische Blastomykose« als Allgemeininfektion durch Blastomyces (bzw. Paracoccidioides) brasiliensis, v.a. bei ♂ im 3. Ljz. (Handarbeiter, Farmer). Prognostisch stets ernste ▸Mykose; primäre Lokalisation in Gastrointestinal- oder Respirationstrakt; meist Sekundärbefall der regionären Lymphknoten, evtl. mit lymphogener Generalisierung in inneren Organen (80 % Lunge!) u. Haut (Papeln, Pusteln, Ulzera, Granulome, häufig mit Fistelbildung). Inkubation Wochen bis Monate; Krankheitsdauer 2–3 Jahre. E paracoccidioidomycosis, South American blastomycosis.

**Para|koli-Gruppe:** ▸Paracoli-Gruppe. E paracoli group.

**Para|kolo|stomie|hernie:** Bauchwandbruch im Bereich eines Anus praeter, meist infolge Fettgewebeabbaus im durchgeleiteten Mesokolon.

**Para|kolpitis:** Entzündung des paravaginalen (die Scheide umgebenden) Bindegewebes (»**Parakolpium**«). E paracolpitis.

**Parakrinie:** ▸Plesiokrinie.

**Par|akusis:** ▸Paracusis. E paracusis.

**Para|lalie: 1)** Oberbegriff für Sprechstörungen. **2)** Lautverwechslung (Ersetzen eines Buchstabens durch einen anderen) beim Sprechen. E 1), 2) paralalia. **3)** Stammeln (▸Dyslalie). E p. literalis.

**Para|lambdazismus:** Stammelfehler, bei dem »l« durch »n« ersetzt wird; Form der ▸Dyslalie. E paralambdacism.

**Par|albumin:** bei ▸Bisalbuminämie die zusätzl. Albuminkomponente mit größerer elektrophoret. Beweglichkeit. E paralbumin.

**Paraldehyd,** 2,4,6-Trimethyl-1,3,5-trioxan: zyklische Verbindung; ***Anw.*** als Sedativum (obsolet), Reagens u. Lösungsmittel. E paraldehyde.

**Para|leuko|blasten:** die undifferenzierten ▸Paralympho- u. ▸Paramyeloblasten (nur zytochemisch voneinander zu unterscheiden) bei akuter Leukämie; verschobene Kern-Plasma-Relation, deutlicher Nucleolus (auch in der Mehrzahl), schmaler, mitteldunkelblauer, ungranulierter, evtl. vakuolisierter Zytoplasmasaum. E paraleukoblasts.

**parallaktisch:** s.u. ▸Parallaxe. E parallactic.

**Par|al|la|xe:** *Optik* Winkel, den die Verbindungslinien zwischen Bildpunkt u. zwei Beobachtungspunkten bilden. I.w.S. auch die parallaktische Verschiebung, d.h. die scheinbare Wanderung des Objekts bei Verlagerung des Projektionszentrums parallel zur Projektionsebene, z.B. bei abwechselnder Betrachtung mit dem re. u. li. Auge oder bei einäugiger Betrachtung u. Bewegung des Kopfes. E parallax.

**Parallel|fasern:** Axone der Körnerzellen (Kleinhirnrinde), die die Informationen von ▸Moosfasern auf die ▸PURKINJE-Zellen übertragen. E parallel fibers.

**Parallel-Gunn-Zeichen:** *Ophthalmologie* (JAEGER 1949) im Fundus hypertonicus streckenweise Kaliberminderung der Venen- oder Arterienblutsäule, wo beide Gefäße dicht nebeneinander verlaufen.

**Parallel|resistenz:** ▸Kreuzresistenz.

**Parallel|scan:** s.u. ▸Ultraschall-Diagnostik.

**Parallel|versuch:** *Ophthalmologie* s.u. ▸Gesichtsfeld.

**Par|allergie, Begleitallergie, parallergische Reaktion:** i.e.S. das nach Überstehen einer Infektionskrankheit (»Schrittmacherkrankheit«) veränderte Immunverhalten gegenüber einer anderen Erkrankung (z.B. vermehrtes Vorkommen von Tuberkulose nach Keuchhusten u. Masern) als ▸Kreuzreaktion der Antikörper. E parallergic reaction.

**Para|logie,** Fehlschluss: *Psychiatrie* (KRAEPELIN) formale Denkstörung (bei Schizophrenie, Demenz), bei der die sich zunächst darbietende Vorstellung unterdrückt u. durch eine ihr verwandte ersetzt wird. Typische Auffälligkeiten sind verworrene Reden, Vorbeireden, Wortsinnänderungen. E paralogia.

**Para|lympho|blast:** ▸Paraleukoblast mit grobkörnigen, PAS-positiven Granulationen.

**Para|lyse, Para|lysis:** komplette, i.w.S. auch teilweise (Parese) periphere oder zentrale Unterbrechung der nervalen Versorgung (▸Lähmung, ▸Di-, ▸Tetra-, ▸Hemiplegie). Ursprünglich auch jede Beeinträchtigung der Muskelkraft, ▸Tetraplegie. E paralysis. – **P. acuta ascendens spinalis:** ▸LANDRY-Paralyse. – **P. agitans: 1)** ▸PARKINSON-Krankheit. **2) P. a. juvenilis,** HUNT-Syndrom (2): eine erbliche Degeneration des Globus pallidus mit hypokinetisch-hypertonischen Symptomen des PARKINSON-Syndroms. E juvenile p. agitans (of Hunt). – **P. atypica:** s.u. ▸Paralyse, progressive. – **P. bulbaris:** ▸Bulbärparalyse. E bulbar p. – **P. diaphragmatica:** ▸Zwerchfell-Lähmung. E diaphragmatic paralysis. – **P. epidemica infantum:** ▸Poliomyelitis anterior acuta. – **P. galopans:** s.u. ▸Paralyse, progressive. E rapidly progressive general paresis. – **P. infantum:** ▸Zerebralparese, infantile. – **P., juvenile:** s.u. ▸Paralyse, progressive. E juvenile type of general paresis. – **P., progressive:** die 5–15–30 Jahre nach Erstinfektion durch massive Spirochäteninvasion in das Gehirn (v.a. Großhirnrinde) ausgelöste »spätsyphilitische« Krankheit im Stadium IV, bei ♂ doppelt so häufig. ***Klinik:*** schleichend, Beginn mit Gedächtnisstörungen, Persönlichkeitsveränderung (Vernachlässigung), dann artikulatorische Sprachstörung (Silbenstottern, -schmieren), feines Vibrieren um die Mundwinkel, ▸ARGYLL-ROBERTSON-Phänomen (bei ca. 70%), Hyperreflexie, flüchtige Paresen, Anfälle, Dementia paralytica (unbehandelt Tod). ***Diagn.:*** Seroreaktionen in Blut u. Liquor positiv. – Auch als »P. galopans« (Verlauf in wenigen Mon.) u. als »P. atypica« (mit erhaltenem Intellekt, ▸LISSAUER-Paralyse); ferner die juvenile P. (CLOUSTON 1877) bei konnataler Syphilis, beginnend meist im 2. Ljz., mit gehäuften Anfällen, Sehnervenatrophie, schnell fortschreitender Demenz, besonders ungünstiger Prognose. E general p., paralytic dementia.

**Paralyse|eisen:** bei progressiver Paralyse Eisenablagerungen in Mikrogliazellen u. mesenchymalen Phagozyten v.a. des Stirnhirns u. Ammonshorns.

**Para|lytiker:** der an progressiver ▸Paralyse Erkrankte. E paralytic.

**para|lytisch, -lyticus: 1)** gelähmt, mit Lähmung einhergehend, z.B. p. Kontraktur (Gelenkhemmung infolge lähmungsbedingten muskulären Ungleichgewichts), p. Luxation (▸Lähmungsluxation) oder p. ▸Ileus. E paralytic. **2)** durch progressive Paralyse bedingt; z.B. der epilepti- oder apoplektiforme p. Anfall.

**Para|maecium:** ▸Paramecium.

**Para|mastitis:** außerhalb des eigentlichen Drüsenkörpers ablaufende ▸Mastitis. E paramastitis.

**Para|mecium,** Pantoffeltierchen: holotriche Ziliaten in allen Binnengewässertypen; für genet. u. serol. Experimente verwendet. E Paramecium. – **P. coli:** ▸Balantidium coli.

**para|median:** neben der Medianlinie bzw. -ebene. E paramedian.

**Paramedian|schnitt:** Bauchdeckenschnitt li. oder re. parallel zur Medianlinie. E paramedian incision.

**Para|medizin:** Heilmethoden, die in ihrem Ansatz sowohl von der naturwissenschaftlich orientierten Medizin als auch von der Komplementärmedizin abweichen, z.B. die sog. astrologische Medizin. E paramedicine.

**Para|meter: 1)** Verteilungsparameter: *Statistik* Größe, die zur Kenntnis von Häufigkeitsverteilungen dient (z.B. Mittelwert, Standardabweichung). **2)** Kenngröße: *Labormedizin* Größe, deren Bestimmung (z.B. Konzentrationsmessung in einer Körperflüssigkeit) eine Aussage zum Zustand beiträgt (z.B. das Vorliegen einer bestimmten Krankheit wahrscheinlich macht). E parameter.

**para|metran:** im bzw. in das Parametrium. E parametric.

**para|metrisch: 1)** *Gynäkologie* ▸parametran. **2)** *Statistik* Bez. für statistische Methoden, die eine ▸Normalverteilung oder andere statistische Verteilung (Binominalverteilung) voraussetzen, z.B. der ▸t-Test. E parametric.

**Para|metritis:** meist einseitige, exsudative Entzündung des Parametriums, aszendierend oder lymphogen; v.a. in den seitl. Partien u. hinten in den Ligamenta sacrouterina (evtl. von Sigmoiditis ausgehend), selten vorn in Umgebung des Blasenhalses; als intraligamentäre P. unmittelbar am Uterus. Tritt u.a. nach Verletzung unter der Geburt (Zervixriss, Drucknekrose am Scheidengewölbe) auf. ***Erreger:*** meist Strepto- u. Staphylokokken. ***Klinik:*** Fieber, Unterbauchschmerzen; unverschiebliches, keilförmiges, schmerzhaftes Infiltrat bis an die Beckenwand; u.U. Perforation (suprainguinal, Damm, große Schamlippen, am Quadratus lumborum, Nierengegend, durch Foramen obturatum bzw. ischiadicum in Adduktoren- bzw. Glutealmuskulatur, Schenkelkanal); evtl. narbige Schrumpfung (Verlagerung des Uterus); s.a. ▸Adnexitis (dort Abb). E parametritis, pelvic cellulitis.

**Para|metrium:** das verdichtete Beckenbindegewebe beidseits der Gebärmutter bis zur seitl. Beckenwand, in dem Uterusgefäße u. Ureteren verlaufen. E parametrium.

**Para|metro|pathia spastica:** ▸Pelipathia vegetativa. E pelvic congestion.

**Para|mimie: 1)** Störung der Gebärdensprache (z.B. Öffnen des Mundes statt Kopfnicken) bei umschriebener Hirnläsion. E paramimia. **2)** ▸Grimassieren. E grimacing.

**Para|mnesie, para|mnestische Dys|mnesie:** Gedächtnisstörung mit verfälschter Erinnerung bei wechselnder Bewusstseinsklarheit; ***Vork.:*** physiologisch im Traum, bei hirnorganischen Syndromen u. Psychosen. E paramnesia.

**Par|amphi|stomatidae:** s.u. ▸Paramphistomiasis.

**Par|amphi|stomiasis:** Erkrankung durch Saugwürmer der Fam. Paramphistomatidae (beim Menschen: Gastrodiscoides hominis, Watsonius watsoni), die v.a. in Tropen u. Subtropen bei Haustieren in Darm, Gallengängen, Harnblase etc. parasitieren; Larvenentwicklung in Schnecken, Infektion des Endwirtes durch orale Aufnahme an Pflanzen haftender Zerkarien. E paramphistomiasis.

**Para|munität:** die unspezifischen Mechanismen der ▸Infektionsabwehr.

**Para|muzin:** muzinähnlicher Schleimstoff in Ovarialzysten. E paramucin.

**Para|myelo|blast:** ▸Paraleukoblast mit nur schwacher, diffuser PAS-Reaktion, meist auch schwacher Esterase-Aktivität u. positiver Peroxidase-Reaktion (s.a. akute myeloblast. ▸Leukämie). – Ferner der **promyeloide P.** mit entsprechender Kern-Plasma-Reifungsstörung u. Granulierung.

**Para|myelo|zyt:** reifungsgestörter Myelozyt mit starker Peroxidase-Reaktion u. schwacher Esterase-Aktivität; v.a. bei akuter (Myelozyten-)Leukämie in Knochenmark u. Blut.

**Par|amyloid:** ▸Paraamyloid.

**Para|myo|clonus multi|plex,** Polyklonie, FRIEDREICH-Syndrom: (1881) anfallsweise oder dauernde ▸Myoklonie, die bei intendierter Bewegung nachlässt. E paramyoclonus multiplex.

**Para|myo|tonia congenita,** EULENBURG-Syndrom: (1886) dominant erbliche Erkrankung mit v.a. durch Kälteeinwirkung ausgelöster – u. bei Wärme zurückgehender – Verkrampfung u. Rigidität einzelner Muskelgruppen; Variante des ▸THOMSEN-Syndroms? E congenital paramyotonia, Eulenburg's disease.

**Para|myxo|viridae:** Gruppe der RNS-Viren (150–250 nm), mit lipidhaltigem, helikalem Virion (»Spikes« tragendes Envelope mit virusspezifischem Antigen u. solchen der Zellmembran): Parainfluenza-, Mumps-, Masern-, Respiratory-syncytial-, humanes Pneumo- u. Metapneumovirus, Rinderpest-, Hundestaupe-, Hendra-, Nipah-Virus u.a.m. E paramyxoviruses.

**para|nasal(is):** neben der Nase(nhöhle). E paranasal.

**Paraneoplasie, para|neo|plastisches Syndrom:** (BOUDIN 1961/62) die bei bösartigen Tumoren nicht vom Primärtumor oder seinen Metastasen ausgehenden, sondern auf humoraler Fernwirkung beruhenden metabolischen, dystroph. u./oder degenerat. Symptome; werden u.a. bedingt durch ektopische Bildung von (Peptid-)Hormonen u. hormonartig wirkenden Polypeptiden (s.a. ▸Tumormarker); s.a. Tab. Typisch z.B. an der Haut als Acanthosis nigricans maligna (v.a. bei Adenokarzinom), Tylosis palmoplantaris (bei Ösophagus-Ca.) sowie (v.a. bei Plasmozytom, WALDENSTRÖM-Makroglobulinämie, Lymphogranulomatose, Leukämie etc.) großbullöses Pemphigoid, Dermatitis herpetiformis, SNEDDON-WILKINSON-Syndrom, Keratose u. Ichthyose, Melanodermie, Dermatomyositis, Erythema anulare centrifugum, Muzinose; ferner Polyglobulie, Anämie (hämolytisch z.B.

| klinische Syndrome | Neoplasmen | Wirkungsmechanismen |
|---|---|---|
| **Endokrinopathien** | | |
| CUSHING-Syndrom | kleinzelliges Bronchialkarzinom, Pankreaskarzinom, neurale Neoplasien | ACTH oder ACTH-ähnliche Substanz |
| Hyponatriämie | Bronchialkarzinom, intrakraniale Neoplasien | ADH oder ADH-ähnliche Substanz |
| Hyperkalzämie | Bronchialkarzinom | ?Parathormon-ähnliche Substanz |
| | Mammakarzinom, Nierenkarzinom, adulte T-Zell-Leukämie/Lymphom | TGF-α |
| Hyperparathyreoidismus | hämatologische Neoplasien, Bronchialkarzinom, Prostatakarzinom | Parathormon oder Parathormon-ähnliche Substanz |
| Hypoglykämie | Fibrosarkom, andere Weichteilsarkome, Leberzellkarzinom | Insulin oder Insulin-ähnliche Substanz |
| Karzinoidsyndrom | Bronchialadenom (Karzinoid), Pankreaskarzinom, Magenkarzinom | Serotonin, Bradykinin, Histamin |
| Polyzythämie | Nierenkarzinom, zerebellares Hämangiom, Leberzellkarzinom | Erythropoietin |
| **neurologische u. muskuläre Syndrome** | | |
| Myasthenie | Bronchialkarzinom | ?immunologisch, ?toxisch |
| Störungen des ZNS u. des peripheren Nervensystems | Mammakarzinom | |
| **dermatologische Störungen** | | |
| Acanthosis nigricans | Magenkarzinom, Lungenkarzinom, Uteruskarzinom | ?immunologisch, ?toxisch |
| Dermatomyositis | Bronchialkarzinom, Mammakarzinom | ?immunologisch, ?toxisch |
| **vaskuläre u. hämatologische Veränderungen** | | |
| Venenthrombose (TROUSSEAU-Phänomen) | Pankreaskarzinom, Bronchialkarzinom, weitere Karzinome | ?Hyperkoagulabilität |
| nichtbakterielle thrombotische Endokarditis | fortgeschrittene Karzinome | Hyperkoagulabilität |
| Anämie | Neoplasmen des Thymus | unbekannt |
| leukämoide Reaktion | Neoplasmen des Thymus | unbekannt |
| **weitere** | | |
| nephrotisches Syndrom | verschiedene Karzinome | Immunkomplexe (Tumorantigene) |

**Paraneoplasie.** [53]

bei Ovarialtumor u. Lymphoblastomatose, sideroachrestisch bei Epitheliom), Leukose, Leukoerythroblastose (bei Knochenmarkmetastasen), Hyperfibrinolyse (bei Prostata-Ca.), Hypoglykämie (bei Leber-Ca.), Hyperkalzämie (bei Bronchial-, Blasen-, Nieren-Ca.), Malabsorption, Dysproteinämie, Amyloidose, Porphyrie, extrarenale Azotämie, SCHWARTZ-BARTTER-Syndrom, rheumat. Schmerzen, Thrombophlebitis, Endokarditis, Hyperazidität, Magen-Darm-Ulzera, OGILVIE-Syndrom, sowie im Bereich des zentralen u. peripheren Nervensystems (Enzephalopathien, Radikulopathien, Polyneuropathien u. Myopathien). E paraneoplastic syndrome.

**Para|nephritis:** meist hämatogene Entzündung der bindegewebigen Nierenkapsel (Perinnephritis), der Fettgewebskapsel (Epinephritis) u. des umgebenden Bindegewebes. ***Ätiol.:*** meist bakteriell bedingt (v.a. Staphylo-, Streptokokken, Coli), ausgehend von eitrigem Hautprozess, Thrombophlebitis, Adnexitis, Pyelonephritis, bei Angina, Typhus, Grippe etc.; seltener traumatisch. Akut mit perinephritischem ▸Abszess (Epinephritis purulenta), chronisch mit schwielig-schwartigen Veränderungen. ***Klinik:*** schmerzhafte Vorwölbung der Lendengegend, Flankenschmerzen (evtl. mit Ausstrahlung), Fieber (evtl. Schüttelfrost), beschleunigte BKS, Leukozytose, geringere Nierenverschieblichkeit im Veratmungspyelogramm. ***Ther.:*** Antibiotika, ▸Nephrostomie; evtl. Nierenresektion. E paranephritis.

**para|neural(is):** neben dem (den) Nerv. E paraneural.

**Para|noia:** (VOGEL 1764) ältere Bezeichnung für ▸wahnhafte Störung. S.a. ▸paranoid. E paranoia.

**Para|noid:** (E. BLEULER) ▸Schizophrenie, paranoide.

**para|noid:** wahnhaft i.S. der ▸Paranoia. – In der außerdeutschen Psychiatrie nur Bez. für wahnhafte Erlebnisse, die nicht zu einem geschlossenen System gehören; z.B. die **p. Reaktion** (indem eine Kränkung, Demütigung, Beschämung etc. in wahnhaft unangepasster Weise beantwortet wird, z.B. mit affektbetontem Beziehungswahn), das **p. Syndrom** (als noch nicht sicher zuzuordnende Erkrankung mit Wahnphänomenen im Vordergrund). E paranoid.

**Para|noiker:** ein an Paranoia Erkrankter. E paranoiac.

**para|noisch:** wahnhaft (= paranoid). E paranoiac.

**Para|nomie:** Sprachstörung (Herdläsion) mit falschem Benennen der – richtig erkannten – Gegenstände. E paranomia, dysnomia.

**Para|nucleus:** kernähnliches Gebilde neben dem Zellkern. E paranucleus.

**para|öso|phageal:** neben der (die) Speiseröhre. E paraesophageal.

**Para|osteo|arthro|pathie:** (DÉJERINE, CELLIER 1918) bei Paraplegie in ca. 50 % vorkommende »ossifizierende Fibromyopathie« in den knie- u. hüftgelenknahen Weichteilen. E paraosteoarthropathy.

**Para|otitis interna:** umschriebene Labyrinthitis durch Übergreifen einer eitrigen Otitis media.

**Para|oxon:** Diäthyl-p-nitrophenyl-phosphat; Insektizid; als Giftstoff von toxikologischer Bedeutung; wird im Organismus aus Parathion (E 605) metabolisiert u. wirkt als Esterasehemmstoff. E paraoxon.

**Para|oxonase:** eine Arylesterase, die das ▸Paraoxon abbaut. E paraoxonase.

**Para|paralyse:** ▸Paraplegie.

**Para|parese:** beidseitige unvollständige Gliedmaßenlähmung (Parese) analog der ▸Paraplegie. Als P. der Beine mit typ. »**paraparetischem Gang**« (langsam, schleppend, die Füße am Boden schleifend). E paraparesis.

**Para|pedese:** Ex- oder Sekretion auf falschem Wege; i.e.S. (MINKOWSKI) die ▸Paracholie. E parapedesis.

**Para|pemphigus:** ▸Pemphigoid, bullöses.

**Para|pertussis:** Infektionskrankheit durch Bordetella parapertussis, die dem Keuchhusten ähnlich, aber leichter verläuft (da der Erreger kein Pertussistoxin produziert).

**Para|pharyngeal|raum,** Spatium lateropharyngeum: Bindegewebsraum seitlich des Rachens. E parapharyngeal space.

**Para|phasie:** milde Form der kortikalen sensorischen ▸Aphasie mit Verwechslung von Wörtern, Silben oder Buchstaben. E paraphasia, dysphasia.

**Para|phimose:** strangulierende Abschnürung (»Spanischer Kragen«) der Glans penis durch die in den Sulcus coronarius zurückgestreifte zu enge, dadurch irreponible u. ödematös anschwellende Vorhaut. ***Klinik:*** Zirkulationsstörung, Ödem, Zyanose, evtl. Nekrose der Glans; Schmerzen. ***Ther.:*** Reposition, notfalls dorsale Inzision. E paraphimosis.

**Para|phonia, -phonie:** Veränderung des Stimmklanges beim Taubstummen, im Stimmbruch (»**P. puberum**«), bei Hysterie, Kehlkopfkrankheiten etc. E paraphonia.

**Para|phrasie:** Sprachstörung mit fehlender Satzkonstruktion, falscher Wortfolge u. nicht sinngemäßer Wortwahl; Symptom psychischer Störungen, z.B. bei Schizophrenie; s.a. ▸Aphrasie. E paraphrasia.

**Para|phrenie:** **1)** (BUMKE, LEONHARD) chron., wahnbildende Form der paranoiden ▸Schizophrenie. **2)** (K. L. KAHLBAUM) mit physiologischen Entwicklungsphasen (Pubertät, Klimakterium etc.) zusammenhängende Psychose. **3)** (KRAEPELIN 1909) im 4.–5. Ljz. auftretende Psychose mit sich langsam entwickelndem Wahn bei gut erhaltener Persönlichkeit (heute zur Schizophrenie gerechnet). E paraphrenia. **4)** als affektvolle P. (K. LEONHARD) Schizophrenie mit anfängl. Beziehungssyndrom, das in ein schweres Bild mit Größenideen, Erinnerungsfälschungen u. Sinnestäuschungen übergeht, wobei aber ein adäquater u. schwingungsfähiger Affekt erhalten bleibt.

**Para|phrenitis:** ▸Pleuritis bzw. Peritonitis diaphragmatica (insbes. nach Durchwanderung). E paraphrenitis.

**Para|plasma:** die – meist tropfig-granulären – »toten« Stoffe im Zytoplasma (**paraplasmatische Einschlüsse**), z.B. Wasser, Salze, Kohlenhydrate, Fette, Nahrungseiweiß, Vitamine, Pigmente, i.w.S. auch Viruspartikel. E paraplasm.

**Para|plegia, -plegie,** Querlähmung: schlaffe oder spastische Lähmung beider Beine (= P. cruralis oder inferior, häufig mit Miktions- u. Defäkationsstörungen, s.a. ▸Querschnittslähmung) oder beider Arme (= P. brachialis oder superior; s.a. ▸Di-, ▸Tetraplegie); i.e.S. die infolge Läsion der im Rückenmark absteigenden Pyramidenbahnen unter- bzw. oberhalb der Decussatio. E paraplegia.

**Para|pleuritis:** auf die Brustwand übergreifende Pleuritis. E parapleuritis.

**para|pneumonisch:** im Verlauf einer Pneumonie bzw. Pleuritis als Komplikation auftretend (z.B. Lungenabszess).

**Para|pocken:** ▸Melkerknoten.

**para|portal:** **1)** neben bzw. außerhalb einer Pforte gelegen. **2)** unter Umgehung der V. portae.

**Para|pox|viren:** zur Familie der Poxviridae (s.u. ▸Pockenviren) gehörende Viren (z.B. Orf-Viren). E parapoxviruses.

**Para|praxie:** s.u. ▸Apraxie. E parapraxia.

**Para|proctium:** das verdichtete, gefäßführende Beckenbindegewebe zwischen Mastdarm u. seitl. Wand des kleinen Beckens. E paraproctium.

**para|prostatische Drüsen:** im Prostatabereich (periurethral, am Sphincter int. etc.) gelegene, von der Substantia glandularis prostatae histologisch unterschiedene Drüsengruppen, von denen die benigne ▸Prostatahyperplasie ausgehen. E paraprostatic glands.

**Para|prostatitis:** diffuse, abszedierende oder phlegmonöse Entzündung des die Prostata – v.a. blasenwärts – umgebenden Gewebes. E paraprostatitis.

**Para|protein|ämie, -proteinose:** Auftreten von ▸Paraproteinen (i.e.S. als »monoklonale Gammopathie«). E paraproteinemia.

**Para|proteine:** **1) monoklonale Immunglobuline,** Abk. MIg: gleichartige Immunglobuline, die aus unkontrolliert vermehrten B-Zellen eines Klons stammen (defekter Rückkopplungsmechanismus; Plasmazelldyskrasie); Auftreten bei monoklonaler Gammopathie (Paraproteinämie). ***Formen:*** 1) inkomplette m. I. bei ▸L-Ketten-Krankheit mit Bildung von Leichtketten des κ- oder λ-Typs, im Urin als BENCE-JONES-Protein oder bei ▸Schwerkettenkrankheit; 2) komplette m. I. vom Typ IgG (IgM), IgA, seltener IgD bei monoklonaler Gammopathie unbestimmter Signifikanz (MGUS), ▸Makroglobulinämie u. beim multiplen ▸Myelom; 3) Bruchstücke von Immunglobulinen mit – durch Mutation – veränderter Eiweißstruktur (Paraproteine i.e.S.) z.B. beim Lymphosarkom. **2)** von der normalen Eiweißstruktur abwei-

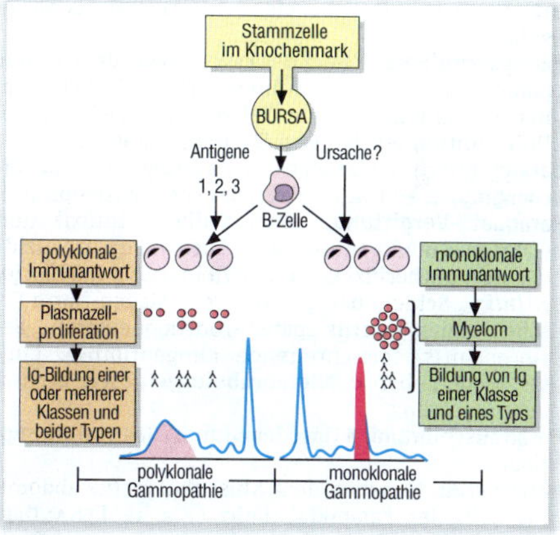


**Paraproteine:** Vorgänge im humoralen Immunsystem, die zur Ausbildung der polyklonalen u. der monoklonalen Gammopathie führen. [518]

chende oder mit unzureichenden Methoden nicht eindeutig einzuordnende Proteine, die (evtl. außer unspezifischen Symptomen u. hämorrheologischen Veränderungen) ohne Befindlichkeitsstörungen, aber auch als Symptom ernsthafter Erkrankungen (Infektionen, Tumoren), evtl. als Ausdruck eines Imungeschehens im Blutplasma, auftreten können. E paraproteins.

**Para|protein|urie:** renale Ausscheidung von ▸Paraproteinen, meist als BENCE-JONES-Eiweißkörper. E paraproteinuria.

**Par|apsis:** Störung des Tastsinns. E parapsia.

**Para|psoriasis:** (BROCQ 1902) historische Bezeichnung. Sammelbegriff für klinisch der Psoriasis ähnelnde, aber ätiologisch unterschiedliche Hautkrankheiten; ▸Pityriasis lichenoides, ▸Parakeratosis variegata u. P. en plaques als – zunächst nicht klassifizierbare – erythematös-squamöse, nicht juckende u. therapieresistente Dermatosen. E parapsoriasis. – **P. en plaques:** P. mit jahrelang bestehenden, gelblich-rötlichen, pseudoatroph. Erythemen am Rumpf (»Leopardenhaut«, s. Abb.). Bei großherdigen Formen Übergang in Mycosis fungoides möglich. Klinische Unterteilung in einen kleinherdigen Typ (P. digitiformis) mit gutartigem Verlauf u. einen großherdig-entzündlichen Typ (P. en grand plaque) mit Übergang in infiltratives Stadium der Mycosis fungoides. – **P. guttata leukodermica:** (LORTAT-JACOB u.

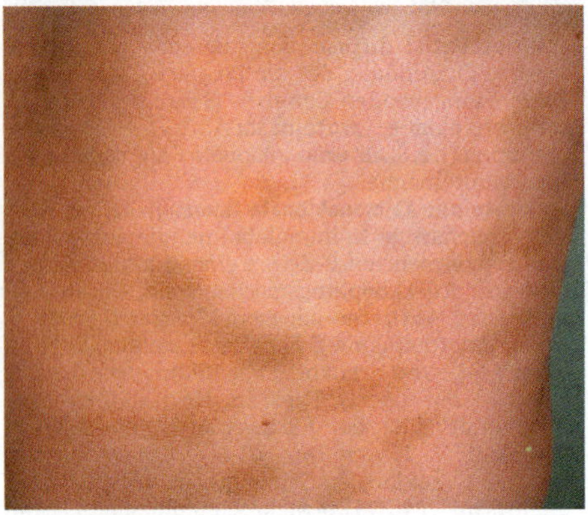

**Parapsoriasis en plaques.** [277]

FERNET 1923) mit hellen Höfen um die makulopapulösen Herde, nach deren Rückbildung nichtatroph. bzw. sklerotisierende helle Flecken verbleiben. E guttate p. – **P. lichenoides:** ▸Parakeratosis variegata.

**Para|psychologie:** Zweig der Psychologie, der sich mit paranormalen (z.z. noch unerklärlichen) Phänomenen u. Fähigkeiten wie Telepathie, Psychokinese, Präkognition etc. befasst. E parapsychology.

**para|pylorisch:** im Bereich des Magenpylorus. – **p. Zeichengruppe:** ▸STRAUSS-Reiztrias (bei Spasmophilie).

**Paraquat®-Vergiftung:** meist tödliche Intoxikation ($DL_{50}$ ca. 4 mg/kg) durch orale Aufnahme (oft Suizid) des Kontaktherbizids Dimethylbipyridyliumchlorid. ***Klinik:*** Schleimhautgeschwüre, Magen-Darm-Erscheinungen, Ikterus, später Bronchopneumonie, Peribronchitis, fortschreitende Lungenfibrose, Lungenödem, Leber- u. Nierentubulusnekrosen. E paraquat poisoning.

**Para|rausch|brand:** ▸Gasödem durch Clostridium septicum.

**para|rektal:** **1)** neben dem Musculus rectus abdominis; z.B. der **Pararektalschnitt** (u.a. n. LENANDER, WINKELMANN, BATTLE). **2)** neben dem Rektum. E pararectal.

**para|renal(is):** in der Umgebung der Niere. E pararenal.

**para|rheumatische Krankheiten:** (WHO 1954) Erkrankungen, die gelegentlich mit rheumatischen Erscheinungen einhergehen; i.e.S. die ▸Kollagenosen. E pararheumatic diseases.

**Para|rhythmie:** *Kardiologie* gleichzeitiges Funktionieren des Sinusknotens u. eines 2. Reizbildungszentrums; s.a. ▸Parasystolie. E pararrhythmia.

**Par|artefakt:** gewohnheitsmäßige Selbstbeschädigung ohne beabsichtigte Vortäuschung einer Krankheit, meist neuropathisch bedingt, z.B. Trichotillomanie, Nägelkauen, Lippen- u. Zungenbeißen.

**Par|arthria, -arthrie:** Sprechstörung durch fehlerhafte Aussprache einzelner Laute oder ganzer Silben (»**P. syllabaris**«, ▸Silbenstolpern); s.a. ▸Dysarthrie. E pararthria.

**Para|sakral|anästhesie:** (BRAUN) Infiltration der Kreuzbeinhöhle (2. Sakralloch) mit einem Lokalanästhetikum (Leitungsunterbrechung im Plexus pudendus u. Nervus pelvicus) zur Schmerzausschaltung an After, Mastdarm, Damm, Harnröhre, Blase, Penis, Skrotum u. Prostata bzw. Vagina, Uterus u. Parametrium. E parasacral anesthesia.

**Para|sexualität:** **1)** *Psychologie* die sexuellen ▸Perversionen. E parasexuality. **2)** *Genetik* bei Mikroorganismen vork. Rekombination ohne Karyogamie u. Meiose.

**Para|sigmatismus:** Sprechstörung mit Ersatz der »s«-Laute (s.a. ▸Sigmatismus); Form der ▸Dyslalie. E parasigmatism.

**Para|sit,** Schmarotzer: ein- oder mehrzellige Pflanze (= Phytoparasit) oder Tier (= Zooparasit) als Lebewesen, das sich auf (= Ektoparasit, -phyt) oder in (= Endoparasit, -phyt) einem anderen Lebewesen (»Wirt«) auf dessen Kosten ernährt, u. zwar mit (= pathogener P.) oder ohne Verursachung von Krankheitserscheinungen (= apathogener P.). Die Lebensweise ist entweder auch saprophytisch (= fakultativer P.; als Zufallsparasit, z.B. verschluckte Fliegenlarve, oder als nur vorübergehender P. nach seiner 1. nichtparasitären »freien« Phase = inchoativer P.) oder aber rein parasitisch (= obligater P.), evtl. als nur periodischer (d.h. in bestimmter Entwicklungsphase) oder temporärer P. (z.B. Imago von Kriebelmücken u. Stechfliegen nur zur Nahrungsaufnahme) oder stationär (mindestens für ein Entwicklungsstadium). Entwicklung entweder nur an eine Wirtsspezies gebunden oder an mehrere (= mono- bzw. polyxener P.), wobei der Mensch Endwirt (z.B. für Filarien, Schistosomen, Opisthorchis) oder Zwischenwirt (z.B. Plasmodium, Echinococcus) sein kann; Wirtsspezifität ist streng (= stenoxener P.) oder auf nahe (= oligoxener P.) oder auch weiter verwandte Wirtsgruppen beschränkt (= oligo- bzw. euryxener P.). E parasite.

**Parasit|ämie:** Auftreten von Parasitenstadien im Blut (ab Ende der Inkubationszeit; in der Präpatentperiode). E parasitemia.

**parasitär:** Parasiten bzw. deren Lebensweise betreffend, durch sie hervorgerufen. E parasitic.

**Parasiten|embolie:** Gefäßembolie durch verschleppte Zystizerken, Echinokokken etc. E parasite embolism.

**parasiticus, parasitisch:** ▸parasitär. E parasitic.

**Parasitismus:** schmarotzende Lebensweise (s.a. ▸Parasit). E parasitism.

**Parasitizid:** Mittel mit Parasiten abtötender Wirkung, auf frei lebende Stadien (= Larvizid, Ovizid) oder auf die parasit. Phase im Wirt gerichtet (z.B. ▸Anthelminthika, Protozoenmittel). E parasiticide.

**Parasito|logie:** Teilgebiet der Ökologie, das sich mit den Lebens- u. Umweltverhältnissen der ▸Parasiten u. ihrer Wirte befasst (einschl. Bekämpfungs- u. Ausrottungsmaßnahmen), als medizin. P. auch mit den parasitären Erkrankungen, deren Prophylaxe, Diagnostik u. Therapie. E parasitology.

**Parasitose:** parasitäre Erkrankung, i.w.S. auch jeder Parasitenbefall. E parasitosis.

**Para|somnie:** **1)** Schlafstörung durch organische Hirnkrankheit. **2)** (G. JEFFERSON 1944) schlafähnliche Bewusstseinstrübung nach Hirntrauma; Reflexe auslösbar. E parasomnia. **3)** (H. ROGER) Schlafstörung, z.B. Zuckungen beim Einschlafen, Alpträume, Schlafwandeln.

**Para|spadie:** ▸Hypospadie mit seitlicher Harnröhrenöffnung. E paraspadias.

**Para|spastik:** beidseitige spastische Muskelhypertonie der Extremitäten (»Gliederstarre«); meist auch Paresen u. Pyramidenbahnzeichen. E paraspasm, bilateral spasticity.

**Para|steatosis (Auspitz):** veränderte Beschaffenheit des Hauttalgs.

**Para-Stellung:** *Chemie* s.u. ▸par(a)... E para-position.

**parasternal(is)** *(latein.):* neben dem Brustbein. E parasternal.

**Parasternal|linie:** ▸Linea parasternalis. E parasternal line.

**para|stremmatisch** *(griech. stremma = Verrenkung):* mit Gliedmaßenverdrehungen u. -verrenkungen.

**Para|sympathiko...:** *Pharmazie* ▸Parasympatho...

**Para|sympath(ik)o|tonie:** ▸Vagotonie. E parasympathotonia, vagotonia.

**Para|sympathikus, parasympathisches System,** Pars parasympathetica systematis nervosi autonomici: dem ▸Sympathikus entgegenwirkender Teil des ▸vegetativen Nervensystems. Mit Zentren in Mittel-, Rautenhirn, Sakralmark, peripheren Ganglien u. mit Faseranteilen in Hirnnerven III, VII, IX u. X u. Nervi sacrales I–III. Neurotransmitter ist das ▸Acetylcholin. E parasympathetic nervous system.

**Para|sympathikus|stoff:** ▸Acetylcholin.

**Parasympatholy|tica, -tika,** m-Cholinozeptoren-Blocker, cholinerge Antagonisten, Muscarinrezeptor-Antagonisten, Atropin-ähnliche Substanzen: Stoffe, die die ▸Muscarinrezeptoren (= m-Cholinozeptoren) an den cholinergen Synapsen postganglionärer parasympathischer Nervenendigungen blockieren (kompetitiver ▸Antagonismus) u. damit die muscarinartige Wirkung von ▸Acetylcholin hemmen. ***Wirkst.:*** Unterschieden werden die natürl. Alkaloide ▸Atropin u. ▸Scopolamin; die nur lokal als ▸Mydriatika eingesetzten Substanzen ▸Homatropin, Cyclopentolat u. Tropicamid; quartäre Ammoniumverbindungen mit Ganglienblockadeeffekt wie Butylscopolaminiumbromid u. Trospiumchlorid sowie Ipratropium- u. Oxitropiumbromid; außerdem der $M_1$-selektive Antagonist Pirenzepin. ***Wirkung bzw. NW:*** Zunahme der Herzfrequenz u. Verkürzung der atrioventrikulären Überleitung, Vasodilatation (Gefäßerweiterung) im Bereich der Haut (durch Atropin, etwas weniger durch Scopolamin, nicht durch quartäre Ammoniumverbindungen), Hemmung der Speichel- u. Magensaftabsonderung sowie Dämpfung der Motilität u. Beseitigung durch den Parasympathikus bedingter Krämpfe an den Verdauungsorganen, Herabsetzung des Tonus der Blasenwandmuskulatur u. Erhöhung des Tonus des Blasensphinkters, Hemmung der Gallenblasenmuskulatur, Beseitigung parasympathisch bedingter Bronchokonstriktion sowie Hemmung der Bronchialsekretion u. der Aktivität des Flimmerepithels, Erschlaffung des Ziliarmuskels u. des Musculus sphincter pupillae sowie Störung der Akkommodation u. Steigerung des Augeninnendrucks, Hemmung der Schweißsekretion und – schließlich – motorische Erregung oder Dämpfung des zentralen Nervensystems, Halluzinationen (quartäre Ammoniumverbindungen haben keine Wirkung am ZNS, da sie die Blut-Liquor-Schranke nicht passieren). ***Anw.*** (je nach Wirkst.) z.B. bei bradykarden Rhythmusstörungen, als ▸Antiasthmatika, ▸Spasmolytika, ▸Ulkustherapeutika, Mydriatika sowie als Antidot bei Vergiftungen durch Cholinesterase-Hemmer. E parasympatholytics.

**Parasympathomime|tica, -tika, Parasympathotonika,** Muscarinrezeptor-Agonisten, m-Cholinozeptor-Agonisten: Stoffe, die das cholinerg. (parasympath.) System direkt stimulieren, i.e.S. (»**direkte P.**«) diejenigen, die wie ▸Acetylcholin an den ▸Muscarinrezeptoren (m-Cholinozeptoren) parasympathisch innervierter Organe angreifen, z.B. Acetylcholin, Muscarin, Arecolin. ***Wirkung bzw. NW:*** Abnahme der Herzfrequenz u. Abnahme der atrioventrikulären Leitungsgeschwindigkeit, Vasodilatation (Gefäßerweiterung), Steigerung der Tränen-, Schweiß-, Speichel- u. Magensaftabsonderung sowie Erhöhung der Motilität von Darm u. Gallenblase, Erhöhung des Tonus der Blasenwandmuskulatur u. Herabsetzung des Blasensphinkter-Tonus, Kontraktion der glatten Bronchialmuskulatur, Erhöhung des Zilienschlages des Flimmerepithels sowie Steigerung der Bronchialsekretion, Kontraktion des Ziliarmuskels u. des Musculus sphincter pupillae (daher Akkommodation u. Miosis), Senkung des Augeninnendrucks sowie – als ZNS-Wirkung – Weckreaktiion und Tremor. Ther. eingesetzt werden folgende ***Wirkst.:*** z.B. Carbachol, Pilocarpin, Pyridostigmin, Neostigmin, Distigminbromid, Ceruletid; ***Anw.*** bei Darmatonie, Harnverhalt, Myasthenia gravis, paroxysmaler Tachykardie, Xerostomie, -ophthalmie, Glaukom (lokale Anw.) sowie als Antidot nach Gabe nicht-depolarisierender Muskelrelaxanzien. E parasympathomimetics. – **P., indirekte:** ▸Acetylcholinesterase-Hemmer.

**Para|systolie:** Herzrhythmusstörung, bei der zwei Reizbildungszentren unabhängig voneinander tätig sind, wobei das langsamere »Parazentrum« (evtl. ein künstl. Schrittmacher) vor der Vernichtung durch die frequentere Erregung (im Allg. vom Sinusknoten) durch »Schutzblockierung« bewahrt wird. Als ventrikuläre u. – seltener – supraventrikuläre P. von der einfachen AV- bzw. der Blockdissoziation abzugrenzen. E parasystole, parasystolic rhythm.

**Para|tendinitis, -tenonitis:** Entzündung des Sehnengleitgewebes (»**Paratendineum, -tenonium**«). Mechanisch bedingt oder infektiös sowie bei Kollagenosen. S.a. ▸Tendovaginitis. E paratendinitis.

**Parathion,** E 605®: Diäthyl-p-nitrophenyl-thiophosphat; Insektizid (Gruppe Alkylphosphate), Acetylcholinesterase-Hemmer; stark toxisch (▸Acetylcholinvergiftung), DL ab 5 mg/kg (Antidot: Atropinsulfat, Obidoxim). E parathion.

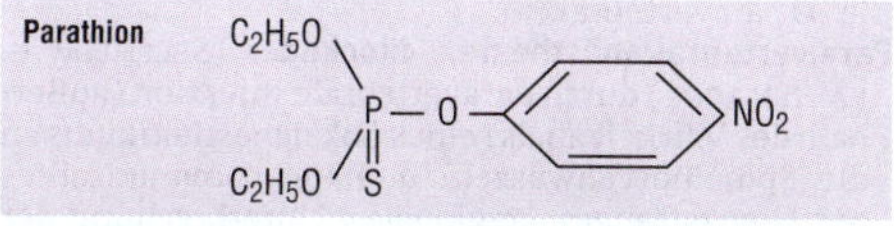


**Parathion.**

**Parat|hormon:** (Rasmussen u. Craig 1961) das Hormon der Nebenschilddrüsen (Glandulae parathyroideae). ***Eigenschaften:*** Peptid mit 84 Aminosäureresten, Molekulargewicht ca. 9500. ***Stoffwechsel:*** P. erhöht den Calcium- u. vermindert den Phosphatgehalt des Blutes (Phosphaturie), bewirkt Entmineralisierung des Knochens u. Aktivitätszunahme der alkalischen Serumphosphatase, stimuliert die Synthese von stoffwechselaktivem Vitamin D. Antagonist ist ▸Calcitonin. S.a. ▸Hyper- u. ▸Hypoparathyreoidismus. E parathyroid hormone.

**Para|thymie:** Störung des Affektlebens (v.a. bei Schizophrenie), indem zum jeweiligen Denkinhalt ein inadäquater, evtl. entgegengesetzter Affekt auftritt. E parathymia.

**para|thyreo|gen:** von den Nebenschilddrüsen ausgehend; durch die N. bedingt. E parathyrogenous.

**Para|thyr(e)oidea:** ▸Glandula parathyroidea. E parathyroid gland.

**Para|thyreoid|ektomie:** op. Entfernung einer oder mehrerer (nur ausnahmsweise aller) Epithelkörperchen bei primärem oder sekundärem Hyperparathyreoidismus. E parathyroidectomy.

**Para|thyreo|idom:** ▸Epithelkörperchenadenom. E parathyroidoma, parathyroid adenoma.

**para|thyreo|priv:** durch Fehlen der Nebenschilddrüsen (z.B. nach unbeabsichtigter Entfernung bei Kropf-Op.) oder anderweit. Ausfall der Parathormon-Produktion bedingt; z.B. p. Syndrom (s.u. ▸Hypoparathyreoidismus). E parathyroprivic.

**Para|thyrin:** ▸Parathormon.

**para|tonsillär:** neben der Tonsille (s.u. ▸Peritonsill...). E paratonsillar.

**Para|trachom:** die ▸Schwimmbadkonjunktivitis. E paratrachoma.

**Para|typhlitis:** Entzündung des extraperitonealen Bindegewebes hinter dem Blinddarm (Caecum); s.a. ▸Perityphlitis. E paratyphlitis.

**Para|typhus:** ▸Salmonellose bzw. ▸Salmonellenenteritis, meldepflichtige Infektionskrankheit, i.e.S. durch ▸Salmonella paratyphi (Typ A, B oder C) mit

P

Symptomen, die denen des ▸Typhus abdominalis ähneln (meist leichterer Verlauf). E paratyphoid fever.
**Para|urethra:** zusätzliche Harnröhre (Doppelbildung); fast nur bei ♂, Mündung meist am Penisrücken. E paraurethra.
**para|urethral(is):** neben der Harnröhre; s.a. ▸periurethral. E paraurethral.
**Para|urethritis:** Entzündung des die ♂ Harnröhre umgebenden Gewebes. E paraurethritis.
**Para|vaccinia: 1)** ▸Parapoxviren. **2)** ▸Nebenpocken; s.a. ▸paravakzinaler Hautausschlag. E paravaccinia.
**para|vakzinal:** als Nebenerscheinung bei Pockenschutzimpfung auftretend. – **p. Enzephalo|myelitis:** ▸Impfenzephalitis. – **p. Hautausschlag, Paravakzine v. Pirquet:** rötl. Papeln etwa 1 Wo. nach Impfung, max. nach 3 Wo., Restitutio nach 4 Wo.; s.a. ▸Nebenpocken.
**Para|vakzine-Virus:** ▸Paravaccinia (1); i.e.S. der Erreger des Melkerknotens. E paravaccinia virus.
**Para|variola:** ▸Alastrim.
**para|vasal, -vaskulär:** neben einem (Blut-)Gefäß. E perivascular.
**Para|vasation:** versehentliche Applikation von Medikamenten außerhalb des punktierten Blutgefäßes (i.d.R. paravenös), die z.B. bei einigen Zytostatika schwere, nur sehr langsam abheilende lokale Nekrosen verursachen kann.
**para|venös:** neben einer (eine) Vene. E paravenous.
**para|vertebral:** neben (i.e.S. seitlich) der Wirbelsäule. E paravertebral.
**Para|vertebral|anästhesie, -blockade:** (SELLHEIM u. LÄWEN 1905) durch paravertebrale Injektion (außerhalb des Wirbelkanals) eines Lokalanästhetikums an die Spinalnervenwurzeln u. Rami communicantes des Grenzstranges »regionale« Unterbrechung der sensomotor. u. vegetat. Bahnen für Körperwand u. innere Organe (auch zur temporären Schmerzausschaltung bei der Lumbo-Ischialgie). S.a. ▸Parasakralanästhesie. E paravertebral anesthesia, p. block.
**Para|vertebral|linie:** s.u. ▸Linea. E paravertebral line.
**para|vesikal:** neben der (Harn-)Blase. E paravesical.
**para|zellulär:** neben Zellen, in Interzellularspalten.
**Para|zentese:** Stichinzision. Die P. des Trommelfells (= Myringotomie, Auripunktur) dient der Eröffnung der Paukenhöhle bei eitriger Otitis media oder Paukenerguss. In der Augenheilkunde ermöglicht die Inzision in die periphere Hornhaut den Zugang zur Vorderkammer, z.B. bei Star-Operation. E paracentesis (tympani).
**Para|zentrum:** *Kardiologie* s.u. ▸Parasystolie.
**Para|zervikal|anästhesie: 1)** ▸Paravertebralanästhesie im Halsabschnitt. **2)** *Geburtshilfe* »Blockade« der Innervation der Cervix uteri mit einem Lokalanästhetikum zur Geburtserleichterung in der Eröffnungsperiode; v.a. wegen kindlicher Komplikationen weitgehend verlassen. E paracervical anesthesia.
**para|zyklisch:** außerhalb des (Menstruations-)Zyklus. E paracyclic.
**Para|zystitis:** Entzündung des der Harnblase angrenzenden Gewebes (Paracystium). E paracystitis.
**Pardee-Q(-Zacke)** (HARALD E. B. P., geb. 1886, Kardiologe, New York): im EKG tiefes $Q_{III}$ (mind. 25 % des höchsten R) bei Fehlen von $S_{III}$ u. weiterer Zeichen eines Rechtstyps sowie kräftiges Q in II u./oder aVF; Hinweis auf abgelaufenen Hinterwandinfarkt, seltener auf Hypertonie u. syphilitische Aortitis. E Pardee Q wave.
**Parecoxib:** ein selektiver ▸COX-2-Inhibitor; nichtsteroidales Antiphlogistikum; parenterale ***Anw.*** zur Kurzzeit-Ther. postoperativer Schmerzen; ***NW:*** bei postoperativer Gabe akutes Nierenversagen. E parecoxib.
**Par|eidolie:** (K. JASPERS) Sinnestäuschung (ohne Realitätsurteil), bei der Gegenstände zu neuen Erscheinungen umgeformt u. unvollkommene Sinneseindrücke ergänzt werden. E pareidolia.
**Parei|itis:** Wangenentzündung. – **P. granulomatosa:** P. beim ▸MELKERSSON-ROSENTHAL-Syndrom.
**Par|en|chym(a):** das spezifische Gewebe eines Organs (im Gegensatz zum interstitiellen Bindegewebe), z.B. Drüsenepithel, Muskelfasern, Nervenzellen, Samenkanälchen sowie die entsprech. Strukturen der sog. parenchymatösen Organe (Leber, Milz, Niere, Pankreas, Nebennieren, Gonaden, Blut bildende Organe etc.). E parenchyma.
**parenchymatös:** das ▸Parenchym betreffend; reich an Parenchym. E parenchymatous.
**Parenchym|embolie:** Embolie durch verschleppte Gewebspartikel, z.B. Knochenmarkriesenzellen, Herzklappengewebe, Leber-, Plazentazellen (während der Gravidität, unter der Geburt, v.a. bei Eklampsie). E parenchymal embolism.
**Parenchym|gift:** die Zellen des ▸Parenchyms spezifisch schädigender Stoff, z.B. Phosphor, Arsen.
**Parenchym|ikterus:** intrahepatischer ▸Ikterus. E parenchymatous jaundice.
**Parenchym|knorpel,** Zellknorpel: embryonaler, fast nur aus Knorpelzellen bestehender Knorpel. E parenchymal cartilage.
**Parenchym|nekrosen:** disseminierte kleine Nekrosen in hochdifferenzierten Organen (z.B. Herz, Leber, Gehirn) als Folge akuter rel. Mangeldurchblutung.
**Parenchym-Pyelon-Index:** Parameter für die sonographische Beurteilung der Nierengröße; errechnet aus dem Quotienten der Summe von ventralem u. dorsalem Parenchymdurchmesser zur Breite des zentralen Echokomplexes (in der Nierenmitte). Normalwerte bei nierengesunden Personen (60 J.) bei 1,6–1,3; bei alten Patienten wegen physiologischer Nierenveränderungen deutlich geringer (ca. 1,1).
**Parenchym|stein:** Konkrement im Parenchym eines Organs (i.e.S. Nierenstein bei ▸Nephrokalzinose). E parenchymal stone, p. concrement.
**par|enteral:** unter Umgehung des Verdauungstraktes; z.B. p. Applikation (Zufuhr durch i.c., i.m., i.v. Injektion), p. ▸Ernährung etc. E parenteral.
**Parese:** ▸Lähmung (s.a. ▸Paralyse), i.e.S. deren leichte u. unvollständige Form, als Einschränkung des aktiven Bewegungsumfanges oder Herabsetzung der Kraftentfaltung bzw. der Sensibilität. E paresis.
**paretisch:** unvollständig gelähmt, durch ▸Parese bedingt, z.B. p. ▸Gang. E paretic.
**Par|idrose:** ▸Parahidrosis. E paridrosis.
**Paries:** *Anatomie* Wand. E paries, wall. – **P. anterior vaginae:** vordere Scheidenwand. E anterior vaginal w. – **P. anterior ventriculi:** vordere Magenwand, dem Zwerchfell, der Leber u. der Bauchwand anliegend. E anterior ventricular w. – **P. caroticus:** vordere Paukenhöhlenwand. – **P. inferior orbitae:** »Boden« der Augenhöhle, gebildet v.a. von Oberkiefer, Joch- u. Gaumenbein. E inferior orbital w. – **P. jugularis:** »Boden« der Paukenhöhle. – **P. labyrinthicus:** mediale Wand der Paukenhöhle u. äußere Wand des Innenohres. – **P. lateralis orbitae:** temporale Augenhöhlenwand, gebildet von Jochbein u. großem Keilbeinflügel. E lateral orbital w. – **P. mastoideus:** hintere Wand der Paukenhöhle. – **P. medialis orbitae:** nasale Augenhöhlenwand, gebildet von Maxilla, Tränen-, Sieb- u. Keilbein; zugleich laterale Nasenwand. – **P. membranaceus cavi tympani:** laterale Paukenhöhlenwand, gebildet von Trommelfell, Hammergriff u. Schläfenbeinschuppe. – **P. membranaceus tracheae:** Bindegewebe u. glatte Muskelbündel zwischen den dorsalen Enden der knorpel. Spangen der Luftröhre. – **P. posterior vaginae:** hintere Scheidenwand. – **P. posterior ventriculi:** die hintere Magenwand. – **P. superior orbitae:** »Dach« der Augenhöhle, gebildet von Stirnbein u. kleinem Keilbeinflügel. – **P. tegmentalis:** »Dach« der Paukenhöhle, gebildet von Tegmen tympani u. Felsenbein. – **P. tympanicus:** die untere, an die Scala tympani angrenzende Wand des Ductus cochlearis. – **P. vestibularis:** die straffe, dünne, mit Epithel überzogene »REISSNER-Membran« als obere Begrenzung des Ductus cochlearis gegen die Scala vestibuli. E vestibular w. of cochlear duct.

**parietal(is)** *(latein.):* **1)** eine Körperhöhlen-, Organ-, Gefäßwand etc. betreffend oder dort gelegen. **2)** das Scheitelbein (▸Os parietale = **Parietale**) betreffend, scheitelbeinwärts. E parietal.

**Parietal|hirn, -lappen:** ▸Lobus parietalis des Großhirns. E parietal lobe.

**Parietal|lappen|syndrom:** Symptome bei Schädigung des Parietalhirns (bei Tumor, Trauma, Abszess, Durchblutungsstörung): Störung der Oberflächen- u. Tiefensensibilität auf der Gegenseite, sensible JACKSON-Anfälle, evtl. (im Falle der dominanten Hemisphäre) Angularis-Syndrom. E parietal lobe syndrome.

**Parietal|thrombus:** wandständiger Thrombus insbes. in Herz(ohr) u. Aorta, oft durch Organisationsvorgänge adhärent. E parietal thrombus.

**Parietal|zelle:** ▸Belegzelle. E parietal cell.

**Parieto|graphie:** Röntgenuntersuchung der Wand eines Hohlorgans nach Kontrastmittelapplikation inner- u. außerhalb des Organs (z.B. Pneumozystographie + Pneumoperitoneum). E parietography.

**Parinaud-Syndrom** (HENRI P., 1844–1905, Augenarzt, Paris): **1) P.-Konjunktivitis:** infektiöse Konjunktivitis bei ▸Katzenkratzkrankheit; meist einseitig, mit ausgeprägter follikulärer Hypertrophie u. regionalen Lymphknotenschwellungen (evtl. eitrige Einschmelzung). E Parinaud's oculoglandular syndrome. **2) P.-Ophthalmoplegie,** Vierhügelsyndrom: »supranukleäre Parese der assoziierten Augenbewegungen« (infolge Störung des Koordinationszentrums in der Vierhügelplatte) mit »vertikaler konjugierter Blicklähmung« (nach oben), Lichtstarre der rel. weiten Pupille, verzögerter Konvergenzreaktion u. totaler zentraler Okulomotorius- oder Trochlearisparese; evtl. Nystagmus retractorius. E P.'s ophthalmoplegia.

**Pariser Nomina Anatomica:** die 1955 beschlossene, im Wesentl. auf die *BNA* von 1895 zurückgeführte anatom. Nomenklatur; 1998 abgelöst durch die Terminologia Anatomica. E PNA.

**Paris-Nomenklatur:** *Genetik* (1971) s.u. ▸Chromosomenbänder; s.a. ▸Pariser Nomina Anatomica.

**Park-Aneurysma** (HENRY P., 1744–1831, Chirurg, Liverpool): arteriovenöses Aneurysma mit Beteiligung zweier Venen. E Park's aneurysm.

**Park(bank)lähmung:** Radialis-Drucklähmung, z.B. beim auf einer Parkbank eingeschlafenen Alkoholiker. E park bench paralysis, musculospiral p.

**Parkes Frederick Weber:** s.u. ▸WEBER.

**Parkinson** (JAMES P., 1755–1824, Arzt, Hoxton, England). – **P.-Krankheit,** Paralysis agitans: (1817) Degeneration der Substantia nigra (v.a. melaninhalt. Zellen) mit Verminderung der Transmittersubstanz Dopamin; i.e.S. die erblichen Formen, i.w.S. auch das ▸Parkinson-Syndrom unterschiedl. Ätiologie. ***Klinik:*** ab mittl. Lebensalter langsam fortschreitende Hypo- u. Akinese (»Pallidumsyndrom«), fehlende Mitbewegungen, kleinschritt. Gang, Beugehaltung von Rumpf u. Gliedern, Pro-, Retro- u. Lateropulsion, charakteristischer Tremor (rhythm. [4–7/Sek.], fein- bis mittelschlägiger Ruhe- u. Haltungstremor, bei emotionaler Erregung verstärkt, bei Willkürbewegung gebessert, im Schlaf schwindend; v.a. an Extremitäten, evtl. als »Pillendrehen«, selten an Zunge, Lippen, Kaumuskeln). Hypertonie i.S. des Rigor, Mimikarmut (»Maskengesicht«), monotone Sprache, Mikrographie. Evtl. vegetative (Hyperhidrosis, Salbengesicht, Speichelfluss etc.) u. psychische Veränderungen (depressive Grundstimmung, Apathie, selten Euphorie, labile oder starre Affektivität, erschwerte Spontaneität u. Entschlusskraft, verlangsamtes Denken, verarmte Assoziationsfähigkeit). Vork. auch nur halbseitig (»Hemi-PARKINSON«) oder ohne Tremor (»Paralysis agitans sine agitatione«). ***Diagn.:*** Ausschluss anderer Ursachen (z.B. Tumor, ▸Multisystematrophie) durch CT u. MRT; Diagnosesicherung anhand der klinischen Symptomatik (s.o.). ***Ther.:*** Anticholinergika, ▸Levodopa zum Ausgleich des Dopaminmangels, Dopaminagonisten (wirken wie Levodopa), Elektrostimulation des Globus pallidum internus u. des Nucleus subthalamicus durch Tiefenelektroden; die Implantation embryonaler Nervenzellen in das Gehirn der Erkrankten ist ein anderer Therapieansatz. E paralysis agitans, shaking palsy, Parkinson's disease. – **P.-Plus:** P.-Syndrom, welches zusätzlich zu den typischen Symptomen noch weitere Auffälligkeiten zeigt, z.B. neurologische (Pyramidenzeichen, Blickparesen), psychopathologische (Demenz) oder andere vegetative Symptome (orthostatische Hypotonie). – **P.-Syndrom, Parkinsonismus,** hypokinetisch-hypertonisches, extrapyramidales Pallidum-Sy.: Sammelbegriff für die Symptomatik der P.-Krankheit bei Zerebralsklerose, Syphilis, nach Trauma, Intoxikation (z.B. CO), Infektionskrankheiten (insbes. Encephalitis epidemica, oft mit mehrjähr. freiem Intervall), seltener medikamentös (»**Parkinsonoid**«, v.a. durch Neuroleptika, Antidepressiva, Metoclopramid). Als **P.-Trias** gelten: Rigor, Tremor, Akinese. E parkinsonism, parkinsonian syndrome.

**Parkinson-Mittel:** ▸Antiparkinsonica.

**Parks-Operation:** »post anal repair« (engl.) nach PARKS; operative Behebung einer Stuhlinkontinenz infolge hypotoner u. hypoplastischer Analmuskulatur; dabei wird der Sphincter ani durch eine Levatorlösung verstärkt.

**Parnas-Reaktion:** im Muskelstoffwechsel die Phosphocreatin-Resynthese aus ADP u. Phosphoenolbrenztraubensäure + Creatin.

**Par|odont:** ▸Parodontium.

**par|odontal:** den Zahnhalteapparat (▸Parodontium) betreffend. E parodontal, periodontal.

**Par|odontitis:** Entzündung des Zahnhalteapparates (Parodontium); s.a. ▸Parodontopathie; auch weniger korrekte Bez. für ▸Periodontitis. E parodontitis, periodontitis. – **P. apicalis:** P. an der Wurzelspitze infektiöser oder chron.-toxischer Genese, oft vom Wurzelkanal ausgehend, evtl. auf die Wurzel übergreifend (▸Granuloma apicale). E apical p. – **P. marginalis:** P. am Zahnfleischsaum ohne oder – chronisch u. in die Tiefe fortschreitend – mit Zahnlockerung (später -ausfall), Taschenbildung, evtl. Alveolarpyorrhö, Periostitis, Ostitis (»Knochentasche«) u. Osteomyelitis. E marginal p. – **P. super|ficialis:** ▸Gingivitis.

**Par|odontium:** »Zahnhalteapparat« als Oberbegriff für die aus dem Zahnsäckchen hervorgehenden Stützgewebe: Wurzelzement u. -haut (Periodontium), marginaler Zahnfleischsaum, Alveolarknochen. E parodontium, periodontium.

**Par|odonto|pathie:** entzündliche (> 90 %), degenerative (bis 4 %) u. hyperplastische (1 %) Erkrankung des marginalen Zahnhalteapparates multifaktorieller Ätiologie; unterteilt in **P. inflammata** mit Gingivi-

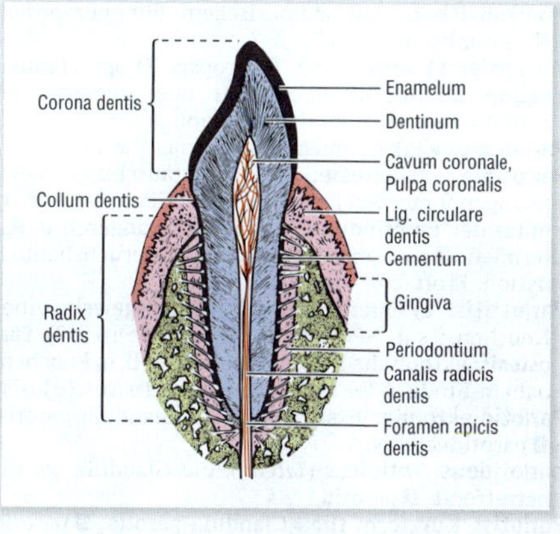


**Parodontium:** Halteapparat des Zahnes (schematisch). [28]

tis u. Parodontitis marginalis, **P. dystrophica** (▸Parodontose) u. **P. neoplastica** (»Parodontom«); mögliche Ursachen: Zahnstein, Stellungsanomalien, Approximaldefekte, Prothesen, orthopäd. Apparate, Zahnstocher-, Knochensplitterverletzungen, Bakterientoxine, endokrine Störungen, Genussmittelabusus, Vitaminmangel, Ernährungs-, Klimawechsel, Magen-Darm-, Infektions-, Blutkrankheiten u. a. m. E parodontopathy, periodontopathy.

**Par|odontose:** degenerative Form der Parodontopathie mit Schwund des marginalen Zahnhalteapparates aufgrund primär-regressiver, nicht entzündl. Prozesse; mit rel. geringer Taschenbildung, aber Zahnlockerung u. später -verlust. Ursachen v. a. endogen (▸Parodontopathie); entzündliche Überlagerung möglich. Systematische Behandlung z. B. mit sog. **Parodontose-Schiene**. E periodontosis, parodontosis.

**Paromomycin:** ein ▸Aminoglykosid-Antibiotikum aus Streptomyces rimosus (paromomycinus); verwandt mit Neo- u. Kanamycin (daher völl. Kreuzresistenz). E paromomycin.

**Par|omphalo|zele,** Gastroschisis: Bauchwandfehlbildung (Spaltbildung) mit – meist – li. randständig ansitzender Nabelschnur u. ohne Entwicklung eines Bruchsackes (die Eingeweide hängen frei aus der Bauchhöhle heraus); s. a. ▸Eventration. E paromphalocele.

**Par|onychie,** Onychia periungualis, Nagelfalzentzündung: akute (meist Staphylokokken bzw. Streptokokken, aber auch Viren oder Pilze) oder chron. (v. a. Hefepilze) Entzündung des proximalen u. seitl. Nagelwalls (s. Abb.). Häufig Dispositionsfaktoren wie Eintrittspforten (Verletzungen, eingewachsener Nagel), Mazeration durch feuchtes Mikroklima oder Abwehrschwäche (z. B. Diabetes mellitus) vorhanden; s. a. ▸Panaritium parunguale (Paronychia acuta purulenta). E paronychia.

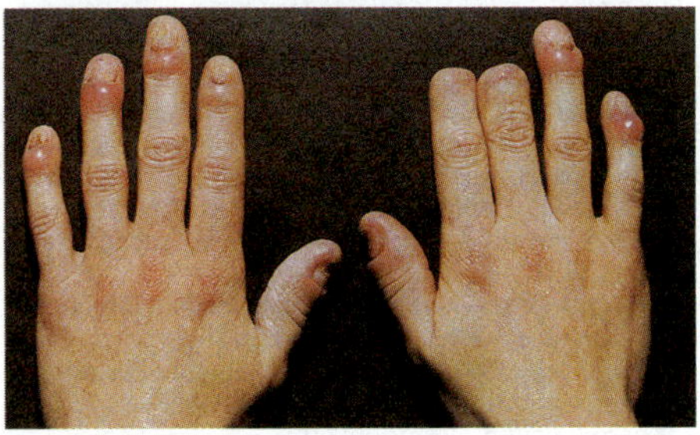

**Paronychie:** chronische Form. [411]

**Par|oo|phoron:** der in der Mesosalpinx – nahe dem Uterus gelegene – rudimentäre – »Beieierstock« aus blind geschlossenen Kanälchen (Reste von Urnierenkanälchen) mit zylindrischem Flimmerepithel. E paroophoron.

**Par|opsie:** **1)** Sehstörung. E paropsis. **2)** opt. Halluzination mit primitiven geometr. oder ungeformten Sensationen. E visual hallucination.

**Par|orexie:** ▸Pikazismus. E parorexia.

**Par|osmie, -os|phresie:** **1)** Geruchstäuschung (meist unangenehmer Art) mit Bewusstbleiben der Abnormität der Empfindung, v. a. bei Schwangeren u. Alternden. E parosmia. **2)** (inkorrekt) Geruchshalluzination. E olfactory hallucination.

**Par|ostitis:** **1)** Entzündung der Nachbargewebe eines Knochens; s. a. ▸Periostitis. E parost(e)itis. **2)** **Parostosis:** ektopische Knochenbildung, z. B. in knochennahem Binde- oder Muskelgewebe. E parost(e)osis.

**Par|otid|ektomie:** Exstirpation der Glandula parotis. E parotidectomy.

**par|otideus, -otidicus** *(latein.):* die Glandula parotis betreffend. E parotid.

**Par|otis:** Kurzform für ▸Glandula parotis. E parotid gland.

**Parotis|loge,** Fossa retromandibularis: Grube, die die Ohrspeicheldrüse (= »Parotis«), Plexus parotideus (nervi facialis), N. auriculotemporalis, die Endaufzweigung der Arteria carotis externa, die Vena retromandibularis u. Lymphknoten enthält. E retromandibular fossa.

**Parotis|misch|tumor:** pleomorphes ▸Adenom.

**Parotis|pneumato|zele:** Erweiterung des Ductus parotideus; Berufsstigma der Glasbläser.

**Parotis|zyste:** entweder rein branchiogene (Ursprung: 1. Kiemengang), von Plattenepithel ausgekleidete Zyste in der Ohrspeicheldrüse; oder – häufiger – ein dysgenetisches ▸Cystadenoma papilliferum. E parotid cyst.

**Par|otitis:** Entzündung der Ohrspeicheldrüse; primär v. a. als **epidemische P.** (▸Mumps); sekundär als **metastatische P.** (meist diffus eitrig = P. phlegmonosa), fortgeleitet (aus Mundhöhle oder Nachbarorgan), nach Infektions- (Typhus, Pocken, Fleckfieber, Scharlach, Diphtherie) oder schwerer, konsumierender Krankheit, postoperativ (ein- oder beidseitig, Erreger meist Staphylokokken oder Streptokokken der Gruppe A; infolge allg. Resistenzminderung, unzureichender Mundpflege, Flüssigkeitsmangels etc.). E parotitis.

**Par|ovarial|zyste:** v. a. im 3. Lebensjahrzehnt aus Quergängen des Parovars hervorgehende gutartige Retentionszyste (Kanälchenepithel des Epoophorons), mit zysteneigenen u. Mesosalpinxgefäßen (s. Abb.); Gefahr der Stieldrehung. E parovarian cyst.

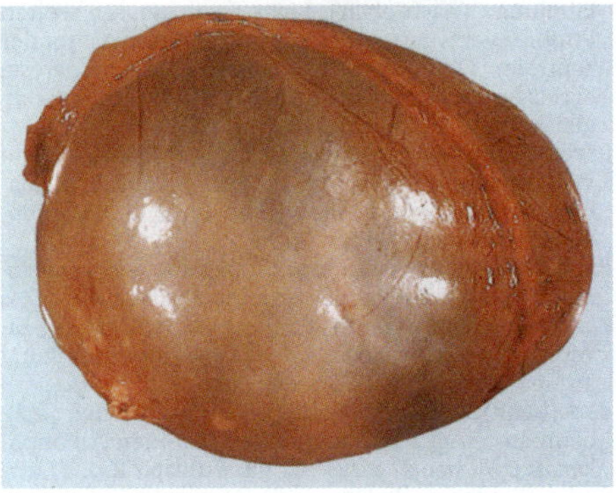

**Parovarialzyste:** Die Tube zeigt infolge der Dehnung einen gestreckten Verlauf. [178]

**Par|ovarium:** ▸Epoophoron. E parovarium.

**Paroxetin:** ein ▸Serotonin-Wiederaufnahmehemmer; Antidepressivum.

**par|oxysmal:** anfallsartig (i. S. des ▸Paroxysmus), plötzlich; z. B. p. ▸(Kälte-)Hämoglobinurie, p. ▸Tachykardie. E paroxysmal.

**Par|oxysmus:** **1)** ▸Anfall. E paroxysm. **2)** plötzliches Auftreten von Symptomen oder plötzliche Verschlimmerung einer Krankheit besonders als wiederkehrende Manifestation (z. B. Fieberschübe bei Malaria).

**Parrot** (Joseph Marie Jules P., 1829–1883, Pädiater, Paris). – **P.-Furchen:** periorale, radiäre Narben als Folge konnatal-syphilit. Cheilitis (eitrige Blasen, die strahlig einreißen) im Neugeborenenalter. E Parrot's ulcer. – **P.-Geräusch:** zartes Geräusch am li. Sternalrand bei funktioneller Trikuspidalinsuffizienz. – **P.-Knoten:** periostitische Vorwölbung am Schädeldach bei konnataler Syphilis. E P.'s node. – **P.-Krankheit, P.-Syndrom:** **1)** **P.-Kaufmann-Syndrom:** ▸Achondroplasie. E achondroplasia. **2)** **P.-Lähmung,** Bednar-P.-Epiphysenlösung, Wegner-Osteochondritis: (1871) beim 2–8 Wo. alten konnatal-syphilit. Säugling auftretende schlaffe, schmerzhafte »Pseudoparese« des Armes infolge Epiphysenlösung (mit Weichteilschwellung an Schulter und Ellenbogen).

Restitutio ad integrum nach Ausheilen der spezif. Osteochondritis. E P.'s disease, syphilitic pseudoparalysis.

**Pars** *(latein.):* Teil, Organabschnitt. E part, division. – **P. ab|dominạlis:** im Bauchraum gelegener Teil eines Organs, z. B. **P. a. aọrtae** (▶Aorta abdominalis). – **P. cạeca rẹtinae:** der blinde (= nicht lichtempfindl.) Teil der Netzhaut (▶Retina). – **P. cardịa|ca ven|trịculi:** ▶Kardia. – **P. cartilagịnea tụbae auditịvae:** der knorpelige Teil der ▶Tuba auditiva. – **P. cervicạlis medụllae spinạlis:** das »Halsmark« zwischen oberem Atlasrand u. 7. Halswirbel, mit acht Halsnervenpaaren u. der Intumescentia cervicalis. – **P. ciliạris rẹtinae:** zur P. caeca gehörender Teil der Netzhaut (▶Retina) auf der Rückfläche des Ziliarkörpers. – **P. coch|leạ|ris nẹrvi octạvi:** der die Hörzellen des CORTI-Organs innervierende, aus Ganglion spirale u. Hörnerv bestehende Teil des ▶Nervus vestibulocochlearis. E cochlear nerve. – **P. flạc|cida membrạnae tympani,** SHRAPNELL-Membran: kleinerer, schlaffer Teil des Trommelfells oberhalb der Plicae malleares. – **P. infra-claviculạris:** unterer Teil des ▶Plexus brachialis, d. h. der Teil unterhalb des oberen Schlüsselbeinrandes. – **P. infundibulạris:** der ▶Hypophysenstiel der Neurohypophyse,Teil des ▶Hypophysenhinterlappens. – **P. inter|mẹdia lọbi glandulạris:** ▶Hypophysenmittellappen. – **P. irịdica rẹtinae,** ARNOLD-Membran: an der Rückfläche der Iris gelegener Teil der Netzhaut (▶Retina). – **P. laryngẹa pharyngis, Hypopharynx:** unterer Teil des ▶Pharynx (Rachen), unmittelbar über u. hinter dem ▶Larynx (Kehlkopf) mit Übergang in Larynx u. ▶Ösophagus. Vor dem 3.–6. Halswirbelkörper. – **P. membranạcea u. muscularis sẹpti interventriculạris:** der dünne, bindegewebige, am Aortenabgang beginnende u. dicke, muskuläre untere Teil der Kammerscheidewand des Herzens. E membranous and muscular ventricular septum. – **P. nasạlis pharyngis, Epipharynx, Rhinopharynx:** der mit der Fascia pharyngobasilaris an der Schädelbasis befestigte »Nasenrachen«, dort münden die Choanen ein. – **P. nervọsa:** das ▶Stratum cerebrale der Netzhaut. – **P. orạlis pharyngis, Mesopharynx:** durch den Isthmus faucium mit der Mundhöhle verbunden. – **P. ọssea:** der knöcherne seitlich-hintere Abschnitt (etwa $^1/_3$ der Gesamtlänge) der ▶Tuba auditiva. – **P. para|sym|pạ(the)tica:** ▶Parasympathikus. E parasympathetic nervous system. – **P. pelvịca:** der retroperitoneale »Beckenteil« des Harnleiters (▶Ureter). Vor dem Sakroiliakalgelenk von der Beckeneingangsebene bis zur Harnblase. – **P. petrọsa ọssis temporạlis, Felsenbeinpyramide:** birgt das Innenohr u. bildet die mediale Wand der Paukenhöhle. S. a. ▶Schädelbasis (dort Abb.), ▶Pyramis. – **P. pigmentọsa, Pigmentepithel:** ▶Stratum pigmenti. – **P. prostạtica urẹthrae:** der Abschnitt der Harnröhre oberhalb des ▶Diaphragma urogenitale in der Prostata. – **P. pylọrica:** der den Speisebrei in das ▶Duodenum austreibende Endabschnitt des ▶Magens (dort Abb.). – **P. radiạta (rẹnis):** die Außenzone des Nierenmarks (▶Medulla renalis). Dort ziehen Markstrahlen (FERREIN-Pyramiden) zur Nierenrinde. Sie enthalten gebündelt absteigende Sammelrohre. – **P. squamọsa:** zwischen Keil-, Scheitel- u. Hinterhauptsbein eingeschalteter Teil des Schläfenbeins (▶Os temporale). – **P. supra|claviculạris:** der vom Musculus sternocleidomastoideus bedeckte Teil des ▶Plexus brachialis. Im Bereich der Skalenuslücke bis zum oberen Schlüsselbeinrand. – **P. sym|pạ(the)tica,** sympathetic nervous system: ▶Sympathikus. – **P. tẹnsa:** der untere, straffe Teil des Trommelfells (▶Membrana tympani ). – **P. tube|rạlis:** ▶Hypophysentrichterlappen. – **P. tympạnica:** der Teil des Schläfenbeins, der die knöcherne Wand des äußeren Gehörgangs (▶Meatus acusticus externus) bildet. – **P. vestibulạris nervi octavi:** Fasern vom Ganglion vestibulare zu den Vestibulariskernen im Rautenhirn. Leitet Impulse vom Makula- u. Kupulaorgan, der eigentliche Gleichgewichtsnerv (▶Nervus vestibularis). E vestibular nerve.

**Parsonage-Turner-Syndrom:** ▶Schultermyatrophie, neuralgische.

**pạrtes aequạles** *(latein.):* gleiche Teile.

**Par|theno|genẹse:** »Jungfernzeugung«, d. h. spontane oder experimentelle Embryobildung aus einer nicht befruchteten Eizelle; als obligatorische P. entweder konstant oder zyklisch (= Allogenesis) oder als Pädogenese (Eizellen bereits in Larven). E parthenogenesis.

**partiär, partial(is):** teilweise. E partly, partial.

**Partiạl|druck,** Partiärdruck, Abk. P, Abk. p: *Physik* Teildruck eines Gases in einem Gasgemisch. Ist bei idealen Gasen für jede Komponente so groß, als ob diese allein das gegebene Volumen ausfüllen würde; d. h., die Partialdrücke verhalten sich zueinander wie die Molzahlen der beteiligten Gase. E partial pressure.

**Partial|insuffizienz, pulmonale:** (ROSSIER) ventilatorische intrapulmonale Verteilungsstörung; mit teils Hypo-, teils (kompensatorisch) Hyperventilation von Teilen der Lunge (s. a. ▶Mischzyanose) u. mit resultierender Hypoxämie (bei normaler oder nur leicht erniedrigter $CO_2$-Spannung). E partial respiratory insufficiency.

**partial liquid ventilation** *(engl. = teilweise Flüssigkeitsbeatmung)* Abk. PLV: Beatmungsverfahren, bei dem – wie bei der ▶liquid ventilation – Flüssigkeit (▶Perfluorcarbone) in die Alveolen instilliert wird u. dann eine maschinelle Gas-Beatmung auf die mit Flüssigkeit gefüllte Lunge erfolgt. Befindet sich noch im Versuchsstadium.

**partiell:** teilweise; z. B. p. ▶Thromboplastinzeit.

**Partikel(n):** Teilchen, Korpuskel(n). E particle(s).

**Partikel|zähl|gerät:** (COULTER) Gerät zur automat. Zählung – u. Volumenbestimmung (s. a. ▶Erythrozytenvolumenverteilungskurve) – von Blutkörperchen anhand der elektrischen Widerstandserhöhung bei Durchtritt der in einem leitfähigen Medium aufgeschwemmten Zellen durch eine Messöffnung (⌀ 30–150 μm). E Coulter counter.

**Partition...:** Wortteil ▶»Verteilung«.

**Parto|gramm:** graph. Darstellung des Geburtsverlaufs anhand der Wehen-Messdaten, Muttermundgröße, Stellung des kindl. Kopfes, kindl. Herztöne. E labor curve.

**Partsch-Operation (I u. II):** P. I: die Exstirpation großer Zahnzysten im Rahmen einer Kieferhöhlenoperation, wobei der Zystenhohlraum zur Nebenhöhle der Kieferhöhle oder der Nasenhaupthöhle gemacht wird; P. II: operative Ausschälung kleiner Zahnzysten vom Mundvorhof aus.

**parts per million** *(engl.):* ▶ppm.

**Pạrtus** *(latein.):* ▶Geburt, ▶Entbindung. E labor, childbirth. – **P. im|matụrus:** ▶Abort. E immature l. – **P. prae|cipitạtus:** ▶Geburt, überstürzte. E precipitate l. – **P. prae|matụrus:** ▶Frühgeburt. E premature l. – **P. serọtinus:** ▶Spätgeburt. E postmature l.

**Par|ụlis:** Schwellung im Wangenbereich (»dicke Backe«), meist bei akuter Zahnwurzelentzündung. E parulis, gumboil.

**par|umbilicạlis** *(latein.):* neben dem Nabel (Umbilicus). E par(a)umbilical.

**par|ungual(is)** *(latein.):* in der Nachbarschaft des Finger- oder Zehennagels. E periungual.

**par|ureteri(c)us** *(latein.):* neben dem Harnleiter (Ureter). E periureteric.

**par|urethrạl(is):** neben der Harnröhre (Urethra). E periurethral.

**Parvi|semiẹ, -spermie:** *Andrologie* geringe Spermamenge (< 2 ml) pro Ejakulat.

**Parvo|viren:** ▶Parvoviridae. E parvoviruses.

**Parvo|viridae:** die kleinsten ▶DNS-Viren (18 bis 26 nm ⌀); unterteilt in defekte u. nichtdefekte P. (Letztere brauchen zur Vermehrung sog. Helferviren); häufig als Verunreinigung in Gewebekultur. Übertragung durch fäkal-orale Schmierinfektion. Unterteilung in Densovirus, Parvovirus u. Dependovirus. Pathogen für Menschen sind das Parvovirus

B19, Erreger der Ringelröteln, u. das Norwalk-Agens, Verursacher einer Gastroenteritis, v.a. bei Kindern; s.a. ▸parvovirus like agents.

**parvovirus like agents** *(engl.):* nicht sicher einzuordnende Viren; morphologisch nach der Größe (27 nm ∅) den ▸Parvoviridae ähnlich; Erreger von epidemischen Gastroenteritiden. In den USA sind ca. 50 % aller Elementarschulkinder befallen.

**parvus** *(latein.):* klein. E small, parvus.

**Parypho|stomum sufrartyfex:** ein Darmsaugwurm [Echinostomatidae] des Schweines (9 : 2,5 mm); sehr selten beim Menschen (Assam, Südindien).

**PAS: 1)** Abk. für ▸**p-A**mino**s**alicylsäure. E PAS. **2)** s.u. ▸PAS-Reaktion. E PAS.

**Pascal,** Abk. Pa: SI-Einheit des Druckes; 1 Pa (= N/m$^2$) ist gleich dem gleichmäß. Druck, bei dem senkrecht auf die Fläche 1 m$^2$ die Kraft 1 N (= Newton) ausgeübt wird. Umrechnung: (mmHg) × 0,1333 = (kPa) = »Kilopascal« = 1000 Pa ($^1/_{10}$ davon wird als Hekto-Pa bezeichnet). E pascal.

**Paschen-(Elementar-)Körperchen** (ENRIQUE P., 1860–1936, Bakteriologe, Hamburg): (1906) Viruspartikel in befallenen Zellen bei Pocken (s.u. ▸Variola-Virus). E Paschen bodies.

**PAS-Färbung:** ▸PAS-Reaktion. E PAS stain.

**Pasini-Syndrom:** (1928) ▸Epidermolysis bullosa albopapuloidea. E atrophoderma of Pasini.

**Pasqualini-Syndrom** (RODOLFO Q. P., Endokrinologe, Buenos Aires): (1953) anlagebedingte isolierte Sekretionsstörung von LH, die zu der Gruppe des kongenitalen isolierten hypogonadotropen ▸Hypogonadismus gehört. Geht einher mit Androgenmangel, aber verminderter bis normaler Spermiogenese u. Fertilität. ***Klinik:*** unzureichende Virilisierung bei meist normal großem Hoden (»fertiler Eunuchoidismus«), verminderte LH- u. Testosteron-Spiegel bei normalen FSH-Werten im Serum. ***Ther.:*** Testosterongabe; bei Kinderwunsch Gabe von hCG. E fertile eunuch syndrome.

**PAS-Reaktion** *(engl.)* Abk. für **p**eriodic **a**cid **S**chiff reaction, Perjodsäure-Reaktion, PJS-SCHIFF-Reaktion, PJS-Leukofuchsin-Reaktion, HOTCHKISS-MACMANUS-Reaktion: ein histochemischer Nachweis von (Muco-)Polysacchariden, Muco- u. Glucoproteiden, Gluco- u. Phospholipiden, indem deren nicht substituierte Glykol-Gruppen mit wässriger Perjodsäure zu Aldehyden aufgespalten u. oxidiert werden, die sich dann mit fuchsinschwefliger Säure (SCHIFF-Reagens) durch Bildung eines roten basischen Farbstoffs nachweisen lassen. – Auch (meist n. MERKER-CHUN YIU HUI) zum Glykogennachweis in Blut- u. Knochenmarkzellen u. lymphat. Geweben für die DD der akuten Leukosen sowie zur Diagnostik der Erythr(oleuk)- u. Thalassämien (Glykogen in Erythroblasten) u. der chronischen lymphat. Leukämie (meist erhöhte PAS-Aktivität in Lymphozyten).

**Passage: 1)** das Passieren (= Hindurchgehen) eines Hohlorgans, z.B. *physiol* als P. der Nahrung (▸Ingesta, ▸Chymus) durch den Verdauungstrakt, des Harns durch die ableitenden Harnwege. Ferner das Weiterführen eines in ein Hohlorgan eingeführten Instrumentes, Hilfsmittel (z.B. Passage eines Katheters durch die Harnwege, Blutgefäße etc.; P. eines Tubus durch den Bronchialbaum; P. einer Sonde oder Tube durch Abschnitte des Verdauungstraktes). **2)** *Röntgenologie* ▸Magen-Darm-Passage. **3)** *Bakteriologie* Übertragung von Mikroorganismen (oder Zellen) von einer Kultur zur nächsten; i.e.S. das Zeitintervall zwischen Inokulierung u. Übertragung (nach Verbrauch des prim. Nährbodens bzw. Anreicherung schädl. Stoffwechselprodukte). E passage.

**passager:** vorübergehend. E transient.

**Passavant-(Ring-)Wulst** (PHILIPP GUSTAV P., 1815 – 1893, Chirurg, Frankfurt): der beim Schlucken (u. Sprechen) von der kontrahierten Pars pterygopharyngea des oberen Schlundschnürers gebildete quere Wulst, der zusammen mit dem Gaumensegel den Zugang zur Nasenhöhle verschließt. E Passavant's bar.

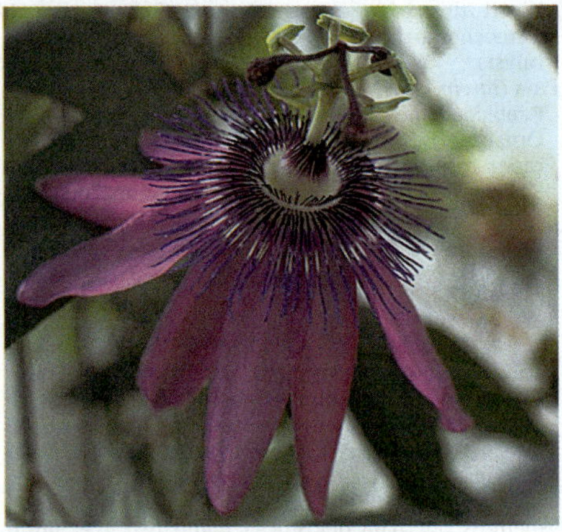

**Passiflorae herba:** Passionsblume. [482]

**Passiflorae herba,** Passionsblumenkraut: Heilpflanze; in spezieller Aufbereitung mit nachgewiesener Wirkung bei nervösen Unruhezuständen (anxiolytisch, schwach antikonvulsiv).

**Passionsblumenkraut:** ▸Passiflorae herba.

**passiv(us)** *(latein.):* erleidend, untätig, nicht aktiv; z.B. p. Bewegung (durch Fremdeinwirkung), p. ▸Immunisierung. E passive.

**Passow-Syndrom:** (1923) HORNER-Symptomenkomplex, kombiniert mit Irisheterochromie u. Dysrhaphie-Syndrom.

**Pasta, Paste:** *Pharmazie* hochkonzentrierte, formbare Suspension mit Fließgrenze, mit hohem Anteil unlöslicher Pulver, die in einem flüssigen oder salbenartigen (z.B. Vaseline) Vehikel suspendiert sind; z.B. Zahnpasta, Zinkpaste. E paste.

**Pasteur** (LOUIS P., 1822–1895, franz. Chemiker u. Biologe). – **P.-Effekt:** Unterdrückung der anaeroben Milchsäure- oder Äthanolbildung in Gegenwart von Sauerstoff. E Pasteur's effect. – **P.-Methode: 1)** Gewinnung eines Tollwut-Impfvirus durch Kaninchen-Passagen des sog. Straßenvirus, das dann trotz hoher Virulenz für Hunde apathogen ist (»fixes Kaninchenvirus«, »virus fixe«). E P.'s method. **2)** ▸Pasteurisation.

**Pasteurella:** (TREVISAN 1887) Gattung der Fam. Brucellaceae; sehr kleine ellipsoide, gramnegative, asporogene, mit LOEFFLER-Reagens bipolar anfärbbare, aerobe oder fakultativ anaerobe Stäbchen; Parasiten in Tier u. Mensch. – **P. multocida:** (mind. 4 Serotypen) Erreger einer hämorrhag. Septikämie bei Haus- u. Wildtieren; beim Menschen lokale Reaktion an Bissstellen, evtl. grippales Bild. – **P. pestis:** (KITASATO, YERSIN 1894) s.u. ▸Yersinia. – **P. pseudo|tuberculosis:** (PFEIFFER 1889) s.u. ▸Yersinia. – **P. tularensis:** s.u. ▸Francisella.

**Pasteurellose:** durch ▸Pasteurella (außer Yersinia) hervorgerufene Zoonose. E pasteurellosis.

**Pasteurisation, Pasteurisierung:** (L. PASTEUR 1866) Verhütung von Gärungsprozessen u. damit Verbesserung der Haltbarkeit von Lebensmitteln durch Erhitzen zwischen 60 °C (»Nieder-P.«) u. 85 °C, d.h. durch Hemmen der vegetativen Bakterienformen. E pasteurization.

**Pastillen, Pastilli:** aus pastenartiger Masse durch Ausstechen erhaltene Arzneizubereitung. E pastils, pastilles.

**pastös:** *Klinik* mit teigig-gedunsener (ödematöser), meist auch blasser Haut. E pasty.

**PAT: 1)** Abk. für **P**lättchen**a**ggregations**t**est: s.u. ▸Thrombozytenaggregation. E platelet aggregation test. **2)** Abk. für **p**erkutane ▸**A**spirations**t**hrombembolektomie.

**Patau-Syndrom:** (1960) ▸Trisomie 13. E Patau's syndrome.

**Patch-Clamp-Methode** *(engl.)*: elektrophysiologische Methode zur Analyse der Ionenströme durch Membranen; Prinzip wie bei der ▸Voltage-Clamp-Methode; nur Messung an kleinen Membranstücken, so dass Ströme einzelner Membrankanäle erfasst werden können.

**Patch-Graft** *(engl. patch = Fleck, Flicken)*: ein rundes, polygonales oder streifenförmiges Im- oder Transplantat (oder entsprech. Kunststoffgewebe) zur plast. Defektdeckung, Lichtungserweiterung an Gefäßen bzw. Hohlorganen.

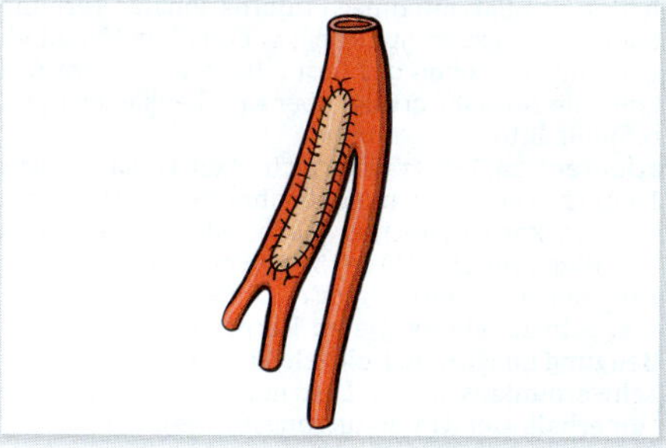

**Patch-Graft:** Defektabdeckung einer Arterie. [39]

**Patch-Operation:** Nierenbeckenplastik durch Versetzen des Harnleiters einschl. der angrenzenden Nierenbeckenwand (»Pokal-«, »Rosettenplastik«).

**Patch-Test:** ▸Epikutantest.

**Patella:** die »Kniescheibe« als konisches Sesambein in der – dadurch geführten – Quadrizepssehne (bzw. Ligamentum patellae), mit asymmetrisch überknorpelter Rückfläche, die im Kniegelenk mit dem distalen Femur (»P.-Gleitlager«) artikuliert. – Zahlreiche Formvarianten (Einteilung z. B. nach WIBERG in Typ I–III) u. Lageanomalien; v. a. P. partita als angeborene Fehlbildung (multizentr. Ossifikation; durch Faserknorpel verbundene Teilstücke stets im normal großen P.-Gebiet), unterschieden nach Zahl der Knochenkerne als P. bipartita (GRUBER-Anomalie, akzessor. Kern meist im oberen äuß. Quadranten), P. tripartita u. P. multipartita; ferner »P.-hochstand« (kraniolateral; meist angeborene Vorstufe der habituellen Luxation, auch bei Streckerkontraktur; evtl. mit Genu valgum oder recurvatum kombin.) u. »P.-Tiefstand« (evtl. Teilerscheinung der angeborenen Beugekontraktur). E kneecap, patella. – **P. bi|partita:** s. u.

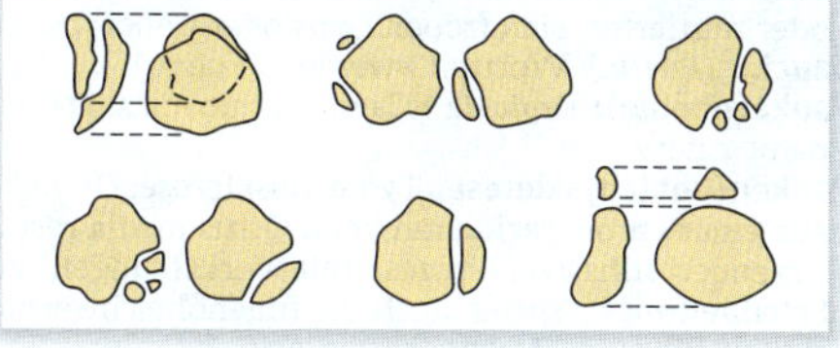

**Patella:** Formen der Patella partita. [47]

▸Patella. E bipartite p. – **P. gleitende:** s. u. ▸Patellaluxation. – **P. (multi)partita:** s. u. ▸Patella. – **P., tanzende:** Ballottement der in Richtung Kondylen gedrückten Kniescheibe (bei gleichzeitiger Kompression der Gelenkhöhle) als Zeichen für Gelenkerguss. E dancing p. – **P. tri|partita:** s. u. ▸Patella. E tripartite p.

**Patella|cerclage:** op. Drahtumschlingung der frakturierten Kniescheibe. E cerclage wiring of patella.

**Patella|fraktur:** direkt (Sturz auf Kniescheibe) oder indirekt (Muskelzug) entstandener Quer-, seltener Stück-, Stern-, Vertikalbruch. ***Klinik:*** örtl. Druckschmerz, Kniegelenkerguss, Streckhemmung (komplett bei Zerreißung der Seitenbänder). ***Ther.:*** erfordert als Gelenkbruch optimale Fragmentadaptation (Gipstutor), evtl. Op. mit Zuggurtung; bei Trümmerbruch Patellektomie. E fracture of patella.

**Patella|hoch|stand:** s. u. ▸Patella. E patella alta.

**Patella|luxation:** traumatische Kniescheibenverrenkung (komplett oder inkomplett), im Allg. durch direkte Gewalteinwirkung; meist seitl., seltener horizontal (in den Gelenkspalt), vertikal (nach oben) oder aber als Einklemmungs- oder Drehverrenkung. ***Klinik:*** schmerzhafte, federnde Fixation des Kniegelenkes (z. B. in leichter Beuge- u. X-Beinstellung), leere Gelenkrinne, evtl. Erguss. – Ferner die **habituelle P.** (meist bds. u. bei ♀) infolge Erschlaffung des Bandapparates, bei angeborener Hypoplasie, Kondylenabflachung etc. (u. a. aber auch bei Rachitis, Lähmung), wobei der gesamte Streckapparat beim Beugen des Knies nach lateral gleitet (»gleitende Patella«). ***Ther.:*** Op. (z. B. Fesselung n. KLAPP, Kapselplastik n. ALI KROGIUS, Muskelzugplastik n. LEXER, Sehnenansatzverlagerung n. HAUSER; evtl. Patellektomie). E patellar dislocation.

**Patellar|klonus:** auf rhythm. Kontraktionen des Quadriceps femoris beruhender »Zitterkrampf« der Kniescheibe, auslösbar durch ruckartiges Abwärtsdrücken u. kurzfrist. Fixieren in dieser Stellung bei gestrecktem Bein; ***Vork.:*** bei Pyramidenbahnläsion u. bei sehr lebhaften Reflexen (dann meist rasch erschöpfbar). E patellar clonus, clonic knee jerk.

**Patellar|sehne:** ▸Ligamentum patellae. E patellar tendon.

**Patellar(sehnen)reflex,** WESTPHAL-Kniephänomen, Abk. PSR: monosynaptischer Dehnungsreflex (Eigenreflex) des Musculus quadriceps, wobei etwa 30 ms nach Schlag auf die Ansatzsehne eine phasische Muskelkontraktion erfolgt (Streckung des Unterschenkels); s. a. ▸JENDRASSIK-Handgriff. – Herabgesetzt oder fehlend (= ERB-WESTPHAL-Zeichen) bei Schädigung im Reflexbogen (nicht beweisend!); gesteigert (erhöhte Erregbarkeit der spinalen $\alpha$- u. $\gamma$-Motoneurone) v. a. bei Spastizität. – Ferner sehr selten der **gekreuzte PSR** als Pyramidenzeichen (Teil einer koordinierten ▸Massenbewegung bzw. eines gekreuzten Streckreflexes). E patellar (tendon) reflex, knee-jerk reflex.

**Patella|tief|stand:** s. u. ▸Patella.

P

**Patellek|tomie:** Exstirpation der Kniescheibe (z. B. bei Trümmerbruch, deform verheilter Fraktur, habitueller Luxation). E patellectomy.

**Patellitis:** Ostitis der Kniescheibe (z. B. bei Tbk).

**Patel(-Natali)-Methode** (JEAN P., 1900–1968, Chirurg, Paris): (1951) Ektomie eines reitenden Embolus an der Aortenbifurkation nach Längsinzision beider Aa. iliacae communes (nach Abklemmen von Aorta u. distaler Beckenarterien). E Patel-Natali method.

**patens, patent:** offen liegend (Ggs.: ▸latens). E patent.

**Paternitäts|gutachten:** s. u. ▸Vaterschaftsausschluss.

**Paterson(-Kelly)-Syndrom:** ▸PLUMMER-VINSON-Syndrom. E Paterson-Kelly syndrome.

**Patey-Mastektomie** (DAVID HOWARD P., engl. Chirurg, 1899–1977): Entfernung der tumorös veränderten Brustdrüse im Gesunden bei horizontalem Schnittverlauf unter Belassung des M. pectoralis major zum Erhalt der Axillakontur (s. a. Abb.). Der kosmetisch weniger bedeutsame M. pectoralis minor wird dagegen wegen des leichteren Zugangs zu den axillären Lymphknoten mit diesen entfernt; s. a. ▸Mastektomie.

**...path...:** Wortteil »krankhaft« (s. a. ▸patho...), »Leidender« (z. B. Neuro-, Psychopath), »Behandelnder« (z. B. Homöo-, Osteopath).

**...pathie:** Suffix »Leiden«, »Schaden«, »Krankheit« (z. B. Angio-, Psychopathie), aber auch »Einwirkung«, »Behandlung« (z. B. Homöo-, Osteopathie).

**patho...:** Wortteil »krankhaft«, »Krankheit«.

**Patho|bio|chemie:** Zweig der Biochemie, befasst mit den genetisch bedingten u. erworbenen Störungen biochemischer Vorgänge u. den Abweichungen der

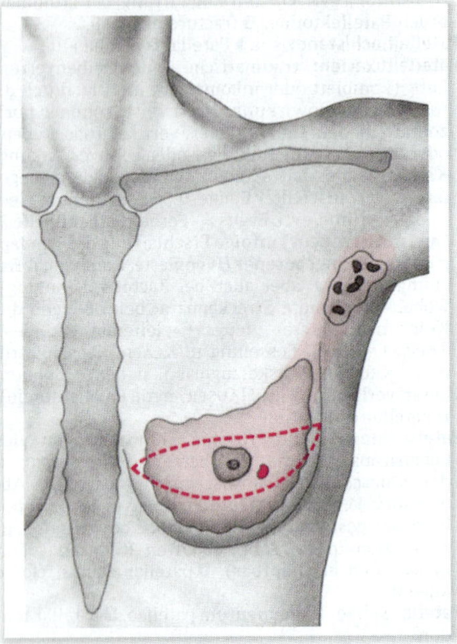

**Patey-Mastektomie.** [39]

chem. Struktur von Körperbausteinen. E pathobiochemistry.

**patho|gẹn:** krank machend. E pathogen(et)ic.

**Patho|genẹse:** Entstehung u. Entwicklung eines krankhaften Geschehens (im Unterschied zur Ursache = Ätiologie). E pathogenesis.

**Pathogenität:** Eigenschaft von Substanzen, psych. Faktoren, (Mikro-)Organismen etc., Krankheiten hervorzurufen. E pathogenicity.

**pathognomonisch:** für eine bestimmte Krankheit kennzeichnend. E pathognomonic.

**Patho|klịse:** (C. u. O. VOGT) Fähigkeit umschriebener Hirnabschnitte (»topistische Einheiten«), gesondert zu erkranken. E pathoclisis (of Vogt).

**Patho|logie:** Lehre von den abnormen u. krankhaften Vorgängen u. Zuständen im Körper (pathologische Anatomie) u. deren Ursachen sowie ihre systematische Beschreibung und Einordnung (Nosologie). I.e.S. medizinisches Fachgebiet, das sich mit der anatomischen, histo- u. zytopathologischen Beurteilung übersandten morphologischen Untersuchungsgutes u. der Obduktion befasst. Der Facharzt für P. (**Pathologe**; engl. = pathologist) berät u. unterstützt in der Vorsorge u. Krankenbehandlung tätige Ärzte bei der Erkennung von Krankheiten u. deren Ursachen, bei der Überwachung des Krankenverlaufs u. bei der Bewertung therapeutischer Maßnahmen sowie bei versicherungsmedizinischen Fragen. Die Weiterbildungszeit beträgt 6 Jahre. E pathology.

**pathologisch:** die Pathologie betreffend, krankhaft. E pathologic(al).

**Patho|mechanismus:** der naturwissenschaftl. erklärbare Ablauf eines krankhaften Prozesses. E pathogenetic mechanism.

**Patho|morphọse:** krankhaftes Abweichen der äußeren Gestalt. E pathomorphism.

**Patho|morpho|spermịe:** »krankhafte Spermienform«; s.u. ▸Spermatogramm (dort Tab.).

**Patho|physio|logịe:** Lehre von den krankhaft gestörten Lebensvorgängen u. deren Entstehung. E pathophysiology.

**Patho|protein|ämịe:** krankhaft veränderte (molekulare) Zusammensetzung (Eiweißstruktur) oder Konzentration einzelner ▸Plasmaproteine u./oder auf eine Erkrankung zurückzuführende Verschiebung des ▸Plasmaproteinprofils (bzw. der ▸Eiweißelektrophorese); z.B. als Dys-, Hetero-, Allo-, Paraproteinämie. E pathoproteinemia.

**Pạthos** *(griech.)*: Leiden, das Krankhafte. E pathosis.

**patientenkontrollierte Analgesie:** ▸PCA.

**Patientenlifter:** zu den körperfernen technischen Hilfen gehörende mobile oder stationäre Hebevorrichtung, die mechanisch, hydraulisch oder pneumatisch das Heben von Schwerstgeschädigten u. damit die Pflege erleichtert (z.B. Bett – Rollstuhl, Rollstuhl – Wanne oder auch stationär als Treppenlifter).

**Patienten|pass:** Vordruck mit Eintragung der Krankheiten des Patienten nach internationaler Terminologie in mehreren Sprachen; wichtig zur Verständigung mit Personen des Gesundheitswesens im Ausland; die Ausgabe erfolgt über Krankenkassen u. Automobilclubs.

**Patiententransfer,** Transfertechniken: Umlagern bzw. Umsetzen eines Pat. mit oder ohne dessen Unterstützung in körpergerechter Hebe- oder Tragetechnik. Die ökonomische Hebe- bzw. Tragetechnik ist gekennzeichnet durch große Unterstützungsfläche, z.B. Schrittstellung, tiefen Körperschwerpunkt mit Beugung im Hüft- u. Kniegelenk, Tragen des eigenen Schwerpunktes u. der Last möglichst im Zentrum (innerhalb der Unterstützungsfläche), rumpfnahes Tragen der Last (kurzer Lastenarm), ökonomische Handhabung des Pat.

**Patientenverfügung,** Patiententestament: schriftlich niedergelegte Willensäußerung des Patienten, die besagt, dass im Falle eines schweren Krankheitsbildes, das nach gegenwärtigem medizinischem Erkenntnisstand mit an Sicherheit grenzender Wahrscheinlichkeit zum Tode führt u. bei dem eigene Entscheidungen aufgrund des Bewusstseinsstandes nicht mehr möglich sind, auf sterbens- und leidensverlängernde medizinische Maßnahmen verzichtet werden soll. Die Verfügung ist an keine bestimmte Form gebunden. Es kann (muss aber nicht) darin aufgeführt sein, welche Maßnahmen im Einzelnen unterbleiben sollen (z.B. Beatmung, Bluttransfusionen, künstliche Ernährung etc.). Schmerztherapeutisch notwendige Maßnahmen bleiben davon unberührt u. sind – den Erfordernissen entsprechend – in jedem Fall vorzunehmen. Aus rechtlicher Sicht handelt es sich bei der P. um passive Sterbehilfe (s.u. ▸Sterbehilfe). Spezielle Regelungen zur P. gibt es nicht.

**Patsch|hand:** *Orthopädie* einfache, handähnl. Armprothese zur Erstversorgung eines Armdefekts beim Säugling u. Kleinkind, um die Gliedmaße durch beidhändiges Greifen zu trainieren.

**Pattern** *(engl. = Muster, Modell)*: *Genetik* räumliches oder zeitl. Manifestationsmuster eines normalen oder mutierten pleiotropen Gens oder Genotyps.

**pauci...** *(latein.)*: Wortteil »wenig« (▸oligo).

**Pauke(nhöhle):** *Otologie* ▸Cavitas tympanica. E tympanic cavity.

**Pauken(höhlen)sklerose,** Tympanosklerose: *Otologie* aus einer chron.-rezidivierenden Otitis media resultierender adhäsiver Prozess mit Verkalkungen; zu Schallleitungs-, später auch zu Innenohrschwerhörigkeit führend. E tympanosclerosis.

**Paul-Bunnell-Reaktion** (JOHN RODMAN P., 1893–1971, Arzt, New Haven; WALLIS WILLARD B., geb. 1902, Arzt, Farmington): (1932) Nachweis heterophiler M-Antikörper gegen Hammelblut-Erythrozyten zur Diagnose der infektiösen Mononucleose, wobei die Abgrenzung gegen Antikörper vom F- (= FORSSMAN) u. L-Typ (▸HANGANATZIU-DEICHER-Reaktion) anhand ihrer Bindung (Absorption) an Rinder-Ery erfolgt. E Paul-Bunnell test.

**Paul-Ehrlich-Institut,** Bundesamt für Sera u. Impfstoffe: in Langen angesiedeltes Institut, das für Arzneimittelsicherheit (v.a. Sera, Impfstoffe, Blutderivate u. Immundiagnostika) sowie Seuchenprophylaxe zuständig ist.

**Paul-Versuch** (GUSTAV P., 1859–1935, Arzt, Wien): Nachweis von Pockenvirus auf der kokainisierten

u. skarifizierten Kaninchenkornea anhand der nach 48–72 Std. an der Inokulationsstelle auftretenden weißen, mit Fluorescein-Natrium grünlich fluoreszierenden Pünktchen oder Knötchen; 2–5 Min. nach Einlegen des enukleierten Auges in gesättigte Sublimat-Alkohol-Lsg. milchig-weiße Flecken mit GUARNIERI-Körperchen. E Paul's test.

**Pause: 1)** *Pulmologie* ▸apnoische Pause. **2) kompensatorische P.:** *Kardiologie* die – rel. große – Zeitspanne zwischen Extrasystole u. der nächsten effektiven Systole des Herzmuskels, bedingt durch den Ausfall einer regulären Systole in der refraktären Phase. E compensatory pause.

**Pautrier-Woringer-Syndrom,** dermatopathische Lymphadenitis, Retikulohistiozytose: (1932) lokalisierte oder generalisierte, nicht verbackene Lymphknotenschwellungen (meist walnussgroß; histol.: lipomelanot. Retikulose) als Begleiterscheinung von Dermatosen (v.a. bei älteren ♂), häufig mit Melanodermie, »Melaninurie«, Eosinophilie u. Anämie. E dermopathic lymphadenopathy.

**Pauwels** (FRIEDR. P., 1858–1980, Chirurg, Aachen). – **P.-Klassifikation:** Kl. der Schenkelhalsbrüche nach mechanischen Gesichtspunkten; bei Neigung der Bruchlinie bis 30° zur Horizontalen (1. Grad) ist die Druckbelastung voll wirksam; mit zunehmender Neigung (2. Grad) treten Scherkräfte auf, die ab 70° (3. Grad) die knöcherne Konsolidierung verhindern. E Pauwel's classification. – **P.-Operation: 1)** Varisierung des Schenkelhalses durch Adduktionsosteotomie (quere intertrochantäre Osteotomie, Entfernung eines Keils mit medialer Basis aus dem proximalen Fragment, Nagelosteosynthese) bei valgusbedingter Koxarthrose. **2)** valgisierende subtrochantäre Abduktionsosteotomie (»Aufrichtungs-«, »Umlagerungsosteotomie«) bei Schenkelhalsfraktur u. Pseudarthrose; Prinzip: Umwandlung von Scher- in Druckkräfte.

**Pavillon:** *Urologie* **1)** Prostatalippe: ▸Barre. **2)** das trichterförm. hintere Ende eines Katheters. E pavilion.

**Pavlik-Zügel:** (1944) dynam.-funktionelle »Hüftriemenbandage« zur Frühbehandlung der angeborenen Hüftluxation (nebst Vorstadien): zwei vorn gekreuzte Schultergurte, die an Leibgurt bzw. Unterschenkelmanschetten befestigt sind. Zügelt Extension u. Adduktion, begünstigt Flexion u. Abduktion (bessere Zentrierung des Hüftkopfes, geringere Pfannenerkerbelastung). E Pavlik's harness.

**Pavlov:** s.u. ▸PAWLOW. E Pavlov.

**Pavor:** ▸Angst. – **P. diurnus:** ▸Tagangst. – **P. nocturnus,** Nachtangst: Verhaltensstörung bei Kindern (z. B. aus Angst vor Liebesverlust, Dunkelheit): nach kurzem Schlaf plötzl. Aufwachen u. Schreckensschrei, Aufsitzen im Bett mit weit aufgerissenen Augen, kaltem Stirnschweiß u. fliegendem Puls; Beruhigung erst allmählich bei völligem Wachsein. Evtl. mit ▸Somnambulismus kombiniert. E nightmare, night-terrors.

**Pawlow-Magen, P.-Tasche** (IWAN PETROWITSCH P., 1849–1936, russ. Physiologe; 1904 Nobelpreis für Medizin): (1911) im Tierexperiment aus der Ingestpassage isolierter Magenabschnitt (nach außen offener, in die Bauchwand eingenähter Blindsack) mit intakter Nerven- u. Gefäßversorgung; zum Studium der Saftsekretion (deren sog. nervöser Phase; im Gegensatz dazu erfolgte Untersuchung der gastrischen Phase an der HEIDENHAIN-Tasche) u. der ▸bedingten Reflexe (»**P.-Reflexe**«). E Pavlov pouch, P. stomach.

**Payr** (ERWIN P., 1871–1946, Chirurg, Greifswald, Leipzig): – **P.-Instrument: 1)** serosaschonende Darmquetschklemme mit Schraubschluss u. doppelter Übersetzung. Mit längeren Branchen auch als Magen- bzw. Pylorusquetschklemme. **2)** weich fassendes, stufenweise sperrbares »Darmkompressorium« für Anastomosennaht. – **P.-Methode: 1)** breite Kniegelenkeröffnung durch medialen S- bis wellenförm. Schnitt vom Quadrizeps bis zur Tuberositas tibiae. **2)** Kreuzbandplastik durch Faszienzügel in U- oder V-förm. Bohrkanal des Condylus fibularis femoris. **3)** Sichelschnitt, Falzitomie: bogenförmige Inzision der Falx cerebri zur Verbesserung des venösen Rückflusses bei Liquorvermehrung. – **P.-Zeichen: 1)** im Schneidersitz auftretender Schmerz am inneren Gelenkspalt, bei bodenwärts gerichtetem Druck auf das Knie verstärkt. Ursache ist Schädigung des medialen Kniemeniskus (v.a. Hinterhorn). E Payr's sign. **2)** ▸DENECKE-PAYR-Zeichen.

**Pb:** *Chemie* Symbol für ▸Blei (lat. = **Plumb**um).

**PBA** *(engl.)* Abk. für **p**rotein-**b**inding **a**ssay: Form der ▸Displacement-Analyse unter Verwendung eines spezifisch bindenden Plasmaproteins (z. B. Transcortin).

**PBC** *(engl.)* Abk. für **p**rimary **b**iliary **c**irrhosis: ▸Leberzirrhose, primär-biliäre.

**PBD:** ▸Polkörperchendiagnostik. E Abk. **p**olar **b**ody **d**iagnosis.

**PBG: 1)** Abk. für ▸**P**orpho**b**ilinogen. **2)** Abk. für **P**rogesteron-**b**indendes **G**lobulin. E PBG.

**PBI** *(engl.)* Abk. für **p**rotein-**b**ound **i**odine, Protein-gebundenes Jod, Abk. PBJ: das proteingebundene Jod als Parameter der Schilddrüsenfunktion; erfasst alle an Plasmaeiweiß gebundenen Schilddrüsenhormone ($T_3$, $T_4$, Mono- u. Dijodtyrosine) sowie deren jodhaltige Vorstufen u. Abbauprodukte. Normal 4–8 μg/dl; Verfälschung durch jodhaltige Medikamente u. Kontrastmittel. Bestimmung nach Eiweißfällung als Jod-Gehalt des Niederschlags; verdrängt durch die $T_4$-Bestimmung. PBI-131-Wert im ▸Radiojodtest 48 Std. nach oraler $^{131}$J-Applikation normal < 0,25 % der verabreichten Dosis/l Serum (höhere Werte sprechen für beschleunigte Hormonphase).

**P biatriale:** *Kardiologie* s.u. ▸P-Zacke.

**P-Blutgruppen:** *Serologie* ▸P-System. E P blood groups.

**PBR:** *Serologie* Abk. für ▸**P**aul-**B**unnell-**R**eaktion.

**PBST:** Abk. für **p**eriphere **B**lutstammzellen**t**ransplantation. E PBSCT.

**PBZ:** Abk. für ▸Leberzirrhose, **p**rimär-**b**iliäre.

**PC, p. c.: 1)** Abk. für »**p**ost **c**enam« (= nach der Mahlzeit) bzw. »**p**ost **c**ibos« (= nach den Speisen [Mahlzeiten]). E p.c., after meals. **2)** Abk. für »**p**ost **c**ohabitationem« (= nach dem Beischlaf). **3)** *Geburtshilfe* Abk. für »**p**ost **c**onceptionem« (= nach der Befruchtung). **4)** *(engl.): Otologie* Abk. für ▸**p**eak **c**lipping. **5)** Abk. für **P**apier**c**hromatographie. **6)** Abk. für **P**hospho**c**holin. **7)** Abk. für **p**ulmonary **c**apillary pressure (Lungenkapillardruck).

**PCA** *(engl.)* Abk. für **p**atient-**c**ontrolled **a**nalgesia, On-Demand-Analgesie, Abk. ODA: patientenkontrollierte Analgesie; parenterale oder rückenmarksnahe Zufuhr von Analgetika mit Hilfe elektronisch gesteuerter Pumpsysteme.

**P cardiale:** *Kardiologie* P biatriale (s.u. ▸P-Zacke).

**PCB,** Askarele: *Toxikologie* Abk. für **p**oly**c**hlorierte **B**iphenyle von ölartiger Beschaffenheit, unbrennbare Isolier- u. Kühlmittel für Transformatoren; ferner in Hydrauliken. Enthalten als Verunreinigung ▸Dioxin. E polychlorinated biphenyls.

**PCDD,** Abk. für **p**oly**c**hlorierte **D**ibenzo**d**ioxine: s.u. ▸Dioxine. Analog: **PCDF**(-furane).

**PCG:** Abk. für **P**hono**c**ardio**g**ramm (▸Phonokardiogramm).

**PCHE:** Abk. für **P**hospho**ch**olin**e**sterase.

**$P_{CO_2}$, $pCO_2$:** Kohlendioxid-Partialdruck; wird im Organismus durch die Atmung reguliert; Normalwert in der Alveolarluft u. im arteriellen Blut 40 mmHg = 5,3 kPa. S.a. ▸Kohlendioxid.

**PCO-Syndrom,** Abk. für Syndrom der **p**oly**c**ystischen **O**varien, Hyperandrogenämie-Syndrom: Krankheitsbild, bei dem es infolge einer Zystenbildung im Eierstock zu einer gestörten hormonellen Funktion kommt (v.a. Hyperandrogenämie). Klassische Symptome sind Adipositas, Hirsutismus u. Zyklusstörungen; die Entwicklung eines P. ist möglich als Neben-

P

wirkung des Antiepileptikums Valproat. Früher als STEIN-LEVENTHAL-Syndrom bez.

**PCP:** **1)** Abk. für **p**rimär-**c**hronische **P**olyarthritis: veralteter Begriff für rheumatoide ▸Arthritis. **2)** Abk. für **P**neumocystis-**c**arinii-**P**neumonie: ▸Pneumonie, interstitielle plasmazelluläre. **3)** Abk. für ▸**P**entachlor**p**henol. **4)** Abk. für **P**henyl**c**yclohexyl**p**iperidin: ▸Phencyclidin. **5)** Abk. P-I-CP: Abk. für Prokollagen-I-carboxyterminales Propeptid.

**PCR:** Abk. für ▸Polymerase-Kettenreaktion. E polymerase chain raection.

**PCT:** Abk. für ▸Procalcitonin.

**PCV** *(engl.)* Abk. für **p**acked **c**ell **v**olume: ▸Hämatokrit.

**PCWP:** ▸Wedge-Druck.

**PCZ:** Abk. für ▸Procarbazin.

**PD:** **1)** Abk. für **P**rivat**d**ozent. **2)** Abk. für ▸**P**uls**d**ifferenz. **3)** Abk. für (engl.) **p**rogressive **d**isease = fortschreitende Erkrankung; Kriterium zur Beurteilung des (Miss-)Erfolges einer Tumortherapie.

**Pd:** *Chemie* Symbol für ▸Palladium. E Pd.

**p. d.:** *Pharmazie* Abk. für »**p**ro **d**ie« oder »**p**ro **d**osi« (»je Tag« bzw. »je Dosis«).

**PDA:** **1)** *(engl.)* Abk. für **p**atent **d**uctus **a**rteriosus: ▸Ductus arteriosus apertus. **2)** Abk. für ▸**P**eri**d**ural**a**nästhesie.

**PDD:** Abk. für ▸**p**hoto**d**ynamische **D**iagnostik.

**P dextro|atrịale, P dextro|cardiale:** *Kardiologie* P pulmonale (s.u. ▸P-Zacke).

**PDGF** *(engl.)* Abk. für **p**latelet-**d**erived **g**rowth **f**actor, Plättchenwachstumsfaktor: von Thrombozyten gebildeter Wachstumsfaktor.

**PDL:** Abk. für ▸Pflegedienstleitung.

**pdpt:** *Optik* Abk. für ▸Prismen**d**io**pt**rie. E p. d.

**PDT:** Abk. für **p**hoto**d**ynamische **T**herapie, s. u. ▸Lasertherapie.

**PE:** Abk. für ▸Probeexzision.

**peak** *(engl.):* Maximum, Gipfel.

**peak acid output** *(engl.):* ▸PAO.

**peak bone mass:** maximale Knochenmasse, die normalerweise um das 25.–30. Lj. erreicht wird. Etwa ab dem 40. Lj. verringert sich die Knochenmineraldichte im Rahmen des physiologischen Knochenabbaus um ca. 1 % pro Jahr; s.a. ▸Knochendichtemessung, ▸Osteoporose.

**peak clipping** *(engl.)* Abk. PC: Begrenzung der Schalldruckverstärkung durch »Abschneiden« der zu lauten Töne beim Hörgerät.

**Peak-Flowmeter** *(engl.):* Gerät zur Bestimmung der maximalen Ausatmungsstärke (Pneumometer) mit Höchstwertanzeige des Ausatmungsstroms (l/Sek.).

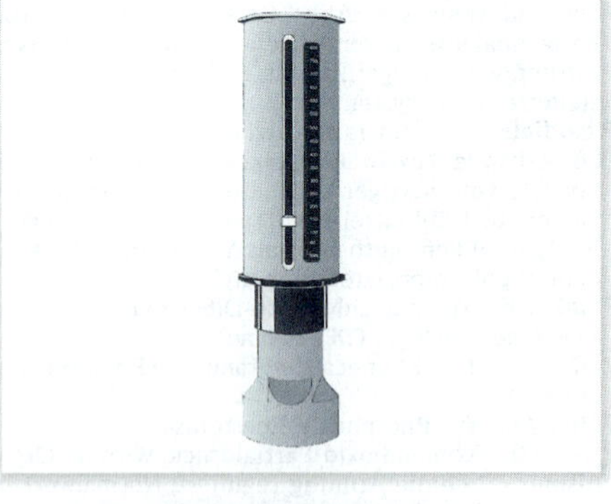

**Peak-Flowmeter:** Gerät zur Bestimmung der maximalen exspiratorischen Atemstromstärke. [158]

**Péan-Klemme** (JULES P., 1830–1898, Chirurg, Paris): stumpfe Klemme, stufenweise sperrbar, mit kurzem, quer oder schräg gerieftem Maulteil, Schraub- oder Steckschluss. Außer diesem »Péan« auch »lang fassende« Modelle als Hysterektomie-, Nabelschnur- u. Nierenstielklemme. Modifikationen z.B. nach KOCHER u. als Rochester-Modell. E Péan's forceps.

**Pearl-Index** (RAYMOND P., 1879–1940, Biologe, Genetiker, Baltimore): *Gynäkologie* (1932) die Versagerrate einer kontrazeptiven Methode pro 100 Frauenjahre; d.h. die theoret. Möglichkeit, 12-mal pro Jahr schwanger zu werden (s. Formel). Beträgt bei oralen hormonalen Kontrazeptiva 0–0,8, Intrauterinpessaren 2–8, Kondomen 8–15, Diaphragmapessaren 12–29, Rhythmusmethoden 14–32, lokalen chem. Kontrazeptiva 9–39.

$$\frac{\text{Gesamtzahl der Schwangerschaften} \times 1200}{\text{Gesamtzahl der Risikomonate der Untersuchung}}$$

**Pearl-Index.**

**Pearson-Syndrom:** variables Krankheitsbild (hyporegenerative Anämie mit vakuolisierten Erythroblasten, Pankreasinsuffizienz, Hepatomegalie, Enzephalomyopathie) infolge Mutation mitochondrialer DNS. E Pearson's bone marrow-pancreas syndrome.

**Peau** *(franz.):* Haut. E skin. – **P. d'Orange:** ▸Apfelsinen-, ▸Orangenhaut. E orange peel skin. – **P. lisse:** ▸Glanzhaut. E liodermia.

**PEBOI-Regime:** Abk. für Polychemotherapie mit den Zytostatika Cis-**P**latin, **E**toposid, **B**leomycin, Vincristin (**O** steht für ein Vincristin-Präparat) u. **I**fosfamid.

**PEB-Schema:** Abk. für Cis**p**latin-**E**toposid-**B**leomycin-Schema; chemotherapeutische Kombinationsbehandlung des Hodenkarzinoms im Stadium II C.

**Pech|haut:** charakterist. Dermatosen durch Einwirkung von Pechdämpfen oder -staub (bzw. darin enthaltener zykl. Teerbestandteile). E acne picealis.

**Pech|stuhl:** ▸Melaena.

**Pect...:** s.a. ▸Pekt...

**Pẹcten** *(latein. = Kamm):* kammartige Weichteilfalte, Knochenkamm. E pecten. – **P. ọssis pụbis:** Knochenkamm auf der kranialen Fläche des oberen Schambeinastes in Verlängerung der Linea arcuata ossis ilii bis zum Tuberculum pubicum. E pectineal line.

**pectinạtus** *(latein.):* kammförmig. E pectinate.

**pectịneus, pectinealis** *(latein.):* den Pecten ossis pubis betreffend, z.B. Musculus p. (»Pektineus«). E pectineal.

**pectorạlis:** zur Brust (latein. = pectus, pectoris) gehörend; z.B. Musculus p. (s.a. ▸»Pektoralis...«).

**Pẹctus** *(latein.):* ▸Brust (2), ▸Thorax (i.w.S. Brustbein). E pectus, breast, chest. – **P. carinạtum, P. gallinaceum:** Kiel- oder ▸Hühnerbrust. – **P. excavạtum, P. infundibulum:** ▸Trichterbrust.

**ped(al)...:** Wortteil »Fuß«, »Füße«; s.a. ▸Podo...

**pedicle** *(engl.):* chirurgisch präparierter gefäßführender Gewebsstiel (»Gefäßstiel«).

**pediculạtus** *(latein.):* gestielt. E pediculate.

**Pediculịdae:** *Entomologie* die Familie »Menschenläuse«, mit den Gattungen ▸Pediculus u. ▸Phthirus. E pediculate.

**Pediculọsis,** Pedikulose: Befall mit Menschenläusen (Pediculidae) u. die durch Stich u./oder Läusespeichel ausgelöste Symptomatik, u. zwar als P. capitis s. capillitii durch Kopf-, als P. vestimentorum s. corporis durch Kleiderläuse (▸Pediculus humanus), als P. pubis s. inguinalis durch Filzläuse (▸Phthirus pubis); s.a. ▸Läuse..., ▸Entlausung. E pediculosis.

**Pedịculus:** **1)** *Anatomie* »Füßchen«, stielartige Basis; s.a. ▸Pedunculus. E pediculus. **2)** **P. humanus:** *Entomologie* die »Menschenlaus« [Pediculidae], mit den Unterarten **P. (h.) capitis** u. **P. h. humanus** (vestimenti). Letztere als »Kleiderlaus« (v.a. der gemäßigten Klimate) stationärer Ektoparasit (♀, ♂ u. drei Larvenstadien, Blut saugend), bis 5 mm groß, grau, flügellos, Stechorgane in Ruhe in den Kopf zurückgezogen; Eier weißl., bedeckelt, an Kleidung (Nähte) angekittet; Entwicklungsdauer (bei 27–30 °C) der Eier

1 Wo., der Larven 1–2 Wo., Lebensdauer der Adulten 30–40 Tg., mehrfache Blutaufnahme tgl. (Hungern in 1 Wo. tödl.); nicht nur Lästling (durch Stich u. Speichel Quaddeln bis Knötchen, sek. Kratzeffekte, Pyodermien, Melanoderma; s.a. ▸Vagantenhaut), sondern auch Überträger von ▸Rickettsia prowazeki (Fleckfieber), R. quintana (Wolhynisches Fieber), Borrelia recurrentis (Läuserückfallfieber). – Erstere als kosmopolit. »Kopflaus« kleiner, mit stärkerer Einkerbung der Hinterleibsegmente; ihre Nissen an die Haare kittend, durch Speichel Juckreiz auslösend (Kratzeffekte, Infektionen, evtl. regionale Lymphknotenschwellung). – S.a. ▸Läuse..., ▸Entlausung. **E** louse (head; body). – **P. pubis:** die Filzlaus (▸Phthirus pubis). **E** crab louse.

**Pedikulizid:** Läuse (▸Pediculidae) abtötendes Mittel (s.u. ▸Läusemittel); s.a. ▸Entlausung. **E** pediculicide.

**Pedikulose:** ▸Pediculosis. **E** pediculosis.

**pedunculatus** *(latein.):* mit Stiel. **E** pedunculate.

**Pedunculus** *(latein. = kleiner Fuß): Anatomie* stielartiger Anfangsteil, »Stiel«. **E** peduncle. – **P. cerebellaris inferior:** der von den Tractus spinocerebellaris posterior u. olivocerebell. gebildete »untere Kleinhirnstiel« = »Strickkörper« (= Corpus restiforme). – **P. c. medius, P. pontinus:** Tractus pontocerebellaris als »Brückenarm«. – **P. c. superior:** oberer Kleinhirnstiel; mit Tractus cerebellorubralis; am Seitenrand des Velum medullare anterius. – **P. cerebri:** »Hirnstiel« als Hauptmasse des Mittelhirns, aus Crura cerebri, Tegmentum u. – dazwischen – Substantia nigra bestehend. **E** cerebral p. – **P. opticus,** Augenbecherstiel: *Embryologie* s.u. ▸Augenbläschen.

**peeling** *(engl.):* »Schälen«, Entfernen der obersten Hautschichten mit chem. Mitteln (Schälkur, ▸Keratolyse, oder durch UV-Bestrahlung.

**PEEP** *(engl.)* Abk. für **p**ositive **e**nd-**e**xpiratory **p**ressure, positiv-endexspiratorische Druckbeatmung: ▸Druckbeatmung mit positivem Beatmungsdruck in der endexspiratorischen Phase. Bei der ▸Beatmung mit PEEP sinkt der Druck nicht auf 0, sondern wird durch einen Ventilmechanismus im geschlossenen System auf einem bestimmten Niveau gehalten; anwendbar bei Spontanatmung sowie als positive Druckbeatmung bei verschiedenen Formen der ▸respiratorischen Insuffizienz (v.a. bei ▸ARDS) zur Verbesserung der Oxygenation. Die Wirkung von PEEP besteht in der Beseitigung des Verschlusses von Bronchiolen (Bronchiolenkollaps = »airway closure«) u. der Eröffnung kollabierter Alveolen; die funktionelle ▸Residualkapazität nimmt zu; der pulmonale Gasaustausch wird verbessert, wenn ein intrapulmonaler Rechts-links-Shunt die Ursache der Hypoxämie ist.

**Pefloxacin:** ein obsoletes ▸Chinolon-Antibiotikum (Gyrasehemmer).

**PEG: 1)** *Röntgenologie* Abk. für ▸Pneumoenzephalogramm. **2)** *Chemie* Abk. für ▸Poly(a)ethylenglykol. **3)** Abk. für **p**erkutane **e**ndoskopische ▸**G**astrostomie.

**Pegaspargase:** an Polyethylenglykol gebundene (sog. pegylierte) L-▸Asparaginase; durch die Pegylierung verlängerte Halbwertszeit, Gabe daher 14-tägig; ***Anw.*** als Zytostatikum bei akuter lymphatischer Leukämie. **E** pegaspargase.

**Pegfilgrastim:** mit Polyethylenglykol konjugiertes (sog. pegyliertes) rekombinantes ▸Filgrastim; durch die Pegylierung verlängerte Halbwertszeit, Gabe daher nur einmal pro Chemotherapiezyklus; ***Anw.*** zur Ther. von Pat. mit nicht myeloischen onkologischen Erkr., die unter Chemother. Neutropenien entwickeln. **E** pegfilgrastim.

**Peginterferon alfa-2b:** ein mit Polyethylenglykol konjugiertes (sog. pegyliertes) rekombinantes ▸Interferon alfa-2b; durch die Pegylierung verlängerte Halbwertszeit mit konstanten Serumspiegel über 1 Wo.; ***Anw.*** bei Hepatitis C. **E** peginterferon alfa-2b.

**Pegmato|som:** *Zytologie* ältere Bez. für ▸Diktyosom.

**PEI:** ▸PEI-Schema.

**Peiper-Reflex** (ALBRECHT P., 1889–1968, Kinderarzt, Greifswald, Leipzig): **1)** ▸Schwerkraftreflexe. **2)** durch plötzl. Lichtreiz ausgelöstes Zurückwerfen des Kopfes als normale Reaktion des Neugeborenen. **E** light-induced head retropulsion. **3) P.-Isbert-Reflexe:** physiologische Reaktionen des plötzlich in Kopftiefhang gebrachten Säuglings: im 1.–3. Mon. »Umklammerungsphase« (ähnlich dem MORO-Reflex), Beugung in der Hüfte; im 4.–6. Mon. halbhohes Seitenstrecken der Arme, Nacken u. Rumpf gestreckt (»Schwebereaktion«, ähnlich der 3. Phase des VOJTA-Reflexes), im 7.–9.(–12.) Mon. Hochstrecken der Arme; ab 9. Mon. Versuch, sich am Untersucher festzuhalten u. hochzuhangeln. **E** Peiper-Isbert reflexes.

**PEI-Schema:** Abk. für ▸Polychemotherapie mit den Zytostatika Cis-**P**latin, **E**toposid, **I**fosfamid.

**Peitschen|hieb-Syndrom: 1) Peitschenhiebtrauma:** das – v.a. bei Auffahrunfällen – auf rasch aufeinander folgender Flexions- u. Hyperextensionsbewegung der Halswirbelsäule beruhende ▸Mediansyndrom u./oder Schmerzsyndrom (s.a. ▸HWS-Distorsion). **E** whiplash injury. **2)** *Angiologie* ▸MARTORELL-Syndrom (2).

**Peitschen|schnur|arterie:** sklerosierte, geschlängelte Arterie (insbes. der Netzhaut) mit ausgeprägten Kaliberschwankungen. **E** sclerosal serpiginous artery.

**Peitschen|wurm:** ▸Trichuris trichiura. **E** whipworm.

**pekt|anginös:** eine Angina pectoris betreffend, mit Herzschmerzen einhergehend. **E** anginose, anginal.

**Pektase:** Pektinesterase, eine Hydrolase in Pflanzen u. Bakterien. **E** pectase.

**Pektin,** Pectinum: hochmolekulare Polygalakturonsäuren (fadenförm. Moleküle) in pflanzl. Geweben (v.a. Parenchym). Bilden bei Zucker- oder Säurezusatz Gele; ***Anw.*** von Pektinstoffen als pharmazeutische u. diätetische Bindemittel u. für Blutersatz, von Pektingel für die Elektrophorese. **E** pectin.

**Pektoral|fremitus:** ▸Stimmfremitus. **E** pectoral fremitus.

**Pektoralis:** Kurzform für ▸Musculus pectoralis.

**Pektoralis-major-Reflex:** ▸DUENSING-Fremdreflex mit vorderer seitl. Thoraxhaut als reflexogener Zone.

**Pektoralis-minor-Syndrom:** ▸Hyperabduktionssyndrom. **E** subcoracoid-pectoralis minor syndrome.

**Pel** (PIETER KLAASES P., 1852–1919, Internist, Amsterdam). – **P.-Ebstein-Krankheit:** ▸HODGKIN-Krankheit (mit typischem »**P.-E.-Fieber**«, d.h. periodisch nach kurzen Intervallen). **E** Pel-Ebstein disease. – **P.-Krisen:** tabische Augenkrisen (s.u. ▸Krise). **E** P.'s crises, tabetic ocular crises.

**Pelade** *(franz.):* Alopezie; i.e.S. ▸Alopecia areata. **E** pelade.

**Peladoid (Leloir):** atrophodermischer Haarausfall bei Staphylokokken-Follikulitis mit tiefen Abszessbildungen.

**Pelger(-Huët)-Anomalie, P.-H.-Syndrom** (KAREL P., 1885–1931, niederländ. Pädiater): (1928) autosomal-dominant erbliche Kernanomalie der Leukozyten in Form von Chromatinverdichtung u. Hyposegmentation v.a. der Neutrophilen (**P.-Zellen**, s. Abb.), aber auch der übrigen Leukozyten (daher: pantophyl = sämtliche Stammzelllinien betreffend). Keine klinischen Symptome; oft fälschlich Linksverschiebung diagnostiziert (Pseudolinksverschiebung); bei Hämoblastosen (v.a. bei chron. myeloischer Leukämie)

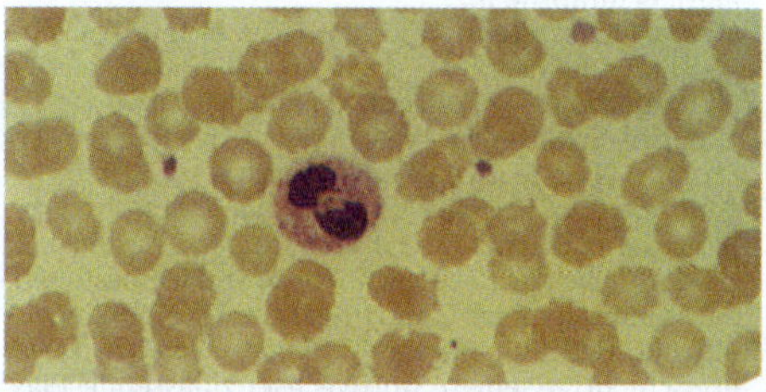

**Pelger(-Huët)-Anomalie:** Blutbild. [387]

P

sog. Pseudo-PELGER-Formen. ***Formen:*** Beim selten vorkommenden Homozygoten sind ca. 96 % der Kerne rund oder – atypisch – zu ca. 50 % rund u. 50 % gebuchtet. Beim Heterozygoten zu ca. 54 % gebuchtet, 45 % bi- u. 1 % trisegmentiert oder – atypisch – bis ca. 18 % trisegmentiert oder ca. 50 % gebuchtet u. 50 % normal oder ca. 20 % rund u. mit Polfäden (STODTMEISTER-Typ). Ferner sog. Teilträger mit ca. 20 % bzw. 70 % heterozygoten **P.-Neutrophilen.** E Pelger-Huët nuclear anomaly.

**Peli(o)...:** s.a. ▸Pelvi(o)...

**Pelikan|schnabel:** *Röntgenologie* typ. Exostose bei Skorbut.

**Peliọma:** rundliche, bläuliche Hautblutung. E pelioma.

**Peliọsis:** ▸Purpura. E peliosis.

**Peli|pạthia vegetatịva,** Plexalgia hypogastrica, Beckenneuralgie, neurogenitale Dystonie (u.a.m.): Sammelbegriff für chron. Schmerzzustände psychovegetativer Genese im kleinen Becken der Frau: Kreuz- u. Unterleibsschmerzen (ein-/beidseitig; durch Menses, Anstrengungen, Erschütterung etc. verstärkt), spastische Obstipation, Kohabitationsbeschwerden (auch tastempfindl. Genitale); im Allg. ohne organ. Befund, aber auch im Zusammenhang mit Parametritis, spast. Kontrakturen (»Parametropathia spastica«). E pelvic congestion, hypogastric plexus irritation.

**Pelizaẹus-Mẹrzbacher-Krankheit** (FRIEDRICH P., 1850–1917, Neurologe, Kassel; LUDWIG M., 1875–1942, Psychiater, Tübingen, Buenos Aires), sudanophile Leukodystrophie Typ P.-M.: (1885) rezessivgeschlechtsgebunden erbl. Sonderform der familiären diffusen ▸Hirnsklerose mit ausgedehntem Markscheidenzerfall. Beginn im Säuglings- u. Kleinkindalter. ***Klinik:*** Unfähigkeit, den Kopf zu halten u. zu sitzen, Ruhe- u. Intentionstremor, Nystagmus, extrapyramidale Hyperkinesen, zunehmende spast. Paresen, choreatische Bewegungsstörungen, schließlich Enthirnungsstarre, Demenz. Lebenserwartung kaum verkürzt. E Merzbacher-Pelizaeus syndrome.

**Pelkan-Linie:** *Röntgenologie* bei MOELLER-BARLOW-Krankheit Aufhellungsband oder einseitige Randeinkerbung in der Knochenmetaphyse (Kontinuitätstrennung infolge Blutung). E Pelkan's line.

**Pẹlla** *(griech.):* ▸Haut. E skin.

**Pẹll|agra,** Erythema endemicum: durch Mangel an Nicotinsäure u. Nicotinamid (s.a. ▸Vitamin PP) verursachte Krankheit; endemisch in Ländern mit Mais (»Maidismus«) u. Hirse als Hauptnahrung (hoher Leucin-Gehalt bewirkt erhöhten Nicotinsäure-Bedarf; bei klass. Mais-P. auch Antivitamine beteiligt); sonst nur selten (u. leicht) als **sekundäre P.** infolge Resorptionsstörung (chron. Alkoholismus, schwere Enteritis), bei hoch dosierter Breitbandantibiotika- oder Riboflavin-, lang dauernder Vitamin-$B_1$-Medikation, Malabsorption. Nach Prodromi (Kopfschmerzen, Appetitmangel, Schlafstörungen etc.) u. präklinischem Stadium die klass. Symptome an Haut, Verdauungstrakt u. Nervensystem: Dermatitis (»Pellagrosis«) mit Hyperpigmentierung, Diarrhö u. Demenz. ***Ther.*** mit Nicotinamid u. Nicotinsäure. E pellagra. – **P., hereditäre:** ▸Hartnup-Syndrom. E hereditary p. – **P., infantile:** ▸Kwashiorkor (mit Hautveränderungen, aber auch an nicht lichtexponierten Stellen!). E infantile p.

**Pellagra-Schutzstoff:** ▸Vitamin PP. E pellagra preventing (PP) factor.

**Pell|agrọ|sis:** s.u. ▸Pellagra. E pellagrosis.

**Pellegrini-Schatten:** *Röntgenologie* s.u. ▸STIEDA-PELLEGRINI. E Pellegrini-Stieda disease.

**Pẹllet** *(engl. = Kügelchen):* **1)** *Pharmazie* Pressling mit besonderer Form (z.B. Zylinder, Kugel, Granulat). **2)** *Hämatologie* aus Zellen u. anderen Stoffen bestehender Bodensatz nach Zentrifugation. E cell pellet.

**Pellịcula, Pellikula** *(latein. Häutchen): Zoologie* meist dreischichtige, einen Stoffwechsel zulassende Plasmazellmembran der Protozoen. E pellicle.

**Pẹllis** *(latein.):* ▸Haut. E skin.

**Pel|lo|tịn:** Anhalonium-Alkaloid in mexikan. Kakteen. E pellotine.

**pellucidus** *(latein.):* durchsichtig, z.B. ▸Septum pellucidum, ▸Zona pellucida. E pellucid, translucent.

**Pelo|ịde:** aquatische u. terrestr., anorganische u. organ. Stoffe (Lockersedimente, Heilschlamm), die – natürlich feinkörnig oder künstlich zerkleinert – für schlamm- oder breiförmige Bäder u. Packungen verwendet werden. S.a. ▸Heilpeloide; ▸Heilmittel, natürliche. E peloids.

**Pelọse:** natürlicher Faulschlamm aus Seen der Mark Brandenburg; Anw. wie ▸Peloide.

**Pelọtte:** Druckpolster zur Ausübung oder Übertragung eines Druckes; z.B. an einem Bruchband oder Mieder. E pad.

**Pelotten|effekt:** *Röntgenologie* bei Kontrastdarstellung der Druckeffekt eines tumorförmigen Prozesses in oder in Nähe der Organwand als unscharf begrenzter, bei gezielter Kompression deutlicherer Füllungsdefekt.

**pelv...:** Wortteil »Becken«, »Nierenbecken«; s.a. ▸pelve(o)..., ▸pelvi(o)..., ▸pelvo..., ▸pyel(o)...

**Pelveo|peritonịtis:** auf das kleine Becken beschränkte Bauchfellentzündung, v.a. sekundär nach Entzündung der ♀ Beckenorgane. Diffuser Schmerz im Unterbauch, örtl. Druckschmerz, rektale Druckempfindlichkeit des DOUGLAS-Raums. E pelvioperitonitis.

**Pelveo|plạstik:** **1)** ▸Beckenbodenplastik. **2)** ▸Nierenbeckenplastik. E pelvioplasty. **3)** Hernioplastik unter Verw. von Beckenringteilen (z.B. ▸BRÜCKE-Operation).

**pelvi(o)...:** s.a. ▸pelv(e)o..., ▸pyel(o)...

**pẹlvicus** *(latein.):* zum Becken gehörend. E pelvic.

**Pelvi|ektomịe:** pelvine ▸Viszerektomie. E pelviectomy.

**Pẹlvikus-Syndrom:** wenige Tage nach Mastdarmexstirpation Harnverhaltung, dann Harninkontinenz i.S. der Überlaufblase (infolge Schädigung der Nervi pelvici). E pelvic nerve syndrome.

**Pelvi|metrịe:** ▸Beckenmessung. E pelvimetry.

**pelvịn(us):** das Becken betreffend. E pelvic.

**Pẹlvis:** **1)** das ▸Becken. E pelvis. – **P. mạjor:** großes Becken. – **P. mịnor:** kleines Becken. **2)** **P. renạlis:** das ▸Nierenbecken (s.a. ▸Pyelo...). E renal p. **3)** *Otologie* in der Paukenhöhle jeweils die flache Grube im Bereich des runden bzw. ovalen Fensters.

**Pelvi|skopịe:** Endoskopie des Beckenraumes als transumbilikale Laparoskopie oder als ▸Kuldoskopie; die P. erfolgt nach Anlegen eines Pneumoperitoneums (mittels $CO_2$) u. Einführen eines Optiktrokars oder in offener Laparoskopie (Minilaparotomie); ***Anw.*** zur Diagnostik verschiedener Erkrankungen im kleinen Becken sowie zur Erkennung von Eileiterschwangerschaften. Außerdem erlaubt die P. eine Reihe chirurgischer Eingriffe. E pelvioscopy.

**Pelzig|sein:** »pelzig«-taubes Gefühl als Form der ▸Parästhesie.

**Pemolin:** ein Psychoanaleptikum (Oxazolinderivat); ***Anw.*** bei hyperkinetischem Syndrom. E pemoline.

**Pem|phigo|ịd:** Oberbegriff für Hautkrankheiten, bei denen das intakte Epithel durch subepidermale Blasenbildung vom Bindegewebe abgehoben ist. Zur P.-Gruppe gehören: bullöses P., vernarbendes P. (benignes Schleimhaut-Pemphigoid), Herpes gestationis, Formen der IgA-linearen Dermatose sowie die benigne chronische bullöse Dermatose im Kindesalter. E pemphigoid. – **P., bullọ̈ses:** P. an Haut (s. Abb.) u. – seltener – Schleimhaut mit landkartenförmigen Erythemen u. einzeln u. gruppiert stehenden Bläschen u. Blasen, die erodieren u. vom Rand her überhäuten. ***Ätiol.:*** subepidermale Blasenbildung durch Autoantikörper gegen ein Antigen im Bereich der Hemidesmosomen. Auslöser können auch maligne Erkrankungen (paraneoplastisches P.) oder Medikamente sein. ***Diagn.:*** in der direkten Immunofluoreszenz Nachweis von linearen IgG u. $C_3$ in der Basalmambranzone. ***Sonderformen:*** lokalisiertes bullöses P., dyshidrosiformes b. P., vesikulöses b. P., lokalisiertes vernarbendes P. ([Brunsting u. Perry, 1959] mit narbig-bullösen Hautveränderungen im Kopfbereich, seltener am übrigen Integument), disseminiertes vernarbendes P. (Hautveränderungen nur an der Haut, nicht Schleimhaut). E bullous p. –

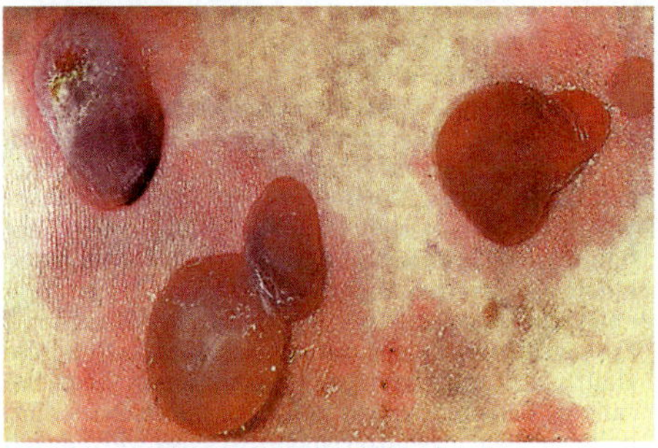

**Pemphigoid, bullöses.** [524]

**P. der Neugeborenen,** Schälblasenausschlag: Staphylokokken-Pyodermie (v.a. Abdomen, Genitalregion, Achsel- u. Halsfalten) mit in intakter Haut stehenden, bis walnussgroßen, geröteten subepidermalen Blasen (trübe, hochinfektiöse Flüssigkeit), die leicht platzen, rasch eintrocknen u. von dünner Epidermisfranse (»zentripetale Collerette«) begrenzte Flecken hinterlassen; ähnliches Bild wie bei medikamentös ausgelöster ▸Epidermiolysis acuta toxica (Lyell-Syndrom). S.a. Abb.

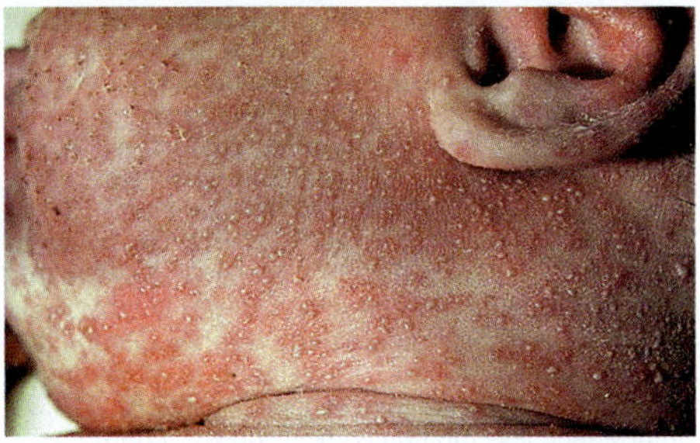

**Pemphigoid der Neugeborenen.** [523]

**pemphigoid:** Pemphigus-ähnlich. E pemphigoid.

**Pem|phigus:** Oberbegriff für schwere, Blasen bildende Dermatosen ungeklärter Ätiologie mit Akantholyse, die zu intraepidermaler Blasenbildung führt. E pemphigus. – **P. acutus neonatorum:** ▸Pemphigoid der Neugeborenen. – **P. beni|gnus familiaris chronicus,** Gougerot-Hailey-Hailey-Syndrom: schubweise Blasenbildung auf erythematöser oder intakter Haut. ***Ätiol. u. Diagn.:*** autosomal-dominant vererbt. Nikolski-Phänomen pos.; histol. Bild ähnlich wie bei Darier-Krankheit. ***Klin.:*** abwechselnd mit nässenden Erosionen, Papeln, Schuppenkrusten, Rhagaden, oft konfluierend, peripher fortschreitend; vorw. intertriginös, mit monatelangen Remissionen. Heilung ohne Narben, mit bräunl. Pigmentierung. Keine Beziehung dieser Erkrankung zu P. vulgaris, P. foliaceus oder den hereditären Epidermolysen. E benign familial p. – **P. foliaceus,** Cazenave-Krankheit: sehr schwere Form des P. mit kurzem bullösem Stadium, Neigung zu Generalisation oder Übergang in Erythrodermia exfoliativa, selten Schleimhautbefall. Autoantikörper gegen Desmoglein I. Nikolski-Phänomen pos. Blasenbildung nicht suprabasal wie bei P. vulgaris, sondern in oberen Lagen der Epidermis. Die Blasendecke ist daher sehr dünn. Provokation durch UV-Licht, Malignome oder Medikamente. E p. foliaceus. – **P. juvenilis:** juveniles bullöses ▸Pemphigoid. – **P., paraneoplastischer:** polymorphe Veränderungen von Haut u. Schleimhaut durch suprabasale, akantholytische Blasenbildung bei Leukämien u. Lymphomen. – **P. sebor|rhoicus, P. erythematosus,** Senear-Usher-Syndrom: eine Sonderform des P. foliaceus mit schlaffen Blasen in Gesicht, vorderer u. hint. Schweißrinne. Sehr häufig gelingt der Nachweis von antinukleären Antikörpern. Nikolski-Phänomen pos. – **P. syphiliticus:** Blasenbildung auf der Haut des Neugeborenen bei Lues connata. – **P. vegetans,** Erythema bullosum vegetans Unna, Herpes s. Pyostomatitis vegetans, p. vegetans: Sonderform eines P. vulgaris mit zwei klinischen Formen. **P. v. Typ Neumann:** meist bei Jüngeren auftretendes Bild der P.-Gruppe mit Erosionen, Granulationen u. papillomatösen Wucherungen an Mund, Lippen, Wangenschleimhaut, Rachen u. Pharynx, Berührungsstellen der Haut (hier mit nässender Oberfläche, Pusteln, Blasen, später Pigmentierung, Schuppung); rel. starke Bluteosinophilie. **P. v. Typ Hallopeau:** Vorkommen in intertriginösen Räumen, ausgehend von einer Pustel, auf der sich papillomatöse Proliferationen bilden. Nikolski-Phänomen pos.; schubweiser, oft äußerst chron. Verlauf (Mon. bis Jahrzehnte). – **P. vulgaris:** (Hebra, Kaposi 1874) meist an Schleimhäuten (v. a. Mund) beginnender u. evtl. monate- bis jahrelang verbleibender P. ***Klinik u. Verlauf:*** nach Latenzzeit generalisierte Blasenbildung auf intakter Haut (erbs- bis pflaumengroß, fragil, schmerz- u. juckreizfrei); nach Platzen schmerzhafte, schlecht heilende Epitheldefekte mit kragenartigen Resten. Blasenschübe mit Fieber u. schwerem Krankheitsgefühl; bei Kombinationstherapie (Immunsuppressiva + Corticoide) lang dauernde Remissionen. ***Sonderformen:*** P. herpetiformis, intertrigoähnlicher P., P. vegetans. ***Ätiol.:*** unbekannt. ***Diagn.:*** (histolog.) Akantholyse der Epidermis, ballonierende Degeneration, im oberen Korium geringes entzündl. Infiltrat, in der Blase Eosinophilie u. Stachelzellen. Antikörper gegen die Interzellularsubstanz des Stachelzellenepithels (Antigen ist Desmoglein 3 als Teil der Desmosomen). Höhe der AK-Titer korreliert mit Aktivität der Erkrankung. Nikolski-Phänomen u. Tzanck-Test pos. E p. vulgaris.

**Penald|säure:** Spaltprodukt des ▸Penicillins.

**Penalisation:** *Ophthalmologie* bei Schielen (▸Strabismus) des Kindes Herabsetzung der Sehschärfe (Prismenkorrektur) des dominanten Auges, um die Amblyopie des anderen zu bessern. E penalization.

**Penbutolol:** ein ▸Betarezeptorenblocker; ***Anw.*** als Antihypertonikum.

**Penciclovir:** ein Nukleosidanalogon; Virostatikum zur topischen ***Anw.*** bei Herpes labialis. E penciclovir.

**Pendel|atmungs|system:** im (halb) geschlossenen Narkosesystem Hintereinanderschaltung von Absorber, Absperrventil u. Atembeutel derart, dass die In- u. Exspirationsluft pendelartig hin- u. herbewegt werden, wobei vor oder hinter dem Absorber Frischgas zuströmt. E to-and-fro (anesthesia) system.

**Pendel|bestrahlung:** *Radiologie* Bewegungsbestrahlung (Telecurie, MeV-Bereich), bei der die Strahlenquelle über einen Teilbereich des Vollwinkels um den Patienten herumgeführt wird. E pendulum therapy.

**Pendel|blut:** bei Herzklappeninsuffizienz (v.a. Mitral- u. Aortenklappe) das zwischen Vorhof u. Kammer bzw. Kammer u. herznahem Gefäß »pendelnde«, d.h. während der Systole bzw. Diastole zurückfließende u. dann erneut zu fördernde Blut. E regurgitant blood flow.

**Pendel|hoden,** Pseudokryptorchismus, Wanderhoden: normal deszendierter Hoden, der aber – vor Obliteration des Processus vaginalis – durch ausgeprägten Kremasterreflex zum äußeren Leistenring hinaufgleitet, sich jedoch jederzeit in seine normale Lage zurückbringen lässt; s.a. ▸Gleithoden (der infolge zu kurzer Anhangsgebilde wieder in seine Position vor dem Leistenring zurückgleitet). E wandering testicle.

**Pẹndel|luft:** bei offenem Pneumothorax, obstruktiver Ventilationsstörung etc. die respiratorisch zwischen einzelnen Alveolarabschnitten hin- u. herströmende, dadurch sauerstoffarme Luft; ***Klinik:*** akute Dyspnoe, Zyanose. E air trapping.

**Pendel|niere:** ▶Nephroptose. E mobile kidney.

**Pẹndel|nystagmus,** Opsoklonie: unwillkürl. Hin- u. Herzucken der Augen mit gleich bleibender Frequenz um eine Mittellage, meist horizontal, seltener vertikal oder schräg; v.a. als opt. u. Dunkelnystagmus, bei Amaurose, als Augenzittern der Bergleute. E pendular nystagmus.

**Pẹndel|osteo|tomie:** ▶LANGE-Operation (B 3).

**Pẹndel|rhythmus:** *Kardiologie* ▶Embryokardie (2). E pendulum rhythm.

**Pendel|system:** *Anästhesiologie* ▶Pendelatmungssystem.

**Pende-Syndrom:** die Symptomatik des ▶Thymussyndroms. E Pende's syndrome.

**Pendhe-Beule, Pendjeh-, Pendje-,** P.-Geschwür, P.-Pustel: »feuchte« Form der ▶Hautleishmaniase in Mittelasien.

**Pendred-Syndrom:** (1896) autosomal-rezessiv erbliche Krankheit (Mutation auf Chromosom 7) mit gestörter Jodisation aufgrund eines angeborenen Peroxidasedefekts. Kombination von angeborener Struma u. doppelseit. Innenohrschwerhörigkeit bzw. Taubheit (Kropf-Taubheits-Syndrom), gestörte Vestibularisfunktion. Euthyreote oder leicht hypothyreote Schilddrüsenfunktion, $T_3$- u. $T_4$-Spiegel normal oder erniedrigt, TSH normal oder leicht erhöht. S.a. ▶Jodfehlverwertung. E Pendred's syndrome.

**pẹndulans, pendulus** *(latein.):* hängend, pendelnd. E pendulous.

**Penetranz:** *Statistik* die »Manifestationswahrscheinlichkeit« z.B. eines Gens (ausgedrückt in Prozent der Merkmalsträger), einer Infektionskrankheit. E penetrance.

**Penetratio(n): 1)** *Pathologie* Eindringen eines krankhaften Prozesses (z.B. Ulkus, Neoplasma) oder eines Fremdkörpers in ein Gewebe oder in Zellen (z.B. Viren). **2)** *Sexologie* Einführen des Penis in Vagina oder Anus beim Geschlechtsverkehr. E penetration.

**Penetrations|test:** *Gynäkologie* ▶Postkoitaltest. E penetration test.

**penetrierend:** durchdringend (▶Penetration). E penetrating.

**Penfield** (WILDER G. P., 1991–1976, Neurochirurg, Montreal). – **P.-Schema:** Darstellung der somatotop. Gliederung von afferenten u. efferenten Neuronensystemen in Thalamus u. sensomotorischer Großhirnrinde (▶Homunkulus). E sensorimotor cortical homunculus. – **P.-Syndrom:** paroxysmale Hypertonie bei Hirntumor (v.a. Thalamusbereich). E Penfield's syndrome.

**Penicillamịn,** (S)-2-Amino-3-mercapto-3-methylbuttersäure: ein ▶Chelatbildner; ***Anw.*** als Basistherapeutikum bei chronischer Polyarthritis, bei Kollagenosen, Cystinurie u. als Antidot bei Metallvergiftung. E penicillamine.

**Penicillạn|säure:** bizyklisches Dipeptid aus β,β-Dimethylcystein u. Serin; als 6-Amino-P. Grundgerüst aller ▶Penicilline (dort Formeln). E penicillanic acid.

**Penicillase:** ▶Penicillinase. E penicillinase.

**Penicịlli,** Pinselarterien: aus den Zentralarterien der lymphat. Milzfollikel sich pinselartig verzweigende kleine Endarterien. E penicilli.

**Penicillịn-Allergie:** häufige Arzneimittelallergie mit Frequenz aller Reaktionen zwischen 5 u. 10 %; die Häufigkeit anaphylaktischer Reaktionen liegt bei ca. 1 %. Sensibilisierung ggf. auch durch Penicillinhaltige Nahrungsmittel möglich. Nachweis durch Hauttestung mit Penicilloyl-Polylysin (PPL) u. minor determinant mixture (MDM). E penicillin allergy.

**Penicill(in)ạse:** von Keimen (v.a. Staphylokokken) gebildetes Enzym (Betalactamasen), das das Penicillin zu antibiotisch inaktiver Penicillosäure hydrolysiert (u. die Herstellung **penicillinase|fester Penicilline,** wie z.B. Oxacillin, Cloxacillin, Di- u. Flucloxacillin, veranlasst). E penicillinase.

**Penicillịne,** Penizilline: (A. FLEMING 1928) Antibiotikum aus Penicillium notatum, P. chrysogenum etc.; ferner biosynthet. (v.a. G u. V) oder halbsynthetische Varianten. ***Wirkst.:*** Einteilung s. Abb. u. Tab. Wirken bei ausreichender Dosierung bakterizid, lassen sich mit Strepto-, Neo-, Gentamycin, Polymyxin, Cephalosporinen etc. kombinieren, möglichst nicht mit Bakteriostatika wie Sulfonamide, Chloramphenicol, Tetracycline. ***Pharmakokinetik:*** Diffusion – außer in den Liquor – gut; Ausscheidung über Nieren (tubulär; Halbwertszeit 30 Min. [Penicillin G] bis zu mehreren Wochen [Depot-P.]). ***Anw.:*** bei Infektionen durch grampositive (v.a. Pneumo-, Streptokokken, ▶penicillinasefestes P. auch gegen Staphylokokken wirksam) u. gramnegative Bakterien (Gono-, Meningokokken), Treponema pallidum u. Aktinomyzeten, Breitspektrum-P. wirken auch gegen E. coli, Salmonellen, Pseudomonas u. Proteus-Stämme (s.a. ▶Penicillinase). ***NW:*** allerg. Reaktionen (▶Penicil-

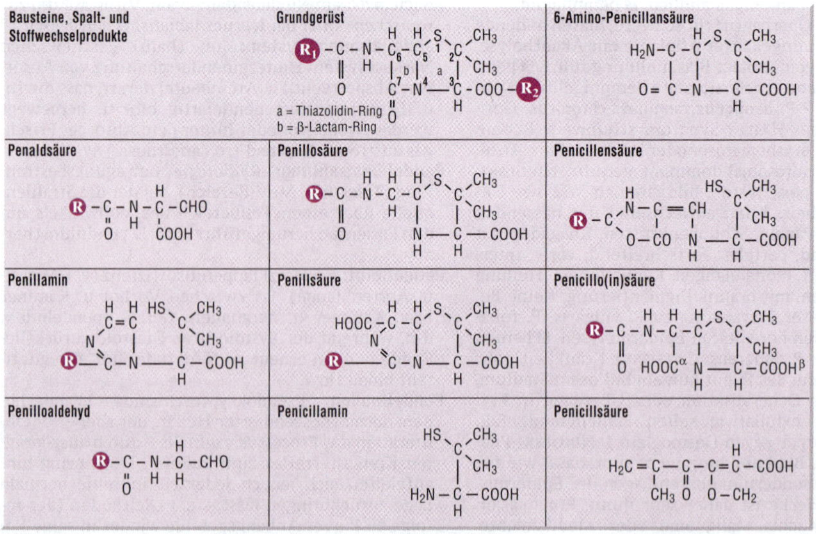


**Penicilline:** Bausteine u. Stoffwechselprodukte.

| | |
|---|---|
| **A) therapeutische Einteilung** | |
| **1. Benzylpenicillin-Derivate** | Benzylpenicillin (Penicillin G), darunter die Depotformen: Procain-Benzylpenicillin, Clemizol-Benzylpenicillin u. Benzathin-Benzylpenicillin |
| **2. Oralpenicilline** | Phenoxymethylpenicillin (Penicillin V), Propicillin, Azidocillin, Phenethicillin |
| **3. penicillinase-feste Penicilline** | Oxacillin, Dicloxacillin, Flucloxacillin |
| **4. Breitspektrum-penicilline** | Amoxicillin, Ampicillin, Bacampicillin, Pivampicillin, Epicillin |
| **5. proteus- und pseudomonas-wirksame Penicilline** | Azlocillin, Mezlocillin, Carbenicillin, Carindacillin, Ticarcillin, Piperacillin, Apalcillin |
| **B) Penicilline nach Buchstaben und Zahlen** | |
| Penicillin AT | = Penicillin O |
| Penicillin B | = Phenethicillin |
| Penicillin BT | = Butylmercaptomethylpenicillinsäure |
| Penicillin F | = Penicillin I = Penten(2)yl-penicillinsäure = Flavicidin |
| Penicillin G | = Penicillin II = Benzylpenicillin |
| Penicillin K | = Penicillin IV = Heptyl-penicillinsäure |
| Penicillin MPI | = Oxacillin |
| Penicillin MV | = Phenethicillin |
| Penicillin N | = Adicillin = Cephalosporin N = Synnematin B |
| Penicillin O | = Almecillin = Penicillin AT = Allylmercaptomethylpenicillinsäure |
| Penicillin P | = Cresoloxymethyl-Penicillin |
| Penicillin P 12 | = Oxacillin |
| Penicillin S | = γ-Chlorcrotyl-thiomethyl-penicillin |
| Penicillin V | = Phenoxymethyl-Penicillin = Penicillin V |
| Penicillin X | = Penicillin III = Hydroxybenzylpenicillinsäure |

**Penicilline:** Einteilung.

lin-Allergie; bei Mykose auch Parallergie) u. andere akute Störungen wie Schwindel, Hör- u. Sehstörungen, Parästhesien, Verwirrtheit, Krämpfe etc. sowie Hyperkaliämie nach hoch dosiertem P.-B-Kalium. **E** penicillins.

**Penicillium:** Gattung »Pinselschimmel« (mit pinselförmig verzweigten Konidienträgern) der Askomyzeten (z.T. Fungi imperfecti?); ca. 6000 Arten, v.a. als P. commune (fakultativ pathogen?) sehr weit verbreitet, meist Saprophyten auf organ. Stoffen (P. glaucum z.B. Lebensmittelverderber, P. candidum, roqueforti u.a. für Käseherstellung von Bedeutung). Notatum-Chrysogenum-Gruppe bildet ▸Penicillin (u. Natatin), andere Arten Canescin, Citrinin, Cyclopaldsäure, Estin, Gladiolinsäure, Griseofulvin, Helenin, Patulin, Phenicin, Spinulosin, Tardin, Viridicatin u.andere Antibiotika. **E** Penicillium.

**Penicilloinsäure; Penicillsäure:** Spaltprodukte etc. des ▸Penicillins (dort Formel). **E** penicillic acid.

**Penicilloyl-Polylysin,** Abk. PPL: wichtigste Antigendeterminante der Penicillin-Sensibilisierung als Metabolit von Penicillinen. ***Anw.*** im Prick-Test oder Intrakutan-Test. **E** penicilloyl polylysine.

**-penie:** Suffix »Verminderung«; s.a. ▸hypo...

**penil(is)** *(latein.)*: den Penis betreffend. **E** penile.

**Penilingus:** *Sexologie* ▸Fellatio.

**Penis,** Phallus: das in Radix, Corpus (»Schaft«), Glans (»Eichel«) u. Praeputium (»Vorhaut«) unterteilte »männl. Glied« (Membrum virile); mit Corpora cavernosa u. Corpus spongiosum (»Schwellkörper«; s.a. ▸Erektion) u. Urethra (= Harn-Samen-Röhre). **E** penis. – **P. duplex:** ▸Diphallus. – **P. palmatus:** Flachform des P. bei Hypospadie. **E** webbed p.

**Penisfisteln:** von der Harnröhre abgehende zusätzliche (»akzessorische«) Gänge. **E** penile fistulas.

**Penisfraktur:** subkutane (»geschlossene«) Zerreißung des Corpus cavernosum bei erigiertem Penis; ausgedehntes Hämatom, akutes Schwinden der Erektion; oft Harnröhrenbeteiligung. Sofortige Versorgung (Hämatom-Ausräumung, Albuginea-Naht) erforderlich. **E** penile fracture.

**Penisgangrän:** Gewebstod bei Paraphimose, Harnröhrenverletzung, Gefäßembolie (Arteria dorsalis penis), Thrombophlebitis, Endangiitis, Balanoposthitis, Wundinfektion etc. **E** penile gangrene.

**Penishoden:** die seltene »Ektopia testis penilis« nach medial-aberrierendem Hoden-Deszensus durch den Leistenkanal; der Testis liegt »pubopenil«, d.h. an Peniswurzel oder -rücken, oder suprapubisch.

**Penishörner,** penile Hörner: v.a. im höheren Lebensalter, aber auch nach Phimose-Op., bei Warzenbefall etc. vorkommende Cornua cutanea (bis zu 10 cm lang) an der Eichel (Glans) oder im Sulcus coronarius.

**Penisinduration:** ▸Induratio penis plastica.

**Peniskarzinom:** von Glans, Kranzfurche, innerem Vorhautblatt oder Penisschaft ausgehendes, meist gut differenziertes ▸Plattenepithelkarzinom; ***Klinik:*** schlecht heilende Wunde, Knötchen, Ulkus (kann durch Phimose versteckt sein); die ***Klassifik.:*** erfolgt nach dem ▸TNM-System. Begünstigende Faktoren: Phimose (die auch Folge sein kann), chronisch-rezidivierende Balanitis, Smegmaretention. ***Ther.:*** (wird durch die Histologie festgelegt): **a)** Carcinoma in situ (Erythroplasie QUEYRAT): erweiterte Exzision; Laserkoagulation; topische Behandlung mit 5-Fluorouracil (Salbe); **b)** Plattenepithelkarzinom: großzügige Exzision, abhängig von Größe u. Lokalisation als Zirkumzision bis hin zur totalen Penektomie. – Als seltenere Malignome: BOWEN-Epitheliom (»intraepidermales Karzinom«; Präkanzerose) sowie das Fibro-, Myo-, Neuro-, Angio- (▸KAPOSI-Syndrom) u. Endothelsarkom (von Schwellkörpern ausgehend). **E** penis carcinoma.

**Penisknochen:** **1)** bei ▸Induratio penis plastica vorkommende, selten auch angeborene Knochenbildung im Penisschaft. **2)** Kunststoffpenis zur Implantation zwischen die Schwellkörper bei organisch bedingter Impotenz. **E** penile prosthesis.

**Penisneid:** Begriff der Psychoanalyse, dem zufolge das Mädchen (ab 2.–3. Lj.) angeblich nach einem Penis verlangt, um den es den Knaben beneidet (»Kastrationskomplex«). **E** penis envy.

**Penisprothese:** Kunststoffimplantat (meist aus Silikon) als Erektionshilfe bei nicht funktionsfähigem Schwellkörper des Penis, das nach Implantation entweder durch einen darin befindlichen Silberdraht oder durch Einpumpen einer Flüssigkeit aufgerichtet werden kann; ***Anw.:*** v.a. bei Impotenz nach vergeblichem Versuch einer ▸Schwellkörperautoinjektionstherapie (SKAT).

**Penisthrombose:** Thrombosierung der zirkulären Venen nahe der Corona glandis; bei Abflusssperre der Schwellkörper resultiert ▸Priapismus. 🇪 penis thrombosis.

**Pẹnis|torsion:** angeborene Drehung (bis 180°) des Penis um seine Längsachse. 🇪 penile torsion.

**Penizill...:** ▸Penicill...

**pennạtus** *(latein.)*: gefiedert, federartig. S. u. ▸Muskel. 🇪 pennate, penniform.

**Penrose-Drain** (Charles Bingham P., 1862–1926, Chirurg, Philadelphia): dünnwand. Gummirohr (∅ ca. 10 mm; »Zigarettendrain«), locker mit Mull oder Vioformgaze gefüllt oder aber mit Pergamentpapier, Kofferdam etc. umwickelt (gewebsverträglich, Adhäsionen verhindernd). 🇪 Penrose drain, cigarette d.

**pent(a)...:** Wortteil »fünf(fach)«.

**Penta|chlor|nitro|benzol,** Abk. PCNB, $C_6Cl_5NO_2$: ein Fungizid. 🇪 pentachloronitrobenzene, quintozene.

**Penta|chlor|phenọl,** $C_6Cl_5OH$: Holzkonservierungsmittel u. Herbizid, bei dessen Herstellung Dioxine entstehen. In geschlossenen Räumen Vergiftungsgefahr v.a. durch Einatmen der abgegebenen P.-Dämpfe (Haut- u. Schleimhautreizung, Gefahr der Hautresorption, oral Nieren- u. Leberschäden). In Deutschland aus dem Handel gezogen. 🇪 pentachlorophenol.

**Penta|erythrityl|tetra|nitrat:** ein Vasodilatator (organisches ▸Nitrat); ***Anw.*** bei Koronarinsuffizienz. 🇪 pentaerythritol tetranitrate.

**Pentagastrịn:** synthetisches Pentapeptid mit der physiologisch wirksamen C-terminalen Aminosäuresequenz des Gastrins; ***Wirkung:*** Stimulans der Magensekretion (Menge u. Azidität). ***Anw.*** u. a. für den **P.-Test** (1967), d. h. Magensekretionsanalyse mit maximaler Säurestimulation (▸MAO) durch das Pentapeptid (6 µg/kg i. m.). S. a. Abb. 🇪 pentagastrin.

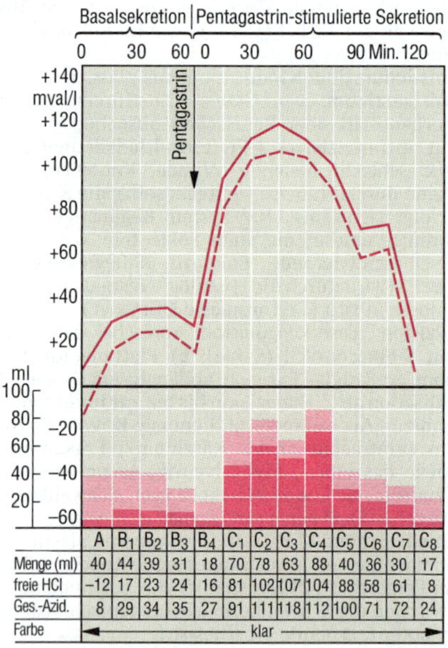


| | A | $B_1$ | $B_2$ | $B_3$ | $B_4$ | $C_1$ | $C_2$ | $C_3$ | $C_4$ | $C_5$ | $C_6$ | $C_7$ | $C_8$ |
|---|---|---|---|---|---|---|---|---|---|---|---|---|---|
| Menge (ml) | 40 | 44 | 39 | 31 | 18 | 70 | 78 | 63 | 88 | 40 | 36 | 30 | 17 |
| freie HCl | −12 | 17 | 23 | 24 | 16 | 81 | 102 | 107 | 104 | 88 | 58 | 61 | 8 |
| Ges.-Azid. | 8 | 29 | 34 | 35 | 27 | 91 | 111 | 118 | 112 | 100 | 71 | 72 | 24 |
| Farbe | ◄ klar ► | | | | | | | | | | | | |

Höchstwerte a) freie HCl 107
b) Gesamtazidität 118
aPS
sPS

**Pentagastrin:** Magensekretion nach Pentagastrin-Stimulierung (subkutane Injektion). Histologisch: normale Korpusschleimhaut. [368]

**Penta|logịe:** Krankheitsbild mit fünf Leitsymptomen; z. B. die ▸Fallot-Pentalogie. 🇪 pentalogy.

**Penta|mẹr:** *Chemie* aus fünf gleichen Teilen bestehendes Molekül. 🇪 pentamer.

**Pentamidin:** Chemotherapeutikum (aromatisches Diamidin-Derivat). ***Anw.*** als Protozoenmittel; wirkt keimtötend auf Pneumocystis carinii (v. a. bei AIDS) sowie auf Trypanosomen u. Leishmanien; hat außerdem fungizide Eigenschaften. 🇪 pentamidine.

**Pentan:** Kohlenwasserstoff mit fünf C-Atomen. 🇪 pentane.

**Pentansäure:** ▸Valeriansäure.

**Penta|saccharide:** Oligosaccharide, die aus fünf glykosidisch verbundenen Zuckermolekülen bestehen. Sie dienen als neue Gruppe von Antithrombotika, die selektiv über Antithrombin III am Faktor Xa angreifen u. so die Umwandlung von Prothrombin in Thrombin blockieren; z. B. Fondaparinux.

**Penta|stomịasis:** Befall mit Zungenwürmern [**Pentastomịda**]; der Mensch ist nur Zufallswirt; i. e. S. die ▸Linguatuliasis. 🇪 pentastomiasis.

**Penta|stọmum denticulạtum:** Endlarve von ▸Linguatula serrata (Nasenwurm; 4–5 mm, vier Doppelhaken am Vorderende), findet sich kosmopolitisch beim Menschen (v. a. Leber).

**Penta|trichomọnas ardindelteili:** Art kommensaler Dickdarmtrichomonaden des Menschen (9–20 µm; mit fünf Frontgeißeln u. Schleppgeißel mit undulierender Membran).

**Penta-X-Syndrom,** Pentasomie: ▸5-X-Syndrom. 🇪 penta-X syndrome.

**Pentazocin:** Opioid-Analgetikum (BTM); Opioid-Agonist-Antagonist (s. a. exogene ▸Opioide). 🇪 pentazocine.

**Pent|dyo|pent:** Dipyrrol-Derivate, die aus der Vorstufe Propentdyopent beim Hämoglobinabbau entstehen. 🇪 pentdyopent. – **P.-Reaktion:** (Bingold, Stokvis, Wimplinger) indirekter – die Kotfarbstoffe ausschließender – Bilirubin-Nachweis in Harn (Rotfärbung mit $\lambda_{max}$ = 525 nm durch Erhitzen nach Zugabe von KOH, 3 %igem $H_2O_2$ u. Natriumdithionit). 🇪 pentdyopent reaction.

**Pentifyllin:** ein ▸Vasodilatator (Purin-Derivat); ***Anw.*** als Nootropikum u. bei degenerativen Gefäßprozessen an Auge u. Innenohr. 🇪 pentifylline.

**Pentịte:** $C_5$-Zuckeralkohole (z. B. Arabit, Xylit). 🇪 pentitols.

**Penton:** *Virologie* Kapsomer-Anteil bei Adenoviren. 🇪 penton, pentagonal capsomere.

**Pentọsen:** $C_5$-Monosaccharide; u. a. die Ribose u. Desoxyribose. Nachweis z. B. durch ▸Bial-, ▸Tollens-Probe; s. a. ▸Pentosurie. 🇪 pentoses.

**Pentose|phosphat|zyklus,** Warburg-Dickens-Horecker-Zyklus: im Intermediärstoffwechsel die direkte Oxidation von Glucose-6- zu Pentose-5-phosphat unter Bildung von NAPH (das dadurch für Reduktion oxidierender Substanzen bereitsteht; v. a. in Erythrozyten); s. a. ▸Glucose (dort Schema), ▸UDPG-Metabolismus. 🇪 pentose phosphate cycle.

**Pentostatin:** Immunsuppressivum (Hypoxanthin-Analogon). ***Wirkung:*** hemmt das Wachstum lymphatischer Gewebe; ***Anw.*** bei Haarzellenleukämie.

**Pentos|urịe:** Auftreten von Pentosen (v. a. Xylose, Arabinose) im Harn; als alimentäre P. nach Genuss von Obst (v. a. Steinobst); patho. Form entweder iatrogen (nach Kampfer, Chloralhydrat etc.) oder als – seltene – harmlose, autosomal-rezessiv (auch pseudo-dominant?) erbl. Enzymopathie mit Blockade des Glucuronsäure-Abbaus (Mangel an TPN-Xylit-dehydrogenase in der Leber?); ***Klinik:*** im Harn ständig pos. Reduktionsproben (ca. 3 g L-Xylose in 24 Std.); keine Pentosämie (wie evtl. bei alimentärer P.), Glucosebelastung o. B. 🇪 pentosuria.

**Pentoxifyllin:** durchblutungsförderndes Mittel (Xanthin-Derivat); Vasodilatator mit Wirkung auf die Erythrozytenfluidität. ***Anw.*** bei peripheren Durchblutungsstörungen. 🇪 pentoxifylline.

**Pentoxyverin:** Antitussivum. 🇪 pentoxyverine.

**Pentyl...:** *Chemie* Wortteil »Amylrest«.

**Peotillo|manịe:** *Psychologie* Tic-artiges Berühren des eigenen Genitales. 🇪 peotillomania.

**PEP:** *Biochemie* Abk. für ▸Phosphoenolpyruvat.

**Pẹplos,** Envelope: Außenhülle von Viren; beim kubischen ▸Virion besetzt mit »Spikes« = **Pe|plomẹren**. 🇪 peplos (peplomers).

**pepper-pot skull** *(engl.):* »Pfefferstreuerschädel« als typ. Röntgenbild der resorptiven Kalvaria-Destruktion beim primären ▸Hyperparathyreoidismus.

**Pepper-Syndrom, P.-Typ** (WILLIAM P., 1874–1947, Arzt, Philadelphia): s. u. ▸Sympathoblastom. E Pepper's syndrome.

**Pep|sin:** proteolytisches Enzym des Magens; eine Peptidyl-peptidhydrolase vom Typ der sauren Proteinasen; Protein mit Molekulargew. 36 000 (natürl. Vorstufe: ▸Pepsinogen), hydrolysiert in Magen u. Dünndarm Proteine an den Peptidbindungen zu Peptonen (pH-Optimum 1,5–2,5, ab 5 kaum noch pept. Wirkung). ***Anw.*** (aus Magenschleimhaut von Kalb, Schaf, Schwein) als Substituens (meist zus. mit HCl oder Glykokollbetain). Aktivitätsbestimmung (Casein- oder 2–3 %ige Hb-Lsg. als Substrat) photometrisch bei pH 2 oder durch JACOBY-Probe. P. spaltet als proteolytisches Enzym auch Immunglobuline, so das IgG-Molekül in ein Fc- u. ein bivalentes $F(ab')_2$-Fragment. E pepsin.

**Pepsi|no|gen:** von den Hauptzellen der Magenschleimhaut produzierte inaktive Vorstufe des Pepsins, aus dem durch autokatalyt. Prozess – unter Abspaltung des Polypeptids »**Pepsin|inhibitor**« – Pepsin hervorgeht. E pepsinogen.

**pepticus** *(latein.):* ▸peptisch. E peptic.

**Peptid:** chemische Verbindung aus – über ▸Peptidbindungen – zu Ketten verknüpften Aminosäuren (AS). Kurzkettiges ▸Eiweiß; unterschieden als Oligo- (< 10 AS) u. Polypeptid (10 – 100 AS). E peptide. – **P., atriales natriuretisches:** ▸atriales natriuretisches Hormon. E atrial natriuretic p.

**Peptid-Antibio|tica, -tika:** ▸Polypeptid-Antibiotica. E peptide antibiotics.

**Peptidase:** Peptidbindungen spaltendes Enzym; s. a. ▸Endo- u. ▸Exopeptidase. E peptidase.

**Peptid|bindung:** amidartige Bindung zwischen der Carboxylgruppe einer u. der Aminogruppe einer zweiten Aminosäure; s. Formel. E peptide bond.

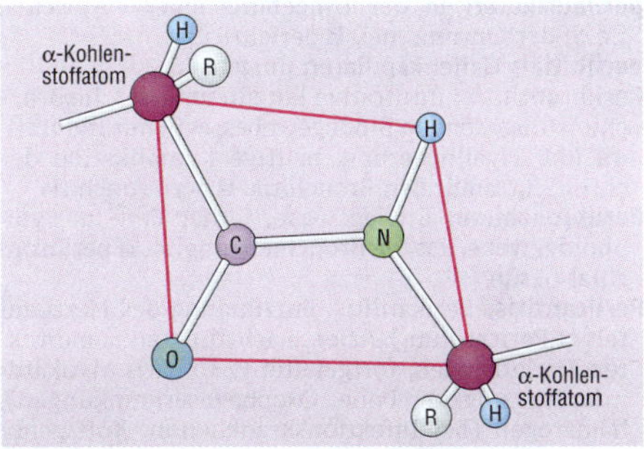


**Peptidbindung:** ihre planare Struktur [93]

**peptid|erge Neurone,** P-Neurone: Neurone, als deren ▸Transmitter (»**peptiderge Transmitter**«) bestimmte Peptide wirksam sind (z. B. im Gehirn ▸Enkephaline, im Verdauungstrakt Gastrin, Substanz P, VIP, Somatostatin). S. a. ▸Peptidhormon. E peptidergic neurons.

**Peptid|hormon:** ▸Peptid mit Hormonwirkung. Neben Insulin, Glucagon, Gastrin, Angiotensin etc. v. a. auch die Hypophysen- u. Zwischenhirn-Hormone. E peptide hormone.

**Peptido|glykan,** Mukopeptid: eine Substanz der Bakterienzellwand. E peptidoglycan.

**Peptid|synthese: 1)** ▸Eiweißbiosynthese. **2)** Herstellung pharmakologisch wichtiger Peptid(hormon)e im Laboratorium; entweder durch ▸Gentechnologie oder durch chem. Verknüpfung von Aminosäuren, z. B. nach SCHWYZER-WÜNSCH, MERRIFIELD (Festkörpertechnik). E peptide synthesis.

**Peptid|synthetase:** ▸Peptidyltransferase. E peptide synthetase.

**Peptidyl|transferase:** ribosomales Enzym der ▸Eiweißbiosynthese. E peptidyl transferase.

**peptisch:** die Verdauung (insbes. durch Magensaft) betreffend, durch sie entstanden. S. a. ▸Pepsin. E peptic.

**Pepto|coccus:** Bakteriengattung der Micrococcaceae; unbeweglich, grampositiv, anaerob; einzeln, paarweise oder in Massen; organ. Substanzen fermentierend.

**Pepton:** durch chemische (Säuren) oder enzymat. Hydrolyse (z. B. tryptische Verdauung) aus tierischen oder pflanzl. Proteinen gewonnenes Gemisch von Peptiden u. Aminosäuren. E peptone.

**Pepto|strepto|coccus:** Bakteriengattung der Streptococcaceae; unbewegl., grampositiv, anaerob; paarweise oder in Ketten; verdauen Peptide, organ. Säuren u. Kohlenhydrate mit Bildung von $CO_2$ u. $H_2$. Unter den zahlreichen Arten (z. B. P. foetidus, P. intermedius, P. lanceolatus, P. magnus, P. micros, P. parvulus, P. putridus) einige tier- u. menschenpathogen (Erreger fötider Prozesse an Mittelohr, Schleimhäuten, Zahnapparat, puerperalem Uterus etc.).

**per** *(latein.):* **1)** Präfix »übermäßig«, »heftig« (z. B. perakut). **2)** Präposition u. Präfix »(hin)durch« (s. a. ▸trans...), »auf dem Wege über«. – **per anum:** ▸rektal. – **per con|tigui|tatem:** (übergreifend) durch Berührung, z. B. über eine Körperspalte hinweg. E in contiguity. – **per con|tinui|tatem:** (übergreifend) in bestehendem stofflichem Zusammenhalt. E in continuity. – **per os:** ▸peroral. E by mouth. – **per primam:** primär heilend; s. a. ▸(Wund-)Heilung. E by first intention. – **per rectum,** Abk. p. r.: vom After her durch den Mastdarm; ▸rektal. – **per secundam:** sekundär heilend; s. a. ▸(Wund-)Heilung. E by second intention. – **per vias naturales:** auf natürl. Wege, d. h. durch Mund u. Magen-Darm-Trakt.

**per|akut:** extrem heftig einsetzend. E peracute.

**Perazin:** ein ▸Neuroleptikum (Phenothiazin-Derivat). E perazine.

**Per|centile:** *Statistik* s. u. ▸Quantile. E percentile.

**Per|chlor|äthylen:** ▸Tetrachloräthylen. E perchlorethylene, tetrachlorethylene.

**Per|chlorat:** Salz der Perchlorsäure ($HClO_4$). ***Anw.*** z. B. von Kalium perchloricum zur Blockade der thyreoidalen Jodaufnahme, von Magnesiumperchlorat-Dichromatschwefelsäure-Gemisch (im Intoximeter) zur kolorimetrisch-quantitativen Direktbestimmung von Alkohol in der Atemluft. E perchlorate.

**Perchlor|methyl|mercaptan:** $CCl_3$–S–Cl; ölige Flüssigkeit, bildet toxische Dämpfe (»Tränengas«). E perchloromethylmercaptane.

**Perchlornaphthalin:** chlorierte Naphthaline als Gruppe; s. a. ▸Perna-Krankheit. E chlorinated naphthalene.

**Per|chlor|säure:** $HClO_4$, ein Eiweiß-Fällungsmittel. E perchloric acid.

**perfectus** *(latein.):* vollendet, vollkommen. E perfect.

**Perfluorcarbone:** einfache Kohlenwasserstoffverbindungen, in denen die Wasserstoffatome durch Brom-, Fluor- u. Jodatome ersetzt sind. In Perfluorcarbonen können sich $O_2$ u. $CO_2$ in großen Mengen lösen, weswegen sie z. B. als Blutersatzmittel in Frage kommen; noch im Versuchsstadium.

**per|forans** *(latein.):* durchbohrend, durchdringend.

**Perforans|venen:** ▸Venae perforantes. E perforating veins.

**Perforatio(n):** *Pathologie* Eröffnung einer geschlossenen Körperhöhle oder eines Hohlorgans, entweder spontan (durch Nekrose, Entzündung) oder traumatisch bzw. iatrogen; unterschieden als **freie P.** in eine Körperhöhle (z. B. Bauchhöhle bei Ulcus perforans, Neoplasma, Abszess, Appendizitis, Darmruptur; mit messerstichart. Schmerz, Kollaps, »akutem Abdomen«, fehlender Zwerchfellatmung, Luftsichel; s. a. ▸Perforationsperitonitis) u. als **gedeckte P.,** bei der durch vorhergegangene entzündl. Adhäsionen die Ausbreitung in die freie Höhle verhindert wird (weniger heftig, deutlich lokalisierte Symptome); eine P. ist auch nach außen (z. B. Abszess des Unterhautgewebes) oder von außen her (Perforation des Augapfels) möglich. E perforation.

**Perforations|peritonitis:** bei ▸Perforation in den Bauchraum entstehende ▸Peritonitis, je nach Ausgangsort u. Krankheitsgeschehen umschrieben oder diffus, eitrig, jauchig, evtl. auch gallig, meist mit Symptomen des paralyt. Ileus. E perforative peritonitis.

**Perforations|tuberkulose:** Lungentuberkulose durch – meist solitären – Einbruch verkäster Lymphknoten in das Bronchialsystem (seltener in Ösophagus, Mediastinum, Perikard, Pleura).

**Perforatorlappen:** freier, d.h. ungestielter Gewebelappen aus der Bauchhaut zur Rekonstruktion einer Brust nach Entfernung der Mamma (meist bei Mammakarzinom).

**perforatus, perforiert** *(latein.)*: durchbohrt, durchlöchert, mit ▸Perforation einhergehend. E perforated.

**Per|fusion:** Durchströmung, auch i.S. von Dialyse (▸Hämoperfusion), Infusion, Extraktion (▸Extrahieren); i.e.S. die künstl. »Durchblutung« eines für die Transplantation vorgesehenen Organs (z.B. Leichenniere zwischen Entnahme u. Verpflanzung; als ▸Leberperfusion) oder des ganzen Körpers (mit Hilfe der Herz-Lungen-Maschine bei Op. am offenen Herzen; s.a. ▸Koronarperfusion). – S.a. ▸Organperfusion. E perfusion.

**Perfusions|druck:** die Druckdifferenz zwischen dem arteriellen u. venösen Schenkel eines Gefäßbettes; normalerweise überwiegt der arterielle Gefäßdruck; als Gewebs-P. bezeichnet man die Differenz zwischen arteriellem Druck u. Gewebsdruck. E perfusion pressure.

**Perfusions|hypo|thermie:** künstliche Hypothermie durch Abkühlen (Kälteaggregat; Wärmeaustauscher) des über eine Herz-Lungen-Maschine vorübergehend ausgeleiteten Blutes. E perfusion hypothermia.

**Perfusions|szinti|graphie:** ▸Szintigraphie nach Einbringen radioaktiv markierter Partikel direkt in die Blutbahn, z.B. als ▸Lungen-Szintigraphie. E perfusion scintigraphy.

**Perfusor:** elektrisches Infusionsgerät (auch batteriebetrieben), das mittels einer Spritzenpumpe die Applikation genau berechneter Mengen gelöster Substanzen über einen festen Zeitraum ermöglicht; ***Anw.*** v.a. in der Intensivmedizin. E perfusor.

**Pergament|knistern:** ▸Eierschalenknittern. E parchment crackling.

**Pergolid:** Dopamin-Antagonist (Mutterkornalkaloid); ***Anw.*** als ▸Antiparkinsonikum. E pergolide.

**peri...:** Wortteil »ringsum«, »um ... herum«.

**Peri|adenitis:** Entzündung des an eine Drüse angrenzenden Gewebes; i.e.S. die ▸Perilymphadenitis. E periadenitis.

**peri|anal:** in Umgebung des Afters. E perianal.

**Peri|angi(i)tis:** ▸Periarteriitis, ▸Periphlebitis. E periangitis.

**peri|apikal:** in der Umgebung der Zahnwurzelspitze. E periapical.

**Peri|appendizitis:** Entzündung der Nachbargewebe bei Appendizitis; entweder begrenzte P. serosa oder aber – je nach Lage der Appendix – übergreifend auf Bauch- bzw. Beckenwand, Leistengegend, Leber, retrozäkales Bindegewebe (▸Perityphlitis). E periappendicitis.

**periarteriell:** eine Arterie umgebend, deren Adventitia betreffend. E periarterial.

**Peri|arteri|itis:** Entzündung der Arterienadventitia u. des umgebenden Bindegewebes. E periarteritis. – **P. nodosa,** Panarteriitis n., Polyarteriitis n., Kussmaul-Meier-Krankh.: fieberhafte, den ▸Kollagenosen zuzuordnende Systemerkrankung der Arterien, die vermutlich durch überschießende Immunreaktion mit Ablagerungen von Immunkomplexen, entzündliche Reaktion, evtl. Autoimmunisierung entsteht u. mit Verquellung subintimaler Schichten u. der Media (Fibrinexsudat, perlschnurartige Verdickungen der Arterien, Rundzellinfiltrate, Eosinophilie, evtl. Riesenzellen) u. Intimawucherung fortschreitet. Die Lichtungseinengung führt zu Mangeldurchblutung, evtl. ischämischen Nekrosen. Betroffen sind v.a. Niere, Herz, Leber, ZNS, Magen-Darm-Trakt, peripheres Nervensystem. ***Klinik:*** Kachexie, Bauch-, Gelenkbeschwerden, Durchblutungsstörungen, Neuritiden, multiple Infarkte, Mesenterialgefäßverschluss, Nephropathie, Eisenmangelanämie, Leukozytose (Eosinophilie), beschleunigte Blutkörperchensenkung sowie weißliche Knötchen im Verlauf kleiner u. mittlerer Arterien. – **P. n. cutanea:** Sonderform der P.n., nur an kleinen u. mittl. Hautgefäßen (unter Beteiligung der Venen = Perivasculitis nodosa), mit erbs- bis bohnengroßen, leicht schmerzhaften Knoten u. bis handtellergroßen Infiltraten (u. rel. kleinherdigen Nekrosen), v.a. an den distalen Extremitäten, seltener am Kopf/Hals. E p. nodosa of the skin.

**Peri|arthritis:** Fibrositis der periartikulären Gewebe (v.a. Sehnenansätze, Bänder, Schleimbeutel); evtl. destruierend; s.a. ▸Periarthropathie. E periarthritis. – **P. humero|scapularis,** Duplay-Schultersteife: schmerzhafte Bewegungseinschränkung (»Weichteilrheumatismus«) des Schultergelenks durch degenerative Prozesse (Verfettung, Verquellung, Verkalkung, Geröllzysten; daher besser: »Periarthropathia h.«) an örtl. Sehnen (v.a. Infra- u. Supraspinatus, Bizeps), Sehnenansätzen (v.a. Korakoid), Muskelübergängen u. Schleimbeuteln (v.a. Bursa subdeltoidea), evtl. auch an Knorpel u. Knochen (sek. Arthrosis deformans). Nach erstem akutem Reizzustand (reflektor. Ruhigstellung) wieder ungestörte Funktion oder aber Übergang in chron. Versteifung (»frozen shoulder«). E Duplay's disease.

**Peri|arthro|pathie:** bessere Bez. als ▸Periarthritis für die meist degenerativen Veränderungen (Aufbraucherscheinungen, Überlastungsschäden, parainfektiöse Tendomyopathie) der Gelenkumgebung. E periarthropathy. – **P. humero|scapularis:** ▸Periarthritis humeroscapularis.

**peri|aurikulär:** in der Umgebung einer ▸Auricula, i.e.S. der Ohrmuschel. E periauricular.

**peri|biliär:** Gallenkapillaren umgebend.

**Peri|bronchitis:** infiltrative Entzündung des die Bronchien umgebenden Bindegewebes, evtl. mit Induration und Hyalinisierung; häufige Komplikation der chron. intramuralen Bronchitis. E peribronchitis.

**Peri|bronchium:** Bindegewebe, ferner Fett- u. Lymphoidgewebe, das die Bronchien umgibt. E peribronchial tissue.

**Peri|carditis,** Perikarditis: Entzündung des Herzbeutels (▸Pericardium). ***Ätiol.:*** nach direkten u. indirekten Verletzungen, fortgeleitet (z.B. nach Myokardinfarkt, Lungenembolie, Ösophaguserkrankungen), hämatogen (bei Infektionskrankheiten, Kollagenosen, Stoffwechselerkrankungen) sowie als Überempfindlichkeitsreaktion (z.B. Serumkrankheit) u. Autoimmunprozess (z.B. Dressler-Myokarditis). Eine Sonderform stellt die primäre oder isolierte P. (idiopathische P.) dar mit unklarer Ätiologie. ***Patho.:*** nach Endothelauflockerung u. Insudation (Verlust des spiegelnden Glanzes) Fibrinabsonderung, evtl. seröse (= P. exsudativa, P. serofibrinosa), eitrige (= P. purulenta) oder jauchige Sekretion; ferner hämorrhag. Formen (v.a. bei Tuberkulose, Malignom, Urämie). Folgen: entweder völlige Resorption oder Cor villosum, Verklebungen u. Verwachsungen (= P. adhaesiva). ***Klinik:*** örtl. Schmerzen (auch retrosternal oder im Epigastrium), Fieber, hochfrequente (schabende oder kratzende) Geräusche, bei großem Erguss (Gefahr der Herzbeuteltamponade!) leise Herztöne, verbreiterte Dämpfung, reduzierter Spitzenstoß, breite Zeltform des Herzschattens, verminderte Randpulsationen. E pericarditis. – **P. calcarea,** Panzerherz: P. mit zunächst fibrinös-schwieliger Umwandlung des Perikards, später mit Einlagerung von Kalksalzen; s.a. ▸Pericarditis constrictiva. E p. with calcification, armored heart. – **P. constrictiva:**

chron. P. mit fibrinöser Verklebung u. später Schrumpfung der Perikardblätter (dadurch Behinderung der Herzaktion). E constrictive p. – **P. epistenolcardica:** fibrinöse, evtl. hämorrhagisch-exsudative P. nach Myokardinfarkt (mit charakterist. Reibegeräusch am 2. oder 3. Tag). – **P. rheumatica:** akute (sero)fibrinöse P. bei akutem Gelenkrheuma; meist als Pankarditis; ausgeprägte Neigung zu Adhäsionsbildung u. Sklerosierung. E rheumatic p. – **P. sicca:** akute fibrinöse P. ohne größere Exsudatbildung mit charakterist. ▸Perikardreiben. – **P. uraemica,** BRIGHT-P.: fibrinöse, seltener serofibrinöse oder hämorrhag. P. in etwa 10 % der Urämien, v. a. bei Rest-N > 200 mg/100 ml; im EKG wegen präexistenter Hypertonie u. Myokardschaden oft schwer fassbar. E uremic p.

**Perilcardium,** Herzbeutel: das »Perikard« als Schutz- u. Gleithülle des Herzens; zwei Blätter; außen **P. fibrosum** mit innerer (vertikal feinfaserig), mittl. u. äuß. Faserschicht (schräg überkreuzend, grobfaserig, verstellbar); innen als Lamina parietalis u. L. visceralis (= Epikard) die Außenhaut, das die Herzoberfläche überziehende **P. serosum** (einfaches, plattes bis kub. Epithel), das die Herzbeutelflüssigkeit absondert; beide gehen an den großen Gefäßen ineinander über, so dass eine geschlossene Höhle, Cavitas pericardialis, besteht. E pericardium.

**Perilcementitis:** ▸Periodontitis. E pericementitis.

**Perilchollangitis:** von den Gallengängen auf das Leberparenchym übergreifende Entzündung. E pericholangitis.

**Perilcholelzystitis:** auf die Nachbargewebe übergreifende Gallenblasenentzündung (mit Adhäsionen, evtl. Abszessbildung). E pericholecystitis.

**perilchonldral:** **1)** das ▸Perichondrium betreffend (z. B. p. ▸Ossifikation). **2)** in der Nachbarschaft eines Knorpels. E perichondr(i)al.

**Perilchonldritis:** Entzündung des Perichondriums (bzw. der Knorpelnachbargewebe); als **eitrige P.** mit Abhebung der Knorpelhaut u. Abszessbildung, Knorpelnekrose u. -sequestrierung. E perichondritis. – **P. laryngea:** P. an Außen- oder Innenfläche v. a. von Ary-, dann Ring-, Schildknorpel, evtl. auch Trachea; nach Verletzung (z. B. Intubation) oder bei Laryngitis, Neoplasma, nach Strahlentherapie; mit Schmerzen, Schluckbeschwerden, Schwellung, Abszedierung, Fisteleiterung, Sequestrierung u. Gefahr von Aspiration, Kehlkopfödem, Laryngomalazie, Mediastinitis, Larynxstenose.

**Perilchondrium:** die der Regeneration u. Ernährung dienende kollagen-bindegewebige »Knorpelhaut«, mit innerer (zellreicher), Knochen bildender Kambiumschicht u. faserreicherer Außenschicht. E perichondrium.

**Perilcranium:** das mit dem Knochen fest, mit der Kopfschwarte nur locker verbundene Periost des Schädeldaches.

**Perildeferentitis:** Entzündung der Samenleiterhüllen, oft mit Beteiligung von Prostata, Samenbläschen, Nebenhoden u. Samenstrang samt Ureter. E perideferentitis.

**Perildekltomie:** ▸Periektomie.

**Perildentitis:** ▸Periodontitis.

**Perildivertikulitis:** entzündl. Reaktion der ein infiziertes Divertikel umgebenden Gewebe (i. e. S. nach Perforation eines Dickdarmdivertikels). E peridiverticulitis.

**peridural:** ▸periduralis.

**Perildurallanästhesie:** vorübergehende Unterbrechung der Erregungsleitung durch Injektion eines Lokalanästhetikums in den Periduralraum des Wirbelkanals; regionale Anästhesiemethode, in deren Mittelpunkt das Rückenmark u. die Wurzeln der Spinalnerven stehen. Die P. ermöglicht eine Differenzierung der verschiedenen Leitungsfunktionen des Nervengewebes u. kann diese segmental ausschalten; ***Anw.*** bei zahlreichen chirurgischen Eingriffen sowie zur Behandlung akuter u. chronischer Schmerzen; möglich als Einzelinjektion (»single shot«) mittels eines Periduralkatheters, der über eine großkalibrige TUOHY-Nadel eingeführt wird, wobei sich die Auswahl des Lokalanästhetikums nach der Art der angestrebten Blockade u. der für den Eingriff erforderlichen Wirkungsdauer richtet. Die P. erfolgt thorakal, lumbal oder als ▸Kaudalanästhesie. Mögliche ***Kompl.:*** Blutdruckabfall durch Vasodilatation in den betroffenen Körperpartien, versehentliche Punktion von Blutgefäßen, Verletzung der Dura bzw. des Rückenmarks (sehr selten); s. a. ▸POA (periduale Opiatanalgesie), s. a. ▸Spinalanästhesie. E peridural anesthesia.

**perilduralis:** in Umgebung der ▸Dura mater (i. e. S. an deren Außenseite = epidural). E peridural.

**Perilektomie,** Peri(dek)tomie: zirkuläre Bindehautexzision (um den Hornhautlimbus) bei Pannus. E peridectomy.

**perilfokal:** in Umgebung eines Krankheitsherdes. E perifocal.

**Perilfolliculitis, -follikulitis:** entzündl. Infiltrat um den Haarfollikel, z. B. bei Pseudopelade BROCQ. E perifolliculitis. – **P. capitis abscedens et suffodiens,** Akne conglobata: s. u. ▸Akne vulgaris. E dissecting cellulitis. – **P. nodularis granulomatosa:** ▸WILSON-Granulom. – **P. superficialis pustulosa:** ▸BOCKHART-Krankheit.

**Perilgastlritis:** Entzündung der Magenserosa (Adhäsionsbildung) bei Pankreatitis u. Cholezystitis. E perigastritis.

**perilgenital:** in Umgebung der Geschlechtsorgane.

**perilglandulär:** in Umgebung einer Drüse bzw. eines Lymphknotens. E periglandular.

**Peri-Graft-Reaktion, aseptische:** im Bereich einer Gefäßprothese entstehende sterile Flüssigkeitsansammlung; Konsistenz ähnlich Blutplasma.

**Perilhepatitis:** Entzündung des Bauchfellüberzugs der Leber; meist chronische **P. fibrosa diffusa** (mit feinen Adhäsionen) bei Cholangitis, Hepatitis, Tuberkulose, Gonorrhö (»FITZ-HUGH-Syndrom«); als **P. hyperplastica** (»Zuckergussleber«) bei chron. Stauungszuständen. E perihepatitis.

**Perilinfarktlblock:** (GRANT) partieller Block bei subendokardialem Infarkt, bedingt durch Einbeziehung eines Astes des li. TAWARA-Schenkels (QRS-Spreizung im VKG, QRS-Verbreiterung in orthogonalen Ableitungen). E peri-infarction block.

**Perilkard:** ▸Pericardium. E pericardium.

**Perilkardldivertikel:** Ausstülpung des Herzbeutels mit Verbindung zur Perikardhöhle. E pericardial diverticulum.

**Perilkardlekltomie:** trans-, früher auch extrapleurale op. Entfernung des verschwielten Herzbeutels bei Panzerherz (Beseitigung der Einflussstauung); s. a. ▸Perikardiostomie, ▸Perikardiolyse. E pericardiectomy.

**Perikardlerguss:** Erguss im Herzbeutel bei exsudativen Formen der ▸Pericarditis. E pericardial effusion.

**Perikardlhöhle:** ▸Cavitas pericardialis. E pericardial cavity.

**perilkardial:** **1)** in Umgebung des Herzens, den Herzbeutel (▸Pericardium) betreffend. E pericardial, pericardiac. **2)** in der Umgebung der Kardia.

**Perilkardiollyse (Delorme):** bei ▸Pericarditis constrictiva op. Aushülsung des Herzens aus Narben u. Schwielen unter Belassen des Perikards. E pericardiolysis.

**Perilkardiolstomie:** op. Fensterung des Herzbeutels zur Unterhaut, Brust- oder Bauchhöhle (= innere Drainage) hin zwecks Ableitung eines chron. Ergusses. E pericardiostomy.

**Perilkardioltomie:** op. Eröffnung des Herzbeutels zur Freilegung des Herzens. E pericardiotomy.

**Perilkarditis:** ▸Pericarditis. E pericarditis.

**Perilkardlobliteration:** ▸Concretio pericardii. E pericardial obliteration.

**Perikardlpunktion:** Punktion des Herzbeutels, v. a. zur Behebung einer Erguss-bedingten Einflussstauung

P

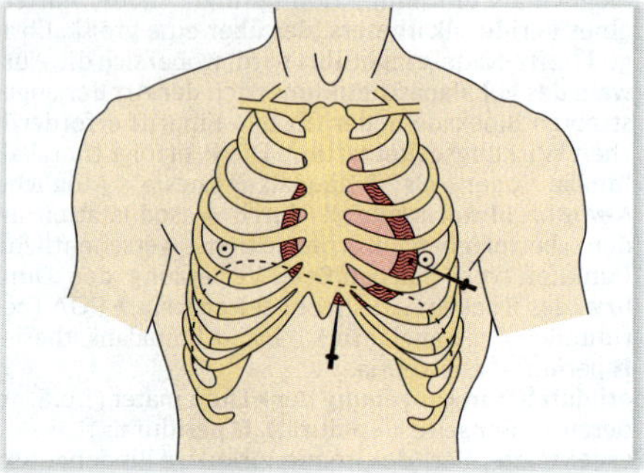

**Perikardpunktion.** [449]

(Herzbeuteltamponade) oder zwecks Untersuchung des Punktats; meist infrasternal links (Abb.), seltener parasternal li. (4. ICR; cave: Läsion der Arteria thoracica int.!). E pericardiocentesis.

**Perikạrd|reiben:** auskultatorisches Phänomen (wie aneinander reibende Seidenstoffe, evtl. kratzend) bei Pericarditis sicca; meist an der Herzbasis, mit unterschiedl. Intensität, ohne Ausstrahlung, oft nur flüchtig u. mit wechselndem Charakter, stets ohne feste Beziehung zu den Herztönen (mesosystolisch, diastolisch). E pericardial (friction) rub.

**Perikạrd|tamponade:** ▸Herztamponade.

**Peri|kạryon:** der Zellleib der Nervenzelle (um den Kern herum; im Gegensatz zum Zytoplasma der Fortsätze). E perikaryon.

**Peri|kolịtis:** Entzündung der dem Dickdarm angrenzenden Gewebe, z. B. als Peridivertikulitis, bei Colitis regionalis (im Rahmen der CROHN-Krankh.), als postappendizit. P. (mit Verwachsungen des Wurmfortsatzes), in Form der JACKSON-Membranen. E pericolitis.

**peri|korneal:** *Ophthalmologie* um die Hornhaut herum. E pericorneal.

**Peri|korneạl|ring:** ▸Limbus corneae. E corneal margin.

**peri|lobär, -lobulär:** in Umgebung oder Randgebiet eines Organlappens oder -läppchens. E perilobar.

**Peri|lympha,** Perilymphe, Liquor Cotunnii: die den perilymphatischen Raum (▸Spatium perilymphaticum) ausfüllende Flüssigkeit, die der Fortleitung der Schallwellen zum CORTI-Organ dient; über den Ductus perilymphaticus mit dem Subarachnoidalliquor verbunden. E perilymph(a).

**Peri|lymph|adenịtis:** Entzündung des Bindegewebes um einen Lymphknoten (v. a. bei Lymphadenitis), der dadurch meist mit der Umgebung »verbackt«. E perilymphadenitis.

**Peri|lymph|angịtis:** Entzündung des ein Lymphgefäß begleitenden Bindegewebes (mit Hyperämie, dadurch evtl. sichtbarer roter Streifen: sog. Blutvergiftung). E perilymphangitis.

**peri|lymphatischer Raum:** ▸Spatium perilymphaticum. E perilymphatic space.

**Peri|lymphe:** ▸Perilympha. E perilymph.

**Peri|mẹter:** *Ophthalmologie* Gerät zur Prüfung des Gesichtsfeldes (s. Abb.). In einfachster Form (AUBERT) ein Viertelkreisbogen mit Gradunterteilung u. Fixationspunkt bei 0°. Auch als Halbbogen mit zentralem Fixations- u. Drehpunkt (FÖRSTER-P.) u. verschiebbaren runden Marken (3–10 mm) als Prüfzeichen (beim MAGGIORE-P. projizierte Lichtpunkte). Ferner das Kugel-P. (Prüfzeichen auf Innenfläche einer Hohlkugel projiziert; z. B. n. GOLDMANN, KRAHN). Die »Gesichtsfeldbestimmung« erfolgt als dynamische (kinetische) **Perimetrie** (mit Verschieben der Prüfzeichen) oder als statische P. (fest stehende Zeichen, in Leuchtkraft u. Ausdehnung bis zum Schwellenwert variabel). Die Farbperimetrie dient zum Ausschluss von Hirnläsionen in der okzipitotemporalen Region mit selektivem Ausfall der Farbwahrnehmung. E perimeter.

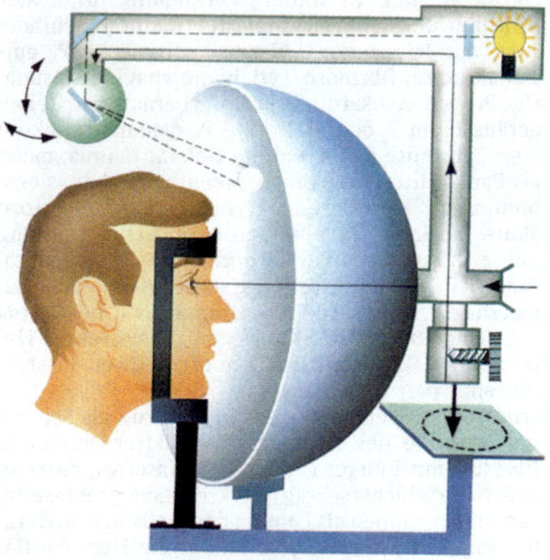

**Perimeter:** Bestimmung des Gesichtsfeldes. [14]

**Peri|metrịtis:** Entzündung des Perimetriums. E perimetritis.

**Peri|metrium:** ▸Tunica serosa der Gebärmutter. E perimetrium.

**Peri|mysium:** derbe, kollagene Bindegewebshüllen, die als P. internum die Skelettmuskelfasern zu Bündeln (»Septierung«) u. als P. externum diese zum Muskel zusammenfassen (»Muskelscheide«). E perimysium.

**peri|natạl:** die Zeit um die Geburt (»**Perinatạlperiode**«: 28. Schwangerschaftswoche bis 7. Lebenstag) betreffend. E perinatal.

**perinatale Sterblichkeit:** s. u. ▸Säuglingssterblichkeit.

**Peri|natologịe:** Biologie u. Pathologie der Perinatalperiode. E perinatology.

**Perindopril:** ein ▸ACE-Hemmer.

**perineal(is):** den Damm (Perineum) betreffend. E perineal.

**Perineal|riss:** ▸Dammriss. E perineal laceration, p. tear.

**Perineo|plạstik, Perineor|rhaphie:** *Chirurgie* reparative oder rekonstruktive Wiederherstellung des Dammes (z. B. bei Rektozele, Dammriss). E perineoplasty, perineorrhaphy.

**Peri|nephrịtis:** akute oder chron. Entzündung der bindegewebigen Nierenkapsel. V. a. im Rahmen einer ▸Paranephritis; auch nach Trauma (meist serös, oft zu perirenaler ▸Hydronephrose oder ▸Hydrocele führend). E perinephritis. – **P. sclerọticans,** Panzerniere, Schwartenniere: eigenständige chron. Form der P. oder Endzustand einer chronisch-eitrigen Pyelonephritis oder pyelonephrit. Steinschrumpfniere. ***Klinik:*** Lumbalschmerz, druckschmerzhafte Resistenz, inkonstante Bakteriurie.

**peri|nephritisch:** durch ▸Perinephritis bedingt. E perinephritic. – **p. Abszess:** ▸Abszess, epinephritischer.

**Peri|nẹphrium:** die »Nierenhüllen«, d. h. Fascia renis, Capsula adiposa, Capsula fibrosa. – I. e. S. nur die Fettkapsel einschließlich der Nebenniere. E perinephrium.

**Perinẹ|um:** der »Damm« als ca. 3 cm breite Weichteilbrücke (Haut u. Muskulatur) zwischen Anus u. Skrotum bzw. Commissura labiorum posterior; unterteilt in Hinter- u. Vorderdamm. E perineum.

**peri|neurạl:** **1)** um einen Nerv herum. E perineural. **2)** das ▸Perineurium betreffend. E perineurial.

**Peri|neurịtis:** Entzündung des ▸Perineuriums; z. B. **P. herpẹtica** (bei Herpes simplex) per continuitatem fortschreitend, so dass die Viren auf diesem Wege Meningen u. Gehirn erreichen können. E perineuritis.

**Peri|neurium: 1) P. internum:** im mehrbündel. Nerv das die einzelnen Faserbündel umkleidende grobkollagenfaserige Bindegewebe. E perineurium. **2) P. externum:** ▸Epineurium.

**Periode:** Umlauf(zeit), zeitl. Abschnitt (insbes. eines zykl. Vorganges); *patho* sich wiederholender Schub; auch Laienbez. für ▸Menstruation. E period.

**Perioden|system der Elemente:** (L. v. MEYER, D. I. MENDELEJEW 1869) systematische Anordnung der chem. Elemente anhand ihres Atomgewichts (u. damit der Ordnungszahl), so dass sich in period. Abständen Elemente mit ähnlichen chem. Eigenschaften wiederholen. Beruht auf Zahl der Hüllenelektronen bzw. auf der Kernladung. E periodic system.

**periodic acid Schiff** *(engl.)*: s. u. ▸PAS-Reaktion.

**periodisch:** in Perioden, in mehr oder minder regelmäß. Schüben verlaufend (auch synonym mit »zyklisch«, »paroxysmal«). E periodic.

**Periodizität:** regelmäßige Wiederkehr; *parasit* period. Auftreten von Mikrofilarien im peripheren Blut, bei Loa Loa zwischen 8 u. 20 Uhr, bei Wuchereria bancrofti u. Brugia malayi zwischen 21 u. 2 Uhr (»Mikrofilaria diurna bzw. nocturna«). E periodicity.

**Peri|odontitis:** Wurzelhautentzündung des Zahnes, oft von der Pulpa ausgehend, evtl. auf den Kieferknochen übergreifend (▸Parulis); auch weniger korrekte Bez. für Parodontitis. E periodontitis.

**Peri|odontium,** Desmodont: das Periost der Zahnwurzel, die Wurzelhaut. Im engl. Sprachbereich das ▸Parodontium. E periodontium.

**Peri|ösophagitis:** Entzündung des Bindegewebes um die Speiseröhre (i. e. S. der Adventitia). E periesophagitis.

**Peri|onychie:** ▸Paronychie. E perionychia.

**Peri|onyx,** Perionychium: die »Nagelhaut« (Cuticula) als der proximalen Lunula aufliegender Rand des Eponychiumrestes (s. a. ▸Nagel). E perionyx.

**peri|operativ:** vor, während oder kurz nach einem operativen Eingriff; z. B. p. Antibiotikaprophylaxe. E perioperative.

**peri|oral:** in Umgebung der Mundöffnung; z. B. p. Blässe (als Scharlach-Frühsymptom). E perioral.

**Peri|orbita:** Augenhöhlenperiost; mit den glatten Knochenflächen locker verbunden, im Bereich von Fissura orbitalis superior u. Canalis opticus mit der Dura mater verschmolzen, die Fissura orbitalis inferior überbrückend. E periorbita.

**Peri|orchitis:** Entzündung der Hodenhüllen (Tunica vaginalis: »Vaginalitis«) bei Orchitis u. Epididymitis. E periorchitis.

**Peri|orchium:** das äußere Blatt der ▸Tunica vaginalis propria testis. E periorchium.

**Peri|ost:** die den Knochen umhüllende, gefäß- u. nervenreiche, bindegeweb. »Bein-«, »Knochenhaut«, mit tiefer zellreicher Kambiumschicht (Knochen bildend) u. faserreicher Außenschicht. E periosteum.

**peri|ostal:** das ▸Periost betreffend, von ihm ausgehend. E periosteal.

**Periost|behandlung,** Periostmassage: akupressurähnliche ▸Reflexzonenmassage, die Reflexbahnen zwischen Organen u. bestimmten Flächen auf der Knochenhaut (Periost) nutzt. ***Anw.*** bei akuten u. chron. Schmerzzuständen.

**Peri|osteom:** Knochenneubildung bei ▸Periostitis ossificans. E periosteoma.

**Peri|osteum:** ▸Periost. E periosteum. – **P. alveolare:** ▸Periodontium. – **P. internum:** ▸Endost.

**Peri|ostitis:** »Knochenhautentzündung«, meist mechanisch oder bakteriell bedingt, akut oder chron.; kann durch trophische Störung zu kortikaler Sequesterbildung führen, aber auch Knochenneubildung anregen (»P. ossificans«, z. B. bei Syphilis, Osteomyelitis, Tumor, als MARIE-BAMBERGER-Sy.). E periostitis. – **P. deformans:** ▸SORIANO-Periostitis. – **P. gummosa:** s. u. ▸Periostitis syphilitica. – **P. ossificans:** s. u. ▸Periostitis. – **P. purulenta:** akute eitrige P.; zunächst nur leukozytäre Infiltration des tiefen Blattes, später subperiostale Eiteransammlung, Osteomyelitis, Sequesterbildung, Perforation. – **P. syphilitica:** entweder als nichtgummöse »Früh-P.« des Neugeborenen, oft zus. mit Osteomyelitis u. -chondritis (der dann wieder eine »Spät-P.« folgt), gekennzeichnet durch Lymphoidzellinfiltrate, sek. Sklerose (v. a. diaphysäre Osteophyten; im Heilungsstadium »Schalenknochen« mit Rinden- u. Markschicht: »Knochenmuff«; tertiär-syphilit. Form beim Erwachsenen stets ossifizierend); oder als P. gummosa mit polsterartigen Schwellungen v. a. an nur hautbedeckten Partien, abheilend durch Sklerose (auch Osteophytenbildung) oder aber verkäsend, evtl. in Weichteile u. Kortikalis einbrechend (mischinfizierte Osteomyelitis), am Schädel auch als Caries sicca. E syphilitic p. – **P. tuberculosa:** primäre (v. a. Schädel) oder sekundäre (v. a. Rippen) P., meist vom Knochen übergreifend (▸Knochentuberkulose), daher v. a. in der Kambiumschicht (u. ohne Knochenregeneration), mit Neigung zu Verkäsung u. Karies.

**Periost|massage:** ▸Periostbehandlung.

**Peri|ostose:** meist reaktive Verdickung (»Pachy-P.«) u. Verdichtung der Knochenhaut (u. damit Dickenzunahme des Knochens); ausgedehnt oder umschrieben (spindel- oder stachelförmige Osteophyten, Exostose), evtl. als Auflagerungen (auch schicht- u. schubweise), z. T. reversibel. E periostosis.

**Periost|reflex:** durch Beklopfen des Knochens ausgelöste Muskelkontraktion; sehr wahrscheinlich ein propriozeptiver Reflex infolge Muskeldehnung. E periosteal reflex.

**Peri|pankreatitis:** Entzündung der Pankreasserosa, meist mit Adhäsionsbildung. E peripancreatitis.

**peri|pher:** *Anatomie* zur Körperoberfläche hin, im äußeren Körperbereich (»**Peripherie**«), fern dem Zentrum (d. h. außerhalb des zentralen Nervensystems bzw. des Herzens u. herznahen Kreislaufs); z. B. p. Durchblutungsstörung, p. Nervensystem. E peripheral. – **p. motorische Leistung,** Abk. PML: s. u. ▸evozierte Potentiale. – **p. wirksame Analgetika:** ältere, nicht korrekte Bez. für nichtopioide ▸Analgetika.

**Peri|phlebitis:** Entzündung der Venen-Adventitia u. des benachbarten Bindegewebes. E periphlebitis. – **P. retinae:** das EALES-Syndrom. E p. of retinal veins.

**Peri|phrenitis:** Entzündung von Zwerchfellpleura bzw. -peritoneum. E periphrenitis.

**Peri|pleuritis:** ▸Parapleuritis. E peripleuritis.

**Peri|poritis (Jadassohn):** beim Säugling staphylogene Entzündung der Schweißdrüsenausführungsgänge; kleine gelblich-rötl. Papeln an Hinterkopf, Nacken, Brust, Rücken; evtl. Abszessbildung (▸Furunculus atonicus ALIBERT). E periporitis.

**peri|portal: 1)** in Umgebung der Leberpforte; z. B. **p. Feld** (▸GLISSON-Dreieck); **2)** um die Pfortader (Vena portae). E periportal.

**Peri|proktitis,** Paraproktitis: Entzündung des Bindegewebes um Mastdarm u. After (**Periproktium**), meist von den Proktodealdrüsen ausgehend. Häufige Komplikation bei Thrombophlebitis eines inneren Hämorrhoidalknotens bei der Colitis ulcerosa oder CROHN-Krankheit, ferner nach Enddarmverletzung. Zur **periprokti(ti)schen Abszessbildung** (pelvi-, ischio- oder intrarektal-submukös; auch intra- oder

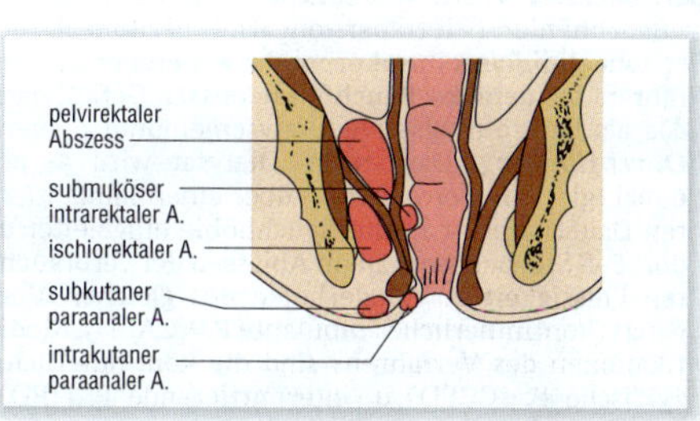


**Periproktitis:** periprokti(ti)sche Abszesse.

P

subkutan; s.a. Abb.) kommt es auch nach Proktitis (durch Rhagaden, Hämorrhoiden, Kratzeffekte bei Oxyuriasis, Fremdkörper, Tuberkulose etc.); hierbei Neigung zu perinealer oder analer Fistelbildung, Putrifizierung, Mastdarmzerstörung. E periproctitis.

**Peri|pro|statitis,** Paraprostatitis: Entzündung des die Prostata umgebenden Bindegewebes, evtl. auf Samenbläschen und Harnröhre übergreifend. E periprostatitis.

**Peri|pyelitis:** Entzündung der »Adventitia« der Nierenbeckenwand bei Pyelitis, Nierenbeckenwandphlegmone, nach Stein- oder instrumenteller Perforation etc.

**peri|rektal:** in Umgebung des Mastdarms. E perirectal.

**peri|renal:** in Umgebung der Niere; s.a. ▸perinephritisch. E perirenal.

**peri|retinal:** in der äußersten Peripherie der Netzhaut bzw. auf der Pars plana des Ziliarkörpers gelegen.

**Peri|salpingitis:** Entzündung der Eileiterserosa, vom Tubeninnern her fortgeleitet, aber auch vom Bauchraum übergreifend (z.B. Appendizitis); führt zu Verklebungen. E perisalpingitis.

**peri|sin(u)ös, perisinusoidal:** in der Nachbarschaft eines Sinus, z.B. p. Abszess (am Hirnblutleiter). E perisinuous.

**peri|skopisches Glas:** *Optik* s.u. ▸Meniskus (3). E periscopic lens.

**Peri|sperma(to|zys)titis:** Entzündung der die Samenblasen umgebenden Gewebe, meist von hinterer Harnröhre oder Prostata fortgeleitet (bei Prostatitis, Spermatozystitis, Epididymitis); typischer Präsakralschmerz. E perispermatitis.

**Peri|splenitis:** Entzündung der Milzkapsel. E perisplenitis.

**Peri|staltik:** zirkulär einschnürende Kontraktion, die sich in normaler Transportrichtung (**orthograde P.**) weiterbewegt u. so dem Weitertransport des Inhalts dient, in Verdauungstrakt u. Ureter (als **retrograde P.** die ▸Antiperistaltik). Beruht teils auf Eigenrhythmus der glatten Muskulatur (Ureter, Magen), teils auf lokal-nervalen Reflexen (peristaltischer Reflex beim Darm), teils auf zentral-nervöser Steuerung (Ösophagus); in der Regel Förderung durch Parasympathikus u. Dehnung, Hemmung durch Sympathikus. E peristalsis.

**Peri|stase:** die auf einen Genotyp einwirkenden Umweltfaktoren. E peristasis.

**Peri|stole: 1)** allseitige Kontraktion eines Hohlorgans in Anpassung an die jeweil. Füllung; i.w.S. auch die ringförm. Kontraktion i.S. der Peristaltik. E peristole. **2)** ▸Herzzyklus (mit Dia- u. Systole).

**Peri|stom|feld:** *Protozoologie* bei Ziliaten die mit Wimpern besetzte trichterförmige Einbuchtung mit der Mundöffnung (Zytostoma). E peristome.

**Peri|tendineum:** das die Sehne umhüllende lockere, fibröse Bindegewebe (»Sehnengleitgewebe«). E peritendineum.

**Peri|theliom:** von ▸Perithelium-Zellen abstammendes Neoplasma; s.a. ▸EWING-Sarkom. E perithelioma.

**Peri|thelium:** aus Fibrozyten aufgebaute Zellscheide um kleine u. kleinste Nerven. E perithelium.

**peritoneal...:** Wortteil »Bauchfell« (▸Peritoneum), »Bauchhöhle« (= intraperitoneal). E peritoneal.

**Peritoneal|dialyse:** intrakorporales ▸Nierenersatzverfahren, bei dem das Bauchfell u. dessen Gefäß(wänd)e als halb durchlässige Dialysemembran dienen. ***Durchführung:*** Das sterile Dialysat wird 4- bis 6-mal tgl. (vom Betroffenen) über einen implantierten Dauerkatheter in die Bauchhöhle eingeleitet u. dort 5–8 Std. belassen. Dann Ablassen der verbrauchten Flüssigkeit u. Wiederholen des gleichen Vorgangs (kontinuierliche ambulante P. = CAPD). Modifikationen des Verfahrens sind die kontinuierliche zyklische P. (CCPD) u. intermittierende P. (IPD), bei der nachts über ein P.-Gerät nach programmierten Daten ein kurzzeitiger Austausch der Dialyseflüssigkeit durchgeführt wird. Bei der IPD ist der Betroffene tagsüber von der Dialyse unabhängig. ***Vorteil:*** kann ohne Hilfe durchgeführt werden, gewährleistet maximale Unabhängigkeit u. Flexibilität (gut geeignet für Kinder). Geringere Gewichtsschwankungen als bei der ▸Hämodialyse; Konzentration der harnpflichtigen Substanzen gleichmäßiger. ***Kompl.:*** erhöhte Gefahr einer Peritonitis (durchschnittlich alle 2 Jahre) mit Vernarbungsprozessen u. erschwertem Stoffaustausch. Gewichtszunahme infolge der in die Blutbahn aufgenommene Glucose, die dem Dialysat zur Entwässerung zugesetzt ist; Ausbildung einer Stoffwechselstörung. E peritoneal dialysis.

**Peritoneal|höhle:** ▸Cavitas peritonealis. E peritoneal cavity.

**Peritonealisierung:** *Chirurgie* Wiederherstellung des Bauchfellüberzuges eines Abdominalorgans oder auch Deckung extraperitonealer Gebilde mit Bauchfell (z.B. im Bereich des Beckenbodens), nach Verletzung oder Op. durch Naht oder Transplantation (z.B. Aufsteppen eines Netzzipfels). E peritonealization.

**Peritoneal|karzinose:** diffuse Bauchfellmetastasierung; v.a. bei Tumoren im Magen-Darm-Trakt, bei Pankreas-, Ovarial-, Mammakarzinom; s.a. ▸Peritonitis carcinomatosa. E peritoneal carcinomatosis.

**Peritoneal|lavage:** Bauchhöhlenspülung zum Nachweis einer intraperitonealen Blutung; heute weitgehend durch Sonographie ersetzt. E peritoneal lavage. – **P., post|operative:** P. nach entsprechenden Operationen zur beschleunigten Entfernung von entzündlichem Sekret u. Eiter als Folgen verschiedener chirurgischer Erkrankungen der Bauchhöhle, u. zwar als **geschlossene kontinuierliche P.** (durch Drainagen, die während der Operation gelegt wurden) oder als sog. **programmierte P.** oder Etappenlavage, d.h. unter geplanter Wiedereröffnung der Bauchhöhle nach provisorischem Verschluss der Bauchdecken.

**Peritoneal|spülung: 1)** ▸Peritonealdialyse. **2)** ▸Peritoneallavage. E peritoneoclysis.

**Peritoneal|tuberkulose:** ▸Peritonitis tuberculosa.

**Peritoneal|tumoren:** benigne oder maligne Tumoren des Peritoneums. – **P., primäre:** kommen relativ selten vor, z.B. als Lipom, Fibrom, malignes Mesotheliom etc. – **P., sekundäre:** z.B. das Pseudomyxoma peritonei (Gallertbauch) oder die ▸Peritonealkarzinose. E peritoneal tumors.

**Peritoneo|pexie:** op. Fixierung eines Bauchhöhlenorgans an das parietale Peritoneum. E peritoneopexy.

**Peritoneo|skopie:** Laparoskopie ohne Anlegen eines Pneumoperitoneums, i.e.S. die ▸Kuldoskopie. E peritoneoscopy.

**Peri|toneum:** das als **P. parietale** die Bauchhöhlenwand u. bauchseitig die retroperitonealen Eingeweide, als **P. viscerale** die Baucheingeweide überziehende »Bauchfell« (ca. 1,7–2 $m^2$), bestehend aus Tunica serosa (Mesothel, den Liquor peritonei absondernd) u. Tela subserosa (Bindegewebe). E peritoneum (parietal; visceral).

**Peri|tonismus:** klin. Bild mit Reizerscheinungen seitens des Bauchfells, aber ohne eigentl. Peritonitis. E peritonism.

**Peri|tonitis:** Entzündung des Bauchfells (serös, fibrinös, eitrig, jauchig oder kombiniert), die lokalisiert (P. circumscripta; bei nur örtlichem Reiz Verklebung) oder diffus (»P. libera«) auftreten kann. ***Ätiol.:*** Die **akute P.** (engl.: acute p.) ist meist hervorgerufen durch Mikroorganismen u. deren Toxine (nach penetrierendem Trauma, hämatogen, fortgeleitet als Durchwanderungs- oder Perforations-P. von Magen-Darm, weibl. Genitale, Nieren, Bauchwand, Pleura etc.; meist diffus-eitrig), seltener – als aseptische P. – durch physikalisch-chemische Noxen wie Op.-Trauma, Blut, Galle, Harn, Verdauungsenzyme, Zysteninhalt. Die **chronisch-exsudative P.** tritt v.a. auf bei Tuberkulose, Grippe, rheumatischen Erkrankungen. ***Klinik:*** Die akute P. verläuft mit heftigen bis foudroyanten Symptomen: Fieber, Leukozytose, Kollaps/Schock, Exsikkose, Facies hippocratica, akutes Abdomen, jähe oder kontinuierl., anfangs meist lokalisierte, später mehr diffuse Leibschmerzen, Druckschmerzhaftigkeit, Peristaltikstörung (Erbrechen, Ileus, Miserere), Aszites (»Hydro-P.«); anatomisch: glanzlose Serosa, Gefäßinjektionen, seröse bis fibrinöse Exsudation mit Fibrinbelägen der Serosa. Die chronisch-exsudative P. ist gekennzeichnet durch schwielige Veränderungen (»Zuckergussdarm« etc.), Adhäsionen (▸Peritonitis productiva), Aszites, Ileus. ***Ther.:*** Beseitigung der Ursachen, v.a. durch Laparotomie mit Verschluss der Infektionsquelle durch Übernähung oder Entfernung der entsprechenden Gewebsbezirke, Säuberung der Bauchhöhle durch Absaugung u. ▸Peritoneallavage (auch als offene Spülbehandlung oder Etappenlavage) mit geeigneten Lösungen, sowie Einlegen von Drainagen, evtl. auch mit geplanter Relaparotomie des provisorisch verschlossenen Abdomens zur Inspektion u. Spülung der Bauchhöhle (Etappenlavage). Daneben Intensivüberwachung mit Infusionstherapie, Gabe von Breitbandantibiotika u. Behandlung von Komplikationen (septischer ▸Schock, ▸ARDS, akute ▸Niereninsuffizienz etc.). E peritonitis. – **P. arenọsa:** chron. P. mit Bildung sandkornartiger Granulationsherde (Kalkeinlagerungen). – **P., biliäre:** ▸Peritonitis, gallige. – **P. carcinomatọsa:** v.a. bei Peritonealkarzinose (mit diffuser kleinherdiger Bauchfellmetastasierung, ausgehend v.a. von Magen-Darm, Pankreas, Ovarien, Mamma), aber auch bei die Serosa penetrierendem Organkarzinom vorkommende reaktive P. mit fleckiger bis diffuser Rötung u. serofibrinösem, oft hämorrhag. Exsudat. E carcinomatous p. – **P. circum|scrịpta:** lokalisierte Peritonitis. E circumscribed p., localized p. – **P. defọrmans:** s.u. ▸Peritonitis productiva. – **P., gallige:** P. nach Gallensteinperforation oder Gallenwegs-Op. (Nahtinsuffizienz, Verletzung eines akzessor. Gallengangs), zunächst aseptisch, gekennzeichnet durch Schocksymptomatik mit Bradykardie. E bile p. – **P. lịbera:** diffuse Peritonitis. – **P. productịva:** vorwiegend fibrinöse P. mit bindegewebiger Organisation des Exsudats (»P. in organisatione«), dadurch flächenhafte oder strangförm. Adhäsionen; als Extremform die P. deformans s. obliterans, bei der Baucheingeweide (v.a. Darm) zu einer kompakten Masse verbacken sind. – **P. purulẹnta:** eitrige P., v.a. durch Coli-Bakterien, Strepto-, Pneumo-, Entero-, Diplo-, Gonokokken, Tuberkulosebakterien, Anaerobier, auch Mischflora; meist als diffuse P. mit ausgeprägter – toxisch bedingter – abdomineller u. allg. Symptomatik, mit oder ohne Adhäsionen ausheilend; bei frühzeitiger Abkapselung Peritonealabszess. E purulent p. – **P. tuberculọsa:** Bauchfelltuberkulose; meist sekundär (hämatogen) u. diffus (bei Lungen-, Lymphknoten-, Knochen-Gelenk-Tuberkulose), seltener lokalisiert (fortgeleitet bei Ileozäkal-, retroperitonealer Lymphknoten-, Urogenital-, Wirbel-, Nebennieren-, Nieren-Tbk); meist exsudativ-serös (mit Aszites), seltener fibrös-adhäsiv oder käsig-eitrig; ***Klinik:*** subfebrile Temp., örtl. Tympanie, ▸THOMAYER-Zeichen; Verlauf in Schüben; im Exsudat meist Erreger nachweisbar. E tuberculous p.

**Peri|tonsillạr|abszess:** s.u. ▸Peritonsillitis.

**Peri|tonsillịtis:** Entzündung des lockeren Bindegewebes in der oberen Mandelbucht (zwischen Gaumenmandelkapsel u. Fascia pharyngea des Schlundschnürers). ***Ätiol.:*** meist Folge einer chron. Tonsillitis, selten odonto- oder otogen (Felsenbeinspitzeneiterung). ***Klinik:*** evtl. in peritonsilläre Phlegmone (s.a. ▸Angina tonsillaris), häufiger in Peritonsillarabszess übergehend (mit – zum Ohr ausstrahlenden – Hals- u. Schluckschmerzen, ödematöser örtl. Schwellung, bis zum Zäpfchen u. Kehlkopfeingang, u. ab 3.–4. Tag mit Fluktuation; regionale Lymphadenitis am Kieferwinkel, evtl. eitrig einschmelzend; mit Fieber, Schüttelfrost, evtl. Kieferklemme). E peritonsillitis.

**peri|trich:** mit ▸Geißeln rings um die Zelle. E peritrichous.

**peri|tubalis, -tubar(ius)** *(latein.):* in Umgebung des Eileiters oder der Ohrtrompete.

**Peri|typhlịtis:** seröse oder eitrige Entzündung (s.a. ▸Abszess, perityphlitischer) der Blinddarmserosa; i.e.S. die ▸Periappendizitis. ***Klinik:*** evtl. entzündl. Tumor (einschl. Adnexe). E perityphlitis.

**peri|umbilikạl:** um den Nabel herum. E periumbilical.

**peri|unguạl:** in Umgebung eines Finger- oder Zehennagels. E periungual.

**peri|ureterạl:** um den Harnleiter herum; z.B. **p. Fibrose** (▸ORMOND-Syndrom). E periureteric.

**Peri|ureterịtis:** meist chron. Entzündung des periureteralen Bindegewebes durch Übergreifen einer Ureteritis (z.B. bei Steineinklemmung). E periureteritis.

**peri|urethrạl:** um die Harnröhre. E periurethral. – **p. Drüsen:** kleine »akzessor. Urethraldrüsen« mit Struktur der Prostatadrüsen; s.a. ▸paraprostatische Drüsen. E p. glands.

**Peri|urethrịtis:** Entzündung des periurethralen Gewebes, meist mit Schwellkörperbeteiligung (Kavernitis); z.B. nach Katheterverletzung, bei Striktur, akuter Urethritis. E periurethritis.

**peri|vasal, -vaskulär:** in der Umgebung eines Blut- oder Lymphgefäßes. E perivascular.

**Peri|vaskulạr|raum:** der die Blutgefäße umgebende Raum. E perivascular space.

**Peri|vaskulịtis:** Entzündung der Gefäßscheiden u. des perivaskulären Gewebes (s.a. ▸Periarteriitis, ▸Periphlebitis). E perivasculitis.

**peri|vesikạl:** in der Umgebung einer Blase, i.e.S. der Harnblase. E perivesical.

**peri|vitelliner Raum:** *Zytologie* der in der 2. Reifeteilung des Eies durch Schrumpfung entstehende Raum zwischen Ovozyte u. Zona pellucida. E perivitelline space.

**Peri|zentẹse:** *Chirurgie* ▸Umstechungsnaht. E pericentesis.

**peri|zẹntrisch:** *Zytologie* das Zentromer u. beide Arme des Chromosoms betreffend. E pericentric.

**Peri|zystịtis:** auf die Serosa übergreifende Zystitis, i.w.S. auch die Entzündung der an die Blase angrenzenden Gewebe (Parazystitis). E pericystitis.

**Peri|zyt:** ▸Adventitiazelle. E pericyte.

**Per|jọd|säure,** Acidum perjodicum: $H_5JO_6$; schwache $J^{VII}$-Säure (Salze: Perjodate; thermolabil); starkes Oxidationsmittel. E periodic acid. – **P.-Schiff-Reaktion:** ▸PAS-Reaktion.

**Perkins-Linie** (GEORGE P., Orthopäde, Oxford): *Röntgenologie* Hilfsliniensystem (s. Abb.) für die Diagnostik der angeborenen ▸Hüftluxation. Hüftkopfkern (bzw. Diaphysenstachel) normal im medialen unteren, bei Luxationsanlage im lateralen unteren, bei Subluxation im oberen medialen, bei Luxation im oberen lateralen Quadranten. E Perkins line.

**Per|kolạt:** *Pharmazie* durch langsamen Lösemitteldurchfluss (»**Perkolieren**«) durch zerkleinerte Drogen etc. gewonnener Auszug, z.B. Fluidextrakt. E percolate.

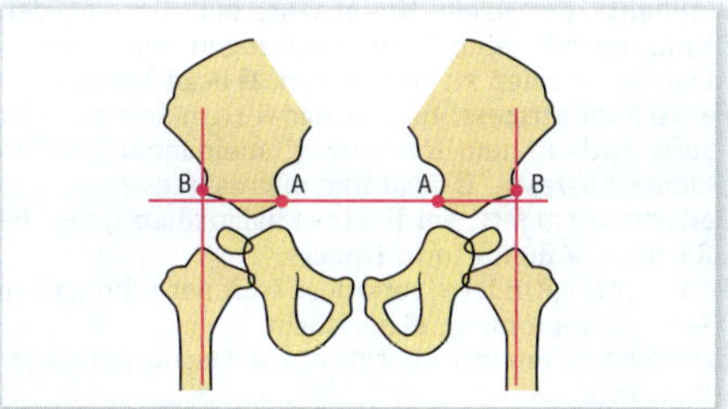


**Perkins-Linie:** A, B = der am weitesten medial bzw. lateral liegende Punkt des Os ilium an der Y-Fuge. [319]

P

**Per|kussion:** (AUENBRUGGER 1761) Beklopfen der Körperoberfläche, um aus den Schallqualitäten (Eigenschwingungen der erschütterten Gewebe) auf Ausdehnung u. Beschaffenheit der darunter liegenden Organe zu schließen. ***Durchführung:*** entweder direkt mit Perkussionshammer, Finger(n) oder ganzer Hand; oder aber indirekt, indem zwischen perkutierenden Finger (bzw. Hammer) u. Körperoberfläche ein – meist spatelförmiges – Kunststoffplättchen (Plessimeter) gelegt wird oder ein Finger der anderen Hand (Finger-Finger-P.). ***Schallqualitäten:*** Klopfschall mit charakterist. Qualitäten: laut = hell (große Amplitude), leise = gedämpft (kleine Amplitude), hoch = »Schenkelschall« (gedämpft, hohe Frequenzen), tief = sonor = »Lungenschall« (niedrige Frequenzen), kurz = leer (schnell abklingend), lang = voll (langsam abklingend), tympanitisch (regelmäßig schwingend), nicht tympanitisch, metallisch (sehr hohe Obertöne, tiefer Grundton, langsam abklingend). S.a. Abb. E percussion.

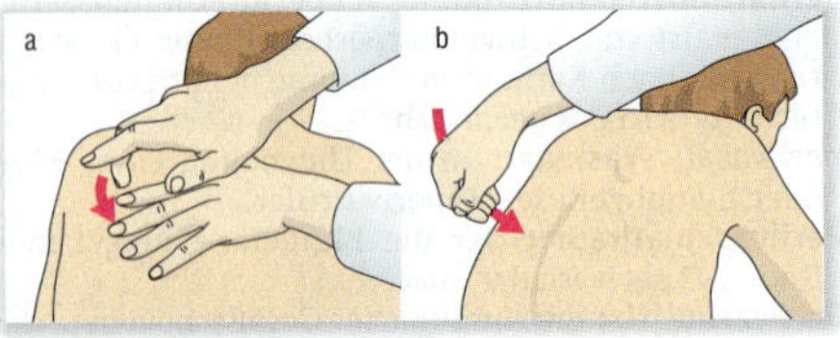


**Perkussion:** Fingerhaltung bei abgrenzender (a) u. bei vergleichender Perkussion (b). [365]

**Perkussions|auskultation:** lokalisierende Auskultation (über Organmitte) bei sich dem Organ nähernder Perkussion; mit Überschreiten der Grenze Schallintensivierung. E auscultatory percussion.

**Perkussions|versuch:** *Angiologie* bei Unterschenkelvarikose Beklopfen des Oberschenkels u. gleichzeit. Palpation der Varizen in Wadenhöhe mit der anderen Hand; venös fortgeleitete Erschütterungen sprechen für Venenklappeninsuffizienz. E percussion test.

**per|kutan:** durch die – unverletzte – Haut hindurch; z. B. p. Bestrahlung (▸Strahlentherapie), p. endoskopische ▸Gastrostomie, p. ▸Nukleotomie. E percutaneous.

**perkutane transluminale Katheterdilatation:** ▸PTCA, s. a. ▸Angioplastie.

**perkutane transluminale septale Myokardablation:** ▸PTSMA.

**Perkutieren:** ▸Perkussion. E percussion.

**perkutorisch, perkussorisch:** durch ▸Perkussion. E percussory.

**Perlecan:** ein ▸Proteoglykan. E perlecan.

**Perlèche** *(franz.): Dermatologie* ▸Angulus infectiosus. E angular cheilitis, perlèche.

**Perl|geschwulst:** ▸Cholesteatom.

**Perlia-Kern:** ▸Nucleus caudalis centralis (als Teil des Okulomotoriuskerns). E Perlia's nucleus.

**per|lingual:** durch die intakte Zungenschleimhaut hindurch. Parenterale Applikationsform bestimmter Arzneimittel (s. a. ▸sublingual). E perlingual.

**Perl|naht:** *Chirurgie* Knopfnaht, bei der vor dem Knüpfen bds. eine Perle aufgezogen wird, um ein Durchschneiden zu verhindern. E bead suture.

**Perl|schnur|abszess:** nach Schädel-Hirn-Schussverletzung entlang dem Narbenweg aneinander gereihte kleine Abszesse. E bead-like microabscesses.

**Perlschnur|finger:** verdickte Phalanxdiaphysen bei Rachitis. E moniliform fingers.

**Perl|sucht:** ▸Rindertuberkulose (mit perlschnurförm. Serosagranulomen). E perlsucht.

**perma|gnus** *(latein.):* übergroß; z. B. Hernia permagna. E gigantic.

**Per|manganat:** Salz der Permangansäure ($HMnO_4$; stark oxidierend). E permanganate.

**permeabel:** durchlässig, durchgängig. E permeable.

**Permeabilität: 1)** Eigenschaft eines porösen Gebildes, insbes. einer Membran (z. B. Zell-, Basalmembran, Endothel), Stoffe durchtreten zu lassen, wobei Durchlässigkeit u. Wanderungsgeschwindigkeit von Poren- u. Teilchengröße abhängig sind; s. a. ▸semipermeabel, ▸Diffusion. **2)** *Physik* Proportionalitätsfaktor zwischen magnetischer ▸Feldstärke u. magnetischer Induktion; s. a. ▸Magnetfeld. E permeability.

**Permeation, Perme|ieren:** Hindurchtreten eines Stoffes durch eine Membran (▸Permeabilität). S. a. ▸Transport, aktiver. E permeation.

**Permethrin:** ein Insektizid (▸Pyrethroid); lokale ***Anw.*** als antiparasitäres Mittel bei Läusen. E permethrin.

**Permissivität:** das verständnisvolle Anhören des Patienten ohne Wertung oder Urteil über das von ihm Mitgeteilte. E permissiveness.

**Perna,** Abk. für **Per**chlor**na**phthalin: als Nibren u. Halowax bezeichnete Gemische aus chlorierten Naphthalinen; ***Anw.*** zur Isolation von elektrischen Leitungen. – Die durch dir. Berührung mit chlorierten Naphthalinen oder durch Hautkontakt mit deren Staubsublimaten (v. a. bei Heißverarbeitung) hervorgerufene **P.-Krankheit** oder **-Akne** hat kein einheitl. Bild: chron. Verdickung der obersten Hautschichten (»Chlorakne«), Nervosität, Gewichtsabnahme, Anämie etc.; bei inhalativer Exposition auch Leberdystrophie. Schädigung z. T. wahrsch. durch Verunreinigungen; s. a. ▸Dioxine. E perna.

**per|nasal:** durch die Nase. E pernasal.

**Perniciosa:** ▸Perniziosa.

**Pernio,** Plur. **Perniones,** Erythema pernio: die »Frostbeule« nach wiederholter längerer Kälteeinwirkung; juckend bis schmerzhaft, unscharf begrenzt, bläul., am Rande evtl. hell- bis dunkelblauviolett (bei Erwärmung oft leuchtend rot), teigig-derb-weich unter gespannter, glänzender Oberhaut, mit Neigung zu Blasenbildung u. Ulzeration. E pernio, chilblain.

**per|niziös,** perniciosus: gefährlich, vernichtend, schwer, bösartig (s. a. ▸Perniziosa). E pernicious.

**Per|nizio|sa:** Kurzbez. für **1)** perniziöse ▸Anämie. **2)** »perniziöse« ▸Malaria.

**Perniziosa|fleckung:** die Pigmentierung roter Blutkörperchen (z. B. als ▸MAURER-Körnelung bei Malaria tropica); auch im Sinne einer Depigmentierung (▸Vitiligo) bei Vitamin-$B_{12}$-Mangel.

**Perniziosa|glossitis:** ▸MÖLLER-HUNTER-Glossitis (= Glossitis bei perniziöser Anämie).

**pero...:** Wortteil »deformiert«, »verstümmelt«.

**Pero|brachius:** Fehlbildung mit deformierten Armen. Analog: **Perch(e)irus,** mit deform. Händen. S. a. ▸Peromelie. E perobrachius, perochirus.

**Pero|daktylie:** angeborene Defektbildung an Fingern u./oder Zehen. E perodactylia.

**pero|mel:** stummelgliedrig.

**Pero|melie:** angeborener Gliedmaßendefekt (meist Unterarm oder -schenkel) in Form einer Stummelbildung. E peromelia.

**peronä...:** ▸perone...

**peroneal,** peron(a)eus: das Wadenbein betreffend, wadenbeinseitig (▸fibular). S. a. ▸Peroneus... E peroneal.

**Peroneal|sehnen|luxation, habituelle:** durch Zerreißung der Retinacula rezidivierende Spontanverlagerung der Peroneussehnen über den lateralen Knöchel auf den Fußrücken. E habitual peroneal tendon subluxation.

**Peroneal|typ:** *Neurologie* der durch frühzeitigen Steppergang imponierende Typ der neuralen Muskelatrophie CHARCOT-MARIE-TOOTH-HOFFMANN u. der myatrophischen Lateralsklerose. E peroneal type.

**perone|us:** zum Wadenbein gehörig (= fibularis). E peroneal. – **Perone|us:** Nervus bzw. Musculus peroneus (= N. bzw. M. fibularis); s. a. ▸Peroneal...

**Perone|us|lähmung:** ▸Fibularislähmung. E peroneal paralysis.

**Perone|us|phänomen: 1)** ▸Fibulareflex. E peroneal reflex. **2)** (LUST) ▸Fibularisphänomen. E Lust's fibular phenomenon.

**Pero|phalangie:** Kurzfingrigkeit durch Defekte oder Verkrümmung u. Fehlgestaltung von Finger- bzw. Zehenphalangen.

**per|oral,** per os, Abk. p.o.: durch die Mundöffnung bzw. Mundhöhle (d.h. über den Verdauungstrakt). E peroral, by mouth.

**Per|oxidase,** Abk. POX: **1)** Gruppe von Hämin-Enzymen (Verdo-, Lacto-, Myelo-Peroxidase; s.a. ▸Katalase, ▸Oxidase), die Wasserstoffperoxid ($H_2O_2$) als Akzeptor verwenden. **2)** Oxidoreductase (in Granulozyten u. deren Vorstufen, Sperma, Milch, Milz etc.) mit der Reaktion: R–$H_2$ (als Donor) + $H_2O_2 \rightarrow$ R (= oxidierter Donor) + 2 $H_2O$. Ihre enzymat. Aktivität in Zelle u. Gewebe, nachgewiesen durch einen der Katalasewirkung analogen Reaktionsmechanismus (Färbung eines in farbloser Form zugesetzten, durch P. zum Farbstoff oxidierbaren Substrates wie z.B. Benzidin [auch als NAS-Benzidin]), dient zum – nicht streng spezifischen – Nachweis von Blut, Leukozytenzylindern, Glucose, zur hämatologischen Differentialdiagnostik (▸Graham-Reaktion), Antikörpermarkierung, Färbung n. Graham, Sato, Goodpasture, Schultze, Arakawa u. anderen. E peroxidase.

**Per|oxide,** Peroxyde: vom Wasserstoffperoxid ($H_2O_2$) ableitbare Sauerstoff(O II)-Verbindungen der allg. Formel $^{I}R_2O_2$ ($^{I}$R = einwertiges Element, v.a. Metall, oder Radikal; frühere Bez.: »Superoxyde«, im Falle organischer Verbindungen »Peroxi-Gruppe«). Starke Oxidanzien (beim Vermischen mit Glycerin, Äther, Eisessig, Stroh etc. explosiver Zerfall!). E peroxides.

**Per|oxi|somen, -oxysomen:** Peroxidasen, Katalase u. Urikase enthaltende Zellorganellen. E peroxisomes.

**Pero|zephalie:** angeborene Schädeldefekte. E perocephalus.

**per|pendicularis** *(latein.)*: senkrecht. E perpendicular.

**perpetuell, perpetuus** *(latein.)*: ununterbrochen, (an)dauernd. E perpetual.

**Perphenazin:** ein ▸Neuroleptikum (Phenothiazin-Derivat mit Piperazin als basischer Komponente). E perphenazine.

**Perrault-Syndrom:** autosomal-rezessiv erbliches Syndrom mit Gonadendysgenesie (bei ♀) u. mit Innenohrschwerhörigkeit. E Perrault syndrome.

**per|rotatorisch:** durch Drehen ausgelöst; z.B. der ▸Drehnystagmus. E rotation-induced.

**per|septal:** durch das Nasenseptum bzw. zwischen dessen beiden Schleimhautblättern hindurch. E perseptal, through nasal septum.

**Per|severation:** **1)** das krankhafte Haften an einer eingeschlagenen Vorstellungsrichtung, erschwerte Umstellung auf ein neues Thema, insbes. als Symptom einer hirnorgan. Erkrankung. E perseveration. **2) tonische P.:** *Neurologie* bei Apraxie das Verharren in einer einmal gegebenen Innervationsstellung (»Kontraktionsnachdauer«). E tonic p.

**persistens, persistent** *(latein.)*: fortbestehend (▸Persistenz), persistierend. E persistent.

**Per|sis|tenz:** Fortbestehen. E persistence, persistency. **1)** *Pathologie* Bestehenbleiben einer fetalen Struktur (z.B. des ▸Ductus arteriosus) über den physiolog. Rückbildungstermin hinaus. **2)** *Neurophysiologie* Andauern einer Empfindung über den Reiz hinaus (z.B. pos. ▸Nachbild). **3)** *Virologie* fortdauernde virale Infektion trotz vorhandener Antikörper gegen entsprechende Viren; z.B. bei Herpes-, Slow- u. Zytomegalie-Virus-Infektion. **4)** *Genetik* durchschnittl. Wahrscheinlichkeit der Weitergabe eines die Vitalität u. Reproduktionsrate beeinflussenden – mutierten – Allels oder Genotyps im Laufe der Generationen.

**persistierend:** fortbestehend (▸Persistenz); z.B. p. Knabenstimme (s.u. ▸Stimmbruch). E persisting.

**Persönlichkeit:** die dem Einzelnen seine charakteristische, unverwechselbare Individualität verleihende Struktur des Gefühls-, Willens- u. Affektlebens (»Verhaltensstruktur«). E personality. – **P., abnorme:** ▸Psychopath.

**Persönlichkeits|abbau:** s.u. ▸Abbau. E deterioration of personality.

**Persönlichkeits|störungen:** Bez. für Krankheitsbilder, die sich in lang anhaltenden u. tief verwurzelten Extremvarianten menschlichen Verhaltens, Erlebens u. Kommunizierens äußern, z.B. mit starren u. unangepassten Reaktionen in persönlichen, beruflichen u. anderen sozialen Lebenssituationen, beruflicher Leistungseinbuße u. reduzierter sozialer Interaktionsfähigkeit sowie deutlichen Einschränkungen des subjektiven Erlebens. Nach dem internationalen Klassifikationssystem ICD-10 werden acht Typen unterschieden: paranoide P.; schizoide P.; dissoziale P.; emotional instabile P.; histrionische P.; anankastische P.; ängstliche (vermeidende) P.; abhängige P.; sonstige spez. P. – Die Bez. P. hat den zunehmend als abwertend empfundenen klassischen Begriff »Psychopathie« weitgehend abgelöst; Überschneidungen bestehen zum psychoanalytischen Konzept der ▸Charakterneurose. E personality disorders.

**Persönlichkeits|tests:** Testverfahren, die v.a. Charaktermerkmale u. Einstellungen prüfen (im Gegensatz zu den ▸Leistungstests, die Intelligenz, motorische Koordination u. Ähnliches prüfen); als projektive Tests (z.B. ▸Rorschach) oder als Fragebogen (MMPI [Minnesota Multiphasic Personality Inventory] Saarbrücken; FPI [= Freiburger Persönlichkeits-Inventar]). ***Anw.*** in der klinischen Psychodiagnostik u. bei Eignungsuntersuchungen. E personality tests.

**Personen|dosis:** *Radiologie* nach der Strahlenschutzverordnung (StrlSchV) vom 20.7.2001 die bei einer strahlenexponierten Person festgestellte Äquivalentdosis, gemessen mit den dort (Anlage VI, Teil A) angegebenen Messgrößen an einer für die Strahlenexposition repräsentativen Stelle der Körperoberfläche.

| | höchstzugel. Jahresdosis | Berufslebensdosis | Gesamtdosis | StrlSchV |
|---|---|---|---|---|
| Bevölkerung | 1 mSv | – | – | § 46 |
| beruflich strahlenexponierte Personen | 20 mSv | 400 mSv | – | § 55, 56 |
| Ungeborene während der Schwangerschaft | – | – | 1 mSv | § 55 |

**Personendosis:** höchstzugelassene Werte nach StrlSchV.

**Per|sorption:** parazelluläre Aufnahme von Wasser u. darin befindlicher unverdauter, bis zu 120 µm großer Teilchen aus dem Nahrungsbrei durch die Darmschleimhaut in den Lymph- oder Blutkreislauf; die Teilchen verursachen dann Mikroembolien (»Versandung«) oder aber werden phagozytiert oder renal eliminiert.

**Per|spiratio(n):** die sog. Hautatmung (i.w.S. jeder Stoffaustausch durch die Haut). E perspiration. – **P. in|sensibilis:** die dauernde Abgabe (Diffusion) von Wasserdampf durch die Haut ohne Beteiligung der Schweißdrüsen (beim Erwachsenen ca. 500–800 g pro Tag, max. 6 mg/cm²/h bei 33 °C). E insensible p.

**per|stans** *(latein.)*: fortdauernd.

**Per|suasion:** *Therapie* belehrende Überredung, indem beim Patienten Verständnis für seine situations- u. persönlichkeitsbedingten Schwierigkeiten geweckt wird. E persuasion.

**Per|sufflation:** »Durchblasung« des Eileiters (▸Pertubation) bzw. der Ohrtrompete (▸Politzer-Luftdusche). E persufflation.

**Perthes** (GEORG CLEMENS P., 1869–1927, Chirurg, Tübingen). – **P.-Jüngling-Krankheit** (OTTO A. J., 1884–1944, deutscher Chirurg, Flensburg), Ostitis multiplex cystoides: multiple, pseudozyst. Knochenherde (v.a. Hand- u. Fußskelett) bei der ▸BESNIER-BOECK-SCHAUMANN-Krankheit (»Knochen-BOECK«). Mit örtl. schmerzhafter Weichteilschwellung (wie »Frostbeulen«). ***Histol.:*** vom Knochenmark ausgehendes Sarkoidgewebe, pseudozyst. Knochenabbau, seltener diffuse Atrophie, evtl. geringe Sklerosierung, keine periostale Reaktion. – **P.(-Calvé-Legg-Waldenström)-Krankheit,** Osteochondropathia deformans coxae juvenilis, Coxa plana idiopathica, MAYDL-Krankheit: (1910) aseptische Osteonekrose des Schenkelkopfes im Kindesalter (3.–10. Lj., deutl. Androtropie). ***Klinik:*** schmerzhafte Bewegungseinschränkung im Hüftgelenk, Hinken, später Muskelatrophie u. Abduktionskontraktur; Erweiterung des Gelenkspaltes (Erguss), dann Abflachung, Verdichtung u. Fragmentierung der Kopfepiphyse, im Reparationsstadium Defektbildung, Schenkelhalsverkürzung, Pilz- bis Walzenform des Hüftkopfes, später sek. Koxarthrose. ***Ther.:*** frühestmögliche Entlastung mit Unterarmgehstützen, Krankengymnastik zum Erhalt der Beweglichkeit u. möglichst guter Passform des Hüftkopfes (»Containment«), evtl. Operation. **E** Legg-Calvé-Perthes disease. – **P.-Operation:** Tenodese des Extensor carpi radialis brevis an der Radiusepiphyse u. Vereinigung der Sehnen des Extensor digitorum comm., Flexor carpi uln. und der drei langen Daumenstrecker in leichter Streckstellung bei Radialislähmung. – **P.-Versuch:** Verfahren zur Beurteilung der Durchgängigkeit der tiefen Beinvenen bei ▸Varikose. ***Durchführung:*** leichtes Abschnüren (Gummibinde) oberhalb der Varizen am Stehenden, dann – durch Kniebeugen oder Umhergehen – rhythmische Kontraktion der Wadenmuskulatur. Bei offenen Venae communicantes u. perforantes u. funktionsfähigen Venenklappen entleeren sich die gestauten Varizen. **E** P. test.

**per|trochantär:** durch das Trochantergebiet des Femurs; z.B. die **p. Fraktur** (s.u. ▸Trochanterfraktur). **E** pertrochanteric.

**Per|tubation,** Persufflation: zur Prüfung der Durchgängigkeit der Eileiter Einblasen eines Gases ($CO_2$, $O_2$) unter Überdruck (max. 200 mmHg) durch eine in den Zervikalkanal eingeführte Kanüle oder spez. **P.-katheter**; Erfolgskontrolle auskultatorisch u. anhand des Druckverhaltens; zugunsten der ▸Hydropertubation weitgehend verlassen. **E** pertubation.

**Per|tussis:** ▸Keuchhusten. **E** pertussis.

**Pertussis|dreieck:** *Röntgenologie* (GÖTTCHE) bei Keuchhusten streifige Zeichnungsvermehrung (Peribronchitis) im parakardialen Untergeschoss.

**Pertussis|vakzine:** Keuchhustenimpfstoff (▸Keuchhusten). **E** pertussis vaccine.

**Pertusso|id:** Pertussis-ähnlicher Husten bei Sinobronchitis, Mukoviszidose, Fremdkörperaspiration etc. **E** pertussoid.

**Peru|balsam,** Balsamum peruvianum: s.u. ▸Balsamum. **E** Peruvian balsam.

**Peru|warze:** s.u. ▸Bartonellosis. **E** Peruvian wart.

**Per|version** *(latein. perversus = verkehrt, falsch, schlecht),* Paraphilie: während der Inquisition verwendeter Begriff, gleichbedeutend mit Häresie (Ketzerei). Später angewandt auf Sexualpraktiken u. -vorstellungen, die von der Gesellschaft geächtet oder zumindest als anrüchig betrachtet wurden. Als solche galten u. gelten z.T. noch heute Exhibitionismus, Fetischismus, Sadismus u. Masochismus, aber auch Homosexualität. Der willkürliche u. dem jeweilig vorherrschenden Rechts- u. Moralgefüge verhaftete Gebrauch des Begriffs wird besonders deutlich an der Einordnung der Homosexualität, die nach den Erkenntnissen der Sexualforschung als Variante normalen Sexualverhaltens gilt. Der Begriff Perversion wurde zwar in der psychoanalytischen Terminologie von FREUD wissenschaftlich verwendet (Sexualität, die auf einem kindlichen Entwicklungsstand stehen blieb), hat aber seinen extrem wertenden Charakter nicht verloren. Wird deshalb in der neueren wissenschaftlichen Literatur nur noch selten, meist in historischem oder psychoanalytischem Zusammenhang, gebraucht. **E** perversion.

**Per|vigilium:** ▸Schlaflosigkeit. **E** pervigilium.

**Pervitin**®: Metamphetamin, ein dem Betäubungsmittelgesetz unterliegendes Analeptikum.

**Per|zentile:** *Statistik* Hundertstel-Wert (s.u. ▸Quantile). **E** percentile.

**Per|zeption:** ▸Empfindung, ▸Wahrnehmung; *physiol* i.e.S. der Vorgang des Auffassens u. Erkennens, u. zwar ohne gedankliche Verarbeitung u. Beurteilung (Apperzeption); bedarf – im Gegensatz zur Apperzeption – nicht der willkürl. Hinwendung der Aufmerksamkeit. **E** perception.

**Perzeptions|schwer|hörigkeit:** s.u. ▸Innenohr... **E** perceptive deafness.

**per|zeptiv:** Wahrnehmung erzeugend, die ▸Perzeption betreffend (= perzeptorisch). **E** perceptive.

**Per|zeptivität:** Fähigkeit zur ▸Perzeption. **E** perceptivity.

**Pes: 1)** Fuß: Endabschnitt des Beines, mit Fußwurzel (▸Tarsus), Mittelfuß (▸Metatarsus) u. Zehen (▸Digiti pedis), Fußrücken (Dorsum pedis) u. -sohle (▸Planta) sowie Ferse (Calx). Fußdeformitäten (s. Abb.) häufig kombiniert mit Zehenfehlbildungen (z.B. Hallux valgus). **E** pes; foot. – **P. ab|ductus:** Abduktionsstellung des Vorfußes. – **P. ad|ductus:** ▸Sichelfuß. – **P. arcuatus:** ▸Hohlfuß. – **P. calcaneo|ex|cavatus:** ▸Hackenhohlfuß. – **P. calcaneo|valgus:** ▸Knick-Hacken-Fuß. – **P. calcaneus:** ▸Hackenfuß. – **P. cavus:** ▸Hohlfuß. **E** cavus f. – **P. equino-ex|cavatus:** ▸Ballenhohlfuß. – **P. equino|valgus:** Spitzfuß in Valgusstellung. – **P. equino|varus:** ▸Klumpfuß. – **P. equinus:** ▸Spitzfuß. **E** equinus f. – **P. ex|cavatus:** ▸Hohlfuß. – **P. meta|tarsus:** ▸Spreizfuß. – **P. plano-trans|versus:** ▸Senk-Spreiz-Fuß. – **P. plano|valgus:** ▸Knick-Senk-Fuß. – **P. planus:** Senkfuß; i.w.S. ▸Plattfuß. **E** flat f. – **P. pronatus:** inkorrekte Bez. für ▸Knick-Platt-Fuß. **E** pronated f. – **P. supinatus:** inkorrekt für Klumpfuß. – **P. trans|versus:** ▸Spreizfuß. – **P. valgus:** ▸Knickfuß. – **P. varus:** ▸Klumpfuß. **2)** fußartige (basale) oder -ähnliche Formation, v.a. im zentralen Nervensystem, z.B. ▸Pes anserinus, ▸Pes hippocampi. – **P. anserinus** *(latein. = Gänsefuß)* – **P. a. superficialis:** aus der Vereinigung der Semitendineus-, Grazilis- u. Sartorius-Sehnen hervorgehende dreikantige Sehnenplatte, die unterhalb der Tuberositas am medialen Schienbein ansetzt. – **P. a. profundus:** aus der Semimembranosus-Sehne hervorgehende drei Züge (hinten an der Kniegelenkkapsel) zum medialen Tibiakondylus, zur Popliteusfaszie u. als Ligamentum popliteum obliquum. – **P. hippo|campi,** Ammonshorn: zur Riechformation gehörender Teil des Großhirns, der als bogenförmiger Wulst in das Unterhorn des Seitenventrikels vorspringt u. mit den Hörnern des ägyptischen Gottes Amum Kneph verglichen wurde.

**Pessar:** *Gynäkologie* in die Scheide bzw. Uterushöhle einzulegender Metall-, Gummi- oder Kunststoffkörper (meist ring- oder schalenförmig), entweder zur Korrektur von Lageanomalien des inneren Genitales (z.B. n. HODGE, THOMAS, FRITSCH, SCHATZ, CRAMER) oder zur Kontrazeption (▸Diaphragma-Pessar, ▸Portiokappe); ferner das ▸Intrauterin-Pessar. **E** pessary.

**Pest,** Pestis: endem.-epidemische akute Infektionskrankheit, hervorgerufen durch Pasteurella = ▸Yersinia pestis (Eintrittspforte Haut oder Respirationstrakt). Hochkontagiös, schon bei Verdacht anzeigepflichtig u. scharfen Quarantänemaßnahmen zu unterwerfen; ursprüngl. hämorrhag. Septikämie bei Nagetieren. Endemisches Auftreten in den sog. P.-Reservoiren in Nordasien (»Sibirische P.«, »Mongolische P.«), Iran u. Afrika, sporadisch in Nord- u. Südamerika. War eine der großen Volksseuchen Europas, v.a. im 14.–18. Jh. mit zahlreichen Epi- u. Pande-

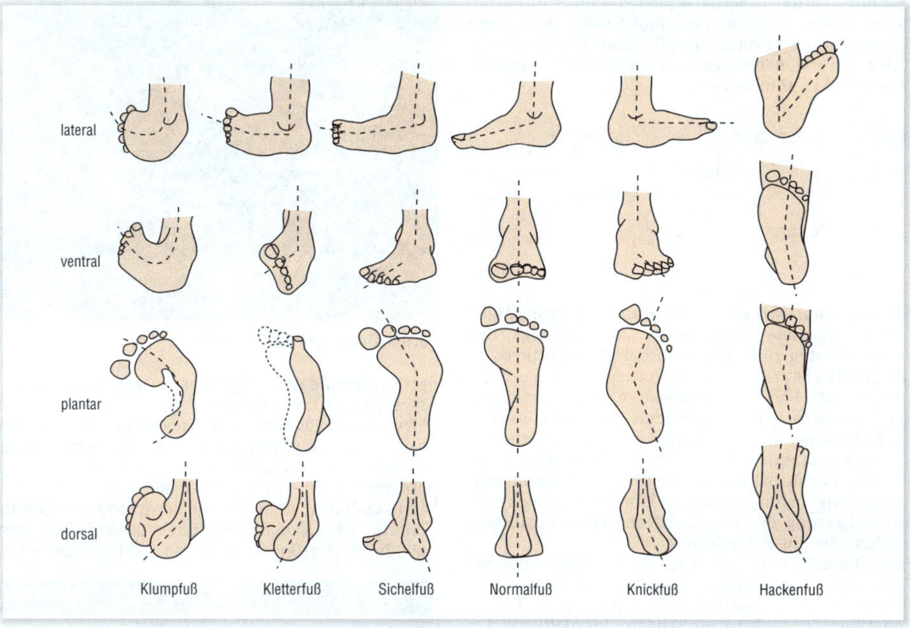


**Pes:** die häufigsten Fußdeformitäten. [43]

mien: 1347–52 »schwarzer Tod« (hämorrhagische Form), 1665 London, 1720/21 Marseille; zuletzt 1910/11 Mandschurei (Lungen-P.), 1936 Malta. ***Klinik:*** nach Inkubationszeit von im Allg. 2–5 Tagen schwere toxikäm. Allgemeinerscheinungen (hohes Fieber, frühe Herz-Kreislauf-Schwäche, Unruhe, Benommenheit bis Delir). Manifestation als ▸Bubonen- (häufigste Form), ▸Lungen- u. septische = septikämische P. (▸Pestseptikämie), selten als primäre Haut-P. (am Ort des Erregereintritts). Nach Überstehen lang anhaltende Immunität; P.-Schutzimpfung (meist mit abgetöteten Pest-Bakterien) senkt Morbidität u. Mortalität auf 15–25 %. ***Diagn.:*** Agglutinationstest (WIDAL) u. KBR (beweisend ist signifikanter Titeranstieg in 2 Wo.), ferner bakteriol. (mikroskop. u. kulturell aus Bubonensaft, Blut, Sputum). E plague, pestis.

**Pestasitidis rhizoma,** Pestwurzelstock: Heilpflanze; in spezieller Aufbereitung nachweislich wirksam bei Migräne, Heuschnupfen, krampfartigen Beschwerden der ableitenden Harnwege (adjuvant); ***Kontraind.:*** Schwangerschaft u. Stillzeit.

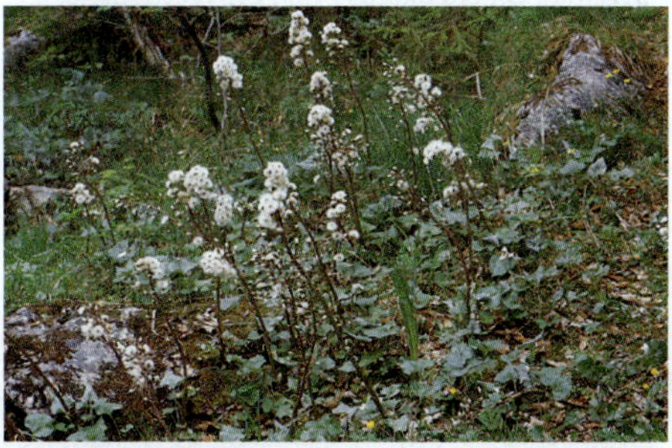

**Pestasitidis rhizoma:** Gewöhnliche Pestwurz. [448]

**Pest|bakterium:** ▸Yersinia pestis. E plague bacillus.

**Pest|beule:** ▸Bubo, maligner. E pestilential bubo.

**Pest|floh:** ▸Xenopsylla cheopis.

**Pestis** *(latein.)*: Seuche, z. B. P. americana (Gelbfieber), P. variolosa (Pocken). I. e. S. die ▸Pest. – **P. bubonica, P. inguinaria:** ▸Bubonenpest. E bubonic plague. – **P. minor:** milde Form der Bubonenpest mit nur einem Knoten.

**Pesti|zide:** die chem. Schädlingsbekämpfungsmittel (Agari-, Fungi-, Insekti-, Nemati-, Rodentizide, Repellents etc.). E pesticides.

**Pest|pneumonie:** ▸Lungenpest. E plague pneumonia, pneumonic plague.

**Pest|schutz|impfung, -vakzine:** s. u. ▸Pest. E plague vaccination, p. vaccine.

**Pest(sept)ik|ämie:** primäre oder sek. (terminal bei Bubonen- oder Lungen-P.), tox.-septische Verlaufsform der Pest nach Einbruch der Erreger in die Blutbahn; mit Fieber, Erbrechen, Delir, Milztumor, diffusen Haut- u. Schleimhautblutungen; fast stets letal. E plague septicemia.

**Pestwurzelstock:** ▸Pestasitidis rhizoma.

**PET:** Abk. für ▸Positronen-Emissions-Tomographie. E PET.

**...petal:** Suffix »in Richtung ... strebend«.

**pete|chial:** punkt-, fleckförmig, petechienartig. E petechial.

**Pete|chien:** kleinste, punktförm. Haut- oder Schleimhautblutungen (Kapillarblutung); Einzeleffloreszenzen der ▸Purpura. E petechiae.

**Petechien|test:** ▸RUMPEL-LEEDE-Test. E petechia test, Rumpel-Leede test.

**Peter-Linie:** Horizontale durch den Oberrand der Symphyse, die normalerweise durch beide Trochanter-major-Spitzen verläuft (bei Trochanterhochstand tiefer).

**Peters-Anomalie,** PETERS(-SEEFELDER)-Syndrom: sehr seltene, autosomal-dominant vererbte, meist beidseitige Fehlbildungen des Auges: zentrales Leukom, Defekt der DESCEMET-Membran, Abflachung der Vorderkammer (evtl. sek. Hydrophthalmus), vorderer u. hinterer Polstar, teilweise Persistenz der Pupillarmembran. E P.' anomaly.

**Petersilie:** ▸Petroselinum sativum.

**Petges-Cléjat(-Jacobi)-Krankheit,** Poikilodermatomyositis, Dermatitis atrophicans reticularis: fieberhafte Dermatitis atrophicans mit generalisierter Myositis. Sonderform der Dermatomyositis?. E syndrome of Petges-Cléjat.

**Pethidin,** Ethyl-1-methyl-4-phenyl-4-piperidincarboxylat, Isonipekain, Meperidin(e): eines der ersten (1939) synthet. Ersatzmittel (Formel) für ▸Morphin; ***Anw.*** peroral, parenteral u. rektal als Narkoanalgetikum (BTM). E meperidine.

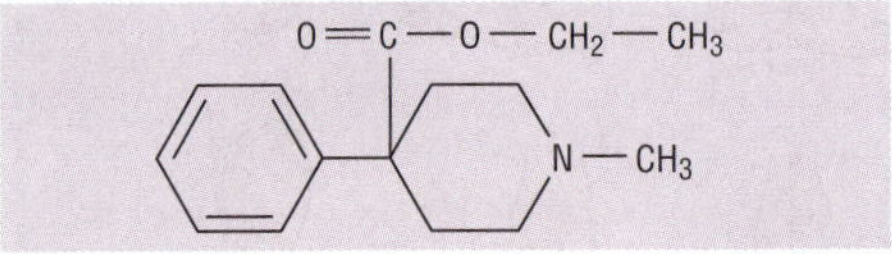

**Pethidin.**

**Petiolus:** *Anatomie* »Stiel«. E petiole. – **P. epiglottidis:** »Epiglottisstiel«; unten an der Cartilago epiglottica bindegewebig zum Schildknorpel. E epiglottic p.

**(du-)Petit** (FRANÇOIS POURFOUR DU P., 1664–1741, Augenarzt, Paris). – **P.-Kanal:** ▸Spatia zonularia. E Petit's canal. – **P.-Sinus:** ▸Sinus aortae. E P.'s sinus. – **P.-Syndrom:** (1727) okulopupillärer Symptomenkomplex mit einseitiger Mydriasis, Lidspaltenerweiterung, Exophthalmus u. – fakultativ – Augendrucksteigerung (»umgekehrter« HORNER-Komplex) infolge Reizung des gleichseitigen Halssympathikus. E Pourfour du P. syndrome.

**Petit-Dreieck** (JEAN LOUIS P., 1664–1750, Anatom u. Chirurg, Paris): »unteres Lendendreieck«, die vom Musculus obliquus externus abdominis u. M. latissimus dorsi (u. Beckenkamm) begrenzte Muskellücke; Bruchpforte der **P.-Hernie** (▸Hernia lumbalis inferior). E Petit's (lumbar) triangle.

**Petit mal** *(franz. = kleines Übel):* der sog. kleine generalisierte epileptische Anfall. E petit mal, absence. – **P. m. impulsif, myo|klonisches P. m.:** P. m. mit massiven beidseitigen Myoklonien; im EEG bilateral-synchrone Polyspikes oder aber Polyspike-Wave-Entladungen. Häufig bei generalisierter Epilepsie, die auch Grand-Mal-Anfälle (»impulsive Epilepsie«) oder Absencen aufweist. E myoclonic absence. – **P. m. pro|pulsif:** ▸Blitz-Nick-Salaam-Krämpfe (als P. m. mit Flexionsbewegungen; s.a. ▸P. m. retropulsif). E jackknife seizures. – **P. m. retro|pulsif:** ▸Absence mit Aktivität der Strecker = Extensoren; bei gehäuftem Auftreten: als ▸Pyknolepsie. E p. m. with head retropulsion. – **P.-M.-Status:** einem stunden- bis tagelangen Dämmerzustand ähnl. Serie von Absencen, zwischen denen das Bewusstsein nicht erlangt wird. ***EEG:*** diskontinuierliche, regel- oder unregelmäß. Spike-Wave- oder Poly-S-W-Aktivität, meist von langsamer Tätigkeit unterbrochen (sonst: »Epilepsia minor continua«). E absence status.

**Pe|tri|el|li|dum boydii:** neuere Bez. für Monosporium apiospermum; s.a. ▸Lungenpetriellidosis.

**Petri|ficatio, -fikation:** »Versteinerung« eines Körpergewebes, meist i.S. der Kalzinose. E petrifaction.

**Petri-Schale** (JULIUS RICHARD P., 1852–1921, Bakteriologe, Berlin): runde, flache Glas- oder Kunststoffschale (∅ 9–12 cm) mit senkr. Wand u. übergreifendem Deckel; v.a. für bakt. Nährböden. E Petri dish.

**Petrissage** *(franz.):* ▸Knetung. E petrissage.

**Petro|apizitis:** *Otologie* s.u. ▸Petrositis.

**Petroselinum sativum,** Petersilie: Küchengewürzpflanze; in spezieller Aufbereitung mit nachweislicher Wirkung bei Entzündungen der ableitenden Harnwege u. Nierengrieß (Durchspülungstherapie). ***Kontraind.*** bei Schwangerschaft u. während der Stillzeit. ***NW:*** selten allergische Hautreaktionen u. Photosensibilisierung; Vergiftungen durch P.-Samen wurden beobachtet. E parsley.

**Petrosis:** *Pathologie* ▸Petrificatio.

**Petrositis:** Entzündung (meist eitrig) der Pars petrosa des Schläfenbeins (oft mit Mastoiditis), evtl nur der Felsenbeinspitze (»Petroapizitis«: ▸GRADENIGO-Syndrom). E petrositis.

**petroso..., petro...:** Wortteil »Felsenbein« (Pars petrosa ossis temporalis).

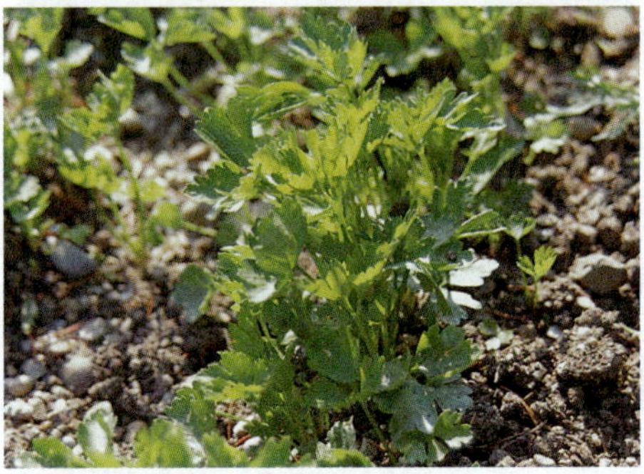

**Petroselinum sativum.** [399]

**petro|sphenoidales Syndrom:** ▸JACOD-Syndrom. E petrosphenoid syndrome.

**Petrosum: 1)** Os petrosum (knöcherner Teil der embryonalen Labyrinthkapsel). **2)** Pars petrosa ossis temporalis (= »Felsenbein«).

**petrosus** *(latein.):* felsig. E petrous.

**Petrussa-Index:** Maßzahl zur Schätzung des Gestationsalters des Neugeborenen in Wochen (= 30 + Summe der Bewertungsziffern; Tab.). E Petrussa index.

| | 0 | 1 | 2 |
|---|---|---|---|
| **Haut** | rot/dünn + Ödem | rot oder Ödem | rosig |
| **Ohr** | formlos, weich | Helix nur oben umgeschlagen | volle Form (Helix völlig umgeschlagen), fest |
| **Brust** | roter Punkt | Areola $< 5$ mm | Areola $> 5$ mm |
| **Testes** | inguinal | hoch im Skrotum | im Skrotum |
| **Labia majora** | $<$ Labia minora | $\sim$ Labia minora | $>$ Labia minora |
| **Sohlenfalten** | distal nur 1–2 | distale Hälfte | ganze Sohle |

**Petrussa-Index.**

**V.-Pettenkofer-Reaktion** (MAX VON P., 1818–1901, Chemiker, Apotheker u. Hygieniker, München): Gallensäuren-Nachweis (z.B. im Harn) mit 10%iger Rohrzucker-Lsg. u. einigen Tropfen konzentr. $H_2SO_4$ (Purpurrotfärbung durch Addition mit Furfurolen). Zahlreiche Modifikationen (z.B. BISCHOFF, MYLIUS). E Pettenkofer's test, P.'s reaction.

**Petting** *(engl.): Sexologie* sexuelle Betätigung ohne eigentl. Geschlechtsverkehr, mit wechselseit. manueller Reizung der Genitalien u. erogenen Zonen.

**Petz-(Näh-)Apparat:** zangenförmiger ▸Nähapparat für einreihigen Nahtverschluss (Metallklammern) im Magen-Darm-Bereich. E Petz clamp.

**Peutz-Jeghers(-Klostermann-Touraine)-Syndrom** (JOH. LAURENTIUS AUGUSTINUS P., 1886–1957, niederl. Internist; HARALD J.): (1921 bzw. 1949) die 1896 von HUTCHINSON beschriebene angeborene ▸Lentigopolyposis. E Peutz-Jeghers syndrome.

**-pexie:** Suffix »op. Anheftung«. E -pexy.

**Peyer-Drüsen, P.-Haufen, P.-Plaques** (JOHANN KONRAD P., 1653–1712, Anatom, Schaffhausen): die ▸Folliculi lymphatici aggregati des Dünndarms. E Peyer's patches (plaques, glands).

**Peyotl:** rauscherzeugende mexikan. Droge aus dem Kaktus »Lophophora williamsii«. E peyote, peyotl.

**(de-la-)Peyronie-Krankheit** (FRANÇOIS DE LA P., 1678–1747, Chirurg, Paris): ▸Induratio penis plastica. E Peyronie's disease.

**PF,** Abk. Plättchenfaktor: ▸Thrombozytenfaktor.
**Pfählungs|verletzung:** durch »Aufspießung« (Zaunspitze, Deichsel, Rinderhorn etc.) hervorgerufene tiefe, kanalförm. Verletzung am Rumpf (v.a. Genitoanalregion); im Allg. mit schwerster Weichteil- u. Organzerreißung. **E** impalement injury.
**P-Faktor: 1)** *Serologie* s.u. ▸P-System. **E** P factor. **2)** platelet factor: *Hämatologie* ▸Thrombozytenfaktor.
**Pfanne:** *Anatomie* ▸Gelenkpfanne. **E** socket.
**Pfannen|band: 1)** ▸Ligamentum calcaneonaviculare plantare. **2)** ▸Ligamentum capitis femoris. **3)** ▸Ligamentum transversum acetabuli.
**Pfannen|dach: 1)** der obere, vorspringende, durch das Labrum acetabulare verstärkte Rand der Hüftgelenkpfanne, der den Femurkopf dachartig umschließt. **E** acetabular roof. **2)** der von Acromion, Processus coracoideus u. Ligamentum coracoacromiale gebildete Abschluss des Schultergelenks.
**Pfannendach|plastik:** s.u. ▸Hüftpfannenplastik. **E** acetabuloplasty.
**Pfannen|erker:** *Röntgenologie* der überhängende seitl. Ausläufer des Hüftpfannendachs auf der a.p. Aufnahme.
**Pfannen|öffnungs|winkel:** *Röntgenologie, Orthopädie* (ULLMANN) die Neigung der Hüftpfanne in der Frontalebene, gemessen gegen die Horizontale durch die Fußpunkte der beidseitigen KÖHLER-Tränenfigur. **E** acetabular index.
**Pfannenstiel-Schnitt** (HERMANN JOHANNES PF., 1862–1909, Gynäkologe, Breslau): kranialkonvexer Bauchdeckenschnitt 2–3 Querfinger oberhalb der Symphyse (v.a. bei Schnittentbindung, gyn. u. urol. Op.); nach Durchtrennen von Haut, Fettgewebe u. Aponeurose u. Auseinanderdrängen der Mm. recti mediane Längseröffnung der Bauchhöhle (gutes kosmet. Ergebnis durch »gekreuzte Nahtreihe«). **E** Pfannenstiel's incision.
**Pfannen|wanderung:** Kranialausweitung der Hüftpfanne (»Sekundärpfanne«) bei Dysplasie oder durch fortschreitenden örtlichen Krankheitsprozess mit Zerstörung, z.B. bei Osteomyelitis, Koxitis.
**Pfannen|winkel:** s.u. ▸Hüftluxation (dort Abb.).
**v.-Pfaundler-Hurler-Syndrom** (MEINHARD V. PF., 1872–1947, Kinderarzt, München; GERTRUD H.), Dysostosis multiplex, Lipochondrodystrophie, Mucopolysaccharidosis Typ I-H: am Ende des 1. Lebensjahrs (u. später) sich manifestierende autosomal-rezessiv erbliche ▸Mucopolysaccharidose mit Ablagerung von Dermatan- u. Heparansulfat in Mesenchym- u. Ganglienzellen. Der primäre Enzymdefekt betrifft die α-Iduronidase der Lysosomen. ***Klinik:*** Der charakterist. klin. Phänotyp umfasst disproportionierten Minderwuchs, großen, plumpen Schädel mit eingezogener Nasenwurzel u. wulst. Lippen (»Wasserspeiergesicht«, »Gargoylismus«), kurzen Hals, Lendenkyphose, kurze, gedrungene Hände u. Finger (sog. Tatzenhände), Streckhemmungen, großen Bauch bei Hepato-Spleno-Megalie u. Nabelhernie, Hornhauttrübungen, geistige Retardierung, Schwerhörigkeit. ***Diagn.:*** Röntgenologische Zeichen sind eine tiefe, verlängerte Sella u. deformierte Röhrenknochen, Zuckerhutphalangen; Blutbefund: ▸ALDER-REILLY-Granulationsanomalie. ***DD:*** Das Syndrom ist abzugrenzen vom X-chromosomal-rezessiv vererbten ▸HUNTER-Syndrom (Typ II) u. von anderen autosomal-rezessiv erblichen Mucopolysaccharidosen (Typ I-S = SCHEIE-Syndrom [= ▸ULLRICH-SCHEIE-Krankheit], die Typen III–VII). S.a. ▸HURLER-SCHEIE-Variante. **E** Pfaundler-Hurler syndrome.
**PFC-Syndrom,** Abk. für Persistenz der fetalen Circulation: seltene, bei Neugeborenen infolge eines Rechts-links-Shunts über den Ductus arteriosus u./oder Foramen ovale auftretende zentrale Zyanose ohne Herzfehler. Ursache: erhöhter Widerstand im Lungenkreislauf (z.B. infolge Aspiration, Schock, Pneumonie etc.). Bildet sich meist nach Sauerstoff-Insufflation bzw. -Beatmung u. Therapie mit Vasodilatatoren nach ca. 1 Woche zurück. **E** persistent fetal circulation.
**Pfeffer:** ▸Piper.
**Pfeffer|minze:** ▸Mentha piperita. **E** peppermint.
**Pfeffer-Salz-Fundus:** der charakteristisch veränderte Augenhintergrund bei konnatal-syphilitischer Chorioretinitis, s. Abb. **E** pepper-salt fundus.

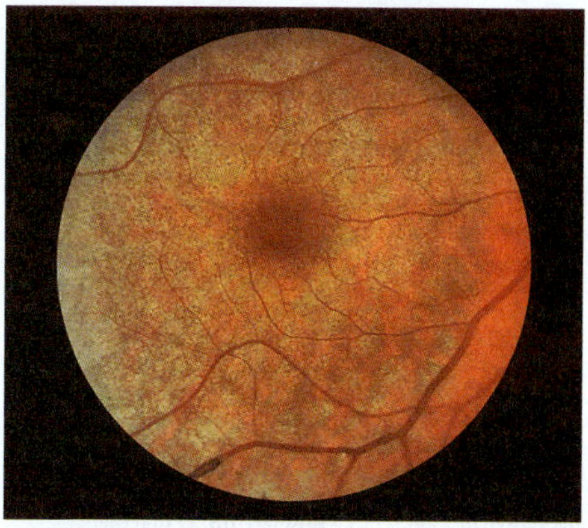

**Pfeffer-Salz-Fundus:** Augenhintergrund bei tapetoretinaler Netzhautdegeneration. [437]

**Pfeifen,** Rhonchi sibilantes: hochfrequente (»trockene«) Rasselgeräusche als auskultatorisches Phänomen – meist zus. mit Brummen, Giemen, Schnurren, Zirpen – bei Bronchusstenose, Bronchialasthma, spast. Bronchitis, Lungenemphysem. **E** sibilant rale.
**Pfeifen|stein:** *Urologie* Blasen-Harnröhren-Stein in Form einer Tabakspfeife, wobei der »Pfeifenkopf« intravesikal (vor der Harnröhrenmündung), der »Stiel« in der hinteren Urethra liegt.
**Pfeifer-Weber-Christian-Syndrom** (VIKTOR PF., 1846–1921, dt. Arzt; FREDERICK PARKES W., 1863–1962, brit. Arzt, London; HENRY ASBURY CH., 1876–1951, amerikan. Arzt, Boston), Panniculitis nodularis: (1892; 1925; 1928) v.a. bei ♀ vorkommende, schubweise rezidivierende Lipogranulomatose mit fieberhaften Allgemeinerscheinungen u. multiplen, druckschmerzhaften Knoten (leukohistiozytäre Infiltrate, Fettgewebsnekrosen). Diese sind im subkutanen Fettgewebe (v.a. Stamm, Extremitäten, evtl. symmetrisch) lokalisiert u. zeigen allgemein keine Tendenz zum Einschmelzen u. Durchbruch. Abheilung nach Wo. bis Mon. mit lokaler Atrophie (»Hautdellen«). **E** Weber-Christian disease.
**Pfeiffer** (**1)** EMIL PF., 1846–1921, Internist, Wiesbaden; **2)** RICHARD FRIEDR. PF., 1858 – 1945, Bakteriologe, Königsberg, Breslau; **3)** RUDOLF A. P., geb. 1931, Humangenetiker, Erlangen). – **Pf.-Bakterium** (RICHARD FRIEDR. PF.): der ▸Haemophilus influenzae. **E** Pfeiffer's bacillus. – **Pf.-Drüsenfieber, Pf.-Krankheit** (EMIL PF.): ▸Mononucleosis infectiosa. **E** P.'s disease, glandular fever. – **Pf.-Syndrom** (RUDOLF A. P.): die autosomal-dominante ▸Akrozephalosyndaktylie Typ V. **E** Pf. syndrome. – **Pf.-Versuch** (RICHARD FRIEDR. PF.): intraperitoneale Injektion virulenter Cholera-Vibrionen bei zuvor aktiv gegen Cholera immunisierten Meerschweinchen; ergibt Granulabildung u. Auflösung der Vibrionen (= PF.-Phänomen; erstmaliger Nachweis der Bakteriolysine u. ihrer Spezifität). Gleicher Effekt bei Inj. von Vibrionen zus. mit tier. Immunserum oder aber mit Rekonvaleszentenserum (»umgekehrter PF.-Versuch«, zum Nachweis des spezif. Ambozeptors; als PF.-KOLLE-Methode auch mit Salmonella typhi). **E** Pf.'s test, Pf.'s phenomenon.
**Pfeiler:** kräftiger Faszien- oder Bindegewebsstrang, z.B. ▸Rektumpfeiler. **E** pillar, column.
**Pfeiler|gliom:** *Pathologie* ▸Ependymom.

P

**Pfeiler|resektion (Wilms):** (1911) paravertebrale Resektion der 1.–8. Rippe u. – in 2. Sitzung – parasternale Durchtrennung der Rippenknorpel als extrapleurale Thorakoplastik. E Wilms operation.
**Pfeiler|zellen:** *Histologie* **1)** ▸CORTI-Pfeilerzellen. E pillar cells. **2)** die hochprismat. Zellen des ▸Ependyms.
**Pfeil|gift:** von Eingeborenen als Jagdgift verw. stark tox. Auszüge aus Pflanzen (z.B. Erythrophleum-, Strophanthus-, Strychnos-Arten) u. Tieren (z.B. Batrachotoxin); i.e.S. das ▸Curare. E arrow poison.
**Pfeil|naht:** *Anatomie* ▸Sutura sagittalis. E sagittal suture.
**Pferde|enzephalitis:** ▸Encephalomyelitis equina.
**Pferde|fuß:** *Orthopädie* ▸Spitzfuß. E pes equinus.
**Pferde|pocken,** Variola equina, Equina: *Veterinärmedizin* milde Pockenerkr. des Pferdes (Stomatitis pustulosa, Exanthem der Fesselbeuge) durch Vaccinia-Virus v.a. von Pockenschutz-Geimpften (originäres Pf.-Virus umstritten!). Rückübertragung auf den Menschen (Pferdepfleger etc.) beobachtet. E horsepox.
**Pferde|rotz:** *Veterinärmedizin* ▸Malleus.
**PFK:** Abk. für ▸Phosphofructokinase.
**Pflanzen|heilkunde:** ▸Phytotherapie.
**Pflanzen|heilmittel:** ▸Phytopharmaka.
**Pflanzen|rinde:** ▸Cortex (1).
**Pflaster:** *Pharmazie* ▸Emplastrum. E plaster.
**Pflaster|epithel:** unpräzise Bez. für ▸Platten- u. kubisches ▸Epithel. E pavement epithelium, squamous e.
**Pflaster|probe:** modifiz. MORO-Probe durch Aufbringen eines mit Tuberculinsalbe bestrichenen Pflasters.
**Pflaster|stein|haut:** ▸crazy pavement dermatitis.
**Pflaster|verband:** ▸Heftpflasterverband. E plaster bandage, adhesive dressing.
**Pflaster|zell|karzinom:** ▸Plattenepithelkarzinom.
**Pflaumer** (EDUARD PF., 1872–1957, Urologe, Erlangen). – **Pf.-Kammer:** Glaskammer zur Untersuchung nicht zentrifugierten Harns auf Bakteriurie nach vorangehender Methylenblau-Färbung. – **Pf.-Katheter:** mit Spanner via Zystoskop unter Sicht einzuführender Harnleiter-Verweilkatheter aus Weichgummi (6–12 Charr, graduiert). E Pflaumer's catheter. – **Pf.-Naht:** »Flaschenzugnaht« der Bauchdecke (nach Nieren-Op.), indem an einem Wundrand alle Schichten, am anderen nur die Musculi transversus u. obliquus internus durchstochen werden, dann umgekehrt, so dass sich beim Anziehen zunächst die tiefen Schichten aneinander legen, beim Knüpfen dann auch der Obliquus externus samt Faszie u. Fett.
**Pflege:** unterstützende Maßnahmen zur Erhaltung, Anpassung oder Wiederherstellung der physischen, psychischen u. sozialen Funktionen u. Aktivitäten des Lebens. Der Begriff umfasst ▸Selbstpflege, ▸Laienpflege u. die Berufspflege durch ausgebildetes Pflegepersonal (▸Pflege, professionelle). E nursing care. – **P., aktivierende:** Pflege, bei der Hilfe zur Selbsthilfe geleistet wird mit dem Ziel der Selbstständigkeit des Pat. in allen Bereichen des tgl. Lebens. – **P., ambulante:** Pflege, die in häuslicher Umgebung stattfindet u. behandlungspflegerische Maßnahmen (Behandlungspflege), Leistungen der allg. Pflege (Grundpflege) u. der hauswirtschaftlichen Versorgung umfasst. Das Recht auf a. P. ist in Deutschland gesetzlich verankert, die Abrechnung erfolgt über Kranken- u. Pflegekassen. – **P., funktionelle,** Funktionspflege: Pflegesystem, das durch eine tätigkeitsorientierte u. streng arbeitsteilige Form der Arbeitsorganisation für pflegerische Dienstleistungen gekennzeichnet ist. Es erlaubt damit Delegation der Arbeit je nach Qualifikation u. orientiert sich stark an den Betriebsabläufen der jeweiligen Institution. Die handelnde Pflegeperson führt einzelne ärztliche oder pflegerische Anordnungen aus, für die sie die Ausführungsverantwortung übernimmt, ihr obliegen jedoch nicht die Gesamtverantwortung u. die Planungskompetenz für den Pflegeprozess. S.a. ▸Pflege, patientenzentrierte. – **P., ganzheitliche:** Pflege, bei der Hilfe zur Selbsthilfe geleistet wird mit dem Ziel der Selbstständigkeit des Pat. in allen Bereichen des tgl. Lebens. – **P., kompensatorische:** Pflege mit dem Ziel der medizinischen, beruflichen u. sozialen Rehabilitation. – **P., patientenzentrierte,** Bezugspflege: Pflegesystem mit dem Ziel der ganzheitlichen Pflege, bei der die volle Verantwortlichkeit für die Pflege einer kleinen Gruppe von maximal fünf Pat. bei einer (Bezugs-)Pflegeperson liegt. Vorbildfunktion hat das System des ▸primary nursing, Varianten im deutschsprachigen Raum sind die ▸Bereichspflege u. ▸Zimmerpflege. ***Vorteile:*** umfassende Verantwortlichkeit für alle pflegerischen Dienstleistungen am Pat., stärkere berufliche Identifikation, größere Arbeitszufriedenheit, Förderung von Eigenständigkeit u. Verantwortung, Förderung von fachlicher u. kommunikativer Kompetenz, Schulung von Koordinations- u. Abstraktionsfähigkeit. S.a. ▸Pflege, funktionelle. – **P., professionelle:** das Bemühen von (ausgebildeten) Pflegepersonen um die Gesunderhaltung oder Genesung anderer Menschen bzw. deren Begleitung bei ihrem Kranksein oder Sterben. Das Pflegeverständnis kann sich aus der Pflegewissenschaft, den Einflüssen von Menschenbildern u. dem Selbstverständnis der Pflegenden herleiten. Es gibt eine Vielzahl von Ausbildungsberufen, die das Pflegen, Betreuen u. Versorgen von Menschen umfassen, dazu gehören Krankenschwester oder -pfleger, Kinderkrankenschwester oder -pfleger, Krankenpflegehelferin oder -helfer, Altenpflegerin oder -pfleger. Deren Ausbildung wird gesetzlich geregelt im ▸Krankenpflegegesetz bzw. ▸Altenpflegegesetz. Es gibt eine Vielzahl von (Fach-)Weiterbildungen (z.B. Intensivpflege, Onkologie, Dialyse, Rehabilitation, Endoskopie), die meist durch Richtlinien der Deutschen Krankenhausgesellschaft geregelt sind. Zum Pflegeprozess gehören das Einschätzen des Pflegebedarfs (z.B. mittels Pflegeanamnese), die Planung der Pflege u. deren Durchführung sowie die Auswertung (Qualitätssicherung); alles mit entsprechender Dokumentation. ***Stationäre p. P.*** erfolgt nach unterschiedlichen Organisationsformen (▸Pflegesysteme); im Sinne einer ganzheitlichen, an den Bedürfnissen u. ▸Ressourcen des Pat. orientierten P. wurden seit den 50er Jahren verschiedene ▸Pflegemodelle entwickelt. ***Ambulante p. P.:*** Krankenpflege im häuslichen Bereich durch professionelle Kräfte (z.B. über Sozialstationen, private Anbieter), die ggf. pflegende Angehörige anleiten u./oder unterstützen (▸Laienpflege). – **Pflege, rehabilitative:** Pflege mit dem Ziel der medizinischen, beruflichen u. sozialen Rehabilitation.
**Pflegeanamnese:** erster Teil des ▸Pflegeprozesses, der je nach zugrunde liegendem ▸Pflegemodell auf die Einschätzung von Lebensaktivitäten, ATL, AEDL, Selbstpflegefähigkeiten u. Selbstpflegeerfordernissen oder funktionellen Verhaltensmustern gerichtet ist. Die P. umfasst Beziehungsaufnahme zum Pat., Beobachtung, Befragung, körperliche Untersuchung. Sie dient der Informationssammlung über den Gesundheitszustand des Pat. u. hat die Erkennung u. Benennung von Pflegeproblemen oder ▸Pflegediagnosen zum Ziel.
**Pflege|bedürftigkeit:** Maß der benötigten Unterstützung bei den gewöhnlichen u. regelmäßig wiederkehrenden Verrichtungen des tgl. Lebens. Nach den Richtlinien der Spitzenverbände der Pflegekassen (▸Pflegeversicherung) von 1994 besteht Pflegebedürftigkeit, wenn diese Hilfe in erheblichem oder höherem Maße u. für voraussichtlich mindestens 5 Monate erforderlich wird. Im Krankenhaus ist die Pflegebedürftigkeit Bestandteil der Pflegepersonalregelung, mit der die Stellen für die Krankenpflege berechnet werden. Hierfür wird die P. der Pat. als tgl. Pflegebedarf erfasst u. in Kategorien eingestuft. Die Zahl der erforderlichen Stellen wird u.a. an Hand dieser Zahlen festgelegt.

**Pflegediagnosen:** zusammenfassende Beurteilung, die von einer professionell geschulten Pflegeperson nach einer systematischen Einschätzung, bestehend aus Beobachtung, Befragung u. körperlicher Untersuchung, abgegeben wird. Diese Beurteilung bezieht sich auf Art, mögliche Ursachen, Einflussfaktoren oder Risikofaktoren u. Kennzeichen für aktuelle oder potentielle Gesundheitsprobleme eines Individuums oder einer Familie mit Einschränkungen hinsichtlich der ▶AEDL. P. liegen im Zuständigkeits- u. Verantwortungsbereich der ▶Pflege u. bilden die Grundlage für Auswahl u. Durchführung von Pflegeinterventionen zur Erreichung u. Evaluation angestrebter Pflegeergebnisse.

**Pflegedienstleitung,** Abk. PDL: leitende Krankenschwester bzw. Krankenpfleger eines Krankenhauses, verantwortlich für die Organisation der Krankenpflege.

**Pflegefall:** Eintritt eines körperlichen u. geistigen Zustands, bei dem nach gegenwärtigem Stand der medizinischen Möglichkeiten eine Besserung durch medikamentöse u. rehabilitative Maßnahmen nicht zu erwarten u. nach versicherungsrechtlichem Verständnis eine Heilbehandlung nicht erforderlich ist (s.a. ▶Pflegebedürftigkeit).

**Pflegeforschung:** alle Fragestellungen, die die fachgerechte Pflege eines Patienten betreffen, insbesondere die Beurteilung seines körperlichen u. geistigen Zustandes unter pflegerischen Gesichtspunkten; s.a. ▶Pflegediagnosen.

**Pflegegeld:** Zahlungen durch die Pflegekassen der jeweiligen Krankenkassen an pflegebedürftige Versicherte, wenn diese anstelle der Inanspruchnahme von Sachleistungen (z.B. häusliche Pflege) ihre Pflege – etwa durch Angehörige – selbst organisieren (nach § 37 des Pflegeversicherungsgesetzes). Um Anspruch auf Pflegegeld zu haben, muss der Pflegebedürftige die erforderliche Grundpflege u. die hauswirtschaftliche Versorgung durch eine Pflegeperson in geeigneter Weise selbst sicherstellen. Die Höhe des Pflegegeldes ist abhängig von der Pflegestufe, in die der Pflegebedürftige eingestuft ist. S.a. ▶Pflegeversicherung.

**Pflegeintervention:** Tätigkeiten, die eine professionelle Pflegeperson auf der Grundlage klinischer Beurteilung u. pflegerischen Wissens ausübt. S.a. ▶Pflege, professionelle.

**Pflegekassen:** Träger der ▶Pflegeversicherung nach § 46 des ▶Pflegeversicherungsgesetzes; die P. sind bei den Krankenkassen angesiedelt u. rechtsfähige Körperschaften des öffentlichen Rechts mit Selbstverwaltung.

**Pflegekategorien:** ▶Pflegestufen.

**Pflegemaßnahmen:** mehrere spezifische Verhaltensweisen oder Tätigkeiten, die eine Pflegeperson ausübt, um eine ▶Pflegeintervention auszuführen u. um die gemeinsamen Ziele des Pat. u. der Pflege zu erreichen.

**Pflege|modell,** Pflegetheorie: Oberbegriff für verschiedene, ursprünglich v.a. in den USA entwickelte theoretische Konzepte in der professionellen Pflege, die u.a. definieren, was Krankenpflege ist bzw. sein sollte u. worin sie sich von anderen Fachgebieten unterscheidet. I.e.S. handelt es sich um ein systematisch aufgebautes Konzept, das Erkenntnisse aus verschiedenen Wissenschaften (Medizin, Psychologie, Soziologie etc.) einbezieht, die grundsätzlichen Komponenten der Krankenpflege, ihre theoretische Basis u. die erforderlichen Werthaltungen definiert u. in der Praxis z.B. als Grundlage einer ganzheitlichen, individuell am Pat. orientierten Pflege (Einschätzung des Patienten, Pflegeplanung etc.) eingesetzt werden kann. Einige bekannte, bedürfnisorientierte P. zeigt die Tab.

**Pflege|planung:** Festlegung der Maßnahmen hinsichtlich der pflegerischen Handlungen am Pat. unter Berücksichtigung der zuvor erstellten ▶Pflegeanamnese, ▶Pflegediagnosen u. Pflegezielbestimmung. S.a. ▶Pflegeprozess.

**Pflege|prozess,** Krankenpflegeprozess: umfassende Beschreibung der Krankenpflege als planbare, systematische u. zielorientiert durchführbare sowie über-

| 12 Aktivitäten des täglichen Lebens (ATL) nach Liliane Juchli | 13 Aktivitäten u. existentielle Erfahrungen des Lebens (AEDL) nach Monika Krohwinkel | 12 Lebensaktivitäten (LA) nach Nancy Roper |
|---|---|---|
| kommunizieren<br>sich bewegen<br>Körpertemperatur regulieren<br>sich waschen u. kleiden<br>essen u. trinken<br>ausscheiden | kommunizieren<br>sich bewegen<br>vitale Funktionen des Lebens erhalten<br>sich pflegen<br>essen u. trinken, ausscheiden<br>sich kleiden | kommunizieren<br>sich bewegen<br>Körpertemperatur regulieren<br>sich sauber halten u. kleiden<br>essen u. trinken<br>ausscheiden |
| atmen<br>wach sein u. schlafen<br>Raum u. Zeit gestalten, arbeiten u. spielen (sich beschäftigen) | ruhen u. schlafen<br>sich beschäftigen | atmen<br>schlafen<br>sich beschäftigen |
| Kind, Frau, Mann sein | sich als Mann oder Frau fühlen u. verhalten | sich als Mann oder Frau fühlen u. verhalten |
| sich sicher fühlen u. verhalten | für eine sichere Umgebung sorgen<br>soziale Bereiche des Lebens sichern | für Sicherheit der Umgebung sorgen |
| Sinn finden im Werden, Sein, Vergehen | mit existentiellen Erfahrungen des Lebens umgehen<br>• existenzgefährdende Erfahrung wie Verlust von Unabhängigkeit, Sorge/Angst, Misstrauen, Trennung, Isolation, Ungewissheit, Hoffnungslosigkeit, Schmerzen, Sterben<br>• existenzfördernde Erfahrung wie Wiedergewinnung von Unabhängigkeit, Zuversicht/Freude, Vertrauen, Interaktion, Sicherheit, Hoffnung, Wohlbefinden<br>• Erfahrungen, welche die Existenz fördern oder gefährden, z.B. kulturgebundene Erfahrungen wie Weltanschauung, Glauben u. Religionsausübung u. lebensgeschichtliche Erfahrungen | sterben |

**Pflegemodell:** Übersicht über einige bekannte bedürfnisorientierte Modelle. [268]

prüfbare berufliche Tätigkeit. Ziel ist es, auf *systematische* Art u. Weise den Patienten u. seine individuellen Bedürfnisse ganzheitlich zu erfassen u. Pflegeplanung bzw. pflegerische Betreuung danach auszurichten. Dabei werden im »Regelkreis Krankenpflegeprozess« sechs Stadien (Stufen, Phasen) als aufeinander aufbauende u. sich ergänzende Überlegungs-, Entscheidungs- u. Handlungsschritte definiert (Abb.).

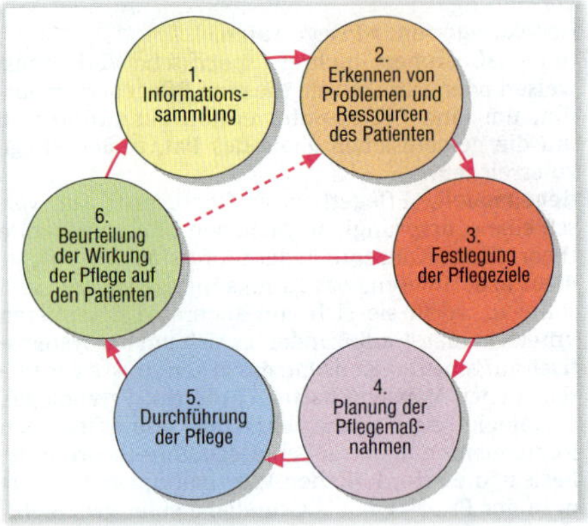
1. Informations-sammlung
2. Erkennen von Problemen und Ressourcen des Patienten
3. Festlegung der Pflegeziele
4. Planung der Pflegemaß-nahmen
5. Durchführung der Pflege
6. Beurteilung der Wirkung der Pflege auf den Patienten

**Pflegeprozess:** Regelkreis. [268]

**Pflege|qualität:** von zahlreichen Faktoren (u.a. Pflegestandards, Organisationsform, Personalschlüssel, bauliche Strukturen) abhängige Qualität der professionellen Pflege; Kriterien zur Messung der P. werden z.B. in Stufenmodellen festgelegt (Abb.).

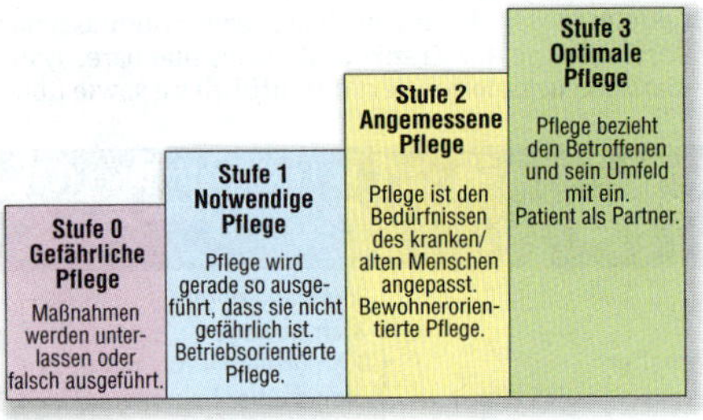


**Pflegequalität:** Vier-Stufen-Modell (modifiziert nach einem Entwurf der Kaderschule für Krankenpflege Zürich). [536]

**Pflege|standards:** Handlungsrichtlinien zur Qualitätssicherung für eine einheitliche (u. damit vergleichbare u. überprüfbare) systematische Pflege. Die WHO (1983) definierte P. als »vereinbartes Maß an für einen bestimmten Zweck benötigter pflegerischer Betreuung«. In der Praxis handelt es sich um Beschreibungen von Pflegehandlungen für wiederkehrende Pflegeprobleme, die z.B. den Ablauf u. die Qualität einzelner pflegerischer Maßnahmen festlegen (Mund- u. Zahnpflegestandards, Standards für Verbandswechel, Injektionen etc.); um Standardpläne (z.B. für Dekubitusprophylaxe) oder Standardpflegepläne (für die postoperative Pflege, für Pat. in der Rehabilitation nach Herzinfarkt etc.). Diese Handlungsablaufbeschreibungen sind für jede Pflegeeinrichtung oder Station intern zu erstellen u. werden in einem für jeden an der Pflege Beteiligten zugänglichen Sammelsystem oder der Datenverarbeitung abgelegt. Die Pflege nach Standards darf allerdings nicht schematisiert werden, sondern muss den individuellen Bedürfnissen des Pat. Raum lassen (s.a. ▸Pflegemodelle, ▸Pflegeprozess, ▸Pflegequalität).

**Pflegestufen:** Einteilungsschema für den Grad der Pflegebedürftigkeit im Rahmen der Pflegeversicherung; **P. I** (erhebliche Pflegebedürftigkeit): mindestens einmal täglich erforderlicher Hilfebedarf bei mindestens zwei Verrichtungen aus einem oder mehreren Bereichen der Körperpflege, Ernährung oder Mobilität, die einen zeitlichen Mindestaufwand von $^1/_2$ Std. pro Tag erforderlich machen.; **P. II** (Schwerpflegebedürftigkeit): Hilfebedarf ist mindestens dreimal täglich zu verschiedenen Tageszeiten erfordern; Hilfebedarf bei der Körperpflege, Ernährung oder Mobilität, die einen zeitlichen Mindestaufwand von 3 Std. pro Tag erfordern; **P. II** (Schwerstpflegebedürftigkeit): der Hilfebedarf ist so groß, dass jederzeit eine Pflegeperson unmittelbar erreichbar sein muss, weil der konkrete Hilfebedarf jederzeit u. bei Tag u. Nacht anfallen kann (Rund-um-die-Uhr-Betreuung). Der Mindestversorgungsaufwand muss 4 Std. pro Tag betragen; s.a. ▸Pflegefall.

**Pflege|systeme:** Organisationsformen zur Verteilung der pflegerischen Tätigkeiten an die zur Verfügung stehenden Mitarbeiter einer Station; unterschieden werden u.a.: ▸Funktions-, ▸Bereichspflege.

**Pflege|theorie:** ▸Pflegemodell.

**Pflege|versicherung:** durch das Pflegeversicherungsgesetz in zwei Stufen (zum 1.4.1995 u. 1.7.1996) eingeführte soziale Pf. für alle in der gesetzlichen Krankenversicherung Versicherten (Privatversicherte sind Mitglied einer privaten Pf.). Träger sind die bei jeder Krankenkasse eingerichteten Pflegekassen. ***Leistungsberechtigte:*** Personen, die wegen einer körperlichen, geistigen oder seelischen Krankheit oder Behinderung für die gewöhnlichen u. regelmäßig wiederkehrenden Verrichtungen im Ablauf des täglichen Lebens (Körperpflege, Ernährung, Mobilität, hauswirtschaftliche Versorgung) auf Dauer (voraussichtlich für mind. 6 Monate) in erheblichem oder höherem Maße der Hilfe bedürfen. Für die Gewährung von Leistungen sind pflegebedürftige Personen einer von drei Pflegestufen zuzuordnen (Tab.). ***Feststellung der Pflegebedürftigkeit:*** obliegt den Pflegekassen, Gutachten erstellt der med. Dienst der Krankenkassen. Die Begutachtung des Antragstellers findet in dessen Wohnbereich durch einen Arzt oder eine Pflegefachkraft statt. Wenn häusliche oder teilstationäre Pflege nicht möglich ist oder nicht in Betracht kommt, haben Pflegebedürftige Anspruch auf Pflege in vollstationären Einrichtungen.

**Pflegeversicherungsgesetz:** Gesetz vom 1.1.1995 zur sozialen Absicherung des Risikos der ▸Pflegebedürftigkeit; das P. ist Grundlage der ▸Pflegeversicherung.

**Pfleg|schaft:** Fürsorgeverhältnis einer Person (Pfleger) für eine andere (Pflegling, Pflegebefohlener)

| |
|---|
| Pflegebedürftige der *Pflegestufe I* (erheblich Pflegebedürftige): Personen, die bei der Körperpflege, der Ernährung oder der Mobilität für wenigstens zwei Verrichtungen aus einem oder mehreren Bereichen mind. einmal tgl. der Hilfe bedürfen u. zusätzlich mehrfach in der Woche Hilfe bei der hauswirtschaftlichen Versorgung benötigen |
| Pflegebedürftige der *Pflegestufe II* (Schwerpflegebedürftige): Personen, die bei der Körperpflege, der Ernährung oder der Mobilität mind. dreimal tgl. zu verschiedenen Tageszeiten der Hilfe bedürfen u. zusätzlich mehrfach in der Woche Hilfen bei der hauswirtschaftlichen Versorgung benötigen |
| Pflegebedürftige der *Pflegestufe III* (Schwerstpflegebedürftige): Personen, die bei der Körperpflege, der Ernährung oder der Mobilität täglich rund um die Uhr, auch nachts, der Hilfe bedürfen u. zusätzlich mehrfach in der Woche Hilfen bei der hauswirtschaftlichen Versorgung benötigen |

**Pflegeversicherung:** Stufen der Pflegebedürftigkeit nach § 13. [99]

zur Besorgung einer besonderen Angelegenheit (Ergänzungs-, Abwesenheits-, Nachlass-P. oder P. für eine Leibesfrucht). Wird vom Vormundschaftsgericht angeordnet u. bei Wegfall des Anordnungsgrundes wieder aufgehoben. Der Pfleger darf nur innerhalb der ihm bestimmten Grenzen tätig werden. Die Geschäftsfähigkeit des Pfleglings bleibt unberührt.Die früher existierende P. für Volljährige wurde 1992 durch das Rechtsinstitut der ▸Betreuung abgelöst. E guardianship.

**Pflüger** (1) Eduard Friedrich Wilhelm Pf., 1829–1910, Physiologe, Bonn; 2) Ernst Pf., 1846–1903, Augenarzt, Bern). – **Pf.-Haken** (Ernst Pf.): *Ophthalmologie* E-förmiges ▸Sehzeichen (dort Abb.). – **Pf.-Zuckungs|gesetz** (Eduard Friedrich Wilhelm Pf.): (1859) bei Gleichstromreizung erregbarer Strukturen geltendes »Gesetz der polaren Erregung«, das die Abhängigkeit des Reizerfolges von Stromrichtung u. -stärke u. Schließen bzw. Öffnen des Stromkreises formuliert: I. Die Erregung entsteht an jeweils einer der beiden Reizelektroden, als »Schließungserregung« durch Auftreten eines Katelektrotonus, als »Öffnungserregung« durch Verschwinden eines Anelektrotonus an der Anode (▸Anodenöffnungszuckung). – II. Der Reizerfolg (Muskelzuckung) hängt auch von Stromstärke u. -richtung ab. E Pflüger's law.

**Pflug|schar|bein:** *Anatomie* ▸Vomer.

**PFO,** Abk. **p**oly**f**ollikuläres **O**var: ▸Ovar, polyzystisches.

**Pförtner:** *Anatomie* ▸Pylorus.

**Pfötchen|stellung:** s.u. ▸Tetanie; s.a. ▸Karpopedalspasmen. E obstetrician's hand.

**Pfort|ader: 1)** ▸Vena portae. E portal vein. **2)** das zwischen Infundibulum-Kapillarnetz u. Sinusgefäßen des Hypophysenvorderlappens geschaltete venöse »Portalsystem« der Hypophyse; weitlumig, klappenlos, mit zahlreichen Kollateralen u. an der Kontaktstelle Trichterlappen/Neurohypophyse mit z.T. glomerulusartigen Schlingenbildungen, die mit Fasern aus dem Tuber cinereum kontaktieren u. Releasing-Hormone für den Hypophysenvorderlappen (HVL) übernehmen. E pituitary portal system.

**Pfortader|druck:** Venendruck im ▸Pfortaderkreislauf; s.a. ▸Hypertonie, portale. E pressure in the portal vein.

**Pfortader|entzündung:** ▸Pylephlebitis.

**Pfortader|hochdruck:** ▸Hypertonie, portale.

**Pfortader|kreislauf:** der venöse Blutkreislauf von Magen, Darm, Milz u. Pankreas – als funktionell einheitliches, vorwiegend klappenloses Gefäßsystem. Blutverlauf über die Vena portae zur Leber u. von dort über ein 2. Kapillarnetz (s.a. ▸Leberkreislauf, ▸Lebersinusoide) zur unteren Hohlvene. S.a. ▸Pfortader.

**Pfortader|stenose:** s.u. ▸Block der venösen Leberstrombahn.

**Pfortader|thrombose:** Thrombose im ▸Pfortaderkreislauf; unterschieden als trunkuläre (Stamm), radikuläre (Mesenterial-, Milzvenen) u. terminale P. (intrahepat. Pfortaderverzweigungen); meist sekundär bei Leberzirrhose oder -neoplasma, nach Thrombophlebitis; führt zu prähepatischem Block (u. portaler ▸Hypertonie). E pylethrombosis, thrombosis of the portal vein.

**Pfortader|typ,** Lebertyp, Portatyp: Metastasierungstyp von Intestinaltumoren, bei dem nach Passage der Vena portae die Leber den kapillären Primärfilter für die Metastasierung darstellt. S.a. ▸Kavatyp.

**Pfriemen|schwanz:** ▸Enterobius vermicularis.

**Pfropf|endo|karditis:** die auf einen bereits erworbenen Herzfehler als Rezidiv »aufgepfropfte« bakterielle oder abakterielle, häufig rheumat. Endokarditis.

**Pfropf|epidemie:** aus einer Endemie hervorgegangene Epidemie.

**Pfropf|gestose:** *Gynäkologie* ▸Aufpfropfgestose.

**Pfropf|metastase:** ▸Impfmetastase.

**Pfropf|tuberkulose,** Zusatz-Tbk: Lungen-Tbk auf dem Boden einer Silikose (s.u. ▸Silikotuberkulose).

**Pfropfung:** *Chirurgie* ▸Braun-Pfropfung. E grafting.

**Pfropfungs|wellen:** *Kardiologie* »Kollisionswellen« in der intrakardialen Druckkurve; v.a. bei paroxysmaler Tachykardie, vorzeit. Kontraktion, Herzblock, atrioventrikulärer Dissoziation; z.B. als ▸Vorhofpfropfung (»Cannon-Welle«).

**PFU:** Abk. für (engl.) **p**laque **f**orming **u**nit; s.u. ▸Plaque-Test.

**Pfützen|keime,** Nasskeime, Feuchtkeime: Hospitalismuskeime (v.a. E. coli, Pseudomonas aeruginosa, Candida), die ihren Standort in Urinflaschen, Waschbeckensiphons, Op.-Raum-Gullys, angebrochenen Infusionsflaschen, Klimaanlagen, Inkubatoren etc. haben.

**PG: 1)** Abk. für ▸**P**hospho**g**lycerat. **2)** Abk. für ▸**P**hospho**g**luconsäure. **3)** Abk. für ▸**P**rosta**g**landin. E PG.

**pg,** Abk. für **P**iko**g**ramm: Gewichtseinheit (1 pg = $10^{-12}$ g). E pg.

**PGA(-Syndrom):** ▸**p**oly**g**landuläres **A**utoimmun-Syndrom.

**PGD:** Abk. für ▸**P**hospho**g**luconat-**d**ehydrogenase.

**PGE:** Abk. für ▸**P**rosta**g**landin **E**.

**p53-Gen:** das am häufigsten in menschlichen Tumoren mutierte ▸Tumorsuppressorgen.

**PGK:** Abk. für ▸**P**hospho**g**lycerat-**k**inase.

**PGL:** Abk. für **p**ersistierende **g**eneralisierte **L**ymphadenopathie (s.u. ▸AIDS).

**PGluM:** Abk. für ▸**P**hospho**glu**co**m**utase.

**$PGM_1$-System:** Abk. für **P**hospho**g**luco**m**utasen-System; ein Blutgruppen-System mit den Phänotypen $PGM_1$ 1, $PGM_1$ 2-1 u. $PGM_1$ 2.

**Ph1:** ▸Philadelphia-Chromosom.

**pH,** Abk. für **p**ondus **H**ydrogenii: (Gewicht des Wasserstoffs pro 1 Lsg.) übliche Kurzbez. für die Wasserstoffionenkonzentration $[H^+]$ bzw. $[H_3O^+]$, exakt: für deren negativen dekadischen Logarithmus. Entsprechend wird als pOH die Konzentration der $[OH^-]$-Ionen definiert, dabei gilt pH + pOH = 14; neutrale

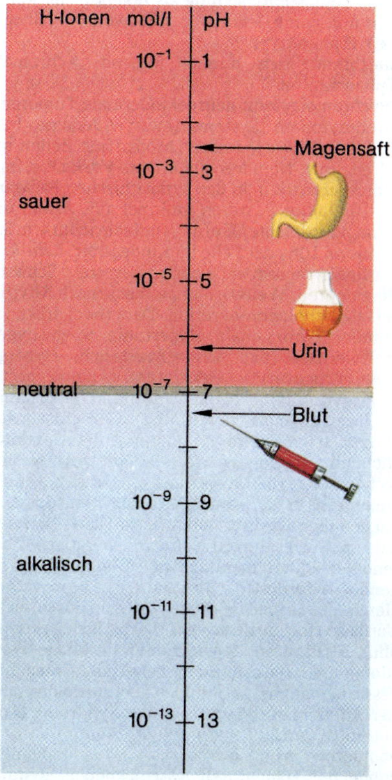


**pH:** Skala mit Neutralpunkt u. den Werten einiger wichtiger Körperflüssigkeiten. [15]

Lösungen weisen einen pH-Wert von 7 auf (sauer: pH 0 – 7; alkalisch: pH 7 – 14). Die Bestimmung des pH-Wertes erfolgt mittels eines ▸Indikators oder – genauer – durch Messung der Spannungsdifferenz zwischen Standard- u. Messelektrode (zusammengefasst als »Einstabmesskette«) in einem eichbaren Potentiometer (»pH-Meter«) mit einer von pH 0 bis pH 14 reichenden Skala (statt Volt); s.a. Abb. E pH.

**ph:** *Optik* Abk. für ▸**Phot.** E ph.

**PHA: 1)** Abk. für ▸**Phytagglutinin. 2)** *Immunologie* Abk. für passive **Hämagglutination.**

**Phacitis:** ▸Lentitis. E phakitis.

**Phac(o)...:** ▸Phak(o)... E phaco...

**Phäno|genese, Phän:** *Genetik* s.u. ▸Phänotyp. E phenogenesis, phene.

**Phäno|kopie:** *Genetik* exogene, nichterbliche Modifikation der Phänogenese, die zur Nachbildung des Phänotyps eines anderen (z.B. mutierten) Allels oder Genotyps führt. Auslösbarkeit kann auf »sensible« Perioden der Ontogenese beschränkt sein. E phenocopy.

**Phänomen:** Erscheinung, Zeichen, objektives Symptom. E phenomenon. – **P. des kleinen Fingers:** *Neurologie* Abduktion des 5. Fingers bei Vorstrecken der Hand mit geschlossenen Augen als Hinweis auf Kleinhirn- oder Stirnhirnläsion (aber auch bei zentraler u. peripherer Sensibilitätsstörung, v.a. Tabes dorsalis). E reflex abduction of little finger.

**Phäno|meno|logie:** *Medizin* die Lehre von den Krankheitszeichen (= Semiologie u. Symptomatologie); in der Psychiatrie (JASPERS) die Aufdeckung u. Darstellung von psych. Phänomenen (Bewusstmachung durch deutl. Begrenzung als Ziel der »phänomenol. Analyse«). E phenomenology.

**Phäno|typ(us):** *Genetik* die genetisch kontrollierte Eigenschaft (»Phän«) oder das gesamte Erscheinungsbild eines Individuums zu einem best. Zeitpunkt seiner Entwicklung als Ergebnis der kombin. Wirkung von ▸Genotyp u. ▸Umwelt (»Phänogenese«). E phenotype.

**phäo|chrom:** sich dunkel färbend, ▸chromaffin. E pheochrome.

**Phäo|chromo|zytom:** neuroektodermale Tumoren des adrenosympath. Systems (meist Adenome, bis zu 10 % Karzinome), dessen chromaffine Zellen meist Adrenalin u. Noradrenalin bilden. ***Vork.:*** v.a. im Nebennierenmark u. in den sympathischen Paraganglien, 10 % aller P. treten multipel auf. ***Ätiol.:*** unbekannt. Eine leichte Häufung findet man im 4. u. 5. Dezennium; 10 % der Fälle im Kindesalter. ***Klinik:*** drei Kardinalsymptome: Kopfschmerzen, Schwitzen, Herzklopfen. Weitere Symptome: je nach Rhythmus der Catecholaminsekretion Dauerhochdruck oder seltener paroxysmale Hypertonie u. gesteigerter Stoffwechsel (mit Schweißausbruch, Hyperglykämie, Glucosurie, Leukozytose, Angina pectoris, Herzrhythmusstörungen, Unruhe, Tremor, Blässe; im Intervall meist unauffällig), Gewichtsabnahme. ***Diagn.:*** wiederholte Bestimmung der Gesamtcatecholamine im angesäuerten 24-Std.-Urin; Plasmacatecholamine (bei hypertensiver Krise); Clonidin-Hemmtest; s.a. Schema. Lokalisationsdiagnostik: s.u. ▸Nebennierentumoren (dort Tab.). ***Ther.:*** radikale op. Entfernung, die eine präoperative vorbereitende, adäquate medikamentöse Behandlung zwingend erfordert (Blutdruck, Plasmavolumen, Herz...). – Ferner eine hormonell inaktive maligne Variante (mit infiltrativem Wachstum u. riesenzellähnl. Strukturen) sowie familiär-erbliche Formen (dominant mit wechselnder Penetranz – oder aber rezessiv u. maligne) im Rahmen der multiplen endokrinen Adenomatose Typ 2 (▸SIPPLE-Syndrom). E pheochromocytoma.

**Phäo|derm:** grünlich schwarze »Pseudopigmentierung« der Haut durch Austrocknen u. Reduktion der Hornschicht bei Ichthyosis, DARIER-Krankh., follikulärer Keratose etc.

**Phä|onychie:** *Dermatologie* flächige oder streifenförm. Dunkelfärbung des Nagels infolge Einlagerung von Melanin bei Pigmentnävus oder Melanom des Nagelbetts, nach örtl. Trauma, Röntgenbestrahlung, bei Thyreotoxikose; ferner durch Bluteinlagerung.

**...phag, phage...:** Wortteil »verzehren«, »fressen«.

**Phage|daena:** *Dermatologie* »fressendes Geschwür«, fortschreitende Ulzerierung eines mikrobiellen Krankheitsherdes. E phagedena.

**Phagedänismus:** Tendenz eines Krankheitsherdes zu unaufhaltsam fortschreitendem Zerfall bei sehr chron. Verlauf (▸Phagedaena); z.B. der »tertiäre Ph.« umfangreicher Gewebsteile bei Syphilis III, mit regelloser, monate- bis jahrelanger Abstoßung. E phagedenism.

**Phagen:** ▸Bakteriophagen. E phages.

**Phagen|lyso|som:** durch Verschmelzung eines Phagosoms mit einem Lysosom entstandenes Gebilde bei der ▸Phagozytose. E phagolysosome.

**Phagen|typisierung:** ▸Lysotypie. E phage typing.

**-phagie:** Suffix »Fressen«, »Zerstörung«. E -phagia, -phagy.

**Phago|phobie:** Schluckangst = psychogene ▸Dysphagie. E phagophobia.

**Phago|pyrose:** ▸Sodbrennen.

**Phago|som:** *Zytologie* von einfacher Lipoproteinmembran umschlossenes Organell mit phagozytärer Funktion. E phagosome.

**Phago|zyt,** METSCHNIKOW-Zelle: (1883) »Fresszelle« mit der Fähigkeit, unbelebte oder belebte Fremdpartikel (Mikroorganismen, Blutzellen, Gewebstrümmer etc.) aufzunehmen u. zu verdauen (▸Phagozytose); unterschieden als – mobile – Mikrophagen (▸Granulozyten) u. als – überwiegend sessile – ▸Makrophagen (Histio-, Monozyten, Mikroglia, Sinuswand-, Retikulumzellen); s.a. ▸retikulohistiozytäres System. E phagocyte.

**phago|zytär, -zytisch:** Phagozyten oder Phagozytose betreffend. E phagocytic.

**Phago(zyto)lyse:** Auflösung der phagozytierten Mikroorganismen u. Zelltrümmer im Zytoplasma. E phago(cyto)lysis.

**Phago|zytose:** die aktive Aufnahme unbelebter oder belebter Partikel in das Innere einer Zelle zwecks

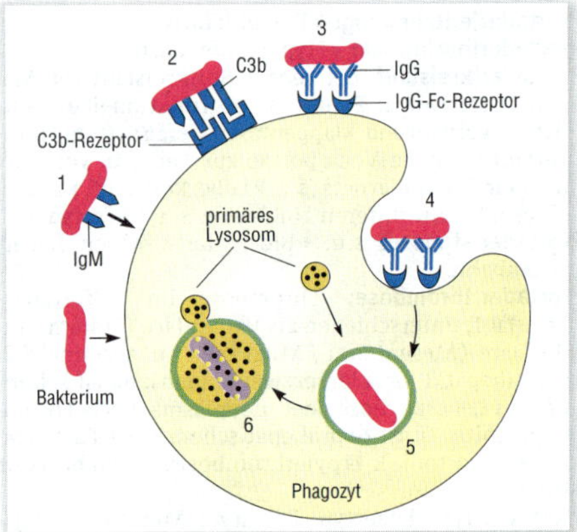


**Phagozytose:** verschiedene Stadien der Phagozytose eines Bakteriums. Die Adhäsion des Bakteriums kann durch unspezifische, über C3b vermittelte Adsorption erfolgen (**2**). Weitaus wirksamer ist jedoch die spezifische Haftung der mit Immunglobulin behafteten Bakterien über entsprechende Fc-Rezeptoren (**1, 3**). Nach der Haftung kommt es zur Invagination der Zellmembran mit Ausbildung einer digestiven Tasche (**4**). Die Tasche löst sich dann von der Oberfläche ab u. bildet einen membranbegrenzten Hohlraum, der das Bakterium beinhaltet (Phagosom, **5**). Daraufhin kommt es zur Entleerung von primären Lysosomen in das Phagosom mit Ausbildung eines sog. Phagolysosoms (**6**). [53]

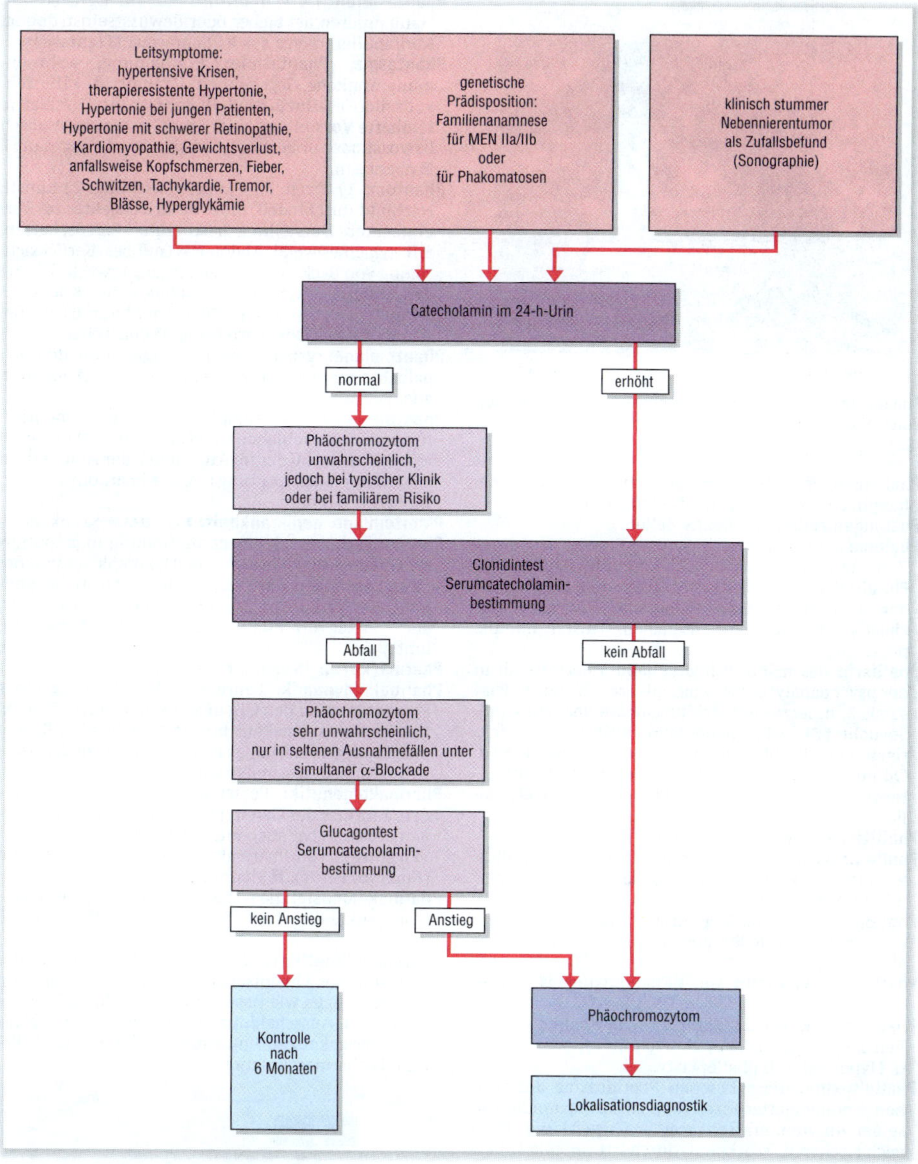


**Phäochromozytom:** diagnostisches Vorgehen. [89]

Nahrungsaufnahme (z.B. bei Amöben) oder zur Eliminierung von Fremdelementen nach deren Markierung mit ▸Opsoninen oder Antikörpern. Auftreten v.a. als Mechanismus der unspezifischen ▸Infektionsabwehr durch ▸Phagozyten, u. zwar durch »Import« (ohne Formveränderung der Zelle), Umfließen (Pseudopodien), »Zirkumvallation« oder »Invagination« (häufigste Form, z.B. bei Alveolarmakrophagen). S.a. Abb., ▸Pinozytose, ▸Endozytose. **E** phagocytosis.

**Phag-Typen:** durch ▸Lysotypie unterscheidbare Bakterienstämme.

**Phak(o)...:** Wortteil ▸»Augenlinse«; s.a. ▸Linsen...

**Phakịtis, Phakoiditis:** *Ophthalmologie* ▸Lentitis. **E** phakitis.

**Phako|emulsifikatiọn:** s.u. ▸Staroperation. **E** phacoemulsification.

**Phakọm(a):** **1)** *Ophthalmologie* »Linsentumor«, geschwulstartige Proliferation von Linsenfasern (meist Regenerat) in einer traumatisch geschädigten Augenlinse. **2)** gutartige Neubildung der Haut, des zentralen Nervensystems oder der Retina als Symptom einer Phakomatose. **E** phacoma, phakoma.

**Phako|malazie̜:** ▸Linsenerweichung. **E** phacomalacia.

**Pha|ko|ma|tọse:** (VAN DER HOEVE 1933) Sammelbegriff für tuberöse ▸Hirnsklerose, ▸Neurofibromatose (v. RECKLINGHAUSEN), ▸STURGE-WEBER-KRABBE u. ▸(V.-) HIPPEL-LINDAU-Syndrom als »neurodermale Syndrome« (= sog. 1.–4. Phak.), gekennzeichnet durch Tumoren (▸»Phakome«) u. weitere ektodermale Fehlbildungen. Wird begrifflich erweitert i.S. ▸»neurokutanes Syndrom« (umfasst auch – als z.B. »5. Phak.« – das GORLIN-GOLTZ-Syndrom bzw. nävoide Basaliome SPIEGLER-BROOKE). **E** phacomatosis.

**Phako|sklerọma, -sklerose:** *Ophthalmologie* ▸Cataracta senilis. **E** phacosclerosis.

**Phako|zẹle:** ▸Hernia lentis. **E** phacocele.

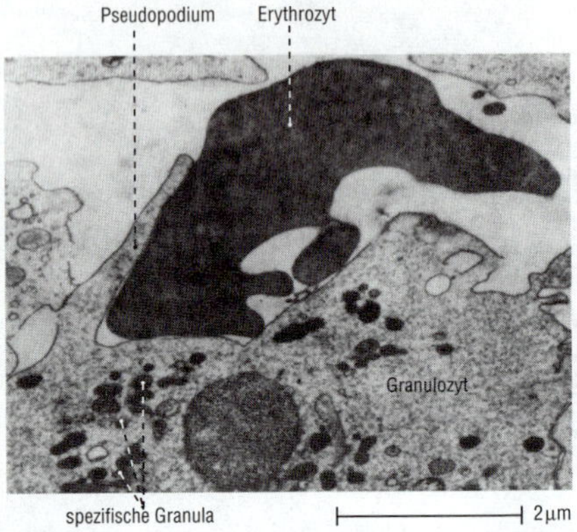


**Phagozytose:** beginnende Phagozytose eines Erythrozyten durch einen neutrophilen Granulozyten (Meerschweinchen). [26]

**Phalangen, Phalanges:** *Anatomie* die Finger- oder Zehenglieder. S.a. ▸Phalanx. E phalanges.

**Phalangen|zellen:** ▸Deiters-Zellen.

**Phalanx:** das knöcherne Glied eines Fingers oder einer Zehe, mit Basis, Corpus u. Caput; unterschieden als **Ph. distalis** (»Endglied«; breitbasig, mit distaler Tuberositas), **Ph. media** (»Mittelglied« II–V) u. **Ph. proximalis** (»Grundglied«). E phalanx (distal; middle; proximal).

**phallisch:** das männl. Glied (Phallus) betreffend; in der psychoanalytischen Phasenlehre z.B. die **ph. Phase** als 3. u. letzte Entwicklungsphase der frühkindl. Sexualität (4.–6. Lj.), in der Penis u. Klitoris zur wichtigsten Quelle libidinösen Lustgewinns werden (u. Ödipuskomplex, Rivalität zum gleichgeschlechtl. Elternteil etc. auftreten; s.a. ▸Phasenschema). E phallic.

**Phallitis:** ▸Kavernitis. E phallitis.

**Phallo...:** Wortteil **1)** »männliches Glied« (Phallus, ▸Penis); **2)** ▸Amanita phalloides (Knollenblätterpilz); s.a. ▸Phallotoxine.

**Phallo|gramm:** in der Traumforschung Registrierung der Erektionsperioden des Penis (z.B. während der Nachtzeit).

**Phallo|idin, Phalloin:** s.u. ▸Phallotoxine. E phalloidin.

**Phallo|plastik:** plastisch-chirurgische Neubildung des Penis; i.w.S. auch die op. Korrektur der penilen Epi- u. Hypospadie. E phalloplasty.

**Phallo|toxine:** die zyklischen Peptidtoxine des Grünen Knollenblätterpilzes (▸Amanita phalloides) u. seiner Abarten, mit sehr starker Giftwirkung (auch nach Kochen u. Trocknen!) durch irreversible Leberzellschädigung (Glykogenolyse, Neoglucogenese, Biosynthese der Plasmaproteine etc. aufgehoben). ***Einteilung:*** 2 Gruppen: a) die chemisch eng verwandten Phalloidin, Phalloin, Phallacidin u. Phallisin; b) die Amatoxine (v.a. α- u. β-Amanitin). ***Klinik:*** Symptome einer Vergiftung durch P. treten erst 8–10 Stunden nach Einnahme auf; sie bestehen in Übelkeit, Erbrechen, Leibschmerzen u. reiswasserähnlichen Durchfällen. Der Tod tritt entweder durch Schock oder (bei geringeren Mengen) nach ca. 5 Tagen durch Leberversagen (akute gelbe ▸Leberdystrophie) ein; Silibinin u. Penicillin G werden als Antidot eingesetzt. E phallotoxins.

**Phallus:** *Anatomie* das männliche Glied (▸Penis); s.a. ▸phallisch. E phallus, penis.

**phanero...:** Wortteil »sichtbar«, »deutlich«.

**Phanerosis:** »Sichtbarmachung«, z.B. einer im gebundenen Zustand nicht sichtbaren biol. Substanz (▸Fettphanerose). E phanerosis.

**Phanero|skopie:** (Liebreich 1891) Diaskopie der Haut mit beleuchteter Plankonvexlinse zum Nachweis von Lupusflecken. E phaneroscopy.

**Phantasieren:** i.e.S. unpräzise Bez. für Delirieren u. Halluzinieren bei Fieber oder Bewusstseinstrübung, Konfabulieren etc.; s.a. ▸Phantasma. E fantasizing.

**Phantasma, Phantasmie:** Erscheinung, wahrnehmungsähnliche Gegebenheit, Traumbild, ▸Illusion, ▸(Pseudo-)Halluzination. In der französ. Psychiatrie bildhafte Vorstellung einer Szene, in der ein Wunsch bewusst oder unbewusst realisiert wird (Tagtraum). E phantasm.

**Phantom:** **1)** Trugbild, ▸Sinnestäuschung. **2)** künstl. Nachbildung (Modell) eines natürl. Objektes zur vereinfachten Darstellung bestimmter Eigenschaften, z.B. *gyn* eines weibl. Abdomens (mit bes. Berücksichtigung von Becken u. Beckenausgang) zwecks Übung geburtshilfl. Operationen, *radiol* eines Körperabschnitts (aus gewebeäquivalentem Material) zur Bestimmung der Dosisverteilung. E phantom.

**Phantom|aneurysma:** eine im Epigastrium deutlich palpable, schmerzhaft pulsierende Aorta. E phantom aneurysm.

**Phantom|glied:** sog. Stumpftäuschung des Amputierten, indem das fehlende Glied als noch vorhanden erlebt wird (evtl. in der im Augenblick der Amputation eingenommenen Haltung); s.a. ▸Phantomschmerz. E phantom limb.

**Phantom|knochen|krankheit:** ▸Gorham-Krankheit.

**Phantom|schmerz:** Schmerzempfindung in amputierter Gliedmaße (▸Phantomglied); komplexes psychophys. Geschehen, das evtl. – außer Suggestivbehandlung oder Narkohypnose – neurochir. Eingriffe erfordert (Erfolg oft nur vorübergehend). E phantom-limb pain.

**Pharma(ko)...:** Wortteil ▸»Arzneimittel«.

**Pharmako|dynamik:** Lehre von der Wirkung eines Pharmakons auf den Organismus bzw. von den Reaktionen des Pharmakons mit entsprechenden Rezeptoren u. deren Wirkungsqualitäten (z.B. analgetisch, antipyretisch, spasmolytisch). E pharmacodynamics.

**Pharmako|genetik:** Forschungszweig, der sich mit dem Einfluss des Genotyps auf Arzneimittelreaktionen befasst, aber auch mit mutativen u. teratogenen Wirkungen von Pharmaka auf Genom bzw. Zygote (Embryo, Fetus). E pharmacogenetics.

**Pharmako|gnosie:** die – theoretische u. angewandte – »Drogenkunde« bzw. Biopharmazie. E pharmacognosy.

**Pharmako|kinetik:** (F. H. Dost 1953) Lehre von der Wirkung des Organismus auf das Pharmakon; von den Vorgängen wie Resorption, Verteilung, Proteinbindung u. Ausscheidung, die den zeitlichen Ablauf der Pharmakonkonzentration bestimmen (s. Schema). E pharmacokinetics.

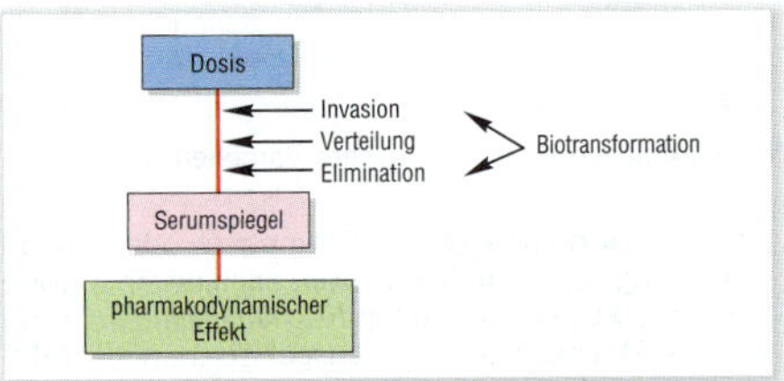


**Pharmakokinetik:** Grundfaktoren. [173]

**Pharmako|logie:** Lehre von der Wirkung fremder u. körpereigener Stoffe auf den Organismus sowie der Nutzung bestimmter chemischer Stoffe als Heilmittel = Pharmaka. Zusammen mit der ▸Toxikologie ein medizinisches Fachgebiet, das sich mit der Erforschung von Arzneimittelwirkungen u. Vergiftungen (Tierexperiment u. am Menschen) einschließlich der Untersuchungen von Resorption, Verteilung, chemischen Veränderungen im Organismus u. Elimination, der Mitarbeit bei der Entwicklung u. Anwendung neuer Pharmaka u. der Bewertung ihres therapeutischen Nutzens sowie der Beratung von Ärzten in der

Arzneitherapie u. bei Vergiftungsfällen befasst. Die Weiterbildungszeit zum Facharzt für Ph. u. Toxikologie beträgt 5 Jahre. E pharmacology. – **P., klinische:** medizinisches Fachgebiet, das sich mit der Erprobung u. Überwachung von Arzneimittelanwendungen am gesunden u. kranken Menschen, der Prüfung der Pharmakokinetik u. -dynamik (unter Berücksichtigung von Lebensalter, pathophysiol. Besonderheiten, Applikationsformen u. Wechselwirkungen bei der Anwendung verschiedener Pharmaka), Erkennung von Nebenwirkungen u. Intoxikationen durch Medikamente einschließlich der Beratung des behandelnden Arztes u. der Gesundheitsbehörde befasst. Die Weiterbildungszeit zum Facharzt für kl. Ph. (**klinischer Pharmakologe**) beträgt 5 Jahre. E clinical p.

**Pharmako|manie:** wenig gebräuchlicher Ausdruck für ▸Arzneimittelsucht, -missbrauch, ▸Toxikomanie. E pharmacomania.

**Pharmakon:** Arzneistoff; zu Heilzwecken verwendete Substanz; s.a. ▸Arzneimittel. E pharmacon, drug.

**pharmako|phore Gruppe:** die die pharmakol. Wirkung bestimmende (»therpogene«) chem. Gruppierung im Arzneistoffmolekül. E pharmacophores.

**Pharmako|pöe:** ▸Arzneibuch. E pharmacopeia.

**Pharmako|psychiatrie:** Arbeitsrichtung der Psychiatrie, befasst mit den biochem. u. neurophysiologischen Grundlagen der Psychopharmaka-Wirkung.

**Pharmako|psychose:** durch psychotrope Pharmaka (Halluzinogene, i.w.S. auch Alkohol, Suchtstoffe, gewerbl. Gifte etc.) hervorgerufene exogene Psychose. E pharmacopsychosis, drug psychosis.

**Pharmako|szinti|graphie:** szintigraph. Funktionsdiagnostik nach Gabe geeigneter Pharmaka.

**Pharmako|therapie:** Krankenbehandlung mit Arzneimitteln. E pharmacotherapy.

**Pharma|ökonomie:** interdisziplinäres Fachgebiet, in dem die durch Therapie mit Arzneimitteln entstehenden (Folge- u. Neben-)Kosten untersucht u. rationelle Therapieempfehlungen erarbeitet werden, die die Gesamtkosten berücksichtigen.

**Pharmazeut:** Apotheker; Absolvent eines Pharmaziestudiums, der sich mit der Herstellung u. Prüfung von Arzneimitteln befasst. E pharmacist.

**pharmazeutisch:** die ▸Pharmazie betreffend. E pharmaceutic(al). – **p. Technologie:** ▸Galenik.

**Pharmazie, Pharmazeutik:** die dem Apothekerberuf zugrunde liegende Wissenschaft von den Arzneimitteln u. ihrer Herstellung. Als Studienfach unterteilbar in pharmazeut. Biologie u. Chemie, Arzneiformen- u. -wirkungslehre. E pharmacy, pharmaceutics.

**pharyngeal(is)** *(latein.)*: den Schlund (Pharynx) betreffend. E pharyngeal.

**Pharyng|ektomie:** operative (Teil-)Entfernung der Rachenwand, v.a. bei bösartigen Tumoren. E pharyngectomy.

**pharyngeus, pharyngicus** *(latein.)*: den Schlund (Pharynx) betreffend. E pharyngeal.

**Pharyngismus:** ▸Schlundkrampf. E pharyngismus.

**Pharyngitis:** Entzündung der Rachenschleimhaut. Als akuter Katarrh meist Teilerscheinung einer akuten Infektionskrankheit, diffus oder auf Seitenstränge oder Nasenrachen beschränkt (s.a. ▸Angina tonsillaris), evtl. mit eitrigem, oft zähem Schleim. ***Formen:*** chronisch als **Ph. atrophicans et sicca** mit Austrocknung der Schleimhaut, Verlust der Schleimdrüsen u. des lymphoiden Gewebes, z.T. zähe Schleimfäden u. Borken, **Ph. sicca** bei Rauchern, Staubarbeitern etc., **Ph. simplex** (Ph. hypertrophicans) v.a. bei Männern, oft über Jahre dauernd, mit ödematöser Auflockerung u. diffuser oder streifig-fleckiger Rötung, Hypertrophie der Schleimdrüsen, Schluck- sowie Räusperzwang. E pharyngitis.

**Pharyngo|konjunktival|fieber:** akute Erkrankung (meist Tröpfchen-, aber auch Schwimmbadinfektion) durch versch. Adenoviren; nach Inkubation von 3–4 Tagen plötzliches Fieber, Pharyngitis, follikuläre Konjunktivitis (meist bds.; serös oder mukös); evtl. My- u. Arthralgien, Kopfschmerzen, Halslymphknotenschwellung. E pharyngoconjunctival fever.

**Pharyngo|mykose:** Pilzbefall der Rachenschleimhaut, v.a. durch Candida albicans (»Soor«), Actinomyces israelii, Nocardia asteroides. E pharyngomycosis.

**Pharyngo|plastik:** die Verständlichkeit des Sprechens u. der Sprache verbessernder operativer Eingriff. E pharyngoplasty.

**Pharyngo|plegie:** Schlundlähmung (▸Schlucklähmung). E pharyngoplegia.

**Pharyngo|spasmus:** ▸Schlundkrampf. E pharyngospasm.

**Pharyngo|tomie:** op. Eröffnung des Rachens (nach Durchtrennung der bedeckenden Weichteile), v.a. bei bösartigen Tumoren. E pharyngotomy.

**Pharynx:** der »Rachen« oder »Schlund« als gemeinsamer Abschnitt der Luft- u. Speisewege (s.a. Abb.) von der Schädelbasis bis Höhe Ringknorpel reichender Muskel-Schleimhaut-Schlauch mit Übergang in die Speiseröhre. Seine Lichtung (▸Cavitas pharyngis) steht in offener Verbindung zu Nasen-, Mundhöhle u. Kehlkopf; unterteilt in Pars nasalis, oralis u. laryngea (Epi-, Meso- bzw. Hypopharynx). S.a. ▸Rachen..., ▸Pharyngo... E pharynx.

**Pharynx|karzinom:** zu den ▸Kopf-Hals-Tumoren gehörendes Plattenepithelkarzinom im Rachenbereich, vorw. bei ♂ (3 : 1) im 6.–7. Ljz. I.w.S. auch das Übergangszellkarzinom u. das ▸Lymphoepitheliom SCHMINCKE-REGAUD; als Präkanzerose das ▸PLUMMER-VINSON-Syndrom. E pharyngeal carcinoma.

**Pharynx|phlegmone:** von den Tonsillen u. durch den Musculus constrictor in das parapharyngeale Gewebe fortschreitende phlegmonöse Entzündung mit rapider Ausbreitung: Schüttelfröste, sept. Temperaturen, Bild des Peritonsillarabszesses, bei aufsteigendem Prozess Kopfschmerzen, Lidschwellung, Protrusio bulbi, bei absteigendem Gefahr der Mediastinitis. E phlegmonous pharyngitis.

**Pharynx|stimme:** s.u. ▸Ösophagusstimme. E pharyngeal voice.

**Pharynx|tonsille:** ▸Tonsilla pharyngea. E pharyngeal tonsil.

**Phase:** Abschnitt innerhalb einer stetigen Entwicklung, durch bestimmte Merkmale einheitlich definierter Entwicklungsstand, Erscheinungsform, Erkrankungsepisode etc. E phase. **1)** *Genetik* s.u. ▸Zellzyklus. **2)** *Physiologie, Kardiologie* ▸Refraktär-Phase, ▸vulnerable Phase. **3)** *Psychologie* s.u. ▸Phasenschema. **4)** *Anästhesiologie* ▸Narkosephasen. **5)** *Pharmazie* in drei Phasen eingeteilter Entwicklungsgang vor Einführung eines neuen Arzneimittels; s.u. ▸Arzneimittelprüfung. **6)** *Physik* der veränderl. Winkel in der Sinus-Darstellung einer Größe, z.B. die Ph. eines Wechselstroms. **7)** *Chemie* Zustandsform von Stoffen (fest, flüssig, gasförmig), z.B. in einem dispersen System (innere Ph. = disperse Ph., äußere Ph. = Dispergens bzw. Emulgator). **8)** *Bakteriologie* z.B. bei ▸Salmonellen die typen- u. die gruppenspezif. Ph. (= spezif. bzw. unspezif. Ph. = Ph. 1 bzw. 2 des H-Antigens), im KAUFFMANN-WHITE-Schema durch Kleinbuchstaben bzw. durch arab. Ziffern oder Kombinationen von Kleinbuchstaben bezeichnet; s.a. ▸Phasenwechsel. **9)** im EEG das Verhältnis zwischen der Auslenkung eines Potentials auf einem Registrierkanal zu der korrespondierenden Auslenkung dieses Potentials auf einer anderen simultan aufgezeichneten Registrierspur.

**Phasen|analyse:** *Röntgenologie* zur Auswertung des Elektrokymogramms zeichnerisches Verbinden der synchronen Punkte zu sog. Isophasen, um nicht pulsationsbedingte Bewegungen zu eliminieren.

**Phasen|gleichheit:** s.u. ▸Phasenverschiebung. E isophase, in-phase.

**Phasen|kontrast|mikroskopie:** (F. ZERNIKE 1935) Verfahren, bei dem die sehr geringen Phasenänderungen, die das Licht bei Durchtritt durch das Objekt erfährt, sichtbar gemacht werden, indem das nicht gebeugte (»direkte«) Licht gegenüber dem gebeugten

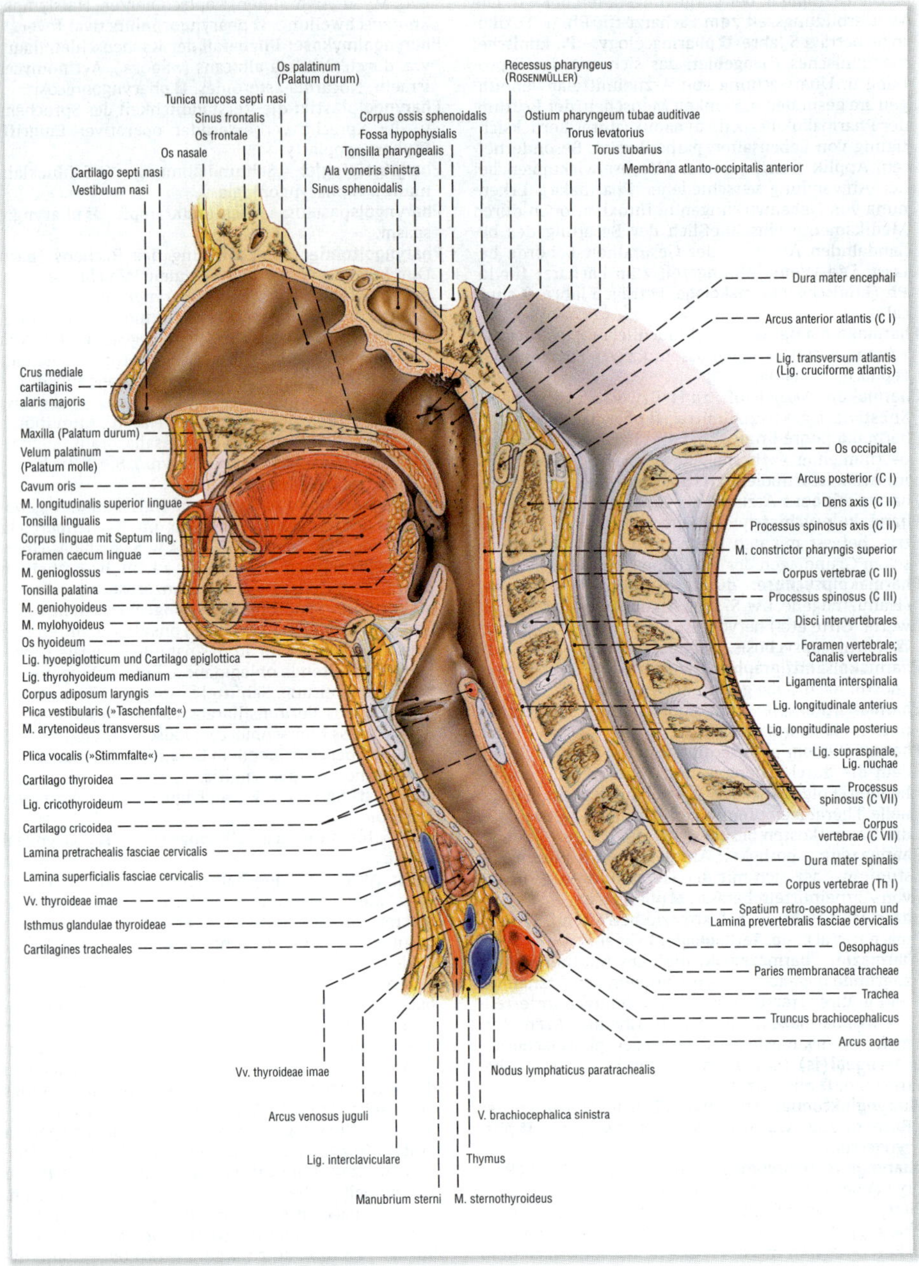


**Pharynx:** Paramedianschnitt durch den Hals u. den Gesichtsteil des Kopfes.

durch eine »Phasenplatte« (z.B. Glas mit ringförmiger Ätzung) in der Phase verschoben u. geschwächt wird. – Auch in Kombination mit Fluoreszenzmikroskopie. **E** phase-contrast microscopy.

**Phasen|schema der Psycho|analyse:** (S. FREUD) die kindl. Entwicklungsphasen u. ihre Verbindungen zu Charaktereigenschaften des Erwachsenen: »orale Phase« (1. Lj.; Mund u. Lippen sind die dominierenden Lustzonen) verbunden mit Besitzstreben, kaptativem Verhalten, Neid, auch kannibalist. Trieben, Aggressionen, ersten Schuldgefühlen; »1. u. 2. anale Phase« (2. – 3. Lj.; gekennzeichnet durch bes. Vergnügen am Entleeren oder Zurückhalten des Stuhls): Sammeltrieb, Geiz, Pedanterie, Geldgier; »phall. Stadium« (Penis erogen, Rivalität mit gleichgeschlechtl. Elternteil, Kastrationskomplex): Kühnheit bis Waghalsigkeit, Entschlossenheit, Festigkeit; »Latenzperiode« (Schulalter bis Pubertät). **E** model of psychoanalytical stages.

**Phasen|verschiebung:** *Neurologie* im EEG bei simultaner Ableitung von verschied. Hirnregionen zeitl. Unterschiede im Auftreten einer best. Potentialschwankung. Ergibt – ebenso wie Phasengleichgewicht (»Homophase«) u. Phasenumkehr (»Antiphase«) – Hinweise auf Entstehungsort u. Ausbreitung der Wellen. **E** phase shift.

**Phasen|wechsel:** *Bakteriologie* bei Salmonellen der Wechsel zwischen typen- u. gruppenspezif. ▶Phase, wobei Spontanmutation u. Rückmutation mit gleicher stammspezif. Mutationsrate erfolgen. E change of phase.

**Phaseolus vulgaris, Phasin:** Gartenpflanze; in ungekochtem Zustand giftig wegen ihres Gehalts an hitzeempfindlichen hämagglutinierenden Toxalbuminen; die samenfreie Hülse wird in spezieller Aufbereitung bei dysurischen Beschwerden genutzt, s.a. ▸Bohnengift. E kidney bean, phasin.

**phasisch:** in Phasen ablaufend, eine Phase betreffend. E phasic.

**Phatno...:** Wortteil »Zahnalveole«.

**PHC-Syndrom:** ▸BÖÖK-Syndrom (mit **P**rämolarenunterzahl, **H**yperhidrosis, **C**anities praematura).

**Phe:** Abk. für ▸**Phe**nylalanin. E phe.

**Phemister-Operation:** bei verzögerter Kallusbildung oder Pseudarthrose subperiostales Anlegen oder Einlegen eines Knochenspans (»Beilegespan«, **Ph.-Span**), evtl. mit Marknagelung. E Phemister operation.

**Phen...:** *Chemie* Präfix bei Phenyl- u. Benzolderivaten.

**Phen|acetin,** -azetin, p-Äthoxyacetanilid: (DUISBERG u. HINSBERG 1887) Antipyretikum u. Analgetikum; wegen starker ***NW*** nicht mehr zulässig. Das neben dem Hauptmetaboliten N-Acetyl-p-aminophenol (Exkretion als Glucuronid oder Sulfat) gering vorkommende p-Äthoxyanilin oder p-Phenetidin bewirkt beim Säugling (Enzymmuster noch nicht voll ausgebildet) Met-Hb-, Verdoglobin-S- (▸Sulfhämoglobin), HEINZ-Körper-Bildung u. Anämie; bei einmaligem Abusus im Allg. nur Kopfschmerzen, Schwindel, Müdigkeit, Parästhesien, Bewusstseinstrübungen, bei chron. Vergiftung in Kombination mit anderen Analgetika (z.B. Acetylsalicylsäure) interstitielle Nephritis (»**Ph.-Niere**«, ▸Analgetikanephropathie), ferner ZNS-Störung (Tremor, Nervosität, Schlaflosigkeit, Abnahme der Merkfähigkeit etc.). E phenacetin, acetophenetidine.

**Phenamazid:** ein synthetisches ▸Spasmolytikum. E phenamacide.

**Phen|anthren:** aromat. Kohlenwasserstoff im Steinkohlenteer; Grundgerüst natürlicher u. synthet. Wirkstoffe. E phenanthrene.

**Phenazon,** Phenyldimethylpyrazolon, 2,3-Dihydro-1,5-dimethyl-2-phenyl-1H-pyrazol-3-on: ein Antipyretikum u. Analgetikum (auch als Salicylat). E phenazone, antipyrine.

**Phenazopyridin:** ein Harnwegsanalgetikum. E phenazopyridine.

**Phencyclidin,** **P**henyl**c**yclohexyl**p**iperidin, Abk. PCP: früher als Anästhetikum eingesetzter, heute als Rauschmittel (»angel dust«, »killerweed«) missbrauchter Stoff. ***Klinik:*** kann als ▸Halluzinogen u.a. aggressives Verhalten auslösen; evtl. gravierende vegetative Symptome. Bei Einnahme in der Schwangerschaft ist eine P.-Fetopathie möglich. E phencyclidine, PCP.

**Pheniramin:** ein älteres ▸Antihistaminikum ($H_1$-Rezeptoren-Blocker); nur noch topische Anw. E pheniramine.

**Phenobarbital:** ein Hypnotikum (▸Barbiturat); ***Anw.*** wegen erheblicher NW nur noch als ▸Antiepileptikum. E phenobarbital.

**Phenol:** ▸Phenolum cristallisatum. E phenol.

**Phenole:** Gruppenbez. für aromat. Hydroxylverbindungen (Phenol, Resorcin, Brenzcatechin, Pyrogallol, Kresole etc.), die z.T. zellschädigend wirken u. Protoplasmagifte sind (▸Phenolvergiftung); z.B. Chlorkresol wird bei tumorbedingten Schmerzen zur Neurolyse im Wirbelsäulenbereich eingesetzt. E phenols.

**Phenol-Methanal-Harnstoff-Polykondensat, sulfoniert:** ein synthetischer ▸Gerbstoff; Adstringens.

**Phenol(oxid)ase:** ▸Diphenol-oxidase. E phenoloxidase.

**Phenolphthalein:** Phthalein-Derivat; ***Anw.*** *pharm* als Laxans (Peristaltikanregung nach ca. 5–6 Std.; evtl. ***NW:*** Hauteruptionen, Nierenreizung), *chem* als Indikator (1 %ig) in der Alkalimetrie (bei pH 8,2 farblos, bei 9,0 tiefrot, ab 9,8 rotviolett), *labor* zum Blutnachweis (▸BOAS-Probe). E phenolphthalein.

**Phenolrot:** ▸Phenolsulfonphthalein. E phenol red.

**Phenol|sulfo(n)phthalein,** Abk. PSP: das dem ▸Phenolphthalein analoge »Phenolrot«; ***Anw.:*** *klin* früher für einen tubulären Funktionstest (**Phenolrot-Clearance**) u. zur Prüfung der Tubendurchgängigkeit; heute obsolet; *chem* (0,04 %ig) als pH-Indikator (gelb = pH 6,4; rot = pH 8,2). E phenolsulfonphthalein.

**Phenol(um cristallisatum),** Acidum phenolicum, Monohydroxybenzol, Karbolsäure: stark ätzendes, strukturell einem Alkohol ähnelndes Hydroxylderivat des Benzols ($C_6H_5OH$). Grundstoff für zahlreiche aromat. Stoffklassen; ***Anw.*** als Desinfektionsmittel obsolet (toxisch), *histol* in Färbelösungen u. als Aufhellungsmittel; s.a. ▸Phenole. E phenol.

**Phenol|vergiftung:** Vergiftung durch ▸Phenol. Bei innerer Anw. 1–4 g toxisch, 10–15 g tödlich. Nach Trinken schmerzlose Verätzungen (Phenol wirkt lokalanästhetisch). Bildung weißer Schorfe. Schnelle Resorption. Tod im Schock. Wegen guter Resorbierbarkeit durch die Haut systemische Vergiftungen möglich. E phenol intoxication.

**Phen(o)thiazine:** Derivate des Phenothiazins (= Dibenzo-p-thiazin), unterschieden als aliphatische, Piperidin- u. Piperazin-Gruppe (z.B. Chlorpromazin bzw. Thioridazin bzw. Perphenazin). ***Anw.*** als ▸Neuroleptika, ▸Antihistaminika, ▸Antiemetika u. ▸Sedativa. E phenothiazines.

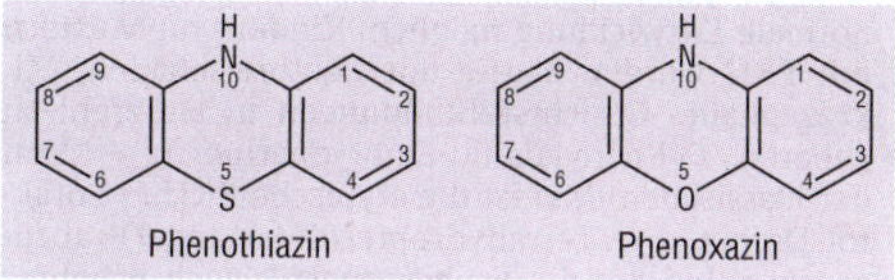


**Phen(o)thiazine.**

**Phen|oxy...:** die chem. Gruppierung $C_6H_5$–O–.

**Phenoxybenzamin,** (RS)-N-Benzyl-N-(2-chlorethyl)-1-methyl-2-phenoxyethylamin: ein ▸Alpharezeptorenblocker; Vasodilatans u. Antihypertonikum. ***Anw.*** bei neurogenen Blasenentleerungsstörungen u. Phäochromozytom. E phenoxybenzamine.

**Phenoxy|methyl|penicillin:** ▸Penicillin V; Oralpenicillin. E phenoxymethylpenicillin, penicillin V.

**Phenoxymethylpenicillin-Benzathin:** ▸Penicillin V (Oralpenicillin). E phenoxymethylpenicillin benzathine.

**Phenprocoumon:** Vitamin-K-Antagonist (▸Cumarin-Derivat); Antikoagulans. E phenprocoumon.

**Phentanyl:** ▸Fentanyl.

**Phentolamin:** obsoleter ▸Alpharezeptorenblocker; ein ▸Sympatholytikum (Imidazolin-Derivat). E phentolamine.

**Phenyl-:** der Benzolrest $C_6H_5$–.

**Phenylalanin,** Abk. Phe, (S)-2-Amino-3-phenylpropionsäure, Abk. F: essentielle Aminosäure; tägl. Mindestbedarf 1–2 g der L-Form; zu ca. 75 % durch Tyrosin ersetzbar. ***Vorkommen*** in freier Form (ca. 10 mg/l Plasma, 13 mg/24-Std.-Harn) u. in Proteinen; metabol. ***Abbau*** zu Oxalessigsäure u. Acetyl-CoA (Homogentisinsäure als Zwischenprodukt). ***Pathophysiologie:*** bei ▸Phenylketonurie erhöhte Werte in Körperflüssigkeiten u. Harnexkretion von Phenylbrenztraubensäure. E phenylalanine, Phe.

**Phenyl|alaninase, Phenylalanin-4-hydroxylase:** Oxidoreductase (Leber) mit Reaktion: L-Phenylalanin + Tetrahydropteridin + $O_2 \leftrightarrow$ L-Tyrosin + Dihydropteridin + $H_2O$. Genet. Defekt führt zur ▸Phenylketonurie. E phenylalanine 4-hydroxylase.

**Phenyl|brenz|trauben|säure,** Acidum phenylpyruvicum: Intermediärprodukt des ▸Phenylalanins; bei ▸Phenylketonurie im Harn angereichert; Nachweis mit $FeCl_3$-Lsg. (violett). E phenylpyruvic acid.

**Phenylbutazon,** 4-Butyl-1,2-diphenyl-3,5-pyrazolidindion: nichtsteroidales ▸Antiphlogisticum mit analgetischer Wirkung. ***NW:*** Magen-Darm-Störungen (Ulkusgefahr), Knochenmarksschäden (Agranulozytose); Natriumretention (Ödeme), vermehrte Harnsäure-Ausscheidung u. dadurch Gefahr der Konkrementbildung. **E** phenylbutazone.

**Phenyl|dimethyl|pyrazolon:** ▸Phenazon. **E** phenyldimethylpyrazolone.

**Phenylephrin,** (R)-1-(3-Hydroxyphenyl)-2-methylaminoethanol: ein ▸Sympathomimetikum; Vasokonstriktor. ***Anw.*** v.a. lokal in Augen- u. Nasentropfen, bei Hypotonie. **E** phenylephrine.

**Phenyl|essigsäure,** $C_6H_5$–$CH_2$–COOH: ***Vork.*** in ätherischen Ölen u. als Intermediärprodukt im Eiweißstoffwechsel; ***Anw.*** als Wuchsstoff bei der Penicillin-Biosynthese. **E** phenylacetic acid.

**Phenyl|hydrazin:** $C_6H_5$–NH–$NH_2$–COOH; starkes Reduktionsmittel; hochtoxisches Blutgift durch Bildung von Met-Hb (hämolyt. Anämie; danach starke reaktive Retikulozytose); entsteht im Organismus als Metabolit des Anilins. **E** phenylhydrazine.

**Phenyl(keton)urie,** Brenztraubensäureschwachsinn, Oligophrenia phenylpyruvica, FÖLLING-Syndrom, Abk. PKU: (1934) autosomal-rezessiv erbliches Stoffwechselleiden (Störung der Oxidation von Phenylalanin zu Tyrosin durch einen Enzymdefekt der ▸Phenylalanin-4-hydroxylase), das unbehandelt zu geistiger Behinderung, verzögerter körperl. Entwicklung u. neurol. Symptomen (Krampfanfälle) führt. Bei Frühdiagnose (z.B. GUTHRIE-Test) ist bei strenger phenylalaninarmer Diät eine weitgehend normale Entwicklung möglich. Kinder von Müttern mit PKU werden häufig mit Zerebralschäden, Mikrozephalie, Gesichtsfehlbildungen u. Herzfehlern geboren (»Phenylalanin-Embryopathie«). – Von der klassischen PKU ist die atypische PKU (»Cofaktor-Defekt« = Tetrahydropteridin-Mangel) abzugrenzen, bei der die Frühdiagnostik auch erhöhtes Phenylalanin anzeigt; s.a. Schema. **E** phenylketonuria.

**Phenylpropanolamin,** DL-Norephedrin: ein indirekt wirkendes ▸Sympathomimetikum; ***Anw.*** in Grippemitteln, früher als Appetitzügler. **E** phenylpropanolamine.

**Phenyl|pyruvat:** Salz der ▸Phenylbrenztraubensäure. **E** phenylpyruvate.

**Phenyl|thio|harnstoff:** ▸PTC. **E** phenylthiourea, phenylthiocarbamide.

**Phenyl|urie:** ▸Phenylketonurie.

**Phenytoin,** Diphenylhydantoin: ein ▸Antiepileptikum mit antikonvulsiver u. schwach narkot. Wirkung. **E** phenytoin.

**Pherase:** Enzym, das eine Gruppenübertragung katalysiert; z.B. Methyl-, Glucosyl-transferase.

**Phero|gramm:** ▸Elektropherogramm. **E** electropherogram.

**Phero|mone:** Drüsenabsonderungsstoffe, die von Rezeptoren anderer Individuen der gleichen Spezies aufgenommen werden u. z.B. als Erkennungsstoffe bzw. Sexuallockstoffe dienen. **E** pheromones.

**PHI,** Abk. für Phosphohexose-isomerase: ▸Glucosephosphat-isomerase.

**Phialide:** *Mykologie* Konidien bildende Zelle (bzw. der Konidienträger). **E** phialide.

**Phialophora:** *Mykologie* Gattung der Dematiaceae [Fungi imperfecti], mit ampullenförmigen Sporenbehältern; Erreger von ▸Chromomykose (v.a. Ph. verrucosa, pedrosoi, compactum) u. Maduramykose (Ph. = Torula janselmei).

**-phil:** Suffix »liebend«, »bevorzugend«. **E** ...phil ...philic ...philous.

**Phil|adelphia-Chromosom,** Abk. Ph1: (1958) Deletion des Chromosoms 22, wobei das Bruchstück meist auf dem Chromosom 9 (Translokation) nachzuweisen ist. Häufig bei chronischer myeloischer Leukämie; Abb. **E** Philadelphia chromosome.

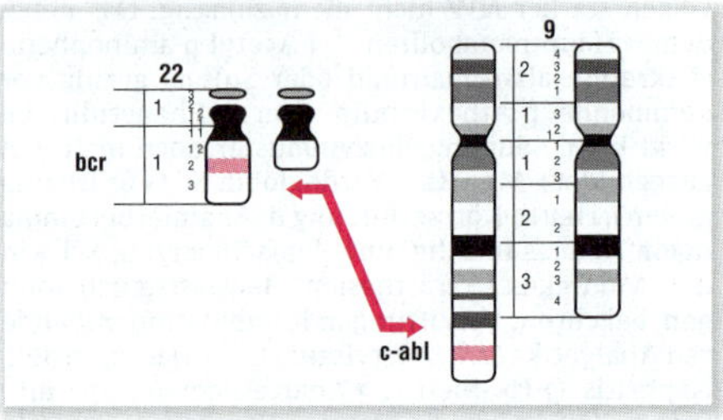


**Philadelphia-Chromosom:** schematische Darstellung der balancierten Translokation t(9;22), des sog. Philadelphia-Chromosoms. Die Verkürzung des Chromsoms 22 ist nicht auf eine Deletion zurückzuführen, sondern kommt durch eine Translokation zustande: Der »fehlende« Teil des Chromosoms 22 wird auf einen langen Arm des Chromosoms 9 transloziert. Der verkürzte Teil des Chromosoms 22 ($22q^-$) wird nach dem Ort der Erstbeschreibung als Philadelphia-Chromosom bezeichnet. [88]

**Philaemon:** Landblutegel [Gnathobdellida], Blut saugender Ektoparasit des Menschen in Australien.

**Philometridae:** *Helminthologie* ▸Nematoden-Familie, darunter Dracunculus medinensis.

**Philtrum: 1)** die mediane Rinne der Oberlippe. **E** philtrum. **2) Ph. chirurgicum:** die mediane Oberlippenportion bei doppelseitiger Lippenspalte.

**Phimose,** Capistratio: Verengung der Penisvorhaut, so dass diese nicht über die Glans zurückgestreift wer-

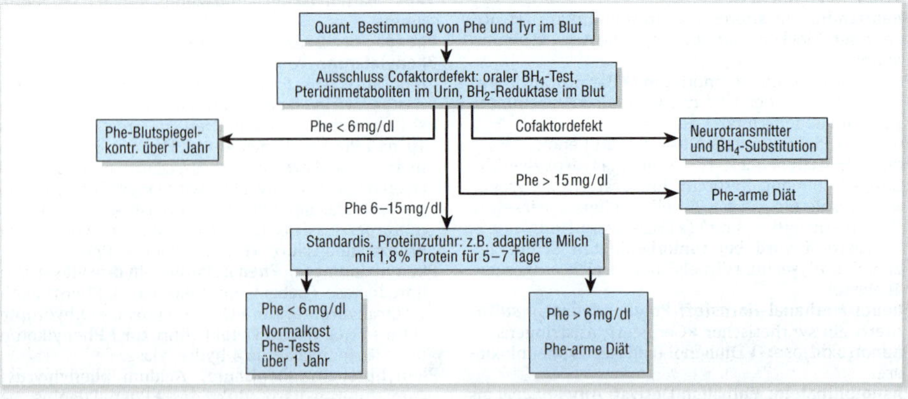


**Phenyl(keton)urie:** differentialdiagnostisches Vorgehen nach Feststellung einer Phenylalaninvermehrung im Neugeborenen-Screening-Test (**Phe** = Phenylalanin; **Tyr** = Tyrosin; **$BH_4$** = Tetrahydrobiopterin). [322]

den kann; sehr selten angeboren (mit hochgrad. Stenose), häufiger nach Trauma (z.B. zu früher Lösungsversuch) oder Entzündung (Balanitis, Phimosis diabetica, Balanoposthitis adhaesiva vetulorum = Alters-Ph.) mit narbiger Schrumpfung des Präputialringes (ähnl. durch Sklerodermie, Lichen sclerosus, Kraurosis penis). Ferner die physiol. Ph. bei ca. 2 % der Neugeb. durch Verklebtbleiben des inneren Vorhautblattes mit der Glans. – Mögl. Miktions- u. Erektionshindernis; ***Kompl.:*** Paraphimose, Balanitis, Präputialsteine, Peniskarzinom (infolge Smegma-Retention). ***Ther.:*** operativ durch Zirkumzision. E phimosis.

**PHLA,** Abk. für **p**ost-**H**eparin-**l**ipolytische **A**ktivität: von Heparin aus der Gefäßwand freigesetzte Enzyme, die zu Veränderungen des Lipid- u. Lipoproteinspektrums im Plasma führen (z.B. die Lipoproteinlipase, hepat. Triglyceridlipase etc.). E PHLA.

**phleb...:** Wortteil »Vene(n)«; s.a. ▸phlebo..., ▸ven(o)...

**Phleb|algia, -algie:** Venen-, Varizenschmerz (s.u. ▸phlebogen). E phlebalgia. – **Ph. ischiadica:** ▸Ischiassyndrom infolge Phlebektasie der Ischiadikus-Begleitvenen. E ph. of sciatic nerve.

**Phleb|arteri|ektasie:** (NICOLADONI) massive Ektasie von Fistelgefäßen bei großem Shuntvolumen.

**Phleb|ek|tasia, -tasie,** Venektasie: gleichmäßig-diffuse (zylindr.) Erweiterung oder Weitstellung von Venen (im Gegensatz zur Varize ohne Schlängelung u. gröberen Wandumbau). E phlebectasia. – **Ph. laryngea Mackenzie:** Ph. an Stimmbändern bei chron. Laryngitis. – **Ph. venae spermaticae:** ▸Varikozele.

**Phleb|ek|tomie,** Venektomie: (Teil-)Resektion einer Vene (z.B. bei Thrombose, Varikose); s.a. ▸Phlebothrombektomie. E phlebectomy.

**Phleb|ex|hairese:** extra- oder intraluminäre Exhairese varikös veränderter Venen; s.a. ▸Venenstripping. E phlebexeresis, vein stripping.

**Phlebitis:** Entzündung eines venösen Gefäßes mit Beteiligung nur einzelner (als Endo-, Meso-, Peri-Ph.) oder aller Wandschichten (= Pan-Ph.); ausgehend vom Lumen (z.B. infizierter Thrombus) oder von außen her (Trauma, fortschreitende Entzündung, hämatogen von Lymphangitis, eitriger Tonsillitis, Otitis, Endometritis etc.), ferner allerg.-hyperergisch. Häufig als Ph. varicosa (v.a. an unterer Extremität = Varikophlebitis), oft rezidivierend. ***Klinik:*** örtl. Schmerz, evtl. Rötung, Stauung, Ödem, Thrombosierung (▸Phlebothrombose, ▸Thrombophlebitis, ▸Varikophlebitis), evtl. Wandfibrose u. Lumeneinengung. E phlebitis. – **Ph. fili|formis:** ▸MONDOR-Krankheit, ▸Eisendrahtphlebitis. E filiform ph. – **Ph. mi|grans:** schubweise verlaufende, oberflächliche Phlebitis mit zeitlich verzögertem Befall benachbarter Venenabschnitte. E migratory ph. – **Ph., oberflächliche:** Entzündung epifaszial gelegener Venen, vor allem in den Extremitäten; die typische (Thrombo-)Phlebitis im engeren Sinne. – **Ph. portalis:** ▸Pylephlebitis. E portal ph. – **Ph. saltans,** Thrombophlebitis migrans, Thrombophlebitis saltans: zeitlich aufeinander folgende, oberflächliche Phlebitiden mit Manifestation an verschiedenen Stellen der gleichen Extremität oder an verschiedenen Extremitäten. ***Vork.:*** idiopathisch, paraneoplastisch (z.B. bei Pankreas-, Bronchial-, Prostatakarzinom, maligner Lymphogranulomatose, Leukämie [histor. Bez.: TROUSSEAU-Syndrom]), parainfektiös; bei ▸Endangiitis obliterans als Frühzeichen, teilweise als Erstmanifestation noch vor Auftreten der arteriellen Verschlüsse. – **Ph., tiefe:** veraltete Bez. für tiefe Venenthrombose (▸Phlebothrombose).

**Phlebo|dynamo|metrie:** blutige Druckmessung meist an einer Fußrückenvene unter Belastung (z.B. durch Zehenstände) als Funktionsprüfung der venösen Drainagekapazität, v.a. zur Beurteilung postthrombotischer Syndrome. Wichtigster Messwert ist der Druckabfall in der Fußrückenvene unter 30 mmHg bei gesunder Venenmuskelpumpe; ferner wird die Druckabschöpfung bei Belastung ($\Delta p$) herangezogen, die bei Zehenständen mindestens 40 mmHg betragen sollte. E phlebodynamometry.

**Phlebo|endo|skopie:** ▸Venoskopie. E phleboendoscopy.

**Phlebo|fibrose:** ▸Phlebosklerose. E phlebofibrosis.

**phlebo|gen:** von Venen ausgehend; z.B. **ph. Schmerzen** (Krampfaderschmerzen bei langsamem Gehen oder längerem Stehen, auch als ▸Phlebalgia ischiadica). E phlebogenous.

**Phlebo|graphie,** Venographie: *Röntgenologie* Darstellung (Bildserie) venöser Gefäße nach Injektion eines wasserlösl. Kontrastmittels in die Venen (**direkte Ph.**) oder aber in die zugehörige Arterie (mit Darstg. der »venösen Phase«) oder in den Markraum eines Knochens im Abflussgebiet (gleichzeitig Medullographie). Als Sonderform z.B. die lienoportale (▸Splenoportographie). E phlebography.

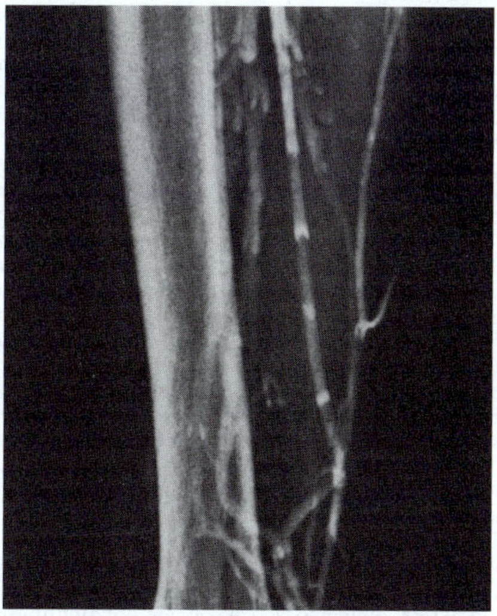

**Phlebographie:** Darstellung der Venen des linken Unterschenkels, seitlich (Ausschnitt); deutlich sichtbar die Venenklappen. [541]

**Phlebo|lith:** »Venenstein«, verkalkter bis verknöcherter Thrombus; häufiger Röntgen-Zufallsbefund ohne Krankheitswert. E phlebolith.

**Phlebo|logie:** Lehre von den Venen. Medizinischer Bereich, der sich mit der Prävention, Diagnostik, Behandlung und Rehabilitation der Erkrankungen u. Fehlbildungen des Venensystems der unteren Extremitäten (einschließlich deren thrombotischer Erkrankungen) befasst u. in dem Ärzte nach entsprechender Weiterbildung eine Zusatzbezeichnung erwerben können. E phlebology.

**Phlebo|mano|metrie:** blutige Messung des ▸Venendrucks (z.B. des zentralen Venendrucks); s.a. ▸Phlebodynamometrie. E venous pressure recording, phlebomanometry.

**Phlebo|pathie:** ▸Venopathie. E venous disease.

**Phlebor|rhexis,** Venenruptur: Einriss bis Zerreißung der Venenwand. E phleborrhexis, rupture of a vein.

**Phlebo|sklerose:** bindegewebige Sklerosierung der Venenwand (meist mit Phlebektasie). Als künstliche (therapeutische) Ph. die nach Varizenverödung. E phlebosclerosis.

**Phlebo|skopie:** **1)** *Röntgenologie* Phlebographie unter Durchleuchtungskontrolle. **2)** *Angiologie* ▸Venoskopie. E phleboscopy.

**Phlebo|thromb|ektomie:** op. Thrombenentfernung aus tiefen Venen nach Phlebotomie, als **direkte Ph.** am Ort der Thrombose, als **indirekte** am Ort der Wahl (z.B. Inguinalregion) mit Ringstripper oder Ballonkatheter. Bei wandadhärenten u. in Organisation begriffenen Thromben als Endothrombektomie (einschl. Gefäßintima). E phlebothrombectomy.

**Phlebo|thrombọse:** Thrombosierung der Venenlichtung ohne wesentl. entzündliche Wandveränderung; oft als »**tiefe Ph.**« bei Beinvenen (im Ggs. zur oberflächl. Thrombophlebitis); s.a. ▶Phlebitis. E phlebothrombosis.

**Phlebo|tomịe:** ▶Venae sectio. E phlebotomy.

**Phlebo|tọmus:** (sub)trop. Kleinmücken-Gattung [Psychodidae]; Larven in feuchten Böden mit organ. Material; ♀ nachts Blut saugend, tagsüber an schattigen Plätzen, auch in Häusern; Überträger von ▶Pappataci-Fieber (»**Ph.-Fieber**«), ▶Bartonellosis, ▶Leishmaniasen.

**Phlẹgma:** *Psychologie* langsames, aber zähes Temperament. – *histor* »Schleim« als einer der vier klassischen Körpersäfte. E phlegm.

**Phleg|mạsia:** (HIPPOKRATES) ▶Entzündung, ▶Fieber. E phlegmasia. – **Ph. ạlba dọlens,** Leukophlegmasie: Iliofemoralvenenthrombose im Wochenbett als Ph. puerperalis (»Metastasis lactis«), seltener nach Infektionskrankheiten; mit Lymphangitis u. später Thrombosierung (Schwellung u. wachsart. Blässe des Beines, schmerzhafte Bewegungshemmung, subfebrile Temp.). E milk leg. – **Ph. caerụlea dọlens,** Ph. coerulea dolens: vorw. im 3.–5. Ljz. auftretende »akute massive Venenokklusion« (d.h. Massenthrombose aller Venen) eines Beines, mit dramat. Beginn (reißende Schmerzen, dunkelzyanot. Verfärbung). Später erhebl. Ödembildung u. hypovoläm. (»Tourniquet«-)Schock, häufig feuchte Gangrän (arterieller Teilverschluss durch Kompression von außen, Puls meist nachweisbar). Tritt z.B. bei einem paraneoplastischen Syndrom auf.

**Phleg|mọne:** diffuse Entzündung des interstitiellen Bindegewebes durch Staphylo-, v.a. aber Streptokokken, anfangs oft serös, später eitrig-nekrotisierend (= **phlegmonöse** Entzündung i.e.S.); Ausbreitung v.a. subkutan, -faszial, intramuskulär. Eintrittspforte kann eine kleine Verletzung, ein Ulkus oder auch ein Dekubitus sein. E phlegmon.

**phlogịsticus, phlogistisch:** entzündlich. E inflammatory.

**Phlogịstika,** Phlogistica: *Toxikologie* entzündungserregende (»**phlogogẹne**«) Stoffe, Noxen, Toxine etc. E phlogistics.

**Phlorizịn:** Glucosid in der Rinde von Obstbäumen. E phlorizin, phlorhizin, phloridzin.

**Phlorizịn|diabetes:** tierexperimentell durch Phlorizin erzeugter Diabetes durch Hemmung des Phosphorylierungsprozesses bei der tubulären Glucoserückresorption (Glucosurie bei normalen Blutzuckerwerten). E phlorizin diabetes.

**Phloro|glucịn:** 1,3,5-Trihydroxybenzol; aromat. Phenol in zahlreichen Pflanzeninhaltsstoffen; Reagens auf freie Salzsäure im Magensaft (GÜNZBURG-Probe), Pentosen im Harn (BIAL- u. TOLLENS-Probe), Lignin u.a.m. E phloroglucinol.

**Phlyktạ̈ne:** *Ophthalmologie* kleines rundliches Infiltrat in der Konjunktiva, meist nahe dem Hornhautrand, evtl. in die Sklera einwandernd (»Wander-Ph.« = Keratitis fascicularis); v.a. bei Conjunctivitis scrofulosa u. Keratoconjunctivitis phlyctaenularis. E phlyctenula.

**pH-Meter:** s.u. ▶pH. E pH-meter.

**-phob:** Suffix »fürchtend«, »vermeidend«.

**Phobịe, phobische Störung:** ausgeprägte, sich entgegen besserer Einsicht zwanghaft aufdrängende Angst, wobei der Betroffene versucht, die gefürchtete Situation u. Ähnliches zu meiden. Neben den übersteigerten alltägl. Ängsten vor Einsamkeit, Krankheit, Tod etc. i.e.S. die spez. Phobien wie ▶Klaustro-, ▶Karzinophobie etc. E phobia.

**Phobo|phobịe:** »Angsterwartung«, Angst vor dem Eintreten eines Angstanfalls (▶Phobie). E phobophobia.

**Phoko|melịe:** »Robbengliedrigkeit«, durch rudimentäre Entwicklung der langen Röhrenknochen bedingte Defektfehlbildung der Extremitäten mit rel. normal ausgebildeten Händen bzw. Füßen; z.B. bei Thalidomid-Embryopathie, SC-Syndrom. E phocomelia.

**Pholedrin:** ein ▶Sympathomimetikum; Vasokonstriktor; ***Anw.*** als Antihypotonikum. E pholedrine.

**Phon:** dimensionslose Einheit der Lautstärke. International ersetzt durch den A-Schalldruckpegel in ▶Dezibel; Einheit subjektiver Lautstärkeempfindung. E phon.

**phon...:** Wortteil ▶»Schall«, ▶»Ton«, ▶»Stimme«; s.a. ▶Phono...

**Phon|asthenịe,** Amblyophonie: »Stimmschwäche« als Oberbegriff für hypo- u. hyperkinet. Dysphonie nach Überbelastung (v.a. bei Sprechberufen), bei nicht ausgeheilter Kehlkopferkr., Neurasthenie etc. E phonasthenia, functional vocal fatigue.

**Phonation:** Bildung des Primärtones im Kehlkopf (durch Respirationsluft u. Phonationsbewegung der Stimmbänder); i.w.S. der Gesamtvorgang, der zur Stimme, zum Sprechen und zur Sprache führt. E phonation.

**Phonations|störung:** ▶Dysphonie.

**Phonẹm: 1)** »Sprachlaut« als kleinste bedeutungsdifferenzierende phonolog. Einheit. E phoneme. **2)** *Psychologie* ▶Stimmenhören. E auditory hallucination.

**Phon|endo|skop: 1)** spezieller Hörschlauch zur Auskultation der Lautbildung. **2)** Membranstethoskop mit veränderl. Resonanzraum. E phonendoscope.

**Phon|ent|allạxis:** Vertauschen von Vokalen u. Diphthongen als Sprachstörung.

**Phonẹtik:** Lehre von der Laut- u. Stimmbildung. E phonetics.

**Phonetogramm:** s.u. ▶Stimmfeldmessung.

**Phonia|trie,** Stimm-, Sprech- u. Sprachheilkunde: Fachrichtung der Medizin, die sich mit Erkrankungen u. Störungen der Stimme, Sprache u. des Sprechens befasst. Wird mit der Pädaudiologie (kindliche Hörstörungen) zu einem medizinischen Fachgebiet zusammengefasst. Berücksichtigt werden anatomische, physiologische, diagnostische u. therapeutische Grundlagen der ▶Hals-Nasen-Ohren-Heilkunde u. der Neurologie, Psychiatrie u. Psychotherapie, Kinderheilkunde u. Stomatologie sowie Erkenntnisse aus Linguistik, Phonetik, Psychologie, Verhaltenswissenschaft, Pädagogik, Akustik u. Kommunikationswissenschaften. Die Weiterbildungszeit bis zum Facharzt für Ph. u. Pädaudiologie beträgt 5 Jahre. S.a. ▶Logopädie, ▶Sprachübungsbehandlung. E phoniatrics.

**-phonie:** Wortteil »Stimme«, »Klang«.

**Phonieren:** ▶Phonation; i.e.S. die in hoher Tonlage während der Spiegeluntersuchung des Kehlkopfes.

**phọnisch:** die Stimme betreffend. E phonic. – **ph. Lähmung:** ▶Stimmbandlähmung nur bei Sprechen u. Singen. E ph. paralysis. – **ph. Stimmritzenkrampf:** spastische ▶Dysphonie. E ph. laryngospasm.

**Phonismus:** gleichzeitige (synästhetische) Wahrnehmung verschiedener Sinnesreize (Licht, Tasteindruck, Geruch) als Gesamteindruck des Gehörs, z.B. in Form einer ▶Auditio colorata. E phonism.

**phono...:** Wortteil »Schall«, »Stimme«; s.a. ▶phon...

**Phono|angio|graphịe:** elektroakust. Schallregistrierung über – großen – Blutgefäßen. E phonoangiography.

**Phono|gramm:** »Schallbild« über großem Blutgefäß (Phonoangiogramm), Varizen, a.v. Fistel, stark durchblutetem Organ, Herz (s.a. ▶Phonokardiographie). E phonogram.

**Phono|kardio|gramm,** Abk. PKG, Abk. PCG: Aufzeichnung des Herzschalls bei der ▶Phonokardiographie; v.a. bei Herzklappenfehlern u. Myokardiopathien. E phonocardiogram.

**Phono|kardio|graphịe:** Aufzeichnung des von einem Mikrophon in elektr. Spannungsänderungen transformierten Herzschalles; als lineare (amplitudengetreue Darstg. aller Frequenzen), stethoskopische (nur zum Ohr geleitete Frequenzen), logarithmische (gehörähnl. Darstellung durch Verstärken hoher u.

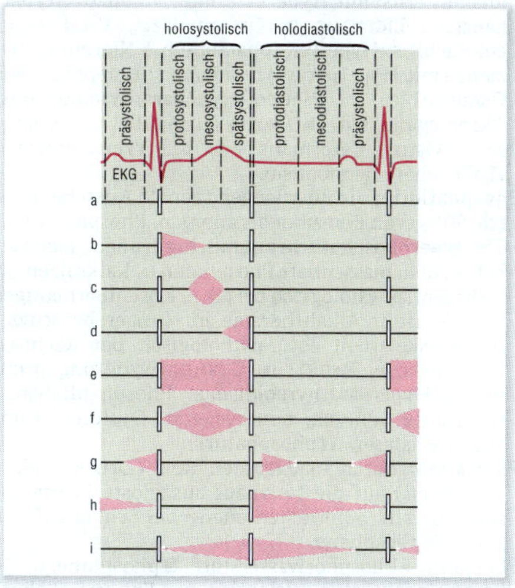


**Phonokardiographie:** typische Herzschallbilder; **a**) zeitl. Lage des 1. u. 2. Herztons, **b**) protosystol. Decrescendogeräusch (z.B. bei Mitral- u. Trikuspidalinsuffizienz), **c**) mesosystol. Spindelgeräusch (z.B. bei Aortenstenose), **d**) spätsystol. Crescendogeräusch (z.B. Restform perikardialer Reibegeräusche; bei Mitralinsuffizienz), **e**) holosystol., bandförm. Geräusch (z.B. bei VSD, Mitralinsuffizienz), **f**) holosystol. Spindelgeräusch (z.B. bei Pulmonalstenose), **g**) präsystol. Crescendo- u. frühdiastol. Decrescendogeräusch, Letzteres vom 2. HT durch freies Intervall getrennt (z.B. bei Mitralstenose, als Austin-Flint-Geräusch), **h**) holodiastol. Decrescendogeräusch, unmittelbar hinter dem 2. HT beginnend (z.B. bei Aorteninsuffizienz), **i**) kontinuierl. Geräusch (z.B. bei offenem Ductus Botalli, a.v. Aneurysma). [335]

Abschwächen tiefer Frequenzen) oder selektive Ph. (beliebige Frequenzbegrenzung durch variable Filter). S. a. Abb. E phonocardiography.

**Phono|manie** *(griech. phonos = Mord)*: zwanghafter Drang zu töten. E phonomania.

**Phono|meter:** Apparat zur Messung der Lautstärke der Flüstersprache bei Hörprüfung. E phonometer.

**Phono|phobie:** **1)** Sprechangst der Stotterer. **2)** partielle funktionelle Aphonie, z.B. Unfähigkeit zu singen. **3)** Überempfindlichkeit gegen Geräusche u. laute Stimmen; s.a. ▸Hyperakusis. E phonophobia.

**Phon|opsie:** ▸Auditio colorata. E phonopsia.

**Phono|skop:** Stethoskop mit Verstärkeranlage für Demonstration über Lautsprecher. E phonoscope.

**-phor:** Suffix »tragen«, »Träger«, »Erzeuger«.

**Phorbol|ester:** kokarzinogen wirksame Diterpene in pflanzl. Öl (z.B. Crotonöl). E phorbol ester.

**-phorese:** Wortteil »tragen«, »Transport«.

**-phorie:** Wortteil »Stellung der Augen«.

**Phoro|meter:** Gerät zur Bestimmung der Sehachsen. E phorometer.

**Phor|opter:** *Ophthalmologie* kombin. Gerät für die Bestimmung von Refraktion, Augenstellung u. -bewegungen, Akkommodationsbreite etc. E phoropter.

**Phosgen:** $COCl_2$; farbloses, nach faulem Heu riechendes Gas, das bei therm. Zersetzung von Chloroform, Trichloräthylen u. Tetrachlorkohlenstoff entsteht; zerfällt mit Wasser zu $CO_2$ u. HCl. Bei akuter Intoxikation (im 1. Weltkrieg als Kampfstoff »Grünkreuz«) nach mehrstünd. Latenz Lungenödem (bräunl. Schaum) u. Tod; bei Überleben rel. gute Prognose, jedoch auch Spättodesfälle; ***Ther.:*** Ruhe, Wärme, Hexamethylentetramin (hohe Dosen), Cortison, Herzmittel, $O_2$, Atropin, Bicarbonat, Glucose. E phosgene, carbonyl chloride.

**Phospha|gen:** ▸Creatinphosphat. E phosphagen.

**Phosphat:** Salz der Ortho-, Meta- oder Polyphosphorsäuren; i.e.S. ein Metallsalz der dreibasigen Orthosäure ($H_3PO_4$), u. zwar als primäres (»Dihydrogen-Ph.«), sek. (»Hydrogen-Ph.«) oder tert. Ph. (»tribas. Ph.«); s.a. ▸Phosphatstoffwechsel. – Ferner saure u. neutrale Phosphorsäureester, z.T. als wichtige Bausteine in Nucleinsäuren u. synthet. Wirkstoffen. E phosphate. – **Ph., aktives, energiereiches Ph.:** durch energiereiche ▸Pyrophosphat- (z.B. in ATP) oder Esterbindungen gekennzeichnete Stoffe, die bei Hydrolyse stoffwechselerhaltende Energie liefern. S.a. ▸Creatinphosphat. E high energy ph.

**Phos|phatase(n):** Hydrolasen, die organ. Phosphorsäureester unter Freisetzung von Phosphat u. Alkohol aufspalten; *serol* s.u. ▸Phosphatase-System. E phosphatase. – **Ph., alkalische,** Abk. AP: in Zellen u. Körperflüssigkeiten (bes. angereichert in Osteoblasten, Nieren u. Darmepithel) verbreitete Ph. Teilweise aus Mikrosomen stammend; bis zu fünf Isoenzyme, z.T. von pathogen. Bedeutung (Auftrennung durch Polyacrylamidgelelektrophorese). Reaktion (optimal bei pH 8,7; $Mg^{2+}$-aktiviert): Orthophosphorsäuremonoester + $H_2O \leftrightarrow H_3PO_4$ + »Alkohol« (auch Zucker-A., Phenole, Amine). ***Diagn.:*** Bestimmung im Serum (Serumphosphatase) z.B. als optimierte Standardmethode (AP opt.) photometrisch mit p-Nitrophenylphosphat als Substrat. Als pathol. gelten sowohl reduzierte (s.a. ▸Hypophosphatasie) als auch erhöhte Werte, die durch Anstieg in Leber (intrahepat. Cholestase, Verschlussikterus, Lebermetastasen), Knochen (Osteomalazie, Rachitis, Tumoren, osteoplastische Metastasen, Ostitis fibrosa generalisata, O. deformans, Hyperparathyreoidismus), Nieren (Hypernephrom, diabet. Glomerulosklerose, akute Tubulusnekrose) oder Darm oder durch vermehrten Leukozytenzerfall (s.a. ▸Leukozytenphosphatase) bei Leukämie bedingt sein können (s.a. ▸Hyperphosphatasie). *forens* AP-Nachweis als Sperma-Indiz bei Notzucht. E alkaline phosphatase. – **Ph., plazentare alkalische,** Abk. PLAP: ▸Tumormarker, v.a. bei Hodentumoren (Seminome), Ovarialkarzinom. – **Ph., saure,** Abk. SEP, Abk. SP: Ph. mit bis zu sechs Isoenzymen im Plasma sowie weiteren Varianten (Leukozyten-, Thrombozyten-, Erythrozyten-, Knochen-, Gaucher- u. Prostata-SP [in Sperma u. Prostatasekret angereichert]). Spaltet wie AP (jedoch optimal bei pH 5–6) Orthophosphorsäureester auf u. katalysiert Transphosphorylierungen. Erhöhte Werte bei Prostatakarzinom, Gaucher-Syndrom, Osteopathie (zus. mit AP), Thrombozytopenie (mit vermehrtem Plättchenzerfall), Thrombose u. Embolie (bes. der Lunge). S.a. ▸Haarzellenleukämie. E acid phosphatase. – **Ph., saure prostataspezifische,** Abk. PAP: Untergruppe der sauren Ph. (Isoenzym 2). ▸Tumormarker in der Diagnostik u. Verlaufskontrolle des Prostatakarzinoms, wird i.d.R. gemeinsam mit dem prostataspez. Antigen (▸PSA) bestimmt. Erhöhte Werte auch bei benigner Prostatahyperplasie oder Prostatitis.

**Phosphatase-System** *(engl. = acid cell phosphatase)* Abk. ACP: zum Vaterschaftsausschluss verwendeter ▸Enzympolymorphismus der sauren Phosphatase in Erythrozyten (sechs Phänotypen, gesteuert von drei Genen).

**Phosphatbinder:** Substanzen, die die Resorption von Phosphat aus dem Darm vermindern; ***Wirkst.:*** z.B. Calciumacetat, Sevelamer; ***Anw.*** bei Hyperphosphatämie infolge einer chron. Niereneinsuffizienz, v.a. unter Dialyse.

**Phosphat|diabetes:** Störung des Phosphattransports in den Harnkanälchen der Niere mit Hypophosphatämie u. Hyperphosphaturie. I.e.S. das ▸Albright-Butler-Bloomberg-Syndrom. E phosphate diabetes.

**Phosphatidasen:** ▸Phospholipasen.

**Phosphatide,** Phospholip(o)ide: Lipoide mit mehreren unterschiedl. Grundbausteinen (Phosphorsäure, Fettsäuren, mehrwertige Alkohole wie Glycerin oder Sphingosin, N-Basen wie Cholin oder Kolamin). Die Gruppe ist unterteilbar in ▸Phosphatidsäuren, ▸Phosphatidylcholine, ▸Kephaline, Inosit- u. Acetalphosphatide (Plasmalogene). Alte, aber noch übliche Sammelbez. auch »Glycerinphosphatide« (i.e.S. nur Phosphatidylcholin u. Kephalin); s.a. ▶Sphingolipide. Bestimmung – nach Extraktion, Abtrennung u. Nassveraschung – meist als Phosphat-Ion durch Umsetzung mit Molybdat-Vanadat (Farbreaktion). E phosphatides.

**Phosphatid(lipoid)ose:** ▶Niemann-Pick-Krankheit. E sphingomyelin lipidosis.

**Phosphatid|säure:** Derivate der mit 2 Mol Fettsäure veresterten Glycerinphosphorsäure als Gruppe der (Glycerin-)Phosphatide; weit verbreitet, z.B. als Cardiolipin. E phosphatidic acid.

**Phosphatidyl|äthanolamin:** ein ▶Kephalin; Ester der Phosphatidsäure mit Äthanolamin; Vorkommen besonders auf der Innenseite der Zellmembran. E phosphatidylethanolamine.

**Phosphatidyl|cholin(e),** Lecithin(e): esterartig aufgebaute Verbindungen aus je 1 Mol Glycerin, Phosphorsäure, Cholin u. 2 Mol Fettsäure (meist je eine gesättigte u. ungesättigte; im Allgemeinen Öl-, Palmitin-, Stearin- u. Linol-, daneben Arachidonsäure; Formel). ***Vork.:*** meist als α-Form, beim Menschen v.a. in Blutplasma, Erythrozyten, Galle, grauer u. weißer Hirnsubstanz (mit hohem Anteil an ungesättigten Säuren). ***Biosynthese:*** aus Glycerophosphat, Cholin u. Fettsäuren (mit ATP, Coenzym A u. Cytidintriphosphat als Cofaktoren). Bei partieller Fettsäure-Abspaltung entsteht ▶Lysolecithin. E phosphatidylcholine.

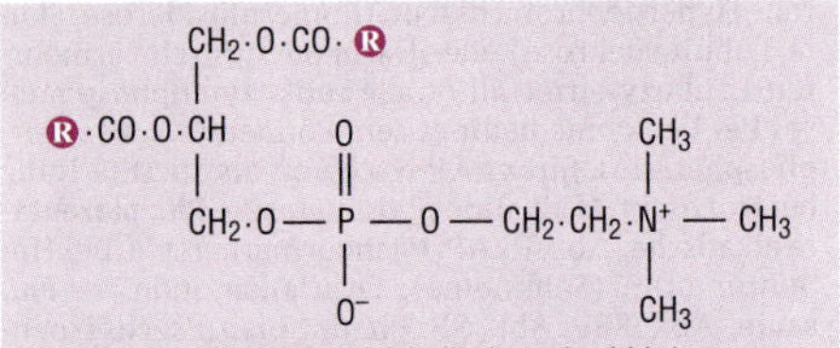

α-Phosphatidylcholin (= α-Lecithin)

**Phosphatidylcholin(e):** α-Phosphatidylcholin (=α-Lecithin).

**Phosphatidyl|inositol:** s.u. ▶Inositphosphatide. E phosphatidylinositol.

**Phosphat|insektizide:** zur Insektenbekämpfung angew. organische Phosphorsäureester (▶Acetylcholinesterase-Hemmer). E phosphate insecticides.

**Phosphat|mangel|rachitis:** ▶Hypophosphatasie.

**Phosphat|puffer:** primäres u. sekundäres Natrium- oder Kaliumphosphat als chemische oder biolog. Pufferlösung (pH 6–8); orale (als Salz) oder i.v. ***Anw.*** bei akuter Hyperkalzämie. E phosphate buffer.

**Phosphat|stein:** ▶Harnkonkrement vorw. aus phosphorsaurem Kalk oder Mg-Ammoniumphosphat (»Tripelphosphat«); meist weich, wenig gefärbt, rau; als Apatit u. Brushit gut, als Struvit wenig röntgenschattengebend. E phosphate stone.

**Phosphat|stoffwechsel:** die Resorption, Nutzung u. Ausscheidung der dem Körper in sehr unterschiedl. anorganischer u. organ. Bindung zugeführten P-Verbindungen (s.a. ▶Phosphat, ▶Phosphatase). Aufnahme von 500–1000 mg aus dem Darm (unverändert oder nach enzymat. Aufschluss; gefördert durch Vitamin D, gehemmt durch Bildung komplexer Verbindungen mit Ca, Mg, Al, Ba) sichert einen Plasmaspiegel von 1,4–2,7 mval/l (beim Kind höher), v.a. in Form von dissoziierten Phosphaten u. organ. Verbindungen (▶Phosphatide). Bedeutendstes Anion, ferner wichtig für energiereiche Verbindungen, Zahn- u. Knochenhartsubstanz. Renale Ausscheidung (ca. ²/₃) verstärkt bei metabol. Alkalose, hohem Vitamin-D-Spiegel, durch Parathormon. – Quant. Verhalten des Blut-Phosphats im Allg. dem des Ca entgegengesetzt. – Hypophosphatämie v.a. bei Enzymdefekt (s.u. ▶Phosphatdiabetes), prim. Hyperparathyreoidismus (zus. mit Hyperkalzämie), idiopath. Hyperkalzämie Lightwood, Osteomalazie, Vit.-D-Mangel-Rachitis; Hyperphosphatämie bei Niereninsuffizienz (mit Hyperparathyreoidismus u. nephrogener Osteopathie), (Pseudo-)Hypoparathyreoidismus, Akromegalie, Vit.-D-Überdosierung; bei Osteoporose u. Ostitis deformans sind die Werte normal. E phosphate metabolism.

**Phosphat|urie:** die überwiegend renale Ausscheidung (ca. 90 %) von Phosphor als anorgan. Phosphat; i.e.S. die Hyperphosphaturie mit milchig-trübem, meist alkal. Urin u. massenhaft Phosphaten u. Kalksalzen im Sediment; physiologisch bei alkal. Kost, übermäßiger Eiweißzufuhr, Alkalitherapie, im Hunger, bei schwerer Muskelarbeit etc.; pathologisch bei Rachitis, Osteomalazie, Paget- u. Cushing-Syndrom, prim. u. sek. Hyperparathyreoidismus, Phosphatdiabetes, Glycinurie Scriver, neurovegetat. Dystonie, Knochenmetastasen. E phosphaturia.

**Phos|phen:** durch inadäquaten Reiz (Druck, elektr. Stromstoß) auf die Netzhaut ausgelöste Lichtempfindung, z.B. »Sternchensehen« bei Schlag auf das Auge. E phosphene.

**Phosphin:** ▶Phosphorwasserstoff. E phosphine.

**Phospho|adenylat-3-nucleotidase:** Enzym (Leber) mit der Reaktion: Adenosin-3'5'-diphosphat + $H_2O$ ↔ AMP + Orthophosphat. E phosphoadenylate 3-nucleotidase.

**Phospho|di|esterase:** Hydrolase ($Mg^{2+}$-aktivierbar) mit der Reaktion: Phosphodiester + $H_2O$ ↔ Phosphorsäuremonoester + Alkohol; beteiligt z.B. am Abbau des für die Hormonwirkungen bedeutsamen 3',5'-cyclo-AMP. E phosphodiesterase.

**Phosphodi|esterase-Hemmer,** PDE-Hemmer: Hemmstoffe der ▶Phosphodiesterase, welche die Konzentration von cAMP intrazellulär erhöhen. ***Wirkung:*** Durch Verminderung des Tonus der Gefäßmuskulatur kommt es zur Vasodilatation; außerdem positiv inotrope u. chronotrope Wirkung. Unterschieden werden: 1) **nichtselektive P.-H.:** ***Wirkst.:*** Methylxanthine (z.B. ▶Theophyllin, ▶Coffein, ▶Theobromin), ▶Papaverin; 2) **Phosphodiesterase-III-Hemmer:** ***Wirkst.:*** z.B. Amrinon, Enoximon, Milrinon. ***Anw.*** zur Kurzzeitther. der schweren, therapierefraktären Herzinsuffizienz. ***NW:*** u.a. Arrhythmien, Thrombozytopenie; 3) **Phosphodiesterase-V-Hemmer:** ***Wirkst.:*** z.B. Sildenafil, Tadalafil, Vardenafil. ***Anw.*** bei erektiler Dysfunktion. ***NW:*** Blutdruckabfall, verstopfte Nase, Sehstörungen, erhöhte Gefahr kardiovaskulärer Ereignisse; ***Kontraind.:*** u.a. gleichzeitige Einnahme von Nitraten oder anderen NO-Donatoren (z.B. Molsidomin), schwere Herz-Kreislauf-Erkr. (z.B. instabile Angina pectoris, schwere Herzinsuffizienz), Hypotonie.

**Phospho|enol|pyruvat,** $H_2C{=}C(OPO_3H_2){-}COOH$, Abk. PEP: im Zwischenstoffwechsel auftretendes energiereiches Phosphat der Brenztraubensäure. E phosphoenolpyruvate.

**Phospho|fructokinase,** Abk. PFK, Abk. FPK: Enzym des Kohlenhydratstoffwechsels mit der Reaktion: ATP + D-Fructose-6-phosphat ↔ ADP + D-Fructose-1,6-diphosphat. – P.-Mangel führt zur Glykogenose Typ VII mit belastungsabhängigen Muskelkrämpfen u. hämolytischer Anämie (Tarui-Glykogenose). E phosphofructokinase.

**Phospho-Gluco-Amino-Diabetes:** ▶Debré-de-Toni-Fanconi-Syndrom.

**Phospho|gluco|kinase:** Enzym (Muskel) mit der Reaktion: ATP + D-Glucose-1-phosphat ↔ ADP + D-Glucose-1,6-diphosphat. E phosphoglucokinase.

**Phospho|gluco|mutase,** Abk. PGluM: Enzym (MG ca. 75 000) mit der Reaktion: Glucose-1,6-diphosphat + Glucose-1-phosphat ↔ Glucose-6-phosphat + Glucose-1,6-diphosphat. E phosphoglucomutase.

**Phospho|gluconat:** Salz der ▶Phosphogluconsäure. E phosphogluconate.

**Phospho|gluconat-dehydrogenase,** Abk. PGD: Enzym im ▶Pentosephosphatzyklus, das die Reaktion 6-

Phosphogluconat zu Ribulose-5-phosphat katalysiert; ▸Enzympolymorphismus mit drei Phänotypen (PGD A, AB u. B) ermöglicht die Verwendung bei Vaterschaftsgutachten. E phosphogluconate dehydrogenase.

**Phospho|glucon|säure:** Gluconsäure-6-phosphorsäure; in allen Zellen (v.a. Erythrozyten) vork. Phosphorsäureester, Intermediärprodukt im Kohlenhydratstoffwechsel. E phosphogluconic acid.

**Phospho|glycerat-kinase:** das »BÜCHER-Enzym« des Kohlenhydratstoffwechsels, mit der Reaktion: ATP + 3-Phosphoglycerat ↔ ADP + 1,3-Diphosphoglycerinsäure (NEGELEIN-Ester). E phosphoglycerate kinase.

**Phospho|glycerat-phospho|mutase:** umphosphorylierendes Enzym; Reaktion: 2-Phospho-D-glycerat ↔ 3-Phospho-D-glycerat. E phosphoglycerate phosphomutase.

**Phospho|glyceride:** Glycerinphosphorsäure-Derivate mit mind. einer an den Glycerinrest gebundenen O-Alkyl-, O-Acyl- oder O-Alkenyl-Gruppe. E phosphoglycerides.

**Phospho|glycerin|säure:** Ester zwischen Phosphor- u. Glycerinsäure; mit einem oder zwei Orthophosphorsäure-Resten; wichtige Intermediärstufe im Kohlenhydratstoffwechsel. E phosphoglyceric acid.

**Phospho|hexo|kinase:** ▸Phosphofructokinase. E phosphohexokinase.

**Phospho|hexose-isomerase,** Abk. PHI: ▸Glucosephosphat-isomerase. E phosphohexose isomerase.

**Phospho|lipasen,** Lecithinasen: verschiedene Hydrolasen; Ph. A (in Schlangen-, Wespen- u. Skorpiongift) spaltet Lecithin (▸Phosphatidylcholin) in Lysolecithin u. ungesättigte Fettsäure; Ph. B (ein Gemisch aus Ph. $A_1$ u. Ph. $A_2$; »Lyso-Ph.«; u.a. als Wespengift) spaltet Lysolecithin in Glycerophosphocholin u. Fettsäure; Ph. C (»Lipophosphodiesterase I«; im Gehirn, in Schlangengift u. Bakterien) spaltet Phosphatidylcholin in Cholinphosphat u. 1,2-Diglycerid; ferner die Ph. D; s.a. ▸Lecithinase. E phospholipases.

**Phospho|lip(o)id:** ▸Phosphatid. E phospholip(o)id.

**Phosphor,** Abk. P: nichtmetallisches Element mit Atomgew. 30,9738, OZ 15; 3-, 5-, seltener 1- u. 4-wertig; Vork. (nur in Verbindungen) als Mineral (Apatit, Phosphorit, Guano) u. in den meisten Lebewesen (▸Phosphat, ▸Nucleinsäuren), bes. reichlich in Fischen u. Algen. Mindestens drei allotrope Modifikationen: a) gelber, weißer oder farbloser P., wachsweich, mit spezif. Geruch, lösl. u.a. in Schwefelkohlenstoff u. fetten Ölen; s.a. ▸Phosphorvergiftung. b) roter oder amorpher P., entstanden aus gelbem P. bei Erhitzen über 250 °C; gilt als ungiftig. c) violetter P., gebildet aus rotem P. bei > 400 °C, in gelben übergehend bei > 620 °C. – Ferner schwarzer oder metallischer P. u. hellroter P. (enthält bis zu 30 % Brom). – Grober Nachweis durch Erhitzen des Materials mit Mg (typ. Phosphin-Geruch nach Anfeuchten); als Phosphat durch Fällungsreaktion mit Ammoniummolybdat-, Zirkonylchlorid- oder Silbernitrat-Lsg. oder als Mg-Ammoniumphosphat. – Sechs radioaktive Isotope (»Radio-P.«, β-Strahler), nuklearmedizinisch wichtig $^{32}P$ (HWZ 14,4 Tage; kritisches Organ: Knochen) zur Behandlung von Blutkrankheiten u. bösartigen Tumoren (v.a. Prostatakarzinom, Knochenmetastasen), zur Untersuchung des Mineral- u. Intermediärstoffwechsels, zur Bestimmung des Blutvolumens (mit $^{32}P$-markierten Erythrozyten) etc. E phosphorus.

**Phosphor...:** s.a. ▸Phospho..., ▸Phosphat...

**Phosphor|diabetes:** ▸Phosphatdiabetes. E phosphate diabetes.

**Phosphoreszenz:** Form der Lumineszenz, bei der die absorbierte Energie – abhängig von Leuchtstoff u. Temperatur (im Ggs. zur Fluoreszenz!) – mit einer gewissen Verzögerung wieder abgegeben wird. E phosphorescence.

**Phospho|ribosyl|pyro|phosphat:** ein Zwischenprodukt des ▸Purinstoffwechsels (dort Schema); s.a. ▸Ribosephosphat. E phosphoribosyl pyrophosphate.

**Phosphor|nekrose:** Weichteilnekrose bei Phosphorverbrennung. – Ferner die sekundär-osteomyelitischen Veränderungen (v.a. der Kiefer) bei chronischer ▸Phosphorvergiftung (durch P-Dämpfe), wahrscheinlich infolge primärer Gefäßschädigung mit Thrombosierungen u. sekundärer Infektion aus eitrigen Kopfherden, z.B. Kiefernekrose von kariösen Zähnen ausgehend; ***Klinik:*** Osteosklerose, Sequestrierung, Fisteleiterungen, Frakturen, evtl. Sepsis. E phosphonecrosis.

**Phosphoro-:** die Gruppe –P=P– in organ. Verbindungen.

**Phosphoro|lyse:** Spaltung von Bindungen unter Einbau der Elemente der Phosphorsäure; bedeutsam beim Glykogenabbau. E phosphorolysis.

**Phosphor|säure,** Acidum phosphoricum: i.e.S. die Orthophosphorsäure; Salz: ▸Phosphat. E phosphoric acid.

**Phosphor|säure|ester:** organische Phosphorsäureverbindungen (= Alkylphosphate); typische ▸Acetylcholinesterase-Hemmer: bewirken Phosphorylierung der Acetylcholinesterase u. damit Abbaustörung von ▸Acetylcholin, das sich an den ▸Cholinozeptoren anreichert = »innere Acetylcholinvergiftung«; die Vergiftung mit Erscheinungen v.a. des zentralen Nervensystems (Parasympathikusreizung, später -lähmung), u. zwar akut (Symptome wie bei Nicotin- u. Curare-Vergiftung), subakut u. wahrscheinlich auch chronisch (v.a. Polyneuritis; als Frühsymptom unbezwingbares Augenzwinkern); ***Ther:*** Atropin (hohe Dosen!), Toxogonin (nur wirksam in den ersten 36–48 Std.), Abwaschen mit Polyäthylenglykol. – Die Dephosphorylierung des Enzyms geht nur langsam vonstatten (kann durch Oxime beschleunigt werden). E phosphoric esters.

**Phosphor|vergiftung:** Intoxikation durch P u. seine anorganischen (▸Phosphorwasserstoff) u. organischen Verbindungen (▸Phosphorsäureester); i.e.S. die durch weißen P, akut mit Übelkeit, Erbrechen, schmerzhaften Durchfällen (örtl. Wirkung), nach Latenz von 1–3 Tagen (Resorption) Symptome seitens der Leber (Verfettung, tox. Degeneration) u. des zentralen Nervensystems (Kopfschmerzen, Halluzinationen, delirante Zustände), präfinal körperl. Verfall u. Koma; chron. (selten, meist gewerbl.) v.a. Knochenveränderungen (▸Phosphornekrose). E phosphorus poisoning.

**Phosphor|wasser|stoff,** Abk. $PH_3$: farbloses, nach faulem Fisch, Knoblauch oder Karbid riechendes Gas. Schweres Stoffwechselgift (wahrsch. Hemmung lebenswichtiger Zellenzyme); Aufnahme durch Atmung (oder den im Magen-Darm gebildeten Phosphiden entstammend). Vergiftung (v.a. beim Autogenschweißen durch $PH_3$-haltiges Acetylen): bei hoher Konzentration Hämiglobinbildung, akute Asphyxie, schlagartiger Tod; bei niedriger Konz. gastrointestinale Erscheinungen, starker Durst (evtl. mehrstünd. Latenz), auch anginöse Beschwerden, Husten, Kurzatmigkeit, Zyanose, Tachykardie u. Fieber, oder aber Erregungszustände, Krämpfe, Muskelschmerzen u. -steifigkeit, Übergang in völlige Betäubung, evtl. Tod durch Lungenödem; bei subtox. Dosen kumulative Wirkung; bei chron. Vergiftung (unbewiesen) evtl. Symptome wie durch elementaren P. E phosphine, hydrogen phosphide.

**Phosphorylase:** ▸α-Glucan-phosphorylase. E phosphorylase.

**Phosphorylase|mangel, generalisierter:** ▸HERS-Krankheit.

**Phosphorylase-phosphatase:** Enzym (Leber), das α-Glucanphosphorylase inaktiviert. E phosphorylase phosphatase.

**Phosphorylierung:** Veresterung von Ortho- oder Pyrophosphorsäure mit OH-Gruppen enthaltenden organ. Verbindungen (Kohlenhydrate, Nucleotide etc.). E phosphorylation. – **Ph., oxidative:** s.u. ▸Atmungskette.

P

**Phospho|sphingo|lipide:** ▸Sphingomyeline. E phosphosphingolipids.

**Phospho|transferasen:** ▸Kinasen. E phosphotransferases.

**Phot,** Abk. ph: *Physik* Einheit für die spezif. Lichtausstrahlung, definiert als Lichtstrom/Fläche (1 ph = 1 lm/1 $cm^2$), i.w.S. auch für die Beleuchtungsstärke (1 ph = $10^4$ lx). E phot.

**phot...:** s.a. ▸photo...

**Photismus:** ▸Photom; i.w.S. auch visuelle Empfindungen bei Reizung anderer Sinnessysteme, z.B. ▸Chromästhesie. E photoma, photism.

**photo...:** Wortteil »Licht(schein)«; Licht...

**Phot(o)ästhesin:** ein »Sehstoff« (im ▸WALD-Zyklus).

**photo|aktinisch:** durch Lichteinwirkung. E photoactinic.

**Photo|allergen:** in der Haut durch Lichteinwirkung (UVA oder UVB) auf eine körpereigene oder -fremde Substanz (z.B. Arzneimittel) entstandenes Antigen. E photocontact allergen.

**Photo|allergie,** Lichtallergie: durch immunologische Vorgänge ausgelöste Photosensibilität, die nach lokalem Kontakt mit einer photoaktiven Substanz u. anschließender Sonnen- oder UV-Bestrahlung oder nach systemischer Gabe von Medikamenten abläuft u. sich nach erneuter Gabe manifestiert. Häufig unter dem Bild einer photoallergischen Kontaktdermatitis, die nach wiederholtem Auftreten in seltenen Fällen auch nach Vermeiden des Kontakts mit dem Photoallergen bestehen bleiben kann (chron. aktinische ▸Dermatitis, persistierende Lichtreaktion; Vollbild: aktinisches Retikuloid). Häufige Photokontaktallergene sind antibakterielle u. antimykotische Substanzen, Duftstoffe, Sonnenschutzmittel, pflanzliche Stoffe. Nachweis einer Ph. durch den belichteten Epikutantest (Photopatch-Test). Die häufigste Form lichtabhängiger Hauterkrankungen ist die polymorphe Lichtdermatose (»Sonnenallergie«), deren allergische Genese bisher noch fraglich ist. E photoallergy.

**Photo|bakterien:** Licht erzeugende Bakterien. E photobacteria.

**Photo|biologie:** Lehre von der Einwirkung des Lichtes auf biologische Systeme. E photobiology.

**Photo|chemo|therapie:** *Dermatologie* (MORTAZAWI u. OBERSTE-LEHN 1972) UVA-Belichtung (»Blacklight«) ca. 2 Std. nach örtlicher oder peroraler Applikation eines Photosensibilisators (z.B. Methoxypsoralen; »PUVA«); bewirkt selektive Hemmung der mRNS (u. damit Hemmung von Enzymproduktion u. überschießender Hautproliferation). ***Anw.*** v.a. bei Psoriasis vulgaris. E photochemotherapy, photoradiation.

**photo|chromo|gene Stämme:** *Bakteriologie* Gruppe I der atyp. Mykobakterien (im Dunkeln cremefarb., im Licht gelborange). E photochromogenic strains.

**Photo|dermatitis, -dermatose:** ▸Lichtdermatitis, ▸-dermatose. E photodermatitis, -dermatosis.

**photo|dynamisch:** unter oder nach Lichteinwirkung überhaupt erst oder aber anders wirksam; z.B. ph. ▸Lasertherapie (PDT). E photodynamic.

**photodynamische Diagnostik,** Abk. PDD: Tumordiagnostik mittels photodynamisch wirksamer Substanzen (z.B. ALA). Nach Injektion solcher Substanzen u. anschließender Bestrahlung mit Licht geeigneter Wellenlänge (Laser) kommt es zur ▸Tumor-Fluoreszenz; dadurch lassen sich Lokalisation u. Ausdehnung des Tumors bestimmen.

**photodynamische Therapie:** ein Behandlungsverfahren urothelialer Tumoren unter Verw. von Lasern niedriger Leistungsdichte (Dye-Laser), die spezifische Absorptionen bei photosensitiven Substanzen anregen. Dabei entstehen zytotoxische Substanzen, die den Tumor zerstören; bisher noch im Versuchsstadium; s.a. ▸Lasertherapie.

**Phot|odynie:** durch Lichteinfall ausgelöste Augen- oder Kopfschmerzen. E photodynia.

**Photo|effekt:** ▸lichtelektrischer Effekt; s.a. ▸Photokathode. E photoeffect.

**Photo|element,** Solarzelle: Halbleiterzelle (v.a. Silicium), in der bei Lichtbestrahlung durch den äußeren ▸lichtelektrischen Effekt Strom (bzw. Spannung) erzeugt wird, der zum Betrieb kleinerer elektr. Geräte oder zum Laden von Ni-Cd-Zellen (Kleinakkumulatoren) ausreicht; s.a. ▸Photozelle. E photoelement.

**Photo|epikutan|test:** ▸Photopatch-Test.

**Photofluoreszenz:** das Aufleuchten eines mit photodynamisch wirksamen Substanzen (sog. Photosensitizer) behandelten Gewebes; ***Anw.*** bei der photodynamischen Diagnostik (PDD) maligner Tumoren; s.a. ▸Tumor-Fluoreszenz.

**photo|graphische Dosismessung:** *Radiologie* ▸Dosimetrie anhand der Schwärzung einer photograph. Schicht durch ionisierende Strahlung, verglichen mit der durch eine Standardstrahlung. E photographic dosimetry.

**Photo|in|aktivierung:** *Bakteriologie* mutationsauslösender bis abtötender Effekt ionisierender u. kurzwelliger UV-Strahlung. E photoinactivation.

**Photo|kathode:** Kathode, aus der bei Lichteinwirkung (äußerer ▸lichtelektrischer Effekt) »Photoelektronen« austreten, die – nach Anlegen einer Hilfsspannung – zu Messzwecken (▸Photozelle) oder Schirmbilderzeugung (▸Bildverstärker) dienen. E photocathode.

**Photo|koagulation:** ▸Lichtkoagulation. E photocoagulation.

**Photom,** Photopsie: umgeformte Sehempfindung bei Retinareizung (z.B. elektrisch, Druck auf Bulbus) oder infolge Läsion an Sehbahn, Hinterhaupts- oder (selten) Temporallappen, ferner als elementare visuelle Halluzination oder Illusion. E photoma.

**Photo|meter:** *Optik, Labormedizin* Gerät zur ▸Photometrie (Leuchtdichte, Beleuchtungsstärke, Lichtausstrahlung, -durchlässigkeit). E photometer.

**Photo|metrie:** »Lichtmessung« (mittels ▸Photometer); *labor* die v.a. zur Konzentrationsbestimmung dienende Messung der durch Teilchen oder gelöste Stoffe veränderten Lichtintensität (z.B. Extinktion, Streuung) in einer Küvette (im Vergleich zum Lösungsmittel); als wichtigstes Verfahren die ▸Kolorimetrie, ferner die ▸Nephelometrie, ▸Flammen-Photometrie u. die Messung der ▸Fluoreszenz (Fluorimetrie). Als Lichtquellen werden besonders stabile Lampen (z.B. Quecksilberdampflampe) oder auch Laser verwendet. Durch verstellbare Gittermonochromatoren oder auswechselbare Filter können enge Wellenbereiche des Lichts eingestellt (▸Spektrophotometrie) u. so störende Einflüsse vermieden werden (z.B. Eiweißbestimmung bei 280 oder 254 nm). E photometry.

**photomotorischer Reflex:** ▸Lichtreflex der Pupille. E photomotor reflex.

**Photo|multiplier** *(engl.)*: ▸Sekundärelektronenvervielfacher.

**photomyogene Reaktion:** Reaktion auf intermittierende ▸Photostimulation im EEG mit EMG-Aktivität über vorderen Hirnregionen; klinisch oft mit Lidflattern, vertikalen Augenbewegungen u. leichten Muskelzuckungen verbunden; bei Abbruch der Reizung sistierend; kein Hinweis auf Epilepsie; s.a. photogene ▸Epilepsie.

**Photon:** ▸Lichtquant. E photon.

**Pho|tonen|strahlen:** Bez. für elektromagnet. Strahlen (Licht, UV, Röntgen-, Gammastrahlen), um deren korpuskulären Charakter zu betonen (▸Dualismus); s.a. ▸PLANCK-Konstante.

**Photo|oxidation:** durch Licht herbeigeführte Oxidation. ***Anw.*** z.B. bei ▸Icterus neonatorum; Bilirubin wird durch Lichtabsorption bei 450–460 nm in wasserlösl., rasch ausscheidbare Abbauprodukte überführt. E photo-oxidation.

**Photo|patch-Test,** belichteter Epikutantest, Photoepikutantest: Nachweis einer Photoallergie durch Aufbringen von zwei symmetrisch aufgelegten Testpflastern u. Belichtung einer Seite nach 24 Stunden mit UVA-Licht. Der Test gilt als positiv, wenn nach 24 u. 48 Stunden auf der bestrahlten Seite eine Ekzemreaktion in einem Test auftritt u. die unbestrahlte Seite negativ ist.

**Photo|phobie:** **1)** Angst vor Sonnenlichteinwirkung (= Heliophobie). **2)** *Ophthalmologie* Lichtscheu infolge Blendungsempfindlichkeit. **E** photophobia.

**Photo|pigment:** ▶Rhodopsin (Sehpurpur). **E** photopsin, photopigment.

**Photo|plethysmo|graphie:** photoelektrische Registrierung der Volumenpulsationen durchbluteter Körperteile im Durchlicht- bzw. Reflexionsbetrieb. Das Verfahren nutzt die unterschiedliche Streuung (infra)roten Lichtes durch gut bzw. schlecht durchblutetes Gewebe u. dient insbesondere zur Pulsfrequenz- u. lokalen Durchblutungsmessung. S.a. ▶Plethysmograph. **E** photoplethysmography.

**Photo|provokation:** s.u. ▶Lichtdiagnostik.

**Photopsie:** Wahrnehmung elementarer optischer Halluzinationen (Licht, blitz- oder funkenartige Erscheinungen, Farben); tritt auf bei Störungen im Bereich des Temporal- bzw. Okzipitallappens. **E** photopsia.

**Photo|reaktion:** *Dermatologie* ▶Lichtreaktion (dort Schema). **E** photoreaction.

**Photo|reaktivierung:** bei Mikroorganismen die Reparatur genetischer Strahlenschäden (Spaltung der Thymin-Dimeren) durch Einwirkung von UVA. **E** photoreactivation.

**Photo|rezeptoren:** die ▶Stäbchen u. ▶Zapfenzellen (dort Abb.) der Netzhaut (▶Retina) als Rezeptoren der Lichtempfindung. In den P. erfolgt durch Absorption von Lichtquanten durch die Sehfarbstoffe (▶Rhodopsin) eine Konformationsänderung, die das rasche primäre Rezeptorpotential bewirkt; als das sekundäre Rezeptorpotential entsteht eine Hyperpolarisation (in Stäbchen langsamer als in Zapfen), die zu Membranpotentialänderungen der nachgeordneten Zellelemente führt; s.a. ▶rezeptives Feld (dort Abb.). **E** photoreceptors.

**Photo|scanning** *(engl.)*: ▶Photoszintigraphie.

**Photo|sensibilisatoren:** lichtsensibilisierende Stoffe, die die Lichtreizschwelle der Haut herabsetzen u. zu einer ▶Lichtdermatose führen; *ther* eingesetzte ***Wirkst.:*** z.B. Methoxsalen; ***Anw.*** im Rahmen der ▶Photochemotherapie bei Psoriasis. **E** photosensitizers.

**Photo|sensibilisierung:** Herabsetzung der Lichtreizschwelle der Haut durch endo- oder exogene Einlagerung lichtsensibilisierender Stoffe (»Photosensibilisatoren«; ▶Lichtdermatose). **E** photosensitization.

**Photo|sensitizer:** photodynamisch wirksame Substanzen (z.B. δ-Aminolävulinsäure, ALA), die sich bei Injektion im Gewebe (z.B. Tumoren) anreichern u. dieses unter Bestrahlung mit Licht geeigneter Wellenlänge chemisch verändern; ***Anw.*** z.B. bei der photodynamischen Therapie (s.u. ▶Lasertherapie).

**Photo|stimulation,** Blitzreizung, Flimmerlichtaktivation, Abk. FLA: Applikation von Lichtblitzen verschiedener Frequenz während der Registrierung des EEG mittels eines Photostimulators. ▶Aktivationsmethode z.B. zur Aufdeckung einer gesteigerten zerebralen Anfallsbereitschaft (s.a. photosensible ▶Epilepsie). Eine physiologische Reaktion ist das photic driving, die photische Reizfolgeantwort. Ebenfalls nicht beweisend für eine Epilepsie ist die ▶photomyogene Reaktion. Die wirksamsten Blitzfrequenzen zur Provokation epileptischer Anfallsmuster, besonders der photosensiblen Formen, liegen im Bereich von 6 bis 15/s. **E** photic stimulation.

**Photo|stimulator:** Gerät zur Erzeugung von Lichtblitzen für die ▶Photostimulation im EEG u. visuell ▶evozierte Potentiale. **E** photo stimulator.

**Photo|synthese:** *Biologie* der Aufbau hochmolekularer, energiereicher Verbindungen (Glucose [$C_6H_{12}O_6$]) mit Hilfe der Sonnenlichtenergie aus einfachen Molekülen (Kohlendioxid [$CO_2$], Wasser [$H_2O$]) durch chlorophyllhaltige Organismen (höhere Pflanzen, Algen, phototrophe Bakterien), wobei in beträchtlichen Mengen Sauerstoff entsteht; für das Leben auf der Erde eine der wichtigsten physiologischen Stoffwechselreaktionen. Bei der P. höherer Pflanzen unterscheidet man funktionell zwei nah verwandte Pigmentsysteme, die Lichtenergie in chemische Energie umwandeln (**Photosystem I** u. **II**); beide Systeme enthalten Chlorophyll a u. b als Hauptbestandteil. **E** photosynthesis.

**Photo|szinti|graphie:** Szintigraphie-Technik, bei der die Aktivitäten in Lichtblitze umgesetzt u. auf einem Röntgenfilm in Form scharfer Punkt- oder Strichzeilen oder aber als diffuse Schwärzung unterschiedlicher Intensität registriert werden. **E** photoscanning.

**Photo|taxis:** gerichtete Bewegung frei bewegl. Organismen zum Lichtreiz oder vom Licht weg. **E** phototaxis.

**Photo|therapie:** ▶Lichttherapie. **E** phototherapy, light treatment.

**photo|toxisch:** durch schädl. Lichteinwirkung bedingt. **E** phototoxic. – **ph. Reaktion:** nach lokaler u. systemischer Gabe einer photosensibilisierenden Substanz auftretende, oft bullöse Sonnenbrandreaktionen an belichteten Hautstellen durch eine direkte Wechselwirkung von UV-Strahlung mit einem Photosensibilisator, z.B. Pflanzen (Wiesengräser, Bärenklau) oder Antibiotika (Tetracycline). – S.a. ▶Lichtdermatose.

**Photo|trauma:** *Dermatologie* durch hohe UV-Dosen bei normaler Hautempfindlichkeit hervorgerufene Hautschädigung, akut als hochgrad. Lichterythem, chron. als Seemanns-, Landmannshaut.

**Photo|vervielfacher:** ▶Sekundärelektronenvervielfacher. **E** photomultiplier.

**Photo|zelle:** Zelle (Glaskolben mit Hochvakuum), in der bei Lichteinwirkung auf eine ▶Photokathode (meist Erdalkalimetall, mit Hilfsspannung) eine messbare Elektronenemission erfolgt. **E** photoelectric cell.

**pHPT:** Abk. für **p**rimärer ▶**H**yper**p**ara**t**hyreoidismus.

**PHPV,** Abk. für **p**ersistierender **h**yperplastischer **p**rimärer **V**itreos: Entwicklungsanomalie des Vitreos (Corpus vitreum = Glaskörper), oft kombiniert mit anderen Fehlbildungen. **E** persistent hyperplastic primary vitreous.

**phren...:** Wortteil »Zwerchfell« (Phrenes), i.w.S. »Geist«, »Seele«; s.a. ▶phreno..., ▶phreniko..., ▶Zwerchfell..., ▶diaphragm..., ▶psycho...

**Phren|algie:** Zwerchfellschmerz (▶Phrenikodynie). **E** phrenalgia.

**Phren|ektomie:** Teilresektion des Zwerchfells. **E** phrenectomy.

**Phrenes** *(griech.)*: Zwerchfell (▶Diaphragma). **E** phren, diaphragma.

**Phrenesie:** alte Bez. für **1)** symptomat. Psychose (»Hirnwut«) bei Enzephalitis; **2)** jegliche »Geistesstörung«. **E** frenzy.

**phrenicus:** zum Zwerchfell gehörig. Auch Kurzform für Nervus phrenicus (▶Phreniko..., ▶Phrenikus...). **E** phrenic.

**Phrenik|odynie:** atemabhängige, in Thorax- u./oder Schulterpartien ausstrahlende Schmerzen infolge Reizung oder Läsion des Nervus phrenicus. **E** phrenicodynia.

**Phreniko|tomie:** op. Durchtrennung des Nervus phrenicus zur ▶Phrenikusausschaltung. **E** phrenicotomy.

**Phreniko|tripsie:** ▶Phrenikusquetschung. **E** phrenicotripsy.

**Phrenikus:** ▶Nervus phrenicus; s.a. ▶Phreniko...

**Phrenikus|atmung:** künstliche Beatmung durch rhythmische elektr. Reizung des Nervus phrenicus. **E** phrenic respiration.

**Phrenikus|ausschaltung:** therap. Leitungsunterbrechung im Nervus phrenicus (Ort der Wahl: Halsbereich), entweder permanent (Phrenikotomie, Phrenikusexhairese) oder aber temporär durch intraneurale Alkohol-Inj. (75–80%ig; bis zu 12 Mon. wirkend), Leitungsanästhesie (perkutan, für ca. 2 Std.)

oder Phrenikusquetschung. E inactivation of phrenic nerve.

**Phrenikus|ex(h)airese, -exhärese,** Phrenikektomie: op. Entfernung des Nervus phrenicus (auf etwa 12 cm Länge) zur dauernden Ruhigstellung des, dann hoch stehenden, Zwerchfells; nach Freilegung über dem Scalenus anterior Durchtrennung u. Aufrollen des peripheren Abschnitts bis zum Abreißen. E phrenicoexeresis, phrenicectomy.

**Phrenikus|lähmung:** durch Läsion (v.a. Trauma, Neoplasma) von Halsmark ($C_4$; bds. Ausfall), Halswirbelsäule, Plexus cervicalis oder Nervenstamm (z.B. Pleurakuppel-, Perikard-, Mediastinalprozess) bedingter Ausfall des Nervus phrenicus; einseitig mit Hochstand auf der gleichen Seite u. Paradoxbewegung des Zwerchfells, beidseitig mit Dyspnoe, Zyanose, Auxiliaratmung; s.a. ▸Zwerchfelllähmung.

**Phrenikus|neuralgie:** ▸Phrenikodynie. E phrenicodynia.

**Phrenikus|quetschung,** Phrenikotripsie: temporäre ▸Phrenikusausschaltung durch Quetschen des über dem Musculus scalenus anterior freigelegten Nervs. E phrenicotripsy, phreniclasia.

**Phreno|kardie:** ältere Bez. für das ▸DA-COSTA-Syndrom. E phrenocardia.

**Phreno|plastik:** *Chirurgie* plastische Op. (Raffung, Doppelung, Transplantat) am Zwerchfell bei angeborenem oder traumat. Defekt, Zwerchfelllähmung, Relaxatio u. Eventratio diaphragmatica. E phrenoplasty.

**Phreno|schisis:** ▸Zwerchfellspalte.

**Phrenosin:** *Biochemie* ▸Cerebron. E phrenosin, cerebron.

**Phreno|spasmus:** ▸Zwerchfellkrampf. E phrenospasm.

**Phryno|derm(a),** Krötenhaut: Trockenheit der Haut mit Hyper- u. Parakeratose u. follikulärer Hyperkeratose, v.a. an den Streckseiten der Oberarme u. -schenkel, über Gesäß, Knien, Ellbogen, Schultern (z.B. bei Vitamin-A-Mangel zusammen mit Xerophthalmie, Keratomalazie, Nachtblindheit, Leukoplakien). E phrynoderma, toad skin.

**Phthalazine:** *Pharmazie* antihyperton wirkende Derivate des Phthalazins (bizykl. Verbindung mit –N=N-Gruppe); ***Wirkst.:*** z.B. Hydralazin. E phthalazines.

**Phthalein...:** s.a. ▸Phenolphthalein... E phthalein.

**Phthalsäure:** Benzol-dicarbonsäure, $C_6H_4(COOH)_2$; drei Formen: o-, m(= Iso)- u. p(= Tere)-Phthalsäure; wird in Form ihrer Ester als Weichmacher u. ▸Repellent verwandt. E phthalic acid.

**Phthalyl-glutaminsäure-imid:** Thalidomid (s.u. ▸Thalidomid-Embryopathie).

**Phthiriasis: 1)** *Parasitologie* ▸Harpyrhynchiasis. **2)** Befall durch Läuse (i.e.S. durch die Gattung ▸Phthirus). E phthiriasis.

**Phthirus pubis, Ph. inguinalis:** die »Filz-« oder »Schamlaus« (Anoplura), ca. 2 mm groß, stark gedrungen, mit charakterist. zapfenförm. Fortsätzen am 5.–8. Hinterleibssegment u. bes. starken Fußklauen (Abb.). Blutsauger in der Schambehaarung des Menschen (»Pediculosis pubis«, evtl. auch in Bart, Wimpern, Brauen, sogar Kopfhaar; Juckreiz u. durch Läusespeicheleinwirkung auf Hämoglobin schiefergraue bis stahlblaue Flecken = »taches bleues«). Übertragung fast nur durch dir. Kontakt (v.a. Geschlechtsverkehr). Keine Bedeutung als Krankheitsüberträger. E crab louse.

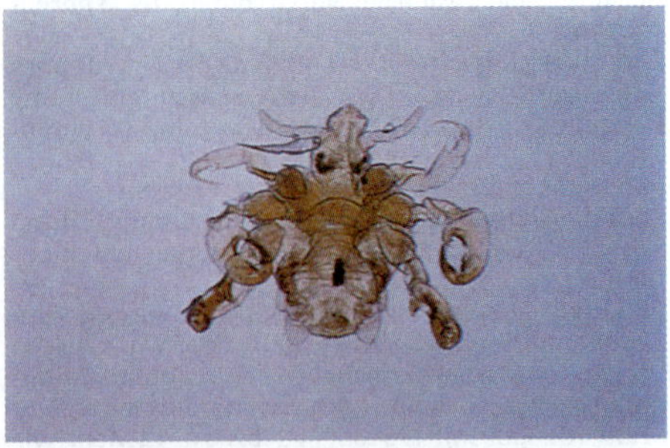

**Phthirus pubis:** Schamlaus. [182]

**Phthise, Phthisis:** allg. Bez. für Parenchymschwund. I.e.S. die progrediente, nekrotisierende u. fibrosierende Organtuberkulose (i.w.S. die Tbk »Schwindsucht« überhaupt). E phthisis. – **Ph. atra:** s.u. ▸Anthracosis pulmonum. E black ph. – **Ph. bulbi:** Augapfelschrumpfung, zumeist als Folge schwerer Traumata oder chronischer intraokularer Entzündungen. – **Ph. pulmonum:** ▸Lungenphthise. E pulmonary ph.

**Phthisiker:** an Lungentuberkulose Erkrankter.

**phthisisch:** eine ▸Phthise (i.e.S. die Lungentuberkulose bzw. ▸Lungenphthise) betreffend. E phthisic.

**pH-Wert:** *Chemie* ▸pH. E pH value.

**Phyco|mycetes, -myzeten:** s.u. ▸Phykomykose. E Phycomycetes.

**Phyko|mykose, -myzetose:** ▸Mykosen durch früher als Phykomyzeten (»Algenpilze« mit im Allg. unseptierten Myzelfäden) klassifizierte Pilze wie Basidiobolus- u. Entomophthora-Arten, mit Befall von Haut-, Atmungs-, Verdauungsorganen etc., z.B. in Indonesien, (sub)trop. Afrika u. Asien v.a. bei Kindern. Meist gutartige Form durch Basidiobolus meristosporus mit brettharten, kaum schmerzhaften Knoten (v.a. an Oberschenkeln), die sich ring- oder flächenförmig ausbreiten. – Ursprünglich auch Bez. für die ▸Mukormykose. E phycomycosis.

**Phyko|myzetom:** ▸Myzetom. E phycomycetoma.

**Phy|laxis** *(griech.)*: Schutz, Infektabwehr. E phylaxis.

**Phyllo|chinon:** ▸Phytomenadion. E phylloquinone.

**Phylloides|tumor:** *Pathologie* Sonderform des intrakanalikulären Fibroadenoms der Mamma mit sehr starken, keulenförm. Wucherungen des Tumorstromas. Letzteres mit unterschiedlicher Zellatypie u. Mitosezahl. Meist relativ gutartig, bei »sarkomatösem« Stroma jedoch aggressiveres Wachstum u. (selten) Metastasen. E cystosarcoma phyllodes, phyllodes tumor.

**Phylo|genese, -genie:** *Biologie* (HAECKEL 1866) die Entwicklung neuerer Stämme aus erdgeschichtlich älteren. S.a. ▸Evolution, ▸Ontogenese. E phylogeny.

**Phylum:** *Biologie* »Stamm«; ▸Systematik (dort Tab.). E phylum.

**-phym(a):** Wortteil »Gewächs«, »Geschwulst«, »knollige Verdickung« (z.B. ▸Rhinophym).

**Physalide, Physalis:** *Pathologie* »Wasserblase«. I.e.S. die blasige Zelle des ▸Chordoms. E physalis.

**Physalo|ptera:** Darmfadenwürmer [Physalopteridae] der Säuger, Vögel, Reptilien u. Amphibien. Beim Menschen (trop. Afrika, Mittel- u. Südamerika, Kaukasus, Israel, Indien) nachgewiesen der Affenparasit **Ph. caucasica** im oberen Dünndarm (»**Physalopteriasis**«), mit Erbrechen, epigastr. Schmerzen, Bluteosinophilie.

**Physikalische und Rehabilitative Medizin:** medizinisches Fachgebiet, das sich mit funktions- u. leistungsbezogener Diagnostik u. der Behandlung von Krankheiten, Schäden u. Behinderungen vorwiegend mit den Methoden der physikalischen Therapie unter kurativer, rehabilitativer u. präventiver Zielsetzung befasst. Die Weiterbildungszeit bis zum Facharzt beträgt 5 Jahre.

**physikalische Therapie,** physical therapy: Anregung oder gezielte Behandlung gestörter physiologischer Funktionen mit physikalischen, naturgegebenen Reizen. Teilbereich der ▸Physiotherapie. Gliedert sich in ▸Massagetherapie (klassische Massage, Reflexzonentherapie, Unterwasserdruckstrahlmassage), Thermotherapie (▸Wärme- u. ▸Kältetherapie), Wassertherapie (▸Hydro-, ▸Balneotherapie), ▸Elektro-, ▸Licht- u. Strahlentherapie, Inhalationstherapie (▸Aerosoltherapie). Die Methoden der physik. Th. überschneiden sich z.T. mit den sog. klassischen ▸Naturheilverfahren. Medizinischer Bereich, in dem Ärzte nach entsprechender Weiterbildung eine Zusatzbezeichnung erwerben können.

**Physiko|therapeut(in):** ▶ Physiotherapeut(in). E physiotherapist, physical therapist.

**Physikum:** ältere Bez. für die ärztl. Vorprüfung.

**Physikus:** alte Bez. für den Arzt (engl.: physician), später für den staatlich beamteten Arzt.

**physio...:** Wortteil »natürlich«, »physikalisch«, »körperlich«.

**physio|gen:** körperlich bedingt. E physiogenic.

**Physio|gnomie:** der – menschl. – Gesichtsausdruck. Als dauerhafte Äußerung psychischer Vorgänge wichtiges Diagnostikum. E physiognomy.

**Physio|logie:** i.w.S. Wissenschaft von der belebten Natur (Antike), i.e.S. Wissenschaft von den normalen Lebensvorgängen. Teilgebiete: Muskel-, Sinnes-, Nerven- (Neuro-), Kreislauf-, Arbeitsphysiologie etc. Als heutiges Hochschulfach behandelt die P. nach Abgliederung der physiol. Chemie (Biochemie) als eigenständiges Gebiet mehr die biophysikalischen Vorgänge des Organismus. E physiology.

**physiologisch:** **1)** die ▶ Physiologie betreffend. **2)** als normaler Lebensvorgang (u. nicht pathologisch), natürlich. E physiologic(al). – **ph. Chemie:** medizin. Lehrfach, das sich mit den chem. Vorgängen im gesunden u. kranken Organismus befasst; heute als ▶ »Biochemie«. E ph. chemistry. – **ph. Lösung:** s.u. ▶ Kochsalzlösung. E ph. solution. – **ph. Skotom:** ▶ blinder Fleck. – **ph. Uhr:** ▶ zirkadianer Rhythmus. E ph. clock.

**Physio|sklerose:** (M. Bürger) natürlicher Alterungsprozess der Arterien mit Elastizitätsverlust, schwierig von der ▶ Arteriosklerose abzugrenzen.

**Physio|therapeut(in):** international übliche Berufsbezeichnung, die die früher übl. Bez. »Krankengymnast« (Masseur- u. Physiotherapeutengesetz, MPhG, 1994) ersetzt u. zur Anwendung aller Maßnahmen der ▶ Physiotherapie (Bewegungsther. u. physikal. Ther.) berechtigt. Der P. erhält nach Abschluss der 3-jährigen Ausbildung u. bestandener Prüfung gemäß MPhG die staatl. Anerkennung mit der Erlaubnis, diese Berufsbez. zu tragen. E physiotherapist.

**Physio|therapie:** Oberbegriff für Verfahren der ▶ Bewegungstherapie u. die ▶ physikalische Therapie. Ersetzt die früher übliche Bez. »Krankengymnastik«. P. nutzt als natürliches Heilverfahren die passive – z.B. durch den Therapeuten geführte – und die aktive, selbstständig ausgeführte Bewegung des Menschen sowie den Einsatz physikalischer Maßnahmen zur Heilung u. Vorbeugung von Erkrankungen. P. findet vielfältige Anwendung bei Prävention, Therapie u. Rehabilitation sowohl in der ambulanten Versorgung als auch in teilstationären u. stationären Einrichtungen. Damit ist sie eine Alternative oder sinnvolle Ergänzung zur medikamentösen oder operativen Therapie. E physiotherapy.

**physisch:** die materielle Seite des Körpers (»Physis«) betreffend, körperlich (= somatisch); Gegensatz: »psychisch«, mit den Sinnen wahrnehmbar. E physical.

**physo...:** Wortteil »Luft«, »Gas«.

**Physo|metra,** Tympania uteri: Gasansammlung in der Gebärmutter, meist bei Anaerobier-Infektion (sept. Abort, Gasbrand). E physometra.

**Physostigmin,** Eserin: Hauptalkaloid der Calabarbohne (Samen der Leguminose Physostigma venenosum), ein Pyrroloindol-carbaminsäure-ester. ***Wirkung:*** wirkt durch Cholinesterasehemmung (s.u. ▶ Acetylcholin) parasympathomimetisch (s.a. ▶ Neostigmin). ***Anw.*** als Antidot bei Vergiftung/Überdosierung u.a. von Atropin, Benzodiazepinen. E physostigmine, eserine.

**Physo|stigminvergiftung, -stigminismus,** Eserismus: Vergiftung durch ▶ Physostigmin mit starker Reizung des cholinerg. Systems: Miosis, Sialorrhö, Erbrechen, Durchfälle, Koliken, Schweißausbrüche, Lungenödem, Bradykardie, Dyspnoe, Atemlähmung. ***Ther.:*** Atropin (1 mg, wenn nötig auch mehr u. wiederholt). E physostigminism, physostigmine poisoning.

**-phyt...:** Wortteil »Pflanze«, »Gewächs«, »Auswuchs«.

**Phyt|agglutinine,** Lectine, Abk. PHA: in Pflanzen vork. hämagglutinierende bzw. Blutgruppenantigene präzipitierende Globuline mit Anti-A-, -B-, -H- u. -N-Spezifität (***Anw.*** z.B. zur Blutgruppenbestimmung); bewirken auch ▶ Lymphozytentransformation. E phytoagglutinins.

**Phytamine:** sekundäre Pflanzeninhaltsstoffe (z. B. ▶ Flavonoide, ▶ Carotinoide) mit pharmakologischer Wirkung (z. B. antioxidativ, lipidsenkend).

**Phytan|säure:** gesättigte u. verzweigte Fettsäure, die normalerweise durch $\alpha$-Oxidation zu 2,6,10,14-Tetramethylpentadecansäure abgebaut, bei ▶ Refsum-Krankheit aber in Serum u. Organen angereichert wird. E phytanic acid.

**Phyt|häm|agglutinin:** ▶ Phytagglutinin. E phytohemagglutinin.

**Phy|tid:** *Dermatologie* ▶ »Id«-Reaktion bei Pilzbefall.

**Phytin|säure,** Acidum fyticum: *meso*-Inosithexaphosphorsäure-ester in pflanzl. Samen, Erythrozyten von Vögeln u. Schildkröten. E phytic acid.

**Phyto|bezoar:** ▶ Bezoar aus Pflanzenfasern. E phytobezoar.

**Phyto|häm|agglutinin,** Abk. PHA: ▶ Phytagglutinin. E phytohemagglutinin.

**Phyto|hormone:** 1) pflanzeneigene Hormone. 2) pflanzliche Inhaltsstoffe, die beim Menschen eine hormonähnliche Wirkung haben, z.B. Phytoöstrogene (Isoflavone mit östrogenartiger Wirkung aus der Sojabohne). E phytohormones.

**Phyto(me)nadion,** Vitamin $K_1$: 2-Methyl-3-phytyl-1,4-naphthochinon; ***Vork.*** in Alfalfagras u. Luzerne; synthetisch zugängliches Anti-Antikoagulans (v.a. bei Überdosierung von Cumarinderivaten). E phytomenadione, phylloquinone.

**Phyto|nosen:** durch pflanzliche Stoffe ausgelöste Krankheiten, insbes. Toxikodermien. E phytonoses.

**Phytoöstrogene:** aus der Lipidfraktion von Pflanzen, v.a. Leguminosen (z.B. Sojabohnen), extrahierbare fettlösliche sekundäre Pflanzenschutzstoffe (Polyphenole) mit Östrogenaktivität im Tierversuch. Zu den P. zählen z.B. Daidzein, Genistein, Biochanin A. ***Anw.*** als Alternative zur Hormonersatzther. in den Wechseljahren.

**Phyto|parasit:** **1)** Pflanzenparasit. **2)** pflanzlicher ▶ Parasit. E phytoparasite.

**phyto|patho|gen:** bei Pflanzen Krankheiten erzeugend. E phytopathogenic.

**Phyto|pharmaka:** i.w.S. Arzneimittel, die ausschließlich oder überwiegend aus Pflanzen, Pflanzenteilen, Pflanzeninhaltsstoffen oder deren galenischen Zubereitungen bestehen u. neben Wirkstoffen noch Begleitstoffe enthalten; verwendet werden u.a. getrocknete Pflanzen oder Pflanzenteile (Arzneidrogen), aus denen z.B. Tinkturen oder Fluidextrakte (»Tropfen«), wässrige Heißextrakte (z.B. Teeaufgüsse) u. weitere galenische Zubereitungen (z.B. Presssäfte, Sirupe, Mazerate, Infuse, Dekokte, Externa) hergestellt werden. – P. sind in der Regel zulassungspflichtige Arzneimittel; die Bedingungen für die Standardisierung sind in den Monographien des Deutschen Arzneibuches (DAB) festgelegt. – S.a. Tab.

**Phyto|photo|dermatitis:** Photodermatitis (allergisch oder toxisch bedingt) durch Pflanzenbestandteile. E phytophotodermatitis.

**Phyto|sterine:** die pflanzl. Sterine, z.B. Myko-, Ergo-, Stigmasterin, Saponine sowie Cardenolid-Verbindungen (in Strophanthus, Digitalis). E phytosterols.

**Phyto|therapie:** Heilkräutermedizin; therapeutische Anwendung von Heilpflanzen (▶ Phytopharmakon), deren Teilen (z.B. Blätter, Wurzeln), Wirkstoffen (z. B. ätherische Öle) oder deren Zubereitungen (z.B. Tinktur, Presssaft). Nicht zur Phytotherapie zählt die Anwendung isolierter Inhaltsstoffe (z.B.

| Abkürzung | ausführliche Bezeichnung (Singular/Plural) | deutsch |
|---|---|---|
| Bulb. | Bulbus/Bulbi | Zwiebel |
| Calyc. | Calyx/Calyces | Kelch |
| Cort. | Cortex/Cortices | Rinde |
| Extr. | Extractum/Extracta | Extrakt |
| Flor. | Flos/Flores | Blüte |
| Fol. | Folium/Folia | Blatt |
| Fruct. | Fructus/Fructus | Frucht |
| Gem. | Gemma/Gemmae | Knospe |
| Herb. | Herba/Herbae | Kraut |
| Lich. | Lichen/Lichenes | Flechte |
| Lign. | Lignum/Ligna | Holz |
| Ol. | Oleum/Olea | Öl |
| Pericarp. | Pericarpium/Pericarpia | Fruchtschale |
| Rad. | Radix/Radices | Wurzel |
| Rhiz. | Rhizoma/Rhizomae | Wurzelstock |
| Sem. | Semen/Semina | Samen |
| Stip. | Stipes/Stipites | Stängel |
| Tub. | Tuber/Tubera | Knollen |

**Phytopharmaka:** Rezeptur-Abkürzungen für die verschiedenen Pflanzenteile [172]

Atropin, Digitoxin) u. dem Wirkstoff nachgeahmter synthetischer Stoffe. Die **rationale Ph.** ist naturwissenschaftlich orientierte Medizin, die anstelle einer synthetisierten Substanz ein Phytopharmakon einsetzt. Die Pflanzen sind von der Kommission E des Bundesinstituts für Arzneimittel und Medizinprodukte (BfArM) aufgearbeitet u. zugelassen (»positiv verabschiedet« im Sinne der Kommission). Für die ▸Fertigarzneimittel ist die Arzneimittelzubereitung standarisiert, ihre wirksamkeitsbestimmenden bzw. wirksamkeitsmitbestimmenden Inhaltsstoffe sind bekannt, u. zu phytochemischen Kontrollzwecken sind Leitsubstanzen bestimmt. Die **traditionelle Ph.** beruht auf langer Erfahrung mit traditionell gebräuchlichen Heilkräutern u. Indikationen; auch die chinesische, die ayurvedische u. die tibetische Medizin etc. zählen dazu. E phytotherapy.

**Phyto|toxin:** Giftstoff in höheren Pflanzen. E phytotoxin.

**Phyzit:** ▸Erythrit (*meso*-Form). E phycite, phycitol.

**Pia mater:** die der Hirn- u. Rückenmarkoberfläche unmittelbar aufliegende, mit der Membrana limitans superficialis fest verbundene, allen Furchen u. Vertiefungen folgende, Gefäße u. Nerven führende zarte Bindegewebshülle als innerer Teil der Leptomeninx; bildet als P. m. cranialis mit den Laminae tectoriae die Plexus choroidei der Hirnkammern; dringt als P. m. spinalis in die Fissura mediana anterior u. die Sulci ein u. umhüllt Wurzeln, Spinalganglien u. proximale Spinalnervenanteile. E pia (mater).

**Pian:** ▸Frambösie. E pian, yaws.

**Pica** *(latein. = Elster):* ▸Pikazismus. E pica.

**Piceae aetheroleum:** ▸Fichtennadelöl.

**Pices:** Pflanzenteere; s.u. ▸Pix.

**Pick** (1) ALOIS P., 1859–1945, Internist, Prag; 2) ARNOLD P., 1851–1924, Neurologe, Prag; 3) FRIEDEL P., 1867–1926, Internist, Prag; 4) LUDWIG P., 1868–1944, Pathologe, Berlin). – **P.-Atrophie** (ARNOLD P.): spezifisch-degenerative Enzephalopathie (umschrieb. Atrophie) mit zunehmendem Persönlichkeitsverfall und präseniler Demenz; frühestens ab dem 40. Lj. manifest: Ermüdbarkeit, Unfähigkeit, schwierigere Probleme zu lösen, abstrakt zu denken (bei lange erhaltenem Gedächtnis), Verfall sozialer Bindungen, Verlust ethischer Hemmungen (»Stirnhirn-P.«), evtl. aphasische Störungen (»Schläfenlappen-P.«), stets ohne Wahn u. Halluzinationen, jedoch mit zunehmender Ruhelosigkeit, zielloser Aktivität, sinnentleertem Rededrang, evtl. auch Amimie, Parkinsonismus, spinaler Muskelatrophie; im Enzephalogramm diffuse Erweiterung des Ventrikelsystems, verstärkte Oberflächenzeichnung an Stirn- u. Schläfenpolen. E Pick's atrophy. – **P.-Fieber** (ALOIS P.): ▸Pappatacifieber. E P.'s fever. – **P.-Krankheit, P.-Syndrom:** ▸PICK-Atrophie (ARNOLD P.); ▸Pappatacifieber (ALOIS P.); ▸PICK-Zirrhose (FRIEDEL P.); ▸NIEMANN-PICK-Krankheit, ▸LUBARSCH-PICK-Syndrom (LUDWIG P.). – **P.-Vision** (ARNOLD P.): optische Halluzination bei hirnorgan. Prozessen an Ponshaube u. Calamus scriptorius: Wände erscheinen verbogen u. verschiebl., so dass Personen mühelos hindurchtreten können. E pontine visual hallucinations. – **P.-Zirrhose** (FRIEDEL P.): »perikarditische Pseudoleberzirrhose« (▸Cirrhose cardiaque); i.e.S. auch die mit entzündlichen Bauchfellveränderungen. E Pick's pseudocirrhosis.

**Pickel:** kleine, spitze Hauterhebung, meist als Manifestation einer oberflächl. ▸Folliculitis. E pimple.

**Pickwickier-Syndrom:** (1956) nach der Romanfigur »Little Joe« (in DICKENS' »Die Pickwickier«) geprägte Bez. für das »kardiopulmonale Syndrom der Adipösen« (s.a. ▸Schlafapnoe-Syndrom), mit – pathogenet. unklaren – anfallsweisen, imperativen Schlafzuständen (bei monotonen Geräuschen, in Ruhe etc.) u. verlängertem Nachtschlaf, ferner Polyglobulie (erhöhte Blutviskosität) u. pulmonale Hypertonie (Rechtsherzüberlastung). Bei Gewichtsreduktion reversibel. E pickwickian syndrome.

**Pico...,** Piko...: Präfix (Kurzzeichen: p) bei Maßeinheiten mit der Bedeutung des $10^{-12}$fachen.

**Picodna-Viren:** ▸Parvoviridae. E picodnaviruses.

**Picolin|säure:** Pyridin-α-carbonsäure; Zwischenstufe im Tryptophan-Stoffwechsel. E picolinic acid.

**Picorna-Viren, Picornaviridae:** Bez. (aus »pico« = klein, »RNA« = Ribonucleinsäure) für die Gruppe der Entero-, Rhino-, MKS- u. Enzephalomyokarditis-Viren; gemeinsame Merkmale: Größe 22–27 nm, Übertragung von Mensch zu Mensch, Ansiedlung u. Vermehrung im Intestinaltrakt, kein Envelope, ätherunempfindlich (da keine Lipide im Virion). E picornaviruses.

**PICP,** Abk. für **P**rokollagen-**I**-**c**arboxyterminales **P**ropeptid: s.u. ▸Prokollagene. E PICP.

**Picrin|säure:** ▸Pikrinsäure.

**Picro...:** ▸Pikro...

**Pic-Syndrom:** ▸BARD-PIC-Syndrom. E Pic's syndrome.

**PID:** Abk. für ▸Präimplantationsdiagnostik.

**Piebaldismus:** ▸Albinismus partialis. E piebaldism.

**Piece|meal-Nekrosen** *(engl.):* Zerstörung der Läppchenperipherie der Leber durch Rundzellinfiltrate. Typisches Kennzeichen einer chronisch-aggressiven ▸Hepatitis. Die Leberstruktur erscheint wie angenagt (»Mottenfraßnekrosen«).

**Piedra** *(span. = Stein):* **1) P. alba,** Trichomycosis nodularis: ▸BEIGEL-Krankheit, ▸Trichosporose. E piedra, white piedra. **2) P. nigra:** die »schwarze Haarknötchenkrankheit«, mit steinharten, nicht abstreifbaren, dunklen, nissengroßen Knötchen am Kopfhaar (Konvolut von Pilzfäden u. Fruchtkörpern des Askomyzeten Piedraia hortai); v.a. in subtrop. Gebieten (Amerika, Japan, Indochina, Malaysia). E black p.

**(Pierre) Marie:** s.u. ▸MARIE.

**(Pierre) Robin:** s.u. ▸ROBIN.

**Pierson-Syndrom,** Grazilis-Syndrom, Pubialgie: meist sportbedingter Überlastungsschaden der Adduktorensehnen (insbes. Musculus gracilis) i.S. der Insertionstendopathie mit örtl. Schambeinosteonekrose; ausstrahlende Schmerzen (Obturatorius-Gebiet) bei Beanspruchung der Adduktoren, Druckschmerz am

Grazilis-Ursprung, im Röntgenbild Arrosion am unteren Symphysenrand mit Sklerosesaum. E pubialgia (Pierson).

**PIE-Syndrom:** (Reeder, Goodrich) durch Lungeninfiltrate (engl. = **p**ulmonary **i**nfiltrates) u. massive **E**osinophilie (ferner Perikarditis, erhöhte BSG) gekennzeichnete Erkrankung unbekannter Ursache (Löffler-Syndrom?).

**Pietät** *(latein.)*: Respekt, Takt, ehrfurchtsvolle Rücksichtnahme. Seit der Antike oberstes Gebot gegenüber Verstorbenen.

**Pietrantoni-Syndrom:** (1948) durch Oberkiefertumoren ausgelöste Trigeminusneuralgie mit zeitweiser Haut-Schleimhaut-Hypästhesie. E Pietrantoni's syndrome.

**piezo|elektrische Lithotripsie:** s. u. ▸Lithotripsie.

**piezo|elektrischer Effekt, Piezoelektrizität** *(griech. piezein = drücken)*: Auftreten einer elektr. Polarisation bei mechan. Verformung von Kristallen mit polaren Achsen (z. B. Quarz, Turmalin); Dipolmoment proportional der Deformation u. in Richtung der polaren Achsen. S. a. ▸Ultraschall. E piezoelectric effect, piezoelectricity.

**piezo|gen:** durch Druck ausgelöst. E piezogenic.

**PIF** *(engl.)* Abk. für **p**rolactin **i**nhibiting **f**actor: s. u. ▸Prolactin.

**Pigbel** *(engl.)*: nekrotisierende Enteritis beim Menschen; Vorkommen in Neuguinea.

**Pig|ment:** *Biologie* in Körperzellen u. -geweben gelöst oder in Körnchenform vork. Stoff mit Eigenfarbe; als echtes oder **endogenes P.** die Blut-, Muskel- u. Gallenfarbstoffe nebst Abbauprodukten (Hämo-, Myoglobin, Hämatoidin, Hämosiderin, Bilirubin), die autochthonen (»lipogenen«) Lipo- u. Hämofuscine, das Melanin (▸Pigmentation); als **exogenes P.** in der Haut Kohle, Tusche (Tätowierung), Teer, Pulverschmauch, Metalle (z. B. ▸Siderosis, ▸Hydrargyrosis cutis), in Verdauungs- u. Atmungswegen Pflanzenfarbstoffe (Carotinoide, Lipochrome), Pikrinsäure, Dinitrophenol etc. bzw. Kohle-, Stein-, Metallstäube (▸Anthracosis, ▸Silikose, ▸Argyrose, ▸Pigmentatio aurosa). E pigment.

**Pigment|anomalien:** *Dermatologie* Tab.; s. a. ▸Hyperpigmentation, ▸Pigmentdermatose. E pigmentation anomalies.

**Pigmentatio(n):** die Färbung von Haut, Augen u. Haaren durch das physiol. Pigment ▸Melanin; Hauptmerkmal der Rassensystematik, umweltstabil, aber Altersveränderungen unterworfen, mit Tendenz zur Dominanz der stärkeren P.; s. a. ▸Pigmentanomalien (Tab. S. 1464), ▸Pigmentierung (durch UV-Strahlung). E pigmentation. – **P. aurosa,** Auriasis, Chrysosis: schiefergraue bis blauviolette Hautverfärbung, v. a. der lichtexponierten Stellen, nach übermäßiger therap. Goldzufuhr. E chrysiasis, auriasis. – **P. maculosa eruptiva idiopathica,** P. m. acquisita (Sako), Melanosis lenticularis generalisata: (Degos, Civatte, Bélaich) fleckige Hyperpigmentierung (Hals, Rumpf, Gliedmaßen) als medikamentös oder nutritiv ausgelöste Dermatose nach Entzündungen.

**Pigment|atrophie, -degeneration:** Lipofuscinablagerung in (alters)atroph. Zellen von Leber, Herz, Gehirn (»braune Atrophie«). Ferner in Nervenzellen (einschl. Dendriten u. Neuriten, mit Atrophie als Folge) bei Intoxikation, Infektion, seniler Demenz. E pigmentary atrophy, wear-and-tear pigmentation. – **P. der Netzhaut:** ▸Retinopathia pigmentosa.

**Pigment|degeneration, pallidoretikuläre:** ▸Hallervorden-Spatz-Syndrom.

**Pigment|dermatose:** Hautkrankheit mit Vermehrung oder Verminderung des Pigmentes (▸Pigmentanomalien, Tab. S. 1464). E pigmentary dermatosis.

**Pigment|dispersions|syndrom:** diffuse Pigmentierung des noch offenen Kammerwinkels, das Trabekelwerk ist durch Irispigment geschädigt oder verstopft. Bei vollständiger Verlegung der Abflusswege Übergang in ▸Pigmentglaukom.

**Pigment|embolie:** ▸Pigmentinfarkt (2).

**Pigment|epithel (des Auges):** ▸Stratum pigmenti. E pigmented epithelium.

**Pigment|flecken:** umschriebene Hautverfärbungen durch Einlagerung von Melanin, z. B. Naevus spilus, Lentigo, Café-au-Lait-, Mongolenfleck. E moles, pigmented nevi.

**Pigment|flecken|polyposis:** ▸Lentigopolyposis.

**Pigment|glaukom:** Glaukom infolge Verstopfung der Abflusswege durch ausgeschwemmtes Irispigment (z. B. bei kurzsichtigen jungen Männern). E pigmentary glaucoma.

**Pigment|hormon:** ▸Melanotropin. E melanocyte-stimulating hormone.

**Pigmentierung:** ▸Pigmentation; insbes. die P. der Haut nach UV-Einwirkung, unterschieden als **direkte** (unmittelbare Dunkelung von Pigmentvorstufen durch UVA) u. als **indirekte P.** (im Gefolge eines Lichterythems durch UVB). E pigmentation.

**Pigment|induration:** s. u. ▸Pigmentzirrhose. E pigmentary induration.

**Pigment|infarkt:** **1)** Einlagerung von Harnpigment im Nierenparenchym. **2)** Embolie kleiner Blutgefäße (Hirn, Milz, Leber, Niere, Knochenmark) durch Erythrozytenzerfallsprodukte bei Malaria tropica.

**Pigment|kalkstein:** ▸Bilirubin-Kalkstein.

**Pigment|krebs:** malignes ▸Melanom.

**Pigment|mal:** volkstümlich für ▸Pigmentnävi, ▸Lentigines.

**Pigment|mangel:** *Dermatologie* s. u. ▸Pigmentanomalien (Tab. S. 1464). E hypochromia.

**Pigment|metastase:** durch Pigmentophagen in die Haut oder ein parenchymatöses Organ verschlepptes Melanin.

**Pigment|nävus:** **1)** ▸Naevus spilus. **2)** pigmentierter ▸Nävuszellnävus. E pigmented nevus.

**Pigmento|phage:** endo- oder exogenes Pigment phagozytierende Zelle (»Chromophage«, z. B. Melanophage); i. e. S. der mit Malariapigment beladene Monozyt. E pigmentophage.

**Pigmento|zyt:** ▸Chromatophor.

**Pigment|retino|pathie:** ▸Retinopathia pigmentosa. E pigmentary retinopathy.

**Pigment|ring:** *Ophthalmologie* ringförm. Melaninansammlung (dunkler Saum) **a)** um die Sehnervpapille, **b)** in der Hornhautperipherie (▸Kayser-Fleischer-Ring), **c)** in der Sklera (bei ▸Melanosis bulbi). E pigment ring.

**Pigment|sarkom (der Haut):** ▸Kaposi-Syndrom.

**Pigment|stein:** schwarzbrauner ▸Bilirubinkalkstein.

**Pigment|verschiebung:** scheinbare Wanderung von Zellpigmenten in benachbarte Gewebsabschnitte, z. B. hyperpigmentierter Saum um depigmentiertes Hautareal.

**Pigment|zelle:** ▸Chromatophor. E pigmentophore.

**Pigment|zell|nävus:** pigmentierter ▸Nävuszellnävus. E pigmented nevus.

**Pigment|zir|rhose:** Leberzirrhose mit massiver Ablagerung eisenhaltigen Pigments (v. a. Hämosiderin), insbes. bei idiopath. Hämochromatose u. Wilson-Syndrom. E pigment(ary) cirrhosis.

**Pigtail-Katheter:** Katheter zur sonographisch- oder CT-gesteuerten Drainage eng umschriebener intraabdomineller Abszesse (z. B. Leberabszess), Möglichkeit der Spülbehandlung.

**PIH:** **1)** *(engl.)* Abk. für **p**rolactin **i**nhibiting **h**ormone: s. u. ▸Prolactin. **2)** *(engl.)* Abk. für **p**regnancy-**i**nduced **h**ypertension, Schwangerschaftshypertonie: sekundäre arterielle ▸Hypertonie in der Schwangerschaft. S. a. ▸EPH-Gestose.

**Pikazismus** *(latein. pica = Elster)*, Pica(-Syndrom): ursprüngl. Bez. für ungewöhnliche Essgelüste Schwangerer, i. w. S. die bei psych. Erkrankungen auftretenden Gelüste nach Sand, Mörtel, Farbe, Stoff, Haaren etc. (oft begleitet von Erbrechen u. Eisenmangelanämie). E pica.

**piko...:** s. a. ▸pico...

**Pi|krat:** Salz der Pikrinsäure. E picrate.

| | Hyperpigmentierungen, Melanodermien | Hypopigmentierungen, Leukodermien |
|---|---|---|
| **angeboren** | | |
| zirkumskript | (Epheliden)<br>Naevi tardi<br>Chloasma gravidarum<br>Linea fusca<br>Chloasma virginum peribuccale<br>RIEHL-Melanose<br>Melanodermitis toxica (HOFFMANN-HABERMANN)<br>Poikilodermia reticulata<br>Angiodermitis pigmentosa et purpurica<br>postläsionäre Hyperpigmentierung:<br>Phyto-Photodermatosen<br>Berloque-Dermatitis<br>Kölnischwasser-Pigmentationen<br>Lichen ruber, Impetigo usw. nach Psoriasis<br>Incontinentia pigmenti | Naevus achromicus<br>Poliosis<br>Albinoidismus |
| diffus | rassenbedingte u. konstitutionelle<br>Hyperpigmentierung | Albinismus<br>Albinoidismus |
| **erworben** | | |
| zirkumskript | (Epheliden)<br>Naevi tardi<br>Chloasma gravidarum<br>Linea fusca<br>Chloasma virginum peribuccale<br>RIEHL-Melanose<br>Melanodermitis toxica (HOFFMANN-HABERMANN)<br>Poikilodermia reticulata<br>Angiodermitis pigmentosa et purpurica<br>postläsionäre Hyperpigmentierung:<br>Phyto-Photodermatosen<br>Berloque-Dermatitis<br>Kölnischwasser-Pigmentationen<br>Lichen ruber, Impetigo usw. nach Psoriasis<br>Incontinentia pigmenti | Vitiligo<br>Leukoderma<br>acquisitum SUTTON<br>postläsionäre Hypopigmentierung:<br>Leukoderma psoriaticum<br>Leukoderma syphiliticum<br>Vitiligo gravior bei Lepra<br>Pinta<br>Kwashiorkor<br>tox. Depigmentierung durch Hydrochinon-Monobenzyläther, Furcin etc.<br>Dyschromia parasitica<br>Pityriasis versicolor alba<br>Streptodermia alba simplex<br>VOGT-KOYANAGI-Syndrom |
| diffus | Melanosen<br>Arsen<br>idiopath. Hämochromatose<br>Bronzediabetes<br>Leberzirrhose<br>Vagabundenhaut<br>ADDISON-Krankheit<br>BASEDOW-Krankheit<br>Melanokarzinose<br>Pellagra<br>Sprue<br>Tuberkulose<br>perniziöse Anämie<br>katatone Schizophrenie etc. | Canities praecox<br>SIMMONDS-SHEEHAN-Syndrom<br>plötzl. Ergrauen u. Hautdepigmentation<br>WERNER-Syndrom |

**Pigmentanomalien.** [166]

**Pi|kri̱n|säure,** Acidum picrinicum: 2,4,6-Trinitrophenol (Formel); schwache, sehr explosive Säure; ***Anw.*** *labor* zur Eiweiß-, Basenfällung (▸ESBACH-Reagens), quantitativen Bestimmung reduzierender Zucker (Umsetzung zu dunkelrotbrauner Pikraminsäure; CRECELIUS-SEIFERT, s.u. ▸Blutzucker). – Salze: Pikrate. E picric acid.

**Pi|krogeusi̱e:** Parageusie mit abnorm bitterer Geschmacksempfindung. E picrogeusia.

**Pikrope̱gae:** ▸Bitterwässer. E bitter waters.

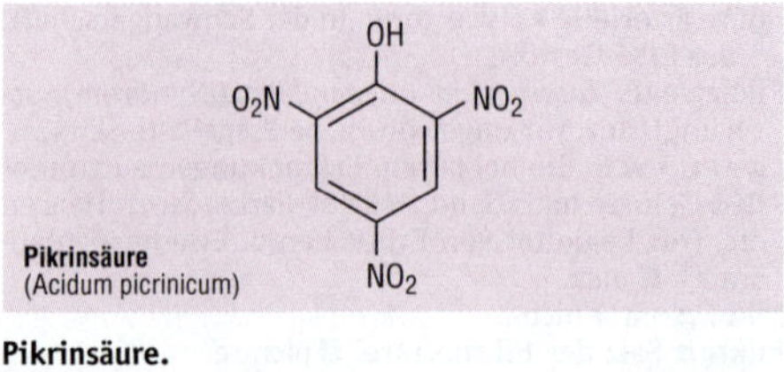


**Pikrinsäure.**

**Pikro|toxi̱n,** Cocculin: giftiger Inhaltsstoff der Kokkelskörner (Fructus Cocculi); starkes Krampfgift (ab 5 mg; DL 2–3 g Körner; Antidot: Barbiturate). E picrotoxin, cocculin.

**pilar(is):** das Haar betreffend. E pilar(y), hairy. – **Pila̱rmuskel:** ▸Musculus arrector pili.

**Pi̱li:** die ▸Haare als Anhangsgebilde der Haut. E hairs. – **P. anula̱ti,** Leukotrichia anularis, Trichonosis versicolor, Ringelhaare: Haare mit abwechselnd 1–2 mm langen hellen (Luftbläschen im Markkanal) u. dunklen Segmenten. E ringed h. – **P. canaliculi:** Symptom der unkämmbaren Haare; sog. Furchenhaare mit dreieckigem, ovalem oder nierenförmigem Querschnitt. Autosomal-dominant vererbt. – **P. incarna̱ti:** s.u. ▸Pili recurvati. E ingrown h. – **P. monilifo̱rmes,** Aplasia pilorum intermittens, Spindelhaare: unregelmäßig dominant erbliche Anomalie mit kurzen, dünnen, glanzlosen, in Abständen eingeschnürten Haaren (v.a. Hinterkopf), die wenige Millimeter über dem Haarboden abbrechen. E moniliform h. – **P. pseudoanulati:** bei blonden Haaren vorkommende

Normvariante durch elliptisch flach gedrückte, leicht gedrehte Haarschäfte. – **P. recurvati:** flachwinklig austretende Barthaare, deren Spitzen sich bogenförmig umbiegen u. wieder in die Haut eindringen (»eingewachsene Haare«, Pili incarnati). – **P. torti,** Trichokinesis, GALEWSKY-Krankheit: bandförmige Abflachung mit Längstorsion in unregelmäßigen Abständen (dadurch Lichtreflexe). Auch als autosomal-rezessiv erbliche Kombination mit Innenohrschwerhörigkeit (BJÖRNSTAD-Syndrom). Treten auch auf bei Kupfermangel u. dem NETHERTON-Syndrom. E twisted h.

**Pillay-Orth-Syndrom:** (1964) autosomal-dominant erbliche »ophthalmo-mandibulo-melische Dysplasie«, mit angeborener bds. Amaurose (Hornhauttrübung), Kiefergelenkankylose, multiplen Skelettdysplasien. E ophthalmomandibulomelic dysplasia.

**Pille:** ▸Pilula; auch umgangssprachl. für orale ▸Ovulationshemmer. E pill. – **Pille danach:** s.u. ▸Interzeption. E morning-after pill.

**Pillen|drehen,** Münzenzählen: *Neurologie* extrapyramidaler Tremor beim Parkinsonismus, indem sich der überstreckte Daumen an den gebeugten Fingern reibt. E pill-rolling.

**Pilo|arrektion:** s.u. ▸Pilomotorenreaktion. E piloerection.

**Pilo|bezoar:** ▸Trichobezoar. E pilobezoar.

**Pilo|carpin, -karpin,** (3S,4R)-3-Ethyl-4,5-dihydro-4-(1-methyl-5-imidazolyl-methyl)-2(3H)-furanon: Hauptalkaloid in den Blättern von Pilocarpus-Spezies (Formel). Starkes ▸Parasympathomimetikum. ***Wirkung:*** Anregung der Speichel-, Schweiß- u. Tränensekretion); ***Anw.*** v.a. lokal als Miotikum, bei Glaukom. ***NW:*** bei parenteraler Anw. Gefahr des Lungenödems, bei resorptiver ***Vergiftung*** (z.B. durch Haarwässer) Miosis, Bradykardie, gesteigerte Drüsensekretion, Übelkeit, Erbrechen, Durchfälle, Harndrang, Kollaps; Antidot: Atropin (P. andererseits Antidot bei Belladonna-Vergiftung). E pilocarpine.

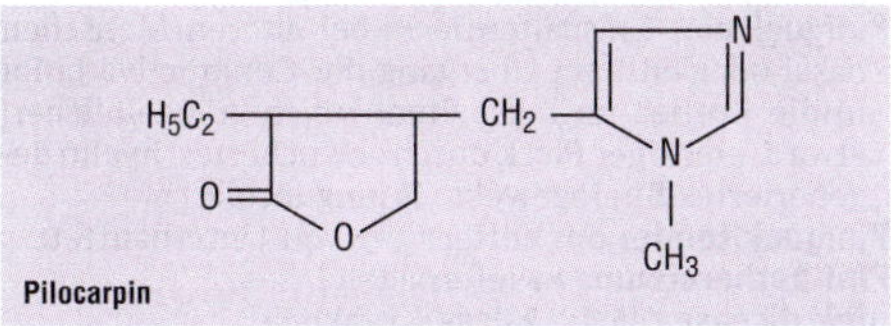


**Pilocarpin.**

**Pilo|motoren:** die die ▸Musculi arrectores pilorum innervierenden sympath. Nervenfasern (»LANGLEY-Nerven«) aus dem Grenzstrang; i.w.S. auch die Haarbalgmuskeln selbst. E pilomotor nerve fibers.

**Pilo(motoren)reaktion,** P-Reflex: Sichaufrichten der Körperhaare (»Piloarrektion«) auf Kälte- bzw. Strichreiz u. andere mechanische Reize (»Gänsehaut«, ▸Cutis anserina) u. nach Sympathomimetika-Medikation. E pilomotor reflex.

**Pilon|fraktur** *(franz. pilon = Stampfer)*, COOPER-Fraktur: intraartikuläre Fraktur des distalen Tibiaendes mit Substanzverlust (keilförmige Absprengung der vorderen Kante). Typ. Skiverletzung (Stauchung + Biegung + Abscherung). E Cooper fracture, pilon fracture of tibia.

**Pilonidal|fistel, Pilonidalsinus: 1)** Haare enthaltende blinde, äußere Fistel in der Medianlinie der Kreuz-Steißbein-Region (»Raphefistel«), v.a. bei stark behaarten Jugendl., passionierten Reitern, Autofahrern; nach Entzündung u. Abszedierung dann oft bis zum Anus reichendes Gangsystem. Wahrsch. angeborene Taschenbildung i.S. einer Retentionsdermatopathie, auch erweichte Dermoidzyste (»**Pilonidalzyste**«); s.a. ▸Haarnest. E pilonidal fistula, pilonidal sinus. **2)** erworbene Fistel mit Fremdhaaren im Interdigitalraum bei Friseuren u. Melkern.

**Pilosis:** ▸Hypertrichosis. E pilosis.

**Pilot|studie:** Leitstudie; Untersuchung, die mit nicht standardisierten Mitteln arbeitet; dient häufig der Ergänzung oder auch Bahnung einer umfangreicheren Hauptstudie oder -versuchsreihe. E pilot study.

**Pilulae,** Pillen: meist kugelförmige (0,1–0,25 g) Arzneizubereitung zur oralen Einnahme. E pills.

**Pilus:** ▸Haar (s.a. ▸Pili), ▸Fimbrie. E pilus, hair, fimbria.

**Pilz|atropin:** Muscaridin (s.u. ▸Muscarin). E muscarine.

**Pilz|diagnostik:** Untersuchungen zum Nachweis bestimmter Erreger bei Verdacht auf eine Pilzinfektion. Die klinische Diagnose jeder Mykose muss durch den Pilznachweis u. möglichst die zusätzliche Differenzierung durch die Pilzkultur gesichert werden. Pilznachweis: mikroskopisches Nativpräparat (Hautschuppen, Bläschendecken, krankhaft veränderte Haare u. Nägel mit 15%iger Kalilauge bei ca. 400facher Vergrößerung: echte Hyphen u. Sporen = Dermatophytose [Fadenpilze]); Nebeneinander von Hyphen, unregelmäßigen, oft eingeschnürten Pseudohyphen, rundlichen bis ovalen Hefezellen (= oberflächliche Hefe- oder Sprosspilzinfektion): negatives Nativpräparat (insbesondere bei nur einmaliger Untersuchung) schließt Mykose nicht sicher aus! Weitere diagnostische Verfahren: z.B. ▸WOOD-Licht-Untersuchung.

**Pilze:** ▸Fungi; i.e.S. die »echten« P. (als 2. Unterabtlg. der Mycophyta, mit den Klassen Physo- u. Eumycetes). E (true) fungi.

**Pilz|faden:** ▸Hyphe. E hypha.

**Pilz|flechte:** *Dermatologie* oberflächliche Trichophytie (▸Trichophytia). E fungal eczema.

**Pilz|krankheit, -infektion:** ▸Mykose. E mycosis.

**Pilz|nähr|boden:** für Züchtung u. Konservierung von Pilzen geeignetes Nährsubstrat, zum bevorzugten Wachstum gegenüber Bakterien im Allg. leicht sauer u. mit Bakteriostatika-Zusatz; z.B. Bierwürze-, Kartoffel-, Karotten-, Maltose- (SABOURAUD), LITTMAN-Agar. E fungal (tissue) culture medium.

**Pilz|pneumonie,** Mykosepneumonie: s.u. ▸Pneumomykose.

**Pilz|sepsis:** Sepsis durch Pilze (z.B. Candida); meist Infektionswechsel (unter Antibiotika-Therapie). E mycotic sepsis.

**Pilz|vergiftung,** Myzetismus: Intoxikation (»Mykotoxikose«) durch Pilz-Metaboliten, z.B. von Secale cornutum (▸Ergotismus), Schimmelpilzen (u.a. ▸Aflatoxin); i.e.S. die Erkrankung (»Myzetismus«) nach Verzehr von höheren »Giftpilzen«, u. zwar durch Zellgifte wie Gyromitrin (Speiselorchel), ▸Phallotoxine (Knollenblätterpilze), Muscarin, Muscinol u. Ibotensäure (z.B. im »Fliegen-« u. »Pantherpilz« Amanita muscaria bzw. pantherina), die »Muscarin«-Gifte (z.B. im »Speitäubling« Russula emetica, »Satanspilz« Boletus satanas) u. noch unbekannte Toxine sowie Hämagglutinine, Hämolysine (z.B. im »Giftreizker« Lactarius torminosus), Coprin mit disulfiramartiger Wirkung (»Faltentintling«). Die Symptome der Pilzvergiftungen sind je nach Giftart unterschiedlich u. können bereits kurze Zeit nach dem Verzehr bis zu 14 Tagen danach auftreten. Wichtig ist die Asservierung noch vorhandener Pilze zur genauen Bestimmung u. spezifischen Therapie. Als gefährlichste Pilzvergiftung gilt die Knollenblätterpilzvergiftung (s.u. ▸Amanita phalloides). E mushroom poisoning, toadstool p.

**Pimaricin:** Natamycin; ein ▸Polyen-Antimykotikum. E pimaricin.

**Pimecrolimus:** Immunsuppressivum (Ascomycin-Derivat); nichtsteroidaler Zytokinhemmer; ***Wirkung:*** blockiert die Freisetzung von entzündungsfördernden Mediatoren aus T-Zellen u. Mastzellen; lokale ***Anw.*** bei atopischer Dermatitis. E pimecrolimus.

**Pimelitis:** Fettgewebsentzündung (▸Panniculitis). E pimelitis.

**Pimozid:** ein ▸Neuroleptikum (Butyrophenon-Derivat). E pimozide.

P

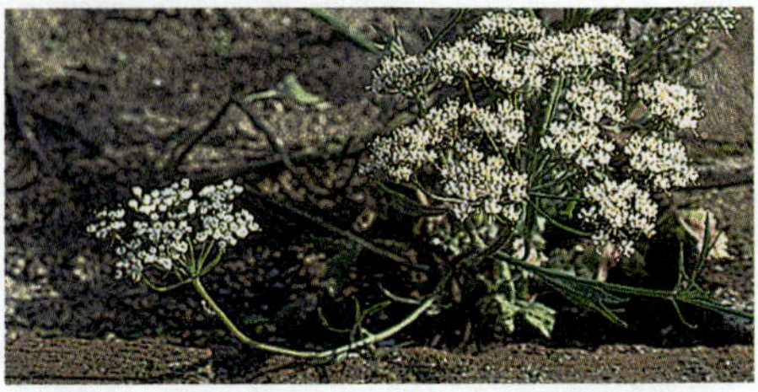

**Pimpinella anisum:** Anis. [482]

**Pimpinella anisum,** Anis: »Süßer Kümmel« [Umbelliferae]; ***Anw.*** der Frucht (Anisi fructus) als Aromatikum, Expektorans, Carminativum u. Lactagogum, des äther. Öls als Choleretikum. E anise plant. – **P. saxifraga,** Bibernelle, Pimpernelle, Bockspetersilie: Heilpflanze, deren Wurzel bei Erkrankungen der Atemwege, Gicht, Steinleiden, als Magen-Darm-Mittel u. Diuretikum angewendet wird. E pimpernell (root).

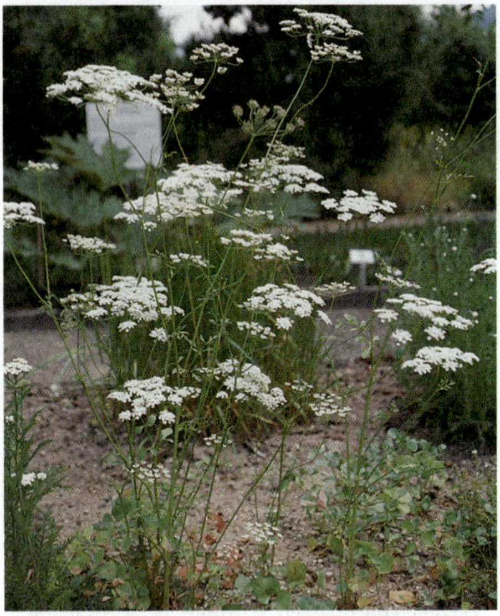

**Pimpinella saxifraga:** Kleine Bibernelle. [399]

**Pin** *(engl. = Stift): Chirurgie* Knochennagel, -schraube; z. B. ▶Rush-Pin.

**pincers-nail** *(engl.):* idiopathische ▶Onychodystrophie (v. a. Großzehe u. Daumen) mit typ. Querbiegung des Nagels, dessen Seitenränder wie eine Kneifzange (engl.: pincers) das Nagelbett schmerzhaft eindrücken, so dass es atrophiert.

**Pincus** (Gregory Goodwin P., amerikan. Arzt): entwickelte 1951 das erste orale Kontrazeptivum (Einphasen-Methode, s. u. ▶Ovulationshemmer).

**Pindolol,** (RS)-1-(4-Indolyloxy)-3-isopropylamino-2-propanol: *Pharmazie* ein ▶Betarezeptorenblocker. E pindolol.

**Pinea, Pineal|drüse:** ▶Corpus pineale. E pineal gland, p. body.

**pinealis** *(latein.):* tannenzapfenförmig. I. w. S. das ▶Corpus pineale. E pineal.

**Pinealo|blastom:** Medulloblastom des Corpus pineale (Zirbeldrüse); seltener maligner Tumor bei Kindern u. Erwachsenen. E pinealoblastoma.

**Pineal|lom,** Pinealozytom: seltener, von den Parenchymzellen der Epiphyse (Zirbeldrüse) ausgehender Tumor unterschiedlicher Dignität; s. a. ▶Hirntumor. E pinealoma.

**Pinealo|zyt,** Pinealzelle: die rundl.-polygonale, epitheloide u. fortsatzlose Parenchymzelle des Corpus pi-

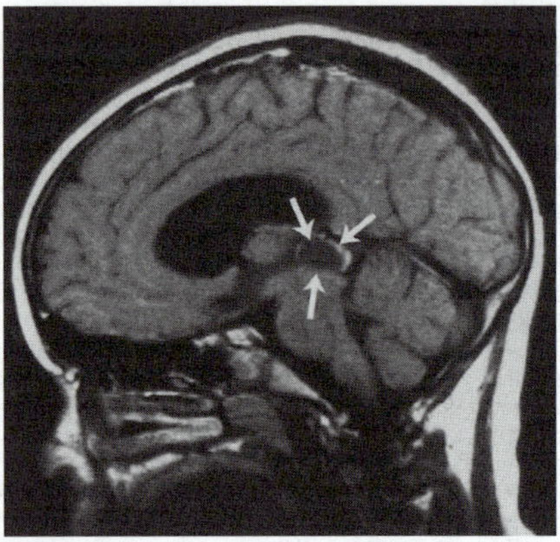

**Pinealoblastom:** Zirbeldrüsentumor (Pfeile) im Kernspintomogramm. [454]

neale; z. T. auch dreieckig, mit sich geweihartig verzweigenden u. kolbenförmig verdickten Fortsätzen. Bildungsort des Melatonins. E pinealocyte, pineal cell.

**β-Pinen:** Monoterpen; ***Anw.*** als Cholagogum u. Antiseptikum. E β-pinene.

**Pineo...:** s. u. ▶Pinealo...

**Ping|pong|ball-Fraktur:** Fraktur des kindl. Schädels, bei der sich der biegsame Knochen nur eindellt. E ping-pong fracture.

**Pingpong-Infektion:** Partnerinfektion mit Reinfektion (insbes. bei Geschlechtskrankheit).

**Pin|gran|liquose** *(latein.* ***pinguis*** *= fett,* ***granum*** *= Korn,* ***liquescere*** *= sich verflüssigen):* idiopathisches sklerosierendes Lipogranulom (bis hühnereigroß) jenseits des 50. Lebensjahres im subkutanen Fettgewebe von Gesäß oder Bauch, mit bindegewebigem u. dünnflüss.-fettigem Inhalt.

**Pin|gue|cula,** Lidspaltenfleck: bei älteren Menschen nasal oder bds. am Übergang der Conjunctiva bulbi in die Kornea im Lidspaltenbereich graugelblicher, etwa dreieckiger Fleck durch gewuchertes, hyalin degeneriertes Bindegewebe. E pinguecula.

**Pin|guek|tomie:** op. Entfernung von Unterhautfett.

**Pini aetheroleum:** ▶Kiefernadelöl.

**pink disease** *(engl.):* ▶Feer-Krankheit.

**Pinkel-Schema** (Don P., Kinderonkologe, Memphis, USA): ein häufig modifiziertes histor. Therapieschema (Zytostatika u. Bestrahlungen in zeitl. festgelegter Folge) bei akuter lymphatischer Leukämie.

**pink eye** *(engl.),* rotes Auge: Konjunktivitis mit ausgeprägter Hyperämie.

**pink puffer** *(engl.),* rosa Schnaufer, PP-Typ: der vom »blue bloater« (= BB = »blauer Aufgedunsener«) unterschiedene Typ des Emphysematikers mit starker Dyspnoe, aber nur geringer arterieller Hypoxämie u. mäßiger Herzzeitvolumen-Einschränkung.

**Pino|zyt:** zu ▶Pinozytose befähigte Zelle; i. e. S. ein Makrophage. E pinocyte.

**Pino|zytose:** (Lewis 1931) Aufnahme von gelösten Stoffen in das Zellinnere (= Hydrophagozytose) durch Endozytose. Von Bedeutung z. B. für die Fettresorption (Chylomikronen) in Dünndarm u. Leber. E pinocytosis.

**Pinsel|arterien:** ▶Penicilli.

**Pinsel|schimmel:** ▶Penicillium.

**Pinta(-Krankheit),** Pinto, Azul, Cuté, Gusarole, Lota, Mancha, Piquite, Puru-Puru, Quiriqua, Vicara: (1926) tropische (in Mexiko u. Südamerika z. T. endemische), durch Kontaktinfektion mit Treponema carateum bedingte Krankheit. Als Primäraffekt eine rötl. Papel, nach 5–10 Monaten Exanthem (»nicht ulzerierendes oder Blanco-Pintid«), im 3. Stadium (»Carate«) Vitiligo-artige, z. T. hyperkeratotische Pigmentierungen. Serologisch (einschl. Nelson-

Test) von Syphilis nicht zu unterscheiden. E pinta, azul.
**Pinzette:** schmales, zangenart. Instrument mit endständ. federnder Verbindung der Branchen; zahlreiche zweckmäß. Variationen (z.B. Chalazion-, Epilations-, Dura-, Kapsel-, Klammer-, Splitter-P.), grundsätzl. unterschieden als »anatomische« (flach gerieft) u. »chirurg.« P. (Zähnchen oder Haken). E forceps, tweezers, pincers.
**Pioglitazon:** ein zu den ▸Glitazonen zählendes orales Antidiabetikum. E pioglitazone.
**Piophila casei:** »Käsefliegen« [Piophilidae], deren Larven den Darmtrakt lebend passieren u. heftige Beschwerden verursachen können (»Pseudomyiasis«).
**PIP:** Abk. für **p**roximales **I**nterphalangeal-**G**elenk.
**Pipamperon:** ein schwach potentes ▸Neuroleptikum (Butyrophenon-Derivat). E pipamperone.
**Pipazetat:** ein nichtopioides Antitussivum. E pipazetate.
**Pipemidsäure:** ein ▸Chinolon-Antibiotikum; ***Anw.*** bei bakteriellen Infektionen der Harnwege. E pipemidic acid.
**Pipenzolat|bromid:** ein Anticholinergikum (s.u. ▸Parasympatholytica); Spasmolytikum. E pipenzolate bromide.
**Piper:** *Botanik* Fam. »Pfeffer«, z.B. P. betle (»Betelpfeffer«; s.a. ▸Betelkauen), P. cubeba (»Kubebenpfeffer«), P. nigrum (als »Schwarzer« bzw. – geschält – »Weißer Pfeffer« Magenmittel u. Stimulans), P. methysticum (»Rauschpfeffer«, s.u. ▸Kava-Kava). E pepper.
**Piperacillin:** ein ▸Acylaminopenicillin mit breitem Wirkungsspektrum. E piperacillin.
**Piperazin:** hygroskopische heterozykl. Verbindung (Hexahydropyrazin). ***Anw.*** früher bei Wurmbefall durch Askariden u. Oxyuren; durch verträglichere u. wirksamere ▸Anthelminthika ersetzt. E piperazine.
**Piperidine:** Stoffe, in deren Grundgerüst **Piperidin** (heterozykl. »Piperidinring«, Azacyclohexan, Hexahydropyridin, Pentamethylenimin) enthalten ist; dazu gehören viele Naturstoffe u. Pharmaka, z.B. **Piperidin-Alkaloide** (Coniin, Lobelin u.v.a.m.), **Piperidindion-Derivate** (kaum noch gebräuchlich, z.B. Thalidomid). E piperidines.
**Piperidin|säure:** ▸γ-Amino-n-buttersäure.
**Piperonylbutoxid:** Glycolether; ***Wirkung u. Anw.:*** selbst nicht insektizid; hemmt den metabolischen Abbau von Pyrethrinen u. Pyrethroiden in den Arthropoden, dadurch verlängerte Einwirkdauer u. verstärkter antiparasitärer Effekt. E piperonyl butoxide.
**Pipette:** geeichter Stech- oder Saugheber, mit vorgegebenem Volumen oder Graduierung (»Mess-P.«). Ferner als Blutmisch-P. (Mess-P. mit kugeliger Erweiterung u. Glasperle) zum Ansaugen von Kapillarblut u. Verdünnungsflüssigkeit. E pipet(te).

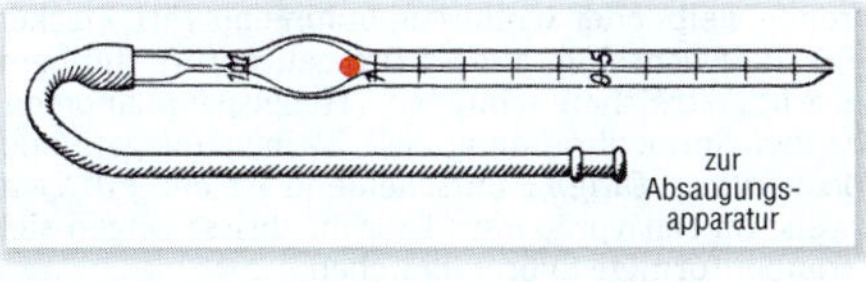


**Pipette.** [15]

**Pipoxolan:** ein Anticholinergikum (s.u. ▸Parasympatholytica); Spasmolytikum; ***Anw.*** bei Spasmen des Gastrointestinaltraktes u. Bronchospasmen. E pipoxolan.
**Piprinhydrinat:** ein älteres ▸Antihistaminikum; ***Anw.*** als Grippemittel. E piprinhydrinate.
**Piquita, Piquite** *(venezolan.):* Bez. für ▸Pinta.
**Piracetam:** ein ▸Nootropikum (zyklisches GABA-Derivat). ***Anw.*** bei zerebraler Insuffizienz infolge Durchblutungsstörungen (Wirksamkeit fraglich).
**Pirbuterol:** orales Catecholamin-Derivat mit positiv inotroper u. positiv chronotroper Wirkung; obsolet. ***Anw.*** früher bei chronischer Herzinsuffizienz. E pirbuterol.
**Pirenoxin:** Antikataraktikum zur lokalen Anw. E pirenoxine.
**Pirenzepin:** ein ▸Parasympatholytikum ($M_1$-Rezeptorenblocker); ***Anw.*** als Ulkustherapeutikum (Säurehemmer). E pirenzepine.
**Piretanid:** Schleifendiuretikum (s.u. ▸Diuretica) vom Furosemid-Typ mit starker Wirksamkeit. ***Anw.*** bei Lungenödem, kardialen, renalen, hepatogenen Ödemen u. zur forcierten Diurese. E piretanide.
**Piribedil:** ein Dopamin-Agonist; durchblutungsförderndes Mittel. E piribedil.
**piri|formis** *(latein.):* birnenförmig. Auch Kurzform für ▸Musculus piriformis. E piriform.
**Piriformis-Syndrom:** bei Kreuzbein- u. Hüftprozessen durch Tonuserhöhung des Musculus piriformis ausgelöste Ischialgie. E piriform muscle syndrome.
**Piringer-Kuchinka-Syndrom** (ALEXANDRA P.-K., geb. 1912, Pathologin, Wien): (1952) subakute, leicht schmerzhafte, nichteitrige, v.a. zervikonuchale Lymphadenitis (Retikulumwucherung, Körnelung der Epitheloidzellen) nach rezidivierenden Anginen u. Gelenkrheuma sowie bei Toxoplasmose-Infektion Erwachsener; ungestörtes Allgemeinbefinden, β- u. γ-Globuline bei normalem Gesamteiweiß vermehrt; Abklingen in Monaten.
**Piritramid:** ein synthetisches, stark wirksames ▸Opioid, vergleichbar dem Morphin. E piritramide.
**Pirogoff** (NIKOLAI IWANOWITSCH P., 1810–1881, Chirurg, Dorpat, St. Petersburg). – **P.-Amputation:** supramalleoläre horizontale Unterschenkelamputation mit osteoplast. Deckung durch das hintere Fersenbein (Abb.). Modifikationen nach LE FORT, GÜNTHER (Deckung nicht durch Fersen-, sondern durch Fußsohlenhaut) u. SPITZY (keine »Spitzfußstellung«). E Pirogoff's amputation. – **P.-Dreieck:** das von Nervus hypoglossus, Musculus mylohyoideus u. Zwischensehne des Digastricus begrenzte Dreieck. E P.'s triangle.

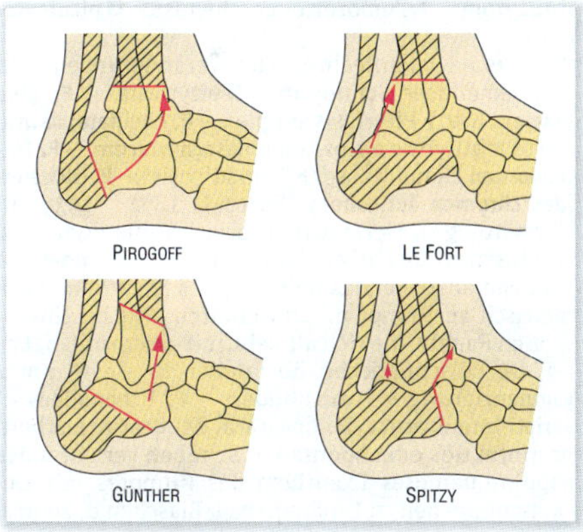


**Pirogoff-Amputation:** Ursprungstechnik u. Modifikationen (schematisch). [61]

**Piro|plasma:** *Protozoologie* ▸Babesia.
**Piro|plasmose:** *Veterinärmedizin* durch Protozoen (v.a. Babesia, Theileria) verursachte tierische Blutinfektion (»seuchenhafte Hämoglobinurie«), meist mit akutem Verlauf u. hoher Letalität; i.e.S. die ▸Babesiose. E piroplasmosis.
**Piroxicam:** ein nichtsteroidales ▸Antiphlogisticum (Oxicam mit relativ hoher Plasmahalbwertzeit). ***Anw.*** v.a. bei rheumatoider Arthritis u. Osteoarthrosen. E piroxicam.
**Pirquet-Reaktion** (CLEMENS PETER JOHANN V. P., 1874–1929, Kinderarzt, Wien): (1902) intrakutane Tuberculinprobe unter Anw. eines Impfbohrers; Rötung u. Schwellung nach 2–3 Tg. (weniger sicher als die MENDEL-MANTOUX-Probe). E Pirquet's reaction.

**Pisano-Methode:** ein quant. Nachweisverfahren für ▸Metanephrine.
**Piscịna:** *Balneologie* ▸Piszine.
**Pisi|fọrme:** Kurzbez. für ▸Os pisiforme.
**pisi|fọrmis** *(latein.):* erbsenförmig. **E** pisiform.
**Piskacek-Vorwölbung** (LUDWIG P., 1854–1932, Gynäkologe, Wien): Schwangerschaftszeichen; durchblutungsbedingte Vorwölbung der Tubenecke, in die das Ei implantiert ist.
**Pistịll:** *Pharmazie* keulenförmiger Stößel, Zubehör zum Mörser. **E** pestle.
**Pistolen|schuss|phänomen:** *Kardiologie* ▸DUROZIEZ-Geräusch. **E** pistol shot phenomenon.
**Pi-System:** s.u. $\alpha_1$-▸Antitrypsin.
**Piszịne:** großes Badebecken (i.e.S. mit Thermalwasser) für Gemeinschaftsbäder u. Unterwasserbehandlung.
**Pitot-Rohr:** (1732) Strömungsmesser, der den durch Stau eines Stromfadens entstehenden Druckzuwachs gegen den Seitendruck der unbehinderten Strömung misst. **E** Pitot tube.
**Pitrescịn, Pitressin®:** ▸Vasopressin. **E** vasopressin.
**Pittsburgh pneumonia agent** *(engl.)* Abk. PPA: in Krankenhäusern mit gehäuftem Auftreten atypischer Pneumonie (Hospitalismus) nachgewiesener – schwer züchtbarer – Erreger (Legionella micdadei); erstmals in Pittsburgh (USA) nachgewiesen.
**Pitụita:** wässrig-fadenziehender Schleim. **E** pituita. – **P. alcohọlica:** das morgendl. Schleimerbrechen des Alkoholikers.
**pituitär:** ▸hypophysär. S.a. ▸pituitös. **E** pituitary.
**Pitui|tạria,** Glandula pituitaria: ▸Hypophyse. **E** pituitary gland.
**Pitui|tarịsmus:** Überfunktion einer Zellart des Hypophysenvorderlappens; als sog. basophiler P. das ▸CUSHING-Syndrom. **E** hyperpituitarism.
**pituitọ̈s:** schleimig (▸Pituita); s.a. ▸pituitär. **E** pituitous.
**Pitui|zyten:** (ROMEIS) die zytoplasmareichen Astrozyten des Hypophysenhinterlappens. **E** pituicytes.
**Pitui|zytọm:** ▸Tumorettengeschwulst. **E** pituicytoma.
**Pityrịasis,** Kleienflechte: Hautveränderungen mit kleinlamellöser Schuppung. **E** pityriasis. – **P. ạlba (faciẹi):** s.u. ▸Pityriasis simplex. – **P. circinata:** akquirierte Ichthyosis als paraneoplast. Syndrom. – **P. folliculorum:** Demodikose (▸Demodicosis). – **P. li|cheno|ịdes chrọnica Juliusberg** (FRITZ J., 1872 – 1939, dt. Dermatologe), Dermatitis psoriasiformis nodularis: chronisches (oft über Jahre), nicht juckendes, in Schüben auftretendes polymorphes Exanthem, symmetrisch an Rumpf u. Extremitäten. Mit bis linsengroßen Papeln, die sich allmähl. mit einem milchglasart. Deckelschüppchen überziehen u. – evtl. unter Pigmentierung – zurückbilden. – **P. licheno|ịdes et varioli|fọrmis acụta,** HABERMANN-MUCHA-Krankheit: postinfektiös oder spontan in Schüben verlaufendes papulosquamöses Exanthem des Rumpfes mit Deckelschüppchen, z.T. hämorrhag. Bläschen u. zentralen Nekrosen, die mit scharfrandigen, z.T. depigmentierten Närbchen abheilen. – **P. rọsea Gibert,** Schuppenröschen: vom »Primärfleck« sich symmetr. auf Stamm und Extremitäten ausbreitende Erytheme. Leicht erhaben, bis zwanzigcentstückgroß, scharf begrenzt, evtl. zirzinär rosafarben. Die Erytheme sind mit ganz feinen Schuppen bedeckt (s. Abb.), die zentral aufhellen u. eine »Coronella« bilden. Spontanheilung in 4–6 Wochen. – **P. rotunda:** P. circinata. – **P. rụbra pilạris,** Keratosis follicularis rubra, BESNIER-Krankheit, Stachelflechte: chronische, zuweilen stark juckende, zu Konfluenz u. Ausbreitung neigende, follikuläre, dunkelrote Knötchen mit zentralem Hornpfropf an Gliedmaßen-Streckseiten, Rumpf u. Kopf, evtl. in schilfernde Erytheme u. Erythrodermie übergehend. S.a. Abb. – **P. rụbra universạlis Hebra,** Zehrröteln, HEBRA-JADASSOHN-Krankheit: chronische, therapieresistente, tödlich kachektisierende Erkrankung mit disseminierten Erythemen; später Erythrodermie mit atrophischer, lividroter Haut, kleieförmiger Schuppung, Lymphknotenschwellungen, diffuser Alopezie, Gelenkkontrakturen, brüchig-zerfallenden Nägeln. ***Ätiol.:*** Leukämie, Tuberkulose, Retikulosen, oft aber unklar. **E** exfoliative dermatitis. – **P. sịmplex:** die spröde, trockene, in Herden schuppende, evtl. stark juckende Haut mit – im Sommer – unpigmentiert bleibenden Herden, v.a. im Gesicht = P. alba (faciei). Konstitutionell bei DARIER-Krankheit, artifiziell durch alkalisierende Seifen, stark entfettende Syndets (Schaumbad), Rasierwässer, als trockene Kopfschuppung bei sebostatischer Konstitution. Je nach Lokalisation Unterscheidung in P. s. capillitis, P. s. faciei, P. s. corporis. – **P. versịcolor,** Chromophytose, Malasseziasis, EICHSTEDT-Krankheit, WILLIAN-Krankheit: oberflächliche, nicht entzündliche Haut-Pilzerkrankung am Stamm. ***Ätiol.:*** durch ▸Malassezia furfur (Pityrosporum ovale), v.a. bei Hyperhidrose, synthetischer Unterwäsche, gehäuftem Eincremen. ***Klinik:*** runde, konfluierende, gelb- oder schmutzig braune bis rötl. Flecken (Farbe wechselnd, auch achromat. Form), die beim Darüberstreichen schuppen (Hobelspanphänomen) u. bei Sonnenbräunung hell bleiben (Negativbild, P. v. alba). ***Diagn.:*** Entscheidend ist der Pilznachweis; im Nativpräparat (Tesafilmabriss) zeigen sich traubenförmige Sporenhäufchen.

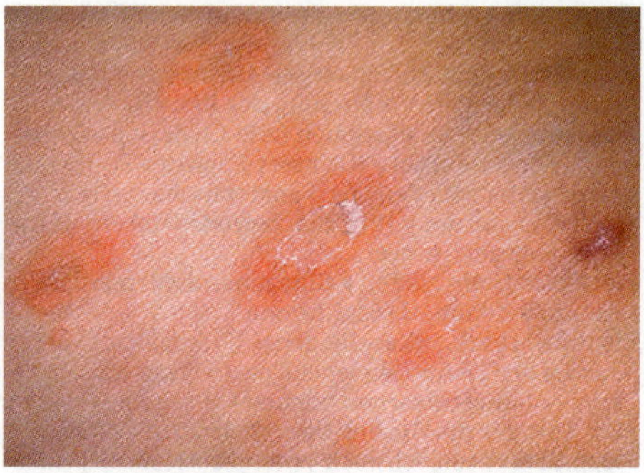

**Pityriasis rosea Gibert:** Detail mit »Primärfleck«. [277]

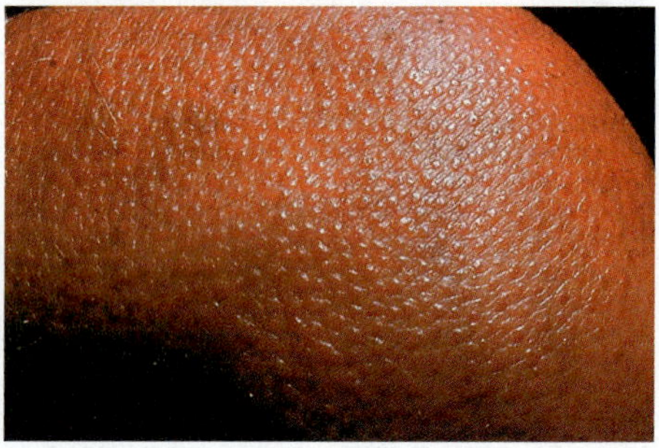

**Pityriasis rubra pilaris:** braunrötliche Papeln am Knie. [530]

**pityro|ịdes** *(latein.):* mit kleieförmiger Schuppung (▸Pityriasis). **E** pityroid, branny.
**Pityro|spọrum:** in den obersten Hautschichten (seborrhoische Schuppen, Hornreste, Talgdrüsensekret) vorkommende Hefen [Cryptococcaceae].
**Pitzen-Operation** (PETER P., 1886–1977, Orthopäde, Gießen, Münster, München): **1)** Dreharthrodese des oberen Sprunggelenks mit Knochenplombe in Tibia-Talus-Höhle. **2)** bei Pseudarthrose Spaltüberbrückung durch Verschiebespan, wobei ein langer u. ein kurzer – je aus einem der Fragmente gebildeter – Kortikalisspan ausgewechselt werden.
**Pivampicillịn:** obsoletes (Breitspektrum-)Penicillin. **E** pivampicillin.

**PIVKA** *(engl.)* Abk. für **p**rothrombin **i**nduced in **v**itamin **K** **a**bsence: biologisch inaktives ▸Prothrombin (Defektmolekül), das in der Leber bei Fehlen des Vitamins K gebildet wird.

**Pivot-Shift-Zeichen** *(engl.)*: *Orthopädie* »Drehpunkt-Rutsch-Zeichen« bei vorderem Kreuzbandriss, indem am Liegenden bei kniewärts gerichtetem Druck u. Innenrotation des Unterschenkels bei gestrecktem Bein dann (mit der anderen Hand Valgisierung u. Beugung zwischen 40 u. 60°) das äußere Tibiaplateau spürbar (u. schmerzhaft) dorsalwärts rutscht.

**Pi-Wellen,** Abk. π-W.: im EEG langsame Wellen (ϑ-, δ-Wellen) über den hinteren Schädelregionen; z. B. mit bis mittelhoher Amplitude und von der rascheren physiol. Aktivität überlagert als Normalbefund bei Kindern und Jugendlichen. E occipital slow EEG waves.

**Pix:** »Pech« als Rückstand der Teer- u. Erdöldestillation oder als Produkt der trockenen Destillation von Holz; ***Anw.*** v. a. als Hautmittel, z. B. P. betulina (Birkenholzteer), P. fagi (Buchenholzteer), P. liquida (Holzteer), P. lithanthracis (Steinkohlenteer). E pitch, tar.

**Pizotifen:** ein ▸Serotonin-Antagonist; ***Anw.*** zur Appetitssteigerung u. zur Migräneprophyl. E pizotifen.

**PJS-Reaktion:** Abk. für die **P**erjodsäure-**S**CHIFF-Reaktion (▸PAS-Reaktion). E periodic acid-Schiff reaction.

**PK: 1)** *Biochemie* Abk. für ▸**P**yruvat**k**inase. E PK. **2)** Abk. für ▸**P**rimär**k**omplex.

**PKG:** Abk. für ▸**P**hono**k**ardio**g**ramm. E PCG.

**PKU:** Abk. für ▸**P**henyl**k**eton**u**rie. E PKU.

**pK-Wert:** der negative dekadische Logarithmus der ▸Dissoziationskonstante K; ermöglicht die einfachere Berechnung des ▸pH in Puffersystemen, wobei $pK_s$ für Säuren u. $pK_b$ für Basen verwendet wird; s. a. ▸HENDERSON-HASSELBALCH-Gleichung. E pK value.

**Placebo:** *Pharmazie* Wirkstoff-freies, äußerlich nicht vom Original unterscheidbares »Leer-« oder »Scheinmedikament« (»Falsum-Präparat«) für P.-Therapie (um das Verlangen nach einer nicht notwendigen Medikation zu befriedigen) u. ▸Blindversuch; s. a. ▸Leertest. E placebo.

**Placenta,** Plazenta: bei den Placentalia (»Hochsäuger«, Unterklasse der Mammalia) der sich aus dem Trophoblasten entwickelnde (▸Plazentation) »Mutterkuchen« (s. Abb.), mit zahlreichen, vom mütterl. Blut umgebenen Zotten (Cotyledon), unterteilt in Pars fetalis u. Pars uterina (P. materna); s. a. ▸Plazentakreislauf (dort Abb.). – Beim Menschen als P. haemochorialis (Chorionsynzytium taucht in mütterlichen Blutstrom ein; s. a. ▸Zottenplazenta) ein Stoffwechselorgan (Gewicht ca. 600 g), das für den Feten

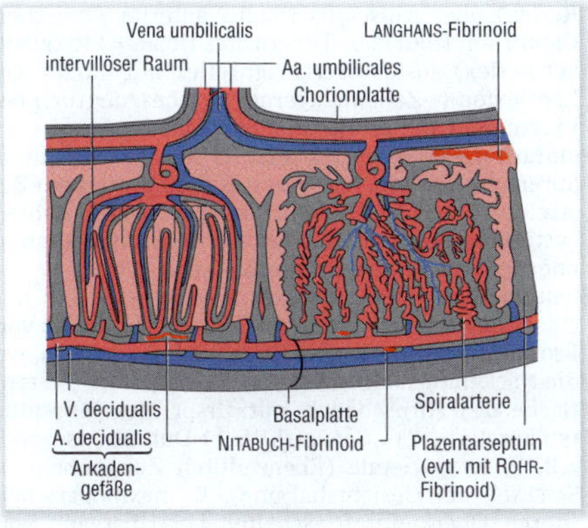


**Placenta:** Bau der reifen menschlichen Placenta. Arterien hell-, Venen dunkelrot; links nur Haftzottenstämme, rechts gesamter Zottenkomplex mit intervillösem Kapillarsystem. [219]

die Ernährungs-, Atmungs- u. Ausscheidungsfunktion übernimmt u. auch Produktionsstätte (u. zwar das Chorionepithel des fetalen Anteils) der für die Erhaltung der Schwangerschaft wichtigen ▸Plazentahormone ist. S. a. ▸Plazenta... E placenta. – **P. accessoria:**

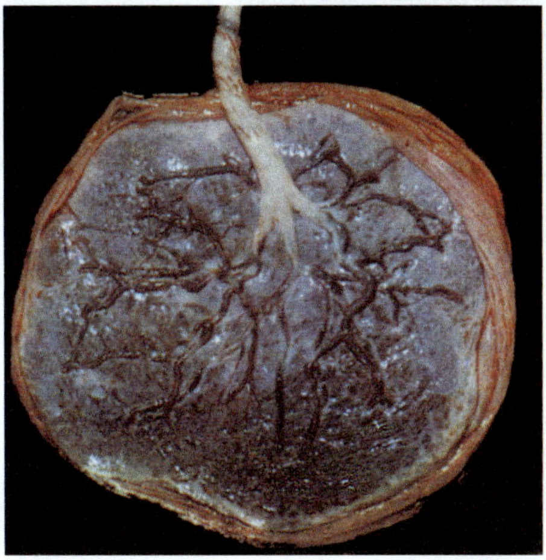

**Placenta:** »Mutterkuchen« mit Nabelschnur. [496]

P. succenturiata. E accessory p. – **P. ac|creta:** infolge mangelhafter Dezidua-Entwicklung durch Einwachsen der Zotten fest mit dem Myometrium verbundene P., so dass sie post partum nicht ausgestoßen werden kann (manuelle Lösung, sonst Hysterektomie!). E p. accreta. – **P. ad|haerens:** infolge funktioneller Störung des Lösungsmechanismus fest haftende P. E adherent p. – **P. capsularis:** P. bei ausgebliebener Zottenreduktion im Bereich der Decidua capsularis (Pathomechanismus der P. praevia?). – **P. circum|vallata:** eine P. marginata mit Fibrinring in der extraamnialen Zone (Abgrenzung gegen Eihäute). – **P. extra|chorialis:** Oberbegriff für P. circumvallata u. P. marginata. E extrachorionic p. – **P. haemo|chorialis:** s. u. ▸Placenta. – **P. incarcerata:** ▸Plazentaretention. E incarcerated p. – **P. in|creta:** ▸Placenta accreta. – **P. marginata, P. marginalis:** P. mit Abgehen der Eihäute medial des Randes, so dass eine extraamniale Zone besteht. E marginal p. – **P. membranacea:** dünne u. ausgedehnte P.; wahrsch. infolge Breiten- statt Tiefenwachstums auf mangelhaftem Mutterboden oder fehlender Rückbildung der Decidua capsularis. E membranous p. – **P. multi|lob(ul)ata, P. multi|partita:** P. mit zahlreichen, miteinander verbundenen Lappen. E multilobate p., multilobed p. – **P. prae|via:** im unteren Uterinsegment (statt im Korpusbereich) inserierende P. mit Gefahr der vorzeitigen Ablösung u. damit lebensbedrohl. Blutungen gegen Ende der Gravidität oder unter der Geburt (Frühdiagnose u. a. mit Ultraschall, ggf. strengste Verlaufskontrolle u. schnellstes Eingreifen erforderlich). Als P. p. totalis den Zervikalkanal völlig überdeckend (Sectio erforderlich), als P. p. partialis nur z. T. im Uterinsegment liegend, als P. p. marginalis nur bis an den Muttermund reichend. E p. previa. – **P. suc|centuriata:** die bei vielen Primaten physiol., beim Menschen in ca. 1 % vorkommende »Nebenplazenta«, gefäßlos (»P. spuria«), durch Gefäßbrücken mit der Haupt-P. in Verbindung (bei Zurückbleiben nach Ausstoßung der Haupt-P. Blutungsgefahr!). – **P. velamentosa:** ▸Insertio velamentosa. E velamentous p.

**Placido-Scheibe:** runde Scheibe (∅ ca. 30 cm) mit konzentr. schwarzen Ringen u. zentraler Öffnung (zur Beobachtung des Spiegelbildes auf der Hornhaut) für die Keratoskopie. E Placido's disk.

**Placing-Reflex:** *Pädiatrie* bis zum 2. Lebensmonat auslösbarer »Steigreflex«, indem bei leichter Berührung des Fußrückens (z. B. durch Tischkante) der

Fuß angehoben (u. auf die Tischfläche »aufgesetzt«) wird.

**Placo|bdella catenigera:** Landblutegel [Rhynchobdellida]; Ektoparasit, gelegentlich auch des Menschen im Mittelmeerraum (verursacht bis zu 2 Tage lang nachblutende Wunden).

**Plätschergeräusch:** *Klinik* durch Beklopfen oder Schütteln eines mit Gas u. Flüssigkeit gefüllten Hohlorgans hervorgerufenes charakterist. Geräusch, z.B. bei Seropneumothorax (»Succussio Hippokratis«), Ileus, Darmhypotonie; s.a. ▸Ileozäkalgeräusch. E clapotement, splashing sound.

**Plättchen:** **1)** ▸Thrombozyt. E platelet. **2)** ▸Deckglas. E plate.

**Plättchen...:** *Hämatologie* ▸Thrombozyten...

**Plättchen|test:** **1)** *Pharmazie* ▸Blättchentest. **2)** *Hämatologie* s.u. ▸Thrombozytenaggregation. E platelet aggregation test.

**Plättchen|thrombus:** *Pathologie* weißer ▸Thrombus. E platelet thrombus.

**Plagi|orchis:** Darmsaugwürmer [Plagiorchiidae] der Reptilien, Vögel u. Säugetiere; beim Menschen nachgewiesen (selten, durch Verzehr Metazerkarien-haltiger Schnecken, Insekten): P. javensis, P. muris (Japan), P. philippinensis.

**Plakode:** *Embryologie* verdickter Bezirk im seitl. Ektoderm, der Material aus dem Epithelverband in die Tiefe aussondert u. insbes. Nervenstrukturen liefert. E placode.

**Planck-Konstante, P.-Wirkungsquantum** (MAX P., 1858–1947, Physiker, Berlin; 1918 Nobelpreis für Physik): Naturkonstante mit der Dimension einer Wirkung ($h = 6{,}62517\ 10^{-34}$ J s), gültig für die Energie der kleinsten Portionen, mit denen die Absorption u. Emission von Strahlung diskontinuierlich erfolgen (Lichtquanten, Photonen etc.): $W = h\,\nu$ ($\nu$ = Frequenz der Strahlung). E Planck's constant.

**Plani|graphie:** *Röntgenologie* s.u. ▸Schichtaufnahmeverfahren. E planigraphy.

**Plani|metrie:** Flächenmessung; z.B. *zytol* Bestimmung der Zelldimensionen (Länge, Breite) anhand des licht- oder elektronenmikroskopischen Bildes. E planimetry.

**Planities** *(latein.)*: Ebene, Fläche. E plane.

**plan|konkav:** *Optik* adj. Bez. einer Zerstreuungslinse mit einer planen u. einer konkaven Fläche. Analog: **plankonvex**, Sammellinse (plane u. konvexe Fl.). E planoconcave.

**Plank|ton:** Gesamt der im Wasser frei schwebenden pflanzl. u. tier. Lebewesen (= Phyto- bzw. Zoo-P.). E plankton.

**Plankton|probe:** *Gerichtsmedizin* Plankton-Nachweis in Leichenorganen als sicheres Zeichen für Ertrinkungstod.

**plano|cellularis** *(latein.)*: flachzellig. S.a. ▸Plattenepithel... E planocellular.

**Plano|zyt:** *Hämatologie* ▸Leptozyt. E planocyte.

**Planta:** **1)** *Botanik* Pflanze. E plant. **2) P. pedis:** *Anatomie* die »Fußsohle« als Auftrittsfläche, mit unverschiebl., mehr oder weniger verhornter Haut u. senkrecht gekammertem subkutanem Fettgewebe (»Druckkissen«). E sole (of the foot).

**Plantago,** Wegerich: Gattung der Wegerichgewächse. – **P. afra,** Strauchwegerich, Plantago psyllium: angewandter Pflanzenteil ist der Flohsamen (Semen Psyllii); Inhaltsstoffe sind u.a. Schleimstoffe. ***Anw.*** bei habitueller Obstipation als Quellmittel. – **P. arenaria,** Sandwegerich: Inhaltsstoffe u. ***Anw.*** ▸Plantago afra. – **P. lanceolata,** Spitzwegerich: angewandter Pflanzenteil: Spitzwegerichkraut (Plantaginis lanceolatae herba). Inhaltsstoffe sind u.a. Schleim- u. Gerbstoffe sowie Iridoidglykoside. Nachweisliche Wirkung bei Katarrhen der oberen Luftwege, Entzündungen von Haut u. Schleimhaut, Insektenstichen. Wird in spezieller Aufbereitung auch zur Wundbehandlung angewandt. – **P. ovata,** Indischer Wegerich: Heilpflanze. Angewandter Pflanzenteil: Indischer Flohsamen (Semen Plantaginis ovatae), Indische Flohsamenschalen

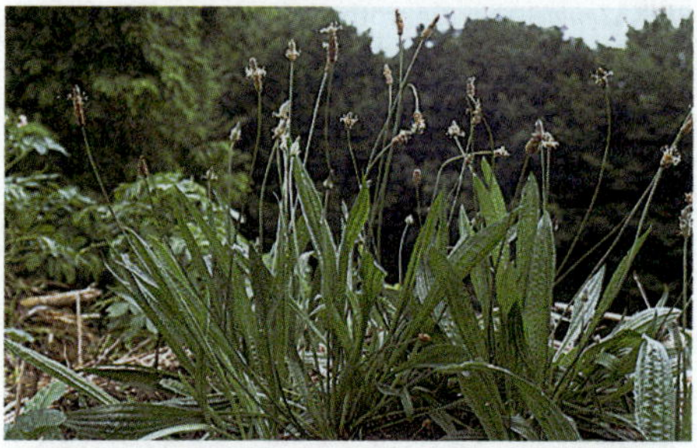

**Plantago lanceolata.** [482]

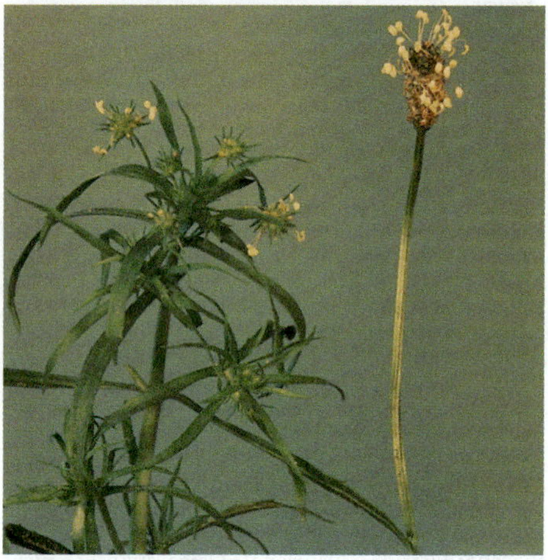

**Plantago ovata.** [448]

(Testae Plantaginis ovatae). Inhaltsstoffe sind u.a. Schleimstoffe. ***Anw.*** bei habitueller Obstipation als Quellmittel. Flohsamenschalen haben erheblich höhere Quellwirkung als Flohsamen (▸Plantago afra).

**plantar:** die Fußsohle (Planta) betreffend, sohlenwärts. E plantar.

**Plantar|aponeurose,** Aponeurosis plantaris: die Fußsohlensehnenplatte. E plantar aponeurosis.

**Plantar|flexion:** Abwärtsbeugung des Fußes. E plantar flexion.

**Plantar|keratose:** *Dermatologie* s.u. ▸Palmoplantarkeratose.

**Plantar|muskel|reflex:** durch Schlag auf Fußrücken (»Fußrückenreflex«), Zehenballen (= ROSSOLIMO-Reflex) oder Musculus tibialis anterior (zwischen Capitulum fibulae u. Tuberositas tibiae = PIOTROWSKI-Reflex) auslösbarer Eigenreflex mit kurzer Zehenflexion (»Zehenbeugereflex«); bes. deutlich bei Pyramidenbahnläsion. E plantar muscle reflex.

**Plantar|reflex:** langsame Plantarflexion, evtl. auch Spreizung der Zehen als physiol. Fremdreflex auf Bestreichen der Fußsohlenhaut. Einseitiges Fehlen (»stumme Sohle«) Hinweis auf Wurzelschädigung oder Pyramidenbahnläsion. E plantar reflex.

**Planum:** **1)** *Anatomie* Ebene (s.a. ▸Facies), z.B. P. nuchale (das Feld der Squama occipitalis unterhalb von Protuberantia externa u. Linea nuchae suprema, wo die Nackenmuskeln ansetzen), P. temporale (Seitenfläche des Hirnschädels mit Urspr. des Musculus temporalis). **2)** *Geburtshilfe* ▸Durchtrittsebene; z.B. P. hyoparietale (Ebene durch Zungenbein u. Scheitel; bei Gesichtshaltung), P. maxilloparietale (durch Oberkiefer u. Scheitel; bei Übergang von Stirn- zu Vorderhauptshaltung), P. mentooccipitale (durch Kinn u. Hinterhaupt; ungünstigste, weil größte Durchtrittsebene bei Stirnhaltung), P. suboccipitobregmaticum (durch Nacken u. große Fontanelle;

größte Durchtrittsebene bei Hinterhauptshaltung). **E** plane.

**planus** *(latein.)*: eben, flach, platt. **E** flat.

**PLAP:** Abk. für **pl**azentare **a**lkalische ▸**P**hosphatase.

**Plaque** *(französ. = Platte)*: **1)** flächenhafte Primäreffloreszenz (Fleck) im Haut- bzw. Schleimhautniveau oder flach erhaben; z.B. senile P. (▸Druse [2]), Plaques des Fumeurs (▸Leukokeratosis nicotinica palati), Pll. muqueuses (papulöse, zu oberflächl. Erosion neigende sek. Schleimhautsyphilide; an mechanisch nicht beanspruchten Stellen als Pll. opalines [bläulich weiß, hyperkeratotisch, mazeriert]; als Pll. lisses durch entzündlich veränderte Papillen der Zunge bei Lues II). **2)** *Bakteriologie* heller, sich vital nicht anfärbender Fleck in einem dichten Bakterienrasen bzw. in Einschichtkultur infolge Auflösung durch Phagen (▸Plaque-Test). **3)** PEYER-Plaques: *Anatomie* ▸Folliculi lymphatici aggregati intestini tenuis. **E** Peyer's plaques. **4)** *Pathologie* beetförmige Gewebsveränderung, z.B. Plaques bei ▸Arteriosklerose (s.u. ▸Atherosklerose), Pll. jaunes (gelbbraune bis braune, kraterförm. Defekte der Windungskuppen des Großhirns als Endstadium einer Rindenprellung). **5)** *Zahnmedizin* feste Auflagerungen (v.a. Bakterien, körpereigene Zellprodukte, Glykoproteine) auf dem Zahnschmelz als pathogenet. Faktor der Karies. **E** plaque.

**Plaque-Test:** **1)** *Immunologie* ▸JERNE-Technik. **2)** Virus-Titrationstest: Auf einschichtige Gewebekulturzellen werden Virusverdünnungen gegeben u. mit Agar überschichtet. Jedes Virus führt durch Vermehrung zum Untergang der umgebenden Zellen; dadurch entstehen sichtbare sog. Plaques, die ausgezählt werden können. Ihre Zahl wird in »plaque-forming units = PFU« angegeben. In gleicher Weise werden auf Bakterienkulturen Bakteriophagen ausgezählt. **E** plaque test.

**Plasma:** **1)** *Serologie* ▸Blutplasma (dort Tab.); s.a. ▸Plasmaproteine (dort Tab.), Plasma..., ▸Serum... **2)** *Zytologie* ▸Protoplasma. **3)** *Physik* hochionisiertes, gasförm. System als der »4. Aggregatzustand« der Materie bei sehr hoher Temperatur. **E** plasma.

**Plasma-Ac(celerator)-Globulin:** *Serologie* ▸Faktor V.

**Plasma|austausch:** s.u. ▸Plasmapherese. **E** plasma exchange.

**Plasma|coagulase:** ▸Staphylocoagulase. **E** plasma coagulase.

**Plasma(durch)fluss, effektiver, renaler,** Abk. ERP: s.u. ▸PAH-Clearance.

**Plasma|eisen:** das im Blutplasma an Transferrin gebundene ▸Eisen (dort Schema); *labor* ▸Eisenbindungskapazität. **E** plasma iron.

**Plasma|eiweiß:** ▸Plasmaproteine. **E** plasma protein.

**Plasma|ersatzmittel:** biol. indifferentes, isoosmotisches, kolloidales Präparat zur Auffüllung des Kreislaufs; ***Wirkst.:*** Die wichtigsten P. sind 5 %iges Humanalbumin u. Gelatinepräparate; ***Anw.*** zur Volumensubstitution; s.a. ▸Kolloidtherapie. **E** plasma substitute.

**Plasma|expander:** kolloidale Lösungen, deren onkotischer Druck höher ist als der des Plasmas. Die P. bewirken Einstrom interstitieller Flüssigkeit in das Gefäßsystem, so dass ihr Volumeneffekt größer ist als die zugeführte Menge. ***Wirkst.:*** Die wichtigsten P. sind ▸Dextrane, ▸Hydroxyethylstärke u. 20 %iges ▸Humanalbumin. ***Anw.:*** Volumenverluste aller Art nach Blutungen, Verbrennung, Schock sowie Kreislaufstabilisierung während der Narkose. S.a. ▸Kolloidtherapie. **E** plasma volume expander.

**Plasma|faktor:** im ▸Blutplasma vorhandener Wirkstoff, z.B. ▸Faktor I–XIII der Blutgerinnung. **E** plasma factor.

**Plasma|filter:** Hohlfaser-Membranfilter mit Mikroporen, die Plasmaproteine u. niedermolekulare Anteile des Blutes durchlassen, aber die zelullären Blutbestandteile zurückhalten; für die ▸Plasmapherese.

**Plasma|fraktionierung:** s.u. ▸Plasmaproteine. **E** plasma fractionation.

**Plasma|koagulase:** ▸Staphylocoagulase.

**Plasma|konserve:** von gesunden ▸Blutspendern (auch als ▸Plasmaspende) gewonnenes ▸Blutderivat; Blutplasma, das in flüssiger, gefrorener oder gefriergetrockneter Form aufbewahrt werden kann; findet v.a. als – innerhalb von 6 Stunden – frisch eingefrorenes Plasma (»fresh frozen plasma« = FFP oder »antihämophiles Plasma« = AHP) ***Verw.*** zur Substitution von Blutgerinnungsfaktoren; s.a. ▸Plasmaproteinpräparat.

**Plasma|lemm(a):** *Zytologie* (SEIFRIZ 1928) die äußere Grenzmembran des Protoplasten (▸Zellmembran). **E** plasmalemma.

**Plasmalogene:** *Biochemie* ▸Acetalphosphatide. **E** plasmalogens.

**Plasma|mantel:** *Angiologie* ▸Randstrom.

**Plasma|membran:** *Zytologie* ▸Plasmalemm.

**Plasma|pherese:** Abtrennung des Plasmas von den korpuskulären Elementen des Blutes (Erythrozyten, Leukozyten, Thrombozyten etc.); diese können zusammen mit Fremdplasma (»Plasmaaustausch«), gereinigtem eigenem Plasma (nach Entfernung pathogener Stoffe = »Apherese«, z.B. durch Kryopräzipitation, Adsorption, Antikörper u. Antigene durch ein spez. ▸Immunadsorbens), eiweißhaltigen (z.B. Humanalbumin) Lösungen oder Kochsalzlösung reinfundiert werden; s.a. ▸Leukopherese. ***Methoden:*** v.a. im kontinuierlichen Blutfluss mit ▸Zellseparatoren oder mit ▸Plasmafiltern. Als ther. Maßnahme bei Vergiftungen, Paraproteinämie, Dysproteinämie (mit Hyperviskositätssyndrom), akuten Immunkomplex- bzw. Autoimmunkrankheiten (MOSCHCOWITZ-, GUILLAIN-BARRÉ-, GOODPASTURE-Syndrom, Myasthenia gravis, systemischer Lupus erythematodes), Transplantatabstoßung, familiärer Hypercholesterinämie (»LDL-Apherese«), Coma hepaticum etc.; ferner zur Gewinnung von ▸Plasmakonserven bzw. ▸Plasmaproteinpräparaten. **E** plasmapheresis.

**Plasma|proteinat:** Anion von Plasmaproteinen, wirksam als ▸Pufferbase. **E** plasma proteinate.

**Plasma|prote|ine:** Eiweißstoffe des Blutplasmas. Das Blutplasma enthält über 100 verschiedene Proteine in einer Gesamtkonzentration von 65–80 g/l. Nach der elektrophoretischen Beweglichkeit lassen sich Albumin sowie Alpha-1-, Alpha-2-, Beta- u. Gammaglobuline unterscheiden. Die Mehrzahl sind keine reinen Proteine, sondern Glykoproteine, Lipoproteine u. Metallproteine mit Molekulargewichten zwischen einigen Tausend u. Millionen. ***Funktion:*** P. sind Komponenten des Gerinnungs- u. Komplementsystems, Proteaseinhibitoren, Immunglobuline u. Transportproteine (s. Tab.). Proteohormone u. durch Zellschädigung in das Plasma gelangte Proteine zählen nicht zu den P. im engeren Sinne. Aufgaben der P. sind: Aufrechterhaltung des kolloidosmotischen Drucks; Transport wasserunlöslicher Stoffe, z.B. Lipide oder Metallionen; Aufrechterhaltung der Immunität; Blutgerinnung; Hormon- u. Enzymtransport. ***Diagn.:*** Die relativen Anteile der P. zeigen erhebliche Unterschiede. So beträgt z.B. die Konzentration von Albumin ca. 40 g/l Plasma, die Konzentration von Immunglobulin E dagegen nur bis 0,1 g/l. Veränderungen in der Konzentration gehen meist mit Störungen im Gesamtstoffwechsel des Organismus einher, man unterscheidet zwischen Dysproteinämien (Verschiebungen im quantitativen Verhältnis der P.), Defektproteinämien (genetisch bedingter Mangel einzelner P.) u. Paraproteinämien (vermehrte Bildung bestimmter Immunglobuline oder Immunglobulinketten). Die gezielte Untersuchung einzelner oder mehrerer P. kann diagnostische Schlüsse erlauben. Analysemethoden sind z.B. Eiweiß- u. Immunelektrophorese, Plasmaproteinprofil, Immundiffusion. Die Auftrennung (Plasmafraktionierung) u. Anreicherung einzelner P. dienen v.a. zur Gewinnung von ▸Plasmaproteinpräparaten. **E** plasma proteins.

| Protein | biologische Funktion | Pathobiochemie |
|---|---|---|
| **Transportproteine** | | |
| Präalbumin | Bindung von Thyroxin u. Retinol | ↑ bei schweren Leberschäden |
| Albumin | osmotische Funktion, Eiweißreserve | ↓ u. a. bei Leberzirrhose, nephrotischem Syndrom (Analbuminämie) |
| Transcortin | Bindung u. Transport von Cortisol | Syndrom mit geringer Cortisolbindungskapazität |
| Retinol bindendes Protein | Bindung u. Transport von Retinol (Vitamin A) | |
| Coeruloplasmin | Kupfer-Bindung, Oxidase | ↑ bei Schwangerschaft, ↓ bei WILSON-Syndrom |
| Hämopexin | Hämin-Bindung | ↓ bei hämolytischen Anämien |
| Transferrin | Bindung u. Transport von Eisen | ↓ bei nephrotischem Syndrom, malignen Neoplasien, bei Fe-Mangelanämie |
| **Enzyme, Proenzyme, Enzyminhibitoren** | | |
| $\alpha_1$-Antitrypsin | Trypsin-Inhibitor | ↑ bei entzündlichen Prozessen |
| $\alpha_2$-Antichymotrypsin | Chymotrypsin-Inhibitor | |
| Inter-$\alpha$-Trypsin-Inhibitor | Trypsin-Inhibitor | |
| Prothrombin | Proenzym des Thrombins | ↓ bei Lebererkrankungen, Antikoagulanzien-Therapie |
| Antithrombin III ($\alpha_2$-Antithrombin) | Thrombin-Inhibitor | ↑ bei Leberschaden, Hyperkoagulabilität bei AT-III-Mangel |
| C1-Esterase-Inhibitor (s. Komplementsystem) | Inhibitor u. a. für C'I-Plasminogen, Kallikrein | ↓ bei angioneurotischem Ödem |
| Haptoglobin | Proteinase-Inhibitor, Peroxidase-Aktivität | ↑ bei nephrotischem Syndrom, Leberschaden, Diabetes mellitus; ↓ bei Hämolyse |
| $\alpha_2$-Makroglobulin | Protease-Inhibitor, Bindung von Hormonen | ↑ bei nephrotischem Syndrom, Leberschaden, Diabetes mellitus |
| Serum-Cholinesterase | mindestens 5 Phänotypen | |
| Plasminogen | Proenzym des Plasmins | ↓ bei starker Fibrinolyse |
| fibrinstabilisierender Faktor (XIII) | Fibrinvernetzung (Transaminidase) | ↓bei gestörter Wundheilung |
| Lysozym (Muraminidase) | Bakteriolyse | ↑ bei Monozyten-Leukämie, ↑ bei BOECK-Krankheit |
| **Komplementsystem, Entzündungsmediatoren** | | **(Defekte des Komplementsystems)** |
| C1-Komponente | | Agammaglobulinämie, Hautläsionen, Infektionen |
| C2-Komponente | | membranöse Glomerulonephritis, chronische anaphylaktoide Purpura, Dermatomyositis |
| C3-Komponente | | Autoimmunerkrankungen (u. a. Glomerulonephritis, Lupus erythematodes), bakterielle Infektionen |
| C4-Komponente | | |
| C5-Komponente | | SLE, bakterielle Infektionen |
| C6-Komponente | | RAYNAUD-Phänomen |
| C7-Komponente | | RAYNAUD-Phänomen, Teleangiektasien |
| C8-Komponente | | |
| C9-Komponente | Erythropoese | |
| C1-Esterase-Inhibitor | Inhibitor u. a. für C'I-Plasminogen, Kallikrein | ↓ bei angioneurotischem Ödem |
| C-reaktives Protein | | Phagozytose-Stimulation ↑ bei akut entzündlichen Prozessen |
| C3-Aktivator (B2-Glykoprotein II) | Protease, Untereinheit von C4-Pro-Aktivator | |
| **Andere** | | |
| $\alpha_1$-Fetoprotein | nur beim Fetus u. Neugeborenen nachweisbar | ↑ bei Lebertumoren |
| Fibrinogen | Fibrinvorstufe | ↓ bei Leberschaden |

**Plasmaproteine:** biologische Funktion u. pathophysiologische Bedeutung (s. a. ▸Immunglobuline). [294]

**Plasma|protein|lösung,** Abk. PPL: Blutersatz-Lsg., die, gewonnen durch Entsalzen von Blutplasma mit Ionenaustauschern, sich ohne wesentl. Denaturierung pasteurisieren lässt. E plasma protein solution.

**Plasma|protein|poly|morphismus:** Auftreten genetisch bedingter Varianten von ▸Plasmaproteinen (meist autosomal-kodominanter Erbgang, unabhängig von ▸Blutgruppen), die biochemisch (z.B. durch Gelelektrophorese, isoelektr. Fokussierung) oder immunologisch unterscheidbar sind. ***Anw.*** v.a. für Vaterschaftsgutachten u. forensische Untersuchungen (z.B. Spermaanalyse). Beispiele: GC-, HP-, Pi-, TF-(Transferrin-), Km-, Gm-, OR-(Orosomucoid-)System; ferner der P. der Komplement-Faktoren (C3, C4a u. C4b sowie des Properdins [Bf]), des Plasminogens (PLG), des Faktors XIII b (der Blutgerinnung), der Lipoprotein-Gruppen (v.a. ApoE) u. die verschiedenen Typen der Plasma-Cholinesterase. E plasma protein polymorphism.

**Plasma|protein|präparat:** durch Anreicherung von ▸Plasmaproteinen (dort Methoden) gewonnenes ▸Blutderivat (s.a. ▸Plasmakonserve); z.B. Gerinnungsfaktoren zur Therapie von Störungen der ▸Blutgerinnung, als ▸Immunglobulinfraktion oder als ▸Humanalbumin. Neben der Auswahl gesunder Blutspender wird das Risiko der Infektionsübertragung durch ▸Virusinaktivierung minimiert. E plasma (protein) concentrate.

**Plasma|protein|profil,** Abk. PPP: gleichzeitige immunelektrophoretische Untersuchung mehrerer Plasmaproteine mit monospezifischen Immunseren. E plasma protein profile.

**Plasma|separation:** Trennung von Plasma u. korpuskulären Bestandteilen des Blutes z.B. durch ▸Plasmapherese. E plasmapheresis.

**Plasma|skimming** *(engl. = Abschöpfen):* strömungsmechanische Separierung von Plasma u. Erythrozyten in der terminalen Strombahn.

**Plasma|spende:** ▸Plasmapherese unter Rückführung der zellulären Blutbestandteile in den Körper des gesunden Spenders zur Gewinnung von ▸Plasmakonserven.

**Plasma|thrombin(zeit):** ▸Thrombin(zeit).

**Plasma|thrombo|kinase, -plastin:** ▸Blutthrombokinase. E plasma thrombo|kinase, -plastin.

**Plasma-Thromboplastin-Antecedent** *(engl.)* Abk. PTA: der ▸Faktor XI.

**Plasma-Thromboplastin-Component** *(engl.)* Abk. PTC: der ▸Faktor IX.

**Plasma|thrombo|plastin|generations|test:** *Labormedizin* s.u. ▸Biggs.

**plasmatisch:** das Blut- bzw. Zellplasma betreffend. E plasm(at)ic.

**Plasma|viskosität:** die ▸Viskosität des Blutplasmas, abhängig von der Konzentration der Plasmaproteine (v.a. der des Fibrinogens u. der Temperatur); s.a. ▸Viskosimetrie; s.a. ▸Blutviskosität. E plasma viscosity.

**Plasma|volumen:** das Gesamtvolumen des Blutplasmas; ca. 40–50 ml/kg Körpergewicht bzw. 55 % des ▸Blutvolumens. E plasma volume.

**Plasma|zell|dys|krasie:** s.u. ▸Paraproteine.

**Plasma|zelle,** Plasmozyt: ovale bis rundl., nicht granulierte Zelle (Mono- bis Lymphozytengröße), oxidasefrei, mit stark basophilem Protoplasma (ergastoplasma- u. ribosomenreich), kleinem exzentr. Radspeichenkern u. hellem Zytoplasmahof (mit ▸Golgi-Apparat) in Kernnähe; reifste Differenzierungsform (»enddifferenzierte Form«) des B-Lymphozyten (= reife B-Zelle) als Produzent von Antikörpern. E plasma cell, plasmacyte. – **P., geflammte:** »Flammzelle«; mit eosinophilem Plasma, PAS-positiv, Produzent des Schleimhaut-IgA; tritt v.a. bei reaktiver Plasmozytose u. beim (IgA-)Plasmozytom auf; s.a. ▸Mott-Zelle.

**Plasmazellen|hepatitis:** ▸Hepatitis, lupoide.

**Plasmazellen|leukämie:** diffuse Myelomatose (Leukozyten bis > 200 000) mit Proliferation von Plasmazellen im Knochenmark u. Ausschwemmung in das periphere Blut, ferner Vergrößerung von Leber u. Milz, seltener auch Lymphknoten; sehr selten als Spätphase eines multiplen ▸Myeloms. E plasma cell leukemia.

**Plasmide:** extrachromosomale ▸Gene in Bakterien, die – direkt oder durch Bakteriophagen – auf andere Zellen übertragen, evtl. auch in deren Genom eingebaut werden können u. dem Wirt neue – unter normalen Bedingungen entbehrliche – Eigenschaften verleihen (z.B. Penicillinasebildung, ▸Resistenzfaktoren). Plasmide werden als ▸Vektoren in der ▸Gentechnologie verwendet. E plasmids.

**Plasmin,** Fibrinolysin: das durch Aktivierung von ▸Plasminogen entstehende proteolytische Enzym im Serum; ist befähigt zur Hydrolyse von Peptiden, L-Arginin- u. L-Lysinestern u. zum Abbau (Auflösung) von Fibrin(gerinnseln), in geringerem Maße auch von Fibrinogen u. anderen Plasmaproteinen zu löslichen Polypeptiden. – S.a. ▸Fibrinolyse, ▸Fibrinolysetherapie. E plasmin, fibrinolysin.

**Plasmino|gen,** Profibrinolysin: inaktive Vorstufe des Plasmins, die durch Spaltung einer Arginin-Lysin-Bindung u. Umlagerung in ▸Plasmin (»Fibrinolysin«) überführt (= aktiviert) wird. E plasminogen, profibrinolysin.

**Plasminogen|aktivatoren:** proteolytische Enzyme, die ▸Plasminogen zu ▸Plasmin aktivieren. Physiologische Aktivatoren sind v.a. ▸Gewebe-Plasminogenaktivator (t-PA) u. die aus ▸Prourokinase entstehende Urokinase. *pharm* ***Anw.*** als ▸Fibrinolytika; s.a. ▸Anistreplase, ▸Staphylokinase, ▸Streptokinase. E plasminogen activators.

**Plasminogen|aktivator-Inhibitoren,** Abk. PAI: Stoffe, die die ▸Plasminogenaktivatoren u. damit die ▸Fibrinolyse hemmen; *labor* erhöhte Konzentrationen führen zu ▸Thromboseneigung. E plasminogen activator inhibitors.

**plasmo...:** Wortteil »Blut«, »Zellplasma«, »Plasmazelle«; s.a. ▸plasma...

**Plasmo|cytoma:** **1)** ▸Myelom, multiples. E plasmacytoma. **2)** ▸Balanitis chronica circumscripta plasmacellularis.

**Plasmo|desma:** *Zytologie* »Plasmabrücke« zwischen zwei Zellen (elektronenmikroskopisch: Protoplasmaverzahnung); s.a. ▸Desmosom. E plasmodesm(a).

**Plasmodium:** **1)** *Protozoologie* Gattungsname der Malaria-Parasiten; mit ungeschlechtlicher Phase in Reptilien, Vögeln u. Säugern (einschl. Mensch) u. geschlechtl. Entwicklung (Befruchtung u. Sporogonie) in der übertragenden (♀) Anopheles-Mücke; s.a. Abb., ▸Malariazyklus (dort auch Abb.). E Plasmodium. – **P. falci|parum:** (Welch 1897) Erreger der Malaria tropica; Entwicklung wie bei P. vivax, jedoch nur präerythrozytäre Schizonten, Erlöschen der präerythrozytären Phase nach 1. Blutbefall (nach 7 Tagen), daher keine Rezidivbildung; erythrozytäre Schizogonie 48 Std., über Stunden andauerndes Fieber an jedem 2. Tag, bei zwei Populationen Übergang in Kontinua. Nachweis wie P. vivax, Blutabnahme kurz nach dem Fieber (meist Ringstadien vorhanden); jüngste Parasiten mit $^1/_6$ Erythrozytendurchmesser als »Siegelringform« (einzelne ältere Ringe 2-kernig); Erythrozyten mit Schizonten v.a. in Kapillaren der inneren Organe (z.B. Gehirn), im peripheren Blut im Allg. erst beim Moribunden nachweisbar. Gametozyten bohnenförmig, befallene Ery unverändert, gelegentlich mit Maurer-Fleckung; serologische Diagnose mit Immunfluoreszenz-Technik. – **P. malariae:** (Laveran 1881) Erreger der – rel. seltenen, meist herdartig in den Tropen verbreiteten – Malaria quartana. Entwicklung wie bei P. vivax, jedoch exoerythrozytärer Zyklus über 10–20 J. (mit mögl. Rezidivbildung); erythrozytäre Schizogonie 72 Std. (Fieber jeden 2. Tag). Nachweis wie P. vivax; die Parasiten kompakt, 1- bis 2-kernig, Bandform; Schizonten-Kernzahl im allg. 8 (»Gänseblümchenform«); Erythrozyten nicht verändert; serologische Diagnose mit Immunfluoreszenz-Technik. – **P. ovale, P. vivax**

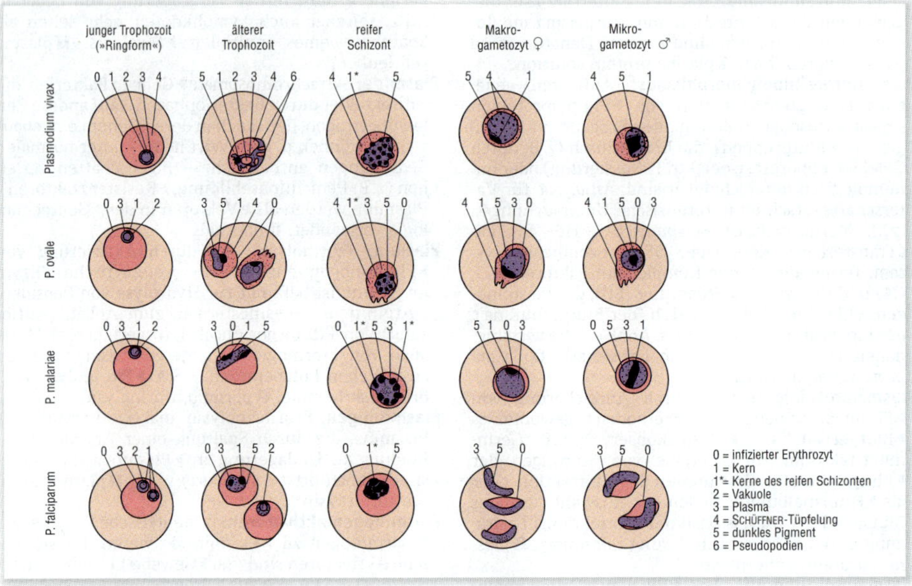


**Plasmodium malariae:** erythrozytäre Stadien.

**minutum:** dem P. vivax ähnlicher Erreger Tertiana-ähnlicher Malaria (jedoch Schizonten 8-kernig, Erythrozyten oval u. ausgefranst). – **P. vịvax, P. tertianae:** (GRASSI, FELETTI 1890) Erreger der Malaria tertiana in Tropen u. gemäßigten Zonen. Vermehrung zunächst zu prä- oder exoerythrozytären Schizonten in der Leber. Nach wenigen Tagen Befall der Erythrozyten. Exoerythrozytärer Zyklus für 2–3 J. (mit mögl. Rezidivbildung), Schizogoniezyklus 48 Std. (Fieber jeden 2. Tag), bei mehreren Populationen alle 24 Std. (**Malaria tertiana duplicata s. quotidiana**). Mikroskop. Nachweis (GIEMSA-Färbung) im »Dicken Tropfen« oder Methanol-fixierten Blutausstrich (Entnahme kurz vor oder im Fieber): Parasiten amöboid, Schizonten 16-kernig, Erythrozyten vergrößert mit SCHÜFFNER-Tüpfelung; serologische Diagnose mit Immunfluoreszenz-Technik. **2)** *Zytologie* vielkernige Zytoplasmamasse durch Amitosen ohne anschließende Zellteilung.

**Plasmo|gamịe:** *Biologie* Vereinigung der Protoplasmakörper bei der Befruchtung. **E** plasmogamy.

**Plasmo|kinịn:** ▸Faktor VIII. **E** plasmokinin.

**Plasmo|zyt:** ▸Plasmazelle. **E** plasmacyte.

**Plasmo|zytọm,** Plasmom, KAHLER(-BOZZOLO)-Krankheit: früher allg. gebräuchliche Bez. für das multiple ▸Myelom. Heute wird der Begriff meist eingeschränkt gebraucht für das solitäre P. des Knochens u. das solitäre extramedulläre P. (z. B. in den oberen Atmungsorganen oder im Magen-Darm-Trakt) als seltene Varianten (▸Myelom, solitäres). **E** plasmacytoma.

**Plasmo|zytom|niere:** die »paraproteinämische Nephrose« mit starker Eiweißausscheidung (v. a. als BENCE-JONES-Eiweißkörper) u. Einschränkung der Nierenfunktion bei Plasmozytom (▸Myelom, multiples); Niere stark vergrößert, Kanälchen erweitert oder atrophisch, mit Eiweißniederschlägen (Zylinder). **E** plasmacytoma kidney.

**Plasmo|zytọse:** reaktive Plasmazellvermehrung in Blut u. Gewebe (v. a. Knochenmark), z. B. bei chron. Infekt, Kollagenose, Malignom. **E** plasmacytosis.

**Plasti|bell-Methode** *(engl. bell = Glocke):* Zirkumzision nach Einschieben einer Kunststoff-»Glocke« in den Präputialsack u. durch Vorhautligatur auf dem ringförm. Rand der »Glocke« (die nach 7–10 Tagen mit dem – nekrotisch gewordenen – Präputiumrest abfällt).

**Plastịde:** Organellen in Pflanzenzellen, z. B. ▸Chromatophoren. **E** plastids.

**Plastik:** *Chirurgie* plastischer operativer Eingriff, als Ersatz-, ▸reparative oder ▸rekonstruktive Plastik sowie als Form-P. (zur Wiederherstellung ästhetischer Körperformen); s. a. plastische u. kosmet. ▸Chirurgie sowie ▸Osteo-, ▸Kantho-, ▸Blasen-, ▸Hautlappenplastik usw. **E** plastic surgery, plasty.

**Plastination:** Technik zur dauerhaften Konservierung anatomischer Präparate für Forschung, Lehre u. Demonstrationszwecke. In einem Vakuumprozess werden biologische Präparate durch Austausch des Gewebswassers u. -fetts mit Reaktionskunststoffen (z. B. Silikonkautschuk, Epoxidharz, Polyester) imprägniert. Die mechanischen (flexibel oder hart) u. optischen (transparent oder opak) Eigenschaften der verwendeten Polymere bestimmen jeweils den Charakter der konservierten Objekte (**Plastinate**). Diese sind trocken u. geruchsfrei, behalten ihr natürliches Oberflächenrelief u. sind bis in den mikroskopischen Bereich hinein identisch mit ihrem Zustand vor der Konservierung. **E** plastination.

**plastisch:** formbar, formgebend, gestaltend (z. B. die p. ▸Chirurgie), Gewebe bildend, proliferativ (z. B. ▸Linitis plastica), dreidimensional (z. B. p. Sehen = Binokularsehen). **E** plastic.

**plastịsche Operationen:** laut Weiterbildungsordnung für Ärzte ein Bereich, der sich mit (re)konstruktiven plastischen operativen Eingriffen befasst, welche Form, Funktion u. Ästhetik wiederherstellen oder verbessern. Fachärzte für Mund-Kiefer-Gesichts-Chirurgie oder Hals-Nasen-Ohren-Heilkunde können diese Zusatzbezeichnung nach entsprechender Weiterbildung erwerben.

**Plastizität:** Verformbarkeit. **E** plasticity.

**plat...:** Wortteil »platt«; s. a. ▸platy...

**Plateau:** *Biologie* zeitlich begrenzte ebene Erhebung einer Registrierkurve. **E** plateau.

**Plateau-Phänomen, P.-Test:** *Gynäkologie* umschriebene Abflachung der Mammahaut, evtl. erst gut sichtbar beim Versuch, die Haut zu verschieben (»JACKSON-Test«). Beruht auf Infiltration der Haut durch ein darunter liegendes ▸Mammakarzinom.

**Plateau-Welle:** Druckwelle bei kommunizierendem ▸Hydrocephalus internus.

**platelet** *(engl. = Plättchen): Hämatologie* ▸Thrombozyt.

**Plat|helminthes:** Stamm »Plattwürmer« (meist hermaphrodit), mit den Klassen Turbellaria, Trematodes u. Cestodes (= Strudel-, Saug- u. Bandwürmer, die bd. Letzteren parasitär). Körper flach, kompliziert gebaute Gonaden, Nährstoffaufnahme der Organe direkt vom stark verzweigten Darm oder durch die Körperoberfläche. E Platyhelminthes.

**Platin,** Abk. Pt: Edelmetall mit Atomgew. 195,09, OZ 78; 2- u. 4-, seltener 1-, 3- u. 6-wertig; zehn radioakt. Isotope ($^{190}$Pt–$^{199}$Pt), davon vier künstlich (Pt-191, -193, -195, -197; z.T. β-Strahler); *ther.* ***Anw.*** von Pt-Verbindungen: in der Onkologie als Zytostatikum Cisplatin. E platinum.

**Platin|ektomie** *(franz. = platine): Otologie* op. Entfernung der Steigbügelplatte aus der Fenestra vestibuli u. anschließender Verschluss des Fensters mit anderem Gewebe. E platinectomy.

**Platin|öse:** *Bakteriologie* Pt-Draht-Impföse für Überimpfen von Kulturen. E platinum loop.

**Plat|onychie:** Plattnagel. Vorstufe der ▸Koilonychie. E platyonychia.

**Plat|ophthalmie:** *Ophthalmologie* ▸Chamäkonchie.

**Platten|atelektase:** flache, bronchosegmentale (»gerichtete«) Lungenatelektase im Untergeschoss; im Röntgenbild als Streifen- oder Bandschatten; v.a. bei Erkrankungen im Bauchraum, aber auch bei Pneumonie, Myokardinfarkt, Interkostalneuralgie, Thoraxdeformität, Pertussis. E discoid atelectasis.

**Platten|dialysator:** ▸Plattenniere. E parallel flow dialyzer.

**Platten|epithel:** *Histologie* Epithel mit oberster Zelllage aus flachen, bes. widerstandsfähigen Zellen; einschichtig (mit unregelmäßig begrenzten, fliesenartig aneinander gefügten Zellen) als Endo- u. Mesothel, in Henle-Schleife (absteig. Teil), häutigem Labyrinth, Lungenalveole; mehrschichtig u. nicht verhornt in Mundhöhle (einschl. Stimmlippen), Speiseröhre, After, ♀ Harnröhre, Vagina (einschl. Vestibulum u. Labia majora), Fossa navicul. der ♂ Harnröhre u. Tunica conjunctiva bulbi, verhornt (mit Stratum corneum, lucidum, granulosum, spinosum u. basale) als Epidermis. E squamous epithelium (simple; stratified).

**Platten|epithel|dys|plasie, zervikale:** ▸CIN.

**Platten|epithel|karzinom,** spinozelluläres Karzinom, Spinaliom, Stachelzellkrebs, Epithelioma spinocellulare, verhornender Plattenepithelkrebs: maligner epithelialer Tumor der Haut u. Schleimhäute. ***Formen:*** stärker differenzierte Arten mit zwiebelschalenart. Hornperlen (»verhornendes P.« = Kankroid = malignes Akanthom); undifferenzierte (»nicht verhornendes P.«) evtl. mit freiliegenden Papillen (z.B. »nacktpapilläres P. der Unterlippe«). ***Lokalisation:*** über 90 % an chron. lichtexponierten Hautstellen (Gesicht, Unterlippe, Handrücken, haarlose Kopfhaut); Mundschleimhaut, Zunge, Rachen, Trachea, Bronchien, Penis, Vulva. ***Ätiol. u. Risikofaktoren:*** genetisch bedingter heller Hauttyp, UV-Exposition (UVB) u. andere aktinische Belastung z.B. durch Röntgenstrahlen, langfristige PUVA- u. UV-Therapie, chron. Hitzeeinwirkung; chron.-degenerative u. chron.-entzündliche Hautveränderungen (u.a. straffe Narben, z.B. nach Verbrennung oder bei Lupus vulgaris; Röntgenoderm, Hautatrophie, Vulvadystrophie, Lichen sclerosus et atrophicus des Penis, lange bestehende Unterschenkelgeschwüre, sezernierende Fisteln); chem. Karzinogene (u.a. Steinkohlenteer, Paraffinöl, Arsen, Teerdestillate aus Tabak, Ruß [sog. Schornsteinfegerkrebs]); Immunsuppression bzw. Immunschwäche (z.B. bei AIDS); humane ▸Papilloma-Viren (HPV), Alkoholika u. Rauchen (v.a. in Kombination). ***Klinik:*** Symptome zu Beginn oft unauffällig u. je nach Lokalisation verschieden. An der Haut z.B. kleine Hyperkeratose mit kaum ablösbarer Kruste, später harter, rasch (im Gegensatz zum Basaliom) wachsender, weitgehend schmerzloser Tumor. ***Diagn.:*** je nach Lokalisation (s.a. unter dem jeweiligen Organtumor), an der Haut Inspektion. Der histolog. Differenzierungsgrad wurde früher nach Broders in vier Grade eingeteilt; heute richtet sich die Prognose v.a. nach der Tumordicke in Millimetern. ***Ther.:*** (je nach Lokalisation u. Stadium) Exzision, Strahlen-, Chemotherapie. – S.a. ▸Kopf-Hals-Tumoren, Penis-, Vulvakarzinom. E squamous cell carcinoma.

**Plattenepithelkarzinom-Antigen:** ▸SCC.

**Platten|kultur:** *Bakteriologie* für Reinkultur oder Zählung (von Keimen oder Kolonien) geeignete Züchtung auf Gussplatte (oder in Schale) meist aus ▸Agar. E plate culture, plating.

**Platten|misch|test:** Bestimmung der Antibiotikaresistenz von Bakterien durch Verimpfen auf Gussplatten (Agar, evtl. mit Blut), die mit dem Test-Antibiotikum in fallenden Dosen durchsetzt sind, u. Zählen der Kolonien bzw. Keime nach Inkubation; oder Bestimmung der minimalen Hemmkonzentration (wobei Einzelkolonien u. hauchfeines Wachstum im Allg. vernachlässigt werden).

**Platten|niere:** *Nephrologie* Gerät zur ▸Hämodialyse mit sandwichartiger Anordnung der Membranen, wobei Dialyseflüssigkeit u. Blut gegenläufig strömen; Ultrafiltration u. erforderl. Perfusionsdruck geringer als bei Spulenniere.

**Platten|osteo|synthese:** s.u. ▸Druckosteosynthese. E plate osteosynthesis.

**Platten|verdünnungs|test:** *Bakteriologie, Pharmazie* Plattenmischtest, s.a. ▸Blättchentest. E plate dilution test.

**Platt|fuß:** Fußverbildung (durch Fehlstellung) mit Einsinken eines oder mehrerer Traggewölbe bzw. Verlust der lotrechten Statik; unterschieden als Spreiz- (Pes transversus, Abflachung des Quergewölbes), Senk- (Pes planus i.e.S., Abflachung des Längsgewölbes), Senk-Spreiz- (Pes planotransversus, Abflachung beider), Knick-Senk-Spreizfuß (Pes planovalgus). – Bei Vollbild Talus steil gestellt u. nach medial gedreht, Kalkaneus in Pronation, Vorfuß dorsalexendiert u. in leichter Supination, Mittelfuß der Unterlage aufliegend, evtl. Tibia u. Fibula einwärts gedreht. Durch Überbeanspruchung der Bänder u. Muskeln veränderte Statik u. Verlust der Elastizität des Ganges: beim Kind leichte Ermüdbarkeit, beim Erwachsenen belastungsabhängiger Schmerz an innerem Fußrand, Fußsohle, Wade (Myogelosen u. Hartspann in Musculus gastrocnemius u. M. tibialis ant.), Oberschenkel, Hüfte u. Kreuz. Soweit nicht angeboren, Folge von Knochenerweichung, Fußwurzelentzündung, Lähmung, Trauma, Überlastung, begünstigt durch mangelnde Übung etc. – Aus dem zunächst »mobilen« P. (leichter Knickfuß; passive Korrektur möglich) wird der »kontrakte«, u. zwar der »muskulär-fixierte« oder »spastische«, v.a. nach außergewöhnl. Überanstrengung (verkrampfte Mm. peronei), der »ligamentär-fixierte« bei anhaltender Muskelkontraktion (Kapsel- u. Bänderschrumpfung); als Endstufe der »ossär-fixierte« (häufig infolge Arthrosis deformans; Fuß starr, aber nicht schmerzhaft). ***Ther.:*** Fußgymnastik, Einlagen etc. oder aber Op. (an Gelenk, Knochen, Weichteilen). E flatfoot.

**Platt|hand:** allmähliche Abflachung des Handgewölbes mit Subluxation des Metakarpale I u. Arthrose des Daumengrundgelenks; meist infolge angeborener Flachheit des Trapeziums u. nach Neuritis. E flat hand.

**Platt|kopf:** Platyzephalie. E platycephaly.

**Platt|nagel:** *Dermatologie* ▸Platonychie. E flat nail.

**Platt|rücken:** ▸Flachrücken. E flat back.

**Platt|wirbel:** ▸Platyspondylie. E platyspondylia.

**Platt|würmer:** ▸Plathelminthes. E flatworms.

**platy...:** Wortteil »flach«, »platt«.

**Platy|basie:** angeborene (zus. mit basilärer Impression) oder erworbene (bei Paget-Syndrom) Abplattung der Schädelbasis, mit Vergrößerung des Basiswinkels. E platybasia.

P

**Platy|knemie:** breite, abgeplattete Tibia (mit viereckigem Querschnitt) als Formvariante; fälschlich auch als Säbelscheidentibia bezeichnet. E platycnemia.

**Platy|morphie:** Verkürzung der Längsachse eines Organs, i.e.S. des Auges (»Kurzauge«, mit Hyperopie). E platymorphia.

**Platysma:** der flache, breite mimische Hautmuskel vom Unterkiefer zwischen Subkutis u. oberflächl. Halsfaszie bis in Höhe der 2. Rippe, wo er in der Haut von Brust u. Schulter endigt. S.a. ▸Panniculus carnosus. E platysma.

**Platy|spondylie,** Vertebra plana: »Plattwirbel«, d.h. Höhenminderung des Wirbelkörpers; meist erworben, solitär als ▸Vertebra plana CALVÉ u. bei Tumormetastase, multipel bei Marmorknochen-, HAND-SCHÜLLER-CHRISTIAN-Krankheit, Osteomalazie; selten angeboren (allein oder bei Chondrodystrophie, polytoper Dysostose), z.B. die generalisierte P. (= Platyspondylia vera, DREYFUS-Syndrom) beim MORQUIO-Syndrom: Rückenschmerzen u. -schwäche, frühzeitige Verstärkung von Brustkyphose u. Lendenlordose, überstreckbare Gelenke, hypoplast. Muskulatur, alle Wirbelkörper auf ca. $^1/_3$ erniedrigt u. verbreitert. E platyspondylia (congenital p. = platyspondylisis).

**Platz|angst:** ▸Agoraphobie.

**Platz|bauch:** *Chirurgie* Nahtdehiszenz nach Laparotomie; begünstigt durch Hämatom oder Serom, ungeeignete Nahttechnik, Überbeanspruchung der Bauchpresse, übermäßiges subkutanes Fettgewebe, Stoffwechselstörung. ***Kompl.:*** Eventration, Wundinfektion.

**Platz|wunde:** durch Gewalteinwirkung mit umschriebener Drucksteigerung (Explosion, Hieb, Aufprall, Absturz usw.) entstandene Wunde mit zerfetzten, z.T. auch gequetschten Wundrändern u. evtl. blutunterlaufener Umgebung. E laceration.

**Plaut-Vincent-Angina** (HUGO CARL P., 1858–1928, Arzt, Hamburg; JEAN HENRY V.): pseudomembranöse Ulzerationen (typ. gelbgraue Beläge) an Rachen u. Tonsillen (evtl. auch Wangen, Lippen, Zahnfleisch, Kehlkopf), hervorgerufen durch ▸fusospirilläre Symbiose (Fusobact. fusiforme u. Borrelia vincentii = **P.-V.-Spirochäte**). Charakteristische Diskrepanz zwischen schwerem, meist einseit. Lokalbefund u. wenig gestörtem Allgemeinbefinden (nur leichter Temperaturanstieg, Mundgeruch). ***Ther.:*** Antibiotika, lokal Chromsäure, Antiseptika. E Vincent's angina, trench mouth.

**Playfair-Sonde** (WILLIAM SMOULT P., 1836–1903, Arzt, London): *Gynäkologie* terminal aufgebogene Sonde mit aufgerautem (gerieftem) Ende zur Befestigung von Watte (z.B. als »Ätzsonde«). E Playfair's probe.

**Plazebo:** *Pharmazie* ▸Placebo. E placebo.

**Plazenta:** ▸Placenta; s.a. ▸Nachgeburt..., ▸Plazenta...

**Plazenta|apoplexie:** toxisch, aber auch durch »Alterung« bedingte Blutung mit Beschränkung auf einen Plazentalappen (»roter Infarkt«, erst post partum erkannt) oder aber zwischen Gebärmutterwand u. Plazenta oder Parametrium = (inter)utero-plazentar oder utero-parametran (beide mit vorzeitiger Lösung der Plazenta). E placental apoplexy.

**Plazenta|biopsie:** die Entnahme von Plazentagewebe mittels Punktion durch die Bauchdecke zu diagnostischen Zwecken, v.a. zur zytogenetischen u. molekulargenetischen Untersuchung von Trophoblastzellen.

**Plazenta|blutung:** s.u. ▸Plazentaapoplexie, ▸Plazentarandblutung, s.a. ▸»Zeichnen«, ▸Nachgeburtsblutung. I.w.S. auch die retroplazentare Blutung bei der physiologischen Plazentalösung. E placental bleeding.

**Plazenta|defekt:** das – bei Inspektion der maternen Seite oder nach Auffüllen mit Milch oder Luft erkennbare – Fehlen eines Plazentateiles. Erfordert – bereits bei Verdacht – ein Nachtasten (Entleerung), um eine atonische ▸Nachgeburtsblutung zu vermeiden. E placental defect.

**Plazenta|expression:** *Geburtshilfe* ▸CREDÉ-Handgriff. E placental expression.

**Plazenta|extraktion:** das Herausziehen der Plazenta aus dem Uterus durch dosierten Zug an der Nabelschnur bei Einsetzen der Nachgeburtswehen. Gefahr von Lappendefekten (Indikation für manuelle ▸Plazentalösung). E placental extraction.

**Plazenta|häm|angiom:** ▸Chorangiom.

**Plazenta|hormone:** die vom Synzytiotrophoblasten gebildeten, v.a. in den mütterl. Kreislauf abgegebenen Gonadotropine u. Sexualsteroide (s.a. Tab.): Choriongonadotropin (HCG; s.u. ▸Gonadotropine), Chorionsomatotropin (HCS = ▸human placental lactogen = HPL), Relaxin, Östriol, Östron, 17β-Östradiol, Progesteron u.andere; erzeugen günstige metabol. Bedingungen für die Schwangerschaft, stimulieren Wachstum, Reifung u. Funktion von Ovar, Uterus u. Fetus. E placental hormones.

| Plazentahormon | Maximum | Plasma | Urin |
|---|---|---|---|
| HCG | 10. SSW | 10 000 µg/l | 100 000 IE/l |
| HPL | Termin | 6000 µg/l | Spuren |
| Östriol | Termin | 10 µg/l | 50 000 µg/d |
| Östron | Termin | 10 µg/l | 2 000 µg/d |
| Östradiol | Termin | 25 µg/l | 1 000 µg/d |
| Progesteron | Termin | 100 µg/l | 60 mg/d (Pregnandiol) |

**Plazentahormone.** [504]

**Plazenta|infarkt:** rundl. bis keilförmiger »weißer Knoten« (anfangs graurot) dicht unter der Chorionplatte oder zwischen den Zotten; ***Histol.:*** thrombotisch verschlossene intervillöse Bluträume, in Nekrose begriffene Zotten mit hyalinisiertem Stroma, verödeten Gefäßen u. Kalkablagerungen. ***Ätiol.:*** intervillöse Kreislaufstörungen (Zottengefäßerkr., Deziduaveränderung, prim. Thrombose). Bei multiplem Vork. ▸Plazentainsuffizienz. – Selten auch »rote Knoten«, z.B. bei umschrieb. ▸Plazentaapoplexie. E placental infarct.

**Plazenta|infektion:** bei mütterlicher Krankheit (z.B. Syphilis, Toxoplasmose, Listeriose, Röteln) vorkommende Infektion der Plazenta mit entzündl. Reaktion (Plazentitis), die auf die Frucht übergreifen u. zum Abort bzw. zu Embryo- bzw. Fetopathie führen kann. E placental infection.

**Plazenta|inkarzeration:** s.u. ▸Plazentaretention.

**Plazenta|insuffizienz:** v.a. auf primären oder sek. degenerativen Veränderungen (toxisch, vaskulär, »Alterung«) beruhende Leistungsschwäche der Plazenta; sie bedingt Entwicklungsstörung der Frucht (Wachstumsverzögerung, fetale Dystrophie, erhöhtes peripartales Risiko, u.U. intrauteriner Fruchttod). – Chronisch u.a. bei mütterl. Mangelernährung, Nicotinabusus, Anämie, Diabetes, Gestosen; s.a. ▸Plazentainfarkt. Akute Form unter der Geburt (bei Nabelschnurvorfall, vorzeit. Plazentalösung). E placental insufficiency.

**Plazenta|kreislauf:** die den Fetus mit Sauerstoff u. Nährstoffen versorgende Blutzirkulation über Nabelvene u. -arterien (arterielles bzw. venöses Blut!) als Verbindung zwischen ▸Interplazentarkreislauf u. fetalem ▸Kreislauf. E placental circulation.

**Plazenta|lakto|gen:** ▸human placental lactogen; s.a. ▸Plazentahormone.

**Plazenta|lösung:** *Geburtshilfe* **1)** die – normalerweise nach der Geburt einsetzende – Ablösung der Plazenta von der Gebärmutterwand, bewirkt durch Verkleinerung des Uterus (Nachgeburtswehen) u. das ▸Retro-

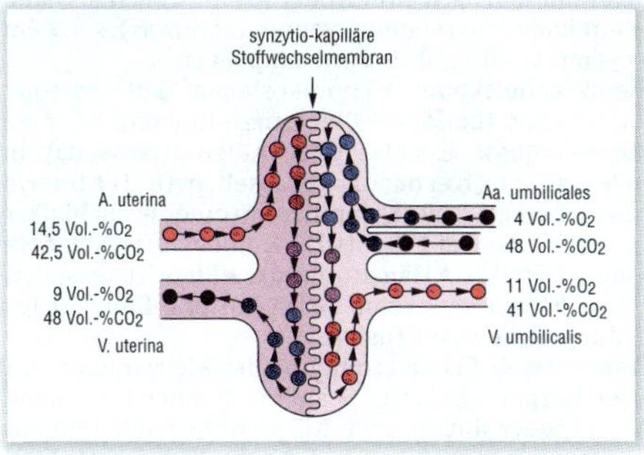


**Plazentakreislauf:** Schema des Gasaustausches in der Plazenta. Sauerstoffreiche Erythrozyten hellrot, $O_2$-arme dunkel; links mütterlicher, rechts kindlicher Kreislaufanteil. [219]

plazentarhämatom (Eröffnung der intervillösen Räume). Erfolgt in 20 % lateral (= exzentr. = DUNCAN-Typ), in 80 % zentral (= SCHULTZE-Typ, v.a. bei flacher Insertion an vorderer oder hint. Uteruswand), wobei der zuerst gelöste Teil (Rand bzw. – umgestülpte – Mitte) auch zuerst geboren wird; s.a. ▸Lösungszeichen. – »Verzögerte P.« (> 30 Min. post partum), evtl. mit vermehrter Blutung, erfordert aktives Vorgehen: Wehenmittel i.v., GABASTOU-Verfahren (nur bei nicht verstärkter Blutung), CREDÉ-Handgriff (evtl. in Narkose), manuelle Lösung. E detachment of placenta. – **P., vorzeitige:** ▸Ablatio placentae. E premature d. **2) manuelle P.:** bei Ausbleiben der Spontanlösung über 2 Std. u. bei starker Nachgeburtsblutung indizierte stumpfe Lösung mit der ulnaren Kante der eingeführten Hand (Vollnarkose). E placental separation.

**Plazẹnta|polyp:** an der Uterusinnenwand ein polypöses, bis hühnereigroßes Gebilde (dunkelrot bis grauweiß) aus Fibrinnetzwerk; mit Erythrozyten u. Plazentagewebe in der Basis, oft mit chorialer Invasion. E placental polyp.

**Plazentar...:** s.u. ▸Plazenta...

**Plazenta|rạndblutung:** »marginale« Blutung aus einer tief sitzenden Plazenta bei noch stehender Fruchtblase infolge Eröffnung der venösen Randsinus durch Verschiebung gegenüber der sich retrahierenden Uteruswand. E placental margin bleeding.

**Plazẹnta|retention:** nicht erfolgte Ausstoßung der Plazenta etwa ab 30 Min. post partum; entweder bei ▸Placenta accreta oder infolge »Incarceratio« (spast. Uteruskontraktur nach zu früher oder zu starker mechan. Irritation oder Wehenmittelmedikation). E retained placenta.

**Plazenta(r)schranke:** natürliche Barriere zwischen mütterlichem u. kindlichem Blut für zelluläre u. humorale Blutbestandteile; an die morphologische Struktur der mütterlichen Plazenta (Gefäßendothel, Bindegewebe u. Zottenepithel) gebunden; Hauptmechanismen sind passive Diffusion u. aktive Transportmechanismen, wobei die Durchgängigkeit für Stoffe abhängig ist von der Molekülgröße u. einer Reihe biochemischer Eigenschaften (Fettlöslichkeit, Eiweißbindung, elektrische Ladung etc.). E placental barrier.

**Plazentạ(r)zeichen:** *Geburtshilfe* ▸Nabelschnurzeichen. E placental signs.

**Plazentatiọn:** Bildung der ▸Placenta; beim Menschen zunächst der Primärzotten aus dem Trophoblasten; im 2. Monat Sekundärzotten (an der Chorionplatte; mit der Decidua vera verbunden) aus extraembryonalem Mesenchym als Stroma u. Zyto- u. Synzytiotrophoblast (Epithel), Ausbildung des ▸Plazentakreislaufs im Zottenstroma (über Haftstiel mit intraembryonalem Gefäßsystem verbunden); Rückbildung der Chorionzotten im Bereich der Decidua capsularis (= Chorion laeve), jedoch Fortbestehen, Weiterwachsen u. Verzweigung innerhalb der Decidua basalis (= Ch. frondosum). E placentation.

**Plazentazentese:** ▸Chorionbiopsie.

**Plazentitis:** entzündl. ▸Plazentainfektion. E placentitis.

**Plazento|graphiẹ:** pränatale Darstellung der Plazenta (z.B. zur Erkennung eines atyp. Sitzes) v.a. durch ▸Ultraschall-Diagnostik. E placentography.

**Plạzido|scheibe:** *Ophthalmologie* ▸PLACIDO-Scheibe. E Placido's disk.

**Plectrịdium-Form:** Schlägelform der Sporen anaerober Bakterien.

**-plegiẹ:** Wortteil »Lähmung«.

**ple(i)o...:** Wortteil »mehrfach«, »vermehrt« (s.a. ▸pleo..., ▸poly...).

**pleio|chrọm:** mit vermehrtem Farbstoffgehalt. E pleiochromic.

**Ple(i)o|phäniẹ, -tropie,** Polyphänie: *Genetik* Kontrolle mehrerer, gemeinsam vererbter, ▸Phäne (Merkmale) durch ein Gen, das für das eine Phän dominant, für ein anderes rezessiv sein kann. Dessen Mutation wirkt sich auf ein, viele oder alle Teilphäne aus. Bei **unechter** oder **Relations-P.** erzeugt ein Gen ein »Autophän«, das die Ausbildung weiterer »Allophäne« bewirkt. E pleiotropy, pleiotropism.

**pleo...:** s.u. ▸pleio..., ▸poly...

**Pleo|chroịsmus:** die je nach Betrachtungsrichtung verschiedene Färbung der doppelt brechenden Kristalle im polarisierten Licht; s.a. ▸Dichroismus. E pleochromatism.

**pleo|morph:** »mehrgestaltig« (= polymorph). E pleomorphic.

**Pleon|ostọse, familiäre,** LÉRI-Syndrom II: (1922) autosomal-dominant erbliche Bindegewebskrankheit mit multiplen ▸Gelenkkontrakturen, kurzen, breiten Händen u. Füßen sowie Kleinwuchs; Haut- u. Unterhautgewebe sind verdickt; feste Muskulatur; breite, plumpe Röhrenknochen von Händen u. Füßen. E Léri's pleonosteosis.

**Ple|ọptik:** Lehre u. Praxis der Monokularschulung des amblyopen Auges (z.B. nach SATTLER, WORTH, BANGERTER, CÜPPERS), auch kombiniert als »**Pleorthọptik**« (zur Besserung des beidäugigen Einfachsehens). E pleoptics.

**Pleo|zytọse:** erhöhte Zellzahl, i.e.S. die ▸Liquorpleozytose. E pleocytosis.

**Plero|zerkoịd,** Vollfinne: Invasionslarve (bandförmig, ungegliedert, aber mit Skolex) der Zestoden-Ordnung Pseudophyllidea (z.B. Diphyllobothrium), die sich aus dem Prozerkoid im 2. Zwischenwirt (Fische, Amphibien, Vögel) entwickelt. Verzehr ungenügend gekochter Zwischenwirte führt beim Menschen zum Befall mit Adultwürmern oder zur Sparganose. E plerocercoid.

**Plesio|kriniẹ,** Parakrinie: Hormonabsonderung in ein benachbartes Gewebe (u. nicht in die Blutbahn).

**Plesio|mọnas:** gramnegative, bewegl., aerobe Stäbchenbakterien [Vibrionaceae].

**Plesi|opiẹ:** *Ophthalmologie* ▸Akkommodationskrampf. E plesiopia.

**Plessi|mẹter:** *Klinik* s.u. ▸Perkussion. E pleximeter.

**Plethọra:** »Überfüllung«, Volumenvermehrung einer Körperflüssigkeit; i.e.S. die P. des strömenden Blutes, u. zwar insges. (= P. sanguinea s. vera), z.B. bei chron. Sauerstoffmangel, als P. serosa (mit überwiegender Plasmavermehrung), P. polycythaemica (bei Polyzythämie) oder aber als lokale Hyperämie (= P. spuria), z.B. nur im Pfortaderbereich (= P. abdominalis). E plethora.

**pletho|trọp:** die diastol. Füllung der Herzkammern beeinflussend.

**Plethysmo|grạph:** Gerät zur Anzeige u. fortlaufenden Aufzeichnung (»**Plethysmographie**«) der durchblutungsbedingten Volumenschwankungen eines Körperabschnitts oder isolierten Organs. Ursprüngl. (MOSSO) ein flüssigkeitsgefüllter Hohlzylinder, in den die zu messende Extremität eingebracht wird; später mit Luftverdrängung bzw. Manschettendruck

P

arbeitende Modelle (Druckregistrierung elektrisch über Differentialmanometer) sowie indirekt messende (z.B. ▸Photoplethysmographie); s.a. ▸Venenverschlussplethysmographie, ▸Ganzkörperplethysmographie. E plethysmograph.

**Pleura:** die die beiden Thoraxhälften auskleidende (**P. parietalis**, »Wand-P.«, »Brustfell«, unterteilt in P. costalis, diaphragmatica u. mediastinalis) u. die Lungen überziehende ( **P. pulmonalis, P. visceralis**, »Lungenfell«) seröse Haut aus Mesothel (einschichtiges Plattenepithel) u. Lamina propria, die die Pleurahöhle (▸Cavitas pleuralis) umschließt u. die Pleuraflüssigkeit absondert. Schmerz-, Berührungs- u. Volumenempfindung obliegen afferenten Vagus-Fasern; s.a. Abb. E pleura (parietal; visceral = pulmonary).

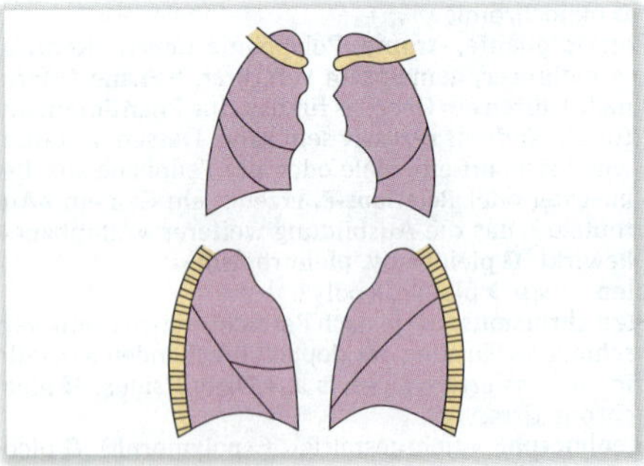

**Pleura:** Röntgenprojektion der Pleura interlobaris (Lungenlappengrenzen). [302]

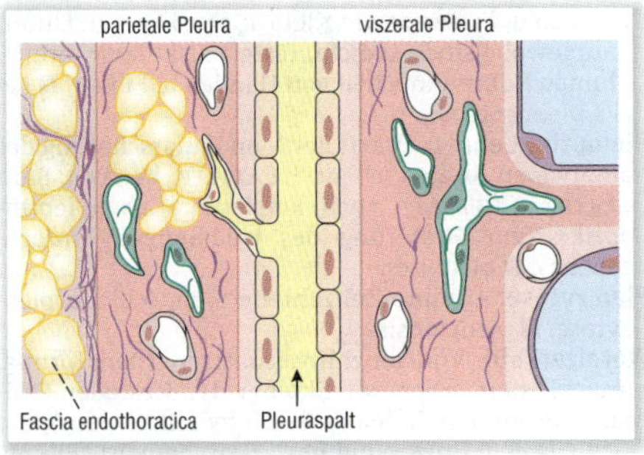


**Pleura:** schematische Darstellung des schichtweisen Aufbaus der beiden Pleurablätter. [53]

**Pleura|biopsie:** gezielte Gewebsentnahme aus der Pleura parietalis u. P. visceralis (evtl. auch aus angrenzenden Organen) für die histol. u. bakt.-kulturelle Untersuchung; mit trokarähnl. Punktionsnadel (z.B. ABRAMS, MENGHINI, RAMEL, VIM-SILVERMAN), in die eine Schneidkanüle oder Widerhakenlanzette eingeführt wird. E pleural biopsy.

**Pleura|dekortikation:** *Chirurgie* ▸DELORME-Operation.

**Pleura|drainage, -dränage:** Ableitung eines Pleuraempyems oder eines Pleuraergusses, auch zur Behandlung des Pneumothorax, z.B. als ▸BÜLAU-Drainage. E pleural drainage.

**Pleura|druck:** ▸Druck, intrapleuraler. E pleural pressure.

**Pleura|empyem:** diffuse oder abgekapselte Eiteransammlung im Pleuraraum (s.a. ▸Empyem, ▸Interlobärerguss); z.B. nach Lungeninfarkt; häufiger durch direkte Keimeinschleppung (bei Perforation), lympho- oder hämatogene Streuung (= metastatisches P., bei Grippepneumonie z.B. oft beidseitig). Meist fieberhaft u. chron. (v.a. nach Pneumonie durch Strepto- u. Staphylokokken, Klebsiella; Pneumokokkeninfekt = Pleuritis purulenta rel. günstig), mit Neigung zu Abkapselung u. Verschwartung, aber auch Durchbruch nach außen oder in das Bronchialsystem (mit komplizierendem Pyopneumothorax); s.a. ▸Empyemresthöhle. E thoracic empyema.

**Pleura|endo|skopie:** ▸Thorakoskopie. E pleuroscopy.

**Pleura|endo|theliom:** ▸Pleuramesotheliom.

**Pleura|erguss:** Exsudat oder ▸Pleuratranssudat im Pleuraraum (frei oder abgekapselt, evtl. als ▸Interlobärerguss); z.B. als Komplikation eines Bronchialkarzinoms oder bei ▸Pleuritis carcinomatosa; s.a. ▸Hydro-, ▸Chylo-, ▸Hämatothorax, ▸Pleuritis exsudativa, ▸Pleuraempyem, ▸DAMOISEAU-Linie (dort Abb.). E pleural effusion.

**Pleura|fistel:** Fistelverbindung des Pleuraraumes mit der Körperoberfläche (= äußere P. oder Brustwandfistel) oder mit anderen Körperhöhlen oder Hohlorganen (= innere P.; als Bronchialfistel mit Erstickungsgefahr). E thoracic fistula.

**Pleura|höhle:** ▸Cavitas pleuralis. E pleural cavity.

**Pleura|karzinose:** nodulärer Tumorbefall der Pleura, direkt infiltrierend oder metastatisch. ***Klinik:*** Husten, Dyspnoe, Pleuraerguss; s.a. ▸Pleuritis carcinomatosa.

**Pleura|kuppel:** ▸Cupula pleurae. E pleural dome.

**Pleural|fremitus:** grobe Vibration der Thoraxwand (»Lederknarren«) bei Pleuritis fibrinosa mit noch verschieblichen Pleurablättern. E pleural fremitus.

**Pleur|algie:** Pleuraschmerz, ▸Pleurodynie. E pleuralgia.

**Pleura|mesotheliom:** seltenes, meist einseitig um das 50. Lj. auftretendes, diffuses Neoplasma der parietalen Pleura, das die Lunge einschließt, dann infiltriert u. erst spät metastasiert (v.a. Leber, Knochen, Nieren); gehäuft bei Asbestarbeitern (Latenz 20 Jahre u. mehr). S.a. Abb. E pleural mesothelioma.

**Pleura|punktion:** suprakostaler Einstich (mittelstarke Kanüle, Dreiwegehahnspritze), im Allg. in Lokalan-

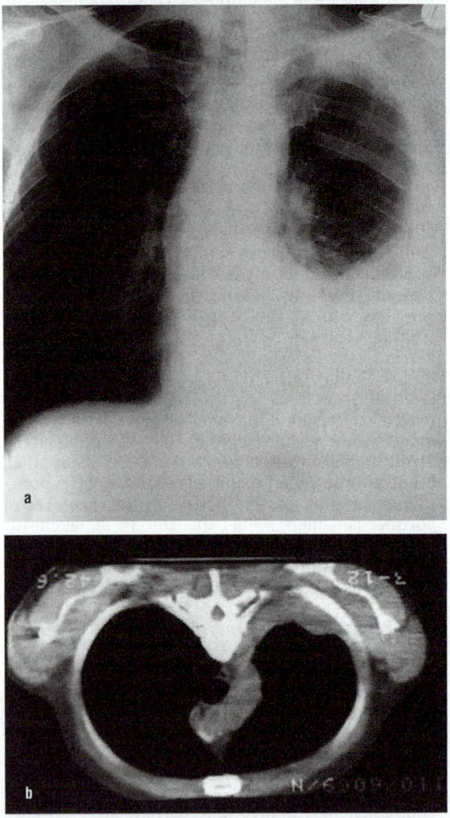

**Pleuramesotheliom:** linksseitiges Neoplasma; a) Röntgenbefund; b) Computertomogramm. [39]

ästhesie; als diagnost. P. (»Probepunktion«) für chem.-serol., bakt., zytol. Auswertung (s.a. ▸Pleurabiopsie) oder als ther. P. (Entlastung, Pleuraausspülung, Pneumothorax). E pleurocentesis.

**Pleura|raum:** ▸Cavitas pleuralis. E pleural space.

**Pleura|reiben:** an Seidenknistern erinnerndes ▸Reibegeräusch der Pleura (bei trockener Pleuritis). E pleural friction sound.

**Pleura|schwarte:** durch fibröse Organisation u. narbigen Umbau eines Ergusses bedingte flächenhafte (»**Pleuraschwiele**«) bis mantelförmige Verdickung der Pleura (meist adhäsiv, auch mit Kalkeinlagerung oder Verknöcherung), evtl. auf Interkostalmuskulatur u. Rippenperiost übergreifend. E pleural fibrosis.

**Pleura|sinus:** *Anatomie* ▸Recessus pleuralis.

**Pleura|spalt(e):** ▸Cavitas pleuralis.

**Pleura|transsudat:** nichtentzündlicher, seröser oder hämorrhag. Pleuraerguss (▸Transsudat), meist zirkulatorischer (Herzinsuffizienz, Leberzirrhose), neoplastischer (einschl. MEIGS-Syndrom) oder dysproteinämischer Genese (Nephrose, Hungerdystrophie).

**Pleur|ektomie:** op. Entfernung eines Pleuraabschnittes bei diffuser Verschwartung oder als Empyemsack (»Ausschälung«). E pleurectomy.

**Pleuritis,** Rippenfellentzündung: umschriebene oder diffuse Entzündung der Pleura; Letztere meist übergreifend (von Lunge, Brustwand; Mediastinum, Oberbauch [»Begleit-P.«]) oder hämatogen-metastatisch (bei Tuberkulose, Rheuma, Autoimmunerkrankungen wie Lupus erythematodes, Typhus); ***Klinik:*** atemabhängige Schmerzen, Fieber (anfangs subfebril), Atembeschwerden, Pleurareiben bzw. Symptome des ▸Pleuraergusses; ***Kompl.:*** P. fibroplastica, Adhäsionen, Pleuraschwarte, -empyem. E pleurisy. – **P., basale, P. diaphragmatica:** auf die Zwerchfellpleura beschränkte P. Entweder trocken mit starker Schmerzsymptomatik (z.B. durch virale Infektion i.S. der Bornholmer Krankheit) oder exsudativ, primär bei ▸Tuberculose oder fortgeleitet (Lunge, Abdomen). Mit inspiratorisch gesteigerten Schmerzen in Oberbauch u. Schulter; häufig Singultus. Im Röntgenbild (Seitenlage) Zwerchfellhochstand mit eingeschränkter oder paradoxer Beweglichkeit u. Abflachung (bei Ergussabkapselung evtl. Buckelbildung), Verschattung der Basalwinkel. E diaphragmatic p. – **P. calcinosa,** P. fibroplastica, konstriktive P., Panzer-P.: massive, starre, oft mantelförm. Pleuraverschwartung als Endzustand nach P. exsudativa, Pleuraempyem; Hämatothorax. Gefahr der restriktiven Ventilationsinsuffizienz (»gefesselte Lunge«) u. Thoraxdeformierung. – **P. carcinomatosa:** fast stets mit hämorrhag. Exsudat einhergehende P. bei Pleurakarzinose (direkt infiltrierend oder aber lympho- oder hämatogen-metastatisch); s. Abb. – **P. diaphragmatica:** P. basale. – **P. exsudativa, P. humida:** P. mit serofibrinöser bis hämorrhag. Ergussbildung (bis 5 l), meist als sekundäre P. bei Lungentuberkulose. Beginn schleichend oder plötzlich, mit geringem oder mittelhohem Fieber, Husten, örtlichen Schmerzen, Luftmangel u. Mediastinalverdrängung; Klopfschall verkürzt (s.a. ▸DAMOISEAU-ELLIS-Linie, ▸GROCCO-RAUCHFUSS-, ▸GARLAND-Dreieck), Atemgeräusch abgeschwächt bis aufgehoben, Bronchophonie, Stimmfremitus; Diagnose-Sicherung durch ▸Pleurapunktion, evtl. Pleurabiopsie. Bei hochgradiger Verdrängung Entlastungspunktionen angezeigt; Abheilung oft mit Adhäsions- u. Schwartenbildung (»P. fibroplastica«). E exudative p. – **P. fibrinosa:** P. sicca. E fibrinous p. – **P. fibrosa:** P. exsudativa mit bes. Neigung zur bindegeweb. Organisation des Pleuraergusses. – **P. haemor|rhagica:** P. mit blutigem Erguss, bedingt durch Arrosion, Verletzung oder Alteration pleuraler oder pulmonaler Gefäße; z.B. bei Neoplasma, Lungeninfarkt, Tuberkulose, Thoraxtrauma. E hemorrhagic p. – **P. inter|lobaris:** in einer oder mehreren Lappenspalten lokalisierte P., entweder bei allgemeiner P. (exsudativa) oder als Begleiterscheinung pulmonaler oder bronchialer Prozesse; s.a. ▸Interlobärerguss. E interlobar p. – **P. mediastinalis:** P. im mediastinalen Pleurabereich, v.a. bei kindl. Tuberkulose, entweder als totale (einseit.) oder als lokalisierte P.; ***Klinik:*** Retrosternalschmerz, inspirator. Stridor, Dysphagie (bei hinterem Erguss), Dysphonie (Rekurrenskompression), Erbrechen (Vagusreizung), Einflussstauung. E mediastinal p. – **P. saccata:** P. exsudativa mit abgekapseltem Erguss. – **P. sicca, P. fibrinosa:** »trockene« P. ohne Ergussbildung, mit Fibrinablagerung auf der Pleura (u. nicht selten auch Mikroerguss). Meist bei parapleuralem Lungenprozess (Pneumonie, Tuberkulose, Lungeninfarkt), evtl. als Teilerscheinung der Bornholmer Krankheit; häufig Vorläufer der P. exsudativa. ***Klinik:*** plötzl., atmungsabhängiger, stechender Seitenschmerz, Reizhusten, Schonatmung, Pleurareiben, -fremitus. E dry p. – **P. tuberculosa:** meist nach fibrinösem Initialstadium auftretende P. mit serofibrinösem oder hämorrhag., lymphozytärem Erguss u. – v.a. subpleuraler – Tuberkelbildung als Sekundärerkrankung bei allen sich entwickelnden (v.a. Spät-Primär-Tbk), aber auch manifesten Tuberkuloseformen, nicht selten als einziges Frühsymptom; ausgehend von subpleuralen Lungenprozessen oder hämatogen.

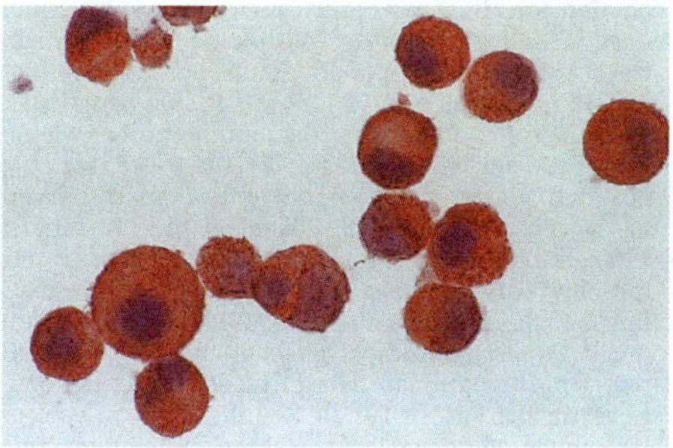

**Pleuritis carcinomatosa:** Exsudat mit Zellen eines anaplastischen Karzinoms (Histologie). [158]

**pleuritisch:** in Form oder bei einer Pleuritis, z.B. p. Reibegeräusch (▸Pleurareiben). E pleuritic.

**Pleuro|dese:** gezielte Verödung des Pleuraspaltes durch – meist thorakoskopische – Instillation von Mitteln, die eine asept. Entzündung auslösen (z.B. hochprozentige Traubenzucker-Lsg., Talkumpuder); v.a. bei Spontanpneumothorax. E pleurodesis.

**Pleur|odynie:** örtlicher (interkostal; Pektoralmuskeln) oder fortgeleiteter Schmerz (Flanke) bei Pleuritis oder Pleurareizung; auch Symptom der Bornholmer Krankheit. E pleurodynia.

**Pleuro|lyse:** s.u. ▸Pneumolyse. E pleurolysis.

**Pleuro|peri|karditis:** basale Pleuritis mit sekundärer Perikarditis; auch bei ▸DRESSLER-Myokarditis. Frühsymptom: pleuroperikardiales Reiben (mit deutlich trennbarer respiratorischer u. kardialer Komponente); oft adhäsive Residuen. E pleuropericarditis.

**Pleuro|pneum|ektomie:** Resektion einer Pleuraschwarte bzw. eines Empyemsackes einschl. der miterkrankten Lunge; anschließend meist Thorakoplastik. E pleuropneumonectomy.

**Pleuro|pneumonie:** Pneumonie mit Begleitpleuritis, bes. häufig als kindl. Staphylokokkenpneumonie, bei Grippe, Ornithose, Mononukleose. I.e.S. die durch Erreger der PPLO-Gruppe (▸Mykoplasmen), v.a. die primär-atypische ▸Pneumonie. E pleuropneumonia.

**Pleuro(r)rhö:** ▸Pleuraerguss, ▸Pleuritis exsudativa. E pleurorrhea.

**Pleuro|tomie:** op. Eröffnung der Pleurahöhle (auch i.S. der Thorakotomie). E pleurotomy.

**Plex|algia:** ▸Plexusneuralgie. E plexalgia.

**plexi|form(is)** *(latein.):* geflechtartig. E plexiform.

**Plexus,** Plur. Plexus, Pluralform der Abk. Pll.: *Anatomie* Venen-, Lymphgefäß- bzw. Nervengeflecht.

E plexus. – **P. aorticus:** sympath. »Aortengeflecht«, **1)** der Bauchaorta (P. a. abdominalis; hervorgehend aus P. coeliacus, verstärkt durch lumbale Grenzstrangästchen) bis zur Arteria mesenterica inferior (fortgesetzt im P. hypogastricus); **2)** der Brustaorta (P. a. thoracicus) aus fünf oberen thorakalen Grenzstrang-Ggll. u. Nn. splanchnici, kaudal übergehend in P. coeliacus. E aortic p. (abdominal; thoracic). – **P. brachialis:** das von den vorderen Ästen der Rückenmarksnerven $C_5$ – $Th_{1(-2)}$ gebildete »Armgeflecht«; Verlauf: Skalenuslücke → Halsdreieck → Achselhöhle; wird unterteilt in Pars supraclavicularis u. Pars infraclavicularis (mit ▸Fasciculus lateralis, ▸F. medialis u. ▸F. posterior); versorgt Arm- u. Schultergürtelmuskeln (s.a. ▸Armplexuslähmung). E brachial p. – **P. cardiacus:** das autonome »Herzgeflecht« um Aortenbogen, Pulmonaliswurzel u. Herzkranzarterien. E cardiac p. – **P. caroticus:** sympath. »Karotisgeflecht« für die Hals- u. Kopforgane (Gefäße, Drüsen, glatte Muskeln), gebildet von Nn. carotici der zervikalen Grenzstrangganglien. E carotid p. – **Pll. cavernosi:** Venengeflechte der mittleren u. v.a. unteren Nasenmuschel (mit Blutfülle für die Anwärmung der Atemluft). – **P. cervicalis:** das von den vorderen Ästen der Rückenmarksnerven $C_{1-4}$ gebildete »Halsgeflecht« (im seitl. Halsdreieck); hat Hautäste (für Hinterhaupt, hintere Wangen, vord. u. seitl. Halsabschnitt u. Kopfnickerbereich; Brust bis zur Mamille) u. Muskeläste. E cervical p. – **Pll. choroidei:** die aus Ependym u. Pia mater durch Einstülpung in die Hirnventrikel entstandenen zottenreichen Adergeflechte (einschicht. kubisches Epithel, gefäßreiches Bindegewebe), die den Liquor cerebrospinalis absondern: **Pll. ch. ventriculi lateralis** (»Paraplexus« der seitl. Hirnkammer) bzw. **ventriculi quarti** (»Metaplexus« der 4. Hirnkammer) bzw. **ventriculi tertii** (der 3. Hirnkammer). E choroid p.s. – **P. coccygeus:** s.u. ▸Plexus lumbosacralis (dort Abb.). E coccygeal p. – **P. c(o)eliacus, P. solaris:** das auf der Aorta abdominalis an den Abgangsstellen des Truncus coel. u. der A. mesenterica sup. sowie am med. Zwerchfellschenkel gelegene, mit dem P. aorticus zusammenhängende, größte autonome Bauchgeflecht (mit Ganglia coeliaca). – **P. deferentialis:** sympath. u. parasympath. (vom P. hypogastricus aus) P. um Samenleiter u. -bläschen. – **P. entericus:** sympath. u. parasympath. Fasergeflechte sowie parasympath. Zellen u. kleine Ganglien als »intramurales Nervensystem« im Magen-Darm-Kanal. E enteric p. – **Pll. gastrici:** »Magengeflecht« vom P. coeliacus u. N. vagus mit den Magenarterien verlaufend. E gastric p.s. – **P. haemorrhoidalis:** P. rectalis bzw. P. venosus rect. – **P. hepaticus:** von Fasern des P. coeliacus u. des re. N. vagus gebildetes engmasch. Netz um A. hepatica u. Gallengänge im Lig. hepatoduodenale. E hepatic p. – **P. hypo|gastricus:** autonomes »Beckengeflecht«, als P. h. superior (= N. presacralis) mediane Fortsetzung des P. aorticus abdominalis, als P. h. inferior aus dem oberen hervorgehend, verstärkt durch Äste der sympath. Lenden- u. Kreuzganglien. E hypogastric p. – **Pll. iliaci:** Fortsetzung des autonomen P. aorticus abdominalis entlang den großen Beckengefäßen. E iliac p.s. – **P. lienalis:** Fortsetzung des P. coeliacus auf der Milzarterie. – **P. lumbalis:** von den vorderen Ästen der Rückenmarksnerven $L_{1-4}$ gebildetes Geflecht (Abb.). E lumbar p. – **P. lumbo|sacralis:** Abb. E lumbosacral p. – **P. lymphaticus:** Lymphgefäßnetz, das an den Sammelstellen (Achsel, Leistenbeuge, große Bauchgefäße, Brust u. Hals) benachbarte Lymphknotengruppen verbindet. E lymphatic p. – **P. mes|entericus superior:** der aus sympath. Fasern des P. coeliacus u. parasympath. des N. vagus bestehende Plexus für Dünndarm, Zäkum, Aszendens u. (rechte $^2/_3$) Transversum. – Ferner der vom P. aorticus abdomin. mit den Aortenästen zum unteren Dickdarm ziehende **P. m. inferior.** E superior mesenteric p., inferior m.p. – **P. my|entericus:** der mit den Blutgefäßen in die Wandungen des Verdauungskanals gelangende

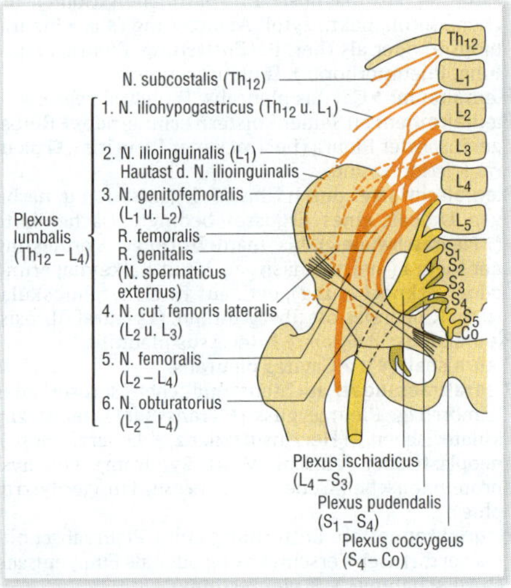


**Plexus lumbosacralis.** [68]

»AUERBACH-P.« (zwischen Längs- u. Ringmuskelschicht) aus zu kleinen Ganglien vereinten multipolaren, parasympath. Nervenzellen sowie aus prä- u. postganglionären parasympath. u. postganglionären sympath. Fasern; für die Regulierung von ▸Peristaltik (Tunica muscularis) u. Sekretion. E myenteric p. – **Pll. neurales auto|nomici:** die Nervengeflechte des ▸vegetativen Nervensystems. E autonomic p.s. – **P. (o)eso|phagealis:** längs verlaufende Vagusäste vorn u. hinten auf der Speiseröhre. E esophageal p. – **P. ovaricus:** von den Pll. coeliacus u. aorticus abdominalis mit der A. ovarica zum Eierstock u. Uterusfundus gelangendes autonomes Geflecht. E ovarian p. – **P. pampini|formis:** von den kleinen Hoden- u. Nebenhodenvenen gebildetes, stark gewundenes, neben dem Ductus deferens im Samenstrang aufsteigendes Geflecht. E pampiniform p. – **P. pancreaticus:** die zum Pankreas gelangenden Geflechte des P. coeliacus. E pancreatic p. – **P. parotideus:** vom N. facialis nach Austritt aus dem Foramen stylomastoideum gebildetes Geflecht (»Pes anserinus major«) in der Ohrspeicheldrüse. E parotid p. – **P. pharyngealis: 1)** autonomes Nervengeflecht auf dem Musculus constrictor pharyngis medius, mit Ästen für Schlund- u. Gaumenmuskeln, sensibel für die Schleimhaut des Schlundes. **2)** von den Venae pharyngeae auf der Schlundaußenfläche gebildetes Geflecht. E pharyngeal p. – **P. prostaticus:** die Prostata vorn u. hinten umspinnendes u. in sie eindringendes »SANTORINI-Nervengeflecht«. E prostatic p. – **P. pterygoideus:** den Musculi pterygoidei laterales u. mediales aufliegendes Venengeflecht. E pterygoid p. – **P. pulmonalis:** autonomes »Lungennervengeflecht« auf der Rückfläche der Stammbronchien bis zu den Bronchiolen, am Hilus mit Fasern an die Pleura. E pulmonary p. – **Pll. rectales:** drei autonome »Mastdarmgeflechte«: P. r. superior (Fortsetzung des P. abdominalis), P. r. medius u. inferior (aus P. hypogastricus). E rectal p.s. – **P. renalis:** das autonome Nervengeflecht auf der Nierenarterie. E renal p. – **P. sacralis:** aus den vorderen Ästen der Rückenmarksnerven $L_4$–$S_4$ gebildetes Geflecht. E sacral p. – **P. solaris:** ▸Plexus coeliacus. E solar p. – **P. sub|mucosus:** der mit den Blutgefäßen in die Wandungen des Verdauungskanals gelangende MEISSNER-P. (in der Tela submucosa) aus parasympath. Ganglienzellen u. deren prä- u. postganglionären Fasern sowie postganglionären sympath. Fasern; für die Regulierung von Muscularis-mucosae-Peristaltik u. Sekretion. E submucous p. – **P. sub|serosus:** von den autonomen Gefäßplexus gebildetes feines Nervengeflecht in der Tela subserosa des Peritoneums. E subserous p. – **P. supra|renalis:** autonomes Geflecht vom P. coeliacus auf den Aa. suprarenales zum Nebennierenmark. E suprarenal p. – **P. testicularis:** autonomes Geflecht vom P. aorticus abdom. u. P. renalis mit der A. spermatica zum Hoden. E testicular p. – **P. thyroideus venosus impar:** Venengeflecht an der Luftröhrenvorderfläche, aus dem die Vv. thyroideae inf. u. impar hervorgehen. E unpaired thyroid p. – **P. tympanicus:** Nervengeflecht auf der medialen Paukenhöhlenwand (Promontorium). E tympanic p. – **P. uretericus:** mit dem Harnleiter absteigendes autonomes Geflecht. E ureteric p. – **P. utero|vaginalis: 1)** der ganglienzellreiche FRANKENHÄUSER-P. (aus P. hypogastricus) im Parametrium bds. der Zervix u. oberen Vagina. E ureterovaginal p. **2)** ▸Plexus venosus uterinus u. vaginalis. – **P. venosus:** »Venengeflecht«, z.B. **P. v. areolaris** (»Circulus venosus« HALLER in der Areola mammae), **P. v. canalis hypoglossi** (den Nerv im Kanal umstrickend u. in den Bulbus venae jugularis sup. mündend), **P. v. caroticus internus** (die A. carotis int. umstrickend), **P. v. foraminis ovalis** (den Sinus cavernosus mit dem P. pterygoideus verbindend), **P. v. prostaticus** (um die Prostata), **P. v. rectalis** (um den Mastdarm), **P. v. sacralis** (auf der pelvinen Kreuzbeinfläche), **P. v. suboccipitalis** (zwischen Hinterhauptsbein u. Atlas), **P. v. uterinus** (im Parametrium bds. des Uterus; ferner als P. v. cervicalis uteri ein in der Gravidität entstehendes Geflecht in der Zervixwand), **P. v. vaginalis** (v.a. seitl. um die Scheide, mit den anderen Plexus des kleinen Beckens, v.a. P. uterinus, in Verbindung), **Pll. venosi vertebrales** (die Wirbelsäule außerhalb = Pll. v. v. externi bzw. innerhalb des Wirbelkanals = Pll. v. v. interni begleitend), **P. v. vesicalis** (an der unt. Harnblase, mit den Pll. prostaticus u. rectalis zusammenhängend). – **P. vertebralis:** autonomes »Wirbelgeflecht« aus Ästchen des Ggl. cervicothoracicum (bis in die Schädelhöhle). E vertebral p. – **P. vesicalis:** sympath.-parasympath. Geflecht an den seitl. Flächen der Harnblase. E vesical p.

**Plexus|anästhesie:** Leitungsanästhesie am Nervenplexus; z.B. die supraklavikuläre (»proximale«) Plexus-brachialis-Anästhesie (Skalenuslücke, z.B. nach ▸KULENKAMPFF). E plexus anesthesia.

**Plexus|karzinom:** seltene maligne Form (zylindrozelluläres, noch seltener Plattenepithel-Ca.) des ▸Chorioidepithelioms mit infiltrierend-destruierendem Wachstum. E choroid plexus carcinoma.

**Plexus|lähmung:** Funktionsausfall eines Nervenplexus, i.e.S. der des Plexus brachialis (▸Armplexuslähmung). E plexus paralysis.

**Plexus|neur|algie:** vom – meist mechan. irritierten – Plexus ausgehende Nervenschmerzen (ohne motor. oder sensible Ausfälle), v.a. im Schulter-Arm-Bereich bei Skalenus-, Zervikalsyndrom, nach Trauma. E plexus neuralgia.

**Plexus|papillom:** ▸Chorioidepitheliom. E choroid plexus papilloma.

**Plexus|zyste:** ▸Ependymzyste. E ependymal cyst.

**Plica** *(latein.)* Plur. Plicae, Pluralform der Abk. Pll.: Falte. E fold. – **P. ary|epi|glottica:** den Musculus aryepiglotticus vom Stellknorpel bis zum Kehldeckel überziehende Schleimhautfalte, seitl. Begrenzung des Kehlkopfeingangs. E aryepiglottic f. – **Pll. c(a)ecales:** Bauchfellfalten zwischen Blinddarm u. seitl. Bauchwand. E cecal f.s. – **Pll. ciliares:** kleine Falten in der Tiefe zwischen den Ziliarfortsätzen. E ciliary f.s. – **Pll. circulares:** ▸KERCKRING-Falten. – **P. duodenalis inferior u. superior:** den Recessus duodenalis inferior bzw. superior begrenzende Bauchfellfalte zwischen Pars ascendens duodeni bzw. Flexura duodenojejunalis u. Mesocolon transversum. – **Pll. gastricae:** die die Magenstraße bildenden Schleimhautfalten längs der kleinen Kurvatur. E gastric f.s. – **Pll. inter|digitales:** die nach distal gezogene Haut der Handfläche (Palma manus) zwischen den Fingern II–V, sog. Schwimmhäute. E interdigital f.s. – **P. inter|ureterica:** beide Harnleitermündungen quer verbindende Schleimhautfalte. – **P. lacrimalis:** die Mündung des Tränen-Nasen-Gangs abdeckende Schleimhautfalte im unteren Nasengang. E lacrimal f. – **P. lata uteri:** ▸Ligamentum latum. – **Pll. malleares:** die »vordere« u. »hintere Hammerfalte« an der oberen Innenfläche des Trommelfells, von der Basis des Hammergriffs bis zur Spina tympanica major bzw. minor. – **Pll. palatinae trans|versae:** zwei bis acht quere Schleimhautleisten bds. der Raphe im vorderen Teil des harten Gaumens in Höhe der Prämolaren. – **Pll. palmatae:** von einer vorderen u. hinteren Längsleiste der Zervixschleimhaut wie Palmblätter abgehende Schleimhautfältchen: »Lyra uterina«. – **P. palpebro|nasalis:** die kranialkonvexe »Nasen-Lid-Falte«, die den inneren Augenwinkel u. die Caruncula lacrimalis verdeckt. E palpebronasal f. – **P. rectouterina:** vom Rektumpfeiler gebildete Bauchfellfalte bds. des Mastdarms zur Gebärmutter, den DOUGLAS-Raum seitlich begrenzend. E rectouterine f. – **P. salpingo|pharyngea:** vom gleichnamigen Muskel aufgeworfene Schleimhautfalte von der hinteren Lippe des Tubenwulstes zum Schlund; s.a. ▸Seitenstrang. E salpingopharyngeal f. – **Pll. semi|lunares coli:** die quer in das Lumen vorspringenden Kontraktionsfalten der Dickdarmwand. – **Pll. semi|lunares conjunctivae:** die Verbindungsfalten zwischen oberem u. unt. Fornix der Augenbindehaut im inneren Augenwinkel: Palpebra tertia, »Nickhaut«. – **P. sublingualis:** bds. am Mundboden vom Zungenbändchen nach seitl. hinten verlaufender Schleimhautwulst. E sublingual f. – **Pll. trans|versales recti:** meist drei nicht verstreichbare, quere Schleimhautfalten im Mastdarm, eine mittlere größte (= KOHLRAUSCH-Falte) 6–6,5 cm oberhalb des Afters, im Allg. von re., die beiden kleineren von li. kommend. – **Pll. tubariae:** die stark verzweigten Schleimhautfalten im Eileiter. – **Pll. umbilicales:** 5 Bauchfellfalten im Unterbauch in Richtung Nabel; darunter beidseits die A. epigastrica inf. u. – verschlossen – die embryonale A. umbilicalis, median der Urachus-Rest. E umbilical f.s. – **P. uro|genitalis:** *Embryologie* Zölomepithelfalte an der Bauchwand der unteren Lenden-/oberen Kreuzgegend, in der sich medial die Keimdrüse u. lateral die Urniere entwickeln. – **P. venae cavae sinistrae,** MARSHALL-Falte: kleine bindegewebige Perikardfalte an der li. Vorhofseite. – **P. ventricularis, P. vestibularis:** die paarige, vom Schild- zum Stellknorpel ziehende »Taschenfalte«, die bds. das Vestibulum laryngis vom Ventriculus abgrenzt u. außer Muskulatur u. Drüsen das Lig. vestibulare enthält. – **P. vocalis:** die paarige, vom Schild- zum Stellknorpel ziehende, das Lig. vocale u. den M. vocalis umhüllende »Stimmlippe«. E (true) vocal f.

**Plicamycin,** Mithramycin, Abk. MTH, Abk. MTM: ein zytostatisch wirksames ▸Antibiotikum (obsolet). *NW:* u.a. Nausea, Erbrechen, Diarrhö, Neuro-, Nierentoxizität.

**Plicatio, Plikation:** *Chirurgie* Umscheidung durch Fältelung, ▸Fundo-, ▸Gastroplicatio. E plication.

**Plikatur:** natürliche oder artifizielle Faltenbildung. E plicature.

**Plikatur|magen: 1)** *Pathologie* ▸Magenplikatur. **2)** *Chirurgie* ▸Gastroplicatio.

**PLN** *(engl.)* Abk. für **p**elvic **l**ymph **n**odes: Lymphknoten im Beckenbereich.

**Ploidie|mutation:** *Genetik* ▸Genommutation.

**Plombe, Plombierung:** ther. Füllung eines Hohlraums mit indifferentem, nicht oder schwer resorbierbarem Material (z.B. Paraffin, Fett, Knochen), z.B. Oleothorax. Auch Bez. für ein inkorporiertes Arzneimitteldepot, z.B. als Periduralplombe. E filling, plombage.

**PLP:** *Biochemie* Abk. für ▸**P**yridoxa**lp**hosphat.

**PLT-Gruppe:** Abk. für die »Psittakose-Lymphogranuloma-Trachoma-Gruppe« (▸Chlamydia). E PLT group.

**plug(s)** *(engl. = Stöpsel):* »Brocken« aus Schleim, abgeschilferten Zellen u. Pilzmyzel als Ursache der Obturation kleinerer Bronchien bei Lungen-Aspergillose.

P

**Plumbi-:** *Chemie* Kennsilbe für Pb(IV)-Verbindungen.

**Plumbo-:** *Chemie* Kennsilbe für Pb(II)-Verbindungen.

**Plumbum** *(latein.)*, Pb: ▸Blei. E lead. – **Pb aceticum,** Blei(II)acetat, $CH_3COO)_2Pb \cdot 3\,H_2O$, Bleizucker: früher äußerl. als Ätzmittel u. Antiphlogistikum; heute obsolet. E l. acetate. – **Pb arsenicum,** Bleiarsenat: $PbHAsO_4$, giftig, Anw. früher als Schädlingsbekämpfungsmittel. E l. arsenate. – **Pb ortho|plumbicum,** Bleimennige: rotes Bleioxid, $Pb_3O_4$. E l. tetroxide. – **Pb tannicum:** gerbsaures Blei, früher Anw. als Adstringens u. Antiseptikum in Pudern u. Salben. E l. tannate.

**Plummer** (HENRY STANLEY P., 1874–1937, Internist, Rochester/Minn.). – **P.-Jodbehandlung, Plummern:** Behandlung mit 1- bis 3-mal tgl. 3–15 Tr. LUGOL-Lsg. (Jod-Jodkali) 8–14 Tg. vor Operation bei immunogener Hyperthyreose, um die Schilddrüsentätigkeit zu blockieren. E Plummer's iodide therapy. – **P.-Krankheit:** autonomes ▸Schilddrüsenadenom mit u. ohne Hyperthyreose; heute bezeichnet als funktionelle Autonomie der Schilddrüse. Keine ▸endokrine Ophthalmopathie. E P.'s disease. – **P.-Vinson(-Paterson-Kelly)-Syndrom** (PORTER PAISLEY V., 1890–1959, Chirurg, Rochester), sideropenische Dysphagie: (1908 bzw. 1919) schmerzhafte Schluckbeschwerden bei »trockenem« Hals, Zungenbrennen, Ösophagus- u. Kardiaspasmen infolge von Schleimhautatrophie in Mund, Rachen, Speiseröhre u. Magen. Basiert wahrsch. auf komplexem Vitamin- (u. Eisen-)Mangel. Gilt als Präkanzerose für das ▸Ösophaguskarzinom. ***Labor:*** hypochrome Anämie, Mikro-, Aniso-, Poikilozytose. E P.-Vinson syndrome.

**pluri...:** Wortteil »mehr«, »mehrfach«; s.a. ▸pleo..., ▸poly..., ▸multi...

**pluri|glandulär:** mehrere (endokrine) Drüsen betreffend; z.B. p. Insuffizienz. E pluriglandular.

**Pluri|potenz:** Fähigkeit undifferenzierter Zellen (v.a. Embryonal- u. generative Keimzellen) oder Gewebe, sich unter verschiedenen Bedingungen verschieden zu differenzieren; s.a. ▸omnipotent, ▸Blutstammzelle. E pluripotentiality.

**Plus-Dys|trophie:** mit Normal- oder Übergewicht (v.a. durch Eiweißmangel-Ödem) einhergehende alimentäre Dystrophie, z.B. als Mehlnährschaden.

**Plusglas:** *Ophthalmologie* ▸Konvexlinse. E plus lens.

**Plus-Koagulo|pathie:** Hyperkoagulabilitätsform der ▸Koagulopathie (dort Tab.).

**Plus|variante:** **1)** *Genetik* Individuum, das im Geno- oder Phänotyp durch verstärkte Ausbildung einer Eigenschaft vom Normaltyp abweicht. **2)** *Orthopädie* s.u. ▸HULTÉN-Varianten.

**Plutonium,** Abk. Pu: künstl. radioakt. Element (sechs Modifikationen) der Actiniden-Gruppe (Transuran), 1940 bei Beschuss von $^{238}$Uran mit Deuteronen entdeckt; OZ 94, Massenzahlen 232–246 (vorwieg. $\alpha$-Strahler, Halbwertszeit 20 Min. bis ca. $10^7$ J.); 4-, seltener 3-, 5- u. 6-wertig. E plutonium.

**Plv.:** *Pharmazie* Abk. für (latein.) ▸**Pulvis**.

**PM:** **1)** *(latein.): Kardiologie* Abk. für ▸**P**unctum **m**aximum. **2)** Abk. für ▸**P**olio**m**yelitis.

**Pm:** **1)** *Physiologie* ▸Mitteldruck. **2)** *Neurologie* Abk. für ▸**P**olio**m**yelitis.

**p.m.:** **1)** Abk. für (latein.) **p**ost **m**ortem (»nach dem Tode«). **2)** Abk. für (latein.) **p**ost **m**eridiem (»nachmittags«). **3)** *Kardiologie* Abk. für ▸**P**unctum **m**aximum. **4)** *Geburtshilfe* Abk. für **p**ost **m**enstruationem (»nach der – letzten – Menstruation«) bei Angaben zum Schwangerschaftsalter; s.a. ▸p. c.

**PMI-Syndrom:** Abk. für **P**ost**m**yokard**i**nfarkt-Syndrom (s.u. ▸DRESSLER). E postmyocardial infarction syndrome.

**P mitrale:** verbreiterte doppelgipfelige oder biphasische P-Zacke im EKG bei linksatrialer Belastung (z.B. bei Mitralvitium). E P-mitrale.

**PML:** *Neurologie, Virologie* Abk. für **p**rogressive **m**ultifokale ▸**L**eukoenzephalopathie.

**PMLE:** **1)** Abk. für **p**oly**m**orphes **L**ichte**x**anthem (▸Lichtausschlag). **2)** Abk. für **p**rogressive **m**ultifokale ▸**L**eukoenzephalopathie.

**PMR:** Abk. für **p**rogressive ▸**M**uskel**r**elaxation (nach JACOBSON).

**PMS:** **1)** Abk. für **P**ost**m**yokardinfarkt-**S**yndrom (▸DRESSLER-Syndrom). **2)** Abk. für ▸**p**rä**m**enstruelles **S**yndrom. E PMS (premenstrual syndrome).

**PMSG** *(engl.)*: Abk. für **p**regnant **m**are **s**erum **g**onadotropin (aus dem Serum trächtiger Stuten); wird nicht mehr ther. eingesetzt.

**PMT:** Abk. für ▸**P**redni**m**us**t**in.

**PNA:** *Anatomie* Abk. für ▸**P**ariser **N**omina **A**natomica.

**PNET,** Abk. für **p**rimitive **n**euro**e**ktodermale **T**umoren: seltene bösartige embryonale Tumoren des zentralen Nervensystems (s.a. ▸Hirntumoren) mit kleinen runden Zellen, die meist bei Kindern vorkommen. Als zentrale Form z.B. in der hinteren Schädelgrube das Medulloblastom mit dem typischen histol. Bild. Ferner **zentrale PNET** im Cerebrum, im Corpus pineale u. in der Netzhaut. Als **periphere PNET** = periphere (primitive) neuroektodermale Tumoren werden ▸Rundzellensarkome, z.B. das ▸EWING-Sarkom, bezeichnet.

**Pneu:** Jargon für ▸**Pneu**mothorax.

**pneum(a)...:** Wortteil »Luft«, »Gas«, »Atem«; s.a. ▸pneumat(o), ▸pulmo..., ▸Physo..., ▸Aer(o)...

**Pneum|allergie:** **1)** als Typ-I-Reaktion: Asthma bronchiale. **2)** als Typ III (= Spätreaktion) exogene allergische ▸Alveolitis, z.B. ▸Taubenzüchter- oder Farmerlunge.

**Pneum|arthro|graphie:** Arthrographie mit Gas, Luft als Kontrastmittel; heute weitgehend durch die ▸Arthroskopie ersetzt. E pneumarthrography.

**Pneum|arthros(is):** Gas- oder Luftansammlung im Gelenkinnern nach traumat. oder artifiz. (▸Arthropneumographie) Gelenkeröffnung oder Infektion mit Gas bildenden Erregern. E pneumarthrosis.

**Pneu|matisation:** physiologische Ausbildung mit Schleimhaut ausgekleideter, lufthaltiger Zellen (z.B. Cellulae mastoideae, ethmoidales) u. Höhlen (z.B. Cavum tympani, Nasennebenhöhlen) in den »pneumatischen« Knochen. – Eine **Pneumatisationshemmung** des Warzenfortsatzes (bei ca. 18 % infolge Schädigung oder Minderwertigkeit der Mittelohrschleimhaut) hat häufig eine chron. Otitis media zur Folge. E pneumatization.

**pneumatisch:** lufthaltig, Luft (Gas) oder Atmung betreffend; z.B. p. Kammer (▸Druck-, ▸Klimakammer), p. Knochen (s.u. ▸Pneumatisation). E pneumatic.

**Pneumatosis:** vermehrte Luft- oder Gasansammlung in präformierten Körperhöhlen, -organen oder -geweben (s.a. ▸Emphysem, ▸Meteorismus, ▸Luftgeschwulst, ▸Pneumosinus). E pneumatosis. – **P. cystoides intestini:** das »Darmwandemphysem« (v.a. unteres Ileum) mit subserösen oder -mukösen, gashaltigen Zysten (s. Abb.) ohne Verbindung zum Darmlumen. Meist symptomlos, evtl. Diarrhöen, Pneumoperitoneum, mechan. Ileus; im Röntgenbild

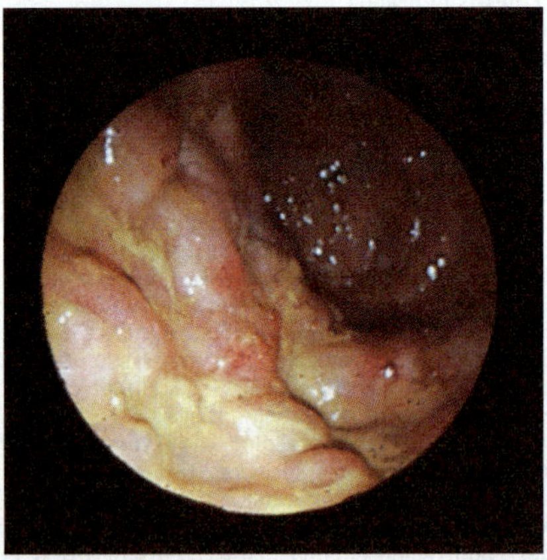

**Pneumatosis cystoides intestini:** gashaltige Zysten (endoskopischer Befund). [450]

charakterist. wabige Aufhellungen; *Ätiol.:* unbekannt. E intestinal emphysema.

**Pneumatolzẹle:** unpräziser Begriff für zystenartige Luftgeschwulst, durch Darmgase aufgetriebene Hernie, ▸Pneumosinus dilatans, ▸Aerozele, ▸Bronchialzyste sowie subarachnoidale oder subperiostale (= intra- bzw. extrakranielle) Luftansammlung nach offenem Schädel-Hirn-Trauma (»**Pneumatozẹphalus**«). E pneumatocele.

**Pneumatlurịe:** »Luftharnen« bei Harnwegsinfektion mit Gas bildenden Bakterien oder infolge abnormer Gärungs- u. Zersetzungsvorgänge oder bei Darm- oder Scheiden-Harnwegs-Fistel. E pneumaturia.

**Pneumlektomịe:** ▸Pneumonektomie. E pneumectomy.

**Pneumolcọccus:** ▸Streptococcus pneumoniae. E pneumococcus.

**Pneumolcystis carịnii:** 1909 von CHAGAS entdeckter Erreger, der den Pilzen zugerechnet wird. Er ist längl., 1,5–2 µm, teils gebogen, mit punkt- bis strichförmigem Kern (0,5–1,0 µm, feulgenpos.), derber Membran u. strukturloser Schleimhülle. Vermehrung durch wiederholte Zweiteilung mit anschl. Sporogonie u. Entwicklung von Zysten mit sechs bis acht Sporen in rosettenförmiger Anordnung. Weder auf Versuchstiere übertragbar noch auf Nährböden züchtbar. *labor* Nachweis der P.-c.-Antikörper (auch bei Gesunden häufig positiv) oder P.-c.-Direktnachweis (mikroskopisch nach Färbung). Lungenparasit bei Ratten, Mäusen, Hunden u.anderen Haus- u. Wildtieren; Erreger der interstitiellen plasmazellulären ▸Pneumonie der Säuglinge u. an AIDS Erkrankten. E Pneumocystis carinii.

**Pneum(o)enzephalolgraphịe:** (BINGEL 1920) Darstellung der Liquorräume des Gehirns (Ventrikel, Subarachnoidalraum) nach Einbringen von Luft (besser Krypton, Helium) durch subokzipitale oder lumbale Punktion (fraktionierter Liquoraustausch). Durch Computer- u. Kernspintomographie weitgehend entbehrlich geworden. E pneumoencephalography.

**Pneumolgraphịe:** *Röntgenologie* ▸Pneumoradiographie. E pneumography.

**Pneumolkọkken:** ▸Streptococcus pneumoniae. E pneumococci.

**Pneumolkọkkenlangina:** Pharyngotonsillitis mit charakterist., mehr oder weniger fest haftenden glatten, grauweißen Belägen. E pneumococcal angina.

**Pneumolkọkkenlmeningitis:** häufigste eitrige ▸Meningitis. E pneumococcal meningitis.

**Pneumolkọkkenlpneumonie:** meist lobäre ▸Pneumonie durch Streptococcus pneumoniae. E pneumococcal pneumonia.

**Pneumolkoniọse,** Staublunge: durch Inhalation von Staub mit Ablagerung von festen, anorgan. oder seltener organischen Teilchen in Bronchien, Lymphknoten, Parenchym bewirkte Veränderungen der Lunge ohne oder mit Funktionsstörung. Symptomatik, Schwere u. Progredienz abhängig von Art, Menge, Größe u. fibroplastischer Reizwirkung der Staubpartikel, von Expositionsdauer, individueller Resistenz. Als **»maligne« P.** mit ausgeprägter, meist fortschreitender Fibrose u. Funktionseinschränkung v.a. ▸Silikose, ▸Asbestose, ▸Talkose, evtl. ▸Anthracose; als **»benigne« P.** mit inaktiver Speicherung u./oder entzündl.-allergischen, evtl. fibrös-nodösen Veränderungen z.B. ▸Aluminiumstaublunge, ▸Bagassosis, ▸Berylliumkrankheit, ▸Byssinose, Eisenstaublunge (▸Siderosis pulmonum). Meist entschädigungspflichtige Berufskrankheit. E pneumoconiosis.

**Pneumolḷịth:** ▸Lungenstein. – Ein multiples Vork. (»**Pneumolithịasis**«) im Parenchym meist Restzustand einer Tuberkulose oder Histoplasmose, ferner bei Silikose, Hämosiderose, metastasierendem Osteosarkom, Microlithiasis alveolaris. E pneumolith.

**Pneumollogie,** Lungen- u. Bronchialheilkunde: Teilgebiet der ▸Inneren Medizin, das sich mit der Prophylaxe, Erkennung u. konservativen Behandlung von Krankheiten der Lunge, der Bronchien, des Mediastinums u. der Pleura befasst. Die Weiterbildungszeit beträgt 2 Jahre. E pneumology.

**Pneumollyse,** Pleurolyse: operative Lösung von Lungen-Pleura-Verwachsungen zur therapeutischen Ruhigstellung der Lunge (Kollapstherapie, v.a. bei Tbk); entweder als intrapleurale P. (JACOBAEUS-Op., ▸Thorakokaustik) oder als extrapleurale P. (= Pneumolyse i.e.S.; nach anderen Autoren: = Pleurolyse i.e.S.) zwischen Pleura parietalis u. Fascia endothoracica; auch kombiniert mit Rippenresektion bzw. Thorakoplastik, z.B. als Polythen®-Prothesenplastik n. ADELBERGER. E pneumolysis.

**Pneumolmalạcia ạcida:** Erweichung des Lungengewebes nach massiver Aspiration sauren Mageninhalts; meist präfinal (u. postmortal fortschreitend); s.a. ▸MENDELSON-Syndrom.

**Pneumolmediastịnum:** seltene, analog zum Spontanpneumothorax auftretende Luftansammlung im Mediastinum durch Übertritt von Luft aus dem Bronchialbaum oder geplatzten Alveolen in den mediastinalen Pleuraspalt; ▸Mediastinalemphysem. – Ferner das (nur noch selten angewandte) für die Mediastinographie künstlich angelegte (CONDORELLI 1936), mit direkter (v.a. retrosternal, transtracheal, retroperitoneal) u. indir. (z.B. prä- u. laterokokzygeal, paravertebral) Gaszuführung. E pneumomediastinum.

**Pneumolmẹter:** (HADORN) Gerät zur Bestimmung der maximalen Ausatmungsstromstärke (MEAS) in l/s (= **P.-Wert**), z.B. ▸Peak-Flowmeter. E pneumometer, spirometer.

**Pneumolmyelolgraphịe:** *Röntgenologie* (REICHERT 1933) Myelographie nach Einbringen von Luft, Sauerstoff oder Lachgas in den spinalen Subarachnoidalraum. Vorteile: rel. reizlos, beliebig wiederholbar, ohne Spätfolgen. E pneumomyelography.

**Pneumolmykọse(n):** Infektion der Lungen mit Schimmel-, Spross- oder Strahlenpilzen, z.B. als »Mykosepneumonie« im Anschluss an Langzeitmedikation von Breitspektrum-Antibiotika, Corticoiden, Zytostatika; s.a. ▸Mykose. E pulmonary mycosis.

**Pneum(on)ektomịe:** operative Entfernung eines Lungenflügels als Extremform der ▸Lungenresektion. E pneumonectomy.

**Pneumolnephelọse:** Inhalationsaffektion der Lunge durch vernebelte schädl. Flüssigkeit (v.a. starke Säuren); ***Klinik:*** tox. Lungenödem, Herdpneumonie.

**Pneulmọnia:** ▸Pneumonie. E pneumonia. – **P. ạlba:** s.u. ▸Pneumonie, interstitielle plasmazelluläre. E white p. – **P. mịlgrans:** »Wanderpneumonie«, die in zeitl. Folge von einem Lungenlappen bzw. -segment zum anderen übergeht. E migratory p. – **P. typhọsa:** ▸Pneumotyphus. E typhoid p.

**Pneulmonịe:** exsudative oder proliferative Entzündung des Lungenparenchyms. In den Industrieländern häufigste zum Tode führende Infektionskrankheit. ***Ätiol.:*** meist bakteriell, viral oder durch Pilze bedingt; sehr selten toxische P. durch Inhalation von fettlöslichen Dämpfen (Nasentropfen, Paraffin, Benzin) oder P. durch immunologische Ursachen. Das Erregerspektrum wird v.a. durch Ort der Infektion (ambulant oder nosokomial), Immunkompetenz des Pat. u. antibiot. Vorbehandlung bestimmt. ***Einteilung:*** nach Verlauf (akut, chron.), Form (alveolär, interstitiell), Ausdehnung (lobär, multizentrisch), Entstehung (ambulant, nosokomial, bei chron. Lungenerkr. oder anderen [Infektions-]krankheiten, durch Aspiration, bei Immunsuppression, allerg. bedingt, durch physik.-chem. Einflüsse); s.a. Tab. ***Klinik:*** differiert je nach Form (▸Pneumonie, lobäre, ▸Pneumonie, primär-atypische, ▸Bronchopneumonie), Alter u. Begleiterkrankung. ***Diagn.:*** Röntgen-Thorax, Blutbild, BSG, Erregernachweis (Bronchialsekret, Blut, Pleurapunktat, Magensaft), serol. Nachweis (KBR), Lungenfunktionstest, Blutgasanalyse. ***Ther.:*** allg. Maßnahmen (Schonung, reichl. Flüssigkeitszufuhr, Luftbefeuchtung); Mukolytika, Antipyretika, Antibiotika. Weitere Behandl. je nach Ursa-

| I. Pneumonien mit bevorzugt intraalveolär ablaufender Entzündung |
|---|
| 1. lobäre, segmentale, kruppöse Pneumonie<br>2. Herdpneumonien (Bronchopneumonien):<br>a) endobronchiale Herdpneumonie<br>b) peribronchiale Herdpneumonie |
| II. Pneumonien mit bevorzugt interstitiell ablaufender Entzündung |

**Pneumonie:** morphologische Einteilung. [230]

| **I. Primäre Pneumonien** |
|---|
| 1. bakterielle Pneumonien<br>2. Viruspneumonien<br>3. Rickettsienpneumonien<br>4. Mykoplasmenpneumonien<br>5. Pneumocystis-Pneumonien<br>6. Pilzpneumonien<br>7. allergische Pneumonien |
| **II. Sekundäre Pneumonien** |
| 1. bei Zirkulationsstörungen<br>2. bei Bronchusveränderungen<br>3. bei toxischen Einwirkungen<br>4. bei Aspiration |

**Pneumonie:** ätiologische Klassifizierung. [230]

che u. Begleiterkrankungen. E pneumonia. – **P., atypische:** ▸Pneumonie, primär-atypische. E atypical p. – **P., dys|telektạtische:** ▸Streifenpneumonie. – **P., eosino|phịle:** ▸Lungeninfiltrat, eosinophiles. E eosinophilic p. – **P., hypo|statische:** auf dem Boden einer Lungenhypostase bzw. Stauungslunge entstehende lobäre P. oder – häufiger – Bronchopneumonie (meist Mischinfektion), v.a. der hinteren unteren Lungenabschnitte. E hypostatic p. – **P., indurative,** chronische Indurativ-P.: narbiges Ausheilungsstadium einer lobären oder lobulären P. E indurative p. – **P., interstitielle:** v.a. Virus- u. primär-atypische P., bei der das entzündl. Exsudat v.a. im Interstitium auftritt (u. die deshalb stärker zur Fibrosierung neigt). ***Klinik:*** Symptome oft uncharakteristisch: reduziertes Allgemeinbefinden mit Kopf-, Glieder-, Rückenschmerzen, langsam ansteigendes Fieber (kein Schüttelfrost) mit hoher Kontinua u. lytischem Abfall; trockener, oft quälender Husten, nur spärl. Auswurf, keine Leukozytose. Fehlender oder nur geringer physikal. Befund, häufig in Diskrepanz zum ausgedehnten »interstitiellen Syndrom« des Röntgenbildes: teils klein- bis grobfleckige, zur Konfluenz neigende, teils großflächige Verschattungen von schleierartiger Transparenz (»Milchglastrübung«). E interstitial p. – **P., interstitielle plasmazelluläre,** Pneumocystis-P.: P. durch opportunistische Keime (▸Pneumocystis carinii) bei immunsupprimierten Patienten als Komplikation einer antineoplastischen Chemotherapie, Knochenmarktransplantation oder von AIDS (häufigste dabei auftretende Erkr.; Mortalität bis zu 20 %). ***Klinik:*** verläuft v.a. bei immunsupprimierten Patienten als akute Form mit Fieber, trockenem Husten u. (Belastungs-)Dyspnoe. ***Diagn.:*** Erregernachweis in der Lungenlavage oder -biopsie. ***Ther.:*** Co-trimoxazol oder Pentamidin. E i. plasma cell p. – **P., käsige:** die exsudative Phase einer foudroyanten Lungentuberkulose; lobär oder lobulär, mit früher Kavernenbildung (u. dadurch großer Kontagiosität). E caseous p. – **P., katarrhalische:** ▸Bronchopneumonie. E catarrhal p. – **P., lobäre,** Lappen-P., Lobär-P.: radiol., durch die Lokalisation bestimmte Beschreibung für den heute rel. seltenen »klassischen« Prototyp der P. mit fibrinös-entzündl. Exsudat in den Alveolen u. schlagartigem Befall eines oder mehrerer ganzer Lungenlappen (bevorzugt re., v.a. Unterlappen, evtl. nur Segmente). ***Ätiol.:*** Erreger v.a. Staphylococcus aureus, Streptokokken, Klebsiella pneumoniae, ferner – v.a. bei resistenzgeschwächten Patienten – Enterobakterien; die Pneumokokken-P. ist bei primär-akuten Erkrankungsformen wieder häufig geworden (ca. 50 %). ***Stadien:*** nach ROKITANSKY werden vier Stadien unterschieden: 1) Anschoppung, 2) rote, 3) graue, 4) gelbe ▸Hepatisation. ***Klinik:*** Verlauf ohne antibiot. Therapie sehr einheitlich (außer im Kleinkind- u. Greisenalter): stürm.-akuter Beginn mit Schüttelfrost, hohem Fieber (im Alter oft afebriler Verlauf), Husten, Pleuraschmerz, Tachypnoe, Nasenflügelatmung, Herpes labialis, häufig Blutdruckabfall u. Kreislaufversagen. Am 5.–10. Tag kritische oder lytische Entfieberung. ***Diagn.:*** Sputum ab 2.–3. Tag rostbraun; stark beschleunigte Blutkörperchensenkung, Leukozytose mit Linksverschiebung, Hypersthenurie; Crepitatio indux, Schallverkürzung, verstärkter Stimmfremitus, meist Bronchialatmen, klingende Rasselgeräusche, später Crepitatio redux. Der Röntgenbefund zeigt großflächige (streng lobär bzw. segmental), schleierartige, später massive homogene Verschattung. ***Kompl.:*** Lungenabszess, -gangrän, Pleuritis, Pleuraempyem, Perikarditis. E lobar p. – **P., lobuläre:** ▸Bronchopneumonie. E lobular p. – **P., primär-atypische:** ursprüngliche Bez. für die nichtbakteriellen P.-Formen unbekannter Ätiol., später nur für die Mykoplasmen-P. und für die – oft kaum zu unterscheidende – P. durch Grippe-, Adeno-, Parainfluenza-, Respiratory-syncytial-, REO-, Masern-Viren, Varizellen, Chlamydien. Ferner die Q-Fieber-, Mykoplasmen- u. Spirochäten-P. und – als seltene Formen – die bei Röteln, Pocken, infektiöser Mononukleose, Hepatitis epidemica etc. auftretenden. ***Klinik:*** in 1–2 Tagen ansteigendes Fieber ohne Schüttelfrost, lytisch abfallend, rel. Bradykardie, Kopf-, Glieder-, Rückenschmerzen, trockener, oft quälender Husten. ***Diagn.:*** keine Leukozytose, später rel. Lymphozytose. Geringer physikal. Befund in Diskrepanz zum Röntgenbefund, der frühestens nach 24–48 Std. vorliegt; nach HEGGLIN vier Typen: 1) verstärkte Zeichnung, 2) Hilusverbreiterung mit perihilären Streifen, 3) Fleck- u. Flächenschatten, meist homogen, milchglasartig, wenig dicht, 4) dichte Flächenschatten, auch bds. u. über Lappengrenzen hinaus; Resorption meist langsam. E primary atypical p.

**Pneumonie-Kapselbakterium:** ▸Klebsiella pneumoniae.

**Pneumonie|prophylaxe:** Pflegeintervention zur Verhütung einer Lungenentzündung v.a. bei bettläg. Pat. Zur P. gehören die Einschätzung des Pneumonierisikos, die Planung u. Durchführung der vorbeugenden Maßnahmen (Atemübungen u. Atemgymnastik, z.B. stündliche Benutzung eines Atemtrainers; Abklatschungen u. Salbeneinreibungen; stündliche Inhalationen; Frühmobilisation nach Op.; regelm. Umlagern bettläg. Pat.; sekretlösende Maßnahmen u. Unterstützung der Sekretentleerung) sowie die Anleitung des Pat. zur Mitwirkung.

**Pneu|monịtis:** Sammelbegriff für nur im Interstitium ablaufende entzündl. Lungenprozesse (d.h. interstitielle ▸Pneumonie, v.a. die unbekannter Ätiologie u. ▸Strahlenpneumonie) einschl. der fibrot. Folgezustände – als Hypersensitivitäts-P. die exogen allergische ▸Alveolitis. E pneumonitis.

**pneumono...:** s.a. ▸pneum(o)..., ▸Lungen...

**Pneu|monọse:** (BRAUER) Störungen des alveolokapillären Gasaustausches infolge Veränderung der Alveolarwände (z.B. Alveolokapillarblock); ***Klinik:*** Diffusionsstörung, Hypoxämie, Zyanose. E pneumonosis.

**Pneumo|peri|kạrd:** Ansammlung von Luft oder Gas im Herzbeutel; meist traumatisch, seltener bei Perikarditis durch Gas bildende Erreger. E pneumopericardium.

**Pneumo|peritonẹum:** Luft- oder Gasansammlung in der Bauchhöhle. Patho. nach Magen-Darm-Perforation. Früher artifiziell herbeigeführt als **diagnostisches P.** (1912): Einleitung von Luft, $CO_2$ oder $N_2O$ durch Punktion in Rücken- oder Rechtsseitenlage zum Abheben der Bauchdecken v.a. für die Laparoskopie (s.a. ▸Pneumoretroperitoneum). E pneumoperitoneum.

**Pneumo|pleuritis:** ▸Pleuropneumonie. E pneumopleuritis.

**Pneumo|radio|graphie:** die »negative« Kontrastdarstellung von Hohlorganen u. Körperhöhlen nach Einbringen von Luft (Gas), z.B. als Pneum(o)arthro-, -pyelo-, -enzephalo-, -zystographie. E pneumoradiography.

**Pneumo|retro|peritoneum:** *Röntgenologie* früher Einbringen von Luft oder Gas in den Retroperitonealraum für die Kontrastdarstellung von Nieren, Nebennieren, Pankreas, M. psoas, Beckenorganen, Lymphknoten, Tumoren etc. Kann patho. auftreten durch traumatisches Eindringen von Gasen oder durch Gas bildende Bakterien. E pneumoretroperitoneum.

**Pneumo|sinus dilatans:** übermäßige Erweiterung einer oder mehrerer Nasennebenhöhlen.

**Pneumo|tacho|graph:** Gerät für die fortlaufende Registrierung (»**Pneumotachographie**«) der Strömungsgeschwindigkeit der Atemluft, wobei der Luftstrom durch zahlreiche parallel geschaltete Röhren geleitet u. der Druck auf ein elektr. Differentialmanometer übertragen wird. E pneumotachograph.

**Pneumo|therapie:** **1)** ▸Atemtherapie. **2)** Anw. von Unter- u. Überdruck zu Behandlungszwecken, z.B. als Saug-Druck-Massage, Endopneumo-, Druckkammertherapie. E pneumatotherapy.

**Pneumo|thorax,** Gasbrust, Pneu: Anwesenheit von Luft (Gas) im Pleuraspalt mit – totalem oder partiellem – Lungenkollaps. Als **geschlossener P.** (ohne durchgängige Verbindung mit der Außenluft) oder als **offener P.** mit Verbindung des Pleuraraums entweder nach innen zu den Lufträumen der Lunge (z.B. als ▸Spontanpneumothorax) oder durch die Brustwand nach außen (z.B. penetrierende Brustwandverletzung). Evtl. akut lebensbedrohliche ***Kompl.:*** ▸Spannungspneumothorax (Überdruck durch Ventilmechanismus; Abb.), ▸Mediastinalpendeln; ***Ther.:*** sofortige Druckentlastung durch Anlegen einer Thoraxdrainage. – Ferner als **künstlicher P.** für Diagnostik (z.B. röntg. Klärung von Pleura- u. peripheren Lungenprozessen) oder als **therapeutischer P.** (Forlanini 1895; reversible ▸Kollapstherapie). E pneumothorax (artificial; therapeutic).

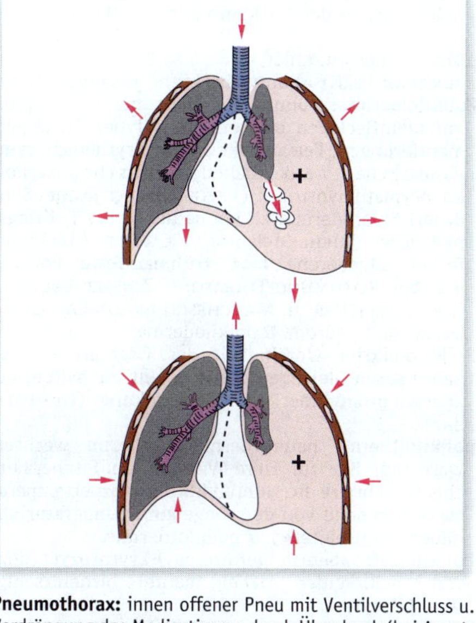

**Pneumothorax:** innen offener Pneu mit Ventilverschluss u. Verdrängung des Mediastinums durch Überdruck (bei Ausatmung fortbestehend). [480]

**Pneumo|tomie:** »Lungenschnitt«, z.B. zur Abszesseröffnung oder Fremdkörperentfernung. E pneumo(no)tomy.

**pneumo|trop:** auf die Lunge bzw. Atmung einwirkend, vorwiegend die Lunge befallend. E pneumotropic.

**Pneumo|typhus:** Typhus abdominalis, dessen Beginn durch Symptome einer gleichzeit. Pneumonie (Salmonellen- oder Misch- bzw. Superinfektion) verschleiert wird. E pneumotyphoid.

**Pneumovirus:** Genus der Familie Paramyxoviridae mit der Species ▸RS-Virus.

**Pneumo|zele:** **1)** ▸Lungenhernie. **2)** ▸Pneumatozele.

**Pneumo|zentese:** ▸Lungenpunktion. E pneumocentesis.

**Pneumo|zoonose:** Lungenerkrankung durch passagere (z.B. Ascaris-Larven) oder bleibende (z.B. Echinococcus, Amöben) Besiedlung mit Parasiten.

**Pneumo|zyste:** **1)** ▸Lungenzyste. E lung cyst. **2)** ▸Pneumocystis carinii.

**Pneumo|zysto|graphie:** *Röntgenologie* Kontrastdarstellung der Harnblase nach Einbringen von Luft. E pneumocystography.

**Pneumo|zyten:** ▸Alveolarepithelzellen. E pneumocytes.

**PNF,** Abk. für **p**ropriozeptive **n**euromuskuläre **F**azilitation, Kabat-Methode: physiotherapeutische Technik, die auf Erkenntnissen der Neurophysiologie beruht. PNF basiert auf der Förderung zentral-motorischer Aktivitäten, d.h., Muskeln werden nicht einzeln, sondern nur in Kombinationen eingesetzt, so dass Bewegungsmuster erlernt werden. Dadurch lassen sich eine Koordinierung physiologischer Bewegungsmuster, Normalisierung des Muskeltonus, eine Muskeldehnung u. -kräftigung erreichen. PNF wurde von der Physiotherapeutin M. Knott entwickelt u. basiert auf den Arbeiten des Neurophysiologen H. Kabat. ***Prinzip:*** Die Methode führt zur Bahnung von Bewegungen über die funktionelle Einheit von Nerv u. Muskel, wobei sich die Bahnung stimulieren lässt durch exterozeptive Reize (taktile, visuelle u. verbale Stimulation) u. propriozeptive Reize (Dehnung von Muskelgruppen, Gelenkstimulation durch Zug oder Druck). Grundelemente sind **Pattern:** komplexe Bewegungsmuster, jeweils bestehend aus drei Bewegungskomponenten (Flexion/Extension, Ab-/Adduktion, Innen-/Außenrotation); **Widerstand:** Therapeut setzt den Bewegungen des Pat. aktiv Widerstand entgegen; **Irradiation** (overflow): Überfließen der Kraft von kräftigeren auf schwache Muskelgruppen durch Summation von Reizen; **sukzessive Induktion:** Nach Kontraktion des Antagonisten zeigt der Agonist erhöhte Erregbarkeit. ***Behandlungstechniken:*** rhythmische Bewegungseinleitung (rhythmische Bewegung über den gesamten verfügbaren Bewegungsweg), dynamische Umkehr (kontinuierliche Bewegung gegen Widerstand abwechselnd von Agonist u. Antagonist), stabilisierende Umkehr (antagonistische Technik zur Stabilisierung verschiedener Körperstellungen), Halten-Entspannen (statische Kontraktion des Antagonisten mit folgender Entspannung u. danach Vergrößerung des Bewegungsweges aktiv oder passiv), Anspannen-Entspannen (dynamische Kontraktion des Antagonisten mit folgender Entspannung u. danach Vergrößerung des Bewegungsweges aktiv oder passiv), agonistische Umkehr (Anspannung des Agonisten mit dynamisch-konzentrischer, dynamisch-exzentrischer und haltender Muskelarbeit), Stretch (durch Reflexauslösung übergreifender Effekt auf die vorgedehnte oder kontrahierte Muskulatur), wiederholte Kontraktionen (wiederholtes Stretchen auf dem gesamten Bewegungsweg mit dynamischer Weiterbewegung), betonte Bewegungsfolge (gezieltes Beüben eines Teils des Bewegungsablaufes unter Einsatz der Irradiation), rhythmische Stabilisation (statische Kontraktion im Wechsel Agonist/Antagonist ohne zwischenzeitliche Entspannung). ***Ind.:*** Er-

P

krankungen des peripheren Nervensystems, des Rückenmarks oder der Gelenke, Verletzungen des Bewegungsapparates.

**PNH:** Abk. für paroxysmale nächtliche ▸Hämoglobinurie.

**PNI:** Abk. für ▸Psychoneuroimmunologie.

**PNM-Syndrom:** dominant (?) erblicher Biotyp einer peripheren Dysostose mit Nasenhypoplasie u. mentaler Retardierung; ferner Minderwuchs mit akraler Brachymelie u. Genitalhypoplasie. E PNM syndrome.

**-pnoe:** Suffix »Atmung«. E ...pnea.

**PNPB:** Abk. für positiv-negative ▸Druck-(engl. = pressure)Beatmung. E PNPB.

**PNS:** Abk. für ▸paraneoplastisches Syndrom.

**$pO_2$, $PO_2$:** ▸Sauerstoffpartialdruck.

**POA:** Abk. für peridurale ▸Opiatanalgesie.

**Pocken,** Blattern: ▸Variola, s.a. ▸Pocken... E pox, smallpox.

**Pocken|lymphe:** Impfstoff für die ▸Pockenschutzimpfung: **1)** Kuhpockenlymphe (obsolet). **2)** Kälberlymphe, hergestellt als »Rohimpfstoff« unter Verw. von Retrovakzine oder Lapina. **3)** aus Chorioallantois- oder Gewebekulturen gewonnen u. aktives Vaccinia-Virus enthaltend, flüssig oder gefriergetrocknet. **4)** mit Formalin-inaktiviertem Vaccinia-Antigen (Gewebekultur, meist Kaninchen). E smallpox vaccine.

**Pocken(schutz)impfung:** aktive Immunisierung gegen Pocken. Ab 1796 in Europa durch JENNER bekannt gemacht, der die seit Jahrhunderten bekannte (Indien, China, Persien) ▸Variolation durch die »Vakzination« mit »echter« Kuhpockenlymphe ersetzte. Seit Bekanntgabe der weltweiten Ausrottung der Pockeninfektion auch im Fernreiseverkehr nicht mehr obligate Vakzination mit ▸Pockenlymphe. Zuletzt verwendet wurden der LISTER-ELSTREE-Stamm des abgeschwächten Vaccinia-Virus sowie dessen Abkömmlinge. Ein nebenwirkungsärmerer Impfstoff mit dem MVA-Virus (modified vaccinia Ankara) wurde nicht mehr zugelassen u. befindet sich in der Testphase. Optimal als Erstimpfung im 1.–2. Lj., mit Wiederholung im 12. Lj.; entweder mittels Impflanzette (bei Erstimpfung am re., später li. Oberarm) oder als Multiple-Pressure-Technik; bei überaltertem Erstimpfling Vorimpfung mit Vaccinia-Antigen (1 ml i.m.), 1–2 Wo. danach mit akt. Virus (keine Reaktion!). Normal am 3. Tag Papel-, ab 5. Pustelbildung (Nachschau!) mit Rötung u. Infiltration der Umgebung (»Area«) u. regionärer Lymphknotenschwellung, ab 7.–9. (11.) Tag Fieber, ab 12. Eintrocknen der Pusteln, Abheilen mit Narbe; bei Wiederimpfung Knötchen, Bläschen oder abortive Pustel, fast stets ohne Narbe; s.a. ▸Impfkomplikation. Impfschutz ab 8.–10. Tag für ca. 3 (1–10) Jahre, jedoch nicht absolut sicher (▸Variolois). E smallpox vaccination.

**Pocken|viren,** Poxviridae: Familie quaderförmiger DNS-Viren (250–350 nm × 200–250 nm) mit komplexem Aufbau. Bildung von Elementarkörperchen (»PASCHEN-Körperchen«) in den Zellen Infizierter. Nucleocapsid im Längsschnitt bikonkav, Hülle mit »Projektionen«. – Nach Färbung (Viktoriablau) lichtmikroskopisch sichtbar; als Einschlusskörperchen im Zytoplasma gelegen. Mit den Unterfamilien Chordopoxvirinae (P. der Vertebraten) u. Entomopoxvirinae (P. der Arthropoden). Als »echte P.« (Orthopoxviren) z.B. Vaccinia, Variola major u. minor, Kamelpocken- (Camelpox-), Affenpocken- (Monkeypox-), Kuhpocken-Viren (Cowpox-V.); als Parapoxviren Myxoma-, Vogelpocken- (Avipox-), Melkerknotenvirus, Orf-Viren. E poxviruses.

**Pock|finnen:** ▸Akne necroticans.

**Pod|agra:** Gicht(anfall) im Großzehengrundgelenk (»Zipperlein«); sehr schmerzhaft, Haut gerötet, glänzend, trocken. E podagra.

**podo...:** Wortteil »Fuß«.

**Podo|phyllin,** Resina Podophylli: amorphes, gelblich braunes Pulver aus dem äthanol. Extrakt des Fußblattwurzelstocks (Podophyllum peltatum); enthält v.a. **Podophyllotoxin** ($C_{22}H_{22}O_8$, antimitotisch wirksam) u. Pikropodophyllin. – War früher enthalten in sog. natürlichen Laxanzien- = Abführmittelkombinationen (mittlerweile obsolet, da teratogen u. karzinogen sowie stark darmreizend). ***Anw.*** äußerlich bei Condylomata acuminata (Feigwarzen). E podophyllin.

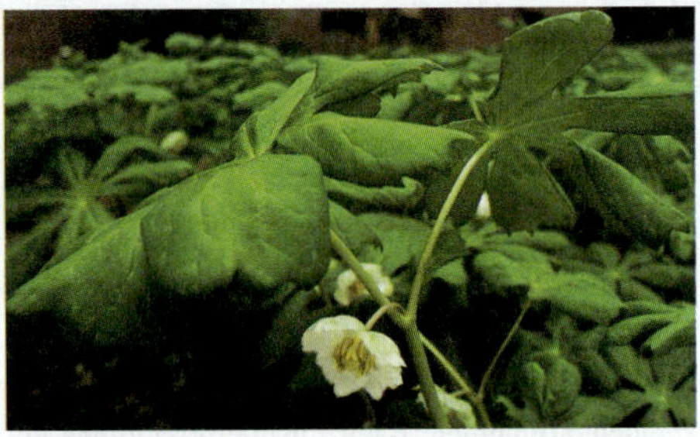

**Podophyllin:** Fußblatt. [448]

**Podophyllotoxin:** ein ▸Mitosehemmer (Spindelgift); topische ***Anw.*** zur Ther. von Condylomata acuminata. E podophyllotoxin.

**Podo|pompholyx:** von den seitl. Zehenflächen auf die Fußsohlen übergreifende Dyshidrosis, nach Superinfektion oft äußerst schmerzhaft. E podopompholyx.

**Podo|zyt,** Podocytus: ▸Deckzelle (2). E podocyte.

**Poelchen-Methode:** kombinierte Bewegungs- u. Extensionsbehandlung bei Humeruskopffraktur, wenn der Hauptteil der Kalotte in der Pfanne verblieben ist; nach Fixation des hängenden Arms (Oberarmgipsschale) dosiertes Tragen eines Gewichtes u. Pendelbewegungen; s.a. ▸Hängegips.

**POEMS-Komplex:** Abk. für Polyneuropathie, Organomegalie, Endokrinopathie, Dysglobulinämie (M-Gradient) u. Hautveränderungen (skin changes); meist paraneoplastischer Symptomenkomplex (v.a. bei osteosklerotischem Plasmozytom). E POEMS syndrome.

**-poese, -poesis, -poiese:** Wortteil »Bildung«, »Entstehung«, z.B. *hämat* die ▸Erythropoiese.

**Pötzl-Syndrom** (OTTO P., 1877–1962, Psychiater, Wien): (1919) bei herdförmigen Schädigungen im Marklager des Gyrus lingualis der dominanten Hemisphäre (einschl. Balken) plötzlich auftretende reine Wortblindheit, Farbsinnstörung, Gesichtsfeldausfälle, Störung der Blickbewegungen. E Pötzl's syndrome.

**pOH:** *Chemie* s.u. ▸pH.

**poi|kilo...:** Präfix »bunt(scheckig)«, »mannigfaltig«.

**Poi|kilo|dermie:** »bunte Haut« als diffuse Atrophie mit kleinfleckigen bis netzförm. Hyper- u. Depigmentierungen, Teleangiektasien u. Erythemen; symptomatische P. v.a. bei Radiodermatitis chronica, Poikilodermatomyositis (PETGES-CLÉJAT-JACOBI-Syndrom), Sklerodermie; als idiopathische P. z.B. Kriegsmelanose (RIEHL-Melanose), CIVATTE-Krankheit; ferner angeborene bzw. frühmanifeste Formen v.a. bei ROTHMUND-THOMSON-, ZINSSER-ENGMAN-COLE-, GREITHER- u. MARGHESCU-BRAUN-FALCO-RODERMUND-Syndrom. E poikiloderma.

**Poi|kilo|pikrie:** Unfähigkeit des Organismus, das Säure-Basen-Gleichgewicht konstant zu halten, als Spätsymptom einer Nierenerkrankung (Insuffizienz).

**poi|kilo|therm,** heterotherm, allotherm, wechselwarm: adj. Bez. für Tiere (Wirbeltiere, Fische, Lurche, Kriechtiere etc.), deren Blut- u. Körpertemperatur weitgehend von der Umgebungstemperatur abhängt (»Kaltblüter«). E poikilothermic.

**Poi|kilo|zyt:** abnorm geformter ▸Erythrozyt (dort Abb.); z.B. keulen-, sichel-, mantel-, birnenförmig. E poikilocyte.

**Poikilo|zytose:** Auftreten von ▸Poikilozyten im peripheren Blut, v.a. bei schwerer Knochenmarkschädigung, aber auch bei perniziöser u. Eisenmangel-Anämie etc. E poikilocytosis.

**Poise,** Abk. P: Maßeinheit für die ▶Viskosität, definiert als Kraft, die notwendig ist, um zwei Flüssigkeitsschichten von 1 $cm^2$ Fläche mit der Geschwindigkeit 1 cm/s gegeneinander in Bewegung zu halten; 1 P = $^1/_{10}$ Pa · s (»Dezipascalsekunde«). E poise.

**Poiseuille-Gesetz** (JEAN LÉON MARIE P., 1799–1869, Physiologe, Paris): s.u. ▶HAGEN-POISEUILLE. E Poiseuille's law.

**Pokạl|plastik:** *Urologie* ▶PATCH-Operation mit Versetzen des Harnleiterabgangs an die tiefste Stelle.

**Pọlacek-Diagramm:** *Pädiatrie* (1963) Indikationshilfe für die Austauschtransfusion bei ▶Morbus haemolyticus neonatorum.

**Pọlak-Syndrom:** Hyperplasie der G-Zellen der Magenschleimhaut mit Symptomen des ▶ZOLLINGER-ELLISON-Syndroms. E antral gastrin-cell hyperplasia.

**Polamidọn®-Sucht:** Abhängigkeit vom Morphinersatzmittel ▶Methadon. E methadone addiction.

**Poland-Symptomenkomplex:** Fehlbildungskomplex mit einseitiger Syn- u. Brachydaktylie u. Hypo- bzw. Aplasie des M. pectoralis major, evtl. auch der Mamma oder Mamille. E Poland's syndrome.

**Polari|meter:** Gerät für die ▶Polarimetrie (s. Abb.). E polarimeter.

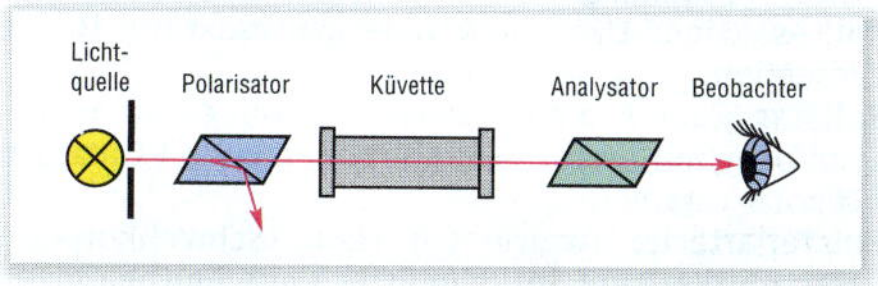


**Polarimeter:** schematischer Aufbau. [120]

**Polari|metrịe:** Messung des ▶Drehwerts (s.a. ▶Polarisation) linear polarisierten Lichtes beim Durchgang durch eine optisch aktive Substanz (z.B. zur Konzentrationsbestimmung von Glucose). E polarimetry.

**Polarisation:** **1)** *Optik* die auf Doppelbrechung, Reflexion, Streuung u./oder Dichroismus beruhende »Umformung« natürl. Lichtes in ein nur noch in einer Ebene (senkrecht zur Fortpflanzungsrichtung) schwingendes durch Polarisatoren bzw. durch spezifische ▶Drehung. **2)** *Neurophysiologie* ▶Membranpolarisation. **3)** *Embryologie* die (»gerichtete«) Nidation der Blastozyste, bei der sich der embryonale Pol der Uterusschleimhaut anlegt. **4)** *Physik* zu einer ungleichen Verteilung führende Verschiebung positiver u. negativer Ladungsträger in einem Medium. E polarization.

**Polarisations|mikroskop:** mit Polarisator im Beleuchtungsapparat u. Analysator im Tubus versehenes M. für die Untersuchung anisotroper Stoffe im linear polarisierten Auf- u. Durchlicht. E polarization microscope.

**Polarisạtor:** aus Prismen (s.a. ▶NICOL-Prisma) oder Polarisationsfiltern (z.B. beschichtete Folien) bestehende Vorrichtung zur ▶Polarisation des Lichtes. E polarizer.

**Pọlgefäß, akzessorisches:** aus Aorta oder Hohlvene ante- oder retroureteral zum unteren Nierenpol ziehendes zusätzl. Gefäß; evtl. als Harnabflusshindernis. E accessory polar vessel.

**Policresulen:** ein Antiseptikum; Adstringens; ***Anw.*** zur Wundbehandlung u. lokalen Ther. von Infektionen sowie zur Blutstillung. E policresulen.

**Polidocanol,** Thesit: ein Lokalanästhetikum; ***Anw.*** als Venenverödungsmittel, zur lokalen Juckreiz- u. Schmerzstillung. E polidocanol.

**Pọli|klinik:** an Krankenhaus oder Klinik angeschlossene Abteilung oder aber selbstständige Einrichtung für ambulante Diagnostik u. Therapie (evtl. mit kleiner Bettenstation). E policlinic, outpatient's department.

**Polio...:** Wortteil »grau«, »graue ZNS-Substanz«. – Auch Kurzform für ▶Poliomyelitis.

**Polio|dys|trọphia:** **1) P. cerebri progressiva infantilis:** ▶ALPERS-Syndrom. E progressive cerebral poliodystrophy. **2) P. spongiosa lenticularis (Bargeton-Farkas):** mit extrapyramidalen Hyperkinesen, Krämpfen u. psychomotor. Störungen einhergehender Status spongiosus (Ganglienzerfall u. reaktive Gliose) im Striatum, aber auch in Hirnrinde, Pallidum, Substantia nigra, Nucleus subthalamicus. E spongiform lenticular dystrophy.

**Poli(o)encephalịtis, Polioenzephalitis:** entzündl. Erkrankung der grauen Hirnsubstanz, insbes. der des Mittelhirns (Mesencephalitis, mit Schlafsucht, Augenmuskellähmung, Tremor etc.) oder aber der Medulla oblongata (**P. inferior**). Beim Erwachsenen meist als akute ▶Bulbärparalyse (Befall der Oblongatakerne, v.a. im Anschluss an Infektionskrankheit), Beim Kind (**P. acuta infantum**) als bes. Manifestationsform der ▶Poliomyelitis. E polioencephalitis. – **P. haemor|rhagica supẹrior Wernicke:** s.u. ▶Pseudoencephalitis. E Wernicke's syndrome.

**Polio|enzephalo|pathịe, subakute präsenile:** die ▶CREUTZFELDT-JAKOB-Krankheit.

**Polio|myelịtis:** entzündl. Erkrankung der grauen Rückenmarksubstanz. E poliomyelitis. – **P. antẹrior acụta,** epidemische oder spinale Kinderlähmung, HEINE-MEDIN-Krankheit: sporadisch u. epidemisch v.a. im Sommer/Herbst auftretende, meldepflichtige (auch Verdacht), sehr ansteckende Infektionskrankheit (Gipfel im Kleinkind- u. Schulalter, auch bei Erwachsenen). ***Ätiol.:*** Erreger ist das Poliovirus (Picorna-Viren, RNS), verschiedene Antigen-Typen (I–III, in 90 % Typ I). Übertragung durch Tröpfchen-, häufiger durch Schmierinfektion (Fäzes). Inkubation 7–14–20 Tage; lebenslängl. Immunität. ***Klinik:*** unspezif. Initialstadium (1–2 Tage, bei ca. 50 %) mit Fieber, katarrhal. Erscheinungen, Abgeschlagenheit, Gliederschmerzen, Brechdurchfall (»Sommergrippe«), dann symptomloses Latenzstadium (1–9 Tage) u. präparalyt. Stadium (2–4 Tage) mit erneutem Fieberanstieg u. typ. Symptomen der abakteriellen Meningitis (»meningit. Phase«) oder allg. Muskelschwäche, Reflexabweichungen, Tremor (»adynam. Phase«); in nur 0,5–1 % anschließend paralyt. Stadium mit – während des Fiebergipfels innerhalb von Stunden bis 2–5 Tagen auftretenden – schlaffen Lähmungen (oft als »Morgenlähmung«), entweder an unteren Extremitäten, Zwerchfell u. Interkostalmuskulatur (spinale Form, asymmetr., selten total), oder aber im Bereich der Medulla oblongata (Atmung, Kreislauf) u. Hirnnerven (bulbopontine Form; selten mit pyramidalen u. extrapyramidalen Störungen u. Hirnbeteiligung: »Polioencephalitis«). Häufig inapparenter (90–95 %; mit Immunisierung!) oder abortiver Verlauf (4–8 %, nur Initialstadium, keine Liquorveränderung). ***Diagn.:*** im Liquor Pleozytose, erhöhte Zuckerwerte, nur geringe Eiweißvermehrung; Virusnachweis in Rachenspülwasser u. Stuhl, evtl. Blut u. Liquor; Antikörpernachweis (KBR, Neutralisations-, Flockungs- u. Präzipitationstest) ab Ende der virämischen Phase. ***Ther.:*** symptomatisch (einschl. Lagerung, Elektro-, Bewegungs-, Hydro-, medikomechan. Therapie), ggf. künstl. Beatmung. ***Progn.:*** Spontanheilung in ca. 6 Mon. mit Degeneration u. Atrophie der betr. Muskeln, ggf. Zurückbleiben der Gliedmaße im Längenwachstum. Evtl. ▶Post-Polio-Syndrom. ***Kompl.:*** Atelektasen, Myokarditis; bei Zwerchfellbefall oder bulbopontiner Form evtl. Exitus in wenigen Tagen. ***Prophyl.:*** ▶Poliomyelitis-Schutzimpfung. E acute anterior p. – **P., aparalytische:** eine P. nur mit katarrhal. Erscheinungen, aber typischem Liquor- u. serologischem Befund, v.a. bei Epidemien in der Umgebung Erkrankter; wird auch zur asept. lymphozytären Meningitis WALLGREEN gerechnet. E non-paralytic p. – **P., vakzineassoziierte paralytische,** Abk. VAPP: ▶Impfpoliomyelitis. E vaccine-associated paralytic p.

**Poliomyelitis-Schutzimpfung:** aktive ▶Immunisierung gegen Poliomyelitis (Typen I, II u. III) im Rahmen der Grundimmunisierung im Säuglings- u. Kleinkindalter, dann in 10-Jahres-Abständen, v.a. auch vor Auslandsreisen. Aufgrund einiger weniger in der Bundesrepublik Deutschland festgestellter impfassoziierter Poliomyelitisfälle nach Schluckimpfung empfiehlt die Ständige Impfkommission (STIKO) ausschließlich die Anwendung der parenteralen Impfung (subkutan oder intramuskulär) mit inaktivierter Polio-Vakzine (iPV, Adsorbat-Impfstoff, ▸Salk-Impfstoff). Lediglich bei Polioepidemien sollte noch die **Poliomyelitis-Schluckimpfung** mit abgeschwächten, noch vermehrungsfähigen Stämmen (orale Polio-Vakzine, oPV, ▸Sabin-Impfung) angewendet werden. E polio inoculation, p. vaccination.

**Polio(myelitis)-Virus:** Enterovirus der Picorna-Gruppe, Erreger der Poliomyelitis anterior; mit drei serol. Typen: I (Brunhilde), II (Lansing), III (Leon). Kubisches Virion (25–30 nm) ohne Envelope; äther- u. chloroformresistent, inaktivierbar u.a. durch Formalin, UV-Licht, Hitze. Der Mensch ist der einzige natürliche Wirt. Übertragung auf Primäraffen möglich; Vermehrung auf Affennieren-, menschlichen u. anderen Zellen. Durch aktive ▸Poliomyelitis-Schutzimpfung eradizierbar. E poliovirus, poliomyelitis virus.

**Poliọsis:** *Dermatologie* ▸Canities. E poliosis. – **P. circum|scripta:** s.u. ▸Albinismus partialis.

**Polio-Vakzine:** Impfstoff für die ▸Poliomyelitis-Schutzimpfung.

**Politzer-Luftdusche** (Adam P., 1835–1920, Ohrenarzt, Wien): Einbringen von Luft (Druckausgleich) via Ohrtrompete in die Paukenhöhle mittels P.-Ballon (birnenförmig, mit Ansatzstück), dessen Olive in ein Nasenloch gesteckt wird (bei Verschluss des anderen) u. der bei Phonation von Verschlusslauten (z.B. »Kuckuck«) oder im Augenblick des Schluckens (Abschluss des Nasenrachens gegen die Mundhöhle) betätigt wird (Kontrolle des Lufteindringens in das Mittelohr durch Auskultation). Gefahr der Keimverschleppung. E Politzer's treatment.

**Pol|kappe:** im Maximum der Metaphase auftretende relativ dunkle Platte je am abgeflachten Pol der Zelle. E polar cap.

**Pol|körper(chen), -körnchen:** *Bakteriologie* ▸Babes-Ernst-Körperchen. S.a. ▸Neisser-Lösung. E polar body.

**Polkörperchendiagnostik,** Abk. PBD: Untersuchung der Polkörperchen einer Eizelle im Vorkernstadium auf chromosomale Veränderungen; wird angewandt zur Klärung einer zu erwartenden chromosomal bedingten Erbkrankheit (z.B. Trisomie); gilt als ethisch unbedenklich, da noch keine Befruchtung stattgefunden hat. E polar body diagnosis.

**Pollaki(s)urịe,** Sychnurie: Drang zu häufigem Wasserlassen ohne vermehrte Ausscheidung (s.a. ▸Polyurie); v.a. bei Reizblase, Prostataerkrankungen, latenter Enuresis, Blasenneoplasma, in der Frühschwangerschaft. E pollaki(s)uria.

**Pọllen,** Blütenstaub: *Botanik* die ♂ Geschlechtszellen der Blütenpflanzen; in spezieller Aufbereitung nachweislich wirksam als Roborans zur Kräftigung bei Schwächezuständen. ***Kontraind.:*** Pollenallergie. E pollen.

**Pọllen|allergie:** ▸Heuschnupfen. E hay fever.

**pollenassoziierte Nahrungsmittelallergie:** ▸Nahrungsmittelallergie, pollenassoziierte.

**Pollenflug|kalender:** Dokumentation von saisonalen Flugzeiten der unterschiedlichen Pollenarten in verschiedenen Landschaften; v.a. zur Information für Menschen mit Pollenallergie.

**Pọllex:** der »Daumen« als 1., nur 2-gliedriger u. bes. beweglicher Finger (▸Opposition). E thumb. – **P. rigidus:** angeborene Beuge- u. Anspreizkontraktur (meist mit anderen Deformitäten kombin.) infolge Fehlens oder Schwäche der Strecksehnen oder Sehnenscheidenstenose des langen Beugers durch intrauterine Zwangshaltung (beim Erwachs. auch nach Trauma oder Tendovaginitis).

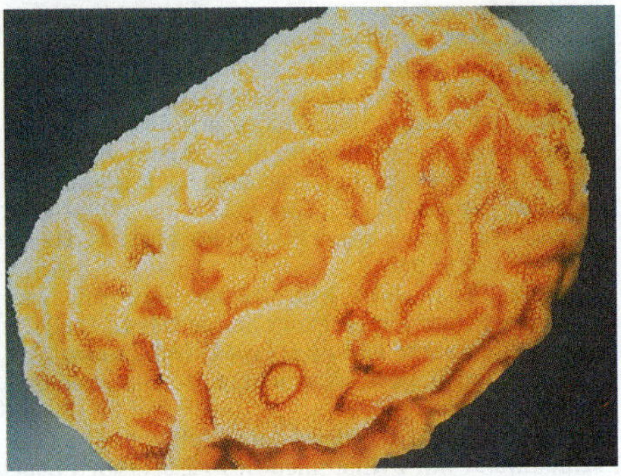

Pollen: Mischpollen verschiedener Blütenpflanzen, der von Bienen gesammelt wird (zumeist 20 – 40 verschiedene Blütenpollen). [448]

**Pollinọsis:** ▸Heuschnupfen. E pollinosis.

**Pollizisation:** ▸Daumenersatz. E pollicization.

**Pollụtio(n):** Samenerguss, i.e.S. der im Schlaf – meist mit sexuellen Träumen – auftretende. E nocturnal (seminal) emission. – **P. diụrna, P. nimia:** ▸Spermatorrhö. – **P. fẹminae:** ▸Lubrikation.

**Pọl|resektion:** *Urologie* ▸Nierenpolresektion. E pole resection.

**Pọl|star,** Cataracta polaris: *Ophthalmologie* am vorderen oder hinteren Augenpol auftretende ▸Cataract. E polar cataract.

**Pọlster|arterie:** Arterie (in Haut, Schwellkörpern, Herzmuskel) mit Intimapolstern aus Epitheloidzellen oder glatter Muskulatur. E polster artery.

**Pọl|strahlung:** *Zytologie* ▸Aster.

**Poltern,** Tachyphemie, Battarismus: unbeherrschtes, überhastetes u. undeutl. Reden (Redeflussstörung), mit Missverhältnis von Gedankenfluss u. Artikulationsmöglichkeit; erbliche Eigentümlichkeit, auch als organische Störung (Weiss) oder erbliche Dysphasie (Luchsinger) angesehen. E tachyphrasia, uncontrolled speech.

**Poltersyndrom:** ▸Poltern.

**Polus:** *Anatomie* der Pol (z.B. Augen-, Linsenpol). E pole.

**poly...:** Wortteil »viel«, »mehr als normal«; s.a. ▸multi..., ▸pluri..., ▸pleio..., ▸hyper...

**Poly|acryl|amịd:** Polymerisationsprodukt des Acrylamids; ***Anw.*** z.B. zur ▸Disk-Elektrophorese. E polyacrylamide.

**Poly|adeno|pathịe: 1) Polyadenie, Polyadenitis:** multiple Lymphknotenschwellung oder -entzündung in mehreren Körperregionen. E polyadenitis. **2) Polyadenomatose,** multiple endokrine Adenopathie: ▸MEN. E polyadenomatosis, multiple endocrine adenomatosis.

**Poly|äthylẹn,** $(-CH_2-CH_2-)_n$: thermoplastischer Kunststoff, je nach Polymerisationsgrad ölig, wachsartig oder fest. E polyethylene.

**Poly|äthylen|glykọl,** $(-CH_2-CH_2-O-)_n$: viskös-flüssiges bis wachsartiges Polymerisationsprodukt, dient u.a. als Gel- u. Salbengrundlage, Weichmacher u. zur biochem. Auftrennung von Plasmaproteinen. E polyethylene glycol.

**poly|ätio|lọgisch:** mit mehreren (Krankheits-)Ursachen.

**Poly|agglutinatiọn:** Agglutination von Erythrozyten durch alle Blutgruppen-Antiseren; vermutlich infolge enzymatischer Oberflächenveränderung im Verlauf von Infektionskrankheiten. E polyagglutination.

**Poly|amịd:** ein thermoplastischer Kunststoff (mit –CO–NH-Bindungen); in Faserform als chirurgisches Nahtmaterial, Textilgewebe, z.B. Nylon u. Perlon. E polyamide.

**Poly|amịno|säuren:** ▸Eiweiße. E polyamino acids.

**Pọlya(-Reichel)-Operation** (Jenö P., 1876–1944, Chirurg, Budapest): Resektion der distalen $^2/_3$ des Magens

(BILLROTH-II-Modifik.) mit Blindverschluss des Duodenalstumpfes, Anastomose zwischen Magenrest (ges. Querschnitt) u. retrokolisch (als Variante: präkolisch) hochgeführter Jejunumschlinge (zuführender Schenkel klein-, abführender großkurvaturseitig). E Polya's operation.

**Polyarteriitis nodosa:** ▸Periarteriitis nodosa. E polyarteritis nodosa.

**Poly|arthritis:** gleichzeitig oder nacheinander in mehreren Gelenken auftretende Arthritis. E polyarthritis. – **P., akute:** ▸rheumatisches Fieber. – **P., chronische, P. rheumatica,** Abk. cP, primär-chronische Polyarthritis, Abk. PcP, progredient-chronische Polyarthritis: ▸Arthritis, rheumatoide. – **P. enterica:** ▸REITER-Syndrom. – **P. urethrica:** ▸REITER-Syndrom.

**Poly|arthrosis:** gleichzeitige degenerative Erkrankung mehrerer Gelenke. Verschiedene Formen wie z. B. die ▸HEBERDEN-, ▸BOUCHARD-Arthrose oder die primär-chron. P. Diese manifestiert sich v. a. bei ♀ mittl. Alters, ist dominant erbl. u. verläuft in Schüben. Oft seitensymmetr. Affektion zunächst der Fingerendgelenke, später auch anderer Gelenke (v. a. Daumensattelgelenk); meist mit typ. ▸HEBERDEN-Knoten.

**poly|artikulär:** mehrere Gelenke betreffend. E polyarticular.

**Poly|asen:** zu den Carbohydrasen gerechnete Gruppe Oligo- u. Polysaccharid-spaltender Enzyme.

**Poly|atresia congenita:** ▸WEYERS-Syndrom (3).

**Poly|cephalus:** *Helminthologie* **2) P. echinococcosus:** ▸Echinococcus granulosus. **1) P. multiceps:** s. u. ▸Multiceps.

**Poly|chemo|therapie:** Behandlung mit mehreren Chemotherapeutika. I. e. S. Kombinationsbehandlung von Tumoren mit verschiedenen Zytostatika mit unterschiedlichem Wirkungsmechanismus (z. B. um die Elimination resistenter Zellen zu erreichen) u. mit unterschiedlichen Nebenwirkungen. So kann die Dosierung jedes einzelnen Zytostatikums möglichst hoch sein. S. a. Schema. E polychemotherapy.

**poly|chlorierte Bi|phenyle:** ▸PCB. E polychlorinated biphenyls.

**Poly|chondritis (chronica atrophicans):** ▸Panchondritis. E (chronic atrophic) polychondritis.

**poly|chrom(atisch):** vielfarbig, mehrfach färbbar bzw. färbend (▸Polychromasie). E polychromatic.

**Poly|chromasie:** **1)** *Histologie* Anfärbbarkeit von Zellen oder Geweben mit mehreren Farbstoffen (simultan oder sukzessiv); i. e. S. die der krankhaft veränderten oder noch nicht ausgereiften (»polychromat.«) Erythrozyten mit sauren u. bas. Farbstoffen (Polychromatozyt), als azurophile P. auch mit Azurfarbstoffen (infolge patho. Kernauflösung). E polychromasia, polychromatophilia. **2)** *Ophthalmologie* normales Farbensehen (im Ggs. zur Monochromasie).

**poly|cistronisch:** s. u. ▸monocistronisch.

**Poly|clonia:** ▸Paramyoclonus multiplex. E polyclonia, myoclonus multiplex.

**Polycyt|haemia:** ▸Polyzythämie; s. a. ▸Polyglobulie. E polycythemia. – **P. (rubra) hypertonica:** ▸GAISBÖCK-Syndrom. – **P. (rubra) vera,** OSLER-VAQUEZ-Syndrom: myeloproliferative Erkrankung mit deutl. Vermehrung der Erythrozyten im Blut, aber auch – im Gegensatz zu anderen ▸Polyzythämien u. ▸Polyglobulien – meist mit Vermehrung der Leuko- u. Thrombozyten. Die Erythropoietin-Konzentration ist nicht erhöht. ***Klinik:*** Abb. ***Kompl.:*** Thrombose- u./oder Blutungsneigung, zerebraler Insult, Myokardinfarkt, Gicht, Magen- u. Duodenalulzera; ***Ther.:*** Aderlässe, Radiophosphor, Zytostatika in vorsichtiger Dosierung, Allopurinol. Evtl. Übergang in Osteomyelofibrose u. akute Leukämie; s. a. ▸myeloproliferative Syndrome. E p. vera, erythremia.

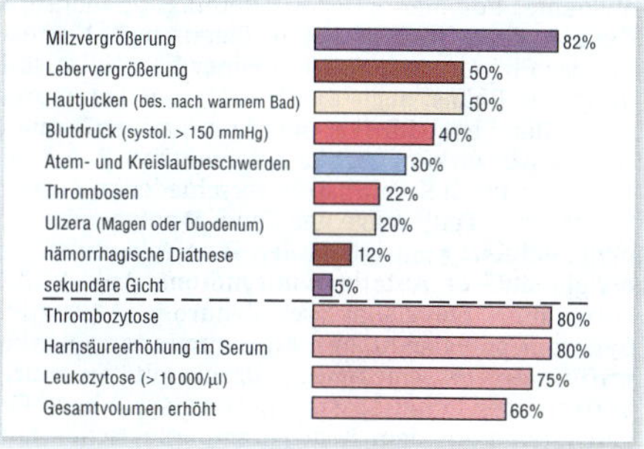


**Polycythaemia (rubra) vera:** Häufigkeit wichtiger Symptome. [23]

**Poly|daktylie,** Hyperdaktylie: einfach-dominant erbliche Vermehrung der Finger- oder Zehenstrahlen (z. B. ▸Präpollex), entweder mit Ausbildung überzähliger Glieder oder aber okkult (durch gleichzeitige Syndaktylie). Auftreten z. B. beim ▸ELIS-(VAN-)CREVELD-Syndrom. E polydactylism.

**Polydimethylsiliconharz:** Schleifpartikel; topische ***Anw.*** als Aknetherapeutikum. E polydimethylsiloxane.

**Poly|dipsie:** krankhaft gesteigertes Durstgefühl mit übermäß. Flüssigkeitsaufnahme, v. a. bei Diabetes insipidus u. mellitus (dekompensiert), aber auch psychogen; im Allg. mit entsprechend gesteigerter Harnausscheidung. E polydipsia.

**Poly|dys|spondylie (Lavy-Palmer-Merritt):** Wirbelfehlbildungskomplex mit Minderwuchs, Untergewicht u. geist. Retardierung. E polydysspondylism.

**Poly|dys|trophie:** Dystrophie mehrerer Organe oder Organsysteme; z. B. PFAUNDLER-HURLER-, SANFILIPPO-Syndrom. E polydystrophy.

**Poly|en:** organ. Verbindung mit mehreren, meist konjugierten C=C-Bindungen im Molekül. E polyene.

**Polyen-Antimykotika:** antimykotisch wirksame Antibiotika, die durch die hydrophobe Wechselwirkung ihres lipophilen Molekülteils mit den Sterolen der Pilz-Zellmembran Komplexe bilden; ***Wirkst.:*** z. B. Amphotericin B, Nystatin u. Natamycin.

P

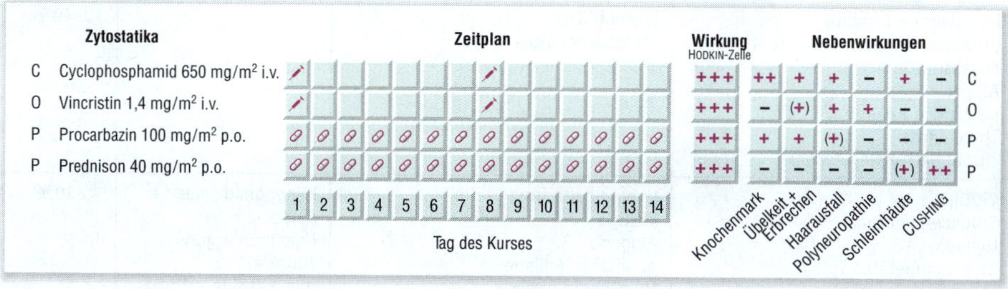


**Polychemotherapie:** Wirkung u. Nebenwirkungen beim COPP-Schema. Es wird seit 20 Jahren zur Chemotherapie der fortgeschrittenen Stadien der HODGKIN-Lymphome eingesetzt (in letzter Zeit meist alternierend mit dem sog. ABVD-Schema, einer Kombination aus Doxorubicin, Bleomycin, Vinblastin u. Dacarbazin). Während sich die Wirkungen der einzelnen Substanzen der Kombination am Tumor (den HODGKIN- u. REED-STERNBERG-Zellen) addieren, verteilen sich die Nebenwirkungen auf verschiedene Organe. Dadurch kann jedes Medikament relativ hoch dosiert werden. [88]

**Poly|en|säuren:** hoch-ungesättigte Fettsäuren. E polyenic acids.

**Polyestradiol|phosphat:** ein Östrogenderivat; ***Anw.*** zur Tumorther. bei Prostatakarzinom. E polyestradiol phosphate.

**Poly|galaktie:** ▸Hypergalaktie. E polygalactia.

**Polygala senega,** Senegawurzel: Heilpflanze mit nachweislicher Wirkung bei Katarrhen der oberen Luftwege.

**Polygelin:** Gelatinederivat; ***Anw.*** als kolloidales ▸Plasmaersatzmittel. E polygeline.

**Poly|geminie:** Herzrhythmusstörung mit wechselnd vielen Extrasystolen nach einem Normalschlag; s.a. ▸Bi-, ▸Trigeminie. E polygeminy.

**Poly|genie,** Polymerie: *Genetik* Beteiligung mehrerer Gene an der Ausbildung einer Eigenschaft; Normalfall der Phänogenese. Bei isophäner P. volle Ausbildung des Phäns, auch durch jedes der beteiligten Gene allein; bei additiver oder kumulativer P. quantitative Auswirkung; bei komplementärer P. Ausbildung nur durch Kombination verschiedener, einzeln unentbehrl. Teilbeträge der Gene. E polygenia.

**poly|glandulär:** ▸pluriglandulär. E polyglandular.

**poly|glanduläres Auto|immun|syndrom,** Abk. PGAS, autoimmun polyglanduläres Syndrom, Abk. APS, Syndrom polyglandulärer Autoimmunität: Oberbegriff für drei verschiedene Syndrome mit konsekutiv auftretenden Funktionsstörungen verschiedener Organsysteme auf dem Boden immunologischer Entzündungen. Alle Erkrankungen sind durch Autoantikörper charakterisiert, die als diagnostische Marker der Organbeteiligung genutzt werden können. Drei Gruppen von Antikörpern mit verschiedenen Zielen lassen sich unterscheiden: Antikörper gegen zellständige Enzyme, gegen Oberflächenrezeptoren u. gegen Sekretionsprodukte der befallenen Organe. ***Klassifik.:*** Das **PGAS Typ I** (Autoimmunes-Polyendokrinopathie-Candidiasis-Ektodermales-Dystrophie-Syndrom = APECED) manifestiert sich in der ersten Lebensdekade, betrifft weibl. u. männl. Individuen etwa gleich häufig. Die Diagnose wird gestellt, wenn zwei der drei typischen Organmanifestationen vorhanden sind (s. Tab.). Die Candidiasis (Moniliasis) ist meist das erste Krankheitszeichen. Der genetische Hintergrund der Erkrankung ist bekannt: verschiedenartige Mutanten des Autoimmunregulatorgens AIRE auf dem langen Arm des Chromosoms 21 (21q22.3). **PGAS Typ II u. III** manifestieren sich meist in der dritten oder vierten Dekade, sie sind häufiger als PGAS Typ I. In diese Gruppe gehören das SCHMIDT-Syndrom (Nebennierenrindeninsuffizienz u. immunogene Hypothyreose) bzw. das CARPENTER-Syndrom (Nebennierenrindeninsuffizienz, immunogene Hypothyreose u. Diabetes mellitus Typ 1). Es besteht eine Beziehung zum HLA-System Klasse II, der genauere genetische Hintergrund ist noch unbekannt. PGAS Typ III entspricht offenbar PGAS Typ II ohne Nebennierenrindeninsuffizienz. ***Diagn.:*** klinisches Bild, Nachweis der Organfunktionsstörungen, evtl. Nachweis typischer Autoantikörper; bei Typ I Nachweis der Mutation des AIRE. ***Ther.:*** Substitutionstherapie unter laufender Überwachung, Aufklärung der Patienten mit dem Ziel, krisenhafte Verschlechterungen zu vermeiden, genetische Beratung, ggf. systemische Therapie der Candidiasis. E autoimmune polyglandular syndrome.

**Poly|globulie:** Vermehrung der Erythrozytenzahl im peripheren Blut (mit erhöhten Hämatokrit- u. Hämoglobinwerten) bei meist normalem Plasmavolumen; auch als sekundäre Polyzythämie bezeichnet (zur Abgrenzung von der ▸Polycythaemia vera, der benignen familiären ▸Polyzythämie u. der durch Bluteindickung verursachten – relativen – ▸Pseudopolyglobulie). Das ▸Erythropoietin ist – in der Regel – erhöht. Formen: **1)** reaktiv bei verminderter Sauerstoffsättigung des Blutes (Hypoxie), z.B. bei Lungendiffusionsstörung, Herzfehlern mit Re.-li.-Shunt, Methämoglobinämie, Sauerstoffmangel in großer Höhe etc. **2)** reaktiv bei verminderter Sauerstoffabgabe an das Gewebe, z.B. bei Hämoglobinvarianten mit erhöhter $O_2$-Affinität, vermindertem 2,3-Diphosphoglycerat-Gehalt bzw. Mangel an ▸Diphosphoglycerat-phosphomutase etc. **3)** infolge autonomer Erythropoietin-Freisetzung, v.a. bei Nierenerkrankungen (▸FORSSEL-Syndrom) sowie als paraneoplastisches Syndrom (z.B. bei Nierenzell-, Leberzellkarzinom, Phäochromozytom). **4)** bei endokrinen Erkrankungen, z.B. CUSHING-Syndrom (nicht obligat). **5)** infolge dienzephaler Reizung z.B. bei Encephalitis epidemica, HUNTINGTON-Chorea, chron. Arachnitis, PARKINSON-, FRÖHLICH-Syndrom, A.-cerebri-Verschluss, auch als Stress-P. **6)** im Anfangsstadium von Blutkrankheiten (z.B. Osteomyelosklerose, Erythroleukämie, Leukosen). E erythrocytosis, secondary polycythemia.

**Polygonum aviculare,** Vogelknöterich: Heilpflanze mit adstringierendem Effekt. Das Kraut wirkt in spezieller Aufbereitung nachweislich bei leichten Katarrhen der oberen Luftwege sowie Entzündungen der Mund- u. Rachenschleimhaut.

**Poly|gramm:** s.u. ▸Polygraphie.

**Poly|graphie:** im Allgemeinen die simultane graphische Darstellung (Polygramm) mehrerer biologischer Variablen, im Speziellen die simultane Registrierung des EEG u. weiterer Körpervorgänge, meist EKG, EMG, EOG, auch Atmung, Körperbewegungen

| PGAS I | PGAS II | PGAS III | Häufigkeit |
|---|---|---|---|
| Hypoparathyreoidismus | prim. Nebennierenrindeninsuffizienz | Thyreoiditis<br>Diabetes mellitus Typ 1<br>perniziöse Anämie<br>Vitiligo | > 40 % |
| mukokutane Candidiasis<br>prim. Nebennierenrindeninsuffizienz<br>Malabsorption<br>Alopecia totalis<br>perniziöse Anämie<br>Thyreoiditis<br>chron. aktive Hepatitis | Thyreoiditis<br>Diabetes mellitus Typ 1 | | 10–40 % |
| Vitiligo<br>SJÖGREN-Syndrom<br>Hypophysitis<br>Diabetes mellitus Typ 1 | Hypogonadismus<br>Vitiligo<br>Alopecia<br>perniziöse Anämie<br>Myasthenia gravis<br>Zöliakie<br>rheumatoide Arthritis<br>SJÖGREN-Syndrom | Hypogonadismus<br>Alopecia<br>Myasthenia gravis<br>Zöliakie<br>rheumatoide Arthritis<br>SJÖGREN-Syndrom | < 10 % |

**polyglanduläres Autoimmunsyndrom:** Klassifikation nach Symptomen. [82]

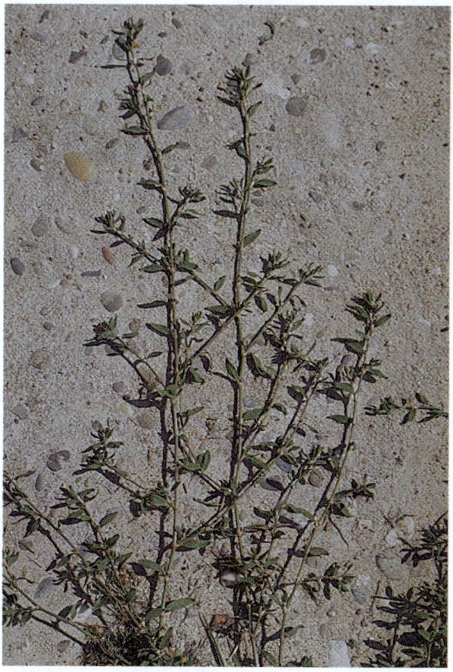

**Polygonum aviculare.** [482]

u.a. hauptsächlich bei Schlafuntersuchungen (Polysomnographie, fälschlich: »Schlaf-Polygraphie«) u. im Säuglingsalter. E polygraphy.

**poly|hybrịd:** für mehrere Allelenpaare heterozygot. E polyhybrid.

**Poly|hydr|ạmnion:** sehr stark ausgeprägtes Hydramnion. E polyhydramnios.

**Poly|karyo|zyt:** **1)** durch Fusionen einkerniger Zellen entstandenes Synzytium mit zahlreichen Zellkernen. **2)** durch mehrmalige amitotische Kernteilung ohne Zellteilung entstandene vielkernige Riesenzelle (z.B. Osteoklast, Skelettmuskelfaser). E polykaryocyte.

**Poly|keratọsis congẹnita,** RIEHL-Keratosis: dominant erbliche Pachyonychie mit Hyperkeratose der Haut (nebst Anhängen) u. Keratinisierung der Schleimhäute, später Atrophie, Akantholyse, Polydysplasie.

**poly|klonạl:** aus (bzw. bei) vielen (Zell-)Klonen; z.B. die normalen Immunglobuline. Ggs. ▸monoklonal. E polyclonal.

**Poly|korịe:** Vielzahl von Pupillen in einem Auge. E polycoria.

**Poly|krotịe, polykroter Puls:** Mehrgipfligkeit der peripheren Pulswelle mit teils unterschiedl. Erhebungen u. Nachschwankungen. E polycrotism.

**Poly|mastịe:** ▸Mammae accessoriae. E polymastia.

**Poly|melịe:** *Pathologie* Doppelfehlbildung mit nur als – zusätzliche – Extremität ausgebildetem Parasiten. E polymelia.

**Poly|menor|rhö:** *Gynäkologie* Regelblutungen mit verkürztem Zyklus (< 24 Tage) bei normaler Stärke u. Dauer. ***Ursachen:*** bei biphasischen ▸Menstruationszyklen Verkürzung der Follikelreifungsphase (selten) oder der Corpus-luteum-Phase; bei monophasisch-hypothermen Zyklen Anovulation (Follikelabbruchblutung). ***Ther.:*** bei Kinderwunsch gezielt nach Sterilitätsdiagnostik; sonst durch Hormonsubstitution (meist mit ▸Gestagenen). E polymenorrhea, polymenia.

**Poly|mẹr:** *Chemie* Makromolekül, das sich aus einheitl. »monomeren« Molekülen zusammensetzt (nach Polymerisation); unterschieden als Oligomere u. Hochpolymere (> 50 Monomere). E polymer.

**Poly|merạse:** Enzym, das ▸Polymere auf- u. abbaut, z.B. DNS-Nucleotidyltransferase (KORNBERG-Enzym). E polymerase.

**Polymerase-Kettenreaktion,** Abk. PCR: *Genetik* enzymatische Vermehrung von DNS, um aus wenig Probenmaterial in Stunden genügend Material für die genetische Analyse der Nucleinsäuresequenzen zu gewinnen (s.a. Schema); ***Anw.*** z.B. zur Erkennung bestimmter Gendefekte in Chorionzottenbiopsiematerial, in der Gerichtsmedizin (Vaterschaftsdiagnostik, Identitätsprüfung), in der Virologie (Identifizierung einzelner Stämme, z.B. Hepatitisviren) sowie in der Analyse stammesgeschichtlicher Zusammenhänge. E polymerase chain reaction.

**Poly|meren|fieber:** (HARRIS 1951) Krankheitsbild nach Einatmen von – degradierten – ▸Polymeren im Rauch bestimmter Kunststoffe (z.B. Teflon®, Fluon®), die sich oberhalb 500 °C zersetzen; nach Intervall Trockenheitsgefühl in Nase u. Rachen, Reizhusten, Retrosternaldruck, Herzklopfen, evtl. Fieber (Schüttelfrost, rascher Abfall, Schweißausbruch), Lungenödem. E polymer fume fever.

**Poly|merịe:** *Genetik* **1)** ▸Polygenie. **2)** Chromatidenteilung ohne -trennung.

**Poly|merisation:** Bildung von Makromolekülen aus kleineren organischen Molekülen durch eine chem. Reaktion. E polymerization.

**Polymer|membran:** *Zytologie* Arbeitsmodell der ▸Zellmembran (s. Abb.).

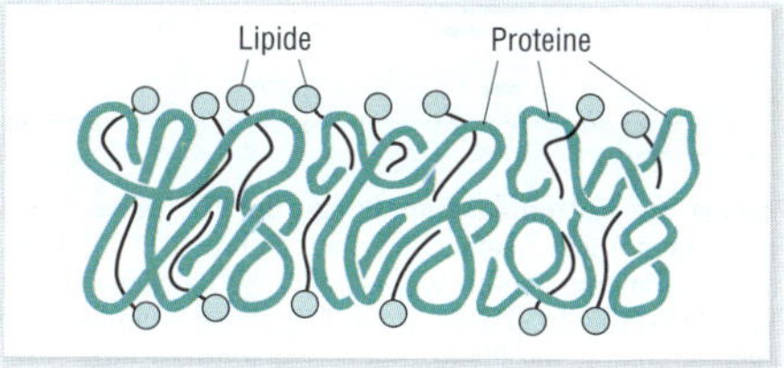


**Polymermembran:** Strukturschema. [138]

**Poly(methyl)meth|acrylat,** Abk. PM(M)A: ein Polyacrylharz (Kunstharz); ***Anw.*** als Sprühverband u. in Knochenzement. E poly(methyl)methacrylate.

**poly|mọrph:** vielgestaltig (▸Polymorphie). E polymorphic; -morphous.

**Poly|morphịe, -morphismus:** **1)** *Genetik* Vielgestaltigkeit, z.B. P. des Zellkerns. S.u. ▸polymorphkernig. E polymorphism. – **chromosomale P.:** Vork. von zwei oder mehr Strukturvarianten eines oder mehrerer Chromosomen in einer Population. – **genetische P.:** Vork. von zwei oder mehr unterschiedlichen Genotypen in einer Population in Häufigkeiten, die nicht allein der Mutationsrate entsprechen. **2)** *Chemie* Eigenschaft eines Elements, als fester Stoff in mehreren Modifikationen aufzutreten.

**polymọrph|kernig:** mit vielgestaltigem Kern; z.B. neutrophile p. ▸Granulozyten oder die unterschiedliche Kernform atypischer Zellen als Hinweis auf Malignität. E polymorphonuclear.

**Poly|mọrphus sphaero|cẹphalus:** »Kratzwurm« [Acanthocephala], 10–21 bzw. (♀) 9–29 mm; Darmparasit der Wasservögel, Erreger von creeping eruption beim Menschen (?).

**Poly|my|ạlgia arteriitica,** Polymyalgia rheumatica, Polymyalgia idiopathica: auf einer Riesenzellarteriitis (nicht immer nachweisbar) beruhende Erkrankung mit starken Muskelschmerzen, meist akut beginnend, bevorzugt der Nacken-Schulter-Oberarm- u. Beckengürtel-Oberschenkel-Region, am stärksten in den frühen Morgenstunden u. am Vormittag. Nicht selten begleitende Arthritiden. Die Riesenzellarteriitis, bes. als Arteriitis temporalis, kann sich auch auf Zerebralarterien, einschließlich der Retinaarterien, u. selten auch andere Arterienbereiche erstrecken.

P

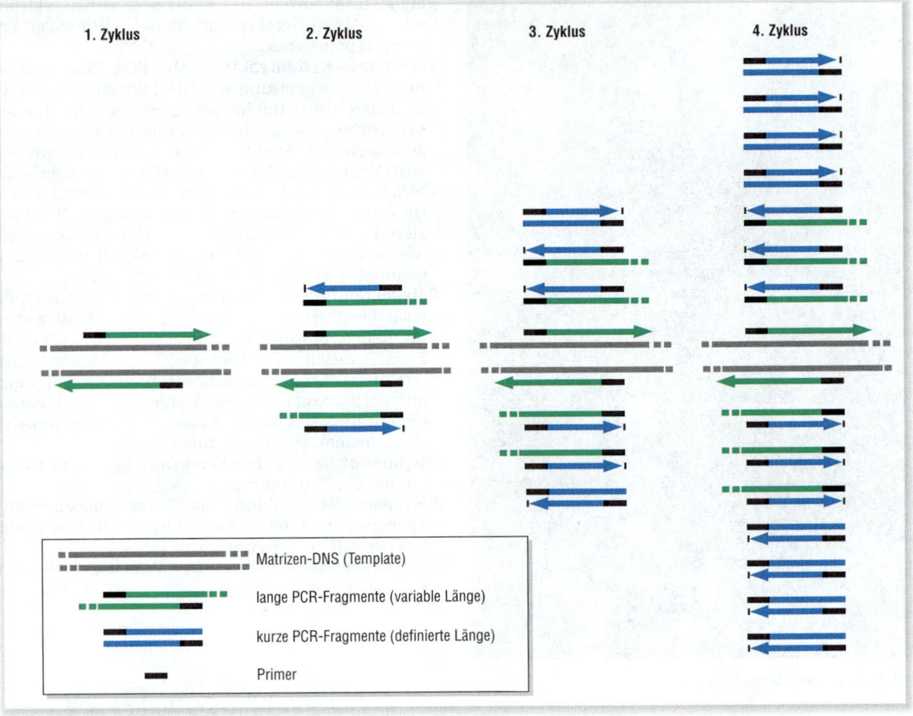


**Polymerase-Kettenreaktion:** Prinzip der PCR. Die exponentielle Vervielfältigung (»Amplifikation«) eines spezifischen DNS-Fragmentes durch Aneinanderreihen mehrerer PCR-Zyklen. Während im ersten PCR-Zyklus nur lange PCR-Produkte mit variabler Länge entstehen, synthetisiert die Polymerase bereits im zweiten Zyklus Fragmente von spezifischer Länge. Dieses kurze PCR-Produkt erfährt in der Folge eine exponentielle Vervielfältigung, während die Anzahl der langen Produkte nur linear zunimmt. Die Pfeile stellen neu synthetisierte Stränge dar. [53]

**Poly|myositis,** Abk. PM: zur Gruppe der ▸Kollagenosen bzw. Autoimmunkrankheiten gehörige, seltene, entzündliche Systemerkrankung mit vorwiegendem Befall der Muskulatur. ***Ätiol.:*** Es können idiopathische u. sekundäre Erkrankungsformen als Paraneoplasie (bei Patienten über 50 Jahre Malignomsuche) oder medikamentös induziert (D-Penicillamin) beobachtet werden. Das Prädilektionsalter liegt bei der juvenilen Form zwischen dem 5. u. 15. Lj., sonst zwischen dem 35. u. 55. Lj. Trotz ähnlicher Klinik unterscheiden sich PM u. ▸Dermatomyositis (DM) hinsichtlich der Pathogenese u. des histomorphologischen Befunds. Bei der DM steht pathogenetisch eine komplementabhängige Membranolyse der intramuskulären Kapillaren im Vordergrund, bei der PM spielen zytotoxische T-Lymphozyten eine entscheidende Rolle. ***Klinik:*** Typische Symptome sind muskelkaterähnliche Schmerzen, zunehmende Schwäche u. später Atrophie der Muskulatur, besonders proximale Muskelgruppen der Extremitäten im Bereich von Becken u. Schultergürtel sind betroffen. Befall der Augenmuskulatur führt zu Ptosis u. Strabismus; Dysphagia bei Beteiligung der Schlundmuskulatur. Zeichen der Hautbeteiligung sind periorbitales Ödem mit rötlich livider Verfärbung (Lilac rings), Erytheme mit dem typisch lilaroten Kolorit an Schultern, Rücken, Dekolleté, Oberarmstreckseite u. über den Metakarpophalangealgelenken (GOTTRON-Zeichen), Melanoleukodermie, Ödeme, Teleangiektasien, Papeln, Erosionen u. Ulzerationen. Andere Organmanifestationen sind mgl.: Myokard bei 80 %, Gastrointestinaltrakt 30–70 %, Lymphknoten u. Leber 50 %. Ein ▸vasospastisches Syndrom tritt bei einem Drittel der Patienten auf. Bei chronischem Verlauf kommt es oft zu Verkalkungen u. Fibrosierungen in den Weichteilen. Subakute Verläufe mit Ateminsuffizienz infolge der Beteiligung der Atemmuskulatur, Schocksymptomatik u. raschem Tod sind mgl. ***Diagn.:*** Erhöhung der Kreatinkinase u. anderer Muskelenzyme (ASAT, LDH, Aldolasen), des Myoglobins im Serum sowie Myoglobulinurie in Abhängigkeit von der Aktivität. Antinukleäre Antikörper u. Autoantikörper auf zytoplasmatische Antigene (Anti-Synthetase-Antikörper, insbesondere Anti-Jo-1-Antikörper, Anti-SRP) können nachgewiesen werden; die Antikörper charakterisieren z. T. unterschiedliche Untergruppen u. Verlaufsformen. Patho. Elektromyographie u. auffällige Muskelbiopsie (entzündliche Infiltrate meist innerhalb der Faszikel, die nekrotischen Muskelfasern liegen verstreut oder isoliert u. nicht unbedingt in Nähe des Entzündungsareals, keine perifaszikuläre Atrophie). ***Ther.:*** Die Behandlung der idiopathischen Formen erfolgt mit Glukokortikoiden u./oder Immunsuppressiva (insbesondere Azathioprin oder Methotrexat), bei Therapieresistenz mit hoch dosierten Immunglobulinen i. v. **E** polymyositis.

**Polymyxine:** zyklische Heptapeptide mit antibiotischen Eigenschaften aus Bacillus polymyxa; einzelne Komponenten wirksam (oral, parenteral, lokal) bei gramneg. Erregern (v. a. Bact. pyocyaneum, E. coli, Salmonellen, Shigellen, Rickettsien); ***Anw.*** finden die Komponenten B u. E (z. B. als ▸Colistin). **E** polymyxins.

**Poly|nesie:** Vermehrung der Inselzellverbände des Pankreas bei funktioneller Mehrbelastung.

**Poly|neuritis,** Polyradikulitis, Polyradikuloneuritis, Polyganglioradikuloneuritis, Abk. PN: entzündliche Erkrankung mehrerer peripherer oder Hirnnerven (▸Neuritis), i. w. S. auch alle übrigen Formen der ▸Polyneuropathie (s. a. ▸Multiplex-Typ); meist segmentaler Befall, überwiegend exogen durch Viren, seltener bakteriell, allergisch-toxisch sowie immunologisch endogen bzw. exogen bedingt; tritt auch bei Schädigung der Vasa nervorum sowie als Folge infektiös-toxischer u. vaskulär-entzündlicher Veränderungen bei Kollagenosen (Periarteriitis u. Panarteriitis) auf. E polyneuritis, polyneuropathy. – **P., akute infektiöse:** ▸GUILLAIN-BARRÉ-Syndrom. E acute infectious p. – **P. alcoholica:** P. bei chronischem Alkoholabusus. ***Klinik:*** distal meist symmetrische somatosensible Ausfälle, Areflexie, Druckempfindlichkeit langer Nervenbahnen; Atrophien. – **P., aszendierende akute:** ▸LANDRY-Paralyse. – **P., ataktische:** ▸Pseudotabes. E ataxic p. – **P. cerebralis menièriformis:** wahrscheinlich infektiöse akute P. der Hirnnerven V–VIII; mit Fazialislähmung u. Zeichen der MENIÈRE-Krankheit. – **P. diphtherica:** toxische P., v.a. bei maligner ▸Diphtherie, frühestens nach 3 Wo.; meist Gaumensegel- u. Akkommodationsparese, dann übergreifend auf Körpermuskulatur, v.a. Extremitäten, evtl. als LANDRY-Paralyse, allgemein nach Mon. ausheilend. E diphtheric p. – **P. infectiosa:** bei Infektionskrankheiten auftretende P. (z.B. P. diphtherica). E infectious p. – **P. migrans:** ▸WARTENBERG-Syndrom (2). E migratory p. – **P., peri|arteriitische:** ▸Multiplex-Typ bei Periarteriitis.

**Poly|neuro|pathia, -pathie:** Oberbegriff für systemische entzündl. (▸Polyneuritis) u. degenerat. Erkrankungen der peripheren Nerven oder von Nervenanteilen (markhaltige, marklose, großkalibrige u. dünnkalibrige). Es sind typ. Verteilungsmuster zu beobachten (s. Abb.). ***Ätiol.:*** u.a. chronischer Alkoholismus, Infektionen, Medikamente, Stoffwechselerkrankungen (Diabetes mellitus), Schwermetallvergiftung (Blei), als Nebenwirkung neurotoxischer Zytostatika. E polyneuropathy. – **P. alcoholica:** P. bei

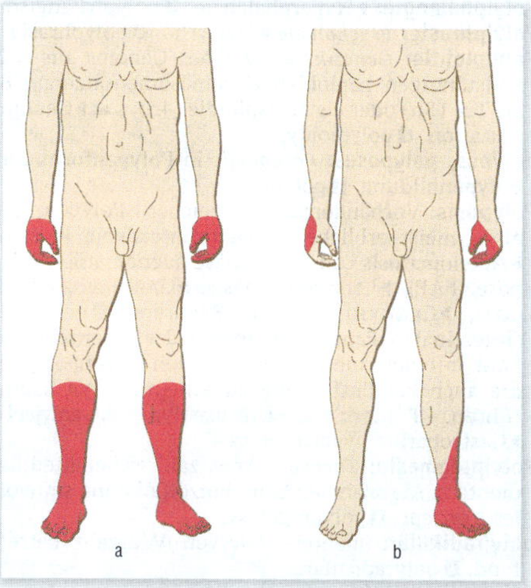


**Polyneuropathia:** Verteilung von Sensibilitätsstörungen; a) typische socken- u. handschuhförmige, symmetrische Verteilung; b) Mononeuropathia multiplex. [337]

chronischem Alkoholabusus. ***Klinik:*** distal meist symmetrische somatosensible Ausfälle, Areflexie, Druckempfindlichkeit langer Nervenbahnen, Atrophien. – **P., amyloide:** ▸Amyloid-Polyneuropathie. – **P. carcinomatosa:** P. als Teilerscheinung eines ▸paraneoplastischen Syndroms (z.B. bei Bronchialkarzinom). E carcinomatous p. – **P. diabetica,** Neuropathia diabetica: Gesamtheit der peripheren u. zentralen neurologischen Krankheitserscheinungen, die im Zusammenhang mit einer chronischen diabetischen Stoffwechselerkrankung vorkommen. ***Pathogen.:*** chronische hyperglykämische Stoffwechsellage mit Schädigung der Blutgefäße, die die Nerven versorgen. ***Klassifik.:*** Folgende Formen werden unterschieden: sensomotorische diabetische P., motorische-amytrophe diabetische P., vegetative diabetische P., diabetisch P. mit Hirnnervenparesen. ***Klinik:*** Neuralgien, Parästhesien, Enteropathie, Tenesmen, Libido- u. Potenzverlust; in schweren Fällen motor. Ausfälle (z.B. ataktische Gangstörung = Pseudotabes diabetica). ***Diagn.:*** Die Beschwerden sind durch den Nachweis von Reflexanomalien, Veränderungen der Vibrationsempfindlichkeit, patho. Reizleitungsgeschwindigkeiten u. Veränderungen der elektrischen Herzkenngrößen u. des Kopplungsgrades zwischen äußerer Atmung u. Herzregulation objektivierbar. Es besteht eine enge Beziehung zur Diabetesdauer. ***Ther.:*** therapeutisch schwer beeinflussbar. Es gilt

| |
|---|
| **I. »Entzündliche« Polyneuritiden** |
| Unbek. Urs.: idiopath. Polyradikuloneuritis, FISHER-Syndrom, neuralg. Schulteramyotrophie, bei lymphozytärer Meningitis, Akrodermatitis chronica atrophicans |
| Virale Infekte: Encephalitis epidemica, Grippe, Hepatitis epidemica, Herpes zoster, Masern, Mononukleose, Mumps, Varizellen, Zeckenbiss-Meningoenzephalomyelitis |
| Bakterielle Infekte: Borelliose, Bruzellosen, Botulismus, Diphtherie, Lepra, Leptospirosen, Neurolues, Rickettsiosen, Ruhr, Toxoplasmose, Typhus, Paratyphus |
| Allergische Reaktion, immunologisch vermittelte Erkrankungen: serogenetische Polyneuritis, **m**ultifokale **m**otorische **N**europathie (MMN) |
| **II. Vaskulär bedingte Polyneuropathien** (einschl. Kollagenosen) |
| obliterierende Gefäßerkrankungen, Periarteriitis nodosa, Lupus erythematodes, rheumat. Arthritis, SJÖGREN-Syndrom, Sklerodermie, Intoxikationskoma (?) |
| **III. Exotoxische Polyneuropathien** |
| Medikamente: Amiodaron, Antabus, Chlorjodhydroxychinolin, Chloroquin, Furaltadon, Gentamicin, Gold, Hydantoin, Hydralazin, Imipramin, Indometacin, INH, Methaqualon, Nialamid, Nitrofurantoin, Nitrofural, Penicillin, Perhexilinmaleat, Salvarsan, Neosalvarsan, Thalidomid, Trichloräthylen, Vincristin, Vinblastin |
| Andere tox. Stoffe: Acrylamid, Alkohol, As, Ba, Benzin, Benzol, Blei, DDT, n-Hexan, Methyl-n-butyl-keton, Hg, $CS_2$, Tl, Triorthokresylphosphat |
| **IV. Endotoxische metabol. Polyneuropathien** (einschl. maligner Infiltration u. Kompression der Nerven sowie hereditärer Formen) |
| Stoffwechselerkrankungen: Akromegalie, Amyloidose, Diabetes mellitus, Hypoglykämie, Hypothyreose, Porphyrie, Schwangerschaft, Urämie |
| Mangelernährung: Beriberi ($B_1$-Mangel), Hungerdystrophie, Malabsorption |
| Paraneoplast. Syndrome: v.a. bei Ca. von Lunge, Magen, Mamma u. ♀ Genitalorganen, bei HODGKIN-Krankh., Leukämien, malignen Retikulosen |
| Paraproteinämien: Plasmozytom, Makroglobulinämie WALDENSTRÖM, Kryoglobulinämie |
| Infiltrierende Prozesse; BOECK-, HODGKIN-Krankh., Leukämien, maligne Retikulosen, Meningiosis blastomatosa, Polyzythämie (?) |
| Chron.-hereditäre Verlaufsformen: prim. u. Para-Amyloidose, heredit. sensible Neuropathie, neurale Muskelatrophie, myatroph. Ataxie, progress. hypertroph. Neuritis (DÉJERINE-SOTTAS), fam. rezidivierende polytope Neuropathie, metachromat. Leukodystrophie, REFSUM-, BASSEN-KORNZWEIG-, LOUIS-BAR-Syndrom |

**Polyneuropathia:** Ursachen nach B. NEUNDÖRFER.

P

auch hier eine straffe, normoglykämische Insulintherapie mit dem Ziel einer Eumetabolisierung. E diabetic p., diabetic neuropathy. – **P. infantum:** ▶Feer-Krankheit.

**Poly|nucleotid:** ▶Nucleinsäure. E polynucleotide.

**poly|nukleär:** *Zytologie* **1)** vielkernig. **2)** (inkorrekt) ▶polymorphkernig. E polynuclear.

**Polyoma-Virus:** Genus der Familie Papovaviridae (45 nm), in Affennierenzellkultur anzüchtbar; erzeugt in Nagern multilokuläre Sarkome u. Karzinome, deren virusinduziertes Antigen zur Abstoßung führt. Humanpathogen sind BK- u. JC-Virus. E polyomavirus.

**Poly|op(s)ie:** durch optischen Fehler (irregulärer Astigmatismus, Hornhautnarben, Keratokonus, Polykorie, Linsentrübung) bedingtes monokuläres Mehrfachsehen. E polyop(s)ia.

**Poly|orchi(di)e:** Vorhandensein überzähliger – oft nicht deszendierter – Hoden. E polyorchidism.

**Poly|osteo|chondritis:** ▶Silfverskiöld-Syndrom. E polyosteochondritis.

**Poly|osteo|pathia deformans connatalis regressiva:** ▶Caffey-Syndrom.

**Poly|ostosis fibrosa:** ▶Jaffé-Lichtenstein-Syndrom. E fibrous dysplasia.

**poly|ostotisch:** mehrere Knochen betreffend. E polyostotic.

**Poly|otie:** Vorhandensein überzähliger Ohrmuschelrudimente oder Aurikularanhänge. E polyotia.

**Polyp:** gestielte umschriebene (manchmal auch breitbasige) Schleimhautvorwölbung unterschiedlicher Morphologie. ***Formen:*** als angiomatöser (gefäßreicher) oder lipomatöser Pseudo-P. (submuköses Angiom oder Lipom); entzündlicher (Granulationsgewebe-)P.; hyperplastischer (Pseudo-)P. oder als neoplastischer Polyp (Schleimhautadenom mit Tendenz zur malignen Entartung; als tubuläres, villöses oder tubulovillöses Adenom). ***Auftreten:*** v.a. in Hohlorganen (Magen-Darm, Harnblase, Uterus, Zervix), Nasennebenhöhlen u. am Zahn (Pulpa, Wurzelhaut, Zahnfleisch); s.a. ▶Polyposis. – Auch inkorrekt für gestielte Gebilde aus Fibrin u. Ery (z.B. Plazentar-, Herz-P.) u. laienhaft für adenoide ▶Rachenmandelwucherungen. E polyp.

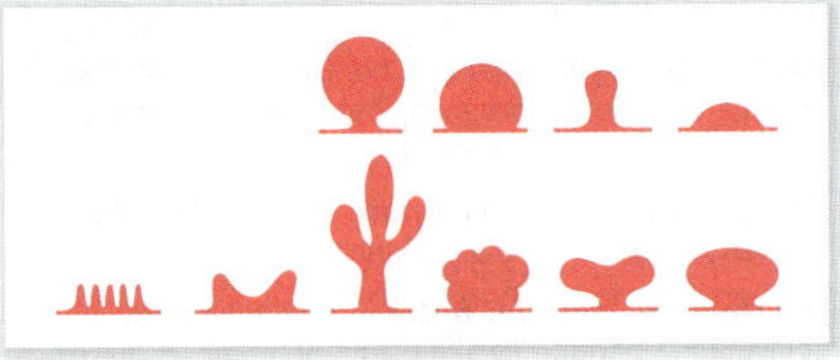

**Polyp:** Wuchsformen gastrointestinaler Polypen. [343]

**Poly|papilloma tropicum:** ▶Frambösie.

**Poly|pathie,** Mehrfachleiden: das gleichzeitige Vorhandensein (chronisch werdender oder primär chronischer) Krankheiten/Leiden, insbes. beim alternden Menschen (oft – weniger korrekt – als Multimorbidität bezeichnet). E polypathia.

**polyp-cancer sequence:** Entwicklung eines Karzinoms aus einem Adenom (neoplastischer Polyp) durch Auftreten von Zellatypien im Adenom mit Infiltration der Lamina propria mucosae u. Ausdehnung in die Submukosa.

**Polyp|ektomie|schlinge:** schlingenförm. Instrument (s. Abb.) zur – meist endoskopischen – Entfernung von Polypen. E polyp snare, p. écraseur.

**Poly|peptid:** Peptid mit 10–15 Aminosäureresten (im Ggs. zum Oligopeptid mit < 10); s.a. ▶Eiweiß. E polypeptide. – **P., pankreatisches,** Abk. PP: aus »PP-Zellen« (▶APUD-Zellen) der Langerhans-Inseln stammendes Polypeptid, dessen Konzentration im Blut nach eiweißreicher Nahrung ansteigt. Hemmt Darmmotilität, Gallefluss u. Pankreassekretion, physiologische Bedeutung ist nicht bekannt.

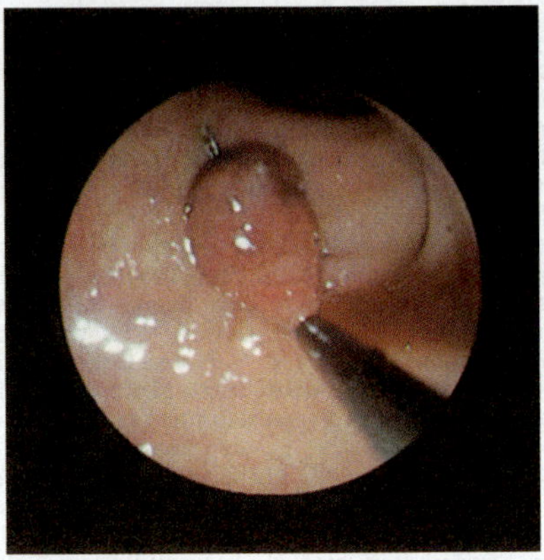

**Polypektomieschlinge:** Die Schlinge ist um den Polypenstiel gelegt (endoskopisches Bild). [450]

**Polypeptid-Antibioti|ca, -ka:** aus Bakterienkulturen gewonnene Antibiotika mit breitem Wirkungsspektrum, die wegen schlechter systemischer Verträglichkeit fast nur noch lokal angewendet werden; ***Wirkst.:*** z.B. Bacitracin, ▶Polymyxine, Tyrothricin, Vancomycin. E polypeptide antibiotics.

**Poly|peptid|antigen:** ▶TPA.

**Poly|peptid|hormone:** ▶Proteohormone. E polypeptide hormones.

**Poly|phänie:** *Genetik* ▶Pleiotropie.

**Poly|phagie:** krankhaft gesteigerte Nahrungsaufnahme infolge Fehlens eines Sättigungsgefühls (s.a. ▶Bulimie). E polyphagia.

**Poly|phalangie:** ▶Hyperphalangie. E polyphalangism.

**Poly|phrasie:** *Psychologie* ▶Logorrhö. E polyphrasia.

**Poly|ploidie:** *Genetik* Besitz eines Genoms aus > 2 vollständigen haploiden Chromosomensätzen; z.B. als Tri- (3n) oder als Tetraploidie (4n); s.a. ▶Genommutation. E polyploidy.

**polypös, polyposus:** *Pathologie* in Polypenform, mit Polypenbildung. E polypous.

**Polyposis:** Vorhandensein zahlreicher ▶Polypen; z.B. als – meist erbliche – **(gastro)intestinale P.** (s.u. ▶Adenomatosis coli [= familiäre adenomatöse Polypose, FAP], ▶Lentigopolyposis, ▶Gardner-, ▶Turcot-, ▶Cronkhite-Canada-Syndrom. E polyposis (intestinal). – **P. nasi:** Erkrankung der Nasenschleimhaut mit destruierend wachsenden Nasenpolypen, die auch bei Entfernung zu erneutem Wachstum führen. – **P. uteri:** s.u. ▶Uteruspolyp. – **P. ventriculi:** ▶Gastropathia hypertrophica.

**Poly|pragmasie:** *Therapie* Anw. zahlreicher Medikamente u. Maßnahmen beim Einzelfall ohne sinnvolles Konzept. E polypragmasy.

**poly|radikulär:** mehrere (Nerven-)Wurzeln betreffend. E polyradicular.

**Poly|radikulitis(-Syndrom):** Entzündung mehrerer bis zahlreicher Spinalnerven-Wurzeln, meist auch zugehöriger Nervenabschnitte (= **Polyradikuloneuritis**). ***Klinik*** (je nach Lokalisation): Reflexabschwächung, Paresen, sensible Reiz- u. Ausfallerscheinungen. Bes. Formen: ▶Landry-Paralyse, ▶Guillain-Barré-, ▶Fisher-, ▶Denny-Brown-Syndrom, ▶Lyme-Krankheit; Letzteres ist eine durch Zeckenbiss übertragene Spirochätenerkrankung (Borelliose); s.a. ▶Polyneuritis, ▶Polyneuropathie. E polyradiculitis.

**Poly|ribo|nucleotid-nucleotidyl-transferase:** Enzym, das den Auf- u. Abbau von Ribonucleinsäure (Polyribonucleotid) katalysiert. E polyribonucleotide nucleotidyltransferase.

**Poly(ribo)som:** *Zytologie* Aggregat aus mehreren ▶Ribosomen, zusammengehalten durch Messenger-RNS; aktiver Komplex bei der ▶Eiweißbiosynthese. E polyribosome.

**Poly|saccharide:** hochmolekulare ▸Kohlenhydrate (KH) aus > 10 glykosidisch verknüpften Monosacchariden; unterschieden als Homo- u. Hetero-P. (mit nur einem KH-Typ als Baustein bzw. mit verschiedenen KH-Bausteinen). Manche P. (z.B. in Bakterienkapseln) haben anti- bzw. immunogene Eigenschaften. E polysaccharides.

**Poly|ser(os)itis:** gleichzeitige entzündl. (oft fibroplastische) Reaktion der Serosaauskleidung mehrerer Körperhöhlen (Peritoneum, Pleura, Perikard), meist als Teilerscheinung einer Allgemeinerkrankung i.S. der hyperergischen Reaktion, z.B. bei Tuberkulose, Toxoplasmose, Erythematodes, Polyarthritis (= CONCATO-Krankheit), STILL-Syndrom; s.a. ▸SIEGAL-CATTAN-MAMOU-Syndrom. E polyserositis.

**Poly|sialie:** vermehrter Speichelfluss. E ptyalism.

**Poly|skler|adenitis:** ▸Skleradenitis zahlreicher Lymphknoten, v.a. bei tertiärer Syphilis. E multiple scleradenitis.

**Poly|sklerose:** *Neurologie* ▸multiple Sklerose.

**Poly|som:** ▸Polyribosom. E polysome.

**Poly|somie:** Vorhandensein zusätzlicher Chromosomen im Genom; z.B. als ▸Trisomie. E polysomy.

**Poly|spermie:** *Andrologie* **1)** Eindringen von mehr als einem Spermium in eine Eizelle. E polyspermy. **2)** Polysemie: übermäßige Menge des Ejakulats (> 6 ml). E polyspermia; -spermism. **3)** ▸Polyzoospermie. **4)** ▸Spermatorrhö.

**poly|spezifisch:** s.u. ▸Immunserum. E polyspecific.

**Poly|splenie:** ▸Lien accessorius. E polysplenia. – **P., posttraumatische,** Splenosis: nach Milzruptur ausgesäte Gewebepartikel, die am Peritoneum über einsprossende Gefäße ernährt werden.

**Poly|stichiasis:** Vorhandensein mehrerer Wimpernreihen; s.a. ▸Distichiasis. E polystichia.

**Poly|styrol|di|vinyl|benzol|sulfon|säure:** ein ▸Kationenaustauscher; ***Anw.*** bei Hyperkaliämie u. zur Rezidivprophyl. kalziumhaltiger Nierensteine bei Hyperkalzurie. E polystyrene sulfonate.

**poly|symptomatisch:** mit zahlreichen Symptomen.

**poly|synaptisch:** über mehr als zwei Synapsen (bzw. drei Neurone) verlaufend (z.B. der Fremdreflex). E polysynaptic.

**Poly|syn|daktylie:** ▸Polydaktylie mit Syndaktylie. E polysyndactyly.

**Polytän|chromosom:** ▸Riesenchromosom.

**Poly|thelie:** ▸Hyperthelie. E polythelia.

**Polythiazid:** ein ▸Benzothiadiazin-Derivat; Saluretikum. E polythiazide.

**poly|top:** mit vielen Standorten an einem Körper oder Organ.

**Poly|toxiko|manie:** Drogenabhängigkeit von mehreren Suchtmitteln, gleichzeitig oder nacheinander. E multiple drug dependence.

**Poly|trauma:** Kombination gleichzeitig entstandener Verletzungen meist an mehreren Körperregionen u. Funktionssystemen, wobei eine oder die Summe der Teilverletzungen lebensgefährdend ist; s.a. ▸Schwerverletzter. Der Summationseffekt von Organ-/Gewebe- u. Funktionsschäden u. die daraus resultierende hohe Komplikationsrate lassen den Patienten oft zum Problemfall (bezüglich Transport, Behandlung; auch Klinikausstattung etc.) werden, besonders bei Schädel-Hirn-Trauma. Große Gefahr ist v.a. durch den meist auftretenden schweren hypovolämischen Schock (u. die damit verbundene Störung der Mikrozirkulation) mit respiratorischer Insuffizienz u. Anurie (Schockniere) gegeben, in den ersten Tagen auch durch Fettembolien. Klinische ***Klassifik.:*** bei Schock P. 2. Grades, bei lebensbedrohlicher Blutung P. 3. Grades. E multiple trauma.

**Poly|trichie:** ▸Hypertrichosis. E polytrichia.

**poly|trop:** mit mehreren Angriffspunkten. E polytropic.

**Polyurethane:** aus Polyisocyanaten u. Polyalkoholen hergestellter Kunststoff (Schaumstoff); ***Anw.*** als Wundverband für nässende Wunden, z.B. Ulcus cruris, Dekubitus. E polyurethans.

**Poly|urie:** übermäßige (> 21/24 Std.) Harnausscheidung; i.e.S. die infolge Stoffwechselentgleisung (z.B. bei Diabetes insipidus u. mellitus), nach Anurie (kompensatorisch), bei Hydronephrose, Hyposthenurie, nach Paravertebralanästhesie. E polyuria.

**poly|valent:** ▸multivalent. E polyvalent.

**Polyvinylalkohol:** ein ▸Filmbildner zur topischen ***Anw.*** in benetzenden Augentropfen. E polyvinylalcohol.

**Poly|vinyl|chlorid,** Abk. PVC: synthet. Thermoplast; ***Anw.*** z.B. für Katheter. S.a. ▸Vinylchloridkrankheit. E polyvinyl chloride.

**Poly|vinyl|pyrrolidon,** Abk. PVP: ▸Povidon. E polyvinylpyrrolidone, povidone.

**poly|xen:** ▸heteroxen; s.a. ▸Parasit.

**Poly-X-Syndrom:** ▸ULRICH-TURNER-Syndrom.

**poly|zentrisch:** *Zytologie* mit mehr als einem Zentromer. E polycentric.

**Poly|zoo|spermie:** Ejakulat mit > 200 Mio. Spermien/$cm^3$; als relative P. bei Parvisemie.

**poly|zyklisch:** **1)** *Chemie* aus mehreren Ringen bestehend. **2)** *radiol* deskriptiv für »mehrbogig begrenzt« (z.B. polyzyklische Strukturen in der Mammographie, Computertomographie, Sonographie). E polycyclic.

**poly|zystisch:** mehrere Zysten enthaltend; z.B. p. Degeneration des Ovars (s.u. ▸kleinzystisch) bzw. der Leber (▸Zystenleber), p. fetales Syndrom. E polycystic.

**polyzystisches Ovarialsyndrom:** ▸PCO-Syndrom.

**Poly|zysto|graphie:** *Röntgenologie* Kontrastmitteldarstellung der Harnblase in verschiedenen Füllungs- u. Entleerungsphasen durch Mehrfachbelichtungen des Films. E polycystography.

**Poly|zyt|hämie:** erhebl. Vermehrung der Erythrozytenzahl im peripheren Blut. E polycythemia. – **P., primäre: 1)** ▸Polycythaemia (rubra) vera. E primary p. **2) benigne familiäre P.:** i.e.S. die erblichen Formen mit noch unerklärbarer Ursache u. die P. infolge autonom erhöhter Erythropoietinproduktion (mit autosomal-rezessivem Erbgang); weitere erbl. Formen werden heute meist der ▸Polyglobulie (2) zugeordnet. – **P., relative:** ▸Pseudopolyglobulie (infolge Bluteindickung). E relative p. – **P., sekundäre:** die ▸Polyglobulie (dort weitere Unterteilung). E secondary p.

**Poly|zytose:** Vermehrung der zellulären Elemente einer Körperflüssigkeit; z.B. Polyzythämie, Pleozytose. E polycytosis.

**POMC:** Abk. für ▸Proopiomelanocortin.

**Pomeranzenschale:** ▸Aurantii pericarpium.

**Pomeroy-Methode:** Sterilisations-Op. durch Ligatur einer 2–3 cm langen Eileiterschleife, deren Mittelstück (1–2 cm) abgetragen wird. E Pomeroy's operation.

**Pomona:** ▸Leptospira pomona.

**Pompe-Krankheit:** Typ 2 der ▸Glykogenose (dort Tab.). E Pompe's disease.

**Pom|pholyx:** *Dermatologie* s.u. ▸Cheiro-, ▸Podopompholyx. E pompholyx.

**Pomum Adami,** Adamsapfel: ▸Prominentia laryngea. E Adam's apple.

**Ponçage:** ▸Dermabrasio.

**Poncet-Krankheit:** symptomatische Arthropathie bzw. Arthritis bei Organtuberkulose; kein eigenständiges Krankheitsbild. E Poncet's disease.

**Pond,** Abk. p: *Physik* $^1/_{1000}$ des ▸Kiloponds.

**Pons,** P. cerebri, P. Varolii, Brücke: dem Metencephalon ventral aufgelagerter vierseitiger, rostral von den Crura cerebri u. Fossa interpeduncularis, kaudal von den Pyramiden begrenzter weißer Querwulst u. Neuhirnanteil aus markhaltigen Nervenfasern u. den »Brückenkernen« der Tractus corticopontini (einschl. Kleinhirnverbindungen). E pons, bridge of Varolius.

**Pons-Syndrom – laterales P.:** bei umschriebener einseit. Schädigung des lat. Pedunculus cerebellaris medius (meist Verschluss der Aa. circumferentes breves) zerebellare Hemiataxie, Adiadochokinese, Asynergie, evtl. herdseitig HORNER-Syndrom u. Trigeminusausfälle, kontralateral dissoziierte Empfindungsstörung, Myorhythmien in Gaumen und Schlund. E pontine syndrome, lateral pontine syndrome. – **paramedianes P.,** Brückenfuß-Sy.: bei einseitiger paramedianer Läsion des Pedunculus cerebellaris med. (Verschluss der Basilaris-Äste) schlaffe, später spast. Hemiplegie der Gegenseite (außer Gesicht), evtl. auch leichte Hemiataxie u. Zungenparese auf der Herdseite, aber ohne Großhirnsymptome. E paramedian p. s. – **Pons-Haubensyndrom:** ▸RAYMOND-CESTAN-Syndrom. E tegmentop. s.

**Pontiac-Fieber:** akute fieberhafte, meist selbstlimitierende Atemwegsinfektion durch bestimmte Serotypen von ▸Legionella pneumophila mit allgemeinen Symptomen wie Fieber u. Kopfschmerzen, ohne Pneumonie. In Pontiac (USA) 1978 erstmalig beobachtet. S.a. ▸Legionellose.

**pontịn(us):** den Pons cerebri betreffend; z.B. pontine Hemiplegie (▸Hemiplegia alternans), pontines Syndrom (▸Pons-Syndrom). E pontine.

**PONV** *(engl.)* Abk. für **p**ost**o**perative **n**ausea and **v**omiting: postoperative Übelkeit u. Erbrechen.

**Pool** *(engl. = Teich, Pfütze, Schwimmbecken):* **1)** Begriff der dynam. Biochemie für die »Ansammlung« eines Stoffes in Bereitschaft für spätere – metabol. – Verwendung, z.B. von Blut (▸Blutspeicher) oder einer organ. oder anorgan. Substanz (z.B. Eisen-P.); i.w.S. auch der im Organismus vorhandene oder für einen Test eingebrachte Gesamtbestand des betr. Stoffes. **2)** gepooltes Serum bzw. Plasma: *Serologie* Mischplasma oder -serum von vielen Blutspendern.

**Pooling** *(engl.):* **1)** Versacken des Blutes in den Venen der unteren Körperhälfte. **2)** *Serologie* sammeln bzw. mischen; s.u. ▸Pool (2).

**Pọ|ples:** die oberflächliche Kniekehle. E poples.

**Poplitẹa:** Kurzform für ▸Arteria poplitea.

**Poplitẹa-Kompressions|syndrom:** Durchblutungsstörung des Unterschenkels infolge Kompression der ▸Arteria poplitea bei Verlaufsvariante oder aberrierendem Gastroknemius- bzw. Plantaris-Ursprung. E popliteal compression syndrome, popliteal entrapment s.

**popliteal:** die Kniekehle betreffend. E popliteal.

**Popliteạl|punkt:** Kniekehlen-Nervendruckpunkt für den N. ischiadicus. E popliteal sciatic pressure point.

**Poplitẹal|typ:** s.u. ▸Verschlusskrankheit, arterielle. E popliteal type.

**Population:** *Statistik* Bevölkerung oder eine willkürlich abgegrenzte Gesamtheit (z.B. alle Patienten mit einer bestimmten Krankheit an einem bestimmten Krankenhaus) für eine Gesamterhebung oder eine repräsentative Stichprobenerhebung. E population.

**Populations|dichte:** durchschnittl. Zahl der Individuen pro Flächeneinheit. E population density.

**Populi cortex,** Pappelrinde: als Heilpflanzenbestandteil nachweislich wirksam bei Miktionsbeschwerden, rheumatischen Beschwerden u. Schmerzen.

**Populi gemma,** Pappelknospen: als Heilpflanzenbestandteil nachweislich wirksam bei oberflächlichen Hautverletzungen, Frostbeulen, Sonnenbrand u. äußeren Hämorrhoiden.

**P/O-Quotient:** *Biochemie* die Relation »gebildetes ATP« zu »verbrauchter Sauerstoff (O)« als Energiebilanz der Atmungskettenphosphorylierung.

**Pọre:** **1)** Hautpore (▸Porus sudoriferus). **2)** *Zytologie* ▸Kernpore. E pore.

**Por|ektasiẹ:** Erweiterung der Hautporen. E dilated pores.

**Por|enzephaliẹ:** (SIEGMUND) zystische bzw. trichterförmige Substanzdefekte (asept. Nekrosen) in Großhirnmark u. -rinde, meist als Folge fetaler oder peripartaler Durchblutungsstörung, aber auch als Pseudo-P. nach Hirnblutung oder Trauma. Die glattwandigen »Pori«, die nur bei Entstehen nach Ende der Markreifung (2. Lj.) Fettkörnchen- u. Pigmentzellen oder Organisationsvorgänge aufweisen, können mit dem Ventrikelsystem (= **innere P.**) oder dem Subarachnoidalraum (= **äußere P.**) in Verbindung stehen. ***Klinik:*** Anfallsleiden, Paresen, EPS-Störungen. E porencephaly.

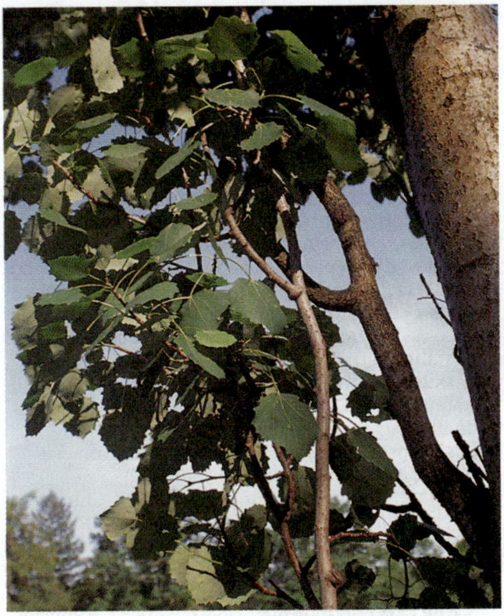

**Populi gemma:** Silber-Pappel. [399]

**Porio|maniẹ:** Trieb zu planlosem »Weglaufen« aufgrund inneren Dranges u. inn. Unruhe; v.a. im Rahmen hysteri- oder epileptiformer Dämmerzustände, in Konfliktsituationen bei Kindern u. Jugendl. (Pubertät). E poriomania.

**Poro|cẹphalus:** Gattung der Pentastomida (Zungenwürmer); Adultstadien Parasiten von Schlangen (in Lunge, Bronchien), Entwicklung zu Nymphen in deren Beutetieren (v.a. Kleinsäuger); s.a. ▸Porozephalose. E Porocephalus.

**Poro|keratọsis:** dyskeratotische Hautporenveränderungen. E porokeratosis. – **P., disseminiẹrte superfiziẹlle aktịnische:** durch Licht provozierte, juckende, follikuläre Papeln. Sind nur wenig erhaben, braun bis braunrot mit zentralem Hornpfropf. E disseminated superficial actinic p. – **P. Mibẹlli, P. zosteriformis** (VITTORIO MIB., 1860 – 1910, ital. Hautarzt; CHARLES MANTOUX., 1877 – 1947, franz. Arzt), P. centifugata athrophicans: unregelmäßig dominant vererbte Form der P. Im Kindes- bis mittl. Alter beginnend, meist lokal fortschreitend. ***Klinik:*** dys- bis hyperkeratotische, wallartig-erhabene, gyrierte, Zoster-artige Herde aus 1–2 mm großen Effloreszenzen mit bräunlich-atroph. Zentrum. Beginn an Extremitäten (Streckseite) als keratot. Knötchen in einer Papel (»kornoide Lamelle«) ***Sonderformen:*** P. linearis (streifenförig), P. palmoplantaris et disseminata, (autosomal-dominant mit keratotischen Papeln an Palmae u. Plantae), P. punctata (punktförmige Veränd. an Palmae u. Plantae), P. giganta. E p. of Mibelli, Mibelli's disease I, Mantoux' syndrome.

**Porọm(a):** Verhornung, Hornschwiele, Exostose. E poroma. – **P., ek|krines:** ▸Porosyringom.

**Porọ|sis, Porose:** **1)** entzündl. Induration, Verhornung, Kallusbildung. E porosis. **2)** Höhlenbildung (z.B. ▸Porenzephalie), ▸Rarefizierung. I.e.S. die ▸Osteoporose.

**Poro|syringọm:** gutartiger Schweißdrüsentumor (»ekkrines Akrospirom«) an Handfläche u. Fußsohle.

**Poro|zephalose:** *Helminthologie* Befall mit ▸Porocephalus (Jugendstadien, selten mit adulten Würmern) beim Menschen (Zufallswirt nach Verzehr von Schlangen oder verunreinigtem Gemüse), in Europa durch Linguatula serrata, in den (Sub-)Tropen durch Porocephalus armillatus; meist klinisch stumm. E porocephalosis.

**Porphin:** 4-kerniger Pyrrolfarbstoff; Grundgerüst der ▸Porphyrine (dort Formel). E porphin.

**Porpho|bilino|gen,** Abk. PBG: Pyrrolderivat (Formel) als Vorstufe bei der Porphyrin-Biosynthese. Bestimmung im Harn (s.a. ▸Porphyrinurie) mit EHRLICH-Aldehydreagens (Rötung) nach Ionenaustauscher-Chromatographie (▸Aldehydprobe [2]). – Ein autosomal-rezessiv erblicher Enzymdefekt der **P.-Synthase** (δ-Aminolävulinsäure-dehydratase) führt zu einer speziellen Form der hepatischen Porphyrie. E porphobilinogen.

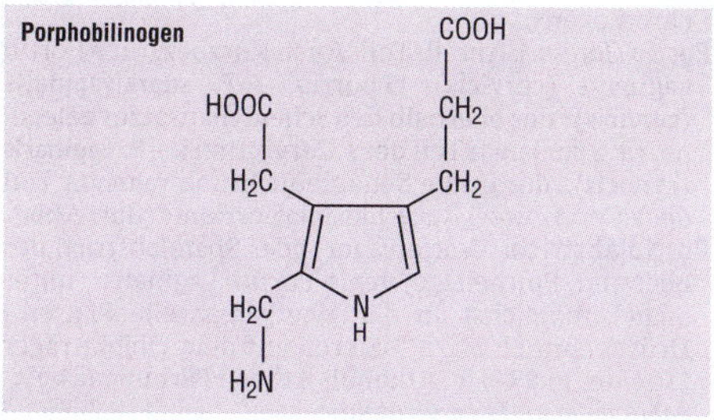


**Porphobilinogen.**

**Por|phyria, -phyrie:** erblicher Enzymdefekt oder erworbene Stoffwechselstörung mit gestörter Porphyrin-Synthese im Blut bildenden System (Knochenmark) u./oder in der Leber, wodurch es zu abnormer Bildung, Ablagerung in verschiedenen Organen u. patho. Ausscheidung (s.u. ▸Porphyrinurie) von ▸Porphyrinen (dort Schema) bzw. deren Vorstufen kommt. Nach dem Ort der vorwiegenden Enzymexpression werden erythropoetische (▸Porphyria congenita), erythrohepatische (▸Porphyria erythrohepatica) u. hepatische (▸Porphyria hepatica), nach dem klinischen Verlauf akute u. nichtakute Formen unterschieden. E porphyria. – **P. acuta inter|mittens,** Abk. AIP: akute hepatische P. mit autosomal-dominantem Erbgang infolge erniedrigter Aktivität der Uroporphyrinogen-I-Synthase u. -III-Cosynthetase. Porphyrinablagerung in Leber, Niere, Ganglien- u. Körnchenzellen. ***Klinik:*** abdomin. Koliken, hepatische Dysfunktion, Paresen, Polyneuritis, Hypertonie, Kreislaufstörungen, Depressionen, jedoch ohne Hauterscheinungen. Im Anfall evtl. Atemlähmung; Urin meist rot, nachdunkelnd. Diese Form tritt meist erst nach der Pubertät auf u. kann durch Medikamente oder Chemikalien provoziert werden. E acute intermittent p. – **P. con|genita, P. erythropoetica,** Abk. CEP, GÜNTHER-Syndrom: autosomal-rezessiv erbliche (2 : 1-Androtropie) erythropoetische P. infolge eines Defektes der Uroporphyrinogen-III-Cosynthetase (abnormes Porphyrin Typ I, überschüssiges Protoporphyrin IX). Extrem selten. ***Klinik:*** fortschreitende Photodermatose (Hidroa vacciniformis BAZIN, pigmentierte Narben) u. Erythrodontie, später Verstümmelungen an Fingern, Nase, Ohrmuscheln, auch Ektropium, Symblepharon, Leukom; hämolyt. Anämie (▸Porphyrozyten), Milztumor. Urin burgunderrot, nachdunkelnd (hoher Porphyringehalt). Beginn in früher Kindheit, Verlauf ungünstig. E congenital p. – **P. cutanea tarda,** Abk. PCT, chronische hepatische P.: erbliche oder erworbene (Stoffwechselgifte, z.B. Barbiturate, Hexachlorbenzol) hepatische P. infolge überschüssiger Bildung von δ-Aminolävulinsäure u. Porphobilinogen u. Mangel an Uroporphyrinogen-Decarboxylase. Häufigste Form der P. ***Klinik:*** milde Photodermatose (Milien- u. Blasenbildung, Hyperpigmentierung, ▸Melanodermie), Hyalinosis cutis, Hypertrichose, Lebervergrößerung u. -zirrhose, Hypersiderämie. Urin oft dunkelrot. Verlauf protrahiert. S.a. Abb. – **P. erythro|hepatica,** erythropoetische Protoporphyrie, Abk. EPP: seltene, autosomal-dominant erbliche Formen der Porphyrie, v.a. mit Hautveränderungen. Als Protoporphyrie vermutlich infolge Ferrochelatase-Defekts, als Koproporphyrie infolge Koproporphyrinogen-oxidase-Defekts. – **P. erythro|poetica:** ▸Porphyria congenita. E erythropoietic p. – **P. hepatica:** hepatische Formen der P. Die häufigsten sind ▸Porphyria acuta intermittens u. ▸Porphyria cutanea tarda, ferner ein autosomal-dominant erblicher Defekt der Synthese von ▸Koproporphyrin, ein autosomal-rezessiv erblicher Porphobilinogen-Synthase-Defekt und erworbene, durch Stoffwechselgifte ausgelöste Formen. E hepatic p. – **P. variegata:** mit Photodermatosen kombinierte, in der weiteren Symptomatik der ▸Porphyria acuta intermittens entsprechende P. E variegate p.

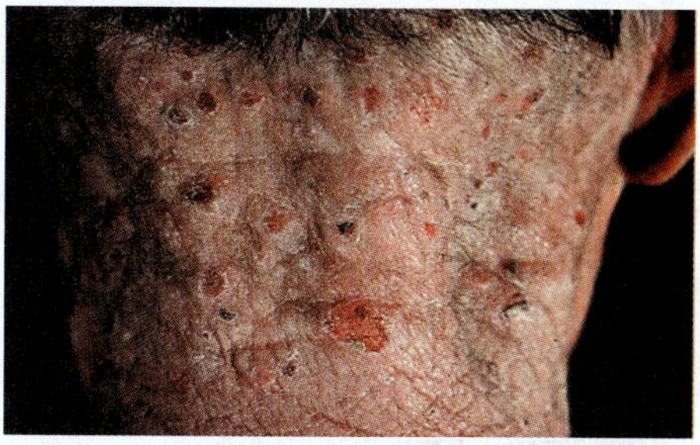

**Porphyria cutanea tarda:** Blasenbildung an lichtexponierten Stellen und blasige Abheilung. [530]

**Porphyrin|ämie:** vermehrtes Auftreten von Porphyrinen im Blut bei ▸Porphyrie. E porphyrinemia.

**Por|phyrine:** die vom Porphin abgeleiteten natürl. Farbstoffe u. deren Vorstufen (Porphyrinogene; s. Schema). Die tierischen P. (u.a. Proto-, Uro-, Kopro- u. Meso-P.) entstammen den Typen I u. III des Uroporphyrins. Meist in Komplexbindung mit 2-wertigen Metallionen u. proteingebunden (als ▸Hämoproteine, ▸Cytochrome u. in Enzymen wie Katalase oder Peroxidase). Erhöhte Harnwerte bei ▸Porphyrie (s.a. ▸Porphyrinurie). E porphyrins.

**Porphyrino|gen:** die farblosen Vorstufen der ▸Porphyrine. E porphyrinogen.

**Porphyrin|urie:** Ausscheidung von Porphyrinen (i.w.S. auch Porphobilinogen u. Aminolävulinsäure) mit dem Harn (normal Koproporphyrin bis 100 µg/Tag, Uroporphyrin in Spuren); i.e.S. die vermehrte Ausscheidung bei ▸Porphyrie, aber auch bei Intoxikation (Blei, Barbiturate, Sulfonamide, Alkohol), Anämie, Lebererkrankungen (bes. Hepatitis) etc. E porphyrinuria.

**Porphyr|milz,** Bauernwurstmilz: typisches makroskop. Schnittbild der Milz (grauweiße Granulome in dunkelroter Pulpa) bei Lymphogranulomatose. E porphyry spleen.

**Porphyro|gen:** bei Porphyrie ausgeschiedene Chromogene, die bei Erhitzen mit verdünnter HCl in gefärbte **Porphyronine** übergehen. E porphyrogen.

**Porphyr|opsin:** Farbstoff in den Stäbchen der Retina. E porphyropsin.

**Porphyro|zyt:** Erythrozyt mit vermehrtem Porphyringehalt (im UV-Licht rot fluoreszierend) bei Porphyria congenita.

**Porr|akusie** *(griech. porro = fern von):* auditive Trugwahrnehmung (Geräusch, Töne oder Stimmen wie aus weiter Ferne). E porracusis.

**Porro-Operation:** *Geburtshilfe* (1876) abdominale Schnittentbindung mit supravaginaler Uterusexstirpation und Marsupialisation des Zervixstumpfes; heute weitgehend zugunsten der totalen Uterusexstirpation (ohne Adnexa) verlassen; bei technischen Schwierigkeiten aber noch gelegentlich indiziert. E Porro's cesarean section.

**Porr|opsie:** visuelle Trugwahrnehmung: Gegenstände in weiter Entfernung oder von dort näher kommend. E porropsia.

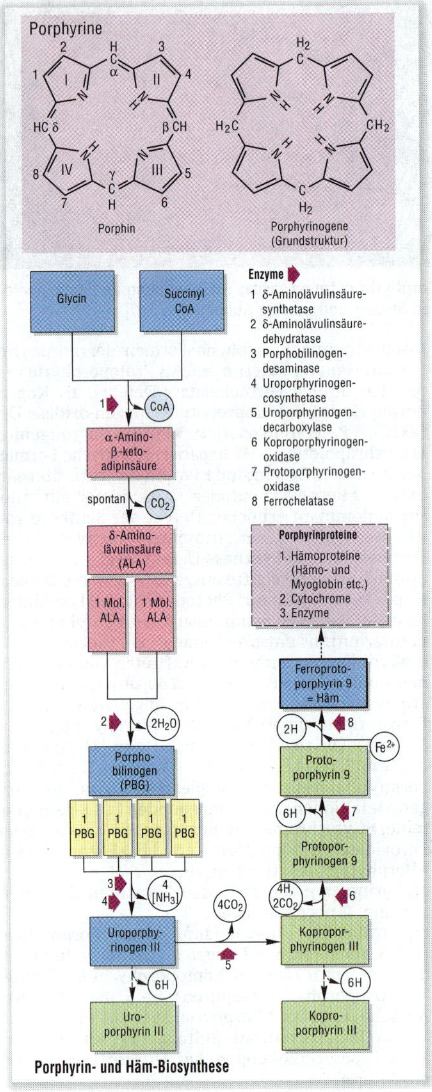


**Porphyrine:** Biosynthese von Porphyrin u. Häm.

**Port:** zuführendes System; i.e.S. subkutan implantierbare Kunststoffkammer mit Venenkatheter. ***Anw.:*** z.B. für eine kontinuierliche Opiatzufuhr oder Langzeitchemotherapie. Perkutane Punktion der Kammer erfolgt mit Huber-Nadel.

**Porta** *(latein.)*, Hilus: Pforte, Ein-, Ausgang; z.B. P. lienis, P. pulmonis, P. renis. Ferner Kurzbez. für Vena portae. E porta. – **P. hepatis,** Leberpforte: quere Vertiefung an der Unterfläche zwischen Lobus quadratus u. caudatus als Ein- bzw. Austrittsstelle von Arteria hepatica propria, Vena portae, Ductus hepaticus, Lymphgefäßen u. Nerven.

**Portal...:** s.u. ▸Pfortader...

**Portal|feld:** ▸Glisson-Dreieck. E portal field.

**Porter-Silber-Chromogene:** (1950) ▸17-Hydroxycorticosteroide mit charakteristischer 17,21-Dihydroxy-20-keto-Struktur, mittels **P.-S.-Methode** in Harn u. Blut spezifisch erfassbar (Gelbfärbung mit Phenylhydrazin in Äthanol-Schwefelsäure). E Porter-Silber chromogens.

**Portio** *(latein.)*: Anteil, Teil. Auch Kurzbez. für ▸Portio vaginalis (cervicis). E portio. – **P. supra|vaginalis (cervicis):** der oberhalb des Scheidenansatzes gelegene, ca. 2 cm lange Teil der ▸Cervix uteri. – **P. vaginalis (cervicis):** der in die Scheidenlichtung ragende Teil der ▸Cervix uteri; s.a. ▸Ektopia portionis (dort Abb.).

**Portio|abstrich:** Watteträger- oder Spatelabstrich der obersten Epithellage der ▸Portio vaginalis (unter Sicht), möglichst an der Übergangsstelle Platten-/Drüsenepithel. Nach Fixieren auf dem Objektträger (10 Min. in 95 %ig. Alkohol[-Äther]) Färbung n. ▸Papanicolaou. E cervical smear.

**Portio|amputation:** ▸Zervixamputation.

**Portio|ek|topie:** ▸Ektopia portionis.

**Portio|erosion:** ▸Zervixerosion.

**Portio|kappe:** *Gynäkologie* auf die Portio vaginalis aufzusetzende Plastikkappe (früher Edelmetall) zur mechan. Empfängnisverhütung. Anw. auch für künstliche Befruchtung (Sperma enthaltende Kappe bleibt für 8–10 Std. in situ). E cervical cap.

**Portio|karzinom:** s.u. ▸Kollumkarzinom.

**Portio|konisation:** ▸Konisation. E cone biopsy of cervix.

**Portio|plastik:** plast. Deckung des Defektes nach Portioamputation oder bei Zervixriss; z.B. n. Emmet.

**Portio|prolaps:** Descensus uteri mit Vorfall der Portio vaginalis vor die Vulva (meist bei Zervixelongation). E portio prolapse.

**Portio-Retentions|zyste:** s.u. ▸Naboth-Eier. E nabothian cyst.

**Porto|graphie:** *Röntgenologie* Kontrast-Darstellung der Vena portae, meist im Rahmen einer Splenoportographie, selten nach Kontrastmittelinjektion in die Vena mesenterica superior (intraoperativ) oder perkutan-transhepatisch oder transumbilikal (nach Rekanalisierung der Chorda venae umbilicalis). E portography.

**Porto|hepato|gramm:** *Röntgenologie* die Darstellung der Pfortader u. ihrer kleinsten intrahepatischen Äste (ca. 3–4 Sek. nach Injektion) bei Splenoportographie.

**portokavale Anastomose:** Shunt-Bildung zwischen Pfortader u. unterer Hohlvene, s.u. ▸Anastomose. E portocaval shunt.

**portokavales Kurzschlusssyndrom:** durch Ammoniakintoxikation bedingter episodischer Stupor bei Zu-

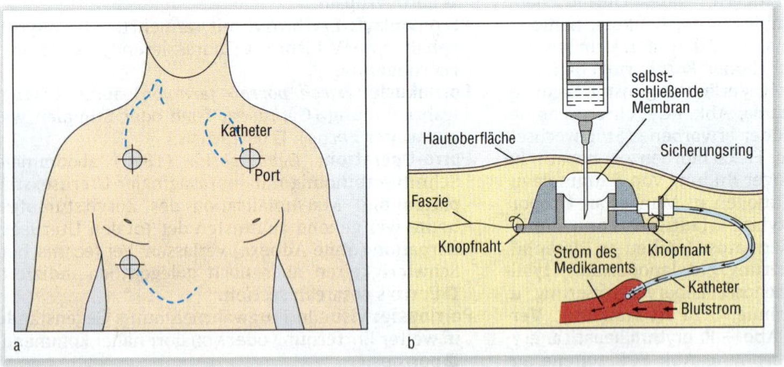


**Port:** voll implantierbarer Venenkatheter mit subkutan platziertem Port; **a)** empfohlene Lokalisationen für den Port an der Brustwand u. am Rippenbogen. Der Katheter wird in das Zustromgebiet der oberen oder unteren Hohlvene platziert; **b)** der unter der Haut gelegene Port wird mit einer Spritze punktiert. [434]

ständen nach portokavaler Anastomosierung. E portocaval shunt encephalopathy.

**Porus** *(latein.)*: Öffnung, Eingang. E porus, pore. – **P. acusticus externus:** äußere Öffnung des knöchernen Gehörgangs in der Pars tympanica des Stirnbeins. – **P. acusticus internus:** gegen den Kleinhirnbrückenwinkel gerichteter Eingang des inneren Gehörgangs an der Facies posterior des Felsenbeins. E acustic p. (external; internal). – **P. gustatorius:** apikale Öffnung des Schmeckbechers, in der die Geschmackszellen mit Mikrovilli-Büscheln enden. E gustatory (or taste) p. – **P. sudori|ferus,** Hautpore: Mündung eines Schweißdrüsenausführungsganges. E sweat p.

**Porzellan|gallen|blase:** Gallenblase mit verdickter u. kalkinkrustierter Wandung, meist als Folge chron. Cholezystitis. Gefahr der malignen Entartung (gilt als Präkanzerose eines ▸Gallenblasenkarzinoms). E porcelain gallbladder.

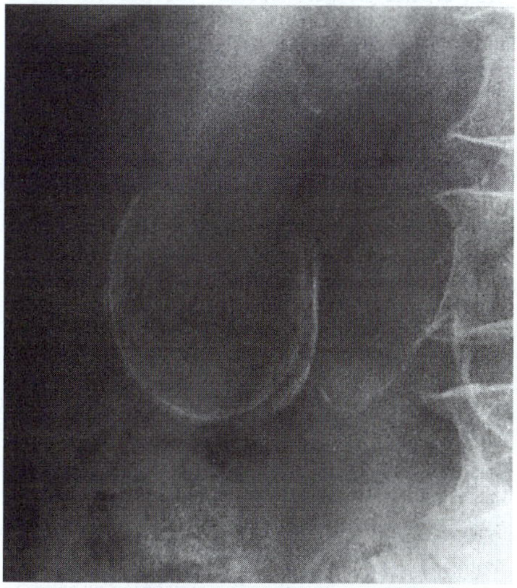

**Porzellangallenblase:** Wandkontur der Gallenblase auf einer Röntgen-Leeraufnahme des rechten Oberbauches. [513]

**Positio** *(latein.)*: Stellung, Lage, Einstellung. E position. *Geburtshilfe* die ▸Stellung der Frucht. – Im engl. Sprachbereich die P. des Kopfes bzw. Steißes unter der Geburt als Typ der ▸Fruchteinstellung (Praesentatio). – **P. uteri:** *Gynäkologie* Stellung des Gesamtuterus im kleinen Becken (s.a. ▸Versio, ▸Flexio). Am häufigsten in der Führungslinie, wobei der Fundus die Terminalebene kaum überschreitet u. die Portio in der Interspinallinie liegt. Abweichungen sagittal (▸Ante-, ▸Retroposition), horizontal (Dextro-, Sinistropositio) u. vertikal (▸Elevatio, ▸Descensus).

**Positions|effekt:** *Genetik* Änderung der phänotyp. Auswirkung eines Gens infolge Verlagerung (Crossing-over, Inversion, Translokation), bes. in der Nachbarschaft heterochromatischer Chromosomensegmente.

**Positions|nystagmus:** ▸Lagenystagmus. E positional nystagmus.

**Positions|typen:** die durch die Stellung der ▸Herzachse bedingten EKG-Typen, definierbar durch den Winkel $\alpha$, den die elektr. Achse (etwa ident. mit größtem QRS-Vektor in der Frontalebene) mit der Ableitung-I-Horizontalen bildet (von li. [= 0] nach unten pos., nach oben neg.). Unterschieden als Normal- bzw. Mitteltyp ($\alpha = +60°$ bis $+30°$), Steil- ($\alpha = +90°$ bis $+60°$), Links- ($\alpha = +30°$ bis $-30°$; überdreht $< -30°$) u. Rechtstyp ($\alpha = +90°$ bis $+120°$; überdreht $< +120°$); s.a. Abb. E electrical positions (of the heart).

**Posi|tron,** Antielektron: Elementarteilchen mit positiver Ladung ($e^+$, $\beta^+$); Gegenstück zum Elektron (mit welchem es sich unter Aussendung zweier $\gamma$-Quanten vernichtet). E positron.

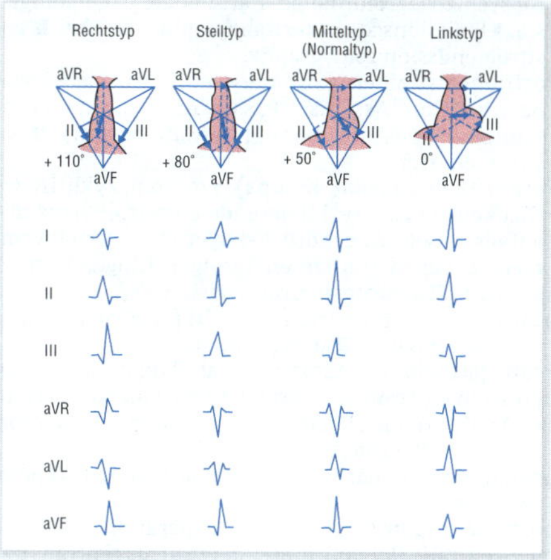


**Positionstypen.** [441]

**Positronen-Emissions-Tomographie,** Abk. PET: Schnittbilderstellung von Organen u. Geweben in Analogie zur ▸Single-Photon-Emissionscomputertomographie, wobei nicht $\gamma$-Strahlen emittierende Radionuklide, sondern Positronenstrahler u. mit ihnen markierte Radiopharmaka u. Körperbausteine (Fett, Aminosäuren, Zucker) verwendet werden. Als Radionuklide dienen $^{11}C$, $^{13}N$, $^{15}O$ u. $^{18}F$ sowie $^{123}I$. Das Positron lagert sich noch an seinem Entstehungsort an ein freies Elektron an, wobei zwei 180° entgegengerichtete $\gamma$-Quanten mit je 511 keV entstehen (Vernichtungsstrahlung). Zum Nachweis werden ringförmige (bis zu 32 Ringen) oder hexagonal um den Körper angeordnete Detektoren verwendet, pro Ring bis zu 800 Einzeldetektoren. Gleichzeitig können bis zu 60 Schnittbilder aufgenommen werden, wobei eine räumliche Auflösung von 4–5 mm erreicht wird. Die Ringdurchmesser liegen bei 80–90 cm, die darstellbare Feldgröße beträgt heute 55 cm × 15 cm. Es werden nur solche Ereignisse registriert, die gleichzeitig in zwei gegenüberliegenden Detektoren einen Impuls auslösen (Koinzidenzschaltung). So kann aufwendige Abschirmung bzw. Kollimierung reduziert werden. Heute werden auch kleine Gashochdruckkammern als Detektoren eingesetzt. Statt Koinzidenz können auch die Flugzeiten der Quanten ermittelt werden. Mit den Radionukliden $^{11}C$ (HWZ = 20 Min.), $^{13}N$ (HWZ = 10 Min.), $^{15}O$ (HWZ = 2 Min.), $^{18}F$ (HWZ = 110 Min.) in einfacher chemischer Form können nichtinvasive biochemisch wichtige quantitative Stoffwechseluntersuchungen (Glukosestoffwechsel, Sauerstoffumsatzraten) durchgeführt werden; sehr erfolgreiche Anwendungen in der Neu-

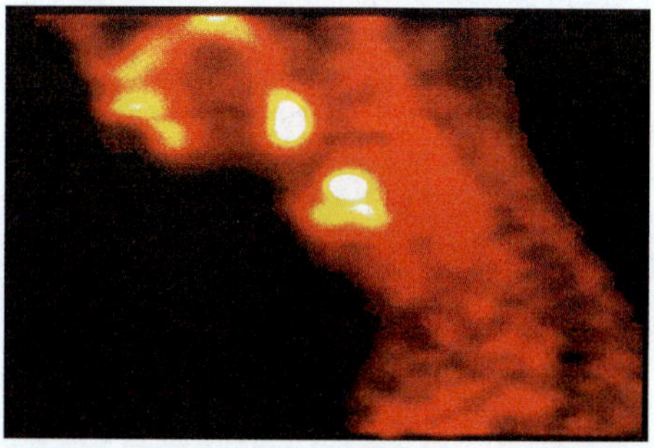

**Positronen-Emissions-Tomographie:** PET mit $^{18}F$-FDG. Speicherung in prälaryngealer Metastase eines differenzierten papillären Schilddrüsenkarzinoms. [525]

P

ropsychiatrie, Neurologie, Kardiologie u. Onkologie; s.a. ▸Emissionscomputertomographie. S. Abb. E positron emission tomography.

**Positronen|strahler:** »Strahler« mit Positronen-Abgabe; v.a. $^{64}$Cu, $^{74}$As, $^{72}$As, $^{18}$F, $^{68}$Ga; ***Anw.*** u.a. zur Hirnszintigraphie (Anreicherung in Malignomen). E positron emitter.

**Posner-Schlossmann(-Kraupa)-Syndrom,** zyklitisches Glaukom: (1948) rezidivierende einseitige Iritis mit anfallsweiser Augendrucksteigerung, verschwommenem Sehen, Auftreten farbiger Ringe; Verlauf gutartig. E glaucomatocyclic crisis.

**post** *(latein.):* Präposition oder Präfix »nach«, »hinter«. S.u. ▸post... E after, behind, post...

**Post|aggressions|syndrom:** die als Folge einer »Aggression« (Trauma, einschließlich Operationstrauma) auftretende allgemeine Reaktion des Gesamtorganismus. E postaggression syndrome.

**post|alimentär:** nach dem Essen auftretend. E postprandial.

**post anal repair** *(engl.):* ▸Parks-Operation.

**post|centralis** *(latein.):* hinter dem Sulcus centralis der Großhirnhemisphäre gelegen. E postcentral.

**Post|chole|zyst|ektomie-Syndrom:** Sammelbegriff für Beschwerden u. Folgeerscheinungen nach Cholezystektomie; beruht entweder auf organischen Ursachen (z.B. Papillenstenose, Steine, Ulzera, Karzinome) oder – häufiger – auf nicht fassbaren Ursachen (z.B. Reizmagen/-darm). E postcholecystectomy syndrome.

**post|enzephalitisch:** nach ▸Encephalitis. E postencephalitic.

**posterior** *(latein.):* hinterer, rückwärtiger (dorsaler). E posterior.

**posterior-anterior, posteroanterior,** Abk. p.a.: von hinten nach vorne (am Rumpf: dorsoventral). E posteroanterior.

**Posterior-Syndrom:** ▸Arteria-cerebri-posterior-Syndrom. E posterior cerebral artery syndrome.

**Postero|lateral|infarkt:** *Kardiologie* Hinterwandinfarkt mehr in den seitl. Partien; mit – nicht immer markanten – EKG-Veränderungen auch in $V_4$–$V_{6(7)}$. E posterolateral infarction.

**postextrasystolische Pause:** Intervall zwischen einer Extrasystole u. der nächsten normalen Kammeraktion.

**post|gan|glionär:** distal = peripher eines Ganglions; z.B. im vegetativen Nervensystem der p. Neurit (von der peripheren Ganglienzelle ausgehend u. am Erfolgsorgan endend; z.B. am Blutgefäß, am Darm). E postganglionic.

**Post|gastr|ek|tomie-Syndrom:** Sammelbegriff für Symptomenkomplexe, die nach Magenoperationen auftreten, z.B. Maldigestion, Dumpingsyndrom, Syndrom der abführenden u. der zuführenden Schlinge sowie die Steatorrhö nach Magenoperationen (Abb.), i.w.S. auch für Stumpfgastritis u. -karzinom, das »Sy. des kleinen Magens« u. das Rezidivulkus. E postgastrectomy syndrome.

**post-Heparin-lipolytische Aktivität:** ▸PHLA.

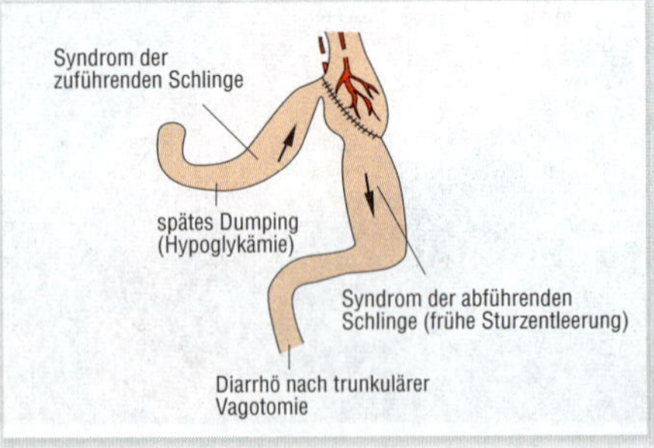


**Postgastrektomie-Syndrom:** verschiedene Störungen nach Magen-OP. [203]

**post|hepatisch:** im Pfortaderkreislauf jenseits = herzwärts der Leber. E posthepatic.

**post|hepatitisch:** als Folge einer Hepatitis. E posthepatitic.

**Pos|thitis:** Entzündung des inneren Vorhautblattes, mit Rötung u. Schwellung; meist als ▸Balanoposthitis. E posthitis.

**posticus** *(latein.):* der Hintere. Auch Kurzbez. für den Musculus cricoarytenoideus posterior (▸Postikus...).

**post|ikterisch:** im Anschluss an einen Ikterus (meist = posthepatitisch). E posticteric.

**Postikus|lähmung, -parese:** Ausfall des ▸Musculus cricoarytenoideus posterior bei Rekurrens-Lähmung (z.B. nach Strumektomie), mit gestörtem Öffnungsmechanismus der Stimmritze: (Para-)Medianstellung, einseitig oft klinisch stumm, bds. mit stärkster Atemnot (Erstickungsgefahr), aber normaler Phonation. E paralysis (paresis) of the posterior cricoarytenoid muscle.

**Post|immersions-Syndrom** *(engl. immersion = Eintauchen):* die beim Ertrunkenen nach Wiederbelebung verbleibende »postimmersive« Symptomatik (v.a. Störung des Elektrolytgleichgewichts durch intraalveolären Austausch u. Plasmaaustritt): Bewusstlosigkeit, Krämpfe, Trismus, Sehstörung, Fieber, retrograde Amnesie, Tachykardie, Arrhythmie, Hypotonie, Zyanose, Tachy-, Dyspnoe, blutig-schaumiges Sputum, feuchte Rasselgeräusche, Laryngospasmus, Erbrechen, Meteorismus, Polydipsie (v.a. bei Salzwasser), Azotämie, Hämoglobinämie, Leukozytose, Protein-, evtl. Hämoglobinurie.

**post|infarktiell:** nach einem (Myokard-)Infarkt; z.B. **p. Syndrom** (▸Dressler-Myokarditis).

**post|infektiös:** im Anschluss an eine Infektion(skrankheit), i.e.S. durch deren Erreger bedingt.

**Post|ischämie-Syndrom:** ▸Reperfusionsschaden, s.a. ▸Tourniquet-Schock.

**Post-Kala-Azar-Hautleishmanid:** 1–3 Jahre nach scheinbarer Ausheilung einer viszeralen Leishmaniase auftretende fleckförmige, zur Generalisation u. Hypopigmentation neigende Erytheme, die sich zu bis bohnengroßen, nodulären oder verrukös-papillomatösen, jahrelang bestehenden, leishmanienhaltigen Herden entwickeln.

**Post|kardio|tomie-Syndrom:** ca. 4–21 Tage nach Herzoperationen auftretende – der ▸Dressler-Myokarditis ähnliche – Symptomatik; Antikörper gegen Herzgewebe u. entsprechende Immunkomplexe wurden nachgewiesen. E postcardiotomy syndrome.

**Post|koital|pille:** *Gynäkologie* s.u. ▸Interzeption. E morning-after pill.

**Post|koital|test,** Huhner-Sims-Test: *Gynäkologie* Prüfung der individuellen Verträglichkeit von Sperma u. Zervikalschleim durch mikroskopische Untersuchung der frühestens 6 Std. nach dem Beischlaf an der Zervix entnommenen Samenflüssigkeit. Reichlich vorhandene bewegliche Spermien (= positiver Test) sprechen für fertiles Sperma, mehrfacher negativer Ausfall in der präovulatorischen Phase – bei makroskop. normalem Sperma u. normaler Ovarialfunktion – für Unverträglichkeit i.S. der zervikalen ▸Sterilität. E Huhner test.

**Post|kommissuro|tomie-Syndrom:** ▸Postkardiotomie-Syndrom. E postcommissurotomy syndrome.

**post|kommotionelles Syndrom,** posttraumat. Hirnleistungsschwäche: nach ▸Commotio cerebri verbleibendes Beschwerdebild (meist ohne objektivierbare Organveränderungen). ***Klinik:*** dumpfer Kopfschmerz (bei Witterungsumschwung zunehmend), Schwindel, Beeinträchtigung von schöpferisch-produktiver Intelligenz u. Denkinitiative, Einfalls-, Wort- u. Begriffsarmut, Gefühl geistiger Leere, Konzentrations- u. Merkschwäche, Reizbarkeit, oberflächl. Schlaf, Empfindlichkeit gegen laute Geräusche, grelles Licht u. hohe Temp.; herabgesetzte Alkoholverträglichkeit. Abklingen meist nach 6 Wo. bis 1 J. E postconcussional syndrome.

**Post|mastektomie-Ödem:** ▸Armödem. E postmastectomy edema.
**Post|meno|pause:** die auf die ▸Menopause folgende Phase des ▸Klimakteriums. Bei noch sehr niedriger Östrogenproduktion treten klimakter. Ausfallserscheinungen in den Vordergrund (vegetative Störungen [v.a. Hitzewallungen], Pruritus, emotionale Labilität). E postmenopause.
**post|menstruell:** nach der Menstruation; z.B. p. Blutung (Spätblutung; s.a. Zyklusstörungen). E postmenstrual.
**post|mortal, post mortem:** nach dem Tode. E postmortal, postmortem.
**Post|myo|kard|infarkt-Syndrom:** ▸Dressler-Myokarditis. E postmyocardial infarction syndrome.
**post|natal:** nach der Geburt (s.a. ▸postpartal); z.B. p. Sterblichkeit (▸Säuglingssterblichkeit). E postnatal.
**post|neo|natal:** nach der Neugeborenenperiode. E postneonatal.
**post|operativ:** nach bzw. als Folge einer Operation. E postoperative.
**post|par|oxys|mal:** nach einem Anfall (Paroxysmus); z.B. nach generalisiertem zerebralem Krampfanfall der p. Dämmerzustand (evtl. mit automatisch ablaufenden Handlungen). E postparoxysmal.
**post|partal:** nach der Geburt (auf die Mutter bezogen, s.a. ▸postnatal). E postpartal.
**Post|peri|kardio|tomie-Syndrom:** s.u. ▸Postkardiotomie... E postpericardiotomy syndrome.
**Post-Pill-Amenorrhö** *(engl.):* sekundäre A. nach Anw. von ▸Ovulationshemmern.
**Post-Polio-Syndrom,** Abk. PPS: Gruppe verschiedener gesundheitlicher Beeinträchtigungen als Spätfolge einer ▸Poliomyelitis anterior acuta. Auftreten meist Jahrzehnte nach der Akuterkrankung, Verlauf häufig progredient. ***Ätiol.:*** noch ungeklärt; verschiedene Theorien, z.B. Ermüdungssyndrom der neuromuskulären Komplexe, die durch den erkrankungsbedingten Ausfall der übrigen Muskeln u. Nerven deren Aufgabe über Jahrzehnte mit übernehmen müssen, Reaktivierung des Virus, deutlicheres u. frühzeitigeres Auftreten von Alterserscheinungen bedingt durch die verminderte Anzahl der Motoneuronen. ***Klinik:*** Nach der ursprünglich durchgemachten Poliomyelitis u. dem Auftreten von Symptomen liegt ein Intervall von mind. 15 J. Symptome sind ähnlich wie bei der akuten Infektion, z.B. Muskel- u. Gelenkschmerzen, Muskelschwäche, abnorme Ermüdigbarkeit, Kälteintoleranz, evtl. progrediente Atem- oder Schluckprobleme. ***DD:*** andere neurologische Krankheitsbilder, insbesondere ALS. ***Ther.:*** nur symptomatisch möglich, z.B. Vermeiden von Belastungen, Reduktion von Übergewicht, Analgetika, Versorgung mit Hilfsmitteln (z.B. Orthesen). E post-poliomyelitis syndrome, polio sequelae.
**Post|position:** **1)** verspätetes Auftreten, z.B. des Fiebers bei Malaria. **2)** *Gynäkologie* ▸Retropositio.
**post|prandial:** nach der Mahlzeit. E postprandial.
**post|primäre Tbk:** das Stadium II u. III der ▸Tuberculosis. E postprimary tuberculosis.
**Post|prostat|ektomie-Inkontinenz:** iatrogen bedingte Harninkontinenz nach offener Adenomektomie oder transurethraler Resektion der Prostata (TUR-P) bzw. nach radikaler Prostatektomie (mit differierenden Angaben über die Häufigkeit).
**post|puber(t)al:** nach der Pubertät. E postpuber(t)al.
**post|remissive Erschöpfung:** vegetativ-affektives Syndrom (Müdigkeit, Antriebsminderung, Verlangsamung, Leistungsabfall, Dysphorie) im Anschluss an die Remission der produktiven Symptome (Halluzination, Wahnvorstellung) einer Psychose. Kann lange andauern oder in eine Depression übergehen.
**postremus** *(latein.):* der Hinterste.
**Post|rhino|skopie:** ▸Rhinoscopia posterior.
**post|sinusitisch:** im Anschluss an eine Sinusitis; z.B. p. Lungensyndrom (▸sinopulmonales Syndrom).
**Post|splen|ektomie|sepsis:** ▸overwhelming post splenectomy infection syndrome.
**post|stenotisch:** in Strömungsrichtung hinter einer Stenose. E poststenotic.
**Post|strepto|kokken|nephritis:** akute, diffuse, endokapilläre Glomerulonephritis (mit subepithelialen Immunkomplexen: »humps«) nach Rachen- oder Hautinfektion mit hämolytischen Streptokokken (des serologischen Typs A). E poststreptococcal nephritis.
**post|synaptisch:** *Physiologie* hinter einer ▸Synapse (dort Abb.). E postsynaptic.
**Post|tachy|kardie-Syndrom:** s.u. ▸Cossio-Berconsky. E posttachycardia syndrome.
**Post|thorako|tomie-Syndrom:** ▸Postkardiotomie-Syndrom. E postthoracotomy syndrome.
**post|thrombotisch:** nach bzw. als Folge einer Thrombose; z.B. p. Syndrom. E postthrombotic.
**post|thrombotisches Syndrom:** chron. Rückflussstauung der unteren Extremität mit Dekompensation (meist einseitiges Phlebödem, subkutane Fibrosierung, Zyanose) als Folge einer tiefen Thrombose. Klinisches Bild u. klinische Stadieneinteilung s.u. chronisch venöse ▸Insuffizienz. Radiologische Einteilung nach May in vier Schweregrade; Grad I: Vollrekanalisation, aber Klappenschaden; Grad II: unvollständige, aber weitgehend durchgängige Rekanalisation mit unregelmäßiger Wandkontur (»lineare« Rekanalisation); Grad III: »wirre« Rekanalisation mit ausgeprägten Reststenosen; Grad IV: persistierender, ausgedehnter Verschluss. Funktionelle Einteilung mittels ▸Phlebodynamometrie in leichtes p. S. ($\Delta p$ 20–40 mmHg), mittelschweres p. S. ($\Delta p$ 0–20 mmHg) u. schweres p. S. ($\Delta p$ negativ). Klinischer, radiologischer u. funktioneller Schweregrad korrelieren nur lose. E postthrombotic syndrome.
**post|transfusionell:** nach bzw. in Zusammenhang mit einer Bluttransfusion auftretend (z.B. eine Erkrankung; s.u. ▸Transfusionsschaden). E post-transfusion.
**posttraumatic stress disorder** *(engl.):* posttraumatische Stresskrankheit; psychisches Krankheitsbild, das im Anschluss an schwere Verletzungen (z.B. nach körperlichen Angriffen) auftritt. Typisch ist die besonders bei Kindern beobachtete Belastungsstörung.
**post|traumatisch:** als Folge eines Unfall(geschehen)s; z.B. p. Enzephalopathie (▸postkommotionelles Syndrom, ▸Friedmann-Syndrom), p. Psychose (▸Kontusionspsychose). E posttraumatic.
**Post|vagotomie-Syndrom:** Funktionsstörung der Kardia mit Motilitätsverlust des Magens nach selektiver proximaler ▸Vagotomie. Klinische Zeichen sind Schluck- u. Refluxbeschwerden; in seltenen Fällen können Durchfälle auftreten. E postvagotomy syndrome.
**post|vakzinal:** nach bzw. als Folge einer Impfung (z.B. eine ▸Impfkomplikation). E postvaccinal.
**post|zenal, -zönal:** nach dem Essen. E postcibal.
**Potassa, Potassium:** ▸Kalium. E potassium.
**Potator** *(latein.):* Trinker, Alkoholiker.
**potent:** fähig (i.e.S. zu ▸Beischlaf befähigt). E potent.
**Potentia** *(latein.):* Vermögen, Macht. S.a. ▸Impotenz. E potency, power. – **P. co|eun|di:** die Beischlaffähigkeit (i.e.S. die des ♂). E potentia coeundi. – **P. con|cipiendi:** Konzeptions- oder Empfängnisfähigkeit der ♀. E p. concipiendi. – **P. generandi:** beim ♂ die mit der Geschlechtsreife eintretende »Zeugungsfähigkeit«. – **P. ges|tandi:** die Fähigkeit der ♀, die Leibesfrucht auszutragen.
**Potential:** Größe für die Energie eines Körpers in einem Kraftfeld. Im Sinne des elektrostat. P. (»$\psi$«) einer Punktladung im elektr. Feld die Arbeit, die erforderlich ist, um diese Ladung aus dem Unendlichen an den betr. Punkt zu bringen. S.a. ▸Potentialdifferenz, ▸Redoxpotential. – **P., bio|elektrisches:** an biol. Strukturen auftretendes elektr. P. (bzw. Potentialdifferenz). V.a. als ▸Ruhemembran- u. als ▸Aktionspotential, das nachweisbar ist u. in Kurvenform registriert werden kann (z.B. ▸Elektroenzephalogra-

phie, ▶Elektrokardiogramm). E bioelectric p. – **P., evoziertes:** ▶evozierte Potentiale. E evoked p. – **P., exzitatorisches post|syn|aptisches,** Abk. EPSP: die intrazellulär messbare depolarisierende Schwankung des Membran-P. einer Nervenzelle als Ausdruck der unterschwelligen Erregung (erhöhte Ionenpermeabilität der postsynaptischen Membran für $Na^+$ u. $Ca^{++}$ durch Überträgerstoff). Löst bei Erreichen des Schwellenpotentials eine fortgeleitete Erregung (»Spike-Entladung«) aus. E excitatory postsynaptic p. – **P., inhibitorisches post|syn|aptisches,** Abk. IPSP: die hyperpolarisierende Schwankung des Membran-P. von Nervenzellen, der subsynaptische Ionenströme – aufgrund hoher Membranpermeabilität für $K^+$ u. $Cl^-$ – zugrunde liegen. Wird ausgelöst durch Überträgerstoffe an Endigungen bestimmter inhibitor. Zwischenneurone. Das P. ist summationsfähig durch Addition »elementarer« IPSP und wirksam i. S. der postsynaptischen Hemmung. E inhibitory postsynaptic p.

**Potential|differenz:** zwischen zwei Punkten gemessene elektr. Spannung; s. a. ▶Potential. E potential difference.

**Potentillae anserinae herba,** Gänsefingerkraut: zu den Rosengewächsen (Rosaceae) zählende Heilpflanze; in spezieller Aufbereitung nachweislich wirksam bei dysmenorrhoischen Beschwerden, adjuvant bei Durchfallerkrankungen, Entzündungen der Mund- u. Rachenschleimhaut.

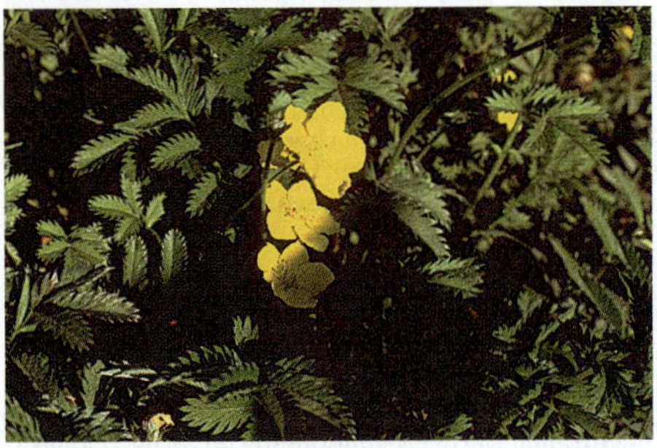

**Potentillae anserinae herba.** [482]

**Potentio|meter:** **1)** Spannungsteiler: elektrischer Widerstand (Gerät) mit verstellbarem Abgriff zum Einstellen verschiedener Spannungen (bei nur wenig beeinflusstem Eingangswiderstand). **2)** Spannungsmessgerät mit hohem Eingangswiderstand (= minimaler Stromfluss), z. B. für die Messung des ▶pH. E potentiometer.

**Potenz:** Macht, Kraft(entfaltung). E potency. **1)** *Sexologie* ▶Potentia coeundi. **2)** Aufarbeitungsstufe u. ggf. Wirkstärke eines homöopathischen Arzneimittels entsprechend der homöopathischen ▶Potenzierung (2); s. a. ▶Homöopathie. **3)** Exponent einer mathemat. Funktion; s. a. ▶Exponentialkurve (»Potenzfunktion«). **4) P., neuroleptische:** s. u. ▶Neuroleptika.

**potenziert:** verstärkt (▶Potenzierung). E potentiated.

**Potenzierung:** **1)** *Pharmazie* überadditive Wirkung zweier gleichzeitig verabreichter Arzneistoffe. E potentia(liza)tion. **2)** *Homöopathie* stufenweise Verdünnung mit zwischengeschalteter Verschüttelung bzw. Verreibung, wobei die Verschüttelung u. Verreibung die spezifische homöopathische Wirkung des Arzneimittels ausmachen, den Übergang von der chemischen Wirkung zur funktionell-steuernden (direktiven) Wirkung (im Unterschied zur Verdünnung). Oft ist die Wirkung des potenzierten Mittels spiegelbildlich der Wirkung der Substanz, z. B. erzeugt der Verzehr der Brechnuss (Nux vomica) Brechreiz, als homöopathische Potenz wirkt Brechnuss gegen Brechreiz. Die Richtlinien zur Herstellung homöopathischer Arzneimittel sind im Homöopathischen Arzneibuch (HAB) festgelegt. Gebräuchlich sind drei P.-Arten: mit P.-Stufen im Verhältnis Ausgangslösung : Lösungsmittel 1 : 10 bei der D-Potenz (Dezimalpotenz), mit 1 : 100 bei der C-Potenz (Zentesimalpotenz) u. mit 1 : 50 000 bei der LM-Potenz. Die Anzahl der P.-Schritte wird in der Zahl hinter der P.-Art ausgedrückt, z. B. D3 ist 3 × 1 : 10 potenziert, C30 ist 30 × 1 : 100 potenziert. Die Anwendung dieser Arzneimittel erfolgt nach den Regeln der ▶Homöopathie. **3)** *Physiologie* postextrasystolische Kontraktionsverstärkung des Herzmuskels. **4)** *Physiologie* Verstärkung einer Funktion; z. B. synaptische P.: Verstärkung eines synaptischen Übertragungsprozesses durch vorangegangene einzelne oder tetanische Reize (»**posttetanische P.**«).

**Potenz|störung:** s. u. ▶Impotenz.

**Poth-Darmanastomose:** kombinierte anisoperistaltische Seit-zu-Seit- u. End-zu-End-Anastomosierung durchtrennter Dünndarmschlingen (zur Vermeidung von Blindsackbildung).

**Potio,** Potus: *Pharmazie* »Arzneitrank«. E potion, draft.

**Pott|asche:** Kalium carbonicum crudum, hygroskopisches Pulver mit mindestens 89,9 % $K_2CO_3$; Industriechemikalie (Seifen-, Glas-, Töpferwaren-Herstellung). E potash, potassium carbonate.

**Potter-Syndrom** (Edith L. P., Gynäkologin, Chicago): **I)** (1946) angeborene »reno-faziale Dysplasien« (wahrsch. Frühschädigung der Chordaanlage) mit Hypertelorismus, Epikanthus, breiter Nasenwurzel, tief sitzenden schüsselförm. Ohrmuscheln, Mikrogenie; ferner Nierendys- oder -agenesie, Skelett- u. Genitalfehlbildungen, Kehlkopf-, Ösophagus-, Analatresie. E Potter's syndrome. **II)** angeborene biliäre Fibroangiomatose: (1952) polyzystische Hyperplasie von intrahepat. Gallenwegen (angiomatös, sek. periportale Fibrose u. Zirrhose, portale Hypertension), Pankreas u. Nieren (sek. interstitiell-sklerosierende Nephritis, Tubulusatrophie). ***Klinik:*** Hepato-Splenomegalie, chron. Gedeihstörung, Niereninsuffizienz. E fetal polycystic syndrome.

**Pott-Trias** (Percival P., 1713–1788, Chirurg, London): die drei Spätfolgen der Spondylitis tuberculosa: Gibbus (Buckel), Abszessbildung, Lähmung. E Pott's triad.

**Potus:** *Pharmazie* »Arzneitrank«. E potion.

**Pouch** *(engl.):* künstlich geschaffenes oder erweitertes Hohlorgan; z. B. ▶Ersatzblase.

**Poupart** (François P., 1616–1708, Anatom u. Chirurg, Paris). – **P.-Band:** ▶Ligamentum inguinale. E Poupart's ligament. – **P.-Linie:** senkrechte Verbindungslinie zwischen Schlüsselbein- u. Leistenbandmitte. E P.'s line.

**Povidon,** Polyvinylpyrrolidon, Abk. PVP: synthetischer Thermoplast; ***Anw.*** als ▶Filmbildner in benetzenden Augentropfen; früher auch als Plasmaersatz u. zur Entgiftung; Anw. außerdem als Arzneihilfsstoff, z. B. als ▶Resorptionsverzögerer, Binde- u. Verdickungsmittel. E povidone, polyvinylpyrrolidone.

**Povidon-Iod,** Polyvidon-Iod: Polyvinylpyrrolidon-Jod-Komplex; topische ***Anw.*** als Antiseptikum. E povidone iodine.

**POX-Reaktion:** Abk. für **P**er**ox**idasereaktion, s. u. ▶Peroxidase. E peroxidase reaction.

**Poxviridae, Poxvirus(-Gruppe):** ▶Pockenviren. E poxviruses.

**PP, P. P.:** **1)** *(latein.)* Abk. für **P**unctum **p**roximum: *Ophthalmologie* ▶Nahpunkt. **2)** *Chemie* Abk. für ▶**P**yro**p**hosphat. **3)** *Neurologie* Abk. für **p**rogressive ▶**P**aralyse. **4)** *Endokrinologie* Abk. für **p**ankreatisches ▶**P**olypeptid.

**p. p., pp.** *(latein.):* **1)** Abk. für ▶**p**er **p**rimam (intentionem). **2)** Abk. für **p**ost **p**artum (▶postpartal). **3)** Abk. für ▶**p**ro **p**arte.

**$P_{PA}$** *(engl.)* Abk. für mean **p**ulmonary **a**rtery pressure: Pulmonalismitteldruck.

**PPA** *(engl.):* *Bakteriologie* Abk. für ▶**P**ittsburgh **p**neumonia **a**gent.

**PPAR-γ:** Abk. für **p**eroxisome-**p**roliferating-**a**ctivated **r**eceptor gamma (engl.); Zellkern-Rezeptor (Transkriptionsfaktor), der die Differenzierung von Fettzellen u. Makrophagen moduliert; steuert die Insulinsekretion, kann aber auch bei der Gelenkdestruktion u. bei malignen Prozessen eine Rolle spielen. Therapeutisch eingesetzte PPAR-γ-Agonisten (Pioglitazon, Rosiglitazon) vermindern die Hyperinsulinämie u. verstärken die Insulinsensitivität bei Diabetikern mit Insulinresistenz.

**PPCF** *(engl.)* Abk. für **p**lasma **p**rothrombin **c**onversion **f**actor: ▸Faktor V.

**PPD** *(engl.)* Abk. für **p**urified **p**rotein **d**erivative of tuberculin: internationaler Tuberculin-Standard; seit 1941 als PPDS in reinerer Form.

**PPF** *(engl.)* Abk. für **p**ellagra **p**reventing **f**actor: ▸Vitamin PP.

**PPL:** Abk. für ▸**P**lasma**p**rotein-**L**ösung.

**PPLO** *(engl.)* Abk. für **p**leuro**p**neumonia-**l**ike **o**rganism: ▸Mykoplasmen.

**PPL-Test,** Abk. für Penicilloyl-Polylysin-Test: s.u. ▸Penicilloyl-Polylysin.

**ppm** *(engl.)* Abk. für **p**arts **p**er **m**illion: Teilchen pro Million ( Konzentration $10^{-6}$).

**PP-om:** ein ▸Apudom der PP-Zellen. **E** PP-oma.

**PPPPPP:** s.u. ▸Pratt. **E** 6 P's.

**PPS:** Abk. für ▸**P**ost-**P**olio-**S**yndrom.

**PPSB:** ther. anwendbarer gefriergetrockneter ▸Prothrombinkomplex aus **P**rothrombin (Faktor II), **P**roconvertin (VII), **S**tuart-Faktor (X) u. antihämophilem Faktor **B** (IX).

**P-p-System:** *Serologie* ▸P-System.

**ppt.:** Abk. für ▸**p**rae**c**i**p**i**t**atus.

**P pulmonale:** *Kardiologie* s.u. ▸P-Zacke. **E** P pulmonale.

**PP-Zellen,** $D_2$-Zellen: ▸APUD-Zellen in den Langerhans-Inseln, die das pankreatische ▸Polypeptid produzieren. **E** PP cells.

**PQ-Zeit:** im EKG das Intervall zwischen Erregungsbeginn der Vorhöfe u. dem der Kammern (»Überleitungszeit«), gemessen vom Beginn des P bis zu dem des Q; normal bei mittl. Frequenz 0,12–0,2 Sek., verlängert bei Überleitungsstörungen, verkürzt beim ▸Wolff-Parkinson-White-Syndrom u. LGL-Syndrom. Als Bezugspunkt für Senkung, Anhebung etc. gilt der terminale Abschnitt; s.a. ▸atrioventrikulär, ▸Block, ▸Dissoziation. **E** PQ interval.

**PR** *(engl.)* Abk. für **p**artial **r**emission: teilweise ▸Remission.

**p. r.** *(latein.):* **1)** Abk. für **p**er **r**ectum. **2)** Abk. für **p**ost **r**adiationem. **3)** *Ophthalmologie* Abk. für **P**unctum **r**emotum (▸Fernpunkt).

**Practolol:** ein ▸Betarezeptorenblocker (obsolet). **E** practolol.

**Prader(-Labhart)-Willi(-Fanconi)-Syndrom:** wahrscheinlich hypothalamisch bedingter Minderwuchs mit Hypogonadismus, im Säuglingsalter durch Myatonie, Adipositas, Hyperphagie; ferner Akromikrie, Hypogenitalismus (evtl. Kryptorchismus), Gonadotropin-Mangel, Oligophrenie, später oft Diabetes mellitus. **E** Prader-Willi syndrome.

**prä...:** Präfix »vor«, »voraus«, »gegenüber«; s.a. ▸ante..., ▸pro..., ▸pre...

**Prä-AIDS:** Stadium der Lymphadenopathie bei der HIV-Infektion; s.u. ▸AIDS. **E** pre-AIDS.

**Prä|albumin:** bei der ▸Eiweißelektrophorese vor den Albuminen wandernde Serumfraktion mit Transportfunktion v.a. als ▸Thyroxin bindendes P. (= TBPA). **E** prealbumin.

**Prä|arthrose:** (Hackenbroch) Gelenkveränderungen, die durch Störung des Gleichgew. zwischen Belastung u. Belastbarkeit zur Dysfunktion führen u. eine Arthrose begünstigen; v.a. Gelenkdysplasie, Epiphysenlösung u. -nekrose, deform verheilte Fraktur, Gelenkluxation u. -subluxation.

**prä|aurikular:** vor der Ohrmuschel; z.B. p. Anhangsgebilde (s.u. ▸Aurikularanhänge). **E** preauricular.

**prä|automatische Pause:** *Kardiologie* bei Ausfall des Sinusknotens die Zeitspanne bis zur Übernahme der Schrittmacherfunktion durch ein tieferes Zentrum. **E** preautomatic pause.

**Prä|beta|lipo|proteine:** ▸Lipoproteine sehr niedriger Dichte (»VLDL«), die bei der ▸Lipoproteinelektrophorese (dort Abb.) im Bereich der $\alpha_2$-Globuline (d.h. vor den β-Lipoproteinen) wandern. Vermehrt bei ▸Hyperlipoproteinämie Typ II b, IV u. V. **E** prebeta lipoproteins, VLDL.

**pr(a)e|cen|tralis** *(latein.)*, präzentral: vor einem Zentrum oder vor dem Sulcus centralis gelegen (z.B. der Gyrus p. oder die Area p.). **E** precentral.

**prä|chiasmal:** vor dem Chiasma (opticum) gelegen.

**Prä|chordale, prächordale Platte:** *Embryologie* die paarige, knorpelige Anlage des vorderen Teiles der Schädelbasis. **E** prechordal plate.

**prae|cipitatus** *(latein.)* Abk. **praec.**, Abk. ppt.: gefällt, niedergeschlagen, durch ▸Präzipitation gewonnen. **E** precipitated.

**Prae|coma:** dem eigentl. ▸Coma vorausgehende Bewusstseinstrübung. **E** precoma. – **P. basedowicum:** Vorstadium der thyreotox. Krise, mit zunehmender Adynamie, Exsikkose, Tachykardie, Hyperthermie. **E** thyrotoxic p. – **P. diabeticum:** Stoffwechsellage vor der völligen Dekompensation (s.a. ▸Coma diabeticum). **E** diabetic p. – **P. hepaticum:** Symptomen-Trias vor dem ▸Leberkoma: psychische Veränderungen, motor. Störungen (Pyramidenzeichen, flapping tremor, Areflexie), EEG-Veränderungen. **E** hepatic p.

**Prae|cordium:** die Regio epigastrica; s.a. ▸präkordial. **E** precordium.

**prae|cox** *(latein.):* vorzeitig, verfrüht, frühreif. **E** precocious.

**Pr(a)e|cuneus:** Rindenfeld auf der medialen Fläche des Scheitellappens zwischen den Sulci parietooccipitalis u. subparietalis (vor dem Cuneus). **E** precuneus.

**Prae|delirium (tremens):** Anfangsstadium des ▸Alkoholdelirs; mit innerer Unruhe, Herzangst, Händezittern, zittriger (»deliranter«) Sprache, Schweißausbrüchen, Schlaflosigkeit oder schweren Träumen, Aufmerksamkeitsstörung, evtl. Selbsttötungstendenzen. **E** predelirium, incipient delirium.

**Prä|dentin:** unverkalkte Vorstufe des ▸Dentins; s.a. ▸Odontoblasten. **E** predentin.

**Prä|diabetes:** Stadium mit noch normaler Glucosetoleranz ohne klin. Symptome wie Hyperglykämie, Glucosurie etc., das dem Ausbruch eines ▸Diabetes mellitus um Jahre vorausgehen kann und nur retrospektiv abgrenzbar ist. **E** prediabetes.

**prä|diktiver Wert:** *Statistik* ▸predictive value.

**Prä|dilektions|stelle:** *Pathologie* von einem Krankheitsprozess bevorzugter Körperteil; *therap* »Ort der Wahl«. **E** preferred localization.

**Prä|dis|position:** eine Erkrankung begünstigender Zustand (Alter, Geschlecht, Vorerkrankungen etc.); i.e.S. die Bereitschaft für ein krankhaftes Geschehen aufgrund konstitutioneller Faktoren bzw. des Genotyps; s.a. ▸Disposition, ▸Diathese. **E** predisposition.

**prä|duktal:** vor (= aortenwurzelwärts) der Mündung des Ductus (Botalli); z.B. die infantile ▸Aortenisthmusstenose. **E** preductal.

**Prä|ek|lampsie:** ▸eklamptischer Symptomenkomplex; s.a. ▸EPH-Gestose. **E** preeclampsia.

**prä|existent:** vorbestehend. **E** pre-existing.

**Prä|ex|zitation:** *Kardiologie* (Oehnell) die z.B. beim ▸Wolff-Parkinson-White-Syndrom infolge vorzeitiger Erregung von Teilen der Kammermuskulatur über das Kent-Bündel etc. auftretende »Antesystolie« (mit QRS-Verbreiterung auf Kosten von PQ). **E** preexcitation.

**prä|final:** dem Tode vorausgehend.

**prä|formiert:** vorgebildet, als Anlage vorhanden. **E** preformed.

**prä|frontal:** im vorderen Stirnlappenbereich; z.B. die p. ▸Leukotomie. **E** prefrontal.

**prä|gan|glionär:** adj. Bez. für die vom zentralen Nervensystem ausgehenden u. mit Ganglienzellen peripherer vegetativer Ganglien synaptisch verbundenen Neuriten. E preganglionic.

**prä|hepatisch:** vor der Leber (v. a. auch aus funktioneller Sicht; z. B. der p. ▸Ikterus). Ggs. ▸posthepatisch.

**Präimplantations|diagnostik,** Abk. PID: Untersuchungsmethoden (u. a. sog. Embryobiopsie) zur Feststellung eines Gendefekts des Embryos noch im Präimplantationsstadium (z. B. bei familiärer Belastung eines Elternteils mit Mukoviszidose). Geschieht u. a. mittels sog. Fluoreszenz-in-situ-Hybridisierung (FISH). In Deutschland nach dem Embryonenschutzgesetz (ESchG) verboten, solange die Blastomeren totipotent sind, also bis in das späte Morulastadium. E preimplantation genetic diagnosis.

**prä|implantativ:** der Implantation des befruchteten Eies vorausgehend. E prior to implantation.

**präimplantive genetische Diagnostik:** ▸Präimplantationsdiagnostik.

**Prä|infarkt(-Syndrom):** s. u. ▸Angina pectoris. E preinfarction syndrome.

**prä|invasives Karzinom:** ▸Carcinoma in situ; s. a. ▸Präkanzerose. E preinvasive.

**Prä|kallikrein,** FLETCHER-Faktor: Vorstufe des ▸Kallikreins. E prekallikrein.

**Prä|kanzerose:** morphologisch u. klinisch definierte Zustände eines Gewebes, die mit einer erhöhten Inzidenz maligner Tumoren einhergehen; unterteilt in präkanzeröse (prämaligne) *Konditionen* (angeborene Disposition u./oder erworbene Erkrankung) u. präkanzeröse (prämaligne) *Läsionen* (morphologische Gewebsveränderungen mit einem erhöhten Entartungsrisiko = P. im echten Sinn). Nach dem Ausmaß des Entartungsrisikos der betreffenden Läsion unterscheidet man obligate u. fakultative P. Eine Auswahl der wichtigsten P. zeigt die Tab. – S. a. ▸Neoplasie, CIN, Carcinoma in situ. E precancerosis. – **P., kolo|rektale:** P. im Bereich des Dick- u. Mastdarms, z. B. das ▸GARDNER-Syndrom (1), die familiäre Dickdarmpolypose (▸Adenomatosis coli). – **P., melanotische:** ▸DUBREUILH-HUTCHINSON-Krankheit. – **P., senile:** ▸Keratosis senilis.

| |
|---|
| **Präkanzerosen der Haut**<br>• chron. Reizschäden: aktinisch oder chemisch bedingte Keratosen (z. B. Keratosis senilis, Keratosen im Bereich einer chron. Radiodermatitis, Arsen- oder Teerkeratosen)<br>• Cornu cutaneum (Hauthorn)<br>• BOWEN-Dermatose<br>• Lentigo maligna (DUBREUILH-HUTCHINSON-Krankheit) |
| **Präkanzerosen des Verdauungstraktes**<br>• orale Erythroplakie<br>• Leukoplakie<br>• BARRETT-Ösophagus (Stadium IV der Refluxösophagitis)<br>• PLUMMER-VINSON-Syndrom<br>• Gastropathia hypertrophica gigantea<br>• Borderline-Läsion der Magenschleimhaut<br>• neoplastischer Darmpolyp<br>• Rektumpolyp<br>• Porzellangallenblase |
| **gynäkologische Präkanzerosen**<br>• CDIS (s. a. CLIS)<br>• CIN (III)<br>• Leukoplakie<br>• adenomatöse Hyperplasie des Endometriums (Grad III)<br>• Vulvadystrophie<br>• VIN (III)<br>• Blasenmole |
| **urologische Präkanzerosen**<br>• Blasenpapillomatose<br>• Erythroplasie (QUEYRAT)<br>• Craurosis penis<br>• Leukoplakie<br>• TIN |

**Präkanzerosen:** Auswahl von Gewebeveränderungen, die als potentielle Vorstufen eines Malignoms gelten.

**Prä|kapillaren:** die Gefäßabschnitte zwischen Arteriolen u. Kapillaren, mit noch vereinzelten glatten Muskelzellen. E precapillaries.

**präkardial:** ▸präkordial. E precordial.

**Prä|karzinogen:** ein i. S. der ▸Karzinogenese inaktiver Stoff, der erst durch Verstoffwechselung karzinogen wird; s. a. ▸Karzinogen. E precarcinogen.

**Prä|klimakterium:** ▸Prämenopause.

**prä|klinisch:** noch ohne typ. Krankheitssymptome. E preclinical.

**Prä|koma:** ▸Praecoma. E precoma.

**prä|kordial:** vor dem Herzen; z. B. die p. ▸Brustwandableitungen (EKG). E precordial.

**Prä|kordial|angst:** Druck- u. Beklemmungsgefühl in der Herzgegend. E precordial pressure.

**Prä|kordial-Kostochondral|syndrom:** Perichondrose des 2.–4. Sternokostalgelenks als Überlastungsfolge, bei Thoraxdeformität etc.; mit reflektor. Gefäßspasmen, Herzschmerz in bestimmten Körperlagen, ohne typ. Röntgenveränderungen. E precordial costoclavicular syndrome.

**Prä|kordial|schmerz:** Schmerz in der Herzgegend. E precordialgia.

**Prä|kursor:** Vorstufe (»Vorläufer«) eines biol. Zwischen- oder Endproduktes. E precursor.

**Prä|leuk|ämie, präleukämisches Syndrom, Prä|leukose,** hämatopoetische Dysplasie: ▸myelodysplastische Syndrome. E preleukemia.

**Prä|luxation:** Vorstadium einer (Hüft-)Luxation.

**prä|mali|gne:** *Pathologie* in einer Vorstufe der Malignität (▸Präkanzerose). E premalignant.

**prä|matur:** nicht ausgereift, vorzeitig; z. B. das p. ▸Frühgeborene. E premature.

**Prä|maxilla:** Zwischenkiefer (▸Os incisivum). E premaxilla.

**Prä|medikation:** Medikamentengabe (v. a. orale Benzodiazepine, ggf. i. m. Applikation von Atropin, Morphin- bzw. Phenothiazinderivaten) vor einem (op.) Eingriff zwecks psychischer Dämpfung, leichter Analgesierung, Ausschaltung störender Reflexe, Unterdrückung von Nebenwirkungen der Narkosemittel. I. w. S. auch das Prämedikationsgespräch (▸Prämedikationsvisite). E premedication.

**Prä|medikations|visite:** Informationsgespräch des Anästhesisten mit dem Patienten zur Aufklärung (Einwilligungserklärung), bestmöglichen Information über Anamnese u. Befund sowie zur psychischen Führung; s. a. ▸Prämedikation.

**Prä|meno|pause,** Präklimakterium: bei der Frau die Jahre vor Aufhören der Regelblutungen (▸Menopause), charakterisiert durch die Folgen der Erschöpfung der generativen Funktion der Ovarien: Unregelmäßigkeit u. Abnahme der Follikelreifungen/Ovulationen mit Absinken der Östrogenproduktion u. Gelbkörperschwäche sowie Anstieg der Gonadotropinspiegel; Wechsel von ovulatorischen u. anovulator. Zyklen mit Blutungsstörungen (Oligo- oder Polymenorrhö, Hypo- oder Hypermenorrhö, evtl. – bei Follikelpersistenz – Dauerblutungen), veget. Beschwerden. E premenopause.

**prä|menstruell** *(latein.):* in den Tagen vor der Menstruation (**Prämenstruum**). E premenstrual. – **p. Blutung,** Frühblutung: s. u. ▸Zyklusstörungen. – **p. (Spannungs-)Syndrom,** Abk. PMS: zyklisch wiederkehrende p. Beschwerden, wahrsch. infolge hormonaler u. neurovegetativer Dysfunktion. ***Klinik:*** Mastodynie, Dysmenorrhö, Kopfschmerzen, Völlegefühl, seel. Verstimmung, evtl. Ödembildung, Exazerbierung einer Migräne, Epilepsie, gastrointestinale Störungen etc.; ***Ätiol.:*** unklar. E p. syndrome, Abk. PMS.

**prä|mitotische Ruhephase:** *Zytologie* die $G_2$-Phase des ▸Zellzyklus.

**Prä|mol̥aren:** ▶Dentes praemolares. E premolars.
**prä|monit̥orisch:** den Ausbruch einer Krankheit ankündigend. E premonitory.
**Prä|morbidit̥ät:** der Zustand vor Manifestation einer Krankheit. E premorbidity.
**prä|mort̥al:** vor Eintritt des Todes. E premortal.
**Prä|myo|k̥ard|infarkt-Syndrom:** ▶Angina pectoris gravis. E premyocardial infarction syndrome.
**Prä|nark̥ose:** **1)** die durch die ▶Prämedikation herbeigeführte allg. Dämpfung vor Einleitung der Narkose. E prenarcosis, preanesthesia. **2)** das Anfangsstadium der (Inhalations-)Narkose. – **Pränark̥osekater:** bei Arbeiten mit Halogen-Kohlenwasserstoffen auftretende Symptome der oberflächl. Narkose (Ekel, Brechreiz, Herzklopfen, Wallungen, evtl. Schweißausbrüche, Ohnmachtsgefühle), die am nächsten Morgen mit Kopfdruck u. Brechreiz ausklingen.
**prä|nat̥al:** vor der Geburt (auf das Kind bezogen; s.a. ▶präpartal); z.B. p. Dystrophie (v.a. bei Mehrlingsschwangerschaft, auf Plazentainsuffizienz basierend u. zu Mangelgeburt führend), p. Erkrankung (▶Geno-, ▶Gameto-, ▶Blasto-, ▶Embryo- oder ▶Fetopathie), p. Sterblichkeit (s.u. ▶intrauteriner Fruchttod). E prenatal.
**prä|nat̥ale Diagnostik:** im Rahmen der ▶genetischen Beratung durchgeführte Untersuchungen; z.B. gezielte Ultraschalluntersuchungen oder etwa in der 16. Schwangerschaftswoche nach ▶Amniozentese (dort Abb.) durchführbare Untersuchung der aus dem Fruchtwasser gewonnenen kindlichen Zellen. Erfassbar sind v.a. Chromosomenaberrationen (durch Chromosomenanalyse), Stoffwechseldefekte (durch biochem. Enzymanalysen) u. Neuralrohrdefekte (durch Bestimmung der α-Fetoprotein-Konz.); s.a. ▶Fruchtwasserdiagnostik. Früher durchführbar ist die ▶Chorionbiopsie; s.a. Tab. E prenatal diagnosis, p. screening.
**Pränatal|therapie:** die Behandlung des noch ungeborenen Kindes im Mutterleib bei zu erwartenden oder bereits manifesten Erkrankungen, z.B. die Bluttransfusion bei aplastischer Anämie des Fetus infolge einer Infektion mit Ringelröteln oder die Therapie des Fetus mit Thyroxin bei Struma; in Frage kommen sowohl medikamentöse als auch invasive Maßnahmen.
**Prä|neo|plas̥ie:** ▶Präkanzerose.
**Prä|öd̥em:** infolge Kochsalzretention vermehrte Gewebshydratation, die sich noch nicht in sichtbaren Ödemen ausprägt.
**prä|operat̥iv:** vor einer Op.; z.B. p. Medikation (▶Prämedikation), p. Bestrahlung (▶Vorbestrahlung). E preoperative.
**prä|ovulat̥orisch:** vor Eintritt des Follikelsprungs (▶Ovulation); z.B. die **p. Phase** (3–4 Tage), in der unter Einfluss der Östrogene der Zervikalschleim seine chem. Eigenschaften ändert u. so das Eindringen von Spermien ermöglicht (der Farntest u. ▶Postkoitaltest fallen positiv aus). E preovulatory.
**prä|paralytisches Stadium:** s.u. ▶Poliomyelitis anterior acuta. E preparalytic stage.
**Prä|parieren:** *Anatomie, Pathologie, Chirurgie* Darstellung des Operationssitus (bzw. eines Körperteils) durch Abdrängen u. Ablösen überlagernder Gebilde, »stumpf« z.B. mit Präpariertupfer, »scharf« mit Präparierschere u. Skalpell. E dissection.
**Präpar̥ier|mikroskop:** für Präparationen an mikroskop. Objekten geeignetes Stereomikroskop mit rel. geringer Vergrößerung; in spez. Ausführung auch als Operationsmikroskop. E dissecting microscope.
**prä|part̥al:** vor Einsetzen der Geburt; s.a. ▶pränatal. E prepartal.
**prä|patell̥ar:** vor der Kniescheibe. E prepatellar.
**Prä|pat̥ent|periode, Präpatenz:** Zeitabschnitt vom Eindringen (Aufnahme) der infektiösen Parasitenstadien bis zum Auftreten von Geschlechtsprodukten in Stuhl, Urin, Sputum, Blut oder Haut. Dauer artspezifisch (entspricht bei Helminthen der Entwicklungsdauer zum Adultwurm). Kann zeitlich mit der Inkubationszeit zusammenfallen. E prepatency.
**prä|peritone̥al:** ventral u. seitl. vor dem Bauchfell. E preperitoneal.
**Prä|p̥ollex:** dem Daumen radial aufsitzendes überzähl. Fingerrudiment (»radiale Hyperdaktylie«).
**Prä|pro|horm̥one:** s.u. ▶Hormonogene. E preprohormones.
**Prä|pubert̥äts|fettsucht:** ▶Pseudo-Fröhlich.
**prä|puber(t)̥al, -pubertär:** vor der ▶Pubertät. E prepubertal, prepubescent.
**Prä|puti̥al|stein:** ▶Balanolith. E preputial stone.
**Prä|putio|tomi̥e:** dorsale Spaltung der Vorhaut bei Phimose. E preputiotomy, preputial incision.
**Prae|p̥utium:** **1)** die »Vorhaut«; die Glans penis bedeckende sackförmige Hautduplikatur (Innenblatt Halbschleimhaut). E prepuce. **2) P. clitoridis:** zwei von den kleinen Schamlippen ausgehende Haut-Halbschleimhaut-Falten, die die Klitoris lateral u. kranial umgeben. E prepuce of clitoris.
**prä|pyl̥orisch:** oral (= mundwärts) vom Magenpförtner, ▶Pylorus. E prepyloric.

P

| bevorzugte Methode | Indikation | Zeitpunkt (Schwangerschaftswoche) | Vorteil | Nachteil |
|---|---|---|---|---|
| CVS | • DNS-Analyse (z.B. zystische Fibrose, Duchenne-Muskeldystrophie)<br>• Alter ≧ 38 Jahre<br>• früheres Kind mit Chromosomenanomalie | *früh:* TC, TA 8.–11. (7+/10+)<br><br>*spät:* TA 12.–14. (11+/13+) | • Diagnostik früh abgeschlossen<br>• Abortrate niedriger 2–3 % (weniger Spontanaborte)<br>• Risiko geringer? | • höhere Abortrate (mehr Spontanaborte)<br>• bei CVS generell: zytogenetisch falsch neg./pos. Ergebnisse möglich; Langzeitkultur (2–3 Wochen) notwendig |
| AC | • Risiko für NRD<br>• Alter 35–37 Jahre oder weniger<br>• Schwangerschaft nach IVF | *möglichst früh:* ab 14./15. (13+/14+)<br><br>0,7-mm-Kanüle | • Abortrisiko gesichert niedrig (ca. 0,5 %)<br>• zytogenetisches Ergebnis sehr zuverlässig | • lange Wartezeit auf zytogenetisches Ergebnis (3–4 Wochen) |
| AC + CVS (II. Trimenon) | • auffälliger Ultraschallbefund<br>• Zeitpunkt für AC verpasst | *II. Trimenon* ab 20. (19+)<br><br>0,9-mm-Kanüle | • rasche Karyotypisierung (24 – 48 Stunden)<br>• kein höheres Abortrisiko | Bestätigung durch Langzeitkultur (FW) |

**pränatale Diagnostik:** Leitlinien zur pränatalen Diagnostik durch Amniozentese u. Chorionzottenbiopsie. AC = Amniozentese, CVS = Entnahme von Chorionzottengewebe im I. Trimenon, FW = Fruchtwasser, IVF = In-vitro-Fertilisation, NRD = Neuralrohrdefekt, TA = transabdominal, TC = transzervikal. [273]

**prä|renal:** vor der Niere (v.a. auch aus funktioneller Sicht, d.h. im Bereich der A. renalis). E prerenal.

**prä|sa|kral:** ventral des Kreuzbeins. E presacral.

**Prae|scriptio:** *Pharmazie* auf der ärztl. Verordnung die Aufzählung der Arzneibestandteile mit Mengenangabe. E prescription. – **P. indicata:** der obligate Vermerk auf Suchtgift-Rezepten bei Überschreiten der Höchstdosis.

**prä|senil:** vor dem Greisenalter, das Senium einleitend, im »Präsenium«; z.B. p. Demenz (▸ALZHEIMER-, ▸BINSWANGER-Demenz). E presenile.

**Prä|senilität:** vorzeitige Alterung; s.a. ▸Progerie. E presenility.

**Prae|sentatio (fetus):** *Geburtshilfe* ▸Fruchteinstellung. E presentation.

**Präsentations|zeit:** die Reizdauer bis zum Auftreten einer Empfindung bzw. reflektorischen Reaktion. E stimulus-response latency.

**Prä|servativ:** Vorbeugungsmittel, i.e.S. das ▸Kondom. E condom, prophylactic.

**Prä|sklerose:** Vorphase der Arteriosklerose, insbes. bei chron. Hypertonie; mit Durchblutungsstörung, aber ohne schwerere Organmanifestationen. E presclerosis.

**prä|spastischer Reflex:** bei Pyramidenbahnschädigung vor der spast. Parese auftretender krankhafter Reflex, z.B. OPPENHEIM-, GORDON-, ROSSOLIMO-Reflex.

**Prä|sperm(at)ide:** ▸Spermatozyt II. Ordnung. E prespermatid, secondary spermatocyte.

**Prä|stase:** der Stase vorausgehende Verlangsamung der Blutströmung in der erweiterten terminalen Strombahn.

**prä|stenotisch:** in Stromrichtung vor einer Stenose. E prestenotic.

**prä|suizidales Syndrom:** (nach E. RINGEL, 1969) Zeitraum vor einer Selbsttötungshandlung, in dem diese sich durch zunehmende psychosoziale Änderungen im Verhalten u. Empfinden ankündigt: v.a. zunehmende psychische Einengung, gehemmte u. gegen die eigene Person gerichtete Aggressivität, Suizidphantasien, Rückzug von zwischenmenschlichen Beziehungen. E presuicidal syndrome.

**prä|sumptiv:** *Embryologie* erwartungsgemäß, voraussichtlich. E presumptive.

**prä|syn|aptisch:** vor einer ▸Synapse gelegen. E presynaptic. – **p. Hemmung:** s.u. ▸Hemmung.

**prä|synthetische Phase:** die $G_1$-Phase des ▸Zellzyklus.

**Prä|sys|tole:** der der Ventrikelkontraktion unmittelbar vorangehende Zeitabschnitt des ▸Herzzyklus. E presystole.

**Prä|systolikum:** präsystolisches Geräusch unmittelbar vor dem 1. Herzton, meist kurz u. crescendoartig; z.B. bei Mitralstenose. E presystolic murmur.

**prä|systolisch:** in der ▸Präsystole (z.B. das ▸Präsystolikum). E presystolic.

**prä|terminal:** vor einem Ende, i.w.S. vor dem Tode. E preterminal.

**praeter|naturalis:** widernatürlich; z.B. ▸Anus praeternaturalis.

**prä|tibial:** vor dem Schienbein; z.B. p. Ödem. E pretibial.

**Prä|tibial|fieber:** ▸Bushy-Creek-Fieber.

**Prä|toxikose,** Subtoxikose: *Pädiatrie* Übergangsstadium der akuten Säuglingsenteritis in die ▸Säuglingsintoxikation, mit Exsikkose, gemischter Atmung, seltenem Lidschlag, schrillem Schreien, aber ohne Bewusstlosigkeit.

**prä|ur|ämisch:** vor Manifestation der ▸Urämie bzw. i.S. der drohenden Urämie. E preuremic.

**Prä|valenz:** Überwiegen; *epidem* Häufigkeit aller Fälle einer bestimmten Krankheit in einer Population zum Zeitpunkt der Untersuchung; als Perioden-P. auf einen bestimmten Zeitraum bezogen; s.a. ▸Inzidenz. E prevalence.

**Prä|vention:** *Medizin* Vorkehrungen zur Verhinderung von Krankheiten, Unfällen etc. einschl. der individuell veranlassten ärztl. Maßnahmen, die der Überwachung u. Erhaltung der Gesundheit dienen (▸Präventivmedizin). **Primäre P.** durch Ausschaltung schädlicher Faktoren noch vor Wirksamwerden; **sekundäre P.** durch Aufdeckung u. Ther. von Krankheiten im möglichst frühen Stadium; **tertiäre P.** bei eingetretener Krankheit durch den Versuch, deren Verschlimmerung u. Komplikationen zu verhindern (s.a. ▸Rehabilitation). E prevention.

**prä|ventiv:** vorbeugend (▸Prävention). E preventive.

**Präventiv|behandlung:** vorbeugende ärztl. Maßnahmen (▸Prävention), z.B. Schutzimpfung.

**Präventiv|medizin,** prophyl. Medizin: Zweig der Heilkunde, der sich mit der Verhütung von Gesundheitsstörungen befasst (▸Prävention); umfasst außer »Hygiene« auch die Erforschung u. Praxis, Krankheiten im frühestmögl. Stadium aufzudecken (Frühdiagnostik; s.u. ▸Screening, ▸Vorsorgeuntersuchung), deren Häufigkeit (Prävalenz u. Inzidenz) in der Bevölkerung u. die begünstigenden Umstände (▸Risikofaktoren) festzustellen (▸Epidemiologie), ferner den Versuch, durch geeignete Maßnahmen (Intervention; z.B. Aufklärung über u. Behandlung von Risikofaktoren u. Frühstadien) den einzelnen Patienten vor einer Erkrankung zu bewahren (oder zumindest deren Verlauf günstig zu beeinflussen) u. damit die Häufigkeit der Krankheit (bzw. deren schwerwiegende Folgen) in der Gesamtbevölkerung zu senken. E preventive medicine.

**Präventiv|mittel:** Mittel, das beim Geschlechtsverkehr eine vener. Infektion u./oder eine Konzeption verhindern soll, z.B. Kondom, Pessar, Kontrazeptivum. E prophylactic.

**prä|vertebral:** vor einem Wirbel bzw. vor der WS. E prevertebral.

**Prävia|blutung:** Blutung bei ▸Placenta praevia. E bleeding due to placenta previa.

**prä|zentral:** *Anatomie* ▸praecentralis. E precentral.

**Prä|zession:** Verlagerung der Rotationsachse eines Körpers durch Einwirkung eines Magnetfeldes, ähnlich der Taumelbewegung eines Kreisels bei Anstoß; von Bedeutung bei der ▸Kernspinresonanz. E precession.

**Prä|zessions|frequenz:** s.u. ▸Kernspinresonanz. E precession frequency.

**Prä|zipitat:** **1)** *Biochemie* Niederschlag als Folge einer ▸Fällungsreaktion. **2)** ▸Immunpräzipitat; s.a. ▸Präzipitations... **3)** *Ophthalmologie* rundliche, weißl. oder bräunl. Niederschläge (zusammengeballte Lympho- u. Leukozyten, Fibrin) an der Hornhauthinterfläche bei chronischer Iri(dozykli)tis, meist in Dreiecksform (Spitze zur Hornhautmitte). E precipitate.

**Prä|zipitation:** Bildung eines ▸Präzipitats. E precipitation.

**Prä|zipitations|hemmung:** verminderte oder fehlende Bildung (bzw. Auflösung) eines ▸Immunpräzipitats bei einer ▸Antigen-Antikörper-Reaktion (dort Abb.) im Bereich starken Antigen- oder Antikörperüberschusses durch Entstehung kleinerer (d.h. löslicher) ▸Immunkomplexe; z.B. *labor* als ▸Prozonenphänomen Ursache falsch negativer Befunde; s.a. ▸Fällungszonen. E inhibition of precipitation.

**Prä|zipitations|reaktion(en):** **1)** *Biochemie* ▸Fällungsreaktion. **2)** *Immunologie* Bildung eines ▸Immunpräzipitats, d.h. quer vernetzter, unlöslicher ▸Immunkomplexe bei ▸Antigen-Antikörper-Reaktionen (dort Abb.) im Bereich ausgewogener Mengenverhältnisse (Äquivalenzzone, äquivalente Proportion; sonst ▸Präzipitationshemmung). ***Anw.*** zur Bestimmung von Antigenen (z.B. Plasmaproteine) in Körperflüssigkeiten v.a. durch ▸Immunodiffusion oder -elektrophorese (in Agar- oder Agarosegel bzw. Celluloseacetatfolien), ferner durch ▸Nephelometrie oder durch Eiweißbestimmung im abzentrifugierten Präzipitat (nach Abgießen des Überstands). E precipitation reaction(s).

**Prä|zipitat|salbe:** Unguentum Hydrargyri album, flavum u. rubrum (s.u. ▸Hydrargyrum). E ammoniated mercury ointment.

**präzipitierend:** zur Präzipitation führend. E precipitating.

**Prä|zipitin-Reaktion:** ▸Präzipitationsreaktion in wässrigem Milieu als mikrobiologischer oder immunologischer Test unter Verwendung **präzipitierender Antikörper (Präzipitine)**, d.h. von kompletten Antikörpern in zur Präzipitation geeigneten Umgebungsbedingungen u. Mengenverhältnissen (z.B. als Verdünnungsreihe, Titer). E precipitin reaction.

**Prager Handgriff, umgekehrter:** *Geburtshilfe* H. zur Entwicklung des verkehrt rotierten Kopfes bei Beckenendlage (wenn das Kinn hinter der Symphyse hängt u. der Mund nicht erreichbar ist). Während eine Hand von hinten gabelförmig die Schultern umschließt, werden die Beine oberhalb der Knöchel mit drei Fingern der anderen Hand erfasst u. das Kind im Bogen um die Symphyse geschwungen. S.a. ▸BRACHT-Handgriff. E Prague maneuver.

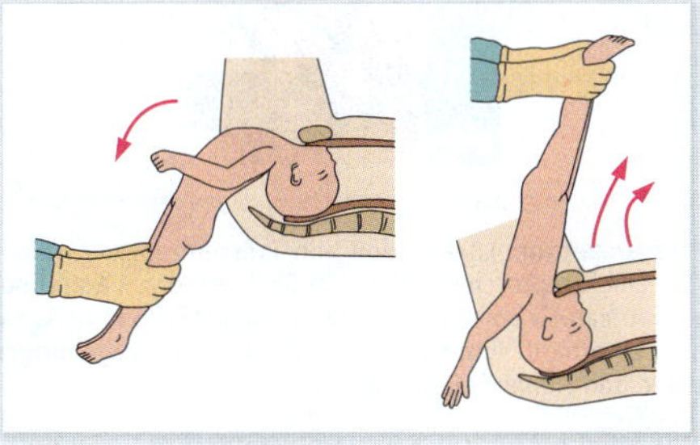

**Prager Handgriff, umgekehrter:** hier mit beidhändigem Umfassen der Füße. [71]

**Pragmat|agnosie:** Unfähigkeit, Gegenstände wiederzuerkennen. E object agnosia, pragmatagnosia.

**Prajmalium:** ein teilsynthetisches Abwandlungsprodukt des Ajmalins; ▸Antiarrhythmikum der Klasse IA.

**Pramipexol:** ein selektiver Dopamin-$D_2$-Agonist (s.u. ▸Dopamin-Agonisten); ***Anw.*** bei der PARKINSON-Krankheit. E pramipexol.

**prandial:** das Essen betreffend, während der Mahlzeit. E prandial.

**Pranlukast:** ein ▸Leukotrien-Rezeptor-Antagonist; ***Anw.*** als Antiasthmatikum. E pranlukast.

**Pra|seo|dym,** Abk. Pr: Seltenerdmetall der Lanthaniden-Gruppe. E praseodym.

**Prasteron:** Steroid mit schwacher androgener Wirkung; ***Anw.*** als ▸Anabolikum. E prasterone.

**Pratt** (GERALD HILLARY P., geb. 1903, Chirurg, New York). – **6 P nach P.:** klinische Zeichen des akuten ▸Arterienverschlusses (**p**ain = Schmerz, **p**allor = Blässe, **p**aresthesia = Gefühlsstörung, **p**ulselessness = Pulslosigkeit, **p**aralysis = Bewegungsunfähigkeit, **p**rostration = Schock). – **P.-Test:** Ergänzung des TRENDELENBURG-Versuchs bei Beinvarizen: Blutleere durch Hochhalten u. Ausstreichen des Beins am Liegenden, Abriegelung der oberflächl. Venen durch subinguinales Tourniquet, Wickeln des Beins von den Zehen her; nach Aufstehen u. Abwickeln (kraniokaudal) zeigen vortretende Varizen die Lage der insuffizienten Venenklappen an. E Pratt's test. – **P.-Warnvene:** vermehrtes Hervortreten prätibialer Venen als Zeichen einer tiefen Beinvenenthrombose. E P.'s symptom.

**Prausnitz-Küstner-Reaktion** (CARL WILLI P., 1876–1963, Bakteriologe, Hamburg, London, Breslau, Greifswald; HEINZ K.), Abk. PKR: indirekter Nachweis von IgE-Antikörpern anhand der lokalen allergisch-hyperergischen Gewebsreaktion (urtikarielles Erythem in 15 Min.) beim Nichtsensibilisierten nach intrakutaner Injektion eines sterilen Allergikerserums (0,1–0,2 ml) u. 24 Std. später des spezif. Antigens. E Prausnitz-Küstner reaction.

**Pravastatin:** ein ▸HMG-CoA-Reductase-Hemmer; Lipidsenker.

**Pravaz-Spritze:** erste Injektionsspritze aus graduiertem Glaszylinder mit Metallverschlussteilen u. -kolben.

**Praxie:** *Physiologie* Fähigkeit, erlernte zweckmäß. Bewegungen auszuführen (Gegenteil: Apraxie). E eupraxia, normopraxia.

**Prazepam:** ein ▸Benzodiazepin; Tranquilizer. E prazepam.

**Praziquantel:** ein ▸Anthelminthikum (Pyrazinisochinolin-Derivat); ***Anw.*** v.a. gegen Bandwürmer u. Schistosomen. E praziquantel.

**Prazosin:** ein selektiver $\alpha_1$-Rezeptorenblocker (Chinazolin-Derivat; s.u. ▸Alpharezeptorenblocker). ***Wirkung:*** gefäßerweiternd u. nachlastsenkend. ***Anw.*** als Antihypertensivum, v.a. bei gleichzeitig bestehender Linksinsuffizienz. E prazosine.

**Prdpt:** *Optik* Abk. für ▸**Pr**ismen**d**io**pt**rie.

**Prechtel-Klassifikation:** histopathologische Einteilung der ▸Mastopathie.

**Prechtl-Syndrom** (H.F.R. Pr., zeitgenöss. Neurologe, Groningen): *Pädiatrie* **1)** ▸Hyperexzitabilitätssyndrom. **2)** ▸Lateralisationssyndrom.

**pre|clotting** *(engl.)*, Fibrinisieren: Abdichten der Poren einer Gefäßprothese durch Benetzen mit nicht heparinisiertem Blut (damit sie bei Blutstromfreigabe sofort funktionstüchtig ist).

**Pre|cursor** *(engl.):* ▸Präkursor.

**pre|dictive value** *(engl.)* Abk. PV, Vorhersagewert: die Wahrscheinlichkeit, bei einem positiven (bzw. negativen) Testergebnis an einer bestimmten Krankheit zu leiden (bzw. nicht zu leiden); abhängig von der Spezifität u. Sensitivität des Tests sowie von der Prävalenz der Krankheit.

**Prediger|hand:** *Neurologie* **1)** bei Medianus-, Ulnarislähmung u. bei Syringomyelie vorkommende Dorsalflexionshaltung der Hand, bei der der Daumen mit den in Krallenstellung kontrahierten Fingern in gleicher Ebene steht. E preacher's hand. **2)** ▸Schwurhand.

**Prednicarbat:** ein nicht halogeniertes ▸Glucocorticoid zur topischen ***Anw.***. E prednicarbate.

**Prednimustin,** Abk. PMT, Abk. STE: zu den ▸Alkylanzien gehörendes Zytostatikum (Prednisolon + Chlorambucil; obsolet). ***NW:*** u.a. Knochenmarktoxizität (Myelosuppression), Diabetesentgleisung.

**Prednisolon,** 1,2-Dehydro-hydrocortison: ein synthetisches ▸Glucocorticoid mit antiphlogistischer u. antiallergischer Wirksamkeit. E prednisolone, deltahydrocortisone.

**Prednison,** 1,2-Dehydrocortison: synthetisches ▸Glucocorticoid mit antiphlogistischer u. antiallergischer Wirksamkeit. E prednisone, deltacortisone.

**Prednyliden,** 16-Methylenprednisolon: ein nicht halogeniertes ▸Glucocorticoid. E prednylidene, 16-methyleneprednisolone.

**Pre|gnan:** das $C_{21}$-Steroidgrundgerüst des ▸Progesterons. E pregnane.

**pregnancy urine hormone** *(engl. = »Hormon des Schwangerenharns«):* extrahypophysäres ▸Gonadotropin.

**Pregnan|di|ol:** Progesteron-Stoffwechselprodukt (Dihydroxyderivat). 24-Std.-Harnwert in der Follikelphase 0,5–2,0, in der 2. Zyklusphase 2–6 mg, in der Gravidität bis 60 (± 20) mg ansteigend (Plasmawerte im 10. Mon. 30–60 µg/100 ml). Früher diagn. genutzt zum Nachweis biphasischer ovulatorischer Zyklen u. Corpus-luteum-Insuffizienz sowie als indirekter Parameter der Plazentafunktion. E pregnanediol.

**Pregnenolon,** 3β-Hydroxy-5-pregnen-20-on: ein Zwischenprodukt der Steroidbiosynthese (Progesteron u. Androgene) in der Nebennierenrinde. S.a. ▸Geschlechtshormone, ▸Corticosteroide (dort Schemata). E pregnenolone.

**Prehn-Zeichen:** Zunahme eines Hodenschmerzes bei Anheben des Skrotums als Zeichen für Hodentorsion (bei Epididymitis Abnahme: »PREHN negativ«). E Prehn's sign.

**Preiselbeerblätter:** ▸Vaccinium vitis-idaea.

**Preiser-Krankheit** (GEORG KARL FELIX P., 1876–1913, Orthopäde, Hamburg), KÖHLER-MOUCHET-Syndrom: (1910) asept. Nekrose des Os scaphoideum, mit Funktionsstörung u. sekundärer Arthrosis (Einschränkung bes. der Dorsalextension der Hand bzw. des Handgelenks, örtl. Druckschmerz an Beuge- u. Streckseite; zyst. Aufhellung, Sklerosierung der Gelenkfläche, Deformierung). E Preiser's disease.

**Prellung:** ▸Contusio. E contusion.

**Pre|load** *(engl.)*, Vorlast: die Kraft, die die entspannte Ventrikelwand in der enddiastolischen Herzzyklusphase dehnt u. damit die Sarkomerlänge der Herzmuskelfasern vor der Kontraktion bestimmt.

**Prenyl-,** $(CH_3)_2C{=}CH{-}CH_2{-}$: der sog. Isopren-Rest.

**presby...:** Wortteil »alt«, »Alter«, »Greis«.

**Presby|akusis,** Altersschwerhörigkeit: physiol. Innenohrschwerhörigkeit (ab 5. Ljz.) mit zunehmendem Hörverlust für die hohen Frequenzen. E presbycusis, presbyacusis.

**Presby|atrie:** ▸Geriatrie. E presbyatrics, geriatry.

**Presbyo|derma:** ▸Altershaut.

**Presbyo|phrenie:** ältere Bez. für senile ▸Demenz. E presbyophrenia, senile dementia.

**Presby|opie, Presbytie:** ▸Alterssichtigkeit. E presbyopia, presbytia.

**Press|atmung:** die forcierte Atmung während der Presswehen: tiefe Inspiration, Atemanhalten auf der Höhe der Wehe u. anschließend Bauchpresse. E forced respiration during expulsion.

**Press|druck:** durch forcierte Ausatmung gegen Widerstand bewirkte Drucksteigerung im Brustraum u. damit (weil Bedingungen des geschlossenen Systems, also keine Widerstandserhöhung) auch im intrathorakalen Kreislauf; s.a. ▸BÜRGER-Pressdruckprobe, ▸VALSALVA-Versuch. E Valsalva maneuver.

**Press|luft|krankheit: 1)** ▸Pressluftwerkzeugschaden. **2)** ▸Caissonkrankheit. E compressed-air disease.

**Pressluft(werkzeug)schäden:** Körperschäden durch Arbeit mit Pressluftgeräten oder gleichart. Werkzeugen (Maschinen). Vibration u. Rückstoß bewirken als Mikrotraumatisierung bes. an den Gelenken der re. oberen Extremität u. an Handwurzelknochen degenerat. u. reparative Knorpel- u. – später – Knochenveränderungen (Chondromatose, freie Gelenkkörper bzw. Arthrosis deformans); evtl. auch Pseudarthrosen, Drucklähmungen, Tendopathien. S.a. ▸Lunatummalazie. E pneumatic tool disease.

**Presso|rezeptor:** ▸Mechanorezeptor in der arteriellen Gefäßwand (v.a. Aortenbogen u. Sinus caroticus, s. Abb.), der durch Dehnung der Gefäßwände (z.B. Volumenzunahme) erregt wird. Durch afferente Impulse der P. werden in den medullären bzw. rhombenzephalen Kreislaufzentren sympathische Strukturen gehemmt u. parasympathische verstärkt. Dadurch wird der Blutdruck gesenkt; Herzfrequenz u. Kontraktionskraft des Herzens nehmen ab. E pressoreceptor.

**Press|strahl|geräusch:** *Kardiologie* raues, gleichmäßig starkes Systolikum über Brustbeinmitte (4. ICR) mit Ausbreitung über die gesamte Herzfigur, evtl. in die Karotiden fortgeleitet; charakteristisch für Ventrikelseptumdefekt.

**Press|wehen:** die von der Bauchpresse unterstützten Wehen in der Austreibungsperiode (i.e.S. soweit Zusammenwirken von der Kreißenden nicht mehr zu beeinflussen). Bewirken Herauspressen des Kopfes um die Symphyse u. Weitung des Weichteilansatzrohres. Einsatz möglichst erst bei völlig eröffnetem Muttermund u. Stand des kindl. Kopfes auf dem Beckenboden (Pfeilnaht im geraden Durchmesser). E bearing-down pains.

**Preußischblau:** *Chemie, Histologie* ▸Berliner Blau. E Prussian blue, ferric cyanoferrate.

**Prevotella:** Gattung der Familie Bacteroidaceae mit den Species **P. melaninogenica**, **P. buccae** u.a.m., die v.a. als Rachenkeime gefunden werden.

**Preziosi-Operation:** Glaukomoperation ähnlich der ELLIOTT-Trepanation, ohne Iridektomie, mit Koagulation der Korneoskleralfistel.

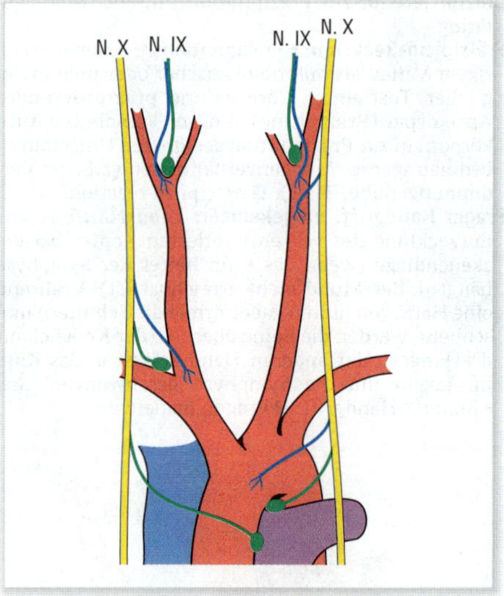


**Pressorezeptor:** Lokalisation von Pressorezeptoren (blau) u. Chemorezeptoren (grün) in der Gefäßwand von Aortenbogen, A. carotis communis u. Karotissinus (Teilung in A. carotis externa u. interna). Ferner die Lage der zugehörigen afferenten Nervenfasern. [97]

**PRH** *(engl.)*: Abk. für ▸**p**rolactin **r**eleasing **h**ormone.

**Priapismus** *(nach dem griech. Fruchtbarkeitsgott Priapos)*: Stunden bis Wochen anhaltende, meist schmerzhafte Dauererektion des Penis ohne sexuelle Empfindung; entweder psychogen, neurogen oder durch Thrombose bedingt. Spätfolgen: Penisdeviation, Erektionsverlust, evtl. Gangrän. E priapism.

**Price-Jones-Kurve** (CECIL P.-J., 1863–1943, Pathologe, London): (1910) Verteilungskurve (Koordinatensystem) der im Blutausstrich (Okularmikrometer) oder bei der automatischen ▸Erythrozytenzählung bestimmten Erythrozytendurchmesser bzw. -volumina (s.a. ▸Erythrozytenvolumenverteilungskurve); entspricht normalerweise einer GAUSS-Verteilung (Abb.), zeigt u.a. Tendenzen zu Makro- oder Mikrozytose auf u. ist bei Anisozytose (z.B. Anämien) in typ. Form verbreitert. E Price-Jones curve.

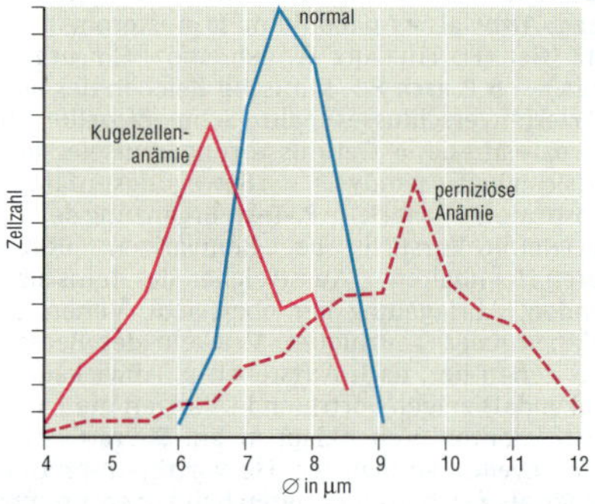


**Price-Jones-Kurve.**

**Price-Syndrom:** (1965) autosomal-rezessiv erbl. Störung des Tryptophanstoffwechsels infolge Kynureninase-Mangels. Mit umschriebener Sklerodermie u. vermehrter Ausscheidung von Kynurenin u. Aminohippursäure im Harn.

**Prick|test** *(engl.)*, Stichtest: Hauttest zum Nachweis einer allergischen Soforttyp-Reaktion: Ein Tropfen des P.-Test-Extraktes wird auf die Haut aufgebracht u. durch eine P.-Test-Nadel in die Epidermis bis an die Grenze des Stratum papillare eingebracht. Nach

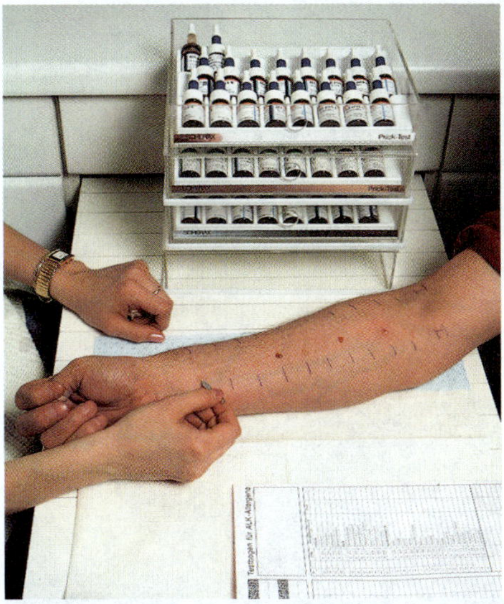

**Prick-Test:** Bei diesem häufig durchgeführten Allergietest werden unterschiedliche Allergenlösungen auf den Unterarm aufgetragen u. die Haut etwas eingeritzt. Durch eine Rötung an der entsprechenden Stelle kann das Ausmaß der Reaktion abgelesen werden. [1]

15–20 Minuten werden die resultierenden Reaktionen (Erythem, Quaddel) gemessen.

**Pridinol:** ein zentral wirksames ▸Muskelrelaxans mit anticholinerger Komponente. E pridinole.

**Prießnitz-Behandlung** (VINZENZ PR., 1790–1851, Landwirt): Naturheilverfahren mit Kaltwasser-Anw. (Güsse, Wickel, **P.-Umschlag** mit ausgewrungener Leinwand, darüber trockene Tücher), schweißtreibenden Maßnahmen und Wassertrinkkuren. E Priessnitz compress.

**Priest-Syndrom:** ▸VERNER-MORRISON-Syndrom.

**Prieur-Syndrom:** (1930) ▸SABOURAUD-Syndrom.

**Prilocain:** ein ▸Lokalanästhetikum vom Amid-Typ. E prilocaine.

**primär:** anfänglich, ursprünglich, unmittelbar entstanden, im 1. Stadium; z. B. primär retroperitoneale Tumoren (s. u. ▸Retroperitonealtumoren). E primary.

**primär retroperitoneale Tumoren:** ▸Retroperitonealtumoren, primäre.

**Primär|abweichung (des Auges):** ▸Schielwinkel. E primary deviation.

**Primär|affekt,** Abk. PA: die erste lokale Manifestation einer (Infektions-)Krankheit; z. B. der tuberkulöse PA (ASCHOFF) = ▸Primärherd. I. e. S. der **syphilitische PA** ca. 3 Wo. nach Infektion an der Eintrittsstelle der Treponemen: kleiner, runder oder ovaler, scharf begrenzter, rötl. Fleck, bald verhärtend (harter Schanker), dann erodierend zu hartrandigem Geschwür (Ulcus durum). Abheilung nach einigen Wo. (auch ohne Ther.) mit kaum sichtbarer Narbe; zunächst keine regionäre Lymphknotenbeteiligung, serologische Reaktionen negativ. E primary lesion.

**Primär|antwort:** die auf einen 1. Antigenkontakt nach Latenz von 3–14 Tagen erfolgende ▸Immunreaktion: exponentieller Anstieg der Antikörper (IgM, dann IgG), stufenweiser Abfall bis zum Minimalniveau nach ca. 2 Monaten. E primary response.

**Primär|bild:** *Ophthalmologie* ▸HERING-Nachbild.

**Primär|effloreszenz:** s. u. ▸Effloreszenz (dort Abb.). E primary efflorescence.

**Primär|fluoreszenz:** *Histologie* ▸Eigenfluoreszenz.

**Primär|fokus:** *Pathologie* ▸Primärherd.

**Primär|follikel:** **1)** *Gynäkologie* ▸Folliculi ovarici primarii. E primary (ovarian) follicles. **2)** s. u. ▸Folliculi lymphatici.

**Primär|haar:** ▸Lanugo.

**Primär|harn:** ▸Glomerulusfiltrat. E primary urine.

**Primär|heilung,** Sanatio per primam (intentionem): ▸Wundheilung durch direktes Miteinanderverkleben der Wundränder u. Ausfüllung des Wundspaltes mit zellreichem Bindegewebe; meist zarte Narbe. E primary healing, healing by first intention.

**Primär|herd:** der erste, örtl.-umschriebene Prozess im Ablauf einer Erkrankung (s. a. ▸Primäraffekt); i. e. S. der **tuberkulöse P.** (»Primärinfekt« RANKE, »Primäraffekt« ASCHOFF) als – meist solitäre – Reaktion an der Eintrittspforte der Mykobakterien, bei angeborener Tbk v. a. in der Leber, bei erworbener in der Lunge (70–90 %; seltener Darm, andere Schleimhäute u. Haut). Pulmonaler P. oft unbemerkt u. spontan abheilend (GHON-Herd), aber auch exsudativ pneumonisch oder produktiv-epitheloidzellig, mit Neigung zu käsiger Nekrose; Tuberculin-Reaktionen erst nach 3 Wo. positiv; s. a. ▸Primärkomplex. E primary focus.

**Primär|infektion:** die erstmalige Auseinandersetzung des Makroorganismus mit einem Krankheitserreger (▸Infektion); s. a. ▸Primäraffekt, ▸Primärherd. E primary infection.

**Primär|infiltrat:** akute pneumon. Reaktion um den tbk. ▸Primärherd; s. a. ▸ASSMANN-Frühinfiltrat. E primary infiltrate.

**Primär|komplex,** Abk. PK: (RANKE) Sammelbegriff für ▸Primärherd, ▸Lymphangitis u. regionäre Lymphadenitis (bronchopulmonal u. paratracheal bzw. mesenterial; s. a. ▸Bronchiallymphknotentuberkulose) als Reaktion auf die tuberkulöse Primärinfektion. Meist spontane Rückbildung u. Verkalkung, jedoch lympho-, hämato- u. bronchogene Streuung möglich (v. a. im Säuglings-, Kleinkind- u. Pubertätsalter). E primary complex.

**Primärprävention:** alle Maßnahmen zur Vermeidung einer fassbaren biologischen Schädigung des Organismus. Dabei spielen neben gesetzgeberischen Initiativen (z. B. Gesetze zur Regelung des Emissionsschutzes) v. a. die Einrichtungen des Gesundheitswesens eine bedeutende Rolle.

**Primär|puls:** der in der Aorta ascendens unmittelbar durch den vom li. Ventrikel erzeugten Strompuls hervorgerufene Druckpuls, der seine endgültige Form erst durch reflektierte Wellen erhält (▸Windkessel...). E primary pulse.

**Primär|reaktion:** *Immunologie* ▸Primärantwort. E primary response.

**Primär|stellung:** *Ophthalmologie* Normalstellung der Augen bei beidäugigem Geradeausblick in die Ferne (Sehlinien – wenn kein Schielen – parallel). E primary position.

**Primär|strahlung:** *Radiologie* die in der Strahlenquelle durch Energieumwandlung entstandene u. nicht durch Wechselwirkung mit Materie abgelenkte Strahlung. E primary radiation.

**Primär|struktur,** Aminosäurensequenz: s. u. ▸Eiweißstruktur. E primary structure.

**Primär|tuberkulose:** s. u. ▸Tuberculosis. E primary tuberculosis.

**Primär|tumor:** das zuerst entstandene Neoplasma, von dem die Metastasen ausgehen. E primary tumor.

**Primär|versorgung:** s. u. ▸erste Hilfe, ▸Wundversorgung. E primary care. – **P., aufgeschobene:** *Chirurgie* s. u. ▸Dringlichkeit. E delayed p. c.

**Primär|zotten:** *Embryologie* s. u. ▸Plazentation.

**Primaquin,** 8-(4-Amino-1-methylbutylamino)-6-methoxychinolin: ein ▸Malariamittel (in Deutschland außer Handel). ***NW:*** Menschen mit Mangel an Glucose-6-phosphat-dehydrogenase in den Erythrozyten reagieren auf P. mit hämolyt. Anämie u. Hämoglobinurie. E primaquine.

**primary nursing** *(engl.)*: Pflegesystem aus dem angloamerikanischen Raum, bei dem eine Pflegeperson alle pflegerischen Dienstleistungen für einen Pat. über 24 Std. einschätzt, plant, organisiert, koordiniert, evaluiert u. während ihrer Dienstzeit durchführt. Das System des p.n. hat vielerorts bereits das System der Gruppenpflege ersetzt. Im deutschsprachigen Raum wird ein modifiziertes Pflegesystem angewendet (▶ Pflege, patientenzentrierte). Vorteile: personelle Kontinuität für den Pat., höhere Verantwortlichkeit der Pflegeperson, stärkere Patientenorientierung.

**Primaten:** die Säugetierordnung »Affen«, zu der auch der Mensch gehört. E primates.

**Primel:** ▶ Primula veris.

**Primel(n)krankheit:** allergische Dermatose durch Kontakt mit versch. Primelarten.

**Primer** *(engl.)*: die Synthese von Makromolekülen (z.B. Glykogen) anregende »Starter«-Moleküle, z.B. Präkursoren (die in das Endprodukt eingehen).

**Primidon:** ein ▶ Antiepileptikum (Desoxybarbiturat). E primidone.

**Primi|gravida:** die erstmals Schwangere. E primigravida.

**Priming:** (engl. to prime = vorbereiten) Applikation eines Prostaglandinderivats zur Reifung u. Erweichung des Gebärmutterhalses; wird vor Curettage der Gebärmutter (z.B. bei Abort) durchgeführt, um eine möglichst wenig traumatisierende Aufdehnung des Muttermundes zu erreichen.

**Primi|para:** »Erstgebärende«; von der Mehrgebärenden abweichende Befunde: Brüste breit aufsitzend, Bauch längsoval ohne Rektusdiastase, keine alten Striae, Damm u. Frenulum intakt, Vulva geschlossen, Portio konisch, vorangehender Kindsteil bereits mit Beginn des letzten Monats im Beckeneingang; mittl. Geburtsdauer 12–16 Std., absteigende Eröffnung der Zervix, wobei der grübchenförm. Muttermund geschlossen bleibt. E primipara, I-para.

**primitive neuroektodermale Tumoren:** ▶ PNET.

**Primitiv|reaktion:** *Psychologie* (KRETSCHMER) Reizantwort, die unter Umgehung der höher differenzierten Bewusstseins- u. Steuerungsmechanismen (»Kortikalperson«) unmittelbar den Trieb- u. Instinktschichten entspringt: Schreck-, Affekt-, Kurzschlusshandlung.

**prim|ordial:** ursprünglich, in einer 1. Entwicklungsphase. E primordial.

**Primordial|follikel:** ▶ Folliculi ovarici primarii. E primordial (ovarian) follicles.

**Primordial|knochen:** ▶ Ersatzknochen. E primordial bone.

**Primordial|kranium:** ▶ Desmo-, ▶ Chondrocranium.

**Primula veris, P. officinalis,** Schlüsselblume: zu den Primulaceae zählende saponinhaltige Droge. In spezieller Aufbereitung (Blüten, Wurzel) nachweislich wirksam bei Katarrhen der Luftwege (sekretolytisch, expektorierend). ***Kontraind.*** bei Allergie gegen Primeln. E primrose.

**Primum|defekt:** *Kardiologie* s.u. ▶ Vorhofseptumdefekt. E deficiency of septum primum.

**primum nil nocere** *(latein.)*: (HIPPOKRATES) »in erster Linie nicht schaden«. E »first do no harm«.

**primus** *(latein.)*: erster.

**princeps** *(latein.)*: erster, wichtigster. E principal.

**PRIND,** Abk. für **p**rolongiertes **r**eversibles **i**schämisches **n**eurologisches **D**efizit: eine länger als 24 Std. anhaltende neurologische Symptomatik, die sich nur langsam, schließlich aber vollständig zurückbildet. Stadium IIb der zerebralen ▶ Durchblutungsstörung. Kann Vorstufe eines kompletten Schlaganfalls (▶ Apoplexia cerebri) sein. E **p**rolonged **r**eversible **i**schemic **n**eurological **d**eficit.

**Pringle-Bourneville-Syndrom** (JOHN JAMES P., 1855–1922, Dermatologe, London; DÉSIRÉ MAGLOIRE B., 1840–1909, franz. Neurologe): ▶ Hirnsklerose, tuberöse. E Pringle's disease.

**Pringsheim-Probe:** *Bakteriologie* s.u. ▶ Indolbildung. E Pringsheim's test.

**PRINS,** Abk. für **p**artiell **r**eversible **i**schämische **n**eurologische **S**ymptomatik: s.u. ▶ Apoplexia.

**Prinzmetal-Angina, P.-Syndrom:** (1959) Sonderform der ▶ Angina pectoris mit Beschwerden v.a. in

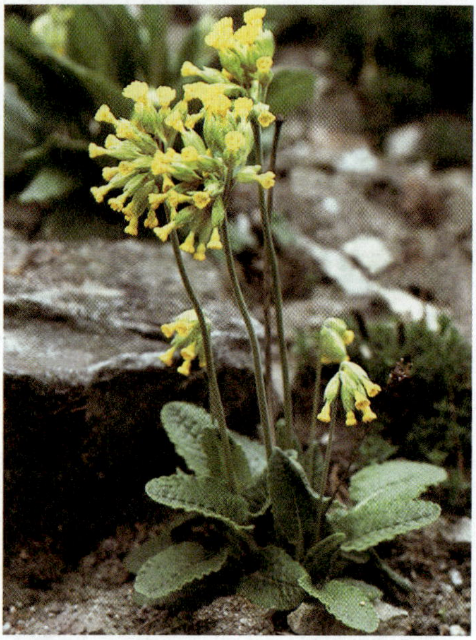

**Primula veris:** Wiesen-Schlüsselblume. [448]

Ruhe (bei guter Belastbarkeit), starker ST-Hebung im Anfall, oft gefährl. Kammerarrhythmien. Im Koronarangiogramm können während des Anfalls ▶ Koronarspasmen nachgewiesen werden (bei normalen oder aber verengten Herzkranzgefäßen), die bei arteriosklerotisch veränderten Gefäßwänden durch feine Einrisse schließlich auch zur Bildung von Stenosen führen können. E Prinzmetal's angina.

**Prionen,** proteinaceous infectious particles: (STANLEY B. PRUSINER, Nobelpreis 1997); bei BSE, Scrapie, ▶ CREUTZFELDT-JAKOB-Krankheit, Kuru u. anderen Infektionen aus infiziertem Gewebe isolierte Proteine (Molekularmasse 27–30 kD), die als infektiöses Agens angesehen werden (obwohl keine Nucleinsäure assoziiert ist; »selbstreplizierendes Protein«?); Isoform des normalen **Prion(en)-Proteins** ($PrP^c$; s.u. ▶ Kuru-Plaques), das bei Mutationen des auf Chromosom 20 liegenden **Prion(-Protein)-Gens** verändert ist und zu erbl. Krankheiten führen kann (Tab.). E prions.

**Prisma:** geometrischer Körper mit je einem kongruenten Vieleck als parallele Grund- u. Deckfläche u. mit Parallelogrammen als Seitenflächen. Erzeugt als durchsichtiges P. (Quarz, Glas, Steinsalz etc.) durch Lichtbrechung ein Spektrum (= Dispersions-P.) u. ändert die Richtung abbildender Strahlen (= Reflexions-P., z.B. zur Bildumkehr); s.a. ▶ NICOL-Prisma, ▶ Polarisation. E prism.

**Prismen|brille:** Brille mit Ab- bzw. Adduktionsprismengläsern zur Korrektur des Schielens (u. Ermöglichung beidäug. Sehens). E prism glasses.

**Prismen|dioptrie:** Winkeleinheit für die Schielabweichung: 1 Prdptr (oder pdpt) = Ablenkung eines Lichtstrahles um 1 cm in 1 m Abstand. E prism diopter.

**PRIST,** **P**aper-**R**adio-**I**mmuno-**S**orbens-**T**est: Labormethode zum Nachweis von ▶ Gesamt-IgE im Serum durch Bindung an ein Papierscheibchen; s. Abb.

**-priv:** Suffix »beraubt«, »nach Verlust bzw. Entfernung«. E -prival, -privic, -privous.

**private antigen** *(engl.)*: ▶ Individual-, ▶ Familienantigen.

**PRK,** Abk. für **p**hoto**r**efraktive **K**eratektomie: refraktives Verfahren der Hornhautchirurgie mittels Laser, vorwiegend zur Korrektur der geringen bis mittleren Myopie. E photorefractive keratectomy.

**Pro:** *Biochemie* **1)** Abk. für ▶ **Pro**lin. **2)** Abk. für ▶ **Pro**carbazin. E Pro.

| Erkrankung | Auftreten | Prion-Gen |
|---|---|---|
| **Mensch** | | |
| Kuru (in Neuguinea) | früher endemisch | Wildtyp |
| CREUTZFELDT-JAKOB-Krankheit (= CJD) | sporadisch, familiär; 1,5 : $10^8$ | Wildtyp<br>Mutation bevorzugt an den Codons $178^{Asp \rightarrow Asn}$ u. $200^{Glu \rightarrow Lys}$ |
| variante CREUTZFELDT-JAKOB-Krankheit (= vCJD) | ? | Scrapie-Agens ($PrP^{Sc}$) mit verkürzter Inkubationszeit von 10 Jahren |
| GERSTMANN-STRÄUSSLER-SCHEINKER-Krankheit (= GSS) | familiär | Mutation bevorzugt an den Codons $102^{Pro \rightarrow Leu}$, $117^{Ala \rightarrow Val}$ u. $198^{Phe \rightarrow Ser}$ |
| familiäre tödliche Insomnie (= FFI) | familiär | Mutation an Codon $178^{Asp \rightarrow Asn}$ u. Codon $129^{Met}$ |
| **Tier** | | |
| Scrapie (Schaf, Ziege, Maus, Hamster) | endemisch (Schaf) | Wildtyp |
| bovine spongiforme Enzephalopathie (= BSE, sog. Rinderwahnsinn) | endemisch (in GB) | Wildtyp |
| Nerz-Enzephalopathie<br>Tiger-Enzephalopathie | endemisch | Wildtyp |

**Prionen:** Prionen-Krankheiten. [53]

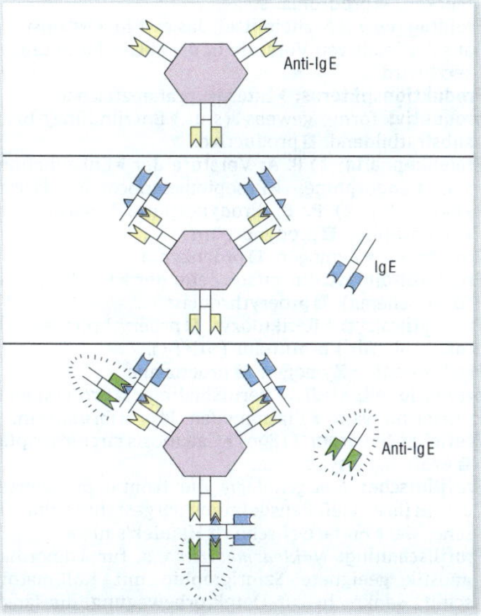


**PRIST:** schematische Darstellung des Arbeitsprinzips des Papier-Radio-Immuno-Sorbens-Tests. [428]

**pro:** latein. Präposition bzw. Präfix »für«, »statt«, »vor(her)«; z.B. *pharm* **pro dịe** (»für den Tag«), **pro dosi** (»für die einzelne Gabe«), **pro pạrte** (= p.p.: »für die einzelne Gabe«; aber auch: »zum Teil«), **pro anạlysi** (= p.a.: »für Analysezwecke«, d.h. chemisch rein), **pro narcọsi** (»für Narkosezwecke«).

**Pro|accelerịn:** (OWREN) ▸ Faktor V. 🅴 proaccelerin.

**Pro|aktivator:** s.u. ▸ Fibrinolyse (dort Schema). 🅴 proactivator.

**probabịlity** *(engl.)* Abk. p, Abk. P: *Statistik* ▸ Wahrscheinlichkeit.

**Proband:** *Statistik* Versuchsperson, zu Untersuchender. 🅴 test person, proband.

**probatorisch:** zur Klärung der Diagnose.

**Prọbe|abrasio, -ausschabung:** diagnostische ▸ Abrasio uteri; entweder der gesamten Schleimhaut oder nur ▸ Strichabrasio (zur Beurteilung des funktionellen Zustandes). 🅴 diagnostic curettage.

**Prọbe|agglutination:** grob orientierende Identifizierung von Bakterien mit polyvalenten Immunseren auf dem Objektträger; z.B. bei der ▸ TPE-Diagnostik.

**Prọbe|ex|zision,** Abk. PE: Entnahme einer Gewebsprobe zur diagnostischen (mikroskop., chem., mikrobiol.) Untersuchung; s.a. ▸ Biopsie. Bei derartigem »Anoperieren« eines Malignoms kann eine Metastasen-Aussaat nicht sicher ausgeschlossen werden, daher möglichst gleich Entfernung im Gesunden. 🅴 sample excision.

**Prọbe|kost:** zum Zwecke der diagnost. Klärung verabreichte spez. Kost, z.B. bei Allergie ▸ Eliminationsdiät, bei Magen-Darm-Erkrankungen Belastungsdiät, SCHMIDT-, RIEGEL-Probekost. 🅴 test diet, test meal.

**Prọbe|laparo|tomie:** s.u. ▸ Laparotomie (explorative). 🅴 exploratory laparotomy.

**Probenecịd,** 4-(Dipropylsulfamoyl)benzoesäure: Urikosurikum. ***Wirkung:*** hemmt die tubuläre Rückresorption von Harnsäure. ***Anw.:*** auch zur Erhöhung der Blutspiegel versch. Pharmaka eingesetzt, z.B. Penicillin (blockiert deren tubuläre Sekretion). 🅴 probenecid.

**Prọbe|punktion:** diagnost. Punktion einer Körperhöhle zur Feststellung einer patho. Flüssigkeitsansammlung, evtl. mit Entnahme einer Flüssigkeits- oder Gewebsprobe. 🅴 exploratory puncture.

**probiotische Ernährung:** Ernährung mit Lebensmitteln (z.B. Joghurt) oder Nahrungsergänzungsmitteln, denen Milchsäurebakterien in hoher Konzentration zugesetzt sind; soll - v.a. im Anschluss an eine Antibiotikabehandlung – durch Umwandlung von Milchzucker in Milchsäure die natürliche Darmflora wiederherstellen.

**Problẹm|keime,** Hospitalkeime: s.u. ▸ Hospitalismus. 🅴 problematic agents.

**Proc.:** *Anatomie* Abk. für ▸ Processus.

**proc...:** s.a. ▸ prok..., ▸ proz...

**Procaịn,** 2-Diethylaminoethyl-4-aminobenzoat: ein ▸ Lokalanästhetikum vom Estertyp. ***Anw.*** (HCl-Salz) zur Leitungs- u. Infiltrationsanästhesie, zur ASLAN-PARHON-Ther. (»$H_3$«), als Salzbildner in Penicillin-Depotpräparaten (z.B. P.-Benzylpenicillin, P.-Penicillin G). 🅴 procaine.

**Procainamịd,** p-Aminobenzoesäure-β-diäthylaminoäthylamid: ein ▸ Antiarrhythmikum der Klasse IA. 🅴 procainamide.

**Pro|calcitonin,** Abk. PCT: Vorstufe des Calcitonins, deren Bildung auch durch systemische bakterielle Infektionen induziert wird. Deshalb hoch spezifischer Laborparameter bei systemischen bakterielle Infektionen, der sich v.a. zur Verlaufs- u. Therapiekontrolle bei schweren Erkrankungen (Sepsis, Multiorganversagen) eignet. Nicht erhöht bei lokal begrenzten Infektionen (z. B. gekapselten Abszessen), viralen Erkrankungen, Autoimmunerkrankungen, Malignomen.

**Procarbazin,** Abk. P, Abk. PCZ, Abk. PRO: Zytostatikum mit alkylierender Wirkung (Methylhydrazinderivat); ***NW:*** u.a. Myelosuppression, Nausea, Erbrechen, allergische Reaktionen (Haut). **E** procarbazine.

**processing** *(engl.):* der Reifungsprozess des primären Transkriptionsprodukts (RNS-Strang) zur funktionalen Ribonucleinsäure (mRNS, rRNS, tRNS) bei der ▸Eiweißbiosynthese.

**Pro|cessus** *(latein.)* Abk. Proc., Plur. Processus, Pluralform der Abk. Pp.: Fortsatz. **E** process(us). – **P. alveolaris maxillae:** der die Zahnfächer tragende kammförmige »Alveolarfortsatz« des Oberkiefers. **E** maxillary alveolar p. – **P. articularis inferior bzw. superior vertebrae,** Zygoapophysis: unterer bzw. oberer Gelenkfortsatz des Wirbelbogens. – **Pp. ciliares:** 70–80 von der Innenfläche des Ziliarkörpers meridional ausgehende 2–3 mm lange, gefäßreiche Längswülste, deren zweischichtiges Epithel das Kammerwasser absondert. **E** ciliary p.s. – **P. clinoideus: P. c. anterior, P. c. medius, P. c. posterior**: gekrümmte Fortsätze des Keilbeins im Bereich der ▸Sella turcica. **E** clinoid p. – **P. cochleari|formis:** löffelförmiger Knochenfortsatz der Paukenhöhlenwand über dem Promontorium. – **P. condylaris mandibulae:** der hintere, kräftigere der beiden oberen Unterkieferfortsätze mit dem Caput mandibulae für das Kiefergelenk. **E** condylar p. of the mandible. – **P. coracoideus:** »Rabenschnabelfortsatz«; vom oberen Schulterblattrand seitl. der Incisura hakenförmig über die Schultergelenkpfanne. **E** coracoid p. – **P. coronoideus:** »Kronenfortsatz«. **E** coronoid p. – **P. c. mandibulae:** der vordere der beiden oberen Unterkieferfortsätze; Ansatz des Musculus temporalis. – **P. c. ulnae:** hakenförmiger Fortsatz der Elle, die Incisura trochlearis distalvolar begrenzend. – **Pp. costales:** die Querfortsätze (s.a. ▸Processus transversus) der Lendenwirbel (Rippenrudimente). – **P. ensi|formis:** ▸Processus xiphoideus. – **P. ethmoidalis:** Fortsatz der unteren Nasenmuschel, mit dem P. uncinatus des Siebbeins verbunden. – **P. frontalis:** »Stirnfortsatz«. **E** frontal p. **1)** des Oberkiefers für Stirn-, Nasen- u. Tränenbein, **2)** des Jochbeins für P. zygomaticus des Stirnbeins. – **P. lacrimalis:** mit dem Tränenbein verbundener Fortsatz der unteren Nasenmuschel; an der Bildung des Tränenkanals beteiligt. **E** lacrimal p. – **P. mastoideus:** »Warzenfortsatz« des Schläfenbeins, mit den ▸Cellulae mastoideae. **E** mastoid p. – **P. palatinus:** Gaumenfortsatz des Oberkiefers; bildet zus. mit der Lamina horizontalis den harten Gaumen. **E** palatine p. – **P. pterygoideus:** paariger Fortsatz am Keilbein, von der Vereinigungsstelle der Ala major mit dem Keilbeinkörper ausgehend; mit Lamina lateralis u. L. medialis die Flügelgrube umfassend. **E** pterygoid p. – **P. spinosus:** der vom Wirbelbogen median abgehende unpaare »Dornfortsatz«; Ansatz für Bänder u. Muskeln. **E** spinous p. – **P. styloideus:** »Griffelfortsatz«; **1)** an der Pars petrosa des Schläfenbeins (Fossa retromandibularis); **2)** am lateral-distalen Ende des Radius; stumpf, knöchelartig; **3)** am distalen Ende der Ulna als Ansatz für Lig. collaterale carpi uln.; **4)** breit u. kurz an der dorsalen Basis des Metakarpale III. **E** styloid p. – **P. trans|versus:** der paar., seitlich zwischen den Gelenkfortsätzen vom Wirbelbogen abgehende, etwa frontal stehende »Querfortsatz« der Wirbel der HWS u. BWS; s.a. ▸Processus costales. **E** transverse p. – **P. uncinatus:** »hakenförmiger Fortsatz«; **1)** vom vorderen unteren Siebbeinlabyrinth säbelförmig nach hinten bis zum P. ethmoidalis der unteren Nasenmuschel; **2)** der hakenförmig hinter die Vasa mesenterica sup. geschobene untere Teil des Pankreaskopfes. **E** uncinate p. – **P. vaginalis peritonei:** *Embryologie* gleichzeitig mit dem Descensus testis erfolgende fingerförmige Ausstülpung des Bauchfells in den Hodensack, die bis auf einen Rest im Hodenbereich (▸Tunica vaginalis testis) bald obliteriert, andernfalls eine ▸Hernia vaginalis bedingt; s.a. ▸Vestigium. – Bei ♀ nur kurzzeitig entsprechende Grübchen. – **P. vocalis:** Ansatz des Stimmbandes an der Stellknorpelbasis. **E** vocal p. – **P. xiphoideus:** der teils knorpelige »Schwertfortsatz« am unteren Ende des Brustbeins, mit dem Corpus durch die Synchondrosis xiphosternalis verbunden. **E** xiphoid p. – **P. zygomaticus:** Jochbeinfortsatz, an Oberkiefer u. Stirnbein. **E** zygomatic p.

**Pro|convertin:** *Hämatologie* ▸Faktor VII. **E** proconvertin.

**Proct...:** s.u. ▸Prokt...

**Procyclidin:** anticholinerg wirksames PARKINSON-Mittel; ***Anw.*** v.a. bei medikamentös bedingten extrapyramidalen Symptomen wie Frühdyskinesien oder Parkinsonoid. **E** procyclidine.

**Pro|digiosin:** von Serratia marcescens (= Bac. prodigiosus) gebildetes rotes Pigment.

**Pro|drom, Prodromal|erscheinung:** uncharakteristisches Symptom, das den typ. Symptomen als Vorbote des Krankheitsgeschehens zeitlich vorangeht. **E** prodrome.

**Prodromal|stadium:** Vorläuferstadium v.a. der Infektionskrankheiten mit Prodromen, die z.T. recht charakteristisch sind; z.B. das der Masern mit Fieber u. katarrhal. Symptomen (Konjunktivitis u. Lichtscheu, Rhinitis, Pharyngitis, Tracheitis) u. später KOPLIK-Flecken. **E** prodromal stage.

**Pro|drug** *(engl.):* Arzneimittel, das erst im Organismus aus der inaktiven Vorstufe in die aktive Form umgesetzt wird.

**Produktions|ikterus:** ▸Ikterus, prähepatischer.

**produktiv:** form-, gewebs- (s.u. ▸Entzündung) bzw. substratbildend. **E** productive.

**Pro|enkephalin: 1) P. A:** Vorstufe der ▸Enkephaline; s.a. ▸Endorphine, ▸Proopiomelanocortin. **E** proenkephalin. **2) P. B,** Prodynorphin: Vorstufe der ▸Dynorphine. **E** prodynorphin.

**Pro|enzym:** ▸Zymogen. **E** proenzyme.

**Pro|erythro|blast:** unreifste Zelle der ▸Erythropoese (dort Schema). **E** proerythroblast.

**Pro|erythro|zyt:** ▸Retikulozyt. **E** proerythrocyte.

**prof.:** Abk. für ▸profundus (»tief«).

**Pro|ferment:** ▸Zymogen. **E** proenzyme.

**professionell:** *Medizin* berufsbedingt. **E** professional.

**Pro|fibrino|lysin:** ▸Plasminogen. **E** profibrinolysin.

**Profichet-Syndrom:** (1890) ▸Calcinosis circumscripta. **E** Profichet's syndrome.

**Profil|nische:** *Röntgenologie* die frontal projizierte, d.h. in ihrer Tiefenausdehnung dargestellte Ulkusnische; s.a. ▸En-face-Nische. **E** Haudek's niche.

**Profil|scanning:** *Nuklearmedizin* v.a. für Tumordiagnostik geeignete Szintigraphie mit Kollimatorschlitz senkrecht zur Detektorbewegung, die längs der Körperachse erfolgt.

**Pro|flavin:** 3,6-Diaminoacridin; Antiseptikum. **E** proflavine.

**pro|fundus** *(latein.)* Abk. prof.: tief, in der Tiefe. **E** deep.

**pro|fus:** reichlich fließend. **E** profuse.

**pro|gam:** *Biologie* vor der Befruchtung. **E** progamous.

**Pro|genese: 1)** Entwicklung der Keimzelle bis zur Amphimixis. **2)** vorzeitige Geschlechtsreife. **E** precocious puberty.

**Pro|genie:** in Bezug auf die Schädelbasis zu weit vorne liegende Unterkieferbasis mit Überbiss der Schneidezähne (**P.-Biss**), meist als erbliche Variante. Entweder »echte P.« infolge Übergröße des Unterkiefers; oder unechte oder Pseudo-P. bei Unterentwicklung des Oberkiefers (Mikrognathie); s.a. ▸Prognathie. **E** progenia, prognathism.

**Pro|genitur:** Nachkommenschaft (▸Filialgeneration).

**Pro|geria, -gerie:** vorzeitige Vergreisung. **E** progeria. – **P. adultorum:** seltenes, in Japan häufigeres, autosomal-rezessiv vererbtes Leiden mit mesodermal vorzeitigem Altern (adulte Form der Progerie). ***Klinik:*** Sklerodermie-artige Hautveränderungen mit Verkalkungen, mageres Greisengesicht, allgemeine Gefäßsklerose, Katarakt, Diabetes mellitus, vorzeitige Impotenz bzw. Menopause. Tod häufig im 5. Ljz. an Myokardinfarkt oder Malignom. E Werner's syndrome, adult p. – **P. infantum,** HUTCHINSON-GILFORD-Syndrom, greisenhafter Minderwuchs: hochgradige Vergreisung ab 3. Lj., mit Minderwuchs u. multiplen Fehlbildungen: runzelig-pergamentartige Haut, evtl. Sklerodermie, ergrauendes Kopfhaar mit Glatzenbildung, Nageldystrophien, proportionierter Zwergwuchs (Wachstumsstillstand trotz offener Epiphysenfugen) mit Akromikrie, Permanenz des Milchgebisses; Muskel- u. Genitalhypoplasie, Osteoporose, Arthrosen, Kontrakturen, evtl. Hydrozephalus, verstärkte Kopfvenenzeichnung u.andere degenerative Stigmata; Intelligenz altersgemäß; Prognose wegen allg. Arteriosklerose schlecht. Bei Beschränkung auf die Extremitäten: »Akrogerie GOTTRON«. E infantile p.

**Progeroid:** der Progerie ähnliches Krankheitsbild, z. B. das ▸(DE-) BARSY-Syndrom.

**Progestagene:** ▸Gestagene.

**Pro|ges|tativa:** s. u. ▸Gestagene. E progestins.

**Progesteron,** $C_{21}H_{30}O_2$, 4-Pregnen-3,20-dion, Corpus-luteum-Hormon: Steroidhormon mit zentraler Bedeutung in der Biosynthese der ▸Corticosteroide (dort Schema) u. ▸Geschlechtshormone (Schema). ***Synthese u. Funktion:*** wichtigstes der im Gelbkörper des Ovars (s. u. ▸Genitalzyklus) u. in der Plazenta gebildeten ▸Gestagene, das die Transformation des proliferierten Endometriums u. in der Schwangerschaft die Deziduabildung, Ei-Implantation u. Ruhigstellung des Uterus bewirkt. ***Abbau u. Blutwerte:*** v. a. zu ▸Pregnandiol, das im Harn als Glucuronid ausgeschieden wird (nach Ovulation tägl. ca. 2–5 mg, bis 10 mg ansteigend; prämenstruell < 5 mg; nach Eintritt der Menses = 0). Blutwerte bei fortgeschrittener Schwangerschaft 20–15 µg/l; Bestimmung immunometrisch; spektrophotometrisch. *pharm* ***Anw.*** u. a. bei Amenorrhö, dysfunkt. Blutungen u. zur Abortprophyl. E progesterone.

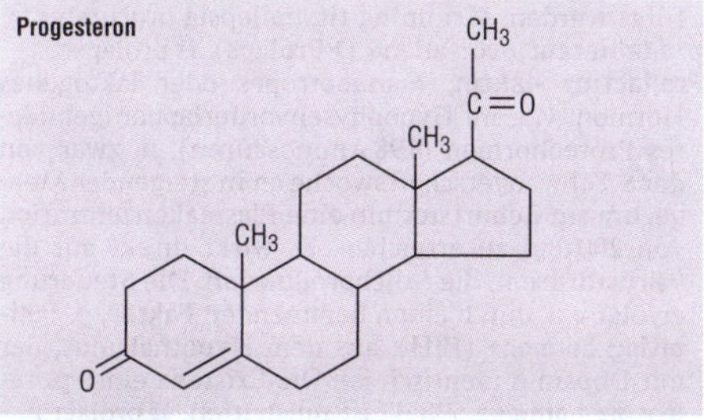


**Progesteron.**

**Progesteron|antagonisten:** ▸Antigestagene.

**Progesteron|rezeptoren:** Hormonrezeptoren für Progesteron, deren Bestimmung (gemeinsam mit Östrogenrezeptoren; s. u. ▸Rezeptorbestimmung) z. B. für die Therapie bei Mammakarzinom von Bedeutung ist. E progesterone receptors.

**Progesteron|test,** Gestagentest: diagn. Provokation einer Abbruchblutung zur Untersuchung bei Amenorrhö (nach vorherigem Ausschluss einer Frühschwangerschaft!), z. B. mit 50 mg Progesteron in öliger Lsg. i. m.; nach 3–6 Tagen nur dann positiv, wenn sich die Uterusschleimhaut in der Proliferations- oder Sekretionsphase befand, also unter Östrogeneinfluss stand (nicht aber bei atrophischem Endometrium etc.). E progesteron test.

**Progestin:** ältere Bez. für die Gestagenaktivität des natürl. Gelbkörperhormons; noch üblich als Markenname für synthet. ▸Progesteron. Im angloamerik. Sprachraum Sammelbezeichnung für die ▸Gestagene. E progestin.

**Pro|glottid:** Bandwurmglied; ▸Proglottiden. E proglottid.

**Pro|glottiden:** *Helminthologie* die zur Kette (Strobila) vereinigten »Glieder« der Bandwürmer (▸Cestodes), die die hermaphroditen Sexualorgane beherbergen (in den skolexnahen, jüngeren P. ♂Drüsen, in den skolexfernen Eierstöcke); s. a. ▸Diphyllobothrium. E proglottides.

**Proglumetacin:** ein nichtsteroidales ▸Antiphlogistikum u. Antirheumatikum. E proglumetacin.

**Proglumid:** ein Gastrin- bzw. Cholezystokinin-Antagonist, ▸Ulkustherapeutikum; ***Wirkung:*** besitzt spasmolytische u. sekretionshemmende Eigenschaften.

**Pro|gnathie:** in Bezug auf die Schädelbasis zu weit vorn liegende Oberkieferbasis. E prognathism.

**Pro|gnose, -gnosis:** auf ärztl. Erfahrung u. wissenschaftlichen Kriterien basierende Vorhersage über wahrscheinlichen Verlauf u. Ausgang einer Krankheit; für den einzelnen Patienten immer unter dem Vorbehalt evtl. möglicher beträchtlicher Abweichung von der Durchschnittsschätzung. Unterschieden als P. quoad vitam (Aussicht »auf Überleben«), P. quoad valetudinem s. restitutionem (»auf Gesundung bzw. Wiederherstellung«). Sie ist »gut« (P. bona), »ungewiss« (P. incerta), »zweifelhaft« (P. dubia), »ungünstig« (P. infausta), »schlecht« (P. mala) oder »sehr schlecht« (P. pessima). E prognosis.

**pro|gonisch:** die phylogenet. Vorstufen betreffend.

**Pro|gramm:** *Kybernetik* logische Folge kleiner Einzelschritte zur Lösung einer Aufgabe. E program.

**pro|grediens, -gredient** *(latein.):* fortschreitend. E progressive.

**Pro|gredienz, Progressio(n):** Fortschreiten. E progression.

**progressiv:** ▸progressivus.

**Pro|gressiv|beschleunigung:** *Physik* die »Linearbeschleunigung« in gleich bleibender Richtung, im Gegensatz zur Winkelbeschleunigung. E linear acceleration.

**Pro|gressiv|bewegungen:** die zur Fortbewegung (Lokomotion) führenden Körperbewegungen. E locomotion.

**Pro|gressiv|glas,** Gleitsichtglas: Mehrstärken-Brillenglas für kontinuierliches Sehen (ohne Sprung zwischen Ferne u. Nähe); wird erreicht durch eine den prakt. Bedürfnissen angepasste asphär. Krümmung.

**pro|gressivus** *(latein.):* fortschreitend; z. B. die p. ▸Muskelrelaxation, die p. ▸Paralyse. E progressive.

**Proguanil:** ein schizontozides ▸Malariamittel. E proguanil.

**Pro|hormone:** ▸Hormonogene. E prohormones.

**Pro|insulin:** einkettige Vorstufe des Insulins, aus der dieses durch enzymat. Abspaltung eines – die A- u. B-Kette verbindenden – C-(»connecting«-)Peptids (31 Aminosäuren) entsteht. War früher in den meisten Insulin-Präparaten zu einigen Prozent enthalten u. für deren immunogene Eigenschaft mitverantwortlich. Radioimmunologische Bestimmung des C-Peptids orientiert über die endogene Insulinsekretion (genutzt z. B. für Hypoglykämie-Diagnostik). E proinsulin.

**Pro|jektion:** örtl. Verlagerung, Nach-vorn-Strecken. **1)** *Physik* die opt. Wiedergabe einer Vorlage (z. B. Diapositiv) durch einen Bildwerfer (Projektor) auf einen Bildschirm; i. w. S. auch die 2-dimensionale Abbildung räuml. Gegenstände, z. B. mit Röntgenstrahlen auf Leuchtschirm oder Film. **2)** *Physiologie* Lokalisierung einer Empfindung im Raum bzw. an der Körperoberfläche, z. B. anhand der Lage des entspr. Lichtreizes im Netzhautbild. **3)** *Neurophysiologie* Fortleitung eines nervösen Impulses über die entsprech. ▸Projektionsbahn zum zuständ. ▸Projektionsfeld in der Hirnrinde. **4)** *Psychologie* in der Psychoanalyse das unbewusste Hinausverlegen eigener Vorstellungen, Wünsche u. Gefühle in die Außenwelt, wodurch anderen Personen oder Gegenständen Eigenschaften verliehen werden, die man bei sich selbst verkennt. Abwehrmechanismus mit bes. Bedeutung im Wahn. **5)** *Urologie* s. u. ▸Projektionskraft. E projection.

P

**Projektions|bahnen:** *Anatomie* die von den Projektionsfasern gebildeten Tractus nervosi projectionis, als kurze Bahnen von der Großhirnrinde zum Thalamus, Corpus striatum, Corpus geniculatum, Nucleus ruber, Corpus mamillare (u. umgekehrt), als lange Bahnen durch innere Kapsel u. Hirnschenkel zu Brücke, Medulla oblongata u. Rückenmark (u. umgekehrt). E projection tracts.

**Projektions|fasern:** die Nervenfasern der ▸Projektionsbahnen. E projection fibers.

**Projektions|feld:** *Physiologie* Region in Großhirnrinde (▸Area, ▸Kortex) oder Thalamus, auf die Afferenzen eines Sinnessystems projizieren. – S.a. ▸Hirnrindenkarte. E projection area.

**Projektions|kraft:** Fähigkeit, den Harn willkürlich in vollem Strahl zu entleeren. E projection force.

**projektiver Test:** psychodiagn. Untersuchungsverfahren, das mit möglichst ungestaltetem Reizmaterial das Gestaltungsbedürfnis provoziert, um daraus Verhaltensstruktur (u. deren evtl. Störungen), Emotionen, Stimmungen, Konflikte etc. abzuleiten; z.B. RORSCHACH-, LÜSCHER-, WARTEGG-, Sceno-, Apperzeptionstest. E projective test.

**Prokain:** *Pharmazie* ▸Procain. E procaine.

**Pro|kallus:** *Pathologie* den Frakturspalt sehr bald ausfüllendes Granulations- bzw. Binde- u. Knorpelgewebe, das nach 4 Wo. durch knöchernen ▸Kallus ersetzt wird. E procallus.

**Pro|karyo(n)ten:** *Biologie* Organismen (Blaualgen, Bakterien, Rickettsien, Viren), denen charakteristische Eukaryonten-Organellen wie z.B. Doppelmembran um den Kernraum, Spindel, Zentrosom, endoplasmat. Retikulum etc. fehlen. E prokaryonts.

**Prokinetika:** Mittel zur Förderung der Magen-Darm-Motilität, wirken auch antiemetisch; ▸Dopamin-Antagonisten. ***Wirkst.:*** Metoclopramid, Domperidon. E prokinetics.

**Pro|koagulanzien:** die Blutgerinnung begünstigende Präparate bzw. Faktoren; s.a. ▸Hyperkoagulämie. E procoagulants.

**Pro|kolla|gen(e):** die von ▸Fibroblasten gebildeten u. sezernierten Vorstufen, die nach enzymatischer Abspaltung von P.-Peptiden in ▸Kollagene überführt werden. – *labor* Das **P.-I-carboxyterminale Propeptid** (PICP) ist eine Kenngröße für die Kollagen-Biosynthese (***Anw.*** bei Störungen des Knochenstoffwechsels u. Wachstumsstörungen), das **P.-III-Propeptid** (P-III-P) zeigt die Fibroblastenaktivität an (***Anw.*** z.B. bei Leberkrankheiten). E procollagen(s).

**Pro|konvertin:** ▸Faktor VII (der Blutgerinnung). E proconvertin.

**prokt...:** Wortteil »Enddarm«, »After«, »Steiß«.

**Prokt|algie:** Schmerzen im – unteren – Mastdarm; z.B. die Proctalgia fugax mit anfallsweisen (oft nächtl.), krampfartigen Afterschmerzen. S.a. ▸Proktodynie. E proctalgia.

**Prokt|ektasie:** therapeutische Dehnung des Afterkanals (d.h. des M. sphincter ani). E proctectasia.

**Prokt|ektomie:** ▸Rektumamputation, ▸Rektumresektion. E proctectomy.

**Proktitis:** durch Infektion, Trauma, Abführ- oder Nahrungsmittel, tox. Substanzen hervorgerufene oder von örtl. Prozessen ausgehende akute oder chron., spezifische oder unspezif. Entzündung der Mastdarmwand (Rötung, Infiltratbildung, evtl. Erosionen, Ulzera), mit Abgang von Blut u. Schleim, Tenesmen, gehäuftem Stuhldrang, Durchfällen; evtl. nur eng umschrieben (▸Kryptitis, ▸Papillitis); auch Teilsymptom bei Colitis ulcerosa, Dysenterie, Strahlenschaden, Enteritis regionalis (»P. granulomatosa«); s.a. ▸Periproktitis (dort Abb.). E proctitis.

**Proktodeal|drüse:** bei Säugetieren hoch entwickelte Drüsen im Bereich der Afterbucht (»**Proktodeum**«), denen beim Menschen von den Analkrypten ausgehende, Schleim absondernde Epithelgänge entsprechen, die zwischen innerem u. äuß. Schließmuskel blind enden (bei Infektion periproktit. Abszesse, evtl. Analfisteln). E proctodeal gland.

**Prokt|odynie:** Enddarmschmerzen b. Kokzygodynie u. Levator-ani-Syndrom; s.a. ▸Proktalgie. E proctodynia.

**prokto|gen:** vom Enddarm ausgehend. E proctogenic.

**Prokto|kol|ektomie:** *Chirurgie* operative Entfernung von Kolon u. Rektum, v.a. bei Dickdarmpolypose oder Colitis ulcerosa; z.B. mit abschließender Ileo- oder Ileoanostomie (Letztere mit Erhaltung des inneren u. äuß. Schließmuskels). E proctocolectomy.

**Prokto|kolitis:** Entzündung des Dickdarms einschl. Rektum; z.B. »idiopathisch« bei Colitis ulcerosa. E proctocolitis.

**Prokto|logie:** Diagnostik u. Therapie der After- u. Mastdarmerkrankungen. E proctology.

**Prokto|pexie:** die operative Anheftung des Mastdarms, insbes. an der Hinterwand des kleinen Beckens, z.B. am Steißbein (= Proktokokzygopexie) oder Kreuzbein (z.B. als EKEHORN-Op.); v.a. bei Rektumprolaps im Kindesalter. E proctopexy.

**Proktos** *(griech.)*: After, Mastdarm (= Rektum).

**Prokto|sigmoiditis:** Entzündung von Mastdarm u. Sigmoid, z.B. bei Darmtuberkulose, Colitis ulcerosa. E proctosigmoiditis.

**Prokto|skopie:** Inspektion des unteren bis mittl. Enddarms u. des Analkanals mit Anoskop, kurzem ▸Rektoskop, Mastdarmspiegel (z.B. n. SCHREIBER, STRAUSZ) oder aber mit spez. **Proktoskop** (vorn schräg-offenes, mit Obturator verschließbares oder seitlich gefenstertes Rohr, 8–15 cm lang, mit Handgriff). E proctoscopy.

**Prokto|stomie:** Anastomosierung des – atretischen – Mastdarms mit der Körperoberfläche i.S. eines Kunstafters. E proctostomy.

**Prokto|tomie:** op. Durchtrennung bzw. Eröffnung des Mastdarms; meist (v.a. zur Polypenabtragung) extraperitoneal mit Zugang vom Damm. E proctotomy.

**Prokto|zele:** ▸Rektozele. E proctocele.

**Prokto|zyst...:** Mastdarm-Harnblase...

**Pro|kursiv|anfall:** ein meist partieller epilept. Anfall (Temporallappen-A.) mit kurzer Verwirrtheit u. ambulatorischen Automatismen, wobei einige Vorwärtsschritte – ohne Rücksicht auf Hindernisse – ausgeführt werden. E running fit, epilepsia procursiva.

**pro|labieren:** »vorfallen« (▸Prolaps). E prolapse.

**Pro|lactin, -laktin,** mammotropes oder laktogenes Hormon: v.a. im Hypophysenvorderlappen gebildetes Proteohormon (198 Aminosäuren), u. zwar von der 8. Schwangerschaftswoche an in steigender Menge, um am Geburtstermin eine Plasmakonzentration von 200 µg/l zu erreichen. Es wirkt direkt auf die ♀ Brustdrüse u. die Milchproduktion. Die Steuerung erfolgt v.a. durch einen hemmenden Faktor, **p. inhibiting hormone** (PIH), aus dem Hypothalamus, der mit Dopamin identisch ist. Die Existenz eines **p. releasing hormone** (PRH) ist umstritten. E prolactin.

**Prolactinhemmer,** Prolaktinantagonisten: *Pharmazie, Gynäkologie* Mittel zur Unterdrückung der Prolactineffekte; ▸Dopamin-Agonisten. ***Wirkung:*** hemmen über Dopaminrezeptoren des Hypophysenstiels die Prolactinfreisetzung. ***Wirkst.:*** Bromocriptin, Cabergolin u. Lisurid. E prolactin antagonists.

**Pro|lactinom:** Prolactin produzierender Hypophysentumor (Apudom) mit Galaktorrhö u. Amenorrhö (▸Hyperprolactinämie).

**Prol|amine:** Prolin-reiche pflanzl. Eiweißstoffe, z.B. Gliadin in Weizen, Hordein in Gerste, Zein in Mais. E prolamines.

**Pro|laps, Prolapsus:** »Vorfall« eines Gewebes oder Organs aus seiner natürl. Lage durch eine physiol. oder patho. Öffnung. E prolapse. – **P. ani (et recti):** ▸Analprolaps. – **P. cerebri:** ▸Hirnprolaps. – **P. disci:** ▸Bandscheibenprolaps. – **P. intestinalis:** ▸Eventration. – **P. iridis:** ▸Iridozele. – **P. recti:** ▸Rektumprolaps. – **P. uteri:** ▸Uterusprolaps. – **P. vaginae:** ▸Scheidenprolaps.

**proli|ferans:** ▸proliferativ. E proliferative.

**Proli|feration:** Vermehrung von Gewebe durch Wucherung oder Sprossung, meist im Rahmen von ▸Entzündung, ▸Wundheilung oder ▸Regeneration. E proliferation.

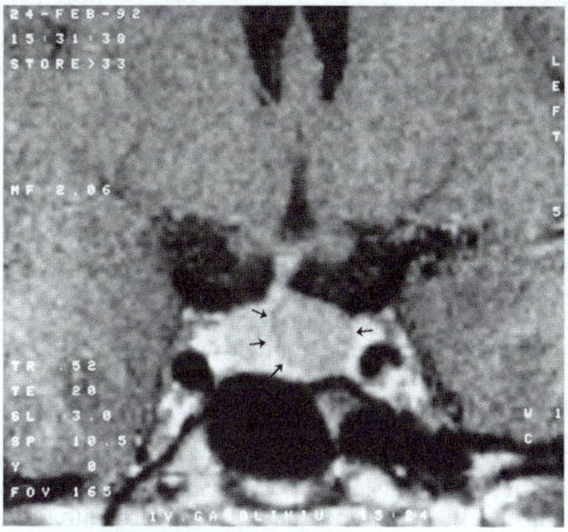


**Prolactinom:** kleiner, intrasellärer Tumor (Pfeile) im Kernspinresonanztomogramm. [39]

**Proliferations|faktoren:** Stoffe, die die Proliferation anregen, z.B. Erythropoietin, P. mit insulinähnl. ▸Aktivität u.a.m. E proliferation factors.

**Proli|ferations|gewebe:** die sog. Mauser- oder Verbrauchsgewebe (mit ständiger Zellregeneration), z.B. Schleimhautepithel, Epidermis, Keimdrüsenparenchym, Blut. E proliferative tissue.

**Proli|ferations|phase:** *Gynäkologie* **1)** ▸Follikelphase; i.e.S. das zugehörige **Proliferationsstadium** der Uterusschleimhaut (»Aufbau-« oder »Wachstumsphase«, angeregt durch körpereigenes oder zugeführtes Östrogen), gekennzeichnet durch schnelle Vermehrung des Stromas u. Längenwachstum der Mukosadrüsen, die – bei gleichzeitiger Auflockerung der Muskularis – zum Aufbau der Funktionalis führen; s.a. ▸Lutealphase. E proliferative stage. **2)** das dem Follikelsprung folgende Stadium des Eifollikels mit Vermehrung u. Vergrößerung der Membrana-granulosa-Zellen (Hohlraumausfüllung).

**proliferativ, proliferierend:** mit Gewebswucherung einhergehend (▸Proliferation). E proliferative.

**Prolin,** (S)-2-Pyrrolidincarbonsäure, Abk. Pro, Abk. P: natürliche, v.a. im Kollagen, Gliadin vorkommende Aminosäure (zykl. Iminosäure); als L-P. glukoplastisch u. nichtessentiell (Biosynthese aus L-Glutaminsäure u. Ornithin). Wird z.T. enzymatisch (**P.-Hydroxylase**) in ▸Hydroxyprolin umgewandelt. S.a. ▸Hyperprolinämie. E proline.

**Pro|lympho|zyt:** ▸Lymphoblast. E prolymphocyte.

**Pro|lympho|zyten|leuk|ämie:** ein ▸Non-HODGKIN-Lymphom vorwiegend vom B-Zell-Typ, mit hohen Leukozytenzahlen u. Splenomegalie, aber nur kleinen oder fehlenden peripheren Lymphomen. E prolymphocytic leukemia.

**pro|mastigote Form:** *Protozoologie* ▸Leptomonas-Form. E promastigote.

**Promazin:** ein ▸Neuroleptikum (Phenothiazin). E promazine.

**Pro|mega|karyo|zyt:** junge Knochenmarkriesenzelle mit basophilem Plasma. E promegakaryocyte.

**Pro|megalo|blast:** Vorstufe des ▸Megaloblasten. E promegaloblast.

**Pro|meta|phase:** *Zytologie* auf die Prophase folgende Phase der Mitose u. Meiose, in der die Kernwand aufgelöst u. die Spindel ausgebildet sind, u. in der die Chromosomen in die Metaphaselage übergeführt werden. E prometaphase.

**Promethazin:** ein niederpotentes ▸Neuroleptikum (Phenothiazin); ***Anw.*** als Psychopharmakon u. Antihistaminikum. E promethazine.

**pro|minens, -minent** *(latein.):* vorspringend. E prominent.

**Pro|minentia:** *Anatomie* (Knochen-)Vorsprung, Vorwölbung. E prominence. – **P. canalis facialis:** in der Paukenhöhle die durch den Fazialiskanal verursachte Vorwölbung oberhalb der Fenestra vestibuli. – **P. laryngea:** Vorsprung oben-vorn am Schildknorpel, unterhalb der Incisura superior; beim ♂ als »Adamsapfel«. E laryngeal p.

**Pro|miskuität:** Geschlechtsverkehr mit häufig wechselnden Partnern. E promiscuity.

**PROMM,** Abk. für **pro**ximale **m**yotone **M**yopathie: neurologisches Krankheitsbild, das klinisch dem der dystrophischen Myotonie (s.u. ▸CURSCHMANN(-BATTEN)-STEINERT-Syndrom) sehr ähnlich ist, allerdings mit anderer Verteilung der Muskelsymptome, nämlich mit Betonung der Symptomatik im Bereich des oberen Rumpf- u. Extremitätenanteils, höchstens geringer Gesichtsbeteiligung. Autosomal-dominante Vererbung, ▸Antizipation, aber meist gutartig, keine angeborene Form bekannt.

**Pro|mono|zyt:** Peroxidase-negative Vorstufe des Monozyten. E premonocyte.

**Pro|montorial|test:** Test zur Prüfung der Leitfähigkeit des N. cochlearis bzw. der zentralen Hörbahn. Dabei werden über eine Nadelelektrode Impulsströme am Promontorium tympani zur Auslösung eines Höreindrucks appliziert; ***Anw.*** zur Klärung, ob bei kochleärer Taubheit ein ▸cochlear implant sinnvoll ist.

**Pro|montorium** *(latein. = Vorgebirge)* – **P. ossis sacri:** der infolge der winkeligen Verbindung von Kreuzbein u. letztem Lendenwirbel (LW; Abb.) vorspringende vordere-obere Rand des 1. Sakralwirbels (SW; dorsaler Abschnitt der Linea terminalis). – Als Varietät auch das »zweite« oder »falsche« P. des 2. SW oder des 5. LW (»P.-Hochstand«, v.a. bei verstärkter Beckenneigung oder ▸Assimilationswirbel). E promontory, promontory of sacrum. – **P.**

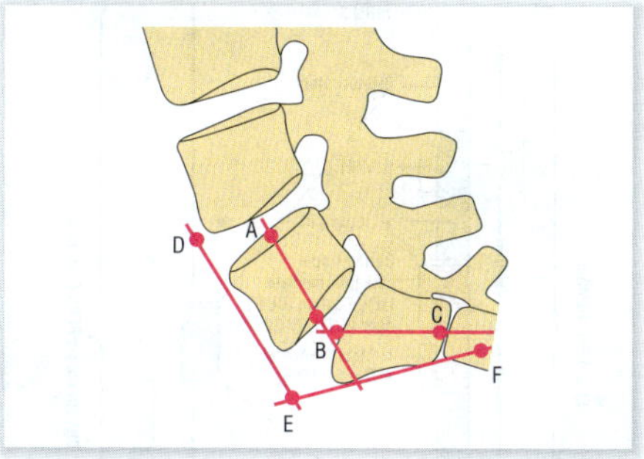


**Promontorium ossis sacri:** Promontoriumswinkel (DEF; normal 120–135°) u. Lumbosakralwinkel (ABC; ca. 135°, Schwankungsbreite 115–160°). [47]

**tympani:** von der basalen Schneckenwindung verursachter rundl. Vorsprung der med. Paukenhöhlenwand zwischen den Fenestrae vestibuli u. cochleae. E tympanic p.

**Pro|motor:** **1)** typische Nukleotidfolge als Steuersequenz für die Genaktivität; der Abschnitt der DNS, an dem die RNS-Polymerase angeheftet wird u. die Synthese der mRNS (▸Transkription) beginnt; bei Bakterien ist die ▸Basensequenz entweder TTGACA oder TATAAT; s.a. ▸JACOB-MONOD-Modell. E promoter. **2)** ▸Kokarzinogen.

**Pro|myelo|zyt,** Progranulozyt: Peroxidase-pos. Vorstufe des Myelozyten bei der Granulopoese mit rundem, noch retikulärem Kern (u. meist noch deutl. Nucleolus, s. Abb.), schwach basophilem Plasma, ausgeprägten rötlichen Granula; größte Zelle der Granulopoese. E promyelocyte.

**Pro|myelo|zyten|leuk|ämie:** Variante der akuten myeloischen ▸Leukämie mit Vorherrschen atypischer Promyelozyten (auffallend große, bizarre Granulationen); Neigung zur ▸Verbrauchskoagulopathie; s.a. ▸Leukämie, akute (dort Tab.). E promyelocytic leukemia.

P

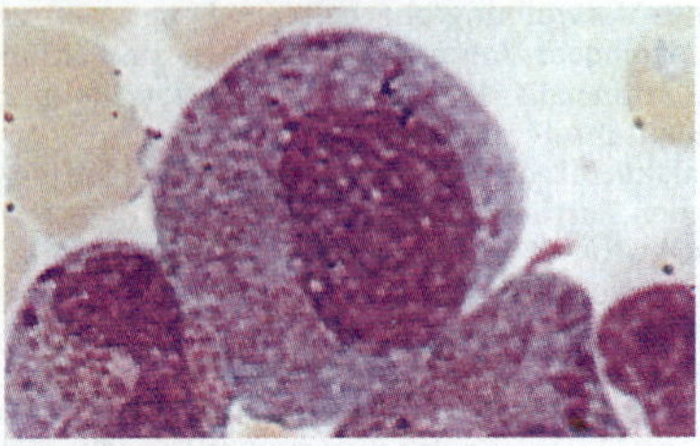
**Promyelozyt:** eosinophile Zelle. [198]

**Pronase:** Gemisch proteolytischer Enzyme aus Streptomyces griseus. 🅴 pronase.

**Pronatio(n): 1)** Drehbewegungen des Unterarms, so dass der Handrücken nach oben kommt. **2)** Hebung des äußeren bzw. Senkung des inneren Fußrandes; s.a. ▸Inversion. 🅴 pronation. – **P. dolorosa:** ▸CHASSAIGNAC-Lähmung.

**Pronations|fraktur:** s.u. ▸Knöchelbruch.

**Pronator:** Kurzform für ▸Musculus pronator. 🅴 pronator.

**Pronator-teres-Syndrom:** s.u. ▸Medianuslähmung.

**Pro|ne|phros:** *Embryologie* ▸Vorniere. 🅴 pronephros.

**pronieren:** eine ▸Pronation ausführen. 🅴 pronate.

**Pro|nu|cleus:** *Zytologie* der haploide »Vorkern« in Eizelle u. Spermium. 🅴 pronucleus.

**Pro|opio|melano|cortin,** Abk. POMC: eine gemeinsame Vorstufe von ACTH, β-LPH, MSH u. ▸Endorphin (Abb.), nachgewiesen in der Hypophyse u. in anderen Organen, z.B. Magen-Darm-Trakt.

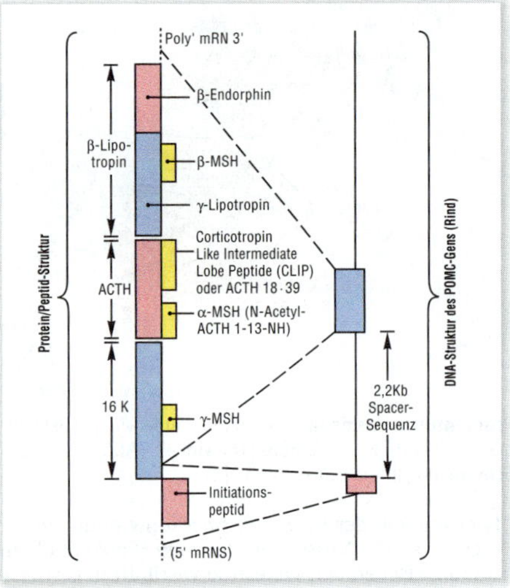

**Proopiomelanocortin.** [265]

**Propafenon:** ein ▸Antiarrhythmikum, das aufgrund seiner Eigenschaften sowohl zur Klasse IA als auch zur Klasse IC (Einteilung nach VAUGHAN WILLIAMS) gerechnet werden kann. ***Anw.*** v.a. bei ventrikulären Herzrhythmusstörungen.

**Pro|pagatio(n): 1)** ▸Fortpflanzung. **2)** Ausbreitung. 🅴 propagation.

**Propan,** $C_3H_8$: gasförmiger, gesättigter Kohlenwasserstoff; ***MAK:*** 1000 ml/m$^3$ = ppm bzw. 1800 mg/m$^3$. 🅴 propane.

**Propanol:** ▸Propylalkohol zur Haut- u. Flächendesinfektion. 🅴 n-propanol.

**Properdin:** ein Plasmaprotein (γ-Fraktion in der Eiweißelektrophorese, Molekulargewicht 223 000), das – von pathogenen Stoffen (z.B. bakt. Polysaccharide) angeregt – zur Komplementaktivierung (s.u. ▸Komplement, dort Schema) über den alternativen Weg führt u. damit die körpereigene Abwehr in Gang bringt. – Ein erblicher Proteinpolymorphismus (**Properdinfaktor B** = Bf) ermöglicht die Verw. als genetischer Marker. 🅴 properdin.

**Pro|phage:** die – in das Genom der befallenen Zelle eingebaute – Nucleinsäure eines Bakteriophagen. 🅴 prophage.

**Pro|phase:** *Zytologie* 1. Phase der mitotischen u. meiot. Kernteilung, während der die Chromosomen durch Spiralisation u. Kondensation verkürzt u. lichtoptisch erkennbar werden; Kernwand noch erhalten, Spindel nicht ausgebildet. 🅴 prophase.

**pro|phylaktisch:** die ▸Prophylaxe betreffend. 🅴 prophylactic.

**Pro|phy|laxe:** »Vorbeugung«, Teil der ▸Präventivmedizin; individuelle u. generelle Maßnahmen zur Verhütung drohender Krankheiten (z.B. Impfungen, passive Immunisierung, vorsorgl. Medikation bei Einreise in Gefahrengebiete, Unfallverhütung etc.). 🅴 prophylaxis.

**Propicillin,** Phenoxypropylpenicillin: säurestabiles (oral wirksames), halbsynthet. Penicillin-Derivat (s.u. ▸Penicillin). 🅴 propicillin.

**Propionat:** Salz oder Ester der ▸Propionsäure. 🅴 propionate.

**Propion|azid|ämie:** angeborener, autosomal-rezessiv vererbter Enzymdefekt der Propionyl-CoA-carboxylase mit erhöhter Plasmakonzentration von Propionsäure u. Glycin (sowie anderer Aminosäuren). ***Klinik:*** metabolische Azidose (evtl. Hypoglykämie), Ketose, Erbrechen, Koma, Neutro- u. Thrombozytopenie. 🅴 propionic acidemia.

**Propioni|bacterium:** grampositive, unbewegl., meist anaerob wachsende Bakterien, die Kohlenhydrate u. Polyalkohole zu Propionsäure, Essigsäure u. $CO_2$ vergären. Vork. in Milch u. Milchprodukten (wichtig für Käsereifung) sowie beim Menschen auf Haut, v.a. in Aknepusteln.

**Propion|säure,** $CH_3–CH_2–COOH$: eine gesättigte Fettsäure, z.B. in Schweiß, Galle, Fäzes, bei bakterieller Zersetzung von Glycerin, Alanin, Asparaginsäure; als **Propionyl-CoA** Zwischenprodukt im Intermediärstoffwechsel; s.a. ▸Propionazidämie. 🅴 propionic acid.

**Propiverin:** ein anticholinerges ▸Spasmolytikum; ***Anw.*** als miktionsbeeinflussendes Mittel bei Detrusorhyperaktivität. 🅴 propiverine.

**Propofol,** 2,6-Diisopropylphenol: Kurznarkotikum mit raschem Wirkungseintritt ohne analgetischen Effekt. ***Anw.*** v.a. zur Narkoseeinleitung; kann anstelle der ▸Inhalationsnarkotika als kontinuierlich appliziertes Hypnotikum zur Ausschaltung des Bewusstseins gegeben werden (sog. **t**otale **i**ntra**v**enöse **A**nästhesie, TIVA). ***Wirkung:*** weniger ausgeprägte Wirkung auf die Herzfrequenz als Methohexital u. Thiopental; senkt wie die anderen Kurznarkotika den Blutdruck (wirkt negativ inotrop). ***Vorteile:*** rasches Einschlafen u. Erwachen, nur selten Übelkeit u. Erbrechen nach Ausleitung der Narkose. ***NW:*** selten epileptiforme Krämpfe.

**Pro|portio(n):** Verhältnis, Ebenmaß (s.a. ▸proportioniert); z.B. *serol* die äquivalente P. von Antigen u. Antikörper bei ▸Präzipitationsreaktionen. 🅴 proportion.

**pro|portioniert:** mit ausgewogener Relation der Komponenten (z.B. der Körperabschnitte bei Zwerg- oder Riesenwuchs). 🅴 proportioned.

**Propranolol:** nicht kardioselektiver ▸Betarezeptorenblocker. 🅴 propranolol.

**Proprio(re)zeption:** Empfindungsqualität, die sich aus ▸Tiefensensibilität u. der Empfindung der Körperlage im Raum (Körperstellung) zusammensetzt, vermittelt durch ▸Propriorezeptoren sowie Mechanorezeptoren des Vestibularorgans u. der Haut. Die Erregungen werden in den Hintersträngen des Rückenmarks zentralwärts geleitet u. nach zahlreichen Umschaltungen in die sensomotorische Hirnrinde projiziert. Herabsetzung oder Aufhebung der

P. ist ein wichtiges neurologisches Symptom bei ▸Hinterstrangläsionen. 🅴 proprioception, proprioceptive sensibility.

**proprio(re)zeptiv:** die ▸Propriorezeption betreffend. 🅴 proprioceptive. – **p. Reflex:** ▸Eigenreflex. 🅴 p. reflex.

**Proprio(re)zeptoren:** Rezeptoren, die für die Vermittlung der statischen u. dynamischen Körpermechanik (▸Propriozeption) zuständig u. an der Regulation der Motorik beteiligt sind. ***Formen:*** Gelenkrezeptoren, lokalisiert in Gelenkkapseln u. perikapsulären Faszien; Muskelrezeptoren (v. a. GOLGI-Sehnenorgane u. Muskelspindeln); kutane Rezeptoren, die durch Scherkräfte u. Gelenkbewegungen aktiviert werden; Mechanorezeptoren des Vestibularorgans. S. a. ▸Interorezeptoren. 🅴 proprioceptors.

**proprius** *(latein.):* ausschließlich, eigen.

**Pro|pulsion,** Antepulsion: v. a. bei Pallidum-Erkrankungen (Parkinsonismus) infolge Störung von Statik u. Gleichgewicht vorkommende Neigung, beim Gehen immer schneller vorwärts zu schießen (ohne schnelle Anhaltemöglichkeit). 🅴 propulsion (of gait).

**pro|pulsiv:** vorantreibend, vorwärts drängend. 🅴 propulsive.

**Propulsiv-Petit-Mal:** generalisierter epileptischer Anfall (meist bei Jugendl.) mit emprosthotoner Haltung u. Beugebewegungen des Rumpfes, die als Propulsion gewertet werden können; Vork. v. a., wenn zuvor Blitz-Nick-Salaam-Krämpfe bestanden.

**Propylalkohol,** $CH_3–CH_2–CH_2–OH$: **1)** n-Propanol: ein einwertiger primärer Alkohol. 🅴 n-propanol. **2)** ▸Isopropylalkohol. 🅴 n-propyl alcohol.

**Propylnicotinat:** ein ▸Rubefaziens. 🅴 propyl nicotinate.

**Propylthiouracil:** ein ▸Thyreostatikum. 🅴 propylthiouracil.

**Propyphenazon:** ein nichtsteroidales ▸Antiphlogistikum, Antipyretikum u. Analgetikum (Pyrazolonderivat). 🅴 propyphenazone.

**Proscillaridin:** ein ▸Herzglykosid aus Bulbus ▸Scilla. 🅴 proscillaridin.

**Pro|sekret:** granuläre Sekretvorstufe in Drüsenzellen.

**Pro|sektor:** **1)** Oberassistent in einem (patho.-)anat. Institut (= Konservator). **2)** ärztl. Leiter einer patho.-anat. Krankenhaus-Prosektur. **3)** Arzt, der eine Leichenöffnung ausführt (= Sekant). 🅴 prosector.

**Pro(s)|encephalon:** das »Vorderhirn« der Hirnanlage im Dreibläschenstadium bzw. das Di- u. Telencephalon. 🅴 prosencephalon.

**prosop...:** ▸prosopo...

**Prosop|agnosie:** Unfähigkeit, Gesichter wiederzuerkennen. 🅴 prosopagnosia.

**Prosop|algie:** ▸Gesichtsneuralgie. 🅴 prosopalgia.

**Proso|plasie:** **1)** *Pathologie* zu höherer Differenzierung führende Metaplasie. **2)** abnorme Ausbreitung eines Merkmals, z. B. Verhornung des Mundepithels. 🅴 prosoplasia.

**Proso|plegie:** ▸Fazialislähmung. 🅴 prosopoplegia, facial palsy.

**prosopo...:** Wortteil »Gesicht«, »Blick«.

**Prosopo|schisis:** ▸Gesichtsspalte. 🅴 prosoposchisis.

**pro|spektiv:** der Möglichkeit nach, voraussichtlich. 🅴 prospective.

**Pro|spektiv|studie:** über längere Zeit angelegte statistische Untersuchung in einer möglichst repräsentativen Population z. B. mit dem Ziel, die Häufigkeit während der Studie aufgetretener neuer Erkrankungsfälle einer bestimmten Krankheit, deren Zusammenhang mit vermuteten Risikofaktoren u. den Vorhersagewert messbarer Kenngrößen (z. B. Laborparameter, Blutdruck) festzustellen. 🅴 prospective study.

**Prosta|cyclin:** s. u. ▸Prostaglandine. 🅴 prostacyclin.

**Prosta|glandine,** Abk. PG: durch v. EULER in der Samenflüssigkeit entdeckte u. in der – falschen – Annahme, sie würden in der Prostata gebildet, nach dieser benannte Stoffe. PG werden in den verschiedensten Körpergeweben aus Arachidonsäure gebildet (s. Schema) u. entfalten dort – wie auch die Endoperoxide ($PGG_2$ u. $PGH_2$ als besonders kurzlebige Zwischenprodukte), Prostacyclin u. Thromboxane – bereits in geringsten Konzentrationen vielfältige Wirkungen (Tab.); s. a. ▸Prostanoide. Besondere Bedeutung der PG: bei der lokalen Regulation der Durchblutung (Entzündungsreaktion), bei endo- u. exokriner Drüsenfunktion, Schwangerschaft und Geburt. Gelten als membranständige Schutzfaktoren mit pathophysiologischer Bedeutung bei Schmerz, Fieber u. Entzündung. ***Anw.*** finden z. B. $PGE_2$ u. $PGF_2$ (Dinoprost bzw. Dinoproston) als Wehenmittel bzw. zur Aborteinleitung; ein $PGE_1$-Derivat (Gemeprost) zur Zervixerweiterung; $PGE_1$ (Alprostadil) z. B. bei arterieller Verschlusskrankheit. 🅴 prostaglandins.

**Prostaglandinsynthese-Hemmer,** prostaglandin inhibitors: Substanzen, die die Bildung von ▸Prostaglandinen hemmen u. somit deren proinflammatorische Wirkungen aufheben. Wichtigster Mechanismus ist eine Blockierung des Schlüsselenzyms Cyclooxygenase (▸Cyclooxygenasehemmer). ▸Glucocorticoide dagegen hemmen die Synthese von Prostaglandinen, Prostacyklin u. Thromboxan durch Verminderung der Freisetzung von hochungesättigten Fettsäuren aus Phospholipiden infolge Hemmung der Phospholipase $A_2$.

**Prostanoide:** die Gruppe der ▸Prostaglandine, einschl. Endoperoxiden, Prostacyclin u. Thromboxanen; aus der Eicosapentaensäure gebildete P. werden – zusammen mit Leukotrienen – auch als Eicosanoide bezeichnet. 🅴 prostanoids.

**Pros|tata,** Vorsteherdrüse: etwa walnussgroßes unpaares Organ unterhalb der Harnblase, das den Anfangsteil der männl. Harnröhre umgibt. An der Basis mit Harnröhre u. Samenbläschen (Vesicula seminalis) verbunden. Ventral durch Ligamenta pubopro-

| | Prostaglandine | | | Prostacyclin | Thromboxan | Leukotriene | | | |
|---|---|---|---|---|---|---|---|---|---|
| | $E_2$ | $F_{2\alpha}$ | $D_2$ | | | $B_4$ | $C_4$ | $D_4$ | $E_4$ |
| Gefäßtonus | | | ↓ | ↓ | ↑ | | ↑ | ↑ | |
| Nierendurchblutung | ↑ | ↓ | | ↑ | ↓ | | | | |
| Natriumausscheidung | ↑ | ↓ | | | | | | | |
| Thrombozytenaggregation | | | ↓ | ↓↓ | ↑↑ | | | | |
| Bronchialtonus | ↓ | ↑ | ↑ | | ↑ | | ↑↑ | ↑ | ↑ |
| Darmtonus | | | | | | | ↑ | ↑ | ↑ |
| Uteruskontraktion | ↑ | ↑ | | | | | | | |
| Chemotaxis | | | | ↓ | | ↑↑ | | | |
| Gefäßpermeabilität | (↑) | | | | | | ↑ | ↑↑ | |

**Prostaglandine:** bekannte Wirkungen der PG u. anderer Metaboliten der Arachidonsäure. [2]

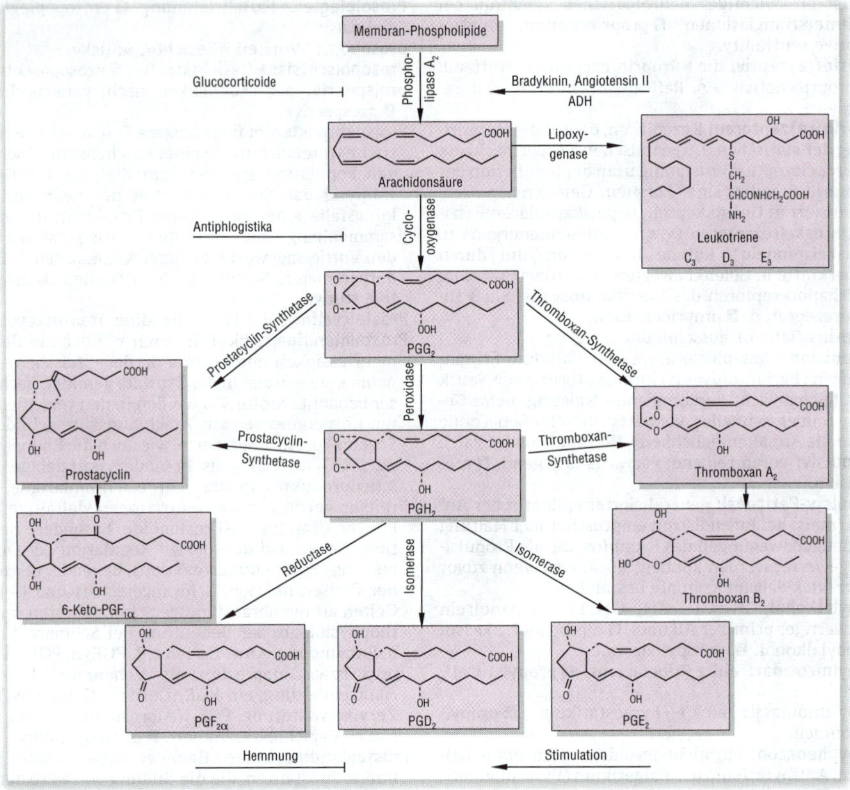


**Prostaglandine.** [170]

statica fixiert, vom Rektum durch Septum rectovesicale u. Serosarudimente getrennt. Von derber Konsistenz, da reich an glatter Muskulatur. Besteht aus 30–50 tubuloalveolären Einzeldrüsen (Glandulae prostaticae), die ihr Sekret bei der Ejakulation in die Harnröhre abgeben u. dem Samen beimischen. Ist unterteilt in zwei Seitenlappen u. den diese verbindenden Mittelteil (Isthmus prostatae bzw. Lobus medius). Tubuloalveoläre Drüse, deren Ausführungsgänge – zwei große (Ductus prostaticus) u. ca. 15 kleine (Ductuli prostatici) – auf dem im Inneren gelegenen Colliculus seminalis münden, u. zwar neben den beiden Ductus ejaculatorii in den Prostatateil (Pars prostatica) der Harnröhre. Die Alveoli haben ein unregelmäßig begrenztes Lumen durch Schleimhautfalten u. wechselnde Epithelhöhe. Die Drüsenepithelien wechseln je nach Funktion zwischen einschichtigem Plattenepithel u. mehrreihigem hochprismatischem Epithel. Im Lumen der Drüsen finden sich eingedickte konzentrisch geschichtete Sekretmassen (Concretio prostatica). Das Bindegewebe (Stroma myoelasticum) enthält viele glatte Muskelzellen, ebenso die Organkapsel (Capsula prostatica). Das schwach alkalische, milchig-schleimige P.-Sekret (normal mit Lecithinkörperchen, einzelnen Leukozyten u. Epithelzellen, evtl. Corpora amylacea: P.-Körperchen) ist Voraussetzung für die Beweglichkeit der Spermien u. neutralisiert das saure Vaginalsekret. E prostate.

**Prostata|abszess:** eitrige Einschmelzung der Prostata bei örtl. Entzündung (Urethritis, Prostatitis) oder metastatisch. ***Klinik:*** Fieber (evtl. septisch), Leukozytose, evtl. Harnsperre, rektal druckschmerzhafte, prall-fluktuierende Vorwölbung. ***Kompl.:*** retro- oder periprostat. Phlegmone, Perforation (Harnröhre, -blase, Mastdarm), paraprostat. Phlebitis. E prostatic abscess.

**Prostata|adenom:** ▸Prostatahyperplasie, benigne.

**Prostata|adenom|enukleation:** s.u. ▸Prostatektomie. E prostate enucleation.

**Prostata|biopsie:** Entnahme von Prostatagewebe (v.a. Ca.-Diagnostik) mit VIM-SILVERMAN-Nadel (oder modifiz. Modell), Harpune, als Aspirationsbiopsie (unter Leitung eines rektal eingeführten Fingers perineal oder transrektal). E prostate biopsy.

**Prostata|entzündung:** ▸Prostatitis.

**Prostata|ex|stirpation:** op. Entfernung der Prostata samt Kapsel (= totale ▸Prostatektomie). E prostatectomy.

**Prostata|hyperplasie, benigne,** Abk. BPH, Prostataadenom: gutartige Vergrößerung der Prostata (noduläre Hyperplasie des glandulären Epithels, des Bindegewebes u. der glatten Muskulatur). Fälschlich auch als Prostatahypertrophie bezeichnet. Setzt etwa in der Mitte des 5. Ljz. ein, u. führt erst bei Obstruktion der Urethra zu Symptomen. Ungeklärt ist die Diskrepanz zwischen der Inzidenz einerseits u. dem Krankheitswert mit Therapienotwendigkeit andererseits. ***Ätiol. u. Pathogen.:*** sind noch unklar. ***Klassifik.:*** Die BPH wird nach den klinischen Symptomen (Pollakisurie, Dysurie, Nykturie, Nachträufeln) u. diagnostischen Merkmalen (Restharn, maximaler Harnfluss, Harnflusszeit, Prostatavolumen) nach ALKEN in drei Krankheitsstadien eingeteilt: **1.** Stadium der Kompensation (Reizstadium): Pollakisurie, Dysurie, Nykturie, kein Restharn. Pathologisch-anatomisch: Muskelhypertrophie der Blasenwand (als kompensatorische Gegenregulation) mit Ausbildung von dicken Muskelbündeln (Trabekelblase), zwischen denen Ausbuchtungen liegen (Pseudovertikel). **2.** Stadium der beginnenden Dekompensation mit Restharnbildung um 100 ml. **3.** Stadium der a) akuten Dekompensation mit Harnverhaltung oder b) chronischen Dekompensation mit Restharnbildung, Ausbildung von Divertikeln u. Überlaufblase (Ischuria paradoxa). Folgen sind Niereninsuffizienz (durch Harnrückstau in die Nieren) bis zur Urämie (schleichend) bzw. Urosepsis. ***Diagn.:*** rektale Untersuchung u. transrektale Sonographie (Differentialdiagnose Hyperplasie oder Karzinom); Uroflowmetrie, Sonographie, Restharnbestimmung, Zystogramm, Urethrozystoskopie. ***Ther.:*** richtet sich, dem klinischen Stadium entsprechend, primär auf die Beseitigung der subvesikalen Abflussbehinderung; bei akuter Harnsperre transurethrale Katheterisierung oder suprapubische Stichfistel. Medikamentös: prostatotrope Phytopharmaka (Betasitosterol, Sägepalmenfrüchte, Brennnesselwurzeln, Kürbiskerne), Alpha-1-Rezeptoren-Blocker, 5-Alpha-Reductase-Hemmer (Finasterid); Lasertherapie; semikonservative Verfahren (Mikrowellenhyperthermie, Dilatationsbehandlung, intraprostatischer partieller Katheter = »urologische Spirale«); Operation (u.a. transurethrale Resektion = TUR-P, offen-chirurgische Verfahren). **E** benign prostatic hypertrophy.

**Prostatahyperplasie-Operationen:** s.u. ▸Prostatektomie.

**Prostata|karzinom:** v.a. aus den hinteren Abschnitten der Prostata hervorgehendes Adenokarzinom. Zweit- bis dritthäufigste Krebserkrankung aller Männer in den westlichen Industriestaaten; Altersgipfel im 8. Ljz. (autoptisch wird bei etwa 40 % aller Männer ein P. nachgewiesen, d.h. nicht alle »latenten« Karzinome werden klinisch manifest). ***Ätiol.:*** u.a. hormonelle Faktoren. ***Klinik:*** in frühen Stadien häufig symptomlos; bei größeren Tumoren evtl. Zeichen einer benignen Prostatahyperplasie (verminderter Strahl, Pollakis-, Nykturie); Hämaturie oder Hämatospermie eher selten; evtl. Knochenschmerzen bei hämatogener Metastasierung. ***Diagn.:*** Früherkennungsuntersuchung (s.a. Schema): rektale Palpation; ▸PSA im Serum (weitere Laboruntersuchungen: Blutbild, LDH, alkalische Phosphatase); transrektaler Ultraschall; Biopsie (ultraschallgesteuerte transrektale Stanzbiopsie; als »Mapping«-Biopsie Gewebeentnahme aus verschiedenen Anteilen der Prostata). Stadienfestlegung durch Ganzkörperszintigraphie, Röntgenthorax, Abdominalsonographie (Metastasierung v.a. in Skelett, Lunge), Lymphknotenstatus (Computer-, Kernspintomographie, Lymphographie). ***Klassifik.:*** Die Stadieneinteilung erfolgt nach einer Stadiengruppierung, die auf dem ▸TNM-System u. dem Grad der Differenzierung beruht; eine weitere Klassifikation erfolgt nach dem amerikanischen System (Flocks bzw. Jewett u. Mitarb.); s.a. Tab. ***Ther.:*** je nach Tumorstadium; derzeit

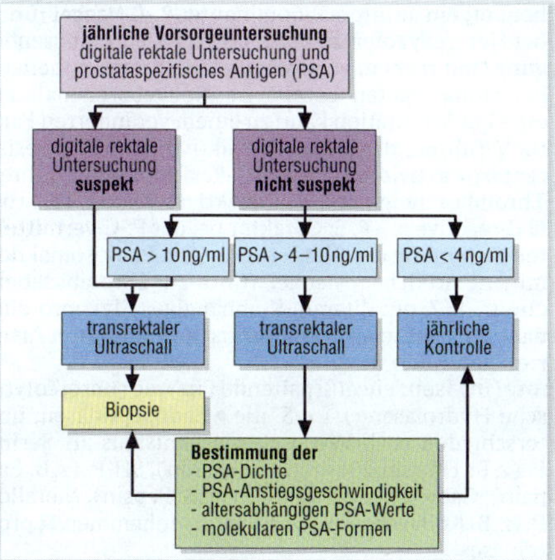


**Prostatakarzinom:** empfohlene Untersuchungen zur Früherkennung (ab dem 45. Lebensjahr); PSA = Prostata-spezifisches Antigen. [546]

| VA-CURG | amerikanisches System | TNM-System | |
|---|---|---|---|
| I | A | $T_1$ | Karzinom als Zufallsbefund |
| | $A_1$ | $T_{1a}$ | drei oder weniger mikroskopische Karzinomherde |
| | $A_2$ | $T_{1b}$ | mehr als drei mikroskopische Karzinomherde |
| II | B | $T_{1-2}$ | intrakapsuläre Ausdehnung |
| | $B_1$ | $T_{2a}$ | Tumor ≦ 1,5 cm |
| | $B_2$ | $T_{2b}$ | Tumor > 1,5 cm |
| III | C | $T_{3-4}$ | extrakapsuläre Ausdehnung |
| | $C_1$ | $T_3$ | Tumor infiltriert Apex, Kapsel, Blasenhals oder Samenblasen, jedoch ohne Fixation |
| | $C_2$ | $T_4$ | Tumor ist fixiert, infiltriert weitere Nachbarstrukturen |
| IV | D | $T_{0-4}$ | mit Metastasennachweis |
| | $D_1$ | $N_1$ | Metastase mit solitärem Lymphknoten ≦ 2 cm |
| | | $N_2$ | solitärer oder multipler Lymphknotenbefall > 2 cm, ≦ 5 cm |
| | | $N_3$ | Lymphknotenbefall > 5 cm |
| | $D_2$ | $M_1$ | Knochen- u. Organmetastasen |

**Prostatakarzinom:** Stadieneinteilung. [200]

in allen Stadien in der Diskussion: **lokal begrenztes P.** (unterteilt in inzidentelles u. klinisch manifestes Karzinom): beobachtendes Zuwarten mit regelmäßigen Kontrollen (»watchful waiting«; umstritten); radikale Prostatektomie (gilt weitgehend als Therapie der Wahl); evtl. perkutane oder interstitielle Strahlentherapie (als Alternative zur Operation); **lokal fortgeschrittenes P.:** radikale Prostatektomie (plus adjuvante hormonelle Therapie); evtl. alleinige Androgenblockade bzw. Strahlentherapie allein oder in Kombination mit einer Androgendeprivation; **metastasiertes P.:** Blockade der androgenen Stimulation operativ (bilaterale Orchiektomie) oder hormonell (u.a. mit Östrogenen; GnRH-Analoga; Antiandrogenen); ggf. Chemotherapie (bei Nichtansprechen auf hormonelle Behandlung). **E** carcinoma of the prostate.

**Prostata|konkrement:** ▸Prostatastein. **E** prostatic calculus, prostatolith.

**Prostata|krebs:** ▸Prostatakarzinom.

**Prostata|loge:** nach Prostatektomie verbleibende ampulläre oder Y-förmige Wundfläche (Kapselgewebe). **E** prostatic fossa.

**Prostatamittel:** Medikamente zur Prophyl. u. Ther. einer Prostatahyperplasie; ***Wirkst.:*** ▸5α-Reductasehemmer (z.B. Finasterid), ▸Alpharezeptorenblocker (z.B. Alfuzosin, Tamsulosin, Terazosin), außerdem pflanzliche P., die β-Sitosterin (ein Phytosterol) oder Extrakte aus Brennnesselwurzel, Sabalfrucht oder Kürbissamen enthalten.

P

**Prostata|resektion, transurethrale,** TUR-P (Abk.): schrittweise Verkleinerung bzw. Entfernung der Prostata durch die Harnröhre als endoskopischer Eingriff mit elektrochirurgischen Mitteln (Elektroresektion) oder mit dem Laser; v.a. bei benigner Prostatahyperplasie (BPH). E transurethral resection of the prostate.

**Prostata|sarkom:** bei Kindern u. Jugendlichen als embryonales ▸Rhabdomyosarkom; bei Erwachsenen (selten) v.a. als Leiomyosarkom mit raschem u. expansivem Wachstum. Diagnostik u. Stadieneinteilung wie beim kindlichen Rhabdomyosarkom (s. dort). E sarcoma of the prostate.

**Prostata-Screening:** routinemäßige regelm. Untersuchung der Prostata zur Früherkennung des ▸Prostatakarzinoms (dort Schema); heute sind neben der rektalen Palpation auch Bestimmung von ▸PSA im Serum u. transrektaler Ultraschall möglich. Das P.-S. ist in der Diskussion, da durch die verfeinerten diagnostischen Möglichkeiten zwar mehr Karzinome im Frühstadium erkannt werden, die daraus zu ziehenden therapeutischen Konsequenzen aber umstritten sind.

**prostata|spezifische Bestimmungen:** **1)** p. Antigen: ▸PSA. **2)** p. saure ▸Phosphatase (= PAP).

**Prostata|steine:** durch Inkrustation von Corpora amylacea oder abgeschilferten Epithelien entstehende kleine Konkremente; im Röntgenbild meist rundl. Steinnester in Symphysennähe; rektal »Schneeballknirschen«. E prostatic calculi, p. stones.

**Prostata|tuberkulose:** als primäre Tbk meist mit gleichzeitigem Nebenhodenherd, zunächst nur in einem Lappen fortschreitend; häufiger hämatogene oder kanalikulär entstandene Manifestation einer Urogenital-Tbk (mit Samenblasenbefall), klinisch oft stumm oder uncharakterist. (Pollakisurie, terminaler Miktionsschmerz, Schweregefühl in After u. Damm; Drüse druckschmerzhaft, kleinknotig; im Ausfluss u. Ejakulat Tbk-Bakterien nachweisbar), häufig Kavernenbildung. E prostatic tuberculosis.

**Prostat|ektomie:** teilweise oder vollständige Entfernung der Prostata. Bei benigner Prostatahyperplasie (BPH) kommt die Adenomektomie in Frage, die meist als intrakapsuläre P. durchgeführt wird (digitale »Enukleation« bis zur chirurgischen Kapsel) mit Entfernung komprimierender Wucherungen. Eine radikale P. mit zusätzlicher Entfernung der Samenbläschen u. Mitnahme der regionären Lymphknoten ist nur sinnvoll bei Prostatakarzinomen mit Beschränkung des Tumors auf den Drüsenkörper. Die P. wird – je nach Zugang – unterschieden als suprapubische P. (Fuller, Freyer, Harris-Hryntschak), als perineale P. (Zuckerkandl, Wildbolz, Albarran, Young), als perineal-laterale P. (Wilms), als ischiorektale P. (Völcker), als pararektale oder paraanale P. (Gil Vernet, Heim), als retropubische, extra- oder prävesikale P. (Milin), als kokzygoperineale P. (Couvelaire-Bouffard), als sakrale P. (Thiermann; nach Übelhör auch »total« mit Entfernung d. Steißbeins u. Teilen des Kreuzbeins). E prostatectomy. – **P., transurethrale:** ▸Prostataresektion.

**pro|staticus, -statisch:** Prostata betreffend. E prostatic.

**Prostatitis:** v.a. bakterielle Entzündung der Prostata, meist urinogen (auf- u. absteigend), seltener hämatooder lymphogen (bei Harnröhren-, Samenblasen-, evtl. auch Nebenhodenbeteiligung: »männl. Adnexitis«). ***Klinik:*** Schmerzen in Leisten- u. Dammgegend (v.a. bei Kohabitation u. Defäkation), Pollakis- u. Strangurie; rektaler Druckschmerz, Drüse teils induriert; s.a. ▸Prostataabszess. – I.w.S. auch ▸Kongestionsprostatitis u. ▸Prostatopathie. E prostatitis. – **P. granulomatosa:** P. mit Teilobstruktion der großen Gänge durch Granulome (Knotenbildungen); häufig als Prostatakarzinom fehldiagnostiziert. – **P. tuberculosa:** ▸Prostatatuberkulose.

**Prostato|lith:** ▸Prostatastein. E prostatolith.

**Prostato|pathie:** (Alken) ▸Kongestionsprostatitis sowie andere vegetative Urogenitalsyndrome mit Prostatitis-Symptomen. E prostatopathy.

**Prostato(r)rhö:** **1)** Abgang von Prostatasekret aus der Harnröhre (ohne Wollustgefühl) beim Stuhlgang oder Wasserlassen; meist bei Prostatitis. **2)** ▸Kongestionsprostatitis. E prostatorrhea.

**Prosta|zyklin:** s.u. ▸Prostaglandin. E prostacyclin.

**pros|thetische Gruppe:** *Biochemie* im zusammengesetzten Protein (= Proteid) der nicht eiweißartige Anteil des Moleküls, der dessen biologische Funktion bestimmt; z.B. das »Coenzym« beim Enzym vom Proteid-Typ, die Metallporphyrine im Hämoprotein. E prosthetic group.

**Prostigmin®-Test:** Nachweis der Myasthenia gravis pseudoparalytica (deutl. Besserung der Symptome nach 10–20 Min.) durch 1,0–1,5 mg Neostigmin i.m. E Prostigmin test.

**pro|strativer Anfall:** atypische Absence mit Bewusstseinsverlust, Atonie, Niederstürzen u. Akinesie. E atonic drop attack.

**prot...:** s.a. ▸proto...

**Prot|actinium,** Abk. Pa: radioaktives Element der Actiniden-Gruppe mit OZ 91; 4- u. 5-wertig. E protactinium.

**Prot|amin(e):** stark basische, den Histonen verwandte, stickstoffreiche Eiweißkörper aus Fischsperma (z.B. Clupein, Salmin, Sturin), die Nucleinsäuren binden. ***Anw.*** als Antagonist nach Heparin-Medikation in Form von (Hydro-)Chlorid u. Sulfat; zur Bestimmung der Heparin-Konzentration im Blut; als Resorptionsverzögerer in Depotpräparaten. E protamines.

**Prot|an|omalie:** *Ophthalmologie* ▸Rotschwäche. E protanomal(op)ia.

**Prot|an|op(s)ie:** ▸Rotblindheit. E protanop(s)ia.

**Pro|te|asen:** ▸Proteinasen. E proteases.

**Proteasen|hemmer, -inhibitoren:** Stoffe, die die Wirkung von ▸Proteinasen hemmen; z.B. die Plasmininhibitoren (s.u. ▸Fibrinolyse, dort Schema), Kallidinbzw. ▸Kallikrein-Inhibitoren (z.B. ▸Aprotinin), ▸Antithrombin, ▸Antitrypsin etc.; ferner P., die die für die Replikation des ▸HIV bedeutsame Virusprotease hemmen (HIV-P.); ***Wirkst.:*** z.B. Saquinavir, Nelfinavir, Ritonavir, Indinavir; ***Anw.*** in Kombination mit antiretroviralen Substanzen zur AIDS-Ther. E protease inhibitors.

**Proteasom:** hochmolekularer ▸Multienzymkomplex (Proteinasenkomplex) mit Regulationsfunktion, der in der Zelle Proteine abbaut.

**Proteid:** zusammengesetztes Protein (z.B. Glyko-, Nucleo-, Lipoprotein). E proteid.

**Protein:** ▸Eiweiß; s.a. ▸Eiweiß..., ▸Plasmaproteine, ▸Protein... E protein. – **P. C:** Vitamin-K-abhängiges Plasmaprotein (Serin-Protease), das die aktiven Formen der Faktoren V u. VIII der ▸Blutgerinnung hemmt; ein autosomal-dominanter **P.-C-Mangel** führt bei Heterozygoten zu ausgeprägter ▸Thromboseneigung (mit frühen, rezidivierenden Thrombembolien, bei Homozygoten bereits im Neugeborenenalter); eine Punktmutation kann zu einem veränderten Faktor V führen, der gegenüber aktiviertem P. C resistent ist = **aktiviertes-P.-C(aPC)-Resistenz** mit erhöhter Thromboseneigung. – **P., C-reaktives:** s.u. ▸C-reaktiv. E C-reactive p. – **P. S:** Cofaktor bei der P.-C-vermittelten Hemmung der Blutgerinnung; ein autosomal-dominant erblicher Mangel führt zu Thromboseneigung. – **P. Z:** ein Vitamin-K-abhängiges Glykoprotein, das vermehrt in arteriosklerotisch veränderten Arterien gefunden wird.

**Prote(in)asen:** eiweißspaltende Enzyme (»proteolytische Hydrolasen«), i.e.S. die ▸Endopeptidasen; unterschieden nach Wirkungsmechanismus als Serin-P. (z.B. Trypsin, Plasmin, Thrombin), SH-P. (z.B. Papain), Carboxyl- oder saure P. (z.B. Pepsin), Metallo-P. (z.B. Kollagenase); s.a. ▸Proteasenhemmer. E proteinases.

**Proteinaseninhibitor:** ▸Proteasenhemmer. E protease inhibitor.

**protein-binding assay** *(engl.):* ▸PBA.

**Protein|bindung:** s.u. ▸Bindung. E protein binding.

**Protein|bio|synthese:** ▸Eiweißbiosynthese. 🇬🇧 protein biosynthesis.
**protein-bound iodine** *(engl.):* ▸PBI.
**Protein|diarrhö:** exsudative ▸Gastroenteropathie.
**Protein-gebundenes Jod:** ▸PBI. 🇬🇧 protein-bound iodine.
**Protein|hülle:** *Virologie* Kapsid, s.u. ▸Virion. 🇬🇧 protein envelope.
**Protein|intoleranz:** Eiweißunverträglichkeit; z.B. Kuhmilchunverträglichkeit bei der autosomal-rezessiv erblichen hyperlysinurischen P.
**Protein|kinase:** eine Kinase mit der Reaktion: ATP + Protein ↔ ADP + Phosphoprotein. 🇬🇧 protein kinase.
**Protein|mangel:** ▸Eiweißmangel; s.a. ▸Hypoproteinämie. 🇬🇧 protein deficiency.
**Proteino|chrom:** bei Einwirkung von Halogenen ($Cl_2$, $Br_2$) u. anderen Reagenzien auf Eiweiß entstehende dunkle, meist violette Färbung. 🇬🇧 proteinochrome.
**Protei|no|se:** Ansammlung von Proteinen in Körpergeweben; i.e.S. *(pulmon)* die ▸Alveolarproteinosen. 🇬🇧 proteinosis.
**Protein|poly|morphismus:** s.u. ▸Plasmaprotein... 🇬🇧 protein polymorphism.
**Protein|stoff|wechsel:** s.u. ▸Eiweiß... Analog: **Proteinsynthese.** 🇬🇧 protein metabolism.
**Protein|urie,** Albuminurie: die Ausscheidung vorwiegend niedermolekularer Proteine (Albumine, $\alpha_1$-Globuline, β-Globuline) in einer Konzentration von über 0,2–0,3 g/l. 🇬🇧 proteinuria. **1)** als echte oder renale P. entweder infolge Verlustes der glomerulären Eiweißdichtigkeit bei Erkrankung der Glomeruli (glomerulogene P.) oder – v.a. – bei parenchymatösen Nierenerkrankungen wie Pyelitis durch Änderung der Tubulusfunktion (= tubulogene P.). Renale Formen ferner als febrile P. (bei Infektionskrankheiten). 🇬🇧 renal p. **2)** als lordotische oder orthostatische P. (v.a. bei Jugendlichen infolge hyperlordot. Wirbelsäulenhaltung u. Kreislauflabilität mit passagerer Nierenanoxie?; auch als sog. Marsch- = Anstrengungs-Albuminurie). 🇬🇧 orthostatic p. **3)** als prärenale P. bei kreislaufbedingter Stauungsniere. 🇬🇧 prerenal p. **4)** die extrarenale = falsche = akzidentelle P. v.a. infolge Eiter-, Blut- u. Fibringehaltes des Harns bei Pyelitis, Zystitis etc. – Eine geringgradige physiologische P. kommt beim Neugeborenen vor. – Nachweis v.a. mit Teststreifen oder der Sulfosalicylprobe im Morgen- oder Spontanurin; quantitativ im 24-Std.-Sammelurin (> 150 mg) mit der Biuret-Reaktion. Weitere Untersuchungen: evtl. Eiweißelektrophorese, bei spez. Fragestellung (z.B. BENCE-JONES-Protein) v.a. Immundiffusion oder -elektrophorese. 🇬🇧 extrarenal p.

| Erkrankung | Proteinurie | Hämaturie | Bakteriurie | Leukozyturie |
|---|---|---|---|---|
| Glomerulonephritis | +/++ | +++ | – | (+) |
| Herdnephritis | + | +/+++ | – | – |
| nephrot. Syndrom | +++ | (+) | – | – |
| Glomerulosklerose (KIMMELSTIEL-WILSON) | ++ | – | – | (+) |
| akute Pyelonephritis | + | + | + | + |
| chron. Pyelonephritis | (+) | (+) | + | (+) |
| entzündl. Zustände | (+) | (+) | + | +/+++ |
| Polypen | – | +/+++ | – | – |
| Tumoren | – | +/+++ | – | – |
| Urolithiasis | – | +/+++ | – | – |
| renaler Infarkt | – | +/+++ | – | – |

**Proteinurie:** Konstellationen der Symptome Proteinurie, Hämaturie, Leukozyturie u. Bakteriurie bei den klassischen Erkrankungen von Nieren u. Harnwegen; (+) = unkonstantes Symptom.

**protektiv:** beschützend. 🇬🇧 protective.
**proteo...:** Wortteil »Eiweiß«, »Protein«. 🇬🇧 proteo...
**Proteo|glykane:** makromolekulare ▸Glykoproteine, bei denen viele ▸Glykosaminoglykane an einem Kernprotein hängen (Abb., O- oder N-glykosidisch gebunden); Hauptkomponente der Bindegewebe neben ▸Kollagen. 🇬🇧 proteoglycans.

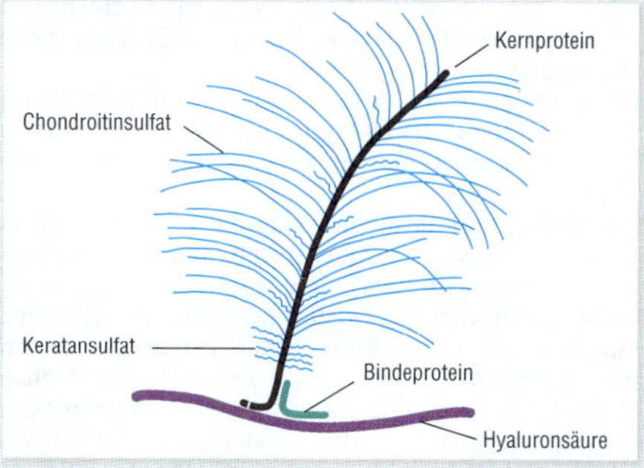


**Proteoglykane:** Strukturschema des Proteoglykans Aggrecan aus dem Knorpel, bestehend aus einem Kernprotein, an das verschiedene Glykosaminoglykanseitenketten gebunden sind (Chondroitin-, Keratansulfat). [27]

**Proteo|hormone:** Hormone mit Eiweißstruktur, in der Regel unterschieden als ▸Peptidhormone geringeren Molekulargewichts (z.B. ACTH) u. die P. (i.e.S.) mit höherem Molekulargewicht (z.B. Insulin, Somatotropin). 🇬🇧 proteohormones, polypeptide hormones.
**Proteo|lyse:** der Eiweißabbau im Rahmen der physiologischen ▸Eiweißverdauung oder als biochemische Methode z.B. zur Bestimmung der ▸Eiweißstruktur; s.a. ▸Proteinasen. 🇬🇧 proteolysis.
**proteo|lytisch:** Eiweiß verdauend bzw. hydrolysierend; z.B. **p. Chelat|ion** (des Calciums durch organische Bestandteile der Hartsubstanz als Pathomechanismus der Zahnkaries), **p. Enzyme** (▸Proteinasen). 🇬🇧 proteolytic.
**Proteom:** die Gesamtheit aller innerhalb eines Organismus genetisch festgelegten Proteine.
**Proteose: 1)** ▸Albuminose. 🇬🇧 proteose. **2)** durch Proteine ausgelöste Allergose bzw. Toxikose.
**Pro|teus:** *Bakteriologie* Gattung der Fam. Enterobacteriaceae; peritrich begeißelte, gramnegative Stäbchenbakterien, Glucose u. Harnstoff, nicht aber Lactose abbauend; in Bouillonkultur im Allg. mit Rahmhautbildung; auf Agar zwei Kulturformen: Stämme mit H-Antigen terrassenförmig schwärmend (v.a. P. vulgaris u. P. mirabilis, bei der bakt. Untersuchung rasch andere Kolonien überdeckend), reine O- u. OH-Formen mit unterdrücktem H in kompakten Kolonien (nicht schwärmend); ferner OX-Stämme mit diagn. Bedeutung (▸WEIL-FELIX-Reaktion) infolge partieller Antigengemeinschaft mit Rickettsien. Typ-Spezies: **P. mirabilis** (häufigste Spezies im Darm von Mensch, Hund u. Katze; beim Menschen häufiger als P. vulg. an Harnwegs-, Mittelohr-, Puerperalinfektion, Eiterungen, Empyem etc. beteiligt), **P. morganii** (neuerdings als Morganella bezeichnet, nur gelegentl. humanpathogen, evtl. Hospitalismus-Keim, auch isoliert bei kindl. Diarrhöen), **P. rettgeri** (jetzt: Providencia rettgeri, evtl. Hospitalismus-Keim), **P. vulgaris** (Vork. in faulendem tier. u. pflanzl. Material, Fäzes, gedüngtem Boden; apathogener Saprophyt, jedoch häufig bei Harnwegsinfektionen u.

P

Wundeiterungen isoliert). Ferner P. inconstans (▸Providencia).

**Proteus-Syndrom:** variables angeborenes (Punktmutation, Mosaik-Konstellation) Krankheitsbild mit asymmetrischen Wachstumsanomalien (große Hände, Finger, Füße, Zehen, Hemihypertrophie, Schädelanomalien); ferner subkutane Tumoren, pigmentierte Naevi. E Proteus syndrome.

**Pro|thẹse:** aus körperfremdem, unbelebtem Material hergestelltes »Ersatzstück« zur möglichst vollkommenen Substitution eines Körperteils in Form u./oder Funktion (d.h. einschl. elektronischer Hör-, Seh- u. Sprechhilfen); unterschieden als Ekto- u. Endoprothese (= **extra-** bzw. **intrakorporale P.**); i.e.S. das eigen- (z.B. kinematisch) oder fremdtätig (myoelektrisch, pneumatisch) bewegte Kunstglied (Arm-, Ober-, Unterschenkel-P. etc.); evtl. als ▸Interims- u. ▸Immediatprothese; *dent* ▸Teil-, ▸Totalprothese. E prosthesis.

**Prothẹsen|lager:** *Zahnmedizin* die zahnlosen Mundgewebe, die mit dem Körper einer herausnehmbaren Prothese unmittelbar Berührung haben. E denture base.

**Prothesen|rạnd|knoten:** am Amputationsstumpf durch chron.-mechan. Irritation durch den Prothesenköcher hervorgerufene Weichteilknoten.

**Prothẹsen|shunt:** *Chirurgie* pumpenlose Überbrückung eines erkrankten Gefäßabschnittes (Aorta oder große Äste) durch temporäres Einlegen eines Kunststoffrohres, das entweder das Gefäßtransplantat trägt (interner P., Abb. a) oder als Umleitung ein vorübergehendes Abklemmen des Hauptgefäßes erlaubt (externer P., Abb. b) oder als Dauerersatz bereits vor der Resektion implantiert wird (Abb. c). E prosthetic shunt.

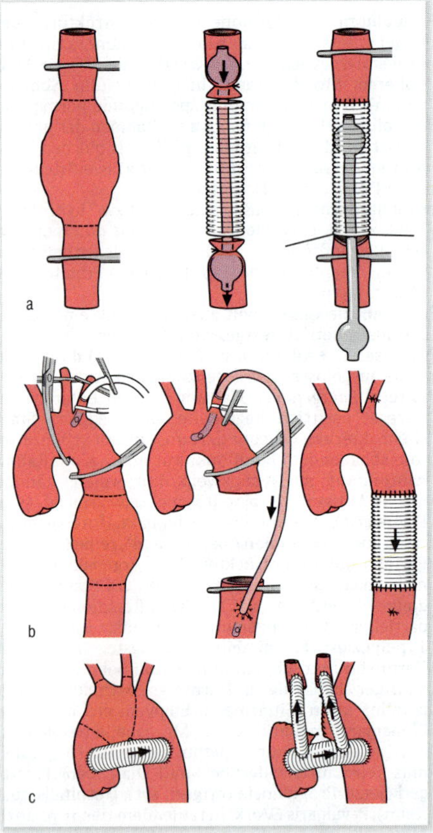


**Prothesenshunt.** [195]

**Pro|thẹtik:** das mit der Herstellung von Prothesen befasste Teilgebiet einer medizin. Disziplin; handwerklich wahrgenommen vom Orthopädiemechaniker bzw. Zahntechniker. E prosthetics.

**Prothionamịd:** ▸Protionamid. E prothionamide.

**Prothipendyl:** ein trizyklisches ▸Neuroleptikum (Azaphenothiazin). E prothipendyl.

**Prothrombịn:** Faktor II der ▸Blutgerinnung (dort Schema), ein unter Mitwirkung von Vitamin K (s.a. ▸PIVKA) in der Leber gebildetes Plasmaprotein, das durch ▸Prothrombinase in Thrombin umgewandelt wird. ***Normalwert*** im Humanplasma 60–100 mg/l. *pharm* ***Anw.*** bei kongenitalen u. erworbenen Blutgerinnungsstörungen. E prothrombin.

**Pro|thrombi|nạse,** Prothrombinumwandlungsfaktor: Komplex aus aktiviertem Faktor X (= Xa), Phospholipiden, Faktor V u. Calcium-Ionen, der als »Blut- oder Gewebsthrombokinase« entsteht (Intrinsic- bzw. Extrinsic-System) u. ▸Prothrombin in Thrombin umwandelt. E prothrombinase.

**Prothrombịn|komplex:** die Gerinnungsfaktoren II, VII, IX u. X, denen gemeinsam ist: Abhängigkeit vom Vitamin-K-Gehalt der Leber, Verminderung oder Fehlbildung bei Präsenz von Cumarinderivaten (»Antivitamin K«, »Prothrombininhibitoren«); ***Anw.*** als sog. ▸PPSB. E prothrombin complex.

**Prothrombịn-Konsumptiọnstest:** Erfassung des Prothrombin-Verbrauchs bei Spontangerinnung; normal > 95 %, bei Prothrombinase-Minderaktivität vermindert. E prothrombin consumption test.

**Pro|thrombino|peniẹ:** ▸Hypoprothrombinämie. E prothrombinopenia.

**Pro|thrombin|ụmwandlungs|faktor:** ▸Prothrombinase. E prothrombin converting principle.

**Pro|thrombịn|zeit,** Thromboplastinzeit: der ▸Quick-Wert. E prothrombin time.

**Protionamịd,** 2-(Propyl)thioisonicotinamid: ein ▸Antituberkuloticum. E protionamide.

**Protirelin:** Diagnostikum; zum ▸TRH-Test verwendetes TRH-Präparat (Releasing-Hormon).

**Pro|tịsten:** (Haeckel 1866) die ▸Einzeller. E Protista.

**Prọ|tium:** *Chemie* leichter ▸Wasserstoff ($^1$H). E protium.

**proto...:** Wortteil »erster«, »wichtigster«, »erstmalig«; s.a. ▸pro...

**Proto|dia|stọle:** die 1. Phase der ▸Diastole im Herzzyklus. E protodiastole.

**proto|dia|stọlisch:** die ▸Protodiastole betreffend, z.B. der p. ▸Galopprhythmus, das p. (= frühdiastolische) ▸Herzgeräusch. E protodiastolic.

**Proto|fibrịlle:** *Histologie* Elementarfibrille (s.u. ▸Mikrofibrille, ▸Myofilament); s.a. ▸Filament. E protofibril.

**Proto|kollagẹn:** ältere Bez. für ▸Prokollagen.

**Prọton,** Abk. p⁺: stabiles Elementarteilchen mit einer pos. Ladung (Wasserstoffkern), entweder als Nucleon im Atomkern oder als freies P. (**Protọnenstrahlen**) mit Energien bis zu einigen MeV u. Luft-Reichweiten bis zu 1 m (zur Strahlentherapie von Hirntumoren versucht). E proton.

**Protonenpumpenhemmer:** Stoffe, deren Metaboliten die $H^+/K^+$-ATPase (»Protonenpumpe«) blockieren u. zur Minderung der Magen-Salzsäureproduktion führen. ***Wirkst.:*** z.B. Omeprazol, Lansoprazol, Pantoprazol. ***Anw.:*** Magen- u. Duodenalulkus, Refluxösophagitis. ***NW:*** Symptome seitens des Gastrointestinaltraktes, Kopfschmerzen, Hautausschlag, selten auch Seh- u. Hörstörungen. E proton pump inhibitors.

**Proto|onko|gẹn:** s.u. ▸Onkogen. E proto-oncogen.

**proto|pạthisch:** **1)** idiopathisch. E protopathic. **2)** gestört, abgewandelt, entdifferenziert, *psych* desintegriert. **3)** *Physiologie* zur vitalen Sphäre gehörend; z.B. die p. ▸Sensibilität.

**Proto|plạsma:** das »Grundplasma« der ▸Zelle, ein kolloidales Stoffsystem aus Wasser, Eiweiß, Fetten, Kohlenhydraten, Vitaminen u. Mineralsalzen; unterteilt in ▸Zyto- u. ▸Karyoplasma. E protoplasm.

**Proto|plasma|brücke:** ▸Desmosom.
**Proto|plasma|fortsätze:** ▸Pseudopodien.
**Proto|plast:** der Protoplasmakörper einer Zelle; i.e.S. die Bakterienzelle nach schonender Zerstörung (Lysozym) des formgebenden Murein-Sacculus. E protoplast.
**Proto|por|phyrie:** eine Form der erythrohepatischen ▸Porphyrie. E protoporphyria.
**Proto|por|phyrin:** Derivat des Porphins (s.a. ▸Porphyrine, dort Schema); als Fe-Komplex auch in Hämoglobin, Myoglobin, Katalase, Peroxidasen u. in Cytochrom b u. c. E protoporphyrin.
**Prot|opsis:** ▸Exophthalmus. E protopsis.
**proto|systolisch:** *Kardiologie* die 1. Phase der Ventrikelsystole (»Protosystole«) betreffend; z.B. das p. (= frühsystolische) ▸Herzgeräusch. E protosystolic.
**Proto|typ:** Urform, Urtyp. E prototype.
**Proto|virus-Theorie:** s.u. ▸Tumorviren. E protovirus theory.
**Proto|zoen:** Einzeller mit klar abgegrenztem Zellkern (Eukaryonten, höhere Protisten). Fortpflanzung ungeschlechtlich (agam, vegetativ) durch Zwei- u. Vielfachteilung u. Knospung, oder aber geschlechtl. als Gameto-, Gamonto- u. Autogamie. Nahrungsaufnahme durch Permeation u. Pinozytose bzw. Phagozytose. Die meisten P. können neben der vegetativen, meist bewegl. Zustandsform (Trophozoiten) unter ungünstigen Außenbedingungen als Dauerform Zysten bilden. Nach Fortbewegungsart werden vier Gruppen (bzw. Klassen) eingeteilt: **1)** Mastigophora oder Flagellaten (mit Geißeln), **2)** Sarcodina oder Rhizopoda (amöboide Bewegung durch Zellplasmaausstülpung), **3)** Sporozoa (schlängelnde oder gleitende Fortbewegung), **4)** Ciliata oder Ciliophora (mit Wimpern). E protozoa.
**Protozoenmittel:** ▸Malariamittel; Pyrimethamin u. Atovaquon finden außerdem ***Anw.*** zur Behandlung der Toxoplasmose, Atovaquon wird auch bei Pneumocystis-carinii-Pneumonie eingesetzt.
**Proto|zoonose:** Infektionskrankheit durch parasit. ▸Protozoen, beim Menschen meist in (sub)trop. Gebieten; Übertragung v.a. durch Insekten (Anophelesmücke, Tsetsefliege etc.), aber auch Schmutzinfektion (bei Amöbenruhr, Toxoplasmose) u. orale Aufnahme (Fleisch mit Toxoplasma-Zysten). – Erregernachweis mikroskopisch, durch Kultur, diagnost. Inokulation oder Infektion (z.B. CHAGAS-, Schlafkrankheit, Toxoplasmose), Xenodiagnostik, serologische u. Hauttests. E protozoiasis.
**Proto|zyte:** Zelle der ▸Prokaryonten. E protocyte.
**pro|trahiert:** verzögert, mit ▸Protrahierung. E protracted. – **p. Bestrahlung:** Langzeitbestrahlung, bei der die ges. Dosis mit niedriger Dosisleistung u. entsprechend langer Bestrahlungszeit appliziert wird. E p. irradiation.
**Pro|trahierung, -traktion:** In-die-Länge-Ziehen, verlängerte Einwirkung durch Verzögerung, z.B. bei Arzneimitteln (▸Depotpräparat), Strahlentherapie (▸protrahierte Bestrahlung). E protraction.
**pro|trus(us)** *(latein.):* vorstehend (▸Protrusion).
**Pro|trusio(n)** *(latein.):* Vorschieben, Fortstoßen; z.B. P. der Bandscheibe, ▸Bandscheibenprotrusion. E protrusion. – **P. acetabuli:** Vorwölbung des Pfannenbodens (nebst Hüftkopf) in das kleine Becken; als primäre oder genuine P. a. dominant vererbt (?), häufiger bei ♀ (meist bds.), als sekundäre P. a. nach Osteomyelitis, tuberkulöser Koxitis, Trauma, bei pcP, Tumor, Ostitis deformans etc.; ***Klinik:*** Einschränkung von Dreh-, An- u. Abspreiz-, später (Koxarthrose) auch Sagittalbewegungen. E acetabular p. – **P. bulbi:** ▸Exophthalmus. E protrusio bulbi.
**Pro|tuberantia:** *Anatomie* höckerförmige Vorragung. E protuberance. – **P. mentalis:** Kinnvorsprung des Unterkiefers. – **P. occipitalis externa:** Vorsprung mitten auf der Squama, Ansatz für Musculus trapezius u. Lig. nuchae.
**Prourokinase:** Proenzym von ▸Urokinase; evtl. auch schwache eigene Aktivatoraktivität. Einkettiges Glykoprotein (single-chain urokinase-type plasminogen activator = scu-PA). Als ▸Fibrinolytikum in Erprobung.
**Providencia(-Gruppe):** heterogene Bakteriengruppe (zwischen Shigella u. ▸Proteus), die Harnstoff nicht hydrolysiert; aus Fäzes u. Urin isoliert (aber unbekannter Pathogenität).
**Pro|virus:** die DNS-Kopie des in die Zelle eingedrungenen RNS-(Tumor-)Virus; nach TEMIN hat ihr Einbau in das Wirtszellengenom die Umwandlung der infizierten Zelle zur Tumorzelle zur Folge. E provirus.
**Pro|vit|amin:** meist noch unwirksame Vorstufe eines Vitamins, z.B. P. A = α-, β- u. γ-Carotin, P. $D_2$ = Ergosterin, P. $D_3$ = 7-Dehydrocholesterin, P. $D_4$ = Dihydroergosterin. E provitamin.
**Pro|vokation(sprobe):** Auslösung von latenten, unter Normalbedingungen nicht (oder selten u./oder in untypischer Weise) auftretenden Krankheitssymptomen durch kontrollierte Reize, z.B. als Hautprobe oder Suchdiät (zur Ermittlung eines Allergens, ▸Eliminationsdiät), als Belastungs-EKG, als Flimmerlicht oder Hyperventilation (in der EEG-Diagnostik), als Dunkelprobe (bei Glaukom) u.a.m.; s.a. ▸Provokationsdiät, ▸Provokationstest. E provocation, provocative test.
**Provokations|diät:** diagnostische Diät mit Gabe von verschiedenen Lebensmitteln zur Überprüfung einer vermuteten Nahrungsmittelunverträglichkeit.
**Provokations|test:** Auslösung von allergischen Symptomen im Rahmen einer allergologischen Diagnostik durch Applikation von Allergen-Extrakten; z.B. als **bronchialer P.:** Provokation einer Obstruktion durch bronchiale Applikation einer Allergen-Lösung (in der Diagnostik des Asthma bronchiale); **konjunktivaler P.:** Provokation einer Bindehautentzündung durch lokale Applikation einer Allergen-Lösung; als Ophthalmotest zur Vortestung von Röntgen-Kontrastmitteln u. Seren sowie zur Diagnostik z.B. der Tuberkulose (mit Alttuberculin n. WOLFF-EISNER, CALMETTE); **nasaler P.:** Auslösung einer allergischen Entzündung im Bereich der Nase durch lokale Applikation einer Allergen-Lösung bei Verdacht auf Rhinitis allergica (z.B. Heuschnupfen); **oraler P.:** Provokation von Unverträglichkeitsreaktionen durch vorsichtige orale Applikation von Substanzen (Nahrungsmittel, Arzneimittel etc.).
**Prowazek-Einschlusskörper:** s.u. ▸HALBERSTÄDTER.... E Prowazek's bodies.
**Prowazekia:** *Bakteriologie* ▸Chlamydia. E Prowazekia.
**proximal(is):** näher zur Körpermitte; s.a. ▸distal. E proximal.
**Proxymetacain:** ein ▸Lokalanästhetikum vom Estertyp; ***Anw.*** zur ▸Oberflächenanästhesie am Auge. E proxymetacaine.
**Proxyphyllin:** ein Theophyllinderivat; Brochodilatator. E proxyphylline.
**Pro|zerkoid:** die sich im 1. Zwischenwirt (meist Krebse) entwickelnde Larve von Diphyllobothrium. E procercoid.
**Prozess:** *Pathologie* »Krankheitsprozess« als ein die Gesundheit beeinträchtigendes Geschehen im Körper. E process.
**Pro|zonen|phänomen:** *Serologie* ▸Präzipitationshemmung bzw. das Ausbleiben einer Agglutination bei Verwendung unverdünnten Serums, bedingt durch 1. blockierende (= inkomplette) Antikörper u. 2. Bindung der agglutinierten Antikörper nur an einzelne Zellen wegen Antikörperüberschusses; vermeidbar durch Verdünnungsreihe oder durch – nach Vorversuchen eingestellte – Gebrauchsverdünnung des Immunserums; s.a. ▸Fällungszonen. E prozone.
**PRP:** s.u. ▸Thrombozytensubstitution.
**$PrP^c$, $PRP^{Sc}$:** s.u. ▸Kuru-Plaques.
**PRPP,** Abk. für **P**hospho**r**ibosyl-**p**yro**p**hosphat: s.u. ▸Ribosephosphat; s.a. ▸Purin-Stoffwechsel (dort Schema). E PRPP.
**PRT:** Abk. für **p**rimär **r**etroperitoneale **T**umoren (s.u. ▸Retroperitonealtumoren).

**prune-belly defect** *(engl.):* »Dörrpflaumenbauch«, ▸Bauchdeckenaplasie.

**Prunus spinosa,** Schwarzdorn, Schlehdorn, Schlehe: zu den Rosengewächsen (Rosaceae) zählende Heckenpflanze. In spezieller Aufbereitung (Früchte) mit nachgewiesener Wirkung bei leichten Entzündungen der Mund- u. Rachenschleimhaut.

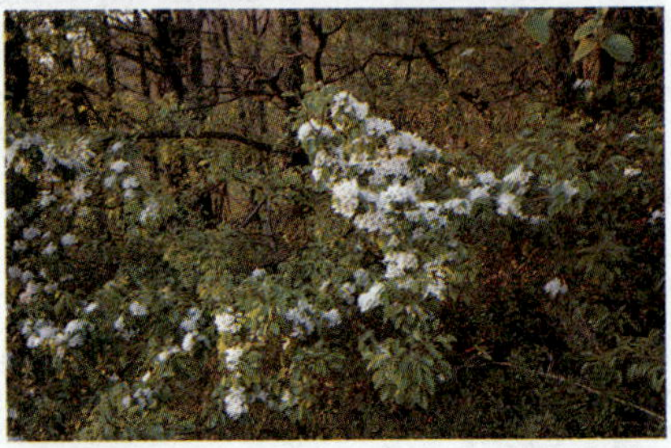

**Prunus spinosa.** [448]

**pruriginös:** mit Bildung von Prurigo-Papeln. E pruriginous.

**Prurigo:** Oberbegriff für stark juckende, ätiologisch u. morphologisch uneinheitliche Hauterkrankungen mit typ. urtikariellen Papeln. Der eigentl. Prozess findet an korialen Gefäßen, im Bindegewebe u. in der Epidermis statt. Bei Abheilung entstehen evtl. oberflächl. Narben. E prurigo, itch. – **P. aestivalis:** ▸Lichtdermatose, polymorphe. – **P. aktinische:** pruriginöse Hautveränderungen nach Exposition gegenüber UVA- oder UVB-Strahlung. Beginn meist im Kindesalter. – **P. chronica Hebra:** P.-Form, die als ▸Strophulus infantum einsetzt u. sich erst postpubertär bessert. Mit großknotigen Effloreszenzen, heftigem Juckreiz, Exkoriationen, sekundärer Impetiginisation, evtl. inguinalen u. axillären Lymphknotenschwellungen; erhebl. Bluteosinophilie. – **P. diabetica:** P. simplex subacuta bei Diabetes mellitus. – **P. dysmenorrhoica:** P. simplex subacuta; prämenstruell auftretend. – **P. gestationis:** subakute P. simplex, die im 2.–3. Schwangerschaftsmonat beginnt, sich post partum zurückbildet u. bei erneuter Schwangerschaft wieder auftritt. V.a. an Händen, Füßen und Rücken (Abb.). – **P. hepatica:** P. simplex subacuta bei Lebererkrankungen. – **P. lymphatica:** P. simplex subacuta bei chronisch-lymphatischer Leukämie. – **P. lymphogranulomatotica, Hodgkin-P.:** P. mit stark juckenden Läsionen als unspezifisches Symptom im Rahmen der malignen Lymphogranulomatose. S.a. ▸Pruritus. – **P. nodularis Hyde:** seltene P.-Form, mit hautfarbenen bis bräunl.-rötl., rauen, derben bis pflaumengroßen Knoten. Typ. Veränderungen sind Hyperkeratose, Akanthose, Papillomatose, im Korium Rundzelleninfiltrate, Fibroblasten, Gefäßsprossen. – **P. simplex: 1)** ▸Prurigo chronica HEBRA. **2) P. s. acuta:** P. der Jugendlichen u. Erwachsenen. Entspricht dem ▸Strophulus infantum, akut u. subakut in Schüben, mit heft. Juckreiz, evtl. Darmstörungen. – **P. s. subacuta:** schubweise über Mon. bis Jahre verlaufende P., lokalisiert an Extremitätenstreckseiten, Stamm, Gesäß, selten Gesicht. Papulovesikel mit urtikariellem Hof, stark juckend, Exkoriationen mit hämorrhag. Kruste im Zentrum, oberflächl., leicht pigmentierte Närbchen. – **P. symptomatica:** urtikarielle Plaques u. Prurigo-Knoten bei HODGKIN-Krankheit. Entspricht der P. simplex subacuta. – **P. uraemica:** P. simplex subacuta bei Niereninsuffizienz.

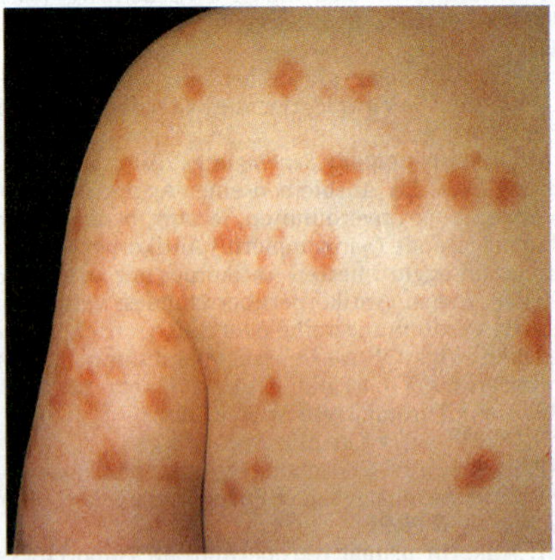

**Prurigo gestationis.** [299]

**Pruritus,** Juckreiz: »Jucken« als hautspezifische Empfindung, die eine Abwehrbewegung (Kratzen; nach ROTHMAN zur Juckreizhemmung durch Schmerz) auslöst. Histamin, Histaminliberatoren sowie veränderte Hautdurchblutung scheinen an der Juckreizentstehung beteiligt zu sein. Beim Gesunden meist durch chem. oder mechan. Hautreizung bedingt. Der P. kann (umschrieben oder generalisiert) auch als Symptom innerer Erkrankungen (Diabetes mellitus, Verschlussikterus, Leberfunktionsstörungen, Leukämie, Lymphogranulomatose, Hypertonie, Immunkomplexkrankh.), bei Parasitenbefall, Allergien, während der Schwangerschaft (P. gravidarum), im Alter (als P. senilis oder P. sine materia), bei Sebostase (Verschlimmerung während der Wintermonate: P. hiemalis) sowie als Begleiterscheinung bei Hautkrankheiten (z.B. Prurigo, Urtikaria, Neurodermitis u.a.m.) auftreten. Ferner als psychogener P. bei

| |
|---|
| **Xerosis** |
| **seniler Pruritus** |
| **Medikamente u. exogene Noxen** |
| **endokrine u. metabolische Ursachen**<br>Diabetes mellitus<br>chronische Niereninsuffizienz<br>Hyper-/Hypothyreose<br>Hyper-/Hypoparathyreoidismus<br>Diabetes insipidus<br>erhöhte Östrogenspiegel<br>Vitaminmangelzustände<br>Hyperurikämie<br>Eisenmangel<br>Porphyrien |
| **hepatobiliäre Erkrankungen**<br>Zirrhose/Hepatitis mit biliärer Komponente<br>primäre biliäre Zirrhose<br>sklerosierende Cholangitis<br>schwangerschaftsinduzierte intrahepatische Cholestase<br>extrahepatisches biliäres Abflusshindernis<br>medikamenteninduzierte Cholestase |
| **hämatoonkologische Erkrankungen** |
| **solide Tumoren** |
| **Allergien**<br>Nahrungsbestandteile<br>Kontaktallergene (Kleidung, Kosmetika)<br>Berufsstoffe (z.B. Chromate bei Zementarbeitern) |
| **Parasitosen** |
| **multiple Sklerose** |
| **psychogene Ursachen** |
| **idiopathisch** |

**Pruritus:** nosologische Einteilung der Ursachen eines generalisierten P. [89]

psychiatrischen Erkrankungen. Die Kratzeffekte führen zu weiterer Hautschädigung. S.a. Tab. E pruritus, itching. – **P. ạni:** Juckreiz am After, meist bedingt durch Oxyuren, Hämorrhoiden, Fissuren, Ekzem, habituelle Obstipation, best. Medikation; Candidose, Lichen sclerosus et atrophicus. E anal p. – **P. genitạlis:** Juckreiz an Geschlechtsorganen, meist Vulva; häufig durch Candida-Befall, unspezif. Fluor, bei Diabetes mellitus u. anderer hormoneller Störung, auch psychogen. E genital p. – **P. lymphogranulomatosus:** nahezu obligates Prodromalsyndrom der malignen Lymphogranulomatose. – **P. senilis:** generalisierter Juckreiz im Alter, verursacht v.a. durch die Exsikkation der Haut. E senile p.

**Prụssak-Raum** (ALEXANDER P., 1839–1897, Ohrenarzt, St. Petersburg): ▶Recessus membranae tympani superior. E Prussak's space.

**PS** *(engl.)* Abk. für pathological staging: s.u. ▶Staging.

**p. s.:** Abk. für ▶per secundam (intentionem).

**PSA,** Abk. für Prostata-spezifisches Antigen: ▶Tumormarker (Glykoprotein), der in den Ductuli prostatici der Prostata gebildet wird. Spielt in der Diagnostik u. Verlaufskontrolle des Prostatakarzinoms eine wichtige Rolle; wird i.d.R. gemeinsam mit der sauren prostataspezifischen ▶Phosphatase (PAP) bestimmt. Erhöhte Werte auch bei benigner Prostatahyperplasie, Prostatitis.

**Psali(do)dontịe:** der normale ▶Scherenbiss.

**Psammo|karzinọm:** ▶Psammomkörner enthaltendes Ca.; z.B. das psammöse Adenokarzinom (solid oder Drüsen bildend) in Ovar (=▶Cystadenocarcinoma psammosum), Schilddrüse, Mamma. E psammocarcinoma.

**Psammọm: 1)** ▶Pinealom. **2)** ▶Meningioma endotheliosum mit bes. vielen Psammomkörnern. E psammoma.

**Psammọm|korn, -körper, -kugel,** Sandkörperchen: *Pathologie* hyalinisierte, zwiebelschalenartige Zellanordnung mit sek. Kalkinkrustation, z.B. in Tumoren. E psammoma body.

**Psammo|therapie:** Überwärmungsbehandlung durch Anw. des von der Sonne aufgeheizten Sandes, in den der Patient eingepackt wird (auch als Teilbad); bei rheumatischen Erkrankungen, Ergüssen etc. E psammotherapy.

**pseud...:** s.a. ▶pseudo...

**Pseud|ästhesịe:** Empfindung ohne entsprechenden Reiz. E pseudesthesia.

**Pseud|arthrọse,** Falschgelenk: Sammelbegriff für das Ausbleiben knöcherner Frakturheilung innerhalb angemessener Frist. ***Ätiol.:*** unterschiedliche Entstehungsursachen, die zu folgender Einteilung führten: **hypertrophe P.** (reaktionsfähige, vitale P.): biomechanische Ursache, Instabilität im Frakturbereich verhindert die knöcherne Überbrückung. Ausdruck der normalen osteogenetischen Potenz ist die üppige, elephantenfußförmige Kallusbildung an den Fragmentenden. Eine stabile Osteosynthese führt rasch zur Knochenheilung; **atrophe P.** (reaktionslose, avitale P.): trophische Ursache, röntgenmorphologische Kriterien sind Kallusarmut u./oder Knochenabbau. Die Behandlung ist langwierig, stabile Osteosynthese u. autogene Spongiosatransplantation. **Infekt-P.** (infizierte P.): Ursache in erster Linie Knocheninfektion. Eine besondere Form ist die infizierte Defekt-P. (Substanzverlust durch Sequester). Behandlungsprinzip: Débridement, äußere Schienung (Fixateur externe), autogene Spongiosatransplantation, Kallusdistraktion. Die Ausheilung kann viele Monate in Anspruch nehmen. **Nearthrose:** Die Fragmentenden weisen einen Faserknorpelüberzug auf u. sind mit einer Art Gelenkkapsel verbunden, die fadenziehende Flüssigkeit (Synovia) enthält. E pseudarthrosis.

**pseudo-:** Präfix »falsch«; s.a. ▶pseud..., ▶Schein...

**Psẹudo|abszess:** Eiterretention (z.B. infizierte Zyste) unter dem klin. Bild eines Abszesses. E pseudoabscess.

**Pseudo|acholie:** Entfärbung des Stuhls (ohne Ikterus u. Fettresorptionsstörung) infolge Reduktion des Stercobilins.

**Psẹudo|achondro|plasie:** autosomal-dominant erbliche, polyepiphysäre, enchondrale Dysplasie mit extremem Minderwuchs (ab 2.–3. Jahr) u. rhizomeler Extremitätenverkürzung, ohne Schädeldysplasie; mit den Typen KOZLOWSKI I u. II u. MAROTEAUX-LAMY I u. II. E pseudoachondrodysplasia.

**Psẹudo|agglutination:** ▶Geldrollenagglutination. E pseudoagglutination.

**Pseudo|aldosteronismus: 1)** ▶LIDDLE-Syndrom. **2)** ▶Pseudo-CONN-Syndrom.

**Pseudo|allergie, pseudoallergische Reaktion:** Unverträglichkeitsreaktion, die in ihrer klinischen Symptomatik sehr stark einer klassischen allergischen Reaktion ähnelt, ohne dass eine immunologische Reaktion nachweisbar wäre. Die häufigsten Auslöser einer P. sind Arzneimittel u. Lebensmittelzusatzstoffe. S.a. ▶Nahrungsmittelallergie. E pseudoanaphylaxis.

**Psẹudo|amenor|rhö:** Ausbleiben der nach Einnahme von Ovulationshemmern am 27. oder 28. Zyklustag fälligen Abbruchblutung. E pseudoamenorrhea.

**Psẹudo|amitose:** durch Zellgifte, ionisierende Strahlen etc. gestörte Mitose mit normaler Pro- u. Metaphase u. Chromosomenverklumpung in der Anaphase.

**Psẹudo|aorten|in|suffizienz:** funktionelle Herzstörung (bei Nervosität, BASEDOW-Krankheit) mit Pulsqualität ähnlich der der Aortenklappeninsuffizienz. E pseudoaortic insufficiency.

**Psẹudo|appendizitis:** Appendizitis-ähnl. klinisches Bild bei Lymphadenitis mesenterialis acuta, als Abdominalsyndrom bei akuter Polyarthritis rheumatica; s.a. ▶CASE-Typ. E pseudoappendicitis.

**pseudo|arterielles Embolie|syndrom:** ▶Pseudoembolie (2). E pseudoarterial embolic syndrome.

**Psẹudo|atrophie des Sehnervs:** beim Frühgeborenen Graufarbe der Optikuspapille (im blass rosafarbenen Augenhintergrund); fehlende Fixation, unkoordinierte Augenbewegungen, fehlende Lichtreflexe.

**Pseudo-Banti(-Syndrom):** Splenomegalie u. sekundäre splenogene Markhemmung bei Infektionskrankheiten mit Milzvenenthrombose (v.a. Kala-Azar).

**Pseudo-Bartter(-Syndrom):** Symptomatik des ▶BARTTER-Syndroms bei sekundärer Angiotensin-Resistenz der Gefäße infolge hochgradiger Elektrolytverluste (z.B. bei Laxanzien- u./oder Diuretikaabusus). E Bartter-like syndrome.

**Psẹudo|brady|kardie:** scheinbar geringe Pulsfrequenz bei Bigeminie, da die nur kleine Druckwelle der Extrasystole nicht wahrgenommen wird. E pseudobradycardia.

**Psẹudo|bulbär|paralyse:** »spastische Bulbärparalyse« durch Läsion beider Tractus corticobulbares (oder supranukleär), mit Gesichts-, Zungen- u. Schlundparesen u. Dysarthrie, jedoch mit gesteigerten Eigenreflexen der Gesichtsmuskulatur, weiteren Pyramidenbahnzeichen, Affektinkontinenz (Zwangslachen u. -weinen), ohne Muskelatrophien, faszikuläre Zuckungen u. Entartungsreaktion; v.a. bei Hirnarteriosklerose mit ausgedehnten Herden im Marklager beider Hemisphären bzw. vaskulären Veränderungen in supranukleären Strukturen. E pseudobulbar paralysis.

**Psẹudo|cholin|esterase:** unspezifische ▶Cholinesterase; **P.-Mangel** s.u. ▶Suxamethoniumchlorid. E pseudocholinesterase.

**Pseudo|cirrhọsis hẹpatis:** Stauungsinduration der Leber bei chron. Herz-Kreislauf-Insuffizienz (▶Cirrhose cardiaque, ▶HUTINEL-Krankheit, ▶PICK-Zirrhose). E pseudocirrhosis of liver.

**Pseudo|coarctatio aọrtae:** geschwungene Knick- oder Buckelbildung (»Kinking«) der Aorta infolge geringfügiger Fesselung des Aortenbogens durch das Ligamentum Botalli. E pseudocoarctation (of the aorta).

**Pseudo-Cọnn(-Syndrom):** dem primären ▶Aldosteronismus ähnliche Symptomatik (ohne NNR-Hyperpla-

P

sie, muskuläre Schwäche, Parästhesien) bei Carbenoxolontherapie. E pseudo-Conn's syndrome.

**Pseudo|croup:** ▸Pseudokrupp. E pseudocroup.

**Pseudo|demenz:** (C. WERNICKE) vorgetäuschte Demenz, demonstriert durch Verleugnen elementarer Kenntnisse, nahes Vorbeireden bei Testaufgaben, »verblödetes« Gebaren, Gedächtnisschwäche, Erregungszustände etc. E pseudodementia.

**Pseudo|diar|rhö:** ▸Diarrhoea paradoxa. E pseudodiarrhea.

**Pseudo|divertikel:** divertikelähnliche Ausbuchtung eines Hohlorgans, z.B. durch Spasmen in Ösophagus (▸BÁRSONY-Pseudodivertikel) oder Kolon (»Haustreolae«), durch Muskelhypertrophie in der Balkenblase. E pseudodiverticulum.

**Pseudo|dys|trophia adiposo|genitalis:** der sog. ▸Pseudo-FRÖHLICH.

**Pseudo|elephantiasis:** das ▸Angioödem. – Als **P. neuro|arthritica** das ▸NONNE-MILROY-MEIGE-Syndrom.

**Pseudo|embolie(-Syndrom):** **1)** durch Lagewechsel reversibles kardiales Krankheitsbild mit Kollaps u. Zyanose infolge plötzl. Verlegung des Mitralostiums durch Kugelthrombus oder Vorhofpolyp. **2)** pseudoarterielles Emboliesyndrom (R. LERICHE): durch mechan.-chem. (bes. i.v. Injektion) oder entzündl. Reizung der Venenwand reflektorisch ausgelöster Spasmus der zugehörigen Arterie mit dem Bild der Verschlusskrankheit.

**Pseudo|encephalitis:** nicht entzündl. Enzephalopathie mit Enzephalitis-artigen Symptomen; i.e.S. die **P. haemorrhagica superior** (GAYET-WERNICKE) als Stammhirnerkrankung bei chron. Alkoholismus u. Beriberi, seltener bei Porphyrie u. Intoxikation; mit Augenmuskellähmungen, Schlafsucht, Ataxie, vegetat. Störungen, u.U. Polyneuritis, Delir, KORSAKOW-Syndrom, Blutungen, Parenchymzerfall und Rundzellinfiltraten. E Wernicke's encephalopathy.

**Pseudo|endo|krino|pathie:** einer endokrinen Erkrankung ähnliches Bild infolge mangelnder Ansprechbarkeit des Erfolgsorgans; z.B. ▸Diabetes insipidus renalis, ▸ALBRIGHT-Osteodystrophie. E pseudoendocrinopathy.

**Pseudoephedrin:** ein ▸Sympathomimetikum; Vasokonstriktor; ***Anw.*** bei Rhinitis. E pseudoephedrine.

**Pseudo|epi|physe:** entwicklungsgestörte Knochenepiphyse mit sehr frühzeitigem akzessor. Knochenkern; z.B. in Mittelhandknochen I u. II, Fingerphalangen. Meist vorzeitige Vereinigung mit der Diaphyse (6.–7. Lj.). E pseudoepiphysis.

**Pseudo|erysipel:** ▸Erysipeloid.

**Pseudo|fraktur:** *Röntgenologie* feine Aufhellungslinie im Knochenbild durch Gefäß (v.a. am Schädel), Zweiteilung (z.B. Patella), Umbauzone. E pseudofracture.

**Pseudo-Fröhlich(-Syndrom):** *Pädiatrie* konstitutionelle, (prä)puberale Adipositas vom Gürteltyp (evtl. als Adiposogigantismus), mit verzögerter Reife, jedoch ohne Anomalie der Geschlechtsorgane; meist postpuberal reversibel.

**Pseudo|gallen|blase:** sackartige Ausweitung des Zystikusstumpfes nach Cholezystektomie.

**Pseudo|gliom:** unter dem Bild des amaurot. Katzenauges einhergehende, nicht gliomatöse Veränderungen wie retrokristalline Fibroplasie, eitriges oder organisiertes Glaskörperexsudat (meist embryonal erworben), Netzhautablösung etc.; i.e.S. das **P. congenitum** (▸NORRIE-WARBURG-Syndrom). E pseudoglioma.

**Pseudo|gravidität:** ▸Scheinschwangerschaft. E pseudopregnancy.

**Pseudo|halluzination:** (KANDINSKI) eine im »subjektiven Raum« wahrgenommene Sinnestäuschung; stets als krankhaft empfunden. E pseudohallucination.

**Pseudo|herm|aphroditismus:** Form der ▸Intersexualität mit eindeutigem chromosomalem (XX oder XY) Geschlecht u. dazu passenden Keimdrüsen (Ovar oder Testis), aber davon abweichenden oder nicht eindeutigen (intersexuellen) Geschlechtsorganen u. sekundären Geschlechtsmerkmalen. E pseudohermaphroditism. – **P. femininus:** P. mit ♀ (XX) chromosomalem Geschlecht u. ♂ oder ♂/♀ Geschlechtsmerkmalen mit normalen Ovarien infolge z.B. angeborenen ▸adrenogenitalen Syndroms, transplazentarer ▸Virilisierung sowie angeborener Urogenitalfehlbildungen u. idiopath. Klitorishypertrophie. E female p. – **P. masculinus:** P. mit ♂ (XY) chromosomalem Geschlecht, aber ♀ oder ♀/♂ (bzw. nicht einheitlichen) Geschlechtsmerkmalen mit differenzierten Testes, z.B. als testikuläre ▸Feminisierung, als Ovidukt-Persistenz. E male p.

**Pseudo|hernie:** ▸Hernia spuria. E pseudohernia.

**Pseudo-Hurler:** ▸LANDING-Syndrom. E pseudo-Hurler's syndrome.

**Pseudo|hydr|arthrosis genus:** einen Gelenkerguss vortäuschende (ohne Tanzen der Patella!) seröse Bursitis.

**Pseudo|hyper|aldosteronismus:** ▸LIDDLE-Syndrom. E pseudohyperaldosteronism. – **P., exogener:** ▸Pseudo-CONN-Syndrom.

**Pseudo|hypo|para|thyreoidismus:** ▸MARTIN-ALBRIGHT-Syndrom. E pseudohypoparathyroidism.

**Pseudo|hyper|kali|ämie:** fälschlich hoch gemessener Kaliumwert im Serum von Patienten mit myeloproliferativen Erkrankungen (v.a. bei Thrombozytenvermehrung); Messwert ist normal bei Verwendung von Plasma als Testsubstanz. E pseudohyperkalemia.

**Pseudo|hyper|para|thyreoidismus:** Hyperkalzämie (u. Hypophosphatämie) als paraneoplast. Syndrom ohne Nachweis von Knochenmetastasen u. ohne Parathormonüberproduktion durch die Nebenschilddrüsen. Ursache sind hormonbildende Karzinome (Hepatome, Bronchial-, Nierenzell-, Ovarialkarzinome), die Wirkstoffe sezernieren, die immunologisch wie Parathormon reagieren (PTH-related protein = PTHrP) u. das klinische Bild eines ▸Hyperparathyreoidismus hervorrufen. E pseudohyperparathyroidism, humoral hypercalcemia of malignancy, HHM.

**Pseudo|hyper|trophie:** Organvergrößerung durch Vermehrung des interstitiellen Gewebes oder Fetteinlagerung. E pseudohypertrophy.

**Pseudo|hypo|kali|ämie:** *Kardiologie* ▸ROMANO-WARD-Syndrom. E pseudohypokalemia.

**pseudo|hypo|physäres Syndrom:** ▸Dystrophia adiposogenitalis.

**pseudo|iso|chromatische Tafeln:** zur Prüfung des Farbensinnes aus kleinen, runden Farbflecken zusammengesetzte Zahlen oder Buchstaben auf in helligkeitsgleichen Verwechslungsfarben geflecktem Grund (s. Abb.), die bei Tageslicht aus 1 m Entfernung erkannt werden müssen. E pseudoisochromatic tables.

**Pseudo|kalk:** *Histologie* stark lichtbrechende u. Hämatoxylin-affine, eisenhaltige, organ. Gebilde; physiologisch in Pallidum u. Striatum.

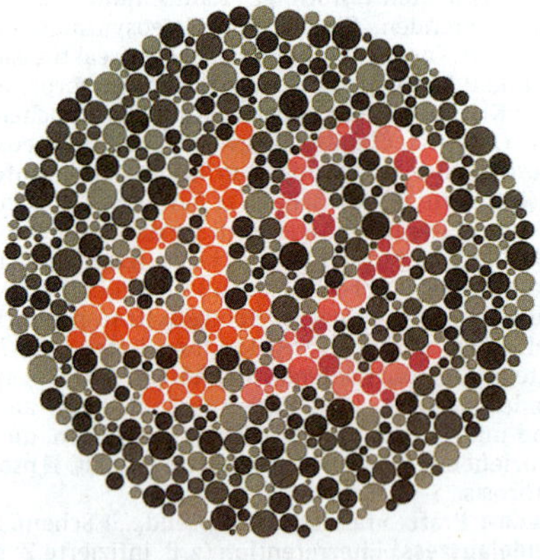

**pseudoisochromatische Tafeln:** Beispiel einer Prüftafel. [97]

**Pseudo-Kaposi:** ▶Akroangiodermatitis.
**Pseudo|krupp, -croup:** meist viral verursachte (Parainfluenza 1–3) Kehlkopfentzündung mit Schleimhautschwellung unmittelbar unter den Stimmbändern (die meist frei bleiben; ▶Laryngitis subglottica). ***Klinik:*** entwickelt sich plötzlich, bei kleineren Kindern (1–5 J.), tief tönend-bellend rauer Husten (»Schafhusten«), sowie in- u. exspiratorischer Stridor mit Erstickungsangst. ***Ther.:*** Beruhigung u. Raumluftbefeuchtung; medikamentös: z. B. Chloralhydrat (als Klistier). In schweren Fällen Glucocorticoide u. Inhalation von razemischem Adrenalin, bei bakterieller Superinfektion Antibiotika. Die Prognose ist günstig. **E** pseudocroup. **1)** ohne erkennbaren Infekt auftretender P., evtl. auf vasomotorischer Grundlage; scheint gehäuft bei Inversionswetterlagen oder vor bzw. bei Kaltluftfronten aufzutreten; ein Zusammenhang mit hohem $SO_2$-Gehalt der Luft wird diskutiert. **2)** Infektkrupp, Grippekrupp: im Zusammenhang mit einem (»banalen«) Infekt auftretend, meist ausgelöst durch RS-Viren, ferner durch Parainfluenza-, ECHO-11-, Adenoviren, selten durch Masern- oder Influenzaviren. **E** infectious croup.
**Pseudo|lähmung:** ▶Pseudoparalyse. **E** pseudoparalysis.
**Pseudo-LE,** Pseudo*l*upus erythematodes: ▶Lupus-erythematodes-visceralis-artiges Syndrom.
**Pseudo|leber|zirrhose:** ▶Pseudocirrhosis hepatis. **E** pseudo-liver cirrhosis.
**Pseudo-Lennox-Syndrom:** sog. gutartige atypische Epilepsie; Symptomatik ähnlich wie beim ▶LENNOX-Syndrom; Beginn im 2. – 7. Lj. bei zunächst unauffälliger Entwicklung; generalisierte tonisch-klonische Anfälle, atypische Absencen, myoklonische, atonisch-astatische Anfälle.
**Pseudo|leuk|ämie:** leukämieähnl. Erkrankung mit Splenomegalie, z. B. Lymphogranulomatose, Osteomyelofibrose, kindl. Kala-Azar, Plasmozytom. **E** pseudoleukemia.
**Pseudo|leuko|derma:** scheinbarer Pigmentverlust in der Haut; z. B. das Weißbleiben der Psoriasiseffloreszenzen unter Cignolin-Therapie, die fehlende Pigmentbildung nach UV bei Pityriasis alba faciei u. P. versicolor alba.
**Pseudo|limax:** ▶Jodamoeba bütschlii.
**Pseudo|lupus erythematodes:** ▶Lupus-erythematodes-visceralis-artiges Syndrom. **E** pseudo-lupus erythematosus.
**Pseudo|lymphom:** durch exogenen Reiz (Fremdkörper, Medikamente, Zeckenbiss, v. a. mit Borrelia-Infektion, Impfung) ausgelöste, bei Wegfall des Reizes sich meist spontan zurückbildende Proliferation lymphoiden Gewebes. Wird unterschieden als B-Zell-P. (z. B. BÄFVERSTEDT-Syndrom) und T-Zell-P. (z. B. Arzneimittelreaktion [generalisiert als **P.-Syndrom**], Hautparasiten, lymphozytäre Hautinfiltration, KIMURA-Krankheit, PAUTRIER-WORINGER-Syndrom). **E** pseudolymphoma.
**Pseudo|lyssa:** ▶AUJESZKY-Krankheit. **E** pseudorabies.
**Pseudo|mangel|rachitis (Prader):** autosomal-dominant erbl., im 1. Lj. manifeste Vitamin-D-resistente ▶Rachitis mit schwer korrigierbarer Hypokalzämie (u. Tetanie) bei nur geringer Hypophosphatämie, oft Hyperaminoazidurie, Schmelzdefekte an bleibenden Zähnen. **E** pseudorickets.
**Pseudo-Meigs(-Syndrom):** Kombination eines malignen Ovarialtumors mit einem Pleuraerguss. **E** pseudo-Meigs' syndrome.
**Pseudo|melanose:** postmortale Pigmentierung (braun, schiefergrau oder schwarz) von Darmzotten, Leber- u. Milzunterfläche. **E** pseudomelanosis.
**Pseudo|membran:** bei fibrinöser Entzündung (v. a. Diphtherie) entstehender Oberflächenschorf aus Fibrin, Blut- u. Gewebszellen, ohne (= kruppöse P.) oder mit flächenhafter Nekrose (= tiefe oder diphtheroide P.; v. a. auch im Darm bei Ruhr, Sublimatvergiftung). **E** pseudomembrane.
**Pseudo-Menière(-Krankheit):** die wahrscheinlich infektiöse »Polyneuritis cerebralis menièriformis« der Hirnnerven V–VIII. **E** pseudomenière, Menière-like syndrome.
**Pseudo|meningitis:** ▶Meningismus. **E** pseudomeningitis, meningism.
**Pseudo|milium,** Kolloidmilium: subepidermale, gelbl. Knötchen, die bei Eröffnung Kolloid entleeren (degenerierte elast. Fasern des Koriumbindegewebes); in südl. Ländern an der lichtexponierten Haut, mit chron. Verlauf. **E** pseudomilium.
**Pseudo|mnesie:** »positive Erinnerungstäuschung«, bei der ein Wahrnehmungs- oder Vorstellungsgehalt zu Unrecht Erinnerungsqualität besitzt (mit Aufschneiderei, Größenideen, Konfabulation). **E** pseudomnesia.
**Pseudo|monadaceae:** (WINSLOW et al. 1917) ubiquitäre, durch polare Geißeln bewegl., gramnegative Familie der Stäbchenbakterien; wichtigste Gattung: ▶Pseudomonas.
**Pseudo|monas:** Gattung der ▶Pseudomonadaceae; bilden fluoreszierende Pigmente (grün, blau, violett, rosa, gelb), die in das Kulturmedium diffundieren; saprophyt. Arten (P. fluorescens, chlororaphis, myxogenes, syncyanea etc.) bewirken das Verderben von Lebensmitteln; humanpathogen sind v. a. P. aeruginosa, P. pseudomallei u. P. mallei. **E** Pseudomonas. – **P. aeruginosa,** Abk. Pyo, Pyocyaneus: ubiquitäre Art (Wasser u. Boden, Darmkanal u. Haut Gesunder) mit aerobem Wachstum unter Bildung von grünl. Fluorescein u. blauem Pyocyanin; acht serol. Gruppen mit unterschiedl. O-, aber gemeinsamem H-Antigen; viele Stämme Sulfonamid- u. Antibiotika-resistent; häufiger Hospitalismuskeim, der die sog. Pyocyaneusinfektionen mit Bildung bläul.-grünlichen Eiters hervorruft. Das sind v. a. – schlecht heilende – Wundmischinfektionen bei geschwächten Personen u. Säuglingen, insbes. nach Antibiotika-Langzeittherapie (mit Unterdrückung der antagonist. grampositiven Flora); ***Kompl.:*** Pneumonie, Peritonitis, Meningitis, Sepsis. – **P. mallei:** ältere Bez für Burkholderia mallei, Erreger des ▶Malleus (»Rotz«). – **P. pseudo|mallei:** ältere Bez für Burkholderia pseudomallei, Erreger der ▶Melioidose. – **P. pyo|cyanea:** ▶Pseudomonas aeruginosa.
**Pseudo|muzin:** erste Bez. für das 1850 von SCHERER aus Ovarialzysten (▶Cystadenoma pseudomucinosum) erhaltene Glykoproteid Metalbumin (auch: »Paramuzin«, seit 1891 »Mukoid«). **E** pseudomucin.
**Pseudo|myasthenie:** ▶LAMBERT-EATON-Syndrom.
**Pseudo|mykose:** nicht durch Pilze verursachte, einer ▶Mykose ähnliche Erkrankung, z. B. ▶Aktinomykose, ▶Nokardiose. **E** pseudomycosis.
**Pseudo|myopie: 1)** ▶Nachtmyopie. **2)** durch Akkommodationsexzess oder -krampf vorgetäuschte Myopie. **E** pseudomyopia.
**Pseudo|myx|ödem: 1)** Myxödem-ähnl. Hautveränderungen bei Syphilis, Dementia praecox, in der Menopause. **2)** ▶CHAGAS-Krankheit.
**Pseudo|myxoma peritonei:** ▶Gallertbauch. **E** gelatinous ascites.
**Pseudo|myzel:** bei best. Hefen (z. B. Candida) Geflechtbildung durch Vorwachsen der mit der Mutterzelle verbunden bleibenden Blastosporen oder Knospen. Ferner das ▶Sprossmyzel. – S. a. ▶Candida (dort Abb.). **E** pseudomycelium.
**Pseudo|neuritis (optica):** *Ophthalmologie* unscharf begrenzte, rötl. Optikuspapille als physiol. Variante (v. a. bei Hyperopie), ohne Sehstörungen u. Entzündungszeichen. **E** pseudoneuritis (optica).
**Pseudo|obstipation:** seltene Stuhlentleerung bei zu geringem Nahrungsangebot (z. B. bei Hypogalaktie der stillenden Mutter), akuter Infektionskrankheit (Einschränkung der festen Kost, gesteigerte Wasserresorption im Dickdarm), häufigem Erbrechen (z. B. Pylorusstenose).
**Pseudo|obstruktion, intestinale:** akutes Krankheitsbild, das wie ein Dünndarm(u. Dickdarm)-Ileus verläuft, bei welchem sich aber keine mechanische Ste-

P

nose nachweisen lässt; s.a. ▸Megaduodenum, ▸OGILVIE-Syndrom. E intestinal pseudoobstruction.

**Pseudo|okklusion der Arteria carotis interna:** die (meist) reversible Stenose der A. carotis bei ▸Karotisdissektion. Ursache ist eine Blutung in die Arterienwand.

**Pseudo|ok|klusions|syndrom:** (LANZARA 1958) das »Kreislaufsyndrom der unteren Gliedmaße« infolge Eröffnung normalerweise abgeschalteter a.v. Anastomosen; mit Kälte- u. Schweregefühl, Parästhesien, atyp. Claudicatio intermittens. E pseudo-obstructive circulatory syndrome.

**Pseudo|papillitis vascularis:** *Ophthalmologie* nichtentzündl. Schwellung der Optikuspapille infolge Verengung der Zentralarterie bei retinaler Gefäßsklerose, Arteriitis temporalis etc. E pseudopapilledema.

**Pseudo|paralysis, -paralyse:** **1)** der progressiven Paralyse ähnl. Bild anderer Ursache, z.B. als **P. alcoholica** (mit Silbenschmieren, Gangataxie, Pupillenstörung, Gedächtnisschwund, Größenwahn), **P. arteriosclerotica** (frühzeit. Expansivität, Kritikschwäche, ethische Defekte, Charakterveränderung). E general paresis-like syndrome. **2)** muskuläre Bewegungshemmung bei normaler Nervenerregbarkeit, z.B. durch Muskelnarbe, Epiphysenlösung, lange Ruhigstellung, Abschwächung des Muskelgefühls, allg. Erschöpfung. Ferner die **Pseudoparaplegie** der Beine (mit Eureflexie!), insbes. infolge Muskelschlaffheit bei Rachitis. E pseudoparalysis.

**Pseudopelade Brocq:** ▸Alopecia atrophicans. E pseudopelade.

**Pseudo-Pelger-Zelle,** Mikromyelozyt: bei Infektionen, Leukosen u. Knochentumoren auftretende, der PELGER-Zelle ähnliche Granulozytenform.

**Pseudo|peritonitis:** Scheinperitonitis; ein Krankheitsbild, das der Peritonitis ähnelt, bei fehlendem objektivem Befund. E pseudoperitonitis, peritonism. – **P. diabetica:** Abdominalsymptomatik, die bei diabetischer Stoffwechselentgleisung beobachtet wird; typisch ist die Kombination diabetisches Koma, Bauchschmerzen, Abwehrspannung, Brechreiz u. spärliche bis aufgehobene Darmgeräusche. – **P. rheumatica:** ▸Abdominalsyndrom.

**Pseudo|phakie:** Ersatz der natürlichen Linse des Auges durch eine künstliche. E pseudophakia.

**Pseudophakodonesis:** erhöhte Beweglichkeit einer Intraokularlinse bei Augenbewegungen. E pseudophakodonesis.

**Pseudophimose:** Persistenz der physiol. Verklebung zwischen Eichel u. Vorhaut über das 3. Lj. hinaus. E pseudophimosis.

**Pseudo|podien:** sich verändernde Fortsätze (»Scheinfüßchen«) des Protoplasmaleibs bei Protozoen (u. bei frei bewegl. Metazoenzellen, z.B. Leukozyten) zur amöboiden Fortbewegung u. Nahrungsaufnahme. E pseudopodia.

**Pseudo(poly)globulie:** relative ▸Polyglobulie infolge verminderten Plasmavolumens (Wasserverluste durch Erbrechen, Diarrhö, Diurese oder Schwitzen, unzureichende Flüssigkeitsaufnahme, ferner im Stress, bei Adipositas, Kältezyanose); s.a. ▸Exsikkose. E relative polycythemia.

**Pseudo|polyposis:** »entzündliche Polyposis«, vorgetäuscht durch Schleimhautregenerate oder -reste (z.B. bei Colitis ulcerosa, Enteritis regionalis) oder durch vergrößerte Lymphfollikel (bei Ileitis follicularis). E pseudopolyposis.

**Pseudo|por|enzephalie:** s.u. ▸Porenzephalie. E pseudo-porencephaly.

**Pseudo-Pseudo|hypo|para|thyreoidismus:** unregelmäßig-dominant erbl. Kleinwuchs mit Knochenveränderungen wie bei ▸ALBRIGHT-Osteodystrophie, jedoch mit normalem Kalk- u. Phosphatspiegel. E pseudo-pseudohypoparathyroidism.

**Pseudo|pterygium:** Narbenpterygium; auf die Kornea übergreifende narbige Bindehautduplikatur (z.B. nach Verätzung). E pseudopterygium.

**Pseudo|ptose:** scheinbare Lidsenkung bei Fehlen des Augapfels, Blepharophimose, seniler Lidhautatrophie etc. E pseudoptosis.

**Pseudo|pubertas prae|cox:** s.u. ▸Pubertas praecox. E precocious pseudopuberty.

**Pseudo|pyloro|spasmus:** das unter dem Bild einer Pylorusstenose verlaufende adrenogenitale ▸Salzverlustsyndrom des jungen Säuglings.

**Pseudo|rabies:** ▸AUJESZKY-Krankheit. E pseudorabies.

**Pseudo-Raynaud(-Syndrom):** s.u. ▸Kryoglobulinämie. E pseudo-Raynaud's syndrome.

**Pseudo|rheumatismus:** ▸SLOCUMB-Syndrom. – Ähnliche Myalgien auch infolge Glucocorticoid-Überdosierung beobachtet. E pseudorheumatism.

**Pseudo|rotz:** ▸Melioidose. E pseudoglanders.

**Pseudo|sarkom, -sarcoma:** Bindegewebswucherungen der Haut mit meist gutartigem Verlauf bei manchmal aggressivem Wachstum, jedoch *histol* Zeichen der Malignität. E pseudosarcoma. – **P. Kaposi:** ▸Akroangiodermatitis.

**Pseudo|schwangerschaft:** ▸Scheinschwangerschaft. E pseudopregnancy.

**Pseudo|seminom:** seltener, strahlenresistenter Hodentumor, der Chorionhormon bildet (ergibt positive Schwangerschaftsreaktionen!). E pseudoseminoma.

**Pseudo|skabies:** »Trugkrätze« durch verschiedenste Milben; i.e.S. die ▸Trombidiose. E pseudoscabies.

**Pseudo|sklero|dermie:** straffe Hautatrophie unter dem Bild der Sklerodermie.

**Pseudo|sklerose:** **1)** CREUTZFELDT-JAKOB-Krankheit. **2)** s.u. ▸WESTPHAL-STRÜMPELL-Syndrom. E pseudosclerosis.

**Pseudo|spondylo|listhesis:** (JUNGHANNS) fast stets mit Bandscheibendegeneration verbundene, relativ geringe (selten > 5 mm) Ventraldislokation meist des 4. Lendenwirbels ohne Spondylolyse.

**Pseudo|strabismus:** Abweichen eines normalsichtigen Auges infolge Differenz zwischen anatom. u. optischer Achse. E pseudostrabismus.

**Pseudo|tabes – P. gliomatosa:** (OPPENHEIM) Syringomyelie mit Höhlenbildung bis in die Hinterstränge u. Tabes-dorsalis-ähnl. Symptomen, jedoch ohne dissoziierte Empfindungsstörung. E spinal gliomatosis-induced pseudotabes. – **P. peripherica:** Polyneuritis bzw. Polyneuropathie (durch Alkohol, Arsen, bei Diphtherie, Diabetes) mit Störung der Tiefensensibilität (akute Ataxie) u. Reflexausfällen (aber meist ohne Pupillenstörung). E pseudotabes (peripheral). – **P. pupillotonica:** ▸ADIE-Syndrom. E pupillotonic p.

**Pseudo|tachy|kardie:** scheinbar erhöhte Pulsfrequenz bei ▸Dikrotie. E pseudotachycardia.

**Pseudo|thalidomid|syndrom:** s.u. ▸Tetraphokomelie. E pseudothalidomide syndrome.

**Pseudo|truncus arteriosus (communis):** angeborenes Bestehen nur eines herznahen Gefäßstammes (mit drei Semilunarklappen) infolge Nichtanlage oder frühzeitiger Rückbildung des anderen, oft mit Kam-

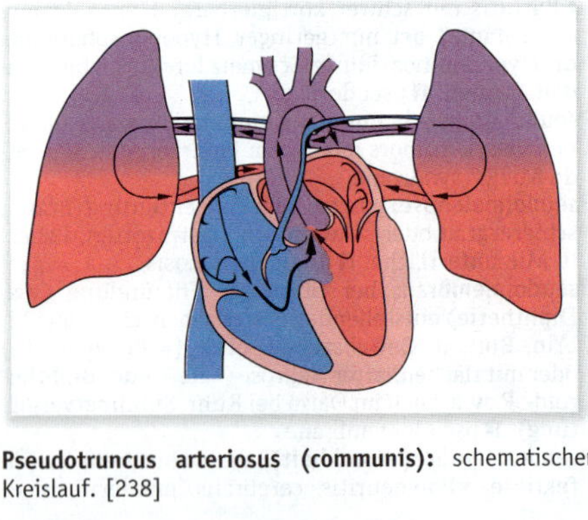

**Pseudotruncus arteriosus (communis):** schematischer Kreislauf. [238]

merseptumdefekt kombiniert. – I.e.S. der **P. aortalis** (Pulmonalatresie), bei dem die Arteria pulmonalis nur als schmaler Bindegewebsstrang mit kleinem Restlumen vorhanden ist, während die Lungendurchblutung über erweiterte Bronchialarterien oder den offenen Ductus Botalli erfolgt; Symptome wie bei FALLOT-Tetrade, schon bei Geburt Zyanose; s.a. Abb. Seltener der **P. pulmonalis** (Aortenatresie) mit undurchgängiger Aorta. Lebensfähigkeit besteht nur, wenn Koronarostien im P. a. vorhanden sind. E pseudotruncus arteriosus.

**Pseudo|tuberkel:** s.u. ▸Fremdkörpergranulom. E pseudotubercle.

**Pseudo|tuberkulose:** Tbk-ähnliche Krankheitsbilder, z.B. Lungenaspergillose, trop. Eosinophilie. I.e.S. die durch Yersinia (früher: Pasteurella) pseudotuberculosis verursachte Anthropozoonose, beim Menschen als enterale Erkrankung (▸Yersiniose). E pseudotuberculosis.

**Pseudo|tumor:** das klin. Bild eines Neoplasmas bietende – entzündl. – Schwellung oder Flüssigkeitsretention (Zyste, Hydronephrose, Meteorismus, Kotstauung etc.). E pseudotumor, pseudoneoplasm. – **P. cerebri:** Hirndrucksyndrom mit Stauungspapille bei Sinusthrombose, Meningitis serosa, Arachnitis adhaesiva cystica, Elektrolytstörung mit Hirnödem. – **P. orbitae:** lymphozytäre Entzündung der gesamten Orbita oder einzelner O.-Strukturen (z.B. Tränendrüse). ***Ätiol.:*** unbekannt. ***Klinik:*** Exophthalmus, Schmerzen, Diplopie u. Sehschärfeabfall. Akut rezidivierender oder chronischer Verlauf möglich. Sonderform mit entzündlichen Veränderungen im Bereich der Orbitaspitze ist das ▸TOLOSA-HUNT-Syndrom.

**Pseudo-Ullrich-Turner(-Syndrom):** das ▸NOONAN-Syndrom. E Turner-like syndrome.

**pseudo|uni|polar:** s.u. ▸Nervenzelle; s.a. ▸unipolar. E pseudo-unipolar.

**Pseudo|urämie:** durch Hirnödem oder Hirnischämie vorgetäuschte Urämie: transitorische Amaurose, Hemianopsie, Mono- u. Hemiplegie, Schwindel, Kopfschmerz, Krämpfe, jedoch Rest-N normal. E pseudouremia.

**Pseudo|uridyl|säure,** ψ-UMP: 5-Ribosyl-uracil-5'-phosphorsäure; Nucleotid in Transfer-RNS von Hefen, Bakterien u. höheren Organismen. E pseudouridylic acid.

**Pseudo|wut:** *Veterinärmed.* die ▸AUJESZKY-Krankheit. E pseudorabies.

**Pseudo|xanthoma elasticum:** gelbl. Papeln u. Hautflecken infolge angeborenen Defektes des elastischen Bindegewebes; s.a. ▸GROENBLAD-STRANDBERG-Syndrom. E pseudoxanthoma elasticum.

**Pseudo|zirrhose:** ▸Pseudocirrhosis hepatis. E pseudocirrhosis.

**Pseudo|zyanose:** die gerötete Haut u. Schleimhaut bei Polycythaemia vera. – Ferner die bläul. Hautverfärbung durch Einlagerung körpereigener Pigmente (Melanin, Hämosiderin) oder von Silber oder Gold aus Pharmaka. E pseudocyanosis.

**Pseudo|zyste:** ▸Zyste, falsche. E pseudocyst.

**Psi-Funktionen:** parapsych. Phänomene u. Fähigkeiten wie Telepathie, Hellsehen, Präkognition, Psychokinese. E psi phenomena.

**Psilocybin,** 3-(2-Dimethylaminoäthyl)-indol-4-yl-dihydrogenphosphat: als ▸Halluzinogen wirkender Inhaltsstoff in mexikanischen Rauschpilzen. E psilocybin.

**Psilosis:** »Kahlheit«. E psilosis. **1)** ▸Alopezie. **2) P. linguae:** die glatte, rote Zunge bei Sprue.

**Psittakose,** Papageienkrankheit: ▸Ornithose. E psittacosis, parrot fever.

**Psittakose-Lymphogranuloma-Trachom-Gruppe:** *Bakteriologie* s.u. ▸Chlamydiae. E P.-L.-T.-group.

**Psittazismus:** *Psychologie* »Papageiensprache«, Nachsprechen von Wörtern, die nicht verstanden werden. E psittacism.

**Psoas:** Kurzform für ▸Musculus (ilio)psoas. E psoas.

**Psoas|abszess:** ventraler Senkungsabszess in der Psoasloge mit Durchbruch ober- oder häufiger unterhalb des Leistenbandes, evtl. in der Adduktorenloge bis zum Knie absinkend; verursacht z.B. durch intraabdominelle Infektionen, Spondylodiszitis, infizierte Prothesen u.v.m.; im Röntgenbild verbreiterter, unscharfer Psoasschatten (»Psoaszeichen«), genauere Diagnostik mittels Computertomographie des Abdomens; s.a. ▸Iliakalabszess. E psoas abscess.

**Psoas|arkade:** ▸Arcus lumbocostalis medialis.

**Psoas|faszie:** s.u. ▸Psoasloge. E psoas fascia.

**Psoas|hämatom:** v.a. bei Hämophilie vork. Blutung in die Psoasloge. E psoatic hematoma.

**Psoas-Hitch-Verfahren:** operatives Verfahren zur Beseitigung einer Harnleiter-Scheiden-Fistel (Bildung einer sog. Hörner-Blase).

**Psoas|loge:** von der Faszie des Musculus iliopsoas begrenzter Raum, durch den sich der ▸Psoasabszess den Weg bahnt.

**Psoas|rand|zeichen:** *Röntgenologie* im i.v. Pyelogramm die auffallend geradlin. mediale Kontur des hypotonen oder ampullär erweiterten Nierenbeckens, bes. deutlich unter Ureterkompression. Evtl. Hinweis auf infektiös-toxische Nierenparenchymschädigung.

**Psoas|zeichen:** **1)** *Neurologie* Psoasschmerz bei Innenrotation des gestreckten Beines als radikuläres Zeichen (fehlt bei Lumbago). E psoas sign. **2)** *Chirurgie* s.u. ▸Appendizitiszeichen. **3)** *Urologie* ▸Psoasrandzeichen. **4)** *Röntgenologie* s.u. ▸Psoasabszess. E obliteration of psoas stripe.

**Psoitis:** Entzündung des Musculus psoas, meist von der Umgebung fortgeleitet; s.a. ▸Psoasabszess. E psoitis.

**Psoralene:** pflanzl. Stoffe (Cumarine mit Furanring; in Umbelliferae, Rutaceae etc.), die UV-Licht (320–360 nm) adsorbieren, u.a. lockere Verbindungen mit DNS eingehen, z.T. photosensibilisierend wirken; ***Anw.*** z.B. von Methoxypsoralen zur ▸Photochemotherapie (PUVA) v.a. bei Psoriasis. E psoralens.

**psoriasi|form:** Psoriasis-artig, -ähnlich. E psoriasiform.

**Psoriasis (vulgaris),** Schuppenflechte: familiär gehäuft vorkommende Hautkrankheit; Vererbungsmodus noch nicht vollständig aufgeklärt. ***Auslöser:*** u.a. Klima, mechan., therm., chem. Irritation; postexanthematisch, bei Stoffwechselstörung, durch Menarche, Gravidität, Laktation, Menopause, psych. Belastung. Infolge gesteigerter Proliferation der Epidermis kommt es zu starker Schuppenbildung. ***Klinik:*** Verlauf in Schüben oder chronisch, evtl. mit wechselnder Lokalisation u. Ausdehnung, bevorzugt an Ellbogen, Knien, behaartem Kopf, Handtellern u. Fußsohlen, Körperfalten, Nägeln (Tüpfelnägel, »Ölfleck«, subunguale Hyperkeratosen). Auftreten evtl. auch an Schleimhäuten, z.B. im Mund als Leukoplakie oder Exfoliatio areata linguae, beim Typ v. ZUMBUSCH mit weißl.-gelbl.-rötl. Erhebungen, Mikropusteln oder Erosionen. Steigerung bis zu ektodermalen (erythrodermalen), mesenchymalen (P. arthropathica = ▸Arthritis psoriatica) u. exsudativen Maximalformen (▸Psoriasis pustulosa). Grundeffloreszenz ist das scheibenförmig erhabene, scharf begrenzte, gesättigt weinrote Erythem mit geschichteter, graumattsilberner Schuppung, an dem die ▸Psoriasis-Phänomene auslösbar sind. Nach dessen Form u. Größe wird unterschieden in P. follicularis oder P. punctata, P. guttata, P. nummularis, P. geographica, P. figurata (z.B. P. anularis, P. orbicularis), P. circinata, P. gyrata, P. serpiginosa, sehr selten P. rupioides s. ostracea (mit austernschalenart. Schuppen) u. P. vegetans. ***Histol.:*** Parakeratose mit intra- u. subkornealen MUNRO-Mikroabszessen, fehlender Keratohyalinschicht u. regelmäß. Akanthose (Ausziehung der Retezapfen, Hypertrophie der Papillen bis an das Stratum corneum, ▸AUSPITZ-Phänomen), Ödem, bizarre Schlängelung der Papillargefäße, mäßiges lympho-histiozytäres Koriuminfiltrat. ***Ther.:*** im Inter-

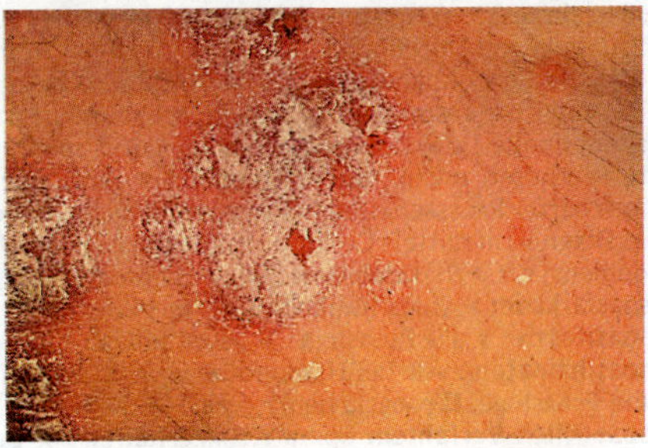

**Psoriasis (vulgaris).** [524]

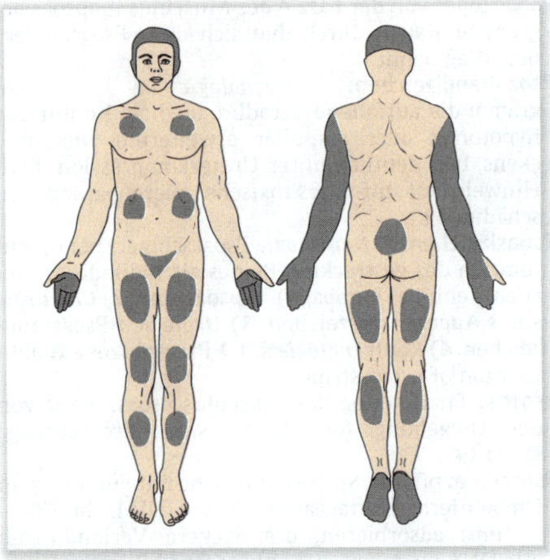

**Psoriasis (vulgaris):** Lokalisationsprinzip. [378]

vall: Sonnenbäder, Dermatika, akut: keratolytische Entfernung der Schuppen, Cignolin, Teerpräparate, Phototherapie, Klimatherapie, ▸Photochemotherapie (PUVA = ▸Psoralene u. UVA), evtl. Fumarsäureester, Corticoide. In schweren Fällen Zytostatika, Retinoide (cave: teratogen!), Ciclosporin A. S.a. Abb. E psoriasis. – **P. inversa:** P. in intertriginösen Räumen (häufig Verwechslung mit Candidamykosen). – **P. pustulọsa:** exsudative Form der P. mit bis glasstecknadelkopfgroßen MUNRO-Abszessen, auch – mit rotem Hof – auf scheinbar gesunder Haut, z.T. gruppiert u. konfluierend; an Handtellern u. Fußsohlen (**P. p. palmạris et plantạris**) als Typ BARBER-KÖNIGSBECK, generalisiert mit Störung des Allgemeinbefindens als Typ v. ZUMBUSCH. E pustular p. (of Zumbusch).

**Psoriasis-Phänomene:** lassen sich an psoriatischen Hautveränderungen auslösen u. gelten als pathognomonisch: 1. ▸Kerzen(tropfen)-Phänomen; 2. Phänomen des letzten Häutchens (blattartiges, feucht wirkendes Häutchen nach Entfernen der Schuppe); 3. ▸AUSPITZ-Phänomen.

**PSP:** Abk. für ▸**P**henol**s**ulfon**p**hthalein. E P.S.P.

**PSR:** Abk. für ▸**P**atellar**s**ehnen**r**eflex.

**PSS:** Abk. für **p**rogressive **s**ystemische ▸**S**klerodermie.

**p/s-Wert:** *Diätetik* Quotient aus mehrfach ungesättigten (engl.: **p**olyunsaturated) u. gesättigten (**s**aturated) Fettsäuren in der Nahrung.

**psych...:** Wortteil »Seele«; s.a. ▸psycho...

**Psych|agọgik:** i.e.S. die Resozialisierung verhaltensgestörter Kinder mit psychoanalyt. u. pädagogischen Methoden. E psychagogy.

**Psych|algịe,** Neuralgismus: psychogene Kopf-, Brust-, Herzschmerzen etc., die sich nicht an die anatom. Grenzen der Schmerzempfindung halten u. die als nicht körperlich empfunden werden. E psychalgia, psychogenic pain.

**Psych|asthenịe:** histor. Begriff (19. Jh.) für konstitutionell bedingte Neurosen mit Ängsten, Unvollkommenheitsgefühl, Willensschwäche, Phobien, verminderter emotionaler Belastbarkeit (im Unterschied zur Hysterie). E psychasthenia.

**Psy|che: 1)** i.w.S. die Seele im Gegensatz zum Leib; **2)** in der Psychiatrie alle bewussten u. unbewussten seelischen Vorgänge als dualistischer Gegenbegriff zum Biologisch-Körperlichen des Menschen. E psyche.

**Psyche|dẹlica, -delika:** Wirkstoffe (▸Halluzinogene), die in Verbindung mit mystischem Erleben verdrängte seelische Inhalte freilegen, z.B. LSD. E psychedelics, psychodelics.

**psyche|dẹlische Behandlung:** Psychother. mit Anw. von Halluzinogenen u. vorherigem Einstimmen durch Musik u. Worte auf ein bes. Erleben (v.a. bei Alkoholismus u. im Finalstadium schwerster organ. Erkrankungen); heute kaum noch angewandt. E psychedelic treatment.

**Psych|iạter:** Arzt mit abgeschlossener (mindestens 5-jähriger) Weiterbildung in ▸Psychiatrie. E psychiatrist.

**Psych|iatrie,** Seelenheilkunde: zusammen mit der ▸Psychotherapie medizinisches Fachgebiet, das sich mit der Erkennung, nichtoperativen Behandlung, Prävention, Rehabilitation u. Begutachtung hirnorganischer, endogener, persönlichkeitsbedingter, neurotischer u. situativ-reaktiver psychischer Krankheiten u. Störungen einschließlich sozialer u. psychosomatischer Anteile befasst. Nachbardisziplinen, deren Erkenntnisse u. Methoden die P. teilweise übernommen hat, sind v.a. die ▸Psychologie u. ▸Neurologie. Teilbereiche sind u.a. die Sozialpsychiatrie, Gerontopsychiatrie, ▸forensische Psychiatrie; die ▸Kinder- u. Jugendpsychiatrie ist mittlerweile ein eigenständiges Fachgebiet. Die Weiterbildungszeit bis zum Facharzt für P. u. Psychotherapie (**Psychiater u. Psychotherapeut**) beträgt 5 Jahre. E psychiatry.

**psychisch:** seelisch (im Gegensatz zu körperlich = somatisch), die Psyche betreffend; ▸psychomotorischer Anfall. E psychic.

**psycho...:** Wortteil »Seele«; s.a. ▸psych...

**psycho|anämisches Syndrom:** depressiv oder schizophren gefärbte Psychose (oder dementielles Syndrom) bei perniziöser ▸Anämie bzw. bei anderen makrozytären Anämieformen infolge Malabsorption.

**Psychoanalẹp|tica, -tika:** Medikamente mit steigernder Wirkung auf die psychische Aktivität; ▸Psychotonika u. ▸Antidepressiva. E psychoanaleptics.

**Psycho|analyse:** von FREUD 1886 begründete medizinisch-psychologische Lehre, in der er drei Bedeutungsebenen unterscheidet: **1)** eine Untersuchungsmethode, mit der die unbewusste Bedeutung seelischer Vorgänge aufgeschlüsselt werden kann. Sie bedient sich v.a. der Methode der freien Assoziationen; **2)** eine psychotherapeutische Behandlungsmethode, die sich auf 1) gründet u. v.a. die Deutung der ▸Übertragung, des ▸Widerstandes u. unbewusster Wünsche als Technik benutzt; **3)** ein Denkmodell psychologischer u. psychopathologischer Theorien, die die psychoanalytischen Untersuchungs- u. Behandlungsmethoden strukturieren. Die beobachteten psychischen Phänomene wurden dabei zur ▸Schichtenlehre ausgebaut; s.a. ▸Ich, ▸Es, ▸Über-Ich, ▸Tiefenpsychologie. Im weiteren Verlauf der wissenschaftstheoretischen u. praktisch-therapeutischen Entwicklung der P. spalten sich weitere psychoanalytische Schulen, v.a. von C.G. JUNG (»Analytische Psychologie«) u. A. ADLER (»Individualpsychologie«), später zahlreiche weitere theoretisch u. technisch modifizierte Richtungen ab. P. als medizinischer Bereich, in dem Ärzte nach entsprechender Weiterbildung eine Zusatzbezeichnung erwerben können, umfasst die Erkennung u. psychoanalytische Behandlung von Krankheiten u. Störungen, denen unbewusste seelische Konflikte zugrunde liegen, sowie die Anwendung in Prävention u. Rehabilitation. E psychoanalysis.

**Psycho|chirurgie:** offene oder stereotakt. Hirnoperationen z.B. zur Ther. von Psychosen; wegen fraglicher Wirkung u. z.T. erheblicher Persönlichkeitsveränderungen stark umstritten bzw. obsolet; z.B. Rindenunterschneidung, Topektomie, Leuko-, Thalamo-, Forniko-Amygdalotomie. E psychosurgery.
**Psycho|delicum, -delikum:** ▸Psychedelica.
**Psycho|drama:** (J. L. Moreno 1921) psychotherapeutische Methode, bei der im freien Gruppenspiel durch schauspielerische Darstellung konfliktbesetzter Situationen die Spontaneität gelockert, der Konflikt abreagiert u. im anschließenden Gespräch die Darstellung gemeinsam analysiert werden. E psychodrama.
**Psycho|dynamik:** (Kurt Lewin) das Gesamt der innerseel. Energieimpulse, hervorgerufen durch die Aktion der einzelnen Instanzen des psych. Apparates untereinander oder auch – bei Verdrängung, Fehlleistung, Phobie – gegeneinander. E psychodynamics.
**Psycho|dys|lep|tica, -tika:** ▸Halluzinogene. E psychodysleptic agents, hallucinogens.
**psycho|dys|leptisch:** seelisch enthemmend. E psychodysleptic.
**psycho|galvanischer (Haut-)Reflex:** Herabsetzung des elektr. Hautwiderstandes (= Féré-Effekt) u. Schwankung des Hautpotentials (= Tarchanov-Effekt) bei psychischer Erregung (mit verstärkter Schweißsekretion); ***Anw.*** in der Forschung u. beim sog. Lügendetektor. E psychogalvanic reflex.
**psycho|gen:** in der Psyche begründet, durch seel. Vorgänge verursacht. E psychogenic, psychogenous. – **p. Reaktion:** eine durch zurückliegende (oft frühkindl.) oder aktuelle Ereignisse ausgelöste abnorme Erlebnisreaktion (Fixierung oder Ausfall) mit charakterlichem oder neurot. Fehlverhalten, z.B. Amnesie, Bewusstseinstrübung, psychot. Episode, Aphonie, Blindheit, Taubheit, Lähmung etc. Eine p.R. kann auch auftreten bei Angst, Depression, Wutanfall.
**Psycho|genie:** die »seelische« Herkunft (Ursachenzusammenhang) des Verhaltens u. seiner Störungen. E psychogenesis.
**Psycho|hygiene:** Teilgebiet der angewandten Psychologie, das sich mit der Erhaltung u. Pflege der geistigseel. Gesundheit des Menschen befasst (i.S. der ▸Prävention). E psychohygiene.
**Psycho|katharsis:** ▸Katharsis. E psychocatharsis.
**Psycho|lagnie:** sexuelle Erregung durch Vorstellungen u. Tagträume. E psycholagny.
**Psycholep|tica, -tika:** (Delay) Arzneimittel mit dämpfender Wirkung auf psych. Funktionen u. höhere Nerventätigkeit; z.B. ▸Neuroleptika, ▸Antidepressiva, ▸Tranquilizer u.andere. E psycholeptics.
**Psycho|logie:** »Seelenkunde«, Lehre von den Funktionen des Bewusstseins u. des Verhaltens, den Ursachen u. Wirkungen unbewusster Vorgänge u. Zustände sowie deren Rolle bei der Entwicklung der Persönlichkeit. Nach Grundlagenfächern unterschieden als allgemeine P., Entwicklungs-P., ▸Tiefenpsychologie, differentielle P. (Persönlichkeits-P., Charakterkunde), Sozial-P., physiologische P. (einschl. Psychophysiologie, Neurophysiol. u. Psychopharmakol.); nach Anwendungsfächern als klinische P., pädagogische P., Arbeits-, Betriebs- u. Organisations-P.; ferner die medizinische P. (z.B. Arzt-Patient-Beziehung, P. ärztlichen Handelns etc.). E psychology. – **P., analytische:** (C. G. Jung) s.u. ▸Tiefenpsychologie; s.a. ▸Psychoanalyse. E analytic p.
**Psycho|lyse:** (R. A. Sandison 1954) Auflösung belastender Erlebniskomplexe durch niedrig dosierte Halluzinogene (v.a. LSD, Psilocybin, Mescalin) nach vorbereitender Psychoanalyse; kaum noch angewandte Methode. E psycholysis.
**Psycho|lytica, -lytika:** ▸Halluzinogene.
**Psycho|metrie:** möglichst objektive Erfassung psychischer Funktionen u. Persönlichkeitsmerkmale mit Hilfe von Tests. E psychometry, -metrics.
**Psycho|mimetika:** ▸Halluzinogene.
**Psycho|motorik:** Struktur der Psyche (konstitutions- u. temperamentsabhängig), die die Körpermotorik beeinflusst. I.w.S. die für das Individuum typische Gesamtheit seiner willkürl. Bewegungen; auch Ausdruck des Antriebs, der über die P. sekundär erfassbar ist. Kann durch psychische Erkrankungen u. Hirnschäden weitgehend gestört werden. E psychomotor function.
**psycho|motorisch:** die ▸Psychomotorik betreffend. E psychomotor. – **p. Anfall,** Dämmerattacke, Krise, komplex fokaler epileptischer Anfall: Sek. bis Min. dauernde »Pseudoabsence« (»dreamy state«) mit Bewegungsautomatismen, meist auch vegetativen Begleitzeichen, als Ausdruck einer Schläfenlappenläsion (= symptomat. ▸Temporallappenepilepsie). E p. seizure.
**Psycho|neuro|immunologie,** Abk. PNI: zunehmend an Bedeutung gewinnendes interdisziplinäres Wissenschaftsgebiet, in dem das komplexe Zusammenspiel von seelischen Faktoren (Psyche), Immun- u. Nervensystem untersucht wird.
**Psycho|neurose:** **1)** (S. Freud 1894) aufgrund eines frühkindl. Konfliktes entstandene Übertragungs- oder narzisstische Neurose (Gegensatz: Aktualneurose). **2)** schwere oder im Organischen verwurzelte Neurose mit vorw. psych. Symptomen (im Ggs. zur Organ- oder Konversionsneurose). **3)** rein psychogene Neurose (Dubois), als Abgrenzung gegenüber dem ursprünglichen Neurosebegriff, der noch zahlreiche organische Störungen beinhaltete. E psychoneurosis.
**Psycho|onkologie:** Teilgebiet der psychosomatischen Medizin, in dessen Mittelpunkt die Frage steht, inwieweit seelische Faktoren bei der Entstehung u. im Verlauf von Krebserkrankungen eine Rolle spielen; weitere Themen sind u.a. psychologische Aspekte von Ärzten u. Pflegepersonal bei der Betreuung von Krebspatienten, Fragen der Lebensqualität oder die psychologische Beratung von Patienten u. Angehörigen. E psycho-oncology.
**psycho|organisches Syndrom:** s.u. ▸Psychosyndrom. E psycho-organic syndrome.
**Psycho|path:** veraltet für »abnorme Persönlichkeit«. Wegen des abwertenden Charakters dieser Bez. wird heute der Begriff »Persönlichkeit« spezifiziert (z.B. anankastische, sensitive, schizoide, paranoide), u. die entsprechenden Krankheitsbilder werden als ▸Persönlichkeitsstörungen bezeichnet. E abnormal (or psychopathic) personality.
**Psycho|pathie:** s.u. ▸Persönlichkeitsstörungen.
**Psycho|patho|logie:** durch Störring (1900) begründete, durch Jaspers (1913) u. S. Freud weiterentwickelte Wissenschaft von den krankhaften seel. Vorgängen u. den Geisteskrankheiten. E psychopathology.
**Psychopharmaka:** psychotrope Arzneimittel, die nach ihrer klinischen Wirkung (Tab.) in Hauptgruppen eingeteilt werden. Die chem. Struktur dient erst in zweiter Linie zur weiteren Unterscheidung, da bereits geringe Veränderungen am Molekül zu beträchtlicher Änderung der Wirkung führen können. E psychotropic drugs, psychopharmaceuticals.
**Psycho|pharmako|logie:** Lehre von den Wirkungen (u. Nebenwirkungen) der ▸Psychopharmaka, ihrer Anw. sowie deren chemischen u. physiologischen Grundlagen. E psychopharmacology.
**Psycho|pharmako|therapie:** Behandlung mit ▸Psychopharmaka.
**Psycho|physik:** (Weber, Fechner 1850/60) Verfahren der Sinnesphysiologie u. experimentellen Psychologie, das die Beziehungen zwischen physikalisch gemessener Reizstärke einerseits u. der Sinneswahrnehmung andererseits untersucht. E psychophysics.
**Psycho|physio|logie:** Untersuchung des Zusammenhangs zwischen psychologischen u. physiologischen Bedingungen (z.B. Angst) in ihren Auswirkungen auf physiologische Kenngrößen (z.B. Blutdruck). E psychophysiology.

| übliche Bezeichnung (nach LABHARDT) | Synonym | Haupt-indikationen |
|---|---|---|
| **Neuroleptika** | Neuroplegika, Psycholeptika, Major Tranquilizer | Schizophrenien, Manie, organische Psychosyndrome, Erregungs- u. Angstzustände, Alkoholentzugssyndrom |
| **Antidepressiva** | | Depressionen |
| **Tranquillanzien** | Tranquilizer, Minor Tranquilizer, Ataraktika | Neurosen, psychovegetative Störungen, Angstzustände |
| **Psychotonika** | Stimulanzien, Psychoanaleptika, Psychoenergetika | Apathie, Müdigkeit |
| **Psychotomimetika** | Psychodysleptika, Psycholytika, Psychotoxika, Phantastika, Halluzinogene, Eidetika | (experimentelle) Erzeugung von Modellpsychosen |

**Psychopharmaka:** Einteilung. [376]

**psycho|physisch:** Seelisches u. Körperliches betreffend (s.a. ▸psychosomatisch). 🅴 psychophysical. – **p. Konstitutionstypen:** s.u. ▸KRETSCHMER. 🅴 p. constitutional types.

**Psychople|gica, -gika:** beruhigend wirkende Psychopharmaka wie z.B. ▸Neuroleptica, ▸Tranquilizer. 🅴 psychoplegics.

**Psycho|pro|phylaxe:** **1)** ▸Psychohygiene. **2)** suggestive oder psychagog. Vorbereitung auf erwartete oder unerwartete Ereignisse; z.B. die Geburtsvorbereitung der Schwangeren durch Aufklärung u. Einübung geburtspositiver Vorstellungen, um zu schmerzhafter Wehenverarbeitung führende Reflexe zu eliminieren; evtl. erweitert durch Gymnastik, Atem- u. Entspannungsübungen (n. READ, NIKOLAJEW, LAMAZE). 🅴 psychoprophylaxis.

**Psychose:** Oberbegriff für die Gruppen der affektiven (▸Depression; ▸Manie) u. schizophrenen Störungen (▸Schizophrenie). Die strenge Abgrenzung gegenüber Neurose, Persönlichkeitsstörungen oder abnormen Erlebnisreaktionen ist nicht immer möglich. 🅴 psychosis. – **P., affektive:** P. mit schwerer Affektstörung (endogene ▸Depression, ▸Manie bzw. manisch-depressive Erkr.). 🅴 affective p. – **P., endogene:** innerhalb der Psyche entstandene, d.h. nicht (eindeutig) körperlich (exogen) begründbare P. Dazu gehören die ▸Schizophrenie, die affektive, paranoide u. reaktive P. S.a. ▸Depression, endogene. 🅴 endogenous p. – **P., organische,** symptomatische P.: **1)** akuter exogener Reaktionstyp, Begleit-P.: vorübergehende akute oder subakute Verwirrtheitszustände organischer bzw. exogener Ursache, z.B. nach Trauma, bei Stoffwechselstörungen, Infektionen, Endokrinopathien, als ▸psychoanämisches Syndrom. **2)** die ▸Alkoholpsychose. **3)** durch Drogen (einschl. Arznei- u. Lösungsmittel, Gifte) verursachte Formen (toxische P., Intoxikations-P.). **4)** das organische ▸Psychosyndrom. 🅴 organic p., symptomatic p. – **P., paranoide,** paranoide P.: P. mit ▸Wahn(erscheinungen) im Vordergrund. 🅴 paranoid p. – **P., reaktive:** P., die weitgehend eindeutig einem kürzlich vorausgegangenen Erlebnis zugeschrieben werden kann. 🅴 reactive p. – **P., schizoaffektive:** Form der P., die sowohl Symptome der Schizophrenie als auch der affektiven P. umfasst. Die Symptome können zeitlich versetzt oder zu gleicher Zeit auftreten. Die heutige Systematik gründet auf einer früheren Einteilung der Gruppe der zykloiden P. nach KARL LEONHARD in mehrere Unterformen, z.B. die Motilitäts-, Verwirrtheits-, Angst-Glücks-P. – **P., zykloide:** s.u. ▸Psychose, schizoaffektive.

**Psychosedativa:** ▸Tranquilizer.

**Psycho|somatik:** i.e.S. Lehre von den wechselseitigen Beziehungen zwischen Körper (Soma) u. Seele (Psyche) in Ätiologie, Pathogenese, Verlauf u. Behandlung von Krankheiten. Das biopsychosoziale Modell geht davon aus, dass bei allen Erkrankungen auch psychosoziale Faktoren mitwirken; als **psychosomatische Krankheiten** i.e.S. gelten u.a.: Essstörungen (Anorexia nervosa, Bulimia nervosa), Asthma bronchiale, Duodenalulkus, chron.-entzündliche Darmerkrankungen, atopisches Ekzem, Fibromyalgie, koronare Herzerkrankung. ***Ther.:*** z.B. kombinierte internistisch-psychotherapeutische Behandlung; »Coping-Gruppen«, in denen gemeinsam mit den Patienten Bewältigungsstrategien erarbeitet werden. 🅴 psychosomatic medicine.

**psychosozialer Notfall:** Notfall, der bedingt ist durch ein akutes Ereignis ohne direkte körperlichen Folgen (z.B. Verletzung, akute Erkrankung), meist durch eine Krisensituation im psychosozialen Verhalten (auch dramatische Veränderung des sozialen Umfelds) des Patienten; eine schnelle Intervention ist dringend erforderlich (Beispiel: Verwahrlosung bei Verwirrtheitszustand, Kindesvernachlässigung bei Drogenabhängigkeit der Eltern etc.).

**Psychostimulanzien:** ▸Psychotonika. 🅴 psychostimulants, stimulants.

**Psycho|syndrom:** Bez. für Muster psychischer Störungen nicht näher bestimmter Art. – **P., endokrines:** P. als Folge endokriner Störungen mit leichteren psychischen Wesensveränderungen; typisch sind Steigerung oder Verminderung der Einzeltriebe (Hunger, Schlaf, Durst etc.) u. der Stimmungslage; eine Minderung der intellektuellen u. mnestischen Fähigkeiten ist möglich bei Entwicklung einer chronischen Endokrinopathie. ***Ätiol.:*** ▸Hypo- u. ▸Hyperthyreoidismus, ▸Hypo- u. ▸Hyperparathyreoidismus, ▸Panhypopituitarismus, ▸Akromegalie; symptomatologisch lässt sich das P. nicht vom hirnlokalen P. abtrennen. – **P., hirnlokales:** P. bei umschriebenen Hirnläsionen, unabhängig von ihrer Entstehung mit Störungen wie beim endokrinen ▸Psychosyndrom. Typisch ist bei älteren Patienten eine Verminderung, bei jungen eine oft ausgesprochene Steigerung des Antriebs meist ohne Intelligenzminderung, bei doppelseitigen Läsionen (Limbus) jedoch schwere mnestische Symptomatik möglich. – **P., (hirn)organisches:** P. bei diffusen Hirnschädigungen; mehrere Bezeichnungen werden gebraucht: psychoorganisches Syndrom (BLEULER) als Krankheitsbild in der Folge anderer körperlicher Erkrankungen in Form des akuten exogenen ▸Reaktionstyps, des mnestischen Psychosyndroms v.a. mit Merkfähigkeitsstörungen, des ▸KORSAKOW-Syndroms mit mnestisch-konfabulatorischer Komponente. Alle Formen des P. gehen mit einer Hirnleistungsschwäche (z.B. Merk- u. Kombinationsfähigkeit) u. Persönlichkeitsveränderungen (Affektlabilität) einher. Ursachen des P.: diffuse Hirnschädigungen bei Gefäßprozessen, Hirnverletzungen, Enzephalitiden, Vergiftungen einschließlich des chronischen Alkoholismus u. chronische Stoffwechselschäden. 🅴 organic brain syndrome.

**Psycho|synthese:** (JUNG) analyt. Therapieverfahren, bei dem das durch Traumdeutung u. freie Assoziation gewonnene Material durch den Analytiker wieder zusammengesetzt wird. 🅴 psychosynthesis.

**Psycho|therapeut:** klin. Psychologe oder Arzt mit abgeschlossener Weiterbildung in einem oder mehreren psychotherapeutischen Verfahren. 🅴 psychotherapist.

**Psycho|therapeutische Medizin:** medizinisches Fachgebiet, das sich mit der Erkennung, psychotherapeutischen Behandlung, Prävention u. Rehabilitation von Krankheiten u. Leidenszuständen, bei denen als Ursache maßgeblich psychosoziale Faktoren, deren subjektive Verarbeitung u./oder körperlich-seelische Wechselwirkungen beteiligt sind, befasst. Die Weiterbildungszeit bis zum Facharzt beträgt 5 Jahre.

**Psycho|therapie:** Erkennung, psychotherapeutische Behandlung, Prävention u. Rehabilitation von Erkrankungen, bei denen psychosoziale Faktoren eine wesentliche Rolle spielen, sowie von Belastungsreaktionen infolge körperl. Erkrankungen. Die Behandlung erfolgt als Einzeltherapie oder in Gruppen (▸Familientherapie, ▸Gruppentherapie). In Gesprächen zwischen Patient u. Therapeut wird versucht, verdrängte u. unbewältigte Konflikte, Erinnerungen oder Gefühle aufzudecken u. – v.a. in der ▸Übertragung dieser Einstellungen auf den Psychotherapeuten – neue Lernerfahrungen zu ermöglichen sowie Verhaltensänderungen einzuleiten. Neben **aufdeckender** (unbewusste Konflikte sollen bewusst gemacht werden) auch sog. **stützende** P., die auf eine bessere Bewältigung psychischer oder körperlicher Beeinträchtigungen (ohne Klärung der zugrunde liegenden Konfliktdynamik) abzielt. Bekannteste Methoden der P. sind u.a. Psychoanalyse, Gesprächs-, Verhaltens-, Gestalttherapie, Psychodrama. – Als »▸Psychiatrie u. P.« oder als »▸Psychotherapeutische Medizin« Fachgebiet der Medizin. E psychotherapy.

**psychọtisch:** an einer ▸Psychose leidend, eine Psychose betreffend. E psychotic.

**Psychoto|mimẹ|tica, -tika:** psychoseartige Zustände hervorrufende ▸Halluzinogene. E psychotomimetics, psychosomimetic.

**Psychotọ|nica, -nika:** Substanzen mit anregender Wirkung; ***Wirkst.:*** v.a. ▸Weckamine u. manche ▸Appetitzügler; in der Regel mit Sucht erzeugender Wirkung. E psychotonics.

**psycho|traumạtisch:** als seel. Trauma wirkend. E psychotraumatic.

**psycho|trọp:** mit spez. Wirkung auf psych. Funktionen; z.B. **p. Stoffe** (v.a. Alkohol, ▸Psychopharmaka). E psychotropic.

**psycho|vegetatịves Syndrom:** neurovegetative ▸Dystonie.

**psychro...:** Wortteil »Kälte«, »Nässe«; s.a. ▸Kryo..., ▸Kälte...

**psychro|phịl,** kälteliebend: adj. Bez. für Mikroorganismen, die bei 0–30 °C (Optimum: 15–20 °C), d.h. unterhalb der menschl. Körpertemperatur gedeihen. E psychrophilic.

**9p-Syndrom:** s.u. ▸Syndrom. E 9p syndrome.

**P-System:** (LANDSTEINER, LEVINE 1927) erbliches, vom AB0- u. MNS-System unabhängiges Blutgruppen-System mit den – nur an Erythrozyten nachweisbaren – Phänotypen $P_1$ (80 %), $P_2$ (20 %), p = Tj(a–), $P_1^k$ u. $P_2^k$. – Iso-Anti-P-Kälteagglutinine treten irregulär im Serum von p-Menschen auf. E P blood group system.

**Pt:** *Chemie* Symbol für ▸Platin. E Pt.

**PT: 1)** Abk. für ▸**P**rimär**t**umor. **2)** Abk. für ▸**P**ulmonal**t**on.

**p.t.** *(latein.):* Abk. für **p**ost **t**ransfusionem (s.a. ▸Transfusions...).

**PTA:** s.u. ▸Angioplastie.

**PTA C** *(engl.)* Abk. für **p**lasma **t**hromboplastin **a**ntecedent **C**: ▸Faktor XI.

**PTA-Mangel:** ▸ROSENTHAL-Krankheit. E PTA deficiency.

**Ptạrmus:** ▸Nieskrampf. E ptarmus.

**PTC: 1)** *(engl.)* Abk. für **p**apillary **t**hyroid **c**arcinoma, papilläres ▸Schilddrüsenkarzinom. **2)** Abk. für **Ph**enyl**t**hio**c**arbamid; ein experimenteller Tyrosinase-Hemmstoff. Der **PTC-Geschmackstest** prüft die – z.B. bei ca. 70 % der Europäer – genetisch fixierte Fähigkeit, PTC als bitter zu empfinden. E phenylthiocarbamoyl. **3)** *(engl.)* Abk. für **p**lasma **t**hromboplastin **c**omponent: *Serologie* ▸Faktor IX. Bei **PTC-Mangel** ▸Hämophilie B. **4)** Abk. für **p**erkutane **t**ranshepatische ▸**C**holangiographie. E PTC.

**PTCA,** Abk. für **p**erkutane **t**ransluminale **C**oronar**a**ngioplastie, Koronardilatation: von A. GRÜNTZIG (1977) eingeführte Methode zur instrumentellen Erweiterung arteriosklerotisch verengter Koronararterien mittels eines Ballonkatheters; s.a. ▸DCA. ***Ind.:*** vor allem die stabile Angina pectoris. In letzter Zeit wird das Verfahren auch bei instabiler Angina pectoris, in Einzelfällen auch beim akuten Myokardinfarkt angewandt. Die PTCA steht heute zwischen der medikamentösen u. chirurgischen Therapie der koronaren Herzkrankheit. ***Durchf.:*** Über die Arteria femoralis wird unter Röntgenkontrolle ein Führungskatheter in das Ostium der linken oder rechten Koronararterie eingebracht u. zunächst die Stenose mit einem Kontrastmittel dargestellt. Nach Vorschieben eines Führungsdrahtes zur richtigen Platzierung des Ballonkatheters wird im Bereich der Stenose der am Ende des Katheters befindliche Ballon aufgeblasen u. die betreffende arteriosklerotische Plaque komprimiert, was i.d.R. einen freien Blutdurchfluss zur Folge hat. Bei ausbleibendem Erfolg kann das Entfalten des Ballons in derselben Sitzung mehrmals wiederholt werden. Die PTCA geschieht unter Heparinisierung des Patienten. ***Risiko:*** Die Letalität liegt unter 1 %. In seltenen Fällen kann unmittelbar im Anschluss an die PTCA eine Bypass-Operation notwendig werden. Eine erhöhte Letalität wird v.a. bei einem Alter über 60 Jahre, beim weiblichen Geschlecht sowie nach lang dauernder Angina-pectoris-Symptomatik beobachtet. E PTCA, coronary dilatation.

**PTCD,** Abk. für **p**erkutane **t**ranshepatische **C**holangio**d**rainage: entlastende Drainage von extrahepatischen Gallengangstauungen (▸Ikterus, posthepatischer) nach Punktion des intrahepatischen Segments des Ductus hepaticus unter Röntgenkontrolle (s. Abb.). Die PTCD wird auch in Kombination mit einer Implantation von Endoprothesen oder einer Angioplastik durchgeführt. ***Ind.:*** Tumoren im Bereich der Papilla Vateri, Obstruktionen, Strikturen, eitrige Cholangitis, verschlossene biliodigestive Anastomosen. ***Durchf.:*** Die Leber wird mit einer Kanüle punktiert, u. nach Auffinden eines erweiterten intrahepatischen Gallengangs wird ein Führungsmandrin über den Gallengang bis in den Choledochus vorgeschoben. Durch diesen erfolgt nach SELDINGER-Technik das Einbringen des Drains. S.a. ▸Cholangiographie. E percutaneous transhepatic cholangiodrainage.

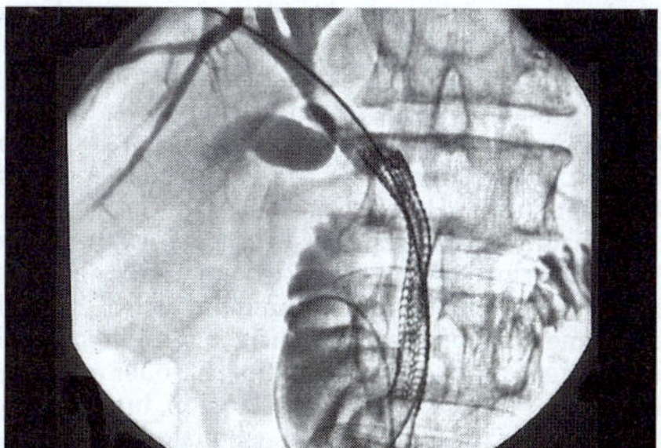

**PTCD:** digitale Subtraktionsangiographie; Metallgitterstent im distalen Ductus choledochus bei Pankreaskarzinom. [499]

**Pteridịn:** bizyklische Verbindung aus Pyrimidin u. Pyrazin; Grundgerüst der **Pterine** (z.B. in ▸Folsäure, dort Formel). E pteridine.

**Pteroịn|säure:** Bestandteil der **Pteroylmonoglutamịnsäure** = ▸Folsäure (dort Formel). E pteroic acid.

**Pterygium,** Flügelfell: flughautähnliche Haut- oder Schleimhautfalte; tritt – erworben oder angeboren – an vielen Körperstellen auf; gehäuft bei Chromosomenanomalien u. im Rahmen sog. **P.-Syndrome** (z.B. ▸Escobar-Syndrom). E pterygium. – **P., antekubitales:** P. in der Ellenbeuge. – **P. colli:** frontale Hautfalte im Halsbereich (schräg von der Mastoid- zur Akromiongegend); meist angeboren (= Bonnevie-Ullrich-Syndrom), beidseits als typ. Befund beim ▸Ullrich-Turner-Syndrom; auch erworben, v.a. nach Verbrennung (hierbei als breite Narbenzüge zwischen Hals, Kinn, Schulter). E p. of neck. – **P. conjunctivae:** angeborene oder erworbene (meist im Senium), dreieckige Bindehautduplikatur im nasalen Lidspaltenbereich (s.a. Abb.), deren Spitze den Hornhautrand überschreitet. E conjunctival p. – **P., popliteales:** P. in der Kniekehle; z.B. beim **p. P.-Syndrom** (▸Fèvre-Languepin-Syndrom).

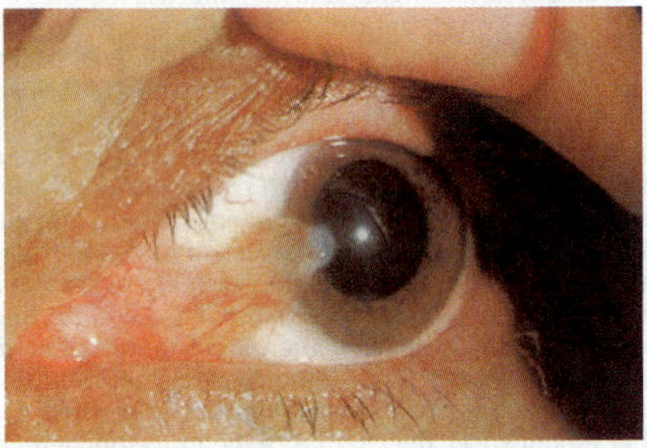

**Pterygium conjunctivae:** Gefäße u. Gewebe sind von der Bindehaut her über den Rand der Hornhaut hinweg vorgewachsen. [351]

**pterygo|ide(u)s** *(latein.)*: flügelähnlich. E pterygoid.
**Pterygo|palatinum-Syndrom:** ▸Sluder-Syndrom.
**PTFE,** Abk. für **P**oly**t**etra**f**luor**e**thylen: s.u. ▸Gefäßprothese.
**PTH:** Abk. für ▸Parathormon. E PTH.
**PtHRP** *(engl.)* Abk. für **p**ara**t**hyreid **h**ormone-**r**elated **p**rotein: Oberbegriff für verschiedene Peptidhormone, von denen einige aufgrund ihrer strukturellen Ähnlichkeit zum Parathormon klinische Symptome eines Hyperparathyreoidismus verursachen (▸Pseudohyperparathyreoidismus). Lokalisiert am kurzen Arm des Chromosoms 12; spielt vermutlich Rolle in physiol. u. pathophysiol. Prozessen der Brustdrüse.
**Ptilosis:** *Ophthalmologie* ▸Madarosis. E ptilosis.
**PTL-Gruppe:** *Mikrobiologie* ▸Chlamydia.
**pTNM-Klassifikation:** die **p**ostoperative histopathologische Ergänzung des ▸TNM-Systems durch histologische Untersuchungen (des Primärtumors, der regionären Lymphknoten u. ggf. von Fernmetastasen).
**Ptomaine:** bei Leichenfäulnis entstehende Stickstoffbasen (biogene Amine). E ptomaines.
**Ptose, Ptosis:** »Senkung« eines Organs, z.B. ▸Gastro-, ▸Entero-, ▸Nephroptose. S.a. ▸Descensus. – I.e.S. die **P. palpebrae**, das Herabhängen des Oberlids (s. Abb.); als **P. paralytica** (Ausfall des Musculus levator palpebrae superior infolge Defektes im Kerngebiet des Nervus oculomotorius) dominant oder rezessiv erbl., meist doppelseitig, häufig mit Lidhypoplasie u. leichter Parese des Rectus superior oder erworben (intrazerebrale Okulomotorius-Läsion durch Tumor, Trauma, Gefäßerkrankung, Enzephalomyelitis, Meningitis, Tuberkulose, Lues, Blei-, CO-Vergiftung), stets einseitig, mit Beteiligung aller vom Hirnnerv III versorgten Augenmuskeln u. des Musculus ciliaris u. M. sphincter pupillae (der leicht vorgedrängte, nach außen unten abgewichene Augapfel ist vollständig bedeckt, Oberlidfalte verstrichen). Als **P. sympathica** durch Ausfall des Musculus tarsalis, stets geringfügig u. einseitig, angeboren oder erworben (▸Horner-Symptomenkomplex). Ferner die **nichtparalytische P.** durch entzündlich-narbigen Prozess (Trachom, Ankyloblepharon, Blepharospasmus, Orbita-, Lidtumor), als Ermüdungszeichen (bes. abends) bei Myasthenia gravis u. durch Vordrängen des Orbitalfettes. E ptosis.

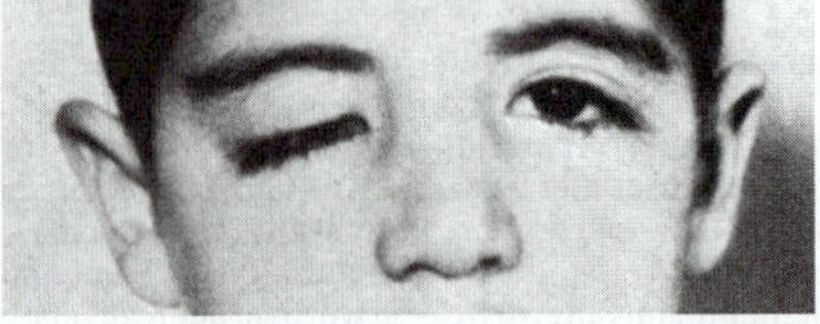

**Ptose:** angeborene Ptosis palpebrae. [351]

**ptotisch:** herabhängend (▸Ptose). E ptotic.
**PTS:** Abk. für ▸**p**ost**t**hrombotisches **S**yndrom.
**PTSMA,** Abk. für **p**erkutane **t**ransluminale **s**eptale **M**yokard**a**blation: Kathetertherapie zur gezielten Verminderung des Myokards im Septumbereich durch Alkoholapplikation bei hypertrophischer obstruktiver Kardiomyopathie. E PTSMA, percutaneous transluminal septal myocardial ablation.
**PTT** *(engl.)* Abk. für **p**artial **t**hromboplastin **t**ime: s.u. ▸Thromboplastinzeit.
**Ptyalin:** die α-Amylase im Speichel. E ptyalin.
**Ptyalismus:** ▸Sialorrhö. E ptyalism.
**ptyalo...:** Wortteil ▸»Speichel«.
**PTZ:** Abk. für **p**artielle ▸**T**hromboplastin**z**eit. E PTT.
**Pub|arche:** Beginn der Schambehaarung im 11.–12. bzw. (♂) 12.–13. Lj. (mit individuellen Varianten). E pubarche.
**puberal:** die Pubertät betreffend (v.a. zeitlich, aber auch i.S. von pubertär). E puber(t)al.
**pubertär:** zur ▸Pubertät gehörend; s.a. ▸puberal. E pubertal.
**Pubertät:** »Geschlechtsreife«, die durch hypophysäre ▸Gonadotropine ausgelöste, bezügl. Zeitpunkt u. Dauer stark variierende (▸Akzeleration) Zeit vom Erstauftreten sekundärer Geschlechtsmerkmale bis zur Menarche bzw. Spermatozoenreife, normal zwischen 9. u. 17. bzw. (♂) 12. u. 17. Lj. (Gestaltwandel u. geistig-seel. Reifung gehen bis zum Ende der Adoleszenz weiter). Neben körperl. (Tab.) auch psych. Veränderungen (disharmonische Motorik, vergröberte Mimik, labile Stimmung, wachsende Selbstkri-

| Lebensjahr | Mädchen | Jungen |
|---|---|---|
| 9–10 | Verbreiterung des Beckens, Hüftrundung, Adrenarche | |
| 11 | Thelarche, Pubarche | Adrenarche |
| 12 | Gonadarche, Höhepunkt des Wachstumsschubes | |
| 13 | Menarche, Achselbehaarung | Gonadarche, Pubarche, Vergrößerung der Hoden |
| 14 | | Höhepunkt des Wachstumsschubes, Pubertätsgynäkomastie |
| 15 | regelmäßige Menstruation mit Ovulation | Stimmbruch, Achselbehaarung, Bartwuchs |
| 16–17 | Abschluss des Skelettwachstums | männl. Schambehaarungstyp, stärkere Körperbehaarung |
| 18–19 | | Abschluss des Skelettwachstums |

**Pubertät:** zeitlicher Ablauf der Entwicklung der somatischen Merkmale.

tik bis zu Minderwertigkeitskomplexen, Geltungs-Macht-Trieb etc.), mit deren Verschwinden ein neues Ich-Bewusstsein gefunden wird. E puberty. – **P., vorzeitige:** ▸Pubertas praecox. E precocious p.

**Pubertäts|fettsucht:** ▸Pseudo-FRÖHLICH-Syndrom. E pubertal adiposity.

**Pubertäts|gynäko|mastie:** zeitweilige harmlose, ein- oder doppelseitige Brustdrüsenschwellung bei ca. 50 % der pubertierenden Knaben, evtl. als Makromastie (bei Persistieren: Mammektomie; Hormon-Therapie kontraindiziert). E pubertal gynecomastia.

**Pubertäts|krise:** juvenile Krise; als Folge der noch unbewältigten heftigen Konflikte u. »inneren Umwälzungen« (FREUD) der Pubertätsphase auftretender psychoseähnl., oft einem ersten schizophrenen Schub gleichender Zustand mit günst. Verlauf. E adolescent crisis.

**Pubertäts|kropf:** ▸Adoleszentenstruma.

**Pubertäts|magersucht:** s. u. ▸Anorexia nervosa.

**Pubertäts|makro|mastie:** s. u. ▸Pubertätsgynäkomastie.

**Pubertäts|osteo|porose:** ▸LINDEMANN-Krankheit.

**Pubertäts|psychose:** ältere Bez. für eine durch die Pubertät mitausgelöste Psychose, meist als ▸Hebephrenie; s. a. ▸Pubertätskrise. E pubertal psychosis.

**Pubertäts|struma:** ▸Adoleszentenstruma. E pubertal goiter.

**Pubertas:** ▸Pubertät. E puberty. – **P. prae|cox:** vor dem 6. bzw. (♂) 8. Lebensjahr einsetzende Pubertät. E precocious p. **1)** die echte, durch hypothalamische Ursachen ausgelöste P. p., deren häufigste Form ohne bekannte Ursache (genuin, idiopathisch) v. a. bei ♀ auftritt; seltener ausgelöst durch organische Hirnveränderungen (z. B. Hirntumoren, Hydrozephalus); ferner beim ▸ALBRIGHT-Syndrom, bei Hypothyreose (infolge reaktiver Gonadotropinerhöhung) u. bei Gonadotropin produzierenden Tumoren (Chorionepitheliome, Teratome, Hepatome). **2)** Pseudopubertas praecox: auf Überproduktion von Steroidhormonen beruhende P. p. (ohne Gonadotropinerhöhung), v. a. als ▸adrenogenitales Syndrom, ferner bei Ovarialtumoren (Granulosazell- u. Thekazelltumor) bzw. bei Hodentumoren (LEYDIG-Zell-Tumor); auch muss an eine exogene Zufuhr von Geschlechtshormonen (Nahrung, Medikamente) gedacht werden. – **P. tarda:** nach dem 14. bzw. (♂) 15. Lj. (mit Menarche nach dem 18. bzw. Spermatozoenreife nach dem 19. Lj.) auftretende P.; v. a. bei chron. Erkrankungen (angeb. Herzfehler, Diabetes) u. hereditär-konstitutionell, seltener (u. ohne Minderwuchs) beim ▸Pseudo-FRÖHLICH-Syndrom.

**pubertieren:** in die ▸Pubertät eintreten, sich in ihr befinden.

**Pubes:** ▸Schamhaare (▸Pudendum). E pubes.

**Pubeszenz:** zutreffendere Bez. für die Pubertätsentwicklung, ▸Pubertät. E pubescence.

**pubicus** *(latein.)*: zum äußeren Genitale (Scham) gehörend. E pubic.

**public access defibrillation** *(engl.)* Abk. PAD: notfallmäßige Defibrillation (»Frühdefibrillation«) bei Herzkammerflimmern (Erstdefibrillation) auch durch gering ausgebildetes Personal. Die leicht bedienbaren Geräte sind an öffentlichen Orten (auch in öffentlichen Verkehrsmitteln) installiert u. der Bedienung zugänglich.

**public antigen** *(engl.)*: häufiges Blutgruppenmerkmal; s. a. ▸Individualantigen.

**Public Health** *(engl. = öffentliche Gesundheit)*: Wissenschaft von der Gesunderhaltung der Bevölkerung, i. w. S. auch die Infrastruktur des öffentlichen Gesundheitswesens eines Landes; schließt alle staatlich u. privat geregelten Maßnahmen zur Gesundheitsvorsorge ein, z. B. Aufklärungsprogramme zur Entstehung u. Vermeidung sog. Volkskrankheiten.

**pudendalis** *(latein.)*: zur Schamgegend gehörend. E pudendal.

**Pudendum femininum** *(latein.)*, Vulva: »Scham«, das äußere ♀ Genitale; mit Mons pubis, Labia majora und minora pudendi, Clitoris, Vestibulum vaginae, Glandulae vestibulares, Ostia vaginae u. urethrae externum. E vulva.

**pudendus:** ▸pudendalis; auch Kurzform für Nervus pudendus.

**Pudendus|an|ästhesie, -block:** *Geburtshilfe* Schmerzausschaltung im Nervus-pudendus-Bereich (äußerer weicher Geburtskanal und Vulva-Damm-Region) durch perineale oder vaginale Applikation eines Anästhetikum-Depots an die Spina ossis ischii; für Austreibungsperiode, Extraktion, Episiotomie etc.; Abb. E pudendal anesthesia.

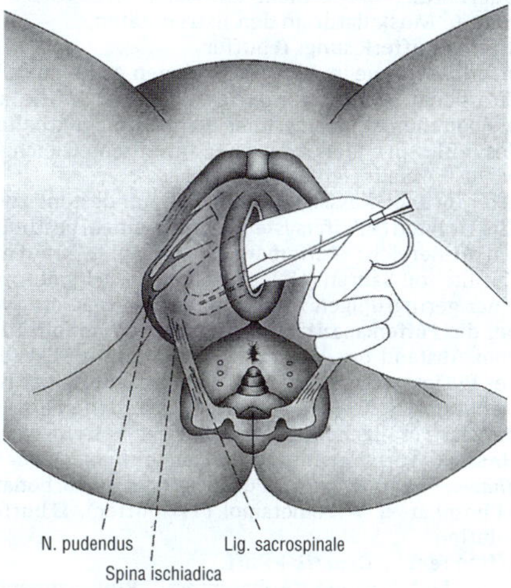


**Pudendusanästhesie:** transvaginale Technik. [274]

**Pudendus|neur|algie:** durch Irritation des N. pudendus quälende Schmerzen im Genitalbereich, verstärkt beim Sitzen u. Stehen. E pudendal neuralgia.

**Pudenz-Operation** (ROBERT H. P., Neurochirurg, Pasadena/Kalifornien): die »ventrikuloatriale Drainage« (= Ventrikuloatriostomie) des ▸Hydrocephalus (dort Abb.) durch Liquorableitung aus dem Seitenventrikel in den re. Herzvorhof mit HOLTER-Ventrikelkatheter (u. Kreiselpumpe). – Weiterentwickelt zur P.-HEYER-SCHULTE-Drainage. E ventriculo-atrial shunt.

**Puder:** pulverförm. Zubereitung für äußerl. Anw.; bestehend aus Wirkstoff(en), Vehikel (auch wichtig für Feuchtigkeits-, Fettaufnahme-, Gleit-, Deck- u. Haftvermögen; z. B. Talkum, Stärke, Ton, Zink- u. Titanoxid, Kieselsäure, Milchzucker), Zusatzstoffen (Färbung, Konservierung, Aromatisierung). E powder.

**pue|ril:** kindlich.

**Puerilismus:** gemacht-kindliches Verhalten eines Erwachsenen bei organ. Hirnschädigung (z. B. Tumor des Keilbeinflügels) u. Altersdemenz, ferner als Abwehrmaßnahme in schwieriger existentieller Situation. E puerilism, immature behaviour, childishness.

**Puer|pera:** Wöchnerin. E puerpera.

**puer|peral:** das ▸Puerperium betreffend. E puerperal.

**Puerperal|fieber,** Wochenbettfieber, Kindbettfieber: nach Entbindung oder Abort durch Infektion der Geburtswunde (Weichteilschlauch, Uterushöhle, insbes. Plazentainsertion) entstehende fieberhafte Erkrankung, evtl. bis zum septischen Schock (von IGNAZ PHILIPP SEMMELWEIS 1861 als Infektionsfolge erkannt), entweder lokal begrenzt an Damm oder Scheide, kanalikulär-aszendierend oder lymphogen fortschreitend als Endometritis, Parametritis, Perimetritis, Adnexitis, Peritonitis oder aber hämatogen als ▸Puerperalsepsis. Erreger v. a. Strepto- u. Staphylokokken, Escherichia coli, Anaerobier (meist Mischinfektion). E childbed fever, puerperal f.

**Puerperal|psychose:** ▸Wochenbettpsychose. E postpartum psychosis.
**Puerperal|sepsis:** von großflächigen Geburtswunden ausgehende ▸Sepsis. E puerperal sepsis.
**Puer|perium:** »Kind-«, »Wochenbett«; Zeitraum vom Ende der Entbindung bis zum Verschwinden der Schwangerschafts- u. Geburtsveränderungen; normal 6–8 Wo. (erste 7 Tage: »Frühwochenbett«). E puerperium.
**Puff** *(engl. = Aufgeblasenes):* mikroskopisch sichtbare Verdickung in ▸Riesenchromosomen an der Stelle intensiver RNS-Bildung bei der ▸Transkription.
**Puff|ärmel|typ:** *Pädiatrie* Chondrodystrophie mit Querfaltung der – nicht entwicklungsgestörten – Haut u. Muskulatur an den Extremitäten.
**Puffer:** ▸Pufferlösung. E buffer.
**Puffer|basen:** die im Blut vorhandenen Anionen (z. B. Bicarbonat, Hämoglobin, Plasmaproteinat), die als biologische ▸Puffersysteme zum Konstanthalten des ▸Blut-pH dienen; s. a. ▸Säure-Basen-Gleichgewicht, ▸Alkalireserve. E buffer bases.
**Puffer|lösung:** wässrige Lösung von mindestens zwei Elektrolyten (»**Puffersystem**«), die in einem bestimmten pH-Bereich (»**Pufferbereich**«: pH = pK ± 1) auf die Zufuhr von Säuren ($H^+$) oder Laugen ($OH^-$) nur mit einer geringfügigen Änderung des pH reagiert, wobei die **Pufferkapazität** (ausgedrückt in mmol/l/pH) vom Abstand des ▸pH der Lösung vom ▸pK-Wert des Puffersystems abhängt. Die Berechnung der Beziehung zwischen pH, pK u. Konzentrationen erfolgt mit der verallgemeinerten Form der ▸HENDERSON-HASSELBALCH-Gleichung (»**Puffergleichung**«); *chem, pharm, physiol* s. a. ▸Pufferbasen, ▸Bicarbonat-, ▸Phosphat- u. ▸Trometamol (Trispuffer). E buffer solution.
**Puffing** *(engl.): Genetik* ▸Puff.
**Pulex:** Floh-Gattung [Aphaniptera], Blut saugende Ektoparasiten bei Mensch u. Säugetieren, Überträger von Pest, Fleckfieber, Hymenolepiasis etc.; darunter **P. irritans** (»Menschenfloh«; Larvenentwicklung in Fußbodenspalten u. Stallungen). E Pulex, flea.
**Pulfrich-Phänomen:** Beeinträchtigung der Tiefenwahrnehmung bei beweglichen Objekten; kommt gelegentlich bei Optikusneuritis vor. E PULFRICH phenomenon.
**Pulicosis:** Befall mit Flöhen (der Gattung ▸Pulex); s. a. ▸Flohstiche. E pulicosis.
**Pulmo:** ▸Lunge. E pulmo, lung.
**Pulmo|lith:** ▸Lungenstein. E pulmolith.
**Pulmo|logie,** Pneumologie: Lungen- u. Bronchialheilkunde. E pulmonology.
**pulmonal:** die Lunge (Pulmo) betreffend; z. B. p. ▸Hypertonie. E pulmonic, pulmonary.
**pulmonal...:** Wortteil »Lunge« (s. a. ▸pneumo...), »Pulmonalarterie«, »Pulmonalklappe« (s. u. ▸Pulmonalis...).
**Pulmonal|arterie:** Kurzform für ▸Arteria pulmonalis. E pulmonary artery.
**Pulmonal|atresie:** s. u. ▸Pseudotruncus aortalis. E pulmonary atresia.
**Pulmonal|dehnungs|ton:** s. u. ▸Austreibungston. E pulmonary ejection sound.
**Pulmonal|embolie:** ▸Lungenembolie. E pulmonary embolism.
**Pulmonalis...:** Wortteil »Pulmonalarterie«, »Pulmonalklappe«.
**Pulmonal(is)angio|graphie:** *Röntgenologie* ▸Arteriographie der Pulmonalarterie meist im Rahmen des ▸Herzkatheterismus. E pulmonary angiography.
**Pulmonalis|bändelung:** ▸Bändelung. E pulmonary arterial banding.
**Pulmonal(is)blockung:** (CARLENS) Unterbrechung der Blutzirkulation in einer Lungenhälfte (Katheterblockade im P.-Hauptstamm) zur Klärung der nach einseitiger Lungenresektion zu erwartenden respiratorischen Leistung.
**Pulmonal(is)katheter:** Katheter, der über eine zentrale Vene (V. subclavia oder V. jugularis) im Truncus pulmonalis platziert wird. Der P. ist am Ende mit einem auffüllbaren Ballon versehen. Dieser wird mit dem venösen Blutstrom in den Truncus pulmonalis eingeschwemmt (»Einschwemmkatheter«). ***Anw.*** zur Messung des pulmonal-kapillären Verschlussdruckes (▸Wedge-Druck) u. des Herzminutenvolumens; s. a. ▸SWAN-GANZ-Katheter.
**Pulmonal(is)klappe:** ▸Valva trunci pulmonalis. E pulmonary valve.
**Pulmonal(is)(klappen)insuffizienz:** Schlussunfähigkeit der Taschenklappen (Valvulae semilunares) des Truncus pulmonalis (▸Valva trunci pulmonalis.), selten angeboren, häufiger nach Endokarditis, Lues, op. Korrektur einer Klappenstenose oder – funktionell – infolge Überdehnung des Klappenringes durch Druckerhöhung im kleinen Kreislauf (= **relative P.,** v. a. bei schwerer Mitralstenose). Bei der isolierten P. zunächst nur geringe Leistungsminderung, später evtl. Rechtsherzinsuffizienz; Diastolikum im 2.–3. ICR li. parasternal, bei rel. Insuffizienz STEEL-Geräusch (u. Symptome der Mitralstenose) vorherrschend. E pulmonary (valvular) insufficiency.
**Pulmonal(is)(klappen)schlusston:** ▸Pulmonalton.
**Pulmonal(is)(klappen)stenose:** valvuläre ▸Pulmonalisstenose. E pulmonary (valvular) stenosis.
**Pulmonalis|stamm:** ▸Truncus pulmonalis. E trunk of the pulmonary artery.
**Pulmonal(is)stenose:** meist angeborene Verengung des Truncus bzw. einer Arteria pulmonalis entweder im Bereich der Semilunarklappen (= valvuläre P.) oder oberhalb davon (= supravalvuläre P.) oder in der Ausflussbahn der re. Kammer (= infundibuläre P.); häufig mit anderen kardiovaskulären Fehlbildungen verbunden (v. a. FALLOT-Trias, -Tetrade, -Pentade). Druck im re. Ventrikel erhöht, in Arterie normal oder vermindert; herabgesetztes Minutenvol., erhöhte a.v. Differenz, bei isolierter Form keine Zyanose, erst rel. spät Belastungsdyspnoe; scharfes, langes Systolikum im 2. ICR li. parasternal (bei der infundibulären P. im 4. ICR re.), leiser Pulmonalton; Herz anfangs nicht verbreitert, Pulmonalbogen – bei poststenot. Erweiterung – betont, Lungengefäße eng (s. a. ▸Herzfehler, dort Abb. Nr. 16); im EKG Rechtsbelastung, P dextroatriale. Bei Jugendl. evtl. Op. Die ▸Ballonvalvuloplastie stellt heute die Therapie der 1. Wahl dar (Infundibulektomie, BROCK-Op., Klappensprengung). E pulmonary stenosis.
**Pulmonalis|ton:** *Kardiologie* ▸Pulmonalton. E pulmonary sound.
**Pulmonal|klappe(n)...:** ▸Pulmonalis(klappen)...
**Pulmonal|kreis|lauf:** ▸Lungenkreislauf. E pulmonary circulation.
**Pulmonal|sklerose,** Cardiopathia nigra: primäre (»genuine«) oder sekundäre (bei embolischem oder entzündl. Prozess, pulmonaler Hypertonie) Sklerose der Arteria pulmonalis u. ihrer Äste. ***Klinik:*** erhöhter systolischer Druck in rechtem Ventrikel und Pulmonalis, »schwarze« Zyanose, Polyglobulie, Lungenemphysem, chron. Bronchitis, Trommelschlägelfinger, Dyspnoe, Cor pulmonale. E pulmonary arterial sclerosis, Ayerza's disease.
**Pulmonal|stenose:** ▸Pulmonalisstenose.
**Pulmonal|ton,** Abk. P, Abk. PT: das am Ende der Systole im Pulmonalisareal hörbare 2. Segment des 2. Herztons (Schluss der Pulmonalklappe), vom vorhergehenden Aortensegment am deutlichsten in max. Inspiration abgesetzt. Kommt verspätet (Spaltung des 2. HT) bei Rechtsschenkelblock, Vorhofseptumdefekt (dann Verspätung nicht atmungsabhäng.) u. Pulmonalisstenose; tritt vor dem Aortensegment auf (»umgekehrte oder paradoxe Spaltung«) bei Linksschenkelblock, Aortenstenose u. offenem Ductus Botalli. E pulmonic sound.
**Pulmonal|venen:** ▸Venae pulmonales (s. a. ▸Lungenvenentransposition). E pulmonary veins.
**Pulmo(no)logie:** Lungen- u. Bronchialheilkunde. E pulmonology.

**pulmorenales Syndrom:** ▸GOODPASTURE-, ▸CEELEN-GELLERSTEDT-Syndrom, ▸WEGENER-Granulomatose.
**Pulmo|sklerose:** ▸Lungenfibrose.
**Pulpa:** das – feste – Fleisch. E pulp. **1)** *Pharmazie* Mus aus Pflanzenteilen. **2)** *Anatomie* das Mark bzw. Parenchym eines Organs (z.B. ▸Milzpulpa). – **P. dentis:** Weichgewebe aus Odontoblasten, Fibro- u. Histiozyten, undifferenzierten Mesenchymzellen u. gallertiger Grundsubstanz in der Pulpahöhle, reich an Gefäßen u. Nerven. E dental p.
**Pulpa|höhle:** ▸Cavitas dentis. E pulp cavity.
**Pulpitis:** *Zahnmedizin* entzündl. Erkrankung der Zahnpulpa, meist infektiös (bei Karies, fragl. auch hämatogen oder retrograd, von Zahnfleischtaschen durch das Foramen apicale), seltener durch mechanisch-traumatische, chemische u. thermische Reize. E pulpitis.
**pulposus** *(latein.)*, pulpös: aus weicher Substanz (▸Pulpa). **Pulposus:** ▸Nucleus pulposus.
**Pulposus|hernie:** ▸Bandscheibenprolaps.
**Puls,** Pulsus: die Druckwelle im Blutkreislauf (s.a. ▸Herzzyklus); i.e.S. der Arterienpuls als durch Druck- u. Volumenschwankungen hervorgerufene Schlauchwelle. Deren Geschwindigkeit (Pulswellengeschwindigkeit »PWG«) ist stets erheblich größer als die der Blutströmung. Sie ist abhängig von der Massenträgheit des Blutes $\varrho$ u. der Elastizität der Gefäßwand $\kappa$ (z.B. 5–6 m/sec in der Aorta des Jugendlichen). Der Puls kann als Strömungs-, Druck- (Sphygmogramm) u. Volumen-P. aufgezeichnet werden. Beurteilung durch sog. Pulsfühlen mit Prüfung von Gefäßwand, Pulsform u. -qualität (s. Abb.), genauer objektiv, u. zwar durch Oszillographie, mechanische u. elektron. Sphygmographie. E pulse.

$$PWG = \sqrt{\frac{\varkappa}{\varrho}}\ \mathrm{cm} \cdot \mathrm{sec}^{-1}$$

**Puls:** Formel zur Bestimmung der Pulswellengeschwindigkeit.

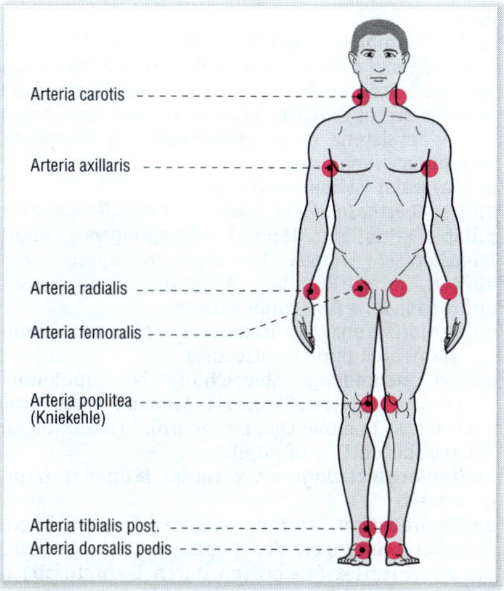


**Puls:** Palpationspunkte. [87]

**Puls|ader:** Arterie (▸Arteria); i.e.S. die Arteria radialis distal am Unterarm. E artery.
**Puls|amplitude:** die – mit der örtl. Blutdruckamplitude ident. – Differenz zwischen maximalem systolischem u. minimalem diastolischem Pulsdruck. E pulse amplitude.
**pulsans, pulsatil** *(latein.)*: pulsierend, mit nachweisbarer ▸Pulsation. E pulsatile.
**Pulsatio(n):** wellenförmige Volumenschwankungen eines (Hohl-)Organs, i.e.S. die des arteriellen Gefäßsystems im Herzrhythmus; als Milz- u. Leber-P. verstärkt v.a. bei Aorteninsuffizienz, als **P. epigastrica** v.a. bei Rechtsherzhypertrophie (bei Zwerchfelltiefstand evtl. physiologisch). E pulsation.
**Pulsations|divertikel:** ▸Pulsionsdivertikel.
**Puls|defizit:** Differenz zwischen Puls- u. Herzfrequenz, d.h. fehlende periphere Pulswelle bei frustraner Ventrikelkontraktion (ohne Öffnen der Aortenklappen oder mit zu geringem Schlagvolumen). E pulse deficit.
**Pulsdiagnostik:** diagnostische Methode der ▸Traditionellen Chinesischen Medizin bzw. ▸Akupunktur; beurteilt werden Tempostörungen, Füllungsstörungen der Arterie, Wandspannung der Arterie u. Tiefe der Pulstastung; Organzuordnung über sechs Pulstaststellen.
**Puls|differenz,** Abk. PD: Differenz zwischen Arbeits- u. Ruhepuls. E pulse difference.
**pulse|less disease** *(engl.)*: ▸Aortenbogen-Syndrom.
**Puls|frequenz:** die mit der des Herzens übereinstimmende Frequenz (Zahl pro Zeiteinheit) des Arterienpulses; s.a. ▸Pulsdefizit. E pulse rate.
**Pulsion:** **1)** *Physiologie, Pathologie* Hinausdrücken einer Hohlorganwand, i.w.S. auch die ▸Pulsation. E pulsion. **2)** *Neurologie* ▸Pro-, ▸Retro- u. ▸Lateropulsion beim Parkinsonismus.
**Pulsions|divertikel:** das – im Gegensatz zum Traktionsdivertikel – durch erhöhten Binnendruck an wandschwachen Stellen bewirkte Ösophagusdivertikel, z.B. als ▸LAIMER-, ▸KILLIAN-, ▸ZENKER-Divertikel (s.a. ▸Ösophagusengen, dort Abb.). – Als **submuköses P. des Dickdarms** das ▸GRASER-Divertikel. E pulsion diverticulum.
**Puls|losigkeit,** Akrotie: Fehlen (Nichtregistrierbarkeit) des peripheren Arterienpulses. E pulselessness.
**Puls|los-Krankheit:** ▸Aortenbogen-Syndrom. E pulseless disease.
**Pulsoxymetrie:** unblutige Messung der Sauerstoffsättigung des Blutes mittels eines transkutan (meistens an einem Finger) angebrachten Messfühlers. Die Messung erfolgt spektralphotometrisch; ein Verfahren, das in den letzten Jahren zunehmend im intensivmedizinischen u. anästhesiologischen ▸Monitoring angewandt wird. E pulse oximetry.
**Puls|qualität:** s.u. ▸Pulsus. E pulse quality.
**Puls|schreibung:** ▸Sphygmographie. E recording of pulse waves.
**Puls|summe:** s.u. ▸Gesamtpulssumme. E summation pulse.
**Puls|ton|abnehmer:** elektromechan. Wandler zur Registrierung von Pulsgröße u. -druck.
**Pulsus:** ▸Puls. Diagn. Formen (Pulsqualität): **P. aequalis** (mit gleicher Qualität der Schläge); **P. alternans** (▸Alternans); **P. altus** (»hoher« oder »großer« P. durch überhöhte Blutdruckamplitude, z.B. bei Fieber, Aorteninsuffizienz, s.a. ▸Pulsus celer); **P. anacroticus** (▸Anakrotie); **P. bigeminus** (▸Bigeminie); **P. celer** (»schnellender« P., steil an- u. absteigend, v.a. bei kreislauflabilen Jugendl., Fieber, Aorteninsuffizienz, meist **P. celer et altus** [»CORRIGAN-P.«, s.a. ▸Wasserhammerpuls.], d.h. auch hoch, da die Druckänderung pro Zeiteinheit rascher); **P. contractus** (klein u. hart bei Gefäßsklerose); **P. dicrotus** (▸Dikrotie); **P. differens** (Seitendifferenz bei dissezierendem Aortenaneurysma u. -insuffizienz, Mediastinaltumor, einseit. Radialisverschluss); **P. durus** (»harter«, »gespannter«, nur schwer unterdrückbarer P., bei arterieller Hypertonie); **P. filiformis** (»fadenförm.«, »dünner« P. mit nur geringer Druckamplitude, z.B. bei Kollaps); **P. fortis** (▸P. altus); **P. frequens** (»schnell«, besser: »frequent«, bei Tachykardie); **P. inaequalis** (ungleiche Höhe der Schläge, z.B. bei Arrhythmie); **P. intermittens** (mit Aussetzen einzelner Schläge, s.u. ▸Pulsdefizit); **P. irregularis** (»unregelmäßiger« P. bei Arrhythmie); **P. magnus** (▸Pulsus altus); **P. mollis** (»weich«, leicht unterdrückbar, bei

Hypotonie); **P. paradoxus** (mit inspiratorischer Abnahme der Pulsdruckamplitude um > 10 mmHg; bei konstriktiver u. exsudativer Perikarditis, Accretio pericardii, Kreislaufkollaps); **P. parvus** (»kleiner« P., mit verminderter Druckamplitude, bei Aortenstenose, Herzschwäche, Kreislaufkollaps etc.); **P. penetrans** (s. u. ▸Venenpuls); **P. plenus** (»voller«, gut gefüllter P. als Normalqualität); **P. rarus** (»langsamer« P. bei Bradykardie), **P. regularis** (»regelmäßiger« P.); **P. tardus** (»schleichender« P. mit flachem Druckanstieg; v. a. bei Aortenstenose); **P. tricrotus** (▸Trikrotie); **P. trigeminus** (▸Trigeminie); **P. vibrans** (»schwirrender« P., mit Vibrieren der Gefäßwand). E pulsus, pulse.

**Puls|welle:** s. u. ▸Puls. E pulse wave.

**Pulver:** *Pharmazie* ▸Pulvis. E powder.

**Pulver|schmauch:** *Gerichtsmedizin* beim Nahschuss um die Einschusswunde herum nachweisbare verbrannte (graue bis schwarze) Pulverteilchen. E powder burn.

**Pulvinar:** *Anatomie* wulstförmiger Teil. E pulvinar. – **P. thalami:** der verbreiterte hintere Teil des Thalamus.

**Pulvis,** Pulver: *Pharmazie* pulverförmig zerkleinerte Drogen und Chemikalien; gemäß DAB »grob gepulvert« (Maschenwerte 0,8 mm), »mittelfein«, »fein« u. »sehr fein« (0,1 mm); u. a. als Streupuder. E powder.

**Punch|biopsie** *(engl.):* ▸Stanzbiopsie.

**Punch-drunk(-Syndrom)** *(engl.):* ▸Boxerenzephalopathie.

**Punching|ball-Handgriff:** *Geburtshilfe* ▸HAMILTON-Methode.

**Punctio:** ▸Punktion. – **P. sicca,** trockene Punktion: Unmöglichkeit, bei einer Knochenmarkpunktion Knochenmark zu punktieren wegen erheblicher Faservermehrung; v. a. bei ▸Haarzellenleukämie, aber auch bei aplastischer Anämie oder Osteomyelofibrose.

**Punctum** *(latein.)* Plur. Puncta: Stich, Punkt, Messpunkt. E point. – **P. dolorosum:** *Klinik* ▸Schmerzpunkt. E painful p. – **P. lacrimale:** *Anatomie* Eintrittsöffnung des Tränenröhrchens. E lacrimal p. – **P. maximum,** Abk. PM, Abk. p. m.: *Kardiologie* Stelle der größten Lautstärke bei der Herzauskultation (Abb.). E p. of maximal impulse, Abk. P.M.I. – **P. proximum:** *Ophthalmologie* Nahpunkt. E near p. – **P. remotum:** *Ophthalmologie* Fernpunkt. E far p.

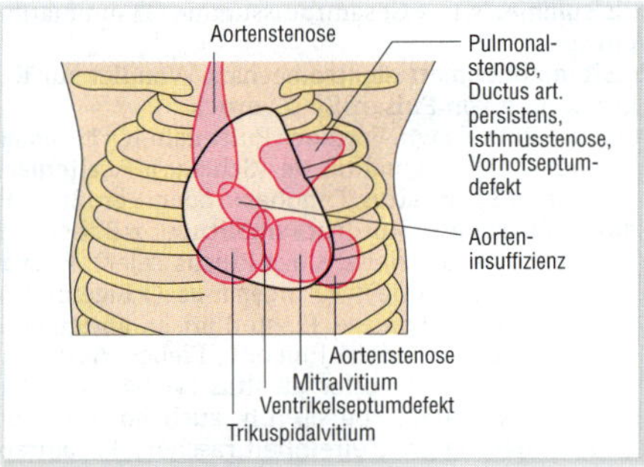


**Punctum maximum:** die Bereiche maximaler Herzgeräusche bei verschiedenen Vitien. [335]

**Punica granatum:** »Granatbaum« [Punicaceae]; ***Anw.*** der Rinde (Cortex Granati, mit Alkaloiden, v. a. Pelletierin) als Adstringens. E pomegranate.

**Punktat:** durch Punktion gewonnene Körperflüssigkeit oder -gewebspartikel. E puncture specimen, p. fluid.

**Punktierung:** **1)** *Klinik* ▸Punktion, ▸Punktur. **2)** *Histologie* ▸Tüpfelung. E punctation.

**Punktion:** Einführen einer Punktionskanüle (nach Hautdesinfektion, evtl. Lokalanästhesie) in einen präformierten (Gelenk-, Pleura-, Bauchhöhle, Liquorraum, Fruchtblase, Blutgefäß etc.) oder patho. Körperhohlraum (z. B. Abszess) zum diagn. Nachweis des Inhalts (u. U. auch als ther. Maßnahme) oder in ein Parenchym (Lymphknoten, Leber, Milz, Knochenmark etc.) zur Gewinnung einer Gewebeprobe (▸Biopsie), entweder unter Sicht oder als Blind-P.; s. a. ▸Probepunktion, ▸Feinnadelbiopsie, ▸Punctio sicca. – I. w. S. auch der Einstich für eine ▸Injektion. E puncture.

**Punktions|kanüle:** spezielle Hohlnadel für Punktionen, auch mit Mandrin (z. B. Lumbal-P.) oder Sperrvorrichtung (z. B. Sternal-P.); s. a. ▸Trokart. – Als Feinnadel für die ▸Nadelbiopsie. E puncture needle.

**Punktions|zyto|logie:** s. u. ▸Zytodiagnostik.

**Punkt|mutation:** ▸Codon-, ▸Genmutation. E point mutation.

**Punktsuchstift:** elektrisches Messgerät zur exakten Lokalisation von Akupunkturpunkten (s. u. ▸Akupunktur); ***Anw.*** v. a. in der ▸Ohrakupunktur ; registriert Veränderungen des elektrischen Widerstandes im Akupunkturpunkt.

**Punktur:** Einstich (z. B. ▸Akupunktur), ▸Punktion. E puncture.

**Pupilla:** die Pupille, das kreisrunde, dunkel erscheinende »Sehloch« in der Regenbogenhaut (etwas exzentrisch nach unten-nasal), von den Irismuskeln je nach physiologischem Bedürfnis (▸Akkommodation) in der Größe verändert (∅ 1,5–8 mm); s. a. ▸Pupillenreaktion, ▸Pupillenstarre, ▸Miosis, ▸Mydriasis, ▸Mikrokorie. E pupil.

**pupillär, pupillar(is):** die Pupille betreffend. E pupillary.

**Pupillar...:** s. a. ▸Pupillen..., ▸Pupillo...

**Pupillar|distanz:** der Mittelpunktabstand beider Pupillen voneinander (bei bifovealer Fixation eines fernen Punktes), gemessen am besten (da stets asymmetrisch) gesondert für jedes Auge von der Nasenrückenmitte aus; im Allg. 2–3 mm kleiner als der Abstand beider Augendrehpunkte. Wichtig für Brillenanpassung. E interpupillary distance.

**Pupillar|linse:** *Ophthalmologie* kleine, die Pupille allseitig nur wenig überragende ▸Kontaktlinse. E pupil-lens.

**Pupillar|membran,** Membrana pupillaris, WACHENDORFF-Me.: *Embryologie* von der Arteria hyaloidea auf der vorderen Linsenfläche im Pupillenbereich ausgebreitetes Gefäßnetz (bis zum 7./8. Fetalmonat). – Bei Persistenz evtl. Adhäsionen mit Hornhaut. E pupillary membrane.

**Pupillar|puls:** ▸Hippus circulatorius.

**Pupille:** *Ophthalmologie, Anatomie* ▸Pupilla; s. a. ▸Pupillar..., ▸Pupillen... E pupil. – **P., springende,** Pupillenathetose: ▸Hippus. E spasmotic p., hippus.

**Pupillen...:** s. a. ▸Pupillar..., ▸Pupillo...

**Pupillenachse:** ▸Axis bulbi externus.

**Pupillen|differenz:** ▸Anisokorie; s. a. ▸Lähmungsmiosis. E unequal pupils, anisocoria.

**Pupillen|entrundung:** Abweichung der Pupillenöffnung von der Kreisform; als Anomalie oder aber nach Iritis, Trauma, Op., bei neurol. Erkrankungen. E irregular outline of pupil.

**Pupillen|erweiterung:** ▸Mydriasis. E dilated pupil, mydriasis.

**Pupillen|reaktion, -reflex:** die reaktiven Größen-, Formveränderungen der Pupillen; i. e. S. *(physiol)* der ▸Lichtreflex (zu prüfen durch Lichteinfall) u. der Akkommodationsreflex (s. u. ▸Konvergenzreaktion; Prüfung durch binokulares Fixierenlassen der aus 1 m auf 20 cm herangeführten Fingerspitze). Ferner der palpebrale P. (▸Orbikularisphänomen), der kortikale P. (▸HAAB-Reflex) u. die ▸konsensuelle Reaktion. Pathologisch z. B. als **paradoxer P.** (Erweiterung der Pupille auf Lichteinfall u. umgekehrt; v. a. bei Metasyphilis), **vestibulärer P.** (bei Drehprüfung auftretende u. nach Stopp noch zunehmende Miosis, gefolgt von Mydriasis u. meist Hippus) etc. S. a. ▸Mydriasis, ▸Miosis, ▸Anisokorie, ▸Pupillenstarre, ▸Pupillotonie, ▸myotonische Pupillenreaktion. E pupillary reflex.

**pupil-lens** *(engl.): Ophthalmologie* ▸Pupillarlinse.

**Pupillen|starre, -rigidität,** Lichtstarre: fehlende Pupillenreaktion auf Licht infolge Unterbrechung im Schaltneuron, häufiger im zentrifugalen oder -petalen Schenkel des Reflexbogens; u. zwar als **absolute P.** (Naheinstellungs-, direkte u. konsensuelle Lichtreaktion aufgehoben, Lidschlussphänomen erhalten) durch Schädigung des gleichseitigen Sphinkterkerns oder der zentralen Reflexbahn, als **amaurotische P.** (weite Pupille; erhaltene Naheinstellungs- u. konsensuelle Lichtreaktion) bei einseitiger peripherer Blindheit durch Läsion distal vom Chiasma (Sehnerv oder Auge), als **reflektorische P.** (direkter u. konsensueller Lichtreflex aufgehoben, Naheinstellung u. Lidschlussreaktion erhalten, ▸ARGYLL ROBERTSON-Phänomen). E fixed pupil. – **P., tonische:** ▸Pupillotonie. E tonic p.

**Pupillen|unruhe,** Hippus der Gesunden: feine Schwankungen der Pupillenweite. E hippus.

**Pupillen|vereng(er)ung:** ▸Miosis. E miosis.

**Pupillen|zeichen:** die pathologischen ▸Pupillenreaktionen; *anästh* ▸Augenzeichen. E pupillary signs.

**Pupillo|kochlear|reflex:** reflektor. Mydriasis bei plötzl., starker Schalleinwirkung. E cochleopupillary reflex, pupillocochlear r.

**Pupillo|meter:** Apparat zum Messen der Pupillenweite. E pupillometer.

**Pupillo|tonie:** meist einseitige tonische (d.h. sehr langsame) Konvergenzreaktion der entrundeten u. sehr weiten Pupille bei verminderter, verlangsamter oder fehlender Lichtreaktion u. verlangsamter Wiedererweiterung, die entweder sofort einsetzt oder mit Verzögerung (Typ STRASSBURGER bzw. SÄNGER); Symptom der **pupillotonischen Pseudotabes** (▸ADIE-Syndrom); – s.a. ▸myotonische Pupillenreaktion. E tonic pupil.

**Puppen|auge(n|phänomen):** **1)** das infolge diphther. Lähmung unbewegl. Auge, meist mit leichtem Exophthalmus, seltenem Lidschlag und Ptosis. **2)** Zurückbleiben der Bulbi, Blickrichtung entgegen einer passiven Bewegung des Kopfes; physiologisch beim Neugeborenen (Unreife der kortikomesenzephalen Blickbewegungsbahnen); patho. bei Schädigung des suprapontinen Blickzentrums, Tumor im Vierhügel- u. Ponsbereich. E doll's eye sign, Cantelli's sign.

**pure red cell aplasia** *(engl.):* isolierte Hypoplasie (bis Aplasie) der Erythropoese; erworben bei hämolytischer Anämie, Parvovirus-B19-Infektion, Arzneimittelunverträglichkeit, Mangelernährung, Vitaminmangel, im Zusammenhang mit Thymomen, bei Autoimmunkrankheiten; angeboren bei DIAMOND-BLACKFAN-Anämie.

**puri|form** *(latein. pus, puris = Eiter):* eitrig, eiterartig. E puriform.

**Purin:** **1)** (E. FISCHER 1884; »purum uricum«) $C_5H_4N_4$; heterozyklische Verbindung (Formel); farblose, wasserlösl. Kristalle, mit Säuren u. Laugen Salz bildend. E purine. **2)** Purine, Purinkörper: Klassenbez. für Verbindungen mit P.-Grundgerüst, v.a. die ▸Purinbasen, ferner z.B. die Methyl-P. Coffein u. Theobromin; s.a. ▸Purinstoffwechsel (dort Schema).

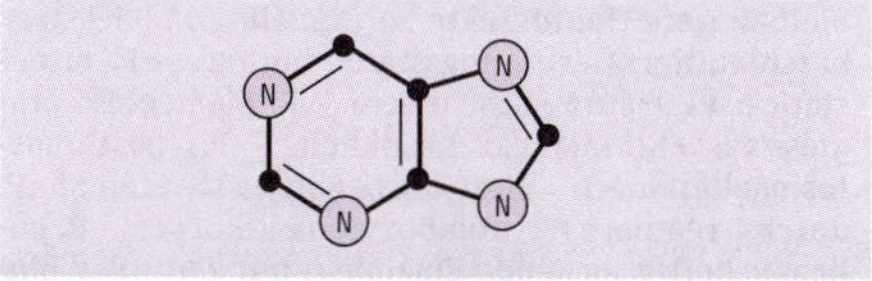


**Purin.**

**Purin|ämie:** vermehrter Gehalt des Blutes an Purinbasen, ▸Hyperurikämie. E purinemia.

**Purin|analoga, -antagonisten:** den Purinen strukturell ähnliche ▸Basenanaloga, z.B. das Zytostatikum 6-Mercaptopurin. E purine antagonists.

**purin|arme Diät:** bei Hyperurikämie u. bei Harnsäuregicht angezeigte Ernährung mit fleisch- (v.a. Innereien) u. fischarmer Kost, ohne Hülsenfrüchte, Spinat u. Pilze. E low purine diet.

**Purin|basen:** Sammelbez. für Adenin, Guanin, Hypoxanthin etc. als Bausteine von Nucleinsäuren u. Harnsäure (s.a. ▸Purinstoffwechsel). E purine bases.

**Purin(bio)synthese:** s.u. ▸Purinstoffwechsel (dort Schema). E purine biosynthesis.

**Purine, Purin|körper:** s.u. ▸Purin (2). E purines.

**Purino|zeptoren, -rezeptoren:** auf ATP, ADP, AMP u. Adenosin als Transmitter ansprechende Rezeptoren. E purinoceptors.

**Purin|stoffwechsel:** Gesamtheit von Synthese, Funktionen u. Abbau des Purins im Organismus (s. Schema). Erbl. bedingte Störungen zeigen sich z.B. im Rahmen einer Hyperurikämie oder Xanthinurie. E purine metabolism.

**Purkinje** (JOHANNES EVANGELISTA P., 1787–1869, Physiologe, Breslau, Prag). – **P.(-Sanson)-Bilder:** die durch Reflexion an Hornhaut u. vorderer u. hinterer Linsenfläche entworfenen – verkleinerten – Spiegelbilder einer Lichtquelle. E P.-Sanson mirror images. – **P.-Fäden, P.-Fasern:** die das HIS-Bündel bildenden u. sich subendokardial an die Arbeitsmuskulatur verteilenden spezif. Herzmuskelfasern des Reizleitungssystems. E P.'s fibers. – **P.(-Ader)-Figur:** entoptische Wahrnehmung der Netzhautgefäße (dunkel auf gleichmäßig tieforangefarbenem Grund); provozierbar durch bewegte seitl. Beleuchtung des Auges im verdunkelten Raum. E Purkinje's figures. – **P.-Nachbild:** das nach dem 1. positiven (= HERING-)Nachbild u. einer Dunkelpause auftretende 1. neg. Nachbild (mit Farben komplementär zum Primärbild). E P.'s after-image. – **P.-Phänomen:** die mit der Dunkeladaptation (Wechsel vom Zäpfchen- zum Stäbchen-Sehen) erfolgende »Verschiebung« der spektralen Empfindlichkeit von der kurzwelligen zur langwelligen Seite des Spektrums (Rot wird dunkler, Blau heller). E P.'s phenomenon. – **P.-Schicht:** das Stratum gangliosum der Kleinhirnrinde. E P.'s layer. – **P.-Zellen:** große, birnenförm. Nervenzellen im Stratum gangliosum der Kleinhirnrinde, mit je zwei bis drei senkrecht in die Molekularschicht aufsteigenden u. sich dort in einer Ebene verzweigenden Dendriten u. dem in das Kleinhirnmark absteigenden Neuriten. E P.'s cells.

**Purkinjom:** s.u. ▸Ganglioneurom.

**Purpura:** spontane, kleinfleckige (»petechiale«) Kapillarblutungen (i.w.S. auch Vibices, Sugillationen, Ekchymosen) in Haut (Abb.), Schleimhaut u. Subkutis bei hämorrhag. ▸Diathese (v.a. Vaso- u. Thrombozytopathien, tox.-allerg. Gerinnungsstörungen durch Arzneimittel, Infekt) oder stauungsbedingt, meist in größerer Ausdehnung, v.a. an unteren Extremitäten u. Druckstellen (Mikrotrauma). Zunächst hell- oder dunkelrot, über braun, gelb, grün abblassend, evtl. als braunschwarze Flecken persistierend. Schwinden nicht unter Glasspateldruck (DD gegen Erythem). E purpura. – **P. ana|phylactoides, anaphylaktoide P., P. all|ergica, P. rheumatica,** hämorrhag. Mikrobid,

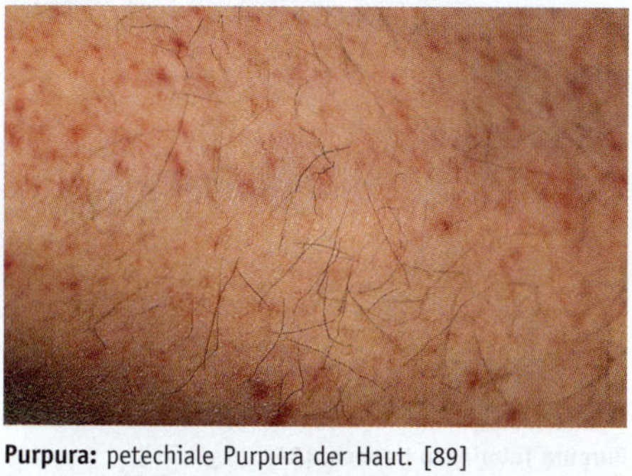

**Purpura:** petechiale Purpura der Haut. [89]

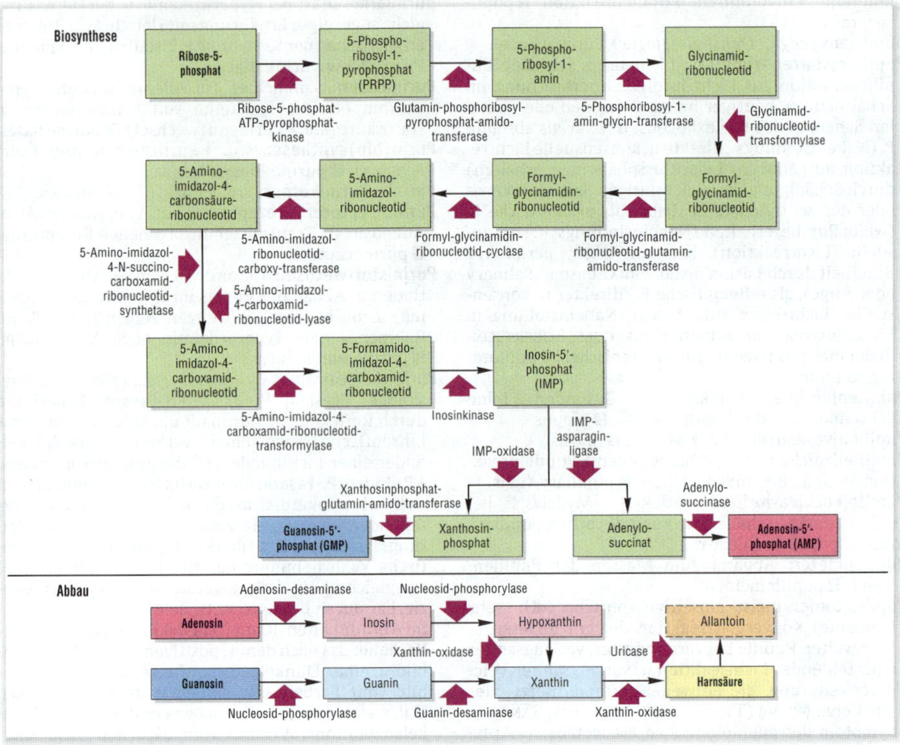


**Purinstoffwechsel.**

SCHOENLEIN-HENOCH-P.: toxisch-allerg. P. nach Infektionen (Virus- oder Bakterienantigene) u./oder durch Arznei-, seltener Nahrungsmittel. ***Auftreten:*** bes. an unteren Extremitäten. ***Klinik:*** häufig diffuse Erytheme, Urtikaria, QUINCKE-Ödem (histol.: perivaskuläre Infiltrate mit polymorphkern. Leuko-, Histiozyten, Eosinophilen u. Immunkomplexen), evtl. flüchtigen Arthralgien u. Gelenkschwellungen, Hämaturie (SCHOENLEIN-Nephritis), Darmblutungen u. Koliken (**P. abdominalis**). ***Verlauf:*** meist schubweise, evtl. (v.a. bei Kindern) als ▸Purpura fulminans. ***Diagn.:*** Blutwerte meist normal, pos. RUMPEL-LEEDE-Zeichen. E Schoenlein-Henoch p., anaphylactoid p., allergic p. – **P. anularis teleangiectodes:** ▸MAJOCCHI-Syndrom. – **P., auto|erythro|zytische:** ▸GARDNER-DIAMOND-Syndrom. – **P. cerebri:** petechiale Diapedeseblutung im Gehirn infolge örtl. Kapillarschädigung bei Fettembolie, Urämie, Sonnenstich, Vergiftung etc. E brain p. – **P. cryoglobulinaemica:** Kältepurpura bei Kryoglobulinämie. – **P. factitia:** Blutungen durch Manipulationen an der Haut. – **P. fulminans Henoch:** (1887) foudroyante Verlaufsform

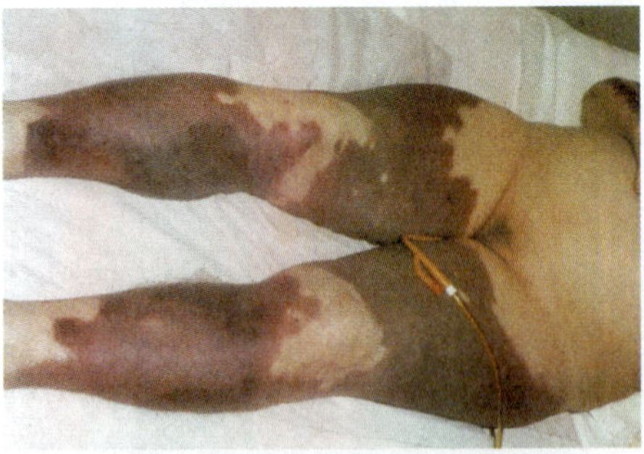

**Purpura fulminans Henoch.** [87]

v.a. der P. abdominalis, aber auch der P. anaphylactoides. ***Ätiol.:*** meist allerg. Vaskulitis nach Infektionskrankh. (v.a. Scharlach), seltener durch Arzneimittel (v.a. Butazolidin). Auftreten bes. im Kindesalter. ***Klinik:*** ausgedehnte Haut- u. Subkutisblutungen (Blutblasen, Nekrosen, s. Abb.), häufig von Fieber begleitet. – **P. haemor|rhagica:** idiopathische ▸Thrombozytopenie (WERLHOF). – **P. h. nodularis:** ▸FABRY-Syndrom. – **P. hyper|globulin|aemica,** WALDENSTRÖM-Syndrom I: (1943) schubweise P., v.a. an Beinen (evtl. Jucken u. Brennen), selten an Schleimhäuten infolge Gerinnungsstörung oder Gefäßschädigung bei ▸Paraproteinämien. – **P. jaune d'ocre** *(franz.)*, Stauungsblutung: Stauungsblutungen bei chron.-venöser Insuffizienz. Petechiale Blutungen sowie rötliche, braun gelbe oder braun violette Pigmentierungen an den unteren Extremitäten. – **P. necrotica(ns) Sheldon,** DE-GIMARD-Syndrom: Variante der P. fulminans bei Säugling u. Kleinkind. ***Klinik:*** unter akutem Fieber binnen 24–48 Std. entstehende asymmetr., bis münzgroße Hautblutungen mit blauschwarzem Zentrum u. rötl. Rand. Nach Abstoßen bleiben tiefe Hautdefekte zurück. ***Diagn.:*** BSG stark beschleunigt; Gerinnungsstatus normal. – **P. orthostatica:** ▸Purpura jaune d'ocre. – **P. pigmentosa progressiva:** ▸SCHAMBERG-Krankheit. – **P., post|trans|fusionelle:** nach Bluttransfusion auftretende P. durch irreguläre ▸Thrombozytenantikörper. – **P. pulicosa:** heftig juckende Quaddeln mit zentraler Blutung als allerg. Reaktion auf Flohstiche. – **P. rheumatica:** ▸Purpura anaphylactoides. – **P. senilis:** bräunliche Flecken nach Hämorrhagien; bevorzugt in lichtgeschädigter Haut älterer Menschen. – **P. thromb|asthenica:** ▸Thrombasthenie. – **P., thrombotisch-thrombo|zyto|penische:** ▸MOSCHCOWITZ-Syndrom. – **P., thrombo|zyto|penische:** idiopathische ▸Thrombozytopenie (WERLHOF). E (idiopathic) thrombocytopenic p.

**Purpurea:** ▸Digitalis purpurea. E foxglove, purpurea.

**Purtilo-Syndrom:** X-gebunden-rezessiv erbliche Störung der Immunantwort gegen EPSTEIN-BARR-Virus mit schwerem Verlauf bei infektiöser Mononukleose (z.B. mit fulminanter Hepatitis, Organinfiltration durch zytotoxische Lymphozyten). E X-linked lymphoproliferative syndrome.

**Purtscher-Syndrom** (OTMAR P., 1852–1927, Augenarzt, Innsbruck, Klagenfurt): nach schwerer Rumpfkompression u. Schädeltrauma auftretende Netzhautblutungen mit gelbl.-weißlichen, paravasalen Flecken. E Purtscher's syndrome.

**purulent** *(latein. = purulentus):* eitrig. S.a. ▸ Pus. E purulent.

**Purulenz** *(latein. purulentus = eitrig):* Eiterung, das Eitern. E purulence, purulency.

**Pus** *(latein.):* ▸ Eiter. E pus.

**Push-back-Operation** *(engl.):* ▸ Gaumenrückverlagerung.

**Pustel, Pustula,** Eiterbläschen: leukozytengefüllter intra- oder subepidermaler bzw. follikulärer Hohlraum als max. stecknadelkopfgroße primäre ▸ Effloreszenz (dort Abb.). E pustule. – **P. mali|gna:** ▸ Hautmilzbrand. E malignant p.

**Pustel|ausschlag:** ▸ Pyodermie. E pustular eruption.

**Pustel|flechte:** ▸ Impetigo.

**pustulös, pustulosus, pustularis:** mit Pustelbildung. E pustular.

**Pustulose, Pustulosis:** mit Bildung von Pusteln einhergehende Hauterkrankung. E pustulosis. – **P. acuta generalisata:** akute Erkrankung mit generalis. Saat steriler Pusteln (Palmae u. Plantae bleiben frei). Häufig Auftreten nach vorhergehendem Infekt. – **P. eosinophile:** dissemin. Auftreten von Herden mit eosinophilen Pusteln; vorwiegend bei jungen Männern in Japan. Chronisch-rezidivierender Verlauf. – **P. palmaris et plantaris:** ▸ ANDREWS-Syndrom. – **P., rezidivierende beni|gne sub|korneale:** (SNEDDON u. WILKINSON, 1956) v.a. bei ♀ an Stamm, Achseln u. Leistenbeugen auftretende, chronisch-rezidivierende Pusteln. – **P. vaccini|formis, P. varioli|formis:** ▸ Ekzema herpeticatum.

**Putamen:** »schalenförmiger Endhirnkern«; lateraler Teil des Nucleus lentiformis; wichtiger Kern des extrapyramidalen Systems; mit kleinen Zellen, an denen Thalamusneuriten enden, u. mit – synaptisch verbundenen – großen, die zum Globus pallidus weiterleiten. E putamen.

**Putrescin:** 1,4-Diaminobutan; bei Fleischfäulnis aus Ornithin entstehendes nicht tox. biogenes Amin. E putrescine.

**Putres|zenz:** ▸ Fäulnis, faulige Nekrose. E putrefaction, putrescence.

**putrid(us)** *(latein.):* faulig, übel riechend, mit Fäulnis einhergehend, durch ▸ Fäulnisbakterien (putride Keime) hervorgerufen. E putrid.

**Putti** (VITTORIO P., 1880–1940, Orthopäde, Bologna). – **P.(-Platt)-Operation:** bei habitueller Schulterluxation (v.a. älterer Personen) Längsinzision des Gelenks, Refixation des Labrum glenoidale, Raffung u. muskuläre Verstärkung der Kapsel durch Neuinsertion der Subskapularis-Sehnenplatte. E Putti-Platt procedure. – **P.-Syndrom:** Ischialgie bei Arthrose oder Arthritis der kleinen Wirbelgelenke (ossäre Einengung der Intervertebrallöcher). E P.'s syndrome.

**Putzfrauenknie:** ▸ Bursitis praepatellaris. E housemaid's knee.

**Puusepp** (LYUDWIG MARTINOWITSCH P., 1876–1942, Chirurg, Dorpat [Tartu]). – **P.-Operation:** bei Syringomyelie Längsspaltung der Rückenmarkszyste u. Ableitung in den Subarachnoidalraum. E Puusepp's procedure. – **P.-Reflex:** Abduktion der 5. Zehe bei Bestreichen des äußeren Fußrandes; Hinweis auf extrapyramidale Erkrankung. E P.'s reflex.

**PUV:** Abk. für Private Unfallversicherung.

**PUVA-Therapie:** ▸ Photochemotherapie (mit einem Psoralen u. mit **UVA**-Licht). E PUVA therapy.

**p.v.** *(latein.)* Abk. für post vaccinationem: »nach der Impfung«.

**PVC:** *Chemie* Abk. für ▸ Polyvinylchlorid. E PVC.

**PVP:** Abk für Polyvinylpyrrolidon.(▸ Povidon). E PVP.

**PW-Doppler** *(engl.)* Abk. für pulsed-wave DOPPLER: Ultraschall-DOPPLER-Methode (s.u. ▸ Ultraschalldiagnostik) mit kurzen, gepulsten Ultraschallsignalen.

**P-Welle:** *Kardiologie* ▸ P-Zacke. E P-wave.

**PWG:** Abk. für Pulswellengeschwindigkeit (s.u. ▸ Puls). E pulse-wave velocity.

**Py|ämid,** pyämische Dermatitis: hämatogene Hauteiterungen bei Allgemeininfektion mit Staphylo- u. Streptokokken.

**Py|ämie,** Septikopyämie: Ausbreitung von Bakterien u. Toxinen auf dem Blutweg. Ausbildung multipler Organabszesse, ausgehend vom primären Sepsisherd (die nicht metastasierende Form ist die ▸ Sepsis im engeren Sinne). Endzustand einer vorangegangenen fortschreitenden Lokalinfektion. Der Organismus reagiert auf die vom Krankheitsherd in die Blutbahn erfolgende Erregerembolie (Parasitenembolie) mit Abwehrkräften. Je nach Sitz des Primärherds verschiedene Erreger, z.B. Staphylococcus aureus, Neisseria meningitidis. Von Bedeutung bei der Nosokomialinfektion. Klinisch remittierendes Fieber, (wiederholt) Schüttelfrost, septische (weiche) Milz; als sekundärer Sepsisherd häufig die Endocarditis ulcerosa, Hautblutungen. E pyemia.

**Py|arthros, -arthrose:** ▸ Gelenkempyem. E pyarthrosis.

**Py|askos:** eitrige Peritonitis, i.w.S. jede Eiteransammlung in der freien Bauchhöhle.

**Pyel...:** Wortteil »Becken«, »Nierenbecken«; s.a. ▸ Pelv(i)...

**Pyel|ek|tasie:** Nierenbeckenerweiterung, die nicht den Grad einer ▸ Hydronephrose erreicht, i.e.S. deren ampulläre, nicht das Kelchsystem einbeziehende Form; als primäre (angeborene) P. bei neuromuskulärer Dysplasie u. Megaureter, mit sek. intrarenaler Ausdehnung z.B. nach Infektion; als sekundäre P. bei Nierenaplasie der Gegenseite, Tumor, benigner Prostatahyperplasie, Ventilstein etc. E pyelectasis.

**Pyel|itis:** alte Bez. für Nierenbeckenentzündung, im Allg. durch bakterielle Infektion (hämato-, lymphogen, aszendierend oder deszendierend, urinogen bzw. intramural), selten abakteriell; fast stets mit Beteiligung von Harnleiter u. Nierenparenchym (▸ Pyelonephritis). – Als akute P. katarrhalisch (Epithelsediment) oder hämorrhagisch (mäßige Pyurie, schubweise Hämaturie) oder eitrig (hohes Fieber, Nierenschmerz, Py-, Bakteriurie, Harnstauung). – Chronische P. stets mit Nierenbeteiligung (Pyelonephritis). E pyelitis. – **P. gravidarum:** ▸ Schwangerschaftspyelonephritis.

**Pyelo|gramm:** s.u. ▸ Pyelographie. E pyelogram.

**Pyelo|graphie:** *Röntgenologie* Darstellung des Nierenhohlsystems im Rahmen der ▸ Ausscheidungsurographie oder – i.e.S. – als **retrograde P.** nach Kontrastmittelapplikation über Ureterkatheter, ausnahmsweise nach translumbaler Punktion. Dokumentation durch Aufnahmeserie (»Pyelogramm«). E pyelography.

**Pyelo|ileo|zysto|plastik:** ▸ DAVIS-NEALON-Plastik. E ileopyelocystoplasty, pyeloileocystoplasty.

**Pyelokalik(o)...:** Nierenbecken u. -kelche betreffend (s.u. ▸ Pyel... u. ▸ Kalik...).

**Pyelolith,** Nierenbeckenstein: s.u. ▸ Nephrolithiasis.

**Pyelo|litho|tomie:** op. Eröffnung des Nierenbeckens (▸ Pyelotomie) zwecks Extraktion von Konkrementen; bei Ausguss- oder Kelchstein evtl. Schnittverlängerung in das Parenchym (= Pyelonephrolithotomie). E pyelolithotomy.

**Pyelon:** ▸ Nierenbecken.

**Pyelo|neo|stomie:** ▸ Ureteroneopyelostomie. E pyeloneostomy.

**Pyelo|nephritis:** die bakterielle Entzündung des Nierenbeckens mit Parenchymbeteiligung (insbes. Interstitium u. Tubuli); bei vorwiegendem Befall der Rindenbezirke: »Nephropyelitis«. ***Ätiol.:*** Entstehung entweder über die ableitenden Harnwege (aszendierend) oder auf dem Blutweg (hämatogen-deszendie-

P

rend). Häufigste Erreger sind Coli, Kokken, Proteus, Aerobacter, Klebsiellen, Pyocyaneus. Begünstigende Faktoren: benigne Prostatahyperplasie, Lithiasis, Diabetes, Fehlbildungen, Analgetika-Abusus, chron. Darmentzündung, instrumentelle urolog. Eingriffe. ***Klinik:*** Schüttelfrost, Kopf-, Rückenschmerzen. ***Diagn.:*** Poly-, Bakteri-, intermittierende Leuk- u. Mikrohämaturie sowie geringe Protein- u. (Leuko-)Zylindrurie u. erhöhte BSG (»BERNING-Trias«); s.a. Abb. ***Kompl.:*** pyelonephritische Schrumpfniere (mit Hypertonus), Urämie. E pyelonephritis. – **P., akute:** P. mit v.a. Kelch-Becken-Veränderungen

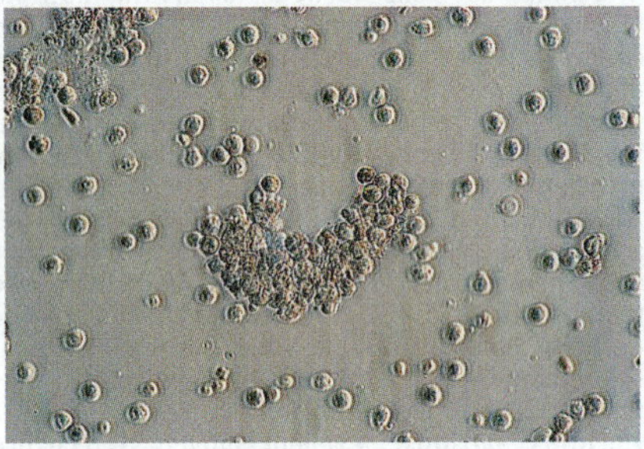

**Pyelonephritis:** Leukozyten u. Leukozytenzylinder im Urinsediment. [89]

(i.S. der ▸Pyelitis); im Parenchym zunächst nur periglomeruläre oder streifig-radiäre Infiltrierungen; unterschieden als obstruktive (häufig bei ♂ u. Kindern) u. als nichtobstruktive Form (v.a. bei ♀); ***Vork.*** u.a. bei Abflussbehinderung u. als Schwangerschafts-P.; im Alter u. bei Diabetes oft subklin. Verlauf. – **P., chronische:** meist unmerklich beginnende P., evtl. mit akuten Schüben, oft herdförmig abszedierend, mit Narben-, Höhlen-, perinephritischer Abszessbildung, evtl. Übergang in Schrumpfniere oder ▸Pyonephrose. ***Klinik:*** Kopfschmerzen, Durst, Polyurie, Hypertonie, subfebrile Temp., druckschmerzhaftes Nierenlager; intermittierende Bakteri-, Leuk- u. Hämaturie; im Pyelogramm Kelchdeformierungen, Papillitis focalis. – **P., xantho(granulo)matọse:** chron.-entzündliche P. mit knotig vergrößerter Niere u. gelbl. Granulomen (lipoidhaltige Makrophagen) im Randstreifen der Kelche; geht häufig mit Obstruktion, Steinen u. Infektionen der oberen Harnwege einher u. kann klinisch, morphologisch u. radiologisch ein Nierenzellkarzinom imitieren; oft erhebl. Einschränkung der Nierenfunktion.

**Pyelo|nephro|litho|tomie:** s.u. ▸Pyelolithotomie. E pyelonephrolithotomie.

**Pyelo|plạstik:** ▸Nierenbeckenplastik. E pyeloplasty.

**Pyelo|plikatiọn:** op. Verkleinerung des Nierenbeckens (bei Hydronephrose) durch Wandraffung. E pyeloplication.

**Pyelo|skopie̦:** *Röntgenologie* Leuchtschirmbeobachtung der Nierenbeckenentleerung bei retrograder oder i.v. Pyelographie; evtl. zusätzlich Übersichts- u. Zielaufnahmen. E pyeloscopy.

**Pyelo|spasmie̦:** funktionell-hypertone Engstellung des Nierenbeckens mit intrapelvinem Druckanstieg (Schmerzen!); u.a. bei Spasmophilie, abnormem örtlichem Gefäßverlauf, Papillitis, Pyelonephritis, Nephrolithiasis. E pyelospasm.

**Pyelo|stomie̦:** op. Nierenbeckenfistel als Notmaßnahme bei Harnrückstauung u. subrenaler Anurie, ferner nach Nieren-Operation. E pyelostomy.

**Pyelo|tomie̦:** op. Eröffnung des Nierenbeckens durch Längsschnitt in Rückwand (Vorderwand von Nierenstielgefäßen überlagert!) oder am unteren Beckenpol; v.a. zur Stein- (▸Pyelolithotomie), Fremdkörper- u. Papillomentfernung; s.a. ▸Nephrotomie. E pyelotomy.

**Pyelo|zystịtis:** ▸Zystopyelitis (insbes. die absteigende Form, z.B. als Coli-P. der Kinder). E pyelocystitis.

**Pyemọtes trịtici:** an Insektenlarven parasitierende Getreidemilbe. Gelangt v.a. in Vorratslagern auf den Menschen u. verursacht heftige Dermatitiden.

**Pygo|mẹlus:** Fehlbildung mit einer oder mehreren überzähl. Gliedmaßen im Gesäßbereich. E pygomelus.

**Pygo|pạgus,** Pygodidymus: Doppelfehlbildung, deren Einzelindividuen in der Steiß-Kreuzbein-Gegend miteinander verwachsen sind. E pygopagus.

**Py|kniker:** der breitwüchsige, gedrungene, mehr Rundungen aufweisende Körperbautyp mit Neigung zu Fettansatz; s.a. ▸KRETSCHMER. E pyknic.

**py|knisch:** untersetzt, dickleibig (▸Pykniker). E pyknic.

**Pykno|dys|ostọse:** (LAMY-MAROTEAUX) autosomal-rezessiv erbliche (?; durch Mutation eines Gens auf Chromosom 1 bedingte) generalisierte ▸Osteosklerose mit Wachstumsverzögerung der Schädelknochen (u.a. Unterkieferhypoplasie, Erweiterung der Schädelnähte mit Persistenz der großen Fontanelle) u. Röhrenknochen (auch der Finger [Aplasie der Randstrahlen] mit Nageldysplasien u. -brüchigkeit) u. Neigung zu Spontanfrakturen, Zahnentwicklungsanomalien, starke Neigung zu Zahnkaries. E pyknodysostosis.

**Pykno(epi)lepsie̦,** FRIEDMANN-Syndrom: die idiopathische Epilepsie des Kindesalters; generalisierte Petit-Mal-Epilepsie mit gehäuften Absencen vom Retropulsiv-Petit-Mal-Typ (im EEG 2,5–3 pro Sek. ▸Spike-Wave-Komplexe). E pyknolepsy.

**Pykno|meter:** Dichtemesser für Flüssigkeiten. E pyknometer.

**Pyknọse:** ▸Karyopyknose. E pyknosis.

**pyknotisch:** Pyknose (▸Karyopyknose) betreffend; i.S. der Pyknose. E pyknotic.

**Pyknozyt:** stoffwechselgestörte, zugrunde gehende Zelle, die sich stark anfärbt u. Verdichtung u. Knitterung von Kern u. Zytoplasma aufweist; s.a. ▸Karyopyknose. E pyknocyte.

**Pyle...:** Wortteil »Pfortader« (Vena portae).

**Pyle(-Bakwin-Krida-Cohn)-Syndrom,** Modulationsdysplasie: seltene, autosomal-rezessiv erbliche, metaphysäre Dysplasie der langen Röhrenknochen mit gestörter Umformung der plumpen Fetal- zu schlanken Erwachsenenknochen (Dysfunktion des Osteoblasten-Osteoklasten-Apparats der Wachstumszone): »ERLENMEYER-Kolbenform« durch Kompaktasklerose, Osteoporose u. Verbreiterung der Markspongiosa; außerdem Becken-, Wirbel-, Schädelverformung. E Pyle's syndrome.

**Pyle|phlebịtis:** Wandentzündung der Vena portae u. ihrer Quellvenen, meist mit sek. Thrombosierung u. völligem Verschluss (z.B. bei viszeralem Malignom als akute Pfortader- u. Mesenterialvenenthrombose), als septische P. bei bakterieller Infektion. E pylephlebitis.

**Pylor...:** ▸Pyloro...

**Pylor|ektomie̦ (antrale):** operative Resektion des ▸Pylorus. E pylorectomy.

**pylọrisch:** den Magenausgang (Pylorus) betreffend. E pyloric. – **p. Syndrom:** rezidivierend-intermittierende Gastritis mit Azidismus, Erbrechen, Gewichtsverlust, periodischem Verlauf (evtl. jahreszeitl.), Spät- u. Hungerschmerz.

**Pyloro...:** Wortteil ▸»Pylorus«.

**Pyloro|myo|tomie̦:** ▸RAMSTEDT(-WEBER)-Operation. E pyloromyotomy.

**Pyloro|plạstik:** plastisch-chir. Erweiterung des Magenausgangs, am einfachsten als ▸RAMSTEDT(-WEBER)-Operation; i.e.S. die gastroduodenale »Drainage-Op.« (HEINECKE-MIKULICZ, modifiziert u.a. von JUDD, HORSLEY, MOSHEL, mit Exzision eines pylorusnahen Ulkus); i.w.S. auch die den Pylorus umgehenden Gastroduodenostomien (z.B. nach JABOULAY, FINNEY). E pyloroplasty.

**Pyloro|spạsmus:** Dauerkontraktion des Magenpförtners, beim Neugeborenen als hypertroph. ▸Pylorusstenose, beim Erwachsenen neurogen oder mechanisch durch Ulkus oder Neoplasma. E pylorospasm.

**Pyloro|tomie:** *Chirurgie* Pyloromyotomie, (▸RAMSTEDT [-WEBER]-Operation), ▸Pyloroplastik. E pylorotomy.

**Pylorus:** der an die Pars pylorica anschließende »Magenpförtner«, mit verstärkter Ringmuskulatur (Musculus sphincter pylori) u. Öffnung zum Duodenum (Ostium pyloricum). – S. a. ▸Pyloro... E pylorus.

**Pylorus|drüsen:** ▸Glandulae pyloricae. E pyloric glands.

**Pylorus|hypertrophie:** übermäßige Ausbildung des Magenpförtnermuskels (Musculus sphincter pylori) mit Einengung des Magenausgangs. Es werden zwei Formen unterschieden: die **idiopathische primäre P.** (= spastisch-hypertrophe ▸Pylorusstenose), eine Hypertrophie der Pylorusmuskulatur mit Stenose des Pyloruskanals im frühen Säuglingsalter, u. die **sekundäre P.** als Folge entzündlicher Prozesse im Antrum, funktioneller Dyskinesien oder narbiger Veränderungen nach Ulzera. E pyloric hypertrophy.

**Pylorus|reflex:** Regulation des Pylorustonus über vagale Reflexbögen (z. B. von Dehnungsrezeptoren im Bulbus ausgehend) u. durch hormonelle Stimuli. E pyloric reflex.

**Pylorus|stenose:** Einengung des Magenausgangs; v. a. bei prä- oder intrapylorischem Ulkus u. Ulcus duodeni (Narbenschrumpfung, entzündl. Ödem) u. Karzinom. ***Klinik:*** Stenoseperistaltik u. Muskelhypertrophie, bei Dekompensation Stagnation des Mageninhalts (und Sekretionssteigerung), Magendilatation, Gärungs- u. Fäulnisprozesse, Exsikkose (infolge Erbrechens und fehlender Resorption); Völlegefühl, Aufstoßen, Schwäche, Pseudoobstipation, Durst; schließlich Hypochlorämie u. Urämie. E pyloric stenosis. – **P., spastisch-hypertrophische,** Pylorushypertrophie, Abk. PY: nach freiem Intervall von 3–5 Wo. (!) im frühen Säuglingsalter auftretende Erkrankung des Magenausgangs. Geschlechterverteilung ♂:♀ = 5 : 1; Häufigkeit 3 : 1000 Lebendgeborene. In ca. 15 % gleichzeitig Hiatushernie mit Refluxösophagitis (ROVIRALTA-Syndrom). ***Ätiol.:*** genet. Faktoren wahrscheinlich beteiligt, familiäre Belastung nachgewiesen. ***Pathogen.:*** Hypertrophie u. -plasie der Ringmuskulatur, evtl. Achalasie des Sphinkters mit Spasmen im Austreibungskanal. ***Klinik:*** explosionsart. Erbrechen in hohem Bogen (»Erbr. im Schwall«) mit Gewichts-, Wasser- u. Elektrolytverlust; typ. missgestimmt-gequälter Gesichtsausdruck, Gewichtsabnahme bis zur Atrophie, Pseudoobstipation, Hungerdyspepsie, sichtbare Magenperistaltik, palpabler Pylorustumor; Dehydratation mit Turgorverlust, alkalotisches »Coma pyloricum«. ***Diagn.:*** Oligämie, Hypochlor- u. -kaliämie, Oligurie, Rest-N-Erhöhung; radiologisch Hyperperistaltik, Gastrektasie, späte u. spärl. Austreibung; sonographisch ist der verdickte Pylorusmuskel sichtbar. ***Ther.:*** Korrektur des Säure-Basen-Haushaltes, Diät, Spasmolytika, extramuköse Pyloromyotomie (▸RAMSTEDT-WEBER-Operation). E congenital hypertrophic p. s.

**pyo...:** Wortteil »Eiter«.

**Pyo|cine:** Bakteriocine in Pseudomonas-Arten.

**Pyoctanin:** ▸Gentianaviolett. E pyoctanine.

**Pyocyaneus:** *Bakteriologie* ▸Pseudomonas aeruginosa. – Häufiger Hospitalismuskeim, der die sog. **P.-Infektionen** auslöst.

**Pyo|cyanin:** *Bakteriologie* blaugrünes Toxin von ▸Pseudomonas aeruginosa; chloroform- u. wasserlöslich. E pyocyanin.

**Pyoderma gangraenosum:** nichtinfektiöse, chron. verlaufende, ulzerierende Hauterkrankung. ***Ätiol.:*** unklar; histologisch Nachweis einer Vaskulitis. Das Auftreten ist mit entzündlichen Autoimmunerkrankungen oder Malignomen assoziiert. ***Klinik:*** Bevorzugte Lokalisation sind die unteren Extremitäten. Die einzeln oder disseminiert auftretende Krankheit beginnt mit einem kleinen geröteten Infiltrat, das rasch wächst, pustulös u. schließlich nekrotisch wird. Charakteristisch für die (u. U. sehr tiefen) Ulzerationen ist ein bläulich livider, ödematös aufgeworfener u. gangränös unterminierter Rand. ***Ther.:*** Immunsuppressiva (z. B. Corticosteroide, Azathioprin, Ciclosporin A); lokale chirurgische Maßnahmen führen i. d. R. zu einer Ausdehnung der Ulzeration. – Eine Sonderform ist die **postoperative, progressive Hautgangrän (Cullen)**.

**Pyo|dermia, -dermitis, -dermie,** Pustelausschlag: durch Eitererreger (v. a. Staphylo- u. Streptokokken) hervorgerufene Hautkrankheiten einschl. Erysipel, Phlegmone u. chron.-vegetierender Formen, nicht jedoch superinfizierter Dermatosen. S. a. ▸Impetiginisation. E pyoderma, pyodermatitis. – **P. chancri|formis:** einem syphilit. Primäraffekt oder Ulcus molle sehr ähnl., erhabenes Infiltrat mit erosiver oder ulzeröser Oberfläche, das in 3–5 Wo. abheilt; v. a. an Wangen, Unterlippe, Präputium; wahrsch. staphylogen. E chancriform p. – **P. vegetans et ex|ulcerans:** Staphylodermie mit ulzerierten Herden, papillomatösen Wucherungen u. unterminierten Rändern; nach stumpfer Verletzung oder Verbrennung vom Follikelsystem ausgehend, meist einherdig am Handrücken, seltener mehrherdig im Gesicht.

**pyo|gen(etisch),** pyogenic: ▸Eiter bildend, eine Eiterung auslösend, als Folge einer Eiterung.

**Pyo|häm(at)o|pneumo|thorax:** Ansammlung von Eiter, Blut u. Luft im Pleuraraum z. B. nach infizierendem Thoraxtrauma oder Perforation eines subpleuralen eitrigen Lungenprozesses mit Gefäßruptur. E pyohemopneumothorax.

**Pyo|kokken:** Trivialbegriff für ▸Eitererreger. E pyococci.

**Pyo|kolpos:** durch Hymenalstenose oder -atresie bedingte Eiteransammlung in der Scheide bei Kolpitis, Endometritis, zerfallendem Karzinom. E pyocolpos.

**Pyo|metra:** durch Zervixstenose (einschl. seniler Lumenverödung) bedingte Eiteransammlung im Cavum uteri, z. B. bei Endometritis, Korpuskarzinom, nach Radiumapplikation. E pyometra.

**Pyo|myositis:** ▸Myositis purulenta. E pyomyositis. – **P. tropica:** eine tief sitzende, eitrig-abszedierende Skelettmuskelerkrankung (mit Allgemeinsymptomen), meist durch Staphylococcus aureus.

**Pyo|nephritis:** ▸Nephritis apostematosa. E pyonephritis.

**Pyo|nephros(e),** pyonephrosis: Eiteransammlung im Nierenhohlsystem, mit evtl. weitgehendem Schwund des Parenchyms. Bei eitriger Pyelonephritis mit sekundärer Abflussbehinderung (Stein, Entzündung) oder durch Sekundärinfektion einer Hydronephrose. ***Klinik:*** Fieber (meist rezidivierend), palpabler Tumor, »stumme« Niere.

**Pyo|ovar(ium):** Vereiterung des Eierstocks (Ovarialabszess, Oophoritis), oft kombiniert mit Pyosalpinx. E pyo-ovarium.

**Pyo|peri|kard:** eitrige ▸Pericarditis. E pyopericardium.

**Pyo|pneumo(peri)kard:** eitr. Perikarditis mit zusätzl. Gasansammlung im Herzbeutel durch Anaerobier-Gasbildung oder nach Luftzutritt. E pyopneumopericardium.

**Pyo|pneumo|thorax:** infizierter, eitriger ▸Pneumothorax; s. a. ▸Pyohämato... E pyopneumothorax.

**Pyor|rhö:** reichl. Absonderung von Eiter; i. e. S. *(dent)* die Alveolar-P. (eitrige ▸Parodontitis marginalis). E pyorrhea.

**Pyo|salpinx:** bei Salpingitis infolge entzündl. Verschlusses der Ostien entstandene Eiteransammlung im Eileiter, der dadurch sack- oder posthornförmig aufgetrieben wird. E pyosalpinx.

**Pyo|spermie:** Auftreten von Eiter im Sperma, z. B. bei Prostatatuberkulose, -karzinom oder -steinen, als geringe Blut- u. Eiterbeimengung bei akuter Prostatitis, Vesikulitis, Urethritis posterior. E pyospermia.

**Pyo|thorax:** ▸Pleuraempyem; s. a. ▸Pyohämopneumothorax. E pyothorax.

**Py(o)|urachus:** Eiteransammlung im persistierenden Urachus (bzw. in Urachuszyste). E pyourachus.

**Py|ovar:** *Gynäkologie* ▸Pyoovar. E pyo-ovarium.

**Pyo|zele:** abgesackte Eiteransammlung in einer serösen Höhle, z.B. im DOUGLAS-Raum bei eitr. Pelveoperitonitis, als eitrige Hydrozele. E pyocele.

**Pyo|zephalus:** bakteriell-eitrige Entzündung des ges. Hirnkammersystems u. seines Ependyms, meist auch der Meningen (bes. basal); v.a. nach offenem Hirntrauma, Abszessperforation. E pyocephalus.

**Pyo|zyaneus:** ▸Pseudomonas aeruginosa; s.a. ▸Pyocyaneus...

**Pyr:** Kurzbez. für ▸Pyruvat.

**pyr...:** Wortteil »Feuer«, ▸»Fieber«. E pyr...

**pyramidal(is):** zur Pyramide gehörig, die Pyramidenbahn betreffend. E pyramidal.

**pyramidal(motorisch)es System:** der von der ▸Pyramidenbahn u. ihren spinalen Fortsetzungen (Zwischenneuronen der Pars intermedia, Neuriten der motor. Vorderhornzellen) gebildete Teil des motor. Nervensystems für die Willkürmotorik; teils mono- (1. Neuron: Neuriten der BETZ-Pyramidenzellen; 2. Neuron: Vorderhornzellneuriten), größtenteils aber bis- u. polysynaptisch (mit Zwischenneuronen); als »Reglersystem« arbeitend, mit dem extrapyramidalmotorischen System eng gekoppelt (einzige streng spezif. Funktion: Präzision u. Schnelligkeit der Fingermotorik). E pyramidal system, upper motor neuron system.

**Pyramide:** ▸Pyramis; i.e.S. die der Medulla oblongata u. die Felsenbein-P. (▸Pars petrosa ossis temporalis). E pyramid.

**Pyramiden|bahn:** der von Pyramidenzellneuriten des Gyrus pr(a)ecentralis gebildete, willkürl.-motorische ▸Tractus corticospinalis. S.a. Abb.; ▸pyramidales System. E pyramidal tract.

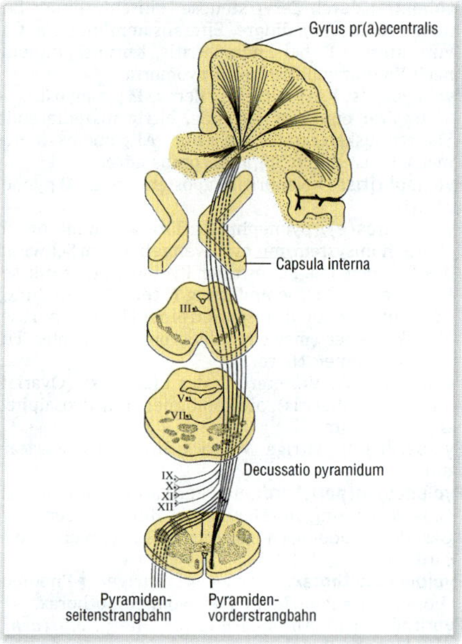


**Pyramidenbahn:** Ursprung u. Verlauf. [469]

**Pyramiden|bahn-Syndrom:** Schädigung der ▸Pyramidenbahn (bzw. des 1.motor. Neurons) mit Störung der Feinbewegungen, Schwäche der Willkürbewegungen, Massenbewegungen, spast. Tonussteigerung (nur bei zusätzl. Schädigung des Tractus reticulospinalis), Steigerung der Eigenreflexe, Abschwächung oder Verlust der Fremdreflexe, patho. Reflexe (▸Pyramidenzeichen). Als **spinales P.-Sy.** (Läsion im Rückenmarksabschnitt) gekennzeichnet durch schlaffe, später spastische Tetra-, Di-, Hemi- oder Monoplegie, patho. Reflexe u. Kontrakturen; als **zentrales P.-Sy.** (Läsion zwischen Kortex u. Pons) mit charakterist. Ausfällen kortikaler Bahnen; ferner das ▸BRISSAUD- (Brücke), ▸GASPERINI- u. ▸RAYMOND-CESTAN- (Brückenhaube), ▸BENEDIKT- (Hirnschenkelhaube; unt. Nucleus ruber), ▸AVELLIS- (unterhalb Vaguskern), ▸JACKSON- (obere Oblongata), ▸TAPIA- (unt. Oblongata), ▸VERNET- (umschrieb. Oblongatabereiche), ▸WALLENBERG- (laterale Oblongata), ▸BABINSKI-NAGEOTTE- (dorsolat. Oblongata), ▸CESTAN-CHENAIS- (um Nucl. ambiguus) u. ▸OPALSKI-Syndrom (Olive). S.a. ▸Oblongata-Gefäßsyndrom. E pyramidal tract syndrome.

**Pyramiden|bahn|zeichen:** ▸Pyramidenzeichen. E pyramidal sign.

**Pyramiden|kreuzung:** ▸Decussatio pyramidum. E pyramidal decussation.

**Pyramiden|spitzen|zellen:** pneumatisierte Hohlräume im Apex partis petrosae des Schläfenbeins. Können bei Mastoiditis als apikale Petrositis beteiligt sein, u. zwar klinisch stumm oder – nach eitr. Einschmelzung – mit Schläfen-Scheitel-Orbita-Kopfschmerz, Abduzensparese, evtl. Leptomeningitis (▸GRADENIGO-Syndrom). E petrosal cells.

**Pyramiden|strang:** ▸Tractus corticospinalis. E pyramidal fascicle.

**Pyramiden|zeichen:** bei Läsion der Pyramidenbahn auftret. Symptome (▸Pyramidenbahn-Syndrom), insbes. pathologische Reflexe wie ▸BABINSKI-, ▸OPPENHEIM-, ▸GORDON-, ▸BECHTEREW-MENDEL-, ▸ROSSOLIMO-, ▸TRÖMNER-, ▸WARTENBERG-Reflex. E pyramid(al) signs.

**Pyramiden|zellen: 1)** pyramidenförmige, multipolare Nervenzellen der Großhirnrinde (kleine in der äußeren, große bis sehr große [BETZ-Riesen-P.] in der inneren »Pyramidenschicht«, s. Abb.). Ihre Spitzendendriten steigen in die Molekularschicht auf, während sich die kürzeren (von den Basisecken) horizontal verästeln u. deren Neuriten von der Zellbasis markwärts ziehen. S.a. ▸Pyramidenbahn. E pyramidal cells. **2)** *Otologie* ▸Pyramidenspitzenzellen.

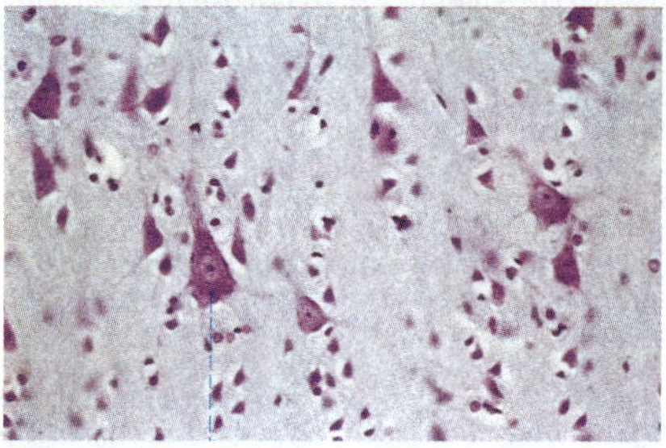

**Pyramidenzellen:** BETZ-Riesenpyramidenzellen. [497]

**Pyramides:** Plur. von ▸Pyramis. E pyramids. – **P. renales:** die mit Sammelrohren u. HENLE-Schleifen das Nierenmark bildenden »MALPIGHI-Pyramiden«, deren Spitzen in die Nierenkelche ragen. E renal p., malpighian p.

**Pyramis, Pyramide** *(griech.): Anatomie* pyramidenförmige Formation. E pyramid. – **P. medullae oblongatae:** eine Vorwölbung der Medulla auf der Vorderfläche zwischen Pons u. $C_1$-Wurzel, die den Tractus cerebrospinalis (»Pyramidenbahn«) enthält u. sich z.T. in den Rückenmark-Vorderstrang fortsetzt. E p. of medulla oblongata. – **P. renalis:** Pyramides renales der Niere. E renal p. – **P. vermis,** MALACARNE-Pyramide: den re. u. li. Lobulus biventer verbindender Teil des Kleinhirnwurmes. E p. of vermis. – **P. vestibuli:** im knöchernen Labyrinth der obere, verbreiterte Teil der Crista vestibuli. E vestibular p.

**Pyran:** heterozyklische 6-Ring-Verbindung mit einem Sauerstoffatom. E pyran.

**Pyranose:** Monosaccharid mit 6-Ring, gebildet durch innermolekulare Halbacetalbildung. E pyranose.

**Pyranoside:** Glykoside mit ▸Pyranosen. E pyranosides.

**Pyrantel:** ein ▸Anthelminthikum; ***Anw.*** gegen Askariden, Oxyuren u. Hakenwürmer. **E** pyrantel.
**Pyrazịn:** heterozyklische Verbindung; Grundkörper für zahlreiche Therapeutika (z.B. das Antituberculoticum **Pyrazin|amịd**). **E** pyrazine.
**Pyrazinamid,** Abk. PZA: ein ▸Antituberkulotikum (Derivat des Nicotinamids). **E** pyrazinamide.
**Pyrazọl:** heterozyklische Verbindung; Ausgangsstoff für Pyrazolone u. Farbstoffe. **E** pyrazole, 1,2-diazole.
**Pyrazolọn:** Gruppe von Pyrazolinketonen; Grundstoffe für Azofarbstoffe u. wicht. Therapeutika (z.B. Aminophenazon). **E** pyrazolone.
**Pyrethroide:** als Insektizide verwendete synthetische Derivate der **Pyrethrine** (Inhaltsstoffe in Blüten von Chrysanthemen- = **Pyrethrum**-Arten). **E** pyrethroids.
**Pyrẹ|tica, -tika:** *Pharmazie* Fieber erzeugende (»**pyretische**«) Mittel; s.a. ▸Fiebertherapie. **E** pyretics.
**pyreto...:** Wortteil ▸»Fieber«.
**Pyr|exịe:** *Klinik* ▸Fieber. **E** pyrexia.
**Pyrgo|zephalịe:** ▸Turmschädel.
**Pyrịdin:** $C_5H_5N$; heterozykl. Verbindung; ***Anw.*** u.a. als Vergällungsmittel für Äthanol, Lösungsmittel, Sprühinsektizid, histol. Fixier-, Härtungs- u. Aufhellungsmittel, Ausgangsstoff für synthet. Pharmaka. **E** pyridine.
**Pyridin|aldoxịme:** bei Alkylphosphat-Vergiftung früher therapeutisch genutzte Verbindungen mit aktivierendem Einfluss auf Cholinesterase, z.B. Pralidoximjodid. **E** pyridinaldoximes.
**Pyridin-3-carbọnsäure:** ▸Nicotinsäure. **E** pyridine 3-carboxylic acid.
**Pyridostigminbromịd,** 1-Methyl-3-dimethylcarbamoyloxypyridinium-bromid: ein Esterasehemmstoff, indirekt wirkendes ▸Sympathomimetikum; ***Anw.*** als Antimyasthenikum (auch bei Curare-Überdosierung). **E** pyridostigmine bromide.
**Pyrid|oxạl:** ein ▸Vitamin $B_6$; s.a. ▸Pyridoxin(e) (dort Formel); ▸Pyridoxal... **E** pyridoxal.
**Pyridoxạl|kinase:** ATP-abhängiges Enzym, das ▸Pyridoxin(e) zu ▸Pyridoxalphosphat phosphoryliert. **E** pyridoxal kinase.
**Pyridoxạl|phosphat,** Abk. PALP, Abk. PLP: Phosphorylierungsprodukt der ▸Pyridoxin(e) (dort Formel; s.a. ▸Vitamin $B_6$), das eine zentrale Stellung im Aminosäurenstoffwechsel einnimmt (z.B. als Coenzym der Transaminasen). **E** pyridoxal phosphate.
**Pyridox|amịn:** ein ▸Vitamin $B_6$; s.u. ▸Pyridoxin (Formel). **E** pyridoxamine.
**Pyrid|oxịn(e):** Sammelbez. für die ▸Vitamin-$B_6$-Einzelstoffe: Pyridoxal, Pyridoxamin u. Pyridoxol. S.a. Formel; ▸Pyridoxal... **E** pyridoxine(s).

Pyridoxin

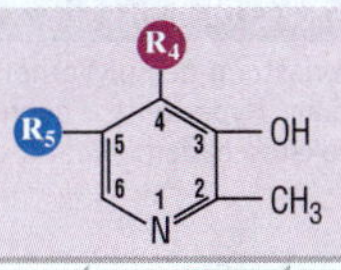


| Pyridoxine | R4 | R5 |
|---|---|---|
| Pyridoxal | $-CHO$ | $-CH_2OH$ |
| Pyridoxal-5-phosphat | $-CHO$ | $-CH_2OPO(OH)_2$ |
| Pyridoxamin | $-CH_2NH_2$ | $-CH_2OH$ |
| 4-Pyridoxinsäure | $-COOH$ | $-CH_2OH$ |
| Pyridoxol | $-CH_2OH$ | $-CH_2OH$ |

**Pyridoxin(e).**

**Pyridoxịn|mangel|anämie:** sideroachrestische Anämie, die auf ▸Vitamin $B_6$ anspricht; als echte alimentäre Mangelanämie selten (Tryptophan-Belastungstest pathologisch), als angeborene (aber erst später auftretende) idiopath. Form ohne sonstige $B_6$-Avitaminose-Zeichen, nur auf sehr hohe $B_6$-Dosen ansprechend. **E** pyridoxine-responsive anemia.
**Pyridoxọl:** ein ▸Vitamin $B_6$; s.a. ▸Pyridoxin(e) (dort Formel). **E** pyridoxol.

**Pyridylmethanol:** muskulotroper Vasodilatator (Nicotinylalkohol); ***Anw.*** als Nootropikum, durchblutungsförderndes Mittel u. Lipidsenker. **E** pyridylmethanol.
**Pyrimethamịn,** 5-(4-Chlorphenyl)-6-ethyl-2,4-pyrimidindiamin: nur noch zur Toxoplasmose-Ther. eingesetztes ▸Malariamittel (schizonto- u. gametozid; auch prophylaktisch). ***Anw.*** zus. mit Sulfonamiden. **E** pyrimethamine.
**Pyrimidịn,** 1,3-Diazin: heterozyklische Verbindung; Grundgerüst u.a. der ▸Pyrimidinbasen, des Vitamins $B_1$ u. $B_2$, der Pteridine u. Purine. ***Anw.*** in zahlreichen Pharmaka; s.a. ▸Pyrimidinstoffwechsel (Schema). **E** pyrimidine, 1,3-diazine.

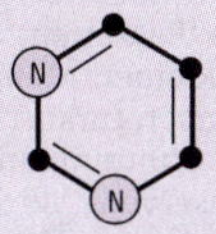


Pyrimidin

**Pyrimidin.**

**Pyrimidịn|analoga, -antagonisten:** Antimetaboliten des Nucleinsäurenstoffwechsels; ***Anw.*** v.a. als Zytostatika (z.B. ▸Fluorouracil, ▸Cytarabin) oder Virustatika (z.B. ▸Idoxuridin). **E** pyrimidine antagonists.
**Pyrimidịn|basen:** Sammelbez. v.a. für Thymin, Uracil, Cytosin als Bausteine der Nucleinsäuren. **E** pyrimidine bases.
**Pyrimidịn|stoff|wechsel:** Gesamtheit von Synthese, Funktionen u. Abbau des Pyrimidins im Organismus. S.a. Schema. **E** pyrimidine metabolism.
**Pyrithion|zink:** ein Antiseborrhoikum; lokale ***Anw.*** gegen Kopfschuppen. **E** zinc pyrithion.
**Pyritinol:** ein ▸Nootropikum (Vitamin-$B_6$-Derivat). **E** pyritinol.

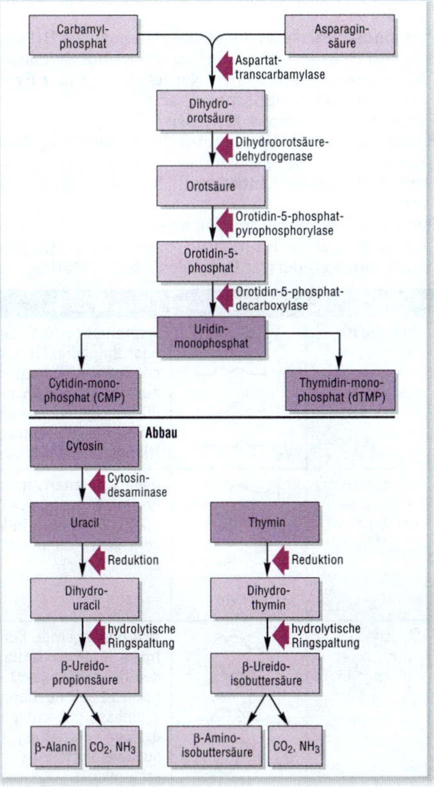


**Pyrimidinstoffwechsel:** Biosynthese der Pyrimidinbasen.

**Pyro-: 1)** *Chemie* Präfix für Verbindungen, die durch therm. Einflüsse entstehen (= »Brenz-«) oder sich thermisch zersetzen, ferner bei anorganischen Säuren für die mit geringerem Wassergehalt. **2)** *Therapie, Pathologie* Wortteil ▸»Fieber«.

**Pyro|gallol:** 1,2,3-Trihydroxybenzol, $C_6H_3(OH)_3$; starkes Reduktionsmittel, ***Anw.*** v.a. als photograph. Entwickler, Ätz-, Färbe- u. Beizmittel, für Sauerstoffentzug in Aerobierkultur; als Antiseptikum u. Kaustikum obsolet, da auch bei äußerl. Anw. hochtoxisch. **E** pyrogallol, pyrogallic acid.

**pyro|gen:** Fieber erzeugend; z.B. ▸Pyrogene. **E** pyrogenic.

**Pyro|gene:** hitzebeständige, dialysierbare Oligo-, Poly- u. Lipopolysaccharide oder Polypeptide aus apathogenen u. pathogenen Bakterien, die parenteral beim Menschen in sehr kleinen Mengen (< 1 µg/kg KG) Schüttelfrost u. Temperaturanstieg bewirken; von Bedeutung v.a. als Verunreinigungen in Injektionslösungen u. Blutkonserven. Wirkmechanismus über den Tumor-Nekrose-Faktor. **E** pyrogens. – **P., endogene:** aus Leukozyten freigesetzte Substanzen, die zu einer schnellen Fieberreaktion führen. **E** leukocytic p.

**Pyro|globuline:** s.u. ▸Kryoglobuline. **E** pyroglobulins.

**Pyro|manie:** eine Form von Impulskontrollstörung mit dem zwanghaften Trieb, Brände zu legen. Der Pyromane empfindet Anspannung vor u. Befriedigung bzw. Erleichterung nach der Tat. Ausgeprägte Wiederholungstendenz. **E** pyromania.

**Pyron:** Ketoderivate der Pyrane; Grundgerüst zahlreicher Synthese- u. Naturstoffe. **E** pyrone.

**Pyronine:** metachromatische ▸Xanthenfarbstoffe. **E** pyronins.

**Pyro|phobie:** zwanghafte Furcht vor Feuer. **E** pyrophobia.

**Pyro|phosphat,** Abk. PP: Salz der ▸Pyrophosphorsäure (Anionen: $P_2O_7^{4-}$ u. $H_2P_2O_7^{2-}$); wichtige biol. Verbindungen aufgrund energiereicher Bindungen (Symbol: (P)–(P)), z.B. im ATP u. UDPG. **E** pyrophosphate.

**Pyro|phosphor|säure:** die »Diphosphorsäure« $H_4P_2O_7$; zerfällt in wässriger Lösung zu Orthophosphorsäure; Komponente zahlreicher Naturstoffe (s.u. ▸Pyrophosphat). **E** pyrophosphoric acid.

**Pyrosis:** ▸Sodbrennen. **E** pyrosis.

**Pyrrol,** Imidol: $C_4H_5N$; heterozykl. Verbindung; Baustein z.B. der »P.-Farbstoffe« Porphyrin, Hämoglobin, Cytochrom, Chlorophyll, Bilirubin. **E** pyrrole, azole.

**Pyrrolidin:** Tetrahydropyrrol; heterozykl. Verbindung, Grundstoff zahlreicher natürl. u. synthet. Stoffe (wie auch sein Ketoderivat **Pyrrolidon**). **E** pyrrolidine.

**Pyrro|lidon-5-carbonsäure,** Pyroglutaminsäure, Abk. Pyr, Abk. Z: zyklisierte Glutaminsäure am Anfang einer Peptidkette; die freie Aminogruppe ist durch Lactambildung mit der γ-Carboxylgruppe blockiert. **E** pyroglutamic acid.

**Pyruvat:** Salz der ▸Brenztraubensäure. **E** pyruvate.

**Pyruvat|carboxylase:** Biotinylprotein-Enzym, das Pyruvat zu Oxalacetat umsetzt. **E** pyruvate carboxylase.

**Pyruvat|de|carboxylase,** α-Ketosäurecarboxylase: Thiamindiphosphatprotein-Enzym mit der Reaktion: 2-Ketosäure ↔ Aldehyd + $CO_2$. **E** pyruvate decarboxylase.

**Pyruvat|de|hydrogenase: 1)** Flavoprotein-Enzym, das Pyruvat zu Acetat oxidiert. **2)** Multienzymkomplex mit der Reaktion: Pyruvat + oxidiertes Lipoat ↔ 6-S-Acetylhydrolipoat + $CO_2$; besteht aus ▸Pyruvatdecarboxylase, ▸Lipoatacetyltransferase u. ▸Lipoamiddehydrogenase. Angeborener Mangel führt nach Geburt zu Lactazidose, Atemstörungen. **E** pyruvate dehydrogenase.

**Pyruvat|kinase:** das »Phosphat übertragende Ferment II« mit der Reaktion: ADP + Phosphoenolpyruvat ↔ ATP + Pyruvat; autosomal-rezessiv erblicher Enzymdefekt führt zu hämolyt. ▸Anämie (Kernikterus, meist auch Splenomegalie). **E** pyruvate kinase.

**Pyrvinium|embonat:** ein Anthelmintikum; ***Anw.*** bei Oxyuriasis. **E** pyrvinium embonate.

**Py|urie:** starker Leukozytengehalt des Urins, mit u. ohne Bakterien-Beimengung. ***Vork.:*** bei Erkrankungen der ableitenden Harnwege (einschl. Prostata), v.a. des Nierenbeckens (Pyonephrose, Pyelonephritis). Blase kann schnell klargespült werden; bei höherem Leukozytengehalt wird eine Proteinurie vorgetäuscht. **E** pyuria.

**P-Zacke:** die im Allg. flachbogige 1. Welle (≦0,10 s) des EKG als Ausdruck der Vorhoferregung; meist < 0,20 (beim Kind < 0,25) mV, bei Sympathikotonie u. Sinustachykardie evtl. etwas höher, bei Vagotonie u. Bradykardie flacher; evtl. doppelgipfelig (Nachhinken des li. Vorhofs, beim Herzgesunden um max. 0,03 s). Normal in Ableitung I u. II pos., in III, aVR u. $V_1$ neg. oder biphasisch (mit negativem Ausschlag < 0,08 s, < 0,15 mV). Bei Vorhofflimmern u. -flattern, sinuaurikulärem Block u. Sinusarrest evtl. fehlend, bei AV-Knotenrhythmus u. (supra)ventrikulärer Tachykardie u.U. schwer abgrenzbar; neg. Zacke in II u. III besagt retrograde Vorhoferregung; weitere patho. Formen Tab. **E** P wave.

**P-Zellen,** Abk. für Pacemaker-Zellen: spezif. Herzmuskelzellen, wie sie v.a. im Sinusknoten gehäuft vorhanden sind. **E** P cells.

| | schemat. Kurve | Charakteristika | Ursache, Diagnose |
|---|---|---|---|
| P sinistroatriale = P sinistrocardiale = P mitrale | 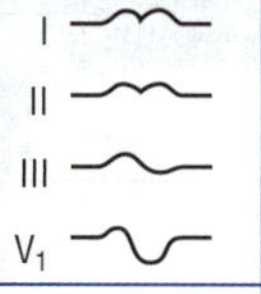 | verbreitert (> 0,11 Sek.), in I u. II meist doppelgipfelig, III u. $V_1$ biphasisch, in $V_1$ mit tiefneg. u. breitem »linksatrialem« Ausschlag (> 0,15 mV, > 0,08 Sek.); PQ-Strecke rel. verkürzt, Quotient aus P-Breite u. PQ-Strecke in Abl. II > 1,5 (Norm von MACRUZ für Erwachsene) | Überlastung des li. Vorhofs; Mitral-, Aortenvitium, Hypertonie, Concretio pericardii, Myokardschaden, -infarkt |
| P dextroatriale = P dextrocardiale = P pulmonale | 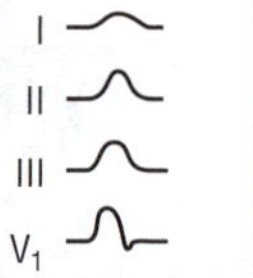 | nicht verbreitert, in I flach, in II u. III hoch u. spitzpos. (> 0,20, beim Kind > 0,25 mV), ebenso in $V_1$ (bei mehr nach vorn gerichtetem Vektor; evtl. in $V_2$ ausgeprägter) | Überlastung des re. Vorhofs; primär bei Vorhofseptumdefekt, EBSTEIN-Syndrom, Trikuspidalstenose, Pulmonalisvitium; sek. – mit Hypertrophie – bei Trikuspidalstenose, FALLOT-Tetrade, pulmonaler Hypertonie (insbes. Cor pulmonale, Lungenemphysem) |
| P biatriale = P cardiale = P congenitale | 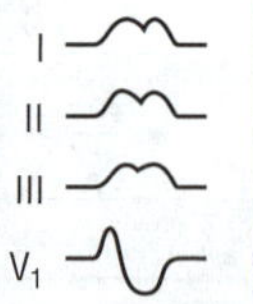 | sich überlagernde Befunde von P sinistro- u. P dextrocardiale; in I, II u. III deutlich erhöht (> 0,20 mV), verbreitert (> 0,11 Sek.) u. doppelgipfelig; in $V_1$ u. $V_2$biphas., mit spitzpos. Erhöhung (> 0,15 mV) u. tiefneg. (> 0,15 mV), oft auch verbreiterter (> 0,08 Sek.) Nachschwankung | Überlastung beider Vorhöfe; bei dekompensiertem Mitralvitium (Mitralstenose mit pulmonaler Hypertonie), Aortenvitium mit Rechtsherzinsuffizienz, dekompensierter Hypertonie, großem Vorhofseptumdefekt, Kardiomyopathie mit Links- u. Rechtsherzinsuffizienz; insges. selten |

**P-Zacke:** pathologische P-Zacken. [490]

# Q

**Q:** Kurzzeichen für *physik* Elektrizitätsmenge, Wärmemenge, 7. Elektronenschale; *kard* ▸Q-Zacke; *biochem* ▸Glutamin.

**q:** *Genetik* s.u. ▸Chromosomenarme.

**Q-Bänder:** *Genetik* s.u. ▸Chromosomenbänder. E Q bands.

**QF:** *Klinik* Abk. für Querfinger(breite).

**Q-Fieber** *(engl. query = Frage, Zweifel)* Abk. für Query-Fieber, Balkangrippe, Wüstenfieber, Schlachthausfieber, Siebentagefieber, Kretafieber, Pneumorickettsiose: weltweite, meist gutartige, akut-fieberhafte Infektionskrankheit durch ▸Coxiella burneti (= Rickettsia b.); übertragen v.a. durch Inhalation infizierten Staubs (Zeckenkot), Milch infizierter Tiere, Zeckenbiss (z.B. Dermacentor marginatus). ***Klinik:*** nach ca. 3-wöchiger Inkubation grippeartige Erscheinungen, später Pneumonie (interstitielle mono- u. lymphozytäre Infiltration, Nekrosen) u. Pleuritis, Leber- u. Milzschwellung (Stauung), Durchfälle, meningoenzephale Störungen, evtl. symptomat. Psychose; kein Exanthem; verzögerte Rekonvaleszenz. ***Diagn.:*** Tierversuch, Xenodiagnose, Agglutinationstest u. KBR. E Q fever.

**QHA:** *Radiologie* Abk. für Quelle-Haut-Abstand.

**Qigong:** alte Meditations- u. Therapietechnik der ▸Traditionellen Chinesischen Medizin mit 3 Elementen: bewusste Atmung, Bewegungsübungen, Lenkung der Vorstellungskraft.

**QRS(-Komplex):** die aus Q-, R- u. S-Zacke bestehende »Kammeranfangsschwankung« des ▸Elektrokardiogramms (dort Abb.) mit größter R- u. kleinster Q-Zacke (Ausdruck der auf die Depolarisation folgenden intraventrikulären Reizausbreitung); Normaldauer 0,07–0,10 Sek. (bei athlet. Körperbau 0,11 Sek.). E QRS complex.

**Q-Streifen:** *Histologie* ▸A-Bande (der ▸Myofibrille). E Q disk.

**Q-Strepto|kokken:** s.u. ▸LANCEFIELD-Einteilung. E Q streptococci.

**Q-T(-Intervall):** im EKG die Zeitspanne von Beginn der Q- (Depolarisation) bis zum Ende der T-Zacke (Repolarisation), etwa der Dauer der ventrikulären Systole entsprechend. Variiert mit der Herzfrequenz; verlängert z.B. bei Hypokali- u. Hypokalzämie sowie erblich ▸JERVELL-LANGE-NIELSEN- und ▸ROMANO-WARD-Syndrom, verkürzt bei Digitalis-Medikation, Hyperkalz- u. Hyperkaliämie. E Q-T interval.

**Q-T-Syndrom:** erbliche, evtl. bereits im Säuglingsalter manifeste Erkrankung, gekennzeichnet durch EKG-Veränderungen (v.a. verlängerte Q-T-Zeit, auch wandernder Schrittmacher, Extrasystolie, Bradykardie) u. synkopale Anfälle (Kammerflimmern, ventrikuläre Tachykardie, Asystolie); s.a. ▸JERVELL-LANGE-NIELSEN- u. ▸ROMANO-WARD-Syndrom. E Q-T syndrome.

**Q-T-Verkürzung:** s.u. ▸Q-T-Intervall. E Q-T shortening.

**QT-Verlängerung:** im EKG nachweisbare Verlängerung des ▸Q-T-Intervalls mit der Gefahr lebensbedrohlicher ventrikulärer Tachyarrhythmien (z.B. ▸torsade de pointes); gefährlich: Verlängerung um 45–60 ms bzw. absolute Dauer >500 ms; ***Frequenzkorrektur*** (korrigierte = $QT_c$-Zeit, da QT frequenzabhängig) z.B. nach DAVEY-Formel: QT + 1,54 × (1–RR [Abstand zweier aufeinander folgender R-Zacken]); ***Vorkommen:*** bei ▸Q-T-Syndrom sowie als NW zahlreicher Arzneimittel; ***Auslöser:*** z.B. Makrolid-Antibiotika (z.B. Erythromycin, Clarithromycin, Roxithromycin, Azithromycin), Fluorchinolone (z.B. Levofloxacin, Sparfloxacin, Gatifloxacin, Moxifloxacin), Azol-Antimykotika (z.B. Fluconazol, Ketoconazol, Miconazol, Itraconazol), Malariamittel (z.B. Halofantrin, Chinin, Chloroquin, Mefloquin), Virostatika (z.B. Foscarnet, Amantadin), Antihistaminika (z.B. Terfenadin, Azelastin, Mizolastin), Antidepressiva (z.B. Amitriptylin, Doxepin, Fluoxetin, Paroxetin, Sertralin, Citalopram, Lithium), Neuroleptika (z.B. Chlorpromazin, Haloperidol, Quetiapin, Risperidon, Ziprasidon), $5\text{-}HT_3$-Antagonisten (v.a. Dolasetron), Triptane (z.B. Sumatriptan, Zolmitriptan, Naratriptan), Antiarrhythmika (z.B. Chinidin, Disopyramid, Mexiletin, Propafenon, Amiodaron, Sotalol), Calciumantagonisten (z.B. Isradipin, Nicardipin), Sympathomimetika (z.B. Fenoterol, Formoterol, Salmeterol, Katecholamine, Sibutramin, Etilefrin), außerdem z.B. Domperidon, Felbamat, Moexipril, Octreotid, Tacrolimus, Tamoxifen, Tizanidin.

**Quackels-Shunt:** operatives Verfahren zur Behebung eines lange anhaltenden Priapismus. Dabei wird eine unphysiologische Verbindung zwischen Corpora cavernosa u. Harnröhrenschwellkörper hergestellt.

**Quaddel:** *Dermatologie* ▸Urtica. – Künstl. Quaddelbildung (»Quaddeln«) z.B. bei Infiltrationsanästhesie, Intrakutantest. E wheal, urtica.

**quadr...:** Wortteil »vier«, »vierfach« (s.a. ▸tetra...); z.B. **quadrangularis** (= viereckig).

**Qua|drant:** ein Viertel eines Kreises. E quadrant.

**Quadranten(hemi)an|opsie:** völliger oder teilweiser beidseitiger Gesichtsfeldausfall in Quadranten-Form infolge zentraler Sehbahn- oder Sehrindenschädigung (z.B. unten links bei Läsion über dem rechten Sulcus calcarinus). E quadrant hemianopsia.

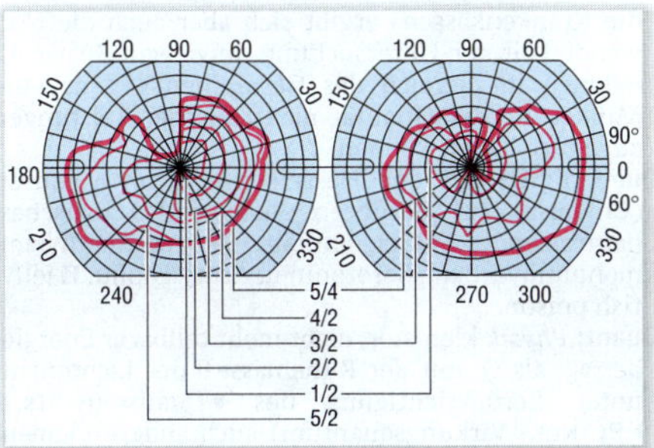


**Quadranten(hemi)anopsie:** perimetrisches Ergebnis bei einer bitemporalen, oberen Quadrantenanopsie aufgrund eines Hypophysenadenoms. [357]

**Qua|dranten|re|sektion:** brusterhaltendes Operationsverfahren (▸brusterhaltende Therapie) bei Mammakarzinom: Erweiterung der ▸Lumpektomie auf mindestens Quadrantenausdehnung (bei größerer Ausdehnung als segmentale Mastektomie). E quadrant resection.

**Qua|dranten|syndrom:** vegetatives (Reiz-)Syndrom eines ganzen Körperviertels infolge Irritation zuständiger Segmente des sympath. Systems.

**qua|dratus** *(latein.):* viereckig, quadratisch. E quadrate. – **Quadratus:** Musculus quadratus.

**qua|dri|ceps** *(latein.):* vierköpfig. S.a. ▸Quadrizeps... E quadriceps, four-headed.

**Quadri|geminie:** Herzrhythmusstörung mit 3 Extrasystolen nach normaler Systole. E quadrigeminy.

**quadri|geminus** *(latein.):* vierfach. E quadrigeminal, four-fold.

**Quadri|plegie:** ▸Tetraplegie. E quadriplegia.

**Quadri|zeps:** ▸Musculus quadriceps femoris. E quadriceps.

**Quadri|zeps|plastik:** plast. Ersatz des gelähmten Musculus quadriceps, meist durch den Tensor fasciae latae (Spitzy) oder Sartorius (F. Lange); auch – gegen Patellaverziehung – als Doppelplastik, z.B. durch Biceps femoris u. Semitendinosus (Gocht, Biesalski-Mayer) bzw. Grazilis. E quadricepsplasty.

**Quadrizeps|reflex:** der ▸Patellarsehnenreflex. E knee-jerk reflex.

**Qualitätsforschung:** Analyse der Wirksamkeit von unter Alltagsbedingungen im Versorgungssystem des Gesundheitswesens massenhaft erbrachten Routineleistungen.

**Qualitäts|kontrolle:** Grundlage der Vergleichbarkeit von Laborbestimmungen: **1)** Untersuchung der Präzision durch tägl. Messung eines – betreffs dieser Kenngröße – stabilen Messgutes (z.B. portionsweise tiefgefrorenes Mischserum = Kontrollserum) u. Eintragung in eine Kontrollkarte, in der Mittelwert, Standardabweichung (S) u. Variationskoeffizient (VK; in der Regel $< 5\,\%$) vermerkt sind. Systematische Fehler (stetiges Absinken oder Ansteigen) u. Abweichungen $> 3$ S (evtl. $> 2$ S) vom Mittelwert führen zur Überprüfung des Messsystems u. Wiederholung der Tagesergebnisse. **2)** etwa wöchentliche Prüfung der Richtigkeit mit verschiedenen laborfremden Standardseren mit bekanntem Gehalt der betreffenden Kenngröße. **3)** Ringversuche, d.h. gleichzeitige Bestimmung einer Probe unbekannten Gehaltes durch mehrere Laboratorien. E quality control.

**Qualitäts|sicherung:** die Gesamtheit der organisatorischen, technischen u. normativen Maßnahmen, die geeignet sind, die Qualität der medizinischen Versorgung von Individuen u. Bevölkerungsgruppen hinsichtlich der in sie gesetzten Erwartungen nicht nur zu sichern u. ggf. zu verbessern, sondern auch der Weiterentwicklung des medizinischen Wissens anzupassen. Eine Verpflichtung zur Q. besteht für jeden Arzt. Im Rahmen weit reichender gesundheitspolitischer Regelungen (z.B. Gesundheitsstrukturgesetz, Einschränkung bestimmter Leistungen durch die Krankenkassen) ergibt sich aber auch die Notwendigkeit der Untersuchung, inwieweit Sparmaßnahmen im Bereich des Gesundheitswesens eine Minderung der Qualität medizinischer Leistungen zur Folge haben können.

**Quallen|gift:** aus den Nesselkapseln von Medusen (Cnidaria) auf Berühren austretendes toxisches, hautreizendes Sekret, enthält u.a. Tetramethylammoniumhydroxid, Serotonin u. Acetylcholin. E jellyfish poison.

**Quant:** *Physik* kleinster, nicht mehr teilbarer Energiebetrag; als Q. mit der Ruhemasse 0 der Lichtquant, unter Berücksichtigung des ▸Dualismus (s.a. ▸Planck-Wirkungsquantum) auch andere Elementarteilchen; s.a. ▸Quantenenergie. E quantum.

**Quanten|energie:** die Energie $E = h \cdot \nu$ des Photons einer Wellenstrahlung der Frequenz $\nu$ ($h$ = Planck-Wirkungsquantum); beträgt bei sichtbarem rotem u. violettem Licht 1,65 bzw. 3,1 eV, bei natürl. $\gamma$-Strahlung eines Thoriumisotops bis 2,65 MeV, bei Kernreaktionen bis 17 MeV, bei härtester Röntgenstrahlung 20 GeV. E quantum energy.

**Quanten|zahl:** Zahl, die Energiezustände eines Teilchens bzw. eines quantenmechanisch definierten Systems (z.B. Atomkern) beschreibt; kann nur ganz- oder halbzahlige Werte ($n$ oder $n + 1/2$) annehmen. E quantum number.

**Quantil(e):** *Statistik* Streuungsmaß, das die Häufigkeit einer statist. Verteilung in n gleiche Teile teilt; je nach Größe des n als »Quartile« ($n = 4$), »Quintile« (5), »Dezile« (10), »Perzentile« (100) usw.

**quantitativ:** die Menge bzw. die Zahl erfassend. E quantitative.

**quantum** *(latein.):* »wie viel?« (Menge).

**Qua|rantäne:** gesetzlich (z.B. Infektionsschutzgesetz, internat. Gesundheitsvorschriften) festgelegte Absonderung von Personen, die an bestimmten Infektionskrankheiten leiden oder deren verdächtig sind (einschl. Kontaktpersonen). Seit dem 14. Jh. in italien. Häfen eingeführt für aus pestverdächtigen Ländern kommende Schiffe (40-täg. Beobachtung); gilt inzwischen auch für Pocken, Cholera, Fleck-, Gelb-, Rückfallfieber, evtl. Typhus abdominalis (Dauer ausgerichtet auf Inkubationszeit). S.a. ▸Quarantäne-Plasma. E quarantine.

**Quarantäne-Plasma:** fresh frozen plasma (▸FFP), das bis zur endgültigen Freigabe nach späterer erneuter Testung des Blutspenders (Virushepatitis, HIV) vom Gebrauch zurückgehalten wird.

**Quarks:** s.u. ▸Elementarteilchen. E quarks.

**quar|tär:** **1)** vierter, an 4. Stelle, z.B. qu. Syphilis (= 4. Stadium). **2)** *Chemie* (auch: quaternär): »vierfach«; meist i.S. der »Vierbindigkeit« bestimmter »-onium«-Verbindungen bildender Elemente u. deren vierfacher Substitution mit organ. Radikalen (z.B. qu. ▸Ammoniumbasen). E quaternary.

**Quartär|struktur:** *Biochemie* s.u. ▸Eiweißstruktur. E quaternary structure.

**Quartana:** ▸Malaria quartana. E quartan (malaria).

**Quarz:** Siliciumdioxid, Anhydrid der Kieselsäure $SiO_2$; gesteinsbildendes Mineral, für kurzwelliges Licht gut durchlässig, in Flusssäure löslich. Verwendung zur Bereitung von Porzellan, Zement, **Quarzglas** (optisch isotrop, mit bes. hoher UV-Durchlässigkeit), in Sandstrahlgebläsen, als Schleif- u. Scheuermittel, in Kristallform zur Ultraschallerzeugung. – Als Feinstaub lungengängig (▸Silikose); ***MAK*** 0,15 mg/m³. E quartz.

**Quarz|lampe:** ▸Quecksilberdampflampe mit aus ▸Quarz geblasener Leuchtröhre; bläul. Licht mit Spektrum vom UV bis zum UR. ***Anw.*** für UV-Bestrahlung, Entkeimung, mit UV-Filter für forensische Untersuchungen. E quarz lamp.

**Quarz|staub|lunge:** ▸Silikose.

**Queckenstedt-Zeichen** (Hans Heinr. Georg Qu., 1876–1918, Neurologe, Rostock): (1916) Ausbleiben der Liquordrucksteigerung (u. des schnelleren Abtropfens) bei ein-, besser doppelseitiger Jugulariskompression als Hinweis auf Passagehindernis im Rückenmarkskanal oberhalb der Punktionsstelle. E Queckenstedt's sign.

**Queckenwurzelstock:** ▸Graminis rhizoma.

**Queck|silber,** Hydrargyrum, Abk. Hg: Element der 2. Nebengruppe, mit OZ 80, Atomgew. 200,59; silberweißes, flüssiges, bei ca. −39 °C erstarrendes, bei ca. 357 °C siedendes Metall mit messbarem Dampfdruck bei Raumtemperatur, das mit Metallen Legierungen (»Amalgame«) bildet. – Aufnahme in den Organismus mit fast allen Nahrungsmitteln (1–100 µg/kg; 5–20 µg/Tag), durch Einatmen (Hg-Dämpfe) u. durch die Haut (Salben); Resorption wesentlich abhängig von Verteilung des Metalls bzw. Oberflächengröße (s.a. ▸Quecksilbervergiftung). – Salze s.u. ▸Hydrargyrum. E mercury, quicksilver.

**Quecksilbercyanidoxid(II):** ein Antiseptikum; ***Anw.*** v.a. in der Urologie.

**Quecksilber(dampf)lampe:** Gasentladungslampe, in der Hg zum Verdampfen gebracht wird. Spektrum reich an UV (▸Quarzlampe), aber arm an roten Linien. Unterschieden als Hg-Hochdrucklampe u. als Hg-Niederdrucklampe. E mercury vapor lamp.

**Quecksilber|saum:** blauviolette bis bläulich schwarze saumförmige Verfärbung an Zahnfleisch, Lippen-, Wangen- u. Gaumenschleimhaut bei chronischer Quecksilbervergiftung; histologisch: subepitheliale Hg-Sulfid-Körnchen; s.a. ▸Stomatitis mercurialis (= **Quecksilberstomatitis**).

**Quecksilber|vergiftung:** Intoxikation durch das als Zell- u. Protoplasmagift wirkende (Eiweißdenaturierung, Hemmung SH-haltiger Enzyme), in Nieren, Leber u. zentralem Nervensystem kumulierende ▸Quecksilber (Hg) u. dessen – z.T. sensibilisierend wirkende! – Verbindungen (z.B. Sublimat). – **Qu., akute,** Hydrargyrose: Vergiftungssymptome nach Einatmen von Hg-Dämpfen oder organ. Hg-Verbindungen in Industrie, bei Umgang mit Saatbeizmitteln u. Fungiziden, als Apotheker-Krankheit etc. (oral aufgenommen ist metallisches Hg nur wenig toxisch). ***Klinik:*** Metallgeschmack, Übelkeit, Erbrechen, Leibschmerzen, Diarrhö, intestinale Verätzungen (grauweißer Schorf, Nekrose), Glottisödem, Aspirationspneumonie; u.U. foudroyant (Schock, Extrasystolie, Kammerflimmern); oft Übergang in chron. Form. ***Ther.:*** Natriumthiosulfat-Injektion, spezifische Chelatbildner (D-Penicillamin), Magenspülung, Plasmaexpander, Hämodialyse, Antibiotika. E mercury poisoning. – **Qu., chronische:** chronische Vergiftung mit charakterist. Kopf- u. Nackenschmerzen, Tremor mercurialis, Zahnausfall, ▸Quecksilbersaum, ▸Darmkatarrh, ▸Nephropathie, ZNS-Symptomen (Seh-, Sprach-, Hör-, Sensibilitäts-, Gehstörungen, Gedächtnisschwund, Delir, Erethismus, Schreckhaftigkeit, Reizbarkeit, Psellismus, Halluzinationen); s.a. ▸Minamata-Krankheit, bei Kleinkindern s.a. ▸Feer-Krankheit. E mercurialism.

**Queensland-Fieber,** Australisches Zeckenbissfieber: durch die Hundezecke Rhipicephalus sanguineus übertragene akute Rickettsiose (Rickettsia australis), mit ca. 1-wöchigem Fieber, Kopfschmerzen, makulösem oder papulösem Exanthem (4./5. Tag); Primärläsion (Zeckenbiss) meist zu erkennen. E Queensland tick typhus.

**Quelle: 1)** natürlicher Ausfluss unterirdischen Wassers auf die Erdoberfläche, entweder als **juvenile Qu.** (in großen Tiefen des Erdinnern aus Gasen kondensiert, mit Mineralien gesättigt; meist als Therme) oder als **vadose Qu.** (versickertes, auf seinem Wege mineralisiertes Niederschlagswasser). Unterschieden als alkalische, erdige, erdmuriatische, jodhaltige (Jod-), kalte (Akratopege), kohlensaure, muriatische ( Kochsalz-), radioaktive, salinische, schwefelhaltige (Schwefel-), sulfathaltige, warme (Akratotherme) Qu. S.a. ▸Heilwasser; ▸Heilmittel, natürliche. E mineral spring. **2)** *Radiologie* ▸Strahlenquelle. E source of radiation.

**Quellmittel:** nicht wasserlösliche u. deshalb nicht absorbierbare kolloidale Polysaccharide, die als ▸Abführmittel unter Aufnahme von Wasser (Einnahme mit reichlich Flüssigkeit!) zu einer mukösen Masse aufquellen, die das Stuhlvolumen vergrößert. ***Wirkst.:*** z.B. Leinsamen, Psyllium, Agar-Agar, getrocknete Gallerte.

**Quellstoffe:** Verbindungen mit großem Wasseraufnahmevermögen; ***Wirkst.:*** z.B. natürl. Pflanzenschleime (u.a. ***Anw.*** als nebenwirkungsarme ▸Abführmittel), aus Naturstoffen gewonnene Celluloseäther, Mg- u. Al-Silicate, Kieselsäuregele. E bulk material.

**Quellungs|nekrose:** Nekrose im Gefolge einer Gewebsquellung; z.B. bei der ▸Atherosklerose. E swelling necrosis.

**Quellungs|reaktion (Neufeld):** *Bakteriologie* scheinbare Verbreiterung der Kapsel (durch Änderung des Brechungsindex) von Pneumokokken (▸Streptococcus pneumoniae) u. Klebsiellen bei Zugabe des spezifischen (gegen diesen serol. Typ gerichteten) Antiserums. E Neufeld reaction, capsular swelling.

**Quell|zelle:** große, glatte, »epitheloide« Muskelzelle mit hellem, myofibrillenärmerem Zytoplasma; in echten arteriovenösen Anastomosen.

**Quenching** *(engl. = löschen, kühlen):* **1)** der Vorgang des Erlöschens, des Abnehmens einer physikalischen Eigenschaft. **2)** in der Immunologie ein fluoreszenzspektrometrisches Verfahren zur Untersuchung der primären Interaktion von Antigenen u. Antikörpern (»fluorescence quenching«).

**Quendel:** ▸Thymian.

**Quengel|apparat:** s.u. ▸Quengeln (2). Analog: **Quengelgips.**

**Quengeln, Quengelung: 1)** *Chirurgie* ▸Nierenquengelung. **2)** *Orthopädie* passives Mobilisieren einer Gelenkkontraktur (v.a. Mommsen-, Biesalski-Methode) durch allmählich zunehmenden Dauerzug mittels Quengelapparat (dosierte elast. oder starre Zug- u. Druckkräfte, auch für Redression), Quengelkorsetts (bei Skoliose, v.a. vor einer Versteifungs-Op.), Quengelschiene (beiderseits des zu mobilisierenden Gelenkes anzubringende Metall-, Kunststoff- oder Gipsschiene mit eingebautem Gelenk) oder durch Quengelgips: zirkulärer, evtl. auch Nachbargelenke erfassender Gipsverband mit »Gelenk« (Achse mit der des natürl. Gelenks übereinstimmend), über das ein – allmählich zu steigernder – Dauerzug den zur Fehlstellung drängenden Kräften entgegenwirkt (niemals mit wesentl. Überschreitung der Schmerzgrenze!).

**Quénu-Miles-Operation:** (1897/1908) radikale, abdominosakrale bzw. -kokzygeale, ein- oder zweizeitige Rektumamputation bei Ca.: Anlegen eines Anus praeter sigmoideus iliacus, Versenken des verschlossenen aboralen Dickdarmschenkels (nach Mobilisierung von Sigma u. Colon pelvinum); später nach Umschneidung des Anus u. Mobilisierung des Rektums Entfernen von Anus, Rektum u. unterem Sigma durch die sakrale Wunde. E Quénu's operation.

**Querbarre (hohe):** *Urologie* s.u. ▸Barre. E (high) bladder neck.

**Querbett(lagerung):** *Gynäkologie* ursprünglich quere Lagerung auf dem Bett (Gesäß an Seitenkante; Beine über Stuhllehnen gelegt oder die Füße auf Stühle gestellt); heute ist meist ein im modernen Kreißsaal übliches, unterhalb des Gesäßes quer geteiltes Bett gemeint. Die untere Hälfte kann zur operativen Entbindung oder nach der Entbindung zur Versorgung des Dammes entfernt u. die obere Hälfte mit Beinhaltern ausgestattet werden. E lithotomy position.

**Quer|brücke:** Verbindung eines Myosinkopfes mit einem Actinfilament bei Muskelkontraktion, s.a. ▸Myofibrille. E cross-bridge.

**Querbrücken|zyklus:** einzelner Arbeitsakt einer ▸Querbrücke bei der Muskelkontraktion. E cross-bridge cycle.

**Quercus cortex,** Eichenrinde: Baumrinde, v.a. von Quercus pedunculata u. Qu. sessiflora. Als Heilpflanzenbestandteil in spezieller Aufbereitung nachweis-

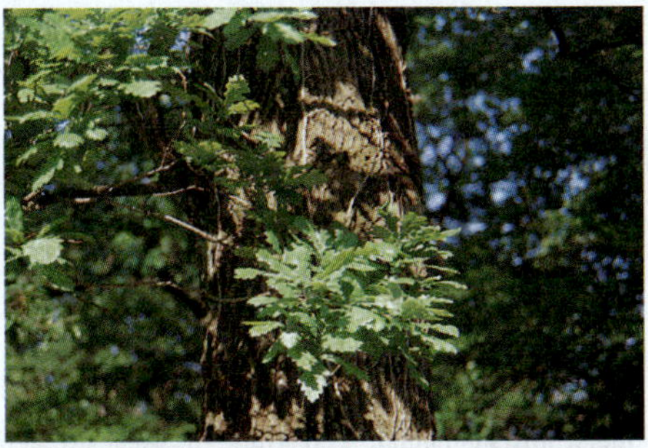

**Quercus cortex:** Steineiche (Quercus petraea). [399]

Q

lich wirksam bei unspezifischen akuten Durchfallerkrankungen, entzündlichen Haut- u. Schleimhauterkrankungen (Mund- u. Genitalbereich). Wirkt adstringierend, virostatisch, leicht antiphlogistisch, sekretionshemmend, juckreizstillend; ***Kontraind.:*** großflächige Hautschäden (keine äußere Anwendung!).

**Quer|darm:** ▸Colon transversum.

**Quer|dis|paration:** *Ophthalmologie* s.u. ▸Disparation.

**Quer|fortsatz:** ▸Processus transversus. E transverse process.

**Querfortsatz|fraktur:** meist an der Lendenwirbelsäule u. als Abriss vorkommende Quer- bis Schrägfraktur eines Querfortsatzes (stets mit Kaudalverlagerung des distalen Fragmentes durch Muskelzug). ***Klinik:*** Schonhaltung (Rumpfneigung zur verletzten Seite), Schmerzen beim Rumpfbeugen zur Gegenseite (= PAYR-Zeichen) u. Heben des gleichseitigen gestreckten Beins in die Horizontale (= LUDLOFF-Zeichen). E transverse process fracture.

**Quer|fraktur:** v.a. durch Abscherkräfte bewirkte Röhrenknochenfraktur quer zur Achse; s.a. ▸Fraktur (dort Abb.). E transverse fracture.

**Querfriktion:** zu den ▸Mobilisationstechniken zählende Form der Reibungsmassage, bei der die Finger quer zur Längsachse der zu behandelnden Struktur aufgesetzt werden.

**Quer|lage:** Kindslage mit Längsachse der Frucht quer zur Uteruslängsachse u. mit dem Rücken des Kindes zur Kopf-, Bein-, Bauch- oder Rückenseite der Mutter (dorsosuperiore, -inferiore, -anteriore, -posteriore Qu.); kommt bei ca. 1% der Schwangerschaften vor, v.a. bei Mehrgebärenden, Frühgeburten, Placenta praevia u. engem Becken. Geburtsunfähige, für Mutter u. Kind lebensbedrohl. Lage. Erforderlich ist ▸Wendung (in Längslage) oder Schnittentbindung; s.a. Abb. – Als **verschleppte Qu.** diejenige, bei der das Kind durch die Wehentätigkeit mit der vorangehenden Schulter so weit in das Becken gepresst ist (ein Oberarm evtl. bereits aus der Vulva ragend), dass es manuell nicht mehr bewegt werden kann. Wegen hochgradiger Überdehnung des unteren Uterinsegments äußerste Gefahr der Ruptur. E transverse lie.

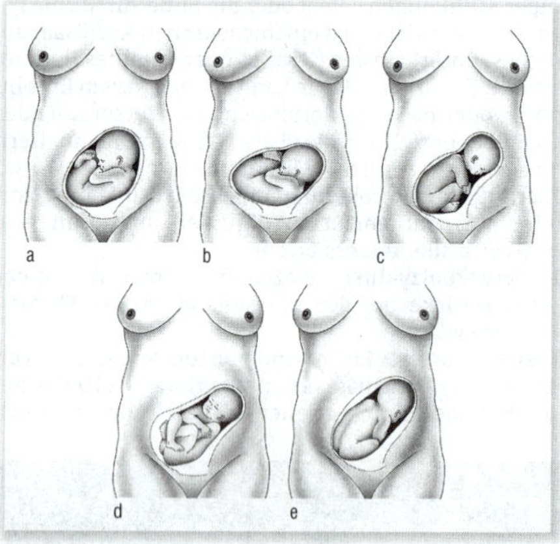


**Querlage:** Übersicht Quer- u. Schräglagen des Kindes. Die Bezeichnung ergibt sich aus der Lage des Kopfes u. der Stellung des Rückens; **a)** I. dorsoinferiore Schräglage, **b)** I. dorsoinferiore Querlage, **c)** I. dorsosuperiore Schräglage, **d)** I. dorsoposteriore Schräglage, **e)** I. dorsoanteriore Schräglage. [274]

**Quer|schnitts|diagnostik:** *Neurologie* Diagnostik zur Segmentlokalisierung (»Höhendiagnostik«) eines Rückenmarkprozesses. E cross-sectional diagnosis.

**Querschnitts|lähmung:** von Höhe u. Ausmaß der Querschnittsverletzung abhängige Lähmung durch Ausfall motorischer, sensibler u. extrapyramidal-motor. Leitungsbahnen des Rückenmarks; evtl. kombiniert mit Reflexsynergismen (Eigentätigkeit spinaler Schaltzellen), Blasen- u. Mastdarmlähmung (Ausfall übergeordneter supraspinaler Zentren; ▸Blasenautomatie), Potenzverlust, trophischen u. Durchblutungsstörungen. S.a. ▸Querschnittssyndrom. E paraplegia.

**Querschnitts|läsion:** vollständige oder teilweise Schädigung eines oder mehrerer Rückenmarkssegmente durch direktes Trauma (Kontusion oder Kontinuitätstrennung v.a. durch Scherkräfte), Tumorkompression (Ischämie), Entzündung oder Blutung; Symptome s.u. ▸Querschnittssyndrom. E transverse lesion of the spinal cord.

**Querschnitts|myelitis,** Myelitis transversa: diffus über den ganzen Rückenmarksquerschnitt ausgedehnte Entzündung (im Ggs. zur disseminierten oder auf bestimmte Strukturen beschränkten Form). E transverse myelitis.

**Querschnitts|syndrom:** komplexe neurolog. Symptomatik bei ▸Querschnittsläsion des Rückenmarks (RM). Bei halbseitiger Schädigung als ▸BROWN-SÉQUARD-Lähmung, bei totaler mit Symptomen des spinalen ▸Schocks, der ▸Querschnittslähmung mit speziellen, von der Läsionshöhe abhängigen – u. auch tiefere RM-Abschnitte betreffenden – Ausfällen, z.B. als hohes zervikales Qu. mit Tetraplegie u. Phrenikus-Atemmuskellähmung, als unteres zervikales Qu. mit Ausfällen von Plexus brachialis, Interkostalmuskeln u. Centrum ciliospinale (HORNER-Komplex) u. Paraplegie, als oberes thorakales Qu. mit Paraplegie u. Interkostalmuskelausfällen, als mittleres thorakales Qu. mit Ausfall unterer Interkostalmuskeln u. oberer Bauchmuskelanteile, als unteres thorakales Qu. (unterhalb $Th_6$) mit Ausfall infraumbilikaler Bauchmuskelanteile u. des – vom Splanchnikus major u. minor versorgten – oberen Intestinaltraktes, als lumbales u. sakrales Qu. mit den Symptomen des Epikonus-, Konus- bzw. Kauda-Syndroms. E transverse spinal cord syndrome.

**Quer|stand:** *Geburtshilfe* – **hoher Qu.:** bei Kopflagen bis zu Beginn der Geburt physiol. Einstellung des kindl. Kopfes (Pfeilnaht frontal) über oder im Beckeneingang (s.a. ▸Asynklitismus). E high transverse presentation. – **tiefer Qu.:** regelwidrige Einstellung während der Geburt mit noch in der Beckenausgangsebene querliegender Pfeilnaht (v.a. bei Trichterbecken mit verengtem Ausgang durch Ausbleiben der inneren Rotation des kindl. Schädels). Verzögert die Geburt, gefährdet das Kind (evtl. Entbindung mit Saugglocke oder Zange). E low transverse presentation.

**Quer|streifung:** *Histologie* s.u. ▸Myofibrille. E transverse striation.

**Querulant:** ältere, subjektive (abwertend gefärbte) Bez. für einen Menschen, der auf persönliche Kränkung, (vermeintliche) Rechtsbenachteiligung oder öffentliche Missstände unangemessen (nach gängiger Meinung) reagiert u. z.B. trotz aussichtsloser Rechtslage versucht, in jahrelangem Prozessieren Recht zu bekommen. Die zugrunde liegende Störung des Q. wird heute als paranoide Form der ▸Persönlichkeitsstörungen eingeordnet. E querulent.

**(de-)Quervain** (FRITZ DE QU., 1868–1940, Chirurg, Bern). – **Qu.-Kopfstütze:** Apparat zur Ruhigstellung der Halswirbelsäule (Abstützung an Kopf u. Thorax). – **Qu.-Krankheit:** ▸Tendovaginitis stenosans. E (de) Quervain's disease. – **Qu.-Thyreoiditis:** (1904) seltene Schilddrüsenentzündung unklarer Genese mit typischem histologischem Befund (»Riesenzellen-Thyreoiditis«). ***Ätiol.:*** oft im Anschluss an virale Infekte der Luftwege, genetische Disposition (häufiges Vorkommen von HLA-B35), Frauen häufiger betroffen. ***Klinik:*** (sub)akutes Auftreten umschriebener, schmerzhafter Knoten oder eines diffusen, nichteitr. Prozesses mit transienter Hyperthyreose; extreme BSG-Erhöhung bei normaler Leukozytenzahl.

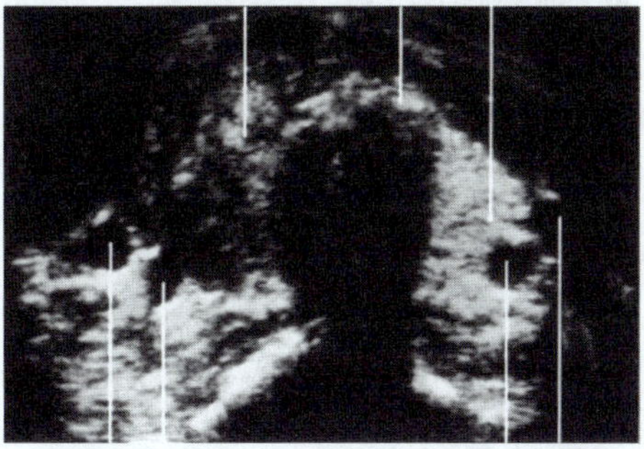


**Quervain-Thyreoiditis:** Ultraschallschnittbild. [289]

***Ther.:*** symptomatisch; ***Progn.:*** gut. E granulomatous thyroiditis, (de) Qu.'s thyroiditis.

**query fever** *(engl.):* ▸Q-Fieber.

**Quesen|bandwurm:** ▸Multiceps multiceps.

**Quetiapin:** ein atypisches ▸Neuroleptikum. E quetiapine.

**Quetsch|fraktur:** durch Quetschmechanismus verursachte, stets offene Splitter- oder Trümmerfraktur. E compression fracture.

**Quetsch|präparat,** Wetzpräparat: *Histologie, Bakteriologie* Frischpräparat, hergestellt durch Quetschen des Substrats zwischen 2 Objektträgern; z.B. zum Nachweis von Tuberkulosebakterien (Sputumschleim gequetscht, ausgezogen u. n. ZIEHL-NEELSEN gefärbt), zur Chromosomen-Darstellung (Quetschung großer Zellen in essigsaurer Karmin-Lsg.). E crush preparation.

**Quetschung:** *Chirurgie* s.u. ▸Quetschwunde, ▸-fraktur, ▸Compressio (u. Contusio), ▸Crush-Syndrom (»**Quetschungssyndrom**«). E compression, crushing.

**Quetsch|wunde:** durch Kombination von Druck-, Stoß- u. Zugkräften entstandene Wunde (evtl. nach Abquetschung einer Gliedmaße); Ränder meist unregelmäßig zerfetzt und blutunterlaufen, u.U. von »**Quetschmarken**« (Nekrosen mit anäm. Rand) umgeben; auch als Rissquetschwunde, oft mit tiefer Weichteilquetschung (▸Compressio, ▸Contusio, ▸Crush); häufig erst sekundär stark blutend, evtl. Fremdkörper enthaltend; infektionsgefährdet. E contused wound, crush injury.

**Queyrat-Syndrom:** ▸Erythroplasie. E Queyrat's erythroplasia.

**Quick** (ARMAND JAMES QU., 1894–1978, Arzt u. Biochemiker, Milwaukee). – **Qu.-Test:** die Bestimmung der Prothrombin-Thromboplastin-Zeit, d.h. der Aktivität von Faktor II, V, VII u. X im Citratplasma nach Zusatz von Gewebsthrombokinase u. $CaCl_2$. E Quick's test. – **Qu.-Wert, Qu.-Zeit,** Prothrombinzeit: die durch QU.-Test als Mittelwert aus Doppelbestimmungen ermittelte Gerinnungszeit. Dabei wird der im Plasma von Gesunden gefundene Vergleichswert (11–16 Sek.) als 100 % gesetzt, um von ihm in einer Standardverdünnungsreihe die 80-, 60-, 40-, 20- u. 10 %-Werte bzw. die entsprech. Zeiten abzuleiten. Werte < 70 % gelten als pathologisch. Verlaufskontrolle bei Antikoagulanzien-Therapie mittels ▸INR. E Qu.'s value, Qu.'s time.

**Quin...:** s.a. ▸Chin...

**Quinagolid:** ein Dopamin-Agonist, ▸Prolactinhemmer.

**Quinapril:** ein ▸ACE-Hemmer; Antihypertonikum. ***Anw.*** v.a. bei Hypertonieformen, die mit einer Erhöhung der Reninsekretion (z.B. renovaskuläre Hypertonie) einhergehen.

**Quinaprilat:** ein ▸ACE-Hemmer zur parenteralen ***Anw.*** als Antihypertonikum. E quinaprilat.

**Quincke** (HEINR. IRENÄUS QU., 1842–1922, Internist, Kiel, Frankfurt/M.). – **Qu.-Lagerung:** (1882) Oberkörpertieflage (bäuchlings oder auf der Seite) zum besseren Sekret-/Eiterabfluss bei Bronchiektasie, Lungenabszess, -gangrän etc. – **Qu.-Ödem:** frühere Bez. für ▸Angioödem. E Quincke's edema. – **Qu.-Zeichen:** (1868) ▸Kapillarpuls. E Qu.'s pulse.

**Quinidin:** ▸Chinidin. E quinidine. – **Quininum:** ▸Chinin. E quinine.

**Quinisocain:** ein Lokalanästhetikum; topische ***Anw.*** als Antipruriginosum. E quinisocaine.

**quinque** *(latein.):* fünf, analog: **quinquies:** fünfmal.

**Quintana,** Febris quintana: ▸Wolhynisches Fieber. E quintan fever.

**quintus** *(latein.):* fünfter. Auch Kurzform für Nervus qu. (▸N. trigeminus), Digitus qu. (5. Finger/Zehe). E fifth.

**Quinupristin:** ein Reserveantibiotikum gegen multiresistente Keime (▸Streptogramin). E quinupristin.

**quoad** *(latein.):* insoweit; z.B. **quoad vitam** (die Erhaltung des Lebens betreffend), **quoad sanationem** (die Heilung betreffend).

**Quotidiana:** ▸Febris quotidiana. E quotidian (fever).

**Quotient:** *Physiologie* das Verhältnis zweier oder mehrerer zueinander in Beziehung stehender Faktoren; z.B. als **azot|urischer Qu.** das Verhältnis des Harnstoff- zum Gesamt-N im Harn (normal um 0,8), als **oxidativer Qu.** das Verhältnis von $CO_2$-Produktion u. $O_2$-Verbrauch im Gewebe, abhängig von den umgesetzten Nahrungsstoffen (für Kohlenhydrate = 1, Proteine = 0,814, Fett 0,74, gemischte Nahrung ca. 0,85), als **respiratorischer Qu.** das ventilationsbezogene Verhältnis von $CO_2$-Ausscheidung u. $O_2$-Aufnahme. E quotient (e.g. respiratory).

**Q-Zacke:** im EKG die 1. negative Welle des Kammerkomplexes (▸QRS). E Q wave.

# R

**R:** Kurzzeichen für z.B. *anat* **R**amus, **R**adix; *physik* **R**öntgen, Gaskonstante, Widerstand (s.a. ▸Resistance), *biochem, chem* Arginin, **R**ibose, **R**enin, **R**adikal, Substituent (»**R**est«) in Formeln, *pharm* **R**ecipe (auch: Rp.), **R**enovetur, **R**adix, s.a. *kard* ▸R-Zacke. – In Abkürzungen Buchstabe mit Bedeutung von z.B. »**R**adio...«, »**R**esistenz...«, »**r**enal«.

**r:** Kurzzeichen für z.B. *physik* **r**echtsdrehend (+), *chem* **r**acemisch, *pharm* **R**esistenzrate, *genet* das Gen der Blutgruppe 0 (in der BERNSTEIN-3-Gen-Theorie), *kard* R-Zacke mit kleiner Amplitude.

**®:** *Pharmazie* »**r**egistered (trademark)«, d.h. eingetragenes Warenzeichen.

**RA:** **1)** Abk. für **r**heumatoide ▸ **A**rthritis; s.a. ▸Rhagozyt (= RA-Zelle). E RA. **2)** Abk. für **r**efraktäre **A**nämie (▸myelodysplastische Syndrome).

**Ra:** *Chemie* Kurzzeichen für **Ra**dium. E Ra.

**Raab-Variante:** verdicktes u. erhöhtes Dorsum der Sella turcica; klinisch evtl. mit hypophysärer Störung.

**RAA-System,** Abk. für **R**enin-**A**ngiotensin-**A**ldosteron-System: s.u. ▸Renin.

**Raben|schnabel:** *Orthopädie* Schnabel- bzw. Zangenähnliches Instrument zum Aufbiegen bzw. Entfernen von Gipsverbänden.

**Rabenschnabel|fortsatz:** ▸Processus coracoideus. E coracoid process.

**Rabeprazol:** ein ▸Protonenpumpenhemmer; ***Anw.*** als Ulkustherapeutikum. E rabeprazole.

**Rabies:** ▸Lyssa; s.a. ▸Tollwut... E rabies.

**Racemat:** optisch inaktives Gemisch einer chemischen Verbindung, das aus gleichen Teilen ihrer beiden enantiomeren (= optisch aktiven) D- u. L-Konfigurationen zusammengesetzt ist (Kennzeichen: »DL«). – Besitzt als synthetische Nachbildung eines in optisch aktiver Form vorkommenden Naturstoffs nur die halbe biologische Wirksamkeit. E racemate.

**Racementhol:** ein Antiseptikum; topische Anw. als Anästhetikum. E racementhol.

**racemosus** *(latein):* beeren-, traubenförmig; z.B. Aneurysma racemosum. E racemose.

**Rachen:** ▸Pharynx; s.a. ▸Pharyng(o)...; i.e.S. dessen bei geöffnetem Mund sichtbarer mittlerer Teil (Pars oralis; s.a. ▸Isthmus faucium, lymphatischer ▸Rachenring). E pharynx.

**Rachen(dach)hypophyse:** Hypophysenvorderlappen-Gewebe als Rest der RATHKE-Tasche. Liegt dem Keilbeinkörper im Bereich des Nasenrachens an; ist beim Embryo u. Neugeborenen normal. E pharyngeal hypophysis.

**Rachen|diphtherie:** Angina diphtherica als häufigste Lokalisationsform der ▸Diphtherie, mit Bildung weißlicher, fest haftender Beläge (Pseudomembranen). E pharyngeal diphtheria.

**Rachen|enge:** ▸Isthmus faucium. E isthmus of fauces.

**Rachen|entzündung:** ▸Pharyngitis.

**Rachen|krebs:** ▸Pharynxkarzinom.

**Rachen|mandel:** ▸Tonsilla pharyngea. E pharyngeal tonsil.

**Rachenmandel|entzündung:** Adenoiditis (s.u. ▸Angina tonsillaris). E adenoiditis.

**Rachenmandel|hyperplasie, -wucherung,** adenoide Vegetationen: Hyperplasie der Rachenmandel; evtl. mit Verlegung des Nasenrachens u. der Tuba auditiva. Tritt v.a. beim Säugling u. Kleinkind auf und führt zu Gesichtsveränderungen (▸Adenoidismus), krankhafter Mundatmung, schlechtem Mundgeruch, Neigung zu Sinobronchitis, Schwerhörigkeit, nächtlicher Atemerschwernis. Häufig kombiniert mit Gaumenmandelhypertrophie und Halslymphomen. S.a. ▸Adenotomie. E hyperplastic adenoids.

**Rachen|polyp:** **1)** ▸Polyp (Papillom, Fibrom) im Rachenbereich, v.a. im Nasenrachen. **2)** volkstümliche Bezeichnung der ▸Rachenmandelwucherung. E adenoids.

**Rachen|reflex:** ▸Würgereflex, ▸Gaumenreflex. E pharyngeal reflex.

**Rachen|ring, lymphatischer:** s.u. ▸lymphatisch. E tonsillar ring, lymphoid r.

**Rachen|tubus:** ▸Oropharyngealtubus; als GUEDEL-, SAFAR-, MAYO-Tubus.

**rachi(o)...:** Wortteil »Wirbelsäule«, ▸rhachi(o)...

**Rachitis,** Englische Krankheit: auf Störungen des Vitamin-D-Stoffwechsels beruhende Erkrankung mit gestörter Mineralisierung u. Desorganisation der Wachstumsfugen u. dadurch geprägten Skelettveränderungen. ***Ätiol.:*** Unterschieden werden **1)** die Vitamin-D-Mangel-R., meist verursacht durch Malassimilationssyndrom bzw. durch Malabsorption fettlöslicher Vitamine, z.B. bei Zöliakie, Mukoviszidose oder Gallengangsatresie, selten durch mangelnde Zufuhr oder fehlende UV-Bestrahlung; **2)** die seltenere Vitamin-D-resistente R. bei renalen tubulären Funktionsstörungen (z.B. ▸Phosphatdiabetes, renale tubuläre ▸Azidose etc.); **3)** die auf gestörtem Vitamin-D-Stoffwechsel beruhenden Formen (z.B. bei Leber-, Nierenerkrankung; als Pseudo-Vitamin-D-Mangel-R.; s.a. ▸Hypophosphatasie). ***Klinik:*** Unruhe, Schwitzen, Muskelhypotonie, Haarausfall (v.a. am Hinterkopf), Obstipation, Wachstumsstörungen sowie typische Skelettveränderungen (z.B. Kraniotabes, Epiphysenauftreibung v.a. am Handgelenk, rachitischer Rosenkranz, Verbiegung langer Röhrenknochen etc.; s.a. Abb.). ***Diagn.:*** Röntgen (LOOSER-Umbauzonen), Knochen- u. Wirbeldeformierungen; Knochenbiopsie mit Histologie; Laborbefunde: bei Vitamin-D-abhängiger Mineralisationsstörung Hypokalzämie u. Erhöhung der alkalischen Phosphatase; bei Malabsorptionssyndrom Hypophosphatämie u. Verminderung von $25(OH)D_3$ u. bei Niereninsuffizienz Hypophosphatämie u. Verminderung von $1{,}25(OH)_2D_3$. ***Ther.:*** bei Vitamin-D-Mangelrachitis oral Vitamin $D_3$; bei Stoffwechselstörungen Behandlung der Grundkrankheit u. Substitution stoffwechselaktiver Vitamin-D-Metaboliten. ***Prophyl.:*** kontrollierte Vitamin-$D_3$-Gaben (s.a. ▸Rachitisprophylaxe). ***Kompl.:*** hypokalzämische (rachitogene) Tetanie. E rickets. – **R., hämorrhagische:** D-Mangel-R. mit MOELLER-BARLOW-Krankheit. E hemorrhagic r. – **R., hepatische:** D-Mangel-R. bei Fettresorptionsstörung infolge einer Acholie. E hepatic r. – **R., renale:** v.a. bei Kindern vorkommende R., die zu hyperphos-

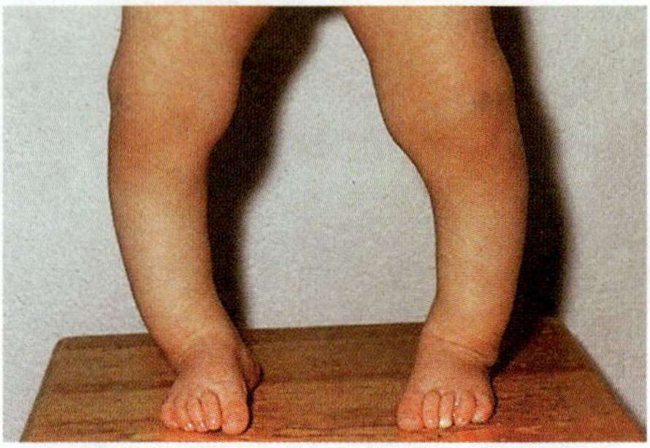

**Rachitis:** Verbiegung der langen Röhrenknochen. [523]

phatämischem Minderwuchs führt. ***Ätiol.:*** Folge einer chronisch-progredienten, komplexen Niereninsuffizienz (mit Hyperazot- u. Hyperphosphatämie) u. eines sekundären Hyperparathyreoidismus. ***Klinik:*** schwere diffuse Osteoporose u./oder floride R. (Vitamin-D-Mangel-R.) mit Infantilismus und schmerzhaften Spontanfrakturen. E renal r. – **R., renale tubuläre, Vitamin-D-resistente R.:** eine erst im 2. Lj. trotz ausreichender Vitamin-D-Prophylaxe auftretende R., die auf normale Vitamin-D-Dosen nicht anspricht und z. T. familiär vorkommt. ***Ätiol.:*** Folge einer Nierenerkrankung mit renalen Phosphatverlusten (**R., phosphaturische**) u. Hypophosphatämie. ***Formen:*** je nach Ursache unterschieden als chronischer ▸Phosphatdiabetes (Typen FANCONI und DENT), als ▸DEBRÉ-DE-TONI-FANCONI-Syndrom (»renale R. mit Phosphoaminoglucodiabetes«), als hereditäre Pseudomangel-R. mit Hypokalzämie (PRADER), LIGHTWOOD-BUTLER-ALBRIGHT-Syndrom sowie als renale Rachitis i. e. S. E vitamin D-resistant r.

**rachitisch:** die Rachitis betreffend, infolge Rachitis. E rachitic.

**Rachitis|prophylaxe:** beim Säugling ärztlich kontrollierte Vitamin-$D_3$-Gaben; beginnend mit der 2. Wo. (täglich 500 IE, bei Frühgeborenen höher dosiert), für 1 Jahr kombiniert mit einer Fluorkariesprophylaxe. E antirachitic prophylaxis.

**rachitogen:** durch Rachitis bedingt (= rachitisch), im Zusammenhang mit Rachitis (z. B. r. Tetanie = ▸Spasmophilie). E rachitogenic, rickets-induced.

**Racketschnitt:** tennisschlägerförmiger Amputationsschnitt (ovalär, mit aufgesetztem Längsschnitt).

**Rad** *(engl.)* Abk. für **r**adiation **a**bsorbed **d**ose, Abk. rd: *Radiologie* ältere Einheit der ▸Energiedosis; 1 rd = 0,01 J/kg; s. a. ▸rem. Wird seit 1985 allgemein durch die SI-Einheit Zentigray (= $^1/_{100}$ Gy; ▸Gray) ersetzt.

**Rad.:** *Pharmazie* Abk. für ▸**Rad**ix.

**rad:** *Physik* Abk. für ▸**Rad**iant. E rad.

**Rad|drehung:** die »Verrollung« des Augapfels in der Frontalebene bei Schrägblick u. bei rotatorischem ▸Nystagmus, latent bei ▸Zyklophorie.

**Radermecker-Komplex:** hypersynchrone träge Abläufe im EEG bei subakuter sklerosierender Panenzephalitis (SSPE). E periodic EEG complexes in SSPE.

**Rad|gelenk:** Articulatio trochoidea (s. u. ▸Articulatio). E pivot joint.

**radiär:** strahlenförmig, einem Radius angepasst (z. B. *chir* als Inzision). E radiate, radial.

**radial(is):** **1)** strahlenförmig. **2)** zur Speiche (▸Radius) gehörend, an der Speichen- oder Daumenseite des Unterarms; z. B. Arteria bzw. Nervus radialis (= **Radialis**); s. a. ▸Radialis... E radial.

**Radialis|lähmung:** periphere Lähmung durch Ausfall des Nervus radialis. Meist als Verletzungs- bzw. Druckschädigungsfolge (z. B. Zerreißung bei Unterarmfraktur; Kompression durch Frakturkallus nach Oberarmbruch; Krücken-, Parkbanklähmung), selten vergiftungsbedingt (z. B. als »Bleilähmung«). Betrifft v. a. die Streckmuskeln, je nach Schädigungsort verschieden. Die **obere R.**, nach Schädigung im Achselhöhlen-, hohen Oberarmbereich, mit Streckhemmung im Ellbogengelenk (u. Trizepsreflex-Verlust) u. Ausfall aller Streckmuskeln des Unterarmes mit dem Bild der ▸Fallhand (u. zugehöriger Faustschlussbehinderung) sowie Streckhemmung in den Fingergrundgelenken mit Spreizstörung der Finger (Streckung in den Interphalangealgelenken, bei passiver Fixierung in Grundgelenken, möglich durch Lumbrikalmuskeln), Empfindungsstörung (Abb.). Die **mittlere R.**, bei Nervenschaden im unteren Oberarmdrittel, ähnlich der oberen, aber mit erhaltener Triceps-brachii-Funktion. Die **untere R.**, das sog. ▸Supinatortunnelsyndrom, nur mit Beeinträchtigung der Fingerstreckung in den Fingergrundgelenken (keine Fallhand) u. der radialisversorgten Daumenmuskeln. – Isolierter Ausfall des sensiblen Ramus superficialis als ▸Cheiralgia paraesthetica. E paralysis of the radial nerve.

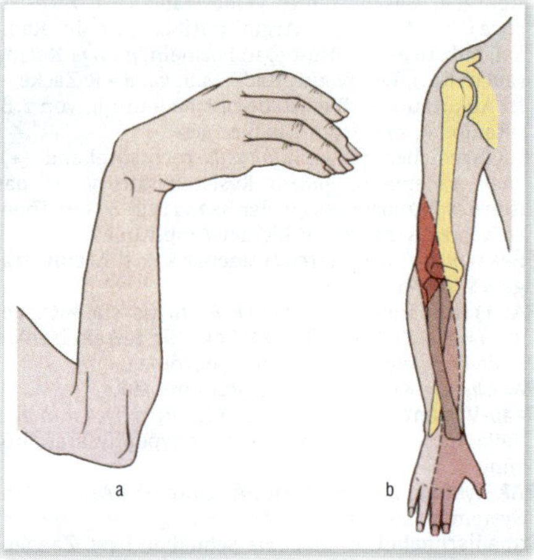


**Radialislähmung:** Fallhand (a), Sensibilitätsstörung im dunkelroten Bereich (b). [363]

**Radialis|phänomen:** klin. Zeichen seitens des Nervus radialis, z. B. bei Spasmophilie. S. a. ▸HOFFA-Zeichen (1). E radial phenomenon.

**Radialis|puls:** Druck- u. Volumenpuls der peripheren A. radialis (proximal des Handgelenks). E radial pulse.

**Radiant,** Abk. rad: *Physik* SI-Einheit des ebenen Winkels; Zentriwinkel eines Kreises vom Halbmesser (Radius) 1 m, der aus dem Kreis einen Bogen der Länge 1 m ausschneidet. E radian.

**Radiatio:** Strahlung, Bestrahlung (i. e. S. als ▸Strahlentherapie), *anat* strahlenförmige Struktur. E radiation. – **R. acustica:** »Hörstrahlung«, gebildet von Neuriten des 3. Hörbahn-Neurons, vom inneren Kniehöcker über die »Innere Kapsel« u. das Centrum semiovale zu den HESCHL-Windungen. E acoustic r. – **R. corporis callosi,** Balkenstrahlung: Fasern der vorderen Großhirnkommissur als Querverbindung zwischen der Rinde beider Hemisphären. E callosal fibers. – **R. optica,** GRATIOLET-Sehstrahlung: die Neuriten des letzten (4.) Neurons der Sehbahn vom seitlichen Kniehöcker über die »Innere Kapsel« u. das Centrum semiovale zum Hinterhauptslappen (Kalkarina-Rinde; Sehzentrum). E optic r. – **R. polaris:** die Polstrahlung des ▸Zentriols. – **Radiationes thalamicae,** Fasciculi thalamocorticales: die »Sehhügelstrahlung«, Projektionsfasern der Sensibilität von den Kernen des Thalamus durch den vorderen Schenkel bzw. durch den sub-, retrolentiformen Teil des hinteren Schenkels der »Inneren Kapsel« zur Hirnrinde.

**radiatus** *(latein.):* strahlenförmig, strahlend.

**Radices** *(latein.):* Wurzeln; i. e. S. Nervenwurzeln, ▸Radix.

**radicularis** *(latein.):* ▸radikulär. E radicular.

**Radier|gummi|phänomen:** (Brauer) als – nicht spezifisches – Zeichen für Fleckfieber die durch Reiben der Haut erreichbare Abschilferung (noch vor der typ. Abschuppung).

**Radikal:** *Chemie* **1)** als »Rest« oder »Substituent« eine stabile, strukturell fest umrissene, synthetisch mit entsprechenden Derivaten übertragbare und analytisch im Allgemeinen spezifisch erfassbare Atomgruppierung in einer chemischen (v.a. organischen) Verbindung. **2)** Verbindungen mit ungepaarten Elektronen; meist kurzlebige, intermediäre Reaktionsprodukte; z.B. ▸Sauerstoffradikale. E radical.

**Radikal|operation:** vollständige operative Entfernung eines erkrankten Organs (u. betroffener Nachbarbereiche), i.e.S. eines bösartigen Tumors (hierbei unter Einbeziehung der regionäre Lymphknoten); z.B. als R. des Mittelohrs (▸Totalaufmeißelung), der Stirnhöhle (▸Caldwell-Luc-Operation), der weiblichen Brust (radikale ▸Mammaamputation), der Gebärmutter (unter Mitentfernung der Adnexe; z.B. nach ▸Schauta [1], ▸Wertheim) oder als ▸Halsdissektion. E radical surgery.

**Radiko|tomie:** ▸Radikulotomie. E radicotomy.

**radikulär:** eine (Spinalnerven-, Zahn-)Wurzel betreffend (▸Radix; s.a. ▸Rhizo...). E radicular. – **r. Syndrom:** Wurzelsyndrom, z.B. als ▸Zervikal-Syndrom. E r. syndrome.

**Radikulitis:** Wurzelentzündung; ▸Radikuloneuritis. E radiculitis.

**Radikulo|graphie:** Röntgenkontrastdarstellung der Spinalnervenwurzeln mit Hilfe der ▸Myelographie, i.e.S. der Cauda equina durch Einbringen eines Röntgenkontrastmittels in den Subarachnoidalsack. E radiculography.

**Radikulo|neuritis,** Radikulitis: ▸Wurzelneuritis; i.w.S. jedes radikuläre Schmerzsyndrom; evtl. als Radikulomyelitis; s.a. ▸Funiculitis vertebralis, ▸Guillain-Barré-Syndrom. E radiculoneuritis.

**Radik(ul)o|tomie,** Rhizotomie: operative Durchtrennung oder Teilentfernung (= Radiektomie) einer Nervenwurzel, i.e.S. einer Spinalnervenwurzel, u. zwar einer sensiblen (= Rhizotomia posterior; ▸Foerster-Operation [1]), einer motorischen (= Rhizotomia anterior; wie Erstere intradural) oder einer bereits gemischten (extradural). E radicotomy, rhizotomy.

**radio|aktiv:** ▸Radioaktivität aufweisend bzw. deren Gesetzmäßigkeiten u. Eigenschaften betreffend. E radioactive. – **r. Gase:** ▸Emanation; s.a. ▸Radon. – **r. Markierung:** ▸Radiomarkierung. – **r. Präparat:** nuklearmedizinisches Präparat, ▸Radiopharmakon, ▸Radiumzelle. – **r. Stoffe:** Stoffe, die spontan ionisierende Strahlen aussenden, z.B. radioaktive Elemente (▸Isotope, ▸Radionuclide). Der Umgang mit ihnen unterliegt staatlicher Aufsicht (bei Anw. zu Heilzwecken auch unterhalb der sonst bestehenden »Freigrenze«!). E r. substances, r. materials. – **r. Verseuchung:** s.u. ▸Kontamination. – **r. Zerfall:** durch Teilchenemission verursachte Kernumwandlung (Bildung des Atomkerns eines anderen Elementes). Als »natürlicher r. Z.« bei in der Natur vorkommenden Mutterkernen, als »künstlicher r. Z.« bei künstlichen Radionucliden. Der entstehende Tochterkern ist evtl. wieder radioaktiv, bis nach einer bestimmten Zahl von Umwandlungen ein stabiler Kern entsteht. Erfolgt bei den schweren Elementen (mit OZ > 82) als α- u. β-, bei den leichten als β- u. Positronen-Zerfall u. als ▸K-Einfang, bei den schwersten (Transurane) auch als spontane Kernspaltung; geht meist mit γ-Strahlung einher. Als natürliche Zerfallsreihen die Thorium-, Uran- u. Actinium-Reihe, als künstliche die – wegen kurzer HWZ des Np in der Natur nicht mehr vorkommende – Neptunium-Reihe. E r. decay.

**Radio|aktivität:** Eigenschaft gewisser Nuclide, spontan Teilchen- oder γ-Strahlung aus dem Atomkern oder – nach Einfang eines Hüllenelektrons durch den Kern – ▸Röntgenstrahlen aus der Hülle abzustrahlen (zu »emittieren«); Einheit der R.: ▸Becquerel. S.a. ▸radioaktiver Zerfall, ▸Strahlung, radioaktive ▸Aktivität. E radioactivity. – **R., künstliche:** s.u. ▸Radionuclid. E artificial r.

**Radio|allergo|sorbent|test** *(engl.):* ▸RAST.

**Radio|biologie:** ▸Strahlenbiologie. E radiobiology.

**Radio-$B_{12}$-Resorptionstest:** z.B. als ▸Schilling-Test.

**Radio|carbon|test:** (Libby u. Portmann) direkte Altersbestimmung von Fossilien anhand ihres Gehaltes an Radiokohlenstoff (▸Kohlenstoff-14 = $^{14}C$), dessen Speicherung in Knochen, Zähnen etc. mit dem Tod des Organismus beendet wurde. E radiocarbon test.

**Radio|chemie:** mit der Herstellung u. Anw. (Untersuchung chemischer Probleme) von Radionucliden befasstes Teilgebiet der Kernphysik u. -chemie. E radiochemistry.

**Radio|chromato|graphie:** Papierchromatographie mit Anw. der Autoradiographie. E radiochromatography.

**Radio|derm:** s.u. ▸Radiodermatitis.

**Radio|dermatitis:** Hautreaktion auf die Einwirkung ionisierender (Grenz-, Röntgen-, γ-, β-, α-)Strahlen. Als **akute R.** mit Erythem (Hauptreaktion; evtl. mit vorübergehendem Haarausfall; früher zur Epilation [obsolet!]; s.a. ▸Hauterythemdosis), Erosion (▸Epithelitis exsudativa) oder mit Geschwürsbildung (»akutes Strahlenulkus«). Als **chronische R.** (»Spätfolge«) das sog. Radio- bzw. Röntgenoderm Jahr(zehnt)e später, u. zwar fleckförmige Pigmentanomalien, Teleangiektasien, straffe Hautatrophie (bis zur Geschwürsbildung = »chron. Strahlenulkus«). Schlechte Heilungstendenz, evtl. Übergang in Hyperkeratosen, ▸Plattenepithelkarzinom (»Röntgenkarzinom«). S.a. Abb. E radiodermatitis, radiation dermatitis.

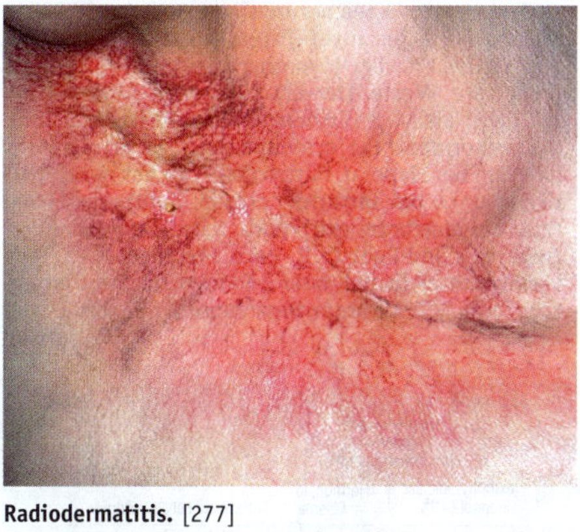

**Radiodermatitis.** [277]

**Radio|dia|gnostikum:** ▸Radionuclid als diagnostischer Indikatorstoff, der möglichst spezifisch in einem bestimmten Organ angereichert wird und durch die von ihm ausgehenden Gammastrahlen eine Orts- und – bei ▸Szintigraphie – eine Mengeninformation liefert; z.B. $^{99m}$Technetium(-Pertechnetat).

**Radio|fibrinogen|test:** Test zum Nachweis von Venenthrombosen. Nach Schilddrüsenblockade wird radioaktiv markiertes Jod-Fibrinogen injiziert u. dessen Anreicherung anschließend mit Hilfe eines Detektors über der Unterschenkel-, Oberschenkel- u. Beckenregion gemessen.

**radio|gen:** **1)** durch ionisierende Strahlung bedingt. **2)** durch ▸radioaktiven Zerfall entstanden. E radiogenic.

**Radio|gold:** ▸Gold-198. E radiogold.

**Radio|graphie:** **1)** Röntgenographie. E radiography. **2)** Szintigraphie. E scintigraphy.

**Radio|imaging** *(engl.):* s.u. ▸Szintigraphie.

R

**Radio|immuno|assay** *(engl.)*: ▸RIA.

**Radio|immuno|elektro|phorese:** empfindliche ▸Immunoelektrophorese mit radioaktiver Markierung der Antigene oder Antikörper u. mit Auswertung durch Autoradiographie. E radioimmunoelectrophoresis.

**Radio|immunologie:** Anw. von ▸Radionucliden in der Immuno- bzw. Serologie, z. B. als ▸RIA u. in den anderen Radioimmunotests. E radioimmunology.

**Radio|immuno|sorbent|test,** Abk. RIST: s. u. ▸RIA; s. a. ▸RAST.

**Radio|indikator:** *Labormedizin* ▸Tracer. E tracer.

**Radio|isotop:** radioaktives ▸Isotop; s. a. ▸Radionuclid. ***Anw.*** z. B. in der ▸Nuklearmedizin als »Gammastrahler«. E radioisotope, radioactive isotope.

**Radio(isotopen)nephro|graphie,** Abk. RIN, Abk. ING: Messung der mit dem Harn erfolgenden Ausscheidung einer radioaktiv markierten, durch die Niere auszuscheidenden Substanz (z. B. Tc-MAG3, $^{123}$J-Hippuran). Fortlaufende Aufzeichnung der Radioaktivität als Aktivitäts-Zeit-Kurve getrennt über jeder Niere; ergibt Hinweise auf Funktionsdifferenzen u. Abflussverhältnisse beider Nieren sowie auf eine Abstoßungsreaktion an einer transplantierten Niere. – Dient in der Modifikation nach Oberhausen (gleichzeitige Ganzkörpermessungen bei abgedeckten Harnwegen) als Clearance-Verfahren sowohl für bevorzugt tubulär als auch glomerulär ausgeschiedene Stoffe. E radioisotope renography.

**Radio|jod:** radioaktive Isotope des ▸Jods. E radioiodine.

**Radio|jod|test:** nuklearmedizinischer Schilddrüsenfunktionstest durch orale Gabe von 2–3 MBq $^{131}$J oder 10–15 MBq $^{123}$J u. Radioaktivitätsmessung über der Schilddrüse (nach 6, 24, 48 u. 72 Std.). Der anfängliche Aktivitätsanstieg dient als Maß für die Jodaufnahme (»Jodidphase«): Bei Euthyreose beträgt das Speicherungsmaximum nach 24–48 Std. 40–60 % der zugeführten Dosis, bei Hyperthyreose 60–80 %; bei Hypothyreose im Allgemeinen niedrigere Werte. Der anschließende Aktivitätsabfall dient als Maß für den Jod-Einbau in die Schilddrüsenhormone (»Hormonphase«). Er erfolgt sehr langsam bei Hypo- u. Euthyreose, rascher bei Hyperthyreose u. bei intrathyreoidaler Synthesestörung (z. B. bei angeborener Hypothyreose) sowie bei verringertem Jod-Pool (z. B. nach Strumektomie). Als vereinfachter Initial- oder 2-Phasen-Kurztest ausgeführt mit J-$^{99m}$Tc unter Bestimmung nur des 2-Std.-Speicherwerts (Jodidphase) u. der Konversionsrate (Hormonphase). Wird heute nur noch zur Vorbereitung der Radiojodtherapie eingesetzt. Zusätzlich ist eine ▸Szintigraphie möglich zur Erfassung von Schilddrüsenform u. -lage u. der Aktivitätsverteilung (homogen, kalter oder warmer Knoten). Durch Ganzkörperszintigraphie gelingt auch die Erfassung hormonaktiver Metastasen einer Struma maligna. S. a. ▸$T_3$-Suppressionstest. E radioiodine uptake test.

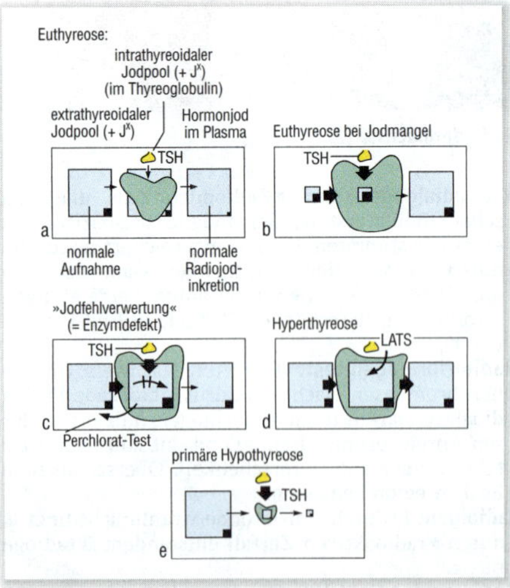


**Radiojodtest:** Anwendung bei Schilddrüsenerkrankungen (das schwarze Quadrat stellt den strahlenden Anteil dar). [52]

**Radio|jod|therapie:** Strahlentherapie von Schilddrüsenerkrankungen durch orale Verabfolgung von $^{131}$J; z. B. bei Hyperthyreose, autonomem Adenom, bei großer diffuser u. bei maligner Struma; bei letzterer zur Vernichtung des hormonaktiven Primärtumors u. seiner Metastasen oder zur Ausschaltung der Rest-Schilddrüse. E radioiodine therapy.

**Radio|karbon|test:** ▸Radiocarbontest. E radiocarbon test.

**Radio|kardio|graphie:** nuklearmedizinische Untersuchung des Herzkreislaufs durch Verabfolgung eines Radionuclids (v. a. $^{99m}$Tc, $^{113}$In) u. anschließende Aktivitätsmessungen (meist als Radionuclid-Angiokardiographie mittels Gammakamera u. Computer-Auswertung; s. u. ▸Ventrikelszintigraphie) zur quantitativen Bestimmung einschlägiger Parameter (▸Herzminutenvolumen, -schlagvolumen, zentrales Blutvolumen, Kammer- u. Vorhof-Restvolumen, Kreislaufzeiten etc.). E radiocardiography.

**Radio|karpal|gelenk:** ▸Articulatio radiocarpalis. E radiocarpal joint.

**Radio|logie, diagnostische,** Strahlenheilkunde: medizinisches Fachgebiet, das sich mit der Erkennung von Erkrankungen mit Hilfe ionisierender Strahlen u. kernphysikalischer Verfahren, ggf. auch der Sonographie befasst. Die Weiterbildungszeit bis zum Facharzt (engl. = radiologist) beträgt 5 Jahre. S. a. ▸Röntgendiagnostik, ▸Strahlentherapie, ▸Strahlenbiologie, ▸Nuklearmedizin. E radiology.

**Radio|lyse:** Lösung chemischer Bindungen durch ionisierende Strahlen. E radiolysis.

**Radio|mano|metrie:** *Radiologie* s. u. ▸Cholangioradiomanometrie. E radiomanometry.

**Radio|markierung,** Etikettierung, Signierung: das Kenntlichmachen einer chemischen Substanz, eines chem. Elementes, einer biolog. Einheit durch ein ▸Radionuclid; s. a. ▸radioaktiver Stoff, ▸Tracer. E radioactive tagging, labeling.

**Radio|meno|lyse:** *Gynäkologie* ▸Menolyse durch Anw. ionisierender Strahlung, meist i. S. der ▸Strahlenkastration; obsolet.

**Radio|metrie:** **1)** *Röntgenologie* diagnostisches Messen (Größenbestimmung; i. w. S. auch Lokalisieren) mit Hilfe von Röntgendurchleuchtung u. -aufnahmen; z. B. als ▸Orthodiagraphie, ▸Isometrie (Mitphotographieren von Maßstäben). **2)** *Radiologie* Messen von Strahlungsgrößen; i. e. S. das Ausmessen der Dosisleistung. E radiometry.

**Radiomime|tica, -tika:** s. u. ▸Ruhekern. E radiomimetics.

**Radio|nekrose:** Zelltod nach Einwirkung ionisierender Strahlen; v. a. an Knochen, ▸Osteoradionekrose (als Spätschaden; s. a. ▸Radiodermatitis). E radionecrosis.

**Radionuclid-Angiokardiographie:** s. u. ▸Ventrikelszintigraphie. E radionuclide angiocardiography.

**Radio|nu|clide:** »natürliche« (in der Natur vorkommende) oder »künstliche« (durch Kernreaktion erzeugte) radioaktive ▸Nuclide (▸Isotop). Soweit speziell für medizinische Zwecke genutzt, auch als »Radiopharmakon« (= radioaktives Präparat) bezeichnet, u. zwar als offenes (= gasförmig oder flüssig) oder umschlossenes (= fest). Besonders wertvoll die »kurzlebigen«, d. h. mit Halbwertszeit < 24 h, wie $^{13}$N, $^{15}$O, $^{18}$F, $^{43}$K, $^{52}$Fe, $^{87}$Sr u. $^{123}$J. S. a. ▸Gammastrahler, ▸Isotopen... E radionuclides.

**Radionuklid-Ventrikulographie,** Herzbinnenraumszintigraphie: nuklearmedizinische Untersuchung zur Bestimmung von Größe und Konfiguration des

Herzens sowie zur Beurteilung der regionalen und globalen myokardialen Pumpleistung. Als **First-Pass-Radionuklid-Ventrikulographie** zuerst »im Schuss«-Injektion des Radiopharmakons (z.B. $^{99m}$Technetium-markierte Radiopharmaka), dann Aktivitätsmessung mit Aufzeichnung von Zeit-Aktivitäts-Kurven unter Verfolgung der ersten Passage des Aktivitätsbolus durch das venöse System in den re. Vorhof, re. Ventrikel, li. Vorhof u. li. Ventrikel. Durch computergestützte Analyse einiger Herzzyklen lassen sich die rechts- und linksventrikuläre Ejektionsfraktion berechnen. Bei der **Äquilibrium-Radionuklid-Ventrikulographie** erfolgt die i.v. Injektion eines Radiopharmakons, das sich vorwiegend im Blutpool befindet. In der Regel sind dies $^{99m}$Technetium-markierte Erythrozyten. Durchführung von planaren oder SPECT-Aufnahmen (▸Single-Photon-Emissions-Computertomographie), wobei die von der jeweiligen Ventrikelfüllung abhängigen Aktivitätsveränderungen mit Hilfe der EKG-Triggerung auf bestimmte Phasen des Herzzyklus festgelegt werden. Auch hieraus lassen sich die rechts- und linksventrikulären Ejektionsfraktionen berechnen. Zunehmend wird diese Methode durch die EKG-getriggerte ▸Myokardperfusionsszintigraphie (Gated SPECT) ersetzt. Diese ermöglicht neben der Bestimmung des Kontraktionsverhaltens auch die Beurteilung der Myokardperfusion. S.a. ▸Ventrikelszintigraphie.

**Radio|pharmako|logie:** Teilgebiet der Pharmakologie, das sich mit dem Verhalten u. der Strahlenwirkung von Radionucliden, Radiopharmaka im Organismus befasst. E radiopharmacology.

**Radio|pharmakon:** medizinisch genutztes Radionuclid. I.e.S. entweder 1) ein Heilmittel, in dem ein nicht radioaktives Atom des Moleküls durch ein Radionuclid ersetzt ist, oder 2) ein Heilmittel, an das ein Radionuclid chemisch gebunden ist, dessen Emission therapeutisch oder diagnostisch nutzbar ist. E radiopharmaceutical.

**Radiopro|tector, -tektor:** ▸Strahlenschutzsubstanzen; z.B. Amifostin. E radioprotector.

**Radio|resektion:** Funktionsausschaltung eines Organs (insbes. Schilddrüse u. Hypophyse) mit nuklearmedizinischen Mitteln; s.a. ▸Radiojodtherapie.

**Radiosensitizer** *(engl.):* Chemotherapeutica, die zur Erhöhung des Effekts einer Bestrahlungstherapie angewandt werden.

**Radio|tele|metrie:** ▸Telemetrie. E radiotelemetry.

**Radio|therapie:** ▸Strahlentherapie. E radiotherapy.

**Radio|toxizität:** die »Giftwirkung« inkorporierter radioaktiver Substanzen, indem deren ionisierende Strahlung – abhängig von Strahlenart u. -energie, Organkonzentration, Inkorporationsweg u. effektiver Halbwertszeit – körperliche Spätschäden (z.B. Osteosarkom) bewirkt. E radiotoxicity.

**Radio|ulnar|gelenk:** ▸Articulatio radioulnaris. E radioulnar joint.

**Radio-Vitamin-$B_{12}$-Resorptionstest:** *Hämatologie* der ▸SCHILLING-Test.

**Radio|zystitis:** Strahlenschäden der Harnblase; ▸Blasenfrüh-, ▸Blasenspätreaktion; ▸Radiumblase. E radiocystitis, radiation cystitis.

**Radium,** Abk. Ra: radioaktives Element der Erdalkali-Gruppe; 2-wertiges Schwermetall, das durch radioaktiven Zerfall aus Uran entsteht u. mit α- und γ-Strahlung in stabiles Blei übergeht; OZ 88, Massenzahl 213–230. Natürliche Isotope sind Ra-223 (= Actinium X), Ra-224 (Thorium X) u. Ra-226 (Ra X, sämtl. α- u. γ-Strahler) sowie Ra-228 (Mesothorium I; β-Strahler). Künstliche Isotope: Ra-213, -219, -220, -221, -222, -223, -224, -226 (sämtl. α-Strahler; Letzteres als stabilstes Isotop mit HWZ 1622 a), Ra-225, -227 bis -230 (sämtl. β-Strahler), ▸Radiumtherapie. E radium.

**Radium|blase:** *Urologie* Radiozystitis nach örtlicher, v.a. gynäkologischer Strahlentherapie mit Radium; als ▸Blasenfrüh-, ▸Blasenspätreaktion, ▸Strahlenulkus.

**[224Ra]Radiumchlorid:** knochenaffiner α-Strahler zur i.v. Applikation; ***Anw.*** zur Schmerzther. bei Morbus BECHTEREW. E (224 Ra)-radium chloride.

**Radium|eier(chen):** *Radiologie* eiförmiger Radiumträger für Intrauterinbestrahlung nach der ▸Stockholmer (Pack-)Methode.

**Radium|emanation:** Radon, ▸Emanation. E radium emanation, radon.

**Radium|nadel, -röhrchen:** s.u. ▸Radiumzelle. E radium needle.

**Radium|spickung:** s.u. ▸Radiumtherapie. E interstitial radiation.

**Radium|therapie:** ▸Strahlentherapie mit γ-, weniger auch mit β-Strahlen des Radiums (v.a. $^{226}$Ra als Sulfat), das als umschlossenes Präparat (▸Radiumzelle, ▸Radiumträger) in die Organhöhle (= »intrakavitär«), in das Gewebe (= »interstitiell«; »Spickmethode«) oder an der Oberfläche (▸Moulage) appliziert u. bis zum Erreichen der vorgesehenen Dosis belassen wird (unter Beachtung einschlägiger Strahlenschutzkautelen). ***Anw.*** v.a. bei Kollum-, Korpuskarzinom (allgemein kombiniert mit Röntgen- oder Gamma-Fernbestrahlung); heute weitgehend ersetzt durch Afterloading (▸Nachladetechnik). I.w.S. auch die therapeutische Anw. von Radon (▸Emanationstherapie). E radium therapy.

**Radium|träger:** Behältnis (u. ▸Applikator) für Radiumzellen, das in Form (Nadel, Ei, Platte etc.) u. Größe den anatomischen Verhältnissen u. der gewünschten Dosis(verteilung) angepasst ist u. durch sein Wandmaterial (v.a. Messing, Aluminium, Gold) als zusätzliches ▸Filter wirkt. E radium container, radiode.

**Radium|zelle:** röhrchen- oder nadelförmige Metallhülle (Platin, Gold, Stahllegierung, Monel), die eine bestimmte – als Masse des reinen Elements $^{226}$Ra angegebene – Menge eines Radiumsalzes gasdicht einschließt (»umschlossenes Präparat«) u. gleichzeitig als Strahlenfilter wirkt (»Eigenfilterung«); wird für die Therapie mit oder ohne ▸Radiumträger appliziert.

**Radius:** die »Speiche«, der daumenseitige (bei Supination laterale) Unterarmknochen. Gliedert sich in Radiusköpfchen (Caput radii; mit Fovea u. Circumferentia articularis für die Artikulation mit dem Humerus bzw. der Elle), Halsteil (Collum radii), Körper (Corpus radii), Griffelfortsatz (Processus styloideus) u. Gelenkflächen für die Elle u. das Handgelenk (Incisura ulnaris bzw. Facies articularis carpea; für distales Radioulnargelenk bzw. für das Radiokarpalgelenk). E radius.

**Radius|aplasie:** angeborener, totaler Radiusdefekt; meist kombiniert mit weiteren Fehlbildungen an Skelett u. inneren Organen; s.a. ▸MADELUNG-Deformität, TAR-Syndrom. E radial aplasia, radius a.

**Radius|fraktur:** Speichenbruch, u. zwar als Radiusköpfchenbruch (evtl. mit keilförmig klaffendem Spalt – Meißelfraktur), Radiushals-, Radiusschaftfraktur oder als handgelenksnahe »typische« Fraktur, d.h. als COLLES-, SMITH- oder BARTON-Fraktur (Abb.) mit typischer »Bajonettstellung« der Bruchstücke, seltener als GOYRAND- bzw. ▸GALEAZZI-Fraktur, Griffelfortsatzabbruch. E radial fracture.

**Radius(periost)reflex,** Abk. RPR: Kontraktion der Musculi biceps, brachialis u. brachioradialis (Unterarmbeugung) als physiologischer Eigenreflex nach Schlag gegen die Seitenkante des unteren Radiusendes bei leicht gebeugtem Unterarm u. Hand in Mittelstellung; evtl. auch Hand- u. Fingerbeugung bzw. umgekehrt, als **dissoziierter** RPR (nur Hand-, Fingerbeugung) bei Pyramidenbahnschädigung in Höhe des Reflexzentrums von Bizeps u. Brachioradialis (Auslöschung ihrer Eigenreflexe u. Steigerung des Trizepsreflexes). E radial reflex, radioperiosteal r.

**Radix** *(latein.):* Wurzel. **1)** Abk. Rad.: als Droge genutzte Pflanzenwurzel der Stammpflanzen, ▸Rhizoma; z.B. R. ipecacuanha (s.u. ▸Uragoga); R. Ginseng (s.u. ▸Panax ginseng). **2)** *Anatomie* Organwurzel.

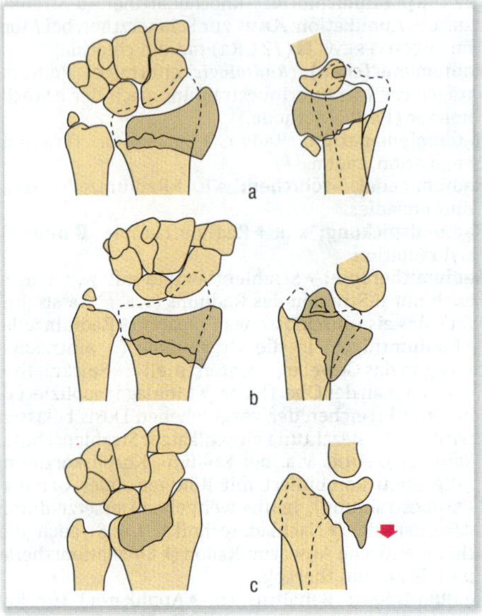


**Radiusfraktur:** Frakturtypen; **a**) Extensionsfraktur (COLLES-Fraktur); **b**) Flexionsfraktur (SMITH-Fraktur); **c**) palmare Luxationsfraktur (Reversed BARTON-Fraktur). [451]

E radix, root. – **R. antẹrior:** die Radix ventralis. – **R. cochleạris:** die untere Wurzel (R. inferior) des 8. Hirnnervs (Hörnerv). E cochlear r. of VIIIth nerve. – **Rạdices craniạles nẹrvi accessọrii:** die 3 bis 6 oberen, in den Vagus einstrahlenden Wurzeln des Nervus accessorius (vom Nucleus ambiguus). – **R. dẹntis:** die »anatomische Zahnwurzel«; der in der Kieferalveole durch das Desmodontium verankerte konische Teil des Zahnes, von Zement überzogen, mit Wurzelkanal, in den an der Wurzelspitze Zahnnerven u. -gefäße eintreten; bei Schneide-, Eckzähnen u. Prämolaren einfach, bei unteren Molaren zwei-, bei oberen dreifach. – Die »klinische Zahnwurzel« nur der Teil unterhalb des Zahnfleischrandes. E dental r. – **R. dorsạlis (nervọrum spinạlium),** R. posterior s. sensorialis: die hintere Spinal(nerven)wurzel; das mit Markscheiden versehene hirnwärts leitende (= afferente) somatosensible Neuritenbündel eines Spinalganglions, das seitlich in das Rückenmark eintritt. S.a. ▸Nervi spinales (dort Abb.). E dorsal r. – **R. infẹrior nẹrvi vestibulocochleạris:** die Radix cochlearis. – **R. lịnguae:** die Zungenwurzel; der hintere Zungenteil; ist mit dem Kehldeckel u. Zungenbein verbunden. E r. of tongue. – **R. mesentẹrii:** die Gekrösewurzel (▸Mesenterium); ist an der hinteren Bauchwand fixiert (zwischen 2. Lendenwirbel u. rechter Darmbeingrube). – **R. motọria:** die Radix ventralis der Spinalnerven. – **R. motọria nẹrvi trigẹmini:** der die Kaumuskeln versorgende Anteil des Trigeminus (Portio minor). – **R. oculomọtoria,** R. brevis ganglii ciliaris: die präganglionären parasympathischen Fasern des Nervus oculomotorius zum ▸Ganglion ciliare. – **R. pịli:** die Haarwurzel, der im Haarfollikel steckende Teil des Haares. E hair r. – **R. postẹrior:** die Radix dorsalis. – **R. pulmọnis:** die Lungenwurzel; die am Lungenhilus als bindegewebig umhüllter Strang ein- bzw. austretenden Gefäße, Nerven u. Bronchien. – **R. sensitịva, R. sensoria:** die sensible Wurzel eines Nervs (Radix dorsalis). I.w.S. auch eines Ganglions (z.B. des Ramus communicans cum ganglione ciliari). – **Rạdices spinạles nẹrvi accessọrii:** die unteren Wurzeln des ▸Nervus accessorius aus der Vorderhornbasis der Rückenmarksegmente $C_{1-6}$; Fasern ziehen als Ramus externus zu den Musculi sternocleidomastoideus u. trapezius. – **R. sympạthica:** die sympathische Wurzel eines Ganglions; z.B. der ▸Ramus sympathicus zum Ganglion ciliare, der ▸Nervus petrosus profundus als Wurzel des ▸Ganglion pterygopalatinum. E sympathetic r. – **R. ụnguis:** die – in der Nageltasche liegende – Nagelwurzel. – **R. ventrạlis (nervọrum spinạlium),** R. motoria s. anterior: die vordere Spinal(nerven)wurzel; die mit Markscheiden versehenen efferenten, somatomotorischen Neuriten der Motoneuronen des Vorderhorns u. die viszeromotorischen Neuriten der sympathischen Seitensäulenzellen (s.a. ▸Rami communicantes albi). Sie treten seitlich aus dem Rückenmark hervor; s.a. ▸Ramus dorsalis. E ventral r. (of spinal cord).

**Rạdon,** Abk. Rn: die Radiumemanation (▸Emanation). Kommt u.a. in **Radonquellen** vor (z.B. Steben, Baden-Baden). E radon.

**Rad|speichen|kern:** *Hämatologie* kreisrunder Zellkern mit radiär angeordnetem Chromatin; in Normoblasten, Plasmazellen, pathologischen Lymphozytenformen.

**Räude: 1)** *Veterinärmedizin* durch parasitische Milben (z.B. Demodex) verursachte, oft tödliche Hauterkrankung der Tiere. E mange. **2)** *Dermatologie* ▸Skabies.

**Raffinọse,** Melit(ri)ose: pflanzliches Trisaccharid aus D-Galaktose, -Glucose u. -Fructose; durch Bäckerhefe in Melibiose u. Fructose spaltbar. E raffinose.

**Raf-Gen:** ▸Onkogene.

**Ragozyt:** ▸Rhagozyt. E ragocyte.

**Rai-Klạssifikation:** klinische Stadieneinteilung der chronischen lymphatischen ▸Leukämie.

**Rainey-Körperchen:** einkernige, halbmondförmige Sporen der Zysten von ▸Sarcocystis. E Rainey's corpuscles.

**Rakett...:** ▸Racket...

**Raloxifen:** ein Benzothiophenderivat; selektiver Östrogen-Rezeptor-Modulator (SERM; s.u. ▸Antiöstrogene); ***Anw.*** u.a. zur Therapie und Prophylaxe der Osteoporose postmenopausaler Frauen. E raloxifene.

**Rạmex** *(latein.):* ▸Hernie. E ramex.

**Rạmi** *(latein.)* Abk. Rr.: *Anatomie* (Nerven-, Arterien-) Äste; s.u. ▸Ramus.

**Ramiko|tomịe:** operative Durchtrennung oder Teilentfernung (**Ramisektion**) von Rami communicantes grisei des Hals-Arm- oder Lendenteils des Sympathikus; z.B. in der Schmerzchirurgie. Nebenerscheinungen geringer als nach ▸Sympathektomie. E ramicotomy.

**Ramipril:** ein ▸ACE-Inhibitor; ***Anw.*** bei Hypertonie u. Herzinsuffizienz.

**Ramọn-Reaktion** (GASTON LEON R., 1886–1963, franz. Bakteriologe): *Serologie* quantitative Präzipitationsmethode (v.a. zur Auswertung von Antiseren gegen Diphtherie u. Tetanustoxoide) anhand der ersten Ausflockung (= optimales Antikörper-Antigen-Verhältnis) in einer Reihe mit konstanter AG- u. steigender AK-Menge. E Ramon's flocculation test.

**Ramsay-Hunt-Syndrom** (JAMES R. H., 1872–1937, Neurologe, USA): heftige Schmerzsymptomatik in der Ohrregion bei ▸Zoster oticus. E Ramsay Hunt's syndrome.

**Ramstedt(-Weber)-Operation** (CONRAD R., 1867–1963, Chirurg, Münster): schleimhautschonende Durchtrennung des Magenschließmuskels (extramuköse Pyloromyotomie) bei hypertrophischer Pylorusstenose des Säuglings; Serosa-Durchtrennung mit nachfolgendem Aufspreizen des Pyloruswulstes. E Ramstedt operation.

**Rạmulus** *(latein.):* kleiner Ast (▸Ramus). E ramulus.

**Rạmus** *(latein.):* Ast eines Gefäßes, Nervs etc. E ramus, branch. – **Rạmi articulạres:** sensible Gelenkäste der Nerven. E articular branches. – **Rạmi atriạles:** die Vorhöfe (Atria) versorgende Nebenäste der Koronararterien. – **Rạmi auriculạres:** Gefäß- bzw. Nervenäste für das Ohr. E auricular b.s. – **Rạmi bronchiạles:** Bronchialäste. E bronchial b.s. **1)** (zwei bis drei) Äste der Aorta thoracica, der 3. rechten Interkostalarterie u. der Arteria thoracica interna für die Bronchien. **2)**

Nervenäste für die Bronchien; entstammen dem Vagus (unterhalb des Nervus laryngeus recurrens zum Lungenhilus abgehend) u. den oberen Brustganglien des Sympathikus; bilden auf den Bronchuswänden den ▸Plexus pulmonalis. **3)** die Verzweigungen der Segmentbronchien. – **Rạmi cardịaci:** dem Nervus vagus entstammende Nervenäste zum ▸Plexus cardiacus. **E** cardiac b.s. – **R. circumflẹxus artẹriae coronạriae cọrdis sinịstrae:** Ast der linken Koronararterie im Sulcus coronarius; für Zwerchfellfläche des Herzens, linken Vorhof u. linke Kammer. **E** circumflex b. – **Rạmi coelịaci nẹrvi vạgi:** Äste aus dem Truncus vagalis posterior zum Plexus coeliacus; verlaufen zusammen mit Gefäßen des Truncus coeliacus an Leber, Pankreas, Milz, Dünndarm, Niere, Nebenniere. **E** celiac b.s. – **R. commụnicans:** Verbindungsast zwischen zwei Gefäßen, Nerven, Ganglien. – **Rạmi communicạntes ạlbi:** die das Rückenmark u. den Grenzstrang verbindenden Äste aus markhaltigen präganglionären sympathischen Fasern der Seitenhornzellen, anfangs in der Radix ventralis des Spinalnervs. – **Rạmi comm. grịsei:** Verbindungsäste zwischen Grenzstrang u. den gemischten Spinalnerven; es sind dies marklose postganglionäre Fasern der Zellen der Grenzstrangganglien für die Peripherie. – **R. cutạneus:** »Hautast«; Gefäß- oder Nervenast zur Haut; z.B. der Ast des Nervus femoralis für die distale vordere u. innere Oberschenkelseite; bzw. des N. iliohypogastricus für die Leisten- u. Schamgegend; bzw. jedes Interkostalnervs für die Brustkorb- bzw. Bauchwand (jeweils vordere u. seitliche Äste) u. den Rücken. **E** cutaneous b. – **R. descẹndens antẹrior u. postẹrior:** der vordere bzw. hintere ▸Ramus interventricularis. – **R. dorsạlis:** hinterer Ast; z.B. der Interkostal- u. Lumbalarterien für Rückenmuskeln u. mediane Rückenhaut; als **R. d. manụs** Ast des Nervus ulnaris für Handrücken u. Fingerstreckseiten, als **Rạmi dorsạles** Äste der Spinalnerven des Rückenmarks als gemischte Nerven für die Haut von Nacken u. Rücken (die beiden ersten des Halsteils des RM als Nervus suboccipitalis bzw. occipitalis major für Nacken) u. für die Nacken-, Hinterhaupt-, die autochthone Rückenmuskulatur. – **Rạmi gạstrici nẹrvi vạgi:** die miteinander u. mit sympathischen Nerven anastomosierenden Äste des Nervus vagus (Truncus vagalis anterior bzw. posterior) zur vorderen bzw. hinteren Magenwand; s.a. ▸Vagotomie. **E** gastric b.s. – **R. infẹrior:** unterer Ast (z.B. des Schambeins um das Foramen obturatum); als **R. i. nẹrvi oculomotọrii** Äste des Nervus oculomotorius für die Musculi rectus medialis u. inferior sowie obliquus inferior des Augapfels (von Letzterem geht die parasympathische ▸Radix oculomotoria ab). – **Rạmi intercostạles:** vordere Äste der Arteria thoracica interna, jeweils anastomosierend mit den Arteriae intercostales im 1.–6. Interkostalraum. – **Rạmi interganglionạres:** die grauen u. weißen Nervenfasern, welche die Grenzstrangganglien zu einem strickleiterförmigen Gebilde verbinden. – **R. interventriculạris anterior,** Abk. RIA: im vorderen (analog: **R. i. posterior**, im hinteren) Sulcus interventricularis des Herzens verlaufender Ast der linken (bzw. rechten) Kranzarterie für die Herzspitze (bzw. für die hintere untere Herzwand), die rechten Herzhöhlen u. die Kammerscheidewand. **E** interventricular or descending artery. – **R. laterạlis:** Seitenast (z.B. der rechten Lungenarterie für das laterale Mittellappensegment; der Pfortader für die Leber, deren Lobus quadratus u. einen Teil des Lobus caudatus). Als **R. lat. rạmi dorsạlis** der seitliche Ast des R. dorsalis der Spinalnerven für die Musculi splenii longissimus u. iliocostalis sowie – sensible lumbale Äste – als Nervi clunium superiores. **E** lateral branch. – **Rạmi linguạles:** Zungenäste des Nervus glossopharyngeus für die Schleimhaut des hinteren Drittels u. für die Zungenpapillen (Papillae vallatae u. foliatae), des N. hypoglossus für die Muskeln (z.B. M. genio-, hyo- u. styloglossus) sowie des N. lingualis für die vorderen $^{2}/_{3}$ des Zungenrückens u. der Zungenränder und für die Geschmacksknospen. **E** lingual b.s. – **R. mandịbulae:** der aufsteigende »Unterkieferast«; mit Gelenk- u. Kronenfortsatz (Processus condylaris bzw. coronoideus). **E** r. of mandible. – **R. mediạlis:** zur Körpermitte hin gerichteter Ast; z.B. als linker Pfortaderast für vordere Teile des linken Leberlappens. Als **R. med. ramọrum dorsạlium** ein Ast des jeweiligen Spinalnervs für autochthone Rückenmuskeln (Mm. multifidus, semispinalis capitis, longissimus, iliocostalis) u. die Haut im Dornfortsatzbereich bis hin zum Steißbein. – **R. mediastinạlis:** Äste für das Mittelfell; z.B. der Arteria thoracica interna für Thymus, Lymphknoten, Binde- u. Fettgewebe des vorderen Mediastinums, Herzbeutel, Bronchien, Pleura mediastinalis, hintere Brustbeinfläche u. M. transversus thoracis der Brustaorta für Gebilde im hinteren ▸Mediastinum. **E** mediastinal b. – **R. meningẹus:** Hirnhautast; z.B. der Arteria vertebralis, zwischen Atlas u. Foramen magnum abzweigend durch das Foramen in den Schädel an die Dura u. Knochen der hinteren Schädelgrube; bzw. des Nervus mandibularis für die Dura sowie die Schleimhaut von Keilbeinhöhle u. Warzenfortsatzzellen; bzw. des N. maxillaris für die Dura im Versorgungsbereich des vorderen Astes der A. meningea media; bzw. der Spinalnerven, u. zwar durch das Zwischenwirbelloch rückläufig in den Wirbelkanal für die Meningen des Rückenmarks; bzw. des Nervus vagus für die Dura der hinteren Schädelgrube im Versorgungsbereich der Sinus occipitalis u. transversus. **E** meningeal b. – **Rạmi muscụlạres:** in einen Muskel eintretende Nerven- bzw. Arterienäste. **E** muscular b.s. – **R. obturatọrius:** Teilast des Schambeinastes der Arteria epigastrica inferior; anastomosiert mit der A. obturatoria; ▸Corona mortis. **E** obturator b. – **R. palmạris:** Hohlhandast; z.B. des Nervus ulnaris für die ellenseitige, des N. medianus für die speichenseitige Hohlhandfläche; ferner ein tiefer Ast der Arteria ulnaris u. ein oberflächlicher der A. radialis für den ▸Arcus palmaris profundus bzw. superficialis der Hohlhandweichteile. **E** palmar b. – **R. parietạlis:** Scheitellappenast; z.B. der Arteria cerebri anterior u. media für den Scheitellappen des Gehirns; bzw. der A. meningea media für hintere Scheitelbeinbereiche u. Hinterhauptsschuppe. **E** parietal b. – **Rạmi perineạles:** Dammäste; z.B. des Nervus cutaneus femoralis posterior für Haut an Oberschenkelinnenseite, unteren Gesäß- u. hinteren Hodensack- bzw. Schamlippenbereich bis an das Steißbein; bzw. der Nervi perineales für seitlichen Damm, Hodensack u. Harnröhre bzw. (♀) für Schamlippen, Orificium urethrae externum u. Scheideneingang. **E** perineal b.s. – **R. postẹrior nẹrvi laryngẹi inferiọris:** der sog. Postikus als gemischter Nerv für Kehlkopfmuskeln (Mm. cricoaryt[a]enoideus u. aryt[a]enoideus) u. die subglottische Kehlkopfschleimhaut. – **R. pụbicus artẹriae epigạstricae inferiọris:** Ast der A. epigastrica inferior auf dem Ligamentum lacunare, der mit dem Ramus pubicus der A. obturatoria anastomosiert

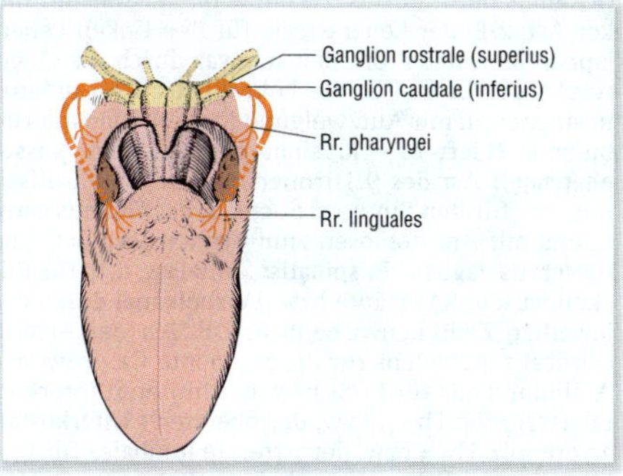


**Rami linguales:** Verlauf des Nervus glossopharyngeus mit Rr. linguales u. pharyngeales. [30]

R

(▸Ramus obturatorius). 🅴 pubic b. – **R. sinister:** linker Ast; z.B. der Leberarterie für den linken Leberlappen bzw. der Pfortader, u. zwar durch die Querfurche der Leber für die Lobi quadratus, caudatus u. sinister, u. mit Aufzweigung in die Venae interlobulares. 🅴 left b. – **R. sinus carotici nervi glossopharyngei:** Ast des 9. Hirnnervs als sog. ▸Karotissinusnerv für den Sinus caroticus u. das Glomus caroticum; mit Anastomosen zum Truncus sympathicus u. Nervus vagus. – **R. spinalis:** Spinalast, d.h. für Rückenmark u. RM-Häute bzw. Wirbelkanal durch das jeweilige Zwischenwirbelloch; z.B. Ast der Arteria cervicalis ascendens für die Segmente $C_{4-6}$ bzw. der A. iliolumbalis für $L_5/S_1$ bzw. der hinteren Interkostalarterie für $Th_{3-12}$ bzw. der obersten ▸Interkostalarterie für $Th_{1-3}$ bzw. der Arteriae lumbales für $L_{1-5}$ bzw. der seitlichen Kreuzbein- = Sakralarterie für den Bereich des Kreuzbeinkanals sowie ferner – durch hintere Kreuzbeinlöcher – für die langen Rückenmuskeln, den Musculus gluteus maximus u. die Haut der Kreuzbeingegend bzw. der A. vertebralis für $C_{1-7}$. 🅴 spinal b. – **R. superficialis:** oberflächlicher Ast; z.B. des Nervus radialis als Hautast für Handrücken einschließlich Daumen u. Zeigefinger sowie Radialseite des Mittelfingers (anastomosiert mit R. dorsalis manus nervi ulnaris); bzw. des Hohlhandastes des N. ulnaris, u. zwar unter der Palmaraponeurose für den M. palmaris brevis sowie für die Fingernerven (Nn. digitorum palmares communes; mit dem N. medianus anastomosierend). 🅴 superficial b. – **R. superior:** oberer Ast; z.B. als oberer Schambeinast, der das Foramen obturatum oben begrenzt u. der eine scharfe Kante besitzt (▸Pecten ossis pubis). – **R. sympathicus:** Sympathikus-Ast; z.B. als dünner, postganglionärer Faserzug des Plexus caroticus, der ohne Umschaltung zum ▸Ganglion ciliare bzw. zum ▸Ganglion submandibulare zieht. 🅴 sympathetic b. – **Rami temporales:** Schläfenäste; z.B. der Arteria cerebri media für die seitliche Schläfenhirnfläche bzw. der A. cerebri posterior für den Gyrus temporalis inferior u. medius sowie die Schläfenhirnbasis. 🅴 temporal b.s. – **R. tonsillaris arteriae facialis:** Ast der Gesichtsarterie (Arteria facialis), der an der seitlichen Schlundwand zur Gaumenmandel aufsteigt (häufig auch der A. palatina ascendens entstammt) u. der bei Tonsillenhypertrophie evtl. verstärkt u. damit Blutungsquelle bei entsprechenden Operationen ist. 🅴 tonsillar b. – **R. tubarius:** Tubenast; z.B. als Ast der Arteria uterina in der Mesosalpinx zum Eileiter, mit der A. ovarica anastomosierend; bzw. ein Ast des Plexus tympanicus aus dem IX. Hirnnerv für die Schleimhaut der Ohrtrompete. 🅴 tubal b. – **R. ventralis nervorum spinalium:** der vordere (bauchwärts gerichtete) motorisch-sensible Ast der 31 Spinalnervenpaare; die Brustkorb- = thorakalen Äste als Interkostalnerven; in den anderen Wirbelsäulenbereichen als Äste für die Plexus cervicalis, brachialis, lumbalis, sacralis, pudendus u. coccygeus. S.a. ▸Nervi spinales (dort Abb.). 🅴 ventral b.

**Randall-Plaque** (ALEXANDER R., 1883–1951, Urologe, Philadelphia): pilzförmig aus der – geschädigten – Nierenpapille in die Nierenkelchlichtung ragende Verkalkung der Tubuli als Kondensationskern eines Harnsteins (= R.-Steintyp I; im Gegensatz zum ▸Mikrolithen als Typ II). 🅴 Randall's plaque.

**Rand|atelektase:** Atelektase um einen pathologischen Lungenhohlraum (v.a. tbk. Kaverne). 🅴 marginal atelectasis.

**Rand|ektasie:** *Ophthalmologie* flache Vorwölbung der Hornhautperipherie im Bereich eines Arcus senilis (mit Stromadegeneration). 🅴 ectropion pupillae.

**Rand|leiste:** *Anatomie* hufeisenförmig der oberen u. unteren Wirbelkörperfläche anliegende Epiphysenleiste; ab dem 6.–9. Lj. knorpelig u. ab ca. dem 10. Lj. verknöchernd (im Röntgenbild als stufenförmige Aussparung bzw. nach Ossifikation im Schräg- u. Seitenbild als kugelige Vorwölbung); verschmilzt ab 15.–17. Lj. – lumbal beginnend – mit den Wirbelkörpern (Abschluss etwa bis 25. Lj.). Für das Höhenwachstum ohne Bedeutung. S.a. Abb.

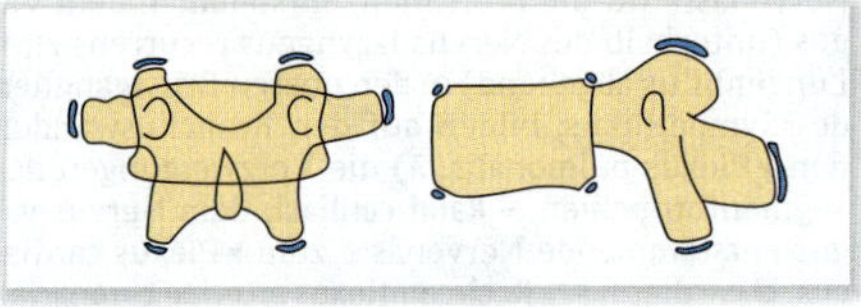

**Randleiste:** Epiphysenleisten des Wirbelkörpers u. Apophysen der Wirbelfortsätze. [47]

**random coil** *(engl.):* Zufallsknäuel; der ungeordnete Zustand der Kette eines löslichen Proteins als Folge der Denaturierung; die Kette nimmt hierbei verschiedene Anordnungen ein, die statistisch verteilt sind.

**Randomisierung,** Randomisation: Zufallszuteilung als Grundlage für eine gültige statistische Auswertung v.a. von Therapieverfahren, wobei auch Zufallstabellen benutzt werden. Zur Vermeidung äußerlich nicht erkennbarer Fehlerquellen (»Trends«) der Statistik werden aus dem Untersuchungsgut Blöcke mit weitgehender Übereinstimmung im Prinzip des Verfahrens (Beachtung von Aufnahme-, Ausschlusskriterien) u. der Zielkriterien gebildet, aus denen dann unter strenger Zufallszuteilung mindestens je eine Behandlungs- u. Vergleichsgruppe der Auswertung zugeführt werden. 🅴 randomization.

**random mating** *(engl.): Genetik* »Zufallspaarung« i.S. der ▸Panmixie.

**Rand|psychose: 1)** am Rande der Schizophrenie einzuordnende zykloide ▸Psychose. 🅴 marginal psychosis. **2)** (KRETSCHMER) Psychose eines Konstitutionstyps im Überschneidungsbereich des pyknischen u. leptosomen Kreises.

**Rand|sinus:** *Anatomie* zwischen Lymphknotenkapsel u. -rinde gelegene Lymphbahnen mit lückenhafter, aus Retikuloendothel bestehender Wand; dienen der Weiterleitung der aus den Vasa afferentia zugeführten Lymphe in intermediäre Sinus. 🅴 marginal sinus.

**Rand|strom,** Plasmamantel: *Angiologie* im Blutkreislauf der der Gefäßwand nahe, wegen deren Benetzbarkeit relativ langsam fließende Plasmazylinder (im Unterschied zum schneller strömenden – u. erythrozytenhaltigen – Axialstrom). 🅴 plasma cuff.

**Rand|symptom:** ein nur indirekt durch ein Krankheitsgeschehen ausgelöstes Symptom (im Gegensatz zum »Achsensyndrom«); z.B. bei progress. Paralyse die toxisch bedingte Benommenheit mit affektiver Erregung. 🅴 secondary symptom.

**Rand|wulst, -zacke:** *Pathologie* wulst- bzw. zackenförmiger Osteophyt an Gelenkflächen- bzw. an Wirbelkörperrändern bei Arthrosis bzw. Spondylosis deformans. 🅴 bony spur.

**Rand|zone: 1) Lissauer-R.:** *Anatomie* ▸Zona terminalis (des Rückenmarks). 🅴 marginal zone. **2)** *Physiologie* ▸Randstrom.

**Range** *(engl.)* Abk. R: *Statistik* der »Spielraum« zwischen dem absolut größten u. kleinsten Wert einer Stichprobe (abhängig vom Probenumfang).

**Ranitidin:** ein ▸$H_2$-Rezeptorenblocker; hemmt die Säuresekretion des Magens. 🅴 ranitidine.

**Ranke-Dreistadienlehre** (KARL ERNST R., 1870–1926, Internist, München): historische Klassifikation der Tuberkulose nach klinischen u. pathologisch-anatomischen Gesichtspunkten u. mit Bezug zur immunologischen Reaktionslage: I. Primärkomplex; II. Generalisation durch hämatogene Streuung (»Stadium der Allergie«); III. isolierte Organ-Tuberkulose (nekrotisierend u./oder fibrosierend) mit intrakanalikulärer Ausbreitungstendenz (»Stadium der relativen Immunität«). 🅴 Ranke's stages.

**Ranken|an|eurysma:** ▸Aneurysma cirsoideum. 🅴 racemose aneurysm.

**Ranken|angiom:** ▶Angioma arteriale racemosum. E racemose angioma.

**Ranken|neurom:** plexiformes ▶Neurofibrom. E plexiform neuroma.

**RANTES** *(engl.)* Abk. für **r**egulated on **a**ctivation, **n**ormal **T** cell **e**xpressed and **s**ecreted: ein ▶Chemokin, das die Eintrittspforte (Membranrezeptoren) für ▶HIV blockieren kann.

**R-Antigen,** Abk. für Rau-Antigen: das durch Mangel z.B. an Galaktosamin, Mannose gekennzeichnete Rau-Antigen als weniger spezifische Verlustvariante des S-Antigens bei der Salmonellen-Variation von der S- zur ▶Rauform. – Ähnliches Antigen bei Pasteurella pseudotuberculosis u. Pneumokokken. E R antigen.

**Ranula:** zystische Geschwulst ähnlich dem Kehlsack des Frosches (»Fröschleingeschwulst«). I.e.S. die im Mundbodenbereich vorkommende, mit – eingedicktem – Speichel gefüllte Retentionszyste der Ausführungsgänge der Unterzungendrüse. E ranula.

**Ranvier-Schnürring** (LOUIS ANTOINE R., 1835–1922, Anatom, Lyon): markloser Abschnitt der SCHWANN-Scheide peripherer ▶Nervenfasern, der die Kontinuität der ▶Markscheide in Abständen von ca. 1 mm als ringförmige Einschnürung unterbricht. Der zwischen je zwei Ringen (»interanulär«) gelegene Faserabschnitt mit dem Markwickel einer SCHWANN-Zelle bildet das **R.-Segment** (Internodium), welches bei der saltatorischen ▶Erregungsleitung übersprungen wird. E Ranvier's node.

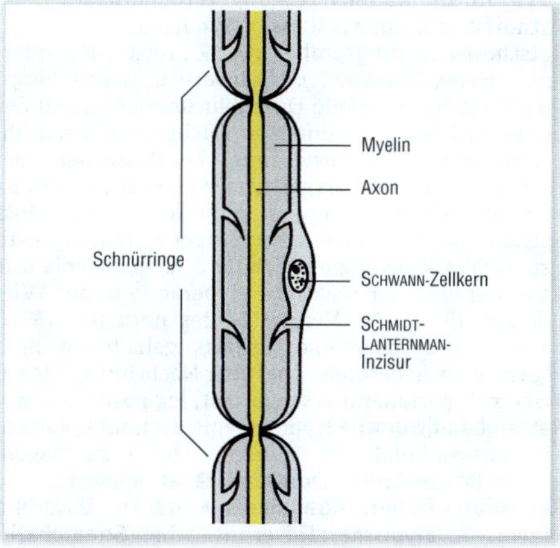


**Ranvier-Schnürring:** schematische Darstellung eines Internodiums (gelb: Axon). [29]

**RAO-Projektion** *(engl.)* Abk. für **r**ight **a**nterior **o**blique projection: rechts schräge Projektion, d.h. Projektion im 1. schrägen Durchmesser bei radiologischer Darstellung des Herzens, wobei die Röntgenröhre dorsal links u. die Bildverstärkerröhre ventral rechts platziert sind.

**Raoult-Gesetz:** Die bei Auflösung eines Stoffes in einem Lösungsmittel erfolgende Erniedrigung des Dampfdruckes des Lösungsmittels ist proportional der Konzentration des gelösten Stoffes. E Raoult's law.

**Raphe,** Rhaphe: *Anatomie* »Naht« als Verwachsungslinie bilateral-symmetrischer Körperteile. E raphe. – **R. palati:** die median-sagittale, vorn in die Papilla incisiva auslaufende blasse Schleimhautleiste am Gaumen; Vereinigungsstelle der embryonalen Gaumenfortsätze. – **R. penis, R. perinei:** mediane, vermehrt pigmentierte »Hautnaht« an der Unterseite des Penis. Fortsetzung am Hodensack (R. scroti) und am Damm (Ort der Vereinigung der fetalen Genitalwülste). E r. of penis, perineal r. – **R. pharyngis:** der mediane Sehnenstreifen in der hinteren Rachenwand am Ort der Vereinigung der beidseitigen Schlundmuskeln. – **R. pterygomandibularis:** der die Musculi buccinator u. constrictor pharyngis superior trennende Sehnenstreifen zwischen Hamulus pterygoideus u. Linea mylohyoidea der Mandibula. – **R. scroti:** s.u. ▶Raphe penis.

**rapid eye movements** *(engl.):* s.u. ▶REM-Phase.

**Rapid-Plasma-Reagin(-Card)-Test** *(engl.)* Abk. RPR(C)-Test: *Serologie* Plasma-Reagin-Kartentest als Schnelltest auf Syphilis.

**Rapoport-Test:** (A.R. 1960) modifiz. HOWARD-Test (ohne Messen des Harnzeitflusses) zum Nachweis einer einseitigen Nierenarterienstenose. Bestimmung der Konzentration des Natriums (Na) u. des – endogenen – Creatinins (Kr) im seitengetrennt entnommenen Harnleiter-Harn. Diese Konzentrationen verändern sich bei Minderdurchblutung entgegengesetzt, so dass der Quotient $U_{Na}/U_{Kr}$ (normal 0,62–1,62) um mindestens 75 % kleiner ist als auf der gesunden Seite. Eine Fehlermöglichkeit ergibt sich bei gleichzeitiger parenchymatöser Nierenerkrankung. E Rapoport test.

**Rappaport-Klassifikation:** historische, v.a. in Nordamerika z.T. noch verwendete Klassifikation der ▶Non-HODGKIN-Lymphome; unterscheidet noduläre u. diffuse Lymphome u. nennt jeweils den vorherrschenden Zelltyp: lymphozytisch, histiozytisch (auch gemischt), lymphoblastisch, undifferenziert (z.B. DLWD = diffuse lymphocytic well differentiated oder NLPD = nodular lymphocytic poorly differentiated). E Rappaport classification.

**Rapp-Hodgkin-Syndrom:** autosomal-dominant erblicher Typ (stark variable Expressivität) der anhidrotischen ▶Ektodermaldysplasie mit Lippen- u. Gaumenspalte, Haaranomalien, Hypodontie u. Nageldystrophie sowie Hypospadie. E Rapp-Hodgkin syndrome.

**Rapport:** in der Psychotherapie der unmittelbare – verbale u./oder gefühlsmäßige (= affektive) – Arzt-Patient-Kontakt in der Hypnose; nach FREUD der Prototyp der ▶Übertragung. E rapport.

**Raptus** *(latein. = Abreißen):* plötzlich auftretender Erregungszustand (aus der Ruhe oder einer Antriebshemmung heraus) als Symptom einer seelischen Störung. E raptus. – **R. melancholicus:** aus schwerer depressiver Hemmung heraus auftretende Erregung.

**Rarefactio, Rarefizierung:** *Pathologie* durch Atrophie oder Resorption bedingter Gewebsschwund; z.B. als ▶Osteoporose. E rarefaction (e.g. of bone).

**Rasburicase:** rekombinantes Uratoxidase-Enzym; ***Wirkung:*** katalysiert Abbau von Harnsäure zu besser löslichem Allantoin; ***Anw.*** zur Ther. u. Prophyl. einer akuten Hyperurikämie bei Tumorlyse-Syndrom; ***NW:*** allergische Reaktionen. E rasburicase.

**Ras-Gene:** ▶Onkogene; eine Gruppe von Proto-Onkogenen (H-Ras, K-RasA, K-RasB, N-Ras), die für G-Proteine kodieren.

**Rash** *(engl.):* flüchtiger Hautausschlag, meist als Vorexanthem, das dem spezifischen Exanthem vorangeht. Vorkommen z.B. bei Windpocken (»Varizellen-R.«), ferner bei Meningitis, Sepsis.

**Rashkind(-Miller)-Ballon|septostomie:** bei Lungenvenenfehlmündung oder Transposition der großen Arterien Erweiterung des Vorhofseptumdefektes durch Aufblasen des Ballons eines in den linken Vorhof eingeführten Ballonkatheters u. gewaltsames Zurückziehen. E balloon atrial septostomy.

**Rasier|flechte:** ▶Sycosis barbae, ▶Trichophytia (profunda) barbae. E barber's itch.

**Rasmussen-Syndrom:** durch eine chronische frontotemporale Herdenzephalitis ausgelöste fokale epileptische Anfälle (therapieresistent) mit entsprechenden motorischen Ausfällen (Paresen, Dysarthrie). E Rasmussen's syndrome.

**Raspatorium:** *Chirurgie* »Knochenschaber« zum Ablösen der Beinhaut (Periost) oder fest mit dem Knochen verwachsener Weichteile. E raspatory.

**Rasse: 1)** *Biologie* in der Systematik eine Population (u. taxonomische Untereinheit) innerhalb einer

Art (Spezies), die sich von anderen Populationen durch relative Häufigkeit bestimmter Allele oder chromosomaler Besonderheiten unterscheidet. **2)** *Anthropologie* größere Gruppe von Menschen, deren Mitglieder vererbte gemeinsame körperliche Merkmale besitzen (z.B. Hautfarbe). **E** race.

**Rassel|geräusch(e),** Rasseln, Abk. RG: **1)** *Pulmologie* bei ▸Auskultation über den Lungen wahrnehmbare Nebengeräusche durch atemstrombedingte Bewegung zähflüssiger Massen in den Bronchien bzw. durch Eindringen von Luft in diese Massen (u. das Platzen entstehender Bläschen in tieferen Luftwegen). **E** rale(s). – **R., feuchte, knackende R.:** kurze RG (wie beim Platzen einer Wasserblase) bei dünnflüssigem Schleim, Blut, Eiter oder Ödemflüssigkeit in den Bronchien; u. zwar – lichtungsabhängig – »groß-«, »mittel-« oder »kleinblasig« (in Kavernen, in zentralen bzw. in peripheren Bronchien), »klingend« (meist tonhöher, »ohrnah« über infiltrierten Lungenabschnitten, d.h. zusammen mit Bronchialatmen), »nicht klingend« (undeutlich, »ohrfern«; über lufthaltigen Bezirken, z.B. bei Bronchitis) oder »metallisch« (mit sehr hohen Obertönen neben tiefem Grundton, z.B. bei Bestehen großer Kavernen oder eines Pneumothorax [»Geräusch des fallenden Tropfens«]). – I.w.S. auch das Knisterrasseln (▸Crepitatio indux u. redux) u. das Trachealrasseln (»**orale R.**«). **E** moist r. – **R., trockene:** Pfeifen, Giemen, Schnurren, Brummen (= ▸Rhonchi sibilantes et sonori), v.a. bei Katarrh mit spärlichem zähen Schleim, spastischer Bronchitis, Asthma bronchiale; evtl. lang gezogen (kontinuierlich über die Ein- u. Ausatmung andauernd) u. »musikalisch« (mit verschiedenen Tonhöhen). **E** dry r. **2)** systolisches Rasseln als ▸Herzgeräusch. **E** rattling systolic murmur.

**RAST,** Abk. für **Radio|allergo|sorbens|test:** (WIDE et al., 1966) zweistufige radioimmunologische Labormethode zum Nachweis spezifischer allergiegerichteter Antikörper (AK) der Klasse IgE im Serum. Im 1. Schritt werden spez. IgE-AK aus dem Patientenserum an auf eine Trägersubstanz gekoppelte Allergene gebunden. Im 2. Schritt wird die Menge der gebildeten Komplexe durch radioaktiv markiertes Anti-IgE nachgewiesen. Die Ergebnisse werden semiquantitativ nach Klassen angegeben: 0 = negativ; 1–4 (oder 6) = positiv in steigender Konzentration. Form des ▸Immunoassays. **E** RAST, radioallergosorbent test.

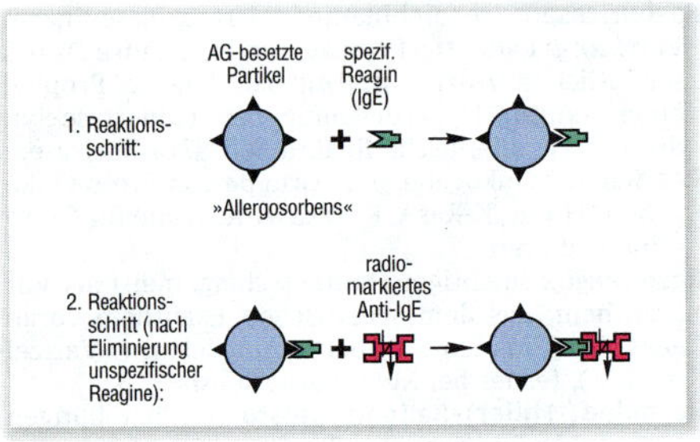


**RAST.** [239]

**Rastelli-Operation:** Korrektur der ▸Transposition der großen Arterien durch Bildung einer Ausflussbahn für den rechten Ventrikel mittels einer Klappen tragenden HANCOCK-Prothese (Dacron) zum Truncus arteriae pulmonalis. **E** Rastelli procedure.

**Raster:** Blendenraster, ▸Rasterblende. **E** grid.

**Raster|blende:** *Röntgenologie* objektnahe Streustrahlenblende (Hinterblende) mit – bewegtem – Blendenraster; z.B. als ▸BUCKY-Blende; u. zwar als Fein-, Feinst-, FFH-, Grob- u. Universalraster; s.a. ▸Kymographie. **E** moving grid, Bucky diaphragm.

**Raster|elektronen|mikroskop,** Elektronenrastermikroskop, Abk. REM: s.u. ▸Elektronenmikroskop. **E** scanning electron microscope, Abk. SEM.

**Rastinon®-Test:** ▸Sulfonylharnstoff-Test.

**Ratanhiae radix,** Ratanhiawurzel: Heilpflanzenbestandteil des Strauchgewächses Krameria triandra; in spezieller Aufbereitung nachweislich wirksam bei leichten Entzündungen der Mund- und Rachenschleimhaut.

**Ratanhiawurzel:** ▸Ratanhiae radix.

**Rate: 1)** *Radiologie* ▸Dosisrate. **2)** *Nuklearmedizin* ▸Impulsrate. **3)** *Physik* ▸Zerfallsrate.

**Rate|meter** *(engl.): Nuklearmedizin* Gerät zur Messung der Impulsrate (Mittelwert) pro Zeiteinheit; liefert über einen Schreiber die Aktivitäts-Zeit-Kurve.

**Rathbun-Syndrom:** ▸Hypophosphatasie. **E** Rathbun's disease.

**Rathke-Tasche** (MARTIN HEINR. R., 1793–1860, Anatom, Königsberg): *Embryologie* taschenförmige Vertiefung der grübchenförmigen Anlage der Adenohypophyse im Dachteil der ektodermalen Mundbucht. Ist fakultativ Bildungsort eines Kraniopharyngioms (**R.-Erdheim-Tumor**). **E** Rathke's pouch.

**Rationalisierung:** (E. JONES 1908) in der Psychoanalyse das logisch-vernünftige Erklären eines – an sich nur irrational begründbaren – Vorganges (z.B. von Handlungen mit unbewusst bleibendem, für das Über-Ich aus moralischen Gründen inakzeptablem Motiv). Ist Ausdruck der Suche nach plausibler Begründung für verschiedene Erscheinungen der Abwehr. – Verstärkte R. findet sich stets bei neurotischen Störungen. **E** rationalization.

**Ratizid:** *Hygiene* ▸Rodentizid (meist vom Cumarin-Typ) für die Rattenvertilgung. **E** rodenticide.

**Ratnoff-Syndrom:** ▸HAGEMAN-Syndrom.

**Ratschow-Lagerungsprobe** (MAX R., 1904–1964, Internist, Halle, Darmstadt): Nachweis- u. Beurteilungsmethode für arterielle Durchblutungsstörungen der unteren Gliedmaße durch in Rückenlage auszuführende rollende Fußbewegung (1-mal pro Sek.) bei senkrecht erhobenen (gestützten) Beinen; dies führt bei unzureichend kompensiertem Arterienverschluss zu Abblassen des Fußes, vorzeitiger Ermüdung, evtl. zu Ischämie-bedingtem Schmerz u. minutenlanger Verzögerung der reaktiven Hyperämie u. der Wiederauffüllung der Venen (beides normal ≦15–20 Sek.) im anschließend abwärts gehaltenen Bein (evtl. auch zu besonders heftiger Nachrötung). **E** Ratschow's peripheral vascular test, leg-position test.

**Ratten|band|wurm:** ▸Hymenolepis diminuta. Rattenbandwurm-Befall des Menschen führt zu Magen-Darm-Beschwerden, Durchfall. **E** rat tapeworm.

**Ratten|biss|fieber, -krankheit:** ▸Sodoku. **E** rat-bite fever. – **R., atypisches:** Haverhill-Fieber (**Streptobazillen-R.**). Hervorgerufen durch ▸Haverhillia multiformis. **E** atypical r.-b. f.

**Ratten|fleck|fieber:** murines ▸Fleckfieber. **E** rat typhus fever.

**Ratten|floh:** z.B. Xenopsylla cheopsis u. Nosopsyllus fasciatus (»Indischer« oder »Tropischer« bzw. »Europäischer« oder »Nordischer R.«); Überträger von Pest u. Fleckfieber. **E** rat flea.

**Ratten|lungen|wurm:** ▸Angiostrongylus cantonensis. **E** rat lungworm.

**Ratten|milben|dermatitis:** D. mit stark juckenden Papeln durch Biss der Rattenmilbe Ornithonyssus bacoti. **E** rat-mite dermatitis.

**Ratten|pest:** die Pest als ursprüngliche Rattenseuche, die auf den Menschen übertragen wird. **E** rat plague.

**Rau-Antigen:** das ▸R-Antigen. **E** rough antigen.

**Rauber-Zeichen:** *Röntgenologie* einseitige Randwulstbildung (»Konsolenbildung«) an der entsprechenden Tibiakante bei älterem Meniskusschaden.

**Raubwanzen:** ▸Reduviidae.

**Raucedo:** Heiserkeit; äußert sich durch raue, belegte, knarrende, leise oder klanglose Stimme. Kann erstes Zeichen eines Kehlkopfkarzinoms sein! **E** hoarseness.

**Raucher|amblyopie:** ▸Tabak-Alkohol-Amblyopie. **E** tobacco amblyopia.

**Raucher|bein:** ▸Endangiitis obliterans des Beines als chronischer Nicotinschaden. E smoker's leg.

**Raucher|krebs:** umgangssprachl. Bez. für das auf chronische Einwirkung von Tabakrauch zurückgeführte ▸Bronchialkarzinom (bei Zigarettenrauchern 10- bis 20-mal häufiger). Mögliche Karzinogene: höhere aromatische Kohlenwasserstoffe (Typ 3,4-Benzpyren), Arsenik, radioaktives Polonium, Nickelcarbonyl, Nitrosamine. S.a. ▸Tabakvergiftung. E smoker's cancer.

**Raucher|respirations|syndrom:** chronische Atemwegsentzündung (Pharyngolaryngotracheobronchitis) infolge übermäßigen, chron., zu Epithelschäden (u.a. Metaplasien) führenden Tabakrauchens (v.a. Zigaretten; auch bei Passivrauchen); evtl. auch Stenokardien (Nicotinabusus fördert Koronarsklerose [»Raucherherz«]). Als Folgen evtl. obstruktives Bronchitis-Syndrom, Lungenemphysem, Rechtsherzinsuffizienz. E smoker's respiratory syndrome.

**Raucher|schäden:** s.u. ▸Raucher...

**Rauchfuß** (KARL R., 1835–1915, Internist, St. Petersburg). – **R.-Dreieck:** ▸GROCCO-RAUCHFUSS-Dreieck. – **R.-Schwebe(lage):** bei isolierter Wirbelkörper-Kompressionsfraktur der unteren BWS/oberen LWS u. bestimmten Beckenfrakturen (z.B. mit Symphysensprengung) Lagerung des Kranken auf einem breiten, dem betroffenen Wirbelsäulenbereich bzw. dem Becken unterlegten Band oder Tuch (sog. Durchhang). Bewirkt durch das Durchbiegen der WS (»Reklination«) schonende Wirbelaufrichtung bzw. Adaptation der Beckenfragmente.

**Rauch|gas|vergiftung:** Vergiftung durch schleimhautreizende (Schwefeldioxid, Säuren, Acrolein, Formaldehyd, nitrose Gase) u. resorbierbare (Schwefelwasserstoff, Cyanverbindungen, Pyridinbasen) gasförmige Stoffe im Verbrennungsrauch, der v.a. Kohlenmon- u. Kohlendioxid (CO bzw. $CO_2$) enthält. Die Vergiftungsbilder sind entsprechend verschieden. Besonders gefährlich ist das bei Schwelbränden unter mangelnder Sauerstoffzufuhr entstehende Rauchgas, das durch unvollständige Verbrennung von organischen Stoffen v.a. ▸Kohlenmonoxid u. von stickstoffhaltigen organischen Stoffen (Wolle, Seide, Polyamide, -acrylate) v.a. HCN (▸Blausäurevergiftung) enthält. E poisoning by smoke inhalation.

**Rauch|nebel, toxischer:** ▸Smog. E toxic smog.

**Raucitas** *(latein.):* Heiserkeit. E hoarseness.

**Rau|form,** Abk. R-Form: Bakterienwachstum mit Bildung von Kolonien mit rauer, körniger Oberfläche u. unregelmäßig ausgezackten Rändern. Folge des Verlustes von O-Antigenen (O-AG) u. des nachfolgenden Vortretens tiefer gelegener, meist mehreren Arten gemeinsamer AG an die Oberfläche. Dies führt zu Verlust der Spezifität serologischer Reaktionen mit Tendenz zu Spontanagglutination. Wechsel von der ▸Glattform zur Rauform z.B. bei Pneumokokken, bei Brucella suis (dann: »Br. para-suis«). E rough colony (growth).

**R-auf-R-Phänomen:** *Kardiologie* Zusammentreffen einer sehr späten Reizbildung in einem tertiären Zentrum (EKG: R-Zacke) mit der nächsten regulären Herzkammererregung; resultierende QRS-Gruppe dieses »extrasystolischen Kammerkombinationsschlags« (▸Kombinationssystole) besteht aus einem recht- u. einem fehlläufigen Anteil. E R-on-R phenomenon.

**R-auf-T-Phänomen:** *Kardiologie* Zusammentreffen der Kammererregung (R-Zacke) einer sehr zeitigen ventrikulären ▸Extrasystole mit dem absteigenden T-Schenkel (»vulnerable Phase«) der vorhergehenden regulären Erregung; evtl. salvenartig gehäuft bei Myokardinfarkt (Gefahr von Kammertachykardie, -flimmern). E R-on-T phenomenon.

**Raum:** *Anatomie* ▸Spatium; *physiol* ▸Extra-, ▸Intrazellularraum sowie *klin* ▸transzellulärer Raum (der Körperflüssigkeit), *embryol* ▸intervillöser R.; *pulmon* ▸Totraum. E space.

**Raum...:** s.a. ▸Stereo...

**Raum|agnosie:** ▸BÁLINT-Syndrom. E spatial agnosia.

**Raum|des|infektion:** im Rahmen der Seuchenbekämpfung erfolgende Entkeimung (▸Desinfektion) eines umschlossenen Raumes (Boden, Wände) u. der darin befindlichen größeren Gegenstände durch Anw. gasförmiger, versprühter oder verdampfter bakterizider Mittel (z.B. Formaldehyd). E room disinfection.

**Raum|des|insektion,** Raumentwesung: Vernichtung des Kleinungeziefers in einem geschlossenen Raum durch Schwefeldämpfe, »übergiftige« Gase (z.B. Zyklon-B); i.w.S. auch als Maßnahme z.B. zur Ratten-, Mäusebekämpfung (**Raumdurchgasung**). E room disinsectization.

**Raum|dosis:** *Radiologie* ▸Integraldosis.

**Raum|fahrer|krankheit:** ▸Kinetose als Auswirkung der Schwerelosigkeit. Völle- u. Druckgefühl, Beschwerden bei Kopf- u. Körperdrehbewegungen, evtl. Übelkeit, Erbrechen. E astronaut motion sickness.

**raum|fordernder Prozess:** durch Volumenzunahme Verdrängungserscheinungen bewirkender Krankheitsprozess (z.B. Neoplasma) in einem fest umschlossenen Körperraum (z.B. Schädelhöhle).

**Raum|krankheit:** ▸Kinetose der Raumfahrer; ausgelöst durch das Fehlen der Erdschwere (Störungen des Gleichgewichtssinnes u. sekundär der anderen Systeme; begünstigt u.a. durch Umverteilung der Körperflüssigkeiten). E space sickness.

**Raum|sinn:** Fähigkeit **1)** zu räumlicher Lokalisation von Sinnesempfindungen bzw. **2)** zu bewusster Empfindung der Lage des Körpers im Raum oder einzelner Teile zueinander (Effekt des Zusammenwirkens mehrerer Sinne). E spatial perception.

**Raupen(haar)dermatitis:** Hautentzündung (▸Dermatitis) durch als Hautgift wirkende Substanzen u. Gifthaare bestimmter Lepidoptera-Larven. E caterpillar dermatitis.

**Raupen(haar)konjunktivitis:** Konjunktivitis (bzw. Ophthalmie) mit Bildung graugelber Knötchen (»Pseudotrachom«) durch eingedrungene Haare v.a. des Pinienspinners. E nodular conjunctivitis.

**Rausch:** *Psychologie* leichter Grad von Trunkenheit (s.a. ▸Alkoholrausch); i.w.S. jeder rasch vorübergehende Zustand einer – meist – beglückenden Erregung durch Erlebnisse (kein R. im juristischen Sinn) oder durch ▸Rauschdrogen. Als **pathologischer R.** eine akute psychotische Episode, die bereits durch relativ geringe Mengen von Alkohol hervorgerufen werden kann. E intoxication, inebriation, »high«.

**Rausch|brand:** *Veterinärmedizin* sepsisähnliche Infektionskrankheit bei Rind u. Schaf durch Clostridium chauvoei sive feseri (»Rauschbrandbazillus«). Gashaltige Phlegmonen in Haut u. Muskulatur; Impfprophylaxe u. Serumtherapie möglich. E blackleg.

**Rausch|drogen,** Rauschmittel: ▸Rausch(zustände) hervorrufende Stoffe natürlicher oder synthetischer Herkunft; wegen Gefahr der ▸Abhängigkeit auch Suchtmittel, wegen der toxischen Nebenwirkungen bei missbräuchlicher Anw. auch **Rauschgift** genannt. Unterschieden als R. vom Morphintyp, Barbiturat-/Alkoholtyp, Cocaintyp, Weckamintyp, Mescalin-/LSD-Typ u. Cannabistyp. S.a. ▸Drogenmissbrauch. E narcotics, drugs, dopes.

**Rausch|pfeffer:** Piper methysticum (s.u. ▸Kava-Kava).

**Rautek-Rettungsgriff:** ▸Erste-Hilfe-Griff zur Bergung eines Bewusstlosen (s. Abb.) durch einen einzelnen Helfer: Griff von hinten unter den Oberarmen des – evtl. zuvor in sitzende Stellung gebrachten – Verletzten hindurch an einen unverletzten Unterarm, der rechtwinklig vor den Oberbauch abgewinkelt wird. Als R.-Lagerung die einfache (u. daher unstabile) Seitenlagerung eines Bewusstlosen.

**Rauten|grube:** ▸Fossa rhomboidea.

**Rauten|hirn:** ▸Rhombencephalon. E hindbrain.

**Rau|wolfia, -volfia:** nach dem Augsburger Arzt LEONHARD RAUWOLF (1540–1596) benannte Gattung

R

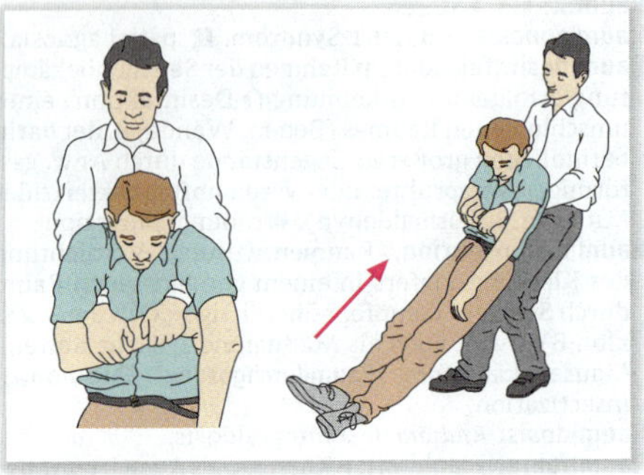

**Rautek-Rettungsgriff.**

(sub)tropischer Apozynazeen mit alkaloidhaltiger Wurzel u. Wurzelrinde; z. B. **R. serpentina** (»Schlangenwurzel«), R. tetraphylla. ***Anw.*** als Wurzeldroge, Extrakte u. in Form der Reinalkaloide (ca. 50, alle mit Indol-Grundgerüst); ***Wirkst.:*** unterschieden u. a. als ▸Yohimbin- oder Corynanthin-, ▸Ajmalin-, Serpentin-, ▸Reserpin-Typ. Seit 1950 in der Schulmedizin verwendet. ***Gesamtextrakt-Wirkung*** mit drei pharmakologischen Komponenten: Herzfrequenzminderung, zentrale Blutdruckregulierung, Sedierung. **E** rauwolfia.

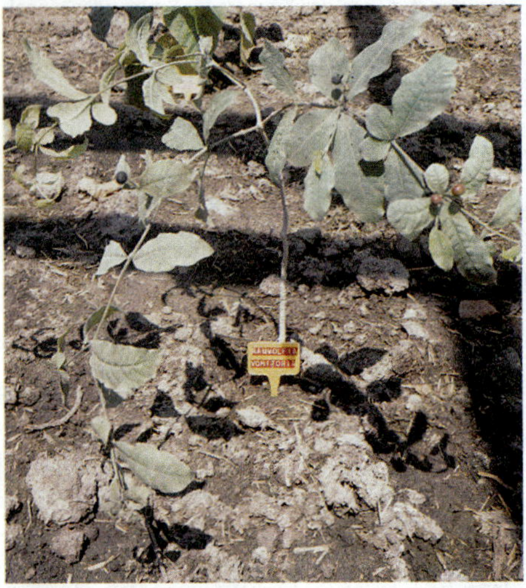

**Rauwolfia:** Schlangenwurzel (Rauwolfia serpenti[n]a). [448]

**Ravitch-Schnitt:** vom oberen hinteren Darmbeinstachel ausgehende Hüftgelenkumschneidung (über Leistenband, Glutei, Trochantermassiv) als Amputationsschnitt für die Exarticulatio interilioabdominalis (Hemipelvektomie).

**Rayleigh** (LORD JOHN W. R., 1842–1919, Physiker, London, Cambridge). – **R.-Anomalie: 1)** Lichtsinnstörung mit Verschiebung der max. Hellempfindlichkeit von Gelb nach Orange. **2)** ▸Deuteranomalie. – **R.-Gleichung:** Gleichung zur Herstellung des richtigen Mischungsverhältnisses von Rot (a) u. Grün (b) für die Mischfarbe Gelb (c) im NAGEL-Anomaloskop: $a \cdot L_{670} + b \cdot L_{535} = c \cdot L_{588}$. **E** Rayleigh's equation.

**Raymond-Syndrom** (FULGENCE R., 1844–1910, Neurologe, Paris): **1) Hemiplegia alternans abducens,** kaudales Brückensyndrom: ein zentrales Pyramidenbahnsyndrom mit alternierender Lähmung infolge Schädigung des Abduzenskerns u. der Pyramidenbahn (vor ihrer Kreuzung). ***Klinik:*** gleichseitige Abduzens- u. kontralaterale Hemiparese. **E** Raymond's syndrome. **2) R.-Cestan-Syndrom,** oberes (orales) Brückenhaubensyndrom, R.-Cestan syndrome: ein zentrales ▸Pyramidenbahnsyndrom (alternierende Lähmung) mit Abduzensausfall (Blickparese), halbseitiger ▸Asynergie, zerebellarer Ataxie auf der Herdseite u. mit halbseitiger Hypästhesie, meist auch Hemiplegie kontralateral bei Krankheitsherd zwischen Bindearmkreuzung u. Fazialisknie (betroffen sind FLECHSIG- u. hinteres Längsbündel, Lemniscus medialis, Pyramidenbahn; Augenmuskelkerne u. -nerven unbeteiligt).

**Raynaud** (A. G. MAURICE R., 1834–1881, Internist, Paris). – **R.-Krankheit:** recht unterschiedlich gebrauchter Begriff, der im weitesten Sinne für alle akralen Durchblutungsstörungen an Händen oder Füßen benutzt wird (akrales ▸Ischämiesyndrom), im engeren Sinne für funktionelle Durchblutungsstörungen (▸vasospastisches Syndrom). Bei Letzterem wird teilweise weiter unterschieden in R.-Syndrom (sekundäres vasospastisches Syndrom) u. R.-Krankheit im engeren Sinne (primäres vasospastisches Syndrom). Wegen der uneinheitlichen Definition sollte der Begriff zugunsten der neueren, präziseren Bezeichnungen aufgegeben werden. S. a. Abb. **E** Raynaud's disease. – **R.-Phänomen:** ▸vasospastisches Phänomen. – **R.-Syndrom:** sekundäre ▸RAYNAUD-Krankheit. **E** R.'s syndrome.

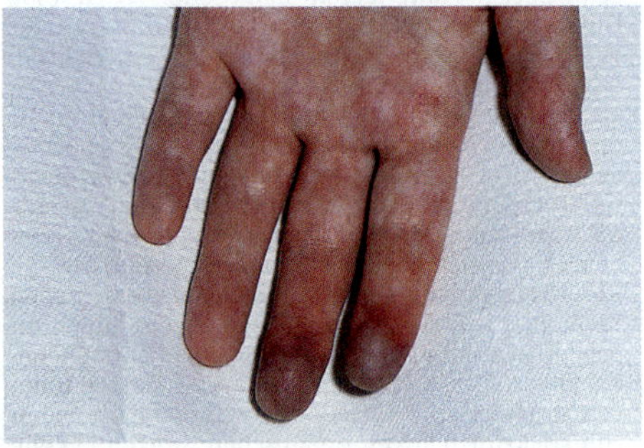

**Raynaud-Krankheit:** akrale vasospastische Symptomatik bei systemischen Lupus erythematodes (SLE). [89]

**RA-Zelle:** ▸Rhagozyt; s. a. ▸RA.

**Razemat:** ▸Racemat. **E** racemate.

**razemös:** ▸racemosus. **E** racemose.

**Rb:** *Chemie* ▸**Rubidium.** **E** Rb.

**Rb-Gen,** Abk. für **R**etino**b**lastom-Gen: ein ▸Tumorsuppressorgen.

**RBP,** Abk. für **R**etinol **b**indendes **P**rotein: s. u. ▸Retinol.

**RBV:** Abk. für ▸**R**öntgen**b**ild**v**erstärker.

**RBW(-Faktor),** Abk. für **r**elative **b**iologische **W**irksamkeit: *Radiologie* Unterscheidungsfaktor für Strahlenarten hinsichtlich ihres biologischen Effektes. Die **RBW-Dosis** ist definiert durch die Beziehung: $D_{RBW} = RBW \cdot D_x$ ($D_x$ = Energiedosis, die notwendig ist, um mit der Strahlenart X unter sonst gleichen Bedingungen am gleichen biologischen Objekt die gleiche biologische Wirkung zu erzielen wie mit der Energiedosis $D_{RBW}$ der Bezugsstrahlenart [zumeist 200-kV-Rö- oder $^{60}$Co-Gammastrahlung]). – Im Strahlenschutz werden RBW-Faktoren international zu den Größenordnungen 1 u. 10 als »quality factors« zusammengefasst; die resultierende »Äquivalentdosis« $D_q$ ($= q \cdot D_x$) ist in Sievert (Sv = 100 rem) anzugeben. **E** relative biological effectiveness, Abk. RBE.

**RCA** *(engl.)* Abk. für **r**ight **c**oronary **a**rtery: rechte Koronararterie (▸Arteria coronaria cordis dextra).

**RCBF** *(engl.)* Abk. für **r**egional **c**erebral **b**lood **f**low: die regionale ▸Hirndurchblutung.

**RCR:** Abk. für **R**etro**c**ardial**r**aum; ▸HOLZKNECHT-Raum.

**RCT,** Abk. für **R**ace-**C**oombs-**T**est: *Serologie* s. u. ▸COOMBS(-MOURANT-RACE)-Test.

**RCX:** Abk. für ▸Ramus circumflexus arteriae coronariae cordis.
**rd:** **1)** Abk. für ▸**Rad. 2)** Abk. für ▸**Radiant.**
**RDE** *(engl.)*: Abk. für receptor destroying enzyme, ▸Neuraminidase.
**RDS** *(engl.)*: Abk. für ▸Respiratory-Distress-Syndrom.
**Re|absorption:** *Physiologie* ▸Rückresorption. E reabsorption.
**Read** (1) GRANTLEY DICK R., 1890–1959, Frauenarzt, London; 2) JAY MARION R., geb. 1889, Arzt, San Francisco). – **R.-Entbindungsverfahren** (GRANTLEY DICK R.): Methode zur Erzielung einer schmerzarmen »Geburt ohne Angst« durch Aufklärung über die Geburtsvorgänge sowie Schwangerengymnastik, Entspannungsübungen, Atemtechnik etc. E Read's preparation for labor. – **R.-Formel** (JAY MARION R.): Formel zur ungefähren Berechnung einer Grundumsatzerhöhung (in %): 0,75 × (Pulsfrequenz/Min. + [0,74 × Blutdruckamplitude]) – 72. E Read's formula.
**Reafferenzprinzip (Holst):** Funktionsprinzip v.a. motorischer Reaktionen: Zugleich mit dem zentralen motorischen Kommando (als Efferenz) entsteht im Zentralnervensystem ein Erregungsabbild (»Efferenzkopie«), während die motorische Handlung ein afferentes Erregungsmuster (»Reafferenz«) liefert. Abweichungen zwischen beiden Mustern ziehen regulatorische Modifikation des motorischen Kommandos nach sich.
**Reagens, Reagenz,** Plur. Reagentia, Plur. Reagenzien: chemisch definierter Stoff, der sich mit anderen Stoffen durch eine im Allgemeinen wahrnehmbare Reaktion umsetzt (»reagiert«). E reagent.
**Reagenz|glas:** dünnwandiges, röhrenförmiges Gefäß aus relativ thermoresistentem Glas, mit rundem oder konischem Boden zur Durchführung kleinerer chemischer o. serologischer Reaktionen. E test tube.
**Reagenz|papier:** mit einem ▸Indikator präpariertes Papier; z.B. als ▸Teststreifen. E indicator paper.
**Reagibilität:** Reaktionsfähigkeit (auch deren Art etc.). E reactivity.
**Reagine:** historische Bez. für ▸Antikörper der IgE-Klasse. E reagines.
**Reaktion:** Gegen-, Rückwirkung. **1)** *Chemie* die meist durch eine Reaktionsgleichung darstellbare, u.U. durch Reaktionsbeschleuniger (▸Katalysatoren; s.a. ▸RGT-Regel) beeinflussbare Umsetzung zwischen chemischen Stoffen (»Reaktionspartner«) unter Bildung neuer End- oder Reaktionsprodukte; u.a. als monomolekulare, bimolekulare (= R. 2. Ordnung), endo- u. exotherme, Indikator-Reaktion. – Als **aktuelle R.** die durch den pH-Wert definierbare saure, alkalische oder neutrale Eigenschaft einer Flüssigkeit. **2)** *Physik* Kernreaktion. E 1), 2) reaction. **3)** physiologische oder krankhafte Antwort des Organismus oder eines seiner Teile auf einen inner- oder äußerlichen (»endo«- bzw. »exogenen«) körperlichen, seelischen oder vegetativen (gegen den Sympathikus oder Parasympathikus gerichteten = sympatho- bzw. parasympathotropen) Reiz; s.a. ▸Reflex. Unterschieden z.B. als Allgemein- u. als ▸Herdreaktion, als ▸ergotrope, ▸konsensuelle, überschießende, *neurol* myasthenische, *serol, allerg* als anamnestische, anaphylaktische, Epikutan-, Intrakutan-, ▸Früh-R. (1), ▸Spät-R. (s.a. ▸Reaktionstypen), *baln* Bade-R., *hämat* aregenerative, ▸lymphatische, myeloische, retikulohistiozytäre, leukämische R.; ferner *psych* die Reizbeantwortung durch das Zentralnervensystem, z.B. als BONHOEFFER-, akute exogene ▸Reaktionstypen, als exaltative, hypochondrische, hysterische, paranoide, schizophrene Reaktion. E response.
**Reaktions|kette:** **1)** *Genetik* biochemische Reaktionsfolge, deren einzelne – korreliert kaskadenförmig aufeinander folgende – Schritte von genabhängigen Enzymen gesteuert werden (▸Translation, ▸Transkription). Der Mechanismus der Phänogenese polygen bedingter Merkmale. E cascade of reaction. **2)** *Chemie* ▸Kettenreaktion, ▸exotherme Reaktion. E chain reaction.
**Reaktions|therapie:** ▸Reiztherapie.
**Reaktions|typen:** **1)** *Psychologie* **a)** akute exogene R.: ▸Psychosyndrom BONHOEFFER. – **b)** sensible oder sensitive R.: Menschen mit überhöhter Empfindsamkeit u. Reizansprechbarkeit. **2) R. allergischer Reaktionen** nach COOMBS u. GELL (s.a. ▸Allergie): Typ I = **Sofortreaktion** (immediate hypersensitivity): sich nach Sekunden bis Minuten manifestierende allergische IgE-vermittelte, gegen ein Umweltantigen (z.B. Pollen) gerichtete Reaktion durch Freisetzung pharmakologischer Mediatoren mit Symptomen z.B. eines anaphylaktischen Schocks, einer Urtikaria, eines Asthma bronchiale oder Heuschnupfens (Rhinoconjunctivitis allergica). – Typ II = **zytotoxische Reaktion**: Antikörper, die gegen Zelloberflächenantigene gerichtet sind, bewirken unter Komplementeinwirkung eine Zellzerstörung u. damit eine klinische Unverträglichkeit in Form einer Anämie, z.B. durch Blutgruppenunverträglichkeit, allergische Granulozytose oder Thrombozytopenie. – Typ III = **Immunkomplex-Reaktion**: Komplementaktivierung durch zirkulierende Immunkomplexe; klinisch werden 2 Typen unterschieden: 1. Immunkomplex-Anaphylaxie als Sofortreaktion; 2. Serum-Krankheit, die mit Fieber, Vaskulitis, Nephritis, Arthritis u. Urtikaria einhergeht. – Typ IV = **zelluläre Überempfindlichkeit = Spätreaktion**: Immunreaktionen, die durch sensibilisierte T-Lymphozyten vermittelt werden. Die Reaktionen bilden sich nach wiederholtem Kontakt nach 48–72 Std. aus. Klinische Manifestationsformen: allergisches Kontaktekzem, Graft-versus-Host-Krankheit. E types of allergic reaction.
**Reaktions|zentrum:** *Histologie* ▸Keimzentrum.
**re|aktiv:** in Beantwortung eines körperlichen oder seelischen Reizes erfolgend (▸Reaktion). E reactive.
**Reaktiv|bewegungen:** *Neurologie* Bewegungen, die erst als Antwort auf einen körperlich oder seelisch wirksamen Reiz auftreten; sind herabgesetzt bei der hypokinetisch-rigiden Form des extrapyramidalen Syndroms. E reflex movements, associated m.
**Re|aktivierung:** . E reactivation. **1)** *Pathologie* das erneute Aktivwerden eines Krankheitsgeschehens oder -herdes. **2)** *Physiologie* die Wiederherstellung einer Funktion bzw. das Wiedererscheinen eines erloschenen Phänomens (z.B. im EEG eines – erregungsbedingt – unterdrückten α-Rhythmus beim Schließen der Augen). **3)** *Chemie* das erneute Positivwerden einer serologischen oder chemischen Reaktion.
**Reaktivität:** Fähigkeit zu ▸Reaktionen (einschließlich deren Veränderlichkeit unter dem Einfluss von Umweltfaktoren); *radiol* Strahlenempfindlichkeit eines Gewebes. E reactivity.
**Reaktogenität:** die Nebenwirkungen eines Impfstoffes, ausgelöst z.B. durch Lösungs- u. Konservierungsmittel, Nährmedien oder Bestandteile von Mikroorganismen, die zur Herstellung des Impfstoffes verarbeitet wurden; in Frage kommen entzündliche u. allergisch-toxische Krankheitsbilder; s.a. ▸Impfkomplikationen, ▸Impfenzephalitis, ▸Impfschaden.
**Realisations|phase:** *Pathologie* die Zeit vom Entstehen der ersten Tumorzellen (Initialphase) bzw. deren Erstmetastasierung bis zur klinischen Tumormanifestation.
**REAL-Klassifikation,** Abk. für revidierte europäisch-amerikanische Lymphomklassifikation: Klassifikation der ▸Non-HODGKIN-Lymphome als Versuch zur Vereinheitlichung der international uneinheitlichen Klassifikationen; Einteilung nach biol. Kriterien (Lymphknotenstruktur); z.T. ersetzt durch die WHO-Klassifikation. E REAL classification.
**Real-Time-Technik** *(engl.)*: »Echtzeit-Verfahren« der ▸Ultraschalldiagnostik.
**Re|amputation:** ▸Nachamputation. E reamputation.
**Re|anastomosierung:** Wiedervereinigung operativ getrennter Organlichtungen durch eine ▸Anastomose. E reanastomosis.
**Reanimation:** alle Erste-Hilfe- u. klinischen Maßnahmen zur Wiederbelebung bei akutem Herz- u./oder

R

| | |
|---|---|
| **(A)** Atemwege | Atemwege frei machen |
| **(B)** Beatmung | endotracheale Intubation oder Maskenbeatmung, reiner Sauerstoff |
| **(C)** Circulation | Herzmassage |
| **(D) (E)** Drogen (medikamentöse u. Elektrotherapie des Herzstillstandes)<br><br>Beatmung u. Herzmassage werden nur während Defibrillation u. EKG-Kontrolle unterbrochen!<br>Die Herzmassage wird erst eingestellt bei regulärer Herzaktion mit tastbarem peripherem Puls! | a) **venöser oder zentralvenöser Zugang**<br>Initialtherapie:<br>• Adrenalin 0,5–1,0 mg i.v.<br><br>b) **EKG-abhängige Therapie**<br>**Kammerflimmern** (Häufigkeit bis 80 %)<br>• Defibrillation bis 360 Joule (Erw.) 100–200 Joule (Kind) 50–100 Joule (Säugling)<br>Bei wirkungsloser Defibrillation oder nach eintretender Herzaktion mit noch vorhandener Flimmertendenz:<br>• Lidocain 50–100 mg als Bolus i.v. (bei Kindern 10–50 mg i.v.), im Anschluss daran Lidocaininfusion, Dosis: 2 mg/min.<br>**Asystolie bzw. elektromechanische Dissoziation**<br>• Adrenalin 0,5–1,0 mg i.v. (bei Kindern 0,1–0,5 mg i.v.), wiederholen!<br>Bei anschließender bradykarder Rhythmusstörung:<br>• Atropin 1–2 mg i.v. (bei Kindern entsprechend niedriger), später Schrittmachersonde.<br>Wichtig:<br>Adrenalin, Atropin u. Lidocain können bei fehlendem venösem Zugang auch über den Tubus instilliert werden!<br><br>c) **Natriumbicarbonat, Infusionstherapie**<br>Natriumbicarbonat sollte erst dann gegeben werden, wenn die spontane Herzaktion wieder eingesetzt hat. Dosierung: 1 mmol/kg KG, weitere Therapie nach Blutgaswerten. Die Flüssigkeitstherapie erfolgt unter Berücksichtigung der Ursachen des Herz-Kreislauf-Stillstands u. laufender Kontrolle des zentralen Venendrucks. |
| Nach erfolgreicher Wiederbelebung (tastbarer, regelmäßiger, peripherer Puls, evtl. ausreichende Spontanatmung) Verlegung des Patienten auf eine Intensiveinheit u. weitere Therapie | |

**Reanimation:** Maßnahmen. [326]

Atemstillstand (s. Tab.) Als **kardiale R.** (»Herzwiederbelebung«) durch Herzmassage, Defibrillation u. Applikation herzwirksamer Medikamente (u.a. Adrenalin, s. Tab.), als **respiratorische R.** das Ingangbringen des Gasaustausches in der Lunge durch künstliche ▸Beatmung (nach Freimachen der Atemwege), u. zwar manuell oder (besser) apparativ über einen Endotrachealtubus. Erst nachfolgend – als definitive Maßnahmen – Klärung der Ursache u. Behandlung (▸ABC-Maßnahmen), optimal in einem **R.-Zentrum** (▸Intensivstation). E cardiopulmonary resuscitation. – **R., intrauterine:** *Geburtshilfe* R.-Maßnahmen zugunsten der Leibesfrucht bei Hypoxie unter der Geburt, z.B. ▸Wehenhemmung u. entlastende Lagerung der Gebärenden (Beckenhoch-, Seitenlagerung) während der Vorbereitung eines nötigen geburtshilflichen Eingriffes. – **R., primäre:** *Geburtshilfe* bei Neugeborenen-Asphyxie Absaugen der Atemwege u. Einsatz künstlicher Beatmung.

**Re|animator:** »Wiederbeleber«, ▸Beatmungsgerät.

**Reber-Sehkarte:** *Ophthalmologie* Sehprobentafel mit Bildern für Kinder, Analphabeten.

**Rebound-Effekt** *(engl.)*, Rückpralleffekt (HOHLWEG 1934): **1)** überschießende Reaktion nach Absetzen eines Medikamentes. E rebound effect. **2)** *Neurologie* ▸Rückstoß-Phänomen (2). E rebound phenomenon.

**Reboxetin:** ein ▸Antidepressivum, das selektiv die Wiederaufnahme von Noradrenalin hemmt. E reboxetine.

**Rec.** *(latein.): Pharmazie* Abk. für ▸**Recipe**. – **rec.:** Abk. für ▸**recens**, ▸**recenter** (paratum).

**Recall-Antigene** *(engl.):* aus Bakterien u. Pilzen (Tetanus, Diphtherie, Streptokokken, Tuberculin, Candida, Proteus) gewonnene Antigene, die bei einem hohen Anteil gesunder Probanden eine Immunreaktion hervorrufen. Dienen zur Prüfung der zellvermittelten Immunität im Intrakutantest (Hautreaktion vom verzögerten Typ). E recall antigens.

**Recall-Phänomen** *(engl.):* schwere nekrotisierende Hautschäden, die während einer zytostatischen Behandlung im Bereich früher bestrahlter Hautbezirke auftreten.

**recens, rezent:** frisch (im Sinne von gegenwärtig). E recent.

**recenter paratum** *(latein.): Pharmazie* Rezepturanweisung »frisch bereitet«. E recently prepared.

**Receptaculum seminis** *(latein. = Samenbehältnis): Gynäkologie* das hintere Scheidengewölbe als Auffangort des ▸Spermas.

**Recessus:** *Anatomie* Ausbuchtung, Tasche (Plur.: Recessus; **Rr.**), s.a. ▸Excavatio, ▸Fossa, ▸Sinus. E recess. – **R. coch|learis:** Vertiefung des Vorhofes des knöchernen Labyrinths am Eingang in die Schnecke. E cochlear r. – **R. costo|diaphragmaticus,** Sinus phrenicocostalis: der nur bei tiefster Einatmung von der Lunge ausgefüllte zwerchfellnahe Spaltraum zwischen Pleura costalis u. Pleura diaphragmatica: »Zwerchfell-Rippen-Winkel«. E costodiaphragmatic r. – **R. costo|mediastinalis:** der nur bei tiefster Einatmung von der Lunge ausgefüllte Spaltraum des Pleurasackes im Mittelfellbereich (vorn zwischen Pleura costalis u. Pleura mediastinalis). E costomediastinal r. – **R. duodenalis:** als R. d. inferior bzw. superior (R. duodenomesocolicus cranialis bzw. R. caudalis, gemeinsam R. duodenojejunalis) je eine untere u. obere Bauchfelltasche links von der Flexura duodenojejunalis hinter der Plica duodenalis inf. bzw. P. d. sup. (Plica duodenomesocolica bzw. Plica duodenojejunalis). S.a. ▸TREITZ-Hernie. E duodenal r. – **R. ellipticus:** flache Vertiefung für den Utriculus im Vorhof des knöchernen Labyrinths. E elliptic r. – **R. epi|tympanicus,** Attikus: kuppelartige Ausbuchtung oben in der Paukenhöhle; in ihr liegen der Hammerkopf u. Ambosskörper (mit Bändern) u. der Zugang zum Antrum mastoideum. E epitympanic r. – **R. ilio|caecalis:** je eine Bauchfelltasche unterhalb u. oberhalb der Ileumeinmündung in das Zäkum.

E ileocecal r. – **R. inferior omentalis:** s. u. ▸R. omentalis. – **R. infundibuli:** trichterförmige Ausbuchtung des III. Hirnventrikels in den Hypophysenstiel. E infundibular r. – **R. inter|sigmoideus:** Bauchfelltasche links vom Mesocolon sigmoideum. E intersigmoid r. – **R. lateralis ventriculi quarti:** beidseits eine seitliche Ausstülpung des IV. Hirnventrikels handschuhfingerförmig um den unteren Kleinhirnstiel; endet mit dem LUSCHKA-Foramen. – **R. lienalis,** R. splenicus: Bursa-omentalis-Bucht zum Milzhilus. E splenic r. – **R. mem|branae tympani anterior:** die vordere Trommelfelltasche (analog: **R. m. t. posterior,** hintere T. u. **R. m. t. superior,** obere T). Zwischen vorderer u. hinterer Hammerfalte u. ▸Trommelfell, bzw. oben, als Recessus membranae tympani superior (PRUSSAK-Raum) zwischen Pars flaccida, Hammerkopf u. -hals und Amboss, mit dem hinteren R. verbunden. – **R. omentalis:** als R. inferior bzw. ▸Recessus superior omentalis je eine untere bzw. obere Bucht der Netztasche (Bursa omentalis). E omental r. – **R. opticus:** trichterförmige Ausbuchtung des III. Hirnventrikels zwischen Chiasmaplatte u. Lamina terminalis. E optic r. – **R. para|duodenalis:** inkonstante, nach rechts offene Bauchfelltasche links vom Duodenum hinter der Plica paraduoden. – **R. pharyngeus,** ROSENMÜLLER-Grube: blind endende Schleimhauttasche der Schlundwand hinten seitlich des Tubenwulstes; evtl. tief = PERTIK-Divertikel. E pharyngeal r. – **R. pinealis:** spitzwinkelige Bucht des III. Ventrikels in das Corpus pineale. E pineal r. – **R. piri|formis:** tiefe Ausbuchtung des unteren (= laryngealen) Schlundes beidseits zwischen Plica aryepiglottica u. Schildknorpelplatte. E piriform r. – **Rr. pleurales:** als komplementäre Lungenausdehnungsräume die Recessus costodiaphragmaticus, costomediastinalis u. phrenicomediastinalis. E pleural r.s. – **R. retro|caecalis:** als sog. TREITZ-Grube eine Bauchfelltasche zwischen Blinddarm bzw. unterem Zäkokolon u. hinterer Bauchwand. E retrocecal r. – **R. retroduodenalis:** inkonstante, links offene Bauchfelltasche zwischen oberem u. unterem R. duodenalis; s. a. ▸Recessus duodenalis. E retroduodenal r. – **R. sphaericus:** Vertiefung vorn im Vorhof des knöchernen Innenohrs für den Sacculus. E spheric r. – **R. superior omentalis:** die obere, zwischen unterer Hohlvene u. Speiseröhre aufsteigende, blind endende Ausbuchtung der Bursa omentalis.

**Rechenschwäche:** ▸Dyskalkulie.

**Rechteck(impuls)strom:** faradischer Strom mit steilem Anstieg u. Abfall u. dazwischen gelegenem konstanten Plateau; ▸Reizstrom.

**rechts...:** s. a. ▸dextr(o)...

**rechts|drehend,** dextrogyr, Abk. d, Abk. (+): *Chemie* Eigenschaft optisch-aktiver Verbindungen, die Ebene linear polarisierten Lichts nach rechts (im Uhrzeigersinn) zu drehen. Symbole früher D-, d-. E dextrorotatory.

**Rechts|händigkeit:** schnellere u. exaktere Ausführung feinster koordinierter Bewegungen mit der rechten Hand (▸Dexteralität) aufgrund dominierender linker Hirnhälfte. Ist häufiger vorhanden als ▸Linkshändigkeit. E righthandedness.

**Rechts(herz)belastung:** Widerstands- oder Volumenüberbelastung des rechten Herzens (z. B. bei Pulmonalstenose bzw. Vorhof- oder Ventrikelseptumdefekt). Führt zu reaktiver Rechtsherzhypertrophie u. bei deren Versagen zu rechtsseitiger myogener ▸Herzdilatation; s. a. ▸Rechtsherzinsuffizienz. E load on right side of heart.

**Rechts(herz)dekompensation:** Erliegen der autonomen kompensatorischen Mechanismen des rechten Ventrikels bei ▸Rechtsherzinsuffizienz. E right ventricular decompensation.

**Rechts(herz)hypertrophie:** Arbeitshypertrophie des Myokards der rechten Herzkammer infolge chronischer ▸Rechtsherzbelastung. ***Klinik:*** evtl. hebender re. Ventrikel, betonter 2. Herzton über der – auch im Röntgenbild betonten – Pulmonalis. ***EKG:*** erhöhtes R in den Ableitungen (II u.) III, aVR, $V_{1-2}$ u. rechtspräkordial, flaches biphasisches oder negatives T in (II u.) III u. $V_{1-3}$, ST-Senkung in II, III u. $V_{1-2}$. E right ventricular hypertrophy.

**Rechts(herz)insuffizienz:** Unfähigkeit des rechten Ventrikels, einen den Erfordernissen entsprechenden Blutauswurf zustande zu bringen bzw. den venösen Rückfluss des großen Kreislaufs aufzunehmen. ***Ätiol.:*** v. a. als Folge degenerativer oder entzündlicher Myo- u. Endokarderkrankungen, angeborener Herzfehler, bei KHK, Myokardinfarkt (s. a. ▸Cor pulmonale). ***Klinik:*** Zyanose u. Atemnot bei Stauung im großen Kreislauf, erhöhter zentraler Venendruck, Leberstauung, Einflussstauung an Hals u. Armen, Ödeme (bes. der unteren Gliedmaßen), Pleura- u. Perikarderguss, Aszites, Stauungsgastritis, evtl. Stauungsmilz. E right(-sided) heart failure.

**Rechts(herz)katheterismus:** s. u. ▸Herzkatheterismus.

**Rechts|lage der Aorta:** Arcus aortae dexter; s. u. ▸Arcus aortae. E right-sided aortic arch.

**Rechts|lage|typ:** ▸Rechtspositionstyp. E right axis deviation.

**Rechts-links-Shunt:** Übertritt von Blut (▸Shunt) aus der rechten in die linke Herzhälfte (i. w. S. auch aus einem venösen in ein arterielles Blutgefäß) als Folge einer ▸Shunt-Umkehr; Leitsymptom: Mischungszyanose. E right-to-left shunt.

**Rechts-links-Störung (agnostische):** Beeinträchtigung der Re.- u. Li.-Unterscheidung am eigenen Körper u. im Raum infolge Schädigung der unteren Scheitellappenwindung am Übergang zur mittleren Okzipitalwindung der dominanten Großhirnhemisphäre; z. B. beim ▸Angularis-Syndrom. E right-left agnosia.

**Rechts|medizin,** Dikiatrie: medizinisches Fachgebiet, das sich mit Entwicklung, Anwendung u. Beurteilung medizinischer u. naturwissenschaftlicher Kenntnisse für die Rechtspflege befasst. Die R. umfasst die Gerichtsmedizin (forensische Medizin) u. die medizinischen Gesichtspunkte der Rechts- u. Standeskunde (z. B. Versicherungsrecht, rechtl. Verhältnis zwischen Arzt u. Pat.). Aufgaben des Facharztes für R. (**Rechtsmediziner**) sind u. a. die Durchführung von Leichenschau u. Obduktion (Feststellen der Todesursache), Beurteilung von Körperverletzungen, Feststellung der Haft- u. Verhandlungsfähigkeit, Begutachtung der Zurechnungsfähigkeit, Untersuchungen zum Vaterschaftsnachweis. Die Weiterbildungszeit beträgt 5 Jahre. E forensic medicine.

R

**Rechts(positions)typ,** Rechtslagetyp: charakteristischer EKG-Typ beim gesunden Kleinkind u. bei Rechtsherzhypertrophie. QRS in den Ableitungen I u. aVL überwiegend negativ, in III u. aVF überwiegend positiv. S. a. ▸Positionstypen (dort Abb.). E right axis deviation.

**Rechts|schenkel|block,** Abk. RSB: Verzögerung bis teilweise vollständige Hemmung der Erregungsleitung im rechten TAWARA-Schenkel. Kann kombiniert mit einem linksposterioren Block auftreten (▸BAYLEY-Block). – **R., unvollständiger, inkompletter R.:** ▸Rechtsverspätung. – **R., vollständiger,** kompletter R.: vollständige Leitungsunterbrechung im rechten ▸TAWARA-Schenkel (oder einem seiner Hauptäste). Führt zu Störung der Erregung des rechten Ventrikels (der verspätet über intakte Leitungssysteme oder myokardial vom rechtzeitig depolarisierten linken Ventrikel erregt wird). ***EKG:*** QRS rechtstypisch u. verbreitert (> 0,12 Sek.); R in rechtspräkordialer Ableitung plump, oft gesplittert; ST-T gegensinnig zu R, in $V_{1-3}$ verspätete Ankunft des neg. Potentials. S. a. ▸WILSON-Block. E right bundle branch block, Abk. RBBB.

**Rechts|verschiebung:** im ARNETH-Leukozytenschema die relative Vermehrung der reifen Zell- u. Kernformen im Blutbild. E shift to the right.

**Rechts|versorgungs|typ:** s. u. ▸Versorgungstyp.

| | vollständiger RSB | unvollständiger RSB |
|---|---|---|
| Genese | meist Blockierung oder Schädigung des rechten Schenkels | selten Schädigung des rechten Schenkels, oft große Pulmonalis mit oder ohne Rechtshypertrophie |
| Vorkommen | koronare Herzkrankheit, Myokarditis, infektiös-toxische Myokardschädigung, Rechtshypertrophie | oft bei Herzgesunden, sonst bei Vorhofseptumdefekt, gelegentlich bei Pulmonalstenose, Mitralstenose, koronarer Herzkrankheit u. anteroseptalem Infarkt |
| EKG | 1. QRS-Komplex ≧ 0,12 Sek.<br>2. oft Vertikal-(Rechts-)Typ oder Horizontal-(Links-)Typ<br>3. R in $V_1$ M-förmig aufgesplittert u. oberer Umkehrpunkt (OUP) verspätet<br>4. S in I, aVL, $V_5$ u. $V_6$ breit u. plump | 1. QRS-Komplex ≦ 0,11 Sek.<br>2. Vertikal-(Rechts-)Typ oder linkstypische Herzachse<br>3. QRS-Komplex in $V_1$ M-förmig aufgesplittert, oberer Umkehrpunkt (OUP) evtl. verspätet<br>4. S in I, aVL, $V_5$ u. $V_6$ breit<br>5. *rSr'*-Form in $V_1$: herzgesund *RSR'*- oder *rSR'*-Formin $V_1$: evtl. Rechtshypertrophie *rsR'*-Form in $V_1$: Rechtshypertrophie |

**Rechtsschenkelblock.** [481]

**Rechts|verspätung:** *Kardiologie* »partieller Rechtsschenkelblock«; verzögerte – aber nicht blockierte – Erregungsleitung im rechten TAWARA-Schenkel u./oder Kammermyokard; z.B. bei Herzdilatation, Rechtsherzhypertrophie oder Koronaropathie. **E** right ventricular conduction delay.

**recidivans,** rezidivierend: mit Rückfällen, ▸Rezidiv. **E** relapsing.

**Recipe** *(latein.)* Abk. Rec., Abk. Rp.: Rezepturanweisung »nimm«.

**(von) Recklinghausen** (1) FRIEDR. DANIEL V. R., 1833–1910, Pathologe, Königsberg, Würzburg, Straßburg; 2) HEINRICH V. R., 1867–1942, Pathophysiologe, München). – **R.-Apparat** (HEINRICH V. R.): ▸Tonometer (2). – **R.-Krankheit** (FRIEDR. DANIEL V. R.): **1)** ▸Neurofibromatose. **E** Recklinghausen's disease. **2)** ▸Osteodystrophia fibrosa cystica generalisata; als halbseitige Form das ▸JAFFÉ-LICHTENSTEIN-Syndrom. **E** R.'s disease of bone. **3)** V. R.-APPELBAUM-Krankheit: idiopathische ▸Hämochromatose. **E** R.-Appelbaum disease.

**Reclinatio** *(latein.)*, Reklination: Rückwärtsbiegen, Zurückbiegen. S.a. ▸Reklinationsbehandlung. **E** reclination.

**Reclus** (PAUL R., 1847–1914, Chirurg, Paris). – **R.-Krankheit:** ▸Holzphlegmone. **E** Reclus' disease. – **R.-Schimmelbusch-Krankheit:** ▸Mastopathie.

**Recon** *(engl.)*: *Genetik* Rekombinations-Einheit; ein einzelnes Nucleotidpaar der DNS-Doppelhelix als das kleinste, zwischen homologen Chromosomen austauschbare intragenische Struktursegment (▸Gen).

**Recovery** *(engl.)*: *Radiologie* die »Erholung« im Intervall der fraktionierten Bestrahlung; i.e.S. das ▸ELKIND-Phänomen bei subletalem Strahlenschaden.

**Recrudescence** *(engl.)*: ▸Rezidiv (i.e.S. das relativ frühe einer Malaria). S.a. ▸Rekrudeszenz.

**Recruitment, Recrutement** *(engl., franz.)*: **1)** *Otologie* Lautheitsausgleich bei Schwerhörigkeit durch Haarzellschädigung, d.h., starke (überschwellige) Schallreize werden trotz der erhöhten Hörschwelle ebenso laut (oder lauter: »Overrecruitment«) empfunden wie mit dem gesunden Ohr (**positives R.**; z.B. nach Schalltrauma). Bei **negativem R.** ist jedoch die Lautheitsempfindung im überschwelligen Bereich um den Betrag der Differenz der beidseitigen Hörschwellen geringer (z.B. bei Schallleitungsschwerhörigkeit). Die Bestimmung erfolgt mittels überschwelliger oder mittels Geräuschaudiometrie (FOWLER- bzw. LÜSCHER-Test). **2)** ▸Rekruitment (2). **3)** das Wiedereintreten von $G_0$-Zellen (▸Mitose) in den Zellzyklus.

**rect..., recto...:** Wortteil »gerade«, z.B. Musculus rectus (Rektus) oder Mastdarm (Rektum).

**rec|talis** *(latein.)*: den Enddarm (Rectum) betreffend, ▸rektal. **E** rectal.

**rectificatus,** Abk. **rect.:** durch wiederholte Destillation von Beimengungen gereinigt, »rektifiziert« (bei Anw. spez. Destillationen: **rectificatissimus, rectss.**). **E** rectified, refined.

**Rec|tum,** Mastdarm, Intestinum rectum: Teil des Dickdarms in Fortsetzung des Colon sigmoideum. Beginnt in Höhe des 3. Sakralwirbels und reicht bis zum After. ***Histol.:*** besitzt nur im obersten Teil eine Serosa; ist durchgehend frei von Tänien u. Haustren. Das R. hat folgende Wandschichten: **Tunica mucosa:** 1. einschichtiges hochprismatisches Epithel mit Becherzellen. 2. Im Bereich des Anus (Canalis analis) allmählich in ein mehrschichtiges verhorntes Plattenepithel übergehend, mit zahlreichen Glandulae intestinales (LIEBERKÜHN-Krypten). 3. Lamina propria mit Noduli lymphoidei solitarii (Solitärfollikel). 4. Lamina muscularis mucosae, aus glatter Muskulatur. **Tela submucosa:** aus lockerem Bindegewebe mit Gefäßen u. dem Plexus submucosus. **Tunica muscularis:** mit glatter Muskulatur ringförmig und längs verlaufend; mit Plexus myentericus. **Tunica adventitia:** bindegewebig. ***Anat.:*** liegt Harnblase, Prostata u. Samenblasen bzw. Uterus u. Vagina an, weist zwei S-förmig nach hinten u. vorn gerichtete Krümmungen auf (Flexura sacralis u. Fl. perinealis). Ist im oberen Teil weit (▸Ampulla recti als Kotspeicher), anschließend mit Plicae transversales recti sowie dem inneren Schließmuskel des ▸Kontinenzorgans ausgestattet. Setzt sich dann in den Afterkanal (▸Canalis analis) fort. ***Funktion:*** Zur Erhaltung der Stuhlkontinenz bewirkt das R. im Zusammenspiel mit dem Afterkanal eine Passageverzögerung des sich (v.a. im oberen Teil) ansammelnden Stuhles. Dabei hilft auch die reflektorische Tonisierung des externen Sphinkters u. des M. puborectalis. Eine weitere Aufgabe ist die Defäkation. **E** rectum.

**Rectus,** Rektus: Musculus rectus (= gerader Muskel). – **R.-oculi-Parese:** isolierte ▸Ophthalmoplegia externa des M. r. lateralis oder medialis (= Abduzens- bzw. Internusparese). **E** rectus oculi paresis.

**rectus** *(latein.)*: gerade(r); s.a. ▸Rektus...

**Re|curarisierung:** ▸Rekurarisierung.

**Recurrence** *(engl.)*: ▸Rezidiv (i.e.S. als relativ spätes Malariarezidiv).

**recurrens** *(latein.)*: zurücklaufend, -kehrend; z.B. Nervus re. (»Rekurrens«), Febris re. (Rückfallfieber). **E** recurrent.

**recurvatus** *(latein.)*: rückwärts gekrümmt.

**red boy** *(engl. = roter Junge)*: s.u. ▸Kwashiorkor.

**Redeflussstörung:** s.u. ▸Stottern, ▸Poltern.

**Redia, Redie:** die 3. (aus Sporozysten hervorgehende) Larvengeneration der Trematoden; besitzt Verdauungstrakt u. ZNS. **E** redia.

**Redlich(-Obersteiner)-Zone** (EMIL R., 1866–1930, Psychiater, Wien): die rückenmarksnahe (= juxtamedulläre) Durchtrittsstelle der hinteren Spinalnervenwurzel durch die Pia mater. Allgemein der Ausgangspunkt der Hinterwurzel- u. -strangdegeneration bei Tabes dorsalis. **E** Obersteiner-Redlich zone.

**Redọn-Drainage** (HENRI R., franz. Kieferchirurg, Paris): Einmalgerät für kontinuierliche Saugdrainage. Eine Vakuumflasche mit nicht zusammendrückbarem Schlauch (aus Plastik; terminal »Augen«). E Redon drainage.

**Rẹd-out** *(engl.)*: in der Luft- u. Raumfahrt die Rotfärbung u. Einschränkung des Gesichtsfeldes (evtl. auch Bewusstseinstrübung) infolge venöser Blutstauung in Augen u. Gehirn bei negativer Beschleunigung in kaudaler Richtung (d.h. beinwärts). S.a. ▶Blackout.

**Redọx:** *Chemie* Abk. für »**Reduktion/Oxidation**« (i.S. von Elektronenaufnahme/-abgabe). E redox.

**Redọx|katalysator:** Katalysator oder Enzym, das den Elektronenaustausch spezifisch zwischen einem Oxidations- u. einem Reduktionsmittel (Substrate) katalysiert. Enzyme enthalten meist Übergangsmetalle, die verschiedene Wertigkeitsstufen einnehmen können. E redox catalyst.

**Redọx|potential,** Elektronenübertragungspotential: die in einem Redoxsystem durch Elektronenbewegung vom Elektronenspender zum -empfänger (= Donator bzw. Akzeptor) erzeugte elektrische Spannung. Die Bestimmung erfolgt mit Redoxindikatoren (z.B. Methylenblau/Leukomethylenblau) oder durch vergleichende Messung gegen das Potential einer normalen Wasserstoff- = $H_2$-Elektrode (mit 1molarer $H^+$-Konzentration, d.h. pH = 0), das den Nullpunkt der Redoxskala angibt. Bei steigendem pH sinkt das Redoxpotential; in der Biochemie sind auf pH 7 bezogene »Normalpotentiale« üblich [$E_0'$]; die Potentialdifferenz der $H_2$-Elektrode gegen pH 0 = 0,42 V. S.a. Formel. E redox potential.

$$E = E_0 + \frac{RT}{nF} \ln \frac{[Ox]}{[Red]}$$

**Redoxpotential:** Berechnungsformel für pH 0. R = Gaskonstante, F = FARADAY-Konstante, T = absolute Temperatur, n = Zahl der elektrochemischen Reaktionsäquivalente bzw. der umgesetzten Elektronen, $E_0$ = Normalpotential (gemessen bei gleichen Konzentrationen von Ox u. Red).

**Redọx|reaktion:** die dem ▶Redoxsystem zugrunde liegende, vom Redoxpotential bestimmte Reaktion von Reduktions- u. Oxidationsmitteln. Allgemein gilt, dass Oxidations- u. Reduktionsreaktionen untrennbar verbunden sind, da vom oxidierten Stoff abgegebene Elektronen von einem gleichzeitig reduzierten Stoff aufgenommen werden müssen (s. Reaktionsgleichung). E redox reaction.

$$A^{ox} + B^{red} \rightleftharpoons A^{red} + B^{ox}$$

**Redoxreaktion.**

**Redọx|skala:** Skala zur Einordnung von Redoxsystemen nach ihrem Normalpotential ($E_0$) oder H-Druck (rH-Wert). Sie wird begrenzt durch die an der $H_2$- (▶Redoxpotential) bzw. $O_2$-Elektrode gemessenen Werte (an Ersterer $E_0$ u. rH = 0; an Letzterer $E_0$ = 1,23 V, rH = 42). Ein System mit positiverem $E_0$ bzw. größerzahligem rH (d.h. größerer Elektronenaffinität) wirkt stets als Oxidationsmittel gegenüber dem mit negativerem $E_0$ bzw. kleinerzahligem rH. E redox scale.

**Redọx|system:** System aus Oxidations- u. Reduktionsmitteln (s. Formel). Der Ablauf der Redoxreaktion wird vom Redoxpotential des Systems bestimmt. Das Redoxsystem ist von biologischer Bedeutung z.B. bei der Energiegewinnung durch Atmung, wobei kettenförmig hintereinander geschaltete reversible, eine Redoxkette (Atmungskette) bildende Systeme zunehmender Positivität mit Übertragung von Wasserstoff (H) oder von Elektronen arbeiten: $NAD^+ \leftrightarrow$ NAD-H + $H^+$; FMN ↔ FMN-$H_2$; Ubichinon ↔ Ubihydrochinon bzw. Cytochrom-$Fe^{3+}$ ↔ Cytochrom-$Fe^{2+}$. Nicht umkehrbare = irreversible u. an die Gegenwart von Dehydrogenasen gebundene Systeme sind u.a.: Pyruvat → Lactat (anaerobe Glykolyse), Acetaldehyd → Äthylalkohol (Gärung), Malat → Oxalacetat (Citratzyklus). Nur in Anwesenheit einer anderen Redoxverbindung reagieren z.B. Ascorbinsäure/Dehydroascorbinsäure. E redox system.

$$\text{Reduktans} \underset{\text{Reduktion}}{\overset{\text{Oxidation}}{\rightleftharpoons}} \text{Oxidans} + \text{Elektronen}$$

**Redoxsystem:** allgemeine Reaktionsformel.

**Redọx|titration,** Oxidimetrie: Bestimmung oxidier- oder reduzierbarer Verbindungen durch Titration mit Normal-Lösungen oxidierender bzw. reduzierender Stoffe, z.B. $KMnO_4$ (»Manganometrie«), Jod (»Jodometrie«). E redox titration.

**Redressemẹnt** *(franz.)*: ▶Redression. – **R. forcé:** gewaltsame Redression, z.B. bei X-Bein-Korrektur. S.a. ▶Brisement forcé. E redressement forcé.

**Redressiọn:** *Orthopädie* unblutige, von Hand oder apparativ ausgeführte Korrektur einer Skelettdeformität (z.B. Klumpfuß, Skoliose) mit anschließender Fixation des betreffenden Skelettabschnittes, oft in Überkorrektur, durch einen Fixationsverband (meist Gipsverband). Erfolgt z.B. schrittweise (u. – im Gegensatz zum Redressement forcé – schonend) als Etappen-R. (mit weiteren Korrekturen z.B. durch Ausschneiden entsprechender Segmente des Gipsverbandes bzw. des Gipskorsetts [Quengel- oder als Etappen-Gips: s.u. ▶RISSER-Lokalizer-Verfahren]). – I.w.S. auch die unblutige Reposition von Knochenbrüchen oder Luxationen durch Schraubenzugapparate. E redressement.

**Re|ductạse:** reduzierendes Enzym (▶Oxidoreductase). E reductase.

**17-Reductase-Defekt:** Enzymopathie mit Störung der testikulären $C_{17}$-Hydrierung des $\Delta^4$-Androstendions zu Testosteron infolge Mangels der 17-Reductase. Manifestiert sich als ▶Pseudohermaphroditismus masculinus mit dem klinischen Bild des ▶REIFENSTEIN-Syndroms. E 17-ketosteroid reductase defect.

**5α-Reductase-Hemmer:** Hemmstoffe der Testosteron-5α-Reductase (s.u. ▶Testosteron) mit antiandrogener Wirkung; ***Wirkst.:*** z.B. Finasterid; ***Anw.*** bei benigner Prostatahyperplasie u. androgenetischer Alopezie. E 5α-reductase inhibitors.

R

**Re|dụctio** *(latein.)*: *Pathologie* ▶Atrophie.

**Re|duktion:** Zurückbringen, Zurückführen zur Ausgangs-, Normalform. **1)** *Chemie* das »Zurückführen« eines Metalloxids in die Metallform bzw. die Wegnahme von Sauerstoff oder Aufnahme von Wasserstoff (bzw. Elektronen) als Teilprozess einer ▶Redoxreaktion. **2)** *Genetik* ▶Chromosomenreduktion. **3)** *Chirurgie* Organverkleinerung (▶Reduktionsplastik). Ferner ▶Reposition. **4)** *Pathologie* Organrückbildung im Rahmen der ▶Phylogenese. E reduction.

**Reduktiọns|diät, -kost:** kalorienarme Ernährung als Maßnahme zur Verminderung des Körpergewichtes (»Gewichtsreduktion«). E (weight) reduction diet.

**Reduktions|mittel:** chemischer Stoff, der bei ▶Redoxreaktion durch Elektronenabgabe den Reaktionspartner reduziert u. selbst dabei oxidiert wird. E reducing agent.

**Reduktiọns|plastik:** *Chirurgie* plastisch-operative Organverkleinerung, z.B. der Mamma. E reduction plasty.

**Reduktiọns|probe:** *Labormedizin* chemischer Nachweis von Kohlenhydraten anhand ihrer reduzierenden Eigenschaft gegenüber entsprechenden Reagenzien (z.B. Pikrinsäure, Ferricyankali, $Cu^{2+}$; s.a. ▶reduzierend). E reducing test.

**Reduktions|teilung:** ▸Meiose. 🄴 reduction division.

**Red|undanz:** Überfülle. **1)** in der Informationstheorie die Menge »überflüssiger« Information. **2)** *Genetik* Fähigkeit von Genen, sich zumindest teilweise ersetzen zu können, wenn die Kodierung derselben Aminosäure durch mehrere verschiedene Codons der tRNS infolge Übereinstimmung in einer oder zwei Basen möglich ist. Gene mit redundanten Funktionen entstehen in der Evolution durch ▸Genduplikation. S.a. ▸Chromosomenduplikation. 🄴 redundancy.

**Re|du|plikation:** Verdoppelung; *zytol* Vermehrung von Zellorganellen durch Wachstum u. Teilung; i.e.S. die identische Nachbildung genetischer Strukturen (Matrizen) der Zelle vor der Kernteilung durch Aufnahme von Bausteinen aus dem umgebenden Milieu (= Autoduplikationen); in der Molekulargenetik meist als ▸Replikation bezeichnet. 🄴 reduplication.

**Reduviidae:** die Familie »Raubwanzen« [Heteroptera]; meist Insektenparasiten, die zuweilen auch den Menschen stechen (Arten der Gattungen Triatoma, Rhodnius u. Panstrongylus übertragen ▸Trypanosoma cruzi).

**redux:** s.u. ▸Crepitatio.

**reduzierend:** mit Wirkung i.S. der ▸Reduktion. 🄴 reducing. – **r. Zucker:** Zucker mit Aldehyd- oder Ketogruppe in freier oder Halbacetalform, die eine Carbonylreaktion geben (s.a. ▸Reduktionsprobe). 🄴 r. sugars.

**Reed-Zelle** (DOROTHY MENDENHALL R., 1874–1964, Pathologin, Baltimore): ▸STERNBERG(-REED)-Riesenzelle. 🄴 Reed cell.

**Reenstierna-Ito-Reaktion:** ▸ITO-Syndrom. 🄴 Ito-Reenstierna reaction.

**Re|entrance, -entry** *(engl. = Wiedereintritt): Kardiologie* ▸Erregungsrückkehr. S.a. ▸Umkehr-Extrasystole. – Die Reentry-Theorie erklärt die Entstehung von Extrasystolen durch Rückkehr der im betreffenden Myokardabschnitt kreisenden Erregung (s.a. ▸Circus-Movement-Theorie); z.B. führt die subendokardiale Leitungsstörung im Infarkt-Grenzbereich zu einer Verzögerung der Reizleitung, so dass die Erregung auf nicht mehr refraktäre Myokardbereiche trifft u. diese erneut erregt. Diese Erregung wird dann wieder zum Störherd geleitet, der seinerseits wieder erregt wird (Bildung eines Circulus vitiosus).

**Reese(-Blodi-Krause)-Syndrom** (ALGERON B.R.; FREDERICK D.B.; ARLINGTON K.; Augenärzte, New York): erbliches okulozerebrales Syndrom mit – an paarigen Organen beidseitigen – Fehlbildungen zahlreicher Eingeweide u. des Skelettes. ***Klinik:*** u.a. Augenfehlbildungen (z.B. Retinadysplasie) mit Sehkraftminderung (bis Amaurose), Lähmungen u. psychische Störungen. 🄴 encephalo-ophthalmic syndrome, encephalo-ophthalmodysplasia, Reese-Blodi-Krause syndrome.

**Re|evolution:** das »Aufwachstadium« nach einem epileptischen Anfall, mit noch bestehenden Orientierungs- u. Sprachstörungen (Echolalie, Paraphasie, Verbigeration) u. inkohärentem Denken. 🄴 re-evolution.

**REF:** Abk. für renaler erythropoetischer Faktor, ▸Erythropoietin (s.a. ▸renale Anämie).

**Referenzwerte:** *Labormedizin* ▸Normalwerte. 🄴 reference values.

**Refertili|sierung, -sation:** Maßnahmen zur Beseitigung einer operativ herbeigeführten Sterilität, d.h. zur Wiederherstellung der Potentia generandi oder concipiendi. Operative Rekanalisation von Ei- oder Samenleiter (z.B. Kontinuitätsresektion, Neoimplantation). 🄴 refertilization, reversal of sterilization.

**Refetoff-(de-)Wind-(de-)Groot-Syndrom:** autosomal-rezessiv (?) erbliche Resistenz gegen Schilddrüsenhormone mit stark erhöhten $T_4$- u. $T_3$-Werten im Blutserum u. weicher, diffuser Struma; ferner Innenohr-Taubheit u. verzögertes Knochenwachstum. 🄴 Refetoff syndrome.

**Reflekto|meter:** Gerät zur Auswertung von Teststreifen (v.a. zur Blutzucker-Schnellbestimmung) durch Messung des reflektierten Lichtes. 🄴 reflectance meter.

**re|flektorisch:** als Reflex ablaufend, reflexbedingt. 🄴 reflectory. – **r. Störung:** Funktionsstörung als Effekt von einem anderen – erkrankten oder verletzten – Organ ausgehender Reflexe; z.B. als Schonhaltung.

**Reflektor(spiegel):** konkaver oder – selten – planer Beleuchtungsspiegel für Untersuchung im reflektierten Licht; als Hand- (z.B. Zahn-, Augenspiegel) oder Stirnreflektor (Ohrenspiegel). 🄴 reflector.

**Re|flex:** **1)** *Optik* der von einem spiegelnden Körper zurückgeworfene Licht-Widerschein; s.a. ▸Reflexion. **2)** *Physiologie* die automatische (unmittelbare u. unwillkürliche) Antwort eines Organgewebes (Muskel, Drüse) auf einen Reiz. Der R. verläuft über das Nervensystem (»neurogen«) und ist im Allg. regelmäßig reproduzierbar. Die Reizaufnahme (= Perzeption) erfolgt im Allg. durch einen ▸Rezeptor und führt über einen ▸Reflexbogen zur Reflexauslösung am Erfolgsorgan (▸Effektor), d.h. – über die motorische Endplatte – am Muskel bzw. an der Drüsenzelle. Der R. ermöglicht eine schnelle u. optimale Einstellung des Organismus auf die Umwelt u. ein reibungsloses Zusammenspiel der Körperteile. ***Einteilung:*** Die R. werden unterschieden bzw. benannt z.B. nach ihrem Vorkommen im intakten bzw. kranken Organismus (physiologische bzw. pathologische R.; Erstere evtl. anerzogen = ▸bedingter Reflex), nach dem Ursprung der Reize (intero- bzw. exterozeptiver R.), der räumlichen Beziehung zwischen Reizempfänger (Rezeptor) u. dem Erfolgsorgan (bei Identität = propriozeptiver oder ▸Eigenreflex; ansonsten heterozeptiver oder ▸Fremdreflex); ferner nach dem Auslösungsort (v.a. Sehnen, Muskeln bzw. die ihnen als Ansatzort dienenden Knochen; z.B. Achilles-, Bizeps-, Patellar- u. Trizepssehnenreflex; Adduktoren-, Masseter-, Kremaster-, Orbicularis-oris-, Pronatoren-, Radiusperiostreflex) bzw. dem Erfolg (z.B. Fingerbeuge-, Ejakulations-, Defäkations-, Schluck-, Würgereflex); auch nach dem Erstbeschreiber (z.B. BABINSKI-, MORO-, ROSSOLIMO-R.), der Anzahl der Synapsen im Reflexbogen (z.B. mono-, di-, oligo-, polysynaptischer R.) oder der Muskelkontraktion (klonischer oder tonischer R.). S.a. ▸Säuglingsalter (dort Tab. frühkindlicher Reflexe). 🄴 reflex. – **R., alternierender:** R., bei dem auf die reflektorische Aktion der Agonisten eine Aktion der Antagonisten folgt; bei Querschnittslähmung. – **R., bedingter:** ▸bedingter Reflex. 🄴 conditioned r. – **R., direkter:** als homolateraler = homonymer R. einer mit Reizort u. -antwort auf der gleichen Körperseite. 🄴 direct r. – **R., extero(re)zeptiver:** R. auf äußere Reizeinwirkungen; z.B. Nies-, Hustenreflex. – **R., gastro|kardialer:** Koronarienengstellung infolge Magendruckes gegen das Herz (▸ROEMHELD[-TECKLENBURG-CECONI]-Syndrom). – **R., gekreuzter,** diagonaler = konsensueller R.: mit Reizantwort auf der gegenseitigen Körperhälfte; z.B. bei ▸Dezerebration. 🄴 crossed r. – **R., homonymer:** direkter R. – **R., interozeptiver:** R. auf Reize aus dem Körperinneren. – **R., kardiovaskulärer:** reflektorische Vorgänge mit Auswirkung auf Herz/Kreislauf; z.B. BAINBRIDGE-, vasomotorischer R.; s.a. ▸Bulbus(druck)versuch, ▸Karotissinus... – **R., kuti|viszeraler:** R. mit Reizort Haut (s.a. ▸HEAD-Zone) u. Reizantwort an Eingeweiden. – **R., paradoxer:** Antagonistenreaktion bei Versuch, eine Agonistenreaktion auszulösen. – **R., pathologischer:** krankhafter R. als Folge einer Erkrankung des Zentralnervensystems, z.B. der Pyramidenbahn (als BABINSKI-, GORDON-, MENDEL-BECHTEREW-Reflex etc.); s.a. ▸Massenbewegung, ▸Hyperreflexie (bzw. ▸Areflexie), ▸MAGNUS... 🄴 pathologic r. – **R., propriozeptiver:** ▸Eigenreflex. – **R., psychogalvanischer:** bei seelischer Erregung eintretende Herabsetzung des elektrischen Hautwiderstandes bzw. Schwankungen des Hautpotentials. – **R., pupillomotorischer:** ▸Pupillenreflex. 🄴 pupillomotor r. – **R., reziproker:** s.u. ▸Reflexumkehr. – **R., spastischer:** kloni-

| Reflex | Auslösungsart | Effekt |
|---|---|---|
| Bizepsreflex (BSR): Schlag auf den Daumen, der auf der Bizepssehne liegt | 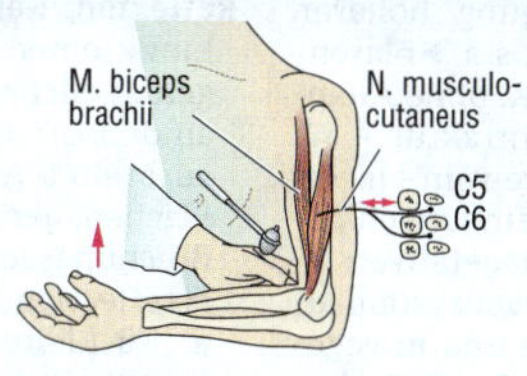  | Bizepskontraktion mit Beugung im Ellenbogengelenk |
| Radiusperiostreflex (RPR): Schlag auf das distale Radiusende nahe dem Proc. styloideus. | 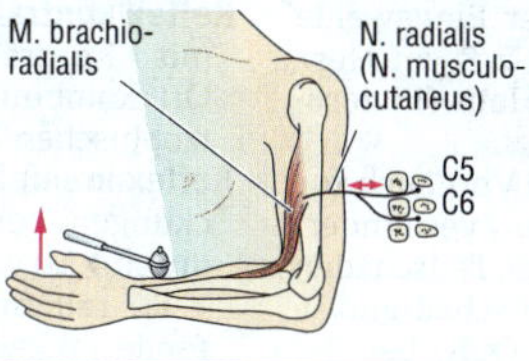  | leichte Beugung des Unterarmes im Ellenbogengelenk |
| Trizepsreflex (TSR): Schlag auf Trizepssehne in der Nähe des Olekranons | 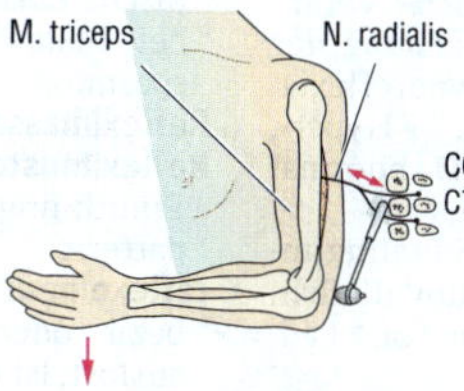  | Adduktion des Armes |
| Patellarsehnenreflex (PSR): Schlag auf Quadrizepssehne bei angehob. Bein im Liegen oder entspanntem Unterschenkel im Sitzen | 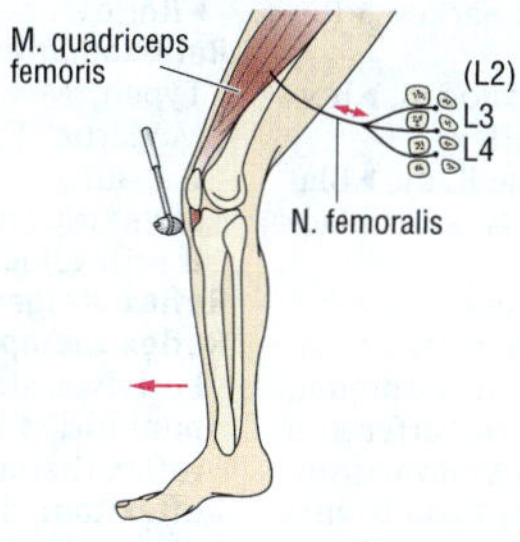  | Streckung des Beines im Kniegelenk |
| Achillessehnenreflex (ASR): bei entspanntem, im Knie gebeugtem Bein u. lockerem Fußgelenk Schlag auf Achillessehne | 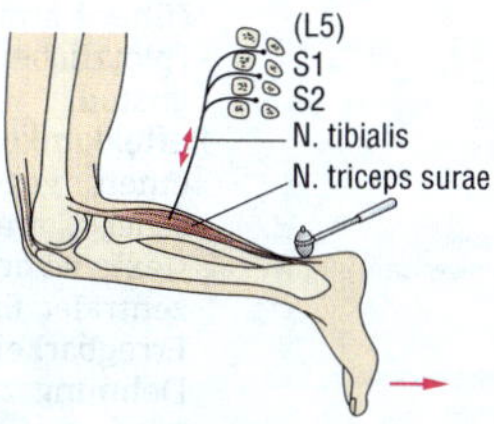  | Plantarflexion des Fußes |
| TRÖMNER-Reflex: schnelle Bewegung gegen Kuppen der leicht gebeugten Finger 2–5 durch Untersucher | 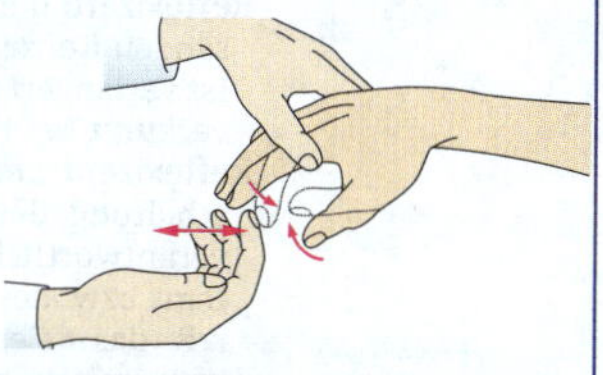 | Beugung der Finger einschl. Daumen; patholog. nur bei Seitendifferenz |
| Knipsreflex: Kipsen am Fingernagel des 3. u. 4. Fingers | 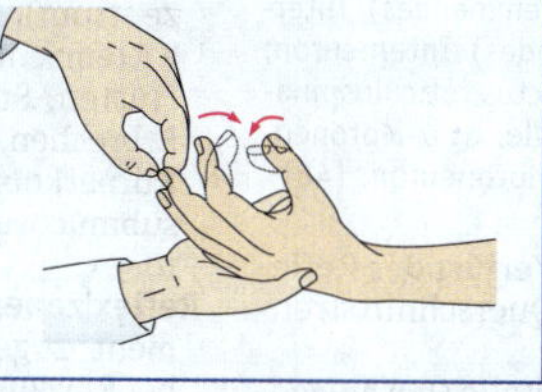 | Beugung der Finger einschl. Daumen; patholog. nur bei Seitendifferenz |

**Reflex:** die wichtigsten Muskeldehnungsreflexe. [366]

scher oder ▸präspastischer R. bei spastischer Lähmung infolge Pyramidenbahnschädigung. – **R., spinaler:** Rückenmarkreflex ohne Beteiligung höherer Strukturen des Zentralnervensystems; s.a. ▸Blasenautonomie. E spinal r. – **R., tonischer:** R. ohne Adaptation der Reizantwort; s.a. ▸Reflexkontraktur. – **R., unbedingter:** im Gegensatz zum bedingten ein – meist angeborener – nicht an bestimmte Bedingungen geknüpfter R. E unconditioned r. – **R., vegetativer:** R. mit Reflexbogen im vegetativen Nervensystem u. Umschaltung im Zentralnervensystem und in vegetativen Ganglien; z.B. als viszeraler R. – **R., viszeraler:** durch Reizung von Interozeptoren der Eingeweide ausgelöster vegetativer R. mit Erfolg z.B. an Herz oder anderen inneren Organen bzw. Haut (viszerokardial, -viszeral, -kutan). E visceral r.

**Reflex|abschwächung,** Hyporeflexie: im Vergleich zur Gegenseite (oder mit Erfahrungswerten) verminderte Auslösbarkeit eines Reflexes; z.B. bei Teilschäden des Reflexbogens (z.B. Pyramidenbahnschädigung), verminderter zentraler Erregbarkeit (z.B. bei Bewusstseinsverlust). Ferner als alterstypische Veränderung des Nervensystems die Abschwächung der Muskeldehnungsreflexe (z.B. ASR). E hyporeflexia.

**Reflex|anomalie:** ▸Reflexabschwächung, ▸Hyper-, ▸Areflexie; s.a. ▸Reflex, pathologischer. E abnormal reflex.

**Reflex|audio|metrie:** ▸Audiometrie beim Säugling anhand reflektorischer Reaktionen (z.B. unwillkürlicher Lidschluss) auf plötzliche Schallreize. S.a. ▸Pädaudiometrie.

**Reflex|automatie:** automatisch-rhythmische Reflexabläufe bei Enthemmung des Rückenmarkes; ▸Reflexblase. E reflex automatism.

**Reflex|bahnung:** s.u. ▸Bahnung, ▸Reflexbogen, ▸JENDRASSIK-Handgriff. E facilitation of reflex.

**Reflex|blase:** als spinale bzw. intramurale R. die ▸Blasenautomatie bzw. ▸Blasenautonomie. E reflex bladder.

**Reflex|bogen:** diejenige Kette von Prozessen, die zusammen einen ▸Reflex bilden; z.B. der R. des Muskeldehnungsreflexes (Abb.): von der Muskelspindel, die einen Dehnungsreiz aufnimmt, über afferente Nervenfasern monosynaptisch vom α-Motoneuron, welches eine Kontraktion desjenigen Muskels auslöst, in dem die Muskelspindel liegt (Eigenreflex). E reflex arc.

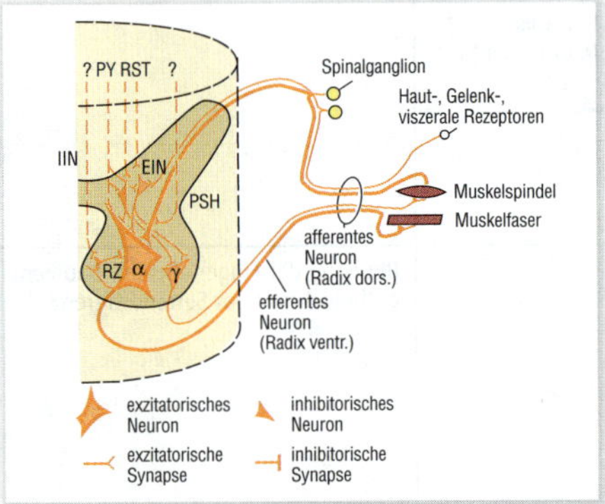


**Reflexbogen: IIN:** inhibitorisches (= hemmendes) Interneuron; **EIN:** exzitatorisches (= erregendes) Interneuron; **PSH:** präsynaptische Hemmung; **RST:** Tractus reticulospinalis; **PY:** Pyramidenbahn; **RZ:** RENSHAW-Zelle; **α:** α-Motoneuron (motorische Vorderhornzelle); **γ:** γ-Motoneuron. [46]

**Reflex|depression:** der anfängliche Verlust der Reflexe (▸Areflexie) nach vollständiger Querschnittstrennung des Rückenmarks.

**Reflex|epilepsie:** Epilepsie, deren Anfälle (bei anlagebedingter oder erworbener Prädisposition) durch Reize der Umgebung ausgelöst werden u. nach Reizausschaltung ausbleiben. E reflex epilepsy.

**Reflexion,** Reflektieren: **1)** die teilweise »Rückstrahlung« einer Strahlung (z.B. Wärme-, Licht-, Röntgen-, Teilchen-Strahlung; Schall-, Ultraschallwellen) an den Grenzflächen des Mediums, in dem sie sich ausbreitet. Als ist **diffuse R.** (»Remission«) an rauen Flächen, **gerichtete R.** (**reguläre** = **spiegelnde R.**, den Brechungsgesetzen folgend) an glatten Oberflächen. E reflection. **2)** als Sonderfall des ▸Reentry die Hin- u. Rückleitung im gleichen Leitungsweg, z.B. bei Myokardinfarkt. E reentry by same pathway.

**Reflex|kontraktur:** reflektorische Muskelhypertonie mit ▸Kontraktur bei chronischem Schmerzzustand. Oft kombiniert mit Lähmungen u. vasomotorisch-trophischen Störungen. E reflex contracture.

**Reflex|krampf:** tetanische oder klonische Muskelzuckungen bei Enthemmung der Reflexbögen, z.B. durch ▸Strychnin (Blockade der RENSHAW-Zellen). – **R., saltatorischer,** V.-BAMBERGER-Krankheit: hüpfende, tanzende Bewegungen (▸Springtic) durch klonische Zuckungen (v.a. Wadenmuskeln), einsetzend bei Bodenberührung der Fußsohlen. E saltatory spasm.

**Reflex|massage:** ▸Reflexzonenmassage.

**Reflex|muster:** die charakteristische Form u. zeitliche Zuordnung eines komplexen Reflexablaufs. E reflex pattern.

**reflexo|gen:** durch Reflex entstanden. – **r. Zone:** Hautbezirk oder Körperteil, dessen Reizung einen Reflex auslöst; ist evtl. »verbreitert« als Ausdruck verstärkter Ansprechbarkeit auf den adäquaten Reiz. S.a. ▸Reflexzone. E reflexogenic zone.

**Reflexo|logie:** Neurophysiologie der Reflexe (deren Typen, Mechanismen, zentrale Verschaltung etc.). Moderne Theorien u. Erkenntnisse gehen zurück v.a. auf I.P. PAWLOW (bedingte Reflexe) u. CH. SC. SHERRINGTON (Einbeziehung der Regelungstheorie). E reflexology.

**Reflex|steigerung:** ▸Hyperreflexie. E hyperreflexia.

**Reflex|therapie:** Beeinflussung innerer Organe über kutiviszerale Reflexe: ▸Segmenttherapie, ▸Akupunktur, ▸Reflexzonenmassage. E reflexotherapy, reflex therapy.

**Reflex|tod:** durch reflektorisches Geschehen mitbedingter Tod, z.B. nach Schlag auf die Arteria carotis (über Karotissinusreflex), als Mors subita infantum (plötzlicher ▸Kindstod). S.a. ▸Status thymicus, ▸Vagustod.

**Reflex|umkehr:** Umwandlung eines Reflexerfolges in einen gegensätzlichen Endeffekt (»antagonistischer«, »reziproker« Reflex; auch paradoxer ▸Reflex); wahrscheinlich infolge paralleler Auslösung zentraler Erregung u. Hemmung, abhängig von der Erregbarkeit zugehöriger Neuronensysteme u. dem Dehnungszustand der betreffenden Muskeln. E inversion of reflex.

**Reflex|zeit:** der Zeitraum vom Beginn des reflexauslösenden Reizes bis zum Eintreten des Reflexerfolges. Ist verlängert z.B. bei Hypothyreose, Hyperkaliämie, verkürzt bei Hyperthyreose. E reflex latency.

**Reflex|zentrum:** im ▸Reflexbogen die für die Verschaltung der afferenten u. efferenten Neuronen verantwortlichen Strukturen des Zentralnervensystems bzw. des vegetativen Systems; im Rückenmark z.B. das ▸Centrum ciliospinale (des Sympathikus) bzw. ano- u. vesicospinale (▸Defäkations-, ▸Blasenzentrum), im verlängerten Mark (Oblongata) das ▸Atemzentrum u. Zentren für Lidschluß, Niesen, Husten, Stimmbildung, Saugen, Kauen, Schlucken, Erbrechen, Darmsekretion, Schweißabsonderung, Körperkoordination etc.; im Darmbereich die Plexus submucosus u. myentericus. E reflex center, reflectory c.

**Reflex|zone:** die einem bestimmten Rückenmarksegment zugehörige Zone der Körperoberfläche, die bei Reizzuständen zugeordneter (»isosegmentaler«) innerer Organe reflektorisch beeinflusst wird. Die

▶HEAD-Zone als Hautzone, die VOGLER-Periostzone, die ▶MACKENZIE-Zone als Muskelzone (Letztere mit schmerzhafter Muskelhypertonie [»Sperrtonus«] u. sog. Maximalpunkten reagierend, evtl. auch mit ▶Myogelosen). Eine pathol. Verbreiterung der R. beim Auslösen von Eigenreflexen oder Muskeldehnungsreflexen ist als Pyramidenbahnzeichen zu werten. E reflex zone.

**Reflexzonen|massage, Reflexmassage:** Massage von ▶Reflexzonen zur gezielten Beeinflussung der diesen Zonen zugehörigen inneren Organe (s.a. ▶Reflextherapie) oder zur Behandlung von Schmerzsyndromen. Zu der R. gehören z.B. Bindegewebsmassage, Fußreflexzonenmassage, Segmentmassage, Periostbehandlung, Muskelreflexzonenmassage, Kolonmassage. S.a. ▶Massagetherapien. E reflex zone massage.

**Re|flux** *(latein.):* Rückfluss; *kard* s.a. ▶Regurgitation. E reflux. – **R., bilio|pankreatischer:** rückläufiger (»retrograder«) Gallefluss in den Pankreasgang infolge eines Hindernisses im Bereich der Papilla duodeni (major); analog auch der **duodeno|pankreatische R.** von Duodenalsaft. E biliary-pancreatic r. – **R., duodeno|gastraler:** Rückfluss von Duodenalsaft in den Magen bei gestörter Koordination der antroduodenalen Motilität. – **R., gastro|ösophagealer:** Magensaftübertritt in die Speiseröhre bei Kardiainsuffizienz (s.a. ▶Refluxösophagitis). E gastroesophageal r. – **R., pelvirenaler, pyelorenaler R.:** Harn- bzw. Kontrastmittelübertritt aus dem Nierenbecken in angrenzende Nierenbereiche. Als **pyelointerstitieller R.** (R. von den Kelchenden in das Interstitium u. zwischen den Pyramiden rindenwärts, evtl. bis zur fibrösen Kapsel = **pyelokapsulärer R.**; v.a. bei Harnstauung, nach Kathetertrauma); als ▶Fornix-Sinus-Reflux oder als **pyelo|lymphatischer R.**, d.h. durch die Schleimhaut in die Lymphbahnen (als Überdruckeffekt bei retrograder ▶Pyelographie; auch bei Filariasis); als **pyelotubulärer R.** der R. durch die Papillenöffnungen in die Tubuli (Röntgenbild: büschelförmige Schatten; v.a. bei akuter Rückstauung, akuter Pyelonephritis); als **pyelovenöser R.** (HINMAN-R.) der R. in die Schleimhaut- u. benachbarte Venen (v.a. bei Kalikospasmie u. Papillitis; das Röntgenbild ähnelt dem bei pyelolymphatischem R.). – **R., ventrikelsystolischer:** Blutrückstrom aus der Herzkammer in den Herzvorhof bei Insuffizienz einer Atrioventrikularklappe; verursacht ein systolisches R.-Geräusch. E regurgitant flow. – **R., vesiko|ureteraler:** Harnrückfluss aus der Blase in den Harnleiter; evtl. sogar in das Nierenbecken = **vesikorenaler R.**; ist darstellbar durch Refluxpyelogramm (nach Einbringen von Kontrastmittel in die Blase); kommt vor u.a. bei Schrumpfblase, Fehlbildung, nach Ureterozystoneostomie; s.a. ▶Antirefluxplastik. Als **zysto|uretero|pelviner R.** bis in das Nierenbecken reichend.

**Reflux|gastritis:** Gastritis durch duodenogastralen Reflux. E reflux gastritis.

**Reflux|krankheit:** zusammenfassender Begriff für alle Beschwerden u. morphologischen Veränderungen als Folge eines pathologischen gastroösophagealen Refluxes (GER) oder einer nichterosiven Refluxkrankheit (NERD). Die primäre R. ist Folge eines funktionell gestörten Kardiaschlusses. Es werden vier Schweregrade unterschieden: **1)** Beschwerden ohne Ösophagitis, **2)** Refluxösophagitis mit intaktem Epithel, aber vermehrter granulozytärer Infiltration, **3)** erosiv-ulzeröse Ösophagitis, **4)** peptische Stenose. Folge ist evtl. ein ▶BARRETT-Syndrom. E gastroesophageal reflux disease, Abk. GERD.

**Reflux|ösophagitis,** Oesophagitis peptica: Entzündung der Ösophagusschleimhaut durch Einwirkung von Magen- oder Duodenalsaft bei Refluxkrankheit. ***Ätiol.:*** Unterschieden werden die primäre R., verursacht durch eine idiopathische Störung des unteren Ösophagussphinkters, und die sekundären Formen durch Störung der Ösophagusmotilität (z.B. bei Sklerodermie, nach Achalasieoperation, bei Magenausgangsstenose, Gastrektomie oder Gleithernie). ***Klassifik.:*** Stadieneinteilung (nach SAVARY-MILLER): Grad I: einzelne Erosionen; Grad II: konfluierende Erosionen; Grad III: konfluierende Erosionen, die die gesamte Zirkumferenz des Ösophagus einnehmen; Grad IV: Ulzera, Ersatz des zerstörten Plattenepithels durch Zylinderepithel (BARRETT-Ösophagus), Vernarbungen in Form von Längsschrumpfungen oder peptischen Stenosen. ***Klinik:*** retrosternale, evtl. epigastrische Schmerzen, Sodbrennen, Luftaufstoßen, Dysphagien. ***Diagn.:*** Endoskopie (Abb.), evtl. mit Biopsie, 24-Std.-pH-Metrie. ***Ther.:*** Allgemeinmaßnahmen (Kopfende des Bettes anheben, Nikotin-, Alkoholkarenz etc.), medikamentös (z.B. Metoclopramid, Cisaprid, $H_2$-Blocker, Protonenpumpenhemmer). ***Kompl.:*** Blutungen, BARRETT-Ulkus, peptische Ösophagusstenose, BARRETT-Ösophagus (gilt als Präkanzerose für das Ösophaguskarzinom, daher regelmäßig endoskopische Kontrollen). E peptic esophagitis.

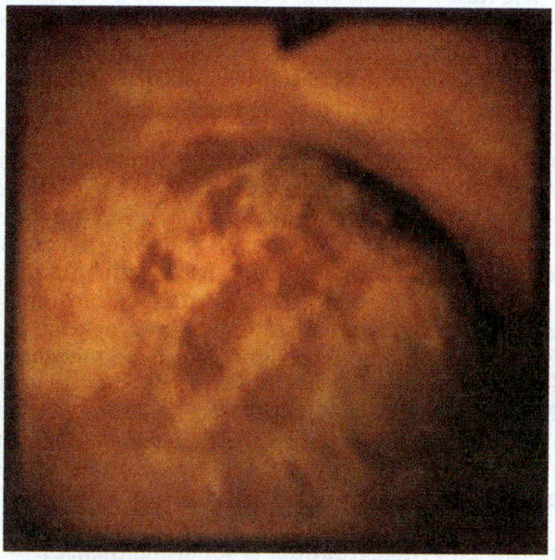

**Refluxösophagitis:** schwere Form mit flächenhaften, erosiven Schleimhautdefekten u. hämorrhagischen »Straßen« (endoskopischer Befund). [87]

**Reflux|plastik:** operative Korrektur einer zu – z.B. gastroösophagealem, vesikoureteralem – Reflux führenden Schließschwäche; s.a. ▶Antirefluxplastik. E antireflux plasty.

**re|fractus** *(latein.):* geteilt, z.B. ▶Dosis refracta. E divided, fractional.

**re|fraktär:** unempfänglich, nicht beeinflussbar. E refractory.

**Re|fraktär|periode, -phase – R., absolute:** an erregbaren Membranen der Zeitraum unmittelbar nach einer Erregung, in dem die Membran infolge Inaktivierung des Natriumsystems völlig unerregbar ist (»elektrische Refraktärität«). Entspricht zeitlich dem Aktionspotential (ohne Nachpotential). Beträgt an Nervenfasern ca. 2 ms, am Herzmuskel 200–500 ms. E refractory period (absolute; relative). – **R., relative:** der einem Aktionspotential folgende Zeitraum (mit Umwandlung des Natriumsystems in den aktivierbaren Zustand), in dem die Reizschwelle für die Auslösung eines 2. Aktionspotentials erhöht ist (verminderte Erregbarkeit) u. die Amplitude dieses Potentials vermindert ist.

**Re|fraktion,** Lichtbrechung: beim Auge die Bedingungen, die zur Abbildung der Umweltgegenstände auf der Retina führen. Normalsituation s.u. ▶Auge, s.a. ▶Kardinalelemente; Abweichungen s.u. ▶Refraktionsanomalien, ▶Ametropie; s.a. ▶Refraktometer. E refraction.

**Refraktions|anomalie:** *Ophthalmologie* ▶Ametropie (dort Abb.); Überbegriff für die verschiedenen Normabweichungen in den Brechungsverhältnissen des Auges (▶Myopie = Kurzsichtigkeit u. ▶Hyperopie = Weitsichtigkeit). E anomaly of refraction.

R

**Refraktions|myopie:** *Ophthalmologie* ▸Brechungsmyopie.

**Refrakto|meter:** optisches Instrument zur Ermittlung von Brechzahlen, u. zwar anhand des Grenzwinkels der Totalreflexion oder anhand der Ablenkung bei streifendem Lichteinfall (z.B. nach ABBÉ, PULFRICH). *Anw.: labor* zur Eiweißbestimmung; in der Augenheilkunde zur Messung der ▸Refraktion des Auges, z.B. nach THORNER, HARTINGER, KÜHL (Prinzip: Verstellen einer auf die Netzhaut projizierten Testmarke bis zum scharfen Bild; ferner nach SCHEINER-Koinzidenzprinzip). E refractometer.

**Re|fraktur: 1)** erneuter Knochenbruch bei nicht abgeschlossener oder schlechter ▸Frakturheilung (v.a. bei zu früher Belastung). E refracture. **2) Refrakturierung:** erneutes Brechen eines in Fehlstellung verheilten Knochens zur Stellungskorrektur.

**Re|frigerans** *(latein.): Pharmazie* Kühlmittel. E refrigerant.

**Re|frigeratio** *(latein.)*: Abkühlung. E refrigeration.

**Re|frigerations|lähmung:** kältebedingte Lähmung bei Neuritis, Muskelrheumatismus. E cold-induced paralysis.

**REFSE:** Abk. für Russisch-Europäische ▸Frühjahr-Sommer-Enzephalitis.

**Refsum(-Thiébaut)-Krankheit** (SIGVALD R., norweg. Arzt), Heredopathia atactica polyneuritiformis, Abk. HAP: autosomal-rezessiv erbliche peroxisomale Stoffwechselstörung (Speicherung von ▸Phytansäure als Folge einer Störung der α-Oxidation, bei der die 3,7,11,15-Tetramethylhexadecansäure nicht in die β-Oxidation übergehen kann). ***Klinik:*** beginnt im 1.u. 2.Ljz.; führt zu symmetrischer Polyneuropathie (v.a. Beine), zerebellarer Ataxie, Retinitis pigmentosa u. Hemeralopie, Schwerhörigkeit, Polyneuropathie, Knochenanomalien, Ichthyosis, Liquoreiweißvermehrung (bei normaler Zellzahl). E Refsum's disease.

**Regel:** *Gynäkologie* ▸Regelblutung. E menses.

**Regel|anomalie:** *Gynäkologie* Abweichungen von der normalen ▸Menstruation. E abnormal menses.

**Regel|biss:** *Zahnmedizin* ▸Neutralbiss(lage). E normal bite.

**Regel|blutung:** *Gynäkologie* ▸Menstruatio(n); s.a. ▸Menarche, ▸Dysmenorrhö. E menses, period, menstruation. – **R., vikariierende:** s.u. ▸Blutung. E vicarious m.

**Regel|kreis:** geschlossenes (d.h. mit einem geschlossenen Informationsfluss arbeitendes), gegenüber Störungen relativ stabiles ▸Rückkopplungssystem. Es besteht aus einer **Regelstrecke** (Regelort) für das aufgabengemäß zu regelnde Objekt, der **Regelgröße** (z.B. Biosynthesen, Kreislauffunktion, Körpertemperatur) u. aus dem **Regler** oder **Regelzentrum,** in dem der »Sollwert« programmiert ist. Weicht der »Istwert« infolge einer »Störgröße« vom »Sollwert« ab, so gibt der Regler Befehle (»Stellgröße«) an ein »Stellglied«, das die Abweichung der Regelgröße wieder in Richtung Sollwert verändert, d.h. die Störung ausreguliert. Im Regelkreis besteht negative ▸Rückkopplung. Der Sollwert im Regler kann durch andere Instanzen (»Führungsgröße«) verändert werden. Biologische Regelsysteme bestehen häufig aus mehreren miteinander in Wechselwirkung stehenden (»vermaschten«) Regelkreisen. – Die **Regelung** erfolgt entweder als »Festwertregelung« (Sollwert konstant) oder als Programmregelung (Sollwert wird durch Führungsgröße nach einem bestimmten Zeitplan gesteuert). S.a. ▸Regulation, ▸Operator, ▸Rückkopplung. E feedback control.

**Regel|verzahnung:** ▸Neutralokklusion der beiden normalen Zahnreihen. E normal occlusion.

**Regen|bogen|(farben)sehen:** ▸Iridopsie.

**Regen|bogen|haut:** ▸Iris.

**Re|generat:** das Produkt der ▸Regeneration.

**Re|generatio, Regeneration** *(latein.)*: Wiederbildung bzw. Ergänzung verloren gegangener Zellen, Gewebe

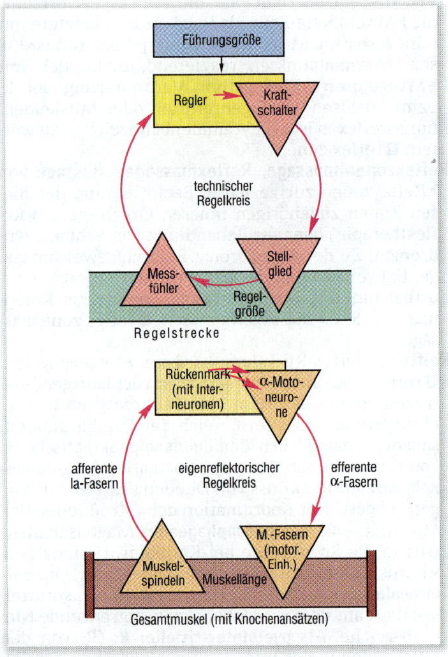


**Regelkreis:** Entsprechungen zwischen einem technischen u. einem biologischen Regelkreis (hier für die Motorik). [151]

oder Körperteile; als **physiologische R.** die normale, artspezifische Erneuerung der sog. Mausergewebe; als **pathologische R.** nach Verlust durch Verletzung oder eine sonstige Schädigung. Die Fähigkeit zu R. nimmt mit fortschreitender Gewebsspezialisierung (»Differenziertheit«) ab, ist z.B. beim Menschen nur noch für bestimmte Gewebe gegeben, z.B. Epidermis (ohne Anhangsgebilde), Schleimhaut, Binde-, Knochen-, Leber-, Muskelgewebe, Fasern des proximalen Nervenstumpfes (nicht aber für Ganglienzellen, Herzmuskel, distalen Nervenstumpf). Sie erfolgt durch überschießendes Wuchern (Proliferation) morphologisch u. funktionell nahe stehender Zellen (WEIGERT) bzw. pluripotenter Mesenchymzellen der Umgebung (**R.-Blastem**); äußert sich als Blut-R. im vermehrten Auftreten von Retikulozyten, evtl. – bei »überstürzter R.« – auch Normoblasten im peripheren Blut; s.a. ▸Reparation, ▸Restitution. E regeneration. – **R., falsche:** ▸Heteromorphose.

**regenerativ:** durch bzw. bei ▸Regeneration. E regenerative.

**Regio** *(latein.)* Plur. Regiones, Pluralform der Abk. Regg.: *Anatomie* Körpergegend, -region. E region. – **Regg. abdominis:** die Bauchregionen; s. Abb. E abdominal r.s. – **Regg. capitis:** die nach den gleichnamigen hautbedeckten Schädelknochen sowie der Fossa infratemporalis benannten Kopfregionen. S.a. ▸Regg. faciei. – **Regg. cervicales, Regg. colli:** die Hals-Nacken-Regionen. Beidseits eine Kopfnickerregion (**R. sternocleidomastoidea**), dazwischen die **R. c. anterior**, oben das ▸Trigonum submandibulare, analog unten das T. caroticum. Seitlich der Kopfnickerregion die **R. c. lateralis** (ihr unterer, über dem Schlüsselbein gelegener Bereich als Fossa supraclavicularis major [Trigonum omoclaviculare]). Der Nacken als **R. c. posterior**. – **Regg. dorsi:** die Rückenregionen. Der Bereich der Dornfortsätze (**R. vertebralis** u. **R. sacralis**), sowie jeweils beidseits: der Bereich des Schulterblattes (**R. scapularis**), kaudal davon der Rippenbereich (**R. infrascapularis**), der Lenden- und Gesäßbereich (**R. lumbalis** und **R. glut[a]ea**). – **Regg. faciei:** die nach den Gesichtsschädelknochen benannten Gesichtsregionen einschl. Wangen-, Kinnregion. – **R. in-**

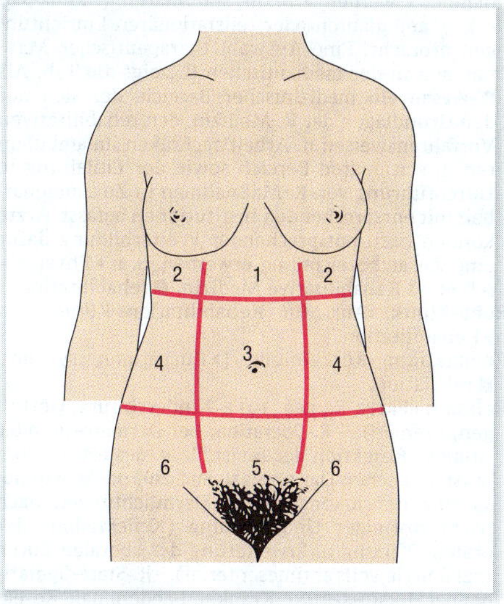


**Regiones abdominis:** Topographie der Bauchregionen. **1)** Regio epigastrica (Epigastrium); **2)** R. hypochondriaca dextra et sinistra (Hypochondrium); **3)** R. umbilicalis; **4)** R. lateralis dextra et sinistra; **5)** R. pubica (Hypogastrium); **6)** R. inguinalis dextra et sinistra. [111]

**guinalis:** s.u. ▸Regiones abdominis. – **R. olfactoria:** das Riechfeld im oberen Teil der Nasenhöhle (unter der Lamina cribrosa, an der Scheidewand) u. der seitlichen Wand des oberen Nasenganges. – **Regg. pectoris:** vordere Brustwandbereiche. Unterhalb des Schlüsselbeins (**R. infraclavicularis**), über der Brust (**R. mammaria**) und der Achselhöhle (**R. axillaris**). E pectoral r.s.

**regionär, regional(is):** eine Körpergegend (▸Regio) betreffend, auf sie beschränkt. S.a. ▸Lokal... E regional.

**Regional|anästhesie:** Schmerzausschaltung mittels ▸Lokalanästhetika auf eine bestimmte Körperregion begrenzt; unterschieden als ▸Infiltrationsanästhesie, periphere u. rückenmarksnahe ▸Nervenblockade sowie ▸Oberflächenanästhesie. Die R. wird auch in Kombination mit Narkoseverfahren angewandt, die das Bewusstsein ganz oder teilweise ausschalten; z.B. Periduralanästhesie + Intubationsnarkose. E regional anesthesia.

**Regler:** *Kybernetik* s.u. ▸Regelkreis.

**re|grediens, regredient** *(latein.)*: rückgängig, ▸regressiv. E regressive.

**Regression:** Rückbewegung, -entwicklung. E regression. **1)** *Biologie* ▸Atavismus. **2)** *Pathologie* ▸Entdifferenzierung. **3)** *Psychologie* z.B. bei hirnatrophischen Prozessen (▸Demenz) erfolgender Rückgang auf entwicklungsgeschichtlich ältere geistige Schichten. **4)** *Psychoanalyse* (S. FREUD) Zurückfallen auf frühere Entwicklungsstufen, z.B. Wiederauftreten frühkindlicher Verhaltensweisen als Abwehrmechanismus (z.B. in akuter Konfliktsituation) u. bei psychosexueller Entwicklungshemmung. **5)** *Statistik* zwischen zwei (oder mehreren) Variablen (z.B. Größe u. Gewicht) bestehender Zusammenhang, der mittels **Regressionsanalyse** durch eine **Regressionsfunktion** dargestellt werden kann. Im Fall **linearer R.** lassen sich der Punktewolke zwei **Regressionsgeraden** anpassen, deren Steigung durch **Regressionskoeffizienten** beschrieben wird. S.a. ▸Korrelationskoeffizient.

**Regressions|syndrom, kaudales:** durch Embryopathie (z.B. infolge mütterlichen [Prä-]Diabetes) bedingtes Fehlbildungssyndrom mit Fehlbildung (bis Aplasie) unterer Wirbelsäulenbereiche u. der Oberschenkelknochen (begleitet von Syndaktylie der Zehen; evtl. Sirenenbildung); ferner Verschlussstörungen des Neuralrohrs (u. neurologische Komplikationen), evtl. auch Herzfehler, Gaumenspalte, Nierenhypoplasie, Darmatresie etc. E caudal regression syndrome.

**regressiv:** sich zurückbildend, -entwickelnd (▸Regression). E regressive. – **r. Prozess:** *Pathologie* Rückbildung von Funktionen, Zellen oder Geweben; meist mit Atrophie, Degeneration, Entdifferenzierung, Nekrobiose etc. gekoppelt. E r. process.

**regulär, regularis:** der Regel entsprechend, regelmäßig. E regular. – **r. Antikörper:** die im AB0-System regelmäßig zu erwartenden Isoantikörper. E r. antibodies.

**Regulation:** *Biologie* die der Anpassung an die Umwelt, der Aufrechterhaltung der Homöostase dienenden, durch Regelkreis-Systeme gelenkten u. koordinierten Funktionen, realisiert vom – v.a. vegetativen – Nervensystem (= **nervale R.**) oder von – als Regulationsstoffe dienenden – Hormonen (= **hormonale R.**) u. anderen humoralen Faktoren (= **humorale R.**), wie z.B. durch Enzymsysteme, pH, Stoffwechselprodukte, aktivierte Vorstufen biologischer ▸Faktoren; s.a. ▸Steuerung. – Im genetischen Bereich die Regelung der primären Genwirkung (Transkription, Translation, Proteinbildung) durch das Zusammenwirken von Regulator-Gen u. ▸Operator(-Gen) sowie Substrat oder Endprodukt (bzw. intrazelluläre Milieufaktoren). E regulation.

**Regulationsblockade,** Regulationsstarre: Begriff der Naturheilkunde für die Blockierung von ▸Autoregulationsmechanismen durch ▸Störfelder, toxische u. ▸subtoxische Belastungen oder Traumata. Demnach kann die R. ein Heilhindernis sein u. zu chronischen Krankheiten oder Schmerzen führen, weil die Methoden der ▸Regulationsmedizin (z.B. ▸Homöopathie, ▸Akupunktur) nicht greifen.

**Regulationsmedizin:** interdisziplinäres Fachgebiet der Heilkunde, das auf Prinzipien der ▸Autoregulationsmechanismen, der Kybernetik und der ▸Ganzheitsmedizin aufbaut. Die R. wird verstanden als Synthese von Methoden der ▸Naturheilverfahren u. ▸Komplementärmedizin, aber auch der naturwissenschaftlich orientierten Medizin. Sie wirkt vorwiegend funktionell steuernd und modulierend auf den Organismus, unterstützt Kompensationsmechanismen, aktiviert Restfunktionen u. setzt Regenerationsprozesse in Gang.

**Regulations|störung:** *Pathologie* Störung der Funktion von Regulationssystemen bzw. das daraus resultierende Krankheitsbild (als Homöostasestörung), i.e.S. *kard* als R. des Kreislaufs, z.B. als **hyperdiastolische** u. **hypodiastolische R.** (DELIUS) Störungen i.S. des Orthostase-Syndroms, die sich manifestieren in Absinken des systolischen u. kompensatorischem Anstieg des diastolischen Blutdrucks, Pulsbeschleunigung u. vermindertem Schlagvolumen (»sympathikotone Reaktion«) bzw. in Ausbleiben des kompensatorischen Anstiegs des diastolischen Drucks u. der Schlagfrequenz (»asympathikotone Reaktion«). – Ferner als **hypodynamische** u. als **hypotone R.** (SCHELLONG), wobei erstere weitgehend mit der hypodiastolischen R. übereinstimmt u. v.a. bei hypophysärer oder adrenaler Störung u. Arteriosklerose vorkommt, während letztere eine »statisch labile Druckregulierung« darstellt (»orthostatisches Syndrom mit kapillärer Betriebsstörung«; s.a. ▸SCHELLONG-Test, dort Abb.). E regulatory disorder.

**Regulations|system:** *Physiologie* Funktionseinheit, gebildet von i.S. des ▸Regelkreises zusammenwirkenden Organ(teil)en; z.B. das ▸Zwischenhirn-Hypophysen-, ▸Renin-Angiotensin-(Aldosteron-)System. E control system.

**Regulator-Gen:** (JACOB u. MONOD 1961) dominantes Gen, das mittels einer von ihm gebildeten Repressorsubstanz über Aktivität oder – mittels Depression – über Inaktivität (▸Latenz) eines zugeordneten Operons entscheidet. S.a. Schema. E regulator gene.

**Regurgitation:** das Rückströmen (auch Rückstau; s.a. ▸Reflux) des Inhaltes eines Hohlorganes, z.B. von

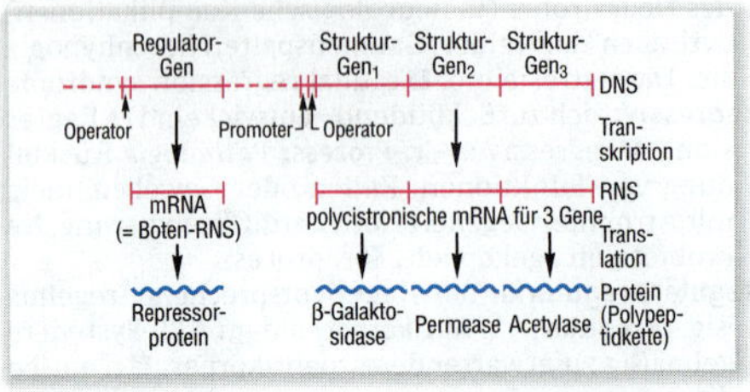


**Regulator-Gen:** Schema des Lactose-Operons bei Escherichia coli. [374]

Blut aus den großen Arterien in das Herz bzw. aus den Herzkammern in die Vorhöfe (bei Herzklappeninsuffizienz; geht mit entsprechendem systolischem oder diastolischem **R.-Geräusch** einher) bzw. von Speisen/Chymus aus tieferen in höhere Abschnitte des Verdauungstraktes. E regurgitation.

**Rehabilitation:** die Gesamtheit aller Maßnahmen medizinischer, schulisch-pädagogischer, beruflicher u. sozialer Art, die erforderlich sind, um chronisch Kranken oder Behinderten die bestmöglichen körperlichen, seelischen u. sozialen Bedingungen zu schaffen. Diese sollen sie befähigen, aus eigener Kraft einen möglichst normalen Platz in der Gesellschaft im Berufs- u. Privatleben zu behalten oder wiederzuerlangen. Medizinische R.-Leistungen (-Maßnahmen) werden z.B. in stationären (»Reha-Klinik«), ambulanten oder teilstationären Einrichtungen erbracht. Eine Auswahl therapeutischer Maßnahmen in der medizinischen R. zeigt die Tab. Als **R.-Wesen** ein medizinischer Bereich, der sich mit den Grundlagen der R.-Medizin, den rehabilitativen Verfahrensweisen u. Arbeitstechniken im ambulanten u. stationären Bereich sowie der Einleitung u. Durchführung von R.-Maßnahmen in Zusammenarbeit mit entsprechenden Institutionen befasst. Ärzte können nach entsprechender Weiterbildung dafür eine Zusatzbezeichnung erwerben. S.a. ▸Physikalische und Rehabilitative Medizin. E rehabilitation.

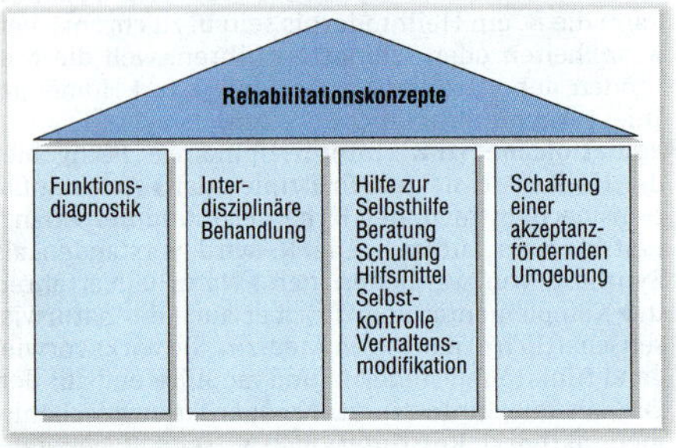


**Rehabilitation:** die vier Säulen der medizinischen Rehabilitation. [99]

| |
|---|
| Physiotherapie |
| Ergotherapie |
| Diätetik u. Ernährungsberatung |
| Schmerztherapie |
| Hilfsmittelversorgung u. Hilfsmittelgebrauchsschulung |
| neuropsychologisches Training |
| Stimm-, Sprech- u. Sprachtherapie |
| psychologische/psychotherapeutische Maßnahmen |
| unkonventionelle Therapieverfahren/alternative Heilverfahren |
| Patientenschulung |
| Gesundheitsbildung/Gesundheitstraining/Gesundheitsberatung |
| Sozialberatung u. soziale Hilfen |
| Angehörigenarbeit |
| sozialmedizinische Beurteilung u. Beratung sowie Hilfen für die weitere berufliche Tätigkeit |

**Rehabilitation:** Auswahl therapeutischer Maßnahmen u. Leistungen. [99]

**Reha-Klinik,** Abk. für **Reha**bilitations-Klinik: s.u. ▸Rehabilitation.

**Re|halation:** Rückatmung (▸Rückatmungssystem). E rehalation.

**Rehbein** (FRITZ R., geb. 1911, Kinderchirurg, Göttingen, Bremen). – **R.-Operation:** bei Darmatresie oder -stenose Resektion der Engstelle u. des erweiterten prästenotischen Darmteils u. End-zu-End-Anastomosierung der inkongruenten Darmlichtungen nach trichterförmiger Umgestaltung (Keilexzision) der oralen Öffnung u. Erweiterung der aboralen durch Inzision (jeweils antimesenterial). – **R.-State-Operation:** bei HIRSCHSPRUNG-Krankheit abdominale Resektion des engen Segments u. der erweiterten Abschnitte; dann einstülpende End-zu-End-Anastomose, die retroperitonealisiert wird.

**Rehrmann-Plastik:** plastische Deckung einer Alveolarkammfistel mit einem trapezförmig zugeschnittenen Schleimhaut-Periost-Lappen, der an der Basis durch eine Periostquerinzision verlängert, über die Fistel gelegt u. an der palatinalen Seite der Alveole vernäht wird.

**Re|hy|dratation:** enterale oder parenterale Zufuhr (als Getränk bzw. Infusion) von Wasser oder Salzlösungen zum Ausgleich eines Flüssigkeitsmangels (▸Dehydration). E rehydration.

**Reibe|geräusch, Reiben:** Auskultationsphänomen durch Aneinanderreiben krankhaft veränderter (z.B. Fibrinauflagerung, Tuberkel) seröser Häute; v.a. im fibrinösen Stadium der Pleuritis u. Perikarditis (»Pleura-«, »Perikardgeräusch« oder »-reiben«); bei pleuroperikardialem R. ist die Differenzierung beider Komponenten durch Atemanhalten möglich (Fortfall des pleuralen, extraperikardialen Geräusches). – Symbol im Phonokardiogramm (s. ▸Phonokardiographie): F. (Frictio). – Ferner *orthop* fühl- u. hörbares Gelenk-R., v.a. als retropatellares R. u. das R. bei ▸Tendovaginitis crepitans. E (friction) rub.

**Reib|test:** diagnostisches Testverfahren durch Einreiben des nativen Antigens in die beugeseitige Unterarmhaut. Fällt nur bei hohem Sensibilitätsgrad positiv aus (kleine Quaddeln bis Plaques).

**Reibung:** *Physiotherapie* eine der fünf Grifftechniken der klassischen ▸Massage. E frottage.

**Reichel** (PAUL FR. R., 1858–1934, Chirurg, Chemnitz). – **R.(-Jones-Henderson)-Krankheit:** polytope ▸Gelenkchondromatose. – **R.-Magenresektion:** s.u. ▸POLYA-REICHEL. E Reichel-Polya stomach resection.

**Reichert-Knorpel** (KARL BOGISLAUS R., 1811–1883, Anatom, Physiologe, Dorpat, Breslau, Berlin): *Embryologie* Knorpel im 2. Branchialbogen (= 2. Kiemenbogen); Vorstufe des kleinen Zungenbeinhorns, der oberen Hälfte des Zungenbeinkörpers, des Griffelfortsatzes, Steigbügels u. des Ligamentum stylohyoideum. E Reichert's cartilage.

**Reichstein-Substanzen** (TADEUSZ R., 1897–1996, poln. Chemiker, Basel; Nobelpreis für Medizin): unter der Bezeichnung Compound A, C etc. aus Nebennierenextrakten isolierte u. strukturmäßig aufgeklärte $C_{21}$-Steroide. E Reichstein's compounds.

**Reichsversicherungsordnung,** Abk. RVO: Gesetz aus dem Jahr 1911 (in Kraft getreten am 1.1.1914), das seitdem mehrmals geändert u. ergänzt wurde. Regelt die öffentlich-rechtliche Kranken- u. Rentenversicherung sowie neuerdings auch Maßnahmen zur Gesundheitsvorsorge. Die RVO ist damit die wichtigste u. umfangreichste Rechtsgrundlage der Sozialversicherung. Die Vorschriften über die Kranken-, Unfall- und Rentenversicherung wurden inzwischen fast vollständig in das Sozialgesetzbuch aufgenommen.

**Reife:** *Biologie* ▸Maturitas, s.a. ▸Reife..., ▸Reifung(s...). E maturity. – **R. der Cervix uteri:** Gewebsauflockerung u. Einstellung des Gebärmutterhalses in die Beckenachse am Ende der Schwangerschaft (u. unter der Geburt). E favorable cervix.

**Reife|bestimmung, intrauterine:** s.u. ▸Reifezeichen. E intrauterine maturity determination.

**Reife|grad:** der anhand der ▸Reifezeichen feststellbare Entwicklungsgrad des Neugeborenen als Voraussetzung für das extrauterine Weiterleben ohne künstliche Maßnahmen. E degree of maturity.

**Reifenstein-Syndrom:** (EDUARD C.R. jr.; 1947) erblicher männlicher ▸Pseudohermaphroditismus (mit normalem XY-Karyotyp) mit Hypogonadismus, Hypospadie u. Gynäkomastie, fehlender Spermienreifung, Tubulussklerose, Hyperplasie der LEYDIG-Zellen. Ursache ist entweder eine partielle Androgenresistenz (s.a. ▸Feminisierung, testikuläre) oder ein autosomal-rezessiv erblicher Enzymdefekt der ▸17-Reductase bzw. 17-Hydroxysteroiddehydrogenase. E Reifenstein's syndrome.

**Reife|teilungen:** ▸Reifungsteilung.

**Reife|zeichen:** körperliche Entwicklungsmerkmale des Neugeborenen, die eine Bestimmung des Gestationsalters unabhängig von geburtshilflichen Daten möglich machen. Beurteilt werden Brustdrüsengewebe, Brustwarzenbildung, Hautdurchsichtigkeit, Kopfhaar, Ohrmuschelknorpel, Fingernägel, plantare Hautfältelung, ferner Labien u. Klitoris bzw. Testes u. Skrotum. Vor der 28. SSW sind alle Scores zur Bestimmung des Gestationsalters ungenau. E signs of maturity.

**Reifung:** *Embryologie* die autonome, erbanlagengesteuerte (auf Realisierung der vorhandenen Anlagen gerichtete) Entwicklung der Organe u. des Gesamtorganismus bis zur Fähigkeit zur Ausübung der physiologischen Funktionen. Sie findet für die verschiedenen Organsysteme ihren Abschluss in zeitlich z.T. sehr weit auseinander liegenden Lebensphasen, hat aber physiologisch zum Zeitpunkt der Geburt einen allgemein die Lebensfähigkeit garantierenden Grad erreicht (s.a. ▸Reifezeichen). Hierbei ist aber z.B. das Immunsystem zunächst auf mütterliche Immunglobuline angewiesen (Eigenproduktion erst nach Wochen). Als Reifungsregulatoren wirksam sind – außer Ernährung, Milieu – v.a. Hormone (STH, Geschlechts-, Schilddrüsenhormone). Krankheitsbedingte oder idiopathische Verzögerungen der allgemeinen Reifung (▸Retardierung) kommen ebenso vor wie Reifehemmungen einzelner Teilbereiche (Letztere evtl. kombiniert mit Beschleunigung [▸Akzeleration] anderer, so dass eine Reifungsdisharmonie resultiert, die sich u.a. in vegetativer u. seelischer Labilität äußern kann). E maturation.

**Reifungs|block:** *Hämatologie* ▸Knochenmarkblockade. E maturation arrest.

**Reifungs|dis|soziation:** *Hämatologie* unterschiedlicher Reifegrad des Zellkerns u. Zytoplasmas der Zellen der Erythro- u. Granulozytopoese im Knochenmark (KM); z.B. bei Eisenmangelanämie nachhinkende Zytoplasmareifung der Vorstufen roter Blutkörperchen, bei infektionsbedingter toxischer KM-Schädigung nachhinkende (oder vorauseilende) Kernreifung der Vorstufen der weißen Blutkörperchen. E maturation dissociation.

**Reifungs|reflexe:** die für die Reife des Zentralnervensystems des Neu- bzw. Frühgeborenen typischen ▸Reflexe (die bei nicht sedierten u. nicht beatmeten Neu- u. Frühgeborenen auch für die Bestimmung der Schwangerschaftsdauer [▸»Gestationsalter«] geeignet sind); z.B. der ▸MORO-Reflex, der gekreuzte ▸Streckreflex, ▸Glabellareflex, ▸Saugreflex, ▸Pupillenreflex, tonischer ▸Halsreflex; ferner Reflexe, die die kindliche Vorzugshaltung bestimmen (z.B. überwiegende Streckhaltung des sehr unreifen, Beugehaltung des reifen Neugeborenen); i.w.S. auch die erst während des 1. Lj. auftretenden Reflexe u. motorischen Reaktionen (z.B. ▸Labyrinth-Stellreflex, ▸Stellreaktionen, ▸LANDAU-Reflex, ▸Sprungbereitschaft). Fortbestehen frühkindlicher bzw. verzögertes Auftreten der nachfolgend zu erwartenden Reflexe sind Hinweise auf eine hirnbedingte (»zerebrale«) Bewegungsstörung bzw. Zerebralparese; s.a. ▸Säuglingsalter (dort Tab.). E maturational reflexes.

**Reifungs|teilungen:** die beiden – die Entstehung reifer Keimzellen einleitenden – korrelierten Kernteilungen der ▸Meiose. E meiotic divisions.

**Reihen|ableitung:** Ableitung des ▸Elektroenzephalogramms unter Serienschaltung der Elektroden in Längs- oder Querreihen; zur Herdlokalisierung. E serial derivation.

**Reihen|untersuchung:** ärztliche (Pflicht-)Untersuchung nach Alter, Geschlecht, Beruf, Gefährdung etc. ausgewählter Bevölkerungsteile mit bestimmter, allgemein v.a. prophylaktischer Zielrichtung; z.B. Röntgen-R., Krebsvorsorgeuntersuchung. S.a. ▸Screening. E serial examination.

**Reil** (JOHANNES CHR. R., 1759–1813, Anatom, Halle, Berlin). – **R.-Bündel:** ▸Fasciculus atrioventricularis. E atrioventricular bundle. – **R.-Finger:** ▸Digitus mortuus. – **R.-Insel:** ▸Insula. E island of Reil. – **R.-Linie:** ▸BEAU-REIL-Furchen.

**Reilly** (1) JAMES PAUL R., 1887–1975, Neuropathologe, Paris; 2) W.A. R., franz. Arzt). – **R.-Granulationsanomalie** (W.A. R.): (1941) s.u. ▸ALDER-REILLY. – **R.-Syndrom** (JAMES PAUL R.): Irritationssyndrom infolge allgemeiner Reizung des Nervensystems (v.a. des Sympathikus), z.B. durch bakterielle Gifte, bei allergisch-toxischem Schock. ***Klinik:*** Erweiterung der Gefäße (v.a. der Endstrombahn) mit Blutstase, punktförmigen Blutungen, Nekrosen, Thromboseneigung u. Lymphgewebshypoplasie. E Reilly's syndrome.

**Re|implantation:** »Wiedereinpflanzen«; z.B. eines Zahnes nach verletzungsbedingter Luxation oder nach zu Behandlungszwecken erfolgter Extraktion (z.B. eines pulpentoten Zahnes zur extraoralen Wurzelfüllung u. Wurzelspitzenamputation) bzw. abgetrennten oder vorgelagerten Organs. Ferner das Wiedereinsetzen z.B. eines kurzzeitig entnommenen Herzschrittmachers. S.a. ▸Replantation. E reimplantation.

**Rein** (FRIEDR. HERMANN R., 1898–1953, Physiologe, Göttingen). – **R.-Barriere:** die elektrostatische Eigenschaft der Haut i.S. einer HELMHOLTZ-Doppelschicht (Anordnung der negativen = »sauren« Ladungen auf der Außen- u. der positiven = »alkalischen« auf der Innenseite der Hornschicht) als wesentlicher Faktor der ▸Barriere. – **R.(-Thermo)-Stromuhr:** Gerät zur Messung der mittleren Stärke des Blutstromes im uneröffneten Blutgefäß anhand der (eichbaren) Beziehung zur – mit Thermofühlern gemessenen – Temperaturdifferenz ober- u. unterhalb eines das strömende Blut erwärmenden Heizelementes. E Rein's blood velocity measuring apparatus.

**Re|infarkt:** erneute ischämische Parenchymnekrose nach bereits überstandenem ▸Infarkt; i.e.S. das Rezidiv eines ▸Myokardinfarkts. E reinfarction.

**Re|infekt, -infektion:** nach Abheilen einer Erstinfektion erfolgende Neuansteckung mit dem gleichen Erreger; z.B. bei Tuberkulose nach »biologischer« Ausheilung des ▸Primärkomplexes. E reinfection.

**Re|infusion:** durch ▸Infusion erfolgendes Wiedereinbringen einer körpereigenen Flüssigkeit in den Organismus; s.a. ▸Retransfusion. E reinfusion.

**Rein|glykosid:** Präparat mit isoliertem (»reinem«) Glykosid (z.B. Digitoxin); im Unterschied zu Droge, Extrakt (als Gesamtwirkstoffgemisch; z.B. Digitalis). E pure glycoside.

**Rein|heits|grad,** Abk. RG: *Gynäkologie* der mikroskopisch feststellbare unterschiedliche Erreger- u. Zellgehalt des Scheidensekrets; RG I: ▸DÖDERLEIN-Stäbchen u. Epithelien; II: zusätzlich vereinzelt andere Stäbchenbakterien, Kokken u. Leukozyten; III: keine DÖDERLEIN-Stäbchen, reichlich Kokken, gramnegative Stäbchenbakterien, Leukozyten; IV: massenhaft grampositive u. -negative Stäbchen u. Kokken, evtl. Trichomonaden u. Candida albicans, massenhaft Leukozyten.

**Reinigungs|einlauf:** ▸Darmeinlauf mit retrograder Spülung des gesamten Dickdarms mittels 1–2 l Spülflüssigkeit. ***Anw.*** als Vorbereitung für endoskopische oder chirurgische Eingriffe sowie für Röntgendiagnostik. E cleansing enema.

**Reinke** (FRIEDR. BERTHOLD R., 1862–1919, dt. Anatom): *Zytologie* – **R.-Kristalle:** *Zytologie* Kristalloidkörper in LEYDIG-Zellen. E Reinke's crystalloids. – **R.-Ödem:** meist allergisches, subepitheliales Ödem der vorderen zwei Drittel (»**R.-Raum**«) der – dadurch grau verfärbten u. verdickten – Stimmlippen; Stimme tief u. vibrierend. E R.'s edema.

**Rẹin|kultur(verfahren):** *Mikrobiologie* Isolierung eines bestimmten Keimtyps (»Monokultur«) aus einer gemischten Erregerpopulation. E pure culture.

**Re|innervatiọn:** die durch ▸Nervenregeneration erfolgende Wiederherstellung der nervalen Versorgung. S.a. ▸Neurotisation. E reinnervation.

**Rẹin|ton-Audio|metrie:** die – mit (»reinen«) Sinustönen durchgeführte – übliche Tonschwellenaudiometrie. E pure-tone audiometry.

**Reis-Bücklers-Dystrophie:** s.u. ▸Hornhautdystrophie.

**Rẹise|diarrhö,** Tourista, »Montezumas Rache«: akute Durchfallerkrankung (mit Koliken, Erbrechen) bei Touristen in südlichen Ländern, verursacht v.a. durch atypische Coli-Stämme, seltener Salmonellen, Shigellen, Campylobacter, durch Parasiten wie Giardia lamblia u. Entamoeba histolytica oder Enteroviren. Evtl. auch schwere Beeinträchtigung des Allgemeinbefindens. E traveler's diarrhea.

**Reise|impfung:** s.u. ▸Indikationsimpfung.

**Rẹise|krankheit:** s.u. ▸Kinetose. E motion sickness.

**Rẹis|feld|fieber:** ▸Batavia-Fieber, i.w.S. auch andere ▸Leptospirosen. E rice-field fever.

**Reis|körper(chen):** *Pathologie* ▸Corpora oryzoidea. E rice bodies.

**Reiß|nagel|phänomen:** der Unterlage fest anhaftende, reißnagelförmige (= zentral hyperkeratotische) Schuppen im Erythembereich eines chronischen Lupus erythematodes.

**Reissner-Membran** (ERNST R., 1824–1878, Anatom, Dorpat): ▸Paries vestibularis des Schneckengangs ▸Ductus cochlearis (dort Abb.); s.a. ▸CORTI-Organ. E Reissner's membrane.

**Reis|wasser|stühle:** trüb-wässrige Stühle (10–20 pro Tag) bei Cholera asiatica. E rice-water stools.

**reitend:** über einer Trennwand (z.B. Herzscheidewand, Verzweigungssporn) gelegen oder ihr oben aufsitzend; z.B. reitende(r) ▸Aorta, ▸Embolus. E overriding.

**Reiter** (HANS R., 1881–1969, Hygieniker, Berlin). – **R.-Krankheit,** Morbus REITER, REITER-Syndrom: reaktive entzündliche Systemerkrankung vorwiegend bei jüngeren Männern. ***Ätiol.:*** Eine infekt-allergische Ursache bei enteralen oder urethralen Infektionen mit Chlamydien, Yersinien u. anderen Bakterien wird diskutiert. ***Klinik:*** Conjunctivitis, Urethritis u. Oligoarthritis (von über 1 Monat Dauer) bei genetischer Disposition (HLA-B27 meist positiv). Ferner evtl. Enteritis, weitere Haut- u. Schleimhautveränderungen sowie andere Organbeteiligungen. E Reiter's disease. – **R.-Spirochäte,** Treponema forans: *Bakteriologie* ein kultivierbarer Stamm der Gattung Treponema. Serologisch (nicht aber biochemisch u. morphologisch) weitgehend übereinstimmend mit ▸Treponema pallidum. Findet ***Anw.*** für die Pallida-Reaktion (eine Komplementbindungsreaktion = **R.-KBR** = RPCF), wobei Eiweißbestandteile des Erregers als Antigen dienen (= Pallida-Antigen = »**R.-Protein-AG**«).

**Reiter|bein:** ▸Genu varum. E bowleg.

**re|iterẹtur** *(latein.)* Abk. reit.: Rezepturanweisung »es kann wiederholt werden« (Gegenteil: ne reit. = »nicht zu wiederholen«). E may be repeated.

**Reiter|knochen:** *Pathologie* ▸Reitknochen. E rider's bone.

**Rẹithosen|adipositas:** Lipomatose vom Nabel abwärts (»Breeches-Typ«) bei Lipodystrophia progressiva. S.u. ▸Adipositas (dort Abb.). E breeches type of adiposity.

**Rẹithosen|anästhesie:** *Neurologie* Ausfall der Berührungsempfindung (oft auch der Schmerzempfindung, ▸Hypalgesie) in der After-Damm-Genital-Region (etwa in der Ausdehnung eines Reithosenbesatzes) bei Erkrankung des Conus medullaris des Rückenmarks. S.a. *anästh* ▸Sakralanästhesie, ▸Sattelblock. E saddle block anesthesia.

**Reit|knochen:** *Pathologie* bei Reitern eine Myositis ossificans der Beine im Adduktorenbereich infolge Verkalkung von Hämatomen. E rider's bone.

**Reit|therapie:** ▸Hippotherapie. E hippotherapy.

**Reiz,** Stimulus: Zustandsänderung (bzw. Zustand) im Außenmilieu oder im Körperinnern, die bei Einwirken auf erregbare Strukturen eine ▸Erregung oder Erregbarkeitsänderung hervorruft (▸Reizung, ▸Reaktion). Wird unterschieden gemäß der Spezifität der Reizempfindlichkeit der Entero- u. Exterorezeptoren als physiologisch entsprechender (▸**adäquater R.**) bzw. nicht entsprechender Reiz (**inadäquater** = **heterologer** = **unspezifischer R.**), nach der Entstehung am natürlichen = physiologischen bzw. atypischen Ort als **no(r)motoper** bzw. als **ektopischer** = **heterotoper R.** (s.a. *kard* ▸Reizbildungszentrum), nach der Intensität (d.h. Erreichen oder Nichterreichen der Reizschwelle) als **überschwelliger** bzw. **unterschwelliger R.**, nach der Beziehung zu einem Reflexgeschehen als **unbedingter** bzw. **bedingter** (**konditionierender R.**; einen unbedingten bzw. bedingten ▸Reflex auslösend). Der R. ist **physikalisch** (akustisch, optisch, thermisch, elektrisch) oder **chemisch** (z.B. durch Milieuänderung infolge Hormon-, Enzym-, Transmitter-, Heilmittel-, Metaboliten-Einwirkung, pH-Verschiebung). E stimulus.

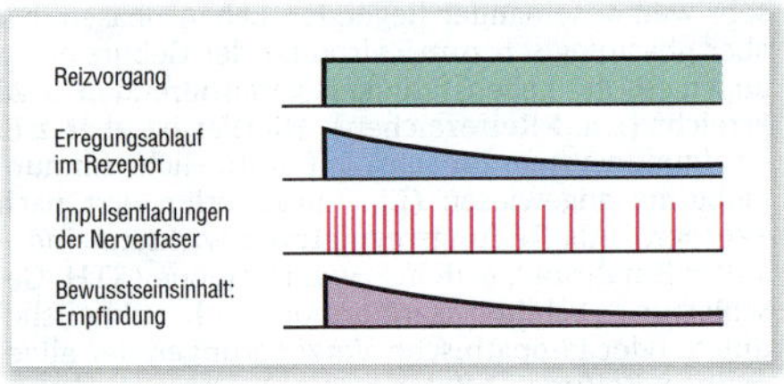


**Reiz:** Beziehungen zwischen Reiz u. Empfindung. [147]

**Rẹiz|antwort,** Reizeffekt: die durch einen inneren (= autogenen) oder äußeren (= heterogenen) überschwelligen ▸Reiz ausgelöste Steigerung oder Minderung der Leistung (u. deren Regulation) von Zellen, Geweben u. Organen (einschließlich der Zwischen- u. Grundsubstanzen), u. zwar örtlich begrenzt oder aber bestimmte Systeme oder den ganzen Organismus betreffend, z.B. als überschwellige ▸Erregung, Reflexantwort, als aus der Reizwahrnehmung resultierende bewusste Handlung, als ▸Immunantwort. E response.

**Rẹiz|bildungs|zentrum:** unzutreffender, aber häufig verwendeter Begriff für das Erregungsbildungszentrum des Herzens als physiol. ▸Herzschrittmacher; normales = »**primäres R.**« ist der ▸Sinusknoten; bei dessen Ausfall können zunächst der Atrioventrikularknoten (als »sekundäres R.«) oder tiefere Abschnitte des ▸Erregungsleitungssystems (»**tertiäres R.**«) die Erregungsbildung übernehmen. E pacemaker.

**Rẹiz|blase (vegetative):** Reizzustand der Harnblase mit Hypertonie ihrer Muskulatur, Tenesmen u. gesteigerter Miktionsfrequenz; z. B. bei Entzündung (auch der Nachbarorgane), nach endovesikaler Strahlentherapie, als vasoneurotische Störung; später evtl. als funktionelle Schrumpfblase. E irritable bladder.

**Reiz|dis|krimination:** *Physiologie* die der sog. epikritischen Sensibilität zugehörige Fähigkeit zur Unterscheidung räumlich u. zeitlich getrennter Reize (i. w. S. auch anderer Reizqualitäten). E stimuli discrimination.

**Reiz|erguss:** v. a. durch mechanische Reize hervorgerufener Gelenkerguss; z. B. als ▸Reizknie.

**Reiz|faktoren, klimatische:** Klimafaktoren, die vorübergehend belastende Antwortreaktionen des Organismus (oder gar Funktionsstörungen) bewirken. Therapeutisch nutzbar, z. B. Höhenlage (vegetative u. endokrine Umstimmung, Anregung der Erythropoese), Sonnenbestrahlung (UV-Licht-Effekte; unspezifische Reizwirkung). E irritant (climatic) factors.

**Reiz|formen(, lymphatische):** ▸TÜRK-Reizformen.

**Reiz|gase:** Gase mit Reizwirkung auf die Schleimhäute der Luftwege, die Bindehaut, evtl. auch auf die Haut; z. B. (wasserlöslich): Ammoniak, Schwefeldioxid, Chlor, Säuredämpfe bzw. (lipoidlöslich): ▸Phosgen u. ▸nitrose Gase (verursachen evtl. ▸Lungenödem). E irritant gases.

**Reiz|griffe:** plötzlich ansetzende, eine Tonisierung der Muskulatur bewirkende Massagegriffe (im Ggs. zu entspannenden = detonisierenden Grifftechniken).

**Reiz|haare:** *Physiologie* ▸FREY-Reizhaare. E stimulation hairs.

**Reiz-Horner,** (CLAUDE-)BERNARD-Syndrom: *Neurologie* dem HORNER-Syndrom entgegengesetzte Augensymptome bei Irritation des Halssympathikus (oder seiner Fasern): leichter Exophthalmus, geringe Lidspalten- u. Pupillenerweiterung. E inverse Horner.

**Reiz|klima:** Klima, das therapeutisch nutzbare Reizfaktoren enthält, z. B. eine erhöhte Abkühlungsgröße mit ausgeprägten Intensitätsschwankungen, erhöhte Intensität der Global- u. UV-Strahlung, verringerter Sauerstoffpartialdruck, verstärkte Tages- u. Jahresschwankungen des bodennahen Temperatur-Feuchte-Milieus.

**Reiz|knie:** ätiologisch unklare, zu Rückfällen neigende Kniegelenkentzündung (▸Gonitis) mit Ergussbildung, evtl. mit sekundärer Gelenkkapselverdickung. – Auch Bez. für entsprechende symptomat. Veränderungen. E irritable knee.

**Reiz|körper|therapie:** künstliche Provokation einer Herd- u./oder Allgemeinreaktion (Fieber) zur Anregung der Immunität u. zur vegetativen Umstimmung (»Umstimmungstherapie«, abzielend auf günstige Beeinflussung natürlicher Regulationen). S. a. ▸Reiztherapie. E irritative therapy.

**Reiz|kolon:** ▸Colon irritabile. E irritable colon.

**Reiz|konvergenz:** die Überlagerung bzw. Zusammenschaltung verschiedener Afferenzen im Rückenmark, ausgehend von unterschiedlichen Reizqualitäten; Erklärung dafür, dass die Summation auch unterschwelliger Reize auf spinaler Ebene eine »übertragene« Schmerzempfindung fern der eigentlichen Schmerzlokalisation auslösen kann.

**Reiz|leitungs|system:** *Kardiologie* ▸Erregungsleitungssystem; s. a. ▸Reizbildungszentrum. E conductive system, conduction s. (of heart).

**Reiz|lokalisation:** Fähigkeit zur richtigen örtlichen Zuordnung von Reizen; s. a. ▸Reizdiskrimination. E stimulus localization.

**Reizmittel:** *Pharmazie* ▸Irritantia. E irritants.

**Reiz|mydriasis:** Pupillenweitstellung (▸Mydriasis) als paradoxe Reaktion bei zu starkem Lichteinfall; ferner bei ▸»Reiz-HORNER«. E paradoxal mydriasis.

**Reiz|perzeption:** ▸Empfindung. E stimulus perception.

**Reiz|poly|globulie:** Zunahme der Erythrozytenzahl im peripheren Blut infolge direkter Einwirkung von Substanzen (Giften, Hormonen) auf das Blut bildende Gewebe, ▸Erythropoiese (evtl. indirekt als Hypoxieeffekt vermehrte Erythropoetinbildung).

**Reiz|potential:** ▸evoziertes Potential. E evoked potential.

**Reiz|punkte:** definierte Körperoberflächenpunkte als Ort der Wahl für die (monopolar-)elektrische ▸Reizung bestimmter Organe; i. e. S. die ▸Nerven- u. ▸Muskelreizpunkte (»**elektromotorische R.**«). E trigger points, neuromuscular stimulation p.s.

**Reiz|schwelle:** *Physiologie* die zur Auslösung einer Erregung oder Reizempfindung ausreichende minimale Stärke eines Reizes. Ist ein – je nach Bezugssystem variierendes – Maß der Erregbarkeit; erreicht bei hoch spezialisierten Sinnesorganen fast theoretische Minimalwerte; ist v. a. abhängig davon, ob der ▸Reiz adäquat oder inadäquat u. die Einwirkung direkt oder indirekt erfolgen; s. a. ▸PFLÜGER-Zuckungsgesetz, ▸Rheobase. Bei der Schrittmacherstimulation ist die R. die minimale, das Myokard effektiv stimulierende Stromstärke (bzw. Spannung). E stimulus threshold.

**Reizstoffe:** *Pharmazie* Reizmittel (z. B. ▸Irritantia) bzw. für die ▸Reizkörpertherapie genutzte Heilmittel. *toxik* ▸Reizgase. E irritants.

**Reiz|strom:** Oberbegriff für Dreieck-, Rechteckstrom u. diadynamische Ströme. Wird erzeugt in speziellen Generatoren (»R.-Generatoren«) u. findet ***Anw.*** in der **R.-Diagnostik** (▸Elektrodiagnostik) u. ▸Reizstromtherapie. E stimulation current.

**Reizstrom|therapie:** Form der ▸Elektrotherapie, bei der niederfrequenter konstanter Gleichstrom sowie kombinierte Impulsströme (▸Impulsstromtherapie) angewendet werden. Physiologische ***Wirkung:*** neuromuskuläre Erregung, hyperämisierender Effekt u. Analgesie. Die Behandlung erfolgt mit Einzelimpulsen oder Impulsfolgen (Schwellstrom). Impulse in Form von Rechteck-, Dreieck- oder Exponentialstrom. ***Ind.:*** bei total oder partiell denervierten Muskeln, lokal begrenzten schmerzhaften Gewebebefunden, Neuralgien. S. a. ▸neofaradischer Strom; ▸BERNARD-Ströme. E electro-physiotherapy.

**Reiz|summation:** ▸Summation.

**Reiz|syndrom, peritoneales:** die durch Bauchfellbeteiligung (s. a. ▸Peritonitis) bedingte Symptomatik bei Erkrankungen der Bauchorgane: örtlich begrenzte oder diffuse Leibschmerzen, Bauchdeckenspannung u. flache Atmung, Übelkeit, Aufstoßen, Erbrechen, Meteorismus, Darmlähmung (▸Ileus) u. verfallenes Gesicht (▸Facies abdominalis).

**Reiz|therapie:** der Einsatz unspezifischer (nicht auf ein bestimmtes Organ gerichteter) Reize zur allgemeinen Beeinflussung gestörter Regulationsvorgänge, z. B. durch Anw. physikalischer Mittel (Wärme, UV-Licht, Klima-, balneologische Reize, Massage, Bewegungsübungen, Elektrizität); s. a. ▸physikalische Therapie, ▸Naturheilverfahren. E stimulation therapy.

**Reizung, elektrische:** Anw. elektrischer Reize an Nerven-, Muskelfasern oder Ganglienzellen; bewirkt Depolarisation der Zellmembran u. Bildung eines ▸Aktionspotentials. Dient als **faradische R.** (▸Faradisation) zur Erregbarkeitsprüfung u. zur Behandlung bei Lähmungen mit bestehender faradischer Erregbarkeit; wird als **galvanische R.** (Gleichstromreizung) für ▸Galvanotherapie u. zur Prüfung der ▸Entartungsreaktion genutzt. Erfolgt als direkte oder indirekte R. (z. B. an der Muskelzelle bzw. am zugehörigen motorischen Nerv, evtl. – als selektive R. – nur an bestimmten Fasergruppen des peripheren Nervs). E electrical stimulation.

**Reiz|zeit-Spannungs-Kurve,** i/t-Kurve: *Physiologie* geometrische Darstellung des Zusammenhangs von Reizstärke u. -dauer (s. a. ▸Nutzzeit) bei Rechteckimpuls-Reizung von Nerven (Abb.) oder Muskeln; s. a. ▸Rheobase, ▸Chronaxie.

**Re|jektion:** Abstoßung, insbes. die ▸Transplantatabstoßung; ferner *physiol* die Ausscheidung. E rejection.

R

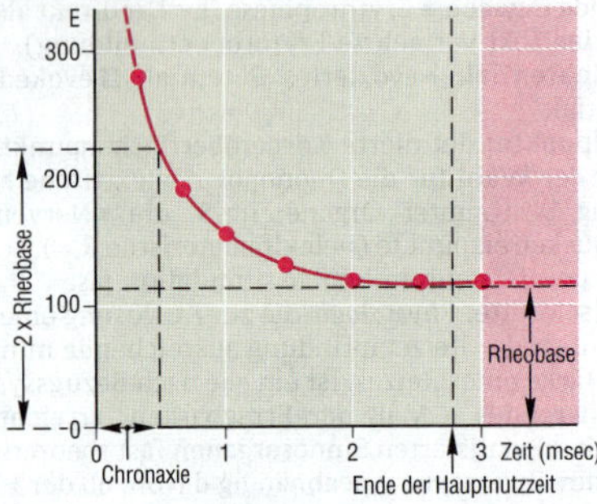


**Reizzeit-Spannungs-Kurve:** Für die verschiedenen Reizzeiten (Abszisse) sind die jeweiligen Schwellenreizstärken aufgetragen. [307]

**Rekalzifi|kation, -zierung:** die Wiederherstellung des normalen Calcium- bzw. Kalkgehaltes; z.B. die Wiederverkalkung des Knochengewebes als Therapieeffekt des Vitamins D bzw. der operativen Entfernung eines Parathyreoms. S.a. ▸Rekalzifizierungszeit. E recalcification.

**Rekalzifikations|tetanie:** ▸Tetanie in der Rekalzifikationsphase der Rachitis unter der Behandlung mit Vitamin D; ist bedingt durch relativen Calciummangel des Blutplasmas mit Verschiebung des Ca/P-Quotienten zugunsten der Phosphate. E recalcification tetany.

**Rekalzifizierungs|zeit:** die Prothrombinbildungszeit nach Zusatz von Calciumchlorid zum zuvor von Calciumionen befreiten Blutserum (HOWELL-Test, ▸BIGGS-Test). E recalcification time.

**Rekanali|sation, -sierung: 1)** das Wiederdurchgängigwerden eines durch ▸Thrombose verschlossenen Gefäßes durch lichtungsbildende Einsprossung von Endothel in das organisierte Gerinnsel. E recanalization. **2)** *Chirurgie* Plastik zur Wiederherstellung der Durchgängigkeit eines verlegten (»obliterierten«) Hohlorgans; z.B. als Eileiter-R. durch Stenoseresektion u. subtile End-zu-End-Anastomosierung der Schleimhaut; analog beim Mann die Samenleiter-R. durch ▸Epididymovasostomie; an Blutgefäßen als ▸Thrombarteriektomie (Angioplastie, evtl. auch mit Hilfe der Lasertechnik) oder als Vasovasostomie.

**Reklinations|behandlung:** funktionelle Behandlung durch Rückwärtsbiegung; z.B. die Behandlung von Wirbelbrüchen durch ▸RAUCHFUSS-Schwebe(lage). V.a. die Behandlung von Kyphosen der Wirbelsäule durch Ausgleich mittels Lagerung im **Reklinationsgipsbett** (mit am Kyphosescheitel eingearbeitetem Hypomochlion). Bei schlaffem Rundrücken oder beginnender Adoleszentenkyphose durch aktive krankengymnastische Aufspannübungen oder durch ein Reklinationskorsett (z.B. nach HOHMANN). E reclination therapy.

**reklinativer Anfall:** *Neurologie* ▸Rekursiv-Anfall.

**rekombinant,** Abk. r: durch ▸Rekombination, i.e.S. durch ▸Transformation im Rahmen der ▸Gentechnologie entstanden; z.B. als r. DNS. E recombinant.

**rekombinante Allergene:** synthetisch hergestellte Proteine mit spezifischer Allergenwirkung; ***Anw.*** in der Allergiediagnostik.

**rekombinantes FSH:** s.u. ▸follikelstimulierendes Hormon.

**rekombinantes LH:** gentechnisch hergestelltes ▸luteinisierendes Hormon, das in Kombination mit follikelstimulierendem Hormon (FSH) zur Behandlung der Unfruchtbarkeit der Frau eingesetzt werden kann.

**Re|kombination:** *Genetik* die Umlagerung von Erbgut (Faktorenaustausch) im Rahmen der Zellteilungsvorgänge, ▸Meiose (dort Abb.). Erfolgt durch Umkombination ganzer homologer Chromosomen (= **interchromosomale R.**), durch Austausch von Bruchstücken homologer (= **intrachromosomale intergenische R.**, ▸Crossover) oder heterologer Chromosomen (▸Translokation). – Als weiterer Modus der Austausch von Nucleotidgruppen innerhalb eines Genlocus (= **intrachromosomale intragenische R.**). S.a. ▸Recon, ▸Transformation, ▸Reparaturenzyme, ▸MENDEL-Gesetze (3). E recombination.

**Re|kompression:** als Behandlungsmaßnahme bei Druckfallkrankheit die erneute Erhöhung des Umgebungsdruckes durch Verbringen in eine Druckkammer (»**R.-Kammer**« oder »**R.-Schleuse**«). E recompression.

**Rekon:** *Genetik* ▸Recon. E recon.

**rekonstruktive Plastik:** *Chirurgie* sekundäre, d.h. nach Abschluss der Primärheilung erfolgende Form- oder Funktionsplastik zum Ersatz eines verloren gegangenen Körperteils. S.a. ▸reparative Plastik. E reconstructive plastic surgery.

**Rekonvaleszent:** Genesender. E convalescent.

**Rekonvaleszenten|serum:** prophylaktisch u. therapeutisch i.S. der passiven ▸Immunisierung nutzbares Blutserum (wegen des Antikörpergehalts gegen die entsprechenden Erreger) von Personen, die eine bestimmte Infektionskrankheit überstanden haben. E convalescent serum.

**Rekonvaleszenz:** die Phase der »Genesung« (vom Ende einer Krankheit, i.e.S. ihres akuten Stadiums, bis zur Wiederherstellung des früheren Gesundheitszustandes). E convalescence.

**Rekord|spritze®:** Injektionsspritze, bestehend aus einem Glaszylinder mit Nickelfassung u. einem Nickelkolben; mit exzentrischem Konus als ▸LOEB-Spritze.

**Rekrudeszenz:** erneute Intensivierung der Krankheitssymptome nach eingetretener Remission (aber engl. recrudescence = Rezidiv!); s.a. ▸Exazerbation.

**Rekruitment: 1)** *Otologie* ▸Recruitment. **2) Rekrutierung(sphänomen):** die sich bis zum Maximum steigernde Spannungszunahme des reflektorisch erregten Muskels infolge Aktivierung weiterer Motoneurone (»Nachschub«) bei genügend langer konstanter Reizung der Afferenz (▸Reflexbogen). V.a. beim gekreuzten Streckreflex (analog aber auch bei Hemmungsreizen). – Ferner EEG-Begriff für das Auftreten rhythmischer Wellen zunehmender Amplitude infolge Aktivierung einer immer größer werdenden Zahl von gleichzeitig (»Synchronisation«) oder mit bestimmter Phasenkoppelung entladenden Neuronen(verbänden); z.B. bei Flimmerlichtaktivation. E recruitment.

**rektal,** rectalis: zum Mastdarm (Rectum) gehörend, im oder durch den Mastdarm (s.a. ▸Rektal..., ▸Prokt[o]...). E rectal. – **r. Untersuchung:** digitale Untersuchung der Mastdarmwand u. benachbarter Organe; s.a. ▸Rektovaginaluntersuchung, ▸Prokto-, ▸Rektoskopie. E r. examination.

**Rektal|fistel:** ▸Fistula rectalis. E rectal fistula.

**Rektal|gonorrhö:** gonorrhoische ▸Proktitis. E rectal gonorrhea.

**Rektal|temperatur:** die mit Hilfe eines in den Afterkanal eingeführten Thermometers gemessene – der ▸Kerntemperatur sehr nahe – Körpertemperatur (normal 37,0–37,4 °C; ca. 0,4° höher als die schneller variierende Mundtemperatur). E rectal temperature.

**Rektitis:** ▸Proktitis. E rectitis.

**Rekto|sakro|pexie:** *Chirurgie* Mastdarmbefestigung (▸Proktopexie) am Kreuzbein.

**Rekto|sigmoid(e)o|skop:** ▸Rektoskop. E rectosigmoidoscope.

**Rekto|sigmoid(e)o|stomie:** operative Vereinigung (»Anastomosierung«) des afterseitigen (»aboralen«) Mastdarmstumpfes mit dem mobilisierten Sigmoid bei der Kontinuitätsresektion eines Rektumkarzinoms. E rectosigmoidostomy.

**Rekto|sigmoid-Resektion:** *Chirurgie* operative Entfernung des oberen Rektums und des Sigmas. E rectosigmoidectomy.

**Rekto|skop:** starres, röhrenförmiges Endoskop mit spitzennaher Beleuchtung zur direkten Betrachtung des Rektums u. Sigmas oder flexibles Fiberendoskop. Bezeichnung der Untersuchung: **Rektoskopie/Rektosigmoideoskopie**. Mit Hilfe von Zusatzinstrumenten auch für gezielte Probeexzision u. kleinere Eingriffe verwendbar (z.B. Blutstillung, Polypektomie, Lasertherapie). S.a. ▸Proktoskop(ie). E rectoscope.

**Rekto|vaginal|fistel:** Mastdarm-Scheiden-Fistel, ▸Fistula rectovaginalis. E rectovaginal fistula.

**Rekto|vaginal|untersuchung:** U. der inneren weibl. Geschlechtsorgane mit dem in die Scheide eingeführten Zeige- u. in den Mastdarm eingeführten Mittelfinger; v.a. zur Parametrienbeurteilung. E rectovaginal examination.

**Rekto|vesikal...,** Rektozyst..., Proktozyst...: Mastdarm u. Blase betreffend. E rectovesical.

**Rekto|zele,** Proktozele: Aussackung der Mastdarmvorderwand infolge Schwäche des Septum rectovaginale; evtl. kombiniert mit Aussackung des DOUGLAS-Raumes mit Herniation von Darmschlingen (= Douglasozele; s.a. ▸Hernia vaginalis). – Auch Bez. für den ▸Mastdarmbruch (Hernia rectalis). E rectocele.

**Rektum,** Mastdarm: ▸Rectum.

**Rektum|amputation:** die operative Entfernung (Exstirpation) des Mastdarms einschließlich des umgebenden Beckenbindegewebes (mit Lymphbahnen u. -knoten) als Radikal-Operation bei ▸Rektumkarzinom mit Anlegen eines Anus praeter oder aber nach dem sphinktererhaltenden ▸Durchzugsverfahren einzeitig abdominosakral nach ▸HOCHENEGG (1) oder BABCOCK-BACON. S.a. ▸Rektumresektion. E proctectomy.

**Rektum|atresie:** ▸Atresia recti. E rectal atresia.

**Rektum|biopsie:** ▸Biopsie der Mastdarmschleimhaut. E rectum biopsy.

**Rektum|blase:** *Urologie* aus einem isolierten Mastdarmsegment gebildete ▸Ersatzblase; Stuhlableitung erfolgt durch einen Anus praeter sigmoideus bzw. das anal ausgeleitete Sigma; z.B. nach MAUCLAIRE-KÖNIG, ▸ÜBERMUTH.

**Rektum|exstirpation:** korrekte Bezeichnung für ▸Rektumamputation.

**Rektum|hernie:** ▸Mastdarmbruch; s.a. ▸Rektozele. E rectal hernia.

**Rektum|karzinoid:** ▸Karzinoid des Mastdarms. E rectal carcinoid.

**Rektum|karzinom:** der relativ häufige (7 % aller Karzinome) Mastdarmkrebs; ▸Darmkarzinom (dort Klassifikation, Diagnose) im Bereich des Rektums. ***Klinik:*** z.B. Blut/Schleim-Auflagerung im Stuhl (= Leitsymptom), Gewichtsverlust, Schmerzen (Tenesmen), Obstipation u. Diarrhöen. ***Lokalis.:*** Ein Drittel der Dickdarmkrebse ist der digitalen Austastung zugänglich. ***Ther.:*** je nach Lokalisation u. Stadium Rektumresektion, -amputation; evtl. endoskopische Abtragung (kleines, tief sitzendes Adenokarzinom; kurzzeitige Kontrollen!). E cancer of the rectum.

**Rektum|pfeiler:** *Gynäkologie* beidseits das vom Ligamentum cardinale der Gebärmutter nach hinten zum Mastdarm ziehende Beckenbindegewebe. Sein medialer Strang ist das Ligamentum sacrorectouterinum (Grundlage der ▸Plica rectouterina); sein seitlicher Strang enthält Nerven u. Gefäße. Zwischen beiden Strängen liegen der ▸Harnleiter u. lockeres Bindegewebe.

**Rektum|polyp:** polypöse, evtl. blutende u. durch den After vortretende Geschwulst (auch multipel: **Rektumpolyposis**, s.a. ▸Polyp). Histologisch werden neben metaplastischen (mit unauffälliger Schleimhaut) v.a. adenomatöse Formen, aber auch Fibrome, Lipome unterschieden. V.a. das villöse Adenom (▸Zottentumor), das klinisch das Bild der exsudativen ▸Gastroenteropathie bietet, gilt als echte Präkanzerose. E rectal polyp.

**Rektum|prolaps:** Mastdarmvorfall; Vorfall der gesamten Mastdarmwand durch den After nach außen, meist Folge einer Beckenbodenschwäche, häufig bei ♀ nach mehreren Geburten. Vorkommen auch in den ersten 2 Lj., bedingt durch wenig fixiertes Rektum beim Säugling u. Kleinkind, v.a. aber bei neurologischen Ausfällen, bei anatomischen Fehlbildungen (z.B. des M. levator ani), bei chronischer Obstipation oder bei Darmpolypen im unteren Rektum. Kann Erstmanifestation einer Mukoviszidose sein. E rectal prolapse. – **R., innerer:** zylindrische Einstülpung der Schleimhaut oberer Mastdarmabschnitte in die Mastdarmlichtung ohne Vortreten aus dem After; führt zu Obstipation, aber auch flüssigen, fetthaltigen, evtl. blutigen Stühlen.

**Rektum|resektion:** *Chirurgie* Teilentfernung des Mastdarms, evtl. mit angrenzenden Kolonabschnitten. E rectal resection.

**Rektus:** Kurzbezeichnung eines Musculus rectus. E rectus.

**Rektus|außenrand|schnitt:** ▸LENNANDER-Kulissenschnitt.

**Rektus|diastase:** Auseinanderweichen beider Rektusscheiden in der Linea alba, v.a. unterhalb des Nabels. Angeboren als Fusionsdefekt (z.B. bei Omphalozele), erworben z.B. infolge Narbenschwäche nach medianer Laparotomie. E diastasis recti.

**Rektus|plastik:** *Ophthalmologie* plastische Korrektur eines geraden Augenmuskels als ▸Strabotomie.

**Re|kurarisierung:** das Wiederauftreten der Curare-bedingten Symptome nach Abklingen der Wirkung der postoperativ zur Beendigung der Muskelrelaxation verabfolgten Curare-Antidote Pro- oder Physostigmin (die Cholinesterasehemmung u. Acetylcholinanreicherung, nicht aber Zerstörung des Curare bewirken). E recurarization.

**Rekurrens|fieber,** Febris recurrens: ▸Rückfallfieber. E recurrent fever, relapsing f.

**Rekurrens|lähmung:** ein- oder beidseitige, vollständige oder teilweise (**Rekurrensparese**) Stimmbandlähmung infolge Schädigung des ▸Nervus laryngeus recurrens (z.B. infolge unbeabsichtigter Durchtrennung bei Struma-Operation; als Druckeffekt durch Aortenaneurysma). Die komplette einseitige Form mit charakteristischer »Kadaverstellung« (▸Intermediärstellung, Stimmband unbeweglich in Mittelstellung) u. mit heiserer Stimme, abgeschwächtem Hustenstoß (mangelnder Stimmritzen- = Glottisschluss) u. inspiratorischem Stridor; die beidseitige R. mit Stimmverlust (= ▸Aphonie) oder Atemnot (Stimmbänder in Medianusstellung); bei teilweiser Nervenschädigung z.B. ▸Postikus- u. ▸Internuslähmung. E paralysis of the recurrent nerve.

**Rekurrens|spirochäte:** ▸Borrelia recurrentis.

**Rekursiv|anfall:** epileptischer Anfall mit Rückwärtsbeugung von Kopf u. Oberkörper. E seizure with body retroflexion.

**Rekurvation:** Durchbiegen bzw. Durchgebogensein nach hinten (z.B. Genu recurvatum). E recurvation.

**Relais|kerne, -zellen:** der Umschaltung nervöser Impulse auf andere Systeme dienende Kerne oder Zellen (Assoziationszellen, ▸Assoziationsfasern; ▸Interneuron des Zentralnervensystems). E relay nuclei, relay cells.

**Re|laparo|tomie:** erneute Laparotomie, z.B. als Maßnahme bei frühen postoperativen Komplikationen oder komplizierenden Spätfolgen (z.B. Anastomosenulkus), zur Befundkontrolle (▸Second-Look-Operation), zur Beseitigung eines Interimszustandes (z.B. eines Anus praeter). E relaparotomy.

**Re|laps:** »Rückfall« einer Krankheit nach scheinbarer oder nach echter Heilung (= Rezidiv). E relapse.

**Relations|pathologie:** s.u. ▸RICKER.

**relative biologische Wirksamkeit:** die verhältnismäßige biologische Strahlenwirksamkeit, ▸RBW. E relative biologic effectiveness.

**Relaxans:** *Pharmazie* ▸Muskelrelaxanzien. E relaxant.

**Re|laxatio, -laxation:** Entspannung. E relaxation. **1)** *Physiologie* Erschlaffung kontraktiler oder dehnba-

R

rer Gewebe nach aktiver oder passiver Spannungszunahme. **2)** *Pathologie* abnorme Erschlaffung. Als **R. diaphragmatica** der bis zur Aufhebung der Kontraktilität reichende Verlust des Muskeltonus des Zwerchfells mit dessen Überdehnung u. Bewegungen i.S. der paradoxen Atmung; angeboren als Defektfehlbildung oder erworben (z.B. infolge Phrenikusschädigung). **3)** *Pharmakologie* Anw. von Muskel- bzw. Psychorelaxanzien. **4)** *Physik* s.u. ▶Relaxationszeit. – **R., progressive (nach Jacobson):** ▶Muskelrelaxation, progressive.

**Relaxations|theorie:** Die ▶Akkommodation des Auges resultiert aus der Erschlaffung der Zonula-Fasern (durch Anspannung des ▶Musculus ciliaris) u. der nachfolgenden Spannungsminderung der Linsenkapsel.

**Relaxations|zeit:** Zeit, während der in einem System – nach Änderung einer (äußeren) Kraft – eine Nachwirkungserscheinung (»Relaxation«) durch verzögertes Erreichen eines neuen Gleichgewichtszustandes auftritt. E relaxation time.

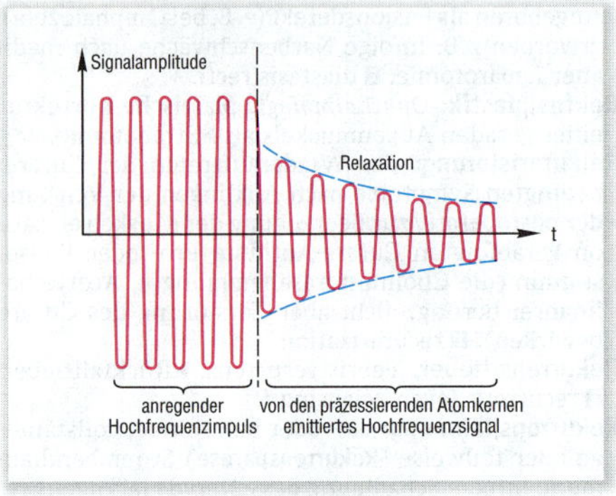


**Relaxationszeit:** Darstellung am Beispiel des Ablaufs von Anregung u. Emission eines Kernspinresonanz-Signals. [184]

**Relaxin:** ein – v.a. im Corpus luteum graviditatis gebildetes – Polypeptidhormon, das in der Schwangerschaft u.a. die Eigenschaften des Bindegewebes ändert. E relaxin.

**Re|leas|ability** *(engl.):* (unspezifisch gesteigerte) Reaktionsbereitschaft ▶Mediator-sezernierender Zellen.

**Releasing-Hormone,** Abk. RH, Liberine: im Hypothalamus gebildete, hypophyseotrope Hormone, die im Hypophysenvorderlappen die Bildung u. Ausschüttung glandotroper Hormone stimulieren (s.a. ▶Hypothalamushormone, neuroendokrine Hormone = ▶Neurohormone). R. sind Oligopeptide aus 3–14 Aminosäuren, sie werden vom Hypothalamus zur Hypophyse durch das Portalgefäßsystem transportiert. ***Formen:*** TRH (Thyreotropin), CRH (Corticotropin), GnRH (Gonadotropin; stimuliert die Freisetzung sowohl von FSH als auch LH), PRH (Prolactin; wahrscheinlich identisch mit TRH), SRH (somatotropes Hormon), MRH (melanozytenstimulierendes Hormon). Ggs.: ▶Inhibiting-Hormone.

**Reliabilität** *(engl. reliable = zuverlässig): Statistik* Zuverlässigkeit einer Merkmalserfassung. E reliability.

**Relief|diagnostik:** *Röntgenologie* Kontrastdarstellung des Schleimhautreliefs eines Hohlorgans (i.e.S. des Magen-Darm-Kanals).

**Re|luxation:** erneute Ausrenkung (▶Luxation) eines Gelenkes nach erfolgter Reposition. E redislocation.

**REM: 1)** ▶REM-Phase. **2)** Abk. für **R**aster**e**lektronen**m**ikroskop(ie); s.u. ▶Elektronenmikroskop. **3)** REM-Syndrom: Abk. für **r**etikuläre **e**rythematöse ▶**M**uzinose.

**Rem.:** *Pharmazie* Abk. für ▶Remanentia.

**rem** *(engl.): Radiologie* Akronym aus »**r**ad **e**quivalent **m**an« als Bezeichnung der Einheit der Äquivalentdosis (▶RBW); 1 rem = 0,01 Sv (Sievert); s.a. ▶Rad.

**Remak** (1) Ernst Julius R., 1849–1911, Neurologe, Berlin; 2) Robert R., 1815–1865, Neurologe, Berlin). – **R.-Bidder-Haufen** (Robert R.): das ▶Bidder-Ganglion. E Remak's ganglion. – **R.-Drei-Keimblatt-Theorie** (Robert R.): Mesenchymale Tumoren entstammen dem Mesoderm, epitheliale dem Ekto- oder Entoderm (sind nach dem **R.-Virchow-Gesetz** Tochterzellen präexistenter Zellen: »omnis cellula e cellula«). – **R.-Faser** (Robert R.): die marklose Nervenfaser. E R.'s fibers. – **R.-Zeichen** (Ernst Julius R.): ▶Femoralisreflex. E Remak's sign.

**Re|manentia** *(latein.)* Abk. Rem.: Rezepturangabe »Rest«.

**Remanenz(effekt):** die durch neue Impulse wiedergeweckte Erinnerung an frühere, von sensiblen oder motorischen Erregungen zurückgebliebene Eindrücke.

**Re|medium,** Plur. **Remedia** *(latein.): Pharmazie* Heilmittel, Arznei. E remedy. – **R. cardinale:** Hauptwirkstoff einer Rezeptur. E main ingredient. – **R. simplex:** einfaches Mittel, Rohdroge. Als Kurzbezeichnung für Arzneigruppen üblich die Substantivform des Adjektivs, z.B. Remedium corrigens: »Korrigens«.

**Remi|fentanil, -fentanyl:** opioides Analgetikum (Fentanyl-Analogon, Betäubungsmittel); ***Anw.*** i.v. bei Narkose (Einleitung u. Aufrechterhaltung) zusätzlich zum Narkotikum. E remifentanil.

**Re|mission:** das vorübergehende Nachlassen chronischer Krankheitszeichen, jedoch ohne Erreichen der Genesung (ohne »Restitutio ad integrum«). Unterschieden werden Voll-R. (**komplette R.** = »CR«) und Teil-R. (**partielle R.** = »PR«) Kriterien u. Maß sind z.B. für Tumoren oder akute Leukämien (s.u. ▶M1–M7) festgelegt. E remission. – **R., soziale:** die eine Wiedereinordnung in Familie u./oder Beruf ermöglichende R. einer psychiatrischen Erkrankung.

**re|mittens, -mittierend:** zeitweilig nachlassend, mit ▶Remission(en). S.a. ▶Febris remittens. E remittent.

**Remnants** *(engl.): Biochemie* Überreste, Bruchstücke (erhalten nach Abbau höhermolekularer Strukturen); i.e.S. die im Lipoproteinstoffwechsel (s.u. ▶Chylomikronen).

**Re|motio** *(latein.):* Ablösung (z.B. der Netzhaut = Ablatio retinae), operative Entfernung (Abtragung).

**REM-Phase:** *Physiologie* phasenhaft (bis 60 Min. Dauer) auftretendes physiologisches Stadium des ▶Schlafes, charakterisiert durch rasche, ruckartige Augenbewegungen (engl.: **r**apid **e**ye **m**ovements). Kennzeichen des sog. paradoxen Schlafes (»**REM-Schlaf**« im Gegensatz zum NREM-Schlaf). E REM sleep.

**Re|myelinisierung:** Neubildung von Markscheidensubstanz im Heilungsprozess nach einer ▶Entmarkung.

**Ren:** ▶Niere. E kidney. – **R. arcuatus, R. concretus, R. unguliformis:** ▶Hufeisenniere. – **R. elongatus:** ▶Langniere (gelegentlich in S-Form: R. sigmoideus). – **R. informis:** ▶Klumpenniere. – **R. lobatus:** tief narbig gelappte ▶Infarktschrumpfniere. – **R. mobilis, R. migrans:** Wanderniere (▶Nephroptose). E hypermobile k., floating k. – **R. scutulatus:** ▶Kuchenniere.

**renal(is):** zur Niere gehörend, sie betreffend, durch die Nieren bedingt (= nephrogen), z.B. die r. Azidose, Glucosurie, Rachitis; s.a. ▶Tubulusfunktionen. E renal. – **r. Anämie:** ▶Anämie bei Nierenerkrankungen, z.B. hyporegeneratorisch (infolge verminderter Erythropo(i)etin-Bildung), hämolytisch (bei Azotämie), hypochrom (bei chron. Infekt, Blutungen), makro- bzw. megaloblastär (infolge Folsäuremangels, v.a. bei regelmäßiger Hämodialyse). – **r. Hormone:** in der Niere gebildete Gewebshormone u. Enzyme: ▶Erythropo(i)etin, ▶Prostaglandine, aktiviertes Vitamin D u. ▶Renin. E r. hormones. – **r. Plasmafluss:** ▶Nierenplasmastrom. E r. plasma flow.

**Renalis:** Kurzbezeichnung der Arteria renalis. E renal artery.

**Renculi** *(latein. = Nierchen):* die Nierenlappen, ▶Lobi renales. Das Fortbestehen der beim Fetus u. Kleinkind normalen Nierenlappung im Erwachsenenalter (»Renkulierung«) hat keine krankhafte Bedeutung. E renculi, cortical lobules of kidney.

**Rendu-Syndrom** (Henri J. L. M. R., 1844–1902, franz. Internist): ▸Fiessinger-Rendu-Syndrom; s.a. ▸Osler(-Rendu-Weber)-Syndrom.

**Renin:** in den epitheloiden Zellen des ▸juxtaglomerulären Apparates (s.a. ▸Macula densa) produzierte Proteinase, die Angiotensinogen zu ▸Angiotensin (I u. II) umwandelt; wichtiges Glied des **Renin-Angiotensin-(Aldosteron-)Systems** (Schema) u. damit der Regelung des Blutdrucks u. des ▸Wasser-Elektrolyt-Haushaltes. Die R.-Bildung wird gesteigert bei Minderdurchblutung der Niere (es kann zu renaler ▸Hypertonie kommen) u. bei Natriummangel; ferner über sympathische Innervation (vermittelt durch β-Rezeptoren) u. durch verschiedene Hormone; daneben werden Regulationsmechanismen im einzelnen Nephron diskutiert (Rückmeldung vom distalen Tubulus zum Vas afferens). E renin.

**Renkulierung:** s.u. ▸Renculi.

**Rennin:** ▸Labferment. E rennin.

**Reno|graphie:** ▸Nephrographie, ▸Renovasographie, ▸Radioisotopennephrographie. E renography.

**reno|hepato|pankreatische Dys|plasie:** s.u. ▸Caroli-Krankheit.

**Reno|pathie:** Nierenerkrankung, ▸Nephropathie. E renopathy.

**reno|pulmonales Syndrom:** ▸Goodpasture-Syndrom.

**reno|renaler Reflex:** das reflektorische Mitreagieren einer Niere bei Erkrankung der anderen, z.B. als »überspringende« Olig- oder Polyurie bei Steinleiden, als reflektorische ▸Anurie bei Nierenverletzung. E renorenal reflex.

**Reno|szinti|graphie:** ▸Nierenszintigraphie.

**reno|trop:** mit Wirkung auf die Niere. E renotrop(h)ic.

**reno|vaskulär:** das Nierengefäßsystem betreffend bzw. durch dieses bedingt. E renovascular.

**Reno|vaso|graphie:** Kontrastdarstellung der Nierengefäße u. des Parenchyms, herbeigeführt durch Injektion des Röntgenkontrastmittels in die Nierenarterie (A. renalis) bei operativ freigelegter Niere; i.w.S. jede – v.a. gezielte – Form der renalen Angiographie. E renovasography, renal arteriography.

**Renshaw-Zellen** (Birdsey R., 1911–1948, Neurophysiologe): hemmend-modulierend in Bewegungsabläufe (»**R.-Hemmung**«) eingreifende Zwischen- = ▸Interneurone im Vorderhorn des Rückenmarks. Sie werden kollateral von Axonen der ▸Motoneurone (»Motoaxonen«) aktiviert u. hemmen die Motoneurone sowie die Interneurone der antagonistischen Hemmung (»rekurrente Hemmung«); Krampfgifte (z.B. Strychnin) blockieren diese Hemmung u. führen so zu Muskelkrämpfen. E Renshaw cells.

**Renten|neurose:** psychiatr. Bez. für sog. Begehrensneurose (keine echte Neurose, sondern eine »psychogene Wunsch- u. Zweckreaktion«), geprägt durch hartnäckiges Streben nach einer Rente als Entschädigung für Krankheit, Unfall oder Kriegsverletzung. Für sich allein sind die Symptome i.d.R. nicht so ausgeprägt, dass sich dadurch eine Berentung begründen ließe. Die Diagnose ist häufig eher eine »gefühlsmäßige« als durch Argumente zu belegen. – Ist oft auf eine unfallbedingte Hirnschädigung aufgepfropft, evtl. auch Symptom einer tiefer liegenden Neurose. E pension neurosis, compensation n.

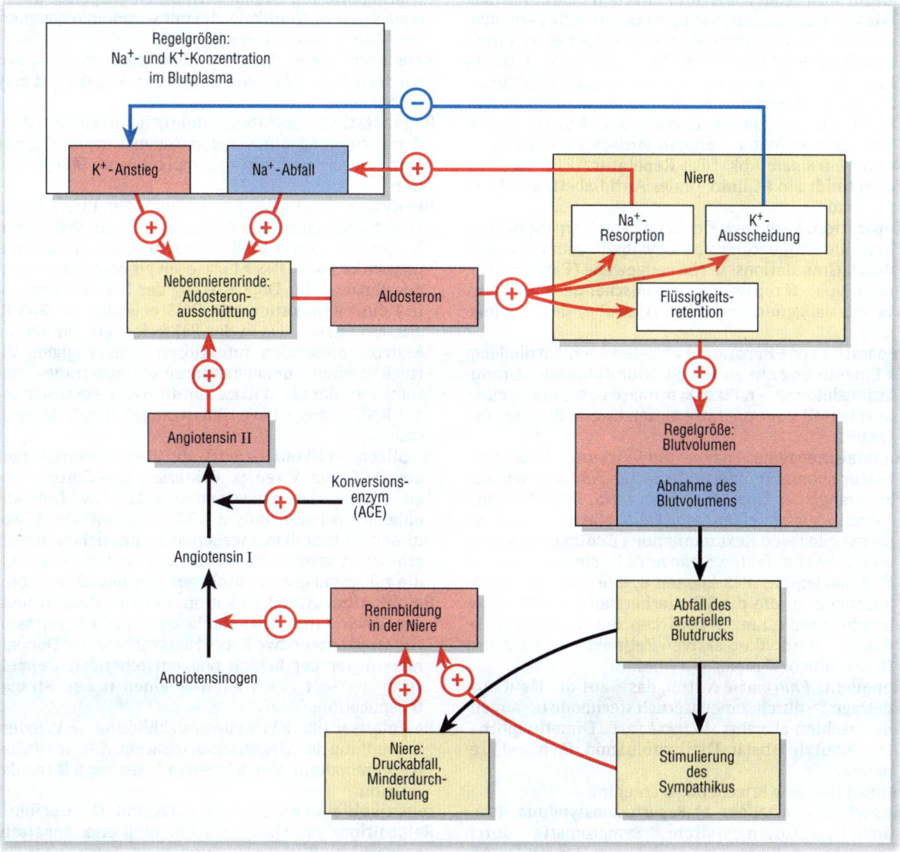


**Renin:** vereinfachtes Schema zur Regulation von Blut- u. Flüssigkeitsvolumen über das Renin-Angiotensin-Aldosteron-System (RAAS). [165]

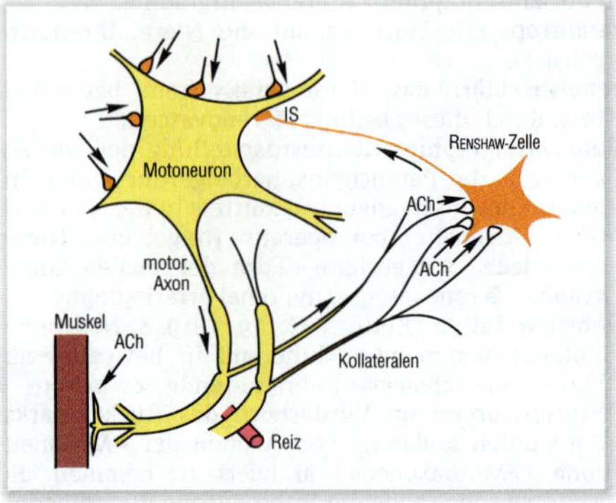


**Renshaw-Zellen:** rekurrente Hemmung durch die R.-Zelle am Motoneuron des Rückenmarkvorderhorns (Katze). **ACh:** Acetylcholin freisetzende Synapsen; **IS:** inhibitorische Synapse. [147]

**REO-Viren,** Abk. für **R**espiratory-**E**nteric-**O**rphan-Viren, RES-Viren, ECHO-Viren Typ 10: eine Gattung der **Reoviridae** (s.a. ▸Orbivirus, ▸Rotavirus). Membranlose, hitzestabile, Äther- u. Formalin-resistente, durch Äthanol inaktivierbare RNS-Viren (⌀70–75 nm). Bestehen aus einem Nucleoid, einem kleinen inneren Kapsid u. hochzylindrischen Kapsomeren. Sie enthalten ein Hämagglutinin (3 Serotypen; ferner ▸Kemerovo-Gruppe); sind für Mensch u. Tiere pathogen (wirken zellschädigend = zytopathisch, bilden Einschlusskörperchen u. Plaques), sind züchtbar, werden im Stuhl u. im Nasen-Rachen-Sekret nachgewiesen. Infektionen sind meist unauffällig (»inapparent«) oder verlaufen als respiratorisches Syndrom (mit leichtem Fieber, Exanthemen) bzw. als Diarrhö bzw. bei Kindern evtl. mit Hepatitis-Enzephalitis-Symptomen, rufen neutralisierende u. Komplement bindende Antikörper hervor. S.a. ▸ECHO-Viren. E **r**espiratory-**e**nteric **o**rphan **v**iruses, reoviruses.

**Rep.:** *Pharmazie* Abk. für ▸**Rep**etatur.

**Repaglinid:** ein ▸Glinid; orales Antidiabetikum. E repaglinide.

**Reparation:** *Pathologie* der Ersatz von Körpergeweben bzw. die Erneuerung von Gewebszusammenhängen durch Granulations- u. Narbengewebe (Pannus regenerativus). E repair. – **R., organische:** der natürliche Ersatz »abgenutzter« Teile (Gewebe) des Organismus.

**reparativ:** auf ▸Reparation abzielend. – **r. Entzündung:** ▸Entzündung mit zu ▸Reparation führender Granulationsbildung. – **r. Plastik:** primäre Beseitigung eines akzidentell oder operativ verletzungsbedingten Defektes.

**Reparatur|enzyme:** Enzyme mit Wirkung i.S. der Korrektur spontaner oder induzierter Fehler eines Einzelstrangs der Doppelhelix der DNS. Bewirken entweder »Ausschneiden« der Fehlstelle (»excision repair«) oder eine Rekombination (Bildung eines neuen aus zwei defekten Strängen). Es sind z.B. Exo- u. Endonucleasen, DNS-Ligasen u. -Polymerasen, i.e.S. Synthetasen, die die Wiederherstellung von Phosphodiester-Bindungen bewirken. Bei zu großer Schädigung wird die aktive Zellnekrose ausgelöst (▸Apoptose). E repair enzymes.

**Repellent:** *Pharmazie* Mittel, das – auf die Haut aufgetragen – durch seinen Geruch stechende u. saugende Insekten abwehrt. ***Wirkst.:*** z.B. Dimethylphthalat, Dibutylphthalat, Diethyltoluamid. E (insect) repellent.

**repens** *(latein.)*: kriechend. E creeping.

**Reperfusionsschaden: 1) Reperfusionssyndrom,** Ischämie-Reperfusionssyndrom: Symptomatik durch Freigabe des Blutstroms nach länger dauernder Abschnürung der Aorta oder großer Gliedmaßengefäße; kann zu Lungen-, Nieren-, Leberschäden, Multiorganversagen, Schock führen. Unterschiedliche Ausprägungen als ▸myonephropatisch-metabolisches Syndrom, ▸Tourniquet-Schock. E reperfusion damage. **2)** Mikrozirkulationsschaden in einem transplantierten Organ, vermutlich ausgelöst durch freie Sauerstoffradikale, die mit warmem oxygeniertem Blut in das Organ gelangen.

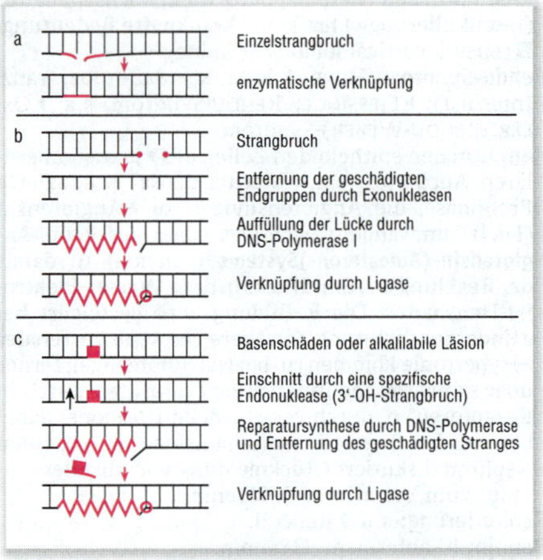


**Reparaturenzyme:** Korrektur von Strahlenschäden an der DNS. Molekulare Mechanismen zur Heilung von Strangbrüchen oder Basenschäden; a) Heilung eines Einzelstrangbruchs durch direkte enzymatische Verknüpfung; b) Heilung eines Einzelstrangbruchs mit geschädigten Endgruppen; c) Heilung von Basenschäden oder alkalilabilen Läsionen. [260]

**Repetatur** *(latein.)* Abk. Rep.: Rezepturanweisung »zu wiederholen« (d.h. wiederholbare Abgabe). E may be repeated.

**Re|plantation:** operative (mikrochirurgische) Wiedervereinigung eines abgerissenen Körperteils mit dem Körper; auch die ▸Reimplantation. E replantation.

**Re|plicase,** Duplicase: Bezeichnung für Enzyme, die eine ▸Replikation katalysieren; z.B. als **DNS-R.** ein Enzym vom Typ ▸DNS-Polymerase, das im Zusammenwirken mit DNS-▸Ligase am als Matrize dienenden Einzel- oder Doppelstrang der DNS (Doppelhelix) die ▸Replikation von DNS bewirkt. Als **RNS-R.** z.B. ein Enzym, das in der Bakterienzelle an der als Matrize dienenden infektiösen einsträngigen Virus-RNS einen komplementären »Minusstrang« synthetisiert, der als Matrize für die Synthese neuer Virus-RNS-Stränge (sog. Plusstränge) dient. E replicase.

**Re|plicon, -plikon:** *Genetik* die Replikationseinheit der DNS. Bei Viren u. Bakterien das Chromosom als Ganzes, bei Eukaryonten jedes DNS-Molekül eines Mitochondriums u. Chloroplasten. Die Chromosomen bestehen dagegen aus zahlreichen, unterschiedlich großen Replikationseinheiten (Replica), die z.T. asynchron redupliziert werden. E replicon.

**Re|plikation,** Autoduplikation: *Genetik* Neusynthese der DNS durch DNS-Replicase (s.u. ▸Replicase). Als **semikonservative R.** bei Neusynthese der Doppelhelix: jeder der beiden neu entstehenden Doppelstränge erhält einen alten u. einen neuen Strang. E replication.

**Re|polarisation:** ▸Erregungsrückbildung (= Wiederherstellung der Membranpolarisation, d.h. des Ruhemembranpotentials nach einer ▸Erregung). E repolarization.

**reponibel:** eine ▸Reposition zulassend. E reducible.

**Re|position:** von Hand, instrumentell oder apparativ ausgeführte Rückverlagerung eines Organs oder Organteils in seine normale anatomische Lage, z.B. als R. einer Hernie, als »Einrenkung« nach ▸Luxation bzw. als R. eines Knochenbruches (erfolgt meist in Narkose, bedarf stets der nachfolgenden Stellungsfixierung, ▸Retention). E reposition, reduction.

**Re|pression:** **1)** *Genetik* Hemmung der Aktivität eines Operons, z. B. der Enzymbildung (= Enzym-R.) durch den ▸Repressor. **2)** *Psychologie* ▸Verdrängung bzw. das bewusste Verwerfen einer beabsichtigten Handlung. E repression.

**re|pressiv:** unterdrückend (▸Repression). E repressive.

**Re|pressor:** *Genetik* das Produkt des Regulatorgens (**Repressorgens**), das durch Anlagerung an den Operatorbereich eines Operons dessen Aktivierung verhindert (▸Repression). Wird in unterdrückbaren (»repressiblen«) Systemen durch einen spezifischen ▸Effektor aktiviert, in anregbaren (»induziblen«) Systemen inaktiviert (dadurch kommt es zu Blockierung bzw. Anregung der Bildung von mRNS u. eines Enzyms). Wichtige Repressoren sind v. a. Histone, die durch Hertone (= Nichthistonproteine) von der DNS fern gehalten werden. E repressor.

**Re|prise:** Keuchhustenanfällen folgende, krähende oder juchzende, laut ziehende Inspiration mit anschließenden Hustenstößen.

**Re|produktion:** **1)** *Genetik* ▸Fortpflanzung; i. e. S. die Neubildung von Zellorganellen, Zellen oder Individuen durch ihresgleichen. Geht als **asexuelle** = **vegetative R.** von einzelnen Zellen (= Agamogenie) oder von einem bestimmten Zellverband aus u. erfolgt ohne sexuelle Vorgänge (ohne Gametenbeteiligung). Verläuft als **sexuelle R.** unter regelmäßigem Wechsel von Befruchtung (Karyogamie) u. Reduktionsteilung (▸Meiose). E reproduction. **2)** *Psychologie* das Abrufen u. Bewusstmachen bestimmter Erinnerungen aus dem Gedächtnisreservoir. E recall.

**reproduktives Klonen:** s. u. ▸Klonen.

**Reprogrammierung:** die Ergänzung adulter Körperzellkerne zu Zellen mit Totipotenz unter experimentellen Bedingungen; die durch den Zellkerntransfer enstandenen Zellen können sich zu einem »vollständigen«, lebensfähigen Organismus ausbilden.

**Reproterol:** ein $\beta_2$-Sympathomimetikum (s. u. ▸Betasympathomimetica); ***Anw.*** als Brochodilatator. E reproterol.

**Reptilase®**, Haemocoagulase: Enzymgemisch (ein thromboplastinartiges u. ein thrombinartiges = ▸Batroxobin) im Gift der Schlange Bothrops atrox u. jararaca; *labor* ***Anw.*** als gerinnungsförderndes Mittel (s. u. ▸Reptilasetest). E reptilase.

**Reptilase|test:** Bestimmung der Blutgerinnungszeit in frischem Citratplasma nach Zusatz des Präparates ▸Reptilase®; ***Normalwert:*** 12–21 Sek.; nicht beeinflussbar durch Heparin. ***Anw.*** bei verlängerter ▸Thrombinzeit mit Verdacht auf ▸Hyperfibrinolyse, ▸Verbrauchskoagulopathie (da hierbei Fibrin-Fibrinogen-Spaltprodukte [X-, Y-Fragmente] zu Verzögerung führen). E reptilase test.

**RES,** Abk. für retikuloendotheliales System: ▸retikulohistiozytäres System. E RES.

**Re|sektion, -sectio:** operative Teilentfernung eines Organs, z. B. *chir* ▸Darmresektion (u. a. als ▸En-bloc-Resektion, ▸Kontinenzresektion), Gelenkresektion, Magenresektion (s. a. ▸BILLROTH, ▸Fundektomie [R. gastrica inversa]; als R. zur Ausschaltung, ▸FINSTERER-DRÜNER), ▸Rektumresektion, *dent* ▸Wurzelspitzen-Resektion. E resection. – **R., aperi|ostale:** Knochenresektion unter Erhaltung des Periosts (analog auch Amputation). – **R., trans|urethrale:** *Urologie* s. u. ▸Prostataresektion (s. a. ▸Resektoskop). E transurethral r.

**Resektions|amputation:** ▸Exartikulation der Hüfte nach JORDAN-KOCHER, d. h. Hüftresektion mit anschließender Beinamputation.

**Resektions|zysto|skop, Resektoskop:** Operationszystoskop mit Elektroschneidgerät für ▸Prostataresektion im Blasenhals- u. Trigonum-Bereich; Modell nach BUMPUS mit Nadelelektrode zur vorangehenden Elektrokoagulation. E resectoscope.

**Reserpin:** Hauptalkaloid der ▸Rauwolfia (serpentina). ***Wirkung:*** Blutdrucksenkung durch Aufheben des Noradrenalin-Speichervermögens postganglionärer Nervenendigungen; ***Anw.*** als ▸Antihypertonikum. ***NW:*** v. a. bei Überdosierung Herzfrequenzverlangsamung, Schwellung der Nasenschleimhaut, Somnolenz, Depression, Sehstörungen, Potenz- u. Ejakulationsstörungen, Galaktorrhö. – Dient im **R.-Test** zum Nachweis eines Karzinoid-Syndroms. Im positiven Fall kommt es nach i. v. Gabe von 5 mg als Folge der Verdrängung von ▸Serotonin aus dessen Zellverbindungen zu Flush (mit Rötung v. a. der oberen Körperhälfte), Darmhypermotilität, Bronchospasmen, Erregungszustand. E reserpine.

**Reserve|blut:** *Kardiologie* ▸Restblut. E endsystolic ventricular volume.

**Reserve|kraft:** *Kardiologie* die »Leistungsreserve« des Herzmuskels (▸Myokard), die – innerhalb der Grenzen des Arbeitsstoffwechsels – v. a. durch Hypertrophie die Bewältigung erhöhter Anforderungen ermöglicht. Nimmt z. B. im Alter u. nach bestimmten Erkrankungen ab. Überforderung dieser Kompensationsmöglichkeit führt zu ▸Herzinsuffizienz. E cardiac reserve.

**Reserve|luft:** das exspiratorische ▸Reservevolumen. E reserve air.

**Reserve|stoffe:** durch Speicherung (u. evtl. auch Polymerisation, z. B. Glucose zu ▸Glykogen) nicht am aktuellen Stoffwechselgeschehen beteiligte Substanzen, die erst im Bedarfsfall mobilisiert u. genutzt werden; s. a. ▸Fettdepot.

**Reserve|volumen – exspiratorisches R.,** Abk. ERV: die über das Atemvolumen hinaus maximal ausatembare »Reserveluft« (normal etwa 1200 ml; vermindert bei Zwerchfellhochstand u. lungenkapazitätsmindernden Krankheiten). S. a. ▸Lungenvolumina (dort Abb.), ▸Residualluft. E reserve volume (expiratory; inspiratory). – **inspiratorisches R.,** Abk. IRV: die nach normaler Einatmung noch einatembare »Komplementärluft«; normal ca. 2500 ml (vermindert bei lungenkapazitätsmindernden Krankheiten).

**Reserve|zellen:** Indifferenzzone für den Zellnachschub bei Zylinderepithelien (z. B. Cervix uteri).

**Residual...** *(latein. residuum = Rest):* Wortteil »Rest«.

**Residual|blut, -volumen:** *Kardiologie* Blutvolumen der Herzventrikel nach maximaler systolischer Herzkontraktion; nicht identisch mit dem ▸Restblut.

**Residual|kapazität, funktionelle,** Abk. FRK: *Physiologie* als exspiratorisches Lungenvolumen (= Relaxationsvolumen) das nach normaler Ausatmung, d. h. bei Gleichgewicht zwischen den elastischen Lungen- u. Thoraxkräften, in der Lunge verbleibende Luftvolumen (= exspiratorisches ▸Reservevolumen + ▸Residualvolumen). E functional residual capacity, Abk. FRC.

**Residual|luft,** Abk. $V_{pulm.min.}$: das nach maximaler Ausatmung in der Lunge verbleibende Luftvolumen; macht beim Gesunden – altersabhängig – bis zu 35 % des Gesamtfassungsvermögens aus; ist vermehrt v. a. bei Lungenemphysem u. – reversibel – im asthmatischen Anfall. S. a. ▸Residualkapazität, ▸Residualvolumen. E residual air.

**Residual|syndrom:** ▸Residualzustand.

**Residual|volumen:** **1)** ▸Residualluft. **2)** *Kardiologie* ▸Residualblut. – **R., funktionelles:** die funktionelle ▸Residualkapazität.

**Residual|wahn:** das nicht korrigierbare Überbleibsel eines Wahnsystems (z. B. nach abgelaufener Psychose); z. B. als unveränderter, für das aktuelle Erleben u. Verhalten jedoch weitgehend bedeutungsloser Glaube an die Richtigkeit (Realität) der Wahnerlebnisse. D. h. der Wahn ist »etwas weiter entfernt« und erzeugt weniger Störung des Alltags. E residual delusion.

**Residual|zustand,** Residualsyndrom: i. e. S. das Bestehenbleiben von sog. negativen Symptomen als Zeichen der Chronifizierung einer Schizophrenie. Dazu gerechnet werden u. a. Antriebsverminderung,

R

sozialer Rückzug, Ideenarmut, psychomotorische Verlangsamung. Die Patienten sind erschöpft und kaum belastbar. Kann in Teilbereichen auch durch lange Unterforderung u. Hospitalisierung des Patienten entstehen. Wird heute nicht mehr notwendigerweise als irreversibler »Defektzustand« betrachtet, sondern gilt unter einer Verbindung psychopharmakologischer, soziotherapeutischer u. psychotherapeutischer Maßnahmen durchaus als günstig beeinflussbar. Neben dem einfachen R. (nur Minussymptome) existiert eine gemischte Form, bei der auch Plussymptome vorhanden sind.

**re|siliẹnt:** zur ursprünglichen Form »zurückspringend«. **E** resilient, elastic.

**Resịna:** natürliches pflanzliches Harz (z.B. als pharmazeutische Droge). **E** resin.

**Resịne:** ▶Ionenaustauscher auf Kunstharzbasis; unterschieden als An- u. als Katresine (= **an-** bzw. **kationische R.**). **E** resins.

**Resistance** *(engl. = Widerstand): Physiologie* der bronchiale Strömungswiderstand; ist als – vom Füllungszustand der Lunge abhängige – **totale R.** ($R_T$; unterteilt in in- u. exspiratorische R.: $R_{Ti}$ bzw. $R_{Te}$) die wichtigste pathophysiologische Messeinheit (Parameter) der Atemmechanik. Ist optimal messbar mit Hilfe des Ganzkörperplethysmographen; wird angegeben in $cmH_2O/l/s$. Mittelwert beim Erwachsenen 1,8 (Maximum ca. 3,5).

**Resistẹnz:** Widerstand(sfähigkeit). **1)** *Immunologie* der erblich durch Resistenzfaktoren fixierte, absolute oder relative, im Allgemeinen keine spezifische ▶Immunantwort auslösende Schutzmechanismus des Organismus gegenüber bestimmten Infektionserregern oder Giften (sog. unspezifische ▶Immunität); s.a. ▶Infektionsabwehr. Seine Grundlagen bilden die ▶Phagozytose, die in den Körpersäften gelösten Schutzstoffe (z.B. ▶Opsonine u. ▶Properdin im Blutserum [ihre Funktion wird bei Komplement-Mitwirkung als Immunophagozytose bezeichnet], Lysozyme in Drüsensekreten, Inhibine im Speichel; ferner Proenzyme der Blutgerinnungsfaktoren [▶Faktor], Plasminogen, Histamin, Heparin, Bradykinin bzw. Kininogene) sowie physikalisch-chemische Faktoren (z.B. der Säureschutzmantel der Haut als ▶Barriere; Schleim, Lysozyme, Flimmerhaare der Schleimhaut). Die Wirksamkeit ist herabgesetzt z.B. nach Strahlen-, Kälteschäden u. als Folge von Stoffwechselstörungen. **2)** *Bakteriologie* die Widerstandsfähigkeit von Krankheitserregern gegen Umwelteinflüsse u. Chemotherapeutika (Antibiotika, Sulfonamide) bei deren zu niedrigem Wirkstoffspiegel im Blutserum oder Gewebe (d.h. bei Unterschreiten der minimalen – im Agardiffusionstest bestimmbaren – Hemmkonzentration; s.a. ▶Antibiogramm, ▶Hemmhof-, ▶Blättchentest). Neben der **phänotypischen R.** (als passagere adaptive Entwicklung zellulärer Abwehrmechanismen, v.a. lytischer Enzyme durch die Keime) besonders die **genotypische R.** infolge spontaner, durch ▶Mutationen u. ▶Rekombination bedingter Entstehung von R.-Allelen im Chromosomenbestand bzw. infolge (durch Arzneimittel angeregten) Erwerbs von Plasmiden (▶Resistenzfaktor). Die Übertragung auf weitere Zellen durch Konjugation, Transduktion (durch Phagenübertragung) oder Transformation führt zur Bildung einer resistenten Erregerpopulation. Die R.-Mechanismen (s. Tab.) sind verschieden. Z.B. werden bei Penicillinen

1. enzymatische Inaktivierung: Penicilline, Cephalosporine, Aminoglykoside, Chloramphenicol
2. reduzierte Zellpermeabilität: Tetracycline, Sulfonamide
3. Veränderungen am Rezeptor (oder dessen Umgebung): Streptomycin, Rifampicin, Sulfonamide

**Resistenz:** biochemische Mechanismen der bakteriellen Resistenz. [128]

β-Lactamasen (u. ein weiterer Mechanismus) wirksam, bei Chloramphenicol ein acetylierendes Enzym, bei Tetracyclinen ein Protein, das die Permeabilität der Zytoplasmamembran ändert. **3)** das Nichtansprechen auf bestimmte Heilmittel; z.B. die Unempfindlichkeit von Tumoren gegenüber Zytostatika oder Strahlentherapie. **4)** *Hämatologie* ▶Erythrozytenresistenz. **5)** der tastbare Widerstand gegenüber Druckausübung bei der Palpation, z.B. als Bauchdeckenspannung, als Tumor-R. **E** resistance.

**Resistẹnz|bestimmung:** *Bakteriologie* s.u. ▶Resistenz (2). **E** resistance screening.

**Resistẹnz|faktor:** **1)** R-Faktor, Abk. RF: *Genetik* Erbfaktor, der seinem Träger Widerstandsfähigkeit gegen einen bestimmten Stoff (bzw. eine Stoffgruppe) verleiht. I.e.S. die R-Faktoren (▶Plasmide) der Bakterien, die die ▶Resistenz (2) gegen ein bestimmtes Antibiotikum determinieren. Sie bestehen als »konjugative Plasmide« aus der oder den Resistenzdeterminanten (den Trägern der Resistenzgene; bestimmen Resistenzmuster u. -typ) u. aus dem – sich Genom-unabhängig vermehrenden – Resistenztransferfaktor (= Gene für die ▶Konjugation, die Verbindung mit weiteren Erregerzellen u. für die [para]sexuelle, durch ▶»Sexpili« erfolgende Übertragung des R-Faktors von Zelle zu Zelle). S.a. ▶Transposon. R-Faktoren wurden bisher gefunden bei allen Enterobacteriaceae, bei Pseudomonas aeruginosa, Pasteurella, Neisseria gonorrhoeae, Haemophilus influenzae, Staphylokokken, Streptococcus faecalis u. pyogenes. **E** resistance factor. **2)** *Bakteriologie* Maßzahl für

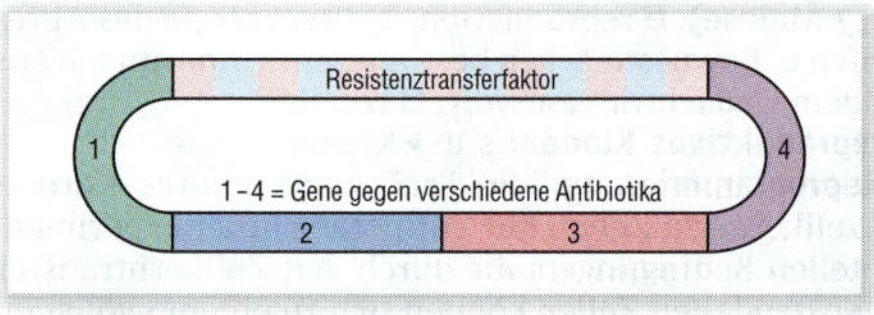


**Resistenzfaktor:** schematische Darstellung der Untereinheiten.

die Bakterienresistenz, errechnet als Quotient aus der minimalen Hemmkonzentration des resistenten Stammes u. der minimalen Hemmkonzentration der Ausgangskultur.

**Resistẹnz|transfer|faktor,** Abk. RTF: s.u. ▶Resistenzfaktor (1). **E** resistance transfer factor.

**Re|solution:** *Pathologie* Rückbildung eines krankhaften Prozesses (z.B. Pneumonie) durch Auflösung, Abbau u. Resorption. **E** resolution.

**Resolvẹntia (remẹdia):** schleimlösende Mittel (▶Expectorantia). **E** resolvents.

**Re|sonạnz:** *Physik* Anregung eines schwingungsfähigen akustischen oder elektrischen Systems durch eine seiner Eigenfrequenzen. **E** resonance. – **R., affektịve:** das emotionale Mitschwingen der Gefühle mit den Gefühlen u. Gedanken eines anderen; ist krankhaft beeinträchtigt (Resonanzlosigkeit = affektive R.-Schwäche) bei endogener Depression (wird u.U. als quälend empfunden), Schizophrenie (vom Kranken kaum empfunden). Ferner, als »Imitationsphänomen«, das unbewusste Nachahmen einer mimischen Reaktion ohne entsprechende Gefühlsregung; v.a. bei organischen Hirnkrankheiten (z.B. Zerebralsklerose). **E** affective r. – **R., kernmagnetische:** ▶Kernspinresonanz. **E** nuclear magnetic r.

**Resonạnz|hypothese (Helmholtz)** (H. L. v. HELMHOLTZ, 1821–1894): *Otologie* Hörtheorie, der zufolge von den in der Basilarmembran des CORTI-Organs systematisch angeordneten Resonatoren unterschiedlicher Eigenfrequenz jeweils diejenigen durch die Schallwellen angeregt werden, deren Eigenfrequenz mit der Schallfrequenz übereinstimmt. – Durch die ▶hydrodynamische Theorie abgelöst.

**Resonạnz|thrombographie:** s.u. ▶Thrombelastographie.

**Resorbentia:** Mittel, die die ▸Resorption von Exsudat fördern. E resorbents.

**Resorcin,** Resorzin, $C_6H_4(OH)_2$, 1,3-Benzoldiol: Antiseptikum; ***Anw.*** 2- bis 5 %ig als äußerliches Hautmittel (z.B. bei Akne), 5- bis 40 %ig als Keratolytikum (Schälpaste). E resorcinol.

**Re|sorp|tion:** die Aufnahme von Wasser u. gelösten Stoffen durch lebende Zellen. Im Allgemeinen als aktiver Transportprozess in Richtung Blut, Lymphe; z.B. als ▸Darmresorption (s.a. ▸Malabsorption), ▸Hautresorption, als tubulärer Transport (s.a. ▸LUDWIG-Theorie). Pharmakologisch die R. von Arzneimitteln von Körperoberflächen (Haut, Schleimhaut, Magen-Darm-Trakt, Lungenalveolen usw.) in das zentrale ▸Kompartiment (v.a. Blut) als Teilvorgang der Invasion; erfolgt durch Diffusion, aktiven Transport, Pinozytose, Phagozytose; s.a. ▸Bioverfügbarkeit. E resorption.

**Resorptions|atelektase:** umschriebene Lungenatelektase durch allmähliche Resorption der Alveolar- u. Bronchialluft peripher eines Bronchusverschlusses (»Obstruktionsatelektase«). E resorption atelectasis.

**Resorptionsbeschleuniger:** Substanzen, die eine schnellere Resorption von Pharmaka bewirken, z.B. durch Verbesserung der Wasserlöslichkeit (z.B. durch Dimethylsulfoxid), Erhöhung der Durchblutung am Applikationsort (z.B. durch ▸Nicotinsäure) oder Erhöhung der Membrandurchlässigkeit bzw. Gefäßpermeabilität (z.B. durch ▸Hyaluronidase). E resorption accelerators.

**Resorptions|fieber:** »aseptisches« Fieber nach Resorption körpereigener Eiweißkörper (z.B. aus einem Hämatom). E aseptic fever.

**Resorptions|ikterus:** posthepatischer, d.h. durch Resorption bereits von der Leber ausgeschiedener Gallenfarbstoffe bedingter ▸Ikterus. E obstructive jaundice.

**Resorptionsverzögerer:** Arzneimittel, die die Verdauung von Kohlenhydraten verlangsamen; ▸Alpha-Glucosidase-Hemmer.

**Resorzin:** ▸Resorcin.

**Re|sozialisierung:** Rehabilitationsmaßnahmen in Richtung der sozialen Wiedereingliederung nach einer Krankheit. E (social) rehabilitation.

**Re|spiratio, -spiration:** ▸Atmung. S.a. ▸Perspiratio. E respiration.

**Respirations|apparat:** **1)** *Anatomie* die Atmungsorgane, ▸Apparatus respiratorius. E respiratory system. **2)** ▸Beatmungsgerät. E respirator.

**Respirations|kalori|meter:** *Physiologie* Gerät zur indirekten u./oder direkten ▸Kalorimetrie anhand der Ermittlung der Sauerstoff-Verbrauchs- u. Kohlendioxid-Abgabewerte. E respiratory calorimeter.

**Respirations|trakt:** ▸Apparatus respiratorius. E respiratory tract, r. system.

**Respirations|typ:** ▸Thorakal-, ▸Zwerchfellatmung.

**Re|spirator:** ▸Beatmungsgerät. E respirator.

**Re|spirator|hirn:** Autolysen u. Nekrosen des Gehirns bei trotz künstlicher Beatmung unzureichender Hirndurchblutung (▸Restkreislauf). E respirator brain.

**re|spiratorisch:** die Atmung betreffend, atmungsbedingt (s.a. ▸Atem...); z.B. respiratorische ▸Alkalose, ▸Arrhythmie, ▸Narkosezeichen, ▸Reanimation. E respiratory. – **r. Insuffizienz:** die Lungeninsuffizienz, d.h. der auf Störungen der Lungenbelüftung (▸Ventilation), des Gasaustausches (▸Diffusion) oder der Blutzirkulation in der Lunge beruhende Zustand. Führt zu Störungen der respiratorischen ▸Homöostase: bei alleiniger Sauerstoffaufnahmestörung (=▸Partialinsuffizienz) zu $O_2$-Mangel im Blut (▸Hypoxämie), bei allgemeiner alveolokapillärer Gasaustauschstörung (= Globalinsuffizienz) auch zu Kohlendioxidvermehrung (Hyperkapnie). Sie ist »**obstruktiv**«, d.h. durch Verengung des Bronchialbaumes bedingt, oder »**restriktiv**«, d.h. durch Störungen der Lungenausdehnungsfähigkeit, Mangel an funktionstüchtigem Gewebe, verminderte Gas-Blut-Kontaktzeit verursacht (z.B. bei Pneumothorax, Pleuraerguss oder -schwarte, Zwerchfellhernie, Pneumonie, Atelektase, Zustand nach Lungenresektion, Lungenfibrose, -stauung, arteriovenöse Fistel). Wird n. COURNAND klassifiziert als »obstruktive oder restriktive ventilatorische Insuffizienz« bzw. als »alveolorespiratorische I.« – Nach ROSSIER unterscheidet man die **latente r. I.** (erst unter Belastung erkennbar; mit Belastungsdyspnoe u. verminderter Atemreserve [VK, AGW] bei normaler arterieller $O_2$-Sättigung in Ruhe) u. die **manifeste r. I.** (= Ruheinsuffizienz; mit Zyanose, Störung der Gesamtventilation u. des alveolokapillären Gasaustausches, Hypoxämie mit oder ohne Hyperkapnie); u. zwar als – zu Polyglobulie führende – Globalinsuffizienz die (außer bei Lungenerkrankungen, -schädigungen) u.a. auftritt bei allgemeinen ▸Ventilationsstörungen, z.B. bei Schädigung des Atemzentrums (durch Narkotika), bei Kreislaufversagen. E r. failure. – **r. Quotient,** Abk. RQ: das Verhältnis der Kohlendioxid- = $CO_2$-Ausscheidung zur Sauerstoff- = $O_2$-Aufnahme. Der Ruhenormwert liegt bei 0,8; verändert sich u.a. unter Hypo- u. Hyperventilation, unter körperlicher Belastung (Anstieg), Stoffwechseleinflüssen. S.a. ▸Energieumsatz, ▸Grundumsatz, ▸Kalorimetrie. E r. quotient. – **r. Viren:** durch Kontakt- oder Tröpfcheninfektion übertragbare, bevorzugt an Lunge bzw. Atemwegen krankheitswirksame (= »pneumotrope« bzw. »Respirationstrakt-affine«) Viren: Myxo-, Paramyxo-, Adeno- (Typ 1–7, 14, 15, 21), RS-, Picorna-Viren (Coxsackie A, Typ 2, 4, 5, 6, 8, 10, 21–Coe; Rhinoviren). E r. viruses.

**respiratorius** *(latein.):* ▸respiratorisch. E respiratory.

**respiratory syncytial virus** *(engl.):* ▸RS-Virus.

**Respiratory-Distress-Syndrom** *(engl.):* **1)** *Pädiatrie* Oberbegriff für das ▸Membransyndrom der Früh- u. Neugeborenen u. für ähnliche Atemnotsyndrome ohne Membrannachweis. **2)** Atemnotsyndrom des Erwachsenen = ▸ARDS.

**Response** *(engl.):* ▸Reaktion.

**Response-to-Injury-Theorie:** s.u. ▸Arteriosklerose.

**Ressourcen:** *Krankenpflege* vorhandene Fähigkeiten, Kräfte u. Möglichkeiten, die dem Patienten (bzw. alten Menschen etc.) helfen, sein Leben u. seine Krankheit zu bewältigen. Unterschieden werden äußere (z.B. positive Beziehungen zu Verwandten, Freunden, soziale u. finanzielle Absicherung) u. innere (u.a. Lebenswille, Lebensmut) Faktoren; verschiedene ▸Pflegemodelle betonen die Bedeutung der R., die bei der Pflege erkannt u. gefördert werden sollten.

**restaurativ:** *Chirurgie* ▸reparativ. E restorative.

**Rest|blut(menge):** das am Ende der Systole in der Herzkammer verbleibende Blutvolumen = »endsystolisches Ventrikelvolumen« (ESV); unterteilbar in das – bei Bedarf noch mobilisierbare – Reservevolumen u. das kleinere ▸Residualvolumen. E endsystolic ventricular volume.

**Rest|empyem:** durch eine »Schwarte« abgekapselter Restzustand eines Pleuraempyems; häufig als sog. ▸Empyemresthöhle. E empyema residue.

**Resterkrankung, minimale,** Abk. MRD: durch die Erkennung kleinster Restmengen von Leukämiezellen im Knochenmarkpunktat definierter diagnostischer Begriff. E minimal residual disease.

**Rest|harn:** die bei Entleerungsstörungen der Harnblase (z.B. bei neurogener Blase, Blasenstarre, Prostataadenom, Harnröhrenstriktur) nach dem Wasserlassen in der Harnblase verbliebene Harnmenge; ist bestimmbar durch Katheterismus, Sonographie, i.v. Urographie (mit Blasenaufnahme nach der Miktion), nuklearmedizinisch; größerer Harnrückstau (s.a. ▸Reflux) führt zu sekundären Veränderungen, z.B. zu Pseudodivertikelbildung der Harnblase, Hydronephrose. E residual urine.

**restiformis** *(latein.):* strangförmig, z.B. Corpus restiforme (▸Pedunculus cerebellaris inferior). E restiform.

**Re|stitutio, -stitution** *(latein.)*: Wiederherstellung. S.a. ▸Regeneration, ▸Reparation. Als **R. ad integrum** die spontane oder operativ erzielte Heilung mit vollständiger Wiederherstellung der ursprünglichen Verhältnisse (engl.: full recovery). E restitution.

**Rest|kaverne:** der konservativen Behandlung widerstehende (= »therapieresistente«) tuberkulöse (Lungen-)Kaverne mit ständiger oder gelegentlicher Erregerausscheidung. E residual cavity.

**Rest|kohlen|stoff,** Abk. Rest-C: die im enteiweißten Blutserum verbliebenen, analytisch auf Kohlenstoff (C) bezogenen C-haltigen Verbindungen (v.a. Kohlenhydrate, Rest-N-Substanzen). Normal 0,18 %; mit ▸Reststickstoff (Rest-N) gleichsinnig ansteigend. E nonprotein carbon.

**Rest|kreislauf:** der bei weitgehendem Kreislaufstillstand im Hirnbereich (z.B. infolge Kammerflimmerns, Hirnschwellung) fortbestehende Minimalkreislauf; das Ausmaß ist entscheidend für die Wiederbelebungsfähigkeit; s.a. ▸Respiratorhirn. E residual circulation.

**Restless-Legs(-Syndrom)** *(engl.)*: »Syndrom der unruhigen Beine«, s.u. ▸WITTMAACK-EKBOM.

**Rest-N:** ▸Reststickstoff.

**Rest|niere:** *Pathologie* sekundäre ▸Solitärniere. E remaining kidney.

**Restriktion:** Einschränkung, Vorbehalt. – *genet* Verhinderung der Replikation bestimmter DNS-Phagen in bestimmten Bakterienstämmen durch Degradation der Virus-DNS mittels stammspezifischer ▸Restriktionsenzyme. E restriction.

**Restriktions|enzyme:** *Genetik, Bakteriologie* (ARBER, NATHANS, SMITH; Nobelpreis 1978) Endoribonucleasen, die sequenzspezifisch an typischen Stellen die ▸Desoxyribonucleinsäure (= DNS) spalten; z.B. bei der ▸Gentechnologie genutzt zum Zerschneiden von DNS u. zur Bildung von **Restriktionsfragmenten**, die in andere DNS-Ketten eingebaut werden können; ferner zur Bestimmung von Punktmutationen (s.u. ▸Restriktionsfragmentlängenpolymorphismen-Analyse). E restriction enzymes.

**Restriktions|fragment|längen|polymorphismen-Analyse,** Abk. RFLP-Analyse: Analyse der unterschiedlichen Längen der Restriktionsfragmente, die durch bestimmte ▸Restriktionsenzyme erzeugt und durch Punktmutationen, die deren typische Erkennungs- u. Schnittstellen zerstören, hervorgerufen werden. E restriction fragment length polymorphism analysis.

**restriktiv:** einschränkend, infolge Einschränkung; z.B. r. ▸Ventilationsstörung, r. ▸Dermopathie. E restrictive.

**Rest|stick|stoff,** Abk. Rest-N, Abk. RN: das Gesamt des im eiweißfreien Filtrat von Blut, Lymphe, Liquor oder Milch gemeinsam (n. KJELDAHL) nachweisbaren Stickstoffs (N); i.w.S. die damit erfasste heterogene Gruppe meist ausscheidungspflichtiger organischer Substanzen (Tab.). Ist erhöht u.a. bei eiweißreicher Kost, gesteigertem Gewebszerfall, v.a. aber bei Nierenerkrankungen mit Einschränkung des Glomerulusfiltrats um > 50 % (z.B. Glomerulonephritis, Nierenversagen, Urämie; ▸Azotämie). Wird unterteilt in Harnstoff-N (50–95 % des RN) u. Residual-N = Nichtharnstoff-N (= RN minus Harnstoff-N), die wie folgt zu berechnen sind (PETERS u. VAN SLYKE):
RN (in mg %) = 10 + (1,07 × Harnstoff-N);
Harnstoff-N = (RN – 10) : 1,07;
Harnstoff = Harnstoff-N × 2,14.
Umfasst ferner das sog. **Rest-Nitrogen**; im Blut ca. 45 % des RN = 5–18 mg % N, das sich nach Subtraktion aller N-Werte der chemisch bekannten Substanzen (Ammoniak, Harnstoff, Harnsäure, Creatinin, Creatin, Aminosäuren etc.) ergibt. E nonprotein nitrogen, Abk. NPN.

**Rest|virulenz:** die ▸Virulenz attenuierter Lebendimpfstoffe, die das »Angehen« der Impfung ermöglicht.

**Rest|volumen: 1)** ▸Restblut. **2)** ▸Residualluft; s.a. ▸Lungenvolumina. E residual volume.

| | Vollblut | Plasma/Serum |
|---|---|---|
| Rest-N, gesamt | 20–40 | 18–29 (40) |
| Residual-N | 16–26 | 6–18 |
| Rest-Nitrogen | 5–18 | – |
| freie Aminosäuren (Nichtprotein-A.) | 4,6–6,8 | 3,4–5,9 |
| Ammoniak | 0,07–0,1 | 0,1–0,2 |
| Creatin | 1,0–1,6 | – |
| Creatinin | – | 0,5–1,3 |
| Ergothionein | 0,03 | – |
| Glutathion | 4,6 | – |
| Harnsäure | 0,3–1,3 | 0,7–1,3 |
| Harnstoff (»BUN« = blood urea nitrogen) | 8,5–15 | 9,6–17,6 |
| Nucleotide | 4,4–7,4 | – |
| *Normalwerte in mg N/dl* | | |

**Reststickstoff:** Hauptkomponenten.

**Resusci-Anne®, -Andy®** *(engl.)*: Übungsphantom für die Atemspende oder äußere Herzmassage im Rahmen der ▸Reanimation. E resuscitation.

**RES-Viren:** Respiratory-Enteric-Orphan-Viren. S.u. ▸REO-Viren. E reoviruses.

**Ret:** ▸Onkogen.

**retard(us), retardiert:** verzögert, verspätet (▸Retardation). E retarded, delayed.

**Re|tardation, Retardierung:** gegenüber dem Lebensalter bestehende Verzögerung der körperl. u./oder intellektuellen Entwicklung als Reifungsverzögerung oder Reifungshemmung, z.B. infolge frühkindlicher Hirnschädigung. E retardation.

**Retardierungsmittel:** s.u. ▸Depotpräparate.

**Retardpräparat:** *Pharmazie* ▸Depotpräparat.

**Rete** *(latein.)*: Netz, z.B. *anat* Fasern-, Blutgefäß-, Nervennetz. S.a. ▸Plexus. E rete, network. – **R. articulare:** ▸Retia vasculosa. – **R. epidermale:** das – in der Aufsicht netzig strukturierte – Stratum basale (u. spinosum) der Haut. – **R. Malpighi:** Sammelbezeichnung für R. epidermale u. R. mirabile. – **R. mirabile:** das in den Verlauf kleinerer Arterien eingeschaltete »Wundernetz« (z.B. als Nierenglomerulus), das eine Verlangsamung des Blutstromes bewirkt. – **R. pigmentosum:** ▸Leukoderma syphiliticum. – **R. testis:** als HALLER-Netz das mit einschichtigem kubischem Epithel ausgekleidete Kanälchennetz zwischen den Tubuli seminiferi recti u. den Ductuli efferentes im »Mediastinum« des Hodens. Ist wahrscheinlich Ausgangspunkt des – prognostisch ungünstigen – multizentrischen, papillären Hodenkarzinoms (»Retetumor«). – **Retia vasculosa:** die von mehreren miteinander anastomosierenden Blut- bzw. Lymphgefäßen gebildeten zweidimensionalen Netze; z.B. das R. carpi dorsale des Handrückens (aus A. radialis; volares Gegenstück: Arcus palmaris profundus), das R. articulare cubiti (der A. ulnaris im Ellbogengelenkbereich) u. das **R. venosum dorsale pedis** (Venennetz des Fußrückens, mit Abfluss über die Vena saphena magna, V. s. parva und V. tibialis anterior).

**Retentio, Retention** *(latein.)*: Zurückhalten. S.a. ▸Retentions... E retention. – **R. alvi:** Stuhlverhaltung, ▸Obstipation. – **R. dentis:** verhinderter Zahndurchbruch (s.a. ▸Dens sustenatus). E retained teeth. – **R. mensium:** Verhaltung des Menstruationsblutes, ▸Amenorrhoea spuria. – **R. placentae:** Nichtausstoßung, Verhaltung des Mutterkuchens, ▸Plazentaretention; s.a. ▸Abort, verhaltener. – **R. testis:** ▸Hodenretention; s.a. ▸Maldescensus. E undescended testis.

– **R. urinae:** Harnverhaltung; ▸Harnstauung, ▸Harnsperre. E retention of urine.

**Retentions|verband:** der der Bewahrung des Ergebnisses der Knochenbrucheinrichtung (▸Reposition) dienende endgültige bzw. nur für die vorläufige Ruhigstellung (für Krankentransport) angefertigte »Frakturverband«; meist als Schienenverband, Gipsverband, evtl. als Dauerzug- oder Transfixationsverband.

**Retentions|zyste:** Zystenbildung infolge Verschlusses der Ausführungsgänge eines absondernden Organs (z.B. Speichel-, Talg-, Schleim-, Tränendrüse). S.a. ▸Epidermalzyste. E retention cyst.

**Reteplas(e):** ein gentechnologisch hergestelltes ▸Fibrinolytikum (Plasminogenaktivator).

**Rete|tumor:** ein ▸Hodenkarzinom, s.u. ▸Rete testis.

**Ret-Gen:** ▸Onkogen.

**Re|thrombosierung:** örtliches Wiederauftreten (▸Rezidiv) einer Thrombose. E rethrombosis.

**Retia:** Netze (▸Rete).

**reticula|ris, -tus** *(latein.):* netzförmig, ▸retikulär. E reticular, reticulated.

**Reticulin:** feine Bindegewebsfasern aus (Pro-)Kollagen, Fibronectin u. sulfatierten Glykosaminoglykanen. E reticulin.

**reticulo...:** Wortteil »Netz« (▸Rete), »netzförmig«; s.a. ▸Retikul(o)...

**retikulär:** netzförmig, i.w.S. das ▸retikulohistiozytäre System bzw. die ▸Formatio reticularis (=r. System) betreffend, z.B. das aufsteigende retikuläre Aktivierungssystem. E reticular. – **r. Bindegewebe:** Reticulin-Fasern enthaltendes B. (im retikulohistiozytären System). E r. connective tissue. – **r. Dysgenesie:** s.u. ▸Dysgenesie. – **r. Mark:** das Stroma des Knochenmarks. – **r. Netzhautschicht:** der Assoziationsapparat der ▸Retina. E r. layer of retina. – **r. System:** die ▸Formatio reticularis. E r. system.

**Retikularapparat:** *Zytologie* ▸GOLGI-Apparat.

**Retikulo|angio|matose:** ▸KAPOSI-Syndrom; s.a. ▸Hämangioendotheliom. E reticuloangiomatosis.

**Retikulo(endo)thel,** Retothel: das Endothel des **retikulo|endo|thelialen Systems** (▸retikulohistiozytäres System). E reticuloendothelium.

**Retikulo|endo|theliose:** Sammelbegriff für Krankheiten des ▸retikulohistiozytären Systems (RHS), z.B. Retikulom, ▸Retikulose, Retikulohistiozytose, Retikulosarkom(atose). E reticuloendotheliosis. – **R., epitheloidzellige:** ▸BESNIER-BOECK-SCHAUMANN-Krankheit. – **R., leuk|ämische:** ▸Haarzellenleukämie. E leukemic r., hairy-cell leukemia.

**retikulohistiozytäres System,** Abk. RHS, retikuloendotheliales System, Abk. RES, mononukleär-phagozytierendes System: Funktionseinheit aus Zellen, die zu ▸Phagozytose u. Speicherung von Stoffen/Partikeln befähigt sind. Besteht aus Retikulumzellen des retikulären ▸Bindegewebes, aus Blut- u. Lymphgefäßendothelien u. den die Blut- u. Lymphsinus endothelartig auskleidenden Zellen (= Retikuloendothel), aus Fibrozyten (gewöhnliche Bindegewebszellen) u. aus eigenständigen Histiozyten (wie die Makrophagen aus Monozyten hervorgehend); dient wesentlich der Beseitigung von Abfall- u. Fremdstoffen einschließlich eingedrungener Mikroorganismen, wobei Antikörper (Immunglobuline der Klasse G = IgG) u. das Komplement C'3 eine Hilfsfunktion haben (Monozyten u. Makrophagen besitzen für beide Stoffklassen spezifische Rezeptoren, die Granulozyten nur für C', werden aber durch ihre Anwesenheit aktiviert). Funktionsausfälle treten auf z.B. bei Schock oder Strahlenschaden. E reticuloendothelial system, mononuclear phagocyte system.

**Retikulo|histio|zytose:** ▸PAUTRIER-WORINGER-Syndrom (= lipomelanotische ▸Retikulose). E reticulohistiocytosis. – **R., multizentrische:** die auch als Lipoidarthrodermatitis bezeichnete Histiozytose mit destruierender ▸Polyarthritis u. Knötchenbildungen (Infiltrate) in Haut u. Schleimhäuten. E multicentric r.

**Retikulo|lympho|sarkom:** ein ▸Non-HODGKIN-Lymphom des retikulären Gewebes; besteht aus Retikulumzellen u. Lymphozyten. E reticulolymphosarcoma.

**Retikulo|sarkom:** ▸Retikulumzellensarkom. E reticulosarcoma.

**Retikulose:** heute ungebräuchlicher Sammelbegriff für Krankheiten mit Wucherung von Retikulumzellen u./oder Histiozyten (s.a. ▸Histiocytosis X; ▸Retikulozytose). Es handelt sich um maligne systemische ▸Neoplasien des retikulohistiozytären Gewebes, z.B. ▸Retikulohistiozytose, ▸Retikulumzellsarkom, eosinophiles ▸Granulom, ▸ABT-LETTERER-SIWE-, ▸HAND-SCHÜLLER-CHRISTIAN-, ▸GAUCHER-, ▸NIEMANN-PICK-, ▸PAUTRIER-WORINGER-Syndrom, ▸Monozytenleukämie, multiples ▸Myelom. E reticulosis. – **R., histiozytäre medulläre,** Retikulosarkomatose: (ROBB-SMITH) akute, rasch zum Tode führende R. mit Fieber, Gelbsucht, Milz-Leber-Vergrößerung, Anämie, Leukozyto- u. Thrombozytopenie. E histiocytic medullary r. – **R., lipomelanotische:** ▸PAUTRIER-WORINGER-Syndrom. E lipomelanotic r. – **R., ma|ligne:** bösartige ▸Histiozytose bzw. Retikulohistiozytose (»histiozytäre R.«). Leukämie-artige Krankheit mit Wucherung von Zellen, die Merkmale von Retikulumzellen aufweisen. Befallen sind v.a. Blut bildende Organe. E malignant r. – **R., pagetoide:** epidermotropes, niedrig malignes T-Zell-Lymphom. Unterschieden werden zwei klinische Typen: ***lokalisierter Typ:*** (WORINGER u. KOLOPP) an den Extremitäten rötlich-bräunlicher, schuppender Herd mit Größenzunahme; ***disseminierter Typ:*** (KETRON u. GOODMAN). Mit großer Wahrscheinlichkeit handelt es sich hier um eine Mycosis fungoides.

**Retikulo|zyt,** Proerythrozyt: junges rotes Blutkörperchen (▸Erythrozyt) als bereits kernloses Endprodukt der ▸Erythropoese, in dem sich aber mit Supravitalfarbstoffen (Brillantkresylblau, Nilblausulfat) die aus Protoplasmaanteilen (Zellorganellreste) kernhaltiger Vorstufen bestehende ▸Substantia reticulo(granulo)filamentosa darstellt (in Knäuel-, Netz-, Knötchenform, s. Abb.). Er ist im Vergleich zum reifen Ery reicher an Glykolyseenzymen u. besitzt eine größere osmotische ▸Resistenz. Normwerte im Blut: 7–15‰ bzw. 35 000–75 000/µl; s.a. ▸Neozyt. E reticulocyte.

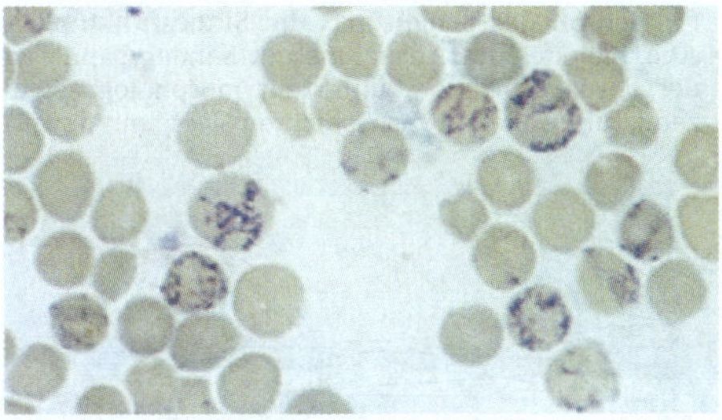

**Retikulozyt:** Zellen im Blutausstrich. [198]

**Retikulo|zyten|krise:** krisenhafte ▸Retikulozytose als Regenerationszeichen der Blutbildung (▸Erythropoese) nach akuter Hämolyse, nach Blutungen u. nach Verabfolgung von ▸Vitamin $B_{12}$ oder Folsäure (zur Behandlung einer megaloblastischen Anämie). E reticulocyte crisis.

**Retikulo(zyto)penie:** Verminderung der Retikulozytenzahl im peripheren Blut unter den Normwert. – **R., akute:** ▸Erythroblastopenie. E reticulo(cyto)penia.

**Retikulo|zytose:** Zunahme der Zahl der ▸Retikulozyten im peripheren Blut bei gesteigerter Bildung roter Blutkörperchen; s.a. ▸Retikulozytenkrise. E reticulocytosis.

**Retikulum** *(latein.):* kleines Netz; z.B. *histol* als (Zell-) Kerngerüst, als ▸**endo|plasmatisches R.** oder in Ske-

R

lettmuskelzellen als ▸ **sarko|plasmạtisches R.** E reticulum.

**Retịkulum|zelle:** sternförmig verästelte Zelle des retikulären Bindegewebes (u. damit des RES) mit einem durch Silberimprägnation darstellbaren, zellversteifenden oberflächl. Netzwerk aus elastischen Reticulinfasern. E reticular cell.

**Retịkulumzell(en)sarkom,** Retothelsarkom, Retikuloendotheliom: extrem seltenes ▸ Non-HODGKIN-Lymphom (meist ein B-Zell-Lymphom) mit gut oder wenig differenzierten, aber isomorphen Retikulumzellen u. umgebendem dichtem Gitterfasernetz. Meist auf das lymphoretikuläre Gewebe (Lymphknoten, Knochenmark) beschränkt, evtl. aber frühzeitig generalisierend (»Retikulosarkomatose«). ***Klinik:*** Lymphknotenschwellungen, Fieberschübe, verdrängende, später zerstörende (infiltrativ-destruierende), evtl. geschwürig zerfallende Tumoren, schließlich Metastasierung, Anämie, Leuko- u. Thrombozytopenie; s.a. Abb. E reticulosarcoma.

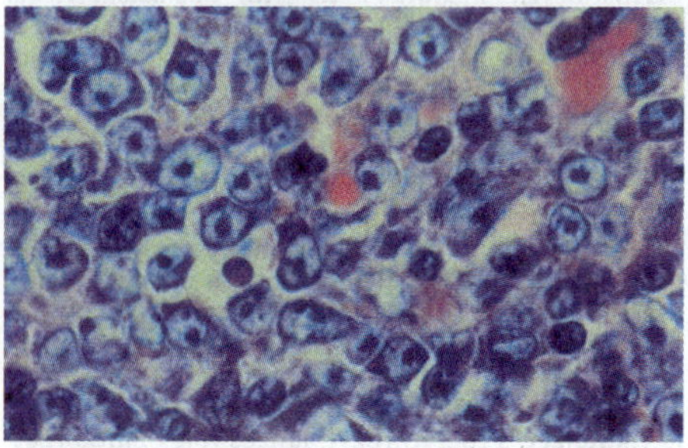

**Retikulumzell(en)sarkom:** große Nukleolen mit basophilem Zytoplasma u. relativ hellem Chromatin (Histologie). [178]

**Rẹtina:** die Netzhaut; die innerste Schicht des Augapfels, zwischen Glaskörper u. Aderhaut = Choroidea gelegen, von letzterer leicht ablösbar. Besteht aus dem lichtempfindlichen zentralen, bis an die Ora serrata reichenden Teil (Pars optica) u. dem lichtunempfindlichen u. nur einschichtigen vorderen Teil (Ziliarkörper u. Regenbogenhaut = Pars iridica bzw. ciliaris). Sie vermittelt durch ihr Sinnesepithel (1. Neuron der Sehleitung) die Sinnesfunktion; s. Abb. Sie ist – mit Ausnahme der Sehnervpapille u. der Fovea centralis – unterteilt morphologisch in zehn, funktionell in vier Schichten (I–IV; mit den re-

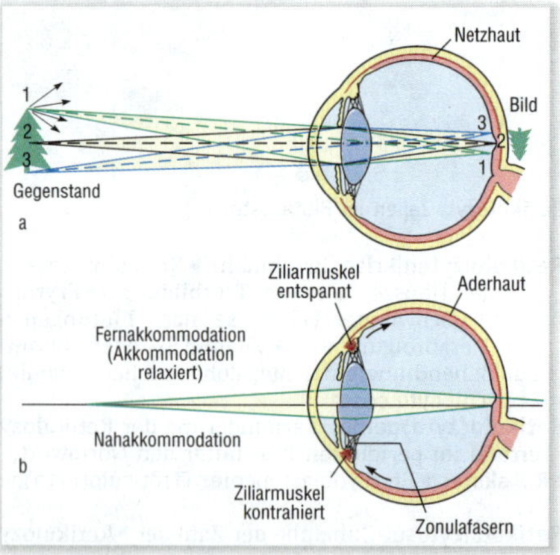


**Retina:** Bildentstehung auf der Netzhaut. Jeder Gegenstandspunkt (1, 2, 3) entspricht einem Bildpunkt auf der Retina; man erhält ein verkleinertes u. umgekehrtes Bild des Gegenstandes. [97]

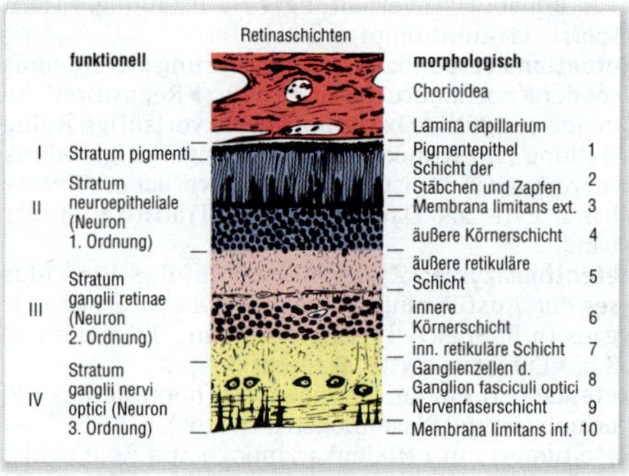


**Retina.** [12]

tikulären Schichten als Assoziationsapparat, gebildet von Horizontalzellen u. amakrinen Zellen; Abb.). S.a. ▸ Photorezeptoren, ▸ rezeptives Feld (dort Schema), Retino..., ▸ Fundus, ▸ Netzhaut... E retina.

**Rẹtina|angiomatose:** ▸ v.-HIPPEL-LINDAU-Syndrom; s.a. ▸ PURTSCHER-Syndrom. E angiomatosis of retina.

**Retinạculum:** *Anatomie* Halteband. E retinaculum. – **R. caudạle cụtis:** bandförmiger bindegewebiger Chorda-dorsalis-Rest zwischen Steißbein u. Steißbeingrübchen (Foveola coccygea). – **R. cụtis:** straffe Bindegewebsstränge zwischen Korium u. Faszien bzw. Periost. – **R. extensọrum:** als Teil der Unterarmfaszie ein queres, straffes Band über den sechs Führungskanälen (mit Sehnenscheiden) der Strecksehnen am Handrücken (von der Speichen- zur Ellenseite: Mm. abductor pollicis longus + extensor [= ext.] pollicis brevis, ext. carpi radialis longus + brevis, ext. pollicis longus, ext. digitorum + ext. indicis, ext. digiti V, ext. carpi ulnaris). E extensor r. – **R. flexọrum:** queres Band vom Kahn- u. Trapezbein zum Erbsenbein u. Hakenbeinhaken als Dach des Hohlhandkanals (▸ Canalis carpi), der die Beugersehnen enthält. E flexor r. – **R. muscụlorum – R. mm. extensorum inferius u. superius:** als ▸ Ligamentum cruciforme bzw. Lig. transversum cruris ein kreuzförmiges Band (von bd. Knöcheln zum gegenüberliegenden Fußrand) bzw. eine quere Verstärkung der Fascia cruris knapp oberhalb der Knöchel als Halteband für die Strecksehnen des Fußes. – **R. mm. flexọrum,** Lig. laciniatum: straffes Halteband zwischen Innenknöchel u. Fersenbein für die Beugesehnen des Fußes. – **R. mm. peronẹorum infẹrius u. supẹrius:** das untere bzw. obere Halteband zwischen Trochlea peronealis des Fersenbeins bzw. Fersenbeinaußenfläche u. dem Außenknöchel für die Sehnen der Mm. peronei. – **R. patẹllae:** beidseits an der Kniescheibe vorbei direkt zur Rauigkeit des Schienbeinkopfes ziehende Aponeurosefasern des medialen bzw. lateralen M. vastus. E patellar r. – **R. ụteri:** ▸ Parametrium.

**Rẹtina|embolie:** ▸ Apoplexia retinalis; s.a. ▸ Zentralarterienverschluss. E retinal embolism.

**Retinạl:** Vitamin-A1-Aldehyd; s.u. ▸ Vitamin A. E retinal.

**retinạl:** die Netzhaut (= Retina) betreffend. E retinal. – **r. Element:** s.u. ▸ rezeptives Feld; s.a. ▸ Photorezeptoren.

**Rẹtina|ödem:** Netzhautödem, z.B. bei Uveitis, nach retinalen Gefäßverschlüssen. E retinal edema.

**Rẹtina|tumoren: 1)** ▸ Retinoblastom. **2)** Astrozytom der Retina (tuberöse ▸ Hirnsklerose). **3)** Angiomatosis retinae: ▸ (v.-)HIPPEL-LINDAU(-CZERMAK)-Syndrom.

**retiniert:** zurückgehalten, ▸ Retentio. E retained.

**Retinịtis,** Dyktiitis: primäre Entzündung der Retina, die zusätzlich zu Glaskörper- und Vorderkammerreiz führen kann. ***Ätiol.:*** oft in Zusammenhang mit allgemein geschwächter Abwehrlage (z.B. AIDS). Häufig viral ausgelöst, z.B. durch Herpes-simplex-, Varicella-Zoster- oder Zytomegalie-Virus, aber auch durch andere Erreger wie Toxoplasmen oder Treponema pallidum möglich. E retinitis. – **R. centralis:** R. zentraler Netzhautbereiche; z. B. als R. exsudativa. E central r. – **R. exsudativa:** R. mit Ödembildung, Blutungen (= ▸R. haemorrhagica); evtl. gefolgt von Glaskörperverflüssigung, Netzhautablösung, z. B. als seröse zentrale Chorioretinitis (KITAHARA-Syndrom), als beidseitige Chorioretinitis mit Meningoenzephalitis (HARADA-Syndrom). E exudative r. – **R. haemorrhagica:** exsudative R. mit Blutungen (z. B. in tiefe Netzhautschichten als COATS-Syndrom u. als Retinopathia diabetica). E hemorrhagic r. – **R. pigmentosa:** ▸Retinopathia pigmentosa. – **R., septische:** (ROTH) metastatische R. bei chronischer Sepsis; es bestehen fleckförmige Blutungen u. kleine, weiße, scharf begrenzte Herde. E septic r. – **R. syphilitica:** R. als Syphilis-Komplikation; mit diffusem Ödem (gefolgt von Pigmentverschiebungen; bei angeborener Form als »Pfeffer- und Salz«-Fundus) u. teilweiser Optikusatrophie; stets kombiniert mit Aderhaut- u. Sehnervaffektion (Chorioretinitis, Neuroretinitis). E syphilitic r.

**Retino|blastom,** Retin(ogli)om: seltener, im Säuglings- oder Kleinkindalter auftretender maligner Tumor aus embryonalen Netzhautelementen (z. B. rosettenförmig). Gilt als unregelmäßig-dominant erblich bzw. durch Neumutation bedingt. Beginnt multizentrisch (kleine weiße Netzhauttumoren, die zufällig oder im Rahmen der Vorsorgeuntersuchung erkannt werden können). Wuchert nach außen (»subretinal«) oder in Richtung Glaskörper (»exophytisches« bzw. »endophytisches Gliom«). Neigt zu Zerfall, Nekrotisierung u. ▸Metastasierung in das Schädelinnere; imponiert bei Vollentwicklung als amaurotisches Katzenauge (d. h. zeigt weißen Lichtreflex der Pupille; s. a. Abb.). E retinoblastoma.

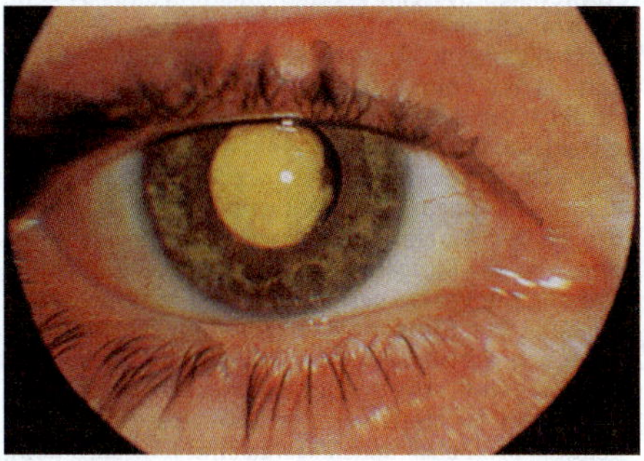

**Retinoblastom:** Der Tumor leuchtet in der Pupille gelblich auf. [351]

**Retino|chorioiditis:** ▸Chorioretinitis. E retinochoroiditis.

**Retino|graphie:** photographische Netzhaut-Darstellung mit der Funduskamera. E retinography.

**Retinoide:** Derivate von Vitamin A (Retinol; Formel); ***Wirkung:*** normalisieren Wachstum u. Differenzierung von Haut- u. Schleimhautzellen. ***Wirkst.:*** ▸Vitamin-A-Säure (Tretinoin) zur lokalen Anw.; systemisch (oral) ▸Isotretinoin (13-cis-Retinsäure) u. Acitretin. ***Anw.*** bei Hyper- u. Dyskeratosen, z. B. Akne, Psoriasis, Ichthyosis vulgaris. ***NW:*** u. a. Haut- u. Schleimhautreizungen, Blutbildveränderungen, erhöhte Blutfettwerte. R. wirken oral teratogen; daher Anw. bei Frauen im gebärfähigen Alter nur bei dringender Indikation, nach Ausschluss einer Schwangerschaft u. unter zuverlässiger Empfängnisverhütung auch nach Abschluss der Behandlung. E retinoids.

**Retinol:** internationale Bezeichnung für ▸Vitamin $A_1$. Wird gebunden von einer Blutserumfraktion (**R. bindendes Protein** [RBP]), die bei akuter infektiöser Hepatitis u. bei Nephropathien mit Tubulusschädigung erniedrigt ist. *pharm* ***Anw.*** oral, zur Injektion, lokal in Ophthalmika u. Dermatika zur Substitution, am

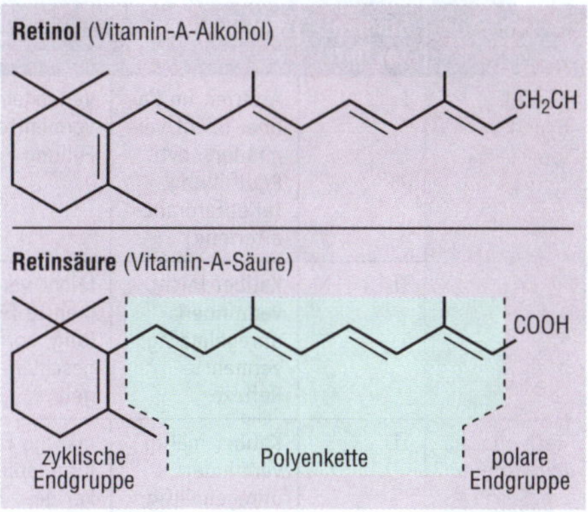


**Retinoide.** [17]

Auge u. a. bei Tränenfilmstörungen, Xerophthalmie u. Hornhautdefekten. E retinol.

**Retinometer:** Gerät zur Prüfung der Sehschärfe bei Medientrübungen (v. a. Katarakt) durch Erzeugung von Interferenzmustern auf der Netzhaut.

**Retino|pathia, -pathie,** Retinose: Oberbegriff für die nichtentzündlichen Netzhauterkrankungen (die z. T. aber als ▸Retinitis bezeichnet werden). E retinopathy. – **R., aktinische:** Strahlenschaden der Netzhaut, z. B. nach starker Blendung durch Sonnenlicht (s. a. ▸Conjunctivitis nivalis), Bogenlampe; zentrales Ödem mit nur teilweise rückbildungsfähiger Makulaschädigung. E actinic r. – **R. albumin|urica:** R. als Folge von Nierenerkrankungen mit Albuminurie u. ▸Hypertonie (▸R. hypertonica); mit länglich-radiären, weißen Herden um den gelben Fleck (»Sternfigur«) u. Gefäß-, Papillenveränderungen, evtl. ▸Amaurose. Typisch z. B. bei ▸Gestosen (= R. eclamptica s. gravidarum), bei – v. a. proliferierender – Glomerulonephritis, Nephrosklerose (= R. renalis = BRIGHT-Retinitis). E albuminuric r. – **R., angioid-streifige:** R. mit ▸angioiden Netzhautstreifen; eine tapetoretinale Degeneration. S. a. ▸R. pigmentosa. E striate r. – **R. arterio|sclerotica:** R. bei Arteriosklerose; mit ▸Fundus angioscleroticus (wie auch bei **R. angio|spastica**, d. h. bei Krankheiten mit spastischen Gefäßengstellungen). E arteriosclerotic r. – **R. centralis serosa:** ▸KITAHARA(-HORNIKER)-Syndrom. – **R. diabetica:** R. bei diabetischer Mikroangiopathie (s. Abb.). Die Netzhaut zeigt Punktblutungen, kleine weißliche Degenerationsherde am hinteren Augenpol sowie vermehrte Venenschlängelung u. Blutaustritte (auch im Glaskörper). Oft auch Zeichen der arteriosklerotischen u. hypertonischen R. E diabetic r. – **R. hypertonica:** R. mit ▸Fundus hypertonicus

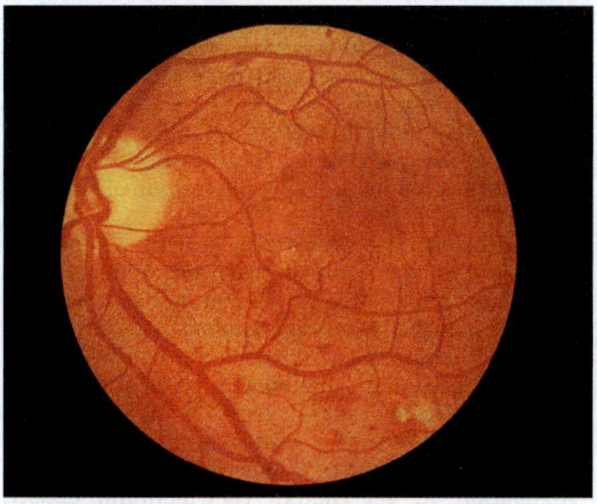

**Retinopathia diabetica:** linker Augenhintergrund mit multiplen flohstichartigen Blutungen bzw. Mikroaneurysmen. [437]

| | Stadien (n. THIEL) | Gefäßsystem | | | Netzhautgewebe | | |
|---|---|---|---|---|---|---|---|
| Fundus hypertonicus | I | Arterien im Kaliber leicht vermindert, evtl. Prallfüllung (»Kupferdrahtarterien«) | Venen leicht vermehrte Füllung | Kapillaren o. B. | Peripherie o. B. | Papille o. B. | Makula o. B. |
| | II | Kaliber leicht vermindert, unregelmäßig; vermehrte Reflexe | leicht vermehrte Füllung, gering geschlängelt | peripapillär sichtbar | einzelne Blutungen u. graue Degenerationsherde | o. B. | o. B. |
| Retinopathia hypertonica i. e. S. | III | Kaliber mäßig vermindert, unregelmäßig; Rosenkranzähnl. Einschnürung; unregelmäßige Reflexe | mäßige Füllung, stärker geschlängelt | peripapillär ektatisch | Gruppenblutungen, graue u. Cotton-Wool-Herde | unscharf begrenzt, leicht prominent | Sternfigur |
| | IV | Kaliber stark vermindert, sehr unregelmäßig; »Silberdrahtarterien« | mäßige Füllung, stark geschlängelt; GUNN-Phänomen | peripapillär stark ektatisch | zahlreiche Gruppen u. Einzelblutungen, Cotton-Wool-Herde | stark verwaschen u. prominent, mit Blutungen u. Ödem | Sternfigur |

**Retinopathia hypertonica:** Befunde des Augenhintergrundes.

bei arteriellem Hochdruck; bei Glomerulonephritis (s.a. ▸R. albuminurica) meist mit Zeichen des Stadiums II–III (Tab.). Sehverschlechterung meist erst im Stadium IV u. bei maligner Nephrosklerose. **E** hypertensive r. – **R. pigmentosa:** rezessiv erbliche (geschlechtsgebunden), fortschreitende tapeto-retinale ▸Degeneration; mit – von der Peripherie ausgehend – Knochenkörperchen-ähnlichen Pigmenteinlagerungen u. Gefäßverengung; führt im Kindesalter zu Nachtblindheit u. Gesichtsfeldeinschränkung (▸Skotom; als Röhrengesichtsfeld nach erfolgter Papillenabblassung); oft kombiniert mit Taubstummheit, Farbenblindheit, geringer Intelligenz etc. – Gelegentlich auch toxisch bedingt (z.B. durch Phenothiazine, Chloroquin). **E** pigmentary r. – **R. praematurorum:** die retrolentale ▸Fibroplasie der Neugeborenen. **E** r. of prematurity. – **R. renalis:** s.u. ▸Retinopathia albuminurica. **E** renal r. – **R. sklopetaria:** R. nach tangentialer Augapfelverletzung; mit – erst nach Resorption der Glaskörperblutung erkennbaren – Narben- u. Pigmentflecken. – **R. solaris:** aktinische R. durch Sonnenlicht. **E** solar r., photoretinopathy.

**Retino|schisis:** lamelläre Spaltbildung der Netzhaut; z.B. als **idiopathische juvenile R.** eine X-chromosomal-rezessiv erbliche zystische ▸Makuladegeneration mit Spaltung im unteren temporalen Quadranten. Ferner die dominant erbliche »hyaloideoretinale Degeneration WAGNER« (mit weißlichem, äquatorial mit der Netzhaut verbundenem Glaskörper-»Segel«). **E** retinoschisis.

**Retinose:** ▸Retinopathia. **E** retinosis.

**Retino|skopie:** ▸Skiaskopie. **E** retinoscopy.

**Retin|säure,** Vitamin-$A_1$-Säure: ▸Tretinoin. **E** retinoic acid.

**Retorten|baby:** umgangssprachl. Bez. für ein Neugeborenes, das durch die Befruchtung einer Eizelle ohne Nachhilfe, aber an einem künstlichen Ort (z.B. Reagenzglas) hervorgegangen ist. Die Eizelle wird nach hormonaler Anregung der Follikelreifung durch vaginale, ultraschallkontrollierte Punktion der Eibläschen (früher durch Laparoskopie) entnommen u. mit Sperma des Ehemannes zusammengebracht. Nach erfolgter extrakorporaler Befruchtung erfolgt Inkubation in geeignetem Nährmedium, danach Übertragung des frühembryonalen Zellverbandes in die hormonal für die ▸Nidation vorbereitete Gebärmutter (sog. ▸Embryotransfer). **E** test-tube baby.

**Reto|thel:** die Gesamtheit aller als »Uferzellen« an den Blut- oder Lymphstrom grenzenden Retikumzellen (»**Retothelzellen**«) des lymphatischen Gewebes. **E** retothelium.

**retotheliales System:** ▸retikulohistiozytäres System. **E** retothelial system.

**Retothel|sarkom, Retotheliom:** ▸Retikulumzellsarkom. **E** reticulum cell sarcoma.

**re|traktil:** zur ▸Retraktion befähigt. **E** retractile.

**Re|traktion:** das Sichzurückziehen bzw. Schrumpfen eines Organs oder Gewebes (s.a. ▸Rétrécissement), z.B. des Augapfels (▸STILLING-TÜRK-DUANE-Syndrom), der Lunge (bei ▸Lungenkollaps). **E** retraction. – **R. des Blutgerinnsels:** als 3. Phase der Blutgerinnung die Verkleinerung des Gerinnsels als aktive Leistung der Blutplättchen (u. durch Fibrinvernetzung, d.h. Fibrinpolymerisation). Erfolgt unter Auspressen von Blutserum, im Reagenzglas unter Ablösung des Gerinnsels von der Gefäßwand. Begünstigende = Pro-**Retraktionsfaktoren** sind z.B. Thrombin, Adrenalin, hemmende = Anti-Retraktionsfaktoren z.B. Antithrombin. **E** clot retraction.

**Re|traktions|furche:** *Geburtshilfe* ▸BANDL-Kontraktionsring. **E** retraction ring.

**Re|transfusion: 1)** autologe Transfusion: intra- bzw. postop. Reinfusion von Eigenblut bzw. aufbereiteten Eigenblutbestandteilen. ***Vorgehen:*** Das Blut wird dem Patienten entweder vor der Op. entnommen oder intraoperativ gesammelt u. aufbereitet (mit Hilfe eines Zellseparators gewaschene Erythrozyten). ***Vorteile:*** Kompensation auch größerer Blutverluste ohne immunolog. bedingte Transfusionszwischenfälle, keine Übertragung von Krankheitserregern. ***Kontraind.:*** z.B. maligne Tumoren, Infektionen. **2)** das Wiedereinbringen des Blutes nach Hämodialyse, extrakorporaler Oxygenisation (in der Herz-Lungen-Maschine). **E** autotransfusion, reinfusion. **3)** wiederholte Bluttransfusion.

**Re|trans|plantation:** Rückverpflanzung eines Transplantates in den ursprünglichen Spender, auch Wiederholungstransplantation z.B. nach akuter oder chronischer Abstoßung des transplantierten Organs. S.a. ▸Reimplantation.

**Rétrécissement** *(franz.):* Schrumpfung; s.a. ▸Retraktion. **E** retraction. – **R. mitral pur:** ▸DUROZIEZ-Syndrom. **E** congenital mitral stenosis. – **R. thoracique:** Verschmälerung der Zwischenrippenräume, Schultersenkung, Mediastinumverziehung u. Lungenausdehnungsverlust auf der bzw. zur Seite einer ausgedehnten Pleuraverschwartung.

**re|tro...** *(latein.):* Wortteil »zurück«, »rückwärts« (▸dorsalis), »zurückliegend«. S.a. ▸post(ero)...

**re|tro|aurikulär:** hinter der Ohrmuschel. **E** retroauricular.

**re|tro|bulbär, -bulbaris:** hinter dem Augapfel. **E** retrobulbar. – **r. Anästhesie:** Leitungsanästhesie durch Injektion des Anästhetikums in hintere Bereiche der Augenhöhle von einem der Lidwinkel aus. **E** r. anesthesia.

**Re|tro|bulbär|neuritis,** Neuritis optica retrobulbaris: Entzündung des Sehnervabschnittes zwischen Augapfel u. Sehnervenkreuzung (Chiasma opticum). Als **axiale R.** (bevorzugt des papillomakulären Bündels), **interstitiale periphere R.** (bei basaler Meningitis von den Sehnervscheiden auf den Nerv fortgeleitet, evtl. den ganzen Querschnitt betreffend = **totale R.**). Führt zu entsprechenden Sehnervatrophien mit Gesichtsfeldausfällen (▸Skotom), Papillenabblassung. Kommt vor u.a. bei multipler Sklerose, Alkohol-, Tabakvergiftung; angeboren als ▸LEBER-Syndrom. – S.a. myelooptische ▸Neuropathie. **E** retrobulbar neuritis.

**re|tro|caecalis,** retrozäkal: hinter dem Blinddarm (Zäkum) gelegen. **E** retrocecal.

**Re|tro|collis (spasmodicus):** doppelseitiger – spastischer – Schiefhals (= Torticollis) mit Rückwärtsbeugung des Kopfes. **E** spastic retrocollis.

**Re|tro|fixatio uteri:** *Gynäkologie* Verwachsung der Gebärmutter mit der rückwärtigen Beckenwand in Form der ▸Retroflexio oder -versio fixata; z.B. nach Endometriose, DOUGLAS-Abszess. **E** retrofixation of uterus.

**Re|tro|flexio:** Rückwärtsbeugung; i.e.S. Kurzbezeichnung der R. uteri. – **R. uteri:** nach hinten gerichtete winklige Abknickung des Gebärmutterkörpers gegenüber dem Gebärmutterhals, u. zwar mit oder ohne örtliche Verwachsungen, d.h. als **R. u. fixata** (s.a. ▸Retrofixatio) bzw. als **R. u. mobilis.** Letztere ist – als belanglose Lageanomalie – bimanuell oder durch Anhaken der Portio u. intravaginales Anheben aufrichtbar bzw. richtet sich meist bei Schwangerschaft spontan auf. **E** retroflexion of uterus.

**re|tro|gan|glionäre Neurotomie:** (SPILLER, FRAZIER 1901) op. Durchtrennung der sensiblen Wurzeln des Nervus trigeminus an deren Abgang aus dem Ganglion trigeminale (temporal-extraduraler Zugang) bei ▸Trigeminusneuralgie. **E** retro-Gasserian rhizotomy.

**Retro|genie:** Rückverlagerung des Unterkiefers. **E** retrognatism.

**re|tro|grad:** zeitlich oder örtlich zurückliegend (z.B. r. ▸Amnesie), von hinten her bzw. entgegen der natürlichen Fluss- bzw. Eingriffsrichtung (z.B. der **r. Katheterismus** der Harnröhre von der suprapubisch eröffneten Harnblase aus, die r. ▸Pyelographie), nach rückwärts (z.B. **r. Optik** = Rückblickoptik). **E** retrograde.

**Re|tro|infektion:** *Venerologie* ▸Pingpong-Infektion. **E** retroinfection.

**re|tro|kardial:** hinter dem Herzen gelegen; z.B. der **Retrokardialraum** (»RCR«), ▸HOLZKNECHT-Raum. **E** retrocardiac.

**re|tro|kavaler Ureter:** retrokavaler ▸Harnleiter. **E** retrocaval ureter.

**re|tro|koch|lear:** funktionell jenseits der Ohrschnecke (d.h. im 8. Hirnnerv bzw. in der Hörbahn). **E** retrocochlear.

**re|tro|kolisch:** hinter dem Kolon; z.B. **r.** ▸**Gastroenterostomie** (GE hinter dem Querkolon). **E** retrocolic.

**re|tro|kristallin:** ▸retrolental. **E** retrolenticular.

**Re|tro|kursiv|anfall:** epileptischer Anfall mit rückwärts gerichteten Gehbewegungen. **E** retrocursive attack.

**re|tro|labyrinthär:** funktionell jenseits des Innenohrlabyrinths (s.a. ▸retrokochlear). **E** retrolabyrinthine.

**re|tro|lental,** retrokristallin: hinter der ▸Augenlinse (Lens cristallina), z.B. die r. ▸Fibroplasie. **E** retrolental, retrolenticular.

**Re|tro|listhesis:** Rückwärtsverschiebung eines Wirbels als seltene ▸Spondylolisthesis. **E** retrolisthesis.

**re|tro|malleolär:** hinter dem Fußknöchel. **E** retromalleolar.

**re|tro|mamillär:** hinter der Brustwarze; z.B. das r. Adenom. **E** retromamillary.

**re|tro|mammär, -mammalis:** hinter (dorsal) der Brustdrüse, z.B. der r. Abszess. **E** retromammary.

**Re|tro|nasalraum:** der Nasenrachen (= Pars nasalis pharyngis = ▸Rhinopharynx). **E** retronasal space.

**re|tro|patellar:** hinter der Kniescheibe.

**re|tro|pelvikal, -pelvin:** in der Beckenrückwand. **E** retropelvic.

**Re|tro|peristaltik:** ▸Peristaltik entgegen der Richtung der natürlich vorantreibenden = Propulsivbewegungen. Physiologisch als ▸Antiperistaltik v.a. im Dickdarm, krankhaft vor absoluten Passagehindernissen (z.B. bei mechanischem ▸Ileus; als JONAS-Symptom bei Pylorospasmus). **E** retroperistalsis, reversed peristalsis, retrograde p.

**re|tro|peritoneal(is):** hinter dem rückenseitigen Bauchfell, d.h. im **Retroperitonealraum** (= ▸Spatium retroperitoneale) gelegen. **E** retroperitoneal. – **r. Fibrose:** ▸ORMOND-Syndrom. **E** r. fibrosis.

**Retroperitonealfibrose:** ▸ORMOND-Syndrom.

**Retroperitonealtumoren:** Bez. für benigne u. maligne Tumoren im Retroperitonealraum, die in primäre u. sekundäre Tumoren unterteilt werden. **E** retroperitoneal tumors. – **R., primäre,** Abk. PRT: Tumoren großer histologischer Vielfalt, die sich autochthon aus Relikten von Primordialgeweben im Retroperitonealraum entwickeln. Die PRT mesenchymalen u. epithelialen Ursprungs zeigen einen Häufigkeitsgipfel um das 5. Ljz., diejenigen neurogenen u. teratoiden Ursprungs kommen vorwiegend im Kindes- u. Jugendalter vor. 85 % aller PRT befallen den Harntrakt. ***Diagn.*** (u. Verlaufskontrolle): Sonographie; perkutane, sonographisch gesteuerte Feinnadelpunktion; Computer-, Kernspintomographie. ***Ther.:*** je nach Tumor Exzision, Strahlentherapie, Chemotherapie (bei malignem Lymphom). – **R., sekundäre:** Bez. für nicht autochthone, lediglich topographisch »retroperitoneal« gelegene Tumoren: Metastasen (Prostata, Urothel, Kolon, Magen, Ovar, Uterus, Mamma); Organtumoren der Nebennieren u. des Urogenitaltraktes, lymphoproliferative Systemerkrankungen.

**Re|tro|pharyngeal|phlegmone:** ▸Phlegmone im **Retropharyngealraum** (Spatium retropharyngeale), dem Weichteilraum hinter dem Schlund (»Pharynx«).

**Re|tro|plazentar|blut:** das unter der Geburt aus zerreißenden Uteroplazentargefäßen zwischen den Mutterkuchen (»Plazenta«) u. die Gebärmutterwand austretende mütterliche Blut (als **Retroplazentarhämatom**), das während u. nach der Plazentalösung abfließt.

**Re|tro|pneumo|peritoneum:** ▸Pneumoretroperitoneum. **E** pneumoretroperitoneum.

**Retro|positio, -position:** krankhafte Rückwärtsverlagerung eines Organs. **E** retroposition. – **R. coli:** R. des Dickdarms, ▸CHILAIDITI-Syndrom. – **R. uteri:** Gesamtverlagerung der Gebärmutter in Richtung Kreuzbein bei normalem Korpus-Zervix-Winkel (s.a. ▸Retroflexio).

**re|tro|pubicus, -pubisch:** hinter dem Schambein. **E** retropubic. – **r. Prostat|ektomie:** extravesikale ▸Prostatektomie nach VAN SLOCUM oder ▸MILLIN. **E** r. prostatectomy.

**Re|tro|pulsion:** *Neurologie* das Nach-hinten-Fallen beim Versuch, das Rückwärtsgehen plötzlich abzubrechen; v.a. bei Parkinsonismus (s.a. ▸Pro-, ▸Lateropulsion). **E** retropulsion.

**Re|tro|pulsivanfall:** generalisierter epileptischer Anfall mit Kopf-Rumpf-Zurückbeugen. Evtl. als **Retropulsiv-Petit-Mal** (= RPM), d.h. als Absence mit Rumpfüberstreckung. **E** retropulsive seizure.

R

**re|tro|pulsive Peristaltik:** ▸Retroperistaltik.
**re|tro|spektiv:** rückblickend, bei Rückschau. E retrospective.
**re|tro|sternal:** hinter dem Brustbein (»Sternum«); z.B. der **r. Schmerz** (v.a. bei ▸Angina pectoris); auch – i.e.S. – im ▸Retrosternalraum. E retrosternal.
**Re|tro|sternal|raum:** *Röntgenologie* der bei tiefer Ausatmung fast aufgehobene, bei Einatmung bis > 3 cm tiefe vordere Mediastinalraum (zwischen Brustbein u. Herz); ist z.B. bei Lungenemphysem vergrößert, bei retrosternaler ▸Struma, retrosternaler Zwerchfellhernie (MORGAGNI-Hernie), Thymusvergrößerung eingeengt. E anterior mediastinal clear space.
**re|tro|tonsillär:** hinter der (Gaumen-)Mandel (▸Tonsilla) gelegen. E retrotonsillar. – **r. Abszess:** ▸Peritonsillarabszess. E r. abscess.
**re|tro|tympanale Räume:** die hinter der Paukenhöhle (▸Cavitas tympanica) gelegenen Warzenfortsatzräume (Antrum mastoideum u. Cellulae mastoideae).
**re|tro|uteriner Raum:** der hintere = eigentliche DOUGLAS-Raum. E Douglas' pouch.
**re|tro|vaginaler Raum:** *Ophthalmologie* der Augenhöhlenbereich hinter der ▸Vagina bulbi (TENON-Kapsel). E Tenon's space.
**Re|tro|vakzine:** der Pustelinhalt von Kälbern nach deren Impfung mit Pustelinhalt von Pocken-Erstimpflingen; diente als »Animpfstoff« für die Gewinnung von ▸Pockenlymphe. E retrovaccine.
**Re|tro|versio uteri:** die Rückwärtsneigung der Gebärmutter bei annähernd gestrecktem Winkel zwischen deren Körper- u. Halsteil; fixiert oder mobil analog der ▸Retroflexio (mit der sie evtl. kombiniert ist = **Retroversioflexio**). E retroversion of uterus.
**Retro|viren, -viridae:** eine Familie der RNS-Viren mit komplexer Innenstruktur (u. als gereinigte Virionen mit nachweisbarer reverser ▸Transcriptase). Umfasst alle RNS-haltigen ▸Tumorviren (dort Tab.; s.a. Abb.), u. zwar in der Unterfamilie Oncovirinae (▸Oncorna-Viren), u.a. mit ▸HTLV I u. II. Ferner die Unterklassen Spumavirinae (Foamy-Viren von Mensch u. verschiedenen Tieren) u. Lentivirinae (v.a. als ▸Slow-Virus-Infektion der Schafe), zu denen auch ▸HIV, der Erreger von ▸AIDS, gerechnet werden kann. Zu den Tumorviren gehören u.a. das ▸ROUS-Sarkomvirus. E retroviruses.

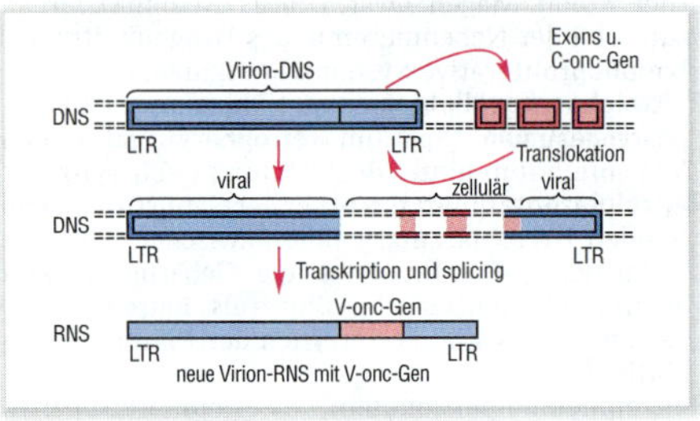


**Retroviren:** Aufnahme eines zellulären onc-Gens durch ein Retrovirus, wobei dieses schließlich in ein virales onc-Gen überführt wird (LTR = long terminal repeats = »lange terminale Sequenzwiederholungen«). [234]

**re|tro|zäkal:** ▸retrocaecalis. E retrocecal.
**Re|tro|zession:** das »Ausweichen« der Erstinfektionen in höhere Lebensalter. E retrocession.
**Re|trusion:** Zurückverlagerung, z.B. eines Zahnes gegenüber der normalen Stellung. E retrusion.
**Rett-Syndrom:** nur bei ♀ beschriebene, frühkindlich beginnende u. langsam fortschreitende Enzephalopathie (z.B. Hirnatrophie). Mit Demenz, autistischen Verhaltensweisen, Stereotypien (»Handwaschbewegungen«), Zurückbleiben des Kopfwachstums, später mit epileptischen Anfällen, Apraxie u. extrapyramidalen Symptomen sowie Muskelschwund u. Spastik. E Rett's syndrome.
**Rettungsassistent:** qualifizierte Berufsgruppe des Rettungsdienstes mit 2-jähriger Ausbildung, die vor bzw. mit dem Notarzt die Versorgung von Notfallpatienten übernimmt.
**Rettungskette:** bildhafter Ausdruck für alle notwendigen, ineinander greifenden Maßnahmen bei Notfällen (insbesondere kardiale) mit Gefährdung für Leib u. Leben. »Kettenglieder« sind: frühe Alarmierung, frühe Herz-Lungen-Wiederbelebung (Laienreanimation), frühe Defibrillation (ebenfalls durch Laien), frühe erweiterte medizinische Maßnahmen (z.B. präklinische Lyse bei Myokardinfarkt ). E chain of survival.
**Retzius** (**1**) ANDERS ADOLF R., 1796–1860, Anatom, Lund; **2**) MAGNUS G. R., 1842–1919, Anatom, Schweden). – **R.-Band** (ANDERS ADOLF R.): Lig. fundiforme clitoridis. – **R.-Fasern** (ANDERS ADOLF R.): von der Pars plana an der Glaskörperbasis in den Glaskörper fächerförmig einstrahlende feinste Fäserchen. Vermutlich Reste der Tunica vasculosa lentis. Spielen durch Schrumpfung eine Rolle bei der Entstehung peripherer Netzhautdegenerationen und der Ablatio retinae. – **R.-Raum** (ANDERS ADOLF R.): ▸Spatium retropubicum. E Retzius' space. – **R-Streifen** (MAGNUS G. R.), R.-Linie, Anbaulinie: mikroskopisch erkennbare Linie im ▸Zahnschmelz, die den Mineralisationsrhythmus widerspiegelt. Ein ausgeprägter R.-Streifen ist die »Geburtslinie« im Schmelz der Milchzähne u. der ersten bleibenden Molaren. E calcification lines of Retzius. – **R.-Venen** (ANDERS ADOLF R.): Anastomosen zwischen kleinen Venen der Darmwand und des Mesenteriums (Zuflüsse zur Vena portae) und Ästen der Vena cava inferior. Über sie kommt es zur paraportalen Resorption. E R.' veins.
**re|uniens** *(latein.)*: verbindend, z.B. ▸Ductus reuniens. E reunient, connecting.
**Re|vakzination:** Wiederholungsimpfung zur Auffrischung der Immunität (▸Booster-Effekt). E revaccination.
**Re|vaskularisation:** **1**) Einsprossen von Kapillaren in ein krankheitsbedingt nicht durchblutetes (z.B. infarziertes) Gewebe. **2**) am Herzen v.a. als koronarchirurgische R., meist als koronarer ▸Bypass (s.a. ▸Koronarchirurgie), aber auch als ▸Endarteriektomie. Früher auch als indirekte R., z.B. durch Einpflanzen eines geeigneten Gefäßes nach VINEBERG in das Myokard. **3**) als interventionelle kardiologische R. durch perkutane transluminale Koronarangioplastie (▸PTCA), als Angioplastie auch zuführender Hirnarterien oder der A. subclavia (z.B. bei Anzapf-Syndrom) u. verwandte Verfahren. **4**) als R. durch medikamentöse systemische oder lokale Auflösung eines Thrombus (▸Fibrinolysetherapie). E revascularization.
**reversed Barton fracture** (JOHN RHEA B., 1794–1871, Chirurg, Philadelphia): eine ▸Radiusfraktur (dort Abb.) als palmare Luxationsfraktur mit Abbruch einer volaren Lippe der Speichengelenkfläche u. mit volar-zentraler Verschiebung der Handwurzel.
**reverses $T_3$:** s.u. ▸Trijodthyronin. E reverse $T_3$.
**reverse Tran|scriptase:** s.u. ▸Transcriptase.
**Reverse-Transcriptase-Hemmer, -Inhibitoren:** Virostatika, die die reverse ▸Transcriptase des ▸HIV hemmen. ***Wirkung:*** hemmen die Umschreibung der viralen RNS in die DNS der Wirtszelle u. senken dadurch die Viruslast. ***Wirkst.:*** 1) als nukleosidale R. (NRTI; Nukleosid-Analoga): **Azido**thymidin = AZT = Zidovudin, **Di**desoxyinosin = DDI = Didanosin, **Di**desoxycytidin = DDC = Zalcitabin, 3TC = Lamivudin, D4T = Stavudin, **Abacavir** = ABC. 2) als nichtnukleosidale R. (NNRTI; Nicht-Nukleosid-Analoga): Nevirapin, Efavirenz, Delavirdin. 3) als nukleotidale R. (NtRTI; Nukleotid-Analoga): ▸Adefovir-Dipivoxil (nicht bei HIV eingesetzt), Tenofovir-Disoproxil; ***NW:*** 1) der NRTI: Neuropathie, Anämie, Neutropenie, Störungen seitens des Gastrointestinaltraktes, Kopfschmerzen. 2) der NNRTI: allergische Hautreaktionen, Hepatotoxizität, Übelkeit, Kopfschmerzen.

3) der NtRTI: v.a. Übelkeit, Erbrechen, Diarrhö. **E** reverse transcriptase inhibitors.

**reversibel:** umkehrbar (▸Reversion); völlig, mit ▸Restitutio ad integrum abheilend; *chem* in beiden Reaktionsrichtungen ablaufend. **E** reversible.

**Reversion:** Umkehr(ung) eines Vorganges, einer Entwicklung; z.B. *bakt* die meist nur teilweise Rückkehr aus einer veränderten Wuchsform in die ursprüngliche (z.B. R- in S-Form). Auch Rückmutation: die Umkehr einer Punktmutation (nur ein Basenpaar betreffend) durch Rekombination anhand der nicht mutierten Wildtyp-Sequenz; *serol* das Umschlagen einer diagnostischen immunolog. Reaktion von »positiv« in »negativ«. S.a. ▸Inversion. **E** reversion.

**Revertante:** Mutante, die sich durch ▸Reversion dem Phänotyp des Wildtyps nähert. **E** revertant.

**Revertase:** reverse ▸Transcriptase. **E** reverse transcriptase.

**Reviparin:** ein niedermolekulares ▸Heparin.

**Revitalisierung:** Wiederherstellung der normalen Vitalität (z.B. bei vorzeitiger Alterung, nach Krankheiten) durch allgemein stärkende (= roborierende) u. rehabilitierende Maßnahmen. **E** revitalization.

**Revolutio cordis:** ▸Herzzyklus. **E** cardiac cycle.

**Re|vulsio:** entlastende »Ableitung« von Blut, Gewebssäften aus erkrankten Organen, Körperteilen durch Herbeiführen einer Blutfülle (▸Hyperämie) anderer Körperabschnitte, z.B. durch örtliche Anw. ableitender Mittel (= **Revulsiva remedia**), durch Aderlass. **E** revulsion.

**Reye-Syndrom: 1) Reye(-Morgan-Baral)-Syndrom** (Ralf Douglas R.; austral. Pathologe): (1963) akute Enzephalopathie mit Fettleberhepatitis, v.a. des späten Säuglings- u. des Kleinkindalters im Anschluss an einen viralen Infekt. ***Ätiol.:*** ungeklärt (Virusinfekt?, evtl. in Zusammenhang mit der Einnahme von Acetylsalicylsäure, exogenen Noxen wie z.B. Aflatoxin). ***Klinik:*** Hyperpyrexie, schweres Erbrechen u. zunehmende zerebrale Symptomatik (Enzephaloenteritis) mit Desorientiertheit u. Rindenblindheit, dann Stupor u. tonisch-klonische Krämpfe, Übergang in ein Koma. Ferner flüchtiger Ausschlag, Lebervergrößerung, Diabetes insipidus, Hypotonie. ***Diagn.:*** Hypernatriämie, exzessive Transaminasenerhöhung bei fehlendem Ikterus, erhöhtes Ammoniak u. Gerinnungsstörung. ***Pathol.:*** Hirnödem, periportale Verfettung u. Nekrosen der Leber, evtl. auch der Nieren, des Pankreas, Myokards. ***Ther.:*** symptomatisch unter intensivmed. Betreuung. ***Progn.:*** schlecht, Gesamtmortalität von 25 %, abhängig von der Tiefe des Komas. **E** Reye's syndrome, white liver disease. **2) Reye-Sheehan-Syndrom** (E. R.; dt. Arzt): s.u. ▸Simmonds-Syndrom.

**(de-)Reynier-Nager-Syndrom:** s.u. ▸Nager-Reynier-Syndrom. **E** Nager-(de) Reynier syndrome.

**Reynolds-Zahl:** Kennzahl für reibungsbehaftete Strömungsvorgänge. **E** Reynolds number.

**rezent** *(latein.)*, recens: *anthrop* gegenwärtig lebend (als Ggs. zu fossil); *pharm* frisch bereitet (»recenter paratum«). **E** recent.

**Rezept:** urkundlich rechtsgültige, schriftliche Anweisung eines (hierfür haftenden) approbierten Arztes oder Zahnarztes zur Ausführung bestimmter diagnostischer oder therapeutischer Maßnahmen, v.a. aber – an Apotheken gerichtet – zur Abgabe eines Arzneimittels (als Betäubungsmittel-R. unter Beachtung der besonderen gesetzl. Vorschriften). S.a. ▸Praescriptio, ▸Subscriptio, ▸Inscriptio, ▸Signatur. **E** prescription.

**rezeptiv:** aufnehmend, über ▸Rezeptoren reagierend. **E** receptive. – **r. Feld:** einer einzelnen Sehnervenfaser zuzuordnender Netzhautbereich mit den dazugehörenden ▸Photorezeptoren (Stäbchen u. Zapfen), dessen Belichtung – infolge der komplizierten Verschaltung (Abb.) in der Retina – zu unterschiedlichen Reaktionsmustern des zugehörigen Neurons führt. Ein »On-Zentrum-Neuron« wird bei Belichtung im Zentrum seines r. F. erregt u. bei Belichtung der Peripherie des r. F. gehemmt; bei Ausschalten des Lichtreizes sind die Reaktionen entgegengesetzt. Ein »Off-Zentrum-Neuron« reagiert genau umgekehrt (d.h., es wird bei Belichtung im Zentrum des r. F. gehemmt). Bei Belichtung des ganzen r. F. dominiert der Effekt des Zentrums.

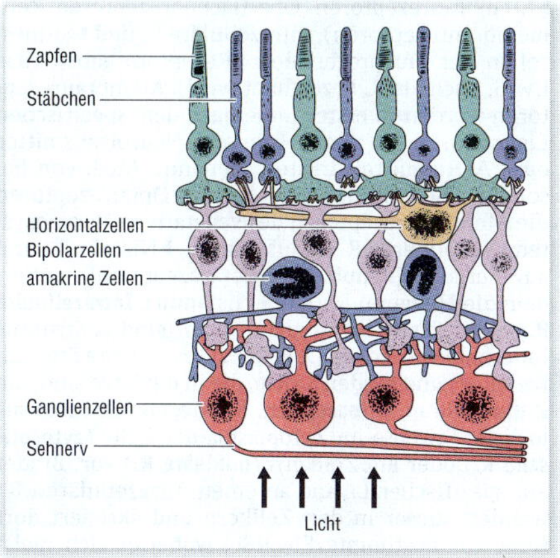


**rezeptives Feld.** [250]

**Re|zeptor:** Struktur im Organismus, die spezifische Reize zu empfangen vermag und eine darauf beruhende Folgereaktion vermittelt. Die Spezifität eines R. für einen bestimmten Reiz beruht auf seinem Aufbau, seiner Lokalisation innerhalb des Organismus und seiner Funktion. ***Klassifik.:*** Eine Einteilung kann nach verschiedenen Gesichtspunkten (z.B. Schnelligkeit der Reizanpassung, also Adaptationsverhalten; Art der Impulsbildung) erfolgen; häufigste sind die nach Art des Reizes (s.u. 1) und der Art des Rezeptors (s.u. 2). Nach dem Reizursprung lassen sich Extero- und Enterorezeptoren unterscheiden: Extero-R. empfangen Reize aus der Umwelt (z.B. Licht, Schall, Berührung, Gerüche); Entero-R. (Interorezeptoren) registrieren Zustände im Inneren des Organismus. ***Funktion:*** Die Bedeutung der R. ist vielfältig – u.a. Regulation von Stoffwechselprozessen (direkte Aufnahme von Stoffwechselprodukten in die Zelle, Informationsübertragung); Aufrechterhaltung der Balance zwischen Zelluntergang u. -erneuerung; Immunantwort; Homöostase; Schnittstelle zwischen Organismus u. Umwelt (Kommunikation; Orientierung, Anpassung). ***Diagn.:*** Nachweis von R. mittels monoklonaler Antikörper, markierter Substrate, Lectine, immunhistochemisch, Fluoreszenzverfahren, NMR-Spektroskopie, Elektronenmikroskopie etc. **E** receptor. **1)** *Physiologie* die für spezifische äußere Reize empfindliche »Empfangseinrichtung« einer Zelle oder eines Organs bzw. Systems. Besitzt entsprechend ihrer Funktion u. Lokalisation einen besonderen Aufbau und wird bezeichnet nach der Art des zu registrierenden Reizes: ▸Mechanorezeptoren reagieren auf Druck, Berührung oder Dehnung. Zu ihnen gehören auch Berührungsrezeptoren der Haut, die Barorezeptoren im Dienste der Blutdruckregulation sowie Muskelspindeln als Dehnungsrezeptoren. ▸Thermorezeptoren können Temperaturunterschiede erfassen, ▸Photorezeptoren registrieren Lichtunterschiede. ▸Chemorezeptoren können die Konzentration gelöster Substanzen in Körperflüssigkeiten messen. Zu ihnen gehören die Osmorezeptoren, die Osmolarität registrieren, Chemorezeptoren, die im Rahmen der Atmungsregulation Änderungen im Sauerstoff- oder Kohlendioxidpartialdruck erfassen, sowie Geschmacks- oder Geruchsrezeptoren, die verschiedene Substanzgruppen erfassen und deren Klassifizierung ermöglichen.

▶Schmerzrezeptoren reagieren meist unspezifisch auf verschiedene Reize wie Hitze, Druck oder chemische Verbindungen und vermitteln die Auslösung von Schmerzempfindungen. S.a. ▶Sinne (dort Tab.). **2)** *Biochemie, Pharmazie, Immunologie* drei Formen von R., die sich nach anatomischen, funktionellen und biochemischen Faktoren unterscheiden lassen: ▶Membranrezeptoren (Oberflächenrezeptoren, Zellmembranrezeptoren), intrazelluläre R. und ▶Sinneszellen des entsprechenden »Rezeptororgans« (das i.w.S. auch als R. bezeichnet wird). Membranrezeptoren werden in erster Linie nach dem spezifischen Liganden, z.B. dem Hormon, Neurotransmitter oder Arzneimittelwirkstoff, benannt. Med. von besonderer Bedeutung sind neben den Opiatrezeptoren die Membranrezeptoren des vegetativen Nervensystems (cholinerge R. [▶Muscarin-R., ▶Nicotin-R.] und adrenerge R. [▶Alpha- u. ▶Betarezeptoren]), außerdem die Histamin-R. (s.u. ▶Histamin). **Intrazelluläre R.** befinden sich als »signalübermittelnde« Struktur innerhalb von Zellen (z.B. der zytosolische ▶Steroidrezeptor) und binden Stoffe, die in der Lage sind, die Zellmembran zu passieren. Sie liegen entweder als lösliche Eiweiße im Zytoplasma der Zelle (**zytosolische R.**) oder am Zellkern (**nukleäre R.**) vor. Bindet ein spezifischer Ligand an einen intrazellulären R., wandert dieser in den Zellkern und aktiviert dort Gene für bestimmte Eiweiße, wobei es sich meist um Enzyme handelt, die entsprechende Stoffwechselvorgänge einleiten. Sinneszellen sind als **sensorische R.** zur Bildung von Reizpotentialen (Aktionspotential) befähigt.

**Rezeptor|bestimmung:** Messung der Hormonrezeptoren im Tumorgewebe; v.a. Östrogen- u. Progesteronrezeptoren bei Mammakarzinom. Die Bestimmung erfolgt z.B. mit der DCC-(dextran-coated-charcoal-)Methode, unter Verwendung monoklonaler Antikörper durch den Enzymimmunoassay (EIA) oder immunhistochemisch z.B. mit der ERICA-Methode (estrogen receptor immunocytochemical assay). Patientinnen mit rezeptorpositivem (= rezeptorreichem) Mammakarzinom sprechen i.d.R. sehr viel besser auf eine endokrine Therapie an als Patientinnen mit rezeptornegativem (= rezeptorarmem) Tumor.

**rezessiv:** zurücktretend, überdeckt. ▶Rezessivität. E recessive.

**Rezessivität:** *Genetik* (MENDEL 1865) im ▶Erbgang das »Zurücktreten« eines Allels (»rezessives Gen«) gegenüber dem Partner; i.w.S. auch das Ausbleiben einer Manifestation im ▶Phänotyp als Auswirkung der Defizienz oder Deletion eines Genlocus. – Ggs.: ▶Dominanz. E recessivity.

**Rezidiv:** »Rückfall« einer Krankheit, i.e.S. ihr Wiederauftreten nach völliger Abheilung. Als Tumor-R. das R. nach zunächst (scheinbar völlig) erfolgreicher Op. oder Strahlentherapie. Ist als R. nach Infektionskrankheit verursacht durch erneute Infektion mit dem ursprünglichen Erreger oder durch Erreger aus einem erneut aktiven Krankheitsherd. E relapse.

**rezidivierend:** wiederkehrend (▶Rezidiv). E relapsing.

**Rezidiv|stenose:** das Wiederauftreten einer Verengung an einem Gefäß oder Hohlorgan nach therapeutischen Eingriffen, z.B. als Ödem- oder arteriosklerotisch bedingte R. der Koronararterien nach PTCA oder Bypass-Operation am Herzen, nach Gefäßoperationen oder als Tumor- oder verwachsungsbedingte R. eines Darmabschnitts nach einer Darmoperation.

**rezi|prok:** wechselseitig; aufeinander bezüglich (an Agonisten bzw. Antagonisten). E reciprocal.

**Re|zirkulation:** Wiedereinströmen; z.B. als Homing die Wiederkehr der in der Darmschleimhaut angesiedelten Lymphozyten nach Abwandern in die Blutbahn. E recirculation.

**Rezirkulations|vitium:** ▶Shuntvitium. E recirculation defect.

**RF: 1)** Abk. für Rheumafaktor. E RF. **2)** *(engl.)* Abk. für releasing factor: wenig gebräuchlich für ▶Releasing-Hormon. **3)** *Bakteriologie* Abk. für ▶Resistenzfaktor.

**Rf: 1)** *Chemie* Symbol für das Element Rutherfordium. E Rf. **2)** $R_f$, **RF(-Wert)** *(engl.)*: in der Papierchromatographie der Quotient aus den Laufstrecken von Substanz u. Lösungsmittelfront. E ratio, front.

**R-Faktor: 1)** *Immunologie* der $Rh_0$-Faktor (im ▶Rhesus-System). E $Rh_0$. **2)** *Bakteriologie* Abk. für ▶Resistenzfaktor. E R factor.

**RFLP-Analyse:** Abk. für ▶Restriktionsfragmentlängenpolymorphismen-Analyse. E RFLP analysis.

**R-Form:** *Bakteriologie* Abk. für Rauform. E R form.

**RG:** Abk. für ▶Rasselgeräusch (1).

**RGT-Regel,** Abk. für Reaktionsgeschwindigkeits-Temperatur-Regel, VAN'T-HOFF-Regel: Eine Temperaturerhöhung um 10 °C steigert die Geschwindigkeit chemischer Reaktionen um das Zwei- bis Vierfache. E van't Hoff's rule.

**RH:** Abk. für ▶Releasing-Hormon.

**Rh: 1)** *Chemie* Symbol für das Element **Rh**odium. E Rh. **2)** das Antigen Rh (= D) des ▶**Rh**esus-Systems (als **rh'**, **rh**, ferner Partialantigene des Systems). E Rh, Rhesus blood group D antigen.

**rH:** der für eine ▶Redoxreaktion charakteristische (z.B. mit Redoxindikatoren messbare, aus dem ▶Redoxpotential errechenbare) Wasserstoffdruck einer Lösung (als Maß der Reduktionskraft).

**Rhabarberwurzel:** ▶Rhei radix.

**Rhabditidae:** eine Familie der Fadenwürmer [Nematoden]; u.a. mit den Gattungen Diploscapter, Strongyloides u. **Rhabditis**.

**Rhabdo|myo|lyse:** Auflösung quer gestreifter Muskelfasern; z.B. bei ▶Crush-Syndrom (s.a. ▶Myoglobinurie); ferner als Komplikation bei ▶Heroin-Süchtigen (im Koma). E rhabdomyolysis.

**Rhabdo|myom:** ▶Myom der quer gestreiften Muskulatur; i.e.S. das ▶Myoblastenmyom (= ABRIKOSSOFF-Tumor). E rhabdomyoma.

**Rhabdo(myo)sarkom:** Myosarkom der quer gestreiften Muskulatur; als R. im Kindesalter einer der häufigsten Weichteiltumoren; bei Erwachsenen selten. ***Lokalis.:*** v.a. an Kopf u. Hals, Urogenitaltrakt u. Becken (Harnblase, Prostata, Hodenhüllen beim Knaben, Harnblase u. Vagina beim Mädchen); seltener in den Extremitäten u. am Stamm. ***Einteilung:*** Histologisch unterschieden werden embryonales (Variante: Sarcoma botryoides), alveoläres, pleomorphes R. (v.a. bei Adoleszenten u. Erwachsenen). Die Klassifikation (Stadium I–IV) erfolgt nach dem System der Cooperativen Weichteilsarkomstudie (in Anlehnung an das Staging-System der Intergroup Rhabdomyosarcoma Study [IRS] der USA). ***Ther.:*** (stadienabhängig) Polychemotherapie, ggf. Strahlentherapie (bei Hochrisikopatienten). – **R. der Niere** (BIRCH-HIRSCHFELD): ▶WILMS-Tumor. E rhabdomyosarcoma.

**Rhabdo|sphinkter:** Schließmuskel aus quer gestreifter Muskulatur (z.B. M. sphincter ani externus). E striated muscle sphincter.

**Rhabdoviren:** die Familie Rhabdoviridae der RNS-Viren mit der Gattung Vesiculovirus; stäbchen- bzw. geschossförmig, mit innerer Helix; darunter als humanpathogene das Tollwut-, Marburg-Virus (Rhabdovirus simiae); als Arboviren z.B. das Cocal-Virus, das Virus der vesikulären Stomatitis. E rhabdoviruses.

**Rhachi|(o)algie, -odynie:** Wirbelsäulen- oder Rückenschmerz. E rachialgia, rachiodynia.

**Rhachi(o)pagus:** symmetrische Doppelfehlbildung mit Rücken-zu-Rücken-Verwachsung bei gemeinsamer Wirbelsäule. E rachiopagus.

**Rhachi(o)tomie:** *Orthopädie* ▶Kolumnotomie. E rachiotomy.

**Rhachiozele:** ▶Myelozele. E rachiocele.

**R(h)achi|schisis:** Hemmungsfehlbildung der Wirbelsäule mit Spaltbildung der Wirbelbögen oder Wirbelkörper (= **Rh. posterior** bzw. **anterior**); bereichsbeschränkt als **Rh. partialis**, z.B. an der LWS; häufig mit

▸Meningo(myelo)zele kombiniert. S.a. ▸Spina bifida. E rachischisis.

**Rhachitis:** ▸Rachitis. E rickets.

**Rhagade, Rhagas,** Hautschrunde: mikrotraumatischer linearer Riss (▸Fissur; ohne Gewebsverlust) in entzündlich oder hyperkeratotisch veränderter Haut, v.a. in der Umgebung natürlicher Körperöffnungen; s.a. ▸Effloreszenzen (dort Abb.). E rhagade.

**...rhagie:** Wortteil »Ausfließen«, i.e.S. als Folge eines Ein- oder Zerreißens, z.B. Blutung = Haemorrhagia »per rhexin«.

**R(h)ago|zyten,** RA-Zellen: in – v.a. rheumatisch-entzündlichen – Gelenkergüssen vorkommende phagozytäre segmentkernige Granulozyten u. Mono- oder Histiozyten mit überwiegend hellen Körnchen wechselnder chemischer Zusammensetzung im – v.a. peripheren – Zytoplasma (enthalten u.a. Antikörper-Komplexe; bei ▸pcP aus dem Rheumafaktor entstehende 22-S-Globuline). E ragocytes.

**Rhamnose,** Isodulcit: $C_6H_{12}O_5$; ein 6-Desoxyzucker (Typ Methyl-aldo-pentose; α- u. β-Form, links- bzw. rechtsdrehend). In Glykosiden (»**Rhamnoside**«; z.B. Strophanthin, Rutin), auch in immunogenen mikrobiellen Polysacchariden. Kann zu 5-wertigem Alkohol (Rhamnit) reduziert werden. – Die Ketoform heißt **Rhamnulose.** E rhamnose.

**Rham|nus:** eine Gattung der Holzgewächse [Rhamnaceae]. E buckthorn. – **Rh. catharticus,** Kreuzdorn: Heilpflanze; ***Anw.*** der Emodin-haltigen Rinde, der unreifen »Gelbbeeren« u. reifen Früchte als Abführmittel. – **Rh. frangula:** Faulbaum; ***Anw.*** der Rinde (Frangulae cortex) als Laxans (enthält u.a. Hydroxyanthracen-Derivate; s.a. ▸Abführmittel, ▸Anthrachinon). Frischrinde erregt Erbrechen.

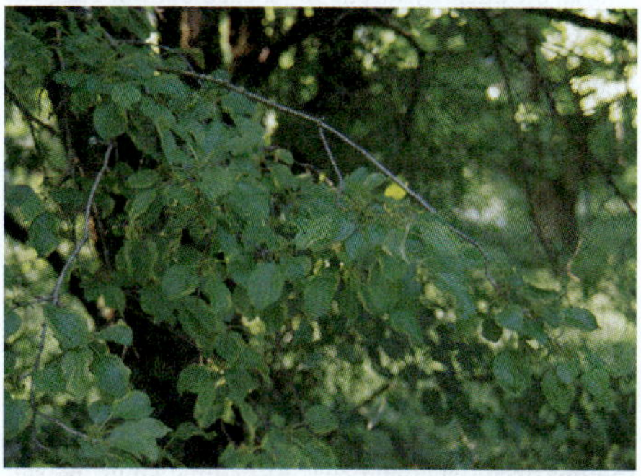

**Rhamnus catharticus:** Echter Pruriger-Kreuzdorn. [399]

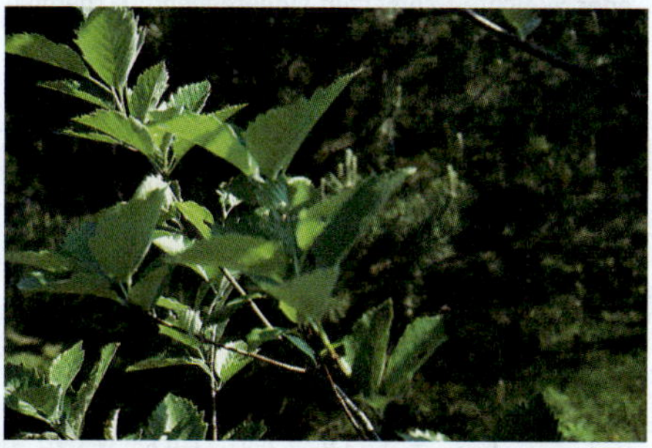

**Rhamnus frangula.** [448]

**Rh-Antikörper:** ▸Rhesusantikörper. E Rh-antibodies.

**Rhaphani sativi radix,** Schwarze Rettichwurzel: als Heilpflanzenbestandteil in spezieller Aufbereitung nachweislich wirksam bei Dyskinesien der Gallenwege, dyspeptischen Beschwerden u. Katarrhen der oberen Luftwege. ***Kontraind.:*** Gallensteinleiden.

**-rhaphie:** Wortteil »chirurgische Naht«, insbes. Raffnaht (Raffung) bzw. entsprechende »Operation« (z.B. Herniorrhaphie). S.a. ▸Raphe.

**Rhei radix,** Rhabarberwurzel: in der Naturheilkunde genutzter Pflanzenbestandteil; in spezieller Aufbereitung nachweislich wirksam bei Obstipation. ***Kontraind.:*** Ileus, entzündliche Darmerkrankungen, Schwangerschaft, Stillzeit.

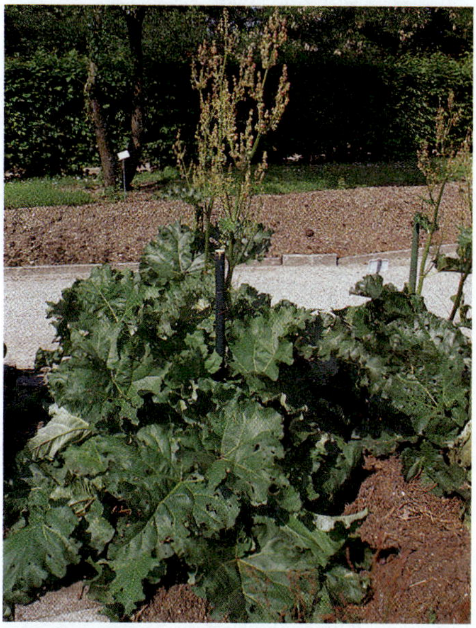

**Rhei radix:** Rhabarber. [399]

**rheo...:** Wortteil »Fließen«, »Strömung«.

**Rheo|base:** die minimale Stromintensität, die als »Schwellenstromstärke« bei langer Impulsdauer (300 ms, also praktisch als Gleichstrom) ein Gewebe gerade noch zu erregen vermag. S.a. ▸Reizzeit-Spannungs-Kurve (dort Abb.); ▸Chronaxie. E rheobase.

**Rheo|graphie:** apparatives Verfahren (z.T. mit Aufzeichnung einer Differentialkurve) zur Abschätzung der Durchgängigkeit großer u. mittlerer Arterien der Gliedmaßen u. des Schädels anhand der sich pulssynchron mit der Gefäßfüllung ändernden elektrischen Leitfähigkeit für hochfrequente Wechselströme, s.a. ▸Impedanz, ▸Lichtreflexionsrheographie – Früher als **Rheokardiographie** auch zur Bestimmung z.B. der Zyklusphasen des Herzens. E rheography.

**Rheo|logie,** Fließlehre: die Lehre von der Mechanik (Fließen, Verformung, Reibung) kontinuierlicher (d.h. nicht ganz fester u. nicht ganz flüssiger) Stoffe, z.B. des Blutes (s.u. ▸Hämorrheologie). E rheology.

**Rheo|plethysmo|graphie (Burch):** Bestimmung der peripheren Durchblutung u. Gefäßreagibilität anhand der Ein- u. Ausstromvolumina u. -geschwindigkeiten (u. deren Differenzen) am Finger. E Burch's rheoplethysmography.

**Rh-Erythro|blastose:** ▸Rhesus-Erythroblastose. E Rh erythroblastosis.

**Rhes|asthenie:** berufsbedingte ▸Phonasthenie. Form der ▸Dysphonie.

**Rhese(-Goalwin)-Orbitaaufnahme:** (Feinstfokus-)Aufnahme (Abb.) des Foramen opticum.

**Rhesus(affe),** Macaca rhesus: Südasiatischer Hundsaffe [Cercopithecidae]. – Labortier, dessen Erythrozyten nach i.v. Injektion bei Meerschweinchen u. Kaninchen Antikörper-Bildung hervorrufen (führte zur Aufdeckung des ▸Rhesus-Systems des Menschen). E rhesus monkey.

**Rhesus-Antigene:** die ▸Antigene (»Agglutinogene«) des ▸Rhesus-Systems. Sie sind durch drei allele Genpaare determiniert, komplex und aus (Teil- =) »Partialantigenen« zusammengesetzt. S.a. ▸Blutgruppen. E Rh antigens.

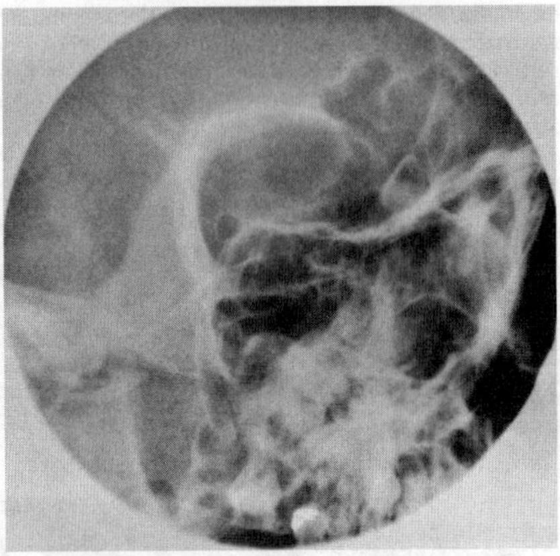

**Rhese(-Goalwin)-Orbitaaufnahme:** rechtes Foramen opticum. [541]

**Rh(ẹsus)-Antikörper:** die nur nach Immunisierung durch Rh-Antigene entstehenden ▸Immunantikörper des Rhesus-Systems (s. a. ▸Rhesus-Erythroblastose). Nachweis erfolgt durch Objektträgermethode mit Rh-positiven u. rh-negativen Erythrozyten der Blutgruppe 0 oder mittels COOMBS-Test. **E** anti-Rh antibodies.

**Rh(ẹsus)-Erythroblastose:** schwere ▸Erythroblastose infolge Rh-Inkompatibilität; angeboren (▸Morbus haemolyticus neonatorum) oder durch Transfusion erworben. **E** Rh erythroblastosis.

**Rh(ẹsus)-Faktor:** (LANDSTEINER u. WIENER 1940; ▸Rhesus[affe]) eine erbliche, der Erythrozytenmembran eigene, durch Rh-Antisera nachweisbare Blutgruppeneigenschaft (▸Rhesus-System). Rh-positiv (Symbol »Rh«) sind z. B. 85 % unserer Bevölkerung; rh-negative Personen (»rh«) können im Fall der ▸Rhesus-Sensibilisierung ▸Rhesus-Antikörper bilden (woraus evtl. ein ▸Morbus haemolyticus neonatorum bzw. ein ▸Transfusionsschaden resultiert). **E** Rh blood group antigen.

**Rh(ẹsus)-Inkompatibilität:** Blutgruppenunverträglichkeit bezüglich des ▸Rhesus-Faktors. **E** Rh incompatibility.

**Rh(esus)-Sensibilisierung:** durch Transfusion oder diaplazentare Einschwemmung (Immunisierung der Mutter durch kindliche Erythrozyten) Rh-positiver Erythrozyten in eine rh-negative Person bedingte ▸Sensibilisierung (mit Bildung entsprechender ▸Rhesus-Antikörper). Vorbeugung (»**Rhesus-Prophylaxe**«) möglich mit ▸Anti-D-Immunglobulin. **E** Rh sensitization.

**Rh(ẹsus)-System:** (1940) das durch die ▸Rhesus-Faktoren gesteuerte System der Blutkörpercheneigenschaften »Rhesus«. Die Nomenklatur (Tab.) ergibt sich aus der FISHER-RACE-3-Gen-Theorie (der zufolge drei Paare gekoppelter alleler Gene, darunter das amorphe Gen »d«, an drei benachbarten Loci des gleichen Chromosomenpaares liegen) bzw. der WIENER-1-Gen-Theorie (eine Serie multipler alleler Gene an einem Ort des Chromosomenpaares). Die Tab. berücksichtigt die zu je zwei eine »Dublette« bildenden Partialantigene mit den aus ihnen resultierenden acht häufigsten Antigen-Kombinationen (cDe, CDe, cDE, CDE u. cde, Cde, cdE, CdE bzw. die WIENER-Entsprechungen $R_0$, $R_1$, $R_2$, $R_z$ u. r, r', rr", $r^y$). – Die Untergruppen (ursprünglich die sich aus den sechs Partialantigenen des Rh-Systems ergebenden acht Kombinationsmöglichkeiten mit insgesamt 36 Genotypen) sind in Anbetracht der jetzt 40 bekannten Antigene (Allotypen) zahlenmäßig nicht mehr überschaubar. **E** Rh blood group.

**Rhẹuma:** Kurzbezeichnung des ▸Rheumatismus.

**Rhẹuma|faktor:** für rheumatische Krankheiten nicht spezifisches Antigammaglobulin (IgM, IgG), das mit alteriertem (z. B. durch Bindung an Erythrozyten oder Latexpartikel) Gammaglobulin reagiert. Nachweis im Hämagglutinationstest oder Latextest (Titrations- oder Tropfentests, auch Immunfluoreszenztest u. ELISA für wissenschaftliche Zwecke). Ungefähre Häufigkeiten: bei chronischer Polyarthritis (rheumatoider Arthritis) 75 % (in Frühfällen < 50 %), Lupus erythematodes 30 %, progressiver systemischer Sklerose 30 %, Poly-/Dermatomyositis 30 %, Panarteriitis nodosa 40 %, Mischkonnektivitis (SHARP-Syndrom) 60 %, WEGENER-Granulomatose 50 %, SJÖGREN-Syndrom 90 %, eosinophiler Fasciitis 10 %. Häufiger Nachweis auch bei Leberzirrhose, Pneumokoniosen, Sarkoidose, Lues, Tuberkulose, Lepra, Endocarditis lenta. Bei Gesunden 4–6 %, in höherem Alter 10 %. **E** rheumatoid factor.

**Rhẹuma|knötchen:** *Pathologie* das ASCHOFF-Knötchen (v. a. im Bindegewebe des Herzens) beim Streptokokken-Rheumatismus; ein Granulom mit fibrinoider Faserverquellung, Histiozyten, ASCHOFF-GEIPEL-Riesenzellen, mononukleären Entzündungszellen (Plasmazellen, Lymphozyten) u. eosinophilen Granulozyten. Heilt mit Hinterlassung einer bindegewebigen Narbe ab. **E** rheumatic nodule, Aschoff's n.

**Rhẹuma|test:** s. u. ▸Rheumafaktor. – Auch inkorrekte Bez. für Tests auf C-reaktives Protein u. zur Bestimmung des Antistreptolysintiters.

**rheumatisch,** rheumaticus: ▸Rheumatismus betreffend bzw. – i. w. S. – mit »reißenden« Gelenk- u./ oder Weichteilschmerzen einhergehend. **E** rheumatic. – **rh. Fieber:** spezifische Entzündungsreaktion auf Toxine von Streptokokken der Gruppe A. Früher häufigste rh. Erkrankung des Kindesalters, seit Einfüh-

| Faktorenkombination (»Terzett«) nach FISHER-RACE | cDe | CDe | cDE | CDE | cde | Cde | cdE | CdE |
|---|---|---|---|---|---|---|---|---|
| Gen nach WIENER | $R^0$ | $R^1$ | $R^2$ | $R^z$ | r | r' | r" | $r^y$ |
| korrespondierendes Agglutinogen (Antigen) | $Rh_0$ | $Rh_1$ | $Rh_2$ | $Rh_z$ | rh | rh' | rh" | $rh_y$ |
| Genprodukt am Ery enthält | $Rh_0$rh'hr" | $Rh_0$rh'hr" | $Rh_0$hr'rh" | $Rh_0$rh'rh" | hr'hr" | rh'rh" | hr'rh" | rh'rh" |
| Häufigkeit (%) | 1,95 | 54,1<br>84,5 | 14,2 | 14,3 | 13,9 | 0,92 | 0,6 | 0,01 |
| mögl. Gen-Kombinationen (Genotyp = Phänotyp) | $R^0R^0$<br>$R^0$r | $R^1R^1$<br>$R^1$r<br>$R^1$r'<br>$R^1R^0$<br>$R^0$r' | $R^2R^2$<br>$R^2$r<br>$R^2$r"<br>$R^2R^0$<br>$R^0$r" | $R^1R^2$<br>$R^1$r"<br>$r^2$r' | rr | r'r'<br>r'r | r"r"<br>r"r | r'r" |
| Faktoren nach WIENER: $Rh_0$, rh', rh", hr', hr"; Faktoren nach FISHER-RACE: D, C, E, c, e | | | | | | | | |

**Rh(esus)-System:** Nomenklatur.

rung von Antibiotika seltener. ***Klinik:*** Manifestation an Gelenken (Polyarthritis), Herz (Endo-, Myo-, Perikarditis), seltener in (Sub-)Kutis (Erythema marginatum, Rheumaknötchen) u. ZNS (Chorea minor). Beginnt ca. 2 Wochen nach einer akuten Angina mit Allgemeinreaktionen u. hohem Fieber. ***Diagn.:*** *klinisch* entsprechend den ▸JONES-Kriterien; *labor* Akute-Phase-Reaktionen (Leukozytose, erhöhte Blutsenkung, C-reaktives Protein), Anstieg des Antistreptolysintiters; ferner EKG-Veränderungen, u.a. mit Verlängerung der PQ-Zeit, Senkung der ST-Strecke. ***Ther.:*** Antibiotika. E rh. fever. – **rh. Formenkreis:** ▸Rheumatismus. – **rh. Granulom:** s.u. ▸Rheumatismus nodosus. E rh. granuloma.

**Rheumatịsmus:** symptomatologischer Gruppenbegriff (ohne diagnostische Wertigkeit) für schmerzhafte u. funktionsbeeinträchtigende Zustände des Muskel-Skelett-Systems unter Einschluss der sie begleitenden oder auch isoliert auftretenden Vorgänge an anderen Organsystemen. Die einschlägigen Krankheiten sind in – auch internationalen – Klassifikationen erfasst. Im allg. Sprachgebrauch häufig gleichgesetzt mit der rheumatoiden ▸Arthritis. E rheumatism. – **Rh. nodọsus:** rheumatisches Fieber mit flüchtigen, schmerzlosen Weichteilgranulomen (Nekrosen, umgeben von Histio-, Fibrozyten [palisadenförmig angeordnet]; dazwischen Riesenzellen vom ASCHOFF-GEIPEL-Typ). E nodose rh. – **Rh., palin|drọmischer:** rezidivierende, anfallsartige artikuläre u. paraartikuläre Entzündungserscheinungen ohne progrediente Gelenkveränderungen. Wahrscheinlich kein einheitliches Krankheitsbild. In einem Teil der Fälle stellt sich eine andere definierte Erkrankung, bes. eine rheumatoide Arthritis, heraus. E palindromic rh. – **Rh. tuberculọsus:** ▸PONCET-Krankheit. E tuberculous rh.

**rheumatoịd:** rheumaähnlich (im Engl. = rheumatisch); z.B. rheumatoide ▸Arthritis. E rheumatoid.

**Rheumatoịde:** nicht zum rheumatischen Formenkreis i.e.S. gehörende symptomatische Erkrankungen mit rheumatischen Erscheinungen; v.a. Gelenkentzündungen bei Infektionskrankheiten u. Anaphylaxie.

**Rheumato|logie:** Teilgebiet der ▸Inneren Medizin u. der ▸Orthopädie, das sich mit der Prophylaxe, Erkennung u. konservativen bzw. operativen Behandlung rheumatischer Erkrankungen einschließlich der Nachbehandlung (inkl. ▸physikalischer Therapie) u. Rehabilitation befasst. Die Weiterbildungszeit beträgt 2 Jahre.

**Rhẹxis** *(griech.):* Zerreißen, Riss (i.e.S. einer – vorgeschädigten – Gefäßwand mit nachfolgender Blutung = **Rhexisblutung** = Haemorrhagia per rhexin). E rhexis, rupture.

**Rḥ-Faktor:** Abk. für ▸Rhesus-Faktor. E Rh factor.

**rḤ-Indikator:** Redoxindikator, ▸rH.

**Rhin|encẹphalon,** Riechhirn: der Geruchsfunktion dienender Teil des Gehirns. Zum R. gehören Bulbus u. Tractus olfactorius, Striae olfactoriae, Area subcallosa, Gyrus paraterminalis, Substantia perforata anterior, Limen insulae u. Hippocampus. Eng verknüpft mit dem ▸limbischen System. Phylogenetisch alter Teil des ▸Telencephalons. E rhinencephalon.

**rhin|enzephạl:** das ▸Rhinencephalon betreffend. E rhinencephalic.

**Rhin|enzephalịe:** ▸Rhinozephalie. E rhinencephaly.

**Rhi|nịtis:** Nasenschleimhautentzündung mit den Symptomen Juckreiz, Niesreiz, Sekretion u. Obstruktion durch infektiöse, allergische u. nichtallergische Mechanismen. S.a. Schema. E rhinitis. – **Rh. acụta:** im Allgemeinen der Virus-»Schnupfen« (▸Coryza, ▸Rhinitis, infektiöse). E acute rh. – **Rh. allẹrgica,** allergische Rh.: allergische Entzündung der Nasenschleimhaut. ***Ätiol.:*** Durch Wechselwirkung des Allergens mit mastzellständigem IgE werden aus Nasenepithel-Mastzellen Mediatoren, insbesondere Histamin, freigesetzt. ***Klink:*** Fließschnupfen, Niesreiz, nasaler Juckreiz u. nasale Verstopfung sowie ggf. nasale Stimme, Störungen des Geruchs- u. Ge-

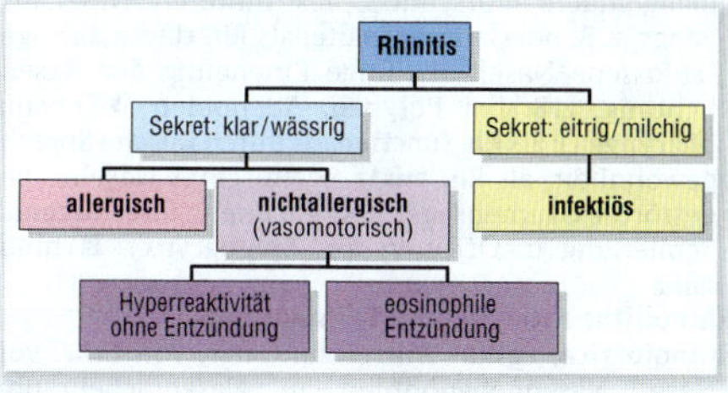


**Rhinitis:** Übersicht der verschiedenen Formen. [428]

schmacksempfindens, Sinusitis u. Abgeschlagenheit. ***Formen:*** häufig Teilsymptom der Rhinoconjunctivitis allergica; je nach auslösendem (Inhalations-)Allergen saisonale oder das ganze Jahr bestehende (perenniale) allergische Rhinitis; ▸Rhinoconjunctivitis allergica, ▸Heuschnupfen. – **Rh. atrọphica(ns):** chronische Rh. mit Schwund (▸Atrophie) der Nasenschleimhaut, evtl. auch des Nasenskelettes ohne oder – als ▸Ozaena – mit üblem Nasengeruch (**Rh. atr. sịmplex** bzw. **fọetida**); s.a. ▸Rhinitis sicca. E atrophic rh. – **Rh. hyperplạstica,** Rh. hypertrophica(ns): Rh. mit Schleimhautwucherung, Absonderung zähen Schleimes, erschwerter Luftpassage (einschließlich Geruchsstörung = respiratorische ▸Anosmie); evtl. auch behinderter Tränenabfluss u. Verschluss der Ohrtrompete. E hyperplastic rh., hypertrophic rh. – **Rh., infektiöse:** Nasenschleimhautentzündung durch virale u./oder bakterielle Infektion (häufig Adenovirus, Rhinovirus). – **Rh. mụtilans:** Rh. mit Nasenzerstörung, z.B. bei Nasentuberkulose, Syphilis. – **Rh., nichtallergische (vasomotorische):** gesteigerte Reflexaktivität einer hyperreaktiven Nasenschleimhaut. Pathologische Veränderung der Nasenphysiologie u. ein vegetatives Ungleichgewicht sind die einzigen Normabweichungen bei einer Untergruppe von Patienten (keine Eosinophilie); bei einer anderen Untergruppe findet sich neben der erhöhten Reaktivität auch eine eosinophile Entzündung. – **Rh. pseudomembrạnacea:** Rh. mit Scheinmembranbildung; als Nasendiphtherie. E pseudomembranous rh. – **Rh. sịcca sịmplex:** Rh. mit ausgeprägter Trockenheit u. klümpchenförmigen Sekretborken, aber ohne Epithel- u. Skelettatrophie. Auch posttraumat. als **Rh. sicca anterior** (▸Xerorrhinie).

**Rḥ-Inkompatibilität:** ▸Rhesus-Inkompatibilität. E Rh incompatibility.

**rhino|basạle Fraktur:** Schädelbasisfraktur mit Beteiligung der schädelbasisnahen Nasenbereiche. E rhinobasal skull fracture.

**Rhino|blennor|rhọ̈:** **1)** Kombination von Rhinitis u. ▸Blennorrhö. **2)** Eiterabsonderung aus der Nase. E rhinoblennorrhea.

**Rhino|bronchịtis, spastische:** mit Rhinopathia vasomotorica kombiniertes Asthma bronchiale.

**Rhino|clạdium:** *Mykologie* ▸Sporothrix.

**Rhino|conjunctivitis allergica,** allergische Rhinokonjunktivitis, allergischer Schnupfen: häufige allergische Entzündung der Nasenschleimhaut (Rhinitis allergica) u./oder der Augenbindehaut (Conjunctivitis allergica) infolge Überempfindlichkeit gegen Aeroallergene; in Abhängigkeit von den auslösenden Allergenen als saisonale Rh. (durch Baum-, Gräser- oder Kräuterpollen, ▸Heuschnupfen) nur zu den jeweiligen Pollenflugzeiten (Frühling bis Herbst) oder als perenniale Rh. ganzjährig nach Allergenkontakt (z.B. Hausstaubmilben, Tierepithelien, Schimmelpilze). E allergic rhinoconjunctivitis.

**Rhino|dymịe:** *Pathologie* teilweise oder völlige Verdoppelung der Nase; bei medianer Vereinigung beider Teile als »Doggennase«. E rhinodymia.

**rhino|gẹn:** von der – erkrankten – Nase ausgehend. E rhinogenous.

**Rhino|lạlia, -lalie:** näselnder Beiklang der Sprache; als **Rh. apẹrta** das »offene Näseln« (Rhinophasie) bei

R

mangelndem Verschluss des hinteren Nasenausgangs, z. B. bei Gaumenspalte; als **Rh. clausa** das »geschlossene Näseln« infolge Einengung der Nasenlichtung, z. B. bei Polypen, Adenoiden (▸Tonsilla pharyngea); als **Rh. functionalis** durch falsche Sprechgewohnheit; als **Rh. mixta** »gemischtes Näseln« bei gestörter Gaumensegelbeweglichkeit (ungenügende Schließung u. Öffnung des Epipharynx). E rhinolalia.

**Rhino|lith:** ▸Nasenstein. E rhinolith.

**Rhinolo|gica, -gika:** Mittel zur Ther. von Erkr. von Nase, Nasennebenhöhlen u. Nasenrachenraum. *Wirkst.*: z. B. abschwellende Lösungen (▸Imidazolidine), ▸Antiallergica, ▸Glucocorticoide.

**Rhino|logie:** Nasenheilkunde; s. a. ▸HNO. E rhinology.

**Rhino|manometrie:** Messmethode zur Messung der Nasendurchgängigkeit mittels Bestimmung der Druckdifferenz zwischen Nasenrachenraum u. Naseneingang; gleichzeitig wird die Ströhmungsgeschwindigkeit gemessen. E rhinomanometry.

**Rhino|myiasis:** »Madenkrankheit der Nase« (einschließlich Nebenhöhlen) durch örtliche Entwicklung von Fliegenlarven, v. a. bei geschwürigen – tropischen – Nasenkrankheiten. Führt evtl. zu Verstümmelung, Meningitis.

**Rhino|mykose:** Nasenerkrankung durch Pilze; z. B. ▸Parakokzidioidomykose, ▸Rhinosporidiose. – Ferner sekundäre Pilzbesiedlung von Krankheitsprozessen. E rhinomycosis.

**Rhino|pathia, -pathie:** Oberbegriff für nichtentzündliche Nasenkrankheiten (i. w. S. aber auch Synonym zu ▸Rhinitis). E rhinopathy. – **Rh. all|ergica:** allergische saisongebundene ▸Rhinitis, z. B. als sog. Heuschnupfen. E allergic rh. – **Rh. gravidarum:** die bei Schwangerschaft auftretende Rh. – **Rh. path|ergica, Rh. vasomotori(c)a:** ▸Rhinitis, nichtallergische. E vasomotor rhinitis.

**Rhino|pharyngitis:** Entzündung des Nasenrachens (▸Rhinopharynx) bzw. der Nase u. des Rachens (z. B. als Angina retronasalis [s. u. ▸Angina tonsillaris] bzw. als akuter Schnupfen). E rhinopharyngitis. – **Rh. mutilans:** ▸Gangosa.

**Rhino|pharyngo|skopie:** Spiegeluntersuchung des Nasenrachens; als **direkte Rh.** nach Anheben des Gaumensegels mittels Spatel (n. LINDT), als **indirekte Rh.** bei der Nasenspiegelung (▸Rhinoscopia posterior). E nasopharyngoscopy.

**Rhino|pharynx:** Nasenrachen, ▸Pars nasalis pharyngis. E nasopharynx.

**Rhino|phasie, -phonie:** ▸Rhinolalia aperta. E rhinophonia.

**Rhinophonie:** ▸Rhinolalia.

**Rhino|phyko|mykose:** granulomatöse Nasenerkrankung (in Tropen) durch die Pilze Entomophora coronata u. Rhizopus. E rhinophycomycosis.

**Rhino|phym:** »Knollennase«, als **fibroangiomatöses Rh.** durch Fibrose, Gefäßerweiterungen, Begleitentzündung mit blauroter Verfärbung v. a. bei ▸Rosacea;

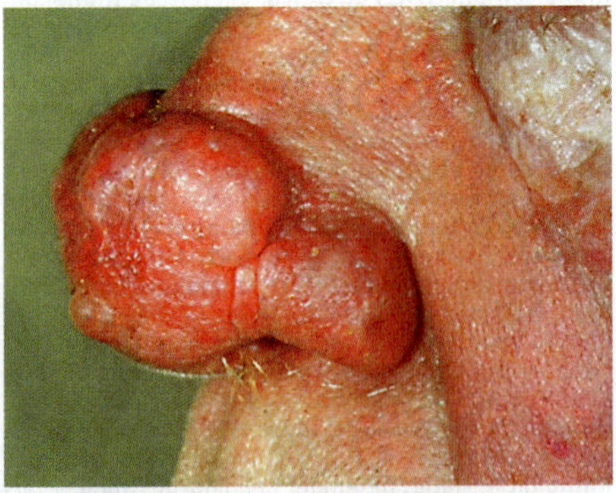

**Rhinophym.** [524]

als **glanduläres Rh.** durch Talgdrüsenhyperplasie (Nase von normaler Farbe). S. a. Abb. E rhinophyma.

**Rhino|plastik:** Nasenplastik zur Korrektur einer Fehlbildung oder erworbenen Verunstaltung. E rhinoplasty.

**Rhinor|rhagie:** starkes Nasenbluten (▸Epistaxis). E rhinorrhagia.

**Rhinor|rhö:** **1)** heftige Nasenschleimabsonderung. E rhinorrhea. **2)** ▸Liquorrhö aus der Nase (v. a. bei rhinobasaler Fraktur). E CFS rhinorrhea.

**Rhino|schisis:** ▸Nasenspalte; s. a. ▸Rhinodymie.

**Rhino|scopia, -skopie:** Nasenhöhlenspiegelung. Als **Rh. anterior** mittels eines in das Nasenloch eingeführten Nasenspekulums (bei tieferem Vordringen mit Spezialspekulum als **Rh. media**); als **Rh. posterior** (Epipharyngo- = Postrhinoskopie) vom Nasenrachen aus (u. unter dessen Inspektion) mittels eines Spiegels. E rhinoscopy.

**Rhino|sklerom:** durch Klebsiella rhinoscleromatis (Tröpfcheninfektion?) hervorgerufene granulomatöse Krankheit der Schleimhaut der Nase, des Mundes u. der anschließenden oberen Atemwege. Beginnt mit flächenhafter Infiltration, dann Granulome (mit RUSSELL-Körperchen u. MIKULICZ-Zellen), Verhärtung (»Mukosasklerose«), Einengung der Bronchien u. – meist tödliche – Lungenentzündung. E rhinoscleroma.

**Rhino|sporidiose:** tropische Nasenkrankheit durch den Pilz **Rhinosporidium seeberi**. Tief-granulomatöse, polypöse Schleimhautveränderungen, evtl. mit Ausbreitung in den Schlund, das Bronchialsystem u. innere Organe. E rhinosporidiosis.

**Rhino|vakzine:** Impfstoff (meist attenuierte Keime) für die Anw. über die Nasenschleimhaut. E rhinovaccine.

**Rhino|viren:** ursprünglich Bezeichnung für die sog. Salisbury-Stämme (Common-Cold-Viren u. gewisse ECHO-Viren Typ 28). – Nach neuerer Klassifikation die Gattung **Rhinovirus** der ▸Picorna-Viren mit über 100 Typen; Erreger von Atemwegserkrankungen, verbreitet durch Tröpfcheninfektion; unterschieden werden H- u. M-Stämme (je nach Züchtbarkeit auf embryonalem Gewebe des Menschen oder auch des Affen [engl. **h**uman bzw. **m**onkey]). E rhinoviruses.

**Rhino|zephalie:** Fehlbildung mit teilweiser oder vollständiger rüsselartiger Verschmelzung der Nase mit einer Augenanlage. E rhinocephaly.

**Rhipi|cephalus:** eine Schildzecken-Gattung [Ixodidae]; darunter Krankheitsüberträger (z. B. von Rickettsien, Theileria, Babesia).

**Rhiz|arthrose:** Arthrose eines »Wurzelgelenks« der Gliedmaßen, i. e. S. die Daumensattelgelenksarthrose.

**Rhizo|bium:** Gattung gramnegativer, streng aerober Stäbchen; die saprophytären »Knöllchen-Bakterien« der Wurzelhaare von Leguminosen (als deren zur Stickstoff-Reduktion befähigte Symbionten).

**Rhizoid:** s. u. ▸Rhizopus. E rhizoid.

**Rhizo|lyse:** operative Demyelinisierung von Fasern der Spinalnervenwurzeln, v. a. sensibler Fasern durch Hitzeeinwirkung (Thermorhizolyse) bei unstillbaren Schmerzen. E rhizolysis.

**Rhi|zom(a),** Wurzelstock: der relativ dicke, unterirdische Erdspross ausdauernder Kräuter; wird wegen Wirkstoffreichtums häufig als – getrocknete – Droge therapeutisch genutzt; s. a. ▸Radix. E rhizome.

**rhizo|mel(isch):** die Wurzelgelenke der Gliedmaßen (s. a. ▸Rhizarthrose) betreffend. E rhizomelic.

**Rhizo|neuron:** *Anatomie* das Neuron einer Spinalnervenwurzel; i. e. S. das ▸Motoneuron; s. a. ▸Radikulo... E rhizoneure, neuron of a spinal nerve root.

**Rhizo|poda:** die »Wurzelfüßer« (= »Wechseltierchen«). Unterklasse der Sarcodina der ▸Protozoen, umfasst u. a. die Ordnung Amoebida (▸Entamoeba histolytica).

**Rhizo|pus:** *Mykologie* Zygosporen bildende u. wurzelähnliche Hafthyphen (»Rhizoide«) tragende Phykomyzeten-Gattung.

**Rhizo|tomie:** ▸Radikulotomie. E rhizotomy. – **Rh., chemische:** selektive Blockade der hinteren Spinalwurzel (»**Rhizotomia posterior**«) durch örtliche Injektion eines Leitungsblockers (z.B. Phenolglycerin-Lsg.) als schmerztherapeutische Maßnahme (v.a. bei Tumorschmerzen). E chemical rh.

**rh-negativ,** Abk. rh: s.u. ▸Rhesus-Faktor.

**Rhod|amin:** Gruppe roter, fluoreszierender Farbstoffe vom Xanthen-Typ; dienen z.T. als Vitalfarbstoffe. E rhodamine.

**Rhod|nius prolixus:** eine Raubwanze [Reduciidae]; Trypanosomen-Überträger.

**Rhod|opsin:** der für das Dämmerungssehen benötigte »Sehpurpur« der Netzhautstäbchen; besteht aus einem Eiweißkörper (Opsin bzw. Skotopsin) u. aus Neoretinin$_1$b (ein Stereoisomer des all-*trans*-Retinins = Vitamin-A-Aldehyd) oder Neoretinin$_2$b (11-*cis*-Form des Vitamin-$A_2$-Aldehyds). Das optimale Absorptionsmaximum der aus vier spektral ansprechbaren Sehfarbstoffen bestehenden Gruppe liegt bei 502 nm (entspricht der größten Helligkeitsempfindung bei ▸Dämmerungssehen; dort Abb.). Bei Lichteinwirkung erfolgt Bleichung mit Änderung der Retinin-Konfiguration u. damit der Proteinbindung (Auslösung des nervösen Impulses); im Dunkeln erfolgt durch Umkehr des chemischen Prozesses Regeneration. E rhodopsin, visual purple.

**Rhodo|torula:** *Mykologie* eine Gattung der ▸Cryptococcaceae, sog. rote ▸Hefen. Typ-Spezies: **Rh. glutinis** (= Cryptococcus = Saccharomyces = Torulopsis gl.), ein Haut- u. Schleimhautsaprophyt.

**Rhomb|encephalon,** Rautenhirn: Abschnitt des Gehirns, der vom oberen Rand der Brücke (▸Pons) bis zum ersten Spinalnervenpaar reicht. Wird unterteilt in Myelencephalon (▸Medulla oblongata) und Metencephalon (Pons und ▸Cerebellum). Wird durchsetzt von der Rautengrube (Fossa rhomboidea), die Anschluss hat an die Hirnventrikel (über den Aquädukt) und an die äußeren Liquorräume. E rhombencephalon, hindbrain.

**rhomboide(u)s** *(latein.):* rautenförmig. E rhomboid.

**Rhon|chi sibilantes et sonores** *(latein.):* pfeifende, giemende bzw. brummende, schnurrende ▸Rasselgeräusche. E sibilant rhonchi, sonorous r.

**Rhopheo|zytose:** der ▸Pinozytose-artige Vorgang der Ferritin-Ablagerung in Form granulierter Vakuolen. E rhopheocytosis.

**Rhotazismus:** teilweises Stammeln mit Aussprachestörung des stimmhaften »r« (griech.: rho); Form der Dyslalie. E rhotacism.

**Rh-positiv,** Abk. Rh: s.u. ▸Rhesus-Faktor. E Rh positive.

**RHS:** Abk. für ▸**r**etikulo**h**istiozytäres **S**ystem.

**Rh-Sensibilisierung; Rh-System:** s.u. ▸Rhesus...

**RHS-Syndrom:** ▸SMITH-LEMLI-OPITZ-Syndrom.

**Rhusio|pathia (suis):** Schweinerotlauf, ▸Erysipeloid.

**rH-Wert:** *Chemie* ▸rH.

**Rhyp(o)...:** Wortteil »Schmutz« (auch Kot, Harn).

**Rhythmik:** der charakteristische ▸Rhythmus eines Prozesses; z.B. *biol* als Biorhythmik die im Erbgut begründete, für jeweils bestimmte Taxa (▸Taxon) charakteristische, zellulär oder zentral gesteuerte Periodizität biologischer Vorgänge mit – durch ▸Evolution bedingter – Frequenzanpassung an den Rhythmus der sich ändernden Umweltfaktoren (v.a. an den Tag-Nacht-Rhythmus, ▸zirkadianer Rhythmus). Ferner nicht umweltgesteuerte Rhythmen, z.B. der Ovulationszyklus. S.a. ▸Dysrhythmie. E rhythmicity.

**Rhythmus:** mehrmalige periodische Wiederholung gleichartiger Abschnitte in einem Vorgang, z.B. der ▸Alpharhythmus im EEG; s.a. ▸Rhythmik. – Auch Kurzbezeichnung des Herzrhythmus. E rhythm.

**Rhythmus|methode:** *Gynäkologie* s.u. ▸Konzeptionsverhütung. E rhythm method.

**Rhythmus|störung:** *Kardiologie* ▸Herzrhythmusstörung. E dysrhythmia.

**Rhytid...:** Wortteil »Falten« (Runzeln); z.B. **Rhytidektomie** (▸face lifting).

**RIA: 1)** *(engl.)* Abk. für **R**adio**i**mmuno**a**ssay: eine radioimmunologische Methode zur quantitativen Bestimmung kleinster Substanzmengen (ng-Bereich). Dazu gehören z.B. Erreger-Antigene, Hormone, Enzyme, Serumeiweißkörper, Tumorantigene bzw. Arzneimittel, DNS. Form des ▸Immunoassays, bei der ein radioaktives Nuklid als Marker benutzt wird. Eine sog. Sättigungs-, Bindungs- oder ▸Displacementanalyse mittels ▸Antigen-Antikörper-Reaktion. ***Durchf.:*** meist als kompetitiver Immunoassay: Das zu bestimmende (nicht markierte) Antigen (AG) oder Hapten u. eine definierte Menge von radioaktiv markiertem AG (»Tracer«) bzw. Hapten werden mit ihrem spezifischen Antikörper (AK; mittels Tierimmunisierung gewonnen) zur Reaktion gebracht. Die Bindung der beiden AG an den AK erfolgt – in hoher Verdünnung – kompetitiv, so dass die – nach angemessener Inkubationszeit vorgenommene – Bestimmung der Strahlungsaktivität der aus der Lösung abgetrennten AG-AK-Komplexe (bzw. des Rückstandes) ein Maß für die gesuchte Konzentration des AG ist (s. Schema). Neben dieser einfachen Technik, die auch mit immobilisierten, d.h. mit kovalent an ein Substrat gekoppelten AK (▸Immunadsorbens) anwendbar ist, z.B. als Radioimmunosorbentassay oder -test (RISA = RIST), sind weitere Techniken in Gebrauch, die sich v.a. in der Trennmethodik unterscheiden (z.B. Agglutination, Adsorption, Ionenaustausch, Fällung, Zentrifugieren); ferner als nichtkompetitive »Doppel-AK-Technik« die sog. ▸Sandwich-Methode (s.a. ▸RAST). **2)** *Kardiologie* Abk. für ▸**R**amus **i**nterventricularis **a**nterior.

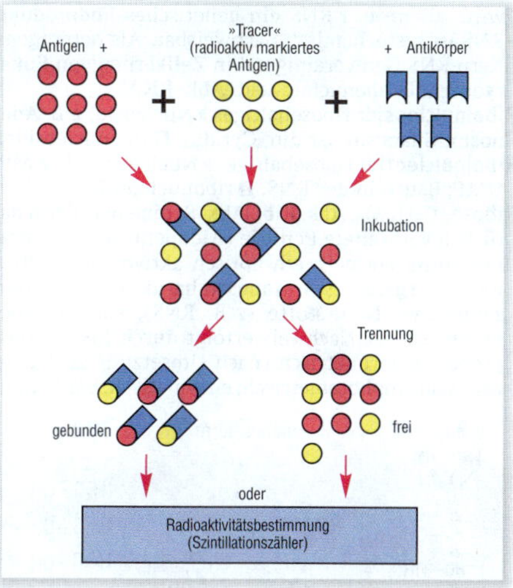


**RIA.**

**Ribavirin:** Nukleosidanalogon; Virostatikum; ***Anw.:*** a) oral zur Ther. bei Hepatitis C; b) inhalativ bei schweren Infektionen durch respiratory syncytial virus; *NW:* Anämie, Hämolyse, Hautirritation, Bronchospasmus; im Tierversuch teratogen! E ribavirin.

**Ribbing-Syndrom** (SEVED R., geb. 1902, Röntgenologe, Uppsala): **1)** MÜLLER-R.-CLÉMENT-Syndrom: eine autosomal-dominant erbliche enchondrale ▸Dysostose, charakterisiert durch kleine, fehlgebildete Epiphysenkerne (z.B. am körpernahen Femurende muldenförmiger Defekt oder niedere bzw. Mikroepiphyse), Osteomalazie, Versteifung betroffener Gelenke. E Ribbing(-Müller) disease, multiple hereditary epiphyseal dysplasia. **2)** eine erbliche multiple Diaphysensklerose. E R.'s syndrome.

**Riboflavin:** ▸Vitamin $B_2$. S.a. ▸Ariboflavinose. E riboflavin.

**Ribo|nu|clease,** RN-ase: Sammelbezeichnung für RNS (= RNA) spaltende hydrolysierende Enzyme (Phosphodiester-hydrolasen; Typ: Endonucleasen). Als **R. I** (= alkalische oder Pankreas-R.) spaltet sie RNS in 3'-Position eines Pyrimidinnucleotid-Restes (ist durch Heparin hemmbar; die ihrem spektrophotometrischen Nachweis dienende Spaltung von zyklischem Cytidin-2',3'-phosphat dient auch zur Heparin-Bestimmung); die Serumwerte sind bei progressiver Muskeldystrophie, Leukosen u. Pankreaserkrankungen erhöht. – Die **R. II** (pflanzliche R.) wirkt zusätzlich auf Purinnucleotide. E ribonuclease (RNase).

**Ribo|nu|klein|säure,** Abk. RNS, Acidum ribonucleinicum: eine in mehreren Abwandlungen mit gleicher Grundstruktur in allen Zellen vorkommende Nucleinsäure, deren Nucleotid-Bausteine durch in 3',5'-Stellung mit Phosphorsäure veresterte Ribose-Moleküle kettenförmig zu hochmolekularen Polyribonucleotiden verknüpft sind. Enthält – an Ribose gebunden – die Basen Adenin, Guanin u. Cytosin sowie – anstelle des Thymins der DNS – Uracil. Wichtigste Funktion ist die Regelung der ▸Eiweißbiosynthese, die nach dem Schema DNS → RNS → Protein verläuft (s. a. ▸Transkription, ▸Translation, ▸Ribosomen, ▸UDPG-Metabolismus). Wird nach der biologischen Funktion unterschieden als ▸Messenger-RNS (mRNS), als Transfer-RNS (tRNS; auch sRNS [engl. = soluble = löslich]) u. als ribosomale (r)RNS (Letztere als Hauptanteil der zytoplasmatischen RNS). Bei Viren (s. a. ▸RNS-Viren) stellt sie – einsträngig, selten doppelsträngig (z. B. in REO-Viren) – das genetische Material dar. Bei den meisten Organismen ist sie einsträngig ein primäres Genprodukt, das basenkomplementär entlang dem DNS-Strang synthetisiert wird; als m- u. r-RNS ein genetisches Endprodukt. RNS ist histochemisch nachweisbar. Als heterogene Kern-RNS Gen-vereinigend in Zellkernen von Eukaryonten. E ribonucleic acid, Abk. RNA.

**Ribo|nu|cleosid:** ribosehaltiges ▸Nucleosid, z. B. Adenosin, Guanosin, Uridin, Cytidin. E ribonucleoside.

**Ribo|nu|cleotid:** ribosehaltiges ▸Nucleotid, z. B. AMP, UMP; Baustein der RNS. E ribonucleotide.

**Ribose,** $C_5H_{10}O_5$, Abk. Rib., Abk. R: eine in D-Form natürlich verbreitete Pentose (Aldopentose-Typ; Furanoseform, Formel); ein optisch aktives ($[\alpha]_D^{20}$ –20°), nicht vergärbares ▸Monosaccharid; ein Baustein zahlreicher Naturstoffe (z. B. RNS); s. a. ▸Ribosephosphat. Der Nachweis erfolgt durch Reduktionsproben, kolorimetrisch (nach Umsetzung zu Furfurol), spektrophotometrisch, enzymatisch. S. a. ▸Ribulose. Die Differenzierung DNS/RNS der FEULGEN-Reaktion beruht auf Desoxy-R. bzw. R. E ribose.

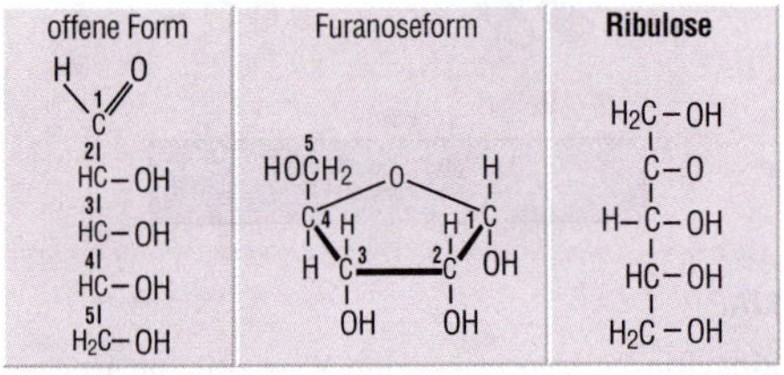

**D-Ribose**

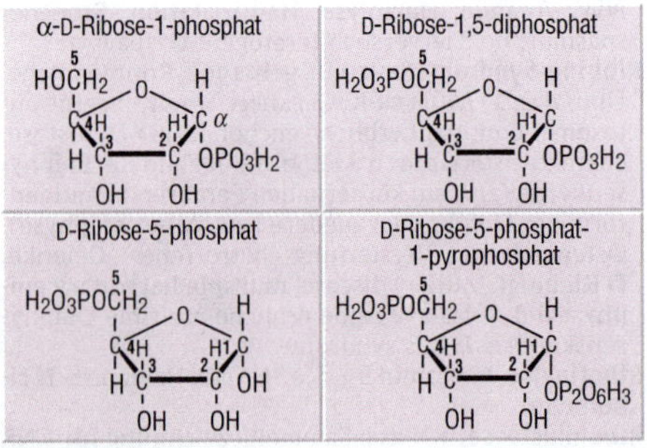

**Ribosephosphate**

**Ribose|phosphat:** im Zwischenstoffwechsel vorkommende Phosphorsäureester der ▸Ribose (dort Formel). Als **R.-1-phosphat** (= R-1-P) ein Nucleosid-Spaltprodukt; als **R.-5-phosphat** (R-5-P) ein Produkt der ▸Phosphorylierung im Pentose-Phosphat-Zyklus u. Vorstufe von Ribose-5-phosphat-1-pyrophosphat (= PRPP), einem Zwischenprodukt der Biosynthese von z. B. Nucleotiden, Tryptophan. Als **R.-1,5-diphosphat** ein Metabolit zwischen R-1-P u. R-5-P. E ribose phosphate.

**ribosomal:** ▸Ribosomen betreffend. E ribosomal.

**Ribo|somen,** PALADE-Granula: *Zytologie* bei allen Organismen in Vielzahl (bis $10^5$ pro Zelle) vorhandene, elektronenmikroskopisch kleine, rundliche bis ellipsoide Zellpartikel (15–25 nm), in denen die Biosynthese der Eiweißkörper stattfindet (Anlagerung von tRNS an die Codons der mRNS u. Verknüpfung der aktivierten Aminosäuren, s. a. Abb.). Sie sind den Membranen des endoplasmatischen Retikulums angelagert (= gebundene R.; bilden v. a. Sekretproteine wie Verdauungsenzyme, Immunglobulin) oder frei im Zytoplasma, evtl. in Gruppen (= »aggregiert«, als ▸Polyribosomen), u. v. a. zelleigene Proteine bildend. Sie enthalten basische Proteine, niedermolekulare Basen sowie v. a. RNS. Nach Vorkommen u. Größe werden als zwei Hauptklassen unterschieden: 80 S-R. (= eukaryontische R.) u. 70 S-R. (= prokaryontische R.; ähnlich wie in Prokaryonten-Zellen; vorkommend in Plastiden u. einem Teil der Mitochondrien). Beide dissoziieren im magnesiumarmen Milieu in Untereinheiten (60 S- u. 40 S- bzw. 50 S- u. 30 S-Einheiten, die sich unter Bildung einer Furche vereinigen, durch die dann offenbar die mRNS während der Proteinbiosynthese gleitet). Bei völligem Mg-Entzug zerfallen sie in Ribonucleotidkerne (core particles: funktionslos; jedoch Reassoziation möglich). E ribosomes.

**Ribulose,** Riboketose: das 2-Keto-Derivat (»Ketopentose«) der ▸Ribose. Wird im ▸Kohlenhydrat-Stoffwechsel als **Ribulose-5-phosphat** (Ru-5-P) aus Glucose-6-phosphat gebildet, kann zu Ribose-5-phosphat umgesetzt werden (auch umgekehrt), die ihrerseits – über Sedoheptulose – dem oxidativen Abbau zugeführt werden kann; **Ribulose-1,5-diphosphat** (Ru-1,5-$P_2$) wird während der ▸Photosynthese aus Ru-5-P gebildet u. bindet $CO_2$; dabei erfolgt die Bildung von zwei Molekülen 3-Phosphoglycerinsäure. E ribulose.

**RIC:** *Elektromedizin* Abk. für Rechteck-Impuls-Charakteristik.

**Richet-Phänomen** (CHARLES ROBERT R., 1850–1935, Physiologe, Paris; 1913 Nobelpreis für Medizin): Überempfindlichkeitsreaktion i. S. der ▸Anaphylaxie.

**Richmond-Krone** (CASSIUS M. R., 1835–1902, amerikan. Zahnarzt): Stiftzahnkrone mit keramikverblendetem Aufbau, der auf einer Überlappung des Wurzelstumpfes sitzt; die Kappe ist mit einem pulpären Goldstift verbunden. E Richmond's crown.

**Richner(-Hanhart)-Syndrom,** Hypertyrosinämie Typ II, okulokutane Tyrosinämie: autosomal-rezessiv erbliche Kombination von Hornhautdystrophie, palmoplantarer Keratose u. geistiger Behinderung. E Richner-Hanhart syndrome.

**Richter-Hernie:** ▸Darmwandbruch.

**Richter-Linie** (AUGUST GOTTL. R., 1742–1812, Chirurg, Göttingen): s. u. ▸MONRO-RICHTER. E Richter-Monro line.

**Richter-Syndrom:** (seltener) Übergang einer niedrigmalignen chronisch lymphatischen ▸Leukämie in eine Verlaufsform von höherer Malignität. E Richter's syndrome.

**Richt|konzentration, technische:** ▸TRK.

**Richtungs|hören:** »akustische Ortsbestimmung« beim ▸binauralen Hören; basiert auf dem entfernungsbedingt an beiden Ohren unterschiedlichen Schalleffekt: Schall am abgewandten Ohr phasenver-

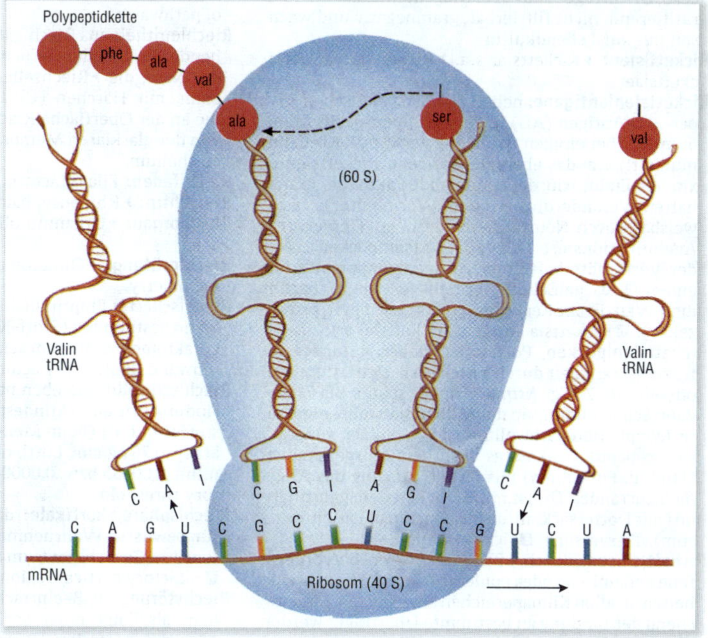


**Ribosomen:** Entstehung einer Polypeptidkette in einem Ribosom. Zwei Aminosäuren passen mit ihrem spezifischen Anticodon in die Matrize der mRNA (=mRNS). Sie werden an die links oben entstehende Eiweißkette gereiht, weitere Aminosäuren folgen, bis am mRNA-Strang ein Stopp-Codon erscheint u. die Eiweißkette abfällt. Die tRNA(=tRNS)-Bruchstücke werden wieder verwendet. **A:** Adenin; **C:** Cytosin; **G:** Guanin; **U:** Uracil; **I:** Inosin (ersetzt in einigen Anticodons Uracil) (nach VANDER, 1975). [15]

schoben, von geringerer Intensität u. – v.a. – verspätet (wahrnehmbare Minimum-Verspätung beim Menschen: $30 \cdot 10^{-6}$ Sek. [= 1 cm Wegunterschied = 3° Abweichung]). Ferner wirkt eine Richtcharakteristik der Ohrmuschel mit, die richtungsabhängig zu systematischen Verzerrungen des Schallsignals führt (z.B. Entscheidung, ob der Schall von vorn oder hinten kommt). E directional hearing.

**Ricịn,** Rizin: ein in Ricinus-Arten vorkommender giftiger Eiweißkörper (Toxalbumin) mit Hämagglutinationseffekt (▸Phytagglutinin). Gibt als »aspezifisches ▸Lectin« eine positive Immunodiffusionsreaktion mit den Blutgruppen-Antigenen A, B, H u. Le$^a$ sowie mit Pneumokokkenpolysaccharid Typ XIV. – Bei Vergiftung (Rizinismus) hämorrhagische Gastroenteritis, Nephritis, hämolytische Anämie, fettige Leberdegeneration. E ricin.

**Rịcinus commụnis:** tropische Holzgewächse [Euphorbiaceae]. Die fettreichen Samen (Semen Ricini, »Kastorsamen«) sind durch Gehalt an ▸Ricin u. Ricinin giftig; das davon freie Samenöl (Rizinusöl = Oleum Ricini s. Castoris) dient v.a. als – antiresorptiv u. sekretagog wirkendes – Abführmittel (wirksames Prinzip: Ricinolölsäure, eine $C_{18}$-Fettsäure). E Ricinus communis, castor (oil) bean.

**Ricker-Relations|pathologie** (GUSTAV R., 1870–1948, Pathologe, Magdeburg): Jedes Krankheitsgeschehen steht in enger Beziehung zum Nervensystem, indem periphere Reize intensitätsabhängig Veränderungen an der ▸Endstrombahn bewirken, woraus über den örtlichen Kreislauf im angrenzenden Gewebe weitere krankhafte Abläufe resultieren.

**Rickẹtt|sia:** eine Gattung der ▸Rickettsiaceae; nicht filtrierbare, gramnegative, unbewegliche, meist formenreiche (kokkoid, stäbchen-, hantelförmig) Bakterien, die aus Zytoplasma mit Zellmembran u. aus Kernäquivalenten bestehen. Sind züchtbar nur auf lebendem Gewebe; Ausnahme: R. quintana. Nachweis im Tierversuch. Sind sehr empfindlich gegen Hitze, Feuchtigkeit u. Desinfektionsmittel (aber relativ resistent gegen Kälte u. Trockenheit). R. leben als Zellparasiten im Verdauungstrakt von Arthropoden (v.a. Läuse, Flöhe, Zecken, Milben), selten frei in deren Darmlichtung. Sind Erreger typhusähnlicher Krankheiten (▸Rickettsiose). E Rickettsia. – **R. akạri:** Erreger der ▸Rickettsienpocken; Reservoir: Ratte, Maus; Überträger: die Milbe Allodermanyssus sanguineus. – **R. austrạlis:** der Erreger des ▸Queensland-Fiebers (Austral. Zeckenbissfieber); serologisch(-diagnostisch) wichtig ist die Antigengemeinschaft mit Proteus $OX_{19}$ u. $OX_2$. – **R. burnẹti(i):** ▸Coxiella burnetii. – **R. conọri(i):** Erreger eines ▸Boutonneuse-Fiebers; Reservoir: Hunde; Überträger: Zecken. Weitgehend verwandt mit R. rickettsii. – **R. mọoseri, R. muris:** ▸R. typhi. – **R. pedịculi:** R. quintana. – **R. prowazeki(i):** der Erreger des klassischen epidemischen Fleckfiebers; ist antigenverwandt mit R. typhi. Hat einen gemeinsamen Antigenfaktor mit Proteus $OX_{19}$ (daher ▸WEIL-FELIX-Reaktion positiv). Isolierung, Identifizierung u. Differenzierung erfolgen im Tierversuch, Nachweis spezifischer Toxine im Neutralisationstest. Erregerreservoir ist wahrscheinlich nur der Mensch; Überträger: v.a. Kleider-, aber auch Kopf-, Filz-, Tierläuse (da die Laus stirbt, ist nur getrockneter Läusekot infektiös, nicht jedoch der Läusebiss). – **R. quintạna:** ▸Bartonella quintana, der Erreger des ▸Wolhynischen Fiebers. – **R. rickettsi(i):** der Erreger des ▸Felsengebirgsfleckfiebers; Reservoir: kleine Wildnager; Überträger: Schildzecken. – **R. sibịrica:** der Erreger des Sibirischen Zeckenbissfiebers; Reservoir: kleine Wildnager; Überträger: Zecken. S.a. ▸Queensland-Fieber. – **R. tsutsugamụshi:** die auch als R. akamushi, orientalis oder metgawi bezeichnete Rickettsie; der Erreger des ▸Tsutsugamushi-Fiebers; Reservoir: v.a. Ratte, Maus; Überträger: die Laufmilbe Thrombicula akamushi (deren parasitierende Larven auch im Ovar infiziert sind, so dass »germinative« Übertragung auf die nächste Generation erfolgt). – **R. typhi:** der mit R. prowazeki serologisch sehr verwandte, u.a. für Mensch, Affe, Meerschweinchen, Kaninchen pathogene Erreger des murinen, endemischen Fleckfiebers. Reservoir: v.a. Ratte; Überträger sind der Rattenfloh Xenopsylla cheopis u. der Hundefloh (der die Infektion ohne Schaden übersteht u. damit Dauerausscheider wird; s.a. ▸R. prowazeki[i]).

**Rickett|siacẹae:** eine Familie der Ordnung **Rickettsiales** (Rickettsien). Die Familie umfasst die Gattungen ▸Rickettsia, ▸Coxiella u. Rochalimea, die Ordnung auch die Familien ▸Bartonellaceae, Anaplasmata-

R

ceae. Die Erreger sind überwiegend intrazellulär parasitierend, nicht filtrierbar, gramnegativ und wachsen nur auf Lebendkultur.

**Rickettlsien:** ▸Rickettsia; s.a. ▸Rickettsiaceae. E rickettsiae.

**Rickettsienlantigene:** neben dem artspezifischen Körper- = O-Antigen (AG) u. dem gruppenspezif. Membran-AG (bei einigen Arten eng verwandt: Kreuzimmunität!) v.a. das ebenfalls antigene Rickettsientoxin (ein Endotoxin; der bedingende Faktor der krankhaften Veränderungen beim Warmblüter); nachweisbar durch Neutralisationstest, im Tierversuch, Agglutinationstest (s.a. ▸Rickettsienpocken). Auf der Verwandtschaft einer Antigenkomponente mit einem O-AG geißelloser Proteus-X-Stämme beruht die ▸Weil-Felix-Reaktion (positiv z.B. bei R. prowazeki[i]). E Rickettsia antigens, rickettsial a.

**Rickettsienlpocken,** Pockenfleckfieber: gutartige Infektionskrankheit durch ▸Rickettsia akari. Inkubationszeit: 10–24 Tg. ***Klinik:*** Papel-, später Bläschen-, dann Schorfbildung an der Milbenbissstelle; regionäre Lymphknotenschwellung; 1 Wo. später generalisiertes papulovesikuläres Exanthem (ausgenommen Hand- u. Fußsohlen) mit Fieber, Störung des Allgemeinzustandes. ***Diagn.:*** KBR, Rickettsienagglutination (mit Dottersackkultur-Suspension u. Patientenserum), Tierversuch. E rickettsial pox.

**Rickettlsiosen:** durch ▸Rickettsia-Arten hervorgerufene endemische oder epidemische Infektionskrankheiten; in allen Klimabereichen anzutreffen. Entsprechend der Bindung an bestimmte Überträger werden die durch Zecken (tick-borne), Milben (mite-borne) u. Insekten (flea-borne, louse-borne) übertragenen R. unterschieden. ***Prophyl.:*** Überträgerbekämpfung (Impfschutz ca. 1 Jahr). E rickettsioses.

**Riechlbahn:** die mehrneuronale, zu den Riechzentren leitende Bahn des ▸Geruchssinnes. **1. Neuron:** die ▸Riechzellen des ▸Riechepithels u. deren die Riechnerven = -fäden (Nervi olfactorii = Fila olfactoria) bildenden Neuriten, die zum gleichseitigen Riechkolben (▸Bulbus olfactorius) ziehen, wo sie mit Dendriten der ▸Mitralzellen Riechknäuel (Glomeruli olfactorii) bilden. **2. Neuron:** ▸Mitralzellen u. deren Neuriten; Letztere als ▸Tractus olfactorius, dann als Stria olfactoria medialis u. Stria o. lateralis zur primären »Riechrinde« (▸Area subcallosa bzw. ▸Corpus amygdaloideum, ▸Area pr[a]epiriformis u. periamygdaloidea). **3. Neuron:** vom Endpunkt des 2. Neurons zur ▸Area entorhinalis vorn im ▸Gyrus parahippocampalis, dem tertiären ▸Riechzentrum; von dort weitere Neurone zum limbischen Kortex. E olfactory tract, o. pathway.

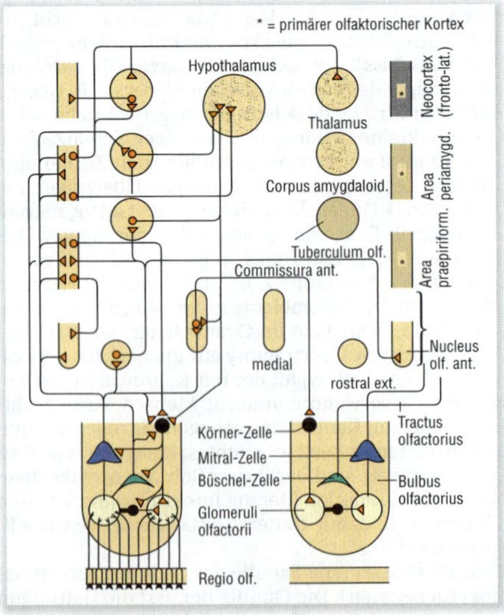


**Riechbahn.** [181]

**Riechlepithel:** aus Riech-, Stütz- u. Ersatzzellen bestehendes Epithel der Geruchsregion (Regio olfactoria) der Nase; die ▸Riechzellen am Beginn der ▸Riechbahn, mit Härchen (Cilia olfactoria) ausgestattet, die an der Oberfläche Riechkegel bilden; ist bedeckt von der glasklaren Membrana olfactoria. E olfactory epithelium.

**Riechlfäden:** Fila olfactoria, ▸Riechbahn.

**Riechlhirn:** ▸Rhinencephalon. E smell brain.

**Riechlorgan:** ▸Organum olfactorium. E olfactory organ.

**Riechlprüfung:** ▸Olfaktometrie. E olfactory test, olfactometry.

**Riechlschärfe:** Empfindlichkeit des Geruchssinnes für einen bestimmten (Stoff-)Geruch; gemessen mit dem Olfaktometer, ausgedrückt in Olfakt; s.a. ▸Riechschwelle. E olfactory acuity.

**Riechlschwelle:** die eben noch zu einer Geruchsempfindung führende Mindestkonzentration eines Duftstoffes in Luft (beim Menschen hoch z.B. für Äthyläther [0,75 ng/cm$^3$ Luft], niedrig für z.B. Skatol, Vanillin [0,00035 bzw. 0,0000435 ng/cm$^3$ Luft]). E olfactory threshold.

**Riechlsphäre, kortikale:** die Großhirnrindenbezirke für bewusste Wahrnehmung von Duftstoffen (sog. tertiäres Geruchszentrum am Ende der ▸Riechbahn). E olfactory cortical region.

**Riechstörungen:** Beeinträchtigung des Riechempfindens als Folge einer Schädigung des Riechnerven oder der zentralen Verarbeitung von Geruchseindrücken im Riechhirn. Der Geruchssinn kann komplett (Anosmie) oder teilweise (Hyposmie) ausfallen. ***Ätiol.:*** Häufigste Ursache sind Schädel-Hirn-Verletzungen, seltener Infektionen oder langsam wachsende Tumoren. Vorübergehende R. bei Atemwegserkrankungen.

**Riechlstoffe,** Olfactoria: natürliche u. synthet. Stoffe mit »stinkendem« oder »duftendem« Eigengeruch (Letztere als »wohlriechende Riechstoffe« = Odoramenta). E smelling substances, odorous s. – **R., scharfe:** zusätzlich den Trigeminus reizende R. (Ammoniak, Ameisensäure, Chlor, Formaldehyd, Pyridin). E pungent s. s.

**Riechlzelle:** die als Geruchsrezeptor fungierende bipolare, mit Härchen versehene Sinneszelle des ▸Riechepithels; bildet das 1. Neuron der ▸Riechbahn. E olfactory cell.

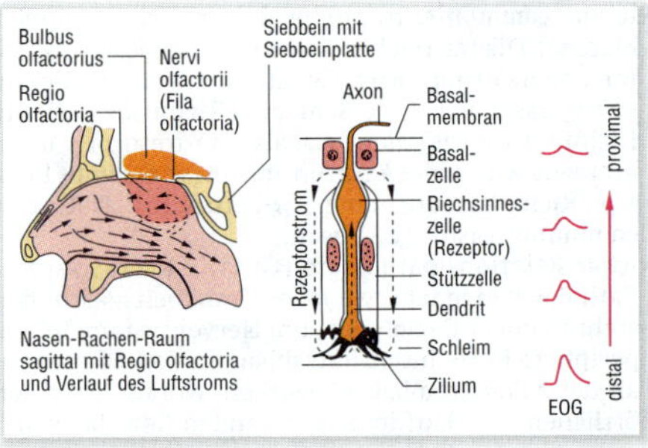


**Riechzelle:** Riechzelle der Riechschleimhaut der Nase (re.; mit Kurven des Elektroolfaktogramms = EOG). [181]

**Riechlzentrum,** Geruchszentrum: als eigentliches R. die Zentren der sog. sekundären olfaktorischen Rinde am Ende der ▸Riechbahn (= **tertiäres R.**) im ▸Hippocampus-Bereich. Als **primäres R.** die Endpunkte des 1. Neurons dieser Bahn, als **sekundäres R.** (= primäre olfaktorische Rinde) die ▸Substantia perforata u. die Mamillarkörper sowie ▸Trigonum olfactorium u. ▸Gyrus paraterminalis. E olfactory center.

**Riedel** (Bernhard M. K. L. R., 1846–1916, Chirurg, Jena). – **R.-Lappen:** Formvariante der Leber, bei der

der untere Rand des rechten Leberlappens nach unten breit ausgezogen ist. E Riedel's lobe. – **R.-Operation:** operative Verödung der Stirnhöhle durch Vorderwand- u. Bodenabtragung bei chronischer Sinusitis frontalis. – **R.-Struma:** invasiv fibrosierende Thyreoiditis mit Ausbildung einer extrem derben (»eisenharten«), nicht schluckverschieblichen, asymmetrisch vergrößerten Schilddrüse. Daraus resultieren Heiserkeit, Schluckstörungen u. Atemnot; häufig findet sich auch eine retroperitonale Fibrose. E R.'s struma, R.'s disease.

**Rieder** (HERMANN R., 1858–1932, Internist, Röntgenologe, München). – **R.-Form:** atypischer ▸Lymphozyt mit tief eingebuchtetem (hufeisenförmigem), evtl. zweigeteiltem großem Kern u. relativ breitem Zytoplasma. Charakteristisch für eine Sonderform der chronischen lymphatischen Leukämie, vereinzelt aber auch beim Gesunden u. passager bei anderen Erkrankungen. E Rieder's lymphocyte. – **R.-Magen (form):** ▸Angelhakenform des Magens. – **R.-Möller-Sonde:** Ballonsonde für die Speiseröhrendehnung im Kardiabereich (»pneumatische Dilatation«) bei ▸Achalasie.

**Riegelungs|impfung:** s.u. ▸Indikationsimpfung.

**Rieger** (HERWIG R., 1898–1986, österr. Augenarzt). – **R.-Anomalie:** Augenfehlbildung i.S. des Fortbestehens embryonaler Zustände an Hornhaut (ringförmige Auflagerung an der Hinterfläche), Kammerwinkel (hyaline Verdickungen im Bereich des SCHWALBE-Grenzringes; zu Glaukom disponierend), Regenbogenhaut (schlitzförmig entrundete Pupille, evtl. Lochbildung) u. Linse (Ektopie oder Cataracta congenita). E Rieger's anomaly. – **R.-Syndrom:** autosomal-dominant erbliches Krankheitsbild mit R.-Anomalie (Hauptsymptom), Zahnanomalien, Augenmuskelhypoplasie u.a.m. E R.'s syndrome.

**Riehl-Melanose:** eine toxische ▸Melanodermitis mit – aus roten Flecken hervorgehender – flächenhafter oder retikulärer, schiefergrauer bis tiefbrauner Hyperpigmentierung lichtexponierter Haut (v.a. Gesicht). Nach beiden Weltkriegen aufgetreten; vermutlich durch Substanzen mit photodynamischer Wirkung (bei gleichzeit. Mangelernährung). E Riehl's melanosis.

**Riesen...:** *Pathologie* s.a. ▸Makro..., ▸Mega(lo)...

**Riesen|chromosom:** besonders großes ▸Chromosom mit zahlreichen, parallel-bandförmig angeordneten Chromomeren im Ruhekern der Speicheldrüsen von Insekten (z.B. Drosophila); besonders geeignet (s.a. ▸Puff) für genetische Analyse. E giant chromosome.

**Riesen|falten:** besonders grobe Faltenbildung der Magenschleimhaut; v.a. bei Oberflächengastritis (Schleimhautdicke meist normal); z.B. bei ▸MÉNÉTRIER-Syndrom (**R.-Gastropathie**) u. ZOLLINGER-ELLISON-Syndrom.

**Riesen|granulationen (der Leukozyten):** ▸CHEDIAK-HIGASHI-Anomalie.

**Riesen|kern:** *Zytologie* abnorm großer, normal gestalteter Zellkern mit ▸Polyploidie; tritt als Folge wiederholter ▸Endomitose auf.

**Riesen|kind:** Neugeborenes mit Geburtsgewicht über 4500 g; relativ häufig bei Diabetes mellitus der Mutter. E large-for-date baby.

**Riesen|kondylome:** ▸Condyloma acuminatum giganteum.

**Riesen|leukozyt:** besonders großer jugendlicher neutrophiler Granulozyt bei Zell- u. Kernreifungsstörung i.S. der amitotischen Teilung infolge Vitamin-$B_{12}$- u. Folsäuremangels (bei perniziöser Anämie); entweder als »Riesenstabkerniger« (mit breitem, hufeisenförm. Kern; auch bei Leukämie) oder als **Riesenmetamyelozyt** (Kern groß, aber normal bohnenförmig). E giant leukocyte.

**Riesen|stab|kerniger:** s.u. ▸Riesenleukozyt.

**Riesen|thrombo|zyt:** ▸Makrothrombozyt. E giant platelet.

**Riesen|wuchs,** Gigantismus, Hypersomie: ein die normale Körpergröße erheblich überschreitender ▸Hochwuchs; i.w.S. auch das übermäßige Längenwachstum von Körperteilen. S.a. ▸Großwuchs. E gi(g)antism. – **R., angiektatischer:** ▸KLIPPEL-TRENAUNAY-Syndrom. – **R., essentieller:** proportionierter R. infolge genetisch bedingter Knochenwachstumssteigerung bei sonst normaler Entwicklung. E essential g. – **R., eunuchoider:** R. nach präpuberaler Kastration oder bei Hypogonadismus (disproportioniert, mit Überwiegen der Oberlänge). E eunuchoid g. – **R., hypophysärer:** R. infolge übermäßiger Produktion von ▸Somatotropin durch ein Adenom des Hypophysenvorderlappens. Bei pubertärem Beginn (d.h. vor Epiphysenschluss) als allgemeiner R. mit extrem langen Gliedmaßen, riesigen Füßen, langem schlankem Rumpf u. allmählicher Größenzunahme (▸Akromegalie) am Kopf. Bei Beginn nach Epiphysenschluss nur als Akromegalie. E pituitary g. – **R., partieller:** isolierte Vergrößerung eines bestimmten Körperabschnitts (z.B. bei KLIPPEL-TRENAUNAY-Syndrom, Halbseitenriesenwuchs, Elephantiasis, MARFAN-Syndrom). E partial g. – **R., primordialer:** essentieller ▸Riesenwuchs. E primordial g. – **R., zerebraler:** v.a. bei Hydrocephalus internus vorkommender R. ungeklärter Genese. Proportioniert, mit charakteristischer Physiognomie: hohe, gewölbte Stirn, breite Nasenwurzel. E cerebral g.

**Riesen|zelle:** *Histologie* besonders große Zelle mit mehreren, meist unförmigen u. gelappten Kernen als Folge einer Zellteilungsstörung; z.B. ▸LANGHANS-R. (1), ▸STERNBERG-R. oder ▸Fremdkörper-R.; ferner z.B. als Krebszelle. E giant cell.

**Riesenzell(en)-Arteri|itis:** ▸Arteriitis temporalis. E giant-cell (temporal) arteritis.

**Riesenzell(en)granulom:** ▸Epulis gigantocellularis. E giant-cell granuloma.

**Riesenzell(en)sarkom:** gigantozelluläres ▸Sarkom. E giant-cell sarcoma.

**Riesenzell(en)tumor:** Resorptions- bzw. Granulationsgeschwulst mit vielkernigen Riesenzellen (z.B. Epulis gigantocellularis), oft mit Hämosiderin- (▸brauner Tumor) oder Lipoideinlagerung (▸Xanthom). R. des Knochens: ▸Osteoklastom. – I.w.S. auch das ▸Carcinoma u. ▸Sarcoma gigantocellulare. E giant-cell tumor.

**Rieth-D-H-S-Diagnostik** (HANS R., geb. 1914, Hautarzt, Hamburg), Abk. für Dermatophyten-Hefen-Schimmelpilze-Diagnostik: mykologische Differenzierung von Dermatophyten, Hefen u. Schimmelpilzen als Erreger von Hauterkrankungen anhand der Griseofulvin-Wirkung auf die nach Probeabstrich angelegte Kultur.

**Rietti-Greppi-Micheli-Syndrom** (FERDINANDO R., 1890–1954, Hämatologe; ENRICO G., geb. 1896, Internist; FERDINANDO M., 1872–1936, Arzt; alle Italien): ältere Bez. für ▸Thalassaemia minor. E Rietti's disease.

**Rieux-Hernie:** Hernie des retrozäkalen Rezessus.

**RIF** *(engl.)* Abk. für resistance inducing factor: *Virologie* ein Leukovirus als ▸Helfervirus des ▸ROUS-Sarkomvirus. S.a. ▸ROUS-assoziiertes Virus.

**Rifamycin,** Rifampin: Antibiotikum aus Streptomyces mediterraneus; wirksam v.a. gegen Mycobacterium tuberculosis. – Als dessen halbsynthetische Derivate z.B. **Rifampicin** (ein ▸Antituberculoticum), **Rifabutin** (*Anw.* v.a. bei atypischen Mykobakteriosen, z.B. gegen Mycobacterium-avium-Infektionen bei AIDS-Patienten). E rifamycin, rifampin.

**Rififi-Technik:** ortho- oder retrograde Ringdesobliteration bei Verschluss einer Arterie unter Schutz eines okkludierenden Ballonkatheters zur Vermeidung von Embolien aus dem Operationsgebiet.

**Rift|tal|fieber:** eine (1930) in Afrika (u.a. am kenianischen Riftfluss) vorkommende, von Stechmücken übertragene, meist tödliche Hepatitis (als akute gelbe Leberatrophie) der Wiederkäuer durch das gleichnamige ARBO-Virus. Äußert sich bei gelegentlicher Übertragung auf Menschen (v.a. Tierärzte, Hirten) als akute, hochfieberhafte Krankheit mit Kopf-, Gelenk-, Bauchschmerzen. E Rift Valley fever.

**rigid(e),** rigidus: starr, steif (▸Rigidität, ▸Rigor). E rigid.
**Rigidität: 1)** *Psychologie* Mangel an rascher geistiger Umstellungsfähigkeit; mit Starrheit im Denken, Festhalten an der Aufgabe etc. als möglicher Negativ- bzw. Positiv-Auswirkung. **2)** *Neurologie* ▸Rigor; s.a. ▸Spastizität. E 1), 2) rigidity. – **Rigiditas dorsalis myopathica:** »muskuläre Rückensteife« bei Myositis ossificans.
**Rigler-Trias:** die Kombination Dünndarmileus, Aerobilie u. röntgenpositives Konkrement als Zeichen des Gallensteinileus.
**Rigor:** die Agonisten u. Antagonisten betreffende, gesteigerte Grundspannung der Skelettmuskulatur (▸Muskeltonus) mit charakteristischer Steifigkeit bzw. Starre bei passiver Bewegung (gleichmäßiger, »wächserner« bzw. »teigiger«, nicht federnder Widerstand; oft mit ▸Zahnradphänomen); v.a. bei Krankheiten des ▸extrapyramidal-motorischen Systems, z.B. bei der PARKINSON-Krankheit. S.a. ▸Spastik (bei Pyramidenbahnläsion). E rigidity, rigor. – **R. mortis:** ▸Totenstarre.
**RIHSA** *(engl.):* Akronym für radio-iodinated human serum albumin (mit $^{131}$J markiertes Albumin).
**Riktus:** Krampf der mimischen Muskulatur mit einem dem Lachen ähnlichen Gesichtsausdruck, z.B. als ▸Risus sardonicus. E rictus.
**Riley** (1) CONRAD M. R., geb. 1913, Kinderarzt, New York; **2)** HARRIS D. R. Jr., geb. 1925, amerikan. Internist). – **R.-Day-Syndrom** (CONRAD M. R.), hereditäre sensible Neuropathie Typ III, Dysautonomie: eine familiäre, autosomal-rezessiv erbliche autonome Dysfunktion des vegetativen Nervensystems mit bereits im Kleinkindalter herabgesetzter bis fehlender Tränensekretion, Erythemen, gesteigerter Speichel- u. Schweißbildung, Hyp- bis Analgesie, Hyperreflexie, Keratitis, fehlendem Kornealreflex, Ulcus corneae, Störung der Bewegungskoordination, Orthostase mit Synkopen, periodischem Erbrechen. E Riley-Day syndrome, familial dysautonomia. – **R.-Smith-Syndrom** (HARRIS D. R., Jr.): ▸BANNAYAN-RILEY-RUVALCABA-Syndrom. E Smith-R. syndrome.
**Rille-Comèl-Syndrom** (JOHANN HEINR. R., dt. Hautarzt; M. C., Hautarzt, Pisa): frühkindliche Ichthyose-ähnliche Hautkrankheit (Ichthyosis linearis circumflexa). ***Ätiol:*** unbekannt. ***Klinik:*** Pityriasis-artige Hautschuppung mit Entwicklung landkartenartiger Keratosen auf roter Unterlage; ferner palmoplantare ▸Hyperhidrose.
**Rilliet-Punkte:** für Mumps typische, noch vor der Drüsenschwellung auftretende Druckschmerzhaftigkeit am Kiefergelenk, hinter dem Kieferwinkel, unterhalb des Warzenfortsatzes u. in der Gegend der Unterkieferdrüse. E Rilliet's points.
**Riluzol:** Glutamat-Antagonist; ***Anw.*** bei amyotropher Lateralsklerose, um den Krankheitsverlauf zu verlangsamen; ***NW:*** Schwäche, Übelkeit. E riluzole.
**RIMA:** Abk. für **r**eversible **I**nhibitoren der **MAO-A** (s.u. ▸Monoaminooxidase-Hemmer).
**Rima:** *Anatomie* Spalte, Ritze. E rima, fissure. – **R. ani:** Afterrinne. – **R. glottidis:** die Stimmritze; begrenzt durch Stimmlippen (▸Plica vocalis) u. die Stellknorpel bzw. deren Stimmbandfortsätze; zwischen den Aryknorpeln als Pars intercartilaginea, davor – ab den Fortsätzen – als P. intermembranacea. – **R. oris:** die Mundspalte. E oral f. – **R. palpebrarum:** die ▸Lidspalte. E palpebral f., lid slit. – **R. pudendi:** die von den großen Schamlippen begrenzte Schamspalte. E pudendal f. – **R. vestibuli laryngis:** die Spalte zwischen beiden Taschenfalten; Verbindung zwischen Vestibulum u. Ventriculus laryngis.
**Rimexolon:** ein ▸Glucocorticoid (Prednisolon-Derivat); ***Anw.*** zur Gelenkinjektion bei Arthritis u. topisch am Auge bei nichtinfektiösen Entzündungen. E rimexolone.
**RIN:** Abk. für **R**adio**i**sotopen**n**ephrographie.
**RIND,** Abk. für **r**eversibles **i**schämisches **n**eurologisches **D**efizit: ▸PRIND. E RIND, reversible ischemic neurological deficit.
**Rinde:** *Anatomie, Pharmazie* ▸Cortex, Kortex. E cortex, bark. – **R., sensible:** ▸Körperfühlsphäre.
**Rinden|architektonik:** *Anatomie* der Feinbau der Hirnrinde (als Zyto-, Angio- u. Myeloarchitektonik). S.a. ▸Rindenfeld, ▸Hirnrindenkarte. E cortex architectonics.
**Rinden|blindheit:** ▸Amaurose infolge beidseitiger Schädigung der »Sehrinde« des Okzipitallappens des Gehirns oder der Sehbahn zentral des ▸Corpus geniculatum lateralis, typisch ohne Pupillenstörungen, s.a. ▸Agnosie, optische. E cortical blindness.
**Rinden|feld:** ▸Area (der Hirnrinde). E cortical field.
**Rinden|taubheit:** Taubheit infolge beidseitiger Schädigung des primären Hörzentrums. E cortical deafness.
**Rinder|bandwurm:** ▸Taenia saginata; s.a. ▸Cysticercus bovis. E beef tapeworm.
**Rinder|galle:** *Pharmazie* ▸Fel Tauri. E ox bile.
**Rinder|tuberkulose:** die – vorwiegend chronische – »Perlsucht« der Rinder infolge Infektion mit ▸Mycobacterium bovis. Geht einher mit Erregerausscheidung in Sputum u. Milch; ist übertragbar auf andere Tierarten u. auf Menschen. E bovine tuberculosis.
**Ring:** *anat* ▸Anulus; *gyn* ▸Ringpessar; *chem* ▸Ringverbindung; *patho* Gefäßring. E ring.
**Ring|blase:** *Urologie* ▸SCHEELE-Operation.
**Ring|chromo|som:** ringförmiges ▸Chromosom als Folge zweier Brüche (meist je einem in beiden Chromosomenarmen; während der Mitose oder Meiose, spontan oder durch Mutagene) u. eine Neuverknüpfung der proximalen Bruchflächen zu einem Ring. Führt im Allgemeinen zu Fehlbildungssyndromen (z.B. als R. 4, 6, 8, 13, 18). – Ferner das natürliche zirkuläre Chromosom der Bakterien u. Viren. E ring chromosome.
**Ringdesobliteration, retrograde:** ▸Desobliteration eines Gefäßverschlusses von einem distalen Zugang her mit dem Vorteil der Kontrolle peripherer Embolien durch den Eingriff; s.a. ▸Ringstripper.
**Ring|des|obliterator:** ▸Ringstripper. E ring stripper.
**Ringel|blume:** ▸Calendula officinalis.
**Ringel|haare:** *Dermatologie* ▸Pili anulati. E ringed hair.
**Ringel|röteln:** ▸Erythema infectiosum (acutum). E fifth disease.
**Ringel|schuss:** *Gerichtsmedizin* Konturschuss.
**Ringel|würmer:** ▸Anneliden. E annelids.
**Ringer-Lösung** (SIDNEY R., 1835–1910): isotone (= »physiologische«) Salzlösung als Nährmedium für Frischgewebe sowie zur i.v. Infusion bei Hypovolämie (mit nur sehr kurzzeitigem Effekt). Die R.-Standard-Infusionslösung enthält Natrium- (0,8) sowie Kalium- u. Calciumchlorid (je 0,02) u. Natriumbicarbonat ($NaHCO_3$; 0,1) auf 100 ml Aqua destillata. Zahlreiche ***Modifikationen:*** z.B. als **R.-Lactat-Lösung** (NaCl 6 g, Kaliumchlorid 0,4 g, Calciumchlorid 2 $H_2O$ 0,27 g, Natriumlactat 3,05 g [entspricht mmol/l: $Na^+$ 130, $K^+$ 5,4, $Ca^{++}$ 1,85, $Cl^-$ 112, $Lactat^-$ 27], Aq. dest. ad 1000), **R.-Traubenzucker-Lösung** (0,05–0,2 %; z.B. bei Pilzvergiftung). E Ringer's solution.
**Ring|fixateur:** Fixateur externe mittels einer Montage aus ringförmig gestalteten Konstruktionselementen zur Knochenfixierung oder zur Achsen- bzw. Längenkorrektur (z.B. nach ILISAROV).
**Ring|formen: 1)** *Protozoologie* siegelringförmige ▸Trophozoiten der erythrozytären Phase der ▸Malariaplasmodien. E ring forms. **2)** *Hämatologie* ▸Anulozyten.
**Ring|knorpel:** ▸Cartilago cricoidea; s.a. ▸Kriko... E cricoid cartilage.
**Ring|körper:** *Hämatologie* ▸CABOT-SCHLEIP-Ringe. E Cabot's ring bodies.
**Ring|kürette: 1)** *Gynäkologie* Uteruskürette mit scharfkantigem Metallring. **2)** *Chirurgie* ▸Ringstripper.
**Ring|messer:** ▸Adenotom; s.a. ▸Ringstripper. E ring-knife.

**Ring|pessar:** ringförmiges Scheidenpessar zur Abstützung der Gebärmutter am Beckenboden bei ▸Uterusprolaps. E ring pessary.

**Ring|schatten:** *Röntgenologie* im Röntgen-Lungenbild ein weichteildichter ringförm. Schatten mit hellem Zentrum (evtl. auch Flüssigkeitsspiegel), z.B. bei Lungenkaverne, -zyste. S.a. ▸En-face-Nische. E ring shadow.

**Ring|sidero|blasten:** s.u. ▸Sideroblasten. E ringed sideroblasts.

**Ring|skotom:** ringförmiges ▸Skotom bei funktionsfähiger Netzhautmitte; z.B. bei Beriberi, Hungerdystrophie, groß bei Pigmentdegeneration. Subjektive Zeichen: Morsezeichen-Phänomen (gerade Linien erscheinen zwei- oder mehrmals unterbrochen), in der Ferne Wahrnehmung nur sehr kleiner u. großer Sehzeichen (mittelgroße in das funktionslose Areal projiziert, nicht sichtbar). E annular scotoma.

**Ring|stripper:** Gefäßkürette als hochflexible Sonde mit endständigem stumpfem Metallring; für die halb offene (indirekte, »blinde«) ▸Endarteriektomie bzw. Thrombophlebektomie (»**Ringstripping**«, »Ringdesobliteration«). S.a. Abb. E ring stripper.

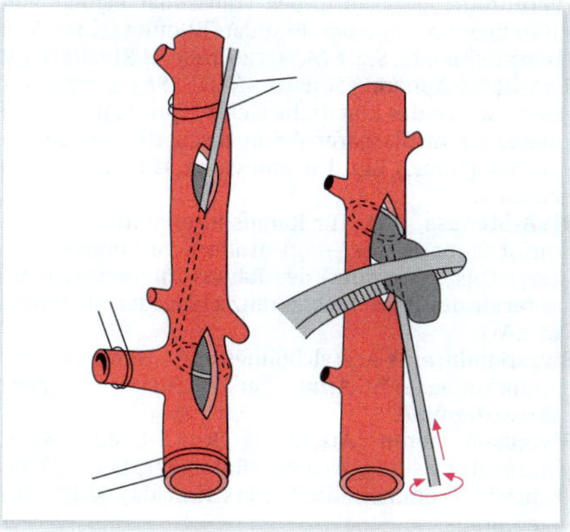

**Ringstripper:** halb geschlossene Desobliteration mit Hilfe eines Ringstrippers nach Vollmar. [202]

**Ring|test:** *Serologie* einfachster In-vitro-Nachweis präzipitierender Antikörper durch Überschichten einer Antigen-Lösung mit dem Antiserum, wobei an der Grenze als Effekt der Antigen-Antikörper-Reaktion ein Trübungsring (präzipitierte Immunkomplexe) entsteht. S.a. ▸Mancini-Methode (= Ringdiffusion). E ring test.

**Ring|verbindung:** *Chemie* ▸zyklische Verbindung; s.a. ▸Aromate. E cyclic compound.

**Ring|wall|karzinom:** ein flach schüsselförmiges geschwüriges ▸Magenkarzinom (meist im Antrum) mit breitem Randwall.

**Rinne-Versuch** (Heinr. T. Adolf R., 1819–1868, Psychiater, Hildesheim): ▸Hörprüfung zur Unterscheidung zwischen Schallleitungs- und Schallempfindungsstörung; erfolgt durch Bestimmung des Hörens bei Knochen- u. bei Luftleitung mittels einer angeschlagenen $a^1$-Stimmgabel, die dem Warzenfortsatz aufgesetzt bzw. vor den Gehörgang gehalten wird. Bei Mittelohrschwerhörigkeit »Rinne negativ« (Knochenleitung länger als Luftleitung); bei Innenohrschwerhörigkeit »Rinne positiv« (Luftleitung empfindlicher u. anhaltender als Knochenleitung, aber beide Leitungsarten verkürzt). E Rinne's test.

**Riolan** (Jean R., 1580–1657, Anatom, Paris). – **R.-Anastomose:** inkonstanter, ortho- u. retrograd durchströmbarer Nebenschluss (Kollaterale) zwischen der oberen u. unteren Arteria mesenterica. E Riolan's anastomosis. – **R.-Bogen:** der vom Mesocolon transversum gebildete Bogen; i.w.S. auch die randnah darin verlaufende Gefäßarkade als Verbindung zwischen linkem Ast der Arteria colica media u. der linken A. colica. E R.'s arcade.

**RIP:** *Angiologie* Abk. für ▸Ramus interventricularis posterior.

**Rippe:** ▸Costa. Als **anomale R.** (als Fehlform bzw. am falschen Ort) z.B. Gabel-, Spalt- bzw. Hals-, Lendenrippe. E rib.

**Rippen|bogen|rand|schnitt:** ▸Bauchdeckenschnitt (dort Abb.) parallel zum Rippenbogen (Arcus costalis); rechtsseitig als Kocher-Schnitt, Marwedel-Schnitt (»Rippenbogenaufklappung«). E subcostal incision.

**Rippen|buckel:** bei ▸Skoliose (dort Abb.) mit Verdrehung (Torsion) der Brustwirbelsäule die durch Rückdrehung der Rippenursprünge bedingte Vorwölbung des Brustkorbes, u. zwar an der Skoliosekonvexität als hinterer R. E rib hump.

**Rippen|fell:** Pleura costalis; s.u. ▸Pleura. E pleura.

**Rippen|fraktur:** Quer- oder Schrägbruch einer oder mehrerer Rippen; im letzteren Fall – z.B. bei Thoraxkompression – oft als Rippenserienfraktur u. dann evtl. mit Thoraxwandinstabilität (Bildung eines »mobilen Brustwandlappens« mit Atmungsstörung i.S. paradoxer Atmung). Betrifft meist die mittleren Rippen (obere durch Schultergürtel geschützt, untere biegsam); führt evtl. zu Lungenanspießung, Pneumothorax, Hautemphysem. Wird – i.S. der Ruhigstellung – meist behandelt durch Schmerzmittelgabe und Atemgymnastik, bei Ateminsuffizienz Beatmung; s.a. ▸Periduralanästhesie. E rib fracture.

**Rippen|knorpel:** Cartilago costalis; s.a. ▸Tietze-Syndrom. E costal cartilage.

**Rippen|rand|schnitt:** ▸Rippenbogenrandschnitt.

**Rippen|raspatorium:** ▸Raspatorium mit einem das Rippenprofil umgreifenden scharfkantigen Endteil zur Periostablösung; z.B. nach Doyen.. E rib raspatory.

**Rippen|resektion,** Kostektomie: operative Rippen(teil)entfernung; in der Regel als subperiostale Resektion (nach Periostablösung) u. unter Belassen des gesamten Brustkorb-Weichteilmantels u. Schonung der Interkostalgefäße u. -nerven; z.B. für Thorakoplastik, Thorakotomie; als R. der 1. Rippe zur Therapie des neurovaskulären ▸Schultergürtelsyndroms. E costal resection.

**Rippen|serien|fraktur:** s.u. ▸Rippenfraktur.

**Rippen|tal:** die konkavseitige Abflachung des Brustkorbs bei ▸Skoliose (dort Abb.); s.a. ▸Rippenbuckel.

**Rippen|usur:** »Annagung« (▸Arrosion) von Rippen, v.a. durch – pulsierenden – Druck (Kollateralenpulsationen bei Aortenisthmusstenose; Aneurysma); oder durch Tumorwachstum (z.B. Pancoast-Tumor). E rib erosion.

**Rippen|zwischen|raum,** Interkostalraum: ▸Spatium intercostale. E intercostal space.

**Rippstein-Gerät:** *Röntgenologie* verstellbares Schienensystem zur Lagerung für Aufnahmen der hüftgelenknahen Femurenden.

**RISA:** **1)** *(engl.):* Abk. für radioiodinated serum albumin (= mit einem radioaktiven Jod-Isotop markiertes ▸Albumin). ***Anw.*** als ▸Tracer). **2)** *(engl.):* Abk. für radioimmunosorbent assay (s.u. ▸RIA).

**Risedronsäure:** ein ▸Bisphosphonat; ***Anw.*** als Osteolyse-Hemmstoff bei Morbus Paget u. zur Ther. der Osteoporose. E risedronate.

**Risiko, bevölkerungsattributables:** Anzahl der Erkrankungen bzw. der Todesfälle im Verhältnis zu definierten Bezugsgrößen (z.B. pro 1 Mio. Einwohner eines bestimmten Bevölkerungskollektivs innerhalb 1 Jahres). Ausdruck für das Krankheits- bzw. Todesfallrisiko bei Anwesenheit bestimmter Risikofaktoren.

**Risiko|faktor:** Umstand, der eine besondere Gesundheitsgefährdung begründet; ist z.B. aus der Eigen- u. Familienanamnese, aus Mortalitäts- u. Morbiditätsstatistiken ersichtlich; z.B. Hypertonie, Übergewicht, Bewegungsarmut, psychosozialer Stress, Erb-

R

leiden, Diabetes mellitus; s.a. ▶Arteriosklerose. 🅴 risk factor.

**Risiko|geburt:** Geburt, bei der Anamnese, Schwangerschafts- oder Geburtsverlauf Hinweise auf eine erhöhte Gefährdung von Mutter u./oder Kind ergeben; z.B. bei später Erstgebärender, nach früheren op. Eingriffen an der Gebärmutter, bei Diabetes mellitus, Fehlbildung, Schwangerschaftsblutung, Gestose, Querlage, vorzeitigem (> 24 Std.) Blasensprung ohne Wehen. Erhöhtes Risiko nur für die Leibesfrucht bei Frühgeburt, chronischer Plazentarinsuffizienz, Fruchtübertragung, Rh-Inkompatibilität. Erfordert kontinuierliche u. intensive Überwachung (z.B. Amnioskopie), Entbindung in Fachabteilung, Beschränkung der Geburtsdauer, evtl. vorzeitige Geburtseinleitung etc. 🅴 high-risk delivery.

**Risiko|schwangerschaft:** Schwangerschaft bei Bestehen von Risikofaktoren seitens der Mutter (▶Risikogeburt). 🅴 high-risk pregnancy.

**risọrius** *(latein.)*: zum Lachen dienend. S.a. ▶Musculus risorius.

**Risperidon:** ein atypisches ▶Neuroleptikum; Serotonin-Agonist. 🅴 risperidone.

**Riss:** *Pathologie* ▶Fissur; z.B. Knochenfissur. 🅴 tear.

**Risser-Lokalizer-Verfahren** (JOSEPH CH. R., 1892–1981, Chirurg, New York): Quengelverfahren zur etappenweisen Korrektur (»Redression«) einer Wirbelsäulenskoliose mit Hilfe eines Umkrümmungsgipses (quer geteiltes u. mit Quengelschraube versehenes Gipskorsett) u. mit am Rippenbuckel bzw. Lendenwulst ansetzender Filz-Gips-Pelotte (»Lokalizer«).

**Risser-Zeichen:** auf der a.p. Röntgenaufnahme des Beckens Schluss der Apophysenfugen des Darmbeins.

**Rissmann-Handgriff** (PAUL R., 1867–1932, Frauenarzt, Hamburg): *Geburtshilfe* Zusammenpressen der Bauchaorta (evtl. mit spez. Aortenkompressorium) zur Stillung einer atonischen Nachgeburtsblutung.

**RỊST** *(engl.)* Abk. für **r**adio**i**mmuno**s**orbent **t**est: *Nuklearmedizin* s.u. ▶RIA.

**Ristocetịn:** ursprünglich als Antibiotikum genutzte Substanz, die im Test zur Auslösung der ▶Thrombozytenaggregation genutzt wird. 🅴 ristocetin.

**Ristocetin-Cofaktor:** hochmolekulares Aggregat des Faktors VIII des Blutgerinnungssystems; identisch mit dem ▶v.-WILLEBRAND-Faktor. Ermöglicht die Adhäsion der Blutplättchen am Gefäßendothel.

**Rịsus sardọnicus:** das starre »teuflische Grinsen« als Folge einer Kontraktur der mimischen Muskulatur (Verziehen der Mundwinkel nach außen) bei ▶Tetanus; stets mit ▶Trismus verbunden. 🅴 sardonic laugh, s. grin.

**Ritchie-Index:** Erfassung der Gelenkreaktionen auf Druck: kein Schmerz (= 0); schmerzhaft (= 1); schmerzhaft mit Zucken (= 2); schmerzhaft mit Zucken u. Wegziehen (= 3). Die Summe der Bewertung aller Gelenke ergibt den Index.

**Ritgen-Handgriff** (FERD. AUG. M. VON R., 1787–1867, Chirurg, Gießen): *Geburtshilfe* der gleichzeitig dem Dammschutz dienende »Hinterdammgriff« (zwischen After u. Steißbeinspitze) zum (beschleunigten) Herausleiten des »durchschneidenden« Kopfes. Modifiziert von OHLSHAUSEN (ein Finger im Mastdarm, um den kindlichen Kopf hinauszuschieben) u. FEHLING. S.a. Abb. 🅴 Ritgen's maneuver.

**(de-)Rịtis-Quotient** (F. DE R., Arzt, Neapel): Quotient aus den gemessenen Werten von GOT u. GPT; normal etwa 1,0; oft erhöht bei Alkoholhepatitis, erniedrigt bei akuter u. chronischer Virushepatitis.

**Ritonavir:** ein ▶Proteasenhemmer für die AIDS-Kombinationstherapie.

**Ritter-Dermatitis** (GOTTFR. RITTER V. RITTERSHAIN, 1820–1883, Kinderarzt, Prag): ▶Dermatitis exfoliativa infantum. 🅴 Ritter's disease.

**Rituximab:** monoklonaler Anti-CD20-Antikörper (glykosiliertes Immunglobulin); ***Anw.*** bei malignen B-Zell-Lymphomen; ***NW:*** anaphylaktische Reaktionen, Thrombozytopenie. 🅴 rituximab.

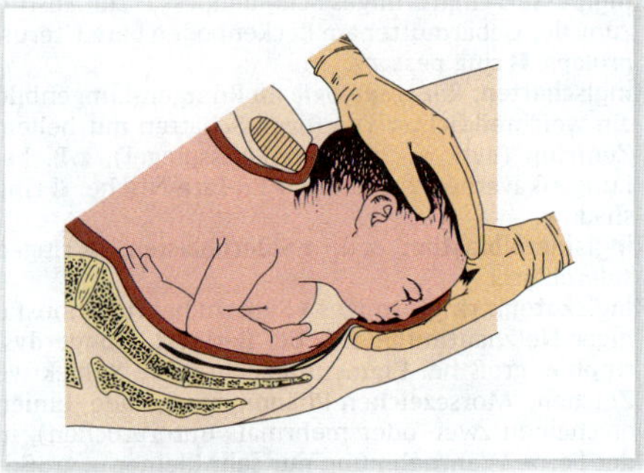

**Ritgen-Handgriff:** Anus-abdeckender Tupfer ist nicht gezeichnet. [19]

**RIVA:** *Kardiologie* s.u. ▶RIVA-Stenose.

**Rivạlta-Probe** (FABIO R., 1863–1959, Pathologe, Bologna): Probe zur Unterscheidung von Trans- u. ▶Exsudat durch Einbringen eines Tropfens des Punktats in verdünnte Essigsäure; bei Transsudat erfolgt vollständige Lösung, bei Exsudat Bildung eines Trübungsschleiers. S.a. ▶MORITZ-Probe. 🅴 Rivalta's test.

**Riva-Rọcci-Apparat** (SCIPIONE R.-R., 1863–1937, Internist, Pavia): das klassische Gerät (Quecksilbermanometer an aufblasbarer Armmanschette) für die unblutige (indir.) Blutdruckmessung. 🅴 Riva-Rocci apparatus.

**RỊVA-Stenose,** Abk. für **R**amus-**i**nter**v**entricularis-**a**nterior-Stenose: die – oft isoliert vorkommende – Enge (bis Verlegung) des Ramus interventricularis anterior der linken Herzkranzschlagader. 🅴 stenosis of LAD.

**Rivastigmin:** ein ▶Acetylcholinesterase-Hemmer (Carbaminsäureester); ***Anw.*** bei ALZHEIMER-Demenz. 🅴 rivastigmine.

**Rivịnus-Membran** (AUGUSTUS QUIR. R. oder BACHMANN, 1652–1723, Anatom, Botaniker, Leipzig): der schlaffe Trommelfellteil (Pars flaccida). 🅴 Rivinus' membrane.

**RỊ-Viren:** ▶Adenoviren. 🅴 **r**espiratory **i**llness viruses.

**Rịvus lacrimạlis:** der Tränenkanal (s.u. ▶Tränenwege); die Rinne zwischen Lidrändern u. Augapfel bei Lidschluss.

**Riz...:** s.a. ▶Rhiz...

**Rizatriptan:** ein Serotonin-Agonist (▶5-$HT_1$-Agonist); ***Anw.*** im Migräneanfall. 🅴 rizatriptan.

**Rizinismus:** Vergiftung durch ▶Ricin. 🅴 ricinism.

**Rizinus|öl:** Oleum Ricini (s.u. ▶Ricinus). 🅴 castor oil.

**Rizolipase:** säurestabile Pilzlipase (Hydrolase) aus Rhizopus arrhizus; ***Anw.*** als Verdauungsenzym bei exokriner Pankreasinsuffizienz. 🅴 rizolipase.

**RKṂ:** Abk. für **R**öntgen**k**ontrast**m**ittel.

**RṂ:** Abk. für ▶**R**ücken**m**ark.

**RṆ:** Rest-N (▶Reststickstoff).

**Rn:** *Chemie* Kurzzeichen für ▶**R**ado**n**.

**RNẠ** *(engl.)* Abk. für **r**ibo**n**ucleic **a**cid: die ▶Ribonucleinsäure, s.a. ▶RNS...

**RN-ạse:** Abk. für ▶**R**ibo**n**ucle**ase**. 🅴 RNase.

**RNṢ:** Abk. für ▶**R**ibo**n**ulein**s**äure. 🅴 RNA.

**RNṢ-Code:** *Genetik* der durch die jeweilige Struktur der Transfer-RNS bedingte, bei der Eiweißbiosynthese zum Tragen kommende Zusammenhang zwischen den verschiedenen Basentripletts der mRNS u. den ihnen zugeordneten Aminosäuren der Gen-abhängigen Proteine. S.a. ▶Code, genetischer. 🅴 RNA code.

**RNṢ-Polymerase:** ▶Transcriptase für die DNS-abhängige RNS-Synthese. 🅴 RNA polymerase.

**RNṢ-Replicase, -Synthetase:** s.u. ▶Replicase. S.a. ▶reverse Transcriptase. 🅴 RNA replicase.

**RNṢ-Viren:** ▶Viren mit einsträngiger RNS (nur REO-Viren doppelsträngig) als genetischem Material (mit Messenger-Funktion. S.a. ▶RNS-Replicase); s. Tab. 🅴 RNA viruses.

| Nucleinsäure-Innenkörper | Kapsid-Symmetrie | Virion: Hülle | Äther-empfindlichkeit | Anzahl Kapsomere | Größe des Viruspartikels (mm)[a] | Mol.-Gew. der Nucleinsäure im Virion ($\times 10^6$) | physikalischer Typ der Nucleinsäure | Anzahl Gene (etwa) | Virusfamilie |
|---|---|---|---|---|---|---|---|---|---|
| RNS | Ikosaeder | fehlt | resistent | 32 | 20–30 | 2–2,8 | SS | 12 | Picornaviridae |
| | | | | ?[b] | 60–80 | 12–19 | DS segmentiert | 40 | Reoviridae |
| | | vorhanden | empfindlich | 32? | 40–70 | 4 | SS | 15 | Togaviridae |
| | unbekannt oder komplex | vorhanden | empfindlich | | 50–300 | 3–5 | SS segmentiert | 15 | Arenaviridae |
| | | | | | 80–130 | 9 | SS | 30 | Coronaviridae |
| | | | | | –100 | 7–10 | SS segmentiert | 50 | Retroviridae |
| | Helix | vorhanden | empfindlich | | 90–100 | 6–7 | SS segmentiert | 15 | Bunyaviridae |
| | | | | | 80–120 | 4 | SS segmentiert | 15 | Orthomyxoviridae |
| | | | | | 130–300 | 5–8 | SS | 30 | Paramyxoviridae |
| | | | | | 70 × 175 | 3–4 | SS | 20 | Rhabdoviridae |

Einteilung der **RNS-Viren** in Familien nach ihren chemischen u. physikalischen Eigenschaften (**a:** Durchmesser oder Durchmesser × Länge; **b:** REO-Viren besitzen ein äußeres u. ein inneres Kapsid, das innere offenbar aus 32 Kapsomeren; Anzahl der Kapsomeren im Äußeren nicht eindeutig festgestellt, Gesamtzahl 92 vermutet); SS = einsträngig, DS = doppelsträngig

**RNS-Viren:** Zusammenstellung der wichtigsten Familien. [244]

**Robben|gliedrigkeit, -hand:** ▶Phokomelie.

**Robbins-Test:** *Diabetik* ▶Carter-Robbins-Test.

**Ro̦bertson-Zeichen:** **1)** s.u. ▶Argyll Robertson. E Robertson pupil. **2)** (William E. R., 1869–1956, Internist, Philadelphia): in Rückenlage tastbare Flankenfülle u. -spannung bei ▶Aszites. E R.'s sign.

**Roberts-Syndrom:** s.u. ▶Tetraphokomelie. E Roberts syndrome.

**Robin-Hood-Effekt:** Vasokonstriktion gesunder Gefäßareale zugunsten minderdurchbluteter Regionen; als Therapieprinzip bislang noch nicht gesichert.

**Robinow-Syndrom** (Meinhard R., 1909–1997, dt.-amerikan. Humangenetiker): meist autosomal-dominant, selten autosomal-rezessiv erbliches Krankheitsbild mit Kleinwuchs sowie charakteristischen Gesichts- u. Genitalbefunden. E Robinow's syndrome, fetal face syndrome.

**Robi̦n-Sequenz, R.-Syndrom** (Pierre R., 1867–1950, Stomatologe, Paris): frühfetale Hemmungsfehlbildung des Mund-Kiefer-Zungen-Bereiches. ***Klinik:*** mangelnde Entwicklung des Unterkiefers mit Kieferspalte; ferner Gaumenspalte, kleine Zunge (mit Ptose), röchelnde Mundatmung, erschwerte Nahrungsaufnahme, Brechneigung. ***Kompl.:*** evtl. lebensbedrohliche Asphyxien (durch Aspiration, Glottisverschluss, Verfangen der Zunge in der Gaumenspalte). E (Pierre) Robin syndrome.

**Robinson-Reflex:** ▶Greifreflex.

**Robison-Ester** (Robert R., 1883–1941, engl. Biochemiker): ▶Glucose-6-phosphat. E Robison ester.

**Robora̦ntia (reme̦dia):** *Pharmazie* Kräftigungsmittel. E roborants.

**Robson-Klassifikation:** neben dem TNM-System gebräuchliche (amerikanische) Stadieneinteilung des ▶Nierenzellkarzinoms (dort Stadien I–IV).

**Roc(c)ella:** *Botanik* Gattung von Meeresflechten, aus denen u.a. Farbstoffe (z.B. Lackmus) gewonnen werden.

**Rochalimea henselae:** ▶Bartonella henselae.

**Rocher(-Schlüssel)-Zeichen:** Bewegungseinschränkung im Hüftgelenk bei Torsionsprüfung am gestreckten Bein in Rückenlage als Hinweis auf Koxarthrose. E Rocher's sign.

**Rocket-Immunoelektrophorese** *(engl. rocket = Rakete):* (Laurell 1967) quantitative Bestimmung eines einzelnen Proteins in einem Eiweißgemisch durch Nebeneinander-Elektrophoretisieren der zu vergleichenden Proben in einem die entsprechenden monospezifischen präzipitierenden Antikörper enthaltenden Agarose-Gel; die Länge der während der Elektrophorese entstehenden – raketenförmigen – Präzipitate erlaubt im Vergleich mit einem Standard-Präzipitat die Quantifizierung; Abb.

**Rocky Mountain spotted fever** *(engl.):* ▶Felsengebirgsfleckfieber (durch Rickettsia rickettsii).

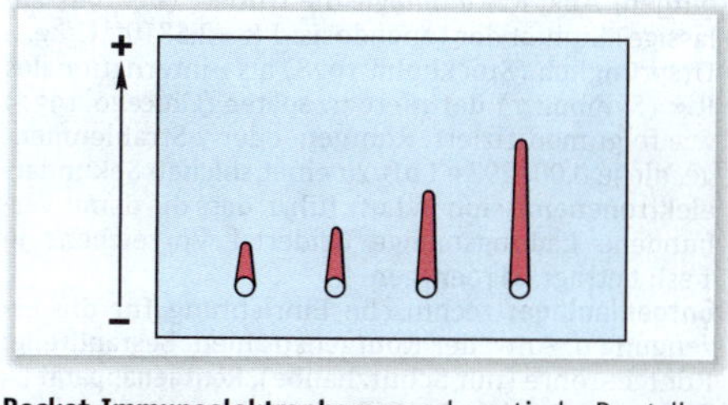


**Rocket-Immunoelektrophorese:** schematische Darstellung der Elektrophorese in antikörperhaltigem Gel mit steigender Antigenkonzentration in den Impflöchern. [77]

R

**Rocuronium|bromid:** ein nicht depolarisierendes peripheres ▶Muskelrelaxans; ***Anw.*** zur Muskelerschlaffung vor der Intubation. E rocuronium bromide.

**ro|dens** *(latein.):* nagend, fressend; z. B. ▶Ulcus rodens. E rodent.

**Rodentiosen:** durch Nagetiere [Rodentia] übertragene Infektionskrankheiten.

**Rodenti|zid:** auf Nagetiere (Ratten, Mäuse etc.) tödlich wirkendes Bekämpfungsmittel; v. a. Cumarin-Derivate, Zinkphosphid, Thallium-Präparate. E rodenticide.

**Rodnan-Skin-Skore** *(engl.):* eine klinische Graduierung für Hautveränderungen. Wird verwendet, um das Ausmaß der Hautbeteiligung bei Sklerodermie zu bestimmen.

**Rod|opsin:** ▶Rhodopsin. E rhodopsin.

**Rö-:** ▶Röntgen...

**Roederer** (JOHANN GEORG R., 1727–1763, Geburtshelfer, Göttingen). – **R.-Kopfeinstellung:** *Geburtshilfe* Nackenbeugung zu höchstgradiger ▶Flexionshaltung schon in der Beckeneingangsebene, so dass die kleine Fontanelle bereits hier Führungspunkt (u. der Kopf in Richtung Scheitel in die Länge gezogen) wird; v. a. bei allgemein verengtem Becken. E Roederer's attitude of head. – **R.-Selbstentwicklung:** die S. »conduplicato corpore«. E partus conduplicato corpore.

**Röhrchen|test: 1)** *Bakteriologie* Bestimmung der ▶Resistenz von Bakterien gegenüber Antibiotika anhand der Wachstumshemmung in Röhrchenkulturen mit Antibiotika-Gehalt unterschiedlicher Konzentration. **2)** *Immunologie* Antigen(AG)- bzw. Antikörper(AK)-Nachweis im Reagenzglas durch Überschichten Antiserum-haltigen Agars mit der AG-Lösung. Führt – bei optimalem AG-AK-Verhältnis – durch einfache Diffusion zur Bildung von Präzipitatbanden. **3)** *Serologie* Nachweis einer Rh-Positivität durch Bildung eines Erythrozyten-Sedimentes im Proberöhrchen nach Zugabe von Anti-Rh-Serum zum Blut. E tube test.

**Röhren|fokus:** *Röntgenologie* ▶Brennfleck. E focus.

**Röhren|spannung:** *Röntgenologie* die elektrische Spannung zwischen Anode u. Kathode einer Glühkathodenröhre. Beeinflusst bei Röntgenröhren sowohl Qualität (Härte) als auch Quantität (Ausgangsleistung) der Strahlung. E anode voltage.

**Roemheld(-Tecklenburg-Ceconi)-Syndrom** (LUDWIG R., 1871–1938, Internist, Gundelsheim), gastrokardialer Symptomenkomplex: funktionelle Herz-Kreislauf-Beschwerden bei Darmerkrankungen, die zu Oberbauchmeteorismus mit Zwerchfellhochstand u. Herzverlagerung führen. Ausgelöst durch gastrokoronaren (= Magen-Herzkranzgefäß-)Reflex. ***Klinik:*** linksseitig Brustkorbbeklemmung (evtl. in die li. Schulter ausstrahlend), evtl. auch Schmerzen bis hin zum Angina-pectoris-ähnlichen Anfall; ferner paroxysmale Dyspnoe, Schweißausbruch, Tachykardie, Extrasystolie, Blutdruckabfall. ***EKG:*** nur geringfügige oder keine Veränderungen. E Roemheld's syndrome.

**Rönne-Sprung** (HENNING K. T. R., 1878–1947, Augenarzt, Kopenhagen): keilförmiger nasenseitiger Gesichtsfeldausfall bei beginnendem Glaukom. E Roenne's nasal step.

**Röntgen,** Abk. R: *Radiologie* die frühere (bis 1985 zulässige) Einheit der Ionendosis: 1 R = 2,5810$^{-4}$ C/kg. – Ursprünglich (Stockholm 1928) als »internationales R.« (Symbol: r) definiert u. später (Chicago 1937) wie folgt modifiziert: Röntgen- oder $\gamma$-Strahlenmenge, die je 0,001293 g Luft zu einer solchen Sekundärelektronenemission in Luft führt, dass die damit verbundene Ladungsmenge beiderlei Vorzeichens je 1 esE beträgt. E roentgen.

**Röntgen|anlage:** technische Einrichtung für die Erzeugung u. Anw. der Röntgenstrahlen. Bestandteile: Röntgenröhre (mit Schutzhaube), **Röntgenapparat** (= Teile zum Betrieb der Röhre: Hochspannungserzeuger [= Röntgengenerator], i. w. S. auch Schaltpult, Hochspannungskabel zwischen Apparat u. Röhre, Öltrennschalter), ▶Röntgengerät. Wird ergänzt durch Strahlenschutzmittel u. Dunkelkammer mit Zubehör. E x-ray equipment, x-ray unit.

**Röntgen|aufnahme:** das auf speziellem photographischem Film oder Papier mittels Röntgenstrahlen erzeugte »Schattenbild« (umgewandeltes Strahlungsrelief; in Grauschattierungen oder verschiedenen Farbwerten), z. B. eines Organs oder Körperteils; s. a. ▶Weich-, ▶Hartstrahltechnik. Die Anfertigung erfolgt unter – im Allgemeinen normierter – Lagerung des Patienten u. der Röhreneinstellrichtung, ohne oder mit Anw. eines Röntgenkontrastmittels (Leeraufnahme bzw. Kontrastuntersuchung), ohne oder mit Sichtleitung (= Übersichts- bzw. ▶Zielaufnahme), evtl. auch in mehreren Ebenen (z. B. Sagittal-, Frontal-, Schrägaufnahme); s. a. ▶Kontakt-, ▶Fern-, ▶Schichtaufnahme, ▶Xeroradiographie, ▶Computertomographie, ▶Röntgenkymographie. E roentgenogram, radiograph.

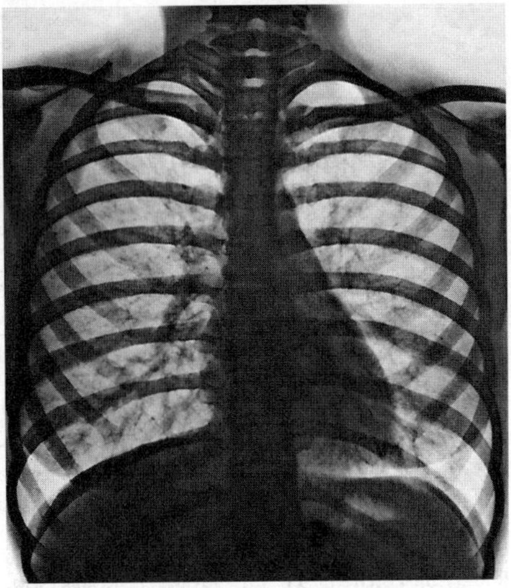

**Röntgenaufnahme:** Thoraxbild bei Durchleuchtung (bzw. Positivkopie). Strahlendurchlässige Gebilde erscheinen hell (Lunge, Trachea, Magenfundus), Strahlen absorbierende Gebilde als Schatten (Knochen, Herz). [542]

**Röntgen|bestrahlung:** ▶Strahlentherapie mit Röntgenstrahlen. E irradiation, radiotherapy.

**Röntgen|bild:** s. u. ▶Röntgenaufnahme. E x-ray image.

**Röntgen|bild|speicher:** Vorrichtung, die die Hochfrequenz eines elektronisch erfassten Leuchtschirmbildes oder einer Durchleuchtungsszene speichert u. bei Bedarf wiedergibt. Als Magnetbandspeicher (mit Möglichkeit sofortiger Bildwiedergabe zur Qualitätskontrolle) oder als Plattenspeicher (mit Einrichtung für Zeitdehnung u. -raffung). E x-ray video tape recorder.

**Röntgen|bild|verstärker:** elektronischer Bildverstärker für die Röntgendurchleuchtung u. Schirmbildphotographie oder als Teil einer Fernsehkette (beides zur Einsparung von Dosis bzw. Adaptationszeit). Ein Primärleuchtschirm (Photokathode in einer Hochvakuumröhre) liefert ein dem Helligkeitsrelief entsprechendes Elektronenrelief, dessen Teilchen beschleunigt u. fokussiert werden, so dass auf dem Sekundärschirm ein umgekehrtes u. verkleinertes, aber 100- bis 1000fach helleres Bild entsteht, das dann beidäugig mittels umkehrender u. auf Normal vergrößernder Optik betrachtet wird. E x-ray image amplifier.

**Röntgen|dermatitis:** ▶Radiodermatitis. E x-ray dermatitis.

**Röntgen|diagnostik:** Diagnostik mittels Röntgenaufnahmen bzw. -durchleuchtung. – Als »Röntgenfunktionsdiagnostik« unter Erfassung von Abläufen an inneren Organen, z. B. als Magen-Darm-Passage, Pyeloskopie, Röntgenkinematographie. E roentgen (or x-ray) diagnosis.

**Röntgen|dosis:** ▸Dosis, ▸Dosiseinheiten, ▸Dosimeter. E radiation dose.

**Röntgen|durch|leuchtung:** Beobachtung mittels Röntgenstrahlen auf dem Leuchtschirm sichtbar gemachter innerer Organe oder Skelettabschnitte; mit Einsatz einer Bildverstärkerfernsehkette u. geeigneter Röntgenkontrastmittel. E x-ray fluoroscopy.

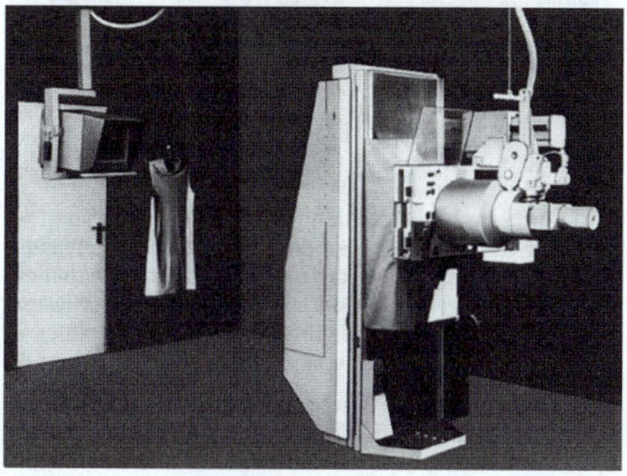

**Röntgendurchleuchtung:** Gerät mit Bildverstärkerfernsehkette (Pantoskop 3, Zusatzeinrichtung: 35-mm-Arriflex-Kamera). [542]

**Röntgen|erythem:** s.u. ▸Früherythem, ▸Hauptreaktion, ▸Radiodermatitis. – S.a. ▸Hauterythemdosis. E radiation erythema.

**Röntgen|film:** für Röntgenstrahlen u. Fluoreszenzlicht empfindlicher Film. Besteht in der Regel als Doppelschichtfilm aus einem Schichtträger u. – beidseits – je einer Haftschicht, einer lichtempfindlichen Emulsionsschicht (evtl. mit ▸Verstärkungsfolie) u. einer dünnen Schutzschicht. Formate genormt. E x-ray film.

**Röntgen|filter:** s.u. ▸Filter. E x-ray filter.

**Röntgen|früh|reaktion:** ▸Früherythem.

**Röntgen|funktions|diagnostik:** s.u. ▸Röntgendiagnostik; s.a. ▸Aufnahme, gehaltene.

**Röntgen|generator:** s.u. ▸Röntgenanlage (bzw. -apparat). E x-ray generator.

**Röntgen|gerät:** der der Strahlenanwendung dienende Teil einer therapeutischen (»Bestrahlungsgerät«) oder diagnostischen Röntgenanlage. Stativ für Röhrenhaube, Lagerungstisch, evtl. Kassettenstativ, Blenden, Einstell- u. Fixierungshilfen. E x-ray apparatus.

**Röntgen|karzinom:** Strahlenkarzinom (s.u. ▸Strahlenkanzerogenese). E radiation carcinoma.

**Röntgen|kastration:** ▸Strahlenkastration; s.a. ▸Menolyse. E x-ray castration.

**Röntgen|kater:** ▸Strahlenkater. E x-ray sickness.

**Röntgen|kaustik:** Röntgen-Oberflächentherapie (Nahbestrahlung) mit hoher Einzeldosis bei Hauttumoren. Bezweckt Provokation einer starken Hautreaktion (Epithelitis exsudativa). Infolge geringer Eindringtiefe erfolgt Heilung meist ohne Narbenbildung. E x-ray cautery.

**Röntgen|kinemato|graphie:** Röntgenfunktionsdiagnostik mit sehr schneller Aufnahmefolge. Als **indirekte R.** die Photographie des Leuchtschirmbildes mittels Filmkamera; als **direkte R.** unter Verwendung großformatiger, schnell wechselnder, folienverstärkter Röntgenfilme. E roentgenocinematography, cinefluorography.

**Röntgenkontrastmittel,** Abk. RKM: ▸Kontrastmittel. E contrast material, c. medium.

**Röntgen|kymo|graphie:** s.u. ▸Kymographie. E roentgenkymography.

**Röntgen|leer|aufnahme,** Nativaufnahme: Röntgenaufnahme ohne bzw. vor Kontrastmittel-Anw., z.B. als Abdomenleeraufnahme in der Ileusdiagnostik bzw. bei Röntgenfunktionsdiagnostik.

**röntgen|negativ:** ohne Kontrasteffekt (»Schatten«) im Röntgenbild. E radioparent, x-ray negative.

**Röntgenoderm:** ▸Radiodermatitis chronica.

**Röntgeno|graphie:** Röntgendiagnostik mit Anfertigung von Aufnahmen. E roentgenography.

**Röntgeno|logie:** die Lehre von den Röntgenstrahlen u. deren diagnostischer u. therapeutischer Anw.; s.a. diagnostische ▸Radiologie. E roentgenology.

**röntgen|positiv:** im Röntgenbild einen Kontrastschatten gebend. E radiopaque.

**Röntgen|reihen|untersuchung:** früher bei größeren Bevölkerungsteilen in regelmäß. Abständen durchgeführte Vorsorgeuntersuchung der Thoraxorgane (meist im ▸Röntgenschirmbildverfahren), z.B. zur Tuberkulose-, Pneumokoniosen- u. Bronchialkarzinomerfassung. E serial x-ray examination.

**Röntgen|reiz|therapie:** ▸Strahlentherapie mit niedrigen Röntgendosen zur Anregung der unspezif. Abwehr, v.a. als ▸Entzündungsbestrahlung.

**Röntgen|röhre:** spezielle Elektronenröhre zur Erzeugung von ▸Röntgenstrahlen; hochevakuiert, mit Glühkathode u. WEHNELT-Zylinder zur Emission bzw. elektrostatischen Fokussierung der Elektronenstrahlen, die an der Anode (= Antikathode; aus hochschmelzendem Metall hoher Ordnungszahl, z.B. Wolfram; s.a. ▸Drehanode) im sog. Brennfleck, dem Ausgangspunkt der ▸Röntgenstrahlen, abgebremst werden. S.a. Abb. E x-ray tube.

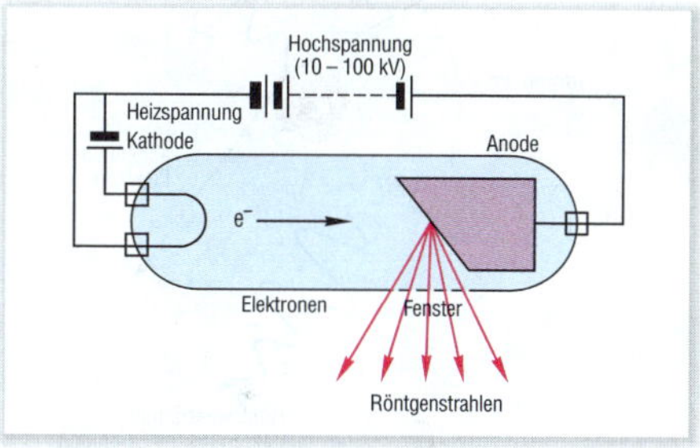


**Röntgenröhre:** schematischer Aufbau einer Röntgenröhre. [440]

**Röntgen|schaden:** ▸Strahlenschaden. E radiation injury.

**Röntgen|schirmbild|verfahren:** älteres Diagnostikverfahren (v.a. für ▸Röntgenreihenuntersuchung), bei dem das Bild eines Spezialleuchtschirms photographiert wurde (Kleinbild- oder Mittelformat). Die Auswertung erfolgte am Projektionsbild oder bei Lupenbetrachtung. E fluorography.

**Röntgen|schutz:** ▸Strahlenschutz. E radiation protection.

**Röntgen|sensibilität:** ▸Strahlensensibilität. E radiosensitivity.

**Röntgen|stereo|graphie:** früher gebräuchliche dreidimensionale Darstellung eines Objektes. ***Prinzip:*** Anfertigen zweier Röntgenaufnahmen mit seitlich parallel verschobenem Zentralstrahl bei unveränderter Film- u. Objektstellung. Auswertung erfolgte mit einem speziellen Betrachtungsgerät. ***Anw.*** v.a. zur Lokalisation von Fremdkörpern. E stereoscopic roentgenography.

**Röntgen|stereo|metrie:** ▸Radiometrie (v.a. des Beckens) am – virtuellen – stereoskopischen Bild. E stereoradiometry.

**Röntgen|stereo|skopie:** Röntgendurchleuchtung mit dreidimensional erscheinendem Schirmbild. E radiostereoscopy.

**Röntgen|strahlen** (WILHELM CONRAD R., 1845–1923, Physiker, Würzburg, München; Entdecker [1895] der – später nach ihm benannten – X-Strahlen; 1901 Nobelpreis für Physik): kurzwellige, in der

▸Röntgenröhre (hochenergetisch auch im Betatron oder Synchrotron) erzeugte ▸elektromagnetische Strahlung anschließend an das UV. Ihre Qualität (▸Härte) wird durch die Betriebsspannungswerte der Röhre definiert. Entstehen 1) als Photonenstrahlung (**charakteristische Röntgenstrahlung**) in Atomhüllen des Anodenmaterials als Folge der durch Elektroneneinschlag bedingten Atomanregungen bzw. Elektronensprünge u. 2) im COULOMB-Feld der Atomkerne als ▸Bremsstrahlung; das diskrete charakteristische Spektrum der »charakteristischen Strahlung« ist ein vom Anodenmaterial abhängiges Linienspektrum, das der Bremsstrahlung ist kontinuierlich; s.a. Abb. Sehr weiche (= langwellige) R. bereits von Luft merklich absorbiert; mit zunehmender Energie (u. abnehmender Wellenlänge) nimmt das Durchdringungsvermögen zu (u. die – durch Dichte u. OZ des Materials bestimmte – Absorption ab). Außerdem entsteht an der Anode Wärme (Kühlung daher nötig). Nachweis erfolgt anhand von Filmschwärzung (▸Röntgenaufnahme), Gas-Ionisation, Fluoreszenz (am Leuchtschirm). S.a. ▸Dosimetrie, ▸Radio... E x-rays, roentgen rays.

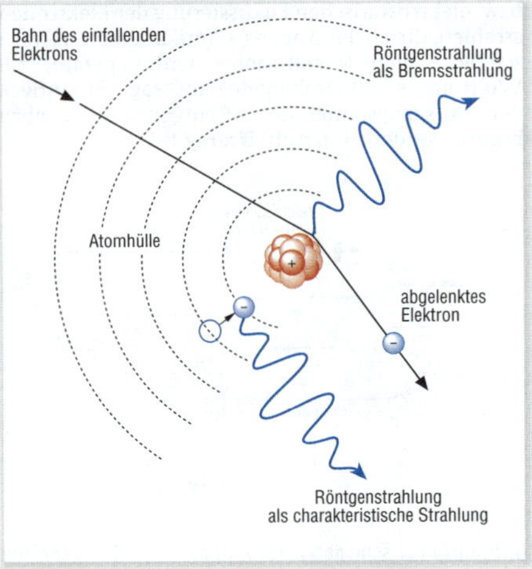


**Röntgenstrahlen:** Die Strahlung entsteht entweder als Bremsstrahlung oder als charakteristische Strahlung. [260]

**Röntgen|syndrom: 1)** Gruppe spezifischer (evtl. pathognomonischer) Röntgensymptome. **2)** ▸Strahlensyndrom nach Röntgentherapie. E radiation syndrome.

**Röntgen|therapie:** ▸Strahlentherapie mit Röntgenstrahlen verschiedener Qualität (»Härte«); als ▸Grenzstrahlen-, ▸Oberflächen-, ▸Halbtiefen- u. ▸Tiefentherapie; s.a. ▸Hochvolttherapie. E roentgenotherapy.

**Röntgen|verordnung,** Abk. RöV: Verordnung in der aktuellen Fassung vom 8.1.1987 (BGBl. I, S. 114), zuletzt geändert durch Gesetz vom 20.7.2000 (BGBl. I, S. 1045). Die wesentlichen Bestimmungen der RöV befassen sich mit Voraussetzungen zur Errichtung einer Röntgenanlage und deren Kontrolle. Ferner ist der Personenkreis aufgelistet, der in Ausübung seines Berufes Röntgenstrahlen auf den Menschen anwenden darf: approbierte Ärzte mit entspr. Fachausbildung, med.-techn. Röntgenassistenten u. andere Fachkräfte unter Aufsicht einer fachkundigen Person. S.a. ▸Strahlenschutzverordnung.

**Rössle-Syndrom** (ROBERT R., 1876–1956, Pathologe, Berlin): **1)** exogener Minderwuchs: ätiologisch unklare ▸Gonadendysgenesie mit Kleinwuchs u. überlangen Gliedmaßen. E gonadal dysgenesis with dwarfism. **2)** R.-Lipoproteinose, URBACH-WIETHE-Syndrom: ▸Hyalinosis cutis et mucosae.

**Röteln,** Rubeola, Rubella: durch das Rötelnvirus verursachte akute exanthematische Infektionskrankheit, die eine lebenslange stabile Immunität hinterlässt. Tritt v.a. bei Kindern u. Jugendlichen auf; ist in dicht besiedelten Gebieten auch endemisch. Kontakt- oder Tröpfcheninfektion durch die Schleimhaut der oberen Atemwege. Die primäre Virusvermehrung erfolgt dann in den Halslymphknoten. ***Klinik:*** Inkubationszeit von 16–18 (14–21) Tg., uncharakteristisches, evtl. mit Atemwegekatarrh einhergehendes Prodromalstadium (1–2 Tg.). Anschließend ein – oft nach flammender Gesichtsrötung – im Gesicht beginnender, später allgemeiner, 2–3 Tg. dauernder Ausschlag (Exanthemstadium): rosarote Flecken auf unveränderter Haut, evtl. auch masern- oder scharlachartig (Rubeola morbillosa bzw. scarlatinosa) oder nur flüchtig. Der Ausschlag ist stets begleitet von schmerzhafter symmetrischer Schwellung der Lymphknoten des Nackens u. hinter den Ohren; evtl. auch Gelenkschmerzen. Die Temperatur ist normal oder subfebril. Etwa $^1/_3$ der Erkrankungen verläuft klinisch stumm. Die Prognose ist im Allgemeinen günstig. ***Diagn.:*** Ab dem 4. Tg. besteht Leukopenie mit relativer Lymphozytose u. Auftreten von Plasmazellen u. TÜRK-Reizformen, gelegentlich Thrombozytopenie. Die klin. Diagnose wird ggf. gesichert durch Neutralisationstest (Maximum in der 3. Wo.), Hämagglutinationshemmungstest (Titer 1:16 beweisend für Immunität) u. ELISA. ***Kompl.:*** ▸Rötelnenzephalitis, ▸Rötelnembryopathie. Gelegentlich (meist nach kongenitalen, auch nach postnatalen Röteln infolge einer persistierenden Infektion) folgt nach einer Inkubationszeit von 10–15 J. eine chronisch-entzündliche progressive Rötelnpanenzephalitis (PRP, Panenzephalitis, Slow-Virus-Infektion). ***Prophyl.:*** v.a. der Rötelnembryopathie möglich durch Schutzimpfung (▸Rötelnvakzine). E rubella, röteln, German measles. – **R., konnatale:** die ▸Rötelnembryopathie. Analog: **pränatale R.**

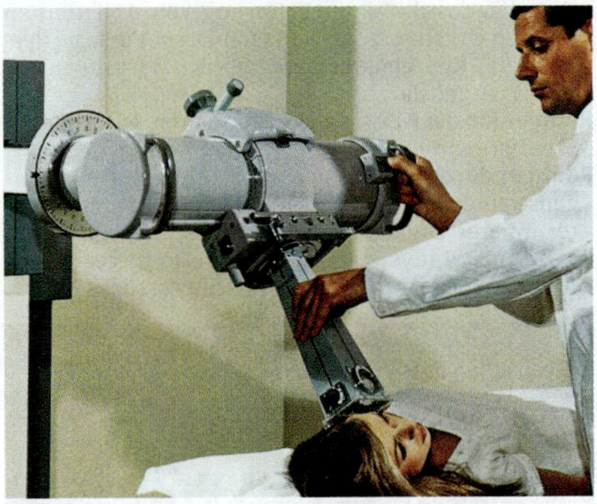

**Röntgentherapie:** Bestrahlungsgerät für die Halbtiefen- u. Tiefentherapie. Die Röntgenröhre mit dem Schutzgehäuse lässt sich horizontal, vertikal u. um die Trägerachse drehen, zusätzlich kann der Tubus um die Röhrenachse geschwenkt werden. [260]

**Röteln|embryo(feto)pathie,** GREGG-Syndrom, Embryopathia rubeolosa: erworbene Rötelnerkrankung der Leibesfrucht. ***Ätiol.:*** frühembryonale diaplazentare Infektion durch die an Röteln erkrankte Mutter. ***Klinik:*** Symptome sind vom Infektionszeitpunkt abhängig. Als charakteristische Trias Herzfehlbildungen, Innenohrschwerhörigkeit u. Katarakt, ferner Hornhauttrübung, Hepatosplenomegalie, thrombozytopenische Purpura und geistige ▸Retardierung. Neugeborene müssen wegen möglicher Infektiosität sofort isoliert werden. E rubella embryopathy, r. fetopathy.

**Röteln|enzephalitis,** Meningoencephalitis rubeolosa: E. bei oder kurz nach Ausbruch des Rötelnexanthems. Als perivenöse Herdenzephalitis der weißen Substanz mit tonischen Krämpfen u. Bewusstlosigkeit; oder als E. der grauen Substanz mit Ganglienzerstörung; Letalität bis 20 %. In seltenen Fällen kann Jahre nach einer in utero oder frühkindlich erworbenen Rötelninfektion eine progressive Röteln-Panenzephalitis (als ▸Slow-Virus-Infektion) entstehen. E rubella encephalitis.

**Röteln-Immunglobulin:** aus menschlichem Blut mit hohem Gehalt an Rubella-Antikörpern gewonnenes ▸Immunglobulin (Hyperimmunserum) zur Rötelnprophylaxe bei Schwangeren mit Rötelnkontakt im 1. Trimenon u. zur Verhütung von Komplikationen bei Erkrankungen. E anti-rubella immunoglobulin.

**Röteln-Vakzine:** lyophil getrockneter Lebendimpfstoff aus attenuierten, auf Gewebekulturen gezüchteten HPV-Stämmen des Rötelnvirus. ***Anw.*** einmalig subkutan (gut verträglich) bei Mädchen vor dem Gestationsalter u. bei geschlechtsreifen Frauen mit negativer Hämagglutinationshemmungsreaktion (unter hormonaler Antikonzeption!), um im Fall der Schwangerschaft eine Rötelnembryopathie zu verhüten. In letzter Zeit für beide Geschlechter im Kleinkindalter empfohlen. E rubella (virus) vaccine.

**Röteln|virus:** ein ätherresistentes, durch Sprossung freigesetztes RNS-Virus der ▸Togaviridae; Durchmesser etwa 60 nm; das Kapsid von einer Doppelmembran umgeben; die stachelförmigen Virion-Fortsätze besitzen ein Hämagglutinin gegen Erythrozyten von Eintagsküken, Gänsen, Tauben. E rubella virus.

**RöV:** Abk. für ▸Röntgenverordnung.

**Rofecoxib:** ein ▸COX-2-Inhibitor; nichtsteroidales Antiphlogistikum. E rofecoxib.

**Roger-Syndrom** (HENRI L. R., 1809–1891, Internist, Paris): isolierter kleiner ▸Ventrikelseptumdefekt als angeborene Hemmungsfehlbildung des Herzens; klinisch mit holosystolischem Pressstrahlgeräusch (»**R.-Geräusch**«); Leistungsfähigkeit praktisch normal. E Roger's syndrome.

**Roh|kost:** Kostform aus – frischen – pflanzlichen Nahrungsmitteln (Gemüse, Obst, Getreide), hergestellt ohne Hitzeanwendung durch Zerkleinern; meist ohne Kochsalz-Zusatz, evtl. angereichert mit Milchprodukten (»laktovegetabile Kost«); reich an Vitaminen, Ballaststoffen, Kalium; kalorien-, fett- u. eiweißarm. ***Anw.*** als Zusatz-, vorübergehend als Reduktionskost sowie bei Obstipation. E raw vegetables.

**Roh|protein:** die aus dem analytisch ermittelten Stickstoffgehalt durch Multiplikation mit dem KJELDAHL-Faktor (= 6,25) errechnete Eiweißmenge in biologischen Stoffen etc. E crude protein.

**Rohr-Fibrin(oid)** (KARL R., 1863–1930, Frauenarzt, Bern): (1889) der unmittelbar dem intervillösen Raum angrenzende obere Fibrinstreifen der Plazenta. E Rohr's stria.

**Rohrzucker:** ▸Saccharose. E cane sugar, sucrose.

**ROI-Technik** *(engl.)*: Funktions-Szintigraphie mit elektronischer Einblendung der »regions of interest« zur Gewinnung spezifischer Zeit-Aktivitäts-Kurven.

**Rokitansky** (CARL FRH. VON R., 1804–1878, Pathologe, Wien). – **R.-Becken:** s. u. ▸Spondylolisthesis. E Rokitansky's pelvis. – **R.-Divertikel:** Traktionsdivertikel der Speiseröhre bei Bronchiallymphknoten-Tuberkulose; fast stets an der Vorderwand in Höhe der Trachealbifurkation. E R.'s diverticulum. – **R.-Syndrom:** **1)** R.-ABBOTT-Syndrom: Ostium-primum-Persistenz (▸Vorhofseptumdefekt vom Primum-Typ) mit gespaltenem vorderen Mitralklappensegel. E R.'s syndrome. **2)** ▸MAYER-ROKITANSKY-KÜSTER-Syndrom. – **R.-Trias:** angeborener Herzfehler mit Pulmonalstenose, subaortalem Septumdefekt u. Dextroposition der Aorta. E R.'s triad.

**Rolando** (LUIGI R., 1773–1831, Anatom, Turin). – **R.-Epilepsie:** von der ▸ROLANDO-Fissur des Gehirns ausgehende fokale motorische Anfälle, häufig mit sensiblen Begleitsymptomen u. Tendenz zu generalisierten tonisch-klonischen Krämpfen; genetische Disposition. S. a. ▸Epilepsie. E Rolando's epilepsy. – **R.-Fissur, R.-Furche,** Sulcus centralis: Zentralfurche seitlich an der Großhirnoberfläche, zwischen ▸Gyrus pr(a)ecentralis u. Gyrus postcentralis des Stirn- bzw. Scheitellappens. Im ▸KRÖNLEIN-Schema entspricht ihr die Linea obliqua = **R.-Linie** (mit Grenzpunkten auch des Sulcus in Mitte zwischen Glabella u. Condylus occipitalis bzw. etwa 6 cm oberhalb des Präaurale). E fissure of Rolando. – **R.-Silvio-Fraktur:** intraartikuläre Y- oder T-förmige Fraktur der Basis des 1. Mittelhandknochens, bis in das Sattelgelenk reichend.

**Rollator:** spezieller Gehwagen. S. a. ▸Gehhilfe.

**Roll|bewegung:** Drehbewegung um eine sagittale bzw. um die Längsachse; z. B. als R. des Auges (= Rollung; Dextro-, ▸Lävozykloversion, Zyklovergenz, bei rotatorischem ▸Nystagmus). – Als R. des ganzen Körpers eine Zwangsbewegung bei Mittel- u. Kleinhirnerkrankungen. – S. a. ▸Rollung. E rotation.

**Rolle:** **1)** *Anatomie* ▸Trochlea. E trochlea. **2)** *Orthopädie* gewölbte Sohlenunterlage als Abrollhilfe am orthopädischen Schuh; z. B. als Zehen-, Ballen-, Mittelfuß-, Absatzrolle. E pulley, roll.

**Rollen|bildung:** *Hämatologie* ▸Geldrollenagglutination. E rouleaux formation.

**Rollen|pinzette:** Rollen-armierte Pinzette zum Ausquetschen der Trachomkörner.

**Rolleston-Regel** (SIR HUMPHREY R., 1862–1944, engl. Internist): Der systolische ▸Blutdruck (in mm Quecksilbersäule) des Erwachsenen soll 100 + $^1/_2$ Anzahl der Lj. betragen u. 100 + Anzahl der Lj. nicht überschreiten. E Rolleston's rule.

**Roll|hügel:** *Anatomie* ▸Trochanter. E trochanter.

**Roll|lappen:** *Chirurgie* durch Vernähen der parallelen Ränder eines ▸Brückenlappens zu einer geschlossenen zweifüßigen Rolle (Rundstiel-Lappen, in »Korbhenkelform«) gebildeter gestielter Hauttransplantationslappen, entnommen z. B. aus der seitlichen Bauchwand. Im Lappen entwickelt sich ein die Gewebsversorgung auch nach Durchtrennen eines der Fußpunkte sichernder »privater« Kreislauf (in 2–4 Wo.), wodurch die Verpflanzung des anderen Endes auf die zu deckende Lücke bzw. auf eine Zwischenstation ermöglicht wird (= ▸Wanderlappen). E tubed pedicle flap.

**Roll|röhrchen|kultivation:** *Histologie* eine Gewebekultur in Rollröhrchen; s. u. ▸GEY.

**Rollstuhl:** vierrädriger Stuhl als Mobilisationshilfe für Gehbehinderte. Je nach persönl. Bedarf, Art der Körperbehinderung, Körpergewicht u. Alter des Betroffenen verschiedene Modelle: Aktiv-/Sport-R; Standard-R. (Falt-R.); Elektro- u. Handbetrieb-R.; Kinder-R.; R. mit Sondersteuerungsantrieb (z. B. Kinn- oder Fußsteuerung). Sonderformen: Schiebewagen (für den Patiententransport in Kliniken); Dusch- oder Toilettenstuhl. Ein durch eigene Kraft bewegter R. darf auf dem Bürgersteig benutzt werden, die als Kraftfahrzeuge eingerichteten R. unterliegen straßenverkehrsrechtlichen Bestimmungen.

**Rollung:** *Ophthalmologie* ▸Rollbewegung der Augen. E cycloduction.

**Romaña-Zeichen** (CECILIO R., brasilian. Arzt): einseitige Konjunktivitis mit Oberlidschwellung (durch Stich von Triatoma) als Zeichen einer frischen ▸CHAGAS-Krankheit. E Romaña's sign.

**Romano-Ward-Syndrom:** autosomal-dominant erbliche, funktionelle, synkopale Herzstörung mit QT-Verlängerung; entspricht weitgehend einem JERVELL-LANGE-NIELSEN-Syndrom ohne Taubheit. Es besteht Fibrose im Reizbildungs-, Reizleitungssystem. E Romano-Ward syndrome.

**Romanowsky** (DIMITRI LEONIDOW R., 1861–1921, Internist, Leningrad). – **R.-Effekt:** in länger stehender (»gereifter«) alkalischer Methylenblau-Lösung das Auftreten metachromer Farbstoffe (z. B. NOCHT-Rot, geeignet für den Nachweis von Blutparasiten). – **R.-Färbung:** panoptische Färbung von Blutausstrichen (zur Darstellung von Blutparasiten) mit methanolischer Methylenblau-Azur-Eosin-Lösung. Heute

R

nur noch als ▸GIEMSA-R.-Färbung. E Romanovsky's stain.

**Romberg** (MORITZ HEINR. V. R., 1795–1873, Internist u. Pathologe, Berlin). – **R.-Krankheit,** R.-Syndrom: ▸Tabes dorsalis. – **R.-Parry-Syndrom,** R.-Trophoneurose: ▸Hemiatrophia facialis progressiva. E Romberg's disease. – **R.-Phänomen:** ▸R.-Zeichen. – **R.-Versuch:** Prüfung des Gleichgewichtssinnes u. der Tiefensensibilität durch Aufrecht-stehen-Lassen mit geschlossenen Füßen unter beidseitigem Lidschluss. Schwanken u. Fallneigung (= positives R.-Zeichen, »positiver R.«) sprechen für eine spinale Störung; bei Auftreten bereits mit offenen Augen als Kleinhirn- bzw. vestibuläres Zeichen zu werten. E R.'s test. – **R.-Zeichen: 1)** R.-HOWSHIP-Phänomen: Neuralgie des Nervus obturatorius, z.B. bei Hernia obturatoria. E R.'s sign. **2)** s.u. ▸R.-Versuch.

**Ronchi:** ▸Rhonchi. E rhonchi.

**Ronchi-Theorie:** Die Nachtmyopie beruht auf der bei maximaler Pupillenerweiterung verstärkten sphärischen u. chromatischen Aberration, dem PURKINJE-Phänomen u. einer zentralen Vorwölbung der Linse infolge peripherer Verdrängung durch die Iris.

**Rooming-in** *(engl.)*: gegen Entwicklung eines seelischen ▸Hospitalismus gerichtete gemeinsame Unterbringung von Mutter u. Kind im Krankenhaus, v.a. auf Wochenstationen u. in pädiatrischen Abteilungen.

**Ropinirol:** ein ▸Dopamin-Agonist (stimuliert selektiv $D_2$-Rezeptoren); ***Anw.*** bei PARKINSON-Erkr. E ropinirole.

**Ropivacain:** ein ▸Lokalanästhetikum vom Aminoamid-Typ mit einer Wirkdauer von 3–6 Std. E ropivacaine.

**Roque-Syndrom:** reflektorische (über das Centrum ciliospinale) linksseitige Mydriasis bei Endocarditis serosa. E Roque's syndrome.

**Rorschach(-Formdeute)-Test** (HERMANN R., 1884–1922, Psychiater, Herisau/Schweiz): projektiver Persönlichkeitstest durch Deutenlassen von 10 ein- u. mehrfarbigen, symmetrischen »Klecksographien«. Die Gestaltverarbeitung der sinnfreien Zufallsformen der Kleckse erlaubt Rückschlüsse auf Grundleitlinien des intellektuellen, emotionalen u. sozialen Persönlichkeitsverhaltens sowie auf seel. Störkomplexe. E Rorschach test.

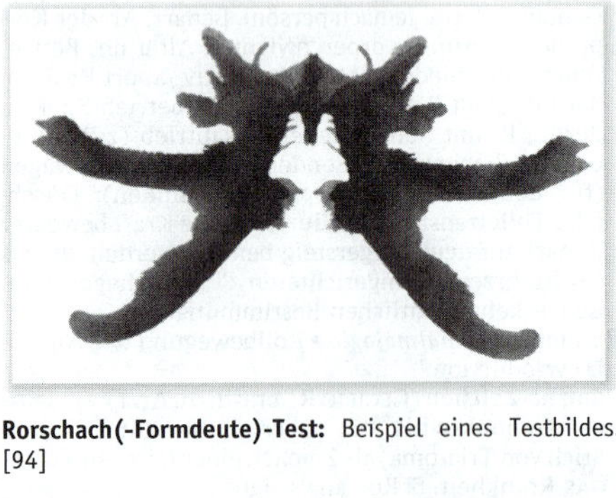

**Rorschach(-Formdeute)-Test:** Beispiel eines Testbildes. [94]

**Rosacea,** Rosazea, Akne rosacea, Kupferfinnen: multifaktoriell bedingte Erkrankung mit Hautveränderungen. ***Ätiol.:*** Gefäßnervenlabilität, seborrhoische Konstitution, fokaler Infekt, Polyglobulie; seltener Leber-, Magen-, Darmstörungen u. andere. ***Diagn.:*** (histol.) tuberkuloide Granulome. ***Klinik:*** bevorzugt an Stirn, Wangen, Kinn u. Nase (s. Abb.), v.a. bei Männern (evtl. mit Rhinophymbildung). Beginn etwa im 5. Ljz. Symptome sind fleckige Rötung, kleinlamelläre Schuppung, Teleangiektasien, evtl. diverse weitere Hautveränderungen und ▸Effloreszenzen (z.B. als R. papulosa, R. pustulosa, R. erythematosa, R. hypertrophicans, R. lupoides). ***Stadien-Einteilung:*** nach klinischem Befund: I (persist. Erytheme u. Teleangiektasien), II (Papeln, Pusteln), III (Knoten, Plaques). Augenbeteiligung ist möglich (Blepharitis, Konjunktivitis, Iritis). ***Sonderformen:*** Steroid-R. (durch glukokortikoidhaltige Externa), R. conglobata (einschmelzende Knoten), R. fulminans (Pyoderma faciale; akute Maximalvariante der R. conglobata bei jüngeren Frauen). ***DD:*** Akne. E rosacea.

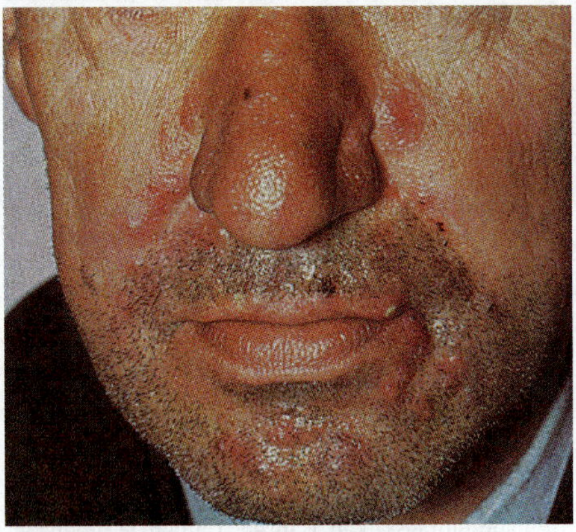

**Rosacea.** [83]

**rosaceus** *(latein.)*: rosenfarbig. S.a. ▸Rosacea...

**Rosae flos,** Rosenblüte: Heilpflanzenbestandteil; in spezieller Aufbereitung nachweislich wirksam bei leichten Entzündungen der Mund- und Rachenschleimhaut.

**Rosai-Dorfman-Krankheit:** ▸Sinushistiozytose mit massiver Lymphadenopathie. E Rosai-Dorfman disease.

**Rosazea:** ▸Rosacea. E rosacea.

**Rosazea-artige Dermatitis,** Pseudorosazea: Auftreten braunroter Papeln mit gelblicher Spitze in den zentralen Gesichtspartien (Kinn, Nasolabialfalten, seitl. Mundpartien, Stirn, perioral freie Zone), v.a. bei hautempfindlichen Frauen vor der Menopause. Diskutiert werden u.a.: seborrhoische Konstitution, Ovulationshemmer, Cortison-Schaden, Make-up, fluorierte Zahnpasta, gastrointestinale Störungen. E rosacea-like dermatitis.

**Rose:** *Dermatologie* ▸Erysipel. E rose. – **R., falsche:** ▸Erysipeloid.

**Rose bengal(e),** Bengalrosa ZB, Bengalrot: Tetrajodtetrachlor-fluorescein. Grünlich braunes Pulver (in Wasser gelöst kirsch- bis bläulich rot). ***Anw.*** *bakt* zur Färbung (n. ONO) von Borrelia recurrentis im formalinfixierten Blutausstrich. E rose bengal.

**Rosenbach-Semon-Gesetz** (OTTOMAR R., 1851–1907, Internist, Berlin; SIR FELIX S., 1849–1921, Laryngologe, London): Bei peripherer motorischer Vagus- bzw. Rekurrensschädigung kommt es zunächst zur Teillähmung (als ▸Postikuslähmung), d.h., der Ausfall der Stimmbandadduktoren erfolgt erst nach dem der Abduktoren (u. die Paramedianstellung der Stimmbänder geht allmählich in Intermediärstellung über). Nach ▸Strumektomie aber oft umgekehrtes Verhalten. E Rosenbach-Semon law.

**Rosenblüte:** ▸Rosae flos.

**Rosen|kranz – R., rachitischer:** knopfförmige Auftreibungen (Osteophytenbildung) der Knorpel-Knochen-Grenzen der Rippen bei florider Rachitis. Ähnlich auch z.B. bei Skorbut bzw. MÖLLER-BARLOW-Krankheit. E rachitic beads. – **R., syphilitischer:** in Reihe angeordnete Schwellungen der Leistenbeugen-Lymphknoten bei syphilitischem Primärkomplex.

**Rosenmüller** (JOHANN CH. R., 1771–1820, Anatom, Chirurg, Leipzig). – **R.-Drüse: 1)** die Pars palpebralis der Glandula lacrimalis (Lidteil der Tränendrüse). E Rosenmüller's gland. **2)** ein Lymphknoten in der

Lacuna vasorum zwischen Vena femoralis u. Lig. lacunare. – **R.-Grube:** ▸ Recessus pharyngeus. E R.'s fossa, R.'s cavity.

**Rosen-Operation:** Steigbügelmobilisation bei Ankylose-bedingter Schwerhörigkeit. Bei Otosklerose-bedingter Taubheit evtl. zusätzlich Erweiterung der Fenestra vestibuli.

**Rosenthal** (1) CURT R., Neurologe, Breslau; 2) FRIEDR. CHR. R., 1780–1829, Anatom u. Physiologe, Greifswald; 3) ISIDOR R., 1836–1915, Physiologe, Erlangen; 4) R. L. R., amerikan. Arzt; 5) WOLFGANG R., 1882–1971, Kieferchirurg, Leipzig, Berlin). – **R.-Ader** (FRIEDR. CHR. R.): ▸ Vena basalis. E basal vein of Rosenthal. – **R.-Faktor** (R. L. R.): der ▸ Faktor XI der Blutgerinnung (= plasma thromboplastin antecedent = PTA). E coagulation factor XI. – **R.-Fasern** (ISIDOR R.): bei Degeneration des Spongioblastoms aus den faserigen Zellfortsätzen hervorgehende wurst- bis keulenförmige Gebilde, die – wie Markscheiden – mit Eisenhämatoxylin anfärbbar sind. E R. fibers. – **R.-Krankheit** (R. L. R.): autosomal-rezessiv erbliche Blutungsneigung (▸ Hämophilie), die auf Fehlen bzw. Minderaktivität des für die Entstehung des »activation product« notwendigen Plasmafaktors XIi (= PTA C) beruht; dieser ist ein plasmatischer Blutgerinnungsfaktor (fälschlich als »R.-Plasmathrombokinase« bezeichnet), der für die Entstehung des Faktors Xa notwendig ist. E factor XI deficiency. – **R.-Operation** (WOLFGANG R.): eine typische ▸ Pharyngoplastik bei Gaumenspalte. – **R.-Syndrom** (CURT R.): 1) als »kataplektisch-halluzinatorisches Angstsyndrom« Wachanfälle mit Halluzinationen, v.a. bei Narkolepsie. E R.'s syndrome, sleep paralysis. 2) ▸ MELKERSSON-ROSENTHAL-Syndrom.

**Roseola:** *Dermatologie* Primäreffloreszenz in Form hellroter, stecknadelkopf- bis pfenniggroßer, nicht juckender, auf Fingerdruck abblassender, manchmal abschilfernder, mehr oder weniger flüchtiger Hautflecke infolge toxisch bedingter seröser Gewebsdurchtränkung u. Infiltration um die Blutgefäße unterhalb des Hautpapillarkörpers. E roseola. – **R. cholerica:** R. bei Cholera(typhoid). – **R. epidemica:** ▸ Röteln. – **R. infantum:** ▸ Exanthema subitum. – **R. syphilitica:** R. bei ▸ Syphilis. Im 2. Stadium als Fleckensyphilid in der 6.–9. Krankheitswoche; symmetrische Verteilung v.a. an Stamm (Abb.), Gliedmaßenstreckseiten u. im Gesicht. Im 3. Stadium asymmetrische Gruppen blassdunkelroter, auf Druck gelblicher Flecken als oberflächliches Knotensyphilid an Rumpf u./oder Gliedmaßen. Evtl. als **R. tardiva** erst 5–10 J. nach Infektion symmetrische, halbmond- bis ringförmige, blassrötliche Einzelherde mit braunrotem, evtl. schuppendem Rand. E syphilitic r. – **R. typhosa:** R. am 7.–10. Krankheitstag bei Bauchtyphus; v.a. an Rumpf u. Extremitäten. E rose spots.

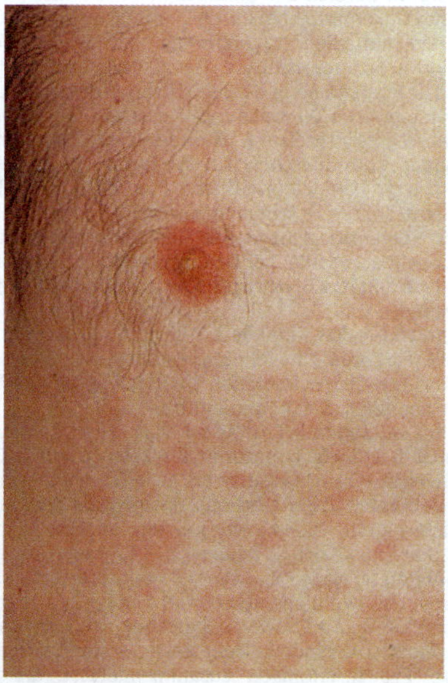

**Roseola syphilitica.** [411]

**Roser** (WILHELM R., 1817–1888, Chirurg, Marburg). – **R.-König-Mundsperrer:** arretierbares Spreizinstrument zum Überwinden einer Kieferklemme u. zum Offenhalten des Mundes bei lang dauerndem operativem Eingriff vom Mund her. – **R.-Nélaton-Linie:** an der Körperoberfläche die Verbindungslinie zwischen dem vorderen oberen Darmbeinstachel u. dem Sitzbeinknorren, in der bei Seitenlage u. gebeugtem Oberschenkel normalerweise der Trochanter major liegt (nicht aber z.B. bei Coxa valga, Coxa vara oder Hüftluxation). E Roser-Nélaton line. – **R.-Zyste:** ▸ **Enterozyste.**

**Rose-Reaktion:** 1) ▸ Biuretreaktion. 2) ▸ WAALER-ROSE-Test.

**Rosette:** 1) *Ophthalmologie* s.u. ▸ Stephanozyten. 2) *Urologie* rosettenförmiger Harnsäurekristall im Harnsediment bei harnsaurer Diathese. 3) *Immunologie* s.u. ▸ Rosettentest, ▸ Rosettenphänomen. E rosette.

**Rosetten|phänomen:** als ▸ Lupus-erythematodes-Zellen-Phänomen bei Lupus erythematodes im Blut u. Sternalmark durch den LE-Faktor ausgelöste rosettenförmige Ansammlung v.a. neutrophiler Leukozyten um amorphe, depolymerisierte Kernsubstanzen. S.a. ▸ Rosettentest.

**Rosetten|star:** *Ophthalmologie* rosettenförmige Trübung der vorderen Rindenteile der Augenlinse; z.B. nach Augapfelprellung als traumatische Spätrosette.

**Rosetten|test:** immunologischer Test anhand der Rosettenbildung durch Anlagerung von – mindestens vier – Zellen (meist Erythrozyten) oder präparierten Latexteilchen an eine kernhaltige, entsprechende Oberflächenrezeptoren besitzende »Zentralzelle« – z.B. als R. zum Nachweis von B-Lymphozyten-Subpopulationen, Monozyten u. Makrophagen, deren IgG-Rezeptor die IgG-Antikörper eines gegen Erythrozyten gerichteten Antiserums bindet, so dass sekundär eine rosettenförmige Bindung hinzugefügter Erythrozyten erfolgt; die Rosetten als »C-« oder »EAC- = Erythrozyten-AK-Complement-Rosette« oder aber ohne Komplement als »EA-« oder »Fc-Rosette«. E rosette test.

**Rosiglitazon:** zu den ▸ Glitazonen zählendes orales Antidiabetikum. E rosiglitazone.

**Rosmarinblätter:** ▸ Rosmarini folium.

**Rosmarini folium,** Rosmarinblätter: Gewürzpflanzenbestandteil; in spezieller Aufbereitung nachweislich wirksam bei dyspeptischen Beschwerden, akuten Durchfallerkrankungen und Entzündungen der Mund- und Rachenschleimhaut.

**Ross** (1) ALEXANDER T. R., amerikan. Neurologe; 2) DONALD N. R., amerikan. Kardiologe; 3) SIR RONALD R., 1857–1932, Tropenmediziner, Liverpool, London;

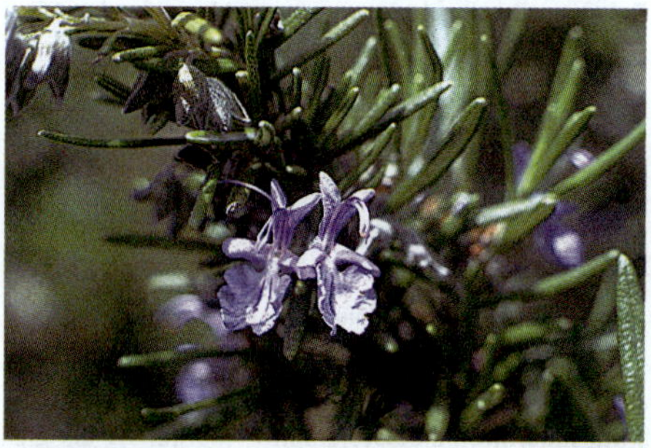

**Rosmarini folium:** Rosmarin. [482]

R

1902 Nobelpreis für Medizin »für Arbeiten über Malaria«). – **R.-Körper** (SIR RONALD R.): dunkle, chitinisierte Oozystenreste im Darm malariainfizierter Mücken. E Ross bodies. – **R.-Operation** (DONALD N. R.): Aortenklappenersatz bei ▸Aortenklappenstenose mit eigener Pulmonalklappe, die wiederum durch eine Spender-Klappe ersetzt wird. – **R.-Präparation** (SIR RONALD R.): s. u. ▸Dicker Tropfen. E R.' preparation. – **R.-Syndrom** (ALEXANDER T. R.): s. u. ▸ADIE-Pupillotonie.

**Rosselli-Gulienetti-Syndrom:** eine autosomal-rezessiv erbliche ▸Ektodermaldysplasie mit geistiger Behinderung, Lippen-Kiefer-Gaumen-Spalte, Hypotrichose, Nagelfehlbildungen u. Schweißbildungsstörung.

**Ross|kastanie:** ▸Aesculus hippocastanum.

**Rossolimo-Reflex** (GRIGORIJ I. R., 1860–1928, Neurologe, Moskau): **1)** als R.-Fingerzeichen der ▸TRÖMNER-Reflex. E Rossolimo's reflex. **2)** ein ▸Plantarmuskelreflex.

**rost|braunes Sputum:** durch rote Blutkörperchen u. Blutfarbstoff verfärbter Auswurf, v. a. bei lobärer Pneumonie (ab dem 2. Tg.). E rusty sputum.

**Rostellum** *(latein. = kleiner Schnabel):* ▸Rostrum (2) bestimmter Würmer. E rostellum.

**rostral(is):** ein ▸Rostrum betreffend; ferner kopfwärts, zum Körpervorderende hin bzw. (am Kopf) mundwärts gelegen. E rostral.

**Rostrum** *(latein. = Schnabel):* **1)** *Anatomie* schnabelförmiges Organteil; z. B. **R. corporis callosi** (der »Balkenschnabel«, ein mit dem Septum pellucidum verbundener Teil des ▸Corpus callosum). E rostrum. **2)** Rostellum: der rüsselförmig vorstreckbare zentrale Teil des Bandwurmkopfes; meist mit einem oder mehreren Hakenkränzen versehen. E rostellum. **3)** Stechrüssel mancher ▸Wanzen.

**Rotablator®:** hochtouriger Rotationskatheter für die transkutane Rekanalisation von Gefäßverschlüssen.

**Rotacs-System:** mechanisches Verfahren zur interventionellen Gefäßrekanalisation mit rotierendem Kugelkopfkatheter zur Ermöglichung der perkutanen transluminalen ▸Angioplastie bei langen Gefäßverschlüssen; derzeit kaum noch in Anwendung.

**Rota|meter:** »trockener« Durchströmungsmesser in Form eines graduierten Glasrohrs mit darin im Gasstrom schwebend-rotierendem, kegelförmigem Schwimmer; z. B. Gasstromzähler an Narkosegeräten. E rotameter.

**Rotation:** Drehung eines Körpers um eine wirkliche oder eine gedachte Achse (s. a. ▸Torsion); z. B. *geburtsh* als Fruchtdrehung; *embryol* als ▸Darmdrehung, *ophth* als ▸Rollbewegung (s. a. ▸Nystagmus); s. ferner auch ▸Dreh(ungs)..., ▸Rotations... E rotation.

**Rotations|angioplastie:** ▸Rotationsatherektomie.

**Rotations|atherektomie:** Verfahren zur Rekanalisation stenosierter Gefäßsegmente; geschieht mit einem Ballondilatationskatheter, in dessen gefenstertem Ballonabschnitt sich ein rotierendes Rundmesser befindet. Mit diesem können atheromatöse Plaques abgefräst u. aus dem Gefäßsystem entfernt werden. ***Anw.*** v. a. in der Becken-Bein-Strombahn, aber auch als direkte koronare Atherektomie (▸DCA).

**Rotations|bestrahlung:** veraltete Methode der ▸Bewegungsbestrahlung. E rotation(al) therapy.

**Rotations|empfindung:** Wahrnehmung der vom Vestibularorgan erfassten Winkelbeschleunigung bei Körperdrehung (▸Beschleunigungsempfindung). E rotatory sensation, perception of rotatory acceleration.

**Rotations|lappen:** *Chirurgie* um seine Basis (oder Stiel) an den Verpflanzungsort schwenkbarer, gestielter Hautlappen (▸Hautlappenplastik). E rotation flap.

**Rotations|schmerz:** Gelenkschmerz bei belasteter oder unbelasteter Drehung im Gelenk (z. B. im Kniegelenk bei Meniskusschaden, ▸KONJETZNY-STEINMANN-Zeichen). E rotational pain.

**Rotations|thromb|elasto|graphie (Jürgens):** als globale Plättchenfunktionsprobe der ▸HOWELL-Test mit Citratblut vor u. nach dessen genormter Rotation im Rundkolben. Letztere bewirkt Blutplättchenveränderungen (Adhäsion, Agglomeration, partielle Desintegration) u. Aktivierung des Faktors XII, wodurch im ▸Thrombelastogramm die r-Zeit verkürzt wird u. der mε-Wert sich um 40–50 % erhöht.

**Rotator:** Musculus rotator (s. u. ▸Musculi rotatores); s. a. ▸Rotatorenmanschette. E rotator.

**Rotatoren|manschette:** die Muskelmanschette des Schultergelenkes; besteht aus den Oberarmdrehmuskeln (Musculi subscapularis, supra- u. infraspinatus, teres major et teres minor). E rotator cuff.

**rotatorisch, rotatorius:** mit Dreh(beweg)ungen einhergehend, z. B. r. ▸Nystagmus. E rotatory.

**Rota|viren** *(latein. rota = Rad):* Reoviridae (▸REO-Viren) mit doppelschaligem Kapsid mit Radspeichenstruktur. Sind weltweit Erreger von Gastroenteritis bei Säuglingen u. Kleinkindern (»**R.-Dyspepsie**«; in Entwicklungsländern Hauptursache der Säuglingssterblichkeit). E rotaviruses.

**Rot|blindheit,** Daltonismus, Protanop(s)ie: Farbenfehlsichtigkeit als ▸Dichromasie mit Störung der Rotempfindung u. mit – geringerer – Störung auch der Grünempfindung als Form der ▸Rot-Grün-Blindheit. S. a. ▸Rotschwäche. E red blindness.

**roter Fleck:** *Gynäkologie* ▸Erythroplakia portionis. E red spot.

**Rotes Kreuz,** Abk. RK: Symbol (rotes gleichschenkliges Kreuz in weißem Feld), Schutzzeichen u. Name der von HENRY DUNANT begründeten Organisation (s. a. ▸Genfer Konvention), deren Friedensarbeit durch die »Liga der R.-K.-Gesellschaften« (Sitz: Genf) wahrgenommen wird. – Als entsprechende Symbole der **Rote Löwe** (mit der **Roten Sonne**) im Iran sowie der **Rote Halbmond** in der Türkei u. den muslimischen Teilen der früheren UdSSR, der **Rote Davidstern** in Israel. E Red Cross.

**rote Seifenwurzel:** ▸Saponariae rubrae radix.

**Rot-Grün-Blindheit:** angeborene, rezessiv-geschlechtsgebunden erbliche (bei ca. 4 % der ♂), graduell verschiedene Farbensinnstörung für Rot u. Grün (▸Rotblindheit, ▸Deuteranopsie). Diese Farben werden »unbunt« als Grautöne gesehen (Gelb u. Blau aber farbig). E red-green blindness.

**Roth** (1) MORITZ VON R., 1839–1914, Pathologe, Basel; 2) WLADIMIR K. R., 1844–1916, Pathologe, Moskau). – **R.-Bielschowsky-Syndrom** (WLADIMIR K. R., ALFRED B.): internukleäre ▸Ophthalmoplegie infolge Schädigung im Bereich der Basalganglien oder des ▸Tectums. Gekennzeichnet durch Unfähigkeit zu willkürlichen seitlichen Augenbewegungen; Verlust des Blick- u. Fixationsreflexes, Ausfall der schnellen Phase zur kranken Seite bei künstlich herbeigeführtem ▸Nystagmus u. Abweichung (Deviation) bei thermischer Labyrinthreizung. E internuclear ophthalmoplegia, Roth-Bielschowsky syndrome. – **R.-Flecke** (MORITZ VON R.): weißliche Fleckchen mit blutdurchtränkter = hämorrhagischer Umrandung in der Nervenfaserschicht der Netzhaut, v. a. in Nähe der Sehnervpapille, bei Septikämie. E Roth's spots.

**Rot|haarigkeit:** ▸Erythrismus, ▸Rutilismus (1). E redheaded(ness).

**Rothmann-Makai-Krankheit,** Lipogranulomatosis subcutanea: chronische lobuläre Panniculitis mit druckschmerzhaften subkutanen Knoten, v. a. an den Unterschenkeln. S. a. ▸Panniculitis.

**Rothmund-Syndrom** (AUGUST J. V. R., 1830–1906, Augenarzt, München): autosomal-rezessiv erbliche Poikilodermie mit Hautatrophie u. ▸Teleangiektasien des Gesichts u. der Ohrhelix, später auch der Gliedmaßen, ähnlich den ▸Striae gravidarum. Ferner grauer Star (im 4.–6. Lj.), frühzeitiges Ergrauen u. Glatzenbildung, Nagel- u. Zahnbildungsstörungen, Minderwuchs. Weitgehend identisch (außer dem grauen Star) mit dem ▸THOMSON-Syndrom, daher meist als R.-THOMSON-Syndrom oder kongenitale Poikilodermie Typ R.-THOMSON zusammengefasst. E Rothmund's disease.

**Rot|lauf: 1)** ▸Erysipel. E erysipelas. **2) Schweine-R.:** ▸Erysipeloid. E swine e.

**Rot|licht:** einer Glühlichtquelle mit vorgeschaltetem Rotfilter entstammendes Licht. Wärmeentwicklung geringer als bei »weißem« Licht, jedoch größere Eindringtiefe. E red light.

**Rotorest®-Bett:** Spezialbett für Intensivpatienten mit Schaumstoffmatratze. S.a. ▸Krankenbett.

**Rotor-Syndrom** (Arturo B. R., Internist, Manila): autosomal-rezessiv erbliche Störung der Aufnahme von Bilirubin in die Leberzelle sowie der Bilirubinausscheidung. Symptome ähnlich wie bei Dubin-Johnson-Syndrom, mit Ikterus, jedoch unauffälligem Leberbiopsiebefund (keine Pigmentablagerungen). Direktes u. indirektes Bilirubin erhöht. E Rotor's syndrome.

**Rot|schwäche,** Protanomalie: eine Form der ▸Rot-Grün-Blindheit als Farbsinnstörung mit Überwiegen der Rotstörung. E protanomaly.

**Rot|sehen:** ▸Erythropsie.

**Rot|sichtigkeit, relative:** ▸Deuteranomalie.

**Rotter-Erb-Syndrom** (Wolfgang R., geb. 1910, Pathologe, Frankfurt/M.; Werner E.): ▸Larsen-Syndrom.

**Rotula** *(latein.):* kleine Rolle, Scheibe; z.B. die Kniescheibe (▸Patella), die Trochlea des Oberarmknochens**R. humeri**, *pharm* pastillenähnliches, mit ätherischem Öl etc. getränktes Zuckerplätzchen. E rotula.

**rotundus** *(latein.):* rund. E round.

**Rotz:** *Veterinärmedizin* ▸Malleus (2). E glanders.

**Rotz|pneumonie:** Lungenrotz, d.h. Lungenbefall bei ▸Malleus. E pneumonia malleosa.

**Rouget-Zellen** (Charles Marie B. R., 1824–1904, Anatom, Montpellier): ▸Adventitiazellen. E Rouget cells.

**rough particles** *(engl. rough = rau):* die mit Ribosomen besetzten Anteile des endoplasmatischen Retikulums (▸Ergastoplasma).

**Rous** (Francis P. R., 1879–1970, Pathologe, New York; 1966 Nobelpreis für Medizin). – **R.-assoziiertes Virus,** Abk. RAV: Leukovirus mit Serotypen A u. B; ein ▸Helfer-Virus für die Replikation des RSV. E R.-associated virus. – **R.-Lösung:** Lösung aus tertiärem Natriumcitrat u. Glucose in Aqua destillata als Erythrozyten-▸Stabilisator. – **R.(-Sarkom)-Virus,** Abk. RSV: das Hühnersarkomvirus; ein Leukovirus (s.a. ▸Oncorna-Viren) mit Serotypen A (Stamm 1 u. Mill-Hill [= MH]) u. B (Stamm 2 u. Harris [= HA]) u. Typ C (Carr-Zilber- u. Prag-[CZ- bzw. PR-]Stamm); ruft bei Geflügel Leukämie, Sarkome, Adenokarzinome hervor. E Rous sarcoma virus.

**Roussy** (Gustave R., 1874–1948, franz. Pathologe). – **R.-Cornil-Syndrom:** Neuritis hypertrophicans des Erwachsenen; mit intermittierenden sensiblen, vegetativen u. motorischen Störungen an Händen u. Füßen (Muskelatrophien); später spastische Blasen-Darm-Lähmungen, Impotenz. E hypertrophic polyneuropathy. – **R.-Cornil-Zeichen:** beim Ischias-Syndrom durch Vor- oder Seitwärtsbeugen des Rumpfes ausgelöste Ischialgie u. Unterschenkelbeugung auf der kranken Seite. E R.-Cornil sign. – **R.-Lévy-Syndrom:** autosomal-dominant erbliche areflektorische ▸Dysstasie; mit Schwäche bzw. Atrophie v.a. der Extremitätenmuskulatur, herabgesetzter Muskelerregbarkeit u. Klauenhohlfuß. E Roussy-Lévy syndrome.

**Roux** (1) César R., 1857–1934, Chirurg, Lausanne; 2) Philibert J. R., 1780–1854, Chirurg, Paris). – **R.-Haken** (Philibert J. R.): beidendig gebogener, breitflächiger, stumpfer Wundhaken. – **R.-Lexer-Wullstein-Operation** (Philibert J. R.; Erich L., 1867–1938, Chirurg; August L. K. W.; 1864–1930, Chirurg): Speiseröhrenplastik durch Zwischenschaltung einer ausgeschalteten, durch einen Mesokolonschlitz geleiteten Jejunumschlinge zwischen einen mit dem oberen Speiseröhrenstumpf vereinigten Hautschlauch u. den Magen. – **R.-Operation** (César R.), Gastroenterostomia ypsiloniformis antecolica anterior: Magen-Darm-Anastomose mit zusätzlicher End-zu-Seit-Vereinigung der ausgeschalteten Jejunumschlinge mit der GE-Schlinge (▸Jejunojejunostomie); Originalmethode s. Abb. E Roux-en Y anastomosis, R.'s gastroenterostomy.

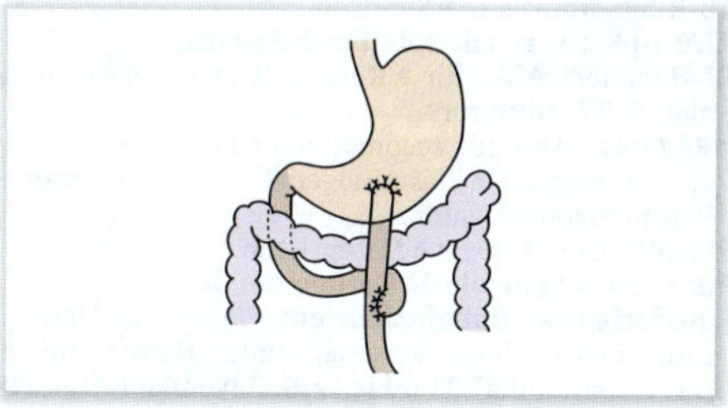

**Roux-Operation:** schematische Darstellung. [223]

**Roviralta-Syndrom** (Emilio R.-Astoul, Kinderchirurg, Barcelona): sofort nach der Geburt manifeste hypertrophische Pylorusstenose in Kombination mit einer ▸Hiatushernie (Magenektopie).

**Rovsing** (Thorkild R., 1862–1927, Chirurg, Kopenhagen). – **R.-Symptom:** ein Appendizitiszeichen (▸Appendizitisschmerzpunkte, dort Abb.). E Rovsing's sign. – **R.-Syndrom:** bei Hufeisenniere durch Gefäßkompression bedingter Nabelschmerz, verstärkt bei Dorsalflexion der Lendenwirbelsäule. E R.'s syndrome.

**Rowbotham-Anästhesie** (Edgar St. R., 1890–1979, engl. Chirurg): die 1920/21 zus. mit Magill eingeführte ▸Intubationsnarkose.

**Rowell-Syndrom:** Sonderform des subakut-kutanen Lupus erythematodes mit Erythema-exsudativum-multiforme-artigen Herden, Alopezie und Schleimhautulzerationen.

**Roxatidin:** ein ▸$H_2$-Rezeptorenblocker; ***Anw.*** zur Therapie u. Rezidivprophylaxe peptischer Ulzera.

**Roxithromycin:** ein ▸Makrolid-Antibiotikum (Erythromycin-Derivat).

**Royer-Laparoskop:** Foures-Laparoskop mit zwei Wechseloptiken (davon eine zur direkten laparoskopischen Punktion des Choledochus für ▸Cholangiographie = **R.-Technik**).

**Rp:** *Pharmazie* Abk. für ▸Recipe.

**RPR:** Abk. für ▸Radiusperiostreflex.

**RPRC-Test** *(engl.)* Abk. für Rapid-Plasma-Reagin-Card-Test: *Serologie* der Plasma-Reagin-Kartentest auf Syphilis.

**RQ:** Abk. für ▸respiratorischer Quotient. E R.Q.

**RR,** Abk. für Riva-Rocci: Symbol für den – mit dem ▸Riva-Rocci-Apparat gemessenen – Blutdruck.

**Rr.:** *Anatomie* Abk. für Rami = Äste (s.u. ▸Ramus).

**rRNS:** Abk. für ribosomale ▸Ribonucleinsäure. E rRNA.

**RSA** *(engl.)* Abk. für respiratory syncytial agent: das ▸RS-Virus.

**R-S-Dissoziation** *(engl.)* Abk. für rough-smooth-Dissoziation, Rau-Glatt-Dissoziation: *Bakteriologie* die Aufspaltung in R- u. S-Formen beim Wachstum von Bakterienkolonien. S.a. ▸Rauform.

**RS3PE,** Abk. für remitting seronegative symmetrial synovitis (= S3) with pitting edema: seltenes rheumatologisches Krankheitsbild als Variante der rheumatoiden ▸Arthritis.

**RSSE** *(engl.)* Abk. für Russian spring summer encephalitis: Form der ▸Frühjahr-Sommer-Enzephalitis.

**RSV: 1)** Abk. für ▸Rous-Sarkom-Virus. **2)** ▸RS-Virus. E RSV.

**RS-Virus** *(engl.)* Abk. für respiratory syncytial virus, CCA-Virus: Virus der Familie Paramyxoviridae; erstmals bei an Rhinitis erkrankten Schimpansen isoliert (»chimpanzee coryza agent«, CCA). Wächst in Gewebekulturen mit zytopathischem Effekt, d.h. mit Bildung großer synzytialer Massen (»respiratory syncytial agent« = RSA); wahrscheinlich der Haupterreger von Erkältungskrankheiten des Kleinkindalters. E chimpanzee coryza agent.

**18-R-Syndrom:** s. u. ▸Syndrom.
**RTA:** Abk. für renale tubuläre ▸Azidose.
**RT-Hemmer:** Abk. für ▸Reverse-Transkriptase-Hemmer. E RT inhibitors.
**rtPA** *(engl.)* Abk. für **r**ecombinant **t**issue **p**lasminogen **a**ctivator: s. u. ▸Plasminogenaktivator, ▸Gewebe-Plasminogenaktivator.
**RU 486:** *Gynäkologie* ▸Mifepriston.
**Ru:** *Chemie* Symbol für **Ru**thenium. E Ru.
**Rubefacientia, Rubefazienzien:** *Pharmazie* Hautrötung (»Rubedo«) verursachende Hautreizmittel (als Hyperämika); ***Wirkst.:*** z. B. Cayennepfeffer, Nicotinsäure u. -Derivate, Salicylsäurederivate sowie pflanzliche Extrakte; ***Anw.*** in der externen Rheumather., bei Muskel-, Gelenk- u. Nervenschmerzen. E rubefacients.
**Rubella-Virus:** ▸Rötelnvirus. E rubella virus.
**Ruben-Ventil:** die Rückatmung von Ausatemluft verhinderndes Feder- oder Magnetventil an Narkose- (offenes System) u. Beatmungsgeräten (z. B. ▸Ambu-Beutel).
**Rubeola:** ▸Röteln (im engl. Sprachraum die ▸Masern). E rubella.
**Rubel|ose, -osis:** Rötung, i. e. S. Hautrötung (Rubedo). S. a. ▸Rubor, z. B. als Dauergesichtsröte (**R. faciei**) bei Zuckerkrankheit (**R. diabetica**). Auch evtl. an Gliedmaßen, als Folge verminderten Kapillartonus oder bei Steroidmedikation (**R. steroidica**). E rubeosis. – **R. iridis:** Neubildung von minderwertigen Gefäßen in der Iris mit Blutungsneigung und Gefahr des Sekundärglaukoms durch Einsprossen in den Kammerwinkel, v. a. als Komplikation der Retinopathia diabetica u. nach retinalen Gefäßverschlüssen. E r. iridis.
**Ruber:** Kurzbezeichnung des ▸Nucleus ruber (= roter Kern), v. a. in Krankheitsbezeichnungen: z. B. **unteres** bzw. **oberes R.-Syndrom** (▸BENEDIKT- bzw. ▸NOTHNAGEL-Syndrom). E red nucleus.
**Rubidazon:** ▸Zorubicin.
**Rubidium,** Abk. Rb: chemisches Element mit OZ 37; ein Alkalimetall. Von seinen künstlichen Isotopen (β-Strahler) wird z. B. $^{81}$Rb zur Erythrozyten-Markierung für Milzszintigraphie angewendet. E rubidium.
**Rubi fructicosi folium,** Brombeerblätter: Heilpflanzenbestandteil; in spezieller Aufbereitung nachweislich wirksam bei unspezifischen, akuten Durchfallerkrankungen und Entzündungen der Mund- und Rachenschleimhaut.
**rubiginös, rubiginosus:** rostfarben. E rubiginous.
**Rubin|ikterus:** nach TH. BRUGSCH ein – meist hepatozellulärer – Ikterus mit rötlichem Ton.

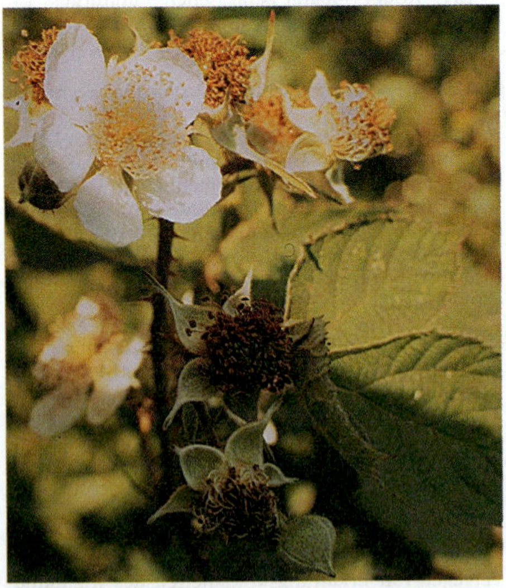

**Rubi fructicosi folium:** Echte Brombeere. [482]

**Rubin-Laser:** ▸Laser mit einem Rubin als lichtverstärkendem Festkörper.
**Rubinstein-Taybi-Syndrom** (JACK H. R., Kinderarzt, Cincinnati; HOOSHANG T., Röntgenologe, Indianapolis): Fehlbildungskomplex i. S. der Kieferbogen-Okulodental-Syndrome; Gesichtsanomalie (scharf modellierte Hakennase mit langem Septum, hypoplastischer Oberkiefer, Lidachsenstellung nach unten außen), Mikrozephalie, geistige Behinderung, Kleinwuchs, Gliedmaßenfehlbildungen (v. a. Verkürzung u. Verplumpung der Daumen- u. Großzehenglieder), evtl. auch Fehlbildungen innerer Organe, Kryptorchismus. E Rubinstein-Taybi syndrome.
**Rubner-Gesetz** (MAX R., 1854–1932, Hygieniker, Berlin): *Physiologie* isodynamisches ▸Äquivalent. E Rubner's law.
**Rubor** *(latein.):* Röte. V. a. die auf Blutfülle (Hyperämie) der Gewebe beruhende Hautrötung. (s. a. ▸Rubeosis) als eines der Kardinalsymptome der ▸Entzündung. E redness, rubor.
**rubro|spino|zerebellares System:** der ▸Tractus rubrospinalis einschließlich seiner subkortikalen u. zerebellaren Zuleitungen (»Afferenzen«). E rubrospinocerebellar system.
**Ruck|krampf:** *Neurologie* **1)** Blitz-Nick-Salaam-Krämpfe. E jackknife seizure. **2)** myoklonische ▸Epilepsie; s. a. ▸Impulsiv-Petit-Mal. E myoclonic epilepsy.
**Ruck|nystagmus:** ▸Nystagmus mit schneller u. langsamer Komponente (im Unterschied zum undulierenden N.). E jerk(y) nystagmus.
**Rucksack|lähmung:** Lähmung des Nervus thoracicus longus durch Rucksackdruckeffekt; klinisch: Scapula alata. E rucksack paralysis.
**Rucksack|verband:** die Schultern nach hinten ziehender (Trikotschlauch-)Zugverband mit auf dem Rücken kreuzenden Achtergängen. Dient der Entlastung der Bruchenden bei Schlüsselbeinfraktur; s. Abb. E figure-of-eight dressing.

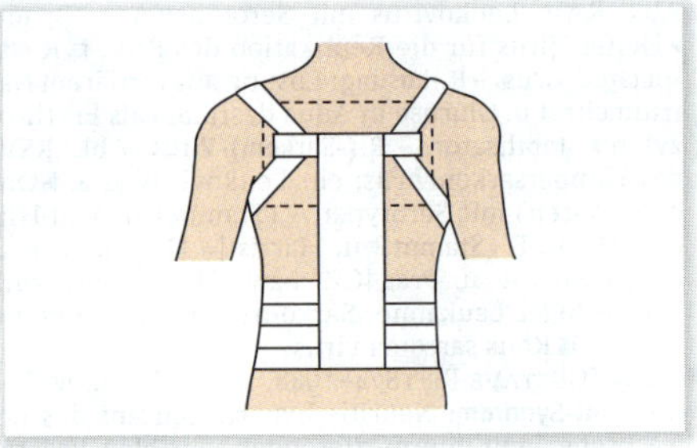

**Rucksackverband:** Stülpa®-Zugverband. [543]

**Ruc(ti)tatio, Ructus:** ▸Aufstoßen. E eructation, ructus.
**rudimentär:** verkümmert, nicht voll ausgeprägt (s. a. ▸abortiv). E rudimentary.
**Rudimentär|organ:** **1)** unvollständig entwickeltes Organ. **2)** als R. i. e. S. ein nach embryonaler oder fetaler Funktionstüchtigkeit rückgebildetes Organ. Beim Menschen z. B. als phylogenetische Reminiszenz der Wurmfortsatz bzw. Ductus-thyreoglossus-Reste, das Ligamentum arteriosum. E rudimentary organ.
**Rud-Syndrom:** Form des ▸SJÖGREN-LARSSON-Syndroms. E Rud's syndrome.
**Rübenzucker:** ▸Saccharose. E beet sugar.
**Rück|atmungs|system:** Narkosesystem, bei dem die Ausatmungsluft nach Passage des Absorbers u. ergänzender Zufuhr von Sauerstoff u. inhalierbaren Narkosemitteln erneut eingeatmet wird; bei geschlossenem u. – weniger – halb geschlossenem, in geringem Maß auch bei halb offenem ▸Kreissystem.
**Rück|bildung:** *Physiologie* ▸Involution (1). E involution.
**Rück|biss:** ▸Distalbiss. E distoclusion.
**Rücken:** *Anatomie* Dorsum. E back.

**Rụcken|lage-Schock|syndrom:** ▸Kava-Kompressionssyndrom. E supine position shock syndrome.

**Rụcken|mark,** Medulla spinalis, Abk. RM: der im Wirbelkanal gelegene, kopfwärts unterhalb der Pyramidenkreuzung in die Medulla oblongata (»**verlängertes R.**«) übergehende Teil des Zentralnervensystems, s. Abb. Ist quer-oval bis rundstabförmig, an zwei Stellen verdickt (▸Intumescentia cervicalis u. Intumescentia lumbalis) u. läuft am unteren Ende konisch in das Filum terminale (s.a. ▸Cauda equina) aus. Wird durchzogen vom – z.T. verschlossenen – Zentralkanal (Canalis centralis); ist bedeckt von ▸Rückenmarkshäuten; hat eine tiefe ventrale Medianspalte (Fissura mediana ventralis s. anterior) u. je zwei seitliche u. eine seitlich-hintere flache Furche (Sulcus ventrolateralis [anterolat.] u. dorsolat. [posterolat.]; Sulcus intermedius dorsalis [s. posterior]). Besteht zentral aus grauer, seitlich aus weißer Substanz (▸Substantia grisea bzw. alba); das an Ganglienzellen u. Gefäßen reiche, marklose Fasern u. Fortsätze enthaltende Rückenmarkgrau bildet auf der Schnittfläche eine Schmetterlingsfigur (mit ▸Cornu frontale [anterius], Cornu laterale u. Cornu posterius). Die weiße Substanz wird gebildet von den Leitungsbahnen (▸Tractus; s.a. ▸Reflexbogen) des Vorder-, Seiten-, Hinterstranges (Funiculus anterior, lateralis bzw. posterior). Es entlässt im Hals-, Brust (korb)-, Lenden- u. Kreuzbeinabschnitt (Zervikal-, Thorakal-, Lumbal- bzw. Sakralmark) segmental motorische (u. parasympathische u. sympathische) vordere Wurzelfäden (▸Fila radicularia; s.a. ▸Radix) u. nimmt entsprechende sensible (aus den Spinalganglien) hintere auf (beide Wurzeln vereinigen sich jenseits des Spinalganglions zum gemischten peripheren ▸Nerv); s.a. ▸Interneuron, ▸Myelo... E spinal cord. – **R., akutes:** Rückenmarksprozess, der ein rasches operatives Eingreifen erfordert. E acute spinal (cord) syndrome.

**Rückenmarkischämie:** Minderdurchblutung bzw. Durchblutungsstopp im Bereich des Rückenmarks; typisch sind sensible und motorische Ausfälle an den unteren Extremitäten bis hin zur kompletten Querschnittslähmung. Komplikation bei dissezierenden Aortenaneurysmen und deren operativen oder interventionellen Therapieformen.

**Rụckenmark(s)abszess:** eitrige ▸Myelitis (2). E spinal cord abscess.

**Rückenmark(s)anästhesie:** irreführende Bez. für ▸Spinal- oder ▸Periduralanästhesie.

**Rückenmark(s)bahnen:** ▸Tractus. E spinal (cord) tracts.

**Rückenmark(s)blutung:** ▸Hämatomyelie.

**Rückenmark(s)entzündung:** ▸Myelitis.

**Rückenmark(s)erschütterung:** ▸Commotio spinalis. E spinal concussion.

**Rückenmark(s)freilegung:** *Chirurgie* ▸Laminektomie; s.a. ▸Vertebrotomie. E laminectomy.

**Rückenmark(s)häute:** die spinalen ▸Meningen; die ▸Dura mater spinalis (= »harte RM-Haut«) sowie die Rückenmarksteile der Pia mater u. Arachnoidea (= »weiche RM-Häute«). E meninges.

**Rückenmark(s)kompression:** akute oder chronische Pressung u. Quetschung des Rückenmarks (s.a. ▸Compressio cerebri); führt zu segmentalen Ausfällen (meist Lähmungen). E spinal cord compression.

**Rückenmark(s)kontusion:** ▸Contusio medullae spinalis. E spinal cord contusion.

**rückenmark(s)nahe Opiatgabe:** ▸Opiatanalgesie, peridurale.

**Rückenmark(s)nerven:** ▸Nervi spinales.

**Rückenmark(s)schwindsucht:** ▸Tabes dorsalis.

**Rückenmark(s)segmente:** fiktive, scheibenförmige Unterabschnitte des Hals- bis Steißteils des ▸Rückenmarks (u. zwar 8 zervikale, 12 thorakale, je 5 lumbale u. sakrale, 1 kokzygealer, s.a. Abb.), die über Fasern der gemischten peripheren Nerven für die sensible, vegetative u. motorische Innervation der zugehörigen meso- u. ektodermalen Segmente des Körpers zuständig sind. Symbole: C, Th, L, Sa, Co. E spinal segments.

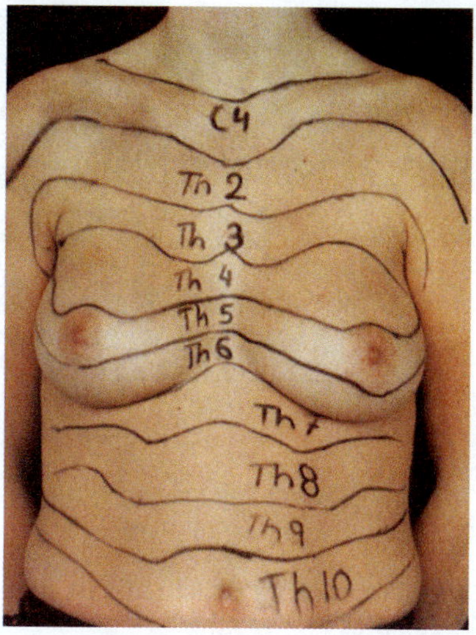


**Rückenmark(s)segmente:** Zuordnung von Hautbereichen in der Thoraxregion. [330]

**Rückenmark(s)syphilis:** bei angeborener bzw. erworbener ▸Syphilis (s.a. ▸Neurosyphilis) vorkommende spezifische Meningomyelitis oder – seltener – intramedulläre Gummen; oft gefolgt von Erweichungsherden des RM (▸Myelomalazie) sowie systemischen oder unsystemischen Degenerationserscheinungen der Leitungsbahnen. S.a. ▸Tabes dorsalis. E spinal cord syphilis.

**Rückenmark(s)tumoren:** zu den ▸spinalen Tumoren (dort Klinik, Diagn.) gehörende, sich i.e.S. innerhalb des Rückenmarks (RM) entwickelnde primäre u. sekundäre Neoplasmen des RM u. der zugehörigen Strukturen. Führen zu höhenabhängigen Ausfallserscheinungen, d.h. zu Sensibilitätsstörungen, motorischen Lähmungen, die – ebenso wie apparative Methoden (Röntgen, Computertomographie, Kernspinresonanztomographie etc.) – die Lagebestimmung ermöglichen. Als R. i.e.S. das Meningiom (meist extramedullär/intradural), Neurinom (extramedullär/intra- u. extradural; evtl. vielfach, z.B. bei Neurofibromatose [v. RECKLINGHAUSEN] Typ I), Gliome, u. zwar als Glioblastom, ▸Astrozytom, ▸Spongioblastom (alle intramedullär) oder als ▸Ependymom (intra- oder extramedullär), als Lipom, Epidermoid, Dermoid (extramedullär/intra- u. extradural), Angioblastom (intra- u. extramedullär; s. ▸HIPPEL-LINDAU-Syndrom). S.a. ▸Knochenmetastasen, Knochentumoren. E tumors of the spinal cord.

**Rückenmạrk(s)wurzeln:** die Spinalwurzeln (▸Radix ventralis u. dorsalis), i.w.S. einschließlich der ▸Fila radicularia; s.a. ▸Wurzelsyndrom, ▸Radikul..., ▸Rhizo... E spinal roots.

**Rückenmark(s)zentren:** die im Rückenmark gelegenen Funktionszentren, i.e.S. die des Sakralmarks für Ejakulation, Erektion, Defäkation u. Miktion; s.a. ▸Centrum ciliospinale, ▸Nervensystem (dort Abb.). E spinal cord centers.

**Rückenschmerzen:** ungenauer Begriff für Schmerzen im Bereich der (unteren) Wirbelsäule, die durch angeborene oder erworbene Schädigung der knöchernen, muskulären oder nervalen Anteile der Wirbelsäule bedingt sind. Gebräuchlich v.a. für ▸Kreuzschmerzen, ▸Ischiassyndrom, ▸Lumbago. E backache.

**Rụck|entwicklung:** *Pathologie* ▸Regression. E regression.

**Rück|fall:** *Pathologie* Relaps; s.a. ▸Rezidiv. E relapse.

R

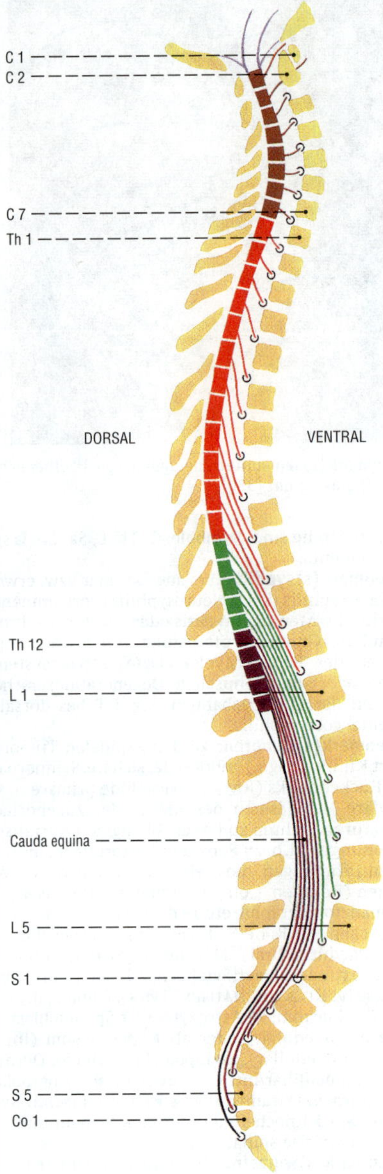


| | | |
|---|---|---|
| Zervikalsegmente: | (ocker) | C 1 – 8 |
| Thorakalsegmente: | (rot) | Th 1 – 12 |
| Lumbalsegmente: | (grün) | L 1 – 5 |
| Sakralsegmente: | (karmin) | S 1 – 5 |
| Kokzygealsegmente: | (weiß) | Co 1 – 5 |

**Lage des Rückenmarks im Wirbelkanal**
(Kennzeichnung der neuralen Segmente durch verschiedene Farben und das Verhältnis der Rückenmarksegmente zu den vertebralen Segmenten)

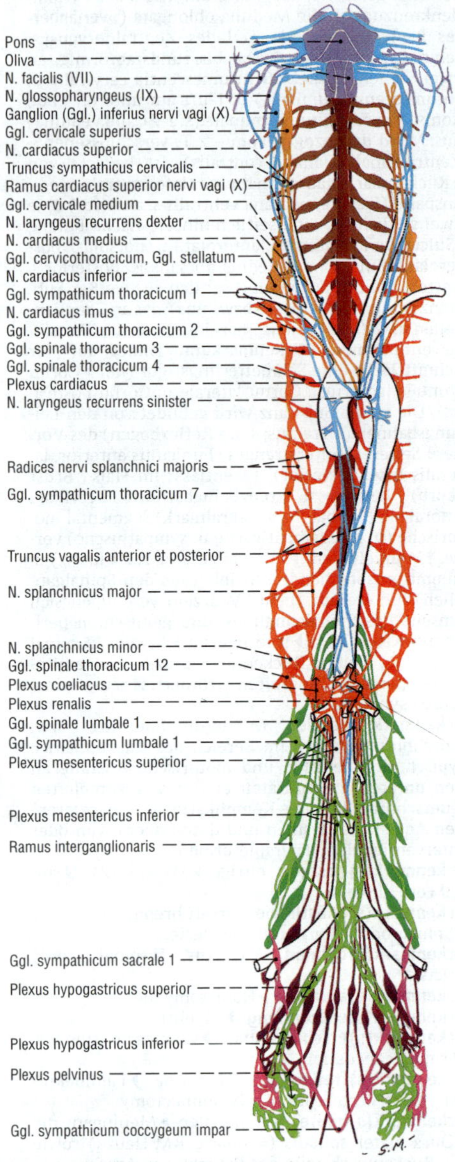


**Der Grenzstrang (Truncus sympathicus), seine Beziehungen zu den Spinalnerven und seine Äste**

**Rückenmark.**

**Rụ̈ckfall|fieber,** Febris recurrens: meldepflichtige Infektionskrankheiten, hervorgerufen durch Spirochäten der Gattung ▸Borrelia (übertragen von Läusen). ***Klinik:*** wiederholte (6–12 ) plötzliche, schwere Fieberschübe, die 3–4 Tage anhalten und von fieberfreien Intervallen unterbrochen sind. Begleitet meist von Milz-, seltener von Lebervergrößerung, fleckförmigen Haut- u. Schleimhautblutungen (Kolon), Muskel- u. Gelenkschmerzen, evtl. kompliziert durch Pneumonie, Nephritis, Kollapsneigung, zentralnervöse Störungen (Meningismus, Fazialislähmung), Iritis, Iridozyklitis. ***Diagn.:*** Erregernachweis im Blutausstrich oder »dicken Tropfen« während der Fieberperiode. ***Ther.:*** Antibiotika. E relapsing fever. – **R., endẹmisches:** Zecken-R. durch Borrelia duttoni, übertragen durch Ornithodorusarten; z.B. in Afrika. E endemic r. f. – **R., epidemisches Europäisches:** das Läuse-R. durch Borrelia recurrentis, übertragen vom Pediculus hominis. E European epidemic r. f. – **R., Indisches:** R. durch Borrelia parkeri. E Indian r. f. – **R., Kaukasisches:** R. durch Borrelia caucasica (bzw. – als »Persisches« bzw. »Asiatisches R.« – durch B. persica bzw. usbekistana); oft mit – evtl. tödlichen – ZNS-Komplikationen. E Caucasian r. f. – **R., Nordafrikanisches, Spanisches R.:** R. durch Borrelia hispanica; ähnlich dem Läuse-R., aber Intervalle kürzer, Verlauf leichter, Komplikationen seltener. E North African r. f., Spanish r. f.

**Rück|fluss:** *Pathologie* ▸Reflux. E reflux, backflow.

**Rụ̈ckfluss|ileitis:** entzündlicher Befall des Ileum terminale bei einer Colitis ulcerosa. E backwash ileitis.

**Rück|grat:** die ▸Wirbelsäule (Columna vertebralis). E spinal column, spine.

**Rück|kopplung,** Feedback(-Mechanismus): der Regelungstechnik entnommener Begriff zur Beschreibung der Regulationsvorgänge in ▸Regelkreisen mit Selbststeuerung. In der Technik eine Schaltung, in der die Steuersignale (die »Stellgrößen«) aus der mittels Messfühler beobachteten Signalwirkung auf die Ausgangsgröße genommen werden, d.h. aus der Verrechnung der Ausgangsgröße mit der Eingangsgröße resultieren: Kommt ein durch Änderung der Ausgangsgröße bewirktes Signal nach Passieren des Kreises mit umgekehrtem Vorzeichen am Eingang des Systems an, erfolgt Subtraktion, d.h. Gegenwirkung gegen die Ursache der Ausgangsgrößenänderung: **negative R.** (bedeutet z.B. im Nervensystem ▸Hemmung); kommt dagegen keine Vorzeichenumkehr zustande, d.h. bei Addition, wird die auftretende Ausgangsgrößenänderung zusätzlich unterstützt: **positive R.** = Mitkopplung; bei deren Übermaß wird das System aber instabil (▸Circulus vitiosus). S.a. ▸Rebound-Effekt. E feedback.

**Rụ̈ck|lauf|erbrechen:** Erbrechen infolge Stauung des Darminhaltes bei Dünn- u. Dickdarmileus, evtl. als Koterbrechen.

**Rụ̈ck|resorption:** erneutes Aufnehmen (▸Resorption) bereits ausgeschiedener Substanzen, z.B. die R. der Galle im Darm (▸enterohepatischer Kreislauf), die R. von Harnbestandteilen in den Nierenkanälchen (▸tubuläre R.). E reabsorption.

**Rụ̈ck|schlag:** **1)** *Genetik* ▸Atavismus. E reversion, atavism. **2)** *Endokrinologie* ▸Rebound-Effekt. E rebound phenomenon. **3)** *Pathologie* ▸Relaps, ▸Rezidiv. E relapse, recidivism. **4)** *Neurologie* ▸Rückstoßphänomen (2).

**Rụ̈ck|stauungs|niere:** sekundäre ▸Hydronephrose durch Harnrückstau in die Niere (s.a. ▸Reflux). Führt bei längerem Bestehen zu Parenchymschwund (erst Mark-, dann Rindenanteile) u. Funktionsstörung. E hydronephrotic kidney.

**Rück|stich|naht:** *Chirurgie* rückläufige Naht, z.B. nach ALGÖWER oder DONATI; wirkt blutstillend. E vertical mattress suture.

**Rück|stoß|phänomen:** **1)** *Endokrinologie* ▸Rebound-Effekt. **2)** *Neurologie* das – auf einen kurzen Bewegungsausschlag in bisheriger Richtung folgende – Zurückzucken bei plötzlicher Aufhebung eines gegen die beabsichtigte Bewegung gerichteten passiven Widerstandes; ist Ausdruck des intakten Muskelzusammenspieles (Agonisten-Antagonisten-Synergismus); fehlt bei gleichseitiger Kleinhirnerkrankung (die bisherige Bewegung wird ungehemmt weit ausholend fortgesetzt: »fehlendes« oder »**positives R.**«). E 1), 2) rebound phenomenon. **3) Rückstreuung:** *Radiologie* bei Strahlentherapie die von tiefer liegenden Geweben zur Oberfläche (Haut) rückgestreute Strahlung; s.a. ▸Streuzusatz. E back scatter.

**Rück|wärts|versagen:** die ▸Herzinsuffizienz mit Auswirkungen entgegen der Blutstromrichtung (»stromaufwärts«, d.h. vor dem Herzen). E backward heart failure.

**Ruffịni** (ANGELO R., 1864–1929, Histo- u. Physiologe, Siena). – **R.-Körperchen:** kolbenförmige Nervenendkörperchen in der Leder- u. Unterhaut; vermitteln Wärmeempfindung. E Ruffini's corpuscles. – **R.-Rezeptoren:** Mechanorezeptoren der Gelenkkapsel für Lagesinn u. Bewegungssinn der Gliedmaßen. E R.'s mechanoreceptors.

**Rụgae** *(latein.):* Falten, Runzeln. S.a. ▸Plicae. E folds, wrinkles, ridges. – **R. vaginạles:** quere Falten der Schleimhaut der weibl. Scheide; bilden die ▸Columnae rugarum. E rugae of vagina.

**Rug|ektomie:** operative (plastisch-kosmetische) Entfernung einer Haut-Weichteil-Falte. E surgical removal of rugae.

**Rụhe|angina:** *Kardiologie* ▸Angina pectoris bei vollständiger körperl. Ruhe u. ohne vorausgegangene Aufregung; allgemein in mehreren Attacken. Die Intensität nimmt infolge Kollateralenbildung der Herzkranzgefäße allmählich ab, kann aber auch – als Präinfarktsyndrom – in einem Myokardinfarkt enden. E rest angina.

**Ruhe-Dehnungskurve:** ein von FRANK (▸F.-STARLING-Gesetz) erstelltes 3-Kurven-Diagramm, das die Druck-Volumen-Beziehung am völlig relaxierten Herzen beschreibt. Danach erreichen die Druck- u. Auswurfmaxima je nach Ausgangsfüllung des Ventrikels verschiedene Größen. Beide Maxima steigen mit zunehmender Anfangsfüllung an, um von einer gewissen Füllungsgröße an wieder abzunehmen (s. Abb.).

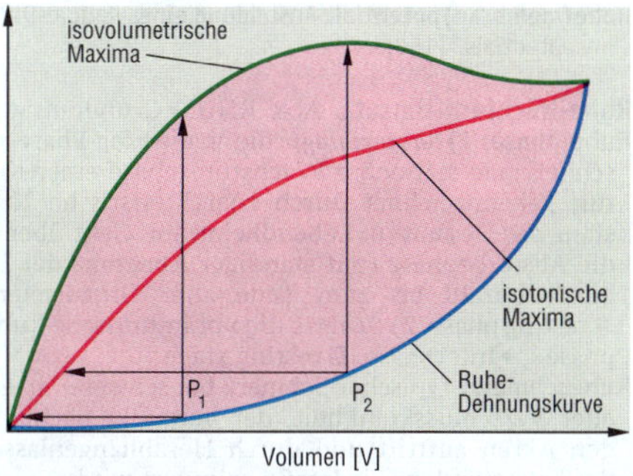


**Ruhe-Dehnungskurve.** [462]

**Rụhe|durch|blutung:** Blutdurchströmung eines Körperabschnitts im Ruhezustand (wird v.a. angewandt bei Organen wie Skelettmuskeln, wo starke Unterschiede zwischen Ruhe u. Leistung bestehen). Ist abhängig von Blutdruck u. Strömungswiderstand, Letzterer vom basalen Tonus der Gefäße, von der Innervation usw. E resting blood flow.

**Rụhe|dys|pnoe:** eine im Ruhezustand über das Mehrfache der Norm gesteigerte, als Atemnot empfundene Atemarbeit (▸Dyspnoe), evtl. als ▸Orthopnoe. – Tritt auf z.B. bei Linksherzinsuffizienz mit Rückstau im kleinen Kreislauf, bei ▸respiratorischer Insuffizienz. E dyspnea at rest.

**Rụhe|haltung:** Haltung eines Körperteils bzw. des ganzen Körpers in der funktionellen Mittellage zwischen den antagonistischen Muskelkräften; s.a. ▸Neutral-Null-Methode. E rest position.

**Ruhe|insuffizienz:** *Kardiologie* bereits bei körperlicher Ruhe manifeste Herzinsuffizienz; s.a. ▸Ruhedyspnoe. E insufficiency at rest.

**Ruhe|kern:** *Zytologie* der nicht in Teilung begriffene, in der ▸Ruhephase (2) befindliche Zellkern; i.e.S. der einer fertig differenzierten, sich nicht mehr teilenden Zelle. Ist im funktionellen Sinne aber ein »Arbeitskern« (da in dieser Phase RNS- u. Proteinsynthese u. biochemische Funktionen im Vordergrund stehen). Ist als Interphasekern besonders empfänglich für **Ruhekerngifte** (z.B. Loste, Alkylsulfonsäureester), die – ähnlich wie ionisierende Strahlen – Störungen der ▸Mitose hervorrufen (u. daher auch als Radiomimetika bezeichnet werden). E resting nucleus, interphase n.

**Ruhe(membran)potential:** die bioelektrische Potentialdifferenz (50–90 mV) zwischen Innen- u. Außenseite erregbarer biologischer Membranen im unerregten Zustand. Beruht auf Unterschieden der intra- u. extrazellulären Ionenkonzentration u. Ungleichheiten der Membranpermeabilitäten v.a. für $K^+$- u. $Na^+$-Ionen. In Ruhe dominiert in der Regel die $K^+$-Permeabilität, $K^+$-Ionen strömen von innen nach außen, so dass das ▸Membranpotential innen negativ wird. S.a. ▸NERNST-Gleichung. E resting membrane potential.

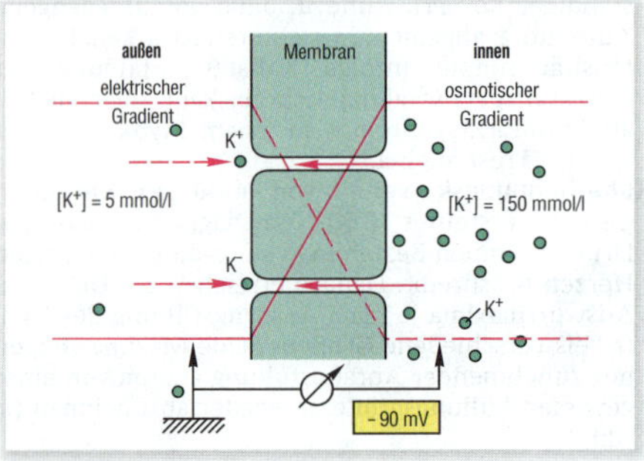


**Ruhe(membran)potential:** Ausbildung eines Kalium-Diffusionspotentials. [164]

**Ruhe-Nüchtern-Umsatz,** Abk. RNU: ▸Grundumsatz.

**Ruhe|phase: 1)** *Bakteriologie* die an die ▸log-Phase anschließende stationäre Wachstumsphase einer Kultur; gekennzeichnet durch charakteristische Konstanz der Gesamt- u. Lebendkeimzahl. Geht über in die Absterbephase (mit ständiger Abnahme der Lebendkeimzahl bis zum Tode aller Organismen). E resting phase. **2)** *Genetik* die »prämitotische Ruhephase«; ▸Interphase. E resting stage.

**Ruheschmerz:** typischer Schmerz bei schwerer arterieller Verschlusskrankheit, der verstärkt nachts in den Akren auftritt und durch Herabhängenlassen der betreffenden Gliedmaße gelindert wird.

**Ruhe|steife:** *Orthopädie* Inaktivitätssteife.

**Ruhe|stoff|wechsel:** ▸Grundumsatz. E basal metabolism.

**Ruhe|strom:** *Physiologie* im unerregten Zustand über die Membran erregbarer Zellen fließender Ionenstrom (v.a. $K^+$). S.a. ▸Verletzungspotential.

**Ruhe|tätigkeit:** die Grundaktivität im EEG des Menschen im Zustand geistiger Entspannung u. körperlicher Ruhe bei geschlossenen Augen. Es herrscht ein ▸Alpharhythmus vor, aus dem sich generalisiert oder lokalisiert Veränderungen abheben. E resting activity.

**Ruhe|tremor:** jedes nur im Ruhezustand vorkommende Zittern (▸Tremor), das bei willkürlicher Innervation aber schwindet; ist allgemein extrapyramidal verursacht (z.B. bei Parkinsonismus). E resting tremor.

**Ruhe|umsatz:** ▸Grundumsatz. E basal metabolism.

**Ruhr:** die ▸Amöbenruhr (durch ▸Entamoeba histolytica) bzw. die ▸Bakterienruhr (durch ▸Shigella dysenteriae u. schmitzii, als E-Ruhr durch Sh. sonnei; ferner durch »giftarme« Shigella-Gruppen [▸Shigella flexneri] die leichter verlaufende »Paradysenterie«). E dysentery.

**Ruhrkrautblüten:** ▸Helichrysi flos.

**Ruhr|rheumatismus, -rheumatoid:** symptomatische Arthritis oder ▸REITER-Syndrom im Gefolge der Bakterienruhr. E dysenteric arthritis.

**Rukavina-Syndrom:** autosomal-dominant erbliche ▸Amyloid-Polyneuropathie (Typ II) mit Symptomen des Karpaltunnel-Syndroms u. sklerodermieartigen Hautveränderungen. E Rukavina's syndrome, R. type of amyloid polyneuropathy.

**Ruktation, Ruktus:** ▸Aufstoßen. E eructation.

**Rumination, Ruminieren,** Meryzismus: *Pädiatrie* das »Wiederkäuen«; eine motorische Unruhe des Magens mit willkürlichem Hochwürgen (Regurgitieren) u. erneutem Durchkauen u. Verschlucken von Mageninhalt als Symptom einer Verhaltensstörung, v.a. bei vernachlässigten, psychisch beeinträchtigten Säuglingen, Kleinkindern. E rumination.

**Rumor** *(latein.)*: Geräusch; z.B. **R. confricationis** (▸Reibegeräusch), **R. poculi fessi** (▸Bruit de pôt fêlé), **R. venosus** (▸Nonnensausen). E murmur, sound.

**Rumpel-Leede-Test** (THEODOR R., 1862–1923, Chirurg, Hamburg; STOCKBRIDGE C. L., geb. 1882, Arzt, Seattle): grob orientierende Bestimmung der Kapillarresistenz durch 5-minütige maximale venöse Stauung (mit noch tastbarem Radialispuls) oberhalb des Ellenbogens. Bei Kapillarfragilität treten zahlreiche punktförmige Blutungen in der Ellenbeuge, evtl. bis zum Handrücken auf (= **R.-L.-Phänomen** = GROCCO-FRUGONI-Zeichen). E Rumpel-Leede test.

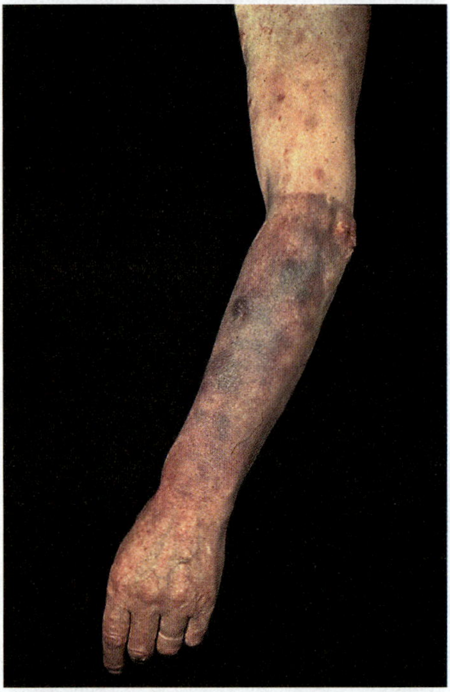

**Rumpel-Leede-Test:** Petechien bis zum Handrücken. [510]

**Rumpf,** Truncus: der Körperstamm (ohne Hals, Kopf u. Gliedmaßen). E trunk.

**Rumpf|ataxie:** ▸Ataxie bei Störung der Haltungsinnervation; als Rumpfschwanken beim Sitzen, Stehen u. Gehen u. Falltendenz beim ROMBERG-Versuch; bei Kleinhirnprozessen. E truncal ataxia.

**Rumpf|haut|basaliom:** ▸Basaliom.

**Rumpf(wand)muskulatur:** die durch Verschmelzung der embryonalen ▸Myotome entstandene, mehrsegmental innervierte autochthone Muskulatur des Stammes. Als Rückenmuskulatur (s.a. ▸Musculus erector spinae) z.T. in der Tiefe noch segmental gegliedert u. mit oberflächlichen langen Systemen (▸autochthone Rückenmuskulatur). Wird von Rami dorsales bzw. – als Bauchdeckenmuskulatur – von Rr. ventrales der Spinalnerven innerviert. E musculature of trunk.

**Rumpf|zölom:** *Embryologie* der vom Mesoderm gebildete Hohlraum im Rumpf-(= Brust-/Becken-)Bereich (▸Zölom); wird später in Perikard-, Pleura-, Peritonealhöhle unterteilt.

**Rund|herd:** *Röntgenologie* rundlicher, gut begrenzter, homogen dichter Lungenschatten mit einem Durchmesser bis zu mehreren Zentimetern. ***Vork.*** z.B. bei Tuberkulose, Tumor, Zyste. ***Diagn.:*** Die Differenzierung erfolgt durch Aufnahmen in mehreren Ebenen, Schichtuntersuchung, Verlaufskontrolle etc.; s.a. ▸Rundinfiltrat. E round lesion, lung nodule.

**Rund|infiltrat:** *Röntgenologie* rundliche, meist wenig scharf begrenzte infiltratdichte Lungenverschattung; z.B. als tuberkulöses Frühinfiltrat, bei Bronchopneumonie. E round infiltrate, r. infiltration.

**Rund|nagel:** *Chirurgie* stark gebogener Marknagel, z.B. als ▸LEZIUS-Nagel.

**Rund|rücken:** vermehrte Kyphosierung der Brustwirbelsäule infolge Muskelschwäche (Haltungsschwäche), die mit zunehmender Muskelkontraktur eine Fixierung erfährt. Meist infolge berufs- oder sportbedingter Zwangshaltung Jugendlicher, aber auch konstitutionell; s.a. ▸SCHEUERMANN-Krankheit (= »**juveniler R.**«). E humpback, juvenile kyphosis.

**Rund|schatten:** *Röntgenologie* ▸Rundherd, ▸Rundinfiltrat. E round shadow.

**Rund|stiel|lappen:** *Chirurgie* ▸Rolllappen. E tubed flap, rope f.

**Rund|würmer:** ▸Nemathelminthes. E round worms.

**Rund|zell(en)sarkom:** sehr bösartiges ▸Sarkom mit kleinen rundl. Zellen (hoher Grad von Gewebsunreife); histogenetisch als Retikulo-, Lymphosarkom etc. einzuordnen. Als **undifferenziertes R.** des Knochens das ▸EWING-Sarkom. E round cell sarcoma.

**Runge-Syndrom** (HANS R., 1892–1964, Frauenarzt, Heidelberg), Dysmaturität: ▸Übertragungssyndrom. E dysmaturity syndrome.

**Run-in** *(engl. = »Zustrom«):* der vom Herzen kommende ▸Blutstrom in einem arteriellen Gefäßabschnitt. – Analog als **Run-off** der Strom aus einem Gefäßgebiet in die Peripherie.

**Runt-Krankheit** *(engl. runt = kleinstes Tier eines Wurfs): Immunologie* letaler Kümmerwuchs als Beispiel der Graft-versus-Host-Reaction (▸Transplantat-Wirt-Reaktion) immunologisch unreifer Versuchs-Jungtiere auf die Injektion von Immunzellen erwachsener Spendertiere eines genetisch abweichenden Stammes der gleichen Art; führt zu Zerstörung von Wirtszellen, hochgradiger Infektionsanfälligkeit, Wachstumsstörungen, Bildung dünnen, struppigen Fells, Anämie, Milz- u. Lymphknotenschwellungen. – Analoges Geschehen bei Menschen bei maternofetalem Zellübertritt. E runt disease.

**Rupia,** Crusta ostracea: *Dermatologie* dicke, austernschalenartig geschichtete Kruste als Hauteffloreszenz, z.B. bei Psoriasis vulgaris oder als **R. syphilitica** bei »maligner« Syphilis II. E rupia.

**Ruptur(a):** spontane oder verletzungsbedingte (evtl. zweizeitige) Gewebs- oder Organzerreißung; z.B. Muskelriss bzw. Aorten-, Milz-, Uterus-R. E rupture.

**Rush** *(engl. = Jagen, Andrang):* flüchtiger Blutandrang (i.S. des Flush); s.a. ▸Rash.

**Rush-Pin** (LESLIE V. R., geb. 1905, Chirurg, Meridian/Mass.): dünner, federnder Rundstahlnagel (Federstab mit abgeschrägter Spitze u. endständ. Haken) für die intramedulläre Fixierung von Knochenbrüchen durch elastische Eigenspannung des Nagels (»dynam. 3-Punkt-Osteosynthese«). E Rush pin.

**Ruß:** braun- bis tiefschwarzer, pulverförmiger Rückstand aus der unvollständigen Verbrennung oder thermischen Aufspaltung organischer Substanz; kettenartig aggregierte Kohlenstoff-Mikrokristalle mit adsorptiv gebundenen, luftfremden (evtl. karzinogenen) Stoffen; s.a. ▸Ruß... E soot.

**Russell(-Krukenberg)-Körperchen** (WILLIAM R., 1852–1940, Internist, Edinburgh): azidophile Einschlüsse (Gammaglobuline) in degenerierenden Plasmazellen, z.B. bei Rhinosklerom. E Russell bodies.

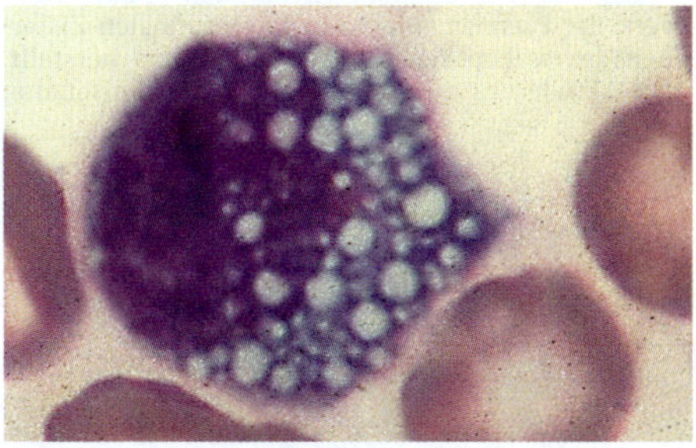

**Russell(-Krukenberg)-Körperchen:** Lymphozyt im Übergang zur Plasmazelle mit Einschlüssen im Zytoplasma. [510]

**Russische Frühjahr-Sommer-Enzephalitis:** s.u. ▸Frühjahr... – **Russ. intermittierendes Fieber:** ▸Wolhynisches Fieber.

**Russischer Ginseng:** ▸Eleutherococcus senticosus.

**Ruß|krebs:** bei mehrjährigem – beruflichem – Umgang mit Ruß vorkommender Hautkrebs (z.B. der sog. Schornsteinfegerkrebs am Skrotum; s.a. ▸Rußwarze, Plattenepithelkarzinom), wahrscheinl. durch Kombinationswirkung von Licht u. chemischen Schadstoffen (polyzyklische aromatische Kohlenwasserstoffe). Entschädigungspflichtige Berufskrankheit. E soot cancer (e.g. chimney sweeps' cancer).

**Ruß|lunge:** herdförmige Anthrakofibrose nach lang dauernder Inhalation von Rußstaub. E soot lung.

**Ruß|warze:** Hyperkeratose am Hodensack nach langjähriger Kaminkehrerarbeit; evtl. zu verhornendem Plattenepithelkarzinom entartend (»Schornsteinfegerkrebs«); s.a. ▸Rußkrebs. E soot wart.

**Rust-Krankheit** (JOHANN NEP. R., 1775–1840, Chirurg, Olmütz, Krakau, Berlin): das »Malum (vertebrale) suboccipitale« als Folge einer das Hinterhauptsbein einbeziehenden Tuberkulose der Halswirbelsäule (als **R.-Syndrom** auch bei knochenzerstörenden Prozessen rheumatischen, syphilitischen u. metastatischen Ursprungs). ***Klinik:*** Nackensteife, Neuralgien des V. und XII. Hirnnervs, evtl. Vaguslähmung. E Rust's disease.

**Ruthenium,** Abk. Ru: ein Metall der Platinmetallgruppe; als $^{103}$Ru u. $^{106}$Ru im Fallout bei Kernspaltung.

**Rutherford-Modell** (SIR ERNEST R., 1871–1937, Physiker, Manchester, Cambridge; 1908 Nobelpreis für Chemie): ▸BOHR-RUTHERFORD-Modell.

**Rutilismus: 1)** rezessiv erbliche »Rothaarigkeit«; s.a. ▸Erythrismus. E rutilism. **2)** Neigung zum Erröten.

**Rutin, Rutosid:** als pflanzliches Glucosid ein Bioflavonoid (▸Flavonoide); ***Anw.*** bei verminderter Kapillarresistenz, z.B. als Venentherapeutikum. E rutin.

**Rutoside:** wasserlösliche Derivate des ▸Rutins; ***Wirkung:*** ödemprotektiv, evtl. auch venentonisierend; ***Anw.*** bei Venenleiden. E rutosides.

**Ruvalcaba** (ROGELIO H. A. R., geb. 1934, amerikan. Kinderarzt). – **R.-Myhre-Smith-Syndrom:** ▸BANNAYAN-RILEY-RUVALCABA-Syndrom. – **R.-Syndrom:** ein Syndrom (autosomal-dominanter Erbgang?), charakterisiert durch Skelettanomalien (Finger- u. Zehenanomalien, Mikrozephalie, Wirbelanomalien, pränataler

Minderwuchs), Gesichtsdysmorphie, geistige Behinderung. E Ruvalcaba syndrome.

**RV:** Abk. für Rentenversicherung.

**R-Variante:** *Bakteriologie* ▸Rauform. E R-variant.

**RVO:** Abk. für ▸Reichsversicherungsordnung.

**Ryanodin:** giftiges pflanzliches Alkaloid der südamerik. Pflanze Ryania speciosa, die als Insektizid eingesetzt wird. Es ist bereits in kleinsten Konzentrationen in der Lage, sich an den $Ca^{2+}$-Freisetzungskanal (▸Ryanodinrezeptor) zu binden und ihn damit zu aktivieren. Induziert irreversible Skelettmuskel-Kontrakturen. E ryanodine.

**Ryanodin|rezeptor,** Abk. RyR: Protein, das im Skelettmuskel die Verbindung zwischen den Tubuli transversi der Plasmamembran u. den terminalen Zisternen des sarkoplasmatischen Retikulums herstellt. Die Aktivierung dieses Kanals führt zur Freisetzung von Calcium in das Zytoplasma und damit zur Muskelkontraktion. Es wird vermutet, dass Alterationen der R.-Funktion bei der Pathogenese der malignen ▸Hyperthermie eine Rolle spielen. Genlocus in der Region q13.1 des Chromosoms 19. E ryanodine receptor.

**Rye-Klassifikation:** eine 1965 in Rye (Dänemark) aufgestellte 4-Stadien-Klassifikation der ▸Hodgkin-Krankheit. E Rye classification.

**Ryle-Sonde** (John A. R., 1882–1950, engl. Internist): graduierte Duodenalsonde (Weichgummi) mit olivenförmig verbreitertem Kopf (mit Metallkern) u. vier subterminalen Löchern. E Ryle's tube.

**R-Zacke:** im normalen EKG die 1. positive Zacke der Kammeranfangsschwankung (▸QRS-Komplex). Bei Ausschlaggröße $< 0{,}5$ mV mit »r« bezeichnet. E R wave.

# S

**S:** Kurzzeichen für *anat* **S**utura, Kreuz- = **S**akralwirbel bzw. -segment ($S_{1-5}$, S I–S V), *chem* **S**ulfur (= Schwefel), *physik* **S**iemens, *biochem* **S**VEDBERG-Einheit, **S**erin, *kard* ▸S-Zacke des EKG, *serol* Antigen **S** des ▸MNSs-Systems.

**s:** Kurzzeichen für *anat* **s**inister, **s**inu..., *chem* **s**ymmetrisches Isomer, *physik* **S**ekunde, *radiol* Halbwertschichtdicke, *serol* Antigen **s** des ▸MNSs-Systems, *bakt* Glattform (engl. = **s**mooth = glatt), *pharm* **s**igna, **s**olve, **s**emis. – Auch Abkürzung für **S**igma.

**s.: 1)** Abk. für **s**iehe. **2)** *(latein.)* Abk. für **s**ive, **s**eu: oder.

**Σ; σ:** griechischer Buchstabe ▸Sigma.

**Sa.:** *Pathologie* Abk. für ▸**Sa**rkom. E sa.

**Sa-, sa-:** *Kardiologie* Abk. für **S**inuaurikulär...

**s. a.** *(latein.)* Abk. für **s**ecundum **a**rtem: *Pharmakologie* kunstgerecht.

**SAB:** Abk. für ▸**S**ub**a**rachnoidal**b**lutung.

**Sabal fructus,** Sägepalmenfrüchte, Serenoa repens, Sabal serrulata: Heilpflanzenbestandteil; in spezieller Aufbereitung wirksam gegen Miktionsbeschwerden bei Prostatahyperplasie Stadium I–II.

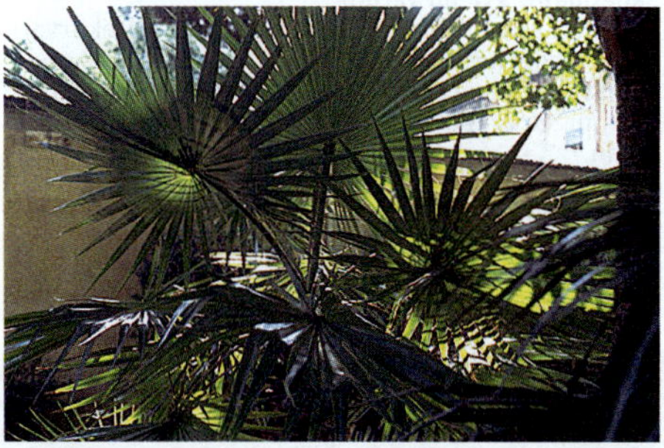

**Sabal fructus:** Sägepalme. [482]

**Sabin** (ALBERT BR. S., 1906–1993, Bakteriologe, New York). – **S.-Feldman(-Farbstoff)-Test:** »Serofarbtest« zum Nachweis der ▸Toxoplasmose anhand der verhinderten Färbung lebend gezüchteter Toxoplasmen mit alkalischer Methylenblau-Lösung bei Anwesenheit des spezifischen thermostabilen Antikörpers. E Sabin-Feldman dye test. – **S.-Impfung:** ▸Poliomyelitis-Schluckimpfung mit S.-KOPROWSKI-Lebendimpfstoff (trivalent, mit Polioviren der Typen I–III, Grundimmunisierung durch 3-malige Gabe im Abstand von 6–8 Wo.; Auffrischungsimpfung nach 8–10 Jahren). Aufgrund einiger weniger impfassoziierter Poliomyelitisfälle sollte die Schluckimpfung lediglich bei Polioepidemien angewendet werden. E Sabin's oral vaccination.

**Sabinismus:** Vergiftung mit Sabina-Öl (= ätherisches Öl aus Juniperus sabina), v. a. als Abtreibungsmittel: Erbrechen, Koliken u. Krämpfe, Lähmung des Atem- u. Kreislaufzentrums. E sabina poisoning.

**SA-Block:** Erregungsleitungsstörung zwischen Sinusknoten u. Vorhof; analog zum AV-Block gibt es einen SA-Block 1., 2. u. 3. Grades. E S-A (= sinoatrial) block.

**Sabouraud** (RAYMOND JACQUES A. S., 1864–1938, Hautarzt, Paris). – **S.-Nährboden:** Glucose- (bzw. Maltose-)Pepton-Bouillon zur Züchtung von Pilzen u. Hefen; mit Zusatz von 2 % Agar-Agar auch als Glucose-Pepton-Agar (in Schrägröhren); ohne KH-Zusatz als Konservierungsnährboden. E Sabouraud's agar. – **S.-Syndrom:** als Monilethrix-Sy. eine autosomal-dominant erbliche Spindelhaarbildung; evtl. Linsentrübung u. Keratosis pilaris. E familial monilethrix. – **S.-Zähne:** obere 1. Molaren mit Schmelzfehlbildungen bei angeborener ▸Syphilis. E Moon's molars.

**Sabra-Dermatitis** *(arab. Sabbara = Frucht von Opuntia ficus indica):* Krätze-ähnliche Dermatitis durch die stacheligen Kaktusfeigen.

**Sabulum** *(latein. = Sand):* Hirnsand, ▸Acervulus. E brain sand.

**Sacch.:** Abk. für ▸**Sacch**arose, ▸**Sacch**arum.

**Sac|charase,** β-Fructofuranosidase: s. u. ▸Saccharose. E saccharase. – **S.-(Isomaltase-)Mangel:** ▸Saccharose-(Isomaltose-)Intoleranz. E s. deficiency.

**Sac|charide:** ▸Kohlenhydrate; s. a. ▸Mono-, ▸Disaccharide etc.; ▸Saccharose. E saccharides.

**Sac|chari|meter:** Gerät (z. B. nach BENDIX) zur Bestimmung des Zuckergehalts einer Lösung; z. B. als Polarimeter, EINHORN-Gärungsröhrchen. E saccharimeter.

**Sac|charin,** Glusidum: o-Benzoesäuresulfimid; synthetischer ▸Süßstoff mit ca. 300- bis 500facher Süßkraft von Saccharose; ***Anw.*** v. a. als lösliches Natriumsalz, Saccharinum solubile, Kristallose (wird nicht verstoffwechselt); auch geeignet für ▸Kreislaufzeit-Bestimmung (Arm-Zunge-Zeit nach i. v. Injektion; Süßgeschmack normal nach 9–16 Sek.). E saccharin.

**Sac|charo|myces:** *Mykologie* eine Gattung Askosporen (= Sexualsporen) bildender Hefen (= Askomyzeten) der Familie ▸Saccharomycetaceae. Zur Gattung gehören wichtige Kulturhefearten mit ausgeprägtem Gärungsvermögen (z. B. Weinhefe). E Saccharomyces. – **S. cerevisiae:** die Backhefe bzw. obergärige Bierhefe; in der Naturheilkunde als Trockenhefe nachweislich wirksam bei akuten Durchfallerkrankungen. E baker's yeast, brewer's y. – **S. medicinalis, S. siccum:** *Pharmazie* ▸Faex medicinalis. E dried yeast.

**Sac|charo|mycetaceae:** *Mykologie* Familie echter (perfekter) Hefen der Ordnung Endomycetales. Einige Arten technisch wichtig (z. B. für alkoholische Gärung, Fett-, Eiweiß- u. Wirkstoffbildung); s. a. ▸Saccharomyces. E Saccharomycetaceae.

**Sac|charose,** Saccharum, Kochzucker, Rübenzucker, Rohrzucker: ein nicht reduzierendes Disaccharid (Typ Glucofructosid, Formel) aus je 1 Molekül D-Glucose (Pyranosid-Form) u. D-Fructose (in Furanosid-Form). ***Eigenschaften:*** leicht wasserlösliches Nahrungsmittel (410 Kal./100 g) mit reinsüßem Geschmack, grob (Kandiszucker) bis fein kristallin; wird bei Erhitzung über 170 °C zu Karamel. Ist optisch rechtsdrehend ($\alpha_{20}^{D}$ + 66,5°); wird nach hydrolytischer oder enzymatischer Spaltung durch Hefe-Invertase bzw. Saccharase bzw. β-Fructofuranosidase in Glucose ($\alpha_{D}^{20}$ + 52,5°) u. Fructose ($\alpha_{D}^{20}$ – 92,5°) zu

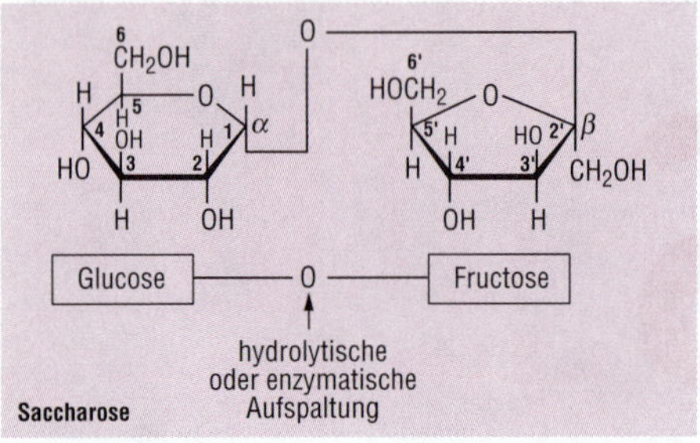


**Saccharose.**

linksdrehendem Invertzucker (mit $\alpha_D^{20}$ – 20°). Bildet als schwache Säure mit Metallionen salzartige Verbindungen (Saccharate); ist mit Hefe vergärbar. E sucrose, saccharose.

**Sac|charose-(Iso|maltose-)Intoleranz,** Saccharose-(Isomaltase-)Mangel: autosomal-rezessiv erblicher Enzymdefekt mit eingeschränkter oder fehlender Aktivität der Saccharase (Invertase) bzw. Isomaltase (α-Dextrinase). Bei der seltenen homozygoten Form fehlt die Aktivität beider Enzyme, ferner ist die Maltaseaktivität in der Dünndarmwand erniedrigt. Koch- u. Malzzucker (Saccharose u. Maltose) werden nicht vertragen, da diese Disaccharide nicht gespalten werden können; so gesüßte Speisen führen bei den Kindern zu osmotisch bedingten Durchfällen (s.a. ▸Malabsorption). Bei der heterozygoten (adulten) Form sind die Symptome wesentlich geringer. E sucrose-isomaltose intolerance.

**Sac|charos|urie:** Ausscheidung größerer Saccharose-Mengen im Harn, z.B. nach reichlicher Zufuhr des Zuckers, bei Säuglingsdyspepsie. E saccharosuria.

**Sac|charum** *(griech. sakcharon = Zucker): Pharmazie* Sammelbezeichnung u. Rezepturname für Zucker sowie für einige süß schmeckende Metallsalze. E saccharum. – **S. acernum, S. canadense:** Ahornzucker. – **S. album:** die gereinigte, kleinkörnig-kristalline Handelsform der ▸Saccharose. E sugar, saccharose. – **S. amylaceum:** ▸Glucose. E glucose, dextrose. – **S. invertum:** ▸Invertzucker. E invert sugar. – **S. lactis:** »Milchzucker«, ▸Lactose. E lactose. – **S. uvarum:** Traubenzucker, ▸Glucose. E grape sugar, glucose.

**sac|ciformis:** sackförmig (s.a. ▸Saccus, ▸Sacculus). E sacciform, saccular.

**Sacculi** *(latein.):* Säckchen (Plur. von ▸Sacculus). E saccules. – **S. alveolares:** die erweiterten Blindenden der ▸Ductus alveolares der Lunge, aus denen mehrere Lungenbläschen entspringen. E alveolar sacs.

**Sac|culus** *(latein. = Säckchen):* ein rundliches Bläschen im Vorhof des Innenohres als Teil des häutigen Labyrinths (zwischen Utriculus u. Ductus cochlearis); sein Sinnesfeld (Macula sacculi mit Statoconia) ist ein Teil des Vestibularapparates. E saccule. – **S. dentalis:** *Histologie* das ▸Zahnsäckchen. E dental s. – **S. ductus lactiferi:** ▸Sinus lactiferi. – **S. hypophysialis:** RATHKE-Tasche. – **S. laryngis:** im Kehlkopf ein kleiner, nach oben gerichteter Blindsack des MORGAGNI-Ventrikels. E laryngeal s.

**Saccus** *(latein.):* Sack. S.a. ▸Cavum. E sac. – **S. amniochorialis:** ▸Fruchtblase. – **S. cochlearis:** *Embryologie* »Schneckensack«; die Vorstufe des Ductus cochlearis. – **S. conjunctivae:** der Bindehautsack; der Spaltraum zwischen der Bindehaut (▸Tunica conjunctiva) des Augapfels u. der Lider; am oberen u. unteren Ende mit ▸Fornix conjunctivae sup. bzw. inf. E conjunctival s. – **S. dentalis:** das ▸Zahnsäckchen. E dental s. – **S. endo|lymphaticus:** ca. 1 cm langer, 5–8 mm breiter Blindsack des Ductus endolymphaticus an der Hinterwand des Felsenbeins. E endolymphatic s. – **S. lacrimalis:** der Tränensack (in der Fossa lacrim.), in den die Tränenkanälchen einmünden; oben mit kuppelförmigem Fornix; unten in den ▸Ductus nasolacrimalis übergehend. E lacrimal s. – **S. pharyngealis:** *Embryologie* ▸Schlundtasche. – **S. vaginalis:** im Leistenkanal gelegene Tasche des Peritonealsackes, an der entlang der Hodendeszensus erfolgt. Als Rest bleibt die ▸Tunica vaginalis testis erhalten. – **S. vitellinus:** Dottersack. E vitelline s., yolk s.

**Saccus|drainage:** Ableitung von Endolymphe aus dem Saccus endolymphaticus.

**sacer** *(latein.):* heilig, z.B. ▸Os sacrum (Kreuzbein).

**Sachs-Krankheit:** ▸TAY-SACHS-Syndrom. E Tay-Sachs disease.

**Sack|lunge:** Lunge mit angeborener oder erworbener großräum. Zystenbildung (Ballonzyste); s.a. ▸Zysten-, ▸Wabenlunge. E sacculated lung.

**Sack|niere:** Niere mit sackförmig ausgeweitetem Hohlsystem (▸Hydro-, Hämatonephrose). E sacculated kidney.

**Sacks-Libman-Syndrom** (BENJAMIN S., 1896–1939, Arzt, New York): ▸Endokarditis LIBMAN-SACKS. E Libman-Sacks syndrome.

**sa|cralis** *(latein. = heilig): Anatomie* ▸sakral... E sacral.

**Sa|crum:** Kurzbezeichnung des Kreuzbeins (▸Os sacrum). E sacrum. – **S. acutum:** ein Kreuzbein mit annähernd rechtwinkliger Winkelbildung zur Lendenwirbelsäule (LWS), d.h. mit gerad-horizontaler Stellung seiner oberen zwei Drittel u. mit relativ scharfem Abwärtsknick des unteren Drittels (»Spitzsakrum«). Als **S. arcuatum** (»Bogensakrum«) mit gleichmäßiger dorsalkonvexer Wölbung u. nur wenig verkleinertem Winkel (Angulus sacrolumbalis) an der LWS (bei tiefer Lendenlordose).

**Sacto...:** ▸Sakto...

**Sadismus:** (KRAFFT-EBING) auf das schriftstellerische Werk des Marquis DE SADE (1740–1814) bezügliche Bezeichnung für Sexualverhalten, das sex. Erregung u. Befriedigung aus der Demütigung u. Misshandlung (evtl. sogar Tötung) des Partners bezieht. Als **Sadomasochismus** verbunden mit dem gleichzeitigen Wunsch nach Beherrschung u. Unterwerfung (engl.: sadomasochism). E sadism.

**Säbel|bein:** ▸Genu varum.

**Säbel|scheiden|tibia:** nach vorn, i.S. der Antekurvation, gebogenes Schienbein (evtl. auch mit Varisierung) bei angeborener Syphilis tarda. – Als Pseudo-S. nur eine Hyperostose der Vorderkante. E saber shin.

**Säbelscheiden|trachea:** durch Druck v.a. eines Kropfes abgeplattete Luftröhre; die Enge führt zu ▸Stridor. E scabbard trachea.

**Säfte|lehre:** ▸Humoralpathologie, ▸Krasenlehre.

**Säge|muskel:** ▸Musculus serratus. E serratus.

**Sägepalmenfrüchte:** ▸Sabal fructus.

**Saegesser-Zeichen** (MAX S., geb. 1902, Chirurg, Bern): Druckschmerz am Phrenikusdruckpunkt bei Milzruptur.

**Säge|zahn|muster:** deskriptiver Terminus für die Vorhofflatterwellen im EKG.

**Sänger|knötchen:** ▸Nodulus vocalis. E singer's nodule.

**Saethre-Chotzen-Syndrom:** s.u. ▸CHOTZEN.

**Sättigung:** ▸Absättigung. S.a. ▸Sättigungsdosis. E saturation.

**Sättigungs|analyse:** In-vitro-Analyse unter Nutzung des Wettstreites (engl.: competition) freier unmarkierter u. (z.B. radioaktiv) markierter identischer biologischer Stoffe (z.B. Hormone) um die Bindungsvalenzen (z.B. ihrer physiologischen Trägerproteine). Je mehr vom zugegebenen markierten Stoff für die Absättigung gebraucht wird, umso geringer war die Menge des ursprünglich gebundenen Stoffes. E saturation analysis.

**Sättigungs|dosis: 1)** die zu voller Wirkung führende Menge eines Heilmittels (z.B. Digitalis). E optimum dose. **2)** bei Aufsättigungsbestrahlung die dem Erholungsvermögen der Haut angepassten, auf mehrere Tage verteilten Dosen bis zum Erreichen der Tumordosis.

**Sättigungs|index (der Erythrozyten):** die ▸Hämoglobinkonzentration der Erythrozyten als Verhältnis-

$$\frac{\text{Hb in g/100 ml} \times 100}{\text{Ery-Volumen (Hämatokritwert)}}$$

**Sättigungsindex (der Erythrozyten).**

zahl (in %). Normalwert 34 % (bei 16 g/dl Hb u. Hämatokrit 47). S. a. Formel. 🅴 mean corpuscular hemoglobin concentration, Abk. MCHC.

**Sättigungs|zentrum:** nervales Zentrum ventromedial im ▸Hypothalamus, das – wahrscheinlich über vorübergehende Hemmung des ▸Hungerzentrums – die Nahrungsaufnahme des Organismus reguliert (Reizung bewirkt Unterbrechen der Nahrungsaufnahme; Zerstörung führt zu vermehrter Nahrungsaufnahme = Hyperphagie u. ▸Adipositas). 🅴 satiety center.

**Säugling,** Baby: das Kind von der Geburt bis zum Ende des 1. Lebensjahres (▸Säuglingsalter). S. a. ▸Neugeborenes, ▸Neugeborenen... 🅴 infant.

**Säuglings|alter:** das 1. Lj. des Kindes als eine seiner wichtigen Entwicklungsphasen. ***Charakteristika:*** intensives körperliches Wachstum, Reifung des Zentralnerven- u. Immunsystems, Bindung an Bezugsperson, Disposition für bestimmte Krankheiten u. Krankheitsverläufe (mit Sonderstellung für die Neugeborenenperiode u. das 1. Trimenon). ***Körperliche Entwicklung:*** Als normales Gewichtswachstum gelten die Verdoppelung des Geburtsgewichts nach ca. 6 bzw. die Verdreifachung nach ca. 12 Mon. (das jeweil. Sollgewicht = Geburtsgewicht + [a × Zahl der Lebensmonate], a: im 1. Halbjahr = 600, im 2. = 500). ***Geistige u. statomotorische Entwickl.:*** im 2. Mon. Kopfheben in Bauchlage, Lächeln; im 3. Kopfdrehen nach Schallrichtung, Fixieren von Gegenständen, Erkennen der Mutter; im 4./5. aktives Ergreifen von Gegenständen, Aufrechthalten u. freies Bewegen des Kopfes; in Bauchlage Stützen auf gestreckte Arme; im 6./7. freies Sitzen mit seitl. Abstützen, Stehbereitschaft; im 8./10. Knien, Kriechen, Aufrichten zum Stehen, im 10./12. Gehversuche; ab 2. Halbj. Spielen mit Gegenständen, im 4. Trimenon Nachsprechen häufig gehörter Wörter. S. a. Schema; ▸COLLIS-Versuch). 🅴 infancy.

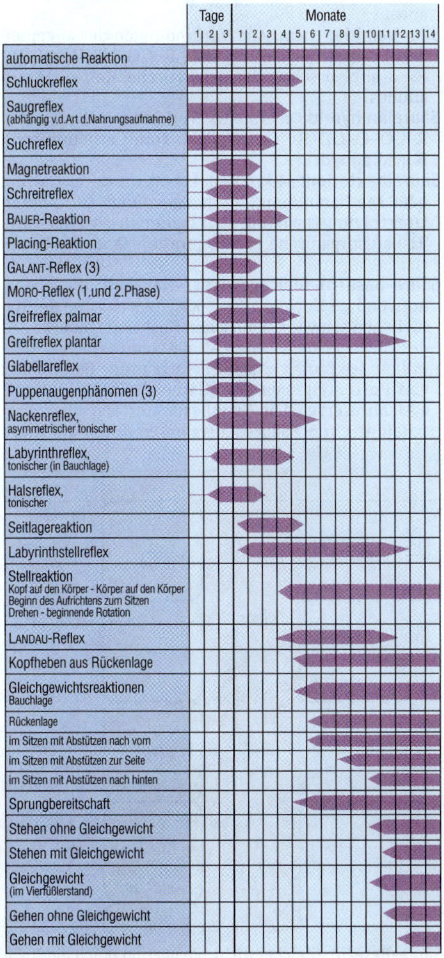


**Säuglingsalter:** Entwicklung der Reflexe u. der Motorik. [118]

**Säuglings|an|ämie:** für das Säuglingsalter typische ▸Anämien, z. B. die fetale ▸Erythroblastose, ▸Eisenmangelanämie, die ▸GERBASI-Anämie, die ▸Ziegenmilch-, ▸Infektanämie. 🅴 infantile anemia.

**Säuglings|atrophie,** Pädatrophie: extreme ▸Säuglingsdystrophie; mit Schwund des Gesichtsfettpolsters, Hautfältelung, Tabaksbeutelgesäß, Greisengesicht, »Untertemperatur« (▸Hypothermie), grauer Zyanose der ▸Akren, oberflächlicher Atmung, kleinem langsamem Puls, Reaktionslosigkeit (insbes. auch gegenüber Infekten; »Vita minima«), Ödemneigung, Wachstumsstillstand; bei Erreichen der Dekomposition besteht akute Lebensgefahr. 🅴 pedatrophia.

**Säuglings|beriberi:** meist mit Herzbeteiligung (bis Herzinsuffizienz), Laryngospasmen u. Ödembildung einhergehende, häufig tödliche ▸Beriberi infolge verminderten oder fehlenden Thiamin-Gehalts der Muttermilch.

**Säuglings|dys|pepsie:** ▸Säuglingsenteritis. 🅴 infantile dyspepsia.

**Säuglings|dys|trophie,** Atrepsie: chronische Ansatzstörung des Säuglings; mit fließendem Übergang zur ▸Säuglingsatrophie; v. a. infolge Fehlernährung (▸Mehl-, ▸Milchnährschaden), chronischer Infekte (Syphilis, Tbk), Malabsorption, Konstitutionsanomalien (einschließlich ▸Enzymopathien). ***Klinik:*** Gewichtsverlust (»Minus-Dystrophie«) mit Fettschwund (bei zunächst fortschreitendem Längenwachstum), Toleranzschwäche gegenüber Ernährungsfehlern, Labilität des Wasserhaushalts, Infektanfälligkeit. S. a. ▸Plus-Dystrophie. 🅴 marasmus, athrepsy.

**Säuglings|ekzem:** i. e. S. atopisches ▸Ekzem im Säuglingsalter. 🅴 infantile eczema.

**Säuglings|enteritis,** Säuglingsdyspepsie: akute Ernährungsstörung des Säuglings mit Durchfall (meist Gärungs-, seltener Fäulnisdiarrhö), Inappetenz, Unruhe, Erbrechen, Meteorismus, subfebrilen Temperaturen, Gewichts- u. Turgorverlust. Gefahr von Mineralverlusten, ▸Exsikkose, ▸Azidose u. Übergang in ▸Säuglingsintoxikation. ***Ätiol.:*** Ernährungsfehler (v. a. Toleranzüberschreitung), Malabsorption, Infektionen (u. a. durch Rotaviren, seltener durch ▸Dyspepsie-Coli; als **parenterale S.** z. B. bei Otitis, Mastoiditis, Harnwegsinfektion). 🅴 infantile enteritis.

**Säuglings|ernährung:** Ernährung, die den Besonderheiten der Verdauung im 1. Lj. Rechnung trägt u. durch Deckung des tägl. Nahrungsbedarfs (110–120 Kilokalorien/kg Körpergewicht im 1. bis zu 70–80/kg im 4. Trimenon) ein optimales Gedeihen gewährleistet. Erfolgt physiologisch beim jungen Säugling mit Muttermilch, nach Abstillen als künstliche Ernährung mit Kuhmilchmischungen (als adaptierte u. teiladaptierte Fertigpräparate) u. notwendiger Beikost (▸Säuglingsnahrung). 🅴 infant nutrition.

**Säuglings|hyper|glykämie, transitorische:** als vorübergehender »Pseudodiabetes« in der 1. oder 2. Wo. auftretende Stoffwechsellage i. S. eines ▸Diabetes mellitus bei pränatal dystrophen Neugeborenen; mit Hyperglykämie, Glucosurie, Exsikkose (trotz reichl. Flüssigkeitszufuhr), evtl. auch Ketonurie. Wahrscheinlich auf Hypoplasie des Inselappa-

S

rats infolge intrauteriner Hypoglykämie bei gestörter plazentarer Glucosediffusion beruhend. E transient neonatal diabetes.

**Säuglings|immunität:** die Immunitätslage im 1. Lj. Ist beim Neugeborenen eine Leihimmunität v.a. durch über die Plazenta (u. durch die Muttermilch) in den Organismus gelangte mütterl. Antikörper vom IgG-Typ. Die Eigenbildung von IgM setzt dann sehr zeitig ein, die von IgG frühestens in der 3.–4. Wo., jedoch wird die Syntheserate der Erwachsenen erst im 3.–4. Lj. erreicht (für IgA erst nach dem 10. Lj.). – IgM-Nachweis beim Neugeborenen ist Hinweis auf intrauterine Infektion (fetale IgM-Bildung; IgM passiert die Plazentarschranke nicht). E passive immunity of the newborn.

**Säuglings|intoxikation,** Säuglingstoxikose: schwerste Form der akuten Ernährungsstörung. Häufig Folge einer infektiösen ▸Säuglingsenteritis. Wasser- u. Elektrolytverlust bei Durchfall u. Erbrechen führen – falls nicht rechtzeitig eingegriffen wird – zur lebensbedrohenden Stoffwechselentgleisung. Diese Krankheit ist für Säuglinge in den Entwicklungsländern das Problem schlechthin. ***Klinik:*** Hauptsymptome sind extreme Exsikkation, blaugraue Hautfarbe, Bewusstseinsverlust, Hyperventilation bei metabolischer Azidose, Krämpfe, Proteinurie u. Nierenversagen. ***Ther.:*** parenterale Rehydratation u. Mineralersatz.

**Säuglings|koxitis:** eitrige Hüftgelenksentzündung v.a. als Folge einer metastatischen ▸Osteomyelitis der rumpfnahen Femurepiphyse. Führt zu Hüftkopfzerstörung, Bildung von Granulationsgewebe (u. Gelenkkapselüberdehnung; evtl. Distensionsluxation). E infantile coxitis.

**Säuglingsmassage:** Behandlung des ganzen Körpers mit sanften oder festen Streichungen, um das Wohlbefinden des Kindes zu erhöhen sowie Perzeption u. sensomotorische Entwicklung zu fördern. Dabei wirkt langsames Massieren mit zartem Druck beruhigend, während schnelles Massieren u. festeres Zugreifen anregend sind.

**Säuglings|milch:** s.u. ▸Säuglingsnahrung.

**Säuglings|nahrung:** jede neben Muttermilch zur Säuglingsernährung geeignete künstliche Nahrung; v.a. Kuhmilch (als Marken-, Vorzugs-, pasteurisierte Trink-, Trocken- oder Kondensmilch u. adaptierte Milch), die – soweit nicht Fertignahrung – durch Verdünnen (Eiweißverminderung) u. Anreicherung mit Zucker u. einem 2. Kohlenhydrat zuzubereiten ist; als Beikost Säfte, Gemüse, Obst, Fleisch, Milchbrei etc. (auch konserviert u. Trockenpräparate). S.a. ▸Heilnahrung. E baby food.

**Säuglings|reflexe:** s.u. ▸Säuglingsalter (dort Schema). E neonatal reflexes, infantile r.

**Säuglings|sepsis:** ▸Neugeborenensepsis. E neonatal sepsis.

**Säuglings|skorbut:** ▸Moeller-Barlow-Krankheit. E infantile scurvy.

**Säuglings|sterblichkeit,** Erstjahressterblichkeit: Zahl der innerhalb der ersten 12 Mon. Sterbenden, bezogen auf 1000 (oder 100) Lebendgeborene der gleichen Zeitspanne (meist Kalenderjahr) u. des gleichen Lebensraumes. In Deutschland betrug sie 2001 4,3‰. Rund 65 % davon betreffen den Zeitraum vom 1.–28. Tag (nach internationaler Vereinbarung = »Frühtod«). Daran ist besonders die Sterblichkeitsquote des 1.–6. Lebenstags beteiligt; Hauptursache: unreife Frühgeborene u. Fehlbildungen. Unter der »Nachsterblichkeit« (29.–365. Tag), die 35 % der Erstjahressterblichkeit beträgt, ist der plötzliche ▸Kindstod die häufigste Ursache. E infant mortality.

**Säuglings|tod, plötzlicher,** Mors subita infantum: plötzlicher ▸Kindstod. E sudden infant death.

**Säuglings|toxikose:** ▸Säuglingsintoxikation. – **S., hyper|pyretische:** ▸Encephaloenteritis acuta.

**Säulen|chromato|graphie:** Trennverfahren der ▸Chromatographie mit Führung der gelösten Probe durch ein Trägermedium in Säulenform; unterschieden als Verteilungs-S. (mit an festem Trägermaterial verankerter flüssiger stationärer Phase), Adsorptions-S. (mit reversibler Adsorption der zu trennenden Stoffe an eine feste stationäre Phase) u. als Ionenaustausch-S. (mit Einsatz von Ionenaustauschern). E column chromatography.

**Säure:** organische oder anorganische chem. Verbindung, die ionogen gebundene H- = Wasserstoffatome enthält, die in wässriger Lösung abgespalten werden (▸Dissoziation; s.a. ▸Proteolyse) u. saure Reaktion bewirken. Die H-Atome sind unter Bildung von ▸Salzen durch Metallatome ersetzbar. Die Säuren werden je nach Abgabe eines, zweier oder mehrerer H-Atome bezeichnet als einbasig oder einwertig (z.B. Chlorwasserstoffsäure = HCl bzw. Monocarbonsäuren), zwei- bis mehrbasig. S.a. ▸Azidität. E acid.

**Säure|äquivalent:** im ▸Säure-Basen-Gleichgewicht das Äquivalent an Säuren bzw. sauren Valenzen zur Menge der basischen Valenzen. Die dem Stoffwechsel entstammenden überschüssigen sauren Äquivalente werden – zwecks Erhaltung der Konstanz des ▸pH – v.a. durch die Nieren ausgeschieden (▸Azidogenese) im Austausch gegen anorganische Basen u. unter Rückresorption von ▸Bicarbonat. E acid equivalent.

**Säure-Alkohol-Resistenz:** Eigenschaft von Mycobakterien, nach Färbung mit basischem Fuchsin (in Wärme) einer Entfärbung durch verdünnte Mineralsäure (Säureresistenz) u. Alkohol zu widerstehen; Prinzip der ▸Ziehl-Neelsen-Färbung. E acid-alcohol resistance.

**Säure|amide:** chemische Verbindungen der allgemeinen Formel R–CO–$NH_2$ bzw. R–CO–$NR_1R_2$ (R, $R_1$, $R_2$ = aliphatische oder aromatische Reste). E acid amides.

**Säure|an|hydrid:** chemische Verbindung der Formel R–CO–O–CO–R' (▸Anhydrid von Carbonsäuren). E acid anhydride.

**Säure|bakterien:** Mikroorganismen, die durch Gärung oder Methanbildung Energie gewinnen (d.h. durch Übertragung anaerob abgespaltenen Wasserstoffs [$H^+$] auf organische H-Akzeptoren). E acidity bacteria.

**Säure-Base(n)-Gleichgewicht, -Haushalt:** die lebensnotwendige Konstanz bzw. Konstanthaltung der natürlichen schwach alkalischen Reaktion (ca. pH 7,36) der Gewebeflüssigkeiten als das zentrale Reaktionsmilieu des Stoffwechsels. Erfolgt unter Beteiligung von Puffersystemen (v.a. Carbonat/Bicarbonat; s.a. ▸Alkalireserve). Die Regulierung erfolgt über Ausscheidung von ▸Säureäquivalenten durch die Niere

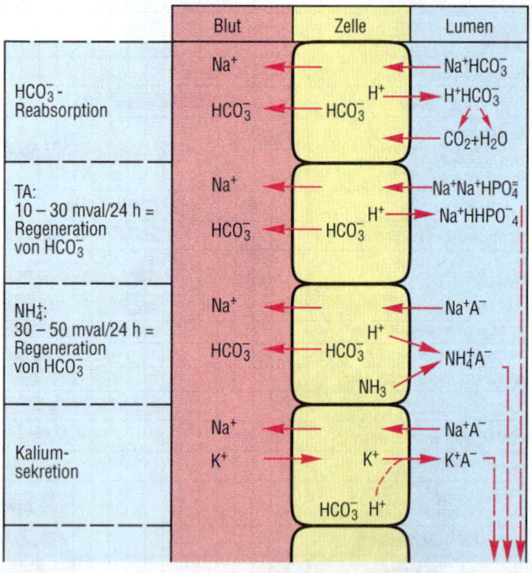


**Säure-Base(n)-Gleichgewicht:** Regulation durch die Niere (n. Pitts). Zusammenhang zwischen Säureelimination (TA = titrierbare Azidität) u. tubulärer Kaliumsekretion. [483]

bzw. durch Abatmung von Kohlendioxid = Anhydrid der Kohlensäure ($H_2CO_3 \leftrightarrow H_2O + CO_2$), deren Basenanteil ($HCO_3^-$; ▸Bicarbonat) durch die Niere eliminiert wird; ▸Basenüberschuss wird als ▸Alkalose, Säureüberschuss als ▸Azidose bezeichnet. Die quantitative Darstellung der Blut-pH-Regulation erfolgt als ▸HENDERSON-HASSELBALCH-Gleichung. E acid-base balance, acid-base metabolism.

**Säure|bindungs|vermögen:** *Physiologie* $CO_2$-Bindungsvermögen (▸Alkalireserve). E $CO_2$-binding capacity.

**Säure|festigkeit:** *Bakteriologie* ▸Säureresistenz. E acid resistance.

**Säure|grad:** ▸Azidität; s.a. ▸Azidimetrie. E acidity.

**Säure|hämolyse:** s.u. ▸Säureresistenz (2). E acid hemolysis.

**Säure|mantel der Haut:** ▸Säureschutzmantel.

**Säure|milch:** *Pädiatrie* mit schwachen organischen Säuren (Milch-, Zitronensäure) versetzte Vollmilch oder Milchverdünnung als Säuglingsnahrung.

**Säure|resistenz, -festigkeit:** **1)** *Bakteriologie* s.u. ▸Bakterien, säurefeste; s.a. ▸Säure-Alkohol-Resistenz. E acid resistance. **2)** *Hämatologie* ▸Erythrozytenresistenz gegenüber Säuren. In Normalblut wird bei pH 5,0 eine beginnende, bei pH 4,6–4,4 eine vollständige ▸Hämolyse beobachtet; ist herabgesetzt bei nächtlicher Hämoglobinurie (wobei aber normale mechan. u. osmot. Resistenz besteht). **3)** *Pharmazie* Säurestabilität von Arzneistoffen, d.h. Nichtbeeinträchtigung von deren Strukturfestigkeit (u. damit der Wirksamkeit) durch saure Körperflüssigkeiten.

**Säure|rest:** *Chemie* die nach ▸Dissoziation der Wasserstoffatome verbleibende Gruppe einer Verbindung (z.B. $NO_3^-$ als Salpetersäurerest). E residual acid.

**Säure(schutz)mantel der Haut:** die durch Absonderungen der Hautdrüsen (insbes. Schweiß) u. durch wasserlösliche Inhaltsstoffe der Hornschicht bewirkte schwach saure Reaktion der Hautoberfläche (je nach Region pH 4–7).

**Säure|verätzung:** durch Einwirkung (Kontakt, Inhalation) von – v.a. anorganischen – Säuren bewirkte, im Allgemeinen tiefe Koagulationsnekrose mit Hyperämie, Hämatinbildung u. – farblich von der Art der Säure abhängigem – Ätzschorf. Meist im Mundbereich sowie in Speiseröhre u. Magen (z.B. infolge unachtsamen Pipettierens, nach Suizidversuch, infolge Verwechslung mit Getränken). ***Klinik:*** führt zu heftigen Schmerzen, blutigem Erbrechen, evtl. in 1–3 Std. zum Tode (sonst Gefahr der Perforation u. Aspirationspneumonie); ist außerdem mit Gefahr der **Säurevergiftung** belastet. Symptome sind Azidose, Hämolyse, Leber-, Nierenschädigung, hämorrhag. Diathese, Lungenödem, Schock, Atemlähmung, Herzstillstand oder -rhythmusstörungen, Krämpfe. E acid corrosion.

**Säure|wecker, -locker:** Substanzen, die die Magensäureproduktion stimulieren; z.B. Gewürze, Coffein, Alkohol, Histamin, Pentagastrin, gebratene Speisen.

**Säure|zahl,** Abk. SZ: *Chemie* analytische Kennzahl für den Gehalt an freien Fettsäuren pro 1 g Fett; entspricht den mg Kalilauge, die bei der azidimetrischen Titration gegen Phenolphthalein verbraucht werden. Beträgt z.B. 0,6 für Gänse-, 0,5–1 für Rinder-, 1,2 für Schweinefett. E acid number.

**Safar-Orotubus** (PETER S., geb. 1924, Anästhesist, Pittsburgh): Metall- oder Plastikkanüle in S-Form (wie 2 verbundene Oropharyngealtuben) für die Mund-zu-Mund-Beatmung. E Safar airway.

**Safran:** ▸Crocus sativus. E saffron.

**Safranịn:** roter Azinfarbstoff für bakteriologische Färbungen (z.B. OLT-Kapselfärbung, GRAM-Gegenfärbung, NEISSER- u. CASTAÑEDA-Färbung). – Das Farbstoffgemisch **S. A** oder **O** als Redox-Indikator. E safranin.

**Sạfran|leber:** Fettleber (bei Ikterus) mit goldgelber Färbung der Azini (v.a. zentral).

**sagittạl:** ▸sagittalis. E sagittal. – **s. Röntgenaufnahme:** Röntgenaufnahme mit sagittalem (= anteroposteriorem = a.p. bzw. posteroanteriorem = p.a.) Strahlengang.

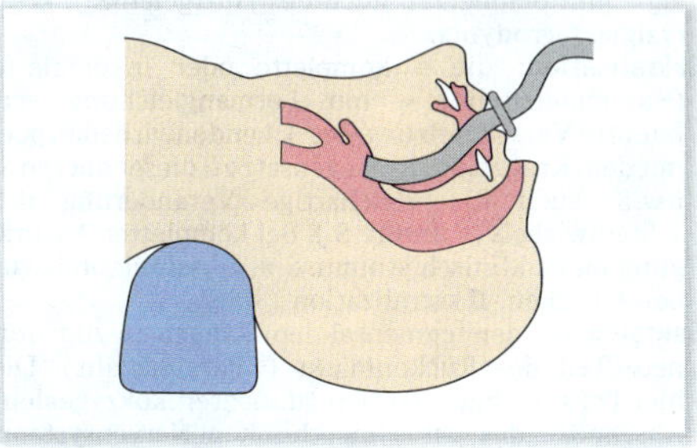

**Safar-Orotubus.** [78]

**Sagittạl|ebene:** Ebene in der Körperlängsachse streng von hinten nach vorn bzw. umgekehrt (d.h. senkrecht zur ▸Frontalebene). Teilt als **mediane S.** = Median-S. den Körper in 2 etwa spiegelbildliche Hälften. E sagittal plane.

**sagittạlis** *(latein.)*, sagittal: *Anatomie* pfeilartig, in Pfeilrichtung. D.h. vom Rücken her in Richtung Bauch (posteroanterior oder dorsoventral) u. umgekehrt (anteroposterior). S.a. ▸Sagittal... E sagittal.

**Sagittal|linie:** gedachte Linie in einer Sagittalebene. E sagittal line.

**Sagittal|typ:** Erregungsausbreitungs-Typ, der sich in die Horizontalebene projiziert; im EKG sichtbar in den ▸Brustwandableitungen nach WILSON.

**Sạgo|milz:** *Pathologie* s.u. ▸Amyloidose. E sago spleen.

**Sahara|beule:** ▸Hautleishmaniase in Nordafrika.

**Sahli-Hämoglobinometer** (HERMANN S., 1856–1933, Internist, Bern): Instrument zur kolorimetrischen Bestimmung des Hämoglobingehaltes einer Blutprobe (0,2 ml); besteht aus einem eine Farbvergleichslösung enthaltenden Röhrchen (»Standard«) u. einem 2., dem sog. **S.-Röhrchen** (mit Skaleneinteilung in % Hb). Das Hb wird durch $^1/_{10}$ n Salzsäure in salzsaures Hämatin übergeführt u. – bis zum Erreichen des Standardfarbwertes – mit Wasser verdünnt. E Sahli's method.

**Saint-Louis-Enzephalitis:** die »Amerikanische Enzephalitis« durch das in den USA, Panama u. Trinidad vorkommende gleichnamige Flavivirus der Togaviridae (ARBO-Virus B), das von Moskitos übertragen wird. E Saint Louis encephalitis.

**Sainton-Syndrom:** ▸Dysostosis cleidocranialis. E Marie-Sainton syndrome.

**Saint-Syndrom** (CHARLES FRED. MOR. S., geb. 1886, Radiologe, Kapstadt): gleichzeitiges Vorkommen einer axialen Hiatushernie, Cholelithiasis u. Kolondivertikulose (als sog. **S.-Trias**). E Saint's triad.

**Saiten|galvano|meter:** Galvanometer mit einem zwischen den Polen eines starken Magneten ausgespannten dünnen, durch Metallüberzug leitend gemachten Faden (z.B. als »EINTHOVEN-G.« für die ▸Elektrokardiographie). E string galvanometer.

**sakkadiert:** ruckartig, unterbrochen. E saccadic.

**Sakkulo...:** Wortteil »Säckchen« (»Saccu[lu]s«).

**sa|krạl,** sacralis: *Anatomie* das Kreuzbein (Os sacrum) bzw. die Kreuzbeingegend oder den Kreuzbeinabschnitt des Rückenmarks betreffend. S.a. ▸Sakral... E sacral.

**Sakrạl|anästhesie:** **1)** Periduralanästhesie als ▸Kaudalanästhesie. E sacral anesthesia, caudal a. **2)** Empfindungsaufhebung (▸Anästhesie) im Bereich der sakralen Spinalnerven.

**sakrạl|autonomes System:** *Anatomie* s.u. ▸Sakralmark.

**Sakrạl|dermoid:** ▸Pilonidalzyste; s.a. ▸Sinus dermalis.

**Sakr|al|gịe:** Schmerzen in der Kreuzbeingegend, z.B. infolge Kompression der Nervi clunium recurrentes in den Kreuzbeinlöchern, bei Sakralisation, Erkrankung der Iliosakralgelenke (bei Tbk oft als Sakrokoxalgie [mit Schmerzen auch des Hüftgelenks]). E sacralgia, sacrodynia.

**Sakralisation:** die – komplette oder inkomplette (= asymmetrische) – mit Formangleichung verknüpfte Verschmelzung des 5. Lendenwirbelkörpers mit dem Kreuzbein; im Gegensatz zu dieser oberen S. i.w.S. auch die gleichartige Veränderung des 1. Steißwirbels (= untere S.). Bei kompletter Ausprägung meist klinisch stumm. S.a. ▶Assimilationswirbel, ▶-becken. E sacralization.

**Sakral|mark:** der segmental dem Kreuzbein zugeordnete Teil des Rückenmarks (= Pars sacralis). Die hier befindlichen sakralen (u. oberen kokzygealen) Abschnitte des parasympathischen Nervensystems garantieren als sakralautonomes System auch bei Querschnittslähmung die Autonomie der Beckenorgane (über die Nervi pelvici u. Plexus hypogastricus inf.). E sacral part of spinal cord.

**Sakral|teratom:** geschwulstförmige, zystische oder solide Doppelbildung im Kreuzbeinbereich; meist ein formloser Körper mit einzelnen erkennbaren Details. E sacral teratoma.

**Sakral|tumor:** geschwulstförmiges Gebilde im Kreuzbeinbereich, v.a. als Meningomyelozele etc. bei sakraler Spina bifida. E sacral tumor.

**Sakro|iliakal|gelenk:** ▶Articulatio sacroiliaca; s.a. ▶Iliosakralgelenk... E sacroiliac joint.

**Sakro|kox|algie:** s.u. ▶Sakralgie. E sacrocoxalgia, sacro-coccygodynia.

**Sa|krum:** ▶Os sacrum; s.a. ▶Sacrum, ▶Sakral... E sacrum.

**Sakto|salpinx:** sackförmig erweiterter, am Ampullenende verschlossener Eileiter, gefüllt mit serösem Sekret, Blut oder Eiter (= Hydro-, Hämato-, ▶Pyosalpinx). E sactosalpinx.

**Sal** *(latein.)*: Salz. E salt. – **S. Carolinum factitium, S. Carolinum purgans:** künstliches, dem natürlichen Karlsbader Sprudelsalz nachgebildetes laxierendes Salzgemisch aus Kalium- u. Natriumsulfat, NaCl, NaHCO. E artificial Carlsbad salt. – **S. catharticum,** Magnesium sulfuricum: ▶Magnesiumsulfat. E saline cathartic.

**Salaam-Krampf:** *Pädiatrie* ▶Blitz-Nick-Salaam-Krampf. E salaam spasm, nodding sp.

**Salazosulfapyridin:** ▶Sulfasalazin.

**Salbe:** streichfähige, zwischen 0 °C u. 45 °C plastisch verformbare Arzneizubereitung, bestehend aus einer Salbengrundlage (»Basis«, »Vehikel«) u. darin fein verteilten Wirkstoffen; zur Anw. (Einreiben oder Auftragen) an Haut oder Schleimhäuten. Als Grundlage dienen Kohlenwasserstoffgele (z.B. Vaseline, Plastibase), Lipogele (z.B. Bienenwachs, Walrat, Wollwachs), Hydrogele (z.B. Aerosil, Bentonite, Stärkederivate, Polyacrylsäure, Polyäthylenglykole) sowie Silicongele; besondere Vehikel z.B. für Antibiotika, Augensalben etc. E ointment.

**Salbei:** *Botanik* ▶Salvia officinalis. E sage.

**Salben|akne:** v.a. durch unreine Vaseline als Salbengrundlage hervorgerufene ▶Akne. E ointment acne.

**Salben|gesicht:** glänzende Gesichtshaut durch vermehrte Talgabsonderung; z.B. bei Seborrhoea oleosa, PARKINSON-Krankheit.

**Salben|stuhl:** weicher, fettglänzender Stuhl bei ▶Steatorrhö. E fatty stools.

**Salbutamol:** ein Broncholytikum (▶Betasympathomimetikum). E salbutamol.

**Saldino-Syndrom** (RONALD M. S., geb. 1941, Radiologe, San Francisco): **1) S.-Mainzer-Syn.:** autosomalrezessiv erbliche Kombination von renaler Dysplasie, Retina-Pigmentdystrophie, zerebellarer Ataxie u. Skelettdysplasie. **2) S.-Noonan-Syn.:** ein autosomalrezessiv erblicher, angeboren manifester Typ I der Kurzripp-Polydaktylie-Syndrome. Mikromeler Zwergwuchs, langer u. nach oben zunehmend schmaler bewegungsgeminderter Brustkorb, Beckenfehlbildung, Fehlbildung innerer Organe. E short ribs-polydactyly syndrome, Saldino-Noonan type.

**Salicylamid,** 2-Hydroxybenzamid: Analgetikum, Antirheumatikum (Salicylsäurederivat). E salicylamide.

**Salicylat:** Salz der ▶Salicylsäure (... »salicylicus«). E salicylate.

**Salicyl(säure),** Acidum salicylicum, 2-Hydroxybenzoesäure: in der Weidenrinde (= Cortex Salicis) in Form verschiedener Derivate enthalten u. daraus isolierbar; Stammsubstanz der »Salicylsäuregruppe« (»Salicylate« i.w.S., z.B. ▶Acetylsalicylsäure, Salicylamid). ***Wirkung u. Anw.:*** Analgetikum, Antipyretikum, Antiphlogistikum u. (äußerlich) dermatologisches Antiseptikum u. Keratolytikum; wirkt harnsäuretreibend; vermindert den Ascorbinsäuregehalt der Nebennierenrinde; wirkt als Thrombozytenaggregationshemmer u. senkt die Blutkörperchensenkungsgeschwindigkeit. ***NW:*** verursacht (wie auch ihre Derivate) Schädigungen der Magen- u. Darmschleimhaut (evtl. Geschwüre, Blutungsneigung); s.a. ▶Salicyl... E salicylic acid.

**Salicyl(säure)pflaster:** salicylsäurehaltiges keratolytisches Pflaster (als Hornhaut-, Hühneraugen-Pfl.). E salicylated plaster.

**Salicyl(säure)vergiftung:** Intoxikation durch Salicylsäure oder Salicylate (z.B. bei der – umstrittenen – Rheumabehandlung mit fast toxischen Dosen): Ohrensausen u. Schwerhörigkeit (= »**Salicyltaubheit**«), Schweißausbrüche, evtl. delirante Zustände, Bewusstlosigkeit, Tod durch Kreislaufversagen oder Atemlähmung; zunächst respiratorische Alkalose, später Azidose, Blutungsneigung. E salicylism.

**Saling** (ERICH S., geb. 1925, Frauenarzt, Berlin): *Pädiatrie* – **S.-Methode:** Nabelarterien-Methode (der ▶Austauschtransfusion). – **S.-Schema:** Punkteschema in Modifikation des Schemas nach ▶APGAR. ***Kriterien:*** Füllungszustand der Nabelschnur, Hautfarbe, Atmung, Muskeltonus/Bewegungen, die bei optimal lebensfrischem Kind je 3 Punkte erhalten (Summe = 12). In einem Nebenschema werden das zeitliche Eintreten des ersten Atemzuges (Norm: < 20 sec), des ersten Schreies (< 75 sec), der regelmäßigen Atmung (< 90 sec) u. der natürlichen Hautrötung (< $5^1/_2$ min) erfasst u. bei Rechtzeitigkeit mit 1 Punkt bewertet (optimal = 4 Punkte), was dann in Bruchform (optimal $^{12}/_4$) ausgedrückt wird. Ferner werden zur Beurteilung des Gesamtzustands die pH-Werte des Fetal- (letzte Analyse) u. des Nabelschnurarterienblutes herangezogen. E Saling's score.

**salinisch:** *Balneologie* salzhaltig, i.e.S. natrium- oder magnesiumsulfathaltig (z.B. als **s. Wässer** die Glaubersalzwässer). E saline.

**Salisbury-Stämme:** ▶Rhinoviren. E Salisbury strains.

**Saluretikum:** *Pharmazie* ▶Saluretikum. E saluretic.

**Saliva:** der ▶Speichel; s.a. ▶Sial... E saliva.

**saliva|lis, -ris:** den Speichel betreffend. E salivary.

**Salivation:** Speichelabsonderung, i.w.S. auch die Hypersalivation, ▶Sialorrhö. E salivation, sialism.

**salivatorius:** die Speichelsekretion (Salivation) betreffend; z.B. Nucleus saliva(to)rius. E salivatory.

**Salivitis:** ▶Speicheldrüsenentzündung.

**Salix:** Gattung »Weiden« [Salicaceae]; angewandter Pflanzenteil: Weidenrinde (Cortex Salicis) verschiedener Arten, z.B. S. alba (Silber-Weide), S. purpurea (Purpur-Weide), S. viminalis (Korb-Weide); Inhaltsstoffe u.a.: Phenolglykoside, v.a. Salicin u. acylierte Salicinderivate (u.a. Salicortin, Fragilin, Populin), Gerbstoffe, Flavonoide, aromatische Aldehyde u. Säuren. ***Wirkung:*** antipyretisch, analgetisch, antirheumatisch (s.a. ▶Salicylsäure). ***Anw.*** u.a. bei leichten fieberhaften Erkältungs- u. Infektionskrankheiten, akuten u. chron. rheumatischen Beschwerden, leichten Kopfschmerzen.

**Salizyl...:** ▶Salicyl...

**Salk-Impfstoff** (JONAS E. S., 1914–1995, Bakteriologe, Pittsburgh): parenteral (s.c. oder i.m.) anzuwendender Adsorbat-Impfstoff mit irreversibel Formaldehyd-inaktivierten Poliomyelitis-Viren (Typen I, II u. III) aus Affennieren-Zellkulturen; zur aktiven Immunisierung gegen Poliomyelitis (2-mal. Injektion von je 0,5 ml im Abstand von 4–6 Wo.; 3. Inj. frühestens nach 7 Mon.). E Salk vaccine.

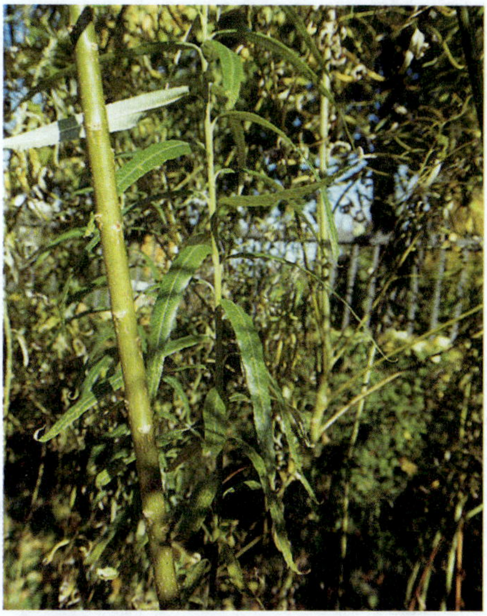

**Salix:** Silber-Weide (Salix alba). [448]

**Salla-Krankheit:** ▸Neuraminsäurespeicherkrankheit.

**Salmeterol:** ein lang wirksames $\beta_2$-Sympathomimetikum (s.u. ▸Betasympathomimetica); inhalative *Anw.* als Bronchodilatator. **E** salmeterol.

**Sạlmiak: 1)** ▸Ammonium chloratum. **E** ammonium chloride. **2) Salmiakgeist:** ▸Liquor Ammonii caustici. **E** ammonia.

**Salmonẹlla:** (D. E. SALMON 1886; LIGNIÈRES 1900) Bakteriengattung (Enterobacteriaceae) mit zahlreichen Typen (auch als Typhus-Paratyphus-Enteritis- = TPE-Gruppe bezeichnet); meist bewegliche, peritrich begeißelte, sporenlose, aerobe (fakultativ anaerobe), gramnegative Kurzstäbchen, die Glucose, Mannit, Maltose u. Sorbit spalten u. Nitrate zu Nitriten reduzieren; wachsen auf Agar als Glatt-, Rau-, Flatter- u. Übergangsformen, u.U. mit Schleimwall. Sämtlich pathogen für Mensch u./oder Tier (s.u. ▸Salmonellose). Alle besitzen ein O- u. H-Antigen (»Körper«- bzw. »Geißel«-AG) mit verschiedenen Partialantigenen, einige Stämme außerdem ein Vi-AG (=**Viru**lenz-AG), die eine Charakterisierung der Typen in einer AG-Formel nach dem KAUFFMANN-WHITE-Schema erlauben. Symbole: arabische Ziffern für das O-AG u. kleine latein. Buchstaben u. arabische Ziffern für die spezifische bzw. unspezifische Phase des H-AG; z.B. für Salmonella cholerae-suis »6,7:c:1,5«, S. typhi »9,12,(Vi):d«; vorangestellt werden latein. Großbuchstaben für die Gruppenbezeichnung. *Diagn.:* serologisch mittels Salmonella-Seren, durch Lysotypie, bakteriologisch durch Anreicherung auf Selektivnährböden, mittels Differenzierungsnährböden (z.B. ENDO-Agar); s.a. ▸TPE-Diagnostik. **E** Salmonella. – **S. arizọnae:** eine gelegentlich bei akuter Gastroenteritis isolierte Salmonelle; Reservoir sind Kaltblüter, Geflügel, Säugetiere. – **S. chọlerae-sụis,** Bacillus paratyphosus B u. C: Darmkommensale des Schweins; bei Resistenzschwäche pathogen (v.a. als Erreger einer Sekundärinfektion mit Bakteriämie bei Schweinepest); durch Verzehr infizierten Fleisches Infektion des Menschen möglich (paratyphöse Gastroenteritis). – **S. enterịtidis,** Bacillus enteritidis GAERTNER: im Darm von Rindern, Nagern, Enten (auch deren Eiern) u. Menschen vorkommende Salmonelle; Erreger des Kälberparatyphus u. akuter Gastroenteritis des Menschen; wird übertragen durch infizierte Futter- oder Lebensmittel (als akute Fleisch- oder Lebensmittelvergiftung) oder durch Kontakt mit Dauerausscheidern. – **S. enterịtidis Breslau:** ▸Salmonella typhimurium. – **S. hirschfẹldii:** humanpathogene S.; Erreger einer leichteren akuten Gastroenteritis (»Paratyphus C«); übertragen durch infektiöse Lebensmittel oder Wasser. – **S. paratyphi – S. p. A:** nur humanpathogen; Erreger der schweren Verlaufsform der paratyphösen Gastroenteritis (»Paratyphus A«); übertragen durch Kontakt u. erregerhaltige Lebensmittel oder Wasser. – **S. p. B:** in Mitteleuropa häufig nur humanpathogene S. als Erreger des Paratyphus B; übertragen durch Kontakt, kontaminierte Lebensmittel oder Wasser, Fliegenkot. – **S. p. C:** ▸Salmonella hirschfeldii. – **S. schottmụelleri:** S. paratyphi B. – **S. typhi:** v.a. in gemäßigten u. subtrop. Zonen weit verbreitete, nur humanpathogene S. als Erreger des Typhus abdominalis; übertragen durch Lebensmittel, Wasser, Fliegenkot u. Kontakt; 3–5 % aller Erkrankten bleiben Dauerausscheider. – **S. typhimụrium,** S. enteritidis

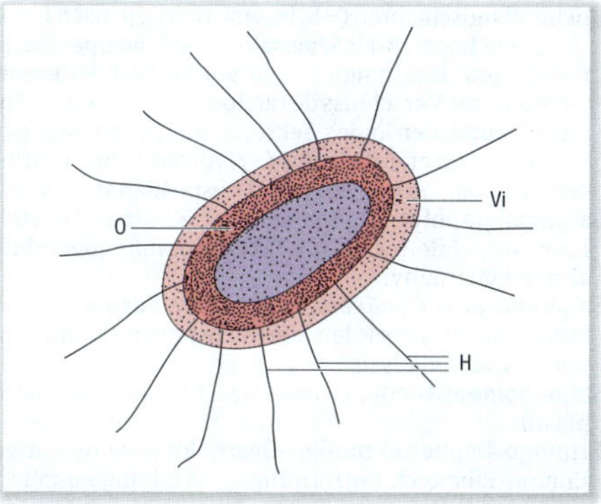


**Salmonella typhi:** Antigenstruktur. [244]

BRESLAU: Erreger einer – meist tödlichen – fieberhaften Darminfektion bei Säugetieren u. Geflügel u. – durch kontaminierte Lebensmittel – der Salmonellenenteritis des Menschen.

**Salmonẹllen|enteritis:** v.a. durch Salmonella typhimurium, S. cholerae-suis, S. enteritidis verursachte akute »Lebensmittelvergiftung« (z.T. als ▸Paratyphus bezeichnet); 12–24 Std. nach Infektion Fieber mit Schüttelfrost, Übelkeit u. Erbrechen, heftige wässrige Durchfälle; nach 4–5 Tg. abklingend; bei Säuglingen u. immunsupprimierten Patienten besteht Gefahr einer Sepsis mit Osteomyelitis u. Meningitis. **E** enteric fever.

**Salmonellọse:** der z.T. wirtsspezifische Befall von Tier u. Mensch mit Salmonella-Arten (evtl. ohne Krankheitssymptome; auch als temporäres oder Dauerausscheidertum; anzeigepflichtig!). Als manifeste Erkrankung des Menschen (bedingt durch Ekto- u. Endotoxine; Inkubationszeit ca. 24 Std.) zyklische, septikämische Allgemeininfektionen mit Darmbeteiligung (▸Typhus abdominalis, ▸Paratyphus; u.U. mit sekundär metastatischen Lokalherden in darmnahen Organen [Appendizitis, Cholezystitis etc.] oder mit umschriebener Abszessbildung andernorts) oder als akute ▸Salmonellenenteritis mit Endotoxin-Wirkungen auf den Gesamtorganismus. **E** salmonellosis.

**salo|prịv:** durch Salzverlust bedingt (s.a. ▸Exsikkose).

**Salpẹter** *(latein. sal petrae = Felsensalz):* anorganische Nitrate; z.B. als Chile- = Natronsalpeter das Natriumnitrat, als Kali-S. das Kaliumnitrat (= Kalium nitricum). **E** saltpeter, potassium nitrate.

**Salpeter|säure,** Acidum nitricum: $HNO_3$; eine oxidierende Mineralsäure; gemäß DAB 25 %ig, konzentriert ca. 63 %ig; als »rohe S.« 61–65 %ig, als »rauchende S.« 90 %ig. Wirkt ätzend (auch bei Einatmung; Wirkung durch »nitrose Gase«). Bei Vergiftung Glottis- u. Lungenödem. – Salze: Nitrate. **E** nitric acid.

**Salpetersäureglycerinester,** Nitroglycerin: *Chemie, Pharmazie* ▸Glyceryltrinitrat. **E** nitroglycerin.

S

**salpetrige Säure,** Acidum nitrosum: $HNO_2$; nur als kalte, wässrige Lösung vorkommend, rasch zerfallend in Stickoxide u. Salpetersäure; ihre Salze (▸Nitrite) können zu Methämoglobin-Bildung führen. E nitrous acid.

**Salping|ektomie:** operative Eileiterentfernung; möglichst unter Erhaltung des Ovars (s.a. ▸Adnexektomie). E salpingectomy.

**Salpingitis: 1)** Entzündung des Eileiters (meist aus der Gebärmutter aufsteigend = aszendierend; selten »per continuitatem« vom Peritoneum aus oder aber auf dem Blut-, Lymphweg); s.a. ▸Adnexitis. Akut als **S. catarrhalis, haemorrhagica** oder **purulenta** (s.a. ▸Hämatosalpinx, ▸Pyosalpinx) oder aber chronisch (u. oft therapieresistent); erfasst die ganze Tubenlichtung oder ist nur herdförmig (= S. follicularis) bzw. nur auf bestimmte Abschnitte (Pars uterina, P. isthmica) beschränkt; betrifft nur die Schleimhaut oder aber sämtliche Wandschichten (= S. interstitialis). Je nach Ursache bezeichnet z.B. als **S. postabortiva, S. puerperalis, S. tuberculosa.** E salpingitis. – **S. profluens:** Eileiterentzündung mit Verschluss des abdominalen u. Ventilstenose des uterinen Endes, Sekretstauung u. zeitweiliger massiver Sekretentleerung (= Hydrops tubae profluens). **2)** *Otologie* ▸Syringitis. E eustachian salpingitis.

**Salpingo|graphie:** *Röntgenologie* Kontrast-Darstellung der Eileiter; s.u. ▸Hysterosalpingographie. E salpingography.

**Salpingo|lysis:** *Gynäkologie* operative Lösung des Eileiters aus umgebenden Verwachsungen (▸Adhäsionen). E salpingolysis.

**Salpingo|neo|stomie:** *Gynäkologie* ▸Salpingostomatoplastik.

**Salpingo-Oophor|ektomie, -Ovari|ektomie:** operative Eileiter-Eierstock-Entfernung. E salpingo-oophorectomy.

**Salpingo-Oophoritis, -Ovaritis:** gleichzeitige Eileiter- u. Eierstockentzündung (▸Salpingitis, ▸Oophoritis). E salpingo-oophoritis, tubo-ovaritis.

**Salpingo|pharyngitis:** Rachenentzündung (▸Pharyngitis) mit Beteiligung der Ohrtrompete (▸Syringitis). E salpingopharyngeal inflammation.

**Salpingo|plastik:** *Gynäkologie* ▸Salpingostomatoplastik, ▸Salpingouterostomie. E salpingoplasty, tuboplasty.

**Salpingo|stomato|plastik, -(neo)stomie:** Plastik bei Verschluss des bauchhöhlenseitigen Eileiterendes zur Wiederherstellung der Fertilität; erfolgt meist durch operative Eröffnung des Eileiterendes u. durch Annähen der ausgekrempelten Ränder an die Tubenaußenwand (wird zur Prophylaxe innerer Verwachsungen evtl. ergänzt durch temporäre Schienung mit Ausleitung zur Scheide u. mehrfache Pertubation) oder durch Längsspaltung vom abdominalen Eileiterende u. auskrempelnde Nähte. E salpingostomatoplasty, salpingostomatomy.

**Salpingo|tomie:** op. Eröffnung eines Eileiters. E salpingotomy.

**Salpingo|utero|stomie,** Hysterosalpingostomie: *Gynäkologie* der ▸Refertilisierung dienende Plastik am gebärmutterseitigen Eileiterende (bei intaktem abdominalem Ostium) durch Einpflanzen dieses Endes in die Gebärmutter nach vorausgehender Resektion einer dort gelegenen krankhaften Eileiterverengung. E hysterosalpingostomy.

**Salpinx** *(latein. = Horn, Trompete):* **1)** ▸Tuba uterina. E salpinx, fallopian tube. **2)** ▸Tuba auditiva. E eustachian tube.

**saltatorisch, saltatorius** *(latein.):* sprunghaft, überspringend; z.B. s. ▸Erregungsleitung. E saltatory.

**Salter-Operation** (ROBERT S., Orthopäde, Toronto): horizontale Beckenosteotomie oberhalb des Acetabulums zur Kippung einer steilen Flachpfanne des Hüftgelenks. E Salter operation.

**Salt-losing-Nephritis** *(engl.):* renales ▸Salzverlustsyndrom.

**Sal|urese,** Salidiurese: ▸Diurese, bei der nicht nur Wasser, sondern auch Kationen ($Na^+$, $K^+$) u. Anionen ($Cl^-$, $HCO_3^-$) vermehrt mit dem Harn ausgeschieden werden. E saluresis.

**Salure|tica, -tika:** Salurese bewirkende ▸Diuretika. E saluretics.

**sal|uretisch:** Salurese bewirkend. E saluretic.

**Salus(-Kreuzungs)-Zeichen** (ROBERT S., 1877–1961, Augenarzt, Prag): bogenförmige Abdrängung von Netzhautvenen an der Kreuzung mit darunter gelegenen wandverdickten Arterien bei Fundus hypertonicus (s.a. ▸GUNN-Kreuzungsphänomen).

**salutatorius** *(latein.):* nach Art einer Grußbewegung (bei bestimmten Tic- u. Chorea-Formen). E salutatory.

**Salvarsan®:** ▸Neoarsphenamin.

**Salven|extra|systolie:** Serie aufeinander folgender tachykarder ▸Extrasystolen, die einen regelmäßigen Herzrhythmus oder auch eine absolute Arrhythmie unterbricht. E run of tachycardiac beats.

**Salvia:** *Botanik* die Gattung »Salbei« [Labiatae]; angewandter Pflanzenteil: Blätter von **S. officinalis** (Salviae folium). Inhaltsstoffe u.a.: ätherisches Öl, Gerb-, Bitterstoffe. ***Anw.*** u.a. bei Entzündungen (v.a. der Atemwege), z.B. als Gurgelmittel; als Adstringens, Antihydrotikum. Die innere Anwendung des reinen ätherischen Öls bzw. alkoholischen Extrakts ist bei Schwangerschaft kontraindiziert. Dosisabhängig können beide Aufbereitungsformen epileptiforme Krämpfe auslösen. E sage.

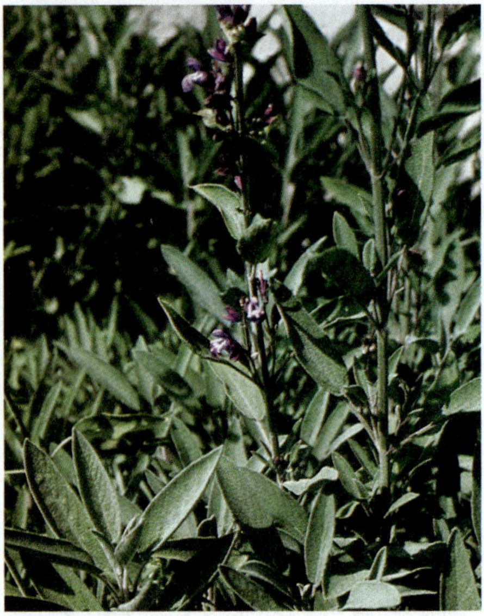

**Salvia:** Garten-Salbei (Syn. Dalmatinischer Salbei). [448]

**Salz,** Sal: heteropolare, anorganische (z.B. Kochsalz = NaCl) oder organische (z.B. Natriumacetat = $CH_3COO–Na$), meist gut wasserlösliche (bei gleichzeitiger elektrolytischer ▸Dissoziation) chemische Verbindung mit einem aus Kationen u. Anionen bestehenden Kristallgitter. Unterschieden als **neutrales** = normales S. (ohne ionisierbaren Säure-Wasserstoff [= Säure-H] bzw. ohne Basen-OH, z.B. $Na_2SO_4$), **saures** = Hydrogen-S. (aus 2- u. mehrbasischen Säuren mit ionisierbarem H, z.B. $KHSO_4$ = Kaliumhydrogen- oder Kaliumbisulfat) u. als **basisches** = Hydroxid- bzw. Oxid-S. (aus mehrsäurigen Basen mit ionisierbarem OH, z.B. $Al[OH][CH_3COOH]_2$ = bas. Aluminiumacetat); ferner als einfaches (je 1 Kat- u. Anion), Doppel- (z.B. $KNaCO_3$), Tripel-S. etc.; i.e.S. das Kochsalz (▸Natriumchlorid); s.a. ▸Salz... E salt.

**Salz|bad,** Kochsalzbad: ▸Solbad (1). E saline bath.

**Salz|diurese:** ▸Salurese. E salt diuresis.

**Salz|fieber:** ▸Durstfieber. E salt fever.

**Salz|haushalt:** ▸Wasser-Elektrolyt-Haushalt.

**Salz|hunger:** Salzmangel. E salt hunger.

**Sạlz|mangel|syndrom:** durch Natriumchlorid-Verlust bedingte Störung des Mineralhaushalts. Äußert sich in Exsikkose, Kopfschmerzen, Kollapsneigung u. Schwindel, Übelkeit u. Erbrechen, Muskelschwäche (Adynamie), -krämpfen u. -schmerzhaftigkeit, verminderter Harnbildung (Olig- bis Anurie), evtl. auch Urämie (mit Rest-N-Erhöhung). Tritt auf z.B. bei anhaltendem Erbrechen oder Durchfällen, bei Rückresorptionsstörung der Niere, Gallefistel, ausgedehnter Exsudation, Polyurie bzw. massiver therapeutischer Diurese; ferner als ▸Salzverlustsyndrom. E hyponatremic syndrome, salt depletion syndrome.

**Salzmann-Degeneration:** Hornhautdegeneration mit subepithelialen Ablagerungen (nodulär u. kalkhaltig) als Folge anderer chron. Augenerkrankungen. E corneal degeneration Salzmann.

**Salz|ödem:** durch ▸Hypernatriämie infolge übermäßiger Kochsalzzufuhr bedingte Ödeme beim fehlernährten, herz- u. nierengesunden Säugling. E salt edema.

**Salzsäure,** Chlorwasserstoffsäure: wässr. Lsg. von Chlorwasserstoff (=HCl-Lsg.); farblos-klar; in maximaler Konzentration 35- bis 40%ig als »rauchende HCl«. *toxik* ***Wirkung:*** schleimhautreizend, ätzend (in Brandgasen, bei PVC-, Acrylen-Verbrennung; auch Augenverätzungen, Lungenreizungen verursachend). – Salze: Chloride. *pharm* ***Anw.*** verdünnt bei Achylie, An- u. Subazidität des Magensaftes, zur Ther. schwerer metabol. Alkalosen, als Ansäuerungsmittel in Infusionslsg. E hydrochloric acid. – **S., freie:** s.u. ▸Azidität (des Magensaftes). S.a. ▸Boas-Ewald-Probefrühstück, ▸Endoradiosonde (für intragastrale pH-Telemetrie). Analog: **gebundene S.**

**Salzsäure|bildner:** ▸Belegzellen.

**Salzsäure-Kollargol-Reaktion:** ältere Kolloidreaktion zur ▸Liquordiagnostik.

**Salz|speicherungs|syndrom, zerebrales:** bei Erkrankungen des Zentralnervensystems vorkommende hypertone ▸Hyperhydratation (interstitielles Ödem) ohne fassbare Störung des Wasserhaushalts.

**Salz|stauungs|syndrom,** Hypernatriämie-Syndrom: erhöhte Natrium- u. Chloridwerte im Blutserum als Folge reinen Wassermangels (durch fehlende Wasseraufnahme oder überschießende -abgabe; »Wassermangelexsikkose«) oder infolge verminderter NaCl-Ausscheidung (z.B. bei Nieren-, Herzinsuffizienz). ***Klinik:*** motorische Unruhe, Übererregbarkeit der Muskulatur, Hypertonie mit Schwindel u. Erbrechen, Somnolenz, Haut- u. Schleimhauttrockenheit, Fieber, Ödeme, kongestives Herzversagen. E hypernatremic syndrome.

**Salz|vergiftung: 1)** ▸Salzstauungssyndrom. **2)** Vergiftung infolge übermäßiger Kochsalzaufnahme über den Verdauungstrakt. Führt zu Trockenheit im Schlund, Durchfällen, Erbrechen, Durst, Polyurie, allgemeiner Schwäche, evtl. zum Tode infolge Herz- u. Atemstörungen, allg. Lähmung; tödl. Dosis bei Erwachsenen ca. 200 g, bei Kindern kann es bereits zu tödl. S. durch Trinken hypertoner Kochsalzlösung (Erbrechensprovokation) kommen. – Ähnliche Symptome auch nach i.v. Infusionen von physiologischer NaCl-Lsg. möglich, dann evtl. mit Glykosurie, Cheyne-Stokes-Atmung, Fieber, Somnolenz.

**Salz|verlust|syndrom – S., adrenogenitales:** Form des adrenogenitalen Syndroms beim Neugeborenen durch Defekt der Steroidbiosynthese durch 21-OH-Mangel. ***Klinik:*** bei Mädchen Virilisierung, bei Jungen stark pigmentiertes Skrotum sowie bei beiden Geschlechtern Zeichen der ▸Nebennierenrindeninsuffizienz mit Erbrechen u. Gedeihstörung in den ersten Lebenswochen. ***Diagn.:*** erhöhtes 17-OH-Progesteron in Urin u. Serum. ***Ther.:*** Gluco- u. Mineralcorticoide. E salt-losing syndrome, endocrine salt-losing syndrome. – **S., renales, Salzverlustnephritis:** »Salz verlierende« ▸Nephropathie mit Mineralocorticoid-resistenter Einschränkung der Resorptionskapazität der Nierentubuli v.a. für Kalium u. Natrium, die erhebliche Salzverluste zur Folge hat (▸Salzmangelsyndrom). Tritt z.B. nach Analgetika-Missbrauch oder bei chronischer Pyelonephritis auf. E renal salt-losing syndrome.

**SAM** *(engl.)* Abk. für **s**ystolic **a**nterior **m**otion: *Kardiologie* systolische Ventralverlagerung der Spitze des vord. Mitralsegels, als Phänomen der hypertrophen Kardiomyopathien mit Obstruktion.

**Samạrium,** Abk. Sm: ein 2- u. 3-wertiges Seltenerdmetall. Natürliche Isotope sind z.T. $\alpha$-, künstliche $\gamma$-Strahler. – S. in Salzform in Infrarot absorbierendem Glas. E samarium.

**Sambuci flos,** Holunderblüten: Heilpflanzenbestandteil; in spezieller Aufbereitung nachweislich wirksam bei Erkältungskrankheiten (schweißtreibend, expektorierend).

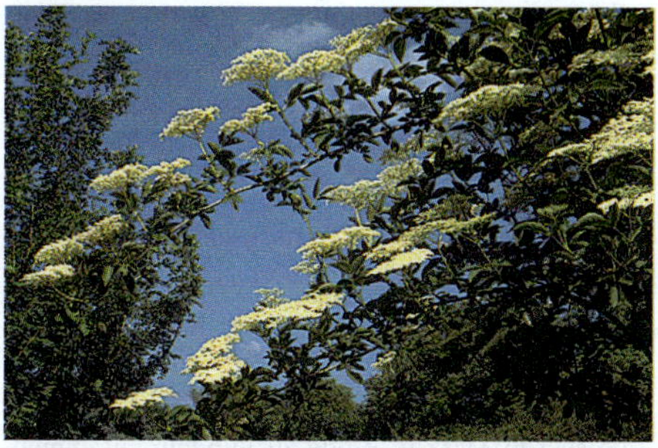

**Sambuci flos:** Schwarzer Holunder. [482]

**Same(n):** ▸Semen, ▸Sperma (s.a. ▸Spermato...).

**Sạmen|bank:** klinische Einrichtung zur Konservierung (durch Tieffrieren) von Sperma für die künstliche ▸Insemination. E sperm bank.

**Samen|bläschen, -blase:** ▸Vesicula seminalis. S.a. ▸Spermatozyst..., ▸Vesikul... E seminal vesicle.

**Samen|blasen|fistel:** verletzungsbedingte oder entzündliche (meist tbk.) Fistel der Samenblase mit Mündung z.B. in die Harnblase oder den Mastdarm. E seminal vesicle fistula.

**Samen|blasen|katheterisierung:** Einführung eines mandrinlosen Harnleiterkatheters in den Ductus ejaculatorius bzw. an die Samenblase; zur Spülung u./oder Kontrastdarstellung der Samenblase. E spermatocystic catheterization.

**Samen|bruch:** ▸Spermatozele. E spermatocele.

**Samen|entleerung:** ▸Ejaculatio; s.a. ▸Pollution, ▸Spermatorrhö. E ejaculation.

**Sạmen|epithel:** das mehrschichtige Epithel der Hodenkanälchen; mit ▸Sertoli-Stützzellen u. Samen bildenden Keimzellen (v.a. Spermatogonien als »Samenmutterzellen« u. Spermatozyten, Spermatiden) u. mit Spermien. E seminiferous epithelium.

**Sạmen|faden:** ▸Spermium. E sperm.

**Samen|flüssigkeit:** ▸Sperma. E seminal fluid.

**Samen|fluss:** ▸Spermatorrhö. E seminal flow.

**Samen|hügel:** ▸Colliculus seminalis. E seminal hillock.

**Samen|kanälchen:** ▸Tubuli seminiferi contorti; i.w.S. auch die Tubuli seminiferi recti u. das ▸Rete testis. E seminiferous tubules.

**Sạmen|leiter:** ▸Ductus deferens. E spermatic duct.

**Sạmen|leiter|resektion:** ▸Vasoresektion. E vasectomy.

**Samenleiterunterbindung:** die Unterbindung des Ausführungsgangs des Nebenhodens (Ductus deferens) als operative Sterilisationsmethode beim Mann.

**Sạmen|plasma:** der flüssige Teil des Spermas; Gemisch der Absonderungen von Prostata, Samenbläschen u. Cowper-Drüsen (auch der Nebenhoden u. Samenleiterampulle). E seminal plasma.

**Samen|stein:** in den Samenwegen oder der Prostata gelegenes geschichtetes Konkrement (aus Cholesterin, Lecithin, Chloriden, Phosphaten, Spermin); s.a. ▶Boettcher-Kristalle. E seminal concrement.

**Samen|strang:** ▶Funiculus spermaticus. E spermatic cord.

**Samenstrang|entzündung:** ▶Funiculitis. E inflammation of the spermatic cord.

**Samenstrang|hernie:** ▶Hernia vaginalis funicularis. E spermatic cord hernia.

**Samenstrang|torsion:** Längsverdrehung des Samenstranges bei Hodentorsion; führt zu erheblicher venöser Stauung u. arterieller Zirkulationsstörung. E spermatic cord torsion.

**Samenstrang|tumor:** gut- oder bösartiger Tumor (▶Neoplasma) des Samenleiters: Fibrom, Lipom, Leiomyom, bösartig als Chondro-, Fibro-, Lipo-, Leiomyo-, Myxosarkom. E spermatic cord tumor.

**Samenstrang|unterbindung:** Massenligatur (Durchstechung) des Funiculus spermaticus bei der Hodenentfernung (▶Orchidektomie); s.a. ▶Vasoligatur. E spermatic cord ligation.

**Samenstrang|zyste:** ▶Hydrocele funicularis (oder funiculi spermatici).

**Samen|wege:** Sammelbegriff für Tubuli seminiferi, Ductuli efferentes, Ductus epididymidis, deferens u. ejaculatorius, Urethra. E seminal ducts.

**Sammel|glas, -linse:** *Optik* ▶Konvexlinse. E convergence lens.

**Sammel|rohr,** Tubulus renalis colligens: von Epithel ausgekleidetes Harnkanälchen der Niere, in das die Verbindungsstücke (Pars conjugens) von etwa 10 distalen Nephronabschnitten einmünden. Mehrere dieser Rohre vereinigen sich zu größeren Rohren, die sich in Mark u. Rinde zu Bündeln zusammenschließen u. als »große Sammelrohre« (Ductus papillares) an den Nierenpapillen in Nierenkelche einmünden; Abb. In den Kanälchen wird aufgrund des osmotischen Druckgefälles dem Harn Wasser entzogen (begünstigt durch ADH; s.a. ▶Gegenstromsystem). E collecting tubule.

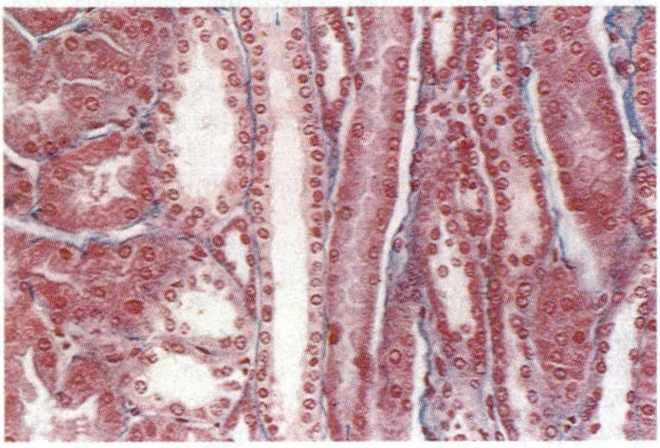

**Sammelrohr:** Harnkanälchen der Niere (Histologie). [497]

**Sammel|spiegel:** *Optik* ▶Konkavspiegel. E convergence mirror.

**sanabel, sanabilis** *(latein.):* heilbar. E curative, sanative.

**Sanarelli** (Giuseppe S., 1864–1940, Serologe, Rom). – **S.-Myxom:** virusbedingte, auf Menschen übertragbare Kaninchen-Myxomatose in Südamerika. – **S.-Shwartzman-Reaktion** (Gregory Sh., 1896–1965, Serologe, New York): (1916/1928) die beim Kaninchen in Abhängigkeit von der Verabfolgungsart (i.v. bzw. i.c.) der Erstinjektion eines Bakterienkulturfiltrats als Antwort auf eine 12–72 Std. später i.v. verabfolgte Gabe von Endotoxin der gleichen gramnegativen Erreger auftretende allgemeine oder örtliche ▶Überempfindlichkeitsreaktion (der Gefäßendothelien) in Form einer hämorrhagischen Diathese (mit Nekrosenbildung) bzw. einer hämorrhagischen Nekrose. Das – unbehandelt letale – Phänomen kommt im Rahmen einschlägiger Infektionen (z.B. mit E. coli) auch beim Menschen vor (»**menschliches S.-Sh.-Äquivalent**«). E Sanarelli-Shwartzman phenomenon.

**Sanatio(n):** **1)** (latein.) Heilung; z.B. **S. per primam** bzw. **per secundam intentionem** (=▶Primär- bzw. ▶Sekundärheilung). E healing (by first/by second intention). **2)** *Hygiene* inkorrekte Bez. für ▶Sanitation.

**(de-)Sanctis-Cacchione-Syndrom:** ▶Xeroderma pigmentosum, kombiniert mit zentralnervösen Ausfällen u. geistiger Behinderung.

**Sandalen|furche, -lücke:** markante Fußsohlenfurche bzw. verbreiterter Zwischenraum zwischen 1. u. 2. Zehe beim Down- oder Lamy-Maroteaux-Syndrom.

**Sand|bad:** ▶Psammotherapie mit Teil- (z.B. Gliedmaßen) oder Ganzanwendung (nach Abdecken empfindlicher Körperteile) von auf 40–50 °C erwärmtem Sand (in dicker Schicht) für ca. 30–60 Min. ***Anw.*** z.B. bei Psoriasis, chronischen Dermatosen. E sand bath.

**Sandelbaum:** ▶Santalum.

**Sandel(holz)öl:** Oleum Santali (s.u. ▶Santalum). E sandalwood oil.

**Sanders-Zeichen** (James S., 1777–1843, engl. Arzt), Heim-Kreysig-Zeichen: pulssynchrone Einziehungen des Oberbauchs bei Perikardadhäsionen. E Sanders sign.

**Sand|flecken:** sandkornartige Veränderungen (inkrustierte Erreger) der Harnblasenschleimhaut bei Schistosomiasis.

**Sand|fliege:** ▶Phlebotomus; s.a. ▶Pappatacifieber. E sandfly.

**Sand|floh:** ▶Tunga penetrans; s.a. ▶Sarcopsyllosis. E sand flea.

**Sand|geschwulst:** ▶Psammom; s.a. ▶Psammomkugeln. E sand tumor, psammoma.

**Sandhoff(-Jatzkewitz)-Syndrom:** seltene, autosomal-rezessiv erbliche, neuronale Lipidspeicherkrankheit aus der Gruppe der $G_{M2}$-Gangliosidosen. Klinischer Verlauf praktisch identisch mit der Tay-Sachs-Krankheit. E Sandhoff's disease.

**Sandstein|silikose:** ▶Pneumokoniose durch Einatmen des besonders Silikose-fördernden (= »silikogenen«) Staubes von Sandstein (ein Sedimentgestein aus verkitteten Quarzkörnern). E stonemason silicosis.

**Sanduhr|geschwulst:** durch zirkuläre Einengung bedingte Sanduhrform eines Tumors, z.B. das teils in der Augen-, teils in der Schädelhöhle gelegene Sehnerv-Spongioblastom, die sog. Flaschenhalstumoren der Rückenmarkshäute (Meningiom, Neurinom) mit intra- u. extraduralem Wachstum u. Einengung durch das Zwischenwirbelloch. S.a. ▶Zwerchsack... E hourglass tumor.

**Sanduhr|magen:** Magen mit etwa in Magenmitte gelegener Einengung; bei akutem Magengeschwür durch spastische Kontraktion der gegenüberliegenden Wand, bei chronisch rezidivierendem durch Narbenzug. Ähnliches Bild evtl. auch bei Neoplasien! E hourglass stomach.

**Sandwich|ana|stomose:** als Kontinuitätsplastik nach Magenentfernung (▶Gastrektomie) eine End-zu-End-Vereinigung des abführenden Schenkels der obersten Jejunumschlinge mit der Speiseröhre, kombiniert mit einer Seit-zu-Seit-Anastomose mit dem blind verschlossenen u. parallel angelagerten zuführenden Schenkel derart, dass Gallen-Duodenal-Saft nur in den abführenden übertreten kann (aber nicht Ingesta umgekehrt).

**Sandwich-Bett:** Spezialbett für Querschnittsgelähmte. S.a. ▶Krankenbett.

**Sandwich|methode:** die »Doppelantikörper-Technik« z.B. der ▶Immunofluoreszenz u. der Radioimmuno-Analysen (s.a. ▶RIA, ▶RAST), indem der Probe außer dem – meist im 1. Reaktionsschritt immobilisierten – spezifischen Antikörper bzw. -gen ein markierter Anti-Antikörper zugesetzt wird, so dass ein Dreierkomplex zur Auswertung kommt (Abb.). Vorteile: u.a. höhere Spezifität (Erkennen mehrerer ▶Epitope), Verstärkereffekt (Erkennen verschiedener Antigenstrukturen).

**sandy patches** *(engl.):* ▶Sandflecken.

**Sanfilippo-Syndrom** (Sylvester J. S., amerikan. Kinderarzt): autosomal-rezessiv erbliche ▶Mucopolysac-

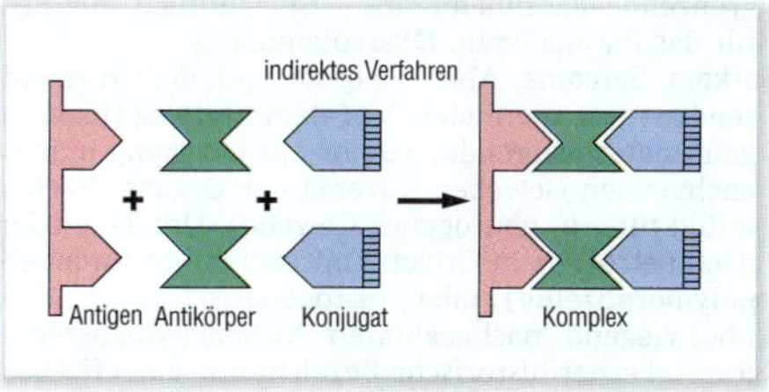


**Sandwichmethode:** Prinzip der indirekten Immunfluoreszenz. Das Antigen reagiert zunächst mit dem spezifischen Antikörper zu einem Antigen-Antikörper-Komplex. Durch Zugabe eines fluorochromierten Anti-Immunglobulin-Serums (mit Konjugaten aus Anti-Antikörper u. einem Fluorochrom) wird dann der Komplex indirekt sichtbar gemacht. [526]

charidose (Typ III); mit 4 Formen (A–D), unterscheidbar durch den Enzymdefekt (A: Heparinsulfamidase; B: N-Acetyl-α-glucosaminidase; C: die spezifische N-Acetyltransferase; D: α-N-Acetylglucosamin-6-sulfatase); alle mit Heparansulfaturie als einzigem krankhaftem Harnbefund. Klinisch der ▸(v.-)PFAUNDLER-HURLER-Krankheit ähnlich, jedoch schwächer ausgebildete Skelettveränderungen, keine Hornhauttrübungen, aber Pigmentdissoziation der Retina u. Nachtblindheit; mit Gesichtsdysmorphie u. verlangsamtem Längenwachstum; struppiges Kopfhaar mit tiefem Haaransatz, Synophrys; rasch fortschreitender geistiger Abbau. E Sanfilippo's syndrome.

**sanfte Geburt:** *Geburtshilfe* s.u. ▸Geburt.

**San|gui|natio** *(latein.)*: Blutung. E bleeding.

**san|gui|neus** *(latein.)*: blutig. E bloody, sanguineous.

**sanguinisches Temperament:** der »leicht blutig schwingende« Pol als eines der 4 Hippokratischen Temperamente. Gesteigerte Erregbarkeit (mit raschem Abfall der Erregung), schnelles Reagieren, Heiterkeit u. Lebhaftigkeit, aber auch Gereiztheit u. Ruhelosigkeit. E sanguine temperament.

**san|gui|nolent:** bluthaltig. E sanguinolent.

**Sanguis** *(latein.)*: ▸Blut. E blood, sanguis.

**Saniculae herba,** Sanikelkraut: Heilpflanze; in spezieller Aufbereitung nachweislich wirksam bei Katarrhen der Luftwege.

**Sanitär|kordon:** behördlich verfügter »Seuchenschutz-Sperrgürtel« um ein von einer quarantänepflichtigen Krankheit betroffenes Gebiet. E sanitary line.

**Sanitation:** *Hygiene* Einsatz von Methoden, die – über die normalen Reinigungsmaßnahmen hinaus – zu möglichst weitgehender Verminderung evtl. krank machender Keime u. anderer Mikroorganismen führen, ohne dass völlige Keimfreiheit als Ergebnis (s.a. ▸Sterilisation, ▸Desinfektion) vorausgesetzt wird. ***Anw.*** z.B. im Krankenhaus-, Lebensmittelbereich, bei der Tierhaltung. E sanitation.

**San-Joaquin-(Valley-)Fieber:** ▸Kokzidioidomykose in der kalifornischen Sierra Nevada. E San Joaquin Valley fever.

**Sankt-Antonius-Feuer:** ▸Ergotismus. E St. Anthony's fire, ergotism.

**Santalum:** »Sandelbaum« [Santalaceae]. Holz des südostindischen S. album enthält ätherisches Öl (»Sandelöl«) u. Harz, die als äußerl. Antiseptika angewendet werden; in spezieller Aufbereitung auch nachweislich wirksam bei Infekten der ableitenden Harnwege (antibakteriell, spasmolytisch). ***Kontraind.:*** Nierenparenchymerkrankungen; ***NW:*** Übelkeit, Hautjucken. E santalum.

**Santavuori-Syndrom:** Störung des Arachidonsäurestoffwechsels mit geistiger Retardierung, Krampfanfällen, Ataxie, muskulärer Hypertonie, Mikrozephalie, tapetoretinaler Dystrophie mit Optikusatrophie, amaurotischer Pupillenstarre u. Strabismus.

**S-Antigen: 1)** *(engl.)* Abk. für soluble antigen: lösliche Antigen-Komponente bei Myxo- u. Paramyxoviren. **2)** Antigen S (des MNSs-Systems der Erythrozyten). **3)** *(engl.)*, HBsAg, Abk. für surface antigen: das Oberflächenantigen der ▸Hepatitis-B-Virus-Antigene.

**Santorini** (GIOVANNI DOM. S., 1681–1737, Anatom, Pisa, Venedig). – **S.-Gang:** ▸Ductus pancreaticus accessorius. E Santorini's duct. – **S.-Knorpel:** die dem Stellknorpel des Kehlkopfes aufsitzende Cartilago corniculata. E S.'s cartilage.

**São-Paulo-Fleckfieber:** ▸Felsengebirgsfleckfieber.

**Sa|phena-Methode:** ▸Austauschtransfusion beim Neugeborenen über einen Katheter, der in die – unterhalb des Leistenbandes eröffnete – Vena saphena magna eingeführt u. in eine herzwärts führende Vene vorgeschoben wird. E saphena method.

**Saphen|ektomie:** ▸Venenstripping. E saphenectomy.

**sa|phenus** *(latein.)*: verborgen. z.B. Nervus saphenus, Vena saphena. E saphenous.

**SAPHO-Syndrom,** Abk. für **S**ynovitis, **A**kne, **P**ustulosis, **H**yperostosis u. **O**steitis: rheumatologischer Symptomenkomplex unbekannter Ursache, der sich mit Schmerzen in Brustkorb, Kreuz (lumbosakral) u. den Gelenken bemerkbar macht. Auffällig sind Pusteln an Handflächen u. Fußsohlen (Pustulosis palmoplantaris) und Akne pustulosa. S.a. ▸Akne. E SAPHO syndrome.

**Sapo** *(latein.)*: ▸Seife oder seifenähnliche Produkte. E soap. – **S. animalis:** die für Waschzwecke übliche harte Natronseife mit mindestens 60 % Fettsäuren. E animal s. – **S. kalinus, S. mollis:** durch Verseifung von Leinöl mit Kalilauge gewonnene, schlüpfrige weiche Masse. Früher Anw. in der Dermatologie zur Erweichung der Haut, heute obsolet. E soft s. – **S. medicinalis, S. medicatus:** wasserhaltige, harte, weiße, nicht ranzige »medizinische Seife« aus NaOH, Schweinefett, Olivenöl, Äthanol, Kochsalz u. Soda; Anw. früher äußerlich als Zahnpulver u. bei Hauterkrankungen; als Abführmittel für Klistiere obsolet. E medicinal s.

**Sapo|genin:** s.u. ▸Saponine. E sapogenin.

**Saponariae rubrae radix,** Rote Seifenwurzel: Heilpflanzenbestandteil; in spezieller Aufbereitung nachweislich wirksam bei Katarrhen der oberen Luftwege.

**Saponi|fikation:** die – als »Verseifung« der Leichenfette angesehene – Bildung von ▸Adipocire. E saponification.

**Saponine:** Gruppe stickstofffreier, pflanzlicher, in Wasser wie Seife schäumender Glykoside, darunter zahlreiche therapeutisch genutzte Wirkstoffe (z.B. in Digitalis). Nach ihrem als Sapogenin bezeichneten ▸Aglykon unterschieden als Steroid- u. Triterpen-S. Stark grenzflächenaktive Verbindungen, die u.a. mit Sterinen schwer lösliche Additionsprodukte bilden (hämolysierende Wirkung). E saponins.

**Sapori|metrie:** »Geschmacksmessung« anhand der geringsten schmeckbaren Menge einer Substanz. E saporimetry.

**Sapr|ämie:** ▸Toxinämie durch Fäulnisprodukte; i.e.S. die ▸Koprämie; i.w.S. (inkorrekt) Septikämie durch Fäulnis- = **Saprobakterien.** E sapremia.

**Sa|pro|bionten:** »Fäulnisbewohner«; in verwesenden organischen Stoffen lebende u. sich – als Saprophagen – von diesen ernährende Pflanzen (Saprophyten) oder Tiere (Saprozoen). E saprobes.

**sa|pro|gen:** Fäulnis erregend, bei Fäulnis entstehend. E saprogenic, saprogenous.

**sa|pro|phytär, -phytisch:** als **Saprophyt** lebend. S.u. ▸Saprobionten. E saprophytic.

**Sa|pro|zoen:** s.u. ▸Saprobionten. E saprozoites.

**Saquinavir:** ein ▸Proteasenhemmer zur Kombinationsther. bei AIDS.

**Sarafoff-Operation:** Afterumschneidung zur Behebung eines Rektumprolapses durch die nachfolgende Narbenbildung.

**Sarcina** *(latein. = Marschgepäckstück römischer Soldaten)*, Sarzine: *Bakteriologie* Gattung grampositiver,

S

unbeweglicher, z. T. Pigment bildender, streng anaerober Kokken [Peptococcaceae]; teilen sich regelmäßig, kubische Pakete bildend, nach den 3 Raumrichtungen (»Paketkokken«); leben saprophytisch oder frei, gelegentlich parasitär; sind im Allgemeinen apathogen. – **S. ventrịculi,** Zymosarcina ventric.: u. a. bei Anazidität im Mageninhalt vorkommende S.

**Sarco|cỵstis:** eine Sporozoen-Gattung [Sarcosporidia] mit wirtwechselnden Arten v. a. bei Säugern u. Mensch (agame Vermehrungsstadien in quer gestreifter Muskulatur, in sog. MIESCHER-Schläuchen; alle Stadien der Gamo- u. Sporogonie im Darm anderer Wirte; das Endprodukt der Gamogonie sind 2 Sporozysten mit je 4 Sporozoiten enthaltender Oozyste [im Kot nachweisbar]). Der Mensch ist Wirt agamer Stadien (**S. lindemanni**) oder geschlechtlicher Vermehrungsstadien im Dick- u. Dünndarmepithel (z. B. **S. fusiformis** u. **S. miescheriana**); s. a. ▸Sarkosporidiose.

**Sarco|glykạne:** Gruppe von Proteinen der Muskelzellmembran (assoziiert mit ▸Dystrophin), die bei bestimmten Muskelkrankheiten (»Sarcoglykanopathien«) verändert sind. E sarcoglycans.

**Sarcoidọsis:** ▸BESNIER-BOECK-SCHAUMANN-Krankheit.

**Sarco|lẹmma:** *Histologie* ▸Sarkolemm.

**Sarcọma, Sarcomatosis:** ▸Sarkom, ▸Sarkomatose.

**Sar|co|phagịnae:** die Unterfamilie »Fleischfliegen« der Calliphoridae; Gattungen: Wohlfahrtia, Sarcophaga. Larven einiger Arten sind ▸Myiasis-Erreger.

**Sar|co|psyllọsis:** durch den Sandfloh ▸Tunga penetrans (= **Sarcopsylla pẹnetrans**) bedingte Parasitose; das befruchtete Weibchen dringt in die Haut ein u. gibt Eier nach außen ab (dadurch starke Entzündungserscheinungen). E tungiasis.

**Sarcọptes:** die Gattung »Krätze-«, »Räudemilben« [Sarcoptidae]. – **S. scabiẹi:** der Erreger der ▸Skabies beim Menschen.

**Sarco|sịn,** Methylglycin: im Muskelgewebe enthaltene N-Methylaminosäure, Zwischenprodukt beim Abbau von Cholin zu Serin. E sarcosine.

**sardonisches Lachen:** ▸Risus sardonicus. E sardonic grin (or laugh).

**Sarg|deckel|kristalle:** Kristalle im Harn aus phosphorsaurer Ammoniakmagnesia ($NH_4MgPO_4$, ▸Magnesium-Ammonium-Phosphat), im mikroskop. Bild sargdeckelförmig aussehend. Auftreten bei ammoniakalischer Gärung (Abb.); s. a. ▸Harnsalze. E coffinlid crystals.

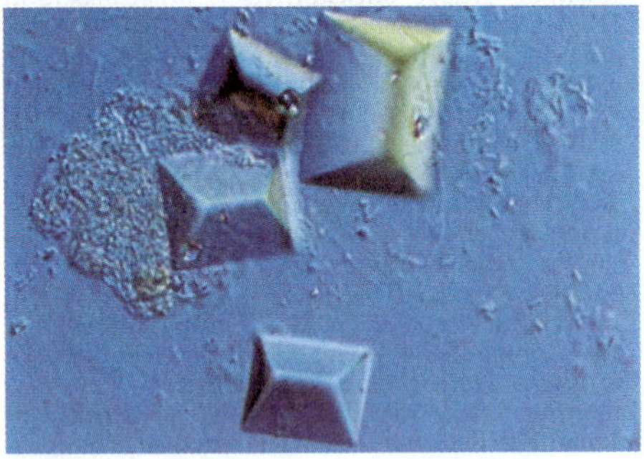

**Sargdeckelkristalle:** Tripelphosphat. [182]

**Sarịn:** Methylphosphorsäure-fluor-isopropylester; ein (Nerven-)▸Kampfstoff (Phosphorsäureester). E sarin.

**sarko...:** Wortteil »Fleisch«, »Muskel«; ▸sarco...

**Sarkoịd:** einem Sarkom ähnliche ▸Neoplasie; z. B. das DARIER-ROUSSY-(= Sarkoidose), SPIEGLER-FENDT-Sarkoid. E sarcoid. – **S., multiples:** BÄFVERSTEDT-Syndrom.

**Sarko|idọse:** ▸BESNIER-BOECK-SCHAUMANN-Krankheit. E sarcoidosis.

**Sarko|lẹmm:** meist gemeinsame Bez. für das ▸Plasmalemm der ▸Muskelzelle bzw. ▸Muskelfaser u. die angrenzende Basalmembran. – Gelegentlich nur Bez. für das Plasmalemm. E sarcolemma.

**Sarkọm, Sarcoma,** Abk. Sa.: bösartiger, örtlich zerstörender (destruierender), auf dem Blutweg (hämatogen) metastasierender Tumor mit Ursprung in mesenchymalen Geweben (Stroma der Organe, Weichteil-, Stütz- u. neurogenes Gewebe). Unterschieden nach betroffenem Organ, Zellform (rund-, spindel-, polymorphzellig) oder histogenetisch nach dem überwiegend nachgeahmten Mesenchymabkömmling. – Ferner historische Bezeichnung auch für bösartige Tumoren anderer Art. E sarcoma. – **Sa. amelobḷasticum:** ▸Ameloblastosarkom. E ameloblastic s. – **Sa. botryoịdes:** s. u. ▸Sarcoma myocellulare. E botryoid s. – **Sa. carcinomatọdes:** ▸Karzinosarkom. – **Sa. cartilaginọsum, Sa. chondroides:** ▸Chondrosarkom. – **Sa. endotheliomatọsum:** histor. Bez. für ▸Endotheliom. – **Sa. fibro|pḷasticum:** ▸Fibrosarkom. – **Sa. fusicellulạre:** Spindelzellsarkom. E spindle cell s. – **Sa. gigantocellulạre:** Riesenzellsarkom. – Als xanthomatöses, angiomatöses R. (Sa. articulare, Arthritis oder Synovitis villonodularis pigmentosa) eine ätiologisch unklare, gutartige, zottige Wucherung der Synovia der Gelenke, Schleimbeutel, Sehnenscheiden mit Erguss- u. Osteolysenbildung. E giant cell s. – **Sa. lipomatọdes, Sa. adiposum:** ▸Liposarkom. – **Sa. lymphadenoịdes:** ▸Lymphosarkom. E lymphatic s. – **Sa., (lymph)angiopḷastisches:** STEWART-TREVES-Syndrom. – **Sa. mụlti|plex cutạneum gummatọdes:** fusozellulärer Typ des Fibrosarkoms der Haut mit zentraler myxomatoider Erweichung (s. a. ▸Myxosarkom); nach Entleerung zusammenfallende Knoten. – **Sa. myocellulạre:** ▸Myosarkom, s. a. ▸Rhabdomyosarkom (als dessen Sonderform das Sa. botryoides = »Traubensarkom« aus spindeligen Zellen in Haufen, Strängen; v. a. bei Kindern u. Jugendlichen im Urogenitaltrakt). – **Sa., neurogẹnes:** mesodermales Malignom des Zentralnervensystems; z. B. »maligne Meningiomatose«, malignes ▸Hämangioperizytom, ▸Hämangiosarkom der Hirngefäße, ▸Fibrosarkom der Dura mater. – **Sa., osteogẹnes, osteoplastisches Sa.:** das primäre ▸»Osteosarkom« sowie sekundäre »Knochensarkome« durch Entartung einer Ostitis deformans; ferner die par- oder periostale Form (osteogenes juxtakortikales Sarkom JAFFÉ). S. a. ▸Osteochondrosarkom, ▸EWING-Sarkom. E osteogenic s. – **Sa., osteo|lytisches, -klastisches:** Knochen zerstörendes (»rarefizierendes«) Osteosarkom ohne wesentliche Knochenneubildung. S. a. ▸Sarkomatose. E osteolytic s.

**sarkomatös,** sarcomatodes: in Form eines Sarkoms, sarkomartig. E sarcomatous.

**Sarkomatose,** Sarcomatosis: ausgebreitete bis generalisierte (metastasierende) Form des Sarkoms. Als Haut-S. das ▸BÄFVERSTEDT- u. ▸KAPOSI-Syndrom. E sarcomatosis.

**Sarko|mẹr:** Grundeinheit der Muskel- = ▸Myofibrille zwischen 2 Z-Streifen; besteht aus 2 I-Streifenhälften u. dem dazwischen liegenden A-Streifen. E sarcomere.

**Sarko|pḷasma:** das Protoplasma der Muskelfaser. E sarcoplasm.

**sarko|plasmatisches Retikulum:** in der Muskelfaser das Äquivalent des körnchenbesatzfreien (»agranulären«) ▸endoplasmatischen Retikulums. Kanälchensystem parallel zu den Myofibrillen u. mit Querverbindungen (Zisternen; von denen immer 2 einen ▸T-Tubus zwischen sich fassen u. so eine »Triade« bilden). Dient der Übertragung der nervösen Erregung des Sarkolemms auf die Myofibrillen u. dem Nährstofftransport. E sarcoplasmic reticulum.

**Sarko|somen:** die ▸Mitochondrien der Muskelzelle. E sarcosomes.

**Sarko|sporidiọse:** Infektion mit ▸Sarcocystis lindemanni (nach Genuss zystenhaltigen Fleisches? durch Blut saugende Insekten übertragen?). Die Parasiten gelangen über den Blutstrom in die Muskulatur, wo sie septierte Zysten mit sichelförmigen Sporen bilden. Nur selten klinische Erscheinungen (Fieberschübe, Lymphknotenschwellungen, Eosinophilie, Durchfälle, Polymyositis). E sarcosporidiasis.

**Sarko|zele,** Hernia carnosa: Hoden- oder Nebenhodentumor; entzündlich oder neoplastisch. E sarcocele.

**Sarmentus-Glykoside:** Glykoside im Samen von ▸Strophanthus sarmentosus; z. B. Cardenolide, Ouabain (herzwirksam). E sarmentus glycosides.

**SARS** *(engl.)* Abk. für **s**evere **a**cute **r**espiratory **s**yndrome: schwere akute Erkrankung der Lungen, gekennzeichnet durch vermehrte Permeabilität der alveolären Kapillaren (für Proteine), diffuse Alveolarschäden u. schnell zunehmendes Lungenödem. Führt unbehandelt zu akutem Lungenversagen (▸ARDS). Erreger ist ein Virus aus der Gruppe der Corona-Viren, Übertragung wahrscheinlich von Mensch zu Mensch; Inkubationszeit 2–7 Tage. Verdacht auf SARS (lt. WHO) besteht bei Personen, die Kontakt zu Erkrankten hatten und folgende Symptome aufweisen: hohes Fieber, ein oder mehrere Symptome wie Husten, Kurzatmigkeit, Dyspnoe; radiol. finden sich Zeichen einer atypischen Lungenentzündung. Ther. bisher nur symptomatisch mgl.

**Sartane:** ▸Angiotensin-II-Rezeptor-Antagonisten.

**Sartorius:** Kurzbezeichnung des Musculus sartorius (»Schneidermuskel«). E sartorius.

**Saruplase:** ▸Prourokinase.

**sat.:** *Pharmazie* Abk. für **sat**uratio, **sat**uratus (gesättigt). E sat.

**SAT-Chromosom:** ▸Chromosom mit einem ▸Satelliten distal einer – anscheinend – feulgennegativen (»**s**ine **a**cido **t**hymonucleinico«) Einschnürung (an dieser oft ein Nucleolus, daher auch »Nucleolarchromosom«). E sat chromosome.

**Satellit: 1) Satellita:** als Trabant ein endständig mit dem proximalen Teil eines Chromosomenarmes (▸SAT-Chromosom) über eine Einschnürung (Nucleolarkonstriktion) verbundenes Chromosomensegment. E chromosome satellite. **2)** *Histologie* **a)** Satellitenzelle, ▸Mantelzelle (eine bes. Gliazelle). E satellite cell. **b) Myosatellitocytus:** in der Skelettmuskulatur der Oberfläche der Muskelfasern ohne trennende Basalmembran dicht angeschmiegte Zelle; wichtig für die Regeneration.

**Satelliten|virus:** defektes Virus (mit mangelnder genetischer Information für Synthese bestimmter Eiweißkörper), das zur Replikation die Gegenwart eines ▸Helfervirus benötigt. E satellite virus.

**Satinski-Klemme:** langstielige gerade, geknickte oder gebogene Gefäßklemme.

**Sato-Peroxidasereaktion** (Akira S., geb. 1886, Kinderarzt, Japan): Nachweis der vom Promyelozytenstadium an in allen Zellen der Granulopoese vorhandenen Körnung (blaugrau bis -schwarz im rotgelben Kern) durch Überschichten luftgetrockneter Ausstriche mit wässriger Kupfersulfatlösung u. Wasserstoffperoxid-haltiger wässr. Benzidin-Lsg. u. Nachfärben mit Safranin. E Sato's peroxidase reaction.

**Sattel|block(anästhesie):** tiefe Spinalanästhesie (hyperbares Lokalanästhetikum langsam im Sitzen gegeben) zur Blockierung der Rückenmarksegmente $S_{(3)4-5}$; führt zu Empfindungsausfall etwa in Reithosenform. E saddle-block anesthesia.

**Sattel|embolie:** reitender ▸Embolus an der Aortengabel, behindert Blutzufuhr in beide Beine; bei Totalverschluss lebensbedrohlich. E saddle embolism.

**Sattel|gelenk:** ▸Articulatio sellaris. E saddle joint.

**Sattel|nase,** Rhinolordose: Einsenkung der Nasenwurzel; z. B. bei Ektodermalsyndrom (z. B. Rothmund-Syndrom), nach entzündlicher Zerstörung (z. B. bei angeborener Syphilis). E saddle nose.

**saturatus,** Abk. sat.: gesättigt. E saturated.

**Saturn(ial)ismus** *(latein. saturnus = Blei):* ▸Bleivergiftung. E saturnism.

**sauer,** acidus: *Chemie* mit ▸pH < 7,0 (▸Säure), von saurem Geschmack. E acidic, sour.

**Sauerbruch** (Ernst Ferdinand S., 1875–1951, Chirurg, Marburg, Zürich, München, Berlin). – **S.-Armprothese:** willkürlich beweglicher Greif-Kunstarm für leichte Handarbeit; mit Kraftübertragung über Seilzüge aus dem »kineplastischen Amputationsstumpf« (▸Kineplastik), die an Stiften befestigt sind, welche in plastisch gebildeten Muskelkanälen des Stumpfes eingesetzt sind. Modifiziert durch Kombination mit ▸Hüfner-Hand. E Sauerbruch's prosthesis. – **S.-Verfahren:** ▸Druckdifferenzverfahren.

**Sauer|milch:** infolge spontaner (Laktobazillen) oder künstlicher Gärung oder aber künstlicher Säuerung (mit Milch- oder Zitronensäure: »Säuremilch«) zur Gerinnung gebrachte Milch (kolloidales Ausfällen des Caseins u. Bildung von Molke). Wegen des Milchsäuregehalts u. leichter Verdaulichkeit als Diätmittel geeignet, u. a. als Säuglingsnahrung. E sour milk.

**Sauer|stoff,** Abk. O, Oxygenium: farb-, geruch- u. geschmackloses Gas, als chemisches Element mit OZ 8 u. – als $^{16}O$ – Atomgewicht 15,9994 (zu 99,7587 % in dieser Form; ferner $^{18}O$, $^{17}O$); 2-wertig; verflüssigt (hellblau) bei −182,97 °C, erstarrend bei −218,78 °C; wenig löslich in Wasser. Normalerweise bimolekular ($O_2$), unter Einwirkung von Ultraviolettlicht u. bei chemischen Reaktionen monomolekular (= **atomarer S.**; O); ferner trimolekular ($O_3$) als ▸Ozon. Natürliches Vorkommen frei (in der Atmosphäre, im Wasser u. in allen Lebewesen) u. gebunden (in Salzen, Mineralen, Wasser, organischen Stoffen); reagiert mit den meisten Elementen (außer z. B. Edelgasen) unter exothermen Erscheinungen (Brennen etc.) mit Bildung von Oxiden, Säuren etc.; daneben »stille Oxidation« (z. B. bei Rostbildung, biologischen Reaktionen). Ist lebenswichtiger Energielieferant der meisten Stoffwechselabläufe. E oxygen. – **S., naszierender:** S. im Augenblick des Entstehens aus chem. Verbindungen. E nascent o.

**Sauerstoff|aktivierung:** *Biologie* bei molekularem Sauerstoff ($O_2$) die Ermöglichung der Reaktionsfähigkeit mit anderen Molekülen bzw. der Aufnahmefähigkeit für Elektronen (oder Wasserstoff) durch aktivierende Enzyme wie Oxidasen, Oxygenasen, Hydroxylasen, in der Atmungskette durch die Cytochromoxidase, bei Entzündungen durch lysosomale Peroxidasen (Inaktivierung erfolgt durch Superoxiddismutase). E oxidation.

**Sauerstoff|aufnahme:** beim Menschen die über die Lungenalveolen aufgenommene $O_2$-Menge; ist bei normaler Atmung von der Größe des Herzminutenvolumens, von der arteriovenösen $O_2$-Differenz, dem Hämoglobingehalt des Blutes u. dem Blutvolumen abhängig u. nimmt mit der Leistungsminderung des Herzens ab. Als **Brutto-S.** die je Atemzug oder je Min. eingeatmete – u. größtenteils wieder ausgeatmete – Menge (ca. 21 % des Atemzug- bzw. Atemminutenvolumens); als **Netto-S.** die pro Zeiteinheit (meist Min.) aufgenommene Menge: Produkt aus der Differenz der $O_2$-Konzentration in Ein- u. Ausatemluft u. aus dem Atemzugvolumen; als **maximale S.** das einzige Leistungskriterium zur Beurteilung der menschlichen Leistungsfähigkeit vom Kindes- bis zum Greisenalter unter Berücksichtigung beider Geschlechter. S. a. ▸Sauerstoffkapazität (2). – Normaler $O_2$-Bedarf des Erwachsenen unter Ruhebedingungen ca. 250–300 ml pro Min. E (alveolar) oxygen uptake.

**Sauerstoff|ausnutzung: 1)** die aus 1 l Atemluft entnommene $O_2$-Menge (in Ruhe normal 30–45 ml). E oxygen uptake. **2) Sauerstoffausschöpfung:** ▸Sauerstoffutilisation.

**Sauerstoff|behandlung:** das Einatmenlassen von $O_2$ zu Behandlungszwecken bei akuter oder chronischer Hypoxämie infolge Atem-, Herz-Kreislauf-Störung (Myokardinfarkt, Schock) oder bestimmter Vergiftungen (Kohlenmonoxid, -dioxid, Leuchtgas, Rauch etc.); erfolgt unter Einsatz von Beatmungs-, Atemgeräten. Langzeit-S. bei Lungen-, Herz- u. Muskelkrankheiten mit Hypoxämie u./oder pulmonaler Hypertonie ist auch mit einem ▸Sauerstoffkonzentrator über Nasenbrillen/-sonden möglich. Inadäquat hohe $O_2$-Gabe kann bei respiratorischer Insuffizienz zur Hyperkapnie führen. – S. a. ▸hyperbare Oxygenation, ▸Sauerstoffinsufflation, hämatogene ▸Oxidationstherapie (»Sauerstoffblutwäsche«), ▸Sauerstofftoxikose. E oxygen therapy.

**Sauerstoff|bindungs|kurve:** graphische Darstellung (Abb.) der Beziehung zwischen ▸Sauerstoffpartialdruck ($pO_2$) der Alveolarluft u. Prozentanteil des Oxyhämoglobins ($O_2$-Hb) am Gesamthämoglobin; wird beeinflusst von Temperatur, pH, ▸$pCO_2$ u. Elektrolytgehalt des Blutes bzw. des Hb; ferner vom 2,3-DPG-Gehalt der Erythrozyten. – Der flache Verlauf bei alveolärem Druck besagt, dass auch große Schwankungen des Luft-$O_2$ die $O_2$-Aufnahme nur gering beeinflussen. Der steile Verlauf in den Geweben bedeutet nur geringgradigen $O_2$-Druckabfall auch bei großer $O_2$-Abgabe. E oxygen binding curve.

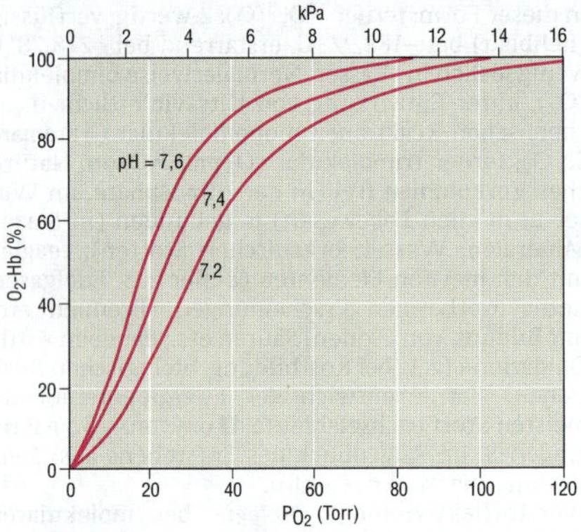


**Sauerstoffbindungskurve.** [262]

**Sauerstoff|defizit:** **1)** die Differenz zwischen Sauerstoffbedarf unter Arbeitsbelastung u. Sauerstoffaufnahme; führt zu anaerober ▸Glykolyse; s. a. ▸Sauerstoffschuld. E oxygen deficit. **2) respiratorisches S., spirographisches S.:** Differenz zwischen der $O_2$-Aufnahme bei Luft- oder reiner Sauerstoffatmung ($O_2$-Mehraufnahme aus reinem $O_2$, **arterielles S.**), die während der Ergometrie unter ansteigender Belastung nach dem Überschreiten der physiologischen oder der durch kardiorespiratorische Insuffizienz (**kardiopulmonales S.**) bedingten Toleranzgrenze auftritt u. spirometrisch ermittelt wird.

**Sauerstoff|differenz, arterio|venöse,** Abk. $avDO_2$, Abk. $AVDO_2$: der Unterschied zwischen dem $O_2$-Gehalt des arteriellen u. des venösen Blutes; ist von Sauerstoffverbrauch u. Durchblutung abhängig u. daher in den verschiedenen Organstrombahnen unterschiedlich; z. B. in der Niere niedrig (hohe Durchblutung, rel. geringer $O_2$-Verbrauch), im Muskel hoch (Durchblutung dient v. a. der Energieversorgung). Steigt unter Belastung infolge verstärkter ▸Sauerstoffutilisation an. E arteriovenous oxygen difference.

**Sauerstoff|diffusion, alveolo|kapilläre:** Diffusion des $O_2$ durch ▸Alveolarepithelzellen, Interstitium u. Kapillarendothel in das Blutplasma u. zum größten Teil weiter in das Erythrozyteninnere (dort Bindung an Hämoglobin); s. a. ▸Diffusionskapazität, -block. E alveolocapillary oxygen diffusion.

**Sauerstoff|dissoziations|kurve:** ▸Sauerstoffbindungskurve. E oxygen dissociation curve.

**Sauerstoff|effekt:** Werden Zellen in Stickstoffatmosphäre mit dünn ionisierender Strahlung bestrahlt, so ist die zur Inaktivierung erforderliche Dosis 2- bis 3-mal höher als bei Bestrahlung in Sauerstoff oder Luft; quantitativ ausdrückbar durch den Sauerstoffsensibilisierungsfaktor (»OER« = oxygen enhancement ratio) als Verhältnis der Strahlendosen in anaerober ($N_2$) u. in aerober ($O_2$ bzw. Luft) Atmosphäre, die die gleichen biologischen Wirkungen hervorrufen. E oxygen effect.

**Sauerstoff|elektrode:** eine chemisch inerte negative Elektrode eines galvanischen Elements, an der gasförmiges $O_2$ (aus umgebender Lösung) durch Elektronenaufnahme reduziert wird. Bei Verbindung mit einer Wasserstoffelektrode erfolgt eine der Knallgasreaktion entsprechende Energiefreisetzung bzw. resultiert eine Potentialdifferenz von 1,2 V (Umwandlung chemischer in elektrische Energie). Anw. als Bezugselektrode in der elektrochemischen Potentialmessung. E oxygen electrode.

**Sauerstoff|gefälle:** Abnahme der $O_2$-Partialdrücke zwischen Außenluft u. Körperzellen von 160 auf 20 mm Quecksilbersäule (Alveolarluft 100, arterielles Blut 98–92, venöses Blut 45 mmHg).

**Sauerstoff|hämo|globin:** ▸Oxyhämoglobin. E oxyhemoglobin.

**Sauerstoff|insufflation:** **1)** *Anästhesiologie* $O_2$-Zuleitung (ohne Überdruck) mittels Katheter in tiefere Atemwege während einer in künstlichem Atemstillstand ausgeführten örtlichen Endoskopie (▸Bronchoskopie). **2)** intraarterielle oder subkutane, mit Spezialgerät ausgeführte $O_2$-Injektion als Maßnahme bei peripheren Durchblutungsstörungen; führt zu lang anhaltender reaktiver Muskel- u. Hauthyperämie; Wirkung umstritten; auch Gefahr von Gasembolie, Thrombose. – Ferner die – apparative – i. v. Insufflation (Oxyvenierung). E oxygen insufflation.

**Sauerstoff|kapazität:** *Physiologie* **1)** das im gesamten Körper zur Verfügung stehende $O_2$ (beim Erwachsenen ca. 1,5 l; reicht bei 50 %iger Verwertbarkeit u. Bedarf von ca. 250 ml/Min. für ca. 3 Min.). **2)** maximale $O_2$-Aufnahmefähigkeit des arteriellen Blutes; normal 19,5–20,5 Vol.-%. **3) S., spezifische, des Hb:** $O_2$-Aufnahmefähigkeit pro g Hämoglobin; beträgt bei Sauerstoffpartialdruck von 150 mmHg u. Temperatur von 15 °C 1,34 ml. E oxygen capacity.

**Sauerstoff|konzentrator:** Gerät, das aus Raumluft über Prozessfilter (Molekularsiebe) Stickstoff abtrennt u. so konzentrierten (80–96 %) Sauerstoff gewinnt; ***Anw.*** v. a. zur häuslichen Langzeitbehandlung (▸Sauerstoffbehandlung) von Lungen-, Herz- u. Muskelkrankheiten mit Hypoxämie (u. pulmonaler Hypertonie), kleinere Modelle eignen sich auch für den außerhäusl. Einsatz.

**Sauerstoff|mangel|embryopathie:** ▸Embryopathie mit Schädigung v. a. des Zentralnervensystems infolge Hypoxämie, z. B. bei Aufenthalt in großen Höhen (> 3500 m), bei Plazentainsuffizienz oder bei vorzeitiger Plazentalösung. E anoxia embryopathy.

**Sauerstoff|mangel|krankheit:** durch plötzlichen Mangel an $O_2$ in der Atemluft (unter 12 Vol.-% bei Normalluftdruck) ausgelöste Krankheitserscheinungen: bei 10 Vol.-% Hyperventilation, Herzminutenvolumen- u. Blutdruckanstieg, Hypoglykämie, evtl. Zyanose; bei 8 Vol.-% Unbehagen, Konzentrationsstörungen, Euphorie; bei 7 Vol.-% Atemnot, Schwindelgefühl, Bewusstlosigkeit; bei 3 Vol.-% baldiger Erstickungstod; s. a. ▸Höhenkrankheit.

**Sauerstoff|partial|druck,** Abk. $pO_2$, Abk. $PO_2$: der im arteriellen oder venösen Blut vorhandene Teildruck des gelösten Sauerstoffs; Normalwerte: arteriell ca. 100 mmHg, gemischtvenös ca. 35–40 mmHg; im Alter sinken die Werte auf bis zu 60 mmHg (arteriell) ab. E oxygen partial pressure.

**Sauerstoff|puls:** die pro Herzschlag aufgenommene $O_2$-Menge, errechnet als Quotient aus $O_2$-Aufnahme (ml/min) u. Pulsfrequenz; beträgt normal ca. 4,0 ml (abhängig von Schlagvolumen, Gesamt-Hämoglobin, peripherer $O_2$-Ausnutzung [▸Sauerstoffutilisation]). Ist ein Parameter für die Leistungsbreite u. -anpassung von Herz u. Kreislauf; beträgt als **»maximaler S.«** (höchster unter Belastung erreichbarer Wert) beim Gesunden 14–18, bei Herzinsuffizienten nur um 10–12 ml. E oxygen consumption per heart beat.

**Sauerstoff|radikale:** vom molekularen Sauerstoff abgeleitete energiereiche Verbindungen; z.B. das Superoxid-Radikal-Anion ($O\cdot_2^-$; entsteht bei der mitochondrialen Atmung, vermehrt bei Vergiftungen, bei Entzündungen in Phagozyten gebildet), Wasserstoffperoxid ($H_2O_2$; Nebenprodukt vieler enzymat. Reaktionen), Produkte der Myeloperoxidase, ferner organische Hydroperoxide sowie Hydroxyl- u. Alkoxy-Radikale ($RO\cdot$). E oxygen radicals.

**Sauerstoff|sättigung, arterielle:** der prozentuale Anteil des Oxyhämoglobins am Gesamt-Hb (s.a. ▸Sauerstoffbindungskurve); normal 96–98 % (= 17,9–20,3 Vol.-% $O_2$). E (arterial) oxygen saturation.

**Sauerstoff|schuld:** die Sauerstoffmehraufnahme nach Arbeitsende in der Erholungsphase im Vergleich zum Ruheausgangswert. E oxygen debt.

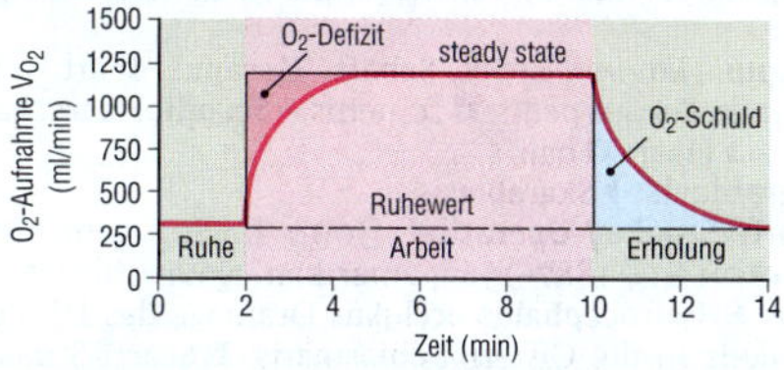


**Sauerstoffschuld.** [462]

**Sauerstoff|sensibilisierungs|faktor:** s.u. ▸Sauerstoffeffekt. E oxygen enhancement ratio (OER).

**Sauerstoff|sprung:** bei der Blutgasanalyse mittels Herzkatheterismus der »Sprung« des ▸Sauerstoffpartialdrucks ($pPO_2$) an typischer Stelle (durch Beimischung von Blut mit stark unterschiedlichem $pO_2$) als Hinweis auf ein ▸Shuntvitium (z.B. ▸Ventrikelseptumdefekt, dort Abb.).

**Sauerstoff|therapie:** ▸Sauerstoffbehandlung.

**Sauerstoff|toxikose, -vergiftung:** die Folgen länger dauernder Einatmung eines Gasgemischs mit $> 60\,\%$ $O_2$-Gehalt (v.a. bei $O_2$-Überdruckbeatmung). Symptome sind zentrale Erregung, epileptiforme Krämpfe, Hyperthermie, Schädigung der Alveolarmembran (bis hin zum toxischen Lungenödem). S.a. ▸Fibroplasie, retrokristalline (2). E oxygen poisoning.

**Sauerstoff|überdruck|therapie:** ▸hyperbare Oxygenation. E hyperbaric oxygen therapy.

**Sauerstoff|utilisation:** die von Organ zu Organ u. mit der Intensität der Organfunktion unterschiedliche Ausschöpfung des arteriellen Sauerstoffangebotes. S.a. ▸Sauerstoffausnutzung. E oxygen utilization.

**Saug|biopsie,** Aspirationsbiopsie: Biopsie mit Materialentnahme (zur feingeweblichen Untersuchung; s.u. ▸Zytodiagnostik) durch eine Sonde, Kanüle etc. unter Soganwendung (»Aspiration«, z.B. mittels Spritze); z.B. in der Mamma-Diagnostik oder die blinde bzw. unter Röntgenkontrolle oder mit Hilfe des Gastroskops vorgenommene Magen-/Darmschleimhaut-Entnahme mit der Biopsiesonde. E suction biopsy, aspiration b.

**Saug|drainage:** aktive Drainage eines freien Exsudats durch Anw. eines Unterdrucksystems, z.B. eines Flaschenaspirators, einer Saugpumpe. Typische Drainagen z.B. nach ▸Bülau, ▸Monaldi, ▸Redon, ▸Wangensteen. E suction drainage.

**Saug|glocke:** (Bier 1905) mit Gummiballon luftdicht verbundene glattrandige Glas-, Metall- oder Gummi-Halbkugel, in der sich nach Aufsetzen auf die Körperoberfläche ein zur Saugbehandlung geeigneter variabler Unterdruck herstellen lässt. Modifikationen z.B. als Milchpumpe, Kapillarresistometer, ▸Vakuumextraktor. E suction cup.

**Saug|kürettage,** Vakuumkürettage: besonders schonende ▸Kürettage der Gebärmutter (s.a. ▸Abrasio uteri) für Diagnostik, Schwangerschaftsabbruch, Abortausräumung durch Absaugen des Gewebes mittels spezieller, an eine Saugpumpe angeschlossener Hohlkürette. E suction curettage, vacuum extraction.

**Saug|napf:** v.a. bei Band- u. Saugwürmern ein je nach Spezies besonders gestaltetes, evtl. hakenbesetztes oder gestieltes Haftorgan, das einen Muskelring zur Erzeugung von Unterdruck besitzt; z.B. als Bothridium, Bothrium, Acetabulum. E suction cup.

**Saug|pölsterchen:** kissenartige Ödeme auf den Lippen gestillter Kinder, die sich durch heftiges Saugen an der Brust in den ersten Lebenswochen bilden können u. reversibel sind. E sucking pad.

**Saug|prothese:** *Orthopädie* ▸Haftprothese. E suction fit prosthesis.

**Saug|reflex:** auf einem Trieb beruhender, durch Berühren der Lippen oder Zungenspitze auslösbarer Mundhöhlenautomatismus des jungen Säuglings: die Mundhöhle verschließendes Anpressen des Zungengrundes an den harten Gaumen u. Kontraktion der Mundbodenmuskulatur mit Senken des Unterkiefers zur Erzeugung von Unterdruck, Sog. Setzt mit der ersten Nahrungsaufnahme ein; bei Fortbestehen jenseits des 1. Halbjahres als »Fressreflex« stets krankhaft. Ein schwach ausgeprägter Saugreflex mit Mangel an Saugbewegungen (»**Saugschwäche**«) kommt v.a. vor beim frühgeborenen oder perinatal hirngeschädigten Säugling (erfordert Sondenernährung). E suckling reflex.

**Saug|würmer:** ▸Trematoda. E sucking worms.

**Saum|zelle:** mit einem Oberflächensaum aus submikroskopisch feinen Zytoplasma-Stäbchen (▸Mikrovilli) ausgestattete Epithelzelle der Dünndarmzotten mit dadurch um etwa das 14fache vergrößerter Zelloberfläche. E enterocyte.

**Sauna,** finnisches Bad: in holzausgekleidetem Raum verabfolgte Badebehandlung mit Heißluft (60–90 °C) u. Dampf (durch Aufgießen von Wasser auf heiße Ofensteine), der die Schweißverdunstung verhindert u. einen heftigen Schweißausbruch bewirkt. Dauer 10–15 Min. (evtl. kombiniert mit Birkenreiser-Klopfmassage), danach Abkühlung in Freibad, Kaltwasser oder Schnee; 2- bis 4-malige Wiederholung der Prozedur. ***Anw.*** zur Abhärtung u. Leistungssteigerung, bei bestimmten Erkrankungen des Bewegungsapparates, vegetativen Kreislaufstörungen. E sauna.

**Sauvineau-Lähmung** (Charles S., 1862–1924, franz. Augenarzt): externe ▸Ophthalmoplegie mit Lähmung des M. rectus internus des einen u. Verkrampfung des M. rectus externus des anderen Auges. E Sauvineau's paralysis.

**Savary-Miller-Klassifikation:** Einteilung der Refluxösophagitis nach der Schwere der Schleimhautveränderungen (s. Tab.).

| Stadium | Klinik |
|---|---|
| 0: | normale Schleimhaut |
| I: | fleckförmige rote Läsionen |
| a: | – ohne weißen Fibrinbelag |
| b: | – zentral mit weißem Fibrinbelag |
| II: | streifenförmige rote Läsionen |
| a: | – ohne weißen Fibrinbelag |
| b: | – zentral mit weißem Fibrinbelag |
| III: | größere Läsionen als Stadium I oder II, Ausdehnung über die gesamte Zirkumferenz des Ösophagus (kein Endobrachyösophagus!)* |
| IV: | Komplikationen der Refluxösophagitis, wie Stenose, Barrett-Ulkus etc. |

* *Der Endobrachyösophagus wird gesondert registriert, weil er keine eigentliche Komplikation der Refluxösophagitis darstellt.*

**Savary-Miller-Klassifikation.** [39]

**Saxi|toxin:** s.u. ▸Mytilismus. E saxitoxin.

**Sayk-Methode** (JOHANNES S., geb. 1923, Neurologe, Rostock): Zählung der im Liquor enthaltenen Zellen nach deren schonender Gewinnung in einer speziellen Sedimentierkammer. E Sayk's method.

**Sb:** *Chemie* Symbol für **Stibium** (▸Antimon). E Sb.

**sb:** *Physik* Abk. für ▸**Stilb**.

**SBE,** Abk. für **s**ubakute **b**akterielle **E**ndokarditis: s.u. ▸Endokarditis. E SBE.

**SBR,** Abk. für **S**chaf-**B**lutkörperchenagglutinations-**R**eaktion: *Serologie* ▸BOYDEN-, ▸WAALER-ROSE-Test.

**Sc:** *Chemie* Symbol für **Sc**andium. E Sc.

**Sc...:** s.a. ▸Sk...

**s.c.,** Abk. für **s**ub**c**utaneus: subkutan, z.B. s.c. ▸Injektion. E s.c.

**Scạbies** *(latein.)*, Krätze: ▸Skabies. E scabies, itch.

**Sca|brịties ụnguium** *(latein. = Rauigkeit der Nägel)*: ▸Pachyonychie.

**Scạla** *(latein.)*: Treppe, Leiter, Skala (Gradeinteilung). – **Sc. tympani,** Paukentreppe: der ▸Perilymphe enthaltende Gang in der Ohrschnecke unterhalb von Lamina spiralis ossea u. L. basilaris; s.a. ▸Helicotrema. E tympanic canal. – **Sc. vestịbuli,** Vorhoftreppe: der Perilymphe enthaltende Gang in der Ohrschnecke, der auf dem Schneckenquerschnitt mit oben liegender Kuppel oberhalb der Lamina spiralis ossea u. des Ductus cochlearis (= Scala media) liegt; s.a. ▸Helicotrema; ▸CORTI-Organ. E vestibular canal.

**Scalẹnus** *(latein. = schief, ungleichseitig-dreieckig)*: Kurzbezeichnung der ▸Musculi scaleni; s.a. ▸Skalenus... E scalenus.

**Scalenus-Syndrom:** ▸Skalenus-Syndrom.

**Scan** *(engl.)*: *Nuklearmedizin* das beim zeilenmäßigen Abtasten (▸Scanning) gewonnene Bild eines radioaktiv markierten Organs oder *radiol* das – z.B. mit dem Computertomographen, Kernspintomographen, Ultraschallgerät gewonnene – Schichtbild.

**Scạnner** *(engl.)*: *Radiologie* Gerät zur punktförmigen Aufnahme von Messdaten (▸Scanning); i.e.S. das Szintigraphiegerät mit beweglichem Detektor.

**Scạnning** *(engl.)*: das systematische Abtasten eines Informationsträgers, z.B. *nuklearmed* eines mit Isotopen markierten Organs mittels Szintillationszählers (▸Szintigraphie, ▸Scan).

**Scanzoni-Manöver** (FRIEDR. WILH. SC., 1821–1891, Frauenarzt, Würzburg): Zangenentbindung bei verkehrt rotierter Hinterhauptshaltung (»hintere Hinterhauptslage«). Die Entwicklung erfolgt durch zweimaliges schräges Anlegen einer beckenkrummen Zange (»**Sc.-Zange**«; auch Bez. für das Manöver) am Kopf mit Drehung je um 90° u. Extraktion (Abb.). E Scanzoni's maneuver.

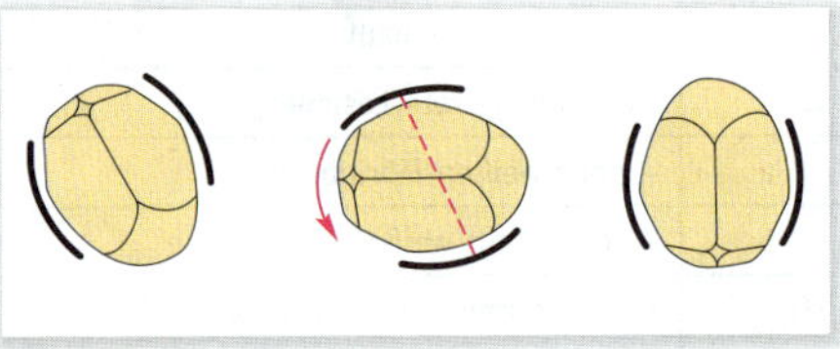

**Scanzoni-Manöver:** Lageänderungen des Kopfes durch Anwendung der SCANZONI-Zange. [109]

**Scạpha** *(latein. = Kahn)*, Fossa navicularis helicis: die Rinne zwischen Helix u. Anthelix an der Rückseite der Ohrmuschel. E scapha.

**scaphoịde(u)s** *(griech.)*: kahnförmig, z.B. Os scaphoideum (**Scaphoịd**), das Kahnbein der Hand. E scaphoid.

**Scạpula,** Skapula: das Schulterblatt; ein dreieckiger, platter Knochen als Teil des Schultergürtels. Daran werden unterschieden ein innerer, seitlicher u. oberer Rand (Margo medialis, lateralis bzw. superior; Letzterer mit einem Einschnitt = Incisura scapulae), ein unterer, oberer u. seitlicher Winkel (Angulus inferior, superior bzw. lateralis; Letzterer mit Schulterpfanne = ▸Cavitas glenoidalis), eine Vorder- = Rippenfläche (Facies costalis; mit leichter Vertiefung = Fossa subscapularis) sowie eine Hinterfläche (= Facies dorsalis), die durch die in der Schulterhöhe (= Acromion) auslaufende Schultergräte (Spina scapulae) in eine Ober- u. Untergrätengrube unterteilt ist (= Fossa supra- bzw. infraspinata); ferner der Rabenschnabelfortsatz (Processus coracoideus). Dient als Ursprung u. als Ansatz von Rücken- u. Schultermuskeln. E scapula, shoulder blade. – **Sc. alạta:** flügelartiges Abstehen des Schulterblatts bei Lähmung des M. serratus anterior u. – in geringerem Ausmaß – des M. trapezius; auch bei Haltungsfehlern, Muskelerkrankungen. E winged scapula. – **Sc. elevạta:** ▸SPRENGEL-Deformität.

**scapulạris** *(latein.)*: zur ▸Scapula gehörend. E scapular.

**Scạpus** *(latein.)*: Stock, Schaft. E scapus, shaft. – **Sc. pẹnis:** Corpus penis. E sc. penis. – **Sc. pịli,** Haarschaft: s.u. ▸Haar. E hair s.

**Scarabịasis:** ▸Skarabiasis.

**Scarff-Stookey-Operation** (JOHN E. SC., geb. 1898; BYRON ST., 1887–1966, amerikan. Neurochirurgen): bei ▸Hydrocephalus occlusus Drainage des III. Ventrikels in die Cisterna chiasmatis. E Scarff-Stookey operation.

**Scarlatịna:** ▸Scharlach. E scarlet fever.

**Scarlatinẹlla:** ▸Skarlatinoid. E scarlatinella, fourth disease.

**Scarpa** (ANTONIO SC., 1752–1832, Anatom, Chirurg, Modena). – **Sc.-Dreieck:** ▸Trigonum femorale. E Scarpa's triangle. – **Sc.-Faszie:** ▸Fascia cremasterica. – **Sc.-Ganglion,** Ganglion Scarpae: ▸Ganglion vestibulare. E S.'s ganglion.

**Scat...:** Wortteil »Kot« (Faeces); ▸Skat...

**SCC** *(engl.)* Abk. für **S**quamous-**C**ell-**C**arcinoma-Antigen, Plattenepithelkarzinom-Antigen: ▸Tumormarker (Glykoprotein) bei Plattenepithelkarzinomen (Zervix-, Vagina-, Vulva-, Bronchial-, Ösophaguskarzinom); erhöhte Werte auch bei Nieren- u. Leberfunktionsstörungen möglich.

**SCE-Analyse** *(engl.)* Abk. für **s**ister-**c**hromatid **e**xchange: *Genetik* mit Hilfe einer speziellen Färbetechnik mögliche Analyse von Schwesterchromatiden-Austauschprozessen.

**Scẹ|leton, -tus, -tum** *(griech.)*: ▸Skelett. E skeleton.

**Sceno-Test:** (GERNHILD V. STAABS 1939/43) projektiver psycholog. Test auf der Grundlage der vom Prüfling vorgenommenen szenischen Anordnung standardisierten Spielmaterials (biegsame Figuren, Pflanzen, Hausrat, Fahrzeuge, Symbolfiguren etc.). Zur Diagnostik kindlicher Verhaltensstörungen, als Spieltherapie.

**Schachtelhalmkraut:** ▸Equisetum arvense.

**Schachtel|ton:** lang dauernder lauter u./oder tympanitischer Klopfschall über einem Lungenemphysem, auch über einer Gasansammlung in Weichteilen (z.B. Gasbrand). E bandbox resonance.

**Schad|stoffe:** v.a. in der Umwelttoxikologie gebräuchlicher Begriff für ▸Gifte. E contaminants, toxicants.

**Schädel:** das knöcherne Kopfskelett, unterteilt in Gesichtsschädel u. Hirnschädel (einschließlich Schädelbasis) = ▸Cranium viscerale bzw. cerebrale. Wird gebildet von Ersatzknochen (Os occipitale [außer Os interpariet.], sphenoidale, ethmoidale u. hyoideum, Conchae, Felsenbein u. Gehörknöchelchen) u. Belegknochen (Os interparietale, parietale, frontale, nasale u. lacrimale, Squama ossis temporalis, Vomer); Abb. S.a. ▸Sutura, ▸Fonticulus. E skull, cranium.

**Schạ̈del|basis:** der von Stirn-, Sieb-, Keil- u. Hinterhauptsbein sowie dem paarigen Schläfenbein gebildete Basisteil des Hirnschädels. An der **äußeren Sch.** (Basis cranii externa), die z.T. von Gesichtsschädelknochen bedeckt ist, befinden sich die Canales palatinus major, palatovaginalis, vomerovaginalis u. -rostralis, die Foramina jugulare u. lacerum, die Fissurae sphenopetrosa, petrooccipitalis, das Palatum

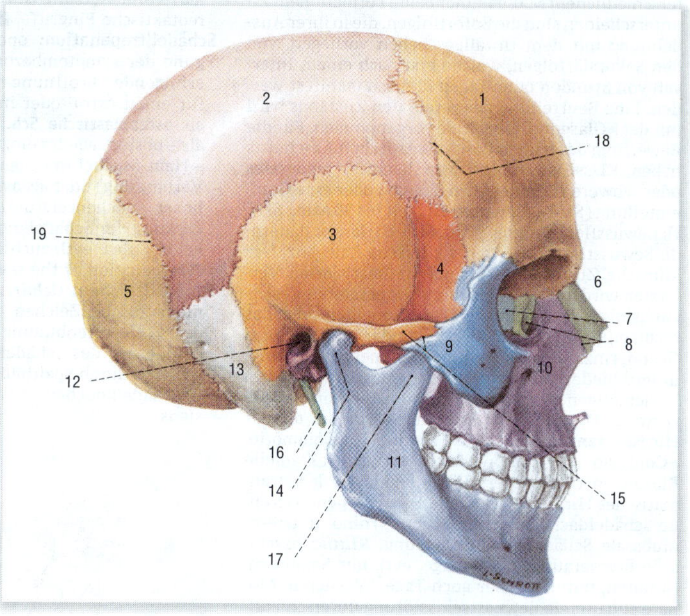


**Schädel:** S. des Erwachsenen von rechts. 1) Os frontale; 2) Os parietale; 3) Os temporale; 4) Os sphenoidale, Ala major; 5) Os occipitale; 6) Os nasale; 7) Os ethmoidale; 8) Os lacrimale; 9) Os zygomaticum; 10) Maxilla; 11) Mandibula; 12) Meatus acusticus externus; 13) Processus mastoideus; 14) Caput mandibulae; 15) Arcus zygomaticus; 16) Processus styloideus; 17) Processus coronoideus [mandibulae]; 18) Sutura coronalis; 19) Sutura lambdoidea. [330]

osseum mit Foramen palatinum majus, Fossa incisiva u. Foramina incisiva sowie Torus palatinus. Im Übrigen wird das Außenrelief geprägt von den Flügelfortsätzen (mit Flügelgruben), dem Foramen lacerum (knorpelig verschlossen), dem Jochfortsatz des Schläfenbeins mit dahinter gelegener Fossa mandibularis, dem Griffelfortsatz u. den Foramina jugulare u. stylomastoideum, dem Warzenfortsatz, dem äußeren Gehörgang, dem Foramen magnum, den Hinterhauptsgelenkhöckern u. der Protuberantia occipitalis externa. An der **inneren Sch.** unterscheidet die *IANC* die vordere, mittlere u. hintere Schädelgrube

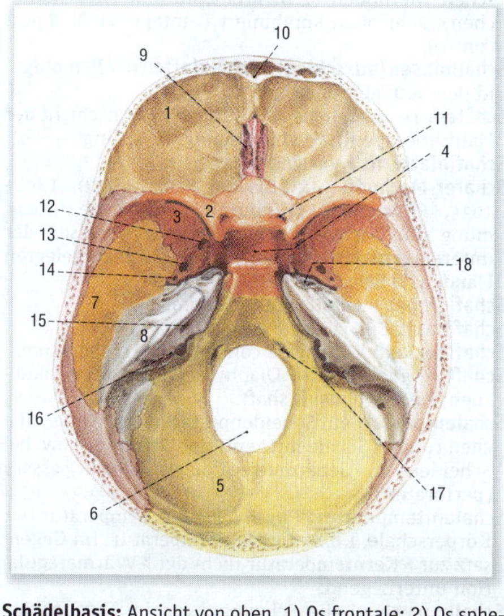


**Schädelbasis:** Ansicht von oben. 1) Os frontale; 2) Os sphenoidale, Ala minor; 3) Os sphenoidale, Ala major; 4) Sella turcica; 5) Os occipitale; 6) Foramen magnum; 7) Os temporale; 8) Pars petrosa; 9) Os ethmoidale, Lamina cribrosa; 10) Sinus frontalis; 11) Canalis opticus; 12) Foramen rotundum; 13) Foramen ovale; 14) Foramen spinosum; 15) Meatus acusticus internus; 16) Foramen jugulare; 17) Canalis hypoglossi; 18) Canalis caroticus. [330]

(Fossa cranialis anterior, media u. posterior) u. den Clivus. S.a. Abb. E cranial base, base of skull.

**Schädelbasis|fraktur:** auf die Schädelbasis beschränkte oder diese einbeziehende ▸Schädelfraktur; allgemein mit typischem Bruchlinienmuster: in der vorderen Schädelgrube (= frontobasale Fraktur) meist Fraktur durch die Siebbeinzellen (s.a. ▸rhinobasale Fraktur) oder Querfraktur über die Augenhöhlendächer; im Mittelabschnitt Fraktur in der Fossa temporalis sowie Längs- u./oder Querbruch des ▸Felsenbeins (=otobasale Fraktur); in der hinteren Grube oft das Hinterhauptsloch einbeziehend (als Sonderform ein das Loch umgebender Ringbruch). ***Klinik:*** ▸Brillen-, ▸Monokel-, ▸Mastoidhämatom, ▸Hämatotympanon, Blutung aus Mund, Nase oder Ohr, ▸Liquorrhö u./oder Hirnbreiaustritt aus Ohr oder Nase (»offene Fraktur«), Hirnnervenlähmungen (allgemein sofort). E basal skull fracture.

**Schädel|bruch:** ▸Schädelfraktur. E skull fracture.

**Schädel|dach|fraktur:** ▸Schädelfraktur im Bereich der Kalotte (▸Calvaria); als Impressions-, Stern-, lineare, Ring- oder regellose Trümmerfraktur; einhergehend mit Weichteilschwellung, Kopfschwartenverletzung; auch mit intrakranieller Blutung; evtl. Hirndruck, »wachsende« ▸Fraktur, ▸Pneumatozele. E fracture of skull cap.

**Schädel|durchmesser:** s.u. ▸Kephalometrie. E diameters of fetal skull.

**Schädel|erweichung:** ▸Kraniotabes.

**Schädel|fraktur:** Knochenbruch im Bereich des Kopfskeletts; i.e.S. – als Hirnschädelfraktur – eine ▸Schädeldach- oder/u. ▸Schädelbasisfraktur; s.a. ▸Mittelgesichts-, ▸Kieferfraktur. Ist nach dem Frakturmechanismus eine Biegungs- oder Impressions- oder eine Berstungsfraktur; wird unterschieden als Nahtsprengung (bei Jugendlichen), einfacher Bruch ohne Dislokation (evtl. nur Fissur; v.a. basal), Komminutiv-, Splitter-, TEEVAN-, Lochfraktur (meist mit Knochensplitterverlagerung in den Schädelinnenraum, v.a. bei Schussverletzung; s.a. ▸Schädel-Hirn-Trauma). Im Kindesalter häufig als »wachsende« ▸Fraktur. E skull fracture.

**Schädel|grube:** ▸Fossa cranii. E cranial fossa.

**Schädel-Hirn-Trauma,** Abk. SHT: Folge einer Krafteinwirkung auf die als Einheit anzusehende Körperregion Schädel (Weichteile, Knochen) u. Gehirn (Hirnhäute, Hirnsubstanz, Gefäße). Betroffen sind in un-

S

terschiedlichem Maße immer beide Formationen. Zu unterscheiden sind die Sofortfolgen, die in ihrer Ausdehnung mit dem Unfallgeschehen vorliegen, von den Sekundärfolgen, welche erst nach einem Intervall von Stunden oder Tagen klinisch manifest werden. Eine Beurteilung des zerebralen Zustands wird mit der ▸Glasgow Coma Scale vorgenommen. Für die Bewertung des frühen posttraumatischen Abschnitts haben Klassifizierungen, wie leichtes, moderates oder schweres Schädel-Hirn-Trauma oder eine Gradeinteilung (SHT I: Bewusstlosigkeit bis 30 Min.; SHT II: Bewusstlosigkeit bis 1 Std. SHT III: länger dauernde Bewusstlosigkeit) wenig klinische Relevanz. Der klinische Zustand des oft polytraumatisierten Verletzten wird mit dem Anführen der gesamten Verletzungsfolgen beschrieben. Das Vermeiden oder das rechtzeitige Erkennen der Sekundärfolgen ist das Grundprinzip des Behandlungsregimes. ***Einteilung:*** unterschieden als offene oder gedeckte (stumpfe) Verletzungen, wobei als Kriterium für »offen« die zerstörte Dura gilt (mit Austritt von Liquor u./oder Hirnsubstanz). **Gedeckte Formen:** ▸Commotio, ▸Contusio u. ▸Compressio cerebri (intrakranielle Blutungen, raumfordernde Kontusionsherde u. traumatisches Hirnödem). **Offene Formen:** penetrierende Schädeldachverletzung, fronto-, rhino- u. laterootobasale Schädel-Hirn-Verletzung. ***Klinik:*** psychische Erscheinungen: sofortige, evtl. nur Sekunden, Minuten, mitunter aber auch Tage, Wochen u. Monate anhaltende Bewusstseinsstörung unterschiedlicher Grade, Erinnerungslücke an den Unfall, oft kombiniert mit einer solchen an die Zeit vor dem Unfall (retrograde Amnesie). Vegetative Erscheinungen (durch die traumatische Schädigung der im Hypophysen-Zwischenhirn-System liegenden Zentren): Störungen von Pulsfrequenz, Blutdruck, Gefäßtonus, Stoffwechsel, Temperatur u. Atmung sowie Erbrechen. Das neurologische Syndrom ist gekennzeichnet durch Reflexstörungen, Augensymptome (u.a. Pupillenzeichen, Nystagmus) sowie Paresen. ***Ther.:*** Sofortmaßnahmen am Unfallort mit Stabilisierung der Atmungs- u. Kreislauffunktionen (Schockbekämpfung). Orientierende u. neurologische Beurteilung mit Befundfixierung. Steriler Verband bei offenen Formen. Vorbereitung auf den Transport. In der Klinik erfolgen Diagnostik u. Therapie, die sich nach Art u. Schwere des SHT richten. ***Kompl.:*** intrakranielle posttraumatische Blutungen, raumfordernde Kontusionen u. posttraumatisches Hirnödem. Spätfolgen: organneurologische u./oder psychische Ausfälle. ***Progn.:*** betrifft besonders die Differenzierung zwischen Commotio u. Contusio cerebri. Früher nach der Einteilung von TÖNNIS u. LOEW abschließend beurteilt (für gutachterliche Beurteilungen der Hirnschäden): I. funktionelle Störungen bis zu 4 Tagen, völlige Rückbildung; II: mit funktionellen Störungen, die innerhalb von 3 Wochen abklingen; III: mit funktionellen Störungen über 3 Wochen u. meist irreparablen Schäden. Modifikationen dieser Einteilung sind gebräuchlich. E craniocerebral trauma, head injury (open; closed).

**Schädel|innen|druck:** *Pathologie* ▸Hirndruck. E intracranial pressure.

**Schädel|lage:** *Geburtshilfe* ▸Kopflage, u. zwar als Hinterhaupts-, Scheitelbein-, Vorderhaupts-, Stirn- oder Gesichtslage. E cephalic presentation.

**Schädel|nähte:** s.u. ▸Sutura; s.a. ▸Fontanella, ▸Kraniostenose. E cranial sutures.

**Schädel|punktion:** Punktion der Schädelhöhle durch ein künstliches Bohrloch (▸Schädeltrepanation) oder eine noch offene Fontanelle; als Ventrikelpunktion (bei Hydrocephalus, Ventrikulographie etc.), bei Hirnabszess, als ▸Hirnpunktion, zur Sinusographie etc. E cranial puncture.

**Schädel|schettern:** ▸Bruit de pot fêlé.

**Schädel|topo|graphie:** die Lagebeziehung der Gehirnstrukturen u. Hirnareale zur Schädeloberfläche, deren Bestimmung (z.B. nach dem ▸KRÖNLEIN-Schema) Voraussetzung ist für hirnchirurgische, v.a. stereotaktische Eingriffe. E cranial topography.

**Schädel|trepanation:** operative, unter Berücksichtigung der symptombezogenen ▸Schädeltopographie erfolgende Eröffnung des Schädelbinnenraumes für einen extra- oder intraduralen Eingriff; erfolgt als **osteoplastische Sch.** (der Knochendeckel bleibt als – postop. wieder einzufügender u. voll deckender – Haut-Muskel-Knochen-Lappen mit Weichteilen in Verbindung) oder als **osteoklastische Sch.** (unter örtlicher Knochenzerstückelung; die postoperative Abdeckung der Schädelknochenlücke erfolgt mit Muskel u. Galea, evtl. auch durch ein festes Implantat). E trepanation of the skull.

**Schädel|zeichen:** *Geburtshilfe* röntgenolog. bzw. sonographische Zeichen des intrauterinen Fruchttodes; z.B. Stufenbildung der Scheitelbeine, Klingelbeutelform des Schädels, ▸Halo-Effekt (»Heiligenschein«, durch Spaltbildung zwischen Kopfschwarte u. Schädelknochen), ▸SPALDING-Zeichen. E cephalic signs.

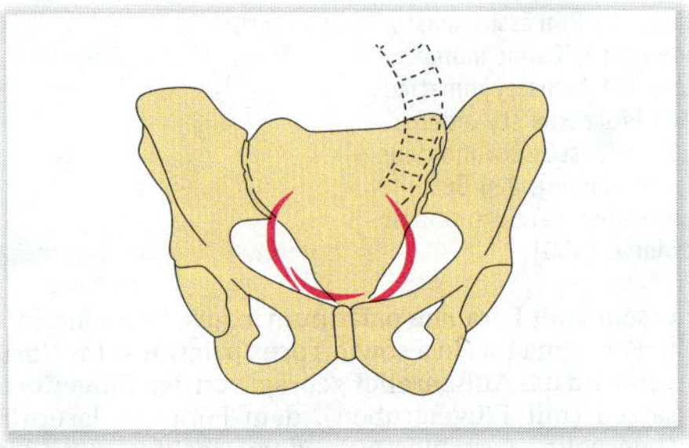

**Schädelzeichen:** SPALDING-Zeichen (im Röntgenbild, schematisch).

**Schädlings|bekämpfung:** Insektenbekämpfung (s.a. ▸Desinsektion) mit physikalischen (Hitze, Leim, Fallen), chemischen (▸Pestizide), ökologischen (Biotop-, Biozönoseveränderung), biologischen (Einsatz natürlicher Feinde oder Parasiten) oder genetischen Methoden (z.B. Freilassung steriler Männchen), aber auch kombiniert (»integriert«). E pest control.

**Schäl|blasen(ausschlag), Schälblattern:** ▸Pemphigoid der Neugeborenen.

**Schälen:** *Dermatologie* Ablösung der Hornschicht der Haut; therapeutisch als ▸Peeling. E peeling.

**Schaf|blattern:** ▸Varizellen.

**Schafer-Methode** (SIR EDWARD ALB. SH. SCH., 1850–1935, Physiologe, Edinburgh): künstliche ▸Beatmung durch rhythmisches Zusammenpressen der unteren Brustkorbpartien mit den flach aufgelegten Händen. E Schafer's method.

**Schaf|garbe:** ▸Achillea millefolium.

**Schaf|haut:** *Embryologie* ▸Amnion.

**Schaf|pocken:** ▸Ekthyma contagiosum. E sheep pox.

**Schaft:** *Anatomie* die Diaphyse langer Röhrenknochen; s.a. ▸Scapus. E shaft.

**Schalen|pessar:** ein Scheidenpessar in Form einer flachen runden Schale mit zentraler Öffnung; Anw. bei Scheiden- u. Gebärmutterprolaps. E disk pessary (perforated).

**Schalen|temperatur:** *Physiologie* die Temperatur der Körperschale, i.e.S. die Hauttemperatur. Im Gegensatz zur ▸Kerntemperatur nicht der ▸Wärmeregulation unterliegend.

**Schall:** mechanische Schwingungen im Frequenzbereich des menschlichen Hörens (ca. 16–20000 Hz), die sich in gasförmigen (»Luftschall«) sowie flüssigen u. elastisch festen Medien (»Körperschall«) als Längswellen ausbreiten (in Luft bei 0 °C mit einer Geschwindigkeit von 332 m/s). – Körperschall kann akustische Empfindungen auch über ▸Knochenleitung hervorrufen u. als Haut- oder Organreiz empfunden werden. S.a. ▸Perkussion, Schall... S.a. ▸Ultraschall. E sound, resonance.

**Schall|druck:** der »Schallwechseldruck« im Schallausbreitungsmedium als Folge der Teilchenschwingungen. Wird als Luft-Schalldruck durch die Schallleitungskette des Schallleitungsapparates auf das etwa 22fache verstärkt (v.a. durch die Differenz der wirksamen Flächen von Trommelfell u. Steigbügelplatte); gleichzeitig erfolgt Anpassung der Schallimpedanz der Luft an die der Perilymphe, wodurch die sonst fast vollständige Reflexion der Schallenergie am ovalen Fenster wesentlich vermindert wird. Auslösung einer Hörempfindung erfordert Mindesthöhe des Schallwechseldrucks (»P«; Dimension 1 $N/m^2$ = 1 Pa), z.B. beträgt $P_0$ bei 1 Hz 2 × $10^{-4}$ μbar. S.a. ▸Schallpegel. E sound pressure.

**Schall|empfindungs|apparat:** die Sinneszellen des CORTI-Organs (▸Hörzellen), der Hörnerv u. als schallperzipierender Apparat der akustische ▸Kortex (nebst Assoziationsbahnen) als Ort der Perzeption u. ▸Apperzeption. E sound-perceiving apparatus.

**Schall|empfindungs|schwerhörigkeit,** Perzeptionsschwerhörigkeit: ▸Innenohrschwerhörigkeit; s.a. ▸Schwerhörigkeit (dort Tab.). E perceptive deafness.

**Schall|geschwindigkeit:** die Fortpflanzungsgeschwindigkeit des Schalls (d.h. der entstandenen Störung der Anordnung der Teilchen des schallleitenden Mediums). E sound velocity.

**Schall|kopf:** der Impulsgeber des Ultraschall-Geräts (bei Diagnostikgeräten meist mit Empfängerteil kombiniert). E transducer.

**Schall|leitungs|apparat:** *Anatomie* die der Luftschall-Zuleitung an das Innenohr dienenden Strukturen: Ohrmuschel, äußerer Gehörgang, **Schallleitungskette** (Trommelfell u. Gehörknöchelchen nebst Muskeln), ovales u. rundes Fenster, Peri- u. Endolymphe. Bei Funktionsstörung im Mittelohrbereich (»**Schallleitungsblock**«), z.B. bei Oto-, Tympanosklerose, u. Adhäsivprozess sowie bei Gehörgangsatresie erfolgt die Schallzufuhr zum Innenohr nur noch über ▸Knochenleitung. Operative Korrekturmöglichkeiten (»**Schallleitungsplastik**«) sind jedoch bei noch ausreichender Innenohrleistung möglich, z.B. als ▸Stapedolyse, ▸Krurotomie, ▸Platinektomie, ▸Stapedektomie, ▸Tympanoplastik, ▸Fensterungs-Operation. E sound conduction apparatus.

**Schall|leitungs|schwerhörigkeit:** ▸Schwerhörigkeit bei gesundem Innenohr infolge krankhafter Veränderungen im ▸Schallleitungsapparat (einschließlich Flüssigkeitsansammlung u. Druckdifferenz zwischen Mittelohr u. Gehörgang); i.e.S. die Mittelohrschwerhörigkeit bei Schallleitungsblock. ▸Audiogramm (Abb.): herabgesetzte Luftleitung bei normaler (für tiefe Töne sogar heraufgesetzter) Knochenleitung, Hörverlust besonders für die tiefen Töne (d.h. untere Tongrenze erhöht). Der ▸RINNE-Versuch ist auf der kranken Seite negativ; beim ▸WEBER-Versuch erfolgt ▸Lateralisation in das kranke Ohr. S.a. ▸Schwerhörigkeit (dort Tab.). E conductive deafness.

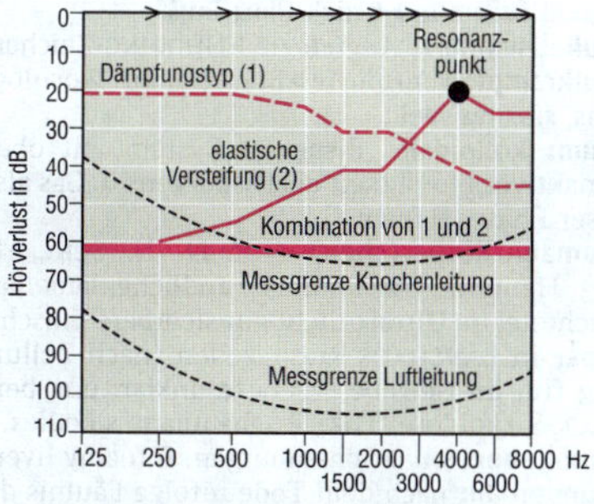


**Schallleitungsschwerhörigkeit:** Audiogramm. [103]

**Schall|pegel:** der 20fache Zehnerlogarithmus des Verhältnisses zweier Schalldrücke, angegeben in Dezibel. Entspricht für Schallmessungen mit Bezugsdruck $P_0$ (=$2 \cdot 10^{-4}$ μbar) der Hörschwelle (s.a. ▸Phon). Als VDI-Richtwert gelten 90 dB (A), die als jahrelange Lärmeinwirkung gehörschädigend wirken können (s. Formel). E noise level.

$$\Lambda = 20 \log_{10} \frac{P_i}{P_0}$$

**Schallpegel.**

**Schall|schwelle:** die Änderung der Elongation (= Verschiebungsstrecke der schallleitenden Teilchen aus bzw. um die Ruhelage) pro Zeiteinheit. E sound threshold.

**Schall|stärke:** die in der Zeiteinheit durch eine zur Ausbreitungsrichtung senkrechte Einheitsfläche strömende Schallenergie. Im maximalen Empfindlichkeitsbereich (ca. 2000 Hz) sind $10^{-16}$ $W \cdot cm^{-2}$ gerade noch wahrnehmbar, $10^{-4}$ $W \cdot cm^{-2}$ gerade noch erträglich. E sound intensity.

$$J = 2\pi^2 \cdot \varrho \cdot v \cdot \nu^2 \cdot A^2$$

**Schallstärke:** $\varrho$ = Dichte des Mediums; v = Schallgeschwindigkeit; ν = Schallfrequenz; A = Schallamplitude.

**Schall|wechsel:** *Pulmologie* ▸BIERMER-Schallwechsel. E Biermer's sign.

**Schall|widerstand,** Impedanz: Quotient aus Schalldruck P u. Schallschnelle U (Geschwindigkeit der Materieteilchen der Schallwelle). Einheit: akustisches Ohm (= 1 $cm^2 \cdot g \cdot sec^{-1}$ bzw. 1 μbar · sec/cm). E acoustic impedance.

$$U = \frac{P}{U} = \varrho \cdot v$$

**Schallwiderstand:** $\varrho$ = Dichte des Mediums; v = Schallgeschwindigkeit.

**Schalt|kern:** Nervenkern aus ▸Assoziationszellen. E relay nucleus.

**Schalt|knochen:** ▸Sesambeine.

**Schalt|lamellen:** Lamellen des Knochens, die ohne Beziehung zu Blutgefäßen zwischen Osteonen unregelmäßig angeordnet sind; s.a. ▸Lamellenknochen. E intermediate lamellae.

**Schalt|neuron,** Schaltzelle: ▸Assoziationszelle, ▸Interneuron. E interneuron.

**Schalt|stück:** *Histologie* **1) Ductus intercalatus:** als »Isthmus« der an das Endstück anschließende sehr dünne Abschnitt des Ausführungsgangs großer Speicheldrüsen (Pankreas, Parotis). E intercalated duct. **2)** alte Bez. für den Tubulus contortus II der Niere (»Pars convoluta«); berührt mit seinem kernreichen Abschnitt (▸Macula densa) den Gefäßpol des zugehörigen Glomerulus. E junctional tubule.

**Scham:** ▸Pudendum. E pudendum.

**Scham|bein:** ▸Os pubis. E pubic bone.

**Scham|berg:** ▸Mons pubis. E pubic eminence.

**Scham|berg-Krankheit** (JAY FR. SCH., 1870–1934, Hautarzt, Philadelphia): »progressive Pigmentdermatose« mit braunroten Flecken aus kleinsten Punktblutungen an den Unterschenkeln; Form der hyperergischen Purpura pigmentosa progressiva. Als Verursacher werden Medikamente, Nahrungsmittel oder Nahrungsmittel-Zusatzstoffe diskutiert. E Schamberg's disease.

**Scham|bogen:** ▸Arcus pubis. E pubic arch.

**Schambogen|winkel, -weite:** *Geburtshilfe* ▸Angulus subpubicus. E pubic angle.

S

**Scham|fuge:** ▸Symphysis pubica. E pudendal lip.
**Scham|gegend:** Regio pubica. E pubic region.
**Scham|haare,** Pubes: mehr isoliert stehende, kräftige, gekräuselte Terminalhaare am Schamberg u. äußeren Genitale. – Die Schambehaarung bei der Frau nach oben horizontal begrenzt, beim Mann in die Bauchbehaarung übergehend. E pubic hairs.
**Scham|laus:** ▸Phthirus pubis. E pubic louse.
**Scham|lippe:** ▸Labium majus bzw. ▸L. minus pudendi. E pudendal lip.
**Schanker:** primäres Geschwür (i.e.S. bei Geschlechtskrankheiten). E chancre. – **Sch., harter,** Ulcus durum, HUNTER-RICORD-Sch.: syphilitischer Primäraffekt. E hard ch. – **Sch., lymphogranulomatöser:** Sch. bei ▸Lymphopathia venerea. – **Sch., tuberkulöser:** geschwüriger, tuberkulöser Primärherd der Haut, Schleimhaut. E tuberculous ch. – **Sch., weicher:** ▸Ulcus molle. E soft ch.
**schankrös:** mit Schanker behaftet, durch Sch. bedingt; auch schankerartig (schankriform). E chancrous.
**Schanz** (ALFRED SCH., 1868–1931, Orthopäde, Dresden). – **Sch.-Schraube:** rostfreie Stahlschraube als Knochenschraube. E Schanz screw. – **Sch.-Verband:** als »Halskrawatte« ein Verband aus mehreren, mit Binden (zuletzt Gipsbinde) fixierten Wattelagen; zur Entlastung u. Ruhigstellung der Halswirbelsäule.
**Scharbock:** ▸Skorbut. E scurvy.
**scharf:** *Chirurgie* **1)** mit Schneide, Spitze oder Zähnchen versehen (z.B. sch. Pinzette, Klemme). **2)** durch Schneiden (mit Messer oder Schere) vorgehend (s.a. ▸Elektrotomie = »**Scharfschnitt**«). E sharp.
**Scharlach: 1) Scarlatina:** anzeigepflichtige, akute exanthematische Infektionskrankheit v.a. des Kindesalters durch β-hämolysierende Streptokokken der Gruppe A (selten C; ▸Streptococcus pyogenes; s.a. ▸Scharlachtoxin). Ansteckung erfolgt durch Tröpfchen-, Kontakt-, evtl. Nahrungsmittelinfektion über den Rachenring oder Haut- u. Schleimhautverletzungen (Wund-Sch., z.B. als »puerperaler Scharlach«). Wichtigste Infektionsquellen sind klinisch gesunde Keimträger u. Krankenhaus-Entlassene. ***Klinik:*** beginnt nach einer Inkubationszeit von 2–8 (3–5) Tg. mit der **Invasionsphase:** fieberhafte (evtl. mit einem ▸Rash beginnende) örtliche Erkrankung, meist mit tiefroter Verfärbung der Rachenschleimhaut, Schwellung der Gaumenmandeln mit lakunären Belägen u. Schluckschmerzen (Angina scarlatinosa), »Erdbeer-«, »Himbeerzunge«, Schwellung der regionären Lymphknoten; zu Beginn häufig Schüttelfrost, Erbrechen. Nach 1–4 Tg. folgt die **Eruptionsphase** mit dem charakteristischen Scharlachexanthem: nicht juckende, dicht stehende, hirsekorn- bis stecknadelkopfgroße, intensiv himbeer- bis flammend purpurrote Flecken mit Rauigkeit der Haut (evtl. miliar als »Scharlachfriesel«); gehen von Hals u. Brustkorb oder dem Schenkeldreieck aus und finden sich am ganzen Körper, v.a. am Stamm, stets jedoch mit Freibleiben des Mund-Kinn-Dreiecks (sog. periorale Blässe der Facies scarlatinosa). Ferner Enanthem, Mundwinkelrhagaden u. – nach Reinigung der anfangs grauweiß belegten Zunge – Verdeutlichung der Zungenrötung (Papillenröte). Gegen Ende der 2. Wo. kleieförmige, an Handinnenflächen u. Fußsohlen groblamellöse Hautschuppung (evtl. mit einem Spätexanthem) u. FEER-Nagellinien. ***Diagn.:*** Die klin. Diagnose wird gestützt durch ▸RUMPEL-LEEDE-Test, DICK-Reaktion, SCHULTZ-CHARLTON-Auslöschphänomen, neutrophile Leukozytose mit Linksverschiebung u. Eosinophilie, leicht erhöhte Bilirubinwerte (Subikterus), Urobilinogenurie, positive Diazoreaktion, weißen Dermographismus, Streptokokkennachweis im Rachenabstrich, positiven Antistreptolysintest. ***Kompl.:*** als Frühkompl. evtl. Mittelohrentzündung (Otitis media), ▸Typhoid, frühes Rezidiv, Zweitkrankheit (Varizellen, Masern, früher auch Diphtherie). 3–4 Wo. nach symptomfreiem Intervall evtl. 2. Erkrankung (z.B. infolge ungenügender Antikörperbildung bei Penicillin-Frühbehandlung), entweder als Rezidiv oder durch Streptokokken eines anderen Stammes. Spätkompl.: rheumatisches Fieber, Endokarditis, Myokarditis, interstitielle Nephritis, hämorrhagische Glomerulonephritis, Purpura. E scarlet fever, scarlatina. – **Sc. fulminans:** ▸Scarlatina septica. – **Sc. levis:** milder, sog. mitigierter oder ambulatorischer Scharlach. – **Sc. levissima:** symptomatisch kaum erkennbarer, nur aus Umgebungserkrankungen diagnostizierbarer Sch. – **Sc. miliaris:** Scharlach mit Friesel-art. Ausschlag (»Scharlachfriesel«). – **Sc. petechialis:** hämorrhagischer (mit Haut- u. Schleimhautblutungen bis zur Purpura fulminans einhergehender) Sch. – **Sc. puerperalis:** Wundscharlach im Bereich geschädigter Geburtswege. – **Sc. rheumatica:** Scharlach mit anschließendem Rheumatoid; aber auch Bez. für Dengue-Fieber. – **Sc. septica:** bösartige, toxische Form des Sch. mit plötzlichem, sehr hohem Fieber (▸Hyperpyrexie), Erbrechen, Durchfällen, Krämpfen, Delirien, Haut-Schleimhaut-Blutungen (evtl. ohne vorhergehendes Exanthem); ferner nekrotisierende Angina, Bakteriämie, Metastasen; toxische Herzschädigung mit extremer Tachykardie u. Arrhythmie, Kreislauf-Kollaps; evtl. tödlich. – **Sc. sine ex|an|themate:** milder Scharlach ohne Ausschlag; aber Rachenabstrich positiv, Schuppung. – **Sc. typhosa:** Sch. mit Bewusstseinsstörung, Verwirrtheit. – **Sc. urticata, Sc. variegata:** Sch. mit atypischem, z.B. morbilliformem oder polymorphem Ausschlag. **2)** Scharlachrot, Rubrum scarlatinum; ein Azofarbstoff; fettlöslich z.B. »Biebricher Sch.« (für Fettfärbung); wasserlöslich z.B. »Sch. GN« (Lebensmittelfarbstoff). E scarlet red.
**Scharlach|angina:** s.u. ▸Scharlach (1). E scarlet fever angina.
**Scharlach|exanthem:** s.u. ▸Scharlach (1). E scarlet fever rash.
**Scharlach|toxin:** in der Kultur hämolytischer A-Streptokokken nachgewiesenes, durch Phagenbefall induziertes Toxin bzw. Toxallergen (ätiol. Faktor des Scharlachs?); diagnostisch verwendet im DICK-Test. E scarlet fever erythrogenic toxin, Dick test toxin.
**Scharnier|gelenk:** ▸Articulatio cylindroidea. E hinge joint.
**Schatten|probe:** *Ophthalmologie* ▸Skiaskopie.
**Schatzki-Ring** (RICHARD SCH., 1901–1992, Röntgenologe, Boston): ringförmige Einengung am Übergang der Speiseröhren- in die Magenschleimhaut bei Hiatushernie; Folge der ▸Refluxösophagitis. Bei Lichtungseinengung Dysphagie (= **Sch.-Garry-Syndrom**). E Schatzki's ring.
**Schau|fenster|beine, -krankheit:** ▸Claudicatio intermittens (mit Zwang zum Stehenbleiben, kaschiert durch Ansehen von Schaufenstern).
**Schaukel|bewegung des Zwerchfells:** ▸KIENBÖCK-Zeichen.
**Schaukel|bruch:** bruchsackloser ▸Gleitbruch.
**Schaukel|diät:** Diät mit abwechselnd 3-tägiger Verabfolgung stark säuernder (Getreideprodukte, Käse, Fleisch, Leber, Nüsse etc.) bzw. alkalisierender Speisen (Kartoffeln, Kraut, Äpfel, Birnen, Milch etc.); z.B. bei Harnwegsinfektion. – Analog Anw. von Heilmitteln (»Schaukeltherapie«).
**Schaukel|fuß:** s.u. ▸Knick-Platt-Fuß.
**Schaukel|schmerz:** *Angiologie* ▸DUCUING-Zeichen.
**Schau|krampf:** *Neurologie* ▸Blickkrampf. E oculogyric crisis, staring spell.
**Schaum:** kolloidales disperses System mit oberflächenaktiver Flüssigkeit als Dispergens u. Gas als disperser Phase. E foam.
**Schaumann-Körper(chen)** (JÖRGEN N. SCH., 1879–1953, Hautarzt, Stockholm): rundliche, lamellar geschichtete, im Ultrarotlicht gut sichtbare Einschlusskörper in LANGHANS-Riesenzellen (nach Zelluntergang frei im Gewebe). Genese unklar; u.a. bei der BOECK-Sarkoidose, Tbk. E Schaumann's bodies.
**Schaum|leber:** s.u. ▸Schaumorgan. E foamy liver.
**Schaum|organ:** nach dem Tode infolge Fäulnis durch Gas bildende Erreger schaumartig verändertes Kör-

perorgan, z.B. als Schaumleber (Emphysema hepatis).

**Schaum|oxygenator:** ▸Oxygenator mit der Oberflächenvergrößerung dienender Schaumbildung durch Einblasen von Sauerstoff in das in einem Steigrohr sich sammelnde venöse Blut. Wegen Gefahr der Mikrogasembolie anschließende Entschäumung des Blutes erforderlich. E bubble oxygenator.

**Schaum|probe:** *Gerichtsmedizin* Blutnachweis anhand der weißlichen Schaumbildung (Oxidasereaktion) nach Aufbringen von Wasserstoffsuperoxid.

**Schaum|zelle:** *Pathologie* große phagozytäre Bakterienhaufen u. Lipoidtröpfchen enthaltende Zelle in leprösen Granulationsgeschwülsten sowie Zellen nach antibiotischer Behandlung (z.B. in den Randpartien bei eitrigen, abszedierenden Entzündungen; auch bei der chronisch proliferativen, z.T. interstitiellen Schaumzellenpneumonie); ferner mit Lipiden beladene Zellen in der Gefäßwand bei Atherosklerose; auch Zellen mit Cholesterinkörnchen bei der HAND-SCHÜLLER-CHRISTIAN-Krankheit. E foam cell.

**Schauta-Operation** (FRIEDRICH SCH., 1849–1919, Frauenarzt, Innsbruck, Prag, Wien): **1) Sch.-Stoeckel-Op.:** vaginale Totalexstirpation der Gebärmutter. E Schauta's vaginal operation. **2) Sch.-Wertheim-Op.:** ▸Interpositio uteri vesicovaginalis bei Uterusprolaps. E Wertheim-Sch. operation.

**Schede** (1) FRANZ SCH., 1882–1976, Orthopäde, München, Leipzig, Oldenburg; 2) MAX SCH., 1844–1902, Chirurg, Bonn). – **Sch.-Habermann-Kunstbein** (FRANZ SCH.): Kunstbein mit »physiol. Gelenken« vom mehrachsigen Typ. – **Sch.-Liegeb(r)ett** (FRANZ SCH.): Brett mit Löchern für einstellbare Pelotten u. Holme (mit Manschetten) für die Redression von Skoliosen im Kindesalter. – **Sch.-Rad** (FRANZ SCH.): Laufrad mit breitem Sitz zur Nachbehandlung der angeborenen Hüftluxation; gestattet die Bewegung des Hüftgelenks ohne Belastung u. vermeidet die Adduktion durch seitliche Sicherung. E Schede's wheel. – **Sch.-Schwebe** (MAX SCH.): Vorrichtung (Gurte, z.T. gefedert, an Gittergestell befestigt) zur schwerelosen Aufhängung des Körpers oder von Körperteilen über einem Behandlungstisch. ***Anw.:*** ermöglicht Durchführung passiver u. aktiver Übungen bei schweren Lähmungszuständen u. zur Nachbehandlung nach Bandscheiben-Op. – **Sch.-Suspension** (FRANZ SCH.): vertikale Extension zur Behandlung des Oberschenkelschaftbruchs beim Kleinkind, Zugansatz an fußsohlenparallelem Holzbrettchen, das in einen an Außen- u. Innenseite des Unterschenkels befestigten, den Fuß einschl. Knöchel steigbügelartig umfassenden Heftpflasterstreifen eingeklebt ist. E Sch.'s vertical extension.

**Scheele-Operation** (KARL SCH., 1884–1966, Urologe, Halle/Saale, Frankfurt/M.): Dünndarm-Ringplastik zur Harnblasenerweiterung (▸Dünndarmblase).

**Scheiben|oxygenator:** ▸Oxygenator in Form eines Zylinders, in dem sich viele parallele Stahlplatten u. ein zentrales Rohrgestänge (für Blutzu- u. -ableitung sowie Sauerstoffzufuhr) befinden. Darin wird das aus den Hohlvenen abgeleitete u. durch Schwerkraft absinkende venöse Blut von den rotierenden Scheiben zu einem Film ausgezogen u. mit $O_2$ beladen; durch Rollenpumpen wird es in die iliakalen Gefäße zurückgeleitet (unter Passage eines Wärmeregulators u. eines Filters). E rotating disk oxygenator.

**Scheiben|rose:** ▸Erythema exsudativum multiforme.

**Scheiben|ventil|prothese:** s.u. ▸Herzklappenprothese.

**Scheide:** ▸Vagina; i.e.S. die weibliche Scheide (= Vagina muliebris); s.a. ▸Kolpo..., ▸Vaginal... E vagina. – **Sch., künstliche:** *Gynäkologie* zur Korrektur einer Scheidenaplasie plastisch hergestellte kopulationsfähige Vagina (z.B. als Sigma-, Derma-, Eihautscheide). E artificial v., neovagina.

**Scheiden|abstrich:** ▸Abstrich der weiblichen Scheide mittels Öse, Stäbchen oder Spatel zur Gewinnung von Zellmaterial für zytohormonale Funktionsdiagnostik, zur Krebs-Früherkennung (s.a. ▸Kolpozytodiagnostik, ▸PAPANICOLAOU-Abstrich), zur Beurteilung der Scheidenflora bei Infektion. S.a. Abb. E vaginal smear.

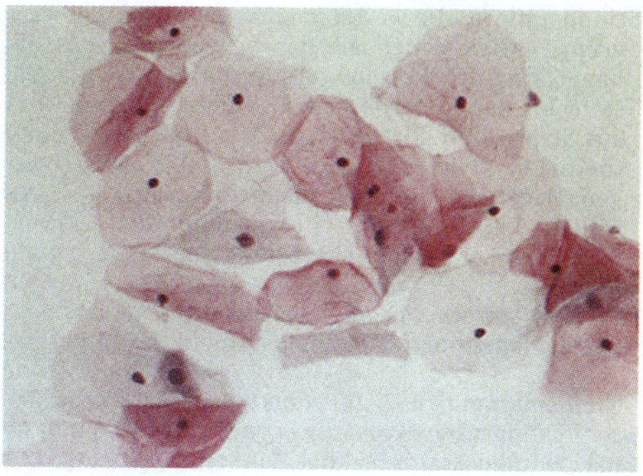

**Scheidenabstrich:** Ansicht aus der Proliferationsphase (Färbung nach PAPANICOLAOU). [28]

| | Histologie | Zytologie |
|---|---|---|
| 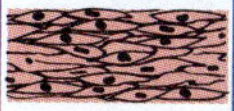 | Stratum corneum (»Superfizialschicht«) | Superfizialzellen |
| 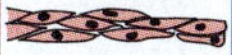 | »Verformungs-« oder »Verdichtungszone« | |
| 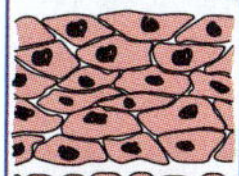 | Strat. spinosum superf. (»Intermediärschicht«) | Intermediärzellen |
| 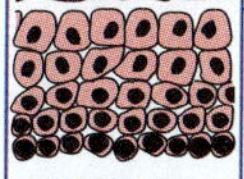 | Strat. spinosum prof. (»Parabasalschicht«) | Parabasalzellen |
| 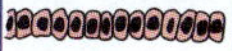 | Stratum cylindricum (»Basalschicht«) | Basalzellen |

**Scheidenabstrich:** Beziehung der durch Abstrich gewonnenen Zellen zu den Schichten des Vaginalepithels. [421]

**Scheiden|aplasie:** das Fehlen der weibl. Scheide als Hemmungsfehlbildung (Ausbleiben des Durchbruchs der MÜLLER-Gänge in den Sinus urogenitalis, z.B. beim ▸MAYER-ROKITANSKY-KÜSTER-Syndrom); s.a. ▸Uterusaplasie. E vaginal aplasia.

**Scheiden|atresie:** Fehlen der Lichtung der weibl. Scheide (▸Gynatresie); als angeborene Hemmungsfehlbildung (s.a. ▸Scheidenaplasie) oder nach stenosierender u. nekrotisierender Scheidenentzündung (▸Kolpitis). E vaginal atresia.

**Scheiden|ausfluss:** ▸Fluor vaginalis; s.a. ▸Scheidentranssudat. E vaginal discharge.

**Scheiden-Damm-Riss:** s.u. ▸Dammriss. E vaginoperineal laceration, v. tear.

**Scheiden-Damm-Schnitt:** von der Vagina bis in den Damm reichender Operationsschnitt; geburtshilflich als ▸Episiotomie oder z.B. als ▸SCHUCHARDT-Schnitt (= sog. **Scheiden-Beckenboden-Damm-Schnitt**) bei gynäkologischen Operationen (s.a. ▸Kolpotomie). E vaginoperineal incision.

**Scheiden|diaphragma:** *Gynäkologie* ▸Scheidenpessar (dort Abb.).

**Scheiden|entzündung:** ▸Kolpitis. E colpitis.

**Scheiden|epithel:** das mehrschichtige, unverhornte Pflasterepithel der Vaginalschleimhaut (s.a. ▸Scheidenabstrich). E vaginal epithelium.

**Scheiden|fistel:** ▸Fistel der weiblichen Scheide (als Mastdarm-, Blasen- oder Harnröhren-Scheiden-Fistel, Scheiden-Damm-Fistel) als Folge der Druckwirkung bei Gravidität, eines unter der Geburt erfolgten Einrisses, einer örtl. Strahlentherapie, eines operativen Eingriffes oder bei CROHN-Krankheit. E vaginal fistula.

S

**Scheiden|flora:** die weitgehend vom – ovarial gesteuerten – Glykogengehalt des Scheidenepithels abhängige natürliche ▸Bakterienflora der Vagina. Besteht bis zur Pubertät (alkal. Milieu) überwiegend aus Staphylo- u. Streptokokken, coliformen u. diphtheroiden Bakterien; mit Pubertätsbeginn (Glykogenablagerung auf der Vaginaloberfläche; saures Milieu) ist der Lactobacillus acidophilus (DÖDERLEIN-Baz.) Leitkeim (s.a. ▸Reinheitsgrad). E vaginal flora.

**Scheiden|gewölbe:** *Gynäkologie* ▸Fornix vaginae.

**Scheiden|karzinom:** ▸Vaginalkarzinom. E vaginal carcinoma.

**Scheiden|krampf:** ▸Vaginismus. E vaginal spasm.

**Scheiden|pessar:** ▸Pessar, ▸Portiokappe, ▸Diaphragma-, ▸Ringpessar; s.a. Abb. E (vaginal) pessary.

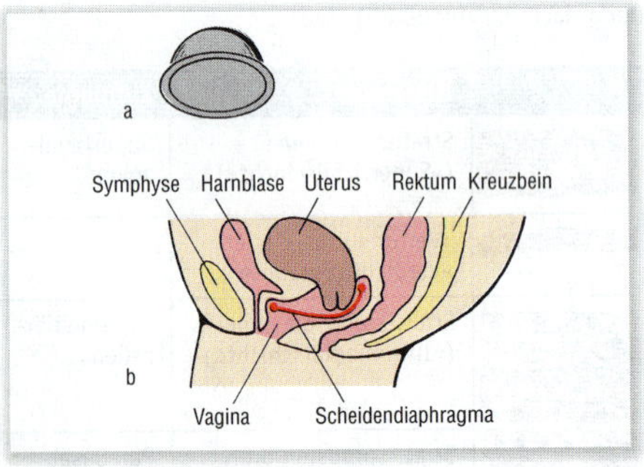


**Scheidenpessar:** Diaphragma nach MENSINGA (a) u. Position in situ (b; stark schematisierter Sagittalschnitt durch das weibliche Genitale). [113]

**Scheiden|plastik:** ▸Kolpoplastik; s.a. ▸Scheide, künstliche. E colpoplasty, vaginoplasty.

**Scheiden|prolaps,** Prolapsus vaginae: stärkster Grad der Scheidensenkung; die Scheide tritt aus der Vulva hervor unter Vorziehen der Harnblase u. meist auch der Gebärmutter (▸Zystozele, ▸Uterusprolaps). E vaginal prolapse.

**Scheiden|riss,** Kolporrhexis: Einriss der Vaginalschleimhaut, meist – infolge Geburtsverletzung – bei ausgedehntem ▸Dammriss oder aber als Kohabitationsverletzung (v.a. im Scheideneingang oder -gewölbe; evtl. perforierend). E vaginal tear.

**Scheiden|schnitt:** ▸Kolpotomie; s.a. ▸Kolpozöliotomie, ▸Scheiden-Damm-Schnitt. E colpotomy.

**Scheiden|sekret:** ▸Scheidentranssudat. E vaginal fluid, v. secretion.

**Scheiden|senkung:** ▸Descensus vaginae.

**Scheiden|spekulum:** Instrument (Glas, Hartgummi, Porzellan, Metall) zur Entfaltung der weiblichen Scheide für Inspektion (einschl. Portio) und kleine Eingriffe (bei größeren Op. auch als Scheidenhalter). Als Paar gestielter Spatel (»vorderes« und »hinteres Blatt«; Letzteres evtl. durch Zuggewicht »selbsthaltend«), als selbsthaltendes Röhrenspekulum oder als spreizbarer, evtl. schraubengesperrter »Entenschnabel« (n. COLLIN, CUSCO). E vaginal speculum.

**Scheiden|trans|sudat:** das der drüsenlosen Scheidenwand entstammende Transsudat, sog. Vaginalsekret. Normal nur in geringer Menge vorhanden (vermehrt bei Orgasmus), mit Zervixsekret vermengt und abgeschilferte Vaginalepithelien sowie normalerweise DÖDERLEIN-Milchsäurebakterien enthaltend (für physiologischen Selbstreinigungsmechanismus); bei bakterieller Kolpitis, Pilzabsiedlung (»Scheidenmykose«) oder Parasitenbefall evtl. beträchtlich vermehrt und eitrig oder jauchig. E vaginal transudate.

**Scheiden|tumoren:** *Gynäkologie* primäre u. sekundäre (z.B. bei fortschreitendem ▸Kollumkarzinom; als Fernmetastase) Neoplasmen der Vagina; gutartig v.a. Fibrome, Myome, Fibromyome, Adenome, Zysten der MÜLLER-Gänge, bösartig als Sarkom, Melanom, primäres ▸Vaginalkarzinom, Chorionkarzinom. E vaginal tumors.

**Scheiden|vorfall:** ▸Scheidenprolaps. E prolapse of the vagina.

**Scheide|wand:** *Anatomie* Septum.

**Scheie-Syndrom** (HAROLD G. SCH., 1909–1990, Augenarzt, Pittsburgh): Mucopolysaccharidose Typ I-S; s.u. ▸ULLRICH-SCHEIE. E Scheie's syndrome.

**Schein...:** s.a. ▸Pseudo...

**Schein|amenor|rhö:** durch Verhaltung des Menstrualbluts vorgetäuschte ▸Amenorrhö bei ▸Gynatresie (Zervix-, Vaginalatresie). Ferner die Pseudoamenorrhö bei medikamentöser Kontrazeption. E false amenorrhea, pseudoamenorrhea.

**Schein|arznei:** ▸Placebo. E placebo.

**Schein|myopie:** ▸Akkommodationskrampf. E pseudomyopia.

**Schein|schwanger|schaft,** Pseudokyesis: eingebildete Schwangerschaft bei unerfülltem Kinderwunsch (psychogene Wunschneurose) mit Zeichen ähnlich wie bei Gravidität: Amenorrhö, Gewichtszunahme, Größenzunahme des Bauches (durch Meteorismus, Bauchdeckenatonie) u. subjektive Erscheinungen. – Ähnliche Symptomatik aber auch bei Hirntumor, Chorionepitheliom etc. E pseudocyesis, false pregnancy.

**Schein|tod:** komatöser Zustand mit Bewusstlosigkeit, Areflexie, Muskelatonie u. scheinbarem Fehlen von Atmung u. Puls; beim Neugeborenen – je nach Zyanose oder deren Fehlen – als **blauer** oder als **weißer Sch.** (= ▸Asphyxia livida bzw. pallida) bezeichnet. Die bestehende minimale Lungenventilation u. Herztätigkeit (Puls bei seltenen Kammerkontraktionen nicht tastbar) reicht zur Aufrechterhaltung des Strukturumsatzes der Ganglienzellen aus, so dass bei Einsetzen spontaner oder nach künstlicher Beatmung (in Abhängigkeit von der Dauer der Überlebens- u. Wiederbelebungszeit) Wiederherstellung möglich ist. E apparent death.

**Scheitel|bein:** ▸Os parietale; s.a. ▸Vertex. E parietal bone.

**Scheitelbein|einstellung:** *Geburtshilfe* ▸Asynklitismus. E asynclitism.

**Scheitel|hirn, -lappen:** ▸Lobus parietalis. S.a. ▸Parietallappen... E parietal lobe.

**Scheitel|naht:** ▸Sutura sagittalis. E sagittal suture.

**Schellong-Test** (FRITZ SCH., 1891–1953, Internist, Heidelberg, Prag, Münster): Kreislauffunktionsprüfung anhand der durch dosierte Belastung ausgelösten Puls- und Blutdruckveränderungen im Vergleich zu den in Horizontallage (10 Min.) gewonnenen Mittelwerten. **Schellong I:** Stehbelastung (10 Min. in entspannter Haltung); beim Gesunden

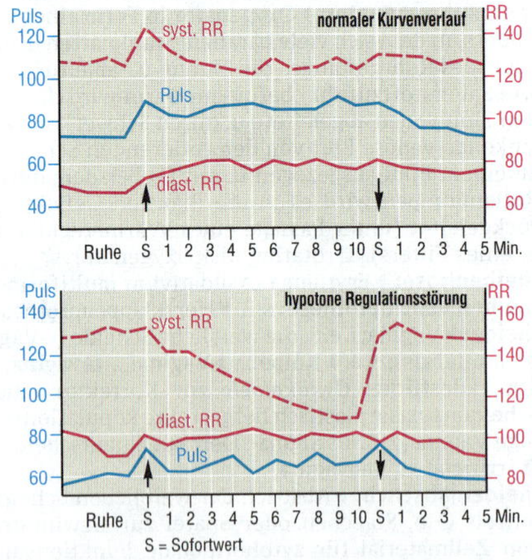


**Schellong-Test:** SCHELLONG I. [132]

leichte Pulsfrequenzzunahme bei anfangs gleich bleibenden oder vorübergehend leicht absinkenden systolischen u. gleich bleibenden bzw. leicht ansteigenden diastolischen Werten (maximal 15 bzw. < 10 mmHg RR); s.a. Abb. **Schellong II:** Treppensteigen (25 Stufen, 2-mal auf u. ab); Anstieg des systolischen Blutdrucks (sofort, um 30–80 mmHg) bei gleich bleibenden oder leicht absinkenden diastolischen Werten, Zunahme der Pulsfrequenz um 20–30 (nicht über 100/min), der Atemfrequenz um 4–6; Normalisierung nach max. 2 Min. (im Liegen). Evtl. ergänzt durch Kontrolle des QRS-Verhaltens unter dosierter Belastung (= **Schellong III;** normal: deutliche QRS-Verkürzung). S.a. ▸Bickenbach-Stehversuch. E Schellong test.

**Schẹnkel: 1)** *Anatomie* ▸Crus (s.a. ▸Krur..., ▸Femur..., ▸Femoral...). **2)** *Angiologie* der arterielle u. venöse Schenkel eines Gefäßabschnittes, -bereiches. E 1), 2) crus. **3)** *Kardiologie* ▸Tawara-Schenkel. E bundle branch. **4)** der zu- oder abführende Teil einer Darmschlinge an einer Darmanastomose, einem Anus praeter.

**Schẹnkel|block:** *Kardiologie* Verzögerung bis teilweise vollständige Hemmung der Erregungsleitung in einem der Tawara-Schenkel des His-Bündels (als Rechts-, Linksschenkelblock, wobei die zugehörige Herzkammer indirekt über das Kammerseptum erregt wird. EKG: QRS > 0,11 Sek. verbreitert u. deformiert); s.a. ▸Hemiblock, ▸trifaszikulärer Block. E bundle branch block. – **Sch., doppelseitiger:** Blockierung in bd. His-Schenkeln; EKG: totaler AV-Block u. tertiäre Kammerautomatie.

**Schẹnkel|bruch:** ▸Schenkelhernie.

**Schenkel|hals:** ▸Collum ossis femoris. E femoral neck, neck of femur.

**Schẹnkel|hals|fraktur,** proximale Femurfraktur: Oberschenkelbruch im Bereich des Schenkelhalses. ***Ätiol.:*** infolge osteoporosebedingten Stabilitätsverlusts typische Sturzverletzung beim alternden Menschen (besonders Frauen), im Jugend- und Erwachsenenalter nur bei massiver Gewalteinwirkung (z.B. ▸dashboard injury), äußerst selten Ermüdungsbruch. ***Einteilung:*** nach Lage des Bruchspalts (Anschütz): mediale (= intermediäre) und – selten – laterale (= extrakapsuläre) Sch.; nach Art des Bruchs (Böhler): Adduktions- und Abduktionsfraktur; nach Neigung der Bruchebene der medialen Sch. zur Beckenquerachse (Pauwels): Typ I = 30°, Typ II = 50°, Typ III = 70°; nach Dislokationszustand (Garden): Typ I–IV. Die biomechanischen günstigen Abduktionsbrüche (entspr. Pauwels I) verkeilen sich oft; die trophisch günstige Form ist die laterale Sch. ***Klinik:*** die mediale Sch. als Abduktions- oder Valgusfraktur (mit Abduktions-, evtl. leichter Außenrotationsstellung, u.U. bei erhaltener – schmerzhafter – aktiver Beweglichkeit) oder als Adduktions- oder Varusfraktur (mit klaffendem Bruchspalt, Trochanterhochstand mit Beinverkürzung, Außenrotation, Aufhebung der aktiven u. passiven Beweglichkeit in Hüft- u. Kniegelenk); die laterale Sch. mit ausgeprägterem, sichtbarem Bluterguss, Knochenreiben (»Krepitation«) als ▸Adduktionsfraktur. ***Kompl.:*** Ernährungsstörung im Kopffragment, Pneumonie, (Fett-)Embolie, Thrombose, Pseudarthrose. ***Ther.:*** Behandlungsziel ist die frühe Mobilisation. Valgische, eingestauchte, nicht dislozierte Brüche werden konservativ behandelt, sonst – unabhängig vom Alter – Frühoperation (Zugschraubenosteosynthese, dynamische Hüftschraube). Wegen hoher Rate an Femurkopfnekrosen u. Pseudarthrosen bringt im hohen Lebensalter die primäre Implantation einer Kopf- bzw. Totalendoprothese wesentliche Vorteile. E fracture of the femoral neck.

**Schẹnkel|hals|nagelung:** Nagelosteosynthese der Schenkelhalsfraktur, u. zwar als perkutane (»geschlossene«) extraartikuläre Sch. (Delbet) mit typischem Schenkelhalsnagel, z.B. nach ▸Smith-Petersen, bei pertrochantärer Schenkelhalsfraktur mit elastischen Ender-Rundnägeln. Als offene Sch. mit Zugschrauben u. Winkelplatte. Bei Pseudarthrose auch als offene Sch. (mit subtrochantärer Keilosteotomie u. Laschennagel); bei der lateralen Schenkelhalsfraktur evtl. mit nagelförmigen Schrauben (Deyerle) u. zugehöriger Fixationsplatte. E femoral neck nailing.

**Schẹnkel|hals|pseud|ar|throse:** ▸Pseudarthrose, z.B. als Komplikation einer ▸Schenkelhalsfraktur. E pseudarthrosis of the femoral neck.

**Schenkelhals-Schạft-Winkel:** ▸CD-Winkel. E femoral neck-shaft angle.

**Schẹnkel|hernie:** ▸Hernie mit Vordringen der Eingeweide durch die Lacuna vasorum (medial der Vena femoralis) in Richtung Rosenmüller-Drüse im Schenkelkanal; die Bruchpforte wird gebildet von Leistenband, horizontalem Schambeinast, Femoralgefäßscheide u. Ligamentum lacunare. Ferner atypische Formen (s.u. ▸Hernia femoralis). Große Neigung zu Einklemmung (▸Incarceratio). E femoral hernia, crural h.

**Schẹnkel|kopf:** Hüftkopf (= Caput femoris). E head of femur.

**Schẹnkel|kopf|prothese:** ▸Hüftkopfprothese.

**Schẹnkel|ring:** ▸Hiatus saphenus. E saphenous opening.

**Schẹnkel|schall:** völlig gedämpfter (»leerer«), kurzer, hoher Klopfschall. E dullness on percussion.

**Schẹnkel|sporn,** Calcar femorale: kompakte Knochenspange an der kaudalen Spongiosa des Schenkelhalses. E femoral calcar.

**Schẹren|biss,** Psalidontie: das zu etwa $^1/_3$ erfolgende scherenartige Aneinander-vorbei-Beißen (Überbiss) der oberen Schneidezähne über etwa $^1/_3$ der unteren. E overbite.

**Schẹren|gang:** Gangstörung mit Adduktion u. Überkreuzen der Beine (kurze Schritte, Drehung des Körpers um das Standbein) infolge Adduktorenspasmus; bei Diplegie, Little-Krankheit. E scissor gait.

**Schetismus:** ▸Sigmatismus des Lautes »Sch«; Form der Dyslalie.

**Scheuer|des|infektion:** ▸Desinfektion als Nassreinigung von Fußboden u. Gebrauchs- u. Einrichtungsgegenständen durch kräftiges Abreiben mit geeigneter Desinfektionslösung (Chloramin, Alkylkresole, Formalin). E scrub desinfection.

**Scheuermann-Krankheit, -Syndrom** (Holger Werfel Sch., 1877–1960, Röntgenologe, Kopenhagen), Osteochondritis deformans juvenilis dorsi, Adoleszentenkyphose: Wirbelsäulenerkrankung (v.a. der BWS, auch der LWS) i.S. einer Wachstumsstörung an der Wirbelkörper-Bandscheiben-Grenze, die zu fixierter Kyphose u. geringer Skoliose führt. Ätiologie unklar, betrifft mehr ♂, manifestiert sich im 11.–13. Lj. ***Diagn.:*** vier klassische Röntgenzeichen: Erniedrigung des vorderen Teils der Wirbelkörper, unregelmäßig, aber scharf konturierte Abschlussplatten, Schmorl-Knorpelknötchen (allein nicht pa-

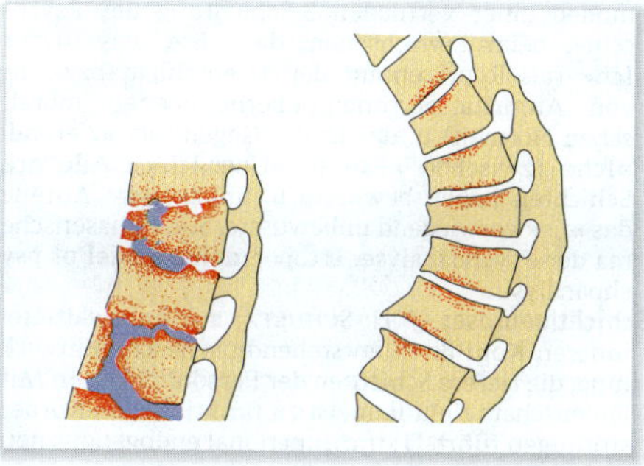

**Scheuermann-Krankheit:** schematische Darstellung des Röntgenbefundes der Wirbelsäule. [252]

S

thognomonisch!) u. Zunahme des ventrodorsalen Wirbelkörperdurchmessers (s.a. Abb.). ***Klinik:*** im floriden Stadium Rückenschmerzen, Haltungsschaden, Einschränkung der WS-Beweglichkeit; nach Wachstumsabschluss u.U. zunehmend (Insuffizienz der Rückenmuskulatur, Überlastung der benachbarten WS-Abschnitte). ***Ther.:*** Physiotherapie, evtl. im Gipsbett. E juvenile kyphosis, Scheuermann's disease.

**Scheuklappen|blindheit:** bitemporale ▸Hemianopsie.

**Scheuthauer-Marie-Sainton-Syndrom** (GUSTAV SCH., 1832–1894, dt. Chirurg): ▸Dysostosis cleidocranialis. E Marie-Sainton syndrome.

**Schicht:** *Anatomie* ▸Lamina, ▸Stratum. E layer.

**Schicht(aufnahme)verfahren:** *Röntgenologie* die »Tomographie« als Oberbegriff für die auf scharfe (verwischungsfreie) Abbildung jeweils einer gewünschten Objektschicht abzielenden Aufnahmetechniken. Früher durch gekoppelte gegenläufige Kreis- (= Tomographie i.e.S.) oder parallele Geradeausbewegung (▸Planigraphie) von Röhre u. Kassette mit gemeinsamer »Drehachse« in der scharf abzubildenden Schicht oder durch gleichsinnige Drehbewegung von Objekt u. Kassette bei stehender Röhre (= ▸Stratigraphie), s.a. ▸Zonographie. Heute durch ▸Computer-Tomographie, i.w.S. auch Echotomographie (▸Ultraschall-Diagnostik), ▸Kernspin(resonanz)tomographie. E tomography.

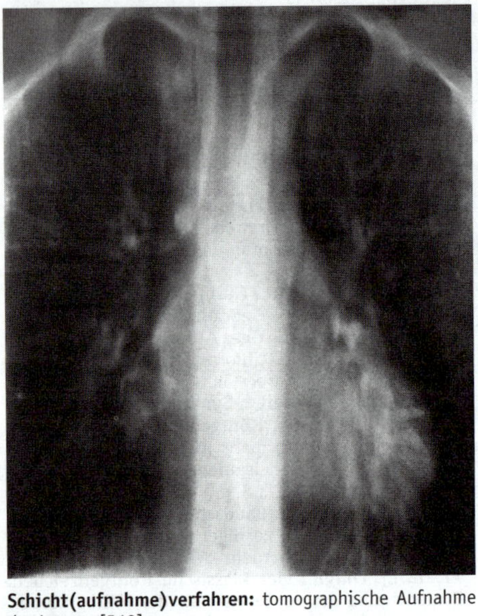

**Schicht(aufnahme)verfahren:** tomographische Aufnahme der Lunge. [542]

**Schichten|lehre der Psychoanalyse:** (S. FREUD) Denkmodell einer vertikalen 3-Schichtung des Psychischen beim Erwachsenen: das »Es«, das »Über-Ich« (als Repräsentant der Triebschicht bzw. der von Autoritätspersonen übernommenen moralischen Normen) u. das in der Gegenwart agierende »Ich« (zwischen »Es« u. »Über-Ich«). Alle drei Schichten haben bewusste u. unbewusste Anteile, das »Es« vorwiegend unbewusste. S.a. ▸Phasenschema der Psychoanalyse. E topographic model of psychoanalysis.

**Schicht|neurose:** (J. H. SCHULTZ) aus unbewältigten inneren Konflikten entstehende seelische Entwicklung, die tiefere Schichten der Persönlichkeit in Mitleidenschaft zieht u. meist zu funktionellen Körperstörungen führt. E stratifunctional endogenous neurosis.

**Schick-Probe** (BÉLA SCH., 1877–1967, Kinderarzt, Wien, New York): intrakutane Injektion (Unterarmbeugeseite) eines toxinhaltigen Kulturfiltrats von Corynebacterium diphtheriae zum indirekten Nachweis einer Diphtherie-Immunität (Vorliegen zirkulierender Antikörper) anhand des Ausbleibens der typischen Hautreaktion (umschriebene Rötung u. Papeln mit ∅ > 1 cm nach 24–36 Std.). E Schick test.

**Schieber|pinzette:** durch Sperrriegel (»Schieber«) in Schlussstellung arretierbare Pinzette.

**Schief|hals,** Torticollis spasmodicus, Caput obstipum: angeborene oder erworbene, evtl. von Gesichts- u. Schädelasymmetrie (▸Gesichtsskoliose) begleitete Schräghaltung des Kopfes. Der angeborene Sch. skelettbedingt (z.B. ▸KLIPPEL-FEIL-Syndrom) oder als **muskulärer Sch.** meist infolge einseitiger angeborener Fehlbildung (Verkürzung) des M. sternocleidomastoideus, oft auch nach geburtstraumatischem Muskelriss u. hämatombedingter »Kopfnicker-Geschwulst« beobachtet; mit typischer Neigung des Kopfes zur kranken, des Kinns zur gesunden Seite, verkürztem Muskel sowie – später – Schädelasymmetrie u. Skoliose der Halswirbelsäule. Erworben bei akutem ▸Zervikalsyndrom. E torticollis, wryneck. – **Sch., atlanto-epistrophealer:** ▸GRISEL-Syndrom. – **Sch., aurikulärer:** Sch. infolge Irritation des M. sternocleidomastoideus bei Otitis media. E auricular t. – **Sch., kutaner:** Sch. durch Hautnarbenzug (»zikatrizieller Sch.«), v.a. nach Verbrennung. E cutaneous t. – **Sch., okulärer:** Sch. als Folge einer Augenmuskellähmung mit typischer kompensatorischer Kopfhaltung zur Vermeidung von Doppelbildern. E ocular t. – **Sch., spastischer,** rudimentäre Torsionsdystonie: extrapyramidal-motorisches Syndrom. »Neurogener« Sch. bei auf Nacken- u. Halsmuskeln begrenzter Torsionsdystonie, sog. ▸Tic rotatoire. Auch als ▸Retrocollis. E spastic t.

**Schief|lage:** *Geburtshilfe* ▸Schräglage. E oblique presentation.

**Schief|wuchs:** ▸Skoliose; s.a. ▸Kyphoskoliose.

**Schiel|am|bly|opie:** ▸Amblyopie infolge dauernden Nichtgebrauchs des ▸Schielauges (d.h. bei dauernder zentralnervöser Unterdrückung des störenden Doppelbildes). E strabismic amblyopia.

**Schiel|auge:** das bei Fernblick von der normalen Parallelstellung abweichende (»schielende«) Auge. E squinting eye.

**Schielen:** ▸Strabismus. E strabismus, squint. – **Sch., latentes:** ▸Heterophorie. E latent st.

**Schiel|häkchen:** feiner, stumpfer, rechtwinkliger Einzinker-Haken zum Fassen der Augenmuskelansätze bei Schieloperationen. E squint hook.

**Schiel|kapsel:** anstelle eines Brillenglases eingesetzte Metallkapsel (auch nur als abnehmbare Haftkapsel = Schielkalotte) zur Behandlung der Schielamblyopie (bei aktiver ▸Pleoptik erfolgt teilweise Abdeckung = ▸Okklusion des amblyopen Auges, in der übungsfreien Zeit passiver Pleoptik die totale Abdeckung des gesunden führenden Auges).

**Schiel|operation:** operative Behebung einer zum Schielen führenden Stellungsanomalie eines Auges u. Normalisierung seiner Exkursionsfähigkeit; als muskelschwächende oder -verstärkende Op. (Verlagerung des Ansatzpunktes nach hinten u. Verkürzung der Abrollstrecke bzw. umgekehrt). E strabismus surgery, strabotomy.

**Schiel|winkel,** Deviationswinkel: Winkel zwischen den Gesichtslinien des gesunden Auges u. des Schielauges bei Fernblick. S.a. Abb. E angle of deviation.

**Schien|bein:** ▸Tibia. E shinbone.

**Schienbein|schmerz:** der sog. Gamaschenschmerz als Symptom bei Wolhynischem Fieber. E tibialgia.

**Schiene: 1)** *Chirurgie, Orthopädie* Stab, Gestänge, rinnenförmige Schale etc. (aus Holz, Metall, Plastik, Gips etc.; auch aufblasbare Modelle) als – evtl. zusätzlich gepolstertes (Watte, Schaumstoff, Walkleder), auch anmodelliertes – Hilfsmittel zur Lagerung von Gliedmaßen(abschnitten) i.S. der Ruhigstellung, stellungskorrigierenden Fixierung bzw. Entlastung sowie evtl. zur Kraftübertragung auf bestimmte

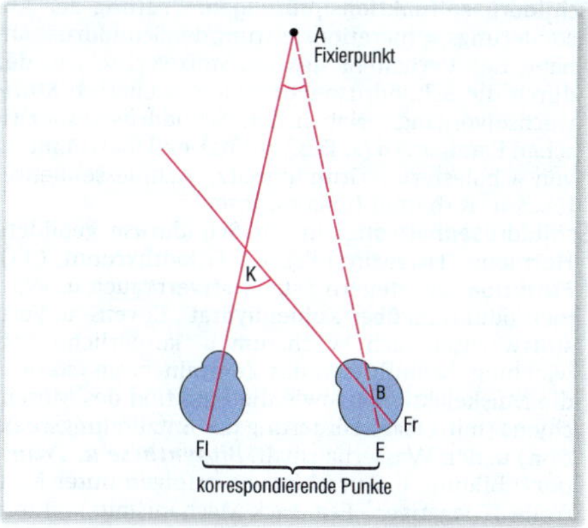


**Schielwinkel:** anomale Netzhautkorrespondenz bei Strabismus convergens (nach AUST). **Fl** = Foveola des fixierenden Auges; **Fr** = Foveola des schielenden Auges; **E** = extrafoveolare Netzhautstelle des schielenden Auges, die mit Fl korrespondiert; Winkel **Fl K Fr** = objektiver Schielwinkel; Winkel **Fl A E** = subjektiver Schielwinkel; Winkel **E B Fr** = Anomaliewinkel (Differenz zwischen objektivem u. subjektivem Schielwinkel). [9]

Skelettpunkte; s.a. ▸Schienenverband. Typische Modelle z.B. nach BRAUN, BÖHLER, CRAMER, THOMAS, VOLKMANN. – Ferner Bezeichnung für die der ▸Schienung dienenden Osteosynthese-Mittel. E splint. **2)** ▸Schienenkatheter.

**Schienen|apparat:** **1)** eine Gestänge-Konstruktion zur ▸Reposition oder ▸Retention von Knochenbrüchen; z.B. ▸BÖHLER-Schraubenzugapparat, ▸KLAPP-Repositionsgerät; ALLGÖWER-Sch. E splint apparatus. **2)** **Schienenhülsenapparat:** *Orthopädie* aus stab-, bandförmigen starren Teilen u. Walklederhülsen bestehender, nach Maß gefertigter, die Gliedmaßen unter Berücksichtigung funktioneller Gesichtspunkte umfassender mechanischer Stützapparat; als Bein-Sch. evtl. zusätzlich mit orthopädischem Schuh versehen. E orthopedic brace.

**Schienen|katheter,** Schienungsrohr: *Urologie* in die ableitenden Harnwege (Nierenbecken u./oder Ureter) eingelegter weicher Katheter (meist ein geschlitzter ▸PFLAUMER-Katheter) oder Kunststoffrohr als Mittel zur Harnabflusssicherung. ***Anw.:*** v.a. nach kontinuitätstrennender oder -beeinträchtigender Operation (z.B. Nierenbecken-, Ileozystoplastik, Harnleiter-Blasen-Anastomose). E splinting catheter.

**Schienen|verband:** unter Verwendung einer ▸Schiene angelegter Verband; u.a. auch *dent* als Fixierverband bei Kieferbrüchen (u. zwar – als Extraoralverband – z.B. mit außerhalb des Mundes befestigten Schraubplatten als perkutane Osteosynthese nach HOFFMANN; ferner z.B. als BJÖRN circumferential wiring, wobei eine Prothese oder eigens angefertigte Pelotte durch Drahtumschlingung fest mit dem Unterkieferkörper verbunden wird). E splint dressing.

**Schienung:** **1)** Fixierung von Knochenfragmenten, u. zwar indirekt durch Schienen (u. möglichst unter Ruhigstellung beider Nachbargelenke) oder direkt mit Hilfe v.a. von Marknägeln bzw. in die Markhöhle eingeführter Bohrdrähte (**innere Sch.** nach PRATT) bzw. mittels anschraubbarer Metallplatten oder eines ▸Fixateur externe; s.a. *dent* ▸Schienenverband. – Ferner die op. Versteifung eines Wirbelsäulenabschnittes durch Knochenspäne (z.B. nach ALBEE). E splinting. **2)** Einlegen eines ▸Schienenkatheters (z.B. Ureterenschienung).

**Schienungs|drain, -rohr:** ▸Schienenkatheter.

**Schierling, gefleckter:** ▸Conium maculatum.

**Schießscheibenzellen:** *Hämatologie* ▸Targetzellen. E target cells.

**Schiffbein:** *Anatomie* ▸Os scaphoideum. E scaphoid.

**Schifferknoten:** *Chirurgie* ein Nahtknoten (▸Knoten). E square knot, reef k.

**Schiff-Reagens** (HUGO SCH., 1834–1915, dt. Biochemiker, Florenz): in Aqua destillata gelöstes basisches Fuchsin mit Zusatz von Na-bisulfit u. n-Salzsäure; dient zum histochemischen Nachweis freier Aldehydgruppen im Gewebe (bildet z.B. mit Glykogen oder Glykosaminoglykanen roten Farbstoffkomplex); s.a. ▸FEULGEN-, ▸PAS-Reaktion. E Schiff's reagent.

**Schild|drüse,** Glandula thyroidea: aus dem Epithel des Schlunddarmbodens (d.h. der Kiementaschen) hervorgehende hufeisenförmige endokrine Drüse. ***Lage:*** Sie steht zu Beginn der Entwicklung zunächst über den ▸Ductus thyroglossalis mit dem Mundboden in Verbindung u. kommt nach ihrem Abstieg (Descensus), der evtl. mit Bildung akzessorischer Drüsen – z.B. im Zungengrund als isolierter Lobus pyramidalis oder als Glandula suprahyoidea (ZUCKERKANDL-Drüse) über dem Zungenbein – einhergeht, vor dem oberen Bereich der Luftröhre zu liegen. ***Struktur:*** Die S. besitzt zwei Seitenlappen (Lobus dexter u. sinister) und ein schmales Verbindungsstück (Isthmus glandulae thyroidae). Der Isthmus liegt auf dem 2.–4. Trachealknorpel, die Seitenlappen liegen auf den unteren Teilen der Schildknorpelplatten und grenzen an Trachea, Ösophagus u. Pharynx (s. Abb.). Die S. ist umgeben von einer die Epithelkörperchen mit einschließenden Kapsel. Sie ist sehr kapillarreich u. enthält zahlreiche kolloidhaltige Bläschen (▸Folliculi glandulae thyroideae) u. dazwischen ▸parafollikuläre Zellen. Die Follikel zeigen unterschiedliche Funktionszustände: Während der Sekretbildung werden Kolloidtropfen an das Follikellumen abgegeben; in der folgenden Phase der Sekretspeicherung sind die prall gefüllten Follikel von einem niedrigprismatischen Epithel ausgekleidet. Bei der Sekretausschwemmung wird verflüssigtes Kolloid von den Follikelepithelzellen rückresorbiert und dann durch Diffusion an die den Follikel umgebenden Blutkapillaren abgegeben. ***Funktion:*** Innerhalb der Basalmembran der Follikel liegen die parafollikulären Zellen; sie bilden ▸Calcitonin, das den Blutkalziumspiegel senkt und somit Gegenspieler des Parathormons der ▸Glandulae parathyroideae ist. Die S. ist Bildungs- u. Absonderungsort der ▸Schilddrüsenhormone sowie des für deren Aufbau, Speicherung u. Transport innerhalb der Drüse wichtigen ▸Thyreoglobulins. E thyroid, thyroid gland.

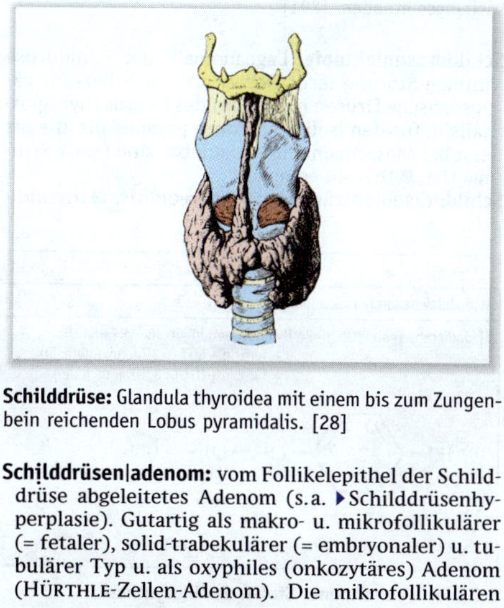

**Schilddrüse:** Glandula thyroidea mit einem bis zum Zungenbein reichenden Lobus pyramidalis. [28]

**Schilddrüsen|adenom:** vom Follikelepithel der Schilddrüse abgeleitetes Adenom (s.a. ▸Schilddrüsenhyperplasie). Gutartig als makro- u. mikrofollikulärer (= fetaler), solid-trabekulärer (= embryonaler) u. tubulärer Typ u. als oxyphiles (onkozytäres) Adenom (HÜRTHLE-Zellen-Adenom). Die mikrofollikulären

Formen sind oft histologisch nicht vom ▸Schilddrüsenkarzinom abgrenzbar (»metastasierendes Adenom«). E thyroid adenoma.

**Schilddrüsen|agenesie:** ▸Athyrie. E athyrosis.

**Schilddrüsen|blockade:** Unterdrückung der Schilddrüsenfunktion als notwendige Maßnahme bei einer Szintigraphie (z. B. mit $^{131}$J) anderer Organe (z. B. Gehirn, Skelett, Leber). Wenige Stunden vorher erfolgt die Gabe von Natriumperchlorat. E medical suppression of thyroid function.

**Schilddrüsen|diagnostik:** Oberbegriff für verschiedene Methoden zur Untersuchung von Morphologie u. Funktion der Schilddrüse: (s. Tab.). ***In-vitro-Diagn.:*** Basales TSH (▸Thyreotropin) ist Bestandteil aller ▸Schilddrüsenfunktionsprüfungen. Ist es normal u. besteht klinisch eine Euthyreose, ist keine weitere Bestimmung der ▸Schilddrüsenhormone nötig. Weitere Untersuchungen sind ▸TRH-Test; Bestimmung von Schilddrüsenhormonen, Schilddrüsenautoantikörpern (▸TSH-Rezeptor-Antikörper), ▸Thyreoglobulin; Kalzitonin/Pentagastrintest; Jodbestimmung im Urin; molekulargenetische Untersuchungen. ***In-vivo-Diagn.:*** Schilddrüsensonographie; Suppressionsszintigraphie; ▸Schilddrüsenszintigraphie mit Tc-99m-Pertechnetat, Jod-123 oder -131; Punktionszytologie.

| | |
|---|---|
| Palpation | orientierende Größenbeurteilung, Erkennen oberflächennaher Knoten, Organverschieblichkeit, Konsistenz, Druckschmerz |
| Sonographie | Volumenbestimmung, Beurteilung der Parenchymstruktur, Erkennen von diffusen u. umschriebenen Veränderungen |
| Hormonanalyse | aktuelle Stoffwechsellage |
| Szintigraphie | Funktion, Nachweis dystopen Gewebes, Struma retrosternalis |
| Feinnadelpunktion, Schneidebiopsie | Dignität, Zytologie, Histologie |
| Röntgen (Trachea, Ösophagus) | Verdrängung, Stenosierung |
| Computertomographie, Kernspintomographie | speziellen, meist wissenschaftlichen Fragestellungen vorbehalten |

**Schilddrüsendiagnostik:** Stellenwert verschiedener Untersuchungsmethoden. [291]

**Schilddrüsen|ektopie:** Lageanomalie der Schilddrüse infolge Störung ihres Deszensus. Auch Bez. für akzessorische Drüsen im Verlauf des Ductus thyroglossalis u. für den isolierten Lobus pyramidalis, die oft erst bei Massenzunahme erkennbar sind (s. a. ▸Struma [1]). E thyroid ectopia.

**Schilddrüsen|entzündung:** ▸Thyreoiditis. E thyroiditis.

**Schilddrüsen|funktions|prüfungen:** Prüfung der Absonderungs- = Inkretionsleistung der Schilddrüse anhand des Verhaltens des Jod-Stoffwechsels u. der durch die Schilddrüsenhormone gesteuerten Stoffwechselvorgänge. Neben den Schilddrüsen-spezifischen Parametern (s. Tab.) zusätzl. evtl. Bestimmung von Cholesterin, Grundumsatz, Achillessehnenreflexzeit. E thyroid function tests.

**Schilddrüsenhormone:** in der Schilddrüse gebildete Hormone Thyroxin ($T_4$) u. Trijodthyronin ($T_3$). ***Funktion:*** Sie steuern Sauerstoffverbrauch u. Wärmeproduktion, über Kohlenhydrat-, Eiweiß- u. Fettstoffwechsel auch Wachstum u. körperliche Entwicklung, beeinflussen das Zentralnervensystem u. die Muskelaktivität sowie die Funktion des Mesenchyms (mittelbare Förderung der Entzündungsreaktion) u. den Wasserhaushalt. ***Biosynthese u. Transport:*** Bildung u. Ausschüttung erfolgen unter Kontrolle (negativer Feedback-Mechanismus) durch den Hypothalamus (▸Thyreotropin-releasing-Hormon, TRH) u. die Hypophyse (▸Thyreotropin, TSH): Aus im Dünndarm resorbiertem u. von der Schilddrüse gespeichertem Jodid u. Tyrosin werden – enzymgesteuert – die inaktiven Vorstufen Mono- u. Dijodtyrosin synthetisiert, die zu $T_4$ bzw. $T_3$ kondensieren, welche ihrerseits in der Depotform J-▸Thyreoglobulin im Kolloid lagern, um bei Bedarf als aktive Hormone in das Blut abgegeben zu werden, mit dem sie, an Thyroxin bindendes Globulin (TBG) u. – geringer – Präalbumin (TBPA) gekoppelt (allein sind sie schwer wasserlöslich), zum Wirkungsort gelangen. Der tägliche Umsatz beträgt beim Gesunden ca. 80 µg $T_4$ u. 30 µg $T_3$. ***Anw.:*** z. B. zur Substitutionsther. (***Wirkst.:*** überwiegend Levothyroxin, z. T. in Kombination mit Liothyronin) bei Hypothyreose, Rezidivprophyl. nach Strumaresektion. E thyroid hormones.

**Schilddrüsen|hyper|plasie:** Vergrößerung der Schilddrüse durch Zellneubildung. Ergibt zunächst eine ▸Struma diffusa, später nodosa. E hyperplasia of the thyroid.

**Schilddrüsen|karzinom:** Oberbegriff für maligne Schilddrüsentumoren, die entweder von den Thyreozyten ausgehen, die das Follikelepithel bilden (u. sich aus dem Entoderm der Schlundtasche ableiten), oder den parafollikulären C-Zellen (neuroektodermalen Ursprungs). ***Ätiol.:*** Risikofaktoren sind u. a. ionisierende Strahlen, Jodmangel, genetische Prädisposition (medulläres Sch., s. a. ▸MEN); Onkogene (ras-, ret-, GSP-Onkogen), p53-Tumorsuppressorgen, TSH (als Wachstumsfaktor). ***Klassifik.:*** histologische Einteilung gemäß der Klassifikation der WHO (1988) in 5 Hauptgruppen: follikuläre, papilläre, medulläre, undifferenzierte (anaplastische), sonstige Karzinome; die klinische Stadieneinteilung erfolgt nach der ▸TNM-Klassifikation. ***Klinik:*** Leitsymptom ist der solitäre Strumaknoten (s. Abb.). Ein Sch. wird oft bei der Abklärung szintigraphisch »kalter Knoten« bzw. echoarmer u. echoinhomogener Knoten im Sonogramm diagnostiziert; weitere Malignitätskriterien bei umschriebenen Schilddrüsenveränderungen sind z. B. Schmerzausstrahlung in Kieferwin-

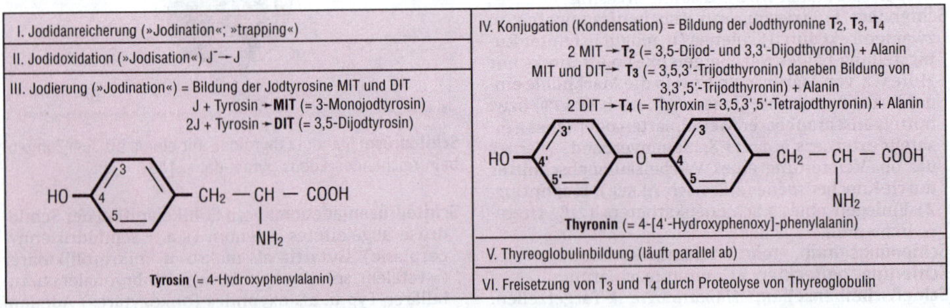


**Schilddrüsenhormone:** Stufen der Biosynthese.

| Verfahren | | | Indikation |
|---|---|---|---|
| **In-vitro-Diagnostik** | basales TSH | | Bestandteil jeder Schilddrüsenfunktionsdiagnostik; TSH-Screening bei Neugeborenen |
| | TRH-Test | | nur noch in Problemfällen: non-thyroidal illness (NTI) u. gleichzeitig V. a. Schilddrüsenkrankheit; Vorliegen einer hypophysären oder hypothalamischen Erkrankung |
| | Schilddrüsenhormone | | erniedrigtes (< 0,4 mU/l) oder supprimiertes (< 0,1 mU/l) basales TSH zum Ausschluss oder Nachweis einer manifesten Hyperthyreose: Bestimmung von $fT_4$ und $fT_3$ (bzw. $TT_3$); erhöhtes (> 4,0 mU/l) basales TSH: alleinige Bestimmung von $fT_4$ ausreichend |
| | Schilddrüsen-autoantikörper | Antikörper gegen den TSH-Rezeptor (TSH-R-AK) | Abgrenzung immunogene/nichtimmunogene Hyperthyreose (bei Hyperthyreose u. gleichzeitiger endokriner Orbitopathie entbehrlich); bei Schwangeren mit bestehender oder zurückliegender BASEDOW-Krankheit |
| | | Antikörper gegen Schilddrüsenperoxidase (TPO-AK) | Verdacht auf chron. lymphozytäre Thyreoiditis; bei echoarmer Binnenstruktur im Sonogramm; bei latenter oder manifester Hypothyreose; vor Einleitung einer Ther. mit Jodid; Abgrenzung einer immunogenen von einer nichtimmunogenen Hyperthyreose |
| | | Antikörper gegen Thyreoglobulin (Tg-AK) | Verdacht auf chron. lymphozytäre Thyreoiditis (wenn TPO-AK negativ); in Zusammenhang mit der Bestimmung von Thyreoglobulin |
| | Thyreoglobulin | | Verlaufskontrolle des differenzierten Schilddrüsen-Ca.; konnatale Hypothyreose; Hyperthyreosis factitia |
| | Kalzitonin/Pentagastrintest | | medulläres Schilddrüsen-Ca. (Nachsorge u. Verlaufskontrolle) |
| | Jodbestimmung im Urin | | Ausschluss bzw. Nachweis einer Jodkontamination: bei Pat. mit klin. schwer verlaufender Hyperthyreose bzw. thyreotoxischer Krise; mit unter üblich dosierter thyreostatischer Ther. therapieresistenter Hyperthyreose; vor Radiojodtherapie; bei Kindern mit kongenitaler Hypothyreose |
| **In-vivo-Diagnostik** | Schilddrüsen-szintigraphie | Tc-99m-Pertechnetat | tastbare u./oder sonogr. abgrenzbare Herdbefunde (Knoten ≧1 cm); V. a. fokale oder diffuse Autonomie bei manifester oder latenter Hyperthyreose; diagn. unklare Fälle in der Abklärung BASEDOW-Krankheit gg. chron. lymphozytäre Thyreoiditis; nach Radiojodtherapie zur Dokumentation des Ther.-Erfolges; ggf. im Verlauf unbehandelter autonomer Adenome |
| | | Jod-123 | ektop gelegenes Schilddrüsengewebe; konnatale Hypothyreose; Organifizierungsdefekte (Perchlorat-Test) |
| | | Jod-131 | Aktivitätsberechnung beim Radiojodspeichertests vor geplanter Radiojodther.; Nachsorge des Schilddrüsen-Ca. |
| | Supressionsszintigraphie | | V. a. fokale oder diffuse Autonomie bei peripherer Euthyreose u. nicht supprimiertem basalem TSH |

**Schilddrüsenfunktionsprüfungen:** nach Dt. Gesellschaft für Nuklearmedizin. [382]

kel, Nacken, Hinterkopf (s. Tab.). ***Diagn.:*** Sonographie, Szintigraphie, Laborparameter ($T_3$, $T_4$, TSH), Feinnadelbiopsie, histologische Klärung ggf. nach Operation (Paraffinschnitt). ***Ther.:*** Interdisziplinäres Vorgehen ist erforderlich u. unterscheidet sich je nach histologischem Typ u. Stadium: a) **differenziertes Sch.:** Hemithyroidektomie (bei solitärem hochdifferenziertem papillärem Mikrokarzinom), totale Thyroidektomie, Radiojodtherapie (plus Ganzkörperszintigraphie), perkutane Röntgenbestrahlung, Schilddrüsenhormonbehandlung, bei Metastasierung evtl. zytostatische Therapie; b) **undifferenziertes Sch.:** bei Diagnosestellung meist nur noch palliativ-chirurgische und strahlentherapeutische Maßnahmen; c) **medulläres Sch.:** möglichst radikale Entfernung der Schilddrüse u. aller Lymphknoten. **E** thyroid carcinoma. – **Sch., ana|plastisches:** v. a. bei älteren Personen (bevorzugt Frauen) vorkommendes, infiltrierend u. schnell wachsendes Karzinom, dessen Zellen keine strukturelle Differenzierung

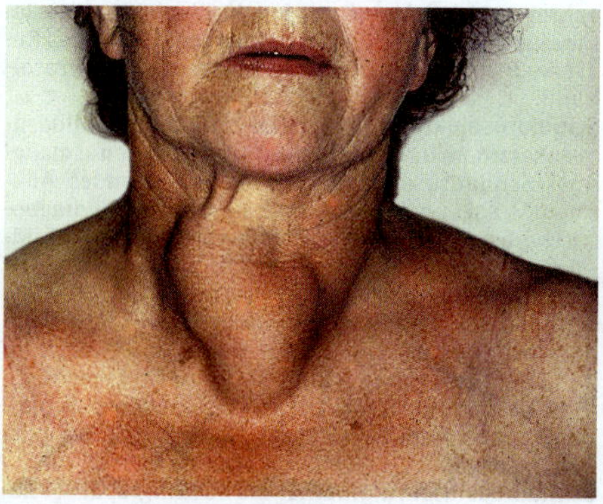

**Schilddrüsenkarzinom.** [279]

| Anamnese |
|---|
| • schnelles Wachstum<br>• Schmerzausstrahlung in Kieferwinkel, Nacken, Hinterkopf<br>• positive Familienanamnese für medulläres Schilddrüsenkarzinom<br>• multiple endokrine Neoplasie (zusammen mit Phäochromozytom)<br>• Z.n. Radiatio im Kopf-Hals-Bereich |
| **klinischer Befund** |
| • palpatorisch harte Konsistenz<br>• Spätzeichen:<br>– fehlende/verminderte Verschieblichkeit<br>– Heiserkeit<br>– Dyspnoe, Stridor<br>– Dysphagie<br>– zervikale Lymphknotenvergrößerungen<br>– Horner-Symptomenkomplex<br>– Einflussstauung |
| **bildgebende Verfahren** |
| • Solitärknoten in sonst unauffälliger Schilddrüse<br>• sonographisch echoarmer oder echokomplexer Knoten<br>• szintigraphisch kalter Knoten |

**Schilddrüsenkarzinom:** Malignitätskriterien bei umschriebenen Schilddrüsenveränderungen. [291]

zeigen; frühe Metastasierung. Die kleinzellige Variante in früheren Einteilungen wird heute eher den malignen Lymphomen zugeordnet. E anaplastic t. c. – **Sch., follikuläres:** Sch. mit hoch- oder niedrigdifferenzierten follikelartigen Strukturen; unter prognostischen Gesichtspunkten wird zwischen minimal invasiven gekapselten Tumoren u. grob invasiven follikulären Karzinomen unterschieden. E follicular t. c. – **Sch., medulläres,** C-Zell-Karzinom: von den Calcitonin produzierenden, parafollikulären C-Zellen ausgehendes Sch. Neuroendokriner Tumor, in 3/4 der Fälle sporadisch, die restlichen familiär gehäuft in Zusammenhang mit einer multiplen endokrinen Neoplasie (▸MEN Typ II), d.h. zusammen mit Phäochromozytom u. primärem Hyperparathyroidismus. ***Klinik:*** Calcitoninerhöhung, Schwellung am Hals, Heiserkeit, Dysphagie, chron. Diarrhö. E medullary t. c. – **Sch., papilläres:** Sch. mit papillären Strukturen; solitär oder multipel, oft mit Psammomkörnern; Metastasen v.a. regional. Varianten: Mikrokarzinome, gekapselte Karzinome, diffus sklerosierende Karzinome. E papillary t. c.

**Schilddrüsen|knoten:** ▸heißer u. ▸kalter Knoten (s.a. ▸Schilddrüsenszintigraphie), s.a. ▸Struma. E thyroid nodule.

**Schilddrüsen|kolloid:** in den Follikeln der Schilddrüse gespeicherte kolloidale, chromophile (randständig chromophobe) Masse mit Jod, Kohlenhydrat, Nucleinsäuren, Calcium, Fetten u. Thyreoglobulin; das Reservedepot für ▸Schilddrüsenhormone. E thyrocolloid.

**Schilddrüsen|krebs:** Sammelbegriff für ▸Schilddrüsenkarzinom u. weitere »bösartige Tumoren«: malignes Schilddrüsenadenom (=metastasierendes Adenom Wegelin; nur bei Metastasen-Nachweis diagnostizierbar), ▸Hürthle-Zellen-Karzinom, ▸Schilddrüsenpapillom u. ▸-adenom mit wasserhellen Zellen. E thyroid malignancy.

**Schilddrüsen|papillom:** papilläres epitheliales Neoplasma der Schilddrüse mit invasivem Wachstum (Kapselinfiltration) u. Metastasierung in Lymphknoten (im amerikan. Schrifttum als papilläres Schilddrüsenkarzinom bezeichnet). E papillary carcinoma of the thyroid.

**Schilddrüsen|szinti|graphie:** die ▸Szintigraphie (Photo-, Stylo- oder Colorszintigraphie) der Schilddrüse nach Gabe von $^{123}J$ oder meistens $^{99m}Tc$ zur funktionstopographischen Darstellung des Organs. Das die Jodaktivität widerspiegelnde Szintigramm zeigt im Normalfall eine gleichmäß. Aktivitätsverteilung, bei sog. ▸heißen u. ▸kalten Knoten (Abb.) örtliche Aktivitätssteigerungen bzw. -ausfälle. E radioisotope scanning of the thyroid.

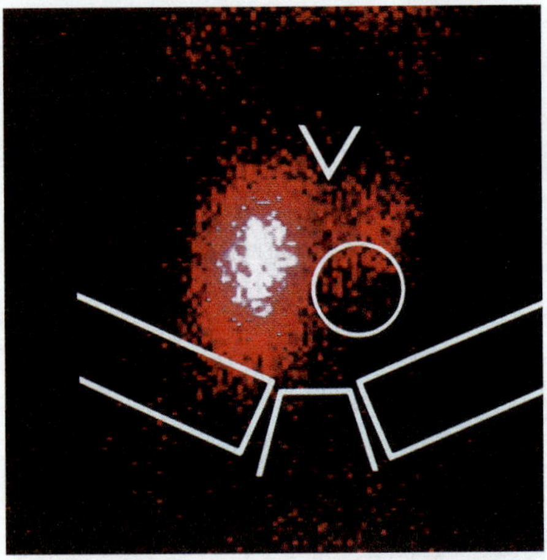

**Schilddrüsenszintigraphie:** Szintigramm einer mäßig vergrößerten Schilddrüse (kalter Knoten links). [272]

**Schilddrüsentherapeu|tica, -tika:** Medikamente zur Behandlung von Schilddrüsenfunktionsstörungen; ***Wirkst.:*** ▸Schilddrüsenhormone, ▸Thyreostatica, Jod (s.u. ▸Jodbehandlung, ▸Radiojodtherapie).

**Schilddrüsen|tuberkulose:** seltene, bei Miliartuberkulose aber regelmäßig vorkommende Organtuberkulose (zu Beginn oft mit Hyperthyreose). Als produktive Tbk oder aber verkäsend (u.U. mit retroösophagealem Senkungsabszess); als Sonderform die abszedierende Tbk. E thyroid gland tuberculosis.

**Schilddrüsen|tumoren:** Oberbegriff für die verschiedenen Tumoren der Schilddrüse, z.B. ▸Schilddrüsenadenom, ▸Schilddrüsenkarzinom. Die Klassifikation der WHO (1988) zeigt die Tab. E thyroid tumors.

| | |
|---|---|
| **I.** | epitheliale Tumoren<br>A. benigne Tumoren<br>1. follikuläres Adenom<br>2. andere Tumoren<br>B. maligne Tumoren<br>1. follikuläres Karzinom<br>2. papilläres Karzinom<br>3. medulläres Karzinom<br>4. undifferenziertes (anaplastisches) Karzinom<br>5. andere Tumoren |
| **II.** | nichtepitheliale Tumoren |
| **III.** | maligne Lymphome |
| **IV.** | verschiedene Tumoren |
| **V.** | sekundäre Tumoren |
| **VI.** | unklassifizierte Tumoren |
| **VII.** | tumorähnliche Läsionen |

**Schilddrüsentumoren:** Klassifikation (nach WHO 1988). Die Gruppen sind nach der Prognose zusammengefasst. [89]

**Schilddrüsen|über|funktion:** ▸Hyperthyreose, ▸heißer Knoten. E thyroid hyperfunction, hyperthyroidism.

**Schilddrüsen|unter|funktion:** ▸Hypothyreose, ▸kalter Knoten. E thyroid hypofunction, hypothyroidism.

**Schilder(-Foix-Heubner)-Krankheit** (PAUL F. SCH., 1886–1940, Neurologe, Wien, New York): zentrolobuläre, symmetrische, intrazerebrale Sklerose als entzündliche Variante der diffusen ▸Hirnsklerose. E Schilder's disease.

**Schild|knorpel,** Cartilago thyroidea: der größte, als »Adamsapfel« (Prominentia laryngea) vorspringende Knorpel des Kehlkopfes (Larynx); mit rechter u. linker, in der Mittellinie unter Bildung eines tiefen oberen Einschnittes (Incisura superior) vereinigter Schildknorpelplatte, beidseits mit einem großen u. kleinen Horn. E thyroid cartilage.

**Schild|kröten|verband:** ▸Testudo.

**Schild|niere,** Ren scutulatus: ▸Kuchenniere. E cake kidney.

**Schild|thorax:** schildförmige Brustkorbabflachung vorn, meist mit Minderung des sagittalen Durchmessers u. Längsstreckung; v.a. beim Leptosomen. E flat chest.

**Schild|zecken:** Ixodidae (s.u. ▸Zecken). E hard ticks.

**Schiller-Jodprobe** (WALTER SCH., 1887–1960, Frauenarzt u. Pathologe, Wien, Chicago): Nachweis von Epithelanomalien an der Gebärmutter-Portio durch Auftupfen von LUGOL-Lösung: Gesundes (normal glykogenhaltiges) Epithel wird danach tiefdunkelbraun, Zervixdrüsenfeld u. möglicherweise krankhaft verändertes Epithel bleiben ungefärbt (»jodnegativ«). *Anw.* in der Diagnostik des Kollumkarzinoms. – Von FASSKE u. MORGENROTH als Diagnostikum auch für die Mundhöhle angegeben. E Schiller's test.

**Schilling** (1) ROBERT F. SCH., geb. 1919, amerikan. Arzt; 2) VIKTOR SCH., 1883–1960, Hämatologe, Berlin, Rostock). – **Sch.-Halbmond(körper)** (VIKTOR SCH.): ▸Achromoretikulozyt. – **Sch.-Index** (VIKTOR SCH.): ▸Kernverschiebungsindex. E Schilling's index. – **Sch.-Leukozytenformel** (VIKTOR SCH.): Aufstellung der Prozentanteile der einzelnen Leukozytenformen im Differentialblutbild. – **Sch.-Test** (ROBERT F. SCH.): Nachweis für Fehlen des Intrinsic-Faktors (d.h. der »echten« perniziösen Anämie). Heute v.a. als »Doppelmarkierungsverfahren« anhand oraler Gabe eines mit $^{57}$Co markierten Vitamin-$B_{12}$-Präparates (gebunden an Magensaft, d.h. an Intrinsic-Faktor); gleichzeitig werden $^{58}$Co-markiertes Vitamin $B_{12}$ (in freier Form) u. eine Ausschwemmdosis (1000 µg) nicht markiertes Vitamin $B_{12}$ (als i.m. Injektion) verabreicht. Anschließend werden im 24-Std.-Urin die Aktivitäten der Isotope $^{57}$Co u. $^{58}$Co gemessen. Bei Gesunden werden > 9% beider Fraktionen ausgeschieden; bei Fehlen des Intrinsic-Faktors wird das freie Vitamin $B_{12}$ ($^{58}$Co-Fraktion) vermindert (< 5%), das gebundene ($^{57}$Co) jedoch normal ausgeschieden. Bei ▸Malabsorption sind dagegen beide Fraktionen erniedrigt. E Schilling test. – **Sch.-Zählkammer** (VIKTOR SCH.): ▸Zählkammer für Leuko- u. Erythrozyten. Entweder mit Einheitsnetz oder mit Kreuznetz (neun 1-mm-Quadrate mit 25er-Teilung, davon das zentrale u. die 4 an die Seiten angrenzenden mit je 3 Kleinquadratreihen mit 4-Rechteck-Teilung und dazwischen je 2 mit 16-Kleinstquadrat-Teilung). E Sch.'s counting chamber.

**Schimmel|mykose:** Erkrankung infolge Befalls (u. parasitierenden Wachstums) durch ▸Schimmelpilze, v.a. bei Abwehrschwäche. E mold mycosis.

**Schimmel|pilze:** allgemein verbreitete, vorwiegend saprophytische, bei feuchter Wärme gut gedeihende Pilze verschiedener Gattungen, deren Myzel wattebis mehlartige, weiße oder farbige Rasen bzw. Stränge auf bzw. in Nährsubstrat bildet. Von ihnen gebildete Fermente verändern z.T. Lebensmittel u. führen zu deren Verderb. Verzehr kann zu Erkrankungen führen, z.B. bei Claviceps purpura (Secale-Alkaloide) zum Ergotismus, bei Aspergillus flavus (▸Aflatoxine) zu Lebernekrose. – Schimmelmykosen können gelegentlich auch Allergien hervorrufen (Letztere auch gegen deren Stoffwechselprodukte möglich, z.B. als Penicillinallergie). – Metaboliten bestimmter Sch. sind als Antibiotika wirksam (z.B. Penicillin). S.a. ▸Mucor. E molds.

**Schinken|milz:** *Pathologie* makroskopisches Bild der Milz bei ▸Amyloidose; es bestehen diffuse hellrot-transparente Einlagerungen in der Pulpa. E bacon spleen.

**Schinnen:** kleieförmige, wie Tannennadeln abfallende Kopfschuppen. E dandruff, branny scales.

**Schinzel-Giedion-Syndrom** (ALBERT SCH., geb. 1944, Humangenetiker, u. ANDRES G., geb. 1925, Kinderradiologe, beide Zürich): autosomal-rezessiv (?) erbliches Krankheitsbild mit verkürzter knöcherner Schädelbasis, eingesunkenem Mittelgesicht u. weiteren variablen Befunden. E Schinzel-Giedion (midface retraction) syndrome.

**Schiötz-Tonometer** (HJALMAR SCH., 1850–1927, Augenarzt, Oslo): Impressions-▸Tonometer mit frei spielendem, mit einem bestimmten Gewicht belastbarem Stift; die Druckwerte sind an einer Skala ablesbar. E Schiötz's tonometer.

**Schipper|fraktur, -krankheit,** SCHMITT-Syndrom: Ermüdungsbruch von Dornfortsätzen (meist $C_7$ u. $Th_1$) infolge ungewohnter Überlastung der ansetzenden Rückenmuskulatur, z.B. bei ungewohnten Erdarbeiten; der akute Abriss mit plötzlichem Schmerz u. Krepitation; die chronische Fraktur mit tagelangen Vorbotenzeichen (rheumatoide Beschwerden im Hals-Schulter-Bereich). Ggf. entschädigungspflichtige Berufskrankheit. E clay shovellers' fracture.

**Schirmbildverfahren:** ▸Röntgenschirmbildverfahren. E photofluorography.

**Schirmer-Test** (OTTO WILH. AUG. SCH., 1864–1917, Augenarzt, Greifswald, New York): Prüfung der Tränensekretion durch Einlegen eines abgeknickten Lackmuspapierstreifens beidseits in den Konjunktivalsack nahe den Tränenpünktchen u. Seitenvergleich der durch die Tränenflüssigkeit erfolgenden Durchtränkung (normal 2–3 mm/min) u. Verfärbung nach 5 Min. Verfärbung des Lackmuspapierstreifens unter 15 mm (vom Lidrand aus gemessen) nach 5 Minuten gilt als pathologisch. E Schirmer test.

**Schisto|coelia:** Bauchspalte. E schistocelia.

**Schisto|cystis:** Zystitis bei ▸Schistosomiasis. E schistocystis.

**Schisto|pros|opie:** Gesichtsspalte. E schistoprosopia.

**Schistose** *(engl. schist = Schiefer):* gutartige Staublungenerkrankung durch Einatmen von Schieferstaub. E schistosis.

**Schisto|soma,** Bilharzia, Pärchenegel: Gattung (sub)tropischer Saugwürmer der Familie **Schistosomatidae** = Adernegel [Digenea; Trematodes]; s.a. ▸Trichobilharzia. 6–20 mm lang, 1–2 mm breit (♂; das fadenförmige Weibchen liegt während der Kopulation im Canalis gynaecophorus des Männchens), schuppenbedeckt u. mit je 2 Saugnäpfen an Kopf u. hinterem Körperende. Artspezifische Zwischenwirte sind Süßwasserschnecken. Eiablage erfolgt in die Blutkapillaren des Wirtes, der sie im Stuhl oder Harn ausscheidet (Zyklus mit Infestationsweg Abb.). Erreger der ▸Schistosomiasis. E Schistosoma. – **Sch. bovis:** in

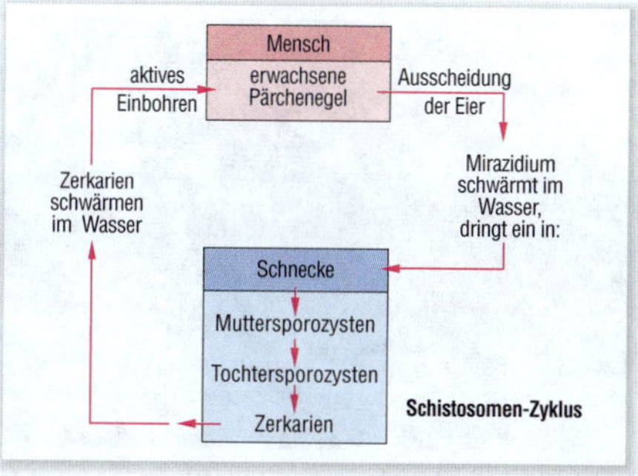


**Schistosoma.** [254]

S

Afrika bei Rindern u. Schafen vorkommendes Sch.; gelegentlich Erreger von Harnblasenerkrankungen des Menschen. – **Sch. haematobium,** Distomum h., Bilharzia haematobia s. magna: der »Blasenpärchenegel« des Menschen; Eier oval u. mit endständigem Sporn; Zwischenwirt: Bulinus truncatus. Erreger von Blasen- u. Darmschistosomiasis in Afrika, Nahost u. Mittelmeerländern; adulte Würmer u. Eier v.a. in den Venen des Pfortaderkreislaufs; v.a. in Ägypten aber auch Lungenbeteiligung (mit sekundärer ▸Pulmonalsklerose: »Ägyptische AYERZA-Krankheit«); als – wahrscheinliche – Unterart in Indien das **Sch. indicum**. – **Sch. intercalatum:** Sch. in Nigeria u. im Kongogebiet; Erreger einer milderen Darm- u. Leberschistosomiasis. – **Sch. japonicum:** ein – wie seine Eier – in Darmvenen vorkommendes Sch., Zwischenwirt: Oncomelania-Arten. Erreger der ▸Schistosomiasis japonica. – **Sch. mansoni:** in Afrika u. Südamerika vorkommendes Sch.; Zwischenwirte: Australorbis- u. Tropicorbis- bzw. Biomphalaria-Arten. Erreger von Darmschistosomiasis bei Mensch u. Säugern (in Afrika Affen als Reservoir); erhöhte Infektionsgefahr bei hohen Wassertemperaturen, z.B. im Nilgebiet Februar bis Juni; adulte Würmer u. Eier besonders in Dickdarm- u. Lebervenen. – **Sch. matheei:** bei Rind, Schaf, Ziege, Wild, v.a. in Simbabwe auch bei Menschen vorkommendes Sch.; oft gemeinsam mit Sch. haematobium.

**Schisto|somatium:** eine Trematodengattung bei kleineren Nagern; in Wasser lebende Zerkarien evtl. Erreger von Dermatitis bei Menschen.

**Schisto|somen|dermatitis:** durch Zerkarien von Schistosoma-Arten bei der Hautpenetration hervorgerufene Hautverletzungen mit einem durch abgesonderte Substanzen verursachten, stark juckenden papulösen Exanthem; bei ▸Schistosoma japonicum oft mit Allgemeinerscheinungen (▸Katayama-Krankheit). Vorkommend als sog. Bade-, Schwimmer-, Pflanzer-, Kuli-Dermatitis. E schistosome dermatitis, swimmer's itch.

**Schistoso|miasis,** Bilharziose: durch Schistosoma-Arten hervorgerufene chronische Infektionskrankheit in Tropen u. Subtropen. Ihre Inzidenz nimmt aufgrund von Bewässerungsprojekten u. Dammbauten weltweit zu (derzeit ca. 300 Millionen Infizierte). Die Infektion erfolgt durch Eindringen der Zerkarien durch die Haut (▸Schistosomendermatitis) oder – v.a. bei Trinken verseuchten Wassers – durch die Schleimhaut. Nach einer Ruhepause in der Haut wandern die Zekarien (z.T. über Lunge u. Leber) in die Venen des Darms bzw. der Harnblase. Dort entwickeln sich adulte Würmer, die (mit Erreichen der Geschlechtsreife) die Produktion der Eier aufnehmen, welche eine arttypische Erkrankung bestimmter Organe, gelegentlich auch Allergie (Katayama-Krankheit) hervorrufen (s.a. Abb.). E schistosomiasis. – **Sch. intestinalis,** Darmbilharziose: Sch. v.a. des Dickdarms durch Schistosoma mansoni. Die Deponierung der Eier (bevorzugt im Mastdarm) führt zu Schleimhautverdickung (evtl. mit papillomatöser oder geschwüriger Komponente) bzw. Papillomatose u. Polypenbildung sowie zu Kolon-umgebenden Tumoren (mit Gefahr der malignen Entartung u. Invagination); im Stuhl werden Eier ausgeschieden. ***Klinik:*** ▸Schistosomendermatitis (v.a. bei Europäern als ▸Katayama-Krankheit), Leber- u. Milzvergrößerung (später Pfortaderhypertonie mit Folgeerscheinungen), Durchfälle; im Endstadium Darmstenosen u. pulmonale Hypertonie. E intestinal s. – **Sch. japonica,** asiatische Darmbilharziose, Japanese s.: Sch. des Darms durch Schistosoma japonicum. ***Klinik:*** verläuft in 3 Stadien: **1)** ▸Katayama-Krankheit; **2)** dann blutig-schleimige Durchfälle mit Abmagerung, Milz-Leber-Vergrößerung mit Pfortaderhypertonie, Anämie u. Husten (durch frisch einwandernde Wurmeier u. allergisch); **3)** im Endstadium (nach 3–5 J.) Leber- u. Milzfibrose, Aszites, Gliedmaßenödeme. Häufig Eiablagerung im Gehirn (Erblindung, JACKSON-Epilepsie); Tod meist infolge Kachexie oder Sekundärinfektion. – **Sch. pulmonalis,** Lungenbilharziose: die (seltene) Sch. der Lunge durch Schistosoma mansoni u. haematobium. ***Klinik:*** Es kommt zu Endarteriitis u. Pseudotuberkelbildung (um Eier), Nekrosen (evtl. auch Verlegung) der Lungenarteriolen u. Leber-Milz-Veränderungen wie bei Sch. intestinalis, deren Symptome ergänzt werden durch Dyspnoe, Präkordial- u. Herzbeschwerden, pulmonale Hypertonie u. schließlich Cor pulmonale mit charakteristischer Zyanose. E pulmonary s. – **Sch. urogenitalis,** Blasenbilharziose: die Sch. der Harnblase durch Schistosoma haematobium (Abb.), die zu chronischer Zystitis führt (z.T. granulomatös u. polypös). Es treten (z.T. bereits im Kindesalter) Tenesmen, Hämaturie, Steinbildung, Harnleitererweiterung u. Hydronephrose auf; gelegentlich entwickelt sich Blasenkrebs. – Im Nilgebiet als »Ägyptische Hämaturie«. E urinary s.

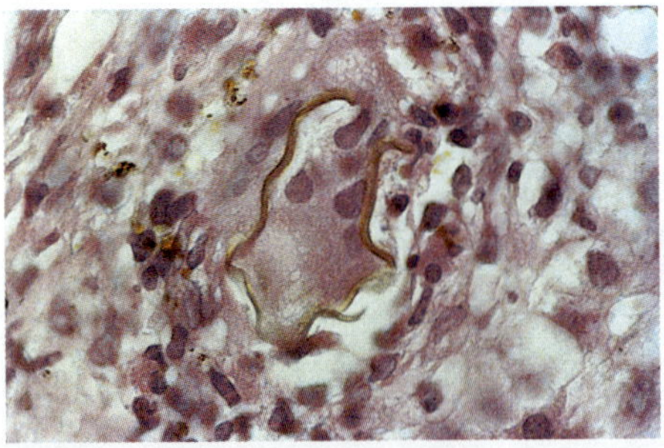

**Schistosomiasis:** histologisches Präparat der Leber mit Eihülle und Granulom (Doz. H. KOCH, Freiburg). [156]

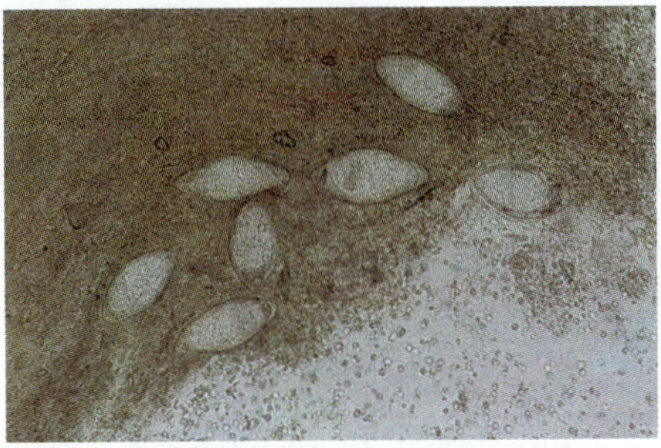

**Schistosomiasis urogenitalis:** Urinsediment. [87]

**Schisto|zyt:** infolge mechanischer Schädigung abnorm bizarrer Erythrozyt; v.a. bei mechanischer Hämolyse (bei künstlicher Herzklappe, Marschhämoglobinurie); s.a. ▸Fragmentozyt. E schistocyte.

**schizo...:** Wortteil »Spalt«, »gespalten« (s.a. ▸Schisto...).

**Schizo|cephalus:** ▸Kranioschisis. E schizocephalia.

**Schizo|gonie:** Teilungsmodus bei Einzellern (z.B. Sporozoen, Kokzidien); eine rasche Aufeinanderfolge von Kernteilungen ohne Plasmateilung, die zu Bildung vielkerniger Zellen führt (▸Schizont), u. mit nachfolgendem Zerfall zu einkernigen »Fortpflanzungszellen«. E schizogony.

**schi|zoid:** Begriff aus der Psychiatrie, der Wesenzüge von Menschen mit einer (bestimmten) Persönlichkeitsstörung beschreibt. Umfasst Eigenschaften wie Ungeselligkeit, Autismus, Introvertiertheit, Affektivitätsambivalenz, Verbergen starker affektiver Vorgänge (bei jedoch tiefer gemütsmäßiger Ansprechbarkeit), Sichzurückziehen von der Realität, zum Abstrakten neigendes Denken, Neigung zu verbalen Aggressionen (s.a. ▸schizothym). Bei starker Ausprägung dieser Eigenschaften als **sch. Temperament** oder **sch. Persönlichkeit** bezeichnet. E schizoid.

**Schizo|myce̱tes,** Spaltpilze: die sich durch Spaltung vermehrenden Mikroorganismen, i.e.S. Bakterien. E schizomycetes.

**Schi|zo̱nt:** die durch ▸Schizogonie entstehende vielkernige Zelle als das agame Entwicklungsstadium der Plasmodien im Erythrozyten oder Gewebe (z.B. Leber). Als reifer Sch. mit bereits erkennbarer Teilung auch des Zellplasmas (d.h. mit Kenntlichwerden der einzelnen ▸Merozoiten); s.a. ▸Malariazyklus (dort Schema). E schizont.

**Schizontozi̱d:** ▸Malariamittel mit Wirksamkeit allein gegen die im Blut vorhandenen Schizonten (u. damit gegen die akuten Erscheinungen); ***Wirkst.:*** z.B. Chinin, Mefloquin, Proguanil. E schizonticide.

**Schiz|onychi̱e:** die Aufsplitterung oder das Einreißen der freien Nagelenden bei Myxödem u. als Folge stark austrocknender u. entfettender Mittel. E schizonychia.

**Schizo|ph(r)asi̱e:** »Sprachverwirrtheit« durch Verbigeration, Neologismen u. Agrammatismus. Gehört zu den formalen Denkstörungen. Die Äußerungen sind für den Beobachter kaum verständlich. Typisch für Schizophrenie oder organisches Psychosyndrom. Häufig sind andere seelische Funktionen ebenfalls beeinträchtigt. E schizophasia, word salad.

**schizo|phren:** als Symptom einer ▸Schizophrenie auftretend; an Schizophrenie leidend. E schizophrenic. – **sch. Defekt:** s.u. ▸Defektzustand. – **sch. Demenz:** **1)** veralteter Ausdruck für den scheinbaren intellektuellen Defekt des Schizophrenen. Infolge Denk- u.a. Störungen wird die erhaltene Intelligenz nicht voll genutzt. **2)** schizophrener ▸Defektzustand. – **sch. Reaktion:** **1)** abnorme Erlebnisreaktion mit schizophrener oder schizophrenieähnlicher Symptomatik. Entspricht heute einer schizoaffektiven Störung oder einer vorübergehenden akuten psychot. Störung. Auslöser ist oft eine starke Belastungssituation. S.a. ▸Borderline-Syndrom. **2)** in der amerikan. Nomenklatur die akute Schizophrenie. E acute schizophrenia. – **sch. Syn|drom:** die Symptomatik bei Erkrankung des schizophrenen Formenkreises. E sch. syndrome. – **sch. Verödung:** im Endstadium der chronischen Schizophrenie das Verlöschen des affektiven Mitschwingens u. das Fehlen subjektiver Werterlebnisse bzw. (als »Versandung«) das Verlöschen v.a. der lebenserhaltenden Kräfte u. der Spontaneität. Ferner Denkstörungen, Intelligenzminderung und ein Nachlassen der Gedächtnisleistungen.

**Schi|zo|phre̱nia, -phrenie,** Dementia praecox (frühere Bez. nach E. Kraepelin): endogene Psychose mit oft vielgestaltigem psychopathologischem Zustandsbild (z.B. Halluzinationen, Wahnideen, formale Denkstörungen, Ich-Störungen, Verlust des Strukturzusammenhangs der Persönlichkeit mit Spaltung von Denken, Affekt u. Erleben, psychomotorische Symptome). ***Ätiol.:*** wahrscheinlich auf einer Interaktion psychischer u. somatischer Faktoren beruhend. Die Ätiogenese ist unbekannt. Diskutiert wird eine multifaktorielle Genese (genetische, neurobiologische, psychosoziale Teilfaktoren), z.B. als sog. **Vulnerabilitäts-Stress-Modell** (eine genetisch angelegte, durch neuropathologische u. biochemische Veränderungen im Gehirn früh erworbene Krankheitsdisposition führt unter dem Einfluss verschiedener Stressoren über verschiedene Zwischenstufen zur akuten Krankheitsmanifestation). Vorkommen familiär gehäuft mit Auftreten meist zwischen 20. u. 40. Lj.; verläuft sehr verschieden, akut, chronisch oder schubweise, u.U. mit Residualzustand. Stillstand ist auf jeder Stufe möglich, eine Vollremission in ca. ein Drittel der Fälle. Bei voller Symptomausprägung stehen Störungen verschiedener Funktionen im Vordergrund (z.B. Konzentration u. Aufmerksamkeit, inhaltliches u. formales Denken, Ich-Funktionen, Wahrnehmung, Intentionalität, Affektivität). ***Ther.:*** Der Verlauf lässt sich mit den heute verfügbaren Therapiemöglichkeiten (Psychopharmaka in Kombination mit psychotherapeutischen Verfahren wie supportive Gesprächs-, Gruppen-, Familien-, Arbeits-, Beschäftigungs-, Soziotherapie, Angehörigengruppen, Rehabilitationsmaßnahmen etc.) bei der Mehrzahl der Patienten günstig beeinflussen. ***Einteilung:*** nach Erkrankungsalter, Verlauf u. führenden Symptomen unterteilt in hebephrene, katatone u. paranoide Sch. sowie Schizophrenia simplex. Eine Einteilung nach ICD-10 zeigt die Tab. ***Diagn:*** Die Diagnosestellung stützt sich u.a. auf das Vorhandensein der Symptome 1. u. ggf. 2. Ranges nach K. Schneider (Tab.). E. Bleuler unterschied zwischen Grundsymptomen (Assoziations- u. Affektivitätsstörungen, Ambivalenz, Autismus) u. akzessorischen Symptomen (Sinnestäuschungen, Wahnideen, Ich-Störungen, Katatonie). S.a. ▸schizoid. E schizophrenia, split personality. – **Sch., hebephrene:** Form der Sch. mit Krankheitsbeginn zwischen dem 15. u. 25. Lj. u. ungünstiger Verlaufsprognose. Im Vordergrund stehen Affekt-, Antriebs- u. formale Denkstörungen. Typische Merkmale sind läppisches Verhalten, inadäquater Affekt und ein Abbau geistiger Funktionen bis zur Demenz. E hebephrenic sch. – **Sch., kato̱ne:** akute Sch. unter dem Bild der ▸Katatonie (psychomotorische Störungen, z.B. wechselnder katatoner Sperrungs-/Erregungszustand). Die Erkrankung

| **F20** | **Schizophrenie** |
|---|---|
| F20.0 | paranoide Schizophrenie |
| F20.1 | hebephrene Schizophrenie |
| F20.2 | katatone Schizophrenie |
| F20.3 | undifferenzierte Schizophrenie |
| F20.4 | postschizophrene Depression |
| F20.5 | schizophrenes Residuum |
| F20.6 | Schizophrenia simplex |
| F20.8 | Andere |
| F20.9 | nicht näher bezeichnete |
| **F21** | **schizotype Störung** |
| **F22** | **anhaltende wahnhafte Störungen** |
| **F23** | **vorübergehende akute psychotische Störungen** |
| **F24** | **induzierte wahnhafte Störungen** |
| **F25** | **schizoaffektive Störungen** |
| **F28** | **andere nichtorganische psychotische Störungen** |
| **F29** | **nicht näher bezeichnete nichtorganische Psychose** |

**Schizophrenia:** schizotype u. wahnhafte Störungen (ICD-10). [130]

| Symptome 1. Ranges | Symptome 2. Ranges |
|---|---|
| dialogische Stimmen<br>kommentierende Stimmen<br>Gedankenlautwerden<br>leibliche Beeinflussungserlebnisse<br>Gedankeneingebung<br>Gedankenentzug<br>Gedankenausbreitung<br>Gefühl des Gemachten<br>Wahnwahrnehmungen | sonstige akustische Halluzinationen<br>Halluzinationen auf anderen Sinnesgebieten<br>Wahneinfälle<br>Ratlosigkeit<br>Verstimmungen<br>erlebte Gefühlsverarmung |

**Schizophrenia:** Symptome 1. u. 2. Ranges (nach K. Schneider, 1971). [130]

S

kommt heute selten vor. Schwerste Verlaufsform ist die perniziöse (lebensbedrohliche) Katatonie (extremer Stupor, Hyperthermie, vegetative Dysregulation). **E** catatonic sch. – **Sch., konfabulatorische:** Form der paranoiden Sch. – **Sch., paranoid-halluzinatorische: 1)** häufigste Schizophrenieform mit Vorherrschen von wahnhaften (paranoiden) u. halluzinatorischen Erlebnisweisen. Geringere Beeinträchtigung des formalen Denkens, der Gefühlsansprechbarkeit, des Antriebs. Die Symptome können oft jahrelang unverändert bestehen; die Prognose ist insgesamt jedoch besser als bei anderen Formen. Als Sonderformen die **expansive Sch.** (deutlich manifester Größenwahn), die **hypochondrische Sch.** (mit grotesken hypochondr. Sensationen u. vorw. akust. Halluzinationen) u. die **konfabulatorische Sch.** (Ausspinnen phantastischer Geschichten mit stets wechselndem Inhalt). **E** paranoid sch. **2)** ▸Paraphrenie. – **Sch., periodische:** atypische (mit ungewöhnlichen Symptomen beginnende) Sch.; z.B. nach somatischer Krankheit oder aufwühlendem Erlebnis einsetzend mit leichter Verwirrtheit, mangelhafter Orientierung u. Denkstörungen (Inkohärenz); nach wenigen Monaten abklingend. – **Sch. simplex:** selten vorkommendes, symptomarmes Krankheitsbild mit schleichend progredientem Verlauf. ***Klinik:*** als vorherrschende Merkmale die Unfähigkeit der Einhaltung sozialer Normen (auch: ungewöhnliches Verhalten) sowie eine generelle Minderung der Leistungfähigkeit. Typische Residualmerkmale (»Negativ«-Symptome) wie Antriebsmangel oder Affektverflachung entwickeln sich ggf. langsam und ohne vorherige psychotische Symptomatik. Wahnideen oder Sinnestäuschungen treten nicht auf. Die Erkr. ist schwieriger zu erkennen u. einzuordnen als übrige Schizophrenieformen. Wird heute auch als schizotype Störung klassifiziert. **E** simple sch. – **Sch., symptomatische:** exogene ▸Psychose mit Schizophrenie-Symptomatik; ausgelöst z.B. durch Trauma, Alkohol, organ. Erkankung. – **Sch., verbal|halluzinatorische:** progressive ▸Halluzinose. – **Sch., zön|ästhetische:** als »leibhypochondrische Sch.« Erkrankung mit primären, nicht körperlich begründeten abnormen Leibgefühlen wie Taubheits-, Steifigkeits- u. Fremdheitsgefühl, Bewegungs-, Druck-, Zuggefühlen im Körperinnern. Weitere Merkmale: später Beginn, chronischer Verlauf; die kognitive Beeinträchtigung ist zumeist geringer als bei anderen Formen. **E** cenesthetic sch.

**schizo|thym:** mit Wesensart gemäß der ▸Schizothymie. **E** schizothymic.

**Schizo|thymie:** veraltete Bezeichnung für (nicht krankhafte) Denk- u. Temperamentseigenart v.a. bei Leptosomen. Wesensart: weltfremd-abstrakt u. idealistisch, überempfindlich u. gefühlsabweisend kühl, konzentrativ eingeengt u. dynamisch gespannt, kontaktarm u. introvertiert. S.a. ▸schizoid. **E** schizothymia.

**Schizo|trichia:** Aufsplitterung des Haarschafts, z.B. bei Trichorrhexis nodosa. **E** schizotrichia.

**Schizo|zyt:** ▸Schistozyt. **E** schizocyte.

**schlacken|arme Diät:** an unverdaulichen Bestandteilen (= ▸Ballaststoffen) arme Kost, d.h. ohne Hülsenfrüchte, Kohl, Wurzelgemüse, Beerenfrüchte etc.; v.a. bei Magen-Darm-Erkrankungen. – Gegenteil: die die Darmperistaltik anregende **Schlackendiät**, z.B. Rohkost aus Gemüse u. Obst, grobe Schrotbrote, Hülsenfrüchte, Kartoffeln. **E** low-roughage diet.

**Schläfen:** ▸Tempora. **E** temple.

**Schläfen|bein:** ▸Os temporale. **E** temporal bone.

**Schläfen|hirn, -lappen:** ▸Lobus temporalis. S.a. ▸Temporallappen... **E** temporal lobe.

**Schläfen|lappen|abszess:** Hirnabszess bei Schläfenbeinosteomyelitis oder bei Otitis media mit Perforation durch das Tegmen tympani; mit Hirndrucksteigerung, Herdsymptomen (je nach Lokalisation). **E** temporal lobe abscess.

**Schläfenlappen-Pick:** als Schläfenlappensyndrom Form der ▸Pick-Atrophie mit bevorzugtem oder ausschließlichem Befall des Schläfenlappens (als Analogon des Klüver-Bucy-Syndroms bei Rhesusaffen nach Stirnhirn- u. Rhinenzephalon-Abtragung). ***Klinik:*** orale Tendenzen (d.h. Erfassen aller – auch schädlicher – Gegenstände), sensorische Aphasie mit frühzeitiger Störung des dem aktuellen Denken entspringenden Sprechens (Nachsprechen noch gut möglich); später stereotype Wiederholungen, evtl. eigenart. Erschlaffungsanfälle. **E** Pick's disease, temporal lobe form.

**Schläfen|muskel:** ▸Musculus temporalis. **E** temporal muscle.

**Schlaf:** physiologischer, phasenhafter Erholungsvorgang der Stoffwechselvorgänge im Gehirn, der auf dem endogenen Tag-Nacht-Rhythmus des Zentralnervensystems beruht und durch das ▸Schlafzentrum kontrolliert wird. Gekennzeichnet durch Bewusstseinsänderung (Bewusstseinsminderung mit Erhaltenbleiben einer gewissen Wahrnehmungsbereitschaft gegenüber der Umwelt u. jederzeitiger Erweckbarkeit durch geeignete Reize) u. vegetative Umstellung i.S. der trophotropen-vagotonen Reaktionslage (Bradykardie, Kreislauf- u. Muskelhypotonie, verminderte Ansprechbarkeit des Atemzentrums), ferner durch die Induzierbarkeit mit Hilfe bedingter Reflexe (z.B. Einnahme der Schlafhaltung am geeigneten Ort). ***Einteilung:*** Nach elektrophysiologischen Kriterien (Abb.) werden verschiedene Stadien unterschieden. W- (= Wachheit) oder **A-Stadium:** im EEG Alphaaktivität von 8–12/Sek. u. unterlagerte niedrigere, langsamere Wellen verschiedener Frequenzbereiche). Dann folgend **Stadium 1** (= Einschlaf-, Schläfrigkeits-, B-Stadium): im EEG relativ niedrige, langsame Tätigkeit verschiedener Frequenzbereiche; ferner langsame Augenbewegungen; **Stadium 2** (= leichter Sch. = C-Stadium): mit zusätzlichen Schlaf- = Sigmaspindeln, d.h. 12–14/Sek.-Wellen u. K-Komplexen; **Stadium 3** (= mittlerer Sch. = D-Stadium): mit mäßigen Anteilen hoher, langsamer Aktivität; **Stadium 4** (= tiefer Schlaf = E-Stadium): mit großen Anteilen hoher, langsamer Aktivität; **Stadium 5** (REM-Schlaf = Traumstadium): EEG wie bei 1 u. mit episodischen raschen Augenbewegungen (»rapid eye movements«) sowie mit niedriger elektromyographischer Aktivität, die auch als paradox, dissoziiert oder desynchronisiert bezeichnet werden u. in denen eine wesentlich verminderte Weckbarkeit u. Muskeltonisierung bestehen. Der REM-Schlaf ist z.T. das physiologische Korrelat der Träume. Diese Stadien bilden Zyklen von ca. 90 Min. Dauer mit 4- bis 5-maliger Wiederholung im normalen Nachtschlaf; sie machen beim Neugeborenen ca. 60 % der Schlafzeit aus (gegenüber 20 % beim Erwachsenen); dem REM-Schlaf werden die Stadien 2–4 als »orthodoxer« = »Slow-Wave-« = »Non-REM-« = NREM-Schlaf gegenübergestellt (3 und 4 mit erhöhter Wahrnehmungsbereitschaft für äußere Reize [biologischer Schutzmechanismus?]). Der Schlafbe-

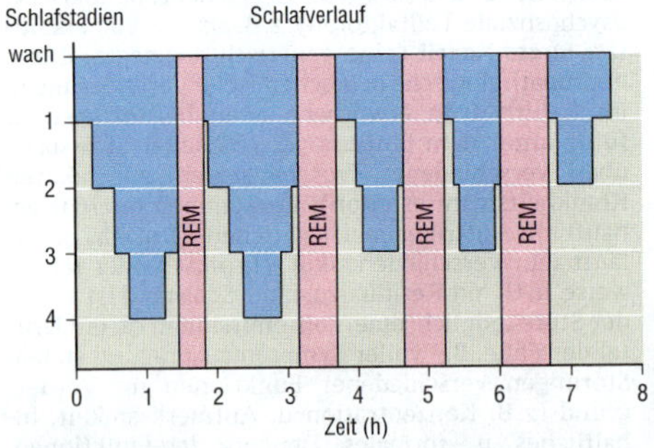


**Schlaf:** typischer Schlafverlauf bei einem Erwachsenen. Die Schlaftiefe schwankt zyklisch (Einteilung in 4 Stadien der Schlaftiefe), wobei in jedem Zyklus nach einem Tiefschlaf eine REM-Phase folgt. [165]

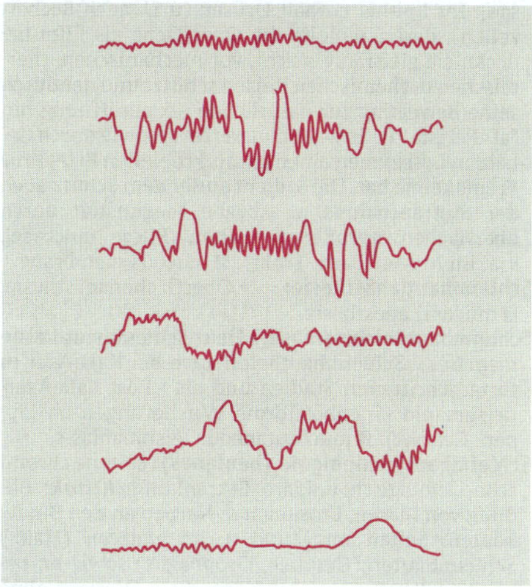

**Schlaf:** EEG-Formen im Schlafspindelfrequenzbereich (11–15 Hz). [486]

darf nimmt im Laufe des Lebens ab, beim Säugling gibt es etwa 12 kurzfristige Schübe ohne regelmäßigen Tag-Nacht-Rhythmus, der Erwachsene ist entweder Kurzschläfer, mit 5–6 Std. Schlaf u. größter Schlaftiefe nach dem Einschlafen, oder Langschläfer, mit 8–9 Std. und größerer Schlaftiefe gegen Morgen. S.a. ▸Hypersomnie, ▸Schlafanfall. E sleep. – **Sch., künstlicher:** Schlaf durch Medikamente (Hypnotika), Hypnose oder Einwirkung elektrischen Stromes; s.a. ▸Schlaftherapie, ▸Hibernation. E induced s., artificial s.

**Schlaf|anfall (imperativer):** plötzlich u. unwiderstehlich eintretender, natürlicher, durch Weckreiz sofort unterbrechbarer Schlaf; typisch bei ▸Narkolepsie, ▸Pickwickier-, ▸KLEINE-LEVIN-Syndrom. E narcoleptic attack.

**Schlaf|apnoe|syndrom,** Abk. SAS: nächtliche Atemregulationsstörung, bei der sich arterielle Hypoxämien mit $O_2$-Sättigungswerten von unter 50 % entwickeln können. Häufigste Form ist das obstruktive SAS mit zeitweisem Verschluss der extrathorakalen Atemwege (anatomische Besonderheiten des Pharynx, z.B. Tonsillenvergrößerung, Makroglossie). Daneben werden andere Formen (z.B. zentrale Apnoe) beschrieben, wobei eine Abgrenzung der verschiedenen Krankheitsbilder schwierig ist. Durch den Anstieg des $pCO_2$ kommt es zur »Weckreaktion«. ***Klinik:*** Typisch sind fremdanamnestische Angaben über lautes u. unregelmäßiges Schnarchen. Die Pat. klagen über Müdigkeit u. Kopfschmerzen. ***Kompl.:*** v.a. Entwicklung einer pulmonalen Hypertonie u. bedrohliche Herzrhythmusstörungen. E sleep apnea syndrome.

**Schlaf-EEG:** **1)** spontan (v.a. bei Kindern u. Jugendlichen) oder nach ▸Schlafentzug tagsüber (bei gesunden Erwachsenen) als Kurzschlaf-EEG registriertes EEG mit meist nur kurzzeitigen u. oberflächlichen Schlafstadien ohne REM-Phasen. Hierunter können krankhafte EEG-Muster aktiviert werden (z.B. Hypsarrhythmie) oder schwinden. **2)** während der gesamten Dauer des physiologischen Nachtschlafs (»Ganznachtschlaf«) registriertes EEG zur Aufdeckung von Erkrankungen u. Störungen der Schlafarchitektur (z.B. Schlafapnoe-Syndrom).

**Schlaf|entzug, therapeutischer:** Verhinderung des Schlafs (für Stunden oder die ganze Nacht bzw. mehrere Nächte) bei der Behandlung der endogenen ▸Depression. Bewirkt häufig (kurzfristig) Umschlag der depressiven Gehemmtheit u. Verstimmung sowie Rückgang der Suizidneigung. E therapeutic sleep deprivation.

**Schlaf|epilepsie:** ▸Epilepsia nocturna u. deren Sonderform, der »**ambulatorische epileptische Schlafautomatismus**« (»epilept. ▸Somnambulismus«). E sleep epilepsy, noctural e.

**Schlaff|haut:** ▸Chalodermie. E flabby skin.

**Schlaff|heit (der Muskulatur):** ▸Atonie. E flaccidity.

**Schlaf|krankheit – Sch., Europäische,** Encephalitis epidemica, Schlafgrippe: ▸ECONOMO-Krankheit. E sleeping sickness (European; African). – **Sch., Afrikanische:** ▸Trypanosomiasis.

**Schlaf|lähmung:** *Neurologie* ▸Drucklähmung durch unbemerkte Druckeinwirkung während des Schlafens (z.B. Radialislähmung durch Druck des Kopfes auf den Oberarm); bes. bei Vorschädigung durch Schlafmittel- oder Alkoholabusus. E pressure paralysis in sleep.

**Schlaf|losigkeit,** Agrypnie: durch organische oder psychische Krankheit bedingte oder aber psychogene (bei Konfliktsituation etc.) Störung des Schlafes als Ein-, Durchschlafstörung. E insomnia. – **Sch., fatale familiäre:** ▸Insomnie, fatale familiäre. E fatal familial i.

**Schlafmittel:** ▸Hypnotika. E sleeping aids.

**Schlafmittel|psychose:** psychotische Symptomatik bei plötzlichem Entzug eines über längere Zeit in hohen Dosen genommenen Hypnotikums: Delirien, Wahn, optische u. akustische Halluzinationen, starke Angst, völlige Schlaflosigkeit. S.a. ▸Barbituratsucht.

**Schlaf|mohn:** ▸Papaver somniferum.

**Schlafstörungen:** Störung der aktiven Erholungsvorgänge im physiologischen Tag-Nacht-Rhythmus. Das Bedürfnis nach Schlaf wechselt individuell sehr stark. ***Einteilung:*** als Einschlafstörung (Einschlafzeit > 3 Min.), Durchschlafstörung (vorzeitiges Aufwachen nach einer Schlafzeit von < 6 Stunden); Schlaflosigkeit (Insomnie; über mindestens 1 Monat andauernde S.); i.w.S. auch das Schlafwandeln (▸Somnambulismus). ***Ätiol.:*** meist psychogen (Anspannung, Stress); äußere Faktoren (Lärm, unhygienische Wohnverhältnisse, schlechte Liegestätten); falsche Ernährung, Missbrauch von Genussmitteln wie Kaffee, Tabak, Alkohol; Verschiebung des Schlaf-Wach-Rhythmus bei Schichtarbeit. Bei Kindern häufig ein Zeichen für Angst. Seltener liegen organische Ursachen zugrunde (z.B. starke Schmerzen, hohes Fieber, Herzkrankheiten, Asthma, starke Hypotonie oder Zerebralsklerose, Enzephalitis).

**Schlaf|sucht:** ▸Hypersomnie. E hypersomnia. – **Sch., periodische:** ▸KLEINE-LEVIN-Syndrom.

**Schlaf|therapie:** Behandlung seelischer (z.B. endogene Depression) oder körperlicher Erkrankungen (v.a. Erschöpfungszustände) mit künstlichem, d.h. medikamentös (▸Hibernation) oder elektrisch (▸Elektroschlaf) herbeigeführtem Schlaf; meist als Schlafkur. E hypnotherapy.

**Schlaf|wandeln:** ▸Somnambulismus. E sleepwalking.

**Schlaf|zentrum:** neuronale Strukturen des Zentralnervensystems im hinteren Hypothalamusteil u. in retikulären Kernen des Thalamus (Wand des III. Ventrikels), die über das »aktivierende« retikuläre System der Formatio reticularis (= sog. Schlaf-Wach-Zentrum) den – beim Menschen im Allg. an den Tag-Nacht-Wechsel (▸zirkadianer Rhythmus) gebundenen – Schlaf-Wach-Rhythmus steuern. Die für den synchronisierten ▸Schlaf bedeutsamen hypnogenen Zonen in der Raphe, d.h. in den Medianbereichen zwischen Medulla oblongata bis Mittelhirn, sind reich an ▸Serotonin, der für den desynchronisierten Schlaf zuständige ▸Locus coeruleus des Tegmentums ist reich an Noradrenalin; Zerstörung der serotoninhaltigen Bereiche führt zu – evtl. totaler – Schlaflosigkeit. E cortical sleep center.

**Schlag|ader:** ▸Arteria. E artery.

**Schlag(anfall):** ▸Apoplexia cerebri. E stroke.

**Schlag|feld:** *Ophthalmologie, Neurologie* s.u. ▸Nystagmus (dort Abb.).

**Schlag|volumen:** ▸Herzschlagvolumen. E stroke volume.

S

**Schlagvolumen|hochdruck:** ▸Minutenvolumenhochdruck (mit relativ großer Amplitude) infolge erhöhten Schlagvolumens; v.a. bei Aorteninsuffizienz (Blutrückfluss aus dem Windkesselsystem in linken Ventrikel) u. bei Hyperthyreose.

**Schlamm:** *Balneologie* ▸Peloid, ▸Schlick. E mud.

**Schlamm|fieber:** ▸Feldfieber (1). E slime fever.

**Schlampp-Schiene:** *Zahnmedizin* Drahtschiene (Doppel-T-Profil) mit Löchern für Ligaturen zur Versorgung von Kieferbrüchen.

**Schlangen|biss:** 2 dicht nebeneinander stehende, durch die Giftzähne der ▸Giftschlangen hervorgerufene »Stichwunden« (mit bald auftretender hämorrhagischer Entzündung der Umgebung) als Eintrittspforte des eiweißhaltigen Sekrets der Giftdrüsen. Ferner Bez. des aus der Bissverletzung resultierenden Krankheitsbildes, das von der Hauptwirkkomponente abhängt (die neurotoxisch, hämolytisch, thrombin- oder bradykininähnlich, esterolytisch oder enzymhemmend ist). E snakebite.

**Schlangen|wurzel, -holz:** s.u. ▸Rauwolfia.

**Schlange-Zeichen** (HANS SCHL., 1856–1922, Chirurg, Hannover): vermehrte Peristaltikgeräusche als Zeichen des beginnenden, stenosebedingten mechanischen Ileus. E Schlange's sign.

**Schlatter-Krankheit** (CARL SCHL., 1864–1934, Chirurg, Zürich): s.u. ▸OSGOOD-SCHLATTER. E Osgood-Schlatter disease.

**Schlauch|mull:** Verbandmull in Form eines dehnbaren Schlauchs (verschiedene Durchmesser für – mittels spezieller Applikatoren – schnell anzulegende anschmiegsame Verbände). E gauze tubing.

**Schlauch|pilze:** ▸Ascomycetes.

**Schlauch|würmer:** ▸Nemathelminthes.

**Schlehdornfrucht:** ▸Prunus spinosa.

**Schleich-Anästhesie** (KARL L. SCHL., 1859–1922, Chirurg, Berlin): ▸Infiltrationsanästhesie.

**Schleife:** **1)** *Anatomie* Schleifenbahn, ▸Lemniscus; s.a. ▸HENLE-Schleife. E loop. **2)** *Kardiologie* ▸Vektorkardiogramm.

**Schleifendiure|tica, -tika:** stark wirkende ▸Diuretika. E loop diuretics.

**Schleifen|muster:** einer der Typen der Hautleisten der Fingerbeere. E loop pattern (of ridges).

**Schleim:** **1)** Mucus: *Anatomie* beim Menschen das vorwiegend aus ▸Mucin zusammengesetzte zähflüssige Produkt mesenchymaler Zellen (z.B. des Gallertgewebes des Nabelstrangs) sowie die Absonderung muköser (v.a. Mundhöhle) u. intraepithelialer Drüsen (▸Becherzellen) sowie die ▸Synovia. – Krankhafte Schleimbildung erfolgt bei schleimiger Umwandlung der Grundsubstanz von Kollagenfasern u. Knorpelgewebe (mukoide ▸Degeneration; s.a. ▸Myxom) sowie als übermäßige Schleimabsonderung aus einschlägigen oder aus zu Schleimbildnern umgewandelten Zellen (z.B. bei Carcinoma mucoides); s.a. ▸Mukoviszidose. E mucus. **2)** ▸Schleimabkochung.

**Schleim|abkochung:** durchgeseihte, freies Mucin u.a. Proteine u. Polysaccharide enthaltende Abkochung von geschrotetem, gequetschtem oder Vollkorngetreide. Verwendung als Schondiät (bei Durchfall, als Säuglingsnahrung). E gruel.

**Schleim|beutel:** ▸Bursa synovialis. S.a. ▸Bursitis. E synovial bursa.

**Schleim|drüse:** muköse ▸Drüse. – Erkrankungen z.B. als ▸MIKULICZ-Krankheit (2), ▸SJÖGREN-Syndrom. E mucous gland.

**Schleim-Eiter-Straße:** schleimig-eitrige entzündliche Absonderung in Bandform im mittleren Nasengang (bei ▸Sinusitis) u./oder an der hinteren Rachenwand (aus der Nase oder dem Epipharynx).

**Schleim|haut,** Tunica mucosa, Mukosa: die Auskleidung der Hohlorgane; s.a. ▸Endometrium. Sie besteht aus unverhorntem, ein- oder mehrschichtigem, niedrig- oder hochprismatischem Epithel (an Haut-Schleimhaut-Grenze als Übergangsepithel, s.a. ▸Urothel); im Magen-Darm-Trakt wird sie ergänzt durch eine dünne Muskellage (▸Lamina muscularis mucosae). Ihr Epithel enthält Drüsen (u.U. auch Becherzellen), deren Schleim die Oberfläche als Film bedeckt, sie gleitfähig macht, vor mechanischen, thermischen u. chemischen Reizen schützt und der durch seine Bewegung zur natürlichen Körperöffnung hin (als Peristaltik- bzw. Flimmereffekt) sowie durch Gehalt an Lysozymen einen antimikrobiellen Effekt für Fremdkeime hat. Die S. dient außer dem Schutz auch der Stoffaufnahme u. -abgabe (begünstigt durch oberflächenvergrößernde Falten [Plicae mucosae], v.a. im Magen-Darm-Trakt). E mucous membrane.

**Schleimhaut|anästhesie:** ▸Oberflächenanästhesie. E mucosal anesthesia.

**Schleimhaut|leishmaniase:** ▸Haut-Schleimhaut-Leishmaniase. – Schleimhautbefall auch bei Kala-Azar in fortgeschrittenen Stadien und als ▸Post-Kala-Azar-Leishmanid (frambösiforme Wucherungen an Lippen, Gesicht). E mucocutaneous leishmaniasis.

**Schleimhaut|pemphigoid (benignes):** seltene chronische, ätiologisch unklare Erkrankung. ***Klinik:*** Bildung von Blasen, Erosionen u. Narben an den Bindehäuten. Selten im Mund u. an anderen (Halb-) Schleimhäuten (Genitale, Ösophagus) sowie an behaartem Kopf u. auf der Körperhaut. Verlauf ohne Allgemeinerscheinungen u. Kachexie. ***Sonderform:*** ▸Pemphigus des Auges, evtl. mit Synechien, Bindehautsackverödung, Xerose u. Trichiasis bis zur Erblindung. ***Diagn.:*** in der direkten Immunfluoreszenz Nachweis von IgG u. IgA in der Basalmembranzone. E (benign) mucosal pemphigoid.

**schleimig:** in Schleimform, mit Schleimbildung. E mucous. – **schl. Degeneration:** mukoide ▸Degeneration. – **schl. Mittel:** *Pharmazie* ▸Mucilaginosa.

**Schleim|kapsel:** Auflagerung von wasserhaltigem Schleim auf der Bakterienwand; besteht als Makrokapsel aus Polysacchariden oder -peptiden (z.B. bei Streptococcus pneumoniae), als Mikrokapsel (mit O-Spezifität) u. Schleimscheide aus Heteropolysacchariden. Bedingt Wachstum in ▸Glattform (= S-Form; Wechsel zur Rauform möglich). E mucous capsule.

**Schleim|körperchen:** glasige Kügelchen aus schleimumhüllten, gequollenen Epithelien u. Leukozyten im Bronchialsekret bei Bronchitis catarrhalis. E mucous corpuscles.

**Schleim|kolik:** Dickdarmkolik mit Schleimabgang bei Colica mucosa, Reizkolon. E mucous colic.

**Schleim|pfropf:** *Gynäkologie* s.u. ▸KRISTELLER. E mucous plug.

**Schleim|pilze:** ▸Myxomyzeten.

**Schleim|wall:** *Bakteriologie* M-Antigen enthaltende Schleimumrandung einer Bakterienkolonie; bes. ausgeprägt (u. typspezifisch) bei Salmonella paratyphi B. E mucous wall.

**Schleim|zylinder:** *Urologie* ▸Zylindroid aus Mucin; ohne sichere pathognomonische Bedeutung. E mucous cast.

**Schleim|zyste:** ▸Mukozele, ▸Gallenblasenhydrops. E mucous cyst.

**Schlemm-Kanal** (FRIEDR. SCHL., 1795–1859, Anatom, Berlin): ▸Sinus venosus sclerae. E Schlemm's canal.

**Schlepper(substanz),** Träger, Carrier: Stoff, der – ohne eigenen biochemischen oder Heileffekt – anderen, molekular an ihn sich bindenden Stoffen als ▸Vehikel u. »Sorptionsvermittler« dient u. deren Eindringen in bzw. Aufnahme durch die Zellen (▸Penetration, ▸Permeation, ▸Resorption) ermöglicht u. fördert; z.B. lipoidlösliche Stoffe als Gleitschiene (durch die Haut) für nichtlipoidlösliche; ferner Eiweiße oder Kolloide, die ein Hapten durch Molekularbindung zum immunogenen Vollantigen machen. E carrier.

**Schlesinger** (1) BERNARD SCH., 1896–1984, Kinderarzt, London; 2) WILHELM SCH., 1869–1947, Internist, Wien). – **Sch.-Probe** (WILHELM SCH.): Reaktion zum Nachweis von ▸Urobilin (in Abwandlung auch von ▸Stercobilin u. ▸Urobilinogen) anhand des sich nach Versetzen der Harnprobe mit der gleichen

Menge 10%iger äthanolischer Zinkacetat-Lösung bildenden u. besonders deutlich im Filtrat vor dunklem Hintergrund sichtbaren, grün fluoreszierenden Zn-Additionsprodukts ($\lambda_{max}$ bei Urobilin 521, 637, 601 u. 551 nm, bei Stercobilin 638 u. 520 nm). Die Reaktion erfasst aber zugleich auch – störend – Porphyrine, Bilivioline u. -purpurine, Riboflavin, Sulfonamide u. andere Stoffe u. ist daher relativ unspezifisch. Die Differenzierung des Stercobilins erfolgt durch die **persistierende Sch.-Reaktion** nach Stich (Fortbestehen der Fluoreszenz nach Kochen mit Wasserstoffperoxid). E Schlesinger's test. – **Sch.-Syndrom** (Bernard Sch.): chronische idiopath. ▸Hyperkalzämie.

**Schleuder|trauma:** ▸HWS-Distorsion.

**Schleuse:** arterieller Katheter mit Rückschlagventil, durch den andere Katheter zur interventionellen Therapie eingebracht werden können.

**Schlick:** Meeresschlamm als ▸Peloid, das v.a. Quarz, saure Feldspate, Tonerde-Kieselsäure-Gele u. andere organ. Bestandteile enthält u. ein großes Wärmeabgabevermögen besitzt. ***Anw.*** in Form von Bädern u. Packungen v.a. bei Krankheiten des Bewegungsapparates, des peripheren Kreislaufs, der Haut (außer Dermatomykosen). E mud.

**Schließ|muskel:** ▸Musculus sphincter, ▸Sphinkter... E sphincter.

**Schließungs|zuckung:** s.u. ▸Kathodenöffnungszuckung. E closing contraction.

**Schlinge:** **1)** *Anatomie* Darmschlinge. **2)** *Chirurgie* Drahtschlinge als Teil eines Instruments für die Entfernung von Gewebsteilen, Steinen etc.; i.w.S. auch das Instrument selbst; z.B. als **elektrische Sch.** für die chirurgische ▸Diathermie, als Schlingenkatheter (nach ▸Zeiss, Staehler). **3)** *Orthopädie* schlaufenartiger Gegenstand zum (ther.) Lagern, z.B. ▸Glisson-Schlinge. E sling.

**Schlingen|operation:** **1)** *Chirurgie* Schließmuskelersatzplastik durch Bildung einer Muskelschlinge. E sling procedure. **2)** *Urologie* Steinextraktion mittels **Schlingenkatheter** (▸Schlinge). E loop stone extraction. **3)** *Gynäkologie* Anhebung des Blasenhalses durch eine Schlinge (aus körpereigener Faszie, lyophilisierter Dura mater oder Kunststoff), die an der Bauchdeckenfaszie befestigt wird; zur Behandlung der weiblichen Stressharninkontinenz, meist als Zusatzoperation (z.B. bei Rezidiven).

**Schlingen|syndrom:** ▸Blindsack-Syndrom, ▸Syndrom der abführenden bzw. ▸der zuführenden Schlinge.

**Schlingentisch-Therapie,** Abk. ST: physiotherapeutische Behandlungsmethode, bei der der ganze Körper oder einzelne Körperteile an einer Gerätekonstruktion mit Hilfe von Seilzügen u. Schlingen aufgehängt werden. Einerseits können durch eine entlastende Aufhängung Bewegungen erleichtert u. Schmerzen gelindert werden, andererseits durch den Einsatz von Expandern u. Gewichten eine intensivere Kräftigung, Dehnung oder Traktion ermöglicht werden. ***Ind.:*** orthopädische, traumatologische u. neurologische Erkrankungen, v.a. Arthrosen, chronische Beschwerden/Erkrankungen der Wirbelsäule, schlaffe Lähmungen u. Muskeldystrophien. ***Formen:*** Es werden verschiedene Aufhängeformen unterschieden, so die Ganzaufhängung u. verschiedene Teilaufhängungen (Extremitätenaufhängung, Wirbelsäulenaufhängung). Als Aufhängetypen werden eingesetzt: **Einpunktaufhängung** (alle Züge werden in einer Öse des Schlingentisches aufgehängt, typischerweise axiale, meist mobile Aufhängung), **Mehrpunktaufhängung** (jeder Zug, jede Schlinge besitzt einen eigenen Aufhängepunkt, typischerweise neutrale, immer stabile Aufhängung), **axiale Mehrpunktaufhängung** (neuer Aufhängungstyp, der die Vorteile der axialen u. neutralen Aufhängung vereint u. horizontale Bewegungen ohne Druck ermöglicht).

**Schlittenprothese:** eine zweiteilige Kniegelenkprothese mit als Kufe bzw. Gleitfläche gearbeiteten Gelenkflächen.

**Schlitz|brille:** stenopäische ▸Brille. E stenopeic glasses.

**Schloffer** (Hermann Sch., 1868–1937, Chirurg, Innsbruck, Prag). – **Sch.-Operation:** **1)** 3-zeitige Kolonresektion (Bildung eines suprastenotischen Kunstafters; Kontinuitätsresektion; Beseitigung des ▸Anus praeter). Nicht mehr gebräuchl. E Schloffer's operation. **2)** bei Phimose dorsale Spaltung beider Vorhautblätter (Schrägschnitte jeweils in entgegengesetzter Richtung) u. Vorhautverlängerung durch lineare Naht der Ränder der so entstandenen rautenförmigen Wunde. – **Sch.-Tumor:** chronisch-entzündlicher postoperativer Bauchdeckentumor als Granulationsgeschwulst, meist als Talkumgranulom, oder um chirurgische Nahtreste (abszedierendes Nahtgranulom). E Sch.'s tumor.

**Schloss:** *Geburtshilfe* Zangenschloss, ▸Junctura bzw. Steck- oder Schraubenschluss einer Klemme. E lock.

**Schlotter|gelenk,** Wackelgelenk: lockeres Gelenk (fehlender Gelenkschluss) infolge Überdehnung des Gelenkkapsel- u. Bandapparates; z.B. bei chronisch-rezidivierendem Gelenkerguss, angeborenen oder erworbenen krankhaften Veränderungen der Gelenkenden. E flail joint, instable j. – **Schl., neurogenes:** Schl. als Lähmungsfolge, z.B. als **paralytisches Schl.** nach Poliomyelitis oder bei neuropathischer Arthropathie (z.B. das **tabische Schl.** bei ▸Tabes dorsalis).

**Schlotter|iris:** Iridodonesis (s.u. ▸Irisschlottern). E iridodonesis.

**Schlotter|linse:** *Ophthalmologie* ▸Linsenschlottern. E dislocated lens, phacodonesis.

**Schluck|akt:** der teils willkürliche, teils unwillkürliche Vorgang (Phasen a–d, Abb.) zur Beförderung der Nahrung (u. des Speichels) aus der Mundhöhle in den Magen: nach Mundschluss u. Aufeinanderpressen der Kiefer Inhaltsverschiebung rachenwärts durch Zungendruck an den harten Gaumen (a, b), wodurch der ▸Schluckreflex (die weiteren Phasen) ausgelöst wird; c) Einspritzen bzw. -schleudern des Bolus durch den Schlund in den Ösophagus durch Kontraktion der Mundbodenmuskeln bei gleichzeiti-



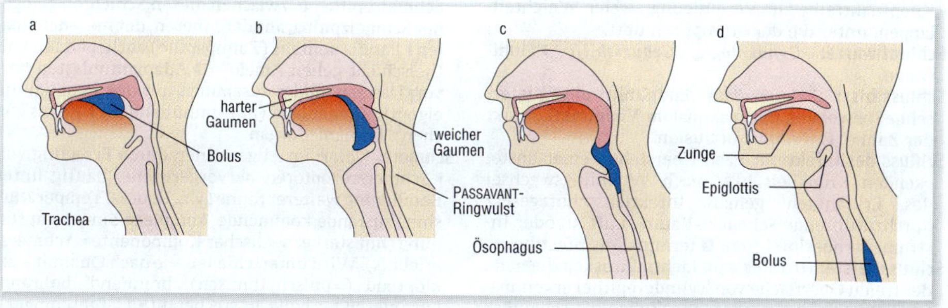


**Schluckakt:** Darstellung der vier Phasen; **a)** Zurückschieben des Bolus, **b)** Verschluss des Nasopharynx, **c)** Zurückklappen der Epiglottis u. Verschluss der Trachea, **d)** Transport des Bolus durch den oberen Ösophagussphinkter. [97]

gem Verschluss des Nasopharynx (Gaumensegelhebung, Vorwulstung der oberen hinteren Rachenwand, Kontraktion oberer Schlundschnürer) u. Kehlkopfhebung u. -verschluss; d) Speiseröhrenperistaltik, Austreibung des Bolus in den Magen. E deglutition.

**Schluck|auf:** ▸Singultus. E hiccup.

**Schluck|impfung:** aktive ▸Immunisierung durch orale Gabe von Lebendimpfstoff (▸Oralvakzine) zur Bildung humoraler, in den Epithelien des Magen-Darm-Trakts auch zellständiger Antikörper (wie bei einer natürl. Infektion); z.B. ▸Typhus-Schluckimpfung; nicht mehr gebräuchlich ist die ▸Poliomyelitis-Schluckimpfung. E oral vaccination.

**Schluck|lähmung:** Ausfall einzelner oder aller am ▸Schluckakt beteiligter Muskeln. Führt zu »Verschlucken«, d.h. zu Fehlleitung von Speisen (u. Speichel; beim tief Bewusstlosen bzw. Narkotisierten infolge fehlenden Schluckreflexes evtl. auch Blut, Erbrochenes) in die Nase oder Lunge (Gefahr der Erstickung, der Aspirationspneumonie). Kommt vor z.B. bei Diphtherie (Gaumensegellähmung), Tetanus, Tollwut, Bulbärparalyse, Syringomyelie, Hirn- u. Hirnstammapoplexie. Beginnt häufig als Schluckkrampf (▸Schlundkrampf). E paralysis of swallowing, dysphagia.

**Schluck|reflex:** der durch Berühren der Gaumenbögen (▸Gaumenreflex), des Zungengrundes u. der hinteren Rachenwand (d.h. über Schleimhautrezeptoren des Nervus glossopharyngeus) auslösbare, in den Schluckakt integrierte Fremdreflex (mit Afferenzen über den IX. u. X. Hirnnerv zum **Schluckzentrum** der Medulla oblongata u. mit Efferenzen über die Hirnnerven V, IX, X u. XII zu den am Schluckakt beteiligten Muskeln). E swallowing reflex.

**Schluck|störung:** ▸Dysphagie. E dysphagia.

**Schlüssel|bein:** ▸Clavicula; s.a. ▸Klavikula(r)... E collarbone, clavicle.

**Schlüssel|blume:** ▸Primula veris.

**Schlüssel|zeichen: 1)** ▸Leitsymptom. E key symptom. **2)** *Orthopädie* ▸ROCHER-Zeichen (bei Koxarthrose).

**Schlund:** ▸Pharynx; s.a. ▸Rachen..., ▸Kiemen... E pharynx.

**Schlụnd|enge:** ▸Isthmus faucium.

**Schlụnd|krampf,** Schluckkrampf, Pharyngismus, Pharyngospasmus: Krampf der vom Nervus glossopharyngeus versorgten Schlundmuskeln; führt zu – evtl. schmerzhafter – Schluckstörung (Globusgefühl). Bei längerem Bestehen u. organischer Ursache häufig Übergang in **Schlundlähmung** (▸Schlucklähmung). E pharyngospasm.

**Schlụnd|ring:** *Anatomie* der ▸lymphatische Rachenring WALDEYER. E Waldeyer's tonsillar ring.

**Schlụnd|schnürer:** Musculi constrictores pharyngis.

**Schlụnd|taschen,** Sacci pharyngeales: *Embryologie* die 5 von den 6 Branchialbögen (= ▸Kiemenbögen) begrenzten seitlichen Ausbuchtungen des Kopfdarms; entodermales Pendant der Branchialfurchen (= Kiemenfurchen). E pharyngeal pouches.

**Schlụpf|naht:** *Chirurgie* Nahttechnik zur Versenkung z.B. des Appendixstumpfes nach Appendektomie: Knopfnahtreihe zur Vereinigung zweier Weichteillappen, unter die der Stumpf schlupft.

**Schlupf|warze:** *Gynäkologie, Geburtshilfe* ▸Hohlwarze.

**Schlụss|biss:** *Zahnmedizin* Endpunkt der Kieferschließbewegung mit maximalem Vielpunktkontakt der Zähne. E terminal occlusion.

**Schlụss|des|infektion:** nach Überstehen einer ansteckenden Krankheit bzw. nach Wohnungswechsel des Erkrankten gemäß Infektionsschutzgesetz durchzuführende Scheuer-, Raum-, Luft- u./oder Instrumentendesinfektion. E terminal disinfection.

**Schluss|leiste:** *Histologie* im Lichtmikroskop die nahe der freien Oberfläche von Zylinderepithel erkennbare Haftstruktur zwischen den Zellen als scheinbar homogene Membranverdickung. Besteht – als elektronenmikroskopisch erkennbarer Verbindungskomplex – aus der ▸Zonula occludens u. adhaerens u. der Macula adhaerens (▸Desmosom). E terminal bar.

**schmal...:** ▸lepto...

**Schmarotzer:** ▸Parasit. E parasite.

**Schmauch|höhle:** *Gerichtsmedizin* bei absolutem Nahschuss die durch Explosionsgase entstehende, Pulverreste enthaltende, höhlenförmige Auftreibung der Haut über einem Knochen.

**Schmecken:** ▸Geschmack, ▸Geschmackssinn. E tasting.

**Schmeck|stoff:** wasser- oder speichellöslicher, im Allgemeinen niedermolekularer Stoff, der bei Aufbringen auf die Zunge zu einer Geschmacksempfindung führt (selten als »reiner Geschmack« in den 4 Grundqualitäten süß, sauer, salzig, bitter, sondern – infolge Beteiligung von Schmerz-, Temperatur- u. v.a. Geruchssinn – mehr als komplexe Empfindung). Die Geschmacksqualität ist abhängig von der Konzentration u. Einwirkungszeit des Stoffes u. der Größe der gereizten Fläche; z.B. schmeckt Saccharin süß bei Konzentration von 0,001 g/l Wasser (als Geschmacksschwelle), Salzsäure sauer (bei 0,01 g/l), Kochsalz salzig (bei 1,0 g/l), Chinin bitter (bei 0,004 g/l). E gustatory substance, taste s.

**Schmelz:** ▸Zahnschmelz; s.a. ▸Enamel..., ▸Adamant... E enamel.

**Schmẹlz|aplasie:** Ausbleiben der Zahnschmelzbildung, Amelogenesis imperfecta. E enamel aplasia.

**Schmẹlz|epithel:** s.u. ▸Schmelzorgan. E enamel epithelium.

**Schmẹlz|hypo|plasie:** *Zahnmedizin* grübchen- u. ringförmiger Zahnschmelzdefekt (s. Abb.) als bleibende Folge einer erworbenen (z.B. infektiösen, rachitischen) oder erblichen Schmelzentwicklungs- u. Mineralisationsstörung. E enamel hypoplasia.

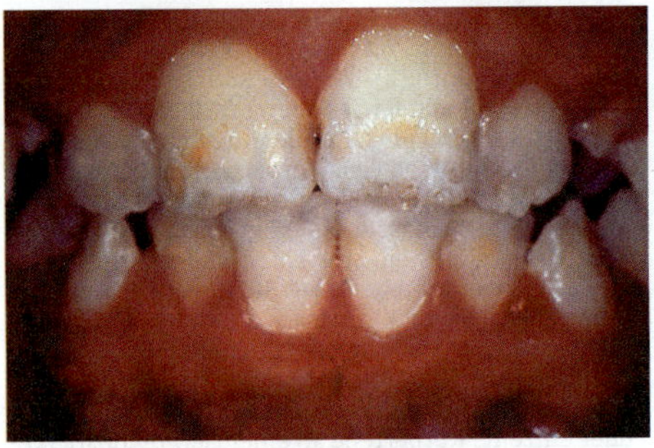

**Schmelzhypoplasie:** Schmelzstrukturstörung. [385]

**Schmelz|ober|häutchen:** ▸Cuticula dentalis. E enamel cuticle.

**Schmẹlz|organ,** Zahnglocke: *Embryologie* das aus der ▸Zahnleiste hervorgehende, glockenförmige, der Schmelzbildung (u. Formgebung) dienende ektodermale Gebilde (insges. 20, entsprechend der Zahl der Milchzähne). Besteht aus innerem und äußerem Schmelzepithel u. zwischen diesen Schichten gelegener Schmelzpulpa; aus der inneren, der mesenchymalen ▸Papilla dentalis (Zahnpapille) aufliegenden Epithelschicht gehen Amelo- = ▸Adamantoblasten hervor. Das Sch. bildet zusammen mit den Papillen die eigentl. Zahnanlage (mit umhüllendem ▸Zahnsäckchen). E enamel organ.

**Schmerz,** Dolor: im Allgemeinen durch Erregung von ▸Schmerzrezeptoren hervorgerufene, häufig unter Beteiligung weiterer Sinne (v.a. Druck-, Temperatursinn) zustande kommende, komplexe Sinnesempfindung (mit starker seelischer Komponente = Schmerzerlebnis). Wird unterschieden – je nach Qualität – als klopfend (= pulsrhythmisch), brennend, bohrend, lanzinierend, »hell« u. stechend (▸Tiefenschmerz). Stellt ein biologisches Alarmsignal mit Schutzfunktion dar u. ist ein Kardinalsymptom der Entzündung, das jedoch ab einer gewissen Stärke stets mit vegetativen Nebenwirkungen (Hautblässe, Blutdruckabfall bis zum Kollaps, Schweißabsonderung etc.) gekoppelt ist. S.a. ▸Analgesie, ▸Hypalgesie, ▸Hyperalgesie, ▸Hyperpathie, ▸Neuralgie, ▸Myalgie. E pain. –

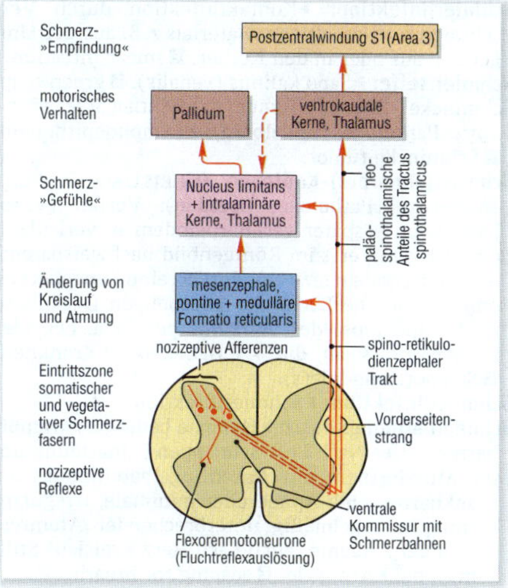


**Schmerz:** Schema der Schmerzbahnen. [181]

**Sch., fortgeleiteter:** Sch. mit Ausbreitung innerhalb des Versorgungsgebietes des betroffenen sensiblen oder gemischten Nervs. E radiating p. – **Sch., ischämischer:** Sch. infolge Mangeldurchblutung (▸Ischämie), durch Bewegung u. Wärme verstärkt, durch Ruhe u. Kälte gemindert. E ischemic p. – **Sch., osteokọper:** ▸Dolores osteocopi. E osteocopic p. – **Sch., übertragener:** s.u. ▸Schmerz, viszeraler. E referred p. – **Sch., viszeraler:** von einem inneren Organ ausgehender »Eingeweideschmerz«, der dumpf u. wenig begrenzt (schwer lokalisierbar) ist und bei großer Intensität mit vegetativen Symptomen einhergeht. Wird ausgelöst v.a. durch Gefäßverkrampfung, Ischämie u. Organkapseldehnung und über das vegetative u. das animalische Nervensystem vermittelt. Im Rückenmark erfolgt häufig Erregungsübertragung auf Hautnerven desselben Segments (s.a. ▸viszerokutaner Reflex) mit resultierender Hyperalgesie der entsprechenden ▸Head-Zone (übertragener = projizierter Schmerz) oder auf afferente Nerven anderer innerer Organe (viszeroviszeraler Reflex); s.a. Abb. E visceral p.

**Schmẹrz|asymbolie:** Störung der Schmerzwahrnehmung bei Schädigung unterer Bereiche des Scheitel-

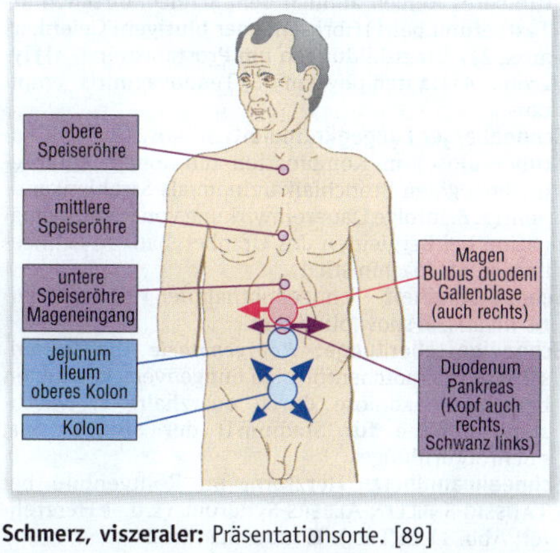


**Schmerz, viszeraler:** Präsentationsorte. [89]

lappens; der Schmerzreiz wird zwar empfunden u. löst vegetative, nicht jedoch zweckmäßige Abwehrreaktionen aus, da seine biologische Bedeutung nicht verstanden wird (s.a. ▸Asymbolie). E pain asymbolia.

**Schmẹrz|aus|schaltung:** ▸Anästhesie, ▸Analgesie durch ▸Lokalanästhesie, Medikamente, neurochirurgische Maßnahmen etc. E anesthesia, analgesia.

**Schmẹrz-Index:** aus einzelnen Messgrößen der Schmerzen (Quantität u. Qualität, teils nach bestimmten Schlüsseln) rechnerisch zu ermittelnde Kenngröße zur Gesamtbeurteilung der Schmerzen (u.U. gegliedert in Spontan-, Belastungs-, Bewegungs-, Ruheschmerz) zur Dokumentation vorwiegend im Rahmen von Verlaufsbeobachtungen u. therapeutischen Studien; s.a. ▸Schmerz-Score.

**Schmẹrz|lokalisation:** als Leistung der ▸Sensibilität die Ortsbestimmung eines Schmerzes innerhalb des Körperschemas einschließlich der Differenzierung in übertragenen, fortgeleiteten oder lokalen, Oberflächen-, Tiefen- oder Eingeweideschmerz. E localization of pain.

**Schmẹrzmittel:** *Pharmazie* schmerzlindernde Mittel, ▸Analgetika. E analgesics.

**Schmẹrz|punkte:** oberflächennahe ▸Schmerzrezeptoren (freie Nervenendigungen) in der Haut, deren Erregung zur Empfindung eines stechend-»hellen« Schmerzes (▸Oberflächenschmerz) führt; häufig mit den sog. ▸Nervendruckpunkten identisch. S.a. ▸Triggerpunkte. E painful points.

**Schmẹrz|rezeptor:** auf Schmerzreize ansprechender sensorischer Rezeptor als Empfindungsmodalität der somatoviszeralen Sensibilität. ***Formen:*** Je nach Entstehungsort wird zwischen Oberflächen- (Haut) u. Tiefenschmerz (Skelettmuskulatur, Bindegewebe, Knochen, Gelenke) sowie viszeralem Schmerz (innere Organe) unterschieden. Die S. liegen als freie Nervenendigung in ▸Schmerzpunkten u. inneren Organen. Je nach Ursache der Schädigung unterscheidet man drei Haupttypen: mechanosensible S. für starke mechan. Reize, hitzeempfindl. S., die auf Hauterhitzung über 45 °C reagieren, sowie polymodale S., die auf mehrere Reizarten ansprechen. ***Reizbildung:*** Der Schmerzreiz wird ausgelöst durch die infolge Gewebsschädigung freigesetzten Entzündungsmediatoren: aus den geschädigten Zellen Kalium, Prostaglandine, Leukotriene; aus Blutplättchen Serotonin; aus Mastzellen Histamin u. aus dem Serum Kinine wie Bradykinin; aus den aktivierten/geschädigten S. wiederum Peptide (z.B. Substanz P). ***Schmerzleitung:*** erfolgt dann über afferente Fasern der Gruppe III u. IV in Richtung ZNS. Eine schnell geleitete Komponente führt zu akuter Flucht- u. Abwehrreaktion, länger dauernder Schmerz dient der Ruhigstellung der betroffenen Region. Über Synapsen in der Substantia gelatinosa werden motorische Reaktionen ausgelöst (Fluchtreflex); ferner werden die Impulse auf Neurone des Tractus spinothalamicus übertragen, wobei die Funktion entsprechender Synapsen durch örtl. endorphinerge Interneurone u. Neurone gehemmt wird. Vom Tractus spinothalamicus aus wird im Seitenschluss das Stammhirn erregt, was zu vegetativen Reaktionen wie Übelkeit u. Schweißausbruch führt. Im Thalamus erfolgt die Schmerzwahrnehmung, nach Leitung über Projektionsbahnen zur Hirnrinde dann die Auslösung des Schmerzerlebnisses. Über Assoziationsbahnen zum limbischen System wird das Schmerzerlebnis emotional getönt. S.a. ▸Sensibilität, somatoviszerale. E pain receptor.

**Schmẹrz-Score:** Bewertungsgröße des Ausmaßes des Schmerzes (z.B. 0–5).

**Schmẹrz|skala, visuelle:** Skala mit Messpunkten (z.B. 0–10, wobei 0 keine Schmerzen u. 10 die denkbar stärksten Schmerzen bedeuten), in die der Patient seine subjektiv empfundenen Schmerzen einträgt. Numerische Skala: vorgegebene Zahlenwerte; Analogskala: ohne vorgegebene Zahlenwerte (Huskisson-Skala).

**Schmerz|therapie: 1)** alle Maßnahmen zur Therapie akuter u. chronischer Schmerzzustände, wobei verschiedene Ansätze zur Verfügung stehen. Basis ist i.d.R. die medikamentöse S. mit ▸Analgetika (bei Tumorpatienten z.B. gemäß dem ▸WHO-Stufenschema). Zum Einsatz kommen auch Lokalanästhetika zur Lokal- u. Regionalanästhesie (z.B. ▸Nervenblockaden, ▸Peridural-, ▸Spinalanästhesie); Elektrostimulation (▸Nervenstimulation) u. -koagulation von Schmerzbahnen; chirurgische S. durch operative Freilegung komprimierter Nerven oder Ganglien (z.B. JANETTA-Operation), Durchtrennung bzw. Verödung bestimmter Schmerzleitungsbahnen u. Strukturen des ZNS (z.B. ▸Chordotomie u. intrathekale ▸Neurolyse) sowie Bestrahlung Plexus-komprimierender Tumormassen. Unterstützend wirken psychotherapeutische Maßnahmen i.S. einer Schmerzkontrolle durch den Patienten (z.B. autogenes Training u. Hypnose). E analgesic therapy. **2)** i.w.S. auch Bezeichnung für ein interdisziplinäres Spezialgebiet mit entsprechenden Einrichtungen (Schmerzambulanz), meist praktiziert von Anästhesisten oder Neurologen.

**Schmetterlings|figur,** Schmetterlingserythem: bilateral-symmetrische Hautveränderungen im Jochbogen-Wangen-Bereich mit schmaler Verbindung über dem Nasenrücken. Auftreten v.a. bei ▸Lupus erythematodes chronicus (»**Schmetterlingsflechte**«) u. Gesichtsrose. E butterfly rash.

**Schmetterlings|fraktur:** Frakturform im Röntgenbild, die bei beidseitigen Frakturen der Scham- und Sitzbeine des Beckens entsteht. E butterfly fracture.

**Schmetterlings|glio(blasto)m:** doppelseitiges ▸Glioblastom im vorderen Bereich des Balkens mit beidseits etwa symmetrischer Ausbreitung in der Radiatio corporis callosi (im Frontalschnitt Schmetterlingsform). E butterfly glioma.

**Schmetterlings|hämatom:** ein sich ausbreitender Bluterguss bei Harnröhrenverletzung des Mannes im Bulbus-cavernosus-Bereich (z.B. nach Pfählung, bei Beckenfraktur). E butterfly hematoma.

**Schmetterlings|wirbel:** angeborener Spaltwirbel, bestehend aus 2 medial höhengeminderten »seitlichen Halbwirbeln« (»seitliche Keilwirbel«). E butterfly vertebra.

**Schmid** (1) FRANZ SCH., geb. 1920, Kinderarzt, Heidelberg, Aschaffenburg; **2)** WERNER SCH., geb. 1930, Humangenetiker, Zürich). – **Sch.-Fraccaro-Syndrom** (WERNER SCH.): ▸Katzenaugensyndrom. E Schmid-Fraccaro syndrome, cat's-eye syndrome. – **Sch.-Syndrom** (FRANZ SCH.): ▸Dysostosis enchondralis metaphysaria Typ SCHMID.. E Schmid's metaphyseal dysostosis.

**Schmidt** (1) ADOLF SCH., 1865–1918, Internist, Bonn, Dresden, Halle; **2)** HENRY D. S., 1823–1888, Anatom, New Orleans; **3)** MARTIN B. SCH., 1863–1949, Pathologe, Göttingen). – **Sch.-Lantermann-Einkerbungen** (HENRY D. S.; A. J. L., 1855–1910, Anatom, Cleveland), Incisurae myelini: trichterförmige, schräg umlaufende Einschnitte in der Markscheide der peripheren Nervenfasern durch Spaltenbildung zwischen den Membranlamellenwickelungen. Elektronenmikroskopisch als Membranerweiterung der SCHWANN-Zellen erkannt. E Schmidt-Lantermann incisures. – **Schmidt-Syndrom: 1)** (ADOLF SCH.): ▸Hemiplegia alternans. E Schmidt's syndrome. **2)** (MARTIN B. SCH.), polyglanduläres Autoimmunsyndrom Typ II: HLA-assoziierte Form einer polyglandulären Autoimmunerkrankung mit Nebennierenrindeninsuffizienz, Schilddrüsenunterfunktion, insulinpflichtigem Diabetes mellitus Typ I u. Alopezie. E thyroid-adrenocortical insufficiency syndrome.

**Schmieden** (VICTOR SCH., 1874–1946, Chirurg, Bonn, Berlin, Halle, Frankfurt/M.). – **Sch.-Naht:** bei Magen-Darm-Anastomosierung Naht unter Durchstechen der Darmwand nur von der Schleimhautseite her mit Einstülpung der bauchfellüberzogenen Außenschichten. E Schmieden's anastomosis. – **Sch.-Syndrom:** Vorfall von Magenschleimhaut durch den Pylorus in den Zwölffingerdarm.

**Schmier|blutung:** *Gynäkologie* schwache Blutung aus der Gebärmutter, v.a. als Zwischen- oder Zusatzblutung (▸Mittelblutung) infolge relativen Hormonmangels. E spotting.

**Schmier|infektion:** ▸Kontaktinfektion durch Verschmieren keimhaltigen Materials z.B. aus der Umgebung auf oder in den Körper. E smear infection.

**Schmier|seife:** ▸Sapo kalinus (venalis). E green soap.

**Schmincke(-Regaud)-Tumor** (ALEXANDER SCH., 1877–1953, Pathologe, Heidelberg): ▸Lymphoepitheliom. E Schmincke tumor.

**Schmorl(-Knorpel)-Knötchen** (CHRISTIAN G. SCH., 1861–1932, Pathologe, Dresden): Vorfall (»Prolaps«) von – später verknorpelndem u. verkalkendem (u. dann erst im Röntgenbild nachweisbarem) – Bandscheibengewebe durch eine angeborene oder erworbene Lücke der knorpeligen Deckplatte in die Spongiosa des Wirbelkörpers; v.a. bei oder im Anschluss an die ▸SCHEUERMANN-Krankheit. E Schmorl's nodule(s).

**Schmutz|infektion:** ▸Schmierinfektion.

**Schnapp|atmung:** durch ▸Hypoxie bedingtes krampfhaftes, tiefes Nach-Luft-Schnappen (Einatmung unter Mundöffnen; mit Nasenflügelbeteiligung) als krankhafter, eine Apnoe oder minimale, irreguläre Atmung unregelmäßig unterbrechender Atemtyp; v.a. in der ▸Agonie (auch nach Herz-Kreislauf-Stillstand), bei ▸Asphyxie. E gasping for breath.

**Schnapp|daumen:** »schnellender Daumen« als schnellender ▸Finger. E jerk thumb.

**Schnapp|hüfte:** schnappende ▸Hüfte; s.a. ▸ORTOLANI-Phänomen. E snapping hip.

**Schnarchen:** Geräusch, das bei Mundatmung während des Schlafens durch stoßweise Schwingungen des schlaff herunterhängenden Gaumensegels entsteht, wenn infolge Spannungsverlusts der Kiefer- u. Zungenmuskulatur der Unterkiefer nach unten u. die Zunge nach hinten gesunken sind (»Hindernis-Sch.« infolge Einengung der Atemwege); ferner als Gewohnheitsbildung (»**gemeines Sch.**«) u. als »hysterischer« **Schnarchkrampf** (Rhonchospasmus); beim Säugling u. Kleinkind auch infolge Fältelung der Plicae aryepiglotticae. E snoring.

**Schnauzen|reflex:** (WARTENBERG) durch Lippenbeklopfen auslösbares ▸Schnutenphänomen jenseits des 1. Lj. bei Schädigung des Stirnhirns u. kortikobulbärer Bahnen (z.B. bei Zerebralsklerose bzw. Pseudobulbärparalyse). E snout reflex.

**Schnecke(n): 1)** *Biologie* die Klasse Gastropoda der Weichtiere (Mollusca); getrenntgeschlechtlich oder zwittrig; Süßwasserschnecken sind artspezifische Zwischenwirte der Schistosomen. E snails. **2)** *Biochemie* ▸Helix (2). E helix. **3)** *Anatomie* ▸Cochlea. E cochlea.

**Schneeball|knirschen:** *Pathologie* Reibegeräusch u. fühlbares Reiben ähnlich dem Schneeknirschen als Tastbefund bei 1) fibrösem oder blutigem Gelenkerguss, 2) Abszessbildungen um Prostatasteine, 3) Hygrom, 4) Hautemphysem, 5) Tendovaginitis crepitans.

**Schneeberger Lungenkrankheit:** Silikose (evtl. Silikotuberkulose) in Kombination mit einem silikoseunabhängigen Bronchialkarzinom als Strahlenkarzinom (z.B. infolge Dauereinwirkung von Radiumemanation bei Bergleuten des Uranbergbaus in Schneeberg u. St. Joachimsthal).

**Schnee|blindheit,** Schneeophthalmie: ▸Conjunctivitis nivalis. E snow blindness.

**Schnee|gestöber|lunge:** *Röntgenologie* dichte, unscharf grobknötchenförmige Lungenverschattungen bei Pneumokoniose durch quarzhaltigen Mischstaub; typisch für Stadium II der Silikose; s.a. ▸Schrotkornlunge.

**Schnee|mann|herz:** Herzform im Röntgenbild bei TAUSSIG-SNELLEN-ALBERS-Syndrom (s.u. ▸Herzfehler: Abb. 11 in Tab.). E snow-man heart.

**Schneid|elektrode:** *Chirurgie* Schlingen- bzw. Messerelektrode für chirurgische ▸Diathermie. 🇬🇧 cutting electrode.

**Schneider|muskel:** ▸Musculus sartorius. 🇬🇧 sartorius.

**Schneider-Syndrom:** **1)** ▸Verbrauchskoagulopathie bei vorzeitiger Plazentalösung. **2)** sekundäre hyperplastisch-porotische Osteoperiostose i.S. des ▸MARIE-BAMBERGER-Syndroms. **3) Sch.-Fischer-Syndrom** (Wilh. SCH. u. Herbert F., Hautärzte, Tübingen): ▸Caput medusae in der Leistenbeuge sowie Beinödem u. Siderosklerose der Fesseln als Folge venöser Abflussstörung im Beckenbereich. 🇬🇧 Schneider-Fischer syndrome.

**Schneide|zähne,** Dentes incisivi: die vordersten beiden Zähne jedes Quadranten im Milch- u. Dauergebiss. 🇬🇧 incisor teeth, incisors.

**Schnell|de|sensibilisierung:** ▸Hyposensibilisierung. 🇬🇧 rapid desensitization.

**schnellend:** s.u. ▸Finger, ▸Hüfte, ▸Knie. 🇬🇧 jerking, snapping.

**Schnell|schnitt|diagnostik:** vereinfachte technische Bearbeitung einer Gewebeprobe (Exzisat) für die schnelle mikroskopische Diagnosestellung v.a. während einer Operation (d.h. als Entscheidungshilfe für das weitere Vorgehen); meist Anfertigung eines Schnellgefrierschnittes (aus unfixiertem Gewebe; mittels Gefriermikrotoms). 🇬🇧 rapid section diagnosis.

**Schnell|tests:** im Zeit- u. Reagensverbrauch rationelle, meist genormte Harn- u. Serumtests mit speziell präparierten Teststreifen bzw. mit Testpulvern, -lösungen oder -tabletten (zur direkten Anw. oder für Reagensbereitung), die auf kolorimetrisch-chemischer oder -enzymatischer Basis qualitativ oder auch (semi)quantitativ auswertbar sind. 🇬🇧 quick testing methods.

**Schnell|transfusion:** v.a. im Rahmen der Schockbekämpfung durch Überdruck beschleunigte, meist auch massive Bluttransfusion, deren Geschwindigkeit optimal anhand des (zentralen) Venendrucks dosiert wird. Bei Anw. von Konservenblut Kompensation der hohen Citratzufuhr durch Calciumgaben. 🇬🇧 rapid transfusion, bolus t.

**Schniefen,** Schnüffeln: schnaubende Nasenatmung infolge Enge der Nasenwege, v.a. bei trockenem Schnupfen; u.a. beim Säugling bei angeborener Syphilis (als Coryza syphilitica). 🇬🇧 snuffles.

**Schnitt:** ▸Inzision, ▸Sectio. 🇬🇧 cut.

**Schnitt|bild:** ▸Tomogramm. 🇬🇧 tomogram.

**Schnitt|entbindung,** Sectio caesarea: das Herausholen der Leibesfrucht unter operativer Eröffnung des Uterus (▸Hysterotomie), allgemein unter Vorgehen durch die Bauchdecken i.S. der medianen ▸Laparotomie (= Sectio caes. abdominalis); meist jedoch vom suprasymphysären Querschnitt aus; nach Zurückschieben der Blase Querinzision des unteren Uterinsegments. ***Ind.:*** unüberwindbares Geburtshindernis, Gefahren im Bereich der weichen Geburtswege, Gefahren für Mutter bzw. Kind. – Sonderformen: vaginale Sch. u. ▸Sectio parva (Schwangerschaftsabbruch). 🇬🇧 cesarean section.

**Schnitt|verletzung, -wunde,** Vulvus caesum s. sectum: durch einen schneidenden Gegenstand herbeigeführte, glattwandige, in Abhängigkeit von Gewebsspannung u. Spaltrichtung klaffende Wunde (bei begleitender stumpfer Gewalt [Hiebwunde] mit gequetschten Rändern); oft kompliziert durch Mitverletzung von Sehnen, Muskeln, Gefäßen; Heilungstendenz meist gut. 🇬🇧 incised wound.

**Schnitzler-Metastasen:** s.u. ▸Magenkarzinom.

**Schnüffeln:** *Pathologie* ▸Schniefen. S.a. ▸Schnüffler. 🇬🇧 sniffling.

**Schnüffel|stellung (Hügin):** der MAGILL-Sniffing-Air-Position entsprechende Kopfhaltung für die endotracheale ▸Intubation durch den Mund: Vorneigen des Kopfes (Anteflexion der HWS) durch Unterlegen einer flachen Nackenrolle, so dass Schlund- u. Luftröhrenachse annähernd eine Gerade bilden (u. der Abstand Zahnreihe/Kehlkopfeingang optimal kurz ist).

**Schnüffel|versuch:** *Röntgenologie* s.u. ▸HITZENBERGER. 🇬🇧 sniff test.

**Schnüffler:** Person (meist jugendlich), welche gewohnheitsmäßig euphorisierend wirkende Lösungsmitteldämpfe (Aceton, Toluol, Chloroform, Alkohol) aus bestimmten Klebstoffen inhaliert (sog. glue sniffing). Bei längerem Missbrauch besteht Gefahr von Spätschäden an Leber, Niere, Knochenmark sowie Polyneuropathie. Teilweise zeigen sich schwere soziale Auswirkungen. 🇬🇧 glue sniffer.

**Schnür|furche:** *Geburtshilfe* s.u. ▸amniotisch. Ferner als Quetschmarke infolge ▸Incarceratio, ▸Strangulation. 🇬🇧 strangulation mark.

**Schnupfen:** ▸Coryza; s.a. ▸Rhinitis, ▸Rhinopathia. 🇬🇧 common cold.

**Schnupfen|viren:** ▸Rhinoviren.

**Schnupf|phänomen, -versuch:** **1)** s.u. ▸Mediastinalpendeln. **2)** ▸HITZENBERGER-Schnupfversuch.

**Schnuten|phänomen:** Heben der Oberlippe u. der Mundwinkel im Rahmen des reflektorischen Brustsuchens beim Säugling (bis zum 3. Monat physiologisch); auslösbar auch durch Beklopfen von Oberlippe oder Nasenflügel. 🇬🇧 snout reflex.

**Schober-Methode** (PAUL SCH., Arzt, Wildbad, Stuttgart): zur Objektivierung einer Bewegungseinschränkung der Lendenwirbelsäule Aufsetzen einer Hautmarke über dem Dornfortsatz $S_1$ u. einer zweiten 10 cm darüber; normalerweise vergrößert sich der Abstand der Hautmarken bei maximaler Vorneigung auf ca. 15 cm.

**Schock:** globales komplexes Kreislaufversagen, das infolge Missverhältnisses zwischen Herzzeitvolumen u. Durchblutungsbedarf der Organe auftritt. ***Pathogen.:*** zunächst Störung der Makrozirkulation, dann kritische Verminderung der Mikrozirkulation mit konsekutiver Hypoxie der Gewebe u. metabolischen Störungen (metabolische Azidose). Der Blutdruckabfall bewirkt eine vermehrte Ausschüttung von Catecholaminen mit daraus resultierendem Herzfrequenzanstieg sowie eine Engerstellung der Arteriolen u. Venen u. Zentralisation der verbleibenden Restblutmenge zugunsten von Herz u. Gehirn. Die zunehmende Gewebshypoxie u. Anhäufung saurer Metaboliten (metabolische Azidose) führen zu Verlusten an intravasaler Flüssigkeit, der Volumenmangel wird dadurch verstärkt. Durch Gefäßatonie verstärkt sich das Sludge-Phänomen der Erythrozyten, es bilden sich Mikrothromben mit der möglichen Folge einer Verbrauchskoagulopathie. Organbeteiligungen beim Sch.: Herzinsuffizienz wegen verminderter koronarer Durchblutung; Oligurie/Anurie; Schocklunge (ARDS) mit Gefahr der respiratorischen Insuffizienz; DIC (disseminierte intravasale Gerinnung). ***Ther.:*** Die als Intensivtherapie durchgeführten symptomatischen u. ätiotropen Gegenmaßnahmen richten sich nach klinischen u. Laborwerten (Blutdruck, Pulsfrequenz, EKG, Hauttemperatur, Temperaturgradient zwischen Körperkern u. -schale, Venenfüllung bzw. zentraler Venendruck, Nagelbettfarbe, Diurese bzw. Blutgaswerte, Gerinnungsstatus, Hämatokrit, Blutvolumen, Elektrolytwerte). Sie sind ausgerichtet auf schnelle Normalisierung von Atmung, intravasalem Blutvolumen (v.a. Zufuhr von Blut oder Blutderivaten; ▸Kolloidtherapie) u. Blutviskosität sowie auf die Sicherung der Herzfunktion (Myokardleistung bzw. Herzzeitvolumen) u. der peripheren Durchblutung (einschl. der Behebung der – evtl. fixierten – ▸Zentralisation des Kreislaufs), auf Wiederherstellung des Säure-Basen- u. Elektrolyt-Gleichgewichts und auf Energiezufuhr. S.a. ▸Schocksyndrom. 🇬🇧 shock. – **Sch., all|ergischer, ana|phylaktischer aktischer Sch.:** ▸Anaphylaxie. 🇬🇧 allergic s., anaphylactic s. – **Sch., apoplektischer:** primärer neurogener Sch. infolge Versagens der Kreislaufregulation bei Apoplexia cerebri bzw. spinalis. 🇬🇧 apoplectic s. – **Sch., dekompensierter,** Entspannungskollaps: Sch. mit stoff-

S

wechselbedingter Vagotonie nach Versagen der sympathikotonen Regulationen, d.h. mit Weitstellung des Gefäßsystems u. Versacken eines großen Teils des Blutvolumens in Niederdruckbereiche des Kreislaufs, v.a. in das Splanchnikusgebiet; entwickelt sich, falls unbehandelt, zum irreparablen u. damit tödlichen Sch. S.a. ▸Schockindex. E decompensated s. – **Sch., elektrischer:** Sch. infolge Elektrounfalls; mit Kammerflimmern, -flattern, Stenokardie, Schädigung der Kreislaufzentren. – Ferner Bez. für die ▸Elektrokrampftherapie. E electric s., electroshock. – **Sch., endo|kriner:** Sch. infolge hormonaler Störung (z.B. als hypovolämischer Sch. bei diabetischem Koma oder als zusätzlich kardiogener Sch. bei ▸Hyperparathyreoidismus). E endocrine s. – **Sch., febriler:** durch infektiös-toxische Wirkungen (s.a. ▸Schock, toxischer); mit Steigerung der Körpertemperatur; Kapillarschädigung, Vasomotorenlähmung; ist im Extremfall, v.a. bei spätem Eingreifen, meist refraktär. E febrile s. – **Sch., hämor|rhagischer,** Blutungsschock: hypovolämischer Sch. nach akutem passivem oder chronisch-rezidivierendem Blutverlust. E hemorrhagic s. – **Sch., hypoglyk|ämischer:** ▸hypoglykämischer Anfall; s.a. ▸Insulinschock. E hypoglycemic s. – **Sch., hypovol|ämischer:** ausgelöst durch massive Blutverluste (> 1000 ml). ***Stadien:*** I: Blutdruck normal, blasse, feuchtkühle Haut; II: Blutdruck < 100 mmHg, Puls > 100/Min., Durst, Oligurie, Halsvenen im Liegen kollabiert; III: Puls kaum fühlbar, Blutdruck < 60 mmHg, Bewusstseinsstörung, erweiterte Pupillen, Atmung flach, Anurie. ***Ther.:*** Volumensubstitution (Plasmaexpander, hyperonkotische Salzlösungen, Erythrozytenkonzentrate bei größeren Blutverlusten), Bicarbonatpuffer (Korrektur der metabolischen Azidose), Behandlung einer drohenden Schocklunge u. -niere. – **Sch., irre-**

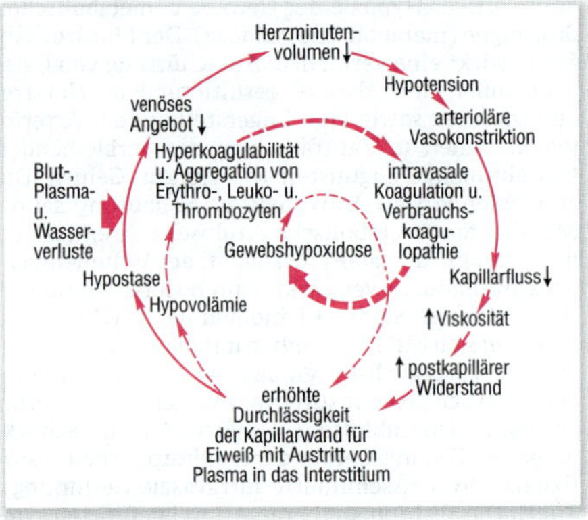


**Schock, hypovolämischer:** Pathogenese. Gestrichelter Pfeil zeigt die Kausalgenese des Schocks bei metabolischen Krisen, endogenen u. exogenen Intoxikationen. [424]

**versibler:** paralytischer Sch. E irreversible s. – **Sch., kardiogener:** verursacht durch akute Beeinträchtigung der Herzfunktion mit konsekutivem Kreislaufversagen (z.B. Myokardinfarkt, Myokarditis, Pericarditis constrictiva, Rhythmusstörungen, angeborene Herzfehler etc.), systolischer Blutdruck bei < 80–90 mmHg, ZVD erhöht, gestaute Halsvenen. ***Ther.:*** kausal (z.B. Fibrinolyse bei Infarkt); symptomatisch (Beatmung, Sedierung etc.). – **Sch., kompensierter:** die Anfangsstadien (»Spannungskollaps«; mit Kreislaufzentralisation) des – v.a. hypovolämischen – Schocks; mit Tachykardie u. erhöhtem diastolischem u. um 100 mmHg liegendem systolischem Blutdruck (kleine Amplitude). S.a. ▸Schockindex. E compensated s. – **Sch., latenter:** Sch. mit anfangs nur diskreten Symptomen. E latent s. – **Sch., neurogener:** entsteht als Folge einer durch nozizeptive Reflexe ausgelösten Vagus-Parasympathikus-Reizung bei schmerzhafter Verletzung, Verbrennung, Lungenembolie, aber auch nach direkter Schädigung spinaler Zentren (s.a. ▸Schock, spinaler); nervale Komponenten auch bei anderen Schockformen. E neurogenic s. – **Sch., ortho|statischer:** akutes Kreislaufversagen beim Aufrechtstehen; Blutversacken in Niederdruckbereiche. E orthostatic s. – **Sch., paralytischer:** das auch als irreversibler oder refraktärer Sch. bezeichnete Endstadium des nicht oder nicht rechtzeitig behandelten Schocks; mit fortschreitender zentraler – arterieller u. venöser – Vasokonstriktion bei gleichzeitiger peripherer, lähmungsbedingter, auf eine primäre Konstriktion folgender Gefäßweitstellung (Kreislaufdissoziation), mit unbeeinflussbarem Absinken des systolischen Blutdrucks < 80 mmHg, Steigerung der Tachykardie auf > 140/Min. u. zum Tode führender Dysmetabolie. E paralytic s. – **Sch., psychischer:** ein als Reaktion auf ein plötzliches, überwältigendes Erlebnis auftretendes emotionelles Syndrom oder ein Emotionsstupor, begleitet von vegetativen Symptomen; bei stärkerer Wirkung auch als echter Schock ähnlich dem primär-neurogenen. E psychogenic s. – **Sch., septischer:** lebensbedrohliche Komplikation der Sepsis, meist ausgelöst durch Endotoxine gramnegativer Bakterien. ***Klinik:*** Fieber, Hypotonie, Oligurie, Hyperventilation, warme trockene Haut, Blutungen (Verbrauchskoagulopathie). ***Ther.:*** Breitbandantibiotika bei unbekanntem Erreger, Volumensubstitution, Behandlung der metabolischen Azidose, Prophylaxe u. Therapie von Komplikationen (Verbrauchskoagulopathie). E septic s. – **Sch., spinaler:** Zustand erloschener Eigentätigkeit des Rückenmarks unmittelbar nach schwerer Rückenmarkverletzung; mit Verlust der Sensibilität, des Muskeltonus u. der Willkürmotorik, der Eigen- u. Fremdreflexe u. aller spinal-reflektorischen vegetativen Regulationen; ferner Zeichen des neurogenen Schocks. Die Rückenmarkabschnitte kaudal der Schädigung verhalten sich zunächst wie bei Zerstörung; s.a. ▸Schockblase. E spinal s. – **Sch., toxischer:** Schock durch bakterielle Toxine; s.a. ▸Schocksyndrom. E toxic s. – **Sch., traumatischer:** komplexer (hämorrhagischer, neurogener u. psychogener) Schock nach äußerer Gewalteinwirkung, v.a. nach Polytraumatisierung. E traumatic s.

**Schock|anurie:** zunächst nur funktionelle (Vasokonstriktion), nerval (Sympathikotonus) u. humoral (Catecholamine, Renin-Angiotensin-Mechanismus) gesteuerte Leistungsminderung der ▸Schockniere; evtl. mit einer 2., organisch bedingten Phase (d.h. durch mikrozirkulatorisch-metabolische Parenchymveränderungen). E shock anuria.

**Schock|behandlung:** **1)** überfallartiges Stören (»Schocken«) des humoralen u. neurovegetativen Gleichgewichts als Behandlungsmaßnahme. Wird bei therapieresistenten Depressionen u. bestimmten Katatonieformen angewandt. Ursprünglich als Kaltwasserschock, später als Pentetrazol-, Insulin-, Amphetamin-, Elektroschock. Letztere Methode wird heute wieder verstärkt (in Narkose) angewendet: i.d.R. 3-mal wöchentlich, insgesamt 12-mal. **2)** Behandlung eines ▸Schocks. E shock therapy.

**Schock|blase:** ▸Blasenatonie (mit Harnverhaltung) bei spinalem ▸Schock. E shock bladder.

**Schock|fragment:** die im Gegensatz zur generalisierten allergischen Schockreaktion nur auf ein Organsystem begrenzten allergischen Symptome. E localized allergic symptoms.

**Schock|index:** (ALLGÖWER u. BURRI 1967) Quotient aus Pulszahl u. systolischem Druck als orientierender Parameter für das Volumendefizit im Schock. Der Normalwert von 0,5 steigt mit zunehmendem Blutverlust auf 1 u. mehr an (= kompensierter bzw. dekompensierter Schock). E shock index.

**Schock|lagerung:** spezielle Lagerung eines Patienten im hypovolämischen Schock, wobei zur Kompensation des Volumenmangels (»Autotransfusion«) der Oberkörper tief- u. die Beine hochgelagert werden.

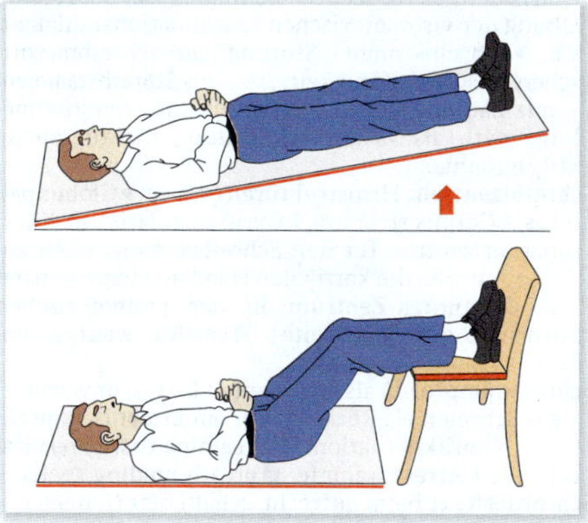

**Schocklagerung.**

Eine Ausnahme bildet der kardiogene Schock, bei welchem der Oberkörper hochgelagert wird. S.a. ▸Schock. E Trendelenburg position.

**Schock|leber:** Zustand der Leber im Schock als Folge des kreislaufbedingten Sauerstoffmangels u. des begleitenden Druckanstiegs im Pfortader- u. Mesenterialbereich mit daraus resultierenden Veränderungen des Organs u. des Stoffwechsels (v.a. zentrale Leberzellverfettung bis -nekrosen; Glykogenverarmung). Führt zu Zunahme bzw. – bei Anoxybiose (mit Lactatazidose) – Abnahme der ▸Gluconeogenese, zu Rückgang der Bilirubinkonjugation u. -sekretion, des Aminosäuren- u. Ferritinabbaus, der Harnstoffbildung (u. damit zu Ammoniakzunahme), der Prothrombin-, Fibrinogen-, Proteinsynthese, der Bildung energiereicher Phosphate u. der Enzym- u. RES-Aktivität (dadurch stärkere Wirkung im Darm gebildeter Endotoxine; s.a. ▸Schock). E hepatic stress syndrome.

**Schọck|leuko|penie:** ▸Leukozytopenie durch Versagen der sympathikotonen Regulationen im Schock; bei anaphylaktischem Schock evtl. Leukozytensturz infolge peripherer Immunagranulozytose u. Knochenmarkdepression; s.a. ▸hämoklastische Krise. – Ferner die Leukopenie bei zum Schock führender Hämorrhagie. E shock leukopenia.

**Schọck|lunge:** die schockbedingten Lungenveränderungen; i.e.S. das ▸ARDS. E shock lung.

**Schọck|niere:** die »Niere nach dem Schock« als akute Niereninsuffizienz, bedingt durch Herabsetzung der Nierendurchblutung in der Folge der die Hypovolämie kompensierenden Zentralisation des Kreislaufs (zunächst noch als reversible »Niere im Schock«; bei systolischem Druck < 80 mmHg auch Ausschaltung der Autoregulation des Nierenkreislaufs), der Hämokonzentration, der Hypoxie, evtl. auch toxischer Stoffe (Eiweißzerfallsprodukte, Myo-, Hämoglobin; s.a. ▸Crush). Längeres Bestehen führt zu Azidose (Azotämie) u. Nierenveränderungen wie interstitielles Ödem (Nierenglaukom), Tubulorrhexis, akute Tubulusnekrose. Klinisch besteht eine Anurie, dann eine polyurische Phase, Erythrozyt-, Leuk-, Zylindrurie. ***Ther.:*** Ultrafiltration, extrakorporale Hämodialyse. E shock kidney.

**Schọck|organ:** der Ort der allergischen Reaktion (z.B. Niere, Lunge); wird bei zirkulierenden Antikörpern (AK) von der Antigenlokalisation, bei fixierten AK von deren Fixierungsort bestimmt.

**Schọck|syndrom, toxisches,** Abk. TSS: 1978 erstmalig in den USA vorwiegend bei Frauen beobachtete Symptomatik durch ein von Staphylococcus aureus gebildetes Ektotoxin (F-Enterotoxin bzw. toxisches Schocksyndrom-Toxin). ***Ätiol.:*** Das TSS wurde bei Frauen nach Gebrauch bestimmter Tampons oder kontrazeptiver Vaginalschwämmchen (menstruelles TSS), ferner auch u.a. bei chirurgischen Wundinfektionen, bei grippalen Infekten, Infekten der oberen Luftwege (pyrogene Ektotoxine von Streptococcus pyogenes) beobachtet. Je nach Lebensalter Prävalenz von Ektotoxinantikörpern. ***Klinik:*** charakterisiert durch hohes Fieber, arterielle Hypotonie, scharlachähnliches fleckförmiges Exanthem (s. Abb.) bis zur makulären Erythrodermie mit nachfolgender palmoplantarer Abschuppung, Erbrechen, Durchfall, Konjunktivitis, Pharyngitis, Vaginitis, Pyurie, Thrombozytopenie u. ▸Verbrauchskoagulopathie. Möglich sind ferner Bewusstseinstrübung u. Niereninsuffizienz. ***Ther.:*** Schockbehandlung, Antibiotika. ***Progn.:*** Letalität um 10 %. E toxic shock syndrome.

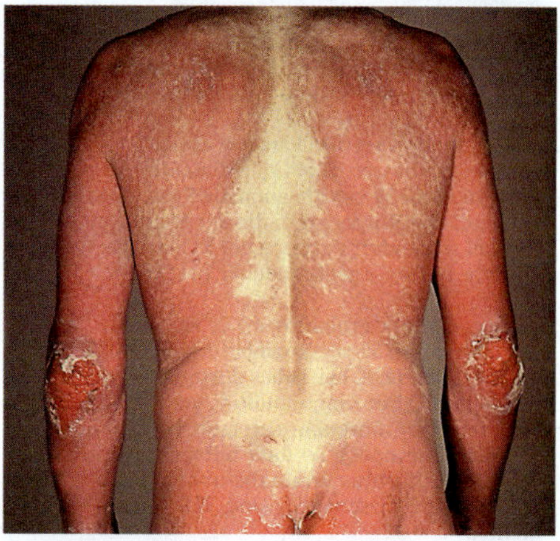

**Schocksyndrom, toxisches:** großflächiges Exanthem. [524]

**Schock|tod:** **1)** Tod im dekompensierten Schock. **2)** plötzlicher Tod infolge extremer Reizung des vegetativen Nervensystems (z.B. Schlag auf den Solarplexus). **3)** ▸Bolustod.

**Schöllkraut:** ▸Chelidonium majus.

**Schoemaker:** s.u. ▸SHOEMAKER.

**Schoenlein-Nephritis** (JOHANN L. SCH., 1793–1864, Internist, Würzburg, Zürich, Berlin): die sich durch Hämaturie u. mäßige Albuminurie manifestierende Nierenbeteiligung bei der anaphylaktoiden ▸Purpura (**Sch.-Henoch-Syndrom**). E Schoenlein's disease.

**Schokoladen|zyste,** Teerzyste: Ovarialzyste mit blutig-eingedicktem, aus zyklischen Hämatomen stammendem Inhalt; v.a. bei Endometriosis externa. E chocolate cyst.

**Scholander-Analyse:** Sauerstoff- u. Kohlendioxid-Bestimmung, basierend auf der Volumenabnahme, die bei Kontakt der Gase mit entsprechenden Absorptionslösungen in der Reaktionskammer erfolgt u. die durch Quecksilber (Hg) kompensiert wird (benötigte Hg-Menge gibt das absorbierte Gasvolumen an). E Scholander's analysis.

**Scholle:** ▸NISSL-Scholle. E keratinized cell.

**Scholte-Syndrom:** ▸Karzinoidsyndrom.

**Scholz-Syndrom** (WILLIBALD SCH., 1889–1971, Neurologe, Tübingen, Leipzig, München), metachromatische Leukodystrophie Typ SCHOLZ: autosomal-rezessiv erbliche, als infantile, juvenile u. adulte Form vorkommende »subakute familiäre diffuse ▸Hirnsklerose« (Typ SCH.-HENNEBERG-BIELSCHOWSKY); mit Gliawucherung, Myelinuntergang, Sulfatidablagerung (▸Mucosulfatidose; Ceramidsulfatidose) in Zentralnervensystem, peripheren Nerven u. Nieren. ***Klinik:*** Pes valgus, Muskelhypotonie, später fortschreitende spast. Tetraparese bis -plegie; ferner Sprachverfall, Gehörstörung, Schluckbeschwerden, Pyramidenzeichen, bräunliche Hautpigmentierung, Liquoreiweißerhöhung; in wenigen Jahren tödlich. E Scholz disease.

**Schon|kost:** die Verdauungsorgane schonende, d.h. chemisch-thermische u. physikalische Reizung weit-

S

gehend vermeidende Kost als leicht resorbierbare, aber vollwertige Nahrung (mit ausreichendem Kalorien-, Mineralstoff- u. Vitamingehalt), jedoch ohne das betreffende erkrankte Organ besonders belastende Nährstoffanteile (z. B. bei Leber- u. Gallenerkrankung Fetteinschränkung). E bland diet.

**Schorf:** der Haut oder Schleimhaut fest aufsitzende Kruste als Folge umschriebenen Gewebstodes (z. B. bei Verätzung). S. a. ▸Blutschorf. E eschar, scab.

**Schornstein|feger|krebs:** berufsbedingtes Hodensackkarzinom der Kaminkehrer (s. u. ▸Rußwarze). E chimney sweep's cancer.

**Schoß|fugen|rand:** *Geburtshilfe* Symphysenoberrand. E superior edge of symphysis.

**Schräg|agar|kultur:** Erreger-Kultivierungsverfahren im Reagenzglas, dessen flüssiger Inhalt sich bei Schräglage verfestigt hat (»**Schrägagarröhrchen**«; ergibt vergrößerte Nährbodenoberfläche). E oblique agar culture.

**Schräg|durch|messer:** ▸Diameter obliqua, *röntg* schräger ▸Durchmesser. E oblique diameter.

**Schräg|lage:** *Geburtshilfe* anomale Fruchtlage, bei der die kindliche Körperachse die der Mutter im spitzen Winkel schneidet; Variante der ▸Querlage; Vorkommen v. a. bei Mehrgebärenden u. bei Placenta praevia. E oblique lie.

**Schramm-Sphinkterphänomen** (CARL SCH., Urologe, Dortmund): als Zystoskopiebefund bei intramuraler ▸Reflexblase (z. B. bei Tabes dorsalis) feintrabekuläre Zeichnung mit Rinnenbildung vom Trigonum zum hinteren Harnröhrenbereich (sog. Klaffen des inneren Blasenmundes), so dass mit dem Normalzystoskop der Colliculus seminalis u. beide Ureterostien gleichzeitig überschaubar sind. E Schramm's phenomenon.

**Schrauben|bakterien:** ▸Spirillaceae.

**Schreck:** das Erleben eines durch plötzliche Bedrohung oder starken Sinnesreiz (z. B. Blitz, Knall) ausgelösten Affektzustandes; mit kurzfristiger – überraschungsbedingter – Unfähigkeit, Gegen- oder Schutzvorkehrungen zu treffen, evtl. mit passagerer Lahmlegung der seelischen Funktionen; s. a. ▸Schreckreaktion. E fright.

**Schreck|reaktion:** seelische u. vegetative Reaktion auf ein Schreckerlebnis; meist ohne Beteiligung der rationalen Persönlichkeitsanteile. Die Symptome ähneln denen des psychischen Schocks; allgemein voll reversibel. E fright reaction, panic.

**Schreck|starre:** ▸Kataplexie.

**Schrei, erster:** der vom Neugeborenen im Anschluss an den 1. Atemzug ausgestoßene Schrei, der der Lungenalveolenentfaltung u. der gesteigerten Blutzufuhr in den Lungenkreislauf dient. E first cry, primal scream.

**Schreib...:** s. a. ▸Grapho..., ▸Schrift...

**Schreib|hand|stellung:** die der ▸Pfötchenstellung ähnliche »Schreibhaltung der Hand« als Tetaniezeichen.

**Schreib|krampf:** die Hand- u. Fingerbeugemuskeln betreffende tonische Verkrampfungszustände, die nach kurzer Schreibleistung (evtl. schon beim Schreibversuch) auftreten u. den Gebrauch von Schreibgerät be- oder verhindern (sog. **Schreiblähmung**). Meist als Symptom einer Beschäftigungsneurose; s. a. ▸Schreibschwäche. E writer's cramp, graphospasm.

**Schreib-Lese-Schwäche:** s. u. ▸Schreibschwäche. E grapho-legasthenia.

**Schreib|schwäche:** Schwierigkeiten beim Erlernen der Rechtschreibung infolge einer teilweisen Leistungsstörung des Gehirns i. S. der Schwäche bis Unfähigkeit, Wörter in einzelne Buchstaben zu zerlegen; Intelligenz jedoch normal. Ist meist mit Leseschwäche kombiniert (= Schreib-Lese-Schwäche = Lese-Rechtschreib-Schwäche oder ▸Legasthenie), evtl. auch mit Rechenschwäche. S. a. ▸Agraphie. E writing disability.

**Schreib|störung:** organisch (z. B. durch Lähmung peripherer Nervenbahnen, Schädigung der ▸Schreibzentren) oder geistig-seelisch bedingte (z. B. mangelnde Übung der visomotorischen Koordinationsfähigkeit; s. a. ▸Schreibkrampf) Störung der schreibmotorischen Ausdrucksfähigkeit; z. B. – als **Schreibstammeln** – mit Lautauslassung, -verwechslung, -verstümmelung; evtl. als ▸Agraphie, Mikro-, Makrographie. E dysgraphia.

**Schreib|zentren:** Hirnstrukturen (v. a. im ▸Globus pallidus, ▸Corpus striatum, ▸Gyrus angularis) als Koordinationszentren für den Schreibvorgang. Nach anderen Autoren die kortikalen Hand- u. Fingerzentren (als GORDINIER-Zentrum in der prämotorischen Hirnrinde der Gegenseite). E cortical writing centers.

**Schrei|krämpfe:** **1)** als Schreianfall lautes, unvernünftiges Schreien als Reaktion auf ein Erlebnis, eine aktuelle Konfliktsituation. E screaming fits. **2)** respiratorische ▸Affektkrämpfe. E breath-holding spells.

**Schreit|reflex:** beim aufrecht gehaltenen Neugeborenen durch Aufdrücken der Fußsohle auf die Unterlage ausgelöste Beugung dieses Beines bei gleichzeitiger Streckung des anderen, das sich dann nach Bodenberührung wiederum beugt usw. E stepping reflex.

**Schrift|blindheit (isolierte):** durch Schädigung des linksseitigen Okzipitalhirns bedingte »reine ▸Alexie« (Niederschreiben gehörter Texte möglich, nicht aber das Kopieren von Schriftstücken). E pure alexia.

**Schritt|macher:** Steuerungszentrum rhythmisch wiederkehrender Funktionen, das nachgeordneten Strukturen seinen Rhythmus aufzwingt; z. B. der ▸Sinusknoten als physiologischer ▸Herzschrittmacher. I. w. S. auch ein Vorgang (oder eine diesen bewirkende Substanz), der eine Folge von Reaktionen in Gang setzt. E pacemaker. – **Sch., künstlicher:** s. u. ▸Herzschrittmacher. E artificial p. – **Sch., wandernder:** häufiger Wechsel zwischen Sinus- u. AV-Knoten-Herzaktionen mit entsprechender Variation des P-Wellen-Vektors; häufig bei jugendlichen Vagotonikern. E wandering p., shifting p.

**Schrittmacher|implantation:** das Einpflanzen des Impulsgebers des künstlichen ▸Herzschrittmachers in die Weichteile (im Bereich der Rektusscheide oder der vorderen Brustwand), kombiniert mit Verlegen der Schrittmachersonde zum Herzen (transvenös oder epi-myokardial). E pacemaker insertion.

**Schrittmacher|impuls:** s. u. ▸Herzschrittmacher.

**Schrittmacher|rasen:** hochgradige Tachykardie (evtl. Kammerflimmern) als Komplikation bei eingepflanztem ▸Herzschrittmacher. E runaway pacemaker.

**Schröder-Zeichen** (KARL L. E. SCH., 1838–1887, Frauenarzt, Berlin): Ansteigen des schmal, kantig u. hart gewordenen Fundus der Gebärmutter 1–2 Querfinger über Nabelhöhe (meist rechtswärts) als ▸Lösungszeichen der Plazenta. E Schröder's sign.

**Schröpfen,** Hämospasie: traditionelle Behandlungsmethode mittels sog. Schröpfköpfe auf der Haut zur Ausleitung schädlicher Körpersubstanzen (▸ausleitendes Verfahren); gilt auch als Reizart in der ▸Akupunktur sowie als ▸Gegenirritationsverfahren in der Schmerztherapie. Der Effekt wird durch Erzeugung eines Vakuums in einer halb offenen Glaskugel erreicht, die auf den Körper aufgesetzt wird. Die Wirkung besteht in der lokalen Verbesserung der Mikrozirkulation, der Lymph- u. Bindegewebsmassage, der Ausleitung von Entzündungsmediatoren, der Ausleitung von pathogenen Faktoren (im Sinne der ▸Traditionellen Chinesischen Medizin) und der reflektorischen Wirkung auf Muskeln u. Organe. Unterschieden als sog. **trockenes Schröpfen** (Schröpfen auf der unverletzten Haut), **blutiges Schröpfen** (Schröpfen über einem durch kleine Einschnitte eröffneten Hautbezirk) u. **Schröpfkopfmassage** (flächenhaftes Schröpfen durch Ziehen des Schröpkopfes über ölglatter Haut). E cupping.

**Schroetter(-Paget)-Syndrom** (LEOPOLD RITTER V. SCH.-KRISTELLI, 1837–1908, Arzt, Wien): akute

▸Achselvenensperre. E Paget-v. Schroetter syndrome.

**Schroth-Kur** (JOHANN SCH., 1798–1856, Naturheilkundler, Niederlindewiese/Schlesien): auf drei Elementen ruhende Kur: **a)** Anwendung feuchter Wärme (S.- Dunstwickel); **b)** Wechsel zwischen sog. Trocken- u. Trinktagen (Wein, Suppen, Tee); **c)** kohlenhydratfreie Kost (altbackene Semmeln, Zwieback etc.). ***Ind.:*** Stoffwechselkrankheiten, Rheuma, Fettstoffwechselstörungen, Hypertonie, Hautkrankheiten, Migräne, Herz-Kreislauf-Erkrankungen, Obstipation. E Schroth's treatment.

**Schroth-Methode,** dreidimensionale Skoliosetherapie: physiotherapeutische Methode zur Behandlung von Skoliosen u. anderen Fehlhaltungen bei Kindern u. Erwachsenen. Dient der Haltungskorrektur sowie der Vergrößerung des Atemvolumens durch mechan. Gegendrehung der skoliotisch verschobenen Wirbelsäulenabschnitte. Zum Einsatz kommen Hangübungen an der Sprossenwand, Mobilisations-, Formungs-, Kräftigungsübungen.

**Schrot|korn|lunge:** Röntgenbild der Lunge mit verstreuten miliaren, etwa gleich großen kalkharten Schatten; z. B. bei Miliartuberkulose, v. a. aber im Stadium II der ▸Silikose bei Sandsteinhauern.

**Schrot|kugel|brust:** ▸Mastopathie.

**Schrumpf|blase:** verkleinerte, starrwandige (s. a. ▸Blasenstarre) Harnblase als Endzustand chronischer Entzündung oder bei neurogener Fehlregulation. Die Fibrose der Muskulatur hat eine unvollständige Kontraktion, vesikoureteralen ▸Reflux, verminderte Kapazität mit Pollakisurie u. Strangurie u. ▸Ischuria paradoxa zur Folge. E contracted bladder.

**Schrumpf|gallen|blase:** Schrumpfung der Gallenblasenwand als Endzustand einer chronischen Entzündung (Cholelithiasis); evtl. als ▸Porzellangallenblase. E contracted gallbladder.

**Schrumpf|leber:** ▸Leberzirrhose.

**Schrumpf|magen:** ▸Linitis plastica.

**Schrumpf|niere,** Nephrozirrhose: Verkleinerung der Niere infolge einer Nierenparenchymerkrankung (Abb.) oder – durch Mangeldurchblutung bedingt – eines Parenchymschwundes. Führt nach langer Latenz bei Doppelseitigkeit zu Urämie, bei einseitiger Sch. jedoch keine Insuffizienz. E sclerotic kidney. –

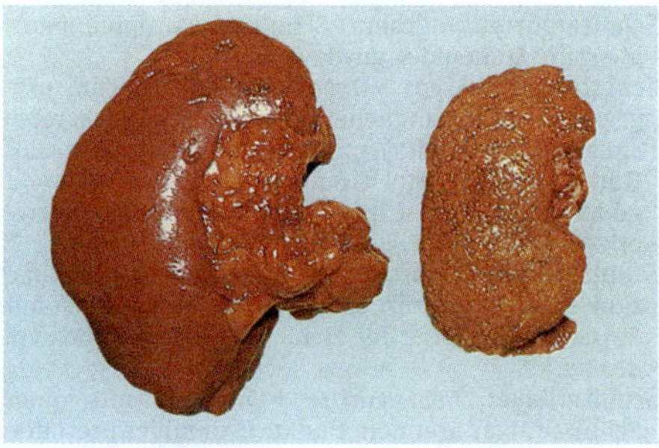

**Schrumpfniere:** normale Niere zum Vergleich (links). [178]

**Sch., genuine, primäre Sch.:** Sch. infolge Arterio(lo)sklerose (▸Nephrosklerose). – **Sch., sekundäre:** Sch. im Endstadium einer Glomerulo- oder Pyelonephritis.

**Schrumpfung:** ▸Atrophie, ▸Cirrhosis, ▸Involution (1). E shrinking.

**Schrunde:** ▸Rhagade. E rhagade.

**Schub:** *Psychologie* akuter Krankheitsprozess, der eine dauerhafte Veränderung herbeiführt (im Gegensatz zur rückbildungsfähigen ▸Episode u. ▸Phase); z. B. bei schizophrenen Psychosen. E episode.

**Schubladen|phänomen:** abnorme Verschiebbarkeit des Schienbeinkopfes gegenüber dem Femur bei gebeugtem Unterschenkel als Hinweis auf Kreuzbandverletzung; je nach betroffenem Band als vorderes bzw. hinteres Sch. E drawer sign.

**Schub|spannung:** s. u. ▸Viskosität.

**Schuchardt-Operation** (KARL A. SCH., 1856–1901, Chirurg, Breslau, Stettin): (1893) erweiterte vaginale Uterusexstirpation nach Levatorschnitt (auf den »Levator« ausgedehnter Dammschnitt [DÜHRSSEN-SCH.]) bei Kollumkarzinom. E Schuchardt's operation.

**Schüffner-Tüpfelung** (WILHELM SCH., 1867–1949, Tropenarzt, Sumatra, Amsterdam): *Parasitologie* bei GIEMSA-ROMANOWSKY-Färbung feine rötliche Granulierung der von ▸Plasmodium vivax oder ovale befallenen Erythrozyten. E Schüffner's granules.

**Schüller** (ARTHUR A. SCH., 1874–1958, Neurologe, Wien, Melbourne). – **Sch.-Aufnahme:** *Röntgenologie* Felsenbeinaufnahme am Liegenden (Sagittalebene des Kopfes parallel zum Film, Abb.). Mit Zentralstrahlneigung von 15° bzw. 35° als »**flache**« bzw. »**steile**« Aufnahme (»RUNSTRÖM I« bzw. »II«). – **Sch.-Krankheit:** s. u. ▸HAND-SCH.-CHRISTIAN. E Schüller's disease.

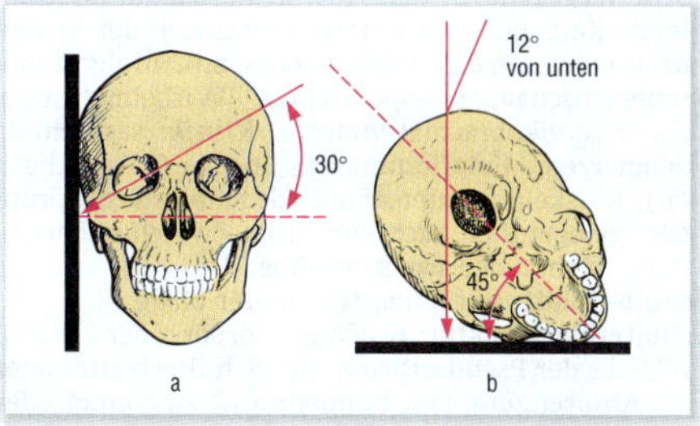


**Schüller-Aufnahme:** Strahlengang u. Lage des Röntgenfilms (a); Neigung des Zentralstrahles 30° von oben; dadurch unscharfe Abbildung des anderen Ohres. Zum Vergleich die STENVERS-Aufnahme (b); hier beträgt die Neigung des Zentralstrahls 12° von unten. [362]

**Schürf|wunde:** oberflächliche Hautverletzung mit Freilegung der Lederhaut (und punktförm. Blutungen). E skin abrasion (wound).

**Schürzen|tamponade:** *Gynäkologie* Blutstillung durch ▸MIKULICZ-Tampon.

**Schüttel|frost:** mit Zittern des ganzen Körpers u. Zähneklappern, evtl. auch mit Gänsehautbildung einhergehendes Kältegefühl. Geht meist einem raschen Körpertemperaturanstieg voraus, den es durch verminderte Wärmeabgabe (Drosselung der Hautdurchblutung) u. überschießende Wärmebildung bewirkt (Wärme ist Folge isometrischer Muskelkontraktionen, ausgelöst durch die Kälteempfindung als Folge der Mangeldurchblutung der Haut mit Zunahme des Gradienten zwischen Haut- u. Kerntemperatur). E chills.

**Schüttel|geräusch:** *Klinik* ▸Plätschergeräusch.

**Schüttel|lähmung:** ▸PARKINSON-Krankheit. E shaking palsy.

**Schüttel|mixtur:** *Pharmazie* ▸Lotio. E lotion.

**Schütz-Bündel:** ▸Fasciculus longitudinalis posterior.

**Schuh|einlage:** ▸orthopädische Einlage. E insert, arch support.

**Schuknecht-Prothese:** Stahldraht-Bindegewebsprothese als Stapesersatz bei ▸Otosklerose (▸Stapesplastik). E Schuknecht wire loop-soft tissue prosthesis.

**Schuld|fähigkeit:** die Fähigkeit eines Täters, das Unrecht der Tat einzusehen u. dieser Einsicht gemäß zu handeln. Ohne Schuld handelt, wer bei Begehung der Tat wegen krankhafter seelischer Störung, tief greifender Bewusstseinsstörung, Oligophrenie bzw. Demenz unfähig ist, das Unrecht der Tat einzusehen u. nach dieser Einsicht zu handeln (in Deutschland § 20 StGB n. F., verminderte Schuldfähigkeit § 21).

**Schulmedizin:** an med. Hochschulen gelehrte, allgemein anerkannte u. angewandte Medizin. Ursprünglich überwiegend naturwissenschaftlich orientiert

S

(Biomedizin), in den letzten Jahrzehnten durch Aufnahme der med. Soziologie u. med. Psychologie sowie der Psychosomatik, Psychotherapie, Sozial- u. Arbeitsmedizin um geisteswissenschaftl. Sichtweisen erweitert. Elemente der alternativen Heilverfahren finden zunehmend Anwendung, z.B. ▸Akupunktur, ▸autogenes Training.

**Schulter:** das seitliche Massiv des Schultergürtels, geprägt durch die von Schlüsselbein u. Schulterhöhe (Acromion) gebildete Knochenplatte u. die eine etwa halbkugelige Kontur formenden Mm. deltoideus u. trapezius. S.a. ▸Axilla. E shoulder.

**Schulter|abduktions|schiene,** Thorax-Arm-Abduktionsorthese: Schiene zur Oberarmlagerung in Abduktionsstellung; spezielle Konstruktionen (handelsübliche Schultergelenkorthesen), hilfsweise auch z.B. als gleichschenklig-dreiwinklig zurechtgebogene CRAMER-Schiene (»Triangel«).

**Schulter-Arm-Lähmung:** obere ▸Armplexuslähmung. E shoulder-arm paralysis.

**Schulter-Arm-Syndrom:** Sammelbegriff für von der Schultergegend in den Arm u. die Hand ausstrahlende Reiz- oder Ausfallserscheinungen der Spinalnervenwurzeln des Halsbereiches, z.B. infolge Bandscheibenschadens, Spondylitis, Wirbelmetastase; s.a. ▸Zervikobrachialsyndrom. ***Klinik:*** segmentale Schmerzen, Empfindungsstörungen (▸Parästhesien), Muskelatrophien, Fingerdurchblutungsstörungen; gelegentlich auch einseitige Zwerchfellbeteiligung. E shoulder-arm syndrome.

**Schulter|blatt:** ▸Scapula. E shoulder blade.

**Schulterblatt|fraktur:** Bruch im Körper- oder Halsteil (Gefahr der Pseudarthrose) des Schulterblattes oder als Absprengung von Pfannenrand, Acromion oder Processus coracoideus. E scapular fracture.

**Schulter(blatt)hochstand:** als angeborener Sch. die ▸SPRENGEL-Deformität; erworbener Sch. bei Armplexuslähmung. E elevation of scapula.

**Schulterblatt|krachen:** Knarren bei Schulterbewegungen, bedingt durch Reiben von örtlichen Muskelsträngen in krankhaft veränderten Gleitlagern (einschließlich angrenzender Knochen); z.B. bei Schleimbeutelentzündung, Exostosenbildung. E scapular crepitation.

**Schulter|dys|plasie:** angeborene (nicht erbliche, aber familiär gehäufte) ein- oder beidseitige Schulterblattfehlbildung (evtl. mit angeborener Schulterluxation, Halsrippen, Phokomelien etc.). Merkmale: Asymmetrie der Schulterbreite, evtl. schmerzhafte Bewegungseinschränkung; auch Pfannen- u. – seltener – Humeruskopfabflachung, evtl. mit Pendelluxation (d.h. Pfannenkontakt nur bei herabhängendem Arm). E scapular dysplasia.

**Schulter|entwicklung:** *Geburtshilfe* s.u. ▸Armlösung. E delivery of shoulder.

**Schulter|gelenk|arthrose:** ▸Omarthrose. E arthrosis of the shoulder joint.

**Schultergelenk|entzündung:** Omarthritis. Evtl. eitrig, u. zwar als Höhlenempyem (auf Synovialis u. Knorpel beschränkt) oder als Kapselphlegmone. E omarthritis.

**Schultergelenk|luxation,** Luxatio humeri: Verrenkung des Schultergelenkes als Unfallfolge oder aber als **habituelle Sch.** (»gewohnheitsmäßig« bei bestimmten Bewegungen; erfolgt meist nach vorn; v.a. bei angeborener Pfannendysplasie u. posttraumatischer Pfannenrandabflachung; auch als sog. **willkürliche Sch.**, die aber auch auf dem besonderen Vermögen beruhen kann, einzelne Muskeln zu innervieren u. deren Antagonisten gleichzeitig erschlaffen zu lassen). E shoulder dislocation.

**Schulter|gürtel:** ▸Cingulum membri superioris. E shoulder girdle.

**Schultergürtel|kompressions|syndrom:** Oberbegriff für die neurovaskulären (neurologischen, arteriellen u. venösen) Kompressionssyndrome im Bereich der oberen Thoraxapertur. ***Ätiol.:*** kongenital bedingt durch eine Halsrippe, Hochstand (Steilstand) der 1. Rippe, atypische Ligamente sowie Entwicklung eines M. scalenus minimus; erworben nach Kallusbildung v.a. an der Klavikula, durch Exostosen v.a. an der 1. Rippe, durch retrosternale Verlagerung der Klavikula, Fibrose der Musculi scaleni oder deren Hypertrophie; s.a. Abb. Darüber hinaus physiol. bei Absinken des Schultergürtels. ***Einteilung:*** nach dem Ort der Kompression unterschieden als ▸Halsrippensyndrom, Syndrom der 1. Rippe u. ▸Skalenussyndrom (sämtl. im Bereich der Skalenuslücke) als ▸Kostoklavikularsyndrom u. ▸Hyperabduktionssyndrom (Kompression im Kostoklavikularspalt) u. als Korakopektoralsyndrom bei Stenose des korakopektoralen Raumes. ***Klinik:*** Schmerzen, Parästhesien, Muskelatrophie, RAYNAUD-Syndrom, ferner Ischämiezeichen, Claudicatio, distale Nekrosen, periphere Embolien sowie Ödem, Zyanose, Kollateralenbildung u. akute Thrombosen. E shoulder girdle compression syndrome.

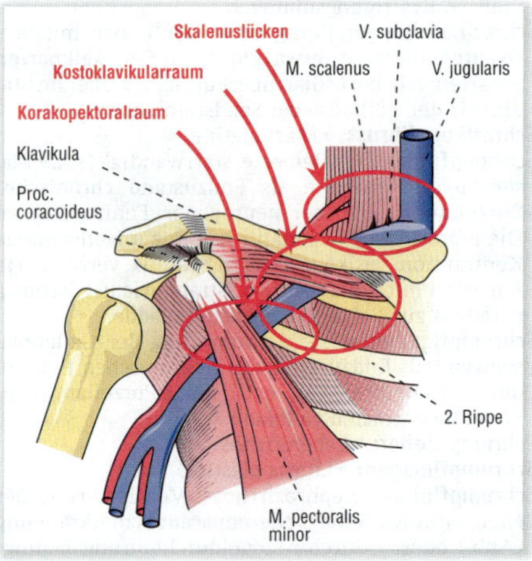


**Schultergürtelkompressionssyndrom:** Engstellen im Bereich der oberen Thoraxapertur. [89]

**Schultergürtel|syndrom:** ▸Schultermyatrophie, neuralgische. E shoulder girdle syndrome.

**Schulter(gürtel)typ:** ▸Dystrophia musculorum progressiva mit anfänglichem Sitz im Schulterbereich (mit ▸Scapula alata) u. späterem Übergreifen auf Rumpf, Beckengürtel u. Beine; meist nur mittelgradige Lähmungen. E scapulohumeral muscular dystrophy.

**Schulter-Hand-Syndrom:** (STEINBROCKER) Kombination einer Periarthropathia humeroscapularis mit SUDECK-Dystrophie der Hand. E shoulder-hand syndrome.

**Schulter|lage:** *Geburtshilfe* ▸Querlage mit einer Schulter als führendem Punkt. E shoulder presentation.

**Schulter|my|atrophie, neuralgische:** heftiges ▸Schulter-Arm-Syndrom von kurzer Dauer, gefolgt von Lähmungen der Schultermuskulatur; v.a. nach banalen Infekten auftretend, mit guter Prognose. E neuralgic amyotrophy of the shoulder.

**Schulter|reiben:** **1)** ▸Schulterblattkrachen. **2)** fühlbares, evtl. schmerzhaftes Reiben bei Schultergelenkbewegung infolge Arthrose, Periarthritis.

**Schulter|schnappen:** *Orthopädie* plötzliche Hemmung einer Armbewegung, die erst nach einem »Schnapp«-Phänomen fortgesetzt werden kann; z.B. infolge Deltoideuslücke (in der sich bei best. Armstellung das Tuberculum majus verfängt) oder bei vergrößerter Bursa subacromialis (die am Akromion hängen bleibt).

**Schulter|steife, schmerzhafte:** ▸Periarthritis humeroscapularis. E frozen shoulder.

**Schultz** (WERNER SCH., 1878–1947, Hämatologe, Berlin). – **Sch.-Angina:** ▸Angina agranulocytotica. E Schultz's angina. – **Sch.-Charlton(-Auslösch)-Phänomen** (WILLI CH., geb. 1889, Arzt, Berlin): innerhalb von 12–24 Std. erfolgende Rückbildung eines frischen Scharlachexanthems im Bereich einer subkutanen Injektion von 0,1–0,2 ml Scharlachrekonvaleszenten-Serum. E Sch.-Charlton reaction.

**Schultze** (**1)** BERNHARD S. SCH., 1827–1919, Frauenarzt, Jena; **2)** MAXIMILIAN J. S. SCH., 1825–1874, Anatom, Bonn; **3)** WALTER H. G. SCH., 1880–1964, Pathologe, Göttingen). – **Sch.-Bündel** (MAXIMILIAN J. S. SCH.): ▸Fasciculus semilunaris. E comma bundle of Schultze. – **Sch.-Modus, -Mechanismus** (BERNHARD S. SCH.): häufigster ▸Plazentalösungs- u. -austrittsmechanismus; Ablösung beginnt im Zentrum mit Bildung eines retroplazentaren Hämatoms, das die Plazenta von ihrer fetalen Seite becherartig vorstülpt, so dass der Nabelschnuransatz vorangeht (s. Abb.). S. a. ▸DUNCAN-Mechanismus. E Sch.'s placenta, Sch.'s mechanism. – **Sch.-Oxidase-Peroxidase-Färbung** (WALTER H. G. SCH.): α-Naphthol-Oxidase- (n. SCH.-WINKLER) bzw. Benzidin-Peroxidase-Reaktion für Blutausstriche; positiv i. S. der ▸Peroxidase(reaktion) reagieren Granula von Granulozyten u. eines Teils der Monozyten, negativ die von Blasten, Lymphozyten, Plasmazellen u. Plättchen.

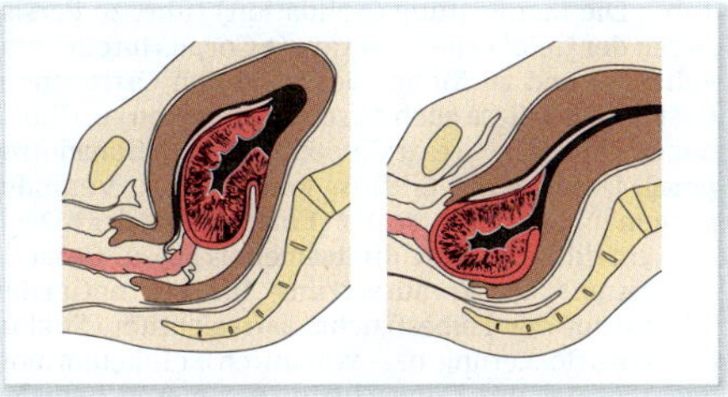

**Schultze-Modus:** Lösung der Plazenta. [475]

**Schulz-Arndt-Gesetz:** s. u. ▸ARNDT-SCHULZ...

**Schuppe:** ▸Squama; *derm* s. a. ▸Schuppung, ▸Effloreszenzen (dort Abb.). E squama, scale, dandruff.

**Schuppen|flechte, -krankheit:** ▸Psoriasis.

**Schuppen|kruste:** mit serösem oder blutigem Exsudat vermischte, eingetrocknete Hautschuppen (z. B. beim nässenden Ekzem). E scaly crust.

**Schuppen|zellen:** bis in die angrenzende Schläfenbeinschuppe reichende ▸Cellulae mastoideae. E squamous cells.

**Schuppli-Syndrom** (RUDOLF SCH., Hautarzt, Basel), Leukonycholysis paradentotica: schubweise Nageldystrophie (Weißwerden, Verdünnung, Ablösung) u. ▸Paronychie.

**Schuppung:** ▸Desquamatio; sie ist kleie- (= Desquamatio pityriasiformis = furfuracea), plättchen- (= psoriasiformis), häutchen- (= kutikulär), blätter- (= klein-, großlamellös), lappenförmig (= membranös), schälend (= exfoliativ), hornig (= keratotisch), körnig (= granulös), halskrausenartig (»Collerette«) oder festsitzend (= follikulär). E desquamation. – **Sch., latente:** nur nach Reiben, Kratzen erkennbare Schuppenbildung (▸Radiergummiphänomen, »Kerzenspan-Phänomen«), z. B. bei Pityriasis versicolor, beginnender Psoriasis vulgaris.

**Schuss|verletzung:** durch (Spreng-)Geschoss hervorgerufene Verletzung; bei Handfeuerwaffe mit »Einschuss« (u. ▸Nahschusszeichen) u. Schusskanal (evtl. durch Knochen abgelenkt; im Knochen konusförmig u. in Schussrichtung sich verbreiternd, evtl. Fremdkörper, bei Nahschuss auch Pulverrückstände enthaltend), evtl. auch mit Ausschuss. Unterschieden als Prellschuss (s. c. Hämatom, keine Hautwunde), Prallschuss (»Aufschläger«, »Rikoschettschuss«; meist mit Abschürfung u. s. c. Blutung), Querschläger-, Tangential-, Kontur-, Steck- u. Durchschuss. – Als **Schussfraktur** meist ein Trümmerbruch, z. B. Schmetterlingsfraktur. E gunshot wound.

**Schuster|brust:** etwa faustgroße Brustbeineindellung (▸Trichterbrust) als Berufsstigma bei Schuhmachern; bedingt durch Andrücken des Schuhleistens schon während der Lehrzeit. Ähnlich »Schneider-«, »Töpferbrust«. E cobbler's chest.

**Schuster|daumen:** 90°/90°-Deformität, d. h. Beugestellung im Fingergrundgelenk u. Überstreckstellung im Fingerendgelenk, bedingt durch eine Subluxation/Luxation im Fingergrundgelenk, Überdehnung bzw. Ruptur der kurzen Daumenstrecksehne bei Arthrosynovitis des Daumengrundgelenks; s. a. ▸Fingerdeformitäten (dort Abb.).

**Schutz|blockierung:** *Kardiologie* ▸Parasystolie. E protective blockade.

**Schutz|hemmung:** Hemmung von Hirnfunktionen als physiologische Schutzmaßnahme des Organismus gegen Überbeanspruchung, wie sie nach I. P. PAWLOW z. B. im Schlaf eintritt; tritt aber auch bei schweren Erkrankungen auf, deren Verlauf u. U. dadurch günstig beeinflusst wird (Prinzip der ▸Schlaftherapie). E protective inhibition.

**Schutz|impfung:** ▸Impfung. E protective vaccination.

**Schutz|körper:** *Immunologie* ▸Antikörper. E antibody.

**Schutz|kolloid:** ein die Stabilität kolloidaler Systeme fördernder Stoff in kolloidaler Verteilung; als künstliches ▸Kolloid z. B. Gelatine. E protective colloid.

**Schutz|salbe:** Salbe mit Schutzwirkung gegen physikalische oder chemische Schädlichkeiten; z. B. stark fetthaltige Sch. gegen Austrocknung, siliconhaltige Sch. gegen Nässeeinwirkung, Sch. mit UV absorbierenden Zusätzen als Sonnenschutz. E protective ointment.

**Schutz|serum:** ▸Immunserum. E protective serum.

**Schwach|reiz|prüfung:** *Otologie* s. u. ▸kalorische Prüfung. E low stimulus test.

**Schwach|sichtigkeit:** ▸Amblyopie.

**Schwach|sinn:** ältere Bez. für Intelligenzminderung infolge angeborener bzw. früh erworbener (▸Oligophrenie) oder später erworbener (▸Demenz) Störung. Wegen seiner abwertend-negativen Färbung sollte der Begriff nicht mehr verwendet werden. E mental retardation. – **Sch., metabolischer:** Sch. infolge erblicher ▸Enzymopathie, z. B. bei Ahornsirupkrankheit, Phenylketonurie.

**Schwach|strom:** elektrischer Strom niedriger Stärke u. Spannung (meist < 24 V); u. a. für Elektrotherapie u. -diagnostik. E low voltage current.

**Schwäche:** ▸Asthenie, ▸Adynamie, ▸Insuffizienz, ▸Psychasthenie. E weakness.

**Schwächung:** *Physik* Abnahme einer Strahlungsintensität bzw. -energie bei Durchgang durch Materie infolge Absorption (Umwandlung in stoffgebundene Energie) u. Streuung. Ist abhängig von der Dichte u. Zusammensetzung der durchstrahlten Materie u. von der Strahlenenergie (Wellenlänge); dient auch zur Charakterisierung der Strahlung. Die Angabe des Schwächungsvermögens für ionisierende Strahlung (u. zwar durch Photo- u. COMPTON-Absorption, Paarbildung u. Streuung) erfolgt durch den **Schwächungskoeffizienten** (linear bzw. atomar bzw. pro Elektron). E attenuation.

**Schwämmchen:** *Pathologie* **1)** Soor, ▸Candidamycosis. E thrush. **2)** Blutschwämmchen: ▸Hämangiom.

**Schwärm|platte:** *Bakteriologie* (SVEN GARD 1937) Nähragar mit Antiserum-Zusatz zur Salmonellen-Differenzierung. Typenunspezifisches Anti-H-Serum unterdrückt durch Lähmung des Geißelapparats das Schwärmen (d. h. die Bildung eines dünnen Bakterienfilms) der ▸Salmonellen, lässt aber Keime, deren Geißeln spezifisches H-Antigen enthalten, schwärmen. Weitere Differenzierung durch Agglutinierung der ausgeschwärmten Randkolonien u. mit spezifischen Anti-H-Sera. E swarming culture medium.

**Schwärzung:** *Röntgenologie* quantitative Angabe des »Belichtungseffektes« an einer entwickelten photo-

$$S = \log_{10} I_o / I$$

**Schwärzung:** Berechnungsformel (I, $I_0$ = Intensität des durchgehenden bzw. auffallenden Lichtes; $I_0$/I = Opazität; I/$I_0$ = Transparenz).

graphischen Schicht. S.a. Formel. E blackening, density.

**Schwalbe-Grenzring** (GUSTAV A. SCH., 1844–1916, Anatom, Leipzig, Jena, Königsberg, Straßburg): im Auge 2 nahe der Hornhaut gelegene, von Fasern der Lederhaut gebildete, ringförmige Strukturen. Als **hinterer G.** in Höhe des Limbus corneae zwischen dem hinteren Teil des Sinus venosus sclerae u. dem vorderen Ansatz des M. ciliaris am Netzwerk des Angulus iridocornealis endend. Als **vorderer G.** (= SCH.-Grenzring i.e.S.) nahe der Korneahinterfläche am Ansatz der Lamina limitans posterior, beteiligt am Aufbau des Trabeculum corneosclerale (u. als feine, weiße Linie ein gonioskopisches Kennzeichen). E Schwalbe's ring.

**Schwamm|biopsie:** ▸Biopsie mit endoskopischer Zellmaterialgewinnung durch Auf- bzw. Absaugen einer Flüssigkeit mit Hilfe eines Gelatine- oder Cellulose-schwämmchens (aus dem nach Aufbereitung Schnitte angefertigt werden). E sponge biopsy.

**Schwamm|niere:** feinporige ▸Zystenniere. E sponge kidney. – **Sch., angeborene:** Sch. mit Ektasie der distalen Tubuli (RICCI-CACCHI-Syndrom). – **Sch., medulläre:** ▸Markschwammniere. E medullary s. k.

**Schwanen|hals|deformität:** Überstreckstellung im Fingermittelgelenk u. Beugestellung im Fingerendgelenk, bedingt durch eine palmare Subluxation/Luxation im Fingergrundgelenk, Intrinsic-Plusstellung im Fingergrundgelenk sowie Verlust des palmaren Bogens; s.a. ▸Fingerdeformitäten (dort Abb.). E swan-neck deformity.

**Schwanen|hals|phänomen:** angeborene Tubulopathie der Niere mit starker Epithelverdünnung der Anfangsteile der Hauptstücke, meist mit Aminoazidurie, Phosphaturie, Glucosurie; s.a. ▸DEBRÉ-DE-TONI-FANCONI-Syndrom.

**Schwangeren|gymnastik:** Gymnastik zur Geburtsvorbereitung; besteht in entstauenden Lagerungen, Atem- u. Haltungsübungen, Dehnstellungen für Beckenboden u. die untere Rückenpartie, Press- u. Entspannungsübungen sowie Schwimmen im Warmwasserbecken; s.a. ▸READ-Entbindungsverfahren. E prenatal exercises.

**Schwangeren|vorsorge|untersuchung:** Untersuchung der Schwangeren zur Früherfassung eventueller krankhafter Veränderungen des Gesundheitszustandes (Risikoschwangerschaften). In Deutschland als von der Sozialversicherung im Rahmen der Mutterschaftsrichtlinien gewährte Präventivmaßnahme je eine in den ersten 7, dann je 2 in den nachfolgenden Schwangerschaftsmonaten sowie 2 Ultraschallkontrolluntersuchungen (in der 16.–20. bzw. 32.–36. Schwangerschaftswoche). Neben Erhebung der persönlichen, Geburten-, Schwangerschafts- u. ggf. Krankheitsanamnese Allgemeinuntersuchung (mit Blutdruck-, Harn-, Gewichtskontrollen), Kontrolle des Schwangerschaftsbefundes sowie Bestimmung der Blutgruppe u. des Rhesusfaktors, evtl. auch Nachweis bestimmter Antikörper. Auch Schwangerenberatung; s.a. Schema. E prenatal care.

**Schwanger|schaft,** Gravidität: der Zeitraum zwischen dem Eindringen eines Spermiums in die Eizelle (Imprägnation) u. Entbindung; beträgt 273–281 Tg. (s.a. Tab.). Die Eieinnistung (▸Nidation) führt zu Persistieren der Gelbkörperfunktion (▸Corpus luteum graviditatis) und zu Mehrproduktion von Östrogenen, Gestagenen (diese auch durch das Chorion) u. Choriongonadotropin (extrahypophysäre ▸Gonadotropine). Unter deren Einfluss kommt es zu Veränderungen im Geschlechtstrakt (Entwicklung der ▸Decidua graviditatis; Graviditätsamenorrhö) u. Gesamtorganismus als Voraussetzung für ein optimales Wachstum der Leibesfrucht: Saftreichtum (Sukkulenz), Auflockerung u. – v.a. durch Follikelhormon angeregt – echtes Zellwachstum v.a. mesenchymaler Gewebe (z.B. in Gebärmutter, Brustdrüsen), Weitstellung der – jetzt blutgefäßreicheren – Scheide (deren Schleimhaut samtartig u. bläulich-rötlich = livide wird), vermehrte Dehnbarkeit von Damm u. Beckenboden u. Massenzunahme des Afterschließmuskels; Verschiebung der Adnexe, Parametrien, Harnblase u. z.T. des Darmes nach oben, Weitstellung der Harnleiter u. Streckung der Harnröhre, Minderung des Spannungszustandes der Muskulatur des Darmes (verlangsamte Peristaltik, evtl. Obstipation) u. der Gallenblase (gleichzeitig evtl. Hypertonie des M. sphincter der hepatopankreatischen Ampulle u. Gallenstauung), Abnahme der Bildung von Salzsäure, evtl. auch des Intrinsic-Faktors durch die Magenschleimhaut, zunehmender Zwerchfellhochstand (mit Beeinträchtigung der Lungenbelüftung), Hy-

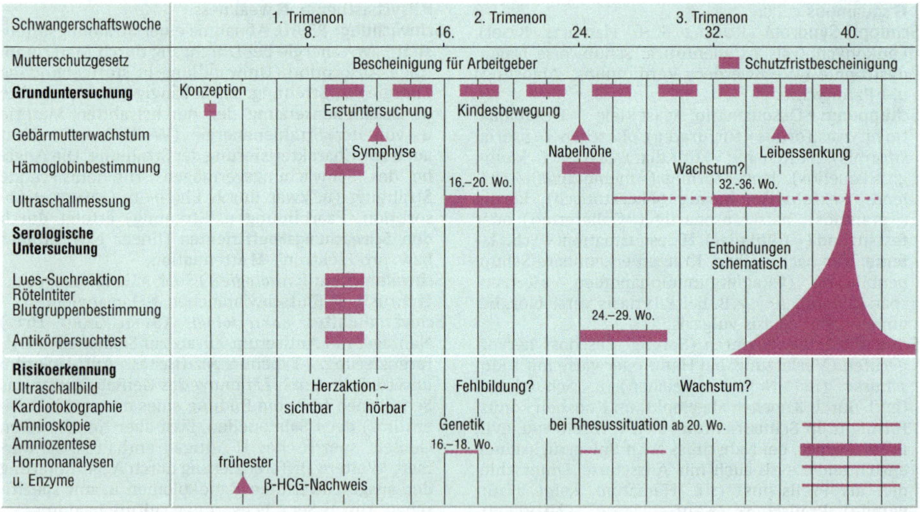


**Schwangerenvorsorgeuntersuchung:** Zeittafel der wichtigsten Untersuchungen während einer Schwangerschaft. Dabei ist es üblich, das Gestationsalter ab dem 1. Tag der letzten Regelblutung zu berechnen. [273]

| | Tragzeit | n | Mittel (Tage) | σ (Tage) | 3σ-Grenze (Tage) |
|---|---|---|---|---|---|
| DÖRING | post menstruationem | 393 | 282,8 | ± 10,8 | 250–302 |
| DÖRING | post ovulationem | 393 | 267,4 | ± 7,6 | 245–290 |
| HOSEMANN | post menstruationem | 8000 | 281,5 | ± 12,7 | 243–320 |
| HOLLENWEGER-MAYR | post conceptionem | 851 | 269,0 | ± 9,5 | 240–298 |
| STEWART (SCHILDBACH) | post ovulationem | 135 | 267,7 | ± 7,3 | 246–290 |

**Schwangerschaft.** [112]

pertrophie des – zuletzt quer liegenden – Herzens u. Erhöhung des Minuten- u. Schlagvolumens, Blutgefäßveränderungen (Venektasien, v.a. an den Beinen; Neigung zu Verkrampfungen; vermehrte Kapillarpermeabilität, die zusammen mit der vermehrten Wasserbindungsfähigkeit des Gewebes u. dem verminderten kolloidosmotischen Druck Ödemneigung, ▸Hydrops gravidarum, fördert), Blutveränderungen (▸Schwangerschaftsanämie; ferner verstärkte Blutmauserung; Leukozytose mit Linksverschiebung; in der 2. Hälfte Thrombozytose mit Hyperthrombinämie; erhöhte BSG; Zunahme von Cholesterin, Bilirubin; Verschiebungen im Mineralhaushalt: Zunahme von K, Na, Mg, Cl, J u. P [bei geringer Abnahme von Ca infolge Kalkbedarfs der Frucht]), Anstieg der Hormone (Östrogene, Progesteron, thyreo-, parathyreo- u. corticotropes Hormon, Melanotropin, HCG, HPL, PBI, $T_3$ u. $T_4$), Hautveränderungen (erhöhter Flüssigkeitsgehalt = Sukkulenz; Streifenbildung, ▸Striae cutis); Pigmentzunahme (▸Chloasma uterinum), Weitstellung der Beckengelenke, Zunahme von Bauchumfang u. Körpergewicht (um ca. 18–20 %). S.a. ▸Schwangeren..., ▸Schwangerschafts..., ▸Retortenbaby. E pregnancy. – **Sch., eingebildete:** ▸Scheinschwangerschaft. E pseudocyesis.

**Schwangerschafts|abbruch,** Interruptio graviditatis: die künstliche Unterbrechung einer Schwangerschaft. Erfolgt zumeist als Saugkürettage oder durch pharmakologische Anregung der Ausstoßung durch ▸Prostaglandine oder ▸Antigestagene. Ein S. bleibt nach Verabschiedung des »Schwangeren- u. Familienhilfegesetzes« vom Juni 1995 durch den Deutschen Bundestag nach § 218 straffrei: 1) wenn die Schwangere den Eingriff vom Arzt wünscht u. die Bescheinigung einer anerkannten Beratungsstelle vorlegt mit dem Nachweis, dass die Beratung mindestens 3 Tage vor dem Eingriff erfolgte, 2) der Eingriff von einem Arzt vorgenommen wird, der nicht gleichzeitig Berater ist, 3) seit der Empfängnis nicht mehr als 12 Wochen vergangen sind. Die sog. mütterliche Indik. ist nun Teil der medizinischen Indikation (s.u.); die soziale Indikation als spez. Rechtfertigungsgrund ist mit Einführung der Schwangerschaftsberatungslösung weggefallen. – Als Indikation für einen S. u. damit kostenerstattungsfähig durch die gesetzlichen Krankenkassen gilt nach dem Gesetz die medizinische oder die kriminologische Indikation. ***Medizinische Indikation:*** Voraussetzung ist eine Gefahr für das Leben oder den körperlichen bzw. seelischen Gesundheitszustand der Schwangeren (grundsätzlich nicht für den Embryo), ferner die Feststellung dieser Gefahr durch einen Arzt sowie die Existenz keiner anderen, für die Schwangere zumutbaren Abwendungsmöglichkeit. Bei med. Ind. nach § 218a StGB bedarf es keiner Beratung; es gilt keine Befristung. – **Beachte:** Die Abbruchmöglichkeit bei schwerwiegenden gesundheitlichen oder erbbiologischen Schäden beim Embryo bis zur 22. Schwangerschaftswoche (sog. eugenische oder embryopathische Indikation) ist mit der Gesetzesreform zur Beraterlösung aufgehoben worden. Schäden beim Embryo finden daher nur noch Berücksichtigung, wenn diese Schädigung die Gefährdungssituation des § 218a erbringt, dies aber ohne Befristung auf 22 Wochen. ***Kriminologische Indikation:*** Voraussetzung sind Gründe für die Annahme, dass die Schwangerschaft auf einer Vergewaltigung, sexuellem Missbrauch o.Ä. beruht. Der Abbruch muss durch einen Arzt mit Einwilligung der Schwangeren erfolgen; es dürfen nicht mehr als 12 Wochen seit der Empfängnis vergangen sein. Eingriffe, welche die Nidation der befruchteten Eizelle verhindern, z.B. die Einlage eines Intrauterinpessars (IUP) oder die »Pille danach«, sind vom Gesetz nicht betroffen. E artificial abortion.

**Schwangerschafts|anämie:** physiologisch als Schein- = Pseudoanämie infolge Blutplasmazunahme (Ery < 3,5 Mio., Hb < 70 %). Als echte ▸Anämie die mikrozytäre sideropenische, eine – durch Vitamin-$B_{12}$- oder Folsäuremangel bedingte – Megaloblastenanämie (»Schwangerschaftsperniziosa«) u. eine evtl. Blutungsanämie. E anemia of pregnancy.

**Schwangerschafts|appendizitis:** die durch die sich ändernde Wurmfortsatzlage (Abb.) bezüglich der Symptomatik atypische ▸Appendizitis der Schwangeren. E appendicitis in pregnancy.

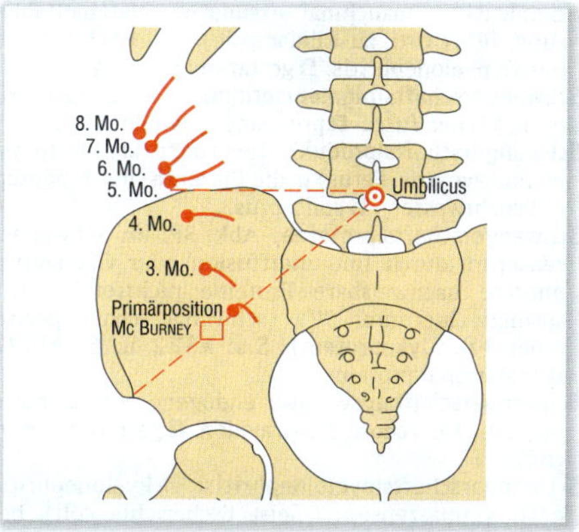


**Schwangerschaftsappendizitis:** die zu berücksichtigende Verlagerung des Wurmfortsatzes. [64]

**Schwangerschafts|dauer:** s.u. ▸Schwangerschaft; s.a. ▸NAEGELE-Regel (für **Schwangerschaftsberechnung**). E duration of pregnancy, gestation time.

**Schwangerschafts|depression:** in der Gravidität auftretendes, nach Entbindung rasch abklingendes »depressives Syndrom« infolge Zusammenwirkens endogener, exogener (Hormone) u. psychogener Faktoren. E pregnancy depression.

**Schwangerschafts|dermatosen:** über die physiologischen Hauptzeichen während einer Schwangerschaft (Hyperpigmentierungen, Chloasma uterinum, Striae gravidarum, evtl. Hypertrichose, Palmarerythem, Naevi aranei) hinausgehende, spezifische Hautkrankheiten: Pruritus gravidarum; Herpes gestationis; Impetigo herpetiformis; Autoimmun-Progesteron-Dermatitis; Prurigo gestationis; pruritische urtikarielle Papeln u. Plaques, papulöse Dermatitis.

**Schwangerschafts|diabetes: 1)** ▸Glucosurie. **2)** echter ▸Diabetes mellitus in der Schwangerschaft als Folge erniedrigter Glucose-Nierenschwelle. E gestational diabetes, pregnancy d.

**Schwangerschafts|erbrechen,** Emesis gravidarum: leichtes, v.a. morgendliches Erbrechen (▸Vomitus matutinus) in den ersten 3 Schwangerschaftsmonaten; im Allg. ohne Krankheitswert; evtl. aber ▸Hyperemesis gravidarum. E vomiting of pregnancy.

**Schwangerschafts|fettleber:** seltenes, schweres Krankheitsbild, Auftreten nach der 30. Schwangerschaftswoche, hohe Letalität u. unbekannte Ätiol. ***Klinik:*** schwere Gerinnungsstörungen, hepatische Enzephalopathie u. Nierenversagen. ***Histol.:*** ausgeprägte diffuse Verfettung u. Gallethromben, aber keine entzündlichen Infiltrate oder Nekrosen. ***Ther.:*** symptomatisch wie bei akutem Leberversagen, frühzeitige Schnittentbindung; bei Genesung bilden sich die Leberveränderungen vollständig zurück.

**Schwangerschafts|ikterus:** passagerer cholestatischer ▸Ikterus in der 2. Schwangerschaftshälfte.

**Schwangerschafts|nachweis:** s.u. ▸Schwangerschaftstest; s.a. ▸Schwangerschaftszeichen.

**Schwangerschafts|narben:** ▸Striae gravidarum. E striae, stretch marks.

**Schwangerschafts|niere:** jede Nierenerkrankung im Zusammenhang mit der Schwangerschaft; i.e.S. die Nierenfunktionsstörung als leichte Form der ▸Spätgestose (mit geringer Albumin-, Zylindrurie, aber normalem Rest-N); evtl. aber Übergang in eine glomeruläre **Schwangerschafts|nephropathie** (mit Schwellung der Mesangiumzellen, evtl. Fibrinaggregaten in Endothelien u. Basalmembran; im Serum Fibrinspaltprodukte, Harnsäure- u. Creatinin-Vermehrung; bei schwerer Nierenschädigung doppelseitige Retinopathia gravidarum mit Papillenödem, verengten Netzhautarterien u. Erhöhung des Netzhautarteriendruckes, manchmal exsudative Netzhautablösung; führt evtl. zu ▸Eklampsie). S.a. ▸Schwangerschaftspyelonephritis. E gestational kidney.

**Schwangerschafts|pigmentierung:** ▸Chloasma uterinum, ▸Linea fusca. E pregnancy pigmentation.

**Schwangerschafts|produkt:** die Frucht (als Blastozyste, Embryo bzw. Fetus) u. die Plazenta (mit Eihäuten u. Fruchtwasser). E conceptus.

**Schwangerschafts|proteine,** Abk. SP: im Schwangerenserum durch Immundiffusion oder Gelelektrophorese nachweisbare Proteine nichtfetalen Ursprungs; hierunter **SP 1** (schwangerschaftsspezifisches ▸$\beta_1$-Glykoprotein). S.a. ▸SP 2 u. 3, ▸PAG. E gestational proteins.

**Schwangerschafts|psychose:** endogene oder symptomatische ▸Psychose der Graviden. E gestational psychosis.

**Schwangerschafts|pyelo|nephritis:** ▸Pyelonephritis nach Keimaszension (meist Escherichia coli), begünstigt durch tonogene Dilatation des harnableitenden Systems. E gestational pyelonephritis.

**Schwangerschafts|reaktion: 1)** nach der Geburt auftretende physiologische Veränderungen beim Neugeborenen als Folge diaplazentar in den Organismus eingetretener mütterlicher Hormone; Brustdrüsenschwellung und Milchabsonderung (Hexenmilch) durch Östrogene u. LTH bei beiden Geschlechtern; bei Mädchen auch ▸Entzugsblutungen. E gestational reaction. **2)** ▸Schwangerschaftstest.

**Schwangerschafts|streifen:** ▸Striae gravidarum. E striae, stretch marks.

**Schwangerschafts|test:** Methoden zur Feststellung einer Schwangerschaft (Antigen-Antikörper-Reaktionen) durch Nachweis des mit der ▸Nidation einsetzenden Anstiegs von HCG (s.u. ▸Gonadotropin, extrahypophysäres); im Serum schon 9 Tg. nach der Konzeption, also noch vor Ausbleiben der Menstruation (▸Enzymimmunoassay, Radioimmunoassay, beides mit monoklonalen Antikörpern gegen HCG); im Harn ca. 14 Tg. nach der Konzeption möglich (Enzymimmunoreaktion). E pregnancy test.

**Schwangerschafts|toxikose:** ▸Gestose. E toxemia of pregnancy.

**Schwangerschafts|unterbrechung:** ▸Schwangerschaftsabbruch, Abtreibung. E abortion.

**Schwangerschafts|verhütung:** ▸Konzeptionsverhütung, ▸Kontrazeptiva. E contraception.

**Schwangerschafts|wehen:** schmerzhafte oder auch schmerzlose, nicht zur Eröffnung des Muttermundes führende Uteruskontraktionen (▸Wehen) während der Schwangerschaft. E Braxton-Hicks contractions.

**Schwangerschafts|zeichen:** Hinweise auf das Bestehen einer Schwangerschaft; als **unsichere Sch.** das Ausbleiben der Menstruation, Erbrechen, Auflockerung u. leichte Vergrößerung der Gebärmutter, Portio- u. Scheidenlividität (LABHARDT-Zeichen), Größenzunahme u. Spannungsgefühl der Brüste, auf unspezifischen Stoffwechselveränderungen beruhende Reaktionen in Harn u. Blut; als **sichere Sch.** der positive Ausfall immunologischer ▸Schwangerschaftstests sowie der objektive Nachweis von Kindsteilen u. -bewegungen, der kindlichen Herzaktion u. des kindlichen Skelettes (Ultraschall). E signs of pregnancy, gestational signs.

**Schwangerschafts|zellen: 1)** große, glykogengefüllte Zellen im verstärkten Scheidenepithel der Schwangeren. E navicular cells. **2)** E(ta)-Zellen: in der Schwangerschaft aus ▸Gamma-Zellen (?) hervorgehende azidophile Zellen des Hypophysenvorderlappens mit orangeroten Granula, Haufen u. Stränge bildend; Prolactin-Bildner. E eta cells.

**Schwank|schwindel:** ▸Schwindel (vestibulär oder unsystemisch) mit Empfinden von Schwankbewegungen der Umgebung (diffuse Störung der räumlichen Vorstellung). E staggering vertigo, dizziness.

**Schwann** (FRIEDR. TH. SCH., 1810–1882, Anatom, Lüttich). – **Sch.-Scheide:** das ▸Neurolemm. E Schwann's sheath. – **Sch.-Zelle:** platte Zelle des Neurolemms mit flachem, spindelförmigem Kern, deren Zytoplasma der äußeren Myelinoberfläche eng anliegt u. deren Plasmalemm ein- oder mehrschichtig einen Axonabschnitt röhrenförmig umgibt u. die ▸Markscheide bildet. E Sch.'s cell.

**Schwann(o|gli)om:** von SCHWANN-Zellen ausgehendes ▸Neurilemmom. E schwannoma.

**Schwanz|larve:** ▸Cercaria. E cercaria.

**Schwarte:** *Pathologie* breitflächige Schwiele; z.B. Pleuraschwarte. E scar, callosity.

**Schwartz** (1) OSCAR SCH., geb. 1919, amerikan. Kinderarzt; 2) WILLIAM B. SCH., Kardiologe, Boston). – **Sch.-Bartter-Syndrom** (WILLIAM B. SCH.; FREDERIC C. B., Endokrinologe, Bethesda/Maryland), Syndrom der inadäquaten ADH-Sekretion: Krankheitsbild mit Antidiurese u. Hyponatriämie. ***Ätiol.:*** ektope Sekretion von ADH bei Tumoren, bei Lungenerkrankungen, medikamentös induziert (Carbamazepin, Vinca-Alkaloide, Cyclophosphamid, Narkotika, trizyklische Antidepressiva etc.), durch Veränderung der Osmorezeptoren (SHT, Meningitis etc.), bei Hypopituitarismus u. Cortisolmangel. ***Klinik:*** Neben den Symptomen der Grunderkrankung kommt es zur Wasservergiftung mit Hyponatriämie u. Hypoosmolarität, Normokaliämie, Hypernatriurie. Keine Ödeme oder Aszites; Nierenfunktion u. diastolischer Blutdruck normal. E Schwartz-Bartter syndrome, SIADH. – **Sch.-Jampel-Syndrom** (OSCAR SCH. ; ROBERT STEVEN J., geb. 1926, Neuro-Ophthalmologe): autosomal-rezessiv erblicher Fehlbildungskomplex mit generalisierter Myopathie u. Osteodysplasie. E Schwartz-Jampel syndrome.

**Schwartze-Zeichen** (HERMANN SCH., 1837–1910, HNO-Arzt, Halle): durch das Trommelfell erkennbare Rötung der – hyperämischen – medialen Paukenhöhlenwand bei Otosklerose.

**schwarz:** niger, melas. E black. – **schw. Haarknötchenkrankheit:** ▸Piedra nigra. – **schw. Hautkrebs:** malignes ▸Melanom. – **schw. Kern:** *Anatomie* ▸Substantia nigra. E b. substance. – **schw. Krankheit:** ▸Kala-Azar. – **schw. Star:** *Ophthalmologie* ▸Amaurose. – **schw. Tod:** ▸Pest. E plague.

**Schwarz|empfindung:** die auf dem Zusammenwirken von Lichtmangel u. Kontrast beruhende Farbempfindung »schwarz«. – Bei längerem Dunkelaufenthalt entsteht die Empfindung »dunkelgrau« (sog. ▸Eigenlicht [»Eigengrau«] der Netzhaut).

**Schwarzenbach-Handgriff:** das diagnostische Tasten des Kopfes der Leibesfrucht (in einer Wehenpause) vom Hinterdamm aus bei Seitenlage der Kreißenden; der am Beckenboden stehende Kopf zwischen Steißbein u. After tastbar. **E** Schwarzenbach's maneuver.

**Schwarze Rettichwurzel:** ▸Rhaphani sativi radix.

**Schwarzschild-Exponent:** der E. »p« zur Korrektur des Bunsen-Roscoe-Gesetzes (über die Schwärzung photographischer Schichten); beträgt 0,8–1,1.

**Schwarz|sehen** *(engl.): Kardiologie* ▸Blackout.

**Schwarz-Vakzine:** Masern-Lebendvakzine aus attenuiertem Masernvirus (= **Schwarz-Virus**, eine stärker attenuierte Variante des Edmonston-Stammes). **E** Schwarz measles vaccine.

**Schwarz|wasser|fieber:** schwere, oft tödliche Krankheit mit intravaskulärer Hämolyse u. mit Hämoglobinurie im Zusammenhang mit ▸Malaria tropica: Schmerzen in Lenden-, Leber- u. Milzgegend, hohes Fieber, starkes Erbrechen, Kräfteverfall, häufig auch Anurie. Wahrscheinlich Folge einer Sensibilisierung durch Malariamittel (v.a. Chinin). **E** blackwater fever.

**Schwebe|laryngo|skopie, -autoskopie,** Stützlaryngoskopie, Stützautoskopie: direkte ▸Laryngoskopie in Rückenlage u. bei »schwebendem« (über das Tischende hinausragendem u. am eingeführten Kehlkopfspatel »aufgehängtem« u. dabei von Hand oder einer Platte gestütztem) Kopf; der Spatel ist gelenkig an einem am Op.-Tisch angebrachten Galgen fixiert; s.a. ▸Mikrolaryngoskopie. **E** suspension laryngoscopy.

**Schweb|stoffe:** in Gas (▸Aerosol) oder Flüssigkeit feinstverteilte, nur langsam oder gar nicht sedimentierende flüssige oder feste Partikel (z.B. Staub). **E** suspended particles.

**Schwefel,** Sulfur, Abk. S: nichtmetallisches, 2-, 4- u. 6-wertiges chem. Element mit Atomgew. 32,066; Isotope: $^{32-36}S$, davon $^{35}S$ radioaktiv (β-Strahler; HWZ 87 d; *nuklearmed* ***Anw.*** z.B. für Stoffwechselstudien, Tumordiagnostik). ***Vorkommen u. Verwendung:*** in der Natur vorkommend in Mineralien, Gewässern, Erdgasen (als elementarer Schwefel, Sulfat, Sulfid, Sulfit etc.); dient – als kristalliner = rhombischer (gegossen oder in Stangenform), amorpher, sublimierter, gereinigter etc. Schwefel – zur Herstellung z.B. von Schwefelsäure, Pyrotechnika und Schwarzpulver, Kautschuk, Farbstoffen u. Arzneimitteln (Fungizide, Bakterizide). Ist als Bioelement in zahlreichen natürlichen Stoffen enthalten (als Sulfat-, SH-Gruppe, S-Brücke in Aminosäuren, Peptiden, Proteohormonen); der Bestand im menschlichen Körper beträgt ca. 150 g (aufrechterhalten durch Nahrungsstoffe; wird ausgeschieden v.a. als Sulfat im Harn, Stuhl). *pharm* ***Anw.*** z.B. als **gefällter Schwefel** (▸Sulfur praecipitatum, gefällter **fein verteilter Schwefel** = **Schwefelmilch**, Lac sulfuris), als **gewaschener** (▸Sulfur depuratum; gewonnen aus sublimiertem), als **sublimierter** (▸Sulfur sublimatum venale s. crudum, Schwefelblüte [arsenhaltig]) u. **kolloidaler Schwefel** (Sulfur colloidale) sowie in vielfältiger Form (Bad, Lotio, Paste, Pinselung, Puder, Salbe, Seife etc.) äußerlich bei Hauterkr. (bis zu 5 % S keratoplastisch-antiphlogistisch u. antiseptisch wirksam). S.a. ▸Schwefel..., ▸Thio... **E** sulfur.

**Schwefel|bad:** Teil- oder Vollbad mit natürlichem Schwefelwasser oder mit schwefelversetztem Badewasser (Zusatz v.a. kolloidalen Schwefels); bei rheumatischen (unspezifische Reizwirkung) u. Hautkrankheiten (keratolytisch), Durchblutungsstörungen (hyperämisierend). **E** sulfur bath.

**Schwefel|dioxid,** $SO_2$: Anhydrid der schwefligen Säure; stechend riechendes, farbloses, in Wasser unter Bildung von $H_2SO_3$ (schweflige Säure) leicht lösliches Gas, entstehend beim Verbrennen von S (u.a. bei Verbrennen schwefelhaltiger Brennstoffe) u. beim Rösten S-haltiger Erze. Biologisch aggressiv (Pflanzengift!) u. chemisch sehr reagibel. ***Anw.*** als Bleich-, Reduktionsmittel), Desinfektions-, Entwesungs- u. Ungeziefermittel (»Schwefeln«), flüssig in der Kälteindustrie. ***Toxik.:*** ist giftig (z.B. in Wasser mit > 0,5 g/l), reizt u. schädigt Haut u. Schleimhäute (beim Einatmen kann ein toxisches Lungenödem entstehen), führt zu Bewusstseinsstörungen; berufliche Schädigungen gelten als anzeigepflichtige Berufskrankheiten. **E** sulfur dioxide.

**Schwefel|kohlen|stoff,** Carboneum sulfuratum: das Kohlen(stoff)disulfid $CS_2$; leicht flüchtige (Dämpfe schwerer als Luft), nach faulem Rettich riechende, brennbare (unter Bildung von Kohlen- u. ▸Schwefeldioxid), leicht explosible Flüssigkeit. ***Anw.*** als – wasserunlösliches (wassergefährdendes!) – Lösemittel für Fette, Öle, Gummi, Viskosefasern; auch Bodendesinfektions-, Unkraut- u. Schädlingsbekämpfungsmittel. ***Toxik.:*** wirkt – infolge Lipoidlösungsvermögens – nach Einatmung oder Eindringen durch die Haut zellschädigend (v.a. an Nerven-, Leber-, Nieren- u. Herzmuskelzellen); rasch tödlich bei 5000 ml/m³. Akute **$CS_2$-Vergiftung** bei 500 ml/m³ (= Sulfokarbonismus) führt (neben evtl. Hautschädigung) zu Euphorie, Erregung, Speichelfluss, Benommenheit, Bewusstlosigkeit bis Koma, Atemstillstand u. – als Spätfolgen – zu epileptiformen Krämpfen, Reizbarkeit, Schlaflosigkeit, Merkschwäche, Sehstörungen (Hornhautschäden). Chronische Vergiftung (bei 50 ml/m³): vielgestaltiges Bild infolge v.a. zerebraler, polyneuritischer u. hormoneller Störungen; auch als »sulfokarbotoxisches Spätsyndrom« (mit vorzeitiger Arteriosklerose, v.a. als Zerebralsklerose). Berufliche Schädigung gilt ggf. als anzeigepflichtige Berufskrankheit. Tödliche Dosis bei oraler Aufnahme ca. 15 ml (Ther.: Magenspülung mit 2–5 % Na u. Gabe von Paraffinum subliquidum zur Resorptionsverhinderung). **E** carbon disulfide.

**Schwefel|quelle:** ▸Schwefelwässer. **E** sulfur spring.

**Schwefel|säure,** $H_2SO_4$: starke Mineralsäure; in reiner Form als farblose, ölige Flüssigkeit. Mit Wasser unter erhebl. Wärmeentwicklung mischbar; zerstört organ. Stoffe durch Wasserentzug. Entsteht aus zu $SO_3$ oxidiertem ▸Schwefeldioxid = $SO_2$. – Als konzentrierte Säure 98 %ig im Handel (roh oder gereinigt: Acidum sulfuricum crudum bzw. purissimum) bzw. *pharmaz* Acidum sulfuricum purum (gemäß DAB 94 %ig). Im Organismus als freies Ion »$SO_4^{2-}$«, im Harn als Na-, K-Salz u. als Calciumsulfat ($CaSO_4$; »Gipskristalle«) u. in Estern, die v.a. zur Lösung, Entgiftung u. Harnausscheidung von Abbauprodukten dienen; ferner in Glykosaminoglykanen z.B. als Chondroitinschwefelsäure. – Salze: Sulfate. **E** sulfuric acid.

**Schwefel|wässer:** natürliche Heilquellen mit > 1 mg titrierbarem Schwefel (v.a. ▸Schwefelwasserstoff) pro kg Wasser; s.a. ▸Sulfatwässer. **E** sulfur springs.

**Schwefel|wasserstoff,** $H_2S$, Hydrogensulfid: farbloses, brennbares, in Luftgemisch explosibles, sehr giftiges Gas, das kräftig nach faulen Eiern riecht und in Erdgasen, Schwefelwässern u. als Fäulnis- u. Stoffwechselprodukt in Aborten, Kläranlagen (»Kloaken-«, »Latrinengas«) und in Darmgasen vorkommt. Stark reduzierend u. mit Halogenen heftig reagierend. ***Anw.*** u.a. als analytisches Reagens (Fällungsmittel für Metall-Ionen), Rodentizid. ***Klinik:*** bewirkt Hornhautreizung (Keratitis superficialis punctata) u. Schädigung der Atemwegsschleimhäute u. des Nervensystems. Entspricht in der Giftigkeit etwa der Blausäure. Akute **$H_2S$-Vergiftung** (Sulfhydrogenismus) führt zu Kopfschmerzen, Schwindel, evtl. Sulfhämoglobinurie. 150 ppm werden mehrere Stunden ohne Schädigung vertragen, bei 200 ppm treten nach 2–5 Min. brennende Schmerzen auf Schleimhäuten u. Augen auf, bei 360 ppm erfolgt langsame Vergiftung, bei hoher Konzentration

(1400 ppm) kommt es bereits nach 1–2 Atemzügen zur akuten, apoplektischen Form mit Tod durch Atemlähmung, Kreislaufversagen. ***Ther.:*** Beatmung u. Anw. von 4-Dimethylaminophenol. E hydrogen sulfide.

**schweflige Säure:** $H_2SO_3$; ***Anw.*** *labor* als Reagens u. Reduktionsmittel, *hyg* als Entwesungs-, Lebensmittelbleichungs- u. -konservierungsmittel (z. B. als Zusatz zu Wein, meist in Form saurer Sulfite). – Salze: Sulfite. E sulfurous acid.

**Schweige|pflicht:** die für Ärzte, Zahnärzte, Apotheker u. ärztliches Hilfspersonal geltende Verpflichtung (gem. § 203 StGB u. standesrechtlicher Vorschriften) zur Verschwiegenheit über alles ihnen Bekanntgewordene. Die S. gilt auch für Informationen, die einer der o.g. Personen (in ihrer Funktion z. B. als Arzt oder Krankenpfleger) im privaten Umfeld anvertraut werden. E obligation to secrecy, confidentiality.

**Schweine|band|wurm:** ▸Taenia solium. E pork tapeworm.

**Schweine|hüter|krankheit:** ▸Leptospirosis pomona.

**Schweine|rotlauf:** ▸Erysipeloid.

**Schweiß,** Sudor: die farblose, hypotone Absonderung (Sekret) der ek- u. apokrinen Schweißdrüsen. Besteht aus Wasser (99 %), Kochsalz sowie anderen chem. Substanzen (z. B. $K^+$, Bicarbonat, Harnstoff u. -säure, flüchtigen Fettsäuren wie z. B. Ameisen-, Buttersäure, Cholesterin); pH: 4,2–7,0. Die der Regulation der Körpertemperatur dienende Sekretion ist – außer von Anstrengung, Nahrungsaufnahme, Aufregung etc. – v. a. abhängig von der Wärmebelastung; sie wird vegetativ (v. a. vom Sympathikus) gesteuert über Zentren in Zwischenhirn, verlängertem Mark u. Seitenhorngrau des Rückenmarks. – Wirkt als Spreitfaktor für Lipide der Keratinozyten. S. a. ▸An-, ▸Dys-, ▸Hyper-, ▸Para-, ▸Chromhidrosis. E sweat, perspiration.

**Schweiß|bläschen:** ▸Miliaria. E heat rash.

**Schweiß|drüsen:** ▸Glandulae sudoriferae; s. a. ▸Glandulae ciliares. E sweat glands.

**Schweiß|drüsen|ab|szess:** abszedierende ▸Schweißdrüsenentzündung. I. e. S. als Axillarabszess des Erwachsenen; auch als sekundärer Mitbefall der Schweißdrüsen bei Acne inversa. Bei Säuglingen v. a. an Nacken, Rücken u. Gesäß. E suppurative hidr(os)adenitis.

**Schweiß|drüsen|adenom:** ▸Hidradenom.

**Schweiß|drüsen|entzündung:** ▸Hidradenitis; als eitrige der **Schweißdrüsenfurunkel** (Hidradenitis suppurativa) bzw. – abszedierend – der Schweißdrüsenabszess. E hidradenitis.

**Schweiß|drüsen|karzinom,** Carcinoma hidroglandulare: Malignom apo- u. ekkriner Hautdrüsen; i. e. S. das muzinöse ▸Hautkarzinom an Kopf u. Stamm bei älteren Menschen (enthält schleimartige, leicht basophile Massen); ferner entartete Akrospirome u. chondroide Syringome. E syringocarcinoma.

**Schweiß|drüsen|nävus:** Kombination von Syringocystadenoma papilliferum u. ▸Naevus sebaceus. E sweat gland nevus.

**Schweiß|drüsen|nase,** Schwitznäschen: ▸Granulosis rubra nasi.

**Schweißer|ophthalmie:** Keratoconjunctivitis (▸Keratitis) photoelectrica nach Schweißen mit ungenügendem Augenschutz. E welder's eye, electric ophthalmia.

**Schweiß|fieber:** ▸Miliaria. E miliary fever.

**schweißhemmende Mittel:** ▸Antihidrotika. E antiperspirants.

**Schweiß|rinne:** die rinnenförmige Hautvertiefung über dem Brustbein u. zwischen den Schulterblättern.

**Schweiß|sekretion:** s. u. ▸Schweiß. E perspiration, secretion of sweat.

**schweiß|treibende Mittel:** ▸Diaphoretika. E diaphoretics.

**Schweiß|zyste:** ▸Hidradenoma cysticum. E hidrocystoma.

**Schweizerische Agamma|globulin|ämie:** ▸Agammaglobulinämie, Schweizer Typ.

**Schwellen|audio|metrie:** Hörschwellenaudiometrie, s. a. ▸Audiometrie. E Békésy audiometry.

**Schwellen|reiz:** der geringste Reiz, der gerade noch eine Empfindung oder eine Reaktion auszulösen vermag (▸Reizschwelle). E threshold stimulus.

**Schwellen|schwund|test:** audiometrische Bestimmung der Hörermüdung, die als pathologisch gilt, wenn ein anfangs mit Schwellenlautstärke (▸Schwellenreiz) gegebener Prüfton wegen Ansteigens der Lautstärkenschwelle laufend verstärkt werden muss.

**Schwellen|stoff:** chemischer Stoff, der erst bei Überschreiten eines Schwellenwertes (▸Nierenschwelle) im Blut von der Niere ausgeschieden wird. E threshold substance.

**Schwellen|vestibulo|metrie,** rotatorischer Schwellenwerttest: Prüfung des Schwellenreizes für die Wahrnehmung der Winkelbeschleunigung mit Hilfe dosierter Reizung der horizontalen Bogengänge durch Drehung auf dem Drehtisch u. automatische Registrierung des ausgelösten ▸Nystagmus. E rotatory vestibular evaluation.

**Schwell|körper:** *Anatomie* ▸Corpus cavernosum bzw. ▸C. spongiosum. E spongy body.

**Schwellkörper|auto|injektions|therapie,** Abk. SKAT: Injektion von gefäßwirksamen Stoffen (z. B. Prostaglandin E, Papaverin) in den Schwellkörper des Penis zur Erreichung der Erektion. ***Anw.*** bei Erektionsstörungen; s. a. ▸Erektionshilfen. E intracavernous autoinjection therapy.

**Schwellkörper|entzündung:** ▸Kavernitis. E cavernitis.

**Schwellkörper|schwielen:** ▸Induratio penis plastica.

**Schwellstrom:** Reizstrom mit Serien von Gleichstrom zur Auslösung einer tetanischen Muskelkontraktion, bei der die Amplituden der Impulsgruppen auf- u. absteigend variiert werden. Die Dauer der Impulsgruppe liegt zwischen 2 u. 10 Sek., dementsprechend dauert die Kontraktion. Voraussetzung ist die partielle Innervation des Muskels. ***Anw.*** bei Inaktivitätsatrophie, Reinnervation geschädigter Nerven u. Muskelkrafttraining.

**Schwellung:** umschriebene Massenzunahme eines Körperorgans oder -gewebes infolge Entzündung (hierbei als ein Hauptsymptom = ▸Tumor) sowie infolge eines ▸Hydrops oder einer ▸Neoplasie. E tumescence. – **Sch., trübe:** die Veränderungen der parenchymatösen Organe im Rahmen der hydropischen ▸Degeneration; anfangs reversibel. E cloudy swelling.

**Schwenkeinlauf,** Hebereinlauf: ▸Darmeinlauf, bei dem der Irrigator wiederholt zeitweilig unter das Patientenniveau gebracht wird, wodurch die Spülflüssigkeit zurückfließt. Geht mit starker Kreislaufbelastung des Pat. einher.

**Schwenk|lappen|plastik:** *Chirurgie* Hautdefektdeckung mit einem gestielten, aus der Umgebung eingeschwenkten ▸Hautlappen (maximal $1^1/_2$fach so lang wie breit). Deckung der Entnahmestelle meist durch Spalthauttransplantat. E rotation flap plasty.

**Schwerbehindertengesetz,** Abk. SchwbG: Gesetz zur Sicherung der Eingliederung Schwerbehinderter in Arbeit, Beruf u. Gesellschaft. Das Hauptziel ist die Eingliederung des Schwerbehinderten in das Arbeitsleben durch Beschaffung u. Schutz des Arbeitsplatzes gegen ungerechtfertigten Verlust sowie den Schutz des Schwerbehinderten im Arbeitsverhältnis u. in der Gesellschaft durch Steigerung der arbeitsrechtlichen Fürsorgepflicht u. Gewährung besonderer Vergünstigungen. Als schwerbehindert im Sinne des Gesetzes gelten: »Personen, die körperlich, geistig oder seelisch behindert u. infolge ihrer Behinderung in ihrer Erwerbstätigkeit nicht nur vorübergehend um wenigstens 50 v. H. gemindert sind, sofern sie rechtmäßig im Geltungsbereich des Gesetzes wohnen, sich gewöhnlich aufhalten oder eine Beschäftigung als Arbeitnehmer ausüben« (§ 1 SchwbG).

**Schwere-Ketten-Krankheit:** s.u. ▶Schwerketten... E heavy-chain disease.

**Schwere|losigkeit:** von der Einwirkung von ▶Gravitations-, Beschleunigungs- u. anderen Kräften freier Zustand; z.B. im nicht beschleunigten Raumfahrzeug bei einer Kreisbahn um die Erde (Aufhebung der Schwer- durch die Zentrifugalkraft); kurzfristig auch beim aerodynamischen Flug auf parabolischer Bahn. E weightlessness.

**schwerer Wasserstoff:** ▶Deuterium. E deuterium.

**schweres akutes Atemwegssyndrom:** ▶SARS.

**Schwer|hörigkeit:** ▶Schallleitungs- bzw. Schallempfindungs- = ▶Innenohrschwerhörigkeit; s.a. Tab. E deafness.

| | normal | Innenohrschwerhörigkeit | Mittelohrschwerhörigkeit |
|---|---|---|---|
| Umgangssprache | > 8 m | 7 m | $1^{1}/_{2}$ m |
| Flüstersprache | > 8 m | $^{1}/_{2}$ m | $^{1}/_{2}$ m |
| Knochenleitung | normal | verkürzt | verlängert |
| RINNE-Versuch | positiv | positiv | negativ |
| WEBER-Versuch | keine Lateralisation | zur gesunden Seite | zur kranken Seite |
| obere Tongrenze | $c^5$ = 4096 Hz | $c^3$ = 1024 Hz | $c^5$ = 4096 Hz |
| untere Tongrenze | 16 Hz | 16 Hz | 64 Hz |

**Schwerhörigkeit:** Differentialdiagnostik.

**Schwer|ketten|krankheit, Schwere-Ketten-Krankheit,** FRANKLIN-Syndrom, H-Ketten-Krankheit: **1) α(-Ketten)-Typ, Alpha-Ketten-Krankheit:** das EIDELMAN-SELIGMANN-Syndrom als häufigste Form der Sch., eine v.a. im Mittelmeerraum auftretende lymphoproliferative Erkrankung (evtl. Übergang zum bösartigen ▶Lymphom) des Intestinaltrakts mit Resorptionsstörungen (Malabsorption) u. zur Kachexie führenden Durchfällen (mit Fettstühlen = Steatorrhö u. sekundär mit Tetanie, Ödemen); ferner begleitend Hypalbuminämie u. Hypogammaglobulinämie. Meist begleitet von Parasitenbesiedlung im Darm (Lamblien, Askariden, Trichuris, Kokzidien, Schistosoma mansoni). Evtl. infolge langzeitiger antigener Stimulation des intestinalen Immunsystems kommt es zur Produktion des α-Ketten-Proteins (inkomplette schwere Ketten vom IgA-Typ). Spricht oft auf antibiotische Therapie an. E heavy-chain disease. **2) γ(-Ketten)-Typ, Gamma-Ketten-Krankheit:** Krankheitsbild mit überschießender Fehlbildung von schweren (H- = Fc-)Ketten des ▶Immunglobulins (Ig) G; selten mit Knochenbefall, meist mit Proteinurie der γ-Ketten u. Depression der normalen Immunglobuline; manchmal auch Suppression der Leichtkettenproduktion; s.a. ▶Paraproteine, multiples ▶Myelom. Es bestehen Schwellungen von Lymphknoten, Milz u. Leber, extranodale Manifestationen (in Haut, Schilddrüse u. Speicheldrüsen), Fieberschübe u. eine Immunschwäche mit erhöhter Infektneigung, Blutbildungsstörungen (Anämie, Eosinophilie, Leukopenie mit relativer Lympho- u. Plasmozytose) u. Proteinurie. Die Ursache ist ungeklärt. **3) μ(-Ketten)-Typ, M-Typ:** mit Fehlbildung der μ-Kette des IgM; sehr selten; keine Proteinurie der μ-Ketten, manchmal Proteinurie der leichten Ketten. Fast immer mit lymphoproliferativen Krankheiten (z.B. chronischer lymphatischer Leukämie). Auftreten und Ausscheidung von ▶BENCE-JONES-Eiweißkörpern vom κ-Typ, z.T. auch mit Amyloidose.

**Schwer|kraft|reflexe (Peiper):** im 1. Lj. reifende ▶Reflexe, die die Ausrichtung des Körpers nach der Erdgravitation ermöglichen (als Voraussetzung für aufrechte Haltung u. freien Gang); führend der ▶Labyrinth(stell)reflex auf den Kopf (in dessen Gefolge Kettenreflexe Rumpf u. Gliedmaßen in eine Gleichgewichtslage bringen). E gravity reflexes.

**Schwer|metalle:** Metalle mit relativer ▶Dichte > 5; z.B. Blei, Eisen, Kupfer, Zinn, Zink, Nickel, Chrom, Wolfram, Molybdän, Cadmium, Kobalt, Uran, Quecksilber, Gold, Platin, Silber, Arsen, Antimon, Tellur. E heavy metals.

**Schwermetall|saum:** saumförmige, nach vermehrter Aufnahme bestimmter Schwermetalle erfolgende Einlagerung dieser Metalle in das Zahnfleisch; die Farbe ist pathognomonisch (auf das Metall bzw. die Schwermetallvergiftung hinweisend; z.B. ▶Bleisaum blauschwarz, ▶Quecksilbersaum graublau, ▶Bismutsaum schiefergrau, ▶Cadmiumsaum gelbockerfarben). E heavy-metal line.

**Schwermetall|vergiftung:** Vergiftung durch Schwermetalle, v.a. durch deren lösliche Salze; nach örtlicher Verätzung des Verdauungstraktes kommt es zu Organschäden (v.a. an Herz, Kapillaren, Dickdarm, Nieren). E heavy-metal poisoning, h.-m. intoxication.

**Schwer|mut:** umgangssprachl. für ▶Depression (endogene). E melancholia.

**Schwer|spat-Staublunge:** ▶Barytosis pulmonum. E baritosis.

**Schwert|fort|satz:** ▶Processus xiphoideus; s.a. ▶Xiphoid... E xiphoid process.

**Schwer|verletzter,** Polytraumatisierter: Patient mit ▶Polytrauma u. mit – zumindest drohendem – ▶Schock, was in der Gesamtheit einen lebensbedrohlichen Zustand bedingt u. an Bergung u. Transport erhöhte Anforderungen stellt (z.B. kardiozirkulatorische u. respirator. ▶Reanimation, Schockbekämpfung). E severely injured.

**Schwester|chromatiden:** die beiden aus der Duplikation eines Chromosoms hervorgehenden Chromatiden (»**Schwesterstränge**«). E sister chromatids.

**Schwiele:** *Pathologie* derbe, mehr oder minder flächenhafte Narbe (z.B. Herzmuskel-Sch. bei ▶Myodegeneratio cordis; s.a. ▶Endomyokardfibrose, ▶Fibroelastosis endocardica, ▶FIEDLER-Myokarditis). I.e.S. die aus einer chronisch-traumatischen ▶Dermatitis resultierende Narbe mit örtlicher ▶Hyperkeratose der Haut (= Schwielenhaut; Cutis callosa) = Hornschwiele; s.a. ▶Clavus, ▶Melkerschwiele, ▶Tylositas. E callosity.

**Schwielen|kopf|schmerz:** ▶Cephalea nodularis.

**Schwimmbad|granulom:** dem Lupus vulgaris ähnliche schmerzlose Granulome als Folge beim Baden entstandener (mikro)traumatischer, durch ▶Mycobacterium balnei u. marinum infizierter Hautschädigungen. E swimming pool granuloma.

**Schwimmbad|konjunktivitis:** die akute eitrige Einschlusskörperchen-Konjunktivitis der Erwachsenen (= Paratrachom), hervorgerufen durch Chlamydia trachomatis. E swimming pool conjunctivitis.

**Schwimmer|krätze:** juckende ▶Badedermatitis durch Zerkarienlarven (»Zerkarien-«, »Schistosomendermatitis«) oder durch Quallen etc. Meist harmlos, bei Kontaktmeidung spontan heilend. E swimmer's itch.

**Schwimm|haut:** *Anatomie* ▶Plica interdigitalis; i.e.S. die peripherwärts vergrößerte Zwischenfingerfalte als Kleinstausprägung der häutigen ▶Syndaktylie. E web.

**Schwimm|probe:** *Gerichtsmedizin* ▶Lungenschwimmprobe. E hydrostatic test, floating test.

**Schwindel,** Vertigo: Gleichgewichtsstörung infolge fehlender Übereinstimmung zwischen den vestibulären u. den propriorezeptiven (Oberflächen-, Tiefensensibilität) u. optischen Empfindungen. ***Klinik:*** einhergehend mit Angst- bis Vernichtungsgefühl, vegetativen Symptomen (Erbrechen, Übelkeit, Schweißausbruch, Tachykardie, Kollaps), evtl. auch mit Nystagmus. ***Einteilung:*** wird unterschieden in periphere vestibuläre Funktionsstörungen (einseitiger Labyrinthausfall, einseitige Läsion des N. vestibularis) u. zentrale vestibuläre Funktionsstörungen (Störungen im Vestibulariskerngebiet u. seinen zentralen Verbindungen, v.a. Kleinhirn, Formatio reticularis). E dizziness, giddiness, vertigo.

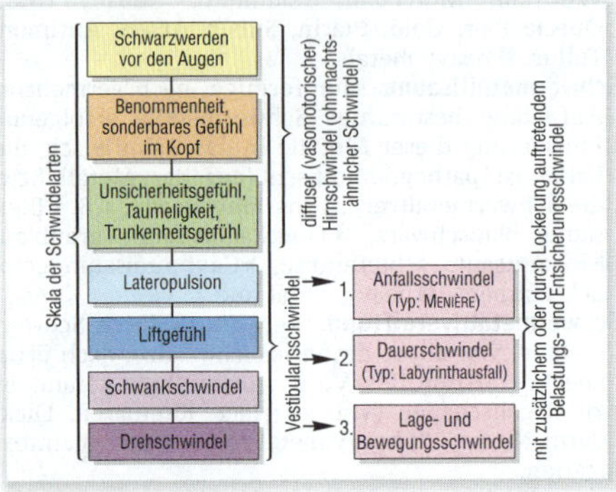


**Schwindel:** Schema des Vestibularisschwindels (nach FRENZEL).

**Schwindel|anfall:** zeitlich begrenzter Schwindel, z.B. bei MENIÈRE-Krankheit oder als partieller epileptischer Anfall (evtl. mit Schwindelgefühl = Schwindelaura beginnend). E vertiginous attack.

**Schwind|sucht:** mit Kachexie einhergehende ▶Lungentuberkulose, v.a. die ▶Phthisis florida; im Endstadium oft mit zarter bläulicher Wangenröte (»**Schwindsuchtrose**«). E pulmonary phthisis.

**Schwingung:** *Physik* zeitlich periodische Änderung eines Gleichgewichts; als gedämpfte Sch. (bei Energie verzehrendem Widerstand) oder als harmonische (wobei die rücktreibende Kraft proportional zur Entfernung aus der Ruhelage ist, daher Sinus-Sch.). Ihre Weite, Breite wird als ▶Amplitude, ihre Zahl als Frequenz bezeichnet. E oscillation, vibration.

**Schwirren:** Vibrationen als Tastphänomen; z.B. bei Herzklappen- u. Gefäßstenosen. E thrill.

**Schwitz|kur:** Herbeiführen einer verstärkten Schweißabsonderung. Erfolgt zumeist durch **Wärmezufuhr**, d.h. im Schwitzbad als Heißluftbad (Sauna, Heißluftkasten), Dampfbad (russisch-türkisches Bad) oder Wasserbad (Überwärmung im Voll- oder Teilbad) bzw. durch innere Erwärmung (Diathermie); seltener durch **Hemmung der Wärmeabgabe** (Trockenpackung, Schaumbad). E sudorific treatment.

**schwul:** umgangssprachlicher Ausdruck für die Eigenschaft der männlichen Homosexualität. E gay.

**Schwund:** *Pathologie* ▶Atrophie. E wasting, atrophy.

**Schwung|bein:** das in der Schwungphase des Gehens zunächst durch die Großzehe nach hinten abgestoßene, dann mit leichter Adduktion u. Innenrotation vorschwingende u. mit der Ferse aufsetzende Bein; s.a. ▶Spielbein. E leg in swing phase.

**Schwur|hand:** Fehlstellung der Hand bei ▶Medianuslähmung, u. zwar Totalausfall der Zeigefinger- u. Teilausfall der Mittelfingerbeugung u. Fehlen der Daumenopposition (»Affenhand«, Abb.). E monkey hand.

**SCID** *(engl.)* Abk. für **s**evere **c**ombined **i**mmuno**d**eficiency: schwerer kombinierter ▶Immundefekt.

**Scilla:** *Botanik* die Gattung »Meerzwiebeln«. E scilla. – **Sc. maritima,** Urginea mar.: Meerzwiebelart mit Gehalt an – als Digitaloide verwendbaren – Bufatrienoliden (eng verwandt mit Helleborus-Glykosiden u. Krötengift). ***Anw.:*** als Heilpflanzenbestandteil in spezieller Aufbereitung nachweislich wirksam bei leichter u. ditalisrefraktärer Herzinsuffizienz; bei Überdosierung Vergiftungserscheinungen (»**Scillismus**«; ähnlich wie bei Strophanthin: Brechdurchfall, Nierenreizung mit Hämaturie, Herzschwäche, evtl. Tod). E squill.

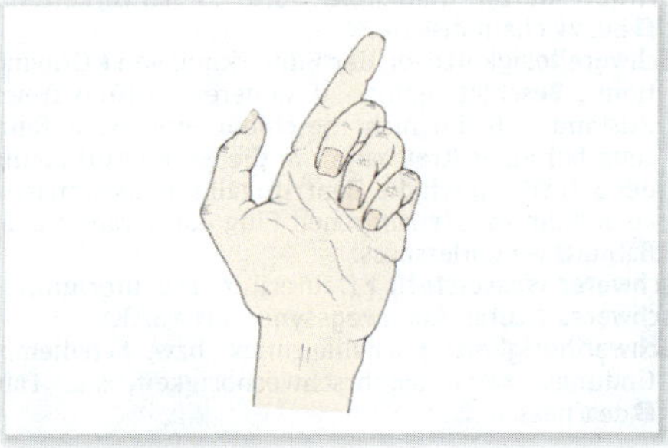

**Schwurhand:** typ. Fehlstellung bei Medianuslähmung. [363]

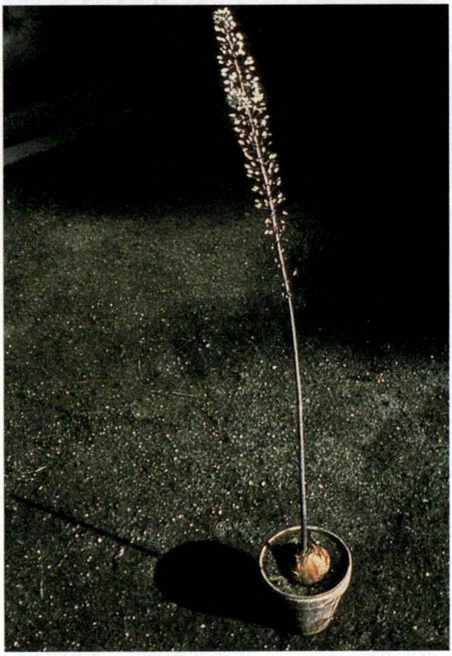

**Scilla maritima.** [448]

**Scimitar-Syndrom** *(türk. = Krummsäbel):* anomale Einmündung der rechten Lungenvenen in die untere Hohlvene, kombiniert mit Dextrokardie u. Unterentwicklung der – von einem Ast der Bauchaorta versorgten – rechten Lunge. ***Klinik:*** Belastungsdyspnoe, Neigung zu Infekten der Atmungsorgane; ***Diagn.:*** im Röntgenbild bandförmige, einem Krummsäbel ähnliche Verschattung rechts neben dem Herzen vom Lungenhilus zum Herz-Zwerchfell-Winkel, erweiterte linke Pulmonalarterie, aber normale Lungendurchblutung u. Herzform; EKG: Rechtstyp, evtl. Rechtsschenkelblock. E scimitar anomaly, oriental sword syndrome.

**Scint...:** s.a. ▶Szint...

**scintillans** *(latein.)*, szintillierend: funkelnd, flimmernd. E scintillant.

**scirrhosus,** szirrhös: derb, verhärtet (▶Skirrhus). E scirrhous.

**SCLC** *(engl.)* Abk. für **s**mall **c**ell **l**ung **c**ancer: kleinzelliges ▶Bronchialkarzinom.

**scler...:** Wortteil »hart«, »derb«; s.a. ▶skler(o)...

**Sclera,** Sklera: die ▶Lederhaut des Auges als Teil der ▶Tunica fibrosa; reicht von der Eintrittsstelle des Sehnervs (dort als Area cribrosa für Blutgefäße durchlöchert) bis zur Hornhaut (▶Cornea), die sie am Sulcus sclerae falzartig umfasst; schimmert weißbläulich durch die Bindehaut (▸Tunica conjunctiva); besteht aus einer kollagenbindegewebigen ▸Substantia propria (die durch den Augeninnendruck gespannt wird), ist außen bedeckt von der Lamina episcleralis, innen von der Lamina fusca; am hinteren Augenpol ist sie mit der TENON-Kapsel verbunden. S.a. ▸Sklera(l)... E sclera.

**Sclerema:** ▸Sklerem. E sclerema.

**sclerosans, scleroticans** *(latein.):* verhärtend, zu ▸Sklerose führend. E sclerosant.

**Sclerosis:** Verhärtung, ▸Sklerose. E induration, sclerosis. – **Scl. arterialis:** Arteriosklerose. E arteriosclerosis. – **Scl. aurium:** ▸Otosklerose. E otosclerosis. – **Scl. cerebralis:** ▸Hirnsklerose, ▸Zerebralarteriensklerose. E cerebrosclerosis. – **Scl. fibrosa penis:** ▸Induratio penis plastica. E penile induration. – **Scl. multiplex:** ▸multiple Sklerose. E multiple scl.

**Scolex:** der Kopf der Bandwürmer; trägt als Haftorgane Sauggruben (Bothrien bzw. Bothridien) oder Saugnäpfe (Acetabula), bei manchen Arten auch noch einen Hakenkranz (auf einem rüsselartigen Gebilde, dem Rostrum oder Rostellum). E scolex.

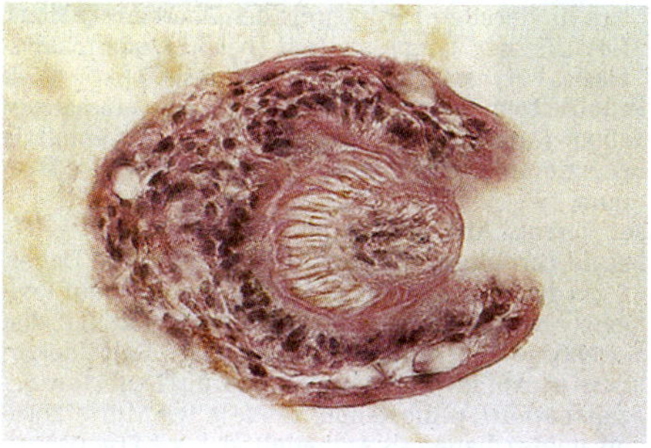

**Scolex:** Typisch ist der eingestülpte Hakenkranz (mikrosk. Präparat). [178]

**Scoliosis:** ▸Skoliose. E scoliosis.

**Scombrotoxin:** Gift verschiedener Fischarten (u.a. Makrele, Thunfisch, Hering, Sardellen) mit histaminartiger Wirkung als Folge mangelnder Lagerung. ***Klinik:*** milder Verlauf über max. 24 Std. mit Blutdruckabfall, Juckreiz. ***Ther.:*** ▸Antihistaminica. E scombrotoxin.

**Scopolamin:** Alkaloid in Nachtschattengewächsen [Solanaceae], z.B. in Datura metel, Hyoscyamus niger, Scopolia carniolica. ***Wirkung:*** ähnlich wie ▸Atropin. *pharm* ***Anw.*** als Anticholinergikum, Anti-PARKINSON-Mittel (obsolet), Mydriatikum u. gegen Kinetosen; die Salze der quartären Stickstoffderivate dienen als v.a. parasympathisch wirksame Spasmolytika, Sekretionshemmer. E scopolamine.

**Scopolia carniola,** Glockenbilsenkraut, Krainer Tollkraut: zu den Nachtschattengewächsen zählende (giftige) Pflanze. ***Anw.:*** in spezieller Aufbereitung (Wurzelstock) wirksam bei Spasmen des Magen-Darm-Trakts, der Gallen- u. der ableitenden Harnwege. ***Kontraind.:*** Tachykardie, Prostataadenom mit Restharn, Engwinkelglaukom, mechanische Stenosen des Magen-Darm-Trakts, Megakolon. Interaktion mit trizyklischen Antidepressiva, Amantadin, Chinidin.

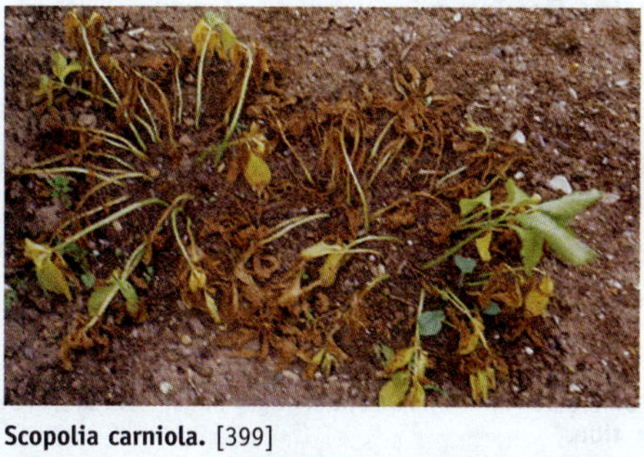

**Scopolia carniola.** [399]

**Scopulariopsidosis:** ▸Mykose durch Fadenpilze der Gattung **Scopulariopsis** (= Ketten rauer Konidien bildende ▸Fungi imperfecti). Meist als Nagel- = Onychomykose oder oberflächliche Hautmykose, aber auch in inneren Organen (mit Gummen, Fisteln). E scopulariopsidosis.

**Score** *(engl.):* z.B. anhand eines Punktekatalogs (»scoring sheet« etc.) errechnete Bewertungsziffer aus mehreren Einzelwerten (z.B. Schmerz-Score).

**Scorpiones, Scorpionidae:** die Ordnung »Skorpione« der Spinnentiere [Arachnida]. Mit Giftstachel am Hinterende ausgestattete Insektenfresser (Nachttiere), die in der Abwehr auch Menschen stechen (der Stich mancher Arten führt u.U. zu heftiger Lokalreaktion, durch neurotoxische Komponente auch zu schweren Allgemeinsymptomen, evtl. zum Tode). E scorpions.

**scoto...:** Wortteil »Finsternis«; s.a. ▸Skot(o)...

**Scotopsin:** ein neben Opsin am Sehvorgang beteiligter Eiweißkörper. E scotopsin.

**Scott-Sphinkter:** mit einer Flüssigkeit auffüllbare Kunststoffmanschette, die bei einem operativen Eingriff um den proximalen Harnröhrenabschnitt gelegt wird und durch Entleerung bzw. Auffüllung mit Flüssigkeit die Harnentleerung reguliert; ***Anw.*** zur Therapie der Harninkontinenz.

**Scoville-Milner-Syndrom:** globale Amnesie nach psychochirurgischem Eingriff im Bereich der Hirnrinde (chirurgische Läsionen der Corpora amygdaloidea bzw. des Hippocampus).

**SC-Phokomelie:** s.u. ▸Tetraphokomelie.

**Scrapie** *(engl.):* fortschreitende Infektionskrankheit, die durch Prion-Protein (»scrapie agent«, s.a. ▸Prionen) hervorgerufen wird. Eine Entmarkungsenzephalomyelitis bei Schafen u. Ziegen, die zu den ▸TSE (transmissible spongiform encephalopathies) gerechnet wird.

**Scratch-Test** *(engl. = ritzen):* Hauttest im Rahmen der allergologischen Diagnostik, bei dem das vermutete Allergen auf die Haut aufgebracht u. diese oberflächlich eingeritzt wird.

**Screening** *(engl. = Siebung, Durchleuchtung):* **1)** *Pharmazie* auf bestimmte Kriterien ausgerichteter orientierender »Siebtest«, z.B. zum Herausfinden zweckgeeigneter Verbindungen oder Antibiotika bildender Keime. **2)** auf eine bestimmte Krankheit gerichtete diagnostische Maßnahme (»Test«) mit dem Ziel, – in der Gesamtbevölkerung oder einem besonders gefährdeten Teil derselben – symptomlose Krankheitsträger (möglichst im Frühstadium) zu erkennen u. sie einer effektiven Behandlung (»Intervention«) zuzuleiten (s.a. ▸Präventivmedizin). – Der Test darf nur mit einem geringfügigen bzw. gefahrlosen Eingriff (z.B. Blutdruckmessung) verbunden sein (»Akzeptanz«) u. muss über hohe Sensitivität u. Spezifität verfügen, da der Vorhersagewert (▸predictive value) mit der Prävalenz der Krankheit sinkt. – Beispiele: Harnuntersuchung mit Teststäbchen auf Zucker, Vorsorgeuntersuchungen, Röntgenreihenuntersuchung. E screening.

**Scriver-Typ:** ein Typ der ▸Hyperglycinurie.

**Scrobiculus cordis** *(latein. = Herzgrübchen):* ▸Fossa epigastrica.

**Scroful...:** ▸Skroful...

**scrotalis,** skrotal: den Hodensack (▸Skrotum) betreffend bzw. zu ihm gehörig; s.a. ▸skrotal... E scrotal.

**Scrotum,** Hodensack: ▸Skrotum. E scrotum.

**Scuderi-Operation:** Transposition der Sehne des M. flexor carpi ulnaris auf die Sehnen des M. extensor digitorum communis und der Sehne des M. palmaris longus auf die Sehne des M. extensor pollicis longus zur Wiederherstellung einer durch Lähmung (Radialis-, Arm-Plexus-Läsion) ausgefallenen Hand-Finger-Streckung u. Daumenabduktion.

**scu-PA** *(engl.)* Abk. für **s**ingle-**c**hain **u**rokinase-type **p**lasminogen **a**ctivator: ▸Prourokinase.
**Scutulum** *(latein. = Schildchen):* ▸Favusskutulum. E scutulum.
**Scybala:** ▸Skybala. E scybala.
**sd,** Abk. für sinister → dexter: in der Röntgenologie Symbol für die Strahlenrichtung von links nach rechts.
**SDD:** Abk. für selektive ▸**D**arm**d**ekontamination.
**SDH,** Abk. für **S**orbit**d**e**h**ydrogenase: *Enzymologie* s.u. ▸Idit...
**Se:** *Chemie* Symbol für ▸**Se**len.
**seagull murmur** *(engl.):* »Möwenschrei«; ein lautes musikalisches Geräusch bei Aorteninsuffizienz mit Klappenschädigung (z.B. Perforation, Verkalkung).
**SEA-Test:** *Serologie* Abk. für **S**chaf-**E**rythrozyten-**A**gglutinations-Test; z.B. der WAALER-ROSE-Test. E SRBC (= sheep red blood cells)-agglutination test.
**sebaceus** *(latein.):* talgartig; Talg absondernd. E sebaceous.
**Sebo|cysto|matosis:** ▸Steatomatosis.
**Sebo|lith:** Steingebilde in einer Talgdrüse, in einem Atherom. E sebolith.
**Sebor|rhö, -rhoea:** übermäßige Entwicklung des Fettmantels der Oberhaut (▸Hautfett) infolge vermehrter Talgabsonderung als Symptom einer erblichen Hautkonstitution (▸Status seborrhoicus); s.a. Schema. Tritt v.a. an Vorderkopf, Nasen-Lippen-Falten, Augenlidern, Nasensattel, Nacken (Abb.), Achselhöhlen, den Schweißrinnen in Erscheinung. Begünstigt (v.a. bei konstitutioneller Hyperkeratose) die Entwicklung von – oft mit der S. irrtümlich gleichgesetzten – Krankheiten des seborrhoischen Formenkreises (z.B. seborrhoische Dermatitis, seborrhoisches ▸Ekzem, ▸Akne) sowie von Pyodermien, Mykosen. S. ist meist kombiniert mit ▸Hyperhidrosis, vegetativer Dystonie, Angiolopathie; selten symptomatisch. E seborrhea. – **S. adiposa:** angeborene ▸Kollodiumhaut. – **S. capillitii,** Gneis: ▸Dermatitis seborrhoides capitis. – **S. capitis:** ▸Ekzema seborrhoicum UNNA der behaarten Kopfhaut; als S. c. sicca die ▸Pityriasis simplex capitis. – **S. de|squamativa neonatorum:** angeborene ichthyosiforme hyperkeratotische ▸Erythrodermie. – **S. oleosa:** S. adiposa.

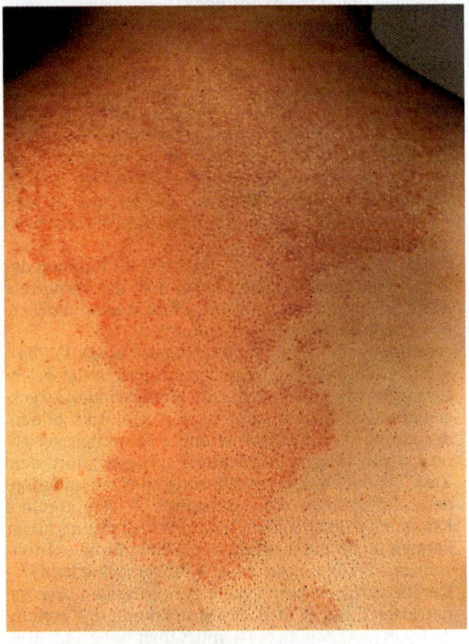

**Seborrhö:** kapuzenförmiges Erscheinungsbild. [524]

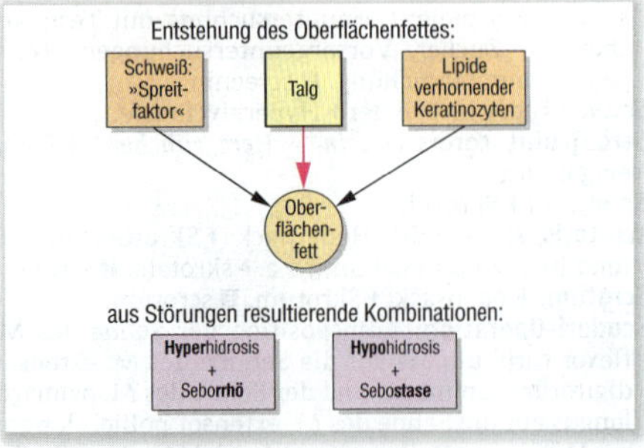


**Seborrhö:** die Beziehungen zwischen Hauttalg u. spreitendem Fett bei Seborrhö u. Sebostase. [378]

**sebor|rhoicus, -rhoisch: 1)** mit gesteigerter Talgproduktion. E seborrheic. **2)** ▸Seborrhö betreffend. – **s. Warze:** ▸Alterswarze.
**Sebor|rhoid:** ▸Ekzema seborrhoicum; i.w.S. auch das pityriasiforme ▸Ekzematid. E seborrheid.
**Sebo|stase:** verminderte ▸Talgabsonderung als – oft mit Hypohidrosis kombinierte – erbliche Konstitutionsanomalie; verminderte Entwicklung des die Haut geschmeidig haltenden u. das Eindringen von Mikroben hindernden Fettmantels der Oberhaut (▸Hautfett). Ferner symptomatisch (bei ▸Ektodermaldysplasie, ▸Hyperkeratosen). E sebostasis.
**Sebo|zystom:** falsches ▸Atherom; s.a. ▸Steatomatosis.
**Sebum** *(latein.):* Talg; *anat* der Haut-, Augenlidtalg (Letzterer von ▸MEIBOM-Drüsen stammend). E sebum.
**sec** *(latein.)* Abk. für **sec**unda: Sekunde.
**Secale cornutum,** Mutterkorn: alkaloidreiche Dauerform des Pilzes Claviceps purpurea, die v.a. auf Roggen (= Secale [Gramineae]) bzw. dessen Blüten u. den »gehörnt« (= cornutum) aussehenden Getreidekörnern parasitär vorkommt. Der Auszug (Extractum Secalis cornuti) u. die Reinalkaloide (s.u. ▸Mutterkornalkaloide) dienen als Arzneimittel. S.a. ▸Ergotismus. E ergot.
**Secessio** *(latein.):* Ablösung, Absonderung. E separation. – **S. epiphysis:** ▸Epiphysiolyse. – **S. involuntaria:** Enuresis, ▸Enkopresis. E involuntary discharge.
**Sechs...:** s.a. ▸Hexa...
**Sechs|haken|larve,** Onkosphäre: die mit 6 Haken versehene kugelförmige Larve des 1. Entwicklungsstadiums der Bandwürmer. Entwickelt sich zur Finne (bei ▸Cysticercus), zum ▸Coenurus (bei ▸Multiceps), zur ▸Hydatide (bei ▸Echinococcus granulosus) oder zum ▸Prozerkoid (bei ▸Diphyllobothrium). E oncosphere.
**Seckel-Syndrom:** autosomal-rezessiver proportionierter primordialer Minderwuchs mit typischen kraniofazialen Dysmorphien (z.B. Mikrozephalie), geistiger Retardierung, Zahnbildungsstörungen. Weitere Symptome: u.a. Kryptorchismus, Klitorishypertrophie, Hirsutismus, Hüftgelenkdysplasie. E Seckel's syndrome.
**Se|clusio pupillae:** Verklebungen des hinteren Pupillarsaumes mit der Linsenkapsel; dadurch Unterbrechung der Kammerwasserzirkulation zwischen beiden Augenkammern mit Steigerung des Augeninnendrucks u. napfkuchenförmiger Vorwölbung der Iris. E seclusion (or exclusion) of pupil.
**Seco...:** *Chemie* Präfix zur Kennzeichnung einer Ringöffnung bei Steroiden.
**Second-Look(-Operation)** *(engl.):* ▸Relaparotomie z.B. zur planmäßigen Kontrolle der Durchblutungsverhältnisse des Darmes nach Mesenterialembolektomie; zur Abklärung des Verdachts auf ein Tumorrezidiv nach Tumorresektion heute nicht mehr üblich.
**Second-Messenger-System** *(engl.):* »Zweitboten-System«, s.u. ▸Adenosinmonophosphat (dort Schema).
**Second-Set-Reaktion** *(engl.):* *Immunologie* s.u. ▸Transplantatabstoßung.
**Secretin...:** s.u. ▸Sekretin...
**Se|cretio** *(latein.):* Absonderung, ▸Sekretion. E secretion.

**Sẹctio** *(latein. = Schnitt):* **1)** Operationsschnitt, Inzision. S.a. ▸Sectiones. E incision. – **S. abdominạlis:** Bauchdeckenschnitt; auch Bezeichnung für die unter Bauchdeckendurchtrennung erfolgende (= abdominale) ▸Sectio caesarea. – **S. ạlta:** als »hoher Blasenschnitt« die Eröffnung der – zuvor über einen Katheter aufgefüllten – Harnblase durch einen Mittelschnitt oberhalb der Symphyse (= S. a. mediana), bei Zweiteingriff u. zu erwartenden Verwachsungen durch Paramedianschnitt (= S. a. lateralis); z.B. bei Blasenstein, -blutung. E high cystotomy. – **S. caesạrea:** die ▸Schnittentbindung; der sog. Kaiserschnitt. S.a. ▸Sectio parva. E cesarean section. – **S. laterạlis,** Lithotomia urethroprostatica: der historische »Steinschnitt«; Harnblaseneröffnung vom Damm aus (seitlich der Harnröhre u. Prostata) zur Blasensteinentfernung. – **S. mediạna,** S. urethralis: vom Damm aus (= perineal) erfolgende Harnröhreneröffnung als Zugang zur Harnblase, z.B. zur Steinentfernung (»Steinschnitt«), Enukleation eines Prostataadenoms; s.a. ▸Urethrotomia externa. – **S. pạrva:** abdominale oder vaginale S. caesarea mit nur kleinem Schnitt zur Entleerung des frühgraviden Uterus (▸Interruptio). **2)** *Pathologie* Leichenöffnung, Sektion (= **S. anatọmica** s. **cadạveris**); als **S. legạlis** die gerichtlich angeordnete ▸Obduktion. E autopsy. **3) S. serialis:** der histologische (pathologisch-anatomische) ▸Serienschnitt. E serial section.

**Sectiọnes:** Schnittebenen des Zentralnervensystems, z.B. als Längsschnitt durch das Kleinhirn (= **S. cerebẹlli**; Darstellung der Teile des Kleinhirnwurmes [Arbor vitae], des Markkörpers, der Rinde u. der Kerne). E sections.

**Secundi|pạra, -gravida:** ▸Zweitgebärende, die zum 2. Mal Schwangere. E secundipara (para II), secundigravida (gravida II).

**secụndum ạrtem** *(latein.)* Abk. s.a., **s. artis leges,** Abk. s.a.l.: Rezepturanweisung: »nach den Regeln der Kunst«. E in a professional manner.

**secụndus:** zweiter; s.a. ▸Sekundär..., ▸Sekundum... E second.

**Sedatịva:** »Beruhigungsmittel«; Arzneimittel, die Erregungszustände (Unruhe, Angst, Spannung, Verkrampfung) dämpfen, aber Reaktionsfähigkeit u. Denkvermögen möglichst wenig herabsetzen; greifen am ▸Schlafzentrum an. ***Wirkst.:*** z.B. Schlafmittel (▸Hypnotika) in niedriger Dosierung, ▸Antihistaminika, pflanzliche S. (z.B. Baldrian- [Valeriana officinalis], Hopfen-, Johanniskraut-Präparate). Barbiturate sind obsolet. Mögliche ***NW*** (je nach Stoffklasse verschieden): Müdigkeit, eingeschränkte Motorik, Urteils- u. Reaktionsfähigkeit, »Hang-over«; bei chronischem Gebrauch Toxizität, Gewöhnung; Alkohol steigert die Wirkung. E sedatives.

**Sẹdes** *(latein.):* Sitz, Stuhl. – **S. cruẹntae:** Blutstühle. E bloody stools. – **S. mọrbi:** Krankheitssitz.

**Sediment: 1)** Niederschlag (Bodensatz) in einer Flüssigkeit; besteht aus vorher in Suspension oder in echter Lösung befindlichen Teilchen; s.a. ▸Sedimentation. – Auch Kurzbez. für ▸Harnsediment (Abb.). E sediment. **2)** ▸Fallout.

**Sedimentation:** das Sichabsetzen der in Gasen oder Flüssigkeiten enthaltenen Schwebeteilchen (▸Fallout bzw. ▸Sediment) infolge Einwirkung der Schwerkraft (evtl. künstlich gefördert durch Zentrifugieren). E sedimentation.

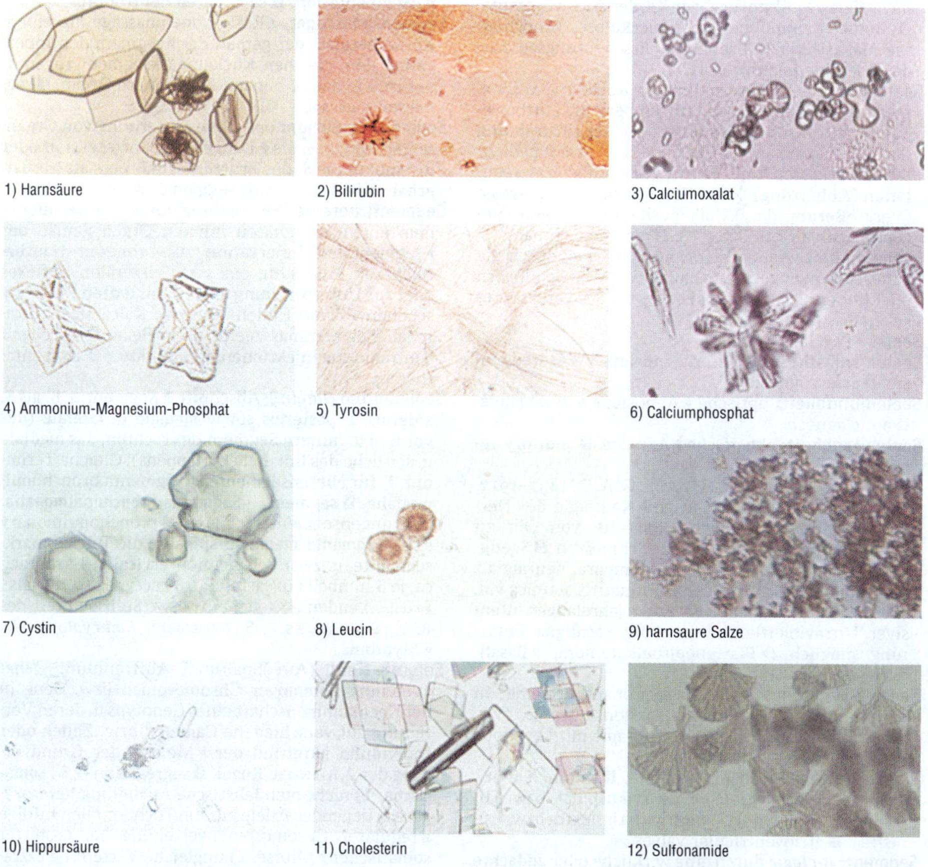


**Sediment:** verschiedene Formen im Harn. [182]

S

**Sedimentations|konstante:** Maß für die Absetzgeschwindigkeit von gelösten (hochmolekularen) Molekülen in einem normierten Schwerefeld; s.a. ▸SVEDBERG-Einheit. E sedimentation constant.

**sedimentieren:** sich absetzen (▸Sedimentation).

**Sedimentum:** ▸Sediment. – **S. dentạle:** ▸Zahnstein. – **S. laterịtium:** ▸Ziegelmehlsediment.

**Sedo|analgesie:** gleichzeitige Sedierung u. Analgesie, z.B. Kombination eines Benzodiazepin-Derivates mit einem Opioid.

**Sedo|heptulọse:** im Zwischenstoffwechsel (▸Pentosephosphat-Zyklus) aus Ribose-5-phosphat u. aktivem Glykoaldehyd gebildeter Ketozucker mit 7 C-Atomen (▸Heptose). Wird durch Transaldolase-Reaktion mit Glycerin-3-phosphat zu Erythrose-4-phosphat und Fructose-6-phosphat umgesetzt. E sedoheptulose.

**See|bad:** Badeort an oder nahe der Meeresküste, der die Bedingungen des ▸Seeheilbades nur z.T. erfüllt. E seaside resort.

**Seed** *(engl. = Samenkorn):* kleines (2,5 mm lang, 0,8 mm ∅) ▸Radioisotopen-Präparat (z.B. $^{192}$Ir, $^{60}$Co, $^{198}$Au) für die – meist permanente – interstitielle ▸Strahlentherapie; im Allgemeinen als Drahtstück in einem Nylonröhrchen oder einer Goldkapillare oder mit Platinüberzug (v.a. zur Abfilterung von β-Strahlen). Die Einbringung = Implantation erfolgt mit spezieller »Pistole«.

**Seeding** *(engl.):* ▸Endothelseeding.

**SEEG:** Abk. für ▸Stereoelektroenzephalographie.

**See|heil|bad:** Kurort an oder in unmittelbarer Nähe der Meeresküste mit Schwerpunkt in der Anw. des Meerwassers u. Seeklimas, evtl. der Schlick- u. Sandbehandlung. ***Heilanzeigen:*** Atemwegs-, allergische, chronische rheumatische Erkrankungen, Diathesen (Adipositas, Hyperthyreose, Herderkrankungen), nicht fixierter Blutdruck, für Kinder auch vegetative Dystonie, extrapulmonale Tuberkulose, Bronchialasthma, asthmoide Bronchitis, Erschöpfungszustände. E seaside health resort.

**See|klima:** Meeresküstenklima als Reizklima mit v.a. thermisch (Wechsel der Lufttemperatur, Luftbewegung), aktinisch (vermehrte Sonneneinstrahlung durch Reflexion an Meer u. Sand) u. Aerosol-bedingten Reizfaktoren. Mit Wirkung v.a. auf Wärmeregulation (Abhärtung), Haut (Roborierung), Atemwege (Vergrößerung der Vitalkapazität) u. Vegetativum (Beruhigung, Normotropie). E maritime climate.

**See|krankheit,** Naupathie, Nausea marina: durch die Schiffsbewegungen (»Schaukeln«: v.a. Schlingern oder Rollen; Stampfen) bei bewegter See verursachte ▸Kinetose. E seasickness.

**Seele:** ▸Psyche. E soul.

**Seẹlen|an|ästhesie:** ▸Astereognosie; s.a. ▸Stereognosie. E astereognosia.

**Seẹlen|blindheit:** optische ▸Agnosie; s.a. ▸Sehrinde. E optic agnosia.

**Seẹlen|taubheit:** akustische ▸Agnosie. E auditory agnosia.

**Seeligmüller-Neur|algie** (OTTO L. G. A. S., 1837–1912, Neurologe, Halle): beidseitige ▸Neuralgie des Nervus auriculotemporalis bei Syphilis; von Ohr zu Ohr über den Scheitel ziehende Schmerzen. E Seeligmüller's sign, bilateral auriculotemporal neuralgia.

**See|manns|haut:** chronische ▸Dermatitis actinica v.a. des Gesichts u. Nackens als Folge jahrelanger intensiver Ultraviolettlicht-Einwirkung. Maligne Entartung möglich (▸Plattenepithelkarzinom, ▸Basaliom). E sailor's skin.

**Segawa-Syndrom:** autosomal-dominant erbliche, in der Kindheit auftretende Torsionsdystonie (v.a. Gangstörungen); spricht auf Therapie mit Levodopa an. E Segawa's syndrome.

**Segel:** *Anatomie* ▸Cuspis, ▸Velum. E velum, leaflet.

**Sẹgel|klappen:** *Kardiologie* die Trikuspidal- bzw. Mitralklappe (▸Valva atrioventricularis dextra bzw. ▸sinistra). E atrioventricular valves.

**Segment:** *Biologie* durch eine wirkliche oder gedachte Grenze abgesetzter Teil eines Organismus oder Organs; s.a. ▸Segmentum. E segment. – **S., aganglionäres:** s.u. ▸Aganglionosis. E aganglionic s.

**Segmẹnta:** *Anatomie* Segmente; ▸Segmentum. E segments.

**segmentär, segmental:** *Anatomie* ein Segment betreffend, auf ein Segment bezogen. E segmental. – **s. Innervation:** die abschnittsweise gegliederte nervale Versorgung des Körpers entsprechend der embryonalen Verknüpfung der Ursegmente (Somiten) der Chorda dorsalis mit zugeordneten (benachbarten) Abschnitten der – selbst anatomisch fassbar nicht gegliederten – Rückenmarkanlage. Es innervieren sensible Fasern des entsprechenden gemischten peripheren Nervs das zugehörige ▸Dermatom, die motorischen aus meist mehreren benachbarten ▸Segmenta medullae spinalis u. – soweit dem Ramus ventralis des Spinalnervs entstammend – z.T. über Nervengeflechte verlaufend die ebenfalls mehreren Somiten entstammenden Muskeln, die autonomen Fasern die zugehörigen Blutgefäße, Eingeweide. E s. innervation.

**Segmentation:** *Biologie* Unterteilung in Segmente, z.B. physiologisch als Metamerie u. als Bildung der ▸Segmentkernigen. E segmentation.

**Segment|austausch:** *Genetik* ▸Crossover.

**Segmẹnt|degeneration, periaxonạle:** ▸Entmarkung, segmentale. E periaxonal segmental degeneration.

**Segmẹnt|diagnostik:** *Neurologie* Höhendiagnostik von Rückenmarkerkrankungen anhand segmentaler Ausfallserscheinungen. E diagnosis of segmental level.

**Segmẹnt|kerniger:** neutrophiler ▸Granulozyt, dessen Kern durch Abschnürungen seines dichten, verklumpten Chromatins in Segmente unterteilt ist, die durch Chromatinfäden verbunden sind; s.a. ▸Hypersegmentation. E segmented neutrophil.

**Segmẹnt|massage:** ▸Reflexzonenmassage in einem Körperbereich, der gemäß der ▸segmentalen Innervation dem gleichen Rückenmarksegment zugeordnet ist wie das zu behandelnde innere Organ. E segmental massage.

**Segmẹnt|resektion:** operative Entfernung von Organsegmenten; z.B. als ▸Lungensegmentresektion oder die subkutane S. des Brustdrüsenkörpers als ▸brusterhaltende Therapie. E segmental resection.

**Segmẹnt|therapie:** Behandlung durch Reizsetzung in dem einem erkrankten inneren Organ gemäß der ▸segmentalen Innervation zugeordneten Hautbereich zur Auslösung eines kutiviszeralen Reflexes oder zur Unterbrechung eines krankhaften Reflexgeschehens. ***Anw.*** finden Wärme-, Kältereize, Ultraschall, Segmentmassage bzw. – reflexunterbrechend – intrakutane Injektionen, Akupunktur. E segmental therapy.

**Seg|mẹntum** *(latein.):* Abschnitt, ▸Segment; z.B. als **S. antẹrius** u. **postẹrius** sowie **mediạle** u. **laterạle** (das vordere u. hintere Segment des rechten, das mediale u. seitliche des linken Leberlappens). Gleiche Termini z.T. für Nierensegmente u. Segmenta bronchopulmonalia. E segment. – **Segmẹnta bronchopulmonạlia:** die Lungensegmente. S.a. Abb. E bronchopulmonary s.s. – **Segmẹnta medụllae spinạlis:** die Rückenmarksegmente, u. zwar 8 Segmenta cervicalia, 12 thoracica, je 5 lumbalia u. sacralia u. 3 coccygea (d.h. Hals-, Brust-, Lenden-, Kreuzbein- bzw. Steißbeinteil des RM). E spinal s.s. – **S. muscụlare:** *Embryologie* das ▸Myotom.

**Se|gregatiọn:** (Auf-)Spaltung, Auftrennung; *genet* Trennung homologer Chromosomen bzw. Gene in der Nachkommenschaft eines Genotyps u. deren Verteilung auf verschiedene Gameten bzw. Zellen oder Individuen aufgrund der ▸Meiose; der Grundvorgang der 2. MENDEL-Regel. E segregation. – **S., somatische: 1)** nicht-mendelistische Aufteilung heterozygot vorliegender Allele auf die Tochterzellen infolge irregulärer Chromosomenverteilung bei gestörter somatischer ▸Mitose. **2)** ungleiche Verteilung extrachromosomaler, genetisch verschiedener idioplas-

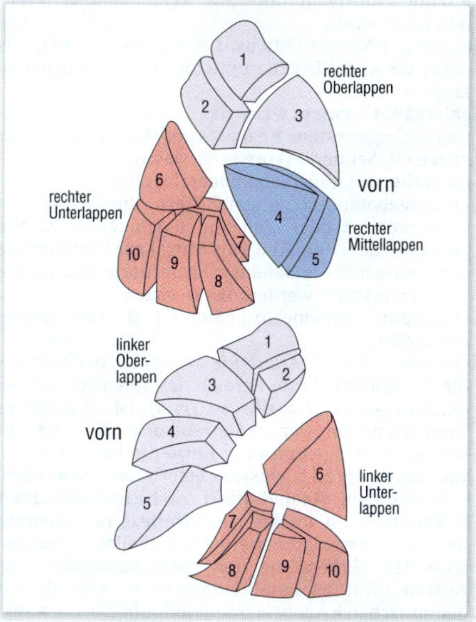


**Segmenta bronchopulmonalia:** (jeweils von lateral gesehen) 1) S. apicale (Spitzensegment); 2) S. posterius (in li. Lunge 1 + 2 = S. apicoposterius [früher apicobasale]); 3) S. anterius; 4) S. laterale der re. Lunge (li. S. lingulare superius); 5) S. mediale der re. Lunge (li. S. lingulare inferius); 6) S. apicale (bzw. superius); 7) S. basale mediale (bzw. cardiacum der re. Lunge; links inkonstant); 8) S. basale anterius; 9) S. basale laterale; 10) S. basale posterius. [124]

matischer Organellen auf die Tochterzellen mit dem Effekt der ▸Chimärenbildung.

**Sẹh|achse: 1)** ▸Axis opticus. E optical axis. **2)** ▸Gesichtslinie. E visual axis.

**Seh|bahn,** Tractus retino-geniculo-corticalis: die mit dem Sinnesepithel beginnende u. in der ▸Sehrinde endende Leitungsbahn des Sehorgans. S.a. Abb. E visual pathway, optic tract.

**Sehen:** die Wahrnehmung von Gegenständen mit Hilfe des Gesichtssinnes (s.a. ▸Seh..., ▸Retina, ▸rezeptives Feld, ▸Photorezeptoren, ▸Auge); als beidäugiges = ▸binokulares Sehen oder als einäugiges = monokulares S. (Letzteres nicht stereoskopisch); in der Regel als foveales S. E seeing, vision. – **S., exzẹntrisches:** Sehen mit Fixieren des Objekts außerhalb der Fovea centralis. E eccentric v., extrafoveal v. – **S., foveạles, makuläres S.,** direktes S., zentrales S.: im Netzhautbereich der ▸Fovea centralis, d.h. mit Fixierung des Objekts an der Stelle der höchsten Empfindlichkeit u. des besten Auflösungsvermögens, wobei, Normalsichtigkeit vorausgesetzt, die Objekte scharf wahrgenommen werden. E foveal v., central v. – **S., periphẹres:** das »indirekte Sehen« unter Heranziehen der gesamten Netzhaut (▸Retina); es ermöglicht die räumliche Orientierung u. das stereoskopische Sehen sowie das skotopische = ▸Dämmerungssehen (hierbei ist die Funktion der Netzhautmitte herabgesetzt). E peripheral v. – **S., räumliches, S. stereoskopisches,** Stereopsis: beidäugiges Sehen mit dreidimensionaler Gesichtsempfindung (sog. binokulares Einfachsehen) bei Abbildung auf nicht korrespondierenden (disparaten) Netzhautstellen in unmittelbarer Nähe korrespondierender Netzhautpunkte, wobei v.a. querdisparate Bilder für den räumlichen Eindruck ausschlaggebend sind; s.a. ▸Horopter. – Monokulare Stereopsis basiert auf der Beobachtung parallaktischer Bewegungen u. von Licht u. Schatten. E stereoscopic v. – **S., zentrạles:** foveales Sehen. E central v.

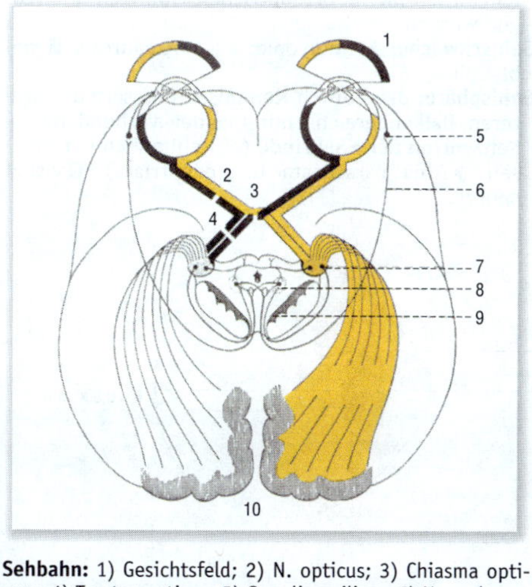


**Sehbahn:** 1) Gesichtsfeld; 2) N. opticus; 3) Chiasma opticum; 4) Tractus opticus; 5) Ganglion ciliare; 6) N. oculomotorius; 7) Corpus geniculatum laterale; 8) Nucleus nervi oculomotorii (Nucleus oculomotorius); 9) Substantia nigra; 10) Lobus occipitalis (schemat. Darstellung). [330]

**Sẹh|feld:** ▸Gesichtsfeld. E visual field.

**Seh|hügel:** *Anatomie* ▸Thalamus. E thalamus.

**Seh|leistung:** die ▸Sehschärfe ohne Brillenkorrektur = freie Sehschärfe (= Visus naturalis = Visus sine correctione = »Rohvisus«). E visual acuity.

**Sẹhne,** Tendo: Stützgewebe, das die Verankerung (Insertion) des Skelettmuskels an der Knochenhaut herstellt; dient der Übertragung des Muskelzuges auf Knochen an den Muskelenden (als Ursprungs- bzw. Ansatzsehne). Besteht aus Sehnenzellen u. -fasern (parallele, entspannt leicht gewellte kollagene Fasern), dem ▸Peritendineum (»Sehnenhaut«) u. Interzellularsubstanz. S.a. ▸Aponeurose, ▸Tendo..., ▸Teno... An glatten Muskeln als **elastische S.** aus elastischen Fasern bestehend (Ursprung im umhüllenden Gitterfasernetz). E sinew, tendon.

**Sẹhnen|entzündung:** ▸Tendinitis. E tendinitis.

**Sẹhnen|fäden:** *Kardiologie* ▸Chordae tendineae (der Herzklappen). E tendinous cords.

**Sẹhnen|fleck:** *Kardiologie* ▸Macula lactea. E white patch, macula lactea.

**Sẹhnen|hüpfen:** s.u. ▸Finger, schnellender; s.a. ▸Hüfte, schnappende. E twitching of a tendon.

**Sẹhnen|knarren:** trockenes, knarrendes Reibegeräusch bei ▸Tendovaginitis crepitans. E tenophony.

**Sẹhnen|knochen:** krankhafte Sehnenverknöcherung als Entzündungs-, Verletzungsfolge; i.w.S. das ▸Sesambein. E tenostosis.

**Sẹhnen|knötchen:** knötchenförmige Sehnenverdickung an Fingerbeugern. Ursache des schnellenden ▸Fingers. E tendon nodules.

**Sẹhnen|kontraktur:** ▸Kontraktur infolge narbiger Sehnenverkürzung (= desmogene Muskelkontraktur). E tendinous contracture.

**Sẹhnen|naht:** Vereinigung zweier Sehnen(stümpfe) durch Kunststofffaden- oder dünne Stahldrahtnaht mit atraumatischer Nadel; als End-zu-End-, End-zu-Seit- oder Seit-zu-Seit- oder Durchflechtungs-Anastomose; u.a. als ▸BUNNELL-Naht; s.a. ▸Sehnenplastik, ▸Sehnentransplantation, ▸Tenodese. E tendon suture, tenorrhaphy.

**Sẹhnen|plastik:** z.B. ▸Sehnentransplantation, ▸-verkürzung, ▸-verlängerung. E tenoplasty.

**Sẹhnen|reflex:** durch Schlag auf die Sehne auszulösender Reflex; z.B. ▸Achillessehnenreflex. E tendon reflex.

**Sẹhnen|riss:** Einriss bis Zerreißung einer – meist degenerativ vorgeschädigten – Sehne bei plötzlicher übergroßer Belastung oder ruckartiger Muskelkontraktion; z.B. als ▸Achillessehnenriss. E tendon rupture.

S

**Sehnen|scheide,** Vagina tendinis: doppelwandige Gleitröhre mit schleimiger Flüssigkeit zwischen Innen- u. Außenhaut (Stratum synoviale bzw. fibrosum) zur Verminderung der Reibung an exponierten Sehnenabschnitten. E tendon sheath.

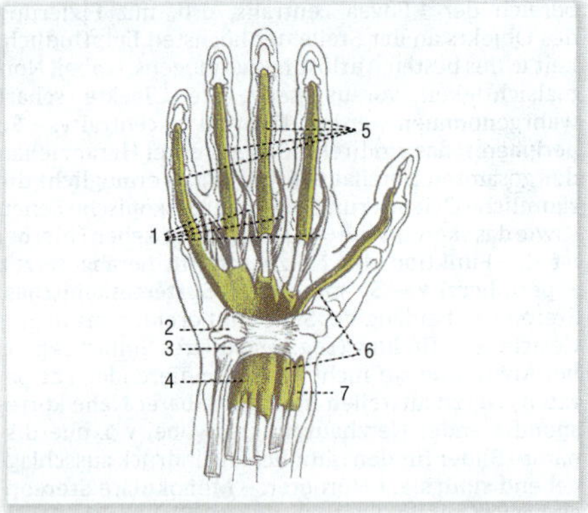


**Sehnenscheide:** die Sehnenscheiden der Hand. [31]

**Sehnen|scheiden|entzündung:** ▸Tendovaginitis.

**Sehnen|scheiden|phlegmone:** unabgegrenzt in der Sehnenscheide fortschreitende eitrige ▸Tendovaginitis; i.e.S. die ▸V-Phlegmone.

**Sehnen|spindel,** GOLGI-Sehnenrezeptor: spindelförmiges Muskelsinnesorgan (s.a. ▸Muskelspindel), bestehend aus Sehnenfasern u. darüber ausgebreiteten Endfasern eines sensiblen Nervenästchens. E Golgi tendon organ, neurotendinous spindle.

**Sehnen|trans|lokation:** Verlagerung einer Sehne in ein neues Bett (z.B. in eine operativ geschaffene Knochenrinne). E tendon transfer.

**Sehnen|trans|plantation,** Sehnentransposition: Sehnenverpflanzung; z.B. die Überbrückung größerer Sehnendefekte oder Verlängerung einer Sehne durch Zwischenschaltung eines freien (autologen) Sehnen- oder Faszientransplantates; auch als Ersatz der Beugesehne bei veralteter Sehnenverletzung im »Niemandsland« der Hand. Ferner als auf- oder absteigende (»aszendierende« bzw. »deszendierende«) Sehnenverpflanzung: Fixieren der Sehne eines gelähmten auf die Sehne eines intakten Muskels oder umgekehrt. E tendon transplantation.

**Sehnen|verknöcherung:** *Pathologie* s.u. ▸Sehnenknochen. E tenostosis.

**Sehnen|verkürzung:** operative Längenminderung einer zu langen Sehne, z.B. durch Raffung oder durch Resektion u. Verflechten der Stümpfe bzw. Einpflanzen eines Stumpfes in einen anderen (=»Sehnenpfropfung«). E tendon shortening.

**Sehnen|verlängerung:** Plastik zur Verlängerung einer verkürzten Sehne; durch spezielle ▸Tenotomie oder ▸Sehnentransplantation. S.a. ▸Quengelung. E tendon lengthening.

**Seh|nerv:** ▸Nervus opticus; s.a. ▸Optikus..., ▸Discus nervi optici, ▸Chiasma opticum, ▸Optikusneuritis. E optic nerve.

**Seh|organ,** Organum visus: das dem Gesichtssinn dienende Organsystem: ▸Auge (samt Hilfs- u. Schutzorganen) u. Sehnerv. E organ of vision.

**Seh|probe:** auf einer **Sehprobentafel** oder als Projektion dargebotene Folge von Ziffern, Buchstaben (als »Leseprobe«) oder Zeichen abnehmender Größe (▸Sehzeichen; dort Abb.) als Mittel zur Bestimmung der ▸Sehschärfe anhand der Entfernung, aus der die Zeichen erkannt werden. E eye chart.

**Seh|purpur:** ▸Rhodopsin (=Sehrot). E visual purple, rhodopsin.

**Seh|rinde,** Area 17: *Anatomie* als »optischer Kortex« die Großhirnrinde im Bereich des Sulcus calcarinus (Kalkarinarinde; s.a. ▸Area striata). Ist als primäres Rindenzentrum (s.a. ▸Sehzentrum) der Ort, an dem in der Folge optischer Reize die Farb- u. Lichtwahrnehmung zu bewussten Empfindungen werden. – Beidseitiger Ausfall führt zu ▸Rindenblindheit (▸Blindheit mit intakten Lichtreflexen). – Benachbart sind Assoziationszentren, z.B. das ▸Lesezentrum (für Erkennung der Buchstabenbedeutung; Ausfall führt zu Leseblindheit = ▸Alexie als Art der optischen ▸Agnosie [Seelenblindheit]); s.a. ▸Sehsphäre. E visual cortex.

**Seh|schärfe,** Visus: Fähigkeit zur Unterscheidung von Einzelheiten im Gesichtsfeld als Maß des Auflösungsvermögens des Auges (dessen untere Grenze, die Trennschärfe, als ▸Minimum separabile bezeichnet wird). Ist am größten im Bereich der Fovea centralis (**zentrale S.**), geringer in der Netzhautperipherie; als normal gilt ein zentrales Minimum visibile von 1 Bogenminute. – Als Sehschärfe i.e.S. die **korrigierte S.** (Visus cum correctione), d.h. die bei Anw. optimal korrigierender Brillengläser (s.a. ▸Sehleistung). Wird bestimmt mit Hilfe von ▸Sehproben in 5–6 m Entfernung, d.h. bei Ausschluss der Akkommodationsimpulse; s.a. Abb.; wird bei Anw. der internationalen Sehproben (n. ▸HESS) angegeben als Dezimalbruch von 0,1–1,5, bei SNELLEN-Tafel als »d/D« (d, D = Entfernung, in der die Sehzeichen erkannt wurden bzw. hätten erkannt werden müssen, da die Balkenbreite der Optotypen 1 Bogenmin. beträgt). E visual acuity.

**Seh|schule:** augenärztlich geleitetes Institut, in dem schielende oder sehschwache Kinder durch Orthoptist(inn)en ple- u. orthoptischen Übungen unterzogen werden.

**Seh|schwäche:** ▸Amblyopie; s.a. ▸Amaurose. E amblyopia.

**Seh|sphäre:** die – durch Kommissurenfasern des hinteren Balkenbereichs miteinander verbundenen – Sehzentren der ▸Sehrinde (einschließlich der beidseit. ▸Area parastriata u. ▸peristriata). E visual sphere.

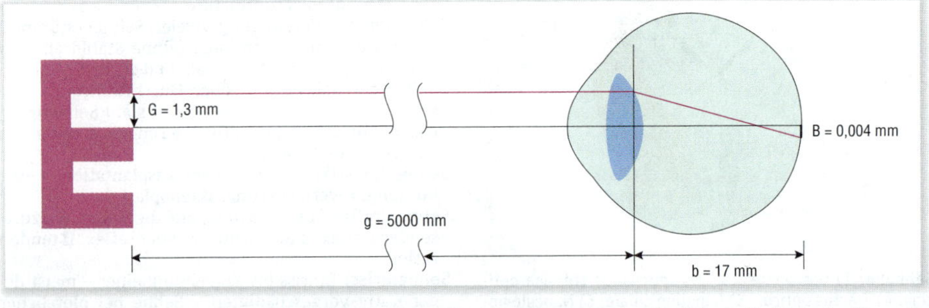


**Sehschärfe:** Bestimmungsmethode. Die Bildgröße (**B**) verhält sich zur Gegenstandsgröße (**G**) wie die Bildweite (**b**) zur Gegenstandsweite (**g**). Die Sehprobentafeln sind so angelegt, dass sie aus der angegebenen Entfernung auf der Netzhaut eine Bildgröße von ca. 4 µm ergeben. [15]

**Seh|störungen:** plötzlich oder schleichend einsetzender ein- oder beidseitiger Sehverlust. Als Sehbehinderung gilt eine dauerhafte höhergradige Einschränkung des Sehvermögens. ***Ätiol.:*** Erkrankungen des Auges u. dessen Umgebung, der Sehbahn oder der Sehrinde; chron. Allgemeinerkrankungen (z.B. Diabetes mellitus, arter. Hypertonie). Ferner traumatisch (Verletzung des Auges oder der Sehbahn); psychogen (▸dissoziative Persönlichkeitsstörungen). ***Klinik:*** Augenflimmern (z.B. Durchblutungsstörungen, Netzhautablösung, Glaskörperblutung, Makuladegeneration), unscharfes Sehen (z.B. Fehlsichtigkeit, Konjunktivitis, Trübungen der Cornea, Augenmuskelstörungen, Kreislaufstörungen), Doppelbilder (z.B. Begleitschielen, endokrine Ophthalmopathie, multiple Sklerose), Gesichtsfeldausfall = Skotom (Schädigungen der Sehbahn).

**Seh|strahlung:** *Anatomie* ▸Radiatio optica; Teil der ▸Sehbahn. E optic radiation.

**Seh|test:** Sehschärfenprüfung; obligat z.B. zur Feststellung der Verkehrstauglichkeit. E visual acuity testing.

**Seh|vermögen:** Bez. für die gesamte Leistung des Sehorganes, d.h. für Sehschärfe, Gesichtsfeldgröße, Farbensehfähigkeit u. Adaptationsvermögen. E visual function.

**Seh|zeichen,** Optotypen: Buchstaben, Zahlen oder Figuren für Sehproben (s. Abb.). Ihre Strichstärke ($^1/_5$ der Typengröße) ist so bemessen, dass sie in der für Sehstärke 1 vorgesehenen Reihe dem Auge unter einem Winkel von 1 Bogenmin. erscheint. Die Angabe der Sehstärke erfolgt bei der üblichen Prüfentfernung von 6 m (20 Fuß) durch einen Bruch mit Nenner 6 (bzw. 20). Ferner z.B. Buchstaben n. MONOYES, Oktogone der ISO. S.a. ▸HESS-Sehprobe. E optotypes.

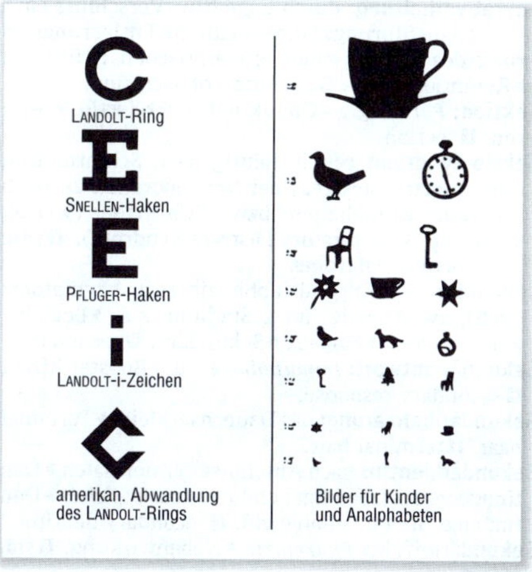


**Sehzeichen.** [9]

**Seh|zentrum:** Umschalt- u. Zielorte der ▸Sehbahn. Als subkortikales S. das Zentrum im Corpus geniculatum laterale; als primäres Rindenzentrum (= kortikales S.) die Sehrinde (= optischer Kortex); als sekundäres S. der Kortex auf der Konvexität des Okzipitallappens. Ferner Reflexzentren im Pulvinar thalami u. in den vorderen Zweihügeln. Das subkortikale Zentrum früher bezeichnet als primäres, das primäre kortikale auch als sekundäres S. E visual center.

**Seidel|bast:** s.u. ▸Daphnismus.

**Seife:** salzartige Verbindungen zwischen Säuren (z.B. Fett-, Gallensäuren) u. basischen Komponenten (Alkalien, Ammoniumbasen, Metalle); i.e.S. die durch »Verseifung« von Fetten mit Alkali gebildeten wasserlöslichen Kalium- u. Natriumsalze höherer Fettsäuren (▸Sapo). E soap.

**Seifen|abort:** Abort durch Einspritzen von Seifenlösung in die Gebärmutter. Übertritt der Lösung in die Bauchhöhle kann zu tödlichen Komplikationen führen: Adnexitis, Pelveoperitonitis oder diffuse Peritonitis; bei Eintritt in die Blutbahn allgemeine Vergiftung (mit Hämolyse, Hämiglobin-Bildung, Leber-, Nierenschädigung, Störung des Elektrolythaushalts, Schock). E soap abortion.

**Seifen|nadeln, -schollen:** nadelförmige Kristalle oder unregelmäßige Schollen aus fettsaurem Kalk im ▸Kalkseifenstuhl.

**Seifen|stuhl:** ▸Kalkseifenstuhl. E soapy stool.

**Seiffert-Auto|skop** (ALFRED S., 1883–1960, Chirurg u. Laryngologe, Breslau, Berlin, Kiel): Laryngoskop zur Durchführung der ▸Schwebelaryngoskopie. E Seiffert's laryngoscope.

**Seiffert-Siphonblase:** *Urologie* Ersatzblase als siphonartig aufgehängte, isolierte Dünndarmschlinge; Harnzuleitung durch Ureteroileostomie, Harnausleitung auf die Bauchhaut (Fistel).

**Seip-Lawrence-Syndrom** (MARTIN S., Kinderarzt, Oslo; R. D. L., Diabetologe, London): Schwund des Unterhautfettgewebes (▸Lipodystrophie) als autosomal-rezessiv erbliches (dienzephales?) Krankheitsbild; u.a. mit akromegalem Hochwuchs, insulinresistentem ▸Diabetes mellitus, großer Fettmilz u. -leber, beschleunigter Knochenentwicklung, Muskelhypertrophie. E Seip-Lawrence syndrome.

**Seism(o)...:** Wortteil »Vibration«.

**Seit|biss:** seitlich abweichende Lage der Unterkiefermittellinie zur Schädelmitte bei Ende der Kieferschließbewegung, verursacht durch Inkongruenz der Zahnreihen (alveolär) oder durch Asymmetrie der Kieferbasen (gnathisch, skelettal). E lateral bite.

**Seitelberger-Syndrom** (FRANZ S., geb. 1916, österr. Neurologe), spastische amaurotische Idiotie: autosomal-rezessiv erbliche progrediente degenerative Störung mit Lipoidentartung des ZNS u. Amaurose infolge primärer Optikusatrophie, Augenmuskellähmungen u. Nystagmus; myoklonische Krämpfe. E Seitelberger's disease.

**Seiten|horn:** ▸Cornu laterale der Seitensäule (Columna lateralis) des Rückenmarks. E lateral horn.

**Seiten|infarkt,** Lateralinfarkt: *Kardiologie* ▸Myokardinfarkt der seitlichen Wand der linken Herzkammer, häufig auf die Vorder- oder Hinterwand übergreifend. E lateral myocardial infarction.

**Seiten|ketten|theorie:** *Serologie* s.u. ▸EHRLICH; s.a. ▸Selektionstheorie. E side-chain theory.

**Seiten|lagerung:** Lagerung in Seitenlage, z.B. als Aspirationsprophylaxe bei Bewusstlosen die **stabile S.** (Abb.). E lateral recumbent position.

**Seiten|säule,** Columna lateralis: *Anatomie* s.u. ▸Columna griseae (medullae spinalis). E lateral column.

**Seiten|strang:** *Anatomie* **1)** ▸Funiculus lateralis des Rückenmarks. E lateral funiculus of spinal cord. **2)** der Lymphstrang bds. im Tubenwulst (Plica salpingopalatina) des Rachens. Entzündung der Stränge mit Rachenwandschwellung tritt als Teilerscheinung der ▸Angina auf bzw. – bei Tonsillektomierten (▸Tonsillektomie) – als deren Sonderform = Angina lateralis (**Seitenstrangangina, -pharyngitis**).

**Seiten|ventrikel:** ▸Ventriculus lateralis. E lateral ventricle.

**Seitigkeit:** der – nicht krankheitsbedingte – bevorzugte Gebrauch von Organen oder Gliedmaßen einer Körperseite, z.B. Rechts-, Linkshändigkeit. E laterality.

**Seitz-Filter:** Handelsname von Bakterienfiltern (z.B. als Asbest-, EK-Filter).

**Seit-zu-End-Anastomose:** operative Hohlorganverbindung (▸Anastomose) zwischen einer seitlichen Öffnung eines oralen bzw. kranialen Organabschnittes u. der endständigen Öffnung eines aboralen bzw. peripheren Organteils (z.B. einer durchtrennten Darmschlinge bzw. eines Ureters). Dagegen als **Seit-zu-Seit-Anastomose** (engl.: side-to-side a.) die Verbindung zwischen operativen seitlichen Öffnun-

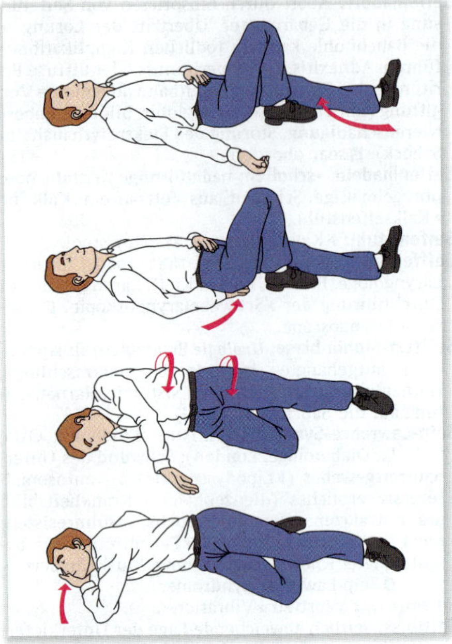

**Seitenlagerung:** Anwendung der stabilen Seitenlage bei Bewusstlosigkeit.

gen benachbarter oder entsprechend adaptierter Organe bzw. Organabschnitte, z.B. als ▸BRAUN-Anastomose zwischen 2 Jejunumschlingen. – I.w.S. auch die entsprechende Vereinigung von Sehnen, Nerven etc. E side-to-end anastomosis.

**Sekale:** ▸Secale. E ergot.

**Se|kret:** Absonderungsprodukt; z.B. als Wundsekret oder – i.e.S. – als Produkt der ▸Sekretion von Drüsen oder drüsenähnlichen Zellen, in denen es in Form körniger Gebilde (**Sekretgranula**) bereitgehalten wird. S.a. ▸Inkret, ▸Exkret. E secretion.

**sekret|agog:** s.u. ▸Abführmittel. E secretagogue.

**Se|kretin:** (BAYLISS u. STARLING 1902) von S-Zellen der Schleimhaut des Duodenums u. Jejunums abgesondertes Peptidhormon, das bei Eintreffen des sauren Mageninhalts im Zwölffingerdarm in die Blutbahn freigesetzt wird u. – als Sekretionshormon – die Wasser-, Bicarbonat- u. Insulin-Sekretion der Bauchspeicheldrüse anregt u. gleichzeitig auch die Gallensekretion in der Leber fördert sowie die Magensäuresekretion hemmt. ***Anw.*** zum Nachweis eines ZOLLINGER-ELLISON-Syndroms (als Sekretintest). E secretin.

**Sekretinom:** ▸Apudom Sekretin bildender Zellen.

**Sekretin-Pankreozymin-Test:** Prüfung der Pankreasfunktion anhand der Messung von Volumen, Bicarbonat u. der Pankreasenzyme im Pankreassekret nach Injektion von Sekretin u. einem Cholezystokinin-Analogon. E secretin-pancreozymin test.

**Sekretion,** Secretio: die Absonderung biologisch wichtiger Stoffe, z.B. Hormone, Enzyme, Geruchsstoffe oder Elektrolyte, durch Drüsenzellen; s.a. ▸Neurosekretion. – I.w.S. auch die Absonderung von Stoffwechselendprodukten (▸Exkretion) in gelöster Form in Harn, Stuhl, Schweiß. E secretion. – **S., äußere, exokrine S.:** über Ausführungsgänge der Drüsen erfolgende Absonderung von Sekret an die Körperoberfläche oder in Hohlorgane. E external s. – **S., innere, endokrine S.:** direkt in das Blut (oder Lymphe, Liquor) erfolgende S. durch endokrine Drüsen. E internal s.

**Sekret(ions)enzyme:** Enzyme, die – intrazellulär synthetisiert – in das Blutplasma oder den Verdauungstrakt abgeschieden werden, meist als inaktive Vor-

| inaktive Vorstufe | aktives Enzym |
|---|---|
| **Plasma** | |
| Prothrombin | Thrombin |
| Plasminogen | Plasmin |
| Präkallikrein | Kallikrein |
| Lipoproteinlipase | Lipoproteinlipase + Apo CII (als Cofaktor) |
| **Verdauungstrakt** | |
| | α-Amylase |
| | Pankreaslipase |
| Trypsinogen | Trypsin |
| Chymotrypsinogen | Chymotrypsin |

**Sekretionsenzyme:** Beispiele.

stufen (Tab.), die später im Darm bzw. bei Bedarf im Plasma aktiviert werden.

**Sekretions|phase:** **1)** ▸Lutealphase, ▸Menstruationszyklus. E secretory phase. **2)** Phase gesteigerter Magensaftproduktion (kephale u. gastrale Phase). E secretory stage.

**Sekretoly|tica, -tika:** *Pharmazie* schleimlösende Hustenmittel (▸Expectorantia). E secretolytics.

**Sekretomoto|rica, -rika:** s.u. ▸Expectorantia. E secretomotorics.

**Sekretor:** *Serologie* Ausscheider; ▸Ausscheider-Nichtausscheider-System. E secretor.

**sekretorisch:** die ▸Sekretion betreffend, absondernd (= sezernierend). E secretory.

**Sekret|verhaltung:** durch Enge bzw. Verschluss eines Drüsenausführungsganges bedingte Entleerungsstörung des Sekrets einer exkretorischen Drüse; s.a. ▸Retentionszyste. E retention of secretion.

**Sektion:** *Pathologie* ▸Obduktion; s.a. ▸Sectio, ▸sezieren. E section.

**Sektio-Syndrom:** relativ häufig nach Schnittentbindung (Sectio caesarea) bei Neugeborenen zu beobachtende Krankheiten bzw. Störungen (▸Trinkschwäche, ▸Respiratory-Distress-Syndrom). E cesarean section syndrome.

**sekundär:** nachfolgend, abhängig (s.a. ▸symptomatisch), zweitrangig, im 2. Stadium; s.a. ▸Begleit..., ▸Deuter(o)..., ▸Folge..., ▸Sekundär... E secondary.

**Sekundär|antwort:** *Immunologie* s.u. ▸Booster-Effekt. E secondary response.

**Sekundär|behaarung:** das Dauerhaarkleid; ▸Terminalhaar. E terminal hair.

**Sekundär|dentin:** nach Abschluss der normalen ▸Dentinogenese reizbedingt gebildetes zusätzliches ▸Dentin; engt die Pulpahöhle ein. E secondary dentin.

**Sekundär|effekt:** *Pharmazie* ▸Nebenwirkung. E side effect.

**Sekundär|elektronen:** aus einem Atom(verband) als Folge der Wechselwirkung zwischen Primärstrahlung u. durchstrahlter Materie freigesetzte ▸Elektronen, z.B. die der ▸Röntgen- u. ▸Gammastrahlung, auf denen deren biologisch-therapeutische Wirkung beruht. E emission electrons.

**Sekundär|elektronen|vervielfacher:** Verstärker für schwache Elektronenströme. Arbeitet durch Auslösung von Sekundärelektronen an geeignet beschichteten (Alkalimetalloxide) Metallflächen; mehrere solcher Schichten, mit geeigneter Fokussierung in Hochvakuumröhren eingebaut, ergeben Systeme mit – verzerrungsfreier! – Stromverstärkung bis ca. $10^8$ (z.B. als Bestandteil von Szintillationszählern). E multiplier.

**Sekundär|follikel:** **1)** ▸Folliculi ovarii secundarii. E secondary ovarian follicles. **2)** mit einem ▸Keimzentrum ausgestatteter Lymphfollikel.

**Sekundär|harn:** s.u. ▸Harnbereitung.

**Sekundär|heilung,** Sanatio per secundam (intentionem): die verzögert ablaufende »mittelbare ▸Wundheilung« durch Bildung von Granulationsgewebe; v.a. bei offener Wundfläche oder bei infizierter u. chirurgisch nicht versorgter Wunde. E healing by second intention.

**Sekundär|infektion:** ▸Infektion eines bereits infizierten Organismus mit einem 2. anderen Erreger (u.U. durch die Erstinfektion gebahnt). S.a. ▸Re-, ▸Superinfektion. E secondary infection.

**Sekundär|krankheit:** die zu einer schon bestehenden neu hinzutretende Krankheit, ohne oder mit ursächlichem Zusammenhang mit der primären. E secondary disease.

**Sekundär|naht:** *Chirurgie* sekundäre ▸Naht. E secondary suture.

**Sekundär|prävention:** alle Maßnahmen zur Entdeckung symptomloser Krankheitsfrühstadien (z.B. Krebsvorsorgeuntersuchungen). E secondary prevention.

**Sekundär|strom:** Induktionsstrom, ▸Induktion.

**Sekundär|struktur der Polypeptide:** s.u. ▸Eiweiß. E secondary structure of polypeptides.

**Sekundär|tumor:** ▸Rezidiv oder ▸Metastase eines primären Neoplasmas. E secondary tumor.

**Sekunde,** Abk. s, Abk. sec: Zeiteinheit, die im SI-System definiert wird als das 9 192 631 770fache der Periodendauer der Strahlung von Cäsium-133, die am Übergang zwischen den beiden Hyperfeinstrukturniveaus des Grundzustandes von $^{133}$Cs-Atomen auftritt. E second.

**Sekunden|herz|tod:** akuter ▸Herztod. E sudden cardiac death.

**Sekunden|kapazität:** maximales ▸Atemsekundenvolumen. E forced expiratory volume in 1 second.

**Sekunden|phänomen:** s.u. ▸Huneke.

**Sekunden|volumen:** das vom Herzen in 1 Sek. ausgeworfene Blutvolumen. E second-volume.

**Sekundum:** Kurzbez. des Ostium secundum.

**Selbst:** unterschiedlich definierter Begriff, der in der Tiefenpsychologie eine reflexive psychische Struktur mit Bewusstsein der eigenen Identität beschreibt. Das Ich nimmt sich selbst zum Objekt der Wahrnehmung (Fähigkeit zur Selbstwahrnehmung, Selbstbild), bewertet sich bzw. wird bewertet (Selbstwert) und erlebt sich als kohärent. Es steuert sich selbst (Fähigkeit zur Selbststeuerung, Selbstkontrolle) und organisiert die Beziehungen zu anderen. Das Selbstkonzept entsteht durch die Integration sämtlicher psychischer Funktionen u. Dispositionen zu einem Ganzen (▸Selbstpsychologie).

**Selbst|befriedigung:** Ipsation, ▸Onanie. E masturbation.

**Selbst|beschädigung:** Verletzung bis Verstümmelung (Mutilation) des eigenen Körpers ohne selbstmörderische Absicht. Kommt vor z.B. bei Persönlichkeitsstörungen (v.a. Borderline), auch Haftpsychose, Schizophrenie, Aggravation. Beabsichtigte S. bei Münchhausen-Syndrom. E self-inflicted injury.

**Selbstbeteiligung:** Zuzahlung der Versicherten bei Arznei, Hilfsmitteln (z.B. Brillen, Hörgeräten etc.), Kuren, Krankenhausbehandlung u. Zahnersatz im Rahmen des Gesundheitsreformgesetzes von 1989.

**Selbst|entspannung, konzentrative:** ▸autogenes Training (J. H. Schultz).

**Selbst|entwicklung:** *Geburtshilfe* Spontanentwicklung bei Querlage des kleinen, noch unreifen, meist toten Fetus. Dabei werden durch die Wehen Teile des abnorm verformten Körpers an bereits in das Becken eingetretenen anderen Körperteilen vorbeigeschoben. Die Wirbelsäule des Fetus wird bei diesem Vorgang extrem verbogen; v.a. ▸Douglas-S. E spontaneous evolution.

**Selbst|erfahrungs|gruppe:** Form der ▸Gruppentherapie, bei der aus der Beobachtung der aktuellen Emotionen u. Handlungsweisen Rückschlüsse auf unbewusste Motivationen bei den Teilnehmern gezogen u. zum Ausgangspunkt für Verhaltensänderungen gemacht werden sollen. Die Spiegelung durch die anderen Mitglieder gibt im weitesten Sinne Hinweise auf das Verhalten im tägl. Leben. Jeder Teilnehmer ist in der Gruppensituation weniger geschützt als bei einer Einzeltherapie. E encounter group.

**Selbst|hilfe|gruppe:** Gruppe von Personen mit einem verbindenden Problem (z.B. psychische oder körperliche Krankheit bzw. Behinderung); gemeinsam wird die Lösung krankheitsspezifischer Fragen gesucht, gegenseitige emotionale Entlastung bewirkt, evtl. auch praktische Hilfe angeboten; z.B. Anonyme Alkoholiker, Frauen-S. nach Krebserkrankungen (v.a. Mammakarzinom), ILCO (für Patienten mit künstlichem Darm- oder Blasenausgang), Deutscher Psoriasis Bund, Bundesverband der Kehlkopflosen, Deutsche Rheuma-Liga, Multiple-Sklerose-S., Rollstuhlfahrer-S.; s.a. ▸Angehörigengruppe. E self-help group.

**Selbst|mord,** Selbsttötung: ▸Suizid. E suicide.

**Selbstpflege:** Bereitschaft, Verantwortung für die Erhaltung der eigenen körperlichen u. psychischen Gesundheit zu übernehmen.

**Selbst|pflege|modell:** von Dorothea Orem entwickeltes ▸Pflegemodell, dem zufolge Krankenpflege einen Ersatz für gesundheitsbezogene Aktivitäten (sog. Selbstpflege) darstellt in Situationen, in denen ein Patient nicht in der Lage ist, diese Handlungen selbst auszuführen. Ziel der Pflege ist es, dem Pat. zu helfen, seine Unabhängigkeit weitestgehend wiederzuerlangen; er erfährt »Hilfe zur Selbsthilfe«.

**Selbstpsychologie:** wesentlich von Kohut entwickeltes psychoanalytisches Konzept. Es impliziert eine eigenständige narzisstische Dimension, welche der Aufrechterhaltung des Selbstwertgefühls u. des Sicherheitsstrebens dient (▸Selbst). Abweichungen von diesem Zustand des Wohlbefindens werden v.a. unter dem Begriff der narzisstischen Störungen subsumiert (▸Narzissmus).

**Selbst|reduplikation, identische:** die stets in der Wirtszelle unter Nutzung deren Substrats erfolgende, von der Nucleinsäure des Virus gesteuerte Synthese neuer ▸Virionen. S.a. ▸Autoduplikation, ▸Replikation.

**Selbst|retter:** kleines, leichtes Atemschutzgerät zur Anw. bei Gasgefahr (z.B. im Untertagebau).

**Selbstständigkeitstraining:** Training von Pat. mit geschwächten bzw. ausgefallenen Funktionen in den Verrichtungen des täglichen Lebens (▸ATL) mit dem Ziel der völligen oder weitgehenden Unabhängigkeit von fremder Hilfe u. Pflege. Neben Training der geschwächten bzw. Ersatzfunktionen Anpassung der Umgebung u. Einsatz von technischen Hilfen. Gehört zu den Aufgaben der ▸Ergotherapie bzw. der ▸Physiotherapie.

**Selbst|tötung:** ▸Suizid. E suicide.

**Selbst|verdauung:** *Pathologie* Zerstörung normalen Gewebes durch organeigene, nicht an den physiologischen Wirkort abgeleitete Verdauungsenzyme (z.B. bei stauungsbedingter akuter ▸Pankreasnekrose). S.a. ▸Autolyse. E autodigestion.

**Selbst|vergiftung:** *Pathologie* ▸Autointoxikation. E autointoxication.

**Selbst|verstümmelung:** s.u. ▸Selbstbeschädigung. E self-mutilation, automutilation.

**Selbst|wendung,** Versio spontanea: *Geburtshilfe* spontane Längseinstellung eines Fetus aus einer ▸Querlage. E spontaneous version.

**Seldinger-Methode, S.-Technik:** für die Aortographie entwickelte, aber auch sonst anwendbare, retrograde ▸Katheterisierung von Blutgefäßen. Erfolgt durch perkutane Punktion einer größeren Gliedmaßenarterie mittels spezieller Doppelkanüle u. nachfolgendes Einführen eines elastischen Spiraldrahtführers in die Außenkanüle, über den nach Entfernen auch dieser Kanüle ein röntgenpositiver Katheter unter Durchleuchtungskontrolle in gewünschte Bereiche vorgeschoben wird (z.B. in die Aorta oder gezielt

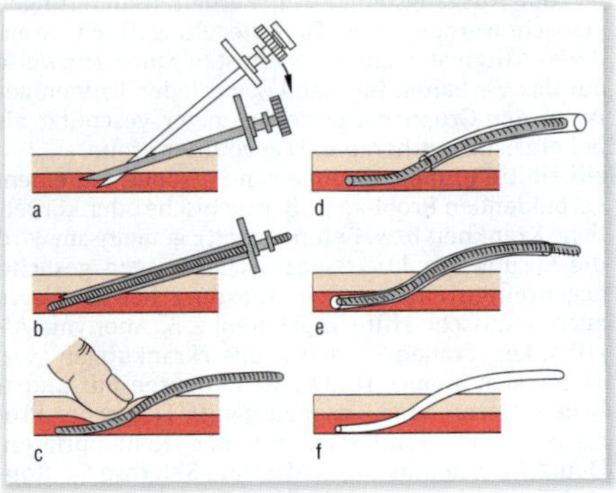


**Seldinger-Methode:** Vorgehen. [202]

einen ihrer Äste). Nach Entfernung der Leitspirale erfolgt Injektion des Kontrastmittels (s. Abb.). S.a. ▸Herzkatheterismus, ▸Kavakatheter. E Seldinger technique.

**Selectine:** ▸Adhäsionsmoleküle, die das Anheften von Leukozyten an der Gefäßwand vermitteln u. die ▸Zellmigration bei der Entzündungsreaktion einleiten; unterschieden als E-S. (aus Gefäßendothel), L-S. (aus Leukozyten) u. P-S. (aus Thrombozyten = »Plättchen«). E selectins, selectin family.

**selective estrogen receptor modulator** *(engl.):* ▸SERM.

**Selegilin:** ein Monoaminooxidase-B-Hemmer (s.u. ▸Monoaminooxidase-Hemmer); ***Anw.*** als PARKINSON-Mittel (v.a. zusammen mit Levodopa zur Dosiseinsparung).

**Selektine:** ▸Selectine.

**Se|lektion:** Auswahl, Auslese; *genet* der den relativen Anteil der unterschiedlichen Genotypen innerhalb einer ▸Population bestimmende Prozess, dessen Grundlage die unterschiedlichen Überlebens- u. Reproduktionsraten darstellen; i.e.S. – als **natürliche S.** – der Prozess innerhalb eines ökologisch definierten Areals, der durch Förderung oder Hemmung der Vitalität oder Fertilität bestimmter Phänotypen im Laufe von Generationen zu einer optimalen, genetisch gesicherten Anpassung führt; s.a. ▸Selektionstheorie. E selection.

**Selektions|theorie: 1)** *Genetik* von DARWIN begründete Theorie, der zufolge Anpassungsphänomene – als besonders beweiskräftige Zeichen einer ▸Evolution – auf die Auslese (▸Selektion) der vitalsten u. fertilsten Individuen aus einer genetisch heterogenen Population im »Kampf ums Dasein« zurückzuführen seien (s.a. ▸Darwinismus). E darwinian theory. **2)** *Immunologie* als ▸Klon-Selektionstheorie von BURNET eine Synthese der Seitenketten-Theorie (der zufolge Immunzellen an ihrer Membranoberfläche antitoxische »Ketten« besitzen, die nach Bindung von Toxinen die Synthese u. Freisetzung von ▸Antitoxinen anregen) u. der JERNE-Theorie (der zufolge ▸Antigene [AG] aus einem Pool natürlich vorgebildeter ▸Antikörper [AK] nur Moleküle mit komplementären Bindungsstellen selektionieren, woraufhin – nach Phagozytose der entstandenen Immunkomplexe durch RES-Zellen – gemäß dem als wirksam erkannten AK als Reproduktionsmuster die Bildung identischer ▸spezifischer Antikörper angeregt werde). Nach BURNET besitzen Lymphozyten an ihrer Oberfläche genetisch determinierte spezifische ▸Rezeptoren jeweils für bestimmte körperfremde u. damit toxische Substanzen (AG); nach AG-Bindung durch die einem Zellstamm (▸Klon) angehörigen Zellen bzw. deren spezifische Rezeptoren setzen Vermehrung u. Differenzierung von ▸Plasmazellen ein, die AK des Klons produzieren, wie sie dem Zellrezeptor entsprechen. Demnach verläuft die ▸B-Zell-Differenzierung in 2 Stadien: In einem AG-unabhängigen Prozess erfolgt die Bildung bestimmter Zellklone, auf die dann eine Serie von Zellproliferationen u. von Differenzierungen folgt (in Richtung auf Entwicklung der einem bestimmten erkannten AG entsprechenden komplementären Rezeptoren); erneuter AG-Kontakt der Zellen führt zur ▸Immunantwort. Die Fähigkeit zur Erkennung »selbst« bzw. »nichtselbst« (körpereigen bzw. -fremd) entwickelt sich in der sensitiven Phase der Embryonalperiode: Klone mit Spezifität gegen körpereigene Substanz gehen in der Folge der – wie bei einem AG erfolgenden – Bindung dieser Stoffe zugrunde. Eine spätere mutationsbedingte Entstehung von Klonen mit Spezifität gegen körpereigenes Eiweiß (sog. ▸forbidden clones) hat Bildung von ▸Autoantikörpern zur Folge. E clonal selection theory of immunity.

**selektiv:** abgetrennt, auswählend. E selective. – **s. Angio|graphie:** gezielte A. bestimmter Teilbereiche eines Gefäßbezirkes, s.a. ▸Etagenaortographie. E s. angiography. – **s. Färbung:** s.u. ▸Färbung. E s. staining. – **s. Vagotomie:** s.u. ▸Vagotomie.

**Selektiv|nähr|boden:** *Bakteriologie* ▸Elektivnährboden. E selective culture medium.

**Selen,** Selenium, Abk. Se: *Chemie* Halbmetallelement mit Atomgew. 78,96 u. OZ 34; 2-, 4- u. 6-wertig. Als natürliche Isotope $^{74,76-78,80,82}$Se. Verhält sich ähnlich wie Schwefel. ***Biochemie:*** ist für den Menschen als Spurenelement essentiell (schützt vor bestimmten Formen der Lebernekrose); führt zu Aktivitätssteigerung der ▸Glutathion-peroxidase (die die Erythrozyten gegen Wirkung von Peroxiden schützt). Findet ***Anw.*** *pharm* zur Substitution u. als Antiseborrhoikum (als Se-Disulfid = $SeS_2$), *bakt* als Nährbodenbestandteil, *nuklearmed* für Pankreas- u. Epithelkörperchenszintigraphie (v.a. $^{75}$Se als Na-Selenit u. Selenomethionin; γ-Strahler, 0,27 MeV, HWZ 127 d). *toxik* ***Wirkung:*** in Staub-, Dampfform aufgenommen (durch den Verdauungstrakt, aber auch durch die Haut u. durch Einatmung) als Enzymgift (Enzymblocker) wirksam; wird im Harn u. Stuhl, aber auch im Schweiß u. in der Atemluft ausgeschieden (Knoblauchgeruch). ***Vergiftungssymptome:*** bei **akuter** Vergiftung Reizerscheinungen an Augen u. Luftwegen (evtl. Bronchopneumonie, Lungenödem) bzw. Dermatitis; bei **chronischer** Vergiftung Störung des Intermediärstoffwechsels mit Porphyrinurie, Knoblauchgeruch, Haarausfall, Leber-, Nieren-, Magen-Darm-, Myokardschädigung, sekundäre Anämie. E selenium.

**Selendisulfid:** Antiseborrhoikum; topische ***Anw.*** bei Kopfschuppung, Pityriasis versicolor. E selenium sulfide.

**Seleniasis** *(griech. selene = Mond):* ▸Somnambulismus. E somnambulism.

**Selenit:** Salz der selenigen Säure ($H_2SeO_3$). ***Anw.*** *bakt* z.B. für die ▸TPE-Diagnostik (als S.-Brillantgrün-Substrat, S.-Lactose-Lsg.). E selenite.

**self-assembly** *(engl.):* Art der Virusgestaltung (»Virusmorphopoese«) durch Spontanaggregation der in der Wirtszelle replizierten (▸Replikation) Virusnucleinsäure u. der (unter Kontrolle von Regelkreisen der Strukturgene) de novo synthetisierten Proteine. Wird bei komplizierteren Viren (z.B. T-Phagen) durch den – faktorenabhängigen – Zusammenbau der Einzelteile ergänzt (Morphopoese 2. Ordnung).

**self-demand schedule** *(engl.):* »Selbstregulierung« der Tageseinteilung des Säuglings durch dessen Nahrungs- (**self-demand feeding**) u. Ruhebedürfnis.

**Seliger-Syndrom:** eine Hypophysenfunktionsschwäche = Hypopituitarismus (als Hypophysenschock) mit sekundärer Amenorrhö u. Diabetes insipidus (beide für ca. 3–12 Mon.) nach schwerer Entbindung mit manueller Plazentalösung.

**Sella|atrophie:** Entkalkung der Sella turcica als Druckfolge (v.a. bei expansiv wachsendem Hypophysentumor). E atrophy of sella.

**Sella|brücke:** verknöcherte ▸Ligamenta interclinoidea. E overbridged sella.

**Sella|exkavation:** Erweiterung der Höhle der Sella turcica als Tumoreffekt; häufig mit Atrophie oder auch mit Zerstörung oder reaktiver Hyperostose kombiniert. E ballooning of sella.

**sellar(is),** sellär: die Sella turcica betreffend. E sellar.

**Sella turcica** *(latein. = Türkensattel):* Knochenvorsprung des Keilbeins an der inneren Schädelbasis; teilt die mittlere Schädelgrube in eine rechte u. linke Hälfte; besitzt in der Mitte eine hirnwärts offene Grube (Fossa hypophysialis) zur Aufnahme der Hypophyse. Die hintere Begrenzung bildet die »Sattellehne« (Dorsum sellae) mit beidseits endständigem Processus clinoideus posterior, die vordere der »Sattelknopf« (Tuberculum sellae; mit Processus clinoidei anteriores als seitlichen Höckern). S.a. ▸Diaphragma sellae. E sella turcica.

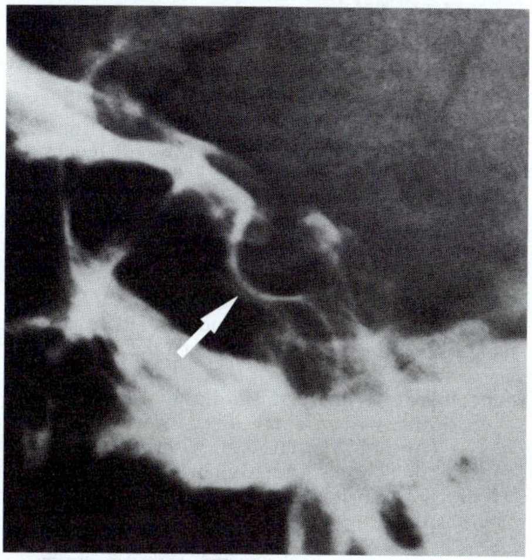

**Sella turcica:** Zielaufnahme. [541]

**Sellick-Handgriff:** manueller Druck gegen den Ringknorpel (Krikoiddruck) zum Verschluss des Ösophagus; Aspirationsprophylaxe während der Narkoseeinleitung. S.a. ▸Ileuseinleitung. E Sellick's maneuver.

**Sellors-Klemme** (T. H. S., engl. Chirurg): modifizierte CRAFOORD-Bronchus- bzw. Herzohr-/Koarktationsklemme: elastisch, leicht gebogen, längs gerieft, mit Steckschluss, sperrbar.

**Seltene Erden,** Lanthaniden: eine Gruppe von 14 chemisch sehr ähnlichen metallischen Elementen mit OZ 58–71 (Cer bis Lutetium); darunter Lanthan u. Neodym (deren Verbindungen dienen als Langzeit-Antikoagulanzien). E rare earths, lanthanides.

**Selye-Syndrom** (HANS S., 1907–1982, österreich. Biochemiker u. Experimentalchirurg, Montreal): das ▸Adaptationssyndrom. E Selye's syndrome.

**SEM: 1)** *(engl.)* Abk. für **s**tandard **e**rror of the **m**ean: *Statistik* mittlere ▸Standardabweichung (2). **2)** *(engl.)* Abk. für **s**low **e**ye **m**ovements: *Physiologie* langsame Augenbewegungen; s.a. ▸REM-Phase. **3)** *(engl.)* Abk. für **s**canning **e**lectron **m**icroscopy, Rasterelektronenmikroskopie: *Histologie* s.u. ▸Elektronenmikroskop.

**Semantik:** *Medizin* ▸Semiotik. E semantics.

**Semb-Operation** (CARL S., Chirurg, Oslo): extrafasziale Apikolyse der Lunge, meist mit zusätzlicher Thorakoplastik.

**Semen** *(latein.):* Samen. **1)** *Pharmazie* Früchte (u. Teile) von Heil-, Gewürz- u. Duftpflanzen als getrocknete Droge; z.B. S. Lini (▸Leinsamen), S. Psylli (Flohsamen, s.u. ▸Plantago). E seed. **2)** *Andrologie* ▸Sperma. E semen, sperm.

**semi...:** Wortteil »halb«, »teilweise«; s.a. ▸hemi..., ▸halb...

**Semi|amid,** saures Amid: Monoamid von Dicarbonsäuren. E acid amide.

**Semi|articulatio:** ▸Amphiarthrose. E semiarticulation.

**Semi|canalis:** *Anatomie* Halbkanal, Rinne (▸Sulcus). E semicanal. – **S. musculi tensoris tympani:** der obere (analog: **S. tubae auditivae** der untere) Teil des ▸Canalis musculotubarius. Ersterer ist der Ursprungsort des M. tensor tympani. Letzterer ist Teil der knöchernen Ohrtrompete (»Pars ossea«).

**Semi|carb|azid,** Aminoharnstoff: $H_2N{-}CO{-}NH{-}NH_2$; ein ▸Harnstoffabkömmling; hygroskopische, thermostabile Kristalle; Reagens auf Aldehyde u. Ketone (Bildung spezifischer Semicarbazone). E semicarbazide.

**Semi|castratio:** ▸Semikastration.

**semi|circularis** *(latein.):* halbkreisförmig. E semicircular.

**Semi|decussatio pyramidalis:** *Anatomie* Halbkreuzung der Pyramidenbahn. E pyramidal semidecussation.

**semi|direkt:** nahezu direkt (*kard* s.u. ▸Ableitung). E semidirect.

**Semi|kastration:** einseitige operative Hoden-Nebenhoden-Entfernung, z.B. bei Tumor. E semilateral orchiectomy, unilateral o.

**semi|lateral(is),** hemilateral: halbseitig. E hemi-, semi-, unilateral.

**Semi|letal|faktoren:** *Genetik* durch Mutation entstandene Allele, die bei mindestens 50% der Träger der wirksamen Anzahl (2 bei Rezessivität, 1 bei Dominanz) unter normalen Bedingungen Tod vor Erreichen des Fortpflanzungsalters bewirken (s.a. ▸Letalfaktoren). E semilethal factors.

**semi|lunar(is)** *(latein.):* halbmondförmig. E semilunar.

**Semilunar|falten:** ▸Plicae transversales recti. E semilunar folds.

**Semilunar|klappe:** *Kardiologie* ▸Valvula semilunaris. E semilunar valve.

**Semi|mali|gnität:** eingeschränkte Bösartigkeit eines Tumors (s.u. ▸Neoplasma, semimalignes); i.w.S. auch die gelegentliche (= fakultative) ▸Malignität. E limited malignancy.

**Semi|membranaceus, -membranosus:** Kurzform des ▸Musculus semimembranosus. E semimembranosus.

**seminalis:** das ▸Sperma (»Semen«) betreffend. E seminal.

**Seminal|plasma:** ▸Spermaplasma.

**Semination:** *gyn* ▸Insemination; *path* Aussaat. E semination.

**semini|fer** *(latein.):* Samen führend. E seminiferous.

**Seminom:** die häufigste Form der bösartigen, vom Samenbildungsgewebe ausgehenden (= germinativen) ▸Hodentumoren (dort Klinik); unterschieden als reines (als »klassisches«, spermatozytisches oder anaplastisches S.; mit relativ guter Prognose, 90% 5-Jahres-Heilungen) u. als gemischtes Seminom (gemischter Keimzelltumor) bzw. Nichtseminom mit anderen Gewebsbestandteilen (wie embryonales Karzinom, Teratokarzinom, Chorionkarzinom) u. Dottersackelementen. E seminoma.

**Semio|logie:** ▸Symptomatologie; s.a. ▸Semiotik (2). E semiology.

**Semiotik:** Zeichenlehre. **1)** *Linguistik* Lehre vom Bedeutungsinhalt einzelner Wörter. **2)** *Medizin* Lehre von der Bedeutung der einzelnen Symptome für eine ätiologische oder syndromale Einheit; z.T. synonym mit Symptomatologie. E semiotics.

**semi|per|meabel:** halbdurchlässig, d.h. nur für bestimmte Stoffe oder nur in einer Richtung durchlässig (s.a. ▸Permeabilität). E semipermeable. – **s. Membran:** die Oberflächenhaut (Plasmalemm) des Zytoplasmas, die nur für bestimmte gelöste Substanzen, nicht aber für Kolloide (außer bei ▸Zytopempsis) durchgängig ist; s.a. ▸Dialyse, ▸Osmose, ▸Transport, aktiver. E s. membrane.

**Semi|spinalis:** Kurzform des ▸Musculus semispinalis. E semispinal muscle.

**Semi|tendineus, -tendinosus:** Kurzbez. des zur Hälfte sehnigen ▸Musculus semitendinosus. E semitendinous.

**Semi|vertikal|lage:** Lagetyp des Herzens mit der EKG-Charakteristik: Ähnlichkeit des aVF mit $V_6$, kleine QRS-Ausschläge in aVL. E semi-vertical position.

**Semliki-Wald-Fieber:** eine sich als fieberhafter Infekt äußernde Krankheit der Tropen durch das Semliki-Forest-Virus (SFV; ein ARBO-Virus, Alphavirus der Togaviridae). E Semliki forest fever.

**Semmelweis-Verfahren** (IGNAZ PHILIPP S., 1818–1865, Frauenarzt [»Retter der Mütter«], Wien, Ofen): (1847) Waschung der Hände in einer Desinfektionslösung (ursprünglich Chlorkalk) vor der Untersuchung einer Gebärenden als Maßnahme der ▸Antisepsis zur Prophylaxe des – bis dahin mit hoher Verbreitung u. Sterblichkeit belasteten – Kindbett- = ▸Puerperalfiebers. E Semmelweis method.

**Sendai-Virus:** ein Virus der Familie ▸Paramyxoviridae.

**Sendroy-Lösung** (JULIUS S., 1900–1982, amerikan. Biochemiker): frisch durch Mischen je einer Lösung von Kaliumferricyanid u. Saponin bzw. konzentrierter Milchsäure zubereitetes Reagens für Sauerstoffbestimmung nach VAN SLYKE.

**Senear-Usher-Syndrom:** ▸Pemphigus seborrhoicus. E Senear-Usher syndrome.

**Senecio:** Kreuzkraut [Compositae]; seine Alkaloide sind z.T. giftig (hepatotoxisch) oder kanzerogen. E ragwort.

**Seneszenz:** das Altern; i.w.S. alternsbedingte Veränderungen. E senescence.

**Senf:** *Pharmazie* ▸Sinapis (alba bzw. nigra). – Die Körner enthalten Senföl (in beiden Arten fettiges, in Si. nigra als ätherisches Öl [mit hyperämisierendem Glucosid »Sinigrin«]). E mustard, sinapis.

**Senf|gas:** ▸Lost. E mustard gas.

**Senf|packung, -wickel:** *Balneologie* hyperämisierende Anw. mit einem mit Senfmehl oder -öl (in heißem Wasser verrührt) getränkten u. danach ausgewrungenen Einschlagtuch. E mustard poultice.

**Sengstaken-Blakemore-Sonde:** s.u. ▸BLAKEMORE.... E Sengstaken-Blakemore tube.

**senil(is):** greisenhaft, im Greisenalter (▸Senium) auftretend, altersbedingt. E senile. – **s. Nanismus:** ▸Progeria infantum. E s. nanism. – **s. Osteoporose:** ▸Osteoporose (der Involutionsphase). – **s. Psychose:** ▸Alterspsychose. E s. psychosis.

**Senilismus:** vorzeitiges greisenhaftes Aussehen (▸Progerie), ▸Vergreisung. E premature senility.

**Senilitas** *(latein.)*: **1)** das Alter, ▸Senium. E senility. **2)** ▸Senilismus. – **S. praecox:** ▸Progerie. E premature s.

**Senior-Loken-Syndrom:** s.u. ▸Nephronophthise, familiäre juvenile.

**Senium:** das individuell zeitlich sehr verschieden beginnende, durch Einschränkung körperlicher u. geistiger Fähigkeiten gekennzeichnete »Greisenalter« (s.a. ▸Geront...). E senium.

**Senke:** *Otologie* ▸CARHART-Senke, ▸$C^5$-Senke.

**Senk|fuß,** Pes planus: Abflachung des Fuß-Längsgewölbes; s.a. ▸Plattfuß, ▸Senk-Spreiz-Fuß. E flatfoot.

**Senk|niere:** ▸Nephroptose. E renal ptosis.

**Senk-Spreiz-Fuß,** Pes planotransversus: Sonderform des ▸Pes planus, bei der sowohl das vord. Quergewölbe (= ▸Spreizfuß) als auch das Längsgewölbe des Fußes abgeflacht sind. E splayfoot.

**Senkung: 1)** die ▸Blutkörperchensenkungsreaktion. E sedimentation. **2)** *Pathologie* ▸Ptose von Eingeweiden (▸Enteroptose); s.a. ▸Descensus vaginae. E ptosis, descent. **3)** Augapfelsenkung (Depressio bulbi = ▸Infraduktion).

**Senkungs|abszess:** ▸Abszess, der im Knochen (z.B. im Wirbel) entsteht u. durch Eigenschwere des Eiters in vorbestehende Bahnen (v.a. Muskellogen) absinkt. Evtl. Durchbruch an die Körperoberfläche entfernt vom Bildungsort. Unspezifisch-osteomyelitisch (z.B. ▸BEZOLD-Mastoiditis) oder spezifisch (meist als tuberkulöser »kalter Abszess«; meist mit Senkungsweg vor der Wirbelsäule [prävertebral] entlang der Psoasfaszie oder längs der Musculi quadratus lumborum bzw. piriformis). S.a. Abb. E hypostatic abscess.

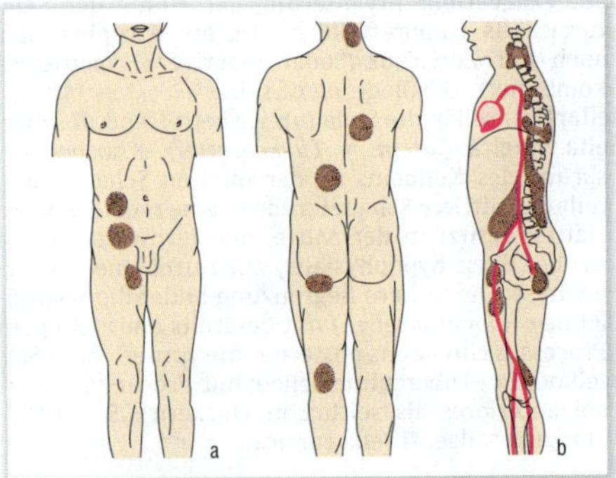


**Senkungsabszess:** häufigste Austrittsstellen eines S. bei Spondylitis tuberculosa (a) bzw. dessen Senkungsweg (b). [403]

**Senkungs|reaktion,** Abk. SR: s.u. ▸Blutkörperchensenkung. E sedimentation reaction.

**Senk|wehen:** nur leicht schmerzhafte Kontraktionen der Gebärmuttermuskulatur am Ende des 9. Schwangerschaftsmonats, die das Kind in den Beckeneingang »senken« (unter Tiefertreten des Fundus der Gebärmutter). E false pains, false labor.

**Sennes|blätter,** Folia Sennae: die Blätter von Cassia angustifolia; wirken durch dickdarmwirksame Sennoside (Anthraglykoside, s.u. ▸Anthrachinon) abführend; bei chron. ***Anw.*** Gefahr der Hypokaliämie u. der ▸Laxanzienmelanose; s.a. ▸Abführmittel. E senna leaves.

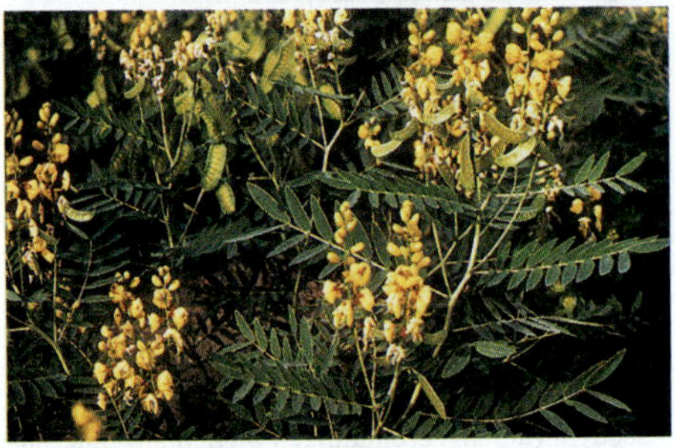

**Sennesblätter:** Alexandriner Sennespflanze. [448]

**Senning-Operation:** Vorhof-Umkehr-Operation bei Transposition der großen Gefäße.

**Seno|logie** *(franz. sein = Mamma)*: die Lehre von den weiblichen Brustdrüsen. E senology.

**Sensatio(n),** sensation: Empfindung, erlebnisstarker Eindruck; auch Sinn(essystem), z.B. **S. articularis** (Gelenksinn).

**Sensenbrenner-Syndrom:** erbliche ▸Ektodermaldysplasie mit Dolichozephalie, Zahnfehlbildungen, Haarmangel (mit Pigmentmangel), rhizomelischer Gliedmaßenverkürzung (v.a. der Arme). E cranioectodermal dysplasia.

**sensibel, sensibilis:** empfindlich, Empfindungen leitend (▸Leitungsbahn), die ▸Sensibilität betreffend. E sensory, sensible, sensitive. – **s. Phasen:** empfindliche Entwicklungsphasen eines Organismus; der Zeitpunkt möglicher Beeinflussbarkeit der ▸Phänogenese durch bestimmte Erb- oder Umweltfaktoren. E phases of vulnerability.

**Sensibilisator: 1)** *Serologie* körperfremde Substanz (z.B. ein Antigen), die eine allgemeine oder organbegrenzte ▸Sensibilisierung bewirken kann. Ferner ein

▸Ambozeptor. **E** sensitizing agent, sensitizer. **2)** Farbstoff, der durch Übertragung absorbierter Lichtenergie auf eine reaktionsfähige Substanz einen photochemischen Prozess auslöst; s.a. ▸Photosensibilisierung. **E** photosensitizing agent.

**Sensibilisierung:** Verstärkung der Empfindlichkeit eines Organs gegenüber einem Reiz nach wiederholtem Kontakt, meist im Sinne der Erzeugung eines immunologischen Gedächtnisses in einem Individuum durch Antigenexposition. Eine S. geht immer einer Allergie voraus, die bei wiederholtem Kontakt mit dem Antigen-Allergen unter geeigneten Bedingungen entsteht. **E** sensitization.

**Sensibilität,** Sensibilitas: **1)** *Psychologie* Empfindlichkeit, Feinfühligkeit. **E** sensitivity. **2)** *Physiologie* Fähigkeit des Nervensystems, adäquate Reize aufzunehmen u. in Form einer Wahrnehmung/Empfindung (▸Rezeptor) zu interpretieren bzw. in Eindrücke, Gefühle u. Reflexe umzusetzen. I.e.S. die S. für Berührungs-, Druck-, Temperatur-, Oberflächenschmerzreize, für Gelenklage- u. Bewegungs-, Vibrationsempfindungen (Pallästhesie), tiefen Druck u. Druckschmerz (diese Reize werden über ▸Exterorezeptoren bzw. ▸Propriozeptoren aufgenommen u. über lemniskale bzw. extralemniskale Leitungsbahnen dem Zentralnervensystem zugeleitet) sowie die Oberflächen- u. die Tiefensensibilität. Ferner die über Viszerozeptoren vermittelte Eingeweide-S. (z.B. für Völlegefühl, Organschmerzen). – S.a. ▸Sensorik. **E** (somato)sensory function, sensibility. – **S., epi|kritische,** gnostische S.: Tast-, Bewegungs- u. Lagesinn, der Informationen über Lokalisation u. Charakter von Reizen vermittelt u. diese damit erkennu. unterscheidbar macht. Voraussetzung für die kognitiven Fähigkeiten. Ist sowohl im Bereich der ▸Oberflächen-, als auch der ▸Tiefensensibilität lokalisiert; die Leitung erfolgt v.a. im lemniskalen System (Hinterstrang, Tractus spinocervicalis lateralis u. neospinothalamicus, ▸Lemniscus medialis, ventrokaudaler Teil der lateralen Thalamuskerne, sensibler Kortex). S.a. ▸Sensibilität, protopathische. **E** epicritic sensibility. – **S., proto|pathische:** Sensibilität für drohende Gefahren der Vitalsphäre, vermittelt über ▸Druck-, ▸Thermo- u. ▸Schmerzrezeptoren. Die Leitung erfolgt über den Tractus spinothalamicus (gekreuzt). S.a. ▸Sensibilität, epikritische. **E** protopathic sensibility. – **S., somatische,** Somatosensorik: Sensorik der Haut (▸Oberflächensensibilität) sowie der Skelettmuskeln, Faszien, Sehnen u. Gelenke (▸Tiefensensibilität). Alle Empfindungsmodalitäten besitzen statische u. dynamische Komponenten, sind über den ganzen Körper verteilt u. morphologisch vielgestaltig. Die s. S. wird vermittelt über ▸Mechano-, ▸Thermo-, ▸Chemo- u. ▸Nozirezeptoren. – **S., somatoviszerale:** Oberbegriff für die Sensorik, die sich aus den Komponenten der ▸Oberflächensensibilität, ▸Tiefensensibilität u. viszeralen ▸Sensibilität zusammensetzt. Alle Empfindungsmodalitäten besitzen statische u. dynamische Komponenten, sind über den ganzen Körper verteilt u. morphologisch vielgestaltig. Die s. S. wird vermittelt über ▸Mechano-, ▸Thermo-, ▸Chemo- u. ▸Nozirezeptoren. Die Informationsübertragung zu Thalamus u. Kortex erfolgt über das Hinterstrangsystem (Haut- u. Tiefensensibilität) u. das Vorderseitenstrangsystem (Schmerz, Temperatur). – **S., viszerale:** Sensorik der inneren Organe. Alle Empfindungsmodalitäten besitzen statische u. dynamische Komponenten, sind über den ganzen Körper verteilt u. morphologisch vielgestaltig. Die v. S. wird vermittelt über ▸Mechano-, ▸Thermo-, ▸Chemo- u. ▸Nozirezeptoren.

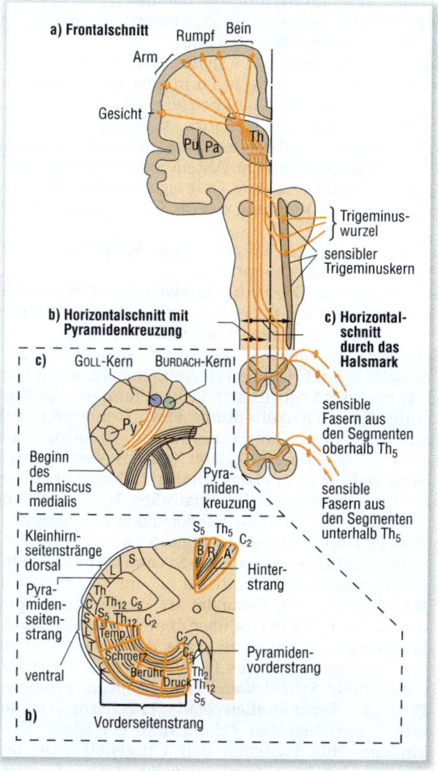


**Sensibilität:** aufsteigende sensible Systeme in Längs- u. Querschnitten. Im Querschnittbild die Lage der aus den Hals- (C), Thorakal- (Th), Lumbal- (L) u. Sakralbereichen (S) des Rückenmarks kommenden Bahnen. Im Frontalschnitt des Gehirns Putamen (Pu), Pallidum (Pa), Thalamus (Th). [68]

**Sensibilitäts|störung:** veränderte Wahrnehmung von Empfindungsqualitäten oder Bewegungen (▸Sensibilität). ***Ätiol.:*** peripher bedingt infolge Polyneuropathie, Durchtrennung bzw. Einklemmung von Nerven, Verbrennung; zentral bedingt infolge der Schädigung eines Hirnareals für die Reizverarbeitung (z.B. bei Tumor, Apoplexie) oder durch Störung der Leitungsbahnen im Rückenmark; psychogen. ***Formen:*** Es werden Ausfälle der ▸Oberflächen- u. ▸Tiefensensibilität unterschieden, die kombiniert oder dissoziiert vorkommen. Quantitative S. gehen mit herabgesetzter, fehlender oder gesteigerter Berührungs-, Schmerz- Temperatur- oder Vibrationsempfindung einher (Tab.); qualitative S. mit andersartiger Wahrnehmung (▸Allästhesie, ▸Dysästhesie, ▸Parästhesie). ***Ther.:*** je nach Grunderkrankung. **E** sensory disturbance.

| | Berührung | Schmerz | Temperatur | Vibration |
|---|---|---|---|---|
| **gesteigert** | Hyperästhesie | Hyperalgesie | Thermhyperästhesie | |
| **herabgesetzt** | Hypästhesie | Hypalgesie | Thermhypästhesie | Pallhypästhesie |
| **ausgefallen** | Anästhesie | Analgesie | Thermanästhesie | Pallanästhesie |

**Sensibilitätsstörung:** quantitative Empfindungsstörungen.

**sensitiv:** *Psychologie* feinfühlig, überempfindlich (z.B. se. ▸Beziehungswahn, se. ▸Herzsyndrom). **E** sensitive.

**Sensitivität:** Fähigkeit eines diagnostischen Tests, Personen mit einer fraglichen Krankheit als solche zu erkennen. Die S. eines diagnostischen Tests wird angegeben als Quotient aus dem Anteil der Kranken mit positivem Test, bezogen auf alle erkrankten Personen. E sensitivity.

**Sensito|metrie:** Prüfung der ▸Sensibilität, i.e.S. die der Hornhaut (z.B. mittels Sensitometers). E sensitometry, evaluation of sensory function.

**Senso|motorik:** die ▸Motorik als von der Aktivität sensibler/sensorischer Rezeptoren abhängige Leistung. Auch das Zusammenspiel beider Leistungen. E sensorimotor function.

**Sensorik:** die Funktion des ▸sensorischen Systems (i.w.S. die Sensibilität). E (somato)sensory function.

**sensorisch, sensorius:** die Sensorik bzw. das ▸Sensorium (1) betreffend. E sensorial, sensory. – **s. System:** die gesamten nervalen Strukturen für Aufnahme, Weiterleitung u. Verarbeitung von Informationen über die Umwelt, d.h. im Dienste der ▸Sensibilität, bzw. i.e.S. die des Gesichts-, Gehör-, Geschmacks-, Geruchssinnes (als ▸Sinnesorgane). E (neuro)sensory system, sensorium.

**Sensorium: 1)** das Bewusstsein. E sensorium, consciousness. **2)** das ▸sensorische System. E neurosensory system.

**Sensus** *(latein.):* Sinn, Empfindung; z.B. **S. chromaticus** (Farbensinn), **S. gustatorius** (Geschmackssinn), **S. visualis** (Gesichtssinn). E sense.

**Sentinel-Erhebung, Sentinel, Sentinel-Studie, Sentinel-Surveillance:** epidemiologische Methode, mit der aus einer stichprobenartigen anonymen Erhebung auf die Verbreitung einer Krankheit, insbesondere Infektionskrankheit, in der Bevölkerung oder einer Teil-Bevölkerung geschlossen wird. In vom Robert Koch-Institut koordinierten S. werden Netzwerke von Messstellen bzw. Beobachtungspraxen (engl.: **sentinel practice networks**) einbezogen, um über deren anonymisierte Daten auf das Auftreten einer Krankheit zu schließen. Beispiele sind die HIV-Meldestellenerhebung oder die Masern-Surveillance. E sentinel survey, sentinel surveillance.

**Sentinel-Lymphknoten,** Abk. SLN, Wächter-Lymphknoten: erster Lymphknoten im Abflussgebiet eines Tumors, z.B. eines Mammakarzinoms oder eines Plattenepithelkarzinoms der Haut. Ist der S.-Lymphknoten bei sorgfältiger Untersuchung von Tumorzellen frei, so sind auch (meist) die anderen Lympknoten nicht befallen. Die Untersuchung erfolgt unter standardisierten Bedingungen v.a. nach operativer Herausnahme (**Sentinel-Lymphonodektomie**), aber auch nach Biopsie (**Sentinel-Lymphknotenbiopsie**). E sentinel node.

**SEN-Virus,** Abk. **SENV:** Mitglied der Familie Circoviren. Diskutiert wurde es im Zusammenhang mit Leberkrankheiten. Bisher ist aber keine Pathogenität bekannt. Benannt nach den Initialen eines Patienten.

**SEP: 1)** Abk. für saure Erythrozyten-Phosphatase: s.u. ▸Phosphatase, saure. **2)** Abk. für somatosensorisch ▸evozierte Potentiale. E somatosensory evoked responses.

**Separanda:** Arzneimittel der Tabula C des DAB, die getrennt von den übrigen besonders vorsichtig aufzubewahren sind. Beschriftung: rot auf weißem Grund.

**Sep|sis,** septikämisches Syndrom, Blutvergiftung, Haemotoxis: Krankheitsbild infolge dauernden oder periodischen Eindringens von pathogenen Bakterien u. deren Giften aus einem Krankheitsherd (bakterielle Lokalinfektion) und deren Ausbreitung auf dem Lymph-Blut-Weg zur Allgemeininfektion. ***Pathogen.:*** Ausbleiben der normalen (der Erregerabwehr dienenden) Allgemeinreaktion u. Nichteintreten der Spontanheilung aufgrund einer besonderen Reaktionslage des Organismus, z.B. bei Antikörpermangel, herabgesetzter ▸Resistenz, bei immunsuppressiver oder zytostatischer Therapie. Tritt auf während oder nach akuter oder chronischer örtlicher infektiöser Krankheit durch direktes Eindringen der Erreger in den Blutkreislauf. ***Formen:*** Wundsepsis (bei Phlegmone, Thrombophlebitis, ▸Lymphangitis); ▸Puerperalsepsis (bei ▸Puerperalfieber); otogene S. (bei Otitis media); tonsillogene S. (bei Angina, Peritonsillitis); cholangitische S. (bei eitriger ▸Cholezystitis, Cholangitis); pylephlebitische S. (bei ▸Pylephlebitis) ▸Nabelsepsis (bei Omphalitis etc.); ▸Urosepsis sowie bei Zahngranulom. ***Klinik:*** Das Eindringen der Keime in die Blutbahn erfolgt über Phlebitis, Thrombophlebitis, Lymphangitis. Die S. verläuft akut bis hochakut (foudroyant), subakut (z.B. als Endocarditis lenta) oder chronisch; s.a. ▸Neugeborenensepsis. Klassische Symptome sind intermittierendes Fieber mit Schüttelfrost, Milztumor, toxische Reaktionen/Schäden des Knochenmarks bzw. Blutes (polynukleäre Leukozytose, Anämie, Hämolyse, Thrombozytopenie, Gerinnungsstörungen), des Herzens u. der Gefäßnerven (Tachykardie, Zentralisation des Kreislaufs, Ödeme, Oligurie; evtl. ▸Schock), des Verdauungstraktes (trockene, belegte Zunge, Durchfälle); evtl. Septikopyämie (▸Pyämie mit Bildung septischer Infarkte u. metastatischer Abszesse). S.a. ▸Procalcitonin. E sepsis. – **S. acutissima:** WATERHOUSE-FRIDERICHSEN-Syndrom. E acute fulminating meningococcal s. – **S. all|ergica:** ▸Subsepsis hyperergica. E allergic s. – **S., kryptogene(tische):** S. bei nicht nachweisbarem primären Erregerstreuungsherd. E cryptogenetic s. – **S. tuberculosa acutissima, S. t. gravissima,** Typhobazillose (LANDOUZY): dem Typhus abdominalis ähnlich verlaufende ▸Tuberkulose bei Anergie; mit Leukopenie, reaktionslosen Nekrosen; Ausgang oft tödlich.

**Septa** *(latein.):* Scheidewände. S.a. ▸Septum. E septa.

**Septal|rhythmus:** krankhafter Herzrhythmus bei Bestehen eines im Kammerseptum – unterhalb des HIS-Bündelstammes – gelegenen Erregungszentrums. E septal rhythm, His bundle r.

**Septik|ämie:** Bakteriämie (stärkeren Ausmaßes) im Fall der ▸Sepsis. E septicemia.

**Sept(ik)o|py|ämie:** s.u. ▸Sepsis. E septicopyemia.

**septisch: 1)** *Pathologie* in Form oder als Folge einer Sepsis. **2)** durch Krankheitserreger verunreinigt, d.h. nicht aseptisch. E septic. – **s. Operation:** operativer Eingriff in infiziertem Gewebe; muss in einem von der aseptischen Op.-Abteilung getrennten »septischen Operationssaal« (mit eigenem Instrumentarium, eigener Kleidung u. Wäsche) ausgeführt werden.

**Septo...:** Wortteil »Sepsis« (s.a. ▸Septiko...) bzw. »Scheidewand« (▸Septum).

**Septula** *(latein.):* kleine bindegewebige Scheidewände (s.a. ▸Septum); z.B. der Penisschwellkörper oder in der weißen Rückenmarksubstanz. E septula.

**Sep|tum:** Scheidewand. E septum. – **S. aor|ticopulmonale:** im embryonalen Herzen, im Bereich des Bulbus bzw. des Truncus arteriosus communis; die Vorstufe des Ventrikelseptums bzw. Trennwand zwischen Aorta u. Pulmonalis-Stamm. E aortopulmonary s. – **S. atrioventriculare:** Teil des Ventrikelseptums zwischen re. Herzvorhof u. li. Kammer (oberhalb des septalen Trikuspidalis-Segels). E atrioventricular s. – **S. cervicale inter|medium:** Bindegewebszüge im Halsteil des Rückenmarks zwischen den Fasciculi gracilis u. cuneatus. – **S. cordis:** Herzscheidewand; ▸Septum interatriale u. interventriculare. E s. of heart. – **S. femorale:** als Fascia cribriformis der Teil der Fascia lata über dem Anulus femoralis. E femoral s. – **S. foraminis ovalis:** die nach der Geburt das Foramen ovale des Herzens kulissenartig verschließende Scheidewand (s.a. ▸Septum primum). E oval s. – **Septa inter|alveolaria:** knöcherne Scheidewände zwischen den Zahnfächern der Kiefer bzw. bindegewebig zwischen den Lungenbläschen der Ductuli alveolares. E interalveolar septa. – **S. interatriale:** Vorhofseptum; Scheidewand zwischen re. u. li. Herzvorhof. E interatrial s. – **S. inter|musculare:** Muskelgruppen trennende bindegewebige Scheidewand; an Logenbildung beteiligt. E intermuscular s. – **S. inter|sinuale frontale; S. intersinuale sphenoidale:** die mediane Knochenwand zwischen den beiden

Stirn- bzw. Keilbeinhöhlen. – **S. inter|ven|triculare:** das »Ventrikel- oder Kammerseptum«, die Scheidewand zwischen beiden Herzkammern (mit ▸Pars membranacea u. muscularis). E interventricular s. – **S. lin|guae:** die median-sagittale Sehnenfaserschicht (»Raphe«) im Muskelkörper der Zunge. – **S. nasi:** die Nasenscheidewand als Trennwand zwischen re. u. li. Hälfte der Nasenhöhle; z.T. knöchern (= S. n. osseum; von der Lamina perpendicularis des Siebbeins, unten vom Vomer gebildet) bzw. knorpelig (Cartilago septi nasi), der Rest bindegewebig (Pars membranacea). E nasal s. – **S. orbitale:** dünne, sehnig verstärkte Bindegewebsplatte vom Augenhöhlenrand (hinter dem M. orbicularis oculi) zu den Lidknorpelaußenrändern. E orbital s. – **S. pellucidum:** dreiseitige, zweiblättrige (mit Cavum septi pell.), dünne »durchscheinende« Platte zwischen dem Hirnbalken (Corpus callosum) u. der Fornix als Trennwand zwischen den Vorderhörnern der Seitenventrikel. – **S. primum atriorum:** *Embryologie* »primäre Vorhofscheidewand« des Herzens; links der Sinus-venosus-Mündung als sichelförmige Falte der hinteren Vorhofwand durch die Mitte des Canalis auricularis; trennt teilweise die oberen Vorhofabschnitte u. wirkt – über das Foramen ovale primum herabhängend – zusammen mit dem Septum secundum als Schlitzventil des Foramens (den Blutstrom nur zum li. Vorhof freigebend). Der mit einsetzender Atmung ansteigende Druck im li. Vorhof presst beide Septen aneinander u. verschließt das Foramen. S.a. Abb. – **S. rectovaginale:** bindegewebige Trennschicht

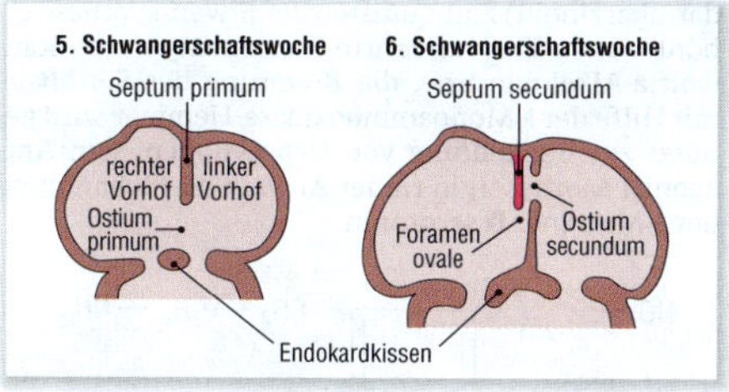


**Septum primum atriorum.** [261]

zwischen Mastdarm u. Scheide; Teil der Fascia pelvis. E rectovaginal s. – **S. recto|vesicale:** beim Mann die bindegewebige Trennschicht zwischen Mastdarm u. Harnblase, in der Prostata u. Samenblasen liegen; Teil der Fascia pelvis. E rectovesical s. – **S. secundum atriorum:** *Embryologie* Scheidewand des Herzvorhofes, die rechts des ▸Septum primum von hinten-oben nach unten-vorn wächst (mit freiem sichelförmigem Rand) bis zum Foramen ovale, an dessen Verschluss sie nach der Geburt beteiligt ist. – **S. transversum:** *Embryologie* Mesenchymplatte zwischen Herz- u. Leberanlage als Trennwand der Leibeshöhle; wird durchzogen von Vv. omphalomesentericae, Vv. umbilicales u. Ductus Cuvieri; eine paarige dorsale Lücke (= Ductus pleuroperitonealis) schließt sich in der 8. Wo. unter gleichzeitiger beidseit. Bildung einer frontal gestellten Falte (Vorstufe der Membrana pleurocardiaca), während der horizontale Teil als Membrana pleuroperitonealis das bindegewebige »primäre Zwerchfell« bildet. E transverse s.

**Septum|abszess:** Nasenscheidewandabszess. Gefahr der Knorpelnekrose (Sattelnase!) oder lang anhaltender Fisteleiterung. E abscess of the nasal septum.

**Septum|defekt:** **1)** *Rhinologie* Nasenscheidewanddefekt; z.B. nach Verletzung, Rhinitis, bei Syphilis, Lepra, Lupus vulgaris. E septal defect. **2)** *Kardiologie* Defekt in den Scheidewänden des Herzens: ▸Vorhofseptumdefekt, ▸Ventrikelseptumdefekt, ▸Cor triloculare, ▸Truncus arteriosus communis (**aortopulmonaler S.**).

**Septum|deviation:** erbliche angeborene oder aber erworbene Verbiegung der Nasenscheidewand. Bei größerem Ausmaß Behinderung der Nasenatmung, Beeinträchtigung des Riechvermögens, Kopfschmerzen, Neigung zu Katarrhen der Atemwege. E deviation of the nasal septum.

**Septum|fraktur:** Nasenscheidewandbruch; meist als Zerreißung der Verbindungen des Septum nasi als Teilsymptom der ▸Nasenbeinfraktur.

**Septum|hyper|trophie, asymmetrische:** hypertrophische obstruktive Kardiomyopathie (HOCM) = idiopathische hypertrophische Subaortenstenose (IHSS). E asymmetrical septal hypertrophy.

**Septum|infarkt:** Myokardinfarkt im Bereich der – an Leitungsbahnen reichen – Kammerscheidewand (meist unter Einbeziehung angrenzender Vorder- u./oder Hinterwandpartien). E septal infarction.

**Septum|resektion:** submuköse oder subperichondrale Teilentfernung (»Fensterung«) der Nasenscheidewand, z.B. bei Septumdeviation; heute nicht mehr üblich. E resection of the nasal septum.

**septus** *(latein.)*, septiert: durch Trennwand geteilt, z.B. Uterus septus. E septate.

**Sequenator:** s.u. ▸Eiweißstruktur. E sequenator.

**Se|quential|methode:** Arzneimittelanwendung in einer Abfolge (nicht gleichzeitig); i.e.S. als zyklusphasengerechte ▸Konzeptionsverhütung durch ▸Ovulationshemmer. E sequential method.

**Sequenz,** Reihenfolge: **1)** Folge von Stoffwechselreaktionen. E sequence. **2)** Reihenfolge von Aminosäuren (▸Aminosäurensequenz) oder Nucleotiden in Proteinen oder ▸Nucleinsäuren. Wird ermittelt durch chemische oder enzymatische Aufspaltung der Eiweißkörper bzw. ▸Nucleotide u. Bestimmung der entstandenen Fraktionen (**Sequenzanalyse**; s.a. ▸Eiweißstruktur, ▸DNS-Sequenzanalyse). Bei der ▸Eiweißbiosynthese wird – gemäß **Sequenzhypothese** – die Aminosäurensequenz unmittelbar von der Nucleotidsequenz der mRNS u. mittelbar von der der DNS eines Strukturgens festgelegt (»determiniert«). **3)** Krankheitsbild, dessen Pathogenese einheitlich u. bekannt ist. Die Ätiologie ist uneinheitlich oder unbekannt. – **S. der blauen Zehe:** akute Zyanose im Bereich der Zehen (seltener auch Finger) als Folge mikroembolischer Verschlüsse kleiner Extremitätenarterien. ***Ätiol.:*** meist bei bestehenden Gefäßprozessen (arter. ▸Verschlusskrankheit), Hypertonie. ***Klinik:*** akute Schmerzen, blauviolette, scharf begrenzte Verfärbung.

**Sequenz|methode:** *Gynäkologie* ▸Sequentialmethode.

**Sequenzpräparate:** orale ▸Ovulationshemmer.

**Sequenz|szintigraphie:** bildgebendes Verfahren (▸Szintigraphie) mit Einsatz einer ▸Szintillationskamera zur gleichzeitigen Erfassung der Morphologie u. Funktion eines Organs anhand der räumlichen Verteilung des eingesetzten Radiopharmakons u. anhand der Aktivitätsverteilung pro Zeit. ***Anw.*** z.B. in der Tumordiagnostik; verwendet werden z.B. $^{99m}$Tc. – Heute meist ergänzt durch quant. Analyse der Zeit-Aktivitäts-Kurve. E sequential radionuclide imaging, dynamic scintiscan.

**Se|ques|ter:** vom umgebenden gesunden Gewebe durch ▸Demarkation isolierter, abgestorbener Teil eines Organs, z.B. als ▸Knochensequester infolge ▸Osteomyelitis (evtl. mit umgebender ▸Totenlade), als Nekrose nach anämischem Infarkt. E sequestrum.

**Seques|t(e)ro|tomie:** operative Entfernung eines (Knochen-)Sequesters. E sequestrotomy.

**Sequestratio(n), Sequestrierung,** Dissecatio: Bildung eines ▸Sequesters (s.a. ▸Demarkation). U.a. als Lungensequestration (mit Bildung einer dünnwandigen Kaverne). E sequestration.

**Sera, Seren:** Plural von ▸Serum. E sera, serums.

**Serenoa repens:** ▸Sabal fructus.

**Serglycin:** ein ▸Proteoglykan. E serglycin.

**Serien|fraktur:** mehrfacher, »in Reihe« erfolgter Knochenbruch, v.a. der Rippen (▸Rippenfraktur). E serial fractures.

**Serien|schnitte:** *Histologie* in lückenloser Reihe angefertigte Schnitte eines Untersuchungsgutes; die Ein-

S

zelschnitte evtl. randständig in Verbindung bleibend (bei Bänderschneiden mit speziellem Mikrotom). E serial sections.

**Serin,** Abk. S, Abk. Ser, $H_2C(OH)–CH(NH_2)–COOH$, (S)-2-Amino-3 hydroxypropionsäure, β-Hydroxy-alanin: in der L-Form vorkommende, proteinogene, glucoplastische, technisch aus Seide (Serizin) gewinnbare ▸Aminosäure. E serine.

**SERM:** Abk. für (engl.) selektive estrogen receptor modulator (z.B. ▸Tamoxifen); s.a. ▸Antiöstrogene.

**sero...:** Wortteil »Blutserum«, »seröse Flüssigkeit«; s.a. ▸Serum...

**Sero|attenuierung:** passive Immunisierung mit Masern-Rekonvaleszentenserum in einer nicht zu vollem Schutz führenden Dosierung, so dass abgemilderte (mitigierte = attenuierte) Masern auftreten u. bleibende Immunität hinterlassen. E seroattenuation.

**Sero|dermatose:** Blasen bildende u. nässende Hautkrankheit mit seröser Exsudation; z.B. Ekzema madidans, ▸Pemphigus-Gruppe. E serodermatosis.

**Sero|diagnostik:** ▸Serumdiagnostik. E serodiagnosis.

**serös,** serosus: Blutserum betreffend, aus Blutserum bestehend; serumhaltig; eine serumartige Flüssigkeit betreffend bzw. bildend; z.B. ser. ▸Drüse, ser. ▸Exsudat, ser. Haut (▸Tunica serosa, ▸Serosa...). E serous.

**Sero|farb|test:** ▸SABIN-FELDMAN-Farbtest.

**sero|fibrinös:** Serum u. Fibrin enthaltend. E serofibrinous.

**sero|gen(etisch): 1)** mit ursächlicher Beteiligung von Blutserum (auch i.S. immunologisch, allergisch). E serogenetic, serogenic. **2)** die **Serogenetik** (die mittels serologischer Methoden fassbare ▸Genetik der Blut- u. Serumgruppen) betreffend.

**Sero|gruppe:** *Mikrobiologie* serologisch durch ein spezifisches Antiserum identifizierbare Gruppe von Mikroorganismen derselben Spezies oder zumindest Gattung (z.B. Leptospira, Salmonella, Streptococcus) mit gemeinsamem gruppenspezifischem Antigenmuster; s.a. ▸Serovar, ▸Serumgruppen. E serological group.

**Sero|konversion:** *Immunologie* s.u. ▸Konversion. E seroconversion.

**Sero|logie:** Lehre von den physiologischen u. pathologischen Immuneigenschaften des Blutserums u. von deren Bestimmung mit Hilfe von ▸Antigen-Antikörper-Reaktionen im Reagenzglas (»in vitro«); s.a. ▸Blutgruppen. Ein vielfältiges, für Immunpathologie, Epidemiologie, Humangenetik, Gerichtsmedizin, Mikrobiologie etc. wichtiges Teilgebiet der ▸Immunologie; Grundlage auch für Serumdiagnostik, -prophylaxe u. -therapie. E serology.

**sero|logisch:** die ▸Serologie bzw. das ▸Blutserum betreffend, mit serologischen Methoden fassbar. E serologic(al).

**Serom:** Sekretverhaltung (als Pseudozyste) im Bereich einer ge- bzw. verschlossenen Wunde (z.B. bei Décollement, unter einer Operationsnaht, -narbe). E seroma.

**Sero|mukoid:** ▸Mucoprotein (z.B. Glykoprotein) des Blutserums. E seromucoid.

**Sero|muko|tympanum:** seromuköse ▸Otitis media chronica. E seromucous otitis media.

**sero|muskuläre Naht:** Naht mit gleichzeitigem Fassen der ▸Tunica serosa u. ▸muscularis; z.B. als ▸LEMBERT-Naht. E seromuscular suture.

**sero|negativ:** mit negativer Seroreaktion, d.h. ohne Nachweis von Antikörpern im Serum; z.B. seroneg. = »nichtreaktive« ▸Syphilis. E seronegative.

**Sero|papel:** kleine Quaddel mit zentralem derbem Bläschen.

**Sero|peri|kard:** ▸Hydroperikard. E pericarditis with effusion.

**Sero|pneumo...:** s.u. ▸Hydropneumo...

**sero|positiv:** mit positivem Ausfall einer Seroreaktion, d.h. mit nachweisbaren Antikörpern im Serum; z.B. seropos. = »reaktive« ▸Syphilis. E seropositive.

**sero|purulent:** gleichzeitig serös u. eitrig. E seropurulent.

**Sero|reaktion:** serologische Nachweismethode (▸Serumdiagnostik). E serologic test (for syphilis [STS]). – **S., antinukleäre:** S. zur Erfassung ▸antinukleärer Faktoren, v.a. des LE-Faktors.

**Serosa:** *Anatomie* ▸Tunica serosa. E serosa.

**Serosa|naht:** ▸seroseröse bzw. ▸seromuskuläre Naht. E seroserous/seromuscular suture.

**sero|seröse Naht:** Naht, bei der die Serosa zweier Organ(teil)e aneinander genäht wird. E seroserous suture.

**Serositis:** Entzündung einer serösen Haut (z.B. als ▸Peritonitis, ▸Pleuritis, ▸Pericarditis, ▸Polyserositis). E serositis.

**serosus** *(latein.):* ▸serös. E serous.

**Sero|thorax:** ▸Hydrothorax. E serothorax.

**serotinus** *(latein.):* spät auftretend oder erscheinend.

**Sero|tonin,** Enteramin, 5-Hydroxytryptamin: ein biogenes Amin als Derivat des Indols (s. Formel). ***Stoffwechsel:*** wird beim Menschen in Zentralnervensystem, Lunge, Milz u. argentaffinen hellen Zellen der Darmschleimhaut aus Tryptophan biosynthetisiert und in Thrombozyten u. Mastzellen gespeichert. Gewebshormon, das wirksam ist als ▸Neurotransmitter i.S. der Peristaltikanregung, Vasodilatation bzw. -konstriktion (dosisabhängig) u. der Muskeltonussteigerung im Atmungstrakt. Wirkt antagonistisch gegenüber Adrenochrom. Inaktivierung u. Abbau erfolgen durch Monoaminooxidasen u. Aldehydoxidasen (zu Hydroxyindolessigsäure). Die Umsatzrate ist bei Tumoren enterochromaffiner Zellen (v.a. Dünndarmkarzinoid) zuungunsten der Eiweißsynthese erhöht. ***Anw.:*** Die vermehrte Freisetzung durch Rauwolfia-Alkaloide bzw. die Bremsung des S.-Abbaus mit Hilfe der ▸Monoaminooxidase-Hemmer wird genutzt zur Behandlung von Depressionen; sein Antagonist Methysergid findet Anw. in der Behandlung der ▸Migräne. E serotonin.

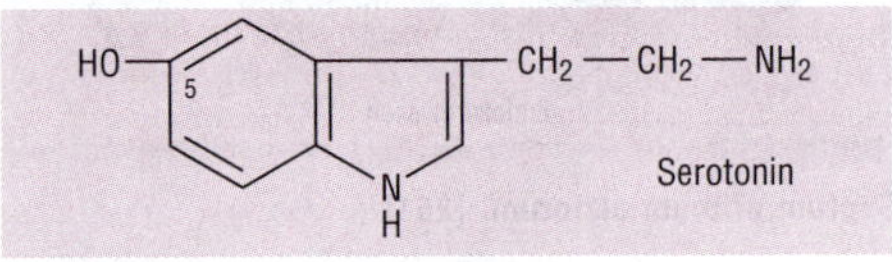


**Serotonin.**

**Serotonin-Agonisten,** 5-HT-Rezeptor-Agonisten: *Pharmazie* Substanzen, die durch Aktivierung von Serotonin-Rezeptoren ausschließlich oder partiell serotonerg (s.u. ▸Serotonin) wirken. ***Wirkst. u. Anw.:*** Triptane (▸$5\text{-}HT_1$-Agonisten) sowie die ▸Mutterkornalkaloide Ergotamin u. Dihydroergotamin als Migränemittel; Buspiron als Anxiolytikum; außerdem das – nicht verkehrsfähige – Suchtmittel LSD (▸Lysergid). E serotonin agonists.

**Serotonin-Antagonisten,** 5-HT-Rezeptor-Antagonisten: *Pharmazie* Substanzen, die durch Blockierung der Serotonin-Rezeptoren ($S_1$-R. v.a. im Gehirn; $S_2$-R. v.a. in Blutgefäßen, Thrombozyten; $S_3$-R. u. $S_4$-R. v.a. in Gastrointestinaltrakt u. Herz) die Wirkung von Serotonin hemmen. ***Wirkst. u. Anw.:*** ▸Methysergid, Pizotifen u. Lisurid als Migränemittel; Cyproheptadin als Antihistaminikum u. Appetitanreger; ▸$5\text{-}HT_3$-Antagonisten (z.B. Ondansetron, Tropisetron) als potente Antiemetika. E serotonin antagonists.

**Serotonin-Noradrenalin-Wiederaufnahme-Hemmer:** *Pharmazie* nichttrizyklische ▸Antidepressiva, die selektiv die Rückaufnahme der Monoamine Serotonin u. Noradrenalin aus dem synaptischen Spalt inhibieren; ***Wirkst.:*** z.B. Venlafaxin u. das als Abmagerungsmittel eingesetzte Sibutramin. E serotonin noradrenaline reuptake inhibitors, Abk. SNRI.

**Serotoninom:** ▸Apudom Serotonin bildender Zellen. E serotonin-secreting tumor.

**Serotonin-Wiederaufnahmehemmer:** *Pharmazie* nichttrizyklische ▸Antidepressiva, die die Wiederaufnahme von Serotonin im synaptischen Spalt hemmen; ***Wirkst.:*** z.B. die psychomotorisch aktivierenden Substanzen Fluoxetin, Fluvoxamin, Paroxetin, Citalopram u. Sertralin sowie das psychomotorisch dämpfende Trazodon. E serotonin (selective) reuptake inhibitors, Abk. SSRI.

**Sero|typ:** *Mikrobiologie* ▸Serovar. E serotype.

**Sero|vakzination:** Simultanimpfung mit ▸Immunserum u. ▸Impfstoff. E serovaccination.

**Sero|var(ietas):** Mikroorganismen innerhalb einer ▸Serogruppe, die anhand eines typspezifischen Antigenmusters mit Hilfe eines spezifischen Antiserums identifizierbar sind. E serovar.

**Sero|zele: 1)** Zyste mit seröser Flüssigkeit. E serocyst. **2)** abgekapselter seröser (Pleura- oder Peritoneal-) Erguss. E serous effusion.

**serpens** *(latein.):* kriechend fortschreitend. E serpiginous, creeping.

**serpentinus** *(latein.):* geschlängelt. E serpentine.

**Serpigo:** »Flechte«, »Borkenkrätze«; randwärts fortschreitende vesikulös-pustulöse u. verkrustende Hautveränderung. E serpigo, ringworm.

**Serrapeptase:** proteolytisches Enzym; ***Anw.*** als Antiphlogistikum. E serrapeptase.

**Serratia:** Bakteriengattung der Enterobacteriaceae; kleine, gramnegative, aerobe, peritrich begeißelte, rotes Pigment (Prodigiosin) bildende, saprophytäre Stäbchen. Typspezies: **S. marcescens** (= Bacterium bzw. Chromobacterium prodigiosum; gilt als fakultativ pathogen; sog. Hostienpilz).

**Serratus|parese** *(latein. serratus = gezähnt, sägeartig):* durch Druckschädigung des N. thoracicus longus (als »Rucksacklähmung«) hervorgerufener Ausfall des ▸Musculus serratus anterior. Einschränkung der Armhebung über die Horizontale, ▸Scapula alata. E serratus palsy.

**Sertaconazol:** ein ▸Azol-Antimykotikum zur topischen Anw. E sertaconazole.

**Sertoli** (ENRICO S., 1842–1910, Physiologe, Mailand). – **S.(-Stütz)-Zellen:** auf der Basalmembran der Tubuli contorti des Hodens fußende, im Samenepithel bis zur Kanälchenlichtung reichende Zellen; ernähren u. stützen die Samenzellen, haben inkretorische Funktion (▸Inhibin). E Sertoli cells. – **S.-Zellen-Syndrom:** ▸CASTILLO-Syndrom (1). E Sertoli-cell-only syndrome. – **S.-Zell(en)-Tumor:** von S.-Zellen ausgehendes Adenom des Hodens; evtl. mit LEYDIG-Zellen zwischen den Strängen (= **S.-Leydig-Zell-Tumor**). E Sertoli cell tumor.

**Sertralin:** ein selektiver ▸Serotonin-Wiederaufnahmehemmer; Antidepressivum. E sertraline.

**Serum:** ▸Blutserum; s.a. ▸Blutplasma (dort Tab.), ▸Normal-, ▸Hyperimmun-, ▸Immunserum. E serum. – **S., agglutinierendes:** ein ▸Agglutinine oder Agglutinoide enthaltendes ▸Immunserum. – **S., antitoxisches:** ▸Toxine neutralisierendes Immunserum, v.a. Diphtherie- u. Tetanus-Sera. E antitoxic s. – **S., diagnostisches:** durch Absättigung unerwünschter Antikörper mono- oder oligovalent gemachtes Immunserum für die ▸Serumdiagnostik bzw. Antigendifferenzierung (z.B. für Blutgruppenbestimmung). E diagnostic s.

**Serum-Ac-Globulin:** ▸Faktor VI der Blutgerinnung. E coagulation factor VI.

**Serum|agar:** *Bakteriologie* s.u. ▸Serumnährböden. E serum agar.

**Serum|albumin:** s.u. ▸Albumin. E serum albumin.

**Serum|al|lergie:** allergische ▸Sofortreaktion, die auf der Beteiligung zirkulierender ▸Immunkomplexe beruht. E seroanaphylaxis.

**Serum|antigene:** die – durch Antigen-Antikörper-Reaktion, Immunelektrophorese nachweisbaren – Antigene des Blutserums: Serumproteine u. -gruppen, höhermolekulare Lipid- u. Kohlenhydratanteile. E serum antigens.

**Serum|arthritis:** flüchtige, schubweise Gelenkentzündung (an meist mehreren Gelenken) als Teilerscheinung der Serumkrankheit.

**Serum|bilirubin:** primäres ▸Bilirubin. E serum bilirubin.

**Serum|diagnostik:** Diagnostik (v.a. von Infektions- u. Autoaggressionskrankheiten) durch Nachweis bestimmter – meist spezifischer – Serum- u./oder Liquorbestandteile (v.a. Immunglobuline) mit physikalisch-chemischen (▸Elektrophorese, ▸Serumlabilitätsproben etc.) oder – bevorzugt – immunologischen In-vitro-Methoden (sog. Seroreaktionen auf der Basis der ▸Antigen-Antikörper-Reaktion, erkennbar an z.B. Agglutination, Präzipitation, Komplementbindung, ferner als RIA, ELISA etc.). – I.w.S. auch die Bestimmung der Blut- u. Serumgruppen u. die ▸Enzymdiagnostik. E serological diagnosis, serodiagnosis.

**Serum|dia|pedese:** Austritt von Blutserum in das Gewebe in der ▸Prästase als Pathomechanismus des entzündlichen ▸Ödems. E serum diapedesis.

**Serum|eiweiß:** ▸Serumprotein. E serum protein.

**Serum|enzyme:** die im Blutserum bzw. -plasma nachweisbaren Zell-, Sekretions- u. ▸Exkretionsenzyme. S.a. ▸Enzymmuster (dort Schema). E serum enzymes.

**Serum|globulin:** ▸Globulin im Blutserum; s.a. ▸Plasmaproteine. E serum globulin.

**Serum-Glutamat-Oxalacetat-Transaminase,** Abk. SGOT: ▸Aspartataminotransferase. E serum glutamic-oxaloacetic transaminase.

**Serum-Glutamat-Pyruvat-Transaminase,** Abk. SGPT: ▸Alaninaminotransferase. E serum glutamic-pyruvic transaminase.

**Serum|gonado|trop(h)in:** Bezeichnung für die Konzentrationen der ▸Gonadotropine im Serum, i.e.S. für das im Serum vorkommende **Gonadotrophinum sericum**. E serum gonadotropin.

**Serum|gruppen:** der ▸Plasmaproteinpolymorphismus (erbliche Varianten einzelner »Serumproteine«). E serum groups, serum types.

**Serum|hepatitis, -ikterus,** Abk. SH: ▸Virushepatitis B. E serum hepatitis.

**Serum|krankheit:** (V. PIRQUET u. SCHICK 1905) Immunkomplexkrankheit, die nach erstmaliger, v.a. aber nach wiederholter parenteraler Zufuhr artfremden (xenogenen), ausnahmsweise auch artgleichen (allogenen) Eiweißes auftritt (s.a. ▸Anaphylaxie). ***Pathogen.:*** humorale Immunreaktion durch zirkulierende ▸Immunkomplexe bei gleichzeitigem mäßigem Antigenüberschuss. ***Klinik:*** Beginn bei Erreichen des maximalen Antikörpertiters meist zwischen 6. u. 11. Tag nach Injektion (= Antigengabe), seltener – bei Sofortreaktion – als Serumschock innerhalb von 24 Std., bei Spätreaktion bis zum 35. Tag. Als Prodromalerscheinungen treten evtl. Rötung, Jucken u. Ödem an der Injektionsstelle sowie Lymphknotenschwellungen und evtl. ARTHUS-Phänomen auf. Dann plötzliches Fieber u. Serumexanthem, evtl. ▸Serumarthritis, Meningitis, Nephritis (Albuminurie, Ödeme), Enteritis u. Polyserositis, 1–5 Tage anhaltend. ***Ther.:*** Antihistaminika, Glucocorticoide. E serum sickness, serum disease.

**Serum|labilitäts|probe, -reaktion:** Prüfung der Fällbarkeit der ▸Serumproteine (Trübung, Flockung) als Parameter für deren Labilität gegenüber bestimmten Zusätzen (oder Verdünnung mit dest. Wasser) u. damit für die Veränderungen der Zusammensetzung. Durch spezifische Tests ersetzt (s.u. ▸Serumdiagnostik). E serum lability test.

**Serum|lip(o)ide:** die im Serum/Plasma enthaltenen Fette, Lipoide u. sonstigen in Lipoidlösemitteln löslichen Verbindungen wie Cholesterin u. andere Sterine, Phospholipide, Sphingomyelin, Kephalin, Lecithin, Fettsäuren, Neutralfette (insgesamt 0,6 g%); s.a. ▸Lipoproteine, ▸Blut. E serum lipids.

**Serum|meningitis:** ▸Meningismus (Kopf- u. lumbale Rückenschmerzen, Nackensteifigkeit, Fieber, evtl. Erregungszustände u. Krämpfe) bei Serumkrankheit. Der Liquor ist klar, steril, mit normalen Zuckerwerten. Heilung spontan. E meningitis due to serum sickness.

S

**Sẹrum|merkmal:** ▸Serumgruppe. E serotype.
**Sẹrum|nähr|boden:** *Bakteriologie* Medium (Agar, Bouillon) mit Blutserumzusatz. E serum culture medium.
**Sẹrum|nephritis:** N. bei Serumkrankheit; s.a. ▸MASUGI-Nephritis. E nephritis due to serum sickness.
**Sẹrum|phosphatase:** s.u. ▸Phosphatase. E serum phosphatase.
**Sẹrum|prophylaxe:** vorbeugende Gabe spezifischen ▸Immunserums (bzw. der Immunglobulinfraktion) zur passiven Immunisierung bei Infektionsgefährdung. S.a. ▸Serumtherapie. E passive immunization.
**Sẹrum|proteine:** die im Blutserum enthaltenen Eiweißstoffe, d.h. die ▸Plasmaproteine (dort Tab.) mit Ausnahme des durch Defibrinierung entfernten Fibrinogens. Im Serum liegen viele Proteasen in aktivierter Form vor (evtl. durch Inhibitoren gehemmt), während im Plasma deren Proenzyme vorhanden sind. E serum proteins.
**Sẹrum|reaktion:** **1)** ▸Seroreaktion. E serum reaction. **2)** ▸Serumkrankheit. E serum sickness.
**Sẹrum|schock:** Serumkrankheit als akuter anaphylaktischer Schock (Sofortreaktion, ▸Anaphylaxie); s.a. ▸Immunkomplex-Anaphylaxie. E serum shock, anaphylactic shock.
**Sẹrum|therapie:** **1)** Bekämpfung von Virusinfektionen bzw. der Wirkung tierischer bzw. – bei Infektionskrankheiten – bakterieller Gifte (z.B. nach Schlangenbiss bzw. bei Diphtherie etc.) durch Gaben des spezifischen Immunserums (bzw. der Immunglobulinfraktion). E serotherapy. **2)** unspezifische Reizkörpertherapie mit allogenem Serum. E nonspecific treatment with homologous serum.
**Sẹrum|trans|aminasen:** ▸Aspartataminotransferase, ▸Alaninaminotransferase; s.a. ▸Serumenzyme. E serum transaminases.
**Servelle-Martorell-Syndrom:** kapilläre u./oder kavernöse ▸Hämangiomatose mit Hypoplasie des betroffenen Extremitätenabschnittes u. blaulivider Verfärbung der Haut; günstige Prognose.
**Sẹsam|beine,** Ossa sesamoidea: rundliche, etwa sesamkorngroße, in Bänder oder Sehnen eingelagerte Schaltknochen, v.a. an Hand u. Fuß. Lokalisation an seitlich belasteten Stellen, in Finger- u. Zehenbeugern (Abb.). Zu ihnen gehören auch ▸Fabella u. ▸Os pisiforme. E sesamoid bones.

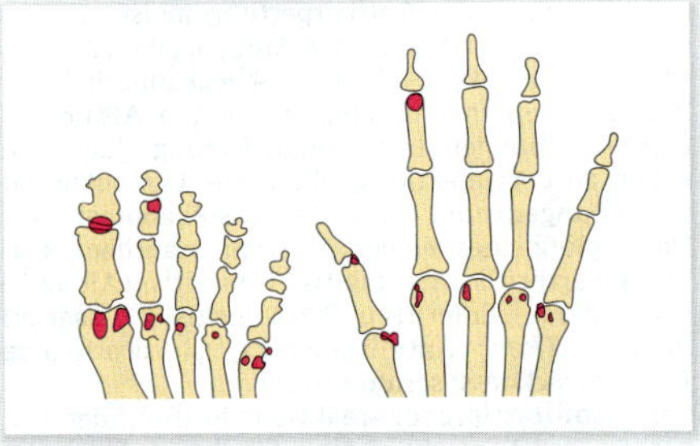

**Sesambeine:** Ossa sesamoidea (rot) an Fuß u. Hand. [280]

**Sẹsam|öl,** Oleum Sesami: das fette Öl der Samen von ▸Sesamum (2). ***Anw.*** wie Olivenöl; in Deutschland als Margarinezusatz statthaft. E sesame oil.
**sesamo|ịde(u)s** *(latein.)*: sesamähnlich; z.B. Ossa sesamoidea (▸Sesambeine). E sesamoid.
**Sẹsamum:** **1)** ▸Sesambein. E sesamoid bone. **2)** **S. indicum:** Kulturpflanze [Pedaliaceae] mit öl- u. eiweißreichen Samen (Semen Sesami). E sesame.
**SeSe, Sese:** *Genetik* Symbol (Genotyp) für ▸Sekretor (Ausscheider) von Blutgruppensubstanz in Körperflüssigkeiten (Speichel etc.). Im Gegensatz zum Nichtausscheider (**sese**). S.a. ▸Ausscheider-Nichtausscheider-System.
**sẹsqui-** *(latein. = anderthalb)*: *Chemie* Vorsilbe zur quantitativen Kennzeichnung der Elementerelation 1:1,5 in einer Verbindung, z.B. Chromsesquioxid ($Cr_2O_3$). – **Sesqui|terpene:** Terpen-Gruppe mit der allgemeinen Formel $C_{15}H_{24}$; häufig in pflanzlichen äther. Ölen. E sesquiterpenes.
**sessịl(is)** *(latein.)*: festsitzend. E sessile.
**Sestamibi:** ein Isonitril-Abkömmling, der mit einem radioaktiven Technetium-Isotop markiert werden kann ($^{99m}$Tc-S.) u. sich zur ▸Myokardszintigraphie eignet.
**Setạria:** eine Gattung parasitärer Fadenwürmer [Filariata], z.B. **S. digitạta** bei Haustieren Ostasiens (Übertragung auf Menschen möglich; klinisch: Enzephalomyelitis). E Setaria.
**Setariạse:** Befall durch Setaria-Spezies. E setariasis.
**Seuchen:** Infektionskrankheiten, für die eine Massenausbreitung (En-, Epi-, ▸Pandemie) u. ein schwerer Verlauf charakteristisch sind (s.a. ▸meldepflichtige Krankheiten). Die Verhütung u. Bekämpfung obliegen v.a. dem öffentlichen Gesundheitsdienst (in Deutschland gemäß Infektionsschutzgesetz; ferner allgemein unter Bezug auf die WHO-Gesundheitsordnung u. das Europäische Netzwerk). Wesentliche Maßnahmen: Vernichtung der Erreger-Zwischenwirte (z.B. Anopheles, Tsetse-Fliege, Schnecken [▸Schistosomiasis]), allgemeine u. individuelle hygienische Maßnahmen, aktive Immunisierung, bei ausgebrochenen Seuchen Isolierung der Erkrankten u. Krankheitsverdächtigen (s.a. ▸Quarantäne), Desinfektion, evtl. Schutzimpfung, Feststellen (möglichst auch Beseitigung) des Seuchenherdes (Ausgangspunkt der S.), Verbot von Menschenansammlungen, Schließen von Schulen u. Kindergärten, Überwachen des Grenzverkehrs, ▸Sanitärkordon u.a.m. E epidemics.
**Sẹuchen|festigkeit:** Widerstandsfähigkeit gegen Seuchenerreger aufgrund natürlicher ▸Seuchenresistenz oder erworbener Immunität. E resistance to (epidemic) infection.
**Sẹuchen|resistenz, natürliche:** erblich-konstitutionelle, artspezifische Unempfindlichkeit gegenüber Krankheitserregern mit mehr oder weniger ausgeprägter Wirtsanpassung, z.B. die S. des Menschen gegen Schweinepestvirus. E natural resistance to (epidemic) infection.
**Sẹufzer|atmung:** seelisch bedingte ▸Dyspnoe in Form – evtl. anfallsweisen – tiefen Atemholens mit dem Gefühl des zwangsweisen Durchatmenmüssens; z.B. beim nervösen Atmungssyndrom. Ferner als unregelmäßiger Automatismus nach Ausfall höherer Atemzentren in der Agonie. – Therapeutisch zur Atelektasen-Vorbeugung als stoßweise ▸Hyperventilation bei künstlicher ▸Beatmung. E sigh respiration.
**SEV:** Abk. für ▸Sekundärelektronenvervielfacher.
**Sevelamer:** Phosphatbinder (nichtresorbierbares Polymer); ***Anw.*** bei Hyperphosphatämie im Rahmen der Hämodialyse. E sevelamer.
**Sever-Krankheit** (JAMES W. S., 1878–1912, Chirurg, Boston): ▸Apophysitis calcanei. E Sever's disease.
**Sever-Operation:** ventrale Lösung des M. subscapularis u. M. pectoralis major bei Außenrotationsverlust infolge geburtstraumatischer Arm-Plexuslähmungen (M. infraspinatus u. M. teres minor). Die Innenrotationskontraktur kann dadurch beseitigt werden.
**Sevofluran:** Inhalationsanästhetikum ($C_4H_3OF_7$) mit niedrigem Blut-Gas-Verteilungskoeffizienten. ***Wirkung u. Anw.:*** sehr gut steuerbar; wegen seines angenehmen Geruchs u. nur wenig irritierender Wirkung auf die Atemwege besonders gut geeignet zur Narkoseeinleitung bei Kindern. E sevoflurane.
**Sex, Sex...:** **1)** *(latein. = sexus)*: Kurzwort oder Wortteil »Geschlecht«, »Sexualität«. S.a. ▸Geschlechts..., ▸Sexual... E sex. **2) sex** *(latein.)*: sechs. S.a. ▸hexa... E six, sex(i)-.
**sex chromosome** *(engl.)*: ▸Gonosom.
**Sẹx|chromatin:** Geschlechtschromatin; s.u. ▸BARR-Körper. E sex chromatin.
**Sex|duktịon:** *Bakteriologie* s.u. ▸Sexpili. E sexduction.

**Sex|faktor:** *Bakteriologie* s.u. ▸Sexpili. E sex factor.
**Sex|kontrolle:** *Genetik* ▸Geschlechtsbestimmung. E sex determination.
**sexo|gen: 1)** *Psychologie* durch Sexualität oder aus ihr resultierende Konflikte bedingt. **2)** *Genetik* mit einer gonadalen Störung in Zusammenhang stehend. E sex-linked.
**Sexo|logie:** ▸Sexualwissenschaft. E sexology.
**Sex|pili:** bei gramnegativen Bakterien unter Kontrolle des Sex(ual)faktors (ein ▸Plasmid) gebildete fädige Proteinröhrchen für die Kontaktherstellung bei der Konjugation von $F^+$- u. $F^-$-Zellen, vielleicht auch für die Übertragung (»Sexduktion«) genetischen Materials (d.h. des Sexfaktors, eines kleinen, ringförmigen DNS-Fragments der $F^+$- für die $F^-$-Zelle). E sex pili.
**Sexti|gravida, -para:** zum 6. Mal Schwangere oder Gebärende. E sextigravida, sextipara.
**Sexual...:** Wortteil »Geschlecht«, »Sexualität«, »Erotik«; s.a. ▸sexuell, ▸Sex...
**Sexual|an|omalie: 1)** *Genetik* s.u. ▸Intersexualität. **2)** *Psychologie* ▸Sexualdeviation.
**Sexual|deviation:** von der – je nach Kulturkreis, Religion, sozialer Schicht etc. recht unterschiedlichen – Norm abweichendes Sexualverhalten. E sexual deviation.
**Sexual|drüsen:** ▸Gonaden. E sex(ual) glands.
**Sexual|faktor:** s.u. ▸Sexpili. E sex(ual) factor.
**Sexual|hormone:** ▸Geschlechtshormone; s.a. ▸SHBG. E sex(ual) hormones, gonadal h.
**Sexualität:** umfassender Begriff für alles menschliche Denken, Fühlen u. Handeln, das im Zusammenhang mit der Eigenschaft des Menschen als Geschlechtswesen steht; umfasst nicht nur alle Tätigkeiten, Denk- u. Gefühlsinhalte, die in unmittelbarer Beziehung zum Lustgewinn durch die Funktion der Geschlechtsorgane stehen, sondern ist auch als Motivation für eine Vielzahl kultureller Ausdrucksformen (z.B. Sprachgebräuche, bestimmte Formen des Tanzes, Mode etc.) anzusehen. Die S. ist bestimmt durch genetische Faktoren u. in deren Folge durch anatomische, physiologische u. biochemische (v.a. hormonelle) Besonderheiten der Geschlechter. Die Funktion der S. kann entwicklungsgeschichtlich zunächst als auf die Erhaltung der Art gerichtet gesehen werden. Sie hat aber im Verlauf der sozialen Entwicklung des Menschen insoweit eine Besonderheit erfahren, als sie sich ihrer ausschließlich auf die Fortpflanzung gerichteten Zielbestimmtheit entzogen hat. Die S. ist der Ursprung einer Vielzahl anderer Funktionen (z.B. Lustgefühle, Ekel, Phantasien). Sie kann auch Ursache von Verhaltensweisen sein, die auf den ersten Blick nicht als solche mit sexuell motivierter Komponente erkennbar sind (z.B. Sympathie oder Antipathie gegenüber bestimmten Personen). Die spezifische Ausprägung der S. ist abhängig von den im jeweiligen Kulturkreis vorhandenen Moralvorstellungen, seinen Gebräuchen, seinem rechtlichen, religiösen Kontext; s.a. ▸Erotik. E sexuality.
**Sexualmedizin:** Teilbereich der Medizin u. ▸Sexualwissenschaft, der gesundheitlich relevante Probleme menschlichen Sexualität betrifft. In der ärztlichen Praxis besonders für die Diagnostik u. Therapie der weit verbreiteten Sexualstörungen u. Deviationen bedeutungsvoll.
**Sexual|störung, funktionelle:** jede Beeinträchtigung der Fähigkeit zum lustvollen Vollzug u. zur Vollendung des Geschlechtsverkehrs, wobei die Störung nicht zwingend organisch bedingt sein muss, sondern z.B. auch Ausdruck einer offenen oder verdeckten Störung der Partnerschaftsbeziehung sein kann; äußert sich beim Mann z.B. in Erektionsschwierigkeiten oder vorzeitiger Ejakulation, bei der Frau in mangelnder Lubrikation der Scheide, Unfähigkeit zum Orgasmus, sehr selten im Scheidenkrampf. Als organische Ursache für eine S. kommen z.B. Erkrankungen im Bereich des Urogenitalsystems, aber auch systemische Erkrankungen wie Diabetes mellitus in Frage. Auch die Einnahme bestimmter Medikamente (z.B. Neuroleptika, Lipidsenker, Betablocker) kann eine S. zur Folge haben. E sexual dysfunction.
**Sexual|stoffe:** Sammelbegriff für Substanzen, die an der Steuerung der geschlechtlichen Fortpflanzung beteiligt sind. Dazu gehören z.B. ▸Geschlechtshormone, ▸Gamone, ▸Termone, ▸Pheromone.
**Sexual|trieb:** ▸Geschlechtstrieb. E sex drive.
**Sexualwissenschaft,** Sexologie: interdisziplinäres theoret. u. prakt. Wissenschaftsgebiet, dessen Gegenstand das Geschlechtsleben in all seinen Aspekten u. Zusammenhängen ist u. das somit biologische, medizinische, psychologische, soziologische, pädagogische, ethische, juristische u. andere Komponenten enthält. S.a. ▸Sexualmedizin. E sexology.
**Sexual|zelle:** ▸Gamet.
**Sexual|zentrum:** Paarungszentrum, ▸Centrum genitospinale des Sakralmarks. – **S., nervöses:** (Hohlweg, Junkermann 1932) ein im Hypothalamus gelegenes Zentrum für die Regulation der hormonalen Beziehungen zwischen Hypophysenvorderlappen u. Gonaden. E sex behavior center.
**Sexual|zyklus:** *Gynäkologie* ▸Genitalzyklus. E sexual cycle.
**sexuell, sexual(is): 1)** *Biologie* geschlechtlich; z.B. sexuelle ▸Fortpflanzung (Gamogenesis). E sexual. **2)** *Psychologie* Sexualität betreffend. S.a. ▸Sexual... – **s. Störung:** z.B. ▸Impotenz, ▸Ejaculatio praecox, ▸Frigidität, ▸Anorgasmie. E sexual disorder. – **s. übertragbare Krankheiten:** ▸Geschlechtskrankheiten. E sexually transmitted diseases, Abk. STD.
**Sexus anceps** *(latein.)*: ▸Pseudohermaphroditismus.
**Sézary(-Baccaredda)-Syndrom** (Albert S., 1880–1956, Hautarzt, Paris): eine auch als bösartige retikulämische ▸Erythrodermie bezeichnete Krankheit aus der Gruppe der kutanen T-Zellen-Lymphome (▸Non-Hodgkin-Lymphome, dort Tab.). Gekennzeichnet durch stark juckende, schuppende Erythrodermie mit allgemeiner Schwellung hautnaher Lymphknoten, Pyodermien, Hyperkeratose sowie – in Blut, Knochenmark u. Haut – durch Zellen ähnlich denen bei Mycosis fungoides (sog. **S.-Zellen**), u. zwar mono- u. lymphozytoide Zellen mit großem, gefaltet erscheinendem Kern, schmalem Zytoplasmasaum u. evtl. mehreren Vakuolen in halsbandartiger Anordnung um den Zellkern. S.a. Abb. E Sézary syndrome.
**sezernieren:** absondern (▸Sekretion). E to secrete.
**(de-)Sêze-Syndrom:** Bandscheibenerkrankung mit Kalkeinlagerungen im Nucleus pulposus.
**sezieren: 1)** *Pathologie* eine ▸Obduktion (Sektion) ausführen. E to perform an autopsy. **2)** präparieren-

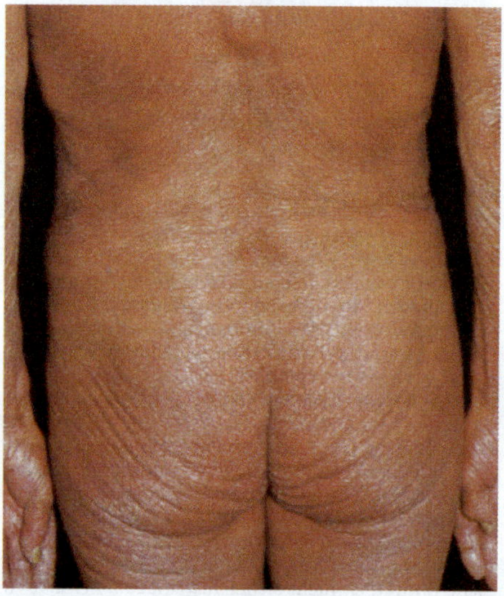

**Sézary(-Baccaredda)-Syndrom.** [411]

des Zerlegen einer Leiche bzw. von deren Teilen für anatomische Untersuchungen. E to dissect.

**Sf, sf:** *Biochemie* Abk. für **S**vedberg-**F**lotationskonstante; s.a. ▸SVEDBERG-Methode.

**Sferics** *(engl.)*, Atmosferics: niederfrequente elektromagnetische Strahlung, die bei bestimmten Wettervorgängen entsteht. Wird als Komponente der medizinischen Wetterfühligkeit angesehen. S.a. ▸Infralangwellen.

**SFL:** Abk. für **S**cheitel-**F**uß-**L**age.

**S-Form** *(engl.)* Abk. für smooth-Form: *Bakteriologie* ▸Glattform. E s-form.

**SFT, SF-Test:** Abk. für ▸Sabin-Feldman-Test.

**SG:** Symbol der Vektorkardiographie für den räumlichen (»spatialen«) Ventrikelgradienten. E spacial gradient.

**Sg:** Abk. für ▸Sphygmogramm.

**S-$\alpha_2$-Globulin:** Abk. für ▸Slow-$\alpha_2$-Globulin.

**SGOT,** Abk. für **S**erum-**G**lutamat-**O**xalacetat-**T**ransaminase: die ▸Aspartataminotransferase. S.a. ▸Enzymmuster. E SGOT.

**SGPT,** Abk. für **S**erum-**G**lutamat-**P**yruvat-**T**ransaminase: die ▸Alaninaminotransferase. S.a. ▸Enzymmuster. E SGPT.

**SH:** Abk. für *chem* **S**ulf**h**ydryl(gruppe) (s.a. ▸SH-Enzyme).

**Shaldon-Katheter:** ein zumeist aus Teflon® hergestellter Katheter als temporärer Blutgefäßzugang für Hämodialyse u. Hämofiltration bei akutem u. chronischem Nierenversagen. Der Katheter wird in weitlumige Venen (v.a. Vena jugularis interna, Vena femoralis oder Vena subclavia) eingelegt. E Shaldon's catheter.

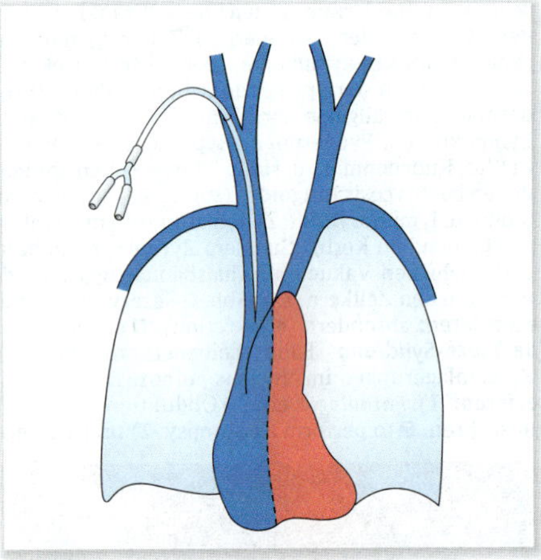

**Shaldon-Katheter:** Lage in der rechten Vena jugularis interna (schemat.).

**SH-Antigene,** Abk. für **S**erum**h**epatitis-Antigene: bei Serumhepatitis (▸Virushepatitis B) nachgewiesene ▸Hepatitis-B-Antigene. E SH antigens.

**Sharpey-Fasern** (WILLIAM SH., 1802–1880, Anatom, London): von den Sehnen u. dem Periost in die Rindensubstanz der Knochen einstrahlende kollagene Faserbündel (in den äußersten Knochenlamellen durch Knochensubstanz fixiert). E Sharpey's fibers.

**sharp(-slow)-wave complex** *(engl.)*: ▸S/W-Komplex.

**Sharp-Syndrom** (GORDON C. SH., zeitgen. amerikan. Internist): seltene, relativ gutartige, chron.-entzündliche Bindegewebskrankheit mit Symptomen mehrerer Bindegewebserkrankungen (»mixed connective tissue diseases« = MCTD): disseminierter Lupus erythematodes (ohne Nierenbeteiligung), Sklerodermie, Polymyositis, chron. Polyarthritis. Erstbeschreibung 1972 durch SHARP; ob eigenständige nosologische Entität, ist nicht sicher festzulegen. Etwa 90% Frauen, Durchschnittsalter um 40 Jahre. Antinukleäre Antikörper (allein nicht spezifisch) in 100%. Antikörpertiter gegen U1-Ribonucleoprotein (nRNP; spezifisch). Autoimmunerkrankung unbekannter Ätiol.; genetische Faktoren sind beteiligt (Assoziation mit HLA-DR4 sowie dem Immunglobulin-G-Phänotyp 1,3; 5,21). E Sharp syndrome.

**SHBG** *(engl.)* Abk. für **s**ex **h**ormone-**b**inding **g**lobulin, sexualhormonbindendes Globulin: in der Leber gebildeter Eiweißkörper, der im Blutplasma ▸Androgene u. ▸Östrogene bindet. Erhöhte Androgenbindung (u. vermind. Produktion) führen zu Verschiebung des Androgen/Östrogen-Quotienten (als Parameter für ein Prostataadenom).

**shedding** *(engl.)*: Abgabe (»Abschilfern«) von Oberflächenantigenen von Zellen in das umgebende Medium (infolge Neusynthese der Oberflächenantigenstrukturen).

**Sheehan-Syndrom:** postpuerperale Kachexie der Mutter, meist infolge puerperalen Blutverlustes mit Schock, aus dem eine Hypophysenvorderlappeninsuffizienz resultiert. Diese kann sich z.T. erst Jahre später manifestieren. S.a. ▸SIMMONDS-Syndrom. E Sheehan's syndrome.

**Sheldon-Syndrom:** ▸Arthrogryposis multiplex congenita.

**Shenton-Linie:** *Röntgenologie* s.u. ▸MÉNARD-SHENTON... E Shenton's line.

**SH-Enzyme,** Abk. für **S**ulf**h**ydryl-Enzyme, Thiolenzyme: Enzyme (z.B. SH-Proteinasen) u. Coenzyme mit einer von freien ▸Sulfhydryl- = SH-Gruppen abhängigen Aktivität. Sind durch Blockade ihrer SH-Gruppen (durch SH-Gruppen-Blocker) reversibel oder irreversibel hemmbar (Letzteres z.B. durch Alkylierung); die – z.T. durch fremde SH-Gruppen verfälschbare – Hemmreaktion dient zur spezifischen enzymatischen Bestimmung von Stoffen u. zum histochemischen Nachweis von SH- u. S-S-haltigen Strukturen. E sulfhydryl-bearing enzymes.

**Shepherd(-Cloquet)-Fraktur** (FRANCIS J. SH., 1851–1929, Chirurg, Montreal): Fraktur des Tuberculum posterius tali. E Shepherd's fracture.

**Sherman-Klassifikation:** *Bakteriologie* Gruppierung der Streptokokken nach ihrem biochemischen Verhalten sowie nach den **Sh.-Kriterien** (unterschiedliche Resistenz sowie Wachstum bei niedriger oder hoher Temperatur, auf hypertonen oder stark alkalischen sowie auf Methylenblau-haltigen Nährböden u. Galle-Blut-Agar); unterschieden werden pyogene Str. (= Gruppen A, B, C, E, F, G u. H der LANCEFIELD-Klassifikation), die Viridans- (ohne Gruppen-AG), Lactis- u. Enterokokken-Gruppe (= L.-Gruppe N bzw. D). E Sherman's classification.

**Sherren-Dreieck** (JAMES SH., 1872–1945, engl. Chirurg): s.u. ▸Appendizitisschmerzpunkte. E Sherren's triangle.

**Sherrington-Gesetz** (SIR CHARLES SC. SH., 1857–1952, Physiologe, Oxford; 1932 Nobelpreis für Medizin): **1)** Jede dorsale (= sensible) Spinalnervenwurzel versorgt ein bestimmtes Dermatom (= segmentale Innervation), in das allerdings z.T. auch Fasern benachbarter Spinalsegmente eindringen (subsidiäre Innervation). – **2)** Jeder Muskelkontraktionsreiz geht mit einem Erschlaffungsreiz des Antagonisten einher. E Sherrington's law.

**SH-Gruppe:** *Chemie* Abk. für ▸**S**ulf**h**ydrylgruppe der SH-Enzyme; s.a. ▸Thiol... E sulfhydryl group.

**Shiatsu:** japan. Massagetechnik; Variante der ▸Tuina-Therapie.

**Shiga(-Kruse)-Bazillus** (KIYOSHI SH., 1870–1957, Bakteriologe, Tokio): ▸Shigella dysenteriae. E Shiga (-Kruse) bacillus.

**Shiga-Toxin:** Toxin enterohämorrhagischer Escherichia-coli-Stämme (EHEC), das das hämolytisch-urämische Syndrom verursacht und dem Toxin der Shigellen ähnelt.

**Shigella:** *Bakteriologie* nach SHIGA (1898) benannte Gattung der Enterobacteriaceae; gramnegative, unbewegliche, nicht begeißelte, sporenlose, aerobe, vorwiegend menschenpathogene, den Darm besiedelnde Stäbchen; die Erreger der ▸Bakterienruhr. Nach biochemischen u. serologischen Eigenschaften (▸TPE-Diagnostik) 4 (mit A–D bezeichnete) Gruppen. **E** Shigella. – **Sh. boydii:** Gruppe C der Shigella; 15 Serovare, mit Typen- u. K-Antigen. – **Sh. dysenteriae:** Gruppe A der Shigella; mit 10 Serovaren; Sh. d. 1 bildet Endo- u. Ektotoxine u. verursacht den schwersten Krankheitsverlauf; Sh. d. 2 (= **Sh. schmitzii** sive **ambigua**) sowie Sh. d. 3–10 (= LARGE-SACHS-Gruppe) weisen ein gut entwickeltes Typen-, aber nur schwaches Gruppenantigen auf. – **Sh. flexneri:** Gruppe B der Shigella; mit 6 Typen u. je 1 X- u. Y-Variante; ohne Typen-, aber mit Gruppenantigen; s.a. ▸Paradysenterie. – **Sh. sonnei:** Gruppe D der Shigella (KRUSE-SONNE-Gruppe), v.a. in Europa u. Amerika; Erreger der sog. ▸E-Ruhr bzw. ▸Sommerdiarrhö.

**Shigella-Antikörper:** nach Erkrankung an Bakterienruhr bzw. nach gezielter Immunisierung bei Mensch u. Tier im Blut auftretende spezifische Antikörper gegen Shigellen, u. zwar vorwiegend agglutinierende, gegen Sh. dysenteriae antitoxische (das Wirkungsspektrum innerhalb der Shigella-Gruppe aber übergreifend). Verwertet für Diagnostik der Ruhrerkrankungen (WIDAL-Technik) u. die Gruppen-, Typen- u. Faktoren-Identifikation der Shigellen.

**Shigellose:** ▸Bakterienruhr. **E** shigellosis.

**Shikimilsäure:** $C_7H_{10}O_5$; zyklische Trihydroxy-monocarbonsäure, u.a. in Shikimi-Früchten. Ferner im Zwischenstoffwechsel als Biosynthese-Vorstufe aromatischer Aminosäuren (Phenylalanin, Tyrosin). **E** shikimic acid.

**shin splits** *(engl. = »Schienbeinbersten«):* nach übermäßiger Beanspruchung auftretende Schmerzen der vorderen Unterschenkelmuskulatur (Missverhältnis gegenüber der kräftigen hinteren Gastrocnemius-Soleus-Gruppe), bedingt durch Periostitis der Muskelansätze, Sehnenscheidenentzündung, Myositis oder Knochenverletzung; v.a. bei Sport auf harten oder unelast. Hallenböden u. Laufbahnen.

**Shirodkar-Operation:** *Gynäkologie* bei drohendem oder habituellem Abort submuköse (vor der Entbindung zu entfernende) Faden- oder Faszienumschlingung (▸Cerclage) der Cervix uteri in Höhe des inneren Muttermundes. **E** Shirodkar operation.

**Shoemaker-Linie** (JAN SH., 1871–1940, Chirurg, Den Haag): die Verbindungslinie vom ▸Trochanter major zum vorderen oberen Darmbeinstachel am Liegenden. Ihre Verlängerung verläuft normalerweise oberhalb, bei Trochanterhochstand aber unterhalb des Nabels. **E** Schoemaker's line.

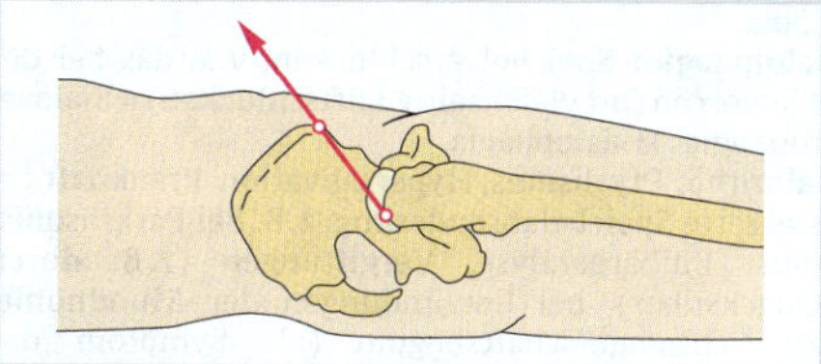

**Shoemaker-Linie:** Verlauf mit Verlängerung (bei Trochanterhochstand). [220]

**Shohl-Lösung:** Acidum u. Natrium citricum u. Aqua dest. (140 + 98, ad 1000); ***Anw.*** zur sog. Azidose-Ther. der renalen Osteodystrophie (mit renaler Insuffizienz). – Modifikation mit Natrium u. Kalium citricum (150 bzw. 50). **E** Shohl solution.

**Short-Bowel-Syndrom** *(engl.)*, Kurzdarmsyndrom: ▸Malabsorption u. einschlägige Komplikationen nach ausgedehnter Dünndarmresektion oder infolge innerer Fistelbildung mit Kurzschluss.

**Shoshin** *(japan. = Herzschlag):* akute, meist tödliche Herz-Kreislauf-Insuffizienz bei Beriberi.

**Shouldice-Operation:** Schenkelbruchoperation, bei welcher die Bruchpforte durch eine fortlaufende

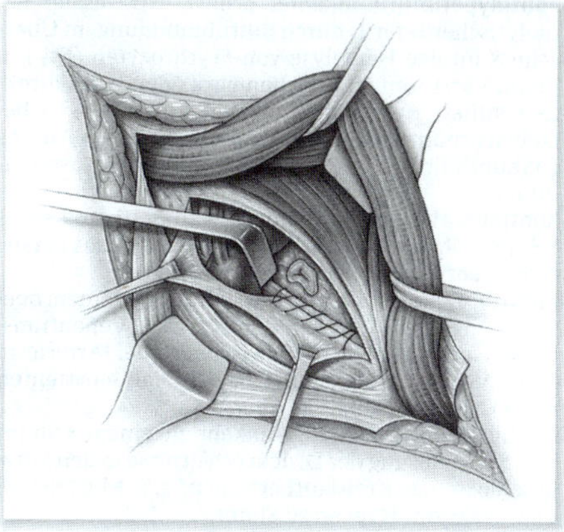

**Shouldice-Operation:** Verschluss der Schenkelbruchpforte durch fortlaufende Naht des Lig. Cooperi (Lig. pectineale) an die Fascia transversalis u./oder die Rückseite des Leistenbandes. [66]

Naht des Ligamentum Cooperi (Ligamentum pectineale) an die Fascia transversalis u./oder die Rückseite des Leistenbandes verschlossen wird (s.a. Abb.).

**Shprintzen-Syndrom** (ROBERT J. S., zeitgenöss. amerikan. Genetiker): **I)** autosomal-dominant erbliches Krankheitsbild mit Gesichtsanomalien, Omphalozele, Rachen- u. Kehlkopfhypoplasie. **II)** velo-kardio-faziales Syndrom: durch ein autosomal-dominantes Gen (variable Expressivität) verursachtes Krankheitsbild; Leitsymptome: Gaumenspalte, Herzfehler, Gesichtsdysmorphien. **E** Shprintzen syndrome, velocardiofacial syndrome.

**SH-Proteinasen:** SH-Enzyme der Gruppe Peptidhydrolasen; z.B. ▸Kathepsin B, Papain, Bromelain. **E** sulfhydryl proteinases.

**Shrapnell-Membran** (HENRY J. SH., 1761–1841, brit. Anatom): ▸Pars flaccida des Trommelfells. **E** Shrapnell's membrane.

**SHT:** Abk. für ▸Schädel-Hirn-Trauma.

**Shulman-Syndrom:** ▸Fasciitis, eosinophile. **E** Shulman's syndrome.

**Shunt** *(engl.):* Nebenschluss; natürlicher oder künstlicher, operativ angelegter Nebenweg zur Überbrückung eines Blutgefäßabschnittes (s.a. ▸Bypass) oder zur atypischen direkten Verbindung zweier Gefäßsysteme (z.B. des Pfortader- u. Hohlvenensystems). Auch Jargon-Kurzbezeichnung des Shuntvolumens. – Ferner die Verlagerung des Bildungsortes eines körpereigenen Stoffes, ▸Shunthyperbilirubinämie. S.a. ▸Shunt... – **Sh., arteriovenöser:** teilweiser bis vollständiger krankhafter Kurzschluss zwischen arteriellem u. venösem Schenkel eines Kreislaufbereiches (= ▸Links-rechts-Shunt; bei hohem Venendruck auch mit venös-arteriellem Blutstrom als Rechts-links-Shunt); liegt inner- oder außerhalb des Herzens, z.B. als Dauer-Sh. bei angeborenem ▸Shuntvitium oder als physiologischer vorübergehender Rechts-links-Shunt des fetalen ▸Kreislaufs bzw. bei Anw. der Herz-Lungen-Maschine (Umgehung des Lungenkreislaufs), aber auch als arteriovenöse Fistel; Letztere (vorübergehend) auch künstlich als ▸CIMINO- u. SCRIBNER-Fistel für ▸Hämodialyse. – **Sh., koronari(k)okavaler:** bei Pfortaderhochdruck operative ▸Anastomose (End-zu-Seit) zwischen Vena coronaria des Magens u. der unteren Hohlvene (V. cava inferior); analog der **mesenterikokavale Sh.** (Seit-zu-End-Anastomose der V. mesenterica superior mit der unteren Hohlvene) bzw. der **splenorenale Sh.** (zwischen li. Nieren- u. li. Milzvene nach Milzexstirpation).

**Shunt|bili|rubin:** s.u. ▸Shunthyperbilirubinämie.

**Shunt|blut:** durch a.v. Shunt bedingtes Mischblut. **E** shunted blood.

S

**Shunt|hyper|bilirubin|ämie:** primär extravasaler hämolytischer Ikterus durch Bilirubinbildung im Überschuss infolge Hämolyse von Erythrozyten (Ery) u. deren Vorstufen im Knochenmark oder durch direkte Synthese aus Häm u. dessen Vorstufen. Es bestehen erhöhte Werte des unkonjugierten Bilirubins (»Shuntbilirubin«) u. vermehrte Urobilinausscheidung.

**Shunt|operation:** op. Bildung bzw. Beseitigung eines ▸Shunts (Letzteres z.B. bei Ductus arteriosus persistens, Ventrikel-/Vorhofseptumdefekt).

**Shunt|thrombose:** Blutgerinnselbildung in einem operativ angelegten Verbindungsstück (Venentransplantat oder Kunststoff) zwischen einer Arterie u. einer Vene; Vorkommen z.B. bei Dialysepatienten mit ▸CIMINO-Fistel.

**Shunt|umkehr:** Strömungsumkehr in einem ▸Shunt infolge Änderung der Druckverhältnisse in den kurzgeschlossenen Kreislaufbereichen; s.a. ▸EISENMENGER-Reaktion. E reversed shunt.

**Shunt|vitium:** angeborener Herzfehler mit Kreislaufkurzschluss; mit arteriovenösem = Links-rechts-Shunt, d.h. mit vermindertem Blutangebot an den großen Kreislauf u. blassem Infantilismus, v.a. der Ventrikel- u. Vorhofseptumdefekt, der Ductus arteriosus persistens, Canalis atrioventricularis, das aortopulmonale Fenster, die Lungenvenenfehlmündung, Aortenatresie; mit venös-arteriellem = Rechts-links-Shunt (mit Zyanose u. blauem Infantilismus) z.B. die FALLOT-Tetralogie, ▸Transposition der großen Gefäße, ▸Trikuspidalatresie, Hypoplasie des re. Ventrikels, fehlender Aortenbogen, ▸Truncus arteriosus communis, ▸EBSTEIN-Syndrom.

**Shunt|volumen:** pro Zeiteinheit durch einen Shunt in den arteriellen bzw. venösen Schenkel übertretende Blutmenge; ermittelbar nach dem FICK-Prinzip. Typisch ferner die Verkürzung bzw. Verlängerung der Verdünnungszeit in der i.v. Farbverdünnungskurve beim Rechts-links- bzw. ▸Links-rechts-Shunt (infolge Umgehung der Lungenpassage bzw. des Rückflusses arterialisierten Lungenblutes in das re. Herz).

**Shute-Zange:** geburtshilfliche Zange mit nicht gekreuzten Blättern (»Parallelzange«); passt sich gut der Kopfform an, übt einen relativ geringen biparietalen Druck aus. E Shute's forceps.

**Shwachman-Syndrom** (HARRY SH., Kinderarzt, Boston/Mass.): als SH.-BLACKFAN-DIAMOND-OSKI-KHAW-Syndrom ein autosomal-rezessiv erbliches Krankheitsbild mit exokriner Pankreasinsuffizienz, kombiniert mit Knochenmarkhypoplasie (Reifungsstörung; relative Neutropenie, rezidivierende Thrombozytopenie, evtl. Panzytopenie; Vermehrung des fetalen Hb); metaphysäre Skelettanomalien. Führt im Säuglingsalter zu chronisch-rezidivierenden Durchfällen, Gedeihstörung, Minderwuchs. E Shwachman's syndrome.

**Shwartzman-Sanarelli:** s.u. ▸SANARELLI. E Shwartzman phenomenon.

**Shy-Drager-Syndrom:** Ausprägungsform der ▸Multisystematrophie; sekundäre ▸Hypotonie infolge Fehlens der Blutdruckregulation beim Aufrichten des Körpers, bedingt durch eine auf das ▸Kreislaufzentrum übergreifende, fortschreitende degenerative Erkrankung des Zentralnervensystems; Noradrenalinspiegel normal, steigt aber beim Aufrichten nicht an. Ferner motorische u. zerebellare Störungen. E Shy-Drager syndrome.

**SI:** ▸SI-Einheiten(-System).

**Si:** *Chemie* Symbol für ▸**Si**licium. E Si.

**SIADH,** Abk. für Syndrom der inadäquaten **ADH**-Sekretion: ▸SCHWARTZ-BARTTER-Syndrom. E SIADH.

**Sial...:** s.a. ▸Sialo...; s.a. ▸Speichel...

**Sialadenitis:** ▸Speicheldrüsenentzündung.

**Sialagoga:** *Pharmazie* Mittel, die die Speichelsekretion fördern; ***Wirkst.:*** z.B. Pilocarpin. E sialagogues, sialogogues.

**Sialidose,** Neuraminidase-Mangel: Gruppe autosomal-rezessiv erblicher Stoffwechseldefekte, die durch einen Mangel an ▸Neuraminidase zur Ablagerung von Neuraminsäure enthaltenden Oligosacchariden in Lysosomen u. erhöhter Neuraminsäure-Ausscheidung im Urin führen. ***Klinik:*** neurodegenerative Symptomatik, Hepatosplenomegalie, kirschroter Fleck (Augenhintergrund), Skelettveränderungen; bei der frühinfantilen Form Hydrops-fetalis-ähnliches Bild. E sialidosis.

**Sia|lin|säure,** Sialsäure: Gruppenbezeichnung für N- u. O-acylierte Neuraminsäure-Abkömmlinge; natürliche Bausteine in Gangliosiden, Glykolipoiden u. -proteiden, v.a. in Drüsensekreten, Zellmembranen, Blutplasma (▸Neuraminidase); in Zellwänden von Coli-Bakterien Baustein des Polysaccharids Colominsäure (ein N-Acetyl-Neuraminsäure-Polymer). E sialic acid.

**Sialin|säure-Speicherkrankheit:** ▸Neuraminsäure-Speicherkrankheit. E sialic acid storage disease.

**Sialo...:** s.a. ▸Speichel...

**Sial(o)|adenitis:** Speicheldrüsenentzündung, z.B. ▸Parotitis. E sial(o)adenitis.

**Sial(o)|adeno|graphie:** Röntgenkontrastdarstellung der Speicheldrüsen »Parotis« oder »Submandibularis«. E sialography.

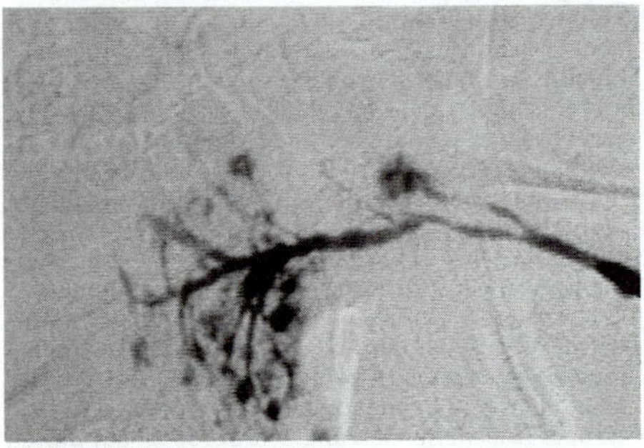

**Sial(o)adenographie:** Parotisgänge bei SJÖGREN-Syndrom mit Schwankung der Gangweite u. Lakunenbildung. [89]

**Sial(o)|adenom:** ▸Adenom der Speicheldrüsen; z.B. Parotisadenom.

**Sial(o)|angitis, -dochitis, -ductitis:** Entzündung eines Speicheldrüsenausführungsganges. E sialoangiitis.

**Sialo|graphie:** ▸Sial(o)adenographie. E sialography.

**Sialo|lith:** ▸Speichelstein. E sialolith.

**Sialo|litho|tomie:** operative Speichelsteinentfernung. E sialolithotomy.

**Sialom:** Tumor des Speicheldrüsenparenchyms. E sialoma.

**Sialo|phagie:** Speichelverschlucken, v.a. das bei der ▸Sialorrhö (oft gleichzeitig Luftschlucken) = Sialoaerophagie. E sialophagia.

**Sialor|rhö,** Ptyalismus, Hypersalivation: krankhaft gesteigerte Speichelabsonderung; z.B. bei Parkinsonismus, Bulbärparalyse, Vergiftungen (z.B. durch Quecksilber), bei Entzündungen der Mundhöhle, zu Schwangerschaftsbeginn (als Symptom der ▸Frühgestose). E sialorrhea, ptyalism.

**Sialose: 1)** Störung der Absonderung (▸Dyschylie) aller Speicheldrüsen, v.a. der Parotis (»Parotidose«) oder Submandibularis (»Submaxillose«) als nichtentzündliche Erkrankung des Drüsenparenchyms i.S. einer Stoffwechsel- u. Sekretionsstörung; mit schmerzlosen wiederholten Schwellungen dieser Drüsen. Kommt vor u.a. bei endokrinen Störungen (z.B. Diabetes mellitus u. insipidus, bei Hypovitaminosen, Alkoholismus; s.a. ▸MIKULICZ-Krankheit (2), ▸HEERFORDT-, ▸SJÖGREN-Syndrom). E sialosis. **2)** ▸Sialorrhö. E sialism.

**Sialo|syrinx:** ▸Speichelfistel. E sialosyrinx.

**siamesische Zwillinge:** Bezeichnung (nach den 1811–1874 in Siam lebenden Xiphopagen Chang u. Eng) für eine lebensfähige Form der ▸Doppelfehlbildung. E Siamese twins.

**sibilans** *(latein.)*: pfeifend, zischend; z. B. ▸Rhonchi sibilantes. E sibilant.

**Sibirische Enzephalitis:** Russische ▸Frühjahr-Sommer-Enzephalitis. E Siberian encephalitis.

**Sibutramin:** ein ▸Serotonin-Noradrenalin-Wiederaufnahme-Hemmer; ***Anw.*** zur Gewichtsreduktion bei Adipositas, unterstützend zu diätetischen Maßnahmen; ***NW:*** u. a. Myo-, Endo- u. Perikardveränderungen, Herzrhythmusstörungen; Hypertonie, Mundtrockenheit, Obstipation, Schlafstörungen. E sibutramin.

**Sicard** (1) ANDRÉ S., geb. 1904, Chirurg, Paris; **2)** JEAN ATH. S., 1872–1929, Neurologe, Paris; **3)** ROGER S., Neurologe, Paris). – **S.-Syndrom: 1)** (ROGER S.), Tic douloureux: primäre (= vasomotorische) oder sekundäre (z. B. narben-, tumorbedingte) Glossopharyngeusneuralgie. Nach Berührungsreiz von Gaumenzäpfchen, -mandel, Zungengrund, Epiglottis, beim Schlucken fester, v. a. aber heißer u. kalter Speisen, bei lautem Sprechen, intensivem Kauen u. Gähnen treten messerstichartige, von einer Gaumenbogenhälfte in Zunge, Kieferwinkel, Hals u. Ohr ausstrahlende Schmerzen, evtl. auch Reizhusten auf. E Collet's syndrome, glossopharyngeal neuralgia. **2)** (JEAN ATH. S.): ▸BRISSAUD-Syndrom; ferner als S.-LERMOYEZ-Sy. oder angeborener knöcherner ▸Schiefhals bei einseitiger ▸Atlasassimilation. E Sicard-Lermoyez syndrome. – **S-Zeichen** (ANDRÉ S.): verminderter oder aufgehobener Bauchdeckenreflex rechts bei Appendizitis. E Sicard's sign.

**Sicca-Syndrom:** das durch ungenügende Drüsenleistung geprägte ▸SJÖGREN-Syndrom (primäre Form des Sicca-Syndroms); davon unterschieden wird eine sekundäre Form des S., die bei anderen Grunderkrankungen (auch medikamentös bedingt) vorkommt. E Sjögren's syndrome.

**siccatus** *(latein.)*: *Pharmazie* getrocknet. E dried.

**Sichel: 1)** *Anatomie* ▸Falx. E falx. **2)** *Ophthalmologie* als **myopische S.** der ▸Conus temporalis (oder auch Conus myopicus); als **temporale S.** ein schmales halbmondförm. Feld am äußeren Rand des ▸Gesichtsfeldes beider Augen, in dem nur einäugig gesehen wird (keine Deckung mit dem der anderen Seite). E sickle.

**Sichel|band:** *Anatomie* ▸Ligamentum falciforme. E falciform ligament.

**Sichel|fuß:** Pes adductus; i. e. S. die angeborene Mittelfußkontraktur (evtl. mit Fußwurzeleinbeziehung = Tarsus-Metatarsus varus s. adductus); auch eine wesentliche Komponente des Pes equinovarus (Klumpfuß).

**Sichel|keim:** Sporozoit der Malariaplasmodien. E falciform body, sporozoite.

**Sichel|zelle,** Drepanozyt: Erythrozyt, der das ▸Hämoglobin HbS enthält, kurzlebig ist (< 42 Tg.) u. sich unter Sauerstoffentzug (z. B. nach minutenlanger venöser Stauung) sichelförmig umformt (»Sichelung«); ist typisch für die ▸Sichelzellenanämie. Abb. E sickle cell, drepanocyte.

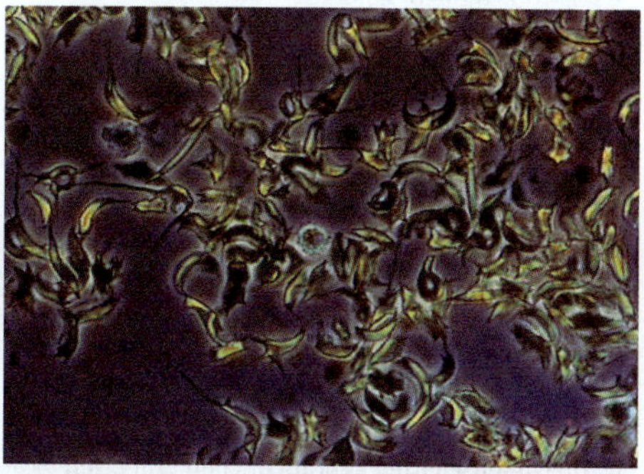

**Sichelzelle:** Drepanozyten im gefilterten Phasenkontrastlicht. [178]

**Sichelzell(en)|anämie, -krankheit,** Drepanozytose, HERRICK-Syndrom: v. a. bei schwarzhäutiger Bevölkerung tropischer Regionen Afrikas, aber auch im Mittelmeerraum vorkommende autosomal-rezessiv erbliche Strukturanomalie des Hämoglobin-Moleküls (β-Kette) mit Bildung von ▸Sichelzellen (s. a. ▸Sichelzellenträger). Tritt auch auf in Kombination mit anderen Hb-Anomalien, v. a. mit HbC (Sichelzellen-Hämoglobin-C-Krankheit), HbF (▸Sichelzellenthalassämie), HbD (▸Sichelzellen-Hämoglobin-D-Krankheit). ***Klinik:*** geprägt durch krisenhafte hämolytische Anämie mit Kapillarverstopfungen (infolge Sichelzellenbildung in den Gefäßen) u. Infarzierungen mit den daraus resultierenden vielgestaltigen Bildern: rheumaähnlich, mit akuten Bauchsymptomen (Koliken, Appendizitis), nephritisch, nerval (epileptiform, hemiplegisch). Auslösung der Krisen erfolgt durch Sauerstoffmangel. E sickle cell anemia, drepanocythemia.

**Sichelzell(en)anlage,** Abk. HbAS: s. u. ▸Sichelzellenträger. E sickle cell trait.

**Sichelzell(en)-Hämoglobin-C-Krankheit:** s. u. ▸Hämoglobin (bei Hb-S-C...). E sickle cell-hemoglobin C disease.

**Sichelzell(en)-Hämoglobin-D-Krankheit:** erbliche ▸Hämoglobinopathie bei Simultanträgern von HbS u. HbD; klinisch als Sichelzellenanämie mit Hypochromie u. Mikrozytose. E sickle cell-hemoglobin D disease.

**Sichelzell(en)thalassämie,** Mikrodrepanozyten-Krankheit: Hämoglobinopathie bei Simultanträgern von HbS, HbF u. HbA; klinisch als ▸Sichelzellenanämie mit Symptomen der Thalassaemia major, minor oder minima (je nach %-Anteil des anomalen Hb). E sickle cell thalassemia.

**Sichelzell(en)träger:** heterozygoter Träger des Sichelzellgens (das bei Homozygotie zur ▸Sichelzellenanämie führt), das die Verdrängung von HbA durch HbS (u. auch Malaria-Resistenz?) bewirkt; die Erythrozyten enthalten teils HbS, teils HbA. Klinisch – außer bei Hypoxie (z. B. in Höhen > 2500 m) – erscheinungsfrei oder nur mäßige Anämie. E sickle cell carrier.

**Sicherheits|drain:** *Chirurgie* s. u. ▸Sicherungsdrainage. E quarantine drain.

**Sicherungs|drainage:** zeitlich begrenzte ▸Drainage zur Sicherung des Sekretabflusses im Operationsbereich. E prophylactic drainage.

**Sicker|blutung:** flächenhafte, nicht pulsierende arterielle u./oder venöse Blutung aus der geschädigten Endstrombahn, z. B. bei hämorrhagischer Diathese. E seeping hemorrhage.

**Sick-Sinus-Syndrom,** Abk. SSS, Sinusknotensyndrom, Abk. SKS: eine Gruppe komplizierter, nichtventrikulärer Herzrhythmusstörungen infolge gestörter Funktion des ▸Sinusknotens, v. a. durch ▸koronare

S

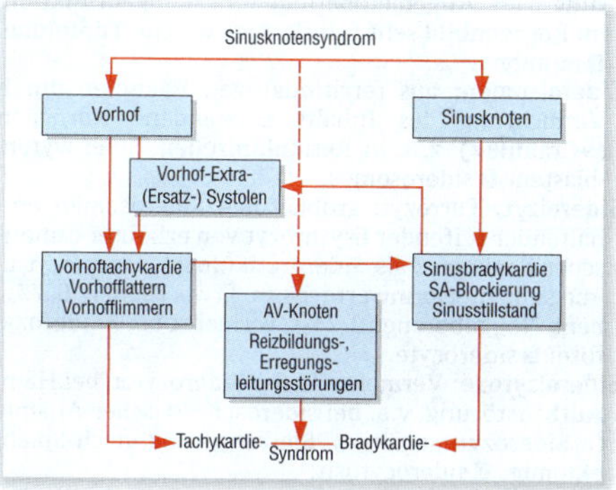


**Sick-Sinus-Syndrom:** schematische Darstellung der Pathogenese tachykarder u. bradykarder Rhythmusstörungen beim Sinusknotensyndrom. [425]

Herzkrankheit (Schema); u. zwar als alternierendes Bradykardie-Tachykardie-Syndrom, aber auch als persistierende ▸Sinusbradykardie, nicht digitalisbedingtes bradykardes Vorhofflimmern, Vorhofflattern, sinuatrialer Block, Sinusarrest (mit Ersatzrhythmus bzw. Asystolie; auch nach Elektrokonversion), supraventrikuläre Tachykardie. Kann im Alter Ursache für einen synkopalen Anfall sein.

**Sideratio: 1)** plötzlicher Tod. **2)** Tod durch Blitzschlag, Sonnenstich. **3)** Elektrotherapie. E sideration.

**sidero|achrestisch:** Eisen nicht verwertend; z.B. sideroachrestische ▸Anämie. E sideroachrestic.

**Sidero|blast:** ▸Erythroblast mit Berliner-Blau-positiven Einschlüssen (freie Ferritin-Granula oder ▸Siderosomen) im Zytoplasma, evtl. in den Mitochondrien. Vermehrt nachweisbar bei Häm-Aufbaustörung, v.a. bei sideroachrestischer Anämie (hierbei – als »Ringsideroblast« – mit ringförmig um den Kern angeordneten Siderosomen). E sideroblast.

**Sidero|blasten|anämie, erworbene idiopathische:** ▸myelodysplastische Syndrome.

**Sidero|blasten|index:** der Quotient aus Sideroblasten- u. Erythroblastenzahl (normal 20–40). E sideroblast index, sideroblast-erythroblast quotient.

**Sidero|fibrose:** Organfibrose mit Eisenablagerung, z.B. bei Hämochromatose. E siderofibrosis.

**sidero|penisch:** durch Eisenmangel (»**Sideropenie**«) bedingt; s.a. ▸sideropriv. E sideropenic. – **s. Dysphagie:** ▸PLUMMER-VINSON-Syndrom. E s. dysphagia.

**Sidero|phage:** ▸Herzfehlerzelle. E siderophage, siderophore.

**sidero|phil:** mit besonderer Affinität zu Eisen; besonders gut mit Eisenverbindungen färbbar, im Überangebot vorhandenes Eisen speichernd (z.B. bestimmte sideroph. Gewebe bei ▸Hämochromatose, -siderose). E siderophil(ic), siderophilous.

**Sidero|philie:** ▸Hämochromatose.

**Sidero|philin:** ▸Transferrin. E siderophilin.

**sidero|priv,** ferripriv: eisenarm, auf Eisenmangel beruhend (= sideropenisch). E sideropenic.

**Siderose, Siderosis:** Ablagerungen von Eisen(salzen) in Körpergeweben; generalisiert bei Eisenüberangebot, -stoffwechselstörung (**hämatogene S.**; ▸Hämochromatose, ▸-siderose); lokalisiert bei äußerlicher Eiseneinwirkung (**xenogene S.**). E siderosis. – **S. bulbi:** Ablagerung von Eisensalzen in Augapfelgeweben bei längerem Verbleiben eines Eisensplitters im Auge. Rostrote Verfärbung von Iris, Konjunktiven u. Linse (= Eisenstar = **S. lentis**); Netzhautdegeneration, Seh- u. Adaptationsstörungen. – **S. pulmonum,** Eisenstaublunge: gutartige, rückbildungsfähige, nicht fibrosierende ▸Pneumokoniose (»Tätowierung« der Lunge) durch metallisches Eisen, Eisen(II)- oder Eisen(III)-oxid nach mehrjähriger Exposition bei Arbeitern der Eisenindustrie, Elektroschweißern; als Siderosilikose bei Erzbergleuten, Kesselreinigern u. Metallschleifern. Keine bes. Störung von Allgemeinbefinden u. Lungenfunktion; im Röntgenbild sehr feinfleckige weiche Tüpfelung. E pulmonary s.

**Sidero|somen:** aus ferritinhaltigen Vakuolen durch Verdichtung des Inhalts entstandene Körnchen (»Granula«), z.B. in Retikulumzellen, Siderozyten, -blasten. E siderosomes.

**Sidero|zyt,** Ferrozyt: grobkörnige Siderosomen enthaltender reifender Erythrozyt von erhöhter osmotischer Resistenz; als Sideroretikulozyt, -normozyt u. -megalozyt. Normwerte beim Erwachsenen 0,3‰, beim Neugeborenen 1,7‰; vermehrt bei ▸Siderozytose. E siderocyte.

**Sidero|zytose:** Vermehrung der Siderozyten bei Häm-Aufbaustörung, v.a. bei sideroachrestischer Anämie (= Siderozytenanämie), Bleivergiftung, nach Splenektomie. E siderocytosis.

**Sidewinder-Katheter** *(engl.)*: ein am Ende in die Gegenrichtung, mit der Spitze seitlich gebogener Gefäßkatheter; ***Anw.*** zur Ballondilatation stenosierter Gefäße oder zur selektiven Gefäßdarstellung.

**Sidney-Klassifikation:** Einteilung der chron. Magenschleimhautentzündungen (▸Gastritis).

**SIDS** *(engl.)* Abk. für sudden infant death syndrome: ▸Kindstod, plötzlicher.

**Sieb|bein:** ▸Os ethmoidale. E ethmoid.

**Siebbein|höhle, -labyrinth, -zellen:** ▸Cellulae ethmoidales. S.a. ▸Sinusitis ethmoidalis. E ethmoid sinus, e. labyrinth, e. cells.

**Siebener-Syndrom:** (H. MAU) 7 fakultative, in der Regel passagere Symptome der Skelettreifungshemmung beim ▸Säugling, u. zwar Skoliose, lumbodorsale Kyphose, Schädelasymmetrie, Schiefhaltung des Kopfes, Hüftdysplasie, Beckenasymmetrie u. Fußfehlhaltung.

**Sieben|tage|fieber:** s.u. ▸Japanisch. S.a. ▸Dengue-Fieber (mit Fieberrezidiv am 7. Tag). E seven-day fever.

**Sieb|haut:** *Gynäkologie* ▸Decidua.

**Siebold-Kranio|tom** (EDUARD K. J. V. S., 1801–1861, Arzt, Marburg, Göttingen): *Geburtshilfe* scherenartiges Schädelperforatorium mit kurzen, außen geschärften Branchen für die ▸Embryotomie. E Siebold's craniotome.

**Sieb|plastik:** *Chirurgie* ▸DOUGLAS-Siebplastik.

**Sieb|platte:** *Anatomie* ▸Lamina cribrosa. E cribriform plate.

**Sieb|test:** ▸Screening als Vorfelddiagnostik. E screening.

**Siech|tum:** Zustand bei chronischem, zur Entkräftung führendem Krankheitsprozess. E lingering illness.

**Siede|punkt,** Kochpunkt, Abk. Kp: Temperatur, bei der ein Stoff aus dem flüssigen in den gasförm. Zustand übergeht. Bleibt für reine Stoffe während des Siedens konstant u. stellt somit ein stoffspezifisches Kriterium dar, das vom Luftdruck abhängig ist (bei geringerem Druck erniedrigt). Wird durch schwer flüchtige gelöste Substanzen erhöht. Die Angabe erfolgt in °C bei 760 mmHg (beträgt für Wasser 100 °C). E boiling point.

**Siegal-Cattan-Mamou-Syndrom,** familiäres Mittelmeerfieber: eine autosomal-rezessiv erbliche, androtrope chronische Krankheit mit Fieberanfällen, Polyserositis (mit akuten, krisenhaften, kolikart. Bauchschmerzen, Gelenk-, Pleuraschmerzen). Es besteht eine periretikuläre Amyloidose (u.a. als – tödliche – Nierenamyloidose mit nephrotischem Syndrom). E familial Mediterranean fever.

**Siegel|ring|form:** ▸Ringform. E signet-ring shape.

**Siegel|ring|zelle:** große runde Zelle mit schleimreichem Zytoplasma u. randständigem Kern bei **Siegelringzellkarzinom**, z.B. des Kolons (s.a. ▸Darmkarzinom). E signet-ring cell.

**Siegle-Trichter** (EMIL S., 1833–1900, Ohrenarzt, Stuttgart): sog. pneumatische Ohrlupe; otoskopisches Gerät zur Prüfung der Trommelfellbeweglichkeit. Dabei wird ein mit einer Lupe versehener, luftdichter Trichter in den äußeren Gehörgang eingeführt. Über einen seitlich in das Trichterlumen eingebrachten Schlauch mit Gummiballon kann Luft eingeblasen bzw. abgesaugt u. dadurch ein Über- bzw. Unterdruck im äußeren Gehörgang erreicht werden. Durch die Lupenöffnung wird das Trommelfell begutachtet. E Siegle's otoscope.

**Siegrist-Hutchinson-Syndrom** (AUGUST S., 1865–1947, Augenarzt, Basel, Bern): Ernährungsstörung der Netz- u. Aderhaut nach Augapfelprellung. E Siegrist-Hutchinson syndrome.

**SI-Einheiten:** *Physik, Chemie* die – seit 1978 in der BRD gesetzlich angeordneten – Maßeinheiten des mit reproduzierbaren (atom)physikalischen u. technischen Größen arbeitenden Système International d'Unités, dessen Grundlage die 7 »Basiseinheiten« Meter, Kilogramm, Ampere, Kelvin, Sekunde, Mol u. Candela (u. die Supplement-Einheiten Radiant u. Steradiant) sind, von denen sich die meisten in den Naturwissenschaften gebräuchlichen Einheiten »kohärent« (d.h. ohne von 1 verschiedene Umrechnungsfaktoren) ableiten lassen (Tab. 1), wobei dezi-

| Messgröße | Einheit (Kurzzeichen) |
|---|---|
| Länge | Meter (m) |
| Fläche | Quadratmeter ($m^2$) |
| Volumen | Kubikmeter ($m^3$) |
| ebener Winkel (Winkel) | Radiant (rad) |
| räuml. Winkel (Raumwinkel) | Steradiant (sr) |
| Masse | Kilogramm (kg) |
| Dichte | Kilogramm durch Kubikmeter ($kg/m^3$) |
| Zeit | Sekunde (s) |
| Frequenz | Hertz (Hz) |
| Geschwindigkeit | Meter durch Sekunde (m/s) |
| Beschleunigung | Meter/Sekundenquadrat ($m/s^2$) |
| Winkelgeschwindigkeit | Radiant durch Sekunde (rad/s) |
| Winkelbeschleunigung | Radiant/Sekundenquadrat ($rad/s^2$) |
| Kraft | Newton (N) |
| Druck, mechanische Spannung | Pascal (Pa), Bar (bar) |
| dynamische Viskosität | Pascalsekunde (Pa · s) |
| kinematische Viskosität | Quadratmeter durch Sekunde ($m^2/s$) |
| Energie, Arbeit, Wärmemenge | Joule (J) |
| Leistung, Energie, Wärmestrom | Watt (W) |
| elektr. Spannung (Potentialdifferenz) | Volt (V) |
| elektr. Widerstand | Ohm (Ω) |
| elektr. Stromstärke | Ampere (A) |
| elektr. Leitwert | Siemens (S) |
| Elektrizitätsmenge, elektr. Ladung | Coulomb (C) |
| elektr. Kapazität | Farad (F) |
| elektr. Flussdichte | Coulomb durch Quadratmeter ($C/m^2$) |
| elektr. Feldstärke | Volt durch Meter (V/m) |
| magnet. Fluss | Weber (Wb) |
| magnet. Flussdichte oder Induktion | Tesla (T) |
| Induktivität | Henry (H) |
| magnet. Feldstärke | Ampere durch Meter (A/m) |
| thermodynam. Temperatur | Kelvin (K), Grad Celsius (°C) |
| Lichtstärke | Candela (cd) |
| Leuchtdichte | Candela durch Quadratmeter ($cd/m^2$) |
| Lichtstrom | Lumen (lm) |
| Beleuchtungsstärke | Lux (lx) |
| Aktivität einer radioaktiven Substanz | Becquerel (Bq), reziproke Sekunde ($s^{-1}$) |
| Energiedosis | Gray (Gy) |
| Äquivalentdosis | Joule durch Kilogramm (J/kg) |
| Energiedosisrate, -leistung | Gray durch Sekunde (Gy/s) |
| Äquivalentdosisrate, -leistung | Watt durch Kilogramm (W/kg) |
| Ionendosis | Coulomb durch Kilogramm (C/kg) |
| Ionendosisrate, -leistung | Ampere durch Kilogramm (A/kg) |
| Stoffmenge | Mol (mol) |
| stoffmengenbezogene Masse, molare Masse | Kilogramm durch Mol (kg/mol) |
| Stoffmengenkonzentration, Molarität | Mol durch Kubikmeter ($mol/m^3$) |
| Brechkraft optischer Systeme | Dioptrie (dpt) |
| Radioaktivität | reziproke Sekunde ($s^{-1}$) |
| katalyt. Aktivität | Katal (kat) |

**SI-Einheiten:** Übersicht der Maßeinheiten (Tab. 1).

male Vielfache u. Teile durch entsprech. Vorsilben bezeichnet werden (Tab. 2). E SI units.

**Siemens:** nach WERNER V. SIEMENS (1816–1892) benannte Einheit für den elektr. Leitwert: S = 1/Ω. E siemens.

**Siemens** (HERM. WERNER S., 1891–1969, Dermatologe, Berlin, Leiden). – **S.-Bloch-Pigmentdermatose:** das ▸BLOCH-SULZBERGER-Syndrom. E Bloch-S. syndrome. – **S.-Christ-Syndrom:** ▸Anhidrosis hypotrichotica polydysplastica. E Christ-S.-Touraine syndrome. – **S.-Syndrom: 1)** als S.-Sy. I u. II die ▸Keratosis follicularis spinulosa decalvans bzw. K. foll. akneiformis. E Siemens syndrome. **2)** Dermatitis multiformis (▸Dermatitis herpetiformis DUHRING-BROCQ).

**Sievert,** Abk. Sv: J (Joule)/kg als SI-Einheit der Äquivalentdosis; 1 Sv = 100 rem. E sievert.

**sig.:** *Pharmazie* Abk. für ▸signa, ▸signetur. E sig., S.

**Sig|ma,** Abk. Σ, Abk. σ, Abk. s: Buchstabe »S« des griechischen Alphabets. **1)** Symbol (σ) *physik* für Grenzflächenspannung bzw. *statist* für Standardabweichung. E sigma. **2)** Kurzbezeichnung des Sigma romanum (Colon sigmoideum; s.u. ▸Colon). E sigmoid.

**Sigma|after,** Sigmoideostomie: ▸Anus praeternaturalis sigmoideus. E sigmoidostomy.

**Sigma|blase:** aus dem Colon Sigmoideum (s.u. ▸Colon) operativ gebildete ▸Dickdarmblase (▸Ersatzblase); s.a. ▸Conduit. E sigmoid bladder.

**Sigma|karzinom:** ▸Darmkarzinom.

**Sigmaperforation:** Durchbruch des Grimmdarmabschnitts des Dickdarms; als gedeckte Perforation mit örtlicher Abszessbildung oder – bei freier Perforation – mit Austritt von Darminhalt in die Bauchhöhle und anschließender diffuser kotiger ▸Peritonitis. Häufige Ursache: ▸Divertikulitis, ▸Colitis ulcerosa.

**Sigma|tismus,** Lispeln: falsche Bildung u. Aussprache (»Artikulation«) der S-Laute als häufigster Stam-

S

| Vorsatz* | Kurzzeichen | Bedeutung | | | |
|---|---|---|---|---|---|
| Tera | T | Billionenfaches | $= 10^{12}$ | = | 1 000 000 000 000 |
| Giga | G | Milliardenfaches | $= 10^{9}$ | = | 1 000 000 000 |
| Mega | M | Millionenfaches | $= 10^{6}$ | = | 1 000 000 |
| Kilo | k | Tausendfaches | $= 10^{3}$ | = | 1 000 |
| Hekto | h | Hundertfaches | $= 10^{2}$ | = | 100 |
| Deka | da | Zehnfaches | $= 10^{1}$ | = | 10 |
| Dezi | d | Zehntel | $= 10^{-1}$ | = | 0,1 |
| Zenti | c | Hundertstel | $= 10^{-2}$ | = | 0,01 |
| Milli | m | Tausendstel | $= 10^{-3}$ | = | 0,001 |
| Mikro | µ | Millionstel | $= 10^{-6}$ | = | 0,000 001 |
| Nano | n | Milliardstel | $= 10^{-9}$ | = | 0,000 000 001 |
| Piko | p | Billionstel | $= 10^{-12}$ | = | 0,000 000 000 001 |
| Femto | f | Billiardstel | $= 10^{-15}$ | = | 0,000 000 000 000 001 |
| Atto | a | Trillionstel | $= 10^{-18}$ | = | 0,000 000 000 000 000 001 |

* *zulässig ist jeweils nur 1 Vorsatzzeichen, das mit dem (ohne Zwischenraum nachstehenden) Einheitenzeichen ein Ganzes bildet (DIN 1301)*

**SI-Einheiten:** Vorsätze für dezimale Vielfache u. Teile von Einheiten (Tab. 2).

melfehler; z.B. infolge falscher Zungenlage (v.a. als **S. interdentạlis**, das eigentl. Lispeln bei Kindern bis zum 6.Lj.) oder durch falsche Gaumenfunktion (bei Palatoschisis, Lähmung); auch ohne anatomische Grundlage (= ▸Parasigmatismus). E sigmatism, lisping.

**Sigmoịd:** ▸Colon sigmoideum. E sigmoid.

**Sigmoid|ek|tomịe:** teilweise bis totale operative Entfernung des Sigmoids. E sigmoidectomy.

**Sigmoid(e)o|prokto|stomịe, -rekto|stomie:** Anastomosierung von ▸Sigma u. ▸Rectum. E sigmoidoproctostomy.

**Sigmoid(e)o|skopịe:** s.u. ▸Rektoskop. E sigmoidoscopy.

**sig|moịde(u)s** *(latein.):* S- oder sigmaförmig, zum Colon sigmoideum gehörend. E sigmoid.

**Sigmoidịtis:** ▸Colitis im Colon sigmoideum. E sigmoiditis.

**Signa** *(latein.):* die Zeichen, ▸Signum. E signs.

**sị|gna** *(latein.)* Abk. sig.: Rezepturanweisung »bezeichne«, »signiere« (s.a. ▸Signatur); z.B. sig(na) n(omine) prop(rio) = »beschrifte mit dem Namen des Patienten« (auch: signetur s. n. = »es werde bezeichnet mit...«). E signa.

**Si|gnal|mittelungs|technik:** eine nichtinvasive Methode zur genaueren Analyse der Sinusknotenpotentiale, wobei aus der (EKG-)Speicherung vieler Herzzyklen (Summation) Rückschlüsse auf die Elektrophysiologie der Erregungsleitung gezogen werden können. ***Anw.*** v.a. zur Registrierung sog. ventrikulärer Spätpotentiale bei Patienten mit tachykarden ventrikulären Herzrhythmusstörungen.

**Signạl|system:** (I. P. Pawlow) das funktionale Gesamt der bedingten Reflexe, mit dem Informationen (»**Signale**«) aus der Umwelt das Verhalten (Anpassung) von Tier u. Mensch entscheidend beeinflussen. Als **1. S.** das System für alle sensorischen Reize bzw. für die weniger differenzierten, meist subkortikalen Funktionen; als **2. S.** (nur beim Menschen) das System, in dem das geschriebene oder gesprochene Wort als bedingter Reiz wirkt und das den höher differenzierten, spezifischen Hirnrindenfunktionen dient (Träger aller auf der Sprache basierenden Denk- u. Lernprozesse). E pavlovian (cortical) signal system.

**Signaltransduktions-Inhibitoren,** Abk. STI: Substanzen, die die Signalwege beeinflussen können, die das Wachstum von Tumorzellen signalisieren; z.B. ▸Tyrosinkinaseinhibitoren. E signal transduction inhibitors.

**Si|gnatụr(a):** die ärztliche Rezepturanweisung auf dem Rezept bzw. ihre Wiederholung als Beschriftung (Name, Anw., Rezeptur) auf dem Arzneimittelbehältnis. – Auch Inhaltsangabe auf Standgefäßen. E signature.

**si|gnẹtur** *(latein.)* Abk. sig.: Rezepturanweisung »es möge bezeichnet werden«. E signa.

**si|gni|fikạnt:** bedeutsam, wesentlich; *statist* s.u. ▸Signifikanz, *med* klinisch beweisend. E significant.

**Si|gni|fikạnz:** *Statistik* »Bedeutsamkeit«; als signifikant gilt eine Differenz zwischen Prüfgröße u. deren Erwartungswert, wenn ihr rein zufälliges Zustandekommen sehr unwahrscheinlich ist. E significance.

**sig. n. prop.:** *Pharmazie* Abk. für ▸**signa nomine proprio**.

**Sị|gnum** *(latein.):* Zeichen. E sign. – **S. mạli ọminis:** schlechtes Vorzeichen i.S. der Prognose. E unfavorable s. – **S. mọrtis:** ▸Todeszeichen. E s. of death.

**SIH: 1)** *(engl.)* Abk. für **s**omatotropin-**i**nhibitory **h**ormone: *Endokrinologie* ▸Somatostatin. **2)** Abk. für **S**chwangerschafts-**i**nduzierte **H**ypertonie: *Geburtshilfe* sekundäre arterielle ▸Hypertonie in der Schwangerschaft. S.a. ▸EPH-Gestose.

**Silben|entgleisung:** Silbenverwechslung, ▸Paraphasie. E paraphasia.

**Silben|stolpern,** Literalataxie: kortikale Dysarthrie mit Störung der Koordination des Wortes bei intakter Laut- u. Silbenbildung: Buchstaben u. Silben werden versetzt, ausgelassen, evtl. wiederholt; charakterist. für progress. Paralyse. E syllable stumbling.

**Sịlber,** Abk. Ag, Argentum: 1- bis 3-wertiges Edelmetall mit Atomgew. 107,868, OZ 47; natürliche Isotope: $^{107}Ag$ u. $^{109}Ag$, künstliche radioaktive (β-Strahler) $^{104-106}Ag$, $^{108}Ag$, $^{110}Ag$, $^{113}Ag$, $^{115}Ag$. Ist mit zahlreichen Metallen legierbar (z.B. **Silberamalgam** [Ag, Sn, Hg] als Zahnfüllung). – ***Anw.:*** *med* v.a. äußerlich (desinfizierend; s.a. ▸oligodynamische Wirkung), z.B. früher als Silbernitrat für ▸Credé-Prophylaxe, als ▸Silberfolie, ▸Clip (Silberdrahtklammer zum Abklemmen von Hirngefäßen), Platte (▸Heidenhain-Plastik), *histol* für DNS-Färbung (mit frisch hergestelltem Aldehyd-Silber-Reagens) bzw. ▸Silberimprägnierung. Ist nachweisbar qualitativ z.B. als Silberchlorid (AgCl; weiß), als Sulfid ($Ag_2S$; schwarz), quantitativ z.B. durch Argentometrie; *toxik* bewirkt als Höllenstein ($AgNO_3$; ▸Silbernitrat) nach Verschlucken Ätzschorfe der Schleimhäute; ▸Argyrie, ▸Argentumkatarrh. E silver.

**Silber|amino|ethyl|phosphat:** Antiseptikum zur Wundbehandlung. E silver aminoethyl phosphate.

**Silber|draht|arterien:** *Ophthalmologie* hochgradig eng gestellte, wandverdickte, bei der ▸Ophthalmoskopie als drahtfeine schmale Reflexstreifen erscheinende, hyalin degenerierte Netzhautgefäße bei fortgeschrittener hypertonischer ▸Retinopathie. E silver wire arteries.

**Silber|eiweiß|acetyl|tannat:** Antiseptikum u. Adstringens; ***Anw.*** zur Ther. u. Prophyl. der bakteriellen Rhinitis. E silver protein acetyl-tannate.

**Silber|folie,** Argentum foliatum: dünn gewalztes, steriles Silber zur Wundbehandlung; wirkt granulationsfördernd, vermeidet übermäßige Flüssigkeitsverluste. E silver foil.

**Silber|imprägnierung:** *Histologie* Schwarzfärbung von argyrophilen Zellen (Nerven-, Gliazellen) u. Bindegewebsfasern mit Silberverbindungen (Bildung körnigen Niederschlages aus reduziertem Silber), z.B. nach Bielschowsky, Cajal, Golgi. E silver impregnation.

**Silbernitrat,** $AgNO_3$, Argentum nitricum: ***Wirkung:*** in geringer Konzentration adstringierend sowie durch die Reaktion der Ag-Ionen mit Bakterieneiweiß bakterizid; in höherer Konzentration ätzend. ***Anw.*** in Form leicht löslicher Kristalle oder gegossener Stifte (»Höllenstein«) als Ätzmittel u. Antiseptikum (zur Credé-Prophyl.). E silver nitrate.

**Silber|saum:** graue bis blauschwarze Verfärbung des Zahnfleischrandes bei ▸Argyrie. E argyric line.

**Sildenafil:** ein selektiver Phosphodiesterase-V-Hemmer (s.u. ▸Phosphodiesterase-Hemmer); ***Anw.*** bei erektiler Dysfunktion. E sildenafil.

**Silencer** *(engl. = Schalldämpfer):* Nucleotidsequenzen, die die ▸Transkription als negative Steuerelemente bremsen. Gegenspieler der Enhancer.

**silent ischemia** *(engl.):* die »stumme«, d.h. asymptomatische Myokardischämie. Ohne subjektive Beschwerden sind objektiv (EKG) Zeichen einer Myokardischämie nachweisbar.

**silent period** *(engl.):* »Innervationsstille«; die vorübergehende Unterbrechung der tonischen Entladungsfolgen von Nervenzellen (z.B. der motorischen Einheiten), meist im Anschluss an eine synchronisierte Aktivitätssteigerung (z.B. Eigenreflex).

**Silfverskiöld-Syndrom** (Nils S., 1888–1957, schwed. Orthopäde), Osteochondropathia multiplex: nach der Originalbeschreibung verschiedene Skelettdysplasien, die von der Achondroplasie abgegrenzt wurden. E Silfverskiöld's syndrome.

**Silibinin:** einer der Hauptwirkstoffe des ▸Silymarins. ***Anw.*** als Antidot bei Knollenblätterpilz-Vergiftung. E silibinin.

**Silicate:** Salze der Kieselsäure; Hauptbestandteil zahlreicher Gesteine (Feldspat, Glimmer, Granit etc.). E silicates.

**Silicium,** Silizium, Abk. Si: 4- u. 2-wertiges Nichtmetall-Element (»Halbmetall«) mit Atomgew. 28,086 u. OZ 14. Isotope $^{28}$Si, $^{29}$Si u. $^{30}$Si, künstlich $^{31}$Si (β-Strahler, HWZ 2,62 h). Sehr reagibel mit Halogenen, Stick- u. Sauerstoff, mit Wasserstoff (Silicid-Bildung), Kohlenstoff (Bildung von Siliciumcarbid = Carborund). Neben Sauerstoff häufigster Bestandteil der Erdkruste; biologisches Spurenelement. E silicon.

**Siliciumdioxid,** $SiO_2$, Kieselsäureanhydrid: natürlich als Quarz, Kieselgur, Sand, Kieselstaub vorkommende Verbindung; Grundbaustein der Kieselsäure. E silica, silicon dioxide.

**Silicon: 1)** (engl.) ▸Silicium. **2)** ▸Silikone.

**Silikatose:** Staublungenerkrankung (▸Pneumokoniose) durch silicathaltige Feinstäube (z.B. Asbest, Talkum, Kaolin). Führt zu Lungenfibrose. Im Fall der ▸Asbestose entschädigungspflichtige ▸Berufskrankheit; s.a. ▸Talkose. E silicatosis.

**Siliko|anthrakose:** ▸Anthrakosilikose. E silicoanthracosis.

**Siliko|arthritis, -arthrose:** ▸Caplan-Syndrom.

**siliko|gen:** ▸Silikose hervorrufend.

**Silikom:** s.u. ▸Silikose. E siliconoma.

**Silikone:** uneinheitliche organ. Verbindungen mit Si-C-, Si-O-, Si-O-Si-(»Siloxan«)Bindungen; i.e.S. die Siloxanpolymere (Polysiloxan). – *hämat* Benetzen der Innenwand von Glas-, Kunststoffgefäßen mit Silicon-Öl-Emulsion (»**Silikonisierung**«) reduziert den Materialkontakt eingefüllten Blutes u. damit dessen Gerinnungsneigung; *derm* ***Anw.*** in Hautschutzsalben. E silicones.

**Silikon-Krankheit,** Silikon-Arthritis: nach Mammaplastiken (Silikon- oder Paraffininstillation) selten auftretende Erkrankung mit Symptomen einer Sklerodermie, eines Lupus erythematodes u. einer chronischen Polyarthritis. Häufig Raynaud-Symptomatik, selten Sjögren-Syndrom. Rheumafaktor in 50 %, antinukleäre Faktoren in 15 %, DNS-Antikörper in 12 % nachweisbar.

**Silikon|prothese:** s.u. ▸Brustrekonstruktion, ▸Mammaprothese. E silicone implants.

**Silikose,** Quarzstaublunge, Kieselstaublunge, Steinstaublunge: häufigste, zu fibroplastischem Gewebsumbau führende ▸Pneumokoniose, hervorgerufen durch – meist berufliche – Einwirkung lungengängigen Quarzfeinstaubs (reine S.) oder quarzhaltigen Mischstaubs (Mischstaub-S.). ***Pathogen.:*** Die Entstehung ist abhängig von Staubkorngröße u. -dichte, Expositionszeit (Staubsummenwert), Quarzsorte u. -menge, Disposition. Die über interstitielle Lymphbahnen peribronchial, perivaskulär, subpleural sowie in Lymphknoten abgelagerten Staubkörnchen bewirken eine reaktive Wucherung der Histiozyten u. kollagenen Fasern (**Silikosegranulome**), später Hyalinisierung (Silikom). Der Prozess schreitet durch Bildung weiterer Granulome u. Verschmelzungen (Rundherde, Konglomerate, Ballungsschwielen) sowie Gewebsschrumpfung unter Entwicklung eines kompensatorischen Emphysems fort. ***Klinik:*** Beginn schleichend auch nach Wegfall der Staubexposition (oft bis jahrzehntelange Latenz) mit leichter Ermüdbarkeit, Inappetenz, Gewichtsverlust, Husten; zunehmende Atemnot (Dyspnoe) u. Zyanose. ***Kompl.:*** chronische Bronchitis, Emphysem, ▸Silikotuberkulose, Pleuritis, respiratorische Insuffizienz, chronisches Cor pulmonale; s.a. ▸Caplan-Syndrom. ***Diagn.:*** Neben subtiler Berufsanamnese ist der Röntgenbefund (3-Stadien-Einteilung) wesentliches Diagnostikum: **I)** vermehrte Lungenzeichnung, einzelne Fleckschatten, leicht vergrößerter Hilusschatten; **II)** sehr zahlreiche Flecken, über beide Lungen verstreut; **III)** größere, flächenhafte Schwielen, Schrumpfungen, kleine Fleckschatten; bes. Formen: Rundherd-S. (»tumoröse S.«), Gittertüll-, Schneegestöber-, Schrotkornlunge. – Eine **akute S.** kommt nach nur kurzer Exposition bei hoch quarzhaltigem Staub (u. wahrscheinlich auch aufgrund individueller Disposition) vor, führt schnell zu Lungenveränderungen u. meist bald zum Tode (v.a. im Tunnel- u. Stollenbau, an Sandstrahlern, in Putzmittelindustrie). – Die S. gilt in Deutschland als entschädigungspflichtige ▸Berufskrankheit. E silicosis.

**Siliko|tuberkulose:** Lungentuberkulose als Komplikation einer Silikose oder koinzident mit ihr auftretend; sehr ungünstige Wechselwirkung. Entschädigungspflichtige Berufskrankheit nur bei Vorliegen einer wesentlichen oder progredienten Silikose u. einer aktiven Tbk. E silicotuberculosis.

**Silizium:** ▸Silicium. E silicon.

**Silk|worm(gut)** *(engl.),* Seidendarm: aus dem Spinnsaft der getöteten Seidenraupe geformter Faden als schwer resorbierbares chirurgisches Nahtmaterial sowie für ▸Intrauterinpessare.

**Silo|tod,** Gärtod: Tod in Gärkellern, Silos, in Schiffsladeräumen als Folge der – v.a. bei nicht vollkommen trockener Einlagerung vorkommenden – ▶ Kohlendioxidvergiftung.

**Silverman** (1) FREDERIC N. S., geb. 1917, Pädiater, New York; 2) IRVING S., geb. 1904, Chirurg, Brooklyn; 3) WILLIAM S.). – **S.-Nadel** (IRVING S.): eine mehrfach modifizierte (VIM, FRANKLIN, FUCHS) Nadel zur ▶ Biopsie; abgeschrägte, scharf geschliffene Hohlnadel (mit Mandrin), in die in situ eine um 2 cm längere, längs gespaltene stanzende Hohlnadel eingeschoben wird (zur vollständigen Abtrennung des Gewebszylinders durch Nachschieben der Außennadel). E Vim-Silverman (biopsy) needle. – **S.-Syndrom: 1)** (FREDERIC N. S.): **a)** Entwicklungsanomalie des Brustbeins (prämature Synostose); sekundär oft Hühnerbrust; häufig kombiniert mit angeborenem Herzfehler; **b)** ▶ Kindesmisshandlung(ssyndrom); **c)** die dyssegmentale Dysplasie mit schwerem (intrauterinem) Minderwuchs u. anarchischer Wirbelkörperverknöcherung. E Silverman's disease. **2)** (WILLIAM A. S.): ▶ CAFFEY-SILVERMAN-Syndrom.

**Silverman-Index:** Index zur Bewertung des Atemnot- = Respiratory-Distress-Syndroms beim Neugeborenen (Gesamtpunktzahl 10 = schwerster Grad). E Silverman index.

**Sily|marin:** Wirkstoff aus der Mariendistel **Silybum marianum** (s. Abb.); besteht aus den drei Hauptverbindungen **Silybin** (Silibinin [INN]), **Silydianin** u. **Silycristin**; wirkt stabilisierend auf Leberzellmembranen; ***Anw.*** zur Prophylaxe toxischer Leberschäden, unterstützend bei chron. Lebererkrankungen; die Reinsubstanz Silibinin wird in löslicher Form (Infusion) protektiv bei Leberintoxikation durch die Gifte α-Amanitin u. Phalloidin des Knollenblätterpilzes (▶ Amanita phalloides) verwendet. E silymarin.

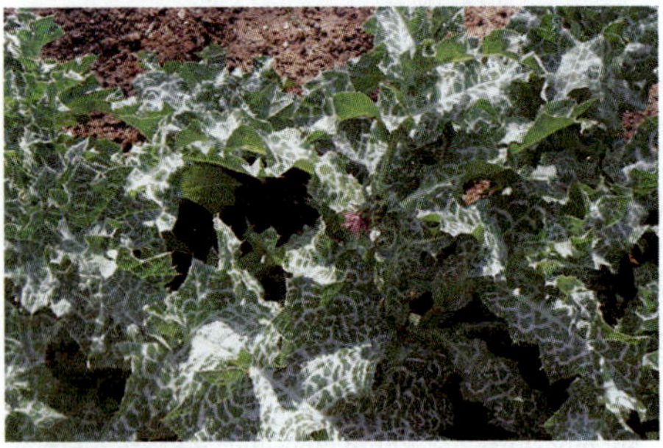

**Silymarin:** Mariendistel. [399]

**Simbu-Gruppe:** Untergruppe der ARBO-Viren. Erreger fieberhafter Allgemeinerkrankungen mit Husten. E Simbu group.

**Simeticon:** mit Siliciumdioxid aktiviertes Polymethylsiloxan (▶ Dimeticon); ***Anw.*** als ▶ Entschäumer bei Meteorismus, nach Ingestion von Schaumbildnern wie z. B. Spülmittel u. zur Vorbereitung diagnostischer Untersuchungen wie z. B. abdominelle Sonographie. E simethicone.

**Simian-Virus** *(engl. = Affen-Virus):* ▶ SV.

**Similia similibus curentur:** »Ähnliches möge durch Ähnliches geheilt werden«, als Grundsatz der ▶ Homöopathie. Analog: **S. s. curantur**, »Ähnliches kann durch...«

**Simmonds-Syndrom** (MORRIS S., 1855–1925, Pathologe, Hamburg): (1913) Hypophysenvorderlappeninsuffizienz (▶ Hypopituitarismus) verschiedenster Ursache, z. B. bei Hypophysentumor, als ▶ SHEEHAN-Syndrom. Sekundär Ausfälle der Schilddrüse, Nebennieren, Gonaden; eine **S.-Kachexie** ist selten (bei den ursprünglich beschriebenen Fällen handelt es sich v. a. um eine nervöse ▶ Anorexie). – Zusammenfassend auch als S.-REYE-SHEEHAN-Syndrom bezeichnet. E Simmonds' disease.

**Simon** (1) GEORG S., 1882–1957, Pneumologe, Aprath; 2) GUSTAV S., 1824–1876, Chirurg, Rostock, Heidelberg). – **S.-Herde** (GEORG S.): ein- oder beidseitige, meist hämatogene, verkalkende Spitzen(streu)herde aus der Primärperiode der ▶ Lungentuberkulose; stationär oder – nach langer Latenz – zu tertiärer fortschreitender Lungen-Tbk führend. E Simon's foci. – **S.(-Richet)-Inzision** (GUSTAV S.): »vertikaler Lumbalschnitt« parallel zur WS vom Oberrand der 11. Rippe bis zur Spina iliaca posterior; gewährt direkten Zugang zum Nierenbecken u. -gefäßstiel. – **S.-Lage** (GUSTAV S.): eine Rückenlage mit Abduktion der knie- u. hüftgebeugten Beine. E Simon's position. – **S.-Redeker-Frühinfiltrat** (GEORG S.): ▶ ASSMANN-Frühinfiltrat.

**Simonart-Bänder** (PIERRE J. C. S., 1817–1847, Frauenarzt, Brüssel): ▶ amniotische Stränge. E Simonart's threads.

**Simons-Syndrom** (ARTHUR S., 1879–1942, Arzt, Berlin): v. a. bei Frauen vorkommender Fettschwund (Lipodystrophie) besonders der oberen Körperhälfte bei sonst normalem oder gar vermehrtem Panniculus adiposus; evtl. auch Otosklerose, Knochenzysten, Störungen von Wasserhaushalt, Menses u. Vasomotorik. E Simons' disease.

**sim|plex** *(latein.):* einfach, vereinfacht, unkompliziert. E simple, uncomplicated.

**Simplex-Dosimeter:** *Radiologie* Dosimeter (mit Ionisationskammer) ausschließlich für Dosismessung; Anzeige erfolgt durch ein Zählwerk.

**Simpson-Golabi-Behmel-Syndrom:** X-chromosomal-rezessiv erbliche Hochwuchsform mit weiteren Anomalien. E Simpson-Golabi-Behmel syndrome.

**Simpson-Katheter:** arterieller Katheter mit seitlicher Öffnung, in dem ein Messer rotiert; ***Anw.*** z. B. zur Entfernung arteriosklerotischer Plaques bei Gefäßverschluss. Durch einen in Höhe des Messers angebrachten aufblasbaren Ballon kann die Öffnung mit dem Messer auf Gefäßwandauflagerungen gepresst und diese können abgeschnitten werden.

**Simpson-Test:** Test zur Diagnostik einer ▶ Myasthenie. Charakteristisch ist das allmähliche Herabsinken der Augenlider bei anhaltendem Blick nach oben.

**Sims** (1) HARRY M S., Frauenarzt, Boston; 2) JAMES MARION S., 1813–1883, Frauenarzt, New York). – **S.-Huhner-Test** (HARRY M S.; MAX H., 1873–1947, Urologe, N.Y.): ▶ Postkoitaltest. E Sims-Huhner test, penetration t. – **S.-Lage** (JAMES MARION S.): **1)** Knie-Ellenbogen-Lage zur Entfaltung der Vagina sowie zur Reposition des retroflektierten Uterus oder einer vorgefallenen Nabelschnur. E Sims position. **2)** stabile Linksseitenlage mit gestrecktem linkem u. – darüber hinweg – in Hüfte u. Knie gebeugtem rechtem Bein, nach hinten geschlagenem, gestrecktem li. Arm u. zur Unterlage geneigtem Rumpf. E semiprone position.

**Simulation:** bewusste u. absichtliche, evtl. betrügerische Vortäuschung von – meist funktionellen – Krankheitszuständen mit bestimmter Zweckabsicht (z. B. Rentenbegehren); s. a. ▶ Aggravation. E simulation, malingering.

**Simulations|probe:** Untersuchung zur Bestätigung bzw. zum Ausschluss einer Simulation; z. B. als Hörprüfung, u. a. nach MARX (nach Vertauben des gesunden Ohres wird eine gestellte Frage nur vom Simulanten beantwortet).

**Simulạtor:** mit einem Analogrechner ausgestattetes, einen physikalisch-technischen Vorgang nachahmendes Gerät zur Einübung der Bewältigung vorprogrammierter kritischer Situationen. E simulator.

**Simụlium:** eine kosmopolitische Kriebelmücken-Gattung, deren Weibchen Blutsauger sind. Obligate Überträger der Onchozerkose des Menschen. E Simulium.

**simultạn** *(latein.):* gleichzeitig. E simultaneous.

**Simultạn|färbung:** *Histologie* »Mehrfachfärbung« durch gleichzeitiges Einwirken einer Farbstoffmischung, aus der bestimmte Gewebestrukturen jeweils eine bestimmte Farbe annehmen; z. B. ▶ (VAN-) GIESON-Färbung. E polychrome staining.

**Simultạn|impfung:** gleichzeitige passive u. aktive ▶Immunisierung, wobei Erstere das schutzlose Intervall bis zum Einsetzen der Antikörperbildung überbrücken soll; z.B. als Tetanusprophylaxe beim nicht aktiv Geimpften. E simultaneous vaccination.

**Simultạn|kontrast:** die bei gleichzeitigem Eintreffen von Helligkeits- u. Farbreizen an benachbarten Netzhautstellen (s.a. ▶rezeptives Feld) auftretende – Randunschärfen ausgleichende – verstärkte Dunkel- bzw. Gegenfarbempfindung (▶Farbenkontrast) in der Nachbarschaft der adäquaten Reizantwort. E simultaneous contrast.

**Simultạn|tomo|graphie:** *Röntgenologie* früher die Anfertigung mehrerer Schichtbilder (von gewünschten Schichttiefen) der gleichen Region in einem Arbeitsgang unter Verwendung einer speziellen Filmkassette (»Schichtkassette«). Vorteile: übereinstimmende (Bewegungs-, Durchblutungs-)Phase, geringere Strahlenbelastung, Zeitersparnis. E multilayer tomography.

**SIMV** *(engl.)* Abk. für synchronized intermittent mandatory ventilation: Form der ▶Beatmung, bei der eine volumenkontrollierte maschinelle Beatmung kombiniert ist mit einer inspiratorischen Druckunterstützung während der Spontanatmung des Pat.

**Simvastatin:** ein ▶HMG-CoA-Reductase-Hemmer, ▶Lipidsenker. ***Anw.*** bei primärer Hypercholesterinämie, kombinierter Hypercholesterinämie u. Hypertriglyceridämie, bei denen die Hypercholesterinämie im Vordergrund steht.

**Sịnapis:** Senf. – **S. ạlba:** weißer oder gelber Senf [Cruciferae]; die Samen (Semen Erucae, Senfkörner) enthalten ätherisches Öl, dienen u.a. als Hautreizmittel. S.a. ▶Sinapismus. E white mustard. – **S. nịgra:** Brassica nigra (Senfkohl); Samen wie die von S. alba angewandt. E black mustard.

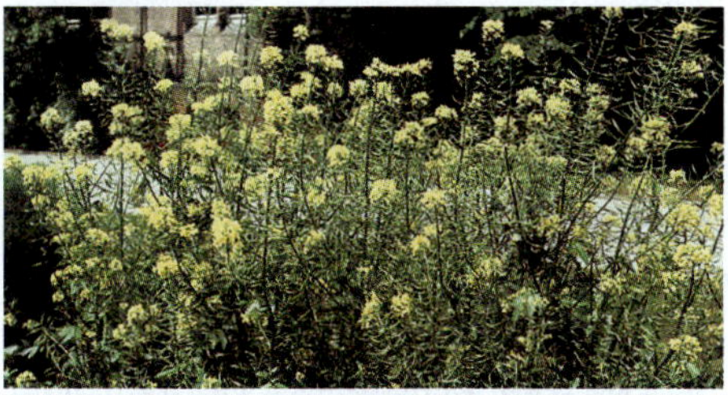

**Sinapis alba:** Weißer Senf. [448]

**Sinapịsmus:** Senföl-Vergiftung, u.a. durch Senf-, Rettich-, Knoblauch-, Zwiebelgenuss. ***Klinik:*** Übelkeit, Erbrechen, evtl. Proteinurie, Kreislaufkollaps. E sinapism.

**Sịnciput:** Vorderhaupt, vordere Kopfhälfte. E sinciput.

**Sịndbis-Fieber:** in Tropen vorkommende Erkrankung des Menschen durch das bei Mücken u. Vögeln vorkommende Alphavirus der Familie ▶Togaviridae. Kurz anhaltendes Fieber, Kopf- u. Muskelschmerzen.

**Sinding Lạrsen:** s.u. ▶LARSEN.

**sịne** *(latein.)*: ohne. E without. – **s. confectịone:** Rezepturanweisung: ohne Originalverpackung. E without wrapper.

**sin|gle** *(engl.)*: einzeln. – **s. atrium:** Herz mit nur 1 Vorhof, analog: **s. ventricle** m. nur 1 Ventrikel. S.a. ▶Cor triloculare.

**Single-Photon-Emissionscomputertomographie** *(engl.)* Abk. SPECT: ▶Emissionscomputertomographie unter Anw. von Gammastrahlern (im Gegensatz zur ▶Positronen-Emissions-Tomographie) u. Einsatz rotierender Gammakameraköpfe; Methode zur tomographischen Darstellung der dreidimensionalen Verteilung radioaktiv markierter Substanzen in Geweben, z.B. im Becken oder im Gehirn (s.a. Abb.).

**singulạ̈r, sin|gularis:** einzeln, außerordentlich. E singular.

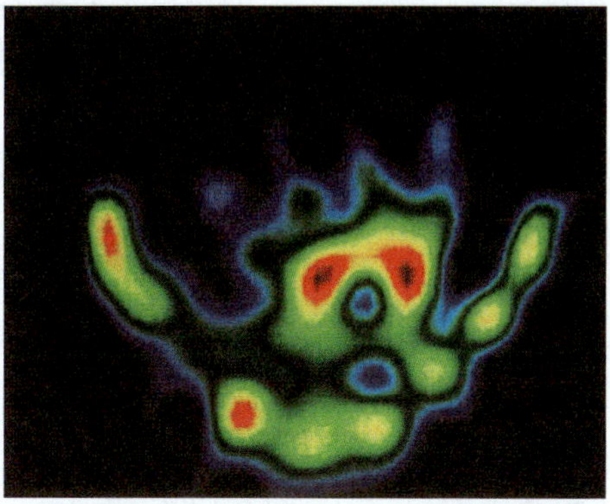

**Single-Photon-Emissionscomputertomographie:** Aufnahme des Beckens (CLAESSENS, Universität Nijmegen). [459]

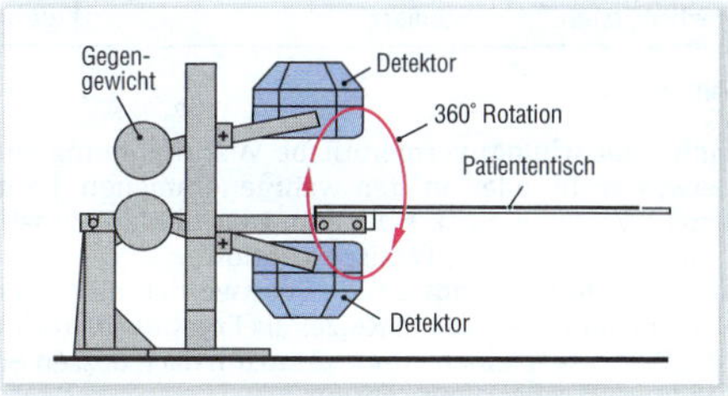


**Single-Photon-Emissionscomputertomographie.** [353]

**Sin|gụltus:** der »Schluckauf«; unwillkürliche, rasche Zwerchfellzusammenziehung bei gleichzeitigem Stimmritzenschluss mit nachfolgender brüsker Einatmung, die einen hohen Ton hervorruft. Meist vorübergehend u. bedeutungslos; anhaltend bei Reizung des Zwerchfells oder angrenzender Organe oder aber zentralnervös bedingt (v.a. bei Enzephalitis); selten psychogen (▶Spasmolygmus). E singultus, hiccup.

**sinịster** *(latein.)*: links(seitig), ungünstig. S.a. ▶sinistro... E left.

**Sinistro(kardio)grạmm:** *Röntgenologie* ▶Lävokardiogramm. E levocardiogram.

**Sinistro|posịtio:** Linkslage, *geburtsh* s.u. ▶Positio. E sinistropositio.

**Sinne:** *Physiologie* auf spezifische Wahrnehmungsqualitäten ausgerichtete, mit entsprechenden Rezeptoren (s.a. ▶Sinneszelle), Leitungsbahnen u. Zentren (▶Sinneszentren) ausgestattete Wahrnehmungsorganisationen (»Sinnessysteme«). Beim Menschen (Tab.) als Geruchs- u. als Geschmackssinn (= chemische Sinne), Gesichts- u. Gehör- (Fernsinne), Lage-, Tast-, Temperatur-, Gleichgewichtssinn u. als ▶Pallästhesie; als Nahsinne das Leibgefühl, ▶Sensibilität. E senses.

**Sịnnes|epithel:** das aus ektodermalen ▶Sinneszellen u. ▶Stützzellen aufgebaute, durch spezifische Reize (s.a. ▶Sinne, dort Tab.) erregbare Epithel der Sinnesorgane; s.a. ▶Stratum neuroepitheliale, ▶Cristae ampullares, ▶Organum spirale, ▶Macula sacculi u. ▶utriculi. E sensory epithelium.

**Sịnnes|modalität:** ▶Empfindungsmodalität; s.a. ▶Sinne (dort Tab.). E modality of sensation.

**Sịnnes|organe:** ▶Organa sensoria; unterschieden als niedere (= nur Rezeptoren) u. höhere S. (mit vorgeschaltetem Hilfsapparat, z.B. Auge, CORTI-Organ). – In der PAWLOW-Lehre als Analysatoren bezeichnet. E sensory (or sense) organs.

**Sịnnes|qualität:** s.u. ▶Sinne (dort Tab.). E sensory quality.

**Sịnnes|reiz:** der für das Sinnesorgan adäquate ▶Reiz, der nach Umwandlung (im Rezeptor) in eine Erregung die Sinneswahrnehmung auslöst. E sensory stimulus.

S

| Sinnessystem Modalität | Empfindungsqualitäten | Reizqualitäten | Rezeptortyp |
|---|---|---|---|
| Gesichtssinn | Helligkeit, Dunkelheit, Farben, Form, Bewegung | elektromagnetische Strahlung 400–700 nm | Photorezeptoren |
| Temperatursinn | Kälte, Wärme | elektromagnetische Strahlung 700–900 nm, konvektiver Wärmetransport | Thermorezeptoren |
| mechanischer Sinn der Haut | Druck, Berührung | mechanische Rezeptorverformung durch solide Objekte, Flüssigkeiten oder Luftdruckänderungen | Mechanorezeptoren |
| Gehörsinn | Tonhöhen | | |
| statokinetischer Sinn | absolute Körperlage, Körperbeschleunigung, relative Lage u. Bewegung von Körperteilen u. Gelenken, Kraftempfindung | | |
| Geruchssinn | verschiedene Gerüche | chem. Substanzen, Ionen | Chemorezeptoren |
| Geschmackssinn | Säure, Salz, Süße, Bitterkeit | | |
| Schmerzsinn | Schmerz | gewebeschädigende Einwirkungen | Nozizeptoren |

**Sinne.** [147]

**Sịnnes|täuschung:** vermeintliche Wahrnehmung von etwas nicht oder in der wahrgenommenen Form nicht Vorhandenem; ▸Illusion, ▸Pseudohalluzination, ▸Halluzination. **E** misperception.

**Sịnnes|wahrnehmung:** das Bewusstwerden eines den Organismus treffenden Reizes als Ergebnis materieller Prozesse in einem Sinneszentrum nach dessen Erregung. **E** sensory perception.

**Sịnnes|zelle:** *Anatomie* für die Aufnahme adäquater (auch inadäquater) Reize u. die Umwandlung der Reizeinwirkung in eine Erregung spezialisierte Nervenzelle. Als ▸Rezeptor fungiert entweder das gesamte Zytoplasma oder aber ein besonderer Nervenendapparat, z.B. Sinneshaare oder -stiftchen (▸Stäbchen-, ▸Zapfenzellen). Als **primäre S.** ein peripher verlagertes Neuron des Gehirns (z.B. Riech-, Stäbchen-, Zapfenzelle), als **sekundäre S.** eine von der peripheren Glia oder von endo- bzw. ektodermalen Epithelien abgeleitete Zelle. **E** sensory cell.

**Sịnnes|zentren:** als »Sinnesfelder« bestimmte Bereiche der Hirnrinde (▸Kortex) für die Wahrnehmung, Verarbeitung u. Erinnerung spezifischer Sinneseindrücke; i.w.S. auch die ihnen vorgeschalteten, als Schaltstelle (auch zu anderen Systemen) u. Verstärkerstation fungierenden subkortikalen Zentren (z.B. Corpus geniculatum laterale = primäres ▸Sehzentrum) sowie nachgeordnete »höhere Zentren« (die die Empfindung weiter ausgestalten; z.B. »erweiterte Sehsphäre« in Area 18/19). **E** sensory centers, cortical projection areas.

**Sino|bronchịtis:** ▸sinopulmonales Syndrom.

**Sino|graphịe:** *Röntgenologie* Kontrastdarstellung der Nasennebenhöhlen (Sinus maxillaris etc.). **E** sinography.

**sino|pulmonạles Syndrom,** Bronchosinusitis: subakute bis chronische Entzündung der Nasennebenhöhlen mit kanalikulär, hämato- oder lymphogen absteigender (= deszendierender) Tracheobronchitis, Peribronchitis u./oder Bronchopneumonie. Vorkommen v.a. bei Kindern u. dann vielfach zu Störung der körperlichen Entwicklung führend. ***Ätiol.:*** u.a. bakterielle u. allergische Schädigungen. ***Klinik:*** anhaltender Husten, leichte Temperatursteigerungen, Tubenkatarrh, evtl. ▸Rachenmandelhyperplasie. **E** sinopulmonary syndrome, sinobronchitis.

**Sino|skopịe,** Antroskopie: Endoskopie der Kieferhöhle. **E** antroscopy.

**Sinterung:** allmähliche Höhenminderung einer Knochenstruktur; möglich als degenerativer Prozess, aber auch bei Osteoporose: z.B. das Zusammensintern der Wirbelkörper.

**sinu|aortạles System:** auf den Blutdruck ausgerichtete ▸Pressorezeptorenfelder des Aortenbogens u. Sinus caroticus mit Impulsleitung über die Nervi depressor u. caroticus zu Kreislaufzentren der Medulla oblongata u. zum Hypothalamus. Wichtigstes sympathikusdämpfendes (= depressorisches) System der Kreislaufregulation. **E** reflex control system.

**sinuatrịal(is), -aurikulär:** den Übergangsbereich Sinus venae cavae/rechter Vorhof (bzw. Herzohr), i.w.S. auch den dort gelegenen Sinusknoten betreffend; z.B. ▸SA-Block. **E** sinuatrial.

**Sinu|bronchitis:** ▸sinopulmonales Syndrom.

**Sinuịtis:** ▸Sinusitis. **E** sinuitis.

**Sịnus** *(latein. = Bucht, Tasche)* Plur. Sinụs, Pluralform der Abk. Ss.: *patho* Fisteltasche (z.B. Pilonidalsinus), *anat* venöser Blutleiter, lufthaltige Skelettknochenhöhle, Gefäßbahnerweiterung (z.B. Milz-, Lebersinus), taschenartige Körperhöhlen- oder Organausbuchtung, z.B. MORGAGNI-S. (▸Ventriculus laryngis); z.T. synonym mit Begriffen wie Ampulla, Angulus, Bulbus, Cavum bzw. Cavitas, Cisterna, Recessus. **E** sinus. – **Ss. anạles,** MORGAGNI-Krypten: im Afterkanal die Schleimhautnischen zwischen den Columnae anales. – **S. aọrtae,** VALSALVA-Sinus: die nahezu intrakardiale Ausweitung zwischen jeder der 3 Semilunarklappen u. der Aortenwand; bilden gemeinsam den ▸Bulbus aortae; im vorderen (= rechten) u. linken Abgang der ▸Koronararterien (»coronary sinus«). – Gelegentlich Sitz eines Aneurysmas, dessen Einriss zu aortokardialem bzw. aortopulmonalem Kurzschluss (Shunt) führt, evtl. auch zu dramatischen Herzsymptomen (Kollaps, Erregungsleitungsstörung, evtl. Herzbeuteltamponade). **E** s. of Valsalva. – **S. carọticus,** Karotissinus: Lichtungsausweitung an der Karotisgabel oder im Anfangsteil der A. carotis interna; s.a. ▸sinuaortal..., ▸Karotissinus... **E** carotid s. – **S. cavernọsus:** schwammiges Gebilde aus erweiterten Venenräumen (der Augen-, Augenhöhlenvenen, Verbindung zur V. facialis!) u. Bindegewebssträngen beidseits auf dem großen Keilbeinflügel u. miteinander verbunden über die Ss. intercavernosi (Ringbildung [= S. circularis] um die Sella); von A. carotis interna u. VI. Hirnnerv durchzogen; in seiner Wand verlaufen die Hirnnerven III, IV u. $V_1$. Verletzung führt evtl. zur Bildung einer **S.-c.-Fistel** zur A. carotis interna (mit einseitigem pulsierendem Exophthalmus, Fistelgeräusch, Stauung der Vv. ophthalmicae). – Krankheitsprozesse an der gemeinsamen Austrittsstelle der genannten Nerven führen zu **S.-c.-Syndrom** (mit Ophthalmoplegie, Ptosis, Mydriasis, Kornealreflex-Ausfall; bei Chiasma-opticum- bzw. Tractus-opticus-Einbeziehung auch Gesichtsfeldausfälle). – Eine **S.-c.-Thrombose** (oder Phlebitis), z.B. in Zusammenhang mit Sinusitis, Meningitis, durch Übergreifen von den Augen-, evtl. Gesichtsvenen

(▸Vena angularis) ist lebensbedrohlich; es bestehen Fieber, Bewusstseinstrübung bis Bewusstlosigkeit, Augenvenenstauung mit Lidödem, Chemosis, Bindehautblutungen, Netzhauthyperämie, Optikusneuritis, pulsierender Exophthalmus u. retrobulbäres Ödem, blutiger Liquor. E cavernous s. – **S. cervicalis,** Halsbucht: Vertiefung der 2.–4. Branchialfurche (= 2.–4. Kiemenfurche). Der S.c. entsteht etwa am 33. Tag nach Befruchtung. Nachfolgend wird er vom 2. Branchialbogen (= Kiemenbogen) überwachsen, der als »Operculum« des S.c. diesen seitlich abdeckt und nach Verschmelzung mit der unteren Halsregion einschließt. Der S.c. verschwindet, persistierende Reste können die Grundlage für laterale Halszysten oder Halsfisteln bilden. – **S. coronạrius:** die ampullär erweiterte Sammelvene der Koronarvenen (mit Ausnahme der Venae cordis anterior u. minimae); mündet zwischen unterer Hohlvene u. Trikuspidalostium in den re. Vorhof. E coronary s. – **S. dermạlis congenitạlis:** meist im Kreuz-Steißbein-Bereich in der Medianlinie gelegene, von der Haut in die Tiefe gehende epithelausgekleidete Fistel infolge mangelhafter Trennung des neuralen vom epithelialen Ektoderm; in der Tiefe evtl. eine ▸Dermoidzyste (Sinusdermoid), meist als ▸Pilonidalsinus. E congenital dermal s. – **Ss. dụrae mạtris:** die »Hirnsinus«; aus Durabindegewebe u. Endothel bestehende inkompressible u. klappenlose venöse Blutleiter der harten Hirnhaut (▸Dura) für das aus Gehirn u. Meningen in die Vena jugularis interna abfließende Blut. E sinuses of the dura mater. – **S. ethmoidạlis:** ▸Cellulae ethmoidales. E ethmoidal s. – **S. frontạlis:** die Stirnhöhle; fast stets paarige, etwa dreieckige, schleimhautausgekleidete, lufthalt. Nasennebenhöhle unten in der Stirnbeinschuppe, von der gegenseitigen durch ein Septum getrennt; schließt vorn u. oben an die Siebbeinzellen an; mündet in den mittleren Nasengang (Apertura sinus frontalis). E frontal s. – **Ss. lactịferi:** als »Milchsäckchen« spindelförmige Erweiterungen der Milchgänge vor der Areola mammae. – **S. longitudinạlis:** ▸Sinus sagittalis. – Die Blutentnahme aus diesem S. für eine Austauschtransfusion (**S.-l.-Methode**) beim Neugeborenen gilt als obsolet. – Eine **S.-l.-Thrombose** verläuft mit Fieber, Kopfschmerzen, Bewusstseinsänderung, Halbseitenlähmung, blutigem Liquor; Prognose sehr ernst. – **S. maxillạris:** die »Oberkiefer-« oder »HIGHMORE-Höhle«; größte, paarige, stets lufthaltige Nasennebenhöhle; grenzt u.a. an die Augenhöhle u. – medial – an die Nasenhöhle (Trennwand z.T. nur membranös), in die sie unterhalb der mittleren Nasenmuschel am Infundibulum ethmoidale mündet: Hiatus maxillaris. E maxillary s., antrum of Highmore. – **Ss. nasạles:** ▸Sinus paranasales. – **S. oblịquus pericạrdii:** Ausbuchtung der Perikardhöhle zwischen den li. u. re. Lungenvenen u. der unteren Hohlvene. – **S. occipitạlis:** unpaarer Hirnsinus vom Plexus basilaris in der Falx-cerebelli-Wurzel zum Confluens sinuum. E occipital s.

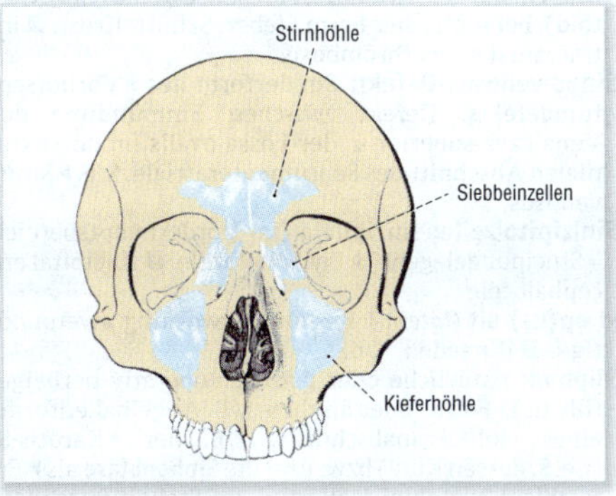


**Sinus paranasales.** [28]

– **Ss. paranasạles:** die mit der Nasenhöhle offen verbundenen lufthaltigen, mit Schleimhaut ausgekleideten »Nasennebenhöhlen« (Abb.): die paarigen Sinus ethmoidalis, frontalis u. maxillaris u. der unpaare S. sphenoidalis. E paranasal sinuses. – **S. pericrạnii:** *Pathologie* weicher, fluktuierender »Gefäßtumor« der Kopfschwarte, durch Emissarienvenen direkt mit venösem Hirnblutleiter verbunden; evtl. – als Unfallfolge – ein durch äußeren Druck größenveränderl. »Blutsack«. – **S. pe|trọsus:** 2 venöse Hirnblutleiter mit Ursprung im S. cavernosus; als **S. p. infẹrior** an der hinteren unteren, als **S. p. supẹrior** an der oberen Pyramidenkante gelegen. E petrous s. – **S. phrenicocostạlis:** ▸Recessus costodiaphragmaticus. E phrenicocostal s. – **S. pilonidạlis:** ▸Sinus dermalis congenitalis. E pilonidal s. – **S. prostạticus:** Rinne zu beiden Seiten des Colliculus seminalis; mit Mündungen der Ductuli prostatici. E prostatic s. – **Ss. rectạles:** ▸Sinus anales. – **S. rẹctus:** unpaarer Hirnsinus in Fortsetzung des S. sagittalis inferior (ab der Einmündung der V. cerebri magna); mündet in den Confluens sinuum, verläuft gerade etwa median im First des Tentorium cerebelli. E straight s., rectus sinus. – **S. renạlis:** von Parenchym umschlossener Hohlraum, der das Nierenbeckensystem u. große Leitungsbahnen der Niere enthält. E renal s. – **Ss. sagittạles:** die unpaaren »Sichelblutleiter«; der **S. sagittạlis infẹrio:** relativ kurz am Unterrand der Falx cerebri, mündet vorn am Tentorium cerebelli in den S. rectus, sammelt das Blut aus oberflächlichen Schichten des Balkens, anastomosiert evtl. mit dem oberen = **S. sagittalis supẹrior:** schädeldachnah in der Basis der Falx cerebri (ab Crista galli bis zur Protuberantia occipitalis) verlaufend, mündet er in den Confluens sinuum; führt Blut aus oberflächlichen Hirnvenen, Meningen u. Schädeldach, ist durch ▸Emissarienvenen mit den äußeren Schädelvenen verbunden; s.a. ▸Sinus longitudinalis. E sagittal sinuses. – **S. sigmoịdeus:** paariger, »S-förmiger« Hirnblutleiter in Fortsetzung des S. transversus auf der dem Mastoid entsprechenden Schädelinnenfläche; mündet in die V. jugularis interna; steht über das Emissarium mastoideum u. die V. emissaria condylica mit Kopfschwartenvenen des Hinterhauptes in Verbindung; bei Ohrerkrankungen u. – sekundär – bei S.-cavernosus-Thrombose oft Ort einer Thrombose. E sigmoid s. – **S. sphenoidạlis:** die paarige, fast den ganzen Keilbeinkörper einnehmende Keilbeinhöhle (eine NNH), deren Wandung unten das Choanen- u. Nasenrachendach bildet; mündet am Ende der mittleren Muschel (Rec. sphenoethmoidalis) in die Nasenhöhle. E sphenoidal s. – **S. sphenoparietạlis:** unter dem kleinen Keilbeinflügel zum S. cavernosus ziehender venöser Blutleiter mit Blut aus Venen der Hirnkonvexität. E sphenoparietal s. – **S. tạrsi:** Rinne an der Fußaußenseite zwischen Fersenbein u. Sprungbein. – Nach Distorsion u. Bänderverletzung der Sprunggelenke treten hier Ruhe- u. Belastungsschmerz (v.a. bei Pro- u. Supination), evtl. mit Ödem am Außenknöchel auf (**S.-t.-Syndrom**). E tarsal s. – **S. trans|vẹrsus:** paariger, im gleichnamigen Sulcus des Hinterhauptsbeines an der Basis des Tentorium cerebelli verlaufender venöser Hirnblutleiter, der sich in den S. sigmoideus fortsetzt; häufig Ort einer otogenen oder sonstigen **S.-transversus-Thrombose** (mit Rückstauung u. Störungen im Ableitungsbereich). E lateral s. – **S. transvẹrsus pericardii:** Querbucht in der Umschlagfalte des Herzbeutels zwischen Aorta u. Truncus pulmonalis/Lungenvenen. E transverse (pericardial) s. – **S. trụnci pulmonạlis:** Ausbuchtung über jeder der 3 Pulmonalisklappen. – **S. tympani:** inkonstante Bucht der hinteren Paukenhöhlenwand in Promontoriumnähe. – **S. ụn|guis:** die am Rand des Nagelfeldes gelegene »Nageltasche« (mit Dach, Boden u. seitl. Falzwänden), aus der die Nagelplatte hervorgeht (s.a. ▸Matrix unguis). – **S. urogenitạlis:** *Embryologie* der ventrale Kloakenteil, der – beidseits des Septum urorectale – den WOLFF- bzw. MÜLLER-Gang aufnimmt. Aus ihm geht beim ♂ die Harn-Samen-Röhre (unterhalb des Colliculus seminalis), bei der ♀ das Vestibulum vaginae hervor. E urogenital s. – **S. Valsalvae:** ▸Sinus aortae. – **S. venarum cavarum:** der von der Crista terminalis (s.u. ▸Sulcus terminalis) begrenzte, aus dem re. Horn des embryonalen Sinus venosus hervorgegangene gemeinsame Mündungsbereich beider ▸Hohlvenen im re. Herzvorhof; s.a. ▸Sinusknoten. – **S. venosus:** venöses Blut führendes Gebilde ohne typische Venenwand; z.B. die Ss. durae matris. Als **S. v. Cruveilhieri** der obere Abschnitt der embryonalen Anlage des Sinus venarum cav. (= Primordium sinus venosi) u. der Endabschnitt der V. cordis magna; eine Fehlbildung (**S.-v.-Defekt**), hoch im Vorhofseptum, ist fast stets mit Lungenvenenfehlmündung kombiniert (s.a. ▸Kreuzshunt). – Als **S. v. sclerae** der SCHLEMM-Kanal des Auges als zirkulär an der Kornea-Sklera-Grenze in der Tiefe des Iris-Hornhaut-Winkels (in den FONTANA-Räumen = Spatia anguli iridocornealis) des Ligamentum pectinatum verlaufendes venenähnliches Gefäß, sog. Randsinus, für die Aufnahme von ▸Kammerwasser, das dann in die Ziliarvenen gelangt. E venous s. – **S. ven|triculi:** *Röntgenologie* die untere »Bucht« der Pars pylorica des Magens. E Forssell's s.

**Sinus...:** s.a. ▸Sinuso...

**Sinus|arrest:** *Kardiologie* Ausfall der Reizbildung im Sinusknoten; s.a. ▸Sick-Sinus-Syndrom. E sinus arrest.

**Sinus|ar|rhythmie:** *Kardiologie* vom Sinusknoten ausgehende ▸Arrhythmie; EKG: wechselnde P-P-Abstände (> 0,16 Sek.). Regelmäßig-zyklisch wiederkehrend als sog. respirator. Arrhythmie physiologisch; als regellose S. z.B. bei Sinusknotenerkrankungen, Myokardinfarkt, durch ▸Digitalis. E sinus arrhythmia.

**Sinus|block:** *Kardiologie* sinuatrialer ▸Block. E sinoatrial blockade.

**Sinus|brady|kardie:** auf eine Frequenz < 60/Min. verlangsamte Herzschlagfolge (▸Bradykardie) infolge Verlangsamung der Sinusknotenreize; bei Herzkrankheiten (evtl. als Grundlage eines Sinusknotensyndroms) u. anderen Krankheiten (z.B. Myxödem, Ikterus, Hirndruck). Ferner bei trainierten Sportlern als Vagotonie-Effekt. E sinus bradycardia.

**Sinus|druck|versuch:** *Kardiologie* s.u. ▸Karotissinus... E carotid sinus stimulation test.

**Sinus-Dura-Winkel:** im Mastoid der die »Winkelzellen« enthaltende Abschnitt zwischen der Dura der mittleren u. hinteren Schädelgruppe u. dem 1. Knie des Sinus sigmoideus; am hinteren Ende meist große CITELLI-Zelle. E mastoid sinus-dura angle.

**Sinus|ektomie:** Radikaloperation eines Sinus nasalis. E sinus exenteration.

**Sinus|histio|zytose:** intermittierende benigne Lymphadenopathie mit Makrophagenvermehrung in den Lymphknotensinus. E sinus histiocytosis.

**Si|nu|si|tis,** Sinuitis: **1)** Nasennebenhöhlenentzündung, akut oder chronisch (▸sinopulmonales Syndrom); evtl. alle Nebenhöhlen betreffend (Pansinusitis). ***Ätiol.:*** v.a. – fortgeleitet – bei Rhinitis, aber auch als hämatogene Infektion, als Verletzungsfolge (s.a. ▸Aerosinusitis). Die Entstehung wird begünstigt durch örtliche Faktoren wie Nasenmuschelhyperplasie, Septumdeviation, Nasenpolypen. ***Klinik:*** Rhino- bis Pyorrhö (je nach seröser oder eitriger Entzündung), Spontanschmerz ausstrahlend (bei Bücken, Niesen etc. verstärkt), örtlicher Druck- u. Klopfschmerz, umschriebenes Weichteilödem, Kopfschmerzen, Fieber. Bei eitriger S. Schleim-Eiter-Straße im mittleren Nasengang. ***Kompl.:*** Empyem, Schädel- oder Augenhöhlenbeteiligung, Weichteilabszess, Sinusthrombose. Bei Sekretverhaltung evtl. zu ▸Mukozele führend. E sinusitis (ethmoidal, frontal, maxillary, sphenoidal). – **S. ethmoidalis,** Ethmoiditis: S. der Siebbeinzellen. – **S. frontalis:** Stirnhöhlenentzündung. – **S. maxillaris:** Kieferhöhlenentzündung. – **S. sphenoidalis,** Sphenoiditis: Keilbeinhöhlenentzündung; hierbei in Hinterhaupt u. Nacken ausstrahlende Schmerzen; ausgeprägte Neigung zu Sinus-cavernosus-Thrombose (s.a. ▸Sinusphlebitis) u. retrobulbärer Neuritis. **2)** Entzündung eines venösen Hirnblutleiters (z.B. ▸Sinus durae matris). E inflammation of venous sinuses.

**Sinusitis-Infertilitäts-Syndrom:** ▸YOUNG-Syndrom.

**Sinus|katarrh:** ▸Sinushistiozytose. E sinus catarrh.

**Sinus|knoten,** KEITH-FLACK-Knoten: kommaförmige Anhäufung spezifischen Herzmuskelgewebes im Sinus venarum cavarum (zwischen der Mündung der oberen Hohlvene u. dem rechten Herzohr; s.a. ▸Sulcus terminalis); mit unter dem Epikard kaudalwärts ziehenden Fasern. Der physiologische ▸Schrittmacher des Herzens (»Sinuszentrum«), in welchem rhythmisch autonom, d.h. ohne Anregung durch das Nervensystem, Erregungsbildung erfolgt (»Sinuserregung«), normal etwa 70-mal/Min. (diese Frequenz liegt physiologisch über der Eigenfrequenz der anderen Abschnitte des autonomen Erregungs- = Reizbildungssystems). E sinus node, sinoatrial n., Keith and Flack n.

**Sinus|knoten|erholungs|zeit,** Abk. SKEZ: die durch künstliche atriale = Vorhofstimulation ermittelbare Erholungszeit des Sinusknotens; zur DD von Herzrhythmusstörungen. E sinus node recovery time.

**Sinus|knoten|syndrom:** ▸Sick-Sinus-Syndrom. E sinus node syndrome.

**Sinus|nerv:** ▸Karotissinusnerv. E carotid sinus nerve.

**Si|nu|so|graphie:** Röntgenkontrastdarstellung venöser Hirnblutleiter. E sinography.

**Sinuso|ide:** besonders weite Blut- u. Lymphkapillaren; z.B. in Leber u. Milz sowie in den Lymphknoten; mit Sinusendothel (dem RES zugehörig) ausgekleidet. E sinusoids.

**Sinu(so)skopie:** Kieferhöhlen-Endoskopie. E antroscopy.

**Sinus|phlebitis:** ▸Phlebitis (s.a. ▸Sinus venosus) der Hirnblutleiter. – Führt zu ▸Sinusthrombose. E sinus phlebitis.

**Sinus|pleuritis:** auf die Recessus der Pleura begrenzte exsudative ▸Pleuritis, v.a. hinten im Zwerchfell-Rippen-Winkel; häufig als Begleitpleuritis (bei Lungen-, Lebererkrankung etc.). E sinus pleurisy.

**Sinus|rhythmus:** der physiologische, vom Sinusknoten gesteuerte Herzrhythmus. E sinus rhythm.

**Sinus|tachy|kardie:** vom Sinusknoten ausgehende ▸Tachykardie mit Herzfrequenz > 100/Min. als Ruhefrequenz. EKG: normale P-Wellen, PQ u. QT verkürzt, aszendierende ST-Senkung. Wird ausgelöst durch seelische Faktoren, körperliche Beanspruchung (auch Orthostase); tritt ferner auf v.a. bei Fieber, Anämie, Hyperthyreose, Schock, Herzmuskel- u. Herzklappenerkrankungen. E sinus tachycardia.

**Sinus|thrombose:** ▸Thrombose eines venösen Hirnblutleiters, z.B. als ▸Sinus-cavernosus-Thrombose. Führt zu Hirnschädigung. Als **blande S.** bei erhöhter Gerinnungsneigung (z.B. postoperativ, bei Marasmus), als **septische** oder **infektiöse S.** bei eitrigen Prozessen der Nachbarschaft (mit ▸Sinusphlebitis). ***Klinik:*** Hirndruck, Krämpfe, Paresen, Ödeme (Lid, Mastoid), bei septischer Form Fieber, Schüttelfrost. E intracranial sinus thrombosis.

**Sinus-venosus-Defekt:** Sonderform des ▸Vorhofseptumdefekts. Defekt zwischen Einmündung der Vena cava superior u. der Fossa ovalis im dorsokranialen Abschnitt des Septum interatriale. S.a. ▸Sinus venosus.

**Sin|zipito|ze|le:** sinzipitale (im Vorderhauptsbereich = Sinciput gelegene) ▸Enzephalozele. E sincipital encephalocele.

**si op(us) sit** *(latein.):* Rezepturanweisung »wenn nötig«. E if needed, s. o. s.

**Si|phon:** natürliche oder plastisch-operativ herbeigeführte U-Form (oder ähnlich, z.B. Angelhakenform) eines Hohlorganabschnitts; z.B. der ▸Karotis-S. (i.e. S. dessen Knie) bzw. *urol* die **Siphonblase** als ▸Ersatzblase aus einer isolierten, im Stehen durchhängenden Ileumschlinge. E siphon.

**Siphonaptera,** Flöhe: ▸Aphaniptera. E Siphonaptera.

**Sipple-Syndrom** (JOHN H. S., geb. 1930, Internist, Syracuse, New York): familiäre erbliche (meist autosomal-dominant) Polyadenomatose (▸MEN 2a) mit medullärem Schilddrüsenkarzinom (70 %), meist beidseitigem ▸Phäochromozytom (50 %) u. Epithelkörperchen-Adenom (20 %); gelegentlich kombiniert mit weiteren Endokrinopathien. E Sipple's syndrome.

**Sirene(nbildung), Sireno|melie,** Sympodie: nach dem fischgestaltigen griech. Fabelwesen »Sirene« benannte **sirenoide** Fehlbildung (»podale« Symmelie). Mit Vereinigung beider Beine ohne oder mit Ausbildung eines Fußes (Sympus apus oder Sympus monopus). Häufig kombiniert mit Fehlbildung der Baucheingeweide u. unteren Wirbelsäule. E sirenomelia.

**Sirolimus:** ein ▸Immunsuppressivum; Makrolid-Lacton aus dem Pilz Streptomyces hygroscopicus; ***Wirkung:*** inhibiert den Übergang von der $G_1$- zur S-Phase des Zellzyklus u. unterdrückt damit die Interleukin-gesteuerte T-Zell-Proliferation; ***Anw.:*** Prophyl. der Organabstoßung nach Nierentransplantation; ***NW:*** Störungen des Lipidstoffwechsels, Anämie, Thrombozytopenie (meist mild). E sirolimus.

**SIRS** *(engl.)* Abk. für **s**ystemic **i**nflammatory **r**esponse **s**yndrome: eine generalisierte systemische Entzündungsantwort, die nicht durch Erreger ausgelöst ist und als Endotoxin-Reaktion auftreten kann. Typische Zeichen: Tachypnoe, Tachykardie, Fieber u. Leukozytose.

**Sirup(us):** *Pharmazie* konzentrierte wässr. Lsg. von Zucker (Mono- u. Disaccharide, v. a. Saccharose); als S. simplex u. albus ein Geschmackskorrigens; ferner mit Arzneistoff- oder Extraktzusatz als Drogen-S. (z. B. S. Codeini). E sirup, syrup.

**Sis-Gen:** ▸Onkogene.

**SISI-Test** *(engl.)* Abk. für **s**hort **i**ncrement **s**ensitivity **i**ndex: überschwellige Tonaudiometrie, bei der die Zahl sicher gehörter überschwelliger Impulse in % der Gesamtimpulszahl diagnostischer Index ist; s. a. ▸Audiometrie.

**sis|tieren:** aufhören, zum Aufhören bringen.

**SI-System** *(sprich: s-i):* s. u. ▸SI-Einheiten.

**SIT:** Abk. für spezifische Immuntherapie (▸Hyposensibilisierung)

**Site, genetischer** *(engl. site = Ort):* allg. Bez. für eine definierte Stelle, z. B. 1 Nucleotidpaar bzw. ▸Codon als kleinste Einheit einer Mutation (sog. Punkt- = Codon-, i. w. S. auch Genmutation).

**Siti|eir|gie:** völlige Nahrungsverweigerung. Auch (SOLLIER) psychogene ▸Anorexie. E sitieirgia.

**Sit(i)o...:** Wortteil »Nahrung(smittel)«; z. B. **Sitiologie** (die Lehre von den Nahrungsmitteln), **Sitiomanie** (▸Bulimie), **Sitiotherapie** (Diätbehandlung).

**Sitis** *(latein.):* ▸Durst.

**Sitosterin:** dem Cholesterin chemisch verwandte Substanz. ***Anw.*** als ▸Lipidsenker (speziell bei Hypercholesterinämie Typ IIa), als Prostatamittel u. Antirheumatikum. E sitosterol.

**Si|tua|tio** *(latein.):* Lage, Fruchtlage, Situs.

**Situations|angst,** Kairophobie: in bestimmten Situationen ziemlich regelmäßig wiederkehrende Zustände phobischer Angst. E signal anxiety, situational a.

**Situations|bewusstsein:** ▸Orientierung.

**Situations|naht:** ▸Naht zum provisorischen Fixieren von Organteilen (auch Wundränder) in gewünschter Stellung. E stay suture.

**Situations|tetanie:** Tetaniesymptome ohne nachweisbare Beziehung zur Nebenschilddrüsenfunktion (bei völlig normalem Blut-Calciumgehalt; aber auf i. v. Calciumgaben ansprechend). E situation tetany.

**Si|tus** *(latein.):* Lage, Stellung. *geburtsh* ▸Fruchtlage, *anat* die (i. e. S. normale) Lage von Organen im Körper. E situs, position. – **S. inversus (viscerum),** Heterotaxie: spiegelbildliche Verlagerung aller Eingeweide (= S. i. totalis) oder nur der Bauch-, Brusthöhleneingeweide (= S. i. partialis), evtl. nur des Herzens (= S. i. cordis = Dextrokardie); s. a. ▸Non-, ▸Malrotation. E transposition of viscera, visceral inversion. – **S. solitus:** das Gegenstück zum Situs inversus, z. B. Situs solitus atrii = normale Anordnung der Vorhöfe.

**Sitzbad:** Teilbad des Unterkörpers (ohne Beine) in einer Sitzwanne mit kaltem, warmem oder ansteigendem Wasser. ***Anw.*** z. B. zur Therapie von Entzündungen im perianalen Bereich. Je nach Indikation mit verschiedenen Zusätzen.

**Sitz|bein|fraktur:** Bruch des Sitzbeins (▸Os ischii); z. B. bei vorderer vertikaler Beckenring- oder einer MALGAIGNE-Fraktur oder isoliert (z. B. an Ramus oder Tuben). E ischial fracture.

**Sitzbein|höcker:** ▸Tuber ischiadicum. E ischial tuberosity.

**Sitz|buckel:** v. a. beim Sitzen auffallende lumbodorsale Kyphose des Säuglings u. Kleinkindes (Kyphosescheitel in Höhe untere Brust- sowie Lendenwirbelsäule) z. B. bei Rachitis, Dysostosen. Evtl. mit zunehmender Fixierung u. Kompensationsvorgängen an weiteren WS-Abschnitten kombiniert. E humpback, kyphosis.

**Sitz|höhe:** *Anthropologie* Entfernung der Scheitelhöhe von den Sitzbeinhöckern; beim Erwachsenen etwa $^1/_7$ der Darmlänge. E sitting height.

**Sitz|kyphose:** ▸Sitzbuckel.

**sive** *(latein.),* seu, Abk. s.: oder. E or.

**Sjögren-Syndrom: 1)** (HENDRIK S. C. SJ., geb. 1899, Augenarzt, Jönköping): v. a. bei Frauen (in Klimakterium, Menopause; bei Ovarialinsuffizienz) vorkommende, dem rheumatischen Formenkreis zugehörige Krankheit (unklarer Ursache) mit Insuffizienz der exokrinen Drüsen. ***Klinik:*** Keratokonjunktivitis, Trockenheit u. Keratose der Schleimhäute (u. a. Xerostomie), Parotisvergrößerung (mit Steinbildung), Salzsäuremangel des Magensaftes, Schweiß- u. Talgdrüsenatrophie, Pigmentverschiebungen, chronische Polyarthritis u. Arteriitis; ferner Hyperfibrinogenämie, hypochrome Anämie. S. a. ▸MIKULICZ-Krankheit (2). E Sjögren's syndrome. **2)** (KARL G. TORSTEN SJ., 1859–1939, Psychiater, Stockholm): rezessiv erbliche (auf Aminosäurenstoffwechselstörung basierende?) Kombination von angeborenem Schichtstar, Mikrophthalmus, Hydrocephalus internus u. Hirnventrikelfehlbildungen, zerebellarer Ataxie, Muskelhypotonie, Antriebsminderung, Entwicklungsverzögerung. – Ferner als **Sj.-Larsson-Sy.** (engl.: S.-Larsson syndrome) eine in Schweden endemische, rezessiv erbliche, ichthyosiforme Erythrodermie mit Oligophrenie, Diplegie (LITTLE-Typ), Netzhautdegeneration, evtl. (dann als RUD-Syndrom bezeichnet) mit Zwergwuchs, Hypogonadismus u. pseudoperniziöser Anämie. E (Torsten) S.'s syndrome.

**Skabies,** Scabies, Acarodermatitis, Krätze: durch Kontaktinfektion von Mensch zu Mensch übertragbare Hauterkrankung (s. Abb.) durch befruchtete Weibchen der Krätzmilbe Sarcoptes scabiei. Sie bohren Gänge in die Hornschicht zarter Hautpartien (z. B. Fingerseiten, Handgelenkbeugen) u. legen darin Eier ab (erscheinen als dunkle Punkte). Aus diesen entwickeln sich in 3–5 Tg. Larven, später geschlechtsreife Formen (♂ nach ca. 2 Mon. [in Bettwäsche nach ca. 2–3 Tg.]). ***Klinik:*** als Leitsymptom hochgradiger Juckreiz (bes. bei Bettwärme); ***Kompl.:*** striemenart. Kratzeffekte, Pyodermien, Ekzem, regionäre Lymphadenitis. Ferner – z. T. allergische – Varianten; z. B. **Sc. dis|creta** (Abortivform bei guter Körperpflege), **Sc. miliaris** (papulös; bei schwacher Sensibilisierung), **Sc. nodosa** (braunrote, juckende Knötchen; allergische Reaktion auf Milbensubstanzen), **Sc. norvegica** (krustös; ▸BOECK-Skabies), **Sc. vesiculosa** (Bläschenbildung; bei starker Sensibilisierung). E scabies. – **Sc. animalis:** *Veterinärmedizin* Räude. E scab.

**Skala:** Messzwecken dienende Einteilung (linear; nichtlinear; metrisch) oder graduiertes Messfeld bzw. gestuftes Klassifikationssystem (z. B. Duft-, Gefühlsskala). S. a. *anat* ▸Scala. E scale.

**Skaleno|tomie:** operative Durchtrennung eines Musculus scalenus. E scalenotomy.

S

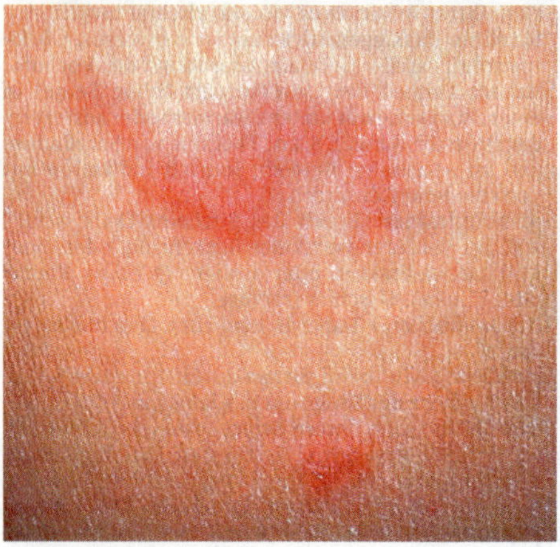

**Skabies.** [277]

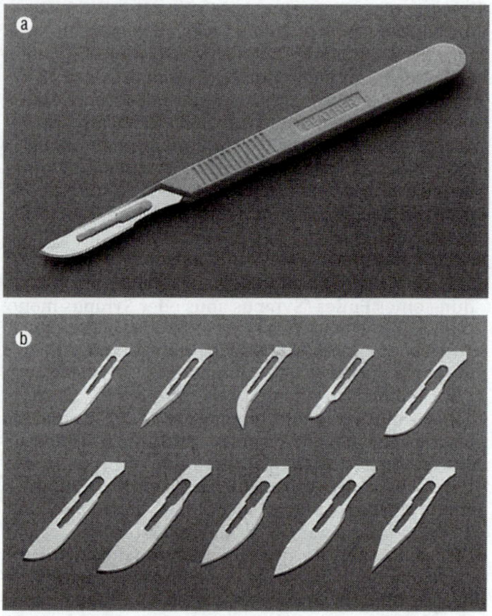

**Skalpell:** S. mit Wechselklinge (a); verschieden geformte Klingen (b). [407]

**Ska|le|nus:** Kurzbezeichnung für ▶Musculus scalenus. E scalenus.

**Skalenus|biopsie:** ▶DANIELS-Biopsie. E biopsy of the scalene lymph nodes.

**Skalenus|lücke:** dreieckige Lücke zwischen den Mm. scalenus anterior u. medius u. der 1. Rippe; Durchtrittsort der Arteria subclavia u. des ▶Plexus brachialis zur Achselhöhle. E scalenus gap.

**Skalenus|syndrom:** Krankheitsbild durch Kompression des Plexus brachialis u. evtl. der Arteria subclavia im Bereich der ▶Skalenuslücke: neuralgisch-neurovaskuläre ▶Schulter-Arm-Schmerzen, ellenseitige Empfindungsstörungen der Hand (Hyp- oder Parästhesien), herabgesetzter Blutdruck in der Arteria brachialis sowie – später – Lähmung u. Schwund (Atrophie) der Mm. abductor u. opponens pollicis u. der übrigen kleinen Handmuskeln. Als **echtes S.** (= HAVEN-Sy.) infolge Spondylarthrose der Halswirbelsäule (▶Zervikobrachialsyndrom; reflektorische Skalenuslückenverengung bei Einengung der Zwischenwirbellöcher). Als **symptomatisches S.** infolge Lymphknotenschwellung, Neoplasmas etc. Als **Skalenus-anticus-Sy.** das ▶NAFFZIGER-Sy. E scalenus syndrome.

**Skal|pell:** Messer mit fest stehender, zweckmäßig geformter Klinge (ein- oder beidseit. schneidend, gebogen, spitz oder geknöpft, lanzett-, sichelförm. etc. [Abb.]; evtl. auswechselbar) u. gerieftem oder glattem Heft (mit geradem, gebogenem etc. Halsteil); heute meist als Einmal-Produkt. E scalpel, knife.

**Skalpierung:** unfallbedingter Abriss bzw. – bei ▶Trepanation des Schädels – operatives Ablösen des ▶Epikraniums (= Kopfschwarte = Skalp). E scalp avulsion.

**Skan|dieren:** Sprachstörung in Form einer silbentrennenden (»abgehackten«), schleppenden Sprechweise. Ausdruck einer zentralen Koordinationsstörung, z.B. bei multipler Sklerose. E scanning speech.

**Ska|pho|id(eum):** das Kahnbein der Hand = ▶Os scaphoideum; s.a. ▶Navikulare... E scaphoid.

**Skapho|kephalie, -zephalie:** »Kahn-« oder »Leistenschädel« als Folge prämaturer Synostose (v.a. ▶Kraniostenose) der Sagittalnaht u. bei Dysostosis multiplex. Extrem schmaler Schädel mit kielförmiger Verjüngung des Schädeldaches gegen den Scheitel zu. E scaphocephaly.

**Skapula:** ▶Scapula; s.a. ▶Schulterblatt... E scapula.

**Skapular|krachen:** ▶Schulterblattkrachen.

**Skapul|odynie, -algie:** Schmerzen der Schulterblattgegend. E scapulodynia.

**Skarabiasis:** Ausscheidung reifer Skarabäen (»Mistkäfer«; v.a. Tenebrio) im Stuhl nach Aufnahme von mit Larven verunreinigter Nahrung. E scarabiasis.

**Skarifikation:** diagnostische, präventive oder therapeutische Hautritzung oder -stichelung; z.B. Quadrillage, ▶HEAF-Test; auch für Schutzimpfung, zur Ödementlastung, als Umschneidung torpider Hautgeschwüre. E scarification.

**skarlatini|form, skarlatinös:** dem Scharlach(exanthem) ähnlich; z.B. skarl. Arzneimittelexanthem. E scarlatiniform.

**Skarlatinoid:** (POSPISCHILL) Erythem-Variante des ▶Erythema infectiosum. E scarlatinoid.

**SKAT:** Abk. für ▶Schwellkörperautoinjektionstherapie.

**Skat(o)|akratie:** ▶Stuhlinkontinenz. E scatacratia.

**Skatol,** Skatoxyl: β-Methylindol (▶Indol, dort Formel). Durch Darmbakterien-bedingte Fäulnis entstehendes, leicht flüchtiges Tryptophan-Abbauprodukt mit intensivem Stuhlgeruch; im Stuhl, bei Darmkrankheiten (z.B. Ileus) auch im Harn. E skatole.

**Skato|logie:** Physio- u. Pathologie des Stuhles. E scatology, coprology.

**Skelet:** ▶Skelett. E skeleton.

**Skeleto|genese:** *Embryologie* die Entwicklung des knöchernen Skeletts aus Mesenchym; s.a. ▶Osteogenese. Die der Schädelknochen unter Bildung von ▶Ersatz-, ▶Deckknochen (▶Chondrokranium, ▶Osteocranium). Bildung des Achsenskeletts metamer um die ▶Chorda dorsalis. E skeletogeny, morphogenesis of the skeleton.

**Ske|le|ton, Skelet(t):** das Knochengerüst; beim Menschen (s.a. ▶Skeletogenese) das Achsenskelett (**Skeleton axiale**), die Schädelknochen (Ossa cranii s. cranialia), Wirbelsäule (Columna vertebralis), die Brustkorb- = Thoraxknochen (Ossa thoracis; die Rippen = Costae u. das Brustbein = Sternum) sowie – als **Skeleton appendiculare** – das Arm- u. Beinskelett (= Ossa membri superioris bzw. inferioris, d.h. Schultergürtel = Cingulum membri superioris bzw. knöchernes Becken = C. m. inferioris s. C. pelvicum u. die Gliedmaßenknochen = Pars libera membri superioris bzw. inferioris). S.a. Abb. S. 1713 – Als Skelettsystem (passiver Bewegungsapparat) einschließlich der Gelenke u. Bänder. E skeleton.

**Skelett|dys|plasie:** ▶Osteodysplasie.

**skelett|freie Aufnahme:** *Röntgenologie* Weichteilaufnahme ohne Überdeckung durch Knochenschatten. E soft-tissue radiograph.

**Skelett|hand:** infolge Muskelatrophie extrem muskelarme, »knochige« Hand, z.B. bei Syringomyelie. E skeletal hand.

**Skelettieren:** *anatom* Freilegen des Skeletts durch Abtragung der Weichteile; *chir* Durchtrennen aller Verbindungen eines Organs zu Nachbarorganen. E skeletization, denudation.

**Skelettierungsoperation:** operative Resektion u. Ligatur aller Fistelgefäße bei arteriovenösen Fisteln.

**Skelett|muskel|faser:** Baueinheit der Skelettmuskeln; mit typischer Querstreifung (quer gestreifter ▸Muskel). E striated muscle fiber.

**Skelett|muskulatur:** die – im Dienste der Statik, Statomotorik stehenden – skelettfixierten quer gestreiften Muskeln. E skeletal muscles.

**Skelett|szinti|graphie:** ▸Szintigraphie (evtl. mit spezieller Gammakamera als Ganzkörperszintigraphie) des Skeletts nach i.v. Injektion von Radionucliden (v.a. $^{99m}$Tc-Kittsubstanz); z.B. zur Diagnostik von Tumoren, Metastasen oder Entzündungen u. anderen Skelettprozessen. S.a. Abb. E total body bone scanning.

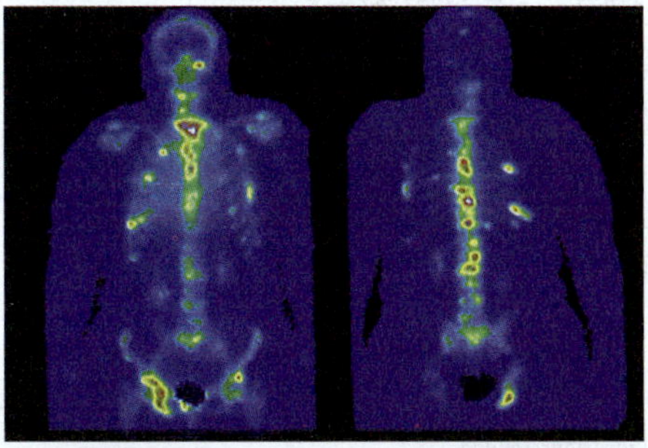

**Skelettszintigraphie:** Ganzkörperskelettszintigraphie mit $^{99m}$Tc-Methylendiphosphat (MDP). Multiple Skelettmetastasen (Brustbein, Rippen, Wirbelsäule u. Becken) eines Mammakarzinoms. Linke Aufnahme von vorn, rechte von hinten. [96]

**Skene** (ALEXANDER J. CH. S., 1837–1900, Frauenarzt, Brooklyn/N.Y.). – **S.-Drüsen:** ▸Glandulae urethrales der Frau; s.a. ▸Ductus paraurethrales. E Skene's glands. – **S.-Katheter:** Glaskatheter für die (Dauer-)Katheterisierung der Harnblase der Frau; sog. Pferdefuß: S-förmig gekrümmt, am blasenseitigen Ende hufförmig verdickt, mit mittelständiger Scheibe gegen Abrutschen in die Blase. E Sk.'s catheter.

**Sken(e)itis:** Entzündung der Gänge der ▸SKENE-Drüsen. E sken(e)itis.

**SKEZ:** Abk. für ▸Sinusknotenerholungszeit.

**Skia|skopie:** *Ophthalmologie* objektive Bestimmung des Fernpunktes u. damit der Refraktion des Auges mit Hilfe eines **Skiaskops**. ***Prinzip:*** Durch einen zentral gelochten Planspiegel in das Auge geworfenes parallelstrahliges Licht wird von der Netzhaut unter rotem Aufleuchten der Pupille reflektiert; bei Winkeldrehung des Spiegels erscheint in der Pupille ein Schattenreflex, der beim normal- u. weitsichtigen Auge mit, beim kurzsichtigen entgegen der Spiegeldrehung wandert (bei Verwendung eines Hohlspiegels umgekehrt); durch Vorsetzen von Linsen steigender Brechkraft so lange, bis der Pupillenschatten nicht mehr wandert bzw. der Hell-Dunkel-Umschlag ohne Schattenbildung erfolgt, wird Vollkorrektur erreicht. Bei Strichskiaskopie ergibt ein lotrechtes, in 5 m Entfernung scharf abgebildetes Leuchtfadenbild auf dem Probandenbulbus ein Lichtband, das, horizontal herangeführt, im Pupillenbereich charakteristische Erscheinungen hervorruft (Abb.). E skiascopy.

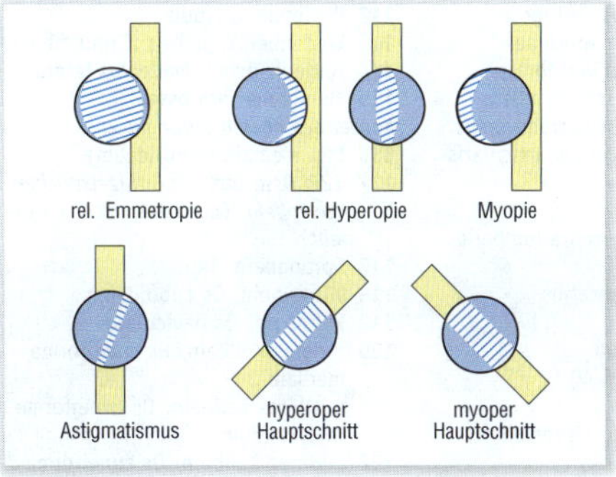


**Skiaskopie:** charakteristische Lichterscheinungen in der Pupille bei Strichskiaskopie (Balken = Lichtband des Skiaskops). [356]

**Ski|daumen:** Verletzung der Kollateralbänder (meist ulnar) am Daumengrundgelenk bei Skisturz. – Frühzeitige op. Versorgung mindert die Gefahr bleibender Fehlstellung u. Funktionsstörung.

**skip lesion** *(engl. to skip = springen):* bei Ileitis terminalis (CROHN-Krankheit, ▸Enteritis regionalis) Krankheitsherd oral des vor der BAUHIN-Klappe gelegenen eigentlichen Prozesses jenseits scheinbar gesunder Bereiche (evtl. auch weit entfernt).

**Skip-Metastasen:** Befall nur der obersten Lymphknotenetage ohne Absiedlung in die mittlere u./oder untere Lymphknotengruppe der Axilla beim Mammakarzinom.

**Skirrhus,** Szirrhus: *Pathologie* Karzinom von besonders harter Konsistenz (Überwiegen des bindegewebigen Stromas bei Parenchymarmut); ▸Linitis plastica. E scirrhous carcinoma, scirrhus.

**Sklera:** die Lederhaut des Auges, ▸Sclera. E sclera.

**Skler|adenitis:** Lymphadenitis mit Lymphknotenverhärtung. E scleradenitis.

**Skleral...:** die ▸Sclera betreffend.

**Skleral|linse:** s.u. ▸Kontaktlinse. E sclerocorneal lens.

**Sklera|staphylom,** Staphyloma sclerae: Vorwölbung der Lederhaut an Schwachstellen, u. zwar – im Unterschied zur ▸Sklerektasie – mit Beteiligung der Uvea. E scleral staphyloma.

**Sklera|trepanation:** kreisförmiges Ausstanzen der Sklera, v.a. bei Glaukom-Op. E scleral trepanation.

**Skler|ektasie:** umschrieb. Vorwölbung der Sklera ohne Uvea-Beteiligung (s.a. ▸Sklerastaphylom); z.B. bei Glaukom, bei hochgradiger Myopie (Staphyloma posticum). E sclerectasia.

**Skler|ek|tomie:** Teilentfernung der Sklera, z.B. bei Glaukom (LAGRANGE). E sclerectomy.

**Sklerem(a):** teigig-ödematöse Verdickung u. Verhärtung der Lederhaut (u. Unterhaut). Wird im klin. Sprachgebrauch auch mit S. adiposum gleichgesetzt. E sclerema. – **S. adiposum:** Erstarren des Unterhautfettgewebes bei Kälte; nach Fingerdruck bleibt keine Delle zurück. Entstehung vermutlich infolge Gewebsaustrocknung bei zentral bedingter Kreislaufstörung. Bei ▸Säuglingsintoxikation (Säuglingstoxikose) als **S. adiposum neonatorum:** Auftreten bei schwer kranken Neu- oder Frühgeborenen als Panniculitis ungeklärter Ursache. Von Geburt an oder zw. dem 2. u. 10 Lebenstag auftretende Verhärtung der Haut an Gesäß u. Oberschenkeln. Häufig letaler Ausgang. – **S. oedematosum neonatorum,** Sklerödem (SOLTMANN): allgemeine teigige Haut- u. Unterhautschwellung (durch Ödem, Bindegewebsquellung) beim dystrophen Frühgeborenen. Die Haut ist nur schwer abhebbar; erheblicher Widerstand gegen Fingerdruck u. nur langsamer Dellenschwund. Der Verlauf ist oft tödlich. E scleredema, scirrhosarca.

**Skleren, blaue:** blauweißl. Verfärbung der – meist normal dicken – Skleren (Durchschimmern der Uvea) bei meist erblichen Systemerkrankungen des mesenchymalen Gewebes; z.B. beim ▸(VAN-DER-)HOEVE-, ▸BLEGVAD-HAXTHAUSEN-Syndrom, ▸Osteogenesis imperfecta. E blue sclerae.

**Skleren|ikterus:** gelbliche Verfärbung der Lederhaut der Augen (▸Sclera) als Ikterus-Manifestation. E scleral icterus.

**Skleritis:** meist chronische, in den tiefen Schichten ablaufende u. oft von ▸Episkleritis begleitete Entzün-

S

dung der Lederhaut des Auges (▸Sclera). Allgemein mit sektorförmiger Rötung des Auges, Tränenfluss u. Augenschmerzen beginnend; bei Kornea- u. Uvea-Beteiligung auch Sehstörungen. Gelegentlich, als **S. anularis**, ringförmig u. z. T. auf die Hornhaut (Kornea) übergreifend, auch granulomatös (**S. hyperplastica**) oder gar mit Gewebsuntergang (**S., nekrotisierende**; evtl. mit Uvea-Prolaps, z. B. als Skleromalazie; auch hochakut als **S. nodulosa necroticans** = Necroscleritis nodosa; z. B. bei ▸Periarteriitis nodosa); u. U. Beteiligung der Binde- oder der Regenbogenhaut (= **Sklerochoroiditis**; ist evtl. Ursache eines hinteren ▸Staphyloms). **E** scleritis.

**Sklero|daktylie:** ▸Akrosklerose der Finger u. Zehen. **E** sclerodactylia, -dactyly.

**Sklero|dermie, -derm, -derm(i)a:** Oberbegriff für chron. verlaufende Krankheiten mit bindegewebiger Verhärtung (Sklerose) umschriebener Hautareale oder generalisiertem Befall der Haut unter Beteiligung innerer Organe. ***Ätiol.:*** ungeklärt; diskutiert wird eine Vielzahl von Faktoren, z. B. genetische Disposition, vaskuläre Regulationsstörungen, humorale u. zelluläre entzündliche Immunphänomene, Störungen in der Regulation der Kollagensynthese. ***Formen:*** Nach Ausbreitung, Verlauf u. Prognose werden eine umschriebene u. eine diffuse Form unterschieden. **E** scleroderma. – **S., diffuse, progressive S.:** generalisierende (zunächst die Haut, dann auch innere Organe befallende), v. a. bei Frauen vorkommende Krankheit. Je nach Typ der Erkrankung sind Assoziationen mit einem bestimmten HLA-Locus nachweisbar. Unterschieden werden 2 Verlaufsformen: **Akrosklerodermie** (limitierte kutane systemische Sklerose = Lc SSc); **diffuse kutane systemische S.** (dc SSc). ***Klinik:*** beginnend mit vasomotorischen Störungen (v. a. RAYNAUD-Attacken), Gelenkschmerzen, teigigen oder knotigen Hautschwellungen; später straffe Hautatrophie mit Pigmentverschiebung, elfenbeinartiger Verhärtung u. Anspannung (über Knochenvorsprüngen), rattenbissartigen Fingerkuppennekrosen (Akrosklerose), Amimie, Mikrostomie (s. Abb.), Teleangiektasien. Übergreifend auf Verdau-

---

**Kopf**
1 Stirnbein, Os frontale
2 Nasenbein, Os nasale
3 Pflugscharbein, Vomer (Anteil des knöchernen Nasenseptums)
4 Oberkiefer, Maxilla
5 Unterkiefer, Mandibula
6 Angulus mandibulae
7 Jochbein, Os zygomaticum
8 Fissura orbitalis superior
*9–11 Druckpunkte des N. trigeminus (V)*
9 Foramen supraorbitale
10 Foramen infraorbitale
11 Foramen mentale

**Wirbelsäule (Teilabschnitt)**
12 Zwischenwirbelscheibe (Bandscheibe), Discus intervertebralis
13 7. Halswirbel, Vertebra prominens (C VII)
14 1. Brustwirbel, Vertebra thoracica (Th I)

**Brustkorb**
*15–24 Knöcherner Thorax, Ossa thoracis, Rippe, Costa*
15 Costae verae (I–VII)
16 Costae spuriae (VIII–XII)
17 Costae fluitantes (XI–XII)
18 Rippenbogen, Arcus costalis
19 obere Brustkorböffnung, Apertura thoracis superior
20 untere Brustkorböffnung, Apertura thoracis inferior (mit Angulus infrasternalis)
*21–24 Brustbein, Sternum*
21 Incisura jugularis
22 Manubrium sterni
23 Corpus sterni
24 Processus xiphoideus

**obere Gliedmaßen**
25 Schlüsselbein, Clavicula
*26–35 Schulterblatt, Scapula*
26 Facies costalis (Fossa subscapularis)
27 Facies posterior
28 Schultergräte, Spina scapulae
29 Schulterhöhe, Acromion
30 Rabenschnabelfortsatz, Processus coracoideus
31 Schulterdachband, Lig. coracoacromiale
32 Incisura scapulae
33 Fossa supraspinata
34 Fossa infraspinata
35 Cavitas glenoidalis
36 Schultergelenkkapsel mit Verstärkungsbändern (= Ligg. glenohumeralia)
37 Oberarmknochen, Humerus
38 Caput humeri
39 Tuberculum majus
40 Tuberculum minus
41 Sulcus intertubercularis
42 Epicondylus medialis
43 Epicondylus lateralis
44 Capitulum humeri
45 Trochlea humeri
46 Ellenbogengelenkkapsel mit Seitenbändern (Ligg. collateralia ulnare u. radiale)
47 Ulna u. Radius in Pronationsstellung
48 Ulna u. Radius in Supinationsstellung
49 Speiche, Radius
50 Speichenköpfchen, Caput radii
51 Tuberositas radii
52 Processus styloideus radii
53 Elle, Ulna
54 Processus coronoideus ulnae
55 Processus styloideus ulnae
56 Handwurzelbänder von radial, Lig. collaterale carpi radiale
*57–63 Ossa carpi (Handwurzelknochen)*
57 Kahnbein, Os scaphoideum
58 Mondbein, Os lunatum
59 Dreiecksbein, Os triquetrum (Erbsenbein, Os pisiforme, nicht dargestellt)
60 großes Vieleckbein, Os trapezium
61 kleines Vieleckbein, Os trapezoideum
62 Kopfbein, Os capitatum
63 Hakenbein, Os hamatum
64 Mittelhandknochen, Ossa metacarpi
65 Fingerglieder, Phalanges; Ossa digitorum

**Wirbelsäule (Teilabschnitt)**
*Aufbau eines Wirbels*
66 Wirbelkörper, Corpus vertebrae
67 Wirbelbogen, Arcus vertebrae
68 Wirbelloch, Foramen vertebrale
69 Dornfortsatz, Processus spinosus
70 Querfortsatz, Processus transversus
71 Gelenkfortsatz, Processus articularis superior
72 Processus costalis
73 1. Lendenwirbel, Vertebra lumbalis (L I)
74 Lig. longitudinale anterius
75 Promontorium
76 Kreuzbein, Os sacrum (Vertebrae sacrales I–V)
77 Lig. iliolumbale
78 Steißbein, Os coccygis (Vertebrae coccygeae I–IV)

**Becken**
*Os coxae, Hüftbein*
79 Darmbein, Os ilium
80 Crista iliaca
81 Spina iliaca anterior superior
82 Leistenband, Lig. inguinale
83 Lig. sacrospinale
84 Lig. sacrotuberale
85 Foramen obturatum
86 Iliosakralgelenk (Beispiel einer Amphiarthrose)
87 Sitzbein, Os ischii
88 Schambein, Os pubis
89 Schambeinfuge, Symphysis pubica
90 Tuberculum pubicum

**untere Gliedmaßen**
*91–92 Hüftgelenkkapsel mit Verstärkungsbändern*
91 Lig. pubofemorale
92 Lig. iliofemorale
93 Oberschenkelknochen, Femur
94 Hüftkopf, Caput ossis femoris
95 Schenkelhals, Collum ossis femoris
96 großer Rollhügel, Trochanter major
97 kleiner Rollhügel, Trochanter minor
98 Epicondylus medialis
99 Condylus medialis
100 Condylus lateralis
101 Kniescheibe, Patella
102 Kniegelenkkapsel (mit Verstärkungszügen)
103 Lig. patellae
104 Retinaculum patellae laterale
105 Retinaculum patellae mediale
106 Lig. collaterale tibiale
107 Lig. collaterale fibulare
108 Schienbein, Tibia
109 Condylus medialis
110 Tuberositas tibiae
111 Innenknöchel, Malleolus medialis
112 Wadenbein, Fibula
113 Wadenbeinköpfchen, Caput fibulae
114 Außenknöchel, Malleolus lateralis
115 Membrana interossea
*Kapsel des oberen Sprunggelenks*
116 Lig. mediale (deltoideum)
*117–122 Ossa tarsi, Fußwurzelknochen (Fersenbein, Calcaneus, nicht dargestellt)*
117 Sprungbein, Talus
118 Würfelbein, Os cuboideum
119 Kahnbein, Os naviculare
120 inneres Keilbein, Os cuneiforme mediale
121 mittleres Keilbein, Os cuneiforme intermedium
122 äußeres Keilbein, Os cuneiforme laterale
123 Mittelfußknochen, Ossa metatarsi
124 Zehenglieder, Ossa digitorum (Phalanges)

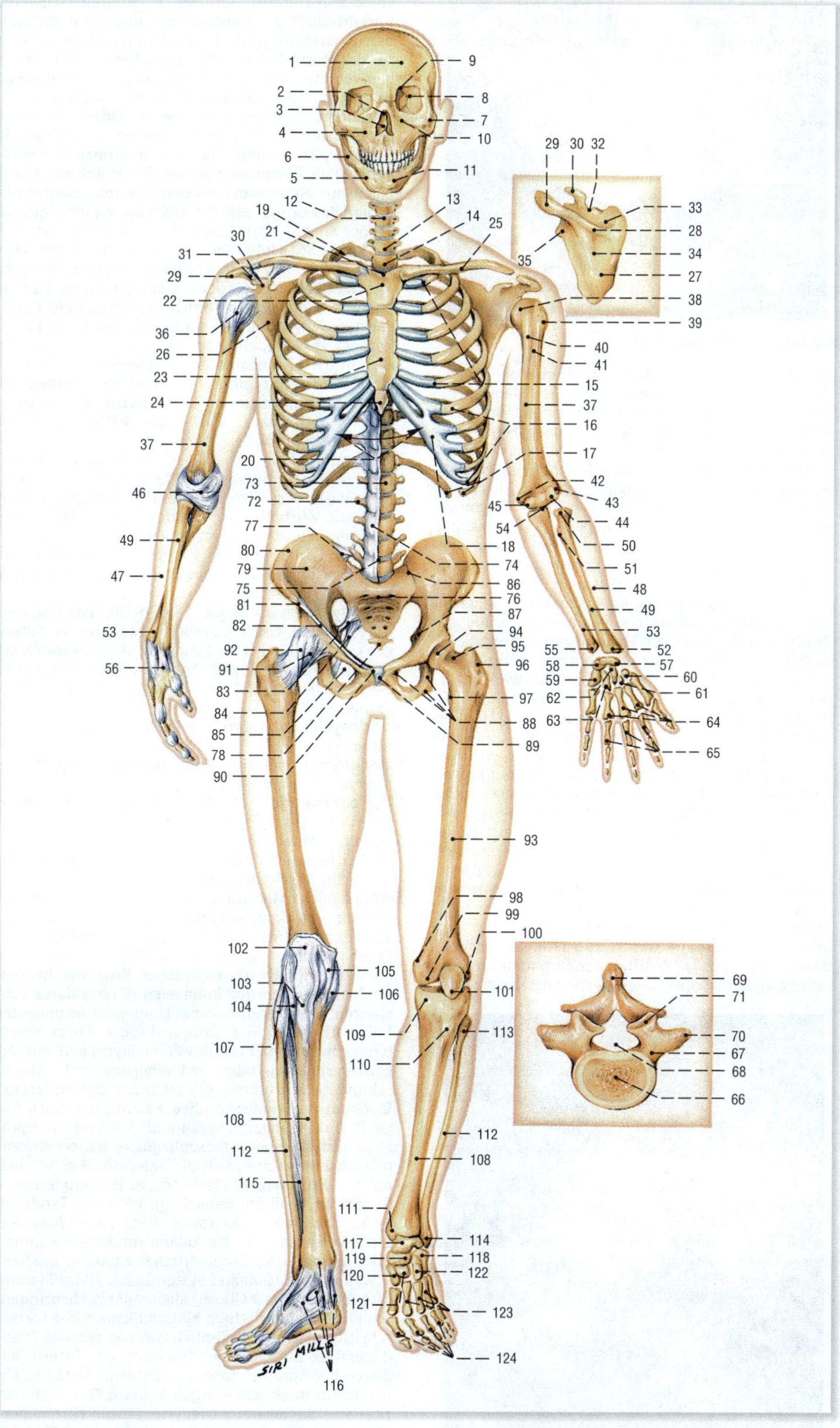


**Skeleton.**

*Erläuterung der Zahlen s. S. 1712.*

S

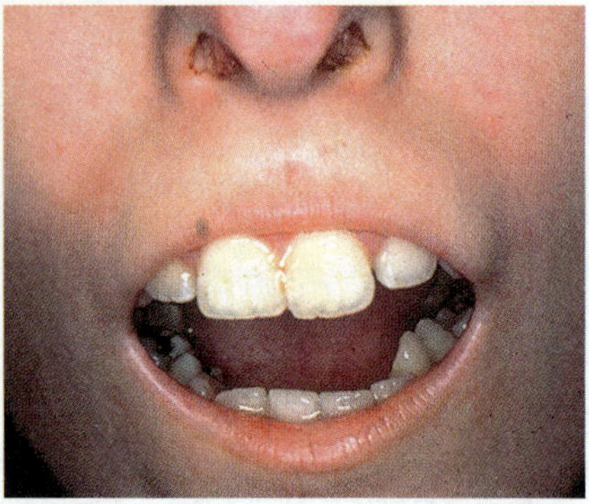

**Sklerodermie, diffuse.** [277]

ungstrakt (v.a. Speiseröhre; mit Schluckstörungen, Motilitätsstörung, Stenosen, Achylie, Malabsorption), Stimmbänder (Heiserkeit), Lungen (fortschreitende interstitielle Fibrose; pulmonale Hypertonie u. Rechtsherzinsuffizienz), Herz (Myokardfibrose), Nieren (meist chron. Glomerulonephritis), Skelettmuskulatur, Gelenke u. Augen (Katarakt, Lidschwellung). ***Sonderform:*** CREST-Syndrom: **C**alcinosis, **R**AYNAUD-Phänomen, Ösophagus-(engl.: **e**sophagus)-Beteiligung, **S**klerodaktylie, **T**eleangiektasien. – ***Pathogen.:*** Ablagerung polysaccharidreicher Mukoide u. gesteigerte Neubildung nicht ausreifender u. infolge Enzymmangels verzögert abgebauter kollagener Fasern. ***Diagn.:*** (histol.) Koriumverbreiterung mit Infiltraten, Atrophie von Haarapparat u. Epithel, Gefäßatresien; laborklinisch: erhöhte BSG, antinukleäre Faktoren; Antikörper gegen Scl-70-Antigen in 40–50 %. E progressive systemic sclerosis, Abk. PSS. – **S., zirkum|skripte:** die ▸Morphaea als auf die Haut beschränkte Erkrankung. ***Sonderformen:*** z.B. band- oder ringförmig (u. mit Knochenatrophie; evtl. Ainhum-artig u. mit Elephantiasis), nodulär (mit Fingerknötchen; dann Keloid-ähnliche Knoten; evtl. in die progressive S. übergehend), als Säbelhieb-S. (»coup de sabre«, mit linearen Herden [Abb.], meist an der Stirn), Morphea guttata (kleinfleckig), Morphea generalisata (generalisiert), erythematöse zirkumskripte S. (Atrophoderma idiopathica et progressiva PIERINI u. PASINI mit mehreren rumpfbetonten, rundlichen Herden; erst rötlich, später leicht atrophisch), noduläre zirkumskripte S. (Keloidmorphea), Morphea profunda (Befall des subkutanen Bindegewebes, zirkumskripte Sklerodermie der Faszie), disabled pansclerotic morphea of children (schwerer Verlauf durch Kombination von linearer u. disseminierter zirkumskripter S.). ***Charakteristika:*** Typisch für die Morphea ist ein fliederfarbenes Erythem um eine scheibenförmige Verhärtung der Haut (lilac ring). E circumscribed scleroderma, localized s.

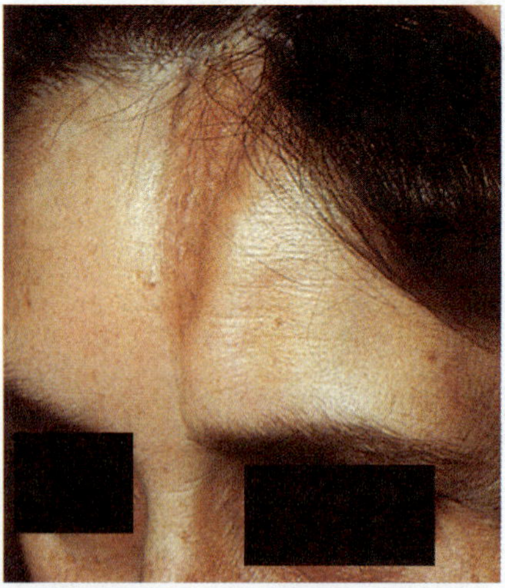

**Sklerodermie, zirkumskripte:** Säbelhiebtyp. [411]

**Skler|ödem,** Scleroedema: teigiges Ödem der Haut (Korium) mit mäßiger bis extremer Verhärtung (keine Dellenbildung; Haut nur in groben Falten abhebbar) als Symptom z.B. bei Unterkühlung, Kreislaufinsuffizienz; meist an den unteren Gliedmaßen u. bei Besserung des AZ langsam verschwindend. Ferner als ▸Sklerema oedematosum neonatorum. – I.e.S. das **Sc. adultorum** (BUSCHKE), das meist nach fieberhafter Infektionskrankheit auftritt, als vom Nacken über Hals, Gesicht u. Stamm auf die rumpfnahen Gliedmaßenabschnitte übergreifende Form; führt zu Bewegungseinschränkung (auch des Brustkorbes). E scleredema.

**Sklerom(a):** ▸Rhinosklerom. E scleroma.

**Sklero|malazie: 1)** *Ophthalmologie* Lederhautdegeneration bei nekrotisierender ▸Skleritis. **2)** Osteodystrophia deformans: *Pathologie* ▸PAGET-Syndrom (1). E scleromalacia.

**Sklero|mit:** *Embryologie* die unter Spaltbildung aus dem Sklerotom hervorgehende obere u. untere Segmenthälfte der Wirbelanlage. Die obere entwickelt sich zum Wirbelkörper; aus der unteren des jeweils höheren Sklerotoms gehen Bandscheibe, Wirbelbogen (mit Fortsätzen; evtl. Rippen) hervor, unter Verknüpfung der Muskulatur zu einer Einheit (»Erector trunci«). E scleromere.

**Skleromyxödem** (GEORG A., 1874–1929, Hautarzt, Berlin; HEINRICH ADOLF G., 1890–1974, Hautarzt, Tübingen), ARNDT-GOTTRON-Syndrom: sklerodermiforme Erkrankung mit Elefantenhaut-artiger Hautverdickung, lichenoiden Papeln u. monoklonaler Gammopathie.

**Skler|onychie:** *Dermatologie* ▸Pachyonychie. E scleronychia.

**Skler|onyxis:** operative Skleradurchstechung. E scleronyxis.

**Skler|ophthalmie:** *Ophthalmologie* sklerosierende ▸Keratitis. E sclerophthalmia.

**Sklero|proteine:** die durch ihre Tertiärstrukturen Fibrillen bildenden Gerüsteiweiße Kollagen, Keratin u. Elastin. E scleroproteins.

**Sklerose,** Sclerosis: krankhafte, z.T. systemische Verhärtung von Geweben oder Organen (z.B. Arterio-, Blasenhals-, Hirn-, Lateral-, Lungen-, Nephro-, Oto-, Phlebo-, Pulmonalsklerose) als Folge entzündlicher oder degenerativ-dystrophischer Prozesse; histologisch als Vermehrung kollagener u. retikulärer Substanzen, Faservergröberung, Homogenisierung oder Polymerisierung der Grundsubstanz. Führt durch bindegewebigen Ersatz des Parenchyms evtl. zur Organvergrößerung oder -verkleinerung, evtl. – durch sekundäre Schrumpfung – auch zur Deformierung. E sclerosis. – **Sclerosis cardiae:** ▸Kardiasklerose infolge Refluxösophagitis; sekundär Schrumpfungsprozesse mit Dolichomegaösophagus. – **Scl. cerebrospinalis disseminata:** ▸Multiple Sklerose. E disseminated s. – **Scl. corii:** ▸Sklerodermie. E scleroderma. – **S., diffuse familiäre Henneberg:** ▸SCHOLZ-Syndrom. – **S., familiäre:** ▸KRABBE-, ▸PELIZAEUS-MERZBACHER-Syndrom. – **S., funikuläre:** funikuläre ▸Spinalerkrankung. – **S., konzentrische:** ▸BALÓ-Krankheit. – **S., kortikale laminäre:** systemische, gliöse Stammhirnsklerose (s.a. ▸Gliose) elektiv der 3. Hirnrindenschicht bei chronischem ▸Alkoholismus mit fortgeschrittener Gastritis; ähnlich wie sog. alkohol. Pseudoparalyse mit Delirien, Merkstörung, Zittern, undeutlicher Sprache, fortschreitendem Verfall u. Exitus letalis innerhalb weniger Monate. E laminar cortical s. – **S., lobäre:** ▸Ulegyrie ganzer Hirnlappen. E lobar s. – **S., multiple:** ▸multiple Sklerose. E multiple s. – **S., präsenile:** ▸ALZHEIMER-Krankheit. – **S., tuberöse:** tuberöse ▸Hirnsklerose. E tuberous s.

**Sklerosierung: 1)** Verhärtung; ▸Sklerose. E sclerosis. **2)** ▸Sklerotherapie. E sclerotherapy.

**Skler|osteọse: 1)** autosomal-rezessiv erbliche Skelettdysplasie mit Sklerose u. Syndaktylie. E sclerosteosis. **2)** ▸Hyperostosis corticalis generalisata. E van Buchem disease.

**Sklero|stomịe:** *Ophthalmologie* Sklerektomie zur Kammerwasserdrainage. E sclerostomy.

**Sklero|therapịe:** Auslösung einer örtlichen Sklerose durch Injektion einer entzündungserregenden Substanz in hoher Konzentration; z.B. zur ▸Varizen- u. Hämorrhoidenverödung, zur Organfixierung (z.B. bei Prolaps). E sclerotherapy.

**Sklerotik|ọnyxis:** ▸Nachstardiszision. E scleroticonyxis.

**Sklero|tọm:** *Embryologie* die aus medialen u. ventralen, das Mesenchym bildenden Ursegmentbereichen entstehende 1. Wirbelanlage; s.a. ▸Skleromit. E sclerotome.

**Sklero|tomịe:** *Ophthalmologie* operatives Einschneiden der Sklera; bei Zyklodialyse, Glaukom. Als **Sklerozyklotomịe** im Bereich des Ziliarkörpers. E sclerotomy.

**Skọlex:** *Helminthologie* ▸Scolex. E scolex.

**Skoliọse,** Scoliosis: dauerhafte seitl. Krümmung der Körperachse (z.B. ▸Gesichtsskoliose); i.e.S. die der Wirbelsäule in der frontalen Ebene (mit gleichzeitiger Rotation u. Torsion) infolge Asymmetrie von Wirbelsäulenkomponenten. ***Ätiol.:*** angeboren (stets kurzbogig; z.B. bei Halb-, Blockwirbel, Dysostosen, Sakralisation, Lumbalisation; s.a. ▸Klippel-Feil-Syndrom); erworben, d.h. als osteopathische (bei Spondylitis, Rachitis, Verletzung), statische (bei Beckenasymmetrie, Beinlängenunterschied), myo- u. neuropathische (bei Muskeldystrophie bzw. Lähmungen), thoraxbedingte (infolge Brustkorbverziehung, z.B. nach Verbrennung, Pleuraempyem; auch nach Thorakoplastik); idiopathisch (essentielle, habituelle oder genuine S.) mit bislang unbekannter Ätiopathogenese. ***Klinik:*** als skoliotische Fehlhaltung anfangs rückbildungsfähig, als S. i.e.S. mit unterschiedlicher Ausprägung: **1)** geringgradige Fixierung, **2)** leichte Torsion, **3)** ausgeprägte C- oder S-förmige Totalskoliose mit ausgeprägter Torsion bzw. mit Rippenbuckel, Lendenwulst u. Druckverformung der Wirbelkörper, **4)** schwere Verunstaltung des Rumpfes (maximale Thoraxpressung gegen das Becken u. nahezu völlige WS-Starre, Skapulaverschiebung, Schädelasymmetrie, Beckenschiefstand sowie – als Komplikationen – Schmerzen, Chondrosen, Arthrosen, Spondylosen, Funktionsbeeinträchtigung innerer Organe). ***Ther.:*** Krankengymnastik (z.B. nach Schroth »dreidimensional« mit Extension, Derotation u. Flexion u. entsprechende Atemgymnastik), Sport (Schwimmen, Reiten), evtl. Korsettkonstruktionen (z.B. ▸Milwaukee-Korsett); ▸Halo-Extension, operative Stabilisierung. S.a. Abb. E scoliosis.

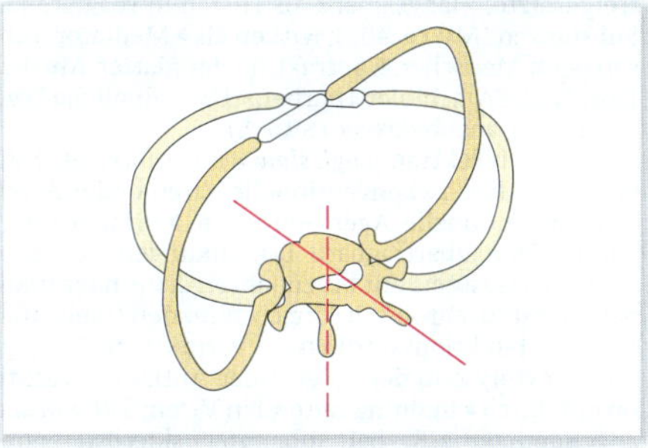

**Skoliose:** Brustkorb bei Skoliose (Horizontalschnitt; der Wirbelkörper rotiert u. torsionsverformt; diagonale Thoraxdeformierung: konvexseitig Rippenbuckel, konkavseitig vorn Abflachung). [403]

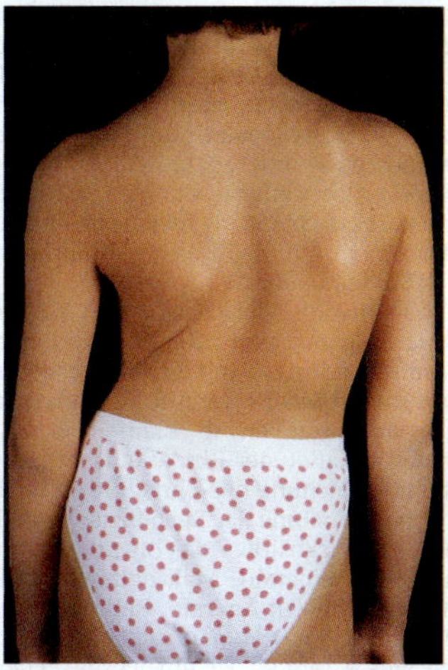

**Skoliose:** Begleitsymptome sind Schulterhochstand, vorspringende Skapula, verkrümmte Dornfortsätze, tiefe Taille, vorspringende Hüfte. [39]

**Skoliọse|becken:** Asymmetrie des knöchernen Beckens; i.e.S. die sekundäre Beckenverformung bei Mehrfachskoliose der WS im Wachstumsalter (mit Einbeziehung des Kreuzbeins zur Kompensation). E scoliotic pelvis.

**Skoliosi|metrịe:** *Röntgenologie* Messung des Skoliosewinkels anhand der Wirbelsäulenaufnahme (a.p.; möglichst im Stehen); nach Ferguson-Risser oder Cobb, Abb. I bzw. II (a–a = Hauptkrümmung zwischen den »Neutralwirbeln«; b = Scheitelwirbel). E scoliosimetry.

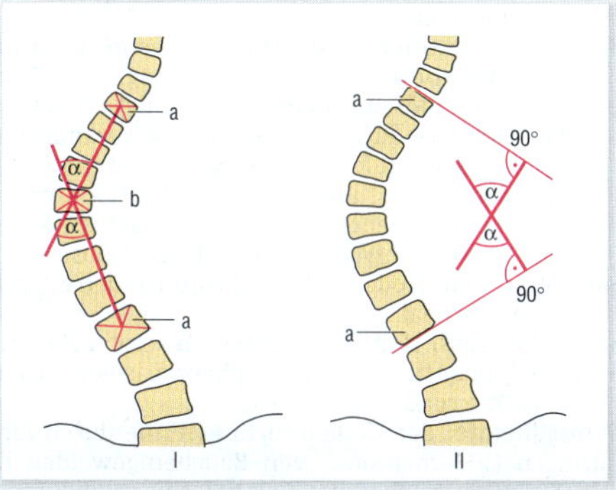


**Skoliosimetrie.** [81]

**Skopo...:** s.u. ▸Scopo...

**Skorbụt,** Scharbock: Vitamin-C-Hypovitaminose infolge mangelnder Zufuhr von Früchten u. frischem Gemüse. ***Klinik:*** Müdigkeit, Muskelschmerzen u. allgemeine spontane Blutungen, die an der Haut zu reibeisenähnlichen Veränderungen führen (Lichen scorbuticus, Akne scorbutica), v.a. aber an Zahnfleisch, Periost u. Gelenken, evtl. auch Pleura u. Perikard auftreten. Die Symptome sind Folge des Mangels an interzellulärer Grundsubstanz, die zusammen mit der Kittsubstanz in Geweben mesenchymalen Ursprungs verbindend u. abdichtend wirkt. E scurvy. – **S., infantịler:** die ▸Moeller-Barlow-Krankheit. E infantile s.

**Skorbụt|osteo|pathie:** Wachstumsstörung bei infantilem Skorbut als Folge fehlerhafter Umwandlung des Knorpels in Knochengewebe an allen Epiphysen, begleitet von Mikrofrakturen u. Blutungen (Röntgenbild: quere Trümmerfeldzone im Diaphysenende u. – schaftwärts davon – mit »heller« Linie = ▸Lehndorff-Zeichen); ferner allgemeine Osteoporose, subperiostale Hämatome. E scorbutic osteopathy.

**Skorpion:** ▸Scorpionidae.

**Skot,** Abk. sk: *Optik* die auf das dunkeladaptierte Auge bezogene Leuchtdichte; 1 sk = 1 $asb^{-3}$.

**skoto|chromo|gen:** *Bakteriologie* im Dunkeln Pigment bildend. E scotochromogenic.

**Skotom,** Scotoma: **1)** umschriebener Gesichtsfeldausfall bzw. -abschwächung (-dämpfung) innerhalb eines funktionsfähigen Netzhautbereichs (= **absolutes** bzw. **relatives S.**; Letzteres evtl. nur als Farbskotom). E scotoma. – **S., negatives,** objektives S.: vom Betroffenen nicht wahrnehmbares S. Bei Erkrankungen der Netzhaut, opt. Leitungsbahnen u. Zentren. E negative s. – **S., positives, subjektives S.:** vom Betroffenen wahrnehmbares S. Bei Trübung der optischen Medien des Auges (Ausnahme: das ▸Flimmerskotom, Sc. scintillans). E positive s. – **S., physiologisches:** durch den blinden Fleck bedingtes objektives S.; bei juxtapapillärer Retinitis vergrößert (= peripapilläres S.); bei fortgeschrittenem Glaukom von einem Bogenskotom begleitet (▸BJERRUM-Zeichen). E physiologic s. – **S., zentrales:** objektives S. zentraler Bereiche (bei Retinitis, Makulakolobom), oft mit Farbsinnstörung, Metamorphopsie, Makro- u. Mikropsie; beidseits z. B. bei Nicotin-, Alkohol-Intoxikation; besondere Form: das ovale **zentrozäkale S.** (bis an den blinden Fleck reichend) oder das ▸Ringskotom. E central s. **2) S. des Ohres:** Ausfall der Schallempfindung bei einer bestimmten Entfernung der Schallquelle. E s. of the ear.

**Skot|op(s)ie:** *Ophthalmologie* **1)** ▸Mouches volantes. **2)** ▸Dämmerungssehen. E scotopia.

**Skoto|skopie:** ▸Skiaskopie. E scotoscopy.

**Skrofeln, Skrofulo|derm(a):** bis haselnussgroße, bräunliche, zentral erweichende Infiltrate als subkutane Manifestationsform der postprimären ▸Hauttuberkulose; evtl. durchbrechend (Scrofuloderma ulcerosum) oder unter Resorption der Nekrose mit Narbenbildung heilend (»Gumma tuberculosum«). E scrofuloderma.

**Skrofulose,** Scrofulosis: der ▸Lichen scrofulosorum bzw. das ▸Skrofuloderm. – Im ursprünglichen Sinn die bei tuberkulösen Kindern mit exsudativ-lymphatischer Diathese auftretenden Gesichtsveränderungen (»Facies scrofulosa«) infolge spezifischer (v. a. Lymphadenitis scrofulosa) u. unspezifischer Komponenten (rezidivierende Rhinitis, Adenoiditis, Keratoconjunctivitis phlyctaenularis). E scrofulosis.

**Skrotal...:** den Hodensack (▸Skrotum) betreffend. E scrotal, oscheal.

**Skrotal|abszess:** Hodensackabszess. E scrotal abscess.

**Skrotal|elephantiasis:** s. u. ▸Elephantiasis genitoanorectalis. E scrotal elephantiasis.

**Skrotal|hernie:** der Hodenbruch; ▸Hernie durch Eindringen (»Herniation«) von Baucheingeweiden in das Skrotum; angeboren v. a. als ▸Hernia vaginalis testis, erworben als in den Hodensack eintretende indirekte oder als bilokuläre direkte interparietale Leisten- = Inguinalhernie. E scrotal hernia, oscheocele.

**Skrotal|krebs:** verhornendes Plattenepithelkarzinom der Hodensackhaut; bei Schornsteinfegern als Berufskrebs (▸Rußwarze, ▸-krebs). E scrotal cancer.

**Skrotal|ödem, akutes:** plötzlich auftretendes Ödem der Skrotalhaut, schmerzlos. Allergisch bedingt oder mit unklarer Genese. Gegen ▸Hodentorsion nicht immer abgrenzbar.

**Skrotal|reflex:** schwache Zusammenziehung der Tunica dartos (d. h. Skrotalhautrunzelung) als Reaktion auf mechanische oder hypotherme Dammreizung; s. a. ▸Kremasterreflex. E scrotal reflex.

**Skrotitis:** Hodensackentzündung. E scrotitis, oscheitis.

**Skrotum,** Scrotum: der Hodensack; beutelartige Ausstülpung der vorderen Bauchwand mit Schichtenaufbau (Haut, Unterhaut, Fascia cremasterica, M. cremaster, Fasciae spermaticae, Tunica vaginalis testis); enthält die Hoden, Nebenhoden u. Samenstränge samt deren Gefäßen u. Nerven. E scrotum.

**SKS,** Abk. für **Sinusknotensyndrom:** ▸Sick-Sinus-Syndrom.

**Skutulum** *(latein. = Schildchen): Dermatologie* das ▸Favusskutulum. E scutulum.

**Skybala** *(griech.):* »Kotballen«; eingedickter (wasserarmer) Stuhl im Dickdarm, z. B. bei Obstipation; evtl. durch die Bauchdecken tastbar (»Koprom«) u. einen Tumor vortäuschend. E inspissated feces, scybala.

**SL:** Abk. für ▸Streptolysin.

**SLDH,** Abk. für **Serum-Lactatdehydrogenase:** s. u. ▸Lactatdehydrogenase.

**SLE: 1)** Abk. für **Saint-Louis-Enzephalitis:** ▸Amerikanische Enzephalitis. **2)** Abk. für **systemischer** ▸**Lupus** erythematodes (= viszeraler LE).

**slim disease** *(engl.):* ▸Wasting-Syndrom.

**slipping rib** *(engl. = Gleitrippe):* ▸CYRIAX-Syndrom.

**Slocumb-Syndrom** (CHARLES H. SL., Rheumatologe, Rochester/Minn.), Cortisonentzugssyndrom, Steroid-Pseudorheumatismus: nach Beendigung einer Langzeitbehandlung mit Glucocorticoiden auftretende (meist vorübergehende) Symptome. ***Klinik:*** erhöhte psychische Labilität, verminderte körperliche Leistungsfähigkeit, Muskelschmerzen, Temperaturlabilität, evtl. Leukozytose, beschleunigte BSG; bei schweren Formen eine panmesenchymale Reaktion mit Nebenniereninsuffizienz- und Erythematodes-ähnlichen Erscheinungen sowie Panarteriitis, Phlebitis. E Slocumb's syndrome, steroid-withdrawal pseudorheumatism.

**Slow-$\alpha_2$-Globulin** *(engl. slow = langsam):* der bei Elektrophorese langsam wandernde Anteil der $\alpha_2$-Globuline.

**slow-reacting substances** *(engl.)* Abk. SRS: *Serologie* bei krankhaften Immunreaktionen vom Soforttyp freigesetzte, »langsamer« als Histamin reagierende Substanzen (MG ca. 400); wirken als ▸Mediator, führen beim Menschen Kontraktion der glatten Muskulatur (z. B. Bronchiolen) herbei. – Ursprüngliche Bez.: »sl.-r. s. of anaphylaxis« (SRS-A).

**Slow-Virus-Infektion** *(engl. slow = langsam)* Abk. SVI: entweder durch »konventionelle Viren« oder durch »unkonventionelle Agenzien« (s. a. ▸Prionen) hervorgerufene übertragbare Erkrankungen des Zentralnervensystems mit bis zu Jahren dauernder Inkubationszeit u. chronisch fortschreitenden (meist tödlichen) Funktionsstörungen, vermutlich bedingt durch Zytolyse in der Folge einer Antikörperreaktion mit durch ▸Budding reifenden Viren; SVI wurden angenommen z. B. bei subakuter sklerosierender ▸Panenzephalitis (SSPE; defektes Masernvirus?), ▸CREUTZFELDT-JACOB-Krankheit, Kuru, Visna u. Scrapie (beim Schaf) sowie mink encephalopathy (beim Nerz), ferner bei multifokalen Leukoenzephalopathien (Papovavirus), multipler Sklerose, lymphozytärer Choriomeningitis. E slow virus infection.

**Sluder-Neuralgie, S.-Syndrom** (GREENFIELD SL., 1865–1928, Laryngologe, St. Louis): Gesichtsneuralgie (mit Parasympathikus-Symptomen) infolge Entzündung des Ganglion pterygopalatinum; es bestehen Niesreiz, Schmerzen an innerem Lidwinkel, Augapfel, Nase(nwurzel), Oberkiefer u. Gaumen, z. T. in Schulter u. Nacken ausstrahlend, Hypästhesie im Mund-Rachen-Bereich, evtl. halbseitige Gaumensegellähmung. E Sluder's neuralgia.

**Sludge-Phänomen** *(engl. blood sludge = Blutschlamm):* reversible Aggregation der Erythrozyten (als »▸Geldrollenbildung«) mit Strömungsbehinderung des Blutes oder Gefäßverstopfung (durch sog. FÅHRAEUS-Pseudothromben in kleinen Gefäßen); ist evtl. in den Gefäßen der Binde- u. Netzhaut des Auges als Unterbrechung der Blutsäule zu beobachten. Tritt auf bei Abnahme der Suspensionsstabilität – u. Zunahme der Viskosität – des Blutes (z. B. nach Verbrennung, bei Lipämie, Makroglobulinämie WALDENSTRÖM, Sichelzell-Anämie, Plasmozytom, Lupus erythematodes; s. a. ▸Hyperviskositätssyndrom) sowie der »vis a tergo«; ist ein wesentlicher Faktor in der Schock-Pathogenese.

**(van-)Slyke-Apparatur** (DONALD D. V. SL., 1883–1971, Biochemiker, New York): Gerät zur volumetrischen

u. manometrischen (mit J. M. NEILL 1924) Analyse der Blutgase ($O_2$, $CO_2$, $N_2$) nach deren Freisetzung durch Unterdruck, Umwandlung von Hb in Methämoglobin (Ferricyanid-Lsg.) u. $CO_2$-Absorption (NaOH, Natriumhyposulfit-Lsg.). Zahlreiche Abwandlungen (u.a. mikromanometrisch). E van Slyke apparatus.

**SMA** *(engl. smooth = glatt)* Abk. für smooth muscle antibodies: ein gegen glatte Muskulatur gerichteter Antikörper, nachgewiesen bei chronisch-aggressiver Hepatitis.

**small-for-date baby** *(engl.)*: für sein Gestationsalter zu kleines Neugeborenes, mit den Symptomen der intrauterinen Dystrophie (z.B. bei ▸Plazentainsuffizienz).

**small vessel disease** *(engl.)*: Durchblutungsstörung des Herzmuskels infolge Erkrankung der kleinen Koronararterienäste.

**Sm-Antigen:** ein Zellkernglykoprotein als Antigen bei Lupus erythematodes.

**smear** *(engl.)*: Abstrich, Ausstrich(präparat).

**Smectit:** Aluminium-Magnesium-Silikat-Verbindung; Adsorbens; ***Anw.*** bei funktionellen gastrointestinalen Störungen, v.a. Durchfällen. E smectite.

**Smeg|ma:** weißgelbliche, talgige Masse aus Talgdrüsensekret u. abgeschilferten Epithelien im Vorhaut- = Präputialsack bzw. (♀) als Ansammlung zwischen Kitzler u. kleinen Schamlippen. Enthält meist ▸Mycobacterium smegmatis (= »Smegmabakterium«); bewirkt bei mangelnder Hygiene evtl. örtliche Entzündung; wird bei Inkrustierung durch Harnsalze zu Konkrementen (Smegmolithen, ▸Balanolith); ist möglicherweise kanzerogen (i.S. des Penis-, Kollumkarzinoms). E smegma. – **S. embryonum:** ▸Vernix caseosa.

**Smellie-Handgriff** (WILLIAM S., 1697–1763, Frauenarzt, London): s.u. ▸VEIT-S. E Smellie's maneuver.

**Smeloff-Cutter-Prothese®:** *Kardiologie* eine Herzklappen-Kugelprothese mit 2 Körbchen u. rel. großem Durchmesser, s.a. ▸Herzklappenprothese. E Smeloff-Cutter valve prosthesis.

**S-M-Formenwechsel:** bei Bakterien der Übergang der Glatt- in die Schleimform (S- bzw. M-Form); mit Bildung von Schleim(wall)kolonien, Verlust von etwa vorhandenem H- u. Bildung von M-Antigen, Erhaltenbleiben der O-Spezifität. E S-M form change.

**Smith** (1) ALLAN J. S., Biochemiker, Durham; **2)** DAVID W. S., 1926–1981, Kinderarzt, Seattle; **3)** LUCIAN A. S., Internist, Rochester; **4)** SIR ROBERT WILLIAM S., 1807–1873, Chirurg, Dublin). – **S.-Fraktur** (SIR ROBERT WILLIAM S.): distale ▸Radiusfraktur (Flexionsfraktur) mit volarer Dislokation des distalen Fragments (»umgekehrte COLLES-Fraktur«). E Smith fracture. – **S.-Lemli-Opitz-Syndrom** (DAVID W. S., LUCIUS L., JOHN M. O., Kinderärzte, Madison/Wis.): (1964) multiple Fehlbildungen (durch autosomal-rezessive Neumutation?) mit Minderwuchs (bei niedrigem Geburtsgewicht), Ernährungsstörungen, Mikrozephalus, Gesichtsfehlbildung mit antimongoloider Lidspalte u. Lidptosis, Strabismus, Epikanthus, Mikrognathie, hohem Gaumen (teilweise gespalten), Vierfingerfurche, Klino- u. Polydaktylie, unterentwickeltem Genitale, Kryptorchismus; meist auch Hirnschaden, Herz- und Magen-Darm-Fehlbildungen. – Nach den Vornamen der ersten 3 Pat. auch »RSH-Syndrom« genannt. E Sm.-Lemli-Opitz syndrome. – **S.-Strang-Syndrom** (ALLAN J. S.; LEONARD B. STR., Kinderarzt): ▸Methionin-Malabsorptionssyndrom. E Sm.-Strang syndrome. – **S.-Syndrom** (LUCIAN A. S.): ▸ACHOR-SMITH-Syn.

**Smith-Petersen-Nagel** (MARIUS M. S.-P., 1886–1953, Chirurg, Boston): solider Dreikantlamellennagel (Stahl) für die Schenkelhalsnagelung; modifiziert mit Führungskanal (für Bohrdraht) u. Gewindekopf für die Fixierung von Schaft(schrauben)platten. E Smith-Petersen nail.

**SMI-Trainer** *(engl.)* Abk. für sustained maximal inspiration: Gerät zum Atemtraining, das nach dem Prinzip der anhaltenden maximalen Inspiration funktioniert. Unterschieden werden floworientierte und volumenorientierte Geräte. Bei Ersteren muss die Einatemluft eine bestimmte Strömungsgeschwindigkeit erreichen, bei der zweiten Form ein bestimmtes Volumen. Während des Trainings wird eine Nasenklemme getragen. Dient der (v.a. prä- u. postoperativen) Prophylaxe von Atelektasen u. Pneumonien.

**Smog:** Kunstname aus (engl.) smoke (= Rauch) u. fog (= Nebel) für ein luftkolloidales System mit überwiegend organischen Teilchen, entstehend v.a. bei gleichzeitigem Auftreten von Industrie- bzw. Autoabgasen u. Staub u. von Nebel (v.a. im Winterhalbjahr bei Störung des vertikalen Luftaustausches bei bodennaher Kaltluftschicht). Durch Gehalt an $SO_2$, CO u. $CO_2$ u.U. lebensbedrohend, v.a. bei chronischer Bronchitis. Toxizitätsparameter ist der Schwefeldioxid-Gehalt. E smog.

**SMON,** Abk. für subakute Myelooptikoneuropathie: s.u. ▸Neuropathie (2).

**Smo(u)ldering-Leukämie** *(engl. to smoulder = glimmen, schwelen)*: ▸myelodysplastische Syndrome. Auch gebräuchl. für frühe Phase bzw. blanden Verlauf bei chronischer lymphatischer ▸Leukämie.

**Smyrinose:** ▸Pneumokoniose durch Staub von Karborund(schmirgel).

**Sn:** *Chemie* Symbol für ▸Zinn (= Stannum).

**s. n.: 1)** Abk. für secundum naturam (»aufgrund der natürl. Gegebenheiten«). **2)** *Pharmazie* Abk. für ▸suo nomine.

**SNAP:** Abk. für sensibles ▸Nervenaktionspotential.

**SND,** Abk. für striatonigrale Degeneration: ▸Striatum-Syndrom.

**Sneddon-Syndrom:** meist sporadische, selten autosomal-dominant erbliche Arteriopathie der kleinen u. mittleren Gefäße mit Livedo racemosa generalisata u. zerebrovaskulären Störungen. E Sneddon's syndrome.

**Snellen** (HERMANN S., 1834–1908, Augenarzt, Utrecht). – **S.-Haken, S.-Sehproben:** verschieden große, E-förmige Optotypen, deren Größe jeweils der 5fachen Strichstärke entspricht (die auf der normalen Netzhaut in 5 m Abstand unter einem Winkel von 1 Bogenmin. entworfen wird). E Snellen's test types. – **S.-Tabellen:** Sehprobentafeln mit schwarzen Buchstaben (bzw. SN.-Haken) verschiedener Größe auf weißem Grund. Mit Angabe der Distanz (60–4 m; in praxi 5–6 m), aus der sie von einem normalsichtigen Auge noch gelesen werden (s. Abb.). E S.'s test charts.

**S-Niere:** einseitige S-förmige ▸Verschmelzungsniere. E sigmoid kidney.

**Sniffing** *(engl. = Schnüffeln)*: s.u. ▸Schnüffler.

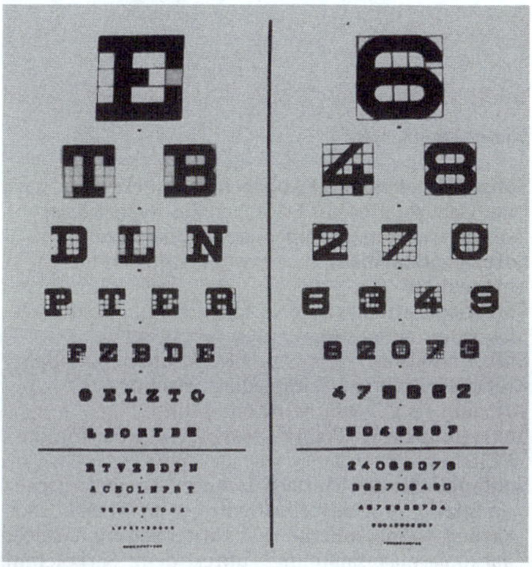


**Snellen-Tabellen.** [235]

**Soda:** ▸Natriumcarbonat. E soda, sodium carbonate. – **S., kaustische:** Natriumhydroxid. E caustic soda.

**Soda|bad:** körperwarmes Vollbad mit Sodazusatz; z. B. bei Psoriasis. E sodium carbonate bath.

**Soda|wasser:** Natriumcarbonat-haltiges, schwach laugenhaft schmeckendes Mineralwasser (»alkal. Säuerling«). – Auch allgemeine Bez. für kohlensäurehaltige Wässer. E carbonated water.

**Sod|brennen,** Pyrosis: Gefühl des Brennens in der Magengrube u. entlang der Speiseröhre. ***Ätiol.:*** gastroösophagealer Reflux (s. a. ▸Refluxösophagitis) u. nichterosive Refluxkrankheit (Reflux von nichtsaurem Magen- oder Duodenalinhalt); hypersensitiver Ösophagus; funktionelle Beschwerden (z. B. durch Nahrungsmittel u. Getränke; irritabler Ösophagus; nichtulzeröse Dyspepsie). E heartburn, pyrosis.

**Sodoku** *(chines./japan. = Gift der Ratte)*, Rattenbissfieber: Infektionskrankheit durch Spirillum minus (s. morsus muris), übertragen meist durch Nagerbiss (die Wunde allgemein unter örtlicher Entzündung normal heilend). ***Klinik:*** nach Inkubationszeit von 1–3 Wo. (bis 2 Mon.) schmerzhafter Primäraffekt (oft mit regionärer Lymphadenitis), rekurrierendes Fieber (1. Attacke meist 1–2 Tg.; wechselnde Intervalle von 3–10 Tg.), Muskel- u. Gelenkschmerzen, Anämie; beim Fieberanstieg makulopapulöses Exanthem. Gesamtdauer 4–5 Wo. (auch 2–3 Mon.); ***Progn.:*** meist gut; evtl. Septikämie, Endokarditis, Bronchopneumonie. E sodoku.

**Sodomie,** Zoophilie: bei beiden Geschlechtern vorkommender Sexualverkehr mit Tieren; rel. häufig bei Menschen, denen die Gelegenheit zum normalen Geschlechtsverkehr fehlt. E sodomy.

**Sölder-Linien** (FRIEDRICH V. S., 1867–1943, Neurologe, Wien): etwa konzentrisch um Mund- u. Nasenöffnung verlaufende Begrenzungslinien (Abb.) der – infolge Faserumschichtung im spinalen Trigeminuskern – zwiebelschalenförmig angeordneten zentralsensiblen Versorgungsbereiche des Gesichts (bzw. der entsprechenden Sensibilitätsausfall-Zonen bei Hirnstammläsion, Syringomyelie). E Soelder's lines.

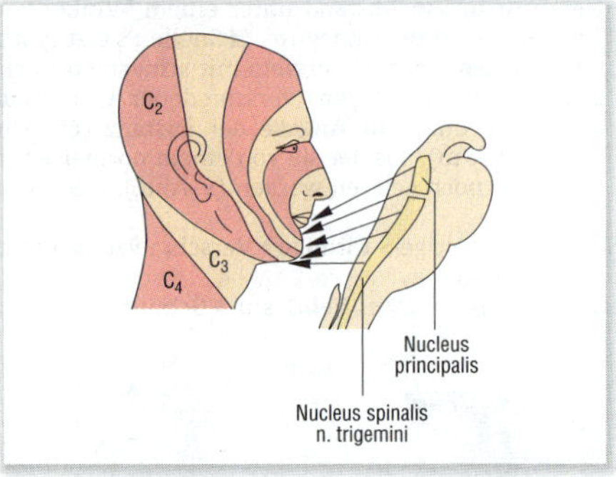


**Sölder-Linien.** [68]

**Sofort|ab|nabelung:** ▸Abnabelung unmittelbar nach der Geburt, ohne das Erlöschen des Nabelschnurpulses abzuwarten. E immediate omphalotomy.

**Sofort|maßnahmen:** s. u. ▸erste Hilfe. E emergency procedures.

**Sofort|operation:** s. u. ▸Notfallchirurgie. E emergency operation, e. surgery.

**Sofort|reaktion, -typ:** s. u. ▸Reaktionstypen allergischer Reaktionen. E immediate reaction.

**soft lens** *(engl.)*: weiche ▸Kontaktlinse.

**Sohle(n|fläche):** Planta pedis; s. a. ▸Fußsohlen..., ▸Plantar... E sole.

**Sohlenplatte:** der Muskelfaseranteil der motorischen Endplatte; eine myofibrillenfreie, an Muskelfaserkernen (»Sohlenkerne«) u. Mitochondrien reiche Sarkoplasmaansammlung unter dem Sarkolemm. E sole plate.

**Sohlenschmerz,** Plantarneuralgie: ▸MAHLER-Zeichen (2), ▸PAYR-Zeichen (1). E plantar neuralgia.

**Soja(bohnen)mehl:** eiweißreiches Substrat aus entölten Sojabohnen (= Semen Sojae; die Samen der asiatischen Leguminosen Glycine max u. Gl. soja). Nach Entbitterung (Entfernung von Saponinen) auch für die menschliche Ernährung geeignet; ferner für bakteriologische Nährmedien. E soybean flour.

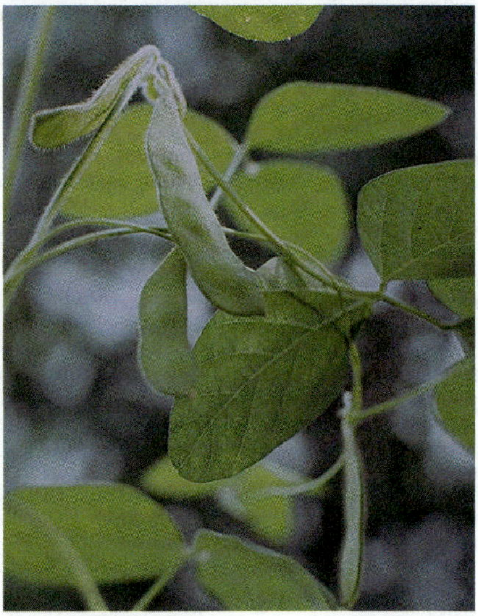

**Soja(bohnen)mehl:** Sojabohne. [482]

**Sojanahrung:** Diätkost mit Schrot oder Mehl aus unbehandelten Sojabohnen (▸Soja[bohnen]mehl). E soja diet.

**Sojaphospholipide:** Wirkstoffe eines Sojabohnenauszugs; nachweislich wirksam bei leichten Fettstoffwechselstörungen und Hepatopathie.

**Sokolow-Lyon-Index:** EKG-Index für die Herzhypertrophie: Bei Linkshypertrophie beträgt die Summe aus $S_{V1} + R_{V5}$ mindestens 3,5 mV; bei Rechtshypertrophie $R_{V1} + S_{V6}$ größer als 1,05 mV. E Sokolow-Lyon index.

**Sol:** *Chemie* Dispersionszustand von Kolloiden (Teilchengröße $10^{-5}$–$10^{-7}$ cm); je nach Dispergens als Aerosol, Alkosol, Hydrosol, Organosol; s. a. ▸Gel. E sol.

**Sol.:** *Pharmazie* Abk. für ▸**Sol**utio.

**Solanaceae:** die Familie »Nachtschattengewächse«; u. a. mit den Arten ▸Solanum, ▸Atropa, ▸Hyoscyamus, die toxische Alkaloide enthalten, v. a. ▸Atropin, ▸Hyoscyamin, ▸Solanin.

**Solanin:** giftiges Alkaloid in Solanaceae-Arten (u. a. in grünen u. in Keimen alter Kartoffeln). Verursacht Vergiftung (»**Solanismus**«) mit Schleimhautreizung (Brennen im Hals, Übelkeit, Brechreiz, Brechdurchfall), nach Resorption Fieber, Atemnot, Nephritis, Bewusstlosigkeit, Krämpfe, Hirnödem, Tod durch Atemlähmung; bei parenteraler Vergiftung Hämolyse (durch Saponineigenschaft). E solanine.

**Solanum:** eine Gattung der Solanaceae; z. B. Solanum melongena (»Aubergine«), S. nigrum (»Schwarzer Nachtschatten«), S. tuberosum (»Kartoffel«).

**Solanum dulcamara:** ▸Dulcamara stipites.

**solar(is):** **1)** sonnenförmig, z. B. Plexus solaris. **2)** durch Sonnenstrahlung bewirkt; z. B. **solares Irresein** (= ▸Sonnenstich), **Solarasphyxie** (= ▸Hitzschlag). E solar.

**Solaris|reflex:** durch Druck auf den Plexus solaris ausgelöste (v. a. über Afferenzen in den Nervi splanchnici) Herzbeschleunigung, Blutgefäßengstellung im kleinen Kreislauf (Atemnot) u. arterieller Druckanstieg in der Peripherie; s. a. ▸Solarplexusschock. E solar plexus reflex.

**Solarium:** **1)** windgeschütztes, sonnenreiches Areal zur ▸Heliotherapie. **2)** Raum mit UV-Strahlen (Höhensonnen) für Gruppenbestrahlung bzw. Ganzkörperbestrahlungs-Anlagen (sog. Sonnenbank) mit möglichst wenig UVC- u. möglichst viel UVA-Anteil. E solarium.

**Solar|plexus|schock:** durch eine stumpfe Oberbauchverletzung über den ▸Solarisreflex ausgelöster Schock (z. B. sog. Magen-Knockout der Boxer). E solar plexus shock.

**Solbad:** **1) Solebad:** Kochsalzbad mit Salzgehalt von 1,5–6(–30) %. ***Wirkungen:*** Anregung des Hautstoffwechsels, Erhöhung des Parasympathikotonus, Beeinflussung des Vasomotorenspiels der Hautgefäße. Als **Soldampfbad** die Inhalationstherapie mit Soldunst. E salt-water bath. **2)** Heilbad mit Nutzung einer Solequelle.

**Sole:** Wasser einer Kochsalzsolquelle; auch als Bohrloch- oder Sinkwerksole durch künstliche Auslaugung unterirdischer Salzlager. S. a. ▸Solbad. E brine.

**Soleus:** Kurzform des ▸Musculus soleus. E soleus.

**Solidago gigantea,** Goldrutenkraut: zur Familie der Asteraceae zählende Heilpflanze. ***Anw.:*** in spezieller Aufbereitung nachweislich wirksam bei Entzündungen der ableitenden Harnwege sowie bei Harnsteinen, Nierengrieß, Reizblase u. rheumatischen Beschwerden (diuretisch, spasmolytisch, antiphlogistisch, antibakteriell).

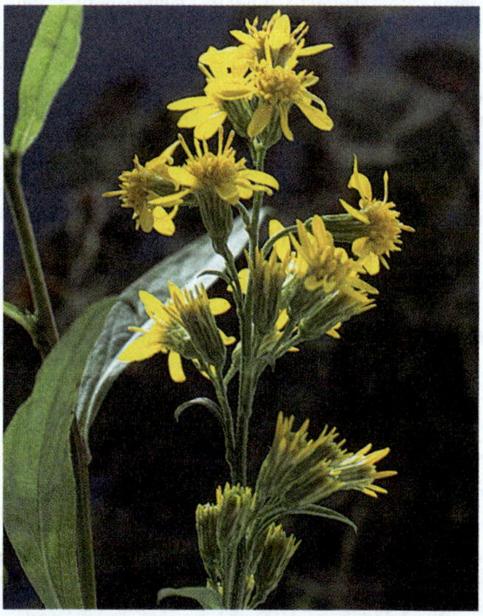

**Solidago gigantea:** Echte Goldrute (Solidago virgaurea). [482]

**Solidar|pathologie:** erstmals von ASKLEPIADES von Bithynien (1. Jh. v. Chr.) vertretene Lehre, der zufolge alle Krankheiten auf einer fehlerhaften Beschaffenheit der festen Körperbestandteile beruhen (u. die in ihrer Zusammensetzung unveränderlichen Körperflüssigkeiten nur eine passive Rolle spielen). S. a. ▸Humoral-, ▸Zellularpathologie. E solidism.

**solidus** *(latein.):* fest. E solid.

**solitär, solitarius:** einzeln, vereinzelt, abgesondert; z. B. ▸Tractus solitarius, ▸Folliculi lymphatici solitarii. E solitary.

**Solitär|niere:** angeborene »Einzelniere« infolge einseitiger Nierenaplasie; ist meist hypertrophisch, mit weitem Nierenbecken, evtl. auch mit Gefäßanomalien, Doppelureter. E solitary kidney. – **S., sekundäre:** die »Restniere« nach Nephrektomie (meist hypertrophierend u. besonders anfällig).

**Solitär|tuberkel,** Konglomerattuberkulom: knotige Form der Organtuberkulose mit in Phasen erfolgender Verkäsung um Altherde u. Entwicklung eines bis apfelgroßen Gebildes (lamellärer Aufbau, Kalkzentren, zellige oder bindegewebige Kapsel). E conglomerate tubercle.

**Sollens|norm:** ▸Norm (3).

**Soll|gewicht:** das normale ▸Körpergewicht. E normal weight.

**Soll|wert:** **1)** im ▸Regelkreis derjenige Wert, den die Regelgröße (in Übereinstimmung mit der Führungsgröße) besitzen soll. **2)** als Norm geltender statistischer Mittelwert einer physiologischen etc. Größe, z. B. das »Soll-Atemminutenvolumen« (= Sollvitalkapazität × 22), das Sollgewicht. E normal value or level.

**solubilis** *(latein.):* löslich. S. a. ▸soluble. E soluble.

**Solubilisierung:** Löslichmachen eines Stoffes, z. B. durch Zugabe von Lösungsvermittlern (»**Solubilisatoren**«, v. a. Detergenzien, Emulgatoren), pH-Änderung, Hydrolyse. E solubilization.

**soluble** *(engl.):* löslich; z. B. s. RNA.

**Solum unguis** *(latein.):* die Matrix unguis (= Nagelbasis).

**Solutio,** Abk. **Sol.** *(latein.):* Lösung; *Pathologie* Ablösung. – **S. medicinalis:** *Pharmazie* Arzneilösung. S. a. ▸Aqua, ▸Guttae, ▸Oleum, ▸Liquor, ▸Mixtura. E solution. – **S. retinae:** *Ophthalmologie* ▸Ablatio retinae.

**solutus,** Abk. **sol.** *(latein.):* gelöst. E dissolved, solute.

**solv.:** *Pharmazie* Abk. für ▸**solvatur.** E dissolve.

**solvatur** *(latein.)* Abk. solv.: Rezepturanweisung: »ist zu lösen!«, analog: **solve:** »löse!«. E dissolve.

**Solvens,** Plur. Solventia: **1)** *Chemie* Lösungsmittel. E solvent(s). **2)** *Pharmazie* als Solventia oder Resolventia (remedia) schleimlösende Mittel, Expektorantia.

**Soma** *(griech.):* der Körper, *zytol* der Zellkörper (▸Zytosoma). E body, soma.

**Soman:** Methylfluorphosphansäure-pinakolyl-ester; chemischer Kampfstoff mit psychischen u. neurologischen Wirkungen. E soman.

**Somation:** *Genetik* ▸Modifikation.

**somatisch:** körperlich, zum Körper (Soma) gehörend bzw. ihn betreffend; s. a. ▸Somato... E somatic. – **s. Antigen:** ▸O-Antigen. E O antigen. – **s. evozierte Potentiale:** s. u. ▸evozierte Potentiale. – **s. Nervensystem:** animales ▸Nervensystem; s. a. ▸somatomotorisch. E s. nervous system.

**Somato|agnosie:** ▸Agnosie für den eigenen Körper, z. B. Autotopagnosie, Rechts-links-Störung. E somatagnosia.

**somato|gen:** **1)** physiogen: körperlich bedingt (Gegensatz: psychogen). **2)** *Genetik* durch Einwirkung auf das Soma vom Körper neu erworben (u. nicht vererbbar; Gegensatz: blastogen). E somatogenic.

**Somato|gramm:** Kurve oder Skala mit eingetragenen Normalwerten (u. Standardabweichungen) von Körperlänge u. -gewicht für Säuglinge u. Kinder bis zum Abschluss des Wachstums; wichtigste Vergleichsskala zur Beurteilung des normalen (bzw. anomalen) Gedeihens. E somatogram.

**Somato|liberin:** ▸Somatotropin-releasing-Hormon. E somatoliberin.

**Somato|mammo|trop(h)in,** Chorionsomatotropin: ▸HPL. E human chorionic somatotropine, somatomammotropin.

**Somato|medine:** aus Humanplasma isolierte Polypeptide als Vermittler der Somatotropin-Wirkung; steigern u. a. die Synthese von DNS, Kollagen u. Proteoglykanen. Typen A, B u. C mit verschiedener Gewebespezifität; C identisch mit IGF-I. E insulin-like growth factors, somatomedins, Abk. IGF (I, II).

**somato|motorisches System:** die für die Haltungs- u. Bewegungsmotorik verantwortlichen Abschnitte des Nervensystems (v. a. motorischer ▸Kortex u. das pyramidale u. extrapyramidale System, Motoneurone des Rückenmarks); s. a. ▸Sensomotorik. E somatic motor system.

**Somato|plasma:** das ▸Zytoplasma der somatischen Zellen (im Ggs. zum Keimplasma der generativen). E somatoplasm.

**Somatorelin:** internationaler Freiname für das humane ▸Somatotropin-releasing-Hormon; ***Anw.*** als

Diagnostikum bei Verdacht auf hypophysär bedingten Wachstumshormonmangel. E somatorelin.

**Somato|sensibilität:** die propriozeptive (statische u. kinästhetische) ▸Sensibilität (im Gegensatz zur exterozeptiven) als Leistung des somatosensorischen Systems (das aus Propriozeptoren, Kleinhirnseitenstrang-, Hinterstrangsystem, somatosensiblem Kortex [z.B. Area 5; Gyrus postcentralis] besteht u. Afferenzen für das sensomotorische System leitet). E proprioceptive sensibility.

**somato|sensorisches System:** s.u. ▸Somatosensibilität. E somatosensory system.

**Somatostatin,** Somatotropin-(Release-)inhibiting-Hormon, Abk. SRIH: Tetradecapeptid aus dem Hypothalamus, das die hypophysäre Ausschüttung von Somatotropin hemmt. Kommt im oberen Intestinaltrakt vor u. senkt auch Blutzuckerspiegel u. Glucagon- sowie Insulin-Sekretion. S.a. ▸Apudom; *pharm* ***Anw.*** als Hämostyptikum. E somatostatin.

**Somatostatin-Analogon:** synthetisches Oktapeptid des ▸Somatostatins mit verlängerter Halbwertszeit; ***Wirkst.:*** Octreotid. ***Anw.*** bei endokrin aktiven Tumoren des Gastrointestinal-Traktes (z.B. Carcinoid, VIPom), Akromegalie u. zur Prophyl. von Komplikationen in der Pankreaschirurgie; ***NW:*** gastrointestinale Beschwerden, akute Pankreatitis, bei Langzeitther. Gallensteine.

**Somato|statinom:** ▸Apudom Somatostatin bildender Zellen. E somatostatinoma.

**Somato|topik:** die der relativen Lage der Körperteile entsprechende »somatotope Gliederung« der motorischen u. somatosensiblen Hirnrinde (▸Kortex); s.a. ▸Homunculus. E somatotopy.

**somato|topisch:** die ▸Somatotopik betreffend. E somatotopic.

**Somatotropin, somatotropes Hormon,** Abk. STH, Wachstumshormon: in α-Zellen des Hypophysenvorderlappens gebildetes Peptid, dessen Ausschüttung durch den Somatotropin-releasing-Faktor (SRF = GRH, GRF) u. Somatostatin gesteuert wird. Die stärkste Ausschüttung erfolgt während des Schlafes, v.a. in der Pubertät. ***Funktion:*** S. ist unentbehrlich für das normale Längenwachstum; die Wirkung wird überwiegend indirekt durch IGF-I (insulin-like growth factor I) = Somatomedin C hervorgerufen. Ist ferner Stimulator für Proteinsynthese, Lipolyse, Blutzuckeranstieg; hat u.U. diabetogene u. tumorstimulierende Wirkung. *pathophys* Bei Minderproduktion resultiert hypophysärer ▸Minderwuchs, bei Überproduktion, z.B. bei somatotropem Adenom des HVL, Gigantismus bzw. ▸Akromegalie; S.-Resistenz = ▸LARON-Syndrom. *pharm* ***Anw.*** von gentechnologisch hergestelltem S. v.a. zur Langzeitther. von Kindern mit hypophysärem Minderwuchs. E somatotropin, human growth hormone, HGH.

**Somatotropin-(Release-)inhibiting-Hormon** *(engl.)* Abk. SRIH: ▸Somatostatin.

**Somatotropin-releasing-Hormon** *(engl.)* Abk. SRH: ▸Releasing-Hormon für ▸Somatotropin. Decapeptid aus dem ventral-medialen Hypothalamus.

**Somatropin:** gentechnologisch hergestelltes ▸Somatotropin zur ther. Anw. E somatropin.

**Somit,** Ursegment: *Embryologie* das paarig um das Neuralrohr angeordnete knötchenförmige Segment des Mesoderms, dessen Wand sich zu Sklerotom, Dermatom u. Myotom differenziert. E somite.

**Sommer|diarrhö:** akute Magen-Darm-Erkrankung in der heißen Jahreszeit bei Kindern (v.a. Säuglingen), evtl. als Eintagsdurchfall; meist viral bedingt. E summer diarrhea.

**Sommer|enzephalitis:** ▸Encephalitis japonica. E summer encephalitis.

**Sommer|fieber:** ▸Pappatacifieber. – **S., Marokkanisches:** ▸Boutonneuse-Fieber.

**Sommer-Herbst...:** ▸Ästivo-Autumnal...

**Sommer|sprossen:** *Dermatologie* ▸Epheliden. E freckles.

**Somn|ambulismus,** Noktambulismus, Nachtwandeln, Schlafwandeln: einem Dämmerzustand ähnlicher partieller Schlaf nach unvollkommenem Erwachen. Geht wieder in Schlaf über. Für die während dieses Zustands unternommenen Bewegungen, Handlungen (z.T. komplizierte Handlungsabläufe) besteht Amnesie. Labilität, Irritierbarkeit (z.B. durch vegetative Afferenzen) bzw. Schädigung (z.B. nach Enzephalitis, bei Epilepsie) des Schlaf-Wach-Systems (kortikoretikuläre Strukturen) werden pathogenetisch diskutiert. Gehäuft bei Vollmond (»Mondsüchtigkeit«); v.a. auch bei Kindern u. Jugendlichen. Häufig besteht auch ▸Enuresis. E somnambulism, sleepwalking, noctambulism.

**Somnifera (remedia):** *Pharmazie* Schlaf bringende Mittel (▸Hypnotika). E soporifics, somnifacients.

**Somni|loquie:** Sprechen im Schlaf. E somniloquism.

**somnolent:** bewusstseinsgetrübt (▸Somnolenz). E somnolent.

**Somnolenz:** Benommenheit mit abnormer Schläfrigkeit als leichtere Form der Bewusstseinstrübung (mit Erweckbarkeit u. mit meist nicht vollständiger Erinnerungslücke); z.B. bei akutem hirnorganischem Prozess, Schädel-Hirn-Trauma, Vergiftungen. S.a. ▸Sopor, ▸Coma. E somnolence, somnolency.

**Somogyi** (MICHAEL S., 1883–1971, Biochemiker, St. Louis). – **S.- Effekt:** Erhöhung des morgendlichen Blutglucosewertes als Reaktion auf unbemerkte nächtliche Hypoglykämien des Diabetikers. E Somogyi effect. – **S.-Einheit:** Einheit der α-Amylase; 1 S.-E. entspricht 1 mg enzymatisch aus Stärke freigesetzter Glucose (bei definierten Bedingungen). E Somogyi unit.

**Sonde,** Specillum: stab- oder (halb)röhrenförmiges, starres oder biegsames Instrument zur Einführung in natürliche oder krankheitsbedingte Körperhohlräume für diagnostische oder Heilzwecke (s.a. ▸Bougie, ▸Katheter); die Angabe der ▸Stärke (Außendurchmesser) erfolgt in ▸Beniqué, ▸Charrière; u.a. als Ballon-, Hohl-, Knopf-, Rillen- oder Rinnen-, Biopsie-, Ernährungs-, Führungs-, Koagulations-, Mess-, Drainagesonde. E probe, sound, searcher.

**Sonden|ernährung:** Einbringen dünnbreiiger oder flüssiger Nahrung i.S. der künstlichen ▸Ernährung über eine vorübergehend durch Mund oder Nase eingeführte oder als Verweilsonde genutzte Sonde (z.B. Magen-, Duodenal-, Jejunalsonde) oder Ernährungsfistel. ***Anw.*** z.B. bei Anorexie (v.a. bei Frühgeborenen, Säuglingen), Nahrungsverweigerung (z.B. bei Hirngeschädigten), Schluckstörungen. E gavage, tube feeding.

**Sondieren, Sondierung:** diagnostische Austastung unter Verwendung einer ▸Sonde. E probing. – **S. ohne Ende:** *Urologie* ▸Bougierung ohne Ende.

**Sones-Technik** (MASON F. S., amerikan. Kardiologe): ▸Koronarangiographie mit Kinematographie nach Einführung eines Spezialkatheters in der Ellenbeuge durch die A. brachialis in die Aorta ascendens u. danach – unter Durchleuchtungskontrolle – selektiv in die re., dann in die li. Koronararterie. E Sones technique.

**Soni|fikation:** Zerstörung durch Ultraschall. E sonication.

**Sonne-Bazillus** (CARL O. S., 1882–1948, Arzt, Kopenhagen): ▸Shigella sonnei. E Sonne bacillus.

**Sonnen|allergie:** ▸Dermatitis photoallergica; s.a. ▸Lichtdermatose.

**Sonnen|bestrahlung: 1) Sonnenbad:** s.u. ▸Heliotherapie. E sunbath, heliation. **2)** *Pathologie* ▸Insolation.

**Sonnenblumen|katarakt,** *(latein.)* Chalcosis lentis: typ. Befund bei ▸Chalcosis bulbi mit braunroten bis blauen, ringförmigen Ablagerungen sowie nach peripher auslaufenden Trübungsspeichen. Tritt auf im Bereich der zentralen vorderen, seltener der hinteren Linsenkapsel. E chalcosis lentis.

**Sonnen|brand:** ▸Dermatitis solaris. E sunburn.

**Sonnenburg-Punkt** (EDUARD S., 1848–1915, Chirurg, Berlin): ▸Appendizitisschmerzpunkt im Schnittpunkt der Verbindungslinie beider vorderen oberen Darmbeinstacheln mit dem rechten äußeren Rektusrand.

**Sonnen|geflecht,** Plexus solaris: *Anatomie* ▸Plexus coeliacus. E solar plexus.

**Sonnen|hut:** ▸Echinacea purpurea.

**Sonnen|stich,** Heliosis, Ictus solis: Krankheitsbild nach intensiver Sonnenbestrahlung des Kopfes. Abgeschlagenheit, Kopfschmerzen, Schwindel, Übelkeit, Brechreiz, Pulsbeschleunigung, evtl. Insolationspsychose; schließlich Sopor oder Koma; bei tödl. Ausgang Purpura cerebri mit zahllosen Blutungen v.a. in die Marklager (▸Insolationsenzephalitis). S.a. ▸Hitzschlag. E sunstroke, heliosis.

**Sonnentaukraut:** ▸Drosera rotundifolia.

**Sonnen|untergangs|phänomen:** das Verschwinden der Kornea hinter dem Unterlid; als Krankheitszeichen z.B. bei Hydrozephalus u. Dauerschädigung des Gehirns jenseits der Neugeborenenperiode. E sundown position of eyes.

**Sono|gramm:** das bei der ▸Sonographie erzeugte Bild. E sonogram.

**Sono|graphie:** ▸Ultraschall-Diagnostik in bildgebenden Verfahren. E sonography, echography.

**sonor:** tönend, klingend. E sonorous.

**Soor(mykose):** die durch den Soorpilz (▸Candida) hervorgerufene ▸Candidamycosis; z.B. als Mundsoor; als Soorösophagitis bei HIV-Infizierten. E thrush, candida mycosis.

**Sopho|manie:** Größenwahn mit extremer Überschätzung der intellektuellen Fähigkeiten. E sophomania.

**So|por:** schwere Bewusstseinstrübung mit kurzzeitigem Orientierungsbemühen bei Anruf u. geordneten Abwehrbewegungen auf Schmerzreize, aber mit Unfähigkeit zu jeglicher spontaner Aktion. S.a. ▸Somnolenz. E sopor, semicoma.

**S. op. s.:** *Pharmazie* Abk. für **Si op**us **s**it.

**Sorbat; Sorbens:** s.u. ▸Sorption.

**Sorbin|säure:** pflanzliche (aus Sorbus aucuparia) 2,4-Hexadiensäure; pilzwirksamer (= antimykotischer) Konservierungsstoff für Lebensmittel. E sorbic acid.

**Sorbit|de|hydrogenase,** Abk. SDH: ▸Idit-dehydrogenase. E sorbitol dehydrogenase.

**Sorbit(ol),** Glucitol, $HOCH_2$–CHOH–CHOH–CHOH–CHOH–$CH_2OH$: als D(–)-Sorbit ein pflanzliches Hexit ($C_6$-Zuckeralkohol). Technisch herstellbar aus Glucose; wird im Stoffwechsel aus Glucose gebildet u. zu Fructose umgesetzt. S.a. ▸Idit-dehydrogenase (= Sorbitdehydrogenase). ***Anw.*** als Süßstoff (für Diabetiker), Glycerinaustauschstoff, bakteriologischer Nährbodenzusatz, zur Vitamin-C-Synthese u. zur Prophylaxe u. Therapie des Hirnödems. E sorbitol, sorbite.

**Sorbose:** ein pflanzlicher $C_6$-Zucker (Aldose); Zwischenprodukt bei der techn. Vitamin-C-Synthese. E sorbose.

**Sordes** *(latein.)*: Schmutz, Ablagerung; z.B. **S. gastricae** (zersetzte Speisereste im Magen od. Saburra), **S. oris** (▸Fuligo). E sordes.

**Soriano-Periostitis (deformans):** schubweise fortschreitende ▸Osteosklerose ohne Entzündungszeichen; als tumorartige Hyperostosen.

**Sorp|tion:** selektive Aufnahme eines Stoffes (Sorbat = Sorbenid; gelöst, gas-, dampfförmig) durch einen mit ihm in Berührung stehenden anderen (Sorbens = Sorbent; bei der ▸Chromatographie die stationäre Phase); als Ab-, Ad- u. Chemosorption sowie Kapillarkondensation. – Als gegenläufiger Prozess die Desorption. E sorption.

**Sotalol:** ein ▸Betarezeptorenblocker vom Amiodaron-Typ; ▸Antiarrhythmikum der Klasse III. ***Anw.*** v.a. bei supraventrikulären u. ventrikulären Herzrhythmusstörungen. E sotalol.

**Sotos-Syndrom:** dienzephal-hypothalamischer, infantiler, akromegaloider ▸Riesenwuchs (bei normalem STH-Spiegel), der sporadisch auftritt u. bereits pränatal beginnt; weitere Symptome sind Makrozephalie, umschriebene Gesichtsdysmorphien u. häufig geistige Behinderung. E Sotos syndrome.

**Sottas-Déjerine-Syndrom** (JULES S., 1866–1943, Neurologe, Paris; JOSEPH J. D.): s.u. ▸DÉJERINE. E Déjerine-Sottas syndrome.

**Sourdille-Operation** (MAURICE L. J. M. S., 1885–1961, Otologe, Nantes, Straßburg): hörverbessernde Plastik bei Otosklerose. Resektion des Hammerkopfes, Freilegung des horizontalen Bogenganges u. Bildung eines »tympanomeatalen« Hautlappens (aus dem Gehörgangsschlauch) zur Deckung der – etwa 14 Tg. später angelegten – Fenestra novovalis.

**Southern-Blotting:** ▸Blotting-Verfahren zum Nachweis von Desoxyribonucleinsäure-Fragmenten.

**Soziabilität:** Fähigkeit zu sozialer Einordnung. E sociability.

**sozial:** die Gesellschaft (Gemeinschaft) betreffend; s.a. ▸Sozial..., ▸Sozio... E social. – **s. Heilung:** Heilung einer psychischen Krankheit (insbes. Schizophrenie) bis zu einem die soziale Wiedereingliederung zulassenden Grad.

**Sozialisation:** die unter den jeweiligen gesellschaftlichen (z.B. politischen, schichtspezifischen, wirtschaftlichen, kulturellen usw.) Verhältnissen erfolgte Entwicklung eines Menschen mit der Übernahme bestimmter, diesen Bedingungen entsprechender Verhaltensweisen. E socialization.

**Sozial|medizin:** Wissenschaft von den durch die gesellschaftliche Umwelt bedingten Ursachen von Krankheit u. Invalidität (u. vorzeitigem Tod), aber auch von deren Auswirkungen auf die soziale Stellung des Einzelnen oder einer Bevölkerungsgruppe sowie die Untersuchung von Organisationen des Gesundheitswesens (einschließlich Einrichtungen der sozialen Sicherung), die Begutachtung u. wissenschaftl. Bewertung. Medizinischer Bereich, in dem Ärzte nach entsprechender Weiterbildung eine Zusatzbezeichnung erwerben können. E social medicine.

**Sozial|psych|iatrie:** **1)** mit Einzelindividuen u. sozialen Gruppen befasste Richtung der Psychiatrie, die sich mit der Erforschung der möglichen Bedeutung von sozialen u. kulturellen Faktoren für Ätiologie u. Verlauf geistiger Störungen befasst. **2)** soziale Psychiatrie: praktische Orientierung der Psychiatrie, die Maßnahmen zur Humanisierung u. Demokratisierung der psychiatr. Behandlung versucht. V.a. als Rehabilitation, gemeindenahe Psychiatrie, Öffnung geschlossener Anstalten, Maßnahmen zur Wiedereingliederung in die Gesellschaft, Einrichtung sozialpsychiatrischer Dienste sowie der berufl. u. Wohnförderung. E social psychiatry.

**Sozial|psychologie:** Teilgebiet der Psychologie, das sich mit den seelischen Gegebenheiten u. Gesetzen der Gemeinschaftsbildung u. des mitmenschlichen Verhaltens befasst. E social psychology.

**Sozial|versicherung:** die gesetzliche Pflichtversicherung der Arbeitnehmer u. deren Angehöriger zur Sicherung ihrer gesundheitlichen u. wirtschaftl. Daseinsgrundlage. Sie ist gegliedert in 1) Gesetzliche Krankenversicherung, 2) Gesetzliche Rentenversicherung, 3) Gesetzliche Unfallversicherung u. 4) Gesetzliche Arbeitslosenversicherung.

**Sozio|genese:** Verursachung von Krankheiten durch gesellschaftliche Faktoren (insbes. deren pathogenetische Rolle bei Psychosen u. abnormem psychischem Verhalten). E sociogenesis.

**Sozio|logie, medizinische:** ▸Medizinsoziologie. E medical sociology.

**Soziose:** in Sozialfaktoren begründete Krankheit.

**SP:** Abk. für saure ▸Phosphatase.

**SP 1:** Symbol für das der Plazenta entstammende schwangerschaftsspezifische Protein 1; ein ▸$\beta_1$-Glykoprotein; s.a. ▸Schwangerschaftsproteine. – Im Gegensatz dazu werden das sog. **SP 2** u. **SP 3** sowie ▸PAG auch bei Frauen nach Kontrazeptiva-Medikation u. bei Männern unter Östrogentherapie sowie gelegentlich bei Karzinomen nachgewiesen u. gelten als ▸Akute-Phase-Proteine.

**Sp.:** *Biologie, Pharmazie* Abk. für ▸**Sp**ecies.
**Spacer-DNA** *(engl.)*: s.u. ▸Superschraube.
**space sickness** *(engl.)*: ▸Weltraumkrankheit als Form der ▸Kinetose.
**Spät|abnabelung:** Durchtrennung der Nabelschnur nach Übertritt des Plazentablutes in den Kreislauf des Neugeborenen (n. SALING ca. $1^1/_2$–2 Min. nach isoliertem Abklemmen der Nabelschnurarterien). Das Kind muss bis dahin tiefer liegen als das mütterliche Becken. Erbringt Vermehrung der Gesamtblutmenge des Neugeborenen um maximal ein Drittel. E delayed omphalotomy.
**Spät|ab|szess:** *Chirurgie* ein erst nach Heilung einer Penetrationswunde in der Tiefe entstehender Abszess; v.a. nach offenem Hirntrauma. E delayed abscess.
**Spät|apo|plexie:** ▸Apoplexie infolge ▸Spätblutung, z.B. als Spätfolge eines Hirnprozesses, v.a. einer stumpfen Schädelverletzung (BOLLINGER = **posttraumatische Sp.**; analog – als **spinale Sp.** – die spinale Apoplexie nach Rückenmarkkontusion). E delayed apoplexy.
**Spät|blutung:** mit deutlichem zeitl. Intervall zum Primärgeschehen eintretende Blutung infolge einer sekundären Gefäßschädigung, z.B. als Spätapoplexie; s.a. ▸Nach(geburts)blutung, ▸Zyklusstörungen. E delayed hemorrhage.
**Spät|diastolikum:** ▸Präsystolikum. E late diastole.
**Spät-Dumping|syndrom:** Krankheitsbild nach Magenoperationen (BILLROTH I u. II) mit Kreislaufkollaps, Schwitzen u. Übelkeit 2–3 Std. nach Nahrungsaufnahme. Als Ursache kommt ein funktionell reaktiver Hyperinsulinismus in Frage, der zu extremen Blutzuckerschwankungen führt, wobei die anfängliche Hyperglykämie von einer hypoglykämischen Phase abgelöst wird. S.a. ▸Dumpingsyndrom.
**Spät|dys|kinesie:** hyperkinetische Dauersyndrome; choreatische Bewegungen v.a. der Mund- u. Gesichtsmuskulatur, evtl. athetoide u. ballistische Bewegungsstörungen. ***Ätiol.:*** durch längere hoch dosierte Therapie mit starken Neuroleptika (evtl. gefördert durch Anti-PARKINSON-Mittel). ***Ther.:*** zusätzlich schwachpotente Neuroleptika, evtl. Tranquilizer; ***Prophyl.:*** Wahl der niedrigsten noch wirksamen Neuroleptika-Dosis. E tardive dyskinesia.
**Spät|epilepsie:** ▸Epilepsia tarda. E tardive epilepsy.
**Spät|erythem:** *Radiologie* nach Röntgenbestrahlung evtl. als 3. Reaktionswelle dem Haupterythem unmittelbar folgendes (dieses oft noch übertreffendes) Erythem.
**Spät|geburt:** Geburt nach einer um mindestens 14 Tg. überschrittenen Tragzeit. Wegen drohender Plazentainsuffizienz Geburtseinleitung angezeigt. E postterm birth.
**Spät|generalisation:** Generalisation einer ▸Tuberkulose infolge Wiederaufflackerns der Krankheit nach weitgehender Abheilung des Primärkomplexes (PK). Streuquelle sind Reste des PK oder Organprozesse, aus denen ein massiver Erregereinbruch in die Lymph- u./oder Blutbahn erfolgt, der zu ▸Miliartuberkulose führt. E delayed dissemination.
**Spät|gestose:** ▸Gestose mit Beginn erst im letzten Schwangerschaftsdrittel, u. zwar als sog. ▸EPH-Gestose mit Ödemen (engl. **e**dema), **P**roteinurie u. **H**ypertonie. Meist als »Pfropfgestose« (aufgepfropft auf eine vorbestehende Nieren- oder Gefäßschädigung), aber auch als »transitorische« oder »essentielle« bzw. als »unklassifizierte G.«. Unterschieden als mono- oder polysymptomatisch (d.h. als E-, P- oder H- bzw. als EP-, EH-, EPH-Gestose), als Präeklampsie (Eclampsia imminens; ohne Krämpfe) u. als Eclampsia convulsiva. ***Klinik:*** Es kommt zu Kopfschmerzen, Übelkeit, Schwindel, Sehstörungen bis zu eklamptischen Krämpfen. Die Symptomatologie ist der akuten Glomerulonephritis verwandt. Ausschlaggebend ist der steigende Bluthochdruck. Präeklampsie u. Eklampsie können zum akuten Nierenversagen (Niereninsuffizienz) führen. ***Ther.:*** Bettruhe, blutdrucksenkende Medikation, kochsalzarme Diät u. Flüssigkeitsrestriktion. E late gestation disorder.
**Spät-Hurler:** ▸ULLRICH-SCHEIE-Krankheit.
**spät|infantil:** im späten Kindesalter. – **sp. metachromatische Leuko|dystrophie:** ▸GREENFIELD-Syndrom. E late infantile metachromatic leukodystrophy.
**Spät|infiltrat:** Lungeninfiltrat bei progressiver ▸Lungentuberkulose des Tertiärstadiums. Im Unterschied zum Frühinfiltrat umschrieben u. mit Neigung zur Kavernenbildung (Spätkaverne; meist zunächst zart-, später häufig starrwandig). E late infiltrate.
**Spät|komplikation:** Komplikation, die in erheblichem zeitlichem Abstand (Latenz) nach Heilung des primären Geschehens (Krankheit, Operation) auftritt; z.B. ▸Spätblutung, Zwölffingerdarmgeschwüre u. Wasserhaushaltsstörung nach Verbrennung. E late complication, l. sequelae.
**Spät|men|arche:** erst mit dem 17. Lj. (u. später) eintretende ▸Menarche; z.B. bei ovarieller Insuffizienz. E delayed menarche.
**Spät|metastase:** eine sich erst Jahr(zehnt)e nach Entwicklung des bösartigen Primärtumors klinisch manifestierende Metastase. Ihre Bildung wird auf »schlummernde Tumorzellen« (dormant cells) zurückgeführt. E delayed metastasis.
**Spät|ödem:** **1)** venöses Stauungsödem beim postthrombotischen Syndrom; tritt evtl. erst nach jahrelangem symptomarmem Intervall auf. E delayed edema. **2)** das u.U. noch jahrelang bestehende Ödem nach ▸Eiweißmangel.
**Spät|phasen|reaktion:** bei Patienten mit Soforttyp-Allergien neben einer sofort auftretenden Frühreaktion nach 5–8 Std. erneute Entwicklung von Symptomen; findet sich häufig nach Provokation der Haut, Nasenschleimhaut oder Bronchialschleimhaut; weist eine besondere Bedeutung beim chronischen Asthma bronchiale auf. Wird durch die verzögerte Ausschüttung von neu synthetisierten Mediatoren aus Mastzellen, die Rekrutierung allergischer Entzündungszellen (insbesondere eosinophile Granulozyten) u. deren Interaktionen erklärt. E late phase reaction.
**Spät|potentiale:** Potentialschwankungen, die im EKG am Ende des QRS-Komplexes innerhalb der S-T-Strecke, der T-Welle oder während der Diastole auftreten.
**Spät|prognose:** die ▸Prognose auf lange Sicht. E long-term prognosis.
**Spät|reaktion:** **1)** *Allergologie* der ▸Spättyp der ▸Allergie. E delayed hypersensitivity. **2)** ▸Strahlenspätwirkung.
**Spät|rezidiv:** Rückfall (= Rezidiv) erst längere Zeit nach scheinbar abgeheilter Ersterkrankung; z.B. bei zyklischen Infektionskrankheiten (z.B. Mumps, Windpocken), v.a. aber als Tumorrezidiv (d.h. frühestens 5 J. nach operativer oder strahlentherapeutischer Heilung eines primären Neoplasmas; histologisch müssen Übereinstimmung mit dem Primärtumor sowie Bildung eines neuen Malignoms gesichert sein). E late recurrence.
**Spät|ruptur:** erst nach einem der Organkontusion folgenden zeitlichen Intervall eintretender Organriss, v.a. als Leber- oder Milzkapselruptur (infolge eines primären Hämatoms im Parenchym). E delayed rupture.
**Spät|schizo|phrenie:** ▸Schizophrenie mit Beginn erst im 40.–60. Lj.; meist paranoid-halluzinatorisch, evtl. als Katatonie. E late-onset schizophrenia.
**Spät|schmerz:** Magenschmerzen etwa 2–4 Std. nach Nahrungsaufnahme; v.a. bei ▸Ulcus duodeni. E delayed pain.
**Spät|syndrom – Sp., diabetisches:** Schädigungen bei länger dauerndem Diabetes mellitus. Dazu gehören v.a. ▸Angiopathia diabetica, ▸Polyneuropathia diabetica, ▸Retinopathia diabetica, ▸Nephropathia diabetica. E long-term diabetic syndrome. – **Sp., postalimentäres:** ▸Dumpingsyndrom.

**Spät|syphilis:** etwa 2 J. nach Infektion auftretende syphilitische Prozesse des ▸Syphilis-Tertiärstadiums (Knotensyphilis, Gummen, ulzeröse Prozesse). – I. w. S. auch das Quartärstadium (mit progressiver Paralyse u. Tabes dorsalis). **E** late syphilis.

**Spät|tetanus:** ▸Tetanus mit Inkubationszeit > 4 Wo. (vermutlich durch Erregeraktivierung infolge Änderung der Immunitätslage); meist gutartig, jedoch lang dauernd; z. B. nach später Splitterentfernung. **E** delayed tetanus.

**Spät|toxikose:** *Geburtshilfe* ▸Spätgestose. **E** late gestosis.

**Spät|typ:** *Immunologie* der zellvermittelte, erst 24–36 Std. nach Allergenkontakt auftretende Typ IV der ▸Immunreaktion (s. a. ▸Reaktionstypen, ▸Allergie); auch als Ekzem- bzw. Tuberculin-Typ bezeichnet. **E** delayed hypersensitivity reaction.

**Spät|urogramm:** erst 1–24 Std. nach Kontrastmittelinjektion angefertigtes ▸Urogramm; geeignet u. a. bei Verlegung der Harnwege u. Verdacht auf Verlaufsanomalie des Ureters. **E** delayed urography.

**Spalding-Zeichen** (ALFRED B. SP., 1874–1942, Frauenarzt, San Francisco): dachziegelartige Überlagerung der Schädelknochen als Röntgen- bzw. Ultraschallsymptom des intrauterinen Fruchttodes; ▸Schädelzeichen (dort Abb.). **E** Spalding's sign.

**Spalt:** ▸Fissura, ▸Spalte, ▸Spaltraum, ▸Spalt... **E** fissure, cleft, gap.

**Spalt|bildung:** Defektfehlbildung durch mangelhaften Schluss einer fetalen Lücke, z. B. Spaltbecken (bei Bauchspalte das Fehlen der Vereinigung der Beckenknochen im Symphysenbereich), Hasenscharte, Spaltwirbel, Ektokardie, Ekstrophie.

**Spalt|blase:** ▸Blasenekstrophie. **E** bladder exstrophy.

**Spalt|brille:** stenopäische ▸Brille. **E** stenopeic glasses.

**Spalt|bruch:** ▸Knochenfissur. **E** fissured fracture.

**Spalte:** *Anatomie* ▸Fissura; als Weichteillücke z. B. die ▸LARREY-Spalte; krankhaft z. B. die Gesichtsspalte. **E** fissure.

**Spalt|fuß:** Defektfehlbildung des Fußes mit Spaltbildung; z. B. als »Krebsschere« (unzureichende Ausbildung der mittleren bei wechselnder Ausbildung u. Verschmelzung der seitlichen »Strahlen«). **E** cleft foot.

**Spalt|hand:** Defektfehlbildung (Abb.) der Hand mit Spaltbildung; s. a. ▸Spaltfuß (evtl. kombiniert; s. a. ▸Ektrodaktylie). **E** cleft hand.

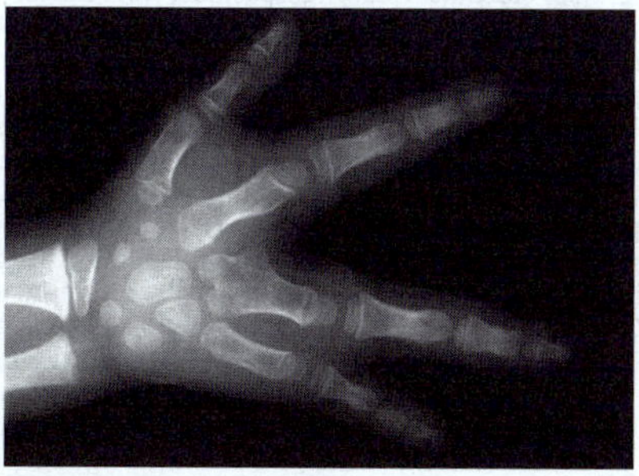

**Spalthand.** [519]

**Spalthaut|transplantat, -lappen:** *Chirurgie* freies Hauttransplantat aus Epidermis u. oberster Koriumschicht; nur geringe Schrumpfungsneigung, gute Anheilungstendenz. **E** split-skin graft.

**Spalt|impf|stoff:** ▸Spaltvakzine.

**Spalt|lampen|mikroskop:** *Ophthalmologie* (binokulares) Hornhautmikroskop mit Spaltleuchte (nach GULLSTRAND-Prinzip; liefert sehr helles, spaltförmig begrenztes, parallelstrahliges Lichtbündel). Ermöglicht bei »fokaler seitlicher Beleuchtung« die genaue Untersuchung der vorderen Augenabschnitte u. brechenden Medien, mit Zusatzeinrichtung auch hinterer Glaskörperbereiche, peripherer Netzhautpartien u. des Kammerwinkels. **E** slit-lamp microscope.

**Spalt|pilze:** ▸Bakterien, ▸Schizomycetes. **E** schizomycetes.

**Spalt|raum:** *Anatomie* allgemein mit lockerem Bindegewebe ausgefüllter Raum zwischen 2 Gewebsformationen (▸Cavum, ▸Spatium, ▸Loge etc.). **E** spatium, space.

**Spaltung: 1)** *Physik* Kernspaltung; s. a. ▸radioaktiver Zerfall. **E** nuclear fission. **2) Chemolyse:** Auftrennung bestimmter Molekülbindungen unter Bildung von Spalt-, Abbauprodukten, z. B. bei Hydrolyse. **E** splitting, degradation. **3)** *Genetik* ▸Segregation. **E** segregation. – **Sp. des Bewusstseins:** Trennung der Seele in 2 voneinander unabhängige u. sich gegenüberstehende Phänomenkomplexe (»doppeltes Bewusstsein«, »doppelte Orientierung«, »alternierendes Bewusstsein«, »alt. Persönlichkeit«). – Ursprünglich ein wesentliches Phänomen der JANET-Hysterie-Lehre (»Unfähigkeit des Zusammenhaltens der Mannigfaltigkeit seelischer Vorgänge zu einer Einheit«); nach S. FREUD die konflikt- u. verdrängungsbedingte Auftrennung der Psyche in einzelne Systeme bzw. Instanzen (Unbewusstes/Bewusstes; Es/Ich/Über-Ich); nach E. BLEULER als »Ich-Spaltung« bei ▸Schizophrenie. **E** split consciousness. – **Sp. der Herztöne:** durch Asynchronie der tonbildenden Vorgänge beider Herzhälften bedingtes Auseinanderweichen der Schallphänomene an den Klappen (▸Herztöne). Krankhaft (> 0,1 bzw. 0,07 Sek. beim 1. bzw. 2. Herzton [HT]) als atmungsunabhängige (»fixierte«) Sp. bei Volumendifferenz der Herzhälften (z. B. bei ASD), Reizausbreitungsstörung; gut erfassbar im PKG (Auseinanderweichen des Hauptsegmentes; Bezeichnungen: z. B. IIa = 1. Teil des 2. HT = Aortenklappenschluss; IIb = Pulmonalklappenschluss). Eine »**umgekehrte**« **Sp.** des 2. HT ($A_2$ folgt auf $P_2$) z. B. bei offenem Ductus Botalli mit großem Shunt (u. entsprechend verlängerter Austreibungszeit). **E** splitting of heart sounds.

**Spaltungs|irre|sein:** obsolete Bez. für ▸Schizophrenie. **E** schizophrenia.

**Spalt|vakzine:** Impfstoff, der statt des nativen Antigens dessen durch (enzymatische etc.) Spaltung gewonnene immunogene Untereinheiten enthält. **E** subunit vaccine.

**Spalt|wirbel:** Wirbel mit frontaler oder sagittaler Spalte im Wirbelkörper oder im Wirbelbogen-Dornfortsatzbereich (= ▸Spina bifida anterior bzw. posterior), evtl. mit Meningo(myelo)zele; s. a. ▸Rhachischisis (Sp. in kontinuierlicher Folge in einem Wirbelsäulenteil). **E** spondyloschisis.

**Span|an|lagerung:** *Chirurgie* s. u. ▸Onlay-Span, ▸PHEMISTER-Operation, ▸Spanplastik. **E** onlay bone graft.

**Spanischer Kragen:** ▸Paraphimose. **E** paraphimosis.

**Spann|bügel:** *Chirurgie* Extensionsbügel mit Spannvorrichtung; z. B. n. KIRSCHNER (mit Schraubvorrichtung), KLAPP (2 Spannhebel), BECK.. **E** tractor.

**Spannung:** z. B. *physiol* ▸Tonus; *physik, physiol* Potential, elektrisches; s. a. ▸Membranpotential. **E** tension, tone.

**Spannungs|blase: 1)** *Chirurgie* Hautblase infolge erheblicher Weichteilschwellung. **2)** Ballonzyste der Lunge durch Ventilmechanismus, z. B. bei dünnwandigem Lungenabszess. Gefahr des Spontanpneumothorax.

**Spannungs|kopfschmerz,** Muskelkontraktionskopfschmerz: akuter oder chronischer Kopfschmerz weitgehend unbekannter Ätiol. u. Pathogen. ohne direkten Nachweis einer organischen Schädigung im Kopfbereich. Diskutiert werden vaskuläre u. humorale Faktoren sowie individuelle Reaktionen auf Lebensstress, aber auch Veränderungen im Bereich der Halswirbelsäule. ***Klinik:*** dumpfer Schmerz oder Gefühl der Spannung, Druck oder Verkrampfung v. a. im Subokzipitalbereich. ***Ther.:*** evtl. psychotherapeutische Behandlung einschließlich Biofeedback, allgemeine physikalische Maßnahmen (Heilgymnastik, Lockerungsübungen, evtl. Massagen u. Hydrotherapie); medikamentös: im akuten Stadium Flupirtin,

S

Paracetamol, ASS oder Ibuprofen, bei chronischen Beschwerden trizyklische Antidepressiva (1. Wahl: Amitriptylin oder Doxepin, 2. Wahl: Imipramin, Clopramin). E tension headache.

**Spannungs|mediastinum:** akutes Mediastinalemphysem infolge Lippenventilbildung u. Luftansaugung bei der Einatmung als Komplikation bei Operationen mit Eröffnung des vorderen oberen Mediastinums. Führt zu extraperikardialer ▶Herztamponade. E tension pneumomediastinum.

**Spannungs|pneumo|thorax,** Ventilpneumothorax: lebensbedrohlicher offener ▶Pneumothorax mit Überdruckentwicklung infolge Bestehens eines Ventilmechanismus. ***Pathogen.:*** Die Pleuraöffnung zur Oberfläche bzw. zu Lunge oder Bronchus ist bei Ausatmung verschlossen; z. B. nach Brustwandverletzung, als Folge pleuranaher Lungenerkrankungen. ***Klinik:*** führt zu Atemnot u. Zyanose (infolge Einschränkung der Atemexkursionen, Pendelluft, Totraumzunahme); ferner Aufhebung von Stimmfremitus u. Atemgeräusch, lauter Klopfschall, Zwerchfelltiefstand u. Verstreichen der Zwischenrippenräume, Mediastinalverdrängung, evtl. -flattern. ***Ther.:*** bedarf alsbaldiger Entlastungspunktion, evtl. Dauersaugdrainage. E tension pneumothorax, valvular p.

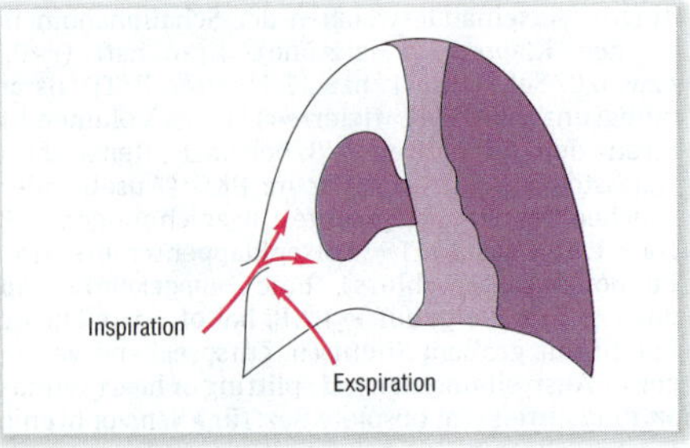


**Spannungspneumothorax.** [511]

**Spannungs|zustand:** umgangssprachlicher Begriff für einen Befindenszustand mit dem Gefühl innerseelischer »Spannung«. E state of tension.

**Span|plastik:** plastische Operation (▶Osteoplastik) mit ▶Implantation oder ▶Transplantation auto-, allo- oder xenogener ▶Knochenspäne; z. B. als ▶Arthrodese. E chip osteoplasty.

**Sparfloxacin:** ein ▶Breitspektrum-Gyrasehemmer der Gruppe III. E sparfloxacin.

**Sparganose:** beim Menschen durch ▶Sparganum hervorgerufene schmerzhafte Haut- und Bindehautschwellungen, evtl. akneähnliche Pusteln, Organgranulome, Elephantiasis; z. B. durch die »Augenfinne« Sparganum mansoni von Diphyllobothrium erinacei (oder mansoni?), Sp. proliferum, Finnen von Spirometra-Arten. E sparganosis.

**Sparganum:** das Finnenstadium (Plerozerkoid) der Gattung Bothriocephalus. Die zugehörigen geschlechtsreifen Würmer bisher z. T. nicht bekannt; sind vermutlich Wirbeltierparasiten in Unterhaut, Muskeln, Bauchraum. Im als Zwischenwirt ungeeigneten Tier erfolgt Einkapselung ohne Weiterentwicklung, im Darm des geeigneten Zwischenwirts Entwicklung geschlechtsreifer Würmer. S. a. ▶Sparganose. E sparganum.

**Spargelwurzelstock:** ▶Asparagi rhizoma.

**sparsus** *(latein.):* verstreut. S. a. ▶dispers.

**Sparte|in,** Lupinidin: schwach Nicotin-artig wirkendes Alkaloid aus Besenginster (Sarothamnus scoparius) u. Lupinen-Arten. Früher ***Anw.*** bei Tachykardie, supraventrikulärer Extrasystolie. ***Toxik.:*** bei Vergiftung (»**Spartismus**«) aufsteigende Lähmungen. E sparteine.

**Spas|men:** s. u. ▶Spasmus. E spasms.

**spas|misch, spasmodisch:** krampfartig, Krampfneigung. S. a. ▶Spastik. E spasmodic.

**Spasm|odynia cruciata:** beim BROWN-SÉQUARD-Syndrom (= Halbseitenlähmung) Spastik der einen u. Schmerzen der anderen Körperhälfte.

**spas|mogen:** **1)** krampfauslösend. **2)** krampfbedingt. E spasmogenic.

**Spas|mo|lygmus:** krampfartiger ▶Singultus. E spasmolygmus, spasmodic hiccup.

**Spas|mo|lyse:** Beseitigung eines Krampfzustandes (i. e. S. im Eingeweidebereich). E spasmolysis.

**Spasmoly|tica, -tika:** krampflösende, den Spannungszustand glatter Muskulatur senkende bzw. deren Verkrampfung lösende (= »spasmolytische«) Heilmittel; ***Wirkung u. Wirkst.:*** neurotrop (Acetylcholin-Antagonisten, z. B. Atropin), muskulotrop (Papaverin bzw. Dantrolen; sog. **myotrope S.**) oder neuromuskulotrop (synthetische Mittel); s. a. ▶Parasympatholytica. E spasmolytics, antispasmodics.

**spas|mo|lytisch:** krampflösend; s. a. ▶Spasmolytica. E spasmolytic.

**spas|mo|phil:** zu Krämpfen neigend. E spasmophilic.

**Spasmo|philia, -philie:** hypokalzämische ▶Tetanie im Kindesalter (»Kindertetanie«), z. B. in der Rekalzifizierungsphase der (Vitamin-D-Mangel-) ▶Rachitis (als rachitogene Tetanie) u. bei Vitamin-D-resistenten Rachitisformen, bei Nebenschilddrüseninsuffizienz, Magen-Darm-Störungen. ***Klinik:*** tetanische Anfälle (Spasmen glatter u. quer gestreifter Muskulatur, vegetative Störungen) mit – evtl. lebensbedrohlichem – Stimmritzenkrampf (▶Laryngospasmus); im anfallsfreien Intervall erhöhte mechanische u. elektrische Nerven- u. Muskelerregbarkeit, positives ▶CHVOSTEK-, ▶ERB- u. ▶TROUSSEAU-Zeichen (bei – noch ohne Spasmen – auslösbaren Zeichen als **latente Sp.** = spasmophile Diathese bezeichnet). E spasmophilia. – **Sp. genitalis:** ▶Pelipathia vegetativa. E pelvic dysautonomia.

**Spasmus:** Verkrampfung, Krampf; i. e. S. als relativ langsame u./oder sich rhythmisch wiederholende Muskel(gruppen)kontraktion (= tonischer bzw. klonischer oder aber gemischter ▶Muskelkrampf). E spasm. – **Sp. caninus, Sp. cynicus:** ▶Risus sardonicus. E canine sp. – **Sp. facialis:** **1)** Fazialiskrampf: tonische oder klonische Kontraktionen der mimischen Gesichtsmuskulatur oder nur einzelner vom N. facialis versorgter Muskeln unklarer Ätiologie, die ein-, seltener doppelseitig, unwillkürl. u. nicht unterdrückbar sind. E facial sp. **2)** ▶Fazialis-Tic. E facial tic. – **Sp. glottidis:** ▶Laryngospasmus; s. a. ▶Sp. laryngealis, ▶Hustensynkope. – **Sp. idiopathicus muscularis:** s. u. ▶Tetanie. – **Sp., klonischer:** ▶Klonus. E clonic sp. – **Sp. laryngealis:** ▶Spasmus glottidis; angeboren als ▶Laryngismus stridulus. E laryngeal sp. – **Sp. lumborum:** ▶Lumbago. – **Sp. masticatorius:** ▶Trismus. – **Sp. mobilis:** **1)** tonische Krämpfe bei Hemiplegia spastica während des Bewegungsablaufs. E mobile sp. **2)** (O. FOERSTER) durch passive Dehnung ausgelöste Muskelhypertonie bei Athetose u. ähnlichen Zuständen. **3)** ▶Spastik; s. a. ▶Myotonie. E spasticity. – **Sp. nictitans:** ▶Blepharospasmus, ▶-klonus. E winking sp. – **Sp. nutans,** »Nickkrampf«: langsamer Kopf-/Halstremor; tritt bei Kindern im Alter von 4 Mon. bis 4 J. auf, die ständig – infolge Vernachlässigung – im Dämmerlicht gehalten werden (Kompensation eines Nystagmus). Lichte Umgebung beendet das Syndrom innerhalb von 14 Tg. E nodding sp. – **Sp. re|spiratorius:** ▶Singultus; auch respiratorische ▶Affektkrämpfe. – **Sp. rotatorius:** »Drehkrampf« als unwillkürliche Kopfdrehungen, z. B. bei Sp. nutans. E rotatory sp. – **Sp., tonischer:** s. u. Spasmus (Einleitung); s. a. ▶Spastik. E tonic sp.

**spasticus** *(latein.):* ▶spastisch. E spastic.

**Spastik:** regelhafte (»automatisierte«), brüske, bei Bewegungsbeschleunigung u. unter Einwirkung sensibler Reize sich steigernde Zunahme der Muskelspannung bei Ausfall kortikospinaler Systeme, v. a. der Pyramidenbahn, z. B. nach zerebralem Insult (aber auch EPS-Anteile). Sp. bricht nach passiver Überdehnung evtl. völlig zusammen (Spasmus-mobilis-Phänomen). Wird begleitet von – bahneinschlägigen – gesteigerten u. pathologischen Reflexen u. klonischen Krämpfen (Kloni). ***Ther.:*** v.a. Krankengymnastik, Ergotherapie, Spasmolytika, Analgetika. **E** spasticity.

**Spastiker:** Patient mit ▸Spastik, v.a. durch Schädigung zentraler pyramidal- u./oder extrapyramidalmotorischer Neurone; i.e.S. das Kind mit infantiler ▸Zerebralparese. Betroffen sind v.a. Antischwerkraftmuskeln, vorwiegend die Beinstrecker u. Armbeuger; das EMG zeigt in Ruhe bei optimaler Entspannung keine Ruhe-Daueraktivität, bei passiver Dehnung (wobei federnder Widerstand besteht) Aktivitätszunahme (stark geschwindigkeitsabhängig, plötzlich einschießend, salvenartig); die phasischen Eigenreflexe sind stark gesteigert, das BABINSKI-Zeichen (u. äquivalente Fremdreflexe) ist bei Pyramidenbahnbeteiligung (»zentrale Spastik«) positiv; Willkürbewegungen sind stark eingeschränkt, Feinmotorik erschwert; Mit- u. Ausdrucks-Bewegungen abnorm vermehrt (in fortgeschrittenen Fällen »Massen-Synergien«); das Agonisten-Antagonisten-Spiel (reziproke Innervation) ist gestört, die grobe Muskelkraft ist häufig stark reduziert. **E** spastic.

**spastisch,** spasticus: krampfend, krampfartig, ▸Spastik oder Spasmen betreffend. **E** spastic. – **sp. Schiefhals,** Torticollis: s.u. ▸Schiefhals. **E** spasmodic torticollis.

**Spastizität:** verstärkter muskulärer Widerstand gegen passive Bewegungen (als Teilerscheinung der ▸Spastik); s.a. ▸Rigor. **E** spasticity.

**Spatel:** Misch-, Auftrags-, Abstrich- bzw. Weghalteinstrument; z.B. als Holz- (Zungenspatel), Glasspatel bzw. Bauchdeckenspatel. **E** spatula, blade.

**Spatel|probe:** *Dermatologie* ▸Diaskopie. **E** diascopy.

**Spatium,** Abk. **Spp.,** Plur. **Spatia** *(latein.): Anatomie* Raum, Zwischenraum. S.a. ▸Cavitas, ▸Cavum, ▸Fossa, ▸Trigonum. **E** space(s). – **Spp. anguli iridocornealis:** der von den Spalträumen des Ligamentum pectinatum im Winkel zwischen Horn- u. Regenbogenhaut gebildete ▸FONTANA-Raum. – **Sp. episclerale,** TENON-Raum: lockeres Bindegewebe enthaltender Verschieberaum zwischen Sclera u. Augapfelscheide (= Vagina bulbi); durch ihn verlaufen die Sehnen der äußeren Augenmuskeln; in ihm erfolgt die operative Augapfelentfernung (Enucleatio bulbi). **E** episcleral sp. – **Sp. extradurale:** ▸Cavitas epiduralis. **E** extradural sp. – **Sp. intercostale:** der jeweils von der Wirbelsäule bis zum Brustbein bzw. Rippenbogen reichende, bzw. offen endende, von 2 Rippen begrenzte »Zwischenrippen-« oder »Interkostalraum« (ICR), ausgefüllt von Mm. intercostales, A., V. u. N. intercostalis u. Bindegewebe. **E** intercostal sp. – **Spp. interossea metacarpi:** die von den Mm. interossei dorsales u. palmares ausgefüllten »Intermetakarpalräume«. Analog: **Spp. interossea metatarsi,** von den Mm. interossei dorsales u. plantares ausgefüllte »Intermetatarsalräume« (Räume zw. Mittelhand-/-fußknochen). – **Sp. intertunicale:** ▸VIRCHOW-ROBIN-Raum. – **Spp. intervaginalia:** die den N. opticus u. die Optikusscheiden (Dura, Arachnoidea, Pia) begleitenden Hohlräume (Subdural- u. Subarachnoidalraum). **E** intervaginal sp.s. – **Sp. latero|pharyngeum:** der Bindegewebsraum seitlich des Rachens; darin verlaufen der IX.–XII. Hirnnerv u. die innere A. carotis bzw. V. jugularis. – **Sp. para|rectale:** Bindegewebsraum um den Mastdarm; bei der Frau begrenzt seitlich von der Beckenwand, seitlich-vorn vom Ligamentum cardinale uteri (dessen Wurzel), medial vom Rektumpfeiler, basal vom Beckenboden. Zugangsweg bei vaginalen Eingriffen. **E** pararectal sp. – **Sp. paravesicale:** Bindegewebsraum zwischen Harnblase u. seitlicher Beckenwand; hat über das Spatium prevesicale Verbindung mit dem der Gegenseite. – **Sp. peri|choroideale:** Lymphräume der äußeren, pigmentreichen, verschieblichen Grenzschicht (= Lamina suprachoroidea) der Aderhaut des Auges. – **Sp. peri|lymphaticum:** mit Perilymphe gefüllter, von Bindegewebsbälkchen durchzogener Raum zwischen knöchernem u. häutigem Labyrinth. – **Sp. perinei profundum:** der Raum zwischen der Fascia diaphragmatis urogenitalis inferior u. superior; ausgefüllt von M. transversus perinei profundus, Gefäßen, Nerven, Bulbourethraldrüsen. **E** deep perineal sp. – **Sp. perinei superficiale:** Raum zwischen Fascia perinei superficialis u. Fascia inferior diaphragmatis urogenitalis; ausgefüllt vom M. transversus perinei superfic. u. Bulbus penis. **E** superficial perineal sp. – **Sp. peri|pharyngeum:** Bindegewebsraum um den Schlund; ▸Sp. lateropharyngeum, ▸Sp. retropharyngeale. – **Sp. peri|sinusoideum:** ▸DISSE-Raum. – **Sp. pr(a)e|vesicale:** ▸Sp. retropubicum. **E** prevesical sp. – **Sp. pterygo|mandibulare:** Bindegewebsraum zwischen aufsteigendem Unterkieferast u. M. pterygoideus medialis; verbunden mit Infratemporalregion, Retromaxillarraum u. Parotisloge. – **Sp. retroperitoneale:** der locker-bindegewebige »Retroperitonealraum« zwischen Peritoneum parietale u. hinterer Bauchwand (Fascia transversalis), kaudal in die extraperitonealen Räume des kleinen Beckens übergehend (nur im Bereich der Leistenbänder abgeschlossen), kranial vom Zwerchfell begrenzt (aber Spaltverbindungen zum Mediastinum); enthält Aorta, untere Hohlvene, autonome Nervengeflechte, Nebennieren, Nieren u. Harnleiter, regionäre Lymphknoten der Bauchorgane. **E** retroperitoneal sp. – **Sp. retro|pharyngeale:** spaltförmiger Raum zwischen Fascia pharyngea u. Lamina prevertebralis der Halsfaszie, oben begrenzt von der Schädelbasis, unten in das Mediastinum, seitlich in das Spatium parapharyngeum übergehend (aus dem oft Entzündungen einbrechen). **E** retropharyngeal sp. – **Sp. retropubicum:** mit lockerem Bindegewebe angefüllter Spalt zwischen Innenseite der vorderen Bauchwand (Fascia transversalis u. Bauchfell), Oberrand des Schambeins u. Harnblase, in welchen die sich füllende Harnblase aufsteigen kann. Dies ermöglicht eine Punktion (z.B. für die suprapubische Harnableitung) der Harnblase ohne Eröffnung des Peritonealraums. Veraltete Bez.: Spatium praevesicale. **E** retropubic space, cavum Retzii. – **Sp. sub|durale:** der – von außen gesehen – unter der Dura mater, d.h. zwischen ihr u. der Arachnoidea gelegene Spaltraum (= Subduralraum); nach Schädelverletzungen evtl. Sitz eines – oft langsam entstehenden – ▸Hämatoms. **E** subdural sp. – **Spp. zonularia:** mit der hinteren Augenkammer verbundene, mit Kammerwasser gefüllte Räume (»PETIT-Kanal«) zwischen den Zonula-ciliaris-Fasern. **E** zonular sp.s., Petit's canals.

**Spatz** (HUGO SP., 1888–1969, Neuropathologe, Berlin, München). – **Sp.(-Stiefler)-Reaktion** (GEORG ST., 1876–1939, Neurologe, Linz, Innsbruck): Eisen-, d.h. Hämosiderin-Nachweis im Hirnrinden- u. Striatum-Quetschpräparat zur Schnelldiagnose der progressiven Paralyse; 15-minütiges Einlegen in konzentrierte Schwefelammonium-Lsg. führt zu Schwarzfärbung des eisenhaltigen Pigments (»Paralyseeisen«). **E** intracerebral hemosiderine reaction. – **Sp.-Syndrom:** ▸Brückenatrophie. **E** pontine atrophy, Spatz type.

**Spec.:** Abk. für ▸Species.

**Specht|schlag|phänomen:** zu früh einsetzender 2. Herzton (HT) bei energetisch-dynamischer Herzinsuffizienz. Bei Frequenzzunahme Übergang in sog. Kaninchenrhythmus (2. HT fehlt). **E** premature second heart sound.

**Species** *(latein.)* Abk. Sp(ec).: **1)** *Biologie* die ▸»Art« als taxonom. Einheit (▸Systematik). **2)** Heilmittel als Gemisch (v.a. Teemischung) aus ganzen u. zerkleinerten Pflanzenteilen (z.T. auch mit anderen Stoffen). **E** species.

**Speck|gerinnsel: 1)** ▸Fibringerinnsel. **E** fibrin clot. **2) Speckhautgerinnsel:** (weiß)gelbliches, zäh-elastisches ▸Leichengerinnsel; besteht aus geronnenem Fibrin, Blutplättchen u. Leukozyten; entsteht bei verzögerter, postmortaler Blutgerinnung (wobei Erythrozyten zwischenzeitlich absinken). Gegensatz: Kruorgerinnsel (dunkelrot; im Fibrinmaschenwerk

S

Blutelemente im gleichen Verhältnis wie im strömenden Blut). E post-mortem clot.

**Speck|leber:** *Pathologie* analog: **Speckmilz, -niere.** S.u. ▸Amyloid. E lardaceous liver.

**SPECT** *(engl.):* Abk. für ▸Single-Photon-Emissionscomputertomographie.

**spec|tans** *(latein.):* unter Sicht, zielend, gezielt.

**Spectinomycin,** Actinospectocin: ▸Aminoglykosid-Antibiotikum aus Streptomyces spectabilis; ***Anw.*** z.B. bei Gonorrhö. E spectinomycin.

**Spectrin:** ein Protein der Erythrozytenmembran; mit fibrillärer Struktur. E spectrin.

**Speculum** *(latein. = Spiegel): Klinik* ▸Spekulum. E speculum.

**Speed** *(engl.):* Jargonbez. der Drogenszene für Psychoanaleptika, v.a. Amphetamine.

**Speed-Tests** *(engl.):* v.a. arbeits- u. verkehrspsychologische Testverfahren (Reaktions-, Sortiertests etc.), bei denen die Schnelligkeit der Aufgabenlösung bzw. die Zahl gelöster Aufgaben pro Zeiteinheit gewertet wird.

**Speiche:** *Anatomie* ▸Radius. E radius, spoke bone.

**Speichel,** Saliva: die geruch- u. geschmacklose, ▸Speichelkörperchen enthaltende Absonderung (Mischsekret) der drei großen (Glandulae parotis, submandibularis u. sublingualis) u. zahlreichen kleinen Speicheldrüsen (in Mundschleimhaut, Zungengrund); insgesamt 500–1500 ml/24 Std., davon ca. $^1/_4$ als dünnflüssiger eiweißarmer »Parotisspeichel« (als »Verdünnungs-Sp.«), $^2/_3$ als klarer, eiweißhaltiger, schwach fadenziehender Submandibularis-Sp., $^1/_{20}$ als eiweißreicher fadenziehender Sublingualis-Sp. (»Gleit-Sp.«). Enthält pro Liter ca. 1,4–1,6 g Eiweiß als Schleim, u. zwar Mucin (v.a. Mucoproteine [= Sialomucine] u. Glykosaminoglykane [= Fucomucine]; bei Reizung des Parasympathikus ab-, bei der des Sympathikus zunehmend), ferner Ammoniak, Harnsäure, Harnstoff, Enzyme der Kohlenhydratvorverdauung (v.a. Speicheldiastase = α-Amylase; wenig Maltase), kleine Mengen Folsäure u. Vitamin C, anorganische Bestandteile wie im Plasma (Elektrolyte jedoch in anderer Konzentration; ferner in organischer Form, u. zwar als Phosphoäthanolamin, Adenosin- u. Zuckerphosphate, Phosphoglycerinsäure bzw. Phospholipid-Spuren) sowie Rhodansalze ($SCN^-$; bei Rauchern vermehrt). Der Wassergehalt kann bis zu 99 % betragen; Trockensubstanz 3–8 (6) g/l; pH 5,8–7,1 (6,4), spezif. Gew. 1,002–1,012. ***Funktionen:*** Feuchthalten der Mundhöhle, Benetzen, Durchdringen u. Schlüpfrigmachen der Speisen, Lösen der Geschmacksstoffe, Bakterizidie (begrenzt; wirksam sind v.a. Lysozyme). Absonderung wird reflektorisch ausgelöst durch chemische u. mechanische (Kauakt) Mundschleimhautreizung, durch Geruchs- u. Gesichtsempfindungen, Hungergefühl u. psychogen. Enthält bei ▸Sekretoren die wasserlöslichen Blutgruppenantigene A, P u. H. – I.w.S. auch der Bauchspeichel (▸Pankreassaft). S.a. ▸Sial(o)..., ▸Ptyal(o)..., ▸Speichel... E saliva.

**Speichel|diastase:** s.u. ▸Speichel. E salivary amylase, ptyalin.

**Speichel|drüsen,** Glandulae salivales: den Speichel bildende Drüsen der Mundhöhle (bzw. die in die Mundhöhle mündenden Drüsen); i.w.S. auch speichelähnliches Sekret produzierende Drüsen (z.B. ▸Pancreas). Als kleine Sp. in der Submukosa der Schleimhäute die Glandulae labiales, buccales, linguales u. palatinae, als große, paarige die Glandulae parotis, submandibularis u. sublingualis; die Speichelabsonderung (s.a. ▸Nucleus saliva(to)rius) erfolgt in Drüsenendstücken (s.a. ▸Ebner-Halbmonde), z.T. auch in den anschließenden Schaltstücken der Ausführungsgänge (s.u. ▸Ductus). Über die physiologische Speichelbildung hinaus auch zu Ausscheidung von Stoffen befähigt (z.B. Harnstoff, Harnsäure, Creatinin u. Aminosäuren bei Nierenerkrankungen, parenteral zugeführte Vitalfarbstoffe). S.a. ▸Ausscheider-Nichtausscheider-System. E salivary glands.

| **gutartige epitheliale Sialome** (insges. 70–75 % aller Speicheldrüsentumoren) | |
|---|---|
| pleomorphe Adenome (früher Speicheldrüsenmischtumoren) | 85 % |
| monomorphe Adenome<br>– Zystadenolymphome (Warthin-Tumor)<br>– oxyphile Adenome<br>– sonstige Formen | 15 % |
| **bösartige Speicheldrüsentumoren** (insges. 25–30 % aller Speicheldrüsentumoren) | |
| Azinuszelltumoren | 15 % |
| Mukoepidermoidtumoren | 30 % |
| davon: | |
| – adenoid-zystische Karzinome (früher sog. Zylindrome) | 35 % |
| – Adenokarzinome (papillär, Schleim bildend) | 10 % |
| – Plattenepithelkarzinome | 10 % |
| – Karzinome in pleomorphen Adenomen | 20 % |
| – sonstige Karzinome (Speichelgangskarzinome, Talgdrüsenkarzinome, hellzellige Karzinome, undifferenzierte Karzinome) | 25 % |

**Speicheldrüsentumoren.** [20]

**Speichel|drüsen|entzündung,** Sialadenitis: ▸Entzündung einer der 3 großen Mundspeicheldrüsen (meist als ▸Parotitis). E sialadenitis.

**Speichel|drüsen|mischtumor:** ▸Adenom, pleomorphes.

**Speichel|drüsen|tumoren:** gut- u. bösartige Geschwulste der Speicheldrüsen (s. Tab.).

**Speichel|drüsen|virus:** ▸Zytomegalie-Virus. E salivary gland virus, cytomegalovirus.

**Speichel|fistel,** Sialosalpinx: verletzungs- oder geschwürsbedingte ▸Fistel (meist der Parotis) mit Mündung in die Mundhöhle (evtl. auch Gehörgang) oder an der Gesichtshaut (innere bzw. äußere Sp.). E salivary fistula.

**Speichel|fluss:** ▸Salivation, *patho* ▸Sialorrhö. E salivation, sialism.

**Speichel|kern:** ▸Nucleus saliva(to)rius; s.a. ▸Speichelzentrum. E salivatory nucleus.

**Speichel|körperchen:** kugelförmige Gebilde im Speichel; bestehen aus in den Speichel übergetretenen u. dort zerfallenen (Abgabe bakterizider Stoffe?) Granulo- u. Lymphozyten. E salivary corpuscles.

**Speichel|stein,** Ptyalo|lith, Sialo|lith: Stein im Ausführungsgang einer der großen Mundspeicheldrüsen. Besteht meist aus Calciumphosphat u./oder -carbonat u. Glykosaminoglykanen u. evtl. – als Kern – einem Fremdkörper. ***Klinik:*** Drüsenschwellung (bes. beim Essen), evtl. Speichelkolik. E sialolith, ptyalolith.

**Speichel|zentrum:** Neuronenverbände (Speichelkern = ▸Nucleus saliva[to]rius) im Boden des IV. Ventrikels als Mitregulatoren der Speichelsekretion. E salivation center.

**Speichel|zyste:** speichelgefüllte Zyste (Sialozele); entweder als angeborene Drüsenerweiterung (Sialektasie) oder branchiogene Zyste bzw. als Retentionszyste (bei Speichelstein); s.a. ▸Ranula. E salivary cyst, sialocele, ptyalocele.

**Speicher:** **1)** *Physiologie, Anatomie* ▸Pool, ▸Depot. E pool. **2)** ▸Röntgenbildspeicher. **3)** Informationen (Daten) aufnehmender, festhaltender u. bei Bedarf abgebender Teil einer Rechenanlage.

**Speicher-EKG:** auf Magnetband gespeichertes Langzeit-EKG; z.B. zur Erfassung von Arrhythmien. E long-term electrocardiographic recording.

**Speicher|krankheit, -retikulose:** ▸Thesaurismose. E thesaurismosis.

**Speicher|zellen:** phagozytierende Zellen (des RES; s.a. ▸Phagozyten) mit Speicherungsvermögen für Proteine, Fette, Glykogen, Pigmente etc. E storage cells.

**Speicher|zirrhose:** Leberzirrhose bei Thesaurismose.

**Speise|brei:** ▸Chymus. E chyme.

**Speise|röhre:** ▸Oesophagus; s.a. ▸Ösophag(o)..., ▸Ösophagitis. E gullet, esophagus.

**Spek|tral|analyse:** **1)** *Chemie* qualitative u. quantitative Ermittlung gasförmiger, flüssiger u. fester Stoffe anhand ihrer im Zustand glühenden Dampfes von angeregten Valenzelektronen abgegebenen u. mit Hilfe eines ▸Spektralapparates ausgewerteten Spektrallinien (▸Emissionsspektren), i.w.S. auch durch Analyse der ▸Absorptionsspektren. Die qualitative Analyse erfolgt durch Bestimmung der Frequenzen (oder Wellenlängen) der Spektrallinien, die quantitative anhand deren Intensität. – Weitere Möglichkeiten bieten Kathodenstrahlen, mit deren Hilfe innere Elektronen angeregt werden; z.B. dienen Röntgenspektren zu Strukturanalysen (Röntgenstrukturanalyse) z.B. von Eiweißkörpern, Nucleinsäuren, Kohlenhydraten. – Zur Anregung von Molekülen eignen sich Infrarotstrahlen. S.a. ▸Spektroskopie. E spectral analysis, spectrum a. **2)** *Neurologie* computergestütztes ▸Elektroenzephalographie-Verfahren zur Berechnung der Grundaktivität u. deren Inbezugsetzen zum Gesamtspektrum.

**Spektral|apparat:** der ▸Spektralanalyse dienendes Gerät zur spektralen Zerlegung elektromagnetischer Strahlung (z.B. weißen Lichtes in die Farbvalenzen Rot, Orange, Gelb, Grün, Violett) durch Refraktion, Beugung oder Interferenz; s.a. ▸Spektr...

**Spektral|filter:** *Optik* Filter, das einen Teil des Lichtspektrums aussondert (z.B. als monochromatisches Filter). E spectrum filter, spectral f.

**Spektral|linie:** s.u. ▸Spektralanalyse. E spectral line.

**Spek|trin:** ▸Spectrin. E spectrin.

**Spektro|metrie:** s.u. ▸Spektroskopie. E spectrometry.

**Spektro|photometrie:** ▸Photometrie mittels eines mit ▸Spektralapparat ausgestatteten Photometers (s.a. Abb.). E spectrophotometry.

**Spektro|skopie:** Erkennung u. Kennzeichnung von Ionen, Atomen u. Molekülen anhand der von ihnen aufgenommenen bzw. abgegebenen elektromagnetischen Strahlung (die – als Spektrum aufgezeichnet – mittels ▸Spektralapparates messbar ist); je nach Methodik als Spektro-, Kolori- u. Photometrie; i.e.S. die Spektrometrie in Form der Absorptions-, Emissions-, Streu- (= RAMAN-), Reflexions- u. Fluoreszenz- (bzw. Lumineszenz-)Spektroskopie, je nach Frequenzbereich als Röntgen-, UR-, UV-, Mikro- u. Zentimeterwellen-, Elektronen- u. Kernspinresonanz-Sp. E spectroscopy.

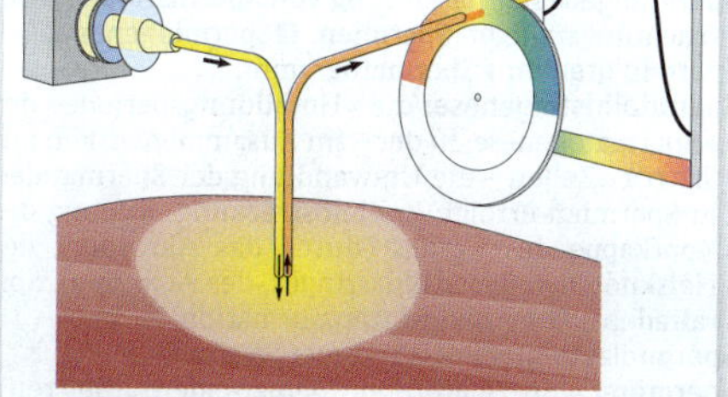

**Spektrophotometrie:** schematische Darstellung des Gewebespektrophotometers. Das Licht einer Xenon-Hochdrucklampe (links) wird über einen Lichtleiter in das Gewebe eingestrahlt. Das remittierte Licht wird über einen oder mehrere Lichtleiter zu einer Filterscheibe (rechts) geleitet u. spektral zerlegt. [97]

**Spek|trum:** die dargestellte Verteilung von Phänomenen in Zuordnung zu charakteristischen Eigenschaften (z.B. Wellenlänge, Frequenz, therapeutische Wirkungsbreite [»Wirkungs-Sp.«]), i.e.S. das elektromagnetische Sp., insbes. das »optische Spektrum« im Infrarot-, im sichtbaren u. im Ultraviolett-Bereich. E spectrum.

**Spekulum:** trichter-, röhren-, rinnen- oder spatelförmiges Instrument (aus Metall, Glas, Kunststoff) ohne oder mit – festem oder auswechselbarem – Handgriff zur Betrachtung von Körperhohlräumen; z.T. selbsthaltend, spreizbar, mit Sperrvorrichtung. E speculum.

**Speleo|skopie,** Kavernoskopie: ▸Thorakoskopie zur Untersuchung einer peripheren Lungenkaverne. E speleoscopy, cavernoscopy.

**Speleo|stomie,** Kavernostomie: operative Kaverneneröffnung. E speleostomy, cavernostomy.

**Spender:** Kurzbezeichnung für Blut-, Gewebe-, Organspender. E donor.

**Sper|ma,** Semen: die milchig-trübe, gallertige, schwach alkalische »Samenflüssigkeit« des Mannes, bestehend aus ▸Spermien (200–300 Mio.) u. ▸Spermaplasma im Verhältnis 1:9 sowie aus »Begleitzellen« (ab 4% pathologisch), d.h. aus Spermatogonien u. -zyten, SERTOLI-Zellen, Epithelzellen der Samenwege u. Anhangsorgane, einzelnen Leukozyten. Die Menge des Ejakulates beträgt 3,5–5 ml (bis 13 ml); davon stammen bis zu 30% aus der Prostata, bis 80% aus Samenblasen u. ca. 10% (spermienhaltig) aus den Nebenhoden; s.a. ▸Sperma..., ▸Seminal..., ▸Samen... E sperm, semen.

**Sperma-Auto|antikörper:** gegen körpereigene (aber kreislauffremde) ▸Spermienantigene gerichtete agglutinierende Autoantikörper; nachweisbar z.B. bei Verschluss der ableitenden Samenwege. E sperm autoantibodies.

**Sperma|kompatibilitäts|test:** »Samenverträglichkeitstest«, ▸Postkoitaltest. E sperm compatibility test.

**Sperma|konservierung:** die Konservierung von Sperma-Einzelportionen durch programmiertes Einfrieren (flüssiger Stickstoff von −196 °C) unter Zusatz von Kryoprotektiva (z.B. Glyzerin, komplexe Medien); dient der Aufbewahrung für die spätere künstliche Insemination. Die Lagerung erfolgt meist in einer speziell ausgestatteten Samenbank. E preservation of (human) semen, sperm banking.

**Sperma|kristalle:** ▸BOETTCHER-Kristalle. E sperm crystals.

**Sperma|plasma:** die Absonderungen der akzessorischen Geschlechtsdrüsen als ▸Spermabestandteil. Wirkt bewegungsauslösend auf die Spermien u. – durch seine Alkalität (pH 7,2 [6,9–7,4]) – spermienschützend gegenüber dem sauren Scheidensekret; sein Fructoseanteil (»Spermazucker«; 200 [160–600] mg/dl) ist Energiequelle für die Spermienbewegung. Seine Hyaluronidase ist wahrscheinlich auch an der Auflösung des Zervix-Schleimpfropfes beteiligt, bewirkt v.a. die Ablösung u. Lockerung der das Ei umgebenden Kumuluszellen u. ermöglicht so die Penetration der Spermien in das Ei (s.a. ▸Kapazitation); enthält auch andere Enzyme. Besteht zu 89–94% aus Wasser u. enthält 80–130 g/l Trockensubstanz (davon 90% organisch, darunter 5 g% Eiweiß [als Albumin u. als α-, β-, γ- u. O-Globuline], Fructose, Citrat, Lactat, Vitamin C, Inosit, Spermidin); s.a. ▸Spermatoplasma. E seminal plasma.

**Spermaticus,** Spermatikus: Kurzbezeichnung des Funiculus bzw. Ductus spermaticus.

**spermaticus** *(latein.)*: ▸Sperma betreffend. E spermatic.

**Sper|m(a|t)ide,** Spermatidium: aus der 2. Reifeteilung der ▸Spermatogenese (dort Schema) hervorgehende Keimzelle; ▸Spermiohistogenese. E spermatid.

**Spermatitis:** ▸Funiculitis. E spermatitis.

**Spermato|cytus:** ▸Spermatozyt. E spermatocyte.

S

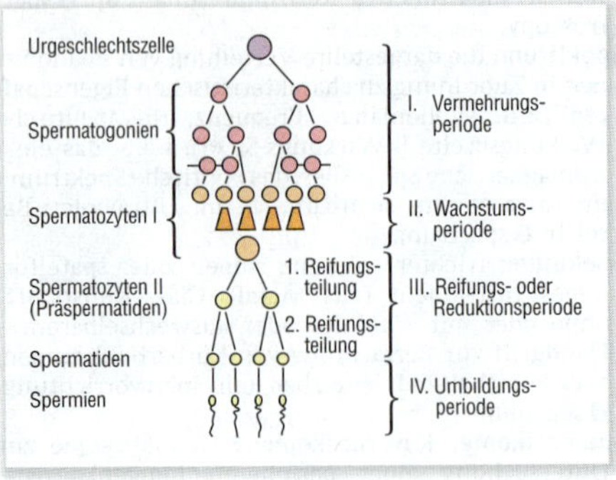


**Spermatogenese.**

**Spermato|genese:** die Reifung der Samenzellen (ab der Pubertät bis ins Greisenalter) im Keimepithel der Hodenkanälchen (s. Schema). E spermatogenesis, spermiogenesis.

**Spermato|gonium:** im Keimepithel gelegene Ursprungszelle des Spermiums (Stammsamenzelle); teilt sich in der Spermiogenese mitotisch in ein Sp. A bzw. B (teilen sich – bestandssichernd – weiter bzw. entwickeln sich weiter in Richtung reife Zelle). E spermatogone, -gonium.

**Spermato|gramm,** Spermiogramm: tabellarische Zusammenstellung bestimmter Parameter des durch Masturbation gewonnenen Spermas, Ejakulats (nach mindestens 5-tägiger sexueller Karenz). Bewertet werden Menge = Spermiendichte, pH, Fructosegehalt bzw. -index (Relation zwischen Fructoseverbrauch u. Spermienanzahl), Viskosität (10%ige Erhöhung = doppelter Fructoseverbrauch der Spermien), DNS-Gehalt sowie Anzahl, Basalmotilität (»Spermabeweglichkeitsfaktor«) u. Gestalt der Spermien (Tab.). E semen analysis, spermiogram.

**Spermato|plasma:** das Protoplasma des Spermiums; s. a. ▸Spermaplasma.

**Spermator|rhö:** Abfluss von Samen (evtl. nur Samenblasensekret) aus der Harn(samen)röhre ohne Wol-

| Befund | Spermienzahl, Besonderheiten |
|---|---|
| Normozoospermie | 20 (40)–120 Mio./ml |
| Hypozoospermie | 20–40 Mio./ml |
| Hyperzoospermie | 120 Mio./ml |
| Oligozoospermie I | 10–20 Mio./ml |
| Oligozoospermie II | < 10 Mio./ml |
| Krypto(zoo)spermie | < 1 Mio./ml; nur im Sediment nachweisbar |
| Azoospermie | nur Zellen der Spermatogenese |
| Aspermie | keine Zellen |
| Aspermatismus | kein Ejakulat |
| Normokinospermie | > 60 % bewegl. Spermien |
| Hypokinospermie | < 60 (50) % bewegl. Spermien |
| Asthenospermie | Normozoospermie bei verminderter Motilität |
| Normomorphospermie | > 80 (60) % normale Formen; 2–5 (3–6) % Zellen der Spermatogenese |
| Teratospermie | > 40 % pathologische Formen; > 5 % Zellen der Spermatogenese |

**Spermatogramm:** Terminologie der Befunde.

lustgefühl, z. B. bei Stuhlgang oder Wasserlassen, bei chronischer Entzündung der männlichen Adnexe. Beruht auf Inkontinenz der Ductus ejaculatorii. S. a. ▸Prostatorrhö, ▸Pollution. E spermatorrhea.

**Spermato|zele,** Samenbruch: Retentionszyste mit spermienhaltiger Flüssigkeit; meist im hodennahen Nebenhoden. E spermatocele. – **Sp., alloplastische:** dem Nebenhoden aufgenähte Siliconkautschuk-Prothese, in der sich Sperma sammelt, das durch Abpunktieren zur – homologen – ▸Insemination verwendet werden kann.

**Spermato|zo|en|antikörper:** ▸Spermien-Antikörper.

**Spermato|zo|on:** ▸Spermium. E spermatozoon.

**Spermato|zyst|ektomie:** ein- oder beidseitige operative Samenblasenentfernung (Exstirpation). E spermatocystectomy.

**Spermato|zystis:** Samenblase, ▸Vesicula seminalis. E spermatocyst, seminal vesicle.

**Spermato|zystitis,** Vesiculitis: Samenblasenentzündung; ein- oder beidseitig, aszendierend oder hämatogen, akut (z. B. bei ▸Gonorrhö) oder chronisch. ***Klinik:*** Fieber, Schmerzen, Dysurie, Nekro-, Azoo-, seltener A- oder Pyospermie. E spermatocystitis.

**Spermato|zysto|graphie:** Röntgenkontrastdarstellung der Samenblasen nach KM-Injektion in freigelegten Samenleiter. E seminal vesiculography.

**Spermato|zyt(e):** in der ▸Spermatogenese (dort Schema) aus der Spermatogonie hervorgehende größte Hodenkanälchenzelle (= Spermatozyt I. Ordnung = Spermatocytus primarius), aus der durch die 1. Reifeteilung 2 kleine haploide Spermatozyten II. Ordnung (= Spermatocyti secundarii = Präspermatiden) hervorgehen. E spermatocyte.

**Spermat|urie:** Spermienbeimengung im Urin(sediment); z. B. bei Adnexentzündung. E spermaturia.

**Spermide:** ▸Spermatide. E spermatid.

**Spermidin:** s. u. ▸Spermin. E spermidine.

**Sper|mie:** ▸Spermium. E sperm, spermium.

**Spermien-Antigene:** im Sperma nachweisbare Antigene (AG) der Spermien. Bewirken als kreislauffremde AG Bildung spezifischer ▸Spermien-Antikörper (»Antispermine«, Spermatoxin), woraus in vitro Präzipitation, in vivo u. U. eine Befruchtungshemmung resultiert. Physiologisch bedeutsam sind Antigene im Kopf- u. Schwanzteil, die offenbar für die Befruchtung notwendig sind. E sperm antigens.

**Spermien-Antikörper:** ▸Antikörper (AK) gegen ▸Spermien-Antigene; z. B. als Anti-Kopf-, Anti-Schwanz-AK; s. a. ▸Sperma-Autoantikörper. E sperm antibodies.

**Spermien|färbung:** *Histologie* Eosin-Negrosin-Färbung n. Blom zur Differenzierung lebender Spermien (geringere Farbstoffaufnahme als die toten).

**Spermien|motilität:** Beweglichkeit der Spermien; s. a. ▸Spermatogramm (Tab.). E sperm motility.

**Sper|min:** Diaminopropylputrescin; ein u. a. im menschlichen Sperma nachweisbares biogenes Amin (ein aliphatisches Tetramin). Prägt – wie auch sein Derivat Spermidin (Monoaminopropylputrescin) – den Spermageruch. E spermine.

**Spermio|genese:** die Reifung von Spermatiden zu befruchtungsfähigen Spermien. E spermiogenesis.

**Spermio|gramm:** ▸Spermatogramm.

**Spermio|histo|genese:** die »Umbildungsperiode« der ▸Spermatogenese, in der – im Zusammenwirken mit Sertoli-Zellen – die Umwandlung der Spermatiden in Spermien erfolgt; Zellleibstreckung, Bildung der Kopfkappe des Kernes (durch das Akrosom), der Halsknötchen des Schlussringes, des Achsen- u. Spiralfadens. E spermatid transformation.

**Spermio|zyto|gramm:** ▸Spermatogramm.

**Spermium,** Spermatozoon, Samenfaden: die reife männliche Keimzelle. Teile: Kopf (mit Kern, Akrosom u. perizephalem Zytoplasma), Hals (mit proximalem Zentriol), Schwanz (Cauda = Flagellum, mit Mittelstück, Haupt- u. Schlussteil). Beim Menschen 50–60 µm groß und eigenbeweglich durch kontraktile Proteinfibrillen im Schwanz. Die Energie zur Fortbewegung liefern die Mitochondrien im Mittelstück

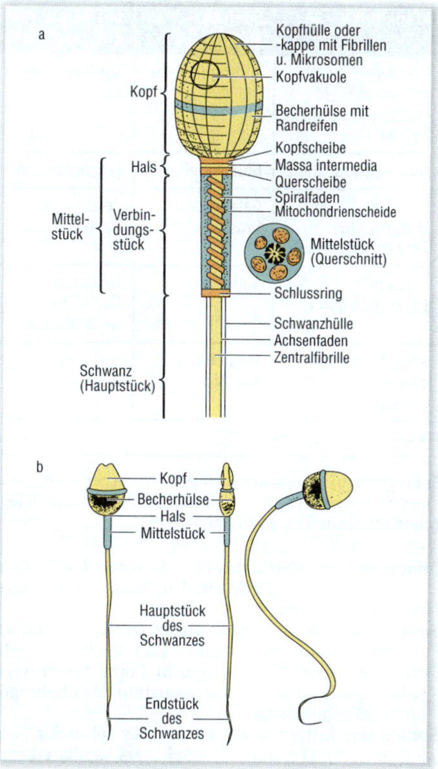


**Spermium:** Aufbau einer reifen männlichen Keimzelle. [86], [111]

des Schwanzes. Atypische Formen mit größerem, kleinerem, amorphem oder fehlendem Kopf, mit mehreren Köpfchen oder Schwänzen usw. Bei der Ejakulation werden bis zu 300 Mio. Spermien ausgestoßen, von denen nur 300–500 über den Eileiter an das Ovar gelangen. S.a. Abb. E spermium, spermatozoon.

**Spermizid:** Spermien abtötendes Mittel; ***Wirkst.:*** z.B. Nonoxinol 9. E spermicide.

**Sperm|ov(i)um:** die Eizelle nach Eindringen eines Spermiums. E spermovium.

**Sperr|arterien:** kleine, durch eine dicke innere Längsmuskelschicht zu völligem Lichtungsverschluss befähigte Arterien; sie regulieren durch Drosselung den Blutstrom zu den Organen; s.a. ▸Drosselvenen.

**Sperr|liquor:** der Liquor cerebrospinalis distal einer Liquorblockade; typisch ist zytoalbuminäre Dissoziation evtl. mit Spontangerinnung u. gelblicher Verfärbung; ▸FROIN-Symptom. E below-block CSF.

**Sperr|steife:** (PAYR) funktionelle, v.a. durch ein kapsuläres, muskuläres oder knöchernes Bewegungshindernis in Gelenkhöhe bedingte Gelenksperre. Führt bei längerem Bestehen evtl. zu ▸Lötsteife. E ankylosis.

**Sperrung:** bei Schizophrenie anzutreffende Form der formalen Denkstörungen. Äußert sich in Abreißen des Gedankenfadens, Entstehen von Denkpausen, evtl. längerem Versiegen des Gedankenstroms sowie plötzlichen Bewegungshemmungen durch Gegenantriebe. Ferner Bezeichnung für das Verhalten im katatonen Stupor. E mental block.

**Spezialitäten:** *Pharmazie* Fertigarzneimittel mit herstellereigenen Namen (= Arzneispezialitäten). E specialities.

**Spezial|lamelle:** *Histologie* ▸HAVERS-Lamelle.

**Spezies:** ▸Art.

**Spezies|spezifität:** *Biologie* die für jede Organismen-Art (▸Species) spezifische Primärstruktur homologer Eiweißkörper. E species specificity.

**spezifisch:** arteigen, kennzeichnend (▸Spezifität), auf etwas Bestimmtes (z.B. Antigen) ausgerichtet, für eine bestimmte Krankheit charakteristisch, mit bekannter indikationsbezogener Wirkung. E specific.

**spezifisch-dynamische Wirkung:** die durch Aufnahme eines Nahrungsmittels spezifisch bewirkte, in der Verdauungsphase sich manifestierende, etwa 12 Std. anhaltende Stoffwechselsteigerung (mit Wärmebildung); beträgt für Proteine, Fette, Kohlenhydrate jeweils etwa 30 bzw. 3 bzw. 6 % des Brennwertes. E specific dynamic action of foodstuffs (SDA).

**Spezifität:** **1)** Gesamtheit der Eigenschaften oder Merkmale, die für eine tote oder lebende Materie kennzeichnend sind u. sie von anderen unterscheiden. **2)** *Statistik* die Eignung einer (Labor-)Methode, bei Gesunden keine falsch positiven Werte zu erhalten; errechnet als Anteil der richtig negativen Ergebnisse geteilt durch die – mit Vergleichsmethoden ermittelte – Gesamtzahl der Gesunden unter den Probanden. E specificity.

**SPF** *(engl.)* Abk. für **s**pecific **p**athogen **f**ree: frei von ganz bestimmten Krankheitserregern u. deren Antikörpern (s.u. ▸Versuchstiere).

**SP-1-Glykoprotein:** s.u. ▸SP 1; s.a. ▸Schwangerschaftsproteine. E SP 1 glycoprotein.

**Sphacelo...:** s.u. ▸Sphakel...

**Sphäre** *(griech.)*: Kugel; *zytol* Astrosphäre, ▸Aster; *parasit* im Mückenmagen kugelförmiger Gametozyt von Plasmodium falciparum. E sphere.

**sphaericus, sphärisch:** kugelig, Kugelform betreffend (z.B. sph. ▸Aberration). E spherical.

**sphaerocyticus:** mit Sphärozyten-Bildung. E spherocytic.

**sphaeroid(es), -deus:** kugelartig. E spheroidal.

**Sphäroid|gelenk:** ▸Articulatio sphaeroidea.

**Sphäro|lith:** aus Molekülaggregaten entstehendes Kleinstkonkrement (▸Mikrosphärolith) als Vorstufe von Steinbildungen. E spherolith.

**Sphäro|phakie,** Lentiglobus: Kugelform der Augenlinse; angeboren oder infolge Minderwertigkeit der Zonulafasern (z.B. bei MARCHESANI-Syndrom) bzw. nach deren Zerreißung. E spherophakia.

**Sphäro|phorose:** Erkrankung des Menschen (meist Mischinfektion; z.B. Harnwegsinfektion, Appendizitis, Otitis, Puerperalfieber, eitr. Wundinfektion) durch Sphaerophorus (= Fusobacterium necrophorum). E spherophorosis.

**Sphaero|phorus:** das ▸Fusobacterium necrophorum; s.a. ▸Sphärophorose.

**Sphäro|plast:** *Bakteriologie* kugelige Degenerationsform gramnegativer Bakterien nach Einwirkung von Antibiotika oder – bei EDTA-Präsenz – von Lysozym auf die Zellwand (das strukturell modifizierte Mureingerüst ist gestört; die Antikörperrezeptoren sind jedoch erhalten). E spheroplast.

**Sphäro|proteine:** kugelförmige (= globuläre) ▸Eiweiße. E spheroproteins.

**Sphäro|trichie:** Auftreten aus nervalem Gewebe bestehender »Altersknötchen« in Haut oder Gehirnrinde (▸Drusen).

**Sphäro|zyt:** ▸Kugelzelle. E spherocyte.

**Sphäro|zytose:** Auftreten von ▸Kugelzellen im peripheren Blut. E spherocytosis.

**Sphagiasmus:** Krampf der Halsmuskulatur, z.B. beim Grand-Mal-Anfall. E sphagiasmus, neck spasm.

**Sphakel(ism)us:** **1)** Sphaceloderma: trockene oder feuchte Hautgangrän. E sphaceloderma, sphacelus, sphacelism. **2)** chronische ▸Osteomyelitis.

**S-Phase:** *Genetik* die Periode (Phase) im Zellzyklus, in der – während der Interphase – die Synthese stattfindet: Replikation der DNS u. Synthese der Nucleoproteine. – Bei langsam wachsenden Bakterien die »C-Periode«. E S-phase.

**Sphenoid, Sphenoidale:** das Keilbein, ▸Os sphenoidale. E sphenoid bone.

**sphenoidal(is):** keilförmig, das Os sphenoidale (Keilbein) betreffend. E sphenoid(al).

S

**Sphenoidal|winkel:** der »Knickungswinkel der Schädelbasis« zwischen den Geraden vom Nasion bzw. Basion zum Sphenoidale. E sphenoid(al) angle.
**Sphenoiditis:** ▸Sinusitis sphenoidalis. E sphenoiditis.
**Sphenoid-Klivus-Winkel:** der »LANDZERT-W.« zwischen Planum sphenoidale u. Klivusebene.
**Sphenoido|tomie:** Eröffnung (u. Ausräumung) der Keilbeinhöhle. E sphenoidotomy.
**Spheno|kephalus:** ▸Skaphokephalie. E sphenocephaly.
**Spheno|palatinum:** das ▸Ganglion spheno- = pterygopalatinum. E sphenopalatine ganglion.
**Sphinc|ter:** Schließmuskel (= M. sphincter); s.a. ▸Sphinkter... E sphincter. – **Sph. choledochus:** der sog. BOYDEN-Sphinkter in der Wand des Ductus choledochus als Teil des M. sphincter ampullae (= **Sph. Oddi**).
**Sphin|ganin:** Dihydrosphingosin; neben Sphingosin in geringer Menge in den Sphingolipiden. E dihydrosphingosine, sphinganine.
**Sphingo|glyko|lipide:** ▸Sphingolipide, bestehend aus ▸Ceramid u. einem glykosidisch gebundenen Mono- oder Oligosaccharid (evtl. mit verschied. Substituenten); z.B. als ▸Cerebroside, ▸Sulfatide, ▸Globoside, ▸Ganglioside. E sphingoglycolipids.
**Sphingo|lipide, -lipoide:** eine Klasse der Lipide (s.a. ▸Phosphatide), bestehend aus Sphingosin u. einer langkettigen Fettsäure, einem Phosphorsäurerest einer stickstoffhaltigen Base oder einem Oligo- oder Monosaccharid (▸Sphingoglykolipide). S.a. Formel. Wichtige Bestandteile der Zellmembran. E sphingolipids.

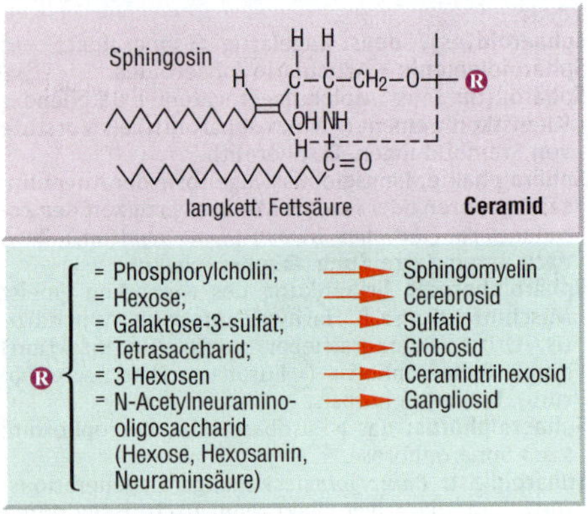


**Sphingolipide:** Strukturschema.

**Sphingo|lip(o)idosen:** erbliche degenerative Krankheiten (▸Lipidosen) mit durch ▸Enzymopathie bedingter intrazellulärer Speicherung (▸Thesaurismose) von Sphingolipiden. Nach dem gespeicherten Stoff bezeichnet als **1)** Glykoceramidosen, u. zwar **a)** als ▸Gangliosidosen (einschließlich des Typs mit $G_{D4}$-Speicherung als ▸NORMAN-WOOD-Syndrom), als **b)** Oligohexosylceramidosen (▸FABRY-Syndrom [= Trihexosylceramidose = Ceramidtrihexosidose] u. DAWSON-Syndrom [= Lactosylceramidose]), **c)** Cerebrosidosen (▸GAUCHER-Krankheit [= Glucocerebrosidose] u. ▸KRABBE-Syndrom [= Galaktocerebrosidose; eine Leukodystrophie]), **d)** Sulfatidose oder Sulfatidlipidose (▸SCHOLZ-Syndrom), **2)** Phosphorylceramidose = Sphingomyelinose (▸NIEMANN-PICK-Krankheit), **3)** mit Gangliosid-Ablagerung einhergehende Mucopolysaccharidose (▸PFAUNDLER-HURLER-Syndrom). S.a. ▸Xanthomatose, ▸REFSUM-Karnkheit (Speicherung von Phytansäure enthaltenden Lipiden); Enzymdefekte s. Tab. E sphingolipidoses.
**Sphingo|myeline, -phospho|lipide, -phosphatide:** v.a. in Myelinscheiden vorkommende Sphingolipide aus Ceramid u. Phosphorylcholin. Eine Abbaustörung resultiert in der Sphingolipidose **Sphingomye-**

| Krankheit | Speichersubstanz | betroffene(s) Enzym(e) |
|---|---|---|
| NIEMANN-PICK-Krankheit (Sphingomyelinose Typ A) | Sphingomyelin | Sphingomyelinase |
| GAUCHER-Krankheit | Glucocerebrosid | β-Glucosidase |
| Globoidzellenleukodystrophie (KRABBE-Syndrom) | Galaktocerebrosid | Cerebrosid-β-Galaktosidase |
| metachromatische Leukodystrophie | Sulfatid | Cerebrosid-Sulfatase, Arylsulfatase A |
| Angiokeratoma corporis diffusum (FABRY-Syndrom) | Ceramidtrihexosid | α-Galaktosidase |
| ▸Gangliosidosen (dort Tab.) | | |

**Sphingolip(o)idosen:** Krankheiten entsprechend der jeweiligen Speichersubstanz u. dem zugehörigen Enzymdefekt (ohne sämtliche Enzymvarianten). [483]

**linose**, d.h. im ▸NIEMANN-PICK-Syndrom (mit Typen A–E). Ursache ist der Mangel an Sphingomyelinase. E sphingomyelins.
**Sphingosin:** der 2-wertige, ungesättigte, langkettige Aminoalkohol *trans*-D-erythro-1,3-Dihydroxy-2-amino-4-oktadecen ($C_{18}H_{37}NO_2$); in Form des N-Acyl-Sph. (»Ceramid«) ein Grundbaustein der ▸Sphingolipide. E sphingosine.
**Sphink|ter:** Kurzform für ▸Musculus sphincter (s.a. ▸Sphincter). E sphincter. – **Sph., präl|kapillärer:** nur in membranösen Schichten, z.B. im Mesenterium, vorkommende glatte Muskelzelle mit Ursprung von Kapillaren; diese Zellen sind – durch Spontanmotorik u. hohe Empfindlichkeit gegenüber örtlichen stoffwechselbedingten Milieuänderungen – wichtig für die Durchblutungsregelung der ▸Endstrombahn. E precapillary s.
**Sphinkter|achalasie:** fehlende Erschlaffung (▸Achalasie) eines Schließmuskels, z.B. bei Kardiospasmus. E sphincter achalasia.
**Sphinkter|dehnung:** therapeutische Aufdehnung eines Schließmuskels; i.e.S. die des Afterschließmuskels. E sphincter dila(ta)tion.
**Sphinkter|ektomie:** operative (Teil-)Entfernung eines Schließmuskels. E sphincterectomy.
**Sphinkter|hypertonie:** krankhaft vermehrter Spannungszustand eines Schließmuskels; z.B. *urol* des M. sphincter vesicae infolge degenerativer ZNS- bzw. Sympathikusveränderungen (u.a. bei Myelodysplasie, Tabes dorsalis); geht meist in ▸Sphinktersklerose über; s.a. ▸Sphinkterachalasie, ▸-spasmus. E hypertonic sphincter, sphincter hypertonia.
**Sphinkter|insuffizienz:** mangelhafte Leistung eines Schließmuskels; ▸Chalasie, ▸Harn-, ▸Stuhlinkontinenz. E sphincter insufficiency.
**Sphinkte|ro|lyse:** *Ophthalmologie* operative Ablösung des M. sphincter pupillae bei iridokornealen Synechien. E sphincterolysis.
**Sphinktero|metrie:** *Urologie* Bestimmung des Öffnungsdruckes des inneren u. äußeren Harnröhrensphinkters als Blasenfunktionsprüfung, meist im Anschluss an die Blasendruckmessung (▸Zystometrie). E sphincterometry.
**Sphinktero|tomie:** operative Durchtrennung eines Schließmuskels, z.B. des M. sphincter ani (evtl. kombiniert mit ▸Sphinkterektomie) oder als ▸Kardiotomie, Pyloromyotomie, endoskopische transduodenale ▸Papillotomie. E sphincterotomy.
**Sphinkter|plastik:** operative Wiederherstellung einer Schließmuskelfunktion, v.a. als Inkontinenzplastik. E sphincteroplasty.

**Sphịnkter|sklerose:** Schließmuskelstarre, z.B. als Sphincter-ODDI-Starre; oder *urol* des Blasenschließmuskels (als »Blasenhalsstarre«), u. zwar v.a. beim Mann infolge Sphinkterhypertonie, evtl. aber auch angeboren. ***Klinik:*** führt zu Miktionsstörung mit Restharn-, evtl. auch Steinbildung; zystoskopisch: Balkenblase. E sphincter sclerosis.

**Sphịnkter|spasmus:** Schließmuskelkrampf mit entsprechenden Öffnungsschwierigkeiten; z.B. ▶Pylorospasmus (▶Analsyndrom), ▶Kardiaachalasie. E sphincter spasm, sphincterismus.

**Sphịnx|gesicht:** ▶Facies myopathica.

**Sphyg|mo|graphi̩e,** Pulsschreibung: Registrierung des – nicht in Druckwerten eichbaren – Ablaufs pulsatorischer Druckschwankungen am uneröffneten Blutgefäß mittels eines darüber leicht komprimierend auf die Haut gesetzten Messfühlers, der den auf ihn übertragenen Teil des intravasalen Druckes direkt oder nach Wandlung in elektrische Signale aufschreibt (»**Sphygmogramm**«). S.a. ▶Mechanokardiographie. E sphygmography, pulse tracing.

**Sphygmo|manometrie, -tonometrie:** das klassische Manschetten-Verfahren (RIVA-ROCCI-Methode) der indirekten Blutdruckmessung. E sphygmomanometry.

**Sphyg|mus** *(griech./latein.)*, Sphyxis: Puls, Pulsation. E pulse.

**Spi|ca,** Kornährenverband: Bindenverband, bei dem sich die Touren im spitzen Winkel überkreuzen. E spica (bandage). – **Sp. cọxae:** Hüftverband mit Bindentourenkreuzung an der Vorder- oder Außenseite des Hüftgelenks (aszendierende oder deszendierende Spica, d.h. am Oberschenkel bzw. um das Becken beginnend). E hip sp. – **Sp. manụs:** Handverband mit auf dem Handrücken kreuzenden Touren. E sp. of hand. – **Sp. pẹdis,** Steigbügelverband: Fußverband mit Bindentourenkreuzung auf dem Fußrücken (aszendierend oder deszendierend, d.h. mit Anfangstour an Vorfuß bzw. Knöchel). E sp. of foot.

**Spịck|draht|osteo|synthese:** adaptierende Knochenfragmentfixierung mittels Bohrdraht.

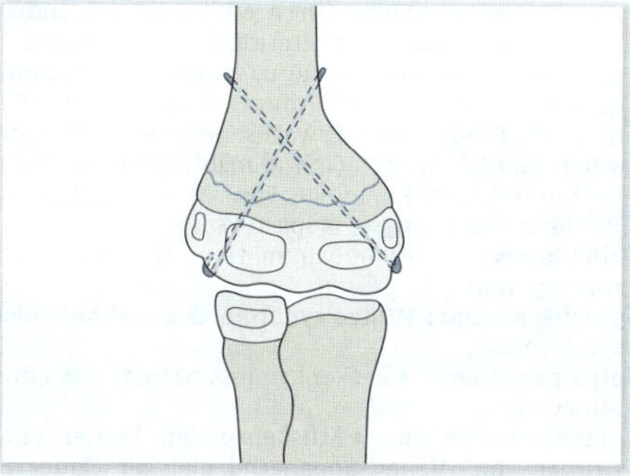

**Spickdrahtosteosynthese.** [39]

**Spịck|methode:** *Radiologie* s.u. ▶Radiumtherapie.

**Spiculum** *(latein. = Spitze): Röntgenologie* s.u. ▶Spikulabildung. E spicule.

**Spider-Angiom, -Nävus** *(engl. spider = Spinne):* ▶Naevus araneus.

**Spiegel: 1)** *Anatomie* »Sehnenspiegel« (▶Aponeurose). E aponeurosis. **2)** *Klinik, Chemie* Substanzgehalt einer Körperflüssigkeit (eines Gewebes), z.B. Blutzuckerspiegel. E level. **3)** ▶Spekulum. E speculum. **4)** *Röntgenologie* ▶Flüssigkeitsspiegel. E air-fluid level.

**Spiegelbild|dextro|kardie:** Inversionsdextrokardie, s.u. ▶Dextrokardie. E mirror image dextrocardia.

**Spiegel|bildung:** bei Darmverschluss erfolgende Bildung von ▶Flüssigkeitsspiegeln.

**Spiegelung:** ▶Endoskopie.

**Spieghel-Hernie** (ADRIAAN VAN DEN SP. [latein. = SPIGELIUS], 1578–1625, flämischer Anatom u. Botaniker, Venedig, Padua): Bauchwandhernie im Bereich der **Sp.-Linie** (Hernia lineae semilunaris). E spigelian hernia.

**Spiegler-Tumor** (EDUARD SP., 1860–1908, Hautarzt u. Chemiker, Wien): Zylindrom der Haut (Endothelioma cutis); bei zahlreichem Auftreten im Kopfbereich als ▶Turbantumor. E cylindroma, turban tumor.

**Spiel|audio|metrie:** ▶Tonaudiometrie für Kleinkinder; die Tonreizwahrnehmung wird jeweils durch Umlagern eines Klötzchens kundgetan; s.a. ▶Pädaudiologie, ▶Pädaudiometrie.

**Spiel|bein:** das – im Gegensatz zum Standbein – nicht belastete, für Bewegungen freie Bein. E unsupporting leg.

**Spielmeyer-Stock-Vogt-Krankheit** (WALTER SP., 1879–1935, Neurologe, München): s.u. ▶STOCK...; s.a. ▶Ceroidlipofuscinose. E Spielmeyer-Vogt disease.

**Spike** *(engl.):* Spitze. **1)** *Neurophysiologie* **a)** Spitzenpotential, Spitzenaktionspotential (▶Aktionspotential; ▶Spitze), **b)** spitzer Kurvenausschlag, insbes. im EEG; z.B. **Spike(-and)-Wave-Komplexe** (▶S/W-Komplex). **2)** *Virologie* zackenförmige Ausbuchtung der Schleimkapsel (Envelope) bei bestimmten Viren.

**Spịkula|bildung:** *Röntgenologie* feine, regelmäßig-strahlenförmige Knochenzacken an der Schädelkalotten-Oberfläche als reaktive ▶Hyperostose im Bereich eines Neoplasmas (Meningiom, Osteoangiom). E formation of bony spicules.

**Spin** *(engl. = schnelle Drehung): physik* »Eigendrehimpuls«; Quantenzahl, die die Rotation von Elementarteilchen u. Atomkernen (▶Kernspin) beschreibt. S.a. ▶Elektronenspinresonanz.

**Spịna** *(latein.):* Stachel, Gräte, Rückgrat; i.w.S. auch Rückenmark. **1)** *Anatomie* dornförmiger Knochenfortsatz (auch Dornfortsatz) oder Knorpelvorsprung (s.a. ▶Crista). E spine. – **Sp. ilịaca:** der »Darmbeinstachel«; als **Sp. i. antẹrior infẹrior** u. **supẹrior** der vordere untere bzw. obere; Ersterer ist Ursprungsort des M. rectus femoris u. des Iliofemoralbandes, der obere – am vorderen Ende des Darmbeinkammes (Crista iliaca) gelegen – des M. sartorius u. des ▶Ligamentum inguinale; **Sp. i. postẹrior infẹrior** u. **supẹrior:** der hintere untere bzw. obere Darmbeinstachel; Ersterer oberhalb der Incisura ischiadica major, der obere am hinteren Ende des Beckenkammes; an beiden sind Ligamenta sacroiliaca fixiert. E iliac sp. – **Sp. is|chiạdica:** der »Sitzbeinstachel« zwischen den Incisurae ischiadicae major u. minor; Ursprungsort des M. gemellus superior u. des Ligamentum sacrospinale. E ischial sp. – **Sp. nasạlis:** Sp. in Verlängerung der Crista nasalis (basal an der ▶Apertura piriformis), Insertionsstelle der knorpeligen Nasenscheidewand. E nasal sp. – **Sp. scạpulae:** »Schultergräte«; der vom inneren = medialen Schulterblatt seitlich ansteigende dreieckige schmale Knochenkamm, der als ▶Acromion endet u. die hintere Schulterblattfläche in die Fossa supra- u. infraspinata teilt. E sp. of scapula. **2) Sp. bịfida:** *Pathologie* hintere Wirbelsäulenspaltbildung unterschiedlicher Ausprägung infolge Fusionsstörung (▶Rhachischisis), gemeinsam ist allen Formen der unvollständige Wirbelbogenschluss. Als **Sp. bif. occụlta** nur deren Leichtform mit zweigespaltenem Wirbelbogen und ohne Fehlbildungen des Rückenmarks (RM) oder seiner Häute. Häufig assoziiert mit pigmentierten Nävi, kleinen Haarbüscheln u. Hautveränderungen. Als **Sp. bif. apẹrta** s. **cystica** dagegen der Typ mit Fehlbildung, ▶Meningo(myelo)zele, oft mit Fehlbildungen der Beine. Führt je nach Höhe der Läsion zu unterschiedlichen motorischen u. sensiblen Ausfällen (z.B. Lähmung der Beine, Blasen- u. Mastdarmlähmung). Weitere Fehlbildungen sind z.B. ein Hydrocephalus (ARNOLD-CHIARI-Fehlbildung), Herzfehler, Wirbelsäulenanomalien, Fehlbildungen des Urogenitalsystems. ***Ther.:*** sofortige Deckung des Defekts. Ventrikuloperitonealer oder atrialer Shunt zur Liquorableitung. Langfristige orthopädische u. neurologische Rehabilitation. E cleft spine. **3) Sp. ventọsa,** »Wind-

S

dorn«: *Infektiologie* spindelförmige Diaphysen-Auftreibung eines oder mehrerer Finger- oder Zehenglieder bei der relativ gutartigen Form der Knochentuberkulose des Kindesalters.

**spinal** *(latein.)*, spinosus, spinalis: dornförmig, eine ▸Spina, i.e.S. die Wirbelsäule oder das Rückenmark betreffend. E spinal. – **sp. Halbseitensyndrom:** ▸Brown-Séquard-Lähmung. – **sp. Heredo|ataxie:** ▸Friedreich-Ataxie. – **sp. Kinderlähmung:** ▸Poliomyelitis anterior acuta. E sp. poliomyelitis. – **sp. progressive infantile Muskelatrophie:** ▸Kugelberg-Welander-, ▸Werdnig-Hoffmann-Syndrom. S.a. ▸Muskelatrophie. E sp. progressive muscular dystrophy.

**Spinal|an|ästhesie,** Lumbalanästhesie: Leitungsanästhesie mit direkter Verabfolgung des Lokalanästhetikums in den Subarachnoidalraum über paramediane ▸Lumbalpunktion, seltener als ▸Sakralanästhesie. ***Prinzip:*** Vermischen des Anästhetikums mit dem Liquor (»Barbotage«) mit auf- oder absteigender Ausbreitung über verschieden viele Spinalwurzeln in Abhängigkeit von verabfolgter Menge, Injektionsgeschwindigkeit, spezifischem Gewicht (= iso-, hyper- bzw. hypobare Sp.), Patientenlagerung (z.B. Sitzen oder Kopftieflage; hyperbare Lösung sinkt ab, hypobare steigt). Es resultiert ein Leitungsblock: betrifft zuerst autonome Fasern, dann Bahnen für Temperatur, Schmerz, Berührung u. Druck, zuletzt für Motorik u. Propriozeption. Je nach Höhe der Einwirkung unterschieden als hoher, mittlerer, tiefer u. als ▸Sattelblock. ***Kompl.:*** Kopfschmerzen (meist infolge Liquorhypotonie), Blutdruckabfall, neurologische Störungen (traumatische Dauerausfälle, infektiös-meningitisch, liquorhypotone Überdehnungen), Störungen der Atmung (bei ungewollter Einbeziehung des Atemzentrums) oder – infolge Parasympathikotonie – des Verdauungstraktes. E spinal anesthesia. – **Sp., kontinuierliche:** Sp. durch protrahierte Injektion über einen subarachnoidal eingeführten Spezialkatheter. E continuous sp. a.

**Spinal|arterio|graphie:** ▸Angiographie als Röntgenkontrastdarstellung der Rückenmarkgefäße nach Kontrastmittelinjektion in die Aorta oder Arteria vertebralis. E spinal arteriography.

**Spinal|ebene:** *Geburtshilfe* ▸Beckenenge. E spinal plane.

**Spinal|erkrankung, funikuläre,** funikuläre Myelose, (Putnam-)Dana-Syndrom: Rückenmarkerkrankung durch unsystemische, mehrere Strangsysteme (v.a. lange Bahnen) erfassende »lückenfeldartige« Entmarkung u. mit Status spongiosus; bei Abheilung gliöse Sklerose. Meist als Komplikation der perniziösen Anämie, auch als Begleitkrankheit bei Vitamin-$B_{12}$-Avitaminose, Folsäure-Mangel, Pellagra, Beriberi. ***Klinik:*** »launenhafte« Kombination neurologischer Ausfälle (v.a. Parästhesien, Tiefensensibilitätsstörung, Muskelhypotonie, Erlöschen der Eigenreflexe, Pyramiden- u. Kleinhirn-Seitenstrang-Ataxie), evtl. auch manische oder depressive Verstimmung, amentielle oder delirante Psychose. E funicular myelosis.

**spinale Tumoren:** Oberbegriff für Neoplasmen im Bereich der Wirbelsäule, die die Funktionen des Rückenmarks oder der Spinalwurzeln (unilaterale Lokalisation) beeinträchtigen; im klinischen Sprachgebrauch häufig Gleichsetzung von sp. T. u. ▸Rückenmarkstumoren (i.e.S. Tumoren, die ihren Ausgang vom Rückenmark nehmen). ***Einteilung:*** erfolgt hinsichtlich Lokalisation (Verhältnis des Tumors zum Rückenmark, Stelle im Wirbelkanal) u. histologischen Aufbaus: **1)** extradurale Tumoren: v.a. vertebrale ▸Knochenmetastasen; multiples ▸Myelom; Osteom; Osteosarkom; s.a. ▸Knochentumoren. **2)** intradurale Tumoren: **a)** extramedulläre (außerhalb des Rückenmarks gelegene), **b)** intramedulläre (innerhalb des Rückenmarks gelegene) Tumoren (v.a. ▸Gliome; ▸Ependymome); **3)** sowohl extra- als auch intradural gelegen sein können die häufigsten gutartigen Rückenmarkstumoren: ▸Meningiome, ▸Neurilemmom. ***Klinik*** (häufig uncharakteristisch): Schmerzen (je nach Lokalisation z.B. Fehldeutung als »Zervikalsyndrom«; »Gürtelrose«; »Ischialgie«); Spontanfraktur u. ggf. plötzliche Querschnittslähmung (v.a. bei osteolytischen ▸Knochenmetastasen); Bewegungs-, Gefühlsstörungen. ***Diagn.:*** klinisch-neurologische Untersuchung; Röntgen; Computertomographie; Knochenszintigraphie; Kernspinresonanztomographie (z.B. bei akuter tumorbedingter Querschnittslähmung mit Röntgen-Nativbildern Mittel der Wahl bei Diagnostik); Myelographie. ***Ther.:*** je nach Tumor u. Lokalisation; u.a. Operation, Chemo-, Immuntherapie. E spinal tumors.

**Spinal|ganglion:** ▸Ganglion spinale. E spinal ganglion.

**Spinaliom:** ▸Plattenepithelkarzinom. E spinocellular carcinoma. – **Sp., nacktpapilläres:** nicht verhornendes Plattenepithelkarzinom.

**spinalis** *(latein.)*: dornförmig, ▸spinal. E spinal.

**Spinal(kanal)stenose:** Verengung im Bereich des Wirbelkanals. ***Klinik:*** Kreuzschmerzen, radikuläre Ischiasbeschwerden, Claudicatio intermittens der Cauda equina, ausgelöst durch lordotische Haltung z.B. beim (Abwärts-)Gehen oder Stehen: vorübergehende Schmerzen, neurologische, meist radikuläre Ausfälle wie Hyp- u. Parästhesien, Schwäche der Beine, Krämpfe; verschwinden typischerweise im Liegen oder Sitzen. ***Diagn.:*** Röntgen, CT, Myelographie. ***Ther.:*** konservativ; bei erhebl. Beschwerden evtl. operativ (Resektion, Laminektomie, Spondylodese).

**Spinallinie:** ▸Distantia spinarum, ▸Interspinallinie. E spinal line.

**spinal|motorische Systeme:** im Dienste der Motorik stehende nervale Rückenmarkstrukturen: α-Motoneurone, γ-Muskelspindelschleifen, Interneurone, primäre Afferenzen (s.a. ▸Sensomotorik). E spinal motor systems.

**Spinal|nerven:** ▸Nervi spinales. E spinal nerves.

**Spinal|paralyse:** Lähmung durch Ausfall von Teilen des spinalmotorischen Systems. E spinal paralysis. – **Sp., spastische,** Erb-Charcot-Krankheit, Strümpell-Kr.: meist erbliche (in ca. 60 % rezessiv), androtrope, systemische Degeneration der Ganglienzellen der motorischen Hirnrinde u. zugehöriger Pyramidenbahnfasern (v.a. für untere Gliedmaßen). Beginnt im Kindes- oder Erwachsenenalter mit spastischen Beinlähmungen (mit allmählichem Übergang in Kontrakturen), gefolgt von Armparesen; evtl. Pseudobulbärparalyse. E spastic sp. p.

**Spinal|punktion:** ▸Lumbalpunktion. E spinal puncture, sp. tap.

**Spinal|syndrom:** ▸Wurzelsyndrom. E spinal-radicular syndrome.

**Spina|punktion:** ▸Beckenkammpunktion. E spina puncture.

**Spindel:** ▸Modiolus, ▸Muskelspindel. Ferner eine Gruppe von Wellen annähernd gleicher Dauer u. Form im EEG, die in rhythmischer Folge u. mit gleichmäßig an- u. abschwellenden Amplituden (»spindelig«) auftreten. E spindle.

**Spindel|apparat,** Apparatus fusalis: spindelförmige achromatische Struktur der Zelle am Ende der Prophase der ▸Mitose oder ▸Meiose, bestehend aus 2 Arten von ▸Mikrotubuli; u. zwar aus a) polaren (gebildet an u. ausgehend von den an den beiden Zellpolen gelegenen Zentriolenpaaren; überlappen sich im Zelläquator) u. b) chromosomalen (zwischen Ersteren gelegen; von den Kinetochoren der Zentromere der Chromosomen abgehend bis in Nähe der Zentriolen): Microtubuli continui u. M. chromosomales. Letztere bewirken Bildung des ▸Monasters, später Trennung u. – durch abbaubedingte Verkürzung – das in der Anaphase erfolgende Auseinanderweichen der Tochterchromosomen bzw. Chromatiden. E spindle apparatus.

**Spindelgifte:** Substanzen, die die Bildung des ▸Spindelapparates verhindern bzw. den Bau ändern oder die Funktion hemmen; ***Wirkst.:*** v.a. oberflächenaktive Narkotika (z.B. Äther), Halogen-substituierte Substanzen (z.B. Chloroform), Tropolon-Derivate (z.B. Colchicin); s.a. ▸Mitosegift. E mitotic poisons.

**Spindel|haare:** ▸Pili moniliformes. E monilethrix.

**Spindel|zelle:** der Fibrozyt bzw. *patho* eine bipolar stark verjüngte (= spindelförmige) Zelle mit relativ großem Kern. E spindle cell.

**Spindelzell|karzinom:** aus Spindelzellen bestehendes Karzinom, ▸Carcinoma fusocellulare. E spindle cell carcinoma.

**Spindelzell|nävus:** ▸Melanom, benignes juveniles. E spindle cell nevus.

**spine sign** *(engl. = Wirbelsäulenzeichen):* ▸Kniekussphänomen.

**Spinn|barkeits|test:** *Gynäkologie* Bestimmung des Ovulationstermins anhand der Ausziehbarkeit (»**Spinnbarkeit**«) des dann besonders dünnen, klaren Zervixschleims beim Herausziehen aus dem Muttermund oder beim Auseinanderziehen zwischen 2 Objektträgern (Fadenlänge bis zu 8–10 cm maximal 3–4 Tg. vor der ▸Ovulation). Befundsicherung durch enzymatischen Nachweis der phasenspezifisch im Schleim vorkommenden Glucose (Glucoseoxidase-Teststäbchen; Umschlag: orange zu blau). S.a. Abb. E test of spinnbarkeit.

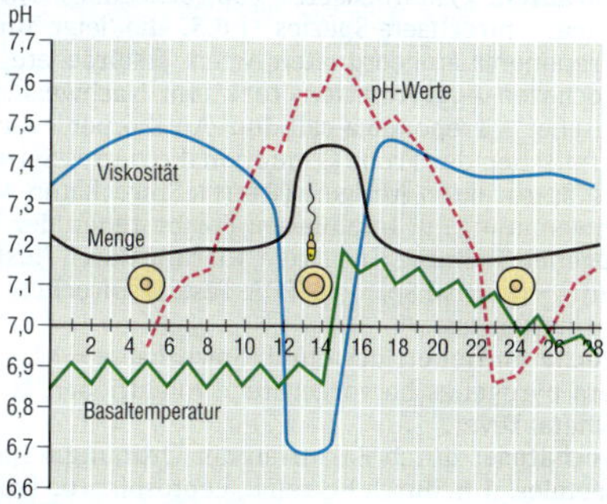


**Spinnbarkeitstest:** Veränderungen von Viskosität, Menge u. pH-Wert des Zervixschleims u. Weite der Zervixlichtung während eines 28-tägigen Zyklus. Zur Zeit des Follikelsprungs (Konzeptionsoptimum), zwischen dem 12. u. 16. Tag des Zyklus, findet das Sperma die günstigsten Bedingungen zur Aszension. [111]

**Spinnen|fingrigkeit,** Arachnodaktylie: ▸MARFAN-Syndrom. E spider fingers.

**Spinn(enge)webs|gerinnsel:** schleierartiges Fibringerinnsel in der stehenden Liquorprobe, v.a. bei tuberkulöser ▸Meningitis; brauchbar als Ausgangsmaterial für die bakterioskopische Direktdiagnose (Ausbreiten auf Objektträger, Lufttrocknung, ZIEHL-NEELSEN-Färbung). E spider web formation.

**Spinnen|gift:** Stoffe im Giftdrüsensekret bestimmter Spinnenarten [Arachnida]; meist Eiweißkörper mit enzymatischer Aktivität (Proteo- u. Hämolyse, Blutgerinnung etc.) nach Biss (▸Arachnidismus). Dagegen gerichtete mono- oder polyvalente Hyperimmunsera sind meist enzymatisch gereinigte Immunglobuline; z.B. gegen Gifte von Latrodectus- (»Schwarze Witwe«), Loxosceles- (»Braune Spinnen«), Lycosa- (»Wolfsspinnen«), Phonentria-Arten (»Wanderspinnen«). E spider poison.

**Spinnen|haut:** *Anatomie* ▸Arachnoidea. E arachnoidea.

**Spinnen|mal:** ▸Naevus araneus. E spider mole.

**Spinnen|zelle:** ▸Astrozyt. E spider cell, astrocyte.

**Spinner|auge:** Keratitis punctata superficialis als Berufskrankheit der Spinnereiarbeiter durch chronische ▸Schwefelwasserstoff- = $H_2S$-Einwirkung.

**Spinner|krebs:** ▸Baumwollspinnerkrebs. E mule-spinner's cancer.

**spino|bulbär:** das Rückenmark u. die Medulla oblongata betreffend. E spinobulbar.

**spino|cellularis:** spindelzellig. E spinocellular.

**spinosus** *(latein.):* dornförmig, z.B. ▸Processus spinosus. E spinous.

**spino|zelluläres Karzinom:** ▸Plattenepithelkarzinom.

**spino|zerebellar:** Rückenmark u. Kleinhirn betreffend; z.B. sp. ▸Ataxie. E spinocerebellar.

**Spintherismus,** Spintheropie: »Funkensehen« als Photopsie. E spintheropia, spintherism.

**Spir.:** *Pharmazie* Abk. für ▸**Spir**itus.

**Spir|adenom, ekkrines:** in der Vielzahl auftretendes knötchenförmiges ▸Hidradenom als hautverwachsenes, auf der Unterlage verschiebliches, spontan schmerzhaftes Gebilde. E eccrine spiradenoma.

**Spiraea ulmaria:** ▸Filipendula ulmaria.

**Spiral|arterien:** die Funktionalis der Gebärmutterschleimhaut (▸Endometrium) während der Gelbkörperphase senkrecht spiralig durchsetzende Äste der Arteria uterina; sie degenerieren im Zyklusverlauf u. werden mit der Schleimhaut abgestoßen (▸Menstruation). E spiral arteries.

**Spiral|bruch:** *Chirurgie* ▸Drehungsbruch; s.a. ▸Fraktur (dort Abb.). E spiral fracture.

**Spiral-CT,** Abk. für Spiral-Computer-Tomographie: Fortentwicklung der ▸Computer-Tomographie mit Hilfe der sog. Spiraltechnik, bei der sich ein lückenloses dreidimensionales Bild über die bei der Untersuchung gewonnenen Daten rekonstruieren lässt (Abb.).

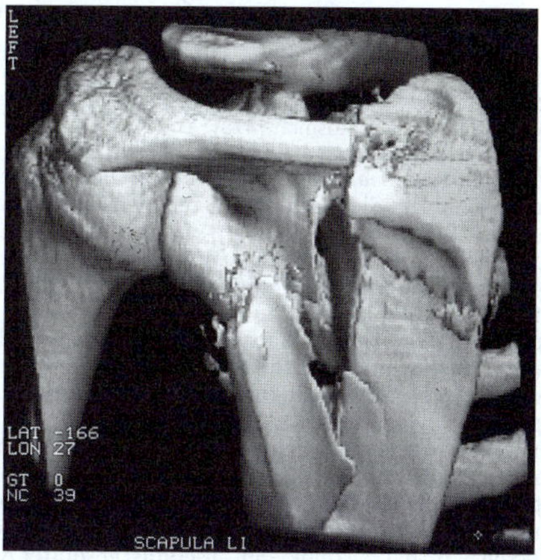


**Spiral-CT:** dreidimensionale Darstellung einer Skapulafraktur. [260]

**Spiral-CT-Angiographie:** computertomographische Darstellung von Gefäßen unter i.v. Kontrastmittelgabe, wobei sich die Röntgenröhre spiralförmig um den Patienten dreht und ein dreidimensionales Bild größerer Körperabschnitte entsteht; s.a. ▸Computer-Tomographie.

**Spirale: 1)** ▸CURSCHMANN-Spiralen. **2)** Kurzbezeichnung für ▸Intrauterinpessar, da die meisten Modelle ein Drahtgewinde (Kupferdraht, früher oft Silberdraht) aufweisen. **3)** *Genetik* Spiralstruktur, Doppelhelix. E spiral.

**spiralis** *(latein.):* gewunden. E spiral, coiled.

**Spiralisation:** in der Prophase der ▸Mitose u. ▸Meiose erfolgende zunehmende schraubige Einrollung des ▸Chromonemas der Chromosomen (umgekehrt in der Telophase: »Despiralisation«). Kann durch Umweltfaktoren gestört werden (evtl. völliges örtliches Fehlen als Chromosomeneinschnürung; bei Nuklealfärbung achromatische Lücke: gap). E coiling.

**Spiramycin:** ▸Makrolid-Antibiotikum aus Streptomyces ambofaciens; ***Anw.*** u.a. bei Toxoplasmose. E spiramycin.

**Spirantes:** ▸Reibegeräusche bzw. Reibelaute.

**Spirapril:** ein ▸ACE-Inhibitor; ***Anw.*** als Antihypertonikum. E spirapril.

**Spira-Syndrom** (LEO SP., Biochemiker, London): chronische Fluorose durch Langzeitgenuss übermäßig fluorhaltigen Wassers. ***Klinik:*** ▸Dentalfluorose, Störungen der Nagelbildung (v.a. Ausfallen, Leukonychie, Grübchen-, Flecken- u. Streifenbildung: »mottled nails«), Haardystrophie (Brüchigkeit, Alopezie), chronische Urtikaria, seborrhoische Dermatitis, Furunkulose, Obstipation, evtl. nächtliche Wadenkrämpfe, Osteosklerose. E Spira's syndrome, chronic fluorosis.

**Spirem:** das Geflecht aus stark gewundenen Chromosomen in der Prophase der Mitose. E spirem(e).

**Spirillaceae,** Schraubenbakterien: *Bakteriologie* ältere Bez. für spiral- oder kommaförmige, gramnegative, aerobe oder mikroaerophile, bewegliche Stäbchen. Hierzu zählen u.a. die Gattungen Campylobacter, ▸Spirillum.

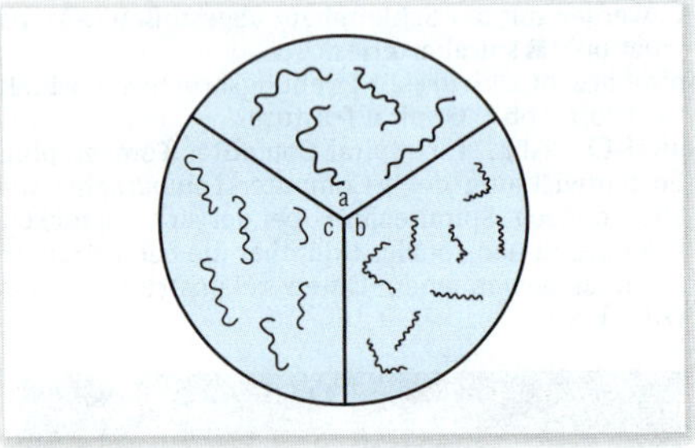


**Spirillaceae:** verschiedene Schraubenbakterien; a) Borrelia, b) Treponema, c) Leptospira. [478]

**Spirillen:** *Bakteriologie* s.u. ▸Spirillum. Ursprünglich auch Bez. für die Gattungen Treponema u. Leptospira.

**spirilli|zid:** Spirillen abtötend. E spirillicidal.

**Spirillose:** durch Spirillum-Arten hervorgerufene Krankheit. E spirillosis.

**Spirillum:** *Bakteriologie* Gattung der früheren Familie ▸Spirillaceae; mit Ausnahmen meist apathogen. – **Sp. minus,** Spirochaeta sodoku: Erreger von ▸Sodoku.

**Spirituosa medicata:** Arzneimittellösungen mit Weingeist als wesentlichem Bestandteil, z.B. ▸Vina medicata. E medicated spirits.

**Spiritus** *(latein. = Geist):* Kurzbezeichnung für Sp. aethylicus (Äthanol), aber auch andere ▸Alkohole. E spirit, (ethyl) alcohol. – **Sp. absolutus:** absoluter Alkohol, s.u. ▸Äthanol. E absolute alcohol. – **Sp. aethereus:** Ätherweingeist, »Hoffmannstropfen«; ein Gemisch aus Äther u. Äthanol (1+3). E ether sp. – **Sp. Aetheris nitrosi:** der aus salpetriger Säure u. Äthanol (3+12) bereitete »versüßte Salpetergeist«; ***Anw.*** als innerliches Vasodilatans, Anregungsmittel. – **Sp. aethylicus,** Alcohol aethylicus: ▸Äthanol. E ethyl alcohol. – **Sp. camphoratus,** Kampferspiritus: in Äthanol-Wasser gelöster Kampfer; dient als antineuralgische u. antirheumat. Einreibung. E camphor sp. – **Sp. concentratus:** konzentriertes ▸Äthanol. – **Sp. crinalis:** Haarspiritus; alkoholische Lösungen diverser Wirkstoffe zur äußerlichen ***Anw.*** bei Haar-, Hauterkrankungen. – **Sp. denaturatus:** vergällter Alkohol; z.B. Brennspiritus. – **Sp. dilutus,** Sp. Vini rectificatus: wässrige Verdünnung von Äthanol (mit 70 Volum- bzw. 62,4 Gewichtsprozent Alkohol). – **Sp. formicarum:** Ameisenspiritus; wässrig-äthanolische Lösung mit ca. 1,25 % Ameisensäure; hautreizendes, äußerliches Antirheumatikum, Antineuralgikum. – **Sp. Ligni:** ▸Methanol. – **Sp. rectificatissimus:** Feinsprit; durch Filtration u. Destillation besonders gereinigter Äthylalkohol. – **Sp. russicus:** hautreizende Einreibung mit Fructus Capsici in einer Mischung von Äthanol, Äther, Glycerin, Wasser, Kampfer, Ammoniak-Lsg. u. Terpentinöl. – **Sp. saponato-camphoratus:** Kampferseifenspiritus = »flüss. Opodeldok«; ein antirheumatisches Liniment aus Sp. camphoratus u. saponatus, Ammoniak-Lsg., Thymian- u. Rosmarinöl. – **Sp. saponatus:** Seifenspiritus; äthanolische Zubereitung aus Olivenöl u. Kalilauge; Grundstoff für Externa. – **Sp. sinapis:** Senfspiritus; 2 %ige äthanolische Senföl-Lsg., stark reizende Einreibung. E sp. of mustard. – **Sp. vini:** Weingeist, ▸Äthanol. E sp. of wine. – **Sp. vini gallici:** Franzbranntwein; äthanolisch-aromatische Einreibe- u. Körperpflegemittel. – **Sp. e vino, Sp. vini vitis:** Weinbrand.

**Spirochaeta:** *Bakteriologie* »Schraubenbakterien«, eine Gattung der Familie **Spirochaetaceae** der ▸Spirochaetales; apathogene, große, spiralig gewundene Organismen, v.a. im Wasser(schlamm). – Viele früher als Sp. bezeichnete Arten inzwischen anderen Gattungen zugeordnet (z.B. ▸Borrelia, ▸Leptospira). – **Sp. forans,** Treponema forans: ▸REITER-Spirochäte. – **Sp. morsus muris:** ▸Spirillum minus. – **Sp. pallida:** ▸Treponema pallidum.

**Spirochaetales:** Ordnung der Bakterienklassifikation; schlanke, biegsame, 6–500 µm lange, spiralförmige Bakterien (mit mindestens 1 vollständigen Windung), durch Drehung um die Längsachse u. Knickbildung beweglich. 1 Familie: **Spirochaetaceae** (mit den apathogenen Gattungen Spirochaeta, Cristispira u. den pathogenen ▸Treponema, ▸Borrelia u. ▸Leptospira).

**Spirochäten: 1)** Spirochaetes, ▸Spirochaetales. **2)** verschied. Spirochaeta-Spezies, i.e.S. die jetzt unter ▸Treponema eingeordneten Arten. E spirochetes.

**Spirochäten-Agglutinations|reaktion:** Nachweis spezifischer Treponema-pallidum-Antikörper durch Vermischen der Probe (Liquor; inaktiviertes Serum) mit Spirochäten-Antigen (REITER-Spirochäten-Aufschwemmung) u. Inkubieren: Fortbestehen der homogenen Trübung = negative, Klärung durch Ausflockung = positive Sp. S.a. ▸TPA-Test. E spirochete agglutination test.

**Spirochäten|fieber:** das durch Spirochaeta = ▸Leptospira pyrogenes hervorgerufene ▸Feldfieber. E spirochetal fever.

**Spirochätose:** durch Bakterien der Ordnung ▸Spirochaetales, d.h. durch Borrelia-, Leptospira- u. Treponema-Arten hervorgerufene Krankheit (▸Borreliose, ▸Leptospirose, ▸Treponematose). E spirochetosis.

**Spiro|ergo|metrie:** Ergospirometrie (s.u. ▸Ergometrie). E spiroergometry.

**Spiro|graphie:** ▸Spirometrie mit fortlaufender direkter Registrierung der Ventilationsgrößen in einem Volumen-Zeit-Koordinatensystem (**Spirogramm**; Abb.). E spirography.

**Spirolacton:** ▸Spironolacton.

**Spiro|meter:** Apparat zur Messung des geatmeten Gasvolumens. Als offenes System ein ausbalancierter Balg (Trocken-Sp.) oder eine von einem Gegengewicht getragene, in einem mit Wasser gefüllten Behälter hängende Metallglocke zur Aufnahme der ausgeatmeten Luft (unter allmählichem Glockenanstieg entlang einer Skala). Als geschlossenes System ein Gerät mit Ventilen, ▸Absorber u. Sauerstoffbehälter u. mit angeschlossenem Registriergerät (Spirograph), evtl. auch mit Gasanalysegerät (für Bestimmung von Sauerstoffverbrauch u. Kohlendioxidbildung). E spirometer, pneometer.

**Spiro|metrie:** Bestimmung der Ventilationsgrößen mittels Spirometer; als Ruhe- oder als Ergo-Sp. (zur Erfassung latenter Schäden). E spirometry.

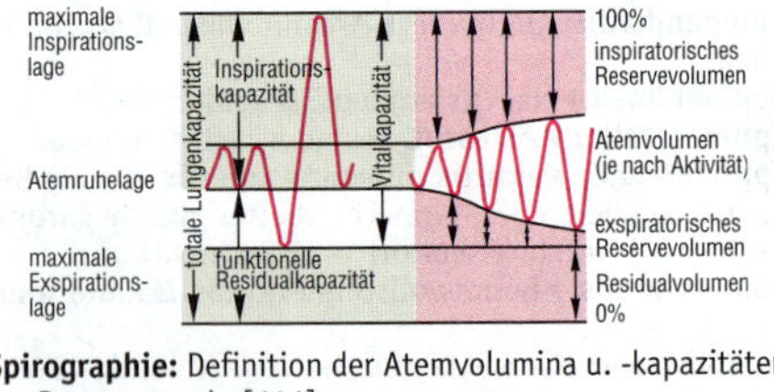


**Spirographie:** Definition der Atemvolumina u. -kapazitäten (n. PAPENHEIMER). [414]

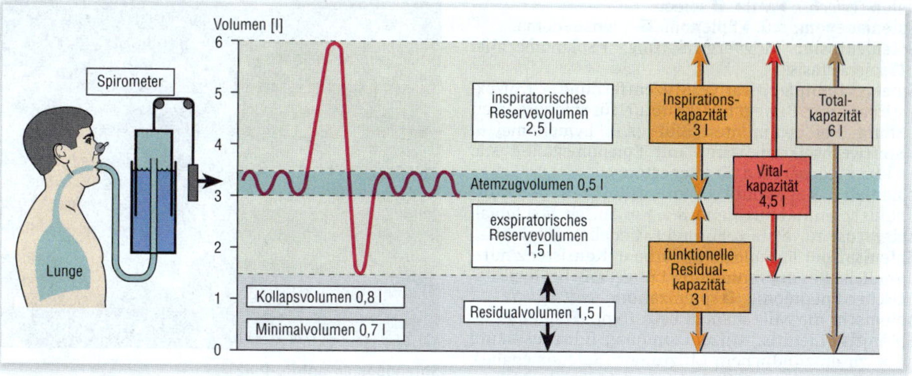


**Spirometer:** Bestimmung der Atemvolumina (statische Atemgrößen). [165]

**Spironolacton,** Spirolacton, 7α-Acetylthio-3-oxo-17α-pregn-4-en-21,17-carbolacton: synthetisches Steroid; ▸Aldosteron-Antagonist. ***Wirkung:*** wirkt über erhöhte Natriumausscheidung als ▸Diuretikum. ***Anw.*** bei primärem (CONN-Syndrom) u. sekundärem Aldosteronismus. ***NW:*** Hyperkaliämie, Gynäkomastie u. Impotenz. E spiro(no)lactone.

**Spiro|ptera|krebs:** ▸Magenkarzinom bei Ratten, das auf Einwirkung des Nematoden Spiroptera neoplastica (Wirt: Küchenschabe) zurückgeführt wurde (FIBIGER 1913; die diesbezügl. experimentellen Befunde waren Anlass für Nobelpreis 1926, konnten aber bisher nicht reproduziert werden). E spiroptera crab.

**Spiruroidea:** Superfamilie der Würmer-Ordnung Spirurida. Wichtig die – parasitären – Gattungen ▸Gongylonema, ▸Physaloptera u. ▸Thelazia.

**spiss(atus)** *(latein.):* eingedickt. E (in)spissated.

**Spitzbauch:** starkes Vorspringen des Bauches am Schwangerschaftsende (v.a. bei ▸Primigravida); evtl. Hinweis auf enges Becken. E protruding abdomen.

**Spitzbuckel:** ▸Gibbus.

**Spitze: 1)** *Anatomie* ▸Apex. E apex. **2)** *Neurologie* im EEG steil ansteigende u. abfallende Welle (= Spike) mit deutlicher Abhebung von der Hintergrundtätigkeit; s.a. ▸S/W- (= Spitze/Welle-)Komplex. E spike.

**Spitzen|infarkt:** ▸apikaler Infarkt (s.a. ▸Myokardinfarkt, dort Abb.). E apical infarction.

**Spitzen|katarrh:** ▸Lungenspitzenkatarrh. E pulmonary apicitis.

**Spitzen|potential:** *Physiologie* bei Erregung einer leitenden Membran der zunächst auftretende, rasch an- u. absteigende Teil des Aktionspotentials als Korrelat der ▸Depolarisation u. der beginnenden ▸Repolarisation der Membran. E spike (potential).

**Spitzen|stoß:** ▸Herzspitzenstoß. E apex beat.

**Spitz|fuß,** Pes equinus: in Plantarflexionsstellung (Beugung im oberen Sprunggelenk) fixierter Fuß, der aktiv u./oder passiv nicht über die Horizontale gestreckt werden kann. Als Spitzfußstellung ferner auch die fixierte Plantarflexionsstellung im CHOPART-Gelenk bei Hohlfuß. ***Ätiol.:*** angeboren (Skelettfehlbildung; Folge intrauteriner Zwangshaltung) oder erworben, d.h. als Folge von Weichteilverkürzungen (nach Gelenkkapsel-, Wadenmuskelentzündung; als Kontraktureffekt), nach Beinverletzung (Defektheilung einer Fraktur; Narbenzug) oder – meist – neurogen (spastisch oder paralytisch infolge Übergewichts der Fußbeuger, sog. Lähmungs-Sp.; z.B. bei LITTLE- oder FRIEDREICH-Krankheit). ***Klinik:*** führt zu schmerzhaftem hinkendem Gang, Hohlfuß, Vor- u. Mittelfußspreizung, Valgus- oder Varusfehlstellung des Fersenbeins, später – kompensatorisch – Genu recurvatum, statische Skoliose. E talipes equinus.

**Spitzfußprophylaxe:** Form der ▸Kontrakturenprophylaxe zur Vermeidung von Deformationen des Fußes durch lange Bettlägerigkeit.

**Spitz-Holter-Drainage:** Liquorableitung bei ▸Hydrocephalus in das rechte Herzohr (= Ventrikuloaurikulostomie) unter Zwischenschaltung eines ▸HOLTER-Ventils in das Schlauchsystem. E ventriculo-atrial shunt.

**Spitz-Klump-Fuß:** Vollbild des ▸Klumpfußes, d.h. mit ausgeprägter Vorfußadduktion u. Spitzfußstellung (= Pes equinovarus adductus); bedingt im Extremfall ein Auftreten mit dem Fußrücken (mit Hyperkeratose). E talipes equinovarus.

**Spitz|knötchen|flechte:** ▸Lichen ruber acuminatus.

**Spitz|kopf:** ▸Oxycephalus (s.a. ▸Turmschädel). E oxycephaly.

**Spitz-Naevus** (SOPHIE SP., geb. 1910, amerikan. Pathologin), Spindelzellnaevus: ▸Melanom, benignes juveniles.

**Spitz|pocken:** ▸Varizellen. E chickenpox.

**Spitz|wegerich:** ▸Plantago lanceolata.

**Splanch|na** *(griech.):* Eingeweide. E intestines, viscera.

**splanch|nicus:** die Eingeweide (**Splanchna**) oder den Darm betreffend; z.B. Nervus spl. (Splanchnikus). E splanchnic, visceral.

**Splanch|nik|ektomie:** operative Teilentfernung (Resektion) des Nervus splanchnicus. E splanchnicectomy.

**Splanch|niko|tomie:** operative Durchtrennung des Nervus splanchnicus. E splanchnicotomy.

**Splanch|nikus|an|ästhesie:** beidseitige Leitungsanästhesie des Nervus splanchnicus zur Ausschaltung der Schmerzempfindung der Baucheingeweide bei Bauchoperationen; die Anästhetikum-Injektion erfolgt an das Ganglion coeliacum. E splanchnic anesthesia.

**Splanch|nikus|blockade:** paravertebrale (in Höhe $Th_{6/7}$) Leitungsanästhesie der Nervi splanchnici. E splanchnic (nerve) block.

**Splanch|nikus|parese:** Funktionsausfall der Nervi splanchnici (im Extremfall als ▸Bauchschock) durch örtlichen Krankheitsprozess oder als Verletzungsfolge. E splanchnic nerve paralysis.

**Splanchn|odynie:** Eingeweideschmerz. E splanchnodynia.

**Splanch|no|kranium,** Eingeweideschädel: das im Dienste der Atmung u. Nahrungsaufnahme stehende ▸Cranium viscerale. E splanchnocranium.

**Splanch|no|logia:** die Lehre von den Eingeweiden. E splanchnology.

**Splanch|no|megalie:** angeborene Übergröße (Hyperplasie) von Eingeweiden. E splanchnomegaly.

**Splanch|no|mikrie:** angeborene Unterentwicklung (Hypoplasie) von Eingeweiden. E splanchnomicria.

**Splanch|no|pleura:** *Embryologie* das sich mit dem Entoderm verbindende viszerale Mesodermblatt, aus dem das Bindegewebe u. die glatte Muskulatur der Eingeweide hervorgehen. E splanchnopleure.

**Splanch|no|ptose:** ▸Enteroptose. E splanchnoptosis.

**Spleißen:** ▸Splicing.

S

**Splen** *(griech.):* ▸Milz. E spleen.
**Splen|adenom:** s.u. ▸Splenom. E splenadenoma.
**Splen|ektasie:** Milzvergrößerung, ▸Splenomegalie. E splenectasis.
**Splen|ektomie:** operative Milzentfernung = Milzexstirpation (z.B. wegen Milzruptur, für splenorenalen Shunt, bei bestimmten Blut- [z.B. Lymphome] u. Stoffwechselkrankheiten mit Splenomegalie); s.a. ▸JOLLY-Körperchen. E splenectomy.
**splenial:** das Splenium corporis callosi bzw. den Musculus splenius betreffend. S.a. ▸splenisch. E splenial.
**splenicus:** zur Milz gehörend (= lienalis). E splenic.
**Splenisation:** *Pathologie* in Farbe u. Konsistenz milzähnliche Beschaffenheit der Lunge, z.B. bei hypostatischer Pneumonie. E splenization.
**splenisch:** die Milz = Splen betreffend. E splenic.
**Splenitis,** Lienitis: Milzentzündung; führt als akute Spl. zu entzündlichem Milztumor (Splenomegalie), als Folge eitriger Embolie zu Abszessbildungen (= **Spl. apostematosa**), als chronische Spl., z.B. bei Malaria, zu Splenomegalie mit Organverhärtung (s.a. ▸Splenom). E splenitis.
**Splenium:** *Anatomie* Wulst. E splenium. – **Sp. corporis callosi:** der »Balkenwulst«, das verdickte hintere Ende des Hirnbalkens.
**Splenius:** Kurzbezeichnung des – streifenartigen – Musculus splenius. E splenius.
**spleno|gen:** durch die Milz bedingt bzw. ausgelöst. E splenogenous.
**Spleno|graphie:** Röntgenkontrastdarstellung der Milz nach i.v. Injektion eines sich in der Milz anreichernden Mittels; s.u. ▸Splenoportographie. E splenography.
**Spleno|hepato...:** ▸Hepatospleno..., ▸Hepatolien...
**Sple|nom:** geschwulstartiger Milzknoten aus Milz- u./oder Bindegewebe. – Als Splenadenom eine Hyperplasie des lymphatischen Gewebes der weißen Pulpa (»Splenolymphom«), i.w.S. die Hyperplasie der roten Milzpulpa bei Splenitis. E splenoma.
**Spleno|megalia, -megalie:** akute oder chronische Milzvergrößerung (sog. ▸Milztumor) als Symptom eines primären (evtl. systemischen) oder sekundären Neoplasmas, einer Zirkulationsstörung (▸BANTI-Syndrom), einer ▸Thesaurismose, einer hämatologischen Krankheit (z.B. Polycythaemia vera, Leukosen, Retikulosen, Granulomatosen, Anämien), einer Splenitis, Infektionskrankheit, Pfortaderhypertonie. E splenomegaly. – **Sp. fibro|adenica:** ▸Fibroadenie. – **Sp. infantum:** Sp. bei ▸Ziegenmilchanämie. – **Sp., kongestive:** durch örtliche Blutstauung (▸Hyperämie) bedingte Sp.; i.e.S. bei Milzvenenthrombose. E congestive sp. – **Sp., primäre idiopathische:** Sp. bei ▸GAUCHER-Krankheit. – **Sp., tropische:** Sp. bei ▸Kala-Azar. E tropical sp.
**spleno|pathisch:** mit einer Milzerkrankung (»**Splenopathie**«) zusammenhängend; z.B. sp. Knochenmarkhemmung. E splenopathic.
**Spleno|pexie:** operative Befestigung der Milz an der Bauchwand. E splenopexy.
**spleno|portal:** Milz u. Pfortader betreffend. E splenoportal.
**Spleno|porto|graphie:** Röntgenkontrastdarstellung der Milz-Pfortaderstrombahn nach Injektion des Kontrastmittels in die Milz. Erstellung einer programmierten Bildserie mit – zunächst – Pfortaderdarstellung (▸Portohepatogramm) u. nachfolgender Leberdarstellung (▸Hepatogramm), evtl. auch Venae-hepaticae-Füllung; s.a. ▸Portographie. ***Kompl.:*** z.B. Blutung, Milzruptur. Heute meist Einsatz anderer angiographischer Verfahren. – Als indirekte Sp. ferner durch Erfassen der venösen Phase nach hoher abdominaler Aortographie u. nach selektiver Angiographie der Arteria coeliaca, A. mesenterica superior bzw. A. lienalis (Lienalis-Arteriographie). E splenoportography.
**spleno|renale Anastomose:** *Chirurgie* s.u. ▸Shunt. E splenorenal anastomosis.
**Splenosis:** posttraumatische ▸Polysplenie.

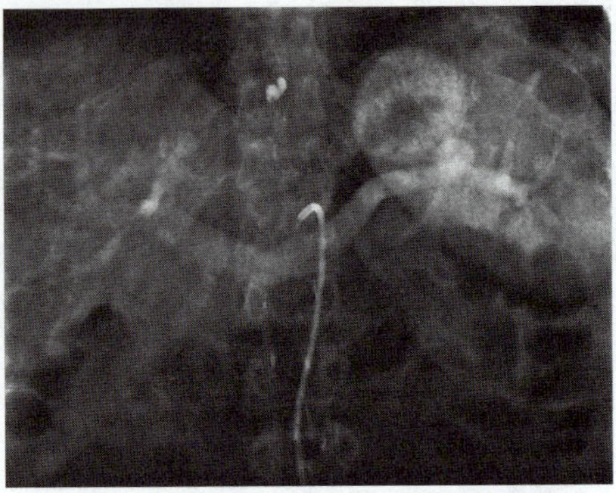

**Splenoportographie.** [542]

**Splicing** *(engl.): Genetik* Entfernung der den ▸Introns entsprechenden Abschnitte aus dem RNS-Strang der heterogenen nuklearen RNS von Eukaryonten, worauf durch Zusammenfügen der ▸Exon-Sequenzen die ▸Messenger-RNS entsteht.
**Splitter|bruch:** *Chirurgie* ▸Trümmerfraktur. E comminuted fracture.
**Split|ting** *(engl.): Kardiologie* »Spaltung« der Herztöne.
**spodo|gen:** auf Anhäufung von Stoffwechselschlacken, Zelltrümmern etc. beruhend. E spodogenous.
**Spodo|gramm:** *Histologie* ▸Aschenbild. E spodogram.
**SPONASTRIME-Dysplasie:** autosomal-rezessiv erbliches Krankheitsbild mit **spon**dylären u. **na**salen Veränderungen sowie **Stri**ae der **Me**taphysen. E SPONASTRIME dysplasia.
**Spondweni-Fieber:** akute, fieberhafte Infektion (in Afrika) durch das von Culex-Arten übertragene **Spondweni-Virus** (Flavivirus [Togaviridae]). Kopf- u. Allgemeinschmerzen, Schwäche, Übelkeit, Nasenbluten. E Spondweni fever.
**Spondyl|arthritis:** Entzündung der Wirbelgelenke. E spondylarthritis. – **Sp. ankylopoetica,** BECHTEREW-Krankheit, Spondylitis ankylosans: HLA-B27-assoziierte, chronische, entzündliche Erkrankung der Wirbelsäule u. deren Grenzgelenken: Iliosakral-, Intervertebral-, Kostovertebral- u. Sternoklavikulargelenke mit der Tendenz zur Versteifung der Wirbelsäule in Fehlstellung (Ankylosierung). ***Klinik:*** beginnt mit uncharakteristischen polyarthritischen Beschwerden, Bewegungs- u. Erschütterungsempfindlichkeit der Wirbelsäule, Ischialgien u. Kreuzschmerzen (pos. ▸MENNELL-Zeichen). Nach 2- bis 10-jähriger Latenz setzt eine zunächst funktionelle, dann knöchern-irreversible Wirbelsäulen- u. Thoraxversteifung ein mit typischer Rundrücken-Haltung (▸Flèche) u. schmerzhafter, allmählich erliegender Brustatmung; häufig auch Myo- u. Endokarditis. ***Diagn.:*** Das Röntgenbild zeigt degenerative Veränderungen der Iliosakralgelenke (Pelvispondylitis ankylosans), der Symphysen- u. Manubriosternalsynchondrose u. der kleinen Wirbelgelenke, eine Kastenform der porotischen Wirbelkörper und knöcherne Überbrückung der Zwischenwirbelräume durch ▸Syndesmophyten der Ligamenta interspinalia u. flava (sog. Bambusstab). ***Verlaufsformen:*** **1)** ossäre Form: schmerzarm; Beteiligung großer Körpergelenke (= Typ STRÜMPELL-MARIE); **2)** entzündliche ossäre Form: Beginn als Synovitis; schubweiser Verlauf (sog. Wirbelsäulenrheumatismus); **3)** Mischformen; **4)** »skandinavische Form« (als primär- oder sekundär-chronische Polyarthritis). E rheumatoid or ankylosing spondylitis.
**Spondyl|arthro|pathia deformans:** chronisch-degenerative, deformierende Wirbelsäulenkrankheit mit – im Gegensatz zur ▸Spondylopathia deformans – Beteiligung auch der »kleinen Wirbelgelenke«.

**Spondyl|arthrose:** ▸Spondylose, ▸Spondylarthropathie. E spondylarthrosis.

**Spondylitis:** bakteriell (spezifisch oder unspezifisch, ▸Spondylodiscitis, Wirbelsäuleninfektion) oder abakteriell, mykotisch oder – selten – parasitär bedingte ▸Ostitis oder ▸Osteomyelitis der Wirbel; mit Gewebsuntergang (Osteonekrose), Wirbeldeformierung (Keil-, Blockwirbel), reaktiver Osteosklerose (evtl. als Randwulst-, Spangenbildung), Abszedierung (evtl. auch mit Symptomen seitens des Rückenmarks u./oder der Spinalnervenwurzeln). – Weniger korrekt auch Bezeichnung für ▸Spondylarthritis, ▸Spondylopathie. E spondylitis. – **Sp. ankylosans:** ▸Spondylarthritis ankylopoetica. – **Sp. cervicalis:** Sp. im Halswirbelsäulenbereich; meist tuberkulös; s.a. ▸Rust-Krankheit. E cervical sp. – **Sp. osteomyelitica:** hämatogene, unspezifische Sp. (s.a. ▸Osteomyelitis) v.a. des Wirbelbogens (samt Fortsätzen). E osteomyelitic sp. – **Sp. psoriatica:** entzündliche Wirbelsäulenbeteiligung bei ▸Arthritis psoriatica; selten auch ohne Gelenkmanifestation. HLA-B27 in überdurchschnittlicher Häufigkeit nachweisbar. – **Sp. purulenta:** unspezifische metastatische Sp. durch banale Eitererreger, aber auch z.B. nach Typhus abdominalis (Sp. typhosa; betrifft meist 2 benachbarte Wirbelkörper einschl. Zwischenscheibe), Paratyphus, Brucellosis, Gonorrhö. E purulent sp. – **Sp. superficialis:** abszedierende, relativ oberflächliche Sp. tuberculosa mit Ursprung in tuberkulösen Knochenabszessen oder Periostitiden; die »posteriore Form« (Herd zwischen Ligamentum longitudinale posterius u. Wirbelkörper) oft mit Kompressionsmyelitis. E superficial sp. – **Sp. syphilitica:** Sp. im Stadium III der Syphilis; gummös u. zu Einschmelzung führend (Sequesterbildung, Wirbelzusammensintern, evtl. Rückenmarkkompression). E syphilitic sp. – **Sp. tuberculosa:** die Wirbeltuberkulose als lymphogene, v.a. aber hämatogene (bei Histobazillose im 2. Stadium) Erkrankung, beginnend mit zahlreichen miliaren (v.a. ventralen u. deckplattennahen) Herden; ist exsudativ-verkäsend oder produktiv; führt durch Wirbelzerstörungen (mit Sequesterbildung u. reparativer Osteosklerose) zur Bildung von Keil-, Blockwirbeln, ▸Gibbus, kalten Abszessen (oft als ▸Senkungsabszess mit Fistelbildung), durch perifokales Ödem auch zu Spinalwurzel- oder Rückenmarkkompression (Radikulitis, Querschnittslähmung); seltener auch mit Pachymeningitis externa oder Arachnitis. Von örtlichen Abszessen ausgehend ferner als besondere Lokalisationsform (s.a. Abb.) die Sp. superficialis. E tuberculous sp.

**Spondylo|chondrose:** ▸Osteochondrosis intervertebralis.

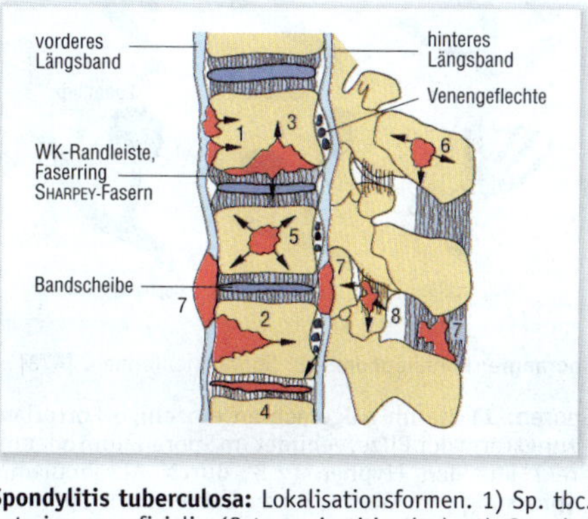


**Spondylitis tuberculosa:** Lokalisationsformen. 1) Sp. tbc. anterior superficialis (Osteoperiostitis tbc.); 2) Sp. tbc. ant. profunda (tiefe Form); 3) Sp. tbc. subperiostalis; 4) primäre u. sekundäre Bandscheiben-Tbk; 5) Wirbelkörper-Tbk; 6) Sp. tbc. posterior; 7) Tbk des Bandapparates; 8) Tbk der kleinen Wirbelgelenke. [4]

**Spondylo|dese:** operative Wirbelsäulenversteifung; z.B. bei ▸Spondylitis tuberculosa, fortschreitender Skoliose, bei ▸Spondylolisthesis, nach Wirbelfraktur. Als intra- oder paraspinöse Span-Sp. (der Dornfortsätze), durch Verschraubung der Iliosakralgelenke, ventral überbrückende Spanversteifung, Versteifung der »kleinen Gelenke« (Hibbs), Wirbelkörperklammerung etc. S.a. ▸Kolumnotomie. E spondylodesis.

**Spondylo|discitis:** Entzündung eines (oder mehrerer) Wirbelkörper u. der angrenzenden Bandscheiben; s.a. ▸Spondylitis, ▸Wirbelsäuleninfektion. E spondylodiscitis.

**spondylo|gen:** von Wirbelkörper oder Wirbelsäule ausgehend (s.a. ▸vertebragen).

**Spondyl|olis|thesis,** Wirbelgleiten: Abgleiten eines Wirbelkörpers nach vorn, z.B. bei (meist) angeborener oder erworbener Spaltbildung im interartikulären Abschnitt des Bogenteils (»Spondylolyse«). Führt zu Bandscheibendegeneration; Sklerose, Arthropathie angrenzender Gelenke. ***Klinik:*** Wirbelsäulensteife, Kreuzbeinsteilstellung mit scheinbar verstärkter Lendenlordose u. abgeflachter Kyphose der BWS, Vorragen des zugehörigen Dornfortsatzes, Stauchungs- u. Klopfschmerz der WS, evtl. spinale oder radikuläre neurologische Störungen; s.a. ▸Spondyloptose. Bei Sp. des 5. Lendenwirbels gerad-verengtes Becken (= »Spondylolisthese-«, Rokitansky-, Kilian-, Prager Becken). S.a. Abb. E spondylolisthesis.

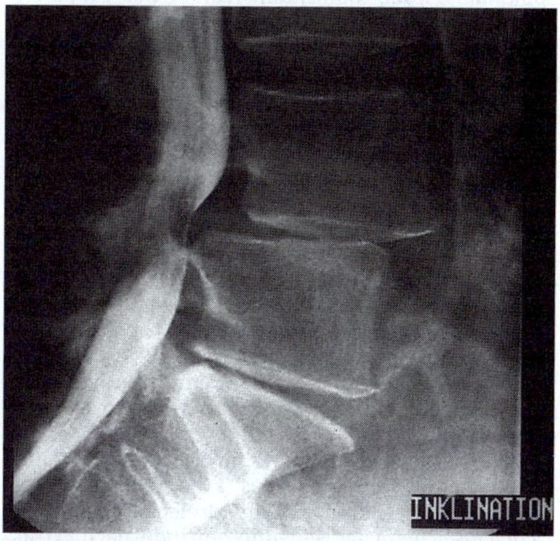


**Spondylolisthesis:** Abgleiten der Lendenwirbelkörper 4 und 5. [488]

**Spondylo|lyse:** **1)** Spaltbildung in der Interartikularportion des Wirbelbogens (s.a. ▸Spondylolisthesis). **2)** Lösung des Zusammenhalts zweier Wirbel. E spondylolysis.

**Spondylo|malazie:** ▸Spondylopathia osteomalacica. E spondylomalacia. – **Sp., traumatische:** ▸Kümmell-Verneuil-Syndrom.

**Spondylo|myelitis:** Kombination von Spondylitis u. Myelitis. E spondylomyelitis, spondylitis-myelitis.

**Spondylo|pathia, -pathie:** degenerative Wirbel- oder Wirbelsäulenerkrankung. S.a. ▸Spondylarthropathie, ▸Spondylose. E spondylopathy, spondylosis. – **Sp. deformans,** Spondylosis deformans: Sp. als Erkrankung, die von geschädigten Bandscheiben auf die Deck- bzw. Grundplatte u. die Randleisten benachbarter Wirbel übergreift (»Spondylochondrose«); führt zu sekundärem Randwulst, Spangen- u. Spornbildung, klinisch zu eingeschränkter Wirbelsäulenbeweglichkeit, Zwangshaltungen, evtl. zu Radikulitis. E spondylosis deformans, deforming spondylopathy. – **Sp. osteomalacica:** stoffwechselbedingte Sp. mit Osteomalazie; z.B. bei Spätrachitis, Mangelernährung, im Klimakterium; schmerzhaft, mit Wir-

S

belkörper-, Wirbelsäulendeformierung, Beckendeformität, Rumpfverkürzung, Glockenthorax. E osteomalacic sp., vertebral osteomalacia.

**Spondylo|ptose:** schwerste Form der ▸Spondylolisthesis mit (meist) völligem Abgleiten des 5. LWK gegenüber dem Kreuzbein. Führt zur Figur des »umgekehrten Napoleonhutes« im a.p. Röntgenbild der LWS. E spondyloptosis.

**Spondyl|lọse, -losis:** ▸Spondylopathie. I.e.S. als **Sp. defọrmans**, die ▸Spondylopathia deformans. E spondylosis. – **Sp. hyperostọtica:** v.a. bei Stoffwechselstörungen auftretende Sonderform der Sp. mit typischen »Spondylophyten« (perivertebrale Knochenneubildungen). – **Sp. uncovertebrạlis:** Sp. mit Veränderungen an den Unkovertebralgelenken v.a. der HWS u. sekundärer, Osteophyten-bedingter Einengung der Zwischenwirbellöcher (mit Radikuloneuritis i.S. des ▸Schulter-Arm-Syndroms oder des ▸BÄRTSCHI-ROCHAIX-Syndroms).

**Spondylo|therapie:** Behandlung vertebragener Krankheiten durch ▸Chirotherapie. E spondylotherapy, spinal therapeutics.

**Spondylo|tomịe:** *Orthopädie* ▸Kolumnotomie, ▸Vertebrotomie. E spondylotomy.

**Spọndylus** *(griech.):* Wirbel. E vertebra.

**Spọngiae:** *Zoologie* die Klasse »Schwämme«; festsitzende primitive Süß- u. Meerwassermehrzeller.

**Spongio|blạst:** aus dem ▸Glioblasten hervorgehende ▸Glia-Vorstufe; differenziert sich zu jungen ▸Astrozyten bzw. ▸Oligodendrozyten. E spongioblast.

**Spongio|blastọm,** Gliomyxom: frühere Bez. für pilozytisches ▸Astrozytom. E spongioblastoma.

**Spongio|blastọse:** Gliawucherung.

**spongiọ̈s,** spongiosus: schwammig, schwammartig; ▸Spongiosa. E spongy.

**Spongio|lyse:** die Auflösung der Substantia spongiosa des Knochengewebes; Vorkommen z.B. bei Metastasierung eines malignen Tumors in das Knochengewebe.

**Spongiọsa: 1)** ▸Substantia spongiosa (der Knochen). E cancellous bone. **2)** ▸Stratum spongiosum endometrii (»**Sp. decidualis**«).

**Spongiọsa|sklerose,** Spongiosklerose: Substanzvermehrung u. Verhärtung der Knochenspongiosa i.S. der ▸Osteosklerose. E spongiosclerosis.

**Spongiọ|se, -sis:** *Pathologie* schwammig-poröse Struktur eines Organs; z.B. des Gehirns (Status spongiosus). E spongiosis.

**Spongiosierung:** porös-schwammartiger, krankhafter Umbau eines Körpergewebes (▸Spongiose).

**Spongio|zyt: 1)** Gliazelle. **2)** lipoidreiche Zelle z.B. der Zona fasciculata der Nebennierenrinde, nach Extraktion der Lipoide, d.h. mit wabig-schwammigem Zellleib. E spongiocyste.

**Spọngium** *(latein.):* schwammiges Gebilde, z.B. Sp. anguli iridocornealis (Lig. pectinatum).

**spontạn,** spontaneus: von selbst, unwillkürlich, ohne äußere Ursache oder Einwirkung entstehend (s.a. ▸Auto..., ▸Selbst...). E spontaneous.

**Spontạn|abort:** nicht künstlich herbeigeführte Fehlgeburt (bei > 3-maligem Vorkommen als »habitueller« Abort); z.B. bei Embryo-, Fetopathie, Uterusfehlbildung, -erkrankung, Corpus-luteum-, Plazentainsuffizienz, Endokrinopathien (z.B. Thyreotoxikose). E spontaneous abortion, miscarriage.

**Spontạn|agglutination:** unspezifische Verklumpung (▸Agglutination) von Bakterien (der ▸Rauform) in physiologischer Kochsalzlösung ohne Anwesenheit von Antikörpern oder anderen höhermolekularen Substanzen. E spontaneous agglutination.

**Spontạn|atmung:** selbstständige Atmung unter Kontrolle der eigenen Atemregulation (i.e.S. *anästh* die nicht künstliche Beatmung). E spontaneous breathing.

**Spontạn|bewegungen:** unwillkürliche Bewegungen, z.B. als ▸faszikuläre Zuckungen bei Reizung (Reizzuständen) des peripheren Neurons. E spontaneous movements.

**Spontạn|fraktur:** pathologische ▸Fraktur bei physiologischer Skelettbelastung; z.B. bei Osteomalazie, Knochentumoren, -metastasen. E spontaneous fracture, pathologic f.

**Spontạn|geburt:** die ohne medikamentöse oder mechanische Einleitung u. Unterstützung erfolgende physiologische Geburt. E spontaneous delivery.

**Spontạn|heilung:** »Selbstheilung« aufgrund natürlicher immunologischer u. reparativer Potenzen, d.h. Heilung ohne therapeutisches Eingreifen. E spontaneous recovery.

**Spontạn|hypo|glyk|ämie:** ▸Hypoglykämie infolge Glucosemangels; besonders ausgeprägt bei Insulin produzierendem Tumor, Glykogenmangel- u. -speicherkrankheit, bei Dumping-Syndrom (Spät-Dumping), im Frühstadium des Diabetes mellitus (sowie bei unvorhergesehen mangelhafter Kohlenhydratabdeckung der üblichen Insulin- oder Antidiabetika-Dosis). E spontaneous hypoglycemia.

**Spontạn|nys|tagmus:** bereits in Ruhestellung (Fernblick) auftretender ▸Nystagmus; exakt feststellbar mittels Leuchtbrille im Sitzen bei rückwärts geneigtem Kopf. Vorkommend v.a. bei Störungen in Vestibularorgan, Auge, bei Trunkenheit (gerichtsmedizinisch relevant nur bei Nichtnachweisbarkeit im Nüchternzustand). E spontaneous nystagmus.

**Spontạn|pneu(mothorax):** ▸Pneumothorax als Folge einer spontan eintretenden Kommunikation zwischen dem Bronchialbaum u. dem Pleuraspalt; **idiopathisch** (ohne a priori bekannte Ursache, oft aber durch Einriss einer pleuranahen Emphysemblase, Lungenzyste) oder **symptomatisch** (z.B. bei bereits bekanntem Lungenabszess, Bronchiektasen). Beginn dramatisch; als Komplikationen z.B. Spannungs-, Hämatopneumothorax. E spontaneous pneumothorax.

**Spontạn|verformung (Witt):** ohne erkennbare Verletzung erfolgende akute (▸Spontanfraktur) oder – i.e.S. – schleichende Verformung eines Wirbelkörpers oder Gliedmaßenknochens aufgrund endokriner, neoplastischer (auch metastatischer) oder alimentärer Strukturminderung. E spontaneous deformation.

**sporạdisch:** nur vereinzelt, gelegentlich vorkommend. E sporadic.

**Spor|ạngie, -angium:** der Sporen- (Fruchtbehälter) der Pilze. Eine, wie auch ihr Träger, differenzierte ▸Hyphe, in der durch Mitosen oder Meiose ▸Sporen (»Sporangiosporen«) gebildet werden, z.B. bei ▸Mucor, Acremonium (▸Cephalosporium). S.a. Abb. E sporangium.

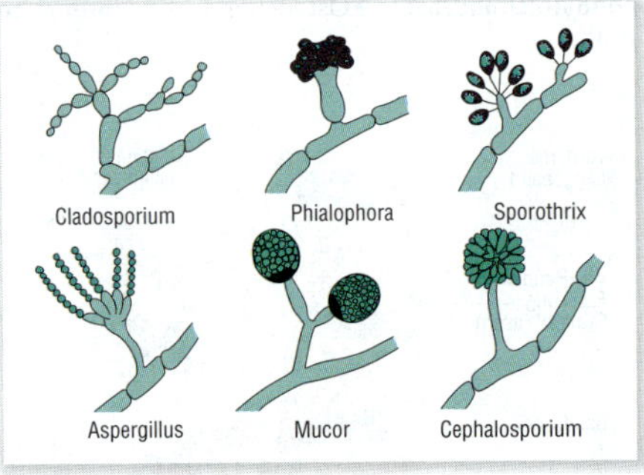


**Sporangie:** Konidiophoren- u. Sporangienformen. [478]

**Spọren: 1)** die im Allgemeinen einzellige Fortpflanzungsform der Pilze, gebildet im Sporangium oder direkt aus den Hyphen (z.B. durch Abschnürung, Sprossung); im Gegensatz zu bakteriellen Sp. nicht hitzeresistent; vielfach identisch mit Konidien gebrauchte Bez.; s.a. ▸Endo-, ▸Exosporen. Sind mit Ausnahme des Stadiums Diplophase, d.h. der im Rahmen der generativen = sexuellen Fortpflanzung durch Kopulation der sexuellen Sporen entstehenden ▸Zygote oder ▸Zygospore, einkernig (»Haplophase«); unbeweglich (= Zoospore), geschlechtlich differenziert oder ungeschlechtlich; u.a. als Asko-, Aleurio-, ▸Oosporen, ▸Basidien, ▸Konidien. E spores. – **Sp., asexuelle:** nicht geschlechtlich differenzierte Sporen; für die vegetative Fortpflanzung, d.h. die Verbreitung einer Art. E asexual sp. – **Sp., sexuelle:** geschlechtlich differenzierte Sp.; im Dienste der generativen Fortpflanzung, d.h. für die Arterhaltung. Entstehen in den ▸Fruktifikationsorganen der Pilze durch meiotische Teilung (▸Meiose); die Verschmelzung dieser Gameten (= ▸Kopulation; mit ▸Plasmogamie u. – evtl. erst nach längerem Intervall folgender – ▸Karyogamie) führt zur Bildung der Zygote, deren Produkt – nach Reduktionsteilung – eine einfache, Myzel bildende oder eine zum Behälter asexueller Sporen differenzierte Hyphe ist. E sexual sp. **2)** aus vegetativen Zellen durch derbwandige Umhüllung hervorgehende Zellen der Prokaryonten (z.B. Bakterien; s.u. ▸Sporenbildner). E spores. **3)** *Protozoologie, Helminthologie* ▸Sporozyste.

**Sporen|bildner:** Bakterien, die unter ungünstigen Umweltbedingungen (außerhalb lebender Organismen) Dauersporen bilden (die bei günstigen Bedingungen auskeimen); z.B. alle Bacillus- u. Clostridium-Arten. E spore-forming bacteria.

**Sporen|färbung:** *Bakteriologie* nur unter Hitzeeinwirkung (Aufkochen) mögliche färberische Darstellung von Endosporen (mit nachfolgender Ent- u. Gegenfärbung der vegetativen Formen); z.B. nach DORNER (Carbolfuchsin u. [Gegenfärbung] Methylenblau; Sporen rot, Bakterienkörper blau), MÖLLER (Oxypyrentrisulfosäure u. Acridinorange nach Chromsäurebeizung; blau/braun). E spore stain.

**Sporen|probe:** *Hygiene* Prüfung der Abtötungskraft erhitzten Wasserdampfes an sporenhaltigem Material (z.B. Sporenerde mit Bacillus subtilis) als Testobjekt. E spore test.

**Sporen|tierchen:** *Protozoologie* ▸Sporozoa. E sporozoon.

**Sporidien:** s.u. ▸Sporidiose. E sporidia.

**Sporidiose:** durch Sporidien (Sporenphase gewisser Sporozoen) hervorgerufene Krankheit; i.e.S. die ▸Sarkosporidiose. E sporidiosis.

**Sporn: 1)** spitzer Knochenvorsprung, z.B. Kalkaneussporn, ▸Osteophyt. E spur, calcar. **2)** *Chirurgie* beim doppelläufigen Kunstafter (Anus praeter) die zwischen der Lichtung der zuführenden u. abführenden Darmschlinge bestehenden Darmwandanteile (als Trennwand). E spur.

**Sporn|quetsche:** Quetschinstrument zur Durchtrennung eines Kunstaftersporns. E colostomy spur crusher.

**Sporo|bolo|myces:** eine Gattung imperfekter, saprophytärer Hefen.

**Sporo|gonie:** als Vermehrungsweise der 1. Generation der Sporozoen (z.B. Oozysten von Kokzidien, Sporozysten von Hämosporidien) deren periodische, mehrfache Teilung unter Ausbildung propagativer ▸Sporozoiten. E sporogenesis, sporogony.

**Sporontozid:** *Pharmazie* ▸Malariamittel, das die Sporogonie der Plasmodien im Oozystenstadium unterbricht. E sporicide.

**Sporo|thrix:** imperfektes Stadium der Gattung Ceratocystis; Konidien bildende imperfekte Fadenpilze [Moniliales]; heute meist anderen Gattungen zugeordnet. – **Sp. schenckii,** Sporotrichum schenkii, Rhinocladium schenkii: Erreger der ▸Sporotrichose.

**Sporo|trichin:** Antigen aus Sporothrix schenckii; für intrakutanen Hauttest auf Sporotrichose (anhand ▸Spätreaktion). E sporotrichin.

**Sporo|trichon:** ▸Sporothrix.

**Sporo|trichose:** eine kosmopolitische, v.a. chronische, granulomatöse, durch Sporothrix schenckii verursachte, bei Mensch u. Tieren vorkommende Systemmykose mit Sitz v.a. in tiefen Hautschichten (kutanepidermal) u. – nach Streuung – auch in inneren Organen, Muskeln, Knochen. ***Klinik:*** Am Ort des Eindringens des Pilzes in die verletzte Haut entsteht nach ca. 4 Wochen ein Primärherd (Pustel, Knoten oder Geschwür) mit aufsteigender Lymphangitis u. -adenitis (schmerzlos, z.T. einschmelzend, s.a. ▸Erosio interdigitalis; im Geschlechtsbereich evtl. als myzetomähnlicher Riesenschanker). Primärherd u. Primärkomplex (oder deren Reste) können zu Streuherden werden; die Prognose der so entstehenden sekundären Sp. ist ernster. ***Diagn.:*** v.a. durch Erregernachweis, Tierversuch (zuverlässiger; am Rattenschwanz Nachweis von Sprosszellen im Eiter u. »Zigarrenformen« im Gewebe), Hauttest mit ▸Sporotrichin. ***Ther.:*** Iodkali, bei Generalisierung Amphotericin B, 5-Flucytosin. E sporotrichosis, Schenck's disease.

**Sporo|trichum:** ▸Sporothrix.

**Sporo|zoa, -zoen:** eine Klasse parasitärer Protozoen; medizinisch wichtig die Ordnung ▸Coccidia (▸Kokzidien) mit den Unterordnungen ▸Haemosporidia u. Toxoplasmidia u. den Gattungen ▸Plasmodium, ▸Toxoplasma, ▸Sarcocystis u. ▸Isospora.

**Sporo|zoiten:** der infektiöse »Sichelkeim« der Kokzidien als Produkt der Sporogonie. Die Infektion erfolgt entweder durch Aufnahme von Oo- bzw. Sporozysten durch den Mund in den Verdauungstrakt (z.B. bei Toxoplasma, Sarcocystis, Isospora) oder durch Einbringen in das Blut des (Vertebraten-)Wirtes mit dem Speichel der infizierten Mücke (z.B. Anopheles; ▸Malariazyklus). E sporozoites.

**Sporo|zyste: 1)** als Spore das 2–8 ▸Sporozoiten enthaltende Entwicklungsstadium in der Oozyste der ▸Kokzidien. – Infektiöse Oo- u. Sporozysten von Toxoplasma u. Sarcocystis bzw. von Isospora hominis werden bei Mensch u. Vertebraten mit dem Kot ausgeschieden. **2)** im Zwischenwirt (meist Schnecke) aus dem Miracidium hervorgehender »Keimschlauch« als Larvenstadium von Trematoden. S.a. ▸Redia, ▸Cercaria. E sporocyst.

**Sport|albumin|urie:** bei anstrengender sportlicher Betätigung auftretende Albuminurie (▸Proteinurie); z.B. (hyper)lordotisch (s.a. ▸Sporthämoglobinurie), evtl. aber durch Unterkühlung (dann evtl. als renale Albuminurie). E exercise albuminuria.

**Sport|hämo|globin|urie:** bei sportlicher Betätigung vorkommende ▸Hämoglobinurie; beruht auf Hämolyse infolge Blutstauung in den Nierengefäßen bei Hyperlordosierung der Lendenwirbelsäule, z.T. (z.B. bei Langstreckenlauf, schwer belastenden Disziplinen) auch auf Pathomechanismen der ▸Marschhämoglobinurie. E exercise hemoglobinuria.

**Sport|herz:** das i.S. der regulativen ▸Dilatation erweiterte, meist auch hypertrophierte Herz des trainierten Ausdauersportlers (»Leistungsherz«). Merkmale: Zunahme von Kapillarisierung u. Myoglobingehalt des Herzmuskels, des Volumens (mit erhöhtem Schlag- u. Minutenvolumen, Restblut), Vagotonie (Ruhebradykardie u. Hypotonie mit kleiner Blutdruckamplitude). E athlete's heart.

**Sport|medizin:** theoretisches u. praktisches Fach der Medizin, das den Einfluss von Bewegung, Training u. Sport (einschließlich der typischen **Sportverletzungen** sowie des Bewegungsmangels) auf den gesunden u. kranken Menschen untersucht. Die Befunde dienen der Prävention, Therapie u. Rehabilitation sowie der sportlichen Leistungssteigerung. Medizinischer Bereich, in dem Ärzte nach entsprechender Weiterbildung eine Zusatzbezeichnung erwerben können. E sports medicine.

**Sport|physiotherapie:** Teilgebiet der Physiotherapie, das in Zusammenarbeit mit Sportmedizinern die Prävention u. Behandlung von Sportverletzungen, die Betreuung von Sportlern in Training u. Wettkampf sowie die Rehabilitation nach Sportverletzungen (z.B. Vermeidung von Immobilisationsschäden) beinhaltet. Der Beurteilung des körperlichen Zustandes des Sportlers dienen sportmedizinische Untersuchungen sowie eine genaue Trainingsanalyse. **Prävention** von Sportverletzungen z.B. durch sportartspezifische Ausrüstung (auch Schutzausrüstung wie z.B. Helm, Schoner), optimalen Trainingszustand, adäquate Auf- u. Abwärmphasen, ausreichende Regenerationsphasen, präventive Tape-Verbände, ausgewogene Ernährung u. ausreichende Flüssigkeitszufuhr. Die **Rehabilitation** nach Sportverletzungen dient der bestmöglichen Wiederherstellung der Funktions- u. Sportfähigkeit durch Ausgleich verletzungsbedingter Defizite bezüglich Kraft, Ausdauer, Koordination u. Beweglichkeit. Sie entspricht den Richtlinien der medizinischen ▶Trainingstherapie.

**Sport|therapie:** ▶Sportphysiotherapie. E sports therapy.

**Sporulation:** Sporenbildung. E sporulation, spore forming.

**spotting** *(engl.): Gynäkologie* intermenstruelle ▶Schmierblutung (meist ▶Durchbruchblutung).

**Sprach...:** s.a. ▶Sprech...

**Sprach|abstands|prüfung:** der mit Flüstersprache durchgeführte Teil der phonetischen ▶Hörprüfung; der Untersucher spricht mit Flüsterstimme Wörter mit hohem (z.B. »66«, »Wiese«) u. tiefem Klangcharakter (z.B. »99«, »Barbara«). E whisper test.

**Sprach|audio|metrie:** von den akustischen Eigenschaften des Raumes unabhängige apparative Audiometrie mit Prüfung des Sprachverständnisses für bestimmte, nach Frequenzspektren geordnete Prüfwörter einer mit verschiedener Lautstärke dargebotenen Sprache. E speech audiometry.

**Sprache:** das der Wiedergabe von Denkinhalten als Spontansprache dienende System (s.a. ▶LICHTHEIM-WERNICKE-Schema, ▶Artikulation, ▶Sprach...). E speech, language. – **Sp., innere:** die ohne hörbare

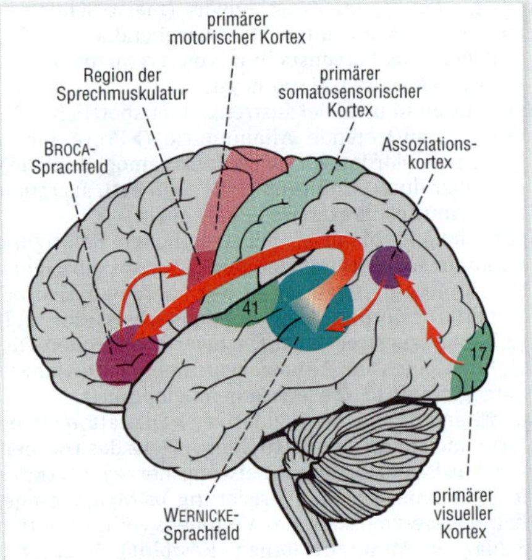


**Sprache:** das Zusammenspiel sensorischer, assoziativer u. motorischer Rindenfelder, wenn ein visuell dargebotener Gegenstand verbal benannt werden soll. [165]

Lautbildung im Sprachfeld der Großhirnrinde (BROCA- u. WERNICKE-Zentrum, angrenzende Insel-, Parietal- u. Okzipitallappenbereiche) erfolgenden Prozesse der innerlichen Vergegenwärtigung eines Wortes vor Umsetzen des Gedanklichen in das Sprachliche bzw. des Akustischen in ein Sinnverständnis. E internal l. – **Sp., näselnde:** ▶Rhinolalie. E nasal sp. – **Sp., polternde,** »Battarismus«: ▶Tachylalie. E uncontrolled sp. – **Sp., skandierende:** ▶Skandieren; s.a. ▶Bulbärsprache. E scanning sp.

**Sprachentwicklung:** Entwicklungsprozess der kindlichen Sprache mit großer individueller Normvarianz, der von zahlreichen Faktoren anhängt. Als »Meilensteine« i.S. unterer Grenzmarken gelten: mit **Ende des 1. Lj.** Äußerungen von fünf sinnbezogenen Äußerungen; mit **Ende des 2. Lj.** Gebrauch von Zweiwortsätzen; mit **Ende des 3. Lj.** Gebrauch von geformten Mehrwortsätzen; mit **4 Lj.** Beherrschung der Einzellaute u. der entsprechenden Lautverbindungen (außer g, k, s, sch). S.a. ▶Sprachentwicklungsstörung.

**Sprachentwicklungsstörung:** zeitliche u. inhaltliche Abweichung von der normalen ▶Sprachentwicklung im Kindesalter. S. treten isoliert oder mit weiteren Störungen der kindl. Entwicklung auf. ***Diagn.:*** phoniatr.-pädaudiol. Anamnese, Spiegeluntersuchung, spezif. je nach Störung (z.B. Audiometrie, Überprüfung der Sprach-, Wahrnehmungs-, Motorik-Leistung). ***Ther.:*** konservativ (Elternberatung, Entw.-Förderung, Sprachther.), ggf. operat. Sanierung des Hörvermögens.

**Sprach|fehler:** s.u. ▶Sprachstörungen.

**Sprach|gehör:** das am Sprachverständnis gemessene Hörvermögen für Wörter u. Sätze. Bei intakter Klangperzeption u. ▶Apperzeption beträgt die Hörweite für Flüstersprache (v.a. Zahlwörter) normal mindestens 6 m (maximal 20–25 m). S.a. ▶Sprachaudiometrie.

**Sprach|heilkunde:** ▶Logopädie; s.a. ▶Phoniatrie. E speech therapy, logopedics.

**Sprachheilpädagoge:** Lehrer, dessen Aufgabengebiet die Diagnostik u. Therapie von Sprach-, Sprech- u. Stimmstörungen umfasst; Tätigkeit v.a. in klinischen u. schulischen Einrichtungen, aber auch frei praktizierend. Der Zugang zur Tätigkeit als Spr. ist nicht geregelt (üblicherweise Ausbildung an einer entspr. Berufsfachschule oder Studium im Bereich Sprachheilpädagogik).

**Sprach|organ:** die Zentren für ▶Sprache u. Sprechen (▶Sprachzentrum) sowie – als deren periphere Ausführungsorgane (= periphere Sprachsphäre) – (um-

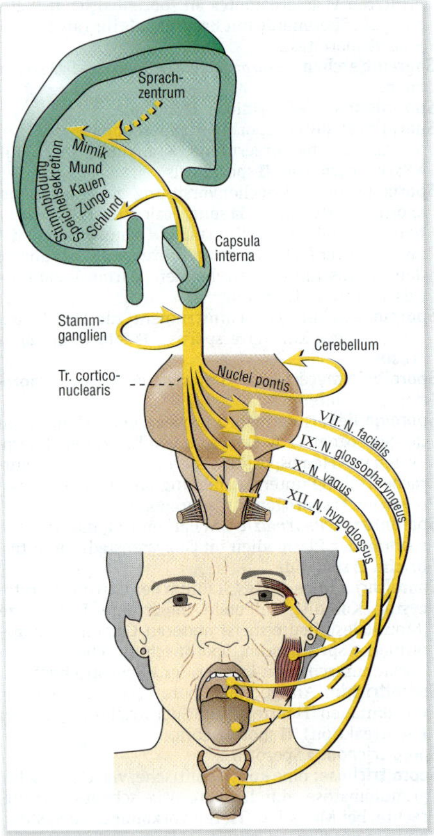


**Sprachorgan:** anatomische Strukturen des Sprechakts (nach MUMENTHALER). [89]

gangssprachlich) der Atemapparat (Lunge, Luftröhre, Zwerchfell) u. der Stimm- u. Artikulationsapparat (Stimmbänder; Mund-, Nasenhöhle, Lippen, Zunge, Zähne, Gaumensegel). E speech organ.

**Sprach|pädagoge:** ▸Logopäde. E speech therapist.

**Sprach|störungen:** Störungen der Sprachbildung (s.a. ▸Sprache). Ursache sind periphere oder zentrale Störungen am Sprachorgan (z.B. als neurologische Ausfallsymptomatik bei ALZHEIMER-Krankheit oder Multiinfarktdemenz), Gehörleiden, psychische Erkrankungen; z.B. die Aphasie, ▸Alalie, ▸Hörstummheit, akustische ▸Agnosie, ▸Dysgrammatismus, ▸Dyslogie, ▸Dysphasie, ferner die Taubstummheit, neurotischer ▸Mutismus, ▸Dysphrasie, verschiedene psychotische Störungen (v.a. Schizophrenie). – Als »Sprach- u. Stimmstörungen« medizinischer Bereich, in dem Ärzte nach entsprechender Weiterbildung eine Zusatzbezeichnung erwerben können. E speech disorders.

**Sprach|therapeut:** ▸Logopäde.

**Sprach|übungs|behandlung:** Sprechtherapie bei Dyslalie durch neue Zungenstellung; meist kombiniert mit Phonationsübungen. S.a. ▸Logopädie. E speech exercise therapy.

**Sprach|zentrum – Sp., akustisches, sensorisches Sp.:** das WERNICKE-Zentrum in den hinteren Bereichen des Gyrus temporalis superior als Erinnerungszentrum für gehörte Wörter, Wortklänge (ermöglicht deren Erkennen u. das Sichvorstellen; bei Schädigung besteht sensor. ▸Aphasie). E sensory speech center. – **Sp., motorisches:** das BROCA-Zentrum nahe dem Sulcus lateralis im Gyrus frontalis inferior (vor Gyrus-precentralis-Kopfteil, meist der dominanten Hemisphäre); Koordinationszentrum für die Sprechmuskeln (Laut[folge]bildung gemäß dem von der vorderen Zentralwindung realisierten Bewegungsmuster). E motor sp. c. – **Sp., optisches:** die Areae peri- u. parastriata (19 u. 18 n. BRODMANN) des Hinterhauptslappens, zuständig für Lesen (Schriftsprache) u. optisch fundierte Gedankengänge (einschl. optischen Denkens, Ortsgedächtnisses, Farbenerfassens bzw. Ortssinns). E optic sp. c., paravisual sp. c.

**Sprach|zerfall:** ▸Schizophrasie. E disordered speech, schizophasia.

**Spray** *(engl. = Sprühregen):* künstlich erzeugter Flüssigkeitsnebel, z.B. Nebel bzw. ▸Aerosole von Arzneimittellösungen (i.e.S. mit Partikelgröße $20 \cdot 10^{-4}$ cm).

**Spreading-Faktor** *(engl. = Ausbreitungsfaktor):* Substanz, die durch Änderung der Schrankenwirksamkeit des Bindegewebes die Ausbreitung (Diffusion) von Partikeln oder gelösten Stoffen begünstigt durch Umwandlung des Gel-Zustandes der Gewebsgrundsubstanz in den Sol-Zustand; v.a. die Hyaluronidase.

**Sprech...:** s.a. ▸Sprach..., ▸Logo...

**Sprech|anfall:** zwanghafte Wort-, Satzteilwiederholungen als ▸Anfall bei Krankheitsherd im motor. ▸Sprachzentrum. E perseveration.

**Sprechaudiometrie:** ▸Sprachaudiometrie.

**Sprech|automatismen:** nicht dem Willen unterworfenes Sprechen, z.B. im Traum, bei seelischen Ausnahmezuständen. E automatisms of speech.

**Sprechen:** die durch ▸Sprachzentren u. ▸Sprachorgane realisierte Sprechhandlung = expressiver Teil der ▸Sprache (s.a. ▸LICHTHEIM-Schema); z.B. als Spontansprache, Nachsprechen (an Intaktheit der Hörrinde u. deren Assoziation mit dem motorischen Sprachzentrum geknüpft), Reihensprechen. E speaking, talking.

**Sprech|kanüle:** ▸Tracheotomiekanüle mit Klappventil zur Luftstromzuleitung in Richtung Kehlkopf.

**Sprechstörung:** Beeinträchtigung der Sprachartikulation; Vorkommen z.B. bei Glossoplegie, ▸Apraxie, ▸Dysarthrie, Gaumensegellähmung (s.u. ▸Nervus hypoglossus).

**Sprech|werkzeuge:** ▸Sprachorgan. E speech organs.

**Spreiz|bandage:** *Orthopädie* Bandage zur Beinspreizung i.S. der funktionellen **Spreizbehandlung** der kongenitalen Hüftdysplasie u. -(sub)luxation; hält die Beine ähnlich der LORENZ-Stellung u. lässt eine bestimmte Gelenkbeweglichkeit zu (Förderung der Gelenkentwicklung); z.B. ▸PAVLIK-Zügel, ▸FREJKA-Spreizkissen, ▸BECKER-Spreizhöschen. E hip abduction bandage.

**Spreiz|fuß,** Pes transversoplanus: Fußfehlform mit Einsinken, evtl. sogar sohlenwärts gerichteter Vorwölbung des Fuß-Quergewölbes; meist als Teilkomponente des Platt- oder des Ballenhohlfußes. E splay foot.

**Spreiz|gips:** Gipsverband in ▸LORENZ- oder LANGE-Stellung (s.u. ▸LANGE-Methode); ***Anw.*** wie ▸Spreizbandage, v.a. aber auch zur Retention nach konservativer u. operativer Einrenkung der angeborenen Hüftluxation. E hip spica.

**Spreiz|hose:** s.u. ▸Spreizbandage.

**Sprengel** (OTTO K. SPR., 1852–1915, Chirurg, Dresden, Braunschweig). – **Spr.-Deformität:** meist einseitiger angeborener Schulterblatthochstand mit Flügelstellung der verkleinerten, oben meist nach ventral umgebogenen, manchmal mit der Halswirbelsäule fest verbundenen Skapula; ferner Skoliose der Brust- u. Anomalien der Halswirbelsäule; scheinbare Halsverkürzung u. Kopfbeugehaltung, Innenrotation des Armes (mit Elevationshemmung). E Sprengel's deformity. – **Spr.-Schnitt:** Wechselschnitt für ▸Appendektomie.

**springende Mydriasis:** *Neurologie* ▸Hippus. E hippus.

**Springer:** i.e.S. nach Bedarf eingesetzte, nicht stationszugeordnete Pflegeperson; im Operationsraum unsterile Pflegeperson, die u.a. zusätzlich benötigtes Material, Instrumente etc. anreicht u. organisatorische Aufgaben übernimmt.

**Spring|tic:** *Neurologie* saltatorischer ▸Reflexkrampf. E saltatory spasm.

**Spring|wurm:** ▸Enterobius vermicularis. E spring worm.

**Spritze:** ▸Injektion. E syringe, injection.

**Spritzen|abszess:** ▸Abszess v.a. durch die bei einer Injektion eingeschleppten Keime, z.B. als Glutealabszess. E syringe abscess.

**Spross|form|mykosen:** ▸Mykosen, hervorgerufen durch ▸Sprosspilze (mit Bildung von Sprossformen in der parasitären Phase im Gewebe): die 3 ▸Blastomykosen GILCHRIST-Krankheit (durch Blastomyces dermatitidis), Parakokzidioidomykose (Paracoccidioides brasiliensis, früher als Blastomyces bras. bezeichnet) u. Keloid-Blastomykose (▸Loboa loboi; galt ursprünglich als Blastomyzet), die Kryptokokkose (Cryptococcus neoformans) u. Sporobolomykose (Sporobolomyces-Arten); i.w.S. auch die Sporotrichose u. Histoplasmose.

**Spross|myzel,** Pseudomyzel: myzelähnliche Gebilde aus einer Pseudohyphe (▸Hyphe mit Bildung primärer u. weiterer fadenähnlicher langer Seitensprossen). E yeast-like mycel.

**Spross|pilze,** hefeartige Pilze: die sich asexuell durch Sprossung, d.h. durch Bildung seitlicher, sich abschnürender Auswüchse (= Knospen) vermehrenden Pilze (Blastomyzeten u. Hefen). E yeast-like fungi.

**Sprue,** idiopathische Steatorrhö: chronische, z.T. ätiologisch unklare Krankheit mit vielfältiger Symptomatik. ***Klinik:*** Fettdiarrhö, Anämie, Abmagerung als Hauptsymptome sowie Malabsorption von Fett, Glucose, Eiweiß, Vitaminen u. sogar Wasser. Weitere Zeichen sind Schleimhautinfiltrate, Muskelschwund, Ödemneigung, vermehrte Pigmentierung, Haarausfall, Meteorismus, Hypokalzämie-Zeichen, Hypovitaminosen (u.a. mit Prothrombinmangel). ***Diagn.:*** Die Dünndarmbiopsie zeigt eine Zottenatrophie (Abb.). E sprue. – **Sp., einheimische:** eine offenbar gluteninduzierte Sp. (einschließlich ▸Zöliakie), selten mit Vitamin-$B_{12}$-Resorptionsstörung. E celiac disease, nontropical sprue. – **Sp., tropische:** in den Tropen vorkommende Sp. mit schwerem Folsäure- u. Vitamin-$B_{12}$-Mangel, hochgradiger megaloblastischer Anämie (u. funikulärer Myelose); spricht im

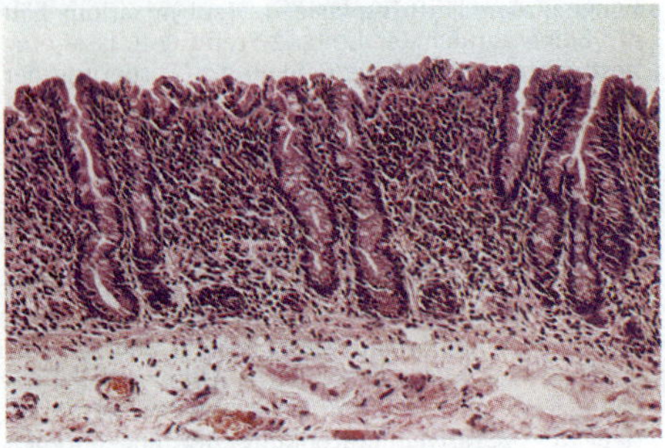

**Sprue:** Zottenatrophie des Dünndarms (Histologie). Die Zottenstruktur ist aufgehoben zugunsten von Krypten. [178]

Gegensatz zur einheim. Sp. nicht auf gliadinfreie Diät, sondern auf Folsäurezufuhr an. E tropical sprue.

**Sprung|bein:** *Anatomie* ▸Talus. E ankle bone.

**Sprung|bereit|schaft:** ein bei vertikaler Progressivbeschleunigung auftretender Reflex, als ▸Reifungsreflex beim Säugling nachweisbar ab dem 6. Mon.; am durch Umfassen der Taille frei schwebend in Bauchlage gehaltenen Säugling erfolgen bei raschem Senken des Kopfes ein Vorstrecken der Arme, Öffnen der Hände, Abstützen u. Übernehmen des Körpergewichts. Bleibt lebenslang erhalten (ist z.B. beim Stürzen infolge der Armhaltung an der typischen ▸Radiusfraktur beteiligt). E parachute reaction.

**Sprung|gelenk:** die ▸Articulatio subtalaris bzw. talocalcaneonavicularis bzw. talocruralis als **hinteres** bzw. **vorderes** (gemeinsam als **unteres** bezeichnet) bzw. »**oberes**« **Sp.** E ankle joint, subtalar j.

**Spucken:** *Pädiatrie* Speien; s.a. habituelles ▸Erbrechen, ▸Pylorusstenose. E spitting.

**Spülung, kalt- u. warmkalorische:** ▸kalorische Prüfung. E cold irrigation, caloric i.

**Spul|wurm:** ▸Ascaris. E mawworm.

**Spuren|analyse:** qualitative u. quantitative Erfassung von Kleinstmengen anorganischer u. organischer Stoffe; z.B. durch Flammenphotometrie, Kolorimetrie, Polarographie, Fluoreszenzspektroskopie, Röntgen-Emissionsspektrographie, Gaschromatographie; ferner im Tierversuch, mikrobiologisch, enzymatisch. E trace analysis.

**Spuren|elemente:** als mikronutritive Elemente die in geringerer Konzentration artspezifisch vorkommenden anorganischen Bioelemente, die als akzidentell (z.B. Ag, Al, Au, Ba, Bi, Cd, Ni, Pb, Sn, Ti, V) oder als lebenswichtig = essentiell gelten (z.B. Cr, Co, Cu, F, Fe, J, Mn, Mo, Se, Zn; v.a. als Bestandteile von Enzymen, Chromoproteinen, Hormonen); Tab., s.a. ▸Mineralstoffwechsel. Sp.-Mangel (z.B. bei Fehlernährung) kann zu verschiedenen Erkrankungen führen, z.B. erhöhte Infektanfälligkeit wegen Immunschwäche, Anämie, Myopathie, Wundheilungsstörungen. – Ferner Bez. für die in einer Mineralquelle neben den charakterisierenden Elementen (z.B. S, Fe, J) in ganz geringen Mengen (< 1 mg/l) in ionisierter u. resorptionsfähiger Form enthaltenen Elemente (wirken i.S. der Transmineralisation; sind evtl. für den balneologischen Effekt wesentlich). E trace elements.

**spurius** *(latein.)*: falsch, unecht. E false, spurious.

**Sputum:** Auswurf; die bei ▸Expektoration ausgehustete Absonderung der Atemwegsschleimhäute mit Beimischung von Zellen (Leukozyten, Epithelien, evtl. Malignomzellen [Bronchialkarzinom]), Speichel, Nahrungsresten, Staub u. Rauchteilchen, evtl. auch Mikroorganismen, Blut, Eiter; s.a. ▸CURSCHMANN-Spiralen, ▸DITTRICH-Pfröpfe, ▸CHARCOT-LEYDEN-Kristalle. Die Bestandteile sind z.T. pathognomonisch, die Zellen für Zytologie nutzbar. E sputum, expectorate. – **Sp. coctum:** eitrig-schleimiges Sp. – **Sp. croceum:** durch Eiter gelbes Sp. – **Sp. crudum:** zäh-glasiges Sp., z.B. bei Bronchialasthma. – **Sp. cruentum:** durch Blut rötliches Sp.; ▸Erdbeergeleesputum, rein blutig als sanguinolentes Sp. E bloody sp. – **Sp. fibrinosum:** zäh-klebriges Sp. mit Fibrinkörnchen, -ausgüssen. – **Sp. foetidum:** faulig-eitriges Sp., z.B. bei Bronchiektasen, Lungengangrän. E fetid sp. – **Sp. fundum petens:** Sp. mit im Glas bodenwärts sinkenden Schichten; als Zwei-, ▸Dreischichtensputum. – **Sp. globosum:** Sp. mit linsenförmig geballtem Eiter. – **Sp. nummulare:** Sp. mit schleimumhüllten, linsenförmigen Eiterflocken. E nummular sp. – **Sp. pituitosum:** dünnflüssiges, serös-schleimiges Sp. – **Sp. putridum:** ▸Sputum foetidum. E putrid sp. – **Sp. rubiginosum:** durch Blutanschoppung ▸rostbraunes Sputum; bei Lobärpneumonie. E rusty sp. – **Sp. rubrum:** ▸Sputum cruentum. – **Sp. sanguinolentum:** s.u. ▸Sputum cruentum.

| höhere Pflanzen | Mensch u. Säugetier |
|---|---|
| **Haupt- oder Makroelemente** | |
| * C | C |
| * O | O |
| * H | H |
| N | N |
| P | P |
| K | K |
| Ca | Ca |
| Mg | Mg |
| S | S |
| | Na |
| **Spuren- oder Mikroelemente** | |
| Fe | Fe |
| B | F |
| Cl | Cl |
| Cr | Cr |
| Cu | Cu |
| Mn | Co |
| Mo | J |
| Zn | Mn |
| | Mo |
| | Zn |
| * *in jeder organischen Masse vorkommende Elemente* | |

**Spurenelemente:** Haupt- u. Spurenelemente (Bioelemente). [467]

**Sputum|konversion:** das »Negativwerden« eines zuvor Tuberkuloseerreger enthaltenden Sputums als Chemotherapieeffekt.

**s.q.** *(latein.)* Abk. für **s**ufficiens **q**uantitas: lateinische Rezepturanweisung »in ausreichender Menge«.

**Squama,** Schuppe: **1)** Hautschuppe: Hornzellenplättchen, das sich infolge Störung der ▸Desquamatio insensibilis ablöst. S.a. ▸Effloreszenzen (dort Abb.), ▸Hyperkeratose. E epidermal scale. **2)** schuppenförmig-flacher Knochenteil u.a. als Schläfenbeinschuppe. E squama. – **S. frontalis:** die Stirnbeinschuppe; beim Neugeborenen noch paarig (mit ▸Sutura frontalis), später unpaar; außen mit Arcus superciliaris, Tubera frontalia, innen u.a. mit Crista frontalis. E frontal sq. – **S. occipitalis:** die unpaare Hinterhauptsschuppe, hinter dem großen Hinterhauptsloch, außen mit Protuberantia bzw. Crista externa u. Lineae nuchae, innen mit Protuberantia u. Crista interna. Furchen für Hirnsinus; in der ▸Sutura lambdoidea mit den Scheitelbeinen u. Warzenfortsätzen verzahnt. **E** occipital sq.

**squamalis** *(latein.)*: einer Schuppe zugehörig. **E** squamosal.

**squamöses Karzinom:** hochdifferenziertes (meist verhornendes) ▸Plattenepithelkarzinom. **E** squamous carcinoma.

**squamosus** *(latein.)*: schuppig, schuppenförmig. **E** squamous.

**Squamous-Cell-Carcinoma-Antigen** *(engl.)*: *Gynäkologie* ▸SCC.

**Square-Root-Zeichen** *(engl.)*: quadratwurzelartiger Verlauf der Ventrikeldruckkurve u. der Venenpulskurve (▸Venenpuls) bei enddiastolischer Einflussbehinderung. S.a. ▸early diastolic dip.

**Squar|ling** *(engl. = Viereckigmachen)*: Wirbelkörperumwandlung in »Kastenform« bei BECHTEREW-Krankheit.

**squarrosus** *(latein.)*: borkig. **E** squarrous.

**Squat|ting** *(engl.)*: die »Hockstellung« der Kinder mit ▸FALLOT-Tetralogie.

**Squeeze** *(engl.)*: »Pressung« als Schmerztyp bei Druckfallkrankheit.

**SQUID,** Abk. für **s**upraconducting **qu**antum **i**nterference **d**evice: Quanteninterferometer (mit supraleitendem Ring als magnetischer Flussdetektor), das z.B. zur Messung bioelektrischer Felder dient.

**SR:** Abk. für **S**enkungs**r**eaktion (s.u. ▸Blutkörperchensenkung...); ▸**S**inus**r**hythmus.

**Sr:** *Chemie* Symbol für ▸**S**t**r**ontium. **E** Sr.

**Srb-Anomalie:** Rückbildung einer oder beider ersten Rippen durch Längenreduktion u. Verschmelzung zu einer Knochenplatte; häufig mit hornförmigem Knochenvorsprung am Manubrium u. Segmentverschiebung der Synchondrosis superior. **E** Srb anomaly.

**SRBC** *(engl.)* Abk. für **s**heep **r**ed **b**lood **c**ells: Schaferythrozyten.

**Src-Gen:** erstes identifiziertes ▸Onkogen (kodiert für Nichtrezeptor-Proteinkinasen).

**S-R-Formenwechsel:** bei Bakterien der Übergang der morphologisch typischen Glatt- = S-Form (engl. = smooth; bei vollem O-Antigen: »SO«) in die typische **R**(au)-Form; mit Verlust des O- oder mit Übergang in das R-AG; auch Zwischenformen. **E** S-R form change.

**SRH** *(engl.)*: Abk. für ▸Somatotropin-releasing-Hormon.

**sRNA, sRNS:** Abk. für lösliche (engl. **s**oluble) ▸**R**ibo**n**ucleinsäure, die ▸Transfer-RNS.

**S-romanum:** *Anatomie* ▸Colon sigmoideum (in zusammengesetzten Wörtern als Wortteil »Romano«). **E** S romanum.

**SRS** *(engl.)*: *Serologie* Abk. für ▸**s**low-**r**eacting **s**ubstance(s).

**ss** *(engl.)* Abk. für **s**ingle **s**tranded: einsträngig, z.B. die **ssDNA** oder **ssRNA** als einsträngige DNS oder RNS bestimmter Viren.

**SSEP-Monitoring:** fortlaufende Messung der somatosensibel evozierten Potentiale bei Eingriffen an der Aorta descendens zur Vermeidung ischämiebedingter Querschnittslähmungen.

**SSL:** Abk. für **S**cheitel-**S**teiß-**L**änge.

**SSLE,** Abk. für **s**ubakute **s**klerosierende **L**eukoen**e**phalitis: ▸Encephalitis maligna. Analog: **SSPE** (s.u. ▸Panenzephalitis).

**SSM,** Abk. für **s**uperfiziell **s**preitendes **M**elanom: Form des malignen ▸Melanoms mit flacher, zentrifugaler, später auch knotiger Ausbreitung.

**Ssp.,** Abk. für **S**ub**sp**ezies, Unterart: s.u. ▸Systematik (dort Tab.).

**SS-Syndrom:** *Kardiologie* Abk. für ▸**S**ick-**S**inus-Syndrom.

**Ss-System:** *Serologie* durch das Vorkommen bzw. das Fehlen der Erythrozytenantigene S u. s charakterisiertes Blutgruppensystem; wird autosomal-kodominant vererbt durch allelomorphe Gene für S u. s (Genotypen: SS, Ss, ss; Phänotypen: S, Ss, s); genetisch eng gekoppelt mit dem MN-System; ▸MNSs-System. Beruht auf unterschiedlicher Aminosäurensequenz bestimmter Sialoglykoproteine. **E** Ss-system.

**s.s.v.** *(latein.)* Abk. für **s**ub **s**igno **v**eneni: *Pharmazie* »mit Giftzeichen«.

**SSW:** Abk. für **S**chwanger**s**chafts**w**oche.

**ST:** *Kardiologie* ▸S-T-Strecke. **E** S-T segment.

**stabil:** beständig (*chem* sich nicht leicht zersetzend), feststehend; s.a. ▸stable... **E** stable. – **st. Osteosynthese:** ▸Osteosynthese als ▸Marknagelung (als lagerungs-, bewegungs- u. belastungsstabile Osteosyntheseformen). **E** st. osteosynthesis. – **st. Seitenlagerung:** s.u. ▸Seitenlagerung. **E** lateral recumbent position.

**Stabilisation:** Haltbarmachen, z.B. *pharm* unbeständiger Arzneizubereitungen durch Stabilisatoren; i.e.S. die Erhaltung des natürlichen = genuinen Zustands eines biologischen Materials durch Verhindern enzymatischer Umsetzungen (»Enzymsterilisation«). **E** stabilization.

**Stabilisator: 1)** *Pharmazie* Mittel für die ▸Stabilisation von Arzneizubereitungen. **2)** *Hämatologie* gerinnungshemmende Flüssigkeit zur Blutkonservierung mit weitgehender Erhaltung der natürlichen Eigenschaften; z.B. ▸ACD-Stabilisator. **E** stabilizer.

**Stab|kerniger:** *Hämatologie* stabkerniger ▸Granulozyt. **E** stab cell.

**Stab|kranz:** *Anatomie* ▸Corona radiata. – Als Thalamus-St. die ▸Radiationes thalamicae.

**Stab|larve:** *Helminthologie* ▸Redia.

**Stable-Factor-Mangel** *(engl.)*: ▸Hypoproconvertinämie.

**Stab|sichtigkeit:** *Ophthalmologie* ▸Astigmatismus.

**Stachel:** *Anatomie, Pathologie* ▸Spina bzw. ▸Exostose; s.a. ▸Akanth... **E** thorn, spine, exostosis.

**Stachelbeer|krankheit:** ▸Trombidiose, verursacht durch Larven der an Stachelbeerbüschen sitzenden Milbe (Trombicula autumnalis).

**Stachel|zelle:** polygonale, rings mit stachelförmigen Zytoplasmafortsätzen u. Desmosomen versehene Zelle des ▸Stratum spinosum (»Stachelzellschicht«) der Haut. **E** prickle cell, spine c.

**Stachelzell(en)krebs:** das ▸Plattenepithelkarzinom. **E** prickle cell carcinoma.

**Stachyose:** ein pflanzliches (Tetra-)▸Saccharid (Galaktose [2×] + Glucose + Fructose; alle in D-Form). **E** stachyose.

**Stacke-Operation** (LUDWIG ST., 1859–1918, Ohrenarzt, Erfurt): ▸Radikaloperation des Mittelohres mit Abtragen der seitlichen Kuppelraumwand u. plastischer Auskleidung der Operationshöhle mit 2 dreieckigen oder einem größeren Lappen aus dem Gehörgangsschlauch (**Stacke I** bzw. **II**). **E** Stacke's operation.

**Stack-Schiene:** kleine Metallschiene zur Fixation des Fingerendglieds in Streckstellung zur konservativen Therapie des Strecksehnenabrisses am Fingerendglied. **E** Stack's splint.

**Stadien|bestimmung:** *Pathologie* ▸Staging (der Tumoren).

**Stadium:** begrenzter Abschnitt im Laufe einer Entwicklung, z.B. einer Krankheit (s.a. ▸Phase, ▸Periode). **E** stage, period. – **St. acmes:** ▸Akme. – **St., amphiboles:** St. bei ▸Typhus abdominalis. – **St. an|algeticum:** analgetisches ▸Narkosestadium. – **St. asphycticum:** toxisches = 4. Narkosestadium; ▸Asphyxie. – **St. contagii:** ▸Prodromalstadium. – **St. criseos:** Krise, Fieberkrise. – **St. de|crementi,** St. defervescentiale: Stadium des Fieberabfalls oder allgemein einer Intensitätsabnahme. – **St. de|squamativum:** Menstruation. – **St. incrementi:** St. des Fieberanstiegs (allgemein auch einer Intensitätszunahme). – **St. incubationis:** ▸Inkubationszeit. – **St. secretionis:** ▸Lutealphase.

**Stäbchen: 1)** ▸Stäbchenzellen. **2)** stäbchenförmige Bakterien, i.e.S. die ▸Bazillen. **E** rods. **3)** *Pharmazie* ▸*Bacilli medicati*.

**Stäbchen|myo|pathie:** ▸Nemaline-Myopathie.
**Stäbchen|perkussion:** Beklopfen (▸Perkussion) des aufgelegten nichtmetallischen Plessimeterstäbchens mit einem zweiten Stäbchen (oder Hammer) bei gleichzeitiger Auskultation neben der beklopften Stelle; zum Nachweis von Metallklang über größeren lufthaltigen Lungenhohlräumen. E plessimeter percussion.
**Stäbchen|zelle,** Cellula optica bacilliformis: stäbchenförmige Lichtsinneszelle (▸Photorezeptor) im Stratum photosensorium (zusätzl. ▸Zapfenzellen) der Netzhaut (▸Retina) des Menschen für das ▸Dämmerungssehen; in der Peripherie dichter stehend als im Netzhautzentrum, vom Pigmentepithel (▸Stratum pigmenti) bis in die äußere Körnerschicht reichend; besteht aus einem langen Außen- u. einem kurzen Innenglied (»Segmentum«), die durch einen Strang (Cilium) verbunden sind; im Innenglied wird Sehpurpur (▸Rhodopsin) synthetisiert, der dann im Außenglied in geschichteten, scheibenförm. Membranen lagert (u. nach Abnutzung in das Pigmentepithel zur Phagozytose abgestoßen wird). Aktionspotentiale, infolge Rhodopsinumformung, werden über das Axon u. über Dendriten der Zellen der äußeren Netzschicht (= Stratum plexiforme externum), d.h. über die ▸Bipolarzellen, weitergeleitet. E rod (cell).
**Stäbe:** stabkernige ▸Granulozyten. E stabs.
**Stärke:** *Pharmazie, Biochemie* ▸Amylum (s.a. ▸Amylo..., ▸Stärke...). E starch. – **St., tierische:** ▸Glykogen. E animal st., glycogen.
**Stärke|gummi:** ▸Dextrin.
**Stärkehydrolysat:** Gemisch aus Mono- u. Oligosacchariden; ***Anw.*** als Diagnostikum für den oralen ▸Glucosetoleranztest. E starch hydrolysate.
**Stärke|intoleranz,** Saccharidintoleranz: Unverträglichkeit stärkehaltiger Nahrung beim familiären Pankreasdiastase-Mangel, einem komplexen Disaccharidasen-Mangel, der Säuglingsatrophie verursacht, sowie bei Mukoviszidose. E disaccharide intolerance.
**Stärke|verdauung:** Aufspaltung der Stärke: zunächst durch das Ptyalin des Speichels in Dextrine u. Maltose, dann v.a. durch die Amylase u. Maltase des Pankreas in Glucose. E amylolysis, degradation of starch.
**Stäupchen:** schreckhaftes Zusammenfahren; Reaktion von Kindern in den ersten Lebensmonaten auf Störungen.
**Staffieri-Fistel:** operativ angelegte Trachea-Hypopharynx-Fistel zur Stimmrehabilitation nach totaler Laryngektomie, s.a. ▸ASAI-Fistel. E tracheal-hypopharyngeal shunt.
**Stag|ing** *(engl. = in Stadien einteilen):* Tumorstadieneinteilung, also die genaue Bestimmung der Größe u. Ausbreitung eines Tumors innerhalb des Organs, in die Lymphknoten u. weitere Organe. Ist von Bedeutung z.B. für die Therapieplanung (z.B. Operabilität), Prognose, statistische Vergleichbarkeit. Unterschieden in eine klinische Stadieneinteilung (= **clinical staging**) vor der Behandlung aufgrund von klinischer Untersuchung, Laborwerten, bildgebenden Verfahren, Endoskopie etc. u. eine postoperative pathologisch-histologische Stadieneinteilung (= **pathological staging**) aufgrund histologischer Untersuchungen. Je nach Tumorart existieren unterschiedliche Verfahren (Staging-Systeme); am weitesten verbreitet ist das ▸TNM-System (bzw. die darauf basierende Klassifikation der UICC). Bei den malignen Lymphomen erfolgt die Stadieneinteilung nach der Ann-Arbor- bzw. Kieler Klassifikation; bei gynäkologischen Tumoren wird häufig die FIGO-Stadieneinteilung verwendet; für andere Tumorarten (Plasmozytom, Haarzellenleukämie, chronische lymphatische Leukämie u. viele kindliche Tumoren) existieren spezielle Stadieneinteilungen.
**Staging-Laparotomie:** ▸Laparotomie, explorative.
**Sta|gnation:** Stillstand; *patho* z.B. als Blutstase (▸Hämostase), ▸Koprostase (s.a. ▸Ileus), ▸Cholestase. E stagnation, stasis.
**Stagnations|hyp|oxie:** Sauerstoffmangel (▸Hypoxie) eines infolge Strömungsverlangsamung oder -stillstands minderversorgten Organs. E stagnant hypoxia.
**Stagnations|thrombose:** ▸Thrombose mit Bildung eines roten Gerinnungsthrombus als Folge verlangsamter Blutzirkulation bei Herzinsuffizienz oder örtlicher Gefäßstörung. E thrombosis due to stasis.
**Stahlbad:** Heilbad mit ▸Eisenquelle. E chalybeate spa.
**Stainton-Syndrom:** ▸Dentinogenesis imperfecta hereditaria. E Stainton's syndrome.
**Staitino|dermie** *(griech. = teigige Hautbeschaffenheit):* ▸Scleroedema adultorum.
**Stakkato-Husten:** ▸Hustenparoxysmus. E staccato cough.
**Stalag|mo|meter,** Tröpfchenzähler: Gerät zur Ermittlung der Tropfenzahl pro Volumeneinheit Flüssigkeit u. damit indirekt der Tropfengröße u. Oberflächenspannung. E stalagmometer.
**Stamm: 1)** *Anatomie* ▸Truncus, u. zwar Körperstamm (= Rumpf mit Hals, i.w.S. einschließlich Kopf) sowie als Gefäß-, ▸Hirn-, ▸Nervenstamm. E trunk. **2)** *Biologie* Phylum (s.u. ▸Systematik, dort Tab.). E phylum. **3)** *Genetik* ▸Klon; auch Virus-, Bakterienstamm. E strain.
**Stamm|ataxie:** ▸Ataxie mit Schaukeln des Rumpfes in allen Körperhaltungen. E truncal ataxia.
**Stamm|bronchus:** ▸Bronchus principalis. E main bronchus.
**Stammeln:** ▸Dyslalie. E stammering, dyslalia.
**Stamm|fettsucht:** Fettsucht vor allem im Bereich von Rumpf, Hals und Kopf; typisch bei ▸CUSHING-Syndrom.
**Stamm|ganglien (basale):** ▸Basalganglien. E basal ganglia.
**Stamm|hirn:** ▸Hirnstamm. E brain stem.
**Stamm|hirn|syndrom:** Symptomatik bei Hirnstammerkrankungen; u. zwar Persönlichkeitsveränderungen (gesteigerte Affektivität, gereizt-ängstliche Verstimmung, verminderte Initiative, evtl. schwere Charakter- u. Wesensänderung), epileptiforme Anfälle, Störung des Schlaf-Wach-Rhythmus, der Vasomotorik (Blutdrucklabilität, Orthostase-Syndrom, paroxysmale Tachykardie), des Wasserhaushalts (Diabetes insipidus, Hyperhidrose), Erlöschen von Libido u. Potenz, Haarausfall, Adipositas, Hirnnervenausfälle, sensibles ▸DÉJERINE-ROUSSY-Syndrom, extrapyramidal-motorische Symptome. E brain stem syndrome.
**Stamm|lösung:** *Histologie* vorrätig gehaltene konzentrierte u. haltbare (meist alkoholische) Farbstofflösung zur Herstellung verdünnter Lösungen. E stock solution.
**Stamm|venen|insuffizienz:** Varicosis u./oder Klappeninsuffizienz der Vena saphena magna oder parva bei ▸Varikose der unteren Gliedmaße; führt im Stehen zur Stromumkehr (»paradoxer Kreislauf«; s.a. ▸TRENDELENBURG-Zeichen). E valvular insufficiency in the saphenous veins.
**Stamm|zell-Assay:** s.u. ▸Tumorresistenz-Tests.
**Stamm|zellen: 1)** die im Zellspeicher »Knochenmark« befindlichen Blutstammzellen; s.a. ▸Blutbildung (dort Abb.). Etwa 50 % der aus Zellteilungen hervorgehenden Zellen bleiben weiterhin undifferenziert (**pluripotente S.**), während die restlichen bereits in Vorstufen ihrer Reihe differenziert sind (**determinierte S.**, d.h. auf eine bestimmte Entwicklung festgelegte S.), die dann im Produktionsspeicher weiterreifen u. – ohne weitere Teilungen – im Reifungsspeicher Vollreife (Blutgängigkeit) erreichen, wonach sie im Reservespeicher abrufbereit verharren. E stem cells. **2) adulte S.:** aus einem entwickelten, reifen Organismus gewonnene bzw. in diesem vorhandene S., z.B. die Blutstammzellen. **3) embryonale S.**, Abk. ES: aus befruchteten Eiern bzw. Embryonen gewonnene Zellen mit der Fähigkeit sich zu teilen und sich weiter zu differenzieren. Je nach Entwicklungsfähigkeit werden **kommitierte S.** (S., die ver-

schiedene Zellen eines Zellsystems bilden können), **multipotente S.** oder **pluripotente S.** (S., die Organe oder Organteile bilden können) u. **omnipotente S.** oder **totipotente S.** (S., die sich zu einem ganzen Organismus bzw. Individuum entwickeln können) unterschieden. Die Entnahme von **humanen embryonalen S.** (»HES-Zellen«) ist nach dem ▸Embryonenschutzgesetz (§ 2) verboten, da sie nicht der Erhaltung des Embryos dient. Nach einem am 25.4.2002 in Deutschland verabschiedeten **Stammzellgesetz** (StZG) sind auch die Einfuhr u. Verwendung embryonaler S. verboten; dieses Verbot wird allerdings durch eine strenge Ausnahmeregelung relativiert.

**Stammzellen|leuk|ämie:** histor. Bez. für unreifzellige Leukämie-Formen. **E** stem cell leukemia.

**Stammzellen|transplantation,** (periphere) Blutstammzelltransplantation, Abk. PBST: Übertragung bzw. Reimplantation von hämatopoetischen Stammzellen bei der Therapie schwerer onkologischer, hämatologischer oder immunologischer Erkrankungen; ursprünglich in Form der ▸Knochenmarktransplantation, in zunehmendem Maß aus dem peripheren Blut. Dazu werden Stammzellen – meist nach vorangegangener Chemotherapie – mit hämatopoetischen Wachstumsfaktoren (z.B. G-CSF) in das Blut mobilisiert u. mit Blutzellseparation (▸Leukapherese) gewonnen. Unterschieden werden **autologe S.** (der Patient erhält seine eigenen, ihm entnommenen Stammzellen zurück) u. **allogene S.** (Stammzellen eines HLA-identischen oder HLA-kompatiblen Familienmitglieds oder eines nichtverwandten Spenders [»Fremdspendertransplantation«]). ***Ind.:*** Ersatz der zerstörten Hämato- u. Lymphopoese nach myeloablativer Ganzkörperbestrahlung mit Chemotherapie oder alleiniger hoch dosierter Chemotherapie bei malignen Erkrankungen (Tab.); nichtmaligne Erkrankungen (hämatologische Erkrankungen, z.B. schwere aplastische Anämie; immunologische Erkrankungen, z.B. schwerer kombinierter Immundefekt, andere kombinierte Immundefekte, juvenile Osteopetrose). **E** (blood) stem cell transplantation.

| Erkrankung | Status | Empfehlung |
|---|---|---|
| akute myeloische Leukämie | komplette Remission 1 | Routine |
| | komplette Remission 2 oder 3 | Routine |
| | Rezidiv | nein |
| akute lymphatische Leukämie | komplette Remission 1 oder 2 | Routine |
| chronische myeloische Leukämie | chronische Phase | »clinical research protocol« |
| | akzeleriert | »clinical research protocol« |
| chronische lymphatische Leukämie | | »clinical research protocol« |
| NON-HODGKIN-Lymphom/HODGKIN-Krankheit | | Routine |
| Myelom | | Routine |
| myelodysplastisches Syndrom | | »clinical research protocol« |
| Mammakarzinom | adjuvantes/metastasiertes Stadium | »clinical research protocol« |
| Mammakarzinom | Rezidiv | »clinical research protocol« |
| Keimzelltumoren | | »clinical research protocol« |
| Ovarialkarzinom | minimale Residualerkrankung | Pilotstudie |
| kleinzelliges Bronchialkarzinom | »limited disease« | Pilotstudie |

**Stammzelltransplantation:** Empfehlungen der European Group for Blood and Marrow Transplantation (EBMT) zur autologen St. bei Erwachsenen. [310]

**Standard:** Normalmaß (z.B. eines Kostplanes), Mittelwert (z.B. in der Statistik), Vergleichsmaß (z.B. Farb-St.; s.a. ▸SAHLI-Hämoglobinometer), Ausgangssubstrat (z.B. ▸Stammlösung). **E** standard.

**Standard|ableitungen:** *Kardiologie* die bipolaren Extremitätenableitungen des Standard-EKG. **E** standard leads.

**Standard|abweichung:** *Statistik* **1)** Abk. σ, Abk. ς: die Quadratwurzel der ▸Varianz als gebräuchlichstes Streuungsmaß für Verteilungen, i.e.S. der ▸Normalverteilung (dort Abb.). **E** standard deviation, Abk. SD.: **2) S. des Mittelwerts:** die S. (1), geteilt durch die Quadratwurzel der Stichprobenzahl als **Standardfehler** des arithmetischen Mittels einer Stichprobe. **E** standard error (of mean), Abk. SE(M).

**Standard|bedingungen:** *Physiologie* Normalbedingungen, Bezugs- oder Vergleichsbedingungen; z.B. mit dem Zusatz STPD (engl. = **s**tandard **t**emperature and **p**ressure, **d**ry = 0 °C, 760 Torr, Trockenheit) definierte Normbedingungen für Gasstoffwechseluntersuchungen (bzw. für die entsprechenden Gasvolumina).

**Standard|bicarbonat:** das Kohlendioxidbindungsvermögen, ▸Alkalireserve. **E** standard bicarbonate.

**Standard|impfstoff:** als »Testantitoxin« ein lyophilisiertes, in Vakuumröhrchen eingeschmolzenes, kühl gelagertes, stabiles Impfstoff- (oder Serum-)Präparat für die Wertbemessung (allgemein in IE bzw. IU angegeben) gleichartiger Impfstoffe bzw. Seren. **E** standardized vaccine.

**Standard|lösung:** *Labormedizin* Bezugs- oder Vergleichslösung mit exakt definiertem Gehalt an chemischem Reagens, Arzneiwirkstoff, Farbstoff (Standardfarblösung) etc.; z.B. für Maßanalyse (▸Normalität), Kolorimetrie, Pharmazie, klinische Chemie (Referenzpräparat). **E** standard solution.

**Stand|bein:** s.u. ▸Spielbein. **E** supporting leg.

**Stand-by-Schrittmacher** *(engl. to stand by = in Bereitschaft stehen):* s.u. ▸Herzschrittmacher, künstlicher. **E** stand-by pacemaker.

**Stanford-Klassifikation:** s.u. ▸Aortenaneurysma. **E** Stanford classification.

**Stanger-Bad** (JOHANN J. u. H. ST., geb. 1843 bzw. 1854, Gerbermeister, Ulm): elektrisches Gleichstrom-Vollbad (Mineralwässer; evtl. mit Zusatz, v.a. Gerbstoffe; 36–37 °C) in einer Wanne mit eingebauten großen Elektroden u. beweglichen Elektroden für variable Quer- u. Längsdurchströmung des Körpers (z.B. »Lumbalplatte«). ***Anw.*** z.B. bei schmerzhaften Zuständen des Bewegungsapparates. **E** hydroelectric bath.

**Stanni-, Stanno-:** Kennsilben für Verbindungen mit 4- bzw. 2-wertigem ▸Zinn (**Stannum**).

**Stanozolol:** ein Testosteron-Derivat; ▸Anabolikum. Keine ther. ***Anw.***, verbotenes Dopingmittel. **E** stanozolol.

**Stansfeld-Webb-Verfahren:** Auszählung (in ▸NEUBAUER-Zählkammer) der geformten Bestandteile

S

im frisch gelassenen, unzentrifugierten u. gut aufgeschüttelten Harn. Bei mehr als 5 Erythrozyten oder Leukozyten pro ml Verdacht auf Harnwegsinfekt. E Stansfeld-Webb method.

**Stanz|biopsie:** ▸Biopsie mit Materialgewinnung mittels Stanzgeräts zur histologischen Diagnostik, z.B. mittels Stanzkanüle (»Punchbiopsie«). E punch biopsy.

**Stanze:** Kurzbezeichnung für Knochenstanze, Punchgerät, Stanznadel (z.B. für ▸Stanzbiopsie bzw. ▸Cold-Punch-Methode). E punch.

**Staped|ektomie:** *Otologie* operative Entfernung des Steigbügels (▸Stapes) als Maßnahme bei Stapesankylose (meist im Rahmen einer Otosklerose), anschließend Stapesplastik; s.a. ▸Platinektomie, ▸Krurotomie). E stapedectomy.

**Stapedius:** Kurzform des ▸Musculus stapedius. E stapedius.

**Stapedius|reflex:** als Reaktion auf einen akustischen Reiz erfolgende Kontraktion des Musculus stapedius, die den Steigbügel aus der Mittellage zieht u. so eine Einschränkung der Schwingungsamplitude bewirkt (»Lärmselbstschutz«). Klinisch genutzt für Messung der Impedanz; s.a. ▸Tympanometrie. E stapedius reflex.

**Stapedo|lyse:** Steigbügel- = Stapesmobilisation bei knöcherner ▸Stapesankylose. E stapediolysis.

**Stapes:** **1)** *Anatomie* der Steigbügel, das aus Kopf, 2 Schenkeln u. Fußplatte bestehende Gehörknöchelchen; ist mit dem Amboss gelenkig verbunden u. durch ein Ringband beweglich im ovalen Fenster aufgehängt. E stirrup, stapes. **2)** *Orthopädie* Steigbügelverband = ▸Spica pedis.

**Stapes|ankylose:** krankhafte, starre Fixation der Steigbügelfußplatte im ovalen Fenster bei ▸Otosklerose oder bei Paukensklerose (knöchern bzw. fibrös); die Versteifung führt zu Schallleitungsschwerhörigkeit. E ankylosis of the stapes.

**Stapes|plastik:** nach ▸Stapedektomie Wiederherstellung der Gehörkette durch Einpflanzen eines geeigneten Knorpel-, Knochen-, Kunststoffteils (▸Columella-Effekt) oder Fettpfropfs u. Abdecken des ovalen Fensters. E plastic surgery of the stirrup.

**Staphyl...** *(griech. staphyle = Weintraube):* Wortteil »Gaumenzäpfchen«, s.a. ▸Uvula bzw. ▸Staphylom.

**Staphyl|hämatom:** ▸Gaumensegelblutung, apoplektiforme.

**Staphylo...:** Wortteil »traubenförmig« bzw. ▸Staphylococcus bzw. »Gaumenzäpfchen« (▸Staphyl...).

**Staphylo|coagulase:** ein Staphylokokkenenzym; bewirkt in Gegenwart des u.a. im Blutplasma des Menschen enthaltenen coagulase reacting factor (CRF) die Umwandlung von Fibrinogen in Fibrin. E staphylococcal coagulase.

**Staphylo|coccus:** *Bakteriologie* eine Gattung der Familie Micrococcaceae; grampositive, unregelmäßig-traubenförmige Haufen bildende, aerobe, unbewegliche kugelförmige Kokken (Traubenkokken, Abb.); mit den Arten St. aureus, epidermidis u. saprophyticus; sind unterschiedlich empfindlich gegen Sulfonamide u. Antibiotika (u.U. Entwicklung resistenter Mutanten; bilden u.U. adaptiv Penicillinase); variieren in kulturellen Eigenschaften, Pathogenität, Resistenz sowie Enzymausstattung (z.B. bezüglich Bildung von Staphylokinase, Hämolysinen [St. haemolyticus], Enterotoxinen, P.V.-Leukocidin, Coagulase, Hyaluronidase [als ▸Spreading-Faktor], Proteinase). E Staphylococcus. – **St. aureus:** St. mit Bildung goldgelber, evtl. – als Variante – apfelsinen- oder zitronenfarbener Kolonien (= Sp. aurantiacus bzw. citreus); bildet ein komplexes Exotoxin (u.a. hämolysierend u. nekrotisierend; auch Coagulase); häufigster Erreger von ▸Pyodermien (▸Staphylodermie); ferner – v.a. auch durch Antibiotika-resistente Stämme – Erreger des ▸Hospitalismus (Problemkeime: ▸MRSA = Methicillin-resistente St. aureus), einer nekrotisierenden Tracheobronchitis, ▸Staphylokokkenenteritis, einer hochletalen Meningitis, einer foudroyanten atypischen Pneumonie, einer scharlachähnlichen Erkrankung (»Staphylokokkenscharlach« durch ein sog. exfoliatives = zu Schuppung führendes Toxin) sowie des toxischen ▸Schocksyndroms. – **St. epidermidis,** St. albus: ein Coagulase-negativer Haut- u. Schleimhautsaprophyt, aber auch Erreger tödlicher Septikämien; ist höchst Antibiotika-resistent. – **St. sapro|phyticus:** ein Coagulase-negativer Hautsaprophyt, aber auch Erreger von Harnwegsinfektionen (v.a. bei jungen ♀).

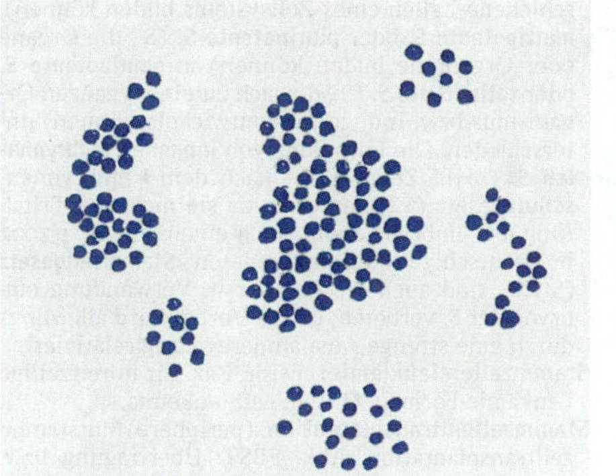

**Staphylococcus:** grampositive Haufenkokken. [479]

**Staphylo|dermia, -dermie:** Hauterkrankung durch Staphylokokken, allgemein als Pyodermie mit Infektion über die Talg- u. Schweißdrüsenausführungsgänge. E staphyloderma. – **St. follicularis profunda necrotica Jadassohn:** ▸Furunculus. – **St. sudipara suppurativa:** eitrige ▸Hidradenitis. – **St. superficialis:** oberflächliche Form der St. (▸Impetigo contagiosa). Verschiedene Formen: **St. superf. diffusa exfoliativa** (▸Dermatitis exfoliativa Ritter von Rittershain); **St. superf. follicularis Bockhart** (Ostiofolliculitis = Periporitis staphylogenes = Impetigo Bockhart) Perifolliculitis superficialis mit prall-eitrig gefüllten kleinen Pusteln mit schmalem rotem Hof, von einem Haar durchbohrt; ferner die staphylogene ▸Bulla repens, die disseminierte (nur Handflächen u. Fußsohlen verschonende) Impetigo bullosa der Neugeborenen u. älteren Kinder (s.a. ▸Pemphigoid) mit rasch oder in Schüben aufschießenden, aufplatzenden Hautblasen sowie die **St. superf. circinata** (▸Erythema necroticum migrans).

**staphylo|gen:** durch Staphylokokken bedingt. E staphylococcal.

**Staphylo|hämatoma:** ▸Gaumensegelblutung, apoplektiforme.

**Staphylo|kinase:** Fibrinolytikum aus dem Kulturmedium von Staphylokokken; Protein mit einem Molekulargewicht von 15 500 D, biochemischer Wirkmechanismus ähnlich wie bei ▸Streptokinase. Therapeutisch bislang nicht genutzt. E staphylokinase.

**Staphylo|kokken,** Traubenkokken: *Bakteriologie* ▸Staphylococcus. E staphylococci.

**Staphylokokken|angina:** ▸Angina mit schmutzig bräunlichen Tonsillenbelägen; häufig als Hospitalinfektion. E staphylococcal pharyngitis.

**Staphylokokken-Clumping-Test** *(engl.):* Test zur semiquantitativen Bestimmung von Fibrin-/Fibrinogenspaltprodukten bei Verbrauchskoagulopathie bzw. Fibrinolyse; im positiven Test führt die Zugabe von Keimen des Stammes Staphylococcus aureus Newman D2C zu sichtbarer Verklumpung (durch sog. Clumping-Faktor).

**Staphylokokken|enteritis:** ▸Enteritis durch lösliches, hitzestabiles Enterotoxin v.a. von Staphylococcus aureus; meist als – meldepflichtige – Nahrungsmittelvergiftung, aber auch nach Antibiotika-Anw. E staphylococcal food poisoning.

**Staphylokokken|toxikose:** toxische Verlaufsform der Staphylokokkeninfektion (meist durch Staphylococcus aureus) mit Apathie, Delir, Koma, Kreislaufversagen, Meteorismus sowie mit paralytischem ▸Ileus; beim jungen Säugling oft auch Hypothermie. S.a. ▸Vergiftung. E staphylococcal toxicosis.

**Staphylo|lysin:** ▸Staphylokinase. E staphylolysin.

**Staphyl|lom(a):** *Ophthalmologie* lokal begrenzte Aussackung der Augenwand mit Gewebsverdünnung. E staphyloma. – **St. anulare:** Ring-St. E annular st. –

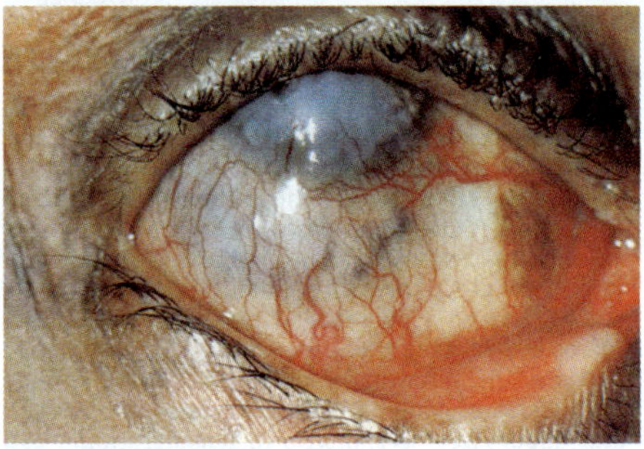

**Staphylom(a):** Veränderung im Rahmen einer Lepra-Erkrankung. [389]

**St. conicum,** Hornhautstaphylom: St. mit Beteiligung vorderer Bereiche der Aderhaut (»Uvea anterior«); s.a. ▸Keratokonus. – **St. posticum verum:** glockenförmige Aussackung des birnenförmig gedehnten hinteren Augenpoles mit maximaler Verlängerung der Bulbusachse; das Extrem der myopischen Bulbusdehnung; s.a. ▸Sklerektasie. E posterior st. – **St. sclerae,** Skleralstaphylom: St. mit Beteiligung der Lederhaut u. hinterer Bereiche der Aderhaut (»Uvea posterior«). E scleral st.

**Staphylo|plastik:** plastische Korrektur am weichen Gaumen, i.e.S. am gespaltenen Zäpfchen (Uvula). S.a. ▸Staphylourano... E staphyloplasty.

**Staphylo|schisis:** Spalte des weichen Gaumens im Zäpfchen- = Uvulabereich. E staphyloschisis.

**Staphylo|toxin:** Sammelbegriff für die Staphylokokkentoxine: 1) das neurotrope Exotoxin des ▸Staphylococcus aureus, 2) das Toxin des toxischen ▸Schocksyndroms (= F-Enterotoxin), 3) das exfoliative (zu Schuppung führende) Toxin u. 4) das Enterotoxin B. E staphylotoxin.

**Staphylo|urano(r)rhaphie:** operativer Verschluss einer bis in das Zäpfchen reichenden Gaumenspalte; s.a. ▸Staphyloplastik, ▸Uranostaphyloplastik. E uranostaphylorrhaphy.

**Star** *(mhdt. star = starr): Ophthalmologie* Bez. für bestimmte Augenkrankheiten. – **St., grauer:** ▸Cataracta (= Katarakt). E cataract. – **St., grüner:** ▸Glaucoma. E glaucoma. – **St., weißer:** ▸Leukom (1).

**Starck-Dilatator** (HUGO ST., 1871–1956, Karlsruhe): Dehnsonde mit reusenförmigem Spreizmechanismus.

**Stargardt-Syndrom** (KARL BR. ST., 1875–1927, Augenarzt, Bonn, Marburg): eine autosomal-rezessiv erbliche, fam. juvenile Makuladegeneration mit Zerfall des Zapfenapparates der Netzhaut im Bereich der Fovea centralis u. mit sekundärer Optikusatrophie. E Stargardt's disease.

**Star|gläser:** Brillengläser (oder Kontaktlinsen) von etwa +12 (10–13) Dioptrien zur Korrektur des Linsenmangels (▸Aphakie) nach ▸Staroperation. E cataract glasses.

**Stark|reiz|prüfung:** s.u. ▸kalorisch.

**Stark|strom|unfall:** s.u. ▸elektrischer Unfall.

**Starling** (ERNEST H. ST., 1866–1927, Physiologe, London). – **St.-Herz:** dem Tierkörper en bloc entnommenes Herz-Lungen-Präparat, angeschlossen an ein geschlossenes Schlauchsystem als Ersatzkreislauf, der mit heparinisiertem Blut beschickt ist; wird künstlich beatmet; Anw. für pharmakologische Untersuchungen. E Starling's heart-lung preparation. – **St.-Kurve:** die – dem ▸FRANK-ST.-Gesetz (»**St.-Herzgesetz**«) entsprechende – graphische Darstellung der Beziehung zwischen Druck-Volumen-Arbeit u. enddiastolischer Ventrikelfüllung (Abb.). Wichtig zur Beurteilung der Arbeitskapazität des Herzens. E St.'s curve.

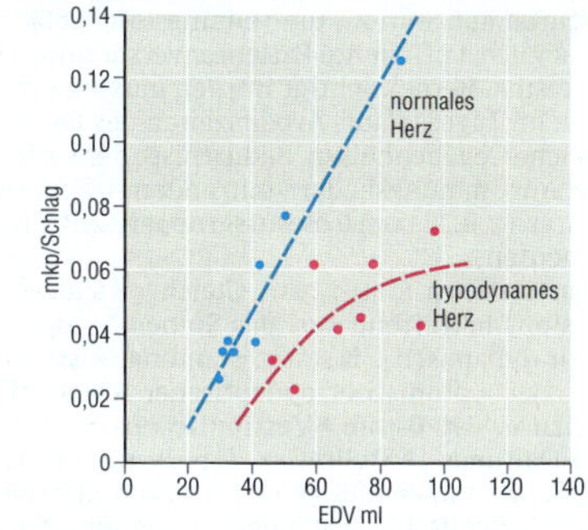


**Starling-Kurve:** Druck-Volumen-Arbeit in Abhängigkeit vom enddiastolischen Volumen (EDV). [262]

**Star|operation:** die operative Beseitigung einer infolge ▸Cataract getrübten Linse. Historisch die Linsenverdrängung innerhalb des Auges (= Depressio cataractae), später als intra- oder extrakapsuläre ▸Linsenextraktion. In jüngerer Zeit immer stärkerer Übergang zur ▸Phakoemulsifikation, wobei nach Eröffnung der vorderen Linsenkapsel der Linsenkern mittels Ultraschall zertrümmert u. abgesaugt wird, gefolgt von der Linsenimplantation in den verbliebenen Kapselsack. Neuere Entwicklungen schließen die Anwendung von Laserstrahlen zur Staroperation ein. E cataract surgery.

**Starre:** **1)** Steifheit des Körpers oder seiner Teile; als ▸Muskelstarre (s.a. ▸Myositis ossificans, ▸Stiff-Man-Syndrom, ▸Rigor, Rigidität, ▸Spastik [s.a. ▸Enthirnungsstarre]; ▸Totenstarre), Gelenksteife (▸Löt-, ▸Sperrsteife; s.a. ▸Arthrogryposis, ▸Periarthritis humeroscapularis), als hautbedingte Steifheit (▸Sklerodermie); ferner psychogen als ▸Katalepsie, ▸Katatonie. E stiffness, rigidity. **2)** *Psychologie* mangelnde Beweglichkeit u. Elastizität des Denkens. E stubbornness.

**Starr-Edwards-Prothese:** Kugelventil-Prothese als ▸Herzklappenprothese (dort Abb.) für die Mitral- u. Aortenklappe. E Starr-Edwards ball-valve prosthesis.

**Starr|krampf:** ▸Tetanus. E tetanus.

**Starter|codon,** Initiationscodon: *Genetik* bisher nur bei Bakterien nachgewiesene Codons (u. zwar A-U-G = Adenosin-Uridin-Guanosin u. G-U-G) der Matrizen-RNS, die am Ribosom die ▸Translation einer Transfer-RNS einleiten. S.a. ▸Operon. E start codon.

**Starterlösung:** kochsalzarme u. kaliumfreie Lsg., die die Nierentätigkeit anregt; ***Anw.*** z.B. bei traumatischem Schock; ***Wirkst.:*** z.B. Mannit-Lsg., isotone Glucose-Lsg., Natriumlactat-NaCl-Lsg. E starter (solution).

**Startling-Phänomen** *(engl. startling = überraschend):* der ▸MORO-Reflex (als frühkindl. Reflex).

**Stase, Stasis:** *Pathologie* Stillstand eines Flüssigkeitsstromes, z.B. des Blutstromes (▸Hämostase), der Galle (Cholestase) etc. S.a. ▸Stagnations... E stasis.

**Staso|baso|phobie:** ▸Astasie-Abasie-Syndrom. E astasia-abasia, Blocq's disease.

**Staso|phobie:** Astasie infolge neurotischer Überzeugung, nicht stehen zu können (u. entsprechender Angst vor dem Stehen). E stasiphobia.

**Stathmo|kinese:** die durch Spindelgifte induzierbare Arretierung der Mitose im Metaphasezustand der Chromosomen ohne Anordnung in einer Äquatorialplatte.

S

**staticus** *(latein.)*: ▸statisch. E static.
**Statine: 1)** ▸Inhibiting-Hormone u. ▸Chalone. **2)** Lipidsenker vom Typ ▸HMG-CoA-Reductase-Hemmer.
**stationär: 1)** eine Krankenhausstation betreffend. E hospitalized. **2)** unverändert bleibend. E stationary, constant.
**Stations|management:** Schaffen von Organisationsstrukturen auf Station, um reibungslose Abläufe u. eine möglichst effiziente Patientenversorgung zu gewährleisten. Berücksichtigt werden müssen u. a. Fixpunkte im Tagesablauf, Arbeitszeiten des Personals, räumliche Gegebenheiten, Bedürfnisse der Patienten sowie Abstimmungsbedarf mit anderen Funktionseinheiten (z. B. Labor) u. Berufsgruppen (z. B. Physiotherapeuten).
**statisch,** staticus: Statik bzw. Gleichgewichtsverhalten (-sinn) betreffend, auf das Stehen bezogen (im Ggs. zu dynamisch). E static, standing. – **st. Anfall:** astatischer = atonischer epileptischer Anfall. E atonic seizure. – **st. Organ:** ▸Vestibularapparat. – **st. Reflex:** ▸Haltungs-, ▸Stellreflex. E postural reflex.
**Statistik:** das zahlenmäßige Erfassen von Massenvorgängen (= Beobachtungseinheiten, die einem Oberbegriff genügen) u. deren Analyse, um – unabhängig von den Zufallseinflüssen bei Einzelbeobachtung – Regelhaftigkeiten zu erkennen. E statistics.
**stato|acusticus** *(latein.)*: Gleichgewicht u. Gehör betreffend; z. B. Nervus statoacusticus, ▸N. vestibulocochlearis. E statoacoustic.
**Stato|conia,** Otolithen, Statolithen: in der ▸Macula sacculi u. ▸Macula utriculi mehrschichtig in die Membrana statoconiorum eingelagerte kleine Kalkkristalle, die durch Druck (Schwerkraft) auf die Sinnes- oder Haarzellen zur Empfindung der Richtung u. Größe von Beschleunigungen (einschließlich der Erdbeschleunigung) beitragen u. damit die Regulation von Körperhaltung u. -stellung ermöglichen (▸statokinetische Reflexe). E statoconia, statoliths.
**stato|kinetische Reflexe:** vestibuläre »Statolithenreflexe«, die bei ▸Beschleunigung – nicht jedoch bei gleichmäßiger Bewegung – des Körpers im Raum für Ausgleichsbewegungen sorgen; lineare oder ▸Progressivbeschleunigung führt v. a. bei vertikalen Reizen zu Progressivreaktionen (▸Liftreaktion, ▸Sprungbereitschaft), rotator. oder Winkelbeschleunigung bei horizontalen Reizen zu entspr. Drehreaktion (▸Nystagmus; Drehung von Kopf u. Körper), bei vertikalen v. a. zu Kippreaktionen. E statokinetic reflexes.
**Stato|konien, -lithen:** ▸Statoconia. E statoliths.
**Stato|motorik:** die auf Halte- u. ▸Stellreflexe sowie auf statokinetische Reflexe gestützte Motorik im Dienste der Körperhaltung u. Gleichgewichtserhaltung; s. a. ▸Statotonus. E postural function.
**Stato|tonus:** der der Gleichgewichtserhaltung beim Gehen u. Stehen dienende labyrinth- u. kleinhirngesteuerte Tonus der Rumpf-, Gliedmaßen- u. Augenmuskeln. E postural tone.
**Status** *(latein.)*: Zustand, Entwicklungsphase. S. a. ▸Konstitution, ▸Habitus, ▸Diathese. Auch Kurzbezeichnung für ▸Status praesens (z. B. neurologischer oder internistischer S.). E state, condition, status. – **St. anginosus:** lang dauernde Stenokardie. E prolonged angina. – **St. arthriticus:** Magen-Darm- u. nervöse Störungen vor dem Gichtanfall. E gouty diathesis. – **St. asth|maticus:** dichte, evtl. zu einem Dauerkrampf gesteigerte Folge von Bronchialasthma-Anfällen; evtl. lebensbedrohlich. – **St. cri|brosus:** ▸état criblé. – **St. des|integrationis:** lakunäre Hirnsubstanzerweichungen, ▸lakunäres Syndrom. – **St. dysrhaphicus:** ▸Dysrhaphie. E dysrhaphism. – **St. epilepticus:** Serie generalisierter oder partieller epileptischer Anfälle mit nur kurzen anfallsfreien Intervallen (ohne Erreichen des Ausgangsverhaltens u. beim generalisierten Anfall mit fortbestehender Bewusstseinsstörung). ***Ätiol.:*** ausgelöst z. B. durch akuten Infekt, Alkoholgenuss, Medikamentenentzug, aber auch bei Hirntumoren u. a. m. ***Formen:*** generalisiert als Grand-Mal- oder auch Petit-Mal-Status oder als partieller Status mit fokalen Anfällen u. evtl. nachfolgenden Paresen, auch psychomotorischer Status. – **St. idem:** gleicher = unveränderter klinischer Zustand, Befund. E unchanged condition. – **St. lacunaris:** ▸lakunäres Syndrom. – **St. lymphaticus:** lymphatische ▸Diathese; s. a. ▸Status thymicus. E lymphatic diathesis. – **St. marmoratus:** ▸VOGT-Syndrom (1). – **St. nascens, St. nascendi:** *Chemie* als »Zustand des Geborenwerdens« der des Freiwerdens eines Elementes (einer Verbindung) im Verlauf einer chemischen Reaktion. Meist besteht erhöhte Reaktionsfähigkeit. E nascent st. – **St. paralyticus:** gehäufte epileptiforme Anfälle bei progressiver ▸Paralyse. – **St. praesens:** der gegenwärtige klin. Befund. E present st. – **St. punctosus:** akutes ▸Ekzem mit zahlreichen punktförmigen Erosionen. – **St. pycnolepticus:** ▸Petit-Mal-Status. – **St. seborrhoicus,** seborrhoische Diathese: konstitutionell bedingte übermäßige Hauttalg-Absonderung; s. a. ▸Seborrhö. – **St. sebostaticus:** Neigung zu ekzematösen Reaktionen bei Sebostase. – **St. spongiosus:** zystische Hohlraumbildungen im Gehirn infolge schnellen Parenchymzerfalls (v. a. als Ödemnekrose); s. a. ▸Spongiose. E spongiform degeneration. – **St. thym(icolymphat)icus:** Hyperplasie von Bries (Thymus) u. lymphatischem Apparat bei – meist pastösen u. hypotonen – Säuglingen u. Kleinkindern. Früher als Ursachen des plötzl. ▸Kindstodes angesehen. E thymicolymphatic diathesis. – **St. typhosus:** Benommenheit (Stupor) u. extreme Muskelschlaffheit bei schwerem Typhus abdominalis (aber auch bei Fleckfieber etc.). E typhoidal state. – **St. varicosus:** konstitutionell bedingte Krampfadern (Phlebektasien) in mehreren Körperregionen. E varicosities.
**Staub:** Gemisch von Feststoffteilchen (∅ ca. 20 nm–0,5 mm, als Fein-, Grobstaub) mit Gasen (z. B. atmosphärische Luft), das sich – wie Nebel – als quasistabiles disperses System z. T. wie ein Kolloid verhält (s. a. ▸Aerosol). Als mineralischer Grundstaub stets in der Atmosphäre vorhanden; als Pollen- u. Sporenstaub während der pflanzlichen Vegetationsperiode; als Industriestaub Ruß, Flugasche, Kohle-, Zement-, Eisenoxid-, Karbidpartikel enthaltend; als Hausstaub mit Milbenstaub, Pilzsporen, Bettfedernteilen; als Mehlstaub etc. S. a. ▸MAK, ▸MIK, ▸TRK, ▸Smog. E dust.
**Staub** (HANS ST., 1890–1967, Pharmakologe, Internist, Basel). – **St.-Effekt:** das 3-phasische Verhalten des Blutzuckerspiegels im ▸Glucosetoleranztest: kurz dauernder Anstieg (physiologische alimentäre Hyperglykämie), gefolgt nach 1–2 Std. von kurz dauerndem Abfall unter den Nüchternwert (gegenregulatorische Hypoglykämie infolge überschüssiger Insulinausschüttung = positiver ST.-E.) und Rückkehr zum Nüchternwert nach ca. 3–4 Std. Bei vermind. Glucosetoleranz (Diabetes mellitus) Wert der 2. Phase über dem der 1. (negativer ST.-E.). E Staub's effect. – **St.-Traugott-Versuch** (KARL TR., geb. 1885, Internist, Frankfurt): historischer ▸Glucosetoleranztest mit Bestimmung der Blutglucose nach zweimaliger oraler Glucosezufuhr. E St.-Traugott test.
**Staub|inhalationskrankheit, -lunge(nkrankheit):** ▸Pneumokoniose. Als **Staubspeicherkrankheit** mit einfacher Ablagerung durch Ablösung wieder ausscheidbarer Stäube; z. B. die gutartigen Pneumokoniosen ▸Barytose, ▸Siderose, ▸Talkose, ▸Rußlunge; s. a. ▸Alveolarphagozyten. E pulmonary disease due to dust inhalation.
**Stauchungs|fraktur:** durch Stauchung (Knochenkompression in Längsrichtung) bedingter ▸Kompressionsbruch. E impaction fracture.
**Stauffer-Syndrom:** paraneoplastische, nach Tumorentfernung z. T. verschwindende Störungen der Leberfunktion bei Nierentumoren (z. B. Nierenzellkarzinom): Verlängerung der Prothrombinzeit, erhöhte Werte der alkalischen Phosphatase, vermehrte Retention von ▸Bromsulfalein, Dysproteinämie (Hypalbuminämie mit Zunahme der $\alpha_2$-Globuline), Hepatomegalie. E Stauffer's syndrome.

**Staupe|körnchen:** oxyphile Einschlusskörperchen (im Unterschied zu NEGRI-Körperchen ohne basophile Innenstruktur) im Zytoplasma der Ganglienzellen des Zentralnervensystems und der Epithelzellen fast aller Organe des vom Staupevirus befallenen Tieres.

**Staupe|virus:** pantropes, zum Befall fast aller Organe u. Zellsysteme befähigtes Virus der Paramyxogruppe (0,1 µm ∅). Erreger der Staupe (v.a. bei Hund, Nerz, Frettchen, Waschbär; nicht beim Menschen). E distemper virus.

**Stauung:** **1)** künstliche (mittels Stauschlauchs, -manschette) mechanische Hemmung des venösen Rückflusses ohne Beeinträchtigung des arteriellen Zuflusses. S.a. ▸Blutleere. E application of a tourniquet. **2)** durch Strömungsminderung infolge Stenose bzw. Ektasie, als Blut-St. auch infolge mangelnder ▸Vis a tergo verursachte Verhaltung (Volumenvermehrung) u. ▸Stase eines Flüssigkeitsstromes; z.B. als Blutstauung (venös z.B. bei Herzinsuffizienz, Leberzirrhose, Achselvenensperre; s.a. ▸BIER-Stauung; arteriell z.B. bei Embolie), Lymphstauung (z.B. bei Filariose, Aszites), Liquorstauung (▸Liquorblockade), Harn-, Kot-, Galle-, Sekretstauung (z.B. von Wundsekret, Lochien, Milch, Speichel). E congestion, stasis.

**Stauungs|atrophie:** Parenchymschwund infolge chronischer venöser Stauung. E congestion atrophy.

**Stauungs|bronchitis:** chronische ▸Bronchitis bei Stauungslunge; mit seröser, evtl. hämorrhagischer Transsudation u. Exsudation in Bronchien u. Alveolen u. Symptomen des Asthma cardiale. E congestive bronchitis.

**Stauungs|dermatose,** Stauungsekzem: ekzematöse Hautveränderungen als Komplikation einer ▸Lipodermatosklerose bei chronischer venöser ▸Insuffizienz. E stasis dermatitis.

**Stauungs|fibrose:** Organverhärtung (▸Induration, ▸Sklerose) als Folge chronischer venöser Stauung, d.h. als hypoxiebedingte Organfibrose durch Umwandlung der Reticulinfasern in dichte kollagene Fasern.

**Stauungs|gallenblase:** ▸Gallenblasenhydrops. E stasis gallbladder.

**Stauungs|gastritis:** passive Gastritis-Symptome verursachende Hyperämie der Magenschleimhaut bei Herzinsuffizienz. E congestive gastritis.

**Stauungs|hydrops:** ▸Hydrops in Körperhöhlen (als Aszites, Pleuraerguss) u. im interstitiellen Gewebe (Stauungsödem) infolge Transsudation bei venöser Stauung, z.B. bei Herzinsuffizienz. E cardiac dropsy.

**Stauungs|ikterus:** **1)** Verschlussikterus mit ▸Cholestase. E obstructive jaundice. **2)** hepatischer Ikterus bei Stauungsleber.

**Stauungs|infarkt:** ▸ZAHN-Infarkt.

**Stauungs|insuffizienz:** dekompensierte ▸Rechtsherzinsuffizienz. E congestive heart failure.

**Stauungs|leber:** Leberveränderungen infolge chronischer venöser Blutstauung in der Leber (z.B. bei ▸Rechtsherzinsuffizienz, Kompression oder Thrombose der Venae hepaticae); im akuten Stadium (blutige Anschoppung) blaurote Verfärbung u. Vergrößerung des Organs, evtl. auch hypoxische zentrolobuläre Nekrosen; im chronischen Stadium zusätzlich ▸Stauungsatrophie der Epithelien (evtl. auch Verfettung; »Muskatnussleber«) gefolgt von ▸Stauungsfibrose (mit Organverkleinerung u. bindegewebigem Epithelienersatz); als Endzustand ▸Stauungszirrhose. E congested liver.

**Stauungs|lunge:** Lungenveränderungen bei chronischer Blutstauung im kleinen Kreislauf (z.B. bei ▸Linksherzinsuffizienz, ▸Mitralstenose); ausgedehnte Prallfüllung der Kapillaren mit Membranverdickung (rote Induration), Blutungen u. Hämosiderinablagerung, Auftreten von ▸Herzfehlerzellen, Stauungsfibrose (»braune ▸Induration«, Abb.); *röntg* breite Gefäßzeichnung zentral, Peripherie relativ gefäßarm (sog. Gefäßsprung); klinisch Stauungs-

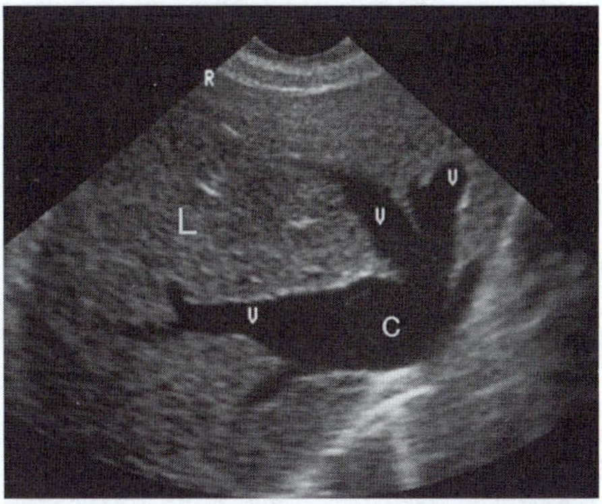


**Stauungsleber:** erweiterte Lebervenen (**V**), in die Vena cava inferior (**C**) einmündend bei Rechtsherzinsuffizienz. Subkostaler Schrägschnitt mit in die Leber (**L**) hinein gerichtetem Schallweg. (**R** = rechts). [513]

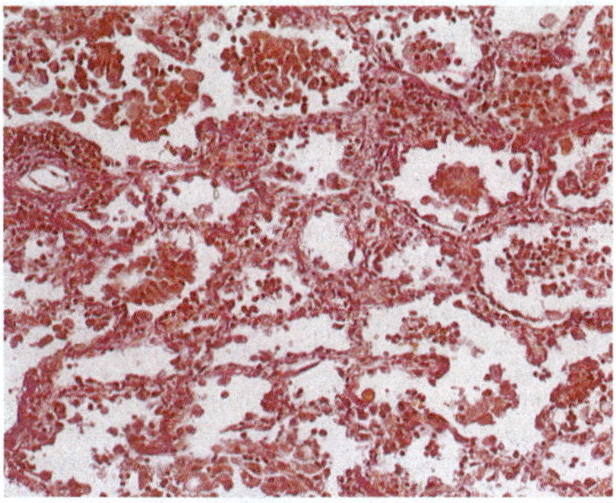

**Stauungslunge:** chronische St. mit fibrotisch verdickten Septen u. Herzfehlerzellen in den Alveolen (Histologie). [178]

bronchitis, Hypoxämie (infolge alveolokapillärer Sauerstoff-Diffusionsstörung). E congested lung.

**Stauungs|milz:** durch chronische Blutstauung bedingte Milzvergrößerung (Splenomegalie), evtl. auch Stauungsfibrose, Herzinsuffizienz, Leberzirrhose mit Pfortaderstauung. E congested spleen.

**Stauungs|nekrose:** durch ▸Hypoxie bedingter Gewebsuntergang i.S. einer Koagulationsnekrose als Folge chronischer venöser Stauung, z.B. bei ▸Stauungsleber. E coagulation necrosis.

**Stauungs|niere:** **1)** durch venöse Blutstauung, v.a. bei Herzinsuffizienz, Nierenvenenthrombose, vergrößerte, zyanotische Niere, evtl. mit leicht verfetteter Rinde u. dunkelblauroten Markkegeln; die strotzend mit Erythrozyten gefüllten Glomeruli für Erythrozyten u. Eiweiß durchlässig (»Stauungsharn« mit Stauungsalbuminurie). E nephremia, nephrohemia. **2)** Harnstauungsniere, ▸Hydronephrose.

**Stauungs|ödem:** mechanisch bedingtes transsudatives ▸Ödem bei venöser Blutstauung u./oder Lymphstauung (▸Lymphödem). S.a. ▸NONNE-MILROY-MEIGE-Syndrom. E congestive edema.

**Stauungs|papille:** pilzförm. Vorwölbung, Verbreiterung u. glasige Trübung (Unschärfe) der Sehnervpapille. Gleichzeitig Prallfüllung u. hochgradige Schlängelung der Netzhautvenen u. Verengung der Arterien mit streifigen Umgebungsblutungen u. weißlichen Herden (Abb.). ***Ätiol.:*** bei intrakranieller Drucksteigerung durch Fortleitung des Drucks auf alle Sehnervenscheiden. ***Progn.:*** nach Druckentlastung schnelle Rückbildung. ***Kompl.:*** bei längerem Bestehen Gefahr der Optikusatrophie. E choked disk, papilledema.

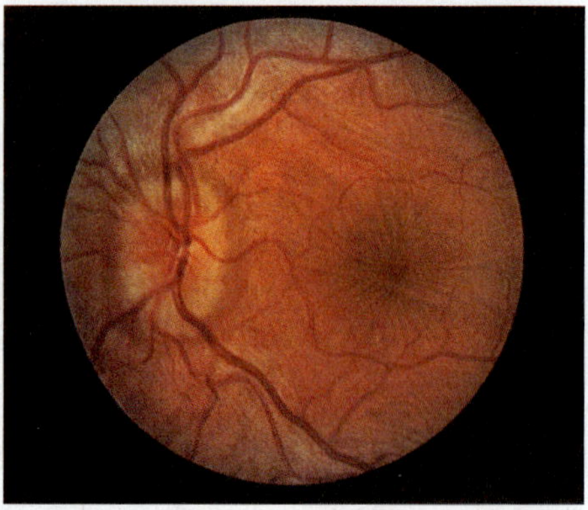

**Stauungspapille:** ringwallartige Vorwölbung mit auffälliger Netzhautfältelung. [437]

**Stauungs|pigment:** örtliche ▸Hämosiderose bei chronischer venöser ▸Insuffizienz.

**Stauungs|pneumonie:** hypostatische ▸Pneumonie bei Stauungslunge. E hypostatic pneumonia.

**Stauungs|zirrhose:** Leberzirrhose bei Stauungsleber; ▸Cirrhose cardiaque.

**Stavudin,** Abk. D4T: nukleosidaler ▸Reverse-Transkriptase-Hemmer; Virostatikum.

**Staxis:** tropfenweise Blutung; ▸Epistaxis. E dribbling.

**STD** *(engl.)* Abk. für **s**exually **t**ransmitted **d**isease: sexuell übertragene Krankheit; ▸Geschlechtskrankheit.

**STE:** Abk. für ▸Prednimustin.

**Steady State** *(engl.):* ▸Fließgleichgewicht; **relativer St. St.:** ▸Ergostase.

**Steal-Effekt** *(engl. to steal = stehlen):* bei ▸Anzapfsyndrom (d.h. bei Versorgung eines durchblutungsgestörten Körperabschnitts über Kollateralen aus einem anderen arteriellen Versorgungsbereich) die bei Mehrbedarf des über diese Nebenschlüsse kompensativ versorgten Organs deutlich werdende Mangeldurchblutung des kompensierenden angezapften Organs infolge Blutstromumkehr. Kommt nur bei organischer Stenose oder Verschluss einer Hauptarterie vor, z.B. der A. subclavia an ihrem Abgang (Subclavian-Steal-Syndrom). Eine trotz St.-E. fortbestehende Mangeldurchblutung des Mehrbedarfsorgans wird als **Invers-St.-E.** bezeichnet.

**Steal-Syndrom** *(engl.):* ▸Anzapfsyndrom. – **St.-Sy., koronares:** der bei BLAND-WHITE-GARLAND-Syndrom (Abgang der li. Koronararterie aus der A. pulmonalis) in dessen späteren Stadien, d.h. nach Entwicklung von Kollateralen zwischen der li. u. der – aortal versorgten – re. Koronararterie vorkommende Blutentzug aus der re. Herzkranzarterie in die Pulmonalarterie.

**Ste|apsin:** Triacylglycerinlipase (▸Lipase), Synthese im Pancreas. E steapsin.

**Stea|rat:** Salz der Stearinsäure. ***Anw.*** *pharm* in nicht fettenden Cremes. E stearate.

**Stea|rin:** **1)** festes Gemisch aus Triglyceriden der Stearin-, Palmitin-, Myristin- u. Ölsäure. E stearin. **2)** **Stearinsäure,** $CH_3(CH_2)_{16}COOH$: eine höhere Fettsäure tierischer Fette. – Salze: Stearate. E stearic acid.

**Stear|rhö:** ▸Steatorrhö. E stearrhea.

**Steato...:** Wortteil »Fett«, »Talg«; s.a. ▸Lipo..., ▸Adip(o)...

**Steato|blast:** die sich in eine ▸Fettzelle umwandelnde Mesenchymzelle in Fettorganen. E lipoblast.

**Steato|lyse:** ▸Lipolyse. E steatolysis.

**Steatom(a):** ▸Lipom; i.w.S. auch das Cholesteatom. E steatoma.

**Steato|matosis,** Sebozystomatose: angeborene Talgretentionszysten infolge Keratose der Talgdrüsenausführungsgänge. E steatomatosis.

**Steato|merie:** zonale Fettsucht, ▸Adipositas; i.e.S. der Fettsteiß (= Steatopygie) u. die femorale Adipositas (= Steatotrochanterie). E steatomery.

**Steator|rhö, -rhoea:** **1)** *Dermatologie* ▸Seborrhö. E steatorrhea. **2)** Fettdurchfall; vermehrte Fettausscheidung mit dem Stuhl (»Fett-«, ▸»Salbenstuhl«) infolge Maldigestion bei Lipasemangel; z.B. bei Mukoviszidose, chron. Pankreatitis. – **St. arthro|pericardiaca:** ▸WHIPPLE-Krankheit. – **St., idiopathische infantile:** ▸Zöliakie.

**Steatosis:** Verfettung (fettige ▸Degeneration, ▸Adipositas). E steatosis.

**Steato|zele:** **1)** ▸Fettgewebsbruch. **2)** ▸Liparozele. E steatocele.

**STEC:** Abk. für ▸Shiga-Toxin bildende Escherichia-coli-Stämme.

**Stech|apfel:** ▸Datura stramonium. E stramonium.

**Stechapfel|form:** **1)** Ammoniumuratkristalle als gelbbraune Kugeln mit zackigen Spitzen im Harnsediment. E thorn apple crystals. **2)** Akantho-, Echino-, Krenozyt: Morgensternform des durch Wasserentzug geschrumpften Erythrozyten. E crenocyte, burr cell.

**Stech|fliegen,** Bremsen: Fliegen der Familien Stomoxydinae, ▸Tabanidae. E biting flies, tabanids.

**Stech|mücken:** ▸Culicidae. E gnats, mosquitos.

**Steck|schuss:** Schussverletzung, bei der das Geschoss im Körper stecken bleibt, d.h. ohne Ausschuss. E retained missile.

**Steele-Richardson-Olszewski-Krankheit:** progrediente neurodegenerative Erkrankung unbekannter Ätiologie, die mit vertikaler Blickparese, Rigor, Akinese, Pyramidenbahnsymptomatik u. Demenz einhergeht; tritt meist im 5. Ljz. auf. E Steele-Richardson-Olszewski disease.

**Steell-Geräusch** (G. ST., 1851–1942, Internist, Manchester), GRAHAM-ST.-G.: frühdiastolisches ▸Decrescendo(-Geräusch) im 2.–3. Zwischenrippenraum links parasternal bei relativer Pulmonalisinsuffizienz. E Graham Steell's murmur.

**Stefan-Boltzmann-Gesetz:** Gesetzmäßigkeiten für die Wärmeabgabe durch Strahlung.

**Stegomyia fasciata:** ▸Aedes aegypti.

**Steh-EKG (Kienle):** orthostatisches ▸Belastungs-EKG, abgeleitet sofort nach Aufstehen aus der Ruhelage. E orthostatic exercise ECG.

**Steh|feld|bestrahlung:** ▸Strahlentherapie mit während der Sitzung unverändertem Bestrahlungsfeld u. -winkel (Strahlenquelle fest stehend).

**Steh|pyelo|gramm:** **1)** Veratmungsurogramm (bei tiefster In- u. Exspiration) am Stehenden zur Diagnostik einer Nephroptose. **2)** im Stehen angefertigtes Ablaufpyelogramm. E upright excretory urogram.

**Steh|versuch:** Kreislaufbelastungsprobe unter ▸Orthostase; z.B. als ▸SCHELLONG-Test (I). E orthostatic exercise test.

**Steife:** ▸Starre; s.a. ▸Darmsteifung, ▸Stiff... E stiffness, rigidity.

**Steig|bügel:** *Anatomie* ▸Stapes; s.a. ▸Stapedo...

**Steigbügel|verband:** ▸Spica pedis.

**Steig|reaktion:** *Neurologie* ▸Placing-Reaktion. E placing reaction.

**Steil|typ:** EKG-Lagetyp mit steiler elektrischer Achse (zwischen +90° u. +60°); höchste R-Zacke in Standardableitung II, zweithöchste in III, QRS in I u. in aVL biphasisch, in II, III u. aVF positiv (▸Positionstypen, dort Abb.). Varianten (Untertypen) z.B. bei Asthenikern, Lungenemphysem. E vertical heart position.

**Stein:** *Pathologie* ▸Konkrement; s.a. ▸Litho... E stone, calculus.

**Stein|absaug|gerät:** Katheter mit ▸Aspirator oder Evakuator zum Entfernen von Harnsteinen (▸Litholapaxie) ohne oder unter zystoskopischer Sicht. E stone aspiration device.

**Stein|analyse:** die Untersuchung von Harn- oder Gallensteinen auf ihre chemische Zusammensetzung als

Voraussetzung für eine gezielte medikamentöse Therapie mit steinauflösenden Substanzen.

**Stein|auflösung:** ▸Harnsteinauflösung, ▸Chemolitholyse. E litholysis.

**Steinbrinck-Granulations|anomalie:** *Hämatologie* ▸CHEDIAK-HIGASHI-Syndrom.

**Steinbrocker-Klassifikation:** Einteilung der rheumatoiden ▸Arthritis nach röntgenologischen u. funktionellen Veränderungen in 4 Stadien.

**Steindler-Operation:** operative Transposition der Unterarmbeuger u. -strecker mit Verlagerung des Epicondylus lateralis bzw. medialis nach proximal bei Ausfall der Ellenbogenbeugung durch Lähmung des Plexus brachialis.

**Steinkleekraut:** ▸Meliloti herba.

**Steinkohlenteer,** Pix lithanthracis: Antipruriginosum; Antiseptikum; ***Anw.*** v.a. bei schuppenden Hautveränderungen wie z.B. Psoriasis vulgaris. S.a. ▸Teer. E coal tar.

**Stein|kolik:** Kolik infolge Steineinklemmung. E stone colic.

**Stein-Leventhal-Syndrom** (IRVING FR. ST., 1887–1976; MICHAEL LEO L., 1901–1971; Frauenärzte, Chicago): frühere Bez. für ▸PCO-Syndrom. E Stein-Leventhal syndrome, polycystic ovary sy.

**Steinmann** (FRITZ ST., 1872–1932, Chirurg, Bern). – **St.-Meniskuszeichen:** diagn. Zeichen bei Prüfung des Kniegelenks, die Hinweis auf eine Meniskusverletzung geben. **Steinmann I:** ▸KONJETZNY-ST.-Symptom; **Steinmann II:** das mit zunehmender Unterschenkelbeugung eintretende Wandern des zunächst vorn angegebenen Druckempfindlichkeitsmaximums in Richtung Kniekehle. – **St.-Nagel:** runder Stahlnagel mit scharfer Spitze als Mittel zur Extensionsbehandlung von Knochenbrüchen. E Steinmann pin.

**Stein|pyo|nephrose:** durch Nierenbecken-Ureter-Stein(e) bedingte ▸Pyonephrose. E pyonephrolithiasis.

**Stein|schnitt:** *Urologie* ▸Lithotomie; s.a. ▸Sectio alta, ▸S. mediana u. ▸S. lateralis. E lithotomy.

**Steinschnitt|lage:** Rückenlage (mit Becken am Vorderrand des Operationstisches) mit in Knie- u. Hüftgelenk stark gebeugten u. leicht gespreizten Beinen (Unterschenkel auf Stützen); bei Eingriffen an Damm, Mastdarm, Scheide. E lithotomy position.

**Stein|staub|lunge:** ▸Silikose. E silicosis.

**Stein|zertrümmerung:** *Urologie* ▸Lithotripsie. – Außerdem die St. durch extrakorporale ▸Stoßwellenlithotripsie (bei Nieren- u. Gallensteinen); s.a. ▸Cholelithotripsie. E lithotripsy.

**Steiß|bein:** ▸Os coccygis; s.a. ▸Kokzygo... E coccyx.

**Steißbein|fistel:** Fistula coccygealis; ▸Pilonidalfistel, Sakraldermoid. E coccygeal fistula, pilonidal sinus.

**Steißbein|fraktur:** Steißbeinbruch, v.a. infolge Sturzes auf das Gesäß; meist mit Verlagerung des distalen Bruchstückes nach vorn. Führt zu Sitzschmerzen, ▸Kokzygodynie. – Ferner als geburtshilfliche Maßnahme die basisnahe Dorsalfrakturierung des ▸Sacrum acutum. E coccygeal fracture.

**Steiß|fleck:** ▸Mongolenfleck. E mongolian spot.

**Steiß-Fuß-Lage:** *Geburtshilfe* ▸Beckenendlage, bei der die – in Knie- u. Hüftgelenk angewinkelten – Beine vor dem Bauch des Kindes liegen u. ein Fuß oder beide Füße neben dem Steiß vorangehen (= **unvollkommene** bzw. **vollkommene St.-F.-L.**; Letztere infolge besserer Weichteildehnung günstiger). E complete breech presentation.

**Steiß|geburt:** Geburt bei ▸Steißlage des Kindes. E breech delivery.

**Steiß|lage:** *Geburtshilfe* ▸Beckenendlage mit vorangehendem Steiß. Je nach Lage des Rückens des Kindes als – linke oder rechte – hintere bzw. vordere St. bzw. – bei seitlicher Rückenlage – als quere St. Ergibt ▸Risikogeburt. E breech presentation. – **St., einfache:** reine St., die Beine sind im Knie gestreckt u. an der Bauchseite nach oben geschlagen. E frank b. p. – **St., gedoppelte:** ▸Steiß-Fuß-Lage.

**Steiß|teratom:** ▸Sakralteratom. E coccygeal teratoma.

**Stella** *(latein. = Stern):* **1)** *Chirurgie* sternförmiger Rücken- bzw. Brustverband (= St. dorsi bzw. pectoris); mit auf- oder absteigenden Achtertouren um bd. Schultern unter Tourenkreuzung auf Rücken bzw. Brust. **2)** *Anatomie* sternförmiges Gebilde (des Linsen-Nahtsystems). E stella, star.

**Stellatum|blockade:** Injektion eines Lokalanästhetikums in oder an das ▸Ganglion cervicothoracicum (= G. stellatum) zur Unterbrechung der vegetativen Leitungsbahnen zu den Spinalnervenwurzeln $C_6$–$D_1$, d.h. zur Ausschaltung des Kopf-Anteils des Sympathikus. Führt gleichseitig zu ▸HORNER-Symptomen-Komplex, Hautrötung u. -wärme infolge Vasomotorenlähmung u. Schweißbildungshemmung (Anhidrosis) in Gesichts-, Armbereich. S.a. ▸Stellektomie. E stellate block.

**Stell|ek|tomie:** operative Entfernung des Ganglion cervicothoracicum (= stellatum); s.a. ▸Grenzstrangdurchtrennung. E stellectomy.

**Stell|glied:** *Kybernetik* s.u. ▸Regelkreis. E regulation element.

**Stell|knorpel,** Aryknorpel: ▸Cartilago arytenoidea. E arytenoid cartilage.

**Stell|reaktionen, -reflexe:** Reflexe (im Wesentlichen mittelhirnabhängig), die als komplexe Leistung von Hirnrinde, Kleinhirn u. Striatum/Pallidum den Kopf u. Körper aus jeder Fehlposition in eine Normalposition im Raum zurückbringen; unterschieden als Körper-, Labyrinth-, Hals- u. optische St. Die Afferenzen des Reflexbogens entstammen dem Vestibularorgan, den Rezeptoren der Sensibilität u. dem Sehorgan, als efferente Leitungsbahn dient v.a. das hintere Längsbündel (▸Fasciculus longitudinalis). – Als Säuglingsreflexe ein wichtiger Parameter für Reife bzw. Zerebralparesenfolgen. E startle reflexes, labyrinthine postural reflexes.

**Stellung:** *Geburtshilfe* die Lagebeziehung des Rückens des Kindes (bei Querlage die des Kopfes) zur linken (auch links-vorderen oder -hinteren) oder rechten Gebärmutterinnenwand (= I. bzw. II. Position). – Wird auch als »Lage« (Verhältnis der Längsachsen von Kind u. Gebärmutter) bezeichnet, z.B. linke Längslage (= li. Lage; bei Rücken vorn oder hinten als »I. dorsoanteriore« bzw. »I. dorsoposteriore Lage« = I a bzw. I b). S.a. ▸Lageanomalie. E position.

**Stellwag-Phänomen, S.-Zeichen** (KARL ST. V. CARION, 1823–1904, Augenarzt, Wien): seltener Lidschlag als Symptom der ▸BASEDOW-Krankheit. E Stellwag's sign.

**Stell|wehen:** Wehen zu Geburtsbeginn; meist als »Eintrittswehen« (mit Eintritt des Kopfes in das kleine Becken); fixieren die Lage u. Stellung des Kindes. E lightening.

**Stemm|führungen:** (BRUNKOW) physiotherapeutische Behandlungsmethode über »Stemmreaktionen« der Hände u. Füße. Dadurch Ko-Kontraktionen antagonistischer Muskelgruppen, die willkürlich zur Wirbelsäule weitergeleitet u. verstärkt werden können.

**Stemm|punkt:** ▸Hypomochlion.

**Stempel|technik:** **1)** mit Impfstempel durchgeführte Impfung oder Kutantestung. E multiple puncture technique. **2)** als **Stempeldrucktechnik** bei der ▸DOGLIOTTI-Operation (2) das Aufsuchen des Periduralraumes unter Druckausübung auf den Spritzenstempel (bei Eindringen der Kanüle in diesen Raum schwindet der Widerstand). E Dogliotti's technique of peridural anesthesia.

**Stenger-Versuch** (PAUL ST., 1865–1940, Hals-Nasen-Ohrenarzt, Königsberg): (1901) Hörprüfung bei Verdacht auf simulierte einseitige Taubheit oder Schwerhörigkeit. Dem Probanden wird auf dem angeblich tauben Ohr ein Ton angeboten, auf dem gesunden Ohr der gleiche Ton mit etwas geringerer Lautstärke. Ein Gesunder nimmt nur den lauteren Ton wahr. Deshalb hat der Simulant den Eindruck, dass nur sein als taub angegebenes Ohr geprüft wird, und sagt aus, gar nichts zu hören. Heute nicht mehr üblich. E Stenger test.

S

**Steno|chọria:** Enge einer Öffnung (Ostium), eines Kanals. E stenochoria.
**Steno|kardie̥:** ▸Angina pectoris. E stenocardia.
**Steno|korie̥:** Pupillenverengung, ▸Miosis. E stenocoriasis, slit pupil.
**Steno|krotaphie:** Schmalheit der oberen Gesichtspartie infolge vertiefter Schläfengruben. E stenocrotaphia.
**Stenon-Gang** (NICOLAUS STENO[NIUS] oder NIELS STENSEN, 1638–1686, Anatom, Kopenhagen u. andernorts): ▸Ductus parotideus. E Stensen's (= parotid) duct.
**steno|päische Brille:** s.u. ▸Brille. E stenopeic spectacles.
**Stenọse, Stenosis:** angeborene oder erworbene dauerhafte Einengung eines Kanals, einer Mündung (▸Ostium), z.B. infolge von Verwachsungen, z.B. als Magenausgangs-, Choledochus-, Darm-, Herzklappenstenose. S.a. ▸Atresie, ▸Strictura, ▸Obturation, ▸Obstruktion, ▸Okklusion. E stenosis.
**Stenọse|atmung:** erschwerte (verstärkte u./oder verlängerte) Ein- u./oder Ausatmung infolge Einengung der oberen Luftwege (z.B. bei Bronchostenose). E wheezing. – **St., exspiratorische:** St. bei erschwerter Ausatmung; mit schwerer Dyspnoe (Asthma), Zyanose, exspiratorischem Stenosegeräusch (Schwirren, evtl. Rasseln), erhöhter Atemmittellage u. funktioneller Residualkapazität, Alveolardruckanstieg, respiratorischer Insuffizienz. E expiratory wh., asthmatoid wh.
**Stenọse|geräusch: 1)** *Pulmologie* Geräusch bei ▸Stenoseatmung. E rhonchal fremitus. **2)** ▸Herzgeräusch (evtl. mit tastbarem Schwirren) bei Herzklappenstenose u. bei kombinierten Herzfehlern. E stenosal murmur. **3)** ▸Gefäßgeräusch bei arteriellen Stenosen; nachweisbar z.B. durch ▸Ultraschall-DOPPLER-Methode.
**Stenọse|kopfschmerz,** sinugene Cephalgie: Kopfschmerz infolge Sekretstauung in Nase oder Nasennebenhöhlen u. deren Folgen. E stenotic headache.
**Stenọse|peristaltik:** gesteigerte (u.U. als Kolik) ▸Peristaltik bei Passagebehinderung; falls erfolglos, evtl. in Lähmung (▸Atonie) übergehend. I.e.S. die St. im Verdauungstrakt, z.B. bei Pylorusstenose (als Magensteifung), bei mechanischem ▸Ileus (evtl. auch entgegen der natürlichen Richtung, als Antiperistaltik).
**stenosierend,** stenosans: verengend, zu ▸Stenose führend. E stenosing.
**steno|thẹrm:** mit nur geringem Spielraum gegenüber der Außentemperatur. – Gegensatz: eurytherm. E stenothermal.
**Steno|thọrax:** abnorm schmaler Brustkorb. E stenothorax.
**Stenotrophomonas:** gramnegative, bewegliche Stäbchenbakterien der Familie Pseudomonadaceae. Die Art **S. maltophilia** kommt bei infektiosem ▸Hospitalismus vor u. ist bei ca. 10 % der Mukoviszidose-Patienten nachweisbar.
**steno|xẹner Parasit:** ▸Parasit mit strenger Wirtsspezifität. – Gegensatz: mono- bzw. polyxen (ein bzw. mehrere Wirte möglich). E stenoxenous parasite.
**Steno|zephalie̥:** ▸Kraniostenose. E stenocephaly.
**Stensen...:** ▸STENON...
**Stent** *(engl.):* Metallprothese, die zum Offenhalten eingeengter oder verschlossener tubulärer oder röhrenförmiger Gewebestrukturen (z.B. Arterien, Venen, Ösophagus, Bronchien) eingesetzt wird; derzeit stehen zwei Formen zur Verfügung: a) selbstentfaltend (z.B. Wallstent), b) Ballon-expandierbar (z.B. PALMAZ-St.).
**Stents(masse):** nach dem Londoner Zahnarzt CHARLES STENT benanntes thermoplastisches Material (Harz, Wachs, Talkum u. Farbstoff) für die Abformung von Kiefer u. Zähnen. E Stent's composition.
**Stenvers-Aufnahme** (HENDRIK W. ST., 1889–1973, Neurologe, Utrecht): Röntgenaufnahme des Felsenbeins in Bauchlage u. bei um ca. 45° gedrehtem Kopf (kranke Seite aufliegend). S.a. ▸SCHÜLLER-Aufnahme (dort Abb.). E Stenvers projection.
**Stephan|opsie̥:** Wahrnehmung gefärbter Ringe um Lichtquellen als Streuungseffekt inhomogener lichtbrechender Medien des Auges.
**Stephano|zyten:** meist rosettenförmig angeordnete unreife Netzhautzellelemente des Retinoblastoms.
**Stephen-Slater-Ventil** (CHARLES R. ST., Anästhesist, Dallas/Tex.): eine die Rückatmung verhindernde 2-Klappen-Konstruktion als Zwischenstück der Gaszuleitung bei Intubationsnarkose (im offenen System) bei Kindern. Zuhalten des Ausatemventils ermöglicht – bedingt – ▸Druckbeatmung. E Stephen-Slater valve.
**Stẹpper|gang,** Hahnentritt: *Neurologie* bei ▸Fibularislähmung abnorm hohes, das Schleifen des herabhängenden Fußes verhinderndes Heben des gelähmten Schwungbeins u. Aufsetzen erst der Fußspitze, dann der Ferse. E steppage gait.
**Stẹp-Test** *(engl.): Kardiologie* Stufentest; z.B. ▸MASTER-Test.
**Step-up-Methode** *(engl.):* die Zweiphasenmethode der ▸Kontrazeption durch ▸Ovulationshemmer.
**Sterạn:** *Chemie* Cyclopentano-perhydrophenanthren; ein 4-gliedriges Ringsystem als Grundstruktur der ▸Steroide. E sterane.
**Sterbebetreuung:** Maßnahmen der Grundkrankenpflege, des (ärztlichen) Sterbebeistands sowie der Sterbebegleitung als Betreuung eines Sterbenden in der Zeit bis zu seinem Tod. Basiert auf der Herausbildung einer angemessenen Einstellung zu Sterben u. Tod sowie entsprechender Verhaltensweisen. Seit der Verlagerung des Sterbeortes in Institutionen wird eine gesonderte S. gefordert. Voraussetzung ist die exakte Krankenbeobachtung, die Berücksichtigung der besonderen Bedürfnisse u. Persönlichkeit des Sterbenden sowie des Einflusses der inneren (Sterbealter, Todesursache) u. äußeren Bedingungen (Sterbeort, Sterbestunde). S. geht davon aus, dass jeder Mensch seinen individuellen Tod unter sehr verschiedenen Bedingungen stirbt. Ein wichtiger Grundsatz ist die palliative Behandl. u. Linderung von Symptomen, die dem todkranken Menschen Selbstakzeptanz und Zusammenleben erschweren oder unmöglich machen. Besonders wichtig ist eine angemessene Schmerztherapie. In die S. sind nicht nur Ärzte, Psychologen u. Pflegekräfte einzubeziehen, sondern auch Angehörige, Krankenhausseelsorger, ehrenamtliche Helfer. Die S. zu Hause ist evtl. der im Krankenhaus oder Heim vorzuziehen, da ein Verbleiben in der gewohnten Umgebung dem Wunsch der meisten Sterbenden entspricht S.a. ▸Sterbehilfe, ▸Hospiz-Initiativen.
**Sterbe|hilfe:** Herbeiführung eines erleichterten u. schmerzlosen Sterbens, i.d.R. durch Verabfolgung schmerzstillender Mittel. Unterschieden werden die Hilfe beim Sterben sowie die Hilfe zum Sterben. Die ***Hilfe beim Sterben*** umfasst alle Maßnahmen, die geeignet sind, ein schmerzloses Sterben ohne Lebensverkürzung zu ermöglichen. Eine Sonderform ist die hier die **indirekte S.**, d.h. Eingriffe, die allein eine Schmerzlinderung zum Ziel haben, als unbeabsichtigte Nebenfolge aber zugleich eine Lebensverkürzung bewirken können, wobei jedoch kein weniger invasives u. Erfolg versprechendes Mittel zur Verfügung steht. Die ***Hilfe zum Sterben*** schließt aktive Maßnahmen der Lebensverkürzung ein. Eine solche Hilfe (**aktive S.**) ist nach § 216 StGB grundsätzlich strafbar. Das gilt auch für den Fall, dass der Patient diesen Schritt ausdrücklich wünscht. Maßnahmen, die dem Patienten das Sterben erleichtern (z.B. die Applikation stark wirkender Schmerzmittel) u. evtl. das Leben unbeabsichtigt verkürzen können (z.B. als Folge einer durch Schmerzmittel bedingten Immobilität), sind nach dem Gesetz erlaubt. Als **passive S.** gilt der Verzicht auf therapeutische Maßnahmen, die das Leben eines unheilbar Kranken zwar

verlängern, aber in demselben Maße auch sein Leiden. Passive S. ist nach dem Gesetz nur dann erlaubt, wenn der Patient den Behandlungsverzicht im Sinne einer freien Willensentscheidung ausdrücklich selbst wünscht u. dieser Wunsch dokumentiert ist oder die mutmaßliche Einwilligung des Patienten anzunehmen ist. Ist der Patient bewusstlos oder nicht mehr in der Lage, frei verantwortlich eine Entscheidung bzgl. des Behandlungsabbruchs zu treffen, so muss der mutmaßliche Wille des Patienten erforscht werden. In diesem Fall ist eine mutmaßliche Einwilligung bei Abwesenheit von Angehörigen (die den mutmaßlichen Willen des Patienten bezeugen könnten) dann anzunehmen, wenn bei unheilbarer Erkrankung nach allen Erkenntnissen der Wissenschaft mit dauerhafter Bewusstlosigkeit bis zum Todeseintritt zu rechnen ist, eine Weiterbehandlung zwar lebensverlängernd wirkt, damit aber das unheilbare Leiden nur verlängert wird. Die Ansichten der Angehörigen bzgl. des Patientenwillens haben jedoch nur indizielle Bedeutung. Sicherer ist ein aktuelles u. konkretes Patiententestament u./oder die Bestellung eines Vorsorgebevollmächtigten. Ferner sind die Regeln des Betreuungssrechts zu beachten.

**Sterbe|rate, -ziffer:** ▸Mortalität. E mortality rate.

**Sterblichkeit:** **1)** Bevölkerungsverluste durch Tod in definierter Zeiteinheit. E death rate. **2)** weniger korrekte Bezeichnung für ▸Mortalität, z.B. fetoinfantile St. (Fetal-, ▸Säuglingssterblichkeit), geburtsnahe St. (Perinatalsterblichkeit). E mortality (rate).

**Sterco|bilin:** Abbauprodukt (Tetrapyrrol) des ▸Bilirubins. Hauptfarbstoff des Stuhles (u. zwar 100–200 mg/Tag); physiologisches Begleitpigment des ▸Urobilins. Nachweis (zusammen mit Urobilin, Bilirubin etc.) durch ▸SCHLESINGER-Probe (jedoch ist eine Pentdyopent-Reaktion negativ); s.a. ▸Gallenfarbstoffe (dort Tab.). Seine farblose Vorstufe (Chromogen) ist das Stercobilinogen (im Dickdarm unter Bakterieneinwirkung entstehend). E stercobilin.

**Sterco|bilino|gen:** s.u. ▸Stercobilin. E stercobilinogen.

**Stercobilin|urie:** vermehrte Stercobilinausscheidung im Harn; bei Leberzellschaden, verstärktem Bilirubin-Anfall. E stercobilinuria.

**ster|co|ralis** *(latein.):* ▸sterkoral. S.a. ▸Sterkoral... E stercoraceous, stercoral.

**Stereo|ästhesie:** die für die ▸Stereognosie nötige, auf der Kombination von epikritischer u. Tiefensensibilität beruhende komplexe Qualität der Sensibilität. – Ihr Ausfall (Stereoanästhesie) führt zu Stereoagnosie (= Tastlähmung, ▸Astereognosie), s.a. ▸Stereognosie. E stereoesthesia.

**Stereo|agnosie:** *Neurologie* ▸Astereognosie; s.a. ▸Stereognosie. E stereoagnosis.

**Stereo|amaurose:** völliges Fehlen oder teilweiser Ausfall (**Stereoamblyopie**) des räumlichen Sehens.

**Stereo|anästhesie:** s.u. ▸Stereoästhesie. – Die Leichtform als Stereohypästhesie. E stereoanesthesia.

**Stereo|aufnahme:** *Röntgenologie* ▸Röntgenstereographie. E stereogram.

**Stereo|elektro|enzephalo|graphie,** Abk. SEEG: simultane Registrierung des ▸Elektroenzephalogramms mit Oberflächenelektroden vom Skalp, während Tiefenableitungen abgenommen werden. Letztere werden über operativ eingebrachte Elektroden (stereotaktisch u. subdural) registriert; ***Anw.*** v.a. in der prächirurgischen Epilepsiediagnostik. E stereoelectroencephalography, stereo-EEG.

**Stereo|gnosie:** auf der Leistung postzentraler Hirnbereiche des Parietallappens, d.h. auf ▸Stereoästhesie beruhende Fähigkeit zum Erkennen von Form, Konsistenz u. Wesen eines Gegenstandes durch alleiniges Betasten (bei geschlossenen Augen). – Ausfall: Stereoagnosie. E stereognosis.

**Stereo|grammmetrie:** *Röntgenologie* ▸Radiometrie am virtuellen räumlichen Bild von Röntgenstereogrammen (Stereoaufnahmen).

**Stereo|iso|merie:** *Chemie* die auf stereochemische Kriterien bezogene Raumisomerie strukturgleicher Stoffe; u. zwar als geometrische (*cis-*, *trans-*, Allo-), Spiegelbild- (= optische Enantio-), Dia- u. Rotations- (= Konformations-, Konstellations-)▸Isomerie. E stereoisomerism.

**Stereo|merie:** räumliche Gliederung von Teilen; *chem* ▸Stereoisomerie. E stereomerism.

**Stereo|mikroskop:** ▸Mikroskop mit 2 völlig getrennten optischen Systemen (z.B. n. GREENOUGH); durch Neigung der beiden den Okularen zugeführten Strahlengänge gegeneinander entsteht ein stereoskopisches Bild. ***Anw.*** als Präparier-, ▸Operationsmikroskop. E stereoscopic microscope.

**Stere|opsis:** stereoskopisches ▸Sehen. E stereopsis.

**Stereo|skop:** optisches Gerät für die Stereoskopie. E stereoscope.

**Stereo|skopie:** Betrachtung eines perspektivisch angefertigten, beiden Augen getrennt dargebotenen Halbbildpaares zur Erzielung eines räumlichen Bildeindrucks. S.a. ▸Röntgenstereoskopie. E stereoscopy.

**stereo|skopisch:** räumlich gesehen bzw. sehend (▸Stereoskopie, ▸Stereopsis). E stereoscopic.

**stereo|taktische Hirnoperation:** gezielte, über kleine Trepanationsöffnungen ausführbare Ausschaltung unter der Hirnrinde befindlicher Strukturen (Kerngebiete, Bahnen) unter Einsatz eines speziellen Zielgerätes, auf das die Daten des Zielpunktes übertragen werden, die aus Computertomogrammen gewonnen u. am Hirnmodell korrigiert werden; Einstellung erfolgt mittels ▸Computer- bzw. Kernspintomographie. ***Anw.*** z.B. bei PARKINSON-Syndrom (▸Pallido-, ▸Thalamo-, ▸Subthalamotomie), bestimmten Hyperkinesien (z.B. ▸Torsionsdystonie), sonst unbeeinflussbaren Schmerzzuständen (▸Thalamotomie), psychomotorischer Epilepsie. S.a. ▸Leukotomie. I.w.S. auch als Elektrokoagulation des Ganglion semilunare, die Implantation von Radionucliden in die Hypophyse. E stereotaxic brain surgery.

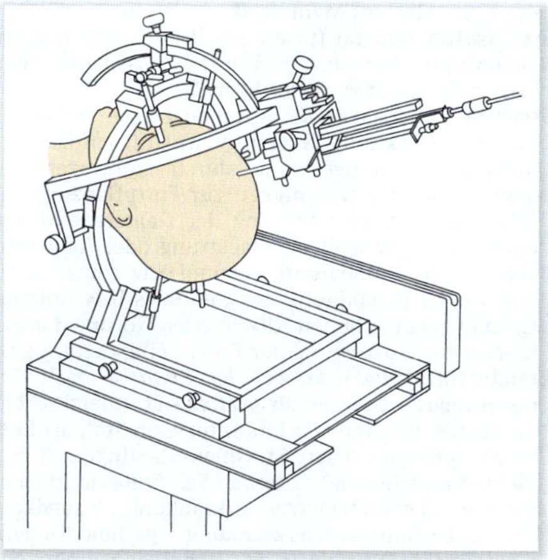

**stereotaktische Hirnoperation:** Zielgerät. [455]

**Stereo|taxie|gerät:** Instrument zur Durchführung stereotaktischer Eingriffe am Gehirn, auch zur Punktion oder Biopsie von Hirntumoren. Das eigentliche Operationsinstrument (Thermo- bzw. Kälteelektrode, auch Biopsiekanüle) ist dabei in verschiedenen Ebenen beweglich auf einem Metallringsystem (sog. stereotaktischer Ring) installiert. Die Metallringvorrichtung selbst ist am Kopf befestigt. Die Lokalisation der Trepanationsöffnung u. Platzierung des Operationsinstrumentes erfolgen unter computertomographischer oder magnetresonanztomographischer Kontrolle mit Hilfe eines Koordinatensystems u. einer Computereinheit. S.a. ▸stereotaktische Hirnoperation. E sterotaxy apparatus.

S

**Stereo|taxis: 1) Stereotaxie:** das koordinierte röntgenologisch-computertomographisch-neurochirurgische Vorgehen bei ▸stereotaktischer Operation; auch bei stereotaktischer Hirnbiopsie. **2)** *Biologie* Thigmotaxis; die gerichtete Ortsbewegung frei lebender Organismen aufgrund von Berührungsreizen. **E** stereotaxis.

**Stereotypien:** wiederkehrende gleichförmige Aufeinanderfolge motorischer (Haltungs-, Bewegungs-St.) oder sprachlicher Leistungen (▸Verbigeration) bei Schizophrenie, Altersdemenz. Kommt in schwächerer Form auch beim Gesunden vor. **E** stereotypes.

**Stereo|zilien:** nicht eigenbewegliche ▸Mikrovilli (»Steifwimpern«), z.B. des Nebenhodengangepithels, der Haarzellen des Vestibularisapparates. **E** stereocilia.

**steril: 1)** keimfrei (▸Sterilisation). **2)** *Biologie* unfruchtbar (▸Sterilität). **E** sterile.

**Sterilisation,** Sterilisierung: **1)** *Hygiene* Beseitigung aller pathogenen u. apathogenen Mikroorganismen (einschließlich deren Sporen) mit physikalischen Mitteln; s.a. ▸Sterilität. Als **a)** fraktionierte St. die St. sporenträchtigen Gutes (»Tyndallisieren«) durch 30-minütiges Erhitzen im strömenden Dampf auf 100 °C an 2–3 aufeinander folgenden Tagen (dazwischen Bebrütung zur Sporenauskeimung); als **b)** Dampf(druck)-St. (Dampf von mindestens 120 °C; Mindestzeit: 20 Min.) v.a. die St. von Instrumenten, Spritzen, Verbandstoffen, hitzebeständigen Lösungen, Nährmedien; auch als Hochkurz- u. Blitz-St.; als **c)** Heißluft-St. (mindestens 30 Min.; 180 °C) v.a. die St. von Instrumenten, Metall- u. Glasgeräten, Fetten, Ölen, hitzebeständigen Pulvern; erzielt Pyrogenfreiheit; als **d)** ▸Strahlen- oder Kalt-St. die St. hitzeempfindlicher Materialien; als **e)** Sterilfiltration die Mikroorganismenabtrennung mittels sterilisierter Filter; für hitzeempfindliche Lösungen; ferner **f)** Äthylenoxidbegasung (s.a. ▸Kaltsterilisation). – I.w.S. *pharm* die aseptische Zubereitung von Heilmitteln. **2)** *Biologie* Herbeiführen von ▸Sterilität der Frau oder des Mannes. **E** sterilization.

**Sterilisator:** Apparat für die Sterilisation (1); u. zwar Dampftopf, Autoklav, Heißluft-(= Trocken-) oder Dampf-Sterilisator. **E** sterilizer.

**Sterilität: 1)** *Hygiene* Keimfreiheit i.S. der ▸Asepsis (s.a. ▸Sterilisation). **E** sterility. **2)** Unfruchtbarkeit: *Biologie* zeitweilige (z.B. durch Kontrazeptiva) oder dauerhafte Unfähigkeit zur Fortpflanzung infolge Ausfalls oder Störung der Gametenbildung, einer Unmöglichkeit der Begattung oder Gametenvereinigung (▸Impotentia coeundi bzw. concipiendi; z.B. wegen Fehlbildung des Genitales bzw. infolge Gifteinwirkung, hohen Alters) oder Störung der Fähigkeit zur Austragung der Frucht (Impotentia gestandi; Infertilität). ***St. bei der Frau:*** je nach Ort der primären Ursache als **ovarielle St.** (eierstockbedingt; z.B. bei Anovulation, Intersexualität, als Entzündungsfolge), **tubare St.** (eileiterbedingt; z.B. bei Lichtungsverlegung), **uterine St.** (gebärmutterbedingt; z.B. bei Endometriumerkrankung; als **zervikale** bei Gebärmutterhalserkrankung, pathologischem ▸Zervixfaktor), **vaginale St.** (scheidenbedingt; bei Fehlbildung, Kolpitis) u. **extragenitale St.** (nicht durch Geschlechtsorgane bedingt; z.B. psychogen). ***St. beim Mann:*** ebenfalls vielfältige Ursachen (z.B. organisch u./oder funktionell gonadal; Fehlbildung, Krankheiten der Samenwege bzw. deren Krankheitsfolgen). ***Diagn.:*** Die Abklärung bei steriler Ehe umfasst die Anamnese sowie bei Frauen Palpation u. Inspektion (einschließlich Portio- u. Vaginalzytologie und bakteriologischer Untersuchung), Kontrollen der ▸Basaltemperatur, Untersuchung des Zervixsekretes (auf Viskositätsänderung, ▸Farnkrautphänomen, Penetrierbarkeit [▸Postkoitaltest]), Endometriumuntersuchung (Biopsie), Kontrolle der Hormone (die Gonadotropine FSH, LH, HCG; Östrogene, Pregnandiol, Prolactin), Laparoskopie, Pertubation, Hysterosalpingographie, genetische u. immunologische Untersuchungen. Bei Männern erfolgen die Untersuchung des Genitales u. des Ejakulates (auf Volumen, Spermienzahl, -gestalt u. -motilität; Bestimmung des Fructosegehaltes, der Penetrationsfähigkeit [▸Postkoitaltest]), Hodenbiopsie und ebenfalls endokrinologische, immunologische u. genetische Untersuchungen. **E** sterility, infertility. – **St., absolute:** anovulatorische St. der Frau vor der Menarche (= infantile St.) sowie während der Schwangerschaft u. in der Stillperiode (= Laktations-St.). **E** absolute st. – **St., artifizielle:** künstliche St., z.B. durch Kastration, Eileiter- bzw. Samenleiterunterbindung, Röntgenmenolyse, Ovulationshemmer; s.a. ▸Unfruchtbarmachung. **E** artificial st. – **St., relative:** St. der Frau zwischen 1.–7. u. 17.–28. Tag des Zyklus (s.a. ▸KNAUS-OGINO-Methode); ferner die pubertäre St., da gelegentlich durch atypische Ovulation unterbrochen.

**Sterilitäts|operation:** Eingriff zur Behebung einer ▸Sterilität; s.a. ▸Refertilisation; bei der Frau z.B. ▸Salpingolyse, ▸-stomatoplastik, beim Mann z.B. als ▸Vasovasostomie. **E** infertility operation.

**Sterine,** Sterole: zu den Steroiden zählende natürliche Abkömmlinge des ▸Sterans; polyzyklische, hydroaromatische Verbindungen mit 27–29 C-Atomen u. einer OH-Gruppe an $C_3$; kommen frei sowie glykosidisch oder esterartig gebunden vor, werden den Lipoiden zugeordnet. Werden je nach Vorkommen bezeichnet als Mykosterine (in Pilzen; z.B. ▸Ergosterin), ▸Phytosterine (pflanzlich; z.B. β-Sitosterin) u. ▸Zoosterine (tierisch; z.B. ▸Cholesterin); sind »Steroid«-Bausteine z.B. der Nebennierenrinden- u. Sexualhormone, Digitaloide, Saponine, Bufadienolide, Gallensäuren, Steroidalkaloide, Vitamin-D-Gruppe. **E** sterols.

**Sterkobilin...:** ▸Stercobilin... **E** stercobilin.

**ster|koral** *(latein. stercus; Plur. = stercora)*, stercoralis: kotig, den Stuhl betreffend. **E** stercoral, stercoraceous.

**Sterkoral|tumor:** durch gestaute Kotmassen bedingte tastbare Massenzunahme im Dickdarmbereich. **E** stercoroma.

**ster|nal:** das Brustbein (Sternum) betreffend. **E** sternal.

**Stern|algie:** Brustbeinschmerz; oft nur sternal projizierter Schmerz (z.B. bei Angina pectoris). **E** sternalgia.

**Sternal|linie:** *Anatomie* Linea sternalis. **E** sternal line.

**Sternal|punktion:** in Lokalanästhesie durch die Haut erfolgender Einstich in das Brustbeinmark mittels spezieller Punktionsnadel (mit geschliffenem Mandrin u. verstellbarer Arretierplatte). Das bröcklige Punktat wird histologisch (Biopsie), v.a. hämatologisch (▸Hämatomyelogramm) u. bakteriologisch untersucht, evtl. für Knochenmarktransplantation genutzt. **E** sternal puncture.

**Sternal|syn|ostose, prämature:** ▸SILVERMAN-Syndrom.

**Sternberg** (CARL ST., 1872–1935, Pathologe, Wien). – **St.-Krankheit:** als ST.-PALTAUF-Krankheit die ▸HODGKIN-Krankheit. **E** Sternberg's disease. – **St.(-Reed)-Riesenzelle** (DOROTHY R.): *Pathologie* für die ▸HODGKIN-Krankheit charakteristische (= ST.-R.-Zeichen) zwei- u. mehrkernige Riesenzelle (Kerne unregelmäßig verteilt, oft zentral, Abb.), die aus der HODGKIN-Zelle durch Mitose ohne Plasmadurchschnürung entsteht. **E** St. giant cells. – **St.-Zeichen: 1)** s.u. ▸ST.-Riesenzelle. **2)** als »Daumenzeichen« (bei Arachnodaktylie) das Herausragen des eingeschlagenen Daumens über die ulnare Handkante.

**Sternchen(mal):** ▸Naevus araneus. **E** stellate angioma.

**Stern|formen:** *Hämatologie* ▸Stechapfelformen.

**Sternheimer(-Malbin)-Zellen** (RICHARD ST., Arzt, Chicago), Glitzerzellen: auffallend große u. transparente ▸Leukozyten im Harnsediment; ab 10 % beweisend für Pyelonephritis. **E** Sternheimer-Malbin cells.

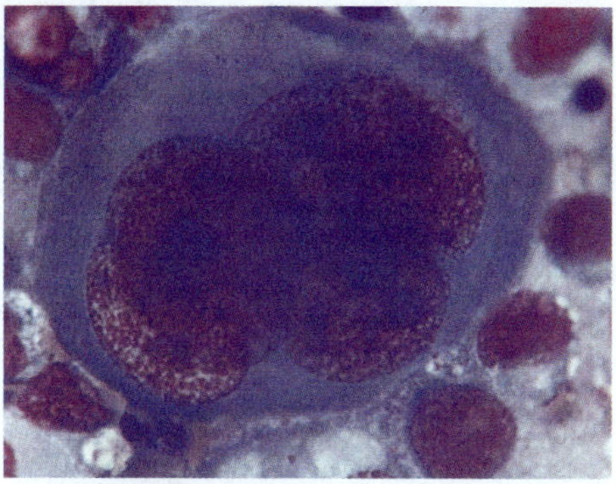

**Sternberg(-Reed)-Riesenzelle.** [198]

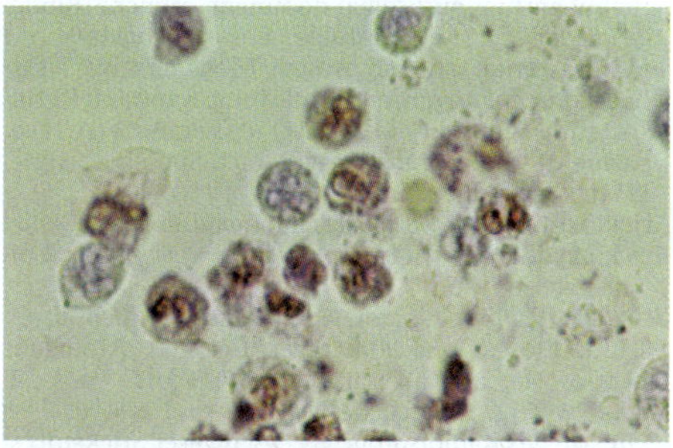

**Sternheimer(-Malbin)-Zellen.** [182]

**sterno|cleido|mastoịdeus** *(latein.):* Brust- u. Schlüsselbein sowie Warzenfortsatz (Mastoid) betreffend; z. B. Musculus st. **E** sternocleidomastoid.

**Sterno|dymus, -pagus:** ▸Thorakopagus mit Verwachsung im Brustbeinbereich. Evtl. nur als ▸Xiphopagus. **E** sternodymus, -pagus.

**sterno|klavikulạr,** sternoclavicularis: Brust- u. Schlüsselbein betreffend. **E** sternoclavicular.

**Sterno|schịsis:** Brustbeinspalte (▸Thorakoschisis); komplett (Sternum bifidum) oder nur an den Brustbeinenden. Oft kombiniert mit anderen Defektbildungen, u. a. mit Ektopie des Herzens. **E** sternoschisis.

**sterno|symphysales Syndrom:** Schmerzsymptomatik, die charakterisiert ist durch Nacken-, Schulter-Arm-, Rücken- u. Beinschmerzen; ursächlich kommt ein gewohnheitsmäßig nach vorn gekrümmter Oberkörper in Frage.

**Sterno|tomịe:** operative Brustbeindurchtrennung. **E** sternotomy.

**Stern-Syndrom:** ▸Arthrogryposis multiplex.

**Stẹrnum:** das Brustbein; ein aus Manubrium, Corpus u. Processus xiphoideus bestehender platter, schwertförmiger Brustkorbknochen, an dem – direkt oder indirekt – die vorderen Rippenenden befestigt sind. S. a. ▸Sterno…, ▸Sternal… **E** breastbone, sternum. – **St. bịfidum:** komplette mediane ▸Sternoschisis.

**Sternu(t)ạtio** *(latein.):* das Niesen. **E** sneezing, sternutation. – **St. convulsịva:** ▸Nieskrampf. **E** paroxysmal s.

**Stern|zelle:** ▸Astrozyt; ▸KUPFFER-Sternzelle. **E** astrocyte, stellate cell.

**Steroịd:** s. u. ▸Steroide.

**Steroịd|akne,** Cortisonakne: s. u. ▸Hyperkortisonismus. **E** steroid acne.

**Steroịd|alkaloide:** stickstoffhaltige Steroide als vorwiegend pflanzliche Alkaloide (Ausnahme: Salamanderalkaloide); z. B. Solanum-, Veratrum-, Buxus-Alkaloide; z. T. pharmakologisch bedeutsam. **E** steroidal alkaloids.

**Steroid-Antibioti|ca, -ka:** bakteriostatisch wirkende Steroid-Derivate, die selektiv gegen grampositive Keime (v. a. Staphylokokken) wirken; ***Wirkst.:*** z. B. Fusidinsäure (einziger ther. genutzter Vertreter). **E** steroid antibiotics.

**Steroịd|dehydrogenase:** an ▸Steroiden wirksame ▸Dehydrogenase, z. B. ▸Hydroxysteroiddehydrogenase. **E** steroid dehydrogenase.

**Steroịd|diabetes:** Diabetes mellitus, der bei bestehender Disposition bei bzw. nach Anw. (= metasteroidal) von ▸Glucocorticoiden auftritt infolge steroidbedingter Anhebung der Blutzuckerwerte u. individuell verminderter Insulinreserve. I. w. S. auch der Diabetes beim CUSHING-Syndrom. **E** steroid diabetes.

**Steroịde:** Stoffklasse mit dem Grundgerüst des Sterans (Formel), darunter als Naturstoffe z. B. Sterine, Gallensäuren, Steroidhormone, D-Vitamine, Krötengifte (Bufodienolide), Sapogenine u. Herzglykoside (= Steroidglykoside; mit Steroid als Aglucon; ▸Digitalisglykoside, dort Tab.), ▸Steroidalkaloide. ***Einteilung:*** Benennung erfolgt mit Trivialnamen (nach Herkunft, Vorkommen, Wirkung) oder aber nach dem chemischen Grundgerüst unter Einbeziehung stereochemischer Merkmale, z. B. der Konformation der Ringe oder der Substitution (*trans* = α, *cis* = β; bezogen auf $CH_3$ an $C_{10}$), auch nach Anzahl der C-Atome, z. B. $C_{17}$- (Grundkörper: Gonan), $C_{18}$- (Östran; verschiedene natürliche Östrogene), $C_{19}$- (Androstan; verschiedene natürliche Androgene), $C_{21}$- (Pregnan; Corticosteroide), $C_{24}$- (Cholan; Gallensäure), $C_{27}$-Steroide (Cholestan; viele Sterine). – Auch Kurzbezeichnung für die ▸Corticosteroide (s. a. ▸Cortison…). **E** steroids.

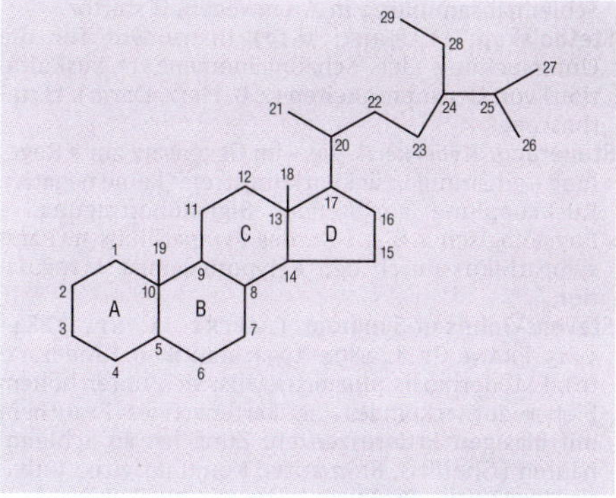


**Steroide:** chem. Grundgerüst. Cyclopentano-perhydrophenanthren; A, B, C, D = Steran = Gonan; mit Seitenkette $C_{20}$–$C_{27}$ Cholestan; mit $C_{29}$ im β-Sitosterin, Stigmasterin.



**Steroịd|entzugs|syndrom:** ▸SLOCUMB-Syndrom. **E** steroid withdrawal syndrome.

**Steroịd|fieber:** periodisches ▸Fieber durch endogene Steroide (z. B. Testosteron, Östrogene) oder deren Metaboliten (z. B. Ätiocholanolon); als »Typ des familiären ▸Mittelmeerfiebers« (mit Ätiocholanolon-Anstieg) beim ▸SIEGAL-CATTAN-MAMOU-Syndrom. **E** steroid fever.

**Steroịd|glykoside:** s. u. ▸Steroide. **E** steroid(al) glycosides.

**Steroịd|haut:** Hautschädigung nach langfristiger Anw. von Corticosteroidexterna; Atrophie mit diffuser, livider Rötung, Teleangiektasien, Papeln, Papulopusteln, Hyper- u. Depigmentierungen, Blutungen; s. a. ▸Hyperkortisonismus.

**Steroịd|hormone:** Hormone als Steranderivate; i. e. S. die ▸Geschlechtshormone u. Nebennierenrindenhormone (s. a. ▸Corticosteroide), das Pheromon ▸Ekdyson. **E** steroid hormones.

**Steroịd(hormon)rezeptor:** Eiweißkörper des Zytosols, der zu den nukleären ▸Rezeptoren gehört. Nach Bindung des Liganden (= Steroidhormon) kommt es unter Konformationsänderung zur Bildung des Liganden-Rezeptorkomplexes an nukleäre

Strukturen mit Steigerung der ▶Transkription (beschleunigte Bildung von Messenger-RNS für die Biosynthese der spezifischen Enzyme). S.a. ▶Hormonrezeptor. E steroid receptor.

**Steroid|kardio|pathie:** hypokaliämisches Myokardödem nach massiver Behandlung mit Corticosteroiden. E steroid(-induced) cardiopathy.

**Steroid|osteoporose:** ▶Osteoporose bei Überproduktion (▶CUSHING-Syndrom) bzw. Langzeitverabfolgung von Glucocorticoiden (führen zu Hemmung des Knochenmatrixaufbaues, vermindertem Mineralsalzeinbau); s.a. ▶Hyperkortisonismus. E steroid(-induced) osteoporosis.

**Steroid(pseudo)rheumatismus:** ▶SLOCUMB-Syndrom. E steroid withdrawal pseudorheumatism.

**Steroid|sepsis:** Septikämie nach Behandlung mit Prednisolon (das zu Depression der Entzündungsreaktion führt). E steroid sepsis.

**Steroid|striae:** eine Hautstreifung (▶Striae) wie beim CUSHING-Syndrom nach Langzeitbehandlung mit Corticosteroiden (Cortison).

**Steroid|therapie:** Anw. von ▶Corticosteroiden als Antiphlogistika, -rheumatika, -allergika, als Immunsuppressiva u. zur Substitutionstherapie. E steroid therapy.

**Steroid|ulkus:** peptisches Geschwür (meist als Magenulkus im Antrum) bei oder nach hoch dosierter langzeitiger ▶Steroidtherapie. Als »exogenes Stressulkus« infolge Stimulation der Magensaftproduktion u. verminderter Zellregeneration. Atypische Symptome; Perforationsgefahr. E steroid ulcer.

**Stertor:** röchelnde (**stertoröse**) Atmung durch Schleimansammlung in Atemwegen. E stertor.

**Stetho|skop:** (LAËNNEC 1819) Instrument für die Untersuchung der Schallphänomene (▶Auskultation) von Organtätigkeiten (z.B. Herz, Darm). E stethoscope.

**Steuerung:** *Kybernetik* die – im Gegensatz zur ▶Regelung – einsinnige, rückwirkungsfreie (keine negative Rückkopplung auslösende) Signalübertragung. – Physiologisch z.B. als St. des Sympathikus u. Parasympathikus durch den ▶Hypothalamus. E regulation.

**Stevens-Johnson-Syndrom** (ALBERT M. ST., 1884–1945, FRANK CR. J., 1894–1934; amerikan. Kinderärzte), Ektodermosis pluriorificialis: sich unter hohem Fieber entwickelndes landkartenartiges Exanthem mit blasigen Effloreszenzen. Zunächst an Schleimhäuten (Cheilitis, Stomatitis, Konjunktivitis, Vulvitis, Urethritis, Proktitis in unterschiedlichem Ausmaß), dann mit vorgeschobenen Inseln auf die Haut übergreifend (Major-Form des ▶Erythema exsudativum multiforme [HEBRA]). Krankheitsdauer bis zu 14 Tg. ***Ätiol.:*** Mykoplasma-Infektion(?), Arzneimittelallergie. E Stevens-Johnson syndrome.

**Stewart-Hamilton-Methode:** Methode zur Bestimmung des Herzminutenvolumens (HMV), bei welcher eine bestimmte Farbstoffmenge herznah injiziert wird. In Abständen wird die Farbstoffkonzentration stromabwärts wieder gemessen. Die ermittelten Werte werden in eine Konzentrationszeitkurve eingetragen, aus der sich der Blutdurchfluss u. damit das HMV als das Verhältnis von injizierter Farbstoffmenge u. der Fläche der Konzentrationszeitkurve bei der ersten Indikatorpassage berechnen lassen.

**Stewart-Treves-Syndrom** (FRED W. ST., geb. 1894, amerikan. Pathologe; NORMAN TR., 1894–1964, amerikan. Chirurg): vaskuläres Lymphangiosarkom des Armes; entsteht auf dem Boden eines lang dauernden Lymphödems (z.B. nach Mastektomie mit Lymphknotenausräumung u. Strahlentherapie, s.a. ▶Armödem); Latenzzeit ca. 5–10 J. E Stewart-Treves syndrome.

**STH,** Abk. für somatotropes Hormon: ▶Somatotropin. E STH.

**sthenisch:** mit Kraftfülle (»Sthenie«), energisch, zäh, hartnäckig. E sthenic. – **st. Typus:** Konstitutionstyp mit fanatischer Zähigkeit, rücksichtslos-offensiv (verbunden mit dem Anstreben unrealistischer Ziele) und schroff, mit hochmütigen, überspannten Selbstgefühlen. Nach KRETSCHMER auch verbunden mit überempfindlicher Verletzbarkeit. E st. constitutional type.

**Stibium,** Abk. Sb: ▶Antimon. E stibium, antimony.

**Stich|kultur:** Bakterienkultur (für Anaerobier) durch Einbringen der Erreger in eine hohe Schicht verfestigten Nährbodens mittels Impfnadel. E stab culture.

**Stich|wunde,** Vulnus punctum: schmale, tiefe, schlecht überschaubare, meist glattrandige Wunde nach Nadel-, Messerstich, penetrierendem Stoß (Horn, Pfahl etc.). Gefahr von Komplikationen durch in der Tiefe zurückgebliebene Fremdkörper, Verletzung innerer Organe, Keimeinschleppung. E stab wound.

**Stick|fluss:** ▶Lungenödem. E pulmonary edema.

**Stick|husten:** ▶Keuchhusten. E whooping cough.

**Stickler-Syndrom,** progressive hereditäre Arthroophthalmopathie: autosomal-dominant erbliche Bindegewebserkrankung (infolge Enzymmangels?) mit Manifestation an den Augen (degenerative Netzhautveränderungen, evtl. -ablösung; Katarakt; Phthisis bulbi), Ohren (Hörverlust) u. Gelenken (Arthropathie der Beingelenke); evtl. auch Spondylopathie. E Stickler's syndrome.

**Stick|oxid, -oxyd:** ▶Stickstoffmonoxid. E nitric oxide.

**Stick|oxydul:** ▶Distickstoffoxid; s.a. ▶Lachgas... E nitrous oxide.

**Stick|stoff,** Nitrogenium, Abk. N: farb-, geruch- u. geschmackloses, reaktionsträges Gas mit Atomgew. 14,0067 (leichter als Luft) u. OZ 7; 3- u. 5- (u. 1-, 2- u. 4-)wertig. Natürliche Isotope sind $^{14}N$ u. $^{15}N$; künstliches Radioisotop: $^{13}N$ (»schwerer Stickstoff«; mit $\beta^+$-Zerfall; die HWZ beträgt 10 Min.; angewendet für Atemgasaustausch-Untersuchung). – Kommt frei vor als »molekularer Distickstoff« $N_2$ (reaktionsträge; zu 78,09 Volumprozent in der Atmosphäre) sowie in anorganischen u. organischen Verbindungen (Letzteres in Eiweiß u. stets 3-wertig). Ist ein essentielles, durch Pflanzen u. Bakterien assimiliertes (u. mit N-haltigen Lebensmitteln aufgenommenes) Element, das nach Verstoffwechslung in Form von Harnstoff, Harnsäure etc. ausgeschieden wird (u. nach deren Zersetzung wieder als $N_2$ verfügbar ist). E nitrogen.

**Stickstoff|bedarf:** s.u. ▶Eiweißminimum.

**Stickstoff|bilanz:** Differenz zwischen dem mit Eiweiß aufgenommenen (»Protein-N«) u. dem v.a. in Harn u. Stuhl abgegebenen Stickstoff (v.a. als Harnstoff, Harnsäure, Creatinin); wird beeinflusst direkt z.B. durch die Quantität u. Qualität der Eiweiß- u. Kalorienzufuhr u. durch Hormone (davon sind positiv wirksam die anabolen wie Androgen, Östrogen, Insulin, Somatotropin, negativ die katabolen wie Cortisol, Thyroxin, Progesterol), indirekt – meist negativ – z.B. durch chronische Erkrankungen, Fieber, Verbrennungen, Stress; s.a. ▶Stickstoffgleichgewicht. E nitrogen balance.

**Stickstoff|di|oxid:** $NO_2$; rotbraunes, stechend riechendes ▶nitroses Gas, das in Wasser mit $O_2$ salpetrige u. Salpetersäure ($HNO_2$; $HNO_3$) bildet; sehr giftig, ätzend (v.a. an Atemwegen). E nitrogen dioxide.

**Stickstoff|embolie:** Embolie durch Stickstoffbläschen infolge Denitrogenisation bei ▶Druckfallkrankheit.

**Stickstoff|gleich|gewicht:** die Übereinstimmung von Stickstoffzufuhr u. -ausscheidung in der ▶Stickstoffbilanz. E nitrogen equilibrium. – **St., endogenes:** das der Abnutzungsquote (▶Eiweißminimum) entsprechende St.

**Stickstofflost:** ▶Chlormethin. E nitrogen mustard.

**Stickstoff|mon|oxid,** Stickoxid, Abk. NO: ▶nitroses Gas, das mit Sauerstoff ▶Stickstoffdioxid bildet; kommt im Organismus in geringer Konzentration als Mediator u. Überträgerstoff vor; identisch mit dem »endothelium-derived relaxing factor« (EDRF); stimuliert die lösliche Guanylatcyclase u. führt so zur Vasodilatation (Wirkmechanismus der

▶Nitrate); kann über spezielle Beatmungsgeräte inhalativ verabreicht werden, um einen erhöhten pulmonalen Gefäßwiderstand zu senken. E nitric oxide.

**Stickstoff|narkose:** Bewusstlosigkeit durch das vermehrte $N_2$-Angebot bei erhöhtem Luftdruck (z.B. in Taucherglocke, bei Tieftauchen). Voraus geht – als Übergangsstadium – eine Euphorie (»pressure happiness« = Stickstoffrausch, ▶Tiefenrausch). E nitrogen anesthesia.

**Stickstoff|oxide,** Abk. NOx: s.u. ▶nitrose Gase; s.a. ▶Stickstoffdioxid, ▶-monoxid.

**Stickstoff|wasserstoff|säure:** $HN_3$; stark giftige, explosible Flüssigkeit. Salze: ▶Azide. E hydrazoic acid.

**Stieda-Pellegrini-Köhler-Schatten** (ALFRED ST., 1869–1945, Chirurg, Königsberg; AGOSTO P.; ALBAN K.): sichelförmiger Verkalkungs- oder (bei Periostausriss) Knochenschatten in den Weichteilen am inneren Femurepikondylus (im Sehnenansatz der Musculi adductor magnus oder gracilis oder im inneren Knieseitenband). Als Sofortschatten nach Knochenausriss (»**St.-Fraktur**«). Klinisches Korrelat: druckschmerzhafte, verschiebliche örtliche Verhärtung, evtl. Funktionseinschränkung. S.a. Abb. E Pellegrini-Stieda disease.

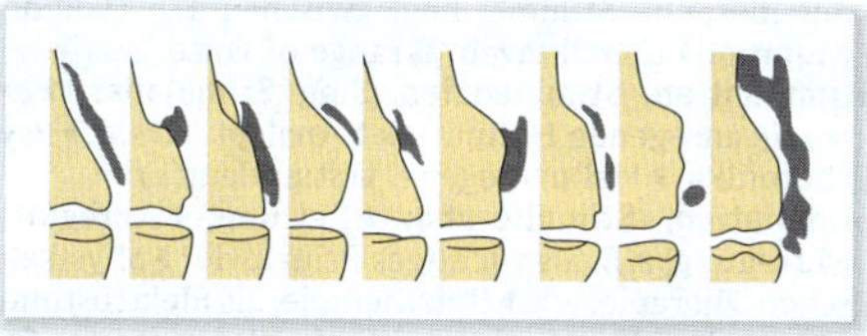

**Stieda-Pellegrini-Köhler-Schatten:** Röntgenbild-Skizzen verschiedener Schattenformen. [47]

**Stiefmütterchenkraut:** ▶Viola tricola.

**Stiel|drehung:** *Pathologie* Torsion des Gefäßstiels eines Organs oder Tumors, z.B. des Samenstrangs (▶Hodentorsion) bzw. eines Uterusmyoms, eines Ovarialtumors. Bewirkt Stauung, bei längerem Bestehen Nekrose; *klin* peritoneale Reizerscheinungen, evtl. akutes Abdomen. E torsion of a pedicle.

**Stiel|knollen:** ▶Granuloma pediculatum.

**Stiel|lappen:** *Chirurgie* gestielter Transplantationslappen; s.a. ▶Hauttransplantation, ▶Hautlappenplastik. E pedicle flap.

**Stiel|warze:** gestieltes ▶Molluscum simplex. E pedunculated wart.

**Stier|horn|form:** *Röntgenologie* die Magenform beim Stehenden. Magen hoch u. quer liegend, mit weitgehend verstrichenem Angulus u. mehr nach vorn gerichteter großer Kurvatur. E cowhorn stomach.

**Stierlin-Zeichen** (EDUARD ST., 1878–1919, Chirurg, Röntgenarzt, Zürich, München): *Röntgenologie* Leerbleiben des Zäkums nach oraler oder rektaler Kontrastmitteleinbringung; bei örtlicher Verkrampfung infolge ileozäkaler Erkrankung (z.B. Darmtuberkulose). E Stierlin's sign.

**Stiff-Baby-Syndrom** *(engl. stiff = steif):* autosomal-dominant erbliches Krankheitsbild mit angeborener, im Schlaf abnehmender, ansonsten attackenartig zunehmender Muskelhypertonie; im Elektromyogramm kurze Muskelruhe-Perioden, die bei der sonst ähnlichen Hyperekplexie nicht auftreten.

**Stiff-Hand-Syndrom** *(engl. = Steifhand):* ▶LUNDBAEK-Syndrom.

**Stiff-Man-Syndrom** *(engl.):* Krankheit mit langsam zunehmender Rumpf- u. Gliedmaßensteife u. anfallsweisen tetaniformen, sehr schmerzhaften Muskelkrämpfen (Folgeerscheinungen: Frakturen, Luxationen, Kontrakturen [auch der Wirbelsäulenmuskulatur]).

**Stift|gliom:** *Pathologie* spinaler ▶Gliastift.

**Stift|krone:** künstliche Zahnkrone, die mit einem Stift im aufbereiteten Wurzelkanal verankert ist. E post crown, dowel crown.

**Stig|ma** *(griech. = Stich):* Mal, (Kenn-)Zeichen, v.a. ein für eine bestimmte Krankheit (z.B. Hysterie, neurovegetative Dystonie), Konstitution (z.B. ▶STILLER-Syndrom), Beanspruchung (Berufsstigma) etc. typisches Merkmal. E stigma.

**Stigmato|meter:** *Ophthalmologie* Gerät zur Bestimmung des Astigmatismus, indem das Licht einer punktförmigen Quelle durch ein Deckglas in das Auge reflektiert wird u. die Bewegungen des Fundusreflexes beobachtet werden (**Stigm[at]ometrie**). E stigmatometer.

**Stigmine:** älteres Synonym für ▶Acetylcholinesterase-Hemmer.

**STIKO,** Abk. für **St**ändige **I**mpf**ko**mmission: vom Bundesminister für Gesundheit berufene Expertenkommission mit Sitz am Robert Koch-Institut (RKI) in Berlin, die sich mit Schutzimpfungen u. Infektionskrankheiten in Forschung u. Praxis beschäftigt (s.a. ▶Impfkalender). Die STIKO-Empfehlungen werden rechtlich wirksam, wenn sie in den einzelnen Bundesländern von den obersten Landesgesundheitsbehörden in deren »öffentliche Empfehlungen« aufgenommen wurden.

**Stilb,** Abk. sb: ältere Einheit der ▶Leuchtdichte.

**Stilben,** Bibenzyliden, $C_6H_5{-}CH{=}CH{-}C_6H_5$: *trans*-1,2-Diphenyläthen, ein ungesättigter Kohlenwasserstoff. Grundsubstanz für synthetische ▶Östrogene (z.B. Diethylstilbestrol) u. Stilbenfarbstoffe (direktfärbende Disazoderivate). E stilbene.

**Stilett:** *Chirurgie* Operationsmesser mit spitzer, beidseits geschliffener Schneide. E stilet(te), stylet.

**Still** (SIR GEORGE FR. ST., 1868–1941, Kinderarzt, London). – **St.-Geräusch:** akzidentelles, präkordiales Herzgeräusch bei Kindern u. Jugendlichen; protobis protomesosystolisch, musikalisch. E Still's murmur. – **St.(-Chauffard)-Syndrom:** bei Kindern vorkommende systemische Form der juvenilen rheumatischen Arthritis mit starker Eingeweidebeteiligung. ***Klinik:*** Milz-, Leber- u. Lymphknotenschwellung, Karditis, Exantheme (rheumatoider ▶Rash; Erythema multiforme), Serositis, Iridozyklitis, Anämie, (periodisches) Fieber. Beginnt schleichend (meist 2.–4. Lj.) an kleinen, v.a. den Fingergelenken (symmetrische spindelförm. Schwellung: »ST.-Hand«). Später auch Knie-, Fuß- u. Handgelenkerkrankung (mit leukozytärem Erguss), schubweiser Verlauf (Remissionen), evtl. Wachstumsstillstand. E St.-Chauffard syndrome.

**Stillen:** natürliche Ernährung des Säuglings an der Mutterbrust. Erstes Anlegen unmittelbar nach der Geburt, dann in 2- bis 3-stündigen Abständen je nach Bedarf des Kindes (»free demand«-Methode), d.h. anfangs 8- bis 10-mal, später 5- bis 6-mal in 24 Std.; eine Stillmahlzeit sollte nicht länger als 20 Min. dauern; s.a. ▶Frauenmilch, ▶Laktations... – Die Stillfähigkeit ist abhängig von Brustdrüsenentwicklung u. -funktion, Zustand der Brustwarze, Stillwillen. Hindernisse sind Hypogalaktie (»Stillschwäche«), Flach- oder Hohlwarzen, Mastitis, Tuberkulose (Ansteckungsgefahr!), dekompensierte Herzfehler, Psychosen; von Seiten des Kindes Saugschwäche (v.a. bei Unreife), Fehlbildung im Verdauungs- u. Respirationstrakt, geburtstraumatische Hirnschädigung. E breast feeding, nursing.

**Stiller-Syndrom** (BERTHOLD ST., 1837–1922, Internist, Budapest), Habitus phthisicus: allgemeine angeborene ▶Asthenie als Konstitutionsanomalie i.S. einer Schwäche der Gewebe mesenchymalen Ursprungs; mit hoch aufgeschossenem, schmalbrüstigem u. langhalsigem Körperbau, fluktuierender 10. Rippe (= Kostalstigma = ST.-Zeichen), Unterentwicklung u. Schlaffheit der Muskeln, Bänder u. Sehnen (evtl. auch Plattfüße; oft auch Enteroptose). E Stiller's (asthenia) disease.

**Stillfähigkeit:** s.u. ▶Stillen. Ggs.: **Stillhindernis.** E (in)ability to breast-feed.

**Stilling** (1) BENEDIKT ST., 1810–1879, Anatom, Chirurg, Kassel; 2) JAKOB ST., 1842–1915, Augenarzt,

S

Straßburg). – **St.-Kern** (BENEDIKT ST.): **1)** ▸Nucleus ruber. E Stilling's nucleus. **2)** ▸Nucleus dorsalis des Rückenmarks (als ST.-CLARKE-Säule). E Stilling's nucleus. – **St.(-Farb)-Tafel** (JAKOB ST.): ▸pseudoisochromatische Tafeln. E Stilling color tables. – **St.-Türk-Duane-Syndrom** (JAKOB ST., S. T., ALEXANDER D.): kongenitale Außenbewegungsstörung (Retraktionssyndrom) durch Hypoplasie des Abduzenskerns. *Ätiol.:* intrauterine Schädigung mit nachfolgender Einsprossung von Okulomotoriusfasern in den M. rectus lateralis. ***Klinik:*** leichte Einschränkung der Abduktion; bei Adduktion durch Koinnervation der Mm. recti lateralis u. medialis Bulbusretraktion mit sekundärer Lidspaltverengung. Weitere kongenitale Defekte sind möglich, z. B. sensorische Taubheit sowie Fehlbildungen an Gesicht, Zähnen u. Wirbelsäule. E Stilling-Türk-Duane syndrome.

**Stimm|apparat:** die Atmungsorgane als Stimmbildungssystem, Zwerchfell, Lungen, Luftröhre u. Brustkorb als Windkessel u. Stimmstütze, Kehlkopf u. Stimmritze zur Vibrato- u. Tonerzeugung, das Ansatzrohr (Pharynx, Mund- u. Nasenhöhle) als Resonator u. Artikulationsapparat. E vocal apparatus.

**Stimm|band:** ▸Ligamentum vocale; s. a. ▸Stimmlippe. E vocal cord. – **St., falsches:** ▸Ligamentum vestibulare.

**Stimmband|entzündung:** ▸Chorditis. E chorditis.

**Stimmband|karzinom:** ▸Kehlkopfkarzinom.

**Stimmband|knötchen:** ▸Nodulus vocalis. E nodules of the vocal cord, singer's nodes.

**Stimmband|lähmung:** s. u. ▸Kehlkopf-, ▸Adduktoren-, ▸Internus-, ▸Postikus-, ▸Rekurrenslähmung; s. a. ▸Laryngoskopie. E paralysis of the vocal cord.

**Stimm|bruch,** Mutatio(n): der ca. 3–6(–12) Mon. dauernde natürliche Stimmwechsel während der Pubertät aufgrund der Massen- u. Längenzunahme von Kehlkopf u. Stimmlippen; mit Sinken der Stimmhöhe um 1 Oktave bei Jungen bzw. 1 Terz bei Mädchen. E change of voice.

**Stimmdynamik:** Lautstärkenumfang der Stimme.

**Stimme:** die mit Hilfe des Stimmapparates erzeugte Lautäußerung (Primärklang [reich an Obertönen] durch Stimmlippenschwingung beim Herausdrücken der Luft aus dem »Windspeicher« Lunge-Bronchien-Trachea durch die Stimmritze; der eigentliche Stimmklang entsteht durch Schwingungsanregung des Kehlkopfsystems [Vibrato] u. Resonanzverstärkung im Ansatzrohr). Die Sprechstimme mit dauernd wechselnden Frequenzen. E voice. – **St., eunuchoide:** hohe Fistelstimme infolge Ausbleibens der Mutation bei Eunuchoidismus. E eunuchoid v.

**Stimmen|hören:** akustische Halluzination in Form von Stimmen. Unterschieden werden kommentierende, dialogisierende, bedrohende und (selten) schmeichelnde Stimmen. Häufig glaubt der Betroffene, es werde über ihn bzw. zu ihm gesprochen. Typisches Symptom der ▸Schizophrenie. E hearing of voices.

**Stimmfeldmessung:** Messmethode zur Erfassung von Tonhöhe u. Lautstärke der Stimme mit einem Tongeber (z. B. Klavier) u. einem Schalldruckpegelgerät. Dabei wird der Patient aufgefordert, vorgegebene Töne in verschiedener Lautstärke nachzusingen. Die jeweils erreichte Lautstärke (leise bis laut) wird mit dem Schalldruckpegelgerät erfasst und in einer Kurve (Phonetogramm) graphisch dargestellt.

**Stimm|fremitus:** bronchogene Fortleitung u. Übertragung von Sprechlauten niedriger Schwingungszahl (z. B. tief gesprochenes »99«) auf die Brustkorbwand als tast- u. hörbares Vibrieren; ist bei Pneumothorax, Pleuraerguss u. -schwarte herabgesetzt, bei Pneumonie verstärkt. E vocal fremitus.

**Stimmgabel|prüfung:** ▸Hörprüfung des menschlichen Ohres mittels einer Stimmgabelserie (▸HARTMANN-Besteck) verschiedener Frequenz (reine Sinustöne definierter Tonhöhe); zur Feststellung z. B. von Hörlücken (Ausfall hoher bzw. tiefer Frequenzbereiche bei Innen- bzw. Mittelohrschwerhörigkeit), heute nicht mehr üblich; s. a. ▸STENGER-, ▸RINNE-, ▸WEBER-Versuch. E tuning fork test.

**Stimm|lippe,** Stimmfalte: die ▸Plica vocalis (klinisch als Stimmband bezeichnet). Wird beidseits bei der Phonation durch Anblasen aus dem Brustkorb, dem »Windkessel«, in Schwingungen versetzt (die stroboskopisch [Laryngostroboskopie] dokumentierbar sind). E vocal fold.

**Stimm|losigkeit:** ▸Aphonie. E loss of voice, aphonia.

**Stimm|ritzen|krampf:** Verkrampfung der **Stimmritze** (▸Rima glottidis), ▸Laryngospasmus; s. a. ▸Laryngismus. E laryngospasm.

**Stimm|schwäche:** ▸Phonasthenie; s. a. ▸Dysphonie. E weakness of voice.

**Stimm|störung:** krankhafte Veränderung des Klanges der Stimme sowie deren Leistungsfähigkeit. *Ätiol.:* Veränderungen im Nasen-Rachen-Raum u. am ▸Larynx, psych. Faktoren, sek. z. B. bei hormonellen Störungen. Unterschieden werden ▸Dysphonie und ▸Aphonie. – Als »Sprach- u. Stimmstörungen« medizinischer Bereich, in dem Ärzte nach entsprechender Weiterbildung eine Zusatzbezeichnung erwerben können. E paraphonia.

**Stimm|umfang:** der einer erheblichen physiologischen Schwankungsbreite unterliegende Umfang der menschl. Stimme; liegt zwischen $1^1/_3$ (vor der Mutation) u. 3 Oktaven. E range of voice.

**Stimulantien, Stimulanzien,** Sing. **Stimulans:** *Pharmazie* anregende Heilmittel; ▸Analeptika; s. a. ▸Psychotonika, ▸Halluzinogene. E stimulant(s).

**Stimulation, Stimulierung:** ▸Reizung, ▸Anregung, ▸Erregung; z. B. als wichtiges Prinzip der ▸physikalischen Therapie. S. a. ▸Reiztherapie; als Elektrostimulation der Herzfunktion. Evtl. als **gepaarte St.,** ▸paired stimulation. E stimulation. – **St., photische:** ▸Photostimulation. E photic st.

**Stimulationsart:** Art der Reizeinwirkung in der ▸Akupunktur; neben der Punktauswahl für den Behandlungseffekt von entscheidender Bedeutung; in Frage kommen: Nadelung, Erhitzen im Punkt (▸Moxibustion, Feuernadel), Blutenlassen im Punkt (Mikroaderlass), ▸Schröpfen, Laserlichtreiz (Laserakupunktur), elektrische Stimulation (Elektrostimulationsakupunktur), Dauernadel, Punktmassage (▸Tuina-Therapie, ▸Shiatsu) etc.

**Stimulus** *(latein.):* ▸Reiz. E stimulus.

**Stink|nase:** ▸Ozaena. E ozena.

**Stink|schweiß:** ▸Bromhidrosis. E fetid sweat.

**Stintzing-Tabellen** (RODERICH ST., 1854–1933, Internist, Jena): tabellarische Aufstellung der Normalwerte für die elektrische ▸Erregbarkeit(sprüfung) von Nerven u. Muskeln. E Stintzing's tables.

**Stipites:** als Heilmittel genutzte Pflanzenstiele, -stängel, -sprosse. Ferner Drogen in Stielform (z. B. **Stipes laminariae,** Laminariastift). E stalks.

**Stippchen|gallen|blase:** kleinstknötchenförmige Cholesterinester-Ablagerungen in der Gallenblasenwand bei ▸Cholesteatose. E strawberry gallbladder.

**stippled epiphysis** *(engl. = getüpfelte Epiphyse):* ▸Chondrodysplasia punctata.

**Stirn,** Frons: die Kopfregion über dem Stirnbein. E forehead, frons. – **St., viereckige:** ▸Caput quadratum.

**Stirn|bein:** ▸Os frontale. E frontal bone.

**Stirn|glatze:** **1)** ▸Glabella. **2) Alopecia frontalis:** auf die Stirngegend begrenzter Haarausfall als prämature oder seborrhoische etc. Alopezie; u. a. bei ▸CURSCHMANN-BATTEN-STEINERT-Syndrom.

**Stirn|hirn:** der beidseitige ▸Lobus frontalis (cerebri). E frontal lobe.

**Stirnhirn|abszess:** ▸Hirnabszess im Lobus frontalis; führt zu Schlafsucht, Benommenheit, Pulsverlangsamung, Stauungspapille, Abszess-typischen Liquorveränderungen. E frontal lobe abscess.

**Stirnhirn|ausschaltung:** ▸Leukotomie. E frontal lobotomy, leukotomy.

**Stirnhirn-Pick:** ▸PICK-Krankheit mit bevorzugtem oder ausschließlichem Befall des Stirnlappens; führt zu Antriebsmangel, bei Fortschreiten zu völligem Erlöschen spontaner sprachlicher u. Willensäußerungen. E Pick's atrophy of the frontal lobe.

**Stirnhirn|syndrom:** geistig-seelische u. neurologische Störungen bei Stirnhirnerkrankung; führt außer zu Merkmalen der Grundkrankheit (z.B. Tumor, Entzündung) zu Antriebsmangel (▸Abulie), Bewegungsverarmung (▸Akinesie). Je nach dem Ort der Schädigung unterschieden als ▸Orbitalhirn- u. Konvexitätssyndrom (evtl. kombiniert). E frontal lobe syndrome.

**Stirn|höcker:** *Anatomie* ▸Tuber frontale. E frontal tuber.

**Stirn|höhle:** ▸Sinus frontalis. E frontal sinus.

**Stirnhöhlen-Radikal|operation:** operative Entfernung der erkrankten Schleimhaut der Stirnhöhle (meist auch der gleichseitigen Siebbeinzellen) u. Schaffung eines breiten Abflusses zur Nasenhöhle (Dauerdrainage); RIEDEL-Operation, JANSEN-Operation. E radical surgery of the frontal sinus.

**Stirnhöhlen|spülung:** diagnostische oder – im Anschluss an Sekretabsaugung – therapeutische Spülung des Sinus frontalis mit physiologischer Kochsalzlösung (evtl. mit Antibiotika-Zusatz) über eine Sonde, eingeführt in die Sinusöffnung (im mittleren Nasengang). E irrigation of the frontal sinus.

**Stirn|lage:** *Geburtshilfe* ▸Deflexionslage, bei der die Glabella Führungspunkt u. der Oberkiefer Stemmpunkt sind; s.a. ▸Kopflage (dort Abb.). Geburtsverlauf langwierig. E brow presentation.

**Stirn|lappen:** der ▸Lobus frontalis des Gehirns; s.a. ▸Stirnhirn..., ▸Gyri frontales. E frontal lobe.

**Stirn|naht:** *Anatomie* ▸Sutura frontalis. E frontal suture.

**St.-Jude-Herzklappe:** s.u. ▸Herzklappenprothese.

**St.-Louis-Enzephalitis:** die ▸Amerikanische Enzephalitis. 1933 erstmals epidemisch in St. Louis aufgetreten (jetzt endemisch). E St. Louis encephalitis.

**STNR,** Abk. für symmetrischer tonischer Nackenreflex: s.u. ▸Hals(stell)reflex, tonischer.

**sto|chastisch:** *Statistik* zufallsabhängig, mit nur Wahrscheinlichkeitscharakter des Zusammenhangs von Einzelelementen. E stochastic.

**Stockholmer Methode:** *Radiologie* (J. HEYMAN u.a.) am Radiumhemmet in Stockholm entwickelte ▸Radiumtherapie des Gebärmutterkarzinoms als Packmethode (mit Einführen einer Platte als Radiumträger in die Gebärmutterhöhle u./oder den Zervixkanal; 2 Sitzungen mit 3-wöchigem Abstand; zusätzlich einmalige Radiumanwendung im Scheidenbereich). E Stockholm method.

**Stock-Spielmeyer-Vogt-Syndrom** (WOLFGANG ST., 1874–1956, Jena, Tübingen; WALTER SP.; HEINRICH V.), zerebromakuläre Dystrophie: autosomal-rezessiv erbliche, im Kindes-, Jugendalter auftretende Form der neuronalen ▸Ceroidlipofuscinose. Äußert sich in fortschreitender ▸Optikusatrophie (Erblindung), tapetoretinaler ▸Degeneration (ohne den typischen Makula-Befund), Intellekt- u. Sprachverfall, Spastik, Krampfneigung, affektiven Störungen; führt präfinal zu Demenz, Kachexie, Lähmung (spastische Tetraplegie). E Spielmeyer-Vogt syndrome, Batten's disease.

**Stöchio|metrie:** Berechnung definierter Verbindungen bei der chemischen Stoffumsetzung anhand von Reaktionsgleichung u. Äquivalentgewichten. E stoichiometry.

**Stoeckel-Operation** (WALTER ST., 1871–1961, Frauenarzt, zuletzt Berlin): s.u. ▸SCHAUTA.

**Störfeld:** Begriff der ▸Komplementärmedizin für Strukturveränderung (z.B. Narbe), chronische Entzündung (z.B. Kieferostitis) oder psychisches Trauma; kann Fehlfunktionen eines Organs, Schmerzen u. Blockierung der ▸Autoregulationsmechanismen bewirken; wird mit sog. funktionellen Untersuchungsmethoden (z.B. ▸Neuraltherapie, ▸elektromedizinische Systemdiagnostik, ▸Kinesiologie etc.) diagnostiziert. Die S. haben Fernwirkungen und sind nicht an fest definierten Krankheitsbildern zu erkennen; so kann z.B. eine Narbe am Fuß bei einem Patienten Kopfschmerz unterhalten, bei einem anderen Knieschmerz.

**Stör|größe:** *Kybernetik* s.u. ▸Regelkreis. E disruptive element.

**Störung, bipolare:** affektive Störung, bei der depressive u. manische Phasen (Depression; ▸Manie) auftreten. Ein regelmäßiger Wechsel der Phasen ist jedoch selten. Zur Diagnosestellung reicht das einmalige Auftreten einer Episode bei einer einzigen (vorher oder nachher) aufgetretenen gegenläufigen Phase aus. ***Ther.:*** in der manischen Phase hochpotente Neuroleptika; in der depressiven Phase mit Antidepressiva. ***Prophyl.:*** Lithium-Dauertherapie.

**Stoffel-Operation** (ADOLF ST., 1880–1937, Orthopäde, Mannheim): die teilweise operative Querschnittsverkleinerung bzw. Durchtrennung der motorischen Nervenäste von Spastik betroffener Skelettmuskeln; bewirkt partielle schlaffe Lähmung = Abschwächung der Verkrampfung. E Stoffel's operation.

**Stoff|wechsel,** Metabolismus: die Gesamtheit der lebensnotwendigen biochemischen Vorgänge beim Auf-, Um- u. Abbau des Organismus bzw. beim Austausch von Stoffen zwischen Organismus u. Umwelt. Unterschieden als Bau-, Energie- u. Betriebsstoffwechsel. Das Hauptorgan der – meist über mehrere Zwischenstufen ablaufenden (▸Intermediärstoffwechsel) – Stoffumsetzungen ist die Leber. Als Katalysatoren wirken – innerhalb u. außerhalb der Zelle – Enzyme u. Hormone. Die durch das ▸vegetative Nervensystem u. ▸Endokrinium erfolgende Steuerung der verschiedenen Teilstoffwechsel (z.B. Eiweiß-, Fett-, Kohlenhydrat-, Mineralstoffwechsel) erfolgt nach dem Prinzip der Selbststeuerung mit dem Ziel der Erhaltung des physiologischen Gleichgewichts (▸Homöostase) u. des inneren Milieus. E metabolism.

**Stoffwechsel|apparat:** Apparat zur Untersuchung eines Teilstoffwechsels, v.a. des ▸Grundumsatzes. E metabolimeter.

**Stoffwechsel|formel:** Formel zur Berechnung des Grundumsatzes, z.B. nach ▸READ.

**Stoffwechsel|krankheit:** Störung des Gesamt- oder eines Teilstoffwechsels (einschließlich der Mechanismen des Zwischenstoffwechsels u. des aktiven ▸Transportes der Niere) mit daraus resultierender Bildung quantitativ oder qualitativ abnormer Zwischenstoffwechsel- = Intermediärprodukte u. das sich daraus ergebende Krankheitsbild. I.e.S. die – größtenteils erblichen – ▸Enzymopathien. E metabolic disease.

**Stoffwechsel|krise:** krisenhafte (meist durch zusätzliche Belastung ausgelöste) Verschlechterung einer nicht intakten Stoffwechsellage, z.B. bei der ▸ADDISON- oder ▸BASEDOW-Krankheit, als ▸Elektrolytkoma. E metabolic crisis.

**Stokes:** nach dem Cambridge-Physiker SIR GEORGE G. STOKES (1819–1903) benannte inkohärente Einheit der kinematischen Viskosität; 1 St. = 1 $cm^2$/sec. E stoke.

**Stokes** (1) SIR WILLIAM ST., 1839–1900, Chirurg, Dublin; 2) WILLIAM ST., 1804–1878, Internist, Dublin). – **St.-Anfälle** (WILLIAM ST.): ▸ADAMS-STOKES-Syndrom. E Stokes' attacks. – **St.-Atmung** (WILLIAM ST.): periodische ▸Atmung. E St.' respiration. – **St.-Kragen** (SIR WILLIAM ST.): Dickenzunahme des Halses mit Ödem u. hervortretenden Venen (auch an Gesicht u. Armen) bei oberer ▸Einflussstauung. E collar of Stokes.

**Stokvis-Talma-Syndrom:** ältere Bez. für eine Form der ▸Methämoglobinämie (v.a. bei Kleinkindern). Mit Zyanose, Durchfällen, herabgesetztem Allgemeinbefinden; bei längerer Erkrankung Trommelschlägelfinger. E congenital methemoglobinemia.

**Stoma** *(griech.):* Mund, Rachen (s.a. ▸Stomat...), *patho* Fistelmündung; *chir* künstlich geschaffene Hohlorganmündung, -öffnung zur Körperoberfläche, z.B.

S

als ▸Anus praeter, ▸Tracheostoma, ▸Gastrostoma; s.a. ▸Stomatherapeut, ▸Stomaversorgung. E stoma, mouth.

**stomachal** *(griech. Stomachos):* den Magen betreffend. E gastric, stomachal.

**Stomachi|ca, -ka:** *Pharmazie* Mittel zur Behandlung von Magenbeschwerden; appetit- u. verdauungsfördernde Mittel (u.a. ▸Antacida, ▸Amara, ▸Carminativa). E stomachics.

**Stoma|deum:** ▸Stomatodeum. E stomodeum.

**Stoma|kake, -kaze:** ▸Stomatitis ulcerosa. E stomacace.

**Stoma|therapeut:** speziell weitergebildete Fachkraft (meist Krankenpflegekraft), die Patienten mit künstlichem Darm- (Anus praeter) oder Blasenausgang (Urostoma) bei der ▸Stomaversorgung anleitet u. dabei hilft, sich schließlich selbst zu versorgen (z.B. ▸Irrigation, Fistelversorgung, Inkontinenzbetreuung).

**Stomatitis:** Entzündung der Mundschleimhaut. *Ätiol.:* als selbstständige Erkrankung mit bakterieller, mykotischer oder viraler Genese, oft von einer Gingivitis ausgehend; als Begleitkrankheit z.B. bei Haut-, Stoffwechsel-, Blut-, zyklischen Infektionskrankheiten, Metallvergiftung sowie als Nebenwirkung einer Zytostatikatherapie. ***Klinik:*** meist katarrhalische Verlaufsform als **St. simplex** mit Rötung, Schwellung, evtl. auch Blutungen, Belägen, Mundgeruch (Foetor ex ore), vermehrter Speichelbildung (Hypersalivation) u. erschwerter Nahrungsaufnahme. Schwerere Verlaufsformen auch mit Ulzerationen (▸St. ulcero[membrano]sa); s.a. ▸Glossitis, ▸Gingivitis. E stomatitis. – **St. angularis:** ▸Angulus infectiosus. E angular st. – **St. aphthosa:** ▸St. herpetica. E aphthous st. – **St. bismutica:** St. bei Bismutvergiftung; mit ▸Bismutsaum u. ▸Gingivitis. E bismuth st. – **St. catarrhalis:** katarrhalische Verlaufsform der St. E catarrhal st. – **St. diabetica:** St. bei ▸Diabetes mellitus; v.a. als Gingivitis, evtl. mit ▸Alveolarpyorrhö. E diabetic st. – **St. epidemica, St. epizootica:** ▸Maul- u. Klauenseuche. – **St. gan|graenosa:** ▸Noma. E gangrenous st. (= necrotic-ulcerative gingivitis = NUG). – **St. herpetica,** Gingivostomatitis herpetica: St. der gesamten Mundschleimhaut (einschließlich Gingivitis) infolge primärer Herpes-simplex-Infektion (Abb.); mit Bildung von Erosionen mit entzündlichem Hof, Schwellung regionärer Lymphknoten, Fieber. – **St. maculofibrinosa:** ▸BEDNAR-Aphthen. – **St. mercurialis:** St. bei Quecksilbervergiftung; mit Speichelfluss (Sialorrhö), Zahnausfall, ▸Quecksilbersaum, evtl. auch aphthenartigen Nekrosen. E mercurial st. – **St. mycotica:** pilzbedingte St.; i.e.S. der ▸Soor der Mundschleimhaut (= **St. oidica**). E mycotic st., fungal st. – **St. saturnina:** St. als schwere Parodontopathie ohne ▸Bleisaum infolge allgemeiner Bleiwirkung. E lead st. – **St. simplex:** Stomatitis catarrhalis. E simple st. – **St. ulcero(membrano)sa,** Stomakake: St. mit tiefen, fortschreitenden, membranbedeckten Geschwüren, intensivem Foetor ex ore, Speichelfluss, Schwellung regionärer Lymphknoten; z.B. bei ▸PLAUT-VINCENT-Angina, Leukämie, Agranulozytose, Sepsis. E ulcerative st. – **St. vesiculosa:** gelegentlich auch beim Menschen als St. vorkommende gutartige, akute Rhabdovirus-Infektion der Rinder, Pferde u. Maultiere. E vesicular st.

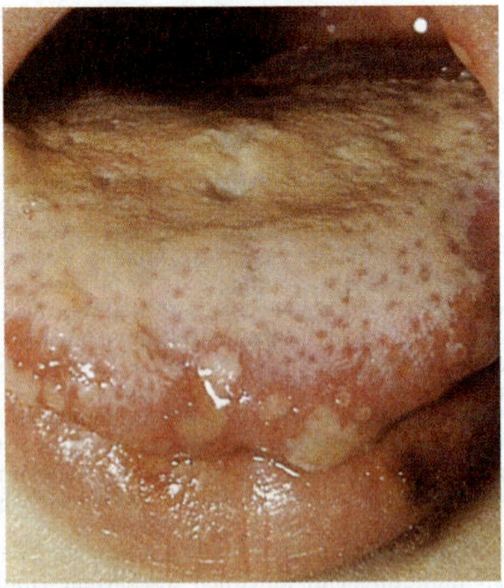

**Stomatitis herpetica.** [411]

**Stomatodeum,** Stomadeum: die vom ▸Entoderm gebildete Mundbucht der embryonalen Mundanlage; in der 4. Woche nach Befruchtung ist sie von Gesichtsfortsätzen umgeben (1 Stirn-Nasen-Wulst, 2 Oberkieferwülste, 2 Unterkieferwülste); endet an der Membrana stomatopharyngealis, der Rachenmembran). E stomatodeum.

**stomatogen:** von der Mundhöhle ausgehend.

**Stomatologie:** Lehre von den Erkrankungen der Mundhöhle. E stomatology.

**Stomatomycosis:** ▸Stomatitis mycotica. E stomatomycosis.

**Stomato|plastik:** plastische Operation an einem Stoma, z.B. Mundplastik bzw. als Muttermundeingriff (Discisio cervicis), Eileiterplastik. E stomatoplasty.

**Stomato|schisis:** ▸Lippenspalte; evtl. mit Rachenspalte; s.a. ▸Wangenspalte. E stomatoschisis.

**Stomato|skop:** Lupenmikroskop für ▸Zytodiagnostik der Mundschleimhaut. E stomatoscope.

**Stomato|zyt:** anomaler, im Feuchtpräparat tassenförmiger Erythrozyt (Abb.) mit mundförmiger zentraler Einbuchtung (Hb-freie Zone?) im gefärbten Ausstrich; typisch für **Stomatozytose.** E stomatocyte.

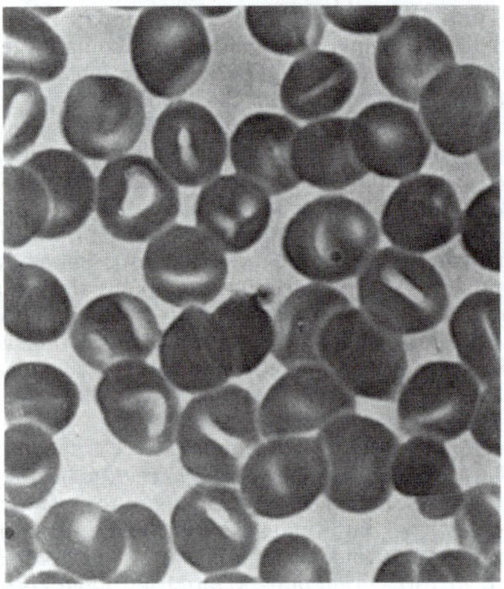

**Stomatozyt:** typ. Zellen im histolog. Präparat. [197]

**Stoma|versorgung:** System aus Hautschutzplatte u. Beutel zur Befestigung des Auffangbeutels bei künstlichem Darmausgang (Ileostoma, Zäkostoma, Transversostoma, Sigmoidostoma). Muss korrekt angepasst u. sorgfältig gepflegt werden, um Hautreizungen durch Ausscheidungen u. weitere Komplikationen zu vermeiden. ***Einteiliges System:*** Der Beutel mit integrierter Hautschutzplatte muss beim Wechsel jedes Mal komplett von der Haut abgezogen werden. ***Zweiteiliges System:*** besteht aus Basis- bzw. Trägerplatte, die für längere Zeit (3–4 Tg.) auf der Haut belassen wird. Beutel kann bei Bedarf isoliert gewechselt werden (Abb.). ***Ausstreifbeutel:*** mit verlängertem offenem Ende, das mit einer Klemme verschlossen wird. Stuhlentleerung ist ohne Wechsel des Beutels mgl. ***Geschlossener Beutel:*** eignet sich bei weniger als drei Stuhlentleerungen tgl.

**Stom|oxy|dinae:** Blut saugende ▸Stechfliegen [Muscidae] mit den Gattungen Haematobia, Lyperosia,

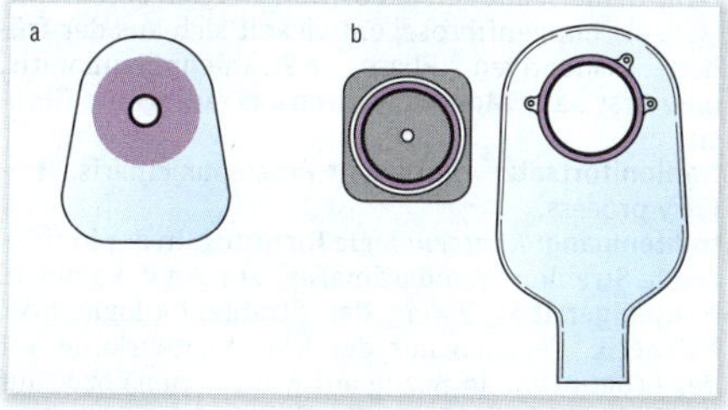


**Stomaversorgung:** Beutelarten u. -systeme; a) geschlossener Beutel, einteiliges System; b) offener Beutel, zweiteiliges System. [49]

Stomoxys (z.B. **Stom|ọxys cạlcitrans**; beteiligt an der Übertragung von z.B. Trypanosomiasis, Milzbrand).

**Storchen|biss:** *Dermatologie* ▸Naevus UNNA.

**Stọß|prophylaxe:** ▸Rachitisprophylaxe durch einzelne orale hoch dosierte (5 mg) Vitamin-$D_3$-Gaben (2. Lebenswo., 3. u. 6. J.).

**Stoßwellenlithotripsie, extrakorporale,** Abk. ESWL: Steinzertrümmerung (Nierensteine, Gallensteine) mit gerätetechnisch erzeugten Stoßwellen von außen. Die ESWL ist heute als wenig belastendes Verfahren (i.d.R. anästhesiefrei) bei Nierenkelchsteinen die Therapie der Wahl u. hat die operative Steinentfernung weitgehend verdrängt; wird in den letzten Jahren auch zur Zertrümmerung von Gallensteinen angewandt; s.a. ▸Cholelithotripsie. Drei verschiedene Verfahren sind im Gebrauch: **1) Funkenstreckenlithotripsie:** Über eine zündkerzenähnliche Elektrode werden im Brennpunkt eines Halbellipsoids Stoß- oder Zugwellen erzeugt. Der zweite Brennpunkt dieser Stoßwellen wird auf den Stein fokussiert, der zertrümmert werden soll. – **2) elektromagnetische Lithotripsie:** Elektromagnetisch erzeugte Energie wird durch eine Kunststofflinse im Brennpunkt F (Stein) fokussiert. Wie beim Funkenstreckenverfahren ist der Durchmesser des Generators klein, der Durchmesser des Fokus hingegen groß. Der Wellen produzierende Geräteteil befindet sich unter einem Wasserkissen u. ist beweglich unter dem Patienten platziert (Abb.). Er kann je nach Bedarf verschoben werden. In die gesamte Behandlungseinheit ist ein Ultraschallgerät mit Bildschirm zur Steinortung integriert. – **3) piezoelektrische Lithotripsie:** Dabei werden piezoelektrische Hochenergieschallimpulse erzeugt, die durch ca. 3000 keramische Einzelelemente aufgebaut werden. Die Fokussierung gelingt durch mosaikartige Anordnung dieser Einzelelemente auf einer sphärischen Schale. Der Fokus ist bei diesem Verfahren klein. Die Steinortung wird durch einen in die Apparatur integrierten Ultrschallscanner vorgenommen. E extracorporeal shock-wave lithotripsy.

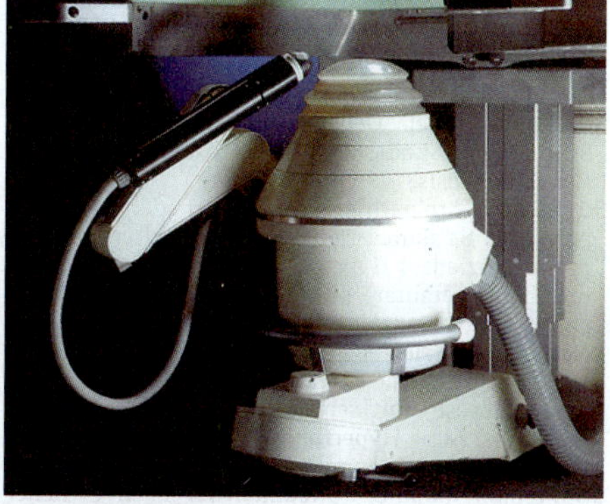

**Stoßwellenlithotripsie, extrakorporale:** elektromagnetische Stoßwellenquelle (»Rundkissen«) u. stabförmiger Ultraschallortungskopf. [115]

**Stottern,** Ischnophonie, Balbuties, Dysarthria syllabaris, Dysphemie, Psellismus: zeitweise auftretende, willensunabhängige Redefluss- bzw. Sprechstörung, die charakterisiert ist durch Wiederholung von Sprachsegmenten (einzelne Buchstaben, Silben); typisch ist dabei ein angespanntes, stummes Verharren in der Sprechstellung (»Sprechen-wollen-und-nicht-Können«); s.a. ▸Poltern. – Vielfältige Ursachen (z.B. Erbfaktoren u. Konstitution, Umweltbedingungen, emotionelle Belastung, frühkindlicher Hirnschaden). Bevorzugt zwischen 4. u. 7. Lj., häufig mit zunehmendem Alter verschwindend (v.a. unter logopädischer u./oder psychotherapeutischer Behandlung). E stuttering. – **St., physiologisches,** Non-Fluency: die normale sprachliche Unfertigkeit des Kleinkindes mit Silben- oder Wortwiederholungen infolge Diskrepanz zwischen Artikulation u. Denkschnelligkeit. E physiological st.

**STPD:** *Physiologie* s.u. ▸Standardbedingungen.

**Strab(ism)o|skọp:** Orthoptoskop (für ▸Orthoptik).

**Strabismotomie:** Schieloperation; ▸Strabotomie. E strabotomy.

**Strabịsmus:** das Schielen; eine Störung der Sensomotorik des Sehorgans mit der Unfähigkeit, die Blicklinien beider Augen auf den gleichen Punkt zu richten; eine Stellungsanomalie (Deviation) eines Auges mit Verlust der Fähigkeit zu beidäugigem Einfachsehen (s.a. ▸Diplopie); i.w.S. der St. concomitans; ferner das Lähmungsschielen (St. paralyticus) u. als latentes Schielen die ▸Heterophorie. E squint, strabismus. – **St. accommodatịvus:** bei höhergradiger Weitsichtigkeit (= Hyperopie) Einwärtsschielen infolge ausgleichender übermäßiger Akkommodation (u. damit Konvergenz). E accommodative st. – **St. concọmitans,** Begleitschielen, Heterotropie: Abweichen der Augenachsen von der Parallelstellung beim Blick in die Ferne, wobei das schielende Auge den Bewegungen des gesunden Auges folgt. Tritt meist im 3.–4. Lebenjahr auf, als sensomotorisches Anpassungssyndrom des noch nicht voll reifen optischen Systems an eine angeborene, oft erbliche Störung der Koordination der Bewegungen beider Augen zusammen mit einer zentralen Schwäche der Fähigkeit zur Verschmelzung beider Netzhautbilder (▸Fusion). Meist auch mit Anomalien der Brechkraft (Refraktion); oft begünstigt durch äußere Faktoren (z.B. Infektionskrankheit, seelische Belastung). Infolge der sich entwickelnden anomalen Netzhautkorrespondenz fehlt – im Gegensatz zum Lähmungsschielen – die Wahrnehmung von Doppelbildern. ***Formen:*** tritt meist auf als horizontales Einwärtsschielen (**St. c. convẹrgens** = St. internus = Esotropie), d.h. mit Abweichen des – meist hyperopen, oft astigmatischen – Auges nach innen (= Konvergenz der Blicklinien; positiver Schielwinkel). Seltener – v.a. infolge Fusionsmangels – als Auswärtsschielen (**St. c. divẹrgens** = St. externus = ▸Exotropie) mit Abweichen des – meist myopen – Auges nach außen (Divergenz der Blicklinien; negativer Schielwinkel). Beide Formen evtl. als manifester permanenter St. oder aber nur zeitweilig (periodischer St.; v.a. als akkommodativer St.); evtl. mit abwechselndem Fixieren durch eines der Augen (**St. alternans**, v.a. bei akkommodativem St.) oder mit ständiger Bevorzugung eines Auges zum Fixieren (»Führen«; = **St. unilateralis**) Im ersteren Fall kommt es zentralnervös zur Unterdrückung (Suppression) der Bildanteile des nicht fixierenden, in Schielstellung gehenden Auges bzw. bei »fixiertem« einseitigen St. schließlich zu Sehschwäche des ständig unterdrückten Auges (= Amblyopia ex anopsia). Dies ist vermeidbar bei frühzeitiger Behebung der Schielamblyopie durch Schielbrille oder -kapsel, Okklusionsbehandlung, orthoptische Übungen oder durch Operation. E concomitant st. – **St. de|orsumvẹrgens:** als »St. descendens« das Abwärtsschielen als Form des St. verticalis. – **St. lạtens:** ▸Heterophorie. E latent

S

st. – **St. non-concomitans:** das – durch wechselnden Schielwinkel (Inkonkomitanz) gekennzeichnete – ▸Lähmungsschielen (= **St. paralyticus**). E incomitant st. – **St. rotatorius:** ▸Zyklotropie. E rotatory st. – **St. spasticus:** St. bei Krämpfen der Augenmuskeln (Störung des Augenmuskelgleichgewichtes); s.a. ▸Nystagmus. E spastic deviation. – **St. surso-adductorius:** das ein- oder beidseitige Schrägschielen (deutlich v.a. beim Blick zur Nase) als Form des St. convergens, selten als »schräger St. divergens«. – **St. sursumvergens:** als »St. ascendens« das »Aufwärtsschielen« als Form des St. verticalis. – **St. verticalis,** Hypertropie: Höhenschielen, z.B. nach Schiel-Op., bei Lähmung des M. obliquus superior, oft kombiniert mit horizontalem Schielen; als »assoziierte« Form mit Abweichen des nicht fixierenden Auges nach oben oder unten bei unverändertem vertikalem Schielwinkel; als »dissoziierte« Form mit wechselndem Winkel. E vertical st.

**Strabo|logie:** die Lehre vom Schielen; i.e.S. das Spezialgebiet Schielen in der Augenheilkunde. E strabismology.

**Strabo|tomie:** Schieloperation (op. Eingriff an äußeren Augenmuskeln); z.B. nach STROMEYER. E strabotomy.

**Straddle-Trauma** *(engl. to straddle = spreizen):* Verletzung des Corpus spongiosum u. der Harnröhre (Dammbereich).

**Straffungs|operation:** *Chirurgie* i.e.S. das ▸Facelifting.

**Strahl:** **1)** *Physik* ein im Querschnitt begrenzter Energietransport mit bestimmter Richtung; als Energieträger wirken zusammenhängende Materie (Flüssigkeits-, Gasstrahl) oder diskrete Teilchen (α-, β-Teilchen, Neutronen etc.); s.a. ▸Strahlung, ▸Strahlen... E beam, ray. **2)** *Anatomie* als radialer, ulnarer, tibialer u. fibularer St. die Speiche u. Elle bzw. Schien- u. Wadenbein samt nachfolgenden, in Reihen geordneten Mittelhand- bzw. Mittelfuß- sowie Finger- bzw. Zehenknochen (im Hand- u. Fußbereich einschließlich der »Binnenstrahlen«). Klinisch die Finger- bzw. Zehenglieder samt zugehörigen Mittelhand- bzw. Mittelfußknochen (als 1.–5. Strahl; fehlende Entwicklung = **Strahldefekt**). E ray.

**Strahlen:** ▸Strahl, ▸Strahlung. E rays.

**Strahlen|belastung:** *Radiologie* ▸Strahlenexposition. E radiation exposure.

**Strahlen|biologie:** *Radiologie* die Wissenschaft von den biologischen Wirkungen ionisierender Strahlen; ▸Strahlenwirkung. E radiobiology.

**Strahlen|chemie:** ▸Radiochemie. E radiochemistry.

**Strahlen|dermatitis:** ▸Radiodermatitis; s.a. ▸Dermatitis actinica. E radiodermatitis.

**Strahlen|detektor:** Substanz oder System für Nachweis oder Messung ionisierender Strahlen; z.B. als fluoreszierende oder photographische Schicht (des Leuchtschirms bzw. Films, Röntgenfilms), ▸Ionisationskammer, ▸Zählrohr, ▸Szintillationszähler. E radiation detector.

**Strahlen|dosi|meter:** *Radiologie* ▸Dosimeter.

**Strahlen|dosis:** *Radiologie* s.u. ▸Dosis; s.a. ▸Personendosis, ▸Strahlungsfeld (dort Tab.). E radiation dose.

**Strahlen|embryo|pathie:** ▸Embryopathie infolge Einwirkung ionisierender Strahlen auf die Gebärmutter während der sensitiven (= besonders strahlenempfindlichen) Phase der Keimentwicklung. E radiogenic embryopathy.

**Strahlen|epilation:** ▸Epilation mittels Bestrahlung (obsolet!). E epilation by radiation.

**Strahlen|exposition,** Strahlenbelastung: Zustand oder Vorgang, bei dem Substanzen oder Organismen der Wirkung ionisierender Strahlen (▸Strahlenwirkung) ausgesetzt sind. Wird differenziert angegeben als Ganzkörper-, Gonaden-, Organbelastung (s.a. ▸Dosis, ▸Personendosis). E radiation exposure.

**Strahlen|feld:** ▸Strahlungs-, ▸Bestrahlungsfeld. E radiation field.

**Strahlen|fibrose:** *Pathologie* ▸Fibrose als Folge einer Strahlenwirkung, i.e.S. als Folge einer Strahlentherapie u. meist auf den Expositionsbereich beschränkt (v.a. als Lungenfibrose; entwickelt sich aus der frühen exsudativen Phase, ▸Strahlenpneumonitis, oder erst nach Mon. bis Jahren). E radiogenic fibrosis.

**Strahlen|fortsatz:** *Anatomie* ▸Processus ciliaris. E ciliary process.

**Strahlen|gang:** *Röntgenologie* Richtung, in der ionisierende Strahlen (standardmäßig) zur Anw. kommen.

**Strahlen|genetik:** Zweig der Strahlenbiologie bzw. ▸Genetik, der sich mit der ▸Strahlenwirkung auf das Erbgut (v.a. in Bezug auf Mutationen) bzw. auf das Keimepithel befasst. E radiation genetics.

**Strahlen|härte:** s.u. ▸Härte; s.a. ▸Strahlenqualität. E radiation hardness.

**Strahlen|heilkunde:** ▸Radiologie. E radiology.

**Strahlen|hygiene:** *Radiologie* Oberbegriff für die Maßnahmen zur Feststellung ionisierender Strahlung, zum Erkennen u. Beurteilen biologischer Strahlenwirkungen beim Menschen u. zur Gewährleistung des Strahlenschutzes (administrativ, organisatorisch). E radiation hygiene, r. protection.

**Strahlen|kachexie:** **1)** ▸Kachexiesymptome infolge verzögerter Erholung als Spätfolge einer Ganzkörperbestrahlung mit subletalen Dosen. **2)** die akuten Veränderungen beim schweren ▸Strahlensyndrom. E radiogenic cachexia.

**Strahlen|kanzero|genese:** Entwicklung bösartiger Tumoren (▸Karzinogenese) als Spätfolge beruflicher oder therapeutischer Einwirkung ionisierender Strahlen (i.w.S. auch der UV-Strahlung). E radiocarcinogenesis.

**Strahlen|kastration:** Ausschaltung der Funktion der Eierstöcke als Nebenwirkung einer (Röntgen-)Bestrahlung von außen (= perkutan) oder der Anw. von Gammastrahlern von der Gebärmutterlichtung aus (= intrauterin); als eigenständiges therapeutisches oder prophylaktisches Verfahren obsolet. E radiation castration.

**Strahlen|katarakt:** Linsentrübung (▸Cataracta) infolge örtlicher Einwirkung ionisierender Strahlung. ***Prophyl.:*** bei Strahlentherapie Abdecken der Augen mittels Strahlenschutzprothese (Bleikalotte); als Arbeitsschutz Brille mit stark bleihaltigen Gläsern. E radiation cataract.

**Strahlen|kater:** leichteste Form des ▸Strahlensyndroms bereits wenige Stunden nach Ganzkörperbestrahlung mit 0,5 Gy oder im (frühen) Verlauf einer Strahlentherapie. ***Klinik:*** Inappetenz, Übelkeit, Kopfschmerzen, Abgeschlagenheit, evtl. Temperatursteigerung, Erregungszustände, Durchfall. E radiation sickness.

**Strahlen|körper:** *Anatomie* ▸Corpus ciliare. E ciliary body.

**Strahlen|krankheit:** ▸Strahlenkater, ▸-syndrom. E radiation sickness.

**Strahlen|kunde, medizinische:** ▸Radiologie. E radiology.

**Strahlen|mutation:** *Genetik* ▸Mutation (v.a. als ▸Chromosomenaberration) durch ionisierende Strahlung. E radiomutation.

**Strahlen|nekrose:** Gewebstod durch ionisierende Strahlung; ▸Radionekrose, ▸Osteoradionekrose. E radionecrosis.

**Strahlen|nephro|pathie:** ▸Strahlenschaden der Niere; entweder als akute »radiogene« Nephritis (mit Niereninsuffizienz, ▸Hyposthenurie, Anämie, Hypertonie; hohe Letalität) oder als weniger ausgeprägte chron. Spätfolge (mit relativ günstigerer Prognose). Nach hoch dosierter Strahlentherapie ferner (nach kurzer Latenz) eine ▸Strahlenfibrose (Bestrahlungsnephrofibrose) mit schweren Funktionsstörungen, meist aber ohne Hypertonie. E radiation nephritis.

**Strahlen|pilz:** ▸Actinomyces. E ray fungus.

**Strahlen|pneumonie, -pneumonitis:** nach örtlicher ▸Strahlentherapie auftretende Lungenveränderungen i.S. der Pneumonie (mit zellulärer u. serös-fibrinöser Exsudation v.a. in das Interstitium, evtl. auch mit Bronchial-, Alveolar- und Pleuraepithelschädigung), die u.U. nur geringe klinische Beschwerden verursachen (evtl. asthmoide Bronchitis) u. reversibel sind. Aber auch Dauerschäden möglich durch Übergang in ▸Strahlenfibrose. E radiogenic pneumonia.

**Strahlen|qualität:** die unterschiedliche Ionisationsdichte (u. damit auch unterschiedliche ▸RBW) der einzelnen Strahlungen (locker ionisierend z.B. Gamma-, ▸Röntgenstrahlen, dicht ionisierend Neutronen). I.e.S., bei Photonenstrahlung, die Strahlenhärte als Begriff zur Unterscheidung des Energiebereichs und damit des Durchdringungsvermögens (▸Härte, ▸Halbwertschicht). E quality of ionizing radiation.

**Strahlen|quelle:** der Ausgangsort einer Strahlung, z.B. ein $^{60}$Co-Strahler in der Telecurietherapie oder jedes andere Radionuclid. E radiation source.

**Strahlen|reaktion:** die – komplexen – Reaktionen des Organismus nach Einwirkung ionisierender Strahlung (s.a. ▸Strahlenwirkung); u. zwar als Früh- oder Spätreaktionen (s.a. ▸Strahlenschaden), z.B. Darmfrüh- bzw. Darmspätreaktion, Radiodermatitis. E radioreaction.

**Strahlen|relief:** die Verteilung der Dosis(leistung) auf einer von der Strahlung getroffenen Fläche, nachdem die Strahlung ein Objekt durchsetzt hat. Sie ist die Grundlage der Wiedergabe auf einer Bildverstärker-Fernsehkette oder einem Film. E radiation pattern.

**Strahlen|resistenz:** *Radiologie* relative Unempfindlichkeit (z.B. eines Körpergewebes, eines Neoplasmas) gegen ionisierende Strahlen; s.a. ▸Strahlensensibilität. E radioresistance.

**Strahlen|schaden:** *Radiologie* Schädigungen des Organismus durch Einwirkung ionisierender Strahlen. ***Vork.:*** z.B. als Folge der ▸Strahlentherapie oder nach Kontamination mit verstrahltem Material (Kraftwerksunfälle, Kernwaffenexplosion). ***Formen:*** direkte (unmittelbare) Schäden als akutes ▸Strahlensyndrom; als indirekte Schäden die im Rahmen der Strahlentherapie z.T. unvermeidlichen Spätfolgen (▸Strahlenspätwirkung); ferner evtl. Malignome (einschließlich ▸Leukämie), Knochenmarkschäden (aplastische Anämie) sowie genetische Schäden. E (ionizing) radiation damage, r. injury.

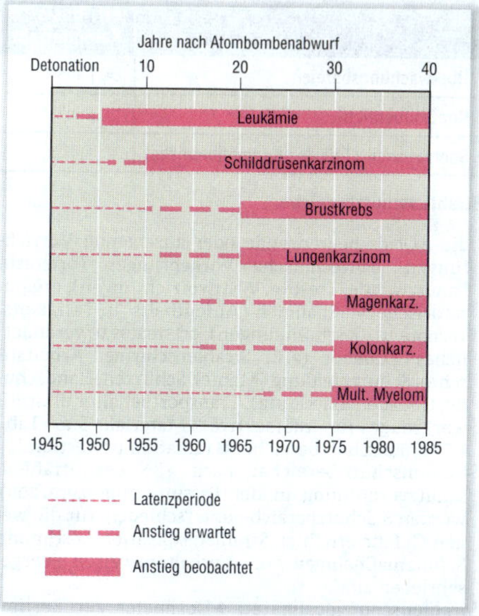


**Strahlenschaden:** Latenzperiode nach Strahlenexposition bis zur Entwicklung eines malignen Tumors (Hiroshima u. Nagasaki, 1993). [260]

**Strahlen|schutz:** alle Voraussetzungen u. Maßnahmen zum Schutz von Einzelpersonen u. der Allgemeinheit vor Schäden an Leben, Gesundheit u. Sachgütern durch die Wirkung ionisierender Strahlung. In Deutschland für den Bereich Medizin geregelt v.a. durch die Röntgen- u. ▸Strahlenschutzverordnung. – Umfasst gerätetechnische Vorrichtungen (z.B. Schutzgehäuse für Strahler; Blenden, Filter),

| | maximal zulässige effektive Dosis (mSv pro Jahr) | Personendosismessung (nach §§ 62, 63 StrlSchV u. § 35 RöV) | ärztliche Untersuchung (nach § 67 StrlSchV u. § 37 RöV) | Belehrung (nach § 39 StrlSchV u. § 36 RöV) |
|---|---|---|---|---|
| **beruflich strahlenexponierte Personen** | | | | |
| Kategorie A | 50[1] | ja[2] | jährlich | halbjährlich |
| Kategorie B | 15[1] | ja[2] | nein[3] | halbjährlich |
| **nicht beruflich strahlenexponierte Personen** | | | | |
| gelegentlicher Aufenthalt im Kontrollbereich | 5 | ja | nein | ja |
| Auszubildende im Kontrollbereich | 5 | ja | nein | ja |
| Aufenthalt im betrieblichen Überwachungsbereich | 5 | nein | nein | nein[4] |
| Personen im außerbetrieblichen Überwachungsbereich | 1,5 | nein | nein | nein[4] |
| allgemeines Staatsgebiet | 0,3 | | | |

[1] *Dabei darf eine Lebensaltersdosis von 400 mSv nicht überschritten werden. Bei Frauen im gebärfähigen Alter gilt als weitere Einschränkung eine Körperdosis von maximal 5 mSv pro Monat. Außerdem darf die in zwei aufeinander folgenden Monaten akkumulierte effektive Dosis die Hälfte der maximal zulässigen effektiven Dosis pro Jahr nicht überschreiten.*
[2] *Auf Verlangen ist den zu überwachenden Personen ein jederzeit ablesbares Stabdosimeter zur Verfügung zu stellen.*
[3] *Eine ärztliche Untersuchung vor Beginn der Tätigkeit ist nur notwendig, wenn mit offenen radioaktiven Stoffen umgegangen wird.*
[4] *Gilt nicht, wenn für die Tätigkeit eine Genehmigung erteilt werden muss.*

**Strahlenschutz:** Überwachung u. Auflagen für beruflich u. nicht beruflich strahlenexponierte Personen. [260]

S

| | eff. Dosis/ Kalenderjahr | Organdosis: Augenlinse | Organdosis: Haut, Hände, Unterarme, Füße, Knöchel | Ortsdosis-leistung/Std. |
|---|---|---|---|---|
| Überwachungsbereich | > 1 mSv | > 15 mSv | > 50 mSv | – |
| Kontrollbereich | > 6 mSv | > 45 mSv | > 150 mSv | – |
| Sperrbereich (Teil des Kontrollbereichs) | – | – | – | > 3 mSv |

**Strahlenschutzbereiche.**

die ▸Dosis begrenzende oder anzeigende Vorrichtungen, bautechnische Vorkehrungen (ortsfeste Schutzwände, Tresore, Warnvorrichtungen), organisatorische Maßnahmen (Aufenthalts- u. Tätigkeitsverbote u. -beschränkungen), ortsfestes u. veränderliches Zubehör (z.B. Strahlenschirme, Arbeitstische), Schutzkleidung (Mäntel, Schürzen, Handschuhe; Gonadenabdeckung), Transportbehälter u. Greifwerkzeuge für radioaktives Material. S.a. Tab., ▸Strahlenschutzbereiche. E radiation protection.

**Strahlenschutz|bereiche:** nach §36 der Strahlenschutzverordnung in der Fassung vom 20.7.2001 werden 3 Schutzbereiche unterschieden, für die wegen Gefahr erhöhter Strahlenexposition bestimmte Schutzmaßnahmen u. Verhaltensweisen vorgeschrieben sind.

**Strahlenschutz|dosimeter:** ▸Dosimeter zur Bestimmung der Personendosis bzw. Ortsdosis(leistung); v.a. als Filmdosimeter (als **Strahlenschutzplakette**) u. Stabdosimeter (z.B. Füllhalterdosimeter).

**Strahlenschutz|substanzen:** Chemikalien, die – vor oder nach der Bestrahlung verabfolgt – die Strahlenempfindlichkeit von Zellen, Organen oder Organismen vermindern (z.B. Amifostin). I.w.S. auch Mittel, die die Ausscheidung inkorporierter Radionuclide beschleunigen bzw. – bei bereits in Körperstrukturen erfolgtem Einbau – durch Stoffwechselprozesse beseitigen (Dekorporierungs- bzw. Mobilisierungstherapie). E radioprotective substances.

**Strahlenschutz|verordnung,** Abk. StrlSchV: in Deutschland die Verordnung über den Schutz vor Schäden durch ionisierende Strahlen vom 20.7.2001. Basiert auf dem Atomgesetz und beinhaltet EURATOM-Richtlinien. Wurde ergänzt durch die »Richtlinie Strahlenschutz in der Medizin«. Die Vorschriften zum Betrieb von Röntgenanlagen sind dagegen in der Röntgenverordnung niedergelegt.

**Strahlen|sensibilität:** *Radiologie* Eigenschaft chemischer u. biologischer Substrate, unter Einwirkung energiereicher Strahlen charakteristisch zu reagieren. I.e.S. die unterschiedliche Empfindlichkeit der verschiedenen Körperzellen, Zellsysteme u. -funktionen gegenüber ionisierender Strahlung. In der praktischen Radiologie, unter Bezugnahme allein auf die für Spätfolgen entscheidenden Wirkungen, müsste die Reihenfolge etwa lauten: Gonaden, Nieren, Lunge, Leber, ZNS, Darm, Haut, Knochen. – Eine Steigerung wird erzielt z.B. durch Erhöhung der örtlichen Sauerstoffspannung (▸Sauerstoffeffekt), Gaben von Actinomycin D. E radiosensitiveness, -sensitivity.

**Strahlen|spät|wirkung:** die nach Ablauf der (sub)akuten Strahlenwirkungen (sog. Frühschäden) u. allgemein erst Monate nach Strahleneinwirkung auftretenden Veränderungen i.S. der Degeneration, Atrophie, Nekrose, Fibrose als nicht umkehrbares Geschehen (= bleibender ▸Strahlenschaden); z.B. ▸Radionekrose, ▸Radiodermatitis, ▸Strahlenulkus, ▸Blasenspätreaktion. E late effects of radiation.

**Strahlen|sterilisation:** **1)** Kaltsterilisation mit Gammastrahlen. E radiation sterilization. **2)** *Radiologie* ▸Strahlenkastration. E radiation castration.

**Strahlen|syndrom,** Strahlenkrankheit: Symptomatik nach Einwirkung ionisierender Strahlen. Im weiteren Sinne der sog. ▸Strahlenkater als allgemein-toxische Strahlenreaktion nach therapeutischer Bauch- u. Brustraumbestrahlung, im engeren Sinne das akute Strahlensyndrom. E radiation syndrome. – **St., akutes:** die Symptomatik nach Ganzkörperexposition mit > 0,5 Gy, z.B. beim Strahlenunfall (v.a. bei Produktion oder Anw. radioaktiver Stoffe) u. als Kernwaffenschaden, zusätzlich zu den Schäden durch Detonationsdruckwelle, Licht- u. Hitzestrahlung, $\alpha$-, $\beta$- u. $\gamma$-Strahlen-Insult. Akut beim »radioaktiven Blitz« bzw. Neutronenschauer, ferner durch ▸Fallout. ***Klinik:*** Die Symptome sind abhängig von Strahlenart u. -dosis: **bis 0,5 Gy** keine Symptome u. Restitutio ad integrum. Bei **2–5 Gy** zunächst Strahlenkater, dann – nach mehrtägigem freiem Intervall – die Hauptphase (über mehrere Wo.), u. zwar akute Zelluntergänge, Proliferationsstörungen am Darmtrakt u. im Knochenmark (Leuko- u. Thrombopenie, Erythropoese-Störung; bis 2 Gy Erholung wahrscheinlich, bis 5 Gy noch möglich), Blutungen, Infektneigung, akuter Durchfall, Exsikkose, Schock. Bei **5–30 Gy** Tod nach 1–2 Wo. Bei > **30 Gy** ZNS-Schäden, Herz-Kreislauf-Versagen, gastrointestinale Insuffizienz, Panmyelophthise, Tod in 3 Tg., bei > **100 Gy** sofort oder in wenigen Stunden. S.a. Tab. E radiation sickness.

**Strahlen|therapie:** medizinisches Fachgebiet, das sich mit der Behandlung von Erkrankungen unter Ausnutzung der Wirkung ionisierender Strahlung befasst. Zu den Aufgaben des Facharztes für St. gehören die Strahlenbehandlung einschließlich derjenigen mit strahlensensibilisierenden Substanzen u.

| Typ | Schwellen-dosis | Latenzperiode | morphologische Ursache | charakteristisches Krankheitsbild | Todeszeitpunkt nach Exposition (ohne Therapie) |
|---|---|---|---|---|---|
| **hämatopoetisches Syndrom** | 1 Gy | 2–3 Wochen | Hypoplasie des Knochenmarks | Erbrechen, Übelkeit, Blutungen, Purpura, Infektionen | 20–60 Tage |
| **gastrointestinales Syndrom** | 5 Gy | 3–5 Tage | Schäden des Darmepithels mit Ulzera | Fieber, Durchfall, Erbrechen, Elektrolytverlust, Infektionen | 10–14 Tage |
| **zentralnervöses Syndrom** | 20 Gy | 0,25–3 Stunden | Gefäßveränderungen, Nekrosen der Neuronen, Ödem | Krampfanfälle, Somnolenz, Tremor, Koma | 14–36 Stunden |

**Strahlensyndrom, akutes:** Klinik u. Verlauf. [260]

Verfahren mit Schwerpunkt in der Onkologie sowie Kenntnisse über den Strahlenschutz mit seinen physikalischen, biologischen u. medizinischen Grundlagen. Die Weiterbildungszeit beträgt 5 Jahre. – Ziel der kurativen St. ist die Vernichtung von malignen Tumorzellen bei möglichst geringer Schädigung des gesunden Gewebes (häufig in Kombination mit Chemother. u./oder Operation, evtl. mit medikamentöser Begleitbehandlung); die palliative St. dient der Tumorreduktion zur Lebensverlängerung oder Beschwerdeminderung. Selten kommt die St. auch bei gutartigen Erkrankungen zur Anwendung. Eingesetzt werden Röntgen-, Alpha-, Gamma- u. Elektronenstrahlung. **Interne St.:** interstitielle u. intrakavitäre St. (s.a. ▸Nachladetechnik, ▸Seed), metabolisch mit Radionucliden (z.B. $^{192}$Ir oder $^{125}$J). **Externe St.:** Röntgentherapie (bis 200 kV als »konventionelle R.«), Telecurietherapie (mit $^{137}$Cs, $^{60}$Co), Megavolttherapie mit schnellen Elektronen, Neutronen, Protonen, Pi-Mesonen etc.; durchgeführt als ▸Oberflächentherapie (s.a. ▸Kontaktbestrahlung, ▸Nahbestrahlung), ▸Halbtiefen- u. ▸Tiefentherapie (von Stehfeldern aus oder als ▸Bewegungsbestrahlung). E radiotherapy, radiation therapy.

**Strahlen|ulkus:** Geschwür als Strahlenspätwirkung; z.B. als Blasen-, Darmspätreaktion, als Hautgeschwür (▸Radiodermatitis), s.a. Abb. E radiation ulcer.

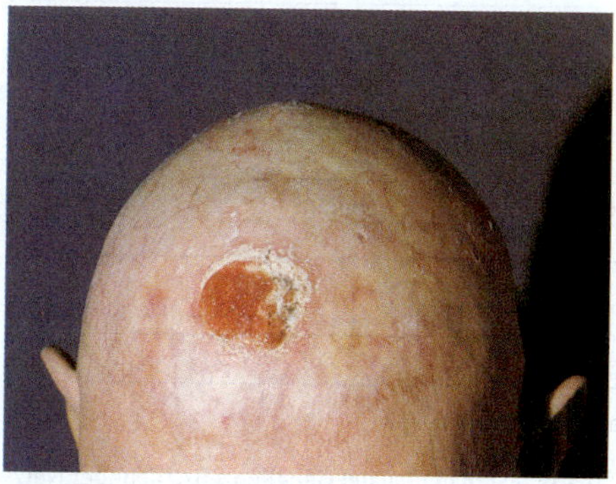

**Strahlenulkus:** Geschwür am Kopf nach überdosierter Epilationsbestrahlung. [338]

**Strahlen|wirkung:** *Radiologie* die direkte u. indirekte Wirkung ionisierender Strahlen (s.a. ▸Strahlenreaktion) als Folge der Absorption der von ihnen transportierten Energie durch biologisch wichtige Makromoleküle (z.B. DNS, Membranproteine) bzw. als Folge der Reaktion der Radiolyseprodukte des Wassers mit solchen Molekülen (Primärreaktion). E radiation effect.

**Strahlen|zytologie:** Lehre von den Wirkungen ionisierender Strahlen auf die Zelle, u. zwar in Form einer rückbildungsfähigen (= reversiblen) Mitosehemmung (bei < 1 Gy) bis hin zum akuten Zelltod (bei > 100 Gy). Für die biologisch wichtigen Effekte (Strahlensyndrom, -spätfolgen) ist v.a. die irreversible Hemmung der Proliferationsfähigkeit bedeutsam. E radiation cytology.

**Strahler:** das strahlende ▸Nuclid (als Alpha-, Beta-, Gammastrahler); i.w.S. auch andere Strahlungsquellen (z.B. Röntgenröhre) einschließlich der Schutzgehäuse. E radionuclide.

**Strahlung:** *Physik, Chemie* das Phänomen »Strahlen« (▸Strahl [1]), insbes. in Hinblick auf deren Wechselwirkung mit Materie, d.h. auf Abgabe oder Transport (bzw. Ausbreitung), a) von Energie in Form elektromagnetischer Wellen (= Quanten- oder Photonen-St., ▸elektromagnetische Strahlung) oder von Materiewellen (= Schall- oder Dichtewellen), b) von schnell bewegten Elementarteilchen (= Teilchen- oder Korpuskular-St.). S.a. ▸Strahlen... E radiation. – **St., charakteristische:** ▸Eigenstrahlung; s.a. ▸Röntgenstrahlung. E characteristic r. – **St., kosmische:** s.u. ▸Strahlung, natürliche. E cosmic r. – **St., mono|chromatische:** St. aus Wellen mit einer Frequenz oder aus Teilchen einheitlicher Energie (**monoenergetische St.**). – **St., natürliche:** die terrestrische oder Erdstrahlung (radioaktive Strahlung aus dem Erdboden; radioaktivem Gestein entstammend oder Produkt der kosmischen St. mit Bodenbestandteilen) u. die kosmische St.; Letztere – aus dem Weltall einfallend – ist höchstenergetisch (bis $10^{18}$ eV; ca. 90 % Protonen Stammt nur zu einem geringen Teil von der Sonne, umfasst aber auch die in der Lufthülle der Erde ausgelösten Sekundär- u. Tertiärprozesse (Elektronen, Positronen, Neutronen, Protonen, Photonen, Mesonen), von denen aber nur ein kleiner Teil die Erdoberfläche erreicht. E natural r.

**Strahlungs|einfang:** *Physik* Einfang eines Teilchens (Elektron, Neutron etc.) durch einen Atomkern; mit Aussendung eines $\gamma$-Quants; z.B. der ▸K-Einfang. E capture of radiation.

**Strahlungs|feld:** ein von ▸Strahlung erfülltes Volumen (Vakuum, Luft, Materie), gekennzeichnet durch die **Strahlungsfeldgrößen**, Tab. E radiation field.

**Strahlungs|spektrum:** graphische Darstellung der spektralen Zusammensetzung einer heterogenen Strahlung. Als Abszisse werden Wellenlänge, Frequenz oder Energie aufgetragen, als Ordinate Energiefluss, Intensität oder Teilchenzahl; s.a. ▸elektromagnetische Strahlung.

**Straight-back-Syndrom** *(engl.):* die Symptomkombination vegetative Herzbeschwerden u. Mitralklappenprolaps bei Patienten mit Flachrücken.

**Strandberg...:** s.u. ▸GROENBLAD-STRANDBERG.

**Strang:** **1)** *Anatomie* ▸Funiculus, ▸Tractus. **2)** *Pathologie* strangförmige bindegewebige, meist entzündliche Verwachsung (▸Adhäsion, ▸Bride) bzw. ein strangförmiger Rest (Rudiment) embryonaler Organe etc.; s.a. ▸amniotische Stränge. E cord.

**Strangulation:** Abschnürung eines Organs oder Organteiles (u. damit Unterbindung der Blutzufuhr). – *forens* die Karotisabschnürung beim Erhängen, Erdrosseln, Erwürgen. E strangulation.

**Strangulations|ileus:** ▸Ileus infolge Abschnürung eines Darmabschnittes durch – meist entzündliche – Stränge. Die vor der Enge entstehende (= prästenotische) Volumenzunahme (v.a. durch Gasansammlung; s.a. ▸WAHL-Zeichen (2) bewirkt eine zusätzliche Gefäßdrosselung. E strangulation ileus.

**Strangulations|marke:** die nach Erhängen oder Erdrosseln an der Haut des Halses zurückbleibenden Spuren des Tatwerkzeuges; am stärksten ausgeprägt an der dem Knoten oder der Aufhängevorrichtung entgegengesetzten Seite in Form einer Hautabschürfung (bei mehreren Strangtouren mit sog. Zwischenkämmen; darin nachweisbare Blutung gilt als Zeichen für vitale Reaktion). E mark of strangulation.

**Strang|urie,** Harnzwang: schmerzhafter Harndrang (Blasentenesmen), der nur zu Entleerung weniger Harntröpfchen führt; v.a. bei Entzündung der Harnröhre u. -blase. E strangury.

**Strasburger-Hawkins-Eldridge-Syndrom:** autosomal-dominant erbliche Schallleitungsschwerhörigkeit, kombiniert mit (Fuß-)Skelettfehlbildungen (Symphalangie) u. Strabismus convergens. E symphalangism-hearing loss syndrome.

**Straßen|virus:** von PASTEUR aus dem Rückenmark eines Straßenhundes isoliertes u. durch Tierpassagen (Kaninchen) in ein »Virus fixe« für Impfzwecke umgewandeltes Tollwutvirus. E street virus.

**Strati|graphie:** *Röntgenologie* früheres ▸Schichtaufnahmeverfahren mit stillstehender Röhre bei gleichsinniger Drehung von Objekt u. Film. Scharf dargestellt wird diejenige Objektebene, die die Drehachse enthält u. unverändert parallel zur Kassettenebene verläuft. E stratigraphy.

**Stratum** *(latein. = Decke): Anatomie* flache Zellage. E layer, stratum. – **St. basale: 1) St. b. endometriale,**

S

| Größe | | | SI-Einheit | | Einheitengleichung |
|---|---|---|---|---|---|
| **Name** | **Formelzeichen** | **Dimension in LMTI*** | **Name** | **Einheitenzeichen** | |
| auf das Material übertragene Energie | $W_D$ | $L^2 MT^{-2}$ | Joule | J | – |
| Energiedosis | $D$ | $L^2 T^{-2}$ | Gray | Gy | 1 rd = $10^{-2}$ Gy |
| Energiedosisleistung | $\dot{D}$ | $L^2 T^{-3}$ | Gray/Sekunde | Gy $s^{-1}$ | 1 rd $s^{-1}$ = $10^{-2}$ Gy $s^{-1}$ |
| Kerma | $K$ | $L^2 T^{-2}$ | Gray | Gy | 1 rd = $10^{-2}$ Gy |
| Kermaleistung | $\dot{K}$ | $L^2 T^{-3}$ | Gray/Sekunde | Gy $s^{-1}$ | 1 rd $s^{-1}$ = $10^{-2}$ Gy $s^{-1}$ |
| Ionendosis | $J$ | $M^{-1}$ TI | Coulomb/Kilogramm | C $kg^{-1}$ | 1 R = 2,58 · $10^{-4}$ C $kg^{-1}$ |
| Ionendosisleistung | $j$ | $M^{-1}$ I | Ampere/Kilogramm | A $kg^{-1}$ | 1 R $s^{-1}$ = 2,58 · $10^{-4}$A $kg^{-1}$ |
| Dosisleistungskonstante (Strahlentherapie) | $\Gamma_\delta$ | $L^4 T^{-2}$ | (Gray · Quadratmeter)/(Sekunde · Becquerel) | Gy $m^2$ $s^{-1}$ $Bq^{-1}$ | 1 R $m^2$ $h^{-1}$ $Ci^{-1}$ entspr. 0,236 mGy $m^2$ $h^{-1}$ $GBq^{-1}$ |
| Dosisleistungskonstante (Strahlenschutz) | $\Gamma_H$ | $L^4 T^{-2}$ | (Sievert · Quadratmeter)/(Sekunde · Becquerel) | Sv $m^2$ $s^{-1}$ $Bq^{-1}$ | 1 R $m^2$ $h^{-1}$ $Ci^{-1}$ entspr. 0,270 mSv $m^2$ $h^{-1}$ $GBq^{-1}$ |
| Aktivität | $A$ | $T^{-1}$ | Becquerel | Bq | 1 Ci = 3,7 · $10^{10}$ Bq |
| Flächen-Dosis-Produkt | $F$ | $L^4 T^{-2}$ | Gray · Quadratmeter | Gy $m^2$ | 1 R $cm^2$ entspr. 8,7 mGy $cm^2$ |
| Äquivalentdosis | $H$ | $L^2 T^{-2}$ | Sievert | Sv | 1 rem = $10^{-2}$ Sv |
| Äquivalentdosisleistung | $\dot{H}$ | $L^2 T^{-3}$ | Sievert/Sekunde | Sv $s^{-1}$ | 1 rem $s^{-1}$ = $10^{-2}$ Sv $s^{-1}$ |
| Photonen-Äquivalentdosis | $\dot{H}x$ | $L^2 T^{-2}$ | Sievert | Sv | 1 rem = $10^{-2}$ Sv |

* *L = Länge; M = Masse; I = elektrische Stromstärke; T = Zeit*

**Strahlungsfeld:** Strahlungsfeld- u. Dosisgrößen (DIN 6814, Teil 3, Dez. 1985).

Basalis: *Gynäkologie* die der Muskelschicht (▸Myometrium) anliegende schmale Schicht der Gebärmutterschleimhaut (▸Endometrium); macht die zyklischen Veränderungen nicht oder nur minimal mit, bleibt bei der menstruellen Abstoßung erhalten als Ausgangsmaterial für erneutes Wachstum (▸Proliferationsphase). E basal l. **2) St. b. epithelii,** St. germinativum: Basalschicht der Epidermis. Dient zusammen mit dem St. spinosum der Zellvermehrung in dieser Hautschicht; besteht v.a. aus hohen zylindrischen Zellen (Epitheliocytus basalis) u. Melanozyten (Melanocytus bzw. Melanoblastocytus), enthält Makrophagen. Ist fest mit Retikulumzellen des Koriums verbunden. – **St. cerebrale:** die aus dem inneren Blatt des embryonalen Augenbechers hervorgehende »Pars nervosa« der Netzhaut, d.h. alle 9 Schichten außer dem Pigmentepithel (=Pars pigmentosa). E cerebral l. – **St. circulare:** Ringmuskelschicht; in der Tunica muscularis des Magens, Dünn- u. Dickdarms als Innenschicht; ferner mittlere Wandmuskelschicht des Harnleiters. E circular l. – **St. compactum endometriale,** Kompakta: die oberflächennahe, gewebsdichte (=kompakte) Schicht des St. functionale der Gebärmutterschleimhaut. S.a. ▸Decidua. E compacta. – **St. corneum:** die Hornschicht der Epidermis als oberste Hautschicht; besteht aus verschmolzenen, Keratin enthaltenden, flachen Zellen (ohne Zellorganellen); die Zellen der obersten Schichten (St. disjunctum) schilfern als Schuppen (Squama cornea) ab. E horny l. – **St. cylindricum:** ▸St. basale epithelii. – **St. disjunctum:** s.u. ▸St. corneum. – **St. ependymale:** die innere Wand des Neuralrohres; ▸Ependym. – **St. functionale endometriale:** die dem St. basale endometriale aufliegende ▸Funktionalis. – **St. ganglionare:** Ganglienzellschicht der Netzhaut; ihre multipolaren Ganglienzellen sind das 3. Glied der Neuronenkette der Sehbahn; die Neuriten sammeln sich in der Optikusfaserschicht (=St. neurofibrarum) u. schließen sich an der Sehnervpapille zum Sehnerv zusammen. – Als **St. g. retinae** das ▸Stratum nucleare internum. – **St. ganglionicum:** die neuerdings als St. neurium piriformium bezeichnete Schicht der PURKINJE-Zellen der Kleinhirnrinde (=Cortex cerebelli). – **St. germinativum:** ▸Stratum basale epithelii. – **St. granulosum: 1)** die an das Mark angrenzende »innere Körnerschicht« der Kleinhirnrinde (Cortex cerebelli). **2)** LANGERHANS-Granulosaschicht: dem St. spinosum der Epidermis aufliegende, durch Keratohyalingranula körnig erscheinende Schicht als Hautschicht, in der die Verhornung der Zellen (Epitheliocytus squamosus) beginnt; fehlt am inneren Vorhautblatt. **3)** Granulosa: im Eierstock das vielschichtige polygonale Epithel auf der Basalmembran der Sekundär- u. Tertiärfollikel, das die Eizelle ernährt. – **St. griseum centrale:** graue Substanz des ZNS; ▸Substantia grisea. – **St. limitans:** Grenzmembran; 2 Gliazellschichten der Netzhaut, u. zwar als **St. l. externum** zwischen Stäbchen-Zapfen-Schicht u. äußerer Körnerschicht, als **St. l. internum** zwischen St. neurofibrarum u. Glaskörper. – **St. longitudinale:** Längsmuskelschicht; in der Tunica muscularis des Magens u. Darmes die äußere Schicht; in der Harnleiterwand die mittlere Schicht. E longitudinal st. – **St. lucidum:** die stark lichtbrechende = helle Schicht (»Glanzschicht«) der Epidermis zwischen St. corneum u. St. granulosum, in der sich die Keratohyalinkörner zu Eleidin verflüssigen. – **St. marginale:** Randschicht des Neuralrohres; liefert die weiße Substanz.

– **St. moleculare:** die äußere dicke, nervenzellarme, dendriten- u. neuritenreiche Schicht der Kleinhirnrinde mit den sog. Stern- u. Korbzellen. E molecular l. – **St. neurium piriformium:** Schicht der PURKINJE-Zellen der Kleinhirnrinde (Cortex cerebelli). E Purkinje cell l. – **St. neuro|epitheliale:** ältere Bezeichnung der äußeren 3 Schichten der Pars nervosa der Netzhaut: das St. photosensorium (Schicht der Stäbchen u. Zapfen), St. limitans externum u. St. nucleare externum. E neuroepithelial l. – **St. neuro|fibrarum:** s.u. ▶Stratum ganglionicum. E nerve fiber l. – **St. nucleare:** 2 Netzhautschichten: als **St. n. externum** (= äußere Körnerschicht) die Schicht der Zellkörper der Stäbchen- u. Zapfenzellen; als **St. n. internum** (= innere Körnerschicht; früher St. ganglionare retinae) die Schicht der bipolaren Nervenzellen (»Bipolare«) als 2. Glied der Neuronenkette der Sehbahn; ferner Stützzellen = Gliozyten, Horizontalzellen u. amakrine Zellen. E nuclear l. (outer; inner). – **St. palliale:** Mantelschicht des Neuralrohres; liefert die graue Substanz (Substantia grisea). – **St. papillare:** die mit der Epidermis wellenförmig verzahnte obere Schicht des Koriums, der Dermis; der ▶Hautpapillarkörper. – **St. photo|sensorium:** Stäbchen- u. Zapfenschicht der Netzhaut. E photoreceptor l. – **St. pigmenti:** die Pars pigmentosa der Netzhaut als deren äußeres Blatt; niedriges einschicht., pigmentreiches Epithel, der mittleren Augenhaut (▶Choroidea) aufliegend (von der Papille bis zum Pupillenrand). E pigmented l. – **St. reticulare:** die Netzschicht des Koriums; scherengitterartig angeordnete Fasern (Grundlage der Hautspaltlinien). E reticular l. – **St. spinosum:** die dem St. basale epithelii aufliegende »Stachelzellschicht« der Epidermis; Schichten polygonaler, mit Desmosomen versehener Zellen; unterste Schicht dient der Zellvermehrung. E prickle cell l. – **St. spongiosum endometriale,** Spongiosa: schwammige Mittelschicht des Endometriums über dem St. basale; Teil des St. functionale; s.a. ▶Decidua. E spongy l.

**Strauß** (HERMANN ST., 1868–1944, Internist, Berlin). – **St.-Flügelkanüle:** kräftige (Venen-)Punktionskanüle mit abgerundet-schildförmiger Griffplatte. – **St.-Reiztrias:** Druckschmerzhaftigkeit des Pylorusgebietes sowie Hypersekretion u. Hypermotilität des Magens bei ▶Spasmophilie.

**streak(s)** *(engl. = Streifen):* streifenförm. krankhaftes Gebilde; z.B. im Ovar (s.u. ▶Ovarialdysgenesie) oder als angioide Netzhautstreifen.

**Streblo|daktylie:** abnorme Fingerbeugefähigkeit. E streblodactyly.

**Streck|behandlung:** *Chirurgie* ▶Extension.

**Strecker:** Kurzbezeichnung für Streckmuskel. E extensor.

**Streck|kontraktur:** ▶Kontraktur infolge Dauerverkrampfung der Streckmuskeln; führt zu Ausfall bzw. Einschränkung der Beugefähigkeit im betreffenden Gelenk. E extensor contracture.

**Streck|muskel:** ▶Musculus extensor. E extensor.

**Streck|phasen:** *Pädiatrie* Wachstumsperioden mit Überwiegen des Längenwachstums gegenüber der Gewichtszunahme; zwischen 5.–7. u. 11.–15. Lj. (Letztere ausgeprägter). S.a. ▶Fülleperioden. E fast growth periods.

**Streck|reaktion:** s.u. ▶Streckreflex; s.a. ▶Magnetreaktion. E extensor reflex.

**Streck|reflex:** **1)** ▶Muskeldehnungsreflex. E muscle stretch reflex. **2)** Strecksynergie als rückenmarkbedingter (= spinaler) Automatismus bei ▶Pyramidenschädigung, Querschnittslähmung; u. zwar »Streckreaktionen« des Beines u. Fußes auf verschiedenste entero- u. exterozeptive Reize. – Ferner Streckung als 2. Phase des biphasisch ablaufenden krankhaften Beugereflexes (s.a. ▶Stützreaktion). E extensor synergism. – **St., gekreuzter:** gekreuzter ▶Reflex mit Beinstreckung auf der dem Reiz entgegengesetzten Körperseite bei gleichzeitiger Beugung auf der gereizten Seite. E crossed e. s.

**Streck|steife:** ▶Ankylose in Streckstellung, z.B. als Endzustand einer Streckkontraktur.

**Streck|synergie:** s.u. ▶Streckreflex. E extensor synergism.

**Streckung:** ▶Extension; ▶Streckphasen. E extension.

**Streck|verband:** ▶Extensionsverband.

**Streich|massage:** leichte Massage, ausgeführt als **Streichung** (Strich = Effleurage) mit der Handfläche oder den flach aufsetzenden Fingerspitzen stets in gleicher Richtung u. unter geringer Hautverschiebung; in der Regel von der Peripherie zentralwärts. Wirkt hyperämisierend, ferner dämpfend auf das Vegetativum. E effleurage, stroking.

**Streifen:** **1)** *Anatomie* ▶Striae. E streaks, striae. **2)** *Ophthalmologie* ▶angioide Netzhautstreifen. E angioid streaks. **3)** *Chirurgie* streifenförmiges Transplantat oder Kunststoffimplantat; s.a. ▶Patch, ▶Spalthauttransplantat. E strip-like transplant, s.-l. implant.

**Streifen|atelektase:** ▶Plattenatelektase.

**Streifen|feld:** ein streifiger Bereich in der Area precentralis. E striate zone.

**Streifen|hügel, -körper:** *Anatomie* ▶Corpus striatum. E striate body.

**Streifen|pneumonie:** ▶Bronchopneumonie mit *röntg* streifenförmigem Infiltratschatten; v.a. als dystelektatische, wirbelsäulennahe (= paravertebrale) Pneumonie (ENGEL).

**Strepitus** *(latein.):* Lärm, *klin* Geräusch. E noise, strepitus. – **St. coriaceus:** ▶Lederknarren.

**Strepto|bacillus:** Gattung gramnegativer, fakultativ anaerober Stäbchenbakterien; unbeweglich, kurz oder lang, Ketten/Fäden bildend (Letztere mit verdickten Stäbchen = Sphäroiden). – Einige Arten jetzt anderen Gattungen zugeordnet, z.B. Haemophilus, Pasteurella. – **St. monili|formis,** Haverhillia mon., Actinomyces s. Actinobacillus muris: der Erreger des atypischen Rattenbissfiebers (▶Haverhill-Fieber).

**Strepto|bacteriaceae:** ▶Lactobacillaceae.

**Strepto|coccaceae:** Familie grampositiver Kokken; fakultativ bis streng anaerobe, grampositive, in Paaren oder Ketten gelagerte, heterotrophe (= chemoorganotrophe), kugelförmige bis längliche Bakterien. Gattungen: ▶Streptococcus, ▶Leuconostoc, Pedio-, Aerococcus, Gemella.

**streptococcal toxic shock-like syndrome** *(engl.)* Abk. STSS: ▶Schocksyndrom, toxisches.

**Strepto|coccus:** *Bakteriologie* Gattung grampositiver Kokken (Abb.); im Allg. unbekapselt. Natürliche Bewohner von Schleimhäuten; einige Arten hochpathogen. Typspezies: St. pyogenes; s.a. ▶Streptokokken-Klassifizierung. Nach physiologischen Gesichtspunkten werden unterschieden die Pyogenes-Gruppe (u.a. mit St. pyogenes, pneumoniae), Viridans-Gruppe (u.a. mit St. salivarius, mitis s. viridans), Enterococcus-Gruppe (u.a. mit St. faecalis) u. die Lactis-Gruppe (u.a. mit St. lactis). Neuerdings von Bedeu-



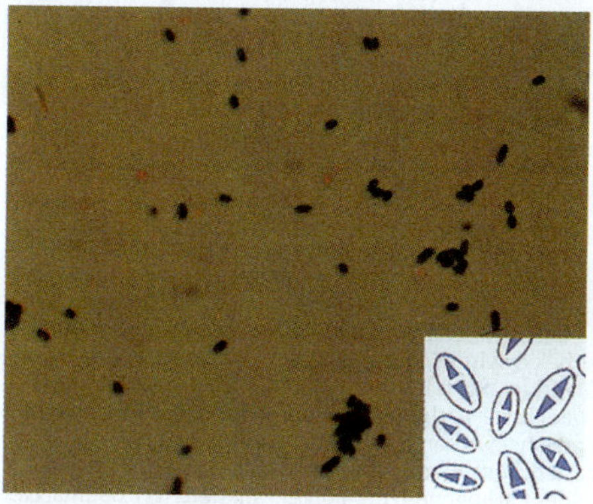

**Streptococcus:** grampositive Kettenkokken (mikrosk. Bild). [479]

tung Karies erzeugende Typen (Stellung zwischen Enterococcus- u. Lactis-Gruppe) mit St. mutans als Typkeim. **E** Streptococcus. – **St. agalactiae:** ein v.a. tierpathogener (Mastitis der Kühe; jedoch auch häufiger Erreger der Neugeborenenmeningitis) St. der Gruppe B der LANCEFIELD-Klassifikation. – **St. anginosus:** der »kleine β-hämolysierende St.« der Pyogenes-Gruppe (F u. G nach LANCEFIELD); aus Rachen, Nasennebenhöhlen u. Vagina isoliert; bei atypischer Pneumonie vorkommend. – **St. equisimilis:** St. der Gruppe C (LANCEFIELD); isoliert aus oberen Luftwegen, Vagina, bei Kindbettfieber, Erysipel. – **St. faecalis:** ein nicht hämolysierender St. der Enterococcus-Gruppe (nach LANCEFIELD: D); isoliert aus menschlichem u. Warmblüterstuhl; mehrere Unterarten: St. f., Subspecies faecalis, liquefaciens u. zymogenes; nachgewiesen bei Harnwegsinfektion, subakuter Endokarditis, Lebensmittelvergiftung. – **St. faecium, St. durans:** α-hämolysierender St. der Gruppe D (LANCEFIELD), natürlicher Dickdarmbewohner, gelegentlich an Infektionen beteiligt (Peritonitis, Appendizitis, Cholezystitis, Endocarditis lenta). – **St. haemolyticus:** ▸Streptococcus pyogenes. – **St. lactis,** Bacillus lacticus: paarweise oder in Kurzketten vorkommender α- u. γ-hämolysierender St. der Lactis- bzw. N-Gruppe (LANCEFIELD); apathogen, bildet durch Gärung Milchsäure, wird in der Käseindustrie verwendet. – **St. mitis:** eine heterogene, teils α-hämolysierende Streptokokkengruppe, die auf Blutagar mit grünlicher Zone wächst (daher auch St. viridans, der gleichnamigen Gruppe zugeordnet; nach LANCEFIELD nicht klassifizierbar); Saprophyt der menschlichen Mundhöhle, Erreger von Zahnerkrankungen, Thrombophlebitis, Meningitis, subakuter Endokarditis. – **St. pneumoniae,** Diplococcus pneumoniae, FRÄNKEL-Pneumococcus: aerober, bekapselter, Paare bildender St., der Hyaluronidase, Pneumolysin, Hämotoxine, ein thermostabiles Hautgift u. eine ödembildende Substanz bildet (Abb.). Insgesamt über 70 Typen; Typen 1, 2 u. 3 v.a. bei kruppöser Pneumonie, Meningitis, Peritonitis, Otitis media; die übrigen als »Sammelgruppe X«. S.a. ▸Pneumokokken... –

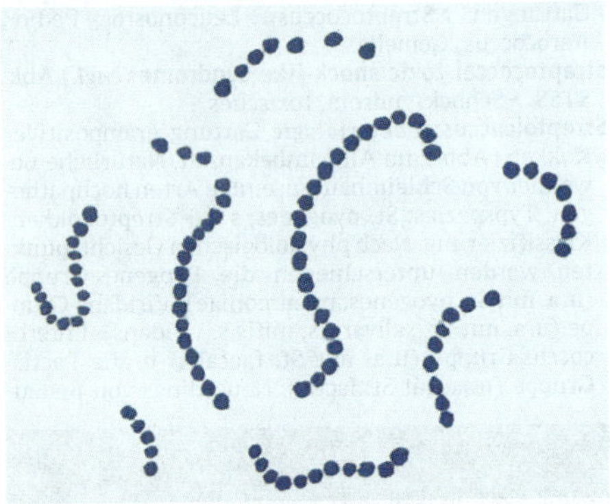

**Streptococcus pneumoniae:** grampositive lanzettförmige Diplokokken, Kapseln gelegentlich im Untersuchungsmaterial erkennbar (li.: mikrosk. Präparat; re.: vergrößerte schemat. Form). [479]

**St. pyogenes,** St. erysipelatos s. haemolyticus s. scarlatinae, Micrococcus erysipelatos s. scarlatinae: aerober bis fakultativ anaerober, in Paaren oder regelmäßigen Ketten vorkommender, unbeweglicher u. unbekapselter (außer in muköser Phase), β-hämolysierender St. (Gruppen A u. C [LANCEFIELD]; Letzterer auch tierpathogen). Bildet Strepto- u. Fibrinolysin; nachgewiesen in der Mundhöhle. Erreger von Anginen, Septikämie, Erysipel, Scharlach, Otitis media; an der Pathogenese der Folgekrankheiten (Rheuma, Nephritis) beteiligt. – **St. salivarius,** St. cardioarthritidis: fakultativ anaerober, nicht hämolysierender St. der Viridans-Gruppe (n. LANCEFIELD nicht klassifizierbar); in Mund u. Rachen, Darminhalt. – **St. sanguis:** β-, selten α-hämolysierender St. der Pyogenes- bzw. H-Gruppe (LANCEFIELD); Saprophyt im Schlund des Menschen; isoliert bei subakuter Endokarditis (pathogen?). – **St. viridans:** (SCHOTTMÜLLER 1903) »vergrünender St.«, der ▸St. mitis.

**Strepto|dermia, -dermie:** durch Streptokokken hervorgerufene Pyodermie, z.B. ▸Ekthyma, ▸Impetigo, »Umlauf« (▸Bulla repens), Erysipel. **E** streptoderma.

**Streptodornase:** aus Streptococcus haemolyticus gewonnene Desoxyribonuclease I. ***Anw.*** als ▸Fibrinolytikum zur Wundbehandlung. **E** streptodornase.

**Streptogramine:** Klasse halb synthetischer Antibiotika, die v.a. gegen multiresistente Keime wirksam sind. ***Wirkst.:*** Dalfopristin, Quinupristin, Pristinamycin, Virginiamycin. ***Anw.*** nur als Reserveantibiotika. ***NW:*** u.a. Arrhythmien, Myalgien, Arthralgien. **E** streptogramins.

**Streptokinase:** aus dem Kulturmedium von β-hämolysierenden Streptokokken isoliertes Eiweiß mit einem Molekulargewicht um 47 kD. ***Wirkung:*** hat selbst weder proteolytische noch exterolytische Aktivität, bildet aber nach Infusion mit ▸Plasminogen einen äquimolaren Komplex, welcher ein Aktivator der ▸Fibrinolyse ist. ***Anw.*** als ▸Fibrinolytikum. **E** streptokinase.

**Strepto|kinase-Resistenztest:** Test zur Entscheidung über die Anw. von Streptokinase zur ▸Thrombolyse. Basiert auf Gerinnenlassen von Blutplasmaproben durch Thrombin (in stets gleicher Menge zugesetzt) u. Beobachtung des Zeitpunktes der Fibrinolyse nach Zusatz steigender Streptokinasedosen; Lyse durch bestimmte kleine Streptokinasemenge innerhalb 10 Min. gilt als positiver Hinweis für die therapeutische Nutzung (u. Dosisberechnung). **E** streptokinase resistance test.

**Strepto|kokken:** Plur. von ▸Streptococcus. **E** streptococci.

**Streptokokken|angina:** ▸Angina tonsillaris durch – meist – hämolysierende Streptokokken der Gruppe A (C u. G) nach LANCEFIELD; allgemein mit Nasopharynxbeteiligung. ***Klinik:*** verläuft mit Fieber, Schwellung der vorderen Halslymphknoten; später evtl. Glomerulonephritis, Erythema nodosum, rheumatisches Fieber. **E** streptococcal sore throat, streptoangina.

**Streptokokken-Klassifizierung:** Einteilung der Streptococcus-Arten (s. Abb.). **1)** Klassifikation nach dem

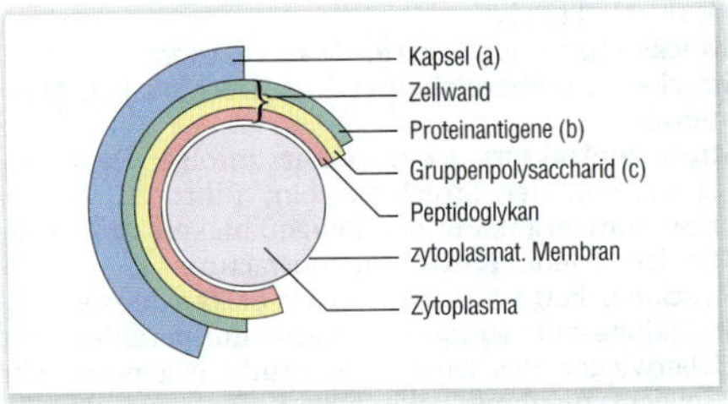


**Streptokokken-Klassifizierung:** Antigenstruktur der Streptokokkenzelle; **a)** Hyaluronsäure; **b)** Proteinantigene M, T u. R; **c)** gruppenspezifisches Polysaccharid (bei A-Streptokokken Rhamnose-N-Acetylglucosamin enthaltend). [244]

Vermögen der Kolonien, auf Blutagar einen Hämolysehof hervorzurufen: α-hämolysierende Streptokokken rufen teilweise Hämolyse hervor (z.B. Streptococcus salivarius), β-hämolysierende eine vollständige (z.B. St. pyogenes), γ-hämolysierende dagegen keine Lyse (z.B. St. faecalis). **2)** serologische Einteilung der β-hämolysierenden Streptokokken anhand der gruppenspezifischen Präzipitation, basierend auf dem sog. C-Kohlenhydrat der Bakterienwand, das für die Serogruppen A–S (▸LANCEFIELD-Einteilung, dort Tab.) je einen differenten Aminozucker als antigene Komponente besitzt. Die meisten Humaninfektionen werden durch Erreger der Gruppe A hervorgerufen (bei Kleinkindern auch Gruppe B); für die Gruppe A pathogenetisch wichtig sind ferner das M-Protein (v.a. in matten = mukoiden Kolonien gebildet) sowie das erythrogene Toxin (A, B, C; wirksam bei Scharlacherythem), leukozytotoxisches Streptolysin (Kardiotoxizität? rheumat. Fieber?), NADase (leukozytotoxisch), Streptokinase, DNase, Hyaluronidase, Proteinasen. **3)** (Sherman) bakteriologische Einteilung nach Wachstumsverhalten. E classification of streptococci.

**Streptokokken|rheumatismus:** neuere Bez. des ▸rheumatischen Fiebers (aufgefasst als immunologische Reaktion auf bestimmte Streptokokkentoxine bei entsprechender Prädisposition). E rheumatic fever.

**Strepto|lysin,** Abk. SL: die v.a. von β-hämolysierenden Streptokokken gebildeten Exotoxine:. E streptolysin. – **SL O** *(engl.)* Abk. für **o**xygen-labile SL: sauerstoffempfindliches SL der Lancefield-Gruppen A, C u. G; kardio- u. zytotoxisch, hämolysierend; regt die Bildung spezifischer Antikörper (=▸Antistreptolysin) an (dessen Nachweis u. quantitative Bestimmung im Serum im **SL-O-Test** zur Diagnose bzw. Kontrolle von Streptokokken-Infektionen dient, normaler Serumspiegel bis 200 IE/ml). – **SL S:** sauerstoffstabiles, in Blutagar Hämolysezonen bewirkendes, nicht immunogenes SL; ein Lipoprotein.

**Strepto|myces:** Gattung der Familie ▸Streptomycetaceae; grampositive fadenförmige Bakterien mit ausgeprägtem Myzel u. langen Sporenketten; v.a. Bodensaprophyten, einige Arten humanpathogen (Erreger von ▸Streptomykose), zahlreiche als Antibiotikabildner. – **St. abikolensis:** bildet u.a. das Antibiotikum ▸Viomycin. – **St. achromogenes:** bildet das ▸Actinomycin-Gemisch A, B u. I; zugehörige oder eng verwandte Stämme bilden u.a. Oleandomycin. – **St. aureofaciens:** bildet u.a. die Antibiotika Aureomycin, ▸Tetracyclin. – **St. erythraeus:** bildet die ▸Erythromycine A, B u. C. – **St. fradiae:** bildet u.a. ▸Neomycin B. – **St. gary|phalus:** ein St. lavandulae, dessen Stämme ▸Cycloserin bilden. – **St. griseo|flavus:** bildet u.a. Novobiocin (Griseoflavin). – **St. griseus:** Seine Stämme bilden u.a. ▸Actinomycin, Novobiocin, ▸Streptomycin. – **St. kanamyceticus:** bildet Kanamycin (A u. B). – **St. madurae,** Actinomyces brumptii, Streptothrix madurae: häufig in Afrika aus ▸Myzetomen mit weißen Drusen isoliert. – **St. pelletieri,** Micrococcus pell., Nocardia africana: in Afrika aus ▸Myzetomen mit roten Drusen isoliert. – **St. roseo|chromogenes, St. roseus:** ein St. mit verschiedenen Stämmen. Bildet u.a. ▸Cycloserin, Novomycin, ▸Streptomycin. – **St. venezuelae:** bildet ▸Chloramphenicol.

**Strepto|mycetaceae:** eine Familie fadenförmiger, grampositiver Bakterien (sog. Strahlenpilze). Bilden echtes Myzel u. Sporenketten. Zahlreiche Gattungen, z.B. Streptomyces.

**Streptomycin,** Streptomyzin: (S. A. Waksman u. Mitarb. 1943/44) von Streptomyces-griseus-Stämmen produziertes ▸Aminoglykosid-Antibiotikum, v.a. als **St. A** (unter den Begleitstoffen auch **St. B**). ***Wirkung:*** wie auch Dihydro-St. durch Hemmung der ribosomalen Proteinsynthese wirksam gegen gramnegative Bakterien, Kokken u. Mykobakterien (v.a. ▸Mycobacterium tuberculosis). Wirkt je nach Konzentration bakteriostatisch oder bakterizid (Letzteres nur an extrazellulären Keimen). ***Anw.*** als ▸Antituberkulotikum nur in Kombinationsther. ***NW*** (bei Ausscheidungsstörung verstärkt): selektive Neurotoxizität für das Gleichgewichts- u. Hörorgan (z.B. verursacht Dihydro-St. irreversible Kochlearisschäden bis Taubheit!); systemische oder organfixierte Überempfindlichkeitsreaktionen. E streptomycin.

**Strepto|mykose:** durch sog. Strahlenpilze der Gattung ▸Streptomyces hervorgerufene »Pseudomykose« (ähnlich der Hautaktinomykose u. -nokardiose): Eiterungen, Fistelgänge, evtl. Pseudomyzetome. E streptomycosis.

**Strepto|myzeten:** ▸Streptomycetaceae. E streptomycetes.

**Streptomyzin:** ▸Streptomycin.

**Strepto|t(h)richose:** obsolete Bezeichnung für Erkrankungen durch Strahlenpilze (Actinomyces, Nocardia, Streptomyces); s.a. ▸Streptothrix. E streptot(h)richosis.

**Strepto|thrix, -trichon, -trichum:** *Bakteriologie, Mykologie* veralteter Gattungsname. Neue Einordnung unter ▸Actinomyces, ▸Streptomyces, ▸Nocardia, ▸Streptobacillus, ▸Madurella.

**Stress** *(engl. = Anstrengung, Druck):* Zustand erhöhter Aktivität des Endokriniums u. Vegetativums mit diffuser Erregung des Sympathikus als Reaktion auf heftige, die Integrität des Organismus attackierende Reize. ***Ätiol.:*** physische Stressfaktoren wie Kälte, Bakterien- u. sonstige Gifte, Verletzung, Operation; psych. Belastungen wie seelische Konflikte, Ängste, Leistungsdruck. ***Pathogen.:*** Aktivierung hypothalamischer Kerne mit Vermehrung des CRF-Gehaltes, gefolgt von vermehrter ACTH- u. anschließend Cortisol-Ausschüttung mit Erhöhung von Blutdruck, Puls u. Herzminutenvolumen. Parallel dazu Anstieg von melanozytenstimulierendem u. lipotropem Hormon, Wachstumshormon u. Prolactin. Ferner Blutveränderungen (Eosinopenie in der Abwehrphase, Leukozytose, Pseudopolyglobulie). ***Formen:*** positiv erlebter, kurz dauernder S. **(Eustress)** als Anpassung an die tgl. Anforderungen; negativ erlebter S. **(Distress)** infolge eines Missverhältnis zwischen Anforderung /Stressoren u. psych. oder körperl. Anpassungsfähigkeit. Bei dauerhafter Einwirkung der Stressoren funktionelle Entgleisungen (Erhöhung des Blutdrucks, Schlaflosigkeit, Magensaftüberproduktion, vegetative Störungen) bis hin zu Folgekrankheiten (Hypertonie, Magenulcera), also Allgemeinreaktionen i.S. des ▸Adaptationssyndroms. – Analoge Reaktion erfolgt bei künstlicher Hypoglykämie durch Insulingaben (▸Insulin-Hypoglykämie-Test ). – I.w.S. wird S. auch gleichgesetzt mit den ihn auslösenden Faktoren (Stressoren).

**Stress-Echo(kardiographie):** ▸Belastungsechokardiographie.

**Stress|fraktur:** Ermüdungsbruch oder Dauerfraktur bei chron. Überbelastung als Folge eines Missverhältnisses zwischen Belastung u. Belastbarkeit eines Knochens. Vorkommen z.B. an der Tibia oder an den Metatarsalia (Marschfraktur). E stress fracture.

**Stressor,** Stressfaktor: phys. oder psych. Belastung, die ▸Stress auslösen kann. E stress factor.

**Stress|reaktion:** die durch Stressoren ausgelöste Reizbeantwortungssituation; i.e.S. die Alarmreaktion des ▸Adaptationssyndroms. E stress reaction. – **St., emotionale:** posttraumatische ▸Belastungsstörung. E emotional st. r.

**Stress|ulkus:** geschwürige Schleimhautveränderungen des Magens (▸Erosion, ▸Ulcus), die 24–48 Std. nach Operation, ausgedehnter Verbrennung, starker emotionaler u. anderer Belastung auftritt, evtl. mit nachfolgender Blutung oder Perforation. S.a. ▸Steroidulkus. E acute stress ulcer.

**Stretching** *(engl.):* Methode aus Sport u. Physiotherapie zur Förderung der Kontraktionsbereitschaft der Muskulatur u. Erhöhung der Dehnbarkeit des Bindegewebes. Beruht u.a. auf der Aktivierung der Muskelspindeln.

**Streu|herd:** *Pathologie* s.u. ▸Streuung (2).

**Streu|strahlung:** *Röntgenologie* aus ihrer ursprünglichen Richtung bei Durchdringen eines Körpers abgelenkte Strahlen. Ihre Unterdrückung durch objektnahe Rasterblende (»Streustrahlenblende«; als Vorderblende zwischen Objekt u. Film) verbessert die Qualität von Röntgenaufnahmen. E scattered radiation.

**Streuung: 1)** *Physik* Änderung der räumlichen Verteilung einer gerichteten Strahlung durch teilweise Ablenkung an einer Oberfläche (=▸Reflexion) bzw. – bei ionisierenden Strahlen – bei deren Durchgang

S

durch Materie; Letztere ohne Energieverlust (= **klassische St.**; geht von fest im Atom gebundenen Elektronen aus; überwiegt bei weicher Primärstrahlung) oder aber mit Energieverlust (= Quanten- oder COMPTON-Streuung, ▸COMPTON-Effekt). E diffraction, scattering. **2)** *Pathologie* von einem infektiösen

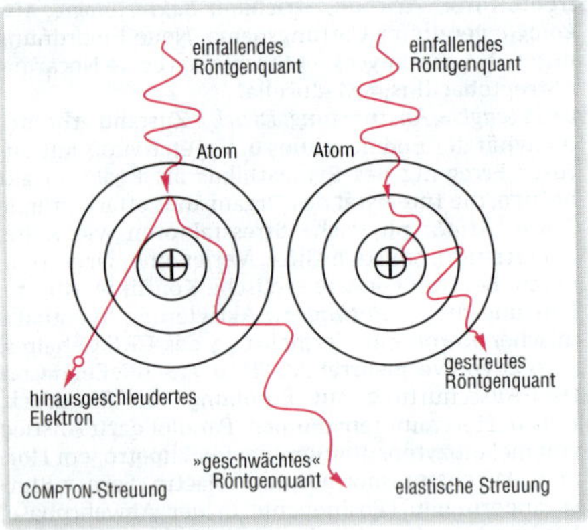


**Streuung.** [166]

Krankheitsherd (»Streuherd«) ausgehende Aussaat von Erregern innerhalb des Organs oder in andere Organe; auch als St. von Tumorzellen (Metastasierung); s.a. ▸Metastase, ▸Generalisierung. E generalization, dissemination.

**Streu|zusatz(dosis):** *Radiologie* der Betrag, um den sich eine frei in Luft gemessene Dosis aufgrund der im bestrahlten Objekt entstehenden Streustrahlung erhöht. Ist abhängig von der Energie der Primärstrahlung, Feldgröße, durchstrahlter Materie.

**Strịa** *(latein.):* Streifen. S.a. ▸Striae. E stripe, band. – **St. malleạris:** vom durchscheinenden Hammergriff ausgehender heller Trommelfellstreifen (vom ▸Umbo membranae tympani nach vorn oben). Von ihm ausgehend wird das Trommelfell klinisch in 4 Quadranten eingeteilt. E mallear st. – **St. terminạlis:** im seitlichen Hirnventrikel ein halbkreisförmiger Streifen markhaltiger Nervenfasern zwischen Thalamus u. Schweifkern als Verbindung zwischen Mandelkern u. Hypothalamus. E terminal stria.

**Strịae:** Streifen (Plur. von ▸Stria). – **St. cụtis (atrọphicae), St. dis|tensae:** *Dermatologie* parallele, anfangs etwas erhabene, bläulich bis braunrote Streifenbildungen der Haut, die unter Atrophie u. Pigmentverlust abheilen. Treten physiologisch z.B. in der 2. Schwangerschaftshälfte auf (**St. gravidarum**), krankhaft bei Adipositas, ▸CUSHING-Syndrom (hierbei bläulich-rötlich, **St. lividae**), längerer Behandlung z.B. mit ACTH, Glucocorticosteroiden. E striae cutis, linear atrophy, traction atrophy. – **St. gravidạrum u. lịvidae:** s.u. ▸Striae cutis. – **St. medullạres:** *Anatomie* Markstreifen; z.B. als ▸Pars radiata der Nierenrinde im Nierenmark. – **St. m. thalạmicae:** unter der Taenia thalami gelegenes Bündel weißer Fasern (vom Fornix); setzt sich in den ▸Habenulae fort. E medullary striae of thalamus. – **St. m. ventrịculi quạrti:** vom Nucleus cochlearis dorsalis über die Area vestibularis am Boden des IV. Ventrikels ziehende Hörnervfasern, die sich im Sulcus medianus in das Rautenhirn einsenken u. der lateralen Schleife (▸Lemniscus) anschließen. E medullary st. of 4th ventricle.

**striạ̈r:** gestreift (= striatus), mit ▸Striae; i.w.S. das Corpus striatum (= Striatum) betreffend. – s.a. ▸strio... E striate, striated. – **st. Syndrom:** als neostriäres das ▸Striatum-Syndrom, als paläostriäres das Pallidum-Syndrom (▸PARKINSON-Syndrom). E st. syndrome. – **st. System:** das ▸Corpus striatum mit seinen Bahnen, i.w.S. einschließlich Pallidum (▸pallidostriäres System). E st. system.

**Striạtum:** *Anatomie* ▸Corpus striatum. E striatum.

**Striạtum-Syndrom, striatonigrale Degeneration,** Abk. SND: Form der ▸Multisystematrophie, bei der die extrapyramidale Symptomatik im Vordergrund steht. Gekennzeichnet durch rasch fortschreitendes ▸PARKINSON-Syndrom (meist im 6. Ljz. beginnend), manchmal mit Haltetremor, Myolklonie, Antekollis. Im Verlauf oft Harninkontinenz, Impotenz, Pyramidenbahnzeichen, zerebellare Gangataxie. E striate syndrome, neostriatum s.

**striạtus** *(latein.):* gestreift. S.a. ▸striär. E striate(d).

**Strịch:** Element der ▸Streichmassage. E stroke.

**Strịch|abrasio, -kürettage:** lineare ▸Kürettage an der Gebärmuttervorder- oder -hinterwand zur Schleimhautentnahme für histologische Diagnostik (**Strichbiopsie**). E sample curettage.

**Strịch|kultur:** Bakterienkultur, angelegt durch strichförmiges Abstreifen (Ausstrich) des Untersuchungsgutes auf festem Nährsubstrat zum Erzeugen von Einzelkolonien (aus einem Bakterium entstehende Kolonie). E streak culture.

**Strictụra,** Striktur: *Pathologie* hochgradige Lichtungseinengung (▸Stenose) eines Hohlorganes infolge Einschnürung durch krankhafte Veränderungen der Organwand oder der Nachbargewebe (= organische Striktur, z.B. infolge Entzündung, Narben, infiltrierenden Tumors), evtl. aber – als funktionelle u. nur vorübergehende Striktur – durch Verkrampfung der Hohlorganmuskulatur; z.B. als Harnröhrenstriktur. E stricture. – **St. ụteri:** ▸BANDL-Kontraktionsring. E Bandl's contraction ring.

**Strịdor** *(latein.):* pfeifendes Atemgeräusch bei Ein- u./oder Ausatmung (in- oder exspiratorischer St.). S.a. ▸Stertor. E stridor. – **St. bronchiạlis:** exspiratorischer St. bei Bronchienenge, v.a. bei Bronchialasthma. – **St. congẹnitus:** inspiratorischer St. beim Neugeborenen u. jungen Säugling infolge Kollapses der Epiglottis oder Ansaugens der Aryknorpel in den Kehlkopfeingang (bis zum 3. Lj. spontan verschwindend) oder bei Glossoptose. E congenital st. – **St. laryngeạlis:** v.a. inspiratorischer (bei Einatmung auftretender) St. bei Kehlkopferkrankung, z.B. bei Laryngospasmus, Pseudokrupp u. Krupp. E laryngeal st. – **St. tracheạlis:** inspiratorischer St. bei Luftröhrenenge.

**stridorọ̈s, stridulös:** in Form eines ▸Stridors. E stridulous.

**Striktụr:** ▸Strictura. E stricture.

**strịng sign** *(engl.): Röntgenologie* Bandzeichen; unregelmäßiger starrer Kontrastmittelfaden in der Darmlichtung als röntgenologisches Zeichen einer ausgedehnten Darmenge (▸Darmstenose).

**strio|ni|grạl:** das ▸Corpus striatum u. die ▸Substantia nigra betreffend. E striatonigral.

**strio|pallidạ̈r:** das ▸Corpus striatum u. den ▸Globus pallidus betreffend; s.a. ▸pallidostriär. E striopallidal.

**strio|zerebellạ̈r:** das ▸Corpus striatum u. das Kleinhirn (Cerebellum) betreffend = ▸extrapyramidal. E striocerebellar.

**Strịpper** *(engl.):* s.u. ▸Stripping.

**Strịpping** *(engl. to strip = ausschälen, herausziehen):* **1)** scharf oder stumpf »ausschälende« Operation unter Einsatz eines Strippers (Instrument zur Entfernung von Gewebe oder Strukturen; z.B. Faszien-, Ring-, Venenstripper); s.a. ▸Endarteriektomie, ▸Phlebothrombektomie, ▸Thrombektomie, ▸Phlebexhairese (▸Venenstripping), ▸MAYO-Operation (4). **2)** s.u. ▸Capping.

**Strọbila:** die ▸Proglottiden-Kette des Bandwurms. E strobila.

**Strobo|skọp:** Gerät zum Sichtbarmachen (»Stroboskopie«) sehr schneller periodischer Bewegungsabläufe (z.B. eines Rades) mit Hilfe eines schwingungssynchronen Blitzlichts. Mittels Videokamera dokumentierbar (Betrachtung bei verlangsamter Bildvorführung); ***Anw.*** bei der Larynxstroboskopie zur Diagnostik pathologischer Schwingungsverläufe der Stimmlippen während der Stimmgebung (z.B. bei

V.a. Karzinom im Bereich der Stimmlippen). E stroboscope.

**Strobo|skopie:** s.u. ▸Stroboskop.

**Strömung:** Bewegung einer Flüssigkeit oder eines Gases; unterschieden nach dem Stromlinienverhalten als laminar u. turbulent, nach der zeitlichen Veränderlichkeit als stationär u. als instationär (als Letztere z.B. die ▸Blutströmung; ist u.a. pendelnd: abwechselnd herz- u. peripherwärts gerichtet bei Venenklappeninsuffizienz während der Aus- bzw. Einatmung). Messung erfolgt z.B. mit Stromuhr, Ultraschall-DOPPLER-Sonde, Flowmeter. S.a. ▸Plethysmographie. E flow, current.

**Strömungs|widerstand,** Abk. R: *Physiologie* als Gefäß- bzw. Bronchialwiderstand (s.a. ▸Resistance, ▸Compliance, ▸Elastance) der der Blut- bzw. Atemgasströmung entgegenwirkende Widerstand. Beide entsprechen dem Quotienten aus der Druckdifferenz dP des strömenden Körpers und dem dadurch erzeugten Durchflussvolumen V. R ergibt sich nach dem ▸HAGEN-POISEUILLE-Gesetz aus Länge l u. Radius r des zu durchströmenden Rohres, der ▸Viskosität η des strömenden Körpers u. einer Konstanten (s. Formel). E flow resistance.

$$R = \frac{l \cdot 8}{r^4 \cdot \pi} \cdot \eta = \frac{dP}{V}$$

**Strömungswiderstand.**

**Strom:** *Physik* gerichtete Bewegung (s.a. ▸Strömung) kleiner Teilchen (Elektronen, Ionen, Moleküle), i.e.S. der elektrische Strom; *physiol* Aktionsstrom. E current, flow.

**Stroma: 1)** *Anatomie* i.e.S. das interstitielle Bindegewebe eines Organs; bei ▸Erythrozyten deren vom sog. Stromaprotein (»Stromatin«) gebildete Grundsubstanz. E stroma. **2)** *Pathologie* bei ▸Neoplasmen deren vom gefäßführenden Bindegewebe des Tumorbereiches gebildeter u. keine Geschwulsteigenschaft besitzender Anteil; bestimmt die Tumorkonsistenz.

**Stroma|endometriose, Stromatose:** Neoplasma als Bildung zahlreicher, dem Endometriumstroma ähnlicher Gewebsherde in der Gebärmuttermuskulatur. Potentiell bösartig. S.a. ▸Endometriose. E stromatosis.

**Strombahn:** *Anatomie* ▸Blutkreislauf, s.a. ▸Endstrombahn.

**Stromeyer-Strabotomie** (GEORG FR. L. ST., 1804–1876, Chirurg, Hannover): die nach Techniken der Myo- u. Tenotomie konzipierte operative Behandlung des schielenden Auges. Grundprinzip der meisten modernen ▸Schieloperationen.

**Strom|marke:** beim elektrischen Unfall an der Stromein- u. -austrittsstelle entstehender Gewebsuntergang (Nekrose) mit bräunlich verkrusteter, evtl. verkohlter Haut u. meist wallartigem Rand; s.a. ▸Blitzfigur. E electric burn.

**Strom|stärke:** *Physik* Stärke des elektrischen Stromes. SI-Einheit: ▸Ampere. E intensity of electric current.

**Strongylidae:** die Fadenwürmer-Familie »Palisadenwürmer« der Überfamilie **Strongyloidea** (der u.a. die ▸Ancylostomatidae angehören). Wichtige Gattungen sind z.B. Desophagostomum, ▸Strongylus.

**Strongyloides:** eine Fadenwürmer-Gattung der Familie **Strongyloididae**. Mit 2 getrennten Entwicklungszyklen: parasitischer Zyklus der parthenogenetischen ♀ (= strongyloider Typ) u. frei lebender (= saprozoischer) Zyklus beider Geschlechter. – **St. stercoralis,** Anguillula stercoralis, Kotälchen, Zwergfadenwurm: ein tropischer, auch in warmen Bergwerken Europas vorkommender Dünndarmparasit des Menschen. Die filariforme Larve durchbohrt die (Fuß-)Haut, gelangt dann auf dem Blutweg über die Lungen in die Luft- u. weiter in die Speiseröhre u. den oberen Dünndarm. Dort entwickelt sie sich zum reifen weibl. Wurm, aus dessen Eiern rhabditiforme Larven schlüpfen, die sich außerhalb des Wirtskörpers oder in dessen Darm über 2 Häutungen zu infektiösen filariformen Larven entwickeln. Diese dringen aus der Darmlichtung in die Darmwand (Endoautoinvasion) oder – in der Afterumgebung – aus dem Stuhl in die Haut ein (Exoautoinvasion). Beide Autoinfektionen sowie der zusätzliche frei lebende Zyklus bedingen die außerordentliche Hartnäckigkeit der als **Strongyloidosis** (Anguillulosis) bezeichneten Wurmkrankheit, die in Europa v.a. bei Berg- u. Tunnelarbeitern vorkommt (in Deutschland anzeigepflichtige Berufskrankheit). ***Klinik:*** Larvenbefall der Haut führt zu creeping eruption (s.u. ▸Larva migrans), der Lungen zu Asthma verminosum mit Infiltraten (in schweren Fällen mit Pleuritis), der Wurmbefall des Darmes zu Bauchschmerzen, blutigen Durchfällen, Abmagerung, Neurasthenie; Verlauf evtl. tödlich. ***Diagn.:*** mikroskopischer Larven-Nachweis im Kot.

**Strongyloidosis,** Strongyloidiasis: s.u. ▸Strongyloides stercoralis. E strongyl(oid)osis, strongyloidiasis.

**Strongylus:** eine Fadenwürmer-Gattung [Strongylidae]. – Wichtige humanparasitäre Arten jetzt den Gattungen Haemonchus, Metastrongylus, Strongyloides, Ancylostoma etc. zugeordnet. – **St. gigas:** ▸Dioctophyma renale.

**Strontium,** Abk. Sr: ein 2-wertiges Erdalkalimetall; Atomgew. 87,62; OZ 38; natürliche Isotope: $^{84}$Sr, $^{86}$Sr, $^{87}$Sr; von den Radioisotopen wurden $^{85}$Sr (γ-Strahler mit HWZ 64 d) u. $^{87m}$Sr (Tochternuclid von $^{87}$Y; γ-Strahler mit HWZ 2,8 h) früher für Knochenszintigraphie genutzt, während $^{89}$Sr (β-Strahler, HWZ 51,5 d; kritisches Organ: Knochen) u. $^{90}$Sr (β-Strahler, HWZ 28 a) für Strahlentherapie genutzt werden. Sr »konkurriert« als relativ inertes $Sr^{2+}$ mit dem Calcium ($Ca^{2+}$) um die Knocheneinlagerung (wird deshalb als »Ca-Schlepper« zur Remineralisierung angewendet), gelangt aber auch als **$^{90}$Sr-▸Fallout** v.a. nach Kernwaffenexplosion über Pflanzen, Pflanzenfresser u. tierische Produkte in den menschlichen Organismus u. wird im Knochen abgelagert (evtl. kanzerogene Wirkung!). E strontium.

**Strophanthidin:** als g-St. (= Ouabagenin) das herzwirksame Aglykon des g-Strophanthins, als k-Strophanthidin (Convallatoxigenin) eines der k-Strophanthine (Formel); s.a. ▸Strophanthusglykoside. E strophanthidin.

**Strophanthin: 1) g-St.,** g-Strophanthidin-3-L-rhamnosid, g-Strophanthosid, Gratus-St., Ouabain(osid):

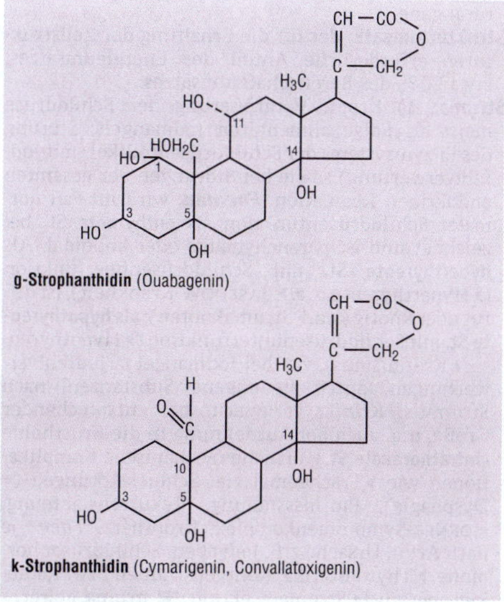

**g-Strophanthidin** (Ouabagenin)

**k-Strophanthidin** (Cymarigenin, Convallatoxigenin)

**Strophanthidin.**

Strophanthusglykosid aus Samen von Strophanthus gratus u. Holz von Acocanthera-Arten (v.a. Ac. ouabaio). ***Anw.*** wie auch k-St. als ▸Herzglykosid, Verabreichung i.v. (geringe Darmresorption); wegen geringer therapeutischer Breite obsolet. E G-strophanthin, ouabain. **2) k-St.,** Kombé-St.: Glykosidgemisch der Samen von Strophanthus kombé, Castilloa elastica cerv., Apocynum Cannabium; mit wechselnden Anteilen von k-St.-α, -β u. -γ (= Cymarin = Strophanthidin-D-cymarosid bzw. Strophanthidinstrophanthobiosid bzw. k-Strophanthosid), die sich durch die Zuckerkomponente unterscheiden. E K-strophanthin.

**Strophạnthus|glykoside:** zu den Steringlykosiden zählende Cardenolidglykoside (mit 4 Aglykon-Typen) in den Samen von Strophanthusarten (das sind tropische Apocynaceae). ***Einteilung:*** nach dem hauptsächl. Aglykon 5 Gruppen, darunter Ouabagenin (= g-Strophanthidin), (k-)Strophanthidin/-thidol, Sarmentogenein, Gitoxigenin/Corotoxigenin, Digitoxigenin; s.a. ▸Digitalisglykoside. E strophanthus glycosides.

**Strọ|phulus (infạntum),** Strofulus, Lichen simplex acutus s. urticatus, Prurigo simplex acuta, Urticaria papulosa infantum: die sog. Juckpöckchen, eine mit Papelbildung (v.a. an Stamm, Gliedmaßenstreckseiten) einhergehende Dermatose des Kleinkindes; wahrscheinlich durch Parasiten (z.B. Milben, Stechmücken) hervorgerufen. Die Papeln juckend, mit rotem Hof, an den Spitzen später evtl. mit Bläschen (v.a. bei Kindern mit exsudativer Diathese). Durch Kratzen häufig Sekundärinfektion (= **St. impetiginosus**). E strophulus, papular urticaria.

**(v.) Strümpell** (Adolf v. St., 1853–1925, Internist, Wien, Leipzig). – **St.-Syndrom: 1)** Bechterew-Krankheit: ▸Spondylarthritis ankylopoetica. E Strümpell-Bechterew disease. **2) St.-Erb-Charcot-Syndrom:** ▸Spinalparalyse, spastische. E spastic spinal paralysis. **3)** ▸Westphal- St.-Syndrom. E St.-Westphal sclerosis. – **St.-Zeichen,** St.-Tibialis-Zeichen: Heben (Dorsalflexion) der Fußspitze (evtl. auch der Großzehe) mit Fußadduktion u. -supination bei aktiver Kniebeugung gegen Widerstand. ▸Pyramidenzeichen bei Spastik. E St.'s sign, St.'s reflex.

**Struktụr|erhaltungszeit:** *Pathologie* die Zeit vom Beginn einer Ischämie bis zum Zerfall der Zellstrukturen (dem Erlöschen der Wiederbelebungsfähigkeit); s.a. ▸Überlebenszeit. E time limit for cellular recovery.

**Struktụr|gen:** ▸Gen für die Biosynthese eines bestimmten Peptids; s.a. ▸Eiweißbiosynthese. E structural gene.

**Struktụr|umsatz:** der für die Erhaltung der Zellstrukturen erforderliche Anteil des Energieumsatzes, etwa 20 % des Bereitschaftsumsatzes.

**Strụma: 1)** Kropf: Vergrößerung der Schilddrüse meist als Folge alimentären Jodmangels, Störung des Enzymsystems der Schilddrüsenfollikel (mit Jodfehlverwertung) sowie bei Störungen der gesamten endokrinen Regulation. ***Formen:*** wird im Fall normaler Schilddrüsenfunktion als **eụthyreote St.** bezeichnet und ist parenchymatös oder kolloidal. Als **hyperthyreote St.** mit Schilddrüsenüberfunktion (▸Hyperthyreose, s.a. ▸Basedow-Krankheit), ist diffus oder knotig (s.a. ▸Strumaknoten); als **hypothyreote St.** mit Schilddrüsenunterfunktion (▸Hypothyreose; ▸Kretinismus), v.a. bei Jodmangel u. Jodfehlverwertungen, durch strumigene Substanzen, nach Strumitis. ***Klinik:*** verursacht bei entsprechender Größe, u.a. auch bei Ausdehnung in die Brusthöhle (**intrathorakale St.**), örtliche mechanische Komplikationen wie ▸Tracheomalazie, Schluckstörungen (= Dysphagie), Einflussstauung, Rekurrenslähmung, Horner-Symptomenkomplex, Kropfherz. ***Ther.:*** je nach Art u. Ursache z.B. Jodgaben, Schilddrüsenhormone, ▸Thyreostatika, Röntgenstrahlen bzw. Radiojod; operativ (▸Strumaresektion). E struma, goiter. – **St. ạb|errans:** St. akzessorischer Schilddrüse; z.B. Zungengrund-St. (= **St. bạseos lịnguae**; oft das einzige Schilddrüsengewebe!), aber auch mediastinal, intratracheal, hinter den Halseingeweiden; ist als echter Nebenkropf von der Hauptdrüse völlig getrennt, als falscher durch eine Bindegewebsbrücke mit ihr verbunden; ferner Bezeichnung für Metastasen eines Schilddrüsenkarzinoms in Halslymphknoten. E aberrant g. – **St. basedowiạna, St. basedowificata:** ▸Basedow-Krankheit, gebräuchlich für jodinduzierte Schilddrüsenüberfunktion. – **St., blạnde:** histor. Bez. für die nichtentzündliche, nichtmaligne euthyreote St. – **St. colloịdes,** Gallert-St.: Kolloidstruma; groß, weich, diffus oder knotig, infolge Kolloidstauung, aus der St. parenchymatosa hervorgehend (s.a. Abb.), durch Verschmelzung der Schilddrüsenfollikel evtl. zystisch. E colloid g. – **St. connạta:** angeborene diffuse St. (»Neugeborenen-St.«) infolge Jodmangels bzw. nach Anw. von Thyreostatika während der Schwangerschaft. E congenital g. – **St. diffụsa:** gleichmäßig hyperplastische St. parenchymatosa oder colloides ohne umschriebene Knoten (s. Abb.). E diffuse g. – **St., eisenharte:** ▸Riedel-Struma. E ligneous st. – **St., en|dẹmische:** ▸Jodmangelstruma bei mehr als 10 % der Bevölkerung eines Gebietes, weltweit in Gebirgsregionen. E endemic g. – **St. endothorạcica:** St. mit Ausdehnung in das Mittelfell; sog. Tauchkropf. E intrathoracic g. – **St. fibrọsa:** derbe St.; als St. nodosa, ▸Riedel-St. E fibrous g. – **St. granulomatọsa:** ▸Quervain-Thyreoiditis. – **St., großzellige kleinalveoläre:** ▸Langhans-Struma; s.a. ▸Hürthle-Zell-Adenom. – **St. juvenịlis:** ▸Adoleszentenstruma. – **St. lymphomatọsa:** ▸Hashimoto-Thyreoiditis. – **St. malị|gna:** ▸Schilddrüsenkarzinom. – **St. nodọsa,** Balgkropf, Knotenkropf: häufigste euthyreote St. parenchymatosa oder colloides mit meist zahlreichen bindegewebig abgegrenzten Hyperplasien. Evtl. mit

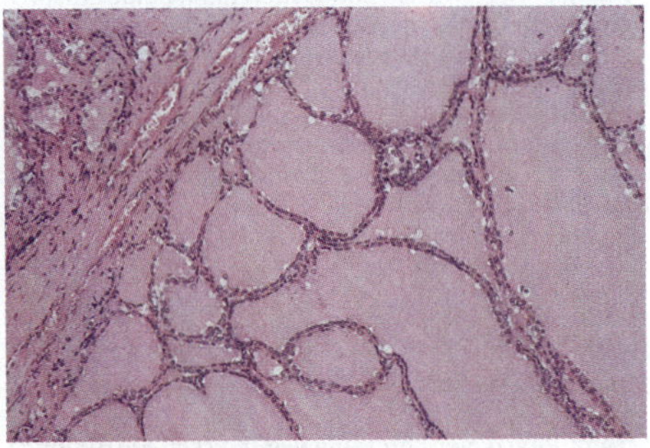

**Struma colloides:** Kolloidstruma mit knotiger Hyperplasie. Ausweitung der Follikel durch große Kolloidmengen (Histologie). [178]

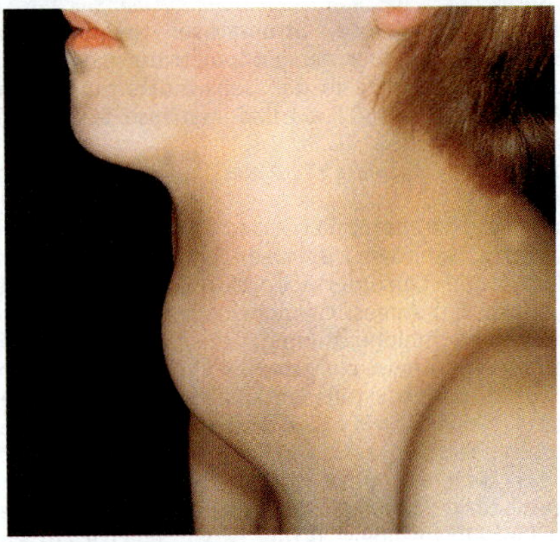

**Struma diffusa.** [279]

Wucherung, z.T. auch mit Verkalkung (St. calculosa) des Bindegewebes. S.a. ▶Strumaknoten. E nodular g. – **St. par|enchymatosa:** im Allg. euthyreote St. diffusa oder nodosa durch Drüsenepithelwucherung (▶Schilddrüsenhyperplasie); tritt v.a. in Lebensphasen mit erhöhtem Schilddrüsenhormonbedarf auf (z.B. als ▶Adoleszentenstruma). Evtl. Übergang in Struma colloides. E parenchymatous g. – **St. retrosternalis:** St. endothoracica mit Lage hinter dem Brustbein. E substernal g. – **St. toxica:** BASEDOW-Struma (ungebräuchliche Bez.). E toxic g. **2)** *Pathologie* historische Bezeichnung für nicht schilddrüsenbedingte Halsschwellungen (▶MADELUNG-Fetthals [= St. adiposa]) sowie für kropfförmige Tumoren. E struma. **3) St. colli vesicae:** ▶Prostatahyperplasie, benigne.

**Struma|knoten:** **1)** die umschriebenen Hyperplasien der euthyreoten ▶Struma nodosa. **2)** das knotenförmige ▶Schilddrüsenadenom oder ▶Schilddrüsenkarzinom; nach dem szintigraphisch erfassten Jodhunger (▶Jodavidität) unterschieden als ▶heißer Knoten u. als ▶kalter Knoten (gelegentlich maligne) sowie als warmer bzw. kühler Knoten (bei Normal- bzw. bei Unterfunktion). E thyroid nodule(s).

**Struma|resektion,** Strum|ektomie: teilweise bzw. subtotale ($^3/_4$-Resektion) operative Entfernung der vergrößerten Schilddrüse (▶Struma). Bei akutem Kompressionssyndrom die Enukleation (als Notoperation, Ausschälung aus der Organkapsel. Bei Rezidivstruma mit nachfolgender Resektion, Enukleationsresektion). Evtl. auch Enukleation einzelner Adenomknoten. Als Totalresektion (Strumektomie i.e.S.) die Entfernung der ganzen Drüse bei Struma maligna. E strumectomy. – **St., funktionskritische:** St. unter Berücksichtigung präoperativer Funktionsuntersuchungen (d.h. nach Bestimmung der zu resezierenden Gewebsmenge u. des Resektionsortes).

**strumigene Substanzen:** z.T. als ▶Thyreostatika verwendete Substanzen, die über eine Verminderung der Synthese der Schilddrüsenhormone zu vermehrter TSH-Produktion u. damit zur Schilddrüsenhyperplasie (▶Struma) führen. E goitrogen(ic) substances.

**strumi|priv:** durch Strumaentfernung bedingt; s.a. ▶thyreopriv. E strumiprival, -privic, -privous.

**Strumitis:** Kropfentzündung. Auch synonym für Formen der v.a. chronischen, zu Schilddrüsenvergrößerung führenden ▶Thyreoiditis gebraucht. E strumitis. – **St. fibrosa:** ▶RIEDEL-Struma.

**Strychnin,** Strychninum: giftiges, die Muskelspannung (Tonus) steigerndes Alkaloid aus **Strychnos nux-vomica** u. **ignatii** (aber auch synthetisch zugänglich). ***Wirkung:*** hemmt die inhibitorischen Neurone im Rückenmark durch Hemmung der Transmittersubstanz Glycin. E strychnine.

**STSS:** Abk. für **S**trepto**k**okken-induziertes **t**oxisches ▶**S**chocksyndrom.

**S-T-Strecke:** der – im Allgemeinen in der 0- = isoelektrischen Linie verlaufende – Abschnitt des ▶EKG zwischen S- u. T-Zacke; entspricht der Gesamterregung der Herzkammern. Ist bei frischem ▶Myokardinfarkt (u. Perikarditis) angehoben (»**S-T-Hebung**«), bei Sauerstoffmangel des Herzens (Koronarinsuffizienz, akute Anämie, Höhenatmung) gesenkt bzw. abwärts gerichtet u. konkav (»**S-T-Senkung**«). S.a. Abb. E S-T segment.

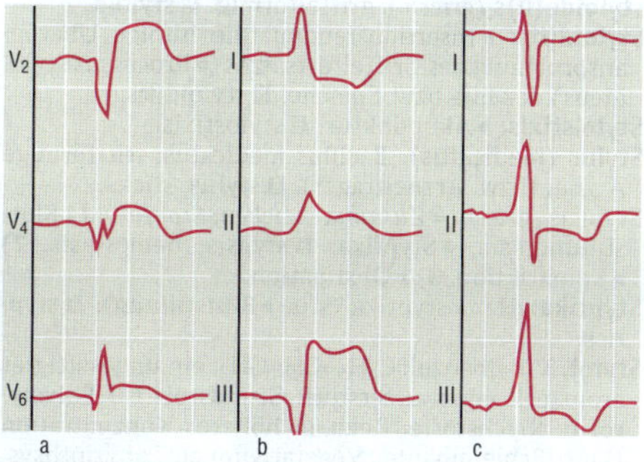


**S-T-Strecke:** Veränderungen bei a) Vorderwandinfarkt (Stadium I), b) Hinterwandinfarkt (Stadium I), c) Rechtsherzhypertrophie. [335]

**Stuart-Bras-Syndrom:** als »Lebervenenverschlusskrankheit« eine akute Lichtungsverlegung der kleinsten Lebervenen (wahrscheinlich als phytotoxischer Effekt, z.B. nach »Buschtee« mit Senecio, Crotalaria). ***Klinik:*** Leberschmerzen u. -vergrößerung, Bauchauftreibung (Aszites, Obstipation); kann zu Coma hepaticum führen, evtl. auch Übergang in Leberzirrhose. E Stuart-Bras syndrome.

**Stuart(-Prower)-Krankheit:** autosomal-rezessiv erbliche Blutgerinnungsstörung mit Hämophilie-ähnlichem Krankheitsbild infolge Mangels an **St.(-Prower)-Faktor** (benannt nach den ersten beiden Patienten, bei denen der Nachweis gelang; ▶Faktor X der Blutgerinnung). E Stuart-Prower factor deficiency.

**Stuben|fliege:** ▶Musca domestica. E domestic fly.

**Student-Test:** *Statistik* ▶t-Test. E Student's t test.

**Stück|fraktur:** Knochenbruch (▶Fraktur, dort Abb.) mit Bildung großer Bruchstücke (weniger als 6 Fragmente) unter weitgehendem Erhalt der physiologischen Knochenkontur.

**Stülp|verband:** Trikotschlauchverband; das Material, Fertigware verschiedener Breite, kann auch mittels speziellen Applikators angelegt werden. E stockinet bandage.

**Stütz|apparat:** orthopädischer Apparat als Konstruktion für die Führung von Gelenken u. Stützung von Körperteilen, insbes. für die Stabilisierung gelähmter Gliedmaßen. Besteht aus seitlichen Verstrebungen (Metall- oder Kunststoffschienen) u. Lederhülsen bzw. »Schellen«; s.a. ▶Stützkorsett. E supporting apparatus, brace.

**Stütz|autoskopie:** ▶Schwebelaryngoskopie.

**Stütz|gewebe:** mit interzellulärer Gerüstsubstanz versehenes Gewebe mit vorwiegender Stützfunktion; z.B. Knorpel- u. Knochengewebe. E supporting (connective) tissue.

**Stütz|korsett:** Stoffmieder (aus doppeltem Drell u. meist mit vorderer Schnürung) mit eingenähtem Stahlgerüst (Hüftbügel u. Rückenstangen), evtl. auch mit Achselstützen. ***Anw.*** zur Abstützung u. Ruhigstellung der Wirbelsäule, z.B. bei Osteoporose. E supporting orthopedic corset.

**Stützlaryngoskopie:** ▶Schwebelaryngoskopie.

**Stütz|motorik:** der von Funktionselementen des pyramidalen u. extrapyramidalen Systems gebildete Funktionskomplex der Haltungs- u. Stellreflexe (▶ereismatisches System [EPS + Pyramidenbahnsystem]) als Fundament zielgerichteter Bewegungen (▶Zielmotorik). E postural motor system.

**Stütz|reaktion (Magnus):** komplexe reflektorische Reaktionen (Reflexsynergien) bei Schädigung des Klein-, Stirn- oder (seltener) Schläfenhirns. E support reaction of Magnus. – **St., negative:** durch passive Fingerbeugung bzw. Plantarflexion des Fußes ausgelöste Erhöhung der Muskelspannung der Beugemuskeln (Beugesynergie; sog. Verkürzungsreflex) mit Armbeugung bzw. Dorsalflexion der Zehen u. Beinbeugung (= ▶Fluchtreflex). E negative s. r. – **St., positive:** durch passive Dorsalflexion der Hand bzw. des Fußes ausgelöste Tonuszunahme der Streckmuskeln (▶Strecksynergie; sog. Verlängerungsreflex) mit Streckung des Armes (▶»Gegenhalten«) u. Beines (= Standreflex [als frühkindlicher Reflex physiologisch]). E positive s. r.

**Stütz|zellen:** Zellen mit Stützfunktion; z.B. SERTOLI-Zellen des Hodenepithels, HENSEN-Zellen des Organum spirale. E supporting (or sustentacular) cells.

**Stufen|bett:** Krankenbett mit dreigeteilter Auflagefläche, die so geknickt werden kann, dass eine Lagerung des Patienten mit Beugung im Hüft- u. Kniegelenk möglich ist. ***Anw.*** v.a. bei Wirbelsäulenschäden.

S

**Stufen|bildung (der Schädelknochen): 1)** *Gynäkologie* ▸Schädelzeichen. **2)** ▸Stufenschädel.

**Stufen|gesetz:** *Pathologie* s.u. ▸Ricker. E vascular reactivity law.

**Stufen|photometer:** ein visuelles ▸Photometer (Vergleich der Test- u. der Leerlösung in 2 Bildhälften des Okulars). E graduation photometer.

**Stufen|schädel,** Bathrozephalus: Kurzschädel (Brachykephalie) mit stufenförmiger Hinterhauptsschuppe. E bathrocephaly.

**Stufen|test:** Herz- oder Atemfunktionsprüfung an einem Stufenbänkchen; z.B. als ▸Hettinger-Rodahl-, ▸Master-, ▸Hugh-Jones-Test. E step-test.

**Stuhl,** Kot: *Physiologie* ▸Fäzes; s.a. ▸Kopro..., ▸Acholie, ▸Steatorrhö, ▸Melaena (▸»Teerstuhl«). E stool.

**Stuhl|drang, schmerzhafter:** ▸Tenesmus alvi.

**Stuhl|entleerung:** ▸Defäkation. E evacuation of the bowels.

**Stuhl|erbrechen:** ▸Koterbrechen (»Miserere«). E fecal vomiting.

**Stuhl|inkontinenz,** Incontinentia alvi: angeborenes oder erworbenes Unvermögen der willkürlichen Stuhlzurückhaltung in der Mastdarmampulle; z.B. bei Myelomeningozele bzw. Schließmuskelzerreißung. S.a. ▸Enkopresis. E incontinence of feces. – **St., paradoxe:** unregelmäßiger Abgang kleiner Stuhlmengen bei maximaler Rektosigmoidfüllung infolge unkoordinierter Dauerkontraktion des Sphincter ani (»Superinkontinenz«); z.B. bei Megacolon. E paradoxical i. of f.

**Stuhl|trägheit:** ▸Obstipation. E obstipation.

**stumm:** mit Funktionslosigkeit des Sprechorgans (▸Stummheit), i.w.S. aber auch anderer Organe (z.B. st. Niere); ferner asymptomatisch (z.B. st. Infektion, st. Infarkt). E silent, mute. – **st. Hirnareale:** Hirnbereich (v.a. des Stirn-, Schläfenlappens) ohne bekannte spezifische Funktionen, daher auch ohne spezifische Herdsymptome bei Schädigung. E s. areas. – **st. Sohle,** Kino-Reflex: einseitiges Fehlen des ▸Plantarreflexes als »Forme fruste« des Babinski-Reflexes. E neutral plantar response.

**stumme Ischämie:** ▸silent ischemia.

**Stummel|gliedrigkeit:** ▸Peromelie.

**Stummheit,** Mutitas: ▸Mutismus, Unvermögen zur Sprachlautbildung; als ▸Anarthrie, ▸Aphonie, bei ▸Taubstummheit, ▸Hörstummheit, ▸Aphasie sowie psychogen oder psychotisch. E mutism.

**Stumpf|gastritis:** ▸Gastritis im »Restmagen« nach Magenresektion. E stump gastritis.

**Stumpf|karzinom:** ▸Karzinom an einem Organstumpf (z.B. einem Gebärmutterhals- = Zervixstumpf; nach Billroth-II-Resektion). E stump cancer.

**Stumpf|neurom:** ▸Amputationsneurom. E stump neuroma.

**Stumpf|rand|knoten:** ▸Prothesenrandknoten.

**Stumpf|schmerz:** Schmerz im Amputationsstumpf; meist infolge eines ▸Amputationsneuroms; s.a. ▸Phantomschmerz. E stump pain.

**Stupidität:** ältere Bez. für Mangel an Intelligenz u. geistiger Beweglichkeit. E stupidity.

**Stupor** *(latein. = Erstarrung, Betäubung):* **1)** Krankheitszustand mit Fehlen jeglicher körperlicher u./oder geistiger Aktivität bei wachem Bewusstsein als Folge von Antriebsverlust. Äußert sich in ▸Amimie, Aspontaneität (auch völlige Regungslosigkeit = »anergischer St.«), Nichtreagieren auf Außenreize u. Kontaktversuche, evtl. auch ▸Mutismus, Einkoten u. Einnässen. Kommt vor z.B. bei endogener ▸Depression (hier evtl. mit plötzlichem Erregungszustand mit Selbsttötungstendenz), Schizophrenie (▸Katatonie), Epilepsie; ferner als abnorme Erlebnisreaktion, als Katalepsie, Mutismus, Trance. E stupor. **2)** Bewusstlosigkeit aus hirnorganischer Ursache; z.B. bei ▸Durchgangssyndrom. E stupor. **3)** Taubheitsgefühl.

**Stu|prum (violentum)** *(latein. = Schändung):* Notzucht, Vergewaltigung. E stupration, rape.

**Sturge-Weber(-Krabbe-Dimitri)-Syndrom** (William A. St., 1850–1919, Frederick Parkes W., 1863–1962, brit. Ärzte; Knud Haraldsen K., 1885–1961, Neurologe, Kopenhagen), Neuroangiomatosis encephalofacialis: eine frühembryonale Gefäßentwicklungsstörung (▸Neuroektodermaldysplasie). Bei einigen Fällen autosomal-dominanter Erbgang, mit inkompletter Penetranz vermutet) mit Bildung von ▸Hämangiomen an Gesicht (Trigeminusbereich, Abb.), Meningen u. Choroidea (als ▸neurokutanes Syndrom). Außer einem ausgedehnten ▸Naevus flammeus des Gesichts mit Glaukom des gleichseitigen Auges bestehen infolge Verkalkung der Angiome u. infolge sekundärer Hirnschädigung (Atrophie) Krampfanfälle, evtl. Lähmungen (als Hemiparese), geistige Entwicklungsverzögerung u./oder hirnorganisches Psychosyndrom. E Sturge-Weber syndrome.

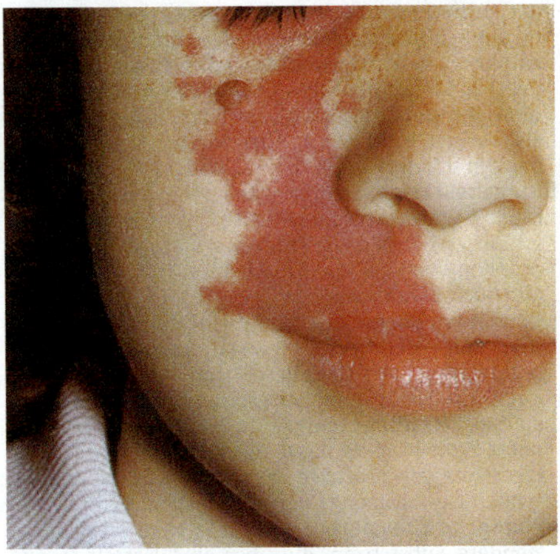

**Sturge-Weber(-Krabbe-Dimitri)-Syndrom:** Naevus flammeus im Wangen- u. Lippenbereich. [411]

**Sturmdorf-Bonney-Plastik** (Arnold St., 1861–1934, Frauenarzt): Portioplastik mit Deckung örtlicher Defekte durch »Ansäumen« der Scheidenhaut in Nähe des inneren Muttermundes. E Sturmdorf-Bonney plasty.

**Sturz|entleerung (des Magens):** ▸Dumpingsyndrom.

**Sturz|geburt:** extreme Schnellgeburt (evtl. mit nur 1 Austreibungswehe), meist mit Auf-den-Boden-Fallen des überraschend austretenden Kindes. – I.w.S. jede Geburt, bei der das Kind infolge ungünstiger Stellung der Mutter »stürzt« (z.B. bei Verkennung der Wehen als Stuhldrang; bei Geheimhaltungsversuch). S.a. ▸Geburt, überstürzte. E precipitate labor.

**Stuttgarter Hundeseuche:** ▸Leptospirosis canicola.

**Styli:** *Pharmazie* s.u. ▸Stylus. E sticks.

**Styloid:** ▸Processus styloideus. E styloid (process).

**styloide(u)s** *(griech.):* griffelförmig. E styloid.

**Styloiditis:** ▸Insertionstendopathie infolge Überbeanspruchung des Griffelfortsatzes (▸Processus styloideus) der Elle bzw. Speiche. E styloiditis.

**Stylo|stixis:** ▸Akupunktur. E stylostixis.

**Stylus (medicatus),** Bacillus medicatus: stiftförmige Arznei (bzw. Arzneiträger). E stylus, stick.

**Styp|sis** *(griech. = Zusammenziehen, Stopfen):* **1)** Blutstillung; s.a. ▸Styptika. E stypsis, hemostasis. **2)** ▸Konstriktion. **3)** ▸Obstipation.

**Styptika:** Hämostyptika (s.u. ▸Blutstillung). E styptics.

**Styrol,** Vinylbenzol, $C_6H_5$–CH=$CH_2$: ein ungesättigter aromat. Kohlenwasserstoff; Grundstoff für Polystyrol u. Riechstoffe. Reizt in höherer Konzentration Haut, Schleimhäute, Vegetativum u. Labyrinthsystem. E styrene, styrol.

**sub** *(latein.):* Vorsilbe oder Präfix »unter«, »unterhalb« (s.a. ▸infra...), »weniger«, »niedriger« (s.a.

▸hypo...), »mäßig«, »fast«. – **s. signo veneni**, Abk. s.s.v.: *Pharmazie* mit der Signatur (▸Rezept) »Gift«. – **s. partu:** »unter der Geburt«.

**sub|acromialis:** unterhalb des Akromions. E subacromial.

**sub|acutus, -akut:** mäßig akut, mit nur schwach ausgeprägten Merkmalen eines typischen akuten Geschehens. E subacute.

**Sub|aorten|stenose:** subvalvuläre ▸Aortenstenose. Formen: **1)** idiopathische hypertrophische S. (= IHSS = HOCM, s.u. hypertrophische ▸Kardiomyopathie). **2)** S. mit membranösem Diaphragma oder fibrösem (fibromuskulärem) Ring im linksventrikulären Ausflusstrakt kurz unterhalb der Aortenklappe. E subaortic stenosis.

**sub|aqual:** unter Wasser. E under water.

**sub|arachnoidal**, subarachnoidealis: unter der Arachnoidea. E subarachnoid(al).

**Sub|arachnoidal|blutung**, Abk. SAB: Blutung in den Subarachnoidalraum. ***Ätiol.:*** Meist erfolgt die Blutung aus einem rupturierten Aneurysma (v.a. basale Hirnarterien), ferner aus Angiomen oder infolge hypertonischer Zerebralarteriensklerose, aber auch im Zusammenhang mit Antikoagulationstherapie, Blutkrankheiten (Leukosen, Sichelzellanämie, Hämophilie, Thrombopathie bzw. Thrombozytopenie, Afibrinogenämie), bei hämorrhagischer Leukoenzephalitis, subakuter bakterieller Endokarditis, Septikämie, verschiedenen Tumoren; ferner nach Schädelverletzungen (**traumatische SAB**). Häufig mit gleichzeitiger Bildung eines intrazerebralen ▸Hämatoms. ***Klinik:*** Die Symptomatik beginnt typischerweise akut, fast immer ohne Prodromalsymptome. Neurochirurgisch werden 5 Schweregrade unterschieden: **I)** asymptomatische Blutung oder minimaler Kopfschmerz u. leichte Nackensteifigkeit; Ia) konstantes neurologisches Defizit ohne akute Symptomatik; **II)** mäßige bis starke Kopfschmerzen, Nackensteifigkeit, Hirnnervenstörungen; **III)** Bewusstseinsstörung oder leichte neurologische Herdsymptome; **IV)** Stupor, Hemiparese, beginnende Mittelhirneinklemmung; **V)** Koma, Enthirnungsstarre. ***Diagn.:*** Schädel-CT akut u. zur Verlaufskontrolle, Liquordiagnostik bei unklarem CT-Befund, transkranielle DOPPLER-Sonographie (Nachweis eines Vasospasmus), Angiographie zur Lokalisation u. Klassifikation der zugrunde liegenden Gefäßfehlbildung (kontraindiziert bei Vasospasmus), Kernspintomographie, MR-Angiographie (falls Angiographie kontraindiziert oder Angiogramm negativ). ***DD:*** Meningitis, Migräne. ***Ther.:*** sofortige bzw. frühzeitige Operation (Grad I–III), sonst in Abhängigkeit vom intrakraniellen Druck. Ziele: Rezidiv- u. Vasospasmusprophylaxe, Entlastung des Hydrozephalus. Zusätzlich medikamentöse Therapie zur Vasospasmusprophylaxe. ***Kompl.:*** Rezidivblutungen, Gefäßspasmen, akuter oder chronischer kommunizierender Hydrocephalus internus, Hypoxie-bedingtes ▸Hirnödem. E subarachnoid hemorrhage.

**sub|arachnoidealis:** ▸subarachnoidal. E subarachnoid(al).

**Sub|arachnoid(e)al|raum:** die den ▸Liquor cerebrospinalis enthaltende ▸Cavitas subarachnoidea. E subarachnoid space.

**Sub|arachnoid(e)al|zyste:** Pseudozyste als Folge von Verwachsungssträngen bei adhäsiver ▸Arachnitis. E subarachnoid cyst.

**sub|areolär, -lar(is):** unter dem Brustwarzenhof (▸Areola mammae). E subareolar.

**sub|axillär:** unterhalb bzw. peripher der Achselhöhle. E subaxillary.

**Sub|azidität:** verminderter Säuregehalt (▸Azidität) des Magensaftes, d.h. Mangel an freier HCl bei subnormaler bis gesteigerter gesamter ▸Magensekretion. E hypoacidity.

**sub|callosus** *(latein.):* unter dem Balkenkörper (▸Corpus callosum). E subcallosal.

**sub|chondral(is):** unter dem Knorpel. E subchondral.

**sub|chordal:** unter der Chorda dorsalis bzw. unterhalb des Stimmbandes (Chorda vocalis).

**sub|chronisch:** mit überwiegend chronischem, aber wenig ausgeprägtem Krankheitsbild und Verlauf. E subchronic.

**Sub|clavia:** ▸Subklavia. E subclavian artery or vein.

**Subclavian-Steal-Syndrom** *(engl.):* ▸Anzapfsyndrom der Arteria subclavia.

**sub|clavius:** unter dem Schlüsselbein; ▸Subklav... E subclavian.

**sub|cornealis** *(latein.):* unter der ▸Cornea oder dem ▸Stratum corneum. E subcorneal.

**sub|cutaneus**, Abk. s.c.: ▸subkutan. E subcutaneous.

**sub|dental:** unter einem Zahn (Dens) bzw. unterhalb des Dens axis. E subdental.

**Sub|dermal|naht:** *Chirurgie* ▸Naht, die Subkutis u. Korium erfasst, die Epidermis jedoch schont (aus kosmetischen Gründen). E subdermal suture.

**sub|diaphrag|mal, -maticus, -matisch:** unter einer Scheidewand (Diaphragma). I.e.S. unterhalb des Zwerchfells (▸subphrenisch). E subdiaphragmatic.

**sub|dural(is)**, subdural: unter der Dura mater, im Subduralraum (▸Spatium subdurale), z.B. subdurales ▸Hämatom.

**Suberose** *(latein. suber = Kork):* Korkstaublunge. E suberosis.

**sub|faszial:** unter einer Faszie. E subfascial.

**sub|fe|bril:** leicht fieberhaft (mit axillärer Temperatur < 38 °C). E subfebrile.

**sub|frontal:** unter dem Stirnlappen oder einer Stirnwindung, unterhalb der Stirn (Frons). E subfrontal.

**sub|gingival:** unter dem Zahnfleisch (Gingiva). E subgingival.

**sub|global:** nahezu vollständig.

**sub|glottisch:** unter(halb) der Stimmritze (Glottis). E subglottic.

**Sub|hämophilie:** Blutungsstörung i.S. einer leichten ▸Hämophilie bei Verminderung der ▸Faktor-VIII-Aktivität auf 15–35 % der Norm.

**sub|hepaticus, -hepatisch:** unter(halb) der Leber. E subhepatic.

**sub|ikterisch:** leicht gelbsüchtig, d.h. mit nur geringem ▸Ikterus (z.B. als Sklerenikterus). E subicteric.

**Sub|ileus:** Darmmotilitätsstörung mit spärlichen Darmgeräuschen mit noch funktionierender Darmpassage; meist als Frühstadium eines ▸Ileus. E preileus.

**sub|inguinal(is):** unterhalb des Leistenbandes bzw. der Leistengegend. E subinguinal.

**Sub|involution:** unvollkommene Rückbildung (▸Involution [1]) eines vorübergehend krankhaft vergrößerten bzw. eines sich im Laufe der Ontogenese (evtl. auch erst nach der Geburt) natürlich verkleinernden Organs (z.B. Gebärmutter-S. post partum; Thymus-S.). E subinvolution.

**subjektiv:** im Subjekt begründet, nur (im Ggs. zu objektiv) für das Subjekt vorhanden; allgemein auch »persönlich«, »parteiisch«, »unsachlich«. E subjective.

**sub|kapital:** unterhalb eines Gelenkkopfes (Caput); z.B. subk. Fraktur. E subcapital.

**Sub|klavia:** Kurzbezeichnung der Arteria bzw. Vena subclavia; s.a. ▸subclavius.

**Subklavia-Anzapfsyndrom:** s.u. ▸Anzapfsyndrom. E subclavian steal syndrome.

**Subklavia-Katheter:** über die Vena subclavia eingeführter zentralvenöser Katheter.

**Subklavia-Punktion:** **1)** Punktion der Arteria subclavia medial des vorderen Musculus scalenus; v.a. zur Kontrastmittelinjektion für die Röntgenkontrastdarstellung der aus ihr entspringenden ▸Arteria vertebralis (= ▸Vertebralisangiographie, die aber – mittels SELDINGER-Technik – über andere Arterien erfolgen kann). E puncture of subclavian artery. **2)** supraklavikuläre oder infraklavikuläre Punktion der ▸Vena subclavia (v.a. für Infusionstherapie bei Kollaps peripherer Venen) bzw. für das Einführen eines Gefäßkatheters (▸Kavakatheterismus) zur zentralen Venendruckmessung u. parenteralen Ernährung. E puncture of subclavian vein.

**Sub|klavikular|geräusch:** in Höhe des Schlüsselbeins hörbares, der Arteria subclavia entstammendes Gefäßgeräusch; »gießend« bei Subklavia-Aneurysma; auch fortgeleitetes Herzgeräusch bei Herzfehler. E subclavicular murmur.

**Sub|klavius:** Kurzbezeichnung des Musculus bzw. Nervus subclavius. E subclavius.

**sub|klinisch:** mit nur geringen klinischen Krankheitszeichen. E subclinical.

**sub|konjunktival:** unter der Bindehaut des Auges. E subconjunctival.

**Sub|konjunktivitis:** ▸Tenonitis. E subconjunctivitis.

**Sub|korakoid-Pektoralis-minor-Syndrom:** ▸Hyperabduktionssyndrom. E subcoracoid-pectoralis minor syndrome.

**sub|kortikal:** unter einem Rindenbereich (▸Cortex), i.e.S. unter der Hirnrinde (d.h. im »**Subkortex**«). E subcortical. – **s. Anfall:** partieller epileptischer Anfall (meist mit versiven oder vegetativen Symptomen) mit Ursprung unterhalb der Hirnrinde (vermutlich im Striatum, Thalamus, Sub- u. Hypothalamus oder paraventrikulär). E s. seizure.

**Sub|kortiko|graphie:** ▸Elektroenzephalographie subkortikaler Hirnbereiche mittels operativ eingebrachter Tiefenelektroden, auch als Verweilelektroden; meist als Stereo-EEG. E depth electroencephalography.

**Sub|kultur:** Mikroben-, Gewebekultur, angelegt durch Abimpfen aus einer Ausgangskultur. E subculture.

**sub|kutan,** subcutaneus, Abk. s.c.: unter der/die Haut, in der/die Subkutis (▸Tela subcutanea), s.a. ▸perkutan; z.B. subk. Emphysem (▸Hautemphysem) bzw. subk. ▸Infusion, ▸Injektion, subk. ▸Mastektomie. E subcutaneous, hypodermic.

**Subkutan|naht:** Naht zur Vereinigung der Subkutis der Wundränder (als Vorstufe der Hautnaht). E subcutaneous suture.

**Sub|kutis,** Subcutis: ▸Tela subcutanea. E subcutis.

**sub|letal:** beinahe tödlich; z.B. subl. Strahlendosis. E sublethal.

**Sub|leuk|ämie:** akute Leukämie mit nur wenigen Leukosezellen im peripheren Blut bei meist (sub)normalen Gesamtleukozytenzahlen; fließende Übergänge zur aleukämischen Form. E subleukemia.

**Sublimat:** ▸Hydrargyrum bichloratum. E corrosive sublimate.

**Sublimation:** ▸Sublimierung (1). E sublimation.

**Sublimat|nephrose, -niere:** ▸nephrotisches Syndrom durch organische Quecksilbersalze (Diuretika) oder anorganische Hg-Verbindungen. E toxic nephropathy due to mercuric chloride.

**Sublimat|vergiftung:** ▸Quecksilbervergiftung durch Sublimat (▸Hydrargyrum bichloratum, minimale letale Dosis: 0,2–1,0 g). Die orale S. meist akut. E mercuric chloride (= sublimate) intoxication.

**Sublimierung: 1)** *Physik, Chemie* als Sublimation die direkte, d.h. ohne flüssigen Aggregatzustand erfolgende Verdampfung eines – »flüchtigen« – festen Stoffes (z.B. Sublimat) mit nachfolgender Wiederverfestigung. **2)** *Psychologie* (S. FREUD) unbewusste Umwandlung sexueller Triebenergie in eine Aktivität mit – psychisch verwandten – sozialen, künstlerischen oder wissenschaftlich kreativen Zielen. E sublimation.

**sub|liminal:** unterschwellig. E subliminal.

**sub|limis** *(latein.):* hoch, erhaben. E sublimis.

**sub|lingual(is):** unter der Zunge; z.B. Glandula subl. (»Sublingualis«). E sublingual.

**Sublingual|tabletten:** Tabletten mit Wirkstoffresorption durch die Mundschleimhaut. E sublingual tablets.

**Sub|luxatio, Subluxation:** unvollständige Verrenkung (▸Luxation), d.h. mit noch teilweise in Kontakt stehenden Gelenkflächen. E incomplete dislocation, subluxation. – **S. coxae:** ▸Coxa valga luxans. – **S. lentis:** teilweise Verlagerung der Augenlinse bei

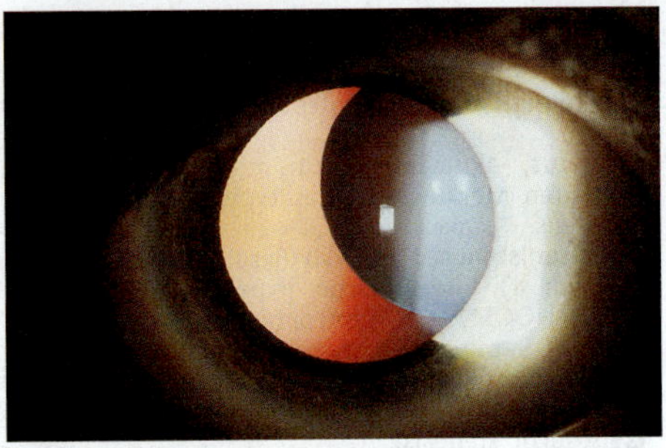

**Subluxatio lentis.** [456]

nur teilweiser Zerstörung ihres Halteapparates. S.a. Abb. – **S. radii peranularis (Goyrand):** Subluxation des Radiusköpfchens bei Verletzung des zugehörigen Ringbandes, häufig bei Kleinkindern durch abrupten Zug am gestreckten Arm mit Pronationsstellung der Hand; s.a. ▸CHASSAIGNAC-Lähmung.

**sub|mandibular(is):** unterhalb des Unterkiefers (Mandibula); z.B. Glandula subm. (»Submandibularis«). E submandibular.

**sub|marginal:** in Nähe eines Randes (Margo). E submarginal.

**sub|maxillar(is): 1)** unterhalb des Oberkiefers (Maxilla); z.B. Glandula subm. (»Submaxillaris«). **2)** den Unterkiefer (»Submaxilla«) betreffend. E submaxillary.

**sub|meningeal:** unter oder nahe den ▸Meningen. E submeningial.

**submental(is):** unter dem Kinn (Mentum). E submental.

**sub|mers:** untergetaucht; versenkt. E submersed.

**Submers|kultur** *(latein. submersio = Untertauchen, -getauchtsein):* sog. Tiefenkultur (z.B. Antibiotika produzierender Pilze); das Wachstum erfolgt in der gesamten Tiefe des Nährsubstrats. E submersed culture.

**Sub|mi|kronen:** ultramikroskopische Teilchen (0,2 µm bis 5 nm). E submicrons, ultra-, hypomicrons.

**sub|mi|kro|skopisch:** mit dem Lichtmikroskop nicht sichtbar bzw. mit dem Ultramikroskop sichtbar. E submicroscopic(al).

**Sub|modalität:** Untergliederung einer Empfindungsmodalität; z.B. Wärme u. Kälte als S. der Temperaturempfindung, Rosa-, Dunkelrot als S. von Rot. E submodality.

**sub|mucosus, -mukös:** unter der Schleimhaut, in der Submukosa (▸Tela submucosa). E submucous, submucosal.

**sub|occipitalis:** unterhalb des Hinterhauptes (Occiput); i.w.S. im Halswirbelsäulenbereich. E suboccipital.

**sub|occipito-bregmaticus:** s.u. ▸Diameter.

**Sub|okzipital|punktion,** Zisternenpunktion: Punktion der ▸Cisterna cerebellomedullaris durch Einstich zwischen Hinterhauptsschuppe u. Dornfortsatz des 2. Halswirbels. ***Ind.:*** zur Liquorgewinnung, für Myelographie. ***Kontraind.:*** hohe Stauungspapille, raumfordernder Prozess in der hinteren Schädelgrube (Gefahr der Entstehung einer Hernia tentorialis). S.a. Abb. E cisternal puncture.

**sub|parietal(is):** unter dem Scheitelbein (Os parietale) bzw. Scheitellappen (Lobus parietalis). E subparietal.

**sub|patellar(is):** retropatellar, d.h. hinter der Kniescheibe (im Unterschied zu infrapatellar = unterhalb derselben). E subpatellar.

**Sub|pektoral|phlegmone:** ▸Phlegmone unter dem großen u./oder kleinen Musculus pectoralis nach direkter verletzungsbedingter Keimeinschleppung oder nach Fortleitung aus dem Hals- oder Brustkorbbereich. Hohes Fieber, Brustwandödem, Infiltrat am

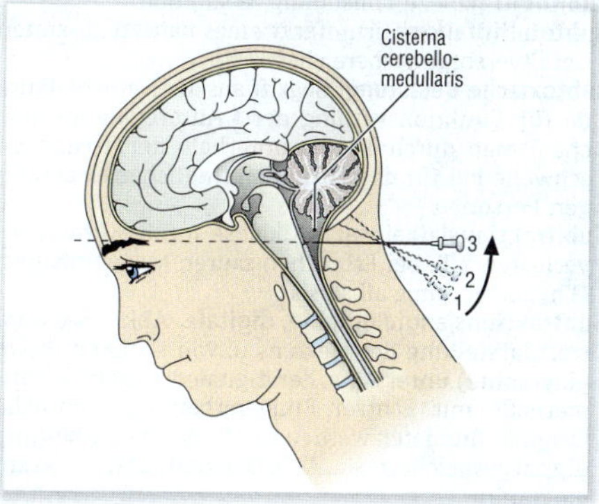


**Subokzipitalpunktion:** Nadelführung u. Nadellage. [455]

freien Pektoralisrand, Bewegungseinschränkung des Armes. E subpectoral phlegmon.

**sub|periostal:** unter der Knochenhaut (Periost). E subperiosteal. – **s. Spananlagerung:** s.u. ▸Phemister.

**sub|peritoneal:** unter dem Bauchfell (Peritoneum parietale), extraperitoneal (= retroperitoneal bzw. präperitoneal). S.a. ▸subserös. E subperitoneal.

**sub|phrenisch:** unterhalb des Zwerchfells (= subdiaphragmatisch). E subphrenic, subdiaphragmatic.

**sub|pleural(is):** unter (d.h. außerhalb) der Pleura; s.a. ▸extrapleural. E subpleural.

**sub|primär:** unmittelbar an ein Primärgeschehen (z.B. einen ▸Primärkomplex) anschließend.

**sub|pubisch:** unter dem Schambein, perineal; ▸Angulus subpubicus. E subpubic.

**sub|renal(is): 1)** unter(halb) der Niere. E subrenal. **2)** distal des Nephrons (im funktionellen Sinn).

**Sub|saltus** *(latein.):* Zuckung, Tic. E tic, twitch, jerk.

**Sub|scriptio:** *Pharmazie* auf Rezepten die Anweisung für Zubereitung, Abgabe oder Anw. der Arznei. E subscription.

**Sub|sepsis:** schleichend verlaufende Sepsis. – **S. hyper|ergica,** Wissler-Fanconi-Syndrom: scheinbar akute Form der juvenilen rheumatischen Arthritis; wird allgemein dem Still-Syndrom zugeordnet. Die Symptomatik mit plötzlich einsetzendem hohem Fieber (als Kontinua oder wochenlang remittierend) zusammen mit Leukozytose mit wiederholtem Exanthem lässt an Sepsis denken. Bakteriologisch werden Erreger nie gefunden (Antibiotika daher sinnlos). Milz meist nicht vergrößert. Polyarthritis oft im Verlauf oder bei einem zweiten Schub. Auf Corticoide spricht das Fieber meist prompt an.

**sub|septus:** nur unvollständig durch eine Scheidewand (Septum) unterteilt; z.B. Uterus subseptus.

**sub|serös:** unter der Serosa (▸Tunica serosa), in der Subserosa (▸Tela subserosa). E subserous, subserosal.

**Subsidiär|zonen:** *Neurologie* Aushilfszonen der Sensibilität im ▸Dermatom; s.u. ▸Foerster. E subsidiary zones.

**sub|skapulär:** unter(halb) des Schulterblattes (Scapula); z.B. Musculus subscapularis (»Subskapularis«). E subscapular.

**Sub|species, -spezies,** Abk. Subsp., Abk. Ssp.: *Biologie* die »Unterart« als taxonom. Kategorie oberhalb der Varietas (▸Systematik, dort Tab.). Eine Populationsgruppe innerhalb des Variations- u. Verbreitungsbereichs einer Art, ausgezeichnet durch ihre geographische u. phänotypische Beschränkung sowie ihren spezifischen Gen-Pool. E subspecies.

**Sub|stantia:** Bestand, Stoff (s.a. ▸Substanz), *anat* Struktur besonderen Aussehens oder einheitlicher Funktion. E substance. – **S. adamantina:** ▸Zahnschmelz. E enamelum. – **S. alba:** die aus markhaltigen Nervenfasern bestehende »weiße Substanz« des Zentralnervensystems; z.B. ▸Corpus medullare u. Laminae medullares des Kleinhirns, das Marklager (▸Centrum semiovale) u. die Assoziations-, Kommissuren- u. Projektionssysteme des Großhirns, der ▸Vorderseiten- u. ▸Hinterstrang des Rückenmarks. E white s. – **S. cerebro|vascularis:** *Pathologie* die rudimentäre Hirnmasse bei Akranie, Anenzephalie. – **S. compacta: 1)** die S. corticalis des Knochens. E compact s. of bone. **2)** das Stratum compactum endometrii. – **S. corticalis:** Rindenschicht, ▸Cortex; s.a. ▸Substantia grisea; i.e.S. Schicht dichten Knochengewebes unter dem Periost oder Gelenkknorpel; im Schaftbereich der langen Röhrenknochen mehrere mm stark u. als S. compacta bezeichnet, als Lamellenknochen bestehend aus beiden General-, den Havers- und den Schaltlamellen. E cortical s. – **S. eburnea:** ▸Dentin. – **S. fundamentalis cartilaginea:** Grundsubstanz des Knorpels. – **S. gelatinosa: 1)** der Hintersäule des Rückenmarks angelagerter Teil der grauen Substanz (vorwiegend aus Gliazellen, daher hell u. glasig); Umschaltstelle der Schmerzbahnen. **2)** als S. g. centralis die gelatinöse Substanz um den Zentralkanal des Rückenmarks; aus Gliazellen u. -fasern, Ausläufern der Ependymzellen bestehend. E Rolando's gelatinous s. – **S. grisea:** die überwiegend gliazellhaltige »graue Substanz« des Zentralnervensystems; im Rückenmark als ▸Columnae griseae einschließlich der S. gr. intermedia centralis u. lateralis der Seitensäule, im Gehirn (»Hirngrau«) als Rinde (▸Cortex cerebri, ▸C. cerebelli), »graue Kerne« (Hirnnervenkerne, Thalamus, Striatum) sowie als zentrale graue Substanz um den Aquaeductus cerebri. E gray s. (of cerebrum). – **S. (grisea) intermedia:** als S. (gr.) i. centralis die graue Substanz um den Zentralkanal des Rückenmarks, als S. (gr.) i. lateralis zwischen Vorder- u. Hinterhorn; zwischen $C_8$ u. $L_2$ dem Sympathikus, zwischen $S_2$ u. $S_4$ dem Parasympathikus zugehörig. – **S. lentis:** die Substanz der Augenlinse (innerhalb der Linsenkapsel), u. zwar Linsenepithel u. -fasern (Letztere bilden den Cortex u. Nucleus). – **S. ni|gra:** paariger grauer Kern zwischen Haube u. Fuß des Mittelhirns; mit melanin- u. eisenhaltigen Nervenzellen; Teil des extrapyramidal-motorischen Systems, der – verbunden mit Großhirn, Pallidum, Nucleus ruber, Colliculus superior, beiden Lemnisci – über den Tractus rubrospinalis auf die Vorderhornzellen des Rückenmarks einwirkt. Seine dorsal in der Zona compacta gelegenen Nervenzellen bilden mit melaninhaltigen Zellen des beidseitigen Nucleus ruber u. 2 Oblongata-Kernen das sog. schwarze System, das bei postenzephalitischem Parkinsonismus erkrankt (bei genuiner Paralysis agitans nur Degeneration der S. nigra). E substantia nigra, Soemmering's ganglion. – **S. perforata anterior,** Area olfactoria: die von Arterienästchen durchbohrte basale Riechrinde hinter dem Trigonum olfactorium. E anterior perforated s. – **S. perforata interpeduncularis, St. p. posterior:** der von Gefäßen durchbohrte Boden der Fossa interpeduncularis des Mittelhirns. E posterior perforated s. – **S. pro|pria (corneae):** Grund- = Hauptschicht der Hornhaut des Auges (zwischen vorderer u. hinterer Membrana limitans); besteht aus parallel zur Hornhautoberfläche verlaufenden, in Glykosaminoglykan-haltiger Grundsubstanz eingelagerten kollagenen Faserplatten (lichtdurchlässig, gefäßfrei, reich an sensiblen Nervenfasern). E proper s. of cornea. – **S. pro|pria sclerae:** Hauptschicht der Lederhaut (Sclera) des Auges; mehrfach geschichtete u. durchflochtene Lagen kollagener Fasern, denen feine elastische Fasern aufgelagert sind. E proper s. of sclera. – **S. reticularis:** ▸Formatio reticularis (i.e.S. die der Oblongata). E reticular s. – **S. reticulofilamentosa:** Zellstruktur aus zytoplasmatischen Netzfäden u. körnigen Klümpchen; z.B. in Retikulozyten. – **S. spongiosa, S. trabecularis,** Spongiosa: die schwammartige dünne Bälkchenschicht als innere Knochenschicht (umhüllt von der S. compacta; zwischen den Bälkchen Knochenmark). S.a. ▸Stratum spongiosum. E spongy s.

S

**Substanz: 1)** *Anatomie* ▸Substantia. **2)** *Zytologie, Biochemie* Stoff. E substance. – **S., hyaline:** die ▸Interzellularsubstanz des Bindegewebes. – **S. P:** Kininartiges Peptid v.a. in Dünndarmmuskulatur u. Gehirn. Funktionen: darmanregend, blutdrucksenkend, sialagog; als Transmitter sensorischer Neurone wirksam. S.a. Abb. – **S., tigroide:** ▸NISSL-Schollen. E tigroid s., Nissl s.

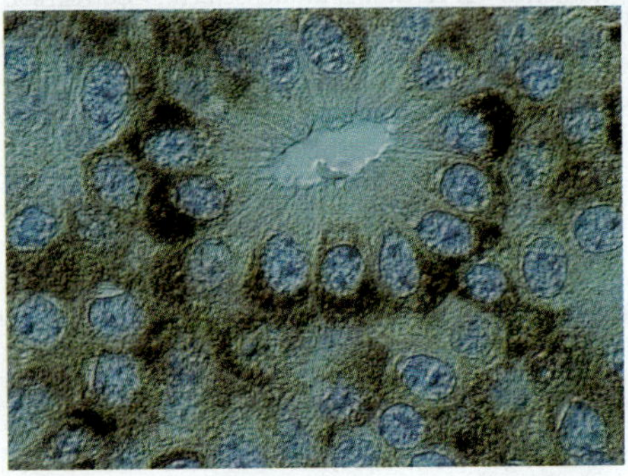

**Substanz P:** immunhistologische Darstellung der Substanz P in einem neuroendokrinen Tumor des terminalen Ileums. Antigen-Antikörper-Bindungsstellen sind braun markiert (Vergr. 1000fach). [53]

**Substanz|verlust:** *Pathologie* ▸Atrophie.

**Sub|stitution:** Ersatz; s.a. ▸Substitutionstherapie. **1)** *Chemie* in Verbindungen der Austausch bestimmter Atome, Gruppen oder Ionen gegen andere (die sog. Substituenten). E substitution. **2)** *Pathologie* ▸Regeneration, ▸Metaplasie.

**Substitutionsmittel:** Wirkst. zur ▸Substitutionstherapie; außerdem Mittel zum Drogenersatz bei Heroinsucht wie z.B. Levomethadon.

**Substitutions|therapie:** Behandlung durch künstliche Zufuhr dem Körper normalerweise durch Organleistungen zur Verfügung stehender Substanzen bei Funktionsschwäche, -versagen des entsprechenden Organs; z.B. Insulin-Gaben bei Diabetes mellitus, Flüssigkeitszufuhr als Volumen- oder Blutersatz zur Rehydratation. E replacement therapy.

**Sub|strat:** Grundlage, Grundsubstanz; z.B. Substanz, in der ein bestimmter chemischer, physiologischer oder pathologischer Vorgang abläuft, bzw. (*biochem*) Verbindung, die von einem bestimmten ▸Enzym umzusetzen ist; *bakt* ▸Nährboden. E substrate.

**Substrat|induktion:** hormonunabhängige Anregung eines Stoffwechselgeschehens durch ein bestimmtes Stoffwechselprodukt, das spezifisch an einem Schlüsselenzym wirksam wird. E substrate induction.

**Substrat|ketten|phosphorylierung:** Bildung energiereicher Phosphatverbindungen (enzymatische ▸Phosphorylierung) aus organischen Verbindungen ohne Mitwirkung der ▸Atmungskette. Erfolgt – unter Bildung von ATP – in der Glykolyse u. im Tricarbonsäurezyklus. E oxidative phosphorylation.

**Substrat|konkurrenz:** Wettstreit um einen biologischen Stoff, Reaktionsteilnehmer etc.; z.B. als Grundlage der kompetitiven ▸Hemmung. E substrate competition.

**sub|talar(is):** unterhalb des Sprungbeins (Talus).

**sub|temporal(is):** unter(halb) der Schläfe, unter dem Schläfenlappen. E subtemporal.

**Sub|thalamo|tomie:** stereotaktische Hirnoperation (bei PARKINSON-Syndrom) mit Zielpunkt im **Subthalamus** (im FOREL-Feld, Zona incerta, ▸Hypothalamus). E subthalamotomy.

**subtil(is):** fein, zart, genau; z.B. ▸Bacillus subtilis (»**Subtilis**«). E subt(i)le.

**Subtilisin:** eine ▸Proteinase aus Kulturfiltraten von Bacillus subtilis; Anw. z.B. in der Proteinchemie. E subtilisin.

**sub|total:** nahezu vollständig. E subtotal.

**Subtotal|infarkt:** Hirninfarkt eines nahezu gesamten Gefäßversorgungsbereiches.

**subtoxische Belastung:** Begriff aus der Naturheilkunde für Funktionsstörung der ▸Autoregulationsmechanismen durch Toxine unterhalb der Toxizitätsschwelle bei für das Toxin empfindlichen u. anfälligen Personen.

**Sub|traktions|alkalose:** ▸Alkalose infolge Protonenverlustes, z.B. bei Erbrechen sauren Mageninhaltes. E hypochloremic alkalosis.

**Subtraktions|angio|graphie, digitale,** Abk. DSA: Kontrastdarstellung des Herzens u. von Gefäßen (▸Angiographie) unter Anw. der digitalen ▸Subtraktionsmethode mit Echtzeit-Bildverarbeitung; sämtliche Original-Bilddaten werden für die Nachverarbeitung digital gespeichert. S.a. Abb. E digital subtraction angiography.

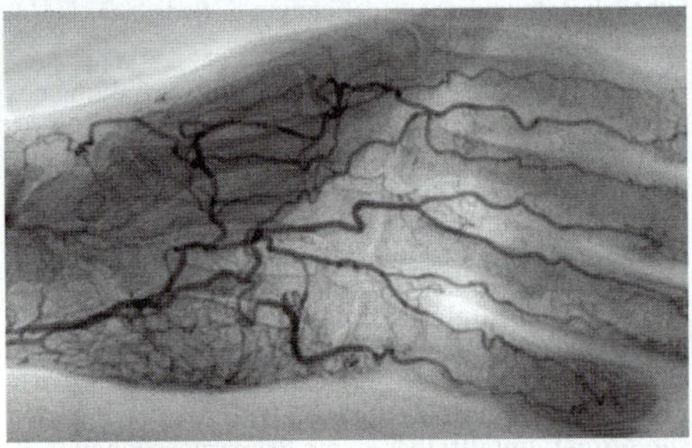

**Subtraktionsangiographie, digitale:** Darstellung der Handarterien bei distalem Verschluss der Arteria radialis. [499]

**Subtraktions|azidose:** ▸Azidose infolge vermehrten Bicarbonatverlustes, z.B. bei Pankreasfistel.

**Subtraktions|methode:** *Röntgenologie* »totaler Kontrastausgleich« durch Zur-Deckung-Bringen eines Röntgenbildes mit dem Positiv eines fast identischen Bildes (z.B. nach Kontrastmittelverabfolgung), so dass in einer Kopie dieser Kombination der gemeinsame Informationsgehalt praktisch ausgelöscht u. nur das Abweichende, z.B. der Kontrastmittelschatten, dargestellt ist. Kann als **photographische S.** erfolgen, meist jedoch als **digitale S.** unter Anw. elektronischer Datenverarbeitung (nach Wandlung der analog vorliegenden Signale der Röntgenbilder einer Fernsehkette in digitale Informationen); i.e.S. die digitale ▸Subtraktionsangiographie; Abb. E subtraction method.

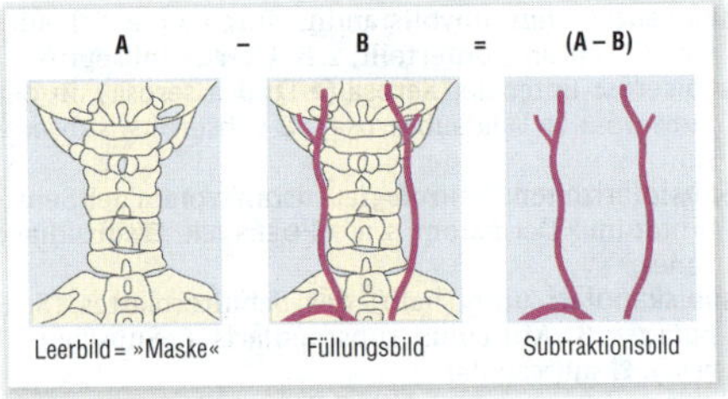


**Subtraktionsmethode:** schematische Darstellung der Anwendung an den Karotiden. [260]

**sub|trochantär, -trochanter:** unterhalb eines Trochanters bzw. der Linea intertrochanterica. E subtrochanteric.

**Sub|trode:** subkutan einzulegende hochflexible EKG-Elektrode; v.a. für überwachendes ▸Langzeit-EKG bei – unruhigen – Herzkranken. E subcutaneous ECG electrode.

**sub|ungual(is):** unter einem Finger-, Zehennagel. E subungual.

**sub|valvulär:** unterhalb (= stromaufwärts vor) einer Klappe. E subvalvular.
**sub|zelluläre Fraktionierung:** Auftrennung der Zellbestandteile aus einem durch Zellzerkleinerung (mittels Homogenisators) gewonnenen homogenen Gemisch (Homogenat) nach deren Schwere u. Dichte (erfolgt durch differentielle Zentrifugierung bzw. Dichtegradienten-Zentrifugierung).
**sub|zonale Insemination,** Abk. SUZI: Zusatzmaßnahme zur In-vitro-Fertilisation, bei der mehrere kapazitierte Spermien zur Befruchtung in den perivitellinen Raum der Eizelle verbracht werden.
**succedaneus** *(latein.)*, sukzedan: nachfolgend. E succedaneous.
**Succinat:** Salz der Bernsteinsäure. E succinate.
**Succinat|de|hydrogenase,** Succinodehydrogenase: ein Succinat zu Fumarat dehydrierendes, eng mit der Atmungskette verbundenes Flavoproteid-Enzym des Citratzyklus. Sein Coenzym ist das ▶FAD. E succinate dehydrogenase.
**Succinat-Glycin-Zyklus:** ein Nebenweg des ▶Citratzyklus; sein Zwischenmetabolit δ-Aminolävulinsäure ist Ausgangspunkt der ▶Porphyrinsynthese. E succinate glycine cycle.
**Succinat|semi|aldehyd|dehydrogenase(-Defekt):** s.u. ▶γ-Hydroxybuttersäure. E succinic semialdehyde dehydrogenase (deficiency).
**Succinyl...,** $-CO-CH_2-CH_2-COOH$: das Radikal der Bernsteinsäure (= Bernsteinsäure-Rest).
**Succinyl|arginin|urie:** ▶Arginin(o)succinurie. E argininosuccinicaciduria.
**Succinylcholin:** *Anästhesiologie* ▶Suxamethoniumchlorid. E succinylcholine.
**Succinyl|co|enzym A:** die »aktivierte Bernsteinsäure«; Metabolit im Citratzyklus u. Substrat für die ▶Porphyrinbiosynthese. E succinyl-coenzyme A.
**Succus:** *Pharmazie* Press- oder Mazerationssaft aus tierischen u. pflanzl. Rohstoffen. Z.B. **S. Liquiritiae,** Lakritzen-, Süßholzsaft aus ▶Glycyrrhiza glabra; *anatom* s.a. ▶Sucus. E succus.
**Succussio Hippocratis** *(latein. succussio = Erschütterung): Pathologie* Plätschergeräusch nach äußerem Beklopfen des Brustkorbs als Hinweis auf Seropneumothorax (d.h. Luft- u. Flüssigkeitsansammlung im Pleurasack). E hippocratic succussion.
**Such|diät:** diagnostische Kost bei Verdacht auf eine Nahrungsmittelallergie; im Stadium der Erscheinungsfreiheit nach Einhaltung einer allergenfreien Eliminationsdiät werden in Abständen von Tagen allergenverdächtige Nahrungsmittel oder Nahrungsmittelgruppen schrittweise zugegeben u. der Patient auf die Manifestation allergischer Erscheinungen hin überwacht.
**Such|diagnostik:** systematische Suche nach Hinweisen auf eine bestimmte Krankheit bei Auftreten alarmierender, aber uncharakteristischer Krankheitszeichen; ▶Suchtest, ▶Screening. S.a. ▶Zieldiagnostik. E exploratory studies.
**Sucht:** unscharfer, umgangssprachl. Begriff, der einerseits den gesamten Komplex der Drogen- u. Alkoholabhängigkeit umfasst, andererseits u.a. Spiel-, Ess- u. sexuelle Sucht einschließt. Sollte der ▶World Health Organization zufolge durch ▶Abhängigkeit ersetzt werden. E addiction, dependency.
**Such|test:** möglichst unaufwendiger klinischer Test, der im Rahmen der Such- bzw. Vorfelddiagnostik grob orientierend bestimmte Krankheitskategorien ausschließt bzw. wahrscheinlich macht (z.B. BSR, Serumlabilitätsproben) oder eine diagnostische Fragestellung richtungweisend einengt (z.B. orale Glucosebelastung), u.U. auch bereits ein krankheitstypisches (= pathognomonisches) Ergebnis liefert (z.B. als Syphilistest, Allergenprobe). E screening procedure.
**Suchtmittel:** Euphorie u. Bewusstseinsänderung hervorrufende, gesetzlich z.T. den ▶Betäubungsmitteln gleichgestellte Mittel mit Suchtgefährdung. Gemäß WHO werden unter Bezug auf die S. folgende ***Typen*** unterschieden: Morphin- oder Opiat-, Barbiturat-/Alkohol-, Amphetamin-, Cocain-, Cannabis-, Halluzinogen-Typ. E addictive substances.
**Sucht|stoff|abhängigkeit:** ▶Abhängigkeit.
**sucking wound** *(engl. sucking = saugend)*: Wunde im Thoraxbereich, aus der ein atemsynchrones charakteristisches, saugendes Geräusch zu vernehmen ist; Hinweis für einen nach außen hin offenen ▶Pneumothorax. Akut lebensbedrohliche Verletzung.
**Sucquet-Hoyer...** (J. P. S., 1840–1870, Anatom, Paris; HEINRICH FR. H., 1834–1907, Histologe, Warschau). – **S.-H.-Kanäle:** periphere arteriovenöse Anastomosen, besonders an Händen u. Füßen. E Sucquet-Hoyer canals. – **S.-H.(-Grosser)-Organ:** ▶Glomusorgan. E S.-H. organ.
**Sucralfat:** basisches Aluminium-Saccharose-Sulfat; ***Anw.*** als ▶Ulkustherapeutikum. ***Wirkung:*** bildet auf der Ulkusoberfläche eine gelartige Schutzschicht gegen Salzsäure. E sucralfate.
**Sucrose:** ▶Saccharose. E sucrose.
**Su|cros|uria:** ▶Saccharosurie. E sucrosuria.
**Sucus** *(latein.)*: Saft. E succus, juice. – **S. entericus:** *Anatomie* Darmsaft. Analog: **S. gastricus** (Magensaft), **S. pancreaticus** (Pankreassaft), **S. prostaticus** (Prostatasekret); *pharm* s.a. ▶Succus. E intestinal j.
**Sudamina:** *Dermatologie* ▶Miliaria (cristallina). E sudamina.
**Sudan|blindheit:** ▶Onchozerkose mit schwerer Augenerkrankung infolge Korneabefalls durch Mikrofilarien. E Sudan blindness.
**Sudan|farbstoffe:** *Histologie* Fett färbende, wasserunlösliche Mono- u. Disazofarbstoffe; z.B. Sudan II (m-Xylol-azo-β-naphthol), III (Amino-azotoluolazo-βnaphthol), IV (Biebricher Scharlach). Mit Sudanfarbstoffen anfärbbar (= **sudanophil**) sind lipidhaltige Gewebe. E Sudan dyes.
**Suda(to)rium,** Schwitzbad: s.u. ▶Schwitzkur. E sweat bath.
**sudden infant death syndrome** *(engl.)*: ▶Kindstod, plötzlicher.
**Sudeck** (PAUL H. M. S., 1866–1945, Chirurg, Hamburg). – **S.-Dystrophie, S.-Syndrom:** (1900) reaktive, neurovaskulär bedingte, in 3 Stadien ablaufende Weichteil- u. Knochenveränderungen rumpfferner Gliedmaßenabschnitte als Verletzungsfolge (v.a. nach Knochenbrüchen), aber auch nach Entzündungen, Nervenschädigungen, Myokardinfarkt, Hirnerkrankungen (»zentrogener SUDECK«). ***Formen:*** Die Einteilung erfolgt nach Klinik u. röntg. Befund: Das akute Stadium (»SUDECK I«) mit Weichteilödem u. örtlicher Temperaturerhöhung, Gelenkschwellung, Bewegungsschmerz, Hyperhidrose ist *röntg* ohne Befund. Das Stadium der Dystrophie (»S. II«) mit kalter Zyanose, Glanzhaut, Nagelwuchsstörungen, derbem Weichteil- u. Gelenkkapselödem (zunehmende Steifigkeit), Muskelschwund, Knochenschmerzhaftigkeit, *röntg* bandförmige Aufhellung der subchondralen Spongiosa, fleckige Musterung u. Auffaserung der metaphysären Spongiosa. Das Stadium der Atrophie (»S. III«) mit Ödemrückbildung, Hautatrophie, Schrumpfung der Gelenkkapseln, Muskelatrophie, *röntg* gleichmäßig-diffuse Entschattung mit bleistiftfeiner Zeichnung der Kompakta. ***Pathogen. Faktoren:*** neuralreflektorische Durchblutungsänderung, örtliche Stoffwechselstörungen, lokaler Verlust von Isotonie, Isoionie u. Eukolloidität. E Sudeck's atrophy. – **S.-Punkt:** Anastomose zwischen der kaudalen Arkade der ▶Arteria sigmoidea mit der ▶A. rectalis superior. Eine Unterbindung unterhalb dieses Punktes führt zur Gangrän des oberen Rektums. E S.'s point.
**Sudor:** Schweiß. E sudor, sweat.
**sudori|fer** *(latein.)*: schweißtreibend, Schweiß erzeugend (**sudoriparus**). E sudorific.
**Sudor|rhö:** ▶Hyperhidrose. E sudoresis.
**Süchtiger:** an einer Sucht(stoffabhängigkeit) Leidender (Suchtkranker, ▶Toxikomane); s.a. ▶Abhängigkeit. E (drug) addict.

S

**Südamerikanische Blastomykọse:** ▸Parakokzidioidomykose. E South American blastomycosis.
**Südamerikanische Leishmaniạse:** eine ▸Haut-Schleimhaut-Leishmaniase; s.a. ▸Uta. E South American leishmaniasis.
**Südamerikanische Trypanosomịasis:** ▸CHAGAS-Krankheit. E South American trypanosomiasis.
**Süß|holz:** ▸Glycyrrhiza glabra. E licorice root.
**Süßstoff:** synthetisches Süßmittel ohne Nährwert; z.B. ▸Saccharin, ▸Aspartam, ▸Natriumcyclamat. E artificial sweetener.
**Sufentanil:** i.v. Narkosemittel; synthetisches ▸Opioid; *Anw.* im Rahmen der Allgemeinanästhesie (▸Narkose). E sufentanil.
**Sufficiẹntia, Suffizienz:** die ausreichende (suffiziente) Funktion eines Organ(system)s. Ggs. ▸Insuffizienz. E sufficiency.
**Suffocạtio, Suffokation:** ▸Erstickung. S.a. ▸Asphyxie. E suffocation.
**Suffụsio(n),** suffusion: Austritt von Blut(serum) oder Lymphe in das Gewebe, i.e.S. als flächenhafte Blutung ohne scharfe Begrenzung. S.a. ▸Sugillation.
**Suggestibilität:** Beeinflussbarkeit durch ▸Suggestion. Ferner auch die abnorm intensive Unterwerfung in der Suggestion. E suggestibility.
**Suggestion:** seelischer Vorgang, durch den unter weitgehender Umgehung rationaler Bereiche eine Persönlichkeit zu unkritischer Übernahme von Gedanken, Gefühlen, Wahrnehmungen gelangt. Ursprünglich (nach JAMES BRAID 1853) die Verbalbeeinflussung in der ▸Hypnose; nach KRETSCHMER eine unmittelbar reizmäßig erfolgende Übertragung von Empfindungen, Vorstellungen u. besonderen Willensantrieben; nach FREUD die Wiederbelebung infantiler Objektbezüge. Wird ausgelöst entweder durch eine fremde Person oder von der eigenen Psyche (= Hetero- bzw. ▸Autosuggestion); betrifft entweder eine Einzelperson oder eine Gruppe (= Masseninduktion). E suggestion.
**Suggestions|therapie:** Behandlung körperlicher u. seelischer Störungen durch Hypnose, Protreptik, autogenes Training etc. E suggestive therapeutics.
**Sugillạtio(n):** **1)** flächenhafte Blutung in das Gewebe (v.a. Haut); bei ▸Suffusion. E sugillation. **2)** ▸Totenfleck.
**Sui|cịdium, -zid,** Freitod, Selbsttötung: die absichtliche, oft vorher angekündigte, Vernichtung des eigenen Lebens durch Vergiften, Erhängen, Ertränken, Erschießen, Öffnen der Pulsadern etc. Kommt vor bei allen Psychosen (v.a. bei endogener ▸Depression), v.a. aber als krisenhafte Zuspitzung im Rahmen problematischer Lebenssituationen, als Endpunkt neurotischer Störungen, selten als sog. Bilanzsuizid. E suicide. – **S., erweiterter,** Mitnahmeselbstmord: S. mit vorausgehender Tötung anderer (meist Ehepartner, Kinder). E collective s.
**sụi gẹneris** *(latein.)*: »von eigener Art«. E peculiar.
**Suizidalität:** Ausmaß der Neigung eines Menschen, eine Suizidhandlung zu begehen. In der Praxis oft schwer abschätzbar, da sog. objektive Testverfahren versagen; daher sind eingehende Gespräche erforderlich. Bei vorliegender S. (z.B. im Rahmen endogener Depressionen) ist eine Klinikeinweisung oft nicht zu umgehen. E suicidal tendency.
**Suizịd|prophylaxe:** ärztliche, psychotherapeutische oder soziale Maßnahmen bei Selbsttötungsgefahr in Form von eingehenden Gesprächen, Hilfestellung bei beruflichen, schulischen u. familiären Krisensituationen, sog. Telefonseelsorge oder in schweren Fällen vorsorgliche Klinikeinweisung. E suicide prevention.
**Suizịd|versuch,** Conamen suicidii: Versuch der Selbsttötung. E attempted suicide. – **S., reaktiver:** S. als Reaktion auf eine seelisch nicht zu verarbeitende Situation.
**Sukkulẹnz:** Saftreichtum, v.a. des »sukkulenten«, ödemdurchtränkten Gewebes. E succulence.
**Su|krọse:** ▸Saccharose. E sucrose.
**Suktion,** Suctio: Saugen; z.B. *ophth* Absaugen der Linse bei Katarakt mittels Spritze; ferner das ▸Schröpfen. E suction.
**Sukur|rhö:** »Saftfluss«, i.e.S. die vermehrte ▸Magensaftproduktion. E succorrhea.
**Sukzedạn|färbung,** Sukzessivfärbung: *Histologie* Mehrfachfärbung durch nacheinander einwirkende, jeweils nur eine Gewebestruktur anfärbende Farblösungen. E successive stain.
**Sukzessịv|kontrast,** Nachkontrast: *Ophthalmologie* Veränderungen der Helligkeits- oder Farbempfindung bei aufeinander folgender Reizung identischer Netzhautstellen; äußert sich in ▸Nachbildern entgegengesetzter Helligkeit in ähnlicher oder in der Gegenfarbe (»Farbkontrast«); s. Abb. E successive contrast.

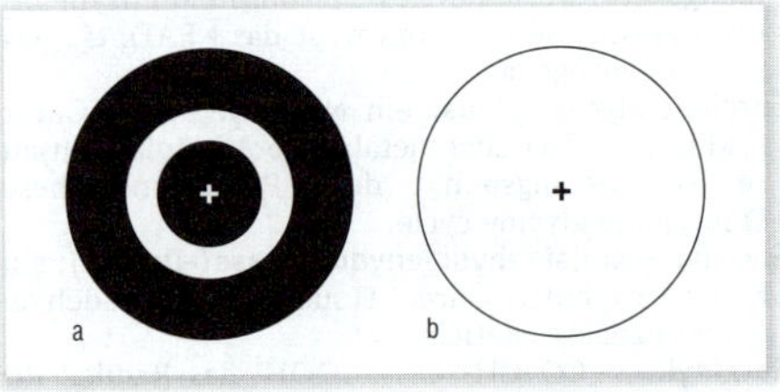


**Sukzessivkontrast:** Man fixiere das weiße Kreuz in a) etwa 1/2 Minute u. blicke dann auf das schwarze Kreuz in b); die Abbildung a) erscheint als Sukzessivkontrast. [469]

**Sukzin...:** ▸Succin...
**Sulbactam:** ein ▸β-Lactamase-Inhibitor.
**Sụlcus** *(latein.)* Plur. Sulci, Pluralform der Abk. Ss.: Furche, Rinne. E sulcus, groove, furrow, fissure. – **S. antero|laterạlis:** die Vorderseitenfurche des Rückenmarks; Austrittsort der vorderen Spinalnervenwurzeln. Setzt sich auf das verlängerte Mark (»Oblongata«) fort. – **Ss. arteriales:** Furchen an der Schädelinnenwand für die Meningealarterien; ferner – als Ss. arteriae ... – an der Schädelaußenseite, der 1. Rippe u. am Atlasbogen für örtliche Arterien. – **S. bicipitạlis:** je 1 seitliche (= radiale) u. innere (= ulnare = mediale) Rinne seitlich des Oberarmbizeps (»Bizepsrinne«); darin die Vena cephalica bzw. V. basilica u. Unterarm-Hautnerven. E bicipital g. – **S. calcarịnus,** Fissura calcarina: tiefer Spalt an der medialen Seite des Hinterhauptslappens des Großhirns zwischen Cuneus u. Gyrus occipitotemporalis medialis; s.a. ▸Kalkarina... E calcarine s. – **S. cạrpi:** Hohlhandrinne zwischen Kahn- u. Trapezbein radial u. Erbsenbein u. Hakenbeinhaken ulnar; wird überspannt vom Retinaculum musculorum flexorum (= Ligamentum carpi transversum); ist das Bett der langen Fingerbeugesehnen (s.a. ▸Canalis carpi, ▸Karpaltunnel...). E carpal g. – **S. centrạlis:** ▸ROLANDO-Fissur. – **Ss. cẹre|brales:** die die Großhirnhemisphären in Lappen u. Windungen gliedernden Hirnfurchen. – **S. coronạrius:** die Kranzfurche an der Vorhof-Kammer-Grenze des Herzens; darin liegen die ▸Koronararterien. E coronary s., atrioventricular g. – **S. dorso|laterạlis:** die beidseitige Hinterseitenfurche des Rückenmarks; Eintrittsort der hinteren Wurzeln der Spinalnerven (▸Nervi spinales); setzt sich fort auf das verlängerte Mark (»Oblongata«). – **S. glutealis:** die quere, den Oberschenkel gegen das Gesäß abgrenzende »Gesäßfurche«. E gluteal furrow. – **S. hypo|thalạmicus:** bogenförmige Furche unterhalb des Thalamus an den Seitenwänden des III. Hirnventrikels vom Foramen interventriculare zum Aquaeductus cerebri. – **S. inter|tuberculạris:** Rinne zwischen dem Tuberculum majus u. minus des Oberarmknochens (▸Humerus); darin die Sehne des langen Kopfes des Oberarmbizeps. – **S. inter|ventriculạris (cọrdis) antẹrior u. postẹrior:** die der Lage der Kammerscheidewand entsprechende Längsfurche des Herzens für

den interventrikulären Ast der linken (vorn) bzw. rechten (hinten) Kranzarterie u. Vena cordis magna bzw. V. cordis media. – **S. lateralis:** die tiefe SYLVIUS-Furche an der seitlichen oberen Großhirnfläche zwischen Schläfen-, Stirn- u. Scheitellappen; mit 3 Ästen: Ramus anterior, ascendens u. posterior. – **S. lateralis colliculi seminalis:** die Rinne beidseits des Samenhügels im prostatischen Teil der ♂ Harnröhre; Mündungsort der ▸ Ductuli prostatici. – **S. medianus:** Medianfurche der Rautengrube. – **S. medianus dorsalis, S. posterior:** seichte Längsfurche in der Mitte der Rückseite des Rückenmarks; setzt sich auf das verlängerte Mark (»Oblongata«) fort, endet am ▸ Obex. S.a. ▸ Fissura mediana anterior. – **S. nervi radialis,** S. spiralis: Furche an der Rückseite des Schaftes des Oberarmknochens (Humerus), spiralig von innen nach außen absteigend; Bett des Nervus radialis. E radial nerve g. – **S. nervi ulnaris:** Rinne an der Rückseite des Epicondylus medialis humeri; stellt die seitliche Wand des sog. ▸ Kubitaltunnels dar, in dem der Nervus ulnaris verläuft. E ulnar nerve g. – **S. post|centralis:** die hinter dem Gyrus postcentralis gelegene Furche auf der seitlichen Fläche des Scheitellappens des Gehirns. – **S. postero|lateralis:** die beidseitige Hinterseitenfurche des Rückenmarks; Eintrittsort der hinteren Spinalnervenwurzeln; setzt sich auf das verlängerte Mark (»Oblongata«) fort. – **S. pr(a)e|centralis:** die vordere Grenzfurche des gleichnamigen Gyrus an der seitlichen Fläche des Stirnlappens des Gehirns. E precentral fissure. – **S. sinus ...:** Bez. – mit entsprechendem Zusatz (z.B. S. s. sagittalis superioris) – für die knöchernen Halbrinnen der Schädelinnenfläche, in denen die Hirnblutleiter verlaufen. – **S. spiralis:** S. nervi radialis. – **S. spiralis externus u. internus:** je 1 »äußere« u. »innere Rinne« längs in der Membrana spiralis des Innenohrs (Ductus cochlearis), u. zwar zwischen Prominentia spiralis u. Organum spirale bzw. unter der Membrana tectoria zwischen den Labia limbi vestibulare u. tympanicum. – **S. terminalis cordis:** Furche des embryonalen Herzens zwischen den Anlagen des Sinus venosus u. des Vorhofs. An dieser Stelle später ein Muskelwulst (= ▸ Crista terminalis) als Grenze zwischen Sinus venarum u. eigentlichem Vorhof. E terminal s. of heart.

**Sulcus-ulnaris-Syndrom:** Zustand als Folge einer Schädigung des N. ulnaris im Bereich des Sulcus nervi ulnaris. ***Ätiol.:*** Ursächlich kommen reaktive Veränderungen knöcherner Strukturen nach Fraktur im Ellbogenbereich, aber auch solche Veränderungen ohne Fraktur in Frage sowie beruflich bedingte Mikrotraumata usw. ***Klinik:*** wie beim ▸ Kubitaltunnel-Syndrom. E sulcus ulnaris syndrome.

**Sulfa...:** gemäß WHO Präfix für Sulfonamid-Chemotherapeutika.

**Sulfacetamid:** ein ▸ Sulfonamid zur lokalen ***Anw.*** bei Infektionen am Auge. E sulfacetamide.

**Sulfadiazin:** Mittelzeitsulfonamid (s.u. ▸ Sulfonamide). ***Wirkung:*** als Antimetabolit bakteriostatisch wirksam gegen Streptokokken, Pneumokokken, Aktinomyzeten, Nokardien u. Chlamydien. E sulfadiazine.

**Sulfadiazin|silber:** ein ▸ Sulfonamid zur externen ***Anw.*** als Infektionsprophyl. bei Verbrennungen. E silver sulfadiazine.

**Sulfalen:** ein schwer resorbierbares ▸ Sulfonamid; ***Anw.*** zur Prophyl. der Malaria tropica. E sulfalene.

**Sulfamerazin:** ein ▸ Sulfonamid; ***Anw.*** in Kombination mit Trimethoprim bei Infektionen der Atmungsorgane, Harnwege u. des HNO-Bereiches. E sulfamerazine.

**Sulfamethoxazol:** ein ▸ Sulfonamid; ***Anw.*** in Kombination mit Trimethoprim als ▸ Co-trimoxazol. E sulfamethoxazole.

**Sulfanilamid,** p-Aminobenzolsulfonamid: wirksamer Metabolit des ersten, 1935 entwickelten Sulfonamids Prontosil rubrum (▸ Sulfonamide). E sulfanilamide.

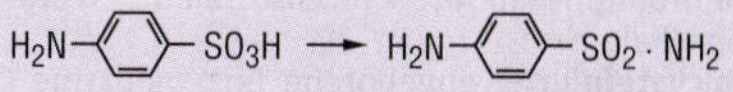


Sulfanilsäure Sulfanilamid

**Sulfanilsäure.**

**Sulf|anil|säure,** Acidum sulfanilicum: p- oder 4-Aminobenzolsulfonsäure. ***Anw.*** *labor* als Reagens, *techn* zur Sulfonamid-Synthese (Formel). E sulfanilic acid.

**Sulfasalazin,** Salazosulfapyridin: ein Chemotherapeutikum; ***Anw.*** als Antirheumatikum (Basistherapeutikum) bei rheumatoider Arthritis sowie bei Colitis ulcerosa u. anderen chronischen Darmerkrankungen. E sulfasalazine.

**Sul|fat:** Salz der (zweibasischen) Schwefelsäure. E sulfate.

**Sul|fatasen:** Enzyme, die esterartig gebundene Sulfatreste abspalten, z.B. von Sulfatiden oder Glykosaminoglykanen. E sulfatases.

**Sul|fatid:** *Biochemie* ▸ Sphingoglykolipid der allgemeinen Struktur Ceramid(= N-Acylsphingosin)-Kohlenhydrat(Galaktose)-Schwefelsäurerest; s.a. ▸ Sphingolipide. Kommt in grauer u. weißer Hirnsubstanz vor. Wird – unter ballonförmiger Auftreibung – vermehrt in Ganglienzellen abgelagert bei der metachromatischen Leukodystrophie (= Sulfatidlipidose = ▸ Mucosulfatidose; s.a. ▸ SCHOLZ-Syndrom, ▸ GREENFIELD-Syndrom). E sulfatide.

**Sul|fatid|lipidose, Sulfatidose:** s.u. ▸ Sulfatid. E sulfatidosis.

**Sulfat|kristalle:** in Rosetten- oder Tafelform ausfallende Calciumsulfat-(= $CaSO_4$-)Prismen als sehr seltenes Sediment in stark saurem Harn, bes. bei Kindern. E sulfate crystals.

**Sulfat|wässer:** natürliche mineralstoffhaltige Heilwässer, die bei einem Gesamtmineralstoffgehalt von über 1000 mg/l mind. 20 mval % an Sulfat ($SO_4^{2-}$) enthalten. Kommen als Natrium-, Magnesium-, Kalzium-, Eisen- u. Aluminium-S. vor; werden ausschließlich zu Trinkkuren verwendet. Ihre Wirkungen beruhen auf der geringen intestinalen Resorbierbarkeit u. dem hohen osmotischen Lösungsdruck des $SO_4^{2-}$, wodurch reflektorischer Wirkungen ausgelöst werden können. Indikationsbereiche sind Erkrankungen des Darms u. der großen Verdauungsdrüsen.

**Sulf|hämoglobin:** grünlicher, nicht mehr zum Sauerstofftransport befähigter Hämoglobinabkömmling als Produkt einer nicht mehr umkehrbaren oxidativen Aufspaltung des Häm bei Einwirkung von Schwefelwasserstoff u. Sauerstoff (oder $H_2O_2$). – ▸ Sulfhämoglobinämie. E sulf(met)hemoglobin.

**Sulf|hämoglobin|ämie:** Auftreten von ▸ Sulfhämoglobin im Blut (meist kombiniert mit ▸ Methämoglobinämie), z.B. nach ▸ Schwefelwasserstoffvergiftung sowie v.a. als Folge langzeitiger Einnahme (evtl. Missbrauch) ▸ Phenacetin enthaltender Schmerzmittel sowie von Sulfonamiden. ***Klinik:*** Leitsymptom ist eine schiefergraue bis schmutzig bräunlich violette Hautverfärbung (als »falsche« Zyanose; gefolgt von echter Zyanose); ferner hämolytische Anämie, Hypoxämie. Progn. ungünstig. E sulfhemoglobinemia.

**Sulf|hyl|drismus:** ▸ Schwefelwasserstoffvergiftung. E hydrogen sulfide poisoning.

**Sulf|hy|dryl...:** die Gruppe »SH« (s.a. ▸ SH-Enzyme). – Sulfhydrylkörper, d.h. SH-haltige organische Verbindungen, sind v.a. Aminosäuren wie Cystein, Cystin, Glutathion. E sulfhydryl.

**Sulfide:** Verbindungen 2-wertigen Schwefels mit Metallen, Nichtmetallen, Komplexen u. organ. Radikalen (▸ Thio...); i.e.S. die Metall- u. Ammonium-Salze von Schwefelwasserstoff ($H_2S$). E sulfides.

**Sulfit:** Salz der schwefligen Säure ($H_2SO_3$); s.a. ▸ Sulfitoxidase. E sulfite.

**Sulfit|oxidase:** Enzym (Hämoprotein), das Sulfit zu Sulfat umsetzt. – Bei Enzymdefekt ▸ Sulfocysteinurie. E sulfite oxidase.

S

**Sulfo|brom|phthalein:** ▸Bromsulfalein. E sulfobromophthalein.

**Sulfo|cystein|urie:** angeborene Enzymopathie (autosomal-rezessiv erblicher Sulfitoxidase-Mangel?) mit vermehrter Ausscheidung von S-Sulfo-L-cystein, Sulfit u. Thiosulfit im Harn bei gleichzeitig verminderter Ausscheidung anorganischer Sulfate. ***Klinik:*** Linsenektopie, neurol. Störungen, evtl. geistige Retardierung. E sulfocysteinuria.

**Sulfogaiacol:** ein Expectorans (Guajakolderivat); s.a. ▸Guajacol. E sulfogaiacol.

**Sulfon:** organische Verbindung 6-wertigen Schwefels; allgemeine Formel: $R_1–SO_2–R_2$; s.a. ▸Sulfoxid. E sulfone.

**Sulfonamid(e):** durch die Gruppe $–SO_2–NH_2$ gekennzeichnete Amide der Sulfonsäuren; als einfachstes das p-Aminobenzol-sulfonamid (= ▸Sulfanilamid). ***Wirkungsweise:*** s. Schema; ***Anw.*** als das Bakterienwachstum hemmende (= »bakteriostatische«) Chemotherapeutika, aber auch z.T. als orale ▸Antidiabetika, ▸Diuretika, ▸Carboanhydrase-Hemmer. Die S. haben in den letzten Jahren durch die Entwicklung besser verträglicher Antibiotika stark an Bedeutung verloren. Anw. in der Infektiologie nur noch bei wenigen Infektionskrankheiten (Nokardiose, Ulcus molle, Toxoplasmose, Chloroquin-resistente Malaria). ***Wirkst.:*** Unterschieden werden **kurz wirkende S., S. mit verzögerter Ausscheidung** (= Mittel- u. Langzeit-S.) u. **S. mit erschwerter Resorption** (z.B. Sulfaguanidin). ***Kontraind.:*** Allergie, frühes Säuglingsalter, Greisenalter, letzte Schwangerschaftswoche, Nieren-, Leber- u. Herzinsuffizienz, Hämoglobinanomalien, Mangel an bestimmten Enzymen, an Folsäure. ***NW:*** z.B. Erbrechen, Arzneimittelfieber, Konkrementbildung in den Harnwegen (= Sulfonamidgrieß, -sand; bei ungenügender Flüssigkeitszufuhr evtl. Anurie; bei Auskristallisierung in Glomeruli oder Tubuli ▸Nephropathie); evtl. Sulfonamidanämie, -purpura. E sulfonamides.

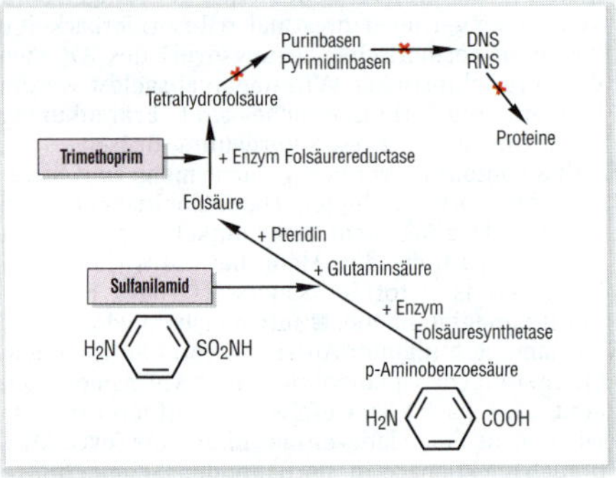


**Sulfonamid(e):** Wirkungsmechanismen von S. u. Trimethoprim. [298]

**Sulfonamid|grieß:** s.u. ▸Sulfonamide. Analog: **Sulfonamidsand, -nephropathie.**

**Sulfonylharnstoff(e):** Trivialbezeichnung für orale ▸Antidiabetika mit der sog. Sulfonylstruktur ($R_1–C_6H_4·SO_2·NH–CO·NH–R_2$); ***Wirkung:*** Stimulation der Insulinfreisetzung aus den Inselzellen des Pankreas. ***Wirkst.:*** z.B. Glibenclamid, Glibornurid, Glimepirid, Tolbutamid; ***Anw.*** bei Typ-2-Diabetes. E sulfonylurea.

**Sulfonyl|harnstoff-Test,** Tolbutamidtest: (FAJANS u. CONN) Insulinstimulationstest, der bei Verdacht auf Insulinom eingesetzt wird. Nach i.v. Injektion von 1 g Tolbutamid Bestimmung der venösen Plasmaglukose nach 120, 150, 180 Min. Werte $< 56$ mg/dl bei schlanken u. $< 61$ mg/dl bei adipösen Pat. sprechen für ein Insulinom. E sulfonylurea tolerance test, tolbutamide test.

**Sulfo|salicyl(säure)-Probe:** Harnreaktion auf Eiweiß mittels Sulfosalicylsäure. E sulfosalicylic acid test.

**Sulf|oxid:** organische Schwefeloxidverbindungen; allgemeine Formel: $(R_1·R_2)S{=}O$. E sulfoxide.

**Sulfo|zystein|urie:** ▸Sulfocysteinurie.

**Sul|fur** *(latein.)*: ▸Schwefel. E sulfur, brimstone. – **S. depuratum:** gereinigter, arsenfreier Schwefel (= gewaschene Schwefelblüte); mildes Abführmittel. E washed s. – **S. praecipitatum:** gefällter arsenfreier Schwefel; in fein verteilter Form als ▸Schwefelmilch. E precipitated s., milk of s. – **S. sub|limatum:** Schwefelblüte; feinkristalline Form der Schwefels. E sublimed s., flowers of s.

**sulfuricus:** schwefelsauer (Bez. für Sulfate). E sulfated.

**Sulpirid:** ein ▸Neuroleptikum (Dopamin-Antagonist) mit v.a. antidepressiver Wirkung (Antriebssteigerung, Stimmungsaufhellung). E sulpiride.

**Sulproston:** *Gynäkologie, Pharmazie* hochpotenter Prostaglandin-$E_2$-Abkömmling; ***Anw.*** als ▸Wehenmittel zur Aborteinleitung, bei intrauterinem Fruchttod u. postpartal bei atonischer Uterusblutung. E sulprostone.

**Sultamicillin:** mit Sulbactam (β-Lactamase-Inhibitor) verestertes Ampicillin (Breitbandpenicillin).

**Sultiam:** ein ▸Antiepileptikum. ***Wirkung:*** hemmt die Carboanhydrase; ***Anw.*** bei ▸ROLANDO-Epilepsie. E sulthiame.

**Sulzberger-Syndrom** (MARION BALDUR S., 1895–1983, Hautarzt, New York): s.u. ▸BLOCH-S.

**Sumach:** *Botanik* Rhus-Arten; als Giftsumach Toxicodendron quercifolium u. T. vernix (bd. rufen u.a. Kontaktdermatitis hervor). E sumac.

**Sumatriptan:** ein ▸Serotonin-Antagonist; ***Anw.*** bei akutem Migräneanfall und ▸HORTON-Neuralgie.

**Summation: 1)** zeitliche oder räumliche Summierung mehrerer unter- oder überschwelliger Einzelerregungen, die einen Effekt (Impuls, Reflex) herbeiführt, wie er durch den Einzelreiz nicht hervorgerufen wird. **2)** Heilmittelwirkung als Summe der Einzelwirkstoffreaktionen. S.a. ▸Potenzierung. E summation.

**Summations|anaphylaxie:** Auslösung einer Anaphylaxie durch eine Kombination von verschiedenen Reizen; z.B. Anstrengung, Medikamente oder Stress zusammen mit bestimmten, sonst tolerierten Nahrungsmitteln. E cumulative anaphylaxis.

**Summations|effekt:** s.u. ▸Superpositionseffekt. E summation effect.

**Summations|galopp:** ▸Galopprhythmus bei Tachykardie der Art, dass präsystolischer u. protodiastolischer Extraton zusammenfallen. E summation gallop.

**Summations|gift:** Wirkstoff, der eine irreversible, nach seiner Ausscheidung weiter bestehende Wirkung auslöst, mit der sich Effekte weiterer Gaben konzentrations- (c) u. zeitabhängig (t) summieren (»c · t-Gift«; z.B. chemische Mutagene, Kanzerogene; ionisierende u. UV-Strahlen). E cumulative poison.

**Summations|schaden,** Kombinationsschaden: aus dem Zusammenwirken zweier oder mehrerer verschiedener äußerer u./oder innerer Schädlichkeiten (z.B. ionisierende Strahlen u. Sonnenstrahlen) resultierender Schaden.

**Summerskill-Walshe-Tygstrup-Syndrom:** ▸Cholestase, benigne idiopathische rezidivierende.

**Sumpf|fieber:** ▸Malaria, ▸Feldfieber.

**SUNCT** *(engl.)* Abk. für **s**hort-lasting **u**nilateral **n**euralgiform headache with **c**onjunctival injection and **t**earing: kurz dauernde neuralgieartige Schmerzen im Bereich des Auges, der Stirn u. der Schläfe, die einseitig auftreten mit deutlich vermehrter Gefäßzeichnung der Bindehaut bei tränendem Auge, evtl. auch mit vermehrter Nasensekretbildung u. Schweißneigung einhergehen.

**suo nomine** *(latein.)* Abk. s.n.: Rezepturanweisung: »mit seinem Namen«. E with his name.

**SUP:** Abk. für selektive Ultraviolett-Phototherapie mit Wellenlängen von 292–335 nm bei relativ großem UVA-Anteil. S.a. ▸PUVA.

**super...** (latein.): Präfix »oben«, »oberhalb«, »über ... hinaus«. S.a. ▸hyper..., ▸supra...

**Super|antigene:** Antigene, die bereits in sehr geringer Konzentration T-Lymphozyten stimulieren u. eine ausgeprägte Schocksymptomatik u. Immunsuppression bewirken können; Prototypen sind die von Staphylococcus aureus gebildeten Enterotoxine sowie das Toxic-Shock-Syndrome-Toxin 1 (TSST-1). E superantigens.

**Super|azidität:** ▸Hyperazidität. E superacidity.

**Super|cilium:** ▸Augenbraue. E eyebrow.

**Super-Coombs-Test:** ▸Coombs-Test mit Zwischenschaltung eines Globulinmoleküls u. nochmal. Zugabe der im Coombs-Serum enthaltenen Antihumanglobulin-Antikörper (AK). Zum Nachweis von Kryptagglutinoiden u. AK III. Ordnung.

**Super-Ego** *(latein.):* ▸Über-Ich. E superego.

**Super|fecundatio:** »Überschwängerung«; Nachempfängnis durch Befruchtung zweier Eizellen derselben Ovulationsperiode mit Samen aus verschiedenen Begattungsakten. Beim Menschen äußerst selten. S.a. ▸Superfetatio. E superfecundation.

**Super|females** *(engl. = »Überweibchen«):* weibliche Intersextypen mit überzähligem X-Chromosom (▸3-X-Syndrom).

**Super|fetatio:** ▸Überbefruchtung; Nachempfängnis durch Befruchtung mehrerer Eier aus verschiedenen Ovulationsperioden, d.h. Aufpfropfung einer 2. Schwangerschaft auf eine bestehende. S.a. ▸Superfecundatio. E superfetation.

**super|ficialis** *(latein.):* oberflächlich, oberflächennahe. E superficial.

**Super|ficies:** Oberfläche; *anat* ▸Facies. E surface, outer facies.

**Super|gen:** nach Inversion stabilisiertes Chromosomenfragment (fix gekoppelte, sich der Rekombination entziehende Gengruppe). E supergene.

**Super|helix,** Tripelhelix: die 3 als α-Ketten bezeichneten, miteinander verdrillten Polypeptidketten (Helices) des Kollagenmoleküls; auch Bez. für die ▸Superschraube. E superhelix.

**Super|imprägnation:** ▸Superfetatio. E superimpregnation.

**Super|infektion:** erneute ▸Infektion mit demselben Erreger bei noch bestehendem Erstinfekt u. noch unvollständiger Immunität; s.a. ▸Sekundärinfektion. E superinfection.

**superior** *(latein.):* der Höhere, Obere. E superior.

**Super|maskulinität:** »Übermännlichkeit« als Intersextyp, ▸XYY-Syndrom. E supermale.

**Super|oxid, -oxyd:** ▸Peroxide. S.a. ▸Superoxid... E superoxide.

**Superoxid|dismutase:** ▸Hämocuprein. E superoxide dismutase.

**Superoxid-Radikal-Anion:** s.u. ▸Sauerstoffradikale.

**Super|positions|effekt:** die Auswirkungen gegenseitiger Überlagerung (additive Strahlenabsorption als Summationseffekt) von Objektelementen im üblichen Röntgen-Summationsbild (s.a. ▸Subtraktionsmethode). E effect of superposition.

**Super|schraube:** *Genetik* im ▸Chromatin die Tertiärstruktur der DNS in den ▸Nucleosomen, den als scheibenförmige Verdickungen imponierenden Komplexen aus ▸Histonen (4 Paare, ein Oktomer bildend) u. der in $1^3/_4$-Spiralwindung beidseits an das Oktomer angelagerten, durch Verdichtung verkürzten DNS; anschließend, im Internucleosomenabschnitt, bildet histonfreie DNS (= Linker- oder Spacer-DNS) als ungefaltete Doppelhelix (s.u. ▸Watson-Crick-Modell) einen fadenförmigen Verbindungsstrang zum nächsten Nucleosom. Der Strang – mit je 1 Nucleosom als chromatin-repeat unit bezeichnet – ist durch ▸Nucleasen spaltbar; s.a. Abb. E supercoil, superhelix.

**Super|vision** *(engl.):* Aufsicht, Überwachung; i.e.S. berufsbezogene Selbstreflexion mit Hilfe eines Außenstehenden (Supervisor, z.B. Lehrtherapeut) im Rahmen einer psychotherapeutischen Ausbildung oder in Teamgruppen psychosozialer Berufe (z.B. Klinikstationen, Erziehergruppen); Ziel der S. ist es u.a., die Qualität einer Behandlung zu sichern, Konflikte mit Patienten u./oder Kollegen besser zu verstehen u. zu lösen.

**Super|weibchen:** ▸Superfemales.

**Supination** *(latein. = Nachobenwendung):* Auswärtsdrehung der Hand (durch Drehbewegung der Speiche um die Elle in den Radioulnargelenken) bzw. des Fußes (im unteren Sprunggelenk, Mittel- u. Vorfuß); die Handfläche kommt dadurch aus der Null-

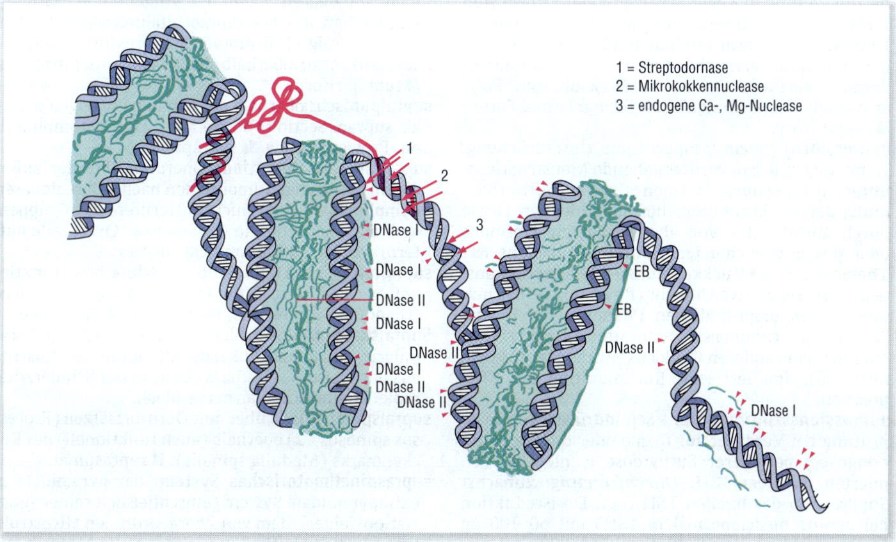


**Superschraube:** Diagramm zur Veranschaulichung der Scheiben- bzw. Doppelform der Nucleosomen sowie der diversen Angriffsstellen von Enzymen an der DNS (Restriktions-Endonucleasen spalten DNS sequenzspezifisch, so dass für sie kein Pfeil eingezeichnet werden konnte). [377]

stellung der ▸Neutral-Null-Methode (Daumen am herabhängenden Arm vorn) nach vorn (bei gebeugtem Unterarm nach oben [Suppenlöffelhaltestellung]); die Auswärtsdrehung des Fußes (Hebung des inneren Fußrandes) erfolgt unter gleichzeitiger Plantarflexion u. Adduktion. S. a. ▸Pronation. E supination.

**Supinations|fraktur:** Knöchelbruch durch Gewalteinwirkung auf den Fuß, die zu maximaler Supination (u. Adduktion) bzw. zu Supination u. gleichzeitiger Eversion führt: **S.-Adduktions-Fraktur** bzw. **S.-Eversions-Fraktur**. Erstere als Außenknöchelbruch oder als bimalleoläre Fraktur, Letztere – u. häufigste – als Innenknöchelbruch, evtl. mit Fibulafraktur oder als trimalleoläre Fraktur (mit VOLKMANN-Dreieck). E supination fracture.

**Supinator|tunnel|syndrom:** Symptomatik bei Schädigung des Ramus profundus des Nervus radialis im Supinatortunnel, dem Spaltraum zwischen oberflächlicher u. tiefer Schicht des ▸Musculus supinator (»Supinator«), u. zwar durch Tunneleinengung (z. B. entzündlich; bei Ulna- oder Radiusfraktur) oder infolge Mikrotraumatisierung durch häufige Pro- u. Supination (z. B. bei Klavier-, Tennisspielern). Es besteht eine dissoziierte Armlähmung vom proximalen Unterarmtyp: zunehmende Streckschwäche des 5. Fingers im Grundgelenk, später auch des Daumens u. der übrigen Finger, schließlich eine völlige Lähmung der entsprechenden Streckmuskeln, aber keine Sensibilitätsstörung. Die Supination ist normal. E supinator tunnel syndrome.

**supine hypotensive syndrome** *(engl.)*: ▸Kava-Kompressionssyndrom.

**Supp.:** *Pharmazie* Abk. für ▸**Supp**ositorium.

**Supplement-Antikörper:** inkompletter Antikörper, der nur in Gegenwart eines Konglutinationsmittels (»**Supplement**«) Erythrozyten zusammenballt, zur ▸Konglutination bringt; s. a. ▸Kolloidtest (= **Supplementtest**).

**supportiv:** unterstützend. E supportive. – **s. Therapie:** unterstützende therapeutische Maßnahmen, z. B. im Rahmen einer Polychemotherapie bei Tumorpatienten: u. a. Infektionsprophylaxe, antiemetische Therapie, Ernährungshilfen (z. B. intravenöse Hyperalimentation); i. w. S. auch schmerztherapeutische Maßnahmen, Entspannungsverfahren, Psychotherapie etc.

**Suppositorium,** Abk. Supp.: *Pharmazie* Zäpfchen; Arzneizubereitung in Kegel-, Walzen- oder Eiform zum Einführen in Körperöffnungen (After, Scheide). Hergestellt aus Formstabilität gewährender, bei Körpertemperatur erweichender u. – resorptionsfördernd – zerfließender Masse (Kakaobutter, Polyäthylenglykole, Seifengele, Glyceringelatine, Fette). E suppository.

**Suppressio(n)** *(latein.)*, suppression: Unterdrückung, Hemmung, z. B. *gyn* vorübergehende Menstruationsunterdrückung durch Hormongaben; *endokrin* Hemmung der Funktion einer hormonbildenden Drüse durch Zufuhr des von ihr gebildeten Hormons oder des entsprechenden Inhibiting-Hormons (S.-Therapie). S. a. ▸Rückkopplung; ▸$T_3$-Suppressionstest; *genet* reparative Umkehr (Reversion) eines mutanten zum ursprünglichen Phänotyp durch eine 2. Mutation (»Suppressor-Mutation«) im selben oder in einem anderen Genlocus (intra- oder intergenische S.); simuliert echte Rückmutation. S. a. ▸Repression.

**Suppressionsszintigraphie:** ▸Schilddrüsenfunktionsprüfung bei Verdacht auf fokale oder diffuse Autonomie bei peripherer Euthyreose u. nicht supprimiertem basalem TSH. ***Durchführung:*** zunächst Suppression des basalen TSH (ggf. Dosisreduktion bei bereits niedrignormalem TSH) mit 60–100 µg Liothyronin tgl. über 8–10 Tage, 150–200 µg Levothyroxin über 14 Tage, 2 µg Levothyroxin pro kg Körpergewicht über 4–6 Wochen. Direkt vor der Szintigraphie Bestimmung des basalen TSH. Dann Durchführung einer ▸Schilddrüsenszintigraphie. ***Beurteilung:*** funktionell relevante Autonomie bei TcTU > 2,0 %.

**Suppressions|test:** *Endokrinologie* s. u. ▸Suppression. Analog: **-therapie**. E suppression test.

**Suppressor:** *Genetik* ▸Suppressorgen. E suppressor.

**Suppressor|gen:** ein die phänotypische Manifestierung anderer, nicht alleler Gene unterdrückendes Gen. Allgemein mutativ entstandenes ▸Allel eines Gens, das die – ebenfalls durch Mutation entstandene – Nonsense-Aktivität eines anderen Allels kompensiert bzw. restauriert. S. a. ▸Transposon. E suppressor gene.

**Suppressor|zelle:** eine Subpopulation der T-Zellen (s. u. ▸Lymphozyten; s. a. ▸Immunsystem). E suppressor cell.

**Suppuratio** *(latein.)*: Eiterung. E suppuration.

**suppurativ:** eitrig. E suppurative.

**supra** *(latein.)*: ober(halb), auch i. S. von ▸oral (im Ggs. zu aboral). S. a. ▸super..., ▸epi...

**su|pra|apikaler Infarkt:** Myokardinfarkt oberhalb der Herzspitze. E supra-apical infarction.

**supra|dia|phragmaticus:** oberhalb des Zwerchfells (= epiphrenisch). E supradiaphragmatic.

**Supra|duktion:** Aufwärtswendung; i. e. S. die des Auges um eine frontale Achse. E supraduction.

**supra|dural:** über der Dura mater (= ▸epidural). E epidural.

**supra|glotticus, -glottisch:** oberhalb der Stimmritze (Glottis), die Epiglottis betreffend. E supraglottic.

**supra|kardial:** oberhalb der ▸Kardia bzw. des Herzens. E supracardial.

**supra|klavikulär, -lar:** oberhalb des Schlüsselbeins (Clavicula). E supraclavicular. – **s. Anästhesie:** s. u. ▸KULENKAMPFF. E s. anesthesia.

**supra|kochleär:** funktionell oberhalb der Hörschnecke (▸Cochlea). E supracochlear.

**supra|kondylär:** oberhalb eines ▸Condylus. E supracondylar.

**supra|kristal:** oberhalb einer ▸Crista. E supracristal.

**supra|malleolär:** oberhalb eines (Fuß-)Knöchels (Malleolus). E supramalleolar.

**supra|nukleär:** funktionell oberhalb eines Kerns (Nucleus) des Zentralnervensystems. E supranuclear.

**supra|opticus:** funktionell oberhalb des Nervus bzw. Tractus opticus.

**Supra|orbital|punkt:** Druckpunkt an der Austrittsstelle des N. supraorbitalis aus dem gleichnamigen Foramen am oberen Rand der Augenhöhle (Orbita); schmerzhaft u. a. bei Supraorbitalneuralgie (▸Trigeminusneuralgie). E supraorbital pressure point.

**supra|piri|form:** oberhalb des ▸Musculus piriformis. E suprapiriform.

**supra|pubisch:** oberhalb des Schambein(bogen)s; z. B. als suprap. Sectio (▸Sectio alta), Harnblasenpunktion, Prostatektomie. E suprapubic.

**supra|radikale Operation:** Operation, bei der außer einem bösartigen Tumor u. den nächsten regionären Lymphknoten (LK) auch entferntere LK-Gruppen, evtl. auch benachbarte Organe bzw. Organteile entfernt werden. E supraradical surgery.

**supra|renal(is):** **1)** oberhalb der Niere bzw. funktionell vor der Niere (= ▸prärenal). **2)** die Nebenniere (Glandula suprarenalis) betreffend. E suprarenal.

**Supra|skapular|block:** Blockade des Nervus suprascapularis mit einem Lokalanästhetikum am Austritt aus der Incisura scapularis; ***Anw.*** in der Schmerztherapie. E suprascapular nerve block.

**supra|spinal(is):** **1)** über den Dornfortsätzen (Processus spinosus). **2)** oberhalb (auch funktionell) des Rückenmarks (Medulla spinalis). E supraspinal.

**supraspinal|motorisches System:** das pyramidale u. extrapyramidale System (einschließlich seiner Assoziationsfelder), dem von übergeordneten Hirnstrukturen Impulse zufließen u. das v. a. die Motorik mit den Sinnesorganen u. mit anderen Hirnfunktionen abstimmt, Willkürbewegungen ermöglicht; s. a. ▸spinalmotorische Systeme. E supraspinal motor system.

**supra|spinatus:** oberhalb der Schultergräte (Spina scapulae); z.B. Musculus suprasp. (»Supraspinatus«). E supraspinous.
**supra|symphysär:** oberhalb der (Becken-)Symphyse. E suprasymphysary.
**supra|umbilikal:** oberhalb des Nabels; z.B. supraumb. Hernie. E supraumbilical.
**supra|vaginal:** oberhalb der Scheide; z.B. die supravag. ▸Uterusamputation. E supravaginal.
**supra|valvulär:** oberhalb einer Klappe (Valva); z.B. die supravalv. ▸Aortenstenose. E supravalvular.
**supra|ventrikulär:** über einem bzw. oberhalb eines Ventrikels; i.e.S. funktionell oberhalb der Herzkammer; z.B. suprav. ▸Tachykardie. E supraventricular.
**supra|vital:** überlebend, über den Tod hinaus. S.a. ▸Supravital... E supravital. – **s. Reaktion:** nach dem Individualtod (▸Hirntod) noch feststellbare Reaktionen der überlebenden Zellen einiger Gewebe (darunter die s. Muskelreaktionen als Parameter für die Bestimmung der Todeszeit). Die Pupillen reagieren auf Parasympatho- u. Sympathomimetika bis ca. 11 Std., Schweißdrüsen auf Adrenalin (s.c.) bis zu 30 Std. p.m.; Herztätigkeit (mit heterotoper Reizbildung) besteht bis ca. 30 Min., Gerinnungsfähigkeit des Blutes bis zu 12 Std.
**Supravital|färbung:** Blut-, Harnsedimentfärbung an der frisch gewonnenen Probe; z.B. zur Darstellung von ▸Retikulozyten. E supravital stain.
**Sura:** die Wade. E calf (of the leg).
**sural(is):** die Wade (Sura), den Wadenmuskel (M. triceps surae) oder den Nervus suralis (Kurzform: Suralis) betreffend. E sural.
**Suramin:** trypanozides Chemotherapeutikum (1921 gegen die Schlafkrankheit eingeführt); wurde auch versuchsweise bei ▸AIDS angewandt. E suramin.
**Surditas** *(latein.)*: Taubheit. E deafness. – **S. psychica,** Seelentaubheit: akustische ▸Agnosie. E auditory agnosia, psychic d. – **S. verbalis,** Worttaubheit: rein sensorische ▸Aphasie. E pure sensory aphasia.
**surdo|kardiales Syndrom:** ▸JERVELL-LANGE-NIELSEN-Syndrom. E surdocardiac syndrome.
**Surdo|mutitas:** ▸Taubstummheit. E deaf-mutism.
**Surface-Antigen** *(engl.)*: ▸Oberflächenantigen.
**Surfactant-Faktor** *(engl.)*, Antiatelektasefaktor: v.a. in den Pneumozyten der Lungenalveolen (»Deckzellen«) gebildetes, lecithinhaltiges Phospholipid, das als grenzflächenaktive Substanz die Alveolaroberflächenspannung verringert u. so Atelektasen verhindert; s.a. Abb. Sein Verlust ist bedeutsam für die Pathogenese der Schocklunge (▸ARDS). Fehlen des Faktors bewirkt bei unreifen Neugeborenen das

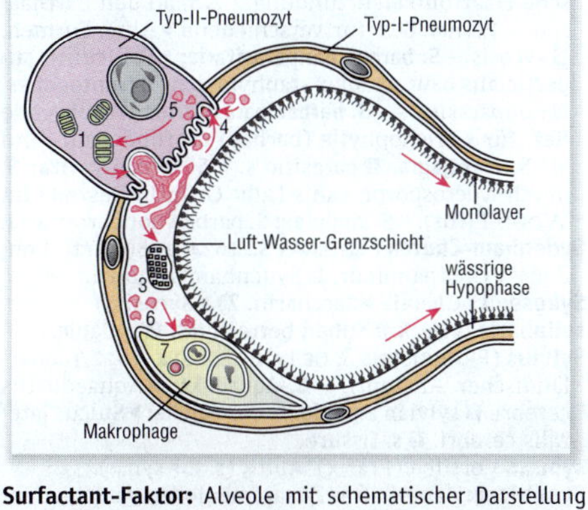


**Surfactant-Faktor:** Alveole mit schematischer Darstellung des Surfactant-Stoffwechsels. 1 = Speicherung von Surfactant in den Lamellenkörperchen; 2 = Exozytose von Surfactant in die wässrige Hypophase; 3 = tubuläres Myelin; 4 u. 6 = verbrauchter Surfactant in der wässrigen Hypophase; 5 = Rückresorption von verbrauchtem Surfactant zum Recycling; 7 = Aufnahme von Surfactant von einem Makrophagen (modifiziert nach HAWGOOD u. CLEMENT). [300]

Atemnotsyndrom (Syndrom der hyalinen Membranen), betroffen sind 1% der Neugeborenen, 50% aller Frühgeborenen < 30 SSW; ist Ursache für ca. $^1/_3$ der neonatalen Todesfälle. S.-F.-Mangel verursacht verminderte Lungencompliance, Mikroatelektasen, vermehrten kardiopulmonalen Shunt, kardialen Rechts-links-Shunt über das Foramen ovale u. den Ductus arteriosus sowie eine verminderte pulmonale Kapillardiffusion. Die Folge ist eine reduzierte Blutsauerstoffsättigung, was maschinelle Beatmung notwendig macht, die ihrerseits zur bronchopulmonalen Dysplasie führt. Prävention erfolgt durch Betamethasongabe an die Schwangere 24–72 Std. vor der Geburt, was die S.-F.-Produktion induziert.
**Surrogat:** Ersatzstoff (meist i.S. des Minderwertigen). E surrogate. – **S.-Mutter:** *Geburtshilfe* Leihmutter; s.u. ▸Embryotransfer. E s. mother.
**Surveillance** *(engl., franz = Überwachung)*: **1)** die Immunüberwachung (»**immunological s.**«) als das physiologische Geschehen zur Verhinderung von Tumorwachstum durch das Immunsystem, v.a. durch T- u. B-Lymphozyten (u. Killerzellen, auch Makrophagen, NK-Zellen, Antikörper); s.a. ▸Tumorimmunologie. **2)** nach dem Infektionsschutzgesetz für Krankenhäuser u. Einrichtungen für ambulante Chirurgie vorgeschriebene gezielte Erfassung u. Bewertung von ▸Nosokomialinfektionen. **3) S.-Strategie:** s.u. ▸watchful waiting.
**Sus|pension** *(latein. suspendere = aufhängen)*: **1)** *Gerichtsmedizin* ▸Erhängen. **2)** *Chemie* Aufschwemmung mikroskopisch kleiner fester bzw. nicht löslicher Partikel in einem Lösungsmittel. **3)** *Bakteriologie, Zytologie* Aufschwemmung einer Mikroorganismen- oder Zellkultur zwecks Färbung oder Exposition (Aussetzen gegenüber einer Wirkung). **4)** *Orthopädie* Wirbelsäulenentlastung durch Aufhängen am Kopf oder auf Achselstützen (z.B. mittels ▸DUCROQUET-Korsett); ferner Gliedmaßenentlastung mittels Suspensionsschiene (▸THOMAS-Schiene). **5)** *Chirurgie* schwebendes Aufhängen einer Gliedmaße (z.B. SCHEDE-S.) bzw. schwebende operative Fixierung eines Organs (»Suspensionsplastik«). E suspension.
**Sus|pensorium:** Aufhängebeutel. E suspensory. – **S. scroti:** Verband bzw. gewebter, bandarmierter Beutel zum Anheben u. Stützen des Hodensacks. – **S. testis:** *Anatomie* der Musculus cremaster.
**Sus|tentaculum** *(latein.)*: Stütze. E support. – **S. tali:** die »Talusstütze«, ein Knochenvorsprung des Fersenbeins an dessen Innenseite. E s. of the talus.
**Susurrus** *(latein.)*: Sausen, Murmeln, z.B. als Auskultationsbefund über Aneurysmen. E murmur. – **S. aurium:** Ohrensausen, ▸Tinnitus.
**Suszeptivität:** *Genetik* die erblich festgelegte Eigenschaft der meisten Angehörigen einer als »Wirt« in Frage kommenden Art, an einer Infektion durch bestimmte Krankheitserreger zu erkranken. E susceptibility.
**Sutton-Phänomen:** s.u. ▸Halonävus. E Sutton's nevus.
**Sutura, Sutur** *(latein.)*: Naht. E suture. **1)** *Chirurgie* das Vernähen von Geweben (▸Naht). **2)** *Anatomie* als Typ der ▸Articulatio fibrosa die Knochennaht = Verbindung zwischen bestimmten Schädelknochen; zunächst als offene Fuge (ermöglicht Formveränderung des Schädels), später zumeist verknöchert u. im Dienste des Schädelwachstums stehend; unterschieden als »echte« Naht (S. vera; mit Ineinandergreifen der gezackten oder glatten, bei »Saumnaht« auch abgeschrägten Flächen der Knochenränder) oder als »falsche« Naht (S. notha s. spuria; ohne Ränderverzahnung); ferner – als ▸Harmonia oder S. laevis – die besonders enge u. unbewegliche Form. Die systematische Benennung erfolgt meist nach den Bezeichnungen der angrenzenden Knochen. S.a. ▸Kraniostenose. – **S. coronalis:** die frontoparietale »Kranznaht« zwischen Stirn- u. Scheitelbeinen. E coronal s. – **S. frontalis:** die »metopische« oder »mediofrontale« S. = »Stirnnaht« zwischen rechter u. linker Stirnbein-

S

hälfte; verknöchert normalerweise zwischen dem 2. u. 8. Lj. vollständig, als »S. fr. persistens« aber erst ab dem 3. Ljz. (bei Frauen sogar noch später). **E** frontal s. – **S. lambdoidea:** die okzipitoparietale oder »Lambdanaht« zwischen der Schuppe des Hinterhauptsbeines u. den Scheitelbeinen. **E** lambdoid s. – **S. met|opica:** S. frontalis. **E** metopic s. – **S. occipitomastoidea:** als »mastoideosquamale« oder »mamillare« S. die Naht zwischen Hinterhauptsschuppe u. Warzenfortsatz in Fortsetzung der Lambdanaht. **E** occipitomastoid s. – **S. palatina mediana:** mediane »Gaumennaht« zwischen den beidseitigen Hälften des Gaumenbeins, ihr Verlauf entspricht der ▸Raphe palati. **E** median palatine s. – **S. palatina trans|versa:** quere »Gaumennaht«; zwischen der beidseitigen Lamina horizontalis des Gaumenbeins u. dem beidseitigen Gaumenfortsatz des Oberkiefers. **E** transverse palatine s. – **S. sagittalis:** die auch als »interparietale« oder »longitudinale« Naht bezeichnete »Pfeilnaht« (= »Scheitelnaht«) in der Mittellinie des Schädeldaches zwischen beiden Scheitelbeinen; an ihren Endpunkten die große u. die kleine ▸Fontanelle. **E** sagittal s. – **S. spheno|parietalis:** Naht zwischen großem Keilbeinflügel u. Angulus sphenoidalis des Scheitelbeins; Fortsetzung der S. sphenofrontalis (zwischen großem Keilbeinflügel u. Stirnbein) jenseits der Kranznaht. **E** sphenoparietal s. – **S. squamosa:** die »Schuppennaht« zwischen Scheitelbein u. der Schläfenbeinschuppe. **E** squamous s.

**Suxamethoniumchlorid,** Succinyl(di)cholin, Bernsteinsäure-bis-cholinester-chlorid: depolarisierendes ▸Muskelrelaxans; ***Anw.*** meist in der Narkose-Einleitungsphase zusammen mit einem kurz wirkenden Hypnotikum. ***Kontraind.:*** Bei erblichem enzymopathischem Pseudocholinesterasemangel besteht Überempfindlichkeit gegenüber S. (verlängerter neuromuskulärer Block, Apnoe). **E** suxamethonium chloride.

**SUZI:** Abk. für ▸**s**ub**z**onale **I**nsemination.

**SV,** Abk. für **S**imian-**V**irus: Virus mit 59 Typen, u. zwar Adeno-, Picorna-, Paramyxoviren, z. T. nicht klassifiziert. – Experimentell wichtig das **SV 40** (»vacuolating virus«) der Papova-Gruppe; vermag Hamsterzellen bösartig zu transformieren, ist ▸Helfervirus bei der Vermehrung von Adenoviren u. in 40 % Kofaktor für die Entstehung von Non-HODGKIN-Lymphomen.

**S. V.:** *Pharmazie* Abk. für **S**piritus **V**ini (z. B. S. V. r. = S. V. rectificatus).

**Sv:** Abk. für ▸Sievert.

**S-Variante:** *Bakteriologie* Smooth-Form (▸Glattform).

**Svartz-Schlossmann-Reaktion:** eine empfindlichere Modifikation des ▸WAALER-ROSE-Tests.

**Svedberg-Methode** (THEODOR S., 1884–1971, Chemiker, Uppsala; 1926 Nobelpreis für Chemie): Bestimmung des ▸Molekulargewichtes hochmolekularer Stoffe (v. a. Proteine) anhand ihrer durch besondere Ultrazentrifugierung ermittelten ▸Sedimentationskonstante. Das MG wird relativ angegeben in **S.-Einheiten** = S (wobei das Sedimentationsverhalten als ein Vielfaches des S.-Koeffizienten angegeben wird; 1 S = $10^{-13}$ Sek.; Proteine im Allg. 1–100 S). **E** Svedberg's flotation method.

**(Sven) Johansson:** s. u. ▸JOHANSSON.

**SVES,** Abk. für **s**upra**v**entrikuläre **E**xtra**s**ystole: Herzrhythmusstörung, bei der die ▸Extrasystole von Zentren oberhalb des HIS-Bündels (also Sinus-, Vorhof- oder AV-Knoten) ausgeht.

**SVI:** Abk. für ▸**S**low-**V**irus-**I**nfektion.

**SVT:** Abk. für **s**upra**v**entrikuläre ▸**T**achykardie.

**Swaarts(-Conant)-Färbung:** Nachweis von Aktinomykoseerregern im Nativpräparat mit Lactophenol-Methylenblau-Lösung. **E** Swaarts-Conant stain.

**Swan** (1) HAROLD JAMES C. S., geb. 1922, amerikan. Kardiologe; 2) KENNETH C. S., amerikan. Augenarzt). – **S.-Ganz-Katheter** (HAROLD JAMES C. S.; WILLIAM G., geb. 1919, amerikan. Kardiologe): *Kardiologie* (1970) ▸Einschwemmkatheter (doppellumiger Ballonkatheter) zur Blockade kleiner Lungenarterien zwecks Messung des Lungenkapillardruckes; ***Anw.*** v. a. in der Intensivmedizin u. intraoperativ zur Überwachung herzinsuffizienter Patienten. **E** Swan-Ganz catheter. – **S.-Syndrom** (KENNETH C. S.), Syndrom des blinden Flecks: Einbeziehung des blinden Flecks in das Zentralskotom, bedingt durch Abbildung des fixierten Objektes auf die Papille u. somit auf den blinden Fleck.

**Swanson-Prothese:** Kunstgelenk für die kleinen Fingergelenke; ***Anw.*** bei arthitisch veränderten Gelenken.

**Sweet-Syndrom,** akute febrile neutrophile Dermatose, Abk. AFND: hochfieberhafte Allgemeinerkrankung mit Leukozytose, BKS-Beschleunigung u. – nach ca. 1 Wo. – Hautausschlag (schmerzhafte dunkelrote Papeln; auch Plaques, selten Bläschen u. Pusteln). Tritt als eigenständiges Krankheitsbild auf, ist aber auch häufig assoziiert mit malignen, hämatologischen, rheumatologischen oder infektiösen Grunderkrankungen. **E** Sweet's syndrome.

**Swenson-Operation** (ORVAR S., geb. 1909, Chirurg, Boston/Mass.): abdominoperineale Rektosigmoidektomie bei Megacolon congenitum. Die Vereinigung des oralen Darmstumpfes mit dem afternahen erfolgt vor dem After nach dem ▸Durchzugverfahren (mit nachfolgender Rückverlagerung). **E** Swenson's procedure.

**swinging heart** *(engl. = schwingendes Herz):* bei größeren Herzbeutelergüssen zu beobachtende Schwingbewegung des Herzens innerhalb des Herzbeutelraumes. Kann Ursache für einen elektrischen ▸Alternans sein.

**S/W-Komplex:** Abk. für »**S**pitze/**W**elle-Komplex« im EEG (als rasche steile u. langsame Welle; meist 2,5–3 pro Sek. bei Petit-Mal-Epilepsie); Ausdruck abnormer Erregungsausbreitung. **E** spike-wave complex.

**Swyer** (1) G. J. S., brit. Endokrinologe; 2) PAUL R. S., geb. 1921, kanad. Kinderarzt). – **S.-James-Syndrom** (PAUL R. S.): die röntgenologisch »einseitig helle Lunge« bei einseitigem zystischem Emphysem (evtl. auf der Grundlage einer Arteria-pulmonalis-Hypoplasie = BRET-Syndrom). **E** Swyer-James syndrome. – **S.-Syndrom** (G. J. S.): die isolierte (»reine«) Form der ▸Gonadendysgenesie mit normaler Körpergröße u. ohne zusätzliche Fehlbildungen. Verschiedene molekulargenetische Formen. Männl. Karyotyp, weibl. Phänotyp; erst im Pubertätsalter erkennbar: primäre Amenorrhö u. Sterilität, genitaler Infantilismus. **E** pure gonadal dysgenesis.

**Sychn|urie:** ▸Pollakisurie. **E** sychnuria.

**Sycosis,** Sykose: kaum noch übliche Bez. für chronische Haarfollikelentzündung, i. e. S. an den Barthaaren. – Ferner Bez. für verschiedene ▸Akne-Formen. **E** sycosis. – **S. barbae nonparasitaria:** ▸Folliculitis superficialis bzw. simplex staphylo- bzw. streptogenes. **E** nonparasitic s. – **S. barbae parasitaria:** irreführende Bez. für ▸Trichophytia (barbae) profunda; am Kinn als **S. ment|agra**. **E** parasitic s. – **S. micro|sporica:** S. durch Microsporon canis (gibt Grünfluoreszenz im WOOD-Licht). – **S. sim|plex:** S. barbae nonparasitaria.

**Sydenham-Chorea** (THOMAS S., 1624–1689, Arzt, London): ▸Chorea minor. **E** Sydenham's chorea.

**Sykose: 1)** *Chemie* ▸Saccharin. **2)** ▸Sycosis.

**syllabaris** *(griech.):* Silben betreffend. **E** syllabic.

**Sylvius** (FRANCISCUS S. DE LA BOË, 1614–1672, niederländischer Anatom). – **S.-Aquädukt:** ▸Aquaeductus cerebri. **E** sylvian aqueduct. – **S.-Furche:** ▸Sulcus lateralis cerebri. **E** s. fissure.

**sym...:** Vorsilbe (Präfix) »mit« (s. a. ▸syn...).

**Sym|biose:** dauerhaftes Zusammenleben verschiedenartiger – einander speziell angepasster – Lebewesen (»**Symbionten**«) zum gegenseitigen Nutzen; *psych* wechselseitiges Abhängigkeitsverhalten zwischen zwei Personen. **E** symbiosis.

**Sym|ble|pharon,** symblepharon: Verwachsung der Augapfel- u. Lidbindehaut (Abb.); nach Bindehauterkrankung.

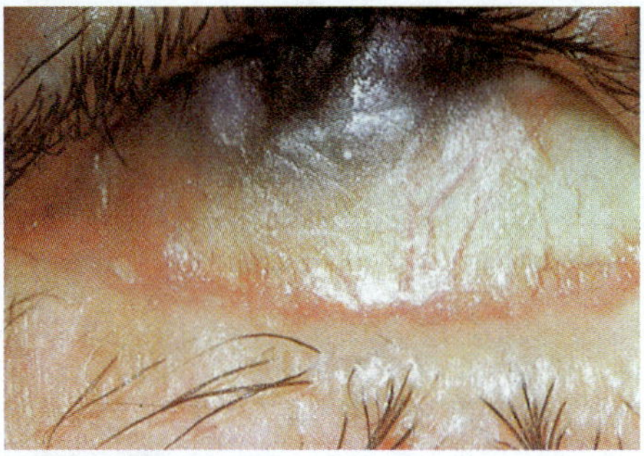

**Symblepharon:** Verwachsung bei STEVENS-JOHNSON-Syndrom. [389]

**Sym|ble|pharose: 1)** ▸Symblepharon. **2)** Zusammenwachsen der Augenlider, meist als ▸Blepharophimose.

**Symbol: 1)** *Physik, Chemie* Kurzzeichen für eine Größe, Maßeinheit, chemisches Element etc. (z.B. Ω = Ohm, Br = Brom). **2)** *Psychologie* einen inneren Sinngehalt des Lebens repräsentierendes Zeichen (bzw. Gegenstand); in der Psychologie z.B. der mimische Ausdruck, in der Psychiatrie, Psychoanalyse die allegorisch-bildlichen Darstellungen abstrakter Begriffe sowie bestimmter Symptome (▸Konversion [3]) u. Handlungen (▸Symbolhandlung); s.a. ▸Symbolisation. E symbol.

**Symbol|agnosie:** Unfähigkeit, den Bedeutungsinhalt von Symbolen zu erkennen; z.B. als Ton- u. ▸Worttaubheit, ▸Alexie; s.a. ▸Asymbolie. E symbol agnosia.

**Symbol|handlung:** Handlung, die nur scheinbar auf den für sie typischen Effekt zielt, tatsächlich aber zugrunde liegende unbewusste Komplexe oder Gefühle repräsentiert. E symbolism.

**Symbolisation:** Psychoanalyse-Begriff für den unbewusst bleibenden Vorgang der Übertragung emotionaler Bewertungen von einem Objekt auf ein anderes (wodurch ein verdrängter Wunsch ein gewisses Maß an Befriedigung erlangen kann). E symbolization.

**Symbolo|phobie:** zwanghafte Angstvorstellung, bei der einem gewöhnlichen Vorgang eine symbolhafte Bedeutung beigemessen wird (z.B. Ankündigung eines Unglücks). E symbolophobia.

**Sym|brachy|daktylie:** Kombination von Brachy- u. Syndaktylie. E symbrachydactyly.

**Sym|melie, Sym(m)elus,** Sympodie: Fehlbildung mit medianer Verschmelzung der unteren Gliedmaßen (u. schweren Entwicklungsstörungen des Urogenitalapparats). E symmelia.

**Sym|path|algie:** *Neurologie* auf einer Reizung des Sympathikus beruhende typische Kopfschmerzen bzw. Neuralgien (s.a. ▸Stumpfschmerz). E sympathetic pain.

**Sym|path|ektomie:** teilweise bis vollständige (d.h. den ganzen zervikalen oder thorakalen Abschnitt einbeziehend) operative, evtl. thorakoskopische Entfernung des ▸Sympathikus-Grenzstrangs. ***Anw.*** v.a. bei bestimmten Hypertonieformen, bei vasospastischen Syndromen u. schwerer akraler Ischämie; allgemein nach Vorprüfung der Wirksamkeit durch eine ▸Sympathikusblockade. Als **thorakale S.** bei Durchblutungsstörungen der oberen Extremitäten, als **lumbale S.** bei solchen der unteren Extremitäten. E sympathectomy. – **S., chemische:** Sympathikusausschaltung durch chemische, irreversible Schädigung, z.B. mit konzentriertem Alkohol. E chemical s. – **S., CT-gesteuerte perkutane:** chemische Sympathikusausschaltung (vor allem im Lumbalbereich) mit konzentriertem Alkohol über eine unter CT-Kontrolle perkutan platzierte Nadel. – **S., peri|arterielle:** operative Entfernung des Sympathikusgeflechtes der Gefäße, ▸LERICHE-Op. – Als deren Sonderform die perikoronare S. zur Beseitigung infarktbedingter Herzschmerzen (nach MERCIER-FAUTEUX in Kombination mit partieller Ligatur des Sinus venosus). E periarterial s. – **S., pharmakologische:** Sympathikusausschaltung durch Anw. von ▸Sympatholytika oder mittels der Leitungsanästhesie (Grenzstrangblockade). E pharmacological s.

**sympathetisch: 1)** auf »Sympathie« beruhend. E sympathetic. **2)** ▸sympathisch (2).

**Sym|pa|thicus:** ▸Sympathikus. S.a. ▸sympathisch. E sympathetic system.

**Sym|pa|thiko...:** s.a. ▸Sympathikus..., ▸Sympatho...

**Sympathiko|lyse:** Unterbrechung bzw. Aufhebung der Sympathikuswirkung; auch möglich durch gezielte Blockade von sympathischen Ganglien (z.B. CT-gesteuerte Kanülenpunktion); s.a. ▸Sympatholytika. E sympath(ic)olysis.

**Sympathiko|tomie:** operative Durchtrennung des Sympathikus. – Auch die ▸Sympathektomie.

**Sympathiko|tonie:** Verschiebung des vegetativen Gleichgewichts zugunsten des Sympathikus (erhöhte Erregbarkeit des sympathischen Systems), meist im Rahmen der neurovegetativen ▸Dystonie. ***Klinik:*** ▸Mydriasis, ▸Tachykardie, erhöhte Erregbarkeit der Vasomotoren, vermehrtes Schwitzen (Hyperhidrose), verminderte Magen-Darm-Peristaltik, Subazidität; im EKG flüchtiges P pulmonale. E sympatheticotonia.

**Sympathiko|tonus:** ▸Sympathikotonie. E tonus of the sympathetic system.

**Sympathiko|tripsie:** als Heilmaßnahme ausgeführte Zerstörung eines sympathischen Nervs, Ganglions oder Plexus durch Quetschung oder Koagulation. E sympathicotripsy.

**Sympa|thikus,** Sympathicus, Pars sympathica systematis nervosi autonomici: dem Parasympathikus entgegenwirkender Teil des ▸vegetativen Nervensystems. Mit zentralem Sitz in den Seitenhörnern $C_8$–$L_3$ u. präganglionären Fasern über die Vorderwurzeln zum Grenzstrang (Truncus sympathicus) oder zu peripheren Ganglien, von denen postganglionäre Fasern zum Erfolgsorgan ziehen. Transmitter sind Acetylcholin (wird präsynaptisch in den präganglionären Fasern gebildet u. von n-Cholinozeptoren gebunden) sowie – von postganglionären Fasern gebildet – Noradrenalin; im ▸Zentralnervensystem auch Adrenalin. Das System besitzt nach AHLQUIST zwei Typen von Rezeptoren (▸Alpha- u. ▸Betarezeptoren), die zwar sowohl durch ▸Noradrenalin als auch durch ▸Adrenalin gereizt werden, jedoch bei bestimmten Wirkungen im Vordergrund stehen (die Alpharezeptoren bei der Wirkung des Noradrenalins auf den peripheren Kreislauf, die Betarezeptoren bei der Herz- u. Stoffwechselwirkung des Adrenalins). Die selektive Hemmung einer Rezeptorengruppe, z.B. die therapeutisch genutzte der Betarezeptoren, hat zwangsläufig ein Überwiegen der anderen Rezeptorengruppe zur Folge. E sympathetic nervous system.

**Sympathikus|blockade:** Ausschaltung des Sympathikus, u. zwar entweder des gesamten peripheren Anteils durch Sympathikusblocker (▸Sympatho-, ▸Adrenorezeptoren-, ▸Ganglienblocker) oder als örtliche Blockade von Teilstrukturen (z.B. Stellatum-, Grenzstrang-, periarterielle Blockade); s.a. ▸Paravertebralanästhesie. E sympathetic blockade.

**Sympathikus|lähmung:** örtlicher Ausfall der Sympathikusfunktion als Krankheits-, Verletzungsfolge oder als Effekt örtlicher ▸Sympathikusblockade; nach ▸Stellatumblockade (das ▸Centrum ciliospinale mit beeinflussend) z.B. als ▸HORNER-Symptomen-Komplex u. Sympathikusfunktionsausfall im Armbereich. E sympathetic paralysis.

**Sympathikus|syndrom:** Symptomatik bei Irritation bestimmter Abschnitte des Halssympathikus; z.B. das ▸BARRÉ-LIÉOU-Syndrom, das ▸Schulter-Arm-Syndrom mit Globusgefühl u. BARRÉ-LIÉOU-Symptomatik (bei Halswirbelsäulenerkrankung), das

▸PETIT-Syndrom (als Gegenstück zum ▸HORNER-Symptomen-Komplex). E cervical sympathetic syndrome.

**sympathisch,** sympathicus: **1)** mitempfindend, gleich gestimmt. E sympathetic. **2)** sympathetisch (= mit erkrankend); z.B. sympath. ▸Ophthalmie. **3)** den Sympathikus (d.h. das sympath. Nervensystem) betreffend.

**Sym|patho|blasten:** Vorstufen der sympathischen Ganglienzellen (in Neuralleiste, Neuralrohr [am Ort der intermediären grauen Substanz]). Entlang den Spinalnervenwurzeln auswandernde S. bilden den Sympathikus (Grenzstrang mit Ganglien, sympathische ▸Paraganglien) u. – als Chromaffinoblasten – das Nebennierenmark. S.a. ▸Sympathogonie. E sympathoblasts.

**Sympatho|blastom, -goniom:** aus Sympathoblasten hervorgehender, hormonal inaktiver bösartiger Tumor des sympathischen Nervensystems (einschl. des Nebennierenmarkes). Metastasiert bereits vor der Geburt (v.a. in die Leber, als PEPPER-Typ, mit Hepatomegalie, Anasarka, Skrotalödem, Anämie, Fieberschüben) oder erst nach der Geburt (v.a. in das Skelett, endokranialer Typ). Der SMITH-Typ mit Knoten im Unterhautfettgewebe u. spät Knochen- u. Eingeweidemetastasen. S.a. ▸Medulloblastom. E sympath(ic)oblastoma, sympath(ic)ogonioma.

**Sympatho|gonie:** die Stammzelle des sympathischen Nervensystems; aus ihr gehen ▸Sympathoblasten u. Phäochromoblasten hervor. – Auch synonym mit Sympathoblast. E sympathogonium.

**Sympatho|lytica, -lytika:** Substanzen, die durch Besetzung der Adrenalin- u. Noradrenalin-Rezeptoren die »sympathomimetische« Wirkung der adrenergen Überträgerstoffe (Mediatoren) Adrenalin/Noradrenalin auf die Effektorzellen selektiv hemmen (daher als Adrenolytika bezeichnet). ***Einteilung:*** werden nach dem Ort ihrer Hemmung unterschieden als α-S. (»α-Blocker«, s.u. ▸Alpharezeptorenblocker), z.B. Dihydroergotoxin, Prazosin, Urapidil, u. als β-S. (»β-Blocker«, s.u. ▸Betarezeptorenblocker); z.B. Propranolol, Oxprenolol. E sympatholytics.

**Sympathomime|tica, -tika,** Sympathotonika, Adrenozeptor-Agonisten: Substanzen, die wie die »adrenergen« Überträgerstoffe Adrenalin/Noradrenalin an den postganglionären Sympathikusendigungen u., z.B. ▸Dopamin, an entsprechenden Strukturen des ZNS wirken. Entfalten unterschiedliche ***Wirkungen:*** z.B. Broncholyse, Gefäßwirkung (▸Vasokonstriktion); durch vorwiegende Erregung der ▸Betarezeptoren Vasodilatation, zentralnervöse Erregung (z.B. Amphetamin); s.a. Abb. Unterschieden werden direkte u. indirekte S. S.a. ▸Sympatholytika, ▸Monoaminooxidase-Hemmer. E sympathomimetics. – **S., direkte:** wirken durch Reaktion mit den ▸Alpharezeptoren u./oder Betarezeptoren. ***Wirkst.:*** a) unselektiv auf α- u. β-Rezeptoren wirkende Substanzen wie Dopamin, ▸Noradrenalin, ▸Adrenalin, Etilefrin; b) selektive α-S. (korrektere Bezeichnung: α-Adrenozeptor-Agonisten) wie Norfenefrin, Phenylephrin u. die ▸Imidazolidine (meist mit $\alpha_2$-Präferenz; z.B. ▸Clonidin); c) selektive β-S. (z.B. ▸Isoprenalin), meist $\beta_2$-selektiv ($\beta_2$-selektive Agonisten, s.u. ▸Betasympathomimetica). – **S., indirekte:** β-Phenylethylamin-Abkömmlinge, die über eine Freisetzung von Noradrenalin aus postganglionär-sympathischen Neuronen in der Peripherie sympathomimetisch wirken. Lipophile indirekte S. wirken zusätzlich zentral als Psychostimulanzien (daher auch als ▸Weckamine bezeichnet). ***Wirkst.:*** a) ohne zentrale Wirkung: ▸Tyramin, Amezinium; b) mit zentraler Wirkung: z.B. Ephedrin, Phenylpropanolamin, Pholedrin (alle mit nur schwach ausgeprägter zentraler Wirkung), die teils als ▸Betäubungsmittel geltenden Psychostimulanzien Amfepramon, Amfetaminil, Fenetyllin, Methylphenidat u. Pemolin sowie das – nicht verkehrsfähige – ▸Suchtmittel Amphetamin. ***Anw.*** der Psychostimulanzien bei Narkolepsie, hyperkineti-

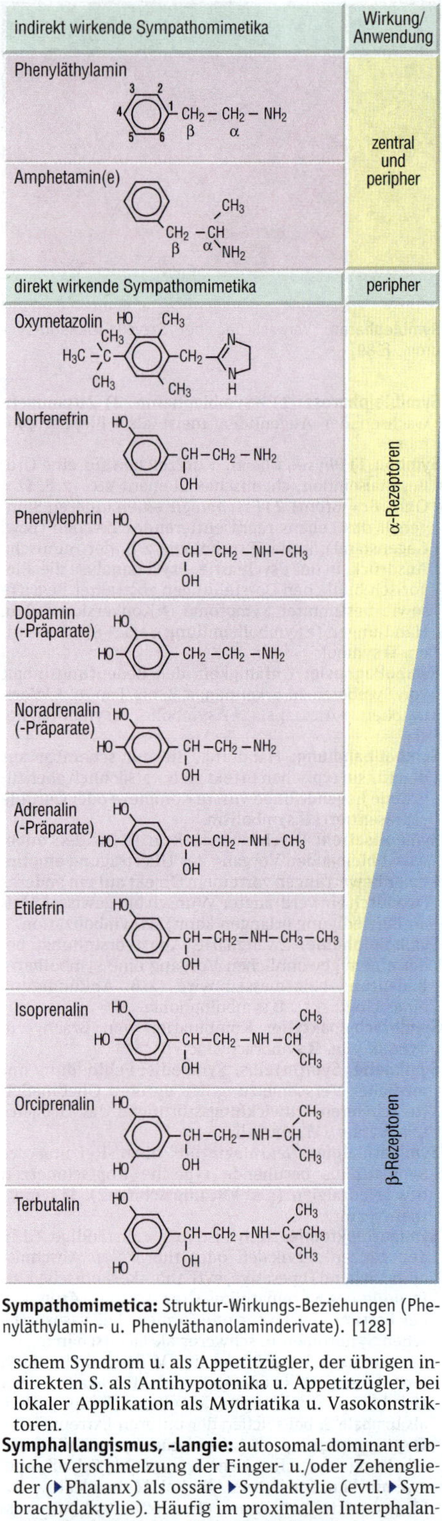


**Sympathomimetica:** Struktur-Wirkungs-Beziehungen (Phenyläthylamin- u. Phenyläthanolaminderivate). [128]

schem Syndrom u. als Appetitzügler, der übrigen indirekten S. als Antihypotonika u. Appetitzügler, bei lokaler Applikation als Mydriatika u. Vasokonstriktoren.

**Sympha|langismus, -langie:** autosomal-dominant erbliche Verschmelzung der Finger- u./oder Zehenglieder (▸Phalanx) als ossäre ▸Syndaktylie (evtl. ▸Symbrachydaktylie). Häufig im proximalen Interphalangealgelenk. Evtl. kombiniert mit Hypophalangismus, Kleinheit der Nägel (außer an Daumen/Großzehe), Fußfehlbildungen, Strabismus, Taubheit. E symphalangism, symphalangy. – **S.-Stapesfixation-Syndrom:** ▸STRASBURGER-HAWKINS-ELDRIDGE-Syndrom.

**Sym|phon|allaxis:** Sprachstörung mit Vertauschen einzelner Konsonanten.
**Sym|physe:** *Anatomie* ▸Symphysis. E symphysis.
**Symphysen|dehiszenz,** Symphysiolyse: im letzten Schwangerschaftsdrittel vorkommende physiologische, hormonal bedingte Symphysenlockerung (»**Symphysendehnung**«; kombiniert mit Auflockerung der Iliosakralgelenke [Beckenringlockerung]). E symphysiolysis.
**Symphysen|ruptur:** Zerreißung der Schambeinsymphyse (bei Beckenringbruch; unter der Geburt). Führt zu Instabilität des Beckens. E rupture of symphysis.
**Symphysen|sprengung:** **1)** ▸Symphysenruptur. **2)** ▸Symphyseotomie.
**Symphysen|zeichen:** s.u. ▸Brudzinski.
**Sym|physeo|tomie:** Spaltung des Symphysenknorpels als beckenerweiternde Operation. In der Geburtshilfe durch Schnittentbindung ersetzt. E symphysiotomy.
**Sym|physis:** Verwachsung. E symphysis. **1) S. cartilaginea:** *Anatomie* Verbindung zweier Knochen durch Faserknorpel (im Gegensatz zur »Bandhaft« = ▸Articulatio fibrosa). E fibrocartilaginous joint. – **S. intervertebralis:** die Bandscheibe samt vorderem u. hinterem Längsband. – **S. pubica:** als Becken- oder Schambeinsymphyse das die beiden Schambeine verbindende Gelenk; mit Faserknorpelscheibe (seitlich mit hyalinem Knorpel u. mit zentralem, synoviahaltigem Hohlraum) u. mit zugehörigen Bändern (Ligamentum pubicum superius u. Lig. arcuatum pubis). E pubic s. **2)** *Pathologie* ▸Concretio.
**Sym|physo|skelie:** *Pathologie* ▸Sirenenbildung.
**Symphytum officinale,** Beinwell: zu den Raublattgewächsen zählende Heilpflanze. ***Anw.:*** in spezieller Aufbereitung nachweislich wirksam bei verletzungsbedingten Schwellungen, Wundheilungsstörungen, Nagelbettentzündung, Furunkel, Thrombophlebitis u. Muskelkater.

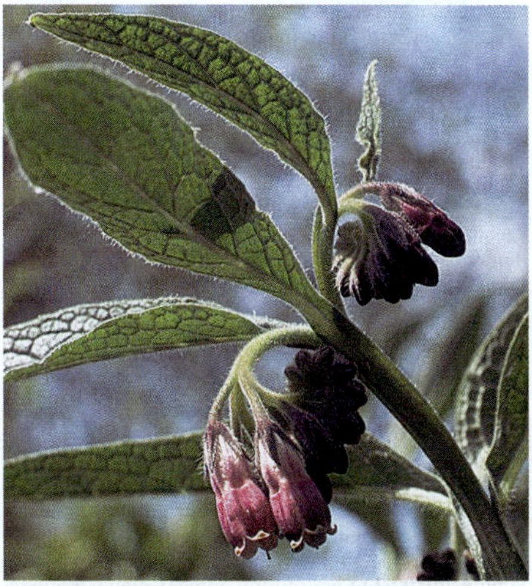

**Symphytum officinale:** Gemeiner Beinwell. [482]

**Sym|plasma:** ▸Synzytium. E symplasm.
**Sym|podie:** *Pathologie* ▸Sirenenbildung; s.a. ▸Symmelie. E sympodia.
**Sym|ptom(a)** *(griech.):* Zeichen, in der Medizin als Krankheitszeichen. E symptom. – **S., objektives:** vom Untersucher festgestelltes S. E objective s. – **S., pathognomonisches:** direkt auf eine bestimmte Gesundheitsstörung hinweisendes (typisches, charakteristisches) S., evtl. als Kardinalsymptom. E pathognomonic s. – **S. des Sperrliquors:** ▸Froin-Symptom. E CSF block syndrome. – **S., subjektives:** vom Kranken feststellbares bzw. festgestelltes S. E subjective s.

**Symptomatik:** **1)** Gesamtheit der aus einem Krankheitsprozess resultierenden Symptome. **2)** ▸Symptomatologie. E symptomatology.
**symptomatisch:** **1)** Symptome betreffend bzw. auf Symptome ausgerichtet (z.B. sympt. Behandlung [im Gegensatz zur ursächlichen = ▸kausalen]; sympt. Mittel [▸Palliativum]). E symptomatic. **2)** für eine bestimmte Krankheit kennzeichnend (= pathognomonisch). **3)** als Symptom – u. nicht als eigenständiges Krankheitsgeschehen – auftretend.
**Symptomato|logie:** **1)** Semiologie; die Lehre von den – für eine bestimmte Krankheit charakteristischen – Krankheitszeichen. E semiology. **2)** die sich darbietende Symptomatik einer Krankheit. E symptomatology.
**Symptomen|komplex:** die für ein typisches Krankheitsbild sprechende Gruppe (z.B. als Trias) von Krankheitsmerkmalen (Symptomen), i.e.S. bei unbekannter oder uneinheitlicher Ätiologie u. Pathogenese (s.a. ▸Syndrom). E symptom complex, s. group. – **S., gastrokardialer:** s.u. ▸Roemheld. E gastrocardiac s. c.
**sympto|thermale Methode:** *Gynäkologie* natürliche Methode der ▸Konzeptionsverhütung, die auf Erkennung der fruchtbaren bzw. unfruchtbaren Tage im weiblichen Zyklus durch gleichzeitige Beobachtung der ▸Basaltemperaturkurve u. des mit der Ovulation korrelierten »Symptoms« flüssiger Zervixschleim beruht; als sicher unfruchtbar gilt die Zeit nach Verschwinden des flüssigen Zervixschleims, wenn an 3 Tagen Basaltemperaturwerte beobachtet werden, die höher sind als die vorangegangenen 6 Temperaturwerte. ▸Pearl-Index 1–3.
**syn...:** Vorsilbe »mit«, »zusammen«, »verbunden«; s.a. ▸sym..., ▸sys...
**Syn|adelphus:** Doppelfehlbildung mit einem Kopf (= monozephal), 1 Körper u. 8 Gliedmaßen. E synadelphus.
**Syn|ärese, -airese:** *Chemie* Entquellung eines Lyogels mit Umwandlung der dispersen Phase in eine hochvisköse Masse unter Abscheidung des Dispergens als Flüssigkeit. Vorkommend bei längerem Stehen (»Altern«) solcher kolloidalen Systeme. E syneresis.
**Syn|ästh(es)algie:** bei ▸Kausalgie die Auslösbarkeit von Schmerzanfällen durch Berührungs-, Temperaturreize; die Schmerzen örtlich oder mit Ausstrahlung in nicht betroffene Körperbereiche (evtl. der Gegenseite). E synesthesialgia.
**Syn|ästhesie:** abnorme Mitempfindung, Begleitempfindung. S.a. ▸Synalgie. E synesthesia.
**Syn|algie:** Schmerzmitempfindung fern vom Krankheitsherd; s.a. ▸Synästhesalgie. E synalgia, referred pain.
**Syn|anthema:** *Dermatologie* Gruppe von Papeln. E synanthema.
**Syn|ap|se:** Kontaktstelle zwischen Nervenzellen bzw. Nervenzellen u. dem Plasmalemm anderer Zellen (Sinnes-, Epithel-, Muskelzellen), in der – stets nur in 1 Richtung (»unidirektional«) – die Übertragung der ▸Aktionspotentiale (Spitzenpotentiale) erfolgt, u. zwar beim Menschen v.a. biochemisch (»**chemische S.**«), woraus eine Aktivierung der nachgeordneten Zelle resultiert. Die S. besteht aus je 1 – durch den Synapsenspalt getrennten – prä- u. postsynaptischen Teil. Ersterer, eine meist markscheidenfreie, birnenförmige oder anders geformte Anschwellung (= Endknopf = ▸Bouton) des zuleitenden nervalen Gebildes, enthält Mitochondrien u. mit Überträgerstoff (▸Transmitter) gefüllte Bläschen = präsynaptische ▸Vesikel; der postsynaptische Teil ist ein als Negativ des präsynaptischen gestalteter Teil des Plasmalemms (= subsynaptische Membran älterer Nomenklatur) der impulsempfangenden Zelle, Abb.; ▸Synaptosomen. – Der aus den präsynaptischen Vesikeln in den Synapsenspalt einsickernde (= diffundierende) Transmitter (zumeist Noradrenalin oder Acetylcholin; an manchen Synapsen Dopamin, Serotonin, ▸ γ-Amino-n-buttersäure) führt an der post-

synaptischen Membran eine Änderung der Permeabilität für Ionen herbei (u. dadurch Ioneneinstrom/-ausstrom; s.a. ▸Ionenpumpe), die die bioelektrische Membranpolarisation ändert (▸Depolarisation; s.a. ▸Hyperpolarisation). Die Transmitter-Wirkung wird dann schnellstens aufgehoben (im Allgemeinen enzymatisch), so dass die ▸Repolarisation der Membran erfolgen kann. E synapse. – **S., elektrische:** Zell-Zell-Kontaktstelle, die durch ihre spezielle Struktur direktes (ohne biochem. Prozesse) Übergreifen einer Erregung auf die nächste Zelle ermöglicht; z.B. am Herzmuskel (über die Glanzstreifen). E electrotonic s., gap junction. – **S., inter|neuronạle:** S. zwischen Nervenzellen, u. zwar **axodendrịtisch** (mit Leitung von Axon zu Dendrit), **axoaxonạl** = **axọnisch** (von Axon zu Axon) u. **axosomạtisch** (von Axon auf Nervenzellkörper); ferner somatodendritisch (von Nervenzellkörper zu Dendrit), somatosomatisch (zwischen Nervenzellkörpern) u. dendrodendritisch (von Dendrit zu Dendrit). – **S., neuro|epitheliạle:** S. zwischen vegetativen Nerven u. Drüsenzellen (= **neuroglanduläre S.**). – **S., neuro|muskulạ̈re:** die motorische ▸Endplatte. E neuromuscular s.

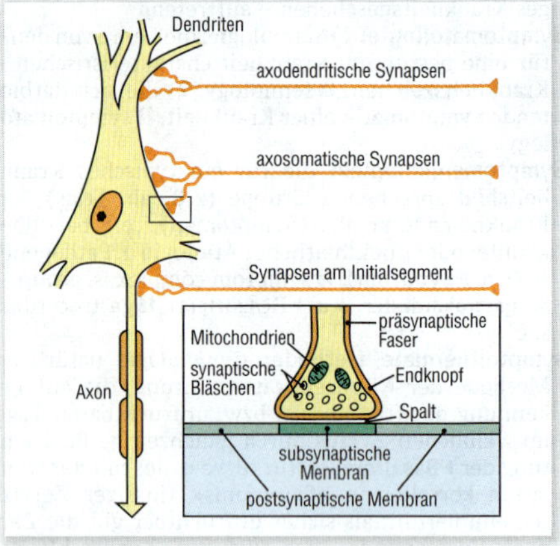


**Synapse:** schematische Darstellung. [262]

**Syn|ạpsen|gifte:** Stoffe, welche die Erregungsübertragung an chemischen Synapsen stören; wirken durch a) Blockade der Rezeptoren für die Neurotransmitter (z.B. α- u. β-Rezeptorenblocker, Atropin, Curare), b) Beeinflussung der Transmitter-inaktivierenden Prozesse (z.B. Acetylcholinesterase-Inhibitoren), c) Eingriffe in Transmittersynthese u. -speicherung (z.B. Reserpin), d) Hemmung der Transmitterfreisetzung (z.B. Botulinustoxin). E synaptic poisons.

**Syn|ạpsen|membran:** die prä- bzw. postsynaptische Membran (s.u. ▸Synapse). E synaptic membrane.

**Syn|ạpsis: 1)** *Anatomie* ▸Synapse. E synapse. **2)** *Genetik* ▸Chromosomenkonjugation. E synapsis.

**Syn|apto|sọmen:** aus homogenisiertem Hirn oder Rückenmark gewonnene Nervenendigungen (▸Synapse) für molekularbiologische Untersuchungen. E synaptosomes.

**Syn|arthrọsis,** Junctura fibrosa: ▸Articulatio fibrosa, u. zwar als Syndesmosis, Sutura, Gomphosis. E synarthrosis.

**Syn|ch(e)ilịe:** angeborene oder (selten) verletzungsbedingte Lippenverwachsung. E synchilia.

**Syn|chisis: 1) S. corporis vitrei:** Glaskörperverflüssigung. Führt subjektiv zu ▸Mouches volantes; bei ▸Ophthalmoskopie u. Spaltlampenanwendung erkennt man ein Schweben von Mucopolysaccharidteilchen, u. zwar als »Schneetreiben« (= **S. ạlba** s. **nịvea** = Benson-Krankheit) oder wie bei »Danziger Goldwasser« (= **S. scintịllans**; bei zusätzlicher Einlagerung von Cholesterinkristallen). E synchysis. **2)** die binokuläre ▸Fusion.

**Synchon|drọse, -drosis:** Knorpelgelenk (Articulatio cartilaginea) mit hyalinknorpeliger Knochenverbindung. Zwischen Brustbeinkörper u. Schwertfortsatz (**S. xiphosternạlis**) oder zwischen manchen Schädelknochen (**Synchondrọses crạnii**). E synchondrosis.

**Syn|chondrose|becken:** ▸Exostosebecken mit Knorpelauswüchsen im Bereich von Beckensymphyse u./oder des Sakroiliakalgelenkes; s.a. ▸Syndesmophyt.

**syn|chron:** gleichzeitig. E synchronous, simultaneous.

**Syn|chronịe, -chronismus:** Gleichzeitigkeit; z.B. *physiol* die der bioelektrischen Entladungsvorgänge von Neuronen (im EEG als identische Wellenformen über verschiedenen Hirnregionen). E synchrony, synchronism.

**Synchronisation: 1)** ▸Synchronie. **2)** die natürlich erfolgende bzw. künstlich herbeigeführte zeitliche Abstimmung von Lebensvorgängen, Maßnahmen; z.B. die S. des ▸zirkadianen Rhythmus mit Umweltrhythmen; *genet, zytol* die Abstimmung der Spindelapparatbildung u. -funktion mit dem Formwechsel der Chromosomen in Mitose u. Meiose bzw. einer Zellkultur, die Herbeiführung einer Gleichzeitigkeit einer bestimmten Zellteilungsphase (oder deren Stopp) in einer Vielzahl der Zellen (»Synchronkultur«); *radiol* bei der ▸Strahlentherapie die Kombination der Strahlenexposition mit gleichzeitiger Verabfolgung geeigneter Heilmittel bzw. mit strahlensensibilisierend wirkender Sauerstoffanwendung; s.a. ▸Synchronisationstherapie; *neurol* die S. u. Desynchronisation des exzitatorischen postsynaptischen u. inhibitorischen postsynaptischen ▸Potentials der oberen Kortexschichten als Grundlage der über dem Skalp abgegriffenen EEG-Tätigkeit. E synchronization, synchronizing.

**Synchronisations|therapie:** Tumortherapie, indem der Zellzyklus zwischen 2 Mitosen gestoppt (z.B. durch Vincristin, Vinblastin) u. damit der Zyklus aller Tumorzellen synchronisiert wird, so dass ein anschließend verabfolgtes, spezifisch die nächste Zellphase blockierendes Zytostatikum trotz relativ niedriger Dosierung eine möglichst große Zahl von Tumorzellen blockiert.

**Synchrọn|kultur:** s.u. ▸Synchronisation.

**Syn|chro|trọn:** *Physik* Kreisbeschleuniger (Prinzip: Betatron + Zyklotron), in dessen ringförmigem Vakuumrohr die in einem Linearbeschleuniger vorbeschleunigten Teilchen fokussiert u. extrem beschleunigt werden (Endenergien bis $10^{12}$ eV). E synchrotron.

**Syn|crẹtio:** *Pathologie* ▸Concretio. E syncretio.

**Syn|daktylịe:** angeborene Verwachsung von Fingern oder Zehen; u. zwar häutig, fibrös oder knöchern. S.a. ▸Symphalangismus, ▸Akrozephalosyndaktylie. E syndactyly.

**Syndecan:** ein ▸Proteoglykan. E syndecan.

**Syn|dẹse:** *Genetik* ▸Chromosomenkonjugation. E syndesis.

**Syn|dẹsma:** (Gelenk-)Band bzw. Bindehaut. E ligament.

**Syn|desm|ektomịe:** Ligamentdurchtrennung bzw. Ligamentausschneidung (= Exzision). E syndesmectomy.

**Syn|desmịtis: 1)** Entzündung eines (Gelenk-)Bandapparates. E syndesmitis. **2)** ▸Conjunctivitis.

**Syn|desmo|phyt:** systemische Bandverknöcherung an (Halb-)Gelenken (Abb.). E syndesmophyte.

**Syn|desmọsis:** die »Bandhaft« als Typ der ▸Articulatio fibrosa (= Junctura fibrosa); z.B. die radioulnare bzw. die tibiofibulare (durch die entsprechende Membrana interossea sowie – am Bein – durch das vordere u. hintere tibiofibulare Band). E syndesmosis.

**Syndets** *(engl. Kunstwort aus **synthetic detergents**):* Hautpflegemittel, die aus künstlichen Detergenzien (Tensiden) bestehen; S. setzen die Oberflächenspannung des Wassers herab u. ermöglichen dadurch eine bessere Benetzbarkeit der Haut mit Wasser.

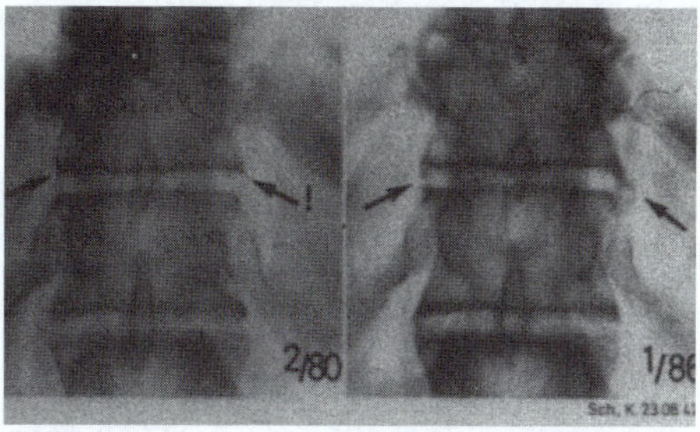


**Syndesmophyt:** typ. Veränderungen an der Wirbelsäule (Pfeile). [87]

**Syn|drom:** i.e.S. (SPRANGER) ein Muster multipler Anomalien, die bekannter- oder vermutetermaßen ursächlich verbunden sind. – I.w.S. ein sich stets mit etwa den gleichen Krankheitszeichen, d.h. einer Symptomatik mit weitgehend identischem »Symptomenmuster« manifestierendes Krankheitsbild mit unbekannter, vieldeutiger, durch vielfältige Ursachen bedingter (polyätiologischer u. -pathogenetischer) oder nur teilweise bekannter Ätiogenese; s.a. ▸Symptomenkomplex. Meist benannt nach den Autoren (= Eponym), aber auch nach der Ätiologie (z.B. Bestrahlungs-S.), Pathogenese (z.B. Salzverlust-S.), dem Hauptsymptom; als Akronym gebildet aus den Initialen mehrerer Symptome. – Auch Bezeichnung für eine diagnost. Zeichengruppe. E syndrome. – **S. der abführenden Schlinge:** Funktionsbehinderung in der abführenden Schlinge nach Magenresektion Typ BILLROTH II; Leitsymptom: Erbrechen von Speisen u. gallehaltigem Darminhalt nach Nahrungsaufnahme, gefolgt von sofortiger Beschwerdefreiheit. E efferent loop s. – **S. der Arteria ...:** s.u. ▸Arteria ... – **S. der blauen Skleren:** s.u. ▸Skleren. – **S. der blauen Windeln:** ▸Blaue-Windeln-Syndrom. E blue diaper s. – **S. der blauen Zehe:** ▸Sequenz der blauen Zehe. – **S. der blinden Schlinge:** ▸Blind-Loop-Syndrom. – **S. der eingedickten Galle:** (LADD-GROSS) das Gallenpfropf-S.; verlängerter Ikterus des Neugeborenen infolge Abflussbehinderung durch das bei Icterus gravis vermehrt anfallende Bilirubin (Bildung von Gallethromben). Zunahme des direkten Bilirubins, Bilirubinurie; Stühle im Gegensatz zur Gallengangsatresie anfangs noch gefärbt, dann zunehmend acholisch. Progn. zweifelhaft. S.a. ▸Hongkong-Cholangiohepatitis. E inspissated bile s. – **S. des geschlagenen Kindes:** Folgen der ▸Kindesmisshandlung. E battered child syndrome. – **S. der immotilen Zilien:** s.u. ▸KARTAGENER-S. E immotile cilia s. – **S. der in|adäquaten ADH-Sekretion,** Abk. SIADH: ▸SCHWARTZ-BARTTER-S. E s. of inappropriate ADH secretion. – **S. des Isthmus temporalis:** S. bei tentorieller Hernie mit Einklemmung des Gyrus parahippocampalis: gleichseitige Pupillenerweiterung u. -lähmung, kontralaterale Halbseitenlähmung, Bewusstlosigkeit. – **S. der Kaudalverschiebung des Hirnstammes,** JIROUT-S.: S. bei Hirndruck mit Hirnstammverschiebung Richtung Wirbelkanal; es bestehen Hinterkopfschmerz, Nackensteifigkeit, positives KERNIG- u. BABINSKI-Zeichen, Kleinhirnsymptome. E myelographic s. of caudal dislocation of the brain stem. – **S. des Minimal|hirnschadens:** frühkindlicher Hirnschaden (z.B. durch Geburtstrauma, Toxikose) ohne massive äußerlich erkennbare Veränderungen. Bei Normalität von Gang u. grober Motorik der Hände bestehen neurologisch fassbare Haltungsschwierigkeiten, Gleichgewichtsstörungen, später evtl. auch Verhaltensstörungen, Hyperkinesen, Entwicklungsverzögerung, Störung der Rechts-links-Unterscheidung. E minimal cerebral palsy (MCP), minimal brain damage s. – **S., neuroleptisches:** s.u. ▸Neuroleptika. – **$p^-$-Syndrome:** durch Verlust (▸Chromosomendeletion) eines Stücks eines kurzen (= p) ▸Chromosomenarms entstehende Krankheitsbilder (»Deletionssyndrome«); die Nummer des betroffenen Chromosoms wird vorangestellt. – **$3p^-$-S.:** Deletion im kurzen Arm des Chromosoms 3 mit Trigonozephalie, Lidptose u. Hexadaktylie; geistige Behinderung, Wachstumsrückstand. – **$4p^-$-S.:** ▸WOLF-S. – **$5p^-$-S.:** ▸Katzenschrei-S. – **$8p^-$-S.:** partielle Deletion im kurzen Arm des Chromosoms 8; geistige Behinderung, Wachstumsrückstand, Mikrozephalie, charakteristische Stirn-Nasen-Partie. – **$9p^-$-S.:** Fehlbildungskomplex (Trigonozephalie, Lidachse nach oben außen, hoher Gaumen etc.) mit Intelligenzminderung bei terminaler Deletion des kurzen Arms des Chromosoms 9 (Bruchstelle p22 oder p21). – **$10p^-$-S.:** Deletion im terminalen Abschnitt des kurzen Arms des Chromosoms 10 (10p14/p13); Wachstumsrückstand, verspäteter Fontanellenschluss, Gesichtsdysmorphien, Herzfehler u. Genitalfehlbildungen. – **$18p^-$-S.:** ▸(DE-)GROUCHY-S. I. – **$q^-$-Syndrome:** durch Verlust (▸Chromosomendeletion) eines Stücks eines langen (= q) ▸Chromosomenarms entstehende Krankheitsbilder (sog. »Deletionssyndrome«); die Nummer des betroffenen Chromosoms wird vorangestellt. – **$1q^-$-Syndrom:** Deletionssyndrom (langer Arm des Chromosoms 1) mit Mikro-Brachyzephalie, Entwicklungsrückstand, zerebralen Krämpfen. – **$4q^-$-S.:** Deletion im Endabschnitt des langen Arms von Chromosom 4; Kleinwuchs, ▸ROBIN-Sequenz, Mikrozephalie, Gesichtsdysmorphien. – **$5q^-$-S.:** Deletion (langer Arm des Chromosoms 5), die zur Beeinträchtigung der Blutbildung führt (makrozytäre Anämie, atypische Megakaryozyten). – **$7q^-$-S.:** endständige Deletion im langen Arm des Chromosoms 7; führt zu Gesichtsdysmorphien, Gaumenspalte, intrauterinem Wachstumsrückstand. – **$10q^-$-S.:** endständige partielle Deletion im langen Arm des Chromosoms 10; mit intrauterinem Wachstumsrückstand, Gesichtsdysmorphien, Herzfehler, Syndaktylie. – **$11q^-$-S.:** endständige Deletion des langen Arms von Chromosom 11; Schädel- u. Gesichtsfehlbildungen, Kleinwuchs, Herzfehler. – **$13q^-$-S.:** partielle Deletion des langen Arms von Chromosom 13 mit Mikrophthalmie, Anal- u. Genitalfehlbildungen, fehlendem Daumen. – **$18q^-$-S.:** ▸DE GROUCHY-S. II. – **18-R-S.:** Phänotyp bei ▸Chromosomenaberration mit Ringbildung eines Chromosoms 18; Kombination von Fehlbildungen wie bei Defizienzen am langen u. am kurzen Arm ($18p^-$-, $18q^-$-S., ▸(DE)-GROUCHY-S.). – **S. der Schilddrüsenhormonresistenz:** ▸REFETOFF-DE-WIND-DE-GROOT-S. – **S. der unruhigen Beine:** ▸WITTMAACK-EKBOM-Syndrom. E restless legs s. – **S. der verbrühten Haut:** ▸Epidermolysis acuta toxica. E scalded-skin s. – **S. der verstopften Gallenwege:** ▸Hongkong-Cholangiohepatitis. – **S. X: 1)** typische ▸Angina pectoris (oft mit positivem Belastungs-EKG) bei normalem ▸Koronarangiogramm (d.h. ohne nachweisbare Koronarstenosen). E s. X, anginal s. with normal coronary angiogram. **2)** klinische Bezeichnung für die Symptomkombination Insulinresistenz, Glucoseintoleranz, Hyperinsulinämie, erhöhte VLDL-Triglyceride, erniedrigtes HDL-Cholesterin u. Hypertonie (RAVEN 1988). – **S. der zuführenden Schlinge:** nach Magenresektion (BILLROTH II) von der zuführenden Duodenalschlinge ausgehende, z.T. operationstechnisch bedingte Beschwerden infolge Spasmen/Atonie, entzündlicher (»Afferentitis«) oder mechanisch bedingter Stauung (Letztere nach Resektion mit antekolischer Gastroenterostomie ohne BRAUN-Anastomose). ***Klinik:*** nach der Mahlzeit leichtes bis galliges Erbrechen, Spannungsgefühl; ferner Malabsorption; im Extremfall Geschwürbildung (evtl. mit Ruptur). S.a. Abb. E afferent loop s.

**Syn|echia, -echie:** fibröse Verklebung zweier normalerweise getrennter Gewebsschichten (s.a. ▸Adhäsion). E synechia. – **S. anterior bzw. posterior:** als vordere bzw. hintere S. des Auges die zwischen Irisvorderfläche u. Hornhaut bzw. Irishinterfläche u. Linsenkapsel (Letztere evtl. ringförmig); führt v.a. als

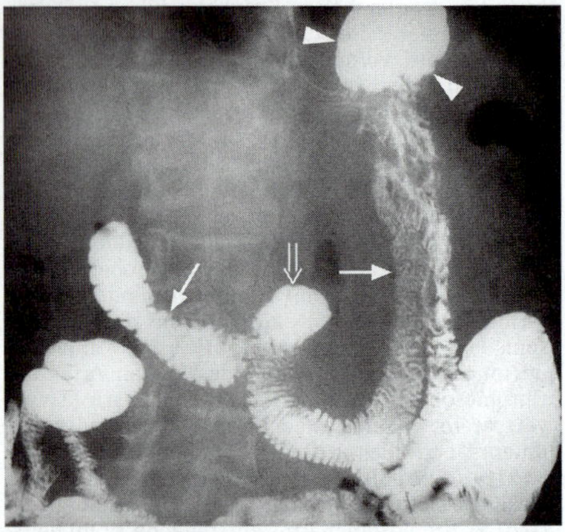

**Syndrom der zuführenden Schlinge:** Der Restmagen (▸) ist klein, die zuführende Schlinge (→) erscheint abnorm lang u. ist teilweise torquiert (=>) mit deutlicher Kontrastmittelfüllung im Sinne einer Stase. Eine BRAUN-Fußpunktanastomose fehlt (W. GOLDER, Institut für Röntgendiagnostik der Technischen Universität München, Klinikum rechts der Isar). [89]

totale S. zur Kammerwasserblockade. – **S. der Uteruswände:** Verklebung (Verwachsung) der Gebärmutterwände; z. B. nach schwerer (korrosiver oder kolliquativer) Endometritis, nach tief greifender Kürettage (= »traumatische intrauterine S.« = ▸ASHERMAN-FRITSCH-Syndrom), aber auch angeboren. – **S., velo|pharyngeale:** bei Gaumenspaltenplastik die Verkleinerung des Pharynx durch Fixieren eines gestielten Schlundwandlappens auf der nasalen Gaumenseite.

**Syn|echio|tomie:** ▸Iridolyse. E synechiotomy.

**Syn|ergie:** Mitarbeit, Zusammenwirken; z. B. das harmonische Zusammenspiel von Muskeln (s. a. ▸Agonist, ▸Antagonist); s. a. ▸Synergismus. – Gegenteil: ▸Dyssynergie (= ▸Ataxie). E synergy.

**Syn|ergismus: 1)** *Pharmazie* die sich ▸additiv oder überadditiv (= supraadditiv; ▸Potenzierung) gegenseitig unterstützende Wirkung mehrerer Arzneimittel. **2)** *Biologie* das Zusammenwirken von Organismen i. S. der gegenseitigen Förderung; auch gemeinsame Bildung u. Verwertung von Substanzen (z. B. Metaboliten); s. a. ▸Synergie. E synergism.

**Syn|ergist: 1)** i. S. des ▸Synergismus wirkendes Arzneimittel, Hormon etc. **2)** *Physiologie* i. S. der ▸Synergie wirkendes Organ. E synergist.

**Syn|gamie:** Vereinigung des ♂ u. ♀ Gameten bei der Befruchtung unter Bildung einer Zygote (mit Kernverschmelzung [Synkaryon]). E syngamy.

**syn|gen(etisch),** isolog: artgleich u. genetisch identisch (z. B. eineiige Zwillinge) bzw. von einem solchen Spender stammend (s. u. ▸Transplantation). E syngenic, syngeneic, isologous.

**Syn|härese, -hairese:** *Chemie* ▸Synärese. E syneresis.

**Syn|karzino|gen:** ▸Kokarzinogen. E cocarcinogen.

**Syn|karzino|genese:** (BAUER) die ▸Kokarzinogenese, v. a. im Sinne des Zusammenwirkens mehrerer Karzinogene bei der malignen Umwandlung von Zellen, d. h. bei der ▸Karzinogenese. E cocarcinogenesis.

**Syn|kinese:** *Physiologie* ▸Mitbewegung. E synkinesis.

**Syn|klitismus:** *Geburtshilfe* bei ▸Schädellage die normale (»achsengerechte«) Einstellung des kindlichen Kopfes beim Eintritt in das kleine Becken (oder kurz danach) derart, dass die Pfeilnaht beim physiologischen Querstand in Beckenmitte zwischen Symphyse u. Promontorium (d. h. in der ▸Beckenführungslinie) liegt. S. a. ▸Asynklitismus. E synclitism.

**syn|kopal:** bei oder in Form einer ▸Synkope. E syncopal.

**Syn|kope:** *Kardiologie* anfallsartige, kurz dauernde Bewusstlosigkeit (Ohnmacht) infolge Minderdurchblutung des Gehirns; im Unterschied zum epileptischen Anfall meist ohne motorische Entäußerungen. Als **kardiale S.** z. B. bei Rhythmusstörungen, Herzfehlern (v. a. Aortenstenose), KHK, hypertropher obstruktiver Kardiomyopathie, Herzinsuffizienz; als vaskuläre S. bei Gefäßerkrankungen (v. a. bei Hirngefäßerkrankungen); als zerebrale S. bei Anzapfsyndromen mit Blutentzug aus Hirnarterien; als vagovasale S. (s. a. ▸Orthostase-Syndrom), als medikamentenbedingte S. und – kardiovaskulär – als Schocksymptom. E syncope, faint. – **S., konvulsive:** durch schwere u. anhaltende Ischämie verursachte S. mit einem dem Bewusstseinsverlust folgenden sekundenlangen tonischen Krampf, evtl. auch mit Myoklonie (▸Dezerebrationsanfall). E convulsive s. – **S., vagovasale:** durch zentrale Vagus-Wirkung ausgelöste S. (evtl. als ▸ADAMS-STOKES-Syndrom); z. B. bei Erstickungsgefahr (Höhenkollaps), nach direkter Hirnschädigung, aber auch Auslösung im Karotissinus oder im Herzen. E vasovagal s.

**syn|onym:** sinnverwandt, gleichbedeutend. Terminus gleicher Bedeutung: **Synonym.** E synonymous, synonym.

**Syn|ophrys:** zusammengewachsene Augenbrauen. E synophrys.

**Syn|oph|thalmie, -opsie:** *Pathologie* teilweises bis vollständiges Ausbleiben der Trennung der embryonalen Augenanlage, im Extremfall als ▸Zyklopie. E synophthalmia.

**Syn|opto|phor, -skop:** Stereoskop zur Untersuchung der Bewegungs- u. Funktionskoordination der Augen u. zur Schielbehandlung (▸Orthoptik). E synoptophor.

**Syn|orchidie:** Verschmelzung (Fusion) beider Hoden zu einer einzigen Masse. E synorchi(di)sm.

**Syn|ostose, -ostosis:** knöcherne Verwachsung benachbarter Knochen. Physiologisch in Knochennähten (▸Sutura; auch krankhaft, als prämature S.), krankhaft v. a. als erbliche Fehlbildung (z. B. ▸Symphalangie, ▸Syndaktylie) sowie bei ▸Ankylose, durch ▸Brückenkallus. E synostosis. – **S. cleido|cranialis:** ▸KLIPPEL-FEIL-Syndrom. – **S., prä|mature:** vorzeitige knöcherne Verschmelzung von Skelettknochenteilen (z. B. von Sternumabschnitten, ▸SILVERMAN-Syndrom) oder von Schädelknochen im Bereich der Suturen (▸Kraniostenose). E premature s.

**Syn|ovia:** die von der Membrana synovialis gebildete, klare, schleimhaltige, fadenziehende Gelenkflüssigkeit (»Gelenkschmiere«). E synovial fluid, synovia.

**Synovia-Analyse:** Untersuchung des Gelenkpunktats auf Erreger, lokale Entzündungsaktivität, LDH, Kristalle, Blut, Rheumafaktor, antinukleäre Faktoren u. Immunkomplexe aus differentialdiagnostischen Gründen.

**Syn|ov(ial)ektomie:** operative Entfernung der ▸Membrana synovialis; als ▸Arthrectomia synovialis, Synovialisfensterung. E synovectomy.

**Syn|ovial|hernie:** *Orthopädie* Hernie der Synovialis, z. B. als ▸BAKER-Zyste. S. a. ▸Hygrom. E synovial hernia.

**Synovialis:** ▸Membrana synovialis.

**Synovialitis,** Synovitis: **1)** Entzündung der Gelenkinnenhaut (▸Membrana synovialis) im Rahmen einer ▸Arthritis, u. zwar primär als Arthro-S. (z. B. als akute rheumat. Erkrankung) oder sekundär bei ▸Osteoarthritis; führt zu Gelenkerguss (▸Hydrarthros; s. a. ▸Hämarthros, ▸Gelenkempyem), v. a. als eitrige S. evtl. zu Kapselphlegmone, paraartikulärer Abszedierung, Sepsis, Knorpel- u. Knochenzerstörung, Panarthritis. E synovitis. – **S. fungosa:** S. tuberculosa als ▸Gelenkfungus. E fungous s. – **S. purulenta:** eitrige S.; s. a. ▸Gelenkempyem. E purulent s. – **S. sicca:** vorwiegend fibrinöse S.; mit Reibegeräuschen. E dry s. – **S. tuberculosa:** primär synoviale Form der Gelenktuberkulose; z. B. bei Miliartuberkulose; auch als PONCET-Rheumatismus, ▸Gelenkfungus, u. als sekundäre S. bei primärer tbk. Osteoarthritis (hierbei mit Neigung zu Verkäsung). E tuberculous s. – **S. villọsa:** S. mit Hyperplasie der Synovialzotten (▸Villi synoviales). E villous s., villonodular s. **2) S. tendinosa, S. vaginalis,** Tenosynovialitis: S. der Synovialis der Sehnenscheiden (▸Vagina synovialis), d.h. als ▸Tendovaginitis, oder der Schleimbeutel (▸Bursitis). E tenosynovitis, vaginal s.

**Synovi(al)ọm:** Geschwulst mit Ursprung in der Synovialis der Gelenke oder Sehnenscheiden; v.a. an den Extremitäten lokalisierter, gelenknaher, evtl. fluktuierender Tumor unter gut verschieblicher Haut. E synovioma. – **S., malịgnes:** zu bösartigem Neoplasma entartetes S., evtl. mit foudroyantem Verlauf. Bei frühzeitiger Malignität = Synovialsarkom. E malignant s., synovial sarcoma.

**Synoviạl|sarkom:** s.u. ▸Synovialom. E synovial sarcoma.

**Synov(i)ịtis:** ▸Synovialitis. E synovitis.

**Synovi|orthẹse:** »Normalisierung der Synovialis« bei chronischer Entzündung (Synovialitis) durch Injektion von Radionucliden in die Gelenkhöhle (Radiosynoviorthese). E synoviorthesis.

**Syn|poly|daktyliẹ:** Kombination von ▸Syndaktylie u. Polydaktylie. E synpolydactyly.

**Syn|sialịtis:** vom Mesenchymanteil der Drüsen ausgehende Entzündung der Tränen- u. Speicheldrüsen als Begleitsymptom systemischer Krankheiten wie SJÖGREN-, HEERFORDT-, MELKERSSON-ROSENTHAL-Syndrom.

**Syn|tạxis** *(griech. = Zusammenstellung):* das harmonische Zusammenspiel von Bewegungskomponenten; Ggs. ▸Ataxie. E motor coordination.

**Syn|thạsen:** Synthesen katalysierende Enzyme; s.a. ▸Synthetase. E synthases.

**Syn|thẹse:** das Zusammenfügen. **1)** *Chemie* der künstliche (= in-vitro) Aufbau einer Verbindung. S.a. ▸Biosynthese. E synthesis. **2)** *Chirurgie* ▸Osteosynthese.

**Synthe(t)ạse:** *Enzymologie* ▸Ligase; s.a. ▸Synthase. E synthetase.

**synthetisch:** künstlich hergestellt (▸Synthese). E synthetic.

**syn|thym:** einer Grundstimmung entsprechend. E synthymic. – **s. Wahnformen:** aus einer Grundstimmung hervorgehende Wahnformen, z.B. Versündigungswahn bei depressiver Grundstimmung.

**syn|tọn:** in gefühlsmäßiger Harmonie mit der mitmenschlichen Umwelt (in »**Syntonie**«) bzw. mit der eigenen Wesensart (»ichsynton«). E syntonic.

**Syn|topiẹ:** die Lagebeziehungen eines Organs zu den Nachbarorganen. E syntopy.

**Syn|tropiẹ:** *Pathologie* über die statistische Wahrscheinlichkeit hinausgehende Häufigkeit des Zusammentreffens zweier Krankheiten. E syntropy.

**Syn|ulọsis** *(griech. oule = Narbe):* ▸Narbenbildung. E synulosis.

**Syn|uriẹ:** Fremdstoffausscheidung im Harn.

**Syn|zẹphalus:** *Pathologie* Kraniopagus. I.e.S. die »janizephalen« Formen der autositären ▸Doppelfehlbildung mit weitgehender Vereinigung der oberen Körperpartien einschließlich des Schädels (»Doppelschädel«) u. Koppelbildung unterhalb des Nabels. E syncephalus.

**syn|zytiạl:** eine Synzyte (= polyploide oder mehrkernige Riesenzelle) bzw. ein ▸Synzytium betreffend. E syncytial.

**Syn|zytio|tropho|blạst:** die aus dem Zytotrophoblasten hervorgehende synzytiale Außenschicht des Zottenepithels der Plazenta. E syn(cytio)trophoblast.

**Syn|zytium:** vielkernige Zytoplasmamasse ohne Zellgrenzen als Produkt der Verschmelzung von Zellen (z.B. bei Bildung des Synzytiotrophoblasten u. von Riesenzellen). E syncytium.

**Syphilịd:** die Haut- u. Schleimhauterscheinungen der ▸Syphilis II u. III. V.a. die hochinfektiösen Exantheme des zweiten Stadiums: nicht juckend, mit Lymphknotenbeteiligung, evtl. schubweise auftretend (= Erstlings- bzw. Rezidivexanthem), narbenlos abheilend; z.B. ringförmig (= anulär; auch als korymbiformes = ▸Bombensyphilid), lichenoid (als ▸Lichen syphiliticus), in Blasenform (= bullös; als ▸Pemphigus syphiliticus), erosiv (»nässende Papeln«, evtl. zu breiten Kondylomen (▸Condyloma latum) auswachsend), fleckig (= makulös; ▸Roseola) oder makulopapulös (fleckig mit z.T. stärkerer Infiltration, evtl. später rein papulös), knoten- oder knötchenförmig (= nodös bzw. nodulös), papillomatös (etwas wuchernd), papulös (rosafarben bis braunrot, kalottenförmig, scharf umschrieben, relativ derb, druckschmerzhaft; evtl. leicht knotig = papulonodös = Knoten-S., papulopustulös = Ekthyma syphiliticum); ferner schuppend (z.B. als ▸BIETT-Collerette); an Schleimhäuten als Plaques. S.a. ▸Syphiloderma, ▸Corona veneris, ▸Syphilom. E syphilid.

**Syphilido...:** s.u. ▸Syphilo...

**Syphilis,** Lues (venerea): chronische Infektionskrankheit durch ▸Treponema pallidum, übertragen fast stets unmittelbar beim Geschlechtskontakt, aber auch mittelbar bei Bluttransfusion, Verletzung etc. sowie – als angeborene S. – über die Plazenta (= diaplazentar). ***Einteilung u. Klinik:*** Bei der erworbenen S. werden klinisch 4 Stadien unterschieden: **S. I:** Primärstadium, das sich bei exogener Infektion nach der Inkubationszeit von 3 Wo. manifestiert (Abb.). Am Infektionsort tritt als ▸Primäraffekt eine Erosion (oder ein kleines Knötchen) auf, scharf gegen die Umgebung abgesetzt u. fibrinös oder krustig belegt, in der 4. Wo. geschwürig u. verhärtend (= harter Schanker = Ulcus durum), schmerzlos, evtl. mit umgebendem lymphangitischem Weichteilödem, hochinfektiös. Nachfolgend (3.–5. Wo.), über Lymphangitis, Entzündung der regionären Lymphknoten (syphilitische Lymphadenitis): schmerzloser ▸Bubo; später – auf dem Blutweg u. über den Ductus thoracicus – mehr oder minder allgemeine Lymphknotenschwellung (Polyscleradenitis universalis). In der 7.–8. Wo. das Eruptionsstadium, d.h. allgemeines Krankheitsgefühl, Neuralgien, Muskel- sowie Gelenk- u. Knochenschmerzen (v.a. nachts, als ▸Dolores osteocopi nocturni). **S. II:** Sekundärstadium (zusammen mit S. I als Früh-S. bezeichnet), das gekennzeichnet ist durch – hyperergisch bedingte – ▸Syphilide (s.a. ▸Roseola, ▸Condyloma latum), evtl. auch durch Erkrankung verschiedener Organe (z.B. Keratitis, Iritis, Hepatitis, Vaskulitis, Myokardschädigung; evtl. ▸Neurosyphilis). Nach Verschwinden dieses Erstlingsexanthems (etwa 4.–6. Wo.) u. eventueller Rezidivexantheme folgt ein klinisch stummes Stadium (S. latens), in welchem jedoch positive S.-Reaktionen v.a. im Liquor nachweisbar sind (als latente Früh-S. des ZNS mit negativen Seroreaktionen). Dieses ist nach 5–10–20 J. vom Tertiärstadium (**S. III**) gefolgt, in dem ▸Syphilome, große Papeln u. Geschwüre an der Haut (»ulzeröse Syphilide«) u. an Schleimhäuten (z.B. als Glossitis) sowie sog. Organ- oder Viszeral-S. auftreten, Letztere als gummöse u. interstitielle Entzündung, Perivaskulitis v.a. der parenchyma-

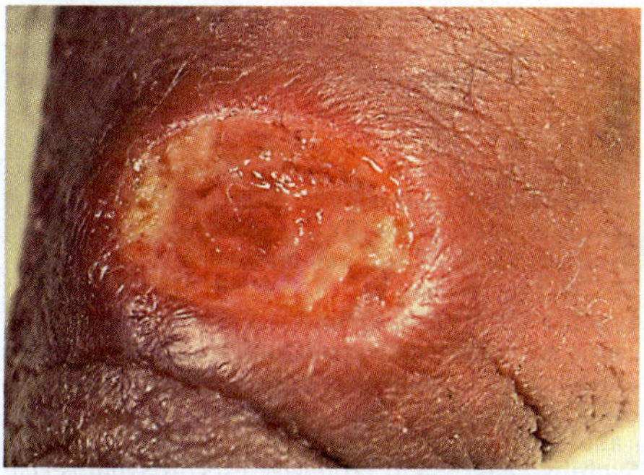

**Syphilis:** Primäraffekt am Penis. [524]

S

tösen Organe (z.B. Leber), des Herz-Kreislauf-Systems (= kardiovaskuläre S., v.a. als Mesaortitis), des ZNS (Neurosyphilis) u. des Skeletts (Ostitis, Periostitis). Bis zu 30 J. nach Erstinfektion das quartäre Stadium (**S. IV**) mit ▸Tabes dorsalis u. progressiver Paralyse sowie als Neurosyphilis; auch als Meta- u. Parasyphilis (wird zusammen mit Stadium III als ▸Spätsyphilis bezeichnet). ***Diagn.:*** stützt sich auf den stadiengemäßen klin. Befund, mikroskopischen Erregernachweis (Dunkelfeld) im Reizserum des Primäraffektes, serologische ▸Syphilis-Reaktionen. Die (gesetzlich obligate) Behandlung erfolgt mit Penicillin, Tetracyclinen, Chloromycetin, Erythromycin. **E** syphilis. – **S., angeborene: 1) S. connata, S. congenita:** die syphilitische ▸Fetopathie infolge diaplazentarer Infektion durch die an S. erkrankte Mutter (u. zwar erst nach dem 4. Schwangerschaftsmonat). Führt bei unbehandelter Mutter in etwa 30 % zu Spätabort oder Totgeburt, sonst zu Früh- u. Mangelgeburt. Nach der Geburt als **a)** Säuglings-S. (spätestens im 2. Lj. manifest); mit makulopapulösem Exanthem, syphilitischem ▸Pemphigus, flächenhaften Infiltraten an Körperöffnungen (am Mund ▸PARROT-Furchen), Handtellern u. Fußsohlen (Glanzhaut), Paronychie, Alopezie, Condylomata lata, blutig-schleimiger Rhinitis (▸Coryza syphilitica; später Sattelnase), Hepatosplenomegalie (»Feuersteinleber«), interstitieller Pneumonie (▸Pneumonia alba), Nierenerkrankung (Herdnephritis, Nephrose), Myokarditis, Osteochondritis u. Periostitis (später ▸PARROT-Lähmung), basaler Meningitis (mit Hydrocephalus internus). – Bei **b)** Spätmanifestation (nach dem 2. Lj.), d.h. bei Reaktivierung einer nicht oder unzureichend behandelten Säuglings-S., als **S. connatatarda** mit ▸HUTCHINSON-Trias, Periostosen (▸Säbelscheidentibia, ▸Caput quadratum oder natiforme, Olympierstirn), Sattelnase, Gonitis, ▸Neurosyphilis (evtl. mit Demenz, juveniler Paralyse); ferner Anämie, Ikterus, milchkaffeefarbenes Hautkolorit, Gedeihstörungen. Als Schwerstform die **S. congen. haemorrhagica**, die schwere viszerale Form mit enormer Lebervergrößerung u. evtl. lebensbedrohlichen Blutungen infolge Minuskoagulopathie. Prophylaxe der konnatalen S. mittels Lues-Serologie im 4. u. 7. Schwangerschaftsmonat. **2)** i.w.S. die unter der Geburt erworbene S. mit – oft verborgenem – Primäraffekt. **E** congenital s. – **S. décapitée** *(franz.):* bereits im Anfangsstadium durch intensive Behandlung kupierte S. – **S. d'emblée** *(franz. = von vornherein):* S. ohne Primäraffekt, mit Stadium II beginnend; v.a. nach transfusionsbedingter Infektion. – **S., en|demische,** Bejel: in einigen Ländern Europas, Afrikas u. Asiens eine meist schon im Kindesalter extragenital (nichtvenerisch!) übertragene S.; mit Symptomen ausschließlich der Stadien II u. III an Haut, Schleimhaut u. Knochen. **E** endemic s. – **S. extragenitalis:** S. mit Lokalisation des Primäraffektes außerhalb des Genitalbereichs (evtl. als nichtvenerische S.). **E** extragenital s. – **S. latens:** latente Früh-S. des ZNS. **E** late latent s. – **S. mali|gna:** galoppierende (klinisch schwer verlaufende, evtl. lebensbedrohliche) S. II bei geschwächten Personen; evtl. Fieber, geschwüriger Zerfall der Syphilide mit Bildung austernschalenartiger Beläge (= ▸Rupia syphilitica). – **S., nichtvenerische:** nicht durch den Geschlechtsakt (im weitesten Sinne) übertragene S.; z.B. die S. d'emblée, die **S. technica** (Berufsschanker bei Ärzten, Schwestern etc. durch Kontakt mit infektiösem Material). **E** nonvenereal s. – **S. tardiva: 1)** Syphilis connata tarda. **2)** die Spätsyphilis (v.a. Stadium III). **E** late s. – **S., zerebrospinale:** ▸Neurosyphilis. **E** cerebrospinal s.

**Syphilis-Diagnostik: 1)** direkte Verfahren zum Nachweis von ▸Treponema pallidum: z.B. Dunkelfeldmikroskopie, Züchtung auf Spezialnährböden, Inokulation von Versuchstieren. **2)** *Serologie* ▸Syphilis-Reaktionen.

**Syphilis-Reaktionen:** *Serologie* Tests für Syphilis-Diagnostik im Serum oder Liquor. **1)** Nachweis spezifischer Antikörper (IgM, IgG) gegen Treponema-pallidum-Antigene als ▸Treponema-pallidum-Hämagglutination (TPHA) oder ▸Fluoreszenz-Treponemen-Antikörpertest (FTA-ABS-, IgM-FTA-ABS- u. 19S-IgM-FTA-ABS-Test); ferner im ▸Enzym-Immunoassay (IgG- oder IgM-EIA bzw. ELISA, Bestätigung durch Immunoblot) u. Nucleinsäureverstärkungstechnik (NAT). **2)** Nachweis von »Reaginen« gegen Phospholipide (»Lipoidantikörper«, s.u. ▸Cardiolipin; ursprünglich wurden ▸WASSERMANN-Antigene eingesetzt); erfolgt(e) als Komplementbindungsreaktion (WASSERMANN), als Makro- (RPRC) oder Mikroflockungstest (VDRL-Test). Als Suchtests werden v.a. der TPHA-Test (▸Treponema-pallidum-Hämagglutination), im angloamerikan. Bereich v.a. der ▸VDRL-Test angewandt, die Bestätigung kann mit dem FTA-ABS-Test (s.u. ▸Fluoreszenz-Treponemen-Antikörpertest) erfolgen. Nur noch histor. Bedeutung haben die klassische ▸WASSERMANN-Reaktion u. der NELSON-MAYER-Test. **E** serologic tests for syphilis.

**Syphilis|spirochäte:** ▸Treponema pallidum; s.a. ▸NICHOLS-Stamm.

**Syphilo|derm(a):** die Hauterscheinungen der Syphilis (▸Syphilid, ▸Syphilom). **E** syphiloderm(a). – **S. pigmentosum:** örtliche (meist passagere) Pigmentzunahme am Ort abgeheilter Syphilide. S.a. ▸Leukoderma syphiliticum.

**syphilo|gen:** durch Syphilis bedingt. **E** syphilitic, luetic.

**Syphilo|logie:** die Lehre von der Syphilis (Pathologie, Diagnostik, Behandlung). **E** syphilology.

**Syphilom(a):** Granulationsgeschwulst der Syphilis III; als ▸Gumma syphiliticum u. als tuberöses(-serpiginöses-ulzeröses) Syphilid. **E** syphiloma.

**Syring|adenom:** ▸Hidradenoma. **E** syringoadenoma.

**Syring|ektomie:** operative Entfernung eines Fistelganges. **E** syringectomy, fistulectomy.

**Syrin|gitis:** Entzündung der ▸Tuba auditiva; s.a. ▸Tubenkatarrh. **E** syringitis.

**Syringo|bulbie:** die bulbäre Form der ▸Syringomyelie; Erkrankung der Medulla oblongata (= Bulbus medullae spinalis), der Brücke u./oder des Mittelhirns. ***Klinik:*** dissoziierte Empfindungsstörung (meist im Trigeminusbereich), Abduzens-, Akzessorius- u. Fazialislähmung, Zungen-, Gaumensegel- u. Kehlkopfmuskulaturatrophie, Nystagmus, Fibrillationen u. Faszikulation der Zunge, vegetative Störungen. **E** syringobulbia.

**Syringom(a):** ▸Hidradenoma. **E** syringoma.

**Syringo|myelie:** als »genuine« (echte) S. eine Krankheit des Rückenmarks (RM) als Folge einer ▸Dysrhaphie (Morphogenesestörung des Neuralrohres mit fehlerhafter Mesenchymentwicklung), aus der eine Zerstörung von RM-Gewebe mit Bildung lang gestreckter Höhlen- u. Spalten in der grauen Substanz resultiert (Hinterhornbasis, später auf Seiten- u. Vorderhörner übergreifend) sowie Gliawucherung. Beginnt im mittleren Lebensalter, betrifft meist das Hals- u. Brustmark (s.a. Abb.), selten den Hirnstamm (▸Syringobulbie) oder lumbosakrale RM-Bereiche. ***Klinik u. Verlauf:*** dissoziierte Empfindungsstörung (Aufhebung von Schmerz- u. Temperaturempfindung bei weitgehend erhaltener Tast- u. Tiefensensibilität), schlaffe Lähmungen mit Muskelatrophie, Faszikulationen u. Fibrillationen (im EMG objektivierbar); Störungen der vegetativen Innervation, z.B. HORNER-Syndrom oder ROQUE-Zeichen (Exophthalmus, Mydriasis, Lidspaltenerweiterung), Ernährungsstörungen der Gewebe (evtl. mit Verstümmelung); später Pyramidenbahnsymptome u. spastische Lähmungen. Verlauf extrem chronisch (evtl. jahrelanger Stillstand); evtl. Gelenkkompl. (Arthropathie). Als mögliche Variante ein Typ mit Überwiegen der Gliawucherung u. ohne wesentl. Höhlenbildung (»Stiftgliose«). – Ferner sekundäre Höhlenbildungen z.B. als Tumor-, Verletzungsfolge etc. **E** syringomyelia.

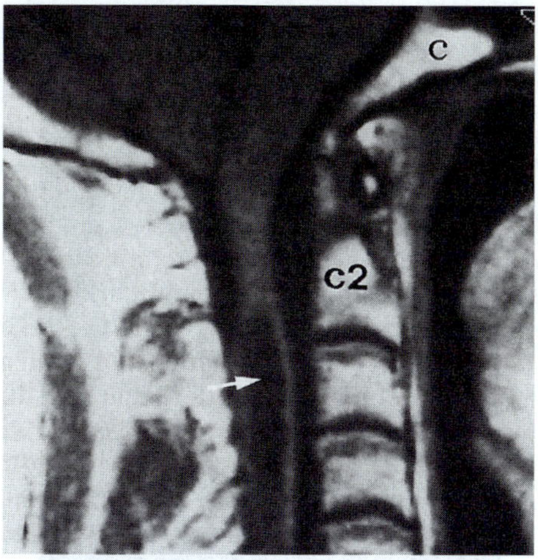


**Syringomyelie:** Kernspinresonanztomogramm einer S. (Pfeil). Tiefstand der Kleinhirntonsillen u. Höhlenbildung im oberen Halsmark (C = Clivus, C2 = Wirbelkörper $C_2$). [39]

**Syringo|tomie:** Fistelspaltung. E syringotomy.
**Syringo|zystom:** ▸Hidradenoma cysticum. E syringocystoma.
**Sy|rinx:** **1)** *Anatomie* röhrenförmiges Organ (i.e.S. die Ohrtrompete = ▸Tuba auditiva). **2)** *Pathologie* ▸Fistel. E syrinx.
**Sysoma:** *Pathologie* eine inkomplette ▸Doppelfehlbildung.
**Sys|sarcosis:** Verbindung zweier Skelettabschnitte durch einen Muskel (z.B. Hyoid-Unterkiefer-Verbindung durch M. digastricus). E syssarcosis.
**System:** ein zweckmäßig geordnetes Ganzes von Dingen, Vorgängen etc., i.w.S. auch das Prinzip dieser Zusammenstellung (▸Systematik); z.B. *anat, physiol* eine funktionelle Einheit von Organen (▸Apparatus) oder von strukturellen Elementen (z.B. adrenergisches, chromaffines, extrapyramidal-motorisches, fibrinolytisches, hämatopoetisches [Blutbildung], limbisches System); i.w.S. auch der Gesamtorganismus, der »Körper« (z.B. System- = Körperkreislauf); s.a. ▸Systema, ▸Myologia, ▸Osteologia, ▸Arthrologia, ▸Splanchnologia, ▸Angiologia. – *anästh* ▸Narkosesystem. – *physik* s.u. ▸SI-Einheiten. E system.
**Systema lymphaticum:** Sammelbegriff für Lymphgefäße (Vasa lymphatica), Lymphgefäßstämme (Trunci lymphatici), Milchbrustgang (Ductus thoracicus) u. die regionären Lymphknoten (Nodi regionales; ▸Nodi lymphatici) sowie für die diffusen lymphatischen Gewebe (Lymphozyten in Bindegewebe, Schleimhäuten, Drüsen), die solitären u. aggregierten Lymphfollikel der Gewebe, die Milz u. die lymphoepitheliales bzw. lymphoretikuläres Gewebe enthaltenden Organe (Tonsillen u. Thymus bzw. Knochenmark). E lymphatic system. – **S. nervosum:** das ▸Nervensystem. E nervous system.

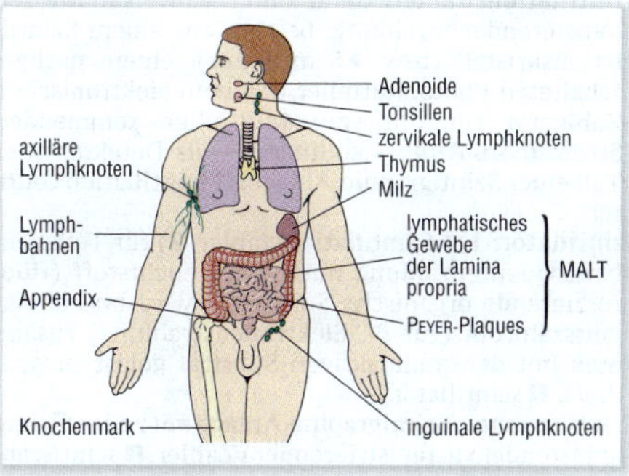


**Systema lymphaticum.** [53]

**Systematik:** wissenschaftlich fundierte Einteilung von Dingen, Phänomenen. – *biol* Zweig der Biologie, befasst mit einer sinnvollen vergleichenden Ordnung der Organismen; das Ergebnis ist eine Hierarchie von Taxa verschiedener Wertigkeit (Tab.; am Beispiel der Bakteriologie), das Ziel eine Ordnung, die die auf bestimmten morphologischen, biochem., serolog. etc. Merkmal(skombination)en beruhende taxonomische Einteilung als Ausdruck abgestufter genetischer Verwandtschaft, d.h. als »natürliches System« aufzufassen erlaubt. E systematics, systematization.

| **taxonomische Rangordnung** (am Beispiel Leptospira interrogans) | |
|---|---|
| Reich | Procaryotae |
| Division | Gracilicutes |
| Klasse | Scotobacteria |
| Ordnung | Spirochaetales |
| Familie | Leptospiraceae |
| Genus | Leptospira |
| Spezies | Leptospira interrogans |
| **»infrasubspezifischer« Rang** | |
| Serovar | z. B. L. i. icterohaemorrhagiae |

**Systematik.** [41]

**systematisch:** **1)** eine ▸Systematik betreffend, einem System folgend. E systematic(al). **2)** *Pathologie* ein Organsystem (= »systemisch«) oder den Gesamtorganismus betreffend. E systemic, generalized.
**System|atrophie:** Atrophie eines Organsystems. – Als S. des Zentralnervensystems eine degenerative Krankheit, die auf bestimmte Bereiche, Bahnen beschränkt ist; z.B. die PICK-Krankheit (1), HUNTINGTON-Chorea, Paralysis agitans, spastische Spinalparalyse, nukleare bzw. neurale Muskelatrophie (Erkr. der Vorderhornganglienzellen bzw. Hinterstränge), myatrophe Lateralsklerose, FRIEDREICH-Ataxie. E atrophy of an organ system.
**System|blutdruck:** der von der Auswurfleistung des Herzens u. dem peripheren Gefäßwiderstand bestimmte Blutdruck in den großen Arterien des Körper- = Systemkreislaufs. E systemic blood pressure.
**Système International (d'Unités)** *(franz.): Physik* s.u. ▸SI-Einheiten. E International System of Units.
**System|erkrankung:** Krankheit, deren Geschehen auf ein bestimmtes Organ- oder Stoffwechselsystem (z.B. bei Enzymdefekt) ausgedehnt bzw. beschränkt ist; i.e.S. *neur* die ▸Systematrophien. E system disease.
**systemisch:** s.u. ▸systematisch. E systemic.
**System|mykose:** ▸Mykose mit Tendenz zum Befall mehrerer Organe; z.B. die ▸Histoplasmose u. die ▸Kokzidioidomykose. E systemic mycosis.
**Sy|stole** *(griech. = Zusammenziehung):* die sich rhythmisch (jeweils nach der ▸Diastole) wiederholende Kontraktion eines Hohlorgans; i.e.S. die dem Blutauswurf dienende S. des Herzens (mit Abhängigkeit ihrer Förderleistung [▸Herzschlagvolumen] von Füllungszustand, Dauer, Frequenz), u. zwar als Vorhof- u. als – nachfolgende – Kammer-S. (mit Anspannungs- u. Austreibungsphase), s.a. ▸Herzzyklus. E systole.
**Sy|stolia alternans:** *Kardiologie* die regelmäßig von Schlag zu Schlag wechselnde Kontraktionskraft des Herzens; führt zu ▸Pulsus alternans (s.a. ▸Alternans). E ventricular alternans.
**Sy|stolikum:** systolisches ▸Herzgeräusch. E systolic murmur.

S

**systolisch:** während der (Herz-)Systole; ▸Systolikum. 🅴 systolic.
**Syzygium:** *Genetik* ▸Zygote. 🅴 syzygy.
**Syzygium cumini:** ▸Jambulbaum.
**S-Zacke:** im Elektrokardiogramm (dort Abb.) die 1. negative Zacke (> 0,5 mV) im Anschluss an die positive R-Zacke. 🅴 S wave.
**S-Zahl:** *Chemie* ▸SVEDBERG-Einheit. 🅴 Svedberg unit.
**Szent-Györgyi-Quotient** (ALBERT SZ.-G. VON NAGYRAPOLT, 1893–1986, Biochemiker, Szeged/Ungarn; 1937 Nobelpreis für Medizin): von PAL GYÖRGY aufgestellte (aber A. SZ.-G. zugeschriebene) Relation der Serumelektrolyte als Kriterium der neuromuskulären Erregbarkeit (die mit der Größe des Zählers ansteigt u. mit der des Nenners abfällt). S. Formel.

$$\frac{K^+ \cdot HCO_3^- \cdot HPO_4^{2-}}{Ca^{2+} \cdot Mg^{2+} \cdot H^+} \; (= k)$$

**Szent-Györgyi-Quotient.**

**Szinti|gramm,** Scan: das bei der ▸Szintigraphie gewonnene Aktivitäten-Verteilungsbild; s. Abb. 🅴 scintigram, scintiscan, radioisotope scan.

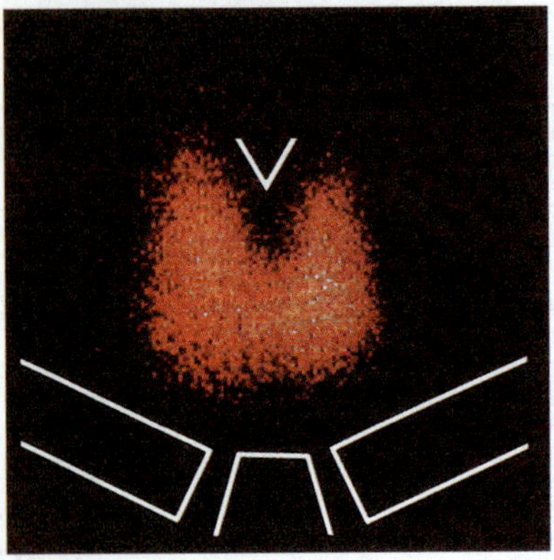

**Szintigramm:** Verteilungsbild einer diffus vergrößerten Schilddrüse. [272]

**Szinti|graphie,** Radioimaging: bildgebendes Verfahren zur Funktions- u. Lokalisationsdiagnostik (z.B. Schilddrüsen-, Knochen-Sz., s.a. Abb.). Zweidimensionale, intensitätsproportionale Darstellung der selektiven Verteilung eines (Gamma-)Strahlers in einem Objekt (z.B. in einem Papierstreifen bei Radiochromatographie), i.e.S. im lebenden Organ(ismus) nach Inkorporation des Radionuclids (▸Radiopharmakon). Die Abbildung erfolgte früher durch einen sich zeilenförmig über dem Messobjekt bewegenden Szintillationszähler (Szintiscanner; mit Kollimator), der im synchron über ein Registrierpapier geführten Schreibkopf eine Strichmarkierung auslöst. Entsprechend der Aktivitätsverteilung entstand ein »Strichebild« (= Styloszintigramm) bzw. ein Photo- oder ▸Farbszintigramm. Abbildung erfolgt heute nur noch als Gammakamera-Scan (s.u. ▸Szintillationskamera). S.a. ▸Computer-Szintigraphie, ▸ROI-Technik. 🅴 scintigraphy, scintiscanning, radioisotope scanning.
**Szintillation:** im Szintillationskristall (der – nach Absorption – Teilchen oder Quanten in Lichtblitze = Photoquanten umsetzt) durch Auftreffen eines energiereichen Teilchens oder γ-Quants hervorgerufene fast punktförmige Lumineszenz sehr kurzer Dauer. 🅴 scintillation.
**Szintillations|detektor:** s.u. ▸Szintillationszähler. 🅴 scintillation detector.
**Szintillations|kamera,** Gammakamera: (H. O. ANGER 1958) ein mit stehendem Detektor (inkl. ▸Kollimator) ausgestattetes Szintigraphiegerät, mit dem die von Szintillationskristallen des Gerätes gelieferten ▸Szintillationen mittels ▸Sekundärelektronenvervielfacher (Photomultiplier) in Stromstöße umgesetzt, auf einem Oszillographen ortsgetreu dargestellt u. photographisch zum Szintigramm summiert oder aber digital gespeichert werden. Die damit mögliche Aufzeichnung in rascher Bildfolge erlaubt die Erfassung von Aktivitätsänderungen über die Zeit (Aktivitäts-Zeit-Kurve: z.B. als sog. dynamische ▸Sequenzszintigraphie). 🅴 gamma camera, scintillation c.

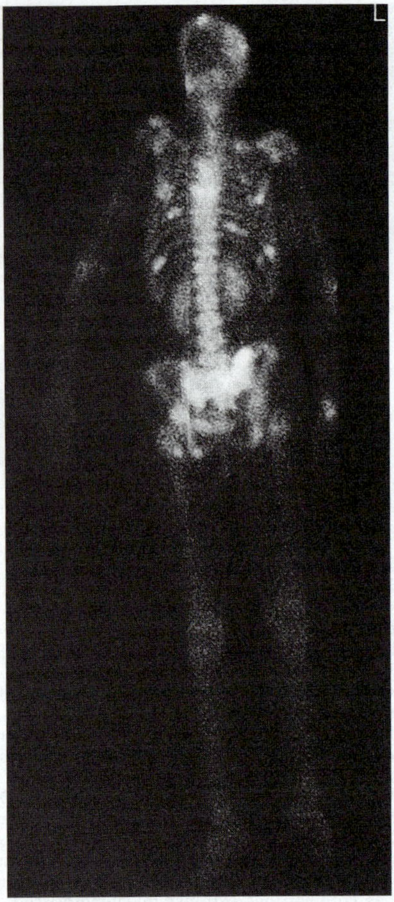


**Szintigraphie:** multiple Metastasen im Stammskelett u. Schädel bei Mammakarzinom. [459]

**Szintillations|kristall:** s.u. ▸Szintillation.
**Szintillations|zähler:** Gerät zum Nachweis u. Messen ionisierender Strahlung; besteht aus einem Szintillationskristall (bzw. ▸Szintillator), einem nachgeschalteten Photomultiplier u. einem elektronischen Zählgerät für die vom Multiplier kommenden Stromstöße. ***Anw.*** – kollimiert – als Detektor oder Teil einer Szintigraphie-Anlage. 🅴 scintillation counter.
**Szintillator:** **1)** ▸Szintillationszähler. **2)** für Teilchenbzw. Quantenzählung nutzbarer Leuchtstoff (fluoreszierende organische Substanz); wird im Flüssigkeitszählrohr (für β-, Elektronenstrahlung) zusammen mit dem radioaktiven Substrat gelöst suspendiert. 🅴 scintillator.
**Szinti|scanner:** Szintigraphie-Anlage mit zeilenförmig abtastendem u. registrierendem Zähler. 🅴 scintiscanner.
**Szir|rhus:** *Pathologie* ▸Skirrhus. 🅴 scirrhus.

# T

**T:** Kurzzeichen für *anat* Tuberculum, *biochem* Threonin, *chem* Tritium, *kard* T-Zacke, *ophth* Augendruck, *genet* Translokation, telozentr. Chromosom, *immunol* Transplantation (z.B. T-Antigen), *physik* absolute Temperatur, Torr, Tera (= $10^{12}$faches).

**$T_{1/2}$:** *Physik* ▸Halbwert(s)zeit.

**$T_3$:** ▸Trijodthyronin. E $T_3$.

**$T_4$,** Tetrajodthyronin: ▸Thyroxin. E $T_4$.

**t:** *Anatomie* temporal, *biochem* Transfer (z.B. tRNS), *physik* Zeit (tempus), Tonne, *genet* akrozentr. Chromosom, Translokation, *statist* Prüfgr. beim ▸t-Test.

**TA:** Abk. für ▸Terminologia Anatomica.

**$T_A$, $T_a$:** *Kardiologie* ▸Ta-Welle.

**Ta:** *Chemie* Symbol für ▸Tantal. E Ta.

**TAA** *(engl.)* Abk. für **t**umor-**a**ssociated **a**ntigen: s.u. ▸Tumorantigene.

**T.A.B.:** s.u. ▸Typhus-Paratyphus-Impfstoff.

**Tabak:** s.u. ▸Nicotin, ▸Nicotinvergiftung, ▸Raucher..., ▸Tabakvergiftung. E tobacco.

**Tabak-Alkohol-Amblyopie,** Tabak-Alkohol-Atrophie: beidseitige, meist irreversible Sehminderung in Folge einer Sehnervenatrophie bei chronischem Tabak- u. Alkoholabusus, vermutlich durch Hemmung der Cytochromoxidase der Atmungskette bedingt. E tobacco alcohol amblyopia.

**Tabak|blasen:** bei Bewusstlosigkeit Aufblähen der Wangen während jeder Exspiration (infolge schlaff geschlossener Lippen) als Symptom einer schweren Hirnschädigung; evtl. einseitig betont bei frischem Schlaganfall auf der gelähmten Seite. E buccal exhalation.

**Tabak|mosaik|virus,** Abk. TMV: (IWANOWSKY 1892) RNS-Virus (6-kantiges Stäbchen, 300 × 15 nm; schraubenförmiges RNS-Molekül). Erreger der Mosaik- bzw. Blattflecken-Krankheit an Tabak u.a. Solanazeen; übertragen durch Blattläuse. E tobacco mosaic virus.

**Tabak|rauch:** s.u. ▸Raucherschäden, ▸Nicotin-, ▸Tabakvergiftung. E tobacco smoke.

**Tabaks|beutel|gesäß:** das längs gefaltete Gesäß (Unterhautfettgewebsschwund) dystropher Säuglinge, z.B. bei Spue, Zöliakie.

**Tabaks|beutel|naht:** *Chirurgie* Kreis- oder Schnürnaht um einen Organstumpf, der durch deren Raffung versenkt wird; z.B bei Appendektomie, Scheidenplastik (GERSUNY-Naht), Zystotomie (HRYNTSCHAK-Naht). E purse-string suture.

**Tabak(staub)lunge,** Tabacosis pulmonum: nicht allg. anerkannte Pneumokoniose (Tabakstaub führt auch mit Quarzbeimengung nur zu unspezifisch-chronischer Entzündung) mit bräunlich-scholligen Pigmentablagerungen (nicht sicher als Tabakstaub identifiziert). – Sichere Pathogenität des Tabakstaubs nur bei Verunreinigung mit Pilzsporen (Blastomykose der Tabakarbeiter), durch Giftwirkung des Nicotins u. bei Tabakallergie, wahrscheinlich aber auch durch Milbengehalt, mineralische Verunreinigungen, Oxalate der Drüsenhaare des Tabakblatts (mechanische Reizung). E tabacosis pulmonum.

**Tabak|vergiftung:** akute Intoxikation als ▸Nicotinvergiftung, chronische T. durch ein Zusammenwirken verschiedener Gifte mit den jeweils mehr oder weniger ausgeprägten Symptomen der Dauereinnahme, von Bedeutung sind neben Nicotin (Hauptwirkstoff) Kohlenoxid, Stickstoffoxide (NO u. $NO_2$), verschiedene Reizgase sowie karzinogene Stoffe wie Benzpyren, Nitrosamine u. Schwermetalle; statistisch besteht ein Zusammenhang zwischen Tabakkonsum (v.a. durch Zigaretten) u. dem gehäuften Auftreten von Arteriosklerose bzw. Koronarerkrankungen u. deren Komplikationen (obliterierende Gefäßerkrankungen, Myokardinfarkt) sowie Bronchialkarzinomen, wobei der Entstehungsmechanismus nicht eindeutig geklärt ist; s.a. ▸Raucher... E tabacosis.

**Taba|nidae:** *Entomologie* Familie »Bremsen« [Brachycera]; Larvenentwicklung in feuchtem Erdreich, am Rande stehender Gewässer; ♀ Blutsauger u. Krankheitsüberträger bei Mensch u. Säugetier.

**Tabardillo-Fieber** *(span. = kurzer roter Mantel):* der »mexikan. Typhus« (»Matlazahuatl«), ein in Mittelamerika endem. murines Fleckfieber. E tabardillo.

**Tabatière** *(französ. = Schnupftabakdose):* über der Handgelenk-Radial-/Dorsalseite ein Grübchen zwischen zum Daumen gehörigen Sehnen. E (anatomical) snuffbox.

**Tabellae** *(latein.):* ▸Tabletten. E tabellae.

**Tabes:** Auszehrung, Schwindsucht. E tabes. – **T. dorsalis,** Rückenmarksschwindsucht: (ROMBERG 1840, DUCHENNE 1858) Treponemen-bedingte Entzündung der Rückenmarkshinterwurzeln mit sekundärer, auch primär-zentripetaler Degeneration der Hinterstränge (zunächst der GOLL-, später der BURDACH-Stränge), die im Allgemeinen lumbal, ausnahmsweise auch zervikal oder thorakal beginnt. ***Ätiol.:*** Die Entmarkung (s. Abb.) ist Folge einer Syphilis, und zwar als quartäres Stadium 4–30 J. nach Erstinfektion oder als Spätstadium einer konnatalen Syphilis; oft als ▸Taboparalyse. ***Klinik:*** Frühsymptome sind lanzinierende Schmerzen, Kältehyperpathie, »positiver ▸ROMBERG,«, Verlust der Eigenreflexe (zunächst an Beinen = ERB-WESTPHAL-Zeichen) mit Muskelhypotonie, Störung von Tiefensensibilität u. Vibrationsempfindung sowie spinaler Ataxie (Hinter-

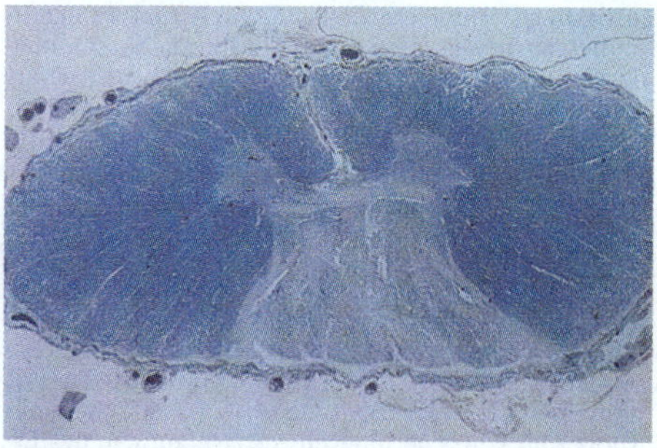

**Tabes dorsalis:** Entmarkung der hell dargestellten Hinterstränge bei erhaltenen (dunklen) Markscheiden (Rückenmarkschnitt). [178]

strang-Syndrom). Später reflektor. Pupillenstarre (▸Argyll-Robertson-Phänomen), Augenmuskellähmungen, Optikusatrophie, Sensibilitätsstörungen (▸Hitzig-Zone, ▸Bulbussymptom) u. Blasenstörungen (»Tabikerblase«: zunehmende Harnretention u. Blasenatonie als Folge der Sensibilitätsstörung); seltener schmerzhafte »tabische Krisen« an inneren Organen u. troph. Störungen (Malum perforans, Arthropathia tabica). Evtl. atypische, d.h. oligosymptomat. oder aber galoppierende Form, auch spontaner Prozessstillstand. ***Diagn.:*** Syphilis-Reaktionen zu 70% sero-, zu 60% liquorpositiv; im Liquor außerdem Rundzell- (bis $^{50}/_{3}$ Zellen) u. Gammaglobulin-Vermehrung (Linkszacke in der Kolloidkurve). ***Ther.:*** Penicillin. **E** tabes dorsalis.

**tabeticus, tabisch:** die ▸Tabes dorsalis betreffend, z.B. tabische ▸Krise. **E** tabetic, tabic.

**Tabiker|blase:** s.u. ▸Tabes dorsalis. **E** tabetic bladder.

**Tabletten,** Tab(u)lettae, Tabulae (compressae), Compressi: *Pharmazie* aus pulverförmigen (granulierten) Wirk- u. Hilfsstoffen in einheitl. Dosierung zu Diskus-, Zylinder-, Ei-, Kugel-, Stäbchen- oder Würfelform gepresste, mechanisch haltbare u. lagerfähige Arzneiform. **E** tablets.

**Tabo|paralyse:** *Neurologie* Kombination von ▸Tabes dorsalis u. progressiver ▸Paralyse, meist durch Hinzutreten der Letzteren zur jahrelang bestehenden Tabes. Unbehandelt mit im Vergleich zur reinen Paralyse protrahiertem Verlauf. **E** taboparesis.

**Tabula** *(latein.):* Brett, Tafel, Liste. **E** table. **1)** T. compressa: *Pharmazie* ▸Tablette. **E** tablet. **2)** *Anatomie* T. externa, T. interna der Schädeldecke (s.u. ▸Lamina). **E** table, lamina.

**Tabuletta:** ▸Tablette. **E** tablet. – **T. obducta:** ▸Dragée. **E** sugar-coated t.

**Tabun:** organischer Phosphorsäureester als flüssiger Kampfstoff (Typ »Nervengas«). **E** tabun.

**Tacalcitol:** ein ▸Vitamin-$D_3$-Derivat; topische ***Anw.*** bei Psoriasis. **E** tacalcitol.

**Tacaribe-Virus:** ein Virus der Familie ▸Arenaviridae.

**Taches** *(franz.):* Flecken. **E** spots. – **T. bleues:** bläulich schwarze Verfärbung der Haut bei Pediculosis pubis an den Stichstellen der Läuse. **E** blue sp. – **T. laiteuses:** *Anatomie* ▸Milchflecken. **E** milky sp. – **T. noires:** schwarze Primärläsionen bei Rickettsiosen, z.B. Boutonneuse-, Queensland-, Tsutsugamushi-Fieber. **E** black sp. – **T. vierges:** *Bakteriologie* Löcher im Bakterienrasen durch Bakteriophagie.

**tachy...:** Wortteil »schnell«.

**Tachy|arrhythmia absoluta:** absolute ▸Arrhythmie mit einer Herzfrequenz > 100/Min.; tritt häufig in Kombination mit ▸Vorhofflimmern auf.

**Tachy|ar|rhythmie:** *Kardiologie* die schnelle Form der absoluten ▸Arrhythmie. **E** tachyarrhythmia.

**Tachyarrhythmie-Bradykardie-Syndrom:** ▸Sick-Sinus-Syndrom.

**Tachy|kardie,** Herzjagen: Beschleunigung der Herzfrequenz auf > 100/Min.; als Ursachen werden gesteigerte Automatie, elektrische Instabilität u. Reentry-Mechanismen (▸Erregungsrückkehr, dort Abb.) diskutiert. Unterschieden v.a. nach den ▸Reizbildungszentren als **heterotope T.** (außerhalb des Sinusknotens entstehend; s.u. ▸T., paroxysmale) u. als **nomo-** = **orthotope T.** (▸Sinustachykardie). **E** tachycardia. – **T., paroxysmale:** »anfallsweises Herzjagen«; mit 150–220/Min. über Minuten bis Tage u. plötzlichem Umschlagen in normale Frequenz. Als »essentieller« Typ Bouveret-Hoffmann (mit abruptem Beginn u. Ende) u. Typ Gallavardin (beginnt u. endet meist mit gehäuften Extrasystolen). ***Formen:*** **supraventrikuläre T.** mit Erregungsursprung im Sinusknoten, Vorhof (= atriale T.), AV-Bereich oder His-Bündel (oberhalb der Bifurkation); **ventrikuläre T.** mit Erregungsursprung in den ▸Tawara-Schenkeln (dort Abb.), den peripheren Aufzweigungen des Erregungsleitungssystems oder im Myokard. – **T., supraventrikuläre:** eine paroxysmale ▸Tachykardie. **E** supraventricular t. – **T., ventrikuläre,** Kammertachykardie: eine paroxysmale ▸Tachykardie. **E** ventricular t.

**Tachy|kinine:** Gruppe von Peptidhormonen, z.B. ▸Substanz P. **E** tachykinins.

**Tachy|lalie:** beschleunigtes Sprechtempo, z.B. bei zentralnervöser Sprechstörung im Gefolge organischer Hirnerkrankungen; auch bei ▸Manie. **E** tachylalia, tachylogia.

**Tachy|phagie:** hastiges Essen mit Herunterschlingen der Speisen; häufige Ursache einer Dyspepsie. **E** tachyphagia.

**Tachy|phylaxie: 1)** *Pharmazie* Wirkungsabschwächung eines Pharmakons in kurzer Zeit bei wiederholter Gabe; v.a. bei indir. Sympathomimetika (infolge Erschöpfung der Noradrenalin-Speicher); s.a. ▸Gewöhnung (2). **2)** *Allergologie* nach erfolgter Reaktion für einige Zeit bestehende Unempfindlichkeit gegenüber erneuter Stimulus-/Allergenzufuhr. **E** tachyphylaxis.

**Tachy|pnoe:** gesteigerte Atemfrequenz durch Stimulierung des Atemzentrums bei erhöhtem Sauerstoffbedarf (körperliche Belastung, Fieber etc.), erniedrigtem Sauerstoffangebot (Hypoxämie) oder psychischer Erregung. **E** tachypnea.

**Tachy|sterin, -sterol:** UV-Bestrahlungsprodukt des Ergosterins (▸Dihydrotachysterol). **E** tachysterol.

**tachy|trophes Gewebe:** Körpergewebe mit schneller metabol. Assimilation u. guter Durchblutung; z.B. die Muskulatur. **E** tachytropic tissue.

**Tacrin:** ein ▸Acetylcholinesterase-Hemmer (obsolet). Früher ***Anw.*** bei Alzheimer-Krankheit. **E** tacrine.

**Tacrolimus:** ▸Immunsuppressivum (Macrolid-Lacton), das in T-Lymphozyten Interleukin-2 u. -3 sowie γ-Interferon hemmt. ***Anw.*** a) systemisch bei Organtransplantationen (v.a. Leber) zur Verhinderung der Transplantat-Abstoßung; b) lokal bei atopischer Dermatits.

**Tactus** *(latein.):* ▸Tastsinn. S.a. ▸taktil. **E** touch.

**Tadalafil:** selektiver Phosphodiesterase-V-Hemmer (s.u. ▸Phosphodiesterase-Hemmer); ***Anw.*** bei erektiler Dysfunktion. **E** tadalafil.

**Tada-Syndrom:** (1963) angeborener Stoffwechseldefekt mit erhöhter Tryptophanausscheidung (»Tryptophanurie«), Minderwuchs, geistiger Retardierung, Pellagra-ähnl. Lichtempfindlichkeit, zerebellarer Ataxie, Intentionstremor.

**Taenia: 1)** *Anatomie* bandartige Formation (s.a. ▸Filum, ▸Ligamentum, ▸Stria). **E** tenia. – **T. choroidea:** die seitl. Anheftungslinie des Plexus choroideus ventriculi lateralis am Thalamus, zum Unterhorn hin mit der Stria terminalis zusammenfließend. – **Taeniae coli:** die 3 aus glatter Längsmuskulatur bestehenden Längsstreifen am Kolon: die **T. libera** sichtbar am Aszendens u. Deszendens vorn, am Transversum unten, die **T. mesocolica** u. **T. omentalis** an der Rückseite, am Transversum als Anheftungslinie des Mesocolon bzw. Omentum majus. **2)** *Helminthologie* Bandwurm-Gattung [Taeniidae] mit Saugnäpfen am Scolex u. oft gut entwickeltem, mehrere Haken tragendem Rostrum; Larvenform (▸Cysticercus); Parasiten von Mensch u. Säugetieren; s.a. ▸Zystizerkose, ▸Bandwürmer, ▸Taeniasis sowie die z.T. jetzt gültigen Termini ▸Diphyllobothrium, ▸Dipylidium, ▸Echinococcus, ▸Hymenolepis, ▸Macracanthorhynchus, ▸Multiceps, Hydatigena. **E** Taenia, tapeworm. – **T. saginata:** der nur im Darm des Menschen geschlechtsreif werdende u. solitär lebende »Rinder(finnen)bandwurm«, 4–12 m lang; birnenförm. Scolex ohne Rostrum u. Hakenkränze (»unbewaffnet«), jedoch mit 4 Saugnäpfen; erste retroskolikale Glieder breiter als lang; reife Proglottiden (länger als breit) verlassen den Darm aktiv; die bei Zerfall der Glieder frei werdenden Eier entwickeln sich im Rinderdarm (s. Abb.) zur Sechshakenlarve (durchdringt die Darmschleimhaut, gelangt mit dem Blutstrom in die Muskulatur u. wird zum ▸Cysticercus bovis); nach Genuss infizierten – rohen oder unzureichend gekochten – Fleisches wird der Finnenbalg im menschl.

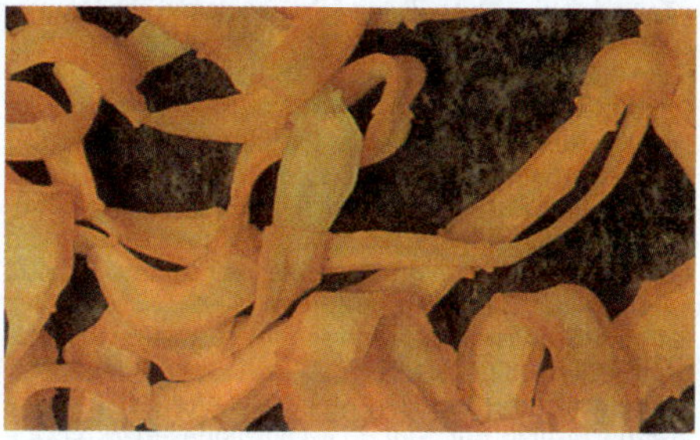

**Taenia saginata:** einzelne Gliederteile vom Rinderbandwurm (Maßstab 1 : 1). [87]

Darm verdaut: Scolex stülpt sich aus, setzt sich fest, wächst in 2–3 Monaten zu geschlechtsreifem Wurm; s.a. ▸Wurmeier. E beef tapeworm. – **T. solium:** der nur im Darm des Menschen geschlechtsreif werdende »Schweine(finnen)bandwurm«, mehrere Meter lang; kugelförm. Scolex mit 4 Saugnäpfen, Rostrum mit doppeltem Hakenkranz; reife Proglottiden (etwa doppelt so lang wie breit) werden einzeln oder zu mehreren mit dem Stuhl ausgeschieden; daraus frei werdende Eier entwickeln sich im Schwein zum ▸Cysticercus cellulosae, der sich in der Muskulatur einkapselt; weitere Entwicklung wie bei T. saginata. Zystizerken können sich nach Genuss reifer Eier (seltener durch Selbstinfektion) auch in Organen des Menschen entwickeln (bei T. saginata nur ausnahmsweise; ▸Zystizerkose). E pork tapeworm.

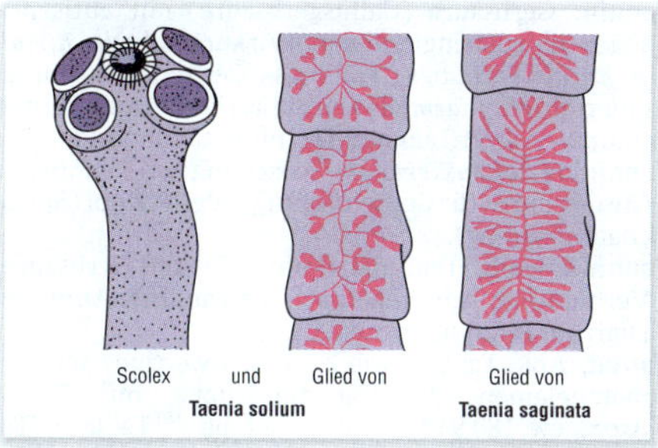


**Taenia solium.**

**Taenia|rhynchus saginatus:** ▸Taenia saginata.
**Taeniasis:** Befall mit Bandwürmern der Gattung Taenia. E taeniasis. – **T., intestinale:** der Darmbefall durch adulte Würmer; häufig unbemerkt. ***Klinik:*** Völlegefühl, Bauchschmerzen, Abmagerung, Verstopfung oder Durchfall, Übelkeit, Aufstoßen u. Erbrechen, Inappetenz oder Heißhunger; bei Kindern auch zerebrale Intoxikation (Kopfschmerzen, epileptiforme Krämpfe, choreat. Störungen); häufig Bluteosinophilie, evtl. Anämie. ***Ther.:*** Bandwurmmittel. E intestinal t. – **T., somatische:** der Gewebsbefall durch Finnen (▸Coenurosis, ▸Echinokokkose, ▸Zystizerkose). E somatic t.
**Taenicida; Taenifuga:** *Pharmazie* abtötende bzw. vertreibende ▸Bandwurmmittel. E teniacides.
**Tänie:** ▸Taenia. E t(a)enia.
**Taeniidae:** Bandwurm-Familie [Cyclophyllidea], gekennzeichnet durch Rostrum mit doppeltem Hakenkranz, wechselständigen Geschlechtsöffnungen, innen gelegenem Uterus. Wichtige Gattungen: Echinococcus, Multiceps, Taenia.
**Täto|wierung,** Tatauierung: Einbringen von Farbstoffen (Tusche, Ruß, Chromoxid = grün, Zinnober = rot) in die Lederhaut mittels Nadeln. – Auch entsprechende traumatische Affektionen durch Pulverschmauch, Teer, Schmutzpartikel. E tattooing.
**Täuschung:** ▸Sinnestäuschung. E delusion.

**Tag|angst,** Pavor diurnus: Angstzustände i.S. des Pavor nocturnus beim Kleinkind während des Mittagsschlafes. E daytime anxiety, day-terrors.
**Tag|blindheit:** ▸Nykteralopie. E day blindness.
**Tages|chirurgie:** s.u. ▸Chirurgie.
**Tages|dosis,** Abk. TD: Arzneidosis pro Tag. E daily dose.
**Tages|klinik:** psychiatrisches Krankenhaus, in dem die Patienten tagsüber behandelt werden, am Abend u. in der Nacht dagegen zu Hause sind; dient der ▸Rehabilitation, Krisenintervention u. der Vermeidung von psychischen Hospitalismusschäden. E day hospital.
**Tages|maximal|dosis,** Abk. TMD: gesetzlich festgelegter Maximalwert einer Tagesdosis; betrifft wenige im Deutschen ▸Arzneibuch namentlich aufgeführte Medikamente, wobei die Art der Applikation festgelegt ist. E maximum daily dose.
**Tages|profil:** mehrfache Bestimmung von Kenngrößen, die einem ▸zirkadianen Rhythmus unterliegen, zu festgelegten Zeitpunkten; z.B. das Blutzucker-T. bei Diabetikern oder das Cortisol-T., das z.B. beim CUSHING-Syndrom gestört ist. E diurnal profile.

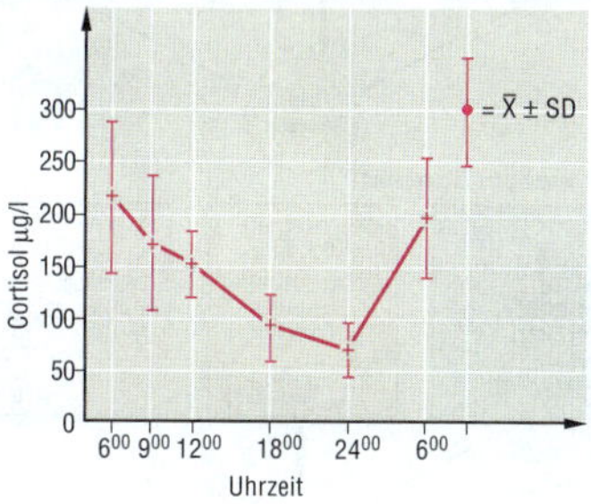


**Tagesprofil:** Cortisol-T. bei Gesunden.

**Tages|rhythmus:** ▸zirkadianer Rhythmus. E circadian rhythm.
**T-Agglutination:** ▸HÜBENER-FRIEDENREICH-THOMSEN-Phänomen; s.a. ▸THOMSEN-Antigen. E T-agglutination.
**Tag|larven-Filarie:** *Helminthologie* ▸Loa-Loa.
**Tag-Nacht-Rhythmus:** ▸zirkadianer Rhythmus. E circadian rhythm.
**Tahyna-Virus:** in der Tschech. u. Slowak. Republik (u. andernorts) vork. Virus der ▸Bunyaviridae. Vektor: Aedes vexans u. caspius (Reservoir Hasen u. Kaninchen?); ruft beim Menschen Fieber hervor.
**Taiga|wurzel:** s.u. ▸Eleutherococcus senticosus.
**Taillen|dreieck:** *Anthropologie* das von Thorax- u. Beckenseitenkontur u. herabhängendem Arm eingeschlossene Dreieck.
**Takahara-Krankheit** (SHIGEO T., Otolaryngologe, Okayama): ▸Akatalasämie. E Takahara's disease.
**Takayasu-Krankheit** (MICHISHIGE T., 1872–1938, japan. Arzt): Arteriitis der Aorta u. ihrer Äste, vorzugsweise des Aortenbogens (▸Aortenbogensyndrom); tritt v.a. bei jüngeren Frauen auf. Im Anfangsstadium häufig allgemeines Krankheitsgefühl, Fieber u. starke Blutsenkungsbeschleunigung. E Takayasu's disease.
**taktil, tactilis:** den Tastsinn betreffend (haptil). E tactile.
**Tal|algie:** »Sprungbeinschmerz«, z.B. bei rheumat. Tendoperiostose (Flexor hallucis longus), BECHTEREW-Krankheit, Gicht u.a. E talalgia.
**talaris** *(latein.):* zum Sprungbein gehörend. E talar.
**Talcum (venetum):** wasserhalt. Mg-Silicat; fettig anfühlend, in Wasser u. verdünnten Säuren unlöslich; *Pharmazie* ***Anw.*** als Pudergrundlage (nicht Wundpuder!), Tablettenhilfsstoff, Gleitsubstanz (z.B. für Gummihandschuhe). – S.a. ▸Talk... E talc.
**tales** *(latein.)* Abk. tal: *Pharmazie* Rezepturanweisung »solche«.

**Talg:** s.u. ▸Hauttalg. E sebum.
**Talg|drüsen:** ▸Glandulae sebaceae. E sebaceous glands.
**Talg|drüsen|adenom:** ▸Adenoma sebaceum. E sebaceous adenoma.
**Talg|drüsen|entzündung:** ▸Akne. E acne.
**Talg|drüsen|hyperplasie,** seniler Talgdrüsennävus: isoliert stehendes, gelbl., evtl. zentral genabeltes Knötchen; bevorzugt an der Stirn älterer Menschen u. nach INH, Corticosteroiden.
**Talg|drüsen|karzinom:** »Carcinoma sebaceum«, z.T. aus differenzierten Talgzellen; selten. E carcinoma of a sebaceous gland.
**Talg|drüsen|nävus:** ▸Naevus sebaceus; s.a. ▸Talgdrüsenhyperplasie. E sebaceous nevus.
**Talg|drüsen(retentions)zyste,** Talgzyste: falsches ▸Atherom. E sebaceous cyst.
**Talg|fluss:** *Dermatologie* ▸Seborrhö. E seborrhea.
**Talg|sekretion:** Abb.; s.a. ▸Hauttalg, ▸Sebo... E secretion of sebum.

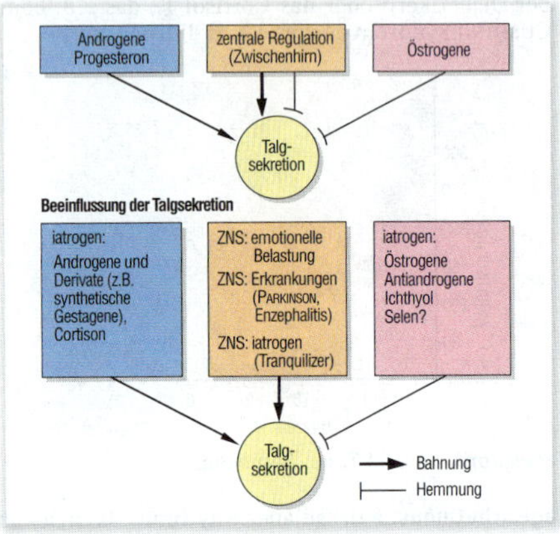


**Talgsekretion:** Physiologie der Talgsekretion. [378]

**Talin:** ein Actin bindendes Protein des ▸Zytoskeletts. E talin.
**Talinolol:** ein $\beta_1$-selektiver ▸Betarezeptorenblocker. E talinolol.
**Talk:** ▸Talcum; s.a. ▸Talk...
**Talkose:** bei lang dauerndem Einatmen von Talkstaub vork. Mischstaublunge (aufgefasst teils als exogene Speicherungskrankheit, teils als Silikatose). E talcosis.
**Talkum:** ▸Talcum; s.a. ▸Talk...
**Talkum|granulome:** tuberkuloide Granulome bei ▸Talkose, aber auch um bei Op. in die Wunde gelangtes Talkum (vom eingepuderten Gummihandschuh des Operateurs); oft mit Hämosiderinablagerungen. E talc granuloma.
**Talo...:** Wortteil »Sprungbein« (Talus).
**Talpa** *(latein. = Maulwurf):* Atherom am behaarten Kopf. E talpa.
**Talus,** Sprungbein: der proximalste Fußwurzelknochen, gelenkig verbunden mit Tibia u. Fibula, mit Calcaneus u. Naviculare (=Articulatio talocruralis bzw. talocalcaneo-navicularis). E talus.
**Talus|luxation,** Luxatio tali: s.u. ▸Fußluxation. E talar luxation.
**Tamm-Horsfall-Protein:** im distalen Tubulus u. in der HENLE-Schleife gebildetes u. über die Nieren ausgeschiedenes Glykoprotein. E Tamm-Horsfall protein.
**Tamoxifen:** ein ▸Antiöstrogen (Östrogenrezeptorantagonist); ***Anw.*** als Hormonpräparat in der Tumorther. (Mammakarzinom). E tamoxifen.
**Tampon** *(franz.):* Watte- oder Gazebausch bzw. -streifen zur ▸Tamponade. E tampon, pack.
**Tamponade:** *Therapie* Ausfüllen einer Körperhöhle (einschl. Wundhöhlen) oder eines Hohlorgans mit Tampons zur Blutstillung (aber auch zwecks Drainage, Pharmaka-Applikation etc.); s.a. ▸Ballontamponade. E tamponade.
**Tamsulosin:** selektiver $\alpha_1$-Adrenozeptorantagonist (s.u. ▸Alpharezeptorenblocker); ***Anw.*** bei benigner Prostatahyperplasie. E tamsulosin.
**Tandem-Satelliten:** *Zytologie* 2 unmittelbar aufeinander folgende ▸Satelliten, untereinander u. mit dem Chromosomenarm durch feine, achromat. Fibrille verbunden. E tandem satellites.
**Tandem-Stenose:** 2 hintereinander geschaltete Stenosen in derselben Arterie.
**Tangential|fasern:** im Großhirn als Seitenästchen der Radiärfasern horizontal verlaufende markhaltige Nervenfasern, die der flächenhaften Ausbreitung der nervösen Erregung in der Rinde dienen. E tangential fibers.
**Tangier-Krankheit,** familiäre Analphalipoproteinämie: 1961 auf der Insel T. (amerikan. Ostküste) entdeckte, extrem seltene autosomal-rezessiv erbl. ▸Defektproteinämie mit Störung des Cholesterin- u. Lipoproteinhaushaltes. ***Diagn. u. Klinik:*** sehr niedrige HDL-Werte im Plasma (Fehlen der α- u. Prä-β-Bande in der Lipoprotein-Elektrophorese); Ablagerung veresterten Cholesterins in den Makrophagen (Xanthomzellen) v.a. von Tonsillen, Milz, Leber, Haut u. Lymphknoten; Hypertriglyceridämie mit Chylomikronenvermehrung; Verminderung des Serum-Cholesterins (bei normalem Anteil veresterten Cholesterins); Hyperplasie des lymphat. Apparates (typisch sind große, gelborange farbene Tonsillen). E Tangier disease α-lipoprotein deficiency.
**Tani|zytom:** ▸Spongioblastom.
**Tannat:** Salz der Tanninsäure. E tannate.
**Tannin:** Gerbsäure (Gallusgerbsäure) mit antiseptischer u. adstringierender Wirkung. ***Anw.*** *histol, techn* als Färbungs-, Fällungs-, Gerb-, Beiz-, Imprägniermittel. *pharm* als ▸Antidiarrhoikum u. Dermatikum. – Salze: Tannate. E tannin, tannic acid.
**Tannin|beize:** *Bakteriologie* Mischung von Tannin mit Chromsäure (für Geißelfärbung) oder Phenol (Spirochätenfärbung).
**Tannin-Eiweiß,** Tanninalbuminat: Eiweiß-Gerbsäure-Verbindung; Adstringens (s.a. ▸Tannin); ***Anw.*** bei Diarrhö. E tannin-protein.
**Tantal,** Abk. Ta: 5- sowie 2-, 3- u. 4-wertiges Schwermetallelement der Vanadin-Gruppe, mit OZ 73, Atomgew. 180,948. Natürl. Isotope $^{181}$Ta u. $^{180}$Ta, künstl. (β-Strahler) $^{176}$Ta, $^{177}$Ta, $^{178}$Ta, $^{179}$Ta, $^{185}$Ta u. $^{182}$Ta (Letzteres mit Halbwertszeit 112 Tage); ***ther. Anw.*** für Moulagen-Bestrahlung u. in Drahtform für Spickung sowie in Hohlorganen, z.B. Harnblase. – Legierungsbestandteil von Chrom-Nickel-Stählen (u.a. für chir. u. zahnärztl. Instrumente); ferner Anw. als **Tantalgaze** (feinmaschiges Ta-Drahtnetz zur plast. Deckung von Bauchwandbrüchen) und **Tantalplatte** (für Knochenchirurgie). E tantalum.
**T-Antigen:** **1)** *Immunologie* Transplantationsantigen (s.u. ▸Histokompatibilitätsantigene). **2)** *Serologie* ▸THOMSEN-Antigen. **3)** ▸Tumorantigen. E T antigen.
**Tanton-Fraktur:** beidseitige ▸MALGAIGNE-Fraktur.
**tap epilepsy** *(engl.):* Kontaktepilepsie mit Anfallsauslösung durch plötzl., unvermutete Berührung (z.B. leichter Schlag).
**tapetoretinale Degeneration:** s.u. ▸Degeneration. E tapetoretinal degeneration.
**Tape-Verband:** Band-, Pflaster- oder Streifenverband zur Ruhigstellung von Gelenken, Muskeln oder Sehnen.
**Tapeziernagel|phänomen:** *Dermatologie* s.u. ▸Reißnagel...
**Tapia-Syndrom** (ANTONIO GARCIA T., 1875–1950, Laryngologe, Madrid): (1905) einseitige, partielle oder totale, (infra)nukleäre Lähmung der unteren Hirnnerven (meist X–XII) infolge Läsion an der kaudalen Oblongata bzw. Schädelbasis (Foramen-jugulare-Syndrom). ***Klinik:*** homolaterale Parese von Gau-

mensegel, Pharynx, Larynx, Zunge, Mm. sternocleidomastoideus u. trapezius. E Tapia's syndrome.

**Tạpir|lippe:** rüsselförm. Lippenschwellung, z. B. beim MELKERSSON-ROSENTHAL-Syndrom, als Pseudohypertrophie bei progredienter Muskeldystrophie. E tapiroid lip.

**TAPVC** *(engl.)* Abk. für total anomalous pulmonary venous connection: die totale Lungenvenenfehlkonnexion, bei welcher die paarigen Lungenvenen zwar Anschluss an die Systemvenen haben, jedoch ohne Verbindung zum linken Vorhof angelegt sind. Die Aa. pulmonales fließen in einem an der Hinterwand des linken Vorhofs gelegenen Pulmonalvenensinus zusammen.

**Tarantel,** Lycosa tarantula: Art der Gattung Wolfsspinnen, deren Gift ungefährlich ist, jedoch eine starke Reizwirkung entfaltet. E tarantula.

**Taraxacum officinale:** Löwenzahn; angewandter Pflanzenteil: Löwenzahnkraut mit Wurzeln (Taraxaci radix cum herba); Inhaltsstoffe u. a. Bitterstoffe (Taraxacin), Triterpenoide, Phytosterine. ***Anw.*** zur Behandlung von Appetitlosigkeit, bei dyspeptischen Beschwerden infolge verminderter Magensaftsekretion.

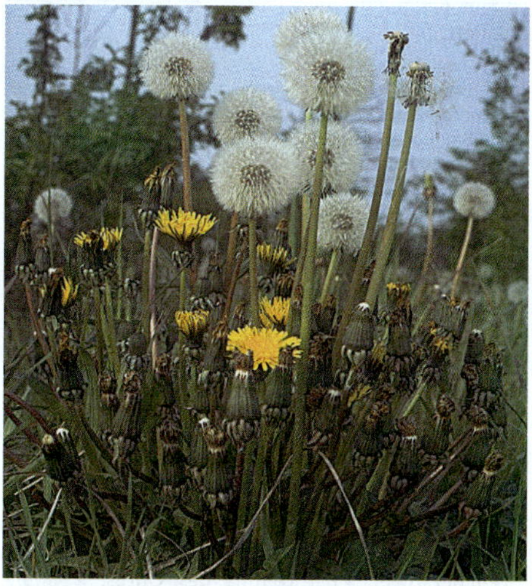

**Taraxacum officinale:** Gemeiner oder Wiesen-Löwenzahn. [482]

**Tardieu-Flecken** (AMBROISE AUGUSTE T., 1818–1879, Gerichtsmediziner, Paris): ▶ BAYARD-Ekchymosen. E Tardieu's spots.

**Tardịv|epidemie:** s. u. ▶ Epidemie. E delayed epidemic.

**tardịvus, tardus** *(latein.):* langsam, spät, verspätet. E tardive.

**Ṭ-Areal:** *Immunologie* ▶ thymusabhängiges Areal.

**Tạrget** *(engl.): Physik* beim Teilchenbeschleuniger die ruhende »Zielscheibe« (Metall, Flüssigkeit, Gas, Kunststoff), deren Atomkerne dem primären Teilchenstrahl als Streuzentrum dienen.

**Tạrget|zelle:** **1)** Schießscheiben-, Kokardenzelle, Leptozyt: Erythrozyt mit abnormer Farbstoffverteilung (Hämoglobin im Zentrum u. ringförmig am Rand verdichtet) u. erhöhter osmot. Resistenz. Vorkommen v. a. bei Thalassämie, aber auch bei toxisch-hämolyt. Anämien, ZIEVE-Syndrom, Hämoglobinopathien, schwerer Eisenmangelanämie. **2)** »Zielzelle«, Endform einer zellulären Entwicklungsreihe (z. B. der Hämopoese). **3)** *Immunologie* ▶ Zielzelle.

**tarsạl(is):** die Fußwurzel (Tarsus) oder die Augenlidplatte (Tarsus palpebrae) betreffend. S. a. ▶ Tarsus. E tarsal.

**Tars|algịe:** Schmerzen in der Fußwurzel. E tarsalgia.

**Tarsạlia:** ▶ Ossa tarsi. E tarsal bones.

**Tarsạl|tunnel:** der vom Retinaculum musculorum flexorum überdachte Durchtrittskanal für den Nervus tibialis posterior am Fußinnenknöchel. Ein örtl. Kompressionsschaden des Nervs führt zum **Tarsaltunnel-Syndrom**: (KECK 1962) örtl. Schmerzen (auch typ. Druckschmerz hinter dem Malleolus), Parästhesien, später sensible u. motor. Ausfälle. ***Ther.:*** Druckentlastung, Spaltung des Retinaculum, op. Neurolyse. E tarsal tunnel (syndrome).

**tarsẹus** *(latein.):* ▶ tarsalis. E tarsal.

**Tarsịtis:** Entzündung des Lidknorpels, i. w. S. auch von Lidhaut u. -rändern (▶ Blepharitis). E tarsitis.

**tarso...:** Wortteil ▶ »Tarsus«.

**Tarso(r)rhaphịe,** Blepharo(r)rhaphie: Nahtvereinigung von Ober- u. Unterlid für Verkleinerung oder temporären Verschluss der Lidspalte (z. B. beim Lagophthalmus bei Fazialisparese). E tarsorrhaphy.

**Tarso|tomịe:** op. Freilegung der Fußwurzelknochen bzw. Durchtrennung des Lidknorpels. E tarsotomy.

**Tạrsus:** **1) T. palpẹbrae:** der »Lidknorpel«, die straffe, halbmondförmige, biegsame Bindegewebsplatte im Ober- u. Unterlid, vom temporalen Augenwinkel bis nahe an den Tränenpunkt. **2) T. sceleti membri inf. liberi:** die aus einer proximalen (Talus, Calcaneus) u. einer distalen Knochenreihe (Cuboideum, Cuneiforme I–III) u. dem eingeschobenen Naviculare bestehende »Fußwurzel« zwischen oberem Sprunggelenk u. Mittelfuß. E tarsus.

**TAR-Syndrom** *(engl.)* Abk. für thrombocytopenia-absent radius syndrome: autosomal-rezessiv erbliche symmetrische Radiusaplasie, kombiniert mit Thrombozytopenie (verminderte Megakaryozytenproduktion) sowie anderen (variablen) Skelettfehlbildungen; häufig Herzfehler. E TAR syndrome.

**Tartrạt:** Salz der 2-basigen Weinsäure, entweder als neutrales oder als saures T. (eine freie Säuregruppe). E tartrate.

**Tạrt-Zelle:** unspezif. Phagozyt im Knochenmark: glatt konturiert, mit 2 sich unterschiedlich anfärbenden Nucleolen u. erhaltenem Chromatinnetz, meist in einer Retikulumzelle liegend; Vork. bei Lupus erythematodes (mit der LE-Zelle nicht identisch!) u. schweren konsumierenden Erkrankungen. E tart cell.

**Tarui-Glykogenose:** s. u. ▶ Phosphofructokinase.

**TASA** *(engl.)* Abk. für tumor-associated surface antigen: tumorassoziiertes Oberflächenantigen; s. a. ▶ Tumormarker.

**Tạschen|ab|szess:** *Zahnmedizin* von einer Zahnfleischtasche ausgehender Parodontalabszess.

**Taschen|band:** ▶ Ligamentum vestibulare. E vestibular ligament.

**Taschen|falte:** ▶ Plica vestibularis. E vestibular fold.

**Taschen|klappe:** ▶ Valvula semilunaris. E semilunar valve.

**Taschen|messer|phänomen:** *Neurologie* **1)** an der spastisch gelähmten Extremität beim passiven Beugeversuch die nach anfänglich federndem Widerstand plötzlich – infolge einer Art »Verlängerungsreaktion« des Muskels – mögliche Beugung des Gliedes. E clasp-knife phenomenon. **2)** abnorme Beugefähigkeit (z. B. Knie) infolge Muskelhypotonie u. Bänderschlaffung u. -überdehnbarkeit (Indolenz); z. B. bei Tabes dorsalis. E hyperflexibility of knee joint.

**TASH,** Abk. für transkoronare Ablation der Septumhypertrophie: der ▶ PTSMA analoges Katheterverfahren zur Therapie der hypertrophischen obstruktiven Kardiomyopathie.

**Tasi|kinesịe:** ▶ Akathisie. E tasikinesia.

**Tasonermin:** rekombinanter ▶ Tumor-Nekrose-Faktor alpha (TNF-α) 1a; Zytostatikum; ***Wirkung:*** hemmt die Tumorzellproliferation, schädigt das Tumorgefäßsystem, fördert die Infiltration des Tumors mit Lymphozyten, Monozyten u. Granoluzyten; ***Anw.*** bei nicht resezierbaren Weichteilsarkomen der Extremitäten in Kombination mit Melphalan im Rahmen einer isolierten Extremitäten-Perfusion. E tasonermin.

**Tast|ballen:** ▶ Toruli tactiles. E tactile toruli. – **T., terminale:** ▶ Fingerbeere.

**Tast|blindheit:** ▸Astereognosie. E tactile agnosia.
**Tast|empfindung:** Wahrnehmung der von ▸Mechanorezeptoren erfassten Berührungsreize als Leistung des ▸Tastsinns. Bei konstanter Einwirkung infolge Adaptation erlöschend. E tactile sensation, touch sensation.
**Tast|körperchen:** ▸Corpuscula tactus. E tactile bodies.
**Tast|lähmung:** Hyp- bis Anästhesie für Berührungsreize, als perzeptive T.: ▸Astereognosie. E tactile anesthesia.
**Tast|leisten:** beim Menschen die von den Cristae cutis (jeweils 2 zu einer Leiste zusammengefügte Kutispapillen-Reihen) gebildeten ▸Hautleisten (dort Abb.).
**Tast|rezeptor:** ▸Mechanorezeptor, der auf Berührung reagiert (▸Corpuscula tactus). E touch receptor, tactile receptor.
**Tast|sinn,** Berührungssinn, Tactus: Teil des mechanischen Hautsinns u. damit der ▸Oberflächensensibilität, der über ▸Mechanorezeptoren die Wahrnehmung von Berührungen vermittelt. Informiert über den eigenen Körper u. Objekte der Umwelt (Exterozeption). Die Berührungsrezeptoren registrieren u. lokalisieren Bewegungen u. deren Geschwindigkeit. Diese Reize werden in afferente Impulse umgesetzt u. zum Rückenmark geleitet. Dort werden sie einerseits in spinale Reflexmuster eingebaut, andererseits durch das lemniskale System über den Thalamus zur sensiblen Großhirnrinde geleitet (gekreuzt im Tractus spinothalamicus, ungekreuzt im Hinterstrangsystem). Bei Störung des Systems kommt es zu Hyper-, Hyp- oder Anästhesie. – Häufig werden dem T. auch ▸Nozizeption u. ▸Temperatursinn zugeordnet. E sense of touch, taction.
**Tast|zentrum:** ▸Körperfühlsphäre. E center of tactile perception.
**TAT:** Abk. für ▸Tetanusantitoxin. E T.A.T.
**Tatauierung:** ▸Tätowierung. E tattooing.
**Tatzen|hand:** die ödematöse, livid-kalte Hand (»Satthand«), v.a. bei Syringomyelie. – Ferner die Hand beim ▸(v.-)PFAUNDLER-HURLER-Syndrom. E claw-hand.
**Taub|blindheit:** Fehlen des Hör- u. Sehvermögens (mit Orientierungsvermögen nur durch den Tastsinn). Bei frühzeitigem Auftreten fehlt auch die artikulierte Sprache (= Taubstummblindheit). E deafblindness.
**Tauben|krätze:** bes. nachts stark juckendes urtikarielles, follikuläres oder ekzematoides Exanthem an Stamm u. Extremitäten durch – z.T. auch in Wohnungen eindringende – Vogelmilben oder -zecken (z.B. Dermanyssus avium, Argas reflexus). E pigeon itch.
**Tauben|züchterlunge:** auf allerg. Alveolitis beruhende interstitielle Pneumonie (mit Übergang in Lungenfibrose), beginnend ca. 4–6 Std. nach Inhalation von im Taubenkot enthaltenen – u. auch im Taubenblut nachweisbaren – Antigenen, die die Bildung präzipitierender Antikörper (IgG) i.S. der ARTHUS-Reaktion auslösen. ***Klinik:*** hohes Fieber, Husten, Dyspnoe (bei kleinnodulärer u. retikulärer Lungenzeichnungsvermehrung); führt zu Cor pulmonale, kardiorespirator. Insuffizienz. E pigeon-breeder's lung.
**Taub|heit,** Surditas, Kophosis: ein- oder halbseitige »Gehörlosigkeit«, als **absolute T.** für alle Schallreize, als **praktische T.** mit Hörverlust für laute Umgangssprache bei noch vorhandener Wahrnehmung einzelner Töne u. Geräusche (> 70 dB). Bei angeborener oder bis zum 6.–8. Lj. erworbener bds. Form kombin. mit Fehlen der artikulierten Lautsprache (▸Taubstummheit). **Angeborene T.** entweder intrauterin erworben (v.a. konnatale Syphilis, Röteln-Embryopathie, Rh-Inkompatibilität mit Kernikterus, Labyrinthitis) oder als isolierte erbliche Form (meist autosomal-rezessiv; Typen Tab.) sowie im Rahmen von Fehlbildungssyndromen (z.B. ALPORT-, JERVELL-LANGE-NIELSEN-, WAARDENBURG-, COCKAYNE-, PENDRED- u. USHER-Syndrom); **erworbene T.** (Innenohrschaden) Folge von z.B. (Meningokokken-)Meningitis, Enzephalitis, Scharlach, Masern, Tuberkulose, Osteomyelitis, Mittelohr-Erkrankungen, Otosklerose, (Baro-)Trauma u.a. (als absol. T. stets mit Innenohr- oder Hörnervbeteiligung). E deafness.

| Typ der Innenohrfehlbildung | Hauptmerkmal | morphologische Veränderungen |
|---|---|---|
| MICHEL-Typ (1863) | vollständige Aplasie | Aplasie der Pars petrosa des Schläfenbeines oder der knöchernen Labyrinthkapsel |
| MONDINI-Typ (1791) | hochgradige Hypoplasie des knöchernen u. häutigen Labyrinths | Fehlen des interskalaren Septums in den proximalen Schneckenwindungen (Scala communis) u. Erweiterung des Ductus u. Saccus endolymphaticus; Defekte des CORTI-Organs |
| SCHEIBE-Typ (1892) | Aplasie des häutigen Labyrinths (Cochlea + Sacculus) | Sacculus erweitert oder kollabiert. Erweiterung des Ductus cochlearis. CORTI-Organ aplastisch/hypoplastisch mit Defekten der Stütz- u. Haarzellen |

**Taubheit.** [419]

**Taubnesselblüten:** ▸Lamii albi flos.
**Taub|stumm|blindheit:** s.u. ▸Taubblindheit.
**Taub|stumm|heit,** Mutisurditas, Surdomutitas: Ausbleiben oder Verlernen (nur vor dem 6.–8. Lj.; = sek. Stummheit) der artikulierten Lautsprache infolge Taubheit bei intaktem Sprech- und Sprachorgan. E deaf-mutism.
**Taucher|krankheit:** beim Taucher sofort oder Std. nach zu raschem Auftauchen einsetzende Symptome i.S. der ▸Druckfallkrankheit. E caisson disease, diver's paralysis.
**Taucher|unfall:** infolge Missachtung der Auftauchregeln vorkommende Dekompressionsschäden i.S. der ▸Druckfallkrankheit sowie Lungenüberdehnung, Pneumothorax, Mediastinalemphysem, Luftembolie. – Ferner z.B. ▸Blaukommen (durch sog. Tauchersturz), ▸Barotrauma des Ohres, ▸Tiefenrausch (= »Taucherrausch«), ▸Oxidose (durch erhöhten $O_2$-Partialdruck; u.U. rasch tödlich), Hypoxie, Unterkühlung, Ertrinken, Ersticken. E diving accident.
**Tauch|kropf:** beim Schluckakt in die obere Thoraxapertur »eintauchende« – u. evtl. intermittierende Schluck- u. Atembeschwerden verursachende – ▸Struma (nodosa). E diving goiter.
**Tauch|reflex:** durch Eintauchen des Gesichts in kaltes Wasser (2 °C) ausgelöster Vagusreflex: periphere Vasokonstriktion, starker Abfall von Herzminutenvolumen u. Pulsfrequenz, evtl. Blutdruckerhöhung; bei gestörtem Reflex Gefahr des Sekundenherztodes. E diving reflex.
**Tau|fliege:** ▸Drosophila melanogaster.
**Taurin,** Aminoäthansulfonsäure, $H_2N–CH_2–CH_2–SO_3H$: Abbauprodukt des Cysteins, v.a. als Konjugationspartner »gepaarter ▸Gallensäuren«: außer Glykochol- u. -desoxycholsäure die **Taurocholsäure** (Anw. als Cholagogum, Antidot bei Digitalisvergiftung, Nährbodenzusatz). E taurine.
**Taurolidin:** Chemotherapeutikum, das durch Kondensation von Taurin mit Formaldehyd entsteht. ***Anw.*** gegen Bakterien u. Pilze v.a. bei Peritonitis.
**Tausendgüldenkraut:** ▸Centaurii herba.
**Taussig** (HELEN BROOKE T., 1898–1986, Kinderärztin, Baltimore). – **T.-Bing-Syndrom** (RICHARD J. B): (1949) angeborener zyanotischer ▸Herzfehler (dort Tab.) mit Transposition der Aorta, Linkslage der Pulmonalis, hoch sitzendem Ventrikelseptumdefekt u.

Hypertrophie des re. Ventrikels; mit Meso- oder Holosystolikum (Puncum maximum 3.–4. ICR li. parasternal) u. EKG-Symptomen der Re.-Überlastung; starker Re.-li.-Shunt bedingt Gleichheit von Körper- u. Lungenkreislaufzeit u. simultane Füllung von Aorta u. Pulmonalis bei Angiokardiographie; im Röntgenbild starke Erweiterung von Pulmonalbogen u. Lungenarterien. E Taussig-Bing syndrome. – **T.-Snellen-Albers-Syndrom:** (1947) »komplette ▸Lungenvenentransposition« mit Einmündung aller Lungenvenen in die Vena brachiocephalica sinistra u. Kommunikation beider Vorhöfe; ***Klinik:*** Belastungszyanose, P dextrocardiale, Rechtsschenkelblock mit Re.-Überlastung; Röntgenbild: »Schneemann«-Herz (s.u. ▸Herzfehler, dort Tab.). E T.-Snellen-Albers syndrome, figure-of-eight syndrome. – **T.-Syndrom:** angeborener zyanotischer ▸Herzfehler (dort Tab.) mit Vorhof- u. Ventrikelseptumdefekt, Transposition der Aorta, »reitender« Pulmonalis; normale Herzkonfiguration, Systolikum mit Punctum maximum im 2.–3. ICR li. parasternal; Sonderform des T.-Bing-Sy.

**tauto...:** Wortteil »ein- u. dasselbe«, »kongruent«.

**Tauto|logie:** *Psychologie* mehrfache Umschreibung des gleichen Sachverhaltes als Ausdruck einer Sprachstörung (treffender Ausdruck nicht verfügbar). E tautology.

**Tauto|merie:** *Chemie* Isomerie bei organ. Verbindungen, indem sich durch intramolekulare Protonenwanderung mit reversibler Umlagerung bestimmter Bindungen ein in echtem Reaktionsgleichgewicht stehendes Isomerenpaar bildet (z.B. Keto-Enol-T.; s. Formel). E tautomerism.

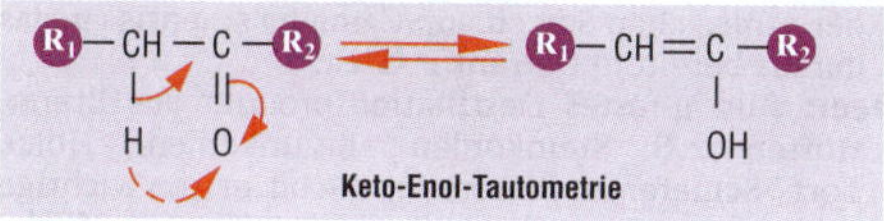


**Tautomerie:** Keto-Enol-Tautomerie.

**tauto|morph:** gestaltlich übereinstimmend.

**Tau|treten:** Barfußgehen auf taufeuchter Wiese als – kreislaufanregende – Kneipp-Anwendung. E dew cure.

**Tau|tropfen-Phänomen:** *Dermatologie* ▸Auspitz-Phänomen.

**Tawara** (Sunao T., 1873–1952, Pathologe, Tokio, Marburg). – **T.-Knoten:** ▸Atrioventrikularknoten. E Tawara's node. – **T.-Schenkel:** das Crus dextrum bzw. sinistrum des ▸Fasciculus atrioventricularis (**T.-His-Bündel**), Abb.; s.a. ▸Schenkelblock. E T.'s branch.

**$T_A$-Welle, $T_a$-Welle, Ta-Welle:** *Kardiologie* im EKG die, im Allg. im QRS-Komplex verborgene, Repolarisationsschwankung der Vorhöfe. Außer bei Ösophagus-Ableitung evtl. im patho. EKG sichtbar (z.B. bei AV-Block, blockierter Vorhofextrasystole). E Ta-wave.

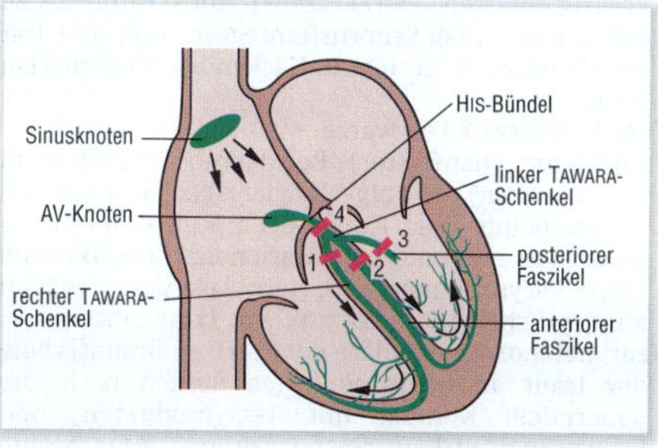


**Tawara-Schenkel:** T.-Schenkel u. einschlägige Blockbilder; **unifaszikulär:** 1 = Rechtsschenkelblock (RSB), 2 = linksanteriorer Hemiblock (LAH), 3 = linksposteriorer Hemiblock (LPH); **bifaszikulär:** 2 + 3 = kompletter Linksschenkelblock, 1 + 2 = RSB + LAH, 1 + 3 = RSB + LPH; **trifaszikulär:** 1 + 2 + 3 = totaler AV-Block, 4 = totaler AV-Block. [335]

**Taxane:** als ▸Mitosehemmer wirkende schwer lösliche Substanzen mit Ringstruktur; ***Wirkst.:*** in Eiben-Arten (Taxus) gebildet, z.B. Paclitaxel, oder halb synthetisch gewonnen, z.B. Docetaxel; ***Anw.*** in der Chemother. maligner Tumoren; s.a. ▸Taxine. E taxanes.

**Taxie:** der geordnete Ablauf willkürlicher Bewegungen (als Ggs. zur Ataxie). E motor coordination.

**Taxine: 1)** tox. Alkaloide aus Nadeln u. Samen der Eibe (**Taxus baccata**); stärker herzwirksam als Folia Digitalis; bei Intoxikation (Erbrechen, Diarrhö, Kreislaufkollaps, Atemlähmung, Krämpfe, Koma) symptomat. ***Ther.:*** Kohle, Magenspülung, künstl. Beatmung, $O_2$, evtl. Barbiturate; s.a. ▸Taxane. E taxine. **2)** (Menkin) ▸Leukotaxin.

**Taxis,** Plur. **Taxien: 1)** *Biologie* durch spezif. Reiz ausgelöste aktive, gerichtete Bewegung, z.B. ▸Chemotaxis. **2)** *Chirurgie* ▸Reposition. E taxis.

**Taxoide:** ▸Taxane, ▸Taxine.

**Taxon,** Plur. Taxa: *Biologie* durch Abgrenzung, Stellung u. Rangstufe im System (▸Systematik) charakterisierte, mit vereinbartem Namen bezeichnete Gruppe phänotypisch ähnlicher u./oder genotypisch verwandter Organismen. E taxon.

**Taxo|nomie, -logie:** *Biologie* der mit Beschreibung, Benennung u. Klassifizieren der Organismen befasste Teil der ▸Systematik (dort Tab.). E taxonomy.

**Tay** (Warren T., 1843–1927, Ophthalmologe, London). – **T.-Fleck:** kirschroter Fleck in der Makula des Auges beim Tay-Sachs-Syndrom. E Tay's cherry red spot. – **T.-Sachs-Syndrom** (Bernard S., 1858–1944, Neurologe, New York), infantile amaurotische Idiotie, $G_{M2}$-Gangliosidose Typ I: eine ▸Gangliosidose infolge autosomal-rezessiv erblichen Enzymdefektes der Hexosaminidase A. ***Klinik:*** nach zunächst normaler statomotorischer u. psych. Entwicklung fortschreitender Sehverlust (bis Amaurose), geistiger Verfall, Muskelhypotonie (später Spastik), reflektor. Schreckhaftigkeit (Kreuzigungshaltung), tonisch-klon. Krämpfe, extrapyramidale Symptome; am Augenhintergrund kirschroter Fleck (T.-Fleck, s. Abb.) um die Fovea centralis (umgeben von weißgrauer Verfärbung), fortschreitende Sehnervenatrophie (tapetoretinale Degeneration); Tod nach 2–3 Jahren. E T.-Sachs disease.

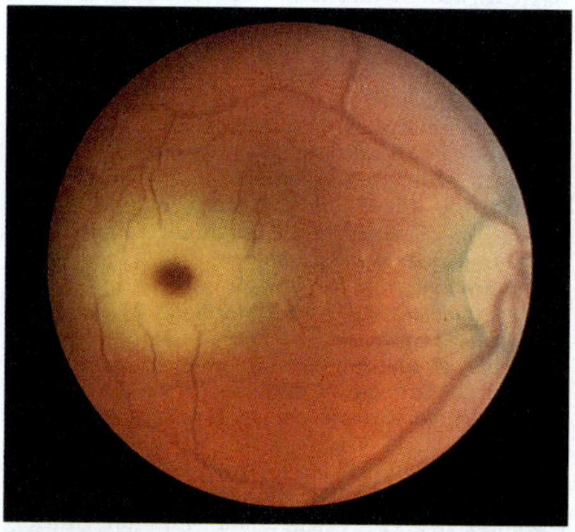

**Tay-Sachs-Syndrom:** Augenhintergrund mit kirschrotem Fleck in der Fovea centralis. [437]

**Taybi-Syndrom: 1)** ▸oto-palato-digitales Syndrom I. **2)** **T.-Lindner-Syndrom:** ein bereits intrauterin manifest werdender Typ des primordialen Minderwuchses.

**Taylor** (1) E. W. T., kanadischer Arzt; **2)** James T., geb. 1859, Neurologe, London). – **T.-Rosenberg-Chutorian-Syndrom** (James T.): (1912) autosomal-dominant (selten rezessiv-geschlechtsgebunden) erbliche, progrediente, neurale, periphere Muskelatrophie, kombi-

T

niert mit Optikusatrophie u. neuraler Taubheit. ***Klinik:*** beidseitige Innenohrschwerhörigkeit (frühkindl.; daher meist auch Stummheit), retardierte psychomotor. Entwicklung (aber normale Intelligenz), ab etwa 3.–5. Lj. Ataxie mit fortschreitender Atrophie der Bein-, später auch der Armmuskulatur, ab etwa 20. Lj. Optikusatrophie. E Taylor-Rosenberg-Chutorian syndrome. – **T.-Syndrom** (E. W. T.), okulopharyngeale Muskeldystrophie: (1915) autosomal-dominant erbl. okulopharyngeale Muskeldystrophie mit Manifestation im 5. Ljz.; ***Klinik:*** Lidptose u. Ophthalmoplegia externa, Dysphagie (mit Aspirationspneumonien), Phonationsschwäche, myopath. Fazies; evtl. Beteiligung der Schulter- u. Beckengürtelmuskeln. E late onset oculo-pharyngeal muscular dystrophy.

**Tay-Syndrom:** autosomal-rezessives ektodermales Dysplasie-Syndrom mit Ichthyosis (Beugen ausgespart), Haarbrüchigkeit (Cystinmangel) und psychomotorischer Retardierung.

**Tazaroten:** ein ▸Retinoid zur topischen ***Anw.*** bei Psoriasis vom Plaque-Typ. E tazarotene.

**Tazobactam:** ein ▸β-Lactamase-Inhibitor.

**Tb:** *Pathologie* Abk. für ▸**Tub**erkulose. E TB.

**TBA,** Abk. für **T**hyroxin **b**indendes **A**lbumin: s. u. ▸Thyroxin.

**TbB:** Abk. für **T**u**b**erkulose**b**akterium (▸Mycobacterium tuberculosis).

**Tbc:** Abk. für ▸**T**u**b**er**c**ulosis. – **tbc:** Abk. für **t**u**b**er**c**ulosus (▸tuberkulös).

**TBE** *(engl.)* Abk. für **t**ick **b**orne **e**ncephalitis: ▸Früh(jahr)-Sommer-(Meningo-)Enzephalitis, hervorgerufen durch das **TBE-Virus** (= FSME-Virus).

**TBG:** **1)** Abk. für **T**hyroxin **b**indendes **G**lobulin: s. u. ▸Thyroxin. E TBG. **2)** Abk. für **T**estosteron **b**indendes **G**lobulin: ▸SHBG.

**TBK,** Abk. für **T**hyroxin-**B**indungs**k**apazität: s. u. ▸Thyroxin.

**Tbk:** Abk. für ▸**T**u**b**er**k**ulose. – **tbk:** Abk. für ▸**t**u**b**er**k**ulös.

**Tbl.:** *Pharmazie* Abk. für ▸**T**a**bl**ette(n).

**TBP, TBPA:** Abk. für ▸**T**hyroxin **b**indendes ▸**P**rä**a**lbumin. E TBPA.

**TBR:** Abk. ▸**T**rocken**b**lut**r**eaktion.

**TC (I–III):** Abk. für ▸**T**rans**c**obalamine.

**Tc:** *Chemie* Symbol für ▸**T**e**c**hnetium. E Tc.

**TCA** *(engl. **a**cid = Säure):* Abk. für ▸**T**ri**c**hloressigsäure.

**TCDD,** Abk. für 2,3,7,8-**T**etra**c**hlor**d**ibenzopara**d**ioxin: s. u. ▸Dioxin.

**TCI** *(engl.)* Abk. für **t**arget **c**ontrolled **i**nfusion: Mikroprozessor-gesteuerte intravenöse Anästhesie aufgrund pharmakokinetischer Rechenmodelle.

**TCM:** Abk. für ▸**T**raditionelle **C**hinesische **M**edizin.

**Tc$^{99}$-Sestamibi:** s. u. ▸Sestamibi.

**TCT:** **1)** Abk. für **T**hyreo**c**alci**t**onin: ▸Calcitonin. **2)** Abk. für **T**ransmissions-**C**omputer-**T**omographie; s. a. ▸Computer-Tomographie.

**Tct:** *Pharmazie* Abk. für **T**in**ct**ura (▸Tinktur).

**TD:** **1)** *Radiologie* Abk. für ▸**T**iefen**d**osis. **2)** *Pharmazie* Abk. für ▸**T**ages**d**osis.

**TDF,** Abk. für **T**estis-**d**eterminierender **F**aktor: Faktor, der für die Ausprägung der männlichen Geschlechtsmerkmale verantwortlich ist. E **t**estis **d**etermining **f**actor.

**TDI** *(engl.)* Abk. für **t**olerable **d**aily **i**ntake: die tolerierbare tägliche Aufnahme-Menge eines Schadstoffes.

**T-Drain:** *Chirurgie* Weichgummi-Drain mit T-förmig gestaltetem Ende; i. e. S. der KEHR-Drain. E T-tube, T drain.

**TDT,** Abk. für **t**erminale **D**esoxyadenylat**t**ransferase: ein Enzym, das bei Leukämien im Zellkern nachgewiesen wird.

**TE:** **1)** Abk. für **T**uberculin-**E**inheit. **2)** Abk. für ▸**T**onsill**e**ktomie.

**Te:** *Chemie* Symbol für ▸**Te**llur.

**TEA:** Abk. für ▸**T**etra**e**thyl**a**mmonium.

**Teardrop-Fraktur** *(engl.):* Halswirbelsäulenfraktur (als ▸Peitschenhieb-Syndrom) mit Verlagerung des »tränenförmigen« vorderen Wirbelkörperunterrandes nach ventral u. des hinteren nach dorsal in den Spinalkanal (Symptom: Vorderhornläsion).

**T-Ebene:** *Gynäkologie* Abk. für **T**erminalebene (= untere ▸Beckeneingangsebene). E T-plane.

**TEBK:** *Biochemie* Abk. für **t**otale ▸**E**isen**b**indungs**k**apazität.

**Technetium,** Abk. Tc: radioaktives, nur künstl. darstellbares, 7- sowie 4- u. 6-wertiges Schwermetallelement mit OZ 43. Isotope: $^{92-102}$Tc, $^{104}$Tc, $^{105}$Tc, $^{107}$Tc (alle β-, $^{97}$Tc γ-Strahler); *Nuklearmedizin* ***Anw.*** findet der aus $^{99}$Mo (als Mutternuclid) Generator-erzeugte reine γ-Strahler $^{99m}$Tc (0,14 MeV; HWZ 6 h; zerfällt zum äußerst langlebigen β-Strahler $^{99}$Tc), u. zwar als Pertechnetat (Fluat) für Hirn-, Magen-, Schild- u. Speicheldrüsen-, als Fe-Komplex für Nieren-, als Schwefelkolloid für Leber-, Milz-, Knochenmark-(RES-), als Poly- oder Pyrophosphat für Knochen-, als Serumalbumin-Pharmakon für Herz-, Aorta-, Plazenta-, in Makroaggregat- u. Mikrosphären-Form für Lungen- u. Angioszintigraphie, ferner – als Erythrozytenmarkierung – zur Blut- (Zirkulation, Volumen) u. Milz-Diagnostik. – S. a. ▸Myokardszintigraphie. E technetium.

**tectorius:** als Dach (Tectorium) dienend. E tectorial.

**Tectum mes|en|cephali,** Mittelhirndach: das Mittelhirn = Mesencephalon dorsal einer Frontalebene durch den Aqu(a)eductus cerebri: Lamina tectalis (= Vierhügelplatte als Dach).

**Tee:** mit siedendem Wasser hergestellter Aufguss aus – getrockneten – Pflanzenteilen; auch Bez. für die einschlägigen Drogen (▸Species); i. e. S. die bes. aufbereiteten Blätter (»grüner« bzw. »schwarzer Tee«) der zahlreichen Sorten von Camellia sinensis (u. das daraus bereitete Getränk). E tea.

**Teer:** flüssig-festes Destillationsprodukt aus Brennstoffen, z. B. Steinkohlen-, Braunkohlen-, Holz-, Torf-, Schiefer- u. Ölteer; v. a. die bd. ersten wichtige Lieferanten von Ausgangsprodukten für Farb-, Kunststoffe, Pharmazeutika (wirkt extern entzündungshemmend, antiekzematös, keratoplastisch), Pflanzenschutz-, Lösungsmittel etc., z. B. von Benzol u. Homologen, Naphthalin, Anthracen, Benzpyrenen, Kohlenwasserstoffen, Aceton, Anilin. – Tox. Auswirkungen abhängig von Inhaltsstoffen (darunter Karzinogene) sowie von der Form des Kontaktes: bei Hautkontakt akute u. chron. Dermatitiden, evtl. Erytheme, Lichtdermatosen (Photosensibilisierung), ▸Teerhaut, evtl. -krebs. E tar.

**Teer|akne,** Akne picea: schwarze Komedonen (Teerfinnen), Papeln, Pusteln (mit Neigung zur Furunkelbildung) u. flächenhafte Hautpigmentationen nach Behandlung mit Teerpräparaten oder als Berufskrankheit. E pitch acne.

**Teer|haut:** Oberbegriff für Hautveränderungen durch längeren Teerkontakt: ▸Teerakne, ▸Teermelanose, ▸Teerwarzen; spontan zurückgehend, evtl. aber krebsig entartend (▸Teerkrebs). Am Skrotum als Berufskrankheit bei Schornsteinfegern, Teer- u. Paraffinarbeitern, an Gesicht u. Nacken bei Straßenarbeitern.

**Teer|keratose:** ▸Teerwarze.

**Teer|krebs:** (häufigster) Berufskrebs (▸Plattenepithelkarzinom) als Folge langjährigen u. intensiven Umgangs mit Teer, Kohle, Pech, Ruß u. ihren Produkten. Anerkannte Lokalisationen: Haut, Skrotum, Lippe, Larynx, Lunge, u. U. Harnblase; ggf. entschädigungspflichtige Berufskrankheit. E tar cancer.

**Teer|melanose:** retikuläre oder diffuse Braunfärbung der Haut an lichtexponierten Stellen nach lang dauerndem Kontakt mit Teer(produkten) oder Schwerölen (Brikett-, Gasfabrikation). E tar melanosis.

**Teer-Sonnen-Dermatitis:** akute Dermatitis mit Rötung, Ödemen u. Bläschenbildung (= Teerexanthem), später auch Ekzematisation, Pigmentation u. Lichenifikation nach normaler Sonnenexposition der durch längeren Kontakt mit Teer (Anthracen, Benzpyren) oder teerhalt. Schutzmitteln (Carbolineum) sensibilisierten Haut, z.B. bei Teerarbeitern.

**Teer|stuhl:** ▶Melaena; s.a. ▶Blutstuhl. E tarry stool.

**Teer|warze,** Teerkeratose: linsen- bis bohnengroße, kalottenförmige, derbe, evtl. schmutzig braune Epidermiswucherung nach längerem Kontakt mit Teer (produkten); histol.: Hyperkeratose, unregelmäßig verzweigte Akanthose, Zellunruhe, evtl. Dyskeratose u. BOWEN-ähnl. Kernatypien; Präkanzerose. E pitch wart.

**Teer|zyste:** *Pathologie* ▶Schokoladenzyste. E chocolate cyst.

**Teevan-Schädelfraktur** (WILLIAM FREDERIC T., 1834–1887, Chirurg, London): Kalottenfraktur mit Einbruch u. Splitterung nur der Tabula interna. E Teevan's fracture.

**Teflon®:** Polytetrafluoräthylen, ein Thermoplast. E teflon.

**TEG,** Abk. für Thrombelastogramm: Dokumentation des Gerinnungsablaufs in der ▶Thrombelastographie.

**Tegaserod:** ein partieller 5-$HT_4$-Agonist; ***Wirkung:*** stimuliert die $S_4$-Rezeptoren (s.u. ▶Serotonin-Antagonisten), dadurch Förderung der Darmmotorik sowie Linderung von Bauchschmerzen u. Blähungen; kurzfristige ***Anw.*** bei Frauen mit Reizdarmsyndrom, bei denen die Obstipation überwiegt; ***NW:*** Diarrhö. E tegaserod.

**Tegmen** *(latein.):* Decke, Dach. – **T. tympani:** s.u. ▶Paries tegmentalis. – **T. ventriculi quarti:** das vom Velum medullare anterius u. post., Pedunculi cerebellares sup., Nodulus cerebelli u. Tela choroidea gebildete Dach des 4. Hirnventrikels. E tegmen.

**tegmental(is)** *(latein.):* ein ▶Tegmen betreffend. E tegmental.

**Tegmentum** *(latein.):* Decke; *anat* Haube. E tegmentum. – **T. mes|en|cephalicum:** die »Mittelhirnhaube«, die mittlere Etage des Mittelhirns (in Fortsetzung des T. rhombencephali); enthält Kerne (z.B. als Hirnnervenkerne den Nucleus nervi oculomotorii, Nucl. oculomotorius accessorius s. autonomicus [EDINGER-WESTPHAL-Kern], Nucl. interstit., Nucl. nervi trochlearis; ferner Nucl. ruber, Nuclei tegmenti) durchlaufende Bahnen (die bd. Tractus longitudinales; Fibrae corticonucleares; die Lemnisci medialis, lat., spinalis u. trigeminalis; die Tractus tegmentalis centralis, rubro- u. tectospinalis, tectobulbaris; Fibrae corticonucleares) u. Teile der Formatio reticularis. E midbrain t. – **T. pontis:** die »Brückenhaube«, v.a. mit Hirnnervenkernen. E t. of pons. – **T. rhomb|en|cephali:** der die Medulla oblongata dorsal der Oliven mittelhirnwärts fortsetzende älteste Teil des Rautenhirns (oberer Bodenabschnitt der Rautengrube). E rhombencephalic t.

**Teichmann-Kristalle** (LUDWIG CARL T.-STAWIARSKI, 1823–1895, Anatom, Göttingen, Krakau): *Gerichtsmedizin* die beim Nachweis von Blutspuren durch Versetzen des Materials (auf Objektträger) mit Eisessig u. Erhitzen entstehenden braunen Hämin-Kristalle (in Ammoniak u. Laugen löslich); bei Menschenblut als schmale, rhombische Täfelchen. E Teichmann's crystals.

**Teichoinsäure, Teichonsäure:** Gruppe bakterieller, polymerer Zellwandbausteine (m. antigenen Eigenschaften) vom Polyribitolphosphat-Typ (aus Polyalkohol u. Phosphorsäure), z.T. an freien OH-Gruppen glykosidische oder Estergruppen tragend. E teichoic acid.

**Teich|opsie, Teicho|skopie:** Flimmerskotom mit zackig begrenztem Gesichtsfeldausfall. E teichopsia.

**Teicoplanin:** bakterizides Polypeptid-Antibiotikum; ***Anw.*** gegen Staphylokokken u. Clostridium difficile.

**Teil:** *Geburtshilfe* ▶Kindsteil. E part. – **Teil...:** s.a. ▶Partial...

**Teilchen:** ▶Korpuskel, ▶Partikel, ▶Elementarteilchen. E particle.

**Teilchen|beschleuniger:** s.u. ▶Elektronen-, ▶Linearbeschleuniger, ▶Betatron, ▶Synchro-, ▶Zyklotron. E particle accelerator.

**Teilchen|strahlung:** ▶Korpuskularstrahlen. E corpuscular radiation.

**Teilleistungsschwäche:** Lernstörung, die nur einzelne intellektuelle Fähigkeiten (z.B. Rechnen, Schreiben) betrifft, bei insgesamt normaler Intelligenzentwicklung. Ursachen nicht endgültig geklärt. Wichtig ist eine frühzeitige spezifische Förderung der betroffenen Kinder (z.B. Ergotherapie, Logopädie).

**Teil|prothese:** *Zahnmedizin* herausnehmbare P. für die Versorgung eines Lückengebisses, die mit ihren Sätteln auf der Schleimhaut aufliegt u. Kontakt mit dem Restgebiss hat. E partial dental prosthesis.

**Teil|regenerat, funktionelles:** *Orthopädie* (PAYR 1934) fibröse Lötsteife eines Gelenks mit – durch die funktionelle Belastung – gelockertem »Weichlot«, d.h. mit gewisser Gelenkbeweglichkeit.

**Teilung:** *Zytologie* ▶Zellteilung. E division, cleavage.

**Te|in:** ▶Coffein. E theine.

**Tektonik:** *Biologie* die Anordnung der Körperteile u. Organe um gedachte Körperachsen u. Symmetrieebenen. E tectonics.

**Te|la** *(latein.):* Gewebe. **1)** *Pharmazie* Verbandstoff, i.e.S. Verbandmull (= T. depurata). **2)** *Anatomie* Gewebsschicht. E 1), 2) tela. – **T. cho|ro|idea:** die epitheliale Lamelle mit gefäßreicher, der Pia zugehöriger Bindegewebsplatte, als Abdeckung der Hirnventrikel, deren Adergeflechte bildend. – **T. sub|cutanea,** Subkutis, Hypoderm: das an das Stratum reticulare des Koriums anschließende »Unterhautgewebe« als lockeres Binde- u. läppchenartig angeordnetes Fettgewebe, von Retinacula cutis durchsetzt, VATER-PACINI-Körperchen enthaltend. – **T. sub|mucosa:** die Bindegewebsschicht zwischen Tunica mucosa u. Tunica muscularis im gesamten Verdauungstrakt (ab Pharynx); mit Gefäßen u. Nerven, im Ösophagus auch mit Drüsen; ebenso in Trachea u. Bronchien (mit gemischten Drüsen). – **T. sub|serosa:** die meist dünne Bindegewebsschicht unter dem Epithel des Peritoneums, dieses mit der Leibeswand bzw. dem umhüllten Organ verknüpfend.

**Tel|arche:** ▶Thelarche. E thelarche.

**tele...:** Wortteil »fern«, »am Ende«.

**Tel(e)angi|ektasie, -ectasia:** Erweiterung der Endstrombahngefäße (Arteriolen, arterieller u. venöser Kapillarschenkel); i.e.S. die der Hautgefäße. Auftreten essentiell z.B. im Gesicht (feinste »Gefäßreiser« symmetr. an Wangen, evtl. schon beim Kleinkind, als Sippenmerkmal) oder als **symptomat. T.** (verschiedene Formen; meist blaurot) bei Basaliom, Rosazea, Hautatrophien, Poikilodermien, nach Cortison-Medikation, bei Leberschäden, BLOOM-TORRE-MACHACEK-, OSLER-, WERNER-, ROTHMUND-THOMSEN- sowie Karzinoid-Syndrom. E telangiectasia, telangiectasis. – **T.-Ataxie-Syndrom,** Ataxia teleangiectatica: ▶LOUIS-BAR-Syndrom. – **T. hereditaria haemorrhagica:** ▶OSLER-Syndrom. E hereditary hemorrhagic t. – **T. lymphatica:** ▶Lymphangiektasie. – **T. macularis eruptiva perstans,** Urticaria pigmentosa adultorum: disseminiert auftretende, ovale bis rundliche, bräunlich rote Herde mit Teleangiektasien. Die Erkrankung gehört zu den diffusen Mastozytosen der Haut.

**Tele|cobalt(therapie):** s.u. ▶Telecurietherapie. E telecobalt (therapy).

**Tele|curie|therapie, Tele|gamma|therapie:** Strahlentherapie mit relativ großem Quelle-Haut-Abstand (50–80 cm) mit einem künstl. $\gamma$-Strahler (v.a. $^{60}Co$, $^{137}Cs$: »Telecobalt«, »Telecäsium«) als Strahlenquelle (∅ 1–3 cm, Aktivitäten bis 10 000 Curie = 370 000 GBq), untergebracht im sog. Strahlerkopf (Schutzgehäuse mit Abschirmung, Quellenträger u. -kapsel, Verschlusseinrichtung, verstellbaren Blenden) einer Gammabestrahlungsanlage (meist für Bewegungsbestrahlung). Vorteile gegenüber konventioneller Röntgentherapie: höhere relative Tiefendosis, Hautschonung, gleichmäßige Absorption in Knochen u. Weichteilen, geringe seitl. Streustrahlung. E telecurietherapy.

**Tele|gramm|stil:** *Psychologie* Verkürzung u. Vereinfachung der sprachlichen Äußerungen (z. B. »Trinken haben«) bei motor. Aphasie mit erhaltenen Sprachresten u. bei Schizophrenie. E syntactic aphasia.

**Tele|kanthus:** vergrößerter Abstand zwischen den medialen Augenlidwinkeln. E telecanthus.

**Telemedizin:** Anwendung von Telekommunikations- und Informationstechnologien zur Überwindung räumlicher Distanzen zwischen Ärzten, Angehörigen medizinischer Fachberufe u. Patienten. Dazu gehören z. B. Telekonzile, Netzwerke, Telechirurgie; relativ neues Feld im Gesundheitswesen, das u. a. Folge schneller Fortschritte im Bereich der elektronischen Medien u. Informationsnetze (z. B. Internet) ist. Wichtig sind u. a. die Sicherung des Datenschutzes u. die Klärung rechtlicher Voraussetzungen.

**Tele|metrie:** die Übertragung von Messwerten über eine größere Entfernung; geschieht meist drahtlos über einen Sender u. ein Empfangsteil. In der Kardiologie ist v. a. die telemetrische EKG-Überwachung von Bedeutung. E telemetry.

**Telemonitoring:** in der Medizin die computerassistierte elektronische Überwachung von Organfunktionen eines Patienten über räumliche Entfernungen hinweg.

**Tel|encephalon,** Endhirn: aus dem Vorderhirnbläschen nach dessen Teilung hervorgehender Teil des ▸Gehirns, bestehend aus Großhirn (beide Hemisphären mit Gyri und Sulci, Corpus callosum, Lamina terminalis cerebri, Kommissurenbahnen), Corpus striatum u. Riechhirn (▸Rhinencephalon). Nimmt, oben u. seitlich Hirnstamm u. Kleinhirn abdeckend, die gesamte Schädelhöhle ein (bis auf die hintere Schädelgrube). Auf einem Schnitt durch das T. unterscheidet man die zentral gelegene weiße Substanz in Gestalt eines Halbovals (Centrum semiovale) sowie die außen anliegende Großhirnrinde. Sitz des sensorischen und motorischen Zentrums sowie der Zentren der höheren Sinnesleistungen. S. a. ▸Cortex cerebralis. E telencephalon, endbrain.

**Teleo|kinese:** zweckgerichteter Bewegungsablauf (»Zielmotorik«) als Funktion der Großhirnrinde.

**Teleo|logie:** *Biologie* die Lehre von der Zweckmäßigkeit der Lebenserscheinungen. E teleology.

**Tele|opsie:** Sehstörung, bei der die Gegenstände entfernter (u. damit kleiner) erscheinen. E teleopsia.

**Telerobotik:** über eine größere Entfernung (auch transatlantisch) durch Teleroboter gesteuerte Operation; s. a. ▸Operationsroboter.

**Teleskop|anastomose:** ▸Invaginationsanastomose.

**Teleskop|finger,** Fernrohrfinger: s. u. ▸Arthritis mutilans.

**Teleskop|naht:** *Chirurgie* Anastomosennaht zwischen lumendifferenten Abschnitten eines röhrenförmigen Hohlorgans nach teleskopartigem Einschieben des oralen (= proximalen) in den – weiteren – aboralen (= peripheren) Teil; s. a. ▸Invaginationsanastomose.

**Tele|thermo|graphie:** s. u. ▸Thermographie. E telethermography.

**Tellur,** Abk. Te: Halbmetallelement der Chalkogen-Gruppe mit Atomgew. 127,60 u. OZ 52; F. 449,5° (gelber Dampf). ***Anw.:*** *techn* in Legierungen (höhere Korrosionsfestigkeit u. Leitfähigkeit), als Glas- u. Keramikfarbstoff (blaubraun), Katalysator, Halbleiter (Pb-Tellurid), *bakt* in ▸Tellurit-Nährboden. E tellurium.

**Tellurit-Nährboden:** *Bakteriologie* $K_2Te_2O_3$-haltiger Nährboden zur Züchtung u. Differenzierung von ▸Corynebacterium diphtheriae (dessen Wachstum – im Ggs. zur Hemmung der Begleitbakterien – gefördert wird; dabei Reduktion des Tellurits zu metall. Te., d. h. Schwarzfärbung des Mediums). E tellurite culture medium.

**Telmisartan:** ein ▸Angiotensin-Rezeptor-Antagonist; ***Anw.*** als Antihypertonikum. E telmisartan.

**Telo|den|dri|en,** Endbäumchen: die feinen Endverzweigungen des Achsenzylinders (als Teleneuriten) u. der Dendriten. E telodendria.

**Telogen|haar:** ▸Kolbenhaar. E telogen hair.

**telo|lezithal:** *Biologie* mit Dotteranhäufung am vegetativen Eipol (bei anisolezithalen Eiern). E telolecithal.

**Telo|mer:** *Zytologie* der natürl. terminale Strukturabschnitt an beiden Chromosomenenden, bestehend aus einem bis mehreren, eng benachbarten Chromomeren mit irregulär gefaltetem Chromatin. E telomere.

**Telo|peptid:** nicht gewundener, endständiger (C- oder N-terminaler) Anteil der Einzelkette einer schraubenartig gewundenen räumlichen Eiweißstruktur (Helix); z. B. das quer vernetzte carboxyterminale Typ-I-Kollagen-T. (ICTP, I-CTP), das bei vermehrtem Knochenabbau (z. B. bei Immobilisation, Knochenmetastasen, multiplem Myelom, rheumatoider Arthritis; s. a. ▸Knochenstoffwechsel) im Serum erhöht ist. E telopeptide.

**Telo|phase:** *Zytologie* »Endphase« der mitotischen (▸Mitose) u. meiot. Kernteilung (s. a. ▸Meiose; dort Abb.), in der die Chromosomen bzw. Chromatidgruppen an die Pole der neuen Zellen befördert u. von der neu gebildeten Kernmembran umschlossen werden. E telophase.

**telo|zentrisch:** *Zytologie* adj. Bez. für ein Chromosom oder Chromatid mit terminalem Zentromer. E telocentric.

**TEM:** Abk. für ▸Triethylenmelamin. E TEM.

**Temazepam:** als ▸Hypnotikum verwendetes ▸Benzodiazepin. E temazepam.

**Temozolomid:** zu den ▸Alkylanzien zählendes Zytostatikum; ***Anw.*** bei nach Standardther. rezidivierenden oder progredienten malignen Gliomen; ***NW:*** u. a. Nausea, Erbrechen, Myelosuppression. E temozolomide.

**Temperament:** konstitutionsgebundene, individuelle Eigenart der Reaktionen im Gefühls-, Willens- u. Triebleben. Nach der HIPPOKRATES-Säftelehre 4 Temperamente: Sanguiniker, Melancholiker, Choleriker, Phlegmatiker. E temperament.

**Temperatur:** der kinetische Energiezustand der Moleküle. Die T.-Skalen n. CELSIUS, FAHRENHEIT u. RÉAUMUR basieren auf Festpunkten (Eis- bzw. Dampfpunkt des Wassers), die n. KELVIN (= absolute thermodynam. Skala mit Größensymbol L u. SI-Einheit »Kelvin« = K) auf dem streng linearen Zusammenhang von Druck-Massendichte-Quotient u. Temperatur idealer Gase. – *med* ▸Körper-, ▸Kern-, ▸Basaltemperatur, ▸Fieber, ▸Temperaturempfindung; s. a. ▸Thermo..., ▸Kälte..., ▸Wärme... E temperature. –

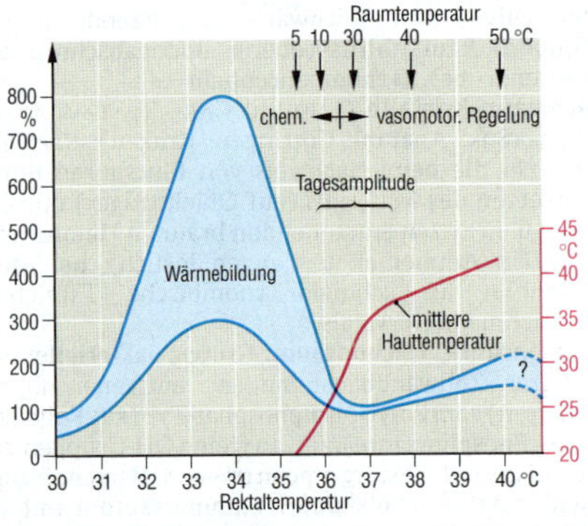


**Temperatur:** Beziehung zwischen Sauerstoff- = $O_2$-Aufnahme, mittlerer Hauttemperatur u. Kerntemperatur. [139]

**T., effektive:** *Hygiene* die dem Behaglichkeitsklima entsprechende Raumtemperatur, ermittelt aus dem gesteigerten Energieumsatz u. den physikal. Klimadaten. E effective t.

**Temperatur|empfindung,** Thermorezeption: Wahrnehmung der von ▸Thermorezeptoren erfassten Temperaturreize als Leistung des Kälte- u. Wärmesinns (▸Temperatursinn). Bei konstanter Einwirkung infolge Adaptation erlöschend. S.a. ▸Thermanästhesie, paradoxe ▸Kälteempfindung. E temperature perception.

**Temperatur|methode:** auf die Messung der ▸Basaltemperatur gestützte Empfängnisverhütungsmethode; s.a. ▸Konzeptionsverhütung, ▸Knaus(-Ogino)-Methode. E temperature method.

**Temperatur|regulation:** ▸Wärmeregulation.

**Temperatur|rezeptor:** ▸Thermorezeptor.

**temperatur|sensitive Mutanten:** *Virologie* ▸ts-Mutanten. E temperature sensitive mutants.

**Temperatur|sinn:** eine Empfindungsqualität v.a. der ▸Oberflächensensibilität für Wärme u. Kälte. I.w.S. auch der zugehörige nervöse Apparat der ▸Wärmeregulation (Kälte-, Wärmerezeptoren mit Bahnen u. Zentren). Zustandekommen der Empfindung hängt bei konstanter Ausgangstemperatur ab von der Steilheit der Temperaturänderung, bei gleichmäßiger Temperaturänderung von der Höhe der Ausgangstemperatur. Bei Temperaturen ≧40 °C u. ≦20 °C besteht auch nach Ausgleich der Hauttemperatur dauerndes Warm- bzw. Kaltempfinden. E temperature sense.

**Temperatur|skala:** s.u. ▸Temperatur. E temperature scale.

**temperent:** mäßigend, ordnend; z.B. t. Phagen (s.u. ▸Bakteriophagen). E temperate.

**template DNA** *(engl.): Genetik* s.u. ▸Matrize.

**Tempo|anomalien:** *Gynäkologie* s.u. ▸Zyklusstörungen.

**Tempora:** die »Schläfen«, die seitlichen Kopfpartien zwischen Stirn u. Ohr. E temples.

**temporär:** zeitlich begrenzt, vorübergehend. E temporary.

**temporal:** schläfenseitig (z.B. *ophth* t. ▸Abblassung), die Schläfen (Tempora) bzw. das Schläfen- = Temporalhirn (▸Lobus temporalis) betreffend; s.a. ▸Temporallappen-Epilepsie. E temporal.

**temporalis** *(latein.):* schläfenseitig. Auch Kurzform für Arteria, Vena, Nervus u. Musculus t. E temporal.

**Temporal|lappen:** *Anatomie* ▸Lobus temporalis. E temporal lobe.

**Temporal|lappen-Epilepsie,** Schläfenlappenepilepsie: partielle E. mit Lokalisation der neuronalen Entladung im Lobus temporalis (oder Teilen davon). Zeitigt neben elementaren sensorischen (auditor., olfaktiven, gustator.) u. motorischen (versiven, aphat.) Anfällen auch solche mit halluzinator. oder psychomotor. Symptomen; s.a. ▸Epilepsie. E temporal lobe epilepsy.

**Temporal|lappen-Syndrom:** die für Prozesse (Tumor, Trauma, entzündl. oder vaskuläre Störung) im Schläfenhirn typischen neurol. u. psychopathol. Symptome wie akustische, olfaktor., gustator. u. opt. Halluzinationen, homonyme Hemianopsie (evtl. nur Quadrantenhemianopsie), Herdanfälle (»Unzinatuskrisen«) u. – bei Betroffensein der domin. Hemisphäre – sensor. Aphasie; s.a. ▸Temporallappen-Epilepsie. E temporal lobe syndrome.

**Temporal|punkt:** s.u. ▸Nervendruckpunkte. E temporal nerve pressure point.

**temporo...:** Wortteil »Schläfen« (Tempora).

**Tempus** *(latein.):* Schläfe (▸Tempora), Zeiten.

**TEN,** Abk. für toxische epidermale Nekrolyse: ▸Epidermolysis acuta toxica. E TEN.

**Ten|algia crepitans:** s.u. ▸Tendovaginitis.

**Tenazität:** **1)** *Psychologie* Fähigkeit, die Aufmerksamkeit ständig auf einen Gegenstand zu richten; i.w.S. die geist. Spannkraft. **2)** *Biologie* Widerstandsfähigkeit (z.B. von Mikroorganismen) gegen Temperatur, Chemikalien, Strahlung. E tenacity.

**Tenckhoff-Technik:** Dauerimplantation eines Bauchhöhlenkatheters für die Peritonealdialyse.

**tender points** *(engl.):* palpable, strukturelle u. funktionelle Veränderungen in der Muskulatur oder im Bindegewebe, sog. Maximalpunkte, die u.a. als Druckpunkte bei der ▸Muskelreflexzonenmassage von Bedeutung sind. S.a. Abb.

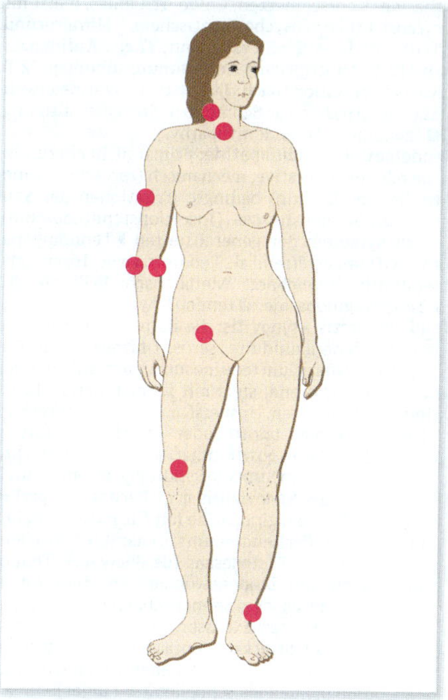

**tender points:** Maximalpunkte bei Fibromyalgie. [89]

**Tendines** *(latein.):* die Sehnen. S.u. ▸Tendo. E tendons.

**tendineus** *(latein.):* sehnig, eine Sehne betreffend. E tendinous.

**Tendinitis:** primär entzündliche Erkrankungen der Sehnen, meist der Sehnenansätze (Insertionstendinitis), i.d.R. als Manifestation anderer entzündlicher rheumatischer Erkrankungen (bes. Reiter-Syndrom, Spondylitis ankylosans, Arthritis psoriatica); s.a. ▸Tendopathie. E tendinitis.

**tend(in)o|gen:** von einer Sehne ausgehend.

**Tendinose:** degenerative Veränderungen der Sehnen u. Sehnenansätze (Insertionstendinose), oft als Begleitsymptomatik bei Spondylosis hyperostotica, auch als sekundäre Veränderungen nach tonischer oder kinetischer Muskel-Sehnen-Überlastung bzw. -Fehlbelastung. E tendopathy.

**tendinosus, tendinös** *(latein.): Anatomie, Orthopädie* **1)** sehnen(faser)reich. E tendinous. **2)** eine Sehne (Tendo) betreffend.

**Tendo** *(latein.):* Sehne. S.a. ▸Teno... E tendon. – **T. calcaneus,** T. musculi tricipitis surae: die am Tuber calcanei ansetzende »Achillessehne«. E Achilles tendon.

**Tend|odynie:** Sehnenschmerzen. E tenodynia.

**Tendo|fasciitis calcarea rheumatica:** bei Weichteilrheumatismus v.a. in Sehnen- u. Faszienansätzen auftretende, später verkalkende Rheumaknötchen (»Sehnen-«, »Faszienknötchen«).

**Tendo|lyse:** op. Lösung von Verwachsungen an einer Sehne zur Wiederherstellung ihrer Gleitfunktion. E tendolysis.

**Tendo|myopathie, generalisierte,** polytope T., Weichteilrheumatismus, Fibromyalgie(syndrom), Fibrositis, polytope (multilokuläre) Insertionstendopathie, psychogener Rheumatismus (von manchen Autoren als eigenständiges Krankheitsbild betrachtet): polytope, mechanisch nicht erklärbare Schmerzsymptomatik an stark druckdolenten Sehnenansätzen u. Muskeln (sog. tender points), ohne entsprechenden somatischen oder laborchemischen Befund, begleitet von vegetativen u. funktionellen Störungen (Paräs-

T

thesien, Kopfschmerzen, Colon irritabile), meist mit offensichtlich psychosomatischem Hintergrund. Tritt vorwiegend bei Frauen auf. ***Ther.:*** Antidepressiva (z. B. Amitriptylin), Entspannungsübungen (z. B. Muskelrelaxation nach JACOBSON), Wärmeanwendungen, Ansätze zur Schmerz- u. Stressbewältigung. **E** (generalized) tendomyopathy.

**Tendo|pathie, Tendinopathie:** primär nicht entzündliche oder degenerative, mechanisch (tonische u. kinetische Überlastung) bedingte Irritationen der Sehnen u. Sehnenansätze (Insertionstendinopathie). Auch Symptom der generalisierten ▸Tendomyopathie. Oft unzutreffend als Tendinitis bzw. Insertionstendinitis bezeichnet. Metabolisch bedingte T.: ▸Tendovaginopathie. **E** tendopathy.

**Tendo|vaginitis, -synovitis:** die akute oder chron. Sehnenscheidenentzündung, serös, fibrinös, eitrig (an Fingern = Panaritium tendinosum), auch phlegmonös oder nekrotisierend, stets mit schmerzhaften funktionellen Störungen. Unspezif. u. nichtinfektiöse Formen v.a. infolge berufl. oder sportl. Überlastung (meist akut) sowie posttraumat. (z. B. als hypertroph. T. GUBLER oft beim SUDECK-Syndrom). **E** tenosynovitis. – **T. crepitans,** Synovialitis sicca, Peritendinopathia crepitans: Tendovaginopathie mit fibrinöser Entzündung auch des Peritendineums u. charakteristischem Reibegeräusch. – **T. stenosans (de Quervain):** Tendovaginopathie mit bindegewebiger Proliferation u. Hyalinisierung an den Sehnenscheiden des langen Abduktors u. kurzen Extensors des Daumens, meist im Bereich des 1. Strecksehnenfachs; v.a. auf mechan. Grundlage. – Auch an Beugesehnen (dann evtl. mit Schnapp-Phänomen als schnellender Finger).

**Tendo|vagino|pathie:** Erkrankung der Sehnen u. Sehnenscheiden (möglicherweise mit sekundär entzündlichen oder degenerativen Folgeerscheinungen) bei metabolischen Grunderkrankungen (Hyperurikämie, Xanthomatose, Lipoidgranulomatose). »Idiopathische« T. sind die **Tendopathia nodosa** (▸Finger, schnellender), **Tendovaginopathia stenosans** (DE QUERVAIN) u. die **Tendovaginopathia crepitans** (s. u. ▸Tendovaginitis).

**Tenecteplase:** ein ▸Gewebeplasminogen-Aktivator; gentechnisch veränderte Alteplase-Variante; ***Anw.*** als Bolusinjektion bei akutem Myokardinfarkt. **E** tenecteplase.

**Tenes|mus:** anhaltender schmerzhaft-spast. Stuhl- bzw. Harndrang; Ersterer (= **T. alvi, T. ani**) als Schließmuskelkrampf bei – v.a. ampullärer – Mastdarmaffektion; Letzterer (= **T. vesicae**) als nur zu geringer Harnentleerung führender Blasendauerschmerz, z. B. bei Zystitis, Prostataerkrankung etc. **E** tenesmus.

**Tenia:** *Anatomie, Helminthologie* ▸Taenia. **E** tenia.

**Teniposid,** Abk. VM-26: zu den ▸Spindelgiften gehörendes Zytostatikum (Podophyllotoxinderivat). ***NW:*** u. a. Knochenmarktoxizität (Myelosuppression), Alopezie, Nausea.

**Tennis|bein:** subkutaner Einriss des Musculus triceps surae beim – unzureichend trainierten – Tennisspieler durch ruckartiges Aufrichten auf den Vorfuß (Hochaufschlag) oder durch plötzliches Rückwärtslaufen. **E** tennis leg.

**Tennis|ellenbogen:** ▸Epicondylitis humeri radialis (u./oder örtl. Neuralgie) am Ellenbogen des Schlagarmes als typ. Sportschaden infolge mechan. Überbeanspruchung. **E** tennis elbow.

**teno...:** Wortteil »Sehne« (tenon); s. a. ▸tendo...

**Tenodese:** *Orthopädie* op. Sehnenfixierung am Knochen zur Einschränkung bis Aufhebung der einschläg. Gelenkbeweglichkeit (bei Lähmung). **E** tenodesis.

**Tenofovir-Disoproxil:** ein nukleotidaler ▸Reverse-Transcriptase-Hemmer; ***Anw.*** zur Senkung der Viruslast bei HIV-Infektion; ***NW:*** v. a. Übelkeit, Durchfall, Erbrechen, Blähungen; bei Langzeitther. Senkung des Serum-Phosphatspiegels. **E** tenofovir disoproxil.

**Tenon** *(griech.)*, Sehne: ▸Tendo.

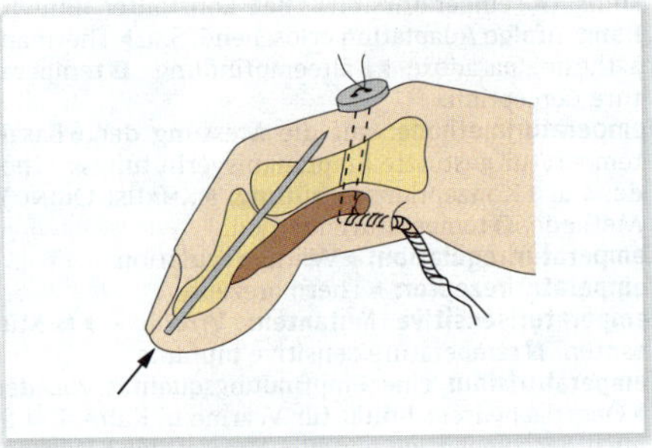

**Tenodese:** Sehnenfixierung am Fingerendgelenk mittels Ausziehdraht u. vorübergehender Arthrodese durch KIRSCHNER-Draht. [281]

**Tenon** (JACQUES RENÉ T., 1724–1816, Ophthalmologe, Paris). – **T.-Faszie, T.-Kapsel:** ▸Vagina bulbi. **E** Tenon's capsule. – **T.-Raum:** ▸Spatium episclerale. **E** T.'s space.

**Tenon|ektomie:** Teilexzision einer Sehne zu deren Verkürzung, z. B. *ophth* als Schiel-Operation. **E** tenonectomy.

**Teno|nitis,** Subkonjunktivitis: Entzündung der TENON-Kapsel (u. angrenzender Bindegewebsschichten). ***Ätiol.:*** Arthritis rheumatica, Infektionskrankheiten (seröse Form), Sepsis, Abszess, postoperativ (eitrige Form), auf dem Boden einer Skleritis posterior. ***Klinik:*** Schmerzen, Schwellung des Augenlids, Chemosis, leichte Verdrängung des Augapfels mit Bewegungseinschränkung u. Doppelbildern. ***Ther.:*** konservativ: Wärme, Ruhigstellung, Antibiotika (lokal, systemisch); Behandlung der Begleiterkrankung; operativ: Inzision, Drainage. **E** tenonitis.

**Tenonto...:** Wortteil »Sehne« (▸Tendo...).

**Teno|rezeptor:** ▸Sehnenspindeln u. an Sehnen gelegene freie Nervenendigungen, die zu den ▸Propriorezeptoren gehören. S. a. ▸Tiefensensibilität. **E** tenoreceptor.

**Teno(r)rhaphie:** ▸Sehnennaht. **E** tenorrhaphy.

**Teno|synovi(i)tis:** ▸Tendovaginitis. **E** tenosynovitis.

**Tenotom:** s. u. ▸Tenotomie. **E** tenotome.

**Teno|tomie:** die geschlossene oder offene, im Allg. der Verlängerung dienende op. Durchtrennung einer Sehne, entweder als quere T. oder aber als Z-förmige; meist mit spez. Tenotom (gerade, lanzett-, sichelförmig oder gebogen). **E** tenotomy.

**Tenoxicam:** nichtsteroidales Antirheumatikum mit langer Plasmahalbwertszeit (obsolet); ***Anw.*** bei entzündlich-rheumatischen Erkrankungen, degenerativen Gelenk- u. Wirbelsäulenerkrankungen, Weichteilrheumatismus u. Gicht.

**TENS:** Abk. für **t**ranskutane **e**lektrische ▸**N**ervenstimulation. **E** TENS.

**Tensid:** grenzflächenaktive Substanz; s. a. ▸Netzmittel. **E** tenside.

**Tensilon®-Test:** diagnostische Applikation von Tensilon® (Edrophoniumchlorid, ein reversibler Cholinesterasehemmer). **1)** zur Diagnostik der ▸Myasthenia gravis. Nach weniger als 1 Min. nach i.v. Injektion von Tensilon® wird eine deutliche Besserung der typischen Myasthenie-Symptome beobachtet: Besserung der Ptosis u. der Diplopie, Zunahme der groben Kraft (Faustschluss). **2)** Test zur Therapiekontrolle bei Myasthenia-gravis-Patienten, die mit Cholinergika behandelt werden. Bei ungenügender Wirkung der Cholinergika kommt es nach Injektion von Tensilon® zu einer prompten, vorübergehenden Besserung der Motorik, bei Überdosierung von Cholinergika zu einer raschen u. kurz andauernden Verschlechterung im Sinne einer ▸cholinergen Krise.

**Tensio(n):** Spannung, Druck (s. a. ▸Tonus, ▸Tono...). **E** tension.

**Tensor:** »Spanner«, Kurzform für ▸Musculus tensor. **E** tensor.

**Tensor-fasciae-latae-Reflex:** ▸ Brissaud-Reflex.
**tensus** *(latein.)*: gespannt. E tense.
**Tentamen** *(latein.)*: Versuch, Probe, Vorexamen. E attempt.
**tentoriell:** das Tentorium cerebelli betreffend. E tentorial.
**Tentorium** *(latein.)*: Zelt; *anat* zeltförm. Gebilde, i.e.S. das **T. cerebelli**, die zwischen Okzipitalhirnbasis u. dorsaler Kleinhirnfläche quer ausgespannte Duraplatte (befestigt an oberen Pyramidenkanten u. Sulci transversi) mit dem ▸ Tentoriumschlitz. E tentorium (cerebelli).
**Tentorium|blutung:** supra- u./oder infratentorielle Hirnblutung nach ▸ Tentoriumriss; bei großer Ausdehnung meist letal. E tentorial hemorrhage.
**Tentorium|riss:** v.a. geburtstraumat. Einriss eines oder beider Blätter des T. cerebelli mit ▸ Tentoriumblutung u. nachfolg. tentorieller Hernie bzw. Druckkonus (Druck auf Hirnstamm). E tentorial rupture, t. tear.
**Tentorium|schlitz,** Incisura tentorii: rundl. Einschnitt im ▸ Tentorium cerebelli für den Hirnstamm; Einklemmung mediobasaler Hirnteile (meist Uncus des Temporallappens) darin (= tentorielle ▸ Hernie) infolge Hirndruckes führt zum ▸ Mittelhirnsyndrom. E tentorial notch.
**Tenuis:** stimmloser Verschlusslaut.
**tenuis** *(latein.)*: dünn. E tenuous.
**Teonanacatl** *(mexikan. = »Fleisch der Götter«)*: die halluzinogenen Pilze der Gattung Psilocybe. E psilocybe mushroom.
**TEP:** Abk. für ▸ Totalendoprothese (s.a. ▸ Gelenkprothese).
**TEPA:** Abk. für ▸ Triethylenphosphoramid.
**Tepidarium:** der »Warmraum« des altrömischen Dampfbades. E tepidarium.
**TEPP:** Abk. für Tetraethylpyrophosphat.
**Tera...:** Präfix (Kurzzeichen: T) bei Maßeinheiten mit der Bedeutung des $10^{12}$fachen.
**Terasaki-Test:** *Immunologie* (1964) standardisierter ▸ Zytotoxizitätstest zur Testung der Loci A, B, C, DR des ▸ HLA-Systems; auf Mikroplatten werden Lymphozyten des potentiellen Transplantatspenders zus. mit HLA-Gruppen-spezif. Antikörpern inkubiert u. ihre Reaktion (Zytolyse nach Komplement-Zusatz) mikroskopisch abgelesen. E lymphocytotoxicity test.
**Terata** *(griech.)*: die Fehlbildungen. E teratoses.
**terato...:** Wortteil »Fehlbildung«. E terato...
**Terato|blastom(a):** *Pathologie* Malignom i.S. der teratoiden Mischgeschwulst (im Unterschied zum Teratom u. zu dessen »embryonaler« Form aus völlig unreifen Gewebsstrukturen bestehend); s.a. ▸ Teratokarzinom. E teratoblastoma.
**terato|gen(etisch):** Fehlbildungen erzeugend; z.B. t. Determinationsphase, t. Noxen (s.u. ▸ Embryopathie). E teratogenic.
**Terato|genese:** die Entstehung von angeborenen Fehlbildungen. E teratogenesis.
**Teratogenität:** die Fähigkeit von chem. Substanzen (z.B. Thalidomid, Retinoide, Alkohol), physik. Faktoren (z.B. ionisierende Strahlung) oder biolog. Noxen (z.B. Viren), kongenitale Fehlbildungen zu verursachen. E teratogenicity.
**Terato|id:** das embryonale ▸ Teratom, gekennzeichnet durch Vorwiegen unreifer, auf embryonaler Stufe verbliebener Körperteile, häufig maligne entartet; s.a. ▸ Teratoblastom. E teratoid.
**Terato|karzinom:** *Pathologie* aus Geweben mehrerer Keimblätter bestehendes malignes Teratom der Keimdrüsen (v.a. des Hodens, s.a. ▸ Hodentumoren). E teratocarcinoma.
**Terato|logie:** die Lehre von den Fehlbildungen; s.a. ▸ Embryopathie. E teratology.
**Teratom(a),** teratogener Tumor, Wundergeschwulst: in Keimdrüsen, an Körperpolen (z.B. Sakral-, Kopf-T.) u. in Leibeshöhlen (Zölom-T.) vorkommende komplizierte Mischgeschwulst mit körperähnlichem Aufbau, wobei Gewebe u. Strukturen eine höhere oder niedrigere Reife aufweisen: als adultes = reifes T. im Ovar meist gutartig (»Dermoidzyste«), im Hoden dagegen maligne (s.a. ▸ Hodentumoren); als embryonales T. (z.T. undifferenziertes Keimgewebe enthaltend) das zur Malignität neigende (Extremform: ▸ Teratoblastom). E teratoma.
**Terato|spermie:** *Andrologie* s.u. ▸ Spermatogramm (dort Tab.). E teratospermia.
**Terazosin:** selektiver $\alpha_1$-Rezeptorenblocker (Chinazolinderivat; s.u. ▸ Alpharezeptorenblocker); ***Anw.*** bei Hypertonie und benigner Prostatahyperplasie. E terazosin.
**Terbinafin:** lokal u. systemisch anwendbares ▸ Antimykotikum. E terbinafine.
**Terbutalin,** (RS)-2-tert-Butylamino-1-(3,5-dihydroxyphenyl)ethanol: ein Bronchospasmolytikum; ▸ Betasympathomimetikum. E terbutaline.
**Tere|binthina:** *Pharmazie* »Terpentin«, der erstarrte, aromat. Harzsaft von Pinus-Arten; auftrennbar in Terpentinöl u. Colophonium. E turpentine.
**tere|brans** *(latein.)*: durchdringend. E terebrant.
**teres** *(latein.)*: (glatt)rund. E teres, round.
**Terfenadin:** ein $H_1$-Rezeptorenblocker; ▸ Antihistaminikum, besitzt keine zentralen Wirkungen. ***Anw.*** als Antiallergikum (v.a. bei Pollenallergie); ***NW:*** u.a. Verlängerung des ▸ QT-Intervalls. E terfenadine.
**Terizidon:** ein ▸ Antituberkulotikum (Cycloserin-Derivat) der 2. Wahl; ***NW:*** zentralnervöse Störungen, Krampfanfälle. E terizidone.
**Terlipressin:** synthetisches Vasopressin-Analogon (s.a. ▸ Vasopressin); ***Anw.*** als Vasokonstriktor bei Ösophagusvarizenblutungen. E terlipressin.
**terminal(is):** die Grenze (s.a. ▸ Final...) bzw. das Ende betreffend, endgültig; z.B. **t. Strombahn** (▸ Endstrombahn). E terminal.
**Terminal|ebene:** *Geburtshilfe* Grenzebene zwischen großem u. kleinem Becken, bestimmt durch Linea termin., Promontorium u. oberen Symphysenrand. S.a. ▸ Beckeneingangsebene. E terminal plane.
**terminale Strombahn:** ▸ Endstrombahn.
**Terminal|haar:** das endgültig ausgereifte Körper-, Borsten- u. Langhaar des Dauerhaarkleides, das sich beim Menschen von der Pubertät bis ins 5. Ljz. entwickelt u. dem ▸ Haarwechsel (2) unterliegt. E terminal hair.
**terminalis:** ▸ terminal.
**Terminal|körperchen:** ▸ Corpuscula nervosa terminalia. E terminal nerve corpuscles.
**Terminatio** *(latein.)*: Begrenzung, Endigung. E termination. **1)** *Genetik* ▸ Determination. **2)** *Biochemie, Genetik* s.u. ▸ Eiweißbiosynthese.
**Terminations|phase, teratogene:** s.u. ▸ Embryopathie.
**Terminator|codon:** *Genetik* Nonsense-Codon der RNS, dem keine Transfer-RNS zugeordnet ist, an dem daher die gerichtete Synthese nach der Transkription des letzten vorangegangenen Codons abbricht. Bisher bekannte Triplets: UAG (»amber«), UAA (»ochre«), UGA (»opal«). E terminator codon.
**termino|lateral:** *Chirurgie* ▸ End-zu-Seit. E terminolateral, end-to-side.
**Terminologia Anatomica,** Abk. TA: 1998 vom Federative Committee on Anatomical Terminology (FCAT) veröffentlichte anatomische Nomenklatur, die die Nomina anatomica abgelöst hat. Enthält lateinische u. englische Begriffe, die in Tabellen mit einem alphanumerischen Code verbunden sind.
**Termino|logie:** Benennungssystem mit definierten Begriffen (»Termini«, »Nomina«) bzw. deren lexikalische Zusammenfassung einer Fachsprache; s.a. ▸ Terminologia anatomica. E terminology.
**termino|terminal:** *Chirurgie* ▸ End-zu-End. E terminoterminal, end-to-end.
**Terminus** *(latein.)*: Grenze, Ende, klar umrissener Begriff. E terminus, term.
**Termone:** *Biologie* Wirkstoffe der Gameten niederer Organismen (R. Kuhn u. M. 1939), die als Andro-

bzw. Gynotermone – je nach Überwiegen – die Geschlechtlichkeit des Kopulationsproduktes phänotypisch bestimmen. E termones.

**Ternidens deminutus:** Hakenwurm-ähnl., 6–9 mm großer, Blut saugender ▶Nematode [Strongyloidea]; Dickdarmparasit von Affen (Afrika, Indien), häufig auch des Menschen (Infektion durch larvenverseuchte Lebensmittel; bei starkem Befall Symptome des Hakenwurm-Befalls).

**Terpene:** ungesättigte Kohlenwasserstoffe mit Isopren-Grundeinheiten, hiernach unterschieden als Mono-, Di-, Tri-, Tetra-T. u. als hochpolymere Isoprene (z.B. im Kautschuk). Ferner zyklische T. (z.B. Menthan, Limonen) in äther. Ölen, Terpentin etc. E terpenes.

**Terpentin:** *Pharmazie* ▶Terebinthina. E turpentine.

**Terra** *(latein.)*: Erde. – **T. silicea:** amorphes $SiO_2$ sowie Oxide verschiedener Metalle u. Alkalimetalle; gereinigt für Puder u. Pillenmasse, als Filtermaterial. E silicious earth.

**Terrain|kur:** ▶Klimaexpositionsverfahren, bei dem sich der Patient im Gelände bewegt u. bei dem zusätzlich zu den therapeutischen Klimafaktoren die Bewegung gemäß ärztlicher Verordnung (Steigungen, Dauer etc.) therapeutisch wirksam wird.

**Terrain|versuch:** weniger gebräuchlicher Ausdruck für ▶Feldversuch.

**Terry-Syndrom:** (1942) die retrokristalline ▶Fibroplasie (2). E Terry's syndrome.

**Terson-Syndrom:** Glaskörperblutung nach Subarachnoidalblutung. E Terson's syndrome.

**Tertatolol:** nicht-selektiver ▶Betarezeptorenblocker; *Anw.* als Antihypertonikum. E tertatolol.

**tertiär,** Abk. **tert.:** an 3. Stelle, als 3. Geschehen. S.a. ▶Tertiär... – *chem* Kennz. organischer Verbindungen, die 3 mit C verbundene C- oder N-Atome enthalten (z.B. tert. Alkohole, Amine), sowie anorganischer Salze mehrbasiger Säuren (z.B. tert. Natriumphosphat). E tertiary.

**Tertiär|bild:** *Ophthalmologie* ▶HESS-Nachbild.

**Tertiär|follikel:** ▶GRAAF-Follikel. E tertiary follicle.

**Tertiärprävention:** Maßnahmen zur Verhinderung bleibender, v.a. sozialer Funktionseinbußen nach Krankheit.

**Tertiär|stadium:** 3. Stadium einer Krankheit; z.B. der ▶Syphilis. E third stage.

**Tertiär|struktur:** *Biochemie* s.u. ▶Eiweißstruktur. E tertiary structure.

**tertian(us):** dritter, an jedem 3. Tag auftretend. E tertian.

**Tertiana:** Kurzform für Febris bzw. ▶Malaria tertiana. E tertian malaria.

**tertius** *(latein.)*: dritter. E third.

**TESE,** Abk. für **t**estikuläre **e**nzymytische **S**permatozoen**e**xtraktion: Spermiengewinnung nach Hodenpunktion mit anschließender Injektion in die Eizelle; *Anw.* bei der ICSI.

**Tesla:** *Physik* n. NICOLA TESLA benannte SI-Einheit der magnet. Induktion bzw. Polarisation; $1\,T = 1\,Wb/m^2$. E tesla (T).

**Test** *(engl.)*: Probe, Nachweis- oder Untersuchungsmethode.

**Test|anti|toxin:** s.u. ▶Standardimpfstoff. E test antitoxin.

**Test|bakterien:** s.u. ▶Testorganismen. E test bacteria.

**Test|erythro|zyten:** konservierte u. gewaschene Ery für In-vitro-Tests, v.a. für COOMBS- u. Rosetten-Test sowie – mit bekannter Gruppen-, evtl. auch Faktorenzugehörigkeit – zur Blutgruppenbestimmung (anhand der Serumeigenschaften) u. für den ▶Antikörpersuchtest. E test red blood cells.

**Tes|tes:** die Hoden (▶Testis). E testes, testicles.

**test(i)..., testo...** *(latein.)*: Wortteil »Hoden« (▶Testis).

**tes|ti|cu|la|ris** *(latein.)*: den Hoden betreffend. E testicular.

**Tes|tikel, Testiculus:** *Andrologie* ▶Testis. E testicle.

**tes|tikulär:** den Hoden (Testis) betreffend, z.B. t. Dysgenesie (▶KLINEFELTER-, ▶REIFENSTEIN-, ▶ALBRIGHT-, ▶GORDAN-OVERSTREET-Syndrom), t. ▶Feminisierung; t. intraepitheliale Neoplasie (▶TIN). E testicular.

**Tes|tikularis:** Kurzform für Arteria testicularis.

**Tes|tis,** Didymus, Orchis, Testikel: der in der Genitalleiste (hintere Bauchwand) aus Urgeschlechts- u. Mesenchymzellen entstandene, später im Skrotum gelegene paarige Hoden; als tubulöse ♂ Keimdrüse (Vol. 15–25 ml, Gew. 20–30 g) mit Tunica albuginea, Septula, Tubuli seminiferi recti u. contorti (Ort der Spermienreifung: generative Hodenfunktion), Rete testis, Ductuli efferentes u. Stroma (in dessen LEYDIG-Zellen die Androgene gebildet werden, v.a. Testosteron: inkretor. Hodenfunktion; s.a. Schema). Die regelrechte Entwicklung der Kanälchen u. die Spermatogenese sind an eine bestimmte, im Hodensack herrschende Temperatur (unterhalb der Kerntemperatur) geknüpft; Temperaturerhöhung im Hoden (z.B. bei Kryptorchismus, nach Grenzstrangresektion) führt zu Störungen, evtl. zu Infertilität. S.a. ▶Hoden... E testis, testicle. – **T. inguinalis:** ▶Leistenhoden. E inguinal t. – **T. mobilis:** ▶Pendelhoden. E mobile t., movable t. – **T. redux:** nahe der Skrotalwurzel gelegener Hoden.

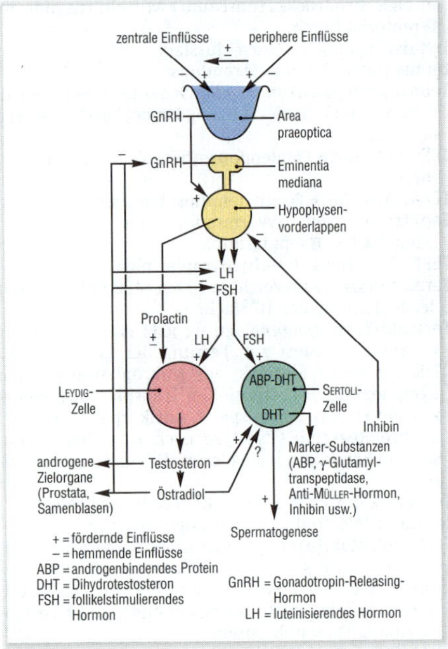


**Testis:** hormonales Regulationsschema der Hoden. [483]

**Testolacton:** zu den ▶Androgenen (Aromatasehemmer) gehörendes Hormonpräparat; *Anw.* als Zytostatikum bei fortgeschrittenem Mammakarzinom. E testolactone.

**Test|organismen, -keime:** Mikroorganismen von definierter Herkunft u. Eigenschaften (z.B. aus Stammkulturensammlung) als biol. Material für spezif. Nachweis- u. Eignungsproben, z.B. zur Ermittlung antibiot. Eigenschaften, Prüfung der Effektivität von Sterilisation u. Desinfektion (meist »Erdsporen«). E test organisms, t. agents.

**Testosteron,** $C_{19}H_{28}O_2$, Δ4-Androsten-17β-ol-3-on: natürl. ♂ ▶Geschlechtshormon (dort Syntheseschema), androgen wirksames $C_{19}$-Steroidhormon (Formel). ***Synthese:*** erfolgt im Hoden (LEYDIG-Zellen) u. Ovar, in Nebennierenrinde u. Leber; Plasmawerte (ca. 2/3 spezifisch an β-Globulin gebunden) bei ♂ bis zur Pubertät ansteigend auf ca. 6 μg/l, bei ♀

1 µg/l (mit Zyklusschwankungen u. Anstieg bei Gravidität). ***Ausscheidung:*** Hauptexkretion im Harn (auch Abbauprodukte: Androsteron, Ätiocholanolon, Dehydroepiandrosteron) als Glucuronid- bzw. Sulfatkonjugate. ***Wirkform u. Funktion:*** Zelluläre Wirkform ist das aus dem freien T. nach Eintritt in die Erfolgszelle durch Einwirkung der 5α-T.-Reductase gebildete 5α-Dihydro-T. (»DHT«); die physiol. Hauptfunktion (Entwicklung der prim. u. sek. Geschlechtsmerkmale, der ♂ Libido u. Aktivität) schließt eine ▸anabole Wirkung ein, die (v.a. bei synthet. Derivaten) auch therapeutisch genutzt wird (▸Anabolika). E testosterone.

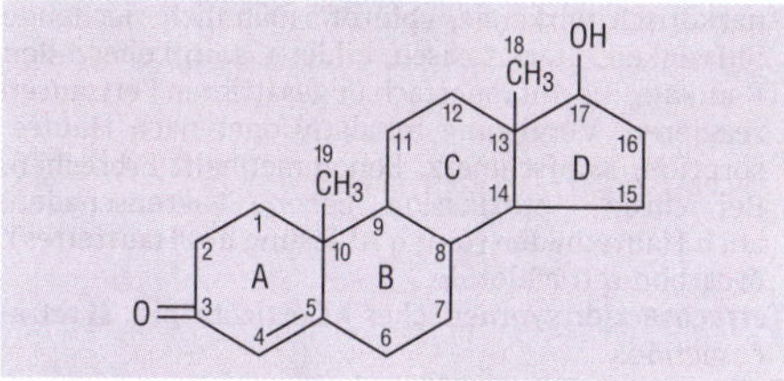


**Testosteron.**

**Test|ovarium:** *Pathologie* ▸Ovotestis. E ovotestis.
**Test|serum:** ▸Immunserum z.B. zur Bestimmung von ▸Blutgruppen(eigenschaften). E test serum.
**Test|streifen:** *Labormedizin* mit einem Reaktionsmedium (s.a. ▸Indikator) imprägnierter Cellulose- oder Kunststoffstreifen für Schnelltests. E test strip, dip stick.
**Testudo:** im Achtergang u. dachziegelartig angelegter »Schildkrötenverband« am rechtwinklig gebeugten Gelenk (z.B. T. cubiti, T. genus). Beginn der Bindentouren in Gelenkmitte (= **T. reversa**) oder ober- u. unterhalb (= **T. inversa**). E figure-of-8 bandage.
**Test|wörter:** *Psychologie* schwierig auszusprechende Wörter u. Sätze zur Prüfung des Artikulationsvermögens; z.B. »Elektrizitätswerksdirektor«.
**Tetania, Tetanie:** (L. Corvisart 1852) Syndrom neuromuskulärer Übererregbarkeit bei Mangel an nicht gebundenen $Ca^{2+}$-Ionen, entweder bei Hypokalzämie (Vitamin-D-Mangel) oder bei Alkalose (z.B. Hyperventilationstetanie). ***Formen u. Klinik:*** als **latente T.** mit Leistungsminderung, Sensibilitätsstörungen, uncharakteristischen – nach Hyperventilation u. zu akuter Verschiebung der genannten Ionen führender Belastung auch charakterist., als Anfall imponierenden – Verkrampfungserscheinungen (auch glatter Muskulatur), rheumatoiden, migränoiden, stenokard. u./oder asthmoiden Symptomen; als **manifeste T.** in Form des tetanischen Anfalls: meist nach Pro-

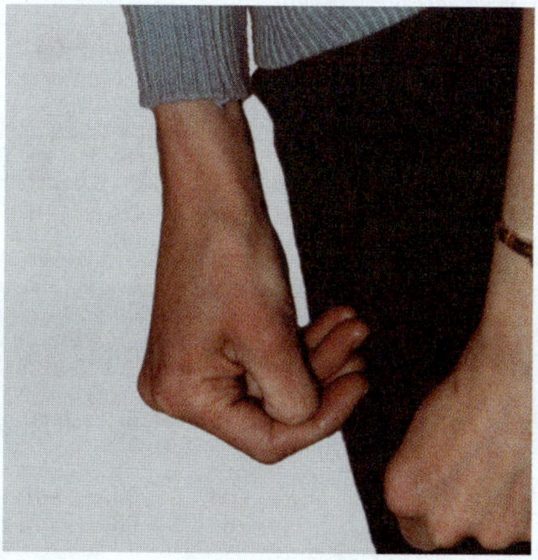

**Tetania:** typ. Pfötchenstellung der Hände. [401]

| Form, Name | Ätiogenese, Begleiterscheinungen |
|---|---|
| **I. hypokalzämische Tetanien** | |
| 1. parathyreogene T. | postop. (1–3 Tg. nach Epithelkörperchenentfernung = parathyreoprive T.) oder idiopath. Hypoparathyreoidismus |
| 2. Rekalzifizierungs-T. | Ca-Avidität nach op. Entfernung eines Epithelkörperchenadenoms |
| 3. enterogene u. prim. Calciummangel-T. | schwere Ca-Resorptionsstörung oder -Mangelernährung |
| 4. toxisch bedingte T. | chem. Bindung des Blut-Ca durch Oxalate, Fluoride, Citratinfusion etc. |
| 5. renal bedingte T. | Hyperphosphatämie infolge Niereninsuffizienz |
| 6. bei Pseudohypoparathyreoidismus | genet. Defekt; häufig bei Brachymetakarpie u. -tarsie, Minderwuchs |
| **II. normokalzämische Tetanien** | |
| 1. idiopathische T. | häufig bei Neurasthenikern u. Psychopathen (»Pseudo-T.« mit Anfällen in best. psych. Situationen; trotz Normokalzämie durch Ca-Injektion kupierbar) |
| 2. Hyperventilations-T. | respirator. Alkalose (verminderte Ca-Ionisierung) |
| 3. bei Infektionskrankheiten u. Arzneimittelvergiftungen | v.a. Guanidin, Adrenalin, Coffein, Morphin |
| 4. zerebral bedingte T. | Läsion (Trauma, Tumor, Enzephalitis) bestimmter Hypothalamusstrukturen |
| 5. Magnesiummangel-T. | extreme Mg-Verarmung des Organismus |
| 6. Magen-T., chloriprive T. | Hypochlorämie u. Alkalose nach Erbrechen (z.B. Pylorusstenose) |
| 7. Graviditäts-T. | Hyperemesis, Gestose |

**Tetanie:** Krankheitsbilder des Erwachsenen. [473]

dromalerscheinungen (z.B. Parästhesien) symmetrisch einsetzender schmerzhafter, tonischer Muskelkrampf mit Karpopedalspasmen (Pfötchen- bzw. Geburtshelferstellung der Hände, Equinovarusstellung der Füße), Tetaniegesicht, evtl. Erbrechen, Asthma; nach Min. bis Std. Abklingen der Kontrakturen in der umgekehrten Reihenfolge ihres Auftretens. Bei hypokalzämischer T. oft trophische Störungen an ektodermalen Geweben, v.a. Nägelbrüchigkeit, Zahnrillen, grauer Star. ***Diagn.:*** Chvostek-, Trousseau-, Erb-Zeichen, Fibularis-, Schultze-Zungenphänomen, Hyperventilationsversuch, EMG (Spontanentladungen), EKG (verlängertes QT, niedr. R u. T), Ionogramm (selten Hypokalzämie mit Blut-Ca < 2,25 mmol/l = < 9 mg/dl = < 4,5 mval/l, meist normokalzämische Formen). ***Ther.:*** Calcium i.v. (im Anfall) oder oral (bei hypokalzämischen Formen), bei Hyperventilation Rückatmung, Kausaltherapie. S.a. Abb. E tetany. – **T. neonatorum:** ▸Neugeborenentetanie. E neonatal t. – **T., rachitogene:** ▸Spasmophilie.
**Tetanie|gesicht,** Fischmaul: Verziehung der Gesichtsmuskulatur (ähnl. ▸Risus sardonicus) bei ▸Tetanie.
**tetani|form:** Tetanus- bzw. Tetanie-artig. E tetaniform.

T

**tetanisch, tetanicus:** Tetanie oder ▶Tetanus betreffend, z.B. t. Anfall (s.u. ▶Tetanie), t. ▶Muskelkontraktion. E tetanic.

**tetani|sierend:** zur tetanischen ▶Muskelkontraktion führend. E tetanizing.

**tetanoid:** Tetanie- bzw. Tetanus-artig. E tetanoid.

**Tetano|lysin:** s.u. ▶Tetanustoxin. Analog: **Tetanospasmin.** E tetanolysin.

**Tetanus: 1)** der durch Clostridium tetani (das in Wunden große Mengen Toxin freisetzt) hervorgerufene »Starrkrampf«. ***Klinik:*** nach Inkubationszeit von 4–21 Tagen Prodromalerscheinungen (Müdigkeit, Inappetenz). Dann schmerzhafte tonische Krämpfe der quer gestreiften Muskulatur (Reflexerregbarkeitssteigerung durch Tetanospasmin), meist beginnend in der Kaumuskulatur (▶Trismus, ▶Risus sardonicus), auf Nacken u. Stamm, weniger auch auf Extremitäten übergreifend (meist Opistho-, selten Pleurotho-, Emprostho- oder Orthotonus). Zwischendurch auch klonische Anfälle (mit an Tollwut erinnernden Zwerchfell- u. Schlingkrämpfen), ferner Allgemeinsymptome u. vegetatives Syndrom (Fieber, Tachypnoe, Tachykardie, evtl. Myokardinfarkt, paralyt. Ileus). Verlauf meist akut (evtl. foudroyant, mit Erstickungstod in wenigen Tagen durch Krampf der Atemmuskulatur); aber auch schleichend, mit anhaltenden tonischen Kontraktionen (auch Kontrakturen) u. rel. guter Prognose. Letalität (früher 90 %) durch Schutz- u. Simultanimpfung, aber auch durch moderne Therapie (Valium, Curarisierung, Respiratorbeatmung; bei vegetat. Syndrom β-Rezeptorenblocker) wesentlich verringert. – Bes. Formen: **T. bulbaris** (mit Schluckbeschwerden u. Schlingkrämpfen infolge Befalls einschlägiger Hirnnerven), **T. capitis** (»Kopftetanus« überwiegend der Kau- u. Gesichtsmuskulatur). E tetanus. – **T. neonatorum:** »Neugeborenen-T.« infolge Nabelinfektion; nach Allgemeinsymptomen wie Unruhe u. Trinkunlust typ. Krämpfe, meist letaler Ausgang. E neonatal t. **2)** *Physiologie, Pathologie* tetanische Muskelkontraktion, z.B. T. uteri. – **T. uteri:** Dauerkontraktion des Uterus durch pausenlose Wehen bei unüberwindlichem Geburtshindernis oder bei Wehenmittelüberdosierung. E uterine tetanus.

**Tetanus-Anti|toxin:** nach Kontakt mit Tetanustoxin oder -toxoid im Serum auftretende Immunglobuline mit spezif. Neutralisationsvermögen. Als I.E. gilt die in 0,03384 mg des internat. Standards (lyophilisiert) enthaltene Bindungsaktivität. E tetanus antitoxin.

**Tetanus|bazillus:** ▶Clostridium tetani. E tetanus bacillus.

**Tetanus|pro|phylaxe:** Schutzimpfung (akt. Immunisierung mit Adsorbat-Impfstoff, auch als Kombinationsimpfung) mit regelmäß. Auffrischimpfungen. Bei Verletzung nicht oder unvollständig geimpfter Personen Simultanimpfung (an verschied. Körperstellen!) auch mit – sofort schützendem – Hyperimmunglobulin (s.u. ▶Immunglobulinfraktion). E tetanus prophylaxis.

**Tetanus|serum:** Antitoxin-haltiges Serum von aktiv immunisierten Pferden, Rindern oder Schafen; heute meist ersetzt durch allogenes Hyperimmunglobulin (s.u. ▶Immunglobulinfraktion). E antitetanic serum, tetanus antitoxin.

**Tetanus|toxin:** thermolabiles Exotoxin (Protein) des Clostridium tetani; zusammengesetzt aus Tetanospasmin (neurotrop) u. -lysin (hämotoxisch). Gewinnung für Herstellung von Tetanustoxoid aus Kulturfiltraten. E tetanus toxin.

**Tetanus|toxoid:** s.u. ▶Toxoid. E tetanus toxoid.

**tethered cord** *(engl.):* im Säuglingsalter auftretende neuromuskuläre u./oder orthopädische Funktionsstörungen infolge eines fixierten ▶Filum terminale (z.B. bei Spina bifida occulta).

**Tetra:** *Chemie* Kurzbez. für ▶Tetrachlorkohlenstoff.

**te|tra...:** Präfix »vier(fach)«; s.a. ▶quadr(i)...

**Tetraäthyl...:** ▶Tetraethyl...

**Tetracain:** Lokalanästhetikum zur ▶Oberflächenanästhesie. E tetracaine.

**Tetra|chlor|äthan, -ethan,** $Cl_2HC{-}CHCl_2$: stark toxischer (wie ▶Tetrachlorkohlenstoff) halogenierter aliphatischer Kohlenwasserstoff. E tetrachloroethane.

**Tetra|chlor|äthylen, -ethylen,** Perchloräthylen, Äthylentetrachlorid, Ethylentetrachlorid, $Cl_2C{-}CCl_2$: toxische (Epoxidbildung), farblose, ätherartig riechende Flüssigkeit; organisches Lösungsmittel. ***Anw.*** in Industrie u. Textilreinigung. E tetrachlor(o)ethylene.

**Tetra|chlor|di|benzo|para|dioxin:** s.u. ▶Dioxin.

**Tetra|chlor|kohlenstoff, -methan:** $CCl_4$; flüchtige, narkotisch wirkende, chloroformähnlich riechende Flüssigkeit. Stark toxisch; bildet v.a. in Leberzellen Radikale, die mit mehrfach ungesättigten Fettsäuren reagieren. Vergiftung inhalativ oder nach Hautresorption: Kopfschmerz, Benommenheit, Erbrechen. Bei chron. Intoxikation Leber-, Nierenschaden; auch Hautschäden (durch Ablösung des Hautfettes). E carbon tetrachloride.

**Tetracosactid:** synthetisches ▶Corticotropin. E tetracosactide.

**Tetracycline:** Breitbandantibiotika; aus Streptomyces-Arten isoliertes natürl. Tetracyclin u. seine Derivate (Formel). ***Aufbau u. Wirkung:*** gelb bis braun gefärbte, im UV-Licht gelb fluoreszierende Verbindungen mit amphoterem Charakter; bilden mit 2- u. mehrwertigen Kationen (z.B. Ca, Mg, Fe) schwer lösliche Komplexe; dadurch Verminderung der enteralen Resorbierbarkeit; blockieren die Proteinsynthese von Mikroorganismen u. sind dadurch peroral bakteriostatisch (i.v. anfangs auch bakterizid) wirksam gegen grampos. u. -neg. Erreger; ***Anw.*** insbes. bei Darm- (außer Typhus) u. Harnwegsinfektion, Bronchitis, prim.-atypischer Pneumonie, Ornithose, Q-, Fleckfieber, Brucellosen, Syphilis (bei Penicillin-Unverträglichkeit); einige Derivate auch antineoplastisch (z.B. Tetracyclin-Mustard). Zwischen den einzelnen T.-Arten Kreuzresistenz; ***NW:*** Magen-Darm-Störungen, Störungen der Blutgerinnung, Ablagerung von T. in Knochen u. Zähnen (führt nach Einnahme während der Schwangerschaft oder im Wachstumsalter zu Fehlbildungen der Knochen sowie Gelbfärbung der Zähne [s. Abb.] u. erhöhter Kariesanfälligkeit), Leberfunktionsstörungen, Herzrhythmusstörungen (bei i.v. Anw. durch das in i.v. Präparaten enthaltene Mg), Photodermatosen (v.a. durch die chlorierten T.); ***Kontraind.:*** Gravidität, Kindesalter bis zum 12. Lebensjahr, Nierenfunktionsstörungen, My-

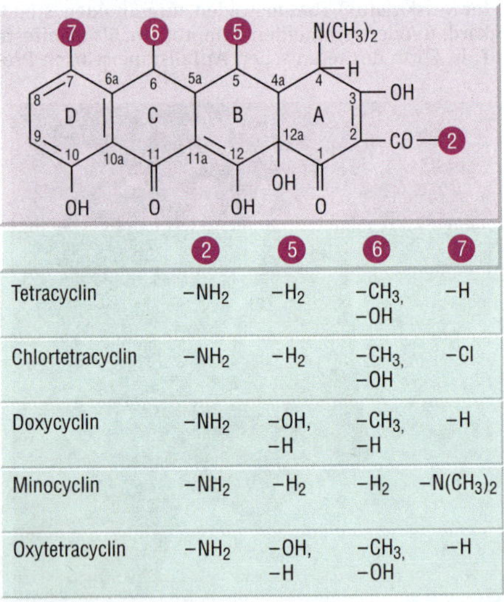


| | 2 | 5 | 6 | 7 |
|---|---|---|---|---|
| Tetracyclin | $-NH_2$ | $-H_2$ | $-CH_3$, $-OH$ | $-H$ |
| Chlortetracyclin | $-NH_2$ | $-H_2$ | $-CH_3$, $-OH$ | $-Cl$ |
| Doxycyclin | $-NH_2$ | $-OH$, $-H$ | $-CH_3$, $-H$ | $-H$ |
| Minocyclin | $-NH_2$ | $-H_2$ | $-H_2$ | $-N(CH_3)_2$ |
| Oxytetracyclin | $-NH_2$ | $-OH$, $-H$ | $-CH_3$, $-OH$ | $-H$ |

**Tetracycline.**

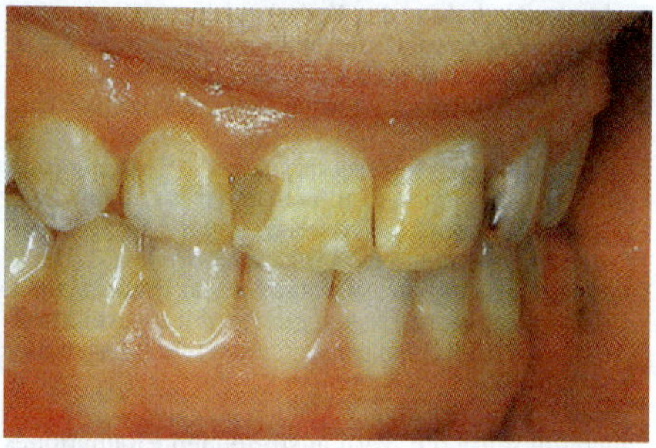

**Tetracycline:** Schädigung der Zähne (Gelbverfärbung der oberen Frontzähne). [178]

asthenia gravis (wegen der curareartigen Wirkung des Magnesiums in den i.v. Präparaten) u. Leberschäden. E tetracyclines.

**Tetra|cyclin|nephro|pathie:** toxische Nierenschädigung (Tubulusnekrosen, Hämosiderose, Desquamation von Epithelzellen u. Regenerationsherden) durch Tetracyclin-Zerfallsprodukte (bei zu langer oder unsachgemäßer Lagerung); ***Klinik:*** reversibles DE-TONI-DEBRÉ-FANCONI-Syndrom, Proteinurie (mit BENCE-JONES-Eiweißkörpern), flüchtige Hyperglykämie, makulopapulöse Effloreszenzen. – Bei präexistentem Nierenschaden auch durch intaktes T. (v.a. bei Überdosierung) beschleunigte Entwicklung in Richtung Urämie (durch Blockade der Proteinsynthese u. Anregung des Proteinmetabolismus). E tetracycline nephropathy.

**Tetrade:** **1)** Chromatiden-T.: *Genetik* die 4 Chromatiden eines homologen Chromosomenpaars in der Pro- bis Metaphase der 1. meiotischen Teilung; s.a. ▶Meiose (dort Abb.). **2)** *Klinik* ▶Tetralogie. **3)** *Bakteriologie* die Vierergruppe (Vermehrungsteilung in 2 Ebenen) der sog. **Tetradenkokken** (Gattungen Pedio-, Plano-, Micro-, Aero- u. Peptococcus). E tetrad.

**Tetra|en-Antibiotika:** Antimykotika mit 4 konjugierten Doppelbindungen; ***Wirkst.:*** z.B. Nystatin. E tetraene antibiotics.

**Tetra|ethylammonium:** quartäre Ammoniumverbindung; zentraler Nicotinrezeptorantagonist (Ganglienblocker; obsolet); ***Wirkung:*** beeinflusst die Kaliumkanäle (»Kaliumkanalmodulator«). E tetraethylammonium.

**Tetra|ethyl|blei:** ▶Bleitetraäthyl. E tetraethyllead.

**Tetra|ethyl|pyro|phosphat,** Tetrastigmin, $[(C_2H_5O)_2PO]_2O$, Abk. TEPP: Pyrophosphorsäuretetraäthylester; korrosive Flüssigkeit. Anw. u.a. als Insektizid. Toxisch. S.u. ▶Acetylcholin, ▶Acetylcholinesterase-Hemmer. E tetraethyl pyrophosphate.

**tetra|gen:** *Bakteriologie* Vierergruppen bildend (▶Tetrade). E tetragenous.

**Tetra|hydrium:** Finnen von Mesocestoideae (Bandwurmart).

**Tetra|hydro|bio|pterin-Mangel:** autosomal-rezessiv erbliche Stoffwechselstörungen aufgrund von Enzymdefekten der 6-Pyruvoyltetrahydropterinsynthetase, der Dihydropteridinreductase oder der Guanosintriphosphatcyclohydrolase-I. Führt zu erhöhten Phenylalanin-Konzentrationen und damit zu einem (falsch) positiven Ergebnis bei der Frühdiagnostik der ▶Phenylketonurie. Die neurol. Symptomatik lässt sich nicht mit Phenylalanin-armer Diät beeinflussen, sondern durch Tetrahydrobiopterin, ein Coenzym der Phenylalanin-, Tyrosin- u. Tryptophanhydroxylase. E tetrahydrobiopterin deficiency.

**$\Delta^9$-Tetra|hydro|cannabinol,** Abk. $\Delta^9$-THC: ein Cannabinoid (s.u. ▶Cannabinol) im Harz der Blüten des Indischen Hanfes. E tetrahydrocannabinol.

**5,6,7,8-Tetra|hydro|fol|säure:** biol. wirksame Form der ▶Folsäure beim Transfer von $C_1$-Einheiten (»aktivierte Ameisensäure« = Formyl-$FolH_4$ u. »aktivierter Formaldehyd«). E tetrahydrofolic acid.

**Tetra|jod|thyronin:** ▶Thyroxin. E tetraiodothyronine.

**Tetra|logie:** *Klinik* durch 4 Symptome charakterisiertes Krankheitsbild, z.B. die FALLOT-T. E tetralogy.

**Tetra|mastie:** *Pathologie* Polymastie mit 2 akzessor. Mammae. E tetramazia.

**tetra|mer:** vierteilig. E tetrameric, tetramerous.

**Tetramethylthioharnstoff,** $(H_3C)_2N{-}CS{-}N(CH_3)_2$: ein obsoletes ▶Thyreostatikum.

**Tetra|mitus mesnili:** *Protozoologie* ▶Chilomastix mesnili.

**Tetra|odon-Vergiftung:** ▶Fugu-Vergiftung. E tetrodotoxism.

**Tetra|parese:** Lähmung aller 4 Extremitäten. E tetraparesis.

**Tetra|peptid:** Peptid aus 4 Aminosäuren. E tetrapeptide.

**Tetra|phoko|melie:** symmetrische Verkürzung (▶Phokomelie) aller 4 Extremitäten. – Als autosomal-rezessiv erbliches APPELT-GERKEN-LENZ- = ROBERTS- = Pseudothalidomid- = SC-Phokomelie-Syndrom ein seltener Fehlbildungskomplex zus. mit Lippen-(Gaumen-)Spalte, Mikrophthalmie, Lidkolobom, Hypertelorismus, verkleinerter Lidspalte, Mikrozephalie, Kleinwuchs, Klitorishypertrophie. – Ferner beim ▶TAR-Syndrom. E tetraphocomelia.

**Tetra|plegie:** vollständige Lähmung aller 4 Extremitäten. E quadriplegia, tetraplegia.

**Tetra|ploidie:** *Genetik* s.u. ▶Polyploidie. E tetraploidy.

**Tetra|somie:** Vorhandensein von 2 überzähligen Exemplaren eines Chromosoms im Genom. E tetrasomy. – **T. 8p:** meist als Mosaik-T. mit überzähligem Isochromosom 8p vorkommendes Krankheitsbild (Schädel- u. Gesichts- u. Skelettanomalien, tiefe Plantar- u. Palmarfugen, hypoplastische äußere ♂ Genitalien mit Kryptorchismus, geistige Behinderung). – **T. 9p:** Krankheitsbild (als Mosaik-T.) mit Symptomen ähnl. T. 8p. – **T. 12p:** immer als Mosaik (überzähliges Isochromosom des kurzen Arms von Chromosom 12) vorkommendes Krankheitsbild (geistige Behinderung, Krämpfe, schüttere Haare, Gesichtsanomalien; gefährdet durch Diaphragma-Hernie). – **T. 15, partielle:** Krankheitsbild mit schwerer geistiger Behinderung. – **T. 22:** ▶Katzenaugensyndrom.

**Tetra|spastik:** ▶Spastik aller 4 Extremitäten. E spasticity of all limbs.

**Tetra|thionat-Medien:** *Bakteriologie* Anreicherungsnährmedien für die ▶TPE-Diagnostik.

**Tetra|vakzine:** Kombinationsvakzine mit 4 Komponenten; z.B. T.A.B.-Cholera-Impfstoff. E tetravaccine.

**Tetra-X-Syndrom:** ▶4-X-Syndrom.

**Tetrazepam:** ein ▶Benzodiazepin; ***Anw.*** als zentrales Muskelrelaxans.

**Tetrazol(ium),** $CH_2N_4$: 5-gliedrige, heterozykl. Verbindung; Grundstoff von Wirkstoffen u. Reagenzien, z.B. Triphenyltetrazoliumchlorid als Reagens auf reduzierende biol. Verbindungen; im **Tetrazoltest** (SIMMONS u. WILLIAMS) zum Nachweis bakterieller Harnwegsinfekte anhand der Reduktion (im Urin) zu hellrot leuchtendem Triphenylformazan. E tetrazolium.

T

**Tetrazykline:** ▶Tetracycline. E tetracyclines.

**tetra|zyklisch:** *Chemie* aus 4 miteinander verknüpften Ringen bestehende Verbindung, z.B. die ▶Tetracycline. E tetracyclic.

**Te|tro|dontidae,** Vierzähner, Kugelfische: trop. Knochenfische mit bestacheltem Körper; enthalten in Haut, Eingeweiden u. Rogen das zur ▶Fugu-Vergiftung führende Tetrodotoxin (= Fugutoxin). Wichtigste Gattung: Tetr(a)odon (= Spheroides).

**Tetrodo|toxin:** Gift des japanischen Pufferfisches, das die Natrium-Kanäle von Nerven- u. Muskelmembran selektiv blockiert; identisch mit dem Wassermolch-Gift Tarichatoxin, das sich durch Kochen u. Kochwassererneuerung weitgehend inaktivieren lässt; s.a. ▶Tetrodontidae. E tetrodotoxin.

**Te|trosen:** Gruppe der Zucker mit 4 Kohlenstoffatomen; z.B. die Erythrulose, die Erythrose u. Threose. E tetroses.

**Tetroxoprim:** bakteriostatisch wirkendes Chemotherapeutikum; ***Anw.*** in Kombination mit Sulfadiazin bei Infektionen von Atemwegen, Nieren u. ableitenden Harnwegen. E tetroxoprim.

**Tetryzolin:** ein α-Sympathomimetikum (▸Imidazolidin); ***Anw.*** als Vasokonstriktor in Augen- u. Nasentropfen. E tetryzoline.

**Teufelskrallenwurzel:** ▸Harpagophyti radix.

**Teutschländer-Syndrom** (OTTO T., 1874–1950, Pathologe, Heidelberg), Lipoidocalcinosis progrediens, Lipoidkalkgicht: (1935) familiär gehäuft auftretende Erkrankung mit Kalkablagerungen unbekannter Ursache in Haut, Subkutis u. Muskelgewebe, meist bei Frauen. Zahlreiche Knoten u. Plaques, überwiegend an den Extremitäten; später Ulzerationen. E Teutschlaender's syndrome.

**Textur, Textus,** Textum: Gewebe, Geflecht, Gefüge. E texture.

**Tf:** *Serologie* s.u. ▸Transferrin-System.

**T-Faktor:** ▸Transfer-Faktor. E T-factor.

**T-Fraktur:** *Chirurgie* s.u. ▸Y-Fraktur. E T fracture.

**TG: 1)** Abk. für ▸Thyreoglobulin. **2) 6-TG:** Abk. für ▸Tioguanin.

**TGA,** Abk. für **T**ransposition der **g**roßen **A**rterien: angeborener ▸Herzfehler mit Fehlanschluss von Aorta u. A. pulmonalis an die Ventrikel; oft mit zusätzlichen Fehlbildungen.

**TGF** *(engl.)* Abk. für **t**ransforming **g**rowth **f**actor: Wachstumsfaktoren mit mitogenen Eigenschaften, z.B. TGF-β der ▸Thrombozyten (wirkt auf Monozyten u. Fibroblasten).

**Th: 1)** *Chemie* Symbol für ▸**Th**orium. E Th. **2)** *Klinik* Abk. für ▸**Th**erapie. **3)** *Anatomie* Abk. für **th**orakales (= dorsales) Segment (= $Th_{1-12}$ = $D_{1-12}$).

**Thalam|encephalon:** das Zwischenhirn (▸Diencephalon) ohne Hypothalamus, das sind Thalamus, Meta- u. Epithalamus. E thalamencephalon.

**thalamicus** *(latein.):* den ▸Thalamus betreffend. E thalamic.

**Thalamo|tomie:** ▸stereotaktische Hirnoperation (Elektrokoagulation) im Thalamus; v.a. beim PARKINSON-Syndrom u. schweren, anders nicht beeinflussbaren Schmerzen. E thalamotomy.

**Thalamus,** Th. opticus, Sehhügel: große, graue, zyto- u. myeloarchitektonisch gegliederte, durch zwei Marklamellen in drei Kerngruppen unterteilte u. sich dorsal zum Pulvinar thalami verbreiternde Kernmasse jeweils beidseits des 3. Ventrikels. I.w.S. gehören auch die seitlich u. vorn austretenden ▸Radiationes thalamicae zum Th., der Teil des ▸Thalamencephalons ist. ***Struktur:*** Folgende Kerngruppen werden unterschieden: **1)** Assoziationskerne mit vielen reziproken Verbindungen zu Assoziationsarealen des Kortex; dienen u.a. der Integration der Sinnesempfindungen; anatomisches Substrat für emotionale Regungen u. Trieberregungen; **2)** spezifische Relaiskerne für die großen afferenten Bahnsysteme. Über distinkte thalamokortikale Fasersysteme in Verbindung mit primären Rindenarealen (Punkt-für-Punkt-Projektion); mit eigenen Kerngebieten u.a. für Sensibilität von Extremitäten u. Rumpf, Gesichtssensibilität u. Geschmacksempfindung sowie für Hör- u. Sehbahn; **3)** Kerne mit vorwiegend subkortikaler Verbindung (SC-Kerne): haben nur diffuse, unspezifische Projektion zum Kortex; SC-Kerne sind u.a. die intralaminären u. Mittellinien-Kerne sowie die Nuclei reticulares; mit zerebellaren u. spinalen sensorischen Afferenzen u. Efferenzen zum Stria-

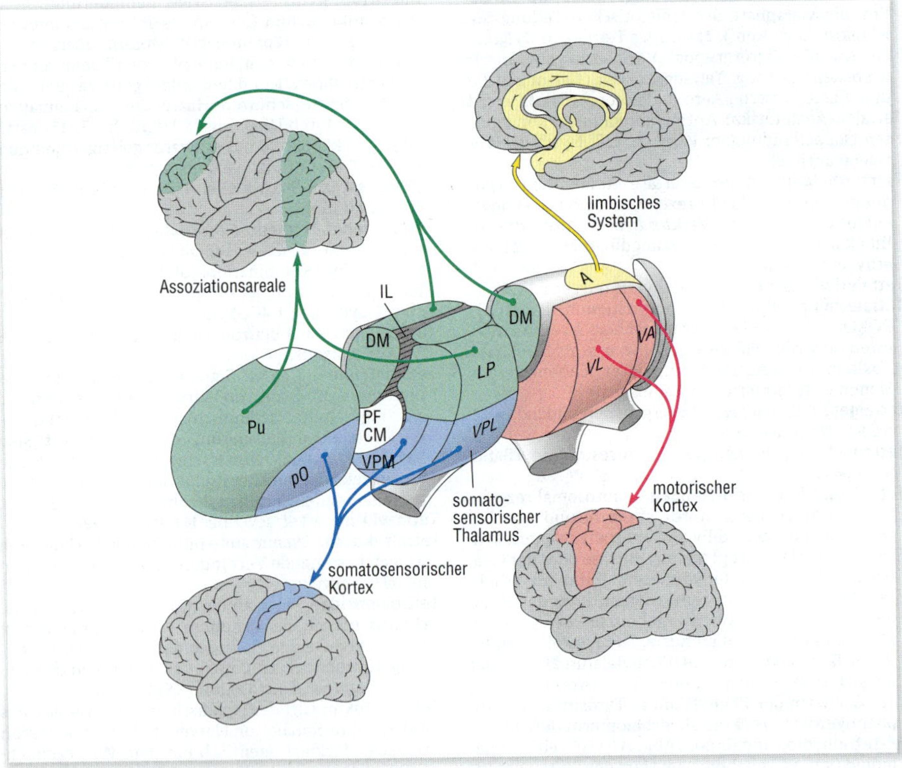


**Thalamus:** schematische Darstellung der wichtigsten Thalamuskerne u. ihrer kortikalen Projektionen. Blau gezeichnete Kerne erhalten somatosensorische Projektionen: **pO** = posteriorer Kern; **VPM** u. **VPL** = Nuclei ventroposteriores medialis u. lateralis (ventrobasaler Komplex); **IL** = intralaminare Kerne; **A** = Nucl. anterior; **VL** u. **VA** = ventrolateraler u. ventroanteriorer Kern mit Eingängen vom Kleinhirn bzw. Pallidum; **DM** = Nucl. dorsomedialis; **LP** = Nucl. lateralis posterior; **Pu** = Pulvinar; **PF** u. **CM** = Nuclei parafascicularis u. centromedianus. [97]

tum, von hier über thalamische Relaiskerne zur Rinde (s. Abb.). ***Funktion:*** fungiert als subkortikale Sammelstelle für die Sinnessysteme (außer Geruchssinn) mit Umschaltung zur Großhirnrinde (»Tor zum Bewusstsein«). **E** thalamus.

**Thalamus|hand:** bei Thalamusschädigung athetotische Fehlhaltung der Hand mit Pronation des Unterarmes, Beugung in Hand- u. Fingergrundgelenken, Überstreckung in den Interphalangealgelenken. **E** thalamic hand.

**Thalamus|starre:** experimentelle Enthirnungsstarre nach hoher Mittelhirndurchschneidung (rostral der Nuclei rubri). **E** thalamic rigidity.

**Thalamus-Syndrom:** das ▸DÉJERINE-ROUSSY-Syndrom. **E** thalamic syndrome.

**Thalass|aemia, -ämie:** (WHIPPLE u. BRADFORD 1936) autosomal-rezessiv erbliche Störungen der Hämoglobinbildung infolge verminderter Synthese strukturell normaler Polypeptidketten ($\alpha$, $\beta$, $\gamma$ oder $\delta$) des Hämoglobins mit resultierender hypochromer, eisenrefraktärer, hämolytischer Anämie (s.a. ▸Targetzellen). Die häufigere »klassische« $\beta$-Th. geht einher mit Synthesehemmung der $\beta$-Ketten u. Hervortreten der normalen Nebenhämoglobine Hb $A_2$ ($\alpha_2\delta_2$) u. Hb F ($\alpha_2\gamma_2$), die prognostisch ungünstigere $\alpha$-Th. mit Bildung von $\beta$- u. $\gamma$-Ketten im Überschuss u. mit Tetrameren einer Kettenart, nämlich Hb H ($\beta_4$) oder Hb Barts ($\gamma_4$). Formen sind ▸Th. major, ▸Th. minor u. minima (▸Sichelzellenthalassämie). **E** thalassemia. – **Th. major,** COOLEY(-LEE)-Anämie: (1925) homozygote, schwere $\beta$-Th. mit Überproduktion von Hb F (während homozygote $\alpha$-Form meist zum intrauterinen Tod oder konnat. Hydrops gravis führt). ***Klinik:*** beginnt oft schon im frühen Kindesalter schleichend u. evtl. früh letal. Mit Erythroblastose (Megalo- u. Paraerythroblasten, Retikulose, basophile Punktierung), Leukozytose, Minderwuchs, Hepatosplenomegalie, Turm- oder Rundschädel (Röntgen-Bild: Bürstenschädel). **E** Cooley's anemia. – **T. minor:** (RIETTI 1925) heterozygote, leichte $\beta$-Th., meist mit Überproduktion von Hb $A_2$. ***Klinik:*** nur zeitweiliger u. geringer Subikterus, mäßige Hepatosplenomegalie, typ. Blutbild (mikrozytäre hypochrome Ery, evtl. basophil punktiert; peripher keine Erythroblasten, aber Blastenwucherung im Mark); meist keine gröberen Skelettveränderungen. S.a. ▸FANCONI-PATRASSI-Syndrom. – **Th. minima:** ▸Sichelzellenthalassämie.

**Thalasso|therapie:** kurmäßige Anw. von Seebädern oder Seeklima. **E** thalassotherapy.

**Thalidomid-Embryo|pathie:** (W. LENZ 1963) durch Einnahme von $\alpha$-Phthalimidoglutarimid (Sedativum u. Hypnotikum, insbes. das Contergan®) während der Frühschwangerschaft verursachtes »Dys- oder Phokomelie-Syndrom« als ▸Embryopathie (dort Tab.) mit – vom Zeitpunkt der Medikation abhängenden – Fehlbildungen: Fehlen der Ohrmuscheln u. Fazialisparese (34.–38. Tag nach der letzten Menstruationsblutung), Armfehlbildungen (40.–44. Tag), Beinfehlbildungen (43.–46. Tag), Daumenfehlbildungen u. Rektumstenose (48.–50. Tag); s.a. ▸Tetraphokomelie. **E** thalidomide embryopathy.

**Thallium,** Abk. Tl: Schwermetallelement der Bor-Aluminium-Gruppe mit Atomgew. 204,37 u. OZ 81; 1- u. 3-wertig. Zahlreiche Isotope, darunter $\beta$- u. $\gamma$-Strahler (z.B. $^{201}$Tl mit HWZ 73 h für ▸Myokardszintigraphie). Anw. ferner als Rattengift, chem. Reagens, Indikator, Photohalbleiter. Nachweis: grüne Flammenfärbung, quant. als Jodid oder Chromat. – In allen Verbindungen toxisch (**Thalliumvergiftung**): bereits durch wenige mg (DL < 1 g) akutes Krankheitsbild mit bronchialen u. gastrointestinalen Reizerscheinungen, nach kürzerem symptomfreiem Intervall (2–3 Tage) Obstipation, dann schwere Gastroenteritis u. Ausbildung einer toxischen Polyneuropathie, beginnend mit Parästhesien, übergehend in Hyperästhesien; ca. 2 Wochen nach Einnahme Ausfall des Haupthaars; Spätfolgen: trophische Störungen der Haut u. vegetative Beschwerden, z.B. Miktionsstörung, Schließmuskelschwäche; ▸Leukonychia striata. Bei chron. Vergiftung Speicherung ähnlich dem Blei: Appetitlosigkeit, Gewichtsverlust, Sehstörungen (durch fortschreitende Optikusatrophie), Neuralgien, Haarausfall, Stoffwechselstörungen; ***Ther.:*** symptomatische Maßnahmen, Berliner Blau, kolloidales Eisen(III)-hexacyanoferrat(II) als Kationenaustauscher. **E** thallium (poisoning).

**Thallium-Szintigraphie:** s.u. ▸Myokardszintigraphie.

**Thallo|phyta:** *Botanik* die nicht in Wurzeln, Stamm u. Blätter differenzierten (sondern einen ungegliederten **Thallus** aufweisenden) »Lagerpflanzen«: Schizomyzeten, Pilze, Flechten, Algen.

**THAM:** ▸Trometamol (sog. Tris-Puffer).

**Thanato|genese:** (H. BAUR) der Vorgang des Sterbens.

**thanato|gnomonisch, -gnostisch:** den nahen Tod kennzeichnend. **E** thanatognomonic.

**Thanato|logie:** die Lehre vom Tode. **E** thanatology.

**thanato|phorer Minderwuchs:** thanatophore ▸Dysplasie. **E** thanatophoric dwarfism.

**Thayer-Martin-Medium:** (1966) selektives Transportmedium für Neisseria gonorrhoeae u. meningitidis; Phosphat-gepufferter Agar mit Spezialpepton, Stärke u. Hb sowie Begleitflora-hemmenden Antibiotika u. Proteus-hemmendem Trimethoprimlactat. **E** Thayer-Martin medium.

**$\Delta^9$-THC:** Abk. für ▸$\Delta^9$-Tetrahydrocannabinol.

**Thebain,** Paramorphin: ein Opiumalkaloid ohne analgetische Wirkung; Krampfgift. **E** thebaine.

**Thebesius-Klappe** (ADAM CHRISTIAN TH., 1686–1732, Anatom, Hirschberg): ▸Valvula sinus coronarii. **E** thebesian valve.

**Theca:** *Anatomie* Hülle, Kapsel; i.e.S. die **Th. folliculi**, die einfache Bindegewebshülle der Sekundärfollikel; beim Tertiärfollikel differenziert in eine lockere, faserarme, zell- u. gefäßreiche Tunica interna u. eine dichte, faserreiche Tunica externa; die Tunica-interna-Zellen werden bei Follikelatresie zu epitheloiden, Östradiol bildenden Zellen; mit der Gelbkörperbildung erfolgt Umwandlung zu ▸Theka-Luteinzellen. **E** theca (of follicle).

**Theileria:** Babesien-ähnl., stäbchen- oder scheibenförmige Blutamöben-Gattung (mit end- bzw. randständigem Kern); Parasiten in Ery- u. in Lymphozyten (in denen sie sich durch Zweiteilung vermehren). Übertragung durch Zecken; Erreger der **Theileriose** (= Piroplasmose) der Säuger. **E** Theileria, theileriasis.

**The|in:** ▸Coffein (in Camellia s. Thea sinensis). **E** thein.

**Theka:** ▸Theca.

**Theka-Granulosa|zell|tumor:** meist einseitiger ▸Ovarialtumor mit Granulosa- u. Thekazellen-Komponente des reifen Follikels. **E** theca-granulosa cell tumor.

**Theka-Lutein|zellen:** aus Thekazellen entstandene Luteinzellen; bilden zus. mit Granulosa-Luteinzellen den Gelbkörper. **E** theca-lutein cells.

**Theka|zellen:** Bindegewebszellen der ▸Theca folliculi. **E** theca cells.

**Theka|zell|tumor, Thekom,** LOEFFLER-PRIESEL-Tumor: seltener, evtl. hormonbildender (meist Follikelhormon), von Thekazellen abzuleitender ▸Ovarialtumor mit fibromatösem Bau u. lipoidreichen Zellen; meist einseitig, oft sehr groß, selten maligne entartend. **E** theca cell tumor, thecoma.

**Thel|algie:** Brustwarzenschmerzen. **E** thelalgia.

**Thel|arche:** der Beginn der ♀ Brustentwicklung in der Pubertät um das 11. Lj., etwa 2 J. vor der Menarche. Zunächst »Knospe« u. »Knospenbrust«, meist auf einer Seite (li.) früher u. rascher. – Als **prämature Th.** evtl. ohne andere Zeichen der Pubertas praecox (u. dann ohne Krankheitswert) wahrsch. infolge transitorischer Östrogenproduktion. **E** thelarche.

**Thelazia:** Nematoden-Gattung [Spiruroidea, Thelaziidae]; Parasiten (10–15 mm) der Ausführungsgänge der Tränendrüsen bei Säugetieren, gelegentl. auch beim Menschen (»**Thelaziasis ocularis**«).

T

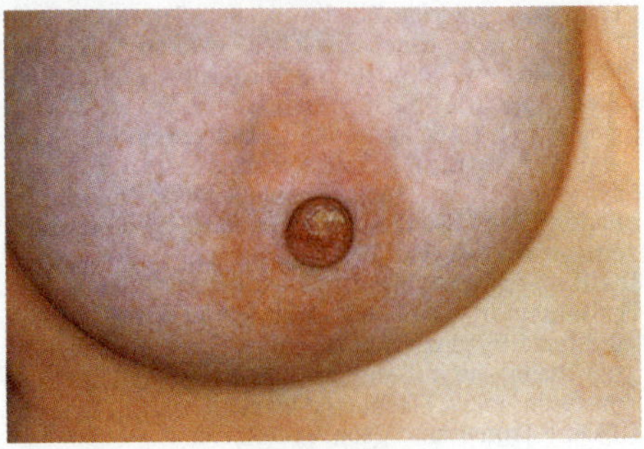

**Thelitis.** [396]

**Thẹlion:** die Brustwarzenmitte als somatometr. Punkt.
**Thelịtis:** Brustwarzenentzündung. E thelitis.
**Thelor|rhagịe:** Brustwarzenblutung. E thelorrhagia.
**Thẹnar:** der von den Mm. abductor brevis, opponens, flexor brevis u. adductor pollicis gebildete »Daumenballen«; radiales Greifpolster der Hand. E thenar (eminence).
**Theobromịn,** 3,7-Dimethylxanthin: Purin-Derivat in Kakaobohnen u. -schalen sowie Tee, Cola-Nüssen u. Mate. Wirkt, milder als Coffein, schwach erregend, diuretisch u. positiv inotrop. E theobromine.
**Theodrenalin:** Sympathomimetikum; Antihypotonikum. E theodrenaline.
**Theo|manịe:** Psychose mit Wahninhalten religiöser Natur. E theomania.
**Theophyllịn,** 1,3-Dimethyl-2,6(1H,3H)-purindion: Purin-Derivat in den Blättern des Teestrauchs (Camellia s. Thea sinensis). ***Wirkprinzip:*** hemmt Adenosin-Rezeptoren in Gehirn u. Herzmuskel; vermindert den Abbau von ▸cAMP durch Hemmung der Phosphodiesterase; Beeinflussung des transmembranären Ca-Einstroms u. der Freisetzung von Ca aus/in den intrazellulären Speichern. ***Wirkung:*** zentral erregend, positiv inotrop u. chronotrop, vasodilatierend an Herz, Niere u. peripheren Gefäßen, konstriktorisch an Gehirngefäßen, bronchodilatierend, schwach diuretisch. ***Anw.*** bei chron.-obstruktiven Atemwegserkrankungen. E theophylline.
**Ther.:** Abk. für ▸**Ther**apie.
**Therapẹu|tikum:** Arzneimittel, Therapieanlage.
**therapẹu|tisch:** die Krankenbehandlung betreffend, der Heilung dienend; z.B. *pharm* th. Dosis (▸Dosis therapeutica). E therapeutic. – **th. Breite, th. Index:** Maß für die Sicherheit eines Medikaments; gibt die Spanne zwischen therapeutischer u. toxischer Dosis an; je größer diese Spanne ist, desto ungefährlicher ist das Medikament. Die th. B. ist formuliert als **th. Quotient** $LD_{50}/ED_{50}$ (s.u. ▸Dosis). E th. index. – **th. Klonen:** s.u. ▸Klonen.
**Therapịa, Therapie:** Maßnahmen zur Heilung einer Krankheit (s.a. ▸Behandlung); als ätiotrope oder kausale Th. auf Beseitigung der Ursachen u. Auslösungsmomente abzielend (z.B. Substitutionstherapie), als symptomat. Th. nur Krankheitserscheinungen bekämpfend (s.a. ▸Palliativbehandlung), als spezifische Th. gezielt, als unspezifische Th. nur allg. heilungsfördernd, als konservative Th. ohne Op., v.a. medikamentös, als operative Th. durch chir. Eingriff; ferner Strahlen-, Ernährungs- (▸Diät), Funktionstherapie, Hormontherapie, physikal. Th., manuelle Th. (Chiropraktik), intermittierende Th. (mit behandlungsfreien »Pausen«), ▸Psychotherapie. E therapy.
**Therapie|resistenz:** Nichtansprechen einer Krankheit auf eine Behandlung; s.a. ▸Resistenz. E resistance to therapy.
**therm...:** Wortteil »Wärme«, »Temperatur«.
**Thermal|bad: 1)** Bad in natürl. Thermalwasser. **2)** Kurort mit Thermalquelle. E thermal spa.
**Therm|algesịe:** durch extrem hohen oder tiefen Temperaturreiz (der auch Tast- u. Schmerzrezeptoren erregt) ausgelöste Schmerzempfindung. E therm(o)algesia.
**Thermal|quelle, -wässer:** natürl. Quellwässer, deren Temperatur am Quellaustritt im Jahresdurchschnitt 20 °C übersteigt. E thermal spring.
**Therm|anästhesịe:** Verlust der ▸Temperaturempfindung. S.a. ▸Thermhypästhesie. E therm(o)anesthesia.
**Thẹrme:** ▸Thermalquelle; i.w.S. auch die Einrichtung zu deren therap. Nutzung. E thermal spring.
**Therm|hypästhesịe:** Herabsetzung der ▸Temperaturempfindung. Wird in leichteren Fällen nur als ungenügende Empfindung von Temperaturdifferenzen wahrgenommen. Meist infolge Läsion des Tractus spinothalamicus oder der vorderen grauen Kommissur. E therm(o)hypesthesia.
**Therm|hyper|ästhesịe:** erhöhte Empfindlichkeit für Wärmereize, oft mit Schmerzempfindung. E therm(o)hyperesthesia.
**thermisch:** die Wärme bzw. Temperatur betreffend, durch Wärme bzw. Temperaturänderung bedingt. E thermic.
**thermo...:** Wortteil »Wärme«, »Temperatur«.
**Thermo|bactẹrium:** älterer Gattungsname für thermophile Lactobacillus-Arten mit Wachstumsoptimum weit über 40 °C; i.w.S. Bez. für ▸Thermus aquaticus.
**Thermọde:** kleinflächiges Reizgerät zur Feststellung von Kalt- u. Warmpunkten der Haut. E thermode.
**Thermo|dilutionsmethode:** Bestimmung des Herzzeitvolumens nach dem Prinzip der ▸Indikatorverdünnungsmethode. Über einen **Thermodilutionskatheter** wird durch ein stromaufwärts liegendes Lumen bolusartig eine abgekühlte Lösung injiziert u. die nachfolgende kurzfristige Temperaturänderung stromabwärts über einen Temperaturfühler, der an der Katheterspitze angebracht ist, registriert. E thermodilution method.
**Thermo|element:** Temperaturmessinstrument (Bereich etwa –200 °C bis +3000 °C) aus 2 miteinander verlöteten metall. Leitern (z.B. Ni-Cr/Ni), wobei die eine Lötstelle einer konstanten Temperatur, die andere der zu messenden ausgesetzt wird (Auftreten einer elektromotorischen Kraft an den Grenzflächen, »thermoelektr. Effekt«). E thermocouple.
**thermo|gẹn:** wärmebedingt bzw. Wärme erzeugend. E thermogenous, thermogenic.
**Thermo|graphịe:** Abbildung der Wärmestrahlung eines Objektes; in der medizin. Diagnostik die Darstellung der von den Wärmefeldern der Körperoberfläche ausgehenden Infrarot-Impulse, die mit einem spez. Detektor aufgenommen u., elektronisch verstärkt, entweder direkt abgelesen oder als »Wärmebild« (Grau-Schwarz-Tönung) auf einem Fernsehschirm oder einer photograph. Platte aufgezeichnet werden (erfasste Temperaturunterschiede bis 0,08 °C). ***Methoden:*** Kontakt-Th. mit Flüssigkristallen, die – in Platten auf den Körper gelegt – temperaturabhängig ihre Farbe ändern; statische u. dynamische Tele-Th. durch Aufzeichnung emittierter Infrarotstrahlung über Tumoren (v.a. der Mamma), entzündlichen Prozessen, venöser Stauung u. Gebieten mit arterieller Minderdurchblutung; bei Letzteren ist die Strahlung deutlich vermindert. E thermography.
**Thermo|indifferenzpunkt:** Temperaturpunkt bzw. -bereich (eines ▸Bades), bei dem im gebadeten Organismus keine gegenregulatorischen Mechanismen aktiviert werden u. auch subjektiv kein Wärme- oder Kältediskomfort empfunden wird. In Wasserbädern im Thermoindifferenzbereich von 34–36 °C wird dem Organismus weder Wärme zugeführt noch entzogen. Im ▸Kohlensäurebad liegt der Th. wegen dessen spezifischer Wirkung auf die Kaltrezeptoren niedriger als im einfachen Wasserbad (32 °C), im Bad mit ▸Peloiden wegen des höheren Wärmeübergangswiderstands dagegen höher (38 °C).
**Thermo|kạustik:** Verschorfen oder Durchtrennen von Körpergeweben durch Hitze- (▸Elektrochirurgie),

▶Galvanokaustik, i.w.S. auch durch Kälteanwendung (▶Kryochirurgie). E thermocautery.

**Thermo|kauter:** ▶Galvanokauter. E thermocautery.

**Thermo|koagulation:** s.u. ▶Elektrokoagulation. E thermocoagulation.

**thermo|labil:** **1)** in seiner Temperatur unbeständig. **2)** gegen Hitze empfindlich. E thermolabile.

**Thermo|meter:** Gerät zur Temperaturmessung, i.e.S. das sog. Berührungs-Th., unterschieden als Ausdehnungs- (z.B. Quecksilber-, Alkohol-), Dampfspannungs- oder Tensions-, Gas-, Widerstands- u. Halbleiter-Th. sowie als Thermoelement. E thermometer.

**Thermo|penetration:** ▶Diathermie. E thermopenetration.

**Thermo|phile:** »Wärme liebende« Bakterien, die aufgrund besonderer Resistenz gegen Wärmedenaturierung Temperaturen von 45–100 °C überstehen bzw. bei 50–60 °C am besten gedeihen. E thermophil(e)s.

**Thermo|phor:** Behältnis (z.B. Gummibeutel, starres Gefäß), das, mit heißem Wasser oder einer nach Wasserzugabe Wärme erzeugenden Substanz gefüllt, die Wärme längere Zeit hält. E thermophore.

**Thermo|plaste:** beliebig oft thermisch erweich- u. verformbare Plaste, meist Polyvinyle, -olefine u. -amide. E thermoplastics.

**Thermo|plegie:** ▶Hitzschlag. E thermoplegia.

**Thermo|prä|zipitation:** **1)** Präzipitationsreaktion, die nur mit einer gekochten Suspension der zu untersuchenden Gewebepartikel oder Bakterienkultur eintritt; z.B. die ASCOLI-Reaktion auf Milzbrand. E thermoprecipitation test. **2)** Eiweißfällung thermolabiler Proteine durch Temperaturerhöhung (z.B. Fibrinogen bei 56 °C). E thermoprecipitation.

**Thermo|regulation:** *Physiologie* ▶Wärmeregulation. E thermoregulation, heat regulation.

**Thermo|rezeption:** ▶Temperaturempfindung.

**Thermo|rezeptor:** *Physiologie* ▶Rezeptor, für den Wärme u. Kälte sowie Temperaturänderungen adäquate Reize sind. Zu den T. gehören v.a. spezif. Warm- u. Kaltrezeptoren in Haut u. Schleimhäuten (z.B. ▶RUFFINI-Körperchen bzw. ▶Corpuscula bulboidea); ferner thermosensible Strukturen im Hypothalamus für Änderungen der Bluttemperatur. E thermoreceptor.

**Thermo|schreiber:** Direktschreiber (z.B. für EKG) mit erhitzter Nadel (u. Spezialpapier). E thermograph.

**Thermo|sonde:** Einstich- oder Oberflächensonde sowie Leitsonde zur Verw. als Temperaturfühler. E thermistor.

**thermo|stabil:** in seiner Temperatur beständig; gegen hohe Temperatur widerstandsfähig. E thermostab(i)le.

**Thermo|stat:** Regler zur Konstanthaltung der Temperatur in einem Raum oder Wärmegerät; meist Thermoelement, das bei Über- oder Unterschreiten der gewünschten Temperatur die Heizquelle ab- bzw. einschaltet. E thermostat.

**Thermo|taxis:** die hin- oder abwendende Reaktion (= »positiv« bzw. »negativ«) frei beweglicher Organismen auf Temperaturreize. E thermotaxis.

**Thermo|therapie:** ▶Wärmetherapie. E thermotherapy. – **Th., laser|induzierte,** Abk. LITT: Verödung von Tumorgewebe durch Erhitzung mittels ▶Laser.

**thermo|tolerant:** wärmeunempfindlich. E thermotolerant.

**Thermus aquaticus:** Bakterien, die in heißen Quellen leben (spezialisiert durch eine DNS-Polymerase mit einem Temperaturoptimum von ca. 70 °C).

**Thesau|rismose:** durch Stoffwechselstörung bedingte »Speicherkrankheit« mit Anhäufung von Stoffwechselprodukten in Körpersäften, Organen oder Zellen; z.B. Amyloidose, Glykogenose, Hämosiderose, Lipidose, Mukopolysaccharidose, Sphingolipoidose, Cystinose. E thesaurismosis, metabolic storage disease.

**Theta,** Abk. $\vartheta$, Abk. $\Theta$: der 8. Buchstabe des griech. Alphabets.

**Theta-Band:** Frequenzbereich der ▶Theta-Wellen im EEG.

**Theta-Welle,** $\vartheta$-Welle: früher Zwischenwelle; ▶Welle im EEG im Frequenzbereich von 4/Sek. bis unter 8/Sek.; wird den langsamen Wellen im EEG zugerechnet; s.a. ▶Elektroenzephalographie. E theta wave.

**Thévenard-Syndrom** (ANDRÉ T., franz. Neuropathologe), hereditäre sensible Neuropathie, Abk. HS(A)N: (1942) erbliche Polyneuropathie mit trophischen Störungen an Händen u. Füßen, später mit Geschwüren u. Osteolysen an Zehen u. Unterschenkeln, evtl. auch Händen. Unterschieden als autosomal-dominant erblicher Typ I u. autosomal-rezessiv (?) erblicher Typ II (Letzterer mit Einbeziehung aller sensibler Qualitäten, generalisierten Veränderungen u. deutlicherer Einbeziehung der Hände). E Thévenard's syndrome, hereditary sensory (and autonomic) neuropathy.

**Thevetin:** natürl. Herzglykosid vom Cardenolid-Typ aus dem Samen des Schellenbaumes (Mittel- u. Südamerika). E thevetin.

**Thi...:** *Chemie* Präfix für organ. Verbindungen mit Schwefel als Heteroatom anstelle von Kohlenstoff.

**Thiamazol,** 1-Methyl-2-imidazolthiol: ein ▶Thyreostatikum. E thiamazole, methimazole.

**Thiamin:** internationaler Freiname des ▶Vitamins $B_1$. E thiamin(e).

**Thiamin|pyro|phosphat, -di|phosphat,** Aneurinpyrophosphat, Abk. TPP, Abk. ThPP, Abk. APP: der Pyrophosphorsäureester des ▶Vitamins $B_1$ (dort Formel). Fungiert als prosthetische Gruppe oder Coenzym einschlägiger Enzyme (z.B. der Pyruvat-decarboxylase: »Cocarboxylase«) u. bildet mit deren Substraten aktive Aldehyde. E thiamin pyrophosphate.

**Thiamphenicol:** dem Chloramphenicol analoges Antibiotikum (mit Methylsulfonyl-Gruppe); obsolet. E thiamphenicol, thiophenicol.

**Thiazide:** Sammelbez. für ▶Benzothiadiazin-Derivate als die $Na^+$- u. $Cl^-$-Rückresorption hemmende ▶Diuretika. E thiazides.

**Thiazine:** 6-gliedr. Heterozyklen mit Stickstoff u. Schwefel; Ausgangsstoffe für Arzneimittel u. Farbstoffe (z.B. Methylen-, Toluidinblau). E thiazin.

**Thi|azol:** 5-gliedr. heterozykl. Substanz mit Stickstoff u. Schwefel im Ring (3-Azathiophen); Grundsubstanz für Farbstoffe, Arzneimittel etc.; hydriert (»Thiazolin«, »-zolidin«) in Naturstoffen wie Vitamin $B_1$, Penicillin. E thiazole.

**Thibierge-Weissenbach-Syndrom** (GEORGES TH., 1856–1926, Dermatologe, Paris; R. J. W.): (1911) metabolische, interstitielle Kalzinose (▶Calcinosis metabolica; v.a. in Fingerbeeren, periartikulär an Extremitäten, periarteriell) bei progredienter Sklerodermie. E Thibierge-Weissenbach syndrome.

**Thieffry-Shurtleff-Syndrom:** (1958 bzw. 1964) familiäre fortschreitende »karpotarsale Osteolyse mit Nephropathie«. Beginn im Kindesalter, im 2.–3. Ljz. Azotämie, Hypertonie, final Nierenversagen. ***Histol.:*** Ersatz von Knorpel u. Knochen durch fibröses Fettgewebe, Hyalinisierung der Glomeruli, von der BOWMAN-Kapsel ausgehende Gefäßneubildung. E Thieffry-Shurtleff syndrome.

**Thiemann(-Fleischner)-Syndrom:** (1909 bzw. 1923) juvenile beidseitige Epiphyseopathie an 2–3 Fingermittel- oder -endphalangen (meist III u. IV) u./ oder am Großzehengrundgelenk u. 1. Metatarsale. Ausheilung spontan mit Epiphysenschluss; betroffene Phalanx oft im Wachstum zurückbleibend. E Thiemann's disease.

**Thiersch** (KARL TH., 1822–1895, Chirurg, Erlangen, Leipzig). – **Th.-Lappen:** (1886) Epidermis-Korium-Lappen für freie ▶Hauttransplantation (dort Abb.). E Ollier-Thiersch graft. – **Th.-Ring:** Drahtcerclage des Anus in Höhe des Sphinkters bei Rektumprolaps.

**Thig|motaxis:** *Biologie* ▶Stereotaxis (2). E thigmotaxis.

**Thin-Basement-Membrane-Nephropathie** *(engl.)*: nichtentzündliche Nierenerkrankung; typisch ist das Vorliegen einer glomerulären Hämaturie mit oder ohne Proteinurie bei normaler Nierenfunktion; die Ver-

T

schmälerung der glomerulären Basalmembran (thin basement membrane) gleicht der beim ▸ALPORT-Syndrom.

**Thinner-Sucht** *(engl. thinner = Verdünnungsmittel):* süchtiges Inhalieren rauscherzeugender Lösungs- oder Reinigungsmittel, z.B. als Schnüffeln, Trichloräthylen-Sucht.

**THIO,** Abk. für **Thioguanin:** ▸Tioguanin.

**Thio...:** *Chemie* Präfix für Verbindungen etc., in denen ein Sauerstoff- gegen ein Schwefel-Atom ausgewechselt wurde.

**Thio|alkohol:** ▸Mercaptan. E thioalcohol.

**Thio|bacillus:** Gattung Schwefel verwertender Bakterien. E Thiobacillus.

**Thiobarbiturate:** Barbitursäure-Analoge mit Ersatz von O durch S in der 2-Stellung; ***Wirkst.:*** z.B. Thiopental; ***Anw.*** meist als (Ultra-)Kurznarkotika. E thiobarbiturates.

**Thio|chrom:** Oxidationsprodukt von Vitamin $B_1$; in alkal. Lösung blau fluoreszierend. E thiochrome.

**Thi|octsäure:** ▸Liponsäure. E thioctic acid.

**Thiocyanat,** Rhodanid: Salz der Thiocyan- oder Rhodanwasserstoffsäure; allg. Formel: Me(SCN). E thiocyanate, rhodanate.

**Thio|ester:** *Chemie* Ester, deren Alkoholgruppe ersetzt ist durch eine Verbindung mit SH-Gruppe (z.B. Coenzym A); allg. Formel: R–S–CO–R'. E thioester.

**Thio|glykolat-Nährmedium:** *Bakteriologie* BREWER-Substrat (Hefeextrakt, pankreat. Caseinpepton, Dextrose, NaCl, L-Cystin, Agar, Na-thioglykolat als reduzierende Substanz, Resazurin als Redoxindikator) zu Züchtung anaerober, mikroaerophiler u. – in der obersten, durch oxidiertes Resazurin rot gefärbten Schicht – auch aerober Bakterien. E thioglycolate culture medium.

**Thioguanin:** ▸Tioguanin. E thioguanine.

**Thio|harnstoff,** Sulfocarbamid: $H_2N–CS–NH_2$; kanzerogene Chemikalie. S.a. ▸Thiouracil. E thiourea.

**Thiokt(an)säure:** ▸Liponsäure. E thioctic acid.

**Thiol: 1)** die SH-Gruppe. **2)** ▸Mercaptan. E thiol.

**Thionin,** LAUTH-Violett: bas. Farbstoff mit Redox-Eigenschaften (blau/farblos); z.B. für Th.-Pikrinsäure-Doppelfärbung (V. LESZCYNSKI, KINDBORG) von Gonokokken (braun, übrige Bakterien rot), als Antidot gegen Methämoglobin bildende Stoffe (CO, Leuchtgas, Nitro- u. Amidoverbindungen). E thionine.

**Thiopental|natrium:** kurz wirksames i.v. Narkosemittel (▸Thiobarbiturat); ***Anw.*** zur Kurznarkose u. Einleitung der Allgemeinanästhesie. E sodium thiopental.

**Thio|purin|methyl|transferase,** Abk. TPMT: Azathioprin abbauendes Enzym; Mutationen im TPMT-Gen führen zu schweren Leukopenien bei Gabe von Azathioprin.

**Thio|redoxin:** Polypeptid mit 109 Aminosäureresten, Molekularmasse 12000; T. u. **Thioredoxinreduktase** bilden ein Wasserstoff übertragendes System bei der DNS-Synthese. E thioredoxine.

**Thioridazin:** ein ▸Neuroleptikum (Phenothiazin). E thioridazine.

**Thio|säuren:** *Chemie* anorgan. Säuren, abgeleitet von entspr. Sauerstoffsäuren durch Ersatz des O durch S. E thioacids.

**Thioschwefelsäure,** $H_2S_2O_3$: in Salzform (»**Thiosulfate**«) z.B. ***Anw.*** als Antidot bei Jod- u. Cyanid-Vergiftung; technische Anw. als Fixiersalz bei der Filmentwicklung. E thiosulfuric acid.

**Thiosemicarbazone:** aromat. Aldehyd-Derivate des Thiosemicarbazids der allg. Formel: R=N–NH–CS–$NH_2$; klassische ▸Antituberculotica. E thiosemicarbazones.

**Thiotepa,** N,N',N,- Triethylen-thiophosphorsäuretriamid, Abk. T-TEPA, Abk. TTP: alkylierender Wirkstoff (▸Alkylanzien); Zytostatikum, ***NW:*** u.a. Knochenmarktoxizität (Myelosuppression). E thiotepa.

**Thio|uracil, -urazil,** 2,3-Dihydro-6-propyl-2-thioxo-4(1H)-pyrimidinon: historisches ▸Thyreostatikum (u. Grundsubstanz für weitere Thyreostatika); ***Wirkung:*** verhindert die organ. Bindung des akkumulierten J u. die Kopplungsreaktion von Mono- u. Dijodthyrosin zu Trijodthyronin u. Thyroxin. ***NW:*** bei Überdosierung Gefahr des Hypothyreoidismus u. der Kanzerogenese (in Schilddrüse, Leber). E thiouracil.

**Thio|urea:** ▸Thioharnstoff. E thiourea.

**Thiram,** Tetramethylthiuramdisulfid: Haut-Antiseptikum. E thiram.

**third space** *(engl. = dritter Raum):* ▸transzellulärer Raum.

**Third-Look-Operation** *(engl. = 3. Blick):* die 2. Relaparotomie nach Malignomoperation (s.a. ▸Second-Look-Operation) zur Kontrolle regionaler Lymphknotenmetastasen.

**Thixo|tropie:** reversibler Übergang kolloidaler Systeme unter Einwirkung mechan. Kräfte aus dem Gel- in den Solzustand (u. umgekehrt). E thixotropy.

**Thomas (1)** ANDRÉ TH., 1867–1963, Neurologe, Paris; **2)** HUGH O. TH., 1834–1891, brit. Orthopäde). – **Th.-Handgriff** (HUGH O. TH.): Extensionsprüfung des Hüftgelenks durch maximale (passive) Beugung des gegenseitigen Hüftgelenks in Rückenlage; bei Beugekontraktur hebt durch Ausgleich der kompensatorischen Lendenlordose der Oberschenkel der untersuchten Seite von der Unterlage ab. – **Th.-Schiene** (HUGH O. TH.), BRUNS-Sch.: einfacher Schienen-Schellen-Apparat mit Tubersitz (so dass Gehen bei entlastetem Bein möglich ist); z.B. bei PERTHES-Krankheit. E Thomas splint. – **Th.-Syndrom** (ANDRÉ TH.): (1905) prim. system. Kleinhirnrindenatrophie (v.a. Paläozerebellum), insbes. der PURKINJE-Zellen. Beginn im höheren Lebensalter mit statischer u. lokomotor. Ataxie vom zerebellaren Typ, Störung von Sprache u. Feinmotorik, evtl. spast. Zehenzeichen; im Spätstadium wächserne Tonussteigerung. E (André) Thomas' syndrome.

**Thomassen-Glaukomprobe:** Tonometer-Belastung (25 g) des Bulbus; bei Glaukom bleibt physiol. Absinken auf Normalwerte innerhalb von 30 Min. aus.

**Thomayer-Zeichen** (JOSEF TH., 1853–1927, Internist, Prag): umschriebener linksseitiger Aszites (infolge Re.-Verlagerung des Darmes durch Mesenterialschrumpfung) als Hinweis auf fibröse, tuberkulöse Peritonitis. E Thomayer's sign.

**Thoma-Zeiss-Kammer** (RICHARD TH., 1847–1923, Pathologe, Heidelberg, Dorpat, Magdeburg, Fa. CARL Z., Jena): *Labormedizin* von ERNST ABBÉ errechnete Zählkammer für Blutkörperchen; Bodenfläche eingeteilt in $^1/_{400}$ mm$^2$-Quadrate, von denen jedes bei einer Höhe von 0,1 mm einem Vol. von $^1/_{4000}$ mm$^3$ entspricht; je 16 Quadrate sind zu einem Gruppenquadrat zusammengefasst. Nach Beschickung über eine mittl. Rille u. Auflegen eines Deckgläschens werden für Erythrozyten mind. 80 kleine Quadrate, für Leuko 6–7 Gruppenquadrate ausgezählt. – Modifik. von BÜRKER, TÜRCK, NEUBAUER u. anderen. E Thoma(-Zeiss) counting chamber.

**Thompson-Blocker, T.-Tubus:** Endotrachealtubus mit aufblasbarer Gummimanschette für die Beatmung bei blockiertem Hauptbronchus.

**Thompson-Nelson-Grobelny-Syndrom:** ▸Mucopolysaccharidose Typ VII, mit 6- bis 10fach erhöhter Ausscheidung im Harn (40–60 % Chondroitin-4-sulfat, kleinere Mengen Heparan- u. Dermatansulfat). Manifestation (2.–3. Lj.) mit Beugekontrakturen, pithekoider Körperhaltung, Wachstumsverzögerung, Hepatosplenomegalie, Hornhauttrübungen; röntg. Veränderungen leichter als bei V.-PFAUNDLER-HURLER-Syndrom. E mucopolysaccharidosis VII.

**Thompson-Prothese:** *Orthopädie* Hüft-Endoprothese mit relativ langem Stahlstift.

**Thompson-Test:** kräftige seitliche Kompression der Wadenmuskulatur, die bei intakter Achillessehne zu einer passiven Plantarflexion des Fußes führt (nicht aber bei Achillessehnenruptur).

**Thomsen (1)** ASMUS JULIUS THOMAS TH., 1815–1876, Arzt, Kappeln; **2)** OLUF TH., 1878–1940, Bakteriologe, Kopenhagen; **3)** WILH. TH., 1901–1974, Orthopäde,

Bad Homburg, Frankfurt/M.). – **Th.-Antigen** (OLUF TH.), Abk. T-Antigen, T-Rezeptor: (1926) durch Vorbehandlung mit Neuraminidase an Erythrozyten »freigelegtes« heterophiles Kryptantigen, das zum **Th.-Phänomen** (=▸HÜBENER-FRIEDENREICH-THOMSEN-Phänomen) u. zur Panagglutination führt. E Thomsen's antigen. – **Th.-Schiene** (WILH. TH.): Nachtschiene zur Korrektur des Hallux valgus; gepolsterter, das Großzehengrundgelenk medial, das Endgelenk lat. umfassender Metallbügel (mit Lasche am Rist zu befestigen). E Thomsen's splint. – **Thomsen(-Westphal)-Syndrom** (ASMUS JULIUS THOMAS TH.), Myotonia congenita hypertrophica: (V. LEYDEN 1866, TH. 1876) autosomal-dominant erbliche, bereits neonatal manifeste Myotonie, gefolgt von Muskelhypertrophie (athlet. Habitus). ***Klinik:*** Frühzeichen: Krampfzustände des Musculus orbicularis oculi, »stillstehende« Gesichtszüge nach dem Weinen, pos. GRAEFE-Zeichen, Saugschwierigkeiten; später abnorme Muskelhypertonie (u. damit Hemmung des Bewegungsablaufs) nach kräftiger Willkürbewegung. E Thomsen's disease, congenital myotonia. – **Th.-Zeichen** (WILH. TH.): **1)** (1959) elektrisierender Beinschmerz bis zur Ischiaswurzel bei »Anzupfen« des Nervs in der Kniekehle (wo er bei leichter Hüft- u. Kniebeugung u. Dorsalflexion des Fußes hervortritt) als Zeichen für echte Neuritis ischiadica. E Th.'s sciatic pain sign. **2)** (1935) schmerzlose passive, jedoch sehr schmerzhafte aktive Beugung im Ellenbogengelenk bei Epicondylitis humeri (mit Beteiligung des Musculus extensor digitorum). E Th.'s epicondylitic pain sign.

**Thomson-Syndrom** (MATTHEW SIDNEY TH., 1894–1969, Dermatologe, London): (1929) autosomal-rezessiv erbliche Poikilodermie mit – in den ersten Lebensmon. beginnender – buntscheckiger Hautatrophie (mit engmasch. Teleangiektasien) u. – davon unabhängiger – Hyperpigmentierung unter Freilassung des Stammes; ferner mit ekto- u. mesodermalen Entwicklungsstörungen, Gesichtsdysplasie, Unterarmunterentwicklung; s.a. ▸ROTHMUND-Syndrom. E Thomson's syndrome.

**Thomson-Walker-Operation** (SIR JOHN WILLIAM TH.-W., 1870–1937, Urologe, London): suprapubische transvesikale Prostatektomie. E Thomson-Walker operation.

**thoracalis, thoracicus** *(latein.)*: zum Brustkorb (Thorax) gehörend. S.a. ▸thorakal. E thoracic.

**Thoracic-Inlet-Syndrom** *(engl.)*: s.u. ▸Achselvenensperre.

**Thoracic-Outlet-Syndrom** *(engl.)* Abk. TOS, Engpass-Syndrom: ▸Schultergürtelkompressionssyndrom.

**thorakal:** den Brustkorb (Thorax) oder -raum oder den Brustabschnitt des Rückenmarks betreffend. E thoracic, thoracal.

**Thorakal|atmung:** die durch Heben u. Senken der Rippen bewirkte äußere ▸Atmung, Inspiration durch Mm. intercostales (evtl. auch auxiliäre Atemmuskeln), Exspiration durch elast. Kräfte von Lungen u. Thorax; s.a. ▸Zwerchfellatmung. E thoracic respiration.

**Thorak|algie:** ▸Thorakodynie. E thoracalgia.

**Thorakalniere:** in der Brusthöhle gelegene Niere; Fehlbildung.

**Thorakal|segmente:** die »Dorsalsegmente« des Rückenmarks mit den 12 Spinalnervenpaaren Th I–XII, i.w.S. auch die zugehör. HEAD- u. MACKENZIE-Zonen. E thoracic segments.

**Thorakal|syndrom,** BWS-Syndrom: durch Fehlbelastung, Osteochondrose oder Bandscheibenprolaps bedingtes Schmerzsyndrom mit Fehlstellung eines oder mehrerer Brustwirbel. ***Klinik:*** dumpfer WS-Schmerz, Steifheitsgefühl, Bewegungseinschränkung, Druckschmerz an Dornfortsätzen, segmentaler Muskelspasmus, Hartspann, subkutanes Ödem, Sensibilitätsstörung, evtl. ausstrahlende Schmerzen i.S. der Interkostalneuralgie. E segmental thoracic syndrome.

**Thorakal|wirbel:** ▸Vertebrae thoracicae. E thoracic vertebra.

**thorako...:** Wortteil »Brustkorb« (Thorax).

**Thorako|broncho|tomie:** ▸Bronchotomie nach einer Thorakotomie. E thoracobronchotomy.

**Thorak|odynie:** Schmerzen im Brustkorb. E thoracodynia.

**Thorako|graphie:** direkte graph. Aufzeichnung der respirator. Thoraxdynamik.

**Thorako|kaustik:** (JACOBAEUS) thorakoskop. (Diathermie-)Kauterisation den Lungenkollaps verhindernder Pleurastränge zwecks Komplettierung eines therap. Pneumothorax. E thoracocautery.

**Thorako|lyse:** ein- oder beidseitige parasternale Rippenknorpelresektion (1–5 cm), v.a. bei Thoraxstarre infolge Chondropathie (mit sek. Lungenemphysem), als Palliativ-Op. bei Panzerherz. E thoracolysis.

**Thorako|pagus,** Synthorax: Duplicitas incompleta (▸Doppelfehlbildung) mit Verwachsung am ventr(o-later)alen Thorax. E thoracopagus.

**Thorako|plastik:** (H. QUINCKE, C. SPENGLER 1888) op. Entknochung der Thoraxwand durch Resektion von 1–7–11 Rippen (u. damit partielle Verkleinerung des Brustraumes: »Teilplastik«); entweder extrapleural-paravertebral (subperiostale Rippenresektion bei Erhaltung der Weichteile) oder intrapleural mit Entfernung von Weichteilen u. Pleuraschwarte (SCHEDE), evtl. unter Erhaltung der Interkostalmuskulatur (HELLER). Folgenschwerer Eingriff (kosmet. Entstellung, statische u. kardiorespirator. Spätschäden); heute nur noch sehr selten indiziert. E thoracoplasty.

**Thorako|schisis:** angeborene, ventral-mediane »Brustspalte« (fehlende oder unvollständ. Verschmelzung der paar. Sternalleisten); evtl. kombiniert mit Brustwandhernie. E thoracoschisis.

**Thorako|skop:** Endoskop zur Inspektion des Pleuraraumes (▸Thorakoskopie); als Zusatzgeräte Thermokauter, Klippzange etc. E thoracoscope.

**Thorako|skopie:** (JACOBAEUS 1907) Endoskopie des Pleuraraumes u. der Lungenoberfläche; u.a. zur ätiol. Klärung eines Spontanpneu (evtl. Fistelverschorfung), Inspektion einer Operationshöhle, Tumordiagnostik (Zangen- u. Nadelbiopsie), Sympathikus-, Vagus-, Phrenikusdurchtrennung. Ausführung in Lokalanästhesie oder Vollnarkose, falls nötig nach Anlegen eines artifiziellen Pneus; Gewebsentnahme direkt oder durch benachbarte Inzision. E thoracoscopy.

**Thorako|stomie:** op. Anlegen einer Öffnung in der Thoraxwand, z.B. für Pleuradrainage. E thoracostomy.

**Thorako|tomie:** op. Eröffnung des Thorax durch Interkostalschnitt, evtl. mit Rippenresektion. E thoracotomy.

**Thorako|zentese:** Punktion der Brusthöhle; i.e.S. die Pleurapunktion. E thoracocentesis.

**Thorax** *(griech.)*: der »Brustkorb« aus 12 Brustwirbeln, 12 Rippenpaaren u. Sternum (nebst verbindenden Bändern u. Gelenken). E chest, thorax. – **Th. emphysematicus:** ▸Fassthorax. – **Th. excavatus:** ▸Trichterbrust. – **Th. paralyticus:** schmaler, flacher, langer Th. bei asthen. Konstitution; mit Tropfherz, steilem Langmagen, Mikrosplanchnie. – **Th. piriformis:** »Birnen-Th.«. – **Th. pyramidalis:** ▸Hühnerbrust.

**Thorax|atmung:** ▸Thorakalatmung.

**Thorax|aufnahme:** s.u. ▸Röntgenaufnahme.

**Thorax|chirurgie:** Teilgebiet der ▸Chirurgie u. ▸Herzchirurgie, das sich mit der Vorsorge, Diagnostik u. postoperativen Behandlung von chirurgischen Erkrankungen u. Fehlbildungen der Lunge, der Pleura, des Bronchialsystem, des Mediastinums u. der Thoraxwand insbesondere im Zusammenhang mit Tumorerkrankungen befasst. Die Weiterbildungszeit beträgt 3 Jahre.

**Thorax|deformität:** von der Norm abweichende Form des ▸Thorax (angeboren oder erworben). E thoracic deformity.

T

**Thọrax|diadem:** *Chirurgie* Kopf-(Stirnring-)Hals-Rumpf-Gipsverband zur Kopfruhigstellung nach Schiefhals-, Halswirbelsäulenoperation, HWS-Trauma; heute nicht mehr üblich.

**Thorax|drainage:** Drainage des Pleuraraumes mittels eines flexiblen Plastik- oder Gummirohrs zur (kontinuierlichen) Absaugung von Luft (▸Pneumothorax), Blut (▸Hämatothorax) u. (eitrigen) Ergüssen; s.a. ▸BÜLAU-Drainage. E thoracic drainage.

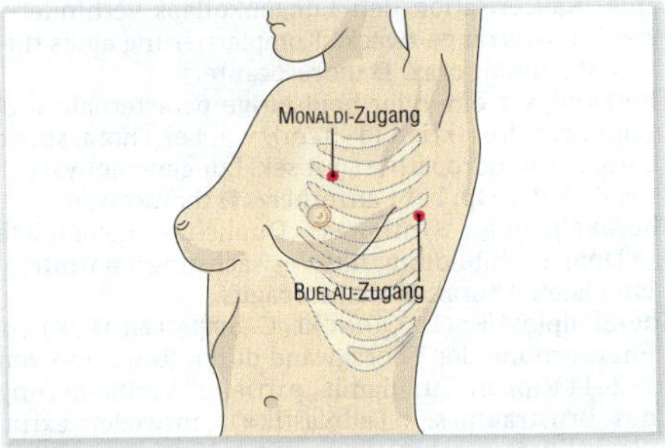


**Thoraxdrainage:** Punktionsstellen. [366]

**Thọrax|dys|plasịe, asphyxierende:** ▸JEUNE-Syndrom.

**Thọrax|empyem:** Oberbegriff für Mediastinal-, Pleuraempyem (einschl. Resthöhle), Pyopneumothorax, auch Eiteransammlung im »Leerraum« nach Lob- oder Pneumonektomie. E empyema of the chest.

**Thọrax|kompression: 1)** ▸Compressio thoracis. **2)** äußere ▸Herzmassage bei der Reanimation. **3)** Druck auf die seitl. Rippen zur Auslösung eines für Spondylitis ankylopoetica typischen Schmerzes. E thoracic compression.

**Thọrax|magen:** der mit einer Hiatushernie in den Brustraum verlagerte Magen. E thoracic stomach.

**Thorax|schleudern:** bei Concretio pericardii in der Diastole sichtbarer Herzspitzenstoß.

**Thorax|schmerz:** Schmerz oder Beklemmungsgefühl im Bereich des Brustkorbes, mit oder ohne Atemnot. Lokalisation oft retrosternal oder linksseitig (s.a. ▸Brustbeschwerden). ***Ätiol.:*** vielfältige Ursachen, zu den häufigsten gehören Erkrankungen der Speiseröhre (Hiatushernie, Ösophagitis), Lungenkrankheiten (Pneumonie, seltener Bronchialkarzinom), Erkrankungen des Herzens (Angina pectoris, Myokardinfarkt). ***Diagn.:*** je nach vermuteter Ursache z.B. Blutuntersuchungen, EKG, Thorax-Röntgen, Echokardiographie, Endoskopie). ***Ther.:*** V.a. akut auftretende Thoraxschmerzen müssen als Notfall behandelt werden. Behandlung symptomatisch u. je nach Ursache.

**Thorax|spalte:** *Pathologie* ▸Thorakoschisis.

**Thọrax|syndrom:** ▸Thorakalsyndrom.

**Thọrax|wand|instabilität:** s.u. ▸Rippenfraktur; s.a. ▸Atmung, paradoxe. E thoracic wall instability.

**Thorạzika:** Kurzform für Arteria thoracica.

**Thorel-Bündel** (CHRISTIAN TH., 1868–1935, Arzt, Nürnberg): spezif. Muskelfaserbündel des Herzens, das – um die Mündung der unteren Hohlvene ziehend – den Sinus- mit dem AV-Knoten verbindet; hintere von insgesamt 3 Internodalbahnen; s.a. ▸WENCKEBACH-Bündel, ▸JAMES-Bündel. E Thorel's bundle.

**Thọrium,** Abk. Th: radioakt. Schwermetallelement der Actinidengruppe mit Atomgew. 232,038 u. OZ 90. Zahlreiche Isotope ($^{223}$Th–$^{235}$Th); in der Zerfallsreihe u.a. das strahlentherapeutisch angew. Th X (= $^{224}$Ra; α- u. γ-Strahler; HWZ 3,64 d).

**Thọrium|emanation:** ▸Thoron. E thorium emanation.

**Thorn** (GEORGE WIDMER TH., Endokrinologe, Baltimore): – **Th.-Syndrom:** (1944) Kombin. von rel. Nebennierenrindeninsuffizienz u. Salzverlustnephritis als Folge einer chron. Nephropathie. E Thorn's syndrome. – **Th.-Test,** ACTH-Eosinophilen-Test: (1948) ACTH-Test, basierend auf der Bestimmung der Eosinophilenzahl vor u. nach i.m. Gabe von ACTH. Durch spezif. Diagnostik abgelöst. E Thorn's test.

**Thọron,** Abk. Tn: das 1899 als erstes Radon-Isotop entdeckte $^{220}$Rn (HWZ 54,5 s). E thoron.

**Thoro|trạst®:** stabilisierte 25 %ige $ThO_2$-Lsg. in einem Schutzkolloid als – histor. – KM mit selekt. Speicherung in Leber, Milz u. Lymphknoten. Da keine Ausscheidung, ist das Gewebe lebenslang der α-Strahlung (Reichweite 30–50 μm) ausgesetzt, mit Latenz von 8–18 J. Spätschäden (»**Thorothrastọse**«): örtl. Granulome mit aplast. Anämie u. Thrombozytopenie, evtl. entartend (maligne Form des Leichtketten-Plasmozytoms), ferner Lähmungen an Darm, Blase u. unteren Extremitäten. E thorium dioxide sol, thorotrast.

**ThPP:** Abk. für ▸**Th**iamin**p**yro**p**hosphat.

**threo...:** *Chemie* Präfix zur Kennzeichnung einer von der Threose abgeleiteten Konfiguration.

**Threonịn,** $H_3C–CHOH–CH(NH_2)–COOH$, (2S,3R)-2-Amino-3-hydroxybuttersäure, β-Methylserin, Abk. Thr, Abk. T: natürliche essentielle Aminosäure (L-Form), Zwischenprodukt – frei u. gebunden – im Methionin-Stoffwechsel. E threonine.

**Threọse,** $OCH–CHOH–CHOH–CH_2OH$: in D- u. L-Form natürlich vork. $C_4$-Aldose. E threose.

**Thrix:** Haar; s.a. ▸trich(o)..., ▸Pili. E hair, thrix.

**thromb...:** Wortteil »Blutgerinnsel« (Thrombus), »Blutplättchen« (Thrombozyt).

**Thromb|ag|glutinatiọn:** ▸Thrombozytenagglutination.

**Thromb|angi(i)tis:** Entzündung einer arteriellen (Thrombarteriitis) oder einer venösen Gefäßwand (▸Thrombophlebitis) mit örtl. Thrombusbildung als Ursache oder als Folge. E thromboangiitis. – **Th. oblịterans:** ▸Endangiitis obliterans.

**Thromb|apherẹse:** s.u. ▸Thrombozytopherese. E thrombapheresis.

**Thromb|arteri|ek|tomịe:** (LERICHE) Resektion eines thrombotisch verschlossenen Arterienabschnittes (mit Strombahnrestitution durch Venentransplantat oder Kunststoffprothese). E thrombarterectomy.

**Thromb|arteri|itis obliterans:** s.u. ▸Endangiitis. E thromboarteritis.

**Thromb|asthenịe, hereditäre,** GLANZMANN-NAEGELI-T., Purpura thrombasthenica: (GL. 1918) eine autosomal-rezessiv erbliche, hämorrhag. Diathese infolge Membranstrukturfehlers der Blutplättchen (Glykoprotein-IIb/IIIa-Komplex fehlt oder ist vermindert; Störung der Agglomeration durch ADP u. Thrombin, mangelhafte Retraktionsinduktion); Typ I mit vermindertem, Typ II mit normalem ATP-Gehalt. ***Klinik:*** Haut- u. Schleimhautblutungen, verlängerte Blutungszeit, kein Milztumor. E thrombasthenia.

**Thromb|ek|tomịe:** op. Thrombusentfernung nach Gefäßeröffnung. S.a. ▸Endarteri-, ▸Thrombarteri-, ▸Phlebothrombektomie. E thrombectomy.

**Thromb|elasto|graphịe:** (HARTERT) Bestimmung (u. Dokumentation) des Gerinnungsablaufs einschl. der Fibrinolyse mit einem **Thromb-Elastograph®**, einer gleichmäßig temperierten Stahlküvette, in der es nach Einfüllen von Nativvenenblut (oder rekalzifiziertem Inhibitorblut oder -plasma bzw. Fibrinogen + Thrombin) unter langsamer, motorbetriebener Drehung durch das sich verfestigende Fibrin zu einer Verbindung zwischen einem frei hineinragenden Stift u. der Küvettenwand kommt u. damit auch zur Drehung des Stiftes, die mit einem spiegelreflektierten Lichtstrahl photographisch als spindelförmige Kurve (»**Thrombelastogramm**« = TEG) aufgezeichnet wird, aus der Gerinnungseintritts-, Gerinnselbildungszeit u. Thrombusfestigkeit zu ersehen sind. Auch zur Erfassung bestimmter Thrombozytopathien geeignet. Als Weiterentwicklung die Resonanz-T. E thrombelastography.

**thromb|embatische Potenz:** Fähigkeit der Streptokinase, in einen Thrombus einzudringen.

**Thrombembolektomie, perkutane:** Entfernung von Gefäßpfröpfen (Thromben, Emboli) aus einem Blut-

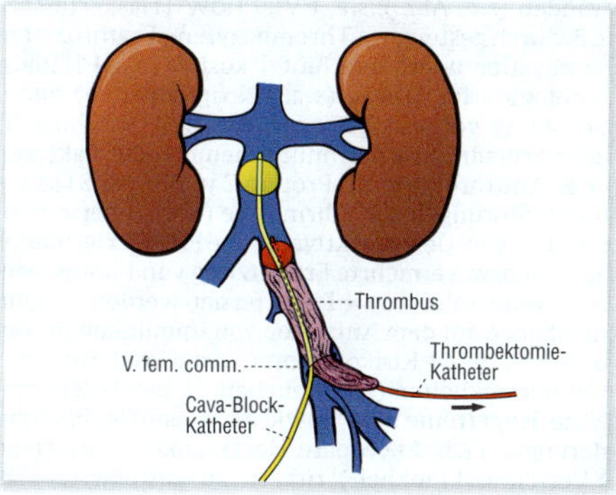


**Thrombektomie:** T. der linken Vena femoralis communis. Um ein Einschwemmen des losgelösten Thrombus in den Lungenkreislauf zu verhindern, wird die Vena cava inferior mit einem Ballonkatheter verschlossen u. der Thrombus mit dem Thrombektomiekatheter (rot) über die Leiste entfernt. [39]

gefäß durch Eröffnung des betreffenden Gefäßes nach einem Hautschnitt; s.a. ▸Thrombus, ▸Embolus.

**Thromb|embolie:** Embolie durch einen in den Kreislauf verschleppten Thrombus (oder Thrombusteile, die zum »Kern« eines sek. Thrombus werden können), mit von der Embolusgröße sowie von der Weite u. Funktion des verstopften Gefäßes u. vom Zustand des Gesamtkreislaufs abhängigen Folgen; bei infiziertem Thrombus evtl. Metastasenbildung. Vork. v.a. als Komplikation tiefer Thrombophlebitis oder Phlebothrombose (meist ▸Lungenembolie) oder bei Vitium, Endokarditis oder Myokardinfarkt (mit Herzohr- oder Klappenthrombus bzw. muralem Thrombus; Embolie in systemarterielle Peripherie, Gehirn). E thromboembolism.

**thromb|embolische Krankheit:** wiederholtes Auftreten von Thrombembolien bei gesteigerter ▸Thromboseneigung. E thromboembolic disease.

**Thromb|end|angi(i)tis:** ▸Thrombangiitis. E thromboangiitis.

**Thromb|end|arteri|ek|tomie:** s.u. ▸Endarteriektomie. E thromboendarterectomy.

**Thromb|endo|karditis:** ▸Endokarditis mit Thrombenbildung (v.a. auf Herzklappen); Gefahr der peripheren Thrombembolie. E thromboendocarditis.

**Thrombin,** Faktor II a: zu Beginn der 2. Phase der ▸Blutgerinnung (dort Schema) aus dem inaktiven Präkursor ▸Prothrombin in Präsenz der Faktoren IV, V a bzw. VI durch den Faktor X a entstehende aktive Serinproteinase, die außer Peptiden auch Amide u. L-Argininester hydrolysiert. ***Hauptfunktion*** ist das Katalysieren der Umwandlung von Fibrinogen in Fibrin, indem durch Lösen von Arginin-Lysin-Bindungen im Fibrinogen ▸Fibrinopeptide abgespalten werden; die entstehenden Fibrinmonomere polymerisieren autokatalytisch zum Fibrinnetz, das durch Faktor XIII a unter Bildung kovalenter Bindungen u. Ammoniakabspaltung fest wird. T. hat stark mitogene Wirkung. *pharm* ***Anw.*** als Hämostyptikum (Fibrinkleber, s.u. ▸Fibrintherapie). E thrombin.

**Thrombin|ak|zelerator:** ▸Thrombozytenfaktor (2). E platelet factor.

**Thrombin-Antagonisten:** ▸Thrombinhemmer. E thrombin antagonists.

**Thrombin|coagulase|zeit:** dem ▸Reptilasetest vergleichbares Verfahren unter Anw. von Thrombincoagulase (= Staphylocoagulase + Prothrombin).

**Thrombin|generationstest:** Messung der Thrombin-Aktivität, die bei genormter Plättchenzahl nach Rekalzifizierung von Inhibitor-Plasma entsteht.

**Thrombin|hemmer, -inhibitoren: 1) Antithrombin-III-abhängige Th.:** ▸Heparine u. ▸Heparinoide (z.B. Danaparoid); s.a. ▸Antithrombin, ▸Heparinkofaktor II. E thrombin inhibitors. **2) direkte Th.,** selektive Th.: ▸Hirudin, einschl. der gentechnologisch hergestellten »rekombinanten« (r-)Hirudine (z.B. Lepirudin, Desirudin), die das aktive Zentrum von ▸Thrombin blockieren.

**Thrombin|zeit,** Antithrombinzeit: Gerinnungszeit eines Citrat- oder Oxalatplasmas nach Zugabe einer genormten Menge Thrombin (s.a. ▸Thromboplastinzeit, partielle); Kontrollparameter bei Heparin- u. thrombolyt. Therapie. E thrombin time.

**Thrombo|angi|itis, -arteri|itis:** s.u. ▸Thromb... E thromboangiitis.

**Thrombo|cyt...:** s.u. ▸Thrombozyt...

**Thrombo|embolie, thrombo|embol...:** s.u. ▸Thrombembol... E thromboembolism.

**Thrombo|genese:** Entstehung eines Thrombus bzw. von ▸Thrombosen; s.a. ▸Thromboseneigung. E thrombogenesis.

**β-Thrombo|globulin:** ein bei der Thrombozytenaggregation aus den α-Granula freigesetzter Thrombozytenfaktor; Proteolyseprodukt von Thrombozytenfaktor 4 mit geringer Heparinaffinität; im Plasma erhöht bei thrombembolischen Krankheiten. E thromboglobulin.

**thrombo|hämor|rhagisches Syndrom:** ▸Verbrauchskoagulopathie. E thrombohemorrhagic syndrome.

**Thrombo|kinase:** ▸Thromboplastin. E thrombokinase.

**Thrombo|lyse: 1)** *Pathologie* s.u. ▸Fibrinolyse, ▸Thrombus, ▸Thrombose. **2)** *Therapie* ▸Fibrinolysetherapie als enzymat. Proteolyse eines – frischen oder alten, nicht organisierten – Thrombus in situ (v.a. bei Gefäßverschluss) durch intravasale Infusion (evtl. auch durch einen Gefäßkatheter direkt an der Stelle des Verschlusses) eines ▸Plasminogenaktivators (als »**Thrombolytikum**«, z.B. Strepto-, Urokinase, Anistreplase, humaner rekombinanter Gewebe-Plasminogenaktivator), der nach Diffusion in den Thrombus diesen auflöst (als Nebeneffekt entsteht eine passagere, bis zur Normalisierung des Plasminogenspiegels anhaltende Hypo- oder Afibrinogenämie). E thrombolysis. – **Th., selektive intrakoronare:** Th. mit der Technik der ▸Koronarangiographie bei frischem (< 8 Std.) transmuralem Myokardinfarkt direkt an der Verschlussstelle. E selective intracoronary th.

**Thrombo|modulin:** Endothelzellfaktor mit antithrombotischer Wirkung; Thrombin kann – an Th. als Endothelzellrezeptor gebunden – Protein C aktivieren u. damit die aktiven Formen der Blutgerinnungsfaktoren V u. VIII hemmen; s.a. ▸Blutgerinnung. E thrombomoduline.

**Thrombo|pathie:** ▸Thrombozytopathie. E thrombopathy.

**Thrombo|penie:** ▸Thrombozytopenie. E thrombopenia.

**Thrombo|pherese:** ▸Thrombozytopherese.

**thrombo|phile Diathese, Thrombo|philie:** angeborene oder erworbene ▸Thromboseneigung. E thrombophilia.

**Thrombo|phleb|ek|tomie:** ▸Phlebothrombektomie. E thrombophlebectomy.

**Thrombo|phlebitis:** Venenentzündung mit thrombotischem Verschluss des Lumens. E thrombophlebitis. – **Th. migrans:** ▸Phlebitis saltans. – **Th. profunda:** veralteter Begriff für tiefe Venenthrombose (▸Phlebothrombose). E deep th. – **Th. saltans:** ▸Phlebitis saltans. – **Th. super|ficialis:** die meist lokal begrenzte, oberflächliche Th. (Th. i.e.S.) als Folge einer örtl. Stase (v.a. an Beinen bei ▸varikösem Symptomenkomplex) bzw. einer örtl. Reizung (z.B. am Arm postinjektionell, bei infektiöser Hauterkrankung), im Allg. ohne Gefahr einer Embolie oder eines postphlebit. Syndroms; ***Klinik:*** druckschmerzhafte, mit der Haut verschiebl., strangförm. Verdickung (u. weitere klass. Entzündungszeichen); ***Ther.:*** Kompressionsverband ohne Ruhigstellung, evtl. Antiphlogistika. E superficial th. – **Th. umbilicalis:** stets eitrige Nabelvenenentzündung, v.a. nach protrahiertem Nabelvenenkatheterismus, mit Gefahr von Pfortaderstenose, Leberabszessbildung, BANTI-Syndrom. **E** umbilical th.

**Thrombo|plastin,** Thrombokinase: Sammelbegriff für die ▸Blutthrombokinase u. die ▸Gewebsthrombokinase; neuerdings besser als Prothrombinase bezeichnet. **E** thromboplastin.

**Thromboplastin|bildungstest, -(re)generationstest,** Abk. TGT: ▸BIGGS-Test (1).

**Thromboplastin|zeit: 1)** ▸QUICK-Zeit. **E** thromboplastin time. **2) partielle Th.,** Abk. PTT: Zeit bis zur Gerinnung von Citratplasma (1:9) nach Zugabe von Kaolin u. »partiellem Thromboplastin« (= proteinfreier Lipidextrakt) sowie von Calciumionen; normal ca. 40 Sek.; verlängert bei Mangel der Faktoren I, II, V, VIII–XII; Kontrollparameter unter Heparin- u. thrombolytischer Therapie; s.a. ▸Thrombinzeit. **E** partial th. t.

**Thrombo|poese: 1)** ▸Thrombozytopoese. **2)** Bildung eines Thrombus. **E** thrombopoiesis.

**Thrombo|poetin:** s.u. ▸Thrombozytopoese. **E** thrombopoietin.

**Thrombose:** intravitale Thrombusbildung im Kreislaufsystem. Prädilektionsstellen: Herzklappen, -ohren (oft Kugelthrombus) u. li. Herzspitze, Herzkranzgefäße, basale Hirngefäße, Arteria mesenterica (Claudicatio abdominalis) u. Beinarterien sowie Venen der Beine u. des Beckens (tiefe ▸Venenthrombose, ▸Phlebitis, ▸Thrombophlebitis), des Mastdarms (Hämorrhoidalthrombose) u. des Armes (z.B. iatrogen nach Injektion, Infusion). Häufig postop. (u. postpartal), meist an tiefen Beinvenen, evtl. kompliziert durch ▸Thrombembolie (z.B. Lungenembolie). Bei gesteigerter ▸Thromboseneigung kann generalisierte (z.B. bei Herzinsuffizienz, Schock, Bettlägerigkeit, langes Stillsitzen) oder lokale (Kompression, entzündl. oder atherosklerot. Gefäßveränderungen) Prästase eine Th. fördern. S.a. ▸Thromboseprophylaxe; ▸Nierenvenen-, ▸Pfortaderthrombose. **E** thrombosis. – **Th. par effort** *(franz.):* durch Intimaeinrisse infolge ungewohnter übermäßiger Anstrengung hervorgerufene Th.; s.a. ▸Achselvenensperre, akute. **E** stress th.

**Thrombose|neigung,** Thrombophilie: Bereitschaft zur ▸Thrombose infolge veränderter Eigenschaften von Blutzellen, Blutplasma, Blutströmung u./oder Gefäßwänden (s.a. Abb.); s.a. ▸VIRCHOW-Trias; erfassbar z.B. durch gesteigerte Thrombozyten-, Erythrozytenaggregation u. erhöhte Blutviskosität (s.a. ▸Hämorrheologie); im Plasma (s.a. ▸Koagulopathie) durch Erhöhung gerinnungsfördernder (z.B. Fibrinogen) oder Erniedrigung gerinnungshemmender Faktoren (z.B. Antithrombin III, Protein C u. Protein S) sowie durch Störungen der Fibrinolyse (verminderte Freisetzung von Gewebeaktivator = t-PA oder erhöhter Spiegel bzw. vermehrte Freisetzung von Plasminogenaktivator-Inhibitor = PAi); ferner werden Zusammenhänge mit dem Auftreten von Immunkomplexen diskutiert. – ▸Risikofaktoren arteriosklerotischer Gefäßkrankheiten (z.B. Rauchen, Hypercholesterinämie, Hypertonie usw.) sowie manifeste Gefäßveränderungen (z.B. ▸koronare Herzkrankheit, arterielle ▸Verschlusskrankheit) führen zu gesteigerter Th. An Stenosen kommt es zu erheblichen Störungen der Blutströmung; feine Einrisse in atherosklerotischen Plaques (z.B. verursacht durch ▸Koronarspasmen) können – wahrscheinlich durch Freisetzung lokaler Gefäßwandfaktoren u. Einleitung der Thrombozytenaggregation (s.a. ▸PAF) – zum plötzlichen Verschluss der Gefäße u. somit zum ▸Infarkt führen. **E** thrombophilia.

**Thrombose|prophylaxe:** Maßnahmen zur Verhütung einer Thrombose bei bestehender ▸Thromboseneigung, während oder nach Erkrankungen, die diese fördern (z.B. Myokardinfarkt, Thrombophlebitis) oder bei langer Bettlägerigkeit u. nach schweren Operationen. Ziel ist es, den venösen Rückfluss zu steigern, Schäden der Venenwand vorzubeugen u. die Gerinnungsbereitschaft zu senken. Dies wird physikalisch erreicht durch Frühmobilisation (nicht bei Phlebothrombose!), Hochlagern der Beine u. Ausstreichen der Venen, Venenkompression durch Antithrombosestrümpfe oder Kompressionsverbände sowie rückstromfördernde Gymnastik zur Aktivierung der Muskel-Venen-Pumpe u. intermittierende Venenkompression mit automat. Manschette; spezifisch durch gerinnungshemmende Medikamente (▸Antikoagulanzien; v.a. ▸Heparin). **E** prophylaxis of thrombosis.

**Thrombo|spondin:** ein in Thrombozyten, Endothelzellen u. Fibroblasten vorkommendes Protein; kann He-

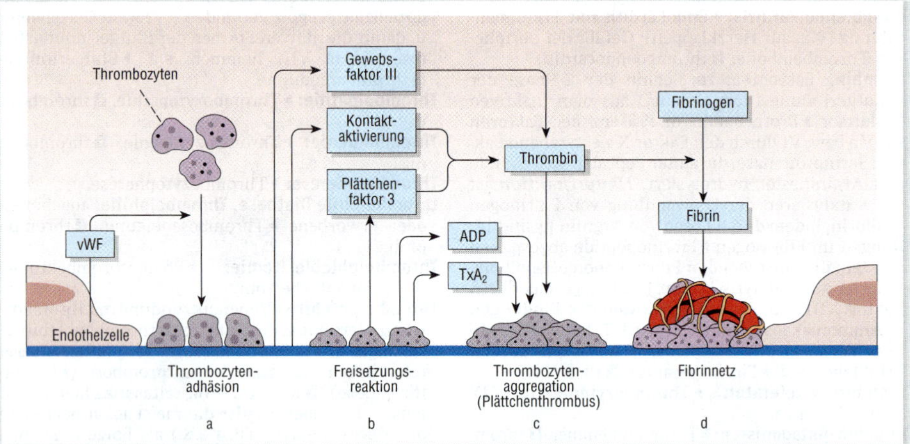


**Thromboseneigung: a)** Adhäsion von Thrombozyten an Gefäßwandstrukturen unter Vermittlung des endothelialen VON-WILLEBRAND-Faktors (vWF). **b)** Hierdurch kommt es zur Aktivierung der Thrombozyten mit Freisetzung von in Granula gespeicherten Substanzen wie Kalziumionen, ADP, Plättchenfaktor 3 u. anderen sowie von Arachidonsäurederivaten (z.B. Thromboxan $A_2$ [$TxA_2$]). Diese fördern einerseits die Plättchenadhäsion, andererseits die Fibrinogenbildung. **c)** Unter diesem Einfluss kommt es zur Aggregation der Thrombozyten mit Thrombozytorhexis u. Ausbildung eines irreversiblen grauweißen Plättchenthrombus. Die endogene Aktivierung der Blutgerinnung führt schließlich zu einem darüber gelagerten Fibrinthrombus, in den Erythrozyten (rote Farbe!), weitere Thrombozyten u. auch Segmentkernige eingelagert sind. **d)** Der voll aufgebaute Thrombus besteht aus korallenstockähnlich angeordneten roten u. grauen Lamellen aus Plättchenthromben u. Fibrinnetzen mit eingelagerten Erythrozyten u. segmentkernigen Leukozyten. [53]

parin, Fibronectin, Fibrinogen, Plasminogen, histidinreiches Glykoprotein Typ-V-Kollagen sowie Calcium binden. E thrombospondin.

**Thrombo|sthenin:** Protein der Thrombozyten; identisch mit ▸Actin. E thrombosthenin.

**Thrombo|test:** dem ▸Quick-Test vergleichbares Verfahren mit speziell aufgearbeitetem Thromboplastin; erfasst zusätzlich den Faktor IX der Blutgerinnung. E thrombotest.

**thrombotisch:** Thromben(bildung) betreffend. E thrombotic. – **th.-thrombozytopenische Purpura:** ▸Moschcowitz-Syndrom. E th. thrombocytopenic purpura.

**Thromb|oxan:** s.u. ▸Prostaglandine (dort Schema). E thromboxane.

**Thrombo|zyt|ämie:** ▸Thrombozythämie. E thrombocythemia.

**Thromb(o|zyt)apherese:** s.u. ▸Thrombozytopherese.

**Thrombo|zyten,** Blutplättchen: (Zimmermann 1846, Hayem 1881, Bizzorero 1882) kleine (∅ 1–4 µm, Dicke 0,5–0,75 µm), von Megakaryozyten des Knochenmarks abstammende (s.a. ▸Thrombozytopoese), kernlose korpuskuläre Blutelemente aus Hyalomer (außen) u. Granulomer (innen); im gefärbten Kapillarblut-Ausstrich mit unregelmäßig gezackten Rändern oder spießartigen Fortsätzen. Normale Zahl 150 000–380 000/µl = 150–380 G/l; die Zählung erfolgt in der Zählkammer mit dem Phasenkontrastmikroskop (oder Grünfilter) oder – halbautomatisch – in einem ▸Partikelzählgerät. – Abbau in der Milz; Überlebenszeit 8–12 Tage. Die Th. sind Zellen mit wesentlicher Funktion bei der ▸Blutgerinnung u. der Fähigkeit zur ▸Thrombozytenaggregation. – Th. bestehen v.a. aus Proteinen: a) Strukturproteine des Zytoskeletts (z.B. Actin = Thrombosthenin, Profilin, Talin, Myosin), die die Fähigkeit zum Formwandel bewirken; b) Granulaspeicherproteine (in den α-Granula, z.B. PDGF, TGF-β, Thrombospondin, v.-Willebrand-Faktor, Fibrinogen, Faktor V, Thrombozytenfaktor IV, β-Thromboglobulin); c) Glykoproteine (»GP«) u. Granulamembranproteine (»GMP«) der Thrombozytenmembran; intakte GP-Komplexe (z.B. GPIb-V-IX u. GPIIb-IIIa) sind für Thrombozytenadhäsion u. -aggregation wichtig. – Ferner enthalten Th. Lipide, v.a. Phospholipide, aus denen bei der Thrombozytenaggregation Arachidonsäure freigesetzt wird (weiter umgewandelt zu zyklischen Endoperoxiden). – Energiequellen der Th. sind v.a. Glucose u. Glykogen; die Glykolysekapazität der Th. ist im Vergleich zu anderen Zellen sehr hoch, ATP u. ADP sind in besonders hohen Konzentrationen enthalten. E platelets, thrombocytes.

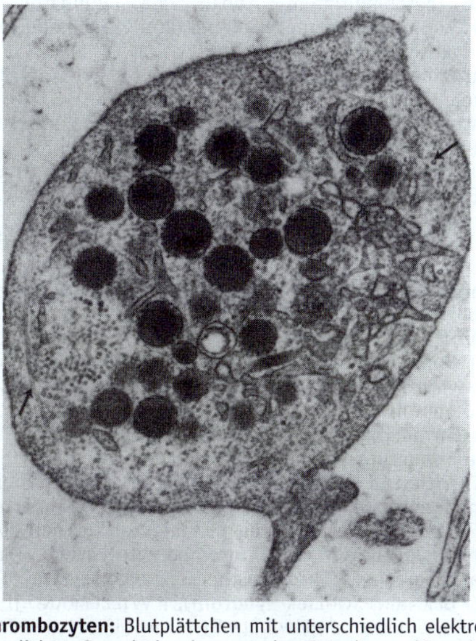

**Thrombozyten:** Blutplättchen mit unterschiedlich elektronendichter Granulation im zentralen Zytoplasma (Granulomer). Im marginalen Zytoplasma (Hyalomer) sind Mikrotubuli in unterschiedlicher Verlaufsrichtung angeschnitten. [28]

**Thrombo|zyten|ad|häsion:** Anhaftung von Thrombozyten an Oberflächen, z.B. an Wunden in der 1. Phase der physiol. Blutstillung, vermittelt durch mehrere Glykoprotein-(GP-)Rezeptoren auf der Membran der ▸Thrombozyten. Die Messung der Haftneigung (Adhäsivität) erfolgt an definierten Glasoberflächen oder an Glasperlenfiltern (»Retention«). E platelet adhesion.

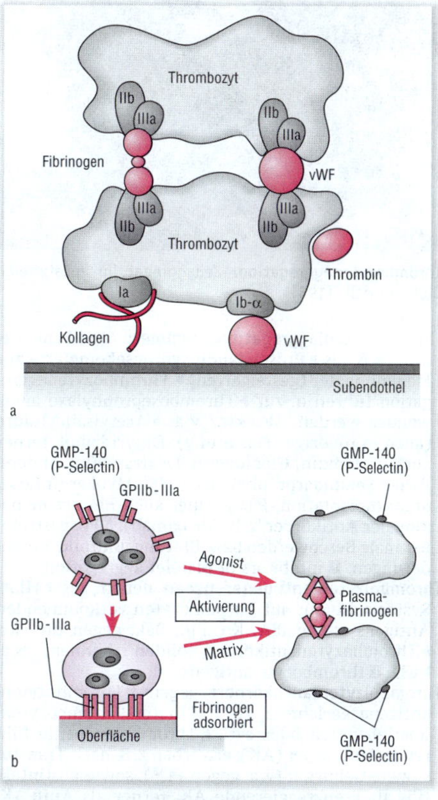


**Thrombozytenadhäsion:** molekulare Mechanismen der Adhäsion u. Aggregation: **a**) Agonisten-induzierte Aktivierung des GPIIb-IIIa-Komplexes u. Bindung von löslichem Fibrinogen u. v.-Willebrand-Faktor (vWF); **b**) Matrix-induzierte Aktivierung des GPIIb-IIIa-Komplexes nach Thrombozytenadhäsion an adsorbiertes Fibrinogen mit nachfolgender Aggregation (nach Scharf u. Giers). [388]

**Thrombo|zyten|ag|glomeration:** ▸Thrombozytenaggregation. E platelet agglomeration.

**Thrombo|zyten|ag|glutination:** irreversible Verklebung von Thrombozyten durch ▸Thrombozytenantikörper. E platelet agglutination.

**Thrombo|zyten|ag|gregation:** durch einen Glykoproteinkomplex (»GPIIb-IIIa-Rezeptor«) der Membran vermittelte, in 2 Phasen ablaufende Zusammenballung von Thrombozyten im Verlauf der physiol. Blutstillung, aber auch bei der patho. Entstehung eines Thrombus (s.a. ▸Thromboseneigung). Beim Kontakt mit freien Kollagenfibrillen (z.B. einer verletzten Gefäßwand) u. ADP oder mit Immunkomplexen wird die ▸Thrombozytenadhäsion gesteigert, es bilden sich Klumpen, die jedoch noch zerfallen können (reversible Phase), nun kommt es in den Thrombozyten zur Aktivierung der Prostaglandinsynthese, gefäßaktive Substanzen (v.a. Serotonin, Adrenalin, Noradrenalin, Thromboxan), Phospholipide (Einleitung der ▸Blutgerinnung) u. ▸Thrombozytenfaktoren werden freigesetzt, u. es kommt unter visköser ▸Metamorphose zur Bildung irreversibler Klumpen. – *labor* Die Messung der Th. erfolgt in »plättchenreichem Plasma«, induziert (Zusatz von ADP oder Kollagen) oder spontan (ohne Zusatz), z.B. im »PAT III« (BREDDIN) photometrisch unter Rotation; gesteigert bei Thromboseneigung, herabgesetzt z.B. bei ▸Thrombozytopathien u. bei Einnahme von ▸Thrombozytenaggregationshemmern. E platelet aggregation.

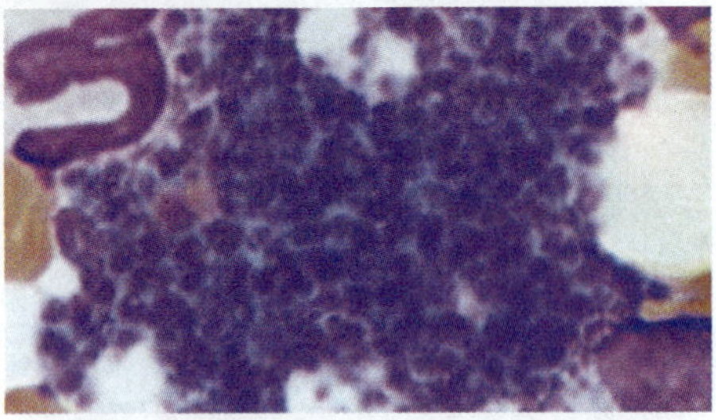

**Thrombozytenaggregation:** Zellaggregat im zusatzfreien Blutausstrich. [198]

**Thrombozyten|aggregations|hemmer:** Medikamente, die – z.B. als ▸Prostaglandinsynthesehemmer – zur Hemmung der (gesteigerten) ▸Thrombozytenaggregation führen u. zur ▸Thromboseprophylaxe angewendet werden. ***Wirkst.:*** v.a. ▸Acetylsalicylsäure (auch in niedriger Dosierung), Dipyridamol, ferner auch Ticlopidin, Clopidogrel, Dextran 40 u. andere. ***Anw.:*** Sekundärprophyl. der KHK, Myokardinfarkt, Stentimplantation, PTCA (hier auch Einsatz monoklonaler Antikörper, z.B. Abciximab). ***NW:*** gastrointestinale Beschwerden bzw. Blutung, Blutbild-Veränderungen. E inhibitors of platelet aggregation.

**Thrombo|zyten|anti|gene:** neben denen des ▸HLA-Systems die nur auf Thrombozyten vorkommenden Antigensysteme PlA, Ko, PlE, Bak, gegen die sich ▸Thrombozytenantikörper bilden können; s.a. ▸CD. E thrombocyte antigens.

**Thrombo|zyten|anti|körper:** gegen ▸Thrombozytenantigene gerichtete, zu verkürzter Thrombozytenüberlebenszeit oder evtl. ▸Thrombozytopenie führende Antikörper (AK); erworben z.B. nach Transfusionen, Geburten (v.a. gegen $Pl^{A1}$), sowie postinfektiös als kreuzreagierende AK, ferner als Auto-AK, z.B. bei der idiopathischen Thrombozytopenie (WERLHOF). E thrombocyte antibodies.

**Thrombo|zyten|faktoren,** Plättchenfaktoren, Abk. PF: in ▸Thrombozyten vorhandene oder adsorbierte Stoffe, die z.T. bei der Thrombozytenaggregation freigesetzt werden u. in die ▸Blutgerinnung eingreifen; Tab. E platelet factors.

**Thrombozyten|konserve, -konzentrat:** s.u. ▸Thrombozytensubstitution. E platelet concentrate.

**Thrombo|zyten|re|tention:** s.u. ▸Thrombozytenadhäsion.

**Thrombo|zyten|substitution:** Transfusion vitaler Thrombozyten z.B. bei schwerer, durch Thrombozytopenie bedingter Blutung. Gewonnen entweder aus plättchenreichem Plasma mehrerer (»gepoolter«) Vollblutkonserven oder mittels Zellseparator (Thrombapherese). Lagerung bei 22 °C auf Kühltisch max. 3 Tage. Auch zur Prophylaxe von Blutungen. Bei wiederholter Th. Gefahr der Immunisierung durch ▸Thrombozytenantigene. E thrombocyte (or platelet) transfusion.

**Thrombo|zyten|thrombus:** ▸Abscheidungsthrombus. E blood platelet thrombus.

**Thrombo|zyten|überlebenszeit:** durch radioaktive Markierung mit Chrom 51 feststellbare Verweilzeit

| Thrombozytenfaktor | Synonyma | Wirkung |
|---|---|---|
| 1 | | ähnelt der des Plasmafaktors V |
| 2 | fibrinoplastischer Faktor | beschleunigt die Umwandlung von Fibrinogen in Fibrin |
| 3 | partielles Thromboplastin, Phospholipide | aus der Thrombozytenmembran stammende Phospholipide, die Bestandteil aktiver Komplexe der plasmatischen Gerinnung sind |
| 4 | Antiheparinfaktor | hemmt die Heparinwirkung |
| 5 | Thrombozytenfibrinogen | entspricht plasmatischem Fibrinogen |
| 6 | Thrombozyten-Co-thromboplastin | die Wirkung entspricht der des Plasmafaktors X |
| 7 | Thrombosthenin, Retraktozym | bewirkt die Gerinnselretraktion in Anwesenheit von Calcium- u. Magnesium-Ionen |
| 9 | fibrinstabilisierender Faktor | entspricht dem Plasmafaktor XIII u. bewirkt die Quervernetzung des löslichen Fibrinpolymers zu unlöslichem Fibrin |
| ferner (ohne Nummer): v.-WILLEBRAND-Faktor, Fibronectin, Thrombozyten-Wachstumsfaktor (= platelet derived growth factor = PDGF) | | |

**Thrombozytenfaktoren:** Nomenklatur der »Plättchenfaktoren« (PF). [545]

der Thrombozyten im Blut; normal 6–10 Tage, verkürzt beim Auftreten von Thrombozytenantikörpern u. beschleunigtem Abbau; s.a. idiopathische ▸Thrombozytopenie, ▸Splenektomie. E platelet survival time.

**Thrombo|zyten|zählung:** s.u. ▸Thrombozyten. E platelet count(ing).

**Thrombo|zyt|hämie:** hochgradige ($> 10^6/\mu l$) oder mäßige ($> 500\,000/\mu l$), bleibende Vermehrung der Thrombozyten im Blut, v.a. bei myeloproliferativen Erkrankungen (z.B. als **essentielle Th.** = ▸Myelose, megakaryozytäre); s.a. ▸myeloproliferatives Syndrom, ▸Pseudohyperkaliämie. E thrombocythemia, thrombocytosis.

**Thrombo|zyto|klasie:** der normale Abbau der ▸Thrombozyten in der Milz. E thromboclasis.

**Thrombo|zyto|lyse:** die gesteigerte Auflösung von Thrombozyten durch das Komplementsystem bei vorhandenen ▸Thrombozytenantikörpern bzw. bei arzneimittelinduzierter ▸Thrombozytopenie; s.a. ▸Thrombozytoklasie. E thrombocytolysis.

**Thrombo(zyto)pathie:** Störungen der Thrombozytenfunktion (z.B. Aggregation, Ausbreitung, Adhäsion) mit normalen oder nur geringfügig veränderten Zahlen bei verlängerter Blutungszeit u. evtl. petechialen Blutungen. E thrombo(cyto)pathia. – **Th., angeborene:** ▸Thrombasthenie, makrozytäre Th. (▸BERNARD-SOULIER-Syndrom), ▸WILLEBRAND-JÜRGENS-Syndrom, ▸HEGGLIN-Syndrom (1), ferner Defekte mit verminderter Verfügbarkeit von Thrombozytenfaktor 3, ADP-Speicherstörungen. – **Th., erworbene:** a) als Begleiterscheinung anderer Erkrankungen (Niereninsuffizienz, Paraproteinämie etc.);

b) infolge Einnahme von Medikamenten, z.B. ▸Thrombozytenaggregationshemmern (z.B. Acetylsalicylsäure).

**Thrombo(zyto)penie:** Verminderung der Plättchenzahl (< 150 000/µl = 150 G/l) im peripheren Blut (Tab.). ***Ätiol.:*** verkürzte ▸Thrombozytenüberlebenszeit durch ▸Thrombozytolyse, gesteigerten Verbrauch oder erhöhte Thrombozytoklasie oder Bildungsstörung. Häufiger erworben, selten angeboren (▸FANCONI-Anämie, ▸HEGGLIN-, ▸WISKOTT-ALDRICH-Syndrom). Erst bei Thrombozytenzahlen unter 50 G/l ist mit Spontanblutungen zu rechnen (Petechien, Hämaturie, gastrointest. Blutungen). E thrombocytopenia. – **Th., idiopathische,** essentielle Th., WERLHOF-Krankheit, idiopathische thrombozytopenische Purpura, Abk. ITP: Autoantikörper-vermittelte isolierte Thrombozytenzerstörung. ***Formen:*** in der akuten Form häufigste hämorrhagische Diathese des Kindesalters, seltener auch nach Medikamenteneinnahme; gute Prognose. Bei 10 % chronische Form mit wiederholten Schüben und unsicherer Prognose. ***Diagn.:*** thrombozytopenische Purpura ohne sonstige klinische u. hämatologische Auffälligkeit. Nachweis von antithrombozytären AK im Serum, im Knochenmark gesteigerte Megakaryopoese. ***Ther.:*** Absetzen aller Medikamente; Abwarten; evtl. Prednisolon oder Immunglobuline. E essential t.

| **A. Umsatzstörungen** |
|---|
| a) immunologisch bedingt:<br>1. idiopathische thrombozytopenische Purpura (ITP) ca. 50 %<br>2. symptomatische thrombozytopenische Purpura (z.B. bei Lupus erythematodes disseminatus, Hämolyse) durch Isoantikörper (z.B. neonatal, posttransfusionell) ca. 3 %<br>3. durch Immunkomplexe (z.B. bei anaphylaktischen Reaktionen auf Nahrungsmittel, Medikamente, nach Infekten u. bei Abstoßungsreaktionen von Transplantaten) ca. 20 % |
| b) mechanisch bedingt:<br>1. künstliche Herzklappen<br>2. Herz-Lungen-Maschine<br>3. extrakorporale Dialyse<br>4. MOSCHCOWITZ-Syndrom (thrombotisch-thrombozytopenische Purpura, TTP) |
| c) parainfektiös durch zirkulierende Bakterien u. Viren |
| d) bei intravasaler Gerinnung (Verbrauchsthrombozytopenie) |
| e) Hypersplenismus |
| **B. Bildungsstörungen** |
| a) idiopathisch bei: Panmyelopathien/Markhypoplasien (FANCONI-Anämie) ca. 1 % |
| b) symptomatisch bei:<br>1. Knochenmarkverdrängung (z.B. Leukose, Karzinose) ca. 5 %<br>2. Vitaminmangel (z.B. Vitamin $B_{12}$, Folsäure, Vitamin C)<br>3. Toxizität von chemischen Substanzen (z.B. Medikamente, Alkohol) ca. 3 %<br>4. ionisierender Strahlung<br>5. splenogener Markhemmung |
| **C. Verteilungsstörungen** |
| Milzerkrankungen<br>hypotherme Anästhesie |
| **D. Pseudothrombozytopenie (häufig!)** |
| durch Klumpung der Thrombozyten im EDTA-Medium (nach Blutentnahme) |

**Thrombozytopenie:** Ursachen. [207]

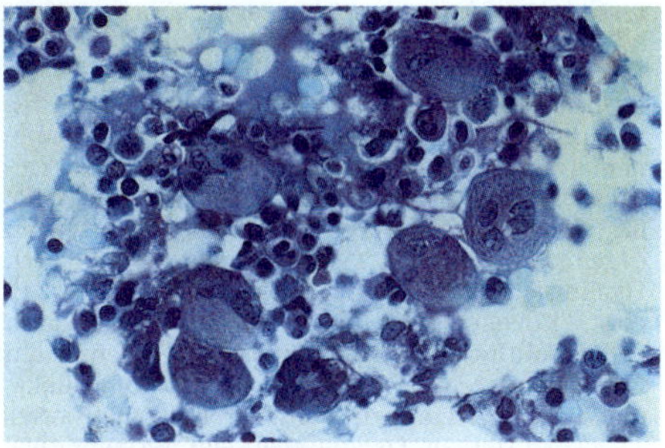

**Thrombozytopenie, idiopathische:** Knochenmarkausstrich mit reaktiver Steigerung der Erythropoiese u. vielen Megakaryozyten. [178]

**Thrombo|zyto|pherese:** Abtrennung bzw. Entfernung (= Thrombapherese) der Thrombozyten aus dem Blut gesunder Spender mit einem ▸Zellseparator, v.a. zur Herstellung einer Thrombozytenkonserve. E thrombapheresis.

**Thrombo|zyto|po(i)ese:** die Thrombozytenbildung im Knochenmark aus den Megakaryozyten, in deren Plasma zahlreiche verschmelzende, Membranen bildende Bläschen auftreten, die so die Zelle in »Territorien« gliedern, durch deren Ablösung die Plättchen entstehen (um über die Markkapillaren in den Kreislauf zu gelangen), als stimulierende Substanz dient v.a. Thrombopoetin (für Untersuchungen auch gentechnisch hergestellt), das die Reifung der Megakaryozyten fördert. E thrombocytopoiesis.

**Thrombo|zytose:** beim Blutnormalen die reaktive Vermehrung der Thrombozyten nach Blutung, Operation, Splenektomie etc.; s.a. ▸Thrombozythämie. E thrombocytosis.

**Thrombus:** im Kreislaufsystem intravital bei ▸Thromboseneigung entstehender »Blutpfropf«, in Arterien meist wand- (»Parietal-Th.«), in Venen oft primär klappen-, im Herzen wand- u. klappenständig; s.a. Abb. Zunächst Bildung des Thrombuskopfes (▸Abscheidungsthrombus = **weißer = grauer Th.**) durch wandnahe lamellenförmige Adhäsion u. Aggregation der – i.S. der viskösen Metamorphose veränderten – Thrombozyten mit zwischengelagerten Leukozyten u. (nach ca. 30 Min.) einem Fibringespinst (»Fibrin-Th.«); dann – stasebedingt – stromaufwärts An-

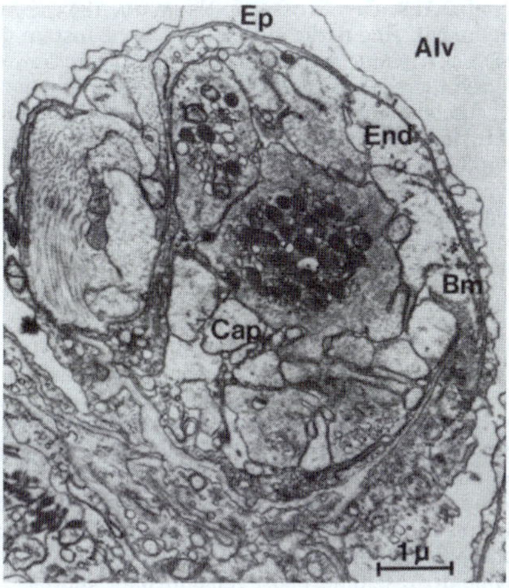


**Thrombus:** Thrombozytenthrombus in einer Lungenkapillare (= **Cap**); Stadium der Agglutination (Plättchen dicht aneinander, vielgestaltig, mit zentral gelagertem Granulomer; **End** = Kapillarendothel; **Ep** = Alveolarepithel). [72]

setzen eines Thrombusschwanzes aus Fibringespinst u. eingelagerten Erythro- u. Leukozyten (= »**roter Th.**« = »Gerinnungs-Th.«, v.a. in Venen oft größer als der Kopf); evtl. fortschreitendes Längenwachstum durch Apposition neuer Gerinnsel, bei erhaltenem Teillumen (v.a. in Venen) auch in Stromrichtung. In größeren Venen evtl. mehrere Kopfteile, die sich sekundär durch Schwanzteile verbinden (»gemischter Th.«); s.a. ▸Thrombembolie. – Durch Hyalinisierung kleinerer venöser Thromben evtl. elast. Kugeln, die verkalken oder verknöchern (»Phlebolith«). Größere Thromben werden durch Granulationsgewebe »organisiert«, meist mit Rekanalisation des Gefäßes u. Wandnarbe (»kanalisierter Th.«); bei starkem Leuko-Gehalt evtl. fermentative, aseptische Erweichung (Thrombolyse) mit schneller Rekanalisation. E thrombus.

**Thulium,** Abk. Tm: Schwermetallelement der Lanthanidengruppe mit Atomgew. 168,934 u. OZ 69. ***Anw.*** des radioakt. $^{170}$Tm (γ-Strahler; HWZ 129 Tage) als Strahlenquelle in tragbaren Durchleuchtungsgeräten. E thulium.

**Thurau-Hypothese** (Klaus Th., geb. 1928, Physiologe, München): Das akute Nierenversagen beruht auf Verminderung des Glomerulusfiltrats infolge Reninfreisetzung aus dem juxtaglomerulären Apparat (gesteuert vom transtubulären Natriumgradienten im Macula-densa-Bereich) u. nachfolgender Konstriktion der Vasa afferentia. E Thurau's hypothesis.

**Thy:** *Biochemie* Abk. für ▸**Thymin**.

**Thylako|zyten:** s.u. ▸Dyskeratose.

**thym...:** Wortteil **1)** »Thymus«; **2)** »Gemüt«.

**Thym|ek|tomie:** Exstirpation des Thymus; z.B. bei Thymom, bei < 1 J. bestehender Myasthenia gravis. Hat Entleerung der thymusabhäng. Areale, evtl. Antikörpermangel zur Folge. E thymectomy.

**Thymere|tica, -tika:** *Pharmazie* selten gebrauchte Bez. für eine Gruppe von ▸Antidepressiva mit aktivierender Wirkung, i.e.S. ▸Monoaminooxidase-Hemmer. E thymeretics.

**Thymian,** Quendel, Thymus vulgaris: *Botanik* Gattung halbstrauchiger Pflanzen aus der Familie der Lippenblütler (Labiatae). Zu Heilzwecken genutzt werden Echter Th. u. Feldthymian. ***Anw.*** des Krautes (äther. Öl, Bitter- u. Gerbstoffe) als Magen-, Keuchhusten-, Rheuma-, Nervenmittel, Aromatikum, Badezusatz; des äther. Öls (p-Cymol, Thymol etc.) in Husten- u. Einreibemitteln (Rubefaziens). E thyme.

**thymicus** *(latein.)*: den Thymus betreffend. E thymic.

**Thymidin,** Desoxythymidin, Abk. dThd: vom Thymin abgeleitetes ▸Nucleosid. E thymidine.

**Thymin,** Abk. Thy: (Kossel u. Neumann 1893) 5-Methyluracil; eine natürl. Pyrimidinbase, Baustein der ▸Desoxyribonucleinsäure (s.a. ▸Nucleinsäuren). Biosynthese über Orotsäure (s.u. ▸Pyrimidinstoffwechsel); Abbau via Leber zu β-Methyl-β-alanin. E thymine.

**Thyminose:** ▸β-2-Desoxy-D-ribose. E deoxyribose.

**Thymitis:** Entzündung des Thymus. E thymitis.

**thymo|gen: 1)** vom Thymus ausgehend. **2)** durch Gemütsbewegung veranlasst. E thymogenic.

**Thymol,** 2-Isopropyl-5-methylphenol: natürliches Vork. in ätherischen Ölen (z.B. Thymianöl); ***Anw.*** als Antiseptikum, Antimykotikum (z.B. in Zahnpasta, Mundwasser, Salbe). E thymol.

**Thymolep|tica, -tika:** Psychopharmaka mit stimmungsaufhellender (= **thymoleptischer**) Wirkung; z.B. trizyklische phenothiazinverwandte ▸Antidepressiva u. ▸Monoaminooxidase-Hemmer. E thymoleptics.

**Thymo|lipom:** (S. Yamanoi 1921) seltener, gutartiger Thymustumor; entweder echtes Lipom oder involutionsbedingte Fettgewebshyperplasie.

**Thymom(a):** seltene, meist gelappte oder knotige Tumoren des Thymus; histol. unterschieden als lymphoidzelliges oder epitheliales (spindelzelliger, epitheloidzelliger oder Typ mit Pseudorosettenbildung) Th. Meist – außer bei malignem Th. (= Karzinom) – langsames Wachstum mit Kompression der umliegenden Gewebe (Trachea, Bronchien, obere Hohlvene). Gehäuft treten beim Th. Autoimmunkrankheiten (v.a. Myasthenia gravis) auf. E thymoma. – **Th., malignes:** Thymuskarzinom, Neoplasie des epithelialen Anteils des Thymus; s.a. ▸Myelopathie. E malignant th.

**Thymo|pathie: 1)** Persönlichkeitsstörung, die das Gefühlsleben betrifft. **2)** ältere Bez. für Zyklothymie. E thymopathy.

**Thymo|plegica, -plegika:** *Pharmazie* obsolete Bez. für ▸Thymoleptika.

**Thymo|po(i)etin:** zwei Thymushormone (Th. I u. II), die die Differenzierung der Thymozyten induzieren. E thymopoietin, thymic lymphopoietic factor.

**thymo|priv:** nach Entfernung oder bei Funktionsausfall des Thymus. E thymoprivous, thymoprivic.

**Thymo|psyche:** (E. Stransky) die affektive, Gefühle u. Emotionen umfassende Seite der menschl. Psyche; s.a. ▸Noopsyche.

**Thymosin: 1)** (1966) ein ▸Thymushormon mit Wirkung auf die Stammzellen. Mischung verschiedener Peptide mit Mol.-Gew. 1000–15 000; kann bei jungen thymektomierten Mäusen die Thymusfunktion ersetzen. E thymosin. **2)** ▸Thymidin.

**Thymo|sterin:** ein steroidartiges ▸Thymushormon.

**Thymostimulin:** standardisierte, niedermolekulare Thymuspeptidfraktion vom Kalb; ***Anw.*** als ▸Immunstimulans. E thymostimulin.

**Thymo|zyt:** Vorstufe des T-Lymphozyten im ▸Thymus. E thymocyte.

**Thymus: 1)** Bries: primäres lymphatisches Organ, das für die Entwicklung des Immunsystems von Bedeutung ist. Im klassischen Altertum als Sitz des Gemüts angesehen. Als Abkömmling entodermalen Schlundtaschenepithels sowie ektodermalen Kiemenfurchenepithels entsteht der Th. aus einer doppelten Anlage, die später als re. u. li. Lappen im vorderen Mediastinum hinter dem Manubrium sterni liegt. Gelegentlich ringförmig (**Th. anulare**) u. die obere Hohlvene einschnürend. Bis Pubertätsbeginn wachsend, dann allmählich Umwandlung in einen Fettgewebskörper (bis auf Reste). Beide Lappen sind durch Furchen weiter unterteilt. Halswärts verjüngen sich die Lappen zu Thymushörnern u. erreichen mitunter die Schilddrüse. ***Aufbau:*** Von einer zarten Bindegewebekapsel aus ziehen Septen in das Innere u. teilen Läppchen (Lobuli thymi) ab. Jeder Lobulus hat eine helle Markzone (Medulla), umgeben von dunkler Rinde (Kortex). Grundgerüst beider sind epitheliogene Retikulumzellen (Epithelioreticulocyti thymi). Eingelagert sind Thymuslymphozyten (Thymozyten), in der Rinde mehr, im Mark weniger. Charakteristisch sind ▸Hassall-Körperchen (Corpuscula thymi) im Mark. Nach der Pubertät wird der Th. zurückgebildet (Thymusinvolution), das lymphatische Gewebe weitgehend durch Fettgewebe ersetzt. ***Funktion:*** Der Th. ist neben dem Knochenmark das primäre lymphatische Organ des spezifischen Immunsystems. In ihm erfolgt die Entwicklung der immunkompetenten T-Lymphozyten aus Stammzellen (»Prägung«). Diese Entwicklung durchläuft mehrere Reifungsstadien, die sich durch die Expression unterschiedlicher Oberflächenantigene unterscheiden lassen. Die Besiedlung des Th. mit Stammzellen erfolgt aus dem Knochenmark. Um die T-Lymphozyten in den Phasen der Prägung vor im Blut befindlichen Antigenen zu schützen, haben die Kapillaren die »Blut-Th.-Barriere« (bestehend aus Endothel ohne Poren, sehr dicker Basalmembran u. einer Kapillarhülle aus Fortsätzen der epitheliogenen Retikulumzellen). An der Prägung sind vermutlich auch »Ammenzellen« beteiligt, große Zellen im Th., in denen sich mehrere Lymphozyten befinden können. Nach der Prägung besiedeln die T-Lymphozyten die sekundären lymphoiden Organe. Die Besiedlung des Th. mit Stammzellen erfolgt speziesabhängig zu unterschiedlichen Zeitpunkten; gilt bei den meisten Säugern mit der Geburt bzw. wenige Tage danach als abgeschlossen. Eine angeborene Thymushypoplasie (Di-George-Syndrom) führt zu zellulären Immundefekten mit ausgeprägtem T-Lymphozyten-Mangel. E thymus. **2)** *Botanik* ▸Thymian. E thyme.

**thymusabhängige Areale,** T-Areale: die von T-Lymphozyten besiedelten Zonen der peripheren lymphat. Organe, v.a. die parakortikale Zone der Lymphknoten (»Tertiärknötchen«, zwischen Rinde u. Mark), die periarterioläre Scheide der Milzfollikel, das Innere der Peyer-Plaques. Nach Thymektomie u. Ductus-thoracicus-Drainage selektive Abnahme der T-Lymphozyten (»**thymusabhängige Lymphozyten**«), nach Thymus-Reimplantation Wiederauftreten in 2–4 Wochen. E thymus-dependent areas.

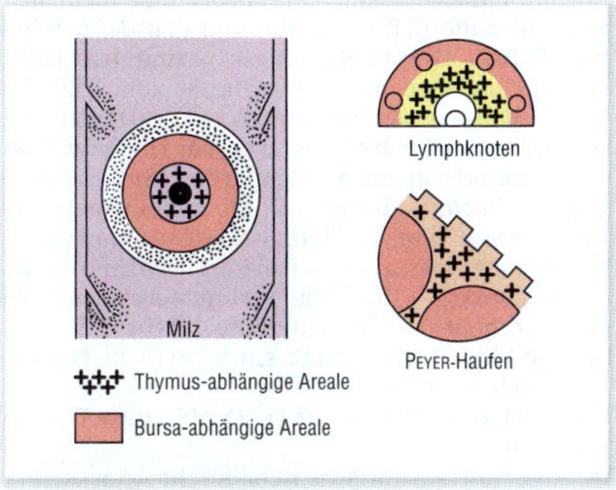


**thymusabhängige Areale:** Abhängigkeitszonen der Lymphozyten. [74]

**Thymus|a|lympho|plasie:** (Gitlin 1963) geschlechtsgebunden-rezessiv (♂) erbl. Thymushypoplasie mit Mangel an T-Lymphozyten u. Immunglobulinen (Insuffizienz der humoralen u. zellulären Immunität); ***Klinik:*** starke Infektanfälligkeit. E thymic alymphoplasia.

**Thymus|a|plasie,** (di-)George-Syndrom: (Böttiger-Wernstedt 1927; di G. 1965) Thymus- u. Nebenschilddrüsenaplasie, evtl. kombiniert mit Fehlen des Schilddrüsenisthmus, doppeltem Aortenbogen, branchiogenen Zysten, Rachenspalten. ***Klinik:*** fortschreitende Lymphopenie mit Ausfall der zellulären Immunität (Immunglobuline normal); frühkindlich primärer ▸Hypoparathyreoidismus; s.a. ▸Immundefekt (dort Tab.), ▸Thymushypoplasie. E DiGeorge's syndrome.

**Thymus|ex|stirpation:** ▸Thymektomie.

**Thymus-Faktor,** Abk. ThF: ein ▸Thymushormon, das zu Anhäufung von cAMP in Thymozyten führt.

**Thymus|hormone,** Thymusfaktoren: wahrscheinl. im Thymusepithel gebildete Stoffe mit Wirkung auf die Differenzierung der T-Lymphozyten: z.B. Thymosin, ▸Thymopoetin, ▸Thymus-Faktor, ▸Thymosterin. E thymic hormones.

**Thymus|hyper|plasie:** physiologische u. symptomlose Thymusvergrößerung in den ersten Lebensmonaten; im Röntgenbild meist pelerinenförm. Schatten auf der Herzfigur mit zipfelig-abstehenden unteren Rändern. E thymic hypertrophy.

**Thymus|hypo|plasie:** meist erbl. Entwicklungshemmung; infolge mangelhafter Ausbildung der lymphozytären Elemente insuffiziente zelluläre, evtl. auch gestörte humorale Immunität. Bekannteste Formen: retikuläre Dysgenesie, Schweizerische Agammaglobulinämie, Thymusalymphoplasie (Gitlin), Nezelof-Allibone-, Louis-Bar-Syndrom; s.a. ▸Thymusaplasie. E thymus hypoplasia.

**Thymus|karzinom:** malignes ▸Thymom. E thymic carcinoma.

**Thymus|lympho|zyt:** ▸Thymozyt, ▸T-Lymphozyt. E thymocyte, lymphocyte.

**Thymus-Serum-Faktor,** Abk. THF: ▸Thymushormon, das die Stimulierbarkeit der T-Lymphozyten erhöht. Ein Nonapeptid des Serums. E thymic humoral factor.

**Thymus|syndrom:** die durch Hyper-, Hypo-, Aplasie oder Dysfunktion bedingte Symptomatik; i.e.S. das Pende-Sy. (1928) bei Hyperplasie u. Überfunktion (»Hyperthymismus«); mit Adipositas, Hypogenitalismus, körperl. u. geist. Retardierung, Dyspnoe, anfallsweiser Asphyxie (durch Mediastinaleinengung). E (Pende's) hyperthymic syndrome.

**Thymus|tod:** der früher auf Thymushyperplasie zurückgeführte plötzlicher ▸Kindstod. E mors thymica.

**thyreo...:** Wortteil **1)** »Schilddrüse« (Gl. thyroidea), **2)** »Schildknorpel« (Cartilago thyroidea).

**Thyreo|aplasie:** ▸Athyrie. E thyroaplasia.

**Thyreo|calci|tonin:** das beim Menschen in den C-Zellen der Schilddrüse gebildete ▸Calcitonin. E thyrocalcitonin.

**Thyreo|chondro|tomie:** *Laryngologie* ▸Thyreotomie. E thyrochondrotomy.

**thyreo|gen:** durch die Schilddrüse(nhormone) verursacht. E thyrogenic, thyrogenous.

**Thyreo|globulin:** hochmolekulares Protein, an dem die Schilddrüsenhormonsynthese stattfindet, gleichzeitig Hauptbestandteil des Schilddrüsenkolloids, Depotform der ▸Schilddrüsenhormone. Enthält außer zahlreichen reakt. Tyrosylresten etwa 90 % des proteingebundenen »organ. Jods«. Wird bei Bedarf in der Zelle (nach Endozytose) durch lysosomale Proteasen u. Peptidasen hydrolysiert zu jodierten Aminosäuren, von denen die J-Tyrosine dejodiert, die J-Thyronine in das Blut abgegeben werden. Verwendung als ▸Tumormarker beim behandelten differenzierten Schilddrüsenkarzinom. E thyroglobulin.

**thyreo|glossus:** Schilddrüse u. Zunge betreffend. E thyroglossal.

**thyreo|hyoideus:** Schildknorpel u. Zungenbein betreffend; auch Kurzform für Musculus thyreohyoideus. E thyrohyoid.

**Thyr(e)oidea:** Kurzform für Glandula thyroidea (▸Schilddrüse). E thyroid. – **Th. sicca:** *Pharmazie* Pulver aus getrockneten Schilddrüsen (Rind, Schaf); enthält Jod u. sämtl. Schilddrüsenwirkstoffe in natürl. Bindung; ***Anw.*** zur Substitutionstherapie bei Hypothyreosen; heute nur noch selten gebräuchlich. E dried thyroid glands.

**Thyr(e)oidea-stimulierendes Hormon,** Abk. TSH: ▸Thyreotropin. E thyroid-stimulating hormone.

**Thyr(e)oidea-stimulierendes Immunglobulin,** Abk. TSAb: s.u. ▸long-acting thyroid stimulator. E thyroid-stimulating antibody.

**Thyr(e)oid|ek|tomie:** teilweise oder vollständ. op. Entfernung der Schilddrüse; s.a. ▸Strumaresektion. E thyroidectomy.

**thyreoide(u)s,** thyroideus: schildförmig, zur Schilddrüse (Gl. thyroidea) bzw. zum Schildknorpel (Cartilago th.) gehörend. E thyroid.

**Thyr(e)oiditis:** primär entzündliche Erkrankung der Schilddrüse. Die Einteilung erfolgt entsprechend der Ätiologie (s. Tab.). E thyroiditis.

**Thyreo|kardio|pathie:** Herzaffektion bei, evtl. unerkannter, Hyperthyreose. ***Klinik:*** digitalisrefraktäre Tachykardie, evtl. absolute Arrhythmie. E thyrocarditis, thyroid heart disease, thyroid cardiomyopathy.

**Thyreo|pexie:** op. Lösung einer intrathorakalen Struma mit anschl. Fixation in der Halsregion. E thyropexy.

**thyreo|priv(us):** durch Verlust oder Funktionsausfall der Schilddrüse bedingt. E thyroprival.

**Thyreo|sarkom:** seltenes, hochmalignes mesenchymales Neoplasma der Schilddrüse: geweblich vorw. Hämangioendotheliom oder Fibrosarkom. E thyroid sarcoma.

**Thyreose:** nicht-entzündl. Schilddrüsenerkrankung. E thyropathy.

**Thyreostatica, -tika:** *Pharmazie* Substanzen, die die Biosynthese u./oder die Sekretion der ▸Schilddrü-

T

| |
|---|
| akute (eitrige) Thyreoiditis, bakteriell, tuberkulös, syphilitisch, durch Pilzinfektion |
| subakute Thyreoiditis DE QUERVAIN (postvirale Thyreoiditis) |
| Autoimmunthyreoiditiden<br>• chronische, lymphozytäre Autoimmunthyreoiditis<br>• hypertrophe Form (HASHIMOTO)<br>• atrophische Form Post-partum-Thyreoiditis, »silent thyroiditis«<br>• fibrosierende Thyreoiditis (RIEDEL-Struma) |
| Sonderformen<br>• Strahlenthyreoiditis<br>• granulomatöse Erkrankungen (Sarkoidose, eosinophiles Granulom)<br>• karzinomassoziierte Thyreoiditis |

**Thyr(e)oiditis:** Einteilung. [5]

senhormone hemmen. ***Wirkst. u. Wirkung:*** Hierzu gehören außer den Hormonen selbst a) Jodide, Lithiumcarbonat, anorgan. Anionen (v.a. Perchlorate, Fluoride, Thiocyanate = Rhodanide) als sog. **Jodinations- oder Transporthemmer** (Jodaufnahmehemmung durch kompetitive Jodverdrängung); b) schwefelhalt. Substanzen (v.a. Thioramide wie Propylthiouracil, Thiamazol u. Carbimazol) als sog. **Jodisations- oder Synthesehemmer** (Jodeinbauhemmung); c) ferner Radiojod (Gewebszerstörung), Secale u. Reserpin (als Hormon-Antagonisten). E antithyroid drugs.

**Thyreo|tomie:** Spaltung des Schildknorpels in der Medianlinie als Zugang für Kehlkopfeingriffe; evtl. als Krikothyreotomie oder (z.B. bei übergreifendem Ca.) als sog. erweiterte Th. (SAINT-CLAIR-THOMPSEN) mit Teilresektion des Knorpels. E thyrotomy.

**Thyreo|toxikose:** Schilddrüsenüberfunktion, ▸Hyperthyreose jeder Genese. E thyrotoxicosis.

**thyreo|toxisch:** durch Schilddrüsenüberfunktion bedingt, i.S. der Thyreotoxikose. E thyrotoxic. – **th. Krise:** lebensbedrohliche Dekompensation einer vorbestehenden Hyperthyreose als seltene Komplikation. ***Ätiol.:*** meist bei multifokaler Schilddrüsenautonomie, seltener bei immunogen bedingter Hyperthyreose, manchmal bei solitärem Adenom. Auslöser ist meist die Einnahme von Jod (Medikamente, Röntgenkontrastmittel), seltener die Unterbrechung einer thyreostatischen Therapie oder eine Radiojodbehandlung. Weitere Ursachen können emotionaler Stress, Infektionen, Unfälle oder Operationen sein. ***Klinik:*** Leitsymptome sind Tachykardie/-arrhythmie u. Hyperthermie, Agitiertheit mit Übergang in Koma, gelegentlich Hirnnervenausfälle oder Status epilepticus, Erbrechen, Durchfälle, Muskelschwäche, Adynamie. ***Ther.:*** intensivmedizinisch mit Thyreostatika, Lithium, β-Blockern, Beseitigung der Exsikkose u. Hyperthermie, Sedierung.

**thyreo|trop:** die Schilddrüse(nfunktion) stimulierend; z.B. das **th. Hormon** (▸Thyreotropin). E thyrotropic.

**Thyreo|tropin,** Thyrotrophin, thyreotropes Hormon, Abk. TSH: in den basophilen Zellen des Hypophysenvorderlappens gebildetes Proteohormon. ***Eigenschaften:*** Molekulargewicht ca. 28 000, steuert die Funktion der Schilddrüse (Hormonbiosynthese u. -sekretion, Jodeinbau) u. stimuliert ihr (Follikel-)Wachstum. Ausschüttung wird angeregt durch TRH, gehemmt durch Thyroxin i.S. einer negativen Rückkopplung. ***Diagn.:*** Bestimmung immunometrisch (v.a. Radio,- Enzym-, Fluoreszenz-Immunoassay). Erhöht bei prim. Hypothyreose; erniedrigt bei Hyperthyreose, HVL-Insuffizienz, bei Einnahme bestimmter Medikamente (z.B. Acetylsalicylsäure, Corticoide). TSH-Bestimmung als Neugeborenenscreening zur Früherkennung einer Hypothyreose. E thyrotropin, thyroid-stimulating hormone, TSH.

**Thyreo|tropin-releasing-Hormon** *(engl.)*, Thyroliberin, Abk. TRH: Peptidhormon des Hypothalamus, das die Thyreotropinausschüttung des HVL reguliert.

**Thyro...:** s.a. ▸Thyreo...

**Thyro|nin:** die nicht jodierte Grundverbindung (Aminosäure) der Schilddrüsenhormone ▸Thyroxin u. ▸Trijodthyronin. E thyronine.

**Thyro|trophinum,** Thyrotropin: ▸Thyreotropin. E thyrotrophin.

**Thyroxin,** Abk. $T_4$, 3,5,3',5'-Tetrajodthyronin: (E. C. KENDALL 1915) ▸Schilddrüsenhormon, das nur in l-Form (Levothyroxin) gebildet wird u. biol. weniger wirksam als Trijodthyronin ($T_3$) ist. ***Stoffwechsel:*** extrathyreoidaler Vorrat 500–800 µg; tgl. Abbau 80–100 µg, biol. Halbwertszeit 6–10 Tage. Im Blut überwiegend proteingebunden, u. zwar an die als Vehikelproteine wirksamen Plasmaproteine **Th. bindendes α-Globulin** (TBG), Präalbumin (TBPA) u. Albumin (TBA). Größte Bindungskapazität hat TBPA, aber $T_4$ hat eine größere Affinität zum TBG (ca. 70 %). Bindung wesentl. für den – rel. geringen – Anteil an freiem, d.h. biol. verfügbarem Thyroxin. Inaktivierung erfolgt nach Dejodierung, Sulfatveresterung u. Glucuronidierung. ***Diag.:*** immunometrische Bestimmung (Enzym-, Lumineszenz-, Fluoreszenz-, Radio-Immunoassay) von freiem Thyroxin bzw. Gesamt-Thyroxin ($TT_4$) im Serum (erniedrigt bei Hypo-, erhöht bei Hyperthyreose). E thyroxin(e).

**Thyroxin|bindungskapazität:** s.u. ▸Thyroxin. E thyroxine-binding capacity.

**Ti: 1)** Symbol für ▸**Ti**tan. E Ti. **2)** Abk. für ▸Trypsin-Inhibitor.

**TIA,** Abk. für **t**ransitorische **i**schämische **A**ttacke: zerebrale Zirkulationsstörung mit lokalisationsabhängiger neurologischer Symptomatik, die sich spätestens innerhalb von 24 Std. zurückbildet. Ungefähr 40 % der Pat. erleiden innerhalb von 5 Jahren einen Schlaganfall (▸Apoplexia cerebri). Stadium II der zerebralen ▸Durchblutungsstörung. E TIA.

**Tiagabin:** ein ▸Antiepileptikum; ***Wirkung:*** verstärkt die GABA-erge Inhibition durch Hemmung der Wiederaufnahme von ▸GABA aus dem synaptischen Spalt; ***Anw.*** zur Zusatzther. partieller Anfälle; ***NW:*** Schwindel, Asthenie u. Somnolenz. E tiagabine.

**Tiaprid:** Antihyperkinetikum; ***Anw.*** bei Dys- u. Hyperkinesien einschließlich iatrogener Formen sowie bei Bewegungsanomalien (z.B. Chorea, Tics etc.). E tiapride.

**Tiaprofensäure:** nichtsteroidales Antirheumatikum (Propionsäure-Derivat); ***Anw.*** bei rheumatischer Erkrankungen, nach Verletzungen u. Operationen. E tiaprofenic acid.

**Tibia:** *Anatomie* das Schienbein; unterteilt in den Tibiakopf (mit Condylus lateralis u. med., Eminentia intercondyl. u. Kniegelenkfläche), das Corpus u. ein distales, zangenförm. Endstück (mit Malleolus med.). – Als Formanomalien **T. antecurvata** (vornkonvexe Verbiegung), **T. recurvata** (vorn-konkav, v.a. im oberen Drittel, sog. Säbelbein). E shinbone, tibia. – **T. vara:** ▸BLOUNT-BARBER-Syndrom.

**Tibia|aplasie:** durch Entwicklungsstörung (s.a. ▸Aplasie) bedingtes teilweises oder (sub)totales Fehlen der ▸Tibia. E tibial aplasia.

**Tibia|fraktur:** s.u. ▸Tibiakopf-, ▸Knöchelfraktur, ▸Unterschenkelbruch. E tibial fracture.

**Tibiakopf|fraktur:** Fraktur im oberen Tibiadrittel, mit meist in das Kniegelenk reichendem Frakturspalt; als mono- oder bikondylärer Spaltbruch ohne Dislokation oder als laterale oder – seltener – mediale Depressionsfraktur mit Absinken des abgetrennten Kondylus oder aber als Trümmerbruch mit Impression eines Kondylus oder der interkondylären Gelenkfläche in den Schaft. E tibial plateau fracture.

**tibial(is):** *Anatomie* **1)** das Schienbein betreffend. E tibial. **2)** tibiaseitig, an der medialen Seite des Beines.

**Tibialis:** Kurzbez. für Musculus, Nervus u. Arteria tibialis.

**Tibialis-anterior-Syndrom:** akute Ischämie der Fuß- u. Zehenstrecker infolge (sub)akuter Obstruktion der A. tibialis anterior im Bereich der vorderen Tibialisloge, insbesondere durch Kompression von außen bei Druckzunahme innerhalb der Faszienloge der Fußheber im Sinne eines Kompartment-Syndroms; oft auch nur intermittierende Schmerzen u./oder Schwäche der betreffenden Muskeln bei Belastung. **E** anterior tibial (compartment) syndrome.

**Tibialis|lähmung:** Ausfall des Nervus tibialis mit Lähmung der versorgten Muskelgruppen u. plantarer Sensibilitätsstörung (einschl. Zehen). Bei Läsion im Kniekehlenbereich Ausfall aller Waden- u. Sohlenmuskeln: Aufhebung der Plantarflexion von Fuß u. Zehen, Unfähigkeit zu Zehenstand u. normalem Abrollen des Fußes, Erlöschen des Achillessehnenreflexes, evtl. Extensorenkontraktur mit Hackenfuß. Bei höherer Läsion ferner Lähmung der Kniebeuger. **E** tibial nerve paralysis.

**Tibialis|loge:** »Streckerloge«, begrenzt von Tibia, Membrana interossea u. Fascia cruris ant.

**Tibialis|phänomen:** ▸STRÜMPELL-Zeichen. **E** tibial phenomenon.

**Tibialis-posterior-Reflex,** Abk. TPR: durch Beklopfen der Sehne des Musculus tib. post. oberhalb des Malleolus medialis auslösbare Zuckung des Muskels mit Vorspringen der Sehne u. kurzer Einwärtsbewegung des Fußes. **E** tibialis posterior reflex.

**tibio|femoral:** Tibia u. Femur betreffend. **E** tibiofemoral.

**Tibolon:** synthetisches Steroid mit androgener, östrogener u. gestagener Wirkung; ***Anw.*** bei klimakterischen Beschwerden. **E** tibolone.

**Tic:** unregelmäßig wiederholte, unwillentl. u. zwecklose, jedoch bewusst werdende rasche, abrupt einsetzende, von Willkürbewegungen unabhängige Bewegungsfolge (Zuckung) in Muskel oder Muskelgruppen, oft während des Schlafens verschwindend; meist an sichtbaren Körperpartien, u. Ausdrucksbewegungen imitierend, z.B. Blinzelkrampf, Lippenbeißen, Fazialis-, Räusper-, Husten-, Sprachtic (entstellende Störung von Lautbildung u. Sprachfluss). Meist psychogen (Konfliktdarstellung mit Entladung von Affekt- u. Triebspannungen), seltener organisch (z.B. zerebralsklerot., postenzephalit.), so u.a. der striäre T. (extrapyramidale Hyperkinesie bei Striatumherden; durch psych. Erregung provozierbar) als die Willkürbewegungen erschwerender Gesichts- u. Kopftic, der Schultern, Nacken u. Extremitäten miterfasst; evtl. im Rahmen eines »Tic-Syndroms«, z.B. TOURETTE- (»Tic convulsif«, »Tic général«, »Tic impulsif«), SICARD- (»Tic douloureux«), DUBINI-Syndrom (»spasmodischer Tic«). **E** tic.

**Ticarcillin:** obsoletes Carbenicillin-Derivat (s.u. ▸Penicilline, dort Tab.). **E** ticarcillin.

**Tick:** **1)** s.u. ▸Tic. **2)** *(engl. tick = Zecke):* z.B. tickborne encephalitis (▸Zeckenenzephalitis).

**Tick-Tack-Rhythmus:** *Kardiologie* ▸Embryokardie (2). **E** tic-tac rhythm.

**Ticlopidin:** ein ▸Thrombozytenaggregationshemmer; ***Anw.*** zur Prophyl. thrombotischer Hirninfarkte bei Kontraind. von Acetylsalicylsäure.

**Tidal|drainage** *(engl.):* »Ebbe-u.-Flut«-Dauerdrainage der Harnblase mit einem Spülsystem, das die alternierende Füllung (über Tropfkugel) u. Entleerung (mild wirkendes Hebersystem) ermöglicht, u. zwar zwecks Infektionsprophylaxe u. -bekämpfung oder als Blasentraining (im Automatie-Stadium neurogener Blasenstörungen; Prinzip: regelmäßig erzwungener Wechsel in Nachahmung der normalen Blasenfunktion).

**Tiefenableitung des EEG:** invasive, nicht routinemäßig angewandte Methode der Ableitung des ▸Elektroenzephalogramms mittels operativer Einbringung von Elektroden in das Schädelinnere. ***Anw.*** v.a. in der prächirurgischen Epilepsiediagnostik, aber auch bei Erkrankungen der Basalganglien, pharmakoresistenten Schmerzen u. anderen Indikationen, s.a. ▸Stereoelektroenzephalographie. **E** depth recording.

**Tiefen|blende:** *Radiologie* fokusnahes Blendensystem aus mehreren hintereinander geschalteten, koordiniert bewegl. Doppelschlitzblenden. **E** multi-leaf collimator.

**Tiefen|dosis:** *Radiologie* Dosis in einer bestimmten Tiefe des durchstrahlten Objektes, abhängig u.a. von Strahlenart u. -qualität, Quelle-Objekt-Abstand, Feldgröße u. -form sowie vom absorbierenden Material. Wichtig für die Berechnung der räuml. Dosisverteilung; meist angegeben als »**relative T.**« (bezogen auf den Maximalwert). **E** depth dose.

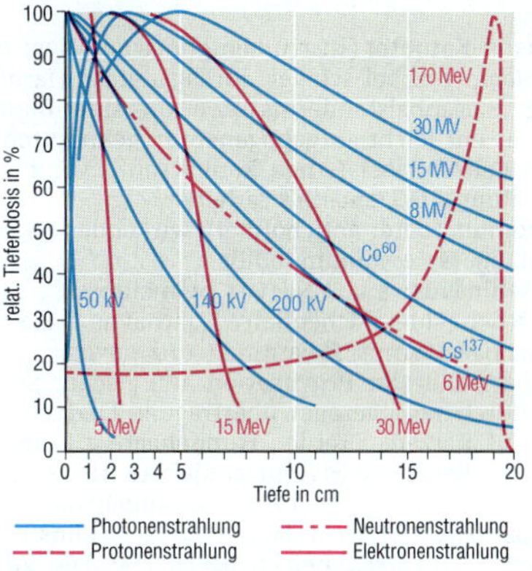


**Tiefendosis.** [8]

**Tiefen|koagulation:** s.u. ▸Elektrokoagulation.

**Tiefen|psycho|logie:** Sammelbegriff sowohl für die von der klassischen ▸Psychoanalyse (FREUD) ausgehenden als auch für die davon abweichenden psychologischen u. psychotherapeutischen Schulen (z.B. JUNG, ADLER, SCHULTZ-HENKE u. andere), in denen verborgene (»in der Tiefe der Seele liegende«) Motive eine zentrale Rolle spielen. **E** depth psychology.

**Tiefen|rausch:** einem Alkoholrausch ähnl. Erscheinungen beim Tieftauchen; mit Euphorie, Störung von Denk- u. Konzentrationsvermögen, Urteilsfähigkeit u. Gedächtnis, unkoordinierten u. unkontrollierten Bewegungen; schließl. Bewusstlosigkeit u. Tod. **E** rapture of the deep.

**Tiefen|schärfe:** *Optik* **1)** beim beidäugigen Sehen die kleinste noch wahrnehmbare Entfernung zwischen 2 Objekten in Richtung der opt. Achse. **2)** Schärfentiefe: Tiefenausdehnung des Objektraumes ohne Abbildungsunschärfe. **E** depth of focus.

**Tiefen|schmerz:** *Neurologie* der im Allg. diffuse, als dumpf empfundene Schmerz in tieferen Strukturen, oft kombiniert mit vegetat. Symptomen u. meist ohne Assoziation zu einem auslösenden Reiz. **E** deep pain.

**Tiefen|sensibilität,** Bathyästhesie: Empfindung im Bereich tiefer liegender Körperzonen (Gelenkkapseln, Skelettmuskeln, Sehnen etc.). Zusammen mit der Sensibilität der Haut (▸Oberflächensensibilität) als somatische Sensibilität bezeichnet, die wiederum mit der Sensibilität der inneren Organe zur somatoviszeralen Sensibilität zusammengefasst wird. Zur T. gehören ▸Lagesinn (Stellungssinn), ▸Bewegungssinn u. ▸Kraftsinn. T. u. die Empfindung der Körperlage im Raum (Körperstellung) werden zusammenfassend als ▸Propriorezeption bezeichnet. Neben den oben genannten Komponenten der Mechanorezeption u. dem Vibrationsempfinden, vermittelt über ▸Propriorezeptoren, gibt es in den tiefer gelegenen Strukturen auch thermische u. nozizeptive Komponenten. **E** deep sensibility, bathyesthesia.

**Tiefen|therapie:** *Radiologie* Strahlenther. in oberflächenferneren Körpergeweben; i.e.S. die Strahlentherapie mit wirksamen Herddosen. **E** deep therapy.

**Tiefkühl|plasma:** s.u. ▶Plasmakonserve. E fresh frozen plasma.

**Tiefpotenz:** Verdünnung eines homöopathischen Arzneimittels in Konzentrationen von D1 bis D6 bzw. von C1 bis C15; s.a. ▶Potenzierung (2).

**Tief|schlaf:** das Stadium 4 des ▶Schlafes. E deep sleep.

**Tiegel-Ventil** (MAX T., geb. 1877, Chirurg, Trier): Entlastungsventil für die provisorische Punktion des Spannungspneumothorax; ein dem Ansatzstück der Punktionskanüle luftdicht aufgesetzter, an der Spitze geschlitzter Fingerling, durch den beim Ausatmen Luft entweicht, während er beim Einatmen (Unterdruck) kollabiert u. das Eindringen von Luft verhindert.

**Tiemann-Katheter** (Instrumentenmacher, New York): *Urologie* v.a. bei schwer durchgängiger Harnröhre (z.B. Blasenhalshindernis) zweckmäßiger Blasenkatheter mit leicht aufgebogenem u. geknöpftem vollem Leitschnabel (Auge konkavseitig vor der Abwinklung). E Tiemann's catheter.

**Tiemonium|iodid:** anticholinerg wirkendes ▶Spasmolytikum. E tiemonium iodide.

**Tier|fell|nävus:** s.u. ▶Naevus pigmentosus. – I.w.S. auch der echte, flächenhafte Haarnävus. S.a. ▶Melanosis naeviformis. E bathing trunk nevus.

**Tier|haar|allergie:** Provokation allergischer Symptome durch meist aerogen übertragene Tierhaare; häufig auf Katzen-, Pferde-, Hundehaare z.B. in Form einer allergischen Rhinoconjunctivitis saisonalis oder eines allergischen Asthma bronchiale.

**Tier|passagen:** *Mikrobiologie* mehrfache künstl. Übertragung von Krankheitserregern von Tier zu Tier zwecks Kultivierung, evtl. auch zur Virulenzänderung (v.a. Attenuierung). E animal passages.

**tier|patho|gen:** bei (Versuchs-, Haus-, Nutz-, Wild-) Tieren Krankheiten verursachend.

**Tier|versuch:** wissenschaftl. Versuch an lebenden Versuchstieren, z.B. zur Erforschung von physiol. u. pathol. Vorgängen, zum Nachweis von Infektionskrankheiten (z.B. Inokulationstest), zur Erprobung von Heilmitteln u. -methoden; zulässig nur unter Beachtung des Tierschutzgesetzes. E animal experiment.

**Tietze-Syndrom** (ALEXANDER T., 1864–1927, Chirurg, Breslau): synchondrosennahe Überlastungs- oder Ermüdungs(mikro)frakturen der oberen Rippen. ***Klinik:*** parasternale, spontan u. bei Druck oder Belastung schmerzhafte Rippenauftreibungen. E Tietze's syndrome.

**Tietz-Syndrom** (WALTER T., Kinderarzt, USA): (1960) mit Augenbrauenhypoplasie, hellblauer Iris, Innenohrtaubheit (Taubstummheit), Nystagmus u. Photophobie; Sonderform des totalen Albinismus; autosomal-dominant erblich. E Tietz' syndrome.

**Tiffeneau-Test** (ROBERT T., franz. Arzt, Paris): (1947) ▶Atemstoßtest. E Tiffeneau test.

**Tiger(fell)herz:** gelbl. Fleckung der Herzkammerinnenwand (einschl. Papillarmuskeln) bei fettiger Degeneration v.a. des subendokardialen Myokards. E tabby cat heart.

**tight junction** *(engl. = enge Verbindung):* ▶Zonula occludens.

**Tigroid(schollen), -substanz:** ▶NISSL-Schollen. E tigroid bodies.

**Tigro|lyse:** ▶Chromatolyse. E tigrolysis.

**Tilia:** Gattung »Linden« [Tiliaceae]; Verwendung der »Lindenblüten« (Flores Tiliae) von T. cordata (Winterlinde), T. platyphyllos (Sommerlinde). Inhaltsstoffe u.a. Flavonoide, Gerbstoffe, Schleim bildende Polysaccharide. ***Anw.*** als Diaphoretikum, Diuretikum, Expektorans. E lime (tree).

**Tilidin:** starkes Analgetikum der Bezomorphan-Gruppe (Phenylamino-cyclohexenyl-Derivat). ***Wirkung:*** gering Morphin-antagonistischer Effekt, ca. $^1/_3$ der analgetischen Wirkung des Morphins. ***Anw.*** v.a. in Kombination mit dem Morphinantagonisten Naloxon (BTM als Monopräparat). E tilidine.

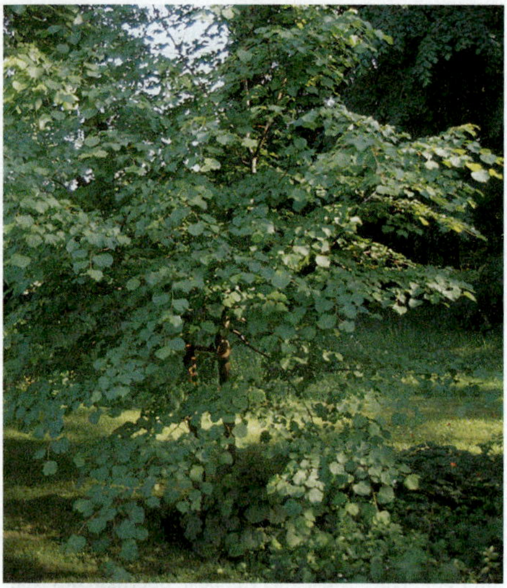

**Tilia.** [399]

**tilt table** *(engl.):* selbsttätig elektrohydraulisch steuerbarer »Kipptisch« für das Stehtraining Querschnittsgelähmter.

**Tiludronsäure:** ▶Bisphosphonat; Osteolyse-Hemmstoff.

**Time-Motion** *(engl.)*, M-Mode: Aufzeichnung von reflektierten Ultraschall-Signalen bei der ▶Ultraschalldiagnostik. Die Signale werden entsprechend dem Abstand der reflektierenden Grenzflächen zum Transducer bei linearem Registriervorschub (Zeitachse) aufgenommen u. ergeben hierdurch typische Struktur- u. Bewegungsmuster (z.B. bei der M-Mode-Echokardiographie, s.a. ▶Ultraschall[echo]kardiographie).

**Timolol:** ein ▶Betarezeptorenblocker (Morpholinothiadiazol-Derivat) zur lokalen ***Anw.*** am Auge bei erhöhtem Augeninnendruck (▶Glaukom). E timolol.

**TIN,** Abk. für testikuläre intraepitheliale Neoplasie, Carcinoma in situ des Hodens, Seminoma in situ: obligate Präkanzerose der testikulären Keimzelltumoren (s.u. ▶Hodentumoren), oft schon viele Jahre vor der klinischen Manifestation eines Tumors nachweisbar; atypische neoplastische Spermatogonien, die sich von normalen Keimzellen morphologisch u. immunhistologisch (PIAP-Färbung, Antikörper M2A) unterscheiden. ***Diagn.:*** Hodenbiopsie u. nachfolgende histologische u. immunhistologische Untersuchung; indiziert v.a. bei Risikogruppen (s.u. ▶Hodentumoren) u. Patienten mit primär extragonadalen Keimzelltumoren. ***Ther.*** (je nach klinischer Konstellation): operative Exstirpation des betroffenen Hodens, lokale Radiatio, Orchiektomie, evtl. Chemotherapie, abwartende Beobachtung (bei Befall des einzigen noch vorhandenen Hodens).

**Tinctura,** Abk. **Tinct.:** ▶Tinktur. E tincture.

**Tinea:** *Dermatologie* chron., mehr ekzemartige, in Schüben verlaufende oberflächliche Hautpilzerkrankungen (Dermatophytosen; früher: Epidermophytie), in der Regel hervorgerufen durch Trichophyton-Arten (▶Trichophytia) oder Epidermophyton floccosum; i.w.S. auch Microsporon (▶Mikrosporie). E tinea, ringworm. – **T. barbae:** ▶Trichophytia profunda. Analog: **T. capillitii.** – **T. capitis:** T. der behaarten Kopfhaut, der Augenbrauen oder Augenwimpern; ▶Favus, ▶Mikrosporie, oberflächliche u. tiefe ▶Trichophytia. – **T. circinata:** s.u. ▶Tinea corporis. – **T. corporis:** von den großen Hautfalten auf die lanugobehaarte Haut übergreifende T., großbogig »T. circinata«, bläulich rot u. nur diskret schuppend, ausgesprochen randbetont, auch landkartenförmig (wie Ekzema marginatum). Unter den falschen Diagnosen

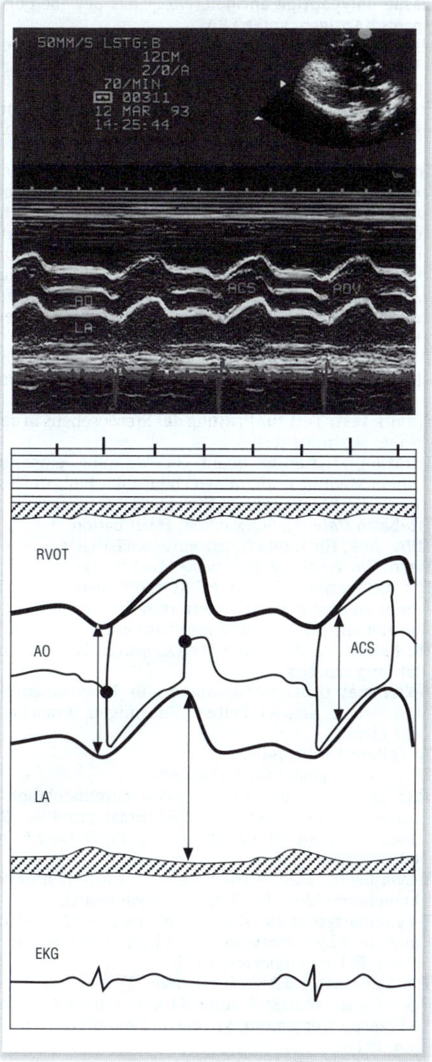


**Time-Motion:** M-Mode-Echokardiogramm. Normalbefund der Aortenwurzel parasternal (oben), Schema der Aortenwurzel parasternal (unten). [291]

»Psoriasis vulgaris« oder Ekzem nicht selten Cortisonbehandlung, welche Entzündung u. Juckreiz zwar bessert, weitere Ausbreitung der Herde aber nicht verhindert. S.a. Abb. – **T. favọsa:** ▸Favus. – **T. granulomatọsa nodulạris crụris:** Paxton-Krankheit; chron. juckende, kaum hervortretende blaurote Knötchen an den distalen Unterschenkel-Außenseiten; Erreger: Trichophyton rubrum, Tr. mentagrophytes, ausnahmsweise Epidermophyton floccosum. – **T. imbricata:** stark juckende, bräunl., sich konzentrisch oder polyzykl. ausbreitende, vom Zentrum aus rezidivierende, ziegelartig schuppende Ringfiguren an Stamm u. Extremitäten als trop. Trichophytie (Tr. concentricum). E scaly ringworm. – **T. inguinạlis:** wie ▸T. corporis; ▸Ekzema marginatum Hebra. – **T. inter|triginọsa:** Dermatophytose in den Zehen- u. Hautfalten, mit weißl., evtl. großlamellös schuppender Epithelmazeration auf feuchtem, rotem Grund; evtl. Rhagadenbildung. – **T. mạnuum:** vesikulös-(dyshidrot.-)intertriginöse oder aber squamös-hyperkeratot. Dermatophytose der Hände. E t. of the hand. – **T. nịgra:** (sub)trop. Dermatomykose in Form

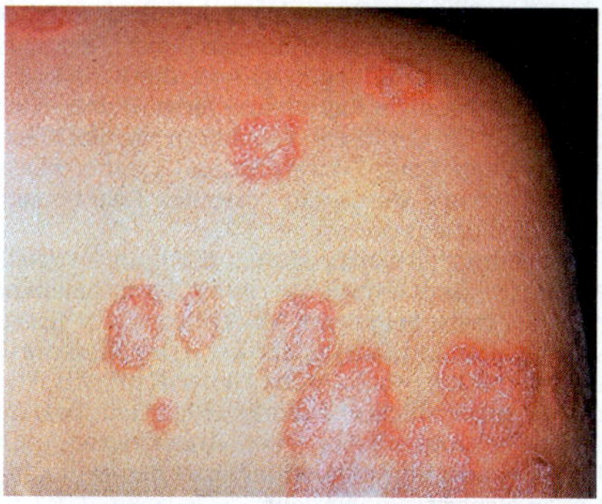

**Tinea corporis.**[277]

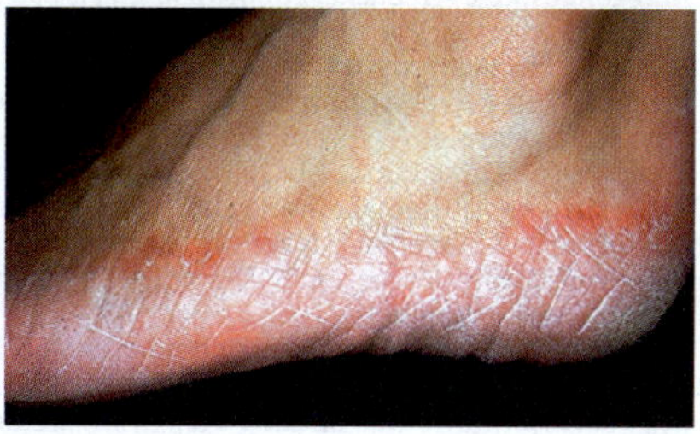

**Tinea pedis.** [277]

schwarzer bis schiefergrauer, gering schuppender, rundl. Flecken an Händen, Hals u. Rumpf; Erreger: Cladosporium mansoni. – **T. pẹdis,** Athletenfuß, Sportlerfuß: häufige (10–30 %) Fußpilzerkrankung, analog T. manuum. Meist als Tinea intertriginosa; aber auch dyshidrosiformer Typ. S.a. Abb. E t. of the foot. – **T. ụnguium:** ▸Onychomykose. E t. of the nail. – **T. versi|colọr:** ▸Pityriasis versicolor.

**Tinel** (Jules T., 1879–1952, Neurochirurg, Paris). – **T.-Syndrom:** ▸Karpaltunnel-Syndrom mit Parästhesien im Medianus-Gebiet. – **T.-Zeichen:** ▸Hoffmann-Tinel-(Klopf-)Zeichen. E Tinel's sign.

**Tine-Test:** ▸Disk-Tine-Tuberculintest.

**tingieren, tingibel:** anfärben bzw. anfärbbar. E tinge, tingible.

**Tinidazol,** 1-[2-(2-Ethylsulfonyl)ethyl]-2-methyl-5-nitroimidazol: gegen Anaerobier u. Trichomonaden wirksames Chemotherapeutikum. E tinidazole.

**Tink|tion:** *Histologie* Färbung, Verfärbung. E tinction.

**Tink|tụr,** Tinctura, Abk. Tct., Abk. Tinct.: flüssiger, mit Äthanol u./oder Äther hergestellter Auszug pflanzlicher oder tier. Drogen; z.B. Jodtinktur. E tincture.

**Tịnna:** *Dermatologie* ▸Pinta.

**Tịnnitus (ạurium),** Ohrensausen, Ohrgeräusche, Enechema: störende, ton- oder geräuschartige endogene Schallempfindung, entweder als Wahrnehmung ohrnaher Muskel- u. Gelenkgeräusche, von Sekretknistern, Vibrationen etc. oder aber als rein subj. Empfindung (Brummen, Rauschen, Klingen, Pfeifen) infolge inadäquater Rezeptorenreizung. ***Ätiol.:*** Vork. v.a. bei gestörter Schallleitung (Zerumen, Otitis, Otosklerose, evtl. pulsierend) bzw. bei Erkrankungen von Innenohr, Hörnerv oder -zentren (meist hochfrequent), arterieller Hyper- u. Hypotonie. ***Pathophysiol.:*** weitgehend ungeklärt; wahrscheinliche Ursachen sind Defekte im Haarzellbereich, Störung der neuralen Spontanaktivität der Hörnervenfasern sowie krankhafte Veränderungen der biochemischen Vorgänge in den Haarzellen oder Unterbrechung des Kontakts der Haarzellen zur Tektorialmembran. ***Ther.:*** vielfältig, aber unbefriedigend; ggf. ▸Tinnitus-Retrainingstherapie. E tinnitus, ringing in the ear.

**Tinnitus-Noiser** *(engl.):* s.u. ▸Tinnitus-Retrainingstherapie.

**Tinnitus-Retrainingstherapie:** Behandlungsmethode des ▸Tinnitus mit einem Tinnitus-Noiser, einem Gerät, das hinter dem Ohr getragen werden kann und ein leises breitbandiges Rauschen erzeugt. Dadurch wird das Gehör für Geräusche von außen sensibilisiert.

**Tintling-Vergiftung:** Pilzvergiftung i.S. einer ▸Disulfiram-Wirkung durch ein toxisches Reaktionsprodukt. E coprinus poisoning.

**TINU-Syndrom,** Abk. für akutes **t**ubulo**i**nterstitielles **N**ephritis- und **U**veitis-Syndrom: Symptomenkomplex, der meist bei jungen Mädchen auftritt (Durchschnittsalter 13 Jahre) u. mit der Trias Niereninsuffizienz infolge tubulointerstitieller Nephritis, Uveitis u. entzündlicher Laborkonstellation bei Ausschluss bekannter bakterieller, viraler, autoimmunologischer oder granulomatöser Ursachen der interstitiellen Nephritis einhergeht.

**T-Inversion:** im EKG die dem Hauptaktionspotential entgegengesetzte ▸T-Zacke; gilt prinzipiell als pathologisch. E inverted T wave.

**Tinzaparin:** ein niedermolekulares ▸Heparin.

**Tioconazol:** ein ▸Azol-Antimykotikum zur topischen Anw. E tioconazole.

**Tioguanin,** (6-)Thioguanin, Abk. TG, Abk. 6-TG, Abk. THIO: zu den ▸Antimetaboliten gehörendes Zytostatikum (Purin-Antagonist); ***NW:*** u.a. Knochenmarktoxizität (Myelosuppression), Diarrhö. E thioguanine.

**Tiopronin:** Thiolverbindung, die sich vorwiegend an Cystin bindet u. mit diesem lösliche Komplexe bildet. ***Anw.*** bei Cystinurie mit Bildung von Cystinsteinen u. als Antidot bei Schwermetallvergiftungen.

**Tiotropium|bromid:** lang wirksames Anticholinergikum (s.u. ▸Parasympatholytica) zur inhalativen ***Anw.*** bei COPD (chronisch-obstruktiver Lungenerkrankung); ***NW:*** v.a. Mundtrockenheit. E tiotropium bromide.

**Tioxolon:** ein lokal anwendbares Antiseborrhoikum. E tioxolone.

**tip** *(engl. = Spitze, Endstück):* konisches Ansatzstück mit zentraler Bohrung zum Lumenausgleich zwischen Injektionsspritze u. Ureterkatheter etc.

**Tip-Manometer:** miniaturisierter, an der Katheterspitze (tip) befindlicher Druckwandler zur verzerrungsfreien Druckregistrierung.

**TIPS(S),** Abk. für **t**ransjugulärer **i**ntrahepatischer **p**ortosystemischer **S**tentshunt: perkutaner nicht-chirurgischer Shunt zwischen einer Lebervene u. der Vena portae über einen transjugulären Zugangsweg (portokavale ▸Anastomose; s.a. Abb.). Dient der Reduktion des Pfortaderhochdrucks mit Gefahr der Ösophagusvarizenblutung, meist bei ▸Leberzirrhose.

**Tirofiban:** nicht peptidischer hochselektiver ▸Glykoprotein-IIb/IIIa-Inhibitor (Tyrosinanalog); Fibrinantagonist. E tirofiban.

**tissue matching** *(engl. = Gewebsvergleich): Immunologie* ▸Histokompatibilitätstestung; s.a. ▸HLA-System, ▸Gewebsantigene, ▸Transplantation.

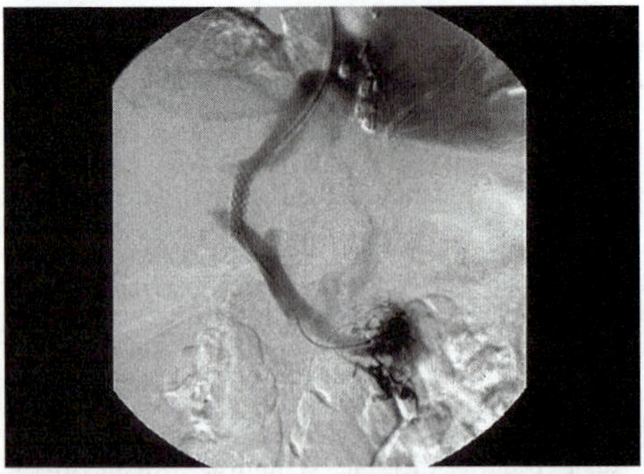

**TIPSS:** digitale Subtraktionsangiographie, Kontrastmittelabstrom posterior-anterior über die Pfortader durch den gelegten Shunt zur Lebervene. [499]

**tissue polypeptide antigen** *(engl.):* das Gewebe-Polypeptid-Antigen, s.u. ▸TPA.

**tissue typing** *(engl.):* Gewebetypisierung bei der Transplantationsvorbereitung (Spender u. Empfänger).

**Titan(ium),** Abk. Ti: ein Leichtmetallelement mit Atomgew. 47,90 u. OZ 22; 4-, 3- u. 2-wertig. E titanium.

**Titer: 1)** *Chemie* in der Maßanalyse der – in Val oder »Normalität« angegebene – Gehalt der Maßlösung an gelöstem Reagens. **2)** *Serologie* diejen. Antigen- oder Antikörper-Menge, die mit dem Reaktionspartner gerade noch eine deutlich pos. Reaktion (Präzipitation, Agglutination, Neutralisation etc.) zeigt; im Allg. ausgedrückt als die höchste, noch positive »Verdünnungsstufe« der titrierten Substanz (oder deren Kehrwert). E titer.

**Titillatus:** Kitzelgefühl (als Resultat der Titillatio, der leichtesten Form des mechan. Reizes). E titillation, sensation of tickling.

**Titmus-Test:** Test zur Prüfung des Stereosehens in der Nähe. E Titmus test.

**Titration, Titrieren:** quant. Bestimmung eines in einem Medium enthaltenen chem. oder biol. Stoffes. I.e.S. die ▸Maßanalyse (**Titrimetrie**). E titration.

**Titubatio** *(latein.):* Schwanken. E titubation.

**TIVA:** Abk. für **t**otale **i**ntra**v**enöse **A**nästhesie.

**Tizanidin:** zentral wirksames ▸Muskelrelaxans.

**Tj^a^:** das Antigen Tj$^a$ des ▸P-Systems (benannt nach einer an einem **T**umor operierten Frau namens **J**ay, bei der ein entspr. Antikörper 1955 entdeckt wurde).

**TK:** *Pulmologie* Abk. für ▸**T**otal**k**apazität. E TLC (= total lung capacity).

**T-Klemme:** *Urologie* Fasszange (für Prostatakapsel) mit leicht abgewinkelten T-förmigen Branchen. E T-clamp.

**$T_K$-Zellen:** ▸Killerzellen.

**Tl:** *Chemie* Symbol für ▸**T**hal**l**ium.

**TLC: 1)** *(engl.)* Abk. für **t**hin **l**ayer **c**hromatography: *Labormedizin* ▸Dünnschichtchromatographie. **2)** *(engl.)* Abk. für **t**otal **l**ung **c**apacity: *Pulmologie* ▸Totalkapazität.

**T-Lymphom:** T-Zell-Lymphom; s.u. ▸Non-HODGKIN-Lymphome (dort Tab.). E T cell lymphoma.

**T-Lympho|zyten:** die »thymusabhängigen oder -stämmigen« ▸Lymphozyten; s.a. ▸Immunsystem (dort Tab.). E T lymphocytes, T cells.

**Tm: 1)** *Pathologie* Abk. für **T**u**m**or. **2)** *Serologie* Antigen Tm im ▸MNSs-System. **3)** *Nephrologie* Abk. für ▸**T**ransport**m**aximum. **4)** *Chemie* Symbol für ▸**Th**uli**um**. E Tm.

**TMD:** Abk für ▸**T**ages**m**aximal**d**osis.

**TMP:** Abk. für **T**hymidin**m**ono**p**hosphat, ein ▸Nucleotid.

**Tn:** *Chemie* Symbol für ▸**T**horo**n**. E Tn.

**TNF:** Abk für ▸**T**umor-**N**ekrose-**F**aktor.

**TNI** *(engl.)* Abk. für **t**otal **n**odal **i**rradiation: Bestrahlung aller Lymphknotenstationen des Körpers bei HODGKIN-Syndrom oder bei malignen Non-HODGKIN-Lymphomen; selten auch zur Immunsuppression; am Oberkörper als »Mantelfeld«, am Unterkörper als »umgekehrtes Ypsilon«.

**TNM-System, TNM-Klassifikation:** von der UICC (International Union Against Cancer) festgelegte, weit verbreitete Tumorstadieneinteilung (▸Staging) nach der klinisch u. (soweit möglich) histopathologisch bestimmten anatomischen Ausdehnung eines Tumors aufgrund folgender Kriterien: Größe u. Ausdehnung des Primärtumors (**T**); Fehlen bzw. Vorhandensein von regionalen Lymphknotenmetastasen (**N** von Nodi lymphatici); Fehlen bzw. Vorhandensein von Fernmetastasten (**M**); s. Tab.; die aufgrund klinischer Untersuchungen erstellte TNM-Klassifikation wird postoperativ ergänzt durch die histopathologische pTNM-Klassifikation (durch histopathologische Untersuchungen des Primärtumors, der regionalen Lymphknoten u. ggf. von Fernmetastasen). E TNM staging.

| **T – Primärtumor** | | |
|---|---|---|
| TX | Primärtumor kann nicht beurteilt werden | |
| T0 | kein Anhalt für Primärtumor | |
| Tis | Carcinoma/Tumor in situ | |
| T1, T2, T3, T4 | zunehmende Größe u./oder lokale Ausdehnung des Primärtumors | |
| **N – regionäre Lymphknoten** | | |
| NX | regionäre Lymphknoten können nicht beurteilt werden | |
| N0 | keine regionären Lymphknotenmetastasen | |
| N1, N2, N3 | zunehmender Befall regionärer Lymphknoten | |
| **M – Fernmetastasen** | | |
| MX | das Vorliegen von Fernmetastasen kann nicht beurteilt werden | |
| M0 | keine Fernmetastasen | |
| M1 | Fernmetastasen | |
| | Die Kategorie M1 kann wie folgt spezifiziert werden: | |
| | Lunge | PUL |
| | Knochen | OSS |
| | Leber | HEP |
| | Gehirn | BRA |
| | Lymphknoten | LYM |
| | Knochenmark | MAR |
| | Pleura | PLE |
| | Peritoneum | PER |
| | Haut | SKI |
| | andere Organe | OTH |
| **R – Residualtumor (postoperativ)** | | |
| R0 | kein Residualtumor | |
| R1 | mikroskopischer Residualtumor | |
| R2 | makroskopischer Residualtumor | |
| **G – histopathologischer Differenzierungsgrad (»Grading«)** | | |
| GX | Differenzierungsgrad kann nicht bestimmt werden | |
| G1 | gut differenziert | |
| G2 | mäßig differenziert | |
| G3 | schlecht differenziert | |
| G4 | undifferenziert | |

**TNM-Klassifikation.** [436]

**TNS:** Abk. für transkutane ▸Nervenstimulation. E transcutaneous nerve stimulation.

**TNT(-Äquivalent):** Maß für die bei einer Kernexplosion freiwerdende Energie im Verhältnis zu der durch den Sprengstoff Trinitrotoluol ($10^9$ cal/t TNT). E TNT equivalent.

**Tobey-Ayer-Zeichen** (GEORGE LORING T. jr., geb. 1881, Otolaryngologe, Boston; JAMES BOURNE A.), KINDLER-Zeichen, Sinus-Jugularis-Sperrsymptom: Bei einseitigem Verschluss des Sinus sigmoideus oder der Vena jugularis steigt der in Seitenlage gemessene Liquordruck bei Jugulariskompression der verschlossenen Seite rel. wenig oder gar nicht an. E Tobey-Ayer sign.

**Tobramycin:** ein ▸Aminoglykosid-Antibiotikum aus Streptomyces tenebrarius (Wirkungsspektrum ähnl. ▸Gentamicin). E tobramycin.

**Tob|sucht:** histor. Begriff für psych. Krankheitsbilder mit stärkster Erregung (meist i.S. der Manie); bei Eintreten nach gespannter Ruhe in Form aggressiver Akte als »Zorn-T.«. – Im allg. Sprachgebrauch (»**Tobsuchtsanfall**«) Erregung mit Neigung zur Zerstörung. E frenzy.

**Tocainid:** dem Lidocain nahe stehendes ▸Antiarrhythmikum der Klasse IB; ***Anw.*** v.a. bei ventrikulären Arrhythmien. E tocainide.

**Tochter|blase:** *Pathologie* sekundäres, blasenförm. Gebilde eines zyst. Tumors (z.B. Blasenmole) oder Parasiten (z.B. die vom Keimepithel der prim. Larvenblase des Echinococcus cysticus multipel gebildete, außen mit Scolices besetzte T., die in die Zystenflüssigkeit abwandert). E daughter cyst.

**Tochter|chromosom:** *Genetik* ▸Chromatide. E daughter chromosome.

**Tochter|geschwulst:** *Pathologie* ▸Metastase. E metastasis.

**Toco...:** s.a. ▸Toko...

**Tocopherol:** internationaler Freiname des ▸Vitamin E. E tocopherol.

**Tod:** Aufhören der Lebensfunktionen als in Etappen ablaufender biol. Vorgang (s.a. ▸Todeszeichen): **1)** Herz- u. Atmungsstillstand (»klinischer Tod«), mit grundsätzl. Möglichkeit zur Wiederbelebung innerhalb der ersten 3 Min. **2) biologischer Tod:** der zentrale ▸Hirntod; s.a. ▸supravitale Reaktionen, ▸Todeszeichen. E (biological) death.

**Todd-Paralyse** (ROBERT BENTLEY T., 1809–1860, Arzt, London): flüchtige Lähmung (im Allg. als Hemiplegie) unmittelbar nach einem – klonisch – epileptischen Anfall. E Todd's paralysis.

**Todes|angst:** die Furcht vor dem Sterben, beim Menschen als ständ. Tribut für das Bewusstsein des Daseins u. das Wissen um die Endlichkeit des Lebens. In manchen Neurosen u. akuten Psychosen aktualisiert. E fear of death.

**Todes|bescheinigung:** s.u. ▸Leichenschau. E death certificate.

**Todes|kampf:** ▸Agonie. E death struggle.

**Todes|kreuz:** *Klinik* ▸Crux mortis.

**Todes|ursachen:** die auf dem Totenschein anzugebenden Krankheiten, Leiden oder Verletzungen, die den Tod zur Folge hatten oder zum Tode beitrugen, bzw. die Umstände des Unfalls oder der Gewalteinwirkung, die diese Verletzungen hervorriefen. – Die **T.-Statistik** (als Teil der Gesundheitsstatistik) gliedert die Todesfälle nach Ursachen auf. E causes of death.

**Todes|zeichen,** Signa mortis: **1)** die Kriterien des eingetretenen ▸Hirntodes: weite lichtstarre Pupillen, zerebrale Areflexie (spinale Reflexe oft erhalten; s.a. ▸supravitale Reaktione), Null-Linie im EEG, Kreislaufstopp in Vertebralis u. Karotiden (angiographisch nachzuweisen vor Organentnahme für Transplantation!). **2) sichere T.:** Beginn der ▸Totenstarre am Unterkiefer 1 Std. p.m., ▸Totenflecke (hinter den Ohren, an abhängigen Körperpartien), Fäulniserscheinungen, Verwesungsgeruch; s. Tab.; s.a. ▸Leichenerscheinungen. **3) unsichere T.:** Totenblässe, Leichenkälte, Atemstillstand (Nichtbeschlagen eines Spiegels), Fehlen von Herz- u. Pulsschlag, Weichwerden der Bulbi, Austrocknung der Kornea, Ausbleiben der Hautrötung bei Hitzereiz oder künstl. Stauung (= MAGNUS-Zeichen). **4)** *Geburtshilfe* s.u. ▸intrauteriner Fruchttod. E signs of death.

**tödliches Quartett:** klinische Bez. für die Symptomkombination zentrale Adipositas, Glucoseintoleranz, Hypertriglyceridämie u. Hypertonie (KAPLAN).

T

| unsichere Todeszeichen | |
|---|---|
| Trübung der Kornea | |
| – bei offenem Auge | ca. 1 Std. |
| – bei geschlossenem Auge | ca. 24 Std. |
| spürbare Abkühlung | |
| – unbedeckter Körperteile | ca. 1–2 Std. |
| – bedeckter Körperteile | ca. 4–5 Std. |
| **Leichenerscheinungen** | |
| Totenflecke | |
| – an abhängigen Partien | ab ca. 30 Min. |
| – am übrigen Körper | ca. 1 Std. |
| – deutlich konfluierend | ca. 2 Std. |
| – voll ausgeprägt u. konfluiert | ca. 4 Std. |
| – wegdrückbar (Fingerdruck) | bis 10 Std. |
| – nicht wegdrückbar | > 12 Std. |
| – bei Umlagerung wandernd | bis 4 Std. |
| – bei Umlagerung unvollständig wandernd | 6–12 Std. |
| Totenstarre | |
| – am Kiefergelenk | ca. 2–3 Std. |
| – am ganzen Körper | ca. 8–10 Std. |
| – nach gewaltsamer Lösung wieder auftretend | ca. 7–8 Std. |
| – Beginn der spontanen Lösung | ca. 2 Tage |
| – vollständige Lösung | ca. 3–4 Tage |
| **Leichenzersetzung u. -zerstörung** | |
| Fäulnisvenenzeichnung, grüne Bauchdecken | ca. 2 Tage |
| vollständige Mumifikation | mind. 1 Jahr |
| Fettwachsbildung teilweise | mind. 6 Mon. |
| Fettwachsbildung vollständig | mind. 1 Jahr |
| Auflösung der Weichteile | |
| im Freien | 1 Jahr |
| in Erde | 4–5 Jahre |
| Auflösung von Knorpel, Sehnen, Bändern | |
| im Freien | 2 Jahre |
| in Erde | 5–7 Jahre |
| Knochen fetthaltig, schwer | |
| im Freien | 2–3 Jahre |
| in Erde | 5–10 Jahre |
| Knochen leicht, beginnende Verwitterung | |
| im Freien | 5–10 Jahre |
| in Erde | 10–15 Jahre |
| Fliegeneier an Gesichtsöffnungen | wenige Std. |
| lebende Maden | ca. 24 Std. |
| lebende Maden massenhaft, Fraßspuren an Haut | $^1/_2$–1 Wo. |
| Puppen | 1–2 Wo. |
| leere Puppenhüllen | 2–3 Wo. |
| **Wasserleichen** | |
| »Waschhaut« an Fingerbeeren | |
| – beginnend | 5–6 Std. |
| – vollständig | ca. 24 Std. |
| »Waschhaut« an Hohlhand | 2–3 Tage |
| »Waschhaut« an Handrücken | 5–6 Tage |
| Ablösung der Waschhaut | |
| – an Finger u. Hohlhand | ca. 1 Wo. |
| – einschl. Fingernägel u. Handrücken | ca. 2 Wo. |
| – insgesamt abstreifbar | ca. 3 Wo. |
| Gesicht u. Hals schmutzigblau | ca. 2 Tage |
| Brust u. Bauch grünlichschwarz | ca. 4 Wo. |
| Gesicht u. Körper gedunsen, Haut u. Haare ablösbar | ca. 5 Wo. |
| Fettwachsbildung | 4–6 Mon. |
| Fettwachsbildung an der ganzen Leiche | ca. 12 Mon. |

**Todeszeichen:** Todeszeitbestimmung (nach G. Hansen).

**Tönz-Syndrom** (Otmar T., geb. 1926): Kombination einer angeborenen hypoplastischen Thrombozytopenie mit multiplen Skelettfehlbildungen (Radiusaplasie, Klumphand, evtl. Ulna-, Humerus-, Klavikel-, Skapula-Hypoplasie).

**Togaviridae:** Familie ikosaedrischer RNS; mit Capsid aus 32 Capsomeren, lipoidhaltigem Envelope (»Toga«) u. Hämagglutinin; ∅ 30–60 nm; früher als ▸ARBO-Viren Gruppe A (jetzt ▸Alphaviren) u. Gruppe B (jetzt ▸Flaviviren) bezeichnet. 250 verschiedene Virenarten, von denen ca. 65 menschenpathogen sind; vermehren sich in Blut saugenden Insekten u. werden durch den Biss auf Vertebraten übertragen. **E** togaviruses.

**Toilette:** *Chirurgie* ▸Wund-, ▸Bronchialtoilette. **E** toilet.

**Token|test** *(engl. = Zeichen-Test):* neuropsychol. Test zur Erfassung der mnestisch-motor. Komponente der Sprachrückbildung bei Aphasie anhand des Benennens standardisierter Bilderkarten.

**toko...:** Wortteil »Geburt«, »Wehen«, »Eltern«, »Erzeuger«, »Nachkomme«. **E** toko..., toco...

**Toko|gramm:** graph. Darstellung der Wehenmessung (**Tokographie**, ▸Tokometrie); s.a. ▸Kardiotokograph. **E** tocogram.

**Toko|logie:** die Lehre von der Geburt(shilfe). **E** tocology, obstetrics.

**Toko|lyse:** ▸Wehenhemmung. **E** tocolysis.

**Tokoly|tica, -tika:** *Geburtshilfe* uterusrelaxierende Mittel; ***Wirkst.:*** z.B. Fenoterol (▸Betasympathomimetikum), Atosiban (synthet. Oxytocin-Antagonist); ***Anw.*** zur Hemmung einer vorzeitigen Wehentätigkeit bei drohender Frühgeburt, zur Uterusrelaxation intra partem (z.B. bei intrauteriner Asphyxie, bei Sectio). **E** tocolytics.

**Toko|metrie**, Wehenmessung: die Messung u. zeitl. Registrierung von Kenngrößen, die sich mit der Wehentätigkeit ändern. **1) externe T.:** Registrierung der Lageveränderungen des sich zusammenziehenden Uterus bzw. der Wandhärte der Bauchdecken mittels eines von außen aufgesetzten Messgerätes (Membran, Stift oder Stempel); ferner als ▸Elektrohysterographie. **2)** intrauterine Druckmessung, Abk. I.U.D.M.: Registrierung der Druckänderungen im Innern der Gebärmutter, meist über einen eingeführten Katheter durch den Muttermund. **3)** s.u. ▸Kardiotokograph. E toco(dynamo)metry.

**Toko|pherol:** ▸Vitamin E. E tocopherol.

**Toko|stoma:** *Biologie* ♀ Geschlechtsöffnung.

**Tolazolin:** obsoleter ▸Alpharezeptorenblocker (Sympatholytikum); ***Anw.*** früher i.v. bei Gefäßspasmen der zentralen Netzhautarterie. E tolazoline.

**Tolbutamid,** 1-Butyl-3-tosylurea: Sulfonylharnstoff-Derivat; orales ▸Antidiabetikum. E tolbutamide.

**Tolbutamid|test:** ▸Sulfonylharnstofftest; s.a. ▸UNGER-MADISON-Test. E tolbutamide tolerance test.

**Tolcapon:** Hemmstoff der ▸Catechol-O-Methyltransferase (obsolet); erhöht die Bioverfügbarkeit von Levodopa als Anti-PARKINSON-Mittel. E tolcapone.

**Tolciclat:** ▸Antimykotikum (Thiocarbamat) zur topischen Anw. E tolciclate.

**Toleranz:** **1)** *Psychologie* Fähigkeit, den Anspruch anderer gelten zu lassen. **2)** *Pathologie* Widerstandsfähigkeit (z.B. Ischämie-T.) bzw. Reaktionslosigkeit des Organismus gegenüber äußeren Einwirkungen. **3)** ▸Immuntoleranz. **4)** Gewöhnung: *Pharmazie* zu Wirkungsabfall eines wiederholt gegebenen Pharmakons führende Anpassung des Organismus (der Stoffwechselenzyme) an die »Droge« (s.a. ▸Tachyphylaxie). – **T., pharmakodynamische:** T. infolge abnehmender Reaktion am Erfolgsorgan (z.B. bei ▸Morphinismus). – **T., pharmakokinetische:** T. infolge gesteigerter Elimination (z.B. bei Antikonvulsiva u. früher bei Schlafmitteln vom Barbiturattyp). E tolerance.

**Toleranz|dosis:** *Radiologie* ▸Dosis tolerata. E tolerance dose.

**Toleranz|stadium:** *Anästhesiologie* s.u. ▸Narkosestadien. E level of tolerance.

**Tollens-Probe:** **1)** Farbreaktion zum Pentosen- u. Galaktose-Nachweis mit Orcin oder Phloroglucin. E Tollens' phloroglucinol test. **2)** Glucuronsäure-Nachweis mit Naphthoresorcin-Lsg. E T.' test for conjugate glycuronides. **3)** sog. Silberspiegelprobe auf reduzierende Zucker durch Erwärmen mit T.-Reagens (1 %ige $AgNO_3$-Lsg., aus der mit NaOH $Ag_2O$ ausgefällt u. mit $NH_4OH$ wieder gelöst wird). E T.' test for reducing sugars.

**Toll|kirsche:** Frucht der ▸Atropa Belladonna. E deadly nightshade, belladonna.

**Toll|krätze:** *Veterinärmedizin* ▸AUJESZKY-Krankheit.

**Tollwut:** ▸Lyssa. E rabies. – **T.-Immunglobulin:** ▸Immunglobulinfraktion (Hyperimmunglobulin) vom Menschen z. Anw. bei Bissen tollwütiger Tiere in Kombination mit T.-Vakzine. E r. immunoglobulin. – **T.-Immunserum:** nach Immunisierung mit dem Gewebekultur-adaptierten Stamm FLURY gewonnenes Pferde-Fermoserum (ersetzt durch ▸Tollwut-Immunglobulin). E r. immune serum. – **T.-Kornealtest:** Nachweis einer T.Infektion anhand der charakterist. Zelleinschlüsse im Hornhautepithel. E r. corneal test. – **T.-Vakzine:** erstmals von PASTEUR 1895 aus getrocknetem Rückenmark infizierter Kaninchen hergestellter Impfstoff, später aus ZNS-Material nach Virus-fixe-Injektion. Moderne Formen: **1)** (ad usum humanum) inaktivierter lyophilisierter T.-Impfstoff aus von Virus fixe abgeleiteten, auf humanen diploiden Zellen vermehrten Stämmen für therapeut. u. vorbeugende Schutzimpfungen. Vorteil: Verringerung der zentralen Nebenwirkungen. **2)** (ad usum vet.) inaktivierter oder Lebendimpfstoff aus attenuiertem Virus FLURY LEP zur Prophylaxe (Dauer 1–3 J.); Ersterer für alle Haustiere, Letzterer nur für Hunde. E r. vaccine. – **T.-Virus:** ▸Lyssa-Virus. E rabies virus.

**Tolnaftat:** ▸Antimykotikum (Thiocarbamat) zur topischen Anw. E tolnaftate.

**Toloniumchlorid:** internationaler Freiname für ▸Toluidinblau. E tolonium chloride.

**Tolosa-Hunt-Syndrom** (EDUARDO T., Neurochirurg, Barcelona; WILLIAM EDWARD H., Neurologe, Minneapolis): Krankheitsbild durch Schädigung der gemeinsam durch den Sinus cavernosus verlaufenden Hirnnerven. ***Ätiol.:*** Ursächlich kommen granulomatös-entzündliche Veränderungen, Raumforderungen (Tumoren), Aneurysmen, Riesenzellarteriitis, Diabetes mellitus, Syphilis, Lupus erythematodes in Frage. Das T. im engeren Sinne wird durch eine unspezifische Entzündung im Sinus cavernosus verursacht. ***Klinik:*** Typisch sind schwere retro- u. supraorbitale Dauerschmerzen, Ophthalmoplegien durch Lähmungen des N. oculomotorius, N. trochlearis u. N. abducens. Eine Mitbeteiligung des ersten Trigeminusastes ist möglich. E Tolosa-Hunt syndrome.

**Tolperison:** zentral wirkendes ▸Muskelrelaxans. E tolperisone.

**Tolterodin:** kompetitiver Muscarinrezeptor-Antagonist (s.u. ▸Parasympatholytica); ***Anw.*** als miktionsbeeinflussendes Mittel bei Detrusorhyperaktivität. E tolterodine.

**Tolubalsam,** Balsamum tolutanum: Heilpflanzenzubereitung mit nachgewiesener Wirkung bei Katarrhen der oberen Luftwege.

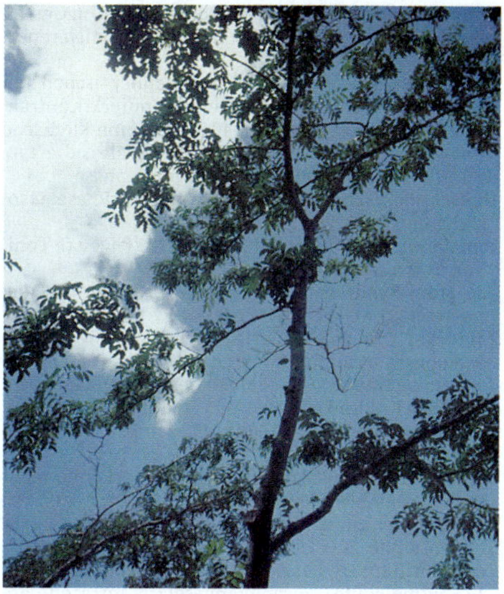

**Tolubalsam:** Tolubalsambaum. [448]

**Toluidin,** $CH_3-C_6H_4-NH_2$: in 3 Isomeren vork. Aminotoluol (Aminomethyl-benzol). ***Anw.*** des p-T. als Reagens auf Pentosen und Phloroglucin, des o-T. als Reagens auf Blut, als experiment. Kanzerogen u. im Reagensgemisch zur kolorimetr. Blutzuckerbestim. im enteiweißten Filtrat (Grünfärbung; $\lambda_{max}$ 620 nm); ***MAK:*** 5 ml/m³ = ppm bzw. 22 mg/m³. E toluidine.

**Toluidinblau (O),** Toloniumchlorid: *Pharmazie, Histologie* Phenazathionium-Derivat. ***Anw.*** bei toxischer Methämoglobinbildung (Nitratvergiftung), als mikroskop. Farbstoff (grün). E toluidine blue O.

**Toluol:** Methylbenzol, $C_6H_5CH_3$; Benzol-ähnlich riechend, brennbar. Vergällungsmittel für Äthanol; Lösungsmittel; Knochenmarkschäden durch unreines technisches T., das bis zu 15 % Benzol enthalten kann. E toluene.

**tomentosus** *(latein.):* geschwollen, aufgebläht.

**Tomes** (SIR JOHN T., 1815–1895, Kieferchirurg, London). – **T.-Fasern, T.-Fortsätze:** Dentinfasern, s.u. ▸Dentin. E Tomes' fibers. – **T.-Körnerschicht,** Interglobulardentin: das zementnahe Zahnbein mit Bezirken unverkalkter Kittsubstanz. E T.' (granular) layer.

**-tomie:** Wortteil »Schneiden«, »Schnitt«.

**Tomoda-Operation:** (1952) s.u. ▸Ersatzmagen.

**Tomo|gramm:** durch Tomographie erzeugtes Bild. E tomogram.

**Tomo|graphie:** *Röntgenologie* ▸Schichtaufnahmeverfahren. E tomography.

**Tomo|metrie:** ▸Computertomographie. E computed tomography.

**Tomsik-Syndrom,** Ossidesmosis atlanto-occipitalis retrocondylica: (1947) Verknöcherung des lateralen Randes der Atlantookzipitalmembran, mit Einschränkung der Kopfbeweglichkeit, Irritation des 1. Zervikalnervs, Parästhesien.

**Ton|audiometrie:** ▸Audiometrie mit ungedämpften, reinen Tönen großer Konstanz u. beliebig wählbarer Frequenz u. Intensität zur Prüfung des Tongehörs, v.a. als Hörschwellenaudiometrie. E pure tone audiometry.

**Ton|erde, essigsaure:** ▸Aluminium aceticum solutum. E Burow's solution.

**Ton|gehör:** das Wahrnehmungsvermögen für einzelne, reine Töne. E tone sense.

**Tonikum:** *Pharmazie* tonisierendes, d.h. Spannungsmangel- u. Schwächezustände des Organismus oder einzelner Organe milderndes Mittel. S.a. ▸Roborantia. E tonic.

**tonisch:** **1)** den Tonus betreffend; mit gleichmäß. Tonus bzw. kontinuierl. Muskelkontraktion (im Ggs. zu klonisch). **2)** *Pharmazie* stärkend (= tonisierend). E tonic.

**tonische Phase:** die initiale Ph. des epileptischen Anfalls mit Muskelstarre infolge kontinuierl. Kontraktion; in der Regel nach 20–40 Sek. in eine klonische Phase übergehend (= »ton.-klon. Anfall«, die typ. Form des Grand-Mal-Anfalls). E tonic phase.

**tonisch-klonischer Anfall:** s.u. ▸tonische Phase. E tonic-clonic seizure.

**tonisieren:** den ▸Tonus vermehren, kräftigen (▸Tonikum). E tonizise.

**(de-)Toni-Syndrom** (GIOVANNI DE T.): **1)** s.u. ▸DEBRÉ-DE-TONI. **2)** ▸CAFFEY-SILVERMAN-Sy.

**Tonlücke:** *Otologie* isolierte Hörfeldstörung infolge Membrana-basilaris-Defektes.

**Tonnen|karzinom:** *Gynäkologie* endozervikal wachsendes ▸Kollumkarzinom mit charakterist. tonnenförmiger Zervixauftreibung. E barrel-shaped carcinoma.

**Tonnen|stein:** großes tonnenförm. Solitärkonkrement in der Gallenblase; mit bes. Gefahr der Drucknekrose mit Perforation u. Steinileus.

**Tonnen|zähne:** s.u. ▸HUTCHINSON-Trias.

**Tono|fibrillen:** *Histologie* aus **Tonofilamenten** (= fädige Eiweißmoleküle) zusammengesetzte intrazelluläre Fasern in Epithelzellen (z.B. Stachelzellen). Verlaufen in Richtung der Zugspannung (»trajektoriell«) u. scheinen über Desmosomen (in die sie einmünden) durch mehrere Zellen zu ziehen. E tonofibrils.

**Tono|graphie:** *Ophthalmologie* fortlaufende Aufzeichnung (wenige Min.) des Augendrucks bei der ▸Tonometrie. E tonography.

**Tono|meter:** **1)** Ophthalmo-T.: Gerät zur Messung des ▸Augenbinnendrucks (**»Tonometrie«**) anhand der Eindellbarkeit des Augapfels durch einen umschriebenen u. definierten Druck im Bereich der Kornea, seltener der Sklera (deren Rigidität eine Rolle spielt!). Typen: Impressions- (SCHIÖTZ-T.), Applanations- (z.B. GOLDMANN-T., MACKAY-MARG-T.) u. Lufttonometer. E tonometer. **2)** *Kardiologie* (V. RECKLINGHAUSEN) Gerät zur »oszillator. Blutdruckmessung« anhand der Querschnittsschwankungen des Gefäßrohres, die von einer Manschette auf den Zeiger eines Federmanometers übertragen werden. E v. Recklinghausen's apparatus.

**Ton|schwelle:** ▸Hörschwelle; s.a. ▸Tonaudiometrie. E sound threshold.

**Tonsilla, Tonsille** *(latein. = Mandel): Anatomie* Organ mit Mandelform, z.B. die T. palatina als Namensgeberin) oder i.w.S. mit Tonsillenaufbau u. -funktion. E tonsil. – **T. adenoidea:** T. pharyngealis. E adenoid t. – **T. cerebelli:** »Kleinhirn-T.«, der mandelförmige Lappen an der Unterfläche beider Hemisphären. E cerebellar t. – **T. lingualis,** Zungenmandel: das lymphoepitheliale Gewebe des Zungengrundes als Teil des lymphat. Rachenringes; kryptenreich, bildet oberflächlich die Folliculi linguales. E lingual t. – **T. palatina,** Gaumenmandel: das lymphoepitheliale Gewebe beidseits in der Fossa tonsill. als Teil des lymphat. Rachenringes; kryptenreich, vom Plattenepithel der Mundschleimhaut abgedeckt, darin die Fossulae tonsill. E palatine t. – **T. pharyngea(lis),** Rachenmandel, Adenoide: das lymphoepitheliale Gewebe am Dach des Nasenrachens – zwischen den Ohrtrompetenostien – als Teil des lymphat. Rachenringes, von sagittal gefalteter Mukosa bedeckt (s. Abb.). Max. Größe im Kindesalter, unvollständige Rückbildung nach der Pubertät. E pharyngeal t. –

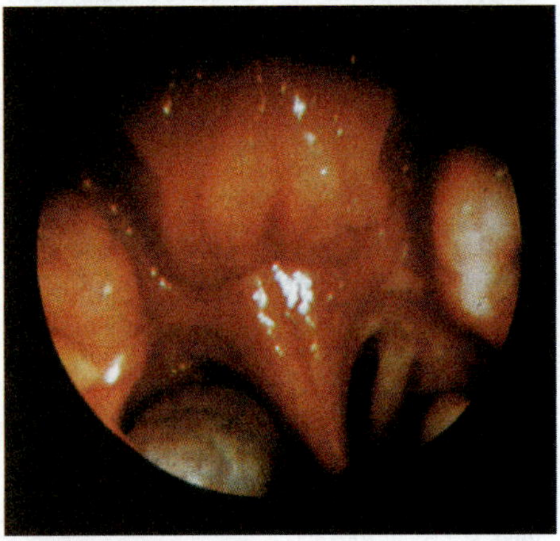

**Tonsilla pharyngealis:** epipharyngoskopisches Bild. [28]

**T. tubaria,** Tubenmandel: das lymphat. Gewebe am pharyngealen Ende u. in der medialen Wand der Ohrtrompete; beim Kind mitunter hypertrophiert, dadurch Tubenverschluss u. Schallleitungsschwerhörigkeit. E tubal t.

**Tonsillar...:** s.u. ▸Tonsillen...

**tonsillar(is), tonsillär:** eine Tonsille betreffend. E tonsillar.

**Tonsille:** ▸Tonsilla; s.a. ▸Tonsillen..., ▸Tonsillo... E tonsil.

**Tonsill|ek|tomie,** Abk. TE: stumpfe oder scharfe extrakapsuläre Ausschälung der Gaumenmandel (unter Schonung der Gaumenbögen) u. Abtragung am Zungengrund mittels Tonsillenschnürer in Lokalanästhesie oder Intubationsnarkose. Gefahr der Nachblutung (v.a. bei Abstoßung der Beläge). – In ca. 40% »Regenerat« durch v.a. vom Zungenrand einwanderndes »Zwischenmandelgewebe«. E tonsillectomy.

**Tonsillen|abszess,** (Intra-)Tonsillarabszess: umschriebene Parenchymeinschmelzung in der Gaumenmandel als Komplikation einer – v.a. chron. – Tonsillitis; s.a. ▸Peritonsillitis. E tonsillar abscess.

**Tonsillen|beläge:** entzündl. Auflagerung (Bakterien, Epithelien, Zellhaufen, Fibrinfäden) auf Rachen- oder Gaumenmandel, evtl. pathognomonisch; s.a. ▸Angina, ▸Tonsillitis. E tonsil furs.

**Tonsillen|hyper|plasie:** Vergrößerung der Gaumen- u. Rachenmandeln; s.a. ▸Gaumen-, ▸Rachenmandelhyperplasie. E tonsillar hyperplasia.

**Tonsillen|krypten:** ▸Cryptae tonsillares. E tonsillar crypts.

**Tonsillen|malignome:** Oberbegriff für bösartige Tumoren der Tonsillen; es handelt sich um Karzinome, lymphoepitheliale Tumoren (SCHMINCKE-Tumor), Retothelsarkome, Lymphosarkome (im Kindesalter). *Ther.:* bei Karzinomen Tonsillektomie (mit Neck-Dissection) u. Nachbestrahlung; bei den anderen Formen primäre Strahlentherapie. – S. a. ▶ Kopf-Hals-Tumoren.

**Tonsillitis,** Mandelentzündung: bakterielle (meist Streptokokken) oder virale Teilentzündung des lymphat. Rachenringes (akute Form: ▶ Angina tonsillaris), i. e. S. der Tonsilla palatina (Gaumenmandel). Unterschieden als ▶ T., akute u. ▶ T., chronische. E tonsillitis. – **T., akute:** akute Form je nach Schweregraden als Angina catarrhalis (Schwellung u. Rötung), A. follicularis sive lacunaris (gelbl. weiße Stippchen in den Krypten), A. exsudativa (gelbl. weiße Beläge um die Krypten). ***Klinik:*** 2- bis 4-täg. hohes Fieber, initial evtl. Schüttelfrost, belegte Zunge, Foetor ex ore, vergrößerte u. druckschmerzhafte zervikale Lymphknoten, Hals- u. Schluckschmerzen. ***Diagn.:*** Rachen- u. Gaumenmandelabstriche, Streptokokken-Schnelltest. ***Kompl.:*** Peritonsillitis, Peritonsillarabszess, tonsillogene Sepsis. ***Ther.:*** bei V. a. bakterielle Inf. Antibiotika-Therapie; Paracetamol. Bei Peritonsillarabszess Tonsillektomie oder Abszessspaltung. – **T., chronische:** chron. Form der T. mit Hypertrophie oder – öfter – Atrophie der Gaumenmandeln mit dünnflüss., eitrigem, meist fötidem Exprimat. Unterschieden als Krypten-T., Krypten-Parenchym-T., Krypten-Parenchym-Paratonsillitis. Anamnestisch häufig rezidivierende Angina tonsillaris. Gefahr der Herdfernwirkung (z. B. rheumatisches Fieber, akute Glomerulonepritis). ***Klinik:*** evtl. leichte Halsschmerzen, Foetor ex ore, Müdigkeit; Tonsillen häufig klein, derb, zerklüftet; chron. regionäre Lymphknotenschwellung. Evtl. mit Abszedierung, Konkrementbildung. ***Ther.:*** Tonsillektomie.

**Tonsillo|tomie:** **1)** Inzision der Gaumenmandel zur Spaltung eines Tonsillarabszesses. **2)** »Kappung« der Mandel mit einem Tonsillotom; heute nicht mehr üblich. E tonsillotomy.

**tonsurans** *(latein.):* scherend, z. B. Herpes to.

**Tonus** *(latein.)*, Tension: Spannung; *physiol* Spannungs- oder Erregungszustand eines Gewebes (s. a. ▶ Turgor), Muskels (▶ Muskeltonus), des Blutgefäßsystems (Herz-, Gefäßtonus), des vegetativen Nervensystems (▶ Sympathikotonie, ▶ Vagotonus). E tone, tonus, tonicity.

**Tonus|differenz, vestibuläre:** bei der Vestibularisprüfung das Überwiegen der Reaktion (z. B. Nystagmusbereitschaft) auf einer Seite. E vestibular lateralization of muscle tone.

**Tonus|reflex:** ▶ Haltungsreflex. E tonic reflex.

**Tonus|verlust:** **1) T., affektiver:** ▶ Kataplexie. **2) T., muskulärer:** ▶ Atonie. E loss of tone.

**Tooth-Muskel|atrophie:** ▶ Charcot-Marie-Krankheit. E Tooth's atrophy.

**top(o)...:** Wortteil »Ort«, »örtlich« (auch i. S. von Organbeschränkung). E top(o)...

**Top|agnosie:** Unfähigkeit, Örtlichkeiten wiederzuerkennen (z. B. bei Alzheimer-Krankheit). E topagnosia, topesthesia.

**Top|ek|tomie:** gezielte Ausschaltung definierter Hirnrindenareale als psychochirurgischer Eingriff. E topectomy.

**Tophus:** entzündl. Knotenbildung; i. e. S. Gewebeablagerungen von Mononatriumurat in der Subkutis u. anderen bindegewebereichen Organen sowie im Knochen (**T. arthriticus** = ▶ Gichtknoten; spezifisch für Gicht). **Weichteiltophus:** meist multipel, stecknadelkopf- bis erbsengroß, vereinzelt auch größer; besondere Lokalisationen: Ohren, seltener Hände, Füße, Ellenbogen, Sehnen, Sehnenscheiden, Bursen; scharf begrenzt, derb bis körnig, von gelber bis kreidiger Farbe, meist schmerzfrei; können gelegentlich ulzerieren. **Knochentophus:** multiple, runde oder ovale Tophi mit meist scharfer Begrenzung (»ausgestanzt«), teilweise auch unscharf; können zentral, kortikal, gelenknahe liegen, dann auch die Kortikalis zerstören; bevorzugter Sitz: Epiphysen der Finger- u. Zehengelenke. E tophus.

**Topik:** *Anatomie* die örtl. Lageverhältnisse der Organe im Körper. E relations, topography.

**Topiramat:** ein ▶ Antiepileptikum (Fructosederivat); ***Wirkung:*** T. stabilisiert durch Natriumkanalhemmung das Membranpotential, verstärkt die GABA-vermittelte Inhibition u. hemmt die ▶ AMPA-Rezeptoren. Dadurch verhindert es die Ausbreitung der Krampfaktivität. ***Anw.*** als Zusatzther. bei partiellen epileptischen Anfällen mit u. ohne sekundärer Generalisierung, Lennox-Syndrom; ***NW:*** Müdigkeit, Benommenheit, Ataxie, Nervosität; Nierensteine (durch Hemmung der Carboanhydrase). E topiramate.

**topisch:** die örtl. Lage (Topik) betreffend. E topical.

**Topo|chemie:** Bestimmung der örtlichen Lage von Strukturen, funktionellen Gruppen usw. mit chemischen (auch immunchemischen) Methoden. E topochemistry.

**Topo|diagnostik:** Diagnostik zur Lokalisation eines Krankheitsprozesses.

**Topo|gnosie,** Topästhesie: die »lokalisierte Gefühlswahrnehmung« für taktile, therm. u. Schmerzreize auf der Haut. E topognosia, topesthesia.

**Topo|graphie:** *Anatomie* die ▶ Topik beschreibende Wissenschaft, topograph. ▶ Anatomie. E topography.

**Topoisomerase-Hemmer,** Topoisomerase-Inhibitoren: Hemmstoffe der ▶ Topoisomerase; Zytostatika. ***Wirkst.:*** a) Topoisomerase-I-Inhibitoren: Topotecan u. Irinotecan; b) Topoisomerase-II-Inhibitoren: Etoposid u. Teniposid (Podophyllotoxin-Derivate); ***Wirkung:*** verursachen Brüche der DNS-Stränge, dadurch Hemmung der Replikation. ***NW:*** u. a. Myelosuppression, Nausea, Erbrechen, Alopezie u. v. a. unter Irinotecan schwere Durchfälle. E topoisomerase inhibitors.

**Topo|isomerasen:** Enzyme, die die räumliche Struktur der DNS (s. a. ▶ Superschraube) bestimmen u. verändern. E topoisomerases.

**Topor** *(latein. = Erstarrung): Psychologie* ▶ Sopor.

**Topotecan:** Topoisomerase-I-Inhibitor (s. u. ▶ Topoisomerase-Hemmer); Zytostatikum. ***Anw.*** bei metastasierendem Ovarialkarzinom. E topothecan.

**Torasemid:** Schleifendiuretikum (s. u. ▶ Diuretika). E torasemide.

**TORCH** *(engl.):* Akronym für Mikroorganismen, die beim Fetus möglicherweise Fehlbildungssyndrome auslösen können; wobei **T** für Toxoplasma, **O** für (engl.) »other infectious microorganisms« (= andere infektiöse Mikroorganismen, z. B. ▶ Herpes-, ▶ Masern-, ▶ Mumps-, ▶ Coxsackie-B-, ▶ Hepatitis-B-Viren u. ▶ HIV), **R** für ▶ Rötelnviren, **C** für Cytomegalie-Virus (▶ Zytomegalie) u. **H** für ▶ Herpes-simplex-Virus stehen.

**Torcular** *(latein. = Kelter):* **1)** *Chirurgie* Arterienkompressorium (▶ Tourniquet), i. w. S. auch die damit erzeugte Blutleere. **2) T. Herophili:** ▶ Confluens sinuum.

**Toremifen:** ein ▶ Antiöstrogen; Zytostatikum; ***Anw.*** bei hormonabhängigem metastasierendem Mammakarzinom. E toremifene.

**Torg-Syndrom:** (Joseph S. T. et al. 1969) autosomal-rezessiv oder X-chromosomal erbl. »karpotarsale Osteolyse ohne Nephropathie«; beginnend im Kindesalter, langsam fortschreitend, mit Verschmächtigung u. Schwund der distalen Hand- u. Fußknochen. E Torg's syndrome.

**torisch:** *Optik* mit gebogener Fläche, die in den 2 Hauptschnitten verschied. Krümmungen aufweist. Derartige (= sphär. u. zylindr.) Brillengläser dienen der Korrektur astigmat. Augenfehler. E toric.

**Torkildsen-Drainage** (Arne T., Chirurg, Oslo): ▶ Ventrikulozisternostomie. E Torkildsen's shunt.

**Tormentillae rhizoma,** Blutwurzel: zur Familie der Rosengewächse gehörende Heilpflanze; in spezieller Aufbereitung nachweislich wirksam bei unspezifischen Durchfallerkrankungen, Colitiden u. Enterocolitis, Schleimhautentzündungen im Mund- u. Rachenbereich.

**Tornwaldt-Krankheit** (Gustav Ludwig T., 1843–1910, Arzt, Danzig): ▶ Bursitis pharyngealis. E Tornwaldt's disease.

**torpịd:** ohne Aktivität, träge; s.a. ▶Torpor. E torpid, torpent.
**Torpor:** Benommenheit, Erstarrung; alte Bez. für stärkere Störung des Bewusstseins. E torpor.
**torquieren:** verdrehen (▶Torsion). E torque.
**Torr:** nach dem ital. Naturforscher E. TORRICELLI (1608–1647) benannte Einheit des ▶Druckes (dort Tab.). E torr.
**torsade de pointes** *(franz.):* Sonderform der ventrikulären Tachykardie mit wellen- bzw. schraubenförmiger Konfiguration der Kammerkomplexsequenzen mit An- u. Abschwellen der QRS-Amplituden; kann in Kammerflimmern enden. E torsade de pointes.
**Torsio(n):** Drillung, Verwindung; Achsendrehung eines Organs, meist um die Längsachse (v.a. bei zu langen oder erschlafften Haltebändern), z.B. die ▶Hoden-, ▶Magen-Torsion, s.a. ▶Stieldrehung, ▶Dreh... E torsion. – **T. intestịni:** s.u. ▶Volvulus. – **T. ọculi:** Augenbewegung um die a.-p. Achse (s.a. ▶Ex-, ▶Intorsion).
**Torsions|bruch:** ▶Drehungsbruch. E torsion fracture.
**Torsiọns|dys|tonie:** **1)** SCHWALBE-ZIEHEN-OPPENHEIM-Syndrom: seltene, erbliche (meist autosomal-dominant; ferner autosomal-rezessive u. X-chromosomal-rezessive Form) Putamen- u. Pallidumdegeneration mit Zwangsbewegungen, wobei hypotone Zustände des Muskels mit Hypertonie u. tonisch-klon. Bewegungen ständig abwechseln. ***Klinik:*** beim Versuch, Willkürbewegungen auszuführen, ziehende u. drehende Bewegungen von Rumpf u. Hals infolge Einschießens von »Torsionsspasmen«. Beginn meist als Bewegungsbehinderung einer Extremität; später spastischer ▶Schiefhals, ▶Tortipelvis, sog. OPPENHEIM-Dromedarhaltung, Rumpfversteifung in »vertrackten Stellungen« (VOGT), stelzender Gang. E torsion dystonia. **2)** torsionsdystonische Syndrome: extrapyramidale Veränderungen (v.a. Putamen), bei denen plötzl. Tonuswechsel, Hyperkinesen u. Torsionsbewegungen (im Allg. nur im Wachzustand; Gesichtsmuskulatur frei) im Vordergrund stehen, das Striatum-, WILSON- u. TAY-SACHS-Sy. sowie nach Hirntrauma, Infektionskrankheiten, CO- u. $CS_2$-Vergiftung. E secondary dystonia.
**Torsiọns|einlage:** *Orthopädie* ▶Detorsionseinlage.
**Torsiọns|fraktur:** *Chirurgie* ▶Drehungsbruch. E torsion fracture.
**Torsions|winkel:** **1)** *Anatomie* **a)** am Femur der von Halsachse u. hint. Kondylentangente eingeschlossene Winkel. **b)** (GIESELER) am Humerus der Winkel, den die vertikale Caput- mit der unteren Trochlearachse bildet (♀ > ♂). **2)** Rotations-, Rollwinkel: bei ▶Torsion des Augapfels der Drehwinkel um die a.-p. Achse (= Achse Y nach FICK) von der Vertikalen (= Achse Z) weg. E torsion angle.
**Torti|cọllis spasmodicus:** ▶Schiefhals. E torticollis, rotatory spasm.
**Torti|pẹlvis:** durch Muskelspasmen bedingte »Beckentorsion« bei Kindern mit Torsionsdystonie; führt zur OPPENHEIM-Dromedarhaltung. E tortipelvis.
**Tortuọsitas vasọrum rẹtinae:** vermehrte Schlängelung der Netzhautarterien (z.B. bei Fundus hypertonicus) u. -venen, kongenital oder aber symptomat. bei örtl. oder allg. Gefäßleiden, örtl. Kreislaufbehinderung, Hirndruck, Herz-Kreislauf-Störung; s. Abb. E tortuosity of retinal vessels.
**Tọruli tactịles:** die – fettunterpolsterten, an Mechanorezeptoren reichen – »Tastballen« der Handfläche u. Fußsohle, i.e.S. die ▶Fingerbeeren. E tactile elevations.
**Torul|ọpsis:** Sprosspilzgattung, imperfekte ▶Hefen; die menschenpathogene Species **T. glabrata** ist inzwischen der Gattung Candida zugeordnet. E Torulopsis.
**Torulose:** ▶Kryptokokkose. E torulosis.
**Torulus** *(latein.):* Sing. von ▶Toruli. E torulus.
**Tọrus** *(latein.):* Erhebung, Wulst. E torus. – **T. levatọrius:** »Levatorwulst« unterhalb der Rachenöffnung der Ohrtrompete, hervorgerufen vom Musculus levator veli palatini. – **T. tubạrius:** der die Rachenmündung der Ohrtrompete hinten begrenzende u. überragende »Tubenwulst«, hervorgerufen vom Ende des Tubenknorpels. E eustachian cushion.

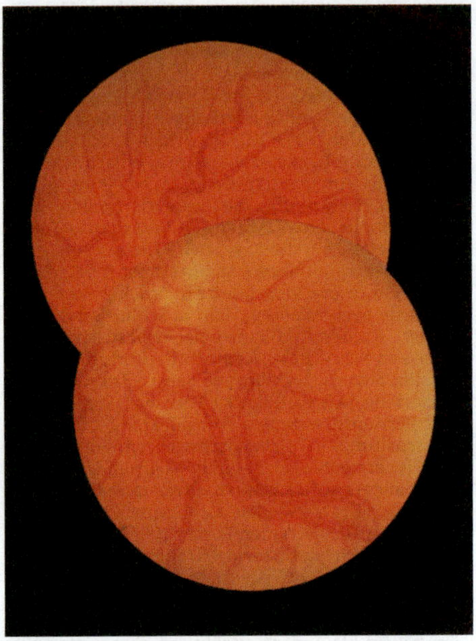

**Tortuositas vasorum retinae:** li. Augenhintergrund mit Erweiterung u. Schlängelung der Venen u. Arterien. [437]

**TOS:** Abk. für Thoracic-**O**utlet-**S**yndrom (▶Schultergürtelkompressionssyndrom).
**Tossy-Klassifikation:** eine Einteilung der Akromioklavikularverletzung; Grad I: Distorsion, Grad II: Subluxation im Akromioklavikulargelenk (AC-Gelenk) mit Teilruptur der Bänder, Grad III: Luxation im AC-Gelenk mit kompletter Ruptur aller Bänder. E Tossy's classification.
**Tosylchloramid-Natrium,** Chloramin T: chlorhaltiges Desinfektionsmittel; ***Anw.*** zur Haut-, Trinkwasser- u. Flächendesinfektion. E tosylchloramide sodium.
**tot:** s.u. ▶Tod; *dent* ▶devital; s.a. ▶Digitus mortuus (»toter Finger«). E dead.
**total:** vollständig; z.B. t. nodale Bestrahlung: ▶TNI; s.a. ▶Total..., ▶Gesamt..., ▶Holo... E total.
**total nodale Bestrahlung:** ▶TNI.
**Totạl|aphasie:** ▶Aphasie, globale. E global aphasia.
**Totạl|atelektase:** ▶Atelektase eines ganzen Lungenflügels; bewirkt Verziehung des Mediastinums zur kranken bzw. – bei gleichseit. Pleuraerguss – Verdrängung zur Gegenseite. E total atelectasis.
**Total|aufmeißelung:** Eröffnung u. Ausräumung der Mittelohrräume u. des Mastoids; i.e.S. als Radikal-Op. mit Entfernen der hinteren Gehörgangswand, der Gehörknöchelchen u. des Trommelfells; als »konservierende Radial-Op.« mit weitgehender Erhaltung der Schallleitungskette; s.a. ▶Radikaloperation. E radical surgery of the middle ear.
**Total|bestrahlung:** *Radiologie* ▶Ganzkörperbestrahlung. E whole body irradiation.
**Totạl|clearance,** $Clearance_{tot}$: (DOST) das pro Min. durch Tubulussekretion u. Glomerulusfiltrat vom augenblickl. Gehalt an Testsubstanz (= S; z.B. Medi-

$$\frac{k_s \cdot Vol._s \cdot Clearance_{In}}{k_{In} \cdot Vol._{In}}$$

**Totalclearance:** Berechnungsformel (k = Eliminationskonstante).

kament) befreite Plasma-Vol. Wird meist errechnet als sog. indirekte T. in Relation zu den Plasma- u. Clearance-Werten des – kurz zuvor injizierten – Inulins; s. Formel. E total clearance.

**totale Irregularität:** ▸Arrhythmia absoluta.

**Total|endoprothese:** s.u. ▸Totalprothese (1). E total endoprosthesis.

**Total|ex|stirpation:** Totaloperation, vollständ. Entfernung eines Organ(zusammenhang)s; als einfache T. möglichst organnah ausgeführt (z.B. Uterus u. Adnexe), als erweiterte T. möglichst weit »im Gesunden« (im umgebenden Bindegewebe, z.B. einschl. Parametrien) u. unter Mitnahme der regionalen Lymphknoten; s.a. ▸Radikaloperation. E total hysterectomy.

**Total|horopter:** *Ophthalmologie* s.u. ▸Horopter.

**Total|kapazität,** max. Lungenvol., Abk. TK, Abk. $V_{pulm.\,max.}$: das am Ende einer max. Inspiration in der Lunge vorhandene Luftvolumen (= VK + Residualvol.). S.a. ▸Lungenvolumina (dort Abb.). E total lung capacity.

**Total|operation:** s.u. ▸Totalexstirpation, ▸Totalaufmeißelung; s.a. ▸Radikaloperation.

**Total|prothese: 1)** *Orthopädie* alloplast. Endoprothese zum Ersatz beider Gelenkanteile, z.B. für Finger-, Ellen-, Schulter-, Hüft-, Knie-, Fußgelenk. E total prosthesis. **2)** *Zahnmedizin* Ersatz der oberen u. unteren Zahnreihe durch schleimhautgetragene Kunststoffprothesen mit meist 28 Zähnen. E complete denture.

**Toten|flecke,** Livores mortis: *Gerichtsmedizin* die etwa 1 Std. post mortem (evtl. bereits agonal) an abhängigen Körperpartien auftret. rötlich-zyanot. Flecken durch venöse Hypostasen (noch wegdrückbar) bzw. – nach etwa 24 Std. – durch diffuse Hb-Durchtränkung der hypostat. Gewebe (dann irreversibel); s.a. ▸Todeszeichen (dort Tab. Todeszeitbestimmung). E postmortem lividity. – **T., intravitale:** *Pathologie* ▸Leichenflecke, intravitale.

**Toten|kälte,** Algor mortis: die in Abhängigkeit von Außentemperatur, Wärmekonduktion, Bekleidung, Körperradius (Adipositát/Kachexie), Körpertemperatur zum Zeitpunkt des Todes etc. mehr oder minder schnell eintret. Abkühlung der Leiche. E chill of death.

**Toten|kranz:** *Chirurgie* ▸Corona mortis.

**Toten|kreuz:** *Klinik* ▸Crux mortis.

**Toten|lade:** *Pathologie* die einen durch Knochennekrose entstandenen Sequester allseitig umgebende »Kapsel« aus neu gebildetem Knochen.

**Toten|schau:** ▸Leichenschau. E postmortem examination.

**Toten|starre:** *Gerichtsmedizin* die durch den Abbau von ATP postmortal eintretende Erstarrung der Muskeln; beschleunigt in schlanken u. in kurz ante finem beanspruchten Muskeln sowie in der Wärme. Beginnt gemäß der NYSTEN-Regel im Kopfbereich (Lider nach 1–2, Kaumuskeln nach 2–4 Std.) u. an kleinen Gelenken u. schreitet dann fort, um sich später in der gleichen Reihenfolge wieder zu lösen (48–96 Std.); Vollentwicklung nach 5–6 (6–18 Std.); forensisch bedeutsam das 8–9 Std. post mortem mögl. künstliche Brechen der Starre mit nachfolgendem Wiedererstarren. E postmortem rigidity, rigor mortis. – **T., kata|leptische:** bereits im Moment des Todes einsetzende T.; die Entstehung ist umstritten. Evtl. handelt es sich um eine Enthirnungsstarre infolge Stammhirnläsion im Nucleus-ruber-Bereich. Eine weitere mögliche Ursache ist ein ATP-Mangel vor dem Tod, z.B. durch extreme Erschöpfung.

**Tot|geburt:** Ausstoßung eines in utero – i.e.S. nach einer Gravidität von mind. 28 Wo. – abgestorbenen Fetus von mindestens 500 g Gewicht ohne Zeichen einer ▸Lebendgeburt; muss gemeldet u. im Sterbebuch eingetragen werden; s.a. ▸Fehlgeburt. E stillbirth.

**Toti-Operation** (ADDEO T., geb. 1861, Ophthalmologe, Florenz): (1904) *ophth* ▸Dakryozystorhinostomie. Op. zur Schaffung einer Verbindung zwischen Nase u. Tränensack über ein Knochenfenster. Eröffnung von Nasenschleimhaut u. Tränensack u. Vernähung der beiden miteinander. E Toti's operation.

**Tot|raum,** Abk. TR: *Physiologie* der am Gasaustausch nicht wesentlich beteiligte Raum des Respirationstraktes bzw. das entspr. Luftvolumen. – **T., alveolärer,**

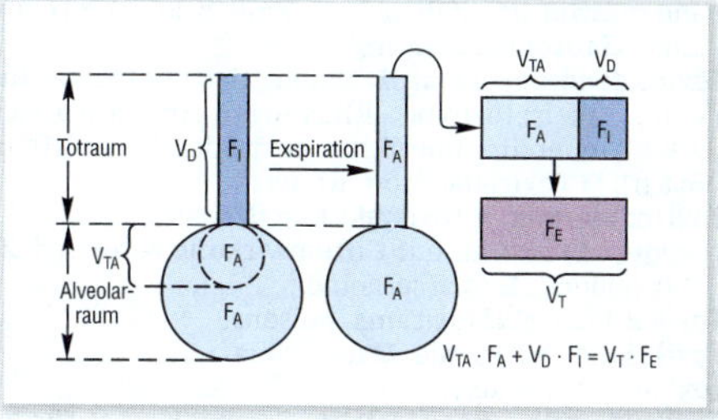


**Totraum:** Schema der Volumina von Totraum u. Alveolarraum ($F_A$ = alveoläre, $F_E$ = exspiratorische, $F_I$ = inspiratorische Gaskonzentration). [285]

Abk. $V_{TA}$: die Vol. der nicht oder (rel.) minderdurchbluteten u./oder schlecht ventilierten bzw. membrangeschädigten Alveolen (z.B. bei Emphysem, Lungenkompression oder Fibrose). – **T., anatomischer,** Abk. $V_D$: die Volumina der Luftleitungswege einschl. terminaler Bronchioli. S.a. ▸BOHR-Formel. – **T., funktioneller, physiologischer T.,** Abk. $V_T$: die Summe aus anatom. u. alveol. T. (Gesamt-T.), der beim Gesunden etwa dem $V_D$ entspricht, beim Kranken durch Einbeziehung weiterer Anteile des $V_{TA}$ vergrößert ist. E dead space (e.g. anatomical, physiologic).

**Tot|vakzine:** s.u. ▸Impfstoff. E dead vaccine.

**Touchieren: 1)** diagnost. Austasten von außen zugänglicher Körperhöhlen; i.e.S. die digitale gyn. Untersuchung. E touch(ing), palpation. **2)** therap. oberflächl. Ätzung von Granulationen. E cauterization.

**Touraine-Syndrom** (ALBERT T., 1883–1961, Dermatologe, Paris): **1)** PEUTZ-T.-Sy.: ▸Lentigopolyposis. **2)** CHRIST-SIEMENS-T.-Sy.: ▸Anhidrosis hypotrichotica polydysplastica. **3)** T.-SOLENTE-GOLÉ-Syndrom, Pachydermoperiostose: (1935) unregelmäßig-dominant erbl., androtrope, juvenile Pachydermie mit Cutis gyrata (an behaartem Kopf, Gesicht, Handflächen, Fußsohlen), Talgdrüsenhyperplasien, beidseitig-symmetr. Hyperostosen u. Osteophytosen mit z.T. keulenartigen Finger- u. Zehen-Verdickungen, Uhrglasnägeln. E syndrome of Touraine, Solente and Golé, hypertrophic osteodermopathy.

**Tourette-Syndrom** (GILLES GEORGES DE LA T., 1857–1904, Neurologe, Paris): (1885) als Folge von Striatumläsionen u. bei Neuro- u. Psychopathie vorkommende motorische, im Affekt evtl. zu choreatischem Sturm gesteigerte Automatismen (Tics) des Gesichts (= BRISSAUD-Krankh.; mit Schnaufen, Räuspern, Schnalzen, Ausspucken) u. anderer Regionen sowie Kopro- u. Echolalie, Echopraxie, unmotivierte Wutausbrüche u.a. E (Gilles de la) Tourette's syndrome.

T

**Touristen|enteritis, Tourist(ik)a:** ▸Reisediarrhö. E traveller's diarrhea, turista.

**Tournay-Zeichen** (AUGUSTE T., 1878–1969, franz. Ophthalmologe): physiol. Anisokorie bei extremem Seitwärtsblick (Mydriasis am abduzierten, Miosis am adduzierten Auge). E Tournay sign.

**Tourniquet** *(französ. = Aderpresse)*: **1)** mit Fadenschlinge armiertes Instrument zum Abschnüren von Gefäß(stiel)en. **2)** zum Abbinden einer Gliedmaße verw. Gummibinde oder -schlauch. E tourniquet.

**Tourniquet-Schock:** der nach Lösen einer länger bestehenden Abschnürung bzw. nach Freigabe des Blutstromes in eine operativ rekonstruierte Arterie auftretende, evtl. lebensbedrohl. (irreversible) Schock als ▸Reperfusionsschaden infolge Einschwemmung angestauter toxischer Metaboliten.

**Towey-Krankheit,** Ahornrinden-Krankh.: (1932) Hypersensitivitätspneumonitis i.S. einer exogenen allergischen Alveolitis durch Sporen von Cryptostroma corticale. E maple bark disease.

**tox...:** Wortteil »Gift(wirkung)«.

**Tox|ämie,** Toxikämie, Blutvergiftung: **1)** Schädigung des Blutes durch Blutgifte; z.B. erkennbar durch Veränderungen der Zellen bzw. Zellkerne. **2)** ▸Toxinämie. E toxemia, toxicemia.

**Toxico|dendron:** *Botanik* neuer Gattungsname für einige – meist toxische – Rhus-Arten [Anacardiaceae]; z.B. T. quercifolium (Rhus toxicodendron, Giftsumach). E Toxicodendron, Rhus.

**Toxi(co)dermia:** ▸Toxikodermie. E toxicoderma.

**toxi|gen:** **1)** toxisch: auf Gifteinwirkung beruhend. **2)** Gift bildend. E toxi(co)genic.

**Toxika:** ▸Gifte. E toxicants, poisons.

**Toxik|ämie:** ▸Toxämie. E toxicemia.

**toxiko...:** s.a. ▸toxo...

**Toxiko|dermie, -derm(at)itis:** Sammelbegriff für lokale oder systemische toxisch-allerg.-entzündliche, v.a. medikamentös bedingte Dermatosen; z.B. die **akute T.** (▸Erythrodermia acuta toxica), **bullöse T.** (mit Blasenbildung, im Extremfall als ▸Epidermolysis acuta toxica). E toxicoderma(titis).

**Toxiko|logie:** Lehre von der Wirkung der Gifte auf den Organismus. Zusammen mit der ▸Pharmakologie ein medizinisches Fachgebiet mit dem Ziel der Verhütung, Diagnostik u. Therapie von Vergiftungen. S.a. ▸Informationszentrum, toxikologisches. E toxicology.

**Toxiko|manie:** Gewöhnung an oder Abhängigkeit von Drogen (ungeachtet des Schweregrades u. der Art der Droge); i.e.S. die »Suchtkrankheit« (einschl. Alkoholismus); bei anderen Autoren das patholog. Verlangen nach »Giften« (außer Alkohol), v.a. nach Beruhigungs-, Schlaf-, Schmerz- u. stimulierenden Mitteln. E toxicomania.

**Toxikon:** ▸Gift. E toxicant, toxic agent, poison.

**Toxik(on)ose:** durch exo- oder endogene giftige Substanzen verursachte Krankheitserscheinungen (▸Vergiftung); z.B. Thyreo-, Säuglings-, Schwangerschaftstoxikose (= Gestose). E toxicosis, toxinosis.

**Toxin:** wasserlösl. Giftstoff von Mikroorganismen, Pflanzen oder Tieren. Protein oder Lipopolysaccharid mit genetisch fixierter Bildung. T. besitzen eine best. Latenzzeit, spezifische Wirkung u. unterschiedl. Antigenität (s.a. ▸Antitoxin). Soweit bakteriell, werden T. unterschieden als ▸Ekto- u. ▸Endotoxin. Nachweis z.B. im ▸Elek-Plattentest oder durch Flockungsreaktion. – Nach Ehrlich besitzt das T.-Molekül eine haptophore (für spezif. Bindung des Toxins an die Zellrezeptoren) u. eine toxophore Gruppe (die die Giftwirkung entfaltet). Im klin. Sprachgebrauch wird T. häufig gleichgesetzt mit dem Oberbegriff ▸Gift. E toxin.

**Toxin|ämie:** »Blutvergiftung« i.S. der Überschwemmung mit Bakterientoxinen, ohne dass unbedingt die Keime massenhaft im strömenden Blut nachzuweisen sind; z.B. bei Diphtherie. E toxinemia.

**Toxin|einheit:** *Serologie, Pharmazie* die Toxizität von 100 für ein bestimmtes Bezugstier letalen Minimaldosen (Dosis letalis minima). E toxin unit.

**Toxin|neutralisationstest:** ▸Schick-Probe. E toxin neutralization reaction.

**Toxin|therapie:** Ther. mit tier. Giften, v.a. Schlangen-, Kröten- u. Bienengift sowie Kantharidin. E toxin therapy.

**toxisch:** **1)** giftig (▸Gift, ▸Toxin), eine ▸Toxikose bewirkend; z.B. t. Knoten (s.u. ▸Adenom). **2)** toxigen: durch Gift bedingt. E toxic.

**toxische Granulation:** ▸Granulation, toxische.

**toxischer Schock:** s.u. ▸Schock; s.a. ▸Schocksyndrom, toxisches. E toxic shock.

**Toxi|sterin:** in länger UV-bestrahlten Ergocalciferol-Lösungen sich neben den Suprasterinen bildende 3fach stärkere tox. Substanz. E toxisterol.

**Toxizität:** die sowohl innerhalb der Spezies als auch für die verschied. Arten variierende Giftigkeit einer Substanz; unterschieden als akute (»Mortalität bei einmal. Applikation«), subakute (bei wiederholter Zufuhr) u. chron. T. (für Arzneimittel u. Kosmetika am wichtigsten); angegeben z.B. als Dosis toxica, für die akute T. meist als $DL_{50}$; s.a. ▸Radiotoxizität, maximale ▸Arbeitsplatzkonzentration. E toxicity.

**Toxocara:** Nematodengattung bei Katzen u. Hunden; s.a. ▸Toxokariasis.

**toxo|gen:** ▸toxigen. E toxinogenic.

**Toxo|id:** *Serologie* »entgiftetes Toxin« mit erhaltener Antigenität (haptophore Gruppe), aber fehlenden tox. Eigenschaften (toxophore Gruppe), gewonnen als »Roh-T.« aus in sog. Fermenter-Anlagen unter optimalen Bedingungen gezüchteten Kulturen durch Einwirkung von Formalin, Wärme (30–40°) u. Zeit (ca. 3–6 Wo.). In gereinigter Form u. mit bestimmtem Antigengehalt als **Toxoidimpfstoff** zur aktiven Immunisierung (z.B. Diphtherie- u. Tetanus-Formoltoxoid). E toxoid.

**Toxo|kariasis,** Larva migrans visceralis: nach oraler Aufnahme mind. 4 Wo. alter Eier der Spulwurmgattung Toxocara canis (oder T. cati) von den ausschlüpfenden, durch die Darmwand in Leber u. Lunge gelangenden Larven hervorgerufene Erkrankung. In der Regel während der Lungenpassage Unterbrechung des Entwicklungsganges u. Wanderung in den Darm, Verschleppung in den großen Kreislauf, Granulombildung (um den Larvenrest). ***Klinik:*** evtl. nur unklare Eosinophilie, aber auch Fieber, Pneumonie, Leberschwellung, v.a. Chorioretinitis (Toxocara-Ophthalmie) evtl. bis zur Erblindung. S.a. ▸Larva migrans. E toxocariasis.

**Toxo|lyse:** durch Toxine ausgelöste Zytolyse.

**Toxon,** Epitoxoid: *Bakteriologie* in Diphtherietoxinlösungen neben dem Toxoid vorkommender Stoff mit geringer Affinität zum Antitoxin. E toxon(e).

**Toxo|pachy|osteose:** ▸Weismann-Netter-Syndrom.

**toxo|phor:** Gift tragend, gifthaltig; z.B. die **t. Gruppe** der ▸Toxine. E toxophorous.

**Toxo|plasma:** Protozoen-Gattung [Coccidia, Toxoplasmidia] mit der einz. Art **T. gondii** (Nicolle u. Manceaux 1908). Erreger der ▸Toxoplasmose, mit fakultativem Wirtswechsel (Abb.). **1)** zykl. Entwicklung (»Kokzidien-Zyklus«) in der Hauskatze (u.a. Feliden; = spezif. Wirt) mit Schizo-, Gamo- u. Sporogonie im Darmepithel u. Bildung u. Ausscheidung von Oozysten. **2)** azykl. Entwicklung in allen Säugetieren u.

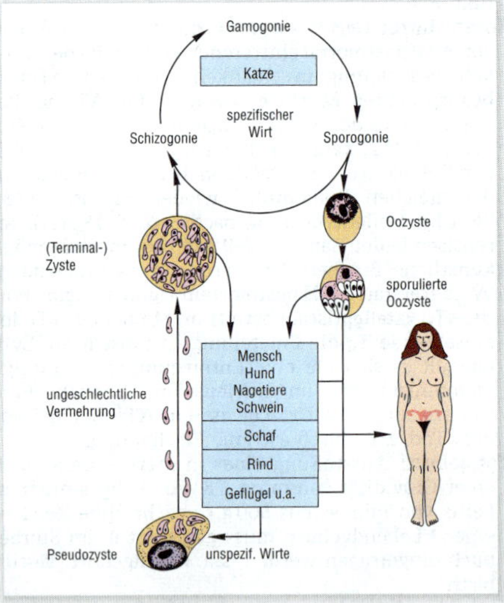


**Toxoplasma:** Infektionszyklus des Toxoplasma gondii. [402]

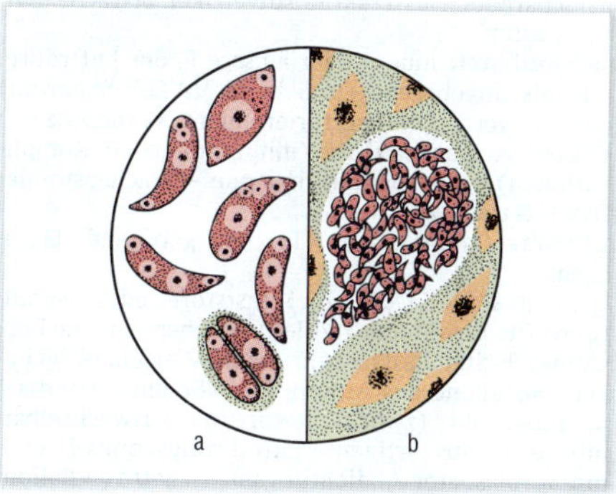


**Toxoplasma:** T. gondii a) frei schwimmend im Liquor; b) Kolonie (Zyste) im Gehirn. [478]

vielen Vögeln (= unspezif. Wirte) sowie beim Menschen; der sichelförm. Trophozoit (mit intrazellulärer Vermehrung durch Endodyogenie, d.h. Ausbildung von 2 Tochterzellen) bildet rosettenförm. Pseudozysten u. Terminalzysten (mit bis zu 14 000 kleinen Toxoplasmen). – Infektion durch Aufnahme sporulierter Oozysten aus Katzenkot, Genuss zystenhalt. rohen Fleisches (v.a. Schweine-Hackfleisch etc.) oder infizierter Muttermilch oder diaplazentar.

**Toxo|plasmọse:** weltweit verbreitete, oft asymptomatische Infektionskrankheit durch ▸Toxoplasma gondii (Inkubationszeit nicht genau bekannt). Übertragung durch Zysten in rohem Fleisch oder durch Oozysten im Katzenkot bzw. Sand. ***Einteilung:*** als postnatal **erworbene T.** bei Kindern u. Jugendl. oder als **angeborene T.** (Fetopathia toxoplasmotica) infolge diaplazentarer Infektion in der 2. Schwangerschaftshälfte: bei massivem Befall Tot- oder Frühgeburt (Generalisation oder floride Enzephalitis) oder postenzephalit. Defektheilung; leichte Infektion erst nach Wo. oder Mon. manifest als Retinochorioiditis (evtl. mit Augenmuskellähmungen, Mikrophthalmie, Iritis), Lymphadenopathie, Enzephalomeningitis mit Hydrocephalus internus oder Mikrozephalus (Retardierung, Krämpfe, Paresen), Ikterus mit Hepatosplenomegalie; seltener Anämie, Hämorrhagien, Exanthem, Pneumonie, Myokarditis, Enterokolitis. ***Verlauf:*** Die Inkubationszeit bei der erworbenen T. beträgt meist 2–4 Wochen. Bei Erstinfektion zunächst lokale Erregervermehrung mit Herdnekrose, Einbruch in die Lymph- bzw. Blutbahn u. Generalisierung, Organbefall mit Vermehrung in den Zellen, Pseudozystenbildung u. latenten Infektionen. Verschiedene Ausprägungen möglich: serologisch erfassbare, klinisch latente Toxoplasmeninfektion; fieberhafte (grippale) Lymphadenose, v.a. des Halses; seltener als schwere **viszerale T.** (als pulmonal-kardiale thorakale Form oder als hepatosplenale abdominale Form, beide Formen mit ungünstigerer Progn.), oder die seltene **zerebrale T.** (lang dauernde Meningoenzephalitis mit Dauerschäden), auch als **T. des Auges** (Iridozyklitis, Chorioretinitis, Uveitis). Eine bestehende Infektionsimmunität ist durch die Anwesenheit von Pseudozysten im Wirtsgewebe charakterisiert. Zu einer Reaktivierung einer T., häufig mit Enzephalitis u. intrakranieller Raumforderung, kann es im Rahmen anderer Grunderkrankungen (z.B. Leukämie) oder Immunschwäche (z.B. bei immunsuppressiver Ther. oder AIDS) kommen. ***Diagn.:*** mikroskop. Parasiten-Nachweis im Liquorsediment (selten erfolgreich), Tierversuch, ▸ELISA, ▸Komplementbindungsreaktion (Warren u. Sabin; nur bei akuten Formen pos.), i.c. Reaktion mit Toxoplasma-Antigen (Frenkel), ▸Sabin-Feldman-Test (quant. »dye-test«), Immunfluoreszenz (spezif. IgM), pass. Hämagglutinationstest. ***Ther.:*** z.B. mit Sulfonamiden, Pyrimethamin, Trimethoprim, Atovaquon. **E** toxoplasmosis.

**Toynbee-Versuch** (Joseph T., 1815–1866, engl. HNO-Arzt): Test zur Prüfung der Tubendurchlässigkeit. Beim Schlucken mit geschlossenem Mund u. zugehaltener Nase kommt es durch den Unterdruck in der Paukenhöhle zu einer otoskopisch sichtbaren Einziehung des Trommelfells.

**TPA** *(engl.)* Abk. für **t**issue **p**olypeptide **a**ntigen: Polypeptidantigen; ▸Tumormarker (Proliferationsantigen), der bei zahlreichen Karzinomen (Bronchial-, Blasen-, Mamma-, Kolorektal-, Zervix-, Ovarialkarzinomen) erhöhte Werte ergeben kann; Hauptanw. in der Verlaufskontrolle.

**t-PA** *(engl.)* Abk. für **t**issue **p**lasminogen **a**ctivator: s.u. ▸Plasminogenaktivatoren.

**TPA-Test:** Abk. für ▸**T**reponema-**p**allidum-**A**gglutinationstest.

**TPẸ-Diagnostik:** *Bakteriologie* v.a. für Stuhlproben angewendeter Untersuchungsgang (Schema) zur Erkennung von pathogenen Keimen (v.a. der ▸TPE-Gruppe). Verdächtige Kolonien werden mit polyvalenten Immunseren gegen Salmonellen u. Shigellen (Objektträger-Probeagglutination) geprüft u./oder mit speziellen bakteriologischen Methoden weiter angereichert, so dass auch andere Keime (z.B. Yersinia, Staphylococcus aureus) erfasst werden. Bei positivem Befund erfolgt die Typen-Differenzierung mit spezifischen Immunseren und biochem. Prüfung (▸bunte Reihe). **E** TPE diagnosis.

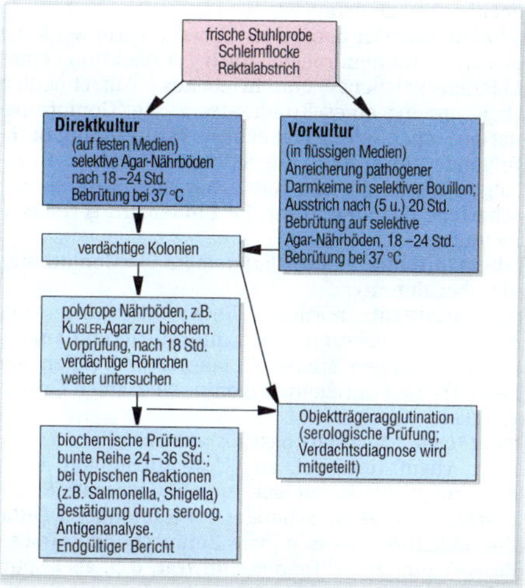


**TPE-Diagnostik:** Beispiel für ein Untersuchungsschema. [478]

**TPẸ-Gruppe:** *Bakteriologie* Abk. für **T**yphus-**P**aratyphus-**E**nteritis-Erregergruppe, die ▸Salmonellen (als »**TPER**« einschl. **R**uhr-Shigellen); s.a. ▸TPE-Diagnostik.

**TPG:** Abk. für ▸**T**rans**p**lantations**g**esetz.

**TPHA:** Abk. für ▸**T**reponema-**p**allidum-**H**ämagglutination.

**Ṭ-Phagen** *(engl.)* Abk. für **t**ailed: (Demerec, Fano 1945) die geschwänzten Coliphagen T1–T7. **E** T-phages.

**TPIA,** Abk. für **T**reponema-**p**allidum-**I**mmun**a**dhärenz: *Serologie* s.u. ▸Adherence-Disappearance-Phänomen.

**TPỊ-Test:** Abk. für **T**reponema-**p**allidum-**I**mmobilisationstest (▸Nelson-Test). **E** TPI test.

**TPḶ-Gruppe:** *Bakteriologie* ▸Chlamydiae.

**TPMT:** Abk. für ▸**T**hio**p**urin**m**ethyl**t**ransferase.

**TPN:** Abk. für **T**ri**p**hosphopyridin**n**ucleotid (= ▸Nicotinamid-adenin-dinucleotid-phosphat, $NADP^+$). **E** TPN.

**TPP:** Abk. für ▸**T**hiamin**p**yro**p**hosphat. **E** TPP.

**T-P-Phänomen:** *Kardiologie* (C. S. ALEXANDER 1965) Sinustachykardie mit rel. S-T-Verlängerung, d.h. Auftreten der T-Zacke bzw. U-Welle zus. mit der P-Zacke oder unmittelbar danach; bei Alkalose.

**TPR:** **1)** *(engl.): Physiologie* Abk. für **t**otal **p**eripheral **r**esistance (▸Widerstand, peripherer). **2)** *Neurologie* Abk. für ▸Tibialis-posterior-Reflex. **3)** *Nephrologie* Abk. für **t**ubuläre **P**hosphat-**R**ückresorption (normal: mind. 70 % des filtrierten P.).

**TPS̩-Test:** Abk. für **T**reponema-**p**allidum-**S**chwundtest (s.u. ▸Adherence-Disappearance-Phänomen).

**TPZ:** Abk. für **T**hrombo**p**lastin**z**eit (▸QUICK-Zeit).

**Tr.:** *Pharmazie* Abk. für **Tr**opfen. E drop(s).

**Trabạnt:** *Zytologie* ▸Satellit.

**Trabẹcula** *(latein. Diminutiv von trabs):* kleiner Balken, *anat* bälkchenförm. Struktur; ▸Trabeculae. E trabecula.

**Trabẹculae:** Plur. von ▸Trabecula. – **T. cạrneae:** die an der Innenfläche der Herzkammern vorspringenden, netzförmig verbundenen Muskelbälkchen. – **Trabẹculum corneo|sclerạle:** *Ophthalmologie* Verdichtungszone im Limbusgebiet der Kornea. E corneoscleral meshwork. – **T. cọrporis cavernọsi et spongiọsi:** von glatten Muskelfasern durchsetzte Bindegewebszüge der Penisschwellkörper. – **T. splenicae:** von Milzhilus u. -kapsel ins Innere ziehende, gefäßführende Bindegeweb. »Milzbälkchen«.

**Trabẹkel:** *Anatomie* ▸Trabecula. E trabecula.

**Trabẹkel|blase:** *Urologie* ▸Balkenblase. E trabeculate bladder.

**trabekulär:** Trabekel bildend, in Bälkchenform. E trabecular, trabeculate.

**Trabekulektomie:** operatives Verfahren zur Senkung des Augeninnendrucks. Nach Präparation eines Skleradeckelchens umschriebenes Ausschneiden (bei Nutzung eines Rundmessers: sog. Goniotrepanation) eines Sklera-Trabekelwerkstückes und nachfolgende Befestigung des Skleradeckelchens. Es erfolgt ein Abfluss von Kammerwasser über die geschaffene Öffnung unter die Bindehaut. E trabeculectomy.

**Trabekulo|tomịe:** *Ophthalmologie* ▸Goniotomie. E trabeculotomy.

**Trace alternant:** normales EEG-Wellenmuster des Früh- u. Neugeborenen mit intermittierend auftretenden Gruppen steiler u. langsamer Wellen vor einer flachen unregelmäßigen u. langsamen Grundtätigkeit.

**Trạcer** *(engl.):* Markierungssubstanz für pharmakodynam., chem., metabol. etc. Untersuchungen; i.e.S. ein – möglichst kurzlebiges u. keine wesentl. Strahlenbelastung verursachendes – ▸Radionuclid (»Radioindikator«) als minimale Beimischung (»**Trạcerdosis**«) zum zu prüfenden Substrat, d.h. als »Spürsubstanz« für dessen Verfolgung im Organismus anhand der registrierten Strahlung (▸RIA).

**Trachẹa:** die »Luftröhre«, mit Wandaufbau aus hufeisenförmigen hyalinen Knorpelspangen (Cartilagines tracheales), kollagenem Bindegewebe, glatter Muskulatur u. Schleimhaut (mit Schleim produzierenden Becherzellen u. seromukösen Drüsen [Glandulae tracheales]); verbindet Kehlkopf u. Bronchialbaum, indem sie sich distal in die bd. Hauptbronchen gabelt (▸Carina tracheae); s.a. ▸Luftröhren..., ▸Tracheal..., ▸Tracheo... E trachea, windpipe.

**trachẹal:** die ▸Trachea betreffend. E tracheal.

**Trachẹal|anästhesie (Canyut):** Schleimhautanästhesierung von Luftröhre u. Bronchen (für Bronchoskopie, -graphie) durch transtracheale Inj. des Anästhetikums zwischen Schild- und Ringknorpel. E endotracheal anesthesia.

**Trachẹal|atmen:** das über Luftröhre u. Kehlkopf auskultierbare, dem Bronchialatmen ähnl. (aber tiefere, weniger scharfe) Atemgeräusch, das auch noch niedrigere Frequenzen des Vesikulaatmens enthält. E tracheal breathing.

**Trachẹal|divertikel:** Ausstülpung der Luftröhrenweichteile; bei schrumpfenden Prozessen der Nachbarschaft auch als Traktionsdivertikel. E tracheal diverticulum.

**Trachẹal|fistel:** innere oder äußere F. der Luftröhre; z.B. als angeborene (u.a. beim VATER-Syndrom) oder erworb. (bei perforierendem Wandprozess) ▸Ösophagotrachealfistel (mit pulmonalen Komplikationen), als – spontan heilende – Tracheostomiefistel. E tracheal fistula.

**trachẹalis** *(latein.):* zur ▸Trachea gehörend. E tracheal.

**Trachẹal|kanüle:** Gummi-, Kunststoff- oder Metallröhre für die Atemluftzuleitung über ein Tracheostoma; als Standardausführung im Viertelkreis gebogen, bestehend aus Außen- (am »Schild« fixierbar) u. Innenrohr (zwecks Reinigung auswechselbar, mit Obturator-artigem Einführungskonus); evtl. mit aufblasbarer Abdichtungsmanschette (= Ballonkanüle), auch rechtwinklig gebogen zum Anschluss an Beatmungsgerät. E tracheostomy tube.

**Trachẹal|katheter:** ▸Endotrachealkatheter. E tracheal catheter.

**Trachẹal|knorpel,** Trachealringe: ▸Cartilagines tracheales. E tracheal cartilage.

**Trachẹal|rasseln:** durch Sekretmassen in der Luftröhre verursachte grobe, auf Distanz hörbare RG bei Lungenödem u. im Finalstadium. E tracheal rale.

**Trachẹal|sekret:** schleimige bis glasig-zähe Absonderung der submukösen Schleimdrüsen u. der Becherzellen des Epithels der Luftröhre. E tracheal secretion.

**Trachẹal|stenose:** Einengung der Luftröhre, angeboren v.a. durch atyp. Schleimhautfalten u. Knorpelanomalien, erworben als Spätkomplikation nach Tracheotomie bzw. durch entzündl., narbigen oder neoplastischen, obstruktiven oder komprimierenden (z.B. Struma) Prozess oder durch Fremdkörper. E tracheal stenosis.

**Trachẹal|ton:** (WILLIAMS) gedämpft-tympanitischer Klopfschall (abhängig von Weichteilüberlagerung; bei geöffnetem Mund verkürzt) paratracheal über dem 1.–2. ICR bei Infiltration oder Kompression der Lungenspitze. E Williams' sign.

**Trachẹal|tubus:** ▸Endotrachealtubus. E endotracheal tube.

**Trachẹitis:** Entzündung der Luftröhrenmukosa u. -submukosa (evtl. auch tieferer Wandstrukturen) meist als ▸Laryngotracheobronchitis; s.a. ▸Tracheobronchitis. ***Klinik:*** Trockenheitsgefühl, Hustenreiz. E trach(e)itis.

**Trachelo...:** Wortteil »Hals«, »Zervix«.

**Tracheo...:** Wortteil »Luftröhre«; s.a. ▸Tracheal...

**Tracheo|bronchịtis:** durch mechan.-chem. Schädigung (Staub, Gase) oder bakteriell-virale Infektion verursachte, meist akute Schleimhautentzündung in Luftröhre u. größeren Bronchien. Begleitkrankheit von Infektionskrankheiten oder – fortgeleitet – bei Rhinitis, Sinusitis (▸sinopulmonales Syndrom), Angina, Pharyngitis; ***Klinik:*** Abgeschlagenheit, subfebrile Temperatur, Substernalschmerz, Reizhusten, evtl. Dyspnoe; raues Atemgeräusch (parasternal), verläng. Exspirium, evtl. trockene Rasselgeräusche. – S.a. ▸Bronchitis, ▸Laryngotrache(obronch)itis. E tracheobronchitis.

**Tracheo|broncho|megalịe:** angeborene Erweiterung der Luftröhre. E tracheobronchomegaly.

**Tracheo|fissụr:** *Chirurgie* Längsinzision der Luftröhre (evtl. auf den Kehlkopf ausgedehnt = **Tracheolaryngotomie**); v.a. bei intratrachealer Stenose (z.B. Schilddrüsendystopie). E tracheofissure.

**Tracheo|malazịe:** »Luftröhrenerweichung« durch Nekrose der Trachealknorpel (z.B. infolge Druckwirkung einer Trachealkanüle oder einer Struma). Bewirkt durch sek. Verlust der Elastizität ▸Trachealstenose (Atemerschwernis), evtl. auch völliges Kollabieren; ferner Gefahr der Tracheorrhagie. E tracheomalacia.

**Tracheo|ösophageal|fistel:** ▸Ösophagotrachealfistel. E tracheo-esophageal fistula.

**Tracheo|pathia (chondro)osteo|plastica:** durch Verknöcherung von Knorpelinseln der Mukosa oder ossifizierende Entzündung entstehende stachelförmige Einlagerungen (Reibeisen- oder Strickleiterform) unter intakter oder atroph. Schleimhaut, v.a. in der tieferen Luftröhre; Symptome der chron. Tracheitis.

**Tracheo|pexie:** operatives Verfahren zur Therapie der Tracheomalazie, z.B. durch Aufspannen des Tracheallumens mit Drähten oder Kunststoffzügeln, die am erschlafften Trachealrohr befestigt u. im benachbarten Gewebe verankert werden.

**Tracheor|rhagie:** Blutung aus der Trachealmukosa, v.a. bei Tracheomalazie, Perforation, als Komplikation der Tracheotomie; Gefahr des Erstickens. E tracheorrhagia.

**Tracheo|schisis:** angeborener Luftröhrenspalt. E tracheoschisis.

**Tracheo|skopie:** s.u. ▸Bronchoskopie. E tracheoscopy.

**Tracheo|stenosis:** ▸Trachealstenose. E tracheostenosis.

**Tracheo|stoma:** durch Tracheotomie herbeigeführte Öffnung der Luftröhre nach außen. E tracheostoma.

**Tracheo|stomie:** **1)** ▸Tracheotomie. **2)** ▸Tracheostoma. E tracheostomy.

**Tracheo|tomia, -tomie:** Eröffnung der Luftröhrenvorderwand (Spaltung oder umschriebene Exzision) im oberen Drittel zwecks Einführung einer Kanüle (»**Tracheotomiekanüle**«) bei Atemnot(gefahr), z.B. bei Larynx-, Trachealstenose oder -verletzung. Erfolgt ober- oder unterhalb des Schilddrüsenisthmus (**T. superior** oder **T. inferior**) oder, nach Isthmusspaltung, mit Einkerbung zwischen 3. u. 4. Trachealring (**T. media**, auch **transisthmische T.**; geringste Gefahr der Chondritis u. subglottischen Stenose). ***Kompl.:*** Druckulkus, Arrosionsblutung, Trachealstenose. S.a. ▸Koniotomie. E tracheotomy.

**Tracheo|zele:** ▸Trachealdivertikel. E tracheocele.

**Trachi...:** Wortteil »Luftröhre«; s.u. ▸Trache...

**Trachom(a):** **1)** Conjunctivitis (granulosa) trachomatosa: eine besonders in Afrika (»Ägypt. Körnerkrankheit«), Italien u. Osteuropa verbreitete, (auch im Narbenstadium!) ansteckende Bindehaut-Hornhaut-Erkrankung durch ▸Chlamydia trachomatis mit Bildung der charakterist. ▸HALBERSTÄDTER-PROWAZEK-Einschlusskörper. Nach 6- bis 10-tägiger Inkubationszeit akut hochgradige Injektion, Schwellung u. Sekretion der Konjunktiven; dann chron. Entzündung mit papillärer Bindehauthypertrophie (= T. papillare) u. Bildung von »Trachomkörnern« (= T. folliculare, s. Abb.) in der Übergangsfalte, die nach Entleerung des gallert. Inhaltes narbig heilen (= T. cicatricum) mit Schrumpfung u. sek. Lidveränderungen (Ek- oder Entropium, Blepharophimosis, Trichiasis), oder aber als typ. »Hornhautentzündung« mit von oben einsprossenden Gefäßen (»Pannus trachomatosus«; oft zu Erblindung führend). E trachoma. **2)** jede follikuläre Knötchenbildung an Schleimhautoberflächen.

**Trachy...** *(griech.):* Wortteil »uneben«, »rau«.

**Tractus** *(latein.)* Plur. Tractus, Pluralform der Abk. Tt.: Faserzug, Strang, Bahn (s.a. ▸Fasciculus); z.B. T. acusticus (= Hörbahn), T. alimentarius (s.u. ▸Canalis), T. intestinalis (= Darmtrakt), T. respiratorius, T. urogenitalis (s.u. ▸Apparatus). E tract. – **T. bulbothalamicus:** das 2. Glied in der sensiblen Neuronenkette, die Fortsetzung der Hinterstrangbahnen; beginnt an den Nuclei cuneatus u. gracilis u. leitet zum lateralen Thalamuskern; bildet den Lemniscus med. E bulbothalamic t. – **T. cerebello|rubralis:** Leitungsbahn vom Nucleus dentatus zum Nucl. ruber (über Pedunculus cerebelli superior; mit Kreuzung unterhalb des Colliculus inf.). E cerebellorubral t. – **T. cerebello|thalamicus:** Fasern vom Nucleus dentatus zum Nucl. ventr. thalami (über Pedunculus cerebelli superior u. kreuzend vorbei am Nucl. ruber). E cerebellothalamic t. – **Tt. cortico|hypo|thalamici:** Projektionsbahn von der orbitofrontalen, prämotor. u. viszeralen Rinde zum Hypothalamus. E corticohypothalamic t.s. – **T. cortico|nuclearis:** der in der Medulla oblong. an den motor. Hirnnervenkernen endende Teil der Pyramidenbahn (die er an der Brücke verlässt). E corticonuclear t. – **Tt. cortico|pontini:** die »Großhirn-Brücken-Bahnen«, von der Rinde aller Lappen im Centrum semiovale u. in den Hirnschenkeln absteigend u. an den Ponskernen endend. E corticopontine t.s. – **T. cortico|spinalis,** T. pyramidalis: die v.a. von den Neuriten der großen Pyramidenzellen der vorderen Zentralwindung (motorischer Kortex) gebildete willkürlich-motor. Pyramidenbahn (s. Abb.), die im Centrum semiovale einen Teil der Corona radiata bildet u., zum Bündel vereinigt, durch innere Kapsel, Hirnstiel, Brücke (dort Abgang der begleitenden, zu den motor. Hirnnervenkernen ziehenden Fibrae corticonucleares des pyramidalen Systems) u. Medulla oblongata in das Rückenmark u. darin zu dessen ▸Motoneuronen verläuft (allerdings erst nach teilweiser Kreuzung der Fasern im Bereich der ▸Pyramiden [Pyramidenkreuzung]). Im Rückenmark beidseits Weiterverlauf der gekreuzten Fasern als **T. c. lateralis** (T. pyr. lat.) im Seitenstrang, der ungekreuzten als **T. c. medialis** (T. pyr. med.) im Vorderstrang (entsprechend als Pyramidenseiten- bzw. Pyramidenvorderstrangbahn bezeichnet). E corticospinal t. – **T. dorso|lateralis:** das LISSAUER-Randbündel; af- u. efferente Fasern des Rückenmarks zwischen Hinterhornspitze u. Oberfläche; vermittelt Schmerz-, Temperatur- u. Tastempfindungen. E dorsolateral t. – **T. fronto|pontinus:** das »ARNOLD-Bündel«, von der Frontalrinde (obere u. mittl. Windung) im Knie u. vorderen Schenkel der inneren Kapsel u. medial im Hirnschenkel zu den ventralen Brückenkernen. E frontopontine t. – **T. hypo|thalamo|hypo|physialis:** neurosekretorische Verbindungsbahn zwischen Hy-

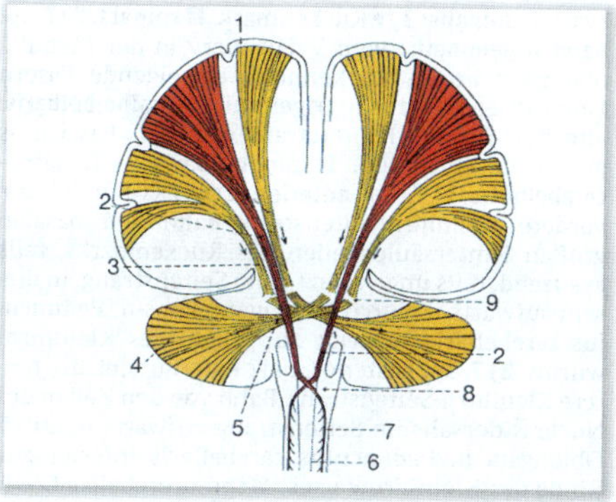


**Tractus corticospinalis:** Schema der Pyramidenbahn mit Großhirn-Kleinhirn-Bahnen: 1 = Cortex cerebralis (Pallium), 2 = Fibrae corticospinales, 3 = Fibrae corticopontinae, 4 = Cerebellum, 5 = Pedunculus cerebellaris medius (pontinus), 6 = Tractus corticospinalis (pyramidalis) anterior, 7 = Tractus corticospinalis (pyramidalis) lateralis, 8 = Decussatio pyramidum (motoria), 9 = Nuclei pontis. [330]

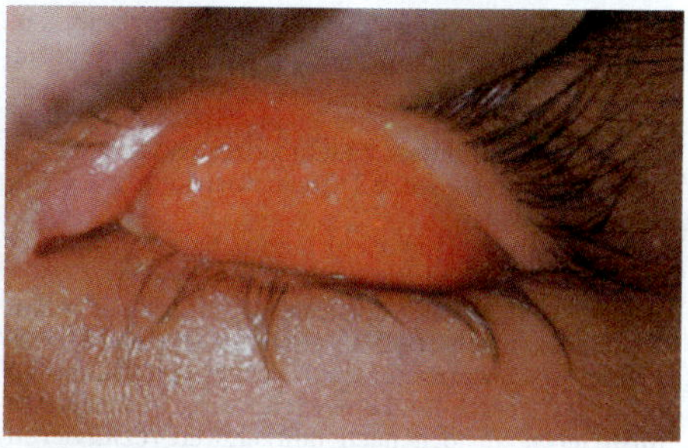

**Trachom:** »Trachomkörner« (weißliche Follikel) auf der Lidinnenseite. [389]

pothalamus u. Neurohypophyse als Vereinigung des T. supraoptico- u. paraventriculohypophysialis. S.a. ▸HERRING-Körper. E hypothalamohypophysial tractus. – **T. ilio|pubicus:** Verstärkung der Fascia transversalis parallel zum Ligamentum inguinale. – **T. ilio|tibialis:** das die Fascia lata verstärkende vertikale »MAISSIAT-Band« (Sehnenfasern des ▸Musculus tensor fasciae latae u. M. gluteus max.) zwischen Crista iliaca u. Tuberositas tibiae. E iliotibial t. – **T. mes|en|cephalicus nervi tri|geminalis:** Mittelhirn-Abschnitt des ▸Nervus trigeminus ventral vom Aquädukt u. IV. Ventrikel, rostral bis in Höhe der oberen Zweihügel; die Ursprungszellen dieser Fasern liegen im Nucleus tractus mesencephali (einem intrazerebralen sensor. Ganglion). E mesencephalic t. of trigeminal nerve. – **T. olfactorius:** die von den Neuriten der Mitralzellen u. grauer Substanz gebildete Verbindung zwischen Bulbus u. Trigonum olfactorium. E olfactory t. – **T. olivo|cerebellaris:** in den Fibrae arcuatae int. kreuzende Leitungsbahn aus Olivenzellneuriten, die die gegenseitige Olive als Geflecht einhüllt u. im Pedunculus cerebellaris inf. zur Rinde der Kleinhirnhemisphäre verläuft u. an der rückläufigen Steuerung des Kleinhirns mitwirkt. E olivocerebellar t. – **T. olivo|spinalis,** HELWEG-Bündel: die von der Oblongata-Olive zu den Vorderhornzellen des Halsmarks absteigende »Dreikantenbahn«. E olivospinal t. – **T. opticus:** die an der Hirnbasis den Hirnschenkel umfassende Teilstrecke der Sehbahn (zwischen Chiasma u. Radiatio optica), zusammengesetzt aus den Neuriten der Optikusganglienzellen je einer nasalen u. temp. Netzhauthälfte beider Augen. E optic t. – **T. pyramidalis:** ▸Tractus corticospinalis. E pyramidal t. – **T. reticulo|spinalis:** Leitungsbahn von der Formatio reticularis (Pons u. Oblongata) zu den Vorderhornzellen; in der Haube teilw. kreuzend u. im Vorderseitenstrang verlaufend. E reticulospinal t. – **T. rubro|spinalis:** das beim Menschen nur noch rudimentäre MONAKOW-Bündel von den großen Zellen des roten Kerns aus; kreuzt in der vorderen Haubenkreuzung (FOREL). E rubrospinal t. – **T. solitarius:** aus Schleimhaut- u. Geschmacksfasern v.a. der Hirnnerven VII, IX u. X zusammengesetzter Faserzug in der Oblongata bis zum Nucleus tractus solitarii. E solitary t. – **T. spinalis: 1)** ▸Rückenmark. E spinal t. **2) T. sp. nervi trigeminalis:** vom V. Hirnnerv in der Medulla oblongata in das Rückenmark absteigende Fasern zum Nucleus tractus n. trigemini. – **T. spino|bulbaris:** alte Bez. für die Hinterstrangbahnen (= Fasciculus gracilis u. cuneatus). E spinobulbar t. – **T. spinocerebellaris: 1) T. sp. anterior,** GOWERS-Bündel: die vordere Kleinhirn-Seitenstrang-Bahn von basalen großen Hintersäulenzellen des Rückenmarks, teils kreuzend, teils ungekreuzt, zum Seitenstrang, in diesem aufwärts u. durch Oblongata, Pons u. Pedunculus cerebellaris superior zur Rinde des Kleinhirnwurms. **2) T. sp. posterior,** FLECHSIG-Bündel: die hintere Kleinhirn-Seitenstrang-Bahn von den Zellen des Nucleus dorsalis im Seitenstrang aufwärts u. durch Oblongata u. Pedunculus cerebellaris inferior zur Rinde des Kleinhirnwurms. E spinocerebellar t. – **T. spino|thalamicus:** die von Zellen des Rückenmark-Hinterhorns nach Kreuzung in der vorderen Commissura alba im Vorderseitenstrang u. dann weiter durch Oblongata, Brücke u. Mittelhirn zum Thalamus laufende Bahn für Druck- u. Berührungs- (= T. sp. anterior) bzw. Schmerz- u. Temperaturempfindung (= T. sp. lateralis). E spinothalamic t. – **T. supra|optico|hypo|physialis:** neurosekretor. Fasern hypothalamischer Kerne (Nuclei supraopticus, paraventricul., tuberales), die sich im Hypophysenstiel zusammenschließen u. in den HHL gelangen, an dessen Blutkapillaren sie die in den Perikaryen mitgeführten Hormone Oxytocin u. Vasopressin abgeben. E supraopticohypophysial t. – **T. tecto|spinalis (Loewenthal):** Bahn, die vom ▸Tectum mesencephali im Vorderseitenstrang zu den Motoneuronen des Rückenmarks zieht. E tectospinal t. – **T. tegmentalis centralis (Bechterew):** die im ▸Tegmentum mesencephalicum von den Nervenzellen u. Neuriten des motor. Haubenkerns gebildete »zentrale Haubenbahn«, durch die Pallidum, Nucleus ruber, verschied. Etagen der Formatio reticularis, Nucleus dentatus, zentr. Höhlengrau u. Thalamusgebiet mit der unteren Olive verbunden sind. E central tegmental t. – **T. temporo|pontinus:** das »TÜRCK-Bündel« von der mittl. u. unteren Schläfenwindung zu den dorsolateralen Brückenkernen. E temporopontine t. – **T. tuberoinfundibularis:** die zum Hypothalamus-HVL-System gehörende Bahn vom Tuber cinereum in den Hypophysenstiel, wo sie sich an den Gefäßbaum des portalen Kreislaufs verzweigt. E tuberoinfundibular t. – **T. vestibulo|spinalis:** die vom DEITERS-Kern dorsal um die obere Olive in den Vorderstrang u. zu den Motoneuronen des Rückenmarks ziehende Bahn im Dienste des Körpergleichgew. (Übertragung von Erregungen des Vestibularorgans v.a. auf autochthone Nacken- u. Rückenmuskeln). E vestibulospinal t.

**Traditionelle Chinesische Medizin,** Abk. TCM: eigenständiges, über Jahrtausende in vielen (auch widersprüchlichen) Schulen entwickeltes Medizinsystem in China, in dem ▸Akupunktur, ▸Chinesische Arzneitherapie, ▸Chinesische Diätetik, ▸Qigong u. ▸Tuina-Therapie eine wichtige Rolle spielen; stellt kein homogenes Lehrgebäude dar, obwohl alle Lebensprozesse durch das Wirken universaler Prinzipien erklärt werden; als phänomenologische Medizin mit philosophischem Überbau (Konfuzianismus, Taoismus, Buddhismus) u. gut dokumentiertem Erfahrungsschatz ist die TCM auch heute noch relevant u. aktuell. Die wesentlichen Medizintheorien sind die Lehre von ▸Ying und Yang, ▸Fünf Wandlungsphasen, ▸Zangfu-Organen, ▸Lebenssubstanzen, ▸Meridianen u. ▸Krankheitsursachen in der TCM. In der chinesischen Differentialdiagnose sind Befund u. Befinden, Art der Erkrankung u. Reaktionslage des Patienten von Bedeutung. Ausführliche Anamnese u. spezielle Untersuchungsmethoden (▸Zungendiagnostik, ▸Pulsdiagnostik) führen zur Diagnose. Ziel der Therapie sind die Entfernung pathogener Faktoren, Unterstützung der Organfunktionen u. Regulierung der Lebenssubstanzen.

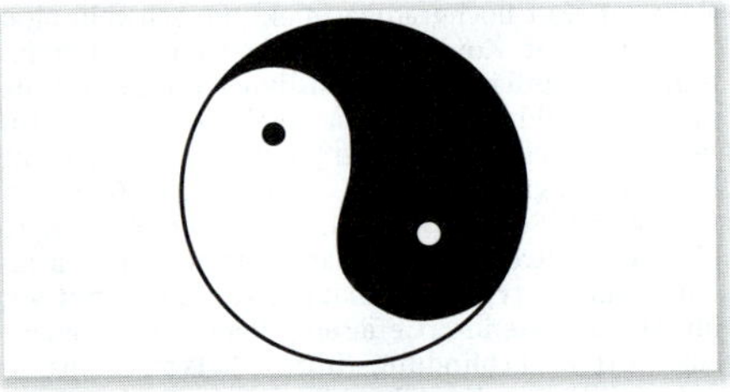

**Traditionelle Chinesische Medizin:** die chinesische Monade (Einheit) als Symbol des polaren Wechselspiels u. der gegenseitigen Ergänzung von Yin (schwarz) u. Yang (weiß). In jedem ist der Kern des anderen angelegt. [172]

**Träger:** *Biochemie, Nuklearmedizin* ▸Carrier, ▸Schlepper; *Hygiene* ▸Keimträger; *Genetik* ▸Konduktor (»Merkmalsträger«); *Anästhesie* s.u. ▸Narkosegas. E carrier.

**Träger|elektro|phorese:** ▸Elektropherographie.

**Tränen,** Lacrimae: s.u. ▸Tränenflüssigkeit; s.a. ▸Dakryo... E tears.

**Tränen|apparat:** ▸Apparatus lacrimalis.

**Tränenbein:** ▸Os lacrimale. E lacrimal bone.

**Tränen|drüse:** ▸Glandula lacrimalis. E lacrimal gland.

**Tränen|drüsen|tumoren: 1)** gutartige Zysten. **2)** Tränendrüsenmischtumor (evtl. schwer im Gesunden zu entfernen, da der Tumor frühzeitig in die Orbita infiltrieren u. noch nach Jahrzehnten rezidivieren kann; bildet zunächst eine schmerzlose, durch das Oberlid tastbare Schwellung).

**Tränen|flüssigkeit:** die von den Tränendrüsen abgesonderte, klare Flüssigkeit mit pH um 7,35. Enthält Proteine, NaCl, Glucose, Harnstoff, Vit. C u. Spuren von Lysozym (ergänzt durch schleim. Sekret der Bindehautzellen u. fettartige Substanzen der MEIBOM-Drüsen). E tear fluid.

**Tränen|gang|stenose:** angeborene oder erworb. (v.a. entzündl.) Verengung des Tränen-Nasen-Ganges (Ductus nasolacrimalis). ***Klin.:*** bei Neugeb. meist in Form einer dünnen Membran am Ausgang zur Nasenhöhle, mit sekundärer eitr. Infektion der gestauten Tränenflüssigkeit. ***Ther.:*** in etwa 80 % spontane Eröffnung in den ersten Lebensmonaten, sonst Sondierung. E dacryostenosis.

**Tränen|gase,** Apodakrytika: Weißkreuzkampfstoffe; Augenbrennen, Tränenfluss etc. auslösende gasförm. Kampfstoffe (u. deren Dämpfe), z.B. Chlorpikrin, Acrolein, Bromaceton. E tear gases.

**Tränen-Nasen-Gang:** ▸Ductus nasolacrimalis. E nasolacrimal duct.

**Tränen|sack:** ▸Saccus lacrimalis. – Auch Laien-Bez. für die »Augensäcke« der Unterlider (Fettgewebshernie infolge Erschlaffung der vorderen orbit. Stützgewebe, konstitutionell u. im fortgeschrittenen Alter; op. korrigierbar). E lacrimal sac, tear sac.

**Tränen|see:** ▸Lacus lacrimalis. E tear lake.

**Tränen|sekretion:** Absonderung der ▸Tränenflüssigkeit am Auge; Funktion: Schutz der ▸Cornea u. ▸Tunica conjunctiva vor Austrocknung, Ausspülung von Fremdkörpern sowie Infektionsschutz durch antibakterielle Enzyme. E lacrimation, secretion of tears.

**Tränen|träufeln:** ▸Epiphora. E illacrimation.

**Tränen|wege:** die Abflusswege der Tränenflüssigkeit: Canaliculus lacrimalis (ab Punctum lacr.) mit dem Saccus lacr., Canalis nasolacr. – Kontrolle der Durchgängigkeit mit Farbtest n. JONES (1 Tr. 1 %iges Fluorescein, in den Bindehautsack eingebracht, ist in der Nase oder aber nur in den Tränenwegen nachweisbar). E tear passages.

**Träumen:** *Psychologie* s.u. ▸Traum. E dreaming.

**Trage|tuch:** *Chirurgie* ▸Mitella.

**Tragi:** s.u. ▸Tragus.

**tragicus** *(latein.):* zum ▸Tragus gehörend. E tragal.

**Tragus:** der hautüberzogene Knorpelvorsprung der Lamina tragi vor der äußeren Gehörgangsöffnung; evtl. mit Borstenhaaren besetzt (»Tragi«; meist büschelförmig: Barbula hirci). E tragus.

**Tragus|schmerz:** s.u. ▸Mastoiditis, okkulte. E tragus pain.

**Tragzeit:** Dauer der Schwangerschaft: beim Menschen vom Zeitpunkt der Kohabitation (= forensische T.) oder der letzten Menstruation (klin. T.) bis zum Beginn der Geburt, im Allg. 273–281 Tage post conceptionem (s.a. ▸Empfängniszeit). – Durch ein **Tragzeit-Gutachten** (unter Berücksichtigung des Reifegrades des Neugeborenen etc.) kann im Vaterschaftsprozess ein Beklagter u.U. als Erzeuger ausgeschlossen werden. E gestation time.

**Training:** regelmäßig wiederholte Maßnahmen zur Steigerung der körperlichen u. geistigen Leistungsfähigkeit. – **T., autogenes:** ▸autogenes Training.

**Trainingsprinzipien:** Grundsätze zur Durchführung u. Dosierung eines ▸Aufbautrainings. Trainingsumfang u. Auswahl der Übungen werden derart gewählt, dass ein kontinuierlicher Muskelaufbau stattfindet, ohne den Pat. zu überfordern. Die Trainingsdosierung beträgt mind. 3 Therapieeinheiten pro Woche von je 30–60 Min. Dauer, muss aber immer individuell angepasst werden. Der Trainingserfolg wird regelmäßig überprüft u. vom verordnenden Arzt dokumentiert. Festlegung der Reihenfolge der Trainingsinhalte durch die **Trainingsplanung:** Aufwärmphase, Differentialbehandlung der verletzten Region, Aufwärmen u. Dehnen vor isokinetischer Belastung, Schnelligkeits- u. Koordinationstraining, aktive Dehnung, Ausdauertraining, Krafttraining, Abwärmphase.

**Trainingstherapie, medizinische,** Abk. MTT: intensivierte Form der ▸Physiotherapie nach Verletzungen des Bewegungsapparates, entwickelt aus der Trainingslehre im Sport. ***Ind.:*** indiziert bei allen konservativ oder operativ versorgten Verletzungen des Bewegungsapparates, sofern der Pat., bedingt durch Beruf oder Hobby, einen individuelle Bedarf an Kraft u. Ausdauer aufweist, der über den mittleren Belastungen des tgl. Lebens liegt. Präventive Anw. zur Vermeidung von Überlastungsschäden, muskulärer Schwäche oder Dysbalance. ***Ziele:*** Schmerzfreiheit, Wiederherstellung der bestmöglichen muskulären Funktion (Kraft, Ausdauer, Koordination), Wiederherstellung der bestmöglichen Gelenkfunktion, Wiedererlernen alltags- u. sportspezifischer Bewegungsmuster, Prävention erneuter Verletzungen. ***Durchführung:*** individuelle Zusammenstellung eines gezielten Aufbautrainings mit oder ohne Gerät. Übungen zum Dehnen verkürzter Muskulatur u. zur Kräftigung entsprechender Antagonisten. Nach Einzelbehandlung wird der Pat. zum Eigentraining angeleitet.

**Trajektorien:** *Physik, Anatomie* die sich rechtwinklig kreuzenden »Spannungslinien« als Orte großer Druck- u. Zugbelastung in einem belasteten Körper. Sind im Knochen (z.B. prox. Femurende) durch entsprechend ausgerichtete Spongiosazüge manifestiert. E trajectories.

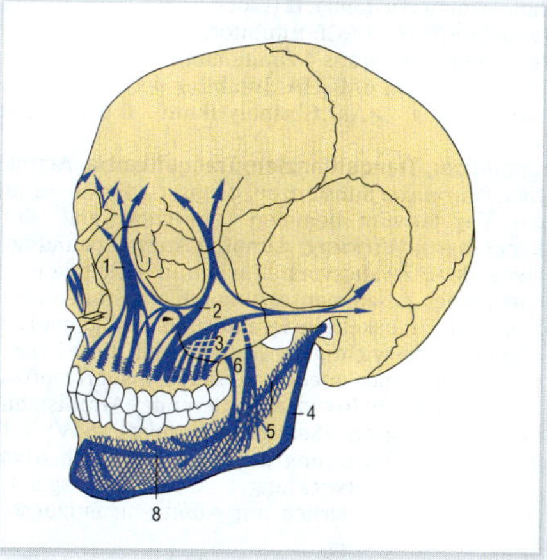


**Trajektorien:** wichtigste Tr. des Kopfes. 1) Stirn-Nasen- oder Eckzahnpfeiler; 2) Jochbeinpfeiler; 3) Flügel-Gaumenbein-Pfeiler; 4) Trajectorium marginale; 5) Traj. dentale; 6) Traj. des M. temporalis; 7) Basalbogen des OK; 8) Basalbogen des UK. [393]

**Trakt:** *Anatomie* ▸Tractus. E tract.

**Traktion,** Zug: **1)** *Chirurgie, Orthopädie* ▸Extension (2). E traction. **2)** *Geburtshilfe* ▸Extraktion des Kindes.

**Traktions|aneurysma:** s.u. ▸Aneurysma, echtes. E traction aneurysm.

**Traktions|divertikel:** Ösophagusdivertikel (meist trichterförmig) infolge Narbenzuges, meist in Höhe der Bifurkation (▸Ösophagusengen, dort Abb.) durch mit der Ösophaguswand verbackene (tuberkulöse) Lymphknoten; im Allg. klein u. symptomlos (nur Rö.-Nebenbefund), Beschwerden evtl. erst bei Vergrößerung durch Pulsation. E traction diverticulum.

**Traktions|emphysem:** Lungenemphysem (meist Lappenrand) infolge Verziehung durch verschwielende Prozesse. E traction emphysema.

**Traktions|versuch:** (PEIPER) Anheben des Säuglings aus der Rückenlage in eine 45°-Schräglage u. Beobachtung der Kopfhaltung zur Prüfung der ZNS-Reife: Beim gesunden Säugling bleibt der Kopf bis zur 6. Wo. nach hinten hängen; im 3. Monat wird der Kopf aktiv mit angehoben; ab 6. Monat bei gleicher Gesamthaltung deutl. Sitztendenz. E head control.

**Trakto|tomie:** op. Durchtrennung eines Traktus; i.e.S. die einer sensiblen ZNS-Bahn zur Behebung unstillbarer chron. Schmerzzustände, z.B. des Tractus spinalis nervi V bei Trigeminusneuralgie (nach SJÖQUIST). E tractotomy.

**Traktus|hemi|an|opsie:** senkrecht-strichförmiger Gesichtsfeldausfall bei – temporobasaler – Alteration des Tractus opticus.

**Tramadol:** stark wirksames Analgetikum (▸Opioid) mit morphinähnlicher Wirkung; durch Naloxon antagonisierbar. E tramadole.

**Tramazolin:** α-Sympathomimetikum (▸Imidazolidin); ***Anw.*** als Vasokonstriktor in Augen- u. Nasentropfen. E tramazoline.

**TRAM-Lappen:** Abk. für **t**ransversaler **R**ectus-**a**bdominis-**M**uskel-Lappen; Haut-Muskellappen aus dem Bauchbereich zur operativen Rekonstruktion einer entfernten Brust (TRAM-Lappen-Plastik), wobei die Narbe quer über den Bauch verläuft (meist bei Mammakarzinom).

**Trance: 1)** »Entrückung« als hypnoseähnlicher Zustand (Einengung von Bewusstsein u. Handlungsfreiheit) mit Erschließung z.B. der Fähigkeit des Einfühlens in fremdes psych. Erleben u. Wünschen. Tritt bei bes. veranlagten oder geübten »Medien« leichter auf. **2)** Bez. für gewisse Dämmerzustände (z.B. alkohol. Dämmerzustand). E trance.

**Trandolapril:** ein ▸ACE-Inhibitor.

**Tranexamsäure,** trans-4-Aminomethylcyclohexancarbonsäure, Abk. AMCHA: Inhibitor der Plasminogenaktivierung; ▸Antifibrinolytikum. E tranexamic acid.

**Tranquilizer, Tranquillanzien, Tranquillantia,** Ataraktika: *Pharmazie* Substanzen, die psych. Einflüsse auf das Vegetativum hemmen (»psychovegetat. Entkopplung«); ***Wirkung:*** dämpfen Angst, Spannungszustände u. Zwangsvorstellungen u. wirken je nach chemischer Zusammensetzung schlafanstoßend, anxiolytisch, muskelrelaxierend und antikonvulsiv. ***Wirkst.:*** Die wichtigste Gruppe sind die ▸Benzodiazepine; ferner niedrig dosierte ▸Neuroleptika, Meprobamat, Hydroxyzin (sedierendes Antihistaminikum), Buspiron (Serotonin-Agonist). ***NW:*** z.T. drastische Potenzierung der Wirkung durch Alkohol; Toleranzentwicklung, Abhängigkeitsgefahr (psychisch u. körperlich mit Absetz- u. Entzugserscheinungen).

**trans...** *(latein.):* Präfix für durch, hinüber, darüber hinaus, jenseits; *chem* zur Kennz. eines Isomers (s.u. ▸*cis...*) oder eines Gruppen übertragenden Enzyms; *genet* s.u. ▸*cis...*

**trans|abdominal:** durch die Bauchdecken hindurch (auch via Bauchhöhle = intra- bzw. transperitoneal). E transabdominal.

**Trans|aldolase:** Enzym, das z.B. im Pentosephosphat-Zyklus die Reaktion Sedoheptulose-7-phosphat + D-Glycerinaldehyd-3-phosphat = D-Erythrose-4-phosphat + D-Fructose-6-phosphat bewirkt. E transaldolase.

**Trans|aminasen,** Amino(trans)ferasen: Enzyme (mit Pyridoxalphosphat als Coenzym), die α-Aminogruppen von einer Aminosäure auf eine α-Ketosäure (z.B. Pyruvat, Oxalacetat) übertragen (»**transaminieren**«) unter Austausch des gegenseitigen Redoxzustandes; *labor* s.u. ▸Aspartataminotransferase (»ASAT«, »SGOT«) und ▸Alaninaminotransferase (»ALAT«, »SGPT«); s.a. ▸Enzymmuster (dort Schema). E transaminases.

**Trans|aminierung:** s.u. ▸Transaminasen. E transamination.

**trans|anal:** durch den After.

**trans|bronchial:** durch die Bronchuswand.

**trans|choledochal:** durch den Ductus choledochus.

**Transcobalamine I, II, III,** Abk. TC: Transportproteine für ▸Vitamin $B_{12}$; angeborener TC-II-Mangel führt zu megalozytärer Anämie, Panzytopenie, Malnutrition u. Agammaglobulinämie. E transcobalamins I, II, III.

**Trans|cortin,** Transkortin, CBG: corticosteroidbindendes $\alpha_1$-Globulin (v.a. Plasma) mit hoher Affinität zu ▸Cortisol u. ▸Corticosteron. Normal ca. 3,7 mg/dl, in der Schwangerschaft u. unter Einnahme von Ovulationshemmern ca. 7 mg/dl bei normalem Verhältnis von freiem zu gebundenem Cortisol. E transcortin, corticosteroid-binding globulin, CBG.

**Tran|scriptase,** Nucleosidtriphosphat-transferase: DNS-abhängige RNS-Polymerase mit 2α- u. je 1β- u. β'-Kette und 1σ-Untereinh., die bei der ▸Transkription die RNS-Synthese katalysiert. Starter der Enzymreaktion durch Anlagerung an die Promotor-Region der DNS. Benötigt zur Reaktion außer der Matrizen-DNS Adenosin-, Guanosin-, Cytidin- u. Uridin-Triphosphat sowie $Mg^{2+}$ oder $Co^{2+}$ oder $Mn^{2+}$. E transcriptase. – **T., reverse:** (1970) RNS-gesteuerte DNS-Polymerase der RNS-Viren, die von der Wirtszelle nach den Informationen der viralen RNS synthetisiert wird und der »Rückübersetzung« (reverse Transkription) der Virus-RNS in eine komplementäre DNS dient. Diese ändert dann die Erbinformation der Wirtszelle u. leitet evtl. eine maligne Entwicklung ein. Ein Bsp. ist die r. T. des ▸HIV, die durch ▸antiretrovirale Substanzen hemmbar ist. E reverse transcriptase.

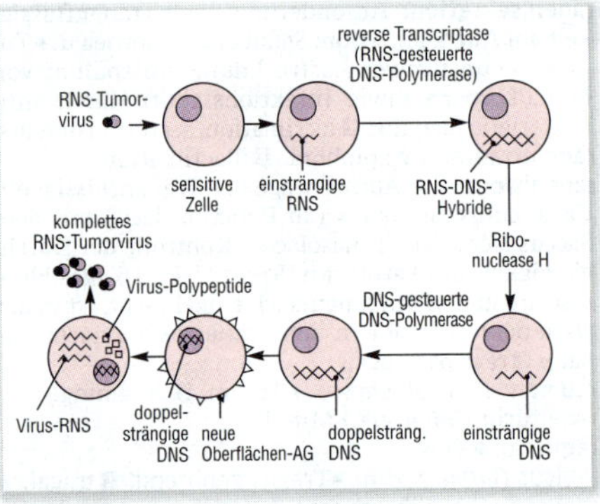


**Transcriptase, reverse:** Integration eines RNS-Tumorvirus in die Zell-DNS durch die r. T. [107]

**Tran|scriptio:** *Genetik* ▸Transkription. E transcription.

**transdermal:** durch die Haut. – **t. therapeutisches System:** ▸TTS.

**trans|diaphragmal:** durch das Zwerchfell hindurch.

**Transducer** *(engl.):* Druckwandler, Schallkopf bzw. Ultraschallwandler. Element des ▸Biosensors.

**Trans|duktion: 1)** *Genetik* (ZINDER u. LEDERBERG 1952) »Überführung« von Teilen der DNS eines Wirtsbakteriums (»Donor«) in das Genom eines anderen (»Rezipient«) durch temperente oder virulente Phagen. Bei stabilem Einbau erfolgt Reduplikation. **2)** Transformation: *Physiologie* Überführung mechanischer Signale (z.B. Schallschwingungen) in Erregung (z.B. im CORTI-Organ) oder Übermittlung von Signalen auf chem. Wege, z.B. bei der Zell-Zell-Kommunikation. E transduction.

**trans|duodenal:** durch den Zwölffingerdarm.

**Trans|fektion:** *Genetik* (FÖLDER u. TRATNER 1964) die Umstimmung von Wirtszellen durch aufgenommene – aber nicht in das Wirtsgenom eingebaute – DNS oder RNS eines Virus i.S. der Anregung des Syntheseapparates zur Bildung des spezif. Hüllproteins, so dass komplette infektiöse Virionen entstehen. – Ferner das Einschleusen von DNS bei der ▸Gentechnologie in eukaryotische Zellen. E transfection.

**Trans|fer** *(engl.),* Übertragung: **1)** *Genetik* ▸Transformation (1). **2)** *Toxikologie* Übertritt von Schädlichkeiten z.B. in der natürl. Nahrungsmittelkette von einem Glied auf das andere (z.B. die Aufnahme von $^{137}Cs$ durch Pflanzen aus kontaminiertem Boden, die Aufnahme durch die Kuh aus der Pflanze u. der Übertritt in Fleisch u. Milch).

**Trans|ferasen:** Enzyme, die best. Gruppen zwischen Donor u. Akzeptor übertragen; z.B. ▶Transaminasen. **E** transferases.

**T(ransfer)-Faktoren:** *Immunologie* thermolabile, dialysable Polypeptide (MG < 10 000) aus T-Lymphozyten. **E** transfer factors.

**Trans|fer-Ribo|nuclein|säure:** ▶Transfer-RNS. **E** transfer ribonucleic acid.

**Trans|ferrin,** Siderophilin: in der Leber gebildetes Plasmaprotein ($\beta_1$-Fraktion in der Eiweißelektrophorese, MG 76 500; Normalwert im Serum: 2–4 g/l). Transporteiweiß für ▶Eisen (dort Stoffwechselschema) im Blut, das das resorbierte Nahrungs-Fe in den Mukosazellen (oberes Jejunum, Duodenum) nach Oxidation durch Ferrioxidase I (= Coeruloplasmin) mit 2 $Fe^{3+}$ pro Mol bindet (2 Bindungsorte A, B) u. es entweder auf »Funktionseisen« (70–90 %; A-Bindung) an Hb aufbauende Erythrozyten, Retikulozyten, Enzyme/Coenzyme oder (B-Bindung) nach Vitamin-C-katalysierter Reduktion zu $Fe^{2+}$ an RES-Speicherzellen weitergibt. – *labor* s.u. ▶Eisenbindungskapazität; *genet, serol* s.u. ▶Transferrin-System. **E** transferrin, siderophilin.

**Trans|ferrin-System,** Abk. Tf-System: genetisch determinierter ▶Plasmaprotein-Polymorphismus mit über 30 Varianten (Hauptgruppen: TfB, TfC, TfD), unterscheidbar z.B. mit isoelektrischer Fokussierung; ***Anw.*** z.B. für Vaterschaftsgutachten. **E** transferrin system.

**Transfer-RNS,** Abk. tRNS, Abk. t-RNS: ▶Ribonucleinsäure mit kleeblattförmiger Molekülstruktur u. geringem Molekulargewicht (23 000–30 000; 4S), die bei der ▶Eiweißbiosynthese als Überträger für je eine bestimmte Aminosäure wirkt. S.a. ▶Translation. **E** transfer-RNA, Abk. t-RNA.

**Transfertechniken:** ▶Patiententransfer.

**Trans|fixation:** *Chirurgie* Fixierung von reponierten Knochenfragmenten oder Sehnenstümpfen (nach Naht) mit perkutan hindurchgeführten Drähten. **E** transfixation.

**Trans|fixion:** Durchstechen; *chir* ▶Durchstichverfahren (z.B. bei Amputation), *ophth* (FUCHS) eine Glaukomoperation. **E** transfixion.

**Trans|formation:** Umwandlung. **1)** Transfer: *Genetik* bei Bakterien die Änderung genetischer Eigenschaften durch Aufnahme isolierter oder ausgeschiedener DNS anderer Stämme u. Einbau eines der beiden DNS-Stränge durch Rekombination u. Reduplikation zusammen mit dem Genom der Wirtszelle: Der transformierte Genotyp weist die dem Informationsgehalt des integrierten DNS-Stückes entsprechenden Eigenschaften auf; bei der ▶Gentechnologie (dort Schema) genutzter Mechanismus. **2)** *Physiologie* ▶Transduktion. **3)** *Immunologie* ▶Lymphozytentransformation. **4) maligne T.:** *Pathologie, Zytologie* bösartige Veränderung von Zellen unter dem Einfluss chemischer oder physikal. Noxen oder onkogener Viren mit Wegfall der Mitosehemmung, Änderung von Morphologie u. Wachstum, strukturellen u. numer. Aberrationen des Karyotyps; s.a. ▶Onkogen. **5)** *Gynäkologie* die sekretor. Umwandlung des Endometriums durch Gestagene in der ▶Lutealphase. **E** transformation.

**Trans|formations|feld:** in der Nebennierenrinde die außen u. innen an die Zona fasciculata angrenzende Schicht.

**Trans|formations|phase:** *Gynäkologie* ▶Lutealphase. **E** transformation phase.

**Transformations|zone:** *Gynäkologie* ▶Umwandlungszone. **E** transformation zone.

**Trans|formylierung:** enzymat. Übertragung des Formylrests –CHO, z.B. mittels ▶Tetrahydrofolsäure als Coenzym. **E** transformylation.

**trans|frontal:** durch Stirnbein bzw. Stirnhöhle hindurch.

**Trans|fusion:** ▶Bluttransfusion; s.a. ▶fetofetale u. ▶fetomaternale T., ▶Thrombozytensubstitution, ▶Leukozytenkonzentrat. **E** transfusion. – **T., autologe:** ▶Retransfusion (1). – **T., fetale:** *Geburtshilfe* s.u. ▶Bluttransfusion, intrauterine.

**Transfusions|medizin:** medizinisches Fachgebiet, das sich mit der Herstellung, Kontrolle u. Sicherung der Qualität von Blutbestandteilkonserven und deren Aufbereitung, der Spendetauglichkeitsbeurteilung, dem Erkennen besonderer Spenderisiken u. der Behandlung von Zwischenfällen, den Techniken der Hämapherese sowie der Durchführung u. Beurteilung immunhämatolog. Untersuchungen befasst. Die Weiterbildungszeit zum Facharzt für T. (**Transfusionsmediziner**; engl. = transfusionist) beträgt 5 Jahre.

**Trans|fusions|schaden:** Oberbegriff für bluttransfusionsbedingte Gesundheitsstörungen (einschl. Folgen): **1)** Hämolyse (u. Chromoproteinniere = »Transfusionsnephritis«), übertragene Infektionskrankheit (z.B. AIDS, Syphilis, hämatogene ▶Virushepatitis), anderweitige Organschädigung (z.B. Hämosiderose bei Hypertransfusion = »Transfusionssiderose«). **2)** Bildung von Immunantikörpern gegen zelluläre u. plasmatische Bestandteile des Spenderblutes, die bei erneuter Transfusion einen hämolytischen ▶Transfusionszwischenfall auslösen u./oder zur Allergie führen können. **E** severe transfusion reaction.

**Trans|fusions|zwischenfall:** akute hämolyt. oder nichthämolyt. Gesundheitsstörung durch die ▶Bluttransfusion. ***Prophyl.:*** ▶Kreuzprobe, ▶Antikörpersuchtest, Blutgruppenbestimmung, sachgemäße Herstellung, Prüfung u. Lagerung der Blutkonserven. **E** transfusion reaction, t. accident. – **T., hämolytischer:** v.a. durch inkompatibles Blut verursachter T., wobei die Reaktion im Falle der AB0-Unverträglichkeit im Allg. sofort, beim Rh- u. bei anderen Systemen mit inkompletten Antikörpern erst nach bis zu 2 Std. erfolgt: Hämoglobinämie und -urie, Kreuzschmerzen, Gesichtsrötung, später Ikterus, evtl. Hämolyseschock u. hämoglobinurisches Nierenversagen; beim Narkotisierten oft nur festzustellen an vermehrter Blutung im Op.-Gebiet (Verbrauchskoagulopathie); ähnl. Gerinnungsstörungen evtl. bei kompatiblem Blut infolge Störung des physiol. Gleichgewichts zwischen gerinnungsfördernden u. -hemmenden Mechanismen (z.B. bei Verw. zu frischer oder zu alter Blutkonserve). – **T., nichthämolytischer:** T. **a)** durch Leukozyten- oder Thrombozytenantikörper; **b)** durch Pyrogene der Konserve oder Infusionsflüssigkeit, mit Fieber, evtl. Schüttelfrost; **c)** durch bakterielle Kontamination der Blutkonserve; v.a. akutes Kreislaufversagen durch die Bakterientoxine; **d)** ▶Citratintoxikation; **e)** allerg. Reaktion (Eosinophilie, Urtikaria, Asthma, Glottisödem); **f)** ▶Hyperkaliämie (in alten Konserven $K^+$-Austritt aus Erythrozyten); **g)** ▶Übertransfusion; **h)** Hämosiderose nach (chron.) Massentransfusion.

**Trans|glykosidierung:** *Biochemie* der durch α-Glucan-verzweigende Glykosyltransferase (»Q-Enzym«) bewirkte Biosyntheseschritt bei verzweigten Kohlenhydraten. **E** transglycosidation.

**Transhydrogenase:** die $NAD(P)^+$-T. mit der Reaktion: $NADPH + NAD^+ = NADP^+ + NADH$. **E** transhydrogenase.

**transient** *(latein./engl.):* vorübergehend, ▶transitorisch.

**Trans|illumination:** bei der ▶Diaphanoskopie angewandtes Prinzip der Durchleuchtung. **E** transillumination.

**Transit:** Passage (z.B. eine Anastomose). **E** transit.

**Transition:** Austausch einer Purinbase bzw. einer Pyrimidinbase gegen eine andere im Rahmen einer Punktmutation; s.a. ▶Transversion. **E** transition.

**transitorisch:** vorübergehend. **E** transient. – **t. ischämische Attacke:** flüchtiger ischämischer Insult; s.u. ▶Apoplexia cerebri. **E** t. ischemic attack.

**Transit|zeit, kardiale:** die Zeit, die ein injiziertes Isotop benötigt, um die einzelnen Herzhöhlen zu durchlaufen. **E** transit time.

**Trans|ketolase,** Abk. TK: Enzym (mit Thiaminpyrophosphat = TPP als Coenzym), das im Pentosephosphat-Zyklus als sog. T-Reaktion v.a. die Umsetzung von Sedoheptulose-7- u. D-Glycerinaldehyd-3-phosphat zu D-Ribose-5- u. D-Xylulose-5-phosphat bewirkt. E transketolase.

**trans|kondylär:** durch einen Kondylus hindurch. E transcondylar.

**Trans|konio|skopie:** (B. MARTENSSON u. M. 1964) Endoskopie des subglott. Raums mit einem via Punktion des Ligamentum cricothyroideum (s. conicum) in den Kehlkopf eingeführten Endoskop.

**Trans|kortin:** ▶Transcortin.

**Tran|skriptase:** ▶Transcriptase.

**Tran|skription:** die durch Transcriptasen gesteuerte u. durch die Nucleotidsequenz des codogenen DNS-Stranges determinierte Synthese einer komplementären, einzelsträngigen m-, t- u. ribosomalen RNS, die jeweils dem 2. DNS-Strang gleicht; als »Umschreibung« des DNS- in einen RNS-Text der 1. Schritt in der Realisierung der genet. Information bei der ▶Eiweißbiosynthese (dort Schema). Erfolgt bei Eukaryonten ▶monocistronisch. Funktionelle Einheit ist das Operon; s.a. ▶Translation. E transcription. – **T., reverse:** s.u. ▶Transcriptase, reverse. E reverse t.

**trans|kutan:** durch die Haut hindurch (▶perkutan); z.B. als t. elektrische ▶Nervenstimulation (TENS). E transcutaneous, percutaneous.

**trans|labyrinthär:** durch das Ohrlabyrinth hindurch; z.B. zum Zugang bei Operationen des ▶Akustikusneurinoms.

**Trans|lation: 1)** *Genetik* »Übersetzung« der in der Nucleotidsequenz der mRNS gegebenen genet. Information in die Aminosäuren-Sequenz eines genspezif. Polypeptids bei der ▶Eiweißbiosynthese (dort Schema). Enzymat. Verknüpfung der Aminosäuren mit jeweils spezif., durch ein best. Basen-Triplett (»Anticodon«) ausgezeichneten tRNS-Formen zu ebenso vielen Aminoacyl-tRNS-Formen, die über H-Brücken zwischen Anticodon u. komplementärem mRNS-Codon vorübergehend an diese gebunden u. dadurch entspr. der Codonsequenz hintereinander geordnet werden (erfolgt an Ribosomen, die auch die Peptidbindung zwischen aufeinander folgenden Aminosäuren vermitteln). **2)** *Zahnmedizin* die reine, d.h. rotationsfreie Vorschubbewegung des Unterkiefers. E 1), 2) translation. **3)** *Ophthalmologie* Augenbewegung ohne rotatorische Komponente.

**Trans|lations|trauma:** Einwirkung einer geradgerichtet-gleichförm. Gewalt auf den nicht fixierten Schädel, mit Beschleunigung oder Verzögerung des Schädelinhalts.

**Trans|lokation,** Verlagerung: **1)** *Chirurgie* op. Verpflanzung eines Sehnenansatzes. **2)** Transposition: *Genetik* Ortsveränderung von Chromosomen- oder Chromatidstücken innerhalb eines Chromosomenbestandes. E translocation. – **T., balancierte:** T., bei der der Träger ein summarisch normales Genom aufweist u. phänotypisch gesund ist, jedoch Konduktor einer ▶Translokationstrisomie sein kann. – Bei der ROBERTSON-T. fehlt im Karyogramm eines der beiden Chromosomen 21, dessen langer Arm (q) z.B. am Chromosom 14 hängt; Karyotyp: 45,XX,–14,–21,+t(14q21q). E balanced t. – **T., reziproke:** wechselseitiger Austausch von Chromosomensegmenten ohne Materialverlust; führt bei den Nachkommen in etwa 10 % zu Syndromen mit ▶Dysmorphie u. zu gehäuften Aborten. E reciprocal t.

**Trans|lokations|mongolismus:** s.u. ▶Translokationstrisomie. E translocation mongolism.

**Trans|lokations|tri|somie:** *Genetik* bei einem Teil der Nachkommen von Trägern einer balancierten ▶Translokation (s.a. Abb.) entstehende funktionelle ▶Trisomie, bei der die Chromosomenzahl (46) normal erscheint, jedoch ein überzähliges Chromosomenstück (v.a. von 21) an einem anderen Chromosom (v.a. 14) hängt; als 15- bzw. 14/21-Trisomie mit den Symptomen des ▶DOWN-Syndroms (»Translokationsmongolismus«); ferner als unbalancierte partielle 11/22-T. (entstanden nach einer balancierten 11/22-Translokation bei einem Elternteil, mit charakteristischen Dysmorphien beim Kind). E translocation trisomy.

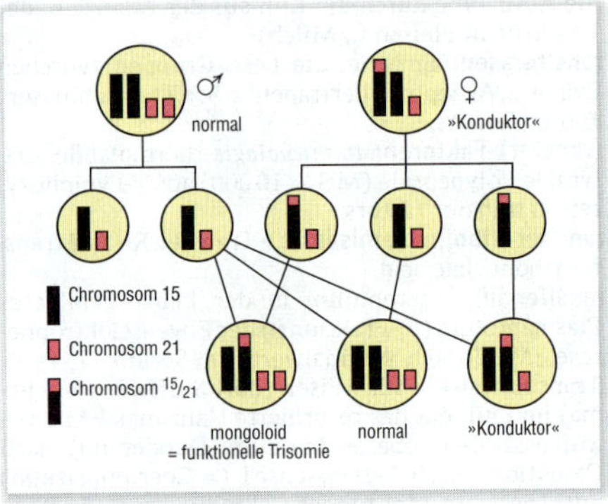


**Translokationstrisomie:** Erbgang. [263]

**Trans|lokator:** Struktur der Zellmembran (»Membrantransportprotein«) für den aktiven ▶Transport. E translocator.

**trans|luminal:** durch die Gefäßlichtung, z.B. die t. ▶Angioplastie. E transluminal.

**Trans|methylierung:** intermediäre Übertragung von Methylgruppen, z.B. mittels ▶Methyltransferase (»**Transmethylase**«). E transmethylation.

**Trans|mineralisation:** *Physiologie* mengenmäßige Verschiebung der mineral. Stoffe (Ionen) im Organismus. E transmineralization.

**Trans|missio(n):** Durchgang, Durchlässigkeit, Übertragung, *physiol* Erregungsübertragung (s.u. ▶Transmitter), Schallleitung im Mittelohr; *labor* Lichtdurchlässigkeit ($I/I_0$) bei der Photometrie (s.a. ▶Extinktion); *hyg* Infektionsübertragung. E transmission.

**Transmissions|sonographie,** Abk. TMS: Methode der ▶Ultraschall-Diagnostik, bei der das Untersuchungsobjekt großflächig durchschallt wird u. die Schallwellen auf der Gegenseite empfangen u. zu einem Fernsehmonitorbild verarbeitet werden; erlaubt interferenzfreie u. achsengetreue Flächenschnittbilder, z.B. in der orthop. Diagnostik.

**Trans|mitter** *(engl.)*: »Überträger(substanz)«, die auf chem. Wege an einer ▶Synapse (= Neuro-T.) oder motor. Endplatte Nervenimpulse überträgt (s. Abb.). Wird in präsynapt. Strukturen (v.a. Vesikeln) gespeichert, bei elektr. Nervenimpuls (mit Permeabilitätssteigerung der Speichermembran) freigesetzt, überquert den synapt. Spalt u. verbindet sich mit Rezeptoren der postsynapt. Membran (deren Konformation sich dadurch ändert); anschl. Inaktivierung (meist hydrolytisch). Zu den T. gehören biogene Amine wie Acetylcholin u. Noradrenalin (an cholin- bzw. adrenergen Neuronen), Dopamin (dopaminerge Neurone), γ-Aminobuttersäure (= GABA), Serotonin (tryptaminerge Neurone); ferner Aminosäuren (Glutaminsäure, Glycin, Asparaginsäure), wahrscheinlich auch Peptide (Substanz P; an peptidergen Strukturen).

**trans|mural:** durch eine Organwand; *kard* das Myokard in ganzer Dicke betreffend (z.B. t. Infarkt). E transmural.

**trans|nasal:** durch die Nasenhöhle.

**trans|oral:** durch die Mundhöhle (s.a. ▶oral, ▶peroral).

**trans|orbital:** durch die Augenhöhle (Orbita). E transorbital.

**Trans|parenz:** Lichtdurchlässigkeit. E transparency.

**Trans|peptidierung:** *Biochemie* Peptid-Aufbau aus Aminosäuren; i.e.S. der von einer Transpeptidase be-

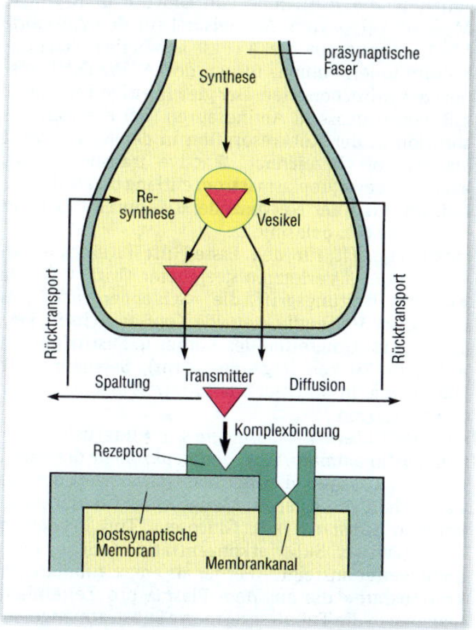


**Transmitter:** Synthese, Speicherung, Freisetzung, Rezeptorbindung u. Inaktivierung eines T. an der Kontaktstelle zwischen präsynaptischer Faser u. postsynaptischem Neuron. [469]

wirkte mikrobielle Einbau von N-Acetylglucosamin-N-acetyl-muraminsäure-peptid-Komplexen in die Zellwand (Angriffspunkt der Penicilline u. Cephalosporine). **E** transpeptidation.

**Tran|spiration,** Schwitzen, Hidrosis: Wasserdampfabgabe des Organismus, teils ständig über Haut u. Atemwege entsprechend dem Dampfdruckgradienten zwischen der obersten, der Haut u. Schleimhaut anlagernden Luftschicht u. der umgebenden Luft (Perspiratio insensibilis), teils vom Organismus gesteuert über die Sekretion der Schweißdrüsen als wichtigstes Stellglied der Wärmeabwehr (Perspiratio sensibilis), da mit dem Verdampfen von 1 g Wasser an der Hautoberfläche ca. 2,43 kJ Wärme entzogen werden. Die Schweißsekretion des ruhenden Menschen als Maßnahme zur Wärmeabgabe beginnt etwa bei 29 °C Umgebungstemperatur u. ist ab 34 °C Umgebungstemperatur das einzig wirksame Mittel gegen Überwärmung. Maximal können bis zu 12 l Schweiß pro Tag sezerniert werden. Da ▸Schweiß u. a. Kochsalz enthält, führen große Schweißverluste zu Hitzekrämpfen. Vermehrtes Schwitzen (▸Hyperhidrose) u. Wärmeempfindlichkeit können Zeichen eines krankhaften Prozesses sein. **E** transpiration, hidrosis.

**Trans|plantat:** durch ▸Transplantation in den Organismus verbrachte Zellen, Gewebe oder Organe, Letztere entweder als **freies T.** (ohne vaskuläre, nervale oder sonst. Verbindung) oder als **gestieltes T.** (mit – zumindest vorübergehendem – Gefäßstiel zur Entnahmestelle); s. a. ▸Lappen. **E** transplant, graft.

**Trans|plantat|abstoßung:** durch Immunreaktion bedingte Wirt-Transplantat-(»host-versus-graft«-)Reaktion zur Abstoßung des Transplantats (T.). Dabei spielen eine wesentl. Rolle die im T. enthaltenen Spender-Leukozyten u. gewebszellständigen ▸Histokompatibilitätsantigene (s. a. ▸HLA-System), die im Wirt eine zelluläre (u. humorale) ▸Immunreaktion gegen das T. auslösen (s. a. ▸Immunität, zellvermittelte). **First-Set-Reaktion:** beim vorher nicht sensibilisierten Empfänger: anfangs gute Vaskularisierung u. Durchblutung, innerhalb von 2 Tagen reichliche Granulozyteneinwanderung am Rande. Am 3.–9. Tag zunehmende Infiltration von Lympho- u. Monozyten u. verminderte Durchblutung. Am 7.–8. Tag Thrombosen, Blutungen u. Ödem u. Nekrose im T. u. in der Umgebung, ca. bis zum 12. Tag: Abstoßung. **Second-Set-Reaktion:** beschleunigte Abstoßung eines vom gleichen Spender stammenden Zweittransplantates (»second set«) als Ausdruck der von immunkompetenten Zellen schneller (nach Sensibilisierung) als bei der Erstimplantation gebildeten spezifischen Antikörper gegen das T. – Verhinderung der Abstoßung durch ▸Immunsuppression; s. a. ▸Konditionierung (2). **E** rejection.

**Trans|plantation:** operative Einpflanzung lebender Zellen (einschl. ▸Bluttransfusion), Gewebe oder Organe (s. a. ▸Transplantat) an eine andere Stelle des gleichen oder in einen anderen Organismus. ***Einteilung:*** nach Art der Verpflanzung unterschieden als **autogene T.** (autologe, Auto-T.): an eine andere Stelle des gleichen Organismus; v. a. als Haut-T.; **syngene (tische) T.** (früher: isogene, isologe, Iso-T.; engl.: syngeneic t.): bei genetischer Identität von Spender u. Empfänger (z. B. eineiige Zwillinge); **allogene (tische) T.** (früher: homogene, homologe, Homo-T.; engl.: allogeneic t.): bei Artengleichheit; v. a. Organtransplantate (Kompatibilität umso größer, je enger die genetische Verwandtschaft); **xenogene (tische) T.** (früher: heterogene, -loge, Hetero-T.; engl.: xenogeneic t.): bei Artenfremdheit (vom Tier auf Menschen); i. w. S. auch die **alloplastische T.** (Einpflanzung künstl. Organe). Nach topograph. Gesichtspunkten unterschieden als isotope T. (örtl. u. gewebl. Übereinstimmung von Entnahme- u. Einpflanzungsstelle), orthotope T. (örtl. Übereinstimmung) u. heterotope T. (keine örtl. Übereinstimmung); nach der Indikation als auxiliäre u. als substitutive T. (zur Unterstützung eines funktionsschwachen Organs bzw. als Ersatz eines ausgefallenen). ***Durchführung:*** Die Entnahme erfolgt beim Organspender nur nach sicherer Feststellung des ▸Hirntodes u. mit Einwilligung der nächsten Angehörigen bzw. durch schriftl. Willenserklärung (»Spenderausweis«); s. a. ▸Transplantationsgesetz, ▸Transplantatkonservierung. ***Progn.:*** Erfolg abhängig von der ▸Histokompatibilität zwischen Empfänger u. Spender; bei Inkompatibilität ▸Transplantatabstoßung. S. a. ▸Herz-, ▸Knochenmark-, ▸Leber-, ▸Nieren-, ▸Lungen-, ▸Stammzellentransplantation. – In der *Zahnmedizin* Einpflanzung eines eigenen (s. a. ▸Reimplantation) oder fremden Zahnes in die frische Alveole eines eben extrahierten Zahnes oder in eine künstlich geschaffene. **E** transplantation.

**Trans|plantations|antigene:** ▸Histokompatibilitätsantigene. **E** HLA antigens.

**Trans|plantations|gesetz,** Abk. TPG: Gesetz »über die Spende, Entnahme und Übertragung von Organen« (durch den Bundesrat beschlossen am 25. Juni 1997). Danach ist die Organentnahme bei Verstorbenen nach Feststellung des Todes zulässig, wenn entweder (1) der Verstorbene zu Lebzeiten einer Organentnahme zu Spenderzwecken zugestimmt hat, oder – falls eine solche Zustimmung nicht vorliegt – (2) die nächsten Angehörigen nach dem mutmaßlichen Willen des Verstorbenen im Sinne einer Organspende entscheiden (sog. erweiterte Zustimmungslösung). Die Feststellung des Todes des Organspenders muss nach Regeln erfolgen, die dem Stand der Erkenntnisse der medizinischen Wissenschaft entsprechen (s. a. ▸Hirntod). Das Gesetz enthält darüber hinaus Regelungen zur Entnahme von Organen bei lebenden Organspendern, zur Organvermittlung, zu den zur Transplantation zugelassenen Transplantationszentren sowie zum Datenschutz. Das TPG stellt den Organhandel unter Strafe.

**Trans|plantations|immunität:** hypererg. Zustand eines Organismus nach Kontakt mit einem Transplantat, gekennzeichnet v. a. durch eine – bevorzugt – zelluläre Immunreaktion. S. a. ▸Transplantatabstoßung. **E** transplantation immunity.

**Trans|plantations|tumor:** durch Verimpfung virulenten Tumormaterials von einem tier. Organismus auf einen anderen übertragbares Geschwulstwachstum. E transplantation metastasis.

**Trans|plantat|konditionierung:** s.u. ▸Konditionierung (2).

**Trans|plantat|kon|servierung:** Maßnahmen am Transplantat zur Erhaltung Erfolg versprechender Übertragbarkeit. Bei Organen, deren Funktion erhalten werden muss, v.a. Stoffwechseldämpfung durch externe Hypothermie (Suspension in kühler Flüssigkeit; nur kurzzeitig wirksam) oder hypotherme Perfusion (in Kombination mit hyperbarer Oxygenierung); zur Gewährleistung eines die Vitalität erhaltenden Stoffwechsels normotherme Perfusion (mit verdünntem, den $O_2$-Transport garantierendem Blut) oder extrakorporaler Shunt; bei Gefäßen, Sehnen etc. auch Lyophilisierung. E preservation of the transplant.

**Trans|plantat-Wirt-Reaktion:** Graft-versus-Host-Reaktion; bei Übertragung eines immunkompetente Zellen enthaltenden allogenen Transplantats (insbes. lymphatisches u. Milzgewebe) auf einen Wirt mit mangelnder Immunabwehr eintretende Abwehrreaktion des T. gegen den Wirt, die wiederum im Wirtsorganismus Veränderungen ähnlich denen einer Autoimmunopathie zur Folge hat (»adaptive Immunaggression«); besonders bei Knochenmark-transplantierten Patienten mit vorheriger Chemotherapie u. Bestrahlung. – S.a. ▸Runt-Krankheit. E graft-versus-host reaction.

**trans|plazentar:** ▸diaplazentar; s.a. ▸Virilisierung, transplazentare. E transplacental.

**Trans|port, aktiver:** *Physiologie* der nicht auf Osmose u. Diffusion (= passiver T.) beruhende, sondern mittels chem. Energie (meist ATP-Spaltung) erfolgende T. von Stoffen (v.a. niedermolekulare organ. Stoffe, Elektrolyte, Wasser) durch Membranen, im Allg. gegen einen Konzentrations- bzw. elektrochem. Gradienten; Vork. im Rahmen sekretor. Vorgänge sowie – z.B. als ▸Ionenpumpe (s.a. ▸Natriumpumpe) – in die Zelle u. in subzelluläre Strukturen, wozu die Stoffe über einen ▸Translokator oder Carrier die Zellmembran passieren. Durch den Translokator wird wahrscheinlich ein Schleusenmechanismus (gated pore) gebildet, u. zwar als Uniport- oder als Antiport-System: Substratbindung auf der einen Seite bewirkt Konformationsänderung des Translokators mit Schluss der Pore auf der entsprechenden Membranseite u. Öffnung auf der anderen Seite, wodurch das gebundene Molekül abgegeben wird (Abb.). Beim Uniport-System erfolgt dann Rückkehr des Translokators in die ursprüngliche Konformation direkt; beim Antiport-System ist Rückkehr in die Ausgangskonformation dagegen nur möglich, wenn auf der anderen Membranseite ein 2. Substrat gebunden wird, das bei der Rückkehr in die Ausgangskonformation entgegen dem Transport des 1. Substrats durch die Membran gelangt. Typische Beispiele für Uniport sind der Calciumionentransport durch Wirkung der Ca-ATPase aus dem Zytosol in das sarkoplasmatische Retikulum, die $H^+$-Abgabe der Magenepithelzellen u. die Aufnahme von Glucose in Erythro-, Myo- u. Adipozyten. Als Beispiel für den Antiport-Mechanismus gilt die ATPase-abhängige Natrium-Kalium-Ionen-Pumpe, ferner der ATP/ADP-Transport der Mitochondrien. Der gleichzeitige Transport, z.B. von Glucose u. Aminosäuren (bei der Darmresorption u. der Rückresorption in der Niere), wird als Symport bezeichnet. E active transport. – **T., axonaler:** der Zytoplasmastrom entlang den Mikrotubuli im Axon der Nervenzelle; u.a. durch Colchicin hemmbar. E axoplasmic t.

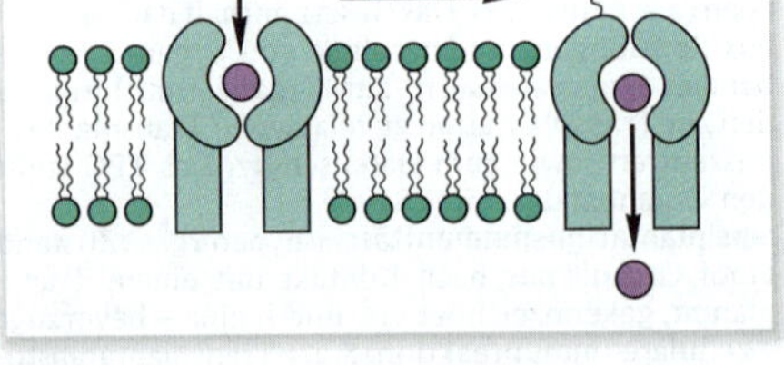


**Transport, aktiver:** Schleusenmechanismus. [250]

**Trans|port|griff:** für den Erste-Hilfe-T. eines – bewusstlosen – Verletzten geeigneter Griff, z.B. der ▸RAUTEK-Rettungsgriff, die »Schleppergriffe« am im Wasser Verunglückten wie Kopf- u. Achsel-, Fessel- (FLAIG: Umgreifen des Kopfes u. Festhalten am auf dem Rücken liegenden Arm), Seemannsgriff (bd. Arme in Rucksackstellung). E maneuver for transportation.

**Trans|port|ikterus:** *Hepatologie* s.u. ▸Ikterus.

**Trans|port|maximum,** Abk. Tm: *Nephrologie* die »max. tubuläre T.-Rate«, d.h. der obere Grenzwert der pro Zeiteinheit resorbierten Menge einer tubulär angebotenen Substanz (z.B. Glucose = $Tm_{gluc}$), der ab einer gewissen Substratkonzentration (»Schwelle«) nicht weiter ansteigt. – Ferner als »max. tubuläre Sekretionsrate« die aus dem Plasma pro Zeiteinheit maximal in die Tubuli sezernierte Substratmenge; sowie die max. unter osmot. Diurese (Mannit-Infusion) erfassbare Netto-Wasserrückdiffusion. E transport maximum, tubular m.

**Trans|port|metaboliten:** (BÜCHER) die Coenzyme als durch Atom(gruppen)transport zwischen versch. Substraten wirksame Bindeglieder im Stoffwechsel. E transport metabolites.

**Trans|port|proteine:** **1)** ▸Plasmaproteine, die den Transport schlecht wasserlöslicher Substanzen im Blut ermöglichen, z.B. Lipoproteine, Transcortin, Albumin etc. **2)** Proteine, die innerhalb der Zelle Stoffe (z.B. Steroide) von der Membran zum Zellkern transportieren. **3)** ▸Schlepper, ▸Carrier; s.a. ▸Transport. E transport proteins, carrier p.

**Trans|positio(n),** Umlagerung: **1)** *Chirurgie* op. Gewebs- oder Organverlagerung (s.a. ▸Interposition); in der Orthopädie die Verpflanzung von Sehnen. **2)** *Genetik* **a)** ▸Translokation (2); **b)** s.u. ▸Transposon. **3)** *Pathologie* verkehrte Organlage (z.B. T. viscerum = Situs inversus); i.e.S. die ▸T. der großen Arterien; s.a. ▸Lungenvenentransposition. E transposition. – **T. der großen Arterien,** Abk. TGA: angeborener, zyanotischer ▸Herzfehler mit vertauschtem Ursprung von Aorta u. Pulmonalarterie als Folge einer embryonalen Rotationsstörung. **1)** komplette, nicht korrigierte TGA: Abgang der großen Herzgefäße aus dem falschen Ventrikel (Aorta aus dem re., Pulmonalarterie aus dem li.), d.h. Parallel- u. nicht Hintereinanderschaltung der beiden Kreislaufsysteme. Bei der hämodynamischen, nicht korrigierten (diskordanten) Form fließt systemvenöses Blut in den morphologisch li. Ventrikel u. von dort in die Aorta, pulmonal-arterialisiertes Blut in den morphologisch re. Ventrikel u. die Pulmonalarterie; Lebensfähigkeit ist nur bei gleichzeitig bestehendem Shuntvitium gegeben (z.B. ASD, VSD, offener Ductus Botalli). **2)** angeborene, korrigierte TGA: Hintereinanderschaltung beider Kreisläufe: **a)** angeborene, physiologisch korrigierte TGA: systemvenöses Blut wird über den re. Vorhof u. die Mitralklappe in den morphologisch li. Ventrikel u. von hier in die Pulmonalarterie, arterialisiertes Lungenblut der Lungenvenen über li. Vorhof u. die Trikuspidalklappe in den morphologisch re. Ventrikel u. dann in die Aorta gepumpt; **b)** angeborene, anatomisch korrigierte TGA: Malposition der großen Arterien; die großen Arterien gehen aus getrennten, ihnen morphologisch zugehörigen Ventrikeln ab (ventrikulo-arterielle Konkordanz). Ihre Beziehung zueinander ist jedoch durch isolierte Konusinversion gestört: Die Aorta liegt

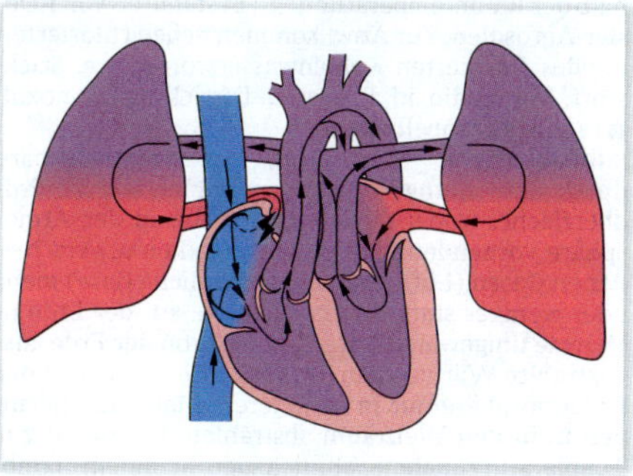

**Transposition der großen Arterien.** [228]

links, die Pulmonalarterie rechts. **3)** TGA als »double outlet right ventricle« bzw. als »double outlet left ventricle«: Ursprung beider großen Gefäße aus einer Herzkammer. E t. of great vessels.

**Trans|poson,** Abk. TN: *Genetik* sog. springende Gene; DNS-Abschnitt eines Chromosoms von charakterist. Länge (ein oder mehrere Gene, Episom etc.; bds. begrenzt von einer kleineren, gegenläufig-ident., nicht informativen Nucleotidsequenz: »Insertionselement«, »Insertosom«, »Insertionssegment«, »IS«), der enzymatisch herausgelöst, an anderer Stelle des Genoms eingefügt werden, aber auch auf Plasmide (z. B. R-Faktor), Phagengenome etc. übergehen u. zu entsprechenden – auch pathogenen – Mutationen führen kann; ist u. a. bei Bakterien für die Anpassung (z. B. Resistenzausbreitung) von Bedeutung. E transposon.

**trans|rektal: 1)** durch das Enddarmlumen (= rektal). E transrectal. **2)** durch den Musculus rectus abdominis.

**trans|septal:** durch ein Septum. E transseptal.

**Trans|sexualismus, -sexualität:** die fixierte Vorstellung, dass die erkennbare Geschlechtszugehörigkeit falsch sei; das daraus resultierende Verhalten ist entweder auf eine operative Veränderung der Geschlechtsorgane gerichtet oder auf eine völlige Geheimhaltung des eigenen körperlichen Geschlechts durch Übernahme von Kleidung u. Verhalten des anderen Geschlechts. S. a. ▸Transvestitismus. E transsexualism.

**Trans|skriptase:** weniger gebr. für ▸Transcriptase.

**trans|sphenoidal:** durch das Os sphenoidale. E transsphenoideal.

**Trans|sudat:** zell- u. eiweißarme, fibrinogenfreie, meist seröse Flüssigkeit nicht-entzündlicher Genese in Körperhöhlen oder Interstitien; Vork. bei allg. oder lokaler Stauung (mit erhöhter Kapillarpermeabilität) oder aber bei patho. Zusammensetzung von Blut (Eiweißverarmung) oder Gewebskolloiden. E transudate.

**trans|thorakal:** durch die Thoraxwand. E transthoracic.

**trans|tracheale Aspiration,** Abk. TTA: (PECORA 1949) Gewinnung von Sputum mit Hilfe eines unter Umgehung von Larynx u. Pharynx via Punktionskanüle (durch das Lig. cricothyroideum eingestochen) direkt in die Luftröhre eingeführten Aspirationskatheters; ermöglicht v. a. bei »unproduktiven« Pneumonien die exakte bakteriologische Diagnose. E transtracheal aspiration.

**Trans|urane:** *Chemie* die – im Periodensystem jenseits von Uran stehenden – Elemente mit den OZ 93–104, das sind Neptunium, Plutonium, Americium, Curium, Berkelium, Californium, Einsteinium, Fermium, Mendelevium, Nobelium, Lawrentium u. Kurtschatovium (= Element 104). E transuranes.

**trans|urethral:** durch die Harnröhre. E transurethral. – **t. Resektion,** Abk. TUR: s. u. ▸Resektion, transurethrale; ▸Prostataresektion (= TUR-P).

**Trans|versal|durchmesser:** ▸Diameter transversa. E transverse diameter.

**Trans|versal|ebene:** Körperebene senkrecht zur Median- u. Frontalebene; bei aufrechter Körperhaltung horizontal verlaufend. E transverse plane.

**Trans|vers|ektomie:** *Chirurgie* Querfortsatzresektion (s. u. ▸Kostotransversektomie). E transversectomy.

**Trans|version:** (FREESE) Punktmutation, bei der in der DNS-Kette eines Gens eine Purin- durch eine Pyrimidinbase (oder umgekehrt) ersetzt ist. E transversion.

**Trans|verso|pexie:** op. Anheftung des – ptotischen oder mobilen – Colon transversum an Wirbelsäule oder Bauchwand.

**Trans|verso|sigmoido|stomie:** Anastomose zwischen Colon transversum und Colon sigmoideum. E transversosigmoidostomy.

**Trans|versum:** ▸Colon transversum.

**Trans|versus:** Kurzform für Musculus arytenoideus tr. u. Musculus tr. abdominis.

**trans|versus** *(latein.):* quer zur Körperachse verlaufend. E transverse.

**Trans|versus|lähmung:** *Laryngologie* Lähmung des Musculus arytenoideus tr., mit Klaffen der hinteren Glottispartie bei Phonation. E paralysis of the arytenoid muscle.

**trans|vesikal:** durch die Blase (Vesica); meist i. S. des op. Vorgehens durch die – eröffnete – Harnblase (bei ▸Prostatektomie). E transvesical.

**Trans|vesti(ti)smus:** *Psychologie* Neigung von Individuen (**Transvestiten**), Kleider des anderen Geschlechts anzulegen. E transves(ti)tism.

**trans|zellulär:** durch die Zelle hindurch. E transcellular. – **t. Raum,** dritter Raum: der vom t. Anteil der ▸Extrazellularflüssigkeit eingenommene Teil des EZR; pathol. vergrößert v. a. durch Trans- u. Exsudate. – Bei anderen Autoren der Flüssigkeitsinhalt des Verdauungstraktes. E t. space, third space.

**trans|zervikal:** durch die Zervix. E transcervical.

**Trantas-Flecken:** in der Bindehaut am Rande der Hornhaut gelegene, umschriebene Knötchen (meist mehrere) als typ. Befund einer allergischen Bindehauterkrankung (Keratoconjunctivitis atopica u. vernalis). E Trantas dots.

**Tranylcypromin:** ein ▸Monoaminooxidase-Hemmer; ▸Antidepressivum. E tranylcypromine.

**trapezius** *(latein.):* trapezförmig, Kurzform für ▸Musculus trapezius. E trapezius.

**Trapeziustransfer:** operative Verpflanzung des Acromions des Schulterblatts samt Ansatz des M. trapezius an das Tuberculum majus des Oberarmknochens mittels Spongiosaschrauben; wird bei Lähmung des Deltamuskels wegen traumatischer Läsion des Plexus brachialis durchgeführt.

**trash foot** *(engl.):* blaue oder düsterrote Verfärbung der akralen Bereiche des Fußes (auch drohende Gangrän) als Ausdruck von Mikroembolien; kann bei arteriellen Eingriffen auftreten.

**Trastuzumab:** rekombinanter humanisierter Antikörper ($IgG_1$) gegen den menschlichen epidermalen Wachstumsfaktor-Rezeptor 2 (HER-2/neu); ***Anw.*** bei metastasierendem HER-2/neu-positivem Mammakarzinom; ***NW:*** allergische Reaktionen, Kardiotoxizität, selten (auch verzögert auftretende) schwere pulmonale NW. E trastuzumab.

**Traube** (LUDWIG T., 1818–1876, Internist, Berlin). – **T.-Doppelton:** zwei kurz aufeinander folgende Töne als Auskultationsphänomen über großen peripheren Arterien (bes. Femoralis) bei Aorteninsuffizienz, hervorgerufen durch die brüske systol. Gefäßfüllung. S. a. ▸DUROZIEZ-Doppelgeräusch. E Traube's double tone. – **T.-Raum:** das von li. unterem Rippenbogen, Herz-, Leber- u. Milzdämpfung begrenzte »Spatium semilunare« mit tympanit. Klopfschall (durch die Magenblase; bei li.-seit. Pleuraerguss gedämpft). E T.'s space.

**Trauben|kokken:** ▸Staphylococcus.

**Trauben|mole:** ▸Blasenmole. E grape mole.

T

**Trauben|pilz|krankheit:** *Veterinärmedizin* ▸Botryomykose. E botryomycosis.

**Traubensilberkerzenwurzelstock:** ▸Cimicifugae racemosae rhizoma.

**Trauben|zelle:** (STICH, SWILLER, MORRISON 1955) Plasmazelle mit zahlr. Vakuolen, die den Zellkern an die Peripherie drängen u. wahrscheinl. amorphe, neutrale Proteine enthalten; s.a. ▸MOTT-Zelle, ▸Morulazelle. E berry cell.

**Trauben|zucker:** ▸Glucose. E dextrose, glucose.

**Traulismus:** Stammeln; i.e.S. die stammelnd-schnarrende Aussprache der Konsonanten R u. K.; Form der ▸Dyslalie. E traulism.

**Traum:** Erlebnis während des Schlafs, mit meist lebhaften, oft gefühlsbetonten Bildern (»Angsttraum«), an die nach dem Erwachen Erinnerung bestehen kann (= Traumbewusstsein); besonders während der ▸REM-Phasen. Auslösend wirken Reize des inneren u. äußeren Milieus, die aber – infolge Dämpfung des Kortex – nicht adäquat u. nicht in log. Folge verarbeitet werden. Trägt zur Integration des psych. Apparates bei (Traumentzug führt zu nervösen Störungen). – Psychoanalyt. Bedeutung: Ausdruck im Wachzustand nicht zugänglicher Phantasien u. Wünsche, die sich durch Symbolisierung in Bilderlebnisse verwandeln. E dream.

**Trauma** *(griech. = Wunde, Verletzung):* den Organismus schädigende (»traumatisierende«) Einwirkung, i.e.S. der so entstandene Schaden. E trauma. – **T., körperliches:** jede Läsion durch von außen einwirkende physikal. oder chem. Faktoren, i.e.S. die durch mechan. Kräfte (s.a. ▸Verletzung, ▸Wunde, ▸Polytrauma), unterschieden nach Art u. Mechanismus der Verletzung(en) (offenes, geschlossenes, einfaches, kompliziertes, penetrierendes T., Poly-T.). – **T., psychisches:** ein – meist von schweren emotionalen Erschütterungen u. Konflikten bestimmtes – Erlebnis (v.a. in früher Kindheit, in Ausnahmesituationen oder sexueller Art), das vom Individuum nicht adäquat verarbeitet werden kann u. daher aus dem Bewusstsein verdrängt wird (u. evtl. zur Neurose führt).

**Traumatiker:** im klinischen Sprachgebrauch häufige Bez. für einen an den Folgen eines Hirntraumas leidenden Patienten.

**Traumatisation, Traumatisierung:** die zum Trauma führende physikal.-chem. oder psych. Einwirkung. E traumatism, traumatization.

**traumatisch:** ein Trauma betreffend, durch T. verursacht (traumatogen = posttraumat.); z.B. t. ▸Epilepsie, t. (Form der organischen) ▸Psychose. E traumatic.

**Trau|mato|logie:** Lehre von der Entstehung, Verhütung u. Behandlung von Traumen; i.e.S. die Unfallheilkunde. E traumatology.

**Traum(phasen)schlaf:** REM-Schlaf (s.u. ▸Schlaf). E REM sleep.

**Trazodon:** psychomotorisch dämpfender ▸Serotonin-Wiederaufnahmehemmer; Antidepressivum. E trazodone.

**(Treacher-)Collins-Syndrom:** ▸Dysostosis mandibulofacialis. E (Treacher) Collins syndrome.

**Treffer|theorie:** *Radiologie* (BEAU u. ALTENBURGER, F. DESSAUER 1922) die Energieübertragung quantentheoretisch beschreibende Theorie der biol. Strahleneinwirkung: Ein mikrophysikal. Akt (»Treffer«, z.B. Absorption eines Lichtquants, Ionisation, überschwell. Wärmeschwingung) im sensiblen Bereich des Objektes bewirkt nach einem Alles-oder-Nichts-Gesetz biochem. Veränderungen, die schließlich zur Inaktivierung führen, u. zwar mit Ein- oder Mehrtreffer-Mechanismus. E target theory.

**Trehalose,** Mykose: Disaccharid aus 2 Mol. D-Glucose in α,α-glykosid. Bindung (»T.-Typ«; u.a. ohne Reduktionsvermögen; in Pilzen, Mutterkorn, Presshefe). E trehalose.

**Treibgas,** Treibmittel: Verbindung, deren Siedepunkt unterhalb u. deren kritische Temperatur weit oberhalb der Raumtemperatur liegt; Bestandteil von ▸Dosier-Aerosolen. Zur Anw. kommen neben chlorierten u./oder fluorierten Kohlenwasserstoffen v.a. Stickstoff, Kohlendioxid, Propan u. Distickstoffmonoxid. E (aerosol) propellant.

**Treibhauseffekt:** Erwärmung der Erdatmosphäre durch Einwirkung von Sonnenstrahlen auf die Erdoberfläche, wobei diese Strahlen die in der Atmosphäre vorhandene Schicht aus Wolken u. verschiedenen Gasen (Luft, aber auch schädliche Gase) mehr oder weniger stark durchdringen u. auf der Erde in Wärme umgewandelt werden. Die von der Erde ausgestrahlte Wärme kann ihrerseits die Gasschicht der Erdatmosphäre nur in geringerem Maße durchdringen u. in den Weltraum abstrahlen. Es kommt zur Temperaturzunahme ähnlich der in einem Treibhaus, in dem das Glasdach die Sonnenstrahlen zwar in das Innere gelangen lässt, eine Wärmeabstrahlung aber wegen des Glasdachs nur in geringerem Umfang möglich ist. Bei Zunahme der Gasschichten in der Atmosphäre (z.B. durch Kohlendioxid, Stickoxide, Methan, Fluorchlorkohlenwasserstoff, Autoabgase etc.) nimmt der T. in einem schädlichen Ausmaß zu; auf Dauer kommt es zu einer Verschiebung des ökologischen Gleichgewichts; s.a. ▸Ozonloch.

**Treitz** (WENZEL TR., 1819–1872, Pathologe, Krakau, Prag). – **Tr.-Band:** ▸Plica duodenalis superior. – **Tr.-Hernie:** innere Hernie in einem oder beiden Recessus duodenales; mit schmerzhaftem Mittelbauchtumor, hohem akutem Dünndarmileus; als Varianten die linksgerichtete Herniation in einen Rec. venosus (= **Tr.-Broesike-Hernie**) oder in einen rechtsseitigen Rec. duodenalis inf. bzw. retroduodenalis (**Tr.-Neumann-Hernie**). E Treitz' hernia.

**Trema:** **1)** *Zahnmedizin* ▸Diastema, echtes. E diastema. **2)** *Psychologie* Erlebnisweise in der Initialphase der akuten Schizophrenie; wird beschrieben als Druck-, Spannungs-, Unruhe- u. Angstgefühl, als »freudiges Gehobensein«, Mut- u. Hoffnungslosigkeitsgefühl.

**Trematoda:** »Saugwürmer« als Klasse parasitischer Plathelminthen; Körper unsegmentiert, oft blattförmig, Darmrohr ohne Analöffnung; ein oder mehrere Saugnäpfe; s.a. ▸Wurmeier (dort Abb.). E trematodes.

**Tremor:** durch rhythm. alternierende Agonisten- u. Antagonisten-Innervation bedingte, willkürlich nicht oder nur unvollständig unterdrückbare Bewegungsstörung (Dyskinese) in Form rhythm. Zuckungen von Muskelgruppen mit resultierendem »Zittern« der betroffenen Körperteile oder des ganzen Körpers; oft begleitet von pyramidalen, extrapyramidalen oder zerebellaren Symptomen. Unterschieden als langsamer u. schneller, fein-, mittel- u. grobschläg. T., als Ruhe-, Bewegungs- u. Intentions-T. – Als physiol. T. v.a. bei Kälte u. Erregung, als patho. T. bei organ. Erkrankungen oder tox. Schädigung des peripheren u. zentralen Nervensystems (Kleinhirn, Striatum, Pallidum; s.a. ▸PARKINSON-Syndrom); ferner psychogen. E tremor. – **T., extrapyramidaler:** T. nicht willkürlich innervierter Skelettmuskeln infolge Dysregulation des extrapyramidalen Systems. E basal ganglia t. – **T., hereditärer, essentieller T.:** dominant erblicher Ruhe-T., der meist vor dem 20. Lebensjahr einsetzt. E heredofamilial essential t. – **T., seniler:** **1)** T. infolge – v.a. arteriosklerotisch bedingter – Veränderungen im Bereich basaler Ganglien. **2)** spät einsetzender hereditärer T. E senile t. – **T., toxischer:** T. bei chron. Vergiftungen: Brom, Quecksilber, Barbiturate, bei Alkohol- u. Opiatabusus (v.a. im Entzugsstadium); ferner bei Autointoxikation (z.B. Hyperthyreose), Infektionskrankheiten (bes. in der Rekonvaleszenz). E toxic t.

**Trenaunay-Syndrom:** ▸KLIPPEL-TRENAUNAY-Syndrom.

**trench foot** *(engl. = Schützengrabenfuß):* kalte Zyanose der unteren Extremität mit Ödem, Parästhesien, Hyperhidrosis, evtl. auch troph. Störungen nach längerem Aufenthalt in kaltfeuchtem Milieu (z.B.

Schmelzwasser); eine Vasoneurose als ▸Immersions-Kälte-Nässe-Schaden; evtl. Pigmentierung.

**Trend:** *Statistik* mittl. Entwicklungslinie in zeitlich aufeinander folgenden Beobachtungsdaten. E trend.

**Trendelenburg** (FRIEDRICH TR., 1844–1924, Chirurg, Rostock, Bonn, Leipzig). – **Tr.(-Duchenne)-Hinken:** sog. Hüfthinken infolge Schwäche oder Lähmung der Oberschenkelabduktoren (s.a. ▸TR.-Zeichen) oder aber der – i.S. einer Zuggurtung wirkenden – Mm. gluteus max. u. fasciae latae nebst Lig. iliofemorale (Hüfte sinkt zur Seite des Schwungbeins hin ab). E Trendelenburg-Duchenne limp. – **Tr.-Operation:** »pulmonale Embolektomie« (1908 von TR. vorgeschlagen, 1924 erstmals von KIRSCHNER erfolgreich ausgeführt); Entfernung eines Embolus aus der Arteria pulmonalis nach Resektion der 2. Rippe u. Perikardschlitzung u. bei 45-Sek.-Abklemmung von Aorta u. Pulmonalis; optimiert durch – die Herzbelastung mindernde – Abklemmung der Hohlvenen (VOSSSCHULTE 1958) u. durch extrakorporalen Kreislauf (E. H. SHARP 1962). E Trendelenburg's operation, Tr.'s embolectomy. – **Tr.-Versuch:** Funktionsprüfung des Klappensystems der Vena saphena magna u. ihrer Kollateralen (V. saphena parva, Vv. perforantes): nach Ausstreichen am hochgehobenen Bein Aufstehenlassen einmal ohne u. einmal mit Kompression (= »TR. I« bzw. »TR. II«) der Saphena magna nahe ihrer Mündung: Nur langsame Füllung von der Peripherie her in beiden Fällen (»neg.«) beweist Intaktheit der Magna-Klappen; schnelle Füllung trotz Kompression (»pos.«) spricht für Insuffizienz der Kollateralen-, bei Verstärkung nach Lösen des Druckes (»doppelt-pos.«) auch für Insuffizienz der Magna-Klappen. E Tr.'s test. – **Tr.-Zeichen:** beim Stehen auf 1 Bein das Absinken des Beckens zur Seite des – angehobenen – Spielbeins hin als Hinweis auf Schwäche der pelvitrochantären Muskeln (v.a. Gluteus medius); pos. z.B. bei angeborener Hüftluxation (s.a. ▸Watschelgang). E Tr.'s sign.

**Treosulfan,** Abk. TREO: zu den ▸Alkylanzien gehörendes Zytostatikum; ***NW:*** u.a. Knochenmarktoxizität (Myelosuppression).

**Trepan:** hand- oder maschinenbetriebenes Bohrgerät zur ▸Trepanation; i.e.S. der darin eingesetzte zylinder-, kegel- oder kugelförm. Bohrer oder ein kreisförmig schneidender Fräser (▸Trephine). E trepan.

**Trepanation: 1)** *Chirurgie* op. Eröffnung einer Mark- oder der Schädelhöhle (▸Schädeltrepanation) oder der pneumat. Warzenfortsatzzellen (MOURET) oder einer Nasennebenhöhle unter Verw. eines ▸Trepans. Als **osteoklastische T.** mit permanentem Defekt; als **osteoplastische T.** mit temporärer Entfernung (Abheben) eines – weichteilgestielten – plattenförmigen Knochenstücks (nach multiplen Bohrungen, mittels Knochensäge). **2)** *Zahnmedizin* Eröffnung der Pulpahöhle des Zahnes mittels Trepanationsbohrer. **3)** *Ophthalmologie* Ausstanzen kleiner Scheibchen aus Kornea u./oder Sklera bei Glaukom zur Zyklodialyse oder als Keratoplastik. E trepanation, trephination.

**Trephine:** tubulärer ▸Trepan(-Einsatz), insbes. der augenärztliche; auch als kleine Ringsäge. E trephine.

**Trepidatio(n):** Ängstlichkeit, Unruhe. E trepidation.

**Trepo|nema:** Gattung der Ordnung Spirochaetales (Familie Spirochaetaceae); streng anaerob, eng schraubenförmig gewunden (Windungen unregelmäßig oder regelmäßig; z.T. in endständigen axialen Faden oder Fäden auslaufend), beweglich; gramneg., nur nach GIEMSA oder durch Silberimprägnierung (nach Beizen) färbbar, nativ im Dunkelfeld sichtbar; z.T. auf Spezialnährböden züchtbar. Vork. auf Schleimhäuten einschl. Darmtrakt; einige Arten human- u. tierpathogen. E Treponema. – **T. carateum:** Erreger der Pinta, zugespitzt, 8–36 µm, undulierend u. kriechend. – **T. denticola, T. (micro)dentium:** mit T. pallidum leicht zu verwechselnde Art, bei Prozessen in Mund u. Respirationstrakt isoliert. – **T. forans:** ▸REITER-Spirochäte. – **T. macro|dentium:** 12 µm, rotierend u. undulierend, mit 6 – am Ende breiteren – Windungen; apathogen, aber isoliert bei Alveolarpyorrhö, PLAUT-VINCENT-Angina. – **T. pallidum (Subspecies pallidum),** Spirochaeta pallida: (SCHAUDINN u. HOFFMANN 1905) Erreger der ▸Syphilis; 6–10 µm, fein, mit regelmäßigen Windungen u. endständ. Fädchen, sich langsam schraubenartig drehend, gelegentl. undulierend; lebend nur auf schwarzem Hintergrund sichtbar (Abb.), mit GIEMSA-Lsg. rosa, bei Silberimprägnation schwarz; züchtbar unter anaeroben Bedingungen auf Aszites, in mit Kaninchenniere beschichtetem Serum, in Kaninchenhoden (Referenzstamm NICHOLS); s.a. ▸Syphilis..., ▸Treponemen... – **T.-p.-Ag|glutinationstest,** Abk. TPA-Test:

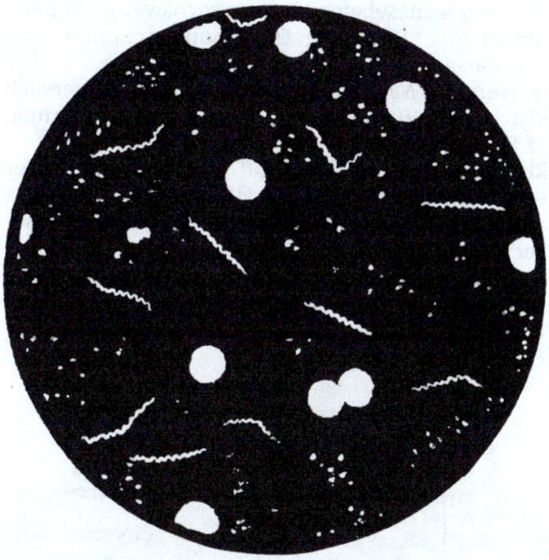

**Treponema pallidum (Subspecies pallidum):** Erreger im Dunkelfeld. [478]

(MAGNUSON u. MCLEOD 1953) Antikörpernachweis mit Kultur- oder NICHOLS-Treponemen. E TP-agglutination test. – **T.-p.-Häm|agglutination,** Abk. TPHA: (TARA RATHLEV 1965) indirekte ▸Hämagglutination mit – an Erythrozyten gebundenem – Treponemen-Antigen. E TP-haemagglutination test. – **T.-p.-Immobilisations|test:** ▸NELSON-MAYER-Test. E TPI test. – **T.-p.-Immunadhärenztest:** ▸Adherence-Disappearance-Phänomen. – **T.-p.-Komplement|fixations|test,** Abk. TPC: KBR mit aus syphilit. Kaninchenorchitis gewonnenen Pallida-Treponemen als Antigen. S.a. ▸Treponemen-KBR. E TP-complement fixation test, TPCF test. – **T.-p.-Schwund-Test:** auf dem ▸Adherence-Disappearance-Phänomen basierende Seroreaktion mit NICHOLS-Treponemen (die im pos. Fall aufgelöst werden). E TPIA test. – **T. pertenue, T. pallidum Subspecies pertenue:** dem T. pallidum u. T. carateum ähnl. Art (6–8 µm, 8–20 Windungen), auf NELSON-Medium bis 12 Tage bewegl.; Erreger der ▸Frambösie (gekreuzte Seroreaktionen mit T. pallidum). – **T. vincentii:** neuere Bez. für ▸Borrelia vincentii.

T

**Treponema|taceae:** *Bakteriologie* früher Familie der Ordnung Spirochaetales mit den Gattungen: Borrelia, Leptospira, Treponema. Jetzt der Fam. ▸Spirochaetaceae zugeordnet.

**Treponema|tose:** durch »Treponemataceae« hervorgerufene Krankheit: Syphilis, Frambösie, Pinta u. originäre Kaninchen-Spirochätose (durch Treponema cuniculi); s.a. ▸Spirochätosen. E treponematosis.

**Treponemen:** s.u. ▸Treponema. E treponemes.

**Treponemen-Immuno|fluoreszenz-Absorptionstest:** ▸Fluoreszenz-Treponemen-Antikörpertest. E FTA-ABS test.

**Treponemen-KBR:** Komplementbindungsreaktion als ▸Syphilis-Reaktion; entweder als paraspezifische Pallida-Reaktion; mit abgetöteten REITER-Spirochäten als AG; oder als spezif. KBR mit virulenten Treponemen des NICHOLS-Stammes aus akut syphilit. Kaninchenhoden.

**Tretamin,** 2,4,6-Tris-(ethylenimino)-s-triazin, Triethylenmelamin: obsoletes Zytostatikum (Mitosehemmer). E tretamine, triethylenemelamine, TEM.

**Tret|bad:** Eintauchen der Beine beim sog. **Treten** (einer Art »Entengang«) in Wasser oder Peloiden. Als ▸KNEIPP-Anwendung u. bei Venen- u. Lymphstauung.

**Tretinoin,** Vitamin-A-Säure, Retinsäure: Vitamin-A-Abkömmling. ***Wirkung:*** starker Einfluss auf Proliferation u. Ausdifferenzierung der Epidermis; bewirkt bei Hyperkeratose, Parakeratose, follikulärer Keratose Normalisierung. Topische ***Anw.*** z. B. bei Akne vulgaris; ***NW:*** u. a. Gefahr der toxischen Hautirritation (Kontaktdermatitis), daher Sonnenexposition meiden. Ferner ***Anw.*** unter der Bez. all-trans-Retinsäure als Angiogenesehemmstoff versuchsweise bei Leukämien. S. a. ▸Retinoide. E tretinoin, vitamin $A_1$ acid, retinoic acid.

**Tret|versuch:** *Neurologie* ▸UNTERBERGER-Tretversuch.

**TRH:** Abk. für ▸Thyreotropin-releasing-Hormon. E TRH.

**TRH-(Stimulations-)Test:** auf der Stimulierbarkeit der TSH-Ausschüttung des HVL durch i. v. TRH-Gaben (200–400 µg) basierende Erfassung der TSH-Reserve bei hypophysärer Störung zur DD der hypothalam. u. hypophysären Form. Nur noch von eingeschränkter klinischer Bedeutung. E TRH stimulation test.

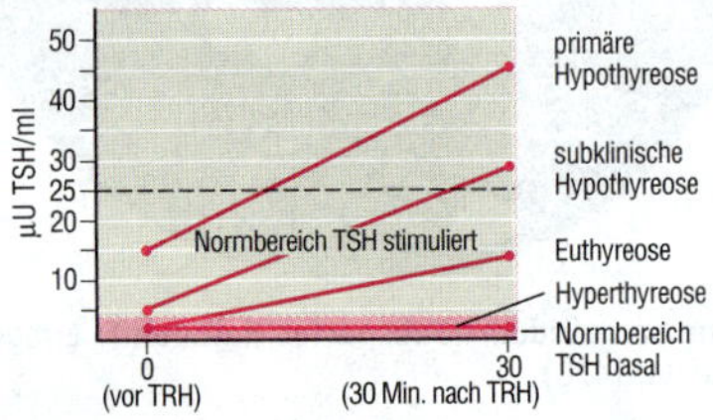


**TRH-(Stimulations-)Test:** Änderungen des TSH-Spiegels im Serum nach intravenöser TRH-Gabe. [398]

**tri...:** Präfix »drei(fach)«. – **Tri:** Abk. für ▸**Tri**chloräthylen.

**$T_3$-RIA:** ▸RIA zur Bestimmung des Gesamt-$T_3$ im Serum. Nach Blockierung der Proteinbindung des Serum-$T_3$ durch Merthiolat werden dem Serum $^{125}$J-$T_3$ u. $T_3$-Antiserum zugesetzt u. nach Inkubation (einige Std.) das Antikörper-gebundene vom freien $T_3$ getrennt (Adsorption des freien Hormons oder Fällung des $T_3$-AK-Komplexes). – Ein analoger **$T_4$-RIA** dient dem Thyroxin-Nachweis.

**Tri|acyl|glycerine:** ▸Triglyceride. E triacylglycerols.

**Triacylglycerin|lipase, Triacylglycerollipase,** Triglyceridlipase: Enzym (▸Lipase) mit der Reaktion: Triacylglycerin (= Triglycerid) + $H_2O$ = Diacylglycerin + Fettsäure-Anion; s. a. ▸PHLA. E triacylglycerol lipase.

**Triade,** Trias: »Dreiheit«. **1)** »Symptomentrias«: *Diagnostik* 3 Symptome, deren gemeinsames Vorhandensein für eine Krankheit charakterist. oder gar pathognomonisch ist. **2)** *Anatomie* strukturelle oder funktionelle Einheit aus 3 Gebilden; z. B. »Leber-T.« aus feinen Ästen von Vena portae, Gallengängen u. A. hepatica an den abgestumpften Kanten der Leberläppchen. **3)** *Zytologie* die Zusammenlagerung jeweils eines T-Tubulus (s. a. ▸T-System) mit 2 Zisternen des sarkoplasmatischen Retikulums der Herz- u. Skelettmuskulatur. E triad.

**Triäthylen...:** ▸Triethylen...

**Triage** *(französ. = Aussondern):* Begriff der Katastrophenmedizin für die Bestimmung der Reihenfolge der Patienten für die chirurg. Versorgung unter Berücksichtigung der Schwere des Traumas u. der Überlebenschancen. E triage.

**Triamcinolon,** Fluoxiprednisolon: halogeniertes ▸Glucocorticoid; Antiphlogistikum, Antiallergikum. E triamcinolone, fluoxyprednisolone.

**Triamcinolon|acetonid:** halogeniertes ▸Glucocorticoid zur lokalen u. systemischen Anw. (Letztere meist als Kristallsuspension). E triamcinolone acetonide.

**Triamcinolon|hexacetonid:** halogeniertes ▸Glucocorticoid zur systemischen Anw. (Kristallsuspension). E triamcinolone hexacetonide.

**Triamteren,** 2,4,7-Triamino-6-phenyl-pyrazino[2,3-d]-pyrimidin: Kalium sparendes ▸Diuretikum. E triamterene.

**Tri|angel|verband:** *Chirurgie* Armabduktionsverband mit dreieckförm. Abspreizschiene, z. B. n. MIDDELDORPF (aus CRAMER-Schienen). E triangular bandage.

**triangulär, triangularis:** dreiwinklig, -eckig. E triangular.

**Tri|angulum** *(latein.):* Dreieck. S. a. ▸Trigonum. E triangle.

**Tri|aryl|phosphat-Lähmung:** s. u. ▸Triarylphosphat-Vergiftung. E triarylphosphate paralysis.

**Tri|aryl|phosphat-Vergiftung:** durch dem Speiseöl (z. B. in Sardinenkonserven) beigemischtes Kühlöl für Düsenflugzeuge, d. h. durch das darin enthaltene Trikresylphosphat und Phenolabkömmlinge (TAP) bedingte schlaffe Lähmungen der Bein- u. Fingermuskeln (Latenz 8–35 Tage). E triarylphosphate poisoning.

**Trias:** ▸Triade; z. B. die Merseburger T. E triad.

**Tria|toma:** *Entomologie* Raubwanzen-Gattung [Reduviidae], darunter die Überträger von Trypanosoma cruzei (CHAGAS-Krankheit): T. brasiliensis, dimidiata, infestans (in Südamerika: »barbeiro«), maculata, sordita. – Weitere wichtige Gattungen der Unterfam. **Triatominae**: Rhodnius, Panstrongylus.

**tri|axial(is):** 3-achsig, 3 Achsen betreffend. E triaxial.

**Tri|azine:** Verbindungen mit 3 N-Atomen im – heterozykl. – Sechsring; Grundstoffe für Farb- u. Kunststoffe, Pflanzenschutzmittel. E triazines.

**Triazolam:** kurz wirksames ▸Benzodiazepin; ***Anw.*** als Schlafmittel. E triazolam.

**Tri|basilare,** Os tribasilare: *Embryologie* das den größten Teil der Schädelbasis bildende »Grundbein«. – Aus vorzeitiger Synostose resultiert tiefe Einziehung der Nasenwurzel.

**Tribasilarsynostose:** vorzeitige Verschmelzung der drei Schädelbasisknochen mit Verkürzung der Basis; führt zu mangelhafter Gehirnentwicklung (▸Kraniostenose).

**Tribus:** *Biologie* das der Familie unter-, der Gattung übergeordnete Taxon; s. a. ▸Systematik. E tribe.

**Tri|butyrinase:** unspezifische ▸Cholinesterase. E tributyrinase, triacylglycerol lipase.

**TRIC** *(engl.)* Abk. für **tr**achoma **i**nclusion **c**onjunctivitis: *Bakteriologie* Sammelbegriff für Trachom u. Einschlusskörperchen-Konjunktivitis bzw. für deren Erreger (»**TRIC-Gruppe**«): ▸Chlamydia trachomatis.

**Tri|carbon|säure:** Carbonsäure mit 3 Carboxylgruppen, z. B. die Zitronensäure. E tricarboxylic acid.

**Tri|carbon|säure|zyklus:** ▸Citratzyklus. E tricarboxylic acid cycle.

**Tri|cephalus:** Fehlbildung mit 3 Köpfen. E tricephalus.

**triceps** *(latein.):* dreiköpfig. S. a. ▸Trizeps... E triceps.

**Triceps-Biceps-Transposition:** operative Verpflanzung der Ansatzsehne des Triceps-Muskels an die Muskelansatzstelle des Biceps-Muskels am Unterarmknochen (Radius) bei Verletzung des Plexus brachialis; dadurch wird die Beugung des Unterarms wieder möglich.

**trich...:** Wortteil »Haar(e)«; s. a. ▸tricho...

**Trich|ästhesie:** durch passive Bewegung der Haare ausgelöste Hautempfindung. E trichesthesia.

**Trich|algie:** schmerzhafte Berührungsempfindung der Haare bei Neuralgie, Kausalgie, Neurasthenie. E trichalgia.

**Trichiasis:** Einwärtswachsen. E trichiasis. – **T. ani:** lumenwärts gerichtetes Wachstum der perianalen Haare. E anal t. – **T. oculi:** Einwärtswendung der Augenwimpern; mit durch Scheuern bedingter Horn- u. Bindehautentzündung. E ocular t.

**Trichilemmalzyste:** ▸Atherom(a). – **T., proliferierende:** klinisch langsam wachsender, entzündlich-geröteter Tumor an der Kopfhaut älterer Menschen.

**Trichin(ell)a:** *Helminthologie* Nematoden-Gattung der Fam. Trichinellidae [Trichurata]; im geschlechtsreifen Zustand Darmparasiten (mit viviparen ♀), im Larvenstadium Muskelparasiten desselben Wirtes. **E** Trichinella. – **T. spiralis:** (OWEN 1835, RAILLIET 1895) die kosmopolitische, relativ kleine »**Trichine**« (♀ < 4, ♂ < 1,5 mm), deren geschlechtsreife Formen Dünndarmparasiten (Mukosa, Submukosa, Lymphbahnen, s.a. Abb.) zahlreicher Säuger sind (s.a. ▸Darmtrichinen) u. deren Larven sich im Muskelgewebe einkapseln (▸Muskeltrichinen). Verbreitung unter Tieren durch Fressen infizierter Tiere bzw. Fleischabfälle; Infestation des Menschen (▸Trichinose) durch rohes oder schlecht gekochtes infiziertes (Schweine-)Fleisch: Im Magen frei gewordene lebensfähige Larven werden in der Dünndarmwand in wenigen Tagen geschlechtsreif; die von befruchteten ♀ zahlreich geborenen Larven gelangen über Lymph- u. Blutgefäße (»Bluttrichine«) in die Muskulatur (v.a. Zwerchfell) u. kapseln sich dort ein (»**Trichinellenzyste**« = eingerollte T., umgeben von einer vom Perimysium gebildeten Kapsel, an den Polen durch Granulationsgewebe verschlossen). **E** pork worm.

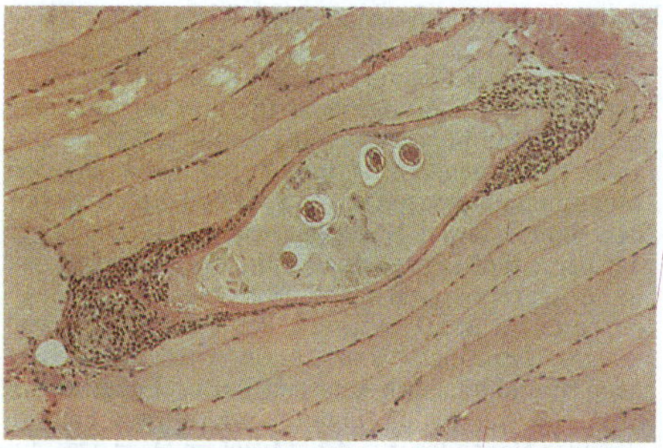

**Trichinella spiralis:** histolog. Bild. [87]

**Trichi|nose,** Trichinelliasis, Trichinellosis: durch Infestation mit Larven von ▸Trichinella spiralis bedingte Erkrankung mit Latenz von 1–30 Tagen: zunächst Dünndarmbeschwerden (evtl. Diarrhöen) u. rheumatoide Muskelschmerzen (s.a. ▸Muskeltrichinen), etwa am 11. Tag Ödeme (Lider, Skrotum, evtl. Hände u. Füße), Heiserkeit, Schluck- u. Atemstörungen, hohes Fieber, starke Bluteosinophilie; bei massivem Befall sept. Bild (»Trichinosepsis«), evtl. Encephalitis trichinosa. Schwere der Symptome im Allg. je nach Befall; Exitus infolge Myokarditis u. Lungenkomplikationen möglich. ***Diagn.:*** Larvennachweis im Blut (9.–28. Tag), biopt. Zystennachweis im Muskel (Zupf- oder Quetschpräp.), Tierversuch (Verfüttern verdächtigen Fleisches an Meerschweinchen oder Kaninchen; Darm- u. Muskeltrichinen-Nachweis am nach 3 bzw. 14–21 Tagen getöteten Tier), KBR (nur gruppenspezif. für Nematoden-Befall), Präzipitationsreaktion, Intrakutantest (mit Trichinen-AG). **E** trichin(ell)osis.

**Tri|chlor|acetat:** Salz der ▸Trichloressigsäure.

**1,1,1-Tri|chlor|äthan, -ethan,** Chlorothene: $CH_3CCl_3$; aliphatischer Chlor-Kohlenwasserstoff, Lösungsmittel; schleimhautreizend, wassergefährdend; beim Erhitzen Phosgen-Entwicklung. **E** 1,1,1-trichloroethane.

**Tri|chlor|äthanol, -ethanol:** intermediäres Abbauprodukt von Chloralhydrat (Trichloracetaldehyd) u. Trichloräthylen. **E** trichloroethanol.

**Tri|chlor|äth(yl)en, -ethylen,** Abk. Tri: $ClCH{=}CCl_2$; chloroformähnlich riechende Flüssigkeit; zersetzt sich bei Licht, Hitze u. in offener Flamme zu HCl u. Phosgen; wird im Organismus zu Trichloressigsäure abgebaut; bei Kontakt mit Leichtmetallspänen entzündl. bis explosibel. Anw. als Reinigungs-, Extraktions- u. Lösungsmittel (z.B. in Klebstoffen), als Inhalationsnarkotikum heute obsolet. *toxik* wirkt hautentfettend, schleimhautreizend, narkotisch; bei akuter Vergiftung rauschartige Euphorie, Erregung, Tremor, später Benommenheit, Brechreiz, evtl. Atemstillstand (Ther.: Frischluft, evtl. künstl. Beatmung, Schockbehandlung, keine Adrenalin-Derivate); bei **T.-Sucht** als »glue sniffing« (s.u. ▸Schnüffler) nach chron. Abusus Appetitlosigkeit, Gewichtsverlust, unsicherer Gang, Erregungslabilität, verwaschene Sprache, evtl. Halluzinationen, Koma. **E** trichloroethylene.

**Tri|chlor|essig|säure,** TCE, TCA: $CCl_3COOH$, stark ätzend, stechend riechend; ***Anw.*** *labor* zum Enteiweißen, *histol* zum Entkalken, Fixieren, *med* als lokales Ätzmittel. **E** trichloroacetic acid.

**Tri|chlor|methan:** ▸Chloroform. **E** trichloromethane.

**Trichlormethiazid:** ein ▸Saluretikum (▸Thiazid). **E** trichlormethiazide.

**Tri|chlor|nitro|methan:** *Toxikologie* ▸Chlorpikrin. **E** trichloronitromethane.

**tricho...:** Wortteil »Haar(e)«.

**Tricho|bezoar,** Haarball: aus verschluckten Haaren bestehendes Knäuel (▸Bezoar) im Magen-Darm-Trakt; beim Haare kauenden Menschen bei Trichophagie Gefahr des mechan., evtl. durch Darmperforation u. Peritonitis komplizierten Dünndarmileus (»Rapunzel-Syndrom«). **E** trichobezoar.

**Tricho|bilharzia,** Pseudo-B.: Trematoden-Gattung [Schistosomatidae]; Parasiten vorw. des Wassergeflügels; Zerkarien können freibadende Menschen befallen (▸Schistosomendermatitis).

**Tricho|cephalus:** älterer Gattungsname für Nematoden; z.B. T.c. hominis s. dispar (▸Trichuris trichiura).

**tricho-dento-ossäres Syndrom:** autosomal-dominant erbl. Ektodermaldysplasie mit helikotrichem Wollhaar, Schmelzhypoplasie, Taurodontie, Schädelsklerose, Klinodaktylie, evtl. Taubheit, Minderwuchs. **E** tricho-dento-osseous (= TDO) syndrome.

**Tricho|epitheliom:** nodulär wachsender epithelialer Tumor von fester Konsistenz u. Abgrenzung; Lokalisation: meist im Gesicht. **1)** ▸Epithelioma atheromatoides cysticum. **2) T., desmoplastisches:** Variante eines T. mit stärkerer intramuraler Fibroplasie; flache rötliche Knoten, häufig mit eingesunkenem Zentrum. **E** trichoepithelioma.

**Tricho|glossie:** ▸Lingua pillosa. **E** trichoglossia.

**Tricho|gramm:** »Haarwurzelstatus« in Form der an einem – mit gummibewehrtem Nadelhalter epilierten – Haarbüschel mikroskopisch ausgezählten Zyklusphasen des Haarkleides (normal: Anagen ca. 85 %, Katagen 1 %, Telogen 14 %); zur Beurteilung schädigender Stoffwechselstörungen, Gifte etc. **E** trichogram.

**Tricho|kinesis:** *Dermatologie* ▸Pili torti.

**Tricho|klasie: 1) Trichoklasis:** Haarbrüchigkeit, traumatisch (nach chem. Vorschädigung) oder – selten – idiopath. (JACKSON-SABOURAUD): Haare brechen ohne erkennbare Vorerkrankung (s.a. ▸Trichorrhexis) in kreisrunden oder ovalen Bezirken knapp oberhalb der Follikel ab, Stümpfe fallen nicht aus; Verlauf in Schüben, Spontanheilung. **E** trichoclasia, trichoclasis. **2) Trichoklastie:** ▸Trichotillomanie.

**Tricholemmal|zyste:** echtes ▸Atherom.

**Trichom(a):** *Dermatologie* **1)** ▸Naevus pilosus. **2)** ▸Trichiasis. **E** trichoma.

**Tricho|malazie (Miescher):** bei Kindern vork. Erweichung der Kopfhaare innerhalb der Follikel; dadurch unscharf begrenzte Alopezieherde mit nur vereinzelten dicken, erweichten Haaren.

**Tricho|megalie:** außergewöhnlich lange Augenwimpern; z.B. beim **T.-Syndrom** (OLIVER, MCFARLANE; autosomal-rezessiv [?] erblich; mit kräftigen Augenbrauen; ferner andere Anomalien). **E** trichomegaly.

**Tricho|monade(n):** ▸Trichomonas (vaginalis). **E** trichomonad(s).

T

**Tricho|monas:** begeißelte Protozoen der Klasse Mastigophora (bzw. ▸Flagellaten, dort Abb.) mit 4 Front- u. 1 Schleppgeißel (durch undulierende Membran mit der schlank birnenförm. Zelle verbunden). E Trichomonas. – **T. hominis:** der T. vaginalis ähnl., für harmlos gehaltener Darmkommensale. – **T. tenax:** mit T. vaginalis verwechselbarer, wahrsch. harmloser Mundkommensale. – **T. vaginalis:** der Erreger der ▸Trichomoniasis (birnenförm., 7–30 µm, s. Abb.); Vermehrung durch Zweiteilung; Übertragung v.a. durch Geschlechtsverkehr, seltener durch Schmierinfektion; Zysten unbekannt; Nachweis mikroskop. im Nativpräp. (Abstrich, Urin), züchtbar auf CPLM- oder KUPFERBERG-Medium.

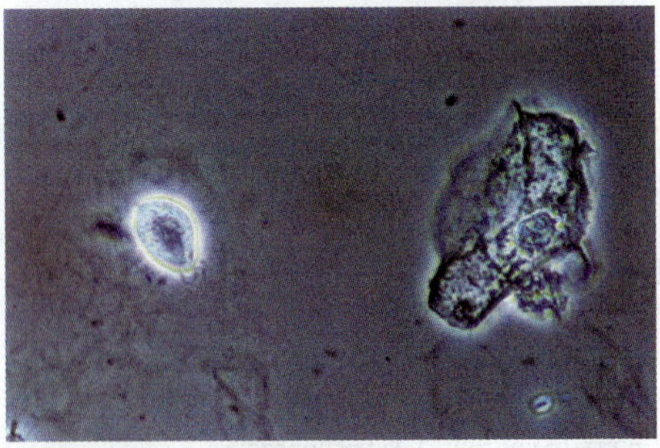

**Trichomonas vaginalis:** Urinbefund. [182]

**Tricho|mon(i)asis:** Infektion mit vegetat. Formen von Trichomonas vaginalis (s. Abb.). ***Ätiol.:*** v.a. durch Geschlechtsverkehr übertragen. ***Klinik:*** Befall der Harnröhre u. Blase (mit Ausfluss, Jucken, Pollakis-, Dysurie), bei ♂ ferner der Prostata, bei ♀ (etwa 15 %!) der Vagina u. Vulva (mit typ. eitrigem, schaum., übel riechendem, evtl. gelbgrünl. »Trichomonadenfluor«, quälendem Juckreiz, hämorrhag. Entzündung). ***Ther.:*** Metronidazol, Tinidazol oder Nimorazol (oral u. vaginal); nach Möglichkeit gleichz. Mitbehandlung des Geschlechtspartners. E trichomoniasis.

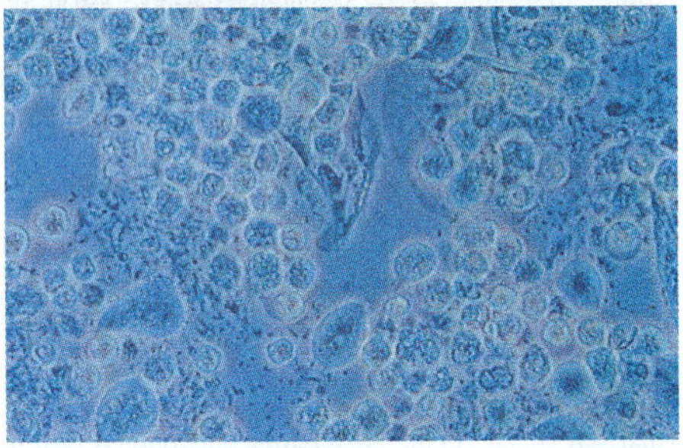

**Trichomon(i)asis:** birnenförmige Zellen mit undulierender Membran (Nativpräparat des Scheidensekrets). [359]

**Tricho|mycosis, -mykose:** **1)** Dermophyten-Erkrankung der Haare; z.B. T. barbae, T. capitis (s.u. ▸Trichophytia), T. circinata (▸Herpes tonsurans), T. favosa (▸Favus), T. nigra (▸Piedra nigra), T. nodularis (= Trichosporie = ▸BEIGEL-Krankheit). E trichomycosis. **2) T. axillaris palmellina:** früher zu den Mykosen gerechneter Befall der Achsel-, oft auch der Schamhaare, die – je nach Art des Erregers (Corynebact. tenue, Nocardia) – von weißgelblichen, rötl. oder schwärzl. Auflagerungen umgeben sind (kosmetisch störend, jedoch ohne Krankheitswert).

**Tricho|nodosis laqueata:** ohne erkennbare Ursache auftretende (Doppel-)Schlingen- oder Knotenbildung an einzelnen Haaren. E trichonodosis.

**Trichonosis:** »Haarkrankheit« schlechthin. E trichonosis.

**Tricho|phagie:** Haarbeißen u. -knabbern; auch Verzehren von Haaren. E trichophagy.

**Tricho|phyten:** ▸Trichophyton.

**Tricho|phytia:** durch Dermatophyten der Gattung ▸Trichophyton hervorgerufene Haut-Haar-Nagel-Erkrankung bei Mensch u. Tier, z.T. mit starken Entzündungserscheinungen, auch mit Generalisation (Trichophytose). Als oberflächl. Form (▸Tinea) v.a. die der Kopfhaut (= **T. capillitii, T. capitis**), herdförmig, wenig entzündlich, mit kleieförmigen Schuppen u. Abbrechen der Haare. E trichophytosis. – **T. (barbae) profunda,** Sycosis parasitaria: die »tiefe Bartflechte« in drei Formen: **1)** chron.: ohne nennenswerte Entzündungserscheinungen; **2)** subakut (chron.-infiltrierend): aus 1) hervorgehend oder aber neben dieser bestehend; follikuläre, furunkulöse, krustig-borkige, oft gruppierte, druckschmerzhafte Herde mit über der Follikelöffnung abbrechenden Haaren, evtl. auf benachbarte Haut übergreifend; **3)** akut: durch Trichophyton mentagrophytes (var. granulosum) u. verrucosum, v.a. bei Tierärzten, -pflegern, Schlachthofarbeitern (Infektion von Tier zu Mensch oder durch verseuchte Gegenstände oder Erde), einschl. des Kerion Celsi (meist bei Kindern); multiple scheiben- oder ringförmige Herde, ödematöse Schwellung, eitr. Follikulitis, schmutzig braune Borken; Spontanheilungstendenz. E parasitic sycosis.

**Tricho|phytid:** ▸Id-Reaktion bei ▸Trichophytie. E trichophytid.

**Tricho|phytie:** ▸Trichophytia. E trichophytosis.

**Tricho|phyton:** Gattungsname für humanpathogene, zu den Fungi imperfecti gehörige Pilze, welche z.T. auch tierpathogen sind und durch Tiere auf den Menschen übertragen werden können. Befallen werden Haut, Haare u. Nägel (▸Trichophytia). Bilden in der parasitären Phase nur Hyphen u. Arthrosporen, in der saprophytären auch Luftmyzel, Makro- u. Mikrokonidien u. z.T. während des Wachstums Farbstoffe. Ursprüngl. (SABOURAUD 1910) gegliedert nach Krankheitserscheinungen, kulturellen u. saprophytären Merkmalen (Endothrix, Ektothrix, Ektoendo- oder Neoendothrix; d.h. Myzel im Haar bzw. außen auf dem Haar bzw. beides). E Trichophyton. – **T. ajelloi:** dunkelpurpurnes Pigment bildendes T.; ruft Kerion hervor. – **T. con|centricum:** bräunl. Pigment bildendes T.; Erreger von Tinea imbricata. – **T. gypseum:** die sog. Gypseum-Gruppe des T. mentagrophytes nebst Varietäten. – **T. ment|agro|phytes:** im Nährboden rotbräunl. Pigment bildendes T.; mit Varietäten asteroides, granulosum, interdigitale, lacticolor, persicolor, goetzii (beim Menschen an Haut u. Nägeln) u. nodularis (bei Mensch u. Haustieren an Haut u. Nägeln). Vork. auch bei frei lebenden Nagetieren u. im Erdboden; führt zu Kerion-Bildung; perfekte Form: Arthroderma benhamiae. – **T. quinckeanum:** die sog. Faviforme-Gruppe des T. mentagrophytes mit gelbl. braunem Pigment; bei Mensch u. Tier. – **T. rubrum, T. purpureum:** rotes Pigment bildendes T. bei Mensch, Haus- u. wild lebenden Nagetieren. – **T. schönleinii:** Erreger des Favus beim Menschen, mit massenhaft Pilzfäden in den Scutula. – **T. tonsurans:** v.a. in südl. Breiten bei Mensch u. (sehr selten) Tier vorkommendes T.; Haut, Haare u. Nägel befallend, z.T. Kerion-Bildung. – **T. verrucosum:** die sog. Faviforme-Gruppe; bei Mensch u. Tier, gelegentlich im Erdboden; befällt Haut, Haare u. Nägel, Kerion-Bildung. – **T. violaceum:** häufiger Auslöser der Tinea capitis.

**Tricho|phytose:** ▸Trichophytia; i.e.S. die mit Generalisation, d.h. mit Eindringen der Erreger in Lymph- u. Blutbahnen. E trichophytosis.

**Tricho|ptilosis,** Trichoschisis: endständige Aufsplitterung des Haarschaftes: häufigste Haarveränderung des Erwachsenen, bei etwa 40 % zus. mit Trichorrhexis nodosa. Ursachen exogen: elektr. Rasieren, hartes Bürsten, häufiges Kämmen, thermische (bei Blonden auch häuf. Sonnenexposition), chem. oder infektiöse

Schädigung. Nach Ausschalten der Noxe Heilungstendenz. E trichoptilosis, trichoschisis.

**tricho|rhino|phalangeales Syndrom:** (GIEDION 1966) Wachstums- u. Entwicklungsstörung unbekannter Ursache mit Haaranomalien, dysplastischer Nase (weiches Knorpelskelett), dysplast. Hände (Brachyphalangie, Klinodaktylie, Zapfenepiphysen), evtl. Zahndysplasien, Skoliose, Schildthorax. – Typ I autosomal-dominant erblich, als »Typ II« das ▸LANGER-GIEDION-Syndrom; ferner ein Typ III mit schwereren Hand- u. Fußanomalien. E tricho-rhino-phalangeal dysplasia.

**Trichor|rhexis:** Brüchigkeit der Langhaare als erbl. Krankheit oder – meist – als Folge mechanischer oder chem. Misshandlung. E trichorrhexis. – **T. invaginata:** ▸Invagination, nodöse. E bamboo hair. – **T. nodosa,** Nodositas crinium: T. mit mittelständiger, evtl. multipler, knötchenförm. Auftreibung. E trichoclasis, clastothrix. – **T.-n.-Syndrom:** ▸Trichothiodystrophie-Syndrom.

**Trichor|rhexo|manie:** *Psychologie* krankhafte Gewohnheit, die eigenen Kopfhaare dicht über der Haut abzubrechen, um darauf zu kauen. E trichorrhexomania.

**Tricho|schisis:** ▸Trichoptilosis. E trichoschisis.

**Trichosis: 1)** ▸Hypertrichose. **2)** ▸Trichiasis. **3)** Trichonosis: »Haarkrankheit« schlechthin. E trichosis.

**Tricho|sporie:** ▸Trichosporose. E trichosporosis.

**Tricho|sporon:** *Mykologie* Gattung der Trichosporideae; Blastosporen, Pseudo- u. echtes Myzel mit Arthrosporen bildenden Hefen. Als Krankheitserreger (▸Trichosporose): **T. beigelii** (=**T. cutaneum,** Erreger von Piedra alba, Magen-Darm- u. Lungenmykose; Abb.), **T. capitatum** (Erreger von Haut, Magen-Darm- u. Lungenmykose, mit Infiltratbildung).

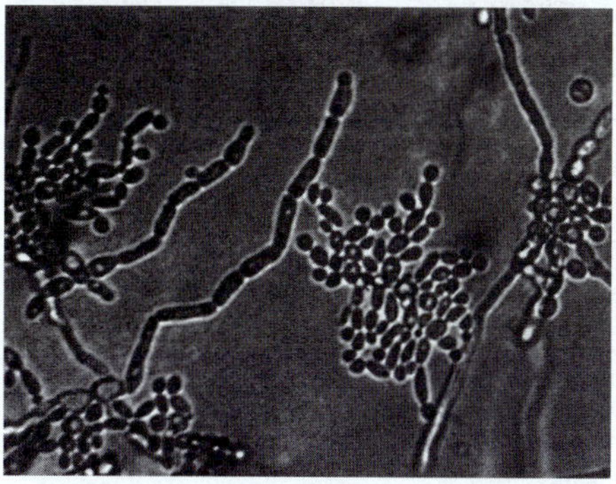

**Trichosporon:** Tr. cutaneum. [427]

**Tricho|sporose:** Hefepilzinfektion durch Trichosporon-Arten; meist Befall vorgeschädigter Haare, z. B. als »Piedra«; nur ausnahmsweise Affektion von Haut (erythemato-squamös oder knotig-gummös; auch sept. Verläufe), Nägeln, Atemwegen. E trichosporosis.

**Tricho|stasis:** ▸Hypertrichosis. – **T. lanuginosa:** ▸Hypertrichosis congenita (lanuginosa). – **T. spinulosa:** T. mit Bildung von Kolbenhaarbüscheln in den verhornten Follikeln. E trichostasis spinulosa.

**Tricho|strongyliasis:** Infestation durch Trichostrongylus-Arten. Bei schwerem Befall evtl. Anämie, Exsikkose, Marasmus. E trichostrongylosis.

**Tricho|strongylidae:** »Magenwürmer« [Strongyloidea]; Entwicklung wie Ancylostoma. Beim Menschen als Parasiten Trichostrongylus, Mecistocirrus, Haemonchus u. Ostertagia.

**Tricho|strongylus:** Gattung der ▸Trichostrongylidae, 6–12 mm lang, mit 1 Mundöffnung. – **T. colubri|formis:** gelegentlich im Duodenum vorkommende Art, mit perniziöser Anämie. – **T. orientalis:** hakenwurmähnl. Art, Hauptwirt: Mensch; rel. häufig in Japan u. Korea; Infestation durch Larven-verunreinigte Nahrung.

**Tricho|thecium:** Schimmelpilz-Gattung; Laborverunreiniger.

**Tricho|thio|dys|trophie-Syndrom:** autosomal-rezessiv erbliches Krankheitsbild mit ▸Trichorrhexis nodosa (verminderter Schwefelgehalt der Haare), ichthyosiformen Hautveränderungen, Photosensitivität, neuroektodermalen Störungen. E trichothiodystrophy syndrome.

**Tricho|tillo|manie,** Haarrupfsucht: *Psychologie* zwanghaftes Ausrupfen eigener Kopfhaare, Augenbrauen, Wimpern u. Körperhaare. E trichotillomania.

**tricho|tom:** dreigeteilt. E trichotomous.

**Tri|chromasie,** Euchromatopsie: *Ophthalmologie* das normale Farbsehen, die Fähigkeit, alle Nuancen aus den 3 Grundspektralfarben Rot, Grün u. Blau zu erkennen. – Bei Ausfall einer Grundfarbe besteht Dichromasie (als Prot-, Deuter- bzw. Tritanopsie). Soweit aber nur eine Rot-, Grün- oder Gelb-Blau-Schwäche besteht (= Prot-, Deuter- bzw. Tritanomalie), spricht man von anomaler T. (die Betroffenen gelten als »**Trichromaten**«). E trichromatopsia, euchromatopsy.

**Tri|chrom|färbungen:** *Histologie* Kombination dreier Färbungen zur Differenzierung verschiedener Gewebe- u. Zellbestandteile. E trichrome stain.

**Trichter|becken:** *Geburtshilfe* hohes knöchernes Becken mit im Ausgang stark verkürzter Diameter transversa (ähnl. dem ♂ Becken). E funnel-shaped pelvis.

**Trichter|brust,** Pectus excavatum s. infundibulum: *Pathologie* muldenförmige Eindellung des Sternums u. der angrenzenden Rippenknorpel; erworben oder (meist) konstitutionell bedingt. Funktionelle Störungen (meist erst im Schulalter) v. a. durch Verlagerung des Herzens. E funnel chest.

**Trichter|lappen:** *Anatomie* ▸Hypophysentrichterlappen.

**Trich|uriasis:** Wurmbefall durch Trichuris trichiura (Peitschenwurm) nach oraler Aufnahme der Eier (die an rohen, durch Düngung kontaminierten Nahrungsmitteln haften bzw. in Wasser sind). Bevorzugter Sitz der adulten Würmer im Dick-, seltener im Dünndarm; intestinale Symptomatik nur bei massenhaftem Auftreten u. Schädigung der Darmwand: Bauchschmerzen, Durchfälle, Anämie. E trichuriasis.

**Trich|uridae,** Trichocephalidae: (RAILLIET 1915) Nematoden-Familie der Ordnung Trichurata mit sehr schlankem Körper u. rundl., nackter Mundöffnung. Wichtigste Gattung: Trichuris.

**Trich|uris trichi|ura,** Trichocephalus dispar: der 30–50 mm lange »Peitschenwurm« (mit fadenförm. Vorderende) im Blinddarm (einschl. Appendix), seltener im Dünndarm des Menschen. Die mit den Fäzes ausgeschiedenen Eier reifen erst in Monaten (keine Autoinvasion!) u. bleiben in der Eihülle über Jahre lebensfähig; s. a. ▸Wurmeier. E whipworm.

**tri|cipitalis** *(latein.):* dreiköpfig; den Musculus triceps betreffend. E tricipital.

**Triclocarban:** Desinfektionsmittel. E triclocarban.

**Triclosan:** Desinfektionsmittel. E triclosan.

**tri|cuspidalis:** mit 3 Spitzen; s. a. ▸Trikuspidal... E tricuspid(al).

**Trieb,** Strebung: angeborene, gerichtete psych. Kräfte; meist von einem Gefühl der Spannung, Unlust oder Lust begleitet; nach K. SCHNEIDER unterschieden als allg. Triebhaftigkeit allen Erlebens u. als leibl. (Nahrungs-, Geschlechts-, Bewegungs-, Schlaf-T.) u. seel. T. (z. B. Streben nach Macht, Einfluss, Erfolg, Schönheit, Pflichterfüllung usw.). In der FREUD-Trieb-Theorie bedarf jeder T. einer Triebquelle u. eines Triebzieles, das an einem Triebobjekt oder durch ein solches erreicht wird. Die natürl. Triebambivalenz (mit pos. u. neg. T.) führt bei Unausgewogenheit zur **Triebstörung** oder -abweichung. E drive.

**Tri|ethylenmelamin,** 2,4,6-Tris-(ethylenimino)-s-triazin, Abk. TEM: ein ▸Mitosehemmer; Zytostatikum (obsolet). E triethylenemelamine.

T

**Tri|ethylenphosphoramid,** Tris-(1-aziridinyl)-phosphinoxid, Abk. TEPA: Zytostatikum (ersetzt durch ▸Thiotepa). E triethylenephosphoramide.

**tri|faszikulärer Block:** *Kardiologie* der totale infranodale Block mit Leitungsstörung im re. u. in bd. Faszikeln des li. ▸Tawara-Schenkels (dort Abb.). E trifascicular blockade.

**Trifluperidol:** ein ▸Neuroleptikum (Butyrophenon-Derivat); obsolet. E trifluperidol.

**Triflupromazin:** ein ▸Neuroleptikum u. Antiemetikum (Phenothiazin vom Chlorpromazin-Typ). E triflupromazine.

**Trifluridin,** α,α,α-Trifluorthymidin: Virustatikum zur *Anw.* am Auge. E trifluridine.

**Tri|fokal|glas,** Dreistärkenglas: *Ophthalmologie* Brillenglas mit 3 optisch verschieden starken Zonen: Fernteil von oben bis zur Mitte, anschl. Teil für mittl. Entfernungen, unten Nahteil. E trifocal lens.

**Tri|geminie:** *Kardiologie* Allorhythmie mit Aktions-Dreiergruppen (2 Sinusschläge u. 1 Extrasystole oder umgekehrt). E trigeminy.

**trigemino-trigeminaler Reflex:** ▸Kiefer-Öffnungsreflex.

**Tri|geminus: 1)** ▸Nervus trigeminus; s.a. ▸Trigeminus... E trigeminus, trigeminal nerve. **2)** *Kardiologie* ▸Trigeminie.

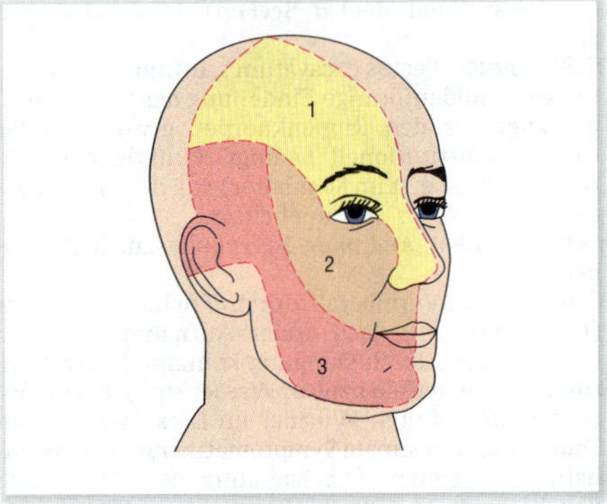


**Trigeminus:** Innervationsgebiete der drei Nervenäste. [10]

**Tri|geminus|druck|punkte:** s.u. ▸Nervendruckpunkte. E pressure points of trigeminal nerve.

**Tri|geminus|ex|härese:** bei Trigeminusneuralgie das »Herausdrehen« u. Durchtrennen des entspr. Astes von dessen Austrittsstelle her (Foramen supra- bzw. infraorbitale). E trigeminal neurexeresis.

**Trigeminus|neuralgie:** fast immer einseitige 0,5–1 Min. dauernde, im Allg. heftige Schmerzattacken im Innervationsbereich eines oder mehrerer Trigeminusäste. ***Ätiol.:*** ohne erkennbare Ursache (**essentielle T.** = echte oder idiopathische T.): v.a. bei Frauen jenseits des 50. Lj.; betroffen sind der 2. u. 3. Ast; im Allg. mit schmerzfreiem Intervall. Zugrunde liegen können auch verschiedene Krankheiten oder Störungen (**symptomatische T.**), meist gekennzeichnet durch leichten Dauerschmerz im Intervall: Stirn- u. Kieferhöhlen-Erkrankungen (1. bzw. 2. Ast), Zahn(fleisch)- u. Unterkieferaffektion (3. Ast), ferner toxisch bei Schwermetallvergiftung u. Diabetes mellitus, mechanisch bei Kleinhirn-Brückenwinkel-Tumor, postinfektiös nach örtl. Herpes zoster. ***Klinik:*** Die Schmerzattacken sind oft kombiniert mit Kontraktion der mimischen Muskulatur (Tic douloureux). Ausgelöst werden die Attacken fast immer durch äußere Einflüsse (Temperaturwechsel, kaltes Getränk, forciertes Kauen, Niesen, Sprechen, Zähneputzen), aber auch spontan (v.a. nachts = Neuralgia nocturna). ***Ther.:*** Carbamazepin, Phenytoin, Baclofen u./oder Lokalanästhetika; chirurgische Maßnahmen i.S. gezielter, selektiver Eingriffe wie der perkutanen Thermokoagulation des Ganglion Gasseri oder der mikrovaskulären Dekompression (u.a. auch stereotaktische Operationen). S.a. ▸Janetta-Operation. E trigeminal neuralgia.

**Trigger** *(engl.): Physik, Chemie, Physiologie* Auslöser; z.B. ein Mechanismus (Vorgang, Reiz oder eine Substanz), der eine Reaktion oder einen Vorgang auslöst (»triggert«).

**Trigger-Punkte,** Auslösepunkte: umschriebene Punkte bzw. Areale mit erhöhter Schmerzempfindung in Haut, Sehnen, Bändern, Knochenhaut u. v.a. Muskulatur. Bei deren Palpation werden in abhängigen Körperbereichen (zumeist distal) Schmerzen empfunden bzw. reflektorisch Muskelverspannungen ausgelöst (motor dysfunction). ***Anw.:*** als Stimulationspunkte z.B. im Rahmen von Massagen, Neuraltherapie, Akupunktur, Elektrotherapie, Wärmeanwendungen, Shiatsu, Entspannungs- u. Dehnungsübungen u. der Korrektur von Fehlhaltungen. E trigger points.

**Tri|glycerid|ämie:** ▸Hypertriglyceridämie. E hypertriglyceridemia.

**Tri|glyceride,** Triacylglycerine, Abk. TG: Unterklasse der ▸Lipide, bei der die Neutralfette mit 3 Molekülen gleicher (z.B. Triolein) oder (meist) verschiedener ▸Fettsäuren pro Glycerinmolekül verestert sind; s.a. Schema. *labor* Bestimmung im Serum mittels Glycerinkinase; Normalbereich 74–172 mg/dl = 0,84–1,97 mmol/l. E triglycerides.

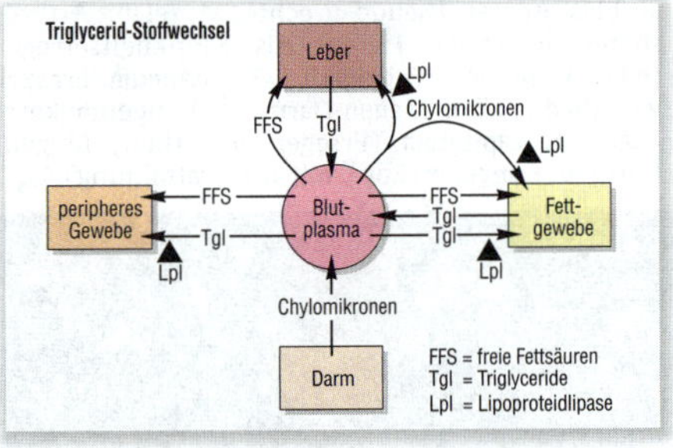


**Triglyceride.** [120]

**Tri|glycerid|lipase:** ▸Triacylglycerinlipase. E triglyceride lipase.

**Trigonella foenum graecum,** Bockshorn: zur Familie der Schmetterlingsblütler gehörendes Gewächs; in spezieller Aufbereitung (Samen) nachweislich wirksam gegen Appetitlosigkeit und lokale Entzündungen.

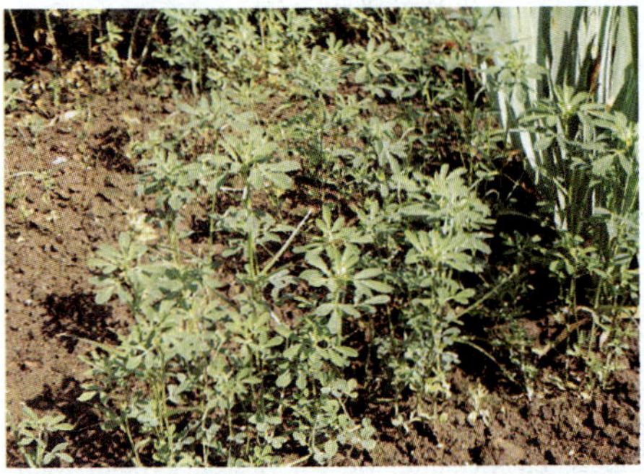

**Trigonella foenum graecum:** Griechischer Bockshornklee. [448]

**Tri|gono|zephalus:** »Dreieckschädel« mit kielartig vorspringender Stirn infolge intrauteriner Obliteration der Sutura frontalis. E trigonocephaly.

**Tri|gonum** *(latein.)* Plur. Trigona: Dreieck; *anat* dreieckiges Feld. E trigone, trigonum, triangle. – **T. caroticum:** das von den Mm. sternocleidomastoideus, digastricus (Venter post.) u. omohyoideus (Venter sup.) begrenzte »Karotisdreieck«, in dem die Aufzweigung der Arteria carotis communis liegt. E carotid triangle. – **T. cervicale:** s. u. ▸Regio c. E cervical triangle. – **T. deltoideo|pectorale:** die infraklavikuläre »MOHRENHEIM-Grube« zwischen Mm. pectoralis major u. deltoideus. – **T. femorale:** das von Leistenband u. den Mm. sartorius u. adductor longus begrenzte »SCARPA-Dreieck« medial an der Oberschenkelvorderfläche. E femoral triangle. – **Tri|gona fibrosa cordis:** derbe, kollagene Bindegewebszwickel zwischen Aortenwurzel u. den Anuli fibrosi der Herzostien. E fibrous trigones of heart. – **T. inguinale:** das dreieckige Bauchfellfeld zwischen Leistenband, Rektusrand u. Plica umbilic. lat. E inguinal trigone. – **T. lumbale – T. l. inf.:** ▸PETIT-Dreieck. E lumbar triangle. – **T. l. sup.:** ▸GRYNFELT-LESSHAFT-LUSCHKA-Dreieck. – **T. lumbo|costale,** BOCHDALEK-Dreieck: Muskellücke zwischen den Partes lumbalis u. dorsalis des Zwerchfells u. der 12. Rippe; evtl. Bruchpforte einer Hernia diaphragmatica lumbocost. E lumbocostal trigone. – **T. nervi hypoglossi:** das spitz auslaufende untere Ende der Eminentia med. (Vorwölbung durch den Hypoglossuskern). E trigone of hypoglossal nerve. – **T. olfactorium:** der »Riechwulst« am Ende des Tractus olfactorius zwischen med. u. lat. Stria. E olfactory trigone. – **T. omo|claviculare:** die seichte »Fossa supraclavicul. major« oberhalb des Schlüsselbeins zwischen Mm. sternocleidomastoideus u. omohyoideus (Venter inf.), unter der der Plexus brachialis u. die A. subclavia liegen. E omoclavicular triangle. – **T. Petiti:** ▸PETIT-Dreieck. – **T. sterno|costale:** die »LARREY-Spalte« als dreieck. Muskellücke zwischen den Partes cost. u. stern. des Zwerchfells; evtl. Bruchpforte einer LARREY-Hernie. E sternocostal triangle. – **T. sub|mandibulare:** Teil der Regio cervicalis anterior zwischen Unterkiefer u. bd. Bäuchen des M. digastricus, unter dem die Mm. stylo- u. mylohyoideus, hyo- u. styloglossus, die Vasa subment. u. facial. sowie die Nn. mylohyoideus, lingualis, hypoglossus u. glossopharyngeus liegen. E submandibular triangle. – **T. vesicae,** LIEUTAUD-Dreieck: faltenloses, fest mit der Muskularis verbundenes Schleimhautfeld am Boden der Harnblase zwischen den Ureterenmündungen u. dem Urethraabgang. E trigone of bladder.

**Trihexyphenidyl:** anticholinerg wirkendes ▸Antiparkinsonikum. E trihexyphenidyl.

**Tri|hydroxy|purin:** ▸Harnsäure. E uric acid.

**Tri|jodid:** das in wässriger Lösg. (z. B. LUGOL-Lsg.) aus $J_2$ + $J^-$ (z. B. KJ) gebildete $J_3^-$-Ion; wirkt germizid. E triiodide.

**Trijod|thyronin,** Abk. $T_3$, 3',3,5-Trijodthyronin, Liothyronin: ▸Schilddrüsenhormon, das zu 80–90 % außerhalb der Schilddrüse aus Jodthyroninen biosynthetisiert wird (in akt. L-Form) u. pro Mol 3 Jod enthält. Es ist biol. stärker u. schneller wirksam als ▸Thyroxin ($T_4$); das **reverse Trijodthyronin** (3',5',3-T.) entsteht durch Dejodierung an falscher Stelle u. ist hormonell unwirksam. ***Stoffwechsel:*** extrathyreoidaler Pool ca. 100 µg; tgl. Umsatz 50 µg. Wird in den Schilddrüsenfollikeln gespeichert. Im Blut überwiegend proteingebunden, u. zwar an die als Vehikelproteine wirksamen Plasmaproteine Thyroxin bindendes α-Globulin (TBG), Präalbumin (TBPA) u. Albumin (TBA); normale Serum-Konz. 100–200 ng/dl. Biol. wirksam ist nur das freie $T_3$ ($fT_3$), dessen Konzentration tageszeitlichen Schwankungen unterliegt. Inaktivierung erfolgt nach Dejodierung, Sulfatveresterung u. Glucuronidierung. ***Diagn.:*** immunometrische Bestimmung (Enzym-, Lumineszenz-, Fluoreszenz-, Radio-Immunoassay) von $T_3$ bzw. $fT_3$ im Serum (erniedrigt bei ↓$T_4$, erhöht bei Hyperthyreose u. extremem Jodmangel). E triiodothyronine, liothyronine.

**Tri|karbon...:** ▸Tricarbon...

**Trikot|schlauch:** in Schlauchform gestrickte elast. Binde; v. a. als Unterzug bei Gipsverband u. Überzug für Amputationsstumpf. E stockinet.

**Tri|kresyl|phosphat,** $(C_6H_4CH_3)_3PO_4$, Abk. TKP: i. e. S. die stark toxischen Kresol-Derivate Tri-p- u. Tri-o-kresylphosphat. Vergiftung selten beruflich, meist durch verfälschte Nahrungsmittel oder deren Behälter; nach wenigen Std. intestinale Beschwerden, nach beschwerdefreiem Intervall (17 Tage bis 8 Wo.) aufsteigende schlaffe Lähmungen. S. a. ▸Ginger-Paralysis. E tricresyl phosphate.

**Tri|krotie,** Pulsus tricrotus: dreigipflige Pulswelle bei Dikrotie mit unmittelbar folgender Extrasystole. E tricrotism.

**Tri|kuspidalisierung:** bei Mitralstenose die durch Rechtsherzdekompensation entstehende funktionelle Trikuspidalinsuffizienz. E tricuspid insufficiency.

**Tri|kuspidal|klappe:** ▸Valva tricuspidalis. E tricuspid valve.

**Trikuspidal|(klappen)atresie:** angeborener zyanotischer ▸Herzfehler (dort Tab.) mit Fehlen der Trikuspidalklappe (Ausbleiben der Perforation des fetalen AV-Kanals). Nur lebensfähig bei bestehender interatrialer Kommunikation u. Lungendurchblutung über einen VSD oder einen PDA. Oft kombin. mit Transposition der großen Gefäße, infundibulärer Pulmonalstenose, Ventrikelseptumdefekt; re. Ventrikel hypoplastisch, li. Ventrikel vergrößert, großes Mitralostium. ***Klinik:*** starke Zyanose, Hockstellung, Linkshypertrophie, meist verminderte Lungendurchblutung. E tricuspid valve atresia.

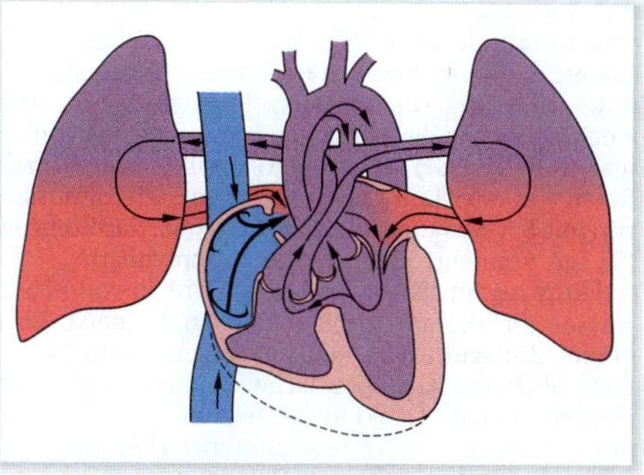

**Trikuspidal(klappen)atresie:** schemat. Darstellung der Hämodynamik. [238]

**Trikuspidal|(klappen)insuffizienz:** angeborene oder erworb. (rheumat., bakteriell) organische, weit häufiger aber sek.-funktionelle (Rechtsherzdilatation mit Ausweitung des Ostiums) Schlussunfähigkeit der Klappe, dadurch Rückfluss von der re. Kammer in den Vorhof u. Rückstau in die Hohlvenen; ***Klinik:*** Holosystolikum mit Maximum im 5. ICR li. parasternal, positiver systol. Puls in Vena jugularis, Leber u. Epigastrium, vergrößerter re. Vorhof, Halsvenen- u. Leberstauung, Ödeme, Belastungsdyspnoe, nur geringe Lungenstauung. E tricuspid valve insufficiency.

**Trikuspidal|(klappen)stenose:** angeborene (Adhäsion der Schließungsränder) oder – meist – erworbene (rheumat., bakteriell; oft mit Mitralstenose) Einengung des Ostiums, dadurch Rückstau in die Hohlvenen; ***Klinik:*** Präsystolikum mit Maximum über dem unteren Sternum u. im 4.–5. ICR li. parasternal, pos. präsystol. Jugularispuls, stark vergrößerter re. Vorhof, gestaute Halsvenen, Leberstauung mit Pulsationen, Aszites, Ödeme, Belastungsdyspnoe. E tricuspid valve stenosis.

**Tri|labe:** *Urologie* (CIVIALE 1818) histor. Gerät zur Entfernung von Harnblasensteinen. E trilabe.

**tri|lobatus** *(latein.):* dreilappig. E trilobate.

**tri|locularis** *(latein.):* dreikammerig. E trilocular.

**Tri|logie:** ▸Triade. E trilogy.

**tri|malleoläre Fraktur:** bimalleoläre Knöchelfraktur mit Abbruch eines VOLKMANN-Dreiecks aus der hinteren unteren Schienbeinkante (die biomechanisch als 3. Knöchel gilt). E trimalleolar fracture.

T

**Tri|menon:** Zeitraum von 3 Monaten (v.a. im Säuglingsalter). **E** trimester.
**tri|mer:** aus 3 (gleichen) Grundbausteinen bestehend. **E** trimeric.
**Tri|merismus:** Dreigliedrigkeit; s.u. ▸Triphalangie.
**Trimethadion,** Troxidone, 3,5,5-Trimethyloxazolidin-2,4-dion: Antiepileptikum; wegen teratogener Wirkung in der Schwangerschaft (**T.-Embryopathie**) obsolet. **E** trimethadione.
**Trimethoprim,** 2,4-Diamino-5-(3,4,5-trimethoxybenzyl)-pyrimidin: bakteriostatisch wirkendes Chemotherapeutikum; meist in Kombination mit Sulfamethoxazol (=▸Co-trimoxazol). **E** trimethoprim.
**Tri|methyl|amin,** $(CH_3)_3N$: tertiäres Amin mit intensivem ammoniakal. Fischgeruch; Vork. in Pflanzen, Heringslake, zersetztem Ejakulat in der Scheide, als Stoffwechselprodukt von Darmbakterien; Grundstoff quartärer Ammoniumverbindungen. **E** trimethylamine.
**Tri|methyl|amin|urie:** autosomal-rezessiv erbliches Krankheitsbild infolge Defekts der N-Oxidation mit vermehrter Trimethylaminausscheidung im Urin, Fischgeruch, Splenomegalie, Neutropenie, Anämie sowie Depressionen. **E** trimethylaminuria.
**Trimethylglykokoll:** ▸Betain. **E** trimethylglycocoll.
**Trimethylxanthin:** ▸Coffein. **E** trimethylxanthine.
**Trimipramin:** trizyklisches ▸Antidepressivum. **E** trimipramine.
**Trinidad-Krankheit,** Paralyssa: ▸Lähmungswut. **E** Trinidad disease.
**Tri|nitro|toluol:** s.u. ▸TNT. **E** trinitrotoluene.
**Trinker:** ▸Alkoholiker; s.a. ▸Alkohol... **E** alcoholic.
**Trinker|herz:** die »alkohol. Kardiomyopathie« (Stoffwechselstörung der Mitochondrien u. des sarkoplasmat. Retikulums?) bei chron. Alkoholkonsum. ***Klinik:*** Rechts- u./oder Linksherzinsuffizienz, Rhythmusstörungen, S-T-Senkung, diastol. Extratöne, Kardiomegalie; IgA vermehrt. **E** alcoholic cardiomyopathy.
**Trinkkur:** regelmäßiges, dosiertes Trinken von ▸Heilwasser zu therapeutischen Zwecken, meist über einen Zeitraum von 4–6 Wochen. Gelegentlich wird auch der therapeutische Dauergebrauch von Heilwässern als Trinkkur bezeichnet.
**Trink|schwäche:** *Pädiatrie* ▸Saugschwäche; i.w.S. der fehlende Saug- u. Schluckreflex beim unreifen Neugeborenen. **E** sucking weakness.
**Trink|wasser:** *Hygiene* für den menschl. Genuss u. Gebrauch geeignetes Wasser; nach DIN 2000 u. 2001 mit den Güteeigenschaften **1)** »gesundheitlich unschädl.«, d.h. keimfrei u. frei von gesundheits- oder materialschädigenden Stoffen; **2)** »allgemeinhygienisch befriedigend«, d.h. klar, farb-, geschmack- u. geruchlos, gleichmäßig kühl mit 8–11°. Optimale Qualität bei Gewinnung aus Grundwasser in ca. 8 m Tiefe; bei Oberflächenwasser Aufbereitung erforderlich. **E** potable water.
**TRINS:** Abk. für **t**otal **r**eversible **i**schämische **n**eurologische **S**ymptomatik; s.u. ▸Apoplexia.
**Trio|pathie, diabetische:** s.u. ▸diabetisch. **E** diabetic triopathy.
**Tri|orchis:** *Helminthologie* ▸Hymenolepis.
**Tri|ortho|kresyl|phosphat:** ▸Trikresylphosphat. **E** triorthocresyl phosphate.
**Triosen:** Gruppe einfachster Kohlenhydrate (nebst Derivaten) mit 3 C-Atomen im Molekül, z.B. Glycerin (u. dessen Aldehyd); wichtige, meist in phosphorylierter Form (»**Triosephosphate**«) vork. Intermediärprodukte des KH-Stoffwechsels (als D-Glycerinaldehyd-3-phosphat u. Dihydroxyacetonphosphat) sowie bei alkohol. Gärung. **E** trioses.
**Triose|phosphat-isomerase:** Enzym mit der Reaktion: D-Glycerinaldehyd-3-phosphat = Dihydroxyacetonphosphat. – Ein hereditärer Enzymdefekt führt zu einer nicht-sphärozytären Erythrozytopathie mit hämolytischer Anämie u. Hyperbilirubinämie. **E** triosephosphate isomerase.
**Trip** *(engl. = Reise):* Drogenrausch, i.e.S. der nach Ecstasy (mit extremer Steigerung der Leistungsbereitschaft), Cocain oder LSD (»Acid«; als »Yellow-Sunshine-Minitrip«; als »horror trip« oder »bad trip« die [exogene] Angstpsychose bei LSD-Intoxikation mit vielfältiger psychotischer Symptomatik).
**tripel...:** Wortteil »dreifach«.
**Tripel|anastomose:** *Chirurgie* bei Mehrfachverschluss der Herzkranzgefäße 3facher aortokoronarer Bypass (s.u. ▸Koronarchirurgie). **E** triple anastomosis.
**Tripel|arthro|dese:** gleichzeitige op. Versteifung dreier Gelenke (▸Arthrodese), i.e.S. die Versteifung von Talonavikular-, Kalkaneokuboid- u. Talokalkanealgelenk. **E** triple arthrodesis.
**Tripel-Diagnostik,** Triple-Test: **1)** *Gynäkologie* diagnostischer Ansatz bei Verdacht auf ▸Mammakarzinom; beruht auf hochverdächtigen klinischen u. mammographischen Befunden in Verbindung mit positiver Zytologie aus Feinnadelpunktionsmaterial; Treffsicherheit bei positivem Ausfall aller 3 Kriterien 100%. Hauptanw. bei Patientinnen mit eingeschränkter Operabilität, um die Operationszeit zu verkürzen oder einen zweiten Eingriff zu umgehen. **2)** *Geburtshilfe, Genetik* Einbeziehung von ▸AFP, extrahypophysärem ▸Gonadotropin u. ▸Östriol im Serum der Schwangeren in die pränatale nichtinvasive Wahrscheinlichkeitsabschätzung für fetale Chromosomenaberrationen (v.a. Trisomie 21, 18, 13). **E** triple test.
**Tripelennamin:** $H_1$-Rezeptorenblocker (s.u. ▸Antihistaminica) zur lokalen Anw. **E** tripelennamine.
**Tripel|helix:** ▸Superhelix. **E** triple helix.
**Tripel|niere,** Ren triplex: Nierenfehlbildung (Langniere) mit 3 Becken u. 3 Ureteren. **E** triple kidney.
**Tripel|phosphat:** *Chemie, Urologie* ▸Magnesium-Ammonium-Phosphat. **E** triple phosphate.
**Tripel|vakzine:** Dreifachimpfstoff. **E** triple vaccine.
**Tripel-X-Syndrom:** ▸3-X-Syndrom. **E** triple X syndrome.
**Tri|peptid:** *Biochemie* Verbindung aus 3 Aminosäuren. **E** tripeptide.
**Tri|phalangie:** »Dreigliedrigkeit«; i.e.S. der »dreigliedrige Daumen« (Trimerismus) als seltene, dominant erbl. Fehlbildung. **E** triphalangia.
**Tri|phenyl|tetrazolium|chlorid,** Abk. TTC: eine lichtempfindl. Verbindung. ***Anw.*** z.B. im ▸Tetrazoltest. **E** 2,3,5-triphenyltetrazolium chloride.
**Tri|phospho|pyridin|nucleotid,** Abk. TPN: ▸Nicotinamid-adenindinucleotid-phosphat ($NADP^+$). **E** triphosphopyridine nucleotide.
**triple** *(engl.):* dreifach.
**Triple-A-Syndrom,** ALLGROVE-Syndrom: autosomal-rezessiv erbliches Krankheitsbild mit **A**chalasie, Nebennierenrindeninsuffizienz (engl.: **a**drenocortical insufficiency), **A**lakrimie (verminderte Tränenproduktion); ferner neurolog. Störungen.
**Tri|plegie:** Lähmung dreier Gliedmaßen (Kombin. von Hemi- u. Paraplegie), z.B. bei zerebralem Gefäßprozess. **E** triplegia.
**Triple-Test:** s.u. ▸Tripel-Diagnostik.
**Triplett:** **1)** Basen-T.: *Genetik* s.u. ▸Codon; s.a. ▸Eiweißbiosynthese. **2)** *Neurophysiologie* s.u. ▸Multiplett. **E** triplet.
**Triplex-Sonographie:** wenig gebräuchlicher Begriff für Farb-Duplex-Sonographie (▸Farb-DOPPLER).
**Tri|ploidie:** *Zytologie* Bestehen eines Karyotyps aus 3 haploiden Chromosomensätzen (Symbol: 3n), d.h. beim Menschen 69 Chromosomen (führt zum Abort). **E** triploidy.
**Tripl|opie:** Sehstörung, bei der die Objekte dreifach gesehen werden. **E** triplopia.
**Triplo-X-Syndrom:** ▸3-X-Syndrom. **E** triple X syndrome.
**Tripper:** ▸Gonorrhö. **E** clap.
**Tripper|fäden:** weißliche Harnfilamente im Morgenurin bei chron. Gonorrhö. **E** clap thread.
**Tripper|rheumatismus:** ▸Gonitis gonorrhoica. **E** gonorrheal rheumatism.
**Triprolidin:** $H_1$-Rezeptorenblocker (s.u. ▸Antihistaminica). **E** triprolidine.

**Triptane:** ▸5-$HT_1$-Agonisten. E triptans.

**Triptorelin:** zu den ▸GnRH-Agonisten gehörendes synthetisches Hormonpräparat; ***Anw.*** in der Tumorther. bei Prostatakarzinom u. bei Endometriose, Uterusmyomen.

**Tri|pus** *(latein.):* Dreifuß. E tripod. **1)** *(latein.)*, T. Halleri: *Anatomie* ▸Truncus c(o)eliacus. E Haller's t. **2)** *Pathologie* Doppelfehlbildung mit 3 Füßen.

**Tri|quetrum:** Kurzform für ▸Os triquetrum. E triquetrum.

**Tris:** Kurzform für Tris-Puffer (▸Trometamol). E TRIS, Tris.

**tris** *(griech.):* dreimal.

**Tri|saccharid:** Oligosaccharid aus 3 Monosacchariden; z.B. Raffinose (Fructose + Glucose + Galaktose). E trisaccharide.

**Trismus,** Spasmus masticatorius: tonischer Krampf der Kaumuskulatur mit Kieferklemme, z.B. bei Tetanus (=**T. sardonicus**, ▸Risus sardonicus), Meningitis, Schädelbasisfraktur; ferner beim autosomal-dominant erblichen **T.-Pseudokamptodaktylie-Syndrom** (mit Beugekontrakturen der Finger). E trismus. – **T. uteri:** s.u. ▸Uterusspasmus. E uterine spasm.

**Tri|somie:** (BLAKESLEE 1922) Vorhandensein überzähliger Chromosomen in den Zellkernen eines Individuums als numerische ▸Chromosomenaberration, v.a. infolge ▸Non-Disjunction während der Meiose, einem Vorgang, der mit zunehmendem Alter der Mutter, evtl. auch des Vaters, zunimmt. – Vork. als auto- oder als gonosomale T. Neben der klass. T. mit um 1 erhöhter Gesamtchromosomenzahl gibt es die ▸Translokationstrisomie (mit scheinbar normaler Zahl) u. die Mosaik-T. (mit zweierlei Chromosomensätzen; ein Teil der Körperzellen hat normalen Karyotyp, z.B. 47,XXY/46,XY). – Die dadurch bedingten Krankheitsbilder (»**T.-Syndrome**«) zeigen eine verschieden ausgeprägte u. außer bei 21 (▸DOWN-Syndrom; ▸Karyotyp z.B. 47,XX,+21; Häufigkeit ca. 1‰) u. XXY (▸KLINEFELTER-REIFENSTEIN-ALBRIGHT-Syndrom) nicht völlig spezifische Grundsymptomatik (▸Trisomie..., Bez. nach dem überzähligen Chromosom). – Die in Anbetracht der Chromosomenzahl rel. kleine Zahl der bekannten T.-Syndrome ist wahrsch. auf die Letalwirkung der übrigen Trisomien zurückzuführen. – S.a. ▸pränatale Diagnostik. E trisomy.

**Tri|somie 3q, partielle distale,** dup(3q) syndrome: Trisomie des distalen Segments im langen Arm von Chromosom 3, meist als Folge einer balancierten ▸Translokation oder ▸Chromosomeninversion bei einem Elternteil. ***Klinik:*** Charakteristische Symptome sind (pränataler) Minderwuchs, geistige Retardierung, epileptische Anfälle, Schädelanomalien, Glaukom, Herzfehler.

**Tri|somie-8-Mosaik:** immer als Mosaik-Trisomie (s.u. ▸Trisomie) auftretendes Krankheitsbild (tiefe Palmar- u. Plantarfurchen, Gesichtsdysmorphien, Gelenksversteifungen, Skelettanomalien, Fehlen der Kniescheiben). E trisomy 8 mosaicism syndrome.

**Tri|somie 9: 1) T. 9p:** Trisomie im kurzen Arm des Chromosoms 9; psychomotorische Retardierung, erhebliches Zurückbleiben des Knochenalters, Gesichts-, Schädel- u. Extremitätenanomalien. **2) T.-9-Mosaik:** fast immer als Mosaik auftretende ▸Trisomie mit intrauterinem Wachstumsrückstand, Gesichtsdysmorphien, häufig Herzfehler.

**Tri|somie 10p:** Trisomie im kurzen Arm von Chromosom 10 mit intrauterinem Wachstumsrückstand, Kleinwuchs, Schädelanomalien, Gesichtsdysmorphien. E trisomy 10p.

**Tri|somie 11q u. 22, partielle:** s.u. ▸Translokationstrisomie.

**Tri|somie 13,** PATAU-Syndrom, $D_1$-Trisomie: prognostisch ungünstige numerische Chromosomenaberration. ***Klinik:*** intrauterine Dystrophie, verlangsamtes postnatales Wachstum, Mikrozephalie, Holoprosenzephalie, prominentes Hinterhaupt, Mikrophthalmie, Iriskolobom, Lippen-Kiefer-Gaumen-Spalten, Zeigefinger liegen über dem dritten Finger (Charakteristikum), »Tintenlöscherfuß« mit prominentem Calcaneus, schwere psychomotorische Retardierung; häufig Herzfehler, Krämpfe. E Patau's syndrome.

**Tri|somie-14-Mosaik:** meist als Mosaik auftretende ▸Trisomie mit multiplen Fehlbildungen, Gesichtsdysmorphien, intrauterinem Wachstumsrückstand. E trisomy 14 (mosaicism syndrome).

**Tri|somie 18,** EDWARDS-Syndrom, $E_1$-Trisomie: ▸Trisomie des Chromosoms 18; manifestiert mit variablen Fehlbildungen (Häufigkeit etwa 1:5000), z.B. ausladender Hinterkopf, fliehendes Kinn, fehlgestaltete Ohren, eingeschlagener Daumen, Zeige- über Mittel-, Klein- über Ringfinger (s. Abb.), charakteristisches Fingerleistenmuster, Becken- u. Brustbeinfehlbildung, Rippenanomalien, Skoliose, verzögerte geistige u. körperl. Entwicklung; häufig auch Lippen-Kiefer-Gaumen-Spalte, angeborene Herzfehler u. mehrere Fehlbildungen innerer Organe. E Edwards' syndrome.

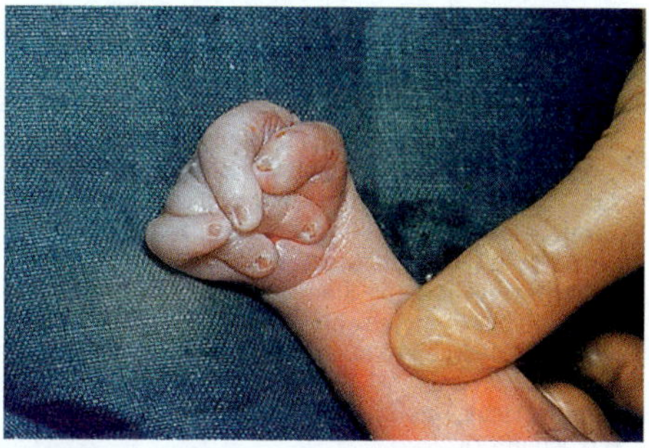

**Trisomie 18:** typische Fingerhaltung. [523]

**Tris-Puffer:** ▸Trometamol. E TRIS buffer.

**Tri|stichiasis:** dreifache Lidwimpernreihe (evtl. z.T. nach innen gekrümmt) als hereditäre Anomalie. E tristichia.

**Trit|anomalie,** Gelb-Blau-Schwäche: s.u. ▸Farbenanomalie. E tritanomaly.

**Trit|an|op(s)ie,** Blaublindheit: s.u. ▸Farbenanomalie. E tritanopia.

**triticeus** *(latein.):* weizenkornähnlich. E triticeous.

**Tritium:** T, überschwerer Wasserstoff, $^3H$ (RUTHERFORD u. M. 1934), schwerstes (Atomgew. 3,01686) u. einziges radioakt. H-Isotop ($< 10^{-16}$%), dessen Kern aus 1 Proton + 2 Neutronen besteht; schwacher $\beta^-$-Strahler (max. 0,018 MeV; Halbwertszeit 12,26 Jahre). ***Anw.*** v.a. zur Markierung von Molekülen (Proteine, Steroide usw.) für biochem. Untersuchungen. E tritium.

**Tritoqualin:** ein ▸Histidindecarboxylase-Hemmer; ***Anw.*** als Antiallergikum. E tritoqualine.

**Triturațio,** Abk. Trit., Verreibung: aus festen, unlösl. Arzneistoffen durch feinstes Verreiben mit Milchzucker bereitetes Arzneimittel. E trituration.

**tri|valvulär:** mit 3 Klappen (Valvulae). E trivalve.

**Tri|zephalus:** *Pathologie* Fehlbildung mit 3 Köpfen. E tricephalus.

**Tri|zeps:** Kurzform für ▸Musculus triceps.

**Trizeps|(sehnen)reflex,** Abk. TSR: propriorezeptiver Muskeldehnungsreflex mit Kontraktion des Musculus triceps brachii (Streckung des Unterarms) nach Beklopfen seiner Sehne über dem Olekranon. E triceps tendon reflex.

**tri|zyklisch:** *Chemie* aus 3 miteinander verknüpften Ringen bestehend; s.a. ▸zyklisch. E tricyclic.

**TRK,** Abk. für technische Richtkonzentration: vom »Ausschuss für gefährliche Arbeitsstoffe« beim Bundesministerium für Arbeit u. Sozialordnung erstellte Aufstellung gefährlicher (z.B. Krebs erzeugender oder erbgutändernder) Arbeitsstoffe, für welche keine MAK-Werte zu ermitteln sind. Als Richtkonzentration gilt diejenige Konzentration

T

eines als Gas, Dampf oder Schwebstoff in der Luft vorhandenen Stoffes, bei welcher Schutzmaßnahmen u. messtechnische Überwachung der Arbeitsplätze heranzuziehen sind mit dem Ziel der Minderung von Gesundheitsrisiken.

**Trk-Gen:** ▸Onkogene.

**tRNS, tRNA:** ▸Transfer-RNS.

**Trochanter** *(griech.)*: **1) T. major:** der »große Rollhügel« lateral am prox. Femurschaft; Ansatzstelle der Mm. glutei medius u. minimus, piriformis, obturatorius int. u. gemelli. **2) T. minor:** der »kleine Rollhügel« hinten-innen am prox. Femurschaft; Ansatzstelle des M. iliopsoas. E trochanter (greater; lesser).

**Trochanter|breite,** Diameter bitrochanterica: die »Hüftbreite« als Entfernung der beiden seitlich am meisten herausragenden Punkte der großen Rollhügel. E bitrochanteric diameter.

**Trochanter|fraktur:** extraartikuläre Femurfraktur im Trochanterbereich. Am großen Rollhügel als Ad- oder Abduktionsfraktur am Übergang zum Collum femoris (»Schenkelhalsbasisbruch« = laterale Schenkelhalsfraktur), Erstere meist mit Abriss des Trochanter minor oder als Stauchungsfraktur (häufigste Form, sog. Dreiecksbruch) mit Einstauchen des Schenkelhalses in das Trochantermassiv (***Klinik:*** Außenrotation, Abduktion u. Verkürzung des Beines; Coxa vara); oder als Splitterfraktur durch dir. Gewalteinwirkung. – I.e.S. die »pertrochantäre Fraktur« durch beide Rollhügel (isolierte Fraktur des T. minor ganz selten). E trochanteric fracture.

**Trochanter|hochstand:** Stand des großen Rollhügels oberhalb der Symphysenlinie als Zeichen für – angeborene – Hüftgelenkluxation, für Schenkelhalsfraktur u. Coxa vara.

**trochantericus** *(latein.)*: den Trochanter betreffend. E trochanteric.

**Troch|lea** *(latein.)*: Rolle. E trochlea. – **T. humeri:** walzenförmiger Gelenkkörper am distalen Humerusende für die Articulatio humero-ulnaris. E humeral t. – **T. muscularis:** Bindegewebs- oder Faserknorpelschlinge, durch die eine Sehne verläuft u. dort ihre Verlaufsrichtung ändert, z.B. die T. musculi obliqui sup. am Stirnbein, die die Sehne dieses Augenmuskels spitzwinkelig ablenkt. E muscular t. – **T. tali:** die »Talusrolle« an der Oberseite des Sprungbeins; Gelenkfläche für die Articulatio talocruralis. E talar t.

**Trochlea(r)fraktur:** Humerusfraktur im Bereich der Trochlea; meist Abscherung beim Fall auf den überstreckten Arm. E trochlear fracture.

**Troch|learis:** ▸Nervus trochlearis. E trochlear nerve.

**trochlearis** *(latein.)*: eine Trochlea betreffend. E trochlear.

**Trochlearis|lähmung:** *Ophthalmologie* zentrale oder periphere Parese des Nervus trochl. mit Ausfall des Musculus obliquus sup. oculi; Erstere meist kombin. mit weiteren Augenmuskellähmungen, Letztere meist isoliert (bei Trauma an Stirnbein, Augenhöhle, nach Stirnhöhlen-Op.). ***Klinik:*** Ein- u. Aufwärtsschielen, schräge Doppelbilder. E paralysis of the trochlear nerve.

**Trocho|ginglymus:** Drehscharniergelenk (Kombination von Dreh- u. Scharniergelenk); z.B. das Kniegelenk mit der Möglichkeit von Beugung, Streckung u. Drehung. E trochoginglymus.

**trocho|ideus:** radförmig. E trochoid.

**Trocho|zephalus:** ▸Turmschädel. E trochocephalia.

**Trocken|blut|reaktion:** klin.-chem. oder serol. Untersuchungstechnik, bei der ein auf dem Objektträger durch Verrühren defibrinierter u. ausgebreiteter, danach angetrockneter Blutstropfen als Untersuchungsmaterial dient. E dried blood reaction.

**Trocken|diät:** Kostform mit auf ca. 1 l reduzierter tägl. Gesamtflüssigkeit, ca. 700 (statt 1200) ml mit der Nahrung, 300 (statt 800) ml als Getränke; s.a. ▸SCHROTH-Kur. E dry diet.

**Trocken|eis:** ▸Kohlensäureschnee. E dry ice.

**Trocken|gewicht:** ▸Trockensubstanz. E dry weight.

**Trocken|kineto|meter:** s.u. ▸HEIDBRINK-Apparat.

**Trocken|kost:** ▸Trockendiät.

**Trocken|lymphe:** lyophilisierter Pockenimpfstoff. E lyophilized small-pox vaccine.

**Trocken|masse:** ▸Trockensubstanz.

**Trocken|milch:** Milchpulver; s.a. ▸Milch, adaptierte, ▸Milchkonservierung. – Das **T.-Fieber** bei Säuglingen nach Ernährung mit zu wenig verdünnter T. (oder Kondensmilch) beruht auf ungenügender Wasserzufuhr. E powdered milk.

**Trocken|nähr|boden:** *Bakteriologie* industriell hergestellter, getrockneter Nährboden; pulverisiert lagerfähig, nach Auflösen in Wasser u. Erhitzen gebrauchsfertig. E dry culture medium.

**Trocken|pinselung:** Hautbehandlung mit einer – zur fest haftenden Puderschicht eintrocknenden – Lotio.

**Trocken|präparat:** *Histologie* aus flüss. Probenmaterial (z.B. Blut) auf Objektträger durch Luft- oder Wärmetrocknung hergestelltes mikroskop. Präparat. E dry preparation.

**Trocken|resistenz:** Widerstandsfähigkeit gegen langzeit. Trockenheit; z.B. Eigenschaft von Sporen. E dry resistance.

**Trocken|rückstand:** *Hygiene* »Gesamtabdampfrückstand« einer unfiltrierten Wasserprobe. E dry residuum.

**Trocken|schrank:** Wärmeschrank mit Temperaturregler, meist auch Trocknungseinrichtung (Vakuum, Abzug, Trockenmittel). E drying chamber.

**Trocken|sterilisation:** ▸Heißluftsterilisation. E dry sterilisation.

**Trocken|substanz,** Trockenmasse, Abk. T, Trockengewicht, Abk. TG: *Diätetik* der in Gewichts-% des Ausgangsmaterials angegebene Trocken- u. Abdampfrückstand als biochem., diätet. etc. Kennzahl (z.B. bei Käse der – deklarationspflichtige – »Fettgehalt i.T.«). E dry substance, dry weight.

**Troell-Junet-Syndrom** (NILS ABRAHAM TR., 1881–1954, Arzt, Stockholm; ROBERT MAURICE J., Internist, Genf): (1938) akromegaler Hyperthyreoidismus (hormonaktive Kolloid- oder LANGHANS-Struma) mit Hyperostose v.a. der Schädelkalotte; evtl. mit Diabetes mellitus. E Troell-Junet syndrome.

**Troeltsch-Taschen:** *Otologie* durch Faltung der Mittelohrschleimhaut bedingte Taschen; engen z.T. die Lichtung der Paukenhöhle ein. E Troeltsch's recesses.

**Trömner-Reflex, Fingerzeichen** (ERNEST L. O. TR., 1868–1949, dt. Neurologe), KINO-R., ROSSOLIMO-R.: (1913) reflektor. Beugung des 1.–4. Fingers nach Schlag gegen die Unterseite des Mittelfinger-Endgliedes. Vork. häufig bei vegetat. Übererregbarkeit; gilt in sehr starker, insbes. auch einseitiger Form als Pyramidenbahnzeichen. E Trömner's reflex.

**Tröpfchen|infektion:** I. durch Versprühen erregerhaltigen Speichels beim Sprechen, Husten u. Niesen (max. Distanz 1–2 m). E droplet infection.

**Trofosfamid,** 3-(2-Chlorethyl)-2-[bis(2-chlorethyl)amino]-1,3,2-oxazaphosphinan-2-oxid, Abk. TRO, Abk. JXT: *Pharmazie* zu den ▸Alkylanzien gehörendes Zytostatikum; ***NW:*** u.a. Zystitis. E trofosfamide.

**Troglotrema salmincola:** 1 mm langer Saugwurm [Troglotrematidae, Digenea] im Dünndarm piszivorer Säuger (in Ostsibirien auch beim Menschen).

**Troicart:** ▸Trokar.

**Troisier** (CHARLES EMILE TR., 1844–1919, Arzt, Paris). – **Tr.-Knoten:** ▸Klavikulardrüse. E Troisier's node. – **Tr.(-Hanot-Chauffard)-Syndrom:** (1871) ▸Bronzediabetes. E Tr.'s syndrome.

**Trokar(t)** *(franz.)*, Troicart, Troquart: Instrument zum Ablassen großer Ergüsse meist dickflüssiger Zusammensetzung sowie zum Einführen von Instrumenten zur ▸Laparoskopie. In dem Rohr, das bis fingerdick ist und zur Ableitung dient, steckt ein Metallzapfen, der das Rohr mit seinem dreikantigen, spitz zulaufenden Dorn überragt. Mit dem liegenden Dorn durchdringt das Rohr die Wand der Flüssigkeitshöhle. Darauf wird der Dorn zurückgezogen und gibt so der abfließenden Flüssigkeit den Weg frei. E trocar.

**Trokạr(t)-Kryosonde:** s. u. ▸Kältesonde.

**Tromantadin,** N-(Tricyclo[3.3.1.1$^{3,7}$]decyl)-2-(2-dimethylaminoethoxy)acetamid: Virustatikum zur topischen Anw. E tromantadine.

**Trombịcula:** Gattung der Laufmilben [Acarina; Trombidiidae = Trombiculidae]. Nymphen u. Erwachsene frei lebend in der Vegetation; rötl., 6-beinige Larven sind Ektoparasiten. – **T. akamushi:** s. u. ▸Tsutsugamushi-Fieber. – **T. autumnạlis:** »Erntemilbe«, deren Larven die ▸Trombidiose hervorrufen.

**Trombidi|ọse,** Erntekrätze, Beiß: stark juckende, Strophulus-artige Knötchen, Quaddeln oder Erytheme an Unterschenkeln u. Reibstellen der Kleider durch Stiche der Larven von Trombicula autumnalis; endemisch in den Erntemonaten. E trombidiosis, trombiculiasis.

**Trometamọl,** 2-Amino-2-(hydroxymethyl)-1,3-propandiol, Tris(-puffer), Abk. THAM: *Pharmazie* in wässr. Lsg. schwach basischer Puffer; ***Anw.*** bei metabol. Azidose (insbes. des Kindes), zur Alkalisierung bei Barbiturat- u. Salicylatvergiftung, als osmot. Diuretikum (bindet $H^+$ u. setzt $HCO_3^-$ frei). E tromethamine, THAM, TRIS.

**Trọmmel|bauch:** geblähter Bauch mit starker Bauchdeckenspannung u. tympanit. Klopfschall; v. a. bei Meteorismus. E drum belly.

**Trommel|fell:** ▸Membrana tympani; s. a. ▸Auris (dort Abb.). E eardrum.

**Trommelfell|einziehung,** Otopiesis, Trommelfellretraktion: bei Tubenverschluss durch Resorption der Luft in der Paukenhöhle bewirkte Einziehung. E retraction of the eardrum.

**Trommelfell|entzündung:** ▸Myringitis.

**Trọmmelfell|inzision:** ▸Parazentese. E myringotomy, tympanotomy.

**Trọmmelfell|perforation:** **1)** bei akuter Otitis media Spontandurchbruch mit nadelstichfeinem Fistelgang, aus dem pulsierend Eiter austritt. **2)** bei chron. Otitis media rundlicher bis nierenförm. Defekt (s. Abb.). S. a. ▸Trommelfellruptur. **3) künstl. T.:** ▸Parazentese. E perforation of the eardrum.

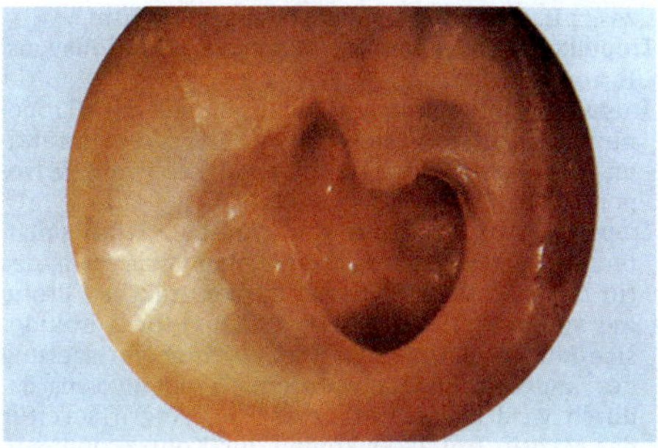

**Trommelfellperforation:** Durchbruch bei chronischer Otitis media. [178]

**Trọmmelfell|reflex:** bei der Otoskopie normalerweise im vord.-unteren (senkrecht zur Gehörgangsachse stehenden) Sektor auftretender dreieckiger Lichtreflex. Lage- u. Formänderung ist Hinweis auf patho. Verhältnisse; s. a. ▸Auris (dort Abb.). E eardrum reflex.

**Trọmmelfell|ruptur:** traumat. Riss des Trommelfells, meist gezackter Defekt mit blutunterlaufenen Rändern; direkt nach Durchstoßung, indirekt durch Barotrauma (z. B. bei Sturzflug, Explosion, Ohrfeige). Meist Selbstheilung; evtl. Myringoplastik nötig. E myringorupture.

**Trọmmelschlägel(anhänge):** *Zytologie* ▸Drumstick.

**Trọmmelschlägel|finger,** Digiti hippocratici: rundl. Auftreibung der Finger-Endglieder durch Hyperplasie u. Hypertrophie von Weichteilen u. Periost (s. Abb.). Tritt oft zus. mit Uhrglasnägeln u. Trommelschlägelzehen auf. ***Ätiol.:*** chronische Sauerstoffminderversorgung, z. B. bei Bronchiektasen, Lungenemphysem, HAMMAN-RICH-Syndrom, Pneumokoniose, angeborenem Herzfehler mit Rechts-links-Shunt, Pulmonalsklerose; selten hereditär im Rahmen eines ▸MARIE-BAMBERGER-Syndroms. E clubbed fingers.

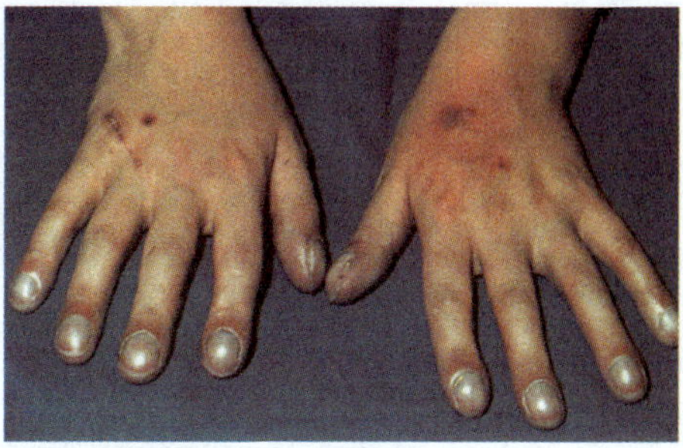

**Trommelschlägelfinger.** [87]

**Trọmmelschlägel|form:** durch endständige Sporen gebildete Form von ▸Clostridium tetani. E drumstick form.

**Trommer-Probe** (KARL AUGUST TR., 1806–1879, dt. Chemiker): (1841) Nachweis reduzierender Zucker (v. a. Glucose) anhand eines gelbroten $Cu_2O$-Niederschlags im stark alkal. Harn beim Zutropfen 10 %iger $CuSO_4$-Lsg. E Trommer's test.

**Trommler|lähmung:** bei Trommelschlägern Ausfall (Ruptur) des M. extensor pollicis longus, weit seltener des M. flexor pollicis longus infolge Ruptur der Sehne bei Überanstrengungstendovaginitis (»**Trọmmlersehne**« n. DÜMS).

**Trompeten|bakterịen:** saprophyt. Mycobact.-Arten (z. B. M. phlei, M. stercoris), die häufig von der Innenwand von Blechblasinstrumenten (u. Wasserhähnen) isoliert wurden. E trumpet bacteria.

**...trop:** Suffix »gerichtet auf...«, »wirkend auf...«.

**Trọpa|alkaloide, Tropanalkaloide:** z. T. stark toxische, pflanzl. Alkaloide mit »Tropan-Ringgerüst«, z. B. Hyoscyamin, Atropin, Scopolamin, Cocain. E tropane alkaloids.

**Tropalpin:** Anticholinergikum; Spasmolytikum. E 2-dimethylaminoethyl benzilate.

**Tropen|krankheiten:** in trop. Breiten endemische Infektionskrankheiten, deren Erreger oder Überträger sich v. a. in diesem Klima halten können (z. B. Malaria tropica, Gelbfieber, Amöbenruhr, Bilharziose, Filariasis, Zecken-Rückfallfieber, Frambösie, Schlafkrankheit) oder die dort bei rel. schlechten Lebensbedingungen gehäuft vorkommen. E tropical diseases.

**Tropen|medizin:** medizinischer Bereich, der sich mit der Erkennung, Epidemiologie, Prävention, Diagnostik, Therapie u. Bekämpfung von Gesundheitsstörungen befasst, die an tropische Klimabedingungen u. die besonderen Lebensumstände in tropischen Entwicklungsländern gebunden sind. Ärzte können nach entsprechender Weiterbildung dafür eine Zusatzbezeichnung erwerben.



**Tropen|ringwurm:** ▸Tinea corporis, ▸Tinea imbricata.

**Tropen|tauglichkeit:** das Vorhandensein der bes. gesundheitl. Voraussetzungen, um – als Tourist oder als Diensttuender – Klima, Ernährung, hygien. Verhältnisse sowie die evtl. Erkrankungen in trop. Ländern voraussichtlich ohne Gefährdung zu ertragen. Beeinträchtigt v. a. durch chron. Leiden der Kreislauf-, Atmungs-, Verdauungs- u. Ausscheidungsorgane, ferner durch Krankheiten, die die notwendigen Schutzimpfungen nicht zulassen.

**Tropf:** Jargon für Dauertropfinfusion. E drip.

**Tropfen:** **1)** Guttae, Abk. Tr.: flüssige Arzneizubereitung; als Dosierungsangabe entspricht z. B. 1 g bei wässriger Lsg. etwa 20 Tr., 1 g 96 % Äthanol 63 Tr.; Angabe in sog. Tropfentabellen. E gutta(e), drop(s). **2)** *Mikroskopie* ▸Dicker Tropfen, ▸hängender Tr. E thick d., hanging d.

**Tropfen|herz:** (FRIEDR. KRAUS) das schmale, lange, mittelständige, stark seitenbewegl. (»Cor pendulum«) hypoplast. Herz des Asthenikers (»Cor asthenicum«); i.w.S. auch das ▸Emphysemherz. E suspended heart.

**Tropf|glas,** Vitrum patentatum: Flasche mit einem besonderen Verschluss, der es ermöglicht, daraus langsam u. damit zählbar Tropfen einer Arzneimittellösung zu entnehmen. E dropper.

**tropfige Entmischung:** Auftreten feiner Tröpfchen im Zellplasma als Vorstufe der trüben ▸Schwellung.

**Tropf|narkose:** Inhalationsnarkose mit bei Zimmertemperatur verdampfendem Narkotikum (z.B. Äther, Chloräthyl, Chloroform), das in flüss. Form auf eine Narkosemaske (z.B. SCHIMMELBUSCH-Tropfmaske) aufgetropft wird; heute nicht mehr üblich. E open (dropping) anesthesia.

**troph...:** Wortteil »Ernährung«, »Nahrung«.

**Tropheryma whippelei,** Tropheryma whippelii: schwer züchtbare Stäbchenbakterien mit dreischichtiger Zellmembran; Erreger der ▸WHIPPLE-Krankheit.

**Trophik:** die Ernährung bzw. der Ernährungs- (u. damit auch der Wachstums)zustand eines Gewebes, Organs oder Organismus. E trophism, trophicity.

**trophisch:** nutritiv, die ▸Trophik betreffend bzw. durch sie bedingt. E trophic.

**Tropho|blast:** *Embryologie* beim Säugetier die Außenwand des Keimbläschens (Blastozyste); anfangs (z.Zt. der Kontaktaufnahme mit der Uterusschleimhaut) als einfache Lage flacher, polygonaler Zellen mit Differenzierung fermentbildender großer Zellen (= Zyto-T.) u. ein sich daraus entwickelndes Synzytium (= Synzytio- oder Plasmodio-T.), die zunächst regellos durchmischt sind (Abb.); ab 8. Tag liegen Erstere dem Innern der Blastozyste, Letzteres dem mütterl. Gewebe zu, in das sich der T. amöboid vorschiebt (= Implantations-T.) u. Hohlräume bildet (= Spongio-T.; Beginn der Plazentation). E trophoblast.

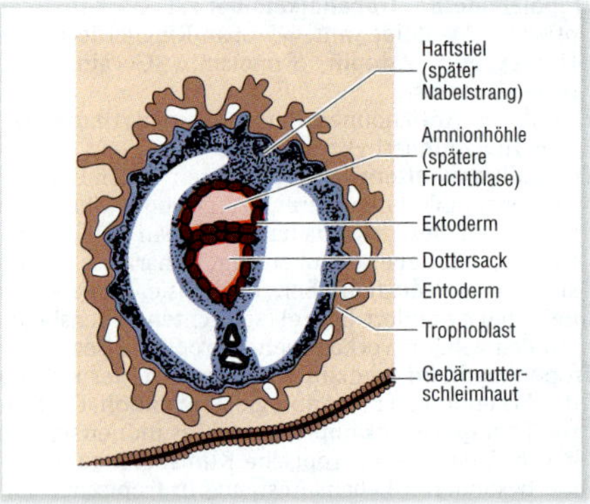


**Trophoblast:** menschlicher Keim, etwa 15 Tage alt, nach erfolgter Nidation. [470]

**Trophoblasterkrankungen, gestationsbedingte,** Abk. GTE: Oberbegriff für ▸Blasenmole u. ▸Chorionepitheliom (Tab.); maligne Tumoren aus Zellen einer fehlgesteuerten Fruchtanlage; nach Art des Zellwachstums werden 3 Kategorien unterschieden: 1) Blasenmole als nichtinvasive Trophoblastproliferation; 2) destruierende Mole als invasive, nicht metastasierende Chorionwucherung; 3) das hämatogen metastasierende Chorionkarzinom. – Dazugerechnet wird weiter: plazentanaher Pseudotumor: überschießende Gewebsreaktion im Implantationsbereich einer Schwangerschaft; evtl. langsam metastasierend. E gestational trophoblastic diseases, Abk. GTD, gestational trophoblastic tumours, Abk. GTT.

**Tropho|blastom,** Trophoblasttumor: ▸Chorionepitheliom. E trophoblastoma.

**Troph|ödem:** neurotrophisch bedingtes Lymphödem; z.B. die MEIGE-Hautschwellung symmetr. an Unterschenkeln, seltener an Armen u. Gesicht, schmerzlos, evtl. mit neurol. Symptomen; i.e.S. das ▸NONNE-MILROY-MEIGE-Syndrom. E trophedema.

**Tropho|neurose:** unpräziser Sammelbegriff für Erkrankungen, bei denen organ. oder funktionelle Störungen des zentralen u./oder peripheren Nervensystems ursächl. Bedeutung haben u. die mit troph. Störungen einhergehen. E trophoneurosis.

**tropho|trop:** die Trophik betreffend. E trophotropic.

**Tropho|zoit:** die vegetat. Form von Entamoeba histolytica (als Minuta- u. Magna-Form). E trophozoite.

**Tropicamid:** ein ▸Parasympatholytikum; lokale ***Anw.*** als ▸Mydriatikum zur diagnostischen Pupillenerweiterung. E tropicamide.

**Tropika:** ▸Malaria tropica. E tropical malaria.

**Tropin:** *Physiologie* (»tropes«) Hormon, das indirekt wirkt, indem es die Tätigkeit einer anderen endokrinen Drüse anregt; z.B. Thyreotropin. E tropin.

**tropisch:** in den Tropen vorkommend; z.B. t. Leberabszess (▸Amöbenabszess), t. Muskelabszess (▸Pyomyositis tropica), t. Splenomegalie (▸Kala-Azar), t. ▸Sprue. E tropical.

**Tropisetron:** ein ▸Antiemetikum (Serotonin-Antagonist); ***Anw.*** v.a. zur Prophyl. u. Ther. von Zytostatika-induziertem Erbrechen. E tropisetron.

**Tropis|mus:** *Biologie* hin- oder weggerichtete Bewegung festsitzender Organismen aufgrund eines Reizes, z.B. Chemo-, Phototropismus. E tropism.

**Tropo|kollagen:** eine lösl. Vorstufe des Kollagens. E tropocollagen.

**Tropo|myosin:** ein Protein, das zusammen mit ▸Troponin als Regulatorprotein bei der ▸Muskelkontraktion (dort Schema) wirkt; s.a. ▸Muskeleiweiß. E tropomyosin.

**Troponin,** Abk. Tn: ein in den dünnen Aktinfilamenten des Muskels enthaltenes Regulatorprotein, das für die Calcium-Sensitivität der kontraktilen Proteine verantwortlich ist. Das Calcium-Ion verbindet sich mit Troponin, dies führt zu einer Verlagerung des anderen Regulatorproteins Tropomyosin, dadurch wird am Aktinfilament der Angriffsort für das Myosin frei, u. es kommt zur Kontraktion; s.u. ▸Myofibrille u. ▸Myofilamente. Das T.-Molekül besteht aus den Untereinheiten I (inhibitorisch), T (Tropomyosinbindung) u. C (Calciumbindung). Die Isoformen im Herzen (cardial) cTnI u. cTnT werden bei einem Myokardinfarkt freigesetzt u. dienen zur Diagnostik. E troponin.

**Trospium|chlorid:** ein ▸Parasympatholytikum; neurotropes Spasmolytikum; ***Anw.*** v.a. bei vegetativen Blasenfunktionsstörungen u. gastrointestinalen Spasmen. E trospium chloride.

<table>
<tr><th colspan="2">Blasenmole</th><th rowspan="2">destruierende Mole</th><th colspan="2" rowspan="2">Chorionkarzinom</th><th colspan="2" rowspan="2">plazentanaher Pseudotumor = trophoblastic pseudotumor</th></tr>
<tr><th>partiell</th><th>komplett</th></tr>
<tr><td colspan="3" rowspan="2">nicht metastasierende Trophoblasttumoren</td><td colspan="2">metastasierende Trophoblasttumoren</td><td rowspan="2">nicht metastasierend</td><td rowspan="2">langsam metastasierend</td></tr>
<tr><td>low risk</td><td>high risk</td></tr>
</table>

**Trophoblasterkrankungen, gestationsbedingte:** Einteilung nach HOLZMANN, 1991.

**Trotz(reaktion):** Ich-bezogene Autoritätsabwehr (Gehorsamsverweigerung, Negativismus, Nörgeln, übermäß. Kritisieren, autist. Verhalten) bei mangelnder Stabilität des Selbstgefühls. Beim Kind Übergangsverhalten zur Erprobung der Selbstdurchsetzung (1. »Trotzphase« = ödipale Phase mit etwa 2–2½ J., 2. zu Beginn der Pubertät). E defiance.

**Trousseau-Phänomen, T.-Zeichen** (ARMAND TR., 1801–1867, Internist, Paris): **1)** ▸Phlebitis saltans. E Trousseau's phenomenon, Tr.'s sign. **2)** *Diagnostik* durch Kompression des Oberarms ausgelöste »Pfötchenstellung« der Hand als Zeichen der Übererregbarkeit bei Tetanie.

**Troxerutin:** Flavonoid, synthetisches Derivat des ▸Rutins; ***Anw.*** als ▸kapillarabdichtendes Mittel bei Venenleiden u. Netzhauterkr. E troxerutin.

**Trp:** *Biochemie* Abk für ▸**Tryptophan**.

**TRPD,** Abk. für **t**richo-**r**hino-**p**halangeal **d**ysplasia: ▸trichorhinophalangeales Syndrom.

**TRT:** Abk. für ▸**T**innitus-**R**etrainings**t**herapie.

**trübe Schwellung:** *Pathologie* s.u. ▸Schwellung.

**Trübungs|messung:** ▸Nephelometrie; s.a. ▸Turbidimetrie. E nephelometry.

**Trübungs|reaktion:** *Serologie* Vorstufe der Flockungsreaktion, z.B. nach DOLD, MEINICKE.

**Trümmer|feld|zone (Fränkel):** *Röntgenologie* bei fortgeschritt. MÖLLER-BARLOW-Krankheit der Abschnitt in der Knochenmetaphyse, in dem die hochgradig porot., z.T. sek.-fibröse Spongiosa unter der statischen Belastung zusammenbricht. E truemmerfeld zone.

**Trümmer|fraktur:** Knochenbruch mit mehreren bis zahlreichen Fragmenten. E comminuted fracture.

**Trümmer|zyste:** *Pathologie* ▸Geröllzyste.

**Trug|wahrnehmung:** ▸Sinnestäuschung.

**Truncus** *(latein.)* Plur. Trunci: Stamm; *anat* Rumpf, Gefäß-, Nervenstamm. E trunk. – **T. arteriosus communis: 1)** *Embryologie* das einheitl. (nicht in Aorta u. Pulmonalis aufgeteilte) arterielle Ausströmungsrohr. **2)** *Kardiologie* angeborener ▸Herzfehler bei

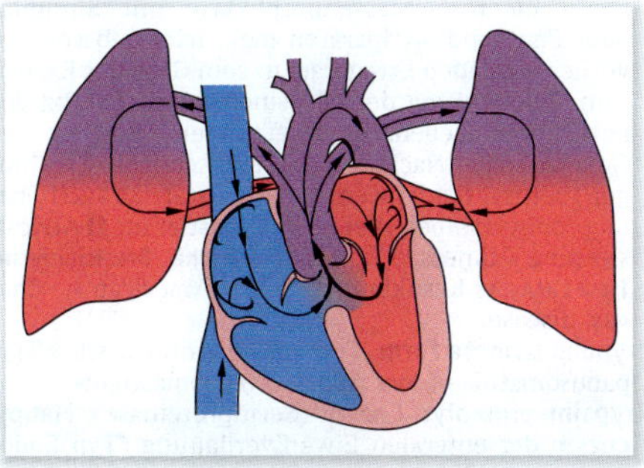

**Truncus arteriosus communis:** schemat. Darstellung. [238]

Nichtausbildung des Septum aorticopulmonale, bei dem ein gemeinsames Gefäß über einem hoch sitzenden Ventrikelseptumdefekt (mit im Allg. 4 Semilunarklappen) reitet oder dem re. oder li. Ventrikel entspringt. ***Klinik:*** Zyanose, Dyspnoe, lautes Systolikum im 3.–4. ICR li. parasternal. S. a. ▸Pseudotruncus arteriosus. – **T. brachio|cephalicus:** der unpaare, rechts aus dem Aortenbogen abgehende kurze Arterienstamm, der sich in die A. subclavia u. A. carotis comm. dextra aufteilt. E brachiocephalic t. – **T. broncho|mediastinalis dexter:** der aus der re. Lunge u. dem Mediastinum in den re. Ductus lymphaticus ableitende Lymphstamm (analoge li.-seitige Varietät = T. br. sinister mündet in den Ductus thoracicus). – **T. c(o)eliacus:** der 1. ventrale Eingeweideast der Bauchaorta; teilt sich in die Aa. hepatica communis, gastrica sinistra u. lienalis (»Tripus Halleri«). Stenosierung durch das Ligamentum arcuatum führt zum **T.-c-Kompressionssyndrom** mit epigastrischen Schmerzen, Erbrechen, Durchfällen u. Gewichtsabnahme. – **T. en|cephali:** ▸Hirnstamm. Analog: **T. cerebri**. – **T. fasciculi atrio|ventricularis:** der vom AV-Knoten ausgehende 1. Abschnitt des HIS-Bündels bis zu dessen Teilung in re. u. li. Schenkel. – **Trunci intestinales:** Lymphstämme, die die Lymphe der Baucheingeweide in den Ductus thoracicus führen. E intestinal t.s. – **T. jugularis:** aus den tiefen Halslymphknoten hervorgehender kurzer Lymphstamm, der die Lymphe in den T. lymphaticus dexter, li. in den Ductus thoracicus führt. E jugular t. – **Trunci lumbales:** die beiden Lendenstämme des Lymphsystems (für untere Extremitäten u. Becken), die zur Cisterna chyli führen. E lumbar t.s. – **Trunci lymphatici:** die »Lymphstämme«: T. lumbales, intestin., bronchomediastinalis, subclavius u. jugularis. E lymphatic t.s. – **Trunci plexus brachialis:** die 3 »Primärfaszikel« des Armplexus: der T. superior aus $C_5$ u. $C_6$ (bei Unterbrechung obere ▸Armplexuslähmung), der T. medius aus $C_7$, der T. inferior aus $C_8$ u. $Th_1$ (bei Ausfall KLUMPKE-Lähmung); alle 3 mit vorderem u. hinterem Anteil (Divisiones ventrales u. dorsales). – **T. pulmonalis:** der ca. 5 cm lange 1. Abschnitt der Lungenarterie, der sich in die re. u. li. Arteria pulmonalis aufteilt. E pulmonary t. – **T. sub|clavius:** der beidseitige Lymphstamm für obere Extremität; der re. mündet in den Ductus lymphaticus dexter, der li. in den Angulus venosus. – **T. sympath(et)icus:** der »Grenzstrang« des Sympathikus als paarige, durch Nervenfasern verbundene Kette sympathischer Ganglien beidseits der Wirbelsäule von der Schädelbasis bis zur Steißbeinspitze. E sympathetic t. – **T. thyreo-cervicalis:** aus der Arteria subclavia hervorgehender kurzer Gefäßstamm; teilt sich in die Aa. suprascapularis, thyroidea inferior u. Äste zu den Halsmuskeln. E thyrocervical t. – **T. vagalis:** die beiden abdominalen, aus dem Plexus oesophageus hervorgehenden Stämme des ▸Nervus vagus. E vagal t.

**Trunk|sucht,** Potatorium: suchtmäßiger Abusus alkoholischer Getränke mit daraus resultierenden ernsthaften körperl. u. seel. Folgen (s.u. ▸Alkohol...). E alcohol addiction.

**Trunkus:** ▸Truncus. E trunk.

**Try:** Abk. für ▸**Try**ptophan.

**Trypanblau:** *Zytologie* Azofarbstoff, der sich in Wasser (2 %ig) u. Äthanol (0,5 %ig) tiefblau löst; ***Anw.*** z.B. zur ▸Vitalitätsprüfung. E trypan blue.

**Trypano|soma,** Schraubengeißling: Flagellaten-Gattung (▸Trypanosomatidae) mit spindelförmig-schlankem Zellkörper, großem zentralem Kern u. – meist – kleinem Kinetoplasten. ***Erscheinungsformen:*** Leishmania-Form (rund-oval, ohne Geißel) intrazellulär bei Wirbeltieren, Crithidia-Form (Geißel, kurze undulierende Membran) im Darm wirbelloser Überträger, Trypanosoma-Form (Geißel, lange undulierende Membran) im Blut der Wirbeltiere. Blutparasiten des Menschen u. zahlreicher Wirbeltiere; teils zykl. Entwicklung, teils mechan. Übertragung. ***Diagn.:*** Nachweis im frischen Blutpräp. anhand ihrer lebhaften Bewegung (v.a. in Dunkelfeld u. Phasenkontrast), sonst nach GIEMSA-Färbung oder Kultur; ferner im Gewebepunktat u. Liquor, serologisch (FTA-Test, KBR, MACHADO-KBR; IgM-Spiegel im Liquor n. MATTERN), im Tierversuch (Inokulation von Affen außer Pavianen bei T. rhodesiense; Xenodiagnose bei T. cruzi). E Trypanosoma. – **T. brucei:** (PLIMMER u. BRADFORD 1899) Blutflagellat, pathogen für Einhufer, Hunde, Kamele; Erreger der Nagana. – **T. cruzi:** (C. CHAGAS 1909) bei Gürteltieren, wilden Nagern u. Haustieren vork. Erreger der ▸CHAGAS-Krankheit, wobei die metazykl. Form durch Kot von Raubwanzen (▸Reduviidae) auf den Menschen übertragen wird; mit gedrungenem Körper, wenig gefältelter undulierender Membran, großem Blepharoplasten; Vermehrung intrazellulär in der Muskulatur (Leishmania-Form). – **T. gambiense:** (DUTTON 1902) Erreger der Afrikan. ▸Trypanosomiasis (»Schlafkrankheit«); vermehrt sich beim Menschen im peripheren Blut u. – je nach Krankheitsstadium – auch in Lymphknoten, Liquor u. Knochenmark durch Längsteilung. Überträger: Tsetsefliegen (v.a. im Regenwald vork. Glossina palpalis u. tachinoides, stechend u. Blut saugend), in deren Magen-Darm-Kanal sich vorübergehend die Crithidia-Form bildet (aber erst metazykl. Form in den Speicheldrüsen infektionstüchtig!); Entwicklung auch in manchen Haustieren, ohne dass diese erkranken. – **T. rangẹli:** in Südamerika durch Wanzenbisse übertragene, bei Menschen in Enddarm u. Speicheldrüsen auftretende Art, die wahrscheinl. keine Krankheitserscheinungen hervorruft. – **T. rhodesiẹnse:** (STEPHENS u. FANTHAM 1910) Erreger der Ostafrikan. ▶Trypanosomiasis (»Schlafkrankheit«), morphologisch mit T. gambiense nahe verwandt (bei Überimpfung auf Labortiere Gestaltwandel); übertragen u.a. von Glossina morsitans u. swynnertoni (in Savannen); Tierreservoir: Hausrind, Buschbock, Kuhantilope.

**Trypano|somatịdae:** Familie der ▶Flagellata mit charakteristischem, mit dem Wirtswechsel verbundenem Polymorphismus. Je nach Ausbildung der Geißel werden verschiedene Formen unterschieden (s. Abb.). T. sind Blut- u. Gewebeparasiten bei Vertebraten (einschließlich Mensch); mit einer Ausnahme (Trypanosoma equiperdum beim Pferd) durch Arthropoden übertragen. Gattungen: Leishmania, Trypanosoma, Leptomonas, Crithidia.

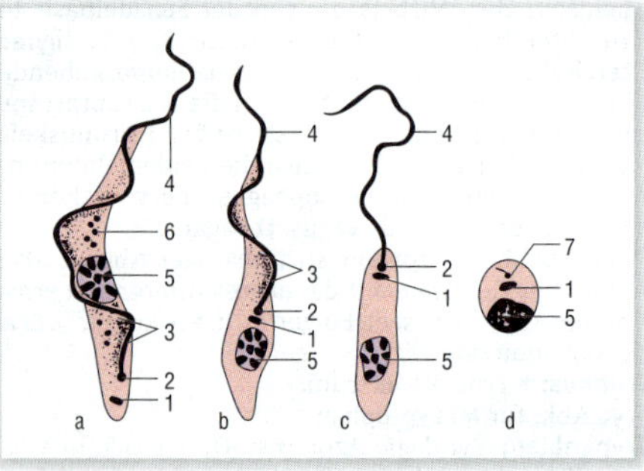


**Trypanosomatidae: 1)** Kinetoplast; **2)** Basalkorn; **3)** undulierende Membran mit Geißel; **4)** freie Geißel; **5)** Kern; **6)** zytoplasm. Granula; **7)** Geißelrest. Erscheinungsformen sind **a)** trypomastigote oder Trypanosomen-Form; **b)** epimastigote oder Crithidia-Form; **c)** promastigote oder Leptomonas-Form (nur bei Leishmanien); **d)** amastigote oder Leishmania-Form. [153]

**Trypano|sọmen:** Protozoen der Gattung Trypanosoma. E trypanosomes.

**Trypano|sọmen|schanker:** (GRAF 1929) bei Afrikan. Trypanosomiasis oft am 2.–5. Tag an der Stichstelle auftretende hypertherme Schwellung, evtl. mit zentralem, sich unter Schuppung weiter ausbreitendem Bläschen. Enthält Trypanosomen; bildet sich nach ca. 3 Wo. zurück. E trypanosomal chancre.

**Trypano(so)mịasis:** Infektionskrankheit durch Trypanosomen. E trypanosomiasis. – **T., Afrikanische,** Schlafkrankheit: auf die Verbreitungsgebiete der »Tsetsefliege« (▶Glossina) im trop. Afrika südlich der Sahara beschränkte Zooanthroponose durch Trypanosoma brucei gambiense (westl. u. mittlere Verbreitungsgebiete; wenig virulent) u. Tr. br. rhodesiense (östl. u. südöstl. Verbreitungsgebiete; hochvirulent). Unterscheidung zwischen beiden nur nach klinischen u. epidemiologischen Merkmalen möglich. ***Klinik:*** Gambiense- u. Rhodesiense-Infektionen unterscheiden sich klinisch teilweise erheblich; im Verlauf beider Erkrankungstypen jedoch 2 Phasen: **Primärläsion** (▶Trypanosomenschanker) als Ausdruck einer Lokalreaktion am Eintrittsort. Im serösen Exsudat massenhaft Trypanosomen. Nach Inkubationszeit (2–3 Wo.) tritt Parasitämie auf (früher febrilglanduläres Stadium): Mit dem Erscheinen der Trypanosomen im Blut treten erste allgemeine Krankheitserscheinungen auf, starke Kopf- u. Gliederschmerzen, Schwächegefühl, Herzklopfen, Fieber 39–40 °C, Tachykardien. Unregelmäßig-periodische Fieberattacken (pyrogene Substanzen bei trypanolytischen Krisen freigesetzt). Charakteristische gummiartige, bis pflaumengroße generalisierte schmerzlose Lymphknotenschwellungen, im seitlichen oder hinteren Halsdreieck oft sehr deutlich (WINTERBOTTOM-Zeichen). **Meningoenzephalitisches Stadium:** gekennzeichnet durch Trypanosomeneinbruch in das ZNS mit schwerem enzephalomeningitischem Syndrom. Bei westafrikanischen Gambiense-Infektionen zentralnervöse Erscheinungen im Allg. erst 2–3 Mon., z.T. mehrere Jahre nach der Infektion. Die ostafrikanischen Rhodesiense-Infektionen verlaufen mit ausgeprägteren Symptomen (Schüttelfrost, kardiale Erscheinungen, Ödeme) infolge höherer Parasitämie foudroyanter, und das ZNS wird oft schon nach Wochen befallen, die Krankheitsdauer beträgt meist 3–7 Mon. Allgemeiner Persönlichkeitszerfall u. psychische Veränderungen, schließlich unter allgemeinem Kräfteverfall bei hochgradiger Abmagerung schwere depressive Psychosen, Stupor, Somnolenz u. Koma. ***Diagn.:*** Trypanosomen im Blut (frühestens einige Tage nach der Übertragung nachweisbar, meist erst nach 1–3 Wo.; Rhodesiense-Infektionen 3–10 Tage) u. im Liquor cerebrospinalis (im enzephalitischen Stadium), Immundiagnostik (ELISA, IFAT), Tierversuch. ***Ther.:*** abhängig vom Stadium der Erkrankung u. von der Erregerart. Im liquornegativen Stadium: bei Trypanosoma-gambiense-Infektionen Suramin natricum oder Pentamidin (Diamidin, Lomidin) bzw. Dimiazen-Aceturat (Berenil); bei Trypanosoma-rhodesiense-Infektionen Suramin. Liquorpositives Stadium: beide Trypanosoma-Arten Melarsoprol (Mel B) bei Resistenzbildung Nitrofurazon, Nifurtimox, Difluoromethylornithin. ***Prophyl.:*** individuelle Expositionsprophylaxe oder medikamentöse Massenprophylaxe mit Suramin- oder Pentamidinpräparaten mgl., hängt ab von der vorherrschenden Erregerart u. vom Grad der Exposition. Bekämpfung der Glossinen durch Entzug der natürlichen Lebensvoraussetzungen (Rodung der Gehölze in der Nachbarschaft menschlicher Siedlungen) u. Insektizidanwendung. In Ostafrika auch Chemoprophylaxe bei Weide- u. Haustieren. E African sleeping sickness. – **T., Amerikanische, Brasilianische T.:** ▶CHAGAS-Krankheit. E South American t., Chagas' disease.

**trypo|mastigọte Form,** Trypanosomenform: s.u. ▶Trypanosomatidae (dort Abb.). E trypomastigote.

**Trypsịn:** proteolyt. Enzym (Serinproteinase); Hauptenzym der enteralen Eiweißverdauung (Typ Endopeptidase). ***Biosynthese:*** vom exokrinen Pankreas als Trypsinogen vorgebildet, durch Enteropeptidase u. autokatalytisch in die aktive Form überführt. ***Funktion:*** spaltet bei pH 7–8 Peptide, Amide u. Ester durch Hydrolyse v.a. von Peptidbindungen, an denen Lysin- oder Arginincarboxylgruppen beteiligt sind. Gewinnung aus tier. Pankreas. *pharm* ***Anw.*** bei Entzündungs- u. Schwellungszuständen versch. Genese. E trypsin.

**Trypsin-Bouillon:** *Bakteriologie* unter Verw. von trypt. Caseinpepton hergestellte Tryptophan-reiche Nährbouillon für die Prüfung der Indolbildung.

**Trypsin-Inhibitoren:** Polypeptide mit Hemmwirkung auf die Trypsinaktivität durch Komplexbindung (sog. ▶Proteasenhemmer); z.B. im Pankreas, Serum (Inter-α-T., $\alpha_1$-Antitrypsin, $\alpha_2$-Makroglobulin), Sperma, Zervikalschleim. E trypsin inhibitors.

**Trypsino|gẹn:** inaktive Vorstufe des ▶Trypsins. E trypsinogen.

**Trypsin-Test:** *Serologie* s.u. ▶Enzymtest (1). E trypsin test.

**Trypt|amịn:** β-Indolyl-(3)-äthylamin (s.a. ▶Indol, dort Formel); aus Tryptophan(-Derivaten) intermediär u.

bakteriell (z.B. im Dickdarm) durch Decarboxylierung entstehendes biogenes Amin. E tryptamine.

**tryptisch:** verdauend, durch Verdauung. E tryptic.

**Tryptophan,** L-2-Amino-3-(3-indolyl)propionsäure, Abk. Trp, Abk. Try, Abk. W: *Biochemie* aromat. Monoamino-monocarboxy-aminosäure in Proteinen (s.a. ▸Indol, dort Formel); essentiell (tägl. Aufnahme mind. 250 mg). Als Indolderivat strukturell u. intermediär mit zahlreichen, z.T. biol. aktiven Substanzen (Schema ▸Tryptophan-Abbau) verknüpft, am Stoffwechsel der Vitamine $B_1$, $B_2$ u. $B_6$ beteiligt (s.a. ▸Hartnup-, ▸Blaue-Windeln-Syndrom). *pharm* ***Anw.*** als Antidepressivum u. Schlafmittel. E tryptophan.

**Tryptophan-Abbau:** Schema.

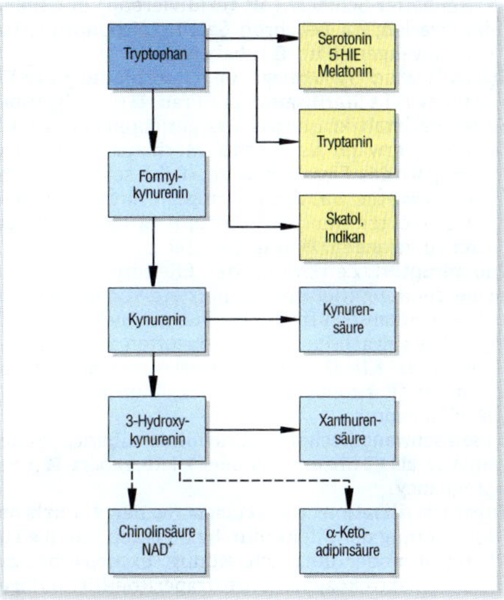


**Tryptophan-Abbau.**

**Tryptophan-Malabsorption:** ▸Blaue-Windeln-Syndrom. E tryptophan malabsorption.

**Tryptophan-Test: 1)** *Bakteriologie* Nachweis von Proteus u. Providencia-Gruppe anhand ihrer Fähigkeit, Try zu α-Ketosäure zu oxidieren. **2) Tryptophan-Belastung:** Nachweis eines Vitamin-$B_6$-Defizits anhand der erhöhten Xanthurensäure-Ausscheidung nach oraler Gabe von 10 g Try. E tryptophan tolerance test.

**Tryptophan|urie:** s.u. ▸TADA-Syndrom. E tryptophanuria.

**TSAb** *(engl.)* Abk. für thyroid stimulating antibody: ▸TSH-Rezeptor-Antikörper.

**T-Schiene:** ▸VOLKMANN-Schiene (mit T-förmiger Abstützung unter dem Fersenende). E T-splint.

**T-Schleife:** im ▸Vektorkardiogramm die den Erregungsrückgang in den Ventrikeln darstellende Schleife. E T-loop.

**TSE: 1)** *(engl.)* Abk. für transmissible spongiform encephalopathies: Sammelbez. für übertragbare, durch »unkonventionelle infektiöse Agenzien« (▸Prionen, s.a. ▸Slow-Virus-Infektion) hervorgerufene Entmarkungsenzephalomyelitiden bei Tieren (z.B. BSE [Rind], Scrapie [Schaf]), die Krankheiten des Menschen vergleichbar sind (z.B. ▸CREUTZFELDT-JAKOB-Krankheit). **2)** Abk. für Turbospinecho: eine verfeinerte Technik der ▸Kernspinresonanztomographie.

**Tsetse-Fliege** *(hottentottisch):* ▸Glossina; Überträger der Afrikan. ▸Trypanosomiasis. E tsetse (fly).

**TSH** *(engl.)* Abk. für thyroid stimulating hormone: ▸Thyreotropin.

**TSH-Rezeptor:** Signal-übertragendes Protein mit sieben transmembrösen Schleifen in der basolateralen Membran der Thyreozyten. Gehört zur G-Protein-gekoppelten Rezeptorfamilie. Spezif. Rezeptor für Thyreotropin, an den bei Immunthyreopathien auch Schilddrüsenantikörper (▸TSH-Rezeptor-Antikörper) binden können.

**TSH-Rezeptor-Antikörper:** IgG-Autoantikörper gegen den TSH-Rezeptor im Blut bei Immunhyperthyreopathie. In der Regel mit stimulierender Wirkung als Ursache der Hyperthyreose der ▸BASEDOW-Krankheit; seltener mit Rezeptor-blockierender Wirkung u. dadurch bedingter Hypothyreose.

**TSH-RIA:** ▸RIA zur Bestimmung der TSH-Konzentration einer Serumprobe: Zugabe einer definierten Menge von $^{125}$J-markiertem TSH u. TSH-Antiserum, Inkubation, dann Trennen der TSH-AK-Komplexe vom nicht gebundenen TSH durch 2. AK-Zusatz oder durch ein Adsorbens. – Normalbereich 0–6 mU/l; erhöht bei primärer Hypothyreose.

**TSH-(Stimulations-)Test:** verlassenes Verfahren mit Kontrolle der Radiojod-Aufnahme nach Thyreotropin-Gaben: bei sekundärer Hypothyreose Ansteigen der J-Aufnahme, bei prim. keine Änderung. E TSH-stimulation test.

**TSI,** Abk. für Thyreoidea-stimulierendes Immunglobulin: ▸TSH-Rezeptor-Antikörper.

**ts-Mutanten,** Abk. für temperatursensitive Mutanten: nur bei niedriger (25 °C) Temperatur vermehrungsfähige Virus-Mutanten. E temperature sensitive mutants.

**TSR:** *Neurologie* Abk. für ▸Trizepssehnenreflex.

**TSS:** Abk. für toxisches ▸Schocksyndrom.

**TSSA** *(engl.)* Abk. für tumor-specific cell surface antigen: tumorspezifisches Zelloberflächenantigen; s.a. ▸Tumormarker.

**TSTA:** Abk. für tumorspezifische Transplantationsantigene; s.u. ▸Tumorantigene.

**$T_3$-Suppressionstest:** Schilddrüsenfunktionstest zum Nachweis funktioneller Autonomien. Durch Suppression der TSH-Sekretion bleibt in TSH-unabhängigen (autonomen) Arealen der Schilddrüse die Radionuklidaufnahme (Technetium oder Radiojod) erhalten, während sie in normalem Schilddrüsengewebe absinkt. E $T_3$-suppression test.

**Tsutsugamushi-Fieber:** in Japan, Sumatra, Malaysia, Nordindien u. Australien von Milben (Trombicula akamushi u. delhiensis) übertragene fieberhafte, lebensgefährliche Infektionskrankheit durch Rickettsia tsutsugamushi. E scrub typhus.

**T-System:** *Zytologie* die tubulären, quer zu den Myofilamenten verlaufenden Invaginationen des Sarkolemms (sog. T-Tubuli); s.a. ▸Triade (3).

**T-TEPA:** Abk. für ▸Thiotepa.

**t-Test,** STUDENT-Test: *Statistik* parametrischer Test zum Vergleich der Mittelwerte zweier unabhängiger Stichproben aus normal verteilten Grundgesamtheiten; Prüfgröße: t. E (Student's) t test.

**$T_4$-Test:** Bestimmung des gesamten ▸Thyroxins ($T_4$) im Serum nach dem Prinzip der kompetitiven Verdrängung von radioaktiv markiertem $T_4$ aus seiner Eiweißbindung. Heute ungebräuchlich. E $T_4$-assay.

**TTH,** Abk. für thyreotropes Hormon: ▸Thyreotropin.

**TTP: 1)** Abk. für ▸Thiotepa. **2)** Abk. für thrombotisch-thrombozytopenische Purpura (▸MOSCHCOWITZ-Syndrom).

**TTS,** Abk. für transdermales therapeutisches System: Pflaster zur Applikation von Wirkstoffen durch die unverletzte Haut; systemische Anw. eines Wirkstoffs (z.B. Glycerylnitrat) über ein selbstklebendes Pflaster, das den Wirkstoff in einer Speichermatrix enthält; als TTS-Phentanyl zur Opioid-Behandlung z.B. von Tumorschmerzen (»Opioid-Pflaster«).

**T-Tubuli:** *Zytologie* s.u. ▸T-System. E T-tubules.

**T-Tubus:** (MONTGOMERY) Silikon-T-Rohr zur Behandlung von Tracheal- u. Larynxstenosen. E T-tube.

**TT-Virus,** Abk. **TTV:** weit verbreitetes Mitglied der Familie Circoviren, das in bis zu 40 % der gesunden Bevölkerung nachgewiesen werden kann. Bisher ist keine Pathogenität bekannt. Diskutiert wurde es im Zusammenhang mit Leberkrankheiten. Benannt nach den Initialen eines Patienten.

**TTX:** Abk. für ▸Tetrodotoxin.
**Tuaminoheptan:** Sympathomimetikum; lokale *Anw.* als ▸Vasokonstriktor bei Rhinitis. E tuaminoheptane.
**Tụba:** Röhre, Trompete. E tube. – **T. auditoria (Eustachii),** T. pharyngotympanica, T. auditiva: die via Ostium tympanicum u. pharyngicum (letzteres beim Schluckakt klaffend) das Mittelohr mit dem Nasenrachen verbindende »Ohrtrompete« (für Druckausgleich zwischen Paukenhöhle u. Außenluft). E auditory t., eustachian t. – **T. uterịna (Fallopii),** Salpinx: der paarige, mit dem Uterus beidseits an den Fundusecken (Tubenwinkel) offen verbundene schlauchförmige Eileiter (14–20 cm) im oberen Rand des Ligamentum latum (s. Abb.). Dient dem Auffangen des Eies nach der Ovulation u. dessen Weiterleitung in das Uteruskavum durch die ▸Tubenperistaltik, aber auch der Aszension von Spermien. E fallopian t., uterine t.

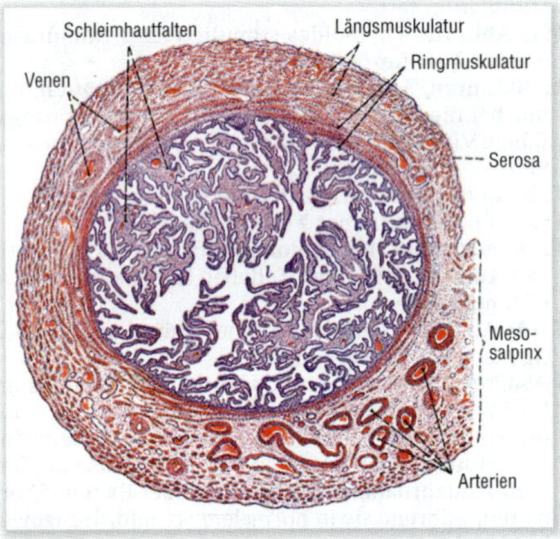


**Tuba uterina:** Querschnitt (Histologie). [497]

**tubär, tubal(is), tubar, tubari(u)s:** die Tuba auditiva bzw. uterina betreffend, in der Tube gelegen oder erfolgend. S. a. ▸Tubar..., ▸Tuben..., ▸Salpingo... E tubal.
**Tubạr|abort:** Ausstoßung eines in der Tube angesiedelten Schwangerschaftsproduktes bei Tubargravidität in den Uterus oder – v. a. bei Ansiedlung im ampullären Tubenteil – in die Bauchhöhle (= ampullärer Abort). ***Klinik:*** Schmierblutung u. Blutung in die Bauchhöhle aus tubärem Hämatom; ***Ther.:*** konservativ tubenerhaltendes Vorgehen (evtl. mikrochirurgisch); falls unumgänglich Salpingektomie. E tubal abortion.
**Tubạr|gravidität:** ▸Graviditas tubarica. E tubal pregnancy.
**Tubạr|ruptur:** ▸Tubenruptur. E tubal rupture.
**Tube:** *Anatomie* ▸Tuba; s. a. ▸Tubar..., ▸Tuben... E tube.
**Tụben|durch|blasung:** **1)** *Gynäkologie* ▸Pertubation. **2)** *Otologie* ▸POLITZER-Luftdusche. E tubal insufflation.
**Tuben|enge:** ▸Isthmus tubae auditivae bzw. uterinae.
**Tuben|entzündung:** **1)** *Gynäkologie* ▸Salpingitis. **2)** *Otologie* ▸Tubenkatarrh.
**Tụben|ex|stirpation:** ▸Salpingektomie. E tubal extirpation.
**Tụben|im|plantation:** *Gynäkologie* **1)** ▸Salpingouterostomie. **2)** tubo-ovarielle Implantation: Nidation der befruchteten Eizelle in der Tubenmukosa oder an der Ovaroberfläche; führt zur Tubargravidität. E tubal implantation.
**Tụben|karzinom:** primäres (selten) oder sek. (meist von Nachbarorganen) Karzinom des Eileiters; Ersteres warzenförmig oder zottig, seltener als formloser Markkrebs, bei Durchbruch durch die Serosa blumenkohlartig, als papilläre Form lumenwärts wachsend, als alveoläre (solid, bindegewebsarm) intramural. E tubal carcinoma.
**Tụben|katarrh:** **1)** *Gynäkologie* ▸Salpingitis (catarrhalis). E salpingitis. **2)** *Otologie* akute oder chron., meist aus dem Nasen-(Rachen-)Raum fortgeleitete katarrhal. Entzündung der Ohrtrompete, begünstigt durch prim. u. sek. Lumeneinengung (infolge Schleimhautschwellung u. zäher Sekretion). Bei Übergreifen auf die Paukenhöhle (Tuben-Mittelohr-Katarrh; seromuköse ▸Otitis media chron.) zunehmende trichterförm. Trommelfelleinziehung, Einziehung der SHRAPNELL-Membran (veränderter Lichtreflex). E syringitis.
**Tụben|kolik:** *Gynäkologie* kurz dauernder, heftiger, krisenhafter Schmerz (oft rezidivierend) in Gegend der Ovarien; v. a. bei chron. Salpingo-Oophoritis, Tubenschwangerschaft. E tubal colic.
**Tụben|ligatur:** *Gynäkologie* op. Unterbindung der Eileiter zwecks Sterilisation der Frau. E tubal ligation.
**Tụben|peristaltik:** uteruswärts gerichtete Peristaltik der Eileiterwand als wesentl. Mechanismus für den Transport des Eies, das in der Tube seine Befruchtung erwartet, um danach langsam, in ca. 6 Tagen, bei erreichter Implantationsreife in das Uteruskavum zu gelangen. E tubal peristalsis.
**Tụben|ruptur:** Zerreißung der Eileiterwand infolge Überdehnung (bei Saktosalpinx etc.) oder – meist – als Fruchtkapselaufbruch bei Tubenschwangerschaft (mit Durchwachsen der Chorionzotten durch die Tubenwand). ***Klinik:*** im Allg. starke intraperitoneale Blutung (Peritonealreiz, Schock, Blutungsanämie). E tubal rupture.
**Tụben|schwangerschaft:** ▸Graviditas tubarica. Endet im Allg. als ▸Tubenruptur oder ▸Tubarabort. E tubal pregnancy.
**Tụben|sterilisation:** *Gynäkologie* St. der ♀ durch op. Blockierung der Eileiterdurchgängigkeit durch ▸Tubenligatur oder -durchschneidung, -exstirpation, -exzision, Elektrokoagulation, extraperitoneale Verlagerung des abdomin. Ostiums. E tubal sterilization.
**Tụben|torsion:** die u. a. bei Stieldrehung eines Ovarialtumors vork. Eileiterverdrehung um die Längsachse; mit resultierender Abschnürung, hämorrhag. Infarzierung, evtl. Hämatosalpinx. E tubal torsion.
**Tụben|wanderung des Eies:** s. u. ▸Tubenperistaltik. E tubal passage of ovum.
**Tụben|winkel:** *Gynäkologie* s. u. ▸Tuba uterina. E interstitial portion of tube.
**Tuben|wulst:** *Anatomie, Otologie* ▸Torus tubarius.
**Tụber** *(latein.):* Auswuchs. **1)** *Dermatologie* »Knoten«, eine massive, über kirschkerngroße Vorwölbung; s. a. ▸Effloreszenz (dort Abb.). **2)** Tubera (Mehrzahl): *Pharmazie* Gruppenbez. für knollenförmige pflanzl. Wurzeldrogen, z. B. T. Aconiti (Eisenhut). **3)** *Anatomie* Höcker, Knorren, Wulst (s. a. ▸Corpus, ▸Eminentia, ▸Tuberculum, ▸Processus, ▸Tuberositas). E tuber. – **T. calcạnei:** der »Fersenbeinhöcker«, das knollenförm. hintere, plantar vorspringende Ende; Stützpunkt des Fußes, Ansatz der Achillessehne, Ursprung der kleinen Fußmuskeln. E calcaneal t. – **T. cinẹreum:** der graue Substanz enthaltende Höcker am Boden des III. Ventrikels, zwischen Chiasma u. Corpora mamillaria in den Hypophysenstiel übergehend; Teil des Hypothalamus. – **T. frontạle:** der rundl. »Stirnbeinhöcker« beidseits oberhalb des Augenbrauenbogens. E frontal t. – **T. ischiạdicum:** der »Sitzbeinhöcker« an der unteren Außenseite des Corpus ossis ischii am Übergang in den Ramus u. unterhalb der Incisura ischiadica minor. E ischial tuberosity. – **T. maxịllare:** die dorsal gerichtete, flach gerundete Vorwölbung der Facies infratemporalis des Oberkiefers, mit 3–4 Foramina alveolaria. E maxillary tuberosity. – **T. omentạle:** an der Leber die Vorwölbung am medialen unteren Ende des li. Lappens; am Pankreas der vorgewölbte kopfnahe Abschnitt des Corpus. E omental t. – **T. parietạle:** der flache Vorsprung der Facies externa etwa im Zentrum der Scheitel-

beinwölbung. E parietal t. – **T. vermis:** der dorsale untere, an das Folium anschließende Abschnitt des Kleinhirnwurmes.

**tuberalis** *(latein.)*: ein Tuber betreffend.

**Tuber|auf|sitz:** *Orthopädie* ▸Tubersitz.

**Tubercul...:** s. a. ▸Tuberkul...

**Tuberculin:** (R. KOCH) die aus Mycobact.-tuberculosis-Kulturen auf flüss. Nährböden gewonnenen Flüssigkeiten, die die Stoffwechsel- u. Zerfallsprodukte u. Absonderungen der Bakterien enthalten (Alt-T., AT). Wirken als Haptene, die im spezifisch infizierten Körper charakterist. Reaktionen vom verzögerten Typ hervorrufen (nach i.c. Inj. örtl. Rötung u. Schwellung der Haut). ***Anw.*** zur ▸Tuberculin-Diagnostik v.a. als gereinigtes T. (= GT oder PPD oder PPDS), aus Kulturfiltraten durch fraktionierte Fällung gewonnen u. durch Ultrafiltration weitestgehend von Albumosen als Ballaststoffen u. Auslösern falsch pos. Reaktionen befreit (Proteinfraktion des Alt-T.). E tuberculin.

**Tuberculin-Diagnostik:** Nachweis eines noch bestehenden bzw. durchgemachten u. infolge Erregerpersistenz noch Allergie-wirksamen tuberkulösen Prozesses anhand einer typ. örtl. Tuberculin-Reaktion, meist als Hauttest (z.B. nach PIRQUET, ▸MORO, ▸HAMBURGER, ▸MENDEL-MANTOUX, als ▸BCG-, ▸Disk-Tine-Test, T.-Pflasterprobe). E tuberculin diagnosis.

**Tuberculin-Pflasterprobe (Hamburger):** zur ▸Tuberculin-Diagnostik (mit bis 98 % Sicherheit bei Kindern unter 12 J.) Aufkleben eines kleinen Heftpflasterstücks mit stecknadelkopfgroßem Salbenstück mit ca. 10 mg = 1 IE auf die Haut für 48 Std.; bei pos. Reaktion nach 72 Std. viele deutlich erhabene u. gerötete Knötchen. E tuberculin patch test.

**Tuberculin-Reaktion:** die hypererg. Reaktion auf Tuberculin, i.e.S. die 48–72 Std. nach Applikation auf die Haut beim Tbk-Kranken, Tbk-Kontaminierten u. BCG-Geimpften als Reaktion vom Spättyp auftretende örtl. Infiltratbildung (mind. 6 mm ∅) mit Entzündung, Blasenbildung oder Nekrose. E tuberculin reaction.

**Tuberculin|test:** ▸Tuberculin-Diagnostik. E tuberculin test.

**Tuberculo|proteine:** spezif. Eiweiße in den Tbk-Bakterien (u. im Tuberculin); bewirken Sensibilisierung des Wirtsorganismus u. (Tuberculin-)Allergie. E tuberculoproteins.

**Tuberculosis, Tuberkulose,** Abk. Tb, Abk. Tbc, Abk. Tbk: in Schüben verlaufende Infektionskrankheit bei Mensch u. Tier, hervorgerufen durch Tbc-Bakterien bzw. Tbc-Bazillen (▸Mycobacterium tuberculosis = Typus humanus u. M. bovis = Typus bovinus). Meldepflichtig (innerhalb 24 Std.) sind Erkrankung und Tod. ***Ätiol.:*** Infektion aerogen (Inhalation infektiöser Tröpfchen-, Staubpartikel, eingetrockneter Exkrete), oral (»Fütterungs-Tbc«, z.B. durch Milch), perkutan (»Inokulations-Tbc«, v.a. berufsbedingt) oder aber fetal durch infektiöses Fruchtwasser oder diaplazentar-hämatogen. Nach Sitz des Primärherdes unterschieden als pulmonale Tbc (▸Lungen-Tbc; häufigste Form) u. als extrapulmonale Tbc, v.a. als ▸Darm-Tbc; ferner (v.a. sekundär) die Skelett- (▸Gelenk-, ▸Knochen-Tbc, ▸Spondylitis tuberculosa), Urogenital- (▸Uro-, ▸Nieren-, ▸Blasen-, ▸Genital-Tbc, ▸Orchitis tuberculosa), Tonsillen-Tbc, ▸Meningitis tuberculosa. ***Verlauf:*** Drei Stadien der Tbc können unterschieden werden: im **Primärstadium** am Ort der Erstinfektion zunächst unspezif. Entzündung als Fremdkörperreaktion, dann bei Gewebszerfall Hypersensibilisierung u. Allergie. Nach Einsetzen der rel. Immunität u. Bakterizidie Übergang in spezif. Entzündung: seröse, fibrinreiche u. zelluläre Exsudation mit nachfolgendem käsigem (evtl. kavernösem) Zerfall der Exsudat- u. Gewebszellen, randständ. Granulationen, später Verkalkung, evtl. Verknöcherung der käsigen Massen (exsudative Form oder Phase); oder aber Bildung spezifischer Granulationen in Form von ▸Tuberkeln (produktive Tbc, s.a. Abb.). Der ▸Primärherd heilt entweder durch Abkapselung (evtl. mit zentraler Verkäsung u. Verkalkung), als kleiner Herd auch durch Resorption, oder aber er verkäst bei Ausbleiben der Randwallbildung fortschreitend. Der nachfolgende ▸Primärkomplex heilt meist fibrös (s.a. Schema). Bei Säuglingen u. Kleinkindern ist die hämatogene Streuung 3–6 Monate nach der Primärinfektion gefürchtet, weil Kindern dieser Altersgruppe die immunologischen Abwehrkräfte zur Ausbildung eines Primärkomplexes noch weitgehend fehlen, was relativ häufig zur ▸Miliartuberkulose u. zur Meningitis führt. Darum war früher die BCG-Impfung allgemein empfohlen, heute nur noch bei Risikogruppen. Anschließend oder nach evtl. jahrelanger Latenz kommt es bei verminderter Immunitätslage entweder durch exogene oder endogene Reinfektion (Reaktivierung von ruhenden Primärherden, häufig von ▸SIMON-Herden ausgehend) zur **postprimären** (sekundären) Tbc. Vollentfaltung durch perifokales Kontaktwachstum (evtl. verkäsend) u. lympho-hämatogene u. intrakanalikuläre Streuung (mit mehr oder minder begrenztem Organbefall). Im **Tertiärstadium** isolierte Organphthisen mit Kontakt-, v.a. aber intrakanalikulärer Ausbreitung. In jedem Stadium ist Heilung, aber auch Fortschreiten möglich (s.a. ▸RANKE-Dreistadienlehre). ***Klinik:*** Allgemeinsymptome: Inappetenz, Minderung des Allgemeinzustands, Gewichtsverlust, Nachtschweiß, beschleunigte BKS, Blutbildveränderungen etc. ***Diagn.:*** Bakteriennachweis z.B. im Sputum oder Magensaft (ZIEHL-NEELSEN-Färbung, Fluoreszenzmikroskopie [auch nach Anreicherung], Kultur, Tierversuch), Tuberculin-

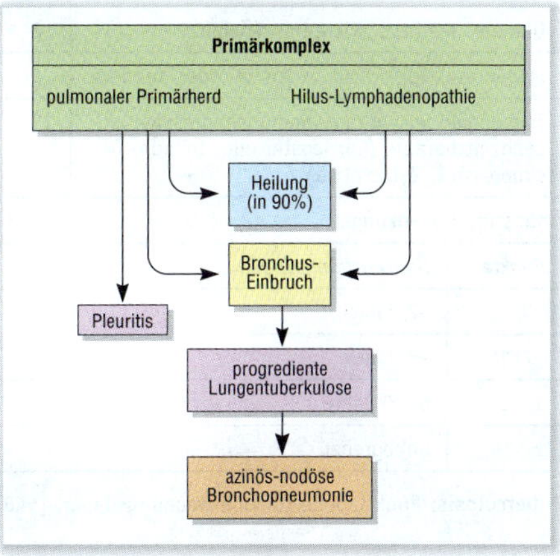


**Tuberculosis:** schematische Darstellung des Ablaufs der Primärtuberkulose. [53]

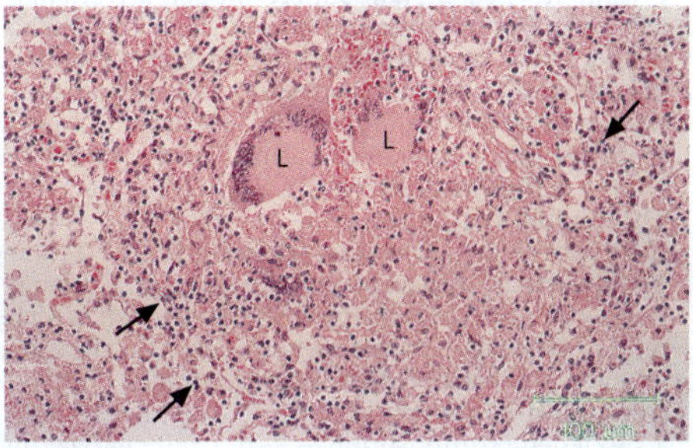


**Tuberculosis:** frisches tuberkulöses Granulom mit LANGHANS-Riesenzellen (**L**) u. zahlreichen, hier noch locker liegenden Epitheloidzellen. Im Randbereich lymphozytäre Infiltrate (Pfeile). [53]

T

| **Ausdehnung des Restbefundes** | | |
|---|---|---|
| minimal | (bis zu 1 Segment) | 0 |
| mittel | (bis zu 3 Segmenten) | 1 |
| weit | (> 3 Segmente) | 3 |
| **Dauer der beobachteten Inaktivität** | | |
| 0–2 Jahre | | 2 |
| 3–5 Jahre | | 1 |
| > 5 Jahre | | 0 |
| **Chemotherapie** | | |
| keine | | 2 |
| korrekte | | 0 |
| sonstige | | 1 |
| **soziale Verhältnisse** | | |
| (0 = sehr gut, 1 = gut, 2 = mittel, 3 = schlecht) | | 0–3 |
| **bisherige Aufenthaltsdauer von Personen aus Ländern mit hoher Tuberkuloseprävalenz** | | |
| 0–2 Jahre | | 3 |
| 3–5 Jahre | | 1 |
| > 5 Jahre | | 0 |
| **Nebenerkrankungen** | | |
| Silikose | | 3 |
| Diabetes mellitus, Niereninsuffizienz | | 2 |
| Magenresektion, Ulcus ventriculi oder duodeni | | 2 |
| Immunmangelsyndrom, immunsuppressive Langzeittherapie (Corticosteroide, Immunsuppressiva, Zytostatika) | | 15 |
| sonstige Erkrankungen | | 1–3 |
| *Punkte* | *Überwachungsdauer* | |
| 0–6 | –2 Jahre | |
| 7–10 | –5 Jahre | |
| 11–15 | 6–10 Jahre | |
| > 15 | unbegrenzt | |

**Tuberculosis:** Punkttabelle für Überwachungsdauer. [548]

Proben (insbes. für Verlaufskontrolle), Rö.-Befund (einschl. Verlauf), Biopsie. ***Ther.:*** i.d.R. konservativ mit ▸Antituberculotica (Isoniazid, Rifampicin, Ethambutol), selten kombiniert mit operativen Maßnahmen (Pneumothorax, Phrenikusexhairese, Thorakokaustik, Kavernendrainage, Segmentresektion, Lobektomie, Pneumonektomie, Thorakoplastik, Pneumolyse, extrapulmonale Herdausräumung, Plombierung, Organexstirpation oder -resektion etc.); s.a. Tab. E tuberculosis. – **T. cụtis:** die Haut-Tbc einschl. der Tuberkulide (»Tuberculoderma«). E cutaneous t. – **T. c. (acuta) miliạris:** die Miliar-Tbc der Haut, mit makulös-papulösen, z.T. hämorrhag. oder zentral ulzerierten Effloreszenzen in dichter Aussaat. Folge hämatogener Frühgeneralisation, oft nach schweren Allgemeinerkrankungen (z.B. Masern). Auftreten evtl. – beim Säugling, Kleinkind – als ▸Lichen scrofulosorum. – **T. (c.) colliquatịva:** die schmerzlose, progrediente, knotige Tbc der Subkutis, primär oder durch Kontaktausbreitung; erweichend, ulzerierend, narbig heilend. Vork. als Skrofuloderm. – **T. c. induratịva:** ▸Erythema induratum Bazin. – **T. (c.) lichenoịdes:** das »lichenoide« oder »mikropapulöse Tuberkulid oder Tuberkuloderm« (▸Lichen scrofulosorum). – **T. (c.) lupọsa:** ▸Lupus vulgaris. – **T. c. miliaris disseminata:** Miliar-Tbc der Haut, die durch hämatogene Aussaat von Tuberkelbakterien entsteht. – **T. c. orificialis:** erregerreiche Tbc an Haut u. Schleimhaut des Mundes durch Autoinokulation. Auch andere Körperöffnungen können betroffen sein. Zu Beginn Papeln, später Ulzerationen. – **T. c. papulonecrotica:** Erkrankung mit Papeln, die durch eine zentrale Gewebsnekrose eine varioliforme Narbe hinterlassen können. Auftreten v.a. bei jungen Frauen mit anergischer Abwehrlage. S.a. papulonekrotisches ▸Tuberkulid. – **T. (c.) verrucọsa:** die »warzige« Form, mit peripherer Ausbreitung, oft bei narbiger Abheilung des Zentrums. I.e.S. das meist einherdige »Leichentuberkel« als Folge berufsbedingter Superinfektion: chron., knotig-protuberierendes, hyperkeratot. Infiltrat mit düsterem Hof, bei seitl. Druck gelbl. Sekret entleerend; Papillomatose mit epidermalen Pseudoabszessen u. unspezif., bakterienarmem Koriuminfiltrat. – **T. fungọsa serpiginọsa Jadassohn** (Josef J., 1863–1936, dt. Hautarzt, Liegnitz): eine subchron. Inokulations-Tbc an Unterarmen u. Händen bei alten, relativ anerg. Menschen. Ulzeriertes Infiltrat mit papillomatösen Wucherungen u. atroph.-fleck. Zentrum, rotem Entzündungshof u. düsterrotem Randwall; Entstehung »gestrickter« Narben.

**Tuberculo|stạtica, -statika:** ▸Antituberculotica. E tuberculostatics, antituberculotics.

**tuberculọsus** *(latein.):* ▸tuberkulös. E tuberculous, tuberculotic.

**Tubẹrculum: 1)** *Pathologie, Dermatologie* »Knötchen« (bis linsengroßes Granulom); s.a. ▸Tuber, ▸Papel. **2)** *Anatomie* Höckerchen. E tubercle. – **T. antẹrius:** der Muskelansatzhöcker ventral an den Querfortsätzen $C_{2-7}$. – **T. articulạre:** der Kiefergelenkhöhle vorgelagerter Wulst; Gleitlager des Unterkieferköpfchens. E articular t. – **T. Carabelli:** der häufigste, an der Palatinalseite des mesiopalatinalen Höckers des ersten Oberkiefermolaren auftretende akzessorische Höcker. – **T. carọticum:** das bes. stark entwickelte T. anterius am Querfortsatz des 6. HW. E carotid t. – **T. corniculạtum:** das untere der Schleimhauthöckerchen bds. in der Basis der Plica aryepiglottica. E corniculate t. – **T. cọstae:** kleiner »Rippenhöcker« außen an Grenze zwischen Rippenhals u. Rippenkörper; mit Gelenkfläche für die Articulatio costotransversaria. E t. of rib. – **T. cunei|fọrme:** das obere der Schleimhauthöckerchen bds. in der Plica aryepiglottica. – **T. epi|glọtticum:** Schleimhauthöckerchen an der Vorderwand des Vestibulum laryngis über dem Petiolus. E epiglottic t. – **T. mạjus:** am Humerus der jenseits des Collum anatomicum nach lateral u. hinten ausladende, zum T. minus etwa im re. Winkel stehende »große Oberarmhöcker«. E greater t. – **T. mịnus:** am Humerus der jenseits des Collum humeri nach vorn gerichtete »kleine Oberarmhöcker«. E lesser t. – **T. nụclei cuneạti:** längl. Vorwölbung der Medulla oblongata am oberen Ende des Fasciculus cuneatus. – **T. nụclei grạcilis,** Clava: Vorwölbung der Medulla oblongata bds. des Sulcus medianus posterior. – **T. pharyngeum:** an der Unterseite der Pars basilaris des Hinterhauptbeins gelegenes Höckerchen. E pharyngeal t. – **T. pubicum:** Ansatz des Leistenbandes am oberen Schambeinrand bds. der Symphyse, in Fortsetzung der Crista obturatoria. E pubic t. – **T. sẹllae tụrcicae:** der die Hypophysengrube rostral begrenzende quer gestellte »Sattelknopf«. E t. of sella turcica.

**Tuber|gelenk|winkel:** *Röntgenologie* auf der seitl. Fußwurzel-Aufnahme ein nach hinten offener Winkel. Entsteht durch den Schnittpunkt zweier Geraden am hinteren Ende des Talokalkanealgelenks. Die eine Gerade verläuft durch den höchsten Punkt der vord. Fersenbeingelenkfläche, die andere durch den höchsten hinteren Punkt des Tuber calcanei (s.

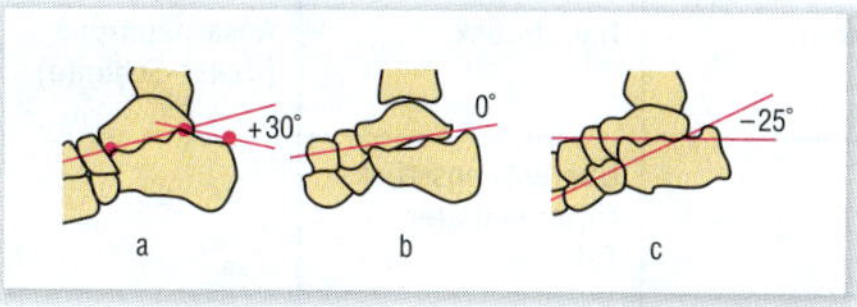


**Tubergelenkwinkel:** a) Winkelgröße im Normalzustand u. bei Kalkaneusfraktur ohne Dislokation (Fissur sichtbar); b) mit Dislokation, aber ohne Beteiligung des Talokruralgelenkes; c) bei Trümmerbruch.

Abb.). Normal etwa 30°, bei Fersenbein-Stauchungsbruch 30° bis negativ. E tuber angle.

**Tubẹrkel:** **1)** *Anatomie* kleiner Höcker (▸Tuberculum). **2)** *Pathologie* das bei Granulomatosen verschiedenster Genese gebildete Knötchen; i. e. S. das – meist miliare – bei Tuberkulose, aufgebaut aus einem exsudativen bis käsigen, Mykobakterien enthaltenden, später verkalkenden Zentrum, einer Epitheloidzellenschicht (dazwischen – Retikulumfasern bildende – LANGHANS-Riesenzellen) u. einem äußeren Lympho- u. Plasmozytensaum (mit Fibroblasten); anfangs gefäßreich, bei Heilung gefäßarm, hyalin, mit fibröser Kapsel (»**enzystiertes T.**«). E tubercle.

**Tubẹrkel|bakterien, -bazillen:** ▸Mycobacterium tuberculosis. I. w. S. auch ▸Mycobacterium avium u. ▸Mycobact. bovis. E tubercle bacilli.

**Tuberkulịd:** *Dermatologie* (DARIER 1896) Sammelbegriff für das tuberkulöse, bakterienarme, symmetr. Exanthem nach hämatogener Streuung beim hyperg. Jugendlichen; als Lichen scrofulosorum (= **lichenoịdes T.**), Erythema induratum, Tuberculide noire (DE GOUGEROT; schwärzlich durch massive kapilläre Nekrose); ferner das **papulonekrọtische T.** (Follikulitis) mit scharf begrenzten, hanfkorngroßen, bläulich roten, meist follikulär gebundenen, schubweise in unregelmäßiger Verteilung an den Streckseiten der Extremitäten auftretenden Papeln, die zentral pustulös ulzerieren; heilen mit varioliformen Närbchen; Erreger nicht nachweisbar. E tuberculid.

**Tuberkulin...:** ▸Tuberculin...

**Tuberkulo|derm:** Sammelbegriff für alle Formen der Hauttuberkulose (s. a. ▸Tuberculosis cutis). E tuberculoderm.

**tuberkulös,** Abk. tbk: die Tbk betreffend, durch Tbk-Bakterien bedingt, mit Tuberkelbildung einhergehend, an Tbk erkrankt. E tuberculous.

**tuberkulọid:** tuberkel- bzw. tuberkuloseartig. E tuberculoid.

**Tuberkulọm,** Tuberculoma: *Pathologie* tumorförmiger, spezif. Herd bei Tbk, insbes. der schichtweise aufgebaute, rundl. in der Lunge (oft mit verkästem, evtl. verkalkendem Kern), unterschieden als Granulo- (überwiegend Granulationsgewebe) u. Fibro-T. (wenig Tuberkel, reichlich fibröses Bindegewebe u. – z. B. im Respirationstrakt – gewucherte Drüsen). E tuberculoma.

**Tuberkulo|proteine:** ▸Tuberculoproteine.

**Tuberkulose:** s. u. ▸Tuberculosis. E tuberculosis.

**Tuberkulose|bakterien:** ▸Mycobacterium tuberculosis (i. w. S. auch Mycobact. avium u. bovis). E tubercle bacilli.

**Tuberkulosemittel:** ▸Antituberculotica.

**Tuberkulo|sẹpsis:** ▸Sepsis tuberculosa acutissima. E tuberculosis sepsis.

**Tuberkulose-Schutzimpfung:** s. u. ▸BCG. E tuberculosis vaccination.

**Tuberkulo|silikọse:** ▸Silikotuberkulose. E tuberculosilicosis.

**Tuberkulostatika:** ▸Antituberculotica. E tuberculostatics.

**tuberkulozịd:** Tbk-Bakterien abtötend; z. B. manche ▸Antituberculotica (z. B. Isoniazid, Rifampicin, Pyrazinamid) sowie die meisten ▸Desinfektionsmittel. E tuberculocidic.

**Tubẹrkulum:** ▸Tuberculum. E tubercle.

**tuberös,** tuberosus: knotig, in Knotenform (über linsengroß); s. a. ▸Hirnsklerose, tuberöse. E tuberous.

**Tuberọsitas:** *Anatomie* Knochenhöcker mit Rauigkeit. E tuberosity. – **T. deltọidea:** Insertionsgebiet des Musculus deltoideus in der oberen Hälfte des Humerusschaftes. E deltoid t. – **T. glutealis:** die Ansatzstelle eines Teils des M. gluteus max. am proximalen Femurschaft unterhalb des Trochanter major bis zur Linea aspera. E gluteal t. – **T. rạdii:** Ansatzort der Bizepssehne an der Ulnarseite etwa 5 cm distal der Ellenbogenachse. E radial t. – **T. tịbiae:** Ansatz des Lig. patellae als Apophyse am proximalen Ende der vorderen Schienbeinkante; s. a. ▸OSGOOD-SCHLATTER-Syndrom. E tibial t.

**tuberọsus** *(latein.):* höckrig, ▸tuberös. E tuberous.

**Tuber|sitz:** am orthopäd. Apparat bzw. an der Prothese eine Ausladung der Abstützungsfläche bzw. des Prothesenköchers im Bereich des ▸Tuber ischiadicum; zum Abfangen eines Teils der Körperlast.

**tubo...:** Wortteil »Röhre«, »Eileiter« (Tuba ovarica) bzw. »Ohrtrompete« (Tuba auditiva).

**Tubo|curarịn:** das natürl. Hauptalkaloid (bisquartäres Isochinolin-Derivat) im – von den Indianern in Bambus-»Röhren« aufbewahrten – Tubocurare (aus Menispermaceae-Arten, v. a. Chondodendron); ***Anw.*** v. a. des **D-Tubocurarindichlorids** früher als Muskelrelaxans bei Narkosen. E tubocurarine.

**Tub(o)|ovarial|abszess:** *Gynäkologie* kombin. Eierstock-Eileiter-Abszess, ausgehend von eitrigem Ovarialherd oder Pyosalpinx, der das – adhärente – Nachbarorgan einbezieht (schließlich mit Einschmelzung der Trennwand). E tubo-ovarian abscess.

**Tub(o)|ovariạl|zyste:** zyst. Hohlraum aus kommunizierender Ovarialzyste u. Saktosalpinx. Oft Spätfolge einer chronifizierten Adnexitis (dann mit mehr oder minder klarem, u. U. hämorrhag. Inhalt). E tubo-ovarian cyst.

**Tubor|rhö:** *Otologie* Sekretion aus der Ohrtrompete. E tuborrhea.

**tubulär, tubularis:** **1)** tubulös: röhren-, schlauchförmig, z. B. t. ▸Drüse. E tubular. **2)** die (Nieren-)Tubuli betreffend, durch sie bedingt. S. a. ▸Tubulus... – **t. Azidose:** s. u. ▸Azidose, renale tubuläre. – **t. Rückresorption:** s. u. ▸Tubulusfunktionen (dort Abb.). – **t. Syndrome:** ▸Tubulopathien.

**Tụbuli** *(latein.):* Röhrchen, Kanälchen (Plur. von Tubulus). E tubules. – **T. mito|chondriạles:** s. u. ▸Mitochondrium. E mitochondrial t. – **T. renạles:** die Nierenkanälchen mit vielfältigen ▸Tubulusfunktionen (dort Schema). Bau u. Benennung s. Abb.; die geknäuelten Anteile (Partes convolutae) werden auch **T. r. contorti**, die geraden auch **T. r. recti** genannt; **T. r. collịgentes** = Sammelrohre; Einteilung s. Tab. E renal t. – **T. seminiferi:** die Samenkanälchen des Hodens; als **T. s. contorti** die die Lobuli bildenden Abschnitte, als **T. s. recti** die diese in das hiliäre Rete testis überleitenden Abschnitte.

**Tubulo|ektasịe, prä|kalizielle:** ▸Markschwammniere.

**Tubulo|pathịen:** Krankheitsbilder aufgrund angeborener oder erworbener Defekte einzelner oder mehrerer ▸Tubulusfunktionen (dort Abb.). E tubulopathies.

**Tụbulus** *(latein.):* Röhrchen. S. u. ▸Tubuli. E tubule.

**Tụbulus|funktionen:** der vom Tubulusapparat der Nieren (▸Tubuli renales) erfolgende komplexe Stofftransport; erfolgt im Dienste der Konstanthaltung des ▸Wasser-Elektrolyt-Haushalts i. S. der Regulation des Säure- u. Basenhaushalts u. der Elimination harnpflichtiger Substanzen (s. a. ▸Isotonie, ▸Isoionie, ▸Homöostase); geschieht je nach Transportrichtung der gelösten Stoffe durch Rückresorption oder Sekretion in den Tubulus, wobei die Transportprozesse in den verschiedenen Tubulusabschnitten aktiv (v. a. im proximalen Tubulus) oder passiv erfolgen können (Abb.); s. a. ▸Transport. Pathophysiologisch entsprechen den Tubulusabschnitten bestimmte Krankheitsbilder (Abb.); von besonderer Bedeutung für die T. sind ▸Aldosteron u. ▸Vasopressin.

| | | | |
|---|---|---|---|
| 1 Tubulus contortus proximalis | Pars proximalis tubuli nephroni (Pars convoluta et recta) | Hauptstück | Ansa nephroni (HENLE-Schleife) |
| 2 Tubulus rectus proximalis | | | |
| Tubulus attenuatus<br>3 Pars descendens<br>4 Pars ascendens | | Überleitungsstück (intermediärer Tubulus) | |
| 5 Tubulus rectus distalis | Pars distalis tubuli nephroni (Pars recta + P. convoluta [+ P. conjungens = Verbindungsstück]) | Mittelstück | |
| 6 Tubulus contortus distalis | | | |
| 7 Tubulus renalis colligens | | Sammelrohr | |
| *die Zahlen 1–7 beziehen sich auf die Abb.* | | | |

**Tubuli renales:** Nomenklaturvergleich. [446]

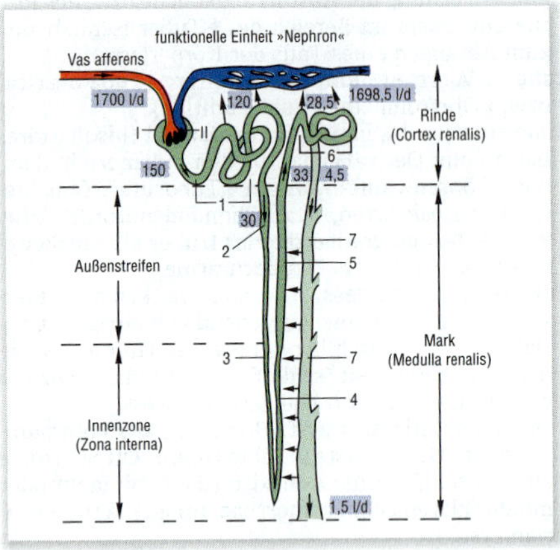


**Tubuli renales:** Strukturelemente u. Leistungen des Nephrons. **I:** Nierenkörperchen = Corpusculum renale; **II:** Gefäßknäuel = Glomerulus corpusculi renalis (+ Mesangium); **1–7** s. Tab. Die blau unterlegten Zahlen bedeuten die durchschnittlichen Flüssigkeitsmengen, die pro Tag durch den entsprechenden Abschnitt strömen. [329]

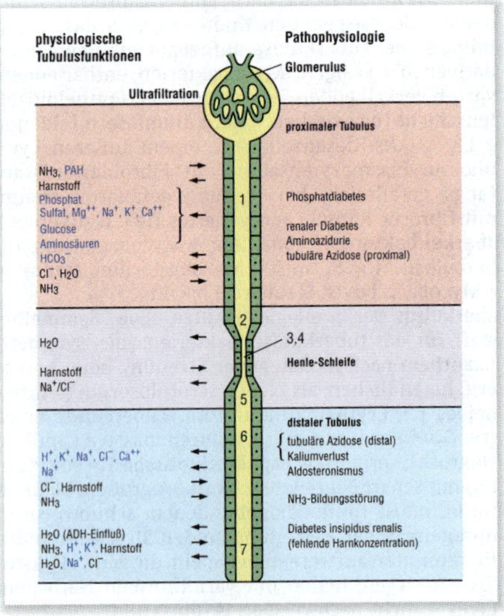


**Tubulusfunktionen:** Funktionen u. Pathophysiologie des Nierentubulus. Aktive Resorptions- bzw. Sekretionsprozesse sind blau eingezeichnet (Zahlen entsprechen den Tab.-Abschnitten unter ▸Tubuli renales). [269]

**Tubulus|nekrose, akute, toxische T.:** Zellnekrosen v.a. im Bereich der proximalen Tubuli als Folge von Vergiftungen. Außer Schadstoffen kommt auch eine Reihe therapeutischer Substanzen in Frage. S.a. akute ▸Niereninsuffizienz.

**Tubulus|nephrose:** die als Folge der Ablagerung bestimmter Substanzen in den Tubulusepithelien oder nach Hypoxie einsetzende – primär degenerat. – akute tubuläre Nephrose (mit Nekrotisierung u. Desquamation der Epithelien, Aufquellung der Basalmembran, Zylindern etc.); als Kalk-, Sulfonamid-, Pigment-, elektrolyt. Nephrose, Hämo-, Myo-, Proteolyse- (Crush-, Chromoprotein-) u. Schockniere, Nephrosis sine nephrosi. Ferner die mehr chron. Lipoid-, Glykogennephrose (bei Diabetes mellitus), Plasmozytom-, Zuckerspeicherniere. **E** lower nephron nephrosis.

**Tubulus-Typ:** *Zytologie* s.u. ▸Mitochondrium.

**Tubus** *(latein. = Röhre.):* **1)** *Medizin* starres, steifes, halb steifes, versteiftes oder vollelast. Rohr (Metall, Gummi, Plastik), z.B. als Drainagerohr, v.a. aber – als T. i.e.S. – als *anästh* Beatmungsrohr; als solches evtl. armiert mit aufblas- oder -füllbarer Manschette; z.B. als Tracheal-, Pharyngeal-T. (n. WENDL, GUEDEL, MAYO; Doppel-T. n. SAFAR) als tracheales Intubationsrohr (= Endotracheal-T.), z.B. als MAGILL-, KUHN-, WOODBRIDGE- bzw. als ▸Oxford-non-kinking-Tubus. **E** tube. **2)** *Anatomie* röhrenförm. Hohlorgan (▸Tuba). **3) Tubusblende:** *Radiologie* Hohlkegel aus Strahlen absorbierendem Material zur Feldbegrenzung u. Kompression bei Diagnostik u. Therapie. **E** cone, coning device. **4)** *Optik* an Geräten (z.B. Mikroskop) das Fassungsrohr für die Linsen(systeme).

**Tuch|klemme:** *Chirurgie* stark abgebogene scharfe Klemme zur Befestigung der Operationstücher bei Abgrenzung des Operationsfeldes. **E** towel clip.

**Tüpfel|nägel,** Onychia punctata: *Dermatologie* einzelne oder gruppierte, bis stecknadelkopfgroße, wie gestanzte Grübchen in der Nagelplatte; idiopath., bei Ekzem, Alopecia areata, Psoriasis. **E** pitted nails.

**Tüpfelung:** *Pathologie* Auftreten grober Granula im Zytoplasma v.a. von Erythrozyten (»Tüpfelzellen«), als basophile T. z.B. bei toxischen Anämien, Bleivergiftung, Erythrozytenreifungsstörung (Perniziosa). **E** stippling.

**Türck-Bündel** (LUDWIG T., 1810–1868, Neuro- u. Laryngologe, Wien): ▸Tractus temporopontinus. **E** Türck's bundle.

**Tür|flügel|plastik:** *Chirurgie* Lappenplastik, bei der ein flügelförmig umschnittener (»**Türflügelschnitt**«) Haut- oder Faszienlappen in ein entsprechend präpariertes Transplantatbett gekippt wird.

**Türk** (WILHELM T., 1871–1916, Internist, Wien). – **T.-Reagens:** *Hämatologie* wässrige Lsg. von Gentianaviolett u. Eisessig; für die Leukozyten-Zählung. **E** Türk's reagent. – **T.-Reizformen:** v.a. bei Virusinfekt auftretende »jugendl. lymphatische Plasmazellen« mit nierenförmigem oder atypisch eingebuchtetem Kern; s.a. ▸Lymphoidzellen. **E** T.'s irradiation leukocytes. – **T.-Zählkammer:** Objektträger mit Rasterschliff zur Auszählung, z.B. von Blutkörperchen (Abb.). S.a. ▸Zählkammer.

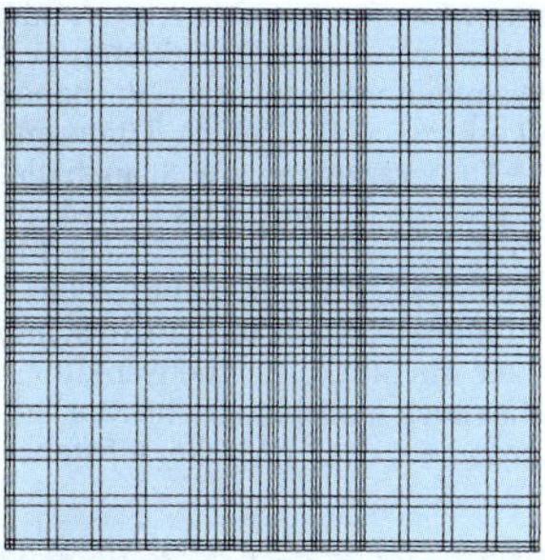

**Türk-Zählkammer.** [208]

**Türken|sattel:** *Anatomie* ▸Sella turcica. E sella turcica.

**Tuftsin:** die Phagozytose förderndes Peptid, das in der Milz gebildet wird; Transportprotein für T. ist das ▸Leukokinin. E tuftsin.

**Tuft|zellen:** *Zytologie* lange Mikrovilli tragende Zellen; häufig neben ▸M-Zellen, aber auch in Magenschleimhaut, Gallenblase u. -wegen, Trachea. E tuft cells.

**Tuina-Therapie:** chinesische Manualtherapie, die sowohl bei Erkrankungen des Bewegungsapparates als auch bei inneren und psychosomatischen Erkrankungen eingesetzt wird; Variante der ▸Akupressur.

**Tularämie,** Nagerpest, Hasenpest, Lemming-Fieber, PARINAUD-Krankheit, FRANCIS-Krankheit: nach dem kaliforn. Ort Tulare benannte akute Anthropozoonose durch ▸Francisella (= Pasteurella) tularensis. Auf den Menschen von erkrankten frei lebenden Nagetieren durch Bremsen u. Zecken (Chrysops, Dermacentor) übertragen oder durch Umgang mit dem Fleisch erkrankter Tiere direkt erworben. ***Klinik:*** nach Inkubationszeit von 24 Std. bis 3 Tagen hohes Fieber, Unwohlsein, Schüttelfröste, örtl. Ulzera (außer bei glandulärer Form), regionäre Lymphadenitis. ***Verlaufsformen:*** als häufigste Form die **ulzeroglanduläre T.**, beginnend mit plötzl. Fieberanstieg, exulzerierender Papel an der Inokulationsstelle u. regionärer, oft eitr. Lymphadenitis. Die **okuloglanduläre T.** ist gekennzeichnet durch eine konjunktivale Eintrittspforte mit gelbl. Knötchen, Schwellung präaurikulärer u. zervikaler LK (PARINAUD-Konjunktivitis) Die **glanduläre T.** besitzt keine sichtbare Eintrittspforte, d.h., die typ. Geschwürbildung fehlt. Die **typhöse T.** (generalisierte T.) zeigt einen schweren Verlauf oft mit Lungenherden u. – evtl. letalen – Komplikationen (Lungenabszesse, Mediastinitis, Meningitis) u. tritt v.a. bei Laborinfekt auf. Die **glandulopharyngeale T.** ist eine Form, die v.a. beim Kind mit Mundhöhlen-, Pharynxulzera, Schwellung der Kieferwinkellymphknoten auftritt. ***Diagn.:*** Nachweis u.a. durch KBR, Agglutinationstest (WIDAL-Technik), Tularin-Intrakutantest. ***Ther.:*** Antibiotika (Tetracyclin, Streptomycin, Gentamicin). E ularemia.

**Tularin:** Aufschwemmung abgetöteter Tularämie-Erreger bzw. der aus Erreger-Kulturen gewonnenen Endotoxine für Intrakutantest. E tularine.

**TULIP,** Abk. für **t**ransurethrale **u**ltraschallgesteuerte **l**aserinduzierte **P**rostatektomie: neueres Verfahren der Laserprostatektomie, bei welcher der Laser-Applikator neben einem der Strahlenumlenkung dienenden Prisma 2 Ultraschalltransducer enthält u. mit einem transparenten Ballon überzogen ist.

**Tullio-Reaktion:** Nystagmus bzw. Raddrehung der Augen als Zeichen der vestibulären Reizerscheinung bei starkem Lärm; evtl. Zeichen einer Bogengangsfistel, Stapesluxation, Verwachsungen zwischen Stapesfußplatte u. Utriculus; kann auch bei Syphilis auftreten.

**Tulobuterol:** ein $\beta_2$-Sympathomimetikum (s.u. ▸Betasympathomimetica); orale ***Anw.*** als Bronchodilatator. E tulobuterol.

**Tumarkin-Anfall:** durch anfallsartigen Endolymphhydrops im Innenohr ausgelöstes, plötzliches Hinfallen: Sonderform der ▸MENIÈRE-Krankheit. E sudden drop syndrome.

**Tumbling** *(engl. = Taumeln):* luft- u. raumfahrtmedizin. Begriff für rasche Drehungen des menschl. Körpers um eine annähernd durch den Schwerpunkt verlaufende transversale oder sagittale Achse.

**Tumeszenz:** *Pathologie* ▸Intumeszenz. E tumescence.

**Tumeszenz|anästhesie:** Verfahren der Regionalanästhesie, bei dem große Volumina eines verdünnten Lokalanästhetikums in die Haut u. das Unterhautfettgewebe injiziert werden. Mit verschiedenen Zusätzen ist Schmerzfreiheit in einem relativ großen Operationsbereich erzielbar; ***Anw.*** v.a. im dermatochirurgischen Bereich.

**tumidus** *(latein.):* geschwollen. E tumid.

**Tumor** *(latein.)* Plur. Tumore, Plur. Tumoren: allg. jede umschriebene Schwellung (»Geschwulst«) von Körpergeweben. **1)** als neoplastischer T. gleichbedeutend mit ▸Neoplasma (gut- oder bösartig; s.a. ▸Tumor...). **2)** als entzündl. T. die auf Exsudation (Ödem) u. zellulärer Infiltration beruhende Schwellung als eines der klassischen Entzündungssymptome. **3)** Schwellung durch Abszess, Erguss, Ödem, Luftansammlung etc. E tumor. – **T. albus:** die bei Übergreifen einer fungösen Gelenktuberkulose auftretende diffuse, evtl. spindelförmige Schwellung der Gelenkregion. E white swelling. – **T., dys|chylischer:** Stauungszyste der Schleimdrüsen des Taschenbandes (meist multipel). – **T. salivalis intermittens:** die zeitweise Speicheldrüsenschwellung infolge Sekretretention durch Konkrement. – **T. villosus:** ▸Papillom. E villous t.

**Tumor|antigene,** Abk. TAG: Bestandteile von Krebszellen, die dem Zytoplasma, der Zelloberfläche u. dem Kern entstammen können; unterschieden wer-

| Antigene | Erkrankung |
|---|---|
| **onkofetale:** | |
| – Alpha-1-Fetoprotein (AFP) | • gutartige Lebererkrankungen<br>• Leberzellkarzinom<br>• Keimdrüsentumoren<br>• neutrale Dysrhaphie |
| – carcino-embryonales Antigen (CEA) | • Bronchialkarzinom<br>• Mammakarzinom<br>• Ovarialkarzinom (muzinös)<br>• gutartige gastrointestinale Erkrankungen<br>• gastrointestinale Tumoren |
| **organspezifische:** | |
| – prostata-spezifisches Antigen (PSA) | • gut- u. bösartige Prostataerkrankungen |
| **blutgruppenassoziierte:** | |
| – CA 19-9 | • Magenkarzinom<br>• Pankreaskarzinom<br>• Gallengangskarzinom<br>• kolorektale Tumoren<br>• gutartige Erkrankungen von Leber u. Pankreas |
| – CA 50 | • wie CA 19-9 |
| **sonstige:** | |
| – CA 125 | • Adenokarzinome (Ovar, Mamma)<br>• gutartige Erkrankungen des Gastrointestinaltraktes u. des weiblichen Genitales |
| – CA 15-3 | wie CA 125 |

**Tumorantigene.** [22]

T

den: gewebe-, individual-, artenspezifische T., T., die auch physiologisch als Differenzierungsantigene an Zellen vorhanden sein können, T., die als tumorspezifische Neoantigene bezeichnet werden, sowie T. als Zwischenprodukte der Ontogenese eines Zelltyps, die mit weiterer Differenzierung wieder verschwinden; als ▶Tumormarker mit immunchemischen Methoden nachweisbar, v.a. die intrazellulär oder als ▶Oberflächenantigene an Tumorzellen (vermehrt) entstehenden AG. Der Nachweis von T. dient v.a. der Überprüfung therapeutischer Maßnahmen (Operation, Chemotherapie usw.), da die Serumkonzentration der T. zwar oft der Gesamttumormasse proportional ist, das alleinige Vorhandensein von T. aber keine sichere Aussage über das Vorhandensein eines Tumors erlaubt (Erhöhung der T. evtl. auch bei Nicht-Tumorerkrankungen, z.B. Hepatitis, Leberzirrhose u. anderen). Von Bedeutung sind v.a. die onkofetalen AG (»OFA«), z.B. das ▶carcinoembryonale AG (bei Kolon-Ca.), die ▶CA (carbohydrate antigens), das ▶SCC (squamous cell carcinoma antigen), ▶AFP ($\alpha_1$-Fetoprotein [bei prim. Leberzell-Ca.]); s.a. Tab. **E** tumor-specific antigens.

**Tumor|anti|körper:** **1)** als Reaktion auf einen Tumor vom Körper gebildete AK; Immunglobuline vom IgG-Typ; s.a. ▶Tumorimmunologie. **2)** *Diagnostik* spezifische Immunseren zum Nachweis von ▶Tumorantigenen. **3)** *Therapie* ▶Immunotoxine. **E** (anti-)tumor antibodies.

**tumorassoziierte Antigene:** ▶Tumorantigene.

**Tumor|dosis:** s.u. ▶Herddosis, s.a. ▶Strahlentherapie. **E** tumor dose.

**Tumor|einteilung:** s.u. ▶Staging, ▶TNM-System.

**Tumor|embolisation:** ▶Embolisation.

**Tumoretten|geschwulst,** Pituizytom: bei der HAND-SCHÜLLER-CHRISTIAN-Krankheit im Hypophysen-Zwischenhirn-System auftretendes, unregelmäßig geformtes Speichergranulom (»STERNBERG-PRIESEL-Knötchen«) aus großen, polygonalen Zellen mit kleinem, dunklem Kern u. reichlich granuliertem Zytoplasma. **E** pituicytoma.

**Tumor-Fluoreszenz:** das Aufleuchten eines Tumors (v.a. der Tumorränder) bei Injektion einer photodynamisch wirksamen Substanz (z.B. ▶δ-Aminolävulinsäure, ALA) mit anschließender Laserbestrahlung verschiedener Wellenlängen; im Versuchsstadium zur (z.B. intraoperativen) Bestimmung der Größe eines Tumors, z.B. die ALA-induzierte Photofluoreszenz nach HOFSTETTER, BAUMGARTEN u. KRIEGMAIR zum Nachweis urothelialer Karzinome, Carcinoma in situ u. Dysplasien.

**Tumor|immuno|logie:** Lehre von den Immunfaktoren u. -mechanismen, die Wachstum u. Ausbreitung der Neoplasmen beeinflussen. Wesentlich sind die Immunkompetenz des Tumorträgers (sog. Überwachung = ▶Surveillance) u. die Immunogenität u. Wachstumseigenschaften des Tumors. Die – überwiegend – zellulären Immunvorgänge gehen v.a. vom lymphoretikulären System aus, d.h. T-Helfer-, T-Suppressor- u. ▶NK-Zellen, sowie von Makrophagen. – S.a. ▶Immunmodulatoren, ▶Immuntherapie. **E** tumor immunology.

**Tumor|impfung:** aktive spezifische ▶Immuntherapie mit ▶Tumorvakzine. **E** tumor vaccination.

**Tumor|kachexie:** s.u. ▶Kachexia.

**Tumor-Klassifikation:** ▶Staging.

**Tumor|lets** *(engl. = Tumörchen):* hyper- oder metaplast. Epithelknötchen in der Lungenperipherie bei chron. fibrosierenden Prozessen.

**Tumorlyse-Syndrom:** die Gesamtheit der nach Tumorzerfall durch Chemotherapie (Zytostatika, Corticosteroide) auftretenden Stoffwechselveränderungen; beschrieben werden v.a. Anstieg von Phosphat, Kalium u. Harnsäure sowie Abfall des Serum-Calciums, Lactatazidose, Niereninsuffizienz. Das T. ist eine Komplikation v.a. bei rasch zerfallenden Tumoren mit großer Masse (z.B. Lymphome, akute lymphatische Leukämie). **E** tumor lysis syndrome.

**Tumor|marker:** Stoffe, deren Auftreten oder erhöhte Konzentration in Körperflüssigkeiten (v.a. Serum) einen Zusammenhang mit dem Vorhandensein u./oder Verlauf von (bösartigen) Tumoren aufweist; i.e.S. die ▶Tumorantigene, i.w.S. auch die tumorbedingten Produkte (»tumor-associated products«): Enzyme (z.B. saure prostataspezifische Phosphatase beim Prostata-Ca.), Hormone, Akute-Phase-Proteine, (patho.) Immunglobuline, ferner i.w.S. indirekte Reaktionen wie die Blutkörperchensenkungsgeschwindigkeit, aber auch morphologische Marker, z.B. Markerchromosomen; s.a. ▶Markersubstanz. **E** tumor marker(s).

| Tumor | Marker |
|---|---|
| Hodenkarzinome<br>Chorionkarzinome | β-Untereinheit des Human-Choriongonadotropins (β-HCG) u. Alpha-1-Fetoprotein (AFP) |
| multiples Myelom | Immunglobuline, BENCE-JONES-Protein |
| Neuroblastom<br>Phäochromozytom | Catecholamine, Vanillinmandelsäure, Metanephrine u. andere |
| Karzinoid | 5-Hydroxyindolessigsäure |
| primäres Leberzell-karzinom | Alpha-1-Fetoprotein |
| medulläres Schild-drüsenkarzinom | Calcitonin |
| maligne Lymphome, Leukämien | Oberflächenantigene |

**Tumormarker:** Auswahl zur Primärdiagnose einsetzbarer T. [126]

**Tumor|metastase:** beim bösartigen Tumor aus verschleppten Zellen (exfoliiert, Embolus, Abtropfpartikel) entstehende ▶Metastase.

**Tumor|multiplizität:** das syn- oder metachrone Auftreten unabhängiger Neoplasmen in einem Organismus, meist in verschiedenen Organen.

**Tumor|nachsorge:** s.u. ▶Nachsorge.

**Tumor-Nekrose-Faktor,** Abk. TNF: zu den ▶Zytokinen gehörender, von Zellen des Makrophagen-/Monozyten-Systems (TNF-α) bzw. aktivierten T-Zellen (TNF-β = Lymphotoxin) gebildeter oder gentechnologisch hergestellter (dann rhuTNF; engl.: **r**ecombinant **hu**man TNF) Faktor. Wirkungen: TNF-α ist ein zentraler Mediator der systemischen Entzündungs- u. Immunreaktion mit Wirkung auf eine Vielzahl von Target-Zellen (Granulozyten, Endothelzellen, Hepatozyten, Hypothalamus, Fett- u. Muskelzellen, Monozyten/Makrophagen); geringe Konzentrationen dienen der physiologischen Abwehr von Infektionen (z.B. durch Bakterien oder Viren); TNF-β wirkt überwiegend als lokaler Entzündungsmediator (Leukozytenadhäsion u. -migration, funktionelle Aktivierung neutrophiler Granulozyten). **E** tumor necrosis factor.

**Tumor-Nekrose-Faktor-α-Antikörper,** TNF-α-Antikörper, TNF-α-Antagonisten: chimäre Antikörper gegen den ▶Tumor-Nekrose-Faktor α, die durch Bindung an TNF-α dessen biologische Funktion als zentraler Mediator der Entzündungskaskade hemmen; selektive ▶Immunsuppressiva. ***Wirkst.:*** z.B. Etanercept, Infliximab; ***Anw.*** bei therapieresistenter rheumatoider Arthritis; Infliximab zusätzlich bei therapieresistentem, schwerem bzw. mit Fistelbildung einhergehendem M. CROHN. Vielfältige ***NW:*** v.a. Infektionen.

**tumorös:** tumorförmig, ein Neoplasma betreffend. **E** tumorous.

**Tumor|register:** ▶Krebsregister.

**Tumor|resistenz:** ▶Resistenz (3), (5).

**Tumorresistenz-Tests:** Chemosensibilitätstests von Tumorzellen gegenüber Zytostatika vor der Chemotherapie von Tumorpatienten, wobei chirurgisch gewonnenes Tumormaterial in unterschiedlichen Versuchsanordnungen der Einwirkung von Zytostatika ausgesetzt werden kann; unterschieden als **1)** In-vivo-Verfahren: a) der **Heterotransplantations-Assay** mit Übertragung von Tumorzellen auf thymusaplastische Nacktmäuse, b) der **subrenale Kapsel-Assay** mit Implantation von Tumorgewebe unter die Nierenkapsel von Mäusen, als **2)** In-vitro-Verfahren: a) der **Stammzell-Assay** mit Koloniezüchtung von Tumorstammzellen in Soft-Agar, b) der **biochemische Kurzzeit-Assay** nach VOLM mit 3-stündiger Inkubation von Tumorzellsuspensionen, c) die **Dye-Exklusionsmethode,** ein Verfahren, bei dem Zytostatika-geschädigte Zellen mit Farbstoff markiert werden können.

**Tumorstadien|einteilung:** ▸Staging.

**Tumorsuppressor|gene:** Gene, die an der Übermittlung von wachstumsinhibierenden Signalen beteiligt sind, dadurch ein Gegengewicht zu den proliferationsaktivierenden Protoonkogenen (s.u. ▸Onkogene) darstellen, d.h. die Proliferation hemmen u. so die Zelle vor maligner Entartung schützen. Bei einer Alteration (mit der Folge eines Funktionsverlustes) kommt es zu einer nicht gegenregulierten Wachstumsstimulation. Eine Auswahl bisher beschriebener T. zeigt die Tab.

**Tumorvakzine:** Impfstoff zur aktiven spezifischen ▸Immuntherapie gegen Tumorgewebe (**Tumorvakzinierung** = Tumorimpfung); enthält als spezifische Komponente Tumor-assoziierte Antigene (▸Tumorantigene), gegen die die Lymphozyten aktiviert werden sollen, außerdem weitere Komponenten zur unspezifischen Aktivierung des Immunsystems; im Versuchsstadium v.a. zur Therapie von Nierenzell- und Prostatakarzinomen. E tumor vaccine.

**Tumor|verdoppelungszeit:** die Zeit, die ein Tumor benötigt, um sein Volumen zu verdoppeln; hängt ab vom Labeling-Index (Anteil der DNS produzierenden Zellen in S-Phase), dem ▸Mitose-Index, der Wachstumsfraktion (Anteil der Zellen, die noch am Zellzyklus teilnehmen) u. vom Anteil toter Zellen bzw. neuer Tochterzellen, die absterben. E tumor (volume) doubling time.

**Tumor|viren:** die »onkogenen Viren« (Tab.), die – neben charakterist. Viruseigenschaften – die Fähigkeit besitzen, normale Zellen in Tumorzellen umzuwandeln (d.h. Neoplasmen bzw. Leukämien zu erzeugen), u. zwar durch Integration des aktiv bleibenden Virusgenoms in die Zelle, wobei bei DNS-Viren die Virus-DNS, bei RNS-Viren das von der Virus-RNS mittels reverser Transcriptase kodierte DNS-Stück an Zell-DNS gebunden ist. Eine Virus-Ätiogenese (als Mitverursacher) gilt heute auch für Neoplasmen des Menschen als wahrscheinlich (z.B. EPSTEIN-BARR-Virus als Cofaktor bei BURKITT-Lymphom u. Nasopharyngeal-Ca.; humanes Papilloma-Virus [HPV] bei Kollumkarzinom; Hepatitisviren bei Leber-

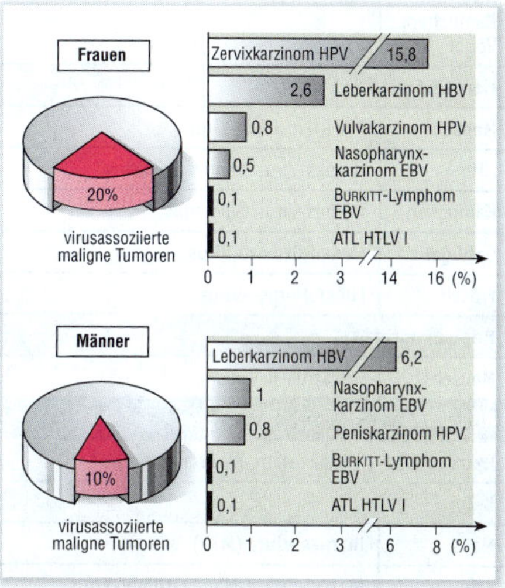


**Tumorviren:** Anteil virusassoziierter Tumoren bei Frauen u. Männern weltweit. In das Schema sind nur Tumoren einbezogen, bei denen die pathogenetische Rolle des jeweiligen Virus eindeutig belegt ist. **ATL** = T-Zell-Leukämie der Erwachsenen; **HBV** = Hepatitis-B-Virus; **HPV** = humanes Papilloma-Virus; **EBV** = EPSTEIN-BARR-Virus; **HTLV I** = humane T-Zell-Leukämie. [388]

| Gen | chromosomale Lokalisation | Funktion/Lokalisation des Produkts | mit Funktionsverlust assoziierte Tumoren |
|---|---|---|---|
| Rb | 13q14 | TF | Retinoblastom, Osteosarkom, Karzinome von Mamma, Harnblase u. Lunge |
| p53 | 17p13 | TF | multiple, LI-FRAUMENI-Syndrom |
| APC | 5q21 | Signaltransduktion | Kolon-, Prostatakarzinom, familiäre Adenomatose |
| MCC | 5q21 | Zytoplasma | Kolon-, Prostatakarzinom, familiäre Adenomatose |
| DCC | 18q21 | Zelladhäsion | Kolon-, Ösophaguskarzinom |
| WT-1 | 11p13 | TF | WILMS-Tumor, DENYS-DRASH-Syndrom |
| VHL | 3p25 | Transkriptionsregulation, Elongation | v.-HIPPEL-LINDAU-Syndrom, Nierenzellkarzinom |
| NF-1 | 17q11 | GTPase-Aktivator? | Neurofibromatose Typ 1 v.-RECKLINGHAUSEN |
| NF-2 | 22q12 | assoziiert mit Zytoskelett | Neurofibromatose Typ 2 |
| BRCA-1 | 17q21 | TF? | hereditäre (sporadische) Mamma- u. Ovarialkarzinome |
| BRCA-2 | 13q12-q13 | ? | hereditäre (sporadische) Mammakarzinome |
| hMSH2 | 2p16 | DNS-Reparaturenzym | Kolonkarzinom |
| hPMS1 | 2q31-q33 | DNS-Reparaturenzym | Kolonkarzinom |
| hMLH1 | 3p21-p23 | DNS-Reparaturenzym | Kolonkarzinom |
| *TF = Transkriptionsfaktor* | | | |

**Tumorsuppressorgene:** Auswahl. [388]

T

| | |
|---|---|
| **DNS-Viren** | |
| **Papovaviridae** | |
| Kaninchen | Papilloma-Viren |
| Maus | Polyoma-Virus (Py) |
| Affe | Simian-Virus 40 (SV) |
| Mensch | humane ▸Papilloma-Viren (HPV 16, 18) |
| **Adenoviridae** | |
| Affe, Rind, Kaninchen, Vögel | Adenovirus |
| **Herpesviridae** | |
| Mensch[1] | ▸EPSTEIN-BARR-Virus |
| Affe | Herpes-Virus saimiri u. ateles |
| Kaninchen | Herpes-Virus sylvilagus |
| Geflügel | MAREK-Disease-Virus |
| Frosch | LUCKE-Herpes-Virus |
| **Hepadnaviridae** | |
| Mensch | Hepatitis-B-Virus |
| **RNS-Viren** | |
| **Retroviridae (mit reverser Transcriptase)** | |
| **B-Typ** | |
| Maus | BITTNER-Virus (MTV) |
| Affe | MASON-PFIZER-Mammatumor-Virus |
| **C-Typ** | |
| Vögel | Leukämie-Virus (AMV)<br>ROUS-Sarkom-Virus (RSV)<br>Retikuloendotheliose-Virus (REV) |
| Maus | Leukämie-Virus (MLV)<br>Sarkom-Virus (MSV) |
| Katze | Leukämie-Virus (FeLV)<br>Sarkom-Virus (FeSV) |
| Hamster | Leukämie-Virus (HaLV) |
| Schlange | RUSSEL-Viper-Sarcoma-Virus (ViSV) |
| Mensch | human T-cell lymphoma virus (HTLV I) |
| [1] *Kofaktor bei Tumorbildung* | |

**Tumorviren.**

zellkarzinom); s.a. Abb. Außer der »horizontalen« Virusübertragung (»Protovirus-Theorie« TEMIN) gibt es sehr wahrscheinl. auch eine vertikale Weitergabe des Virusgenoms (»endogenous virus«; ▸Onkogen). E tumor viruses, oncogenic v.

**Tumor|zelle:** aus normalen Körperzellen hervorgegangene, durch Änderung des Genoms (s.a. ▸Karzinogenese, ▸Tumorviren) entartete Zelle mit der Fähigkeit des autonomen (unkontrollierten) u. progress. Wachstums. Bezügl. Substratversorgung u. Metabolitenabtransport auf das Wirtsorgan angewiesen; Stoffwechsel (exzessiv) gesteigert u. von dem der Mutterzelle verschieden. Als zytol. Merkmale gelten v.a.: Zellpolymorphie (Anisozytose), zugunsten des Kerns veränderte Kern-Plasma-Relation, Kernpolymorphie (Anisokaryose) u. -hyperchromasie, DNS-Vermehrung, Aneuploidie, vergrößerter Nucleolus. E tumor cell.

**TUMT,** Abk. für transurethrale Mikrowellen-Thermotherapie: computergesteuertes Verfahren zur Behandlung von Prostatahyperplasien, bei dem Wärmeenergie mit einem Ballonkatheter über einen Mikrowellensender in die Prostata geleitet wird; das Prostatagewebe wird durch die Wärmezufuhr »abgeschmolzen«.

**Tunga penetrans,** Dermatophilus pe., Sarcopsylla pe.: der aus dem trop. Amerika weltweit verschleppte »Sandfloh« [Aphaniptera], dessen befruchtetes ♀ sich als stationärer Parasit bei Säugetier u. Mensch in die Haut einbohrt u. dort durch Eireifung zu Erbsengröße anschwillt. Als Reaktion (»**Tungiasis**«) warzenähnl., stark juckende, meist superinfizierte Granulationen mit dunklem Zentrum, v.a. an Füßen (meist interdigital) sowie perianal u. genital. E chigger.

**Tunica** *(latein.)*: Unterkleid, Hülle; *anat* Hüllschicht; s.a. ▸Capsula, ▸Fascia, ▸Lamina, ▸Tela. E tunic(a), coat. – **T. adventitia:** die äußere dünne Bindegewebsschicht in der Wand von Ductus deferens, Ösophagus, Ureter, Samenbläschen u. Blutgefäßen (s.a. ▸Adventitia). – **T. albuginea:** derbe, weißl. Bindegewebshülle z.B. des Hodens, der Schwellkörper; ferner im Ovar die unter dem Keimepithel gelegene Schicht. – **T. conjunctiva:** »(Augen-)Bindehaut«, die Innenfläche der Lider überziehende durchsichtige Schleimhaut (= **T. c. palpebralis**), die am oberen u. unteren Fornix conjunctivae auf den Augapfel umschlägt (= **T. c. bulbi**); an Limbus u. Tarsus fixiert, sonst frei beweglich; von Tränenflüssigkeit feucht gehalten. E conjunctiva. – **T. dartos:** Geflecht glatter Muskelfasern (mit elast. Sehnen) in der Skrotalhaut. – **T. elastica:** Schicht elastischer Fasern in der Wand der Arterien vom muskulösen Typ (zwischen T. media u. T. intima bzw. Adventitia). – **T. externa:** bindegewebige Hüllschicht eines Organ(teil)s. **1)** s.u. ▸Theca folliculi. **2)** ▸Adventitia. E outer coat. – **T. fibrosa:** faserig-bindegeweb. Organhüllschicht; als T. f. bulbi die Wand des Augapfels (Sclera + Cornea); als T. f. hepatis die »Leberkapsel« (s.u. ▸Leber); als T. f. lienis die dehnbare »Milzkapsel« (Flechtwerk kollagener u. elast. Fasern). E fibrous coat. – **T. interna:** innere Hüllschicht eines Organ(teil)s. **1) T. i. bulbi:** die »innere Augenhaut« (Retina + Pigmentepithel). **2)** s.u. ▸Theca folliculi. – **T. intima:** die glatte, lumenseitige Endothelschicht (»Intima«) der Arterien-, Venen- u. Lymphgefäßwand. E intima coat. – **T. media:** die mittl., muskuläre Wandschicht (»Media«) der Arterien vom muskulären Typ; dicht gefügte, spindelförm., glatte Muskelzellen mit zirkulärem oder spiral. Verlauf u. dazwischen elast. u. kollagene Fasern. E middle coat. – **T. mucosa:** die die Hohlorgane auskleidende ▸Schleimhaut (»Mukosa«); s.a. bei den betreffenden Organen. E mucous t. – **T. m. uteri:** das ▸Endometrium. – **T. m. ventriculi:** die ▸Magenschleimhaut. – **T. muscularis,** Muskularis: glattmuskuläre Wandschicht (ausnahmsweise auch mit quer gestreifter Muskulatur) der Hohlorgane zwischen T. mucosa (bzw. Tela submucosa) u. T. serosa (bzw. Adventitia). – **T. serosa:** das die Bauchorgane überziehende Mesothel des Peritoneums (am Uterus als Perimetrium); i.w.S. das Peritoneum insgesamt sowie die übrigen serösen Häute. E serous coat. – **T. vaginalis (propria) testis,** Peri- et Epiorchium: der Rest des Processus vaginalis peritonei als seröse Hodenhülle (mit Lamina parietalis u. visceralis). – **T. vasculosa bulbi:** die von der Sehnervenpapille bis zum Pupillenrand ausgebildete »mittl. Augenhaut« (Choroidea + Corpus ciliare + Iris). E vascular t.

**Tuniko|zele:** ▸Haematocele funicularis.

**Tuohy-Nadel:** *Anästhesiologie* (1944) Standardnadel für die ▸Periduralanästhesie mit abgerundeter u. stumpfer Spitze sowie seitlicher Öffnung. E Tuohy needle.

**Tupfer:** locker zu einem erbs- bis walnussgroßen Bällchen zusammengefalteter Verbandmull. E swab.

**Tupf|präparat:** mittels Tupfsonde (einer Biopsiesonde ähnl. Instrument mit endständ. »Schwämmchen«) durch Betupfen des Gewebes gewonnenes Zellmaterial. E squash specimen.

**$T_3$-(Uptake-)Test** *(engl.)*: Bestimmung der freien Thyroxinbindungskapazität (s.u. ▶Thyroxin) mit $^{125}$J-Trijodthyronin ($T_3$). Nach Adsorption des nicht gebundenen radioakt. $T_3$ durch Anionenaustauschharz wird die an das Serum gebundene Radioaktivität gemessen u. aus dem Verhältnis von eiweißgebundenem zu adsorbiertem radioakt. $T_3$ die freie Bindungskapazität des Serums berechnet.

**TUR,** Abk. für **t**rans**u**rethrale **R**esektion: Entfernung von Gewebeteilen über die Harnröhre, z.B. als TUR-P die transurethrale Resektion der Prostata oder als TUR-B die transurethrale Resektion eines Blasentumors; Durchführung mit Elektrotom oder Laser, s.a. ▶TUR-Syndrom.

**Turban-Tumoren,** SPIEGLER-Tumoren, Endothelioma capitis KAPOSI: ab Kindesalter v.a. an Stirn u. behaartem Kopf langsam wachsende, schließlich turbanartig den Kopf umgebende knollenförmige, glatte, haarlose Tumoren (i.S. des ▶Zylindroms). E turban tumors.

**Turbellaria:** »Strudelwürmer« [Plathelminthes], in Salz-, weniger in Süßwasser.

**Turbidi|metrie:** Trübungsmessung im Photometer anhand der Lichtschwächung (Extinktion) eines – durch die Suspension – direkt durchgehenden Strahls; Anw. wie ▶Nephelometrie. E turbidimetry.

**turbinalis, turbinatus** *(latein.)*: gewunden, z.B. Os turbinale (Concha nasalis inf., daher wird die Entfernung der Konchae auch als **Turbinektomie** bezeichnet). E turbinal, turbinate.

**Turbulenz: 1)** *Psychologie* dranghaft-triebhafter Erregungszustand bei best. Intoxikationen, auch bei Neuroleptika-Medikation. E turbulency. **2)** *Physik* **»turbulente Strömung«**, bei der der mittl. Hauptbewegung starke, unregelmäßige Wirbelbewegungen aufgelagert sind; s.a. ▶Laminarströmung. E turbulent flow.

**turcicus** *(latein.)*: türkisch, z.B. Sella turcica.

**Turcot-Syndrom:** (1959) seltene, autosomal-rezessiv erbl. (?) Kombin. einer Dickdarmpolyposis mit postpubertär auftretenden ZNS-Tumoren (Medullo-, Glioblastom u.a.). E Turcot syndrome.

**Turgeszenz:** übermäßiger Flüssigkeitsgehalt tierischer u. pflanzl. Gewebe, die dadurch einen stärkeren ▶Turgor (evtl. Schwellung) aufweisen. E turgescence.

**Turgor:** der durch den intra- u. interzellulären Flüssigkeitsgehalt bedingte »Tonus« eines Körpergewebes, der dieses bei normalem Wasser- u. Elektrolythaushalt prall-elastisch erscheinen lässt. E turgor.

**Turm|schädel,** Turrizephalus: Schädelform bei prämaturer Kraniosynostose im Bereich der Kranznaht; Schädel weniger in der Länge u. – kompensatorisch – stärker in der Höhe (u. Breite) entwickelt, mit steilem Abfall von Stirn u. Okziput; evtl. als Spitzschädel (»Oxyzephalie«). E turricephaly.

**Turnbull-Blau:** das aus $Fe^{2+}$ u. Ferricyankali entstehende (= **T.-Reaktion**), mit Berliner Blau (aus $Fe^{3+}$ u. Ferrocyankali) identische tiefblaue Pigment. E Turnbull's blue.

**Turner (1)** HENRY HUBERT T., 1892–1955, amerik. Endokrinologe, Oklahoma City; **2)** JOHN W. T., Arzt, Oklahoma; **3)** OSCAR T., Neurochirurg, New Haven/Conn.). – **T.-Gardner-Syndrom** (OSCAR T.): (1940) autosomal-dominant erbl. Innenohrtaubheit durch bds. Akustikusneurinome, oft kombin. mit – ebenfalls meist bds. – Ausfällen der Hirnnerven V, VI, VII, IX u. X; Beginn im 2. u. 3. Ljz.; nach 5–10 J. meist totale Taubheit. E familial bilateral acoustic neuroma. – **T.-Kieser-Syndrom** (JOHN W. T.): ▶Osteoonychodysplasie. – **T.-Syndrom** (HENRY HUBERT T.), Monosomie X: ▶ULLRICH-TURNER-Syndrom. E Turner's syndrome.

**Turn-over** *(engl.)*, Umsatz: *Biochemie* Ersatz von Molekülen eines Stoffes im Körper oder in einem bestimmten Körperteil (bzw. ▶Kompartiment oder ▶Pool) durch neue.

**turn-over number** *(engl.)*, Wechselzahl, molekulare Aktivität: *Enzymologie* Anzahl der Moleküle (bzw. mol) eines Substrats, die 1 Molekül (bzw. mol) eines Enzyms pro Zeiteinheit umsetzt.

**Turn-over-Rate** *(engl.)*, Umsatzrate: Geschwindigkeit des ▶Turn-overs in Molekülen bzw. Menge eines Stoffes pro Zeiteinheit. Nur eindeutig bei ▶Fließgleichgewicht.

**turn-over time** *(engl.)*, Umsatzzeit: Zeit, die verstreicht, bis der ▶Turn-over der Gesamtmenge dieses Stoffes entspricht; s.a. ▶Halbwertszeit, biologische.

**Turpin-Syndrom** (RAYMOND T., geb. 1895, franz. Pädiater): (1949) angeborene Entwicklungsstörung mit Bronchiektasie, tracheoösophagealer Fistel, Megaösophagus, Rippen- u. Wirbelfehlbildungen, Rechtslage des Ductus thoracicus.

**Turri|kephalus, -zephalus:** ▶Turmschädel. E turricephaly.

**TUR-Syndrom,** Abk. für **t**rans**u**rethrales **R**esektions-Syndrom: (J. IGLESIAS 1937) Schocksymptomatik als Komplikation der transurethralen Resektion der Prostata infolge Einschwemmung von Spülflüssigkeit in das Venensystem. E post-TUR syndrome.

**Tusche(punkt)verfahren:** *Bakteriologie* ▶BURRI-Verfahren zur mikroskopischen Darstellung lebender Bakterien.

**tussi|gen, -par:** Husten erregend. E tussigenic.

**Tussilago farfara,** Huflattich, Farfarae folium: Heilpflanze m. nachgewiesener Wirkung bei akuten leichten Entzündungen der Mund- und Rachenschleimhaut. ***Kontraind.:*** Schwangerschaft und Stillzeit.

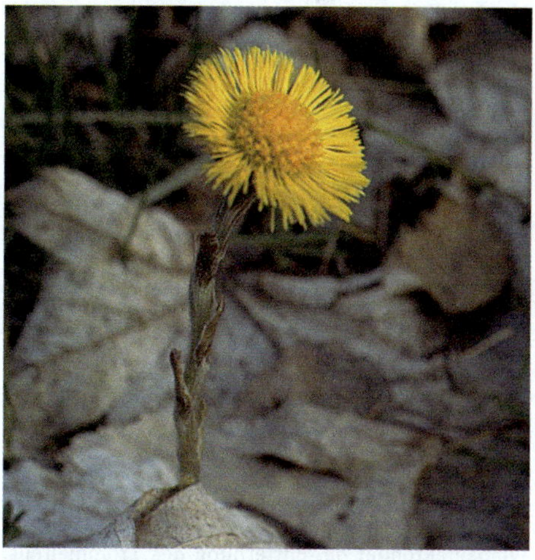

**Tussilago farfara.** [482]

**Tussis** *(latein.)*: ▶Husten. E cough. – **T. convulsiva:** ▶Keuchhusten. – **T. hepatica:** Hustenanfälle bei CHILAIDITI-Syndrom. – **T. hysterica, T. nervosa:** psychogener Husten.

**Tutor** *(latein. = Beschützer)*: *Orthopädie* schützende Gelenkmanschette aus formbarem Werkstoff; auch ▶Gipshülse (i.e.S. am Kniegelenk).

**T-U-Verschmelzung:** *Kardiologie* im EKG die Überlagerung gleich- oder entgegengerichteter T- u. U-Wellen infolge unterschiedl., frequenzabhängiger Verkürzung der Wellendauer (gegensinnig v.a. bei Hypokaliämie, gleichsinnig bei Arbeitsbelastung, Lungenembolie u. -ödem). E T-U wave fusion.

**TVT-Band** *(engl.)* Abk. für **t**ension-free **v**aginal **t**ape: spannungsfreies Vaginalband, das um den hinteren Anteil der Harnröhre geschlungen wird u. dessen beide freie Enden oberhalb der Linea terminalis des Schambeins an der Innenseite der Bauchwand fixiert werden; operative Maßnahme bei Harninkontinenz.

**Tween®:** Polyäthylenglykol-Sorbitan-Fettsäureester; nicht-ionische Tenside als Emulgatoren, pharmazeutische u. biochem. Hilfsstoffe.

**T-Welle:** *Kardiologie* ▸T-Zacke. E T wave.
**Twiddler-Syndrom** *(engl.):* ineffektive Impulsgabe eines transvenös-intrakardialen Herzschrittmachers als Folge einer Elektrodendislokation; nach multifaktoriell aufgetretener Rotation des Impulsgebers möglich.
**Twining-Linie** (WILLIAM T., 1780–1835, engl. Arzt, Kalkutta): Hilfslinie zur Orientierung im Enzephalo- u. Ventrikulogramm; s. Abb. E Twining's line.

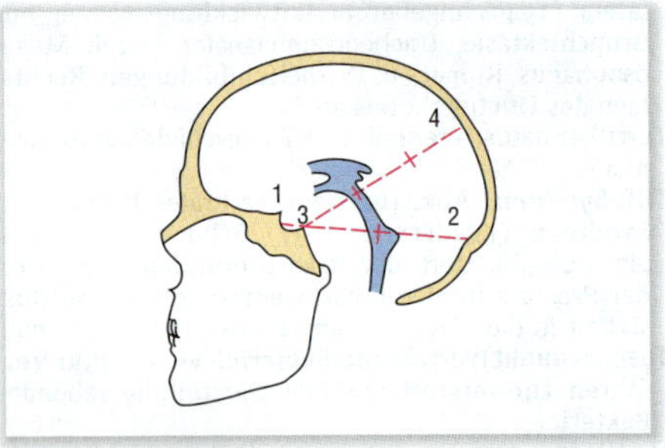


**Twining-Linie:** Hilfslinien für die Lagebestimmung des Aquädukts u. des 4. Ventrikels im Enzephalo- bzw. Ventrikulogramm. 1–2: TWINING-Linie (Tuberculum sellae – Protuberantia occipitalis interna); 3–4 LYSHOLM-Linie (Dorsum sellae – parietale Kalotteninnenfläche durch die Mitte des Aquädukts). [68]

**twitch response** *(engl.):* die durch Druck auslösbare Muskelkontraktion bei Myogelosen.
**Tyl|ektomie** *(griech. tylos = Schwiele): Chirurgie* ▸Lumpektomie. E tylectomy, lumpectomy.
**Tylom(a), Tylositas, Tylosis:** *Dermatologie* Hornschwiele. Familiäre Hyperkeratosis palmaris et plantaris bei häufig gleichzeitig bestehendem Plattenepithel-Ca. des Ösophagus. S.a. ▸Keratosis, ▸Keratodermie. E tyloma, tylosis. – **Tylositas articulorum,** Tylositates articuli: ▸Fingerknöchelpolster. E knuckle pads. – **Tylosis ciliaris:** derbe Schwellung des Lidrandes bei chron. Blepharitis. E tylosis of the eyelids. – **Tylosis pollicis symmetrica:** ▸Melkerschwiele. E symmetrical tylosis of the thumb.
**Tyloxapol:** Mucolyticum u. Tensid; ***Anw.*** u.a. zur Ther. u. Prophyl. des Atemnotsyndroms bei Neugeborenen. E tyloxapol.
**tympanal, tympanicus:** die Paukenhöhle (Tympanum) oder das Trommelfell (Membrana tympani) betreffend oder dazugehörend. E tympanic.
**Tympan|ektomie:** op. Entfernung des Trommelfells. E tympanectomy.
**Tympania:** ▸Tympanie. E tympania.
**tympanic membrane displacement** *(engl.)* Abk. TMD: typische Bewegung des Trommelfells als Folge des Stapediusreflexes bei der Tympanometrie; kann als Volumenänderung im äußeren Gehörgang registriert werden u. lässt Rückschlüsse auf den intrakochleären Druck zu.
**Tympanie:** *Diagnostik* paukentonart., fast musikal., »**tympan(it)ischer**« Klopfschall (mit regelmäß. Schwingungen) über großen, glattwandigen, gasgefüllten Körperhöhlen; z.B. über dem Abdomen bei Meteorismus. E tympanites, tympanitic resonance.
**Tympanitis:** nicht mehr übliche Bezeichnung für ▸Otitis media. E tympanitis, myringitis.
**Tympano|metrie:** (SCHUSTER 1934) Bestimmung der Mittelohr-Impedanz, gemessen als reflektierter Schallanteil bzw. als Compliance des Systems (in ml). Das mit x-y-Schreiber erstellte »**Tympanogramm**« dient der Diagnostik von Tuben-Mittelohr-Katarrh, Paukenerguss, Otosklerose, Defekt der Gehörkette, Ohrgeräuschen, Tubenklaffen etc. u. wird ergänzt durch Bestimmung des kontralateralen Impedanzsprunges u. Messen des Stapedius-, Tensorreflexes; Schema. E tympanometry.

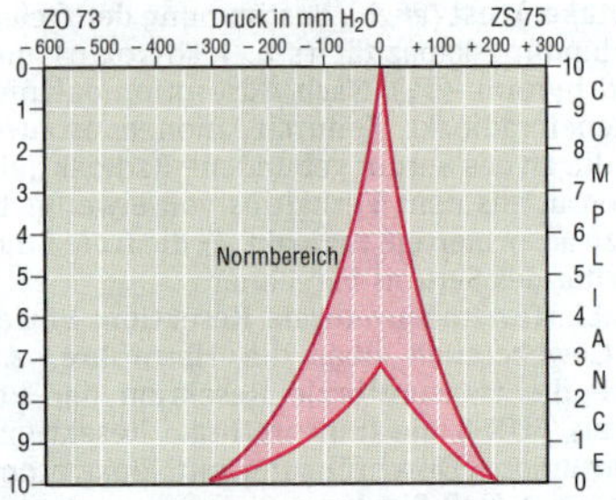


**Tympanometrie:** Schreibformular für ein Tympanogramm. [84]

**Tympanon** *(griech. = Pauke):* ▸Cavitas tympanica. E tympanum.
**Tympano|phonie:** *Otologie* ▸Autophonie. E tympanophony.
**Tympano|plastik:** gehörverbessernde mikrochirurg. Op. bei Schallleitungsschwerhörigkeit; 5 Typen: I) bei Trommelfellperforation u. intakter Gehörknöchelchenkette: Myringoplastik; II) bei Teildefekt der Kette: Attiko-Antrotomie (nicht unbedingt) u. Myringoplastik, wobei das Implantat die Schallschwingungen auf die wiederaufgebaute Kette überträgt; III) bei Hammer-Amboss-Defekt: wie bei II, jedoch Anlagerung des Implantats an Steigbügelköpfchen (»flache Pauke«, mit Columella-Effekt); IV) bei Verlust aller Knöchelchen: wie bei II, jedoch mit Bildung einer »kleinen Pauke« (Schallschutz des runden Fensters); V) bei zusätzl. Obstruktion des ovalen Fensters durch Fehlbildung oder unlösbar fixierte Fußplatte bei Otosklerose: wie bei IV, zusätzl. Fenestration des horizontalen Bogenganges (meist erst später). E tympanoplasty.
**Tympano|sklerose:** ▸Paukensklerose. E tympanosclerosis.
**Tympanum** *(latein. = Trommel):* ▸Cavitas tympanica. E tympanum.
**Tyndall-Effekt** (JOHN T., 1820–1893, Physiker, London): Streuung des Lichtes beim Durchtritt durch kolloidale Lösungen u. trübe Medien. E Tyndall effect.
**Typ:** s.u. ▸Typus. E type.
**Typ-B-Viren:** s.u. ▸Tumorviren (dort Tab.). Analog: **Typ-C-V.**
**Typh|ämie:** das Auftreten von Salmonellen im Blut via Darmlymphwege in der 2. Krankheits-Wo. einer Typhus-abdominalis-Erkrankung (▸Sepsis). E typhohemia.
**typhl...:** Wortteil »blind«, »Blinddarm« (= Caecum; s.a. ▸Zäko...).
**Typhlitis:** Entzündung des Zäkums, meist einschließlich des Wurmfortsatzes (Appendizitis), oder von einer solchen ausgehend.
**Typhlon,** Blinddarm: ▸Caecum. E typhlon, cecum.
**Typho|bazillose:** (LANDOUZY 1891) ▸Sepsis tuberculosa acutissima (mit typhösem Krankheitsbild). E typhobacillosis.
**typhös:** benommen, soporös, den Typhus abdomin. betreffend, an Typhus erkrankt. E typhous.
**Ty|phoid:** nicht-typhöse Erkrankung mit Typhus-abdomin.-Symptomatik; z.B. das biliöse T. (= Leptospirosis icterohaemorrhagica), das Cholera-, Malaria-T. E typhoid.
**Ty|phom:** bei Typhus abdomin. in der 1. Wo. multipel auftretendes grauweißes Granulom (proliferierte, geschwollene Endothel- u. KUPFFER-Sternzellen um eine Erreger-Gruppe), v.a. in der Leber, ähnl. auch in Milz u. Lymphknoten. E typhoid nodule.
**Ty|pho|toxin:** Endotoxin (Lipopolysaccharid, O-Antigen) der Salmonella typhi. E typhoid toxin.
**Typhus: 1)** ▸Typhus abdominalis. **2)** im engl. u. franz. Sprachgebrauch das epidem. ▸Fleckfieber (= T. exanthematicus). E epidemic typhus. **3)** Typhus-art. Erkrankung (i.S. des ▸Typhoids).

**Typhus abdominalis,** typhoides Fieber, Bauchtyphus, Abk. Ty: en- oder epidemische Infektionskrankheit durch Salmonella typhi, übertragen durch direkten Kontakt mit Erkrankten oder gesunden Dauerausscheidern oder durch kontaminierte Nahrung (einschl. Trinkwasser). Gem. Infektionsschutzgesetz anzeigepflichtig (Verdacht, Erkrankung u. Tod). Salmonellen gehören zu den meldepflichtigen Nachweisen von Krankheitserregern; für Dauerausscheider partielles Berufsverbot. ***Klinik:*** Verlauf in typ. Stadien. **Stadium incrementi:** nach Inkubation beim Kind von 5–8 Tagen, Erwachsene 8–14 Tagen treppenförmiger Fieberanstieg (s. a. ▸Fieberkurve, dort Abb.); uncharakterist. allg. Beschwerden (u. a. Kopfschmerzen, Durstgefühl, Verstopfung; je nach überwiegenden Anfangssymptomen bez. als Zerebral-, Tonsillo-, Broncho-, Pneumo- oder Kolo-T.). **Stadium acmes:** nach 1 Wo. Kontinua (39–40°), Bewusstseinstrübung, Delirien, blutig-borkige Schleimhautbeläge, Milzschwellung, Typhämie, Bouveret-Ulkus am Gaumenbogen, Roseola typhosa am Rumpf (für 8–14 Tage, Abb.), häufig Leukopenie mit Linksverschiebung, rel. Lymphozytose u. Eosinophilie, pos. Diazoreaktion. **Stadium decrementi:** 8–14 Tage später (= 3.–4. Wo.) erbsenbreiartige Durchfälle, lyt. Entfieberung (anfangs steile morgendl. Remissionen: »amphiboles Stadium«), pos. Widal-Reaktion; ab 4. Wo. evtl. Komplikationen (Darmblutung, -perforation, Cholezystitis, Leberabszess, Zystopyelitis, Bronchopneumonie, Myositis, Meningitis, Taubheit). Bei Kindern oft abgekürztes Prodromalstadium, gelegentlich auch atypische u. milde Verlaufsformen. Die Rekonvaleszenz erfolgt meist sehr langsam. ***Patho.-Anat.:*** in der 1. Wo. mark. Schwellung der Peyer-Plaques im Dünndarm, Typhome; 2. Wo.: Verschorfung der Plaques mit Ulzeration; 3.–4. Wo.: Abstoßung der Schorfe, Reinigung der Ulzera, evtl. Perforation. ***Diagn.:*** dir. Erregernachweis in Blut, Stuhl (▸TPE-Diagnostik), ▸Widal-Reaktion. ***Ther.:*** Co-trimoxazol oder Chloramphenicol, evtl. Ampicillin oder Amoxicillin (nach Antibiogramm). 3–5 % der Erkrankten werden Dauerausscheider (Reservoir meist Gallenblase). Hinterlässt jahrelange (nicht lebensländl.!) Immunität. ***Prophyl.:*** Schutzimpfung, hygien. Maßnahmen, Sanierung der Dauerausscheider. E typhoid fever, abdominal typhoid. – **T. exanthematicus:** ▸Fleckfieber, epidemisches. E epidemic typhus. – **T. fulminans:** besonders heftige Verlaufsform des T. abdomin. v. a. bei älteren Leuten, mit hoher Mortalität. – **T. laevissimus:** milde Verlaufsform des T. abdomin. mit nur kurzen Fieberschüben.

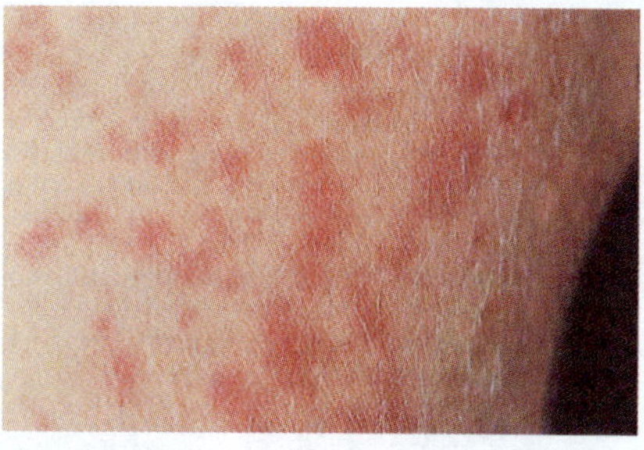

**Typhus abdominalis:** roseolenartiges, makulopapulöses Exanthem. [145]

**Typhus|granulom:** Granulationsgeschwulst aus markig geschwollenen Peyer-Plaques bei Typhus abdominalis; s. a. ▸Typhom.

**Typhus-Paratyphus-Enteritis-(Erreger-)Gruppe,** Abk. TPE: *Bakteriologie* ▸Salmonella, s. a. ▸TPE-Diagnostik.

**Typhus-Paratyphus-Impfstoff:** Aufschwemmung Aceton-inaktivierter Salmonella typhi (Vi-Antigen u. häufigste Serotypen enthaltend) u. Hitze-Phenol-inaktivierter Salmonella paratyphi A u. B (»TAB«) als Kombinationsimpfstoff für aktive parenterale (s. c.) Immunisierung u. Prophylaxe. E typho-paratyphoid vaccine, triple v.

**Typhus|pneumonie:** **1)** ▸Pneumotyphus. E pneumotyphoid. **2)** unspezif. Bronchopneumonie als Typhus-Spätkomplikation. E typhopneumonia.

**Typhus-Schluckimpfung:** Impfstoff zur oralen Anw. gegen Typhus abdominalis; enthält abgeschwächte Lebend-Typhus-Keime; 3-malige Schluckimpfung im Abstand von 2 Tagen notwendig. E typhoid vaccination.

**Typing** *(engl.):* Typisierung. **1)** *Pathologie* Festlegung der Art eines Tumors anhand einer Gewebeprobe; s. a. ▸Grading, ▸Staging. **2)** *Immunologie* Bestimmung der Histokompatibilitätsantigene, HLA-Antigene u. Blutgruppen.

**Typ|spezies,** Typ(en)art: die in morphol., biochem. u./oder kultureller Hinsicht für die betreffende Gattung »typische Art«.

**Typus:** Gepräge, Form, Muster. **1)** *Biologie* das Gesamt der wesentl. (»typischen«) Merkmale eines Lebewesens, das der Beschreibung einer taxonom. Einheit zugrunde liegt; s. a. ▸Geno-, ▸Phänotyp. **2)** *Anthropologie* ▸Habitus; s. a. ▸Konstitutionstypen. **3)** *Mikrobiologie* frühere Kategorie für Mikroorganismen eines Stammes oder einer Art, denen ein bes. biochem., serol. (Serotyp, jetzt Serovar) u./oder kulturelles Verhalten eigen ist; z. B. T. gravis, mitis u. intermedius des Corynebact. diphtheriae; ersetzt durch »var« = Varietas. **4)** *Kardiologie* ▸Positionstyp. **5)** *Pathologie* die spezifisch unterscheidbare (Unter-)Form eines Krankheitsprozesses. E type.

**Tyr:** *Biochemie* Abk. für ▸**Tyrosin.**

**Tyramin,** Tyrosamin, HO-$C_6H_4$-$CH_2$-$CH_2$-$NH_2$, p-Hydroxyphenylethylamin: biogenes Amin, gebildet aus Tyrosin durch Decarboxylierung. Natürl. Vork. z. B. in faulendem Eiweiß, Secale cornutum. ***Wirkung:*** wirkt hyperton (indirektes Sympathomimetikum), kann bei Anreicherung im Blut (z. B. bei MAOH-Medikation) Hochdruckkrisen bewirken. *pharm* ***Anw.*** als Mydriatikum. E tyramine.

**Tyr|aminase:** ▸Monoaminooxidase. E tyraminase, amine oxidase.

**Tyr|amin-Test:** *Diagnostik* Phäochromozytom-Nachweis anhand der nach i. v. Inj. von 1 mg Tyramin eintretenden erheblichen Blutdrucksteigerung für mind. 10 Min.

**tyro...:** Wortteil »Käse«.

**Tyro|cidin:** s. u. ▸Tyrothricin. E tyrocidin(e).

**Tyrode-Lösung** (Maurice Vejux T., 1878–1930, Pharmakologe, Cambridge/Mass.): physiol. Salz-Lsg. mit (%) 0,8 NaCl, 0,02 KCl, 0,02 $CaCl_2$, 0,01 $MgCl_2$, 0,005 $NaH_2PO_4$, 0,1 Glucose, 0,1 $NaHCO_3$. E Tyrode's solution.

**Tyrom:** Tumor käsiger Beschaffenheit. E tyroma.

**Tyro|phagus casei:** Käsemilbe [Acarina], auch in Getreide u. feuchtem Mehl; kann bei Massenauftreten Allergie verursachen.

**Tyrosin,** HO-$C_6H_4$-$CH_2$-$CH(NH_2)$-COOH, (S)-2-Amino-3-(4-hydroxyphenyl)propionsäure, Abk. Tyr, Abk. Y: natürl. aromat. Aminosäure, Proteinbaustein (reichl. z. B. in Keratin). ***Funktion:*** zentraler intermediärer Metabolit u. a. für Schilddrüsenhormone, Catecholamine (s. a. ▸Tyramin, ▸DOPA), Melanine; bei Stoffwechselstörungen ▸Hypertyrosinämie, ▸Alkapton-, ▸Phenylketonurie. – ***Nachweis*** durch Millon-, Pauly-, Xanthoprotein-Reaktion, mit α-Nitroso-β-naphthol, mikrobiologisch mit Leuconostoc mesenteroides. E tyrosine.

**Tyrosin|ämie:** ▸Hypertyrosinämie. E tyrosinemia.

**Tyrosinase:** ▸o-Diphenol-oxidase. E tyrosinase.

**Tyrosin|belastung:** (Richard u. M. 1965) historischer Test zur Bestimmung des Tyrosin-Spiegels im Blut.

**Tyrosin|hydroxylase, -mono|oxygenase:** ein Enzym, das bei der Adrenalin-Synthese Tyrosin zu DOPA katalysiert.

T

**Tyrosin|kinase:** in Leukämiezellen vermehrt vorhandenes Enzym, das deren Wachstum anregt und therapeutisch durch **Tyrosin|kinase|inhibitoren** gehemmt werden kann. **E** tyrosinkinase.

**Tyrosinkinase|inhibitoren:** ▶Signaltransduktions-Inhibitoren; Enzymhemmer, die spezifisch eine Gruppe von Tyrosinkinasen (katalysieren u.a. die unkontrollierte Produktion entarteter Leukozyten) hemmen. ***Wirkst.:*** z.B. Imatinib; ***Anw.*** als Zytostatika bei chronisch-myeloischer Leukämie nach Versagen einer Behandlung mit Alpha-Interferon; wirksam auch bei myeloproliferativen Erkr. u. gastrointestinalen Stromatumoren (dafür derzeit noch nicht zugelassen). ***NW:*** u.a. Ödeme, Muskelkrämpfe, Durchfall, gastrointestinale u. intraabdominelle Blutungen, Hautreaktionen. **E** protein-tyrosine kinase inhibitors.

**Tyrosis:** *Pathologie* ▶Verkäsung. **E** tyrosis, caseation.

**Tyrosyl...:** *Chemie* der Tyrosin-Rest; peptidgebundenes Tyrosin.

**Tyrothricin:** Polypeptid-Antibiotikum aus Bac. brevis (besteht aus 20% Gramicidin u. 80% Tyrocidin) zur lokalen Anw. **E** tyrothricin.

**Tyro|toxikose:** ▶Käsevergiftung. **E** tyrotoxism.

**Tyson-Drüsen** (EDWARD T., 1650–1708, Anatom, London): ▶Glandulae praeputiales. **E** Tyson's glands.

**T-Zacke,** T(erminal)-Welle, T: *Kardiologie* im EKG die dem QRS-Komplex folgende – u. normalerweise dessen höchstem Ausschlag gleichgerichtete – Welle am Ende der elektr. Kammersystole als »Erregungsrückbildungsschwankung«; neg. $T_I$ u. $P_I$ Hinweis auf Situs inversus, neg. oder flaches $T_I$ auf älteren Vorderwandinfarkt (bei Linkstyp nur auf Linksinsuffizienz), neg. $T_{II}$ u. $T_{III}$ zus. mit neg. $Q_{III}$ auf älteren Hinterwandinfarkt (bei Rechtstyp nur auf Rechtshypertrophie), flaches oder flachneg. T in mind. 2 Ableitungen auf diffuse Myokardschädigung (bei Koronarinsuffizienz oder Vitium); zweigipfl. T (infolge nur leicht neg. Tendenz) häufiger bei Kindern; als diphasisch deformiertes T entweder mit präterminaler oder mit terminaler Negativität, als monophasisch deformiertes Zeichen eines frischen Infarkts oder einer Perikarditis; überhöhtes T zus. mit S-T-Hebung im Anfangsstadium des Infarkts (»Erstickungs-T«); stark zugespitztes, schmalbas. T bei Hyperkaliämie. **E** T wave.

**Tzanck-Zellen** (A. Tz., 1886–1954, Dermatologe u. Hämatologe, Paris): (1947) für Pemphigus vulgaris u. DARIER-Krankheit charakterist., plaqueförmig gruppierte, aufgebläht-runde, akantholyt. Epithelzellen mit Degenerationszeichen (basophiler, strukturloser Kern, perinukleäre Plasmaaufhellung, Verdichtung der stachellosen Zellmembran). Nachweis im PAPPENHEIM-gefärbten Zellabstrich vom Boden einer Hautblase (= **Tz.-Test**). **E** Tzanck cells.

**T-Zelle:** *Zytologie* der dem Thymus entstammende T-Lymphozyt (s.u. ▶Lymphozyten), als Helfer-Zelle ($T_H$), Suppressor-Zelle ($T_S$). **E** T cell, T lymphocyte. – **T-Zell-Erythrodermie:** ▶SÉZARY-Syndrom. – **T-Zell-Lymphome:** ▶Non-HODGKIN-Lymphom.

**T-Zonen-Lymphom:** s.u. ▶Non-HODGKIN-Lymphome.

# U

**U:** Kurzzeichen für *chem* Uran, *biochem* Urea ($U^+$ = Harnstoff, $U^-$ = Harnsäure), **U**racil, **U**ridin, **U**nit (engl. = Einheit), *physik* elektrische Spannung (z. B. $U_{eff}$ = effektive Sp.), **U**mdrehung, *gyn* **U**mwandlungszone.
**Uabaịn:** ▸g-Strophanthin. **E** ouabain.
**u. a. f.** *(latein): Pharmazie* Abk. für ▸**u**t **a**liquid **f**iat.
**Ubi|chi|nọne:** Benzochinon-Derivate mit langer terpenoider Seitenkette. Haben als mitochondriale Lipide (»Coenzym Q«) Elektronen übertragende Redox-Funktion (U ↔ Ubihydrochinon) in der ▸Atmungskette (sind Bindeglied zwischen Flavoprotein u. Cytochrom c). **E** ubiquinones.
**ubi pụs, ibi evạcua** *(latein.):* »Wo Eiter ist, dort entleere ihn«.
**ubi|qui|tạ̈r:** überall vorkommend. **E** ubiquitous.
**Ubiquitin,** Ubi: ein zelluläres Polypeptid, dessen Aminosäurensequenz im Laufe der Evolution unverändert blieb (d. h. bei allen Organismen gleich ist); bindet verschiedene zelluläre Proteine. **E** ubiquitin.
**UDCA:** Abk. für **U**rso**d**esoxy**c**holsäure (engl. = **a**cid); s. u. ▸Cholelitholyse.
**UDP̣:** Abk. für **U**ridin-5'-**d**i**p**hosphat. **E** UPD.
**UDPG̣,** Abk. für **U**ridin-5'-**d**i**p**hosphat**g**lucose, Abk. für **U**ridin**d**i**p**hosphat**g**lucosid, UDP-Glucosid, aktivierte Glukose: ein energiereicher Nucleosiddiphosphatzucker, der aus ▸Glucose-1-phosphat u. UTP entsteht; wichtig für Biosynthese der Kohlenhydrate u. für zahlreiche Entgiftungsfunktionen. **E** UDPG.
**Ụ̈belhör-Operation** (RICHARD Ü., 1901–1977, Urologe, Wien): Bildung einer ▸Dickdarmblase (dort Abb.) mit Auslass an der Bauchhaut.
**Ụ̈belkeit:** ▸Nausea.
**Über...:** s. a. ▸Super..., ▸Hyper...
**Ụ̈ber|befruchtung:** ▸Superfetatio; s. a. ▸Superfecundatio. **E** superfetation.
**Ụ̈ber|bein:** Ganglion, ▸Hygrom. **E** ganglion.
**Ụ̈ber|biss:** Verzahnung der Frontzähne bei Ende der Schließbewegung in vertikaler (Ü.-Tiefe) u. sagittaler (Ü.-Stufe) Abmessung; s. a. ▸Progeniebiss. **E** overbite.
**Überbrụ̈ckungs|mieder:** ▸HOHMANN-Korsett.
**Überbrụ̈ckungs|plastik:** ▸Plastik zur Überbrückung eines Organdefektes mit Hilfe eines geeigneten Transplantates; z. B. als Bypass-Operation (s. a. ▸Prothesenshunt), als Interpositionsplastik (z. B. an der Speiseröhre, am Harnleiter [s. a. ▸Ersatzblase]).
**Ụ̈ber|druck:** **1)** *Physik* den Luftdruck von 1 atm übersteigender Druck; s. a. ▸Druck... **E** hyperbaric pressure. **2)** *Pathologie, Therapie, Anästhesiologie* ▸Hypertonie, ▸Hirndruck, ▸Druckluftkrankheit, ▸hyperbare Oxygenation, ▸Wechseldruckbeatmung. **E** hypertension.
**Ụ̈berdruck|kammer, -tank:** Druckkammer für ▸hyperbare Oxygenation. S. a. ▸Caisson, ▸Rekompression. **E** hyperbaric chamber.
**Ụ̈ber|empfindlichkeit:** **1)** ▸Hyperästhesie. **2)** eine das normale Maß übersteigende Reizbeantwortung gegenüber spezifischen (z. B. bei immunologischer Sensibilisierung [Allergie]) oder unspezifischen Reizen (z. B. bei Asthma bronchiale, atopischem Ekzem, Rhinokonjunktivitis) gegenüber irritativen Reizstoffen. **E** hypersensitivity.
**Ụ̈ber|ernährung,** Hyperalimentation: Nahrungszufuhr, die den physiologischen Energiebedarf übersteigt. Beim Säugling als Ernährungsfehler (s. a. ▸Überfütterungsdyspepsie). – Führt bei Erwachsenen zu ▸Übergewicht (s. a. ▸Adipositas), das u. a. als Risikofaktor für Herz-Kreislauf- u. Stoffwechsel-Krankheiten gilt. **E** hyperalimentation.
**Ụ̈ber|erregbarkeit:** *Pathologie* gesteigerte Nerv-Muskel-Erregbarkeit, z. B. bei Myotonie, Spasmophilie, Tetanie, Neurasthenie. – S. a. ▸Hyperexzitabilitätssyndrom. **E** hypersensibility.
**Über|fụ̈tterungs|dyspepsie:** leichte Säuglingsdyspepsie infolge Überernährung (Übersteigen der Toleranzgrenze des Nahrungsangebotes). **E** hyperalimentation dyspepsia.
**Ụ̈ber|gangs|epithel:** ▸Urothel. **E** transitional epithelium.
**Ụ̈ber|gangs|nävus:** ▸Junktionsnävus. **E** junction nevus.
**Ụ̈ber|gangs|wirbel:** ▸Assimilationswirbel. **E** assimilated vertebra, transitional vertebra.
**Ụ̈ber|gangs|zell|karzinom:** ▸Carcinoma transitiocellulare. **E** transitional cell carcinoma.
**Ụ̈ber|gewicht:** das mindestens 10 % über dem Sollgewicht liegende ▸Körpergewicht. **E** overweight.
**Überhọ̈ren:** Wahrnehmung des auf ein ertaubtes oder schwerhöriges Ohr gegebenen Schalls ausreichender Stärke (jedoch unter der Hörschwelle des Prüfohres) durch das gut hörende, zur Prüfung vertäubte Ohr der Gegenseite. – Beim **Ụ̈berhörversuch**, d. h. bei Prüfung auf simulierte Taubheit, wird auf der gesunden Seite »angeblich« nicht gehört.
**Ụ̈ber-Ich:** (S. FREUD) in der Psychoanalyse die dem »Ich« als – nicht bewusster – Zensor übergeordnete höchste Instanz der Persönlichkeit, die die Wünsche des »Es« unverändert oder abgewandelt zulässt oder aber gemäß erworbenen moralischen Maßstäben verwirft. Seine Ausbildung beim Kind beginnt mit Überwinden des ▸Ödipus-Komplexes u. ist weitgehend orientiert am elterlichen Ü. (das Ü. ist somit Träger der Tradition, allg. Wertvorstellungen). Unbewusste Konflikte zwischen »Ü.« u. »Es« spielen eine Rolle bei Phobie, Zwangsneurose, Depression etc. **E** superego.
**Ụ̈ber|kreuz(ungs)...:** s. a. ▸Kreuz..., ▸Cross(ing)...
**Über|lạgerung, psychogẹne:** im klinischen Sprachgebrauch evtl. auch abwertende Bez. für Interferenz psychischer mit somatischen Beschwerden. **E** psychogenic overlay.
**Ụ̈ber|lappungs|syndrome:** ▸Overlap-Syndrome.
**Über|lạstungs|schaden:** durch langzeitige physische Überbelastung oder Mikrotraumatisierung bedingte Schädigung am Bewegungsapparat, z. B. Dauerfraktur, Insertionstendopathie. **E** overuse injury.
**Überlastungs-Tendopathien,** -Tendovaginopathien, Ü.-Enthesiopathie, Ü.-Insertionstendopathie: sekundär entzündliche u. degenerative Veränderungen von Sehnen, Sehnen- u. Bandansätzen infolge mechanischer andauernder oder wiederholter akuter Über-

lastungen, die lokalisiert mit Schmerzen u. Funktionsstörung einhergehen. Eine multilokuläre (polytope) Manifestation zeigt Wechselbeziehungen zur generalisierten (polytopen) ▸Tendomyopathie (Fibromyalgie), bei der psychosomatische Störungen häufig in den Vordergrund treten (psychogene Manifestationen am Bewegungsapparat).

**Über|lauf|blase:** s.u. ▸Ischuria paradoxa. 🅴 overflow incontinence.

**Überlebens|rate:** der prozentual erfassbare Anteil von Patienten mit Krankheiten hoher Letalität (z.B. Krebs), der nach einer speziellen Therapie ein bestimmtes Zeitintervall überlebt (5–10 Jahre). 🅴 survival rate.

**Über|lebens|zeit:** beim Menschen die mittlere Zeitdauer, um die der Gesamtorganismus oder seine Organe (Gewebe) eine Ischämie überleben. Sie reicht stets über die ▸Funktionserhaltungszeit hinaus. – S.a. ▸Ischämietoleranz. 🅴 survival time.

**Über|leitungs|störung:** ▸Erregungsleitungsstörung. 🅴 conduction defect.

**Über|leitungs|stück:** in der Niere der dünne, U-förmige Teil der HENLE-Schleife des ▸Tubulus (= intermediärer T.). Die Epithelzellen besitzen ▸Mikrovilli. 🅴 connecting tubule.

**Über|leitungs|zeit:** *Kardiologie* ▸PQ-Zeit. 🅴 conduction time.

**Über|männchen:** s.u. ▸XYY-Syndrom. 🅴 supermale.

**Übermuth-Operation** (HERBERT Ü., geb. 1901, Chirurg, Leipzig): Bildung einer Rektumblase als ▸Ersatzblase.

**Über|pflanzung:** *Chirurgie* ▸Transplantation. 🅴 transplantation.

**Überreaktion:** mögliche Reaktion des Körpers auf eine Behandlung mit Methoden der ▸Akupunktur, ▸Homöopathie, ▸Regulationsmedizin mit kurzzeitiger Verschlimmerung der Symptome; gilt nicht als Nebenwirkung, eher als eine Belastung u. Reaktion der ▸Autoregulationsmechanismen.

**Über|reife:** *Geburtshilfe* ▸Übertragungssyndrom. 🅴 postmaturity.

**Über|schall:** *Physik* ▸Ultraschall. 🅴 ultrasound.

**Über|schwängerung:** ▸Superfecundatio. 🅴 superfecundation.

**Über|sichtigkeit:** ▸Hyperopie. 🅴 hyperopia, farsightedness.

**Übersichts|aufnahme:** Röntgenaufnahme, die ein Körpergebiet oder Organsystem im Ganzen darstellt. 🅴 survey radiogram.

**Überstimulationssyndrom:** ▸ovarielles Hyperstimulationssyndrom.

**Über|träger:** **1)** *Pathologie* Person, die – ohne evtl. selbst krank zu sein – eine Krankheit auf eine andere überträgt; s.a. ▸Dauerausscheider, ▸Konduktor. 🅴 carrier. **2)** ▸Vektor; Organismus, der den Transport eines Erregers von einem Wirtsorganismus zum anderen durchführt, u. zwar rein mechanisch (Biss, Stich, Exkrementabsetzung) oder aber so, dass er als ▸Zwischenwirt fungiert (der Erreger macht in ihm während des Transportes einen Teil seines Entwicklungszyklus durch). Die so verbreiteten Krankheiten heißen transmissive ▸Seuchen. 🅴 vector.

**Überträger|stoff:** *Physiologie* ▸Transmitter, ▸Carrier.

**übertragbare Krankheiten:** die durch Infektion, Invasion oder Infestation »ansteckenden« Krankheiten; i.e.S. die – in Deutschland – im Infektionsschutzgesetz erfassten ▸meldepflichtigen Krankheiten. 🅴 transmissible diseases.

**Über|tragung:** **1)** *Geburtshilfe* über die 41. Schwangerschaftswoche hinaus verlängerte Tragzeit (meist infolge ungenügender Gebärmuttererregbarkeit). Hat durch das resultierende anhaltende Stoffwechselminimum (infolge relativer ▸Plazentainsuffizienz) eine Dystrophie des Fetus zur Folge: langer, dürrer Körper, lange Fingernägel, trockene, an Händen u. Füßen rissige Haut (»Waschfrauenhände«) ohne ▸Vernix caseosa, verminderter Turgor. ***Risiken:*** ▸Übertragungssyndrom, erhöhte Mortalität. 🅴 prolonged gestation. **2)** *Psychologie* (S. FREUD) die während der psychoanalytischen Behandlung auftretende Projektion frühkindlicher Liebes-, Wunsch-, Hass- u. Ablehnungseinstellungen zu Eltern etc. auf den Analytiker (bzw. – als Gegenübertragung – umgekehrt). – Nach C. G. JUNG die von früheren Erlebnissen unabhängige Projektion eines aus dem kollektiven Unbewussten stammenden Archetypus auf den Therapeuten. 🅴 transference, projection. **3)** *Pathologie* Krankheitsübertragung; ▸Überträger, ▸übertragbare Krankheiten; s.a. ▸Infektion. 🅴 transmission. **4)** Überpflanzung (▸Transplantation).

**Übertragungssyndrom:** Symptomatik bei Fruchtübertragung (infolge Insuffizienz der überalterten Plazenta). Bei der Mutter ▸Oligohydramnie, beim – infolge ▸Exsikkose u. ▸Dystrophie – ältlich aussehenden Kind verminderte bis fehlende Fruchtschmiere (▸Vernix caseosa) u. Lanugobehaarung sowie faltige, pergamentartige, abschilfernde Haut (»Waschfrauenhände«) mit Mazerationen; evtl. auch Zeichen der Fruchtwasseraspiration (Pneumonie, Atelektasen) u. der Schädigung des Zentralnervensystems.

**Über|transfusion:** die zu große (i.w.S. auch die zu schnelle) Blutübertragung als mögliche Ursache von ▸Transfusionszwischenfällen; s.a. ▸Massentransfusion. 🅴 overtransfusion.

**Über|ventilation(s...):** ▸Hyperventilation(s...).

**Über|wachung:** ▸Monitoring, *immun* ▸Surveillance.

**Über|wärmung:** **1)** s.u. ▸Wärmetherapie, ▸Hyperthermie (künstliche); s.a. ▸Fiebertherapie. 🅴 hyperthermia. **2)** *Pathologie* s.u. ▸Hitzekrämpfe, ▸Hitzekollaps, ▸Hyperpyrexie.

**Über|wanderung (des Eies):** *Gynäkologie* Wanderung des Eies vom Eierstock in den Eileiter der Gegenseite, u. zwar durch die Peritonealhöhle oder die Gebärmutterlichtung (= äußere bzw. innere Ü. = ▸Emigratio externa bzw. interna). 🅴 migration (external; internal).

**Über|weibchen:** *Genetik* ▸Superfemales.

**Übungs|behandlung:** Behandlung (auch i.S. der Rehabilitation) funktionsgeschädigter Organe durch Übung unter zunehmender Belastung; z.B. *kard* als ▸Terrainkur, ▸Physiotherapie, ▸Orthoptik, ▸Logopädie. 🅴 therapeutic exercises.

**Uehlinger-Syndrom** (ERWIN U., 1899–1980, Pathologe, Zürich): **1)** idiopathische Pachydermoperiostose: in der Pubertät (♂) beginnende, nach einigen Jahren zum Stillstand kommende generalisierte ▸Hyperostose mit Verknöcherung von Skelettbändern u. kleinen Gelenken, Hautverdickung (Pachydermie), ▸Trommelschlägelfingern; autosomal-dominanter (evtl. auch -rezessiver) Erbgang. Im Zusammenhang mit anderen Krankheitsbildern tritt als sekundäre Pachydermoperiostose eine ähnliche Symptomatik auf (▸MARIE-BAMBERGER-Syndrom.). 🅴 Uehlinger's syndrome. **2)** ▸JAFFÉ-LICHTENSTEIN-Syndrom. **3)** systematisierte ▸Chondromalazie.

**U-Fasern:** kurze bogenförmige Assoziationsfasern zwischen benachbarten Hirnwindungen. 🅴 U fibers.

**Ufer|zellen:** ▸Retothelzellen.

**U'gen:** ▸Urobilinogen.

**Uhl-Anomalie:** angeborene Myokardunterentwicklung des rechten Ventrikels mit Dilatation u. therapieresistenter Rechtsinsuffizienz; autosomal-dominanter Erbgang. 🅴 Uhl's anomaly.

**Uhr, biologische:** ▸zirkadianer Rhythmus. 🅴 biologic clock.

**Uhr|glas|nägel,** Unguis hippocraticus: in Längsrichtung übermäßig gewölbte Finger- u./oder Zehennägel (evtl. mit Leukonychie u. ▸Trommelschlägelfingern) bei chronischem Sauerstoffmangel i.S. der Hypoxämie; ähnlich bei ▸Leberzirrhose. 🅴 hippocratic nails.

**Uhr|glas|verband:** Augenverband unter Verwendung einer Plexiglaskalotte; zur Verhinderung der Hornhautaustrocknung bei Lidschlussstörung.

**Uhr|macher|krampf:** Krampf des Musculus orbicularis oculi als Beschäftigungskrampf bei – eine Monokellupe benutzenden – Uhrmachern. E watchmakers' cramp.

**Uhthoff-Phänomen:** vorübergehende Sehverschlechterung bei u. nach Neuritis nervi optici, die mit einer Erhöhung der Körpertemperatur (heißes Duschen, sportl. Belastung) einhergeht. E Uhthoff phenomenon.

**UHT-Verfahren** *(engl.)* Abk. für **u**ltra-**h**igh **t**emperature: ▸Uperisation.

**UICC** *(latein.)* Abk. für **U**nio **I**nternationalis **C**ontra **C**ancrum: Internat. Gesellschaft gegen Krebs. S.a. ▸TNM-System.

**UK: 1)** Abk. für **U**nter**k**iefer. **2)** Abk. für **U**reter**k**atheter.

**UKG:** Abk. für ▸Ultraschall-Kardiographie.

**ulcerosus** *(latein.)*, ulzerös: geschwürig (▸Ulcus). E ulcerative.

**Ul|cus,** Ulkus, Geschwür: aus einer örtlichen Ursache oder einer Allgemeinerkrankung (symptomatisches U.) resultierender Substanzverlust der Haut (mindestens bis in die Lederhaut; s.a. ▸Effloreszenz) oder der Schleimhaut (in ganzer Tiefe). Heilt i. Allg. nach Demarkation u. Abstoßung des bestehenden nekrotischen Gewebes narbig ab (s.a. ▸Erosio). Ist von unterschiedlicher Form (s.a. Schema). Sein Boden (Ulkusgrund) ist evtl. schmierig belegt, gangränös (U. gangraenosum), kraterförmig oder aber erhöht u. mit Granulationen bedeckt (U. granulomatosum s. fungosum s. elevatum); sein Rand ist evtl. verhärtet (U. callosum) oder unterminiert (U. sinuosum) u. kann – Nachbargewebe zerstörend – weiter ausgreifen (U. corrosivum; s.a. ▸Ulcus rodens; mit raschem Fortschreiten als U. phagedaenicum; oder aber kriechend u. an einer Seite bereits abheilend: U. serpens). E ulcer, ulcus. – **U. arteriosum:** s.u. ▸Ulcus cruris. E arterial u. – **U. callosum:** U. mit verhärtetem Rand. – **U. carcinomatosum:** Krebs- = Karzinomgeschwür, Schema. – **U. caus|ticum:** U. durch Ätzgift. – **U. cor|neae:** Hornhautgeschwür (des Auges) im Verlauf einer Kerat(okonjunktiv)itis; z.B. bei K. phlyctaenularis als U. scrofulosum, bei K. herpetica als U. dendriticum, bei K. marginalis als katarrhalisches (von Lymphfollikeln ausgehendes) U. sowie als U. serpens (s.u. ▸Hypopyonkeratitis); ferner als neuroparalytisches U., als U. bei ▸Lagophthalmus sowie – selten u. ätiologisch unklar – als **U. c. ro|dens** = U. infectiosum et serpiginosum bei älteren Menschen in schlechtem allgem. Gesundheitszustand: peripher beginnend, langsam u. unterminierend fortschreitend, mit geringen Entzündungszeichen, aber sehr schmerzhaft, durch Fortschreiten in die Tiefe evtl. zur Perforation führend (mit Kammerwasserabfluss, Iriseinklemmung). E corneal u. – **U. corrosivum:** s.u. ▸Ulcus (Einleitung). E corrosive u. – **U. cruris:** Unterschenkelgeschwür, meist infolge örtlicher venöser, seltener auch arterieller Zirkulationsstörung; als Ulcus varicosum u. als U. postthromboticum bei chronischer venöser ▸Insuffizienz bzw. als U. arteriosum bei arterieller Verschlusskrankheit; als U. hypertonicum bei Angiolitis-bedingter Ischämie. Entstehung bzw. ausbleibende Heilung oft auch polyätiologisch, häufig bakteriell superinfiziert; als U. cruris mixtum bei chronisch venöser Insuffizienz u. gleichzeitiger arterieller Verschlusskrankheit. – S.a. Schema. E crural u., leg u. – **U. Dieulafoy:** s.u. ▸Ulcus ventriculi. – **U. duodeni:** Zwölffingerdarmgeschwür, bevorzugt im Bulbus duodeni (an dessen Vorder- oder Hinterwand), seltener postbulbär oder als Teil eines pylorischen Geschwürs auftretend. ***Ätiol.:*** Neben erhöhter Säuresekretion kommen Störungen der Autoregulation, exogene Noxen, gesteigerte Motilität u. Defekte an schleimhautschützenden Mechanismen in Frage; sehr häufig mit Helicobacter-pylori-Infektionen des Magens assoziiert. ***Klinik:*** Verlauf wie bei ▸Ulcus ventriculi; Symptome sind Druckschmerz im mittleren u. rechten Oberbauch, evtl. in den Rücken ausstrahlend, (nächtl.) Nüchternschmerz, Übelkeit u. Erbrechen. ***Diagn.:*** Endoskopie; im Röntgenbild Ulkusnische (meist nur en face; häufig mit ödematösem Randwall), bei Chronizität mit Faltenstern, Bulbusdeformierung (z.B. Kleeblattform mit Pseudodivertikeln); Serum-Gastrin-Bestimmung. ***Ther.:*** medikamentös (▸Ulkustherapeutika); ggf. chirurgisch (selektiv gastrische Vagotomie). ***Progn.:*** heilt im Allgemeinen nach 3–5 Wo., jedoch große Rezidivneigung (s.a. ▸Ulkuskrankheit). E duodenal u. – **U. du|rum:** der geschwürige Primäraffekt der ▸Syphilis; mit erhabenem, derbem Rand; i.w.S. der »harte Schanker« in jeder Form. E hard u. – **U. factitium** *(latein. factitius = künstlich):* selbst beigebrachtes oder artifiziell unterhaltenes Ulcus. – **U. hyper|tonicum:** (MARTORELL) s.u. ▸Ulcus cruris. E hypertensive u. – **U. jejuni:** s.u. ▸Ulcus pepticum. E jejunal u. – **U. mix|tum:** s.u. ▸Ulcus molle. – **U. molle,** Schankroid: durch Haemophilus ducreyi bedingte venerische Krankheit. Inkubationszeit 2–3 Tg., bei Frauen evtl. mehrere Wo. nach Geschlechtsverkehr. ***Klinik:*** meist mehrere schmerzhafte, rundliche oder ovale, wie gestanzte Geschwüre mit weichen (selten erhabenen) u. unterminierten Rändern u. eitriger Oberfläche; Auftreten meist in der Kranzfurche oder an den Schamlippen. Mit Druckschmerz u. Schwellung der regionären Lymphknoten, die evtl. vereitern u. durchbrechen (s.a. ▸Bubo, schankröser), gelegentlich mit ausgedehnter gangränöser Gewebszerstörung (**U. m. phagedaenicum**). Auch als **U. mixtum** (Chancre mixte) bei gleichzeitiger syphilitischer Infektion. ***Diagn.:*** Erreger-Nachweis im Abstrich, ITO-REENSTIERNA-Reaktion. ***Ther.:*** Antiobiotika; es besteht gesetzliche Behandlungspflicht. E soft u., chancroid. – **U. pene|trans:** s.u. ▸Ulcus ventriculi. – **U. pepticum:** auf Magensafteinwirkung zurückgeführte Geschwürbildung im Verdauungstrakt, i.e.S. die an nicht gegen Salzsäure widerstandsfähigen Schleimhäuten, z.B. als U. oesophagi (bei ▸Refluxösophagitis; s.a. ▸BARRETT-Syndrom), v.a. aber als **U. p. jejuni**, d.h. als »Anastomo-

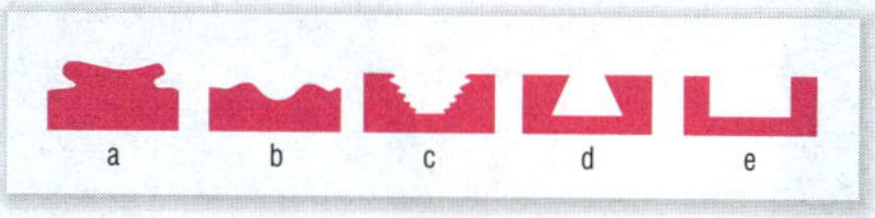


**Ulcus:** charakteristische Ulkusformen; **a)** Karzinomgeschwür: ausgestülpte, harte Ränder; **b)** Ulcus rodens: leicht erhabene Ränder; **c)** »septisches Geschwür« (z.B. als Ulcus cruris): gestufte Ränder; **d)** tuberkulöses Geschwür: unterminierte Ränder; **e)** Geschwür bei Syphilis III: »wie ausgestanzt«. [11]

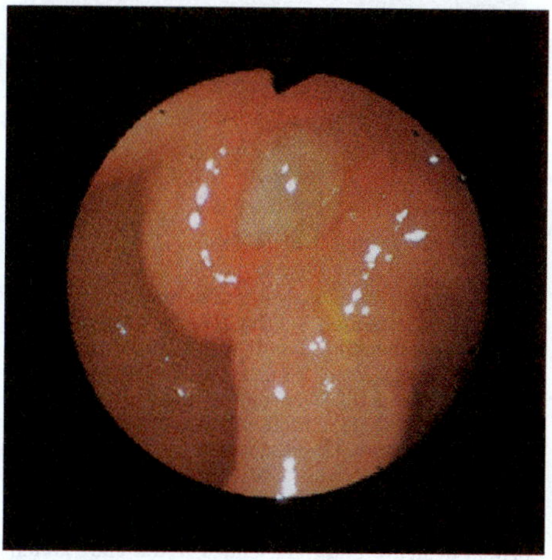

**Ulcus duodeni:** endoskopischer Befund. [450]

U

sengeschwür« nach Magenresektion, v. a. bei großem Restmagen (erhaltene Säureproduktion) sowie bei GE (ohne Resektion), ferner beim ▸Syndrom der zuführenden Schlinge, ▸Zollinger-Ellison-Syndrom. ***Klinik:*** meist Abend- u. Nachtschmerz (links vom Nabel), okkulte oder massive Blutung; im Röntgenbild Nische in stark gestörtem Reliefbild, oft röhrenförmige Einengung. E peptic u. – **U. pha|ge|daenicum:** s. u. ▸Ulcus (Einleitung); s. a. ▸Ulcus molle. E phagedenic u. – **U. post|thromboticum:** s. u. ▸Ulcus cruris. E postthrombotic u. – **U. py|lo|ricum:** s. u. ▸Ulcus ventriculi. – **U. radio|logicum:** ▸Strahlenulkus. E radiation u. – **U. recti:** Mastdarm-U.; als U. simplex nach Drucknekrose durch Kotballen bei Obstipation (U. stercorale) oder nach Verletzung beim Einlauf (= U. clysmaticum); als solitäres **U. r. callosum** der sog. Hochenegg-Tumor (meist Karzinom) mit Stenose, Tenesmen, Blut-, Schleimabgang. E rectal u. – **U. rodens:** »nagendes Geschwür«; s. a. Schema u.

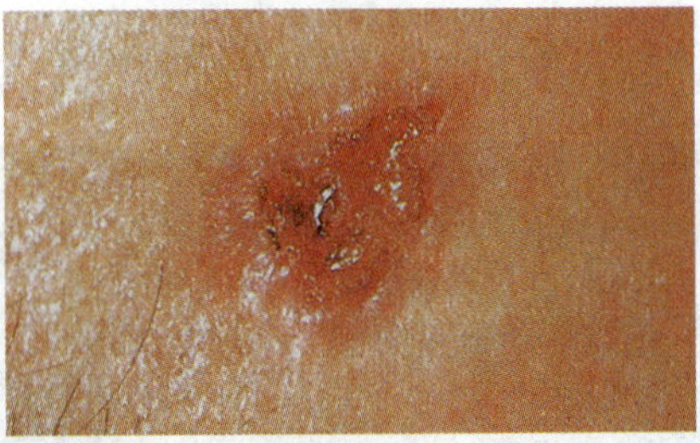

**Ulcus rodens:** ulzerierendes Basaliom. [411]

Abb. **1)** Basaliom in Form eines flachen, langsam seitlich fortschreitenden Geschwürs mit leistenartigem, perlmuttglänzendem Rand; s. a. ▸Ulcus terebrans. E rodent u. **2)** Form des ▸Ulcus corneae. – **U. scrofu|losum:** s. u. ▸Ulcus corneae. – **U. septi nasi:** s. u. ▸Septumdefekt. E u. of the nasal septum. – **U. serpens:** s. u. ▸Ulcus. E serpiginous u. – **U. serpens corneae:** s. u. ▸Hypopyonkeratitis. – **U. spha|ce|losum:** gangränöses Geschwür; s. a. ▸Sphakel… – **U. sy|philiticum:** ▸Ulcus durum. E syphilitic u. – **U. terebrans:** primär destruierend wachsendes, in die Tiefe gehendes, auf Knorpel u. Knochen übergreifendes, zerfallendes Basaliom; s. a. ▸Ulcus rodens (1). – **U. tro|phicum:** durch Störung der Trophik bedingtes Geschwür; bei Gefäß- (▸Ulcus varicosum), Nervenerkrankung (= U. neurogenicum; z. B. U. corneae); i. e. S. das **U. trophoneuroticum** = U. neuroparalyticum der Haut bei segmentaler Schädigung des Rückenmark-Vorderhorns oder der Spinalnervenwurzel (z. B. bei Querschnittslähmung, Tabes dorsalis, Syringomyelie; s. a. ▸Malum perforans) oder des peripheren Nervs. E trophic u. – **U. tropicum:** v. a. in den Tropen vorkommendes chronisches U. phagedaenicum als Folge einer Fusospirillose nach Hautverletzung, v. a. an den Unterschenkeln; rund, bis zu handtellergroß, peripher u. in die Tiefe fortschreitend; mit gelbl.-glasigen Pseudomembranen. E tropical u. – **U. tuberculosum:** tuberkulöses Geschwür, z. B. bei Darmtuberkulose, exulzerierendem Lupus vulgaris; s. a. Schema. E tuberculous u. – **U. varicosum:** das »Unterschenkelgeschwür« (▸Ulcus cruris) beim varikösen Symptomenkomplex des Beines; i. e. S. das nach Varikophlebitis oder Periphlebitis (= U. postthromboticum); meist wenig reaktiv (torpide), nekrotisierend; häufig als kallöses »Blow-out-U.« bei Insuffizienz der ▸Venae perforantes, meist am Innenknöchel u. mit Hautatrophie, Hyperpigmentation, Ekzem. E varicose u. – **U. venereum simplex:** ▸Donovanosis. – **U. venosum:** Überbegriff für U. bei chronischer venöser ▸Insuffizienz, ▸Varikose oder ▸postthrombotischem Syndrom. – **U. ventriculi:** Geschwür der Magenwand. Lokalisation meist an der Magenstraße u. im Pylorusbereich (U. pyloricum, U. ad pylorum; evtl. als juxtapylorisches U. duodeni bei Ektopie der Duodenalmukosa im Pylorusgebiet). ***Klassifik.:*** Nach Johnson werden drei Typen unterschieden: Typ I: an kleiner Kurvatur u./oder hoch sitzend, oft hypazid; Typ II: U. ventriculi u. duodeni, oft hyperazid; Typ III: präpylorisches U., norm- bis hyperazid. ***Ätiol. u. Formen:*** oft bei gastritisch veränderter Schleimhaut; als pathogenetischer Faktor kommen gramnegative Stäbchenbakterien (▸Helicobacter pylori) in Frage. Zunächst rund, scharf begrenzt, auf die Mukosa beschränkt (U. simplex Dieulafoy), bei längerem Bestehen evtl. tiefer vordringend (U. penetrans), evtl. Nachbarorgane miterfassend, ggf. sogar in entstandene Verwachsungen oder in die freie Bauchhöhle durchbrechend (U. perforans). ***Klinik:*** Druckschmerz oberhalb u. links vom Nabel, Völlegefühl u. Oberbauchschmerzen (v. a. nach dem Essen). ***Diagn.:*** Endoskopie (s. Abb.), Rö.-Magen-Darm-Passage: Nische (▸En-face-Nische oder Profilnische), als kallöses U. mit derben, evtl. tumorartigen Randpartien; Serum-Gastrin-Bestimmung. ***Kompl.:*** Magenblutung, Magenperforation, Magenverengung (Sanduhrmagen, Pylorusstenose); evtl. Entwicklung zu Ulkuskarzinom (▸Magenkarzinom). ***Ther.:*** medikamentös (▸Ulkustherapeutika); ggf. operativ (distale, subtotale Magenresektion). E gastric u., stomach u. – **U. vesicae:** ▸Blasengeschwür. E vesical u. – **U. vulvae:** Geschwür der weibl. Scham; akut (Lipschütz) mit unbekannter Ätiologie meist bei jungen Frauen, u. zwar gangränös, berührungsempfindlich, nicht ansteckend, spontan heilend; als chronisches U. simplex im Klimakterium, langsam fortschreitend. E Lipschütz u.

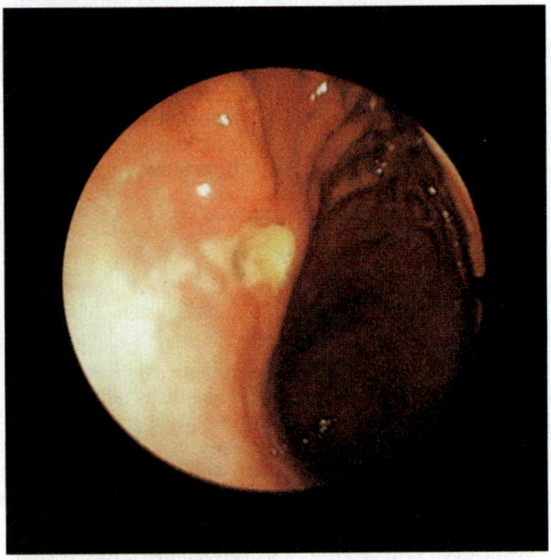

**Ulcus ventriculi:** endoskopischer Befund. [450]

**ule…:** Wortteil ▸»N▸arbe« bzw. »Zahnfleisch«.

**Ule|gyrie:** sekundär-narbige, flächenhafte Verkleinerung der Hirnwindungen als Folge peri- u. postnataler, evtl. auch in der letzten Phase der Fetogenese eingetretener Schäden. E ulegyria.

**Ul|erythema ophryo|genes,** Keratosis pilaris rubra atrophicans faciei: Verhornungsstörung der Haut mit diffuser Hautrötung u. kleinen Hornkegelchen an den Haarfollikelöffnungen. Auftreten v. a. im Gesicht mit Übergang in Atrophie u. Alopezie.

**Ulkus:** Geschwür, ▸Ulcus. E ulcer.

**Ul|kus|finger:** *Röntgenologie* tiefe spastische Einziehung der großen Magenkurvatur etwa in der Höhe eines akuten Ulcus ventriculi der kleinen Kurvatur.

**Ulkus|karzinom:** unter dem klinischen Bild eines Magengeschwürs in Erscheinung tretendes ▸Magenkarzinom. E ulcerocarcinoma.

**Ulkus|krankheit:** das dem ▸Ulcus ventriculi u. ▸Ulcus duodeni gemeinsame Krankheitsbild, v. a. als »Geschwürleiden« bei der chronisch-rezidivierenden

Form, meist mit Helicobacter-pylori-Infektion des Magens assoziiert. – Ferner der sog. Reizmagen vegetativ labiler junger Menschen mit gleichen Symptomen, der im weiteren Verlauf in ein Geschwür übergehen kann (bei Jüngeren Ulcus duodeni, bei Älteren Ulcus ventriculi). E peptic ulcer disease, Abk. PUD.

**Ụlkus|nische:** *Röntgenologie* ▶En-face-Nische; die nach oraler Kontrastmittelgabe im Röntgenbild sichtbare ▶Profilnische. E ulcer niche.

**Ụlkus|perforation:** mögliche Komplikation bei Ulcus ventriculi/duodeni; tiefe Ulzera können zum Durchbruch der Serosa führen, wodurch Magen-/Darminhalt in die freie Bauchhöhle gelangt. Bei Verklebung des Defektes mit Umgebungsgewebe (z. B. Netz, Kolon, Gallenblase) handelt es sich um eine gedeckte Perforation mit evtl. dezenter Symptomatik. Bei freier Perforation entwickelt sich mit zunehmender Perforationsdauer eine diffuse Peritonitis mit den entsprechenden Symptomen. ***Diagn.:*** Röntgen (in 80 % der Fälle freie Luft unter dem Zwerchfell). ***Ther.:*** Operation. E ulcer perforation.

**Ụlkustherapeutika:** Wirkstoffe zur medikamentösen Behandlung von peptischen Geschwüren im Ösophagus-, Magen- u. Duodenalbereich. ***Wirkung:*** Die meisten U. wirken der Salzsäureproduktion entgegen; Ausnahme: Sucralfat (bildet eine gelartige Schicht über dem Ulkus). ***Wirkst.:*** 1) ▶$H_2$-Rezeptorenblocker (z. B. Cimetidin, Famotidin, Nizatidin u. Ranitidin); 2) Hemmstoffe der $H^+$-$K^+$-ATPase (▶Protonenpumpenhemmer; z. B. Omeprazol, Lansoprazol u. Pantoprazol); 3) Muskarinrezeptor-Antagonisten (z. B. Pirenzepin; s. u. ▶Parasympatholytica); 4) ▶Antacida (z. B. Natriumhydrogencarbonat, Magnesiumhydroxidgel); 5) Prostaglandin-Derivate (z. B. ▶Misoprostol); 6) ▶Proglumid (Gastrin- bzw. Cholezystokinin-Antagonist) u. 7) Sucralfat (Schleimhautprotektivum).

**Ullrich** (OTTO U., 1894–1957, Kinderarzt, Bonn). – **U.-Scheie-Krankheit:** autosomal-rezessiv erbliche ▶Mucopolysaccharidose Typ I–S (= Morbus SCHEIE; Typ V älterer Nomenklatur). Enzymdefekt betrifft die α-L-Iduronidase; erst im Erwachsenenalter manifest als »Spät-HURLER« mit relativ leichten Skelettveränderungen, Hornhauttrübung, Herzklappenfehler, Dermatan- u. Heparansulfaturie. Intellekt normal. S. a. ▶HURLER-SCHEIE-Variante. E Scheie's syndrome. – **U.-Syndrom:** ▶BONNEVIE-ULLRICH-Syndrom. E Bonnevie-Ullrich syndrome. – **U.-Turner-Syndrom** (HENRY HUBERT T.), X0-Syndrom: ▶Gonadendysgenesie mit weiblichem Phänotyp infolge Chromosomenaberration (Karyotyp 45,X0; chromatinnegativ; keine Drumsticks und BARR-Körperchen). ***Klinik:*** evtl. Mangelgeburt, lymphangiektatische Fußrückenödeme (s. Abb.), später auffälliger Minderwuchs (meist leicht disproportioniert), sexueller Infantilismus wegen Gonadendysgenesie, dysmorphe Stigmata (z. B. inverser Haaransatz, hoher Gaumen, Pterygium colli, Schildthorax mit verbreitertem Mamillenabstand); Fehlbildungen innerer Organe (Aortenisthmusstenose, Hufeisenniere). Pathogenetisch bedeutsam ist das genetische Material am kurzen Arm des X-Chromosoms. E Turner's syndrome, monosomy X.

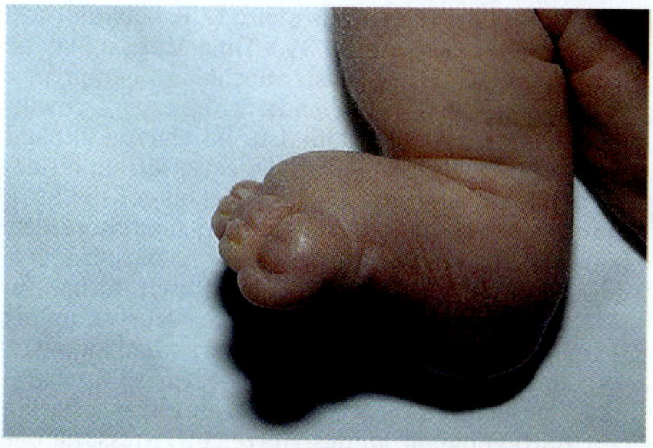

**Ullrich-Turner-Syndrom:** Fußrückenödem. [519]

**Ụl|na:** die Elle, der kleinfingerseitige Unterarmknochen; am proximalen Ende mit Olecranon u. Processus coronoideus; am distalen Ende mit Caput u. Processus styloideus. E ulna.

**ul|nạr(is)** *(latein.):* zur Elle (▶Ulna) gehörend, kleinfingerseitig am Unterarm. E ulnar, ulnad.

**Ulnar|deviation:** Abweichung der Langfinger im Fingergrundgelenk nach ulnar, bedingt durch eine Entzündung im Bereich der Fingergrundgelenke mit Verlust der Aufhängung u. Führung der Beugesehne, verstärkt durch Änderung der Kraftwirkung der Beugesehnen bei Radialabduktionsstellung des Handgelenkes, verstärkt auch durch das Abgleiten der Strecksehnenaponeurosen in die Interdigitalfalte nach ulnar am Fingergrundgelenk.

**Ul|nạ|ris:** Kurzform für ▶Arteria ulnaris bzw. ▶Nervus ulnaris. E ulnar nerve.

**Ulnạris|lähmung:** Lähmung der vom N. ulnaris versorgten Muskeln u. mit Sensibilitätsausfällen als Folge der Schädigung/Erkrankung des Nervs. Die obere = komplette U. mit Beeinträchtigung der Beugung u. ellenseitigen Adduktion der Hand, Unmöglichkeit der Kleinfingerbewegung u. der Daumenadduktion (▶FROMENT-Zeichen), Beugehemmung des 3.–5. Fingers u. Krallenhandstellung (s. Abb.), Sensibilitätsstörung an der ellenseit. Hälfte von Unterarm u. Hand u. am 4. u. 5. Finger, Atrophie des Kleinfingerballens, der Mm. interossei u. adductor pollicis. Die distale U. (z. B. bei Ulnartunnel-Syndrom) nur kleine Handmuskeln bzw. – sensibel – die ellenseitige Handhälfte betreffend. E paralysis of the ulnar nerve.

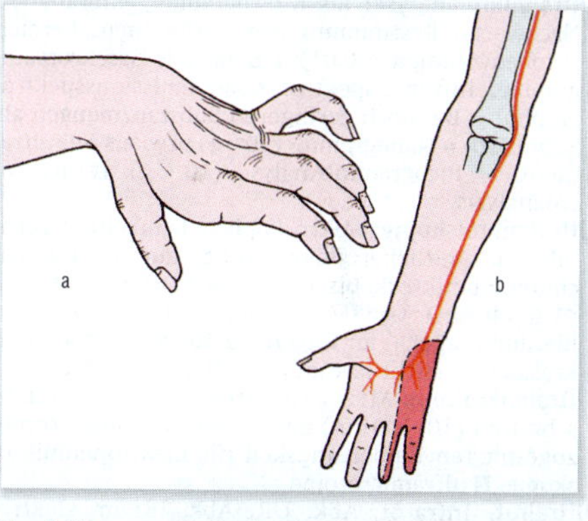


**Ulnarislähmung:** Krallenhand (a), Sensibilitätsstörungen im dunkelroten Bereich (b). [363]

**Ulnạris|parese:** ▶Ulnarislähmung.

**Ulnạr|tunnel-Syndrom:** Symptomatik bei Kompression des N. ulnaris in der GUYON-Loge (»**Ulnartunnel**« im Kleinfingerballen): Handgelenkschmerz (in Unterarm u. 4. u. 5. Finger ausstrahlend), Hyp- u. Parästhesien an diesen Fingern, Schwäche u. Atrophie der Ulnaris-versorgten Handmuskeln (s. a. ▶Ulnarislähmung, ▶Nervus-ulnaris-Kompressionssyndrom). E ulnar tunnel syndrome.

**Ulo|tri|chịe:** Sammelbegriff für die Haarformen: gekräuselt, locker-kraus, dicht-kraus, fil-fil, spiralig. E ulotrichia.

**ULPA-Filter** *(engl.)* Abk. für **u**ltra-**l**ow **p**enetration **a**ir filter: s. u. ▶HEPA-Filter.

**Ụltima Rạtio** *(latein.):* »letzte (Behandlungs-)Möglichkeit«.

**ụl|tra...** *(latein.):* Wortteil »weiter«, »darüber hinaus« (auch als Exzess), »jenseits«.

**Ụltra|filter:** sehr feinporiges Filter (Folie, Film, feste Gallerte, *anat* feinporige Endothelmembran, evtl. auch das Kollagenfasernetzwerk der Basalmembran),

U

das grobdisperse kolloide Teilchen, Bakterien u. Viren, im Kapillarbereich auch Blutzellen zurückhält (abfiltriert); z.B. *labor, techn* als Überdruckfilter, Membranfilter. E ultrafilter.

**Ultra|filtrat:** durch ein ▸Ultrafilter gepresste Lösung, frei von größeren Teilchen oder sogar größeren Molekülen; i.e.S. das im Glomerulus der Niere gebildete U. des Blutplasmas (= Primärharn), ▸Glomerulusfiltrat. E ultrafiltrate.

**Ultra|filtration:** Transportprozesse an einem ▸Ultrafilter, v.a. die Bildung eines ▸Ultrafiltrats im Körper, beim Stoffaustausch in den Kapillaren u. im ▸Glomerulus der Niere; auch angewandt bei extrakorporaler ▸Dialyse u. Plasmapherese. E ultrafiltration.

**ultra|harte Strahlen:** Photonen-, Elektronenstrahlung mit Energie > 3 MeV; s.a. ▸Megavolt... E ultrahard rays.

**Ultra|hoch|erhitzung:** ▸Uperisation.

**Ultra|kurz|narkotika:** ▸Narkotika (v.a. ▸Propofol u. ▸Remifentanil) mit schnell einsetzender, aber kurzer Wirkung in Abhängigkeit von Dosis u. Verteilungsvolumen; s.a. ▸Kurznarkose. E very short acting narcotics.

**Ultra|kurz|wellen|therapie,** Dezimeterwellentherapie: ▸Hochfrequenztherapie mit Frequenzen > 30–300 MHz (λ = 1–10 m). Dient der Erwärmung tief gelegener Gewebeschichten. Die Dezimeterwellen werden durch einen Dipol (Applikator) abgestrahlt. Bei Verw. des muldenförmigen Applikators u. aufgrund der günstigen physikalischen Konstanten der Dezimeterwellen im Körpergewebe ergibt sich ein gleichmäßiges Temperaturverteilungsspektrum bis in das Zentrum des Strahlungsbereichs. Bevorzugte ***Anw.*** bei erwünschter Erwärmung tiefer Muskelschichten u. Gelenke. E ultrashort wave diathermy.

**Ultra|mikro|analyse:** als Mikrogramm-, -literanalyse Nachweis u. Bestimmung von Stoffen im µg-Bereich (Probenvolumen < 0,01); z.B. mittels Gaschromatographie, Infrarot-Spektroskopie, Emissionsspektrographie. – Bei noch geringeren Substanzmengen als Submikro- = Nanogramm- ($10^{-9}$ g) bzw. als Subultramikro- = Picogramm-Analyse ($10^{-12}$ g). E ultramicroanalysis.

**Ultra|mikro|skopie:** Mikroskopie in Dunkelfeld-Technik (mit seitlicher Beleuchtung) zur Sichtbarmachung submikroskopischer Objekte (= Submikronen; ∅ 6–140 nm). Größe u. Gestalt der Teilchen sind hierdurch aber – im Gegensatz zur ▸Elektronenmikroskopie – nicht bestimmbar. E ultramicroscopy.

**Ultra|mikro|tom:** M. zur Anfertigung von Ultradünnschnitten (10–100 nm) aus einem pyramidenförmig zugespitzten Einbettungskeil für Elektronenmikroskopie. E ultramicrotome.

**Ultra|rot,** Infrarot, Abk. UR, Abk. IR: im elektromagnetischen Spektrum die sich dem Rot des sichtbaren Lichts anschließende energieärmere (längerwellige), unsichtbare Strahlung (Frequenzbereich ca. $3 \cdot 10^{11}$–$4 \cdot 10^{14}$ Hertz; als Temperaturstrahlung u. Rotationsspektren von Molekülen); mit Bereichen A, B u. C (Letztere mit längsten Wellen). Vorkommend in Sonnenstrahlung u. künstlichem, durch spezielle IR-Strahler erzeugtem Licht. Wahrnehmung erfolgt physiologisch nur sekundär durch Thermorezeptoren, ansonsten z.B. durch Photozellen. Medizinische ***Anw.*** *ther* für Bestrahlungen (A in tiefere Hautschichten eindringend; B u. C bewirken Wärmestauung an der Oberfläche), v.a. bei HNO- u. Hautkrankheiten, Neuralgien, für Gewebskoagulation (Licht-Kontakt-Koagulation), *diagn* in der ▸Thermographie. Ferner zur Sterilisation v.a. oxidationsanfälliger Instrumente geeignet. E ultrared, infrared.

**Ultrarot|absorptionsschreiber:** Ultrarot-▸Spektrometer zur qualitativen u. quantitativen (»Ultrarotspektrometrie«) chemischen Analyse. Besteht aus UR-Strahler, Strahlenleitsystem, Monochromator, Messkammer u. photoelektrischem Registriergerät. E infrared spectrometer.

**Ultraschall,** U-Schall, Abk. US: Schallwellen mit Frequenzen > 20 kHz (bis GHz), d.h. oberhalb des Hörbereichs des Menschen. Wird künstlich erzeugt mit US-Pfeifen oder mittels Kristallen im elektrischen Wechselfeld (d.h. durch Elektrostriktion = umgekehrter ▸piezoelektrischer Effekt). Die Wellen unterliegen den Gesetzen der Akustik. Brechung u. Reflexion sind am geringsten am Übergang von Körperflüssigkeit bzw. Fettgewebe zu Muskel, daher weitgehendes Eindringen in tiefere Körperschichten; totale Reflexion an der Luft/Wasser-Grenze. An rauen Oberflächen erfolgt Streuung; frequenzabhängig erfolgt Dämpfung (Umwandlung in Wärmeenergie). In biologischen Geweben wirken geringe Intensitäten als Reiz, höhere schädigend (die üblichen Therapiedosen betragen < 3 Watt/cm² Schallkopf; die irreversible Schädigung wird bewirkt durch absorptionsbedingte Wärmeentwicklung, mechanische Überbeanspruchung u. Kavitation [Desintegrierung von Zellstrukturen, Lösung physikochemischer Bindungen]). – S.a. ▸Ultraschall... E ultrasound, ultrasonics.

**Ultraschall-Diagnostik,** Sonographie: ▸Diagnostik durch Anw. von ▸Ultraschall (1–10 MHz) nach dem Echographie-Prinzip (s.a. ▸Echoenzephalographie). Gebündelte oder fokussierte, im Generator des Schallkopfes erzeugte, über eine »Kontaktankoppelung« (Wasservorlaufstrecke zur Ausschaltung einer toten Zone im Hautbereich) als kurze Impulse durch die Haut »eingestrahlte« US-Wellen werden an Haut- u. Gewebs- bzw. Organschichtgrenzen reflektiert u. vom piezoelektrischen Empfänger als Echos im Schallkopf aufgenommen (funktioniert in Sendepausen als Empfänger), in Elektronenstrahlen umgesetzt u. – nach Verstärkung – auf einem Leuchtschirm (Oszillograph, Speicherröhre etc.) als Kurve oder Lichtpunkte sichtbar gemacht. Methoden: **1)** A-Scan, -Scope, -Mode (A für Amplitude): eindimensionale Darstellung der Echos (stehendes Bild) als intensitätsproportionale sinusförmige Auslenkungen des Elektronenstrahls nach oben; die zeitliche Abfolge der Echos entspricht den Tiefen der reflektierenden Grenzzonen. Die Analyse erfolgt auf dem Schirm; ***Anw.*** bei topographisch unkomplizierten Fragestellungen. – **2)** B-Scan (B für »brightness«): zweidimensionale, lichtmodulierte Darstellung der Echos in Form energie- u. intensitätsproportionaler, helligkeitsvariabler Lichtpunkte (unter Löschung der 0-Linie) als Resultat einer in zwei Richtungen erfolgenden schichtweisen Abtastung durch zeilenförmige Richtungsänderung des Applikators; s.a. ▸Sonographie. Die entsprechend der Echointensität in Grautönen wiedergegebenen Punkte fließen – soweit von gleichwert. Strukturen stammend – zu Flächen u. Linien zusammen u. geben bei apparativer Verschiebung in schneller Folge sofort ein sichtbares Bild (= schnelles B- oder Echtzeit-Verfahren = Real-Time-Technik; nach dem Abtastmodus bezeichnet als Parallel-Scan [= Bp], Konvergent- u. Divergent-Scan [= Bc bzw. Bd], Misch- oder Compound-Scan [Bcd, Bcp, Bpd]); Anwendung des B-Scans auch innerhalb von Gefäßen als intravaskuläre U. (IVUS), wobei der B-Scan auf einen Katheter montiert u. mit diesem in das Gefäß eingeführt wird (z.B. bei Stent-Applikation; s.a. ▸Stent). – **3)** ▸Time-Motion-Betrieb (»M-Mode«); s.a. ▸Ultraschallechokardiographie. – **4) Ultraschall-Doppler-Methode:** Strömungsgeschwindigkeitsmessung in Gefäßen u. im Herzen anhand der von den Erythrozyten mit DOPPLER-Effekt reflektierten Echos (die eine in Abhängigkeit von der Strömungsgeschwindigkeit höhere oder niedrigere Frequenz als die ausgesandten Signale haben). Die Frequenzunterschiede werden elektronisch hörbar gemacht oder in ables- u. registrierbare Kurven umgesetzt. Durch Kombination von Ultraschall-DOPPLER u. Echoimpulsverfahren (B-Bild) ▸Duplex-Sonographie mit gleichzeitiger Abbildung des interessierenden Blutgefäßes bzw. des Herzens u. Messung der Blutströmungsgeschwindigkeit; bei flächenhafter

Ableitung u. Farbkodierung der Geschwindigkeitssignale im Mehrkanalverfahren (multigate) auch als ▸Farb-DOPPLER (engl.: Doppler sonography). **a)** direktionaler US-DOPPLER: Analyse mit Unterscheidung zwischen Flussrichtung auf die Sonde zu bzw. von ihr weg (positiver bzw. negativer DOPPLER-Shift); **b)** gepulster US-DOPPLER: gezielte Analyse in einer definierten Entfernung von Sende- u. Empfängerkristall durch diskontinuierliche, repetitive Aussendung kurzer Ultraschallimpulse u. isolierte Auswertung der Echos nach einem festgelegten Zeitintervall (»Zeitfenster«, »gate«). Die frei wählbare Lage des Analyseortes wird durch das einstellbare Zeitfenster festgelegt, letztlich also durch die Laufzeit des Ultraschalles vom Sendekristall zur reflektierenden Grenzfläche u. zurück zum Empfängerkristall. **E** ultrasonography, ultrasonic diagnostics, sonography, echography, echotomography.

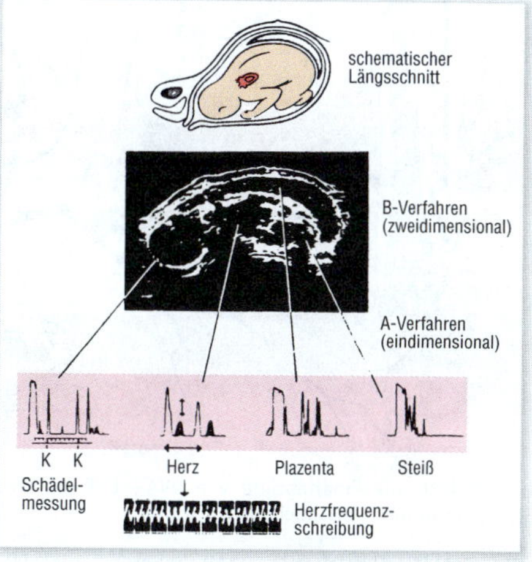


**Ultraschall-Diagnostik:** Anwendung in der Geburtshilfe. [218]

**Ultraschall-Doppler, direktionaler:** s.u. ▸Ultraschall-Diagnostik.

**Ultraschall-Doppler, gepulster:** s.u. ▸Ultraschall-Diagnostik.

**Ultraschall(echo)kardio|graphie,** Abk. UKG, Abk. UCG: Ultraschalldiagnostik des Herzens mit Schalleinstrahlung von links-präkordial (in der absoluten Herzdämpfung), wobei je nach Schallkopfneigung in eine der definierten Schnittebenen Echos der in dieser Ebene gelegenen Strukturen erfasst werden. Bei Time-Motion-Betrieb werden die Echos entsprechend der Schwenkung des Schallkopfes in Bandform u. in Zuordnung zum gleichzeitig registrierten EKG dargestellt. Ferner auch zweidimensionale Real-Time-Methode, wobei die Lichtpunkte eines B-Scan mittels Multielement-Schallkopf oder -Transducer zum Sofortbild werden. S.a. Abb. – Auch als Farb-DOPPLER-Echokardiographie, wobei Blutströmung u. Morphologie gleichzeitig in einem farbkodierten zweidimensionalen Schnittbild dargestellt werden (Abb.). – **U., transösophageale:** U., bei welcher der Schallkopf in ein flexibles Endoskop eingebaut ist u. über die Speiseröhre in unmittelbare Nähe des Herzens vorgeschoben werden kann. Der Vorteil der transösophagealen U. besteht in der fehlenden Interposition von Knochen- u. Lungengewebe; gilt derzeit als eine der aussagefähigsten Methoden zum Nachweis krankhafter Veränderungen im Bereich des Herzens. **E** echocardiography.

**Ultraschall-Feinnadelbiopsie:** Feinnadelbiopsie unter Nutzung der Sonographie zur gezielten Gewebsentnahme.

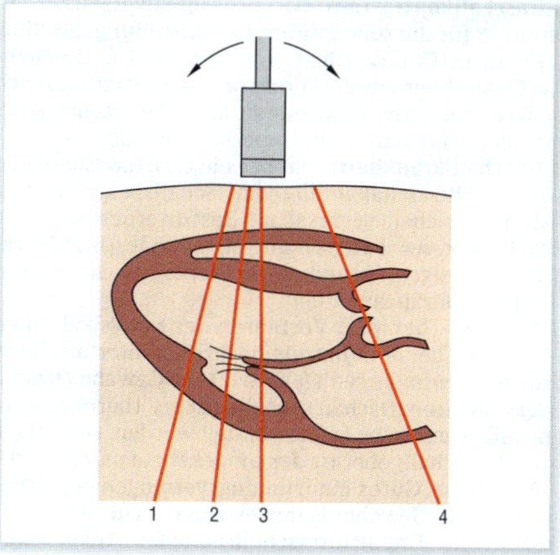


**Ultraschall(echo)kardiographie:** Standardpositionen 1–4 des Schallkopfes in der Herz-Längsschnittebene. [289]

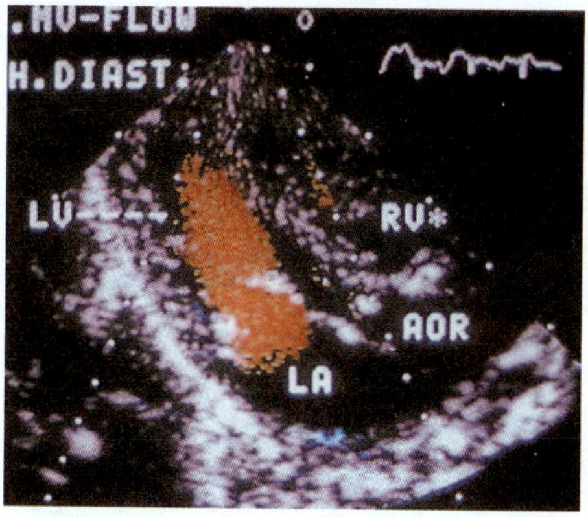


**Ultraschall(echo)kardiographie:** (Farb-DOPPLER) normaler diastolischer Einfluss in den linken Ventrikel (**LV**) aus dem linken Vorhof (**LA**) über die Mitralklappe, Flussrichtung auf den Schallkopf hin gerichtet; einheitliche rote Farbe der Einstrombahn weist auf normale diastolische Füllung des Ventrikels hin. Die Aortenklappe (Aortenwurzel = **AOR**) ist geschlossen, rechts im Bild liegt der rechte Ventrikel (**RV**). Die Schnittebene ist eine parasternale lange Achse.

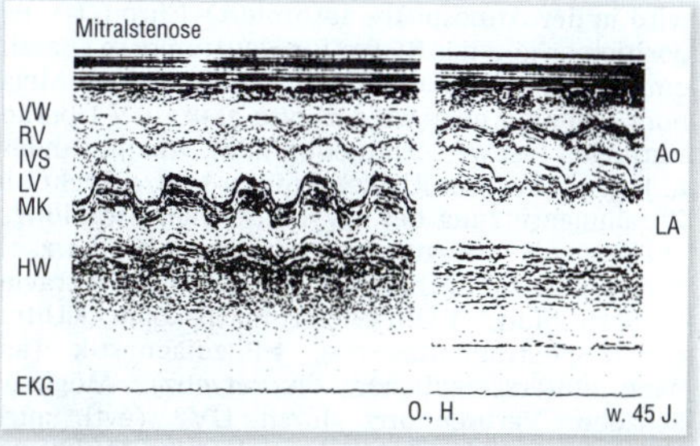


**Ultraschall(echo)kardiographie:** Echokardiogramm (M-Mode-Scan) einer 45-jährigen Patientin mit Mitralstenose. Die Mitralklappe (**MK**) ist verdickt u. enthält Kalkstrukturen, vorderes u. hinteres Segel bewegen sich parallel, die diastolische Schließungsgeschwindigkeit des vorderen Mitralsegels ist vermindert. **VW** = Herzvorderwand, **HW** = Herzhinterwand, **RV** = rechter Ventrikel, **LV** = linker Ventrikel, **IVS** = interventrikuläres Septum. Auch die Aortenklappe (**Ao**) weist Verdickungen auf, öffnet aber normal. Der linke Vorhof (**LA**) ist nicht erweitert. [513]

**Ultraschallkontrastmittel:** Echosignalverstärker u. Marker für die sonographische Darstellung des Blutflusses in Gefäßen bzw. im Herzen (▸Ultraschall[echo]kardiographie); ***Wirkst.:*** z.B. Galactose. ***Anw.*** z.B. in der Tumordiagnostik, zur Überwachung bestimmter Eingriffe, als Therapiekontrolle.

**Ultraschall|krankheit:** v.a. bei Flugwartungspersonal durch Ultraschallanteile im Schallspektrum von Strahlantrieben verursachte Beschwerden (oft erst nach längerer Latenz): Angstzustände, Blutdruckschwankungen, Tachykardie, Gleichgewichtsstörungen, Gliederzittern.

**Ultraschall-Therapie:** Verfahren der ▸physikalischen Therapie, bei dem mittels hochfrequenter mechanischer Schwingungen (800 kHz) im Gewebe (besonders an Grenzflächen) mechanische, thermische u. physikochemische Effekte erzielt werden. Grundlage für den Schallgeber ist der umgekehrte piezoelektrische Effekt. Gutes Eindringungsvermögen des Ultraschalls ins Gewebe: Halbwerttiefe 7 cm. ***Anw.:*** als Dauer- u. Impulsultraschalltherapie; Ankopplung mit Öl oder im Wasser; meist lokale u. segmentale Behandlung. ***Wirkung:*** analgetisch, hyperämisierend u. die Gewebetrophik verbessernd. ***Ind.:*** entzündliche degenerative Erkrankungen des Bewegungsapparates, Angiopathien, Neuralgien. **E** ultrasonic therapy.

**Ultraschall|tomo|graphie:** ▸Schichtaufnahmeverfahren mittels Ultraschallanwendung; ▸Echotomographie. **E** ultrasonic tomography.

**Ultraschall-Vernebelung:** Erzeugung in Luft u.a. Gasen dispergierter Tröpfchen mit Hilfe von Ultraschall (Bildung eines Nebelpartikel ausstoßenden »Schallsprudels«); ***Anw.*** z.B. zur Aerosol-Therapie, Luftbefeuchtung. **E** ultrasonic atomization.

**Ultrasono-:** Wortteil »Ultraschall«.

**ultra|steril:** »hochsteril« = frei auch von Viren(partikeln).

**Ultra|strahlung:** kosmische ▸Strahlung.

**Ultra|violett,** Abk. UV: im elektromagnetischen Spektrum die an das Violett des sichtbaren Lichts anschließende energiereichere (kürzerwellige), unsichtbare Strahlung mit Frequenzen $7{,}5 \cdot 10^{14}$ bis $3 \cdot 10^{15}$ ($6 \cdot 10^{16}$) Hz, nach biologischen Wirkungen unterschieden als UVA (315–400 nm; regt Fluorochromen- u. Luminophoren-Fluoreszenz an, bewirkt Dunkelfärbung UVB-induzierter Pigmentkörperchen: »Bräunungsstrahlen«), UVB (280–315 nm, sog. DORNO-Strahlung; bewirkt Photosynthese des Vitamins D, entzündliches Erythem [»Sonnenbrand«], Melanozytenstimulierung) u. UVC (100–280 nm; bewirkt u.a. Licht-Konjunktivitis, Störung der Haut-Bakterienflora, Erythem); s.a. Abb. Bodennahe Sonnenstrahlung enthält UVA u. UVB (UVC wird in der Atmosphäre absorbiert). Chron. UV-Exposition erhöht das Risiko für Hauttumoren (Basaliom, Plattenepithelkarzinom). Beim malignen Melanom scheinen eher wiederholte akute UV-Überdosierungen (schwere Sonnenbrände), v.a. im Kindes- u. Jugendalter, ein Risikofaktor zu sein. – Spektrale Zusammensetzung des UV künstlicher Strahlungsquellen (z.B. Gasentladungslampen mit Quarzkolben) unterschiedlich. ***Anw.*** *med* z.B. für ▸Ultraviolettbestrahlung, ▸Ultraviolettmikroskopie, ▸Ultraviolett-Spektrophotometrie, ▸Pilzdiagnostik (anhand unterschiedlicher Fluoreszenz). Mögliche Schäden: Verbrennung durch UVB (evtl. auch UVC), (reversible) Ophthalmia electrica. **E** ultraviolet.

**Ultraviolett|bestrahlung:** **1)** ▸Photochemotherapie. **2)** *Hygiene* (photochemische) Luft- u. Oberflächenentkeimung durch UVC; z.B. Instrumenten-, Raumdesinfektion (in Labors, Sterilabfüll- u. Operationsräumen, bei Anwesenheit von Menschen nicht unumstritten). **3)** *Diätetik* UV-Exposition von Milch (»Uviol«-Milch) zwecks Anreicherung mit ▸Vitamin D bei gleichzeitigem Keimfreimachen. **E** ultraviolet irradiation.

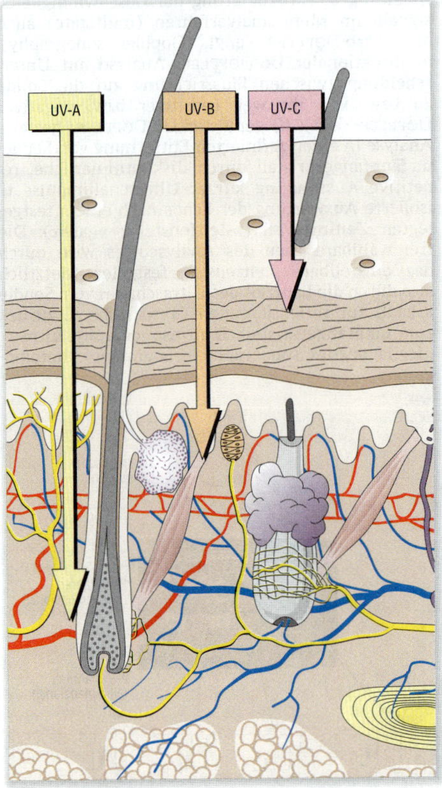


**Ultraviolett:** die Eindringtiefe von UVA-, UVB- u. UVC-Strahlung in die menschliche Haut. [501]

**Ultraviolett|mikro|skopie:** Mikroskopie mit UV-Licht; erfordert Verwendung optischer Systeme u. Objektträger aus UV-durchlässigem Spezialglas etc. Überbietet bezüglich Auflösungsvermögen u. Kontrastreichtum die konventionelle Lichtmikroskopie. Kombination mit elektronischem Bildwandler ermöglicht Direktanalyse. **E** ultraviolett microscopy.

**Ultraviolett-Spektro|photo|metrie:** Bestimmung des Adsorptionsspektrums einer Probe im UV-Bereich; entweder anhand der Emissionsspektren der Atome oder anhand substratspezifischer Absorptionsbanden. **E** ultraviolet spectrophotometry.

**ultra|visibel:** ▸submikroskopisch. **E** ultravisible.

**Ultra|zentri|fugation:** ▸Zentrifugation unter Verwendung einer höchsttourigen Zentrifuge (= **Ultrazentrifuge**); diese mit bis zu 100 000 Umdrehungen/Min. (erzielt $10^5$- bis $10^6$fache Erdbeschleunigung). **E** ultracentrifugation. – **U., analytische:** U. zur Verarbeitung von Probevolumina bis in den Mikroliterbereich. ***Anw.*** v.a. zur Molekulargewichtsbestimmung (z.B. nach dem Sedimentationsgleichgewicht) u. zur Ermittlung von Stoffkonstanten, Sedimentations-, Flotations-, Diffusions-Koeffizient. **E** analytical u. – **U., präparative:** U. zur Auftrennung von Molekülen (mit MG > 100), Organellen (▸subzelluläre Fraktionierung) u. Viren. **E** preparative u.

**Ultzmann** (ROBERT U., 1842–1889, Urologe, Wien). – **U.-Katheter:** Blasenkatheter (Spülkatheter) mit zahlreichen »Augen« am schnabelförmigen Ende. **E** Ultzmann's catheter. – **U.-Schema:** schematische Darstellung der Merkmale von ▸Harnsteinen.

**Ulzeration:** *Pathologie* Entwicklung eines Geschwürs (▸Ulcus) aus einem nicht heilenden Haut- oder Schleimhautepitheldefekt; i.w.S. auch das Ulkus selbst. – S.a. ▸Exulzeration. **E** ulceration.

**Umbau|zone:** s.u. ▸LOOSER. **E** transformation zone.

**Umbil|ektomie:** operative Entfernung des Nabels, z. B. bei der Hernioplastik großer Nabelbrüche. E umbilectomy.

**umbilicalis** *(latein.)*: zum Nabel oder zur Nabelschnur gehörend. S. a. ▸Umbilikal... E umbilical.

**umbilicatus** *(latein.)*: mit zentraler nabelförmiger Einziehung (**Umbilicatio**), z. B. an Pusteln, als ▸Krebsnabel. E umbilicate.

**Umbilikal|kreislauf:** der von den Nabelschnurgefäßen gebildete Kreislauf, der unmittelbar nach der Geburt seine spezifische Bedeutung verliert. Besteht **1)** aus zwei in der Nabelschnur verschmelzenden (u. von der Leberanlage umschlossenen), sauerstoffreiches Blut führenden Venen, die zunächst direkt in den Sinus venosus des Herzens münden, später das Blut über Venae vitellinae dem intrahepatischen, omphalomesenterischen Kreislauf u. teilweise über den Ductus venosus Arantii der Vena revehens communis (Vorstufe der Lebervene) zuführen (bilden mit dem Ductus nach der Geburt die Chorda venae umbilicalis = ▸Ligamentum teres der Leber); besteht **2)** aus den – ebenfalls postnatal verödenden – Aa. umbilicales (Äste der A. iliaca interna), die $CO_2$-angereichertes Blut zur Plazenta führen; s. a. ▸Kreislauf, fetaler. E umbilical circulation.

**Um|bo** *(latein. = Schildbuckel)*: ▸Nabel. E umbo. – **U. mem|branae tympani:** zentrale Trommelfelleinziehung an der Hammergriffspitze; Ausgangspunkt der Stria mallearis u. des Trommelfellreflexes.

**Um|formung:** ▸Transformation. – *orthop* Umgestaltung des fehlgebildeten Fußskeletts durch Redression, Gipsverband, evtl. auch operative Maßnahmen. E transformation.

**Umformungs|zeit:** Zeit vom Beginn der Q-Zacke im EKG bis zur Mitralkomponente des 1. Herztons im Phonokardiogramm; norm. zwischen 0,04–0,06 Sek.

**Umgangs|sprache:** bei der ▸Hörprüfung die stimmhafte Sprache von normaler Lautstärke. E conversational speech.

**Umgehungs|ana|stomose:** *Chirurgie* operatives Kurzschließen von Hohlorganabschnitten zur Umgehung krankhafter, operativ nicht unmittelbar zu behebender passagebehindernder Krankheitsprozesse oder zur vorübergehenden Entlastung bzw. – seltener – zur langzeitigen bis dauerhaften Ausschaltung eines Organabschnittes. I. e. S. meist als ▸Palliativoperation im Verdauungstrakt (bei Karzinom, auch als Voroperation vor einer Tumorentfernung), u. zwar als Seit-zu-Seit-Anastomosierung oder mit Hilfe einer ▸Interposition. Am Blutgefäßsystem als ▸Bypass, am Lymphgefäßsystem bei der ▸Lymphgefäßtransplantation, am Liquorsystem – bei ▸Hydrocephalus – als Ableitungsoperation. – S. a. ▸Gastroenterostomie, ▸Ileumausschaltung, ▸Hepatogastrostomie, ▸Kotfistel. E bypass anastomosis.

**umgekehrtes Y-Feld:** s. u. ▸TNI; s. a. ▸Mantelfeld.

**Um|hüllung:** *Chirurgie* Absichern einer End-zu-End-Gefäßnaht durch Aufnähen eines präparierten Arteriensegmentes; i. e. S. die U. eines Aneurysmasackes; auch als Nerveneinscheidung, ▸Bändelung. E wrapping.

**Umkehr-Extra|systole,** Echophänomen: *Kardiologie* »Echo-Extrasystole« aus dem HIS-Bündel, hervorgerufen durch eine – bei Längsdissoziation des AV-Knotens zusätzlich zur orthograden Reizleitung erfolgende – teilweise retrograde Reizleitung in Richtung Herzvorhof, der dadurch erregt wird, wonach durch Impulsleitung über eine Muskelbrücke (z. B. KENT-Bündel) eine erneute Kammerkontraktion ausgelöst wird (sog. ▸Erregungsrückkehr, ▸»Reentry«); s. a. ▸GALLAVARDIN-Galopprhythmus. – Analog auch Vorhof-Echos (ausgehend vom Sinusknoten oder einem ektopischen Reizzentrum); sich wiederholende (»repetitive«) Echo-Rhythmen evtl. als Pathomechanismus einer atrioventrikulären Tachykardie. E echo-beat, reentry type of extrasystole.

**Umkehr|phänomen:** ▸Rebound-Effekt. E rebound phenomenon.

**Umkehr|systole:** ▸Umkehr-Extrasystole. E echosystole.

**Umklammerungs|reflex:** der ▸MORO-Reflex »Phase 1« als frühkindlicher Reflex. E embrace reflex, grasp reflex.

**Umlauf,** Tourniole: oberflächliche, pustulöse ▸Pyodermie bzw. Bulla rodens des Nagelwalles (halbmondförmig um den Nagel, diesen evtl. abhebend); s. a. ▸Paronychie. E runaround.

**Umleitungs|anastomose:** *Chirurgie* ▸Bypass; s. a. ▸Umgehungsanastomose.

**UMP:** Abk. für ▸**U**ridin**m**ono**p**hosphat. E UMP.

**Umsatz:** s. u. ▸Stoffwechsel, ▸Turnover. E metabolism.

**Umsatz|rate:** **1)** *Biochemie* ▸Turnoverrate. **2)** *Nuklearmedizin* ▸Umwandlungsrate.

**Umsatz|störung:** Stoffwechselstörung auf der Grundlage einer angeborenen oder erworbenen ▸Enzymopathie oder eines medikamentös bewirkten ▸Enzymblocks. E metabolic disorder.

**Umschaltung:** **1)** beim autogenen Training das Eintreten des hypnoiden Zustandes als Suggestionseffekt, später als antrainierter Automatismus. **2)** *Pathologie* ▸vegetative Gesamtumschaltung. E switching.

**Umschlag:** ▸Wickel. E compress. – **Umschlagverband:** ▸Dolabra reversa.

**umschlossen:** *Radiologie* s. u. ▸Isotop.

**Um|schnürung:** **1)** *Chirurgie* ▸Abbinden (mittels Tourniquet); s. a. ▸Blutleere. **2)** *Pathologie* ▸Strictura.

**Um|stechungs|naht:** Unterbindung (▸Ligatur) eines tief liegenden u./oder nicht (genügend) präparativ darstellbaren Gefäßes durch eine die Gefäßumgebung mitfassende Kreuz- oder Z-Stichnaht, evtl. als Massenligatur (z. B. bei flächenhafter Blutung aus parenchymatösen Organen; evtl. unterstützt durch Einknoten von Muskelgewebe oder resorbierbaren hämostyptischen Materials). Evtl. mit Stielnadel ausgeführt (z. B. nach DESCHAMPS; oder Bumerangnadel). E purse-string suture.

**Um|stimmung:** Änderung physiologischer Funktionen, d. h. der Reaktionsweise von Vegetativum u. Endokrinium auf einwirkende innerliche oder äußerliche Reize, durch gezielte, langzeitige Aktivierungsmaßnahmen in angemessener Dosierung; im Allg. als Umschlagen in Richtung ▸Vagotonie (Trophotropie). Nachgewiesen sind v. a. Änderungen des Mineralhaushaltes u. der Kapillarpermeabilität, herbeigeführt mit unspezifischen Maßnahmen (Überwärmungsbad, Diät, Reizkörpertherapie [z. B. Eiweißinjektionen]) oder durch Verabfolgung spezifischer Arzneimittel (z. B. Androgene). E change. – **U., immunologische:** ▸Hyposensibilisierung. E immunological ch. – **U., pathologische:** die akute Umstellung im Rahmen des ▸Adaptationssyndroms bzw. auf Erreger u. deren Stoffwechselprodukte. E pathological ch. – **U., physiologische:** ▸Adaptation an chronische Einflüsse. E physiological ch.

**Um|wandlung:** ▸Metamorphose, ▸Metaplasie. E transformation.

**Umwandlungs|operation:** **1)** Operation zur Beseitigung eines früher operativ herbeigeführten Zustandes; in der Magenchirurgie z. B. die Umwandlung eines funktionell ungünstigen BILLROTH-II-Magens in einen nach BILLROTH I. E remedial operation. **2)** Operationen zur Geschlechtsumwandlung.

**Umwandlungs|rate:** der Prozentanteil an Plasmaproteine gebundener Radiopharmaka (sog. Radiokonversion) 24–48 Stunden nach deren Gabe (s. Abb.).

**Umwandlungs|zone:** *Gynäkologie* (HINSELMANN) Epidermisierungszone mit reaktiver Gefäßregeneration am äußeren Muttermund im Bereich einer ▸Ektopie

$$\frac{PB^{131}I}{\text{Plasma-Gesamt-}^{131}I} \cdot 100$$

**Umwandlungsrate:** Berechnungformel für Radiojod.

U

der Portio. ▸Kolposkopiebefund: Plattenepithelstreifen, -zungen über ektopisches Portio-Zylinderepithel hinwegwachsend; evtl. Felderbildung (darin Öffnungen der Drüsenausführungsgänge, Buckelbildung = ▸NABOTH-Eier u. Zylinderepithelinseln); neu gebildetes Epithel silbrig-weiß; das Zylinderepithel mit Braunverfärbung nach Betupfen mit Jod bzw. Trübung nach Essigsäurebehandlung. Darüber hinausgehende Veränderungen sind verdächtig auf Malignität (s.a. ▸Carcinoma in situ, ▸CIN). E transformation zone.

**Umwelt,** Peristase: die Gesamtheit der anorganischen u. organ. (biotischen) Faktoren(konstellationen), die auslösend, determinierend oder modifizierend auf die Entwicklung eines Organismus einwirken u. zu denen er angeborene oder erworbene Reaktionsbeziehungen hat (Anpassungs- oder – als Parasit – auch z.B. Schädigungsmöglichkeit). – S.a. ▸Milieu, ▸ökologisches System. E environment.

**Umwelt|krankheiten:** durch direkte oder indirekte Einwirkung von Schädlichkeiten der Umwelt, z.B. Emissionen bzw. Immissionen (s.a. ▸Smog, ▸nitrose Gase, ▸MIK), (UV- u. radioaktive) Strahlung, Lärm, Boden-, Wasserverunreinigung bedingte Krankheiten. Mit ihnen befasste Bereiche der Humanmedizin (»**Umweltmedizin**«, medizinische ▸Environtologie) sind z.B. deren Teilgebiete Hygiene, Patho-, Dermato-, Toxikologie; Letztere (»**Umwelttoxikologie**«) befasst mit Identifikation, Entstehung, Transport (Immission, Nahrungskette) von **Umweltgiften** in allen Lebensbereichen (z.B. Wohnbereich). E environmental diseases.

**Umwelt|medizin:** medizin. Betreuung von Einzelpersonen mit gesundheitl. Beschwerden oder auffälligen Untersuchungsbefunden, die mit Umweltfaktoren in Verbindung gebracht werden können. Wird mit der ▸Hygiene zu einem medizinischen Fachgebiet zusammengefasst. S.a. ▸Multiple-chemical-Sensitivity-Syndrom.

**Umwelt|schutz:** Gesamtheit der Maßnahmen, die erforderlich sind zur Beseitigung bereits eingetretener oder zur Vermeidung oder Minderung zu erwartender Schädigungen der menschlichen Gesundheit oder sozialer Funktionen, bedingt durch lebensfeindliche Faktoren oder durch Zustände unserer natürlichen (u. durch menschliche Eingriffe veränderten) Umwelt. E environmental protection.

**Umweltverträglichkeitsprüfung,** Abk. UVP: wissenschaftliches Gutachten zur Klärung der Frage, ob ein bestimmtes Vorhaben (z.B. Bauvorhaben, aber auch Eingriffe in landschaftsverändernder Hinsicht) aus umweltrelevanten Gründen zu bewilligen ist. Grundlage ist das »Gesetz zur Umsetzung der Richtlinie des EG-Rates vom 26.6.1985 über die Umweltverträglichkeitsprüfung bei bestimmten öffentlichen und privaten Projekten« vom Februar 1990 (UVP-Gesetz).

**U-Naht:** Wundnaht mit U-förmigem Verlauf des Fadens. Teilelement der ▸Matratzennaht.

**Unbehaglichkeits|schwelle:** Schallintensität, die bei der audiometrischen Untersuchung vom Patienten gerade als unangenehm laut empfunden wird; wichtig zur Feststellung der Amplitudenbegrenzung u. zur automatischen Verstärkungsregelung bei der individuellen Anpassung von Hörgeräten.

**Unbewusstes:** die seelischen Inhalte außerhalb des Bewusstseinsfeldes; als nicht Bewusstseinsfähiges (= »Unbewusstes i.e.S.« = Außerbewusstes) u. als momentan nicht Bewusstes (= Unbemerktes). – *psychoanalyt* nach FREUD das Gesamt der verdrängten (u. bewusst zu machenden) seelischen Inhalte, die als Repräsentanzen der Triebe anzusehen sind, eigenen Gesetzmäßigkeiten unterliegen u. v.a. kindliche Triebwünsche u. Vorstellungen beherbergen. – Entspricht dem »Es« (ist jedoch auch im »Ich« u. »Über-Ich« z.T. vorhanden). – Diesem individuellen U. wird von C. G. JUNG das kollektiv Unbewusste entgegengestellt. E unconscious.

**un|ci|for|mis** *(latein.)*: hakenförmig. E unciform.

**Uncinaria:** die ▸Necator- oder ▸Ancylostoma-Arten.

**uncinatus** *(latein.)*: mit einem Haken (**Uncinus**) versehen; z.B. Processus unc., Gyrus unc. (G. parahippocampalis oder dessen ▸Uncus). E uncinate.

**Un|coat|ing** *(engl.)*: die intrazelluläre Freisetzung der Nucleinsäure eingedrungener Viren, bei Pockenviren unter virusinduziertem enzymatischen Abbau des Proteinmantels (engl.: coat).

**Uncus:** das hakenförmige vordere Ende des ▸Gyrus parahippocampalis; s.a. ▸Unzinatus... E uncus.

**Undecylensäure,** 10-Undecensäure: ungesättigte Fettsäure aus Rizinusöl; ***Anw.*** z.B. als Antimykotikum. E undecylenic acid.

**Under|cut|ting** *(engl.)*: »Unterschneidung« von Hirnrindenbereichen als psychochirurgischer Eingriff.

**Underfill-Theorie** *(engl.)*: Theorie, nach der die Hypalbuminämie bei der Leberzirrhose infolge des gesunkenen onkotischen Drucks zur Aszitesbildung u. damit zur Verminderung des effektiven Blutvolumens führt.

**undifferenziert:** *Histologie* unreif, ohne die Merkmale der abgeschlossenen Zellreife (bei Neoplasmen mit Analogien zu Vorstufen des Muttergewebes, jedoch ohne dessen endgültige Differenziertheit). – S.a. ▸Anaplasie. E undifferentiated.

**Undine-Syndrom** *(Undine = Nixe, die ihrem untreuen irdischen Mann die autonome Atmung nahm, so dass er nach dem Einschlafen starb)*: angeborene oder erworbene Störung der zentralen Atemregulation mit in der Aufwachphase eintretendem (durch willkürliches Atmen kupierbarem) periodischem Atemstillstand (Apnoe) mit Zyanose, Somnolenz, Husten- und Würgereflexabschwächung (aber auch CHEYNE-STOKES-Anfälle, v.a. nach dem Einschlafen). E Ondine's syndrome.

**Undritz-Anomalien** (ERIK U., Hämatologe, Basel): Leukozytenanomalien, u. zwar (erblich) eine Vermehrung der Drumsticks bzw. als ▸Hypersegmentation der Neutrophilen bzw. als mittelstarke Segmentierung der Eosinophilenkerne. E Undritz anomalies.

**un|du|lans, undulierend** *(latein. unda = Welle)*: mit Verlauf, Bewegung in Wellenform; z.B. ▸Febris undulans, undulierende Membran (z.B. der Trypanosomen). E undulant.

**Undulation:** Wellenbewegung (▸undulans); *klin* die intraabdominale, die bei Aszites von der flach aufgelegten Hand nach kurzem Anstoßen der Bauchwand der Gegenseite gefühlt wird. E undulation.

**Unfall:** unbeabsichtigtes, zufälliges, kurzfristig von außen einwirkendes Ereignis, durch das Menschen oder Sachgüter zu Schaden kommen u. dessen zeitlicher Eintritt nicht vorhersehbar ist; als Wegeunfall, ▸Arbeitsunfall dem D-Arzt zuzuleiten; s.a. ▸Trauma. E accident.

**Unfall|chirurgie:** Teilgebiet der ▸Chirurgie, das sich mit der Prävention, Erkennung, operativen u. nichtoperativen Behandlung sowie Nachsorge u. Rehabilitation von Verletzungen u. deren Folgezuständen befasst. Die Weiterbildungszeit beträgt 3 Jahre.

**Unfall|konzentration, maximale,** Abk. MUK: die nur für einige chemische Substanzen angegebene Konzentration, die bei Einwirkung von < 1 Std. (s.a. ▸MAK) ohne Belästigung, Gesundheitsschädigung vertragen wird.

**Unfall|neurose:** ▸Rentenneurose. E accident neurosis.

**Unfall|verhütung:** alle psychologischen, medizin., techn. etc. Maßnahmen zur Verhinderung von Unfällen. Im beruflichen Bereich v.a. gestützt auf die Gewerbeordnung, das Unfallversicherungsneuregelungsgesetz (UVNG), Gesetz über Betriebsärzte, Sicherheitsingenieure u. andere Fachkräfte für Arbeitssicherheit, Unfallverhütungsvorschriften (UVV) der Berufsgenossenschaften. E accident prevention.

**Unfall|versicherungsrecht:** alle gesetzlich festgelegten Bestimmungen zur Abdeckung der als Unfallfolgen anfallenden Kosten für medizinische Behandlungen aller Art einschließlich Rehabilitationsmaßnahmen, Berufshilfen, Verletztengeld, besondere Unterstützungen sowie Rentenzahlungen bei Invalidität oder Tod; s.a. ▸Krankenversicherungsrecht.

**Unfruchtbarkeit:** ▸Sterilität (2); s.a. ▸Konzeptionsverhütung. E sterility.

**Unfruchtbar|machung,** Sterilisation: Herbeiführen einer ▸Sterilität; definitiv z.B. durch ▸Vasoligatur bzw. ▸Tubenligatur u. -resektion (s.a. ▸Kastration, ▸Strahlenkastration, ▸Menolyse, Radiummenolyse; eine ▸Refertilisation ist meist nicht möglich); vorübergehend wirken bei ♀ v.a. ▸Intrauterinpessare, ▸Ovulationshemmer. E sterilization.

**Ung.** *(latein.): Pharmazie* Abk. für **Unguentum** (= Salbe). E ung.

**Unger-Madison-Test:** ▸Sulfonylharnstoff-Test (mit 1 g Tolbutamid); früher als ▸Diabetes-Suchtest verwendet. E tolbutamide tolerance test.

**ungesättigt:** *Chemie* unterhalb des naturgesetzlich möglichen – u. ggf. erreichbaren – Maximums; z.B. als Doppel- u. Dreifachbindung zwischen 2 C-Atomen. E unsaturated.

**Ungeziefer|bekämpfung:** ▸Desinfektion.

**Ungeziefer|wahn:** ▸Dermatozoenwahn.

**un|gualis:** Finger- bzw. Zehennägel betreffend; z.B. Panaritium unguale. – S.a. ▸unguicularis. E ungual.

**Un|guentum** *(latein.):* ▸Salbe. E ointment. – **U. ophthalmicum:** Augensalbe. E eye ointment.

**un|gui|cu|la|ris** *(latein.):* zum Finger- oder Zehennagel (Unguis) gehörig. E unguicular.

**Un|guis:** der Finger- bzw. Zehennagel (s.a. ▸Nagel...). E nail. – **U. hippo|craticus:** ▸Uhrglasnagel (einschließlich des zyanotischen Nagels bei Herz-Lungen-Erkrankungen). E hippocratic n. – **U. incarnatus:** ▸eingewachsener Nagel. E ingrown n.

**unguli|formis:** huf(eisen)förmig; z.B. Ren ung. (▸Hufeisenniere).

**uni...:** Wortteil »einer«; s.a. ▸mono...

**uni|faszikulär:** nur einen Faszikel betreffend (s.a. ▸Hemiblock). E unifascicular.

**uni|lo|cu|laris:** mit nur einem Fach, Abteil. E unilocular.

**Uni|para:** Frau, die bereits eine Schwangerschaft ausgetragen hat; s.a. ▸Primipara. E unipara.

**uni|polar:** einpolig; z.B. unipolare ▸Ableitung; unipolare Ganglienzelle (G. mit nur einem Axon; scheinbar unipolar = ▸pseudounipolar sind dagegen Zellen des Spinalganglions). E monopolar, unipolar.

**Unit** *(engl.)* Abk. U: ▸Einheit; s.a. ▸Enzymeinheit.

**Unitarismus:** *Hämatologie* Theorie, die die Abstammung aller Leukozyten von einer einzigen Stammzellenform postuliert; s.a. ▸CFU. – **U., überdachender:** Theorie, die alle Zellreihen des Blutes von einer gemeinsamen embryonalen Mesenchymzelle ableitet.

**Uni|valent:** in der 1. Teilung der ▸Meiose ungepaart bleibendes Chromosom.

**uni|valent:** ▸monovalent. E univalent, monovalent.

**Universal|antigen:** Antigene, die bei fast allen Menschen vorkommen (im Ggs. zu den seltenen ▸Familienantigenen); z.B. $Tj^a$ des P-, U des MNSs-Systems.

**Universal|empfänger:** Träger der Blutgruppe AB (d.h. ohne Isoantikörper α u. β), dem (nach unauffälliger biolog. Vorprobe!) notfalls auch Blut der Gruppen A, B u. 0 übertragen werden kann; s.a. ▸Universalspender. E universal recipient.

**Universal|spender:** Träger der Blutgruppe 0 (i.e.S. rh-negativ), dessen Blut (nach unauffälliger biolog. Vorprobe!) notfalls auch auf Träger aller Blutgruppen übertragen werden kann, da es infolge Verdünnung der α- u. β-▸Isoantikörper im Empfängerblut die Erythrozyten nicht agglutiniert; s.a. ▸Universalempfänger. E universal donor.

**Unk|arthrose:** Spondylarthrose eines ▸Unkovertebralgelenks. E uncarthrosis.

**unko|vertebral:** die ▸Unkovertebralgelenke betreffend. E uncovertebral.

**Unko|vertebral|gelenke:** *Röntgenologie* an der Halswirbelsäule die »Halbgelenke« zwischen dem Processus uncinatus der Deckplatte u. der Abschlussplatte benachbarter Wirbelkörper; s.a. ▸Unkarthrose. E uncovertebral joints.

**Un|kus:** ▸Uncus. E uncus.

**Unna** (Paul Gerson U., 1850–1929, Dermatologe, Hamburg). – **U.-Pastenschuh:** ▸Zinkleimverband des Unterschenkels beim varikösen Geschwür. E Unna's paste boot. – **U.(-Politzer)-Nävus:** ▸Naevus Unna. E U.'s nevus. – **U.-Syndrom:** totale familiäre ▸Hypotrichose. E U.'s disease.

**un|paar(ig):** nur in der Einzahl vorhanden. E unpaired, impar.

**Unreife (des Neugeborenen):** s.u. ▸Reifezeichen. E immaturity.

**Un|ruhe:** Hyperkinese (z.B. als ▸Wittmaack-Ekbom-Syndrom); ferner ▸Erregung (2). E hyperkinesia, restlessness.

**un|spezifisch:** *Pathologie* uncharakteristisch, nicht kennzeichnend, keine spezifische Reaktion betreffend. E unspecific. – **u. Entzündung:** die nicht für einen bestimmten Erreger typische E. E u. inflammation. – **u. Immunität:** s.u. ▸Resistenz. E u. immunity. – **u. Stress-Syndrom:** ▸Adaptationssyndrom. E u. stress syndrome.

**Unter|arm,** Antebrachium: der rumpfferne Abschnitt der oberen Gliedmaße vom Ellbogen- bis zum Handgelenk; mit Radius u. Ulna als Skelett u. mit zwei großen Muskelgruppen; als Hand- u. Fingerbeuger (= Flexoren; s.a. ▸Musculus flexor) bzw. Hand- u. Fingerstrecker (= Extensoren; s.a. ▸Musculus extensor). E forearm.

**Unterarm|fraktur:** gleichzeitiger Bruch beider Unterarmknochen (Radius-, Ulnafraktur); s.a. ▸Monteggia-Fraktur. Als Komplikationen z.B. Brückenkallus (evtl. Nearthrose), Pseudarthrose. E forearm fracture.

**Unter|bauch:** s.u. ▸Hypogastrium; s.a. ▸Unterleibs... E hypogastrium.

**Unterberger-Tretversuch** (Siegfried U., 1893–1978, Ohrenarzt, Graz, Wien): Prüfung auf Störung des ▸Vestibularapparates durch Auf-der-Stelle-treten-Lassen mit geschlossenen Augen u. vorgestreckten Armen; bei einschlägigen Tonusdifferenzen der Körpermuskulatur dreht sich der Proband langsam um die Körperachse in Richtung der Störung (allgemein = Richtung der langsamen Komponente des ▸Nystagmus). E Unterberger's test.

**Unter|bewusstes:** nicht korrektes Synonym für ▸Unbewusstes. E subconscious.

**Unter|bindung:** Abschnüren von Blutgefäßen; s.a. ▸Ligatur; Abb. E ligature, ligation.

**Unter|druck:** **1)** *Physik* Luftdruck < 1 atm; s.a. ▸Druckfall..., ▸Drucksturz. E hypobaric pressure. **2)** *Pathologie* ▸Hypotonie. E hypotension.

**Unterdruck|atmung:** Atmung bei Luftdrücken < 1 atm, z.B. in großer Höhe. – **U., künstliche:** Beatmung unter künstlich herbeigeführtem Unterdruck, z.B. als – Exspiration u. venösen Rückfluss fördernde – Phase der ▸Wechseldruckbeatmung.

**Unterdruck|kammer:** als sog. Höhenkammer eine Klimakammer mit regulierbarem Unterdruck für labormäßig imitierten Höhenaufstieg zur Untersuchung u. Schulung des fliegenden Personals u. Erforschung der Höhenwirkungen. – Ferner *chir* die Kammer für das ▸Druckdifferenzverfahren (nach Sauerbruch). S.a. ▸Druckkammer. E hypobaric chamber.

**Unter|drückung:** ▸Suppression. E suppression.

**Unter|entwicklung:** *Pathologie* ▸Hypogenesie, ▸Hypoplasie. E maldevelopment.

**Unter|ernährung:** unzureichende, den Energiebedarf des Organismus nicht deckende Ernährung; i.w.S. auch der daraus resultierende Zustand. Die negative Energiebilanz wird kompensiert durch Einschmelzen von Körpersubstanz (Fettgewebe, dann Muskulatur) u. – unter verringerter Leistung – durch Bedarfssenkung. Hochgradige u. längere U. (v.a. im Entwicklungsalter) führt zu Dauerschäden, u.a. auch zu Resistenzschwäche; s.a. ▸Kwashiorkor (= »malignes

U

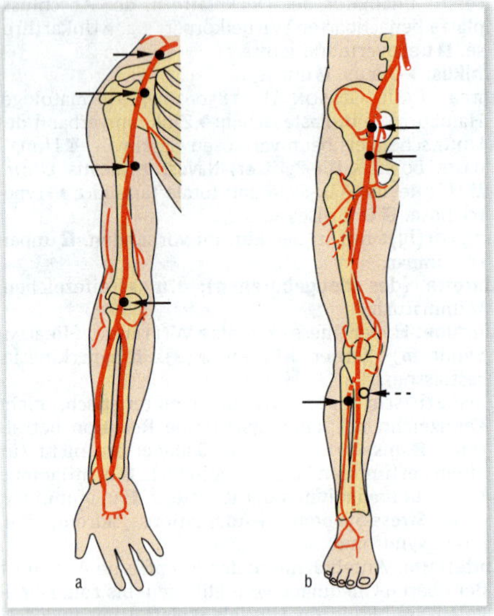


**Unterbindung:** Stellen (»Orte der Wahl«) zur Unterbindung des Blutflusses der A. subclavia u. A. brachialis (a) bzw. der A. femoralis u. ihrer großen Äste (b). [32]

Unterernährungssyndrom«); s.a. ▸Malnutrition. E hypoalimentation.

**untergehende Sonne:** *Neurologie* ▸Sonnenuntergangs...

**Unter|gewicht:** ▸Körpergewicht unter dem Sollgewicht. E underweight.

**Unter|gruppen:** ▸AB0-Untergruppen. E subgroups.

**Unter|haut|(zell|gewebe):** die ▸Tela subcutanea (= Subkutis) mit dem zugehörigen Unterhautfettgewebe (= ▸Panniculus adiposus). S.a. ▸Retinacula cutis. E subcutaneous tissue.

**Unter|kiefer,** Abk. UK: ▸Mandibula (s.a. ▸Kiefer..., ▸Mandibular...). E lower jaw, mandible.

**Unterkiefer|drüse:** ▸Glandula submandibularis. E submaxillary gland.

**Unterkiefer|klonus,** Masseterklonus: durch Unterkieferbeklopfen ausgelöster Kaumuskelklonus als Pyramidenzeichen. E mandibular clonus.

**Unterkiefer|reflex,** Masseterreflex: leichte Unterkieferhebung als physiologischer Eigenreflex der Kaumuskeln, auslösbar bei halb geöffnetem Mund durch leichten kaudalwärts gerichteten Schlag auf die Kinnspitze oder – über einen Holzspatel – auf die untere Zahnreihe. Ist bei hoher Pyramidenbahnschädigung gesteigert. E jaw jerk.

**Unterkühlung, allgemeine:** Zustand des Organismus als Folge anhaltender bzw. langzeit. Kälteeinwirkung (s.a. ▸Hypothermie). Stadien: 1) Erregungsstadium (37–34 °C ▸Kerntemperatur = KT), 2) Erschöpfungsstadium (unter 30 °C). Für Begrenzung/Kompensation der Wärmeverluste setzen Gegenregulationen ein (s.a. ▸Wärmeregulation); durch Thermorezeptoren der Haut u. des Rückenmarks wird i.S. des Wärmeersatzes eine Tonussteigerung der quer gestreiften Muskulatur ausgelöst bis hin zum ▸Kältezittern (nimmt ab 35 °C KT ab; führt zu bis zu 20facher Stoffwechselsteigerung; nachfolgend Erschöpfung u. Verbleiben von Stoffwechselprodukten in der Peripherie). Gefahr der U. v.a. bei Schiffbrüchigen (auch Windsurfer-Unfälle) u. bei ungenügendem Kälteschutz nach Unfällen (z.B. Bergunfällen); als ***Kompl.*** treten bei Ersteren Seekrankheit mit Schlaflosigkeit u. Dehydratation auf; nach Verschüttung evtl. zusätzlich $CO_2$-Narkose. ***Klinik:*** Verwirrtheit, Desorientierung (ab 36 °C KT); im Erschöpfungsstadium (mit Erschöpfung der Glykogen-Reserven) Apathie, zunehmende Muskelstarre, Herzfrequenz- u. Pulsverlangsamung mit Arrhythmie (Bradyarrhythmie); ab 30 °C Bewusstlosigkeit, Weitstellung u. Lichtstarre der Pupillen. Bei Unterkühlung durch Alkoholintoxikation längere Lebenschance: hier fehlt die initiale Stoffwechselstörung; dadurch Verzögerung der Reservenerschöpfung (der gleiche Effekt wie bei künstlicher ▸Hibernation unter Narkose sowie bei Muskelrelaxation). ***Diagn.:*** Laborchemie: metabolische u. respiratorische Azidose, Elektrolytverschiebungen (ab 28 °C KT v.a. Kaliumverschiebung in den Interzellularraum). ***Erstmaßnahmen:*** Vermeiden starker Lageänderungen des Unterkühlten. Gefahr des »Bergungstodes« durch Kammerflimmern oder Asystolie infolge akuter Verlagerung kalten Körperschalenblutes in den Körperkern (s.a. ▸Tourniquet-Schock). Transport möglichst horizontal u. bei gleichzeitigem Warmhalten. Vor u. während des Transports ist evtl. Reanimation mit Herzdruckmassage erforderlich, die bis zur Erwärmung über 30°C aufrechterhalten werden sollte. Zum Schutz vor weiterer Auskühlung Auswechseln nasser Kleidung (im Liegen), Einhüllen in Isolationsdecke, wenn möglich Wärmepackung u. Verabfolgung heißer, gezuckerter Getränke (evtl. Infusion von warmer Glucose- oder von 8,4 %iger Natriumbicarbonat-Lösung; evtl. mit Cortison). Der möglichst rasche Transport erfolgt optimal in eine Klinik mit Herz-Lungen-Maschinen-Bereitschaft. ***Ther.:*** Weiterbehandlung (möglichst unter EKG-Monitoring u. rektalem Temperatur-Monitoring) erfolgt durch Intubation u. Beatmung (falls nötig), v.a. aber durch Aufwärmen, u. zwar durch Wärmepackung oder durch auf den Rumpf beschränktes Wasserbad (40–43 °C, bei Einsatzbereitschaft einer Herz-Lungen-Maschine; schnelle Erwärmung begünstigt schnelles Überschreiten der Defibrillationsschwelle); Kontrolle des zentralen Venendrucks, Blutgasanalyse, evtl. Azidosebehandlung; Kontrolle der Serumwerte von Glucose, Elektrolyten u. Harnstoff; Kontrolle der Harnausscheidung. Bei Kammerflimmern Defibrillation, bei Asystolie Adrenalingabe sowie Natriumbicarbonat-Lösung (8,4 %ig). Im Extremfall zentrale Aufwärmung nötig; erfolgt über einen partiellen femoralen Bypass, durch Peritonealdialyse, warme Magenspülung, warme Infusionen; evtl. Notthorakotomie mit Übergießen des Herzens mit warmer physiologischer Kochsalzlösung (40 °C). E hypothermia.

**Unter|lappen:** *Anatomie* ▸Lobus inferior pulmonis. E inferior lobe.

**Unterleibs|beschwerden:** *Gynäkologie* ▸Pelipathia. E pelvic complaints.

**Unterleibs|entzündung:** ▸Adnexitis, ▸Metritis, ▸Parametritis. E pelvic inflammation.

**Unterleibs|typhus:** ▸Typhus abdominalis. E typhoid fever.

**Unter|schenkel,** Crus: der rumpfferne Abschnitt der unteren Gliedmaße zwischen Knie- u. oberem Sprunggelenk; mit Schien- u. Wadenbein als Skelett u. drei Muskelgruppen: vorn die Strecker (Extensorengruppe: Musculi tibialis anterior, extensor hallucis longus u. extensor digitorum longus), seitlich die Wadenbeinmuskeln (Mm. peronei longus u. brevis), hinten die Beuger = Flexoren (Mm. gastrocnemius, soleus, plantaris, popliteus, flexor digitorum u. hallucis longus, tibialis posterior). E lower leg.

**Unterschenkel|amputation:** Beinabsetzung im Unterschenkel, u. zwar meist in der rumpfnahen Hälfte mit dem Ziel des Erhalts eines funktionstüchtigen Stumpfes (▸GRITTI...; s.a. ▸PIROGOFF...); s.a. Abb. E a. of the lower leg, below-knee (B. K.) amputation.

**Unterschenkel|bruch,** Fractura cruris: gleichzeitiger Bruch beider Unterschenkelknochen (s.a. ▸Tibia-, ▸Fibula-, ▸Knöchelfraktur). – Häufig kompliziert durch Nebenverletzungen (Aa. tibiales, N. peroneus, Sprunggelenk), Pseudarthrose, Deformitätsheilung, SUDECK-Syndrom. E fracture of the lower leg.

**Unterschenkel|geschwür:** ▸Ulcus cruris. E crural ulcer, u. of the lower leg.

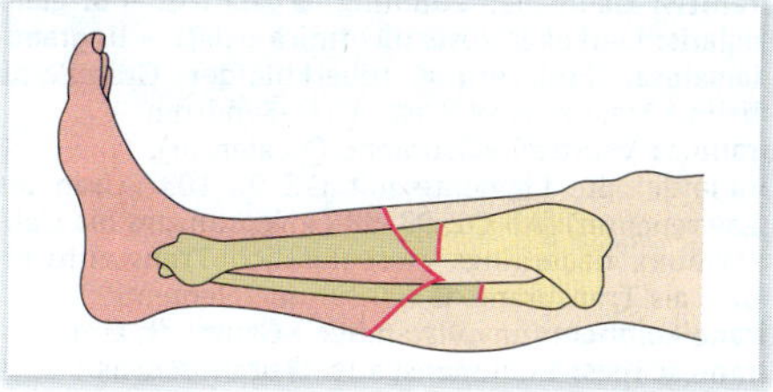

**Unterschenkelamputation:** Bildung eines vorderen u. hinteren Lappenschnittes. [61]

**Unterschenkel|prothese:** Kunstbein zur Versorgung eines Unterschenkelamputationsstumpfes. E below-knee (B. K.) prosthesis.
**Unterschenkel|sklerose:** Verschwielung der Unterschenkelhaut (▸Dermatosklerose), z. B. bei Varikose. – S. a. ▸Lipodermatosklerose. E dermatosclerosis of leg.
**Unterschenkel|typ:** kruraler Typ der peripheren arteriellen ▸Verschlusskrankheit; beim jüngeren Patienten häufig durch ▸Endangi(i)tis obliterans, beim älteren Patienten meist arteriosklerotisch. Charakterisiert durch Claudicationsschmerz im Fuß (nach distalem Unterschenkel), Erstmanifestation häufig auch bereits mit Ruheschmerz oder akralen Nekrosen; klinisch Pulsabschwächung bzw. -losigkeit der Knöchelarterien bei normalem Poplitealpuls.
**Untersuchung, ärztliche:** Untersuchung im Rahmen der ▸Diagnostik; v. a. Inspektion (evtl. einschließlich ▸Rhinoskopie, ▸Otoskopie, ▸Ophthalmoskopie), ▸Auskultation, ▸Perkussion, digitale Untersuchung, im Bedarfsfall ergänzt durch apparative Verfahren (z. B. Röntgen-, Ultraschall-, nuklearmedizinische Untersuchung, Tomographie, Bestimmung der Atemvolumina, EKG u. – invasiv – Herzkatheterismus, EKG, EMG, Audiometrie, Zystoskopie), Laboruntersuchungen (einschließlich ▸Biopsie, ▸Zytologie, ▸Bakteriologie etc.). E (medical) examination. – **U., digitale:** Austasten von Körperöffnungen mit einem oder mehreren – im Allgemeinen mit Gummifingerling oder -handschuh bedeckten – Fingern. E digital e. – **U., rektale:** digitale U. des Mastdarmes u. anliegender Organe (v. a. DOUGLAS-Raum, Prostata), oft ergänzt durch ▸Rektoskopie bzw. ▸Proktoskopie. E rectal e. – **U., vaginale:** digitale U. der Scheide u. der weiblichen Beckenorgane (evtl. *geburtsh* auch der erreichbaren Teile der Leibesfrucht), oft kombiniert mit Spekuluminspektion, ▸Kolposkopie; als bimanuelle U. mit gleichzeitigem Auflegen der »äußeren Hand« auf die Bauchdecken; als rektovaginale = kombinierte U. mit dem Zeigefinger der inneren Hand vaginal u. dem Mittelfinger rektal; s. a. ▸Touchieren. E vaginal e.
**Unter|temperatur:** ▸Hypothermie.
**Unterwasser|behandlung:** ▸Hydrotherapie mit Anw. physiotherapeutischer Maßnahmen im temperaturindifferenten Teil- oder Vollbad. ***Anw.*** auch in der Nachbehandlung von Frakturen oder als Unterwassergymnastik, d. h. als Bewegungstherapie bzw. Physiotherapie unter Ausnutzung des Auftriebs für Geh- u. Schwimmübungen gelähmter Pat. E underwater treatment.
**Unterwasser-Druckstrahlmassage:** ▸Massagetherapie, bei der während eines warmen Wannenbades Haut u. Muskulatur mit einem Wasserstrahl aus einer Wasserdüse in kreisender Bewegung massiert werden. ***Anw.*** v. a. bei ausgedehnten schmerzhaften Muskelverspannungen oder bei Versteifungstendenzen der Wirbelsäule (z. B. bei BECHTEREW-Krankheit). E hydromassage.
**Unterwasser|gymnastik,** Hydrogymnastik: ▸Unterwasserbehandlung als Bewegungstherapie in einer Spezialwanne oder einem Bewegungsbecken. Erleichtert das Üben durch Auftrieb u. Wärme. ***Ind.*** z. B. bei posttraumatischen Behinderungen, Hemiplegien. E underwater exercises.
**Unterwasser|massage:** ▸Unterwasserbehandlung als manuelle Massage in einem warmen Vollbad oder als ▸Unterwasser-Druckstrahlmassage.
**Unter|zungen|drüse:** ▸Glandula sublingualis. E sublingual gland.
**Unverricht-Syndrom** (HEINRICH U., 1853–1912, Internist, Jena, Dorpat): **1) U.(-Lundborg)-Sy.:** autosomal-rezessiv erbliche, myoklonische ▸Epilepsie; beginnt meist in der Pubertät mit topischen oder klonischen Krampfanfällen u. führt zu epileptischer Wesensveränderung u. rasch zunehmender Demenz; später zusätzlich myoklonische Zuckungen, weiterer Persönlichkeitsabbau, evtl. Erregungszustände, Bewusstseinsstörungen; schließlich allgemeiner Kräfteverfall, neurologische u. endokrine Störungen (Rigidität, Akinesie, Amimie, Parkinsonismen bzw. z. B. Adipositas vom FRÖHLICH-Typ); ferner besteht ▸Dysrhaphie; s. a. ▸LAFORA-Syndrom. E Unverricht's disease. **2) U.-Wagner-Sy.:** ▸Dermatomyositis. E Wagner's syndrome.
**Unversehrtheit, körperliche:** s. u. ▸Integrität.
**Unverträglichkeit: 1)** *Biochemie* enzymopathische ▸Idiosynkrasie; z. B. als akute hämolytische Anämie bei Glucose-6-phosphat-dehydrogenase-Mangel nach Einnahme von Primaquin oder nach Favabohnen-Genuss. **2)** *Immunologie* die ▸Inkompatibilität; meist mit nachfolgender ▸Antigen-Antikörper-Reaktion; s. a. ▸HLA-System, ▸Rhesusinkompatibilität. E 1), 2) incompatibility. **3)** *Pharmazie* Interferenz zwischen Arzneimitteln (s. u. ▸Wechselwirkung, s. a. ▸Nebenwirkung).
**unwillkürlich:** nicht willensbedingt, automatisch, reflektorisch. E involuntary.
**Unzinariasis:** ▸Ancylostomiasis. E uncinariasis.
**Unzinatus-Epilepsie:** Anfälle mit Auslösung im vorderen Temporallappenbereich, v. a. im ▸Uncus des Gyrus hippocampalis; sind gekennzeichnet im Allgemeinen (nicht unbedingt!) durch elementare oder komplexe (illusionäre oder halluzinatorische) Geruchssymptome, die isoliert oder mit Bewusstseinseinschränkung, dreamy state, Mikroteleopsie, Schnüffel- u. Schmatzbewegungen, oft auch Déjà- oder Jamais-vu-Erlebnis auftreten; s. a. ▸Temporallappen-Epilepsie, psychomotorische ▸Epilepsie. E uncinate epilepsy.
**Unzurechnungsfähigkeit:** die Zurechnungsunfähigkeit, im Strafrecht seit 1975 (§ 20 StGB) durch den Begriff »Schuldunfähigkeit« ersetzt (▸Schuldfähigkeit). E diminished responsibility.
**Uperisation,** Ultra-Pasteurisation: »UHT-(= ultra-high-temperature-)Verfahren« zur Herstellung von H-Milch (monatelang haltbare Halbkonserve; frei von lebensfähigen Keimen u. Sporen); 80 °C warme Milch wird mit überhitztem Wasserdampf durchschäumt, dann schnell im Vakuum von 150 auf 80 °C heruntergekühlt. E uperization.
**UPPP:** Abk. für ▸**U**vulo**p**alato**p**haryngo**p**lastik.
**upside-down stomach** *(engl.):* axiale Magendrehung (Magenvolvulus) im Bruchsack einer paraösophagealen Hiatushernie; höchster Punkt des bestehenden ▸Thoraxmagens ist die große Kurvatur.
**Uptake** *(engl.):* Aufnahme; s. a. ▸Resorption.
**Ura|chus,** Harngang: *Embryologie* der extraperitoneal in der Bauchwand gelegene Teil des Allantoisganges (▸Allantois); erstreckt sich vom Scheitel der späteren Harnblase bis zum Nabel. Verödet allgemein vor Ende der Fetalzeit unter Bildung des ▸Ligamentum umbilicale medianum (»Urachusstrang«). E urachus.
**Ura|chus|abszess:** s. u. ▸Urachuszyste. E urachal abscess.
**Urachusdivertikel:** Absatz
**Ura|chusfistel:** Fistel bei vollständig oder teilweise nicht verödendem ▸Urachus; als komplette F. eine vesikoumbilikale = Blasen-Nabel-Fistel, ansonsten z. B. als ▸Fistula umbilicalis. E urachal fistula.

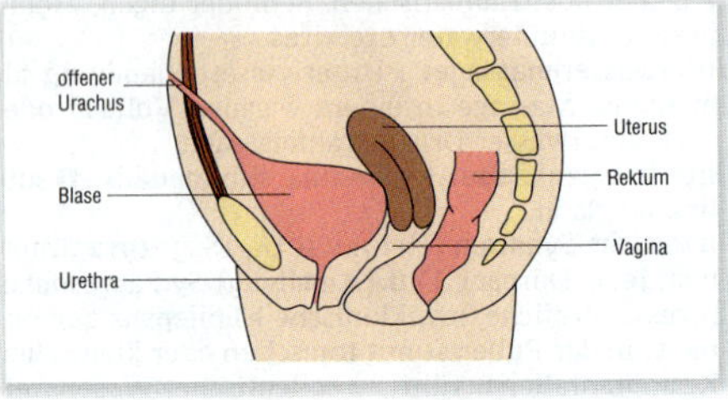


**Urachusfistel:** offener Urachus. [292]

**Ura|chus|zyste:** Zyste infolge teilweise ausgebliebener Urachusverödung. Kann vereitern (»Urachusabszess« = Pyourachus) u. dann zum Nabel oder in die Blase durchbrechen; s. a. ▸Blennorrhoea umbilici. E urachal cyst.

**Uracil,** Abk. U: tautomer als 2,4(6)-Dihydroxy- u. 2,4(6)-Dioxotetrahydro-pyrimidin vorkommende natürl. ▸Pyrimidinbase; ein RNS-, selten auch DNS-Baustein. S. a. ▸Thymin (= 5-Methyl-U.), ▸Cytosin, ▸Uridin. E uracil.

**Ur|ämid:** erythematöser Ausschlag bei ▸Urämie.

**Ur|ämie:** bei Niereninsuffizienz durch Retentionsazotämie bedingte »Harnvergiftung«, u. zwar (im Gegensatz zur ▸Pseudourämie) mit nierenbedingter Ödembildung u. Blutdrucksteigerung. *Ätiol.:* bei akutem Nierenversagen als akute U. mit Anurie u. schnellem Anstieg der Harnstoff- u. Creatinin-Werte im Serum. Bei chronischer Niereninsuffizienz (»Nierensiechtum«) mit Störung des Wasserhaushaltes (Polyurie mit Hypo- u. Isosthenurie; später Oligurie u. Anurie), Störung des Elektrolythaushaltes (Hyponatriämie durch dauernde osmotische Diurese; Hyperkaliämie infolge verminderter K-Ausscheidung u. K-Freisetzung durch Gewebszerfall; Hypokalzi- u. Hypochlorämie), metabolische Azidose, Zunahme von Harnstoff u. Creatinin. ***Klinik:*** Anorexie, Nausea, urinöser Geruch, Stomatitis, Gastritis/Enterokolitis, Erbrechen, Durchfälle, Verwirrtheit, motorische Unruhe, Krampfneigung, Amaurose, Amblyopie, Polyneuritis, Areflexie, urämische »Wasserlunge« (mit Exsudatbildung; im Rö.-Bild Schmetterlingshilus; später interstitielle Infiltrate = Pulmonitis), Pleuritis, Herzinsuffizienz, Perikarditis, Kaliumintoxikation, Anämie (Erythropoietinmangel), Leukozytose, Hirnödem, evtl. ▸Coma uraemicum; ferner Pseudo-Gichtanfälle, renale Osteopathie. E uremia. – **U., eklamptische:** Krampfurämie. E eclamptic u., convulsive u. – **U., extrarenale:** echte U. infolge Harnstoff- bzw. Creatinin-Erhöhung bei extrarenalem Nierensyndrom. E extrarenal u.

**ur|ämisch:** die ▸Urämie betreffend. E uremic. – **u. Amaurose:** ▸Amaurose durch Schädigung der Sehrinde bei Urämie. E u. amaurosis.

**Uragoga ipecacuanha,** Cephaelis ipecacuanhae: (sub)-tropische Blütenpflanze [Rubiaceae]. Die Wurzel (= Radix Ipecacuanhae, »Brech-«, »Ruhrwurzel«) enthält Alkaloide (u. a. ▸Emetin), dient als Emetikum; ***Anw.*** v. a. bei Kindern mit Vergiftungen. E ipecac.

**Uran(ium),** Abk. U: radioaktives Schwermetall der Actiniden-Gruppe; Atomgew. 238,03, OZ 92; 4- u. 6-, seltener 2-, 3- u. 5-wertig; chemisch relativ stabil. Neben den natürlichen Isotopen ($\alpha$-, $\gamma$-Strahler; HWZ $4{,}5210^9$ a) gibt es auch künstliche Zerfallsprodukte (Isobare) mit gleicher Masse, z. B. $UX_1$ (= $^{234}$Th), $UX_2$ (= $^{234}$Pa$^m$), UY (= $^{231}$Th), UZ (= $^{234}$Pa); s. a. ▸Plutonium. Dient zur Herstellung radioaktiver Nuclide u. zur Gewinnung von Kernenergie (im Reaktor: »Uranmeiler«). Vergiftung führt zu Lungenödem, Nierenschädigung (Tubulusnekrosen, Glomerulusschädigung). Verursacht ferner Strahlenschädigung (Uranverbindungen). E uranium.

**Uranitis:** Gaumenentzündung. E palatitis. – **U. glandularis:** Leukokeratosis nicotinica palati. – **U. granulomatosa:** Einlagerung tuberkuloider Granulome beim ▸Melkersson-Rosenthal-Syndrom.

**Urano...:** Wortteil »Gaumen« (▸Palatum).

**Uranoide:** die Elemente mit OZ 92–103 (Uran bis Lawrencium). Ab OZ 93–98 (= Neptunium bis Californium, neuerdings einschließlich Transcalifornium) als Transurane. E transuranic elements.

**Urano|kolobom:** unvollständige ▸Gaumenspalte.

**Urano|schisis:** ▸Gaumenspalte. E uranoschisis.

**Urano|skopie:** *Pathologie* Rückwärtsbeugehaltung des Kopfes bei einschlägigen Fehlbildungen.

**Urano|staphylo|plastik:** plastische Korrektur einer kompletten, das Gaumenzäpfchen einbeziehenden Gaumenspalte. E uranostaphyloplasty.

**Urapidil:** peripherer $\alpha_1$-Rezeptoren-Blocker (Uracil-Derivat); wirkt zusätzlich stimulierend auf zentrale $\alpha_2$-Adrenozeptoren (s. u. ▸Alpharezeptorenblocker). ***Anw.*** als Antihypertensivum, z. B. bei hypertensiven Notfällen. E urapidil.

**Uras:** Abk. für **U**ltrarot-**A**bsorptionsschreiber.

**Urat:** Salz der Harnsäure; s. a. ▸Ziegelmehlsediment, ▸Harnsalze. E urate.

**Urat|ablagerung:** ▸Gichtknoten, ▸Harnsäureinfarkt. E deposition of urate.

**Urat|gicht:** ▸Gicht (1).

**Urat|nephropathie, -niere,** Gichtniere: s. u. ▸Gicht, viszerale. E urate nephropathy, urate kidney.

**Ura|tose:** Krankheit mit Uratablagerungen in Körpergeweben; i. w. S. die uratische = ▸harnsaure Diathese. E uratosis.

**Urat|stein:** ▸Harnstein (hart, gelblich-bräunlich, rundlich, glatt oder wenig granuliert) aus harnsaurem Natrium oder Ammonium (auch freie Harnsäure), der bei Harnsäureübersättigung des Harns entsteht. E urate calculus.

**Urat|urie:** vermehrte Ausscheidung von Uraten im Harn bei harnsaurer Diathese; die Salze fallen im Harn in der Kälte als Kristalle aus (Ziegelmehlsediment, bei Erwärmen [55 °C] Wiederauflösung). E uraturia.

**Urazil:** ▸Uracil. E uracil.

**Urbach-Krankheit** (Erich U., 1893–1946, Hautarzt, Wien, Philadelphia): **1)** ▸Necrobiosis lipoidica diabeticorum. E Urbach-Oppenheim disease. **2)** als U.-Wiethe-Krankheit die Lipoidproteinose, ▸Hyalinosis cutis et mucosae. E U.-Wiethe disease.

**Urea,** Abk. $U^+$: ▸Harnstoff. E urea.

**Urease:** Enzym mit Ureolysewirkung (= Harnstoffspaltung in Kohlendioxid u. Ammoniak); s. a. ▸Urease-Test, ▸ammoniakalische Harngärung. E urease.

**Urease-Test:** Bakteriendifferenzierung anhand des Urease-bedingten Verhaltens gegenüber Harnstoff (-Nährboden); »Urease-positive« Bakterien (z. B. Klebsiella, Proteus vulg.) spalten Harnstoff, wobei freigesetztes Ammoniak Farbumschlag eines Nährbodenindikators bewirkt. Ferner als Schnelltest in Biopsie-Proben zum Nachweis von Helicobacter pylori. – Urease-negativ sind z. B. Salmonella, Shigella, Escherichia. E urease test.

**Ureide:** Verbindungen des Harnstoffs mit organischen Säuren, z. B. Malonylharnstoff (= Barbitursäure). E ureides.

**Ureidopenicilline:** ▸Acylaminopenicilline.

**Ur|eizelle:** *Anatomie* ▸Oogonie (2). E oogonium.

**Ur|elkosis: 1)** Geschwür der Harnwege. **2)** Epitheldefekt durch Harneinwirkung. E urelcosis.

**Ureo...:** Wortteil »Harn« (griech. uron), »Harnstoff«, »Harnwege«.

**Ureolyse:** s. u. ▸Urease. E ureolysis.

**Uresis:** das Harnen (s. a. ▸Miktion). E uresis.

**Ureter,** Harnleiter: paariges, 20–30 cm langes, röhrenförmiges Hohlorgan zwischen Nierenbecken u. Harnblase. Entwickelt sich aus einer »Knospe« des embryonalen Wolff-Ganges (aus der auch das Nierenbecken, die Nierenkelche u. die Sammelrohre hervorgehen). Besteht aus einer Schleimhautauskleidung

(Falten bildendes Übergangsepithel), Muskulatur (je eine äußere u. innere Längs-, dazwischen Ringmuskelschicht) u. einer äußeren Bindegewebsschicht. Verläuft retroperitoneal entlang dem äußeren Rand des Musculus psoas u. – nach Überkreuzen der großen Beckengefäße – an der seitlichen Beckenwand, die Uteringefäße bzw. den Samenleiter unterkreuzend. Transportiert mit Hilfe der ▸Ureterperistaltik den Harn vom Nierenbecken in die Harnblase. S.a. ▸Ureter(o)..., ▸Harnleiter... E ureter. – **U. bifidus:** s.u. ▸Ureter duplex. E bifid u. – **U. du|plex:** Doppel- (bzw. seltener Dreifach)bildung des Harnleiters; oft kombiniert mit überzähligen Nieren (s.a. ▸MEYER-WEIGERT-Gesetz); evtl. nur auf den oberen Teil beschränkt (= **U. bi|fidus** s. **bipartitus** s. **fissus** bzw. **trifidus**) (meist bei Langniere); als Extremvariante mit gleichzeitiger Trennung des Nierenbeckens; s.a. Abb. – **U., rudimentärer:** Harnleiter mit blindem oberem Ende (d.h. ohne Nierenverbindung) u. normaler oder ektopischer Mündung.

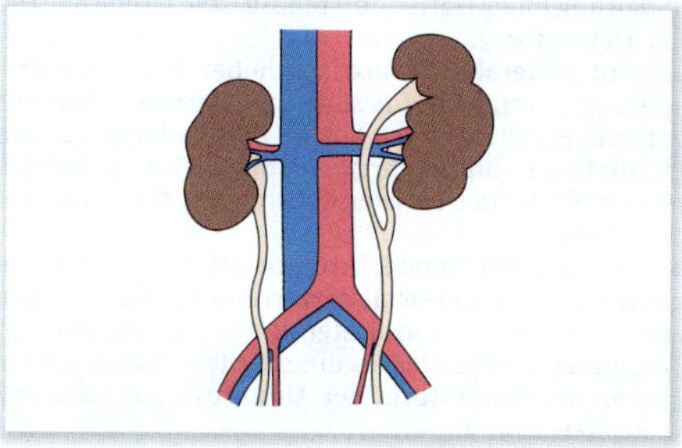

**Ureter duplex.** [289]

**Ureter|abgangsstenose:** ▸Harnleiterstenose am Abgang aus dem Nierenbecken; angeboren (z.B. durch Vas aberrans) oder z.B. infolge Tumors oder ORMOND-Syndroms; selten auch als Folge narbiger Verziehungen. E ureteropelvic junction (= UPJ) stenosis.

**Ureter|atonie:** Schlaffheit, im Endstadium sackartige Erweiterung des Harnleiters mit verminderter bis aufgehobener Peristaltik. Infektiös (z.B. Pyelitis, Zystitis) oder hormonal bedingt (in der Schwangerschaft) oder infolge einer chronischen Harnstauung (Hydroureter). E atonic ureter. – **U., primär neurogene:** U. bei Megaureter.

**Ureter|dilatation: 1)** abschnittsbegrenzte oder allgemeine Weitstellung bzw. Ausweitung des Harnleiters; z.B. bei Ureteratonie, Harnstauung. E dilated ureter, ureterectasia. **2)** Harnleiteraufdehnung mittels Katheter oder – filiformer – Bougies steigender Kaliber. E dilatation of ureter.

**Ureter|divertikel:** echtes ▸Divertikel des Harnleiters; oft nahe der Harnblase (= juxtavesikal), auch als Blindende eines inkompletten Ureter fissus. S.a. ▸Ureterdurchgangsdivertikel. E ureteral diverticulum.

**Ureter|durchgangs|divertikel:** Blasendivertikel im Durchtrittsbereich des Harnleiters durch die Harnblasenwand (im Bereich der hier dünnen Wandmuskulatur); s.a. ▸Uretermündungsdivertikel.

**Ureter|ektomie:** operative Entfernung des Harnleiters; primär total im Rahmen der Nierenexstirpation (= Nephroureterektomie) bzw. als Teilresektion bei ▸Uretermodelage, ▸Nierenbeckenplastik; sekundär die eines nach Ureteronephrektomie resultierenden Harnleiterstumpfes samt Mündung, z.B. bei Ureterstumpfempyem. E ureterectomy.

**Ureter|ektopie:** Harnleiterektopie. E ectopic ureter.

**Ureter|enge: 1)** jede der drei natürlichen Engstellen des Harnleiters, u. zwar am Abgang vom Nierenbecken, an der Kreuzung mit den Iliakalgefäßen, an der Mündung. E ureteral narrowing. **2)** ▸Harnleiterstenose; auch als »Ureterhüllenstenose«, z.B. bei Periureteritis, Paranephritis, ORMOND-Syndrom. E ureterostenosis.

**Ureter|ersatz:** operative Überbrückung eines Harnleiterdefektes durch Zwischenschaltung (Interposition) eines geeigneten Transplantates (z.B. gestieltes Dünndarmsegment). E ureteral replacement.

**Ureter|fehlbildung:** angeborener Harnleiterbildungsfehler; z.B. ▸Ureter duplex, ▸Ureterdivertikel, ▸Ureterozele, ▸Harnleiterektopie, ▸Harnleiterdystopie, ▸Harnleiterklappen. E ureteral malformation.

**uretericus:** den ▸Ureter betreffend. E ureteric, ureteral.

**Ureter-Implantation:** Einnähung des Ureters in die Blase (z.B. bei Nierentransplantation), die Haut oder den Darm. E ureter implantation.

**Ureter|insertion, hohe:** Harnleiterabgang nicht am tiefsten Punkt des Nierenbeckens.

**Ureteritis:** Harnleiterentzündung; u. zwar abakteriell (z.B. toxisch) oder infektiös (primär bzw. lympho- oder hämatogen; de- oder aszendierend), akut oder chronisch; Letztere evtl. mit Umwandlung des Übergangsepithels in Zylinderepithel u. mit Azinusbildung (= »kleinzystische U.«), u.U. mit Sklerosierung u. zu Hydroureter, Pyonephrose etc. führend. E ureteritis.

**Ureter|karzinom:** seltener, bösartiger Tumor des Harnleiters; in über 95 % als ▸Urothelkarzinom (damit durch hohe Rezidivrate u. multifokales Wachstum charakterisiert); in 2–3 % als Plattenepithelkarzinom (gehäuft bei Steinpatienten); etwa 60 % aller Harnleitertumoren sind im prävesikalen Harnleiterdrittel lokalisiert. ***Klinische Leitsymptome:*** Mikro- oder Makrohämaturie u./oder eine meist unilaterale Harnstauung. ***Diagn.:*** Ureterorenoskopie; retrograde Darstellung mit Exfoliativzytologie; Kernspintomographie des Abdomens mit Kontrastmittelgabe; ***Ther.*** (den tumorbiologischen Eigenschaften u. dem Operationsrisiko des Patienten entsprechend): operativ (Standardverfahren: Ureteronephrektomie mit Blasenmanschette); endoskopisch (s.u. ▸Ureteroskop); chemotherapeutisch; palliativ.

**Ureter|katheterismus:** Einführen eines ▸Harnleiterkatheters mit Hilfe eines doppelläufigen Zystoskops in einen oder bd. Harnleiter, evtl. bis in das Nierenbecken. Zur Prüfung der Durchgängigkeit, Gewinnung von Nierenbeckenharn, retrograden ▸Pyelographie (u. -skopie), Entlastung bei Harnstauung (evtl. als Dauerkatheterismus), Nierenbeckenspülung, Chemolitholyse, Ureterdehnung; s.a. ▸Harnleiterschienung. E ureteral catheterization.

**Ureter|kompression: 1)** *Röntgenologie* äußerliche Druckausübung auf den Harnleiter mittels Kompressoriums. **2)** *Pathologie* Druck auf den Harnleiter durch einen Krankheitsprozess der Umgebung (evtl. zu ▸Harnleiterstenose führend); s.a. ▸Ureter-Ovarika-... E ureteral compression.

**Ureter|modelage:** modellierende Ureterplastik bei Megaureter; mit Kürzung (evtl. auch streifenförmiger Wandausschneidung), Uretero- u. Pyelolyse u. Ureterschienung, falls nötig auch mit Beseitigung krankhafter Ureter-, Blasenausgangs- u. Harnröhrenengen.

**Ureter|mündungs|divertikel:** Blasendivertikel im Bereich der Harnleitermündung; z.B. als Anfangsphase eines Ureterdurchgangsdivertikels; von der ▸Ureterozele nur schwer abzugrenzen.

**Ureter|mündungs|insuffizienz:** ungenügende Schlussfähigkeit der Harnleitermündung (= Ostium ureteris); z.B. infolge angeborener Defektfehlbildung, bei Schrumpfblase. E ureteral orifice incompetence.

**Uretero|entero|anastomose, -enterostomie:** operative ▸Harnleiter-Darm-Anastomose; als Ureteroileo-, Ureterokolo-, Ureterosigmoideostomie. E ureteroenteroanastomosis, ureteroenterostomy.

**Uretero|hydro|nephrose:** Hydroureter mit Einbeziehung des Nierenbeckens (▸Hydronephrose). E ureterohydronephrosis.

U

**Uretero|ileo|stomie:** Anastomosierung des Harnleiters mit dem Krummdarm; z.B. – mit dem ausgeschalteten Ileum terminale – bei Bildung eines ▸Ileum-Conduits (▸Ureterokutaneostomie) oder einer ▸Ersatzblase nach BRICKER oder STAEHLER.. E ureteroileostomy.

**Uretero|ileo|zystoplastik:** ▸Ureterozystoplastik unter Zwischenschaltung einer isolierten Ileumschlinge zwischen Harnleiter u. -blase. E ureteroileocystoplasty.

**Uretero|kolo|kutaneo|stomie:** s.u. ▸Ureterokutaneostomie.

**Uretero|kolo|stomie:** ▸Harnleiter-Darm-Anastomose im Bereich des Dickdarms (▸Colon); z.B. bei Dickdarmblase nach ÜBELHÖR (am ausgeschalteten Colon descendens), zur Blasenausschaltung (z.B. nach ▸COFFEY); bei Ureterokutaneostomie. E ureterocolostomy.

**Uretero|kutaneo|stomie:** operative Harnleiter-Haut-Fistel zur Harnableitung; i.e.S. als Ausleitung des Harnleiterstumpfes; evtl. als vorübergehende doppelläufige Loop-U. (mit seitl. Eröffnung des als Schlinge in die Haut verlagerten Ureters). Als indirekte U. über ein zwischengeschaltetes Dünn- oder Dickdarmsegment, d.h. als sog. Dünndarm- oder Dickdarm-Conduit (= Ureteroileokutaneostomie bzw. Ureterokolokutaneostomie). E ureterocutaneostomy.

**Uretero|litho|tomie:** operative Entfernung eines im Harnleiter festgeklemmten – nicht durch Schlingenextraktion oder Steinabtreibung entfernbaren – Harnleitersteins nach Eröffnung des freipräparierten Harnleiters. E ureterolithotomy.

**Uretero|lyse:** operative Auslösung des Harnleiters aus den umgebenden Geweben; als selbstständiger Eingriff z.B. bei narbigen Verwachsungen mit der Umgebung (»Adhäsiolyse«) oder aber im Zusammenhang mit Ureterolithotomie, Uretermodelage, Ureteronephrektomie etc. E ureterolysis.

**Uretero|meato|tomie:** operative Schlitzung des Ureterostiums. E ureteromeatotomy.

**Uretero|neo|pyelo|stomie:** Neueinpflanzung des an seinem ursprünglichen Abgang resezierten Harnleiters in das untere Nierenbecken im Rahmen der Nierenbeckenplastik; s.a. ▸Ureteropyelostomie. E ureteroneopyelostomy.

**Uretero|neo|zysto|stomie:** ▸Ureterozystoneostomie. E ureteroneocystostomy.

**Uretero|ne|phrek|tomie:** ▸Nephroureterektomie. E ureteronephrectomy.

**Uretero|plastik:** konstruktive, rekonstruktive, reparative oder Ersatzplastik am Harnleiter; z.B. als Uretermodelage, Ureteroneopyelostomie, Ureterozystoneostomie. E ureteroplasty.

**Uretero|pyelitis:** Entzündung von Harnleiter u. Nierenbecken (Ureteritis u. Pyelitis). E ureteropyelitis.

**Uretero|pyelo|graphie:** *Röntgenologie* Kontrastdarstellung des Harnleiters u. Nierenbeckens im Rahmen der retrograden Urographie. E ureteropyelography.

**Uretero|pyelo|neo|stomie:** plastische Bildung einer neuen Ableitung vom Nierenbecken in den Harnleiter; s.a. ▸Ureteroneopyelostomie. E ureteropyeloneostomy.

**Uretero|pyelo|nephro|stomie: 1)** ▸Nephrostomie, kombiniert mit Drainage des nierennahen Harnleiterbereichs (sog. Durchzugnephrostomie n. WENZEL): Der Drain wird vom eröffneten Nierenbecken aus in den oberen Harnleiterbereich eingelegt, durch Ureterotomie ausgeleitet u. an das durch die Niere zur Haut ausgeleitete andere Drainende angeschlossen i.S. einer ▸»Drainage ohne Ende«; s.a. ▸VOELCKER-Drainage. E ureteropyelonephrostomy. **2) Uretero-pyelostomie:** Anastomosierung (meist Seit-zu-Seit) des Harnleiters mit dem Nierenbecken bei hoher Ureterinsertion mit Ureterabgangsstenose; s.a. ▸Ureteroneopyelostomie. E ureteropyelostomy.

**Uretero|rekto(neo)stomie:** Einpflanzung des Harnleiters in den (ausgeschalteten oder nicht ausgeschalteten) Enddarm; z.B. bei Ersatzblase n. ÜBERMUTH bzw. bei der COFFEY-Operation nebst Modifikationen. E ureterorectoneostomy.

**Uretero|sigmoid(e)o|stomie:** Einpflanzung des Harnleiters in das Colon sigmoideum; z.B. bei der COFFEY-Op. (u. Modifikationen), bei Bildung einer Ersatzblase aus dem Rektosigmoid. E ureterosigmoidostomy.

**Uretero|skop:** Gerät zur endoskopischen Betrachtung des Harnleiters bzw. des gesamten oberen Harntraktes (= Ureterorenoskop), das z.B. auch zur organerhaltenden Therapie von Urothelkarzinomen eingesetzt werden kann (Resektion exophytischer Tumoren; thermische Tumorkoagulation mit dem Nd-YAG-Laser); zzt. noch auf sicher nicht infiltrierende, hochdifferenzierte Tumoren beschränkt.

**Ureter|ostium:** ▸Ostium ureteris. E ureteral orifice.

**Uretero|stomie:** operative Harnleiter-Haut-Fistel bzw. – i.w.S. – die sie herbeiführende Operation, ▸Ureterokutaneostomie. E ureterostomy.

**Uretero|tomie:** operative Eröffnung bzw. Durchtrennung des Harnleiters, z.B. bei ▸Ureterolithotomie, Spaltung einer Harnleiterstenose bzw. Ureterplastik. E ureterotomy.

**uretero|ureteraler Reflux:** bei hoher Harnleiterdoppelung (Ureter bifidus superior) Harnrückfluss aus einem Harnleiterschenkel in den anderen (u. anschließend umgekehrt: »Pendelreflux«) infolge Asynchronie der Peristaltik-Erregung. E ureteroureteral reflux.

**Uretero|uretero|stomie:** Anastomosierung der Harnleiterenden nach Harnleiterzerreißung oder -resektion. – Ferner als Transureteroureterostomie die Vereinigung des Harnleiters einer Seite mit dem der anderen als Sonderform der Ureterostomie. E ureteroureterostomy.

**Ureter-Ovarika-Kompressionssyndrom:** Harnleiterkompression durch die Vena ovarica infolge deren Erweiterung (bei Phlebitis, Varikose nach oder während der Gravidität) sowie bei Fortbestehen deren embryonaler Anastomosen mit der Hohlvene. Bewirkt Stauung (Hydroureter, -nephrose), Spasmen. E ureter-ovarian vein (compression) syndrome.

**ureterovesikale Klappe:** die einen Harnrückfluss (Reflux) verhindernden muskulären Strukturen im Harnblasenwandteil des Harnleiters, u. zwar die den Hiatus bildende Blasenwandmuskulatur (= WALDEYER-Scheide) u. – beidseits – vom Harnleiter in das Blasendreieck u. den Blasenhals ausstrahlende Muskelfasern des Harnleiters. Bei Eintreffen der Harnspindel wird die Harnleitermündung nach oben-außen verzogen u. zum Klaffen gebracht; während der Miktion besteht Klappenschluss. E ureterovesical valve.

**Uretero|zäko|zysto|plastik:** ▸Ersatzblasenbildung unter Verwendung des ausgeschalteten Zäkums, in das die Ureteren implantiert werden u. das mit der Harnröhre bzw. mit der Schrumpfblase anastomosiert wird. E ureterocecocystoplasty.

**Uretero|zele:** ballonartige, evtl. bis in die Harnröhre reichende (= ektopische U.) Ausstülpung der Schleimhaut des unter der Harnblasenschleimhaut gelegenen Harnleitermündungsbereichs (im Allg. seiner Vorderwand, mit entsprechender Vorwölbung

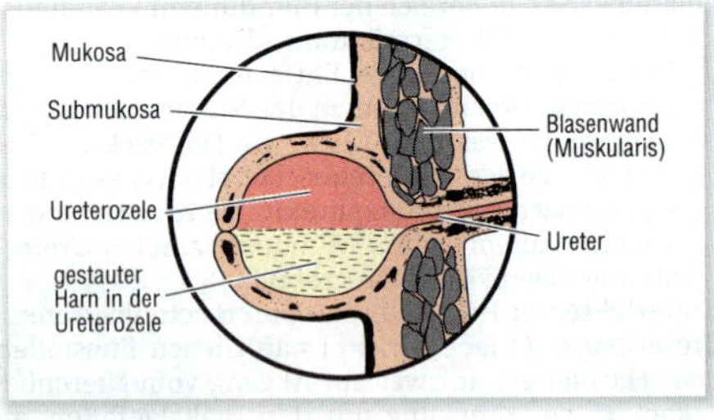


**Ureterozele.** [292]

der Blasenschleimhaut) als Druckeffekt des gestauten Harns bei zu enger oder atretischer Uretermündung (»Ureterphimose«); s.a. Abb. ***Klinik:*** Harndrang (nur bei großer Zyste), Druckschmerzhaftigkeit der Nierenlager, Fieber (bei Infektion), evtl. Harnsperre; Harnleiter- u. Nierenbeckenerweiterung, Nierenparenchymdegeneration, Steinbildung. ***Diagn.:*** Zystoskopie, Ausscheidungs- u. Rücklaufzystogramm. E ureterocele.

**Uretero|zysto|neo|stomie:** Neueinpflanzung des Harnleiters (mit oder ohne Ostium, auch als Stumpf) in die Harnblase außerhalb des normalen Einmündungsbereiches; z.B. nach POLITANO-LEADBETTER, BOARI, BOEMINGHAUS (Einziehen des Stumpfes in eine durch Blasenwandinvagination gebildete Papille). E ureterocystoneostomy, Abk. UCN.

**Uretero|zysto|plastik:** **1)** kombinierte Harnblasen-Ureter-Plastik. **2)** Anastomosierung eines kurzen Harnleiterstumpfes mit der Harnblase durch Zwischenschaltung eines Transplantats (v.a. als Ureteroileozystoplastik). E ureterocystoplasty.

**Ureterozystoskopie:** endoskopische Untersuchung von Blase u. Harnleitern in einem Arbeitsgang.

**Uretero|zysto|stomie:** Seit-zu-Seit-Anastomosierung des harnblasennahen (= juxtavesikalen) Harnleiterteils mit der Blase als Umgehungsanastomose bei nicht mehr radikal operablem Harnleitermündungsprozess. E ureterocystostomy.

**Ureter|peristaltik:** Kontraktionswellen der Uretermuskulatur, die am Abgang des Ureters aus dem Nierenbecken starten, distalwärts zur Harnblase verlaufen, so einen Harnbolus in die Harnblase befördern.

**Ureter|phimose:** Enge bis Atresie der Harnleitermündung; führt zu Ureterozele. E ureteral phimosis.

**Ureter|schienungsdrain, -splint:** Drain für die ▸Harnleiterschienung; z.B. ▸Harnleiterkatheter, ▸PFLAUMER-Katheter. E ureteral intubation drain.

**Ureter|sonde:** ▸Harnleiterkatheter, filiforme ▸Bougie (zur Aufdehnung von Harnleiterstenosen), ▸ZEISS-Schlingensonde (für Steinextraktion), ▸DOURMASHKIN-Sonde, ▸Ureterschienungsdrain. E ureteral catheter.

**Ureter|spasmus:** Harnleiterverkrampfung, z.B. bei Ureterstein, -katheterismus. E ureteral spasm.

**Ureter|stein:** Harnleiterstein; Konkrement, meist aus dem Nierenbecken stammend. E ureteral calculus.

**Ureter|stenose:** ▸Harnleiterstenose, s.a. ▸Ureterphimose, ▸Ureterenge, ▸Ureterstriktur. E ureteral stenosis.

**Ureter|striktur:** Harnleiterenge durch Striktur (▸Strictura); nach Ureterstein, -verletzung. E ureteric stricture.

**Ureter|tumor:** s.u. ▸Ureterkarzinom.

**Ureter-Vena-ovarica-:** ▸Ureter-Ovarika-.

**Ureter|zyste:** **1)** ▸Ureterozele. **2)** intraureterale Zyste bei zystischer Ureteritis. E ureteric cyst.

**Ureter|zysto|skop:** Universal-▸Zystoskop mit Wechselspüleinrichtung u. Vorrichtung zum ein- oder beidseitigen Einführen eines Harnleiterkatheters (im gesonderten Kanal) unter Sichtkontrolle u. Katheterspitzenlenkung mittels fernzubedienendem Hebel (ALBARRAN-Hebel) als Zielhilfe. E ureterocystoscope.

**Urethan,** Carbaminsäureethylester: obsoletes Hypnotikum u. Sedativum. ***Anw.*** als Anästhetikum für Tierversuche u. zur experimentellen Induktion von Lungentumoren. E urethan(e).

**Ure|thra:** die Harnröhre; der vom Blasenmund (= Ostium urethrae internum) ausgehende, muskuläre, außen bindegewebige, mit Übergangsepithel ausgekleidete unterste Abschnitt der Harnwege, hervorgegangen aus dem ventralen Teil der Kloake. S.a. ▸Harnröhren..., ▸Urethral... E urethra. – **U. feminina:** weibliche Harnröhre; 3–4 cm lang, mit Mündung (= Ostium urethrae externum) im Scheidenvorhof. E female u. – **U. masculina:** die 20–25 cm lange, an der Eichel (Glans penis) mündende männliche Harnröhre (bzw. Harn-Samen-Röhre); unterteilt in Pars prostatica (mit Samenhügel = Colliculus seminalis, Utriculus u. Sinus prostaticus), Pars membranacea (im Bereich des Diaphragma urogenitale; mit Musculus rectourethralis) u. Pars spongiosa (an der ventralen = Unterseite des Gliedes; ▸Penis; umgeben vom ▸Corpus spongiosum; nahe dem Ende die Fossa navicularis). E male u.

**Urethra|karzinom:** ▸Harnröhrenkarzinom.

**urethral:** ▸urethralis.

**Urethral|abstrich:** Sekretabstrich aus dem vorderen Harnröhrenteil für bakteriologische Untersuchung. E urethral smear.

**Urethral|drüsen:** ▸Glandulae urethrales u. ▸bulbourethrales; s.a. ▸periurethrale Drüsen. E urethral glands.

**Ure|thral|gie:** Harnröhrenschmerz (evtl. nur dahin projiziert) bei Urethritis, Prostatitis, Vesiculitis etc.; s.a. ▸Urethrismus. E urethralgia.

**Urethral|hämorrhoid:** granulomatöse bzw. angiomatöse Form der ▸Harnröhrenkarunkel bei Frauen. E urethral varix.

**ure|thralis:** zur Harnröhre (Urethra) gehörend. E urethral.

**Urethralsyndrom:** **1)** auf die Harnröhre beschränkte Harnwegsinfektion (mit Befunden nur in der 1. Spontanharnportion). **2)** als urethrales Syndrom bezeichnete funktionelle ▸Dysurie der Frau (meist mit Harndrang, Pollakisurie) bei unauffälligem Harnbefund; oft bestehen Schleimhauthyperämie u. -ödem, evtl. Polyposis der hinteren Harnröhre. E urethral syndrome.

**Ure|thrismus:** Harnröhrenschmerz u. ▸Dysurie bei Erkrankungen der Harnröhre (einschließlich der männlichen Adnexe; ▸Urethralgie) u. bei Harnsteinabgang. E urethrism.

**Ure|thritis:** Harnröhrenentzündung (v.a. die Schleimhaut, evtl. aber tiefere Schichten betreffend; u.U. ▸Periurethritis, ▸Kavernitis). Als abakterielle (nach chemischer oder mechan. Reizung), allergische, bakterielle (spezifische oder unspezifische, Karbunkel), mykotische, virale oder protozoenbedingte Entzündung; ***Klinik:*** örtliche Schmerzen u. Dysurie, Ausfluss, bei Chronizität evtl. Stenosen, Strikturen; s.a. ▸REITER-Krankheit. E urethritis. – **U. anterior:** auf die vorderen Harnröhrenabschnitte begrenzte U. – **U. gonorrhoica:** U. als allgemein 1. Lokalisation der ▸Gonorrhö; akut (2–3 Tage nach Infektion) mit Entleerung gelblich grünen, rahmigen Eiters, später erosiv, ulzerös; bei Chronizität zu Harnröhrenstrikturen, -stenosen neigend, evtl. durch Adnexitis, Cowperitis kompliziert; evtl. U. vegetans. E gonococcal u. – **U. posterior:** U. der hinteren Harnröhrenbereiche, z.B. bei Prostatitis, Gonorrhö. – **U. simplex:** katarrhalische U. – **U. syphilitica:** U. als Syphilismanifestation; als Primäraffekt oder gummös (evtl. exulzerierend). E syphilitic u. – **U. vegetans:** chronische U. mit reaktiven hyperplastischen, polypösen oder papillomatösen Schleimhautveränderungen.

U

**Urethro|graphie:** *Röntgenologie* Kontrastdarstellung der männlichen Harnröhre nach Einbringen eines wasserlöslichen Kontrastmittels; mit Aufnahmen in Rücken- sowie rechter u. linker Seitenlage. Auch als Miktionsurethro(zysto)graphie u. in Kombination mit Uroflowmetrie. E urethrography.

**Urethro|metrie:** Erstellen eines Druckreliefs der Harnröhre durch kontinuierliches Durchziehen einer Drucksonde von der Harnblase her bei gleichzeitiger Messung des Blaseninnendrucks. E urethrometry.

**urethro-okulo-artikuläres Syndrom:** ▸REITER-Krankheit. E urethro-oculo-articular syndrome.

**Urethror|rhagie:** Harnröhrenblutung. E urethrorrhagia.

**Urethror|rhö:** Harnröhrenausfluss. E urethrorrhea.

**Urethro|skopie:** Betrachtung (Endoskopie) der Harnröhrenlichtung. Bei der Frau mit einfachem **Urethroskop** (zystoskopartiges Instrument ohne Spülvorrichtung), beim Mann mit ▸Urethrozystoskop bzw. HARRISON-Urethroskop (Spezialinstrument für die vordere Harnröhre). E urethroscopy.

**Urethro|stomie:** auf Zeit oder für Dauer operativ (▸Urethrotomie) angelegte Harnröhren-Damm-Fistel beim Mann zur Harnableitung; meist Katheterfistel (= »Boutonniere«); v.a. bei angeborenen Harnröhrenfehlbildungen, bei Verletzung des penilen Harnröhrenabschnitts. E urethrostomy.

**Urethro|tomia, -tomie – U. externa:** operative Eröffnung der Harnröhre des Mannes durch einen vom Damm her gelegten Schnitt (evtl. über einen von der suprapubisch eröffneten Harnblase her eingeführten Katheter). S.a. ▸Urethrostomie. E urethrotomy (external; internal). – **U. interna:** Spaltung einer Harnröhrenstriktur von der Harnröhrenlichtung her (endourethral) mittels Urethrotom (Hohlbougie mit aus dem Schaft mittels Schraube ausstellbarer Schneide). – **U. posterior:** U. interna von der zuvor eröffneten Harnblase aus bei hinterer ▸Harnröhrenstriktur.

**Urethro|zele: 1)** ▸Harnröhrendivertikel. **2)** ▸Harnröhrenprolaps (der Frau). **3)** in die Harnröhre reichender Teil einer Zystozele. E urethrocele.

**Urethro|zysto|graphie:** (Doppel-)Kontrastdarstellung der (♂) Harnröhre u. Harnblase (Kombination von Urethro- u. Zystographie) nach retrograder Injektion des bzw. der Kontrastmittel durch die Harnröhrenmündung; zur Beurteilung der Funktionseinheit Urethra/Prostataregion/Blase. S.a. ▸Miktionsurogramm. E urethrocystography.

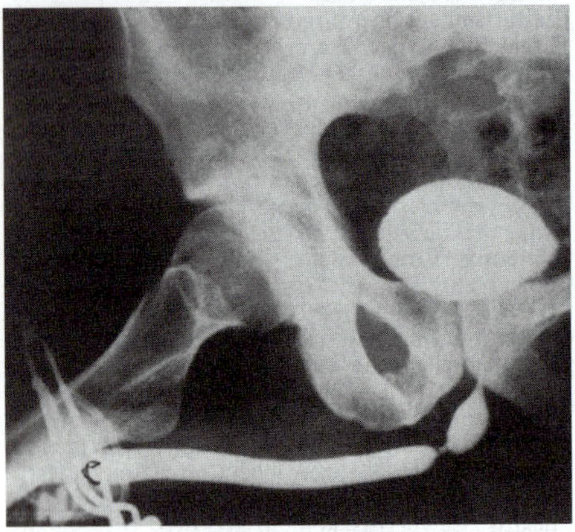

**Urethrozystographie:** Zystourethrogramm bei posttraumatischer bulbärer Harnröhrenstriktur. [80]

**Urethro|zysto|skop:** für die Harnröhren- u. Blasenhalsbetrachtung (= Urethrozystoskopie) geeignetes ▸Zystoskop (»Blasenhalsgerät«); mit Dauerspüleinrichtung, auswechselbarer (Vorblick-, Rückblick- u. Übersichts-)Optik u. Skala zur Bestimmung der Prostatalänge sowie mit flexiblen Zusatzinstrumenten für Eingriffe in der Harnröhre u. -blase (einschließlich der gezielten Einbringung umschlossener Strahler). E urethrocystoscope.

**ureticus:** den Harn oder die Diurese betreffend. E uretic.

**Urge-Inkontinenz:** ▸Dranginkontinenz.

**Ur|geschlechts|zellen:** große, helle Rundzellen dorsalseitig im Entoderm des primitiven Hinterdarmes, die durch das Mesenterium dorsale zur hinteren Bauchwand u. in die Urnierenfalte wandern, wo sie – zusammen mit Mesenchym – die sog. ▸Keimstränge bilden. E primordial germ cells.

**Urge-Symptomatik:** Symptomatik, die einhergeht mit starkem Harndrang, häufigem Wasserlassen und Nykturie bei kleinen Urinmengen.

**Urginea maritima:** ▸Scilla maritima.

**Ur|(h)idrosis:** vermehrte Harnstoff- u. Harnsäureausscheidung im Schweiß, v.a. bei Urämie. Verursacht urinösen Geruch, Juckreiz, silbrig glänzende, schuppige Hautbeläge. E ur(h)idrosis.

**Uricase:** *Enzymologie* ▸Urikase. E uricase.

**Uri|din:** Uracil-N-Ribosid; ein ▸Nucleosid (Pyrimidinribosid) in RNS; s.a. ▸Thymidin, ▸Cytidin. E uridine.

**Uridin|di|phosphat,** Abk. UDP: das bedeutendste, v.a. am Kohlenhydratstoffwechsel beteiligte Uridin-▸Nucleotid, ein energiereicher Phosphorsäureester des Uridins. Wirkt als Coenzym der Glykosidierung. Wichtige Zwischenstoffwechsel- = Intermediärstufen sind z.B. **UDP-Galaktose** (Vorstufe der Proteoglykane u. Zwischenprodukt der Glucose-Umsetzung zu Galaktose), **UDP-Glucose** (= »aktive ▸Glucose«; aus der Reaktion von Glucose-1-Phosphat mit Uridintriphosphat hervorgehend), Co-Waldenase (Coenzym der Galakto-isomerase, Vorstufe der Glykogenbiosynthese), **UDP-Glucuronsäure** (»aktive Glucuronsäure«; Reaktionspartner der Glucuronidierung). S.a. ▸UDPG. E uridine diphosphate.

**Uridinmonophosphat,** Abk. UMP: bei der Biosynthese von ▸Pyrimidin (aus Carbamylphosphat u. Aspartat; über Orotidinmonophosphat) sowie bei Abbau von Nucleinsäuren entstehender Phosphorsäureester des Uridins; Grundbaustein der Nucleotide der Pyrimidinreihe. *pharm* ***Anw.*** als Neuropathiepräparat u. Ophthalmikum bei Katarakt. – Als **zyklisches UMP** (cUMP) ähnlich wie das zyklische Adenosinmonophosphat an Regulationsprozessen des Stoffwechsels beteiligt. E uridine monophosphate.

**Uridin|tri|phosphat,** Abk. UTP: aus UDP u. ATP gebildetes Uridinnucleotid; wichtiges Coenzym bei zahlreichen Kohlenhydrat-Epimerisierungen u. -Transglykosidierungen. E uridine triphosphate.

**Uridyl|glucuronyl|transferase:** in Mikrosomen (im endoplasmatischen Retikulum) der Leberzelle vorhandenes Enzym, das die Propionylsäurereste des ▸Bilirubins mit ▸Glucuronsäure verestert (Bildung aktiv in die Galle ausscheidbaren wasserlöslichen Bilirubindiglucuronids). E uridyl glucuronyl transferase.

**Urik|ämie:** ▸Hyperurikämie. E uric(acid)emia.

**Uri|kase, -case,** Uratoxidase: *Enzymologie* eine kupferhaltige Oxidase, die aus Harnsäure u. deren Salzen das wesentlich leichter lösliche Allantoin sowie Wasserstoffperoxid bildet (Urikolyse; nicht beim Menschen). – Dient zur Harnsäurebestimmung (anhand des Abfallens der für Harnsäure typischen Extinktionswerte bei 293 bzw. 297 nm nach Urikasezusatz). E uricase.

**Uriko|lyse:** der bei Säugern (außer Menschen u. Menschenaffen) stattfindende biologisch-enzymatische Abbau (insbes. durch Urikase) der ▸Harnsäure zu Allantoin (s.a. ▸Purinstoffwechsel). E uricolysis.

**Uriko|poiese:** im Zwischenstoffwechsel erfolgende Bildung von ▸Harnsäure aus Purinderivaten. E uricopoiesis.

**Uriko|statica, -statika:** Arzneimittel, die die Harnsäurebildung im Stoffwechsel mindern; ***Wirkst.:*** v.a. der ▸Xanthinoxidasehemmer ▸Allopurinol; ***Anw.*** bei Hyperurikämie.

**Urikos|urica, -urika:** *Pharmazie* Stoffe, die die Harnsäureausscheidung durch die Niere steigern; ***Wirkst.:*** z.B. Benzbromaron, Probenecid; ***Anw.*** bei Hyperurikämie. E uricosuric agents.

**Urikos|urie:** Hyperurikosurie (= vermehrte Harnsäureausscheidung). E uricosuria.

**Uri|meter:** dem Dauerkatheter anzuschließender Sammelbehälter zur Harnmengenmessung. E uricometer.

**Urin(a)** *(latein.):* der ▸Harn. I.w.S. auch das Harnen. E urine. – **U. jumentosa:** trüber Harn (ähnlich dem der Pferde; jumentum = Zugtier). E cloudy u. – **U. spastica:** plötzliche Harnflut (1–2 l, wenig konzentriert) im Anschluss an Harnsperre, z.B. infolge paroxysmaler Tachykardie, Angina pectoris, Nierenkolik.

**Urin|aktivator:** ▸Urokinase.

**Urinal,** Urodochium: schlauch- oder flaschenförmiger Behälter zum Harnauffangen bei Harninkontinenz, am ▶ Conduit; mit einem den Penis bzw. die Vulva umgreifenden Ansatzstück u. einer Haltevorrichtung (am Oberschenkel). **E** urinal.

**urinạlis, urinarius** *(latein.)*: den Harn betreffend. **E** urinary.

**Urin-Chorion|gonadotropin-Test,** Abk. UCG-Test: immunologischer ▶ Schwangerschaftstest durch Nachweis von Humanchoriongonadotropin (HCG) im Harn mittels Hämagglutinations-Hemmungsreaktion (mit HCG sensibilisierte Erythrozyten werden durch Anti-HCG-Serum nicht agglutiniert, wenn HCG des zugesetzten Schwangerenharns die Antikörper im Serum bindet). **E** urinary choriongonadotropin test.

**Urin|exkretionstest:** *Hämatologie* ▶ SCHILLING-Test. **E** urinary excretion test.

**urinös, urinosus:** Harn(bestandteile) betreffend oder enthaltend, harnartig. **E** urinous.

**Urịn|phlegmone:** aus einer Harninfiltration durch sekundäre Infektion hervorgehende ▶ Phlegmone. **E** urinary phlegmon.

**Urịn|status:** das Gesamt der klinisch wichtigen Laborbefunde im ▶ Harn; s.a. ▶ Harnsediment. **E** urinalysis.

**Ụr|mund:** *Embryologie* ▶ Blastoporus. **E** protostoma.

**Ụr|niere,** Mesonephros: die an der hinteren Zölomwand (kaudal der Vorniere) angelegte Niere der Embryonalphase. Aus ihren Kanälchen entsteht – unter Vereinigung mit dem Vornierengang – der **U.-Gang** (der WOLFF-Gang = primärer Harnleiter). Beim Menschen bleiben Reste der U. erhalten als Appendix epididymidis, Paradidymis, Ductuli efferentes, Ductus deferens u. Vesicula seminalis bzw. (♀) Par- u. Epoophoron u. ▶ GARTNER-Gang. **E** wolffian body, mesonephros.

**Uro|bilịn:** die durch Sauerstoffeinwirkung aus ihren farblosen Vorstufen (▶ Urobilinogen) hervorgehenden Bilirubin-Abbauprodukte. – Ihre Ausscheidung (in Harn u. Stuhl) ist vermehrt (> 150 mg/d) bei Leberparenchymerkrankungen, gesteigerter Hämolyse, fehlt dagegen bei Verschluss der Gallenwege; s.a. ▶ Urobilin-Quotient. Der qualitative Nachweis im Harn erfolgt mit ▶ SCHLESINGER-Reagens. **E** urobilin.

**Uro|bilino|gẹn:** im Dickdarm bakteriell entstehendes farbloses Abbauprodukt des ▶ Bilirubins. Wird z.T. rückresorbiert u. in der Leber abgebaut, z.T. aber auch erneut mit der Galle ausgeschieden (= ▶ enterohepatischer Kreislauf), z.T. mit dem Harn ausgeschieden (▶ Urobilinogenurie). Ist das in drei optisch unterschiedlichen Formen (d-U.; i-U. = Mesobilirubinogen; l-U. = Stercobilinogen, im Allg. die Hauptkomponente in Harn u. Stuhl) vorkommende Chromogen des ▶ Urobilins. Der Nachweis (in frischem, abgekühltem Harn) erfolgt mit EHRLICH-Aldehydprobe + verdünnter Salzsäure (Rotfärbung; unspezifisch), ammoniakalischer Silbernitratlösung (violett beim Erwärmen), v.a. mit Schnelltests mit Diazoniumsalzen (u. Vergleich mit Farbstandard; z.B. Ubg-Merckgnost®, Ugen-Test, Urobilistix®, Bilugen-Test®). **E** urobilinogen.

**Urobilinogen|urịe:** die Urobilinogenausscheidung im Harn (normal gering: 3–25 mg/24 Std.; nur in den ersten Std. des Lebens fehlend); i.e.S. die Hyperurobilinogenurie bei Transportstörung der Leberzelle u. vermehrtem Angebot (z.B. Hämolyse); ▶ Urobilin-Quotient. **E** urobilinogenuria.

**Uro|bili|noịde:** die Urobiline u. ihre farblosen Vorstufen. **E** urobilinoids.

**Urobilin-Quotient:** Parameter (Normalwert um 1) für die Funktion der Leberzelle, die normalerweise nur einen kleinen Teil des Urobilins in den Kreislauf u. damit zur Niere gelangen lässt (bei Leberparenchymschaden vermehrt). S. Formel.

$$\frac{\text{Harnbilirubin/Tag (in mg)} \cdot 100}{\text{Stuhlurobilin/Tag (in mg)}}$$

**Urobilin-Quotient.**

**Uro|bilin|urịe:** Ausscheidung u. Vorkommen von Urobilin im Harn; vermehrt im abgestandenen Harn durch licht- u. luftinduzierte Umwandlung von Urobilinogen sowie im frischen Harn bei Leberparenchymschäden, Hämolyse. Fehlt bei Gallenwegsverschluss (da keine Vorstufen im Darm). **E** urobilinuria.

**Uro|canạse:** s.u. ▶ Urocan(in)säure. **E** urocanase.

**Urocan(in)säure,** Abk. UCS: 4(5)-Imidazolacrylsäure; ein Histidin-Abbauprodukt (durch Histidase). Im menschlichen Schweiß als photoprotektive (UV absorbierende) Substanz enthalten. Wird durch Urocanase abgebaut zu L-4-Imidazolon-5-propionsäure, von deren drei Abbauwegen der zu Formimino-Tetrahydrofolsäure führende bei ▶ Folsäure-Mangel nur bis zur N-Formimino-glutaminsäure geht (diese ist im Harn nachweisbar). **E** urocanic acid.

**Uro|chezịe:** Harnentleerung durch den After (bei in den Darm mündender innerer Harnfistel, bei Ureter-Darm-Anastomose). **E** urochezia.

**Uro|chrọme:** **1)** die Harnfarbstoffe; unterschieden als rote u. gelbe Fraktion (Urobilin- bzw. Urochromfraktion) sowie als ungefärbte Proteinsäuren (= Histidinfraktion; u.a. das Urorosein). I.e.S. die gelben Farbstoffe, die oxidativ aus Urochromogenen (Klasse Oxyproteinsäuren) entstehen (= Urochrom A u. B; machen 95 % des Harnfarbwertes aus), sind – als Hämoglobinabbauprodukte – bei bestimmten Krankheiten vermehrt u. stellen das eigentliche Substrat der ▶ Diazo-Reaktionen dar, bilden als »Restfarbstoffgruppe« (ABDERHALDEN) zusammen mit Urobilin u. ▶ Uroerythrin die normale Harnfarbe. **E** urochromes. **2)** ▶ Urobilinoide.

**Uro|dọchium:** ▶ Urinal. **E** urodochium.

**Uro|dynamik:** Lehre von Harntransport u. Harnentleerung; s.a. ▶ Zystometrie, ▶ Uroflowmetrie. **E** urodynamics.

**Uro|erythrịn:** ein dem Hämoglobinabbau entstammendes ▶ Urochrom, das v.a. die Rotfärbung der Urate bedingt. Wird vermehrt ausgeschieden (> 1–2 mg/Tg.) bei hämolytischem Ikterus. **E** ur(o)erythrin.

**Uro|flow|metrie:** Bestimmung der pro Zeiteinheit aus der Blase abfließenden Harnmenge (ml/s), meist im Rahmen einer Miktionszystourethrographie. Erfolgt z.B. mittels TAMMEN-Miktiograph (Harn tropft über einen Trichter auf eine elektronisch gesteuerte, konstant laufende Scheibe; die während der Harnentleerung nötige zusätzliche Stromzufuhr ist der Harnmenge in ml/s proportional) bzw. mittels Flowmeter der Fa. Wolff (im Messzylinder aufgefangener Harn verändert einen kapazitiven Widerstand). **E** uroflowmetry.

**Urofollitropin:** ▶ follikelstimulierendes Hormon (aus menschl. Harn); veralteter Begriff.

**uro|gẹn:** vom Harn/Harnwegen ausgehend. **E** urogenous.

**uro|genitạl(is):** die Harn- u. Geschlechtsorgane betreffend; z.B. ▶ Apparatus urogenitalis. **E** urogenital.

**Urogenitạl|syndrom, vegetatives (des Mannes):** ▶ Kongestionsprostatitis. **E** prostatism.

**Urogenitạl|trakt:** die Gesamtheit der im Becken u. retroperitonealen Raum gelegenen Organe der Harnbereitung (Nieren) u. Harnableitung (Ureteren u. Blase) sowie die Geschlechtsorgane (s. Abb.). **E** genitourinary tract.

**Urogenital|tuberkulose:** *Urologie* ▶ Genitaltuberkulose, ▶ Urotuberkulose. **E** genitourinary tuberculosis.

**Urogenital|tumoren:** Oberbegriff für gut- u. bösartige Neubildungen im (auf den Mann bezogenen) Urogenitaltrakt; eine Systematik zeigt die Tab.; s.u. dem jeweiligen Organ: Nieren..., Nierenbecken..., Ureter..., Blasen..., Harnröhren..., Penis..., Prostata..., Hoden...

**Urogonado|tropin:** ▶ Menotropin. **E** urogonadotropin.

**Uro|grạmm:** das bei Urographie gewonnene Röntgenkontrastbild (s. Abb). Als Früh-U. das Kontrastbild 1, 2 u. 3 Min. nach Kontrastmittelinjektion, als Spät-U. das bis zu 24 Std. später angefertigte; s.a. ▶ Infusions-

**Urogenitaltrakt**

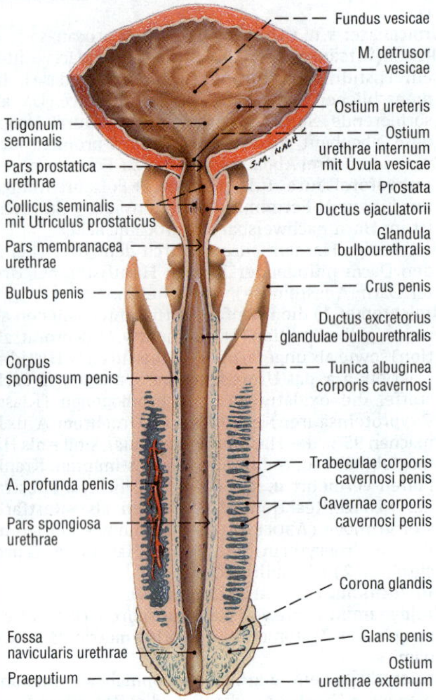


**Blasengrund (Fundus vesicae) u. Harnröhre des Mannes (Urethra masculina) der Länge nach eröffnet**
(die Haut des Penis ist bis auf das Praeputium über der Glans penis entfernt)

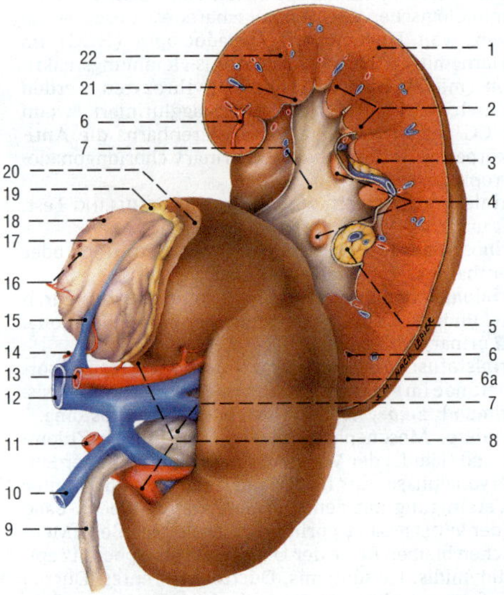


**Ventralansicht der linken Niere (Ren sinistra) u. Nebenniere (Glandula suprarenalis sinistra) sowie frontaler Halbierungsschnitt durch die linke Niere eines Erwachsenen**

1 Cortex renalis
2 Medulla renalis, Pyramides renales
3 Columna renalis (Bertini-Säulen)
4 Area cribrosa (Foramina papillaria)
5 Corpus adiposum sinus renalis
6 A. interlobaris
6a Aa. arcuatae
7 Pelvis renalis
8 Hilum renale
9 Ureter sinister
10 V. testicularis sinistra
11 Ramus posterior (A. renalis)
12 V. renalis
13 Ramus anterior (A. renalis)
14 A. suprarenalis inferior
15 V. suprarenalis
16 Aa. suprarenales mediae
17 Glandula suprarenalis
18 Aa. suprarenales superiores
19 Capsula adiposa renis
20 Capsula fibrosa renis
21 Basis pyramidis; Medulla renalis
22 Papilla renalis; Medulla renalis

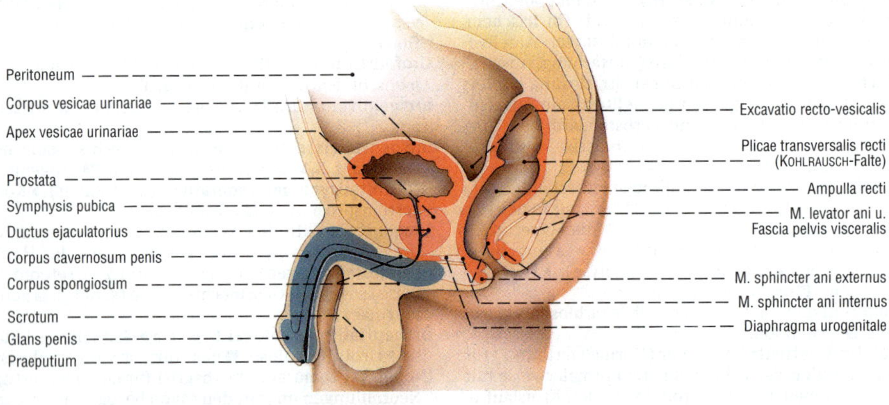


**Sagittalschnitt durch ein männliches Becken (Schema)**

**Urogenitaltrakt, männlicher.**

**Urogenitaltrakt**

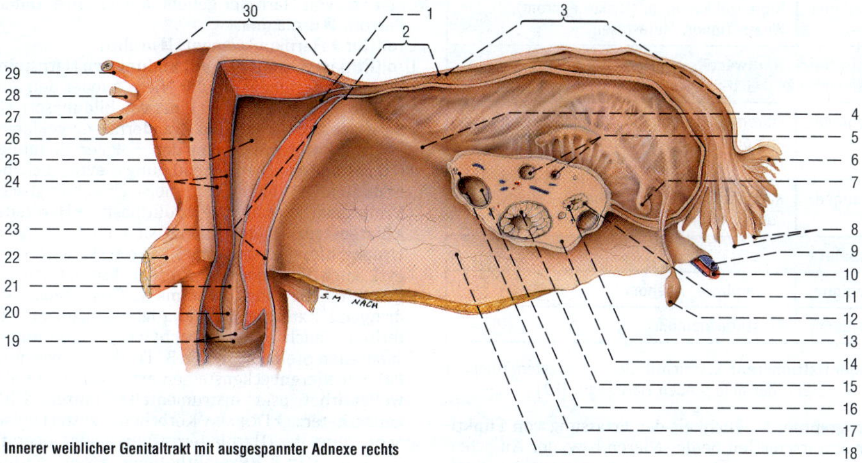


**Innerer weiblicher Genitaltrakt mit ausgespannter Adnexe rechts**

Die rechte Seite des Uterus ist von der Dorsalfläche eröffnet, ebenso der portio-nahe Abschnitt der Vagina u. der rechten Tube. Das rechte Ovar ist frontal durchschnitten.

*Eileiter, Tuba uterina oder Salpinx*

1 Pars uterina tubae
2 Isthmus tubae uterinae
3 Ampulla tubae uterinae
4 Ligamentum (Lig.) ovarii proprium
6 Infundibulum tubae uterinae (mit Ostium abdominale tubae uterinae)
7 Hydatida accessoria; Fimbria ovarica
8 Fimbriae tubae
9 Vena ovarica
10 Arteria ovarica
12 Appendix vesiculosa; gestielte Hydatide
18 Lig. latum uteri

*Eierstock, Ovarium*

5 Folliculi ovarii primarii
11 Extremitas tubaria
13 Corpus albicans
14 Stroma ovarii
15 Corpus luteum
16 Folliculus ovaricus vesiculosus (Graaf* Follikel)
17 Extremitas uterina

*Gebärmutter, Uterus*

19 Ostium uteri (bei Nullipara grübchenförmig; nach Geburten schlitzförmig)
20 Portio vaginalis uteri
21 Canalis cervicis uteri
22 Lig. sacro-uterinum
23 Corpus uteri
24 Myometrium
25 Cavitas uteri, Endometrium
26 Perimetrium
27 Lig. ovarii proprium
28 Lig. teres uteri
29 Tuba uterina
30 Fundus uteri

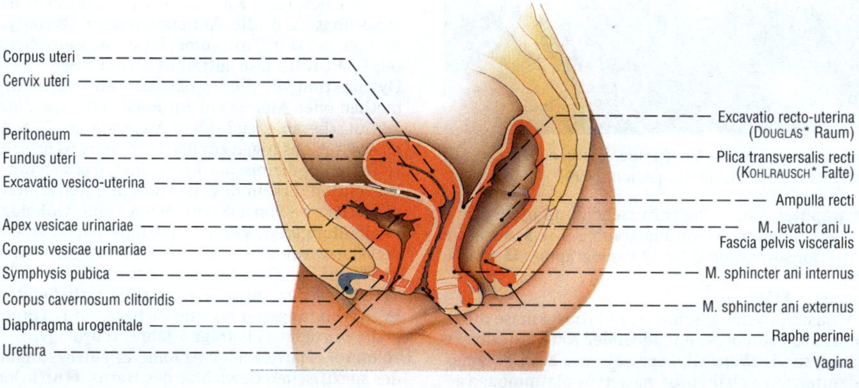


**Sagittalschnitt durch ein weibliches Becken (Schema)**



**Urogenitaltrakt, weiblicher.**

| Nierenparenchym | |
|---|---|
| benigne: | Hämangiome, Angiomyolipome, Fibrome, Lipome, Leiomyome, Lymphangiome, Adenome |
| maligne: | Nierenzellkarzinom (Hypernephrom), WILMS-Tumor, Metastasen |
| **ableitende Harnwege** (Nierenbeckenkelch-, Ureter-, Harnblasentumoren) | |
| benigne: | Fibrome, Hämangiome, Lipome, Lymphangiome, Myome, neurogene u. Mischtumoren, Papillome, Papillomatose |
| maligne: | Karzinome (Urothelkarzinom), Leiomyosarkom, Lymphosarkom, Rhabdomyosarkom |
| **Prostata** | |
| benigne: | Hyperplasie, Adenom |
| maligne: | Prostatakarzinom |

**Urogenitaltumoren:** Systematik der wichtigsten Tumoren der Niere und der ableitenden Harnwege. [89]

urographie. Möglichkeit der Erfassung von Funktionsunterschieden beider Nieren bzw. der Ausscheidungshemmung oder eines Hindernisses der ableitenden Harnwege; s.a. ▸Urotomographie. E urogram.

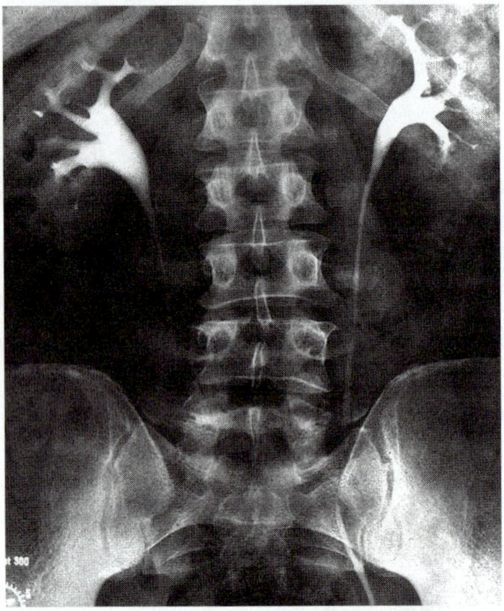

**Urogramm:** intravenöse Urographie. Röntgenübersichtsaufnahme nach Kontrastmittelinjektion. [499]

**Uro|graphie:** i.e.S. die ▸Ausscheidungsurographie; s.a. ▸Urogramm, ▸Urotomographie, i.w.S. auch die ▸Miktionsurographie. S.a. ▸Pyelographie. E urography.

**Urokan...:** ▸Urocan...

**Urokinase:** physiologischer, aus ▸Prourokinase durch limitierte Proteolyse entstehender Aktivator der Fibrinolyse. ***Aufbau:*** Glykoprotein aus zwei Polypeptidketten (two-chain urokinase-type plasminogen activator = tcu-PA) mit einem Molekulargewicht von 54000 D (hochmolekulare Form; high molecular weight urokinase = HMW-UK) bzw. 33000 D (niedermolekulare Form; low molecular weight urokinase = LMW-UK). ***Gewinnung:*** Isolierung ursprünglich aus Urin, kommt aber auch in vielen Geweben vor. Zur ***Anw.*** in der ▸Fibrinolysetherapie Extraktion aus Urin oder Überstand von Nierenzellkulturen; auch gentechnologische Herstellung möglich. E urokinase, urokinase-type plasminogen activator, u-PA.

**Uro|kinine:** im Harn vorkommende Kinine mit Kallidin- bzw. Bradykinin-artiger Wirkung. E urokinins.

**Uro|lagnie:** sexuelle Perversion mit Lusterzeugung durch Zusehen beim Urinieren oder Berühren, Trinken etc. von Harn der geliebten oder einer anderen Person. E urolagnia.

**Uro|lith:** ▸Harnkonkrement. E urolith.

**Uro|li|thiasis:** Krankheit mit Bildung von Harnsteinen (▸Harnkonkrement) in der Niere u./oder den ableitenden Harnwegen u. mit einer von Bildungsort, Größe u. Verhalten (stumm, wandernd, eingeklemmt) der Konkremente u. von den Folgeerscheinungen (Harnstauung, Nierenschädigung), evtl. auch dem Grundleiden, abhängigen, meist charakteristischen Symptomatik (s.a. ▸Nephrolithiasis, ▸Harnleiter-, ▸Blasenstein). ***Diagn.:*** stützt sich auf Harnanalyse, Urographie, Zystoskopie, Ureterkatheterismus, evtl. auch Funktions- u. Stoffwechseluntersuchungen; s.a. ▸Harnsalze, ▸Sediment. ***Ther.:*** bedarf stets dringend ärztlicher Behandlung: medikamentös-diätetische (auch i.S. der Prophylaxe), Förderung des spontanen Steinabgangs (z.B. Trinkkur, Spasmolytika), bei Nierenbeckensteinen extrakorporale ▸Stoßwellenlithotripsie, instrumentelle (mittels Schlingenkatheter; ▸DORMIA-Körbchen; zystoskopische Schlitzung des Harnleiterostiums) oder operative Entfernung (z.B. ▸Pyelolithotomie, ▸Nephrolithotomie, ▸Ureterolithotomie, bei Blasenstein Extraktion mittels Steinzange, Lithotripsie u. -lapaxie, Sectio alta, ▸Urethrotomia externa); s.a. ▸Litholyse. E urolithiasis.

**Urolithiasismittel:** Medikamente zur Auflösung von Harnsäure- u. Zystinsteinen im Bereich der Nieren u. ableitenden Harnwege. ***Wirkst.:*** Kalium- bzw. Natriumsalze der Zitronensäure (erhöhen den pH-Wert des Urins). I.w.S. auch Rezidivprophyl. kalziumhaltiger Nierensteine bei Hyperkalzämie durch Polystyroldivinylbenzolsulfonsäure (▸Kationenaustauscher).

**Urologe:** Arzt für ▸Urologie. E urologist.

**Urologi|ca, -ka:** Medikamente, die der Ther. von Erkr. bzw. Störungen im Bereich der Harnwege dienen. Eingesetzt werden: 1) Blasenatoniemittel (Cholinergica wie z.B. Distigminbromid); 2) Harnwegsinfektionstherapeutika: a) pflanzliche Präparate zur Durchspülungstherapie, b) chemisch definierte Präparate wie Antibiotika zur systemischen oder lokalen Anw. (z.B. Nitrofurantoin, Neomycinsulfat zur Instillation) oder Mittel zur Rezidivprophyl. (z.B. Methenamin, Methionin); 3) miktionsbeeinflussende Mittel pflanzlichen (z.B. Kürbissamen) sowie chemischen Ursprungs (z.B. die Anticholinergica Oxybutynin, Atropinsulfat u. Trospiumchlorid); 4) ▸Prostatamittel; 5) ▸Urolithiasismittel; 6) Mittel gegen erektile Dysfunktion wie die Vasodilatatoren Sildenafil, Bamethan oder Alprostadil zur ▸Schwellkörperautoinjektionstherapie, außerdem Apomorphin; 7) andere U. wie z.B. Lösungen zur Blasenspülung. E urologics.

**Uro|logie:** medizinisches Fachgebiet, das sich mit der Prävention, Erkennung, Behandlung, Rehabilitation u. Nachsorge von Erkrankungen (inkl. Onkologie), Fehlbildungen u. Verletzungen der Niere, ableitenden Harnwege u. männl. Geschlechtsorgane (Andrologie) befasst. Die Abgrenzung zur ▸Nephrologie als Teilgebiet der Inneren Medizin ist fließend. Die Weiterbildungszeit bis zum Facharzt für U. (**Urologe**; engl. = urologist) beträgt 5 Jahre. E urology.

**Uro|meter,** Harnspindel: Aräometer zur Bestimmung des spezifischen Gewichtes des Harns. E ur(in)ometer.

**Uro|mucoide:** besondere Eiweißkörper im Harn des Früh- oder Neugeborenen, ferner bei Nephropathien, Paraproteinämien, Anämien. E uromucoids.

**Ur|oncus:** *Pathologie* geschwulstförmige Harninfiltration. E uroncus.

**Uron|säuren,** HOOC–$[C_4]$–CHO: aus ▸Aldosen oxidativ entstehende Aldehydcarbonsäuren, z.B. ▸Glucuronsäure; s.a. ▸Uridindiphosphatglucuronsäure. – Die U. sind wichtige Bausteine der Proteoglykane u. anderer Polysaccharide. E uronic acids.

**Uro|phạgen:** bei Harnsäuregicht vorkommende Riesenzellen mit phagozytierten Uraten.

**urophan:** im Harn erscheinend (z.B. ▸Inulin). E urophanic.

**Uro|phthịse:** ▸Urotuberkulose. E urotuberculosis.

**Uro|poẹse:** ▸Harnbereitung. E uropoiesis.

**Uro|porphyrịe:** Sonderform der ▸Porphyria congenita mit vermehrt durch die Niere erfolgender Ausscheidung von Uroporphyrinogen u. des daraus gebildeten Uroporphyrin I u. Koproporphyrin I infolge Fehlens der Uroporphyrinogensynthetase (die die Bildung von Uroporphyrinogen III [auf dem Weg zu Häm] aus ▸Porphobilinogen katalysiert). E uroporphyria.

**Uro|roseịn:** Indolderivat als ▸Chromogen, das bei bestimmten Krankheiten (z.B. Niereninsuffizienz, Scharlach) im Harn auftritt (s.a. ▸Urochrom) u. das erst bei Zusatz konzentrierter Salzsäure eine kräftig rote Farbe annimmt. E urorosein.

**Ur|oscheo|zẹle:** ▸Urozele. E uroscheocele.

**Uro|sẹpsis:** von den Harnwegen ausgehende septische Erkrankung. Als aseptische u. als septische ▸Urotoxikose sowie als eigentliche U. (= septisches Harnfieber), d.h. als Septikämie mit frühzeitiger Metastasierung, wobei die Erreger spontan aus den Harnwegen austreten. ***Ätiol.:*** meist Folge einer Pyonephrose nach Harnstauung (Steinleiden, Ureterblockade, Harnröhrenverengung) mit Sekundärinfektion, oder aber nach Schleimhautverletzung, z.B. anlässlich einer Prostataresektion, eines Katheterismus. ***Klinik:*** perakuter Beginn mit septischem Fieber u. Schüttelfrost, pyämischen Metastasen, hoher Leukozytose, schnellem Puls, allgemeinen Vergiftungserscheinungen (»Nephrotoxine«). ***Kompl.:*** Metastasen, Thrombophlebitis urinaria septica der Beckenvenen (evtl. mit sekundärer Phlegmone), Kachexie. E urosepsis. – **U., einseitige renale:** septische ▸Pyelonephritis.

**Uro|skopie:** **1)** Harnschau. E uroscopy. **2)** *Röntgenologie* Ausscheidungsurographie mit Durchleuchtungskontrollen (u. gezielten Aufnahmen).

**Uro|spasmịe:** Neigung zu krampfhafter Engstellung der Harnwege, begrenzt z.B. als ▸Pyelospasmie; z.B. bei Spasmophilie (hier z.B. als Ureterospasmie), Durchblutungsstörung, nach Erfrierung.

**Uro|stealith:** wachsartiges Harnkonkrement aus Lipoiden (u. Kalk-, Magnesiaseifen, Eiweiß); bei Fettstoffwechselstörungen. E urostealith.

**Urostoma:** künstlich angelegte Öffnung in der Bauchdecke zur Ableitung des Harns entweder über ein Darmstück (z.B. Ileum) oder einen Ureterstumpf, der in die Bauchwand eingenäht wird; v.a. nach operativer Entfernung der Harnblase.

**Uro|thẹl,** Übergangsepithel: mehrreihiges bis mehrschichtiges Deckgewebe der ableitenden Harnwege (Nierenbecken, Ureter, Harnblase, proximale Teile der Harnröhre). E urothelium.

**Urothẹl|karzinome:** vom Übergangsepithel ausgehende Malignome in Blase, Harnröhre, Harnleiter oder Nierenbecken, die trotz ihrer topographischen Trennung aufgrund ihres tumorbiologischen Verhaltens als einheitliches Krankheitsbild betrachtet werden u. sich durch hohe Rezidivrate u. multizentrisches, multifokales Wachstum charakterisieren. Erstmanifestation in über 90 % der Fälle in der Blase, gefolgt von Nierenbecken (5–6 %), Harnleiter (2–3 %) u. Harnröhre. ***Klinisches Leitsymptom:*** Mikro- oder Makrohämaturie u. (v.a. bei Harnleitertumoren) eine meist unilaterale Harnstauung (weitere Informationen s.u. ▸Blasen-, ▸Nierenbeckenkarzinom, ▸Harnröhrenkarzinom, ▸Uretertumoren).

**Uro|tomographịe:** ▸Ausscheidungsurographie mit Schichtaufnahmen (etwa 5–10 Min. p.i.; evtl. Spätaufnahmen, ▸Urogramm). Heute ersetzt durch ▸Computer-Tomographie.

**Uro|toxikọse:** abakterielle ▸Urosepsis durch Resorption zersetzter Harnbestandteile u. giftiger Gewebszerfallsprodukte bei Harninfiltration. Evtl. mit sekundärer Infektion des Infiltrats (= septische U.) u. Ausbildung einer Urinphlegmone. E urotoxia.

**Ụro|tuberkulose:** ▸Tuberkulose des Harntraktes (meist als Teilerscheinung der Urogenital-Tbk). Beginnt meist mit miliaren Nierenparenchymherden (▸Nierentuberkulose; oft latent); dann lymphogen oder kanalikulär Entwicklung einer Ureter- u. Blasentuberkulose, evtl. Genitaltuberkulose. E urotuberculosis.

**Uro|zẹle:** Hodensackschwellung durch Harninfiltration. E urocele.

**Ụr|samen|zelle:** ▸Spermatogonium.

**Ụr|segment:** *Embryologie* ▸Somit. E mesoblastic segment.

**Urso|de(s)oxy|cholsäure:** physiologische ▸Gallensäure des Menschen; orale ***Anw.*** zur ▸Cholelitholyse u. zur symptomatischen Ther. der primär-biliären Zirrhose. E ursodeoxycholic acid.

**Ursọl|all|ergie:** Allergie gegen Ursolfarbstoffe (F. auf der Basis aromatischer Diamine, Aminophenole); z.B. als Pelzfärberasthma.

**Ursprung:** *Anatomie* Muskelursprung (s.a. ▸Insertions...); i.w.S. auch der Abgang eines Gefäßes oder Nervs. E insertion, origin.

**Ụrsprungs|anomalie der Pulmonalarterie:** Abgang der P. aus der Aorta oder dem Truncus coeliacus. Auch der Abgang der li. aus der re. Pulmonalis (u. Verlauf zwischen Speise- u. Luftröhre, mit Bronchuskompression). S.a. ▸Arteria lusoria. E anomalously originating pulmonary artery.

**Urtịca:** **1)** Quaddel; stecknadelkopf- bis handtellergroße, runde bis polyzyklische, hellrosafarbene bis weißliche beetartige Hauterhebung durch Ödem in Epidermis u. Korium als Primäreffloreszenz (▸Effloreszenzen, Abb.; s.a. ▸Urticaria), aber auch nach intrakutaner Injektion. E wheal. **2)** *Botanik* die Gattung Brennnessel; angewandte Pflanzenteile: Brennnesselkraut (Urticae herba), Brennnesselwurzel (Urticae radix); Inhaltsstoffe: Kraut u.a.: Kieselsäure, Mineralsalze, Carotinoide, in den Brennhaaren biogene Amine (Histamin, Serotonin); Wurzel u.a.: Scopoletin, 3-β-Sitosterin, Lektine, wasserlösliche Polysaccharide. ***Anw.:*** Brennnesselkraut (z.B. als Tee) zur Durchspülungstherapie bei Harnwegsentzündungen u. Nierengrieß sowie bei rheumatischen Beschwerden; Brennnesselwurzel (z.B. als Monopräparat) zur Behandlung von Miktionsbeschwerden bei Reizblase oder benigner Prostatahyperplasie. E nettle.

**Urticạria, Urtikaria,** Nesselausschlag, -sucht, -fieber: durch Quaddeln (Urtica) charakterisierte Erkran-

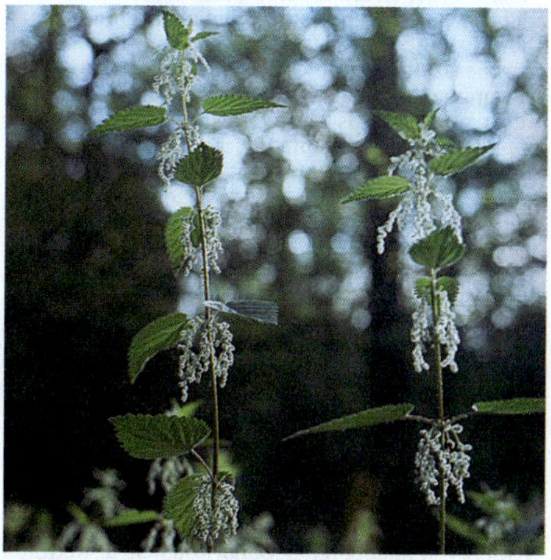

**Urtica.** [482]

kung. ***Formen:*** als Kontakt-U. oder physikalische U. die **aquagene U.** (nach Kontakt mit Wasser), **U. e calore** (durch Wärmeexposition), **U. e frigore** (nach Kälteexposition; sehr selten auch autosomal-dominant vererbt), **U. mechanica** (durch Druck), **U. solaris** (▸Licht-Urtikaria nach Einwirkung von Sonnenlicht). Ferner: **U. bullosa** (Auftr. von Blasen in den Urticae), **cholinergische U.** (Quaddeln nach Anstrengung oder Schwitzen), **U. circinata** (polyzykl. begrenzte Quaddeln), **U. cum pigmentatione** (postentzündl. Hyperpigmentierung nach U.), **U. factitia** (dermographische U. mit strichförmigen Quaddeln nach mechan. Irritation), **U. gigantea** (Quaddeln mehr als handtellergroß), **U. haemorrhagica** (hämorrhag. Quaddeln), **U. porcellanea** (weißlicher Aspekt durch Ödem), **U. profunda** (Ödembildung in der Subkutis), **U. rubra** (hellrote Qu.), **U. vaskulitis** (chron. U. mit [histolog.] leukozytoklast. Vaskulitis). Als Sonderform die **U. pigmentosa:** benigne generalisierte Mastozytose der Haut. Manifestation oft im Kindesalter (**U. p. infantilis**), gelegentlich auch im Erwachsenenalter (**U. p. adultorum**). Selten auch systemisch möglich. – **U., akute:** akutes, exanthematisches Auftreten von flächenhaften, scharf begrenzten, juckenden Quaddeln, die innerhalb von Stunden entstehen u. wieder vergehen. ***Ätiol.:*** vielfältig, z.B. durch Kontaktstoffe, Medikamente, Infekte. ***Ther.:*** systemische Antihistaminika, bei stärkerer Ausprägung systemisch Corticosteroide. S.a. Abb. – **U., chronische:**

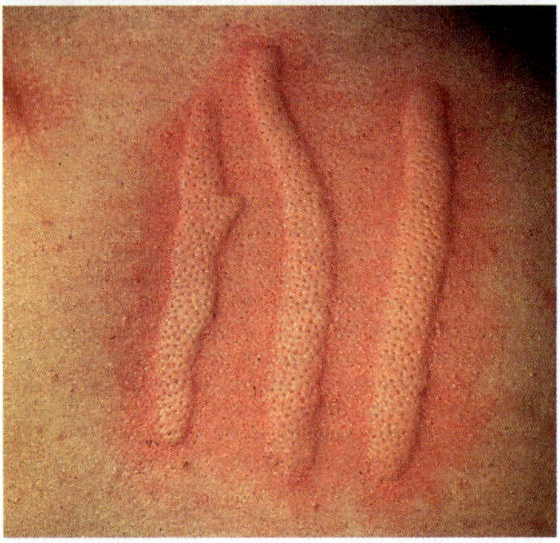

**Urtikaria, akute:** Quaddelbildung nach mechanischer Reizung. [524]

über 6 Wochen anhaltende Urtikaria mit andauernden Erscheinungen. Unterscheidung in chron.-kontinuierliche (ständiges Auftreten von Quaddeln) u. chron.-rezidivierende Urtikaria (kurzfristige Erscheinungsfreiheit). ***Ätiol.:*** Ursachen sind häufig nicht eruierbar. Als häufige Auslöser gelten u.a. Kälte, Wärme, Wasserkontakt, Schwitzen, Licht, Vibration, Medikamentenunverträglichkeiten, Nahrungsmittel- u. Inhalationsallergien, Magen-Darm-Störungen, Fokalinfekte sowie Systemerkrankungen.

**Urtikaria-Taubheits-Syndrom,** MUCKLE-WELLS-Syndrom: autosomal-dominant erbliche Kombination von fortschreitender Innenohrschwerhörigkeit mit rezidivierender Urtikaria u. Amyloidose; beginnt im Jugendalter. E Muckle-Wells syndrome.

**Uruma-Virus:** ein durch Moskitos übertragenes ARBO-Virus A; Erreger des in Süd- u. Mittelamerika epidemischen, hochfieberhaften u. letalen »Uruma-Dschungelfiebers«.

**Urwirbelsäule:** ▸Chorda dorsalis. E notochord.

**US:** Abk. für ▸Ultraschall.

**Usher-Syndrom:** autosomal-rezessiv erbliche Kombination von angeborener Gehörlosigkeit u. Retinitis pigmentosa; bei Hinzutreten progressiver Demenz u. Ataxie = ▸GRAEFE-SJÖGREN-Syndrom. E Usher's syndrome.

**Usnea barbata:** zur Familie der Usneaceae zählende, an Nadelbäumen wachsende Hängepflanze; in spezieller Aufbereitung nachweislich wirksam bei leichten Schleimhautentzündungen im Mund- u. Rachenbereich (wirkt antimikrobiell u. immunmodulierend).

**Usnin|säure:** in Flechten (z.B. Usnea barbata) vorkommendes antibiotisches Dibenzofuran-Derivat. E usni(ni)c acid, usnein.

**Ustilagismus:** durch Substanzen des auf Maispflanzen parasitierenden Basidiomyzeten Ustilago maydis (= Maisbrand) verursachte, nach Genuss von verunreinigtem Mais vorkommende Vergiftung ähnlich dem Ergotismus. E ustilaginism.

**Usur, Usura:** *Pathologie* umschriebener Gewebsverlust von der Oberfläche her, i.e.S. der durch erhöhte mechanische Beanspruchung oder durch chronischen Druck (eines pulsierenden Tumors). – **U., fettige:** ▸Atheromatose.

**Usus** *(latein.):* Gebrauch, Verwendung; z.B. *pharm* **ad usum proprium**: zum eigenen Gebrauch (Anmerkung auf Rezeptformular). E use.

**Uta:** mit Geschwürsbildung einhergehende Südamerikanische ▸Haut-Schleimhaut-Leishmaniase (in Peru); i.e.S. – im Gegensatz zur ▸Espundia – die von der Haut lymphogen auf Rachen- u. Mundschleimhaut übergreifende Form. E uta.

**ut aliquid fiat** *(latein.):* »damit etwas getan werde«.

**uterin:** ▸uterinus.

**Uterin|geräusch,** Strepitus uterinus: um den 4. Schwangerschaftsmonat in den Schlagadern der Gebärmutter auftretendes Durchströmungsgeräusch (mit dem mütterlichen Puls synchrones Schwirren). E uterine souffle.

**Uterin|segment:** Bez. für Teilabschnitte der Gebärmutter in der 2. Schwangerschaftshälfte u. während der Geburt. E uterine segment. – **U., oberes:** das Corpus uteri. E upper u. s. – **U., unteres:** der verlängerte u. erweiterte Gebärmutterhals (Cervix uteri); seine Grenze gegen das obere U. bildet der innere Muttermund bzw. – unter der Geburt – der BANDL-Kontraktionsring. E lower u. s.

**uterinus** *(latein.):* zur Gebärmutter (Uterus) gehörend, diese betreffend. E uterine.

**Utero|pexie:** *Gynäkologie* ▸Hysteropexie. E uteropexy.

**utero|plazentare Apoplexie (Couvelaire):** s.u. ▸Plazentaapoplexie. E uteroplacental apoplexy.

**utero|vaginal:** sowohl Gebärmutter als auch Scheide betreffend. E uterovaginal.

**utero|vesikal:** Gebärmutter u. Harnblase betreffend. E uterovesical.

**utero|zervikal:** die Gebärmutter u. deren Halsteil (Zervix) betreffend. E uterocervical. – **u. Sitz der Plazenta:** tiefer Plazentasitz. E u. placental site.

**Uterus,** Metra, Gebärmutter: als Fruchthalter fungierendes inneres Geschlechtsorgan der Frau; Teil des Urogenitaltrakts. Birnenförmiges, muskelstarkes Hohlorgan, das in Anteversio-Anteflexio-Stellung etwa in der Mitte des kleinen Beckens zwischen Harnblase u. Mastdarm liegt. Der U. in der Schwangerschaft (U. gravidus) wird parallel zum Wachstum der Frucht(kapsel) größer u. dringt aus dem kleinen Becken in die obere Bauchhöhle vor. ***Aufbau:*** Der U. besteht aus Körper (Corpus uteri; mit Fundus uteri), Hals (Cervix uteri; mit Portio supravaginalis cervicis u. P. vaginalis cervicis ), Gebärmutterhöhle (Cavum oder Cavitas uteri) u. Cervixkanal (Canalis cervicis uteri). Die Gebärmutterhöhle ist etwa 4 cm lang, nimmt bds. am Tubenwinkel die Mündungen der Eileiter auf u. geht an ihrer Enge (Isthmus uteri) in den Cervixkanal über. Dieser ist etwa 3 cm lang; seine Öffnung zur Cavitas uteri hin wird als innerer Muttermund bezeichnet. Der Cervixkanal mündet an der Portio vaginalis cervicis in die Scheide (äußerer Muttermund; mit vorderer u. hinterer Lippe: Labium anterius u. L. posterius); s. a. Abb. Gehalten wird das Organ durch den Beckenboden, die Harnblase, das beidseitige, seitlich-oben am Tubenwinkel ansetzende Ligamentum teres uteri (im oberen Rand des Ligamentum latum uteri) u. glatte Muskulatur im Parametrium (das u. a. den Musculus rectouterinus, die Uteringefäße u. den Plexus uterovaginalis enthält). ***Struktur:*** Der U. besteht (von außen nach innen) aus Perimetrium (vom Perimetrium überzogener Teil) bzw. Adventitia (extraperitonealer Teil), Myometrium (Tunica muscularis uteri) u. Endometrium (Tunica mucosa uteri). Das Myometrium besteht aus Bündeln glatter Muskulatur, umgeben von Bindegewebe mit Gefäßen u. besitzt eine nicht deutlich abgrenzbare Schichtung: Stratum submucosum (dem Endometrium benachbart), Stratum vasculosum (stärkste Schicht, gefäßreich), Stratum supravasculosum u. Stratum subserosum. Das Endometrium besitzt einschichtiges prismatisches Epithel, z. T. mit Kinozilien u. einem faserarmen Bindegewebe (Stroma endometrialis), welches die meist einfach tubulösen Drüsen (Glandulae uterinae) umgibt. Die Tunica mucosa des Canalis cervicis uteri besteht aus einem einschichtigen hochprismatischen Epithel u. aus von Bindegewebe umgebenen, verzweigten, mukösen Drüsen. Die Portio vaginalis ist von einem mehrschichtigen, unverhornten Plattenepithel bedeckt. ***Funktion:*** Das Endometrium zeigt in Abhängigkeit vom ovariellen Zyklus periodische Veränderungen der Schleimhaut. Der meist 28-tägige Schleimhautzyklus umfasst drei Phasen. Die **Desquamationsphase** (Phasis menstrualis) am 1.–4. Tag geht mit beginnender Regeneration am 5.–13. Tag in die **Proliferationsphase** (Phasis follicularis, östrogene Phase) über, gefolgt von der **Sekretionsphase** (Phasis lutealis, Phasis progesteronis), deren letzten Tage durch mangelhafte Durchblutung des Endometriums gekennzeichnet sind, wodurch die Desquamationsphase vorbereitet wird (Phasis ischaemica). Die Ovulation findet zwischen Proliferations- u. Sekretionsphase etwa am 15. Tag des Zyklus statt. Die Endometriumschicht, die nach der Desquamation erhalten bleibt, wird als Basalis (Stratum basale endometrii) bezeichnet. Die funktionellen Veränderungen unterliegende Endometriumschicht ist die Funktionalis (Stratum functionale endometrii). Zu Beginn der Proliferationsphase besteht eine bis 1 mm dicke Endometriumschicht mit kurzen englumigen Glandulae uterinae. Während der Proliferationsphase kommt es zum Aufbau der Funktionalis mit langen, leicht geschlängelt verlaufenden Drüsen. Das Endometrium während der Sekretionsphase besteht aus einer 5–8 mm dicken Schicht mit weitlumigen Glandulae uterinae, die Glykogen enthalten u. Mukoide bilden. In diesem Stadium gliedert sich die Funktionalis in ein oberflächliches Stratum compactum endometrii u. ein basales Stratum spongiosum endometrii. E womb, uterus. – **U., infantiler:** s. u. ▸Uterushypoplasie. E infantile u.

**Uterus|adenomyosis:** ▸Endometriose. E adenomyosis (uteri).

**Uterus|amputation:** operative Absetzung der Gebärmutter in Höhe des Isthmus unter Belassen der Zervix (= subtotale = supravaginale = suprazervikale U.). Nur noch ausnahmsweise ausgeführt (da mit Gefahr der Karzinomentwicklung in der Restzervix belastet). E uterus amputation.

**Uterus|aplasie:** Uterusmangel infolge fehlender Anlage (Uterusagenesie) bzw. Hemmung oder frühembryonaler Rückbildung der MÜLLER-Gänge (▸Ductus paramesonephricus); stets mit Scheidenaplasie kombiniert; Ovarien meist normal. E uterine aplasia.

**Uterus|apoplexie:** ▸Apoplexia uteri. E uterine apoplexy.

**Uterus|atonie:** nach Entbindung bestehende Kontraktionsschwäche bei unvollständiger oder – i. e. S. – vollständiger Entleerung (Plazenta komplett). Uterus weich, Fundus hochsteigend, atonische, u. U. lebensgefährliche ▸Nachblutung. Kommt vor v. a. nach Überdehnung (Hydramnion, Zwillingsschwangerschaft), operativer Entbindung, langer Geburt bei Fehlbildung, Wehenmittelmissbrauch. E metratony, uterine atony.

**Uterus|atrophie:** die hormonal bedingte Rückbildung (▸Atrophie) der Gebärmutter; physiologisch im Alter (Altersinvolution; infolge Sistierens der Ovarialfunktion) u. während des Stillens (▸Laktationsinvolution). – Als krankhafte U. (vorzeitig; mit Störung des ▸Zyklus) bei hormonaler Störung (dienzephalhypophysär, adrenal, thyreogen), als ▸CHIARI-FROMMEL-Syndrom (= puerperale U.), bei Kachexie. E uterine atrophy.

**Uterus|ausräumung:** nach Entbindung erfolgende Lösung u. Entfernung einer Placenta ac- oder increta (nach Versagen des ▸CREDÉ-Handgriffes in Narkose) bzw. Beseitigung von Plazentaresten durch in die Ge-

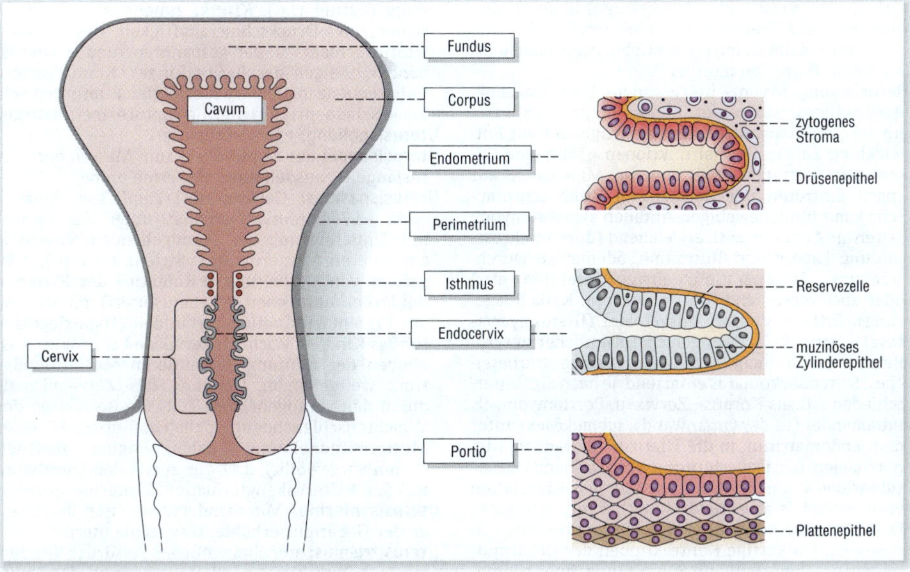


**Uterus:** schematischer Aufbau. [53]

bärmutterhöhle eingeführte Finger; auch die ▶Abort-Ausräumung. E removal of intrauterine secundae.

**Uterus|blutung:** Sammelbegriff für die physiologischen u. pathologischen Zyklusblutungen (Menstruation, Oligo-, Polymenorrhö, Metror-, Menorrhagie etc.) u. die während Schwangerschaft (bei ▶Abortus imminens usw.) u. Geburt (Lösungs-, Nach-, Riss- u. atonische Blutung, ▶Zeichnen). E uterine bleeding.

**Uterus|dilatator:** ▶Bougie zum Aufdehnen des Zervikalkanals, z. B. ▶HEGAR, Laminariastift. E uterine dilator.

**Uterus|exstirpation,** Hysterektomie: operative Entfernung der ganzen Gebärmutter (meist nach WERTHEIM, SCHAUTA-STOECKEL), evtl. – als Totalexstirpation – einschl. der Adnexe. E uterine exstirpation, hysterectomy.

**Uterus|hyper|kinesie:** *Geburtshilfe* ▶Wehensturm. E uterine hyperkinesia.

**Uterus|hyper|trophie:** Vermehrung (meist auch Größenzunahme) der Muskelelemente der Gebärmutter. Außer Organvergrößerung bestehen Konsistenzzunahme, verstärkte u. verlängerte Zyklusblutungen, Schweregefühl im Leib. E uterine hypertrophy.

**Uterus|hypo|plasie:** Kleinheit der Gebärmutter mit mehr oder minder erhaltener infantiler Form u. Struktur (klein; relativ langer Hals mit engem Kanal u. Enge des inneren u. äußeren Muttermundes); derb, in der Haltung starr u. übermäßig anteflektiert (aber auch fixierte Retroflexio). E uterine hypoplasia.

**Uterus|inversion:** ▶Inversio uteri. E uterine inversion.

**Uterus|karzinom:** ▶Kollum-, ▶Korpuskarzinom. E uterine carcinoma.

**Uterus|kon|glutination:** Verklebung der Eihäute mit der Zervix, verbunden mit Starrheit des äußeren Muttermundes unter der Geburt u. mit Ausbleiben der Muttermundöffnung trotz fortschreitender Erweiterung des Gebärmutterhalses; Gefahr der ▶Uterusruptur. E uterine conglutination.

**Uterusmittel:** Medikamente, die den Muskeltonus der Gebärmutter beeinflussen u. dadurch wehenfördernd (s.u. ▶Wehenmittel) oder wehenhemmend (s.u. ▶Tokolytica) wirken.

**Uterus|motorik:** die Gesamtheit der Bewegungsmöglichkeiten des Uterus; im Wesentlichen bestimmt durch die Uterusmuskulatur (Gitterstruktur zweier sich spiralig kreuzender Muskelzüge) u. den Halteapparat des ▶Uterus; spielt eine besondere Rolle v. a. während der Geburt; s. a. ▶Geburtsmechanismus, ▶Wehen. E uterine motility.

**Uterus|myom,** Myoma uteri: rundes bis unregelmäßig-knolliges, von einer Kapsel umgebenes Leiomyom der Gebärmutter. Eine gutartige, in ihrer Entwicklung an die Ovarialfunktionen gebundene Geschwulst; tritt bevorzugt um die Menopause auf (nach Eintreten der hormonalen Ruhe schrumpfend); mit bindegewebigen Anteilen als Fibromyom; selten als Adenom; evtl. erweichend (durch Nekrose, Bildung kavernöser Bluträume, ödematöse Durchtränkung, Degeneration, eitrige Infektion etc.) oder aber verhärtend (durch Sklerose, Kalkeinlagerung). Evtl. in Vielzahl ausgebildet (**Uterusmyomatose**) u. dann mit schwangerschaftsähnlicher Vergrößerung (auch nicht befallener Gebärmutterbereiche). Selten sarkomatös entartend; je nach Sitz unterschieden z. B. als Korpus-, Zervix- u. Portiomyom, als **intramurales** (in der Organwand), **submuköses** (unter dem Endometrium; in die Uterushöhle ragend; Menorrhagien bis Dauerblutung verursachend) u. als **subseröses** Myom (evtl. gestielt oder in das Lig. latum vordringend; s. a. ▶Stieldrehung); kann Miktions-, Defäkationsbeschwerden, Ureterkompression, Ischialgien, kolikartige Kontraktionen der Gebärmutter verursachen (evtl. mit Ausstoßung eines submukösen Myoms). E uterine myoma, hysteromyoma.

**Uterus|perforation:** Durchstoßung der Gebärmutterwandung (z. B. bei Uterusausräumung, Kürettage). Kann bei aseptischem Vorgehen u. sofortigem Erkennen (u. Zurückziehen des Instruments) komplikationslos heilen; erst später bemerkt, erfordert sie Laparotomie u. operative Versorgung. E uterine perforation.

**Uterus|plastik:** operative Korrektur einer Uterusfehlbildung zur Sterilitätsbehebung (analog auch Eingriffe an Eileitern, z. B. Eileiterneueinpflanzung). E uteroplasty, metroplasty.

**Uterus|polyp(ose):** Polyp der Gebärmutterhöhle; solitär oder mehrfach (▶Polyposis uteri), gestielt oder breitbasig. Als polypoide Endometriumhyperplasie (evtl. »funktionierend«, d. h. mit Schleimhautveränderungen im ▶Zyklus), als – evtl. diffus papilläres – Gebilde bei glandulär-zystischer Hyperplasie, als Adenom. E uterine polyposis.

**Uterus|prolaps:** teilweiser bis vollständiger Vorfall der Gebärmutter aus der Schamspalte infolge Schwäche oder Verletzung des Beckenbodens, Diaphragma pelvis u./oder der Gebärmutterbänder sowie bei Retroversio/-flexio; zieht die Harnblase u. den Mastdarm mit herab (= Zysto- bzw. ▶Rektozele) u. stülpt teilweise bis völlig die Scheide aus u. um (Inversion), die das prolabierte Organ wie ein Bruchsack bedeckt (= Hysterovaginozele; s. a. ▶Descensus uteri). Der vorgetretene Gebärmutterteil ist ödematös, bindegewebig hypertrophiert, verhornt u. xerotisch; oft auch Dekubitalgeschwüre, bei Multiparen Elongatio cervicis; in mit herabgezogenen DOUGLAS-Räumen evtl. Darmschlingen (= Hysteroenterozele). E prolapse of the uterus.

**Uterus|retroflexion, -retroposition:** s. u. ▶Retroflexio, ▶Retropositio. E uterine retroflexion, u. retroposition.

**Uterus|ruptur:** Einreißen der Gebärmutterwand im Zusammenhang mit der Wehentätigkeit, d. h. infolge Überdehnung des Geburtsschlauches nach »Wehensturm« (evtl. infolge Wehenmittelüberdosierung), z. B. bei Geburtshindernis oder -regelwidrigkeiten, übergroßem Kind, evtl. aber als Folge eines geburtshilflichen Eingriffes (»violente U.«). Betrifft als »inkomplette« oder »extraperitoneale« U. nur das Myometrium, als »komplette« U. alle Schichten. Erfolgt meist am Korpus-Zervix-Übergang (etwa im Verlauf der ▶BANDL-Furche), evtl. aber im hinteren Scheidengewölbe (= Kolpaporrhexis), evtl. an atypischer, wandschwacher Stelle u. ohne vorherige Überdehnung (»stille U.«). ***Klinik:*** zunehmende Spontanschmerzen, Druckschmerzhaftigkeit des unteren Uterinsegments u. der gespannten runden Uterusbänder, Steigen des BANDL-Ringes, Krampfwehen, Pulsfrequenzanstieg, nach erfolgter Ruptur Schock. S. a. ▶Scheidenriss. E uterine rupture, metrorrhexis.

**Uterus|senkung:** ▶Descensus uteri.

**Uterus|sonde:** Sonde mit Skala zum Messen der Uteruslänge u. -ausdehnung. E uterine probe.

**Uterus|spasmus:** Gebärmutterkrampf; sog. funktionelle ▶Weichteilschwierigkeit unter der Geburt mit Umschnürung des vorangehenden Kindsteils am inneren Muttermund (»Strictura uteri«), evtl. gefolgt von Verhaltung (▶Retentio) der Plazenta. Bei Dauerkontraktion (▶Tetanus uteri) mit Störung der Plazentazirkulation verbunden (Hypoxiegefahr für das Kind). – Macht als zervikale ▶Dystokie (Ausbleiben der Öffnung des äußeren Muttermundes trotz weitgehender Dehnung des Zervikalkanals durch den vorangehenden Teil) die Retraktion des Weichteilschlauches unmöglich u. führt zu extremer Muttermunddehnung (dabei Vagina geöffnet, Damm vorgewölbt), u. U. zur zervikalen Uterusruptur. S. a. ▶Uteruskonglutination. E uterine spasm.

**Uterus|syn|echie:** Miteinanderverwachsen der Wände der Gebärmutterhöhle. E synechia uteri.

**Uterus|trismus:** ungebräuchlicher Ausdruck für zervikale ▶Dystokie; s. a. ▶Uterusspasmus. E trismus uteri.

**Uterus|tympanie:** s.u. ▸Physometra. E uterine tympany.

**Uterus|zeichen:** *Geburtshilfe* **1)** ▸Schwangerschaftszeichen an der Gebärmutter; allgemein Vergrößerung, Auflockerung, Konsistenzwechsel, Form u. Größe ändernde Kontraktionen; ▸AHLFELD, ▸NOBLE-Zeichen. **2)** Lösungszeichen n. ▸SCHRÖDER. E uterine signs.

**U-Test:** *Statistik* ▸WILCOXON-Test.

**Utilisation:** *Biochemie* Ausnutzung eines Substrats im Zwischenstoffwechsel; s.a. ▸Sauerstoffausnutzung. E utilization.

**UTP:** Abk. für ▸**Uridintriphosphat**. E UTP.

**utricularis** *(latein.)*: einen Utriculus betreffend, schlauchförmig. E utricular.

**Utriculus:** das schlauchförmige Vorhofbläschen des häutigen Labyrinths als Basis der 3 häutigen Bogengänge; im Bereich seiner Macula mit Sinnesepithel ausgestattet (s.a. ▸Statoconia). E utricle. – **U. prostaticus:** kurzer Schlauch im Samenhügel der Harnröhre zwischen den Ductus ejaculatorii als Rudiment der MÜLLER-Gänge (▸Ductus paranephricus). E prostatic u.

**Utrikulus|zyste:** Retentionszyste im Utriculus prostaticus; bewirkt u.U. (v.a. beim Neugeborenen) Verlegung des Sinus prostaticus und Harnverhaltung. E prostatic utricle cyst.

**UV:** Abk. für ▸**Ultraviolett**.

**Uv|algie** *(latein. uvidus = befeuchtet)*: vom Zahnfleisch ausgehende Schmerzen.

**Uvea:** die mittlere Augenhaut = ▸Tunica vasculosa bulbi (Choroidea + Corpus ciliare + Iris). E uvea.

**Uvea|kolobom:** angeborene Spaltbildungen (▸Kolobom) der Uvea; z.B. als ▸Iris-, Choroideakolobom. E uveal coloboma.

**Uvea|tumoren:** gut- oder bösartige Neubildungen im Bereich der mittleren Augenhaut: a) ▸Iristumoren; b) ▸Aderhauttumoren; c) ▸Ziliarkörpertumoren.

**Uveitis:** Entzündung der Uvea. E uveitis. – **U. anterior:** ▸Iritis, ▸Iridozyklitis. E anterior u. – **U., phakogene:** U. als immunologische Erkrankung nach extrakapsulärer Kataraktextraktion. E phacogenic u. – **U. posterior:** U. überwiegend der Choroidea (einschließlich Glaskörper). E posterior u.

**UV-Filter:** Substanzen, die ultraviolette (UV-)Strahlung vom Typ UVA u./oder UVB absorbieren; Unterscheidung in chemische (z.B. Benzophenone) u. physikalische Lichtfilter (mineralische Pigmente wie z.B. Titandioxid). S.a. ▸Lichtschutz. E UV filters.

**Uvula** *(latein. = kleine Weinbeere)*: **1)** das am hinteren Rand des weichen Gaumens herabhängende »Zäpfchen« (quer gestreifte Muskulatur, bedeckt mit Mund- bzw. Nasenschleimhaut); s.a. ▸Kio... E uvula. – **U. bifida:** ▸Uvulaspalte. **2) U. vermis:** zapfenförmiger Teil der Kleinhirnwurmunterseite zwischen den Tonsillen. E u. vermis. **3) U. vesicae urinariae:** beim Mann hinter der inneren Harnröhrenöffnung vom Prostatamittellappen aufgeworfener Harnblasenschleimhautwulst, in den das Trigonum vesicae ausläuft. E u. of bladder.

**Uvula|hämatom:** Bluterguss im Gaumenzäpfchen; oft bei apoplektiformer Gaumensegelblutung. E uvular hematoma.

**Uvula|ödem:** Ödem des Gaumenzäpfchens, z.B. bei Pharyngitis, Larynxödem, ▸Angioödem. E uvular edema.

**Uvula|spalte:** Längsspalte des Gaumenzäpfchens als Hemmungsfehlbildung; Minimalvariante der Gaumenspalte. E bifid uvula, cleft u.

**Uvulo|palato|pharyngo|plastik,** Abk. UPPP: Operation, bei welcher neben der Tonsillektomie die Entfernung der Uvula mit streifenförmiger Exzision von Gaumengewebe erfolgt. Damit wird eine Straffung des Oropharynxgewebes erreicht u. der Atemweg erweitert. Maßnahme zur Therapie des obstruktiven ▸Schlafapnoesyndroms. E uvulopalatopharyngoplasty.

**Uvulo|ptose:** Tiefstand des Gaumenzäpfchens (z.B. bei Gaumensegellähmung). E uvuloptosis.

**U-Welle,** U-Zacke: im EKG die inkonstante (in Ableitungen II u. $V_{1-2}$ fast stets nachweisbare) breite, niedrige Welle nach der T-Zacke. Betont positiv z.B. beim Vagotoniker, Sportler, bei Hypokaliämie; negativ gelegentlich bei hochgradiger Hypertonie, Myokardinfarkt. E U wave.

**UZ: 1)** *Gynäkologie* Abk. für ▸**Umwandlungszone**. **2)** *Physik* Abk. für ▸**Ultrazentrifuge**.

**Uzara-Wurzel:** Wurzeldroge, u.a. aus Gomphocarpus- u. Pachycarpusarten. Hauptstammpflanze ist die Asclepiacee Xysmalobium undulatum (Südafrika); die wichtigsten Glykoside sind Uzarin, Uzarosid, Urezin u. Xysmalorin. Die Herzwirkung beträgt nur ca. $^1/_{100}$ der Strophanthinwirkung; nachweislich wirksam gegen unspezifische akute Durchfallerkrankungen. E uzara.

# V

**V: 1)** Kurzzeichen für *chem* **V**anadium, *biochem* **V**alin, *physik* **V**olt, **V**olumen, *anat* **V**ena (V.), *physiol* Atem**v**olumen, Totraum, **V**entilation; *ophth* **V**isus, *bakt* **V**ibrio, **V**i-Antigen, *pharm* **V**itrum, **V**inum, *kard* unipolare Brustwandableitung n. WILSON; **2)** römisches Zahlenzeichen »5«; z.B. **V.** Hirnnerv (= Nervus trigeminus).

**v:** *Anatomie* Abk. für **v**ena (v.), **v**entral, *physiol* **v**enös (z.B. a.v. = arteriovenös), **v**entrikulär (z.B. av. = atrioventrikulär).

**VA:** *Physik* Abk. für ▶Voltampere.

**(de-)Vaal-Seynhaeve-Syndrom:** ▶Dysgenesia reticularis.

**Vaandrager-Pena-Syndrom:** (1960/1965) seltene, erbliche, frühkindl., metaphysäre Chondrodysplasie; mäßiger, proportionierter Minderwuchs, kolbige Auftreibung von Radius, Ulna u. Femur. E dysplasia metaphysaria, type Vaandrager-Pena.

**Vaccin(i)a** *(latein.)*, Vaccine: **1)** ▶Kuhpocken. **2)** Vakzine (▶Impfstoff, ▶Pockenlymphe). **3)** ▶Vaccinia-Virus. **4)** die milde verlaufende Krankheit mit nur lokaler (= Impfpustel), z.T. aber auch mit allgemeiner Reaktion nach ▶Pockenschutzimpfung mit ▶Vaccinia-Virus. E vaccinia.

**Vaccinia-Virus,** Vaccinia variolae, Poxvirus officinalis: das zur ▶Pockenschutzimpfung, ferner für virologische, biochem. u. gentechnologische Experimente verwendete, in der Natur nicht vorkommende »Vakzinevirus« der Vaccinia-Untergruppe, mit enger antigener Verwandtschaft zum Variola- u. Kuhpocken-Virus (Kreuzimmunität) u. sehr geringer Pathogenität für Menschen. Großes, quaderförm. DNS-Virus mit ätherresistenter Hülle, helikalem Kapsid, 15–25 hitzelabilen u. -stabilen Antigenen; lyophilisiert unbegrenzt haltbar; züchtbar in Gewebekultur u. als Tierpassage. Als Impfstoff geeignet die mehr dermatotropen Stämme, z.B. der Lister-Stamm vom Lister-Institut in Elstree/England: (auch: Liverpool-, Nigeria-Stamm). E vaccinia virus.

**Vaccinium vitis-idaea,** Preiselbeere: zur Familie der Ericaceae zählendes Gewächs; in spezieller Aufbereitung (Blätter) nachweislich wirksam bei entzündlichen Erkrankungen der ableitenden Harnwege.

**VACH:** *Gerichtsmedizin* Abk. für ▶Vaterschaftsausschlusschance.

**VACTERL-Assoziaton:** s.u. ▶VATER-Assoziation.

**Vacuola:** ▶Vakuole. E vacuole.

**vacuolating virus** *(engl.):* s.u. ▶SV.

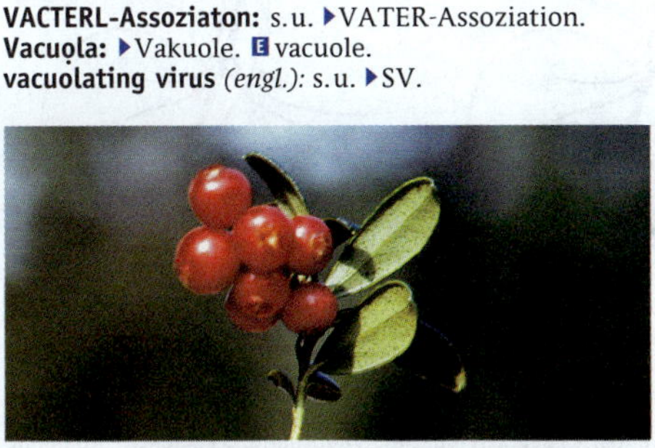

**Vaccinium vitis-idaea.** [448]

**vacuus** *(latein.):* leer. S.a. ▶Vakuum... E empty.

**VAD-Schema:** Abk. für ▶Polychemotherapie mit den Zytostatika **V**incristin, **A**driamycin, **D**examethason.

**Vaduzer Hand:** *Orthopädie* s.u. ▶Elektroprothese.

**vagal(is):** den Nervus vagus betreffend. E vagal.

**Vaganten|haut,** Vagabundenhaut, Cutis vagantium: aufgrund einer Epizoonose zerkratzte Haut mit Ulzera, Pyodermie, depigmentierten Närbchen u. Hyperpigmentation. E vagabond's disease.

**Vag|ek|tomie:** s.u. ▶Vagotomie. E vagectomy.

**Va|gi|na** *(latein.):* Scheide. E vagina. **1)** Kolpos: die weibl. Scheide, das etwa 10 cm lange, eine Muskelschicht aufweisende, sehr dehnbare, sagittal abgeplattete Rohr (zwischen Rektum u. Harnblase bzw. -röhre), das proximal mit seiner Fornix die Cervix uteri umfasst u. distal – vom Musculus levator ani umgeben – im Vestibulum vaginae endet (vor der Defloration durch das Hymen abgeschlossen). Die auskleidende Schleimhaut verändert sich periodisch (s.a. ▶Vaginalzyklus); im Klimakterium Alterungsvorgänge mit Gefäßsklerose, Lumeneinengung u. Elastizitätsverlust. Blutversorgung aus Aa. uterina, vesicalis u. haemorrhoidales, Innervation durch N. pudendus u. Plexus hypogastricus; s.a. ▶Vaginal..., ▶Vagino..., ▶Scheide(n)..., ▶Kolpo... **2)** Hülle i.S. von Sehnen-, Nervenscheide. – **V. bulbi,** TENON-Kapsel: die bindegewebige Gleitscheide zwischen Augapfel u. Orbitalfett; am Optikus-Eintritt mit der Sklera verwachsen, vorn unter der Konjunktiva endend. E sheath of eyeball, Tenon's capsule. – **V. carotica:** bindegewebige Hülle um den Gefäß-Nerven-Strang des Halses (A. carotis, V. jugularis, N. vagus). – **V. externa nervi optici:** die Durascheide des Sehnervs vom Orbitadurchtritt bis zum Bulbus oculi. – **V. fibrosa tendinis:** das dünne, fibröse äußere Blatt der Sehnenscheide. – **V. interna nervi optici:** die Pia- u. Arachnoideascheide des Sehnervs vom Orbitadurchtritt bis zum Bulbus. – **V. musculi recti abdominis:** die von den Aponeurosen der platten Bauchmuskeln gebildete fibröse »Rektusscheide«. – **V. (synovialis) tendinis:** das innere, mit der Sehne verbundene Blatt der Sehnenscheide, von der äußeren V. fibrosa durch die Synovia getrennt (»Synovialscheide«). – Auch Bez. für die ganze Sehnenscheide.

**Vaginae|fixatio:** *Gynäkologie* ▶Vaginofixation.

**Vaginal...:** Wortteil »(weibl.) Scheide« (s.a. ▶Vagino..., ▶Kolpo..., ▶Scheiden...).

**vaginal(is):** die (weibl.) Scheide (▶Vagina) betreffend. E vaginal.

**Vaginal|abstrich:** ▶Scheidenabstrich; s.a. ▶zytohormonale Funktionsdiagnostik. E vaginal smear.

**Vaginal|karzinom:** meist von der hinteren Scheidenwand ausgehendes primäres ▶Plattenepithelkarzinom (Carcinoma solidum, Kankroid; Häufigkeitsmaximum um das 55. Lj.); ***Klinik:*** meist unverschiebl. Solitärknoten, evtl. exulzerierend, mit hartem, aufgeworfenem Rand, seltener subepithelial-infiltrierend (starres Scheidenrohr), zunächst ohne subj. Symptome, später blutiger Ausfluss u./oder Blutung; frühzeitige Vergrößerung der Leistenlymphknoten;

Abklatsch-, lymphogene, selten hämatogene Fernmetastasen. E vaginal carcinoma.

**Vaginal|smear** *(engl.)*: ▸Scheidenabstrich; s.a. ▸zytohormonale Funktionsdiagnostik.

**Vaginal|stenose:** Verengung der weibl. Scheide; als Hemmungsfehlbildung im oberen Drittel oder im Hymenbereich; als narbige Stenose (posttraumat., postop.) an beliebiger Stelle. E vaginal stenosis.

**Vaginal|zyklus:** die mit dem ▸Genitalzyklus (dort Abb.) ablaufenden Veränderungen der Vaginalschleimhaut: durch die natürl. Östrogene Aufbau des Scheidenepithels bis zur Oberflächen-, durch die Gestagene nur bis zur Intermediärzellschicht. Höchste Östrogenwirkung (mit hohem Karyopyknose-Index u. Glykogengehalt) in der präovulatorischen, niedrigste (Glykogenfreisetzung aus dem zerfallenden Epithel) in der postovulator. Phase (mit Massenabschilferung u. Fältelung); s.a. ▸zytohormonale Funktionsdiagnostik. E vaginal cycle.

**Vaginal|zyto|logie:** ▸Kolpozytodiagnostik; s.a. ▸Vaginalzyklus. E vaginal cytology.

**Vaginismus:** spastische Kontraktion des äußeren Drittels der Vagina; psychophysisches Syndrom, das den Koitus fast oder völlig unmöglich macht. E vaginism(us).

**Vaginitis:** ▸Kolpitis; s.a. ▸Vulvovaginitis. E vaginitis. – **V., unspezifische:** meist durch ▸Gardnerella vaginalis verursachte V.

**Vagino...:** Wortteil »weibl. Scheide« (s.a. ▸Kolpo..., ▸Vaginal..., ▸Scheiden...).

**Vagino|fixation, -pexie:** **1)** ▸Interpositio uteri (vesicovaginalis). E colpopexy, vaginofixation. **2)** op. Befestigung des Scheidenstumpfes nach Uterusexstirpation.

**Vaginose, bakterielle:** auch Aminkolpitis; Infektion der Scheide mit dem Bacterium Gardnerella vaginalis u. verschiedenen Anaerobiern; typisch sind ein dünnflüssiger, homogener Fluor, positive Aminprobe, sog. Schlüsselzellen (▸clue cells) im Nativpräparat sowie ein pH-Wert > 4,5. E bacterial vaginosis.

**Va|go...:** Wortteil »Nervus vagus«.

**Vago|lytikum:** ▸Parasympatholytikum. E vagolytic (agent).

**Vagomimetikum:** ▸Parasympathomimetikum. E vagomimetic (agent).

**Vago|tomie:** operative Durchtrennung des unteren Nervus vagus (s.a. Abb.), häufig mit kleiner Resektion (Vagektomie), zwecks parasympathischer Denervierung von Abdominalorganen, insbes. zur Ausschaltung der Magensaftproduktion. E vagotomy. **1) trunkuläre V.:** (Dragstedt u. Owens 1943) möglichst tiefe V. der vom unteren Ösophagus abgelösten Hauptstämme (u. aller Nebenäste), die außerdem ligiert werden; wegen Fehlens von Tonus u. Peristaltik nach der Operation nur möglich in Kombination mit Pyloroplastik; nur noch angewandt beim Rezidivulkus. E truncular v., truncal v. **2)** selektiv-gastrale V. mit Durchtrennung nur der Rami gastrici des Vagus (Abb.) u. Pyloroplastik, als partielle oder selektiv-proximale V. (Holle 1960, Abb.) ebenfalls in Kombination mit Pyloroplastik, mit Ausschaltung nur der Säure produzierenden Magenabschnitte; bei fehlender Stenose (intakte Antrumfunktion) ist die selektiv-proximale V. auch ohne Pyloroplastik möglich. – Die V. ist heute wegen der erfolgreichen konservativen Therapie des gastroduodenalen Ulkusleidens nur noch selten beim Ulcus duodeni indiziert. Inzwischen ist auch die laparoskopische V. möglich; erfolgreich nur bei Ausschaltung aller zuständ. Vagusfasern (Nachweis durch ▸Hollander-Test); als Nebeneffekt Störung der Magen-Darm-Motilität (v.a. bei der trunkulären V.), spast. Obstipation, Diarrhö (Postvagotomie-Syndrom). E gastric vagal denervation.

**vago|ton:** i.S. bzw. als Folge einer ▸Vagotonie. E vagotonic.

**Vago|tonie:** (Eppinger, Haas 1910) dauerhafte Verschiebung des vegetat. Gleichgewichts i.S. einer erhöhten Erregbarkeit oder eines Überwiegens des parasympath. Systems; meist im Rahmen einer – konstitutionellen – veget. Labilität; ferner beim Hochleistungssportler (als Anpassung). ***Klinik:*** Hypotonie, Bradykardie, Miosis, Hyperazidität, beschleunigte (teils spast.) Magen-Darm-Motorik, Bronchialspasmen, vermehrte Speichelsekretion, periphere Durchblutungsstörungen; im EKG niedr. P-Zacke, verlängertes AV-Intervall. E vagotonia.

**Vago|tonus:** der – anhaltende – Spannungs- bzw. Erregungszustand des parasympath. Systems (auch i.S. der ▸Vagotonie). E tone of vagal system.

**vago|trop:** auf den Vagus bzw. das parasympath. System einwirkend. E vagotropic.

**vago|vasaler Anfall:** (F. Broser 1958) s.u. ▸Synkope. E vagovasal syncope.

**Va|gus:** Kurzform für ▸Nervus vagus. E vagus.

**Vagus|druck|versuch:** ▸Czermak-Versuch. E vagus pressure test.

**Vagus|durch|trennung:** ▸Vagotomie.

**Vagus|kerne:** ▸Nucleus dorsalis nervi vagi, ▸Nucl. ambiguus, ▸Nucl. tractus solitarii. E nuclei of vagus nerve.

**Vagus|krise:** tabische Krise mit Reizerscheinungen des peripheren Nervus vagus: Atemstörung, Reizhusten (evtl. Erstickungssensationen), Bradykardie, Hypotonie. E vagus nerve crisis.

**Vagus|lähmung:** toxischer (Blei, Arsen), infektiöser (Diphterie) oder traumat., ein- oder doppelseitiger Ausfall des peripheren Nervus vagus mit Gaumensegel-, Schlundlähmung u. Stimmritzenschlussunfähigkeit (▸Rekurrenslähmung); evtl. übergreifend auf Atemmuskulatur u. Herz (Tachykardie). E vagal paralysis.

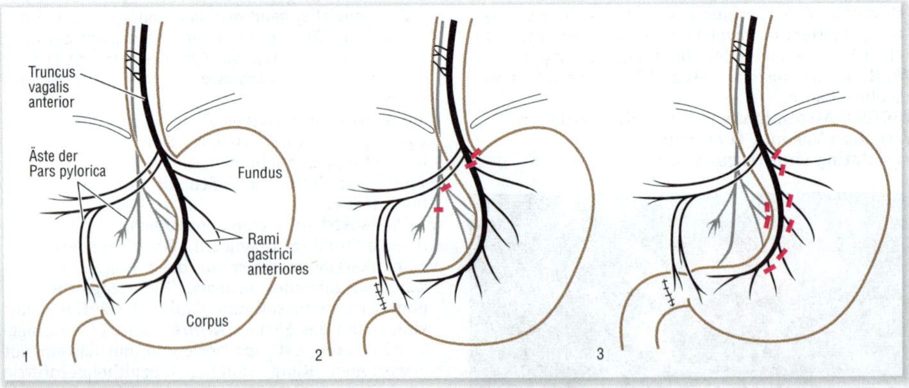


**Vagotomie: 1)** Innervation der Magenwand durch Äste des N. vagus; **2)** selektiv-gastrale Vagotomie; **3)** selektiv-proximale Vagotomie. [65]

**Vagusnerv-Stimulation:** elektrische Stimulation des linken Vagusnervs mittels eines implantierten Geräts bei therapieresistenter Epilepsie; Wirkungsmechanismus bisher unklar.

**Vạgus|puls:** Pulsus rarus et magnus bei vagotonen Zuständen. E vagus pulse, slow pulse of vagotonia.

**Vạgus|reflex:** ▸Bulbusdruck-, ▸Karotissinusreflex. E vagus reflex, vagal r.

**Vạgus|tod:** (CANNON) »vegetat. Tod« infolge Versagens der autonomen Gegenregulationen, z.B. als Stresstod, psychogener Tod (z.B. Voodoo). E vagus death.

**Vạgus|unter|brechung:** ▸Vagotomie, s.a. ▸Denervierung.

**Vahlquist-Gasser(-Urtilek)-Syndrom:** (1952) chron., konstitutionelle Neutropenie (bis < 1000) mit Lymphozytose im Säuglings- u. Kleinkindalter; Spontanheilung im 2.–4. Lj. E benign essential granulocytopenia.

**Vak...:** s.a. ▸Vac...

**Va|kạt(fett)wucherung,** Fettatrophie: Fettgewebswucherung u. -durchsetzung als Ersatz für atrophiertes Parenchym, z.B. im degenerierten Muskel (= Myosklerolipomatose, »Pseudohypertrophie«). E adipositas ex vacuo, fatty atrophy.

**va|kuo|lạ̈r:** in Form von bzw. mit Vakuolenbildung. E vacuolate(d).

**Va|kuọ|le:** von semipermeabler Elementarmembran umgebenes Bläschen (∅ > 100 nm) im Zellplasma oder -kern, mit wässrigem oder dickflüss. Inhalt (u.a. Eiweiß, Fett, Glykogen); erfüllt sekretorische, exkretor., Transport-, Speicher- u./oder phagozytäre Funktionen. E vacuole.

**Va|kuo|lisịerung:** Vakuolenbildung bei vakuolärer ▸Degeneration. E vacuol(iz)ation.

**Vạ|ku|um:** Zustand im gaserfüllten Raum bei herabgesetzter Gasdichte (d.h. bei Drücken < 1 atm; ideal im materiefreien Raum). E vacuum.

**Vạkuum|biopsịe:** s.u. ▸Saugbiopsie, -kürettage. E vacuum biopsy.

**Vạkuum|ex|trạktor:** *Geburtshilfe* pelottenförm., metallene »Saugglocke« zur Entwicklung (»Vakuumextraktion«) des kindl. Kopfes (bei verstrichenem Muttermund u. im Becken stehendem Kopf). E vacuum extractor.

**Vạkuum|kürettage:** *Gynäkologie* s.u. ▸Saugkürettage. E vacuum curettage.

**Vạkuum|phänomen, Fick-Mardersteig-Ph., Knutsson-Ph.:** sichel- oder spaltförmige Aufhellung im Bereich des Gelenkspaltes, hervorgerufen durch einströmende Gewebsgase, z.B. im frühkindl. Schultergelenk. – Ähnl. Phänomene in der Bandscheibe bei degenerativen Rissbildungen. E vacuum phenomenon.

**vakzinạl:** Vakzine betreffend, durch Impfung hervorgerufen. E vaccinal.

**Vak|zi|na|ti|on:** ▸Impfung; s.a. ▸Impf... E vaccination.

**Vak|zị|ne:** **1)** ▸Impfstoff. E vaccine. **2)** ▸Vaccinia. E vaccinia.

**Vakzịne|therapie:** umstrittene Methode zur Behandlung einer (chron.) Infektionskrankheit durch parenterale Gabe einer Auto- oder spezif. Heterovakzine, evtl. mit chem. Zusätzen.

**Vakzịne-Virus:** ▸Vaccinia-Virus. E vaccinia virus.

**Val:** **1)** *Physik* Zeichen für ▸Grammäquivalent. **2)** *Biochemie* Kurzbez. für ▸**Val**in. E Val.

**Valaciclovir:** ein ▸Virostatikum. E valaciclovir.

**Va|lẹnz,** Wertigkeit: **1)** *Chemie* s.u. ▸Bindung, chemische. **2)** *Immunologie* **a)** beim Antigen die Zahl der Determinanten mit Spezifität für einen Antikörper; – **b)** beim Antikörper die Zahl der Antigen-Bindungsstellen. E valence, valency.

**Valẹnz|wechsel:** *Chemie* der durch Elektronenaufnahme (= Reduktion) bzw. -abgabe (= Oxidation) bewirkte Wertigkeitswechsel eines Elements. E valence change.

**Valeriạna officinạlis:** *Botanik, Pharmazie* der »Echte oder Gemeine Baldrian«; angewandter Pflanzenteil: Wurzel (Radix bzw. Rhizoma valerianae); Inhaltsstoffe u.a.: Gruppe der Valepotriate (Valtrat, Acevaltrat, Didrovaltrat, IVHD-Valtrat, Valeriosidat), sowie äther. Öle mit Isovaleriansäureestern, »Alkaloiden«, Terpenen etc. ***Anw.:*** nachweislich wirksam bei Unruhezuständen, Einschlafstörungen u. Enuresis nocturna (beruhigend, schlaffördernd, konzentrations- u. leistungsfördernd, spasmolytisch, muskelrelaxierend). E valerian.

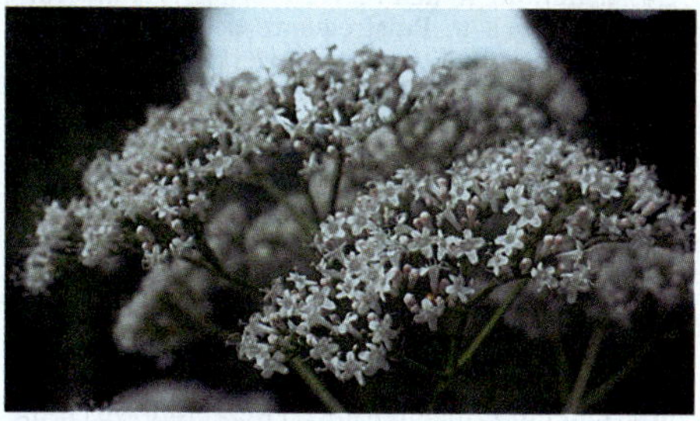

**Valeriana officinalis.** [482]

**Valeriansäure,** Pentansäure: Carbonsäure der strukturierten Summenformel $H_3C\text{-}(H_2)_3\text{-}COOH$; Nutzung zur Veresterung mit Glykolen u. Polyolen (Schmierstoffe); Salze: Valeriate.

**Valganciclovir:** Virostatikum (Nukleosid-Analogon); ***Wirkung:*** hemmt v.a. die virale DNS-Polymerase.; orale ***Anw.*** bei Zytomegalie-Infektionen (v.a. bei AIDS); ***NW:*** Blutbildveränderungen. E valganciclovir.

**Val|gi|sie|rung:** *Chirurgie* Überführen in eine – stärkere – Valgusstellung (»Valgität«); i.e.S. die Valgisationsosteotomie des Femurs durch intertrochantäre Keilosteotomie, z.B. bei Koxarthrose. E valgization.

**vạl|gus** *(latein.):* krumm, mit nach seitlich offenem Winkel abgeknickt, lateralkonkav, mit sog. X-Krümmung (**Vạlgus|stellung**, s.a. ▸Coxa, ▸Cubitus, ▸Digitus, ▸Genu, ▸Hallux, ▸Manus, ▸Pes). S.a. ▸varus. E valgus.

**Va|li|di|tạ̈t:** *Statistik* die Tauglichkeit eines Testverfahrens, best. Merkmale treffsicher aufzuzeigen; üblich ist die Angabe von Sensitivität, Spezifität u. ▸predictive value. E validity.

**Valịn,** $(CH_3)_2CH\text{-}CH(NH_2)\text{-}COOH$, (S)-2-Amino-3-methylbuttersäure, Abk. Val, Abk. V: (1856, 1906) natürlich vorkommende verzweigtkettige, glykogen wirksame Aminosäure; als L(+)-Val essentiell. Biosynthese-Vorstufe z.B. für Pantothensäure u. Penicillin, unentbehrlich für Nerven- u. Muskelfunktion. S.a. ▸Ahornsirupkrankheit. E valine.

**Valin-Leucin-Iso|leucin|urịe:** ▸Ahornsirupkrankheit. E maple syrup disease.

**Val|lẹ|cu|la** *(latein.):* kleines Tal. E vallecula. – **V. cerebẹlli:** breite Vertiefung an der Kleinhirnunterseite (zwischen den Hemisphären) für den Vermis inferior. – **V. epi|glọttica:** paarige Grube im Kehldeckel zwischen den Plicae glossoepiglotticae lat. u. mediana.

**Valleix-Punkte** (FRANÇOIS LOUIS ISIDORE V., 1807–1855, Pädiater, Paris): ▸Nervendruckpunkte; i.e.S. die des Nervus ischiadicus: Lumbalpunkte $L_4$ u. $L_5$, Iliosakral-, oberer u. unterer Gluteal-, Popliteal-, Peroneal-, Malleolarpunkt. E Valleix's points.

**Vallen-Zeichen:** Nabelentzündung u. -perforation (käsig-eitrige Absonderung) bei tbk. Peritonitis. E Vallen's sign.

**valley fever** *(engl.):* ▸Kokzidioidomykose.

**Vạllum ụnguis,** Nagelwall: die die Nagelplatte seitlich u. proximal umgebende Hautfalte. E wall of nail.

**Valproinsäure:** ▸Antiepileptikum mit GABA-erger Wirkung, erhöht die GABA-Konzentration im ZNS. ***NW:*** Einnahme während der Schwangerschaft kann zur **V.-Embryopathie** führen (Symptomatik wie beim embryopathischen ▸Hydantoin-Syndrom). E valproic acid.

**Valsạlva** (ANTONIO MARIA V., 1666–1723, Anatom u. Chirurg, Bologna). – **V.-(Pressdruck-)Versuch:** **1)** *Oto-*

V

*logie* Exspiration bei geschlossenem Mund u. Naseneingang zum Nachweis der Durchgängigkeit der Ohrtrompete (bei Eindringen von Luft in die Paukenhöhle Vorwölbung des Trommelfells). E Valsalva's maneuver. **2)** *Kardiologie* nach tiefer Inspiration kräftige Betätigung der Exspirationsmuskeln u. der Bauchpresse (etwa 10 Sek.) bei geschlossener Glottis; bewirkt durch intrathorakale Druckerhöhung (Einflusshemmung in den re. Herzvorhof) Veränderung von Blutdruck u. Pulsfrequenz: schneller initialer Druckanstieg und Amplitudenverkleinerung, dann langsamerer Druckabfall u. Frequenzzunahme (u. Verkleinerung der Herzfigur); gegen Versuchsende steiler, kurzer Blutdruckabfall, dem ein bradykarder Druckanstieg (über den Ausgangswert) mit großen Amplituden folgt. *diagn.* ***Anw.*** zur Früherkennung einer Linksherzinsuffizienz (Druckabfall um > 10 mmHg u. kein reakt. Druckanstieg) u. bei Venenklappeninsuffizienz (charakteristisches, auskultatorisch nachweisbares Rückstromgeräusch). – **V.-Sinus:** ▸Sinus aortae. E V.'s sinus.

**Valsartan:** ein ▸Angiotensin(II)-Rezeptor(Typ I)-Antagonist; ***Anw.*** bei essentieller Hypertonie. E valsartan.

**Vạl|va** *(latein.):* Klappe. E valve. – **V. aọrtae,** Aortenklappe: das aus drei halbmondförmigen Taschenklappen (Valvulae semilunares) bestehende Ventilsystem im Aortenostium der li. Herzkammer, das sich mit der Diastole schließt (als 2. Herzton auskultierbar, s.a. ▸Aortenton) und mit der Systole öffnet. E aortic v. – **V. atrio|ventriculạris dẹx|tra,** Trikuspidalklappe: das Ventilsystem zwischen re. Herzvorhof u. -kammer, bestehend aus drei Segelklappen (Cuspis ant., post. u. septalis), die am Anulus fibrosus entspringen u. mit Chordae tendineae in den Papillarmuskeln verankert sind; schließt sich mit der Systole (auskultierbar als 1. Herzton im 4. u. 5. ICR li. parasternal) u. öffnet sich mit der Diastole. E right atrioventricular v. – **V. atrio|ventriculạris sinịs|tra,** Valvula bicuspidalis, Mitralklappe: das Ventilsystem zwischen li. Herzvorhof u. -kammer, bestehend aus zwei Segelklappen (Cuspis ant. u. post.), die am Anulus fibrosus entspringen u. durch Chordae tendineae in den Papillarmuskeln verankert sind; schließt sich mit der Systole (auskultierbar als 1. Herzton mit Maximum über der Herzspitze) u. öffnet sich mit der Diastole. E left atrioventricular v. – **V. ileo|caecạlis:** die an der Einmündung des Ileums in das Zäkum als Einstülpung des Ersteren in das Letztere bestehende »Ileozäkal-« oder »BAUHIN-Klappe« mit Labium sup. u. Labium inf. Verhindert bei Dehnung des Blinddarms ventilartig das Zurückfließen von Dickdarminhalt in den Dünndarm. S.a. Abb. E ileocecal v., Bauhin's v. – **V. mitrạlis:** ▸Valva atrioventricularis sinistra. E mitral v. – **V. tri|cuspidạlis:** ▸Valva atrioventricularis dextra. E tricuspid v. – **V. trụnci pulmonạlis,** Pulmonal(is)klappe: das aus drei halbmondförm. Taschenklappen (Valvulae semilunares) bestehende Ventilsystem im Pulmonalisostium der re.

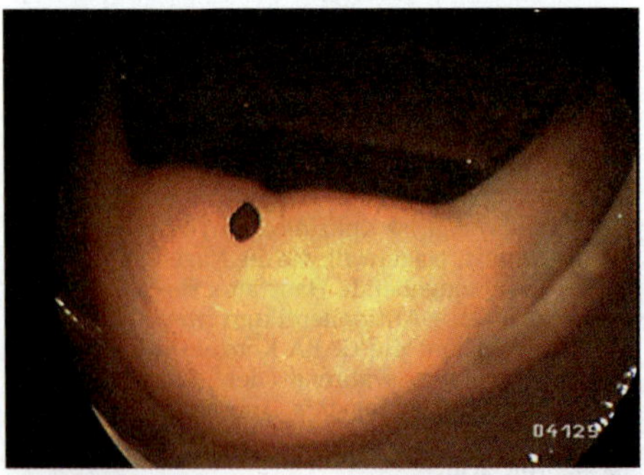

**Valva ileocaecalis:** Im Ostium ist ein Leinsamenkorn erkennbar. [59]

Herzkammer, das sich mit der Diastole schließt (auskultierbar als 2. Herzton; s.a. ▸Pulmonalton) u. mit der Systole öffnet. E v. of pulmonary trunk, pulmonary v.

**Valve-Cutter** *(engl.),* Valvulotom: gefäßchirurgisches Instrument zur Resektion von Venenklappen; ***Anw.*** z.B. vor Implantation eines Vena-saphena-magna-Segmentes als Venen-Bypass.

**Vạl|vu|la** *(latein.)* Plur. Valvulae: kleine Klappe, die einzelne Klappe eines Ventilsystems (▸Valva, ▸Cuspis), die begrenzende Falte, z.B. V. bicuspidalis (= Valva atrioventricul. sin.), V. prostatica (▸MERCIER-Barre), V. tricuspidalis (= Valva atrioventricularis dextra). E valvula(e). – **Vv. anạles:** die mondsichelförmigen, quer gestellten, die distalen Enden der Columnae anales verbindenden u. so die Sinus anales distal begrenzenden Falten. – **V. forạminis ovạlis:** *Embryologie* der beim Fetus türflügelartig in den li. Vorhof hineinragende Teil (»Falx«) des Septum primum atriorum, der sich postnatal an die Herzscheidewand anlegt u. das Foramen ovale verschließt. – **V. lymphạtica:** jede der wandständ. Klappen (Taschenklappe oder Trichterventil), die – mit freiem Rand in Stromrichtung – das Lymphgefäß »segmentieren« u. den Rückstrom der Lymphe verhindern. – **Vv. semi|lunạres:** halbmondförmige Klappen; i.e.S. die »Taschenklappen« der Aorten- u. Pulmonalisklappe (s.u. ▸Valva). – **V. sinụs coronạrii (Thebesii), V. sinus cordis:** die halbmondförmige, oft netzartig durchbrochene »Sinusklappe« an der Einmündung der Koronarsammelvene in den re. Vorhof. – **V. vẹnae cạvae inferiọris,** EUSTACHIO-Klappe, SYLVIUS-Klappe: mit dem Limbus fossae ovalis verbundene halbmondförmige, bindegewebige Falte im re. Vorhof seitlich der Einmündung der unteren Hohlvene, deren Blut sie in der Fetalzeit zum Foramen ovale u. damit in den li. Vorhof leitet. – **V. venọsa:** ▸Venenklappe.

**valvulä̱r, valvularis:** eine (Herz-)Klappe betreffend. E valvular.

**Valvulo|plastie:** eine Methode zur Sprengung stenotisch veränderter Herzklappen. Bei der V. wird – je nach Art der Stenose – über die Vena oder Arteria femoralis ein Katheter zum Herzen vorgeschoben, der vor dem Katheterende mit einem oder mehreren auffüllbaren Ballons versehen ist. Nach transvalvulärer Platzierung der Katheterspitze mit dem nicht entfalteten Ballon wird dieser rasch bis zur gewünschten Größe unter Druck mit Kontrastmittel gefüllt u. hierdurch die verengte Klappe aufgeweitet (»gesprengt«); s.a. ▸Ballonvalvuloplastie, ▸Herzklappenplastik. E valv(ul)oplasty.

**Valvulotom:** ▸Valve-Cutter.

**Valvulo|tomie̱,** valv(ul)otomy: operative Herklappenspaltung, auch Entfernung von Venenklappen; s.a. ▸Kommissurotomie; ▸Herzklappensprengung.

**Va|na|di|um,** Vanadin, Abk. V: Schwermetallelement mit Atomgew. 50,942 u. OZ 23; Isotope: $^{50}$V u. $^{51}$V; 5- sowie 1-, 2-, 3-, 4-wertig. Vork. im Boden u. in pflanzl. Trockensubstanz. Techn. ***Anw.*** v.a. zur Stahlveredelung. E vanadium.

**Vancomyci̱n:** bakterizid wirkendes Peptid-Antibiotikum aus Streptomyces orientalis; gebunden an Mureinbausteine. ***Wirkung:*** verhindert die Bildung von Glykosidketten u. hemmt dadurch den Aufbau der Zellwand grampositiver Bakterien. ***Anw.*** bei Infektionen mit Staphylokokken (auch bei Oxacillin-Resistenz), Streptokokken, Corynebact. diphtheriae, Clostridium difficile (bei pseudomembranöser ▸Enterokolitis). E vancomycin.

**Vanillin|mạndel|säure,** Abk. VMS: 3-Methoxy-4-hydroxymandelsäure; Hauptabbauprodukt der ▸Catecholamine ▸Noradrenalin u. ▸Adrenalin; wird renal ausgeschieden; Referenzbereich im 24-Stunden-Sammelurin bis zu 7,0 mg beim Erwachsenen, bis zu 4,0 mg bei Schulkindern, bis zu 2,4 mg bei Kleinkindern. Die VMS wird vermehrt ausgeschieden bei ▸Phäochromozytom, ▸Neuroblastom u. ▸Glioblastom. E vanillylmandelic acid, Abk. VMA.

**vanishing lung** *(engl. = »verschwindende Lunge«):* ▸Lungendystrophie, progressive.
**van-Slyke-Apparatur:** s.u. ▸SLYKE. E Van Slyke apparatus.
**van't-Hoff-Regel:** ▸RGT-Regel.
**Vanzetti-Zeichen** (TITO V., 1809–1888, Chirurg, Padua, Charkow): Skoliose als reflektor. Entlastungshaltung beim Ischias-Syndrom. E Vanzetti's sign, reflex scoliosis.
**Vapo...:** Wortteil ▸»Dampf«.
**Vaporisation:** Verdampfung von Gewebe, meist mittels Laser oder anderen elektrischen Geräts. ***Anw.*** häufig bei endoskopischen Operationen (z.B. Tumoren).
**VAPP,** Abk. für **v**akzine**a**ssoziierte **p**aralytische **P**oliomyelitis: ▸Impfpoliomyelitis.
**Vaquez-Syndrom** (LOUIS HENRI V., 1860–1936, Internist, Paris): **1) V.-Osler-Syndrom:** (1892) ▸Polycythaemia vera. E Vaquez' disease. **2)** ▸BABINSKI-VAQUEZ-Syndrom. E Babinski-V. syndrome.
**var.:** *Biologie* Abk. für ▸**Var**ietas. E var.
**Vardenafil:** ein selektiver Phosphodiesterase-V-Hemmer (s.u. ▸Phosphodiesterase-Hemmer); ***Anw.*** bei erektiler Dysfunktion. E vardenafil.
**va|ria|bi|lis** *(latein.):* veränderlich, variabel, inkonstant. E variable.
**Variabilität:** *Genetik* die Fähigkeit zur ▸Variation. E variability.
**Variabilitäts|koeffizient:** ▸Variationskoeffizient.
**Varia|ble:** *Statistik* Größe, die innerhalb einer abgegrenzten Gesamtheit beliebige Werte annehmen kann. E variable.
**variant angina** *(engl.):* ▸Angina pectoris durch ▸Koronarspasmen. I.e.S. die ▸PRINZMETAL-Angina.
**Variante:** *Biologie* infolge Variation vom Vergleichs- oder Standardtyp (s.a. ▸Norm) abweichendes Individuum. E variant.
**Varianz:** *Statistik* Streuungsmaß einer Verteilung (Formel); die Wurzel der V. ist die ▸Standardabweichung. E variance.

$$s^2 = \frac{\sum_{i=1}^{n}(x_i - \bar{x})^2}{n-1}$$

**Varianz.**

**Varianz|analyse:** *Statistik* Prüfung mehrerer Stichproben, ob diese aus derselben Grundgesamtheit stammen können oder nicht (anhand der ▸Varianz). E analysis of variance.
**Variation:** *Biologie* Variantenbildung; *genet* spontane oder induzierte Abänderung von Eigenschaften (z.B. *bakt* Form der ▸Kolonie) eines Organismus oder Kollektivs (s.a. ▸Variante). Unterschieden als erb- (= rekombinative bzw. mutative = blastogene; s.a. ▸Mutation) u. umweltbedingte (= modifikative = somatogene) V. E variation.
**Variations|breite:** *Biologie, Statistik* s.u. ▸Norm.
**Variations|koeffizient:** *Statistik* Quotient aus ▸Standardabweichung u. arithmetischem Mittelwert als relatives u. damit vergleichbares Maß für die Streuung von Verteilungen. E coefficient of variation (CV).
**Varicella:** ▸Varizelle(n). E chickenpox.
**Varicella-Zoster-Virus,** Herpesvirus varicellae: DNS-Virus (150–200 nm) der Herpes-Gruppe, das beim – v.a. jungen – Menschen durch Kontakt- u. Tröpfcheninfektion die ▸Varizellen (Erstinfektion), beim teilimmunen Erwachsenen den ▸Zoster (Re-infektion bzw. Reaktivierung des Virus) erregt. Ikosaeder mit 162 Capsomeren u. einer Hülle. E varicella-zoster virus.
**Varic|omphalus:** ▸Caput medusae. E varicomphalus.
**Varicosis:** ▸Varikose. E varicosis. – **V. spinalis:** ▸FOIX-ALAJOUANINE-Syndrom.
**varicosus** *(latein.):* ▸varikös. E varicose.

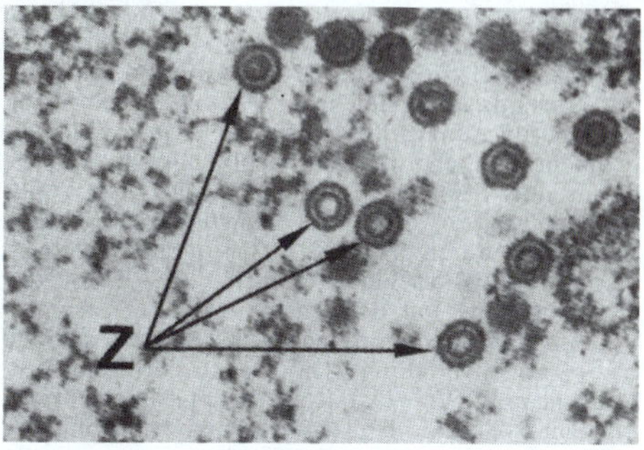


**Varicella-Zoster-Virus:** Viren (Pfeile) im Kern einer Epidermiszelle. [516]

**Varietät, Varietas,** Abk. var.: *Biologie* in der ▸Systematik (dort Tab.) der Subspezies untergeordnetes (»infrasubspezifisches«) Taxon (»Abart«, »Spielart«); z.T. früher als Typ bezeichnet. S.a. ▸Variante. E variety.
**Varik|ek|tomie:** Exstirpation von (Bein-)Varizen. E varicotomy.
**varikös,** varicosus: krampfadrig, eine Varize bzw. Varikose betreffend. E varicose, variceal. – **v. Symptomenkomplex:** bei ▸Varikose v.a. der unteren Extremitäten infolge Zirkulationsstörung auftretende lokale Erscheinungen u. Folgeprozesse: Variko- u. Thrombophlebitis, variköses Ödem (v.a. nach tiefer Thrombose, v.a. abends), Dermoepidermitis, Ekzema varicosum, Atrophie blanche, Dermatosklerose, Ulcus varicosum, Hautpigmentierung (blutungsbedingte Hämosiderinablagerung).
**Varikographie:** Röntgenkontrastmittel-Darstellung von Krampfadern (▸Varizen).
**Variko|phlebitis:** Phlebitis einer oberflächl. Varize. Begünstigt Thrombosierung (mit Thrombophlebitis superficialis) u. Phlebolithenbildung. E varicophlebitis.
**Varikose,** Varicosis: ausgedehnte Krampfaderbildung (▸Varize). **Primäre V.** infolge konstitutioneller Wandschwäche u./oder Insuffizienz der ▸Venen-

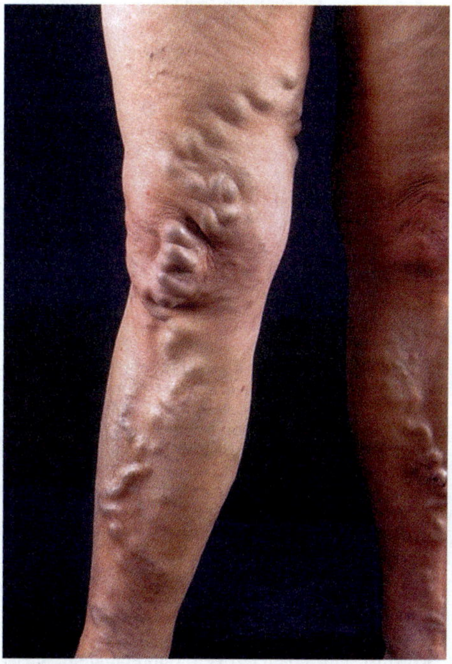

**Varikose.** [411]

klappen (»chron. venöse Insuffizienz«; s.a. ▸Venae perforantes, dort Abb., ▸Cockett-Venen), mit ausgesprochen familiärem Vork. u. Manifestation unter Mitwirkung verschiedenster Faktoren (Gravidität, Stehberuf, Adipositas etc.), z.B. in Form von Hämorrhoiden, v.a. aber als oberflächl. oder extrafasziale Bein- oder Saphena-V. (evtl. als »retikuläre« V. nur der Seitenäste, ohne die Saphenastämme, Abb.): Nachweis durch Perthes-, Trendelenburg-, Mahorner-Ochsner-Versuch; ferner durch Valsalva-Pressdruck-Versuch (charakterist. Rückstromgeräusch). ***Ther.:*** Kompressionsverbände bzw. -strümpfe, ▸Varizenverödung oder aber transkutane Venenumstechung (Velpeau, Kocher), multiple subkutane Diszision mit Umstechung und Unterbindung (Klapp), Ligierung der Vena saphena magna, Varikektomie (Madelung), intraluminäres Stripping (Keller, Mayo), Venenexhairese (Babcock), evtl. Rosskastanienextrakte. **Sekundäre V.** als Folge eines venösen Umgehungskreislaufes, z.B. bei Leberzirrhose die Magen- u. Ösophagus-V., bei Stenose der Beckenvenen das Caput medusae in der Leiste, postthrombotisch die tiefe oder intrafasziale Bein-V. (Vv. tibiales ant. oder post.), die Corona phlebectatica (»Cockpit-Varizen« der Kommunikans- u. Netzvenen rings um den Fußrand) als frühes Zeichen einer Abflussstörung in den tiefen Unterschenkelvenen. – Häufige Folge der Bein-V. ist der ▸variköse Symptomenkomplex (»Krampfaderleiden«); s.a. Abb. E varicosis. – **V., spinale:** ▸Foix-Alajouanine-Syndrom.

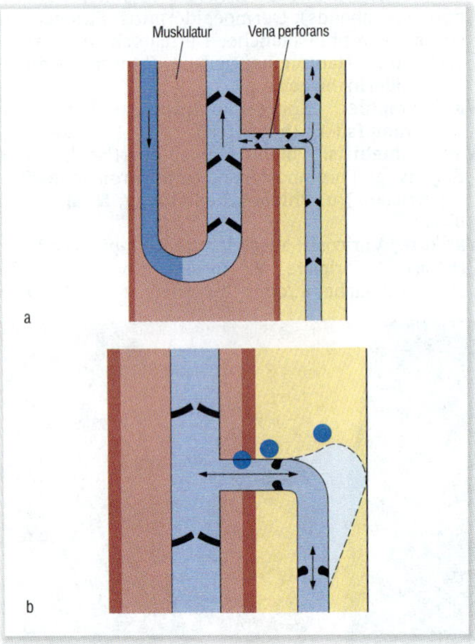


**Varikose: a**) Modell der intakten Muskelpumpe. Der venöse Blutstrom erfolgt klappengerichtet vom oberflächlichen in das tiefe Venensystem; **b**) Entwicklung einer Varikose: Modell der Mündungsklappen- u. Perforansveneninsuffizienz. Aus der Venenerweiterung u. Klappendeformierung im oberflächlichen Venensystem resultiert Pendelblut zwischen oberflächlichem u. tiefem Venensystem mit Ektasie der oberflächlichen Vene über der Faszienlücke, sog. blow out. [336]

**Varikosität:** dichtes Geflecht oberflächlicher (kleiner) Varizen. E varicosity.

**Varikolsklerisation:** ▸Varizenverödung.

**Varikolzele,** Hernia varicosa: »Krampfaderbruch«, Erweiterung u. Vermehrung des ▸Plexus pampiniformis mit Bildung einer weichen, strangförm. Geschwulst mit knäuelartigen Gefäßbündeln; meist auch Tiefstand von Hoden u. Nebenhoden der betr. Seite, häufig Sterilität. Eine akute linksseitige V. kann Symptom eines ▸Nierenzellkarzinoms sein (infolge Verlegung der Vena renalis bzw. spermatica). ***Ther.:*** Suspensorium; besser Palomo (hohe Unterbindung von V. u. A. spermatica) oder Giuliana-Op. (Verlagerung des Samenstrangs unter den Musculus rectus abdom. zur Venenkompression). E varicocele.

**Variola,** Pocke(n), Blattern: hochgradig ansteckende, durch die ▸Pockenschutzimpfung weltweit als ausgerottet geltende Infektionskrankheit durch das ▸Variola-Virus (»echte Pocken«, V. vera). Als typische, schwere Verlaufsform die **V. major**, besonders gefürchtet als ▸Variola haemorrhagica; atypisch z.B. als **V. abortiva** (bei günstiger Resistenzlage), als **V. minor** (= ▸Alastrim = weiße Pocken) oder als ▸Variolois (bei Teilimmunität). Pockenähnliche Erkrankungen können bei Tieren (z.B. Kuhpocken) u. Menschen durch andere Orthopox-Viren (»echte« ▸Pockenviren) hervorgerufen werden. Vor Ausrottung der Pocken 1980 waren Hauptkrankheitsherde in Asien (Indien, Pakistan, Indonesien), Afrika (Äthiopien) u. Südamerika (Brasilien). ***Klinik:*** Inkubationszeit 10–14 Tage. Bizyklischer fieberhafter normierter Verlauf (s. Abb). Akuter Beginn mit schwerem Krankheitsgefühl u. hohem Fieber, starken Kreuzschmerzen, initialem Exanthem (Rash) u. Pharyngitis variolosa (aerogene Virusverbreitung). Dann Stadium des pustulösen Exanthems mit Enanthem, das zeitgleich über die Eruption, Suppuration, Exsikkation verläuft (gleicher Reifungsgrad der Effloreszenzen). Abheilung nach Abschorfung unter Narbenbildung. Lebenslange Immunität. ***Diagn.:*** virologisch-serologisch. ***Progn.:*** Letalität 15–30 % (V. major), 1–5 % (V. minor). ***Kompl.:*** v.a. durch bakterielle Sekundärinfektion. ***Prophyl.:*** aktive Immunisierung mit Pockenvakzinen (Pockenschutzimpfung) senkt die Infektionshäufigkeit, Morbidität, Letalität u. mildert schwere Krankheitsverläufe. E smallpox, variola. – **V. haemorlrhagica,** schwarze Blattern: primär-hämorrhagische Verlaufsform der V. major mit verkürzter Inkubationszeit (5–8 Tage), schwerem Initialstadium (hämorrhag. Exanthem), Blutungen in Haut u. Schleimhäute u. innere Organe u. letalem Ausgang in der 1. Wo. unmittelbar aus der Generalisation (»schwarzer Tod«). – **V. major:** schwere u. häufigste Form der Pocken mit makulopapulösem Exanthem. – **V. minor,** weiße Pocken: ▸Alastrim – **V. mitigata:** ▸Variolois. – **V. vera:** »echte« Pocken, s.u. ▸Variola.

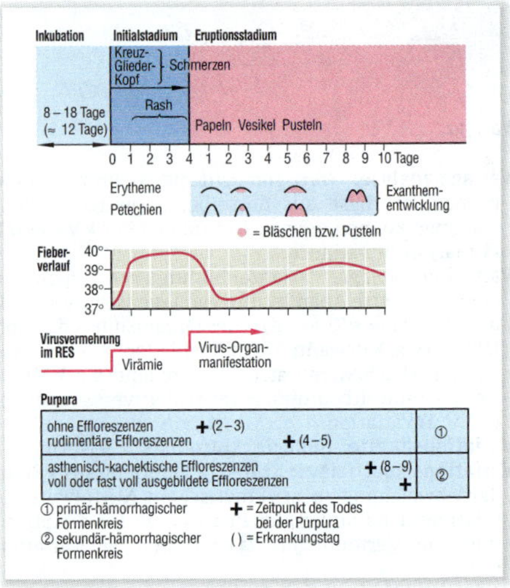


**Variola.** [170]

**Variolation,** Pocken-Insertion: die Übertragung von Pustelinhalt leicht an Pocken Erkrankter auf Gesunde durch Impfung; wahrscheinl. früher in China u. Indien geübt, 1717 von Lady MONTAGU in England eingeführt. Geimpfte erkrankten evtl. schwer (»Variola inserta«, daher wurde die V. wieder verboten). E variolation.

**Variola-Virus,** Poxvirus (variolae), Pockenvirus, PASCHEN-Elementarkörperchen: (E. PA. 1906) der zu den Orthopoxviren (s.u. ▶Pockenviren) gehörende Erreger der ▶Variola vera des Menschen (Tröpfchen-, seltener Schmier- u. Staubinfektion); DNS-Virus mit äußerer Hüllmembran u. – darunter – Proteinhülle (ca. 3500 Untereinheiten), ellipsen-, getrocknet quaderförmig; im Ggs. zum antigenverwandten, aber morphol. nicht unterscheidbaren Vaccinia-Virus nur auf wenige Versuchstiere übertragbar (v.a. Affen, ferner Kaninchen, Mäuse-Säuglinge). Nachweis durch PAUL- und OHTAWARA-Versuch, Hämagglutinationshemmungs-, Neutralisationstest, KBR, Präzipitation in Agargel. E variola virus.

**Va|rio|lois,** Variola mitigata: (THOMSEN 1820) stark abgeschwächte Form der Variola vera bei Teilimmunität (nach Schutzimpfung, Pockenerkrankung, beim passiv immunen Neugeb.). Nach verkürzter Inkubation (ca. 8 Tage) u. schweren Initialsymptomen sehr mildes Eruptionsstadium (nur vereinzelte varizellenähnl. Effloreszenzen, vorzeitig ohne oder mit geringer Vereiterung abheilend). Epidemiologisch wichtige Ansteckungsquelle; Virusnachweis in der Rachenschleimhaut durch PAUL-Versuch. E varioloid.

**Vario|pox:** eine Untergruppe der Poxviridae (▶Pockenviren).

**Va|ri|sa|ti|on, Varisierung:** *Chirurgie* op. Herbeiführung einer Varusstellung des Femurs durch Adduktions- oder **Varisations|osteotomie** (intertrochantäre Keilosteotomie) bei Coxa valga, Koxarthrose. E varization.

**Va|rix** *(latein.):* ▶Varize. E varix.

**Va|ri|ze,** Varix(knoten), Krampfader(knoten): spindel-, sack-, tonnen- oder knotenförmige Ausweitung u. Schlängelung einer Vene infolge Wand- u. Klappeninsuffizienz; konstitutionell bedingt (= primäre V.) oder erworben (= sekundäre V., z.B. durch Blutstauung nach Thrombose). – S.a. ▶Varikose, ▶Cañonvarize, ▶Varizenverödung. E varix, varicosity.

**Varizellen,** Varicellae, Windpocken, Spitzblattern: durch das ▶Varicella-Zoster-Virus hervorgerufene (Tröpfchen-, selten Kontaktinfektion), sehr ansteckende (1–2 Tage vor bis 1 Wo. nach Exanthemausbruch, evtl. bis zum Abfallen der Borken), gutartige Infektionskrankheit vorw. bei Kindern. ***Klinik:*** Inkubationszeit 11–15 Tage (bis 4 Wo.), uncharakter. Prodromi (leichtes Fieber, evtl. ▶Varizellenrash). Dann juckendes Exanthem: auf unveränd. Haut einzelne Roseolen, die in 24 Std. über Papeln zu Bläschen werden (oberflächlich, mit rotem Hof, ungekammert, leicht zerplatzend, Abb.); infolge schubweisen Verlaufs stets mit mehreren Stadien nebeneinander (sog. HEUBNER-Sternenkarte, früher ein wichtiges differentialdiagnostisches Zeichen zum Ausschluss von Pocken). Ausbreitung vom Rumpf auf Gesicht, behaarten Kopf u. rumpfnahe Gliedmaßen (Handteller u. Fußsohlen meist frei); betroffen ist auch die Mundschleimhaut, selten Genitale u. Konjunktiva. In 3–4 Tagen Eintrocknen der Bläschen zu Krusten, die am 5. u. 8. (bis 20.) Tag abfallen (Narben depigmentiert, nach Impetiginisierung auch flach eingedellt). ***Progn.:*** Verlauf meist gutartig, mit geringen Allgemeinerscheinungen. Kann selten während einer Schwangerschaft zu Embryopathie führen (Minderwuchs, hypoplast. Extremitäten, psychomotor. Retardierung, narbige Hautveränderungen). Gefährlich sind die perinatalen Windpocken (Erkrankung innerhalb von 4 Tagen um den Geburtstermin), die Mortalität der nach 3–10 Tagen auftretenden Erkrankung des Neugeborenen beträgt ~25 %. Schwere Formen außerdem v.a. während Corticosteroid- u. immunsuppressiver Ther., bei hämorrhag. Diathese. ***Kompl.:*** selten Enzephalomyelitis, Pneumonie, hämorrhag. Nephritis, Otitis media, Laryngitis (Pseudokrupp), Gelenkaffektionen, Myokarditis. ***Diagn.:*** Blutbild (Leukopenie mit rel. Lymphozytose, häufig Plasmazellvermehrung, Eosinopenie), KBR, ELISA, Virusnachweis (in Bläscheninhalt, Mundspülwasser, Liquor), elektronenmikroskop. Nachweis von Riesenzellen mit LIPSCHÜTZ-Körperchen. ***Prophyl.:*** Immunität normalerweise lebenslang (s.a. ▶Zoster), auch stille Feiung (Komplement bindende AK); Impfprophylaxe mit attenuierten Varizellenviren mögl., passive Immunisierung mit Ig nur in ersten Inkubationstagen (wenig Erfolg versprechend). E chickenpox, varicella.

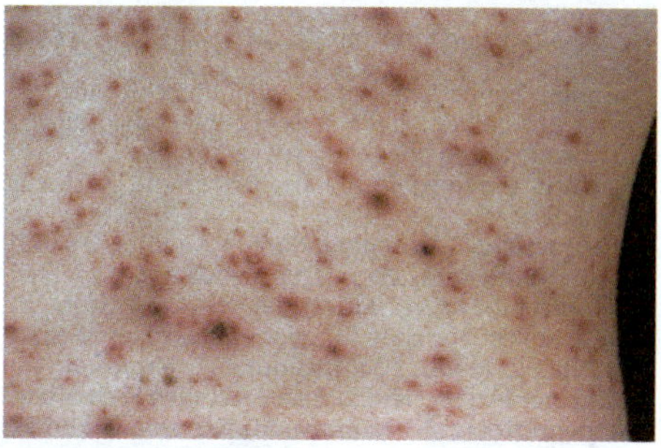

**Varizellen:** Exanthem am Körperstamm (H. RASOKAT, Universität Köln). [87]

**Varizellen|rash:** Scharlach-ähnliches (= skarlatiniformes) oder dem ▶Masernexanthem ähnliches (= morbilliformes) Vorexanthem im Prodromalstadium der Windpocken; verschwindet vor Auftreten des ▶Exanthems.

**Varizenverödung,** Varikosklerisation: Behandlungsmethode zur Ther. oberflächl. Varizen; Hervorrufen einer örtl. Intimaentzündung mit Lumenverödung (u. damit Druckentlastung u. Zirkulationsverbesserung) durch örtl. i.v. Inj. eines sog. Verödungsmittels (s.u. ▶Venenverödungsmittel) in Kombination mit einem Kompressionsverband. E sclerotherapy of varicose veins.

**va|rus** *(latein. = krumm):* abgeknickt mit nach medial offenem Winkel, lateralkonvex, mit sog. O-Krümmung (»**Varus|stellung**«; s.a. ▶Coxa, ▶Cubitus, ▶Digitus, ▶Genu, ▶Manus, ▶Pes). E varus.

**Vas,** Plur. **Vasa** *(latein.):* Gefäß. *anat* Blut- (▶Arterie, ▶Vene) oder Lymphgefäß (▶Vas lymphaticum). E vessel, vas. – **Vas ab|errans:** Gefäß mit abnormem Verlauf. – **Vas afferens:** zuführendes Gefäß (z.B. als ▶Arteriola glomerularis afferens). E afferent vessel. – **Vas capillare,** (Blut-)Kapillare: das – in Vielzahl – aus Arteriolen hervorgehende nächstkleinere, muskelfreie Gefäß (lichte Weite etwa blutkörperchengroß) als Teil der Endstrombahn mit arteriellem u. venösem Schenkel (dazwischen evtl. Kapillarnetz), in eine Venole mündend (s.a. ▶Kapillarbett); s.a. ▶Kapillar... E capillary. – **Vas collaterale:** ▶Kollaterale. – **Vas deferens:** ▶Ductus deferens. – **Vas efferens:** ableitendes Gefäß (z.B. als ▶Arteriola glomerularis efferens). E efferent vessel. – **Vas lym|phaticum:** das aus den Lymphkapillaren hervorgehende, zu Lymphknoten führende »Lymphgefäß« mit zahlreichen, paarigen Klappen (Abb.). Wandung ähnl. der Venenwand, bei größeren Gefäßen mit Intima (Endothel), Media (schraubenartige Muskulatur) u. Adventitia. E lymphatic vessel. – **Vasa privata:** in Lunge u. Leber die den nutritiven Kreislauf bildenden Gefäße. – **Vasa pu|blica:** in Lunge u. Leber die den funktionellen Kreislauf bildenden Aa. u. Vv. pulmonales bzw. V. portae; s.a. ▶Vasa privata. – **Vasa sanguifera, V. sanguinea:** die Blutgefäße. E blood vessels. – **Vasa**

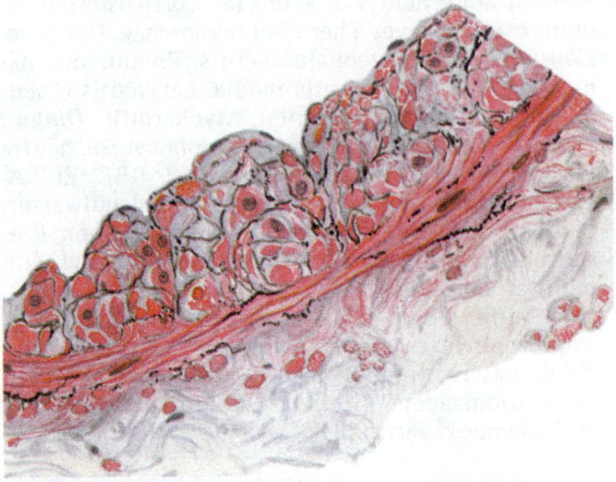

**Vas lymphaticum:** histologisches Bild. [28]

**vasorum:** kleine Arterien u. Venen in der Wand größerer Blutgefäße, deren äußere Schichten (Adventitia u. angrenzende Media) sie versorgen.

**vascularis** *(latein.):* Blutgefäße betreffend, vaskulär. E vascular.

**Vascul(ar)itis,** Gefäßentzündung: ▸Angiitis. E vasculitis. – **V. allergica,** allergische Vaskulitis, Hypersensitivitätsangiitis, -vaskulitis, leukozytoklastische V.: akute nekrotisierende Entzündung der kleinsten arteriellen u. venösen Gefäße infolge Allergie vom Immunkomplextyp; häufig gegen fremdes Serum oder Arzneimittel (z.B. Sulfonamide). S.a. Abb. E allergic angiitis, leukocytoclastic v. – **V. necroticans:** v.a. an

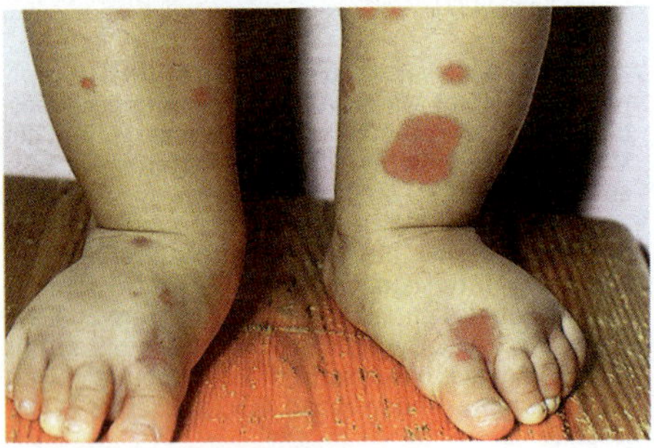

**Vascul(ar)itis allergica:** Typisch sind umschriebene, gerötete Hautareale. [523]

Ellbogen u. Knie, mit chron.-rezidivierenden livid- bis hellroten, zentral nekrotisierenden Papeln; s.a. ▸Purpura abdominalis (bei P. anaphylactoides). E necrotizing v. – **V. nodularis (profunda): 1)** Phlebitis nodularis, Hypodermitis nodularis subacuta saltans: (O'LEARY 1944) beim Hypertoniker an Extremitäten bis monatelang persistierende druckschmerzhafte Knoten mit geringer Ulzerationsneigung. **2)** Arteriitis nodularis profunda (RUITER), benigne kutane Periarteriitis: Gefäßwandentzündung in tiefer Kutis u. Fettgewebe mit Aufräumungsgranulomen, klinisch manifest als monomorphe, asymmetr., z.T. einzeln stehende Knoten. E nodular v.

**Vasculo...:** s.a. ▸Vaskulo...

**vasculosus** *(latein.):* gefäßhaltig, -reich.

**Vasculum** *(latein.):* kleines Gefäß. E vasculum.

**Vas|ektomie:** *Chirurgie* ▸Vasoresektion. E vasectomy.

**Vaselin(e):** ursprüngl. nur aus Petroleum gewonnenes mineral. Fett, heute im Handel als Natur-, Gatsch- (F. 38–50 °C) u. synthet. V., Gemisch verzweigtkettiger Iso- mit normalen u. Ringparaffinen; je nach Reinigung gelb (= Vaselinum flavum) bis weißl.(-bläul.) fluoreszierend (= V. album). Äußerl. ***Anw.*** als Salbengrundlage, Massage- u. techn. Schmierfett. E petrolatum, petroleum jelly.

**Vaselino|derm(a),** Photodermatitis vaselinogenica: (OPPENHEIM) durch langzeitige Anw. von Vaseline (auch von Kosmetika mit Vaselinzusätzen) in Verbindung mit Lichteinwirkung v.a. im Gesicht hervorgerufene Hyperpigmentierung und Akanthose mit Knötchenbildung. E petrolatum dermatosis.

**vaskulär:** (Blut-)Gefäße betreffend. E vascular.

**Vaskularisation, Vaskularisierung: 1)** Gefäßreichtum oder -versorgung eines Gewebes oder Organs. E vascularization. **2)** Gefäßneubildung in Granulationsgeweben, Thromben, Pseudomembranen etc.

**Vaskulitis:** ▸Angiitis. E vasculitis.

**vaskulo|bronchialer Reflex:** (VENRATH et al. 1952) bei Lungenembolie die reflektor. Auslösung eines örtlichen Bronchospasmus (der wiederum – hypoxiebedingt – zu lokaler Vasokonstriktion führt: alveolovaskulärer Reflex). E bronchovascular reflex.

**Vaskulo|pathie:** ▸Angiopathie. E vasculopathy.

**vaso...:** Wortteil **1)** »Blutgefäß«; **2)** »Samenleiter« (Vas s. Ductus deferens); s.a. ▸Angio..., ▸Gefäß...

**vasoactive intestinal (poly)peptide** *(engl.)* Abk. VIP: ein in ▸APUD-Zellen ($D_1$) gebildetes ▸Intestinalhormon (dort Tab. der Wirkungen), das auch in Hypothalamus u. Hirnrinde nachweisbar ist. Pathophysiologisch bedeutsam beim ▸VERNER-MORRISON-Syndrom.

**vaso|aktiv:** den Gefäßtonus (i.S. der Vasokonstriktion oder -dilatation) beeinflussend, u. zwar nerval (über Vasomotoren) oder humoral (Peptidhormone wie Angiotensin, VIP u. Bradykinin, biogene Amine wie Adrenalin, Noradrenalin, Acetylcholin, Histamin, Serotonin). E vasoactive.

**vaso|depressorisch:** den Gefäßtonus senkend, gefäßerweiternd (= vasodilatatorisch), blutdrucksenkend. E vasodepressor, vasodepressant.

**Vasodilatanzien:** *Pharmazie* gefäßerweiternde, strukturell sehr unterschiedl. Substanzen. Erfolg versprechend sind reine V. v.a. bei funktionellen Durchblutungsstörungen (RAYNAUD-Krankheit), während bei arteriosklerotischen Gefäßen die Wirkung gering ist. ***Wirkst. u. Anw.:*** a) bei peripheren arteriellen Durchblutungsstörungen (z.B. periphere art. ▸Verschlusskrankheit): z.B. Buflomedil, Naftidrofuryl, Pentoxifyllin (Xanthinderivat), Bencyclan sowie Prostaglandinderivate (z.B. Alprostadil, Iloprost; s.u. ▸Prostaglandine); b) bei zentralen (zerebralen) Durchblutungsstörungen (z.B. hirnorgan. Psychosyndrom, bei Hirnleistungsstörungen als ▸Nootropica mit eher fraglichem Effekt): z.B. ▸Mutterkornalkaloide (Dihydroergotoxin), Piracetam, Calciumdobesilat, Moxaverin (Papaverin-Derivat); c) bei koronaren Durchblutungsstörungen: v.a. »Nitro-V.« = ▸Nitrate (auch bei Herzinsuffizienz zur Senkung von Preload u. Afterload), ▸Molsidomin, Oxyfedrin, Adenosin; d) als ▸Antihypertonika: z.B. ▸Calciumantagonisten, $\alpha_1$-selektive ▸Alpharezeptorenblocker, Dihydralazin, die ▸Kaliumkanalöffner Diazoxid u. Minoxidil, Nitroprussidnatrium (wie die Nitrate ein NO-Donator); e) als hyperämisierende Mittel zur externen Anw. bei rheumatischen Erkr.: z.B. ▸Nicotinsäure(-Derivate). ***NW:*** Blutdruckabfall; durch reine V. Minderdurchblutung arteriosklerotischer Gefäßbezirke (durch Blutdrucksenkung). E vasodilative agents, vasodilators.

**Vaso|dilatation:** Weiterstellung von Blutgefäßen; passiv durch Wanddehnung infolge intravasalen – u. sekundär transmuralen – Druckanstiegs bei Blutüberfüllung; oder durch Tonusabnahme der Wandmuskulatur infolge Einwirkung vasodilatatorischer Stoffe. E vasodilation.

**Vaso|dilatatoren: 1) vasodilatator. Nerven**: *Anatomie* vegetat. Gefäßnerven mit gefäßerweiternder Wirkung: a) parasympath., cholinerge V. aus Hirnnerven (insbes. VII, IX, X) u. Sakralmark, v.a. für Speicheldrüsen, äuß. Genitale u. Lungen; b) sympath. V., die unter best. Bedingungen am Skelettmuskel wirksam werden; Transmitter unbekannt, bei einigen Spezies Acetylcholin; c) Kollateralen sensibler Spinalnerven, die Impulse aus der Haut über Axonreflexe efferent zur glatten Gefäßmuskulatur leiten u. eine lokale

»antidrome Vasodilatation« bewirken. **2)** *Biochemie* den Tonus der Gefäßmuskulatur senkende (»vasodilatator.«) Stoffe: Acetylcholin als Transmitter des Parasympathikus, Gewebsmetaboliten ($CO_2$, Milchsäure, ATP), Histamin, Bradykinin. **3)** ▸Vasodilatanzien. E vasodilators.

**vaso|gen:** von (Blut-)Gefäßen ausgehend.

**Vaso|graphie:** *Röntgenologie* **1)** ▸Angiographie. **2)** ▸Vasovesikulographie. E vasography.

**Vaso|konstriktion:** Engstellung von Blutgefäßen (mit resultierender Erhöhung des Strömungswiderstandes) durch verstärkten Kontraktionszustand (»Tonus«) der Gefäßmuskulatur infolge Vasokonstriktoren-Aktivierung oder Vasodilatatoren-Hemmung oder humoraler Einwirkung vasokonstriktorischer Stoffe. E vasoconstriction.

**Vaso|kon|striktoren:** **1) vasokonstriktor. Nerven:** durchweg dem Sympathikus zugehör. Gefäßnerven (postganglionär, mit adrenerger Erregungsübertragung nur auf α-Rezeptoren), deren von den Vasomotorenzentren abhäng. Impulse blutgefäßverengend wirken (s.a. ▸Vasomotion). E vasoconstrictors. **2)** den Tonus der Gefäßmuskulatur erhöhende »vasokonstriktor. Stoffe«, v.a. Noradrenalin u. Adrenalin als postganglionäre Transmitter des Sympathikus, Serotonin, Angiotensin. **3) Vasokonstringenzien:** *Pharmazie* Wirkstoffe mit gefäßverengender (u. dadurch blutdrucksteigernder) Eigenschaft. ***Wirkst.:*** v.a. die ▸Catecholamine sowie andere direkte, überwiegend die α-Rezeptoren stimulierende ▸Sympathomimetica; außerdem ▸Vasopressin u. seine synthet. Derivate. ***Anw.*** z.B. als Antihypotonika, zur Blutstillung sowie bei lokaler Applikation (Augen-, Nasentropfen) als schleimhautabschwellende Mittel.

**Vaso|ligatur:** **1)** Unterbindung des Samenleiters; z.B. als Sterilisationsmethode (s.a. ▸Vasoresektion). E vasoligation. **2)** ▸Gefäßligatur. E vascular ligature.

**Vaso|motion:** von den Vasokonstriktoren gesteuerter rhythm. Weitenwechsel der Arterien u. Venen, der für die Stoffwechselregulation von Bedeutung ist. Gestört bei best. pathol. Kreislaufzuständen (z.B. Ausfall beim Schock, Steigerung bei Entzündungsreizen). E vasomotion, angiokinesis.

**Vaso|motoren,** vasomotorische Nerven: s.u. ▸Vasokonstriktoren, ▸Vasodilatatoren. E vasomotor nerves.

**Vaso|motoren|kollaps:** Lähmung der Vasomotoren mit generalisierter Vasodilatation (Ausfall der Kreislaufzentren oder periphere Schädigung), die zum plötzl. Absinken des Blutdrucks u. zum Kreislaufkollaps führt; v.a. bei hochgradiger ▸Sauerstoffschuld (Hochleistungssport), ▸Vergiftung, ▸Schock, ▸Allergie, ▸Infektionskrankheiten. E vasomotor collapse.

**Vaso|motoren|lähmung:** s.u. ▸Vasomotorenkollaps. E vasomotor paralysis.

**Vaso|motoren|zentrum:** ▸Kreislaufzentrum. E vasomotor center.

**Vaso|motorik:** Bewegungsprozesse der Blutgefäße, basierend auf spontaner Aktivität (basaler ▸Tonus) sowie nervalen u. humoralen Einflüssen auf die Blutgefäßmuskulatur; ▸Vasokonstriktion, ▸Vasodilatation. E vasomotion.

**vaso|motorisch:** Vasomotorik bzw. Vasomotoren betreffend; z.B. v. (=neurozirkulator.) ▸Dystonie, v. Neurose (▸Angioneurose; s.a. ▸Angiotrophoneurose). E vasomotor. – **v. Kopfschmerz:** K. (v.a. bei Wetteränderung, Überanstrengung, im Klimakterium) infolge einer Regulationsstörung der intrakraniellen Gefäße bei vegetat. Dystonie: kontinuierl. oder mehr anfallsartiger, meist dumpfer, diffuser Kopfdruck, oft verbunden mit anderen neurozirkulator. Symptomen (Schwindel, Übelkeit, Herzklopfen, kalte u. feuchte Akren). E v. headache. – **v. Nerven:** ▸Vasomotoren. E v. nerves.

**Vaso|pathie:** ▸Angiopathie. E vasopathy.

**Vasopressin,** Adiuretin, antidiuret. Hormon, Abk. ADH: im Hypothalamus (Nucleus supraopticus u. N. paraventricularis; s.a. ▸Osmorezeptoren) produziertes, an Neurophysin gebundenes, über den Trac-

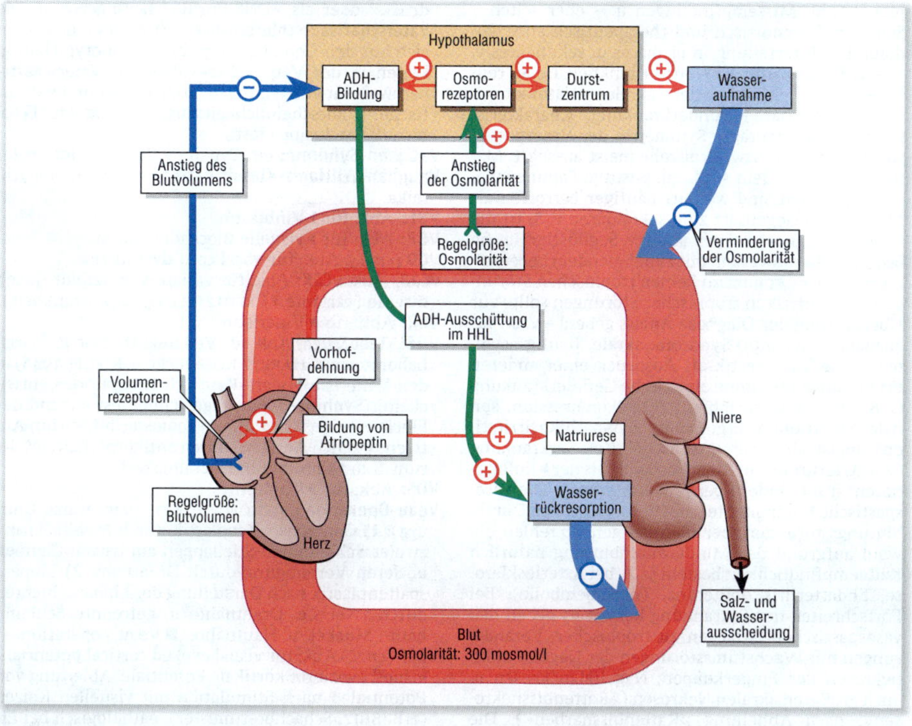


**Vasopressin:** Regelung der Osmolarität des Blutplasmas (u. der extrazellulären Flüssigkeit) über das ADH-System, mit den Blutvolumen-regulierenden Prozessen über ADH (»ADH-Mechanismus«) u. Atriopeptin (»ANP-Mechanismus«); s.a. ▸Renin-Angiotensin-System (dort Schema). [165]

V

tus supraopticohypophysialis in die Neurohypophyse transportiertes u. bei Bedarf dort in das Blut abgegebenes Peptidhormon. ***Funktion:*** Neurohormon mit diuresehemmender (Steigerung von Permeabilität u. Wasserrückresorption im distalen Nephron; s.a. ▸Diabetes insipidus) u. vasokonstriktor. Wirksamkeit (Arterien einschl. Koronarien, Kapillaren, kleine Venen, insbes. Darmgefäße). ***Aufbau:*** Nonapeptid mit einer S-S-Brücke zwischen Cys$^1$ u. Cys$^6$; artspezif. Sequenz: Arginin-V. (»Arg$^8$-V.«) = Argipressin als das eigentliche ADH bei Mensch u. Säugern: [Cys$^1$]-Tyr-Phe-Gln-Asn-[Cys$^6$]-Pro-Arg$^8$-Gly-NH$_2$. *pharm* ***synthetische Derivate:*** Zum Einsatz kommen neben Argipressin auch Terlipressin, ▸Desmopressin u. ▸Felypressin. ***Anw.*** lokal, s.c., i.m. (seltener i.v. Infusion) u. intranasal (v.a. Langzeittherapie) bei Diabetes insipidus, Blutungen, Kollaps, paralyt. Ileus. E vasopressin, antidiuretic hormone.

**vaso|pressorisch:** den Gefäßtonus steigernd, gefäßverengend (s.a. ▸Vasokonstriktion), blutdrucksteigernd. E vasopressor.

**Vaso|resektion,** Vasektomie: **1)** Deferentektomie: skrotale (Boeminghaus) oder inguinale Resektion des Samenleiters; s.a. ▸Vasoligatur. E vasectomy. **2)** ▸Angiektomie. E angiectomy.

**vaso|spastisches Phänomen:** überschießende, funktionelle Gefäßverengung durch muskuläre Kontraktion der Tunica media; insbesondere an Finger- u. Zehenarterien. Bei Beschwerdefreiheit des Betroffenen als v. P. bezeichnet, bei gleichzeitigen Beschwerden als ▸vasospastisches Syndrom. E Raynaud's phenomenon. – **v. P., primäres,** essentielles oder idiopathisches v. P.: v. P. ohne nachweisbare Ursache. – **v. P., sekundäres:** v. P. mit bekannter Ursache (s.a. sekundäres ▸vasospastisches Syndrom).

**vaso|spastisches Syndrom:** anfallsweise funktionelle Engstellung der Finger- u. Zehenarterien v.a. bei Kälte u. Erregung mit Farbwechsel (initial Blässe, dann Zyanose; beim Abklingen des Anfalls schließlich Rötung als Ausdruck der reaktiven Hyperämie), Taubheitsgefühl, Missempfindungen u. – eher selten – Schmerz. Prognostisch und therapeutisch entscheidend die Unterteilung in primäres u. sekundäres v. S. – **v. S., primäres:** Raynaud-Krankheit i.e.S.; rein funktionelle Störung der akralen Vasomotorik ohne erkennbare Grunderkrankung. Charakteristisch sind ausgeprägte Symmetrie der Vasospastik, welche Daumen bzw. Großzehe meist ausspart, Manifestation vor dem 40. Lj. u. positive Familienanamnese; Frauen sind weitaus häufiger betroffen als Männer. Im Gegensatz zum sekundären v. S. ist die Langzeitprognose bei primärem v. S. günstig: Häufig lassen die Beschwerden mit zunehmendem Lebensalter nach, u. es kommt zu keinen trophischen Störungen. Das Auftreten trophischer Störungen sollte zur Überprüfung der Diagnose Anlass geben! – **v. S., sekundäres,** Raynaud-Syndrom: akrale, häufig asymmetrische Vasospastik als Ausdruck einer anderen Erkrankung; teils ohne organische Gefäßerkrankung (z.B. Sudeck-Dystrophie, Wurzelkompression, spinale Affektionen, Ergotismus, Sympathikusirritation), meist aber mit organischer Gefäßerkrankung (v.a. Arteriitiden aus dem Formenkreis der ▸Kollagenosen, insbesondere bei ▸Sklerodermie). Die vasospastische Komponente kann bei organischen Durchblutungsstörungen aber auch weitgehend fehlen, obwohl aufgrund der Minderdurchblutung natürlich Kälteempfindlichkeit besteht (z.B. bei Arteriosklerose, Endarteriitis obliterans, Thrombembolie). Bei Fortschreiten der Erkrankung kommt es neben den vasospastischen Attacken zu trophischen Veränderungen mit Wachstumsstörungen der Nägel, Punktnekrosen der Fingerkuppen, Nagelfalznekrosen u. auch größeren akralen Nekrosen (»Rattenbissnekrosen«, nach Abheilung »Rattenbissnarben«). Die Langzeitprognose hängt nicht von der Vasospastik, sondern von der Grunderkrankung ab (s.a. ▸Ischämiesyndrom, akrales). E Raynaud's syndrome.

**Vaso|tomie:** op. Durchtrennung oder Eröffnung des Samenleiters – auch i.S. der ▸Vasoresektion (engl.: vasotomy) – oder eines Blutgefäßes (engl.: angiotomy); s.a. ▸Arteriotomie, ▸Venaesectio.

**vaso|vagale Synkope:** ▸Synkope, vagovasale. E vasovagal syncope.

**Vaso|vaso|stomie:** Refertilisationsop. durch Wiedervereinigung des durchtrennten Samenleiters. E vasovasostomy.

**Vaso|vesikulo|graphie:** *Röntgenologie* Darstellung von Samenleitern u. -bläschen nach Kontrastmittel-Inj. in die freigelegten Ductus deferentes oder transurethral in die Ductus ejaculatorii. E vasovesiculography.

**Vastus** *(latein. = öde, ungeheuer groß):* Kurzform für Musculus vastus.

**Vater** (Abraham V., 1684–1751, Anatom, Wittenberg). – **V.-Ampulle:** ▸Ampulla hepatopancreatica. E Vater's ampulla. – **V.-Divertikel, V.-Papille:** ▸Papilla duodeni major. E V.'s papilla. – **V.(-Pacini)-Körperchen:** ▸Corpuscula lamellosa. E V.-Pacini corpuscles.

**VATER-Assoziation:** *Pädiatrie* (Quan u. Smith 1973) angeborener Komplex (»Assoziation«) multipler, schwerer Fehlbildungen mit variabler Kombination (mindestens drei Gruppen): **V**ertebraldefekte (Halb-, Blockwirbel, sek. Rippenanomalien), **A**nalatresie, **T**racheoösophagealfistel (mit **E**sophagusatresie), **r**enale u. **R**adiusdysplasie; als VACTERL-Ass. mit Herz-(**C**ardiac-) u. Extremitäten-(**L**imb-) Anomalien. E VATER complex.

**Vater|schafts|aus|schluss:** *Gerichtsmedizin* der biol. Nachweis der Nichtvaterschaft anhand von Zeugungsfähigkeit, Tragzeit usw., v.a. aber serologisch anhand der Blut- (AB0, MNSs, Rh, P, K, Fy, Jk, Lu) u. Serumgruppen (▸Plasmaproteinpolymorphismen, z.B. PI, GC, HP, TF, Gm, Km, C 3, BF, PLG, F XIII B) u. Enzympolymorphismen (SEP, PGM$^1$, AK, ADA, PGDH, GPT, Esterase D, Glyoxalasen u.a.); in Problemfällen werden auch das ▸HLA-System sowie DNS-Polymorphismen (als »genetischer Fingerabdruck« oder als »DNS-Profil«) herangezogen. Die **Vaterschaftsausschlusschance** (»VACH«) errechnet sich aus den Gen-, Genotyp- bzw. Phänotyp-Häufigkeiten in der Vergleichsbevölkerung; **Vaterschaftsnachweis** für einen untersuchten Mann nur als statistische Wahrscheinlichkeitsaussage möglich. E paternity (exclusion) test.

**Vaughan-Syndrom:** ein Typ der ▸Osteomyelofibrose.

**Vaughan-Williams-Klassifikation:** s.u. ▸Antiarrhythmika.

**VBL:** Abk. für ▸**V**in**bl**astin.

**VBR:** Abk. für ▸**v**isuelle **B**lockade**r**eaktion.

**VCD** *(engl.):* Abk. für **v**ocal **c**ord **d**ysfunction.

**vCJD,** Abk. **vCJK:** Abk. für **v**ariant **C**reutzfeldt -**J**akob **d**isease (variante ▸Creutzfeldt-Jakob-Krankheit).

**VCR:** Abk. für ▸**V**in**cr**istin.

**VDRL-Test** *(engl.)* Abk. für **V**enereal **D**isease **R**esearch **L**aboratories: (Harris, Rosenberg u. Riedel 1946) in den Venereal Disease Research Laboratories entwickelter Syphilis-Objektträgerschnelltest anhand der Flockung eines Cardiolipin-Cholesterin-Lecithin-Antigens (VDRL-Antigen) durch antikörperhaltiges Serum. S.a. ▸Cardiolipin-Flockungstest.

**VDS:** Abk. für ▸**V**in**d**e**s**in.

**Veau-Operation** (Victor V., 1871–1949, franz. Chirurg): **1)** Gaumenspaltenplastik durch Mobilisierung zweier Schleimhaut-Stiellappen am harten Gaumen u. deren Vereinigung durch Drahtnaht. **2)** Lippenspaltenplastik nach Darstellung der Lippenschichten durch zwei s.c. Drahtnähte u. getrennte Schleimhaut-, Muskel- u. Hautnähte. E Veau's operation.

**VECP** *(engl.)* Abk. für **v**isual **e**voked **c**ortical **p**otentials, visuell evozierte kortikale Potentiale: Ableitung von Potentialen nach Stimulation mit visuellen Reizen (z.B. Blitz, Schachbrettmuster); pathologisch bei Erkrankungen des N. opticus.

**Vecuroniumbromid:** *Pharmazie* nicht depolarisierendes ▸Muskelrelaxans (monoquartäres Pancuronium-Derivat) mit relativ kurzer Wirkungsdauer; Abbau erfolgt v.a. über die Leber; daher Eignung auch bei Niereninsuffizienz. E vecuronium bromide.

**VEE** *(engl.)* Abk. für **V**enezuelan **e**quine **e**ncephalomyelitis: s.u. ▸Encephalomyelitis equina.

**Veganer:** s.u. ▸Vegetarismus.

**Vega-Plastik:** *Kardiologie* ▸DeVega-Plastik.

**Vega-Test:** Test zur Messung von Hautwiderstandsveränderungen an Akupunkturpunkten; geschieht mittels eines Elektroakupunkturgerätes; soll zahlreiche Informationen über den Gesundheitszustand des Patienten vermitteln.

**Vegetarier:** jemand, der sich vorwiegend oder ausschließlich pflanzlich ernährt; ▸Vegetarismus. E vegetarian.

**Vegetarismus:** Ernährungsform, die auf Lebensmittel von toten Tieren (Fleisch, Fisch) verzichtet u. pflanzliche Kost bevorzugt; unterschieden werden dabei drei Grundformen: **Ovo-Lacto-Vegetarier** essen weder Fleisch noch Fisch, aber Eier u. Milch (u. damit oder daraus hergestellte Produkte); **Lacto-Vegetarier** meiden außer Fleisch u. Fisch auch Eier; **Veganer** verzichten auf jedes von Tieren stammende Produkt, auch auf Milch, Butter, Honig. E vegetarianism.

**Vegetationen:** *Pathologie* »Gewebswucherungen«; i.e.S. die **adenoiden V.** im Rachenraum (▸Rachenmandelhyperplasie), die parietalen u. globulösen V. (▸Parietal- bzw. ▸Kugelthrombus) sowie papillomatöse Proliferationen der Haut. E vegetations.

**vegetativ:** *Biologie* die Pflanzen u. deren Wachstum betreffend, pflanzlich, ungeschlechtlich; *physiol* der Entwicklung u. Erhaltung des Organismus dienend, unbewusst, unwillkürlich, das ▸vegetative Nervensystem u. seine Funktionen betreffend, von diesem gesteuert. E vegetative. – **v. Dys|tonie:** ▸Dystonie, neurovegetative. E dysautonomia. – **v. Gesamtumschaltung:** Antwort des vegetativen Nervensystems auf Reize; zunächst Sympathikotonus (»Kampfphase«; s.a. ▸Cannon-Notfallreaktion), dann Parasympathikotonus (»Erholungsphase«). E mobilization of autonomic nervous system. – **v. Nervensystem,** Vegetativum, Systema nervosum autonomicum: Teil des peripheren u. zentralen ▸Nervensystems, der ursprünglich nach funktionellen Gesichtspunkten abgetrennt wurde u. als Gegenstück und Partner des animalen Nervensystems den vegetativen Funktionen dient. Es regelt unbewusste u. vom Willen weitgehend unabhängige innere Lebensvorgänge (Aufrechterhaltung der Homöostase) u. deren Anpassung an die Erfordernisse der Umwelt. Anteile (s. Tab.): ***Sympathikus*** (thorakolumbales System), ***Parasympathikus*** (kraniosakrales System), ***Darmnervensystem***. Durch Regelkreise sowie Verknüpfung mit dem Endokrinium über das Hypothalamus-Hypophysen-System existieren Verschaltungen mit dem animalen Nervensystem. Einige Regionen des ▸Zentralnervensystems, insbesondere innerhalb des limbischen Systems u. des Mittelhirns (z.T. auch der Großhirnrinde), beeinflussen die vegetative Efferenz zur glatten Muskulatur, zum Herzen u. zu den Drüsen. Das v. Nervensystem (s. Abb.) unterscheidet sich vom animalen Nervensystem u.a. dadurch, dass in die effektorischen (efferenten) Nerven zu den Zielorganen u. -geweben synaptische Umschaltungen innerhalb von Ganglien eingefügt sind: beim Sympathikus prä- u. paravertebrale Ganglien, beim Parasympathikus Nervenzellanhäufungen innerhalb des betreffenden Zielorgans. Die Ursprungsneurone liegen beim Sympathikus in den Seiten- oder Vordersäulen des Rückenmarks (thorakal, lumbal), beim Parasympathikus im verlängerten Mark (bulbäre Zentren, v.a. des Nervus vagus) u. im unteren Rückenmark (sakrale Zentren für den Nervus pelvicus). Beide Anteile bilden eine Einheit, obgleich sie, isoliert betrachtet, in ihren Terminalgebieten unterschiedliche Wirkungen hervorrufen, z.B. Erhöhung des Tonus u. der Peristaltik des Darms durch den Parasympathikus u. Verminderung durch den Sympathikus. Das v. Nervensystem vermittelt die gegenseitige Beeinflussung innerer Organe, teilweise mit reflexähnlichem Charakter. Die afferenten Nerven aus den Organen u. Ge-

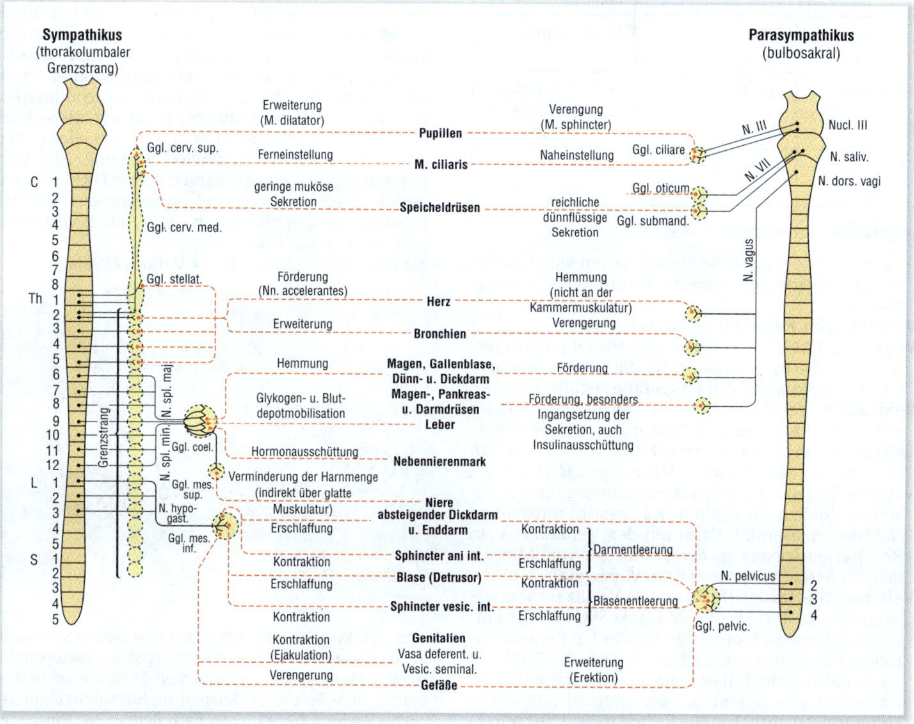


**vegetatives Nervensystem:** Schema. [469]

V

| Erfolgs-organ | Funktion des Sympathikus | Funktion des Parasympathikus |
|---|---|---|
| Auge | Pupillenerweiterung, Kontraktion des Ziliarmuskels für Nahsicht | Pupillenverengung |
| Tränendrüse | geringer oder kein Effekt | Sekretion |
| Speicheldrüsen | dicke, visköse Sekretion | reichliche, wässrige Sekretion |
| Herz | Zunahme von Schlagfrequenz u. Schlagstärke, Erweiterung der Koronargefäße (indirekt?), Verkürzung der Überleitungszeit | Schlagverlangsamung, Kontraktion der Koronargefäße (indirekt?), Verlängerung der Überleitungszeit |
| Lunge | Bronchodilatation, Hemmung der Sekretion | Bronchokonstriktion, Stimulation der Sekretion |
| Verdauungstrakt | Peristaltikhemmung, Vasokonstriktion | Stimulation von Peristaltik u. Sekretion |
| Leber bzw. Gallenblase | Freisetzen von Glucose | Ausstoßen von Galle |
| Nebennierenmark | Sekretion von Adrenalin | keine Verbindung |
| Niere | Vasokonstriktion u. Hemmung der Urinbildung | kein Effekt (?) |
| Blase | Harnverhaltung | Harnentleerung |
| Genitale | Ejakulation | Penis- u. Klitoriserektion |
| Schweißdrüsen | Sekretion | keine Verbindung |
| periphere Blutgefäße | Konstriktion | außer Dilatation im Genitalbereich keine Verbindung |
| Skelettmuskelgefäße | Konstriktion | Dilatation |

**vegetatives Nervensystem.** [439]

weben besitzen ähnliche Eigenschaften wie die afferenten somatischen Nerven. **E** autonomic nervous system.

**Vegetativum:** ▸vegetatives Nervensystem.

**VEGF** *(engl.)* Abk. für vascular endothelial growth factor: ein ▸Wachstumsfaktor, der die ▸Angiogenese u. die Durchlässigkeit der Blutgefäße reguliert.

**Vehiculum, Vehikel** *(latein. = Fuhrwerk): biochem* »Träger« (▸Carrier, ▸Schlepper, ▸Transmitter, ▸Transportprotein); *pharm* ▸Konstituens; *anästh* s.u. ▸Narkosegas; *parasit* ▸Überträger. **E** vehicle.

**Veillonella:** *Bakteriologie* kleine, gramneg., streng anaerobe Kokken (in Haufen, z.T. paarig) mit hohem Nährbodenanspruch. Parasiten des Verdauungs- u. Respirationstraktes u. der Harnwege von Mensch u. Tier; Arten: **V. alcalescens** u. **V. parvula**.

**Veit-Smellie-Handgriff** (GUSTAV V. V., 1824–1903, Gynäkologe, Rostock, Bonn; WILLIAM SM.): H. zur Entwicklung des nachfolgenden Kopfes bei Beckenendlage: Die dem Kindsrücken entsprech. Zughand greift hakenförmig über die Schultern (cave Plexuslähmung!), der Zeigefinger der anderen (auf deren Unterarm der ausgetretene Rumpf bäuchlings reitet) geht in den Mund des Kindes ein, dreht das Gesicht

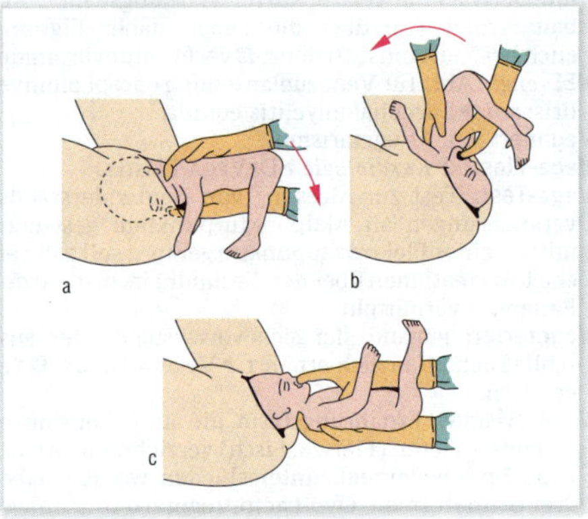


**Veit-Smellie-Handgriff.** [71]

nach hinten (Pfeilnaht im geraden ∅) u. senkt das Kinn auf die Brust (Abb. a u. Abb. b). – Bei dorsoposteriorer Lage »umgekehrter V.-S.-Handgriff« (Abb. c). **E** Mauriceau-Smellie-Veit maneuver.

**Veits-Methode:** thermische Methode zur Untersuchung des Vestibularorgans. Dabei lässt man dem sitzenden Patienten jeweils 10 ml Wasser von 47 °C u. anschließend von 17 °C in den Gehörgang laufen. Das Vestibularorgan der betreffenden Seite gilt als unerregbar, wenn bei Beobachtung der Augen durch die Leuchtbrille (FRENZEL-Brille) keine Nystagmusreaktion auftritt. S.a. ▸Vestibularisprüfung.

**Veits|tanz:** *Neurologie* ▸Chorea. **E** St. Vitus' dance.

**Vektor:** »Träger«; *physik* gerichtete Größe (durch Pfeil dargestellt); *kard* s.u. ▸Vektorelektrokardiographie; *parasit* ▸Überträger; *genet* Transportsystem (z.B. Plasmide) bei der ▸Gentechnologie (dort Abb.). **E** vector.

**Vektor(elektro)kardio|graphie,** Abk. VKG: (SCHELLONG 1936, HELLER) kontinuierliche Darstellung des ▸Integralvektors der – meist n. FRANK abgeleiteten – Aktionspotentiale des Herzens, wobei durch Projektion des sich während des Erregungsablaufs ständig in Größe u. Richtung ändernden Vektors nacheinander auf eine Frontal-, Horizontal- u. Sagittalebene auf dem Schirm des Kathodenstrahloszillographen eine »Vektorschleife« resultiert, die auf stehendem oder laufendem Film registriert wird (»Planeto- oder **Vektorkardiogramm**«): kleine P- (der Vorhofkontraktion entsprechend), große QRS- (ventrikuläre Depolarisation) und mittelgroße T-Schleife (ventrikuläre Repolarisation). S.a. Abb. **E** vectorcardiography, Abk. VCG.

**Vela** *(latein.)*: die Segel. S.u. ▸Velum. **E** vela.

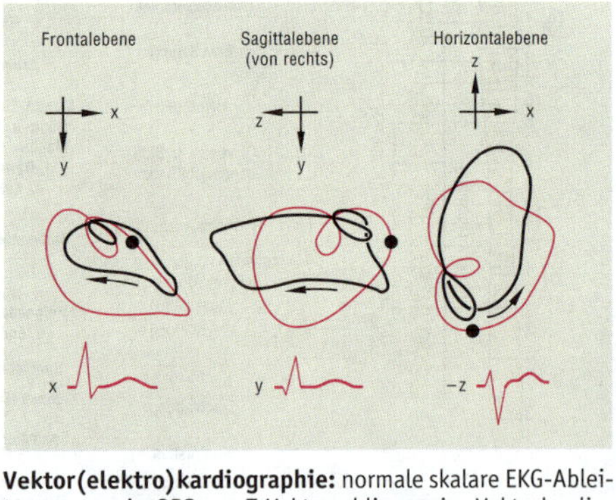


**Vektor(elektro)kardiographie:** normale skalare EKG-Ableitungen sowie QRS- u. T-Vektorschlingen im Vektorkardiogramm n. FRANK (schwarz = Befund bei Erwachsenen [n. PIPBERGER]; rot = Befund bei Kindern [n. HUGENHOLTZ]; dicker Punkt = Vektor 0,02 Sekunden nach Beginn der Kammererregung). [227]

**velamentọsus** *(latein.)*: umhüllend. E velamentous.
**Velamẹntum** *(latein.)*: Umhüllung, Schleier. E velamentum, envelope.
**Vẹllus|haar:** ▸Lanugo; s.a. ▸Wollhaar. E vellus (hair).
**velo-kardio-faziales Syndrom:** ▸SHPRINTZEN-Syndrom II. E velo-cardio-facial syndrome.
**Velpeau** (ALFRED ARMAND LOUIS MARIE V., 1795–1867, Chirurg, Paris). – **V.-Deformation:** die bajonettförm. Abknickung des typisch frakturierten Radius. E Velpeau's deformity. – **V.-Hernie:** »prävaskuläre« (d.h. vor den Vasa femoralia gelegene) Schenkelhernie. E V.'s hernia. – **V.-Verband:** Schultergürtel-Verband (bei Klavikulafraktur, Schulterluxation). E V.'s bandage.

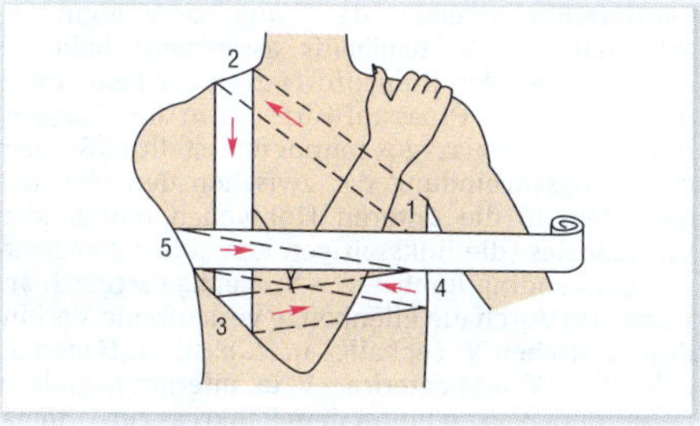


**Velpeau-Verband:** Bindetouren in Zahlenfolge. [543]

**Vẹlum** *(latein.)* Plur. Vela: Segel (s.a. ▸Cuspis, ▸Valvula), Hülle. E velum. – **V. fịssum:** ▸Velumspalte. – **V. medullạre,** Marksegel: s.u. ▸Tegmen ventriculi quarti. – **V. palatịnum:** das »Gaumensegel« als hintere Fortsetzung des harten Gaumens, schräg in den Mesopharynx herabhängend; bestehend aus Aponeurose, Schleimhaut u. paar. Muskeln (Mm. levator u. tensor veli palatini, M. uvulae); bildet zus. mit der Uvula den weichen Gaumen; s.a. ▸Gaumensegel... E soft palate.
**Vẹlum|spalte:** ▸Gaumenspalte im weichen Gaumen. E cleft of the soft palate.
**Vẹ|na,** Abk. V., Vene, Plur. **Vẹnae,** Pluralform der Abk. Vv.: allgemein venöses Blut (Ausnahme: Vv. pulmon.; embryonale V. umbilic.) zum Herzen zurückführendes Gefäß mit dünner Wandung aus 3 – bei kleinen Gefäßen nur undeutlich voneinander abgrenzbaren – Schichten: Tunica intima (s.a. ▸Venenklappen), T. media (innen Ring-, außen Längsmuskelzüge) u. T. externa (▸Adventitia). Oft Begleitvenen gleichnamiger ▸Arterien. S.a. ▸Venen..., ▸Phlebo...; Abb. E vein(s). – **V. an|gu|lạ|ris:** der Anfangsteil der V. facialis im inneren Augenwinkel; anastomosiert mit der V. ophthalmica superior; s.a. ▸Sinus-cavernosus-Thrombose. E angular v. – **V. an|ọ|ny|ma,** Anonyma: ▸Vena brachiocephalica. E anonymous v. – **Vv. ar|cuạ|tae rẹnis:** bogenförm., subkortikale Venen an der Mark-Rinden-Grenze der Niere. E arcuate v.s of kidney. – **V. axillạris:** die starke, mit Klappen versehene »Achselvene« (Vereinigung der Vv. brachiales) vom Unterrand der Pectoralis-major-Sehne bis zur 1. Rippe (Übergang in V. subclavia). E axillary v. – **V. ạzy|gos:** die – unpaare – Fortsetzung der re. V. lumbalis ascendens im hint. Mediastinum re. vor der Wirbelsäule zur V. cava superior. Bei Verschluss reno-azygo-lumbales Syndrom: rechtsseit. Pleuraerguss, Hämoptyse, evtl. leichte Nierenfunktionsstörung mit Oligurie. E azygos v. – **V. ba|sạ|lis:** von der Unterfläche des Gehirns (um den Hirnstiel) zur V. cerebri magna; mit Blut aus Substantia perforata, Hypophyse, Mamillarkörper, Linsenkern u. Tuber cinereum. E basal v. – **V. basịlica:** epifaszial von der Ulnarseite des Unterarmes zur ulnaren V. brachialis. E basilic v. – **Vv. brachiạ|les,** Vv. comitantes arteriae brachialis: paarige, tiefe Begleitvenen der A. brachialis, mit zahlreichen Queranastomosen; vereinigen sich zur V. axillaris. E brachial v.s. – **V. brachiocephạlica (dex|tra et sinis|tra):** der gemeinsame große (li. längere) Venenstamm der re. bzw. li. V. jugularis interna u. V. subclavia zwischen Hinterfläche des Sternoklavikulargelenks u. unterem medialem Rand des 1. re. Rippenknorpels (dort Vereinigung der bd. zur V. cava sup.). Führen das ges. Blut aus Kopf, Hals u. Armen ab. E brachiocephalic v. – **Vv. bron|chiạles:** die das Blut von Bronchien u. Bronchiallymphknoten abführenden Venen. E bronchial v.s. – **Vv. cardiacae:** die als V. cardiaca magna, V. c. media, V. c. parva sowie als Vv. cardiacae anteriores u. Vv. c. minimae die Koronararterien begleitenden Venen des Herzens. E cardiac v.s. – **V. cạ|va:** Hohlvene (s.a. ▸Kava...). E vena cava (inferior, superior). – **V.-c.-Filter:** (MOBIN/UDDIN 1968) schirmartiges, zusammenfaltbares F. (Stahlspeichen + Silastikdach) zur Lungenembolie-Prophylaxe, mittels Kavakatheter von der V. jugularis oder femoralis aus in der unt. Hohlvene zu platzieren. – Gleicher Effekt durch Anlegen von Kavaclips (Teflon) über retro- bzw. transperitonealen Zugang. E vena caval filter. – **V. c. inferior:** »untere Hohlvene« als unpaare, klappenlose Sammelvene der unt. Körperhälfte (aus dem Zusammenfluss der re. u. li. V. iliaca comm. in Höhe 4./5. LW), die re. neben der Aorta abdomin. durch das Foramen v. cavae des Zwerchfells in den re. Herzvorhof zieht. – **V.-c.-inferior-Syndrom:** *geburtsh* ▸Kava-Kompressionssyndrom. – **V. c. superior:** die »obere Hohlvene« als unpaare, kurze, klappenlose, dünnwand. Sammelvene der oberen Körperhälfte; zieht an der Innenseite der re. Pleurakuppel abwärts, nimmt vor Eintritt in Herzbeutel u. re. Vorhof die V. azygos auf (dadurch Verbindung zur Cava inf.). – **V.-c.-supẹrior-Syndrom:** venöse Zirkulationsstörung durch Abflussbehinderung (selten reine Thrombose, meist Einengung durch Mediastinalfibrose, Tumor, Aortenaneurysma): ▸Einflussstauung (dort Abb.) der oberen Körperhälfte, Zyanose, Gesichts-, Hals- (»STOKES-Kragen«) u. Armödem; Schwindel, Kopfschmerzen, Somnolenz, Oppressionsgefühl, Brustschmerzen u. Atemnot; evtl. Schleimhautblutungen. E superior vena cava syndrome. – **Vv. cen|trạ|les hẹpatis:** die Leberzentralvenen; führen im Läppchenzentrum das Blut der Sinusoide über Schalt- u. Sammelvenen zu den Vv. hepaticae. E central hepatic v.s. – **V. centrạlis rẹtinae:** die – z.T. auf der Netzhaut verlaufende – Begleitvene der A. centr. (nebst Ästen) zur V. ophthalmica sup. E central retinal v. – **V. ce|phạ|li|ca:** die radiale Hautvene des Armes, mit Blut aus dem Rete venosum des Handrückens u. Daumens sowie – über Anastomosen – von volaren Unterarmvenen. E cephalic v. – **Vv. cerebẹlli:** die Venen des Kleinhirns. E cerebellar v.s. – **Vv. cẹ|re|bri:** die – meist klappenlosen – tiefen u. oberflächl. Venen der grauen u. weißen Substanz von Groß- u. Kleinhirn; ziehen größtenteils in den Subarachnoidalraum u. durch die Dura letztlich in die venösen Hirnsinus. E cerebral v.s. – **V. c. mạ|gna,** GALEN-Vene: kurzes, unpaares Ver-

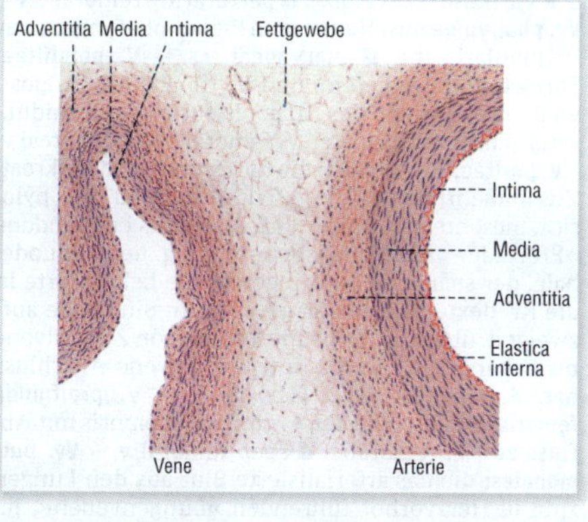


**Vena:** Bau der Venenwand im Vergleich zur Arterienwand. [497]

V

bindungsstück der vereinigten Vv. internae cerebri im Dach des III. Hirnventrikels. E great cerebral v. – **V. comitans:** Begleitvene (der jeweils gleichnamigen Arterie); s.a. ▸Venae brachiales. E companion v. – **Vv. cordis:** ▸Venae cardiacae. – **V. co|ro|na|ria ven|tri|cu|li:** die »Kranzvene« des Magens (Vv. gastricae dextra u. sin., V. prepylorica); mündet in die Pfortader, anastomosiert aber im Bereich des Magenmundes mit Ösophagusvenen (s.a. ▸Anastomose, ▸koronariko...). E coronary v. – **V. cutanea:** »Hautvene« als s.c. Gefäß mit arterienunabhängigem Verlauf. E cutaneous v. – **Vv. di|plo|i|cae:** die klappenlosen, dünnwand. »BRESCHET-Venen« in den Knochenkanälchen der Schädeldiploe, mit Blut von Dura u. Calvaria zu den Sinus durae matris u. den oberflächl. Kopfvenen. E diploic v.s. – **V. dorsalis penis:** tiefe Vene am Penisrücken mit Zuflüssen aus Schwellkörpern, Penishaut u. Skrotum. E dorsal v. of penis. – **V. emissaria:** venöse Verbindung zwischen oberflächl. Schädel- u. Diploevenen u. venösen Hirnsinus, die – bes. bei Blutüberfüllung des Schädelinnenraumes – ventilartig nach außen ableitet (»Ablaufvene«). E emissary v. – **Vv. epi|gast|ricae:** Begleitvenen der gleichnamigen Bauchwandarterien. E epigastric v.s. – **V. fa|cia|lis:** die »Gesichtsvene« (als Fortsetzung der V. angularis) vom medialen Augenwinkel unter der Gl. submandibul. abwärts in die V. jugularis int. (oben im Trigonum caroticum). E facial v. – **V. femoralis:** unpaare Begleitvene in Fortsetzung der V. poplitea vom Adduktorenschlitz bis zum Leistenband (Übergang in V. iliaca ext.); mit Blut der unteren Extremität. E femoral v. – **Vv. gast|ri|cae breves:** Venen vom Magenfundus (große Kurvatur) im Lig. gastrolienale zur V. lienalis. E short gastric v.s. – **V. gast|rica (dextra et sinistra),** MAYO-Vene: die großen »Kranzvenen« als Begleitvenen der gleichnamigen Arterien an der kleinen Kurvatur des Magens zur Pfortader, gelegentlich zur Milzvene. Haben kranial Anschluss zu den Speiseröhrenvenen (s.a. ▸Vena coronaria ventriculi) u. – über die anschließende V. azygos bzw. V. hemiazygos – zur oberen Hohlvene (s.a. ▸Ösophagusvarizen). E gastric v. (right; left). – **V. gastro|epi|plo|i|ca (dextra et sinistra):** Begleitvenen (Blut aus Magen u. Omentum majus) zur V. mesenterica sup. bzw. V. lienalis. E gastroepiploic v. (right; left). – **Vv. hae|mor|rho|ida|les:** ▸Venae rectales. E hemorrhoidal v.s. – **V. hemi|azygos:** Fortsetzung der li. V. lumbalis ascendens, nach re. zur V. azygos kreuzend. E hemiazygos v. – **Vv. hepaticae:** meist drei (V. dextra, media u. sin.) kurze Parenchym-eingeschlossene »Leberinnenvenen« als Zusammenfluss der Sammelvenen beider Leberlappen (einschl. Lobus caudatus); in die untere Hohlvene mündend. E hepatic v.s. – **V. iliaca:** E internal iliac v. (common; external; internal). – **V. i. communis:** beidseits die gemeinsame Fortsetzung der inneren u. äußeren V. iliaca; die rechte u. linke V. i. comm. vereinigen sich rechts in Höhe des 4. u. 5. LW zur unteren Hohlvene (= V. cava inf.). – **V. i. externa:** die Fortsetzung der V. femoralis vom Leistenband bis in Höhe des 4. Lendenwirbels. – **V. i. interna:** der kurze Stamm aus den Venen der Beckeneingeweide u. des Dammes (Begleitvenen). – **Vv. inter|cos|tales:** die »Zwischenrippenvenen«. E intercostal v.s. – **Vv. i. renis:** Fortsetzung der Vv. arcuatae zwischen den Nierenpyramiden hiluswärts zur V. renalis. E interlobar v.s of kidney. – **Vv. inter|lobulares hepatis:** die Endäste der Pfortader zwischen den Leberläppchen (GLISSON-Dreieck), aus denen die »Verteilungsvenen« (um die Läppchen) hervorgehen u. aus diesen wiederum die »Zugangsvenen« (Venulae afferentes; durch die Grenzplatte der Läppchen in die Sinusoide). E interlobular v.s of liver. – **Vv. inter|lobulares renis:** Venen aus dem Zusammenfluss der Venulae stellatae, von der Nierenrinde radiär zwischen den Markstrahlen absteigend in die Vv. arcuatae. E interlobular v.s of kidney. – **V. ju|gu|la|ris:** »Drosselader«. E jugular v. (anterior; external; internal). – **V. j. anterior:** aus dem Zusammenfluss mehrerer Hautvenen (unterhalb des Kinns) zur V. jugularis ext. oder V. subclavia. – **V. j. externa:** aus dem Zusammenfluss der Vv. occipitalis u. auricularis post. (hinter der Ohrmuschel) zwischen Platysma u. oberflächl. Halsfaszie zur V. subclavia, seltener zur V. brachiocephalica oder jugularis int. – **V. j. interna:** aus dem Zusammenfluss der Venen der Schädelhöhle am Foramen jugulare (Aufnahme des Sinus sigmoideus), neben der A. carotis interna bzw. communis zur V. subclavia im Venenwinkel; sammelt das Blut des Kopfes u. Halses. – **V. lie|na|lis,** V. splenica: die kräftige »Milzvene« aus dem Milzhilus in das Lig. phrenicolienale u. hinter das Pankreas, wo sie sich mit der V. mesenterica sup. zur Pfortader vereinigt. E splenic v. – **V. lin|gualis:** tiefe Begleitvene in der Zunge zur V. jugul. int. E lingual v. – **V. lum|ba|lis ascen|dens:** beidseits eine Vene vor den Rippenfortsätzen der Lendenwirbel u. unter dem Psoas aufwärts (re. in die V. azygos, li. in die V. hemiazygos mündend); stellt außerdem eine Längsverbindung dar zwischen den vier segmentalen, in die unteren Hohlvenen mündenden **Vv. lumbales** (die linksseitigen dorsal der Bauchaorta). E ascending lumbar v. – **V. me|dia|na cubiti:** am Unterarm durch die Ellenbeuge verlaufende Verbindung zwischen V. cephalica u. V. basilica. E median cubital v. – **V. mes|enterica – V. m. inferior:** Begleitvene aus dem Becken hinter dem Pankreas zur V. lienalis (oder V. m. sup.); führt Blut vom unteren Dickdarm. E mesenteric v. (inferior; superior). – **V. m. superior:** Begleitvene zur V. portae (nach Vereinigung mit der V. lienalis); führt Blut von Magen, Netz, Pankreas u. gesamtem Dünndarm. – **V. ob|li|qua atrii sinistri,** MARSHALL-Vene: kleines Rudiment des li. Ductus Cuvieri an der Rückwand (Epikardfalte) des li. Herzvorhofs zum Sinus coronarius. E oblique v. of left atrium. – **Vv. oeso|pha|gea|les:** Venen von der Speiseröhrenwand zur V. azygos. E esophageal v.s. – **V. oph|thalmica:** E ophthalmic v. (inferior; superior). – **V. o. inferior:** von unterem Augenlid u. Tränendrüse seitl. am Augenhöhlenboden zum Sinus cavernosus. – **V. o. superior:** Vene von der oberen medialen Augapfelseite durch die Fissura orbitalis sup. zum Sinus cavernosus; Anastomose mit der V. angularis (s.a. ▸Sinus-cavernosus-Thrombose). – **V. ovarica:** Vene vom Eierstock (Plexus im Lig. latum) re. direkt in die V. cava inf., li. in die V. renalis; s.a. ▸Ureter-Ovarica-Kompressionssyndrom. E ovarian v. – **Vv. paraumbilicales:** die kleinen »SAPPEY-Venen« um das runde Leberband zum li. Ast der V. portae; Verbindung zwischen s.c. Bauchwandvenen u. Pfortader (s.a. ▸Caput medusae). E paraumbilical v.s. – **Vv. per|forantes venae femoralis:** Verbindungsvenen zwischen tiefen (= subfaszialen) u. oberflächlichen (= epifaszialen) Extremitätenvenen im Beinbereich (▸Vena saphena magna, dort Abb.); Insuffizienz bedingt Funktionsstörungen der Muskelvenenpumpe; s.a. ▸COCKETT-Venen, ▸BOYD-Venen, ▸DODD-Venen u. ▸Varikose (dort Abb.). E perforating femoral v.s. – **Vv. pha|ryn|geales:** Venen vom Plexus pharyngeus zur V. jugularis int. E pharyngeal v.s. – **V. po|pli|tea:** Fortsetzung der vereinigten V. tibialis ant. u. post. vom unteren Rand des M. popliteus bis zum Adduktorenschlitz (Beginn der V. femoralis). E popliteal v. – **V. por|tae, V. por|ta|lis:** die durch den retropankreat. Zusammenfluss der Vv. gastricae dextra u. sin., pylorica, mesentericae sup. u. inf. u. lienalis entstandene »Pfortader« mit Venenstamm im Lig. hepatoduodenale, der sich nach Eindringen in die Leberpforte in die Rr. dexter u. sinister u. weiter in Sinusoide aufzweigt u. über nachfolgende Venen (von Zentralvene bis Lebervenen) an die untere Hohlvene Anschluss hat. S.a. ▸Pfortader... E portal v. – **V. pro|fun|da femoris:** Begleitvene der A. profunda femoris mit Abfluss zur V. femoralis. E deep femoral v. – **Vv. pulmonales:** die das arterialisierte Blut aus den Lungen zum li. Herzvorhof führenden »Lungenvenen«, im Hilus hervorgehend aus der Vereinigung der Lun-

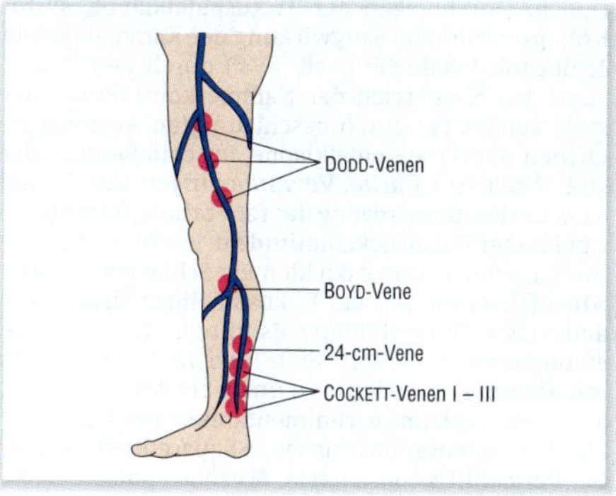


**Vena saphena magna:** Perforansvenen. [18]

gensegmentäste zu einem oder – meist – zwei größeren Stämmen (= V. pulmonalis superior u. V. p. inf.), die rechts kaudal der Pulmonalarterie u. hinter oberer Hohlvene, re. Vorhof u. Aorta ascendens, links (kürzer) vor der Aorta thoracica verlaufen u. gemeinsam das hintere Perikard durchdringen; s.a. ▸Lungenvenentransposition. 🅴 pulmonary v.s. – **Vv. rectạles,** Vv. hämorrhoidales: vom Plexus venosus rectalis als **Vv. r. inferiores** u. **Vv. r. mediae** zur V. iliaca interna; **V. rectalis superior** zur V. mesenterica inferior; alle drei mehrfach miteinander anastomosierend (d.h. Verbindung zwischen Pfortadersystem u. unterer Hohlvene). 🅴 rectal v.s. – **Vv. renạles:** die Sammelvenen der Niere, die vom Hilus als gemeinsamer Stamm vor der Arterie (die längere li. auch vor der Aorta) horizontal in die untere Hohlvene ziehen. 🅴 renal v.s. – **V. retro|mandibulạris:** von der Schläfengegend zur V. jugularis interna führend. 🅴 retromandibular v. – **V. sa|phẹ|na mạ|gna,** Saphena magna: die an Venenklappen reiche »große Rosenader« vom medialen Fußrand vor dem inneren Knöchel aufwärts durch den Hiatus saphenus in die V. femoralis, mit zahlreichen Anastomosen (Abb.) zu tiefen Venen. 🅴 great saphenous v. – **V. s. pạrva:** die klappenreiche »kleine Rosenader« vom lateralen Fußrand hinter dem Knöchel u. an der Unterschenkelrückseite aufwärts zur V. poplitea; anastomosiert mit tiefen Venen. 🅴 small saphenous v. – **V. sper|mạ|ti|ca:** ▸Vena testicularis. 🅴 spermatic v. – **V. splenica:** ▸Vena lienalis. – **V. sub|clạ|via:** die Fortsetzung der V. axillaris vom äußeren Rand der 1. Rippe (zwischen Mm. scalenus anterior u. sternocleidomastoideus bis zum Manubrium sterni); bildet mit der V. jugularis int. die V. brachiocephalica; s.a. ▸Subklavia-Punktion. 🅴 subclavian v. – **V. sub|lobulạris:** »Schaltvene« aus der Vereinigung der Zentralvenen benachbarter Leberläppchen. 🅴 sublobular v. – **V. supra|renạlis (dextra et sinistra):** von der re. u. li. Nebenniere direkt zur V. cava inf. bzw. zur V. renalis. 🅴 suprarenal v. (right; left). – **Vv. tem|po|rạ|les:** Begleitvenen der A. temp. profunda u. superfic. aus dem tiefen Schläfenmuskel zum Plexus pterygoideus bzw. epifaszial von der Ohrmuschel zur V. retromandibularis. 🅴 temporal v.s. – **V. tes|ti|cu|lạ|ris,** V. spermatica: vom Hoden (Plexus pampiniformis) im Samenstrang durch den Canalis inguinalis u. – zus. mit der Arterie – auf dem Psoas major aufwärts, li. zur V. renalis, re. direkt in die untere Hohlvene. 🅴 testicular v. – **V. thalamo|striạta,** V. terminalis: Vene im Winkel zwischen Nucl. caudatus u. Thalamus unter der Stria terminalis zur V. cerebri int. – Die gefürchtete »Terminalis-Blutung« zwingt zur Unterbindung u. führt damit zur hämorrhag. Infarzierung von Thalamus u. Stammganglien. 🅴 thalamostriate v. – **Vv. thorạcicae intẹrnae:** Begleitvenen der gleichnamigen Arterie zur V. brachiocephalica. 🅴 internal thoracic v.s. – **Vv. thoraco|epi|gạstricae:** von der seitl. Rumpfwand (Anastomosen mit V. epigastrica superf.) zur V. axillaris; wichtige indir. Kollateralbahn zwischen oberer u. unterer Hohlvene. 🅴 thoracoepigastric v.s. – **Vv. thy|ro|ịdeae:** die »Schilddrüsenvenen«; **Vv. thyroideae inferiores** unpaar vom Plexus thyroideus impar zur – meist li. – V. brachiocephalica (ältere Bez.: **V. thyroidea ima**); **V. thyroidea superior** als Begleitvene aus dem oberen Drüsenabschnitt zur V. facialis oder V. jugularis int.; **Vv. thyroideae mediae** vom Mittelabschnitt zur V. jugul. int. 🅴 thyroid v.s. (inferior; superior; middle). – **Vv. tibiạles:** Begleitvenen der gleichnamigen Arterien zur V. poplitea. 🅴 tibial v.s. – **V. umbilicạlis:** *Embryologie* die – anfangs paarige – ▸»Nabelvene«, die, in Nabel u. vord. Bauchwand verlaufend, das arterialisierte Blut von der Plazenta zum Fetus (Leberanlage) zurückführt. 🅴 umbilical v. – **Vv. uterịnae:** kurze, weite Verbindungsvenen zwischen Uterusplexus u. V. iliaca int. 🅴 uterine v.s. – **V. vertebrạlis:** geflechtbildende Begleitvene vom Hinterhaupt zur V. brachiocephalica. 🅴 vertebral v. – **Vv. vorticọsae:** die vier (bis fünf) »Vv. choroideae« des Auges je aus dem wirbelförm. Zusammenfluss venöser Äste in der Aderhaut (Blut auch aus Ziliarkörper u. Iris), die nach Durchbrechen der Sklera (etwas hinter dem Bulbusäquator) in die V. ophthalmica superior münden. 🅴 vorticose v.s.

**Vẹnae sẹctio, Venaesectio,** Phlebotomie: Inzision (meist quer) einer s.c. Vene nach op. Freilegung, u. zwar proximal oder (bei Aderlass) distal der zuvor angelegten Ligatur, zum Einführen einer Kanüle oder eines ▸Venenkatheters (anschließend Hautnaht). 🅴 venesection, phlebotomy.

**Vẹne:** ▸Vena; s.a. ▸Venen..., ▸Phleb(o)... 🅴 vein, vena.

**Ven|ek|tasiẹ:** ▸Phlebektasie. 🅴 venectasia.

**Venẹna** *(latein.)*: ▸Gifte. 🅴 poisons.

**Vẹnen|anästhesie:** (BIER 1908) intravenöse Regionalanästhesie; Lokalanästhesie durch i.v. Injektion (z.B. V. saphena, V. cephalica) eines Anästhetikums im blutleer gemachten Extremitätenabschnitt. 🅴 vein anesthesia.

**Vẹnen|by|pass:** ▸Bypass unter Verw. eines Venensegmentes; Anwendung in der ▸Koronarchirurgie, aber auch im Extremitätenbereich; als In-situ-V. am Bein mit Belassung der Vena saphena magna in ihrem natürlichen Bett, wobei deren Venenklappen entfernt u. ihre Seitenäste ligiert werden. 🅴 venous bypass.

**Vẹnen|druck:** der Füllungsdruck im venösen System, abhängig vom Dehnungswiderstand des Gesamtkreislaufs u. von der Größe des Blutvolumens; bei horizontaler Körperlage zwischen 0 u. 10–15 mmHg (in Atemmittellage); bei aufrechter Stellung in der unteren Hohlvene etwa 20, am Zwerchfell 4, am re. Vorhof –3 mmHg, in der oberen Hohlvene noch niedriger. Gefälle bestimmt vom Druckunterschied Aorta/re. Vorhof, von Atmung, Verschiebung der Ventilebene des Herzens u. Muskelpumpe. 🅴 venous pressure. – **V., zentraler:** s.u. ▸zentral. 🅴 central v. p.

**Venen|entzündung:** ▸Phlebitis. 🅴 venous inflammation.

**Vẹnen|ex|hairese:** *Chirurgie* ▸Phlebexhairese, s.a. ▸Venenstripping. 🅴 phlebexeresis.

**Venen|funktions|prüfung:** s.u. ▸Varikose; s.a. ▸Venenklappen. 🅴 venous function testing.

**Vẹnen|in|suffiziẹnz:** s.u. ▸Venenklappen. 🅴 venous insufficiency.

**Vẹnen|katheter:** zur Einführung in eine periphere Vene geeigneter K. aus gewebefreundl., chemisch indifferentem röntgenpos. Material; Einführung perkutan (mittels ein- oder übergeschobener Punktionskanüle) oder nach Venaesectio, entweder nur in das periphere Gefäß (z.B. beim SCRIBNER-Shunt) oder aber bis in die Hohlvene (= **zentraler V.**; s.a. ▸Kavakatheterismus; auch für Herzkatheterismus). 🅴 venous catheter.

**Vẹnen|klappen:** in etwa gleichen Abständen in das Lumen ragende, taschenförmige (meist paar.) Intimaduplikaturen, die in den meisten Venen eine retrograde Blutströmung verhindern (freier Klappenrand herzwärts). Bei **Venen(klappen)insuffizienz** (infolge Überdehnung des Klappenansatzringes oder phlebi-

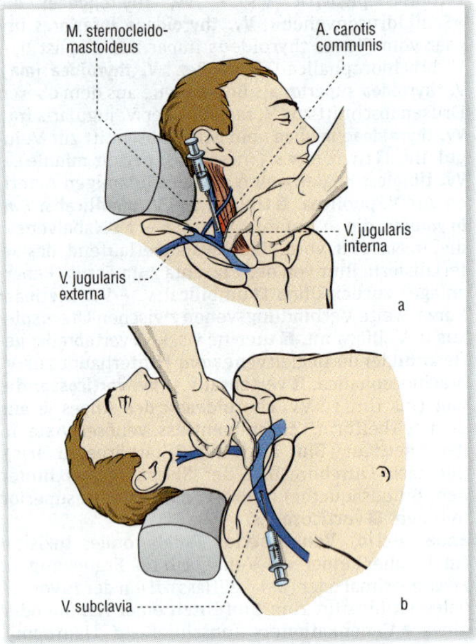


**Venenkatheter:** a) Punktion der Vena jugularis interna, b) Punktion der Vena subclavia. [39]

tischer bzw. thrombot. Zerstörung) Strömungsumkehr mit venöser Hypertonie, an den Beinen v.a. bei Insuffizienz der Perforans- u. tiefen Venen; s.a. ▸Varikose (dort Abb.). E valves of veins.

**Vẹnen|knoten:** ▸Varize. E venous node.

**Venen-Muskel-Pumpe:** ▸Muskelpumpe.

**Vẹnen|patch:** *Chirurgie* autologes Venenwandresektat als Material für die Patch-Plastik bzw. zur Deckung von Gefäßwanddefekten.

**Vẹnen|puls:** herzsynchrone Volumen- und Druckschwankungen (Schlauchwellen) vom Herzen fort über die – v.a. herznahen – Venen, am deutlichsten an den Halsvenen (▸Jugularispuls). Normal als **negativer V.**, patho. als **positiver V.** sowie als **penetrierender V.** (arterieller Puls, der das Kapillargebiet in Richtung Herz durchdringt, z.B. bei Arteriolendilatation, Aorteninsuffizienz). Kurvenermittlung (meist kombin. mit PKG u. EKG) blutig oder photoelektrisch. ***Graphoelemente der Kurve*** (s. Abb.): präsystol. Welle durch die einsetzende Vorhofsystole (Hemmung des venösen Einstroms in den re. Vorhof), systol. Welle (c) durch weitergeleitete arterielle Pulsation u. Durchbiegen der Trikuspidalklappe, systol. Kollaps (x) infolge Saugwirkung der Kammersystole, 1. diastol. Welle (d; auch: »v«) durch den Widerstand bei Nachlassen der Kammerkontraktion, diastol. Kollaps (y) durch beschleunigten Abstrom bei Öffnen der Trikuspidalklappe, anschließend 2. diastol. Welle (d'). ***Patho. Veränderungen:*** überhöhtes a bei Entleerungsstörung des re. Vorhofs, überhöhtes c bei hoher Pulsdruckamplitude u. großem Schlagvolumen, erniedrigtes c bei kleinem Schlagvol., zusätzl. »Insuffizienzwelle« bei Trikuspidalinsuffizienz, verändertes x (Buckelbildung als Initialsymptom, Rückstauungswelle, vorzeit. Ende) bei Linksinsuffizienz mit Stauung, erniedrigtes d und y bei Rechtsstauung, a-c-Verschmelzung u. rudimentäres x (»positiver V.«) als Dekompensationszeichen; ▸Square-Root-Zeichen bei Pericarditis constrictiva. E venous pulse.

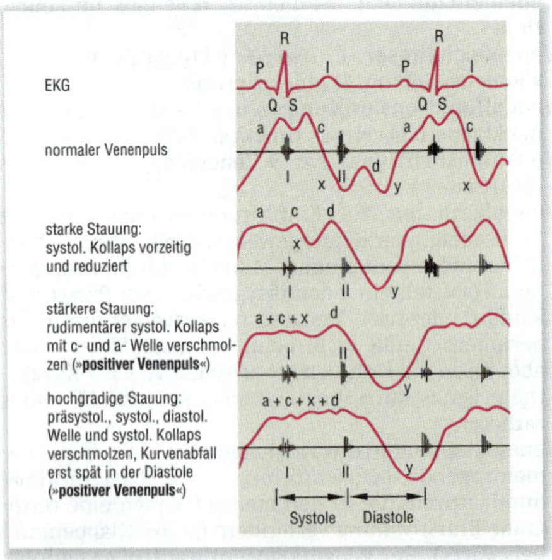


**Venenpuls:** Entstehung des »positiven« Venenpulses. [6]

**Venenpunktion:** Einführen einer Hohlnadel in eine Vene, z.B. zur Blutentnahme, zur Injektion eines Medikamentes oder zum Anlegen einer ▸Verweilkanüle. E venous puncture.

**Vẹnen|sperre:** Abflussbehinderung in einer Vene durch Thrombose, Spasmus oder Kompression (z.B. der Wadenvenen durch das Eigengewicht des Beines bei Rückenlage, der Subklavia durch Halsrippe beim Thoracic-inlet-Syndrom; s.u. ▸Achselvenensperre). E venous obstruction.

**Venensporn (May-Turner):** (septale) Stenosierung der Vena iliaca communis sinistra kurz vor ihrer Einmündung in die Vena cava superior; bedingt durch die kreuzende Arteria iliaca communis dextra, das Promontorium u./oder partielle Verschmelzung während der Embryonalzeit.

**Vẹnen|stein:** ▸Phlebolith. E venous stone.

**Vẹnen|stripping:** Exhairese einer Vene (meist V. saphena magna u. parva) mittels Venenstripper, extraluminal z.B. mit Ringstripper (n. KELLER, MAYO), intraluminal mit flexibler (MYERS) oder halb starrer (BABCOCK) Extraktionssonde mit Knopf am unteren u. Kugel am oberen Ende; Letztere wird – nach Ligatur der vor der Saphena in die Femoralis mündenden Seitenäste – durch eine Phlebotomie-Öffnung von distal (mit Kugel voran) eingeführt u. subinguinal aus der Saphena ausgeleitet, so dass das aufgefädelte u. am Knopf durch Ligatur fixierte Gefäß durch Zug am prox. Sondenende unter Abriss der Seitenäste extrahiert werden kann. Abschließend Kompressionsverband. E vein stripping.

**Venentherapeu|tica, -tika:** Medikamente zur Behandlung von Rückflussstörungen im Venensystem; ***Wirkst.:*** 1) Interna: ▸kapillarabdichtende Mittel; 2) Externa: v.a. ▸Heparin, außerdem z.B. Rosskastaniensamen-, Hamamelisextrakt, Arnika; 3) ▸Venenverödungsmittel.

**Vẹnen|thrombose:** ▸Phlebothrombose. E venous thrombosis. – **V., tiefe:** v.a. in den tiefen, großen Bein- u. Beckenvenen auftretende V. ***Ätiol.:*** meist nicht infektiös, sondern Folge verlangsamter Blutzirkulation u./oder erhöhter Koagulabilität bei Herz-Kreislauf-Erkrankungen, Hypertonie, akuter oder chron. Infektionskrankheit, postoperativ oder postpartal, ungewohnter Daueranstrengung (Thrombose par effort); hohe Inzidenz (bis zu 30 %) bei Malignomen (v.a. Magen-, Bronchial-, Urogenital-, Pankreaskarzinom). ***Klinik:*** Verlauf hochakut (Phlegmasia caerulea dolens), akut (Beginn innerhalb weniger Std. oder Tage) oder subakut; meist bei Bettlägerigen u. meist mit nur geringen Symptomen, mit Manifestation erst bei Mobilisation oder durch Auftreten einer Lungenembolie. Charakterist. Symptomen-Trias: Ödem, Zyanose, Schmerz, bes. ausgeprägt beim Stehen und bei Belastung. ***Diagn.:*** Druckschmerzpunkte (▸DENECKE-PAYR-, ▸HOMANS-Zeichen, ▸MEYER-Druckpunkte), DOPPLER-Sonographie, Phlebographie. ***Ther.:*** Ruhigstellung, Fibrinolytika, chir. Behandlung (z.B. Entleerung des sog. intravarikösen Hämatoms durch Stichinzision), Kompressionsverband. ***Kompl.:*** Embolie, postphlebitisches Syndrom, Rezidive, Sepsis (durch bakteriell infizierten Thrombus, z.B. Tonsillitis, Abort). S.a. ▸Thromboseprophylaxe. **E** deep vein thrombosis.

**Venenum** *(latein.):* Gift. **E** poison.

**Venen|ver|ödung:** ▸Varizenverödung. **E** venosclerosis.

**Venenverödungsmittel,** Verödungsmittel: Substanzen, die nach Injektion zu einer Endothelschädigung des Gefäßes führen mit nachfolgender bindegewebiger Umwandlung (Sklerosierung). ***Wirkst.:*** Polidocanol, Jod; ***Anw.*** zur ▸Varizenverödung; ***NW:*** Periphlebitis, Nekrosen (v.a. bei paravenöser Injektion).

**Venen|verschluss:** s.u. ▸Phlebothrombose.

**Venen|verschluss|plethysmo|graphie:** intermittierende plethysmograph. Bestimmung der Extremitätendurchblutung anhand der pulsator. Volumenzunahme bei blockiertem Abstrom (Manschettenkompression). **E** venous occlusion plethysmography.

**Venen|winkel:** ▸Angulus venosus. **E** venous angle.

**venerisch, venereus:** eine ▸Geschlechtskrankheit betreffend, durch Geschlechtsverkehr erworben. **E** venereal.

**Venero|logie:** Lehre von den ▸Geschlechtskrankheiten. **E** venereology.

**Venezuelan equine encephalomyelitis,** Abk. VEE *(engl.):* s.u. ▸Encephalomyelitis equina.

**Venlafaxin:** ein ▸Serotonin-Noradrenalin-Wiederaufnahme-Hemmer; Antidepressivum; ***NW:*** u.a. gastrointestinale Beschwerden, Müdigkeit, Kopfschmerzen, reversible Erhöhung der Leberenzyme, Hyponatriämie, Tachykardie. **E** venlafaxine.

**venös:** Venen bzw. das ▸venöse System betreffend. **E** venous. – **v. Blut:** das dunkelrote, rel. $CO_2$-reiche Blut, das im venösen System von der Peripherie zum re. Herzen u. von dort in der Pulmonalarterie zu den Lungen geführt wird. **E** v. blood. – **v. Insuffizienz:** s.u. ▸Varikose, s.a. ▸Venenklappen. **E** v. insufficiency. – **v. System:** der dem Blutrückstrom (s.a. ▸arteriovenöse Koppelung, ▸Muskelpumpe, ▸Varikose) zum Herzen dienende »v. Schenkel« des Körperkreislaufs (v. Kapillaren, Venolen, Venen) einschl. des re. Herzens mit Speicher- u. Widerstandsfunktion. Regulierung der peripheren Resistenz v.a. durch die Venolen als postkapilläre Widerstandsgefäße. **E** v. system.

**Veno|graphie:** *Röntgenologie* ▸Phlebographie. **E** venography.

**Venole:** *Anatomie* ▸Venula. **E** venula.

**Veno|pathie:** Oberbegriff für – insbes. nichtentzündliche – Venenerkrankungen; z.B. als »**arteriosklerotische V.**« infolge Atherosklerose der Begleitarterie, mit trophisch bedingter Wandschädigung, Thrombosierung, Klappeninsuffizienz. **E** venopathy.

**Veno|skopie:** Kaltlicht-Endoskopie der Venenintima unter temporärer Blutstromunterbrechung u. Ersatz des Blutes in diesem Abschnitt durch ein transparentes flüssiges Medium. **E** venoscopy.

**Veno|stase:** durch Venenveränderungen oder kardial bedingter Stillstand der Blutzirkulation (Hämostase im Venenbereich). **E** venostasis.

**venosus** *(latein.):* venös. **E** venous.

**Veno|tomie:** ▸Venae sectio. **E** venotomy.

**Venter** *(latein.):* Bauch. *anat* Muskelbauch, z.B. **V. anterior** u. **V. posterior** des ▸Musculus digastricus. **E** venter.

**Ventilation,** Lüftung, Belüftung: *physiol* der Transport von Sauerstoff aus der Außenwelt in die Lungenalveolen bzw. von $CO_2$ in umgekehrter Richtung als Effekt der ▸Atmung. **E** ventilation. – **V., alveoläre:** für den Gasaustausch mit dem Blut genutzter Anteil der V. (Abb.). – **v., intermittent mandatory** *(engl.): Anästhesiologie* ▸IMV. – **V., maximale:** s.u. ▸Atemgrenzwert. – **V., spezifische:** s.u. ▸Atemäquivalent.

**Ventilation, non-invasive** *(engl.),* nicht invasive Beatmung: Beatmungsverfahren ohne endotrachealen Zugang als unterstützende Maßnahme. Meist als Maskenbeatmung, z.B. bei chronisch-obstruktiver Lungenerkrankung.

**Ventilations|äqui|valent:** ▸Atemäquivalent.

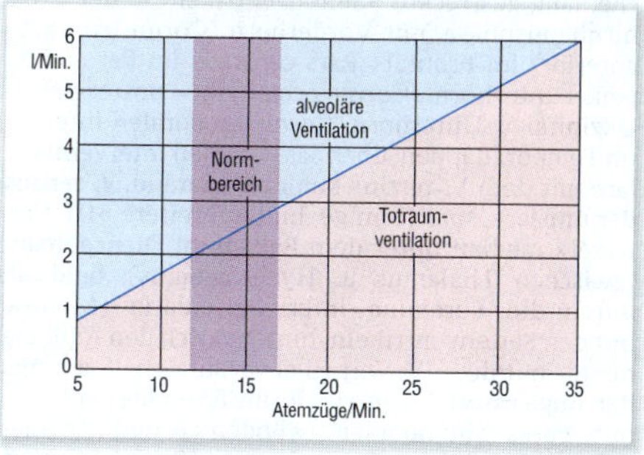


**Ventilation:** alveoläre u. Totraumventilation in Abhängigkeit von der Anzahl der Atemzüge bei einem konstanten Atemminutenvolumen von 6 l. [13]

**Ventilations-Perfusions-Quotient:** das Verhältnis zwischen alveolärer Ventilation u. Herzzeitvolumen. **E** ventilation/perfusion rate.

**Ventilations|störung:** gesteigerte oder verminderte Lungenventilation (ohne Berücksichtigung von Zusammensetzung u. Ausnutzung der ventilierten Gase). **E** ventilation disorder. – **V., obstruktive:** V. bei Erhöhung des Strömungswiderstandes durch intra- u./oder extrabronchiale Atemwegseinengung (z.B. bei Bronchialasthma, spast. Bronchitis) mit Abnahme der Elastance, rel. starker Verminderung des 1-Sek.-Wertes u. Vergrößerung des Residualvolumens. **E** obstructive v. d. – **V., restriktive:** bei verkleinerter Lungenparenchymfläche mit Verminderung der Compliance u. der meisten Lungenvolumina. **E** restrictive v. d.

**Ventilations|szintigraphie:** s.u. ▸Lungenszintigraphie. **E** ventilation scintigraphy.

**Ventilations|zahl:** das zur Entfernung von 1 ml $CO_2$ ventilierte Luftvolumen; normal 30–45 ml. **E** ventilation number.

**Ventil|ebene:** *Kardiologie* die Ebene der Ventrikelbasis (in Höhe der AV-Klappen), die sich nach Klappenschluss durch die Kammerkontraktion herzspitzenwärts bewegt u. damit eine Erweiterung der Vorhöfe bewirkt (Sogwirkung auf venöses Blut). **E** ventricular level.

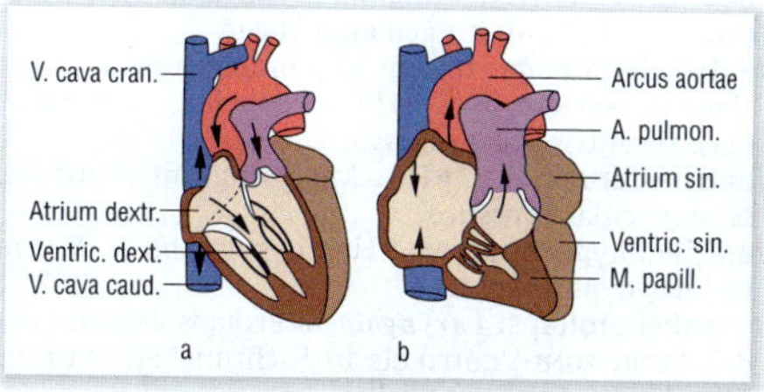


**Ventilebene:** Schema des Ventilebenen-Mechanismus; a) Diastole, b) Systole der Herzkammern. [307]

**Ventil|pneumo|thorax:** ▸Spannungspneumothorax. **E** valvular pneumothorax.

**Ventil|stenose:** Stenose des Tracheobronchiallumens v.a. bei der Exspiration; Ursache: Fremdkörper u. Tumoren; s.a. ▸Stenoseatmung. **E** valvular stenosis.

**ven|tr...:** Wortteil »Bauch« (Venter), »Magen«, »ventral«.

**ventral(is)** *(latein.):* den Bauch oder die Vorderseite eines Körperteils oder -organs betreffend, bauchwärts gelegen oder gerichtet. **E** ventral, ventrad.

**ven|tricularis** *(latein.):* ▸ventrikulär.

**Ventriculi:** Plur. von ▸Ventriculus. **E** ventricles.

**Ven|triculus** *(latein. = kleiner Bauch):* **1)** ▸Magen. **E** stomach. **2) Ventriculi cerebri, V. encephali:** die Hirnkammern des Tel-, Di- u. Rhombencephalons. S.a. ▸Ventrikulographie. **V. lateralis:** der paarige, flache, lang gestreckte »Seitenventrikel« in der Großhirnhemisphäre, mit Vorderhorn (Cornu frontale = anterior) im Frontal-, Pars centralis im Parietallappen, Hinterhorn (Cornu occipitale = posterior) im Okzipital- u. Unterhorn (Cornu temporale = inferior) im Temporallappen; über das Foramen interventriculare mit dem V. tertius kommunizierend. **V. tertius:** der unpaare, spaltförmige, hinten breitere »III. Ventrikel« median unter dem Balken im Diencephalon (zwischen Thalamus u. Hypothalamus); beidseits durch die Foramina interventricularia (Monroi) mit den Seitenventrikeln, hinten durch den Aqu(a)eductus mit dem IV. Ventrikel verbunden. **V. quartus:** der unpaare »IV. Ventrikel« im Rhombencephalon, mit Fossa rhomboidea (»Boden«) und Tegmen (»Dach«), paarigem Seitenfortsatz (Recessus lateralis) u. Verbindungen zum Subarachnoidalraum (äußerer Liquorraum) durch paar. seitl. (Apertura lateralis = Foramen Luschkae) u. einer medianen (Apert. mediana = For. Magendii) Öffnung (Verschluss führt zum ▸Hydrocephalus internus). **E** ventricles of the brain, cerebral v. **3) Ventriculi cordis:** die – durch das Ventrikelseptum getrennten – kegelförm., sagittal abgeplatteten, dickwand., 3-schichtigen (Epi-, Myo-, Endocardium) »Herzkammern«. Der **V. dexter re.** vorn, der **V. sinister li.** hinten gelegen, mit je einem Ostium venosum (mit Valva atrioventricularis) zum Vorhof u. je einem Ostium arteriosum (re. mit Valva trunci pulmonalis, li. Valva aortae) in die großen Gefäße u. mit Papillarmuskeln. Die rel. muskelschwächere re. Kammer mit weniger zahlreichen, aber breiteren Trabeculae carneae, glatten Innenwänden u. trichterförm. Ausflussbahn (= Conus arteriosus). Bei angeborenem Fehlen des Septums als V. communis (▸Cor triloculare biatriatum). **E** ventricles of the heart, cardiac v. – **V. laryngis,** MORGAGNI-Ventrikel, GALEN-Ventrikel: die beidseitige Ausbuchtung des Kehlkopflumens zwischen Taschen- u. Stimmband, mit dem Sacculus laryngis. **E** laryngeal ventricle, laryngeal sinus.

**Ven|tri|fixation:** *Gynäkologie* (KOCHER) s. u. ▸Hysteropexie. **E** ventrofixation.

**Ventrikel:** ▸Ventriculus; s. a. ▸Ventrikulo... **E** ventricle. – **V., singulärer:** *Kardiologie* ▸Cor triloculare biatriatum. **E** single v.

**Ventrikel|blockade:** *Neurologie* s. u. ▸Liquorblockade.

**Ventrikel|blutung:** zum ▸Haematocephalus internus bzw. zur ▸Ventrikeltamponade führende ▸Hirnblutung. **E** intraventricular hemorrhage.

**Ventrikel|drainage:** therap. Liquorableitung aus dem Ventrikelsystem; s. u. ▸Hydrocephalus (dort Schema). **E** ventricular drainage.

**Ventrikel|druck:** s. u. ▸Druckmessung, intrakardiale. **E** ventricular pressure.

**Ventrikel|hypertrophie:** ▸Herzhypertrophie. **E** ventricular hypertrophy.

**Ventrikel|pro|laps:** *Laryngologie* Prolaps der Mukosa des MORGAGNI-Ventrikels in Richtung Stimmritze. **E** prolapse of the ventricle.

**Ventrikel|punktion:** Hirnkammerpunktion zu diagnost. (z. B. Ventrikulographie) oder therap. Zwecken (Entlastung bei Hirndruck). Einführen der Kanüle (meist CUSHING-Trokar) im Allg. in den Seitenventrikel, entweder via Fontanelle oder nach Anlegen eines Bohrlochs. **E** ventriculopuncture.

**Ventrikel|ruptur:** *Kardiologie* Einriss der Kammerwand; traumatisch oder bei transmuralem Infarkt; bei Einriss der Kammerscheidewand akuter ▸Ventrikelseptumdefekt; bei Einriss der freien Kammerwand Hämoperikard u. ▸Herztamponade mit ▸elektromechanischer Entkopplung; s. a. ▸Herzruptur. **E** ventricular rupture.

**Ventrikel|septum:** ▸Septum interventriculare. **E** ventricular septum.

**Ventrikel|septum|defekt,** Abk. VSD: *Kardiologie* angeborener oder erworbener (▸Ventrikelruptur) Defekt der Herzkammerscheidewand. Häufigster angeborener Herzfehler mit primärem Links-rechts-

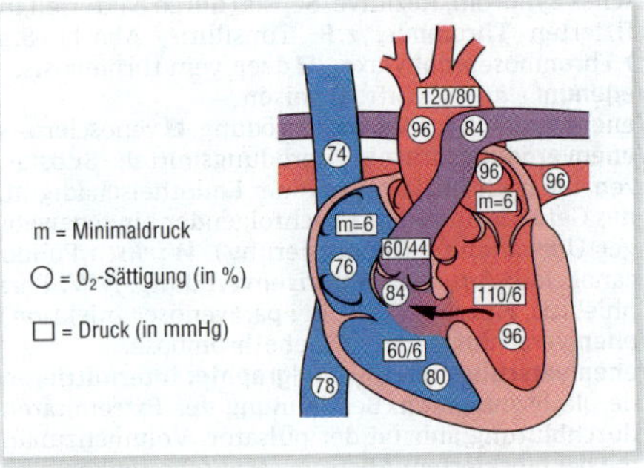


**Ventrikelseptumdefekt:** Sauerstoff-Sättigungs- (Kreise) u. Blutdruckwerte (Rechtecke) bei VSD mit Links-rechts-Shunt von 40 %. [261]

Shunt. ***Formen:*** Unterschieden werden vier Typen: **perimembranöser VSD:** unter u. hinter der Crista supraventricularis, nahe der Kommissur, zwischen zwei Aortensegeln; bei gleichzeit. Defekt des septalen Trikuspidalissegels evtl. mit Li.-re.-Shunt in den re. Vorhof; als seltene Sonderform der ▸Endokardkissen-Defekt; **muskulärer VSD:** im Muskelteil des Septums, mittventrikulär oder apikal, evtl. multipel (»Swiss-Cheese-Defekt«); **infundibulärer (bulbärer) VSD:** oberhalb der Crista supraventricularis, re. unterhalb des hinteren Segels der Pulmonalisklappe, li. unter der Aortenklappe (selten); **AV-Kanal-typ (Inlet-Typ):** Verbindung im Bereich des Einlassseptums des rechten Ventrikels. ***Klinik:*** neben der unkomplizierten, isolierten Form (s. a. ▸ROGER-Syndrom) bis zu 1/2 der Fälle mit assoziierten Anomalien wie Vorhofseptumdefekt, offener Ductus arteriosus, Klappenfehlbildung, Transposition oder abnorme Mündung der großen Gefäße. Ab einer best. Größe mit typischen Symptomen; Zyanose erst bei Shuntumkehr. Leitsymptom ist systolisches Geräusch, das bei pulmonaler Drucksteigerung leiser wird, gefolgt von lautem II. Pulmonalton. Weitere Symptome: ▸Herzfehler (dort Tab.). ***Progn.:*** abhängig von Defektgröße u. Shuntvolumen; Spontanschließung kleinerer angeborener Defekte vor dem 5. Lj. möglich. ***Ther.:*** medikamentöse Behandl. der Herzinsuffizienz; Operation (Verschluss durch Naht oder Prothese) bei Therapieresistenz u. in Abhängigkeit von hämodynamischer Ausprägung u. Begleitvitien. Elektiver Verschluss kleinerer Defekte ggf. im Vorschulalter. Selten ▸Bändelung der Pulmonalarterie (bei multiplen Defekten). **E** ventricular septal defect.

**Ventrikel|sphygmo|gramm:** graph. Wiedergabe des Herzspitzenstoßes bzw. der durch ihn verursachten Thoraxwanderschütterungen. **E** ventricular sphygmogram.

**Ventrikel|stimulation:** die gezielte (programmierte) elektrische Stimulation der Herzkammern, v. a. zur Registrierung einer erhöhten Kammervulnerabilität bzw. zur Diagnostik ventrikulärer Tachykardien. Die V. erlaubt Aussagen über die Prognose von Patienten mit Myokardinfarkt. **E** ventricular stimulation.

**Ventrikel|szintigraphie:** Herzbinnenraumszintigraphie; s. a. ▸Ventrikulographie (2). Herzszintigraphie zur Darstellung der Herzhöhlen u. der Binnenräume der großen herznahen Gefäße (Abb.); Bestimmung von Größe u. Konfiguration sowie Beurteilung der Pumpleistung beider Herzkammern. Als ***Radionuclid-Angiokardiographie*** i. e. S. (First-Pass-Untersuchung) erfolgt nach »im Schuss«-Injektion des Radionuclids (z. B. Technetium) Aktivitätsmessung mit Aufzeichnung von Zeit-Aktivitäts-Kurven unter Verfolgung der ersten Passage des Aktivitätsbolus durch die einzelnen Herzhöhlen u. die herznahen Gefäße einschl. Lunge. Durch computertechnische Impulsübertragung werden Einzelbilder in schneller Folge geliefert. Unter Analyse einiger Herzzyklen

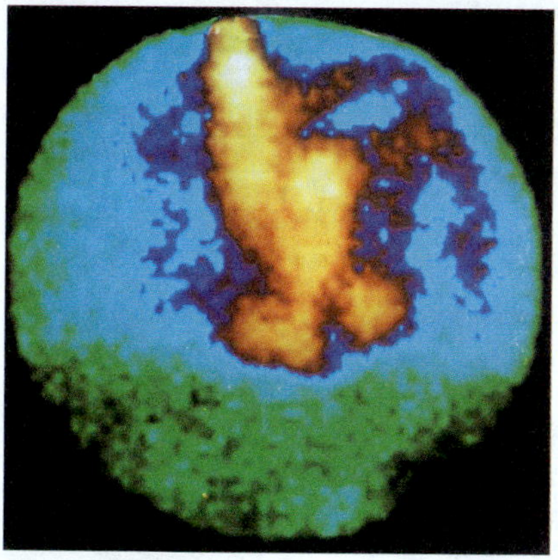

**Ventrikelszintigraphie:** Darstellung der Vorhöfe u. Kammern des linken Herzens sowie der großen herznahen Gefäße mit der Gammakamera (Herzbinnenraumszintigraphie, Prof. Dr. H. GREMMEL, Kiel).

wird die Berechnung des Herzzeitvolumens (HZV) u. damit des Schlagvolumens möglich; ferner können die minimalen Transitzeiten zwischen Rechtsherz, Lungenkreislauf und Linksherz ermittelt werden. E ventricular scanning.

**Ventrikel|tamponade:** durch Einbruch einer ▸Hirnblutung erfolgte Blutfüllung des Ventrikelsystems des Gehirns.

**Ventrikel|volumen, endsystolisches:** ▸Restblut. E endsystolic ventricular volume.

**ventrikulär:** einen Ventrikel (insbes. Herz-, Hirn-V.) betreffend; z.B. v. Extrasystole, v. Leitungsstörung (s.u. ▸Schenkel-, ▸Arborisationsblock). E ventricular.

**Ventrikulo|aurikulo|stomie:** ▸SPITZ-HOLTER-Drainage (1956), ▸PUDENZ-Operation (1958). – Weitere Methoden (Ventrikulo...) s.u. ▸Hydrocephalus (dort Abb.). E ventriculoatriostomy.

**Ventrikulo|graphie:** *Röntgenologie* **1)** (veraltet) Darstellung der Hirnkammern nach Inj. eines Kontrastmittels in das direkt punktierte System (meist Seitenventrikel, nach Liquoraustausch). Im Ggs. zur (Pneumo-)Enzephalographie keine Darstg. der Liquorräume der Hirnoberfläche; zur Diagnostik von Kleinhirn- oder Ventrikeltumoren. **2)** Darstellung der Herzkammern (durch ▸Angiokardiographie oder ▸Ventrikelszintigraphie) zur Berechnung wichtiger Kenngrößen des Herzens (z.B. Ejektionsfraktion, Ventrikelvolumen). E ventriculography (cerebral; cardiac).

**Ventrikulo|ileo|stomie:** *Neurochirurgie* s.u. ▸Hydrocephalus, (dort Abb. [mit weiteren Methoden: Ventrikulo...]). E ventriculoileostomy, ventriculoiliac shunt.

**Ventrikulo|skop:** Endoskop zur diagnostischen (Inspektion) u. therapeutischen (auch Gewebsentnahme, Plexus-chorioideus-Koagulation) »Spiegelung« der Hirnventrikel (»**Ventrikuloskopie**«), v.a. der Seitenkammern. E ventriculoscope.

**Ventrikulo|stomie:** Eröffnung (durch Bohrloch) einer Hirnkammer (meist Seitenkammer bzw. 3. Ventrikel) nach außen für operativen oder diagnost. Eingriff; s.a. ▸Hydrocephalus. E ventriculostomy.

**Ventrikulo|zisterno|stomie:** (TORKILDSEN) op. Ventrikeldrainage über einen subkutan oder subossal geführten Schlauch vom Seitenventrikel in die Cisterna magna; s.a. ▸Hydrocephalus. E ventriculocisternostomy.

**ven|tro...:** Wortteil »Bauch« (Venter), »Magen«, »ventral«.

**Venüle:** evakuiertes Glasröhrchen mit eingeschmolzener Kanüle zur Entnahme von Venenblut. E venule.

**Venula** *(latein.):* kleine Vene, Begleitvene einer Arteriole. Aus dem venösen Schenkel der Kapillare hervorgehendes kleinstes venöses Gefäß (Teil der terminalen Strombahn). E venule, venula.

**Venusberg:** *Anatomie* ▸Mons pubis.

**VEP:** Abk. für visuell ▸evozierte Potentiale. E VER (visual[ly] evoked response).

**Verästelungs|block:** *Kardiologie* ▸Arborisationsblock. E arborization block.

**Verätzung:** ▸Laugen-, ▸Säureverätzung; s.a. ▸Ätzgifte. E chemical burn.

**Veraguth-Falte** (OTTO V., 1870–1940, Neurologe, Zürich): funktionell bedingte kleine Oberlidfalte im medianen Drittel. E Veraguth's fold.

**Veranlagung:** ▸Diathese, ▸Konstitution, ▸Habitus. E predisposition.

**Verapamil:** ein ▸Calciumantagonist mit gefäßerweiternder u. antiarrhythmischer Wirkung. ***Anw.*** als ▸Antiarrhythmikum der Klasse IV sowie Koronarmittel. E verapamil.

**Verarbeitung, auditive:** die Weiterleitung, Vorverarbeitung u. Filterung von Hörsignalen durch Hörnerv, Hirnstamm u. Hirnrinde; eine **auditive Verarbeitungsstörung** (Hörverarbeitungsstörung) liegt bei Beeinträchtigung einer oder mehrerer dieser drei Strukturen vor.

**Verarbeitungsstörung, auditive:** s.u. ▸Verarbeitung, auditive.

**Veratmungs|technik:** *Röntgenologie* Nachweis der atmungsabhängigen Verschieblichkeit eines Organs; Doppelbelichtung des Films in In- u. in Exspiration (Doppelkontur = Größe der respirator. Bewegung).

**verbal:** wörtlich, mündlich, *neur* Wörter bzw. die Sprache betreffend (z.B. v. ▸Alexie). E verbal.

**Verbal|suggestion:** Suggestivtherapie (einschl. Hypnoseeinleitung) mit verbalen Techniken, d.h. Sprechen u. Nachsprechenlassen von best. – z.T. formelhaften – Texten. E hypnotic verbal suggestion.

**Verband:** Bedeckung kranker Körperteile. ***Wundverband*** zum Abschluss einer Wunde gegen die Außenwelt oder zum Aufsaugen von Wundabsonderungen (Verbandmull); ***Druckverband*** zur temporären Blutstillung; ***Stützverband*** zur Ruhigstellung verletzter Körperabschnitte. Zur Anw. kommen Schienen aus Metall oder Kunststoffen sowie individuell anmodellierte Verbände aus Gipsbinden. S.a. ▸Gipsverband, ▸Schienenverband, ▸Wundverband. E bandage, strapping, dressing.

**Verband|lehre,** Desmaturgie: Lehre von den therap. Verbänden; Unterrichtsfach zur Ausbildung des Arztes u. medizin. Hilfspersonals.

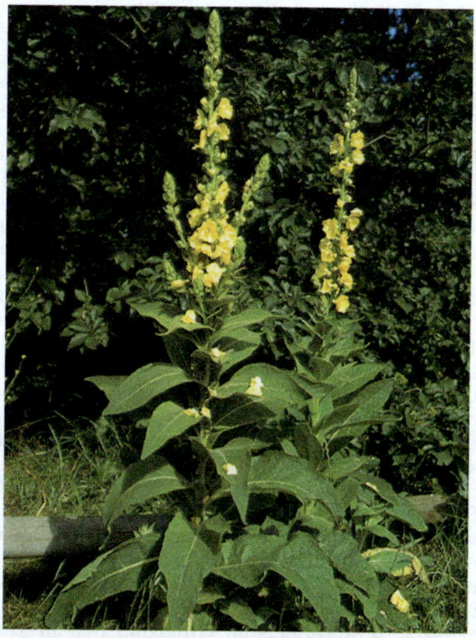

**Verbascum densiflorum:** Windblumen-Königskerze. [448]

V

**Verband|mull,** Tela depurata: leichtes, lockeres, weiches u. einfaches, gereinigtes u. gebleichtes Breitgewebe in Leinwandbindung von verschiedener Fadendichte, hergestellt aus Baumwoll- oder Zellwollgarnen bestimmter Garnfeinheit in Kette u. Schuss. E gauze.

**Verband|watte:** aus ungesponnener, entfetteter, gut saugfäh., in Nässe nicht klumpender Baum- oder Zellwolle hergestellte Watte in loser Form, Zickzacklagen, Rollen etc. E purified cotton.

**Verband|zellstoff,** Charta vulneraria depurata: von Begleitstoffen befreite, hochgebleichte, geruch- u. geschmacklose, miteinander verfilzte, weiße Cellulosefasern in Form mehrerer gekreppter, weicher Einzellagen; durch Sterilisation vergilbend. E oxidized cellulose.

**Verbascum densiflorum,** Königskerze: Staudengewächs; in spezieller Aufbereitung (Blüten) nachweislich wirksam bei Katarrhen der Luftwege.

**Verbi|geration:** krankhaftes Wiederholen von – oft unsinnigen – Wörtern u. Sätzen; rein sprachl. Form der Stereotypie, v.a. bei Schizophrenie. E verbigeration.

**Verbindung:** *Chemie* aus mind. zwei chem. Elementen bestehender bzw. aus diesen in stöchiometrischem Gewichtsverhältnis entstandener Stoff. E compound.

**Verbindungs|komplex:** ▸Schlussleiste. E junctional complex, terminal bar.

**Verbindungs|stück:** *Anatomie* an den ▸Tubuli renales (dort Abb.) der letzte Abschnitt des Tubulus contortus II. – *anästh* Konnektor (engl.: adapter; connector). E junctional tubule.

**Verblitzen:** *Ophthalmologie* ▸Schweißerophthalmie.

**Verblockung:** *Orthopädie* intraartikuläre ▸Arthrodese mittels Knochenspan; ferner als ▸Spondylodese. E bone-chip blocking.

**Ver|blutung,** Exsanguinatio: massiver – innerer oder äuß. – Blutverlust, der infolge Hypovolämie zu Kreislaufkollaps, Schock (evtl. mit generalisierten Krämpfen infolge Hypoxie der Medulla obl.) u. schließlich zum Tode führt (»**Verblutungstod**« infolge Überschreitens der Ischämietoleranz lebenswichtiger Organe u. damit Versagen der vitalen Funktionen); akut bis protrahiert; v.a. bei Verletzung großer Gefäße sowie bei best. Koagulopathien. E exsanguination. – **V., intra|vaskuläre:** tödl. Kreislaufstörung durch Versacken des Blutes in das Splanchnikusgebiet bei irreversiblem ▸Schock.

**Verbrauch:** s.u. ▸Konsumption, ▸Utilisation, ▸Aufbrauch..., ▸Assimilation und ▸Dissimilation. E consumption.

**Verbrauchs|koagulopathie,** disseminierte intravasale Gerinnung, Abk. DIG: erworbene hämorrhagische Diathese infolge intravasaler Aktivierung der ▸Blutgerinnung u. damit einhergehenden Verbrauchs an plasmatischen Blutgerinnungsfaktoren u. Thrombozyten (disseminierte intravasale Gerinnung, s. Abb.). Parallel dazu entwickelt sich eine erhöhte Aktivität fibrinolytischer Prozesse (Hyperfibrinolyse). ***Patho.:*** Ausgangspunkt ist die Freisetzung thromboplastischen Materials (prokoagulatorische Substanzen) im zirkulierenden Blut. Über die Prothrombinaktivierung kommt es zur Bildung von Thrombin, das seinerseits zur Entstehung von Fibringerinnseln führt. Die dadurch hervorgerufene disseminierte Thrombosierung kleiner Gefäße führt zu Mikrozirkulationsstörungen mit Organinsuffizienzen (Niere, Lunge) u. nachfolgender Schocksymptomatik. Die reaktive Hyperfibrinolyse (Plasminogen-Plasmin-System) verursacht das Auftreten löslicher Fibrinspaltprodukte im Blut. Die Möglichkeiten der Entstehung einer Verbrauchskoagulopathie sind vielfältig (s. Tab.). Nach dem Verlauf werden akute u. chronische Formen unterschieden. Die akute V. ist immer ein lebensbedrohlicher Zustand. ***Ther.:*** Gabe v. Heparin, nachfolgend Substitution von fehlenden Gerinnungsfaktoren (v.a. Fibrinogen) u. evtl. Thrombozyten. S.a. ▸Koagulopathie. E disseminated intravascular coagulation, Abk. DIC.

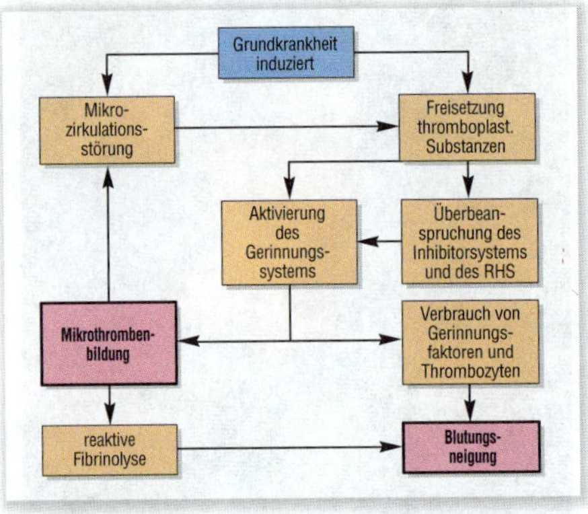


**Verbrauchskoagulopathie.** [547]

| **akute Verbrauchskoagulopathie** | |
|---|---|
| lebensbedrohl. akute Krankheitsbilder | • Schockzustände verschiedenster Genese<br>• ausgedehnte Verbrennungen<br>• Polytraumatisierung<br>• Vergiftungen (chem. Gifte, Schlangengifte) |
| geburtshilfliche Komplikationen | • septischer Abort<br>• vorzeitige Plazentalösung<br>• Fruchtwasserembolie<br>• Präeklampsie u. Eklampsie<br>• HELPP-Syndrom |
| Septikämien | • Purpura fulminans bei Sepsis durch gramnegative Keime<br>• Rickettsiosen<br>• Viruserkrankungen |
| hämolytische Syndrome | • hämolytische Transfusionsreaktion<br>• hämolytische Krisen<br>• hämolytisch-urämisches Syndrom |
| Organnekrosen | • akute Pankreatitis<br>• akute Lebernekrose<br>• große Malgnomnekrosen |
| chirurgische Eingriffe | • Operationen v.a. an Lunge, Pankreas, Leber, Prostata, Herz |
| Mikrozirkulationsstörungen | • Fettembolien<br>• Hitzschlag<br>• Transfusionszwischenfälle |
| **chronische Verbrauchskoagulopathie** | |
| angeboren | • Riesenhämatome (KASABACH-MERRITT-Syndrom) |
| Erkrankungen innerer Organe | • Leberzirrhose<br>• Herzvitien |
| Tumorerkrankungen | • metastasierende Karzinome<br>• Hämoblastosen, v.a. akute Leukämien |

**Verbrauchskoagulopathie:** Krankheitsbilder, die mit einer V. einhergehen können.

**Verbrennung:** **1)** *Chemie* Umsetzung von Stoffen mit Sauerstoff unter Entwicklung von Licht u. Wärme; i.w.S. jede Oxidation. E combustion, oxidation. **2)** Combustio: *Pathologie* Gewebsschädigung durch Einwirken von Hitze (strahlende Wärme heißer Körper, Flammen, Kontakt mit erhitzten Gasen, Massen oder Flüssigkeiten [Verbrühung]) oder von ionisierenden u. UV-Strahlen (▸Strahlenschaden) mit verschiedenen Schweregraden je nach Tiefe des Schadens (s. Tab.). Das Ausmaß der V. in % der Körperoberfläche

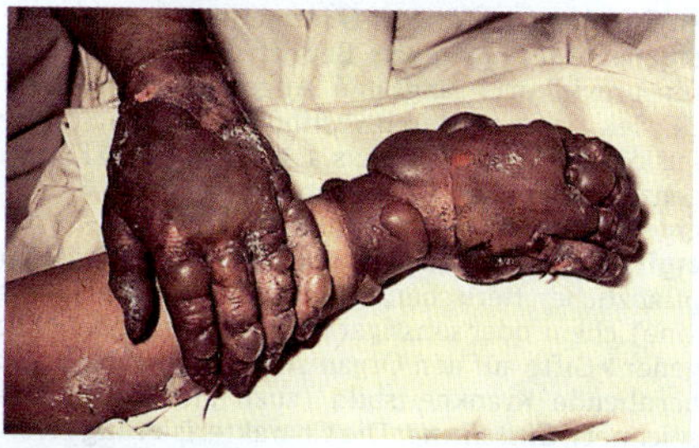

**Verbrennung:** Schäden 2. u. 3. Grades. [524]

| | klinisch | histologisch |
|---|---|---|
| **1. Grad** | Erythem, Ödem (Combustio erythematosa) | Vasodilatation, Hyperämie |
| **2. Grad** | Blasenbildung zwischen Epidermis u. Korium (Combustio bullosa) | partielle Epithelnekrosen |
| **3. Grad** | Nekrose bzw. Schorfbildung (Combustio escharіotica) | flächige Koagulationsnekrosen der Haut, Zerstörung aller Hautanhangsgebilde |
| **4. Grad** | Verkohlung durch direkte Hitzeeinwirkung | – |

**Verbrennung:** klinische u. histologische Veränderungen bei den einzelnen Verbrennungsgraden. [37]

wird meist nach der ▸Neunerregel angegeben u. beeinflusst entscheidend die Prognose; ab 20 % handelt es sich um schwere Verbrennungen, ab 50 % sind die Überlebenschancen schlecht (s.a. ▸Verbrennungskrankheit, ▸Verbrennungsschock, ▸Verbrennungstod). ***Ther.:*** erste Hilfe: Kühlung (kaltes Wasser!), saubere Abdeckung der Wunden (möglichst Aluminiumfolie), Schocktherapie (Flüssigkeits- u. Elektrolytersatz durch Infusion); in der Klinik aseptische Abtragung der Blasen, Entfernung der Nekrosen, Wunddeckung mit Hauttransplantaten oder passagerem künstl. Hautersatz. ***Heilungskompl.:*** Kontrakturen, Stenosen, Strikturen, Keloid etc. E burn.

**Verbrennungs|karzinom:** *Pathologie* in einer Brandnarbe entstandenes ▸Plattenepithelkarzinom.

**Verbrennungs|krankheit:** *Pathologie* in Phasen ablaufende systemische Prozesse als Folge schwerer Verbrennungen (Abb.; s.a. ▸MOORE-Schema).

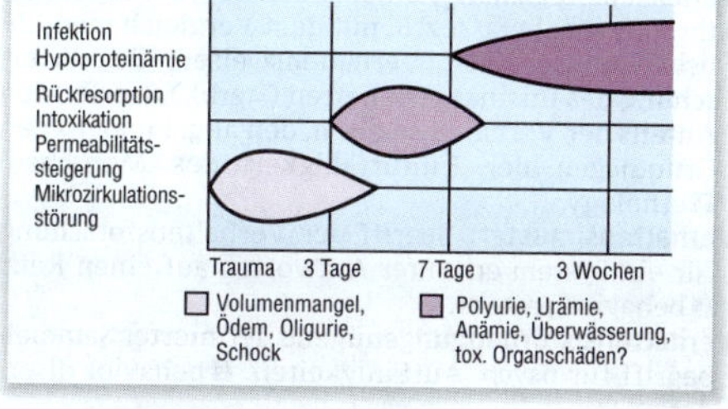


**Verbrennungskrankheit.** [283]

**Verbrennungs|niere:** ▸Schockniere bzw. ▸Crush-Syndrom. E burn kidney.

**Verbrennungs|schock:** Schock durch Plasmaverlust (Brandblasen, Wunden, Ödem) infolge Permeabilitätsstörungen an Zellmembranen u. Gefäßwänden sowie die Freisetzung von Endotoxinen aus den thermisch geschädigten Zellen; s.a. ▸Schock. E burn shock.

**Verbrennungs|tod:** v.a. bei Verbrennungen 2.–3. Grades mit > 50 % Hautbeteiligung auftretender Exitus als Folge von ▸Verbrennungsschock, ▸Hirnödem, ▸Urämie (s.a. ▸Crush-Syndrom), Herz-, Leberversagen, auch von Glottisödem durch inhalierte heiße Gase; ferner der Erstickungstod am Brandherd durch CO-, $CO_2$-, Gas-, Rauchvergiftung, $O_2$-Mangel.

**Verbrennungs|wärme:** *Physiologie* die bei vollständiger Verbrennung eines Stoffes entstehende Wärme; s.a. ▸Brennwert. E heat of combustion.

**Verbrühung:** *Pathologie* s.u. ▸Verbrennung. E scald.

**Verdampfung:** s.u. ▸Dampf, s.a. ▸Verdunstung; die spezifische **V.-Wärme** des Wassers beträgt ca. 2430 kJ · $kg^{-1}$. E vaporization.

**Verdauung:** die durch mechan. Zerkleinerung u. enzymat. Aufspaltung in resorbierbare Bestandteile bewirkte Aufschließung der Nahrung im Verdauungstrakt. Die **Verdauungsarbeit** beginnt in der Mundhöhle, setzt sich in Magen (s.u. ▸Magenverdauung) u. Dünndarm (Beteiligung von Bauchspeichel, Galle; s.a. ▸Verdauungsdrüsen) fort u. endet mit dem Übertritt der Spaltprodukte durch das Darmepithel in die Blutbahn; Einzelheiten s.u. ▸Eiweißverdauung, ▸Fettabbau, ▸Kohlenhydratverdauung, Verdauungs... E digestion.

**Verdauungs|apparat:** die Gesamtheit aller am Verdauungsakt beteiligten Organe: Magen-Darm-Trakt sowie sämtliche endokrinen u. exokrinen Drüsen, die der Verdauung dienen. E digestive system.

**Verdauungs|drüsen:** die Drüsen, die im Dienst der enzymat. Verdauung stehen: ▸Speicheldrüsen, ▸Glandulae gastricae u. ▸Gl. duodenales sowie ▸Pancreas. E digestive glands.

**Verdauungsenzyme:** in Mund- u. Bauchspeichel, Magensaft u. Darmdrüsensekret enthaltene digestive Enzyme (Amylasen, Lipasen, Proteasen) wie Ptyalin, Pepsin, Trypsin, Kathepsin, Erepsin, Chymotrypsin, Galle. *pharm* ***Anw.*** zur Substitution bei Störungen der exokrinen Pankreasfunktion; ***Wirkst.:*** Pankreas-Pulver, meist vom Schwein (Enzymgemisch aus Triacylglycerollipase, Amylase, Proteasen). E digestive enzymes.

**Verdauungs|hormone:** s.u. ▸Intestinalhormone. E digestive hormones.

**Verdauungs|insuffizienz:** ▸Maldigestion. E imperfect digestion.

**Verdauungs|kanal, -trakt:** *Anatomie* ▸Canalis alimentarius, ▸Apparatus digestorius. E digestive tract.

**Verdauungs|störung:** ▸Dyspepsie, ▸Maldigestion. E indigestion.

**Verdeckung:** **1)** *Klinik* ▸Maskierung. **2)** *Neurologie* Hemmung bis Unterdrückung von Schmerzempfindungen als Folge einer in anderen afferenten Systemen bestehenden Erregung. E masking.

**Verdi|globin:** oxidierte Form des ▸Verdoglobins. E oxidized form of verdoglobin.

**Verdin|ikterus:** Form bzw. Stadium des Ikterus (auf den Rubinikterus folgend), bei dem die Hautfarbe einen grünl. Stich erhält; Folge der oxidat. Umwandlung des Bilirubins zu Biliverdin im Gewebe bzw. (bei cholestat. Ikterus) in der gestauten Galle. E green jaundice.

**Verdoglobin:** bei der Biogenese der Gallenfarbstoffe aus Hämoglobin als 1. Zwischenprodukt auf dem Weg zum Biliverdin durch Öffnung des Tetrapyrrolsystems entstehendes grünes Pigment. Erhöhter Blutspiegel (»**Verdoglobinämie**«) z.B. bei verstärkter Hämolyse, tox. Methämoglobinämie, nach Resorption ausgedehnter Hämatome. – Oxidierte Form: Verdiglobin. E verdo(hemo)globin.

**Verdoppelung:** **1)** *Anatomie* ▸Duplikatur. **2)** *Pathologie* ▸Duplikatur, ▸Doppelfehlbildung. **3)** *Chirurgie* ▸Fasziendoppelung. **4)** *Genetik* ▸Chromosomenduplikation. E 1)–4) duplication. **5)** *Kardiologie* ▸Doppelton, ▸Spaltung der Herztöne. E splitting.

V

**Verdoppelungs|dosis:** *Genetik* Strahlendosis oder Menge eines mutagenen Stoffes, deren Absorption eine zusätzl. Mutationsrate in Höhe der spontanen induziert. E doubling dose.
**Verdrängung:** **1)** *Psychologie* (S. FREUD) Abwehrmechanismus, durch den unlustbetonte bzw. schmerzhafte Erinnerungen oder nicht akzeptable Triebwünsche bzw. deren Repräsentationen (Gedanken, Vorstellungen, Affekte) aus dem Bewusstsein abgedrängt u. am Wiedereintreten gehindert werden. **2)** *Biochemie* Hemmung einer biol. Reaktion durch Verdrängen eines wirksames durch ein unwirksames Mittel vom Rezeptor; s. a. ▶Hemmung, kompetitive. E repression.
**Verdünnung:** *Homöopathie* ▶Dilutio, ▶Potenz. E dilution.
**Verdünnungs|platte:** *Bakteriologie* s. u. ▶Plattenmischtest. E dilution plate.
**Verdünnungs|reihe:** nach dem Prinzip der arithmet. (a, a + b, a + 2b, a + 3b ...) oder geometr. Reihe (a, a · b, a · $b^2$, a · $b^3$ ...) angeordnete Konzentrationsstufen einer Lösung o. Suspension. E serial dilution.
**Verdünnungs|stufe:** ▶Titer; s. a. ▶Verdünnungsreihe. E dilution level, d. step.
**Verdünnungs|technik:** *Physiologie* Bestimmung des Wassergehaltes des Körpers durch Applikation (Inj.) einer Substanz (z. B. Tritium-markiertes Wasser), die sich in einer bestimmten Zeit auf ein definiertes Kompartiment verteilt, nicht metabolisiert u. nicht zu schnell renal eliminiert wird (oder bezügl. Elimination genau zu übersehen ist); s. a. ▶Farbstoffverdünnungsprobe. E dilution technique.
**Verdünnungs|versuch:** der 1. Abschnitt der ▶VOLHARD-Nierenfunktionsprobe. E dilution test.
**Verdunstung:** langsames Verdampfen in die Luft; u. a. wesentl. Vorgang im Rahmen der Transpiration als Regulationsmechanismus gegen Überwärmung, indem die Verdampfungswärme der Haut entzogen wird (»**V.-Kühlung**«; pro g Wasser bei trockener bis mäßig wasserdampfhalt. Luft etwa 580 cal = 2430 J); s. a. ▶Perspiratio insensibilis. E evaporation.
**Verdursten:** fortschreitende hypertone ▶Dehydratation des Organismus infolge ungenügender Wasseraufnahme; führt zur ▶Exsikkose; s. a. ▶Durst. E dying with thirst.
**Vereisung:** s. u. ▶Kälteanästhesie. E freezing.
**Vereiterung:** die unter Gewebseinschmelzung erfolgende Eiterbildung bei ▶Entzündung. E suppuration, pyosis.
**Vererbung:** *Genetik* die Vorgänge, die über Zellteilung (= vegetative V.) oder sexuelle Fortpflanzung (= generative V.) hinweg das Auftreten bestimmter Eigenschaften der Vorfahren bei allen oder einem Teil der Nachkommen bewirken; s. a. ▶Gen; Mechanismen s. u. ▶Erbgang. E inheritance, heredity. – **V., extrachromosomale:** s. u. ▶Gen, extrachromosomales. E extrachromosomal i. – **V., geschlechtsgebundene:** s. u. ▶Erbgang, gonosomaler. E sex-linked i. – **V., holandrische:** s. u. ▶Gen, holandrisches. E holandric i. – **V., multifaktorielle:** s. u. ▶Polygenie. E multifactorial i.
**Vererbungs|gesetze:** ▶MENDEL-Gesetze.
**Vererbungs|lehre:** ▶Genetik. E genetics.
**Ver|esterung:** *Chemie* s. u. ▶Ester. E esterification.
**Verfärbung:** *Dermatologie* s. u. ▶Heterochromie, ▶Pigmentation, ▶Melanose, ▶Argyrie; *dent* Zahnverfärbung (s. u. ▶Zahn). E discoloration.
**Verfettung:** *Pathologie* **1) tropfige V.:** fettige ▶Degeneration. E fatty degeneration. **2)** ▶Adipositas. E adiposis.
**Verfolgungswahn:** klinisch häufigster ▶Wahn als krankhafte Überzeugung, verfolgt, an Besitz oder Leben bedroht, »im Denken gestört«, in der Ehre verletzt zu werden etc. E persecution complex.
**Verfügbarkeit, biologische:** ▶Bioverfügbarkeit. E biological availability.
**vergällt,** denaturiert: durch Zusatz schlecht schmeckender, übel riechender oder färbender Substanzen ungenießbar gemacht. E denatured.
**Vergärung:** s. u. ▶Gärung. E fermentation.
**Vergenz:** *Ophthalmologie* Begriff der physiol. Optik für unwillkürl., langsame Augenbewegungen (8–24°/Sek.), wie sie durch vestibuläre Reize u. bei der Fusion ausgelöst werden; s. a. ▶Divergenz, ▶Konvergenz. E vergence.
**Vergewaltigung:** ▶Notzucht. E rape.
**Vergiftung,** Intoxikation: schädliche Einwirkung pflanzlicher, tierischer, bakterieller (Endo- u. Ektotoxine), chem. oder sonstiger inkorporierter oder endogener ▶Gifte auf den Organismus; ferner das darauf beruhende Krankheitsbild (auch als Toxikose bezeichnet). ***Einteilung:*** Die Charakterisierung erfolgt nach den Ursachen (akzidentell, suizidal, professionell), der Natur des Giftes (durch anorganische u. organische Gifte, Giftpflanzen u. Pflanzengifte, Gifttiere u. Tiergifte, bakterielle Endo- u. Ektotoxine), den Hauptzielorganen (Vergiftung durch Nerven-, Leber-, Nieren-, Blutgifte u. andere) oder der Verlaufsform (akut, chronisch, Spätschäden). Endogene V. können durch toxische Stoffwechselprodukte (z. B. Urämie, Coma hepaticum) hervorgerufen werden. Akute V. evtl. als Arbeitsunfall; chronische V. als Berufskrankheit sind anzeigepflichtig. In Deutschland besteht eine Meldepflicht für Vergiftungen. ***Klinik:*** sehr variabel; die Auswirkungen sind abhängig von der Giftigkeit (Toxizität), Dosis, Einwirkdauer, Eintrittspforte u. Empfänglichkeit (Suszeptibilität) des Organismus. ***Maßnahmen*** im akuten Notfall: primär Sicherung der Vitalfunktionen (▶ABC-Maßnahmen; ▶Reanimation ); ggf. Entfernen aus tox. Atmosphäre (z. B. an die frische Luft), Ausziehen giftbenetzter Kleidung bzw. Abspülen; Warmhalten; zweckmäß. Lagerung (bei Schock Kopftief- bzw. Beinhochlage, beim Bewusstlosen Seitenlage, bei Lungenödem Aufrichten des Oberkörpers mit herabhängenden Beinen); Induzieren von Erbrechen u./oder reichl. Trinkenlassen (Ausnahme: bei Säuren- u. Laugenvergiftung kein Erbrechen auslösen! viel Wasser trinken lassen) oder Verabfolgung von medizinischer Kohle; evtl. schneller Transport in ein Krankenhaus (möglichst mit **V.-Station**), Einleiten spezifischer Maßnahmen (Antidot, Antitoxin) nach Rat eines toxikologischen ▶Informationszentrums; Asservierung von Giftresten für analyt. (forens.) Zwecke. S. a. ▶Autointoxikation, ▶Säuglingsintoxikation, ▶Lebensmittelvergiftung (= alimentäre Intoxikation), ▶Intoleranz. E poisoning, intoxication.
**Vergreisung:** *Psychologie* die im höheren Alter physiol., von somat. Phänomenen begleitete, oft schablonenhafte Einengung der Lebensinteressen, mit betonter Zuwendung zur Vergangenheit, Distanz zur Gegenwart, Zuspitzung vorhandener Charakterzüge u. Neigungen. E senescence. – **V., vorzeitige:** ▶Progerie. E premature s., progeria.
**Vergrößerungs|plastik:** *Chirurgie* ▶Augmentationsplastik. E augmentation (plasty).
**vergrünende Streptokokken:** ▶Streptococcus viridans; s. a. ▶Alpha-Hämolyse.
**Verhaltens|forschung,** Ethologie: Zweig der Kulturanthropologie, befasst z. B. mit dem Vergleich menschlicher u. tierischer Verhaltensweisen, der Erforschung des instinktgesteuerten (= erbl.) u. erlernten Anteils der Verhaltensweisen, den allg. biologischen Grundlagen der Kulturfähigkeit des Menschen. E ethology.
**Verhaltens|muster:** Begriff der Verhaltensforschung für ein System erlernter Antworten auf einen Reiz. E behavior pattern.
**Verhaltens|störung:** ungenügend definierter Sammelbegriff für psych. Auffälligkeiten. E behavior disorder.
**Verhaltens|therapie:** (H. J. EYSENCK 1959, WOLPE, RACHMAN) in der Lerntheorie begründete psychotherapeutische Verfahren, bei denen versucht wird, psychische Störungen zu modifizieren oder abzubauen u. durch Neukonditionierung oder positive Verstärkung (Belohnung) ein angepassteres Verhalten

zu bilden. Im Gegensatz zur traditionellen ▶Psychotherapie behandelt die V. nur das an Kranken offen beobachtbare gestörte Verhalten direkt. E behavior therapy.

**Verhornung:** ▶Keratinisation; *patho* ▶Keratosis, ▶Dys-, ▶Hyper-, ▶Parakeratosis. E cornification, keratinization.

**Verhütung:** ▶Prophylaxe, ▶Prävention, *gyn* ▶Konzeptionsverhütung. E prophylaxis, prevention, contraception.

**Verkäsung:** *Pathologie* Koagulationsnekrose mit Bildung gelblicher, trocken-bröckel. Massen; ***Histol.:*** völliger Verlust der Zellstrukturen u. -membranen bei Erhaltung der elast. u. argentaffinen Fasern; Eosinophilie, evtl. kreideartige Verkalkung. ***Vork.:*** v.a. bei Tuberkulose, ähnlich bei best. Mykosen (▶Drusen), Tularämie, Syphilis (▶Gumma syphiliticum), Lymphopathia venerea, im Zentrum schnell wachsender Tumoren. Entweder Vernarbung (nach Verflüssigung u. Resorption) oder aber Kavernenbildung. E caseation, tyromatosis.

**Verkalkung:** **1)** Mineralisation (Kalzifizierung) des Knochens im Rahmen der ▶Ossifikation. Gestört z.B. bei Rachitis u. Osteomalazie bzw. – als übermäßige V. – bei Osteosklerose. **2)** *Pathologie* die dystope Ablagerung von Kalksalzen (▶Calcinosis, ▶Verkreidung). **3)** volkstüml. für ▶Arteriosklerose. E calcification.

**Verknöcherung:** ▶Ossifikation.

**Verknöcherungs|zone:** ▶Epiphysenfuge. E zone of ossification.

**Verkohlung,** Karbonisation: *Chemie* vollständige therm. Umsetzung organischer Substanz unter Luftabschluss bis zum Endprodukt Kohle; *patho* schwerster Grad der ▶Verbrennung. E carbonization, pyrolysis.

**Verkrampfung:** *Neurologie* protrahierte übermäßige Muskelkontraktion, meist patho. (als ▶Spasmus, ▶Tetanus). E cramp.

**Verkreidung:** *Pathologie* diffuse, kreidig-weiße Verkalkung alter (abgekapselter) tuberkulöser Verkäsungsherde. E calcification.

**Verkürzungs|ausgleich:** mechanisches Hilfsmittel zum Ausgleich einer einseitigen Beinverkürzung; z.B. Absatzerhöhung am orthopädischen Schuh.

**Verkürzungs|hinken:** Hinken infolge Beinlängendifferenz.

**Verkürzungs|osteo|tomịe:** *Orthopädie* Segmentresektion eines langen Röhrenknochens (»Diaphysenamputation«) zur Längenanpassung; Abb. E shortening osteotomy.

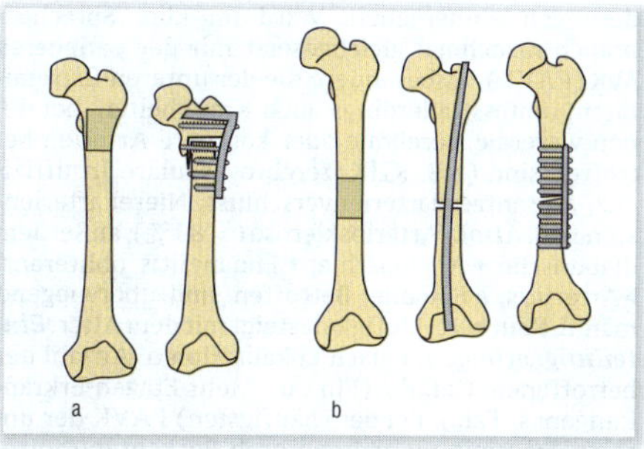


**Verkürzungsosteotomie:** Segmentresektion am Oberschenkelknochen; **a)** intertrochantär; **b)** diaphysär (Fixation mit KÜNTSCHER-Nagel bzw. AO-Kompressionsplatte). [104]

**verlängertes Mark:** *Anatomie* ▶Medulla oblongata.

**Verlängerungs|osteo|tomịe:** *Orthopädie* ▶Osteotomie eines langen Röhrenknochens mit dem Ziel einer Längenzunahme; meist im Gesunden, schräg, quer oder Z-förmig, mit Sicherung des Fragmentkontaktes durch spezielle Vorrichtungen (Marknagel, Fixateur externe, Ring-Fixateur [z.B. n. ILISAROW]). E lengthening osteotomy.

**Verlausung:** ▶Pediculosis, ▶Phthiriasis. E lice infestation.

**Verletzung:** ▶Trauma, ▶Traumatisation, ▶Polytrauma (s.a. ▶Schwerverletzter); s.a. ▶Verbrennung, ▶Verbrühung, ▶Erfrierung, ▶Verätzung, ▶Unfall(...). E injury.

**Verletzungs|potential:** *Physiologie* Potentialdifferenz zwischen verletzten u. intakten Teilen eines lebenden Gewebes (Muskel, Nerv); bedingt einen **Verletzungsstrom**. E demarcation potential.

**Verlötung:** *Pathologie* diffuse u. massive, zur Fixierung benachbarter Organe führende Adhäsionsbildung mit sek. Schrumpfung angrenzender Weichteile; z.B. als ▶Pleuraschwarte, ▶Lötsteife. E closure by adhesion.

**Vermännlichung:** *Pathologie* ▶Virilisierung.

**Vermehrung:** *Biologie* ▶Fortpflanzung, ▶Proliferation; s.a. ▶Bakterienwachstum. E reproduction, proliferation.

**Vẹrmes** *(latein.):* die Würmer (▶Helminthen). S.a. ▶Wurm... E worms.

**Vermicịdum,** Vermizid: *Pharmazie* wurmtötendes ▶Anthelminthikum; s.a. ▶Vermifugum. E vermicide.

**vermi|culạris** *(latein.):* wurmartig. E vermicular.

**vermi|fọrm(is):** wurmförmig. E vermiform.

**Vermifụgum:** *Pharmazie* wurmvertreibendes ▶Anthelminthikum. E vermifuge.

**Vermillon|ektomie** *(franz. vermillon = zinnoberrot):* operatives Verfahren, bei dem das Lippenrot durch Anteile der Unterlippenschleimhaut ersetzt wird; ***Anw.*** bei präkanzerösen u. tumorösen Veränderungen im Bereich des Lippenrots. E vermilionectomy.

**Vẹrmis** *(latein. = Wurm):* **1)** *Zoologie* ▶Helminthen, s.a. ▶Wurm... **2)** *Anatomie* wurmförmiges Gebilde. E vermis, worm. – **V. cerebẹlli:** der mediane (zwischen bd. Hemisphären), unpaare, phylogenetisch alte »Kleinhirnwurm«; gegliedert in Lingula, Lobulus centr., Culmen, Declive, Folium, Tuber, Pyramis, Uvula u. Nodulus (getrennt durch Querfurchen; im Sagittalschnitt Bild eines eingerollten Seidenwurms: »V. bombinus« [GALEN]). Rostrale Abschnitte (einschl. Tuber) »Ober-«, die folgenden »Unterwurm« (= V. superior bzw. inferior) genannt.

**Vermizid:** ▶Vermicidum. E vermicide.

**Vernarbung:** ▶Cicatrix (s.a. ▶Wundheilung); i.e.S. die narbige Defektheilung bei Parenchymuntergang. E cicatrization.

**Vernebler:** Vorrichtung zum Erzeugen (z.B. durch Druckluft oder Ultraschall) eines ▶Aerosols. E atomizer, nebulizer, spray.

**Verneinung:** *Psychologie* (S. FREUD) psychischer Abwehrmechanismus; früher verdrängte, jetzt aber klar formulierte Erinnerungen werden als nicht zum eigenen Empfinden gehörig behandelt u. damit deren schmerzhafte bzw. unlustbetonte Inhalte abgeschwächt. E negation.

**Verner-Morrison(-Priest-Alexander)-Syndrom,** VIPom: (1958) sehr seltener, meist maligner Pankreastumor mit vermehrter Produktion von VIP (vasoactive intestinal polypeptide) u. anderen pankreatischen Polypeptiden. ***Ätiol.:*** meist Nicht-beta-Inselzelltumoren u./oder Ganglioneurone, -blastome; selten bei diffuser Inselzellhyperplasie. ***Klinik:*** profuse wässr. Diarrhö, die zu Elektrolytverlusten u. Exsikkose führt (»pankreat. Cholera«), Hypokaliämie, Hyperglykämie u. Achlorhydrie (daher: W(ater)D(iarrhea)HH- bzw. WDHA-Syndrom); ferner leichte Hypophosphatämie, evtl. erniedrigte Steroidausscheidung u. Flush. ***Ther.:*** operative Tumorentfernung, symptomatisch mit dem Somatostatinanalogon Octreotid, welches die vermehrte VIP-Sekretion des Tumors hemmt; bei rascher Tumorprogredienz palliative Chemotherapie. E Verner-Morrison syndrome.

**Vernet-Operation:** *Urologie* ▶GIL-VERNET-Op.

**Vernet-Syndrom** (MAURICE V., geb. 1887, Arzt, Paris): (1916) alternierende Hemiplegie bei hirnstammnaher (Gegend des Foramen jugulare) Schädigung der bulbären Pyramidenbahn: gegenseitige spastische Hemiparese, gleichseitige Lähmung der Hirnnerven IX, X, XI u. XII (Geschmacksstörung im hinteren Zungendrittel). E Vernet's syndrome.

**Vernix caseosa:** die weiße »Frucht-« oder »Käseschmiere« auf der Haut des Neugeborenen (Talgdrüsensekret mit Epithelzellen, Wollhaaren, Cholesterin) als intrauteriner Schutz u. als Gleitmittel für die Geburt. E vernix caseosa.

**Verödung: 1)** *Pathologie* ▸ Obliteration. E obliteration. **2)** *Chirurgie* Induzieren einer Obliteration, z.B. die ▸ Varizenverödung. E sclerotization, sclerotherapy.

**Verordnung, ärztliche:** ▸ Rezept. E prescription.

**Verotoxin:** ▸ SHIGA-Toxin.

**Verreibung:** *Homöopathie* ▸ Trituratio. E trituration.

**Verrenkung:** ▸ Luxatio(n). E dislocation.

**Verriegelung,** Brückenarthrodese: *Chirurgie* op. Gelenkspaltüberbrückung mit frei transplantiertem oder aus der Nachbarschaft verlagertem, periostbedecktem Knochenspan, der, in beiden Gelenkknochen fixiert, das Gelenk versteift. E interlocking.

**Verruca** *(latein.):* Warze, als scharf umschriebene, rundl., papillomatöse, mehr oder minder hyperkeratot. Epidermiswucherung. I.e.S. die durch ▸ Papilloma-Viren hervorgerufenen infektiösen Akanthome (Viruspapillome), mit einer Inkubationszeit von Wochen bis Monaten, deren Aussaat durch Selbstansteckung beim Kratzen erfolgen kann. E wart, verruca. – **V. acuminata:** ▸ Condyloma acuminatum. E venereal w. – **V. filiformis:** s.u. ▸ V. vulgaris. – **V. necro|genica:** ▸ Tuberculosis cutis verrucosa. – **V. plana (juvenilis),** Flachwarze: v.a. im Kindes-, seltener Jugend- u. Erwachsenenalter stets multipel auftretende leicht rötliche u. nur gering hyperkeratot., evtl. juckende Papel (Abb.). E flat w. – **V. plantaris:** nach innen, evtl. wie ein Dorn beträchtlich in die Tiefe wachsende Warze an der Fußsohle. E plantar w. – **V. senilis (seborrhoica):** ▸ Alterswarze. E senile w. – **V. vulgaris:** die »gemeine Warze«, infektiöses Akanthom als gut abgegrenzter stecknadelkopf- bis erbsgroßer, grauer, hyperkeratot.-papillärer harter Hautauswuchs mit zerklüfteter Oberfläche (Abb.); meist multipel, be-

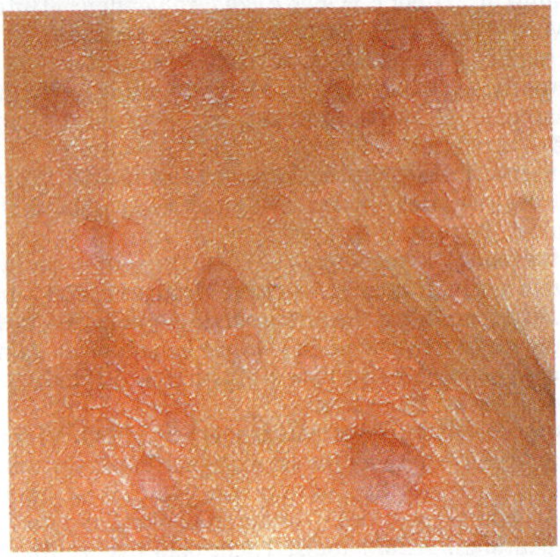

**Verruca plana (juvenilis):** Papeln am Handrücken. [411]

vorzugt an Hand- u. Fingerrücken, seltener im Gesicht, an der Planta u. – evtl. fadenförmig (V. filiformis) – am behaarten Kopf u. in der Bartgegend. E common w.

**verruci|formis** *(latein.):* warzenförmig. E verruciform.

**Verrucoma:** ▸ Keratoakanthom.

**Verrucosis:** multiples Auftreten von Warzen; i.e.S. bei ▸ Epidermodysplasia verruciformis mit generalisiertem Befall der Körperdecke. E verrucosis.

**verrucosus, verrukös** *(latein.):* warzenartig, warzig, mit Warzenbildung einhergehend. E verrucous.

**Verruga peru(vi)ana:** s.u. ▸ Bartonellosis. E verruga peruana, Peruvian wart.

**Verschattung:** *Röntgenologie* vermindert strahlungsdurchlässiger Bezirk des Röntgenbildes (z.B. Infiltrat,

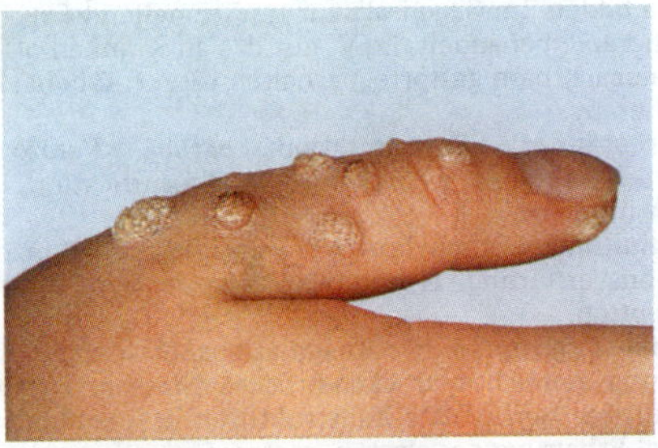

**Verruca vulgaris:** Warzen. [178]

Fremdkörper), der sich auf Filmpositiv u. Leuchtschirm rel. dunkel (»Schatten«), auf Filmnegativ rel. hell darstellt. – Gegensatz: ▸ Aufhellung. E shadow.

**Verschiebe|lappen, -plastik:** *Chirurgie* Hautlappenplastik bei in der Nachbarschaft reichlich vorhandenem gesunden Material. E advancement flap, sliding f.

**Verschiebe|spalt, retro|viszeraler:** ▸ Spatium retropharyngeale. E retropharyngeal space.

**Verschleimung:** vermehrte Schleimbildung der Bronchialdrüsen u. -becherzellen als Bronchitis-Symptom; evtl. – v.a. bei Expektorationsstörung oder vermehrter Zähigkeit des Schleims – durch Pfropfbildung zur Obstruktionsatelektase führend. E mucous obstruction.

**Verschluss:** *Pathologie* ▸ Atresie, ▸ Obliteration, ▸ Obstruktion, ▸ Okklusion, ▸ Obturation; s.a. ▸ Sperr... E closure.

**Verschluss|druck, kritischer:** der minimale für die Aufrechterhaltung der Blutströmung erforderl. Gefäßinnendruck (bei dessen Unterschreitung sich das Gefäß schließt). E critical closing pressure.

**Verschluss|hydrocephalus:** ▸ Hydrocephalus occlusus.

**Verschluss|ikterus,** mechanischer Ikterus: cholestatischer (posthepatischer) ▸ Ikterus, dessen Ursache extrahepatisch liegt. E mechanical jaundice, obstructive jaundice.

**Verschluss|ileus:** ▸ Ileus, mechanischer. E occlusive ileus.

**Verschluss|krankheit, arterielle,** Abk. AVK: (M. RATSCHOW 1958) Sammelbegriff für die zur ▸ Durchblutungsstörung (dort Tab.) und damit zum Missverhältnis zwischen Blutzufuhr u. Sauerstoffbedarf führenden Gefäßveränderungen, die oft mit erhöhter ▸ Thromboseneigung u. hämorrheologischen Veränderungen einhergehen. Wird im klin. Sprachgebrauch manchmal gleichgesetzt mit der **peripheren AVK** (PAVK), insbesondere die der unteren Extremitäten; umfasst allerdings auch Krankheiten, bei denen viszerale, zerebrale oder koronare Arterien betroffen sind (z.B. KHK, zerebrovaskuläre Insuffizienz, Mesenterialarterienverschluss, Nierenarterienstenose). ***Ätiol.:*** Arteriosklerose (> 80 %); außerdem diabetische ▸ Angiopathie, ▸ Endangiitis obliterans, ▸ Arteriitis, ▸ Embolie. Betroffen sind überwiegend männl. Raucher; Häufigkeit steigt mit dem Alter. ***Einteilung:*** erfolgt v.a. nach Lokalisation u. Anzahl der betroffenen Gefäße (Ein- u. Mehr-Etagen-Erkrankungen; s. Tab.). Bei der (häufigsten) PAVK der unteren Extremitäten werden grob Beckentyp (aortoiliakal), Oberschenkeltyp (femeropopliteal) und peripherer Typ (Unterschenkel-, Fußarterien) unterschieden. Eine weitere Klassifikation der PAVK orientiert sich an der Klinik und erfolgt nach dem Schweregrad (▸ FONTAINE-RATSCHOW-Einteilung). ***Klinik:*** Typisch sind Veränderungen von Pulsqualität, Hauttemperatur u. -farbe, Störungen der Trophik u. Sensibilität, Schmerzen (s.a. ▸ Claudicatio intermittens). Die Ausprägung hängt v.a. von Stenosegrad, Kollateralkreislauf u. Blutviskosität ab. ***Diagn.:*** Inspektion, Pulsstatus u. Auskultation (s. Abb.); Lagerungsprobe n. RATSCHOW, Gehversuch, Faust-

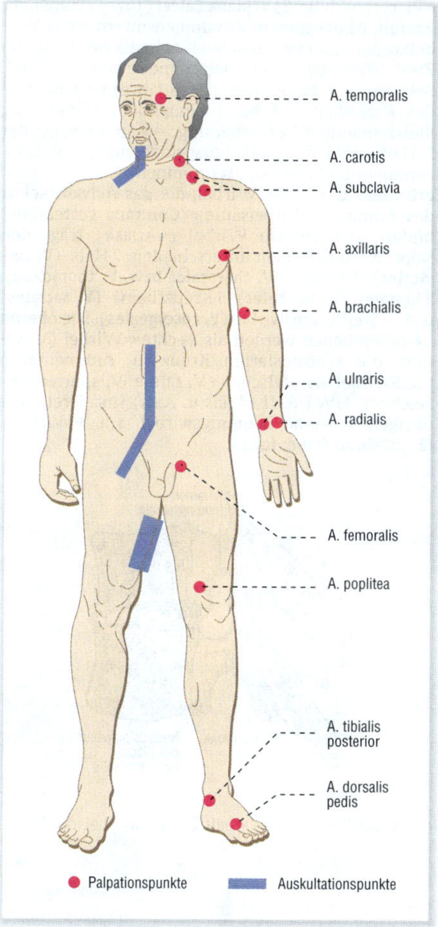


**Verschlusskrankheit, arterielle:** Palpations- u. Auskultationspunkte. [89]

schlussprobe, Ultraschall-DOPPLER-Methode; Ergometrie, Oszillo-, Plethysmo- u. Angiographie (digitale ▸Subtraktionsangiographie), Hautclearance u. anderen. *Ther.:* kausal (Risikofaktoren beseitigen, Grundkrankheit behandeln); symptomat. je nach Stadium: Gehtraining zur Förderung der Kollateralenbildung in St. II; medikamentös in St. II–IV (Thrombozytenaggregationshemmer, Thrombolyse, Vasodilatatoren, Rheologica); Revaskularisationsmaßnahmen in St. II–IV (Katheterverfahren wie PTA, Angioplastie; operat. Methoden wie Thrombendarteriektomie, Bypass-Op., Sympathektomie); Infektbehandl. u. ggf. Amputation in St. IV. *Progn.:* abhängig von Schweregrad, Risikofaktoren, Begleiterkrankungen; meist chron.-progredient. E occlusive arterial disease.

**Verschluss|laute,** Explosivae: *Laryngologie* die durch Sprengung eines Ansatzrohrverschlusses (Gaumen, Zähne, Lippen) gebildeten Laute G/K, D/T, B/P. E plosives.

**Verschlus̱s|plethysmo|graphie:** ▸Venenverschlussplethysmographie. E venous occlusion plethysmography.

**Verschmelzung:** ▸Fusion.

**Verschmelzungs|frequenz:** *Physiologie* die Zahl aufeinander folgender Einzelreize, die in einem Gewebe oder Organ nicht mehr unterschieden, sondern als Dauerreiz (mit entsprech. Reaktion) empfunden werden. E fusion frequency.

**Verschmelzungs|niere:** *Pathologie* zu einem Doppelorgan verwachsene Nieren, beidseitig symmetrisch als Hufeisen-, Kuchen-, einseitig asymmetr. als Klumpen-, Lang-, L-, S-Niere. E fused kidney.

**Verschorfung:** *Pathologie, Chirurgie* Bildung eines ▸Schorfs; i.e.S. die künstl. durch Elektrotomie, Kauterisation. E sloughing.

**Verschreibung, ärztliche:** ▸Rezept. E prescription.

**Verschwartung, Verschwielung:** *Pathologie* s.u. ▸Schwarte, ▸Schwiele, ▸Pleuraschwarte. E callosity.

**Verseifung:** von der Herstellung von ▸Seife abgeleiteter Begriff für ▸Hydrolyse von ▸Ester; i.w.S. jede Hydrolyse organischer Moleküle. E saponification.

**Verseifungs|zahl:** Kennzahl für Fette u. Öle, bezogen auf den zur vollständigen Verseifung erforderlichen Alkaliverbrauch (drei Gruppen: 171–183, um 193, 205–290 mg). E saponification number.

**Verseuchung:** ▸Kontamination. E contamination.

**versi̱|color** *(latein.):* von wechselnder Färbung.

| Lokalisationstyp | Sitz der Obliteration | örtlicher Schmerz | Alter (Jahre) | Syndrom bzw. Symptom |
|---|---|---|---|---|
| Beckentyp | Aorta abdominalis | Rücken, Gesäß | 50–60 | Aortenbifurkations-Syndrom (LERICHE-Syndrom) |
| | Arteria iliaca comm. | Hüfte, Oberschenkel | | |
| | Arteria iliaca externa | Leistengegend – Fuß (ventr. Oberschenkel) | | |
| | Arteria iliaca interna | Gesäßmuskulatur (dors. Oberschenkel) | | Impotenz |
| Oberschenkeltyp | Arteria femoralis (Canalis adductorius) | Wade | 40–50 | Claudicatio intermittens |
| Popliteatyp | Arteria poplitea | Wade | 30–50 | Claudicatio intermittens |
| Unterschenkeltyp | Arteria tibialis anterior bzw. posterior | Fußgewölbe, Zehen | 20–40 | V.-WINIWARTER-BUERGER-Krankheit |
| | | | 40–60 | Angiopathia diabetica |
| akraler Typ | Interdigital-, Metakarpal- bzw. Metatarsalarterien | Finger, Zehen | 20–50 | RAYNAUD-Syndrom i.w.S. |
| Schulter(gürtel)-typ | Arcus aortae | Oberarm | 20–30 | Aortenbogensyndrom |
| | Arteria subclavia | Unterarm | | Anzapfsyndrom |
| | Arteria axillaris Arteria brachialis | Unterarm bis Hand | | |

**Verschlusskrankheit, arterielle:** Einteilung der peripheren AVK nach Lokalisation.

V

**Versilberung:** *Histologie* ▸Silberimprägnierung.

**Versio(n)** *(latein.)*: Neigung, Wendung; *ophth* die gleichzeitige Wendung beider Augen bei parallelen Sehachsen (als Dextro-, Lävo-, Infraversion). – **V. spontanea:** ▸Selbstwendung. – **V. uteri:** die sagittale Neigung der ganzen Gebärmutter, d.h. der Winkel zwischen Kollum- u. Scheidenachse. Als ▸Anteversio (physiol.) u. als ▸Retroversio (nach vorn oder nach hinten).

**versiv:** mit Wende-, Drehbewegungen einhergehend. E versive.

**Versiv|anfälle:** s.u. ▸Adversivepilepsie. E versive seizures.

**Versorgungs|typ:** *Kardiologie* (Kaltenbach) Begriff für die unterschiedl. Ausbildung der Blutversorgung des Herzens: Arteria coronaria dextra u. A. c. sinistra etwa gleich stark = **Normal-V.** (»N«); A. c. sin. stärker = **Links-V.** (»L«); A. c. dextra stärker = **Rechts-V.** (»R«).

**Verspätung:** *Kardiologie* s.u. ▸Desynchronisation. E retardation, delay.

**Verspannung:** ▸Muskelhartspann. E hardening.

**versprengt:** *Pathologie* ▸dystop.

**Verstärker|effekt:** *Immunologie* ▸Booster-Effekt; s.a. ▸Auffrischungsimpfung. E enhancement.

**Verstärkung, positive:** s.u. ▸Verhaltenstherapie. E reinforcement.

**Verstärkungs|folie:** *Röntgenologie* Kunststofffolie mit aufgegossener kristalliner Leuchtstoffschicht, die die absorbierte Röntgenstrahlung in sichtbares bis UV-Licht umwandelt, das in der Photoemulsion weitaus stärker absorbiert wird. E intensifying screen.

**Verstauchung:** *Orthopädie* ▸Distorsion. E sprain.

**Versteifung: 1)** ▸Gelenksteife. E stiffening, stiff joint. **2) operative V.:** ▸Arthrodese. E arthrodesis, fusion.

**Versteifungs|hinken:** *Orthopädie* H. infolge Hüft-, Knie- oder Sprunggelenksteife; das kranke Bein wird langsamer u. weniger weit vorgesetzt als das gesunde. E ankylotic limping.

**Versteinerung:** *Pathologie* ▸Petrifikation. E petrifaction.

**Verstimmung, Verstimmtheit:** Affektstörung mit Abweichen von der gewohnheitsmäßigen Stimmungslage. – ***Vork.*** als Spielbreite des Normalen, ausgeprägter bei diffuser organischer Hirnerkrankung, Durchgangssyndrom, Epilepsie u. anderen Anfallsleiden sowie postkommotionell. E discord, ill humor.

**Verstoffwechselung,** Metabolisierung: Umsetzung einer Substanz im ▸Stoffwechsel. E metabolization.

**Verstopfung:** ▸Obstipation, ▸Obstruktion, ▸Obturation. E constipation, obturation.

**Verstrahlung:** ▸Kontamination durch radioakt. Substanzen. E contamination (by radioactive material).

**Versuchs|tiere:** für ▸Tierversuche aufgrund ihrer bes. Eignung verw. Tierarten (v.a. Mäuse, Ratten, Meerschweinchen, Goldhamster, Kaninchen, Affen, Frösche), soweit erforderlich als – möglichst erbgleicher – Inzuchtstamm (durch mind. 20 Generationen) oder als – repräsentativer – Zuchtstamm (in geschlossener Kolonie), ggf. auch unter best. Kautelen aufgezogen (z.B. »specific pathogen free« = ▸SPF, als Gnotobiont oder -phor) oder zweckdienlich ernährt (z.B. Standardfutter). E experimental animals.

**Versündigungs|wahn,** Schuldwahn: die krankhafte Überzeugung, schwere (moral.) Schuld auf sich geladen zu haben u. mit Recht eine entsprech. Strafe zu erwarten. Typisches Symptom bei »schwerer depressiver Episode mit psychotischen Symptomen«; auch bei Schizophrenie. E delusion of guilt.

**Vertäubung:** *Otologie* **1)** bei Hörprüfung die vorübergehende akustische Ausschaltung des nicht zu prüfenden Ohres mit Lärmtrommel, Rauschgenerator etc. **2)** vorübergehende Schwerhörigkeit infolge Lärmschädigung durch starken Schall. E temporary deafness.

**Vertebra:** *Anatomie* Wirbel. S.u. ▸Vertebrae (Plur.). E vertebra. – **V. plana,** Plattwirbel: *Orthopädie* **1)** ▸Platyspondylie. **2) V. plana Calvé:** (1925) krümeliger Zerfall, Abplattung u. Zusammensintern eines Wirbelkörpers zu einer schmalen Scheibe bei intaktem Zwischenwirbelgebiet (meist ohne neurol. Ausfälle). Seltenes, v.a. bei Knaben (2–15 Jahre) vorkommendes Krankheitsbild bei eosinophilem ▸Granulom; meist spontane Defektheilung. – **V. prominens:** der 7. Halswirbel mit stark vorspringendem, fast horizontalem Dornfortsatz. E prominent v.

**Vertebrae:** die 33–34 Wirbel, die das Achsenskelett des Rumpfes (Wirbelsäule = Columna vertebralis) bilden. Der oberste Wirbel (»Atlas«) trägt den Kopf. Nach Regionen unterschieden: 7 Hals- (**V. cervicales**), 12 Brust- (**V. thoracales** bzw. **V. thoracicae**), 5 Lenden- (**V. lumbales**), 5 Kreuz(bein)- (**V. sacrales**) u. 4–5 Steiß(bein)wirbel (**V. coccygeales**). Die oberen 24 beweglichen werden als »echte« Wirbel (V. verae), die synostosierten Kreuz- u. rudimentären Steißwirbel als »falsche« (V. falsae, V. spuriae) bezeichnet. HW I u. II (Atlas u. Axis) sind Dreh-, die übrigen V. verae Beugungswirbel. S.a. ▸Wirbel... E vertebrae (true; false).

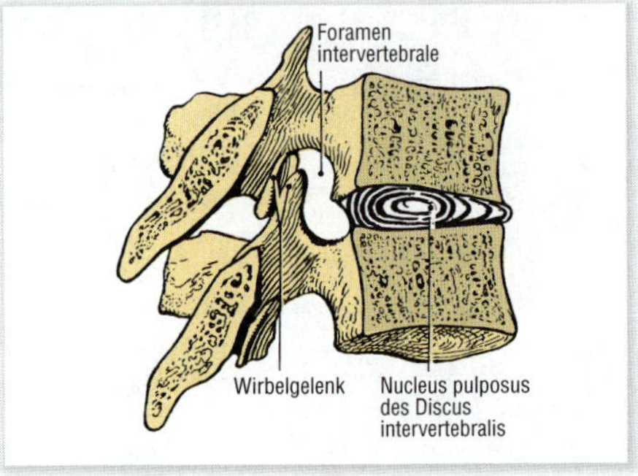


**Vertebrae:** Brustwirbelpaar mit Zwischenwirbelscheibe.

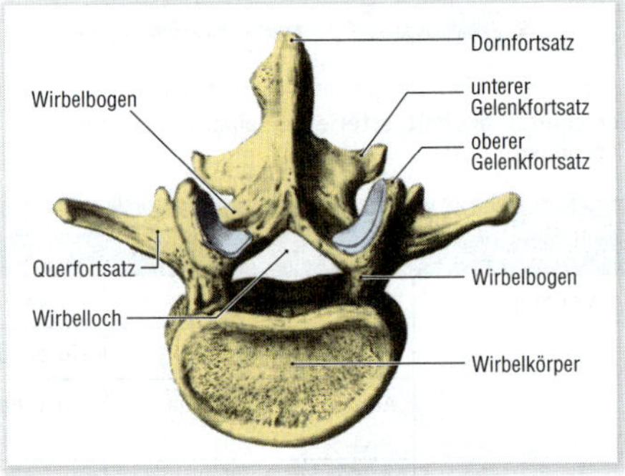


**Vertebrae:** dritter Lendenwirbel (Sicht von oben). [329]

**vertebra|gen:** von der Wirbelsäule (i.e.S. vom Wirbel) ausgehend. E vertebrogenic.

**vertebral(is):** Wirbel bzw. die WS betreffend; z.B. Vertebralganglien (des Grenzstrangs bds. paravertebral); s.a. ▸Spondyl..., ▸Wirbelsäulen... E vertebral.

**Vertebralis:** Kurzform für Arteria vertebralis.

**Vertebralis-Angio|graphie:** (Lindgren 1956, Maslowski 1955) Kontrastdarstellung der Arteria vertebralis nach Inj. eines wasserlösl. Kontrastmittels retrograd über Katheter von der Femoralis oder Brachialis aus. E angiography of vertebral artery.

**Vertebralis-Syndrom:** s.u. ▸Anzapfsyndrom; s.a. ▸Arteria-basilaris-Syndrom. E vertebral artery syndrome.

**Vertebral|syndrom,** Wirbelsäulensyndrom, WS-Syndrom: akute (meist durch Bandscheibenvorfall) oder chron. Erkrankung der WS (meist nur eines Abschnitts). ***Klinik:*** vertebragene Schmerzen (örtl. Druck-, Klopf- oder radikulärer Schmerz, verstärkt bei intraabdomin. Drucksteigerung; oder irradiierender Tiefenschmerz) u. neurale – motor. oder sensiblen – Fernsymptome (Parese, Lähmung bzw. Parästhesien, Sensibilitätsausfall). Genaues Symptombild je nach Lokalisation (▶Zervikal-, ▶Thorakal-, ▶Lumbal-, ▶PUTTI-, ▶Wurzelsyndrom). – ***Grunderkrankungen:*** chron. Formen u.a. bei kalzipriven Osteopathien, seniler u. steroidbedingter Osteoporose, Osteomalazie, Osteodystrophia cystica generalisata, Ostitis deformans, Avitaminosen, Malabsorption, SCHEUERMANN-Krankh., Spondylarthrose, BECHTEREW-Krankh., WS-Fehlbildungen, Spondylitis, chron. Polyarthritis. E segmental spinovertebral syndrome.

**Vertebrata:** *Zoologie* die Wirbeltiere. E vertebrates.

**vertebro|basiläres Syndrom:** s.u. ▶Arteria basilaris. E vertebrobasilar artery syndrome.

**Vertebro|tomie:** op. Eröffnung eines Wirbelkörpers von ventral oder dorsolateral (nach Querfortsatzresektion), z.B. zur Ausräumung eines spondylit. Herdes. E vertebrectomy.

**Verteilung:** **1)** *Chemie, Physiologie* s.u. ▶Verteilungs... **2)** *Statistik* Häufigkeits-V., z.B. die ▶Normalverteilung. E distribution.

**Verteilungs|koeffizient:** das Konzentrationsverhältnis, das eine gelöste Substanz in zwei (nicht mischbaren) Lösungsmittelphasen ausbildet; dient als Maß für die hydrophoben (lipiden) Eigenschaften eines Stoffes. E partition coefficient.

**Verteilungs|parameter:** *Statistik* s.u. ▶Parameter.

**Verteilungs|phase,** Anflutungsphase: s.u. ▶Narkosephasen.

**Verteilungs|störung,** Verteilungsinsuffizienz: ▶Partialinsuffizienz, pulmonale (s.a. ▶Mischzyanose). E diffusion disorder.

**Verteilungs|volumen:** *Physiologie, Pharmazie* Kenngröße als Quotient der Menge einer Substanz (z.B. Arzneistoff, radioakt. Isotop, Farbstoff; in mg oder mg/kg KG) u. deren Plasmakonzentration (in mg/l); die daraus folgende Dimension (l oder l/kg KG) ist eine Volumengröße unter Annahme homogener Verteilung in den Körperflüssigkeiten (IZR, EZR). E volume of distribution. – **V., scheinbares:** Volumen, das von der Gesamtdosis des Pharmakons eingenommen würde, wenn es im gesamten Organismus in gleicher Konzentration vorhanden wäre wie im Plasma. Bei Substanzen, die in bestimmten Geweben akkumulieren (z.B. Speicherung im Fettgewebe), kann das V. weit größer sein als das Körpervolumen. E apparent v. of d.

**Verteporfin:** ▶Photosensitizer; i.v. Applikation mit anschließender Lichtaktivierung mit nichtthermischem Laserlicht; ***Wirkung:*** durch Lichtaktivierung entstehen zellschädigende Sauerstoff-Radikale, die patholog. Gefäßwucherungen zerstören; ***Anw.*** bei altersbedingter Makuladegeneration; ***NW:*** Sehstörungen, Nausea, Photosensibilitätsreaktionen, Rückenschmerzen, Pruritus, Hypercholesterinämie. E verteporfin.

**Vertex** *(latein.):* Scheitel. S.a. ▶Apex. E vertex. – **V. cranii:** der höchstgelegene mittl. Abschnitt der Schädelkalotte im Bereich der Sagittalnaht.

**verticalis:** ▶vertikal. E vertical.

**Verticillium:** ein weit verbreiteter Schimmelpilz.

**vertiginosus, vertiginös:** schwindlig (▶Vertigo). E vertiginous.

**Vertigo** *(latein.):* ▶Schwindel. E vertigo. – **V. auricularis, V. ab aure laesa:** V. bei Erkr. des (Mittel-)Ohres. E auditory v. – **V. gastrica:** ▶Magenschwindel. – **V. laryngea:** ▶Epilepsia laryngealis. E laryngeal v. – **V. ocularis:** V. bei Refraktionsstörung des Auges oder als Gesichtsschwindel. E ocular v. – **V. rotatoria:** ▶Drehschwindel. E rotary v. – **V. vestibularis,** Labyrinthschwindel: s.u. ▶Schwindel. E vestibular v.

**vertikal, verticalis:** senkrecht, lotrecht (auch parallel zur Körper- oder Extremitätenlängsachse). E vertical.

**Vertikalisation:** 1) Rechtsdrehung des Herzens um die Sagittalachse (von vorn gesehen im Uhrzeigersinn), die zur Steilstellung führt (s.a. ▶Steiltyp). 2) Aufrichtung des Rumpfes von der Vierbeiner- zur Zweibeiner-Haltung; ein Kriterium der Menschwerdung.

**Verträglichkeit:** **1)** *Pharmazie* s.u. ▶therapeutische Breite, ▶Nebenwirkung. E tolerance. **2)** *Immunologie* Gewebeverträglichkeit, bedingt durch HLA-Übereinstimmung; s.a. ▶Histokompatibilität. E compatibility.

**Vertrauens|arzt:** Arzt mit gutachterlicher u. beratender Tätigkeit für die gesetzliche Renten- u. Krankenversicherung; beurteilt Arbeitsunfähigkeit, Heilverfahren, Berufs- u. Erwerbsunfähigkeit.

**Veru|montanum:** *Anatomie* ▶Colliculus seminalis. E verumontanum.

**verus** *(latein.):* wahr, echt, wirklich. E true.

**Verwachsung:** *Pathologie* ▶Accretio, ▶Concretio, ▶Adhäsion.

**Verwechselungs|farben:** nahezu helligkeitsgleiche Farben, die bei Farbenfehlsichtigkeit leicht verwechselt werden; z.B. Grün u. Rot. E confusion colors.

**Verweiblichung:** *Pathologie* ▶Feminisierung. E feminization.

**Verweil|kanüle:** Kanüle für die Dauertropfinfusion. S.a. ▶Flügelkanüle. E indwelling cannula.

**Verweil|katheter:** ▶Dauerkatheter. E indwelling catheter.

**Verwertungs|störung:** ▶Malabsorption.

**Verwesung:** im Allg. im Anschluss an die Fäulnis einsetzende oxidativ-bakterielle Zersetzung organischer, v.a. stickstoffhaltiger Stoffe zu anorganischen Endprodukten (Ammoniak, $CO_2$, Wasser, Nitrate, Sulfate). Führt bei Körpergeweben zum zundrigen Zerfall. E putrefaction.

**Verwirrtheit:** zusammenfassender Begriff für Desorientiertheit, oft kombiniert mit psychomotorischer Unruhe, Ratlosigkeit u. ängstlichem Affekt. ***Ätiol.:*** Vorkommen bei organischen Hirnkrankheiten sowie (selten) bei einigen endogenen Psychosen. Vorübergehende V. kann Begleiterscheinung bei hohem Fieber, starker Dehydratation oder schwerem Schock sein. ***Klinik:*** Typisch sind starke Unruhe, Zerfahrenheit, zusammenhangloses Stammeln, Denkstörungen, Erinnerungsverfälschungen. E confusion.

**Verwischung:** *Röntgenologie* Bildunschärfe durch Wandern von Bildpunkten während der Aufnahme. E blurring.

**verwundbar:** ▶vulnerabel.

**very-low-density lipoproteins** *(engl.)* Abk. VLDL: s.u. ▶Lipoproteine (1).

**Verzeichnungs|fehler:** *Ophthalmologie* der durch die Netzhautkrümmung bedingte physiol. Abbildungsfehler.

**Verzögerungs|insulin:** ▶Depotinsulin.

**Verzögerungs|phase:** *Bakteriologie* ▶lag-Phase.

**Verzweigtkettenkrankheit:** ▶Ahornsirup-Krankheit. E branched chain ketonuria.

**verzweigt(kettig):** *Chemie* mit verzweigter (engl. »branched«) C-Kette (im Unterschied zur Kette mit linearer C-C-Bindung).

**Verzweigungsblock:** *Kardiologie* ▶Arborisationsblock. E arborization block.

**VES:** Abk. für ventrikuläre ▶Extrasystole.

**Vesalius-Band** (ANDREAS V., 1514–1564, Anatom, Padua u. Madrid): ▶Ligamentum inguinale.

**Ve|si|ca** *(latein.):* Blase. **1) V. cutanea:** *Dermatologie* ▶Bulla. S.a. ▶Vesicula. E bulla. **2)** *Anatomie* blasenförm. Organ. E bladder. – **V. fellea:** ▶Gallenblase. E gallbladder. – **V. prostatica:** s.u. ▶Utriculus. E prostatic vesicle. – **V. seminalis:** s.u. ▶Vesicula. E seminal vesicle. – **V. uri|na|ria,** Harnblase: im kleinen Becken extraperitoneal (Bauchfellüberzug nur zwischen Scheitel und Ureterenmündung) gelegenes, dehnbares, ovoides, muskuläres Hohlorgan. Ist Teil des Urogenitaltrakts. Innen mit Schleimhaut überzogen, liegt beim Erwachsenen hinter der Symphyse; ihre Vorderfläche ist durch einen Verschiebespalt von dieser getrennt. Bei ♀ mit der vorderen Scheidenwand u. teilweise mit dem Uterus fest verbunden, bei ♂ vom Beckenboden durch Prostata, Samenblasen u.

-leiter getrennt. Evtl. fehlgebildet oder deformiert (z.B. als V. fibrosa: ▸Schrumpfblase, V. gigantea: ▸Megazystis). Fassungsvermögen 300–500 ml. ***Abschnitte:*** Corpus vesicae urinariae (Körper), Vertex vesicae (Scheitel), Fundus vesicae urinariae (Blasengrund) mit dem Trigonum vesicae (das in der Spitze das Ostium urethrae internum u. die Uvula, an der Basis bds. die Ureterostien enthält), Collum vesicae (Blasenhals). ***Wand:*** besteht aus drei Schichten: **Tunica mucosa** (Schleimhaut) mit Übergangsepithel (Epithelium transitionale, Urothel), welches Basal-, Intermediärzellen u. große Deckzellen (mit ausgeprägter Glykokalyx) besitzt, sowie mit Lamina propria mucosae mit kollagenen u. elastischen Fasern. Mit Nodi lymphatici, im Trigonum vesicae auch mit tubulösen Schleimdrüsen; **Tunica muscularis** mit dreischichtig, netzartig angeordneter glatter Muskulatur (Stratum longitudinale internum, Stratum circulare, Stratum longitudinale externum; **Tunica serosa** (an von Peritoneum überzogenen Wandabschnitten) bzw. **Tunica adventitia** (im Bereich extraperitoneal gelegener Wandabschnitte). – Nervale Versorgung s.u. ▸Blasenzentrum. S.a. ▸Blasen... E urinary bladder.

**vesicalis** *(latein.):* eine Blase (▸Vesica) betreffend. E vesical.

**Ve|si|cu|la** *(latein.):* kleine Blase, Follikel, Zyste, ▸Vesikel. E vesicula, vesicle. – **V. cutanea:** *Dermatologie* das Bläschen als Haut-Schleimhaut-Effloreszenz. Bis erbsgroßer (s.a. ▸Bulla), leicht vorgewölbter, mit klarer Flüssigkeit gefüllter intra- oder subepidermaler Hohlraum mit leicht zerreißl. Decke. S.a. ▸Bläschen..., ▸Effloreszenzen (dort Abb.). – **V. ophthalmica, V. optica:** *Embryologie* ▸Augenbläschen. E optic vesicle. – **V. se|mi|na|lis:** *Anatomie* das seitl. des Samenleiters zwischen Rektum u. Harnblasengrund gelegene häutige Samenbläschen. In Form eines geknäuelten Schlauches, der oben blind endet und unten, stark verjüngt, als Ductus excretorius in den Samenleiter mündet. Als ♂ Geschlechtsorgan Bildungsort des Samenblasensekrets. S.a. ▸Spermatozystitis, ▸Vasovesikulographie. E seminal vesicle.

**vesicularis** *(latein.):* zu einer Vesicula gehörend, mit Bläschenbildung (▸vesikulär). E vesicular.

**Vesicular-Stomatitis-Virus:** ▸Rhabdovirus, Erreger der ▸Stomatitis vesiculosa.

**Vesiculitis:** ▸Spermatozystitis. E vesiculitis.

**vesiculosus** *(latein.):* bläschenreich, -förmig. E vesiculous.

**vesikal:** eine Vesica, i.e.S. die Harnblase betreffend. E vesical.

**Vesikel:** »Bläschen« (▸Vesicula); *zytol* bei der Elektronenmikroskopie ein intrazelluläres, von einer Biomembran umschlossenes Gebilde mit Durchmesser < 100 nm (bei ∅ > 100 nm als Vakuole bezeichnet). E vesicle.

**vesiko...:** Wortteil »Blase«, »Harnblase« (s.a. ▸Zysto...).

**Vesiko|fixation:** *Gynäkologie* ▸Antefixation des Uterus an der Harnblase, z.B. nach HALBAN; obsolet. E vesicofixation.

**Vesiko|megalie:** *Urologie* ▸Megazystis. E megacystis.

**Vesiko|rekto|stomie:** *Urologie* op. Anastomosierung von Harnblase u. Enddarm zur Harnableitung. E vesicorectostomy.

**Vesiko|stomie:** *Urologie* operative äußere Blasenfistel. E vesicostomy.

**vesiko|ureteraler Reflux:** s.u. ▸Reflux. E vesicoureteral reflux.

**Vesiko|vaginal|fistel:** *Gynäkologie* ▸Blasen-Scheiden-Fistel. E vesicovaginal fistula.

**vesikulär:** in Bläschenform, mit Bläschenbildung, die Lungenalveolen betreffend. E vesicular.

**Vesikulär|atmen:** ▸Atmen, vesikuläres. E vesicular breathing.

**vesikular...:** Wortteil »Bläschen«, »vesikulär«.

**Vesikular|drüse:** ▸Vesicula seminalis. E seminal vesicle.

**Vesikulation:** Bläschenbildung. E vesiculation.

**vesikulo...:** Wortteil »Bläschen«, »Samenblase«.

**Vesikulo|graphie:** *Röntgenologie* Samenbläschendarstellung; s.a. ▸Vasovesikulographie. E vesiculography.

**vestibulär:** ein Vestibulum, i.e.S. die Pars vestibularis des ▸Nervus vestibulocochlearis u. den Vestibularapparat betreffend; s.a. ▸Vestibular... E vestibular. – **v. Nystagmus:** s.u. ▸Nystagmus. E v. nystagmus.

**vestibuläres Syndrom:** klinisches Bild bei Alteration des Vestibularapparates; als **peripheres v. S.** vom Vorhof-Bogengang-System (z.B. bei Otitis media, Arachnoiditis; s.a. ▸MENIÈRE-Krankheit), als **zentrales v. S.** von vestibul. Kernen oder zerebralen Leitungsbahnen ausgehend (bei Trauma, Tumor, Blutung, Entzündung). ***Leitsymptome:*** Drehschwindel (meist horizontal-rotator.), Nystagmus (u. Vorbeizeigen in Richtung dessen langsamer Komponente), Fallneigung (unabhängig von Kopfstellung); ferner Dauerschwindel (nicht sehr stark u. ohne Gefühl der Drehung), Spontan- u. Lagenystagmus (meist diagonal oder vertikal, Letzterer meist richtungswechselnd), beim zentralen Syndrom sog. vestibuläre Dissoziation bei der ▸Vestibularisprüfung. E vestibular syndrome.

**Vestibular...:** s.a. ▸vestibulär.

**Vestibular|apparat:** die dem ▸Gleichgewichtssinn (dort Abb.) dienende Funktionseinheit aus Bogengangsapparat einschl. Vestibulum (Sacculus u. Utriculus nebst Statoconia) u. Endolymphe u. zerebralen Bahnen. Adäquater Reiz sind Beschleunigungskräfte u. Schwerkraft: Winkelbeschleunigung (bei Drehbewegung in belieb. Ebenen) bewirkt über Endolymphebewegung ein Durchbiegen der Cupulae der Cristae ampullares u. damit eine Erregung der Sinneszellen; s.a. ▸Stereozilien (dort Abb.). Die Orientierung zur Schwerkraft erfolgt über die Statokonien. Li. u. re. Organ halten sich normalerweise im Funktionsgleichgewicht. E vestibular organ, vestibulum.

**Vestibularis:** Pars vestibularis des Nervus vestibulocochlearis. E vestibular nerve.

**vestibularis:** ▸vestibulär. – S.a. ▸Vestibularis.

**Vestibularis|krise:** häufig bei Sehstörung vork. Herabsetzung der Labyrintherregbarkeit mit Schwindelanfall (u. Blutdruckabfall), jedoch ohne Hörverlust. E vestibular crisis.

**Vestibularis|neuronitis:** ▸Neuronitis vestibularis. E vestibular neuronitis.

**Vestibular(is)prüfung:** Prüfung der Funktion des Vestibularapparates anhand des Spontan- u. des Provokationsnystagmus (nach Kopfschütteln, tiefem Bücken u. Wiederaufrichten, als Lage- u. Lagerungsnystagmus, bei Fistelprobe) sowie durch kalor. u. Drehprüfung. Bei einer peripheren Störung zeigt sich eine reproduzierbare Unter- oder Übererregbarkeit (Seitendifferenz) eines Vestibularorgans. E test of vestibular function.

**Vestibularis|schwindel:** s.u. ▸Schwindel. E vestibular vertigo.

**Vestibularis|syndrom:** Sammelbegriff für alle Erkrankungen mit Anfällen von Schwindel, Hörverlust u. Ohrensausen (**Menière-Trias**). S.a. ▸MENIÈRE-Krankheit.

**Vestibular|organ:** ▸Vestibularapparat. E vestibular organ.

**vestibulo-okulärer Reflex:** Reflex, der bei Eigenbewegungen eine kompensatorische Augenbewegung auslöst, die das Auge auf dem Blickziel hält.

**Vestibulo|rektal|fistel:** ▸Fistula rectovestibularis. E vestibulorectal fistula.

**Ves|ti|bu|lum** *(latein.):* Vorhof (s.a. ▸Antrum). I.e.S. das ▸Vestibulum labyrinthi ossei. E vestibule. – **V. bur|sae omentalis:** der dem Lobus caudatus der Leber anliegende, li. von der Plica gastropancreatica begrenzte Abschnitt der Bursa omentalis. E v. of omental bursa. – **V. gastro-oeso|phageale:** (LERICHE 1950) der terminale, eine funktionelle Sonderstellung einnehmende ampulläre Speiseröhrenabschnitt etwa 3 cm oberhalb des Hiatus oesophageus bis zur Kardia;

sog. Vormagen (*röntg* sog. epiphrenische Glocke). **E** gastroesophageal v. – **V. labyrinthi ossei:** der Teil des knöchernen Innenohrlabyrinths, der vorn mit der Schnecke u. hinten mit den Bogengängen (fünf Öffnungen) in Verbindung steht. **E** v. of ear. – **V. la|ryn|gis:** der obere Kehlkopfinnenraum bis zu den Plicae vestibulares. **E** v. of larynx. – **V. nasale:** der mit Plattenepithel ausgekleidete »Nasenvorhof« (bis zum Limen). **E** v. of nose. – **V. oris:** der »Mundvorhof«, Teil der Mundhöhle zwischen den Zahnreihen einerseits u. der Wangen- bzw. Lippenschleimhaut andererseits. **E** v. of mouth. – **V. vaginae:** der »Scheidenvorhof« zwischen Klitoris u. Commissura labiorum posterior, von den kleinen Schamlippen umschlossen; mit Ostium vaginae u. Ostium ext. urethrae. **E** v. of vagina.

**Vestigium processus vaginalis** *(latein. = Spur):* das nicht obliterierte Rudiment des Processus vaginalis peritonei im Samenstrang. **E** vestige of vaginal process.

**Ve|su|vin:** *Histologie, Bakteriologie* Bismarckbraun, ein Farbstoff. **E** vesuvin.

**Veteranen|krankheit:** ▸Legionärskrankheit.

**Veterinär|medizin:** Tierheilkunde. **E** veterinary medicine.

**Vexier|tafeln:** *Ophthalmologie* pseudoisochromat. Tafeln mit Zahlen oder Buchstaben aus helligkeitsverschiedenen, aber farbgleichen (Blau- oder Purpurbereich) Punkten, die nur vom Farbenfehlsichtigen erkannt werden.

**VF:** *Kardiologie* s.u. ▸Extremitätenableitung.

**V-Form:** *Bakteriologie* s.u. ▸V-W-Formenwechsel.

**VHL:** *Geburtshilfe* Abk. für ▸Vorderhauptslage.

**VHL-Gen:** ▸Tumorsuppressorgene.

**via** *(latein.):* Weg, (als Ablativ) auf dem Wege über ...; z.B. **Via falsa** (der ungewollt geschaffene »falsche Weg«, z.B. beim Katheterismus), **per vias naturales** (»auf natürl. Wegen«, z.B. der Abgang eines Konkrementes mit dem Stuhl oder Harn).

**Vi-Antigen:** Abk. für **Vi**rulenz-Antigen(AG) zu den K-Antigenen zählendes Oberflächen-AG einiger Enterobakterien (z.B. Salmonella). Steht nicht (wie ursprüngl. angenommen) mit der Virulenz in Beziehung, sondern bewirkt die O-Inagglutinabilität (s.a. ▸V-W-Formenwechsel). **E** Vi antigen.

**Vi-Bakterio|phagen:** ▸Vi-Phagen, die die Virulenz von Bakterien beeinflussen.

**Vibex, Vibices** *(latein.):* Strieme(n), kleine streifenförmige Hämorrhagien unter u. in die Haut; Form der Purpura. – Auch Bez. für ▸Striae. **E** vibex, vibices.

**Vi-Bhatnagar,** Abk. Vi 1: *Bakteriologie* Salmonella-typhi-Stamm, mit dem sich reine Vi-Agglutination erzielen lässt.

**vibrans** *(latein.):* zitternd, schwingend.

**Vibration:** mechan. Schwingung im festen, flüss. oder gasförm. Medium, charakterisiert durch die Schwankung einer mechan. Größe um einen Ruhewert in Abhängigkeit von der Zeit. **E** vibration.

**Vibrations|massage,** Seismotherapie: gezielte M. (v.a. der Muskelansätze) durch Zitterbewegungen der Fingerspitzen oder flachen Hand oder aber mit elektrisch erzeugten Vibrationen. **E** vibratory massage.

**Vibrations|rezeptor:** ▸Mechanorezeptor, der auf Vibration bei Frequenzen zwischen 60 u. 800 Hz reagiert. Zu den V. gehören die MEISSNER- u. VATER-PACINI-Körperchen (Corpuscula lamellosa). **E** vibration receptor.

**Vibrations|wahrnehmung:** ▸Pallästhesie. **E** perception of vibration.

**Vibrator:** Gerät zur Erzeugung von ▸Vibration, z.B. für Vibrationsmassage. **E** vibrator.

**Vibrio:** Gattung der Familie Vibrionaceae; mit menschen- u. fischpathogenen Spezies. Gerade oder gebogene, gramneg., bewegl. Stäbchen mit polarer Geißel (oder Bündel); anspruchslos im Nährstoffbedarf, fakultativ anaerob. **E** Vibrio. – **V. cholerae, V. comma:** medizin. wichtigste Art mit Biovar (früher »Biotyp«) **cholerae** (Erreger der »klass.« Cholera), **eltor** (Erreger der El-Tor-Cholera), **proteus** (Erreger einer Cholera nostras) u. **albensis** (wahrsch. apathogen). Die Biovare cholerae u. eltor gehören zur serol. Gruppe O:1 u. kommen als Serovare OGAWA (AG-Faktoren A u. B), INABA (A u. C) u. HIKOJIMA (A, B u. C) vor; die Serovare OGAWA u. INABA müssen laut WHO in allen Cholera-Impfstoffen vorhanden sein. – Die den fünf anderen O-Gruppen angehörenden »Non-cholera-Vibrionen« verursachen nur Cholera-ähnl. Gastroenteritiden. – **V. fetus:** ▸Campylobacter fetus. – **V. parahaemo|lyticus:** in See- u. Meeresfrüchten vork. Spezies; gelegentl. Erreger einer akuten Enteritis beim Menschen.

**Vibrissae: 1)** die borstenartigen, ein Filternetz bildenden »Nasenhaare« im Vestibulum nasi. **2)** *Zoologie* »Tasthaare« der Anthropoiden (ähnlich den Schnurrhaaren der Katzen). **E** vibrissae.

**vicarius** *(latein.):* vikariierend. **E** vicarious.

**Vicia:** *Botanik* Gattung »Wicken« der Leguminosen. Medizinisch wichtig die ▸»Bohnengift« enthaltende **V. faba** (»Puff-, Sau-, Dicke Bohne«) wegen des nach Verzehr frischer Bohnen einsetzenden ▸Favismus.

**Vicq d'Azyr** (FELIX V., 1748–1794, Anatom, Paris). – **V.-Bündel:** (1781) ▸Fasciculus mamillothalamicus. **E** Vicq d'Azyr's bundle. – **V.-Streifen:** *Histologie* markhaltige tangentiale Nervenfasern in der ▸Area striata, die als weißes Band erscheinen. **E** V.'s band.

**Vidarabin,** Adenosin-Arabinosid: Nucleosid-Analogon; ein ▸Virostatikum (obsolet). ***Anw.*** topisch am Auge. **E** vidarabine.

**Video|densito|metrie:** *Röntgenologie* ▸Densitometrie mittels Fernsehkamera. **E** video-densitometry.

**Video-EEG:** gleichzeitige Aufzeichnung der EEG-Kurve u. eines Ausschnitts des Patienten (z.B. Gesicht) auf Videorecorder. **E** video-EEG.

**Videostroboskopie:** s.u. ▸Stroboskop.

**Vidianus** (GUIDO VIDIANUS, 1500–1569, Arzt u. Anatom, Florenz, Paris, Pisa). – **V.-Kanal:** ▸Canalis pterygoideus. **E** vidian canal. – **V.-Neuralgie:** s.u. ▸SLUDER.

**Viel...:** s.u. ▸Poly..., ▸Multi...

**Vieleckbein:** *Anatomie* ▸Os multangulum. **E** multangular bone.

**Vielkanal|analysator:** ▸Impulshöhenanalysator. **E** multichannel analyzer.

**Vier|finger|furche:** durchgehende, vom ellen- bis zum speichenseitigen Rand reichende Hohlhandlinie als Verschmelzung der Fünf- u. der ▸Dreifingerfurche; Normvariante (ca. 5 %), rel. häufig bei DOWN-Syndrom. **E** simian crease.

**Vier|hügel:** *Anatomie* ▸Lamina tectalis (ältere Bez.: Corpora quadrigemina). **E** quadrigeminal bodies.

**Vierhügel|syndrom: 1)** *Neurologie* ▸PARINAUD-Ophthalmoplegie. **E** quadrigeminal plate syndrome, Parinaud's syndrome. **2)** *Endokrinologie* ▸FRANKL-HOCHWART-PELLIZZI-MARBURG-Syndrom. **E** Pellizzi's syndrome.

**Vier-Kammer-Sicht:** echokardiographische Untersuchungsmethode des Herzens, bei welcher beide Vorhöfe u. Kammern dargestellt werden. Die Untersuchung erfolgt in Linksseitenlage, der Schallkopf wird über der Herzspitze positioniert. **E** echocardiographic four-chamber view.

**Vier|tage|fieber:** ▸Malaria quartana. **E** four-day fever.

**Vierte Krankheit,** Vierte Geschlechtskrankheit: ▸Lymphopathia venerea. **E** fourth (venereal) disease.

**Viertel|störung:** *Neurologie* ▸Quadrantensyndrom. **E** body quadrant autonomic syndrome.

**vierwertig:** *Chemie* ▸quartär. **E** tetravalent.

**Vier-X-Syndrom:** ▸4-X-Syndrom. **E** tetra X syndrome.

**Vierzellenbad:** elektromedizinisches ▸Bad, bei dem die Extremitäten in eine Teilbadewanne eingetaucht werden. Ermöglicht die großflächige Einwirkung des galvanischen Stroms. Wahlweise Quer- u. Längsdurchflutung. ***Anw.*** bei Neuralgien, Radikulärsyndromen

**Vieth-Müller-Kreis, V.-H.-Horopter:** *Ophthalmologie* der ▸Horopterkreis im Falle der Konvergenz. Er ist gewissermaßen ein Horizontalschnitt durch ein keil-

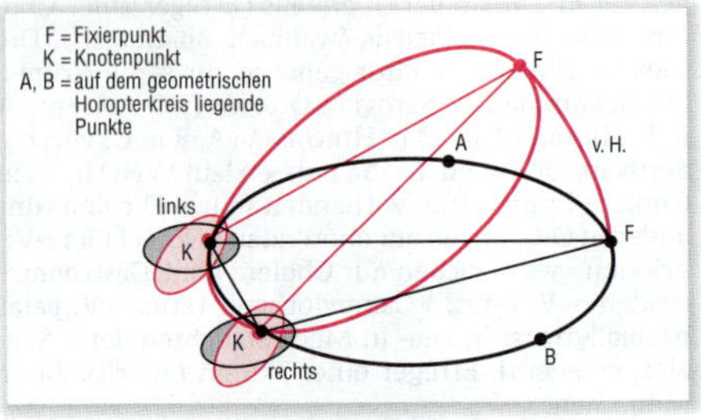


**Vieth-Müller-Kreis:** Darstellung mit Vertikal- (v. H.) u. geometrischem Vollhoropter. [308]

förm. Hohlreifensegment (mit dem Vertikalhoropter als »Mittelnaht«), das dem Raum entspricht, den – bei bestimmtem Fixierpunkt – der Horopterkreis umschreibt u. dessen Oberfläche den geometr. Totalhoropter darstellt. E Vieth-Müller horopter.

**Vigabatrin:** ein ▸Antiepileptikum; hemmt den Abbau der γ-Amino-n-buttersäure im Gehirn.

**Vigilanz, Vigilität:** *Psychologie* die »Bewusstseinshelle«, »Wachsamkeit«, d.h. Bereitschaft zur Zuwendung u. Aufmerksamkeit. Wird gesteuert durch das aufsteigende (aktivierende) retikuläre System der Formatio reticularis. Ist bei Bewusstseinstrübung beeinträchtigt (Vigilanzstörung) mit typischen EEG-Veränderungen; bei Steigerung als Hypervigilität bezeichnet. E vigilance.

**Vigilitäts|reaktion:** *Physiologie* ▸arousal reaction.

**Vignettierung:** *Optik, Röntgenologie* bei photograph. Aufnahmen die Abnahme der Schwärzung zum Bildrand hin infolge abnehmender Strahlendichte. E vignetting.

**vikariierend:** stellvertretend, ersatzweise, kompensatorisch; z.B. **v. Blutung**. E vicarious.

**VILAP:** Abk. für virtuelle Laserablation der Prostata.

**Villaret-Syndrom** (MAURICE V., 1877–1946, Neurologe, Paris): (1916) einseitige Lähmung der Hirnnerven VII, IX, X u. XI u. des Halssympathikus durch retroparotidealen Prozess; Schluckstörung (Parese von Musculus constrictor pharyngis sup. u. Gaumensegel), örtl. Anästhesie, Stimmband-, Sternocleidomastoideus- u. Trapezius-Lähmung, HORNER-Trias. E Villaret's syndrome.

**Villi** *(latein.)*: Zotten, zottenartige Gebilde. S.a. ▸Mikrovilli. E villi. – **V. intestinales:** die »Dünndarmzotten« als fingerförmige, bis 1,5 mm hohe Schleimhauterhebungen (insges. etwa 4 Mio.; ileumwärts an Zahl u. Länge abnehmend) im Dienste der Nahrungsresorption; mit einschichtigem, prismat. Epithel, zentralem Chylusgefäß u. einem Blutgefäßnetz, das bei starker Füllung die Zotte aufrichtet (von der Muscularis mucosae einlaufende glatte Muskelfasern bewirken Kontraktion der Zotte u. dadurch Entleerung des Chylusgefäßes). E intestinal v. – **V. synoviales:** »Gelenk-« oder »Synovialzotten« als fadenförm. Ausstülpungen der Membrana synovialis, z.T. mit Gefäßen, Fett- u. Knorpelzellen. E synovial v.

**Villi|kinin:** die Zottenbewegung förderndes Gewebehormon der Darmschleimhaut; bisher unbewiesen. E villikinine.

**villosus, villös** *(latein.)*: zottig. E villose, villous.

**Villus** *(latein.)*: die Zotte. S.u. ▸Villi. E villus.

**Viloxazin:** nicht trizyklisches ▸Antidepressivum mit gering antriebsteigernder Wirkung. E viloxazine.

**VIN,** Abk. für vulväre intraepitheliale Neoplasie: Bez. für atypische Epithelproliferation im Plattenepithel der Vulva (Analogie zu ▸CIN); je nach Ausprägung werden VIN I, II u. III unterschieden, wobei VIN III einem Carcinoma in situ entspricht; in der neuen Terminologie nicht mehr als eigenständige Begriffe enthalten sind: Morbus BOWEN, Erythroplasie QUEYRAT (▸Vulvakarzinom, dort Tab.).

**Vina medicata:** Plur. von ▸Vinum medicatum. E medicated wines.

**Vinblastin,** Abk. VBL, Vincaleukoblastin, Abk. VLB: zu den ▸Spindelgiften (Vinca-Alkaloid) gehörendes Zytostatikum; ***NW:*** u.a. Knochenmarktoxizität, Stomatitis, Neurotoxizität (paralytischer Ileus). E vinblastine, vincaleukoblastine.

**Vinca-Alkaloide:** etwa 40 mono- u. dimere Indol- u. Dihydroindol-Alkaloide in Vinca- u. Catharanthus-Spezies [Apocynaceae]; zuerst isoliert aus Vinca rosea; ***Wirkst. u. Anw.:*** z.B. die zu den ▸Spindelgiften gehörenden Zytostatika Vinblastin, Vincristin, Vindesin u. Vinorelbin; ferner das v.a. bei Hirndurchblutungsstörungen angewendete **Vincamin**. E vinca alkaloids.

**Vincent-Angina, V.-Krankheit** (JEAN HYACINTHE V., 1862–1950, Bakteriologe, Paris): s.u. ▸PLAUT-VINCENT. E Vincent's angina.

**Vincent-Symptom:** Anästhesie der Unterlippe (Lähmung des Nervus alveolaris inf.) bei Osteomyelitis des Unterkiefers. E Vincent's symptom.

**Vincristin,** Abk. VCR: zu den ▸Spindelgiften gehörendes Zytostatikum; ***NW:*** u.a. Neurotoxizität, paralytischer Ileus, Alopezie. E vincristine.

**Vincula tendinum:** die gefäßführenden Bindegewebszüge volarseitig von den Fingerknochen zu den Sehnen der Musculi flexores digitorum superf. u. prof. E vincula of tendons.

**Vinculum** *(latein.)*: Band, Fessel. S.u. ▸Vincula. E vinculum.

**Vindesin,** Abk. VDS: zu den ▸Spindelgiften (Vinca-Alkaloid) gehörendes Zytostatikum; ***NW:*** u.a. Knochenmarktoxizität, Stomatitis, Neurotoxizität, Subileus.

**Vineberg-Operation** (ARTHUR V., Chirurg, Montreal): Implantation der Arteria thoracica interna (nebst Begleitvenen u. -bindegewebe) in einen Myokardtunnel zur Revaskularisation des durchblutungsgestörten Herzmuskels; einsprossende Kollateralen der Koronarien finden Anschluss an das Mammarika-System; kaum noch gebräuchlich; heute weitgehend ersetzt durch aortokoronaren Bypass (s.u. ▸Koronarchirurgie). E Vineberg operation.

**Vink-Krankheit:** *Angiologie* ▸Poplitea-Kompressionssyndrom. E Vink's disease.

**Vinorelbin:** halbsynthetisches ▸Vinca-Alkaloid; Zytostatikum (▸Spindelgift). E vinorelbine.

**Vinpocetin:** ein ▸Vinca-Alkaloid; Vasodilatator; ***Anw.*** als Nootropikum. E vinpocetine.

**Vinum medicatum:** »Medizinal-« oder »Arzneiwein«, flüssige Arzneizubereitungen mit Malaga-, Xereswein etc.; als Tonikum, Roborans, Stomachikum. E medicated wine.

**Vinyl...,** –CH=CH2: *Chemie* ein Radikal.

**Vinylchlorid, monomeres,** Monochloräthylen, $H_2C$=CHCl, Abk. VC: leicht polymerisierendes Gas mit Kp. –13,9 °C, Treibgas für Spray (in Deutschland u. den USA verboten). Ausgangsmaterial für Kunststoff ▸Polyvinylchlorid (PVC); kanzerogen. ***Klinik:*** Symptome einer akuten Vergiftung mit VC sind Zyanose, Brennen in den Augen, Kongestion in Lunge u. Niere sowie narkotische Wirkungen; bei Autoklaven-Arbeitern der PVC-Industrie nach langzeitiger Exposition generalisierte Fibrosierung. **VC-Krankheit:** RAYNAUD-Syndrom der Hände mit bandförm. Akroosteolysen (I–III), sklerodermieartigen Hautveränderungen, Leber-Milz-Sklerose mit portaler Hypertonie, Ösophagusvarizen u. Splenomegalie, schwere Thrombozytopenie mit Hämostasestörung, multizentr. Angiosarkome der Leber (Latenz bis zu 20 J.). E vinyl chloride.

**Viola tricola,** Stiefmütterchen: zur Familie der Veilchengewächse zählende Pflanze; in spezieller Aufbereitung (Kraut) nachweislich wirksam bei Milchschorf, Windeldermatitis und leichten seborrhoischen Hauterkrankungen.

**violent:** durch Gewalteinwirkung. E violent.

**Viomycin:** (1950/54) Peptid-Antibiotikum (Peptid-Struktur) aus Streptomyces-Arten (obsolet); wirksam v.a. gegen Mykobakterien (in vivo bei Tuberku-

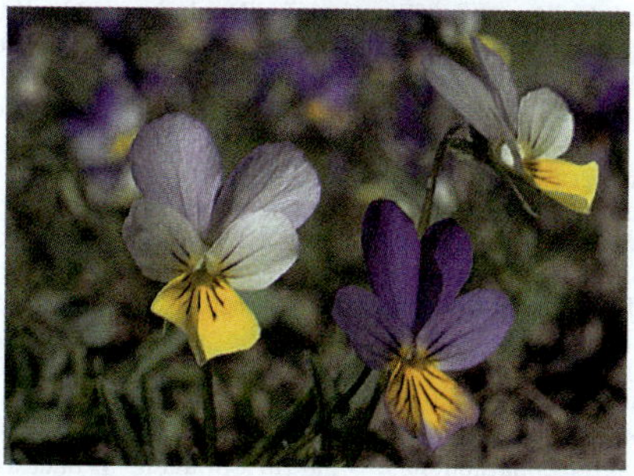

**Viola tricola:** Wildes Stiefmütterchen. [482]

lose). *NW:* bei chron. Anw. toxisch wegen Hemmung der Erregungsübertragung an der neuromuskulären Endplatte. E viomycin.

**VIP: 1)** *(engl.): Endokrinologie* Abk. für ▸vasoactive intestinal peptide. **2)** *Anästhesie* Abk. für vertikal-infraklavikuläre ▸Plexusanästhesie.

**Vị-Phagen:** Bakteriophagen mit spezif. Affinität zum Vi-Antigen von Salmonella typhi; ***Anw.*** für die Lysotypie der Typhuserreger. E Vi phages.

**VIPọm, Vipom,** Abk. für vasoaktive intestinale Peptide produzierender Tumor: ▸Verner-Morrison-Syndrom. S.a. ▸Apudom. E vipoma.

**Vir|ämiẹ:** Auftreten von Viren im Blut v.a. bei ARBO-Virus-Infektion (Gelbfieber, Dengue-Fieber, Colorado-Zeckenfieber, Pappatacifieber etc.), Masern, lymphozytärer Choriomeningitis, Röteln, Hepatitis, AIDS, Pocken (auch postvakzinal). E viremia.

**virạl:** von Virusnatur, durch Viren bedingt. E viral.

**Virạles:** die »Viren«; s.a. ▸Virus.

**Vịrchow** (Rudolf V., 1821–1902, Pathologe, Würzburg, Berlin). – **V.-Drüse, V.-Knoten:** ▸Klavikulardrüse. E Virchow's node. – **V.-Körperchen:** ▸Hassall-Körperchen. E V.'s corpuscles. – **V.-Robin-Raum** (Charles Ph. R.), Spatium perivasculare: der liquorgefüllte Spaltraum um die Gehirnarterien u. -venen (nicht aber die Kapillaren) zwischen Gefäßwand u. Gliagrenzmembran; Teil der Blut-Hirn-Schranke. E V.-Robin space. – **V.-Trias:** die drei Faktoren der Thromboseentstehung: venöse Stase, Endothelschädigung, erhöhte Blutgerinnbarkeit. – **V.-Zellenlehre:** (1858) Jede Zelle entsteht aus einer Zelle (»omnis cellula e cellula«); s.a. ▸Zellularpathologie. E V.'s law.

**Vịren:** s.u. ▸Virus. E viruses.

**virginischer Zaubertrauch:** ▸Hamamelis virginiana.

**Virgịnitas, Virginität** *(latein.):* Jungfräulichkeit. E virginity.

**Vịrgo** *(latein.):* Jungfrau, die geschlechtlich unberührte Frau (i.e.S. mit intaktem Hymen: **V. intạcta**). E virgin.

**Vịria:** Plur. von ▸Virion.

**Vịridans-Endo|karditis:** *Kardiologie* ▸Endocarditis lenta. E streptococcus viridans endocarditis.

**Vịridans-Strepto|kokken:** vergrünende Streptokokken, ▸Streptococcus viridans.

**virịl(is):** männlich, maskulin. E virile.

**Virilisierung,** Maskulinisierung: **1)** physiologische männliche Sexualreifung. E virilization, masculinization. **2)** Vermännlichung eines weibl. Individuums mit Auftreten von männl. sekundären Geschlechtsmerkmalen als Effekt androgener Hormone. ***Ätiol.:*** z.B. adrenogenitales Syndrom, Arrhenoblastom, nach Androgen-Medikation. ***Klinik:*** Hirsutismus, Bartwuchs, androgenet. Haarausfall, Amenorrhö, Mammaatrophie, Klitorishypertrophie, Vertiefung der Stimmlage, Libidoverlust, Vermännl. der Körperstatur (s.a. Abb.). – **V., trans|plazentare:** V. des weibl. Embryos oder Fetus (s.a. ▸Pseudohermaphroditismus femininus) v.a. bei Behandlung der Mutter während der Schwangerschaft mit Androgenen, Anabolika, Gestagenen mit androgener Restwirkung; ferner

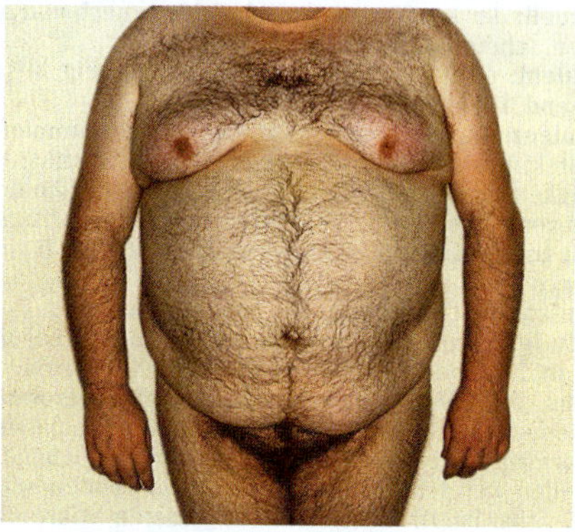

**Virilisierung.** [279]

bei androgenproduzierenden Tumoren der Mutter. E transplacental v. **3)** ▸Pubertas praecox beim Knaben.

**Virilịsmus,** Maskulinismus: die Androgen-bedingte männl. Prägung (körperl. u. psychisch) eines ♀ Individuums (s.a. ▸Virilisierung). E virilism.

**Virịlitas, Virilität:** Mannbarkeit, Geschlechtsreife des ♂ Individuums. E virility.

**Vịrion,** Plur. ViriaPlur. **Virionen:** das in der Ruhephase befindl., extrazelluläre, voll entwickelte, infektiöse Viruspartikel; bestehend aus ein- oder doppelsträngiger Nucleinsäure (RNS oder DNS) u. umgebendem Proteinmantel (= Kapsid; meist aus zahlreichen ident. Struktur[unter]einheiten, den Kapsomeren, zusammengesetzt). Dieses helikale, kubische oder komplex gestaltete Nucleocapsid ist bei komplexeren Viren noch von einer Außenhülle umgeben (»Envelope«, »Peplos«), die aus Proteinen, Lipiden u. Kohlenhydraten besteht, bei Myxo- u. einigen Paramyxoviren Neuraminidase u. sog. Viruspyrogen enthält u. bei Myxo-, Paramyxo- u. Rhabdoviren mit hämagglutinierender Aktivität auch zentrifugale Protrusionen (»Spikes«, »Peplomere«) bildet. S.a. ▸Provirus. E virion.

**virogẹn:** durch Viren hervorgerufen. E virogenetic.

**Viroịd:** hüllenloser, zur Kettenform geschlossener RNS-Strang (ca. 360 Basenpaare) als intrazellulärer Erreger (bisher nur als Pathogen in höheren Pflanzen nachgewiesen); ca. 100-mal kleiner als bisher bekannte Viren (»nacktes Minivirus«). E viroid.

**Viro|logiẹ:** Zweig der Mikrobiologie, befasst mit den Viren u. Viruskrankheiten. E virology.

**Viro|pexiẹ:** Aufnahme eines ▸Virus durch Pinozytose. E viropexis.

**Virọse:** Viruskrankheit. E virosis.

**Virostạ|ltica, -tika,** Virustatika: gegen Viren während der Vermehrungsphasen wirksame Chemotherapeutika (s.a. Tab.). E virostatic agents.

**Viro|zỵt:** s.u. ▸Lymphoidzelle. E virocyte.

| DNS-abhängige Polymerasen | reverse Transcriptase | Kettenabbruch (chain terminator) |
|---|---|---|
| **Virus-selektiv:** | Zidovudin | Aciclovir |
| Aciclovir | Didanosin | Zidovudin |
| Ganciclovir | Zalcitabin | Didanosin |
| Foscarnet | Foscarnet | Zalcitabin |
| **Nicht selektiv:** | | |
| Idoxuridin | | |
| Trifluridin | | |

**Virostatica:** Angriffspunkte an Polymerasen und Wirkungsmechanismen. [376]

**virtuell:** der Kraft oder der Möglichkeit nach vorhanden, scheinbar. E virtual.
**virulent:** infektionskräftig (▸Virulenz), giftig, ansteckend. E virulent.
**Virulenz:** die den Grad der Pathogenität bestimmende Infektionskraft eines Erregers. Charakteristika: Fähigkeit, in gesunde Gewebe einzudringen, sich dort zu vermehren u. den Wirtsorganismus durch Toxizität zu schädigen oder teilweise zu zerstören. E virulence.
**Virulenz|abschwächung:** s.u. ▸Attenuierung.
**Vir|urie:** renale Ausscheidung von Viren, z.B. bei Masern, Zytomegalie u. Papovainfektion. E viruria.
**Virus,** Plur. ViraPlur. VirenPlur. Virales: besonders kleiner Krankheitserreger (∅ 15–300 nm, passiert normale Bakterienfilter), der sich nur in lebenden Zellen vermehrt u. auf künstl. Nährböden nicht züchtbar ist. Im Unterschied zu anderen Mikroorganismen mit fünf ***spezif. Charakteristika*** (A. Lwoff 1957): 1) enthält als genet. Material nur DNS oder nur RNS (s.a. ▸DNS- u. ▸RNS-Viren), 2) keine Teilung, Reproduktion nur durch ihre Nucleinsäure, 3) kein Wachstum in der extrazellulären Ruhephase, 4) nur Nucleinsäurestoffwechselenzyme, 5) Replikation mit Hilfe der Wirtszellen-Ribosomen. ***Vermehrung u. Infektion:*** Bindung des infektiösen V. der Ruhephase (▸Virion) an Virusrezeptoren der Wirtszelle (= Adsorptionsphase) mit nachfolgender Viropexie, d.h. Aufnahme durch Pinozytose (= Penetrations-, Injektionsphase); im Zellinnern Dissoziation (»Uncoating«) u. Übergang in vegetat. Phase (»Eklipse«), mit zwei Möglichkeiten der Replikation der Nucleinsäure: entweder Einbau in das Genom der Wirtszelle (= lysogene, temperente oder transformierende Infektion) mit Unterstellung der Replikation unter die Regulation (auch für Tochterzellen gültig); oder virulente = »lytische« Infektion mit Ausschaltung der Regulationsmechanismen der Wirtszelle u. Umstellung des ges. Stoffwechsels in den Dienst der Virusvermehrung. Nach Bildung von Virusnucleinsäure u. -protein (im Überschuss) erfolgt Zusammensetzung des Nucleocapsids (= Maturations- oder Reifungsphase), bei manchen Arten auch zusätzl. Umhüllung mit einem »Envelope«. Freisetzung der Viren durch Zytolyse, aber auch durch Ausschleusung aus der lebenden Zelle (unter Integration von Zellmembrananteilen in den Envelope während der Virusknospung: »Budding«). – ***Nachweis*** großer Viren (bis 250 nm) lichtmikroskopisch nach Färbung, mittlerer V. (bis 100 nm) mit UV-Mikrophotographie, kleinster V. (bis ca. 1 nm) elektronenmikroskopisch; ferner durch Filtration, Ultrazentrifugation, Züchtung, Antikörper-Nachweis, Neutralisation, Hämagglutination u. -adsorption, ▸NAT (nucleic acid testing). E virus. – **V., bakterienpathogenes:** ▸Bakteriophagen. E bacterial v. – **V. fixe:** s.u. ▸Pasteur-Methode. E fixed v. – **V., großes: 1)** histor. (falsche) Bez. für ▸Chlamydia. **2)** V. mit ∅ 200–300 nm; z.B. die Pockenviren. – **V., langsames:** s.u. ▸Slow-Virus... – **V., onkogenes:** s.u. ▸Tumorviren; s.a. ▸Onkogen. E oncogenic v.
**Virus|belastung:** ▸Virusmenge.
**Virus|diagnostik:** Verfahren zum Nachweis von Viren. **Direkter Virusnachweis** erfolgt mit Hilfe folgender Methoden: Anzüchtung in Zellkulturen, angebrüteten Hühnereiern, Versuchstieren, Antigennachweis in Zellen (Organschnitte, Objektträgerausstriche, Zellkulturen) mit Fluoreszenzantikörpertechnik oder (in zellfreiem Milieu) mit Enzymimmunoassay; Elektronen- u. Immunelektronenmikroskopie, Nukleinsäurenachweis mit Hybridisierungsreaktionen, Polymerase-Kettenreaktion. **Indirekter Virusnachweis** erfolgt durch Antikörpernachweis mittels Enzymimmunoassay, Fluoreszenzantikörpertechnik (Immunfluoreszenztechnik), Neutralisationstest, Hämagglutinationshemmtest, Komplementbindungsreaktion.
**Virus|embryo|pathie:** ▸Embryopathie infolge diaplazentarer Virusinfektion (Tab.); z.B. ▸Röteln-Embryopathie oder ▸Zytomegalie. E viral embryopathy.
**Virus|enteritis,** Darmgrippe: durch Viren verursachte (Gastro-)Enteritis (mit Durchfall, Bauchkrämpfen,

| Virus | Symptome bei Infektion in der 1.–14. Woche | Symptome bei Infektion ab 15. Woche bis Ende der Gravidität | Symptome bei Infektion kurz vor der Geburt oder perinatal |
|---|---|---|---|
| Zytomegalie | Abort (?), Mikrozephalus, Enzephalitis | Enzephalitis, Hepatosplenomegalie, Chorioretinitis, Frühgeburt, Thrombozytopenie, minimale zerebrale Schäden | Zytomegalie |
| Röteln | u.a. Abort, Herzschäden, Katarakt, Mikrophthalmus, Hörschäden | Enzephalitis, Hepatosplenomegalie, Thrombozytopenie, Frühgeburt | – |
| Masern | u.a. Mikrozephalus, Herzfehler, Analatresie | intrauteriner Fruchttod, Frühgeburt | Masern |
| Herpes simplex 1 u. 2 | Einzelfälle: Mikrophthalmus, Mikrozephalus, Chorioretinitis | – | generalisierte Herpesinfektion, (tödliche) Enzephalitis |
| Varicella-Zoster | Einzelfälle: Augenfehlbildungen, zerebrale Schädigungen | Enzephalitis, bullöses Hautexanthem, Frühgeburt | generalisierte Varizellen |
| Coxsackie B | – | – | Enzephalitis, Myokarditis, Hepatitis |
| Mumps | Einzelfälle: Abort | – | – |
| lymphozytäre Choriomeningitis | Abort? | Einzelfälle: Enzephalitis, Chorioretinitis | – |
| Hepatitis B | – | – | Hepatitis, z.T. chronisch |
| Hepatitis C | – | – | Hepatitis |
| Poliomyelitis | Abort | intrauteriner Fruchttod, Frühgeburt | Poliomyelitis |

**Virusembryopathie:** Virusinfektionen in der Schwangerschaft u. deren evtl. Folgen für das Kind: Embryopathie, Fetopathie, perinatale Infektion.

Erbrechen, Fieber, Muskelschmerzen); eine der häufigsten Erkrankungen im Kindesalter, in der Dritten Welt wesentliche Ursache der Kindersterblichkeit. Rota- u. Adenoviren sind die häufigsten Erreger in Mitteleuropa, in den Tropen das Norwalk-Agens. Die V. führt zu Störungen der Glukose-unabhängigen Natriumpumpe, Wasser- u. Elektrolytverluste führen zu Dehydratation. *Ther.:* je nach Ausprägung durch ovale oder kontrollierte parenterale Rehydratation. – Ferner die v. a. durch Enteroviren hervorgerufenen, aber auch bei Grippe, Hepatitis, Masern usw. auftretenden gastrointestinalen Begleitsymptome. E viral enteritis, virus e.

**Virus|enzephalitis:** durch Viren verursachte ▸Encephalitis bzw. ▸Encephalomyelitis. Häufigste Erreger (auch der pränatalen V.) Herpesviren, ARBO-Viren, ferner Picorna- (v. a. Coxsackie A Typ 2, 5 u. 6, Coxsackie B Typ 2, 3, 4 u. 5), ECHO-Viren (Typ 7, 9, 11 u. 14), Poliomyelitis- und Encephalomyocarditis (EMC)-Virus. ***Klinik:*** Kopfschmerzen, Verwirrtheit, Fieber, Bewusstseinstrübung. ***Diagn.:*** Leukozytose, BKS-Erhöhung, Zell- u. Eiweißvermehrung im Liquor; Herddiagnostik durch EEG, CT, NMR. ***Ther.:*** Einzige behandelbare Form ist die Herpesenzephalitis (Aciclovir); Therapie bereits bei Verdacht. E viral encephalitis, virus e.

**Virus|grippe:** ▸Grippe; s. a. ▸Influenza... E influenza. – **V., gastrointestinale:** ▸Virusenteritis.

**Virus|hepatitis:** diffuse Entzündung der Leber mit lymphozytärer Infiltration, verursacht durch bisher fünf bekannte Viren (Typ A–E). ***Diagn.:*** histologisch Einzelzellnekrosen des Leberparenchyms, Proliferation von Kupffer-Sternzellen u. Infiltration der Periportalfelder mit Plasmazellen, Lympho- u. Histiozyten. Labor: deutlich erhöhte Transaminasen (GPT > GOT), bei Ikterus Bilirubinanstieg, leichte Erhöhung von Gamma-GT u. AP; im Blut Lymphozytose, evtl. Serumeisen- u. Gammaglobulinanstieg. Bei schweren Verläufen Abfall von Cholinesterase, Quick-Wert u. Serumalbumin. ***Klinik:*** häufig asymptomatisch; Prodromalstadium mit Symptomen eines grippalen Infektes, Arthralgien, passagerem Exanthem u. gastrointestinalen Beschwerden, bei ca. 30 % der Patienten entwickelt sich ein Ikterus. Leber vergrößert u. druckschmerzhaft, Milz u. Lymphknoten können vergrößert sein. Komplikationsreiche Verläufe können protrahiert, rezidivierend oder fulminant sein, mit Cholestase (intrahepatisches Verschlusssyndrom) einhergehen oder zur chronischen ▸Hepatitis führen. Zahlreiche extrahepatische Manifestationen sind möglich. Bei Viruspersistenz (Typ B/D u. C) kann der Patient gesunder Virusträger sein, eine chronisch-persistierende oder eine chronisch-aggressive Hepatitis entwickeln. Eine ▸Leberzirrhose kann entstehen, es besteht ein erhöhtes Risiko für das Auftreten eines primären ▸Leberzellkarzinoms. E viral hepatitis, virus h. – **V. Typ A:** Erreger ist das Hepatitis-A-Virus (HAV, gehört zur Picorna-Gruppe). Infektionsweg fäkal-oral, Inkubationszeit von etwa 20–50 Tagen. In jüngerem Alter oft inapparenter Verlauf, sporadisches oder epidemisches Auftreten,

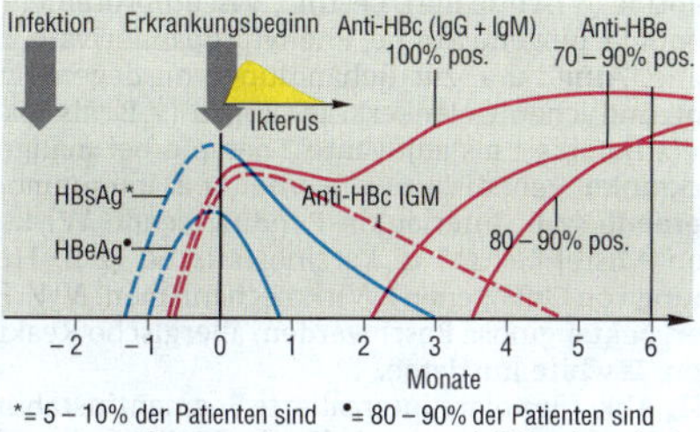


*= 5 – 10% der Patienten sind HBsAg-negativ
5 – 15% der Patienten werden Träger des HBsAg
•= 80 – 90% der Patienten sind bei Erkrankungsbeginn HBeAg-positiv

**Virushepatitis Typ B:** Verlauf der Serologie. [131]

lebenslange Immunität. Infektiosität während der Inkubationszeit u. der ikterischen Phase über orale Kontakte u. Stuhl hoch, etwa 3 Wochen nach Krankheitsbeginn bzw. beim Verschwinden des Ikterus ist das Virus im Stuhl nicht mehr nachweisbar. Sehr selten Rezidivfälle. – **V. Typ B:** Erreger ist das Hepatitis-B-Virus (HBV, Hepa-DNS-Virus). Parenterale Übertragung (Geschlechtsverkehr, infizierte Nadeln, diaplazentar, direkter Hautwundenkontakt v. a. bei Kindern), Inkubationszeit 30–180 Tage. Unterschiedliche Schweregrade der Erkrankung, entweder als akute Hepatitis mit Ausheilung, als chronische Hepatitis mit möglichem Übergang in eine spätere Zirrhose, als fulminante lebensbedrohliche Erkrankung oder als akute Hepatitis mit anschließender Rekonvaleszenz, jedoch fortgesetzter Virusreplikation (asymptomatischer Carrier-Status); s. a. Abb. – **V. Typ C:** Erreger ist das Hepatitis-C-Virus (gehört zur Flavivirus-Gruppe). Hauptsächlich parenterale Übertragung, Inkubationszeit 2–14 Wochen, betroffen sind v. a. Risikogruppen (i. v. Drogenabusus, Hämophile, Dialysepatienten, posttransfusionell). Chronische Verläufe nach akuter Hepatitis C häufig (50–70 %). – **V. Typ D:** Erreger ist ein RNS-Virus (HDV), das selbst nur pathogen ist, wenn gleichzeitig HBV anwesend ist (Co- oder Superinfektion). Parenterale Übertragung, in Mitteleuropa noch relativ selten u. überwiegend bei Risikogruppen. Als Superinfektion verläuft Hepatitis D oft sehr rasch progredient. – **V. Typ E:** Erreger ist das Hepatitis-E-Virus (HEV; gehört zu den Caliciviren). Übertragungsweg fäkal-oral, Inkubationszeit 2–9 Wochen, Auftreten sporadisch u. epidemisch im tropischen u. subtropischen Raum. Verlauf in den meisten Fällen ähnlich wie bei Hepatitis A, bei Gravidität tritt in 10–20 % eine fulminante Hepatitis auf. – **V. Typ G:** Infektion mit dem GB-Virus-C (früher irrtümlich Hepatitis-G-Virus genannt, gehört zu den Flaviviren), das keine Hepatitis auslöst; v. a. parenterale Übertragung; häufig Koinfektion bei V. Typ C (gleicher Übertragungsweg).

**Virus|in|aktivierung:** Hemmung der Vermehrungsfähigkeit von Viren (v. a. zur Herstellung von Plasmaderivaten u. Impfstoffen). Auswahl von Methoden (meist kombiniert eingesetzt): 1) Dampf unter Überdruck; 2) Pasteurisieren (60 °C, 10 h); 3) Lösungsmittel u. Detergenzien (nur Viren mit Lipoidhülle); 4) β-Propiolacton u. UV-Bestrahlung; 5) nur zur Abreicherung, nicht Inaktivierung geeignet ist die Chromatographie (z. B. Immunoadsorption von Faktor VIII). E inactivation of virus(es).

**Virus|infektion:** s. u. ▸Virus. E viral infection, virus i.

**Virus|inter|ferenz:** Phänomen, dass eine Zweitinfektion mit homo- oder heterologen Viren durch Replikationshemmung (als Fremd-I. infolge Interferon-Bildung) verhindert wird; z. B. bei Influenzaviren (als »homologe oder Selbst-I.«), zwischen den drei Stämmen des Poliovirus, zwischen Coxsackie B u. Polio. E virus interference.

**Virus|keratitis:** die ▸Keratoconjunctivitis epidemica (hervorgerufen durch ▸Adenoviren). E virus keratitis, epidemic k.

**Virus|klassifikation:** Einteilung der Viren aufgrund charakteristischer Merkmale (Tab.); erfolgte ursprünglich nach biol. Merkmalen (z. B. Erkrankung, Organ, Wirt); heute v. a. nach chem. u. physikal. Daten, wobei zunächst die Einteilung meist in die Hauptgruppen ▸DNS-Viren u. ▸RNS-Viren erfolgt, die weitere Unterscheidung z. B. nach Nucleocapsid-Symmetrie (helikal, kubisch oder komplex), Virushülle (Envelope oder nicht), Größen- u. Strukturparametern (z. B. Kapsid, Anzahl der Kapsomere), Empfindlichkeit gegen Fettlösungsmittel etc. E virus classification.

**Virus|last:** ▸Virusmenge.

**Virus|marker:** die zur Charakterisierung (»Markierung«) eines Stammes herangezogene typ., genetisch fixierte Eigenschaft (»Marker«), z. B. bei Polioviren

| | |
|---|---|
| DNS (ss) | **Parvoviridae** (ohne Hülle)<br>Parvovirus |
| DNS (ds) | **Papovaviridae** (ohne Hülle)<br>Papillomavirus, Polyomavirus, vacuolating virus (SV40) |
| DNS (ds) | **Adenoviridae** (ohne Hülle)<br>Adenovirus |
| DNS (ds) | **Herpesviridae** (mit Hülle)<br>Herpes-simplex-, Varicella-Zoster-, Zytomegalie-, EPSTEIN-BARR-Virus |
| DNS (ds) | **Poxviridae** (mit Hülle)<br>Variola-, Vaccinia-Virus;<br>Orf-, Melkerknoten-Virus;<br>Molluscum-contagiosum-Virus |
| RNS (ds) | **Reoviridae** (ohne Hülle)<br>Reo-, Orbi-, Rotavirus |
| RNS (ss) | **Picornaviridae** (ohne Hülle)<br>Enterovirus (Polio-, Coxsackie-, Echovirus);<br>Rhinovirus; Cardiovirus |
| RNS (ss) | **Togaviridae** (mit Hülle)<br>Alphavirus (früher Arbo A);<br>Flavivirus (früher Arbo B);<br>Rubivirus (Rubella = Rötelnvirus) |
| RNS (ss) | **Bunyaviridae** (mit Hülle)<br>Bunyavirus (mit > 145 Arten);<br>Phlebovirus; Nairovirus |
| RNS (ss) | **Orthomyxoviridae** (mit Hülle)<br>Influenzavirus A, B, C |
| RNS (ss) | **Paramyxoviridae** (mit Hülle)<br>Parainfluenza-, Mumps-, Masern-, RS-Virus |
| RNS (ss) | **Rhabdoviridae** (mit Hülle)<br>Lyssavirus; Vesiculovirus |
| RNS (2 × ss) | **Retroviridae** (mit Hülle; reverse Transcriptase)<br>Oncovirus (HTLV I);<br>Lentivirus (Visna-, Maedi-Virus; HIV) |
| RNS (ss) | **Arenaviridae** (mit Hülle)<br>Lassa, Junin, Machuyo |
| RNS (ss) | **Coronaviridae** (mit Hülle)<br>Coronavirus |
| | **Hepatitisviren** |
| RNS (ss) | Hepatitis-A-Virus (ohne Hülle)<br>Klassifikation: Picornaviridae |
| DNS (ss/ds) | Hepatitis-B-Virus (mit/ohne Hülle)<br>Klassifikation: Hepadnaviridae |
| RNS (ss) | Hepatitis-C-Virus (mit Hülle)<br>Klassifikationsvorschlag: Flavi-/Pestiviridae |
| RNS | Hepatitis-D-Virus<br>Einordnung unbekannt |
| RNS (ss) | Hepatitis-E-Virus<br>Klassifikation: Caliciviridae |
| *ds = double-stranded (doppelsträngig);*<br>*ss = single-stranded (einsträngig)* | |

**Virusklassifikation:** Einteilung der Familien humanpathogener Viren; mit Beispielen.

die – sich bei attenuierten Stämmen charakteristisch ändernde – Neuropathogenität.

**Virus|menge,** Viruslast: für Therapieentscheidungen (z.B. Ansprechen antiretroviraler Substanzen) v.a. bei ▸AIDS oder Virushepatitis C bedeutsame Kenngröße, die die Menge der Viren in (Kilo-)Äquivalenten pro Volumeneinheit (ml) Plasma oder Blut angibt. **E** viral load.

**Virus|meningitis:** akute seröse (»asept.«, »abakteriel-le«) M. durch Picorna-, seltener durch Mumps-, LCM-, ARBO- u. andere Viren. **E** viral meningitis.

**Virus|myokarditis:** durch Viren bedingte (interstitielle) Entzündung des Herzmuskels; meist als Komplikation allgemeiner Viruserkrankungen. Erreger: Coxsackie-, Adeno-, Influenza-, ARBO- u. Enzephalomyocarditis-Viren; s.a. ▸Myokarditis. **E** viral myocarditis.

**Virus|neutralisation:** ▸Neutralisationstest. **E** virus neutralization (test).

**Virus|pankreatitis:** Pankreasaffektion im Verlauf einer Virusinfektion (v.a. Mumps, seltener Coxsackie-Infekt). **E** viral pancreatitis.

**Virus|papillom:** ▸Verruca.

**Virus|pneumonie:** s.u. ▸Pneumonie, primär-atypische; s.a. ▸Bronchopneumonie. **E** viral pneumonia.

**Virus|rezeptoren:** spezifische, die Anlagerung der Viren bedingende Strukturen der Zellmembran, an denen die Adsorption der Viren stattfindet. **E** virus receptors.

**Virustaltica, -tika:** ▸Virostatica. **E** virustatics.

**viru|statisch:** die Vermehrung von Viren hemmend (▸Virostatica). **E** virustatic.

**Virus|züchtung:** die im Versuchstier oder auf lebenden (z.B. Eikultur) oder kultivierten Zellen (»Gewebekultur«) mögliche Virusvermehrung; z.B. als Einzellschicht- (auch als Plaque-Test zur Titration), Suspensions-, MAITLAND-Kultur. **E** virus culture.

**Viru|zidie:** vollständige bzw. dauerhafte Virusinaktivierung. **E** virucidy.

**Vis a tergo** *(latein.)*: die »von hinten wirksame Kraft«, z.B. die durch die Herzsystole verliehene kinet. Energie, die das Blut durch das Gefäßsystem führt. **E** vis a tergo.

**Viscance** *(engl.)*: der visköse Lungenwiderstand (Atemwiderstand); als »visköser Widerstandskoeffizient« errechnet, unter Annahme einer konst. Compliance, aus den mittels Ösophagussonde u. Pneumotachometer ermittelten Druck- u. Flusswerten.

$$R_{visc} = \frac{P_{visc}}{V}$$

**Viscance.**

**Viscera** *(latein.)*: die ▸Eingeweide. **E** viscera.

**visceral brain** *(engl.)*: Bez. der psychosomat. Medizin für das limb. System als dem Hypothalamus übergeordneter Teil des vegetativ-nervösen (u. auch psychischen) Regulationssystems.

**visceralis** *(latein.)*: die Eingeweide betreffend. S.a. ▸Viszeral... **E** visceral.

**Viscero|cranium,** Gesichtsschädel: ▸Cranium viscerale. **E** viscerocranium.

**viscidus** *(latein.)*: viskös. **E** viscid, viscous.

**Viscum album:** die »Mistel«; angewandter Pflanzenteil: Mistelkraut (Visci albi herba aus Stängeln, Blättern u. Früchten); Inhaltsstoffe u.a.: toxische Polypeptide (Viscotoxine), Lectine, Viscumproteine, Flavonoide, biogene Amine, Phenylpropanderivate, Lignane. ***Anw.:*** u.a. zur Behandlung von degenerativentzündlichen Gelenkerkrankungen (z.B. als lokale Reiztherapie); als adjuvante Therapie bei malignen Erkrankungen, diskutiert werden u.a. immunmodulierende (z.B. Interleukin-1 induzierende Wirkung von Mistel-Lektin) u. karzinostatische (z.B. Hemmung von Onkogenen) Wirkmechanismen. ***NW:*** Fieber, pektanginöse Beschwerden, allergische Reaktionen. **E** white mistletoe.

**VISI,** Abk. für volare intercalierte Segmentinstabiltät: Form der Instabilität nach distaler Radiusfraktur, bei der die distale Gelenkfläche des Os lunatum nach volar gekippt ist.

**visibel:** sichtbar. **E** visible.

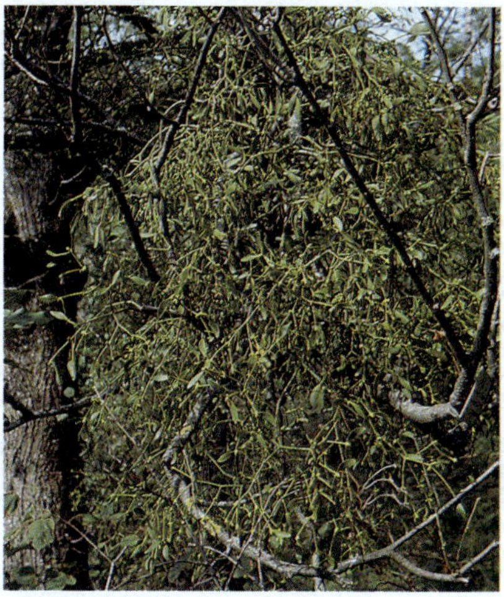

**Viscum album.** [448]

**Visier|lappen:** *Chirurgie* (MORGAN) nach Art eines Helmvisiers auf den Hautdefekt zu klappender Brückenlappen; ursprüngl. vom Kinn entnommen für die Unterlippenplastik. Später gleiches Prinzip am Fußstumpf u. in Fersennähe (SAMTER-»Steigbügellappen«), bei Fingerkuppendefekten (KLAPP). **E** hinged flap.

**Visio** *(latein.):* das Sehen (▸Visus). **E** vision.

**Vision:** *Psychologie* **1)** i.e.S. opt. Halluzination, z.B. im Fieberdelir. **E** visual hallucination. **2)** ▸PICK-Vision.

**Visite:** regelmäßig am Krankenbett stattfindende Gespräche des behandelnden Arztes u./oder des Pflegepersonals mit dem Pat. Dient zur Weitergabe von Beobachtungen, Darstellung des Krankheitsverlaufs, Befragung u. Untersuchung des Pat., Besprechung des weiteren Vorgehens, Abstimmen der pflegerischen u. med. Planung.

**Visko|chirurgie:** Chirurgie mit Anw. **viskoelastischer Substanzen** (v.a. Hyaluronsäure, Hydroxypropyl-Methylcellulose) zum Schutz empfindlicher Strukturen; v.a. in der Augenheilkunde (z.B. bei Staroperation, Hornhauttransplantation, Op. nach Augenverletzungen); intraokulare Strukturen werden besser erhalten, der Verlust von Hornhautepithelzellen wird vermindert. **E** viscosurgery.

**viskös, viskos:** zähflüssig (▸Viskosität). **E** viscous.

**Viskokanalostomie:** operatives Verfahren zur Senkung des Augeninnendrucks, das in Kombination mit tiefer ▸Sklerektomie durchgeführt wird. Weitung des Schlemmkanals mit Viskoelastika. **E** viscocanalostomy.

**Visko|pathie:** krankhafte Veränderung der Viskosität einer Körperflüssigkeit.

**Viskosi|metrie:** Messung der ▸Viskosität von Flüssigkeiten (u. Gasen) anhand ihres – von Temp. u. Druck abhängigen – Fließvermögens, ihres Widerstands gegen eindringende Körper oder ihrer inneren Reibung. ***Anw.*** z.B. *biochem* zur Abschätzung der Größe u. Gestalt von Makromolekülen, zum Nachweis von Protein-Konformationsänderungen während einer Reaktion; *hämat* die ▸Plasmaviskosität kann auch einfach mit einem Kapillarviskosimeter gemessen werden, während zur Bestimmung der ▸Blutviskosität die Einwirkung definierter Scherkräfte (v.a. im niedrigen Bereich) in Rotationsviskosimetern (Platte/Kegel oder Zylinder/Zylinder) notwendig ist; Messmethode der ▸Hämorrheologie. **E** viscosimetry.

**Viskosität,** Zähigkeit: die Fließeigenschaft gasförmiger u. flüssiger Stoffe, die einer auf sie einwirkenden Schubspannung ($\tau$) durch Verformung (mit Geschwindigkeit c) nach der Formel $\tau = f(c)$ entsprechen, d.h. sich »viskös« verhalten; gewissermaßen die »innere Reibung«. SI-Einh. der dynam. oder absoluten V. (»$\eta$«) ist die Pascalsekunde (sowie das Poise), der kinemat. V. (»$\nu$«) $m^2/s$ (ferner das Stokes). – Die zur V. reziproke Eigenschaft ist die Fluidität, die Zunahme der V. die Rheopexie, der transitorische Abfall durch erzwungene Bewegung die Thixotropie. S.u. ▸Blutviskosität, ▸Plasma-Viskosität; s.a. ▸Viskosimetrie, ▸Hämorrheologie. **E** viscosity.

**Visna:** eine meist letale Infektion (Entmarkungsenzephalomyelitis) der Schafe in Island; hervorgerufen durch ein Lentivirus (gehört zur Familie der ▸Retroviren). **E** visna.

**visual,** visual: das Sehen betreffend.

**visuell:** das Sehen betreffend, mit dem Auge wahrnehmbar. **E** visual. – **v. Blockadereaktion,** Abk. VBR: Abnahme bis Verschwinden der Grundaktivität des EEG auf optische Sinnesreize bei Lidöffnung u. Wiederauftreten bei Lidschluss. Standard-Reagibilitätstest im Routine-EEG. Teilaspekt einer allgemeinen gleichartigen Reaktion der Grundaktivität auf psychosensorielle Reize (Anruf, Kopfrechnen usw.). S.a. ▸Alpha-Blockierung. **E** alpha-blocking response, visual blocking reaction. – **v. evozierte Potentiale:** s.u. ▸evozierte Potentiale.

**vis(u)o...:** Wortteil »Sehen«.

**vis(u)o|motorische Koordination:** Übereinstimmung von Blick- u. Handbewegung; gestört bei hirnorgan. Schädigungen. **E** visuomotor coordination.

**Visus** *(latein.):* Sehen, *ophth* ▸Sehschärfe. **E** visual acuity.

**Viszera:** ▸Eingeweide. **E** viscera.

**viszeral:** die Eingeweide betreffend; s.a. ▸Viszeral..., ▸Splanchn... **E** visceral.

**Viszeral|bogen,** Branchialbogen: ▸Kiemenbogen. **E** visceral arch.

**Viszeral|chirurgie:** Teilgebiet der ▸Chirurgie, das sich mit der Prävention, Erkennung, operativen Behandlung sowie Nachbehandlung von Erkankungen, Verletzungen u. Fehlbildungen innerer Organe befasst. Berücksichtigt werden dabei Prinzipien der gastroenterologischen, endokrinen u. onkologischen Chirurgie der Organe u. Weichteile sowie der Transplantationschirurgie. Die Weiterbildungszeit beträgt 3 Jahre.

**Viszeral|hirn:** ▸visceral brain.

**Viszeral|knochen, -knorpel:** **1)** die aus den ▸Kiemenbögen (= Branchialbögen) hervorgehenden Skelettabschnitte. **E** visceral skeleton. **2)** aus einer Kiemenbogenanomalie resultierender Knochen bzw. Knorpel über einer seitl. Halsfistel.

**Viszeral|nerven|system:** das – die Eingeweide versorgende – ▸vegetative Nervensystem. **E** visceral nervous system.

**Viszeral|neuralgie:** von den Eingeweiden ausgehende neuralgiforme Schmerzen, z.B. Magen-, Leber-, Darm-, Nierenschmerzen. **E** visceral neuralgia.

**Viszer|ektomie:** op. Entfernung ganzer Eingeweideblöcke (»Ausweidung«); z.B. die **pelvische** oder **pelvine V.** (= Pelviektomie) als Radikalop. von Beckenorganen bei fortgeschrittenem Malignom. **E** viscerectomy.

**viszero...:** Wortteil »Eingeweide« (Viscera).

**viszero|kutaner Reflex:** spinaler Reflex mit Afferenz über autonome Fasern aus inneren Organen u. zentraler Verschaltung durch kutanen Reflexwegen zugehörige Interneurone; dadurch Beeinflussung der Erregbarkeit kutaner Reflexe von den Eingeweiden her, meist i.S. der Hyperpathie, u.U. Hautempfindungen hervorrufend; s.a. ▸HEAD-Zone. **E** viscerocutaneous reflex.

**Viszero|megalie:** Vergrößerung von Eingeweiden, i.e.S. die durch STH bedingte Wachstumszunahme bei Akromegalie, z.B. als Myokard- (mit Koronarinsuffizienz), Leberhypertrophie (mit rel. Durchblutungsmangel). **E** visceromegaly.

**Viszero|ptose,** Eingeweidesenkung: s.u. ▸Enteroptose. **E** visceroptosis.

**Viszero|tom: 1)** *Pathologie* stanzendes oder schneidendes Instrument (Trokar) zur diagnost. Gewebegewinnung aus inn. Organen der uneröffneten Leiche. **2)** *Anatomie* zu einem best. Dermatom in Beziehung stehender Abschnitt eines (Bauch-)Eingeweides. E viscerotome.

**viszero|viszeraler Reflex:** autonomer Reflex im Bereich innerer Organe, z.B. der Depressorreflex. E viscerovisceral autonomic reflex.

**Vita** *(latein.)*: Leben(sdauer). E life. – **V. maxima:** auf ein Höchstmaß gesteigerte Lebensfunktionen; Begriff aus der Sportmedizin (HILL 1925), bezogen auf die Beurteilung der menschlichen Höchstleistungsfähigkeit. – **V. minima:** auf das äußerste Mindestmaß reduzierte Lebensfunktionen; z.B. als pathol. Zustand infolge schwerer Stoffwechselstörungen.

**vital:** lebenswichtig, das Leben betreffend, lebenskräftig, mit ausgeprägter Lebenstätigkeit, im lebenden Zustand. E vital. – **v. Reaktion:** Zeichen einer Reaktion auf einen spezifischen äußeren Reiz, das den noch lebenden Organismus voraussetzt; z.B. Blutung in das Unterhautgewebe bei Stoß. Hat Bedeutung v.a. für gerichtsmedizinische Gutachten.

**Vital|färbung:** *Zytologie, Histologie* Farbmarkierung lebender Zellen oder Gewebe durch Substanzen, die die vitalen Zellprozesse nicht schädigen; z.B. im embryol. Tierexperiment, bei Zellkulturen; s.a. ▸Vitalitätsprüfung. E vital staining.

**Vital|funktionen:** Sammelbegriff für Atmung u. Kreislauf. E vital functions.

**Vital|gefühle:** *Psychologie* vitale ▸Leibgefühle. E gut feeling.

**Vital|indikation:** vitale ▸Indikation. E vital indication.

**Vitali-Probe** (DIOSCORIDE V., 1832–1917, pharmazeut. Chemiker, Bologna): **1)** modif. Guajakprobe als Blutnachweis bzw. Eiterprobe. **2)** (i.e.S.) Gallensäuren-Nachweis. E Vitali's test.

**vitalis** *(latein.)*: zum Leben gehörend, ▸vital. E vital.

**Vitalität:** »Lebendsein«, i.e.S. die Lebenstüchtigkeit (Kriterien: körperl. Entwicklung, Anpassungs- u. Konkurrenzfähigkeit, Dauer der Fortpflanzungsfähigkeit, Zahl u. Fertilität der Nachkommen, beim Menschen ferner die Erlebnisfähigkeit). E vitality.

**Vitalitäts|prüfung: 1)** *Zahnmedizin* Prüfung der Sensibilität eines Zahnes durch Reizen mit extremer Kälte oder elektr. Strom zwecks Ausschlusses bzw. Bestätigung des Pulpentodes. E test for vitality. **2)** *Immunologie* Untersuchung z.B. der Lymphozyten auf Vitalität anhand der Vitalfärbung einer Lympho-Suspension mit Trypanblau (das nicht von vitalen Zellen aufgenommen wird). E vitality test.

**Vital|kapazität,** Abk. VK, Abk. $VT_{max}$: *Physiologie* das nach max. Exspiration eingeatmete max. Atemvolumen. S.a. ▸Spirogramm (dort Abb.). E vital capacity.

**Vitallium®:** Co-Cr-Legierung z.B. für Dentaltechnik. E Vitallium.

**Vital|mikro|skopie:** Beobachtung lebender Strukturen (Haut, Schleimhaut, Auge) mit dem binokularen Auflichtmikroskop.

**Vita|mere:** chemisch verwandte Verbindungen mit qualitativ gleicher biologischer Vitaminwirkung. E vitamers.

**Vit|amin(e),** Abk. Vit.: (C. FUNK 1911/12) lebensnotwendige (»Vita-«) Nahrungsbestandteile, deren Nichtzufuhr Mangelerscheinungen auslöst. Gruppe organ. Wirkstoffe, die für die normalen Funktionen heterotropher Lebewesen mehr oder weniger obligat und – da nur aus äußeren Quellen bzw. unter dem Einfluss von Milieufaktoren (z.B. Darmflora) zugänglich – bedarfsgerecht zuzuführen sind. Ihre spezif., nur biokatalyt. Wirkung beruht auf Ersatz der dem metabol. Verschleiß unterliegenden Wirkgruppen von Enzymen. Mangel infolge ungenügender Zufuhr oder Resorption (s.a. ▸Malabsorption), Störung von Darmflora oder Metabolismus, Antivitamin-Einwirkung (▸Vitaminantagonisten) oder gesteigerten Verbrauchs führt zu spezif. Hypo- u. Avitaminosen (Vitaminmangelkrankheiten); ein Überangebot zu Hypervitaminosen (mit Krankheitserscheinungen nur beim stark speicherbaren A u. D). **Wasserlöslich** sind $B_1$, $B_2$, $B_6$, $B_{12}$, Biotin, Pantothensäure, Niacin u. Niacinamid (PP), Fol- u. Folinsäure (Citrovorumfaktor), C u. Bioflavonoide; **fettlöslich** A, D, E, F u. K. Die alphabet. Bez. ist historisch bedingt: Die beiden ersten extrahierten essentiellen Nahrungsbestandteile unterschieden sich durch Fett- u. Wasserlöslichkeit und wurden mit A u. B bezeichnet. Aus der wasserlösl. Fraktion wurden die stukturell verschiedenen B-Vit. isoliert und mit $B_1$, $B_2$ etc. bezeichnet. Anders bei den fettlösl. Vit.: Dort bedeutet die Unterteilung mit Zahlen, dass es sich um Strukturanaloge des jeweiligen Vit. handelt. Heute können alle Vit. (außer $B_{12}$) synthetisch hergestellt werden. E vitamin(s). –

| mit Coenzym-Funktion | ohne Coenzym-Funktion | Vitamin-ähnl. Wirkstoffe |
|---|---|---|
| Vit. $B_1$<br>Vit. $B_6$<br>Vit. $B_{12}$<br>Vit. K*<br>Vit. PP<br>Biotin<br>Folsäure<br>α-Liponsäure<br>Pantothensäure | Vit. A*<br>Vit. C<br>Vit. D*<br>Vit. E* | Vit. F<br>Vit. T (Carnitin)<br>Flavonoide<br>*meso*-Inosit |
| * *lipoidlöslich* | | |

**Vitamin(e):** Klassifizierung.

**Vit|amin A,** Axerophthol: Oberbegriff für Vit. $A_1$ (Retinol), $A_2$ (3-Dehydroretinol) u. deren Derivate. Gelbe, fettlösl., durch Sauerstoff- u. UV-Einwirkung inaktivierbare Verbindungen. ***Vork.*** frei sowie proteingebunden in Milch, Leber (v.a. Fisch), Eigelb etc. Als Provitamine (Carotinoide) in zahlr. Pflanzen u. hieraus (v.a. β-Carotin) im tierischen Körper vermutl. in der Dünndarmwand gebildet und in der Leber gespeichert (meist als Palmitat). $A_1$-Aldehyd als prosthet. Gruppe im ▸Rhodopsin. ***Stoffwechsel:*** beteiligt an Keratinisierung und Biosynthese der Glykoproteine und Glykolipide. **Vitamin-A-Mangel** tritt v.a. infolge von Resorptionsstörungen auf und führt zu Epithelschäden an Haut u. Schleimhäuten: follikuläre Hyperkeratose (»Krötenhaut«), Leukoplakien der Atem- u. Harnwegsschleimhäute, Plattenepithelmetaplasien in Speichel- u. Schleimdrüsen des Verdauungstraktes mit Diarrhöen, Keratomalazie, Xerophthalmie; außerdem zu Sehstörungen (Hemeralopie) und wahrsch. auch Störung der Steroid-Biosynthese. Eine **Vitamin-A-Hypervitaminose** bei chron. Überdosierung führt zu trockener, rauer Haut, Mundwinkelrhagaden, follikulären Keratosen, Haarausfall und evtl. Knochen- u. Gelenkbeschwerden sowie Anorexie, Reizbarkeit, Fieber, Hepatomegalie, periostalen Schwellungen u. Schmerzlähmungen. Bei akuter Intoxikation kommt es zu Kopfschmerzen, Nausea, Vertigo; bei Kindern als ▸MARIE-SÉE-Syndrom. E vitamin A, retinol. – **Vitamin-A-Hypervitaminose:** s.u. ▸Vitamin A. E hypervitaminosis A. – **Vitamin-A-Säure,** Retinsäure, Tretinoin: ▸Retinoid; ***Wirkung:*** starker Einfluss auf Proliferation u. Ausdifferenzierung der Epidermis; bewirkt bei Hyperkerato-

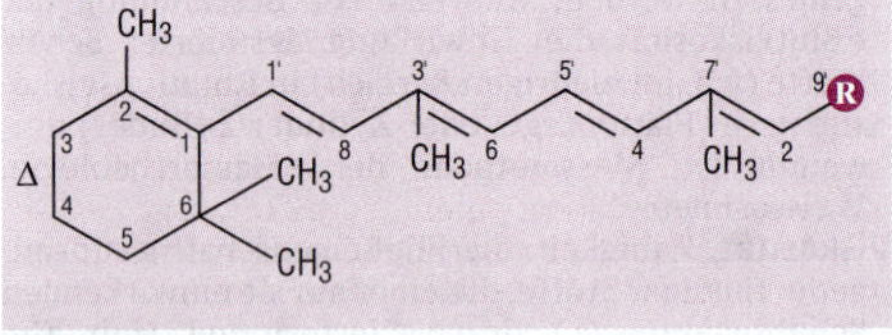


**Vitamin A.**

se, Parakeratose, follikulärer Keratose Normalisierung. Externe ***Anw.*** z.B. bei Akne vulgaris; ***NW:*** u.a. Gefahr einer toxischen Hautirritation (Kontaktdermatitis), daher Sonnenexposition meiden. **E** vit. $A_1$ acid, retinoic acid. – **Vit|amin B$_1$,** Thiamin, Aneurin: wasserlösliches, hitze-, alkali- u. $O_2$-labiles Vitamin. Natürliches Vork. in Getreide (Keimling, Hülle), Hülsenfrüchten, tier. Leber, Muskelfleisch, Hefe; wird auch ernährungsabhängig im Darm mikrobiell synthetisiert. ***Stoffwechsel:*** Vit. $B_1$ ist unentbehrlich für den Kohlenhydratstoffwechsel: als »Cocarboxylase« prosthet. Gruppe in Enzymen für Pyruvatdecarboxylierung, Bildung von Acetyl-CoA, von Bernsteinsäure im KREBS-Zyklus; außerdem beteiligt an der Acetylcholin-Bildung. Wird weder gespeichert noch als Überangebot resorbiert; wird v.a. in der Leber in Pyrophosphatform (Coenzym) überführt u. in der Niere dephosphoryliert (Harnexkretion 50 µg/24 Std. als freies u. als Sulfatester). Bei **Vitamin-B$_1$-Mangel** infolge Minderangebots oder Resorptionsstörung Blockade der Transketolasereaktion in Erythrozyten mit Anstieg der Pentosephosphate auf 3fache Normwerte, erhöhter Pyruvat- u. Lactatblutspiegel, vermind. Harnexkretion. Es kommt zu Magen-Darm-Beschwerden, Appetitlosigkeit, Müdigkeit, Gewichtsverlust, Tachykardie (im EKG: kleines T), Wasserhaushaltsstörung, neurol. Symptomen (periphere Lähmungen, Hypo- bis Atonien, Konzentrationsschwäche, evtl. Depression), bei schwerer Ausprägung Beriberi, beim Alkoholiker WERNICKE-Pseudoenzephalitis, KORSAKOW-Syndrom, Delir. Als Therapie orale Tagesgaben von 20–30 mg $B_1$. – Als **Vitamin-B$_1$-Antagonisten** die »Antivitamine« Amprolium, 2-Methylthio- u. Oxypyrithiamin sowie natürl. »Thiaminasen«, Zimtsäure-Derivate etc. **E** vitamin $B_1$, thiamin. – **Vit|amin B$_2$,** Riboflavin, Lactofla-

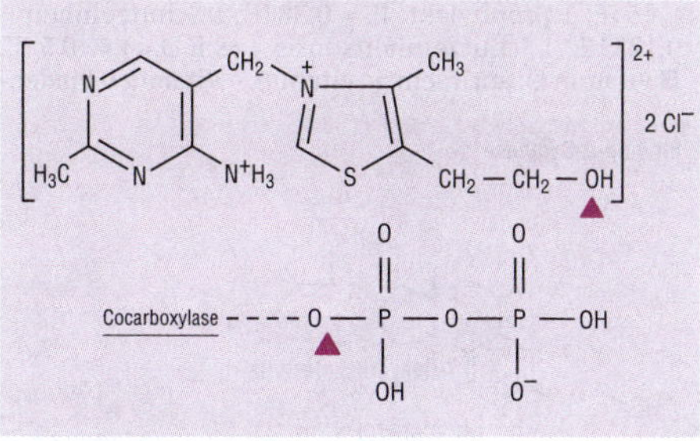


**Vitamin B$_1$.**

vin: alkali- u. lichtempfindliches Vit., in Lsg. gelbgrün fluoreszierend. Wichtig als Wirkgruppe (FMN, FAD) der ▸Flavinenzyme. Nahrungs-$B_2$ wird nach Phosphorylierung in der Darmwand resorbiert. **Vitamin-B$_2$-Mangel** führt zu Ektodermschäden (u.a. Linsentrübung, Keratitis, Korneavaskularisation), neurovegetativen u. urogenitalen Störungen (s.a. ▸Ariboflavinose). Hemmung durch strukturähnl. **Vitamin-B$_2$-Antagonisten**: mit ersetzten Methylgruppen z.B. Dichlorriboflavin, mit an $N_{10}$ veränderter Ribityl-Seitenkette z.B. Galaktoflavin, mit verändertem Pyrimidinring z.B. Dichlorsorboflavin. **E** vitamin $B_2$, riboflavin. – **Vit|amin B$_6$,** Pyridoxin, Adermin: Oberbegriff für die Pyridoxine Pyridoxal, Pyridoxamin, Pyridoxol; bei Mensch u. Tier als Phosphat wirksam. Natürliches Vork. (alkali- u. thermostabil, aber photosensibel) v.a. in Reis, Mais, grünem Gemüse, Eigelb, Hefe, tier. Leber u. Muskelfleisch; tgl. Bedarf ca. 2 mg. ***Stoffwechsel:*** als Coenzym zahlreicher Enzyme (z.B. Transaminasen, Dehydratasen, Sulfhydrasen, Carboxylasen) beteiligt am Aminosäurenaufbau u. -umsatz, an Porphyrin- u. Lipidsynthese (?). **Vitamin-B$_6$-Mangel** kann nutritiv oder durch $B_6$ inaktivierendes Hydrazon bei INH-Langzeitmedikation bedingt sein. Er führt zu einem Pellagra-ähnl. Bild mit

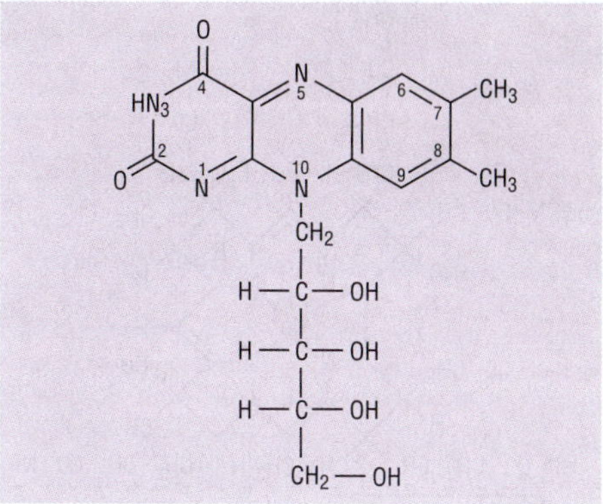

**Vitamin B$_2$.**

Pigmentstörungen, seborrhoischer Dermatitis, normo- bis hypochromer Anämie (sideroachrestisch infolge Hemmung der $B_6$-Phosphat-abhängigen δ-Aminolävulinsäure-Synthetase, dem »Schrittmacherenzym« der Hämsynthese). Beim künstl. ernährten Säugling als Vitamin-$B_6$-Mangelsyndrom die LIMER-Krankheit, v.a. bei Verwendung stark erhitzter Pulvermilch: gesteigerte Erregbarkeit, Schreckhaftigkeit, Krampfanfälle, vermehrte Xanthurensäure-Ausscheidung im Harn (durch Tryptophan-Gabe provozierbar). Beim Neugeb. kann es aufgrund eines autosomal-rezessiv vererbten Pyridoxin-Stoffwechseldefekts zu generalisierten, nur auf Vit. $B_6$, nicht aber auf Antikonvulsiva ansprechenden Krämpfe kommen. Nachweis des Mangels anhand vermehrter Xanthurensäure im Harn u. Ausscheidung von 3-Hydroxykynurenin (Abbau zu Nicotinsäure blockiert). **E** vitamin $B_6$, pyridoxine. – **Vit|amin B$_{12}$,** (Cyano-)Cobalamin, Antiperniziosa-Faktor, Extrinsic-Faktor: (1948) zu den Corrinoiden zählendes wasserlösl. Vit. (> 60 C-Atome, zentrales Co). Früher aus tier. Leber isoliert, heute mikrobiol.-technisch (z.B. mittels Streptomyces-Kulturen) produzierbar. Natürliches Vork. (aber keine Biosynthese) bei Mensch u. Tier v.a. in Leber als physiologisches, speicherfähiges Aquocobalamin und, bakteriell gebildet, im Darm (schlecht resorbierbar). ***Stoffwechsel:*** Resorption v.a. nach Bindung an Intrinsic-Faktor, da so als Komplex geschützt gegen Darmbakterien. Speicherung v.a. in der Leber (bis zu 1 mg von insges. 2–5 mg $B_{12}$-Körperbestand). Im Plasma an drei Glykoproteine (Transcobalamin I–III) gebunden. Als Coenzym, z.T. unter Folsäure-Beteiligung, wesentlich am Fett-, Kohlenhydrat- u. Nucleinsäure-Stoffwechsel beteiligt, unentbehrlich für normale Erythropoese u. Nervenzellfunktion; essentieller Wachstumsfaktor für bestimmte Mikroorganismen. **Vitamin-B$_{12}$-Mangel** v.a. bei Intrinsic-Faktor-Mangel (Magenschleimhautatrophie, Gastrektomie), nach ausgedehnter Dünndarmresektion und bei Dünndarmirritation infolge Verkleinerung bzw. Blockade des Resorptionsareals (u.a. bei Divertikulose, Syndrom



| R – | Präfix | Vitamine (*internationale Bezeichnung) | |
|---|---|---|---|
| N≡C – | Cyano- | $B_{12}$ | Cyanocobalamin* |
| HO – | Hydroxo- | $B_{12a}$ | Hydroxocobalamin* |
| [$H_2O$] – | Aquo- | $B_{12b}$ | Aquocobalamin* |
| ONO – | Nitrito- | $B_{12c}$ | Nitrosocobalamin* |
| $H_3C$ – | Methyl- | | Methylcobalamin |
| 5′-Desoxyadenosyl- | | $CoB_{12}$ | Coenzym $B_{12}$ |

**Vitamin B$_{12}$:** Derivate.

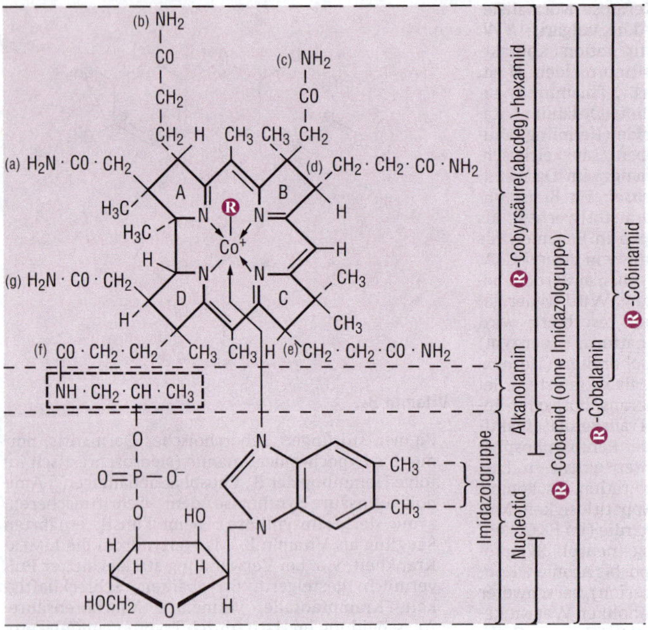


**Vitamin B$_{12}$.**

der blinden Schlinge) sowie nach Neomycin-, Colchicin-, PAS-Medikation, bei Bandwurm-Befall (vermehrter Verbrauch) u. als familiäre B$_{12}$-Malabsorption (▸IMERSLUND-GRÄSBECK-Syndrom). ***Klinik u. Diagn.:*** nach Erschöpfung der Leberreserven perniziöse Anämie u. funikuläre Spinalerkrankung, selten symptomat. Psychose (z.B. depressiv, paranoid- oder einfach-halluzinator.). Verifizierung der Störung bzw. des Mangels mit ▸SCHILLING-Test, anhand erniedrigter Werte im Blut (Norm 200–640 pg/ml) u. Harn (Norm 150 mg/24 Std.) sowie Nachweis von Methylmalonat im Harn. E vitamin B$_{12}$, cyanocobalamin. – **Vit|amin B$_c$:** ▸Folsäure. E vitamin B$_c$, folic acid. – **Vit|amin-Ḅ-Komplex:** gegen ▸Beriberi wirksames Gemisch aus Vit. B$_1$, B$_2$, B$_6$ u. B$_{12}$, Biotin, Nicotinsäureamid und Pantothensäure. E vitamin B complex. – **Vit|amin C̣:** ▸Ascorbinsäure. E vitamin C, ascorbic acid. – **Vitamin-C-Mangelsyndrom:** ▸Skorbut, ▸MOELLER-BARLOW-Krankheit. E vitamin C deficiency syndrome. – **Vit|amin Ḍ,** Calciferol, antirachitischer Faktor, D-Gruppe: Sammelbegriff für fettlösl., photosensible Sterinderivate; insbes. die Vit. D$_2$ u. D$_3$ (Ergo- bzw. C[h]olecalciferol = Ercalciol bzw. Calciol) sowie deren natürl. Provitamine Ergosterin u. 7-Dehydrocholesterin, aus denen sie in der Haut unter UV-Einwirkung entstehen. Natürl. Vork. des D$_3$ in tier. Geweben, Leberölen aller Fische, Hühnereiern, Milch, Butter. ***Stoffwechsel:*** Die intestinal angebotenen Vorstufen unterliegen normaler Fettresorption. In der Leber wird 25-Hydroxycholecalciferol (Calcidiol) u. in der Niere der wirksamste Metabolit 1,25-Dihydroxycholecalciferol (Calcitriol) gebildet. Im Körper erfolgt Speicherung; tgl. Bedarf 2–10 µg. Bei der **Vitamin-D-Hypervitaminose** infolge Überdosierung kommt es zu Ca-Mobilisierung mit Hyperkalzämie u. -urie, Hypophosphatämie u. Nephrokalzinose; ferner Hyperazotämie, Citratanstieg, Verminderung der alkal. Phosphatase. Folgen sind Appetitlosigkeit, Erbrechen, Obstipation, evtl. Dystrophie; intensive Verkalkung der Epiphysen; Ther.: Absetzen der D-Medikation, kalk- u. milchfreie Kost, Cortison (als D-Antagonist). Eine konstitutionelle **Vitamin-D-Überempfindlichkeit** mit Symptomen einer D-Hypervitaminose wird v.a. bei Immobilisierung, verlangsamtem Wachstum u. Dystrophie manifest; selten auch als fam. Syndrom infolge ungenügender hepat. D-Inaktivierung (Steroidabbaustörung?). **Vitamin-D-Mangel** führt zu Mineralisationsstörungen: beim Säugling u. Kleinkind zu ▸Rachitis, beim Erwachsenen zu Osteomalazie u. zu sek. Hyperparathyreoidismus. ***Einheiten:*** 1 IE ~ 0,025 µg Vit. D$_2$ bzw. D$_3$ (internat. Referenzpräp.) = 1 U.S.P.; 1 mg D$_2$ bzw. D$_3$ ~ 40 000 IE, 1 mg D$_4$ ~ 20 000 bis 30 000 IE; 1 klin. E. ~ 15 IE; 1 prophylakt. E. = 0,38 IE; 1 Schutzeinheit = 0,125 IE; 1 Schutzeinheitsdosis (»S.E.D.«) = 0,5 IE. E vitamin D, antirachitic vitamin. – **Vitamin D binden-**

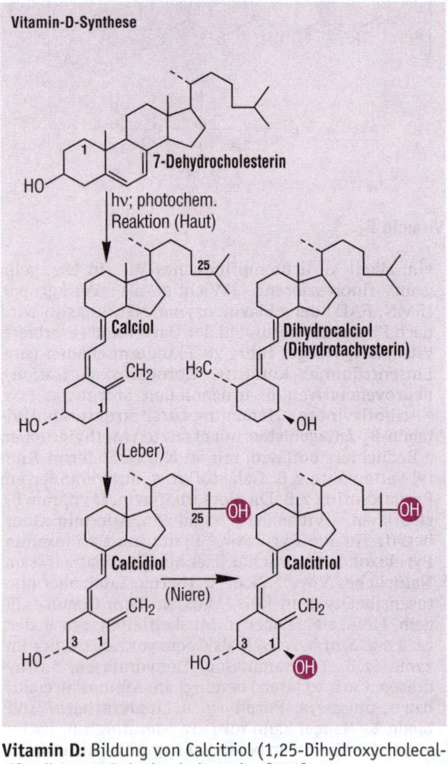


**Vitamin D:** Bildung von Calcitriol (1,25-Dihydroxycholecalciferol) aus 7-Dehydrocholesterin. [258]

**des Protein,** Abk. DBP: s.u. ▶GC-Gruppen. E vitamin D-binding proteine. – **Vitamin-D-Derivate:** zur Substitution u. als ▶Calciumstoffwechselregulatoren angewandte Abkömmlinge des ▶Vitamin D; ***Wirkst.:*** v.a. ▶Vitamin-$D_3$-Derivate, außerdem Ergocalciferol als Vitamin-$D_2$(-Derivat). – **Vitamin-$D_3$-Derivate,** Calciferolanaloga: Abkömmlinge des Colecalciferols (▶Vitamin $D_3$). ***Wirkst.:*** a) systemisch: z.B. Calcifediol, Calcitriol, Alfacalcidol, Dihydrotachysterol; b) topisch anwendbar: z.B. Calcipotriol, Tacalcitol; ***Wirkung:*** a) entspricht der des körpereigenen Vitamin D (s. dort); b) antiproliferativ über Vitamin -$D_3$-Rezeptoren der Keratinozyten; ***Anw.*** a) als ▶Calciumstoffwechselregulatoren v.a. bei Osteoporose, Rachitis; b) zur topischen Ther. bei Psoriasis; ***NW:*** Hyperkalziurie mit Gefahr von Nierensteinen; bei systemischer Überdosierung D-Hypervitaminose (s.u. ▶Vitamin D). – **Vit|amin E,** Tocopherol: (EVANS u. BISHOP 1922) Sammelbegriff für z.T. natürlich vork. (Mais, Sojabohnen, Weizen) u. in ihrer Wirkung ähnl. Substanzen mit α-Tocopherol als wichtigstem Vertreter. ***Eigenschaften:*** fettlösl., thermostabil, empfindl. gegenüber UV, Alkali, $O_2$ u. stärkeren Oxidationsmitteln. Wirksam als Antioxidanzien (Stabilisatoren in biol. Membranen, für poly-ungesätt. Fettsäuren u. Vit. A); unentbehrlich für normale Funktion der männl. Keimdrüsen, normalen Schwangerschaftsverlauf, Funktionstüchtigkeit von Nervensystem u. Muskulatur. **Vitamin-E-Antagonisten** sind v.a. Peroxide (z.B. aus Linolensäure u. anderen poly-ungesätt. Fettsäuren); sie zerstören die Tocopherole oxidativ. E vitamin E, α-tocopherol, antisterility vitamin. –

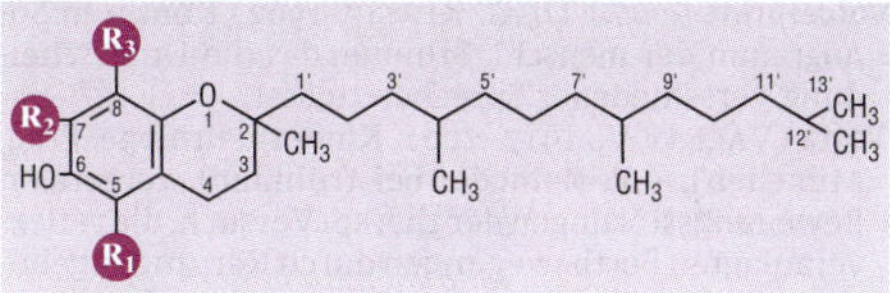


**Vitamin E.**

**Vit|amin F:** essentielle ▶Fettsäuren. E vitamin F. – **Vit|amin G:** ▶Vitamin $B_2$. E vitamin G, riboflavin. – **Vit|amin H:** ▶Biotin. E vitamin H, biotin. – **Vit|amin K,** antihämorrhagisches Vitamin: (H. DAM 1929) ursprüngl. Bez. (»Vit.-K-Gruppe«) nur für die natürlich (in grünen Pflanzenteilen, tier. Organen, Mikrobenstoffwechsel) vorkommenden Vit. $K_1$ (Phytomenadion; aus Alfalfa-Heu) u. $K_2$ (Menachinon; aus Fischmehl). Jetzt auch für die synthetischen Vitamine $K_3$–$K_7$ samt Derivaten (z.B. Menadion = $K_3$; Menadiol = $K_4$). ***Eigenschaften:*** als spezif. Wirkung die hepat. Coenzymfunktion bei Biosynthese der Gerinnungsfaktoren; ist strukturabhängig (zwei kondensierte Ringe mit freien 5- bis 8-Stellungen) und wird durch Dicumarole kompetitiv gehemmt. Bei **Vitamin-K-Hypovitaminose**, z.B. infolge Antibiotika-Ther. oder Krankheit (Fettresorptionsstörung bei Verschlussikterus, Gallenfistel, Zöliakie, chron. Enteritis, Neugeborenenikterus) kommt es zur Verminderung von Prothrombin und Gerinnungsfaktoren VII u. IX mit Blutungsneigung. Ther.: parenterale, bei Cumarin-bedingten Fällen perorale K-Gaben. *pharm* Als **Vitamin-K-Antagonisten** kommen v.a. die prophylaktisch u. therapeutisch genutzten Indandione (z.B. ▶Cumarin-Derivate) zur Anw. ***Einheiten:*** DAM-GLAVIND-E., ALMQVIST-STOKSTAD-E. (1 E. = 37,5 DAM-E. = 16 µg $K_1$ bzw. 4,2 µg $K_3$), THAYER-DOISY-E. (= 30 DAM-E. = 2 µg $K_1$ bzw. 0,5 µg $K_3$). E vitamin K, antihemorrhagic factor. – **Vit|amin M:** (DAY, LANDSTON 1938) ▶Folsäure. E vitamin M, folic acid. – **Vit|amin P,** Permeabilitätsfaktor: s.u. ▶Bioflavonoide. E vitamin P, citrin, (capillary) permeability factor. – **Vit|amin PP,** Antipellagra-Vitamine: (WARBURG, V. EULER 1935/1936) Sammelbegriff für die gegen ▶Pellagra wirksamen Vitamine Nicotinsäure u. -säureamid (Niacin bzw. Niacinamid). Natürliches Vork. reichlich in Getreide, Reis, Hefe, Leber, Muskeln; Tagesbedarf 15–25 mg. Wirksam als Coenzym (Zentrum des $NAD^+$ u. $NADP^+$). **Vitamin-PP-Mangel** (meist bei gleichzeit. $B_2$-, $B_6$- u. Folsäure-Mangel) führt zur Pellagra, beim Hund zur »black tongue disease«. E pellagra preventing factor. – **Vit|amin Q:** ▶Ubichinon. E coenzyme Q. – **Vit|amin T:** ▶Carnitin. E vitamin T.

**Vitaminantagonisten,** Antivitamine: natürliche u. synthet. Substanzen (meist Strukturanaloge) mit – kompetitiver – Hemmwirkung auf einzelne ▶Vitamine durch Blockade der enzymat. Funktion. ***Wirkst. u. Anw.*** (im Tierversuch u. zur Ther.): z.B. für $B_1$ Pyri- u. Oxythiamin, für $B_2$ Galaktoflavin, für $B_6$ Desoxypyridoxin u. INH, für K Hydroxycumarin-Derivate, INH, 3-Acetylpyridin u. Pyridin-3-sulfonsäure. E antivitamins.

**Vit|aminierung:** Zusetzen von Vitaminen zu Lebensmitteln. E vitamin enrichment.

**Vit|amin|mangel|krankheit,** Hypovitaminose: (GRIJNS 1901) Krankheit, die bei Mangel an einem oder mehreren Vitaminen aus entsprech. Stoffwechselstörungen resultiert. ***Ätiol.:*** zu niedriges oder fehlendes Angebot infolge verminderter Zufuhr oder mangelnder enteraler bakterieller Synthese, Resorptionsstörungen (s.a. ▶Malabsorption), erhöhter Bedarf (bei schweren Krankheiten, Gravidität, postop. Zustand, Glucose-Infusionstherapie), gestörte Verwertung (z.B. Mangel an Intrinsic-Faktor). Symptome siehe beim betreffenden ▶Vitamin. E hypovitaminosis, vitamin deficiency (syndrome).

**Vit|aminoide:** vitaminähnl., nicht als funktionelle Enzymanteile wirkende, z.T. essentielle Stoffe, z.B. Bioflavonoide, Purine, Pyrimidine, Orotsäure, Inosit-Gruppe, »essentielle Metaboliten«. E vitaminoids.

**Vitaut-Dercum-Syndrom:** ▶Adipositas dolorosa. E Dercum's syndrome.

**vitelli|forme Makula|zyste:** *Ophthalmologie* hereditäre Zyste mit gelbem Inhalt (»Eidotterzyste«; meist Spiegelbildung) im Bereich der Macula lutea. E vitelliform cyst.

**vitellinus** *(latein.):* zum Dotter (Vitellum) gehörend. E vitelline.

**Vitellus, Vitellum** *(latein.):* ▶Dotter. E yolk.

**Vitex agnus-castus:** ▶Agni casti fructus.

**Vitiligo,** Weißfleckenkrankheit, Scheckhaut: echter, in der Jugend schleichend einsetzender, meist symmetr. Pigmentmangel bes. an Gesicht, Hals, Händen u. in der Anogenitalregion. Scharf begrenzte weiße Flecken von ungleichmäßiger Größe (oft zunehmend) und Form (s. Abb.), auch konfluierend, oft mit hyperpigmentiertem Randsaum; pigmentarme Zentren meist hypästhetisch, im Allg. gegen Sonnenlicht erhöht empfindlich, örtl. Haare evtl. entfärbt. ***Ther.*** rein kosmet.-symptomatisch: vorsichtige Sonnen- oder Quarzlampen-Bestrahlung (bei Abdecken der Nachbarhaut). E vitiligo, piebald skin.

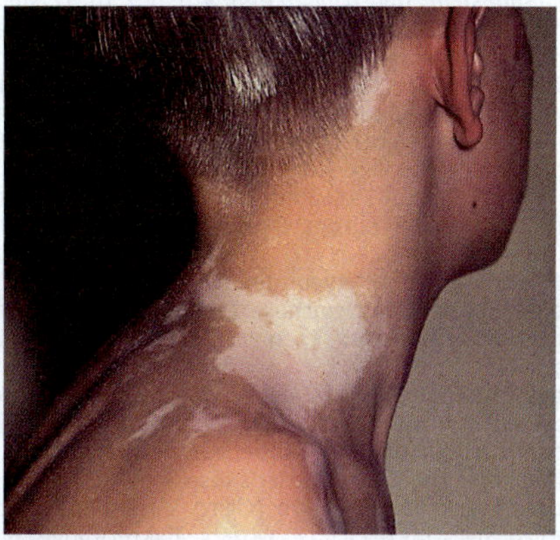

**Vitiligo.** [524]

V

**Vitium** *(latein.)*: Fehler. E vitium, defect. – **V. cordis:** ▸Herzfehler. E heart d. – **V. primae formationis:** unmittelbar aus einer Störung der Embryogenese resultierende Bildungsfehler eines Organs.

**Vitr|ektomie:** *Ophthalmologie* op. Entfernung d. Glaskörpers (Corpus vitreum), einmal als **Pars-plana-V.** im Rahmen der retinalen Chirurgie, z.B. bei komplizierter Netzhautablösung (Traktionsablatio). Wird oft kombiniert mit Instillation von Luft, Gas oder Silikonöl. Auch als **vordere V.** bei Glaskörperprolaps, z.B. als Komplikation einer Star-Op. E vitrectomy.

**vitreo|retinal:** den Glaskörper (Corpus vitreum) u. die Netzhaut (Retina) betreffend, z.B. **v. Degeneration** (z.B. bei Goldmann-Favre-Syndrom, Wagner-Krankheit). E vitreoretinal.

**vitreus** *(latein.)*: gläsern, z.B. Corpus vitreum. E vitreous, glassy.

**Vitriol|quelle:** Eisenquelle mit hohem Sulfatgehalt (s.a. ▸Sulfatwässer). E vitriol.

**Vi|trum** *(latein.)*: Glas, *pharm* Reagenzglas, Arzneiflasche. E glass.

**Vivax-Malaria:** ▸Malaria tertiana. E vivax malaria.

**Vivi|sektion:** op. Eingriff (möglichst in Schmerzbetäubung) am lebenden Tier im Rahmen eines wissenschaftl. ▸Tierversuchs; nur zulässig unter Beachtung des Tierschutzgesetzes. E vivisection.

**vivus** *(latein.)*: lebend. E alive, living.

**VK:** *Physiologie* Abk. für ▸**V**ital**k**apazität. E VC.

**VKG:** Abk. für ▸**V**ektor**k**ardio**g**ramm. E VCG.

**VL:** *Kardiologie* Symbol für die unipolare ▸Extremitätenableitung (mit Wilson-Elektrode) vom li. Arm. E VL unipolar extremity lead.

**VLB:** Abk. für ▸**V**in**bl**astin.

**VLDL** *(engl.)* Abk. für **v**ery-**l**ow-**d**ensity **l**ipoproteins: s.u. ▸Lipoproteine.

**Vlies:** ungewebtes, nicht flusendes, nassfestes Verbandmaterial aus Baum-, Zellwolle u./oder Kunstfasern. E fleece.

**VM:** *Physiologie* Abk. für **m**aximale **V**entilation.

**VM-26:** Abk. für ▸Teniposid.

**VMA** *(engl.)* Abk. für **v**anillyl**m**andelic **a**cid: ▸Vanillinmandelsäure.

**VNS:** Abk. für ▸**v**egetatives **N**erven**s**ystem.

**VO:** Abk. für **V**er**o**rdnung.

**$VO_2$, $V_{O2}$:** *Physiologie* Abk. für den Sauerstoffverbrauch.

**Vocabulary-Test** *(engl.)*: ▸Wortschatz-Test.

**vocalis** *(latein.)*: die Stimme oder Stimmbildung betreffend. E vocal.

**Voelcker** (Friedr. V., 1872–1955, Chirurg, Heidelberg). – **V.-Drainage:** transduodenale Choledochusdrainage, bei der der Drain durch ein Duodenostoma nach außen geleitet wird. – **V.-Operation:** ischiorektale Prostatektomie nach pararimaler Längsinzision u. Abschieben u. Längsdurchtrennung des Levator ani.

**Voerner-Steiner-Miliarangiomatose:** (1906) multiple Teleangiektasien beim »phenomenal flushing« des ▸Karzinoidsyndroms.

**Vogel|gesicht:** übertrieben bildhafte Bez. für Dysmorphie des Untergesichts mit Retrognathie u. Mikrogenie (u. fliehendem Kinn), insbes. in Verbindung mit vorspringender Nase; meist erworben durch frühkindl. Zahnbeinosteomyelitis, Kiefergelenksankylose; angeboren bei Robin-Syndrom, Dysostosis mandibulofac., Aglossie-Adaktylie, Hallermann-, Hanhart-, Ullrich-Fremerey-Dohna-, Arachnodaktylie-, Cowden-Syndrom, Dysembryoplasie Dutescu-Grivu. E bird face.

**Vogelknöterich:** ▸Polygonum aviculare.

**Vogel|krankheit:** ▸Ornithose. E ornithosis.

**Vogel|milben|krätze:** ▸Gamasidiosis. E avian mite scabies.

**Vogel|tuberkulose:** Tbk der Vögel durch Mycobact. avium. E avian tuberculosis.

**Vogel|züchter|lunge:** ▸Taubenzüchterlunge. E bird-fancier's lung, bird-breeder's disease.

**Voges-Proskauer-Reaktion** (Otto V., geb. 1867, dt. Arzt; Bernhard Pr., 1851–1915, Bakteriologe, Berlin): *Bakteriologie* Nachweis (Farbreaktion) von Acetoin u. damit von Bakterien, die Glucose zu Acetoin abbauen: Zusatz von 10%iger KOH-Lsg. zu einer 2 Tage alten Dextrose-Pepton-Kultur führt nach 18–24 Std. zur Rotfärbung. E Voges-Proskauer reaction.

**Vogt** (**1**) Alfred V., 1879–1943, Ophthalmologe, Bern, Zürich; **2**) Cécile V., 1875–1962, Neuropathologin, Neustadt/Schwarzwald; **3**) Heinr. V., 1875–1936, dt. Neurologe). – **V.-Koyanagi(-Harada)-Syndrom** (Alfred V.): virusbedingte (?) beidseitige chron. Uveitis (mit sek. Amotio retinae et choroideae, Glaskörpertrübung, evtl. Papillitis mit sekundärer Optikusatrophie u. Glaukom), Mening(oenzephal)itis sowie Haut- (Poliosis, Vitiligo, Alopezie, Wimpernausfall) und Innenohrsymptomen (Dysakusis, gesteigerte Empfindlichkeit für hohe Töne). E V.-Koyanagi syndrome. – **V.-Syndrom: 1)** (Cécile V.), Status marmoratus: (1920) angeborene, gegen Ende des 1. Lj. mit Haltungs- u. motorischen Entwicklungsstörungen einsetzende Erkr. des extrapyramidalen Systems (i.e.S. des Striatums), mit regressiver Muskelrigidität ohne Lähmungen, aber mit fortschreitenden athetotischen Bewegungsstörungen. E Vogt's syndrome. **2)** (Alfred V.), Cornea guttata: Hornhautdystrophie (hereditär oder altersbedingt) mit »tropfenförmigen« Verdickungen der Descemet-Membran u. Pigmentauflagerungen auf der Hornhautunterfläche. E V.'s cornea. **3)** (Heinr. V.): ▸Stock-Spielmeyer-V.-Syndrom. E Spielmeyer-V. disease.

**Vogt-Typen:** Typen der ▸Ösophagusatresie (dort Abb.).

**Vohwinkel-Syndrom** (K. H. Vohw., Dermatologe, Köln): Form der ▸Keratosis palmoplantaris mit Fingerverstümmelung u. Taubheit. E Vohwinkel syndrome.

**voice|print** *(engl.)*: (L. G. Kersta 1962) Konturen-Sonogramm der menschl. Stimme, das die Unterscheidung verschiedener Sprecher zulässt.

**Vojta** (Václav V., 1917–2001, Kinderneurologe, Prag, München). – **V.-Methode:** bei frühkindl. zerebralen Bewegungsstörungen der therap. Versuch, die reflexveranlagten Fortbewegungen durch Reizung zugehöriger Auslösungszonen zu aktivieren, um die patholog. Haltungsschablonen in physiolog. Bewegungsmuster umzuleiten. Auch zur Behandlung von Skoliosen, angeborenen Hüftdysplasien u. Erwachsenenhemiplegien. – **V.-Reflexprüfung:** Prüfung von Lagereflexen bei der Vorsorgeuntersuchung von Säuglingen u. Kleinkindern.

**vokal, Vokal...** *(latein. vox)*: die Stimme oder die Vokale betreffend. S.a. ▸Stimm... E vocal.

**Vokalisations|epilepsie:** generalisierter oder nur partieller Anfall in Form einer ständigen oder rhythmisch modulierten Artikulation eines Vokals. E vocalization epilepsy.

**Vokal|sprache:** schwerste Form des Stammelns mit Beschränkung der Sprache auf Vokale. E vocal speech.

**Vol.:** Abk. für ▸**Vol**umen.

**Vol.-%:** Kurzzeichen für ▸Volumprozent.

**Vola manus** *(latein.)*: Handfläche, i.w.S. einschl. der Fingerbeugeseiten. S.a. ▸Palma manus. E palm.

**Vol|ämie:** der aktuelle Stand des Gesamtblutvolumens (ca. 7 % des Gesamtkörpergew.; mit 4 % Plasma-, 3 % Ery-Vol.). Wird i.S. der Homöostase bedarfsgerecht auf einem adäquaten physiolog. Niveau gehalten (= Normo-, Iso-V.); s.a. ▸Volumenregulation. E normovolemia.

**volar(is):** hohlhandseitig (s.a. ▸palmar). E volar.

**Volar|flexion:** die eigentl. Beugebewegung der Hand. E volar flexion, palmar f.

**volatil(is)** *(latein.)*: flüchtig. E volatile.

**Volavsek-Syndrom** (Wilh. V., geb. 1907, Dermatologe, Wien): ▸Keratosis palmoplantaris bei Syringomyelie.

**Volhard** (Franz V., 1872–1950, Internist, Frankfurt/M.). – **V.-Konzentrationsversuch:** klin. Prüfung der konzentrativen Nierenleistung; als Einzeltest anhand des spezif. Harngewichts nach 24-stünd. Dursten (Normwert – bei Ödemfreiheit – mind. 1026, bei Protein- u. Glucosurie höher) oder als 2. Phase der globalen V.-Nierenfunktionsprobe (d.h. im Anschluss an den Verdünnungsversuch): Proband lässt, nach vollständ. Blasenentleerung, unter Trockenkost alle 2 Std. Wasser. Bei guter Nierenleistung schneller u. kontinuierl. Anstieg des spezif. Gewichts (Abendwert um 1030) mit abnehmender Harnmenge. Bei Niereninsuffizienz verringerte bis fehlende Konzentration (▸Isosthenurie). – **V.-Nierenfunktionsprobe:** Sammelbegriff für Konzentrations- u. Verdünnungsversuch nach VOLHARD. Heute nicht mehr gebräuchlicher Nierenfunktionstest. E Volhard's test. – **V.-Trias:** arterielle ▸Hypertonie, ▸Hämaturie und ▸Ödeme als Symptome der Glomerulonephritis. – **V.-Verdünnungsversuch,** V.-Wasserversuch: Prüfung der Verdünnungsfähigkeit der Niere als Teil der V.-Nierenfunktionsprobe: nach völliger Blasenentleerung Trinken von 1000–1500 ml dünnen Tees u. halbstündl. Bestimmung der Harnportionen u. des spezif. Gewichts; bei guter Nierenleistung 4-Std.-Ausscheidung von 1200–1400 ml mit sinkendem spezif. Gew. (auf 1001–1002). Anschließend im Allg. der V.-Konzentrationsversuch.

**Volkmann** (1) ALFRED WILHELM V., 1800–1877, Physiologe, Halle/S.; 2) RICHARD V. V., 1830–1889, Chirurg, Halle, Greifswald). – **V.-Deformität** (RICHARD V. V.): *Orthopädie* (1873) angeborene Fehlbildung der Füße i. S. einer (Sub-)Luxation im oberen Sprunggelenk (Talus nach oben-außen) infolge ungleicher Entwicklung der distalen Epiphysen von Tibia u. Fibula (evtl. Aplasie der dist. oder gesamten Fibula); Valgusstellung des Fußes bei Belastung, Tibia vara. E Volkmann's deformity. – **V.-Dreieck** (RICHARD V. V.): *Chirurgie* keilförmiger Abriss- oder Absprengungsbruch des distalen Tibiaendes (entweder als »hinteres« oder als »vorderes V.-D.«) im Zusammenhang mit einer gelenkeinbeziehenden Knöchel(luxations)fraktur. V. a. beim Grad III der Supinations- u. IV der Pronations-Eversions-Fraktur (hierbei oft beide Dreiecke). – **V.-Kanäle** (ALFRED WILHELM V.): *Anatomie* Knochenkanäle, die – im Ggs. zu den ▸HAVERS-Kanälen – nicht von zirkulären Lamellen umgeben sind und die HAVERS-Kanäle quer oder schräg perforieren, ohne deren systematische Ordnung zu stören. Sie enthalten vom Periost kommende Gefäße, welche die der HAVERS-Kanäle verbinden. E Volkmann's canals. – **V.-Kontraktur** (RICHARD V. V.), V.-Lähmung: *Orthopädie* »ischämische Lähmung« mit Muskelkontraktur infolge Nekrose kontraktiler Elemente im Zusammenhang mit subfaszialem Hämatom (v. a. bei suprakondylärer Oberarmfraktur; s. a. ▸Kompartmentsyndrom), i. w. S. auch als Folge komprimierender Verbände. E V.'s contracture. – **V.-Schiene** (RICHARD V. V.): *Orthopädie* flachdachrinnenförmige, starre (Bein-)Schiene mit abschließendem Sohlenstück u. daran verstellbar angebrachtem T-förm. Metallteil (»T-Schiene«; querer Schenkel aufliegend zur seitl. Stabilisierung). – Als Variante für Extensionstherapie auf zwei Längsstäben verschiebbar (**V.-Schlitten**). E V.'s splint.

**Voll|acetal:** *Chemie* ▸Acetal. E acetal.

**Voll|antigen:** meist höhermolekulares ▸Antigen, das – im Gegensatz zum ▸Hapten (Halbantigen) – allein zur ▸Immunisierung führen kann. E complete antigen.

**Voll|bad:** Bad, bei dem Rumpf u. Extremitäten von Wasser bedeckt sind. ***Kontraind.*** u. a. beim Herzkranken. E full bath.

**Voll|blut:** sämtl. nativen Bestandteile enthaltendes Blut (im Gegensatz zu Serum, Plasma, Erythro-, Thrombozytenkonzentrat). E whole blood.

**Voll|digitalisierung:** Behandlung mit ▸Digitalis nach Erreichen der therapeutischen Wirkung mit der Erhaltungsdosis. E full digitalis treatment.

**Voll|elektro|lyt|lösung:** Lsg., die – im Ggs. zur isotonen Kochsalzlsg. – in einer dem Blutserum ähnl. Konzentration zusätzlich Kationen (z. B. K, Ca, Mg) u. organische Anionen (Acetat, Lactat) enthält sowie – in isotoner Konz. – einfache Zucker (Glucose, Fructose). E balanced electrolyte solution.

**Voll|finne:** *Helminthologie* ▸Plerozerkoid.

**Voll|haut|lappen:** *Chirurgie* ein sämtl. Hautschichten umfassendes Transplantat; auch gestielt, mit durch primär vorhandene Gefäße oder sek. entwickelten Privatkreislauf (z. B. am Implantationsort eines Rundstiellappens) gesicherter Trophik. E full-thickness graft.

**Voll|karzino|gen:** ▸Karzinogen, das ohne Einwirkung zusätzl. Noxen eine maligne Entartung mit nachfolgendem neoplast. Wachstum induziert; z. B. gewisse polyzyklische Kohlenwasserstoffe, aromatische Amine, energiereiche Strahlen.

**Voll|kost,** vollwertige Ernährung, Vollwertkost: Ernährungsform aus gängigen Nahrungsmitteln (»Normalkost«, s. a. ▸Diät), die einen Durchschnittsbürger mit der ausreichenden Menge an Nährstoffen, Vitaminen u. Spurenelementen versorgt u. nach Angaben der Deutschen Gesellschaft für Ernährung (DGE) folgende Richtlinien erfüllt: 1) Der Bedarf an essentiellen Nährstoffen ist gedeckt; 2) der Energiegehalt berücksichtigt den Energiebedarf; 3) präventivmedizinische Erkenntnisse der Ernährungsforschung werden berücksichtigt; 4) die Zusammensetzung ist den üblichen Ernährungsgewohnheiten angepasst, soweit die Punkte 1–3 nicht tangiert werden. – Vollkost, vollwertige Kost, Vollwertkost, Vollwerternährung werden teils synonym, teils unterschiedlich definiert. So beinhaltet der Begriff »Vollwerternährung« häufig neben einer vollwertorientierten Kost auch die ökologischen u. sozialen Bedingungen, die mit dem Faktor Ernährung verbunden sind (z. B. Produkte aus ökologisch-kontrolliertem Anbau u. artgerechter Tierhaltung), z. B. in dem Ernährungskonzept von ▸KÖRBER, MÄNNLE u. LEITZMANN. – **V., leichte:** Ernährungsform, die sich von der V. dadurch unterscheidet, dass keine Lebensmittel oder Speisen verwendet werden, die erfahrungsgemäß häufig Unverträglichkeiten auslösen (z. B. Hülsenfrüchte, frittierte oder fette Speisen, Weißkohl). E balanced diet.

**Vollmar-Triade** (JÖRG V., Heidelberg, Ulm): gefäßchirurgisches Vorgehen bei arteriellen Verschlüssen im Becken-Oberschenkel-Bereich: Korrektur einer Beckenarterienstenose, Profundaplastik und Sympathektomie unter Belassung des langstreckigen Arteria-femoralis-Verschlusses. ***Anw.*** v. a. zur Vermeidung eines langen Extremitätenbypasses und zur Verbesserung der kollateralen Durchblutung.

**Voll|narkose:** bis in die Tiefe des 3. Stadiums reichende ▸Narkose. E general anesthesia.

**Voll|pipette:** zum Abmessen nur eines bestimmten Maßes geeignete, nicht weiter graduierte P. E bulb pipet(te).

**Voll|prothese:** *Zahnmedizin* ▸Totalprothese. E full denture.

**Voll|salz:** Diät-Kochsalz mit Jodzusatz zur Kropfprophylaxe. E iodized salt.

**vollständig:** s. u. ▸total, ▸Holo..., ▸Ganz... E total.

**Voll|trunkenheit:** schwere, »sinnlose« T. als Folge einer ▸Alkoholintoxikation; mit Störungen der Koordination u. Haltungsreflexe, Denkstörung, Enthemmung; evtl. als pathol. Rausch mit psychotischen Symptomen, in einen meist mehrstündigen Dämmerzustand einmündend. Liegt de jure vor, wenn Zurechnungsfähigkeit ausgeschlossen ist; bei vorsätzl. oder fahrlässiger Herbeiführung (auch durch andere berauschende Mittel) u. Begehen einer strafbaren Handlung in diesem Zustand wird nach § 330a StGB bestraft. E total drunkenness.

**Vollwert|ernährung, -kost:** s. u. ▸Vollkost.

**Vollwirk|dosis:** die in mg angegebene absolute Herzglykosidmenge als für den vollen therapeutischen Effekt notwendige Menge. E full pharmacologic dose.

**Volt,** Abk. V: *Physik* nach ALESSANDRO VOLTA benannte SI-Einheit der elektr. Spannung; 1 V ist die Potentialdifferenz zwischen zwei Punkten eines fadenförmigen, homogenen u. gleichmäßig temperierten metall. Leiters, in dem bei einem zeitlich unveränderlichen elektr. Strom der Stärke 1 Ampere zwischen bd. Punkten die Leistung 1 W umgesetzt wird. E volt.

**Voltage-Clamp-Methode** *(engl.): Physiologie* »Spannungsklammer« zur Konstanthaltung des Membranpotentials von Nervenzellen mittels einer elektron. Regeleinrichtung, deren Kompensationsstrom (»Klemmstrom«) als Spiegelbild der Membranströme diese mess- u. analysierbar macht. Die Untersuchungen mit dieser Technik am Riesenaxon des Tintenfisches sind die Basis der modernen ▶Ionentheorie der Erregung von HODGKIN u. HUXLEY.

**Volt|ampere,** Abk. VA: Bez. für die Einheit Watt im Falle der elektr. Scheinleistung (im Unterschied zur Wirk- u. Blindleistung). E voltampere.

**Volt|meter:** Instrument zur Messung elektrischer Spannungsdifferenzen (in V). E voltmeter.

**Volumen, V** *(latein. = Raum)* Abk. Vol.: der Rauminhalt als dreidimensionales Maß, mit der Einheit Kubikmeter ($m^3$); z.B. Herzzeit-, Herzminuten-, Atem-, Totraum-, Blut-Vol., Intra- oder Extrazellularraum. E volume. – **Vol. pulmonum auctum:** das pathologisch »vergrößerte Lungenvol.« bei extremer funktioneller, d.h. reversibler Lungenüberdehnung (max. Inspirationsstellung, Zwerchfelltiefstand), insbes. beim Asthma bronchiale. – **Vol. pulmonum minimum:** ▶Residualluft. E residual v.

**Volumen|belastung:** *Kardiologie* die sich aus einem vermehrten diastolischen Blutzufluss (einschl. Pendelblut) ergebende übermäßige Belastung des Herzens. Hat vermehrte passive, diastol. Myokarddehnung zur Folge, die wiederum den Ventrikel befähigt, sich in der folgenden Systole bis auf das physiol. Restblutvolumen zu kontrahieren. Führt chronisch zur Volumenhypertrophie, die auch die Gefahr einer Minderversorgung des Myokards bedeutet. E volume loading.

**Volumen|dosis:** ▶Integraldosis.

**Volumen-Druck-...:** s.u. ▶Druck-Volumen-...

**Volum(en)elastizität,** Abk. E': *Physiologie* in einem elastischen Schlauch oder Hohlkörper das Verhältnis einer Druck- zu einer Volumenänderung. E volume elasticity.

**Volumen|ersatz:** ▶Volumensubstitution. E volume replacement.

**Volumenersatzmittel:** Infusionslösungen zum Ersatz eines Flüssigkeitsdefizits durch äußere oder innere Blutung, Plasma- oder Wasserverlust nach Durchfällen, Erbrechen, Verbrennungen, Ileus, Operationen oder im Rahmen endokriner Stoffwechselstörungen. ***Wirkst.:*** Zur Anw. gelangen v.a. kristalloide (elektrolythaltige) u. kolloidale Lösungen, Blut u. Blutderivate; s.a. ▶Plasmaersatzmittel, ▶Plasmaexpander. E volume substitutes.

**Volumen|hoch|druck:** *Kardiologie* ▶Durchflusshochdruck; s.a. ▶Minuten-, ▶Schlagvolumenhochdruck. E volume hypertension.

**Volumen|hyper|trophie:** s.u. ▶Volumenbelastung. E hypertrophy due to volume loading.

**Volumen|leiter:** *Neurophysiologie* eine größere Masse elektrisch leitenden Gewebes. E volume conductor.

**Volumen|mangel|kollaps:** ▶Schock, hypovolämischer. E volume deficiency shock.

**Volumen|prozent:** ▶Volumprozent. E volume percent.

**Volumen|puls:** die pulsbedingten Volumenschwankungen eines Kreislaufabschnittes.

**Volumen|regulation (des Blutes):** Anpassung der Blutmenge an die stets wechselnde Kapazität des Gefäßsystems (»Normovolämie«; s.a. ▶Volämie), aus deren gegenseitiger Abstimmung der Druck im Niederdrucksystem u. der Füllungsdruck des Herzens resultieren. Gemäß FRANK-STARLING-Gesetz Voraussetzung für die augenblickl. Anpassungsfähigkeit des Herzminutenvolumens an die wechselnden Erfordernisse; umfasst die des Plasmawassers (mit Elektrolyten), der Plasmaeiweißmenge u. des Erythrozyten-Gesamtvolumens. Das Plasmavol. wird

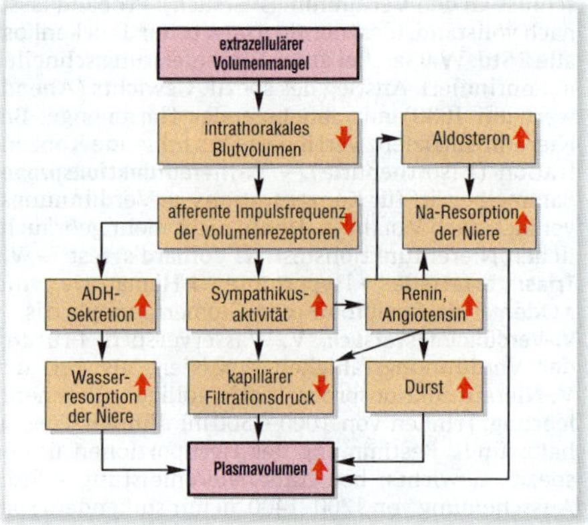


**Volumenregulation (des Blutes).** [140]

v.a. durch Veränderung der renalen Flüssigkeitsabgabe gesteuert, indem isoosmot. Expansion des Blutvol. reflektorisch Diurese, ein Blutverlust Oligurie erzeugt; bei konstantem Extrazellularvolumen ferner Plasmavolumenänderung durch Steuerung der Filtrationsdrücke im Bereich der Mikrozirkulation. E blood volume regulation.

**Volumen|rezeptor:** auf Volumenänderung (Dehnung) ansprechende ▶Mechanorezeptoren in Wänden von Hohlorganen. ***Lokalisation*** v.a. in den zentralen Venen u. im Herzen: im Vorhof für depressorischen Herzreflex; im Mündungsgebiet der Lungenvenen (li. Vorhof) zur Regulierung der Vasopressin-Ausschüttung; in den Venen des Mesenterialkreislaufs zur spinal-reflektor. Kontrolle des arteriellen Zuflusses. E volume receptor.

**Volumen|substitution:** Ausgleich eines eingetretenen Defizits an Körperflüssigkeit zwecks Verbesserung der Gewebsdurchströmung (Perfusion) u. damit Beseitigung eines Sauerstoffmangels (z.B. bei Operationen, bei Blutungsschock, nach Lungenembolie, Myokardinfarkt). Angewendet werden Blut, Plasma(expander), Elektrolytlösungen; s.a. ▶Hämodilution. E volume replacement.

**Volu|metrie:** *Chemie* ▶Maßanalyse. E volumetry.

**Volum|prozent,** Abk. Vol.-%, $^{v}/_{v}$: auf Volumina (Hohlmaße) bezogene Konzentrationsangabe (»Vol. pro Vol.«). E volume percent.

**Volutin:** *Bakteriologie* in den BABES-ERNST-Körperchen enthaltene Nucleinsäure-Verbindungen (benannt nach Spirillum volutans, bei dem sie zuerst beschrieben wurden). E volutin.

**Volvulus:** *Chirurgie* Verdrehung eines Organs um seine Achse oder seinen Gefäßstiel, am Darm (v.a. Kolon) auch durch »Verknotung« zweier Schlingen (meist Umschlingungen des Sigmas durch Ileum); i.e.S. der V. ventriculi (▶Magentorsion) u. der V. intestini (»Darmverschlingung«). Angeboren infolge Entwicklungsanomalie, am Darm z.B. bei Malrotation, am Magen bei kardiofundaler Fehlbildung in Form des bilokulären Magens oder – als Extrem – des ▶upside-down stomach (auch bei Zwerchfellruptur); erworben v.a. bei Adhäsionen oder übermäßiger Blähung einzelner Darmabschnitte (z.B. bei Caecum mobile, hypermobilem Sigma). Als akuter V. mit heftigen Schmerzen u. Ileus (zunächst massive mechan., sehr bald aber, ischämiebedingt, überwiegend paralytische Komponente). E volvulus.

**Vomer** *(latein.)*, Pflugscharbein: knöcherner Teil des Septum nasi, kranial angrenzend an die Lamina perpendicularis, oben-vorn an die Pars cartilaginea. E vomer.

**Vomitio:** ▶Erbrechen. E vomit.

**Vomitus** *(latein.):* ▶Erbrechen. E vomitus, vomit, vomiting. – **V. biliosus:** ▶Gallerbrechen. E biliary v., bilious v. – **V. cruentus,** Bluterbrechen: ▶Hämatemesis.

– **V. faeculentus, V. stercoralis:** ▸Koterbrechen. – **V. gravidarum:** ▸Schwangerschaftserbrechen; s.a. ▸V. matutinus. E v. of pregnancy. – **V. hystericus:** psychogenes Erbrechen. E hysterical v. – **V. infantum:** Erbrechen der jungen Kinder (beim Säugling stets alarmierendes Zeichen), z.B. bei Ernährungsstörung, Infektionskrankheit, Bauchprozess, Stoffwechselkrankheit (auch als acetonäm. Erbr.), bei angeborenen Atresien u. Stenosen, Malrotation, LADD-Syndrom, kardiofundaler Fehlanlage, Pylorospasmus, Mukoviszidose (Mekonium-Ileus), ZNS-Prozess (z.B. subdurale Blutungen); ferner als habituelles ▸Erbrechen. – **V. matutinus:** morgendl. Erbrechen von Schleim, z.B. beim Alkoholiker infolge Ösophagitis u. Gastritis, v.a. aber als milde u. häufige Form des ▸Schwangerschaftserbrechens bei Frühgestose (im Ggs. zur Hyperemesis gravidarum bei EPH-Gestosen); auch typisch für Hirndruck infolge raumfordernder zerebraler Erkrankungen (zusammen mit morgendlichen Kopfschmerzen). E morning v.

**Voorhoeve-Syndrom:** ▸Osteopathia striata. E Voorhoeve's disease.

**VOR:** Abk. für ▸vestibulo-okulärer Reflex.

**Vor|bestrahlung:** *Radiologie* bei bösartigen Tumoren die »präoperative Bestrahlung«, u. zwar als Kurzzeit-Methode (2–3 Tage vor der Op. mit rel. hohen Dosen; u.a. zur Devitalisierung evtl. intraoperativ mobilisierter Zellen) oder als fraktionierte Strahlentherapie unter Verzicht auf die volle Dosis (v.a. zur Tumorverkleinerung u. Anregung einer operationsgünstigen reaktiven Fibrose). E preoperative irradiation.

**Vor|beugung:** ▸Prävention, ▸Prophylaxe. E prevention, prophylaxis.

**Vor|bewusstes:** nach FREUD (1900) momentan nicht bewusste psych. Inhalte, die mit nur geringer Mühe, z.B. durch Hinwendung der Aufmerksamkeit, ins Bewusstsein gehoben werden können. E preconscious.

**Vor|blase:** *Urologie* bei sehr kleiner Schrumpfblase die kompensatorische Erweiterung der hinteren Harnröhre durch Kontraktion des M. urethro-trigonalis bei Krampfstellung der Detrusormuskulatur.

**Vor|blutung, prämenstruelle:** Frühblutung (s.u. ▸Zyklusstörungen). E premenstrual bleeding, p. spotting.

**Vorder|damm,** Perineum anterior: Beckenbodenabschnitt zwischen After u. Genitale. E anterior perineum.

**Vorderdarm:** vorderer Abschnitt des Primitivdarms von der Rachenmembran bis zum Mitteldarm; wird von der A. coeliaca versorgt; aus dem V. entstehen die unteren Abschnitte der Atmungsorgane, Speiseröhre, Magen, oberer Teil des Duodenums, Leber und Bauchspeicheldrüse.

**Vorder|haupts|lage,** Abk. VHL: *Geburtshilfe* die ▸Deflexionslage mit der geringsten Streckhaltung des Kopfes, d.h. mit **Vorderhaupt** (= Sinciput) bzw. großer Fontanelle als führendem Punkt (s.a. ▸Kopflagen, dort Abb.); im Allg. als dorsoposteriore VHL (mit Rücken zur mütterl. Rückenseite). Bedingt bei ausgetragenem Kind meist verzögerten Geburtsverlauf (erst Beuge-, dann Streckbewegung) u. Gefährdung des Dammes. Geburtsleitung: Versuch, durch Lagerung der Gebärenden auf die Seite der kleinen Fontanelle u. – bei Ausbleiben der Rotation – auf die Gegenseite eine HHL herbeizuführen; meist aber Zange oder Vakuumextraktor angezeigt. E sinciput presentation.

**Vorder|horn:** *Anatomie* s.u. ▸Cornu. E anterior horn.

**Vorder|horn|syndrom:** Syndrom der spinalen Muskelatrophie; die neurologische Symptomatik bei elektiver Schädigung der motorischen Vorderhornzellen (bzw. Motoneurone) des Rückenmarks: schlaffe Lähmung mit Abschwächung der Eigenreflexe, Muskelatrophie, Entartungsreaktion, evtl. faszikuläre Muskelzuckungen. E anterior horn syndrome.

**Vorder|kammer (des Auges):** ▸Camera anterior bulbi. E anterior chamber (of the eye).

**Vorder|kammer|blutung:** ▸Hyphaema. E hyphema.

**Vorder|kammer|linse:** Kunststofflinse mit feinsten Halterungen für Einsatz in die vordere Augenkammer; obsolet. E anterior chamber lens.

**Vorder|säule:** *Anatomie* ▸Columna anterior (des RM). E anterior column.

**Vorder|scheitel|bein|ein|stellung:** *Geburtshilfe* s.u. ▸Asynklitismus. E anterior asynclitism.

**Vorder|seiten|strang:** *Anatomie* die von afferenten u. efferenten Bahnen gebildeten ▸Funiculus anterior u. ▸Funiculus lateralis des Rückenmarks. I.w.S. die darin verlaufenden sensiblen Bahnen (s.a. ▸Sensibilität, dort Abb.), insbes. die medial von Tractus spinocerebellaris anterior u. Tractus s. posterior gelegenen afferenten Bahnen. Diese werden von Neuriten der großen Hinterhornzellen gebildet; sie kreuzen in der vorderen weißen Kommissur (zu Thalamus, Formatio reticularis des Rauten- u. Mittelhirns, Lamina tecti) und sind zuständig für Druck-, Berührungs-, Temperatur- u. Schmerzempfindungen. E anterolateral column, Gower's tract.

**Vorder|strang:** *Anatomie* ▸Funiculus anterior.

**Vorder|wand|infarkt:** *Kardiologie* ▸Myokardinfarkt (dort Abb.) der Herzvorderwand; im EKG (bei akuter transmuraler Infarzierung): 1) kuppelförmige ST-Hebung in I (evtl. auch II) u. aVL bei diskordanter ST-Senkung in III u. aVF; 2) tiefes, evtl. verbreitertes Q in I u. aVL, meist niedr. R mit oder ohne S; später T in I u. aVL erniedrigt, evtl. biphasisch, dann spitzneg. u. V-förmig; 3) in den Brustwand-Abltgn. (auch bei unauffäll. Standard-Abltgn.) ST-Hebung (primär oder später), große neg. Q-Zacke (evtl. als einz. QRS-Ausschlag), ST-Veränderungen (wie oben; T-Negativität evtl. groß u. spitz). Bei anterolat. Form EKG-Befunde (pathol. Q-Zacke, R-T-Hebung, T-T-Umkehr) auf $V_{4(5)-6}$ beschränkt. Bei anteroseptaler Form oder Kombin. mit – multiplem – Hinterwandinfarkt im EKG evtl. nur Zeichen gestörter intraventrikulärer Reizleitung (evtl. Schenkelblock) oder unspezif. QRS- u. T-Veränderungen. E anterior myocardial infarction.

**Vorder|wurzel:** *Anatomie* ▸Radix ventralis (der Spinalnerven). Bei Läsion **V.-Syndrom**: schlaffe Lähmung der versorgten Muskeln u. weitere Symptome des ▸Vorderhornsyndroms. E anterior root.

**Vor|exanthem:** ▸Rash.

**Vorfall:** **1)** *Pathologie* ▸Prolaps. **2)** *Geburtshilfe* s.u. ▸Arm-, ▸Bein-, ▸Nabelschnurvorfall. E prolapse.

**Vor|feld|diagnostik:** ▸Screening (2).

**Vor|geschichte:** ▸Anamnese; s.a. ▸Exploration.

**Vor|haut:** *Anatomie* ▸Praeputium. E prepuce of penis.

**Vorhaut|entzündung:** ▸Posthitis.

**Vorhaut|verengung:** ▸Phimose.

**Vorhersage|wert:** *Statistik* ▸predictive value.

**Vorhof:** *Anatomie* Atrium, ▸Vestibulum. I.e.S. die beiden – durch das ▸Vorhofseptum getrennten, der zugehörigen Herzkammer vorgeschalteten – Herzvorhöfe (= Atrium cordis dextrum u. sinistrum). Entwickeln sich aus Teilen des embryonalen Herzschlauches u. des Sinus venosus; s.a. ▸Vorhof... E atrium.

**Vorhof|ar|rhythmie:** *Kardiologie* A. mit Ursprung in Vorhofstrukturen (z.B. als ▸Vorhofflimmern, ▸Vorhofflattern, ▸Vorhofextrasystolie); ***Vork.*** u.a. bei Mitralvitien, Hyperthyreose, koronaren Herzerkrankungen, Myokarditis, nach Herzoperation, Herzinfarkt. E atrial arrhythmia.

**Vorhof|dis|soziation:** *Kardiologie* voneinander unabhängiges Schlagen beider Herzvorhöfe (EKG: zwei Typen von P-Zacken). E atrial dissociation.

**Vorhof|druck:** s.u. ▸Druckmessung, intrakardiale. E atrial pressure.

**Vorhof|extra|systole:** *Kardiologie* von einem heterotopen Reizbildungszentrum im Vorhofbereich ausgelöste »atriale« E.; EKG: vorzeitiger Vorhof- u. Kammerkomplex, P-Zacke abnorm (in Abltg. II u. III bei sinusnahem Reiz invers, da Depolarisationswelle retrograd), PR-Intervall meist verlängert, QRST normal oder leicht verändert (»Aberration«); nachfolgendes P meist verzögert. E atrial extrasystole.

**Vọrhof|flattern:** Herzrhythmusstörung mit regelmäßiger Vorhofkontraktionsfolge mit Frequenz 250–300(–350)/Min. infolge heterotoper supraventrikulärer Reizbildung u.a. bei Sinusknoten-Syndrom. Ursachen wie bei ▸Vorhofflimmern. ***EKG:*** regelmäßige »sägezahnähnl.« Oszillationen (P-Zacken, mit raschem Anstieg, trägem Abfall u. ohne deutl. isoelektr. Intervalle), 3:1-, selten 1:1-Überleitung auf die Kammern (mit ebenfalls regelmäß. Frequenz 70–150/Min.). Bei starkem bis totalem Block nur 1:5 (–7)-Überleitung, bei wechselnder Blockierung unregelmäßige Kammerkontraktionen. E atrial flutter.

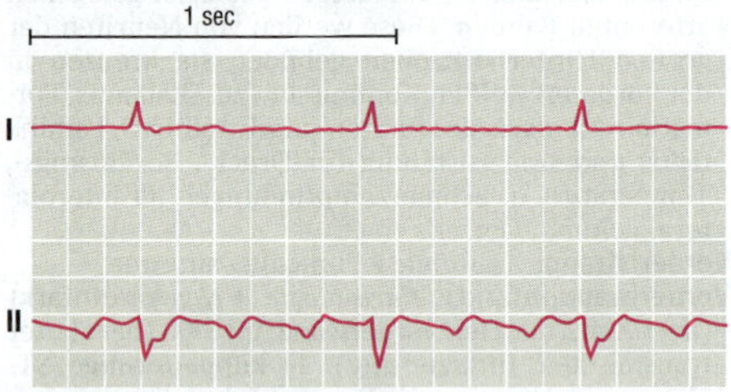


**Vorhofflattern:** wechselnde 4:1- u. 3:1-Überleitung.

**Vọrhof|flimmern,** Delirium cordis: paroxysmale oder permanente Herzrhythmusstörung mit ungeordneter Vorhoftätigkeit mit Frequenz über 300 (–350)/Min.; im EKG »Flimmerwellen« (statt P-Zacken) ständig wechselnder Größe, Gestalt u. Frequenz, die sich evtl. kaum von der isoelektr. Linie abheben; Kammererregung meist unregelmäßig als absol. Tachy- oder Bradyarrhythmie. ***Vork.*** u.a. bei Hyperthyreose, Kardiomyopathien, Sinusknoten-Syndrom, ferner »idiopathisch«. ***Ther.:*** Digitalisierung (bei Hyperthyreose ineffektiv), Elektrokardioversion; Beseitigung des Grundleidens. E atrial fibrillation.

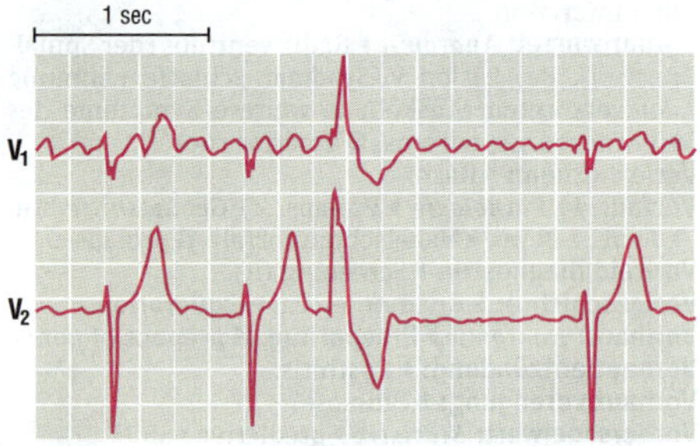


**Vorhofflimmern:** grobes Flimmern, sog. Flatterflimmern. [544]

**Vọrhof|galopp:** *Kardiologie* präsystol. ▸Galopprhythmus. E atrial gallop.

**Vorhof-Kammer...:** *Kardiologie* s.u. ▸Atrioventrikular...

**Vọrhof|pfropfung (Wenckebach):** *Kardiologie* Zusammenfallen der Vorhof- u. der Ventrikelsystole, v.a. bei AV-Knoten-Tachykardie, ventrikulärer Tachykardie, ventrikulären Extrasystolen u. bei komplettem AV-Block. Die Kontraktion des Vorhofs gegen die geschlossene Atrioventrikularklappe resultiert in einer Erhöhung der a-Welle des Venenpulses (cannon wave). E Wenckebach's phenomenon.

**Vorhof-Prịmum|defekt:** der auf Nichtverschluss des Ostium primum beruhende ▸Vorhofseptumdefekt. E foramen primum defect.

**Vọrhof|rezeptoren:** *Kardiologie* subendokardiale atriale Vagusendigungen als Spannungs- u. Dehnungsrezeptoren (A- bzw. B-Rezeptoren, auf aktive Kontraktion bzw. passive Füllung ansprechend). E atrial receptors.

**Vọrhof|septum:** ▸Septum interatriale; *embryol* s.a. ▸Septum primum, S. secundum. E atrial septum.

**Vọrhof|septum|defekt,** Abk. ASD: Lückenbildung im Vorhofseptum als angeborener ▸Herzfehler. E atrial septal defect. **1)** als häufige Form das offen gebliebenes ▸Foramen ovale, das hämodynamisch meist ohne Bedeutung ist, da die darüber liegende Falte geschlossen bleibt. E persistent foramen ovale. **2)** als echter, struktureller ASD klinisch gekennzeichnet v.a. durch Symptome infolge gesteigerter Anforderungen an den re. Vorhof. ***Klinik:*** hyperaktiver re. Ventrikel (mit Herzbuckel), frühzeitige Rechtsinsuffizienz, Pulsus parvus, erhöhter Jugularvenenpuls, Systolikum über der Pulmonalis, Spaltung des 2. HT; beim Primum-Typ GRAHAM-STEELL-Geräusch. ***EKG:*** Linkstyp (evtl. überdreht), bei Secundum-Typ Rechtsschenkelblock mit oder ohne Rechtsherzüberlastung. Im Röntgenbild vermehrte Lungenzeichnung, tanzende Hili. ***Ther.:*** op. Verschluss. **a)** (Ostium-)Primum-Defekt, Abk. ASD I: Lücke im unteren Anteil des Vorhofseptums infolge ausgebliebenen Verschlusses des Ostium primum im ▸Septum primum (dort Abb.). Häufig verbunden mit Deformitäten der Atrioventrikularklappen; s.a. ▸Endokardkissendefekt, ▸Atrioventrikularkanal. E ostium primum defect. **b)** (Ostium-)Secundum-Defekt, Fossa-ovalis-Defekt,, Abk. ASD II: Lücke im oberen Anteil (Bereich der Fossa ovalis) des Vorhofseptums. Betrifft etwa 90% aller ASD; s.a. ▸LUTEMBACHER-Syndrom. E ostium secundum defect.

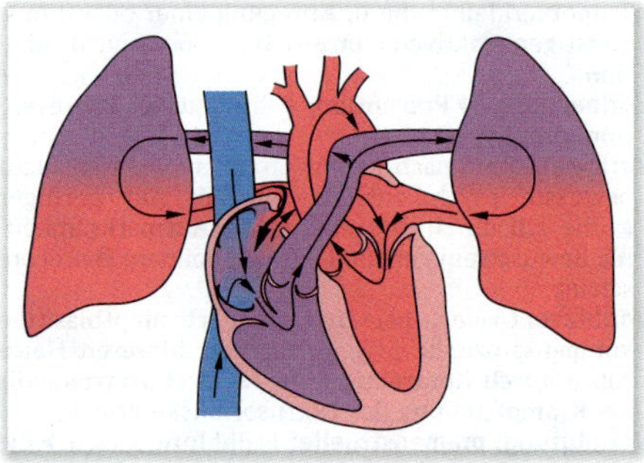

**Vorhofseptumdefekt:** isolierter ASD (schematisch). [238]

**Vọrhof|stimulation:** *Kardiologie* gezielte St. des Vorhofmyokards mittels Schrittmacherelektrode; hochfrequent (»schnelle V.«) z.B. zur Prüfung der Sinusknoten-Erholungszeit (s.a. ▸Sick-Sinus-Syndrom) u. der intrakardialen Reizleitung, zur Ther. des Vorhofflatterns. E atrial stimulation.

**Vọrhof|tachy|kardie:** s.u. ▸Tachykardie, paroxysmale supraventrikuläre. E atrial tachycardia.

**Vorhof|thrombus:** Blutgerinnsel im li. Vorhof. ***Vork.:*** v.a. bei Mitralstenose mit Dilatation des li. Vorhofs. ***Kompl.:*** Hirninfarkt, arterielle Embolie. E atrial thrombus.

**Vọrhof|welle: 1) Vorhofzacke:** ▸P-Zacke des EKG. **2)** a-Welle der Venenpulskurve. E atrial wave.

**Vọrkern:** *Zytologie* ▸Pronucleus. E pronucleus.

**Vor|lagerung:** *chir* op. Verlagerung eines perforierten, nekrot. oder schwer eitrig infizierten mobilen (ausnahmsweise auch mobilisierten) Bauchorgans in oder vor die Bauchdecken (»Extraperitonisierung«). ***Anw.:*** wenn die intraperitoneale Entfernung kontraindiziert ist. Die Entfernung erfolgt dann (u.U. erst in 2. Sitzung nach 1–2 Tg.) extraperitoneal. S.a. ▸Antepositio. E exteriorization.

**Vọr|last:** *Kardiologie* ▸preload.

**Vọrliegen:** *Geburtshilfe* bei noch stehender Fruchtblase das – im geöffneten Muttermund tastbare – Vornliegen des vorangehenden Kindsteiles, der Nabelschnur oder der Plazenta (»Placenta praevia«). E presenting part.

**Vọr|magen:** *Anatomie* ▸Vestibulum gastro-oesophageale.

**Vor|milch:** *Gynäkologie* ▸Kolostrum. 🇪 colostrum.
**Vormundschaft:** s.u. ▸Betreuung. 🇪 guardianship.
**Vorniere,** Pronephros: **1)** *Embryologie* beim Menschen das aus den lateralen Lamellen der Ursegmentstiele I–XIV (»Nephrotome«) hervorgehende, segmental gegliederte, primär-rudimentäre Ausscheidungsorgan, dessen Strukturen nur im kaudalen Abschnitt zur Vollentwicklung gelangen; s.a. ▸Urniere. 🇪 pronephros. **2)** *Physiologie* (VOLHARD) die durch passagere Wasseraufnahme u. Ablagerung harnpflichtiger Substanzen im Dienste des Wasserhaushalts tätigen Gewebe, insbes. das Unterhautzellgewebe (Anasarka-Bildung).
**Vor|pflanzung:** *Chirurgie* Einpflanzen eines zur Transplantation vorgesehenen Knochenspans in Weichteile der Umgebung (zwecks Verbesserung seiner Vitalität), d.h. Bildung eines »armierten Lappens«.
**Vor|probe (Oehlecker):** *Serologie* s.u. ▸biologische Probe. 🇪 preliminary test.
**Vorsorgeleistungen:** medizinische Leistungen (ärztliche Behandlung, Versorgung mit Arznei, Verbänden, Heil- und Hilfsmitteln), die geeignet sind, einer Krankheit vorzubeugen, einer Gefährdung der gesundheitlichen Entwicklung eines Kindes entgegenzuwirken, Krankheiten zu verhüten oder deren Verschlimmerung zu vermeiden oder Pflegebedürftigkeit zu vermeiden; nach Sozialgesetzbuch (SGB) 5 § 23 besteht ein gesetzlicher Anspruch auf V., wenn diese notwendig sind.
**Vorsorge|medizin:** ▸Präventivmedizin. 🇪 general preventive medicine (GPM).
**Vorsorge|untersuchung:** gezielte medizin. Untersuchung zwecks Vorbeugung u. Früherfassung von Gesundheitsschäden u. Krankheiten (s.a. ▸Screening, ▸Präventivmedizin, ▸Schwangeren-V.). – Von der Sozialversicherung wird eine jährl. V. zur Früherkennung von Krebserkrankungen getragen (s.a. Tab.): bei ♀ vom 20. Lj. an des Genitales, vom 30. Lj. an ferner der Brust u. der Haut, vom 45. Lj. an auch des Dickdarms; bei ♂ vom 45. Lj. an des äußeren Genitales, der Prostata, der Haut u. des Dickdarms. Bei Kindern sollen die – in einem von den Krankenkassen ausgegebenen Untersuchungsheft – festgeschriebenen V. vom Kinderarzt durchgeführt werden, um angeborene Schäden u. Fehlentwicklungen frühzeitig zu erkennen. 🇪 screening examination, early detection examination.
**Vorsteher|drüse:** *Anatomie* ▸Prostata. 🇪 prostatic gland.
**Vortex** *(latein.)*: Strudel, Wirbel, Scheitel; *anat* wirbelförm. Anordnung oder Struktur. S.a. ▸Vertex. 🇪 vortex, whorl, whirl. – **V. cordis:** die wirbelförmige Myokardfasernanordnung im Bereich der Herzspitze. 🇪 whorl of heart. – **Vortices pilorum:** auf entsprech. Hautstrukturen basierende »Haarwirbel« in Scheitelgegend u. Achselhöhle. 🇪 hair whorls. – **V. purulentus:** ▸Keratitis purulenta.
**Vortex-Keratopathie:** S.u. ▸Cornea verticillata. 🇪 vortex keratopathy.
**vorticosus** *(latein.)*: reich an Wirbeln. 🇪 vorticose.
**Vorwärts|versagen:** *Kardiologie* ▸forward-failure.
**Vor|wasser:** der während der Wehen in den unteren Eipol (»Vorblase«) gepresste Teil des Fruchtwassers, der dann beim Blasensprung abgeht. 🇪 forewaters.
**Vor|wehen,** Dolores praesagientes: *Geburtshilfe* Uteruskontraktionen am Ende der Schwangerschaft (ohne charakterist. Rhythmus u. Schmerz), die die Geburtswege nicht erweitern, sondern die Frucht »einstellen« (»Stellwehen«). 🇪 premonitory pains.
**vorzeitig:** praecox, praematurus; z.B. **v. Alterung** (▸Progerie), **v. Plazentalösung** (▸Ablatio placentae). 🇪 premature, precocious.
**Vorzugs|milch:** *Diätetik* nicht behandelte (auch nicht pasteurisierte) Rohmilch, die bes. hohen Anforderungen an Gewinnung (Qualität der Aufstallung, Tbk-Freiheit von Kühen u. Personal) u. Zusammensetzung (Fettgehalt, spezifisches Gewicht) sowie Verpackung u. Beförderung genügt.

| Untersuchungsmethode | Indikationen |
|---|---|
| **bei Frauen u. Männern jeden Alters** | |
| Röntgen-Thorax | nicht routinemäßig empfohlen |
| Sputumzytologie | nicht routinemäßig empfohlen |
| **bei Frauen u. Männern** | |
| Stuhl auf okkultes Blut | jährlich ab 50 Jahren |
| rektale Untersuchung | jährlich ab 40 Jahren |
| Proktoskopie | alle 3 Jahre ab 50 Jahren |
| **bei Frauen** | |
| gynäkologische Untersuchung | alle 3 Jahre vom 20.–40. Lj., dann jährlich |
| PAPANICOLAOU-(PAP-)Abstrich | alle 3 Jahre vom 20.–65. Lj. |
| Brust-Selbstuntersuchung | monatlich ab 20 Jahren |
| ärztliche Untersuchung der Brust | alle 3 Jahre zwischen dem 20. u. 40. Lebensjahr, dann jährlich |
| Mammographie | initiale Basisuntersuchung zwischen dem 35. u. 40., alle 1–2 Jahre vom 40.–49. Lj., jährlich ab dem 50. Lj. |

*(Modifiziert nach CA – A Cancer Journal for Clinicians 40 [2]: 79, März/April 1990 u. Professional Education Publication Nr. 3347.01. Mit Erlaubnis der American Cancer Society, Inc.)*

**Vorsorgeuntersuchung:** Krebs-Früherkennungsuntersuchungen (Empfehlungen der American Cancer Society). [351]

**Voss-Hängehüfte,** BRANDES-V.-Op.: bei Koxarthrose (Verminderung der Muskeldruckwirkung u. Entlastung des Gelenks) op. Ablösung u. Höherverlagerung des großen Rollhügels (mit Glutei medii u. minimi), ursprungsnahe Tenotomie der Adduktoren u. ansatznahe des Iliopsoas, Einkerbung des M. rectus.
**V-Osteo|tomie:** *Orthopädie* Osteotomie mit spitzwinkliger (V-förm.) Durchtrennungslinie.
**Voussure** *(franz. = Bogenrundung)*: ▸Herzbuckel. 🇪 voussure.
**Vox** *(latein.)*: Stimme. 🇪 voice. – **V. anserina:** »Gänseschnarren« bei Rekurrensparese. – **V. cholerica:** Exsikkose-bedingte Rauigkeit der Stimme bei Cholera asiatica. – **V. clandestina:** Flüsterstimme. – **V. senilis:** »Altersstimme« infolge Minderung der Vitalkapazität, Steifigkeit der Kehlkopfgelenke, Verkalkung der Kehlkopfknorpel u. Muskelhypotonie (schwächer, rau, mit »Alterstremolo«).
**Voyeurismus** *(franz. voyeur = Zuschauer)*, Skop(t)ophilie: sexuelle Lustempfindung bei heiml. Anblick von unbekleideten Körpern, Liebesspiel oder Geschlechtsverkehr. 🇪 voyeurism, scopophilia.
**VP-16:** Abk. für ▸Etoposid.
**V-Phlegmone:** *Chirurgie* meist aus einem subkutanen Panaritium durch Ausbreitung per continuitatem entstandene Ph. der Sehnenscheide des langen Daumenbeugers u. der – im Handgelenkbereich angrenzenden – Sehnenscheiden der Fingerbeuger II–V (die nur am Kleinfinger über das Grundgelenk hinausgeht, so dass mit der des Daumens eine V-Form besteht). Bei verspäteter op. Entlastung Gefahr der Sehnennekrose u. der Perforation in die Gelenke.
**VPK:** *Kardiologie* Abk. für ▸**Venenpulskurve** (s.a. ▸Jugularispuls).

**VPR:** *Bakteriologie* Abk. für ▸Voges-Proskauer-Reaktion.

**VR:** *Kardiologie* Kurzzeichen für die unipolare ▸Extremitätenableitung (mit Wilson-Elektrode) vom re. Arm. E VR unipolar extremity lead.

**VRAM-Lappen,** Abk. für vertikaler Rektus-abdominis-Muskel-Lappen: ein Haut-Muskel-Lappen aus dem Bauchbereich zur operativen Rekonstruktion einer entfernten Brust (VRAM-Lappenplastik), wobei die Narbe seitlich des Nabels in Längsrichtung verläuft. *Anw.* meist bei Mammakarzinom.

**(de) Vries** (1) André de V., Pädiater, Israel; 2) Willem Marie de V., 1871–1935, niederländ. Pathologe). – **V.-Rinne** (Willem Marie de V.): bei syphilit. Mesaortitis durch Vorwuchern von Bindegewebe zwischen die Valvulae semilunares entstehendes Klaffen der Aortenklappe (mit Insuffizienz). – **V.-Syndrom** (André de V.): (1951) Kombination von Faktor-V-Mangel u. Syndaktylie. E congenital labile factor deficiency with syndactylism.

**Vrolik-Krankheit** (Wilhelm V., 1801–1863, Anatom, Groningen): ▸Osteogenesis imperfecta congenita Typ Vrolik. E Vrolik's disease.

**Vs:** *Physik* Abk. für Voltsekunde.

**VSD:** Abk. für ▸Ventrikelseptumdefekt. E VSD.

**VS-Virus,** Abk. für Vesicular-Stomatitis-Virus, Abk. VSV: Erreger der ▸Stomatitis vesiculosa.

**VTEC:** Abk. für Verotoxin (▸Shiga-Toxin) bildende Escherichia-coli-Stämme.

**$VT_{max}$:** *Physiologie* s. u. ▸Totalkapazität.

**vulgaris, vulgär** *(latein.)*: gewöhnlich, (all)gemein. E vulgaris, ordinary, common.

**Vulnera** *(latein.)*: Wunden. S. u. ▸Vulnus. E wounds.

**vulnerabel:** verletzlich; z. B. die **v. Phase** des Herzzyklus (etwa 40 ms im ansteigenden Teil der T-Welle), in der das Myokard – vermutlich infolge inhomogener Refraktärität der Fasern – ungleichmäßig erregbar ist, so dass es zu kreisender Erregung, evtl. – v. a. bei Extrasystolen – zu Kammerflimmern kommen kann. E vulnerable.

**Vulnerabilitäts-Stress-Modell:** s. u. ▸Schizophrenie.

**Vulneratio:** Verwundung, Wunde.

**Vulnus** *(latein.)*: ▸Wunde. S. a. ▸Wund..., ▸Wundheilung. E wound. – **V. caesum:** Hiebwunde; s. u. ▸Schnittwunde. – **V. lacerocontusum:** Riss-Quetsch-Wunde; s. u. ▸Quetschwunde. – **V. morsum:** ▸Bissverletzung. – **V. punctum:** ▸Stichwunde. E puncture w. – **V. sclopetarium:** ▸Schussverletzung. – **V. sectum:** ▸Schnittwunde. E incised w.

**Vulpian-Atrophie** (Edme Felix Alfred V., 1826–1887, Physiologe u. Neurologe, Paris): »skapulohumeraler« oder Bernhard-Typus der neurogenen ▸Muskelatrophie; beginnt im Erwachsenenalter an Schultergürtel- u. Oberarmmuskulatur. E Vulpian's atrophy.

**Vulpius-Methode** (Oskar V., geb. 1867, Chirurg, Heidelberg): *Orthopädie* Sehnenverpflanzung mit Durchziehen des Stumpfes durch einen knopflochförm. Schnitt der Empfängersehne (»Knopflochnaht«). – Ferner Sehnenverkürzung durch Fältelung.

**Vulsella, Vulsellum** *(latein.)*: mit Zähnchen versehene (»scharfe«) Pinzette. E vulsella.

**Vulva:** die »weibliche Scham« (▸Pudendum femininum). E vulva.

**Vulva|dysplasie:** ältere Bez. für vulväre intraepitheliale Neoplasie (▸VIN).

**Vulva|dys|trophie (früher Kraurosis vulvae):** nach (evtl. auch vor) der Menopause auftretende Erkrankung des äußeren weiblichen Genitales. *Klinik:* Juckreiz, Brennen u. Schmerzen beim Geschlechtsverkehr. Objektive örtliche Veränderungen sind diffuse oder teilweise Atrophie bei gleichzeitiger – oft schmetterlingsförmiger – ▸Leukoplakie, Elastizitätsverlust (sog. Wachshaut) u. Konsistenzvermehrung mit Rigidität u. erhöhter Verletzbarkeit (Rhagaden-, Fissuren-, Hämatombildung), Neigung zu Superinfektion. *Formen:* eine atrophische (Lichen sclerosus) und eine hyperplastische Variante (mit oder ohne Zellatypien); ferner gemischte V. Zählt zu den Präkanzerosen (s. a. ▸VIN). E vulvar dystrophy.

**Vulva|karzinom:** das v. a. jenseits der Menopause vork. »Carcinoma vulvae« (meist verhornendes ▸Plattenepithelkarzinom) v. a. an großen (Innenseite) u. kleinen Labien, Klitoris, Urethra, Frenulum. Als Präkanzerosen gelten: ▸VIN III, ▸Vulvadystrophie, melanozytäre Veränderungen, atypische Kondylome. *Klinik:* Frühbefunde sind häufig uncharakteristisch u. werden oft übersehen, z. B. rötliche, leicht erhabene Flecken; kleine Erosionen; Verhärtungen (Fehldiagnosen z. B.: »Narbe«, »Warze«); Pruritus! Wachstum im Allg. kontinuierlich (u. später schneller), papillär, knotig, flach infiltrativ oder primär ulzerös; ferner Abklatschmetastasen. In späteren Stadien zu Blutung u. jauchigem Zerfall neigend. *Klassifik:* erfolgt nach dem ▸TNM-System bzw. der FIGO-Stadieneinteilung. *Diagn.:* möglichst frühzeitige histologische Abklärung eines verdächtigen Befundes (Exzision im Gesunden ist anzustreben). *Ther.:* radikale Vulvektomie mit En-bloc-Ausräumung der Inguinal- u. Femoralislymphknoten oder Elektroresektion u. -koagulation der Vulva, ggf. Nachbestrahlung. E vulvar cancer.

**Vulva|schrumpfung:** ▸Vulvadystrophie. E vulvar atrophy.

**Vulva|tumoren:** Neoplasmen des weiblichen äußeren Genitales; gutartig z. B. Lentigines, Mongolenflekken, seborrhoische Warzen, Hämangiome, Lipome, Fibrome, Leiomyome, Glomustumoren; bösartig das Vulvakarzinom, -sarkom u. -melanom. E tumors of the vulva.

**Vulv|ektomie:** op. Exzision (evtl. als Elektroresektion, z. B. nach Berven) des ♀ äußeren Genitales, v. a. bei Vulvakarzinom. E vulvectomy.

**Vulvitis:** Entzündung des ♀ äußeren Genitales, meist durch Bakterien, Viren, Pilze, Trichomonaden oder Parasiten im Gefolge mechanischer, therm., physikal. oder chem. Läsion, bei Stoffwechselerkrankungen (z. B. bei Diabetes, Eisenmangelzuständen), Dyshormonosen, Gynatresie (mit Sekretstauung), Fisteln; oft auf die Scheide übergreifend (▸Vulvovaginitis; s. a. ▸Kolpitis, ▸Bartholinitis). E vulvitis. – **V., hyperplastische:** hyperplastische Form der ▸Vulvadystrophie. E hyperplastic v.

**Vulvo|vaginitis:** akute oder chron. Entzündung des ♀ äußeren Genitales (▸Vulvitis) einschl. der Scheide (▸Kolpitis) v. a. durch Staphylo-, Streptokokken, Corynebact. diphth., E. coli, Trichomonaden, Anaerobier. E vulvovaginitis. – **V. candido|mycetica:** meist durch Candida albicans verursachte V.; bes. häufig im Säuglings- u. Kleinkindalter, bei Diabetes, nach Medikation von Ovulationshemmern, Antibiotika, Corticosteroiden; bei Graviden mit Infektionsgefahr für das Neugeborene. E mycotic v. – **V. gonorrhoica:** s. u. ▸Gonorrhö, ▸Urethritis gonorrhoica. E gonorrheal v. – **V. herpetica:** V. mit gruppiert stehenden Bläschen, evtl. auf die Nachbarschaft übergreifend, mit starken Allgemeinbeschwerden; rezidivierend (z. B. vor der Menstruationsblutung); bei der Schwangeren mit Gefahr der Infektion des Neugeborenen u. Möglichkeit letal endender Herpessepsis. E herpetic v.

**Vv.:** *Anatomie* Kurzzeichen für Venae (= die Venen); s. u. ▸Vena. E vv.

**$^{V}/_{V}$:** *Pharmazie, Chemie* ▸Volumprozent. E v/v.

**V-Virus:** ▸Cardiovirus.

**V-W-Formenwechsel:** F. bei Bakterien, die normalerweise das Vi-Antigen besitzen (z. B. frische Stämme von Salmonella typhi u. paratyphi C); durch mehrfache Subkultur verliert die O-inagglutinable »V-Form« das Vi-AG u. wird zur O-agglutinablen W-Form.

**V-Y-Plastik:** Verschiebeplastik mit V-förm. Inzision u. Abschluss durch Wundnaht in Y-Form. E V-Y plasty.

**VZV:** Abk. für Varicella-Zoster-Virus.

# W

**W:** Symbol für *chem* Wolfram, *physik* Watt (s.a. ▸SI-Einheiten), *biochem* Abk. für Tryptophan (im Ein-Buchstaben-Code), *immun* Symbol im HLA-System für Antigene ohne bisher genaue Identität.

**Waaler-Rose-Test** (ERIK W., Bakteriologe, Oslo; HARRY M. R., Bakteriologe, New York): (1940/1948) quantitativer ▸Hämagglutinationshemmtest zum Nachweis des – mit heterologem Gammaglobulin reagierenden – ▸Rheumafaktors, indem Hammelerythrozyten, mit einem von Kaninchen stammenden Antihammel-Ambozeptor beladen, mit Verdünnungsreihen des Probandenserums in Reaktion gebracht werden (parallel zum Vergleich ein Testansatz mit nicht sensibilisierten Hammel-Ery). Der Test fällt bei rheumatoider ▸Arthritis in etwa 50 % positiv aus, ist von geringer Spezifität. Mehrere Modifikationen. **E** Rose-Waaler test.

**(van-der-)Waals-Kräfte** (JOHANNES D. V. D. W., 1837–1923, Physiker, Amsterdam; 1910 Nobelpreis für Physik): nicht kovalente, nur über kurze Strecken wirksame Anziehungskräfte zwischen Molekülen. **E** van der Waals' forces.

**(v.-)Waardenburg-Syndrom** (PETRUS J. V. W., 1886–1969, Augenarzt, Arnheim): **1)** als VOGT-W.-Syndrom oder Dyskephalosyndaktylie Fehlbildungen i.S. einer Kombination des ▸CROUZON- u. APERT-Syndroms ▸Akrozephalosyndaktylie [1]). ***Klinik:*** v.a. beidseitiger Hydrophthalmus, Hypertelorismus, Turmschädel, Papageiennase, Unterkieferunterentwicklung mit Zahnstellungsanomalien, Syndaktylien, Kontrakturen der Ellbogen- u. Kniegelenke, Herzfehler, Kryptorchismus, Hypospadie, Pseudohermaphroditismus. **E** Waardenburg syndrome. **2)** ▸KLEIN-WAARDENBURG-Sy. **E** ptosis-epicanthus syndrome. **3)** ▸WILDERVANCK-Sy. (1). **E** cervico-oculofacial dysmorphism. **4)** autosomal-rezessiv (?) erbliche Kombination von Anophthalmie u. Syndaktylie.

**Waben|lunge:** kleinzystische Degeneration des meist schon fibrotisch degenerierten Lungengewebes, vorwiegend in den Unterlappen lokalisiert, im Endstadium von Lungenfibrosen; pathologisch-anatomisch als diffuses, bronchiolo-alveoläres Emphysem mit Lungenfibrose; röntgenologisch zahlreiche Ringschatten über beiden Lungen. Entweder als angeborene Hamartie (evtl. mit Zysten auch anderer Organe; oft auch Situs inversus) oder – häufiger – erworben (z.B. nach Lungenabszess, Bronchitis obliterans). Wird oft erst durch zusätzliche Bronchitis klinisch manifest. Verlauf schubweise-progressiv mit Infekten u. narbiger Schrumpfung (u. kardiorespiratorischer Insuffizienz mit Cor pulmonale). **E** honeycomb lung.

**Waben|niere:** polyzystische kleinblasige Zystenniere. **E** multicystic kidney.

**Waben|schädel:** ▸Lückenschädel.

**Wach|anfall:** nichtepileptischer Anfall als Erwachen aus dem nächtlichen Schlaf mit Tonusverlust der Muskulatur; meist im Zusammenhang mit Narkolepsie (Gegenstück zum ▸Schlafanfall); auch als Psychopharmaka-Effekt. **E** sleep paralysis.

**Wachkoma:** ▸apallisches Syndrom.

**Wacholderbeere:** ▸Juniperus communis.

**Wachs:** **1)** Bienenwachs (Cera flava). **2)** dem Bienenwachs ähnliche natürliche u. teil- bis vollsynthetische Stoffe. **3)** im Wachs vorkommende Ester höherer Fettsäuren, mit langkettigen aliphatischen 1-wertigen Alkoholen. **E** wax.

**wachsartige Degeneration:** s.u. ▸Degeneration; s.a. ▸Amyloidose; ▸Wachsleber. **E** waxy degeneration.

**Wach-Schlaf-Rhythmus:** durch das ▸Schlafzentrum gesteuerter Wechsel zwischen Schlaf- u. Wachzustand; s.a. ▸zirkadianer Rhythmus. **E** wake-sleep cycle.

**Wachs|krebs:** berufsbedingtes Hautkarzinom durch auch in »völlig gereinigten« Petroleumwachsen enthaltene Karzinogene.

**Wachs|leber:** die im blutleeren Zustand wachsartig transparente Leber. Analog: **Wachsmilz, -niere**. S.a. ▸Amyloidose. **E** waxy liver, w. spleen, w. kidney.

**Wach|station:** Funktionseinheit, in der Patienten mit erhöhtem personellem und apparativem Aufwand überwacht werden können. In Ausstattung u. Aufbau der ▸Intensivstation entsprechend, jedoch meist ohne Beatmungsmöglichkeit. **E** recovery room.

**Wachs|tum:** Grundeigenschaft des lebenden Organismus, durch Umwandlung aufgenommener körperfremder Stoffe in körpereigene, seine Substanz zu vermehren. Ein über Zellteilung erfolgender anaboler (▸Anabolismus), bei Warmblütern auf das Jugendalter beschränkter Prozess (ergänzt durch im Wesentlichen allgemein lebenslängliche Möglichkeit der Zellerneuerung). Die Größenzunahme erfolgt durch An- u./oder Zwischenlagerung neuer Zellen (d.h. appositionell bzw. interstitiell). Das W. ist beim Menschen hormonal gesteuert (jedoch mit Auswirkung erblicher, Stoffwechsel- u. äußerlicher Faktoren) u. erfolgt in Bezugnahme auf den Gesamtbauplan als normales W. unter strenger Einhaltung der Organ-Gewebegrenzen; es wird unterschieden auch als Mengen- u. als Längen-W., die periodisch wechseln (▸Fülleperiode, ▸Streckphase). S.a. ▸Wachstums... **E** growth. – **W., destruktives:** das infiltrierende Wachstum mit schwerer Gewebs-, Zellschädigung. Eine charakteristische Eigenschaft bösartiger Tumoren. – **W., expansives:** verdrängendes Wachstum gutartiger Tumoren, das zum Untergang des komprimierten spezifischen Gewebes (Parenchym) der Nachbarorgane führt. Bisweilen bildet sich dabei aus dem verdrängten Organ eine »Tumorkapsel« (z.B. bei der benignen Prostatahyperplasie). S.a. ▸Infiltration. **E** expansive growth. – **W., invasives:** ▸Invasion (1). – **W., pathologisches:** autonomes, nicht den natürlichen Steuerungsmechanismen unterworfenes W., insbesondere das der Tumoren (▸Neoplasma; s.a. ▸Surveillance). Es erfolgt expansiv, evertierend oder exstruktiv oder aber – bei Bösartigkeit – infiltrativ, invasiv, destruierend.

**Wachstums|beschleunigung:** ▸Akzeleration. **E** acceleration of growth.

**Wachstums|faktoren,** Wuchsstoffe: **1)** das Wachstum fördernde, für den Zellen-, Gewebeaufbau notwendige Stoffe; außer ausreichender Nahrung v.a. Vitamine, Mineralien, essentielle Amino- u. Fettsäuren. **2)** **growth factors,** Abk. **GF:** *Biochemie* Proteine, die die Zellproliferation u. Differenzierung durch Bindung an spezifische Rezeptoren fördern, mit stimulierender Wirkung auf die DNS-Synthese. S.a. ▸Zytokine, ▸Lymphokine, ▸Interleukine. Dazu gehören der ▸epidermal growth factor), der ▸Nerven-Wachstumsfaktor; hämatopoetische W. (z.B. ▸CSF, ▸Erythropoietin). Weitere s. Tab. **3)** *Bakteriologie* W.

| Bezeichnung | nachweisbar in | Zielzellen |
|---|---|---|
| epidermaler Wachstumsfaktor (EGF) | Thrombozyten, Milch, Urin | Epi- u. Endothelzellen |
| Insulin-ähnlicher Wachstumsfaktor I (Somatomedin C, NSILA) | Serum | Chondroblasten, Fibroblasten |
| Insulin-ähnlicher Wachstumsfaktor II | Serum | Chondroblasten, Fibroblasten |
| Thrombozyten-Wachstumsfaktor (PDGF) | Thrombozyten | glatte Gefäßmuskelzellen |
| Fibroblasten-Wachstumsfaktor | Gehirn, Makrophagen | Endothelzellen |
| Erythropoietin | Urin | Stammzellen des Knochenmarks |
| Nerven-Wachstumsfaktor (NGF) | Speicheldrüse | Dorsalganglienzellen |

**Wachstumsfaktoren:** Auswahl von W. beim Menschen. [333]

für das Bakterienwachstum, v.a. als Zusatzstoffe für das Wachstum bestimmter Bakteriengattungen (z.B. der Faktor X, ein thermostabiles Hämin aus Erythrozyten als W. für Haemophilus).

**Wachstums|hemmung:** s.u. ▸Retardierung, ▸Wachstumsstörung. S.a. ▸Zytostatika. **E** growth retardation, g. inhibition.

**Wachstumshormon:** ▸Somatotropin, *botan* ▸Auxin. **E** growth hormone.

**Wachstums|periode, -phase:** s.u. ▸Wachstum. S.a. ▸Bakterienwachstum. **E** growth period, g. phase.

**Wachstums|proportionen:** *Pädiatrie* die durch die unterschiedliche Wachstumsgeschwindigkeit der Körperteile bedingte alterstypische Körperproportionierung des Kindes (ausgedrückt in »Kopfhöhen«, Abb.) als wesentlicher Teil des Gestaltwandels.

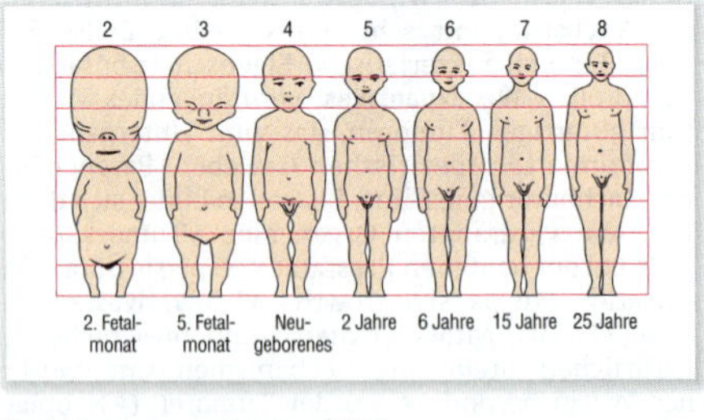


**Wachstumsproportionen.** [263]

**Wachstums|schub:** mit Beginn der Pubertät eintretende Beschleunigung des Längenwachstums auf Werte von 8–12 cm/Jahr (bis dahin 4–6 cm/Jahr); bedingt durch Androgene, v.a. Testosteron im Zusammenwirken mit Wachstumshormon (▸Somatotropin) u. Schilddrüsenhormon.

**Wachstums|störung:** krankhafte (v.a. endokrin oder durch Chondroosteodysplasie bedingte) Abweichung des Körperwachstums von der Norm; v.a. als ▸Minder- bzw. ▸Kleinwuchs und als ▸Hochwuchs (▸Großwuchs u. ▸Riesenwuchs). Evtl. als Halbseiten-W. I.w.S. auch die gestörte Größenentwicklung von Organen (▸Hypoplasie; s.a. ▸Epiphyseodese). **E** disturbance of growth.

**Wachstums|zone:** die Knorpelzone zwischen der späteren Dia- (bzw. Meta-) u. Epiphyse der Röhrenknochen, in der der Knorpel wächst (»enchondrales Wachstum«), zugleich aber auch abgebaut u. durch Knochengewebe ersetzt wird; s.a. *röntg* ▸Intermediärstreifen, ▸Epiphysenfuge. **E** growth plate.

**Wachs|zylinder:** *Urologie* gelblich-wächserne, mehrfach gekerbte (Querrisse), meist große u. breite, gegen Säuren widerstandsfähige ▸Harnzylinder; v.a. bei Nephrose u. zu Beginn der akuten, diffusen Glomerulonephritis. **E** waxy cast.

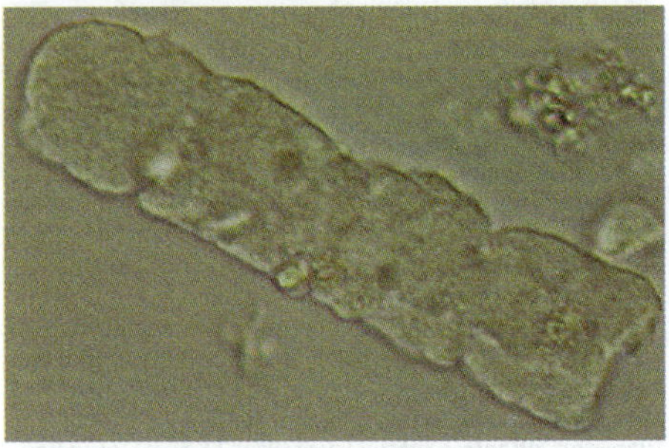

**Wachszylinder:** mikrosk. Präparat. [182]

**Wachtel|schlagton:** ▸Mitralöffnungston.

**Wach|zentrum:** das »Schlaf-Wach-Zentrum« (s.u. ▸Schlafzentrum).

**Wackel|gelenk:** ▸Schlottergelenk; s.a. ▸Wackelknie. **E** flail joint.

**Wackel|knie,** Genu laxum: angeborenes oder erworbenes Knie-Schlottergelenk (z.B. bei Bindegewebsschwäche bzw. nach Unfall, Entzündung, Muskellähmung) mit Störungen der Gewebetrophik (z.B. bei Tabes dorsalis). ***Klinik:*** abnorme Gelenkbeweglichkeit, Gehunsicherheit (v.a. bergab), evtl. Reizerguss, Gelenkschmerzen. **E** flail knee joint.

**Wackel|portio:** *gyn* ▸GAUSS-Zeichen (1). **E** mobile portio.

**Wada-Test** (J. A. W., zeitgenöss. jap.-kanad. Neurologe): Methode zur Beurteilung der Sprachlateralität der Gehirnhemisphären; dabei wird durch Injektion eines Barbiturats in die rechte bzw. linke A. carotis jeweils eine Hirnhälfte betäubt. Bei Lähmung einer Hemisphäre kann die andere auf Sprache, Wahrnehmung u. Gedächtnis geprüft werden. Der Test kann vor schwerwiegenden neurochirurgischen Eingriffen oder einseitiger Elektrokrampftherapie durchgeführt werden. **E** Wada test.

**Waden|bein:** ▸Fibula. **E** fibula.

**Waden|krampf:** durch Hypoxie ausgelöste schmerzhafte Verkrampfung der Wadenmuskulatur (Musculus triceps surae); v.a. bei Durchblutungsstörung, Überanstrengung; wird durch Krampfadern begünstigt. S.a. ▸Crampussyndrom. **E** calf cramp.

**Waden|schmerz:** Spontanschmerz in der Wadenmuskulatur. Als Leitsymptom bei tiefer Beinvenenthrombose (Ruheschmerz); ▸Claudicatio intermittens, ▸Pes planus (Bewegungsschmerz). Ferner z.B. bei Cholera, WEIL-Krankheit. **E** calf pain.

**Waden|wickel:** s.u. ▸Wickel.

**Wärme:** *Physik* die auf der – ungeordneten – BROWN-Molekularbewegung beruhende u. zu deren Bewegungsintensität proportionale Energie, deren Transport (s.a. ▸Wärmeabgabe) durch Konduktion (▸Wärmeleitung), Konvektion u./oder Strahlung erfolgt. – *physiol* Körperwärme, s.u. ▸Körpertemperatur. S.a. ▸Wärme..., ▸Warm..., ▸Hitze..., ▸Thermo..., ▸Temperatur... E heat.

**Wärme|abgabe:** *Physiologie* Abgabe von Körperwärme vom Körperkern zur Körperoberfläche (innerer Wärmestrom) u. von dort an die Umgebung (äußerer Wärmestrom). Erfolgt durch Konduktion (▸Wärmeleitung), ▸Konvektion (über die Vasomotorik stattfindend) u. ▸Wärmestrahlung sowie in Form der Verdunstungswärme über die Schweißbildung. Teil der ▸Wärmeregulation zur Erhaltung der Körpertemperatur. E elimination of body heat.

**Wärme|äquivalent:** *Physiologie* ▸kalorischer Wert. – **W., mechanisches:** ▸JOULE-Äquivalent. E (mechanical) equivalent of heat.

**Wärme|agglutination:** Hämagglutination durch ▸Wärmeautoantikörper. E warm agglutination.

**Wärme|antikörper:** Antikörper, deren Wirkungsoptimum > +10 °C liegt. Biphasische = bithermische (DONATH-LANDSTEINER) Hämolysine (mit Bindungsfähigkeit sowohl bei 0 °C wie auch bei +40 °C). E warm antibodies.

**Wärme|austauscher:** Aggregat der Herz-Lungen-Maschine zur Kühlung (s.a. ▸Hypothermie) u. Wiedererwärmung des Blutes. S.a. ▸Wärme-Feuchtigkeits-Austauscher. E heat exchanger.

**Wärme|autoantikörper,** Abk. W-AK: inkomplette ▸Autoantikörper (meist IgG), die bei 20–40 °C (Reaktionsoptimum bei 37 °C) in vivo u. in vitro Hämagglutination u./oder Hämolyse bewirken. Vorkommen idiopathisch oder aber symptomatisch (bei proliferativen Erkrankungen des lymphoretikulären u. plasmazellulären Systems u. des Knochenmarks, bei Erythematodes, BOECK-Sarkoid, verschiedenen Infektionskrankheiten). E warm autoantibodies.

**Wärme|behandlung:** ▸Wärmetherapie.

**Wärme|bett:** *Pädiatrie* ▸Couveuse.

**Wärme|bildung:** *Physiologie* Wärmeproduktion des Körpers durch (bio)chemische u. mechanische Vorgänge. Die Wärme freisetzenden (exothermen) chem. Reaktionen des Stoffwechsels finden in Ruhe zu ca. 70 % im Körperkern u. 17 % im Skelettmuskel statt, bei Muskelarbeit ist das Verhältnis u. U. umgekehrt. Bei sinkender Außentemperatur außerdem reflektorisch gesteigerte Muskeltätigkeit als ▸Kältezittern, aber auch durch zitterfreie W. (v.a. beim Neugeborenen durch Ansteigen der Temperatur im sog. braunen Fettgewebe). Außerdem erfolgt W., gesteuert über den Sympathikus, durch Intensivierung des Stoffwechsels innerer Organe (v.a. Leber) u. der Muskulatur (unabhängig von der mechanischen Tätigkeit). Die bei hoher Außentemperatur oder starker körperlicher Belastung ansteigende W. wird durch vermehrte ▸Wärmeabgabe kompensiert. S.a. ▸Wärmeregulation. E heat production.

**Wärme|einheit:** ▸Joule; s.a. ▸Kalorie. E heat unit.

**Wärme-Feuchtigkeits-Austauscher:** als »künstliche Nase« ein Gerät zur Nachahmung des natürlichen Nasen-Rachen-Raum-Klimas beim Tracheotomierten.

**Wärme|haushalt:** *Physiologie* s.u. ▸Wärmeregulation.

**Wärme|kasten:** ▸Inkubator. E incubator.

**Wärme|konvektion:** s.u. ▸Konvektion; s.a. ▸Wärmeabgabe. E heat convection.

**Wärme|leitung,** Konduktion: Übertragung von Wärme von Molekül zu Molekül, also v.a. in festen Stoffen, im Gegensatz zur Konvektion (Wärmeströmung), bei der Wärme durch strömende Materie mitgenommen wird. Die Wärmebewegung (Molekularbewegung) geht – bis zum Temperaturausgleich – auf den kälteren Körper über; zur quantitativen Erfassung der Wärmeleitfähigkeit dient die Wärmeleitzahl λ (J/cm × S × K). E heat conduction.

**Wärme|messung:** Thermometrie (▸Thermometer); s.a. ▸Kalorimetrie. E thermometry.

**Wärme|regulation:** *Physiologie* zentrale Steuerungsvorgänge im Organismus, die die Wärmebildung u. -abgabe innerhalb gewisser Grenzen den jeweiligen Umweltbedingungen anpassen. Bei Säugern u. Vögeln (Homoiothermen) wird dadurch die Körperkerntemperatur konstant (isotherm) gehalten. Unterhalb der kritischen Temperatur erfolgt W. biochemisch u. mechanisch durch vermehrte ▸Wärmebildung bei gleichzeitiger Senkung der Durchblutung der Körperschale (Isolationswirkung). Oberhalb der kritischen Temperatur findet die Regulation physikal. über ▸Wärmeabgabe statt (s.a. Schema). – **Wärmeregulationszentren** sind Strukturen des ▸Hypothalamus (Kühl- bzw. Erwärmungszentrum). Sie empfangen Signale aus ▸Thermorezeptoren (über Tractus spinothalamicus, Thalamus), quer gestreiften Muskeln u. Hirnrinde, und sie geben Efferenzen ab an Hypophyse (TSH-, ADH-, ACTH-Kontrolle), Arrectores pilorum, Vasomotorenzentrum, Herz, Nebennierenmark u. quer gestreifte Muskulatur (Muskelzittern). Des Weiteren wirken z.B. kältesensible Strukturen im Wirbelkanal an der W. mit. E heat regulation, thermoregulation.

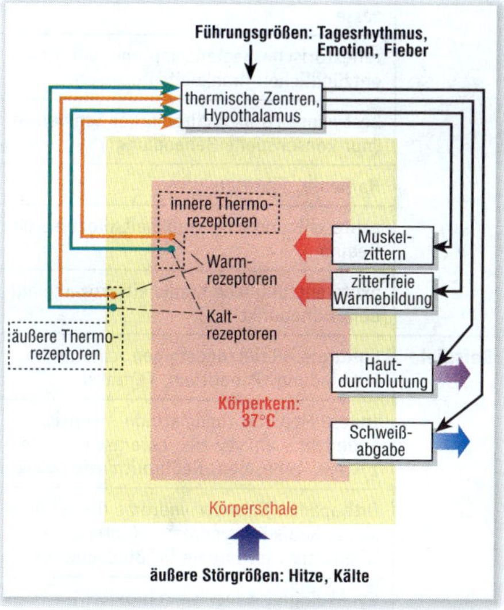


**Wärmeregulation:** Schema zur Thermoregulation des Menschen. [165]

**Wärme|resistenz-Test:** *Hämatologie* Ermittlung der Widerstandsfähigkeit roter Blutkörperchen gegen Wärme durch Erwärmen der Blutprobe auf 37 °C über 24 h. Die Resistenz ist vermindert bei Wärmehämolysinen (s.a. ▸Wärmeantikörper, ▸-autoantikörper). E thermoresistance test.

**Wärme|rezeptor:** ▸Thermorezeptor.

**Wärme|schäden:** *Pathologie* Gesundheitsstörungen durch Wärme- bzw. Hitzeeinwirkung; z.B. ▸Verbrennung, ▸Verbrühung, ▸Hitzekrebs, ▸Cataracta, ▸Hitzschlag; s.a. ▸Hyperthermie. E heat exhaustion, heat-stroke.

**Wärme|sinn:** Fähigkeit der Haut, Wärme zu empfinden als Teil des ▸Temperatursinns.

**Wärme|stau:** *Pathologie* krankhafte Wärmebelastung des Organismus infolge ungenügender Wärmeabgabe (z.B. bei fehlender oder blockierter Schweißsekretion, Kreislaufinsuffizienz etc.) sowie bei übermäßiger stoffwechselbedingter Wärmebildung. Bei raschem W. ▸Hitzschlag. E heat accumulation.

**Wärme|strahlung:** auf Photonen-Emission durch eine thermisch angeregte Strahlungsquelle beruhende elektromagnetische Strahlung; die W. hat Bedeutung für die Wärmeabgabe des Menschen; erfolgt nach dem STEFAN-BOLTZMANN-Gesetz, nach dem die abgegebene Strahlungsenergie der 4. Potenz der absoluten Temperatur proportional ist. – Eine nur aus der Wärmeenergie des Strahlers kommende u.

nur in eine solche des Empfängers umgewandelte W. heißt Temperaturstrahlung. **E** heat radiation.

**Wärmetherapeu|tica, -tika:** Mittel zur ▸Wärmetherapie; z. B. ▸Rubefacientia u. ▸Balnotherapeutica.

**Wärme|therapie,** Thermotherapie: Behandlung mit Wärme, wobei in der ▸physikalischen Therapie zwischen Wärme zuführenden u. Wärme entziehenden (s. a. ▸Kältebehandlung) Maßnahmen unterschieden wird. Die W. erfolgt häufig in Kombination mit Verfahren der ▸Hydrotherapie; die Übergänge zu anderen Naturheilverfahren sind fließend. Im Sinne einer Reiztherapie erfolgen häufig Wechselanwendungen von Wärme und Kälte (z. B. ▸Sauna, ▸Dampfbad, ▸KNEIPP-Anwendungen). Wärme zuführende Maßnahmen sind z. B. Wärmflasche, Wickel, Dampfkompressen, Moorpackung, ansteigendes Teilbad, Überwärmungsbad (Vollbad), Infrarotstrahler, Lichtkasten. Indikationen s. Tab. S. a. ▸Hyperthermie, künstliche. **E** thermotherapy.

| | |
|---|---|
| **generell** | chronisch-entzündliche Krankheitsprozesse |
| | reflektorische Begleitsymptome bei nicht-entzündlichen Krankheitsprozessen |
| | bestimmte Formen chronischer Schmerzen (nur konsensuelle Behandlung!) |
| | Narben u. Fibrosen |
| | akute entzündliche Krankheitsprozesse im Beginn |
| | akute entzündliche Krankheitsprozesse auf dem Höhepunkt |
| **Beispiele** | Chirurgie: Verletzungsfolgen, chronische Entzündung, Panaritium, Furunkel |
| | Innere Medizin: rheumatoide Arthritis, Spondylitis ankylosans, chronische Cholezystitis, Tenesmen, Nephrolithiasis (Kolik) |
| | Orthopädie: Schmerzsyndrome der Wirbelsäule, Radikulärsyndrome, Kontrakturen, Überlastungssyndrome im Bindegewebe |
| | Gynäkologie: Adnexitis (chronisch) |
| | Urologie: Prostatitis |
| | Hals-Nasen-Ohren-Bereich: Sinusitis |

**Wärmetherapie:** Indikationen. [172]

**Wärme|tod:** Tod infolge endo- oder exogener ▸Hyperthermie (s. a. ▸Hyperpyrexie) mit Überschreiten der eben noch tolerierten Kerntemperatur von 41 bis maximal 44 °C.

**Wäscher|krätze:** ▸Dhobie-itch.

**Wagner-Apparat:** Distraktionsgerät zur Anw. z. B. bei Verlängerungsosteotomie; besteht aus einem T-förmigen Gewindespanner, an dem 2 Doppelbacken befestigt sind, in denen je 2 Shuntschrauben platziert werden können (wodurch die Fragmente auf vorgesehene Länge auseinander gezogen werden können).

**Wagner-Krankheit: 1)** (HANS W., geb. 1905, Augenarzt, Zürich): (1938) autosomal-dominant erbliche Netzhaut- u. Glaskörperdegeneration (»hyaloideoretinale Dysplasie«) in Kombination mit höhergradiger Myopie (später auch Linsentrübung, Glaskörperschaden). **E** Wagner's disease. **2)** (ERNST L. W., 1829–1888, Internist, Leipzig): genuine ▸Dermatomyositis (als W.-UNVERRICHT-Syndrom deren akute Form) oder Polymyositis mit kleinen streifigen Netzhautblutungen, Cotton-Wool-Herden u. Papillenödem, seltener mit Episkleritis. **E** W.'s polymyositis.

**WAGR-Syndrom:** Akronym aus **W**ILMS-Tumor, **A**niridie, **G**onadoblastom u. geistige **R**etardierung; durch eine interstitielle Deletion (Verlust) am Chromosom 11p13 hervorgerufenes Krankheitsbild. **E** WAGR syndrome.

**(von) Wahl** (EDUARD V. W., 1833–1890, Chirurg, Dorpat). – **W.-Gesetz:** Über einem arteriellen ▸Aneurysma ist nur ein systolisches, über einem arteriovenösen Aneurysma ein kontinuierliches Geräusch mit systolischer Akzentuierung zu hören. **E** v. Wahl's law. – **W.-Zeichen: 1)** s. u. ▸WAHL-Gesetz. **E** v. W.'s sign. **2)** Meteorismus u. sichtbare Darmsteifung (»W.-Schlinge«) oberhalb einer Stenose; Hinweis auf mechanischen ▸Ileus.

**Wahn:** geistige Störung in Form komplexer Ideengebäude u. objektiv falscher Überzeugungen u. Urteile, die mit subjektiver Gewissheit erlebt bzw. abgegeben werden. Entsteht aus einem Wahnbedürfnis (in der psychoanalyt. Interpretation einer seelischen Spannung als Folge uneingestandener Wünsche), ist durch Erfahrung u. zwingende Schlüsse nicht beeinflussbar sowie u. U. unmöglichen Inhalts; s. a. ▸Wahnidee. ***Elemente des W.:*** Thema (Liebe, Eifersucht etc. als Inhalt; bildet zusammen mit Erinnerungen, Beobachtungen, Sinnestäuschungen das nährende Material), Struktur (logisch oder paralogisch; evtl. zu geschlossenem Wahnsystem organisiert; polarisiert, mit den Gegebenheiten der realen Welt verzahnt oder juxtaponiert) und Aufbauelemente (den W. begründende u. ausgestaltende Faktoren, z. B. erdachte oder verfälschte »Wahnerinnerungen«). ***Formen:*** (u. a.) religiöser W. (nähere Beziehung zu Gott; Erlöser), ▸hypochondrischer W., nihilistischer W., katathymer W. (s. u. ▸Katathymie), expansiver W. (▸Größenwahn), persekutorischer W. (= ▸Verfolgungswahn), metamorphotischer W. (mit Überzeugung, in ein Tier verwandelt zu sein, z. B. Kynthropie). ***Vork.:*** wichtiges Symptom der ▸Schizophrenie; tritt jedoch auch im Rahmen anderer psych. Störungen auf wie »depressive Episode mit psychotischen Symptomen«, wahnhafte Depression, hirnorg. Syndrome; ferner als Hauptsymptom der wahnhaften Störung. **E** delusion. – **W., konformer:** die – seltene – gleichartige Wahnbildung bei zwei zusammenlebenden psychisch kranken Menschen. S. a. ▸Folie à deux (= Wahninduktion).

**wahnhafte Störung:** systematisierter Wahn und dazu passender Affekt ohne weitere Schizophrenie-typische Symptome. Die Persönlichkeit bleibt erhalten. W. besteht oft über Jahre oder lebenslang und ist schwer zu therapieren (z. B. Liebes-, hypochondrischer, Größen-, Verarmungs-, Verfolgungswahn).

**Wahn|idee:** Vorstellungen unwahren Inhalts, die von einem Menschen mit subjektiver Gewissheit erlebt werden u. unkorrigierbar sind (JASPER-Trias), z. B. dass bestimmte Speisen vergiftet sind. Als »unechte Wahnideen« aus Affekten, Erlebnissen verständlich hervorgehend. **E** delusional idea.

**Wahr|nehmung:** ▸Sinneswahrnehmung, ▸Perzeption, ▸Apperzeption (= bewusste W.). S. a. ▸Wahrnehmungsfeld (dort Schema). **E** perception. – **W., epileptische:** bei Epilepsie elementares Phänomen der Sinnessysteme (z. B. als Geruch, Geschmack) ohne entsprechenden Sinnesreiz. **E** epileptic aura.

**Wahr|nehmungs|feld:** das Hirnrindengebiet (Area) als Projektionszentrum, in dem periphere Sinnesreize in Wahrnehmung umgesetzt werden; Ausfall führt zu Rindenblindheit, -taubheit etc. S. a. Schema. **E** perceptual field.

**Wahrnehmungs|störung:** krankhafte Veränderung der Sinneswahrnehmung infolge Störung des Sinnesorgans oder seiner zentralwärts leitenden (= zentripetalen) Bahnen oder des zugehörigen ▸Wahrnehmungsfeldes. Führt zu scheinbarer Veränderung des Wahrgenommenen oder zu Sinnestäuschungen. **E** misperception.

**Wahrscheinlichkeit,** Probability, Abk. P: *Statistik* theoretischer Wert für die Häufigkeit eines Ereignisses bei einem zufallsabhängigen Vorgang.

**Waldenase:** *Enzymologie* s. u. ▸WALDEN-Inversion.

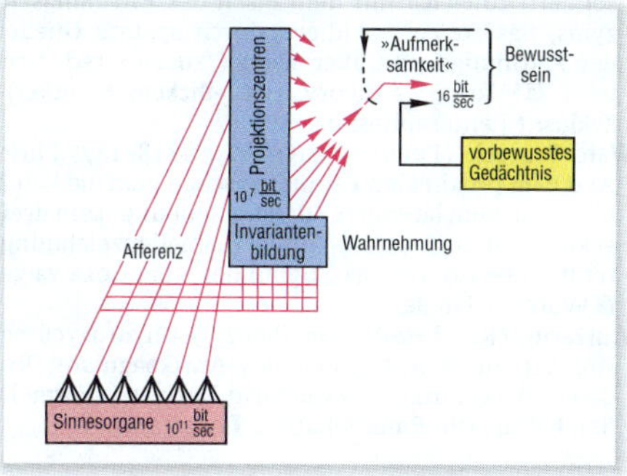


**Wahrnehmungsfeld:** Selektion von Sinnesmeldungen beim Wahrnehmungsprozess. [148]

**Walden-Inversion:** *Chemie* Konfigurationsumkehr bei Substitution am asymmetrischen C-Atom; i.e.S. die Epimerisierung aktiver = UDP-Galaktose zu UDP-Glucose durch UDP-4-Epimerase (=[Galakto-]Waldenase). E Walden's inversion.

**Waldenström-Krankheit** (1) JAN G. W., 1906–1996, Internist, Lund; 2) JOHANN H. W., 1877–1972, Chirurg, Stockholm): **1)** (JAN G. W.): ▸Porphyria variegata. E Waldenström's disease. **2)** (JAN G. W.), W.-Syndrom: ▸Purpura hyperglobulinaemica. E hyperglobulinemic purpura, Waldenström's syndrome. **3)** (JAN G. W.): ▸Makroglobulinämie W.. E W.'s macroglobulinemia. **4)** (JOHANN H. W.): ▸PERTHES-Krankheit.

**Wạld|enzephalitis:** *Neurologie* Russische ▸Frühjahr-Sommer-Enzephalitis. E spring-summer encephalitis.

**Wạldeyer** (HEINR. W. G. v. W.-HARTZ, 1836–1921, Anatom, Breslau, Berlin). – **W.-Rachenring:** ▸lymphatischer Rachenring. E Waldeyer's (throat) ring. – **W.-Scheide:** Blasenwandmuskulatur als Scheidenteil der ▸ureterovesikalen Klappe. E W.'s sheath.

**Wald|virus:** das Tollwut-Virus der Wildtiere; übertragbar auch auf Haus- u. Nutztiere (»Straßenvirus«) u. auf den Menschen.

**Wald-Zyklus** (GEORG W., geb. 1906, US-amerikan. Biochemiker; 1967 Nobelpreis für Medizin): die beim Sehvorgang ablaufenden chemischen u. physiologischen Vorgänge (s.a. ▸Retinol, ▸Retinal, ▸Rhodopsin). E Wald cycle.

**Walker** (ARTHUR E. W., 1907–1995, Neurochirurg, Baltimore). – **W.-Operation:** (1942) ▸Traktotomie des Tractus spinothalamicus. E Walker's tractomy. – **W.-Syndrom:** ▸DANDY-WALKER-Syndrom.

**walking peridural** *(engl.):* peridurale Injektion (auch mittels Katheter) eines Lokalanästhetikums bzw. Opioids während der Eröffnungsphase der Geburt, bei der Schmerzfreiheit erreicht wird und die Beinbeweglichkeit weitgehend uneingeschränkt bleibt.

**Walk-through-Phänomen** *(engl.):* »Durchgeh-Phänomen«; das Phänomen der Schmerzfreiheit trotz körperlicher Belastung nach einem Angina-pectoris-Anfall.

**Walldius-Endoprothese:** (1957) Metallendoprothese für das Kniegelenk.

**Wallenberg-Syndrom** (ADOLF W., 1862–1949, Internist, Hirnanatom, Danzig), W.-FOIX-Sy.: dorsolaterales Oblongata-Syndrom: das »vaskuläre laterale Oblongata-Syndrom« bei Hirnschädigung im Versorgungsgebiet der Arteria cerebelli inferior posterior (Abb.), d.h. am Übergang Brücke/Oblongata; ein Typ der Durchblutungsstörung des vertebro-basilären Systems. ***Klinik:*** Kopfschmerzen, Tachykardie, Dyspnoe, Nystagmus, Drehschwindel u. Fallneigung zur Herdseite, homolaterale Kleinhirnataxie u. Asynergie, Schluck- u. Phonationsstörung (durch Gaumensegel-, Schlund-, Stimmbandlähmung), dissoziierte Empfindungsstörung (gleichseitige Trigeminuslähmung sowie Ausfall des Kornealreflexes u. zentrales ▸HORNER-Syndrom, gegenseitig Hemianalgesie u. Thermanästhesie [Rumpf, Gliedmaßen]). E Wallenberg's syndrome.

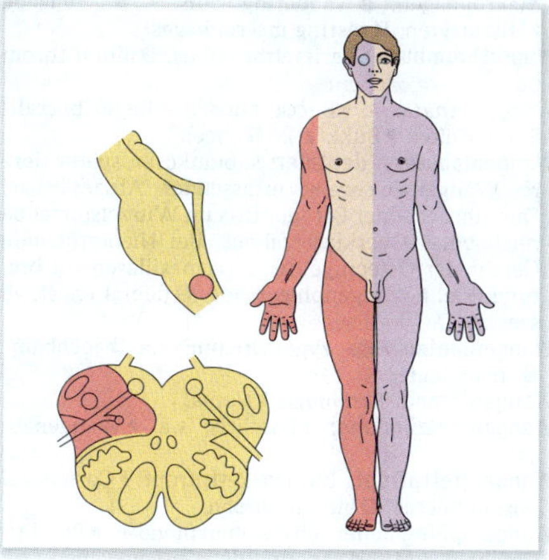

**Wallenberg-Syndrom:** Lokalisation des Herdes u. Symptomatologie. [321]

**Waller-Gesetz** (AUGUST V. W., 1816–1870, Physiologe, Birmingham, Genf): Die intakte Funktion einer Nervenfaser hängt von der ungestörten Verbindung zur zugehörigen Nervenzelle ab; Durchschneidung oder Kompression eines Nervs hat die absteigende Degeneration (= »**W.-Degeneration**«) seines peripheren Anteils zur Folge. – Bei erhaltenen Ganglienzellen sprosst der proximale Stumpf aus. E wallerian law.

**Wallungen:** ▸fliegende Hitze. E hot flashes.

**Walnussblätter:** ▸Juglandis folium.

**Wạlrat:** ▸Cetaceum (das Öl: Oleum Cetacei). E spermaceti.

**Walter-Reed-Klassifikation:** eine Einteilung des Krankheitsverlaufs bei HIV-Infektion nach klinischen u. immunologischen Parametern. Unterschieden werden sechs Stadien (WR 1–6). E Walter Reed classification.

**Walthard-Zellherde** (MAX W., 1867–1933, Frauenarzt, Frankfurt, Zürich): »Zellinseln« aus Pflaster- u. Flimmerepithel-, Becher- u. Granulosazellen in der Rindenschicht des Eierstocks. Gelten als Ausgangspunkt des BRENNER-Tumors. E Walthard's cell rests.

**Walther-Fraktur:** Oberkieferfraktur mit 1 horizontalen u. 2 vertikalen Bruchlinien.

**Wand:** *Anatomie* ▸Paries. E wall.

**Wạnd|abszess,** Parietalabszess: ▸Abszess der Brust- oder Bauchwand oder der Wand eines Hohlorgans. E wall abscess.

**Wander|drang:** *Psychologie* ▸Poriomanie.

**Wạnder|filarie:** ▸Loa-Loa. E migrating filaria.

**Wander|herz:** »Cor mobile« (s.u. ▸Kardioptose, ▸Tropfenherz). E excessively mobile heart.

**Wạnder|hoden:** ▸Pendelhoden. E wandering testicle.

**Wander|lappen:** *Chirurgie* fern vom Ort der endgültigen Einpflanzung gebildetes gestieltes Hauttransplantat, das bei der Wanderplastik über mindestens eine Zwischenstation zum endgültigen Verwendungsort »transportiert« wird. E jump flap.

**Wander|leber:** s.u. ▸Hepatoptose. E wandering liver.

**Wander|milz:** ▸Lien migrans. E wandering spleen.

**Wander|niere,** Ren mobilis: s.u. ▸Nephroptose. E wandering kidney.

**Wạnder|phlyktäne:** ▸Keratitis fascicularis.

**Wander|plastik:** s.u. ▸Wanderlappen.

**Wander|rose:** ▸Erysipelas migrans. E migrant erysipelas.

**Wander|zellen:** in Körpergeweben sich amöboid fortbewegende Granulo-, (T-)Lympho- u. Monozyten u.

W

Makrophagen. E wandering cells. – **W., ruhende:** ▸Histiozyten. E resting macrophages.

**Wand|thrombus:** ▸Parietalthrombus. E mural thrombus.

**Wange:** *Anatomie* ▸Bucca; auch die Regio buccalis. S.a. ▸Melo..., ▸Bukk(al)... E cheek.

**Wangen|abszess, dentaler:** submuköser, später tiefere Wangenweichteile erfassender Abszess nach Durchbruch einer Parodontitis im Wurzelspitzenbereich eines Oberkieferzahnes. Bei Nichteröffnung Gefahr der Osteomyelitis, retromaxillaren Ausbreitung. S.a. ▸Wangenphlegmone. E dental cheek abscess.

**Wangen|bein:** ▸Os zygomaticum; s.a. ▸Jochbein... E cheek bone.

**Wangen|brand:** *Pathologie* ▸Noma.

**Wangen|entzündung:** ▸Pareiitis; s.a. ▸Wangenabszess.

**Wangen|fettpfropf,** BICHAT-Fettpfropf: ▸Corpus adiposum buccae. E buccal fat pad.

**Wangen|phlegmone:** eitrig-phlegmonöse ▸Pareiitis. Gefahr der Miterkrankung der Gesichtsvenen (z.B. Vena angularis) u. damit einer Sinus-cavernosus-Thrombophlebitis u. Meningitis.

**Wangen|spalte:** s.u. ▸Gesichtsspalte.

**Wangensteen-Drainage** (OWEN H. W., geb. 1898, Chirurg, Minneapolis): Dauersaugdrainage des Magens u. Dünndarms (bei Atonie oder Ileus) mittels einer an ein druckregulierendes Siphon-Saugsystem angeschlossenen Schlauchleitung (mit zwischengeschaltetem Auffanggefäß). E Wangensteen drainage.

**Wangen|tasche:** der seitliche Teil des Mundvorhofs als Schleimhauttasche. E cheek pouch.

**Wanner-Symptom** (FRIEDR. W., 1870–1944, Ohrenarzt, München): wesentliche Verkürzung der Knochenleitung bei intakter Labyrinthfunktion als Hinweis auf organische Veränderung im Schädelinnern oder in der Schädeldecke. E Wanner's symptom.

**Wanzen: 1)** die Insekten-Ordnung »Heteroptera« [Hemiptera]; ausgestattet mit Stech- u. Saugmundwerkzeugen, z.T. mit Stinkdrüsen. Blut saugende Formen v.a. als Bett- u. Raubwanzen, Cimicidea (s.u. ▸Cimex), ▸Reduviidae, sind z.T. wichtige Krankheitsüberträger. Nach dem Stich (u. Saugakt) tritt eine stark juckende Quaddel auf mit zentralem, gelblich-krustösem, punktförm. Einstich, die sich in 2–4 Tg. zurückbildet (Abb.); bei Kindern evtl. Blasenbildung; bei Gewöhnung Nachlassen bis Ausbleiben der Reaktion. E bugs. **2)** *Chirurgie* Jargon für elastische Verbandklammern.

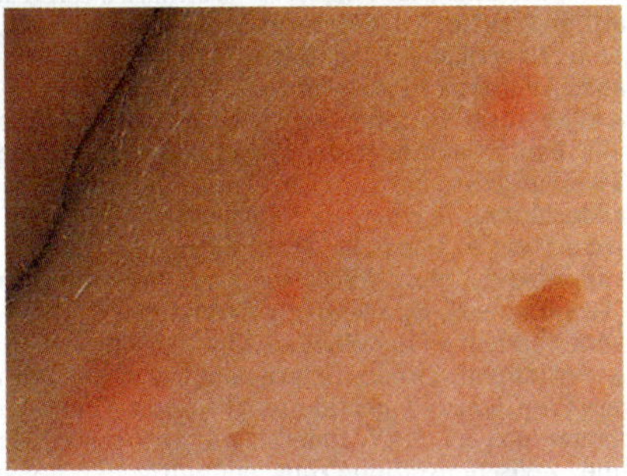

**Wanzen:** W.-Stiche im Nacken. [411]

**WaR:** Abk. für ▸Wassermann-Reaktion. E WR.

**Warburg** (OTTO H. W., 1883–1970, Chemiker, Physiologe, Berlin; 1931 Nobelpreis für Medizin). – **W.-Ferment: 1) W.-Atmungsferment:** ▸Cytochromoxidase. E Warburg's coenzyme. **2) altes gelbes Ferment:** das Flavinenzym NADPH-Dehydrogenase, ebenfalls als Atmungsferment. E Warburg's old yellow enzyme. – **W.-Theorie:** Sauerstoff ($O_2$) der Zellatmung reagiert nicht direkt mit den zu oxidierenden Substanzen, sondern zunächst mit dem Eisen des ▸Atmungsenzyms, das zu $Fe^{3+}$ oxidiert, durch spätere Glieder der ▸Atmungskette aber wieder zu $Fe^{2+}$ reduziert wird. E Warburg's theory. – **W.(-Dickens-Horecker)-Zyklus:** ▸Pentosephosphatzyklus.

**Ward-Dreieck** (FREDERICK O. W., 1818–1877, brit. Arzt): im proximalen Femur zwischen dem medialen Druck- u. dem lateralen Zuglamellenbündel ein dreieckiges Spongiosafeld ohne Lamellenzeichnung; fehlt – ebenso wie das Zugbündel – bei Coxa valga. E Ward's triangle.

**Warfarin,** (RS)-3 (α-Acetonylbenzyl)-4-hydroxycumarin: Vitamin-K-Antagonist; als Antikoagulans, Rodentizid genutztes ▸Cumarin-Derivat (Formel). S.a. ▸Warfarin-Embryopathie. E warfarin.

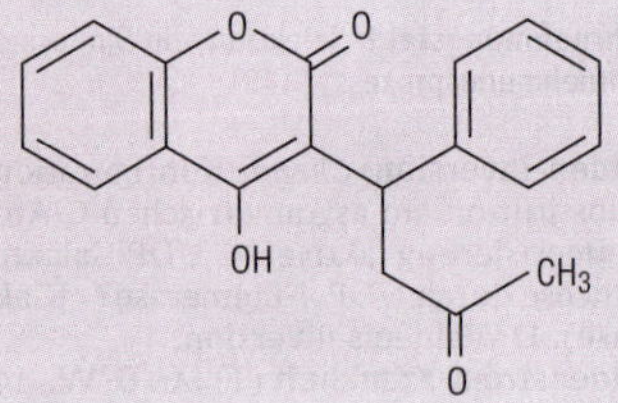


Warfarin

**Warfarin.**

**Warfarin-Embryopathie:** der ▸Chondrodysplasia punctata ähnliches Krankheitsbild bei Kindern, deren Mütter in der Gravidität mit ▸Warfarin behandelt worden sind. E warfarin embryopathy.

**Waring-Blendor-Syndrom:** verkürzte Erythrozytenlebensdauer u. Fragmentozytenbildung nach operativer Korrektur von Defekten der Herzscheidewand mittels Kunststoff-Implantat. E Waring-Blendor syndrome.

**Warkany-Syndrom:** ▸Trisomie-8-Mosaik.

**Warm...:** s.u. ▸Wärme...

**Warm|blut:** Vollblut bis zu 6 Std. nach der Entnahme; gilt für Infusions-, Transfusionszwecke als biologisch noch vollwertig, da auch kurzlebige Enzyme u. die Gerinnungsfaktoren, Thrombozyten etc. noch erhalten sind; strenge Indikationsstellung (z.B. bei schweren Gerinnungsstörungen) wegen hoher Infektionsgefahr (Hepatitis, HIV etc.), da Screeningtests noch nicht abgeschlossen. E warm blood.

**warmer Knoten:** s.u. ▸Strumaknoten (2). E warm nodule.

**Warn|arrhythmien:** ventrikuläre Herzrhythmusstörungen, die als Vorboten eines Kammerflimmerns aufgefasst werden können. W. treten v.a. beim ▸Myokardinfarkt auf. Als W. gelten: ventrikuläre Extrasystolen, die mit einer Häufigkeit von mehr als 5/Min. auftreten, multifokale Extrasystolen, Bigeminus oder salvenartige ventrikuläre Extrasystolen, ventrikuläre Tachykardien u. eine Variante, bei welcher ventrikuläre Extrasystolen in die vulnerable Phase des Herzzyklus fallen (▸R-auf-T-Phänomen). E warning arrhythmias.

**Warren-Shunt** (DEAN W., geb. 1924, Chirurg, USA): sog. splenorenaler Shunt zur operativen Therapie der Ösophagusvarizen; Verbindung der Milzvene mit der Vena renalis (s.a. Abb.). Dabei wird die Milzvene kurz vor ihrer Einmündung in die Vena portae durchtrennt u. über eine End-zu-Seit-Anastomose in die Nierenvene eingenäht. E Warren shunt.

**Wartegg** (ERICH W., geb. 1897, Psychologe, Dresden, Berlin). – **W.-Test:** »Erzähltest«, in dem angefangene Erzählungen verschiedener Thematik vom Probanden fortzusetzen sind. – **W.-Zeichentest:** ▸projektiver Test (v.a. für charakterologische Untersuchung), bei dem in 8 Feldern je 1 vorgezeichnetes »Element von archetypischer Prägnanz« vom Probanden in sinnvoller Weise zeichnerisch zu ergänzen ist. E Wartegg drawing completion form.

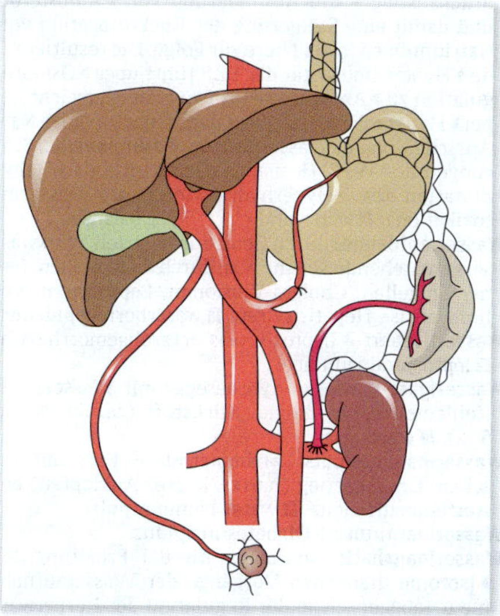

**Warren-Shunt.** [39]

**Wartenberg** (ROBERT W., 1887–1956, Neurologe, San Francisco). – **W.-Reflex:** als sog. Daumenzeichen das bei aktiver Beugung der 4 langen Finger gegen Widerstand (Einhaken der Untersucherhand) erfolgende reflektor. Einschlagen des Daumens in die Hohlhand bei Pyramidenbahnschädigung. E Wartenberg's reflex. – **W.-Syndrom: 1)** idiopathische ▸Akroparästhesie; v.a. bei älteren Frauen einige Stunden nach dem Einschlafen auftretende Schmerzen u. Parästhesien im ellenseitigen Handbereich, die nach Armbewegung verschwinden. E W.'s disease, paresthetic noctural brachialgia. **2)** (Poly-)Neuritis migrans: wandernde, vorübergehende Schmerzen in verschiedenen Körperregionen. Ursache unbekannt. E migratory polyneuropathy.

**Warthin-Tumor** (ALFRED S. W., 1866–1931, Pathologe, Ann Arbor/Mich.): ▸Cystadenolymphoma papilliferum. E Warthin's tumor.

**Warze: 1)** *Dermatologie* ▸Verruca. E wart. **2)** *Anatomie* Brustwarze (▸Papilla mammae); s.a. ▸Mamilla(r...), ▸Thel... E nipple.

**Wạrzen|fortsatz:** ▸Processus mastoideus. E mastoid process.

**Wạrzen|geschwulst:** ▸Papillom.

**Wạrzen|virus:** ▸Papillomaviren der Familie Papovaviridae. E common wart virus.

**Wasch(frauen)hände: 1)** *Dermatologie* Waschhaut-Bildung (gequollene u. gewellte Epidermis) an den Händen infolge übermäß. – z.B. berufl. – Waschens, v.a. mit alkalischen Waschmitteln (Seifen). E washerwoman's hand. **2)** trockene, rissige, pergamentartige Haut der Hände dystrophischer Spätgeburten im Rahmen des ▸Übertragungssyndrom.

**Waschung:** ▸KNEIPP-Anwendung in Form einer Ganzkörper- oder Teilwaschung (kräftiges Abreiben) mit in kaltes Wasser (auch Franzbranntwein etc.) getauchtem rauem Handtuch oder Waschlappen, gefolgt von raschem Abtrocknen. E ablution.

**Wạsch|zwang,** Ablutomanie: durch Willen (u. Einsicht) nicht beeinflussbarer Drang, sich wieder u. wieder zu waschen, u.U. bis zu schwerer Hautschädigung. Symptom einer Zwangskrankheit. E compulsion to wash, ablutomania.

**Wash-out-Phänomen:** beim Schock nach erreichtem Wiedereintreten eines ausreichenden Kreislaufs das steile Ansteigen schädlicher Stoffwechselmetaboliten im strömenden Blut; s.a. ▸Crush-Syndrom, ▸Tourniquet-Schock.

**Wasser:** Hydrogeniumoxid = $H_2O$; farb-, geruch- u. geschmacklose Flüssigkeit, die bei 0 °C (= 273,15 K) u. 760 Torr zu Eis erstarrt, bei 100 °C in Dampfform übergeht u. bei 4 °C ihre größte Dichte (1,000) erreicht, mittelmäßig Wärme leitet u. eine sehr hohe Dielektrizitätskonstante besitzt. Ihre geringe elektrolytische Dissoziation u. der Dipolcharakter des Moleküls (Abb.) bewirken Wechselwirkung mit gelösten Substanzen (Bildung von Hydrathüllen) sowie zwischen den Wassermolekülen selbst (s.a. ▸Hydronium-Ion). Als natürliches W. stets mit geringen Anteilen an schwerem u. halbschwerem W. ($D_2O$ bzw. HDO [D = Deuterium]). – *physiol* unentbehrlicher Lebensfaktor, dessen Bestand als ▸Körperflüssigkeit konstant gehalten wird; s.a. ▸Wasserhaushalt. Ist als freies u. als gebundenes W. Strukturbestandteil in Makromolekülen, dient als Lösemittel für niedermolekulare Stoffe der Energieleitung (Protonentransport), ist Substrat u. Produkt enzymatischer Reaktionsabläufe (Cosubstrat für Hydrolasen, Hydratasen; bzw. Oxidationswasser), ist an der Wärmeregulierung beteiligt. S.a. ▸Aqua, ▸Hydr(o)..., ▸Wasser... E water. – **W., freies:** nichtosmotisch gebundenes W.

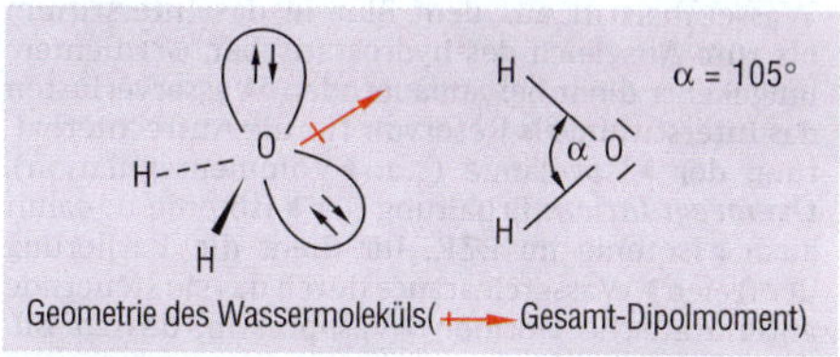


**Wasser.** [553]

E free w. – **W., gebundenes:** das Hydrat-W. mit fester Struktur, v.a. als Wasserhülle von Ionen, Molekülen, biologischen Strukturen (v.a. Membranen). E bound w.

**Wasser|anwendungen:** ▸Hydrotherapie.

**Wasser|bad: 1)** ▸Bad (2). **2)** heizbares Wassergefäß mit Temperaturregler (u. Zusatzeinrichtungen) als Mittel zur Inkubation biologischer Kulturen u. chemischer u. anderer Ansätze sowie zum Eindampfen von Lösungen. E water bath.

**Wasser|bauch:** *Pathologie* ▸Aszites. E abdominal dropsy.

**Wasser|behandlung:** ▸Hydrotherapie. E water cure.

**Wasser|bett:** ▸Dauerbad.

**Wasser|bilanz:** Gegenüberstellung der Wasseraufnahme- u. der Wasserausscheidungswerte. Ihre Ausgeglichenheit ist wichtig für die Aufrechterhaltung der Isovolämie; s.a. ▸Wasserhaushalt. E water balance.

**Wasser|blase: 1)** ▸Vesicula (mit klarem Inhalt). E blister. **2)** ▸Fruchtblase. E water bag, bag of waters. **3)** ▸Spannungsblase.

**Wasser|blau:** der Triarylmethanfarbstoff »wasserlösliches ▸Anilinblau«. Dient z.B. als pH-Indikator in bakt. Nährböden, als histologische Farblösung. E aniline blue.

**Wasser|bruch:** ▸Hydrocele. E dropsy in the scrotum.

**Wasser|clearance, freie:** die von ▸Vasopressin gesteuerte ▸Clearance des freien Wassers: $C_{H_2O} = V_u$ (Urinvolumen/Min.) minus $C_{osm}$ (osmolale Clearance). Beträgt bei ▸Wasserdiurese ca. 12–15 ml/min; ist bei Diabetes insipidus gesteigert. S.a. ▸Wasser-Elektrolyt-Haushalt. E free water clearance.

**Wạsser|di|urese:** vermehrte Wasserausscheidung in Form hyposmotischen Harns (bis zu 50 mosm/l) bei Hyperhydratation u. Hyposmolarität. Kommt zustande durch Hemmung der Vasopressin-Ausschüttung, die über ▸Volumenrezeptoren im Mündungsgebiet der Lungenvenen u. über ▸Osmorezeptoren im Hypothalamus erfolgt, u. über erhöhte Blutströmungsgeschwindigkeit in den Nierenpapillen. E water diuresis.

W

**Wasser-Elektrolyt-Haushalt:** der Flüssigkeitshaushalt des Organismus in engster funktioneller Verknüpfung von ▸Wasser- und ▸Elektrolythaushalt, die über die Regulation der Menge des Körperwassers u. dessen Zusammensetzung (bezüglich der An- u. Kationen sowie bestimmter Nichtelektrolyte wie Glucose, Harnstoff) wesentlich zur Homöostase des Organismus beitragen. Die sehr unterschiedliche Zusammensetzung der Intra- u. Extrazellularflüssigkeit (IZF bzw. EZF; s. a. Abb.) wird durch zahlreiche Transportsysteme aufrechterhalten (s. a. ▸Ionenpumpe; ▸Transport). Bei durch Ionenverschiebungen entstehenden Konzentrationsgradienten zwischen den beiden Kompartimenten fließt Wasser passiv durch die Zellmembranen in Richtung des hyperosmolaren Kompartiments (s. a. ▸DARROW-YANETT-Prinzip). Blutplasma u. interstitielle Körperflüssigkeit bilden als Teile des EZR eine funktionelle Einheit mit dem Ionen-Gleichgewichtszustand (entsprechend der ▸DONNAN-Verteilung); die Wasserverteilung zwischen beiden Flüssigkeitsräumen ist allein abhängig von den hydrostatischen u. onkotischen Druckgradienten an den Kapillarwänden, daher erfolgt z. B. nach ▸Wasserresorption im Darm Wasserübertritt aus dem Blut in das Interstitium bis zum Ausgleich des hydrostatischen Gradienten; umgekehrt dient bei andauernden Wasserverlusten das Interstitium als Reservoir für die Aufrechterhaltung der ▸Isovolämie (s. a. ▸Volumenregulation). ***Osmoregulation:*** Erhaltung der ▸Isotonie u. damit auch ▸Isotonie im EZR. Ihr dient die Variierung der freien ▸Wasserclearance durch das sie steuernde antidiuretische Hormon ▸Vasopressin, dessen Bildung bei Serumhyperosmolarität (Hypernatriämie) über ▸Osmorezeptoren des Hypothalamus angeregt wird (wie auch – bei ▸Hypohydratation – durch mangelnde Reizung der im Mündungsgebiet der Lungenvenen befindlichen ▸Volumenrezeptoren, die normalerweise die Sekretion dieses Hormons hemmen). Dadurch kommt es zu einer Steigerung der Wasserpermeabilität der Epithelmembranen der distalen Tubuli u. der Sammelrohre, was zu einer Zunahme der Wasserrückresorption (= Antidiurese = Harnkonzentrierung) führt; bei verminderter ▸Osmolarität u./oder ▸Hyperhydratation erfolgt dagegen ▸Wasserdiurese. ***Volumenregulation:*** Aufrechterhaltung des EZF-Volumens bzw. der ▸Isovolämie. Erfolgt durch Variierung der Aldosteron-gesteuerten Natriumionen-Ausscheidung: ▸Hypovolämie bzw. ▸Hypotonie bewirken über Volumen- bzw. ▸Barorezeptoren im juxtaglomerulären Apparat Absonderung von Renin u. nachfolgend Bildung von ▸Angiotensin; dies hat – neben Vasokonstriktion u. Blutdruckanstieg – die Absonderung von ▸Aldosteron und damit eine Steigerung der Rückresorption von Natriumionen in der Niere zur Folge. Die resultierende ▸Hyperosmolarität der EZF führt über ▸Osmoregulation zu ▸Antidiurese bis Isovolämie erreicht ist; bei ▸Hypervolämie erfolgen dagegen vermehrte $Na^+$-Ausscheidung u. Wasserdiurese. ***Pathophysiol.:*** Störungen des W.-E.-H. manifestieren sich als ▸Dehydratation bzw. ▸Hyperhydratation (s. a. ▸Wasserintoxikation). **E** water and electrolyte balance.

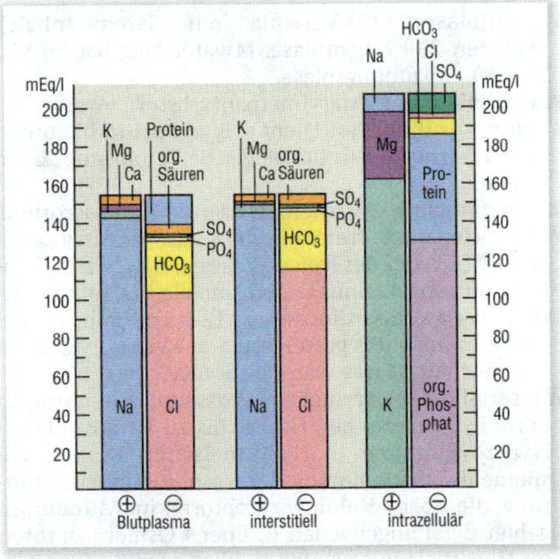


**Wasser-Elektrolyt-Haushalt:** Elektrolytkonzentration des Körperwassers. [285]

**Wasser|epidemie:** durch Genuss infizierten Trinkwassers entstehende Seuche; v. a. durch Salmonellen, ferner Shigellen, Cholera-Vibrionen, Leptospiren, Poliomyelitis-, Hepatitisviren. **E** waterborne epidemic.

**Wasser|fieber:** ▸Leptospirosis icterohaemorrhagica. **E** leptospiral jaundice.

**Wasser|gas:** Brenn- u. Synthesegas mit Wasserstoff, Kohlenmonoxid, -dioxid, Stickstoff (ca. 50, 40, je 5 %). **E** water gas.

**Wasser|hammer|puls:** »hämmernder« Puls mit raschem Druckanstieg (hartes, kurzes Anklopfen) bei Aorteninsuffizienz. **E** water-hammer pulse.

**Wasser|harn|ruhr:** ▸Diabetes insipidus.

**Wasser|haushalt:** *Physiologie* die der Erhaltung der ▸Isotonie dienenden Vorgänge der Wasseraufnahme u. -abgabe sowie der Regulation der Körperwassermenge u. -verteilung im Rahmen des ▸Wasser-Elektrolyt-Haushaltes. Das Gesamtkörperwasser (ca. 60 % bzw. – ♀ – 55 % des Körpergewichts [KG]) setzt sich zusammen aus Intra- u. ▸Extrazellularflüssigkeit (40 bzw. ca. 20 % des KG); Letzteres umfasst das Plasma- (4 %) u. das interstitielle Wasser (16 %) einschließlich des transzellulären (2,5 %). Da die Aufnahme präformierten Wassers der Nahrung u. das aus Nahrungsverwertung resultierende Oxidationswasser nicht für ausgeglichene Wasserbilanz ausreichen, ist stets Wasserzufuhr nötig, allgemein als Trinkwasserzufuhr (diese wird reguliert von Durstmechanismen des Hypothalamus, dessen ▸Osmorezeptoren durch Hypohydratation erregt werden); das auszugleichende minimale Wasserbilanzdefizit beträgt z. B. bei 70 kg KG u. einer Nahrung mit 300 g KH, 100 g Eiweiß, 100 g Fett u. 156 mval Kochsalz (liefert ca. 780 ml $H_2O$/d) etwa 920 ml $H_2O$/d, da der minimale Wasserverlust etwa 1700 ml/d beträgt (resultierend aus Harn, Stuhl, ▸Perspiratio insensibilis [ohne Berücksichtigung der Schweißbildung] mit etwa 760/100/840 ml $H_2O$-Verlust/d). **E** water balance.

**Wasser|haut:** *Embryologie* ▸Amnion.

**Wasser|heilkunde:** ▸Hydrotherapie; s. a. ▸KNEIPP-Anwendung, ▸PRIESSNITZ-Behandlung, ▸Balneologie, ▸Heilwasser. **E** hydrotherapy.

**Wasser|intoxikation:** Wasservergiftung; die »hypotone ▸Hyperhydratation« (= Überwässerung des Organismus mit Zunahme der Extra- u. Intrazellularflüssigkeit u. Hyponatriämie); z. B. nach übermäßiger Wasserzufuhr oder infolge erhöhter Vasopressin-Aktivität (s. a. ▸SCHWARTZ-BARTTER-Syndrom). Führt – infolge Volumenüberlastung – zu akuter Herzinsuffizienz (mit meist nur geringer Ödembildung) u. zu ▸Hirnschwellung (mit ▸Hirndruck). **E** water intoxication.

**wasserklare Zellen:** ▸Helle Zellen, ▸Hauptzellen. **E** clear cells.

**Wasser|kopf:** *Pathologie* ▸Hydrocephalus. **E** water on brain.

**Wasser|krebs:** *Pathologie* ▸Noma. **E** water cancer.

**Wasser|lassen:** ▸Miktion. **E** urination, voiding.

**Wasser|lunge:** interstitielles ▸Lungenödem. **E** wet lung.

**Wasser|mangel|exsikkose:** hypertone ▸Dehydration; Mangel an ▸Körperflüssigkeit (extra- wie auch – v. a. – intrazellulär) mit entsprechender Konzentrationshypernatriämie als Folge mangelhafter Wasserzufuhr (d. h. als Durst-Exsikkose) oder aber nach übermäßigen Flüssigkeitsverlusten. ***Klinik:*** Durst, Trockenheit der Haut u. Schleimhäute, verminderte

Speichelbildung, Oligurie, Durstfieber, Unruhe, Delir (bis hyperosmolares Koma), später Abfall des Herzminutenvolumens u. Blutdrucks, Nierenversagen. E hypertonic dehydration.

**Wassermann** (AUGUST P. v. W., 1866–1925, Bakteriologe, Berlin). – **W.-Antigen:** Mischung ubiquitärer Lipoidantigene, die gleiche Partialantigene wie die Treponemen besitzen u. bei der ▸Syphilis-Reaktionen (2) als – unspezif. – Haptene dienen; z. B. alkohol. Organextrakte (aus syphilitischer Leber; Herzextrakte von Mensch, Pferd, Rind, Meerschweinchen). ***Anw.*** meist in besonders gereinigter Form (z. B. ▸Cardiolipin). E Wassermann's antigen. – **W.-Reaktion,** Abk. WaR: (zusammen mit NEISSER u. BRUCK 1906) eine historische (durch andere ▸Syphilis-Reaktionen ersetzte), nicht streng spezifische ▸Komplementbindungsreaktion zum Nachweis bestimmter Reagine im Serum Syphiliskranker. Stützt sich auf 3 Systeme: **1)** »luisches System« aus Reagin (im Probanden-Serum) u. W.-Antigen; **2)** »hämolytisches System« (als Indikatorsystem) aus Ambozeptor (Kaninchen-Hämolysin) und Hammel-Erythrozyten; **3)** Meerschweinchen-Serum als Komplement. E W. reaction.

**Wassernabelkraut:** ▸Hydrocotylidis herba.

**Wasser|pocken:** ▸Varizellen. E waterpox.

**Wasser|resorption:** die Aufnahme von Nahrungswasser im Dünn- (ca. 65 %) u. Dickdarm (bis zur üblichen Koteindickung); insgesamt etwa 15 ml/min. Das in das Interstitium der Darmwand eingedrungene Wasser gelangt – einem osmotischen Gradienten folgend – ins Blut. – **W., renale:** Wasserrückresorption bei der ▸Harnbereitung; v. a. aus den distalen Abschnitten der Tubuli als Vasopressin-Effekt (s. a. ▸Wasser-Elektrolyt-Haushalt) sowie aus den Sammelrohren. E renal water resorption.

**Wasser|retention:** ▸Flüssigkeitsretention. E water retention.

**Wassersack|niere:** ▸Hydronephrose.

**Wasser|schierling:** ▸Cicuta virosa.

**Wasserspeier|gesicht:** ein an Wasserspeier gotischer Kathedralen erinnerndes Gesicht bei Mucopolysaccharidosen, z. B. ▸PFAUNDLER-HURLER-Syndrom; mit plumpem Schädel, eingezogener Nasenwurzel, breiten Nasenflügeln, wulstigen Lippen, großer Zunge. E hurloid facies.

**Wasser|stoff,** Hydrogenium: farb-, geruch- u. geschmackloses Gas; leichtestes chemisches Element (Kern: 1 Proton; Hülle: 1 Elektron) mit Atomgew. 1,00797 u. OZ 1; 1-wertig; bei –252,8 °C flüssig. – Isotope: W. 1 = Protium (Symbol: H; 99,984 % des Wasserstoffs); W. 2 (»schwerer W.«) = Deuterium (= D = $^2$H); W. 3 (»überschwerer W.«, »schweres Deuterium«) = Tritium (= T = $^3$H; β-Zerfall mit HWZ 12,36 a). Natürlich vorkommend in Erdkruste u. obersten atmosphär. Schichten, gebunden in ▸Wasser, organischen Verbindungen, anorganischen Säuren, Basen, sauren Salzen; wesentlicher Bestandteil aller Organismen mit zentraler biologischer Bedeutung (Betriebsstoffwechsel, Energiegewinnung; s. a. ▸Atmungskette, ▸Redoxsystem). Liegt bei Raumtemperatur vor als $H_2$ (molekularer oder Di-W.; reaktionsträge; durch Wärmeenergiezufuhr aktivierbar), bei chemischer Freisetzung als H (atomarer, Mono- oder **naszierender W.**; nur kurz beständig; sehr reagibel); beide reagieren mit Sauerstoff (Knallgas) unter Wasserbildung, mit As, P u. S unter Bildung von Arsinen bzw. Phosphinen bzw. Schwefelwasserstoff. S. a. ▸Wasserstoff... E hydrogen.

**Wasserstoff|akzeptor:** *Chemie* der mit einem Wasserstoffspender (= Wasserstoffdonator) in Wechselwirkung stehende Wasserstoffempfänger; s. a. ▸Redoxsystem. E hydrogen acceptor.

**Wasserstoff(brücken)bindung:** auf polaren Wechselwirkungen beruhende Bindung zwischen einem H-Atom bzw. Protonendonator (polare Bindung an –OH oder =NH-Gruppen, H polarisiert) und einem Protonenakzeptor (elektronegative Atome wie O, N). Tritt zwischen oder in Molekülen auf. Erstere (= intermolekulare W.) bewirkt Molekülassoziation, Letztere (= intramolekulare W.) bestimmt u. a. die räumliche Anordnung der Atome im Molekül, z. B. die Peptidrostbildung der Sekundärstruktur der Peptide (zwischen Carbonyl-O-Atom u. N-Gruppe von Amidgruppen, s. a. Formel). E hydrogen bond.

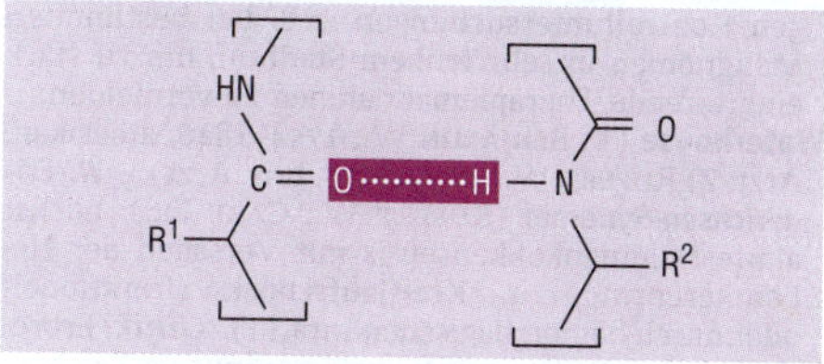

**Wasserstoff(brücken)bindung.** [553]

**Wasserstoff|donator:** Wasserstoffspender; Ggs. ▸Wasserstoffakzeptor. E hydrogen donor.

**Wasserstoff|exponent:** ▸pH. E hydrogen exponent.

**Wasserstoff|ion,** Abk. $H^+$: ▸Proton; s. a. ▸Hydroniumion. E hydrogen ion.

**Wasserstoff|ionen|ausscheidung, renale:** Ausscheidung von Wasserstoffionen ($H^+$) in der Niere in freier u. gebundener Form (Letztere als titrierbare Säure) zur Aufrechterhaltung des ▸Säure-Basen-Gleichgewichtes. Erfolgt v. a. über das Bicarbonat-System oder aber im sog. Ammoniak-Mechanismus (in die Tubuluslichtung diffundiertes Ammoniak = $NH_3$ nimmt $H^+$ auf u. wird als Ammonium-Ion = $NH_4^+$ ausgeschieden). S. a. ▸Wasserstoffionensekretion (2). E renal hydrogen ion excretion.

**Wasserstoff|ionen|konzentration:** die – mit dem ▸pH-Wert definierbare – Konzentration von Wasserstoffionen ($H^+$) in wässrigen Lösungen; neben der messbaren = aktuellen W. als potentielle W. die noch erreichbare. E hydrogen ion concentration.

**Wasserstoff|ionen|sekretion: 1)** der für die Salzsäurebildung nötige, ATP-abhängige aktive Transport von Wasserstoffionen ($H^+$; aus spontaner Wasserdissoziation) in die Belegzellen der Magenschleimhaut (aus der Dissoziation verbleibende OH-Ionen werden durch Kohlensäure abgepuffert). **2)** der aktive Transport der durch Carbonatdehydratase freigesetzten Wasserstoffionen ($H^+$) in die Lichtung der Nierentubuli u. – geringer – Sammelrohre im Rahmen der ▸Wasserstoffionenausscheidung (s. a. ▸Tubulusfunktionen, dort Abb.). E hydrogen ion secretion.

**Wasserstoffperoxid,** $H_2O_2$, Wasserstoffsuperoxid, Hydrogenium peroxydatum: Antiseptikum; ***Anw.*** in 3 %iger Verdünnung zum Aufweichen verkrusteter Verbände und Reinigen vereiterter oder verschmutzter Wunden. Durch die Schaumbildung (hohe Katalaseaktivität des Eiters) indirekte Keimverarmung in der Wunde, keine direkte desinfizierende Wirkung. E hydrogen peroxide.

**Wasserstoff übertragende Enzyme:** die Wasserstoffionen aufnehmenden u. abgebenden Enzyme, v. a. ▸Dehydrogenasen und ▸Oxidoreductasen; i. w. S. auch Enzyme der Atmungskette u. Cytochrome.

**Wasser|stoß:** Diurese-Provokation durch Trinkenlassen einer größeren Wassermenge, z. B. als ▸VOLHARD-Verdünnungsversuch. E dilution test.

**Wasser|sucht:** *Pathologie* ▸Hydrops, ▸Ödem. E dropsy.

**Wasser|therapie:** ▸Hydrotherapie.

**Wasser|treten:** ▸KNEIPP-Anwendung als Umhergehen oder – im Sitzen – Fußbewegen in kaltem Fußbad (bis Mitte Unterschenkel); anschließendes Warm- u. Trockengehen. E water treading.

**Wasser|vergiftung:** ▸Wasserintoxikation.

**Wassmund-Fraktur:** ▸Mittelgesichtsfraktur-Typen; Typ II u. IV entsprechen dem ▸LE-FORT-Typ II bzw. III; Typ I: Oberkieferaussprengung mit Frakturrändern von den Augenhöhlen zur Nasenapertur; Typ III ähnlich LE-FORT III.

W

**Wasting-Syndrom** *(engl. wasting = schwindend, Schwund)*, slim disease: bei Immundefekten (v.a. ▸AIDS) auftretendes Krankheitsbild mit Gewichtsabnahme u. Substanzverlust (ähnl. Tumorkachexie), Fieber(schüben), Durchfällen; ggf. Wachstumsretardierung.

**watchful waiting** *(engl.)*, wait and see, Surveillance-Strategie: beobachtendes Zuwarten mit regelmäßigen Kontrolluntersuchungen, z.B. bei bestimmten Malignomen in sehr frühem Stadium, um zu stark eingreifende Therapiemaßnahmen zu vermeiden.

**Waterhouse** (1) BENJAMIN W., 1754–1846, amerikan. Arzt; 2) RUPERT W., 1873–1958, brit. Arzt). – **W.-Friderichsen-Syndrom** (RUPERT W.; CARL FR.): höchst akute Meningokokkensepsis mit Versagen der Nebennierenrinde u. Kreislaufschock (funktionell oder durch hämorrhagischen Infarkt). ***Klinik:*** Erbrechen, hohes Fieber, meist auch meningeale Zeichen, Zyanose, rasch auftretende Blutungen (Petechien, Sugillationen; sog. intravitale ▸Leichenflecken, Abb.), krisenartiges Kreislaufversagen, Koma. Betroffen sind ca. 10–20 % der Patienten mit Meningokokkensepsis. Prognose sehr schlecht. E Waterhouse-Friderichsen syndrome. – **W.-Zeichen** (BENJAMIN W.): Schmerzzunahme im Entzündungsherd nach Anlegen einer Staubinde als Hinweis auf Eiterbildung.

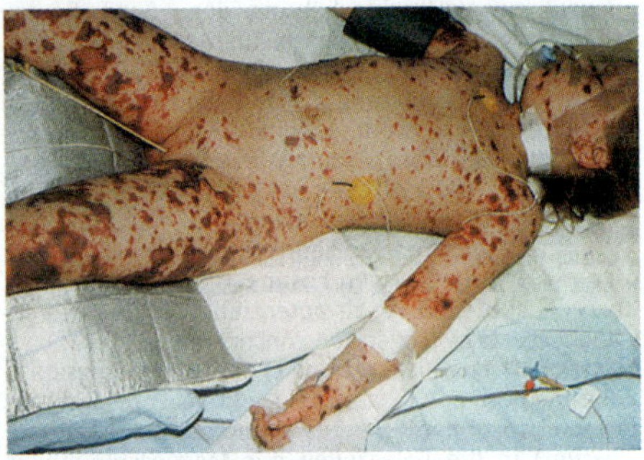

**Waterhouse-Friderichsen-Syndrom:** schwere nekrotisierende Hautläsionen bei Meningokokkensepsis mit Verbrauchskoagulopathie (R. E. RIEGER, Univ.-Kinderklinik Marburg). [394]

**Waterston-Cooley-Anastomose:** operativer aortopulmonaler Shunt (intraperikardial) bei zyanotischen Herzfehlern (z.B. FALLOT-Tetralogie). Führt zur Rezirkulation eines Teils des arteriellen Blutes in den Lungenkreislauf zwecks weiterer Sauerstoffbeladung (u. damit Minderung der Mischungszyanose). E Waterston-Cooley anastomosis.

**Watschel|gang:** Bez. für eine Gangstörung mit Neigung des Beckens jeweils zur Seite des Spielbeins bei Schwäche der Glutealmuskeln; s.a. ▸TRENDELENBURG-Zeichen. E waddling gait.

**Watson** (1) CECIL J. W., geb. 1901, Arzt, Minneapolis; 2) JAMES D. W., geb. 1928, Zoologe, Biochemiker, Cambridge/Mass.; 1962 Nobelpreis für Medizin [zus. mit F. H. C. CRICK u. M. H. F. WILKINS]). – **W.-Crick-Modell** (JAMES D. W.): das räumliche Modell von reiner kristallisierter ▸Desoxyribonucleinsäure (DNS) als schraubenförmige Konfiguration der beiden komplementären, durch ▸Wasserstoffbrücken zwischen den Basenpaaren Adenin/Thymin bzw. Guanin/Cytosin verbundenen Polynucleotidstränge als »Doppelhelix«; Abb. E Watson-Crick model. – **W.-Schwartz-Test** (CECIL J. W.): qualitativer ▸Porphobilinogen-Nachweis im Harn mit ▸EHRLICH-Reaktion anhand der – primär auch bei anderen Stoffen auftretenden – Rötung der Probe, die bei positivem Befund auch nach Ausschütteln (mit Chloroform) eine unveränderte Farbe der wässrigen Phase aufweist. E Watson-Schwarz test.

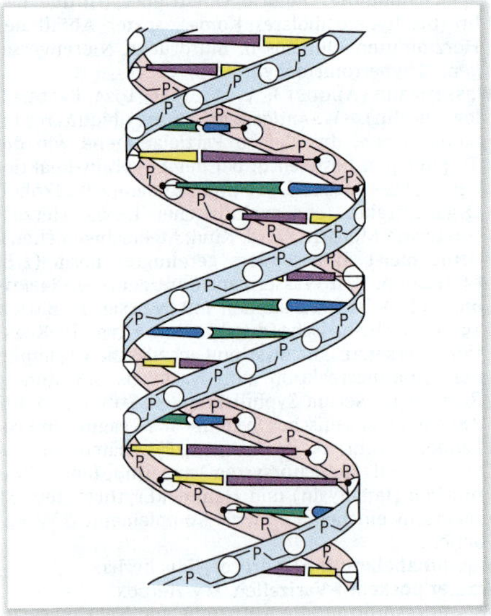

**Watson-Crick-Modell:** Modell der Desoxyribonucleinsäure. Ringfiguren = Zucker (Desoxyribose)]; P = Phosphorsäure; lange Balken = Purinbasen (Adenin, Guanin); kurze Balken = Pyrimidinbasen (Cytosin, Thymin). [257]

**Watsọnius watsọni:** parasitärer Trematode [Paramphistomatidae] des oberen Dünndarms (Wurmbefall verbreitet in Afrika).

**Watson-Jones-Krankheit** (SIR REGINALD W.-J., geb. 1902, Orthopäde, Liverpool, London): ▸GRISEL-Syndrom.

**Watt:** nach JAMES W. (1736–1819, Ingenieur, Glasgow, Birmingham) benannte Einheit der Leistung; 1 W = 1 Joule (J)/s (= $10^7$ Erg/s). – Als Einheit der elektrischen Leistung 1 W = 1 Volt · 1 Ampere (1 kW = 1,36 PS); s.a. ▸Wattsekunde. E watt.

**Watte|kragen:** aus Watte (s.u. ▸Gossypium) gefertigter Entlastungs- u. Ruhigstellungsverband für die Halswirbelsäule; ▸SCHANZ-Verband.

**Watt|sekunde:** Leistung eines elektr. Stromes von 1 W während 1 Sekunde; 1 Ws = 1 ▸Joule. – 1 Kilowattstunde = 3,6 · $10^6$ J. E watt-second.

**wave** *(engl.)*: ▸»Welle«, v.a. im EEG.

**Wb:** *Physik* Abk. für ▸**We**ber.

**WBE:** Abk. für ▸**W**eiß**b**rot**e**inheiten.

**WDB:** Abk. für ▸**W**echsel**d**ruck**b**eatmung.

**WDHA-Syndrom, WDHH-S.** *(engl.)* Abk. für **w**ater **d**iarrhea **h**ypokalemia **a**chlorhydria, Abk. für **w**ater **d**iarrhea **h**ypokalemia **h**yperglycemia: s.u. ▸VERNER-MORRISON-Syndrom.

**Weber,** Abk. Wb: SI-Einheit des magnetischen Flusses (der – bei gleichmäßigem Absinken auf Null während 1 Sek. – in einer ihn umschlingenden Windung die Spannung 1 Volt induziert). E weber.

**Weber** (1) ERNST H. W., 1795–1878, Anatom, Physiologe, Leipzig; 2) FREDERICK PARKES W., 1863–1962, Arzt, London; 3) HERMANN W., geb. 1865, Internist, Berlin; 4) SIR HERMANN D. W., 1823–1918, dt. Arzt, London; 5)WILHELM W., 1872–1928, dt. Chirurg). – **W.-Bock:** Jargonbez. für ein spezielles Extensionsgerät für die Behandlung von Beinfrakturen. – **W.-Christian-Krankheit** (FREDERICK PARKES W.): ▸PFEIFER-W.-CHRISTIAN-Syndrom. E Weber-Christian disease. – **W.-Einteilung** (WILHELM W.): Einteilungsschema für ▸Knöchelbrüche. – **W.-Gesetz** (ERNST H. W.): Gesetzmäßigkeit, wonach der Zuwachs eines Reizes, der eine eben merkliche Verschiedenheit der Empfindung bewirkt, stets den gleichen Bruchteil der Größe des Anfangsreizes beträgt. S.a. ▸FECHNER-Gesetz. E Weber's law. – **W.-Krankheit** (FREDE-

Rick Parkes W.): ▸Osler-Rendu-W.-Syndrom. – **W.-Ramstedt-Operation** (Wilhelm W.): s.u. ▸Ramstedt. 🅔 Ramstedt's operation. – **W.-Schumm-Blutnachweis** (Hermann W.), Deen-W.-Test: Guajakprobe auf okkultes Blut im Magensaft. 🅔 guaiac test. – **W.-Syndrom: 1)** (Sir Hermann D. W.), Hemiplegia alternans oculomotorica superior: ▸Hemiplegia alternans bei Mittelhirnschädigung im Ventralbereich der Großhirnschenkel (Pedunculi cerebri; dort Wurzelfasern des III. Hirnnervs u. noch ungekreuzte Pyramidenbahn nahe beieinander liegend). ***Klinik:*** schlaffe gleichseitige ▸Okulomotoriuslähmung, spastische ▸Fazialis- u. Hypoglossusparese, spastische Hemiplegie. 🅔 Weber's syndrome. **2)** (Frederick Parkes W.): ▸Sturge -W.(-Krabbe-Dimitri)-Sy. **3)** (Frederick Parkes W.): ▸Klippel-Trenaunay-Sy. – **W.-Versuch** (Ernst H. W.): Aufsetzen einer schwingenden Stimmgabel auf den Probandenscheitel zur Differentialdiagnostik einseitiger Schallleitungs- u. Schallempfindungsschwerhörigkeit: Bei Ersterer (z.B. infolge Mittelohrerkrankung) wird der Ton auf der kranken Seite stärker empfunden, bei Letzterer auf der anderen (»Weber in das kranke« bzw. »in das gesunde Ohr lateralisiert«), neuerdings als »audiometrischer W.-V.« mit Knochenleitungshörer. 🅔 W.'s test for hearing.

**Weber|husten:** bei Baumwollwebern epidemisch vorkommende akute Erkrankung mit Fieberschüben u. Hustenanfällen mit Auswurf u. Atemnot. Wahrscheinlich allergische Reaktion auf schimmeligen Gespinsten anhaftende Pilze (Penicillium, Aspergillus); oft Übergang in chronisch-asthmatische Zustände. S.a. ▸Byssinose. 🅔 weaver's cough.

**Wechsel|diät:** ▸Schaukeldiät. 🅔 alternating diet.

**Wechsel|druck|beatmung:** »alternierend positive-negative« (»APN«) ▸Druckbeatmung, bei der die Einatmung durch Druck erfolgt u. die Ausatmung durch eine den Überdruckeffekt kompensierende, den mittl. Beatmungsdruck auf oder nahe Null senkende negative Druckphase unterstützt wird. Begünstigt den – bei rein positiver Druck- oder nicht alternierender Druck-Sog-Beatmung behinderten – venösen Blutrückstrom zum Herzen. Das Verfahren hat heute wegen der möglichen Atelektasenbildung durch den Sog keine Bedeutung mehr. 🅔 positive-negative pressure breathing, Abk. PNPB.

**Wechsel|fieber:** ▸Malaria; i.w.S. Fieber mit phasischem Wechsel (z.B. ▸Febris intermittens). 🅔 relapsing fever. – **W., Russisches:** ▸Wolhynisches Fieber. 🅔 Russian r.f.

**Wechsel|gebiss:** das Gebiss während des Zahnwechsels (Milchzähne = »Wechselzähne«). 🅔 mixed dentition, deciduous d.

**Wechsel|jahre:** ▸Klimakterium. 🅔 perimenopausal years.

**Wechsel|schnitt:** *Chirurgie* Bauchwandschnitt mit schichtweiser Durchtrennung: Haut entlang den Spaltlinien bzw. einer natürlichen Furche; dann Muskelschichten (u. Aponeurosen) entsprechend dem Faserverlauf. Anw. v.a. für ▸Appendektomie (»Bratrost-«, »Zickzackschnitt« nach McBurney-Sprengel).

**Wechsel|strom:** elektrischer Strom, dessen Momentanwert einer periodischen Zeitfunktion folgt, wobei das arithmetische Mittel über eine Periode 0 betragen u. der Strom periodisch seine Richtung ändern muss. Meist als sinusförmiger W. 🅔 alternating current.

**Wechselstrom|reizung:** elektrische Reizung von Geweben, z.B. Muskeln, Nerven, mit in seiner Polarität sinusförmig wechselndem Strom. Die Reizung mit schwachen Strömen in der ▸physikalischen Therapie verwendet. Wechselstromreizung sehr hoher Frequenz (10 kHz u. mehr) vermag wegen der kurzen Halbwellendauer der Ströme das Gewebe nicht mehr zu erregen; es wird nur Wärme produziert. S.a. ▸Hochfrequenztherapie.

**Wechsel|stromunfall:** ▸elektrischer Unfall durch Wechselstromeinwirkung. ***Klinik:*** Symptome sind (je nach Stromstärke u. Spannung) Greifkrämpfe mit »Kleben« am Strom führenden Gegenstand (führen u.U. zu Muskelrissen, Frakturen), Extrasystolen u. Vorhofflimmern, Kammerflimmern; elektrothermische Effekte wie Strommarken, Weichteilnekrosen bis -verkohlungen. 🅔 alternating current accident.

**Wechsel|wirkung: 1)** *Biochemie* die gegenseitige physikochemische Einwirkung von Atomen oder Molekülen aufgrund apolarer (z.B. van-der-Waals-Kräfte) oder polarer Kräfte (Dipolkraft, Wasserstoffbrücke); z.B. *serol* als ▸Antigen-Antikörper-Reaktion. 🅔 interaction. **2)** *Psychologie* ▸Interaktion; das Aufeinandereinwirken zweier oder mehrerer Menschen. **3)** *Pharmazie* »Phänomen der veränderten Arzneimittelwirkung« (i.S. von ▸Synergismus u. ▸Antagonismus, Verzögerung u. Beschleunigung, qualitativer u. quantitativer Abwandlung etc.) bei gleichzeitiger oder aufeinander folgender Gabe verschiedener Mittel. Die Änderung erfolgt pharmakodynamisch oder -kinetisch (durch Änderung der Absorption, Verteilung im Organismus, Biotransformation u. Ausscheidung) oder über Stoffwechselbeeinflussung. Ursprünglich Begriff für alle ▸Nebenwirkungen (weitgehend identisch mit Interferenz).

**Wechsel|zahl:** *Biochemie* ▸turn-over number.

**Wechsler-Test** (David W., 1896–1981, Psychologe, New York): s.u. ▸Hamburg-Wechsler. 🅔 Wechsler intelligence scale.

**Weckamine,** Weckmittel: zu den ▸Psychotonika zählende anregende Mittel (▸Stimulantia; s.a. ▸Euphorika, ▸Psychoanaleptika) mit sympathomimetischer Wirkung u. suchtfördernden Eigenschaften (Prototyp: **Pervitinsucht**; sofortiger Entzug führt zu längerem Schlaf, Mattigkeit, Abgeschlagenheit, evtl. zu psychotischen Erscheinungen); ***Wirkst.:*** v.a. ▸Amphetamine. 🅔 sympathomimetic amines.

**Weck|effekt:** ▸arousal reaction (»Weckreaktion«).

**Weck|reaktion:** s.u. ▸arousal reaction.

**Wedge-Druck** *(engl. wedge = Verschluss):* Bez. für den pulmonal-kapillären Verschlussdruck (engl. PCWP = **p**ulmonary **c**apillary **w**edge **p**ressure). Der W. wird über den Swan-Ganz-Einschwemmkatheter gemessen u. ist ein Maß für den Füllungsdruck des linken Ventrikels. Normwert: 5–16 mmHg. Besondere Bedeutung hat der W. zur Beurteilung des Grades einer Herzinsuffizienz; s.a. ▸Swan-Ganz-Katheter.

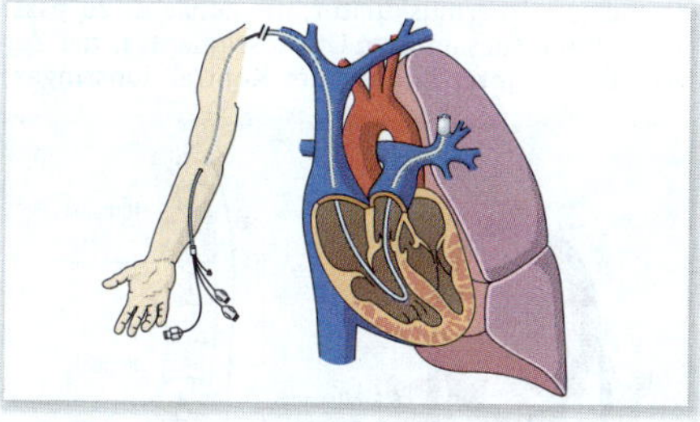

**Wedge-Druck:** Lage eines Pulmonalarterienkatheters mit geblocktem Ballon in Wedge-Position. [366]

**wedging** *(engl.):* das Verkeilen eines Katheters in einem Ast der A. pulmonalis zur Messung des ▸Wedge-Druckes.

**WEE:** Abk. für ▸**W**estern **e**quine **e**ncephalomyelitis. 🅔 WEE.

**Weeks-Bazillus:** s.u. ▸Koch-Weeks. 🅔 Week's bacillus.

**Weens-Silverman-Syndrom:** Bandscheibenverkalkung (meist nur des Anulus fibrosus) im Halswirbelsäulenbereich im Kindesalter.

**Wegener-Granulomatose** (Friedr. W., 1907–1990, Pathologe, Berlin, Breslau, Lübeck), W.-Syndrom, W.-Klinger-Churg-Syndrom: fortschreitende nekrotisierende ▸Granulomatose der oberen Luftwege u.

W

der Lungen als maligne Sonderform der Periarteriitis nodosa (Abb.) mit diffuser, lichtungsverlegender Vaskulitis der Gefäße; Aneurysmenbildung meist an den kleineren u. mittleren Arterien, seltener auch an der Aorta durch zirkumskripte Gefäßwandnekrosen. ***Klinik:*** Rhinitis u. Sinusitis (mit blutigen Absonderungen, Krustenbildung, Nasenbluten), Hämoptysen, Hautblutungen; Haut- u. Schleimhautulzera, Lungeninfiltrate, Polyarthritis, Nephritis, am Auge Skleritis. Verlauf ernst (durch Blutung, Kachexie, Pneumonie, fortschreitende Niereninsuffizienz). E Wegener's granulomatosis.

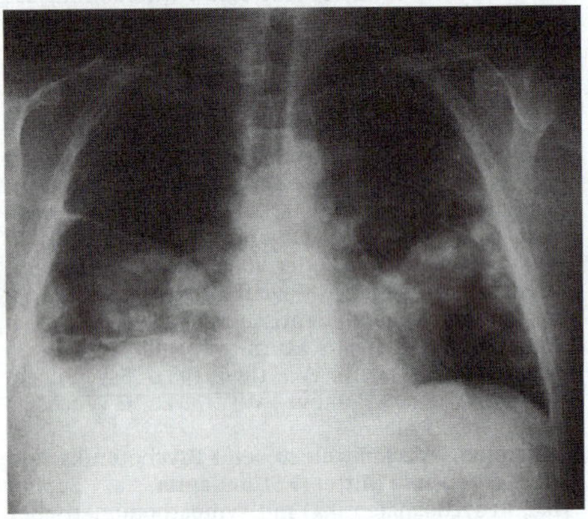

**Wegener-Granulomatose:** Der Röntgen-Thorax zeigt Granulome in beiden Lungen. [87]

**Wegwartenwurzel:** ▶Cichorii radix.

**Wẹhen,** Labores: mehr oder minder schmerzhafte Gebärmutterzusammenziehungen, unterschieden als ▶Schwangerschafts-, ▶Senk(ungs)-, ▶Vor-, ▶Geburts-, ▶Nachgeburts-, ▶Nachwehen. Dauer, Frequenz, Stärke u. Intervalle sind abhängig von jeweiliger Schwangerschafts- bzw. Geburtsphase. ▶Geburtswehen entstehen v.a. als Folge des Absinkens der Progesteronproduktion der Plazenta u. Wegfalls der bis dahin wirksamen fermentativen Hemmung des Oxytocins. Gleichzeitig steigt die Anregung der Gebärmutter durch Follikelhormon. Es kommt zu Zusammenziehungen (Kon- u. Retraktion) der Gebärmutterkörpermuskulatur, die zunächst zu passiver Dehnung des unteren Uterinsegments u. der Zervix führen (unter Bildung des Kontraktionsringes).

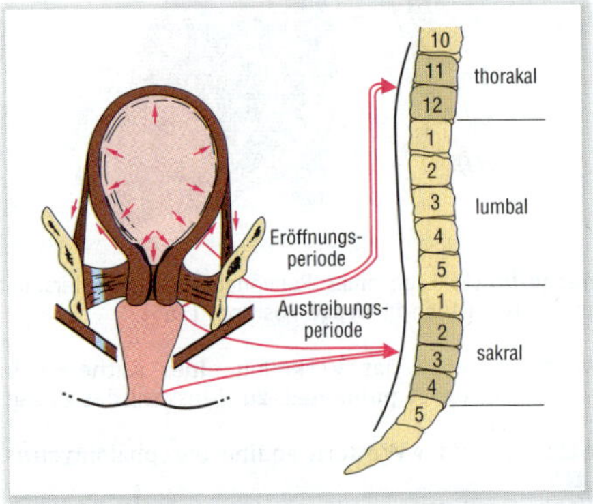


**Wehen:** Leitungsbahnen des Wehenschmerzes u. Wirkung der Wehentätigkeit auf die Eröffnung des Zervikalkanals u. auf den Uterusinhalt. Da das Collum uteri durch Bindegewebszüge der Parametrien im Becken fixiert ist, der Fundus uteri durch die Chordae uteroinguinales am Beckenring verankert u. zugleich unter Annäherung an die vordere Bauchwand »aufgerichtet« ist, können sich die Uteruskontraktionen nur beckenwärts auswirken. [111] [218]

Dabei zunehmend Dehnung des Beckenbodens u. Anspannung des Band- u. Haftapparates der Gebärmutter (s.a. Abb.). In der Austreibungsphase kommen Kontraktionen der Bauchmuskulatur hinzu. Dauer der Einzelwehe normal ca. 25–60 Sek. (ab 40 Sek.: »lang«). ***Frequenz:*** zu Beginn der Eröffnungsperiode 2–3/30 Min., dann ca. 3/10 Min., schließlich etwa 3/Min. (v.a. unter Verkürzung der Wehenpause). Werden gesteuert durch weitgehend autonome nervöse Regulation: Zusammenwirken hemmender sympathischer u. fördernder parasympathischer Fasern (Plexus hypogastricus bzw. Nervi pelvici) u. Druckrezeptoren der Muskulatur, sog. ▶FRANKENHÄUSER-Ganglion. Der Gebärmutterinhalt wird einem ansteigenden Druck ausgesetzt, der nach einem Höhepunkt (»Akme«) wieder abfällt. Dieser Druck ist annähernd abschätzbar anhand des durch die Bauchdecken fühlbaren Konsistenzwechsels u. objektiv messbar mittels intrauteriner Drucksonde. S.a. ▶Presswehen, ▶Uterusspasmus, ▶Dip. E labor (pains). – **W., frustrane:** W. ohne Effekt an der Zervix. E missed l. – **W., vorzeitige:** Eröffnungswehen vor dem Geburtstermin bzw. vor Erreichung der biologischen Reife. E premature l.

**Wehen|dauer, -frequenz:** s.u. ▶Wehen. E length of labor, frequency of labor.

**Wehenhemmung,** Tokolyse: künstliches Aufheben der Wehentätigkeit (d.h. Erzielen von Wehenruhe) durch Gaben gebärmuttererschlaffender = uterusrelaxierender Mittel (=▶Tokolytika); z.B. bei drohender Frühgeburt. E arresting labor.

**Wehen|messung:** Kontrolle der Wehenintensität; durch externe ▶Tokographie oder durch extra- oder intraamniale Druckmessung (= Tokodynamometrie). E measuring of uterine contractions, tocodynamometry.

**Wehenmittel:** Mittel, die die Wehentätigkeit anregen; ***Anw.*** v.a. zur Geburtseinleitung; ***Wirkst.:*** ▶Oxytocin, ▶Prostaglandine; in der (Post-)Plazentarperiode u. im Puerperium auch Mutterkornalkaloide (Methylergometrin). – I.w.S. auch Mittel zur Wehenhemmung (▶Tokolytica). E oxytocics, parturifacients.

**Wẹhen|registrierung:** Aufzeichnung (meist in Kurvenform) von Wehenhäufigkeit/Zeiteinheit, allgemein – i.S. der Geburtsverlaufskontrolle – als ▶Partographie, d.h. ergänzt durch Angaben über Weite des Muttermundes (Parameter der Wehenwirksamkeit) u. Tiefertreten des Schädels einschließlich Rotation (Geburtsfortschrittsregistrierung). S.a. ▶Wehenschreibung. E monitoring of labor.

**Wehen|ruhe:** s.u. ▶Wehenhemmung.

**Wẹhen|schema:** Schema für die Verabfolgung von ▶Wehenmitteln zur Auslösung künstlicher Wehen zwecks ▶Geburtseinleitung oder zur Einleitung eines ▶Aborts (bei Abortus incipiens). Im ersteren Fall als i.v. Dauertropfinfusion.

**Wehen|schreibung:** apparative Registrierung der Wehentätigkeit, z.B. mittels Tokodynamometer (▶Tokometrie; s.a. ▶Wehenmessung) oder Hysterotonographen (deren den Bauchdecken aufgelegtes Plattenteil Tonusschwankungen der Gebärmutter auf einem Manometer anzeigt bzw. am Kymographen registriert); s.a. ▶Wehenregistrierung. E tocography, recording of labor.

**Wẹhen|schwäche:** das Fehlen von Wehen oder ihr zu schwaches oder zu kurzes Auftreten während der Geburt. – **W., primäre:** W. von der Eröffnungsperiode an, z.B. bei ▶Hydramnion, nach zahlreichen vorausgegangenen Schwangerschaften. – **W., sekundäre:** Ermüdungsschwäche der Gebärmuttermuskulatur; u.a. nach künstlicher Weheneinleitung sowie bei Geburtshindernissen u. Anomalien des Geburtsmechanismus. E bradytocia, uterine inertia (primary; secondary).

**Wẹhen|sturm:** fortschreitend heftigere Wehenintensität u. -frequenz unter Anstieg der Grundspannung durch Aufpfropfung der nächsten Wehe auf die vorangehende. Der ▶Bandl-Kontraktionsring steigt nabelwärts (Anzeichen für drohende ▶Uterusruptur bzw. ▶Tetanus uteri). E uterine tetany.

**Weichselbaum-Diplococcus** (Anton W., 1845–1920, Pathologe, Wien): **1)** ▶Neisseria meningitidis. E Weichselbaum's coccus. **2)** als Fränkel-W.-D. der ▶Streptococcus pneumoniae. E Fraenkel-W. pneumococcus.

**Weichstrahl|technik:** Röntgenaufnahmetechnik mit Betriebsspannungen von 20–40 kV; geeignet v.a. zur kontrastreichen Darstellung von Weichteilen (z.B. bei Mammographie). E low kilovoltage technique.

**Weichteil(ansatz)rohr:** *Geburtshilfe* die gegen Ende der Austreibungsperiode aus Beckenboden u. Vulva geformte Muskelröhre (Abb.) als bogenförmig nach symphysenwärts gerichtetes Ende des Geburtsschlauches; s.a. ▶Weichteilschwierigkeiten. E terminal portion of birth canal.

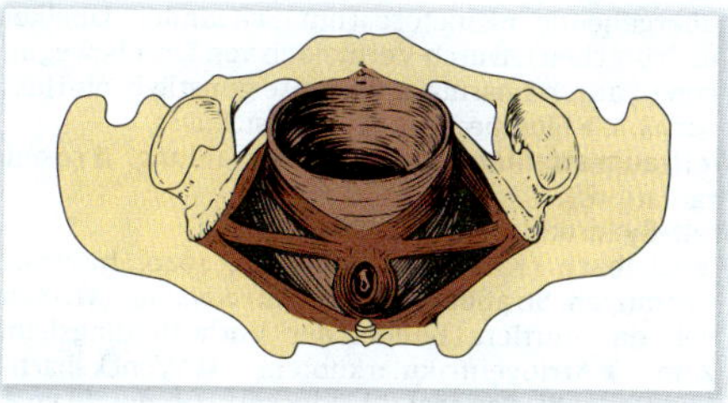

**Weichteil(ansatz)rohr.** [111]

**Weich|teile:** *Anatomie* die nichtknöchernen Teile des Körpers (Muskeln, Sehnen, Fett- u. Bindegewebe, Nerven, Gefäße); i.e.S. die das Knochengerüst bedeckenden Gewebe u. Organe. E soft tissues.

**Weichteil|rheumatismus:** ▶Tendomyopathie, generalisierte.

**Weichteil|sarkome:** s.u. ▶Sarkom.

**Weichteil|schwierigkeiten:** den Geburtsablauf störende, verzögerte oder unzureichende Erweiterung bzw. Öffnung des »weichen« Geburtskanals (= **Weichteilschlauch:** der Zervixkanal einschließlich Vagina u. ▶Weichteilansatzrohr). E soft tissue dystocia.

**Weichteil|techniken:** vorwiegend passive Muskel- u. Bindegewebsmassagen, die als vorbereitende und/oder begleitende Maßnahmen in der manuellen Medizin eingesetzt werden. E soft tissue techniques.

**Weiden|rinde:** Cortex Salicis (s.u. ▶Salix).

**Weigert** (Carl W., 1845–1904, Histo- u. Pathologe, Leipzig, Frankfurt/M.). – **W.-Färbung: 1)** *Bakteriologie* außer der ▶Gram-W.-Färbung (Bakterien violett, Fibrin blau, Bindegewebe rot) die alleinige Bakteriendarstellung, z.B. mit alkoholischer Gentianaviolett-Lösung (mit Ammoniakzusatz) oder alkoholischer Fuchsin-Lsg. oder konzentrierter alkoholischer Methylviolett-Lsg. (u. Anilinwasser). E Weigert's stain. **2)** *Histologie* selektive Färbung elastischer Fasern (mit Resorcin-Fuchsin). Ferner eine Markscheidenfärbung: Beizung mit Chromsalzen, Färbung mit Eisenhämatoxylin, Lithiumcarbonatbehandlung, Differenzierung mit Kaliumferricyanid-Borax (Markscheiden blauschwarz, Untergrund hellgelb). – **W.-Gesetz:** *Embryologie* ▶Meyer-W.-Gesetz. E W.'s law.

**Weihrauch:** ▶Boswelia serrata.

**Weil** (1) Adolf W., 1848–1916, Internist, Dorpat, Wiesbaden; 2) Edmund W., 1880–1922, Bakteriologe, Prag, Wien). – **W.-Bazillus** (Edmund W.): ▶Proteus X 19. – **W.-Felix-Reaktion** (Edmund W.; Arthur F.): Fleckfieber-Nachweis anhand der Agglutination lebender oder hitze- oder formalinabgetöteter Proteus-X-Stämme durch das Probandenserum (bei klassischem u. murinem Fleckfieber Agglutination von Proteus OX 19, bei Felsengebirgsfleckfieber OX 2). Beruht auf Identität eines Antigenbestandteils der Rickettsien u. eines O-Antigens der Proteus-Stämme (echte, aber heterophile AAR). E Weil-Felix reaction. – **Weil-Krankheit** (Adolf W.): ▶Leptospirosis icterohaemorrhagica, hervorgerufen durch ▶Leptospira interrogans Serovar icterohaemorrhagiae (= W.-Leptospire oder Spirochäte). E Weil's disease. – **W.-ähnliche Krankheiten** (Adolf W.): Leptospirosen mit Symptomatik ähnlich der W.-Krankheit; z.B. die sog. Zuckerplantagenleptospirose durch ▶Leptospira interrogans Serovar australis, pyrogenes. E W.-like diseases.

**Weill-Marchesani-Syndrom:** ▶Marchesani-Syndrom. E Weill-Marchesani syndrome.

**Weinberg-Operation:** trunkuläre Vagotomie mit Pyloroplastik nach ▶Heinecke-Mikulicz. Nicht zu verwechseln mit ▶Vineberg.

**Wein|fleck:** ▶Naevus flammeus. E port-wine stain.

**Wein|geist:** ▶Äthanol; s.a. ▶Spiritus, ▶Branntwein. E wine spirit, ethanol.

**Weingrow-Reflex:** Zehenspreizung u. -plantarflexion nach Beklopfen der Ferse. E Weingrow's reflex.

**Wein|säure,** $C_4H_6O_6$, HOOC–CHOH–CHOH–COOH: 2,3-Dihydroxybutandicarbonsäure; eine pflanzliche Dicarbonsäure. – Salze: Tartrate (z.B. **Weinstein** = Kaliumbitartrat). E tartaric acid.

**Weisheits|zahn:** ▶Dens sapientiae. E wisdom tooth. – **W., retinierter:** infolge Keimverlagerung am Durchbruch gehinderter W.; s.a. ▶Dentitio difficilis. E retained w.t.

**Weismann-Netter-Syndrom:** familiäre angeborene Fehlbildung der Knochen (Dysostose) des Unterschenkels (Tibia- u. Fibula-Verbiegung in Sagittalrichtung; mit Kortikalisverdickung ihrer Diaphysen), kombiniert mit unproportioniertem Minderwuchs, evtl. auch Wirbelsäulenfehlbildungen.

**weiß:** albus; s.a. ▶Albi..., ▶Leuk(o)..., ▶Weiß... E white. – **w. Haarknötchenkrankheit,** Piedra alba: ▶Beigel-Krankheit. E w. piedra. – **w. Infarkt:** s.u. ▶Infarkt. E w. infarct. – **w. Körper:** ▶Corpus albicans. E w. body. – **w. Linie:** *Anatomie* ▶Linea alba. E w. line. – **w. Markkörper:** ▶Centrum semiovale des Großhirns. E w. matter of cerebrum. – **w. Pocken:** ▶Alastrim. E w. pox. – **w. Pulpa:** s.u. ▶Milzpulpa. E w. pulp. – **w. Rückenmarksubstanz:** ▶Substantia alba. E w. matter of spinal cord. – **w. Seifenwurzel:** ▶Gypsophilae radix. – **w. Senf:** ▶Sinapis alba.

**Weiß|blütigkeit:** ▶Leukämie. E leukemia.

**Weißbrot|einheit,** Abk. WBE: frühere Bez. für ▶Broteinheit mit 20 g Weißbrot als Umrechnungs- u. Berechnungs-Einheit der Diabetikerdiät.

**Weiß|dorn:** ▶Crataegus oxyacantha.

**Weiß|empfindung:** Helligkeitsempfindung ohne Farbvalenz; ideal erreichbar mittels vollkommen mattweißer Fläche, die alles auffallende Licht reflektiert.

**Weissenbacher-Zweymüller-Phänotyp:** Erscheinungsbild bei Neugeborenen mit Mikrogenie, Gaumenspalte (Robin-Sequenz) sowie angeborenen Skelettveränderungen u. Minderwuchs (in der Originalveröffentlichung 1964 als ▶OSMED publiziert). E Weissenbacher-Zweymüller syndrome.

**Weiß|finger|krankheit:** Verkrampfungen der Fingergefäße als Folge langzeitiger Vibrationseinwirkung (bei Arbeit mit Pressluftwerkzeugen, Motorsägen etc.) u. daraus resultierende Schäden; evtl. als Berufskrankheit; s.a. ▶vasospastisches Syndrom. E ischemic fingers due to vasospasm.

**Weiß|flecken|krankheit:** *Dermatologie* die ▶Vitiligo; i.w.S. auch z.B. der ▶Lichen sclerosus et atrophicus. – Eine Weißfleckung an Armen u. Rücken ferner bei alkoholischer Leberzirrhose. E piebald skin.

**Weiß|fluss:** ▶Fluor albus. E whitish discharge.

**Weißkreuz-Kampfstoffe:** vom Phenylcarbylaminchlorid ($C_6H_5NCCl_2$) des Ersten Weltkriegs übernommene Gruppenbez. für als Augenreizstoffe wirksame ▶Kampfstoffe (z.B. Chlor-, Bromaceton, BN-Stoff). E lacrimators.

**Weiß|nägel:** *Dermatologie* ▶Leukonychie. E white-spotted nails.

**Weiß|scheckung, -sucht:** teilweiser oder kompletter ▸Albinismus. E albinism.

**Weiß|schwiele:** ▸Leukoplakie.

**Weiss-Syndrom:** ▸MALLORY-WEISS... E Mallory-Weiss syndrome.

**Weiterbildungsordnung:** von den regional zuständigen Ärztekammern erlassenes und von den zuständigen Aufsichtsbehörden genehmigtes Regelwerk für die ärztliche Weiterbildung (▸Facharzt). Orientiert sich im Allg. an der vom Deutschen Ärztetag verabschiedeten Musterweiterbildungsordnung, nach der es 41 Facharztbezeichnungen, z.T. mit Schwerpunkten, gibt. Darüber hinaus kann sich ein Arzt zur Erlangung des Rechts zum Führen einer Zusatzbezeichnung weiterbilden.

**Weit|sichtigkeit:** ▸Hyperopie. E farsightedness.

**Weit|winkel|glaukom:** Steigerung des Augeninnendruckes mit Gesichtsfeldausfall u. Sehnervschädigung bei gonioskopisch weitem Kammerwinkel. E open-angle glaucoma.

**Weizen|kleie,** Furfur tritici: die beim Mahlen des Weizenkorns (Samen von Triticum aestivum) abgetrennten Bestandteile der Frucht- u. Samenschale (Zelltrümmer des Speicherparenchyms etc.); ***Anw.*** bei juckendem Ekzem, Wundsein sowie als ballaststoffhaltiges Mittel bei Obstipation. E wheat bran.

**Welander-Myopathie** (LISA W., geb. 1909, schwed. Neurologin): die »Tarda-Form« der ▸Myopathia distalis hereditaria; s.a. ▸KUGELBERG-W.-Syndrom. E Kugelberg-Welander disease.

**Welch** (1) C. STUART W., amerikan. Chirurg; 2) WILLIAM H. W., 1850–1934, Pathologe, Baltimore). – **W.-Fraenkel-Bazillus** (WILLIAM H. W.; EUGEN FR.): ▸Clostridium perfringens Typ A. E Welch's bacillus. – **W.-Leber** (C. STUART W.): als Hilfsorgan zusätzlich transplantierte Leber.

**Welin-Aufnahme:** Röntgenaufnahme zur Darstellung der Stirnhöhlenvorder- u. hinterwand.

**Welle:** **1)** *Physik* zeitlich u. örtlich, meist periodisch veränderlicher Vorgang, der einer linearen partiellen Differentialgleichung 2. Ordnung vom hyperbolischen Typ gehorcht; s.a. ▸Schwingung. Ihre Charakteristika sind: Amplitude, Geschwindigkeit u. ▸Wellenlänge. – Als fortschreitende W. eine sich frei im Raum ausbreitende, als stehende W. das Ergebnis der Interferenz zweier ebener Wellenzüge mit gleicher Amplitude u. Wellenlänge u. entgegengesetzter Ausbreitungsrichtung. **2)** Graphoelement einer bioelektrischen Kurve, das die Änderung von Potentialdifferenzen als Funktion der Zeit widerspiegelt, z.B. als ▸Zacke des EKG. Wird im EEG auch als wave bezeichnet, dort sinusförmig (im Gegensatz zur »Spitze« oder »spike«; s.a. ▸S/W-Komplex). **Homophasische W.:** in 2 oder mehr Ableitungen von gleicher Form u. Dauer, zur gleichen Zeit beginnend u. mit gleicher Polungsrichtung ablaufend (Gegensatz: **antiphasische W.**). **3)** *Kardiologie* ▸Pulswelle. **4)** Peristaltikwelle. E wave.

**Wellen|länge,** Abk. $\lambda$: *Physik* bei der fortschreitenden ▸Welle (1) der räumliche Abstand zweier benachbarter Wellenorte gleicher Schwingungsphase (z.B. Maxima oder Minima) in Richtung der Wellennormale. Es gilt die Beziehung: $c = \nu\lambda$ ($\nu$ = Frequenz, c = Geschwindigkeit). E wavelength. – **W., effektive,** Abk. $\lambda_{eff}$: die mittlere W. einer heterogenen Strahlung. S.a. ▸Wellenstrahlung. E effective w.

**Wellen|strahlung:** ▸elektromagnetische Strahlung (im Ggs. zur ▸Korpuskularstrahlung). E electromagnetic waves.

**Wellness** *(engl.):* Bezeichnung für den Zustand des Sich-wohl-Fühlens im körperlichen u. seelischen Sinne; auch Bezeichnung für einen in Bewegung befindlichen Prozess von guter Gesundheit u. Wohlbefinden, der in enge Beziehung gebracht wird zu speziellen körperlichen u. seelischen Trainingsprogrammen (sog. W.-Trainingsprogramme). Der Begriff wurde ursprünglich in den USA geprägt, wo gegen Ende der 70er Jahre des 20. Jahrhunderts die W.-Bewegung entstand; Hintergrund ist der Gesundheitsbegriff der WHO (s.a. ▸Gesundheit).

**Wells-Formel** (BERTRAND W., brit. Internist): Formel zur Abschätzung des Schweregrades einer Mitralstenose mit Hilfe des gleichzeitig registrierten EKG u. PKG. E Well's formula.

**Welt|gesundheits|organisation,** Abk. WHO: Organisation der Vereinten Nationen mit dem Ziel der internationalen Zusammenarbeit der Staaten auf dem Gebiet des Gesundheitswesens. Sitz in Genf. Organisiert weltweite Bekämpfung epi- u. endemischer Infektionskrankheiten sowie der Suchtkrankheiten, wirkt für Verbesserung der Trinkwasser- u. Nahrungsmittelversorgung, zusammen mit der UNESCO bei Gesundheitserziehung u. Hygienepropaganda. Festlegung der INN-Namen (▸International Nonproprietary Names). E World Health Organization.

**Weltraum|krankheit:** v.a. mit dem Übergang in den schwerelosen Zustand (d.h. bei Aufhören der Schwerkraftorientierung) auftretende, meist vorübergehende ▸Kinetose (mit Schwindel, Übelkeit u. Erbrechen). Durch Vermeiden von Drehbewegungen u. durch Pharmaka teilweise günstig beeinflussbar. S.a. ▸Flugmedizin. E space sickness.

**Weltraum|strahlen:** kosmische ▸Strahlung. E cosmic radiation.

**Welt-Syndrom:** ▸GITELMANN-Syndrom.

**Wenckebach** (KAREL FR. W., 1864–1940, Internist, Groningen, Straßburg, Wien): *Kardiologie* – **W.-Bündel:** das mittlere Bündel der Vorhofleitungsbahn zum ▸Atrioventrikularknoten. E Wenckebach's bundle. – **W.-Periode:** AV-Block II. Grades (Typ I) mit periodischen Überleitungsausfällen (im ASCHOFF-TAWARA-Knoten), wobei sich die PQ-Zeit periodisch bis zum Ausfall einer Ventrikelsystole verlängert. E W. period. – **W.-Punkt:** bei Vorhofstimulation mit steigender Frequenz diejenige Frequenz, bei der keine 1 : 1-Überleitung mehr erfolgt.

**Wende|brille:** Brille für Einäugige, die auf der einen Seite die Nah-, auf der anderen die Fernkorrektur ermöglicht.

**Wendl-Tubus:** ein Nasopharyngealtubus.

**Wendung,** Versio(n): Eingriff zur Veränderung des Verhältnisses der Längsachse der Leibesfrucht zu der der Gebärenden, allgemein als Drehung aus einer Quer- oder Schräglage in eine Längslage; s.a. ▸Selbstwendung. E version. – **W., äußere:** »W. auf den Kopf« bzw. »auf den Steiß« durch Handgriffe von den Bauchdecken aus u. meist mit nachfolgender resultaterhaltender Bandagierung der Bauchdecken; v.a. gegen Schwangerschaftsende; wird nur noch selten durchgeführt. E external v. – **W., innere:** fast stets kombiniert (bimanuell) ausgeführte W., wobei die innere Hand (mindestens 2 Finger) in die Gebärmutter eingeht u. die äußere das Wendungsmanöver durch die Bauchdecken unterstützt; meist als »W. auf den Fuß« (wobei die innere Hand einen Fuß ergreift u. mit ihm die Frucht herunterzieht, während die äußere den Schädel in den Gebärmutterfundus drückt, Abb.); v.a. bei Querlage, bei Nabelschnurvor-

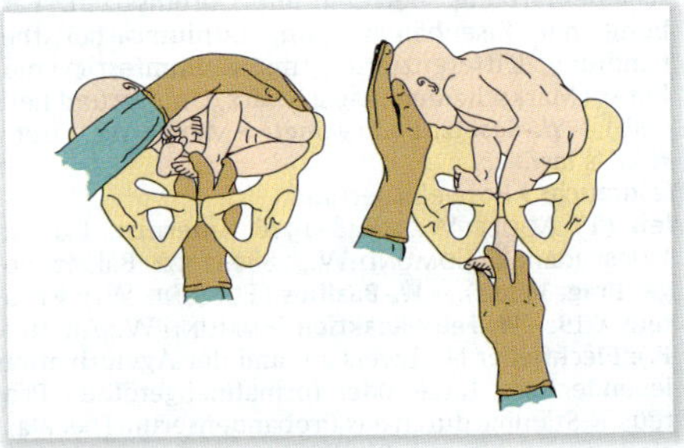

**Wendung, innere:** W. aus II. dorsoposteriorer Querlage. [71]

fall auch zur Umwandlung einer Schädel- in eine Fußlage; wegen hoher kindlicher Sterblichkeit weitgehend durch Schnittentbindung ersetzt, jedoch angezeigt bei lebensbedrohlicher, durch ▸Placenta praevia bedingter Blutung u. Unmöglichkeit der Klinikeinweisung. E internal v.

**Werdnig-Hoffmann-Syndrom** (GUIDO W., Neurologe, Graz; JOHANN H.): infantile Form der progressiven spinalen ▸Muskelatrophie infolge autosomal-rezessiv erblicher Degeneration der Vorderhornzellen. ***Klinik:*** perinatal beginnende schlaffe Lähmung, die symmetrisch meist von der Oberschenkel-, Becken- u. Lendenmuskulatur allmählich die gesamte Skelettmuskulatur (außer Gesicht) erfasst u. meist durch Bulbärsymptome kompliziert ist; keine Sensibilitätsstörungen. Unterschieden als frühinfantile Form (Beginn vor Geburt oder in den ersten 6 Lebensmonaten) u. als chronische Form (Beginn in den ersten Lebensjahren). E Werdnig-Hoffmann syndrome.

**Werks|arzt,** Betriebsarzt: der Unternehmensleitung unterstellter Arzt mit Kenntnissen in ▸Arbeitsmedizin. Aufgaben: Unterstützung u. Beratung des Arbeitgebers in Fragen des Gesundheitsschutzes u. der Arbeitssicherheit; medizinische Untersuchung, Beurteilung u. Beratung der Arbeitnehmer. Die Tätigkeit ist geregelt durch »Richtlinien« u. »Gesetz über Betriebsärzte, Sicherheitsingenieure u. andere Fachkräfte für Arbeitssicherheit«. E occupational physician, factory physician.

**Werkzeug|störung:** *Neurologie* Bez. für eine v.a. durch Gefäßverschlüsse bedingte Störung der »Hirnwerkzeuge«, d.h. Ausfälle von – bestimmten Hirnrindengebieten zugeordneten – neuropsychologischen Funktionen; als »frontale« u. »frontoparietale W.« rein artikulatorische Sprachstörungen ohne Aphasie u. die motorische BROCA-Agraphie; als »zentroparietale W.« Sprachstörungen i.S. der Dys- bis ▸Anarthrie; als »parietookzipitale (= retrorolandische) W.« eine taktile Agnosie der Gegenseite u. das ▸Angularis-Syndrom; als »temporale W.« die sensor. Aphasie; als »okzipitale W.« die optische ▸Agnosie. E impairment of higher cortical functions.

**Werlhof(-Wichmann)-Syndrom** (PAUL G. W., 1699–1767, Arzt, Hannover): idiopathische ▸Thrombozytopenie. E Werlhof's disease.

**Wermer-Syndrom** (PAUL W., 1898–1975, Internist, New York): (1954) familiäre, dominant erbliche (?), multiple endokrine Adenopathie (▸MEN Typ I) mit Auftreten von Adenomen der Hypophyse, Nebenschilddrüse u. der Pankreasinseln. Symptome (meist erst im Erwachsenenalter) je nach Drüsenbefall (v.a. solche des ZOLLINGER-ELLISON-, MÉNÉTRIER-, ENGEL-v.-RECKLINGHAUSEN-Syndroms, des Hyperinsulinismus, hypogonadotropen Hypogonadismus). E Wermer's syndrome.

**Wermut:** ▸Artemisia absinthium.

**Werner** (**1**) HEINRICH W., 1874–1946, Internist, Berlin; **2**) O. W., Arzt, Kiel; 1904; **3**) PAUL W., geb. 1882, Gynäkologe, Wien). – **W.-His-Krankheit** (HEINRICH W.): ▸Wolhynisches Fieber. E W.-His disease. – **W.-Krankheit** (O. W.): ▸Progeria adultorum. E Werner's disease. – **W.-Syndrom** (PAUL W.): ▸EATON-MCKUSICK-Syndrom.

**Wernicke** (KARL W., 1848–1905, Nervenarzt, Berlin, Breslau, Halle). – **W.-Aphasie:** totale sensorische ▸Aphasie. E Wernicke's aphasia. – **W.-Enzephalopathie:** ▸Pseudoencephalitis haemorrhagica superior. E W.'s encephalopathy. – **W.-Phänomen:** Pupillenstarre bei Belichtung der ausgefallenen, Pupillenreaktion bei Belichtung der intakten Netzhauthälfte bei ▸Hemianopsie. E W.'s sign, W.'s reaction. – **W.-Prädilektionsparese:** kapsuläre ▸Hemiplegie Typ W.-MANN; mit Beugehaltung des Unterarms u. Streckstellung des Beines (mit dessen Im-Kreis-Herumführen = Zirkumduktion beim Gehen). E W.-Mann hemiplegia. – **W.-Syndrom:** ▸Pseudoencephalitis haemorrhagica superior. E W.'s encephalopathy, W.'s syndrome.

**Wertheim** (ERNST W., 1864–1920, Frauenarzt, Wien). – **W.-Operation:** abdominale Radikaloperation bei Kollumkarzinom: Entfernung der Gebärmutter samt Adnexen u. – weitgehend – des beidseitigen Parametriums sowie des hinteren Scheidendrittels u. regionärer Lymphknoten. E Wertheim's operation. – **W.-Schauta-Op.:** ▸Interpositio uteri vesicovaginalis. E W.-Schauta operation.

**Wertig|keit:** *Chemie* ▸Valenz; s.a. ▸Bindung. E valency.

**Wesens|änderung:** allmähliche, dauerhafte Veränderung persönlichkeitseigener Charakteristika ohne stärkere Einbuße an intellektuellen Fähigkeiten. ***Ätiol.:*** infolge eines krankhaften Hirnprozesses (»organische W.«) oder einer hormonalen Störung (z.B. bei Akromegalie), nach schwerer psychischer Belastung, bei rezidiv. Psychosen (depress.; schizophr.) sowie bei chronischem Alkoholismus etc. ***Formen:*** z.B. (je nach Urs.) als epileptische W., als traumatische Demenz, endokrines ▸Psychosyndrom. Als epileptoid-hypophrene W. bei Schlafmittelsucht (äußert sich in Merkmalen der Epilepsie u. nörglerischer Apathie [Hypophrenie]). E personality change.

**Wespen|gift:** das von Wespen durch deren Giftstachel injizierbare, Histamin, Serotonin, Kinine, Phospholipase u. andere Enzyme enthaltende Gift. E wasp venom.

**Wespengift|allergie:** s.u. ▸Insektengiftallergie.

**West|amerikanische Pferdeenzephalitis:** s.u. ▸Western-Equine... E Western equine encephalomyelitis.

**Westergren-Methode** (ALFRED V. W., geb. 1891, Internist, Stockholm): s.u. ▸Blutkörperchensenkungsreaktion. E Westergren method.

**Western-Blot:** ▸Immunoblot.

**Western-Equine-Encephalomyelitis-Virus** (*engl. equine = Pferde betreffend*) Abk. WEE-Virus: ein ▸Alphavirus der Familie ▸Togaviridae. Der Erreger der Westlichen Pferdeenzephalitis (= Westenzephalitis; als Typ der ▸Encephalomyelitis equina v.a. im Westen Nord- u. Südamerikas). Natürliche Wirte sind kleine Säugetiere; Überträger: Moskitos.

**West-Nil-Enzephalitis:** dem ▸Dengue-Fieber ähnliche Krankheit, v.a. bei Kindern im Flussgebiet des Nils u. in Südafrika, Indien, Israel, den USA. Erreger ist ein ▸Flavivirus der Familie ▸Togaviridae; Überträger: Culex-Arten. ***Klinik:*** Fieber, Muskel- u. Kopfschmerzen, makulopapulöses Exanthem, Lymphadenopathie. E West Nile encephalitis.

**Westphal** (**1**) ALEXANDER K. O. W., 1863–1941, Neurologe, Greifswald, Bonn; **2**) CARL FRIEDR. O. W., 1833–1890, Neurologe, Berlin; **3**) KARL W., Internist, Hannover). – **W.-Bernhard-Choledochus-Syndrom** (KARL W.): eine primär-stenosierende Entzündung der VATER-Papille (▸Papillitis) mit unbekannter Ätiologie. Führt zu narbiger Stenose des Sphincter Oddi u. sekundär zu Erweiterung des Choledochus (evtl. auch des Pankreasganges u. der Gallenblase). Charakteristisch ist die Trias Fieber, Gallenkoliken u. intermittierender Ikterus. – **W.-(v.-)Leyden-Syndrom** (ALEXANDER K. O. W.): akute ▸Ataxie. E Westphal's ataxia. – **W.-Pilcz-Phänomen** (ALEXANDER K. O. W.): ▸Orbikularis-Phänomen. E W.-Pilcz phenomenon. – **W.-Reflex, W.-Zeichen** (CARL FRIEDR. O. W.): **1**) ▸ERB-W.-Zeichen. E Westphal-Erb sign. **2**) als paradoxer Fußreflex die Beibehaltung einer passiven Dorsalflexion des Fußes als Hinweis auf extrapyramidal-motorische Störung. E paradoxal reflex. – **W.-Strümpell-Syndrom** (ALEXANDER K. O. W.): als W.-ST.-Pseudosklerose eine Spätmanifestation der ▸WILSON-Krankheit mit Überwiegen der ▸Choreoathetose. E W.-Strümpell pseudosclerosis. – **(Cavaré-Romberg-)W.-Syndrom** (CARL FRIEDR. O. W.): eine seltene, autosomal-dominant erbliche (im 6.–20 Lj. auftretende) paroxysmale schlaffe Gliedmaßenlähmung (für Stunden bis Tage). Mit Abschwächung der Eigenreflexe u. Herabsetzung der elektrischen Erregbarkeit, aber ohne Sensibilitätsstörung. Die Kalium-, Creatinin- u. Phosphatwerte im Serum sind erniedrigt, Natriumwerte erhöht, im Muskel ist Kalium angereichert. Die Lähmung geht vollständig zurück. Nach häufigen Anfällen sind aber Restlähmungen u. Muskelatrophien mgl. E Westphal's disease. – **(Thomsen-)W.-Syndrom** (ALEXANDER K. O. W.): ▸THOMSEN-Syndrom. E Thomsen's disease.

**West-Syndrom** (W. J. W., Kinderarzt, Turnbridge): Enzephalopathie beim Kleinkind als genuine Erkrankung oder als Komplikation einer geburtstraumatischen oder vorgeburtlichen Hirnschädigung. Hauptmerkmal ist die Trias ▸Blitz-Nick-Salaam-Krämpfe (»maligne Kleinkinderkrämpfe«; mit Beugestellungen), Stillstand der geistigen u. motorischen Entwicklung u. ▸Hypsarrhythmie im EEG. Wird auch ▸Propulsiv-Petit-Mal des Kleinkindes genannt. Später evtl. große epileptische Anfälle. E West's syndrome.

**Wetter|empfindlichkeit:** verstärktes Reagieren auf biotrope ▸Wetterwirkung. E meteorotropism.

**Wetter|fühligkeit:** Neigung zu Bewusstwerden der im Allgemeinen unbemerkten biotropen ▸Wetterwirkung. E meteorosensitivity.

**Wetter|wirkung, biotrope:** (HELLPACH) die Beeinflussung der Lebensvorgänge durch das Wetter; z.B. Wirkung auf Wasserhaushalt und Wärmebildung durch Sonnen- u. Himmelsstrahlung u. durch Lufttemperatur, Windbewegung, Wasserdampfgehalt der Luft; ferner Wirkungen z.B. von ▸Smog, vielleicht auch von »Sferics« u. Luftdruck. Insgesamt Einflüsse v.a. auf Schmerzempfindung, Leistungs- u. Konzentrationsfähigkeit, Reaktionszeit, Schlaf; besonders stark ausgeprägt die ▸Biotropie des zyklonalen Wetters. S.a. ▸Meteorotropismus.

**Wetzstein|kristalle:** *Urologie* wetzsteinförmige Harnsäure- oder Xanthinkristalle im Sediment sauren Harns, v.a. bei harnsaurer Diathese. E whetstone crystals.

**Weyers** (HELMUT W., 1920–1986, Kinderarzt, Stade). – **W.-Oligodaktylie:** ▸Oligodaktyliesyndrom HERTWIG-WEYERS. – **W.-Syndrom: 1)** ▸Dysostosis acrofacialis (1). E acrofacial dysostosis. **2)** ▸iridodentales Syndrom. **3)** Polyatresia congenita: angeborene teilweise bis vollständige ▸Atresie mehrerer Abschnitte des Verdauungstraktes sowie Verlegung der Gallengänge u. Lungenvenen; evtl. auch Ektrodaktylie, Nieren-, Herzfehlbildung. Resultiert aus frühembryonalem Epithelverschluss der Lichtungen u. Entfaltungsstörung der Herz-, Gallengefäße. E multiple atresias. – **W.-Thier-Syndrom:** ▸okulovertebrales Syndrom (Augen- u. Wirbelfehlbildungen als frühembryonale Defekte). E Weyers-Thier syndrome.

**WH,** Abk. für **W**achstums**h**ormon: ▸Somatotropin. E GH, growth hormone.

**Wharton-Sulze** (THOMAS W., 1614–1673, Anatom, London): das gallertige, embryonale Bindegewebe im Nabelstrang (Abb.). E Wharton's jelly.

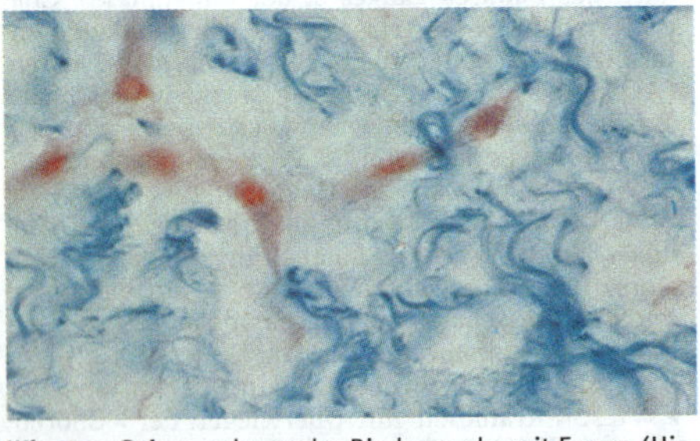

**Wharton-Sulze:** embyronales Bindegewebe mit Fasern (Histologie). [497]

**Wheeler-Operation** (JOHN M. WH., 1879–1938, Augenarzt, New York): **1)** Iridektomie mit Zyklodialyse zur Augeninnendrucksenkung bei Glaukom. E Wheeler procedure. **2)** Schielkorrektur durch Vorverlagerung der Mm. obliquus inferior u. superior.

**Whewellit:** Calciumoxalatmonohydrat; tritt bei Hyperoxalurie als kristalline »Hantelform« im Harnsediment oder als ▸Oxalatstein auf. E whewellite.

**whip|lash syndrome** (*engl.* = *Peitschenschnur-Syndrom*): ▸Peitschenhieb-Syndrom.

**Whipple** (1) GEORGE H. WH., 1878–1976, Pathologe, Rochester/N.Y.; 1934 Nobelpreis für Medizin; **2)** ALLEN O. WH., 1881–1963, Chirurg, New York). – **Wh.-Krankheit** (GEORGE H. WH.): fieberhafte, wahrscheinlich durch Mikroorganismen (Tropheryma whippelii) hervorgerufene Krankheit mit Lipodystrophia intestinalis (Abb.) oder lipophager Intestinalgranulomatose. Bevorzugtes Auftreten: mittleres Lebensalter (mit Androtropie). ***Klinik:*** Charakteristisch sind der ▸Sprue ähnliche Symptome wie Steatorrhö, Malabsorption, Durchfälle, Meteorismus. Oft begleitet von Arthritis, Polyserositis (als chylöse Ergüsse), Endo- und Perikarditis, Polyadenopathie. E Whipple's disease. – **Wh.-Operation** (ALLEN O. WH.): Entfernung des Kopfteils des Pankreas u. des Zwölffingerdarms (Pankreatozephaloduodenektomie) u. Resektion des Magenantrums, ergänzt durch End-zu-Seit-Gastrojejunostomie, End-zu-Seit-Choledochojejunostomie u. End-zu-End-Pankreatojejunostomie (ursprünglich nur Blindverschluss des Pankreasstumpfes); bei Pankreaskopfkarzinom oder chronischer Pankreatitis. E Whipple's operation. – **Wh.-Trias** (ALLEN O. WH.): (1938) morgendliche Magen-Darm-Beschwerden, hypoglykämische Krise u. schlagartige Besserung nach Glucosezufuhr als Zeichen des ▸Insulinoms. E Whipple's triad.

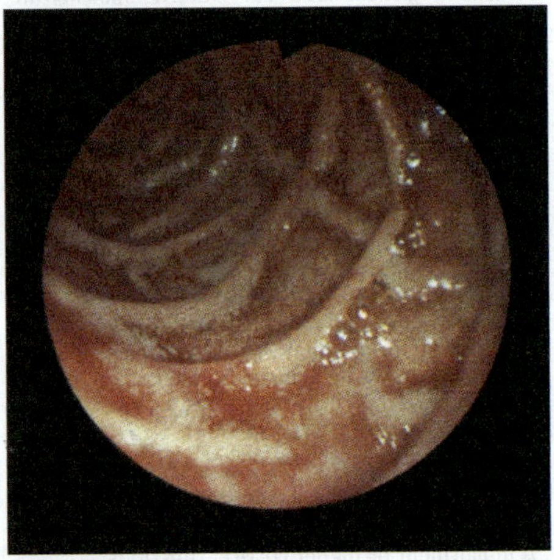

**Whipple-Krankheit:** Duodenalschleimhaut im endoskopischen Bild. Körnige Schleimhautverdickungen, die zu größeren Flächen konfluieren. [87]

**Whitaker-Test:** Messung des Nierenbeckeninnendrucks über zwei Kanülen oder perkutane Nieren-

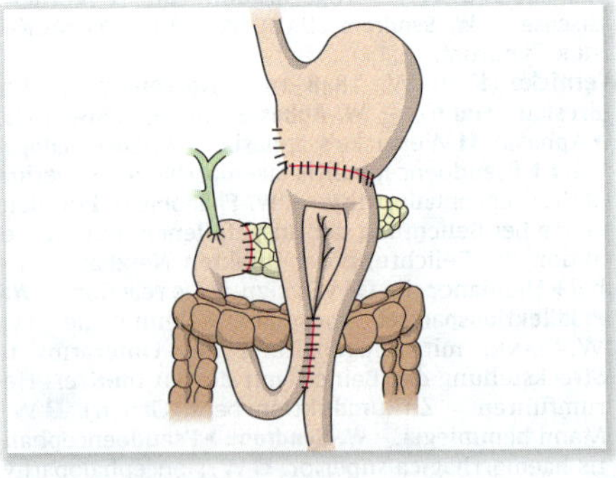

**Whipple-Operation:** Schema der Anastomosen. [39]

fistelkatheter bei Perfusion mit 0,9%iger NaCl-Lösung, die über ein Pumpsystem mit einem Druck von 10 ml/min in die Nierenbecken instilliert wird (entspricht dem Harnfluss bei maximaler Diurese). ***Anw.*** zur Klärung der Frage, ob eine sichtbare Nierenbeckendilatation durch eine bestehende Harnabflussstörung bedingt oder nur Folge einer nicht mehr wirksamen Behinderung ist.

**white** *(engl.)*: s.a. ▸weiß...

**white clot syndrome** *(engl.)*: Auftreten von Leukozytenaggregaten in den Kapillaren als Folge eines Thrombozytenmangels bzw. einer gestörten Thrombozytenfunktion; Komplikation bei Therapie mit Heparin.

**Whitehead-Operation** (WALTER WH., 1840–1913, Chirurg, Manchester): ausgedehnte Hämorrhoidektomie mit Ausschneidung der anorektalen Schleimhaut unter Freilegen des inneren Afterschließmuskels u. Annähen der herabgezogenen Mastdarmschleimhaut an der HILTON-Linie. Gefahr der Striktur oder Inkontinenz (»feuchter Anus«). E Whitehead's operation.

**White-Schema:** *Bakteriologie* ▸KAUFFMANN-WHITE-Schema.

**White-Tubus:** doppellumiger rechtsseitiger Endobronchialtubus zur seitengetrennten- oder Einlungenbeatmung.

**Whitmore-Krankheit** (ALFRED WH., 1876–1946, Burma): ▸Melioidose. E Whitmore's disease.

**WHO** *(engl.)* Abk. für **W**orld **H**ealth **O**rganization: ▸Weltgesundheitsorganisation.

**WHO-Skala des Allgemeinbefindens:** Bewertungstabelle zur Einstufung des ▸Allgemeinbefindens des Patienten (s. Tab., s.a. ▸KARNOFSKY-Index).

| Grad | Allgemeinbefinden |
|---|---|
| 0 | Patient ist in der Lage, ohne Einschränkung alle normale Aktivitäten auszuführen |
| 1 | Patient ist bei physisch belastenden Tätigkeiten eingeschränkt, jedoch ambulant u. in der Lage, leichte Arbeiten zu verrichten |
| 2 | Patient ist ambulant u. kann sich selbst versorgen, jedoch keinerlei Arbeiten verrichten, die mehr als 50% der Wachstunden ausmachen |
| 3 | Patient ist nur eingeschränkt fähig, sich selbst zu versorgen; er verbringt mehr als 50% der Wachstunden liegend oder sitzend |
| 4 | Patient ist vollständig behindert, kann sich nicht selbst versorgen u. muss ständig liegen oder sitzen |

**WHO-Skala des Allgemeinbefindens.** [200]

**WHO-Stufenschema der Schmerztherapie:** Empfehlungen der WHO zur Tumorschmerzbehandlung, die heute weltweit als Standard gelten. Kernpunkte sind eine differenzierte Schmerzdiagnostik, eine möglichst orale Applikation der Medikamente, die regelmäßige, nach einem zeitlichen Schema festgelegte Einnahme der Analgetika (um einen konstanten Blutspiegel zur Schmerzprophylaxe zu erzielen) u. die Auswahl der Schmerzmittel nach einem Stufenplan (s. Tab.). Als Basistherapie (Stufe 1) werden nichtopioide ▸Analgetika verwendet. Wenn diese Medikation nicht (mehr) ausreicht oder nicht vertragen wird, erfolgt eine Kombination mit schwach oder stark wirkenden exogenen ▸Opioiden bzw. eine alleinige Applikation von diesen. Je nach Situation sind adjuvante Medikamente einsetzbar: z.B. Tranquilizer, Laxanzien, Antiemetika, trizyklische Antidepressiva, Antikonvulsiva, Corticosteroide. Neuere Applikationsformen der Opioide sind das Morphinsulfat als Suppositorium oder das TTS-Fentanyl (transdermale Applikation). S.a. ▸Schmerztherapie.

| Stufe 1 **nichtopioide Analgetika** | Stufe 2 **»leichtere« Opioide** | Stufe 3 **»stärkere« Opioide** |
|---|---|---|
| – Acetylsalicylsäure<br>– nichtsteroidale Antiphlogistika<br>– Paracetamol<br>– Metamizol<br>– Spasmolytika | – Codein<br>– Dextropropoxyphen<br>– Tilidin + Naloxon<br>– Tramadol | – Morphin<br>– Buprenorphin |
| **Co-Therapeutika:** | | |
| – Benzodiazepine<br>– Corticosteroide<br>– Antidepressiva/Neuroleptika<br>– Calcitonin/Bisphosphonate<br>– Antiemetika<br>– Laxanzien | | |

**WHO-Stufenschema der Schmerztherapie:** stufenweiser Aufbau. [212]

**Wiberg-Winkel** (GUNNAR W., schwed. Orthopäde): *Orthopädie* ▸CE-Winkel. E Wiberg's angle.

**Wichte:** das spezifische ▸Gewicht. E specific gravity.

**Wickel,** Umschlag: hydrotherapeutische Anw. mit Einhüllung eines Körperabschnitts in ein feuchtes inneres Tuch u. ein äußeres trockenes Tuch. ***Formen:*** werden nach dem eingewickelten Körperteil benannt (z.B. Hals-, Brust-, Leib-, Wadenwickel; s.a. Abb.). Je nach Wassertemperatur u. Ausmaß als Wärme entziehende, stauende oder schweißtreibende Maßnahme. Wirkung wird durch Zusätze (z.B. Salz, Essig, Kräuter, Senfmehl) verstärkt. ***Anw.*** bei Fieber, lokalen Entzündungen, Erkr. der Atemwege, Schmerzen z.B. bei Gelenkerkrankungen. S.a. ▸Packung, ▸Hydrotherapie. E wet pack.

**Wickham-Zeichen:** s.u. ▸Lichen ruber planus. E Wickham's striae.

**Widal** (GEORGES F. I. W., 1862–1929, Internist, Paris). – **W.-Abrami-Anämie** (PIERRE A.): eine Wärmeautoantikörper-Anämie (evtl. mit symptomatischem W.-A.-Ikterus). E Widal-Abrami disease. – **W.-Reaktion:** auf Agglutination beruhender Nachweis spezifischer Antikörper im Serum (s.a. ▸GRUBER-Reaktion), das – in geometrischer Verdünnung durch physiologische Kochsalzlösung – mit Suspensionen bekannter Bakterien zusammengebracht u. inkubiert wird. Orientierende Vorprobe auf dem Objektträger; bei pos. Ausfall die eigentliche Probe in Röhrchen u. unter Ablesen der H-Agglutination (lockere Flocken in geklärter Flüssigkeit) u. später der O-Agglutination (scheibenförmiges Sediment mit – bei leichtem Schütteln erfolgender – Auflösung in grobe Fetzen, Bröckel). V.a. für Diagnostik der Salmonellosen, Coli-Infektion, Ruhr; wichtig für die Beurteilung ist außer der Höhe v.a. auch der Verlauf des Titers. – Als W.-WRIGHT-Reaktion die auf Brucellose. E Widal's reaction.

**Wide-Gemzell-Reaktion** (LEIF W.; CARL A. G.; dän. Ärzte): immunologischer ▸Schwangerschaftstest (Hämagglutinationshemmtest). ***Prinzip:*** HCG-Antiserum (von Kaninchen) wird durch HCG des Schwangerenharns gebunden, so dass HCG-beladene Schaf-Erythrozyten oder Latexpartikel nicht mehr mit ihm reagieren können u. zu Boden sinken (Bildung eines braunen Rings = positive Reaktion). E Wide-Gemzell reaction.

**Wider|stand: 1)** *Physik* die der Bewegung eines physikalischen Systems entgegenwirkende Kraft (z.B. Rei-

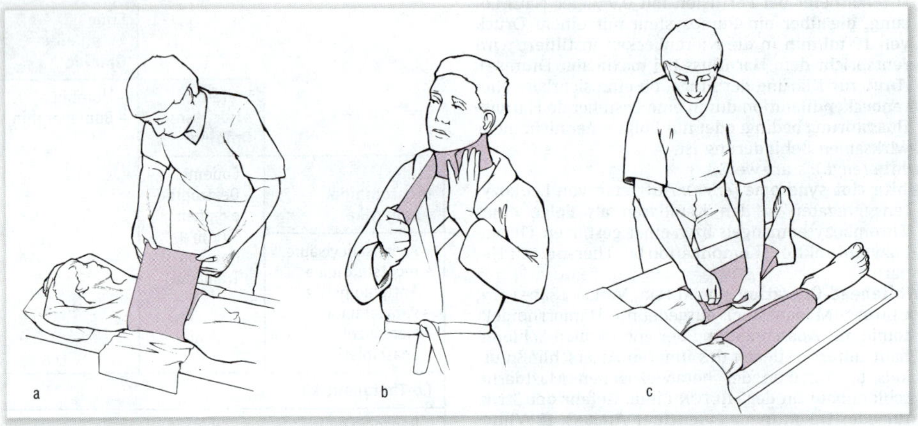


**Wickel: a) Brustwickel:** Ein inneres feuchtes, mit kaltem Wasser getränktes Tuch wird faltenfrei angelegt, ein etwas größeres trockenes Tuch umschließt den Wickel außen; **b) Halswickel:** Ein inneres Stofftuch (ca. 8–10 cm) wird feucht u. kalt u. möglichst faltenfrei um den Hals geschlagen u. durch einen Schal als äußeres Wickeltuch umschlossen; **c) Wadenwickel:** Sie werden hauptsächlich zum Wärmeentzug bei Fiebernden angewendet u. unterscheiden sich daher von der unter a u. b beschriebenen Wickelanlage. Der Wadenwickel wird feucht, aber lauwarm angelegt, damit keine initiale Vasokonstriktion einsetzt. Er wird nicht durch ein äußeres Tuch umschlossen. Sobald sich das Tuch spürbar erwärmt hat, muss der Wickel gewechselt werden. [172]

bungswiderstand). E resistance. – **W., elektrischer:** W., den ein Stromkreis bei angelegter Spannung dem Strom entgegensetzt; Einheit: ▸Ohm; s.a. ▸Impedanz. E electric r. **2)** *Psychologie* Abwehr gegen die Bewusstmachung unbewusster (schmerzhafter bzw. unlustbetonter) psychischer Motive u. Inhalte in der ▸Psychotherapie. **3)** *Physiologie* ▸Kreislauf-, ▸Strömungswiderstand (s.a. ▸W., peripherer). – **W., peripherer:** der Gefäßwiderstand im großen Kreislauf; hängt ab von den präkapillären ▸Widerstandsgefäßen (s.a. ▸Widerstandshochdruck) u. den großen zentralen Arterien (s.a. ▸Elastizitätshochdruck), evtl. auch von der Blutviskosität (bei Hämatokrit > 60 %; wird meist völlig kompensiert). E peripheral r.

**Widerstands|gefäße:** die der Blutströmung den größten Widerstand bietenden Arteriolen u. Venolen (als prä- bzw. postkapilläre W.); Erstere mit größtem Anteil am Gesamtwiderstand (in ihrem Bereich stärkster Blutdruckabfall). Das Verhältnis prä-/postkapillärer Widerstand ist wesentlich für den ▸Kapillardruck; s.a. ▸Niederdrucksystem (dort Abb.). E resistance vessels.

**Widerstands|hochdruck:** arterielle Hypertonie infolge erhöhten Arteriolenwiderstandes (s.a. ▸Widerstandsgefäße). Es bestehen mäßig erhöhte systolische u. stark erhöhte diastol. ▸Blutdruckwerte (bei erhöhtem Mitteldruck u. normaler oder verminderter Amplitude). Die essentielle ▸Hypertonie ist stets ein W., die renale, endokrine u. neurogene meist ein W. (oft infolge gleichzeitiger Sklerose der großen Arterien als Widerstands-▸Elastizitäts-Hochdruck). E hypertension due to vascular resistance.

**Widerstands|phase:** die 2. Phase des ▸Adaptationssyndroms. E resistance phase.

**Widmark-Bestimmung** (Erik M. P. W., 1889–1945, physiol. Chemiker, Lund): s.u. ▸Blutalkoholkonzentration. E Widmark's test.

**Wieck-Syndrom:** (1931) persistierende ▸Eosinophilie. E eosinophilia with splenomegaly.

**Wiedemann-Syndrom** (H.-Rudolf W., Kinderarzt, Kiel): **1) W.-Beckwith-Syn.:** EMG-(Exomphalos-Makroglossie-Gigantismus-)Syndrom; ein familiärer Fehlbildungskomplex ungeklärten Erbgangs (autosomal-dominantes Gen wird angenommen) mit ▸Nabelschnurbruch (evtl. Eingeweidevorfall), muskulärer ▸Makroglossie, angeborenem oder nach der Geburt sich entwickelndem ▸Großwuchs, angeborener Eingeweideübergröße (= Splanchnomegalie; später zurückgehend), fakultativ Hemihypertrophie, evtl. auch Klitoris- bzw. Penishypertrophie, Y-Einkerbung der sehr großen Ohrläppchen, Neigung zur Glykolabilität. Erhöhte Inzidenz maligner, v.a. intraabdomineller Tumoren (Wilms-Tumor, Nebennierenrindenkarzinom o.a.), besonders bei Hemihypertrophie. E Beckwith-Wiedemann syndrome, EMG-syndrome. **2) W.-Lenz-Syn.:** ▸Thalidomid-Embryopathie. **3) W.-Rautenstrauch-Syn.:** angeborenes Krankheitsbild mit Minderwuchs, »Pseudohydrozephalus« (offene Schädelnähte, verzögerter Fontanellenschluss), progeroidem, kleinem Gesicht, Fettgewebsmangel u. bereits bei Geburt vorhandenen Schneidezähnen. **4) W.-Spranger-Syn.:** ein autosomal-rezessiv (?) erblicher Typ der metaphysären Chondrodysplasie.

**Wieder|belebung:** ▸Reanimation. E resuscitation.

**Wieder|belebungs|zeit:** die maximale Zeitspanne, nach der ein ischämischer oder asphykt. Organismus ohne unwiderrufliche morphologische Schäden funktionell voll wiederhergestellt werden kann (»Strukturerhaltungszeit«), Schema. S.a. ▸Überlebenszeit. E resuscitation time.

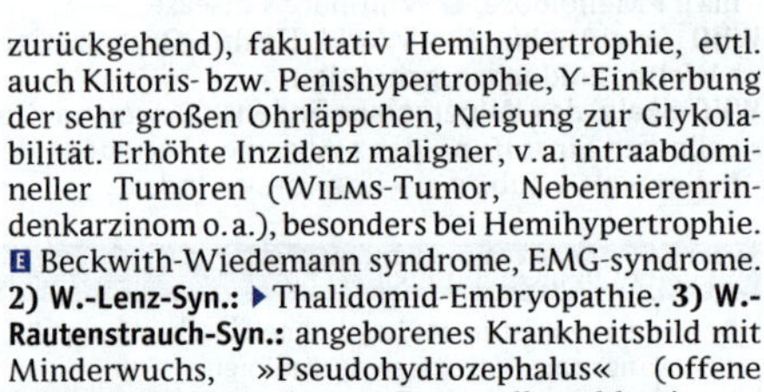


**Wiederbelebungszeit:** Zeiten bei einer perakuten, kompletten Anoxie; eingetragene Zeiten gelten für die Großhirnrinde. [143]

**Wieder|erwärmungs|krise:** kritische Phase beim Aufwärmen eines Unterkühlten (z.B. durch Einbringen in ein heißes Bad). Aus dem zu hohen Temperaturgradienten zwischen Körperschale u. -kern resultieren eine metabolische Azidose, ungedeckter Sauerstoffverbrauch der Peripherie u. Gefahr der hypoxischen Gewebsschädigung.

**Wieder|herstellung:** ▸Restitution, ▸rekonstruktive Plastik, ▸Rehabilitation. E repair, rehabilitation, restitution.

**Wiedhopf-Greifenstein-Syndrom:** aseptische Sesambeinnekrose des Fußes.

**Wiener-Ein-Gen-Theorie** (ALEXANDER S. W., 1907–1976, Serologe, New York): s.u. ▸Rhesus-System. E Wiener's one-gene theory.

**Wiesen(gräser)dermatitis:** ▸Dermatitis pratensis. E grass dermatitis.

**Wiethe-Lipoidproteinose** (CAMILLO W., 1888–1949, österreich. Otologe): ▸Hyalinosis cutis et mucosae. E Urbach-Wiethe disease.

**Wigand-Martin-Winckel-Handgriff** (JUSTUS H. W., 1769–1817, Geburtshelfer, Mannheim; AUGUST M.; FRANZ K. L. W.): als sog. Dreimännerhandgriff ein geburtshilfliches Vorgehen bei Nichteintreten des Kopfes in das kleine Becken bei Beckenendlage; u. zwar Beugen u. Drehen des Kopfes mit dem in den Mund eingeführten Mittelfinger u. durch Druck des 2. u. 4. Fingers auf die Jochbeine, dann Entwicklung des Kopfes durch Zug an den Schultern (wie nach ▸VEIT-SMELLIE, s.a. Abb.) u. Druck von außen (durch Hilfsperson). E Wigand's method.

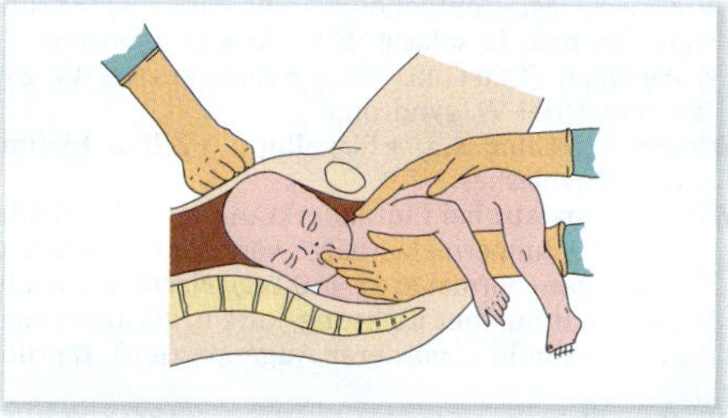

**Wigand-Martin-Winckel-Handgriff:** vereinfachte (auf den Geburtskanal beschränkte), schematische Darstellung. [71]

**Wilcoxon-Test,** Rangsummentest: parameterfreier Test zum Vergleich zweier Stichproben von Werten (verbunden oder nicht verbunden), die in topologischer Skala angeordnet sind oder in metrischer Skala mit unbekannter Häufigkeitsverteilung vorliegen. E Wilcoxon's rank test.

**Wildervanck-Syndrom** (L. S. W., Humangenetiker, Groningen). – **W.-Sy. I,** W.-WAARDENBURG-FRANCESCHETTI-KLEIN-Sy., zerviko-okulo-faziale Dysplasie: familiäre, wahrscheinlich erbliche Fehlbildungen i.S. des ▸ROBIN- u. ▸KLIPPEL-FEIL-Syndroms sowie labyrinthäre Taubheit (▸Taubstummheit) u. ein- oder beidseitige ▸Abduzenslähmung. E Wildervanck syndrome, cervico-oculo-acoustic dystrophy. – **W.-Sy. II:** als Dysostosis zygomatico-maxillo-mandibulo-facialis (erbliche? embryopath.?) Schädel-Gesichts- u. Augenfehlbildungen: Jochbögen-, Unterkiefer- u. Kinn-Hypoplasie, Zahnstellungsanomalien bei fortbestehendem Milchgebiss, tief ansetzende Ohren, Hypertelorismus, Blepharophimose, Mikro- u. Buphthalmus, Optikusatrophie (mit Visusverminderung).

**Wild|wässer:** ▸Akratotherme.

**(v.) Willebrand** (ERIK A. v. W., 1870–1949, Arzt, Helsingfors). – **W.-Faktor:** als Faktor VIII A der dem Faktor VIII C (Plasmagerinnungsfaktor VIII) immunologisch sehr eng verwandte plasmatische Cofaktor der Blutplättchenaggregation; wird vom Gefäßendothel u. von Megakaryozyten gebildet. E antihemophilic factor. – **W.-Jürgens-Syndrom** (RUDOLF J.), Thrombozytopathie Typ JÜRGENS: häufigste Blutgerinnungsstörung, überwiegend autosomal-dominanter Erbgang (Gen lokalisiert auf Chromosom 12). Pathogenetisch uneinheitliche hämorrhagische Diathese mit wechselnder Penetranz u. Expressivität, verursacht durch Mangel oder Defekt des hochmolekularen Anteils des W.-Faktors (Faktor VIIIR Ag, VIII C). Zeigt verminderte Thrombozytenadhäsion sowie gestörte Agglutination u. Aggregation bei Stimulation mit ▸Ristocetin. ***Klink:*** Kombination aus hämophilen u. petechialem Blutungstyp, v.a. als Ekchymosen, Epistaxis, Zahnfleischblutungen, Blutungen im Magen-Darm-Trakt u. postoperativ, Meno-Metorrhagien bei Frauen. Seltener sind Gelenk- u. Hirnblutungen. ***Diagn.:*** Bestimmung von Blutungszeit, Faktor VII, Plättchenretention, Elektrophorese. ***Ther.:*** ▸Desmopressin, bei schweren Blutungen u. Operationen Faktor-VIII-Konzentrat. E v. Willebrand's disease.

**Willen|losigkeit:** ▸Abulie. E lack of willpower.

**Williams** (1) HOWARD W., zeitgenöss. Kinderarzt, Melbourne; 2) J. C. W., zeitgenöss. Kardiologe, Neuseeland). – **W.-Beuren-Syndrom** (J. C. W.; ALOIS J. B., Kardiologe, Göttingen): supravalvuläre ▸Aortenstenose, kombiniert mit Gesichtsfehlbildungen (»Faunsgesicht«), Zahnanomalien (u.a. Mikrodontie) u. Hypogenitalismus. E Williams-Beuren syndrome. – **W.-Campbell-Syndrom** (HOWARD W.; PETER E. C., Kinderarzt, Melbourne): generalisierte sackförmige ▸Bronchiektasien bei angeborenen Knorpeldefekten der Bronchien (autosomal-rezessiv erblich?).

**Willis-Anreicherung:** Aufschwemmen der Stuhlprobe mit gesättigter Kochsalzlösung zum Nachweis von Wurmeiern (v.a. der Nematoden); die spezifisch leichteren Eier steigen auf u. setzen sich an dem aufgelegten Objektträger ab. E Willis salt flotation method.

**Willkür|innervation:** bewusst herbeigeführte Bewegung von Muskeln. Im ▸EMG als Mitarbeit des Untersuchten erforderlich zur Erzielung des (Willkür-)Aktivitätsmusters.

**Willkür|motorik:** die Handlungsmotorik; auf Auswahl-, Entscheidungsprozessen beruhende zielhafte u. »operante« Bewegungsakte anhand räumlich-zeitlicher Innervationsmuster (des Neocerebellums u. der Basalganglien?). Die in der motorischen Hirnrinde verarbeiteten Impulse laufen über das pyramidale System an die Skelettmuskulatur, wobei die Rindenaktivität i.S. der automatischen Anpassung an die

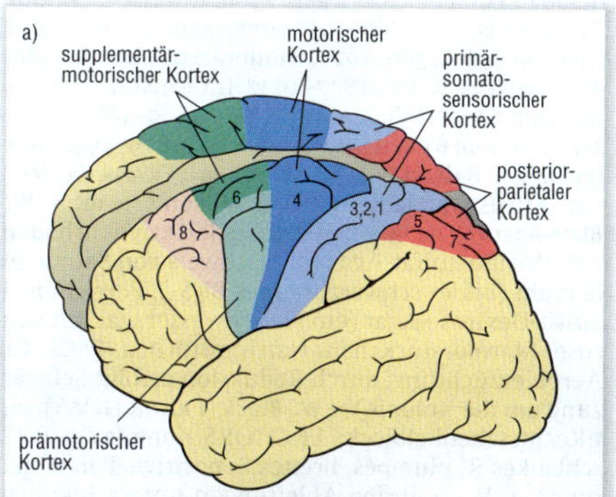


**Willkürmotorik:** die wesentlichen Gebiete des zerebralen Kortex, die an der Organisation der W. beteiligt sind; **a)** die Areale, die an der Entwicklung der Bewegungsstrategie, der Programmerstellung u. der Bewegungsdurchführung beteiligt sind, liegen in der Nähe des motorischen Kortex; **b)** kortikokortikale Projektionen verbinden diese Gebiete untereinander. Alle Verschaltungen sind bidirektional. Zahlen = Kortexgebiete nach BRODMANN. [97]

W

Ausgangsbedingungen durch das Kleinhirn moduliert wird. S.a. Abb.; ▶Motoneuron, ▶extrapyramidal(motorisch)es System. 🅴 voluntary motor function.

**Wilms** (MAX. W., 1867–1918, Pathologe, Chirurg, Leipzig, Basel, Heidelberg). – **W.-Dermoidzotte:** Höcker (»Kopfhöcker«) an der Innenwand von Dermoidzysten. – **W.-Operation: 1)** laterale perineale ▶Prostatektomie (Enukleation) nach Hautschnitt parallel zum aufsteigenden Schambeinast. **2)** Magenresektion nach ▶BILLROTH II mit ▶Gastroenterostomia retrocolica oralis partialis inferior. – **W.-Tumor,** Nephroblastom, BIRCH-HIRSCHFELD-Tumor: von den Nieren ausgehender, angeborener Tumor mit embryonalem Mischgewebe; in 5 % der Fälle beidseitig. Gehört zu den häufigsten bösartigen Erkrankungen im Kindesalter. Im Rahmen genetisch determinierter Entwicklungsstörungen (Aniridie, Nierenfehlbildungen, WIEDEMANN-BECKWITH-Syndrom; s.a. ▶WAGR-Syndrom) entwickelt sich dieser Tumor besonders häufig. ***Klassifik.:*** Die Stadieneinteilung erfolgt nach einer speziell für W.-Tumoren geschaffenen Klassifikation; histologische Einteilung in »benigne« Varianten, histologischer Standardtyp (»histologisch günstig«), hochgradig maligne Varianten (»histologisch ungünstig«). ***Klinik:*** sicht- u. tastbarer, meist einseitiger Tumor im Bauchbereich (vorsichtig tasten, Metastasierungsgefahr!), Bauchschmerzen, Blässe, Hämaturie. ***Diagn.:*** Sonographie, i.v. Pyelographie, Computer-, Kernspintomographie, Röntgen-Thorax, Lungen-CT (Metastasen?). ***Ther.*** (in speziellen Zentren, je nach Stadium): Operation (radikale Tumornephrektomie), ggf. zusätzliche Radio- und/oder Chemotherapie; evtl. präoperative Chemotherapie; op. Entfernung einzeln stehender Lungenmetastasen. ***Progn.:*** v.a. bei frühzeitiger Diagnose u. Therapie günstig (insgesamt 80 % Dauerheilung, im Stadium I 95 %, im Stadium IV, V 55–60 %). 🅴 Wilms' tumor.

**Wilson (1)** CLIFFORD W., geb. 1906, Internist, London; **2)** FRANK N. W., 1890–1952, amerikan. Kardiologe; **3)** MIRIAM G. W., geb. 1922, Kinderärztin, Los Angeles; **4)** SAMUEL A. K. W., 1877–1937, Internist, Pathologe, London; **5)** SIR WILLIAM J. E. W., 1809–1884, Hautarzt, London; **6)** WILLIAM JAMES W., 1879–1954, Bakteriologe, Belfast). – **W.-Ableitung** (FRANK N. W.): s.u. ▶Brustwandableitung. 🅴 Wilson's lead. – **W.-Blair-Agar** (WILLIAM JAMES W.): Selektivnährböden; z.B. Wismutsulfat-Agar für Nachweis von Salmonella typhi (bildet schwarzbraunes $Bi_2S_3$), Ferrichlorid-Sulfit-Dextrose-Agar (ein Fleischwasseragar mit Glucose, Marmorstückchen, Natriumsulfit u. $FeCl_3$ für Aerobierzüchtung; durch Reduktion erfolgt Schwärzung um die Kolonie). – **W.-Block** (FRANK N. W.): ein ▶Rechtsschenkelblock; EKG: QRS-Komplex > 0,12, schlankes R, plumpes, breites S, positive T in Ableitung I u. $V_{5-6}$ (übrige Ableitungen unterschiedlich; Abb.); Hinweis auf Ischämie, Myokarditis, aber auch ohne pathologische Bedeutung. 🅴 W.'s block. – **W.-Granulom** (SIR WILLIAM J. E. W.): durch Trichophyton rubrum hervorgerufene Knötchen mit Schuppung um die Haarfollikel im unteren Unterschenkeldrittel. – **W.-Krankheit: 1)** (SAMUEL A. K. W.), hepatolentikuläre Degeneration: autosomal-rezessiv erbliche Defektparaproteinämie mit Störung der Coeruloplasmin-Synthese (Serumspiegel < 10 mg/dl; normal 23–44) u. Kupferanreicherung im Gewebe. Beginnt im 1.–2. Ljz. (bei späterem Beginn: ▶WESTPHAL-V.-STRÜMPELL-Syndrom). ***Klinik:*** führt zu extrapyramidalen Symptomen (Choreoathetose; dann Tremor, Rigor, Ataxie, Dysarthrie, Kontrakturen, Salbengesicht) infolge Degeneration der Stammganglien (Linsenkerndegeneration), ▶KAYSER-FLEISCHER-Ring (pathognomonisch), ▶Leberzirrhose, Aminoazidurie (Blockierung der Tubulusenzyme durch Kupfer), graubrauner Hautpigmentierung, Störung des Kohlenhydratstoffwechsels mit Hyperinsulinismus, intellektuellem u. psych. Verfall (oft mit Affektinkontinenz). 🅴 Wilson's disease, hepatolenticular degeneration. **2) W.-Brocq-Krankheit** (SIR WILLIAM J. E. W.): ▶Dermatitis exfoliativa generalisata. **3)** (SIR WILLIAM J. E. W.): ▶Lichen ruber planus KAPOSI. – **W.-Mikity-Syndrom** (MIRIAM G. W.; VIKTOR G. M., Röntgenologe; Los Angeles): ▶bronchopulmonale Dysplasie. 🅴 W.-Mikity syndrome. – **W.-Syndrom** (CLIFFORD W.): ▶KIMMELSTIEL-W.-Sy. 🅴 Kimmelstiel-W. syndrome.

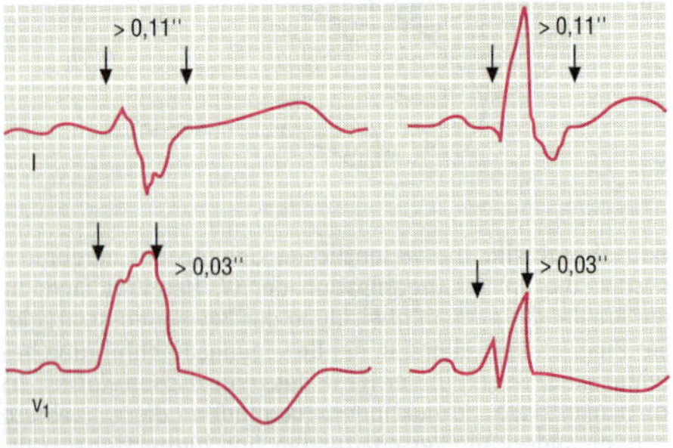


**Wilson-Block.**

**Wimpern:** ▶Cilia; s.a. ▶Flagellum, ▶Zili..., ▶Wimpern... 🅴 eyelashes.

**Wimpern|ausfall:** bei Lidranderkrankung mit Schädigung der Wimpern-Haarbälge verkürzte Wimpernlebensdauer (normal etwa 150 Tg.). Nachwachsende W. evtl. mit falscher Richtung, kurz u. geringelt (dadurch Entzündung vorderer Augenpartien). 🅴 ptilosis.

**Wimpern|drüsen:** ▶Glandulae ciliares (MOLL). 🅴 ciliary glands.

**Wimper(n)epithel:** ▶Flimmerepithel. 🅴 ciliated epithelium.

**Wimpern|larve:** *Helminthologie* ▶Miracidium.

**Wimpernwachstum:** Verstärkung des natürlichen Wachstums (Hypertrichose) durch Medikamenteneinnahme (z.B. ▶Ciclosporin A, Latanoprost). 🅴 hypertrichosis of eye lashes.

**Wimper|tierchen:** ▶Ciliophora.

**(v.-)Winckel-Handgriff** (FRANZ V. W., 1837–1911, Frauenarzt, Rostock, Dresden, München): s.u. ▶WIGAND-MARTIN... 🅴 Winckel's maneuver.

**Wind:** *Enterologie* ▶Flatus. 🅴 wind, flatus.

**Wind|brand:** sonnenbrandähnliche Dermatitis durch starke Windeinwirkung. 🅴 windburn.

**Wind|dorn:** *Pathologie* ▶Spina ventosa.

**Wind|ei:** Abortprodukt mit verkümmerter oder überhaupt nicht feststellbarer Fruchtanlage (Trophoblastmole mit leerem Eisack). 🅴 blighted ovum.

**Windel|ausschlag, -dermatitis,** Erythema gluteale: oft durch Soorinfektion verstärkte u. chronifizierte Rötung u. Epithelabschilferung im Windelbereich, v.a. am Gesäß u. perigenital, langsam wachsend gegen die Oberschenkelinnenseiten u. zum Unterbauch hin. Sonderform: Dermatitis ammoniacalis, mit wallartig begrenzten »pseudosyphilitischen« Geschwüren verbunden. 🅴 diaper dermatitis.

**Windel|test:** *Pädiatrie* s.u. ▶Eisenchloridprobe.

**Wind|kessel:** *Physiologie* Begriff in Anlehnung an den *techn* Druck-W., ein Behältnis mit konstantem Luftvolumen in Druckleitungen, in dem sich die periodisch komprimierte Luft bei eintretender Druckminderung infolge der Elastizität wieder ausdehnt u. die diskontinuierliche Strömung in eine kontinuierliche umwandelt; z.B. Gesamtheit der Arterien vom elastischen Typ (»Windkesselarterien«), die aufgrund ihrer großen Elastizität eine Windkesselfunktion ausüben; zentraler W. ist die Aorta, unterstützt von ihren großen Ästen (Karotiden, beidseitige A. subclavia mit Anfangsabschnitten ihrer Halsäste, Aa. iliacae); während der Herzsystole wirksam als Blutreservoir, aus dem in der Diastole durch gespeicherte ▶Vis a tergo Blut peripherwärts getrieben wird (unter Verteilung durch ▸ Widerstandsgefäße = Arterien vom muskulären Typ [▸ Arteria myotypica]). Elastizitätsminderung hat arterielle Hypertonie (s.a. ▸ Elastizitätshochdruck) zur Folge; s.a. Abb. E windkessel, (elastic) buffer.

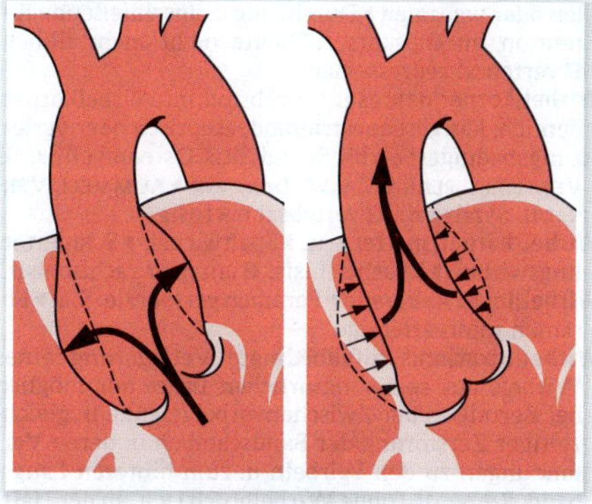

**Windkessel:** W.-Funktion der Aorta. [326]

**Windkessel|hochdruck,** Elastizitätshochdruck: systolischer Hochdruck infolge Abnahme der Gefäßelastizität durch sklerotischen Umbau.

**Wind|mole:** ▸ Windei. E blighted ovum.

**Windmühlen|flügel|finger:** angeborene oder (häufiger) als pcP-Folge vorkommende Abweichung der Finger zur Ellenseite.

**Wind|pocken:** ▸ Varizellen. E chickenpox.

**Windschutz|scheiben-Syndrom:** *Neurologie* ▸ Mediansyndrom nach unfallbedingtem Schädelaufprall auf die Frontscheibe des Kraftfahrzeuges. E wind-screen syndrome.

**Wind|verhaltung:** fehlende Flatulenz bei Ileus. E distention.

**wing|ing** *(engl.):* Abstehen der Schulterblätter (Flügelstellung) bei der ▸ SPRENGEL-Deformität. S.a. ▸ Scapula alata.

**Winiwarter(-Buerger)-Krankheit** (FELIX V. W., 1852–1931, Chirurg, Lüttich): ▸ Endangiitis obliterans. E Winiwarter-Buerger disease.

**Winkel:** *Anatomie* ▸ Angulus, *Physik* ▸ Radiant. S.a. ▸ Gonio... E angle. – **W. alpha:** *Ophthalmologie* Winkel zwischen Sehachse u. Gesichtslinie (Axis opticus bzw. Axis visualis). Analog: **W. epsilon**: der Winkel zwischen Seh- u. Pupillenachse (Axis opticus bzw. Axis bulbi externus). **W. gamma**: zwischen Sehachse u. der Blicklinie in der Horizontalen. **W. kappa**: zwischen Pupillenachse u. Gesichtslinie (Axis visualis; entspricht im Wesentl. dem – v.a. im dt. Schrifttum bevorzugten – Winkel $\gamma$). Der $\alpha$-W. wird je nach Lage der Makula schläfen- oder nasenwärts der geometrischen Achse als positiv/negativ bezeichnet. Entspricht, da Pupillenachse (Axis bulbi externus) u. Sehachse nahezu identisch sind, dem W. kappa bzw. lambda; $\gamma$ ist erkennbar an der exzentr. Lage des Hornhautbildchens bei Leuchtpunktfixation. S.a. ▸ Schielwinkel.

**Winkel|beschleunigung:** die zeitliche Änderung der **Winkelgeschwindigkeit** (Geschwindigkeit bei Kreisbewegung mit beliebigem Radius). Ihre Wahrnehmung erfolgt über das ▸ Kupulaorgan der Bogengänge. E angular acceleration.

**Winkel|erguss:** kleines Ex- oder Transsudat in Pleuralwinkeln.

**Winkelmann(-Jaboulay)-Operation** (W. KARL W., 1863–1925, Chirurg, Barmen): Versorgung einer ▸ Hydrocele testis unter Verzicht auf Resektion des Hydrozelensackes; Einschneiden und Nach-hinten-Umschlagen der Zelenwand (Serosa der Tunica vaginalis nach außen) mit nachfolgender Wiedervereinigung der Ränder hinter Hoden und Samenstrang. E Jaboulay's operation.

**Winkel|optik:** mit einem Winkelprisma (3- bis 5-kantig; Ablenkung um 45, 90 bzw. 180°) ausgestattete Optik (z.B. eines Endoskops).

**Winkel|zellen:** Warzenfortsatzzellen am Sinus-Dura-Winkel; s.a. ▸ CITELLI-Zelle.

**Winkler-Schulze-Indo(l)phenolblaureaktion** (FERDINAND W., 1870–1936, Dermato-, Hämatologe, Wien; WALTER H. G. SCH., 1880–1964, Pathologe, Göttingen): $\alpha$-Naphthol-oxidase-Reaktion am formolfixierten Blutausstrich oder Knochenmarkpunktat zur Zelldifferenzierung anhand der Blaufärbung (ist in der Granulozytenreihe ab Promyelozyt stark, bei Mono- u. Retikulozyten schwach [u. fakultativ], bei Knochenmarkriesenzellen, Ery [u. Vorstufen] u. lymphatischer Reihe einschließlich der Plasmazellen negativ).

**Winslow** (JAKOB B. W., dän. Anatom, 1669–1760, Paris). – **W.-Anastomose:** die arterielle Kollateralbahn von der Arteria subclavia über die Aa. thoracica interna, epigastrica superior u. inferior zur A. iliaca externa. E Winslow's anastomosis. – **W.-Loch:** ▸ Foramen epiploicum (ggf. Bruchpforte der W.-Hernie = ▸ Hernia omentalis). E foramen of W.

**Winter(-Kohn-Mellman-Wagner)-Syndrom:** als otourogenitales oder aurikulogenitales Syndrom gynäkotrope, familiäre, erbliche Fehlbildungen des Ohres (Steigbügelaplasie, Ambossfehlbildung, Hammer-Synechie, Gehörgangsstenose, Ohrmuscheltiefstand u. -dysplasie) u. der Harn- u. Geschlechtsorgane (Nieren-Harnleiter-Unterentwicklung; Gonadenhypoplasie; bei ♀ Hypo- bis Aplasie bzw. Atresie der Scheide, Eierstöcke, Eileiter, Gebärmutter).

**Winter|schlaf:** bei einigen Warmblütern während der kalten Jahreszeit monatelang anhaltender natürlicher Schlafzustand mit erheblichem Absinken von Körpertemperatur, Pulsfrequenz, Atmung u. Blutzuckerspiegel. E hibernation. – **W., künstlicher:** Winterschlafnarkose, s.u. ▸ Hibernation. E artificial h.

**Wintrich-Schallwechsel** (ANTON W., 1812–1882, Internist, Erlangen): über Lungenhohlräumen (▸ Kaverne) mit breiter Bronchusverbindung Tonhöhenwechsel des Klopfschalls bei Öffnen u. Schließen des Mundes. E Wintrich's sign.

**Wintrobe-Hämatokrit|bestimmung** (MAXWELL M. W., geb. 1901, kanad. Arzt): H. unter Verwendung graduierter dickwand. Zentrifugenröhrchen, die – mit ungerinnbar gemachtem Blut beschickt – 8 bis 10 Min. zentrifugiert werden; der Hämatokritwert ist direkt als Erythrozytensäule abzulesen. E Wintrobe's method, W.'s hematocrit determination.

**Wipp|welle:** von der Steigbügelfußplatte des Innenohres ausgehende Welle, die die Lamina basilaris des CORTI-Organs an frequenzspezifischer Stelle eindellt u. dadurch zur Schwingung der Membrana tectoria des Ductus cochlearis u. zur Erregung der Hörzellen führt.

**Wirbel:** *Anatomie* **1)** Strukturelement der Wirbelsäule, ▸ Vertebra; s.a. ▸ Wirbel..., ▸ Spondyl... E vertebra. **2)** ▸ Vortex. E vortex, whorl.

**Wirbel|abplattung:** ▸ Platyspondylie. E flatness of vertebra.

**Wirbel|anomalien:** Fehlbildungen der Wirbel(körper, -bögen, -fortsätze); evtl. kombiniert mit Anomalien der Wirbelzahl; ▸ Atlasassimilation, ▸ Lumbalisation, ▸ Sakralisation, ▸ Block-, ▸ Halb-, ▸ Platt-, ▸ Spalt-, ▸ Assimilationswirbel; ferner als Asomie (Fehlen des Wirbelkörpers), Persistenz des Chordakanals, als Hypoplasie, Aplasie; s.a. ▸ Halsrippe, ▸ Lendenrippe; Abb. E vertebral anomalies.

**Wirbel|blockierung:** Bewegungssperre im Wirbelsäulenbereich, z.B. durch Einklemmung von Wirbelgelenkzotten. – In der Chiropraxis Bez. für die Wirbelsubluxation, die Sperre infolge Muskelverkrampfung mit Fixierung von Wirbeln in einer Extremstellung in den Intervertebralgelenken. Bewirkt Spinalnervenirritation (▸ Vertebralsyndrom). E vertebral block.

**Wirbel|bogen,** Arcus vertebrae: *Anatomie* der Bogenteil des Wirbels; begrenzt hinten das Wirbelloch,

W

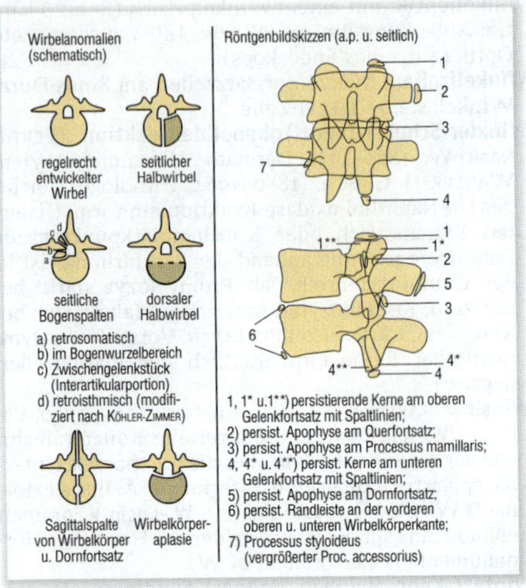


**Wirbelanomalien.**

oben u. unten die Zwischenwirbellöcher, trägt die Wirbelfortsätze. Besteht aus dem beidseitigen Bogenfuß (Pediculus arcus vertebrae; Ursprung aus dem hinteren oberen Wirbelkörperabschnitt = Bogenwurzel), der daran anschließenden Interartikularportion (mit oberem u. unterem Gelenkfortsatz u. Querfortsatzbasis), dem folgenden eigentl. Bogenteil (Lamina arcus vertebrae) mit Isthmus u. Dornfortsatzbasis. E vertebral arch.

**Wirbelbogen|spalte:** ▸Wirbelanomalie als ▸Spina bifida (Rhachischisis posterior) bzw. als seitliche Bogenspalten. E vertebral arch defect.

**Wirbel|bruch:** Sammelbegriff für Wirbelkörper-, Wirbelbogen-, Wirbelfortsatzfraktur u. evtl. deren Kombinationen; i.e.S. der Wirbelkörperbruch (evtl. mit Bandscheibenbeteiligung, auch als Kreuzbeinbruch). ***Ätiol.:*** Folge direkter, mit axialer Stauchung verbundener Gewalteinwirkung auf die Wirbelsäule oder/und einer übermäßigen Wirbelsäulenstreckung bzw. -beugung, evtl. auch -verdrehung (Hyperextension, -flexion; Torsion). ***Klinik:*** führt zu Wirbeldeformierung (z.B. Keilform, Plattwirbel, Zertrümmerung, Deck- u. Grundplatteneindellung; s.a. ▸KÜMMELL-Syndrom), Wirbelsäuleninstabilität u. zu Blutungen (v.a. vor die Wirbelsäule = prävertebrales Hämatom, d.h. hinter Rachen, Mittelfell u./oder Bauchfell; dadurch Schluck-, Atemstörung bzw. paralytischer ▸Ileus); evtl. – durch Luxation oder Fragmentverschiebung – Rückenmarkkompression (bis zu kompletter ▸Querschnittslähmung); bei offener Fraktur (z.B. als Schussverletzung) Gefahr der Infektion des Zentralnervensystems. – Auch als Abbruch der ▸Randleisten, Randzacken oder als pathologische Fraktur; Letztere führt als Wirbelkörperkollaps evtl. akut zu völliger Verformung (z.B. bei Knochenatrophie). ***Ther.:*** z.B. durch ▸Wirbelkörperaufrichtung, ▸RAUCHFUSS-Schwebelage, ▸GLISSON-Schlinge, ▸SCHANZ-Verband, Lagerung auf harter Unterlage (evtl. Gipsbett) sowie operativ insbesondere bei Instabilität der Hinterkante. E vertebral fracture.

**Wirbel|entzündung:** ▸Spondylitis.

**Wirbel|gelenke:** ▸Articulationes vertebrales, u. zwar die Zwischenwirbelgelenke (= Articulationes zygoapophysiales [Juncturae z.]) u. die Articulatio lumbosacralis u. sacrococcygea; s.a. ▸Unkovertebralgelenke. – I.w.S. Wirbel-Rippen-Gelenke (Articulationes costovertebrales, costotransversariae). S.a. ▸Articulatio atlantooccipitalis u. ▸-axialis. E vertebral joints.

**Wirbel|gleiten:** ▸Spondylolisthesis. E slipping of a vertebra.

**Wirbel|kanal:** ▸Canalis vertebralis. E vertebral canal.

**Wirbel|karies:** Knochenkaries der Wirbelsäule; i.e.S. die ▸Spondylitis tuberculosa. E spinal caries.

**Wirbel|körper:** ▸Corpus vertebrae. E vertebral body.

**Wirbel|körper|aufrichtung:** *Orthopädie* aktive, auf ▸Gibbus-Vermeidung abzielende Reposition frischer Wirbelkörperbrüche (▸Wirbelbruch) durch dorsalen oder ventralen ▸Durchhang u. anschließende Retention im Gipskorsett; heute nicht mehr üblich. E vertebral redressement.

**Wirbel|körper|nekrose:** Gewebstod im Wirbelkörperbereich; käsig, sequestrierend, aseptisch oder verletzungsbedingt (bei tbk. Spondylitis, Osteomyelitis, als VERTEBRA PLANA CALVÉ bzw. als ▸KÜMMELL-VERNEUIL-Syndrom). E vertebral necrosis.

**Wirbel|körper|spalte:** s.u. ▸Spaltwirbel, ▸Schmetterlingswirbel, ▸Rhachischisis. E anterior rachischisis.

**Wirbel|loch:** *Anatomie* ▸Foramen vertebrale. S.a. ▸Foramen intervertebrale.

**Wirbel|luxation:** unfallbedingte Verlagerung eines Wirbels aus seiner natürlichen Lage; nur möglich bei Zerreißen der Zwischenwirbelgelenke u. gleichzeitiger Zerstörung der Bandscheiben u. deren Verbindungen zu den Wirbeln u. zum hinteren Längsband. Reine W. (ohne Wirbelbruch) v.a. an der Halswirbelsäule. E vertebral dislocation.

**Wirbel|querfortsatz:** ▸Processus transversus, s.a. ▸Querfortsatzfraktur. E transverse process.

**Wirbel|säule:** ▸Columna vertebralis; s.a. ▸Wirbelsäulen..., ▸Spondyl(o)..., ▸Vertebral..., ▸Bewegungssegmente. E spinal column, vertebral c.

**Wịrbel|säulen|affektion:** Wirbelsäulenerkrankung, -schädigung; Abb. E spondylopathy.

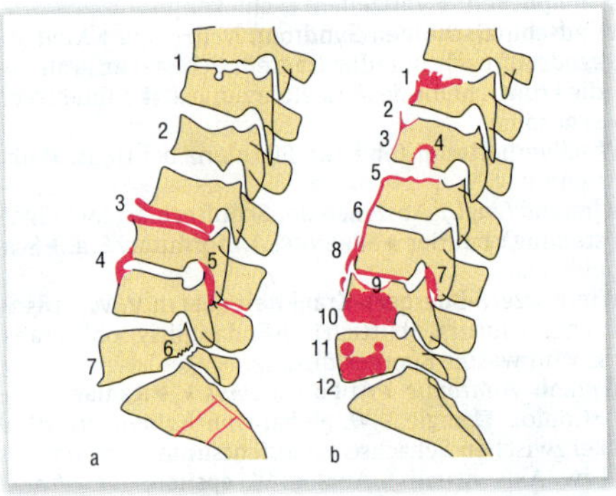


**Wirbelsäulenaffektionen: a) degenerative Affektionen.** 1 SCHEUERMANN-Krankheit; 2 Fischwirbelform bei Osteoporose; 3 Osteochondrose; 4 hyperostotische Spondylose; 5 Spondylarthrose; 6, 7 Spondylolisthesis mit Spondylolyse. **b) entzündliche u. neoplastische Affektionen.** 1 Wirbeltuberkulose (Spondylitis); 2–7 BECHTEREW-Krankheit; (2 Syndesmophyt; 3 Periostose; 4 Spondylitis; 5 Spondylodiszitis; 6 ankylosierender Syndesmophyt; 7 Spondylarthritis); 8 »Paradesmophyten« (z.B. bei REITER-Syndrom); 9 Spondylosdiscitis infectiosa; 10 Myelom; 11 u. 12 osteoplastische bzw. osteolytische Herde (nach GRAF u. MÜLLER). [168]

**Wirbel|säulen|aufnahme:** Röntgenaufnahme der Wirbelsäule; als Nativaufnahme eine Ganz- oder Teilaufnahme (HWS, BWS, LWS etc.), s.a. Abb. – Auch als ▸Funktionsaufnahme. E spinogram.

**Wịrbel|säulen|deformität:** aus ▸Wirbelanomalien, -erkrankungen (▸Wirbelsäulenaffektionen) resultierende WS-Fehlform; z.B. vermehrte oder am falschen Ort auftretende ▸Lordose u./oder ▸Kyphose; als ▸(Kypho-)Skoliose, ▸Gibbus; auch als Flach-, ▸Rundrücken. Führt evtl. zu »spondylogenen« statokinetischen Beschwerden, neurologischen Krankheitsbildern (z.B. ▸Radikulitis, ▸Vertebralsyndrome). E spinal deformity.

**Wirbelsäulen|gymnastik:** physiotherapeutisches Programm als Teil der ▸Haltungsschule zur Mobilisie-

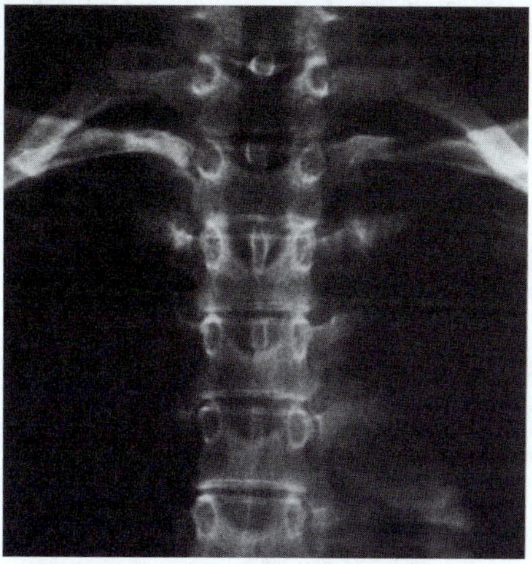

**Wirbelsäulenaufnahme:** Ausschnitt $Th_{1-5}$. [541]

rung u. Stabilisierung der Wirbelsäule bei Haltungsinsuffizienz.

**Wirbel|säulen|infektion,** bakterielle Spondylitis (Spondylodiszitis), septische Spondylitis (Spondylodiszitis): Infektionen der Wirbelsäule durch direkten Einfluss von Bakterien, z.B. Tuberkulose (sog. spezifische Spondylitis) oder Salmonellose (Typhus, Paratyphus), Brucellose (BANG-Krankheit); Staphylokokken- oder Streptokokkeninfektion infolge Streuung aus Primärherd.

**Wirbel|säulen|insuffizienz:** *Orthopädie* funktionelle u. strukturelle Schwäche der Wirbelsäule (einschließlich der Muskeln, Bänder); führt zu Haltungsschwäche; begünstigt Entwicklung von ▶Vertebralsyndromen, ▶Haltungsfehlern bzw. ▶Haltungsverfall. E weakness of spinal column.

**Wirbel|säulen|metastasen:** s.u. ▶Knochenmetastasen.

**Wirbel|säulen|syndrom:** ▶Vertebralsyndrom. E vertebral syndrome, spinal s.

**Wirbel|säulen|tumoren:** s.u. ▶Knochentumoren, ▶-metastasen; ▶spinale Tumoren; ▶Rückenmarkstumoren. E spinal tumors.

**Wirbel|säulen|verkrümmung:** ▶Skoliose. E rachioscoliosis.

**Wirbel|säulen|versteifung:** **1)** Bewegungsverlust der Wirbelsäule, z.B. durch Ankylose der Wirbelgelenke, Verknöcherung des Bandapparates, z.B. bei ▶BECHTEREW-Krankheit, Wirbeltuberkulose. E poker spine, spinal fusion. **2)** ▶Spondylodese. E spondylodesis.

**Wirbel|spalte:** ▶Rhachischisis, ▶Spaltwirbel. E vertebral cleft.

**Wirbel|synchondrose:** *Anatomie* ▶Discus intervertebralis.

**Wirbel|tuberkulose:** ▶Spondylitis tuberculosa. E spinal tuberculosis.

**Wiring** *(engl.):* »Drahtaufspulung« zur Anregung einer Thrombosierung als Selbstheilung bei ▶Aneurysma. Beim »**kalten**« **W.** Einführen eines feinen, biegsamen Metalldrahts in den Aneurysmasack, beim »**warmen**« **W.** zusätzlich Gleichstrombeschickung (▶BLAKEMORE-Operation [1]); nur noch wenig gebräuchlich.

**Wirk|dosis:** ▶Wirkungsdosis.

**Wirksamkeit, relative biologische:** *Radiologie* ▶RBW. E relative biological effectiveness (RBE).

**Wirk|stoffe:** Elemente u. Verbindungen, die biologische Wirkungen auslösen. **1)** ▶Arzneimittel u. ▶Gifte. **2)** als biogene W. körpereigene (Enzyme, Hormone, Transmitter) oder körperfremde Substanzen (Vitamine, Toxine), die in die Lebensprozesse des Organismus eingreifen. **3)** als genabhängige W. Produkte Gen-programmierter Biosynthesen, welche ihrerseits die Phänogenese Gen-abhängiger Erbeigenschaften steuern. E active agents, active substances.

**Wirkung:** **1)** *Physiologie* ▶Reizantwort. E response. **2)** *Pharmakologie* die durch Wirkstoffe (Pharmaka) ausgelösten Veränderungen biologischer Funktionen u./oder Strukturen, unterschieden als **lokale W.** (am Ort der Pharmakoneinwirkung) u. **systemische W.** (allgemeine W., über den Ort der Einwirkung hinausgehend), wobei die W. reversibel (z.B. nach Abbau des Pharmakons) oder auch irreversibel (z.B. bei Zerstörung bestimmter biologischer Strukturen) sein kann. E activity. – **W., additive:** **1)** positive ▶Wechselwirkung zweier Heilmittel. S.a. ▶Summationsgift, ▶Kumulation (1). E additive effect. **2)** *Physiologie* ▶Summation. E summation. **3)** *Radiologie* ▶Summationseffekt. – **W., potenzierte:** die bei Kombination von 2 oder mehr Heilmitteln resultierende, über die linear addierten Einzelwirkungen hinausgehende W. E potentiated activity. – **W., spezifisch-dynamische:** s.u. ▶spezifisch-dynamisch. E specific dynamic effect.

**Wirkungs|dosis:** **1)** Effektivdosis: *Pharmakologie* ▶Dosis effectiva. E effective dose. **2)** *Radiologie* die aus Einfalls- u. Streuzusatzdosis zusammengesetzte Gleichgewichts-Ionendosis, z.B. als ▶Oberflächendosis, ▶Herddosis; s.a. ▶RBW.

**Wirkungs|qualität:** Art der Wirkung, z.B. bei Arzneimitteln schmerzlindernd, entzündungshemmend, harntreibend usw.

**Wirkungs|quantum:** *Physik* ▶PLANCK-Konstante.

**Wirkungs|spektrum:** die Gesamtheit der auf ein Medikament effektiv ansprechenden biologischen Substrate; i.e.S. die von einem ▶Antibiotikum wirksam erfassbaren Mikroorganismen. E spectrum of activity.

**Wirkungs|spezifität:** *Biologie* Beschränkung der Wirkungsmöglichkeit auf ein bestimmtes Substrat (z.B. als ▶Spezifität eines Enzyms). E specifity of action.

**Wirsung-Gang** (JOHANN G. W., 1600–1643, dt. Anatom, Padua, Augsburg): ▶Ductus pancreaticus. E Wirsung's duct.

**Wirsungo|graphie:** ▶Pankreatographie.

**Wirt:** **1)** *Parasitologie* Wirtsorganismus; Lebewesen, das einem anderen nur als Wohnort dient (= Raumparasitismus) oder von ihm auch bezüglich der Nahrungsaufnahme beschränkt wird (= ▶Kommensalismus) oder sich mit ihm zu beider Vorteil ergänzt (= Symbiose); i.e.S. ein Organismus, der einem – ihn benachteiligenden oder gar schädigenden – ▶Parasiten als vorübergehender oder dauernder Lebensraum dient; unterschieden z.B. als End-, Zwischen-, Hilfs-, Haupt-, Gelegenheitswirt sowie als akzidenteller W. (in den der Parasit zufällig hineingerät); s.a. ▶Wirtszelle. **2)** *Immunologie* Organismus als Empfänger bzw. Träger eines Transplantats. E host.

**Wirts|wechsel:** der für die vollständige Entwicklung mehrwirtiger ▶Parasiten in bestimmten Entwicklungsphasen obligate Wechsel vom Zwischen- auf den Endwirt, aber auch umgekehrt (z.B. bei Malariaplasmodien Mensch als Zwischen-, Mücke als Endwirt). E host change.

**Wirts|zelle:** Zelle, die einem intrazellulären ▶Parasiten (z.B. Virus, Plasmodium) als adäquates, die Vermehrung bzw. Geschlechtsreife ermöglichendes Milieu dient. E host cell.

**Wiseman-Doan-Krankheit:** als primär splenogene ▶Neutropenie eine im Zusammenhang mit Splenomegalie vorkommende chron. Granulozytopenie (bei normalem oder hyperplastischem Knochenmark); geht nach ▶Splenektomie zurück. E primary splenic neutropenia.

**Wise-Parkhurst-Krankheit:** ▶Folliculitis et Perifolliculitis capitis abscedens et suffodiens.

**Wiskott-Aldrich(-Huntley)-Syndrom** (ALFRED W., 1898–1978, Kinderarzt, Marburg, München; ROBERT ANDERSON A., 1917, Kinderarzt, Seattle, Washington DC), Abk. WAS: X-chromosomal-rezessiv vererbtes, seltenes Immundefektsyndrom; klinisch relevant nur beim männlichen Geschlecht. ***Diagn.:*** IgM fehlt weitgehend, IgA u. IgE sind erhöht. Thrombozyten sind in der Struktur verändert, ihre Lebensdauer vermindert. ***Klinik:*** thrombozytopenische Blutungen (schon ab Neugeborenenalter), ekzematoide Dermatitis sowie hohe Infektanfälligkeit (v.a. Lunge, Mittelohr). ***Kompl.:*** u.a. Blutungen oder maligne Tumoren. ***Progn.:*** häufig Tod im Kindesalter durch Infektionen. E Wiskott-Aldrich syndrome.

**Wismut:** ▶Bismut. E bismuth.

**Wissler(-Fanconi)-Syndrom** (HANS W., Kinderarzt, Zürich; GUIDO F.): ▶Subsepsis hyperergica. E Wissler's syndrome.

**Witebsky-Substanz** (ERNST W., 1901–1969, Serologe, Heidelberg, Buffalo/USA): Substanz mit der spezifischen Fähigkeit, die Hämagglutinine Anti-A u. Anti-B zu binden. Wird dem Blut der ▶Blutgruppe 0 (Universalspender) zugesetzt, um – v.a. bei Austauschtransfusion – unerwünschte Reaktionen zu vermeiden.

**Wittmaack-Ekbom-Syndrom** (THEODOR W., dt. Arzt; KARL A. E., schwed. Neurologe), Syndrom der unruhigen Beine: intermittierend-paroxysmale, v.a. nachts u. im Liegen auftretende schmerzhafte Empfindungen in den Beinen (Par- u. Dysästhesien; v.a. der Unterschenkelaußenseite) mit resultierender Bewegungsunruhe. ***Ätiol.:*** unklar; Auftreten wird begünstigt durch Kältereiz, Anämie u. Gravidität. – Seltener ähnliche Erscheinungen an den Armen. E Wittmaack-Ekbom syndrome, restless legs.

**Witzel-Fistel** (OSCAR W., 1856–1925, Chirurg, Düsseldorf): ▶Gastrostomie (als Ernährungsfistel) oder Jejuno-, Ileostomie unter Bildung eines Kanals aus Magen- bzw. Darmwandfalten um den in das eröffnete Organ eingelegten u. durch die Bauchwand ausgeleiteten Katheter (Abb.); s.a. ▶KADER-Fistel. E Witzel's gastrostomy.

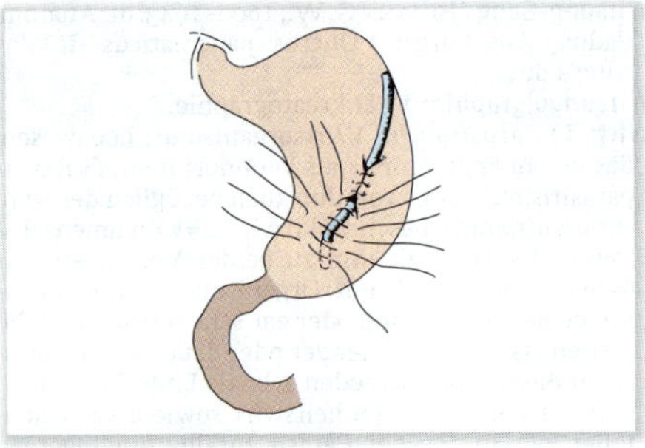

**Witzel-Fistel.** [205]

**WK,** Abk. für **W**irbel**k**örper: ▶Corpus vertebrae.

**WMA** *(engl.)* Abk. für **W**orld **M**edical **A**ssociation: Weltärztebund.

**WN-Virus,** Abk. für **W**est-**N**il-Virus: ein ▶Flavivirus. E West Nile virus.

**Woakes-Syndrom:** ▶Polyposis nasi.

**Wochen|bett:** ▶Puerperium; s.a. ▶Puerperal... E childbed, puerperium.

**Wochenbett|depression:** Form der ▶Wochenbettpsychose; depressives Zustandsbild; klinisch im Vordergrund stehen Angstgefühle u. die Überzeugung, das Neugeborene nicht ausreichend versorgen zu können. E postpartum depression.

**Wochenbett|gymnastik:** Turnübungen der Wöchnerin zur Stärkung der Bauchdecken- u. Beckenbodenmuskeln. E postpartum gymnastics.

**Wochenbett|psychose:** ▶Psychose in den ersten 2–3 (–6) Wo. nach Entbindung; mit meist günstiger Prognose. ***Klinik:*** Erregtheit, Angst, Ratlosigkeit, Halluzinationen, Illusionen, Antriebsstörungen, Schuldgefühle, Stimmungslabilität u. Wahnerscheinungen. Wird – soweit nicht symptomatisch – z.T. als endogene Psychose aufgefasst, wobei psychischen Einflüssen (Einstellung zum Neugeborenen, zur Partnerschaft) von verschiedenen Autoren unterschiedliche Bedeutung beigemessen wird; s.a. ▶Wochenbettdepression. E postpartum psychosis.

**Wochenbett|wehen:** Sammelbegriff für Nach- u. Laktationswehen (Reizwehen), i.w.S. auch für die Dauerkontraktion (u. Retraktion) der Gebärmutter nach der Entbindung. E postpartum contractions.

**Wochen|fluss:** *Geburtshilfe* ▶Lochia.

**Wöchnerin,** Puerpera: entbundene Frau im Wochenbett (= Puerperium). E puerpera.

**Wöhlk-Lactosenachweis:** Farbreaktion zum ▶Lactose- u. Maltosenachweis im Harn bei Erwärmen der Probe mit Ammoniumhydroxid u. Kalilauge (im positiven Fall erfolgt Rotfärbung [bei Glucose, Fructose gelbbraune Verfärbung]).

**Wölfler-Operation** (ANTON W., 1850–1917, Chirurg, Graz, Prag): die 1881 erstmals durchgeführte vordere antekolische ▶Gastroenterostomie (zunächst anti-, noch im gleichen Jahr isoperistaltisch; später mit ▶BRAUN-Fußpunktanastomose als GE anterior antecolica anteepiploica). Mit hoher Geschwürrate belastet, daher nur zusammen mit Vagotomie üblich. E Wölfler's operation.

**Wohlfahrtia:** eine Fleischfliegen-Gattung [Brachycera, Sarcophaginae]; darunter die Schmeißfliege W. magnifica als wichtiger Myiasiserreger.

**Wohlfart-Kugelberg-Welander-Syndrom:** ▶KUGELBERG-WELANDER-Syndom. E Wohlfart-Kugelberg-Welander syndrome.

**Wohlgemuth-Einheit** (JULIUS W., 1874–1948, Internist, Berlin): ältere Kennzahl der Aktivität der α-Amylase. E Wohlgemuth unit.

**Wohlstands|syndrom:** umgangssprachliche Bez. für die Risikofaktoren-Kombination Hypertonie, Diabetes u. Adipositas.

**Wohlwill-Andrade-Typ:** der Typ I der ▶Amyloid-Polyneuropathie (autosomal-dominant erblich mit unvollständiger Penetranz).

**Wolf:** volkstümliche Bez. für **1)** anale ▶Intertrigo (Analekzem), **2)** ▶Lupus vulgaris (»fressender W.«).

**Wolfe-Krause-Lappen** (JOHN R. W., 1824–1904, Augenarzt, Glasgow; FEDOR K.): Hauttransplantat als freier Kutislappen zur Deckung frischer, oberflächlicher, asept. Hautwunden. E Krause-Wolfe graft.

**Wolff** (**1**) JULIUS D. W., 1836–1902, Orthopäde, Berlin; **2)** KASPAR FRIEDR. W., 1733–1794, Anatom, Berlin, St. Petersburg; **3)** LOUIS W., 1898–1972, Kardiologe, Boston; ). – **W.-Gang** (KASPAR FRIEDR. W.): ▶Urnierengang. E wolffian duct. – **W.-Parkinson-White-Syndrom** (LOUIS W., SIR JOHN P., PAUL D. WH.; Ärzte Boston u. London), Abk. WPW-Syndrom, Antesystolie, Kent-Syndrom: Herzfunktionsstörung mit Neigung zu – meist gut vertragener – paroxysmaler Tachykardie durch – im Allg. konstante – Beschleunigung der atrioventrikulären Erregung (▶Präexzitation). ***EKG:*** normale P-Welle, verkürzte PQ-Zeit (< 0,11 Sek.) u. eine dem – im Tachykardie-Anfall meist verbreiterten u. deformierten – QRS-Komplex vorangehen-

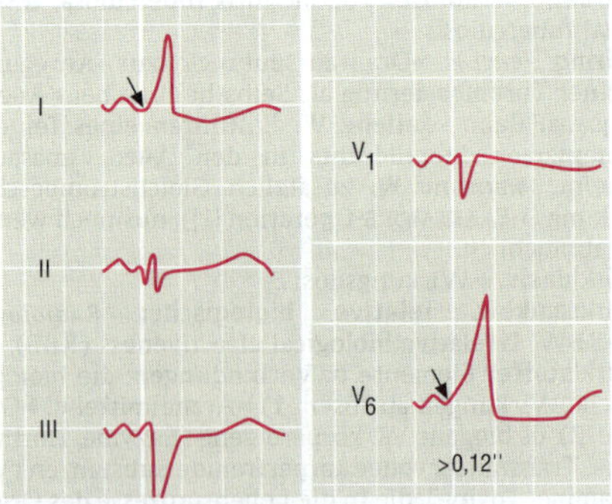


**Wolff-Parkinson-White-Syndrom:** EKG.

de träge »Vorschwankung« (▸Deltawelle; in den Gliedmaßenableitungen mit der raschen Hauptschwankung gleichgerichtet, rechts präkordial positiv oder neg.; Abb.). – Davon unterschieden als besonderer Präexzitationstyp das Lown-Ganong-Levine (»LGL«)-Syndrom mit kurzem PQ bei normalem QRS (gut zu differenzieren anhand des gleichzeitig geschriebenen ▸His-Bündel-Elektrogramms). E Wolff-Parkinson-White syndrome, WPW syndrome. – **W.-Transformationsgesetz** (Julius D. W.): Jede Funktionsstörung eines Skelettabschnitts hat hypo- bis atrophische (bei Inaktivität), hypertrophische (bei Druck u. Zug) oder andersartige Strukturveränderungen der beteiligten Knochen zur Folge. E Wolff's law. – **W.-Tubuli** (Kaspar Friedr. W.), Ductus epoophori longitudinales: ▸Gartner-Gänge. E w. tubules.

**Wolf|ram,** Wolframium, Abk. W: Schwermetallelement mit Atomgew. 183,85, OZ 74, Isotopen $^{180}$W, $^{182-184}$W, $^{186}$W; Fp. bei 3400 °C; 6-, daneben 2- bis 5-wertig. Natürliches Vorkommen v.a. als Wolframatmineral. Verw. in Legierungen für Glühfäden, Röntgenanodenteller, Spezialstähle. Die – schwer löslichen – Salze können nach oraler Aufnahme zu Gastroenteritis führen; langzeitige Einatmung, v.a. von Wolframcarbiden, führt evtl. zu Hartmetallunge (»Wolframlunge«; bösartig verlaufend). E tungsten.

**Wolframate:** Salze der Wolframsäure $H_2WO_4$; Ca- u. Mg-Salze dienen als Fluoreszenzfarbstoffe. E tungstates.

**Wolfram|lunge:** s.u. ▸Wolfram.

**Wolfs|rachen:** umgangssprachlicher Begriff für die doppelseitige vollständige ▸Lippen-Kiefer-Gaumen-Spalte (▸Cheilognathopalatoschisis; i.w.S. auch die nur einseitige). E cheilognathouranoschisis.

**Wolfstrappkraut:** ▸Lycopodi herba.

**Wolf-Syndrom** (Ulrich W., Humangenetiker, Freiburg/Br.), 4-Deletions-Syndrom: zahlreiche angeborene Fehlbildungen infolge teilweiser Deletion des kurzen Armes eines der Chromosomen Nr. 4. ***Klinik:*** Untergewicht bei der Geburt (später Minderwuchs), schwerere psychische, psychomotor. u. körperliche Unterentwicklung, Gesichtsfehlbildungen (Hypertelorismus, vorstehende Nasenwurzel [mit ▸Naevus flammeus], plumpe Nase, Epikanthus), kleine, tief stehende Ohren, Gaumenspalte, Augenfehlbildungen (Iriskolobom, Pupillenektopie, Mikrophthalmus, Strabismus), Trichterbrust, Hüftgelenkdysplasie, Mikrozephalie; ferner Klitorishyperplasie bzw. Kryptorchismus u. Hypospadie. E Wolf-Hirschhorn syndrome.

**Wolhynisches Fieber,** Fünftagefieber, Febris quintana: in Osteuropa epidemische Infektionskrankheit, hervorgerufen durch Bartonella quintana (übertragen von Kleider- u. Kopfläusen). ***Klinik:*** periodisches Fieber (meist alle 5 Tage für 8–48 Std.), neuralgisch-rheumatische Schmerzen (v.a. an Schienbeinen, aber auch Rücken, Stirn, v.a. nachts, evtl. als Fieberäquivalent), evtl. auch morbilli- oder skarlatiniformes Exanthem, mäßige Milzvergrößerung, neurologische Störungen. Dauer bis zu 12 Fieberanfällen; u.U. monatelange Rekonvaleszenz. E Wolhynia fever, trench fever.

**Wolken|schädel:** Schädelkalotte mit vertieften u. verbreiterten ▸Impressiones digitatae; Folge reaktiver Ab- u. Umbauvorgänge des Knochens auf chronischen ▸Hirndruck (bei bereits geschlossenen Schädelnähten). E hammered brass appearance of the calvarium.

**Wolkewitz-Test:** Herdsuche durch apparative Messung u. Aufzeichnung (Fokogramm) des elektrischen Hautwiderstandes (u. seiner Veränderungen, v.a. Verminderungen).

**Woll|fadentest:** Farbsinnprüfung mit ▸Holmgren-Wollproben. E wool test.

**Woll|fett:** ▸Wollwachs. E wool fat. – **W., wasserhaltiges:** ▸Lanolinum. E hydrous w.f.

**Woll|haar:** **1)** ▸Lanugo; i.e.S. (als Vellushaar) dessen etwas gröbere Art auf dem Kopf des Fetus (bis zur Geburt) u. bei Frauen lebenslang in verschiedenen Körperregionen. E downy hair, lanugo. **2)** ▸Kraushaar. E wooly hair.

**Woll|wachs,** Cera lanae: Bez. für Wollfett u. ▸Adeps lanae anhydricus (als Gemische von Wachsestern); wasseraufnahmefähige Salbengrundlage. E wool fat.

**Wolman-Krankheit:** autosomal-rezessiv erbliche, mit ▸Xanthomatose einhergehende, auf einem intrazellulären Lipasedefekt beruhende Speicherkrankheit mit Triglycerid- u. Cholesterinester-Ablagerung in Eingeweiden u. Nervensystem sowie Nebennierenverkalkung. Führt zu Symptomen der ▸Niemann-Pick-Krankheit, Erbrechen, Durchfällen, Malabsorption, Hepatosplenomegalie u. frühem Tod. E Wolman's disease.

**Wolpert-Karb|azido|meter:** Gerät zur Bestimmung des Kohlendioxidgehaltes der Luft (Entfärbung einer Phenolphthalein-roten, wässrigen Sodalösung).

**Wood** (**1)** John W., 1825–1891, Chirurg, London; **2)** Robert W. W., 1868–1955, Physiker, Baltimore). – **W.-LeFort-Operation** (John W.): Korrektur der Blasenekstrophie durch Blasenvorderwandbildung aus gestieltem Hautlappen der Nachbarschaft. – **W.-Licht** (Robert W. W.): Licht der ▸Quecksilberdampflampe mit unverändertem Ultraviolettanteil nach Abfilterung des gesamten sichtbaren Teils des Lichtspektrums. ***Anw.*** für Fluoreszenz-Untersuchungen in der Mikroskopie, Dermatologie (z.B.: Erythrasma fluoresziert intensiv rot, Mikrosporie grünlich), Gerichtsmedizin. E Wood's light. – **W.-Methode** (John W.): chir. Verschluss einer ▸Bruchpforte mit Sehnenstreifennähten. E Wood's operation.

**Woodbridge-Tubus** (Philipp D. W., 1895–1978, Anästhesist, Boston): biegsamer, durch Spiraleinlagen verstärkter und deshalb nicht knickbarer Endotrachealtubus aus Latex; für Erwachsene als Ballontubus; ***Anw.*** v.a. bei Eingriffen im Kopfbereich u. bei Notwendigkeit ungewöhnlicher Lagerungen; Abb.

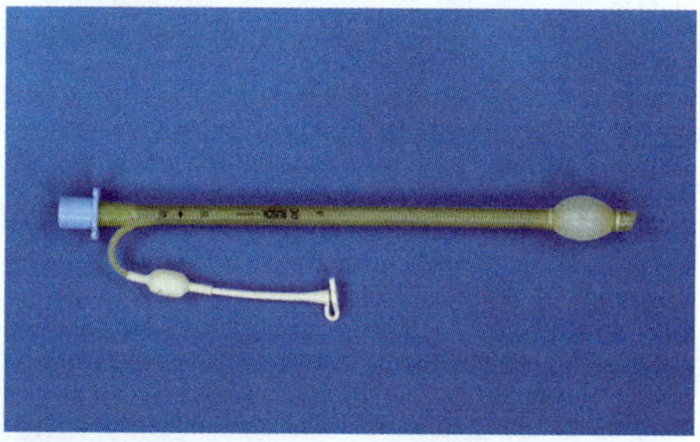

**Woodbridge-Tubus.** [430]

**Woodruff-Operation** (Harry W. W., geb. 1868, amerikan. Augenarzt): ▸Schieloperation durch Verpflanzung von Augenmuskelsehnen zum Ausgleich eines ausgefallenen Muskels.

**Wood-Zeichen:** Erschlaffung des Musculus orbicularis oculi u. Bewegungslosigkeit der Augäpfel in Mittelstellung als Zeichen des ▸Narkosestadiums III. E Wood's sign.

**Woringer-Syndrom** (Peter W., franz. Kinderarzt): **1)** Leberfunktionsstörung (»lipidogene Dyshepatie«) bevorzugt des Kindesalters, u. zwar als Folge einer Überfütterungsdyspepsie oder einer anikterischen Hepatitis. ***Klinik:*** Lebervergrößerung, großer Bauch, Koliken, Übelkeit, Brechreiz (evtl. kombiniert mit Gesichtsblässe), Völlegefühl und Appetitlosigkeit, evtl. Durstgefühl, Foetor ex ore, Reizbarkeit, Leistungsschwäche, Schlafstörungen; Blutchemismus unauffällig. Die Beschwerden verschwinden unter fettfreier u. kohlenhydratreicher Nahrung, werden dagegen durch Fett provoziert. E lipogenic dyshepatia. **2)** ▸Pautrier-W.-Syndrom. E dermopathic lymphadenopathy.

W

**Workaholic** *(engl.)*: »Arbeitssüchtiger«, Bez. für eine Person mit »süchtigem« Verlangen nach Arbeit, Leistung u. Erfolg, die beim Versuch, diesem Anspruch gerecht zu werden, zunehmend den normalen Bezug zur Umwelt verliert.

**World Health Organization** *(engl.)* Abk. WHO: ▸Weltgesundheitsorganisation.

**Wort|amnesie:** verbale ▸Paraphasie.

**Wort|blindheit:** bei – subkortikaler – Schädigung der BRODMANN-Area 39 auftretende Unfähigkeit, einzelne Wörter trotz richtigen Buchstabenerkennens zu lesen (»reine verbale ▸Alexie«); Spontansprache u. Sprachverständnis normal; spontanes u. Diktatschreiben evtl. leicht gestört, Abschreiben gestört. E word blindness, pure verbal alexia. – **W., angeborene:** s. u. ▸Legasthenie; s. a. ▸Schreibschwäche. E congenital w. b.

**Wortfindungs|störung:** Unfähigkeit zur momentanen Findung des Wortes, das den erlebten (oder gedachten, in der Vorstellung aufgetretenen) Sachverhalt wiedergibt. Besonders ausgeprägt als amnestische ▸Aphasie. E anomia.

**Wort|neubildung:** ▸Neologismus.

**Wortschatz-Test:** auf Bedeutungserkennen u. Wiederholen einer Auswahl von Wörtern basierender Intelligenztest, z. B. Hamburg-WECHSLER-Intelligenztest für Erwachsene (HAWIE). E vocabulary test.

**Wort|stammeln:** ▸Dyslalie in Form des Ausfalls oder Ersatzes bzw. der Umstellung u. Angleichung isoliert richtig gebildeter Laute innerhalb der Wörter, Wortgruppen.

**Wort|stummheit:** reine (subkortikale) motorische ▸Aphasie; s. a. ▸Hörstummheit. E word mutism.

**Wort|suggestion:** ▸Verbalsuggestion.

**Wort|taubheit:** sensorische ▸Aphasie. E word deafness.

**Wort|vermengung:** ▸Kontamination. E word salad.

**Wort|zwang:** ▸Onomatomanie für bestimmte Wörter.

**(van-der-)Woude-Syndrom:** autosomal-dominant erbliche ▸Lippenfisteln u. ▸-spalten. E lip pits and clefts.

**WPW-Syndrom:** Abk. für ▸Wolff-Parkinson-White-Syndrom. E WPW syndrome.

**wrapping** *(engl.)*: ▸Umhüllung, ▸DEBAKEY-Operation.

**Wr-Faktoren:** die Blutgruppenantigene $Wr^a$ u. $Wr^b$ (im »Wright-System«); ▸Familienantigene, die die Bildung – teils kompletter, teils inkompletter – ▸Kältehämagglutination anregen (u. bei unverträglicher Transfusion zu beschleunigter Hämolyse führen können). E Wright (blood-group) antigens.

**Wright-Operation** (JOHN W. WR., geb. 1842, Augenarzt, Columbus/Ohio): intrakapsuläre Kataraktextraktion von einem Hornhautschnitt aus.

**Wright-System:** *Hämatologie* s. u. ▸Wr-Faktoren. E Wright blood-group system.

**Wrisberg-Ganglion** (HEINRICH AUG. W., 1739–1808, Anatom, Göttingen): das Ganglion cardiacum magnum; rechts vom Ligamentum arteriosum. Dem ▸Plexus cardiacus zugehörig. E Wrisberg's ganglion.

**WS: 1)** Abk. für ▸Wirbelsäule. **2)** Abk. für **W**assersäule. **3)** Abk. für **W**ach-**S**chlaf...

**WT-1-Gen:** ▸Tumorsuppressorgene.

**Wuchereria:** eine Fadenwurm-Gattung der Familie Acanthocheilonematidae. Parasit des Lymphsystems des Menschen. – **W. bancrofti,** Filaria sanguinis hominis nocturna: der durch Stich von Mücken übertragene Erreger der ▸Filariose tropischer Gebiete; die adulten Würmer (♂ 40 mm, ♀ 80–180 mm lang) leben zusammengerollt im Lymphgefäßsystem; die – sich u. a. in Culex fatigans entwickelnden – embryonalen Mikrofilarien (ca. 300 µm) treten meist nachts im peripheren Blut auf (= Microfilaria nocturna). – **W. malayi:** ▸Brugia.

**Wuchereriasis:** ▸Filariose mit dem klin. Bild der Elephantiasis. E wucheriasis.

**wuchernd:** *Pathologie* mit Bildung überschüssigen Gewebes. E luxuriant. – **w. Granulationen:** wildes Fleisch, ▸Caro luxurians. – **w. Kallus:** ▸Callus luxurians.

**Wucherungen, adenoide:** überschüssige Gewebsneubildungen des lymphatischen Rachenrings, die ▸Rachenmandelwucherung. E adenoid vegetations.

**Wuchs|auslenkung:** geringster Grad der durch äußere Faktoren (= exogen) bedingten, zunächst nicht erblichen Störung des ▸Wachstums.

**Wuchs|form:** die charakteristische Wachstumsform der Kolonien bestimmter Bakterien im Nährmedium (v. a. in speziellen Wuchsformmedien); z. B. bildet der Typus gravis des Corynebacterium diphtheriae auf der Kaninchenblut-Tellurit-Platte grauschwarze Kolonien von Gänseblümchenform mit randständiger Telluritreduktion u. Hämolyse. – S. a. ▸Glattform, ▸Rauform, ▸Formenwechsel. E growth form (of colonies).

**Würfel|bein:** *Anatomie* ▸Os cuboideum. E cuboid (bone).

**Würgen: 1)** Schlundmuskulaturkontraktionen bei Schlucken gegen Widerstand (bei Schluckstörungen) u. bei Reizzustand im Schlund(-Gaumen)-Bereich u. bei Brechreiz; s. a. ▸Würgereflex. E choke. **2)** ▸Erwürgen. E strangulation.

**Würg(e)reflex:** mit Brechreiz einhergehendes ▸Würgen (evtl. mit Beteiligung der Gaumensegelmuskulatur) als Reaktion auf Berühren des Gaumenzäpfchens oder auf Herunterdrücken der Zunge; der W. kann fehlen bei entsprechenden Sensibilitätsausfällen oder Gaumensegellähmungen (Ausfall des N. glossopharyngeus). E gag reflex.

**Würmer:** ▸Helminthen; s. a. ▸Wurm... E worms.

**Wüsten|fieber:** ▸Kokzidioidomykose; s. a. ▸Wüstenrheumatismus. E desert fever.

**Wüsten|geschwür:** die u. a. auch als Wüsten-, Natalbeule bezeichnete ▸Dermatitis cupoliformis durch Diphtheriebakterien oder – seltener – durch Staphylokokken. E desert sore.

**Wüsten|rheumatismus, disseminierter:** fortschreitende granulomatöse ▸Kokzidioidomykose. E desert rheumatism.

**Wullstein-Apparat** (AUGUST L. K. W., 1864–1930, Chirurg, Bochum, Essen): Apparat zur Korrektur (▸Redression) von Wirbelsäulenskoliosen. Metallrahmen mit GLISSON-Schlinge u. Pelotten, Schulterzügen u. Brustgurt.

**Wulst|bruch:** Stauchungsfraktur mit ringförmiger Wulstbildung; z. B. als Epiphysen-Grünholzfraktur.

**Wund|ausschneidung:** *Chirurgie* ▸Wundexzision.

**Wund|behandlung:** ▸Wundversorgung. E wound treatment. – **W., verbandlose:** W. stark absondernder Wunden durch Dauerspülung mit antiseptischer Flüssigkeit. – Ferner, als offene W. i. e. S. (open-air treatment; mit Laminarströmung entkeimter Luft über die Wunde). E open w. t., air-dressing w. t.

**Wundbehandlungsmittel:** Substanzen, die zur Reinigung u. Heilungsförderung von Wunden eingesetzt werden. ***Wirkst. u. Anw.:*** 1) Wundreinigung: z. B. Enzympräparate (z. B. Streptokinase, Catalase); 2) Wunddesinfektion/Antisepsis: ▸Desinfektionsmittel (v. a. Povidon-Jod), Lokalantibiotika; 3) Wundheilung: sog. Wund- u. Heilsalben mit Dexpanthenol, Kamille, Hamamelisblätter- u. Lebertranextrakt.

**Wund|belag:** offene Wunden bedeckende Auflagerung aus Wundsekret (evtl. zu Kruste, Borke erstarrt) u./oder Blut, evtl. auch aus Eiter, Nekrosen, Krankheitserregern. E wound surface.

**Wund|dehiszenz:** sekundäres Auseinanderweichen der Ränder einer durch Naht verschlossenen Wunde. Akute W. als Wundruptur. E wound dehiscence.

**Wund|desinfektion:** als operative W. die durch ▸Wundtoilette. Als W. i. e. S. die Anwendung von Desinfektionsmitteln (z. B. Polyvinylpyrrolidon). E wound disinfection.

**Wund|diphtherie:** ▸Diphtherie in Verletzungs- oder Operationswunden; die Wunden mit aufgeworfenen Rändern, schlaffen, glasigen Granulationen, evtl. auch Membranbildung, Umgebungsödem, Blutungen; schlecht heilend. Mögliche ***Kompl.:*** Myokardschaden, Lähmungen. E wound diphtheria.

**Wunde:** jede Unterbrechung des Gewebszusammenhangs (ohne oder mit Substanzverlust) an der Körperober- oder einer -innenfläche mit Eröffnung von Lymphspalten u. Blutgefäßen. Jede Gelegenheitswunde gilt als primär infiziert (▸Wundinfektion). S.a. ▸Vulnus, ▸Wund... E wound.

**Wundernetz, arterielles:** *Anatomie* ▸Rete mirabile.

**Wụnd|exzision:** operatives Entfernen der Randpartien von Wunden; bei der primären ▸Wundversorgung als ▸FRIEDRICH-Wundversorgung; bei infektionsverdächtigen Wunden als Maßnahme der ▸Wundtoilette. E wound excision.

**Wụnd|folie:** *Chirurgie* Silber- oder Aluminiumfolie als – Wasser abweisende – Wundauflage; die Al-Folie evtl. als Schicht eines Verbandvliesstoffs. E wound foil.

**Wụnd|haken:** hakenförmiges Instrument zur Wundspreizung; als scharfer Haken mit spitzen, als stumpfer mit nicht zugespitzten Zinken. E surgical hook.

**Wụnd|heilung:** in Phasen ablaufende, mit dem Schluss der Oberfläche (▸Epithelisierung) endende Ausfüllung einer Wunde durch Gewebe. Durch Blutgerinnung in der exsudativen Phase (0.–4. Tag) Bildung einer Fibrinpolymere enthaltenden, später fest haftenden, außen erhärtenden (s.a. ▸Wundschorf) Wundmembran, gefolgt – in der Reinigungsphase – von Auflösung der infolge Sauerstoffmangels untergehenden geschädigten Zellen (▸Autolyse), von ▸Phagozytose u. Faserauflösung durch Isohisto- u. Fibrinolysine, wobei Azidose u. die resultierende Quellung u. Permeabilitätszunahme der Kapillarendothelien (mit Einströmen von Lymphe u. mobilen Zellen) auslösend wirken. In der alkalotischen Assimilations- oder Aufbauphase erfolgt Wundgranulation (sog. Proliferationsphase, 4.–10. Tag), d.h. Bildung von Kapillarsprossen, argyrophilem Retikulum, Bindegewebe u. kollagenen Fasern; s.a. ▸Caro luxurians. Abschließend Vernarbung u. Epithelisierung (reparative Phase, 10.–20. Tag u. länger); s.a. Abb., ▸Primär-, ▸Sekundärheilung. Störungen möglich durch örtliche Umstände (z.B. Hämatom, Serom, Nekrosen, Infektion) oder durch systemische Funktionsstörungen (z.B. bei Hypoproteinämie, Vitaminmangel, Immuninsuffizienz, Strahlenschaden); s.a. ▸Keloid. E wound healing.

**Wụnd|infektion – W., primäre:** die bei Gelegenheitswunden (aber auch bei sog. aseptischen Wunden) fast stets vorhandene primäre Infektion, die jedoch meist von der örtl. Abwehr (s.a. ▸Resistenz) unterdrückt wird. S.a. ▸Tetanus, ▸Lyssa, ▸Gasödem. E wound infection. – **W., sekundäre:** nachfolgende Besiedlung einer Wunde durch Krankheitserreger,

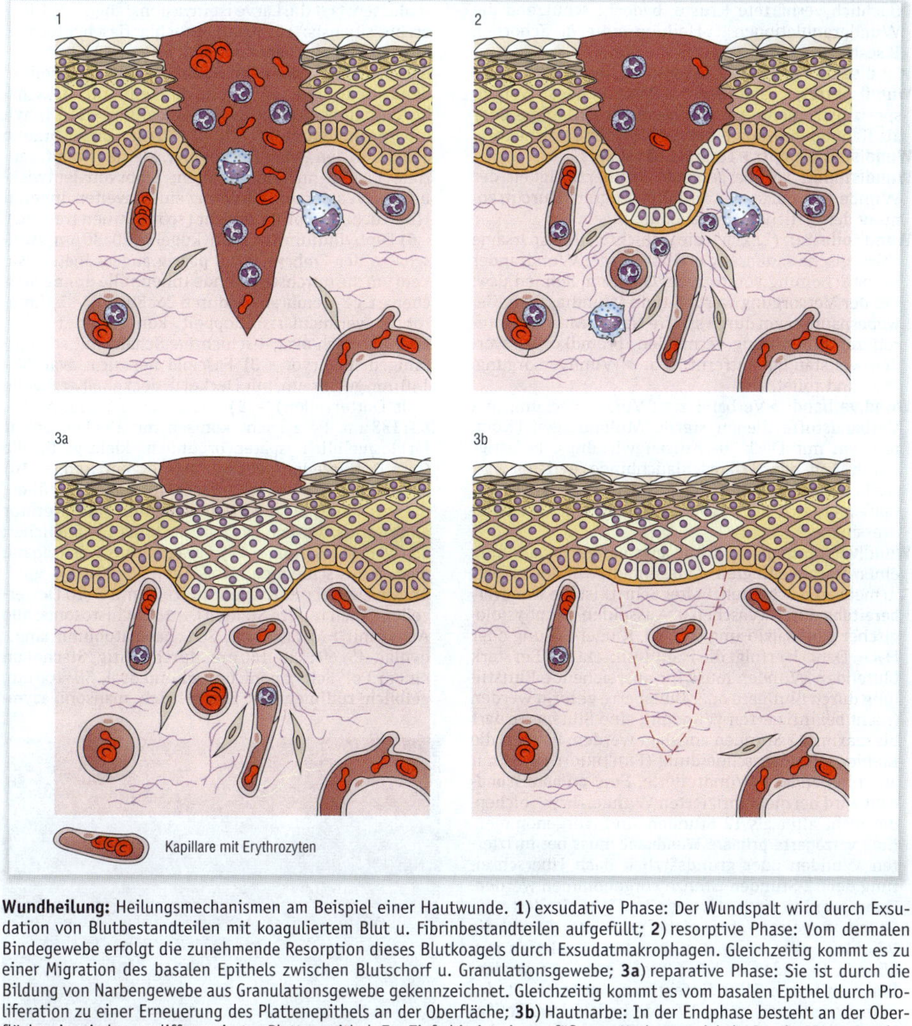


**Wundheilung:** Heilungsmechanismen am Beispiel einer Hautwunde. **1**) exsudative Phase: Der Wundspalt wird durch Exsudation von Blutbestandteilen mit koaguliertem Blut u. Fibrinbestandteilen aufgefüllt; **2**) resorptive Phase: Vom dermalen Bindegewebe erfolgt die zunehmende Resorption dieses Blutkoagels durch Exsudatmakrophagen. Gleichzeitig kommt es zu einer Migration des basalen Epithels zwischen Blutschorf u. Granulationsgewebe; **3a**) reparative Phase: Sie ist durch die Bildung von Narbengewebe aus Granulationsgewebe gekennzeichnet. Gleichzeitig kommt es vom basalen Epithel durch Proliferation zu einer Erneuerung des Plattenepithels an der Oberfläche; **3b**) Hautnarbe: In der Endphase besteht an der Oberfläche ein wieder ausdifferenziertes Plattenepithel. Zur Tiefe hin ist eine gefäßarme Narbe entwickelt. Da eine Regeneration der Melanozyten in diesem Areal ausbleibt, ist die Hautnarbe meistens weiß. [53]

z. B. Eitererreger, Diphtheriebazillen (▶Wunddiphtherie).

**Wund|klammer:** federnde u. starre Metallklammer zur dauerhaften, die Naht ersetzenden Adaptation der Wundränder; z. B. nach HERFF, MICHEL; s. a. ▶Nähapparat, ▶Clip, ▶Gewebekleber. E wound clamp.

**Wund|liegen:** ▶Dekubitus. E bedsore.

**Wund|madenfraß:** Fliegenlarven-Parasitismus in Wunden; s. a. ▶Larva migrans, ▶Myiasis. E traumatic myiasis.

**Wund|naht:** Vereinigung der Wundränder durch Nahtmaterial; bei primärer ▶Wundversorgung oder Abschluss einer Operation als sog. Primärnaht; bei Wunddehiszenz oder nichtprimärer Wundversorgung als ▶Sekundärnaht. E wound suture.

**Wund|revision:** die gründliche Inspektion einer Wunde in ganzer Ausdehnung; i. w. S. auch die sich daraus ergebende weitere Wundversorgung. E wound examination.

**Wund|rose:** ▶Erysipel. E traumatic erysipelas.

**Wund|scharlach:** Wundinfektion durch Scharlacherreger; v. a. bei Verbrennungswunden.

**Wund|schock:** traumatischer ▶Schock. E traumatic shock.

**Wund|schorf:** bei ▶Wundheilung die aus Nekrosen u. der primären, Erythro-, Thrombo- u. Leukozyten enthaltenden Wundmembran hervorgehende, oberflächlich verhärtete Kruste; bedeckt schützend die Wundgranulationen (»Heilung unterm Schorf«). E scab.

**Wund|sein:** ▶Intertrigo. E soreness, intertrigo.

**Wund|sperrer, -spreizer:** selbsthaltendes Wundspreizinstrument; z. B. als besondere Klemme oder als Rahmen mit Spatelhaken. E (wound) retractor.

**Wund|starrkrampf:** ▶Tetanus. E tetanus.

**Wund|stupor:** vorübergehende Schmerzlosigkeit der Wunde als Folge der unfallbedingten Durchtrennung der örtlichen Nervenendigungen.

**Wund|toilette:** (LEXER) die schichtweise, sparsame chirurgische Säuberung u. Glättung der Wundränder unter Schonung von Nerven, Gefäßen, Sehnen usw. Bei der Versorgung werden tiefe Wundtaschen, Gewebespannungen durch straffe Nähte, Massenligaturen zur Blutstillung vermieden. Fremdkörper werden vollständig entfernt; s. a. ▶Wundversorgung. E wound toilet.

**Wund|verband:** ▶Verband zur Wundbedeckung. Als Verbandstoffe dienen sterile Mullauflagen (Kompressen; mit Deck- u. Aufsaugwirkung), befestigt durch Mull- oder Trikotschlauchbinde (evtl. mit wasserdichtem Abschluss) oder Heftpflaster; an Gliedmaßen ergänzt durch geeignete ▶Schiene. E wound dressing.

**Wund|versorgung:** i. e. S. die erstmalige Behandlung einer unfallbedingten Gelegenheitswunde; erfolgt in mehreren Schritten. Erster Schritt ist die **Wundvorbereitung** durch Waschen u. Ausspülen mit physiologischer Kochsalzlösung (0,9 %), Ringer-Lösung oder $H_2O_2$. Danach erfolgt die Hautdesinfektion. Bei stark blutenden Wunden muss für ausreichende Blutstillung durch Blutleere oder Blutsperre gesorgt werden (nicht bei infizierten Wunden); eine Blutsperre darf bis maximal 2 Stunden angelegt werden. Es folgt die En-bloc-Wundausschneidung (FRIEDRICH 1898) mit anschließender ▶Wundtoilette. Eine **primäre Wundnaht** wird bei nicht infizierten Wunden bzw. solchen, die nicht älter als 12 Stunden sind, vorgenommen. Eine **verzögerte primäre Wundnaht** muss bei infizierten Wunden oder grundsätzlich nach Überschreitung der 12-Stunden-Grenze vorgenommen werden. Dabei werden nach chirurgischer Wundtoilette die Fäden vorgelegt, aber nicht geknüpft. Bleibt die Wunde sauber u. weist eine gute Granulation auf, können die Fäden nach 3–6 Tagen geknüpft werden. Bei manifesten Wundinfektionen unterbleibt der Wundverschluss, u. die Wunde heilt sekundär (**Sekundärnaht**). Bei Wunden, die älter als 24 Stunden sind, erfolgt nach Wundausschneidung eine Sekundärnaht frühestens nach 10–14 Tagen. – Die Prüfung eines ausreichenden Impfschutzes gegen Tetanus u. evtl. Tetanusprophylaxe ist bei allen Wunden obligatorisch.

**Wurm:** **1)** *Zoologie* ▶Helminth. **2)** *Anatomie* Kurzbez. des Kleinhirnwurmes (▶Vermis) bzw. – Jargon – des Wurmfortsatzes (▶Appendix vermiformis). E vermis, worm.

**Wurm|anämie:** hypochrome ▶Anämie bei Wurmbefall (v. a. durch Ancylostoma u. Strongyloides); Ursache: chronische Blutverluste, örtliche Störung der Eisenresorption. E worm anemia.

**Wurm|befall:** ▶Helminthiasis. E worm infestation.

**Wurm|eier:** von weiblichen bzw. hermaphroditischen Helminthen in den Wirtsorganismus ausgestoßene Eier, deren – z. T. von Dotterzellen umgebene – Eizellen sich bei manchen Arten erst nach Abgang mit den Ausscheidungen, bei anderen schon im Wirt weiterentwickeln. Die Entwicklung der geschlüpften Larven geht meist in 1 oder 2 ▶Zwischenwirten weiter, führt im Endwirt zur Geschlechtsreife (»adulte Würmer«). – Merkmale (s. a. Abb.): **1)** Ancylostoma duodenale: oval, 50 (60) : 35 (40) µm, frisch (im Stuhl) mit glasklarer Hülle; mit 2–8 Furchungszellen. – **2)** Ascaris lumbricoides: ovulär; befruchtet 54–60 µm, mit bräunlicher Außen- u. farbloser Innenhülle; unbefruchtet 75–85 µm, farblos, mit Tröpfcheneinschlüssen; erst die Larve ist invasionsfähig. – **3)** Clonorchis sinensis: 16 : 30 µm, bauchig flaschenförmig, mit Deckel, am Gegenpol evtl. winzige Haken; enthält bei Ablage das ▶Miracidium. – **4)** Dicrocoelium dendriticum: oval, 26 : 40 µm, dunkelbraun, dickschalig; enthält bei Ablage das ▶Miracidium. – **5)** Diphyllobothrium latum: 45 (50) : 67 (70) µm, dicke, braune Schale, an den Polen Deckel bzw. kleiner Knopf, zentrale Eizelle mit Dotterzellen; Embryonalentwicklung im Wasser unter Bildung einer zweiten, inneren Hülle u. einer Epithelschicht (später Zilien tragend). – **6)** Diphyllidium caninum: kugelig, 20 : 30 µm, zweischalig; der Embryo mit 6 paarig angeordneten Haken; um die durchscheinende Innenhülle dünne bläschenartige Membran (dadurch 26 : 50 µm). – **7)** Enterobius vermicularis: doppelt konturiert, farblos, asymmetrisch oval; 4-schichtige Schale; mit schlupffähigem Embryo. – **8)** Fasciola hepatica: oval, 80–140 µm, gelbbraun, mit Deckel u. deckelnaher Eizelle (mit Dotterzellen). – **9)** Fasciolopsis buski: ovalär, 83 : 138 µm, Pole leicht konisch mit Deckel; unreif farblos/gelblich, später bräunlich, klebrig; Eizelle (mit Dotterzellen) deckelwärts exzentrisch. – **10)** Hymenolepis nana: elliptisch, 40 : 50 µm; 2 Hüllen, dazwischen – polnahe – fädige Gebilde. – **11)** Necator americanus: ähnlich wie Ancylostoma-Ei, länglicher; 35 (40) : 64 (72) µm. – **12)** Paragonimus westermani: oval, unterschiedlich groß (ca. 55 : 90 µm), goldbraun; Deckel mit Kragen; 1 Eizelle mit 5–10 Dotterzellen (auch reifere Stadien). – **13)** Schistosoma: alle Arten mit ▶Miracidium; Sch. haematobium: längsovulär, 45–60 : 120–160 µm, durchsichtig, Stachel an einem Pol; Sch. japonicum: plump-oval, 50 : 100 µm, gelblich; rudimentärer Stachel; Sch. mansoni: asym-

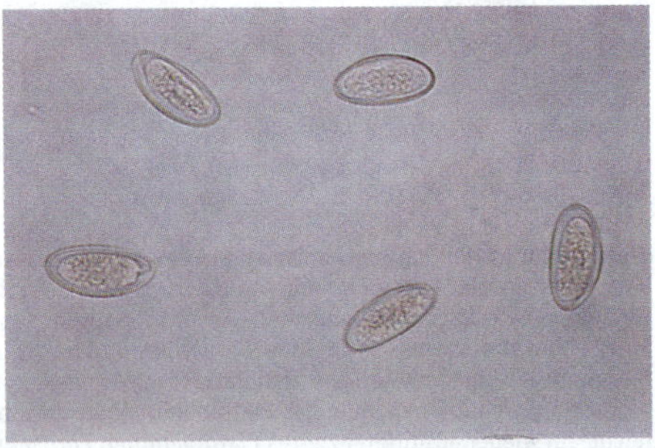

**Wurmeier:** Enterobius vermicularis. [182]

metrisch-ovalär, 60:130–180 µm, seitlich Stachel. – **14)** Strongyloides stercoralis: oval, 30:50–70 µm, glatte, dünne, durchsichtige Schale; Larve (aus embryoniert abgelegtem Ei) schlüpft im Darm; manche Eier nur Morula- bis Larvenstadien enthaltend. – **15)** Taenia saginata, T. solium (voneinander kaum unterscheidbar); rund mit Randwall, 20:40 bzw. 30:50 µm; dünne Schale, Larve (▸Sechshakenlarve mit 3 Hakenpaaren) von radiär gestreifter Embryophore umgeben. – **16)** Trichostrongylus: 30–80 µm; ähnlich wie Ancylostoma-Ei (aber viele Furchungszellen). – **17)** Trichuris trichiura: 20 (25):50 (55) µm, doppel- u. dickschalig, gelblich/braun, zitronenförmig; Eizelle ungefurcht; an bd. Polen heller Schleimpfropf. E helminth eggs, worm e.

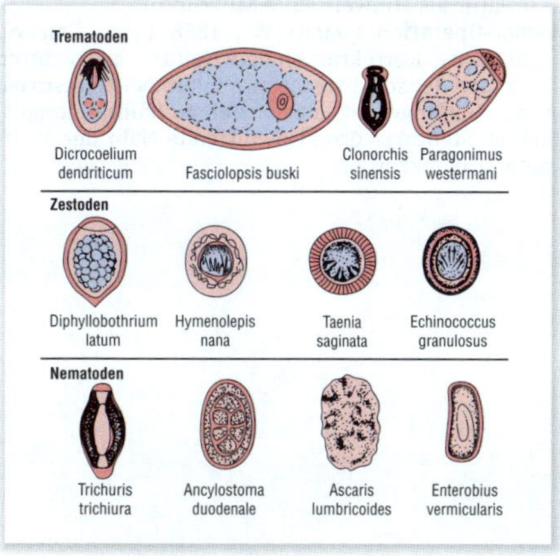


**Wurmeier.** [478]

**Wurmeier|nachweis:** mikroskopische Untersuchung von Stuhlproben (oder Abwasserproben etc.) auf Wurmeier, u. zwar im Nativpräparat aus aufgelöster Probe, in der Schwimmschicht der Probenauflösung (physiologische Kochsalz-Lsg.), in »aufgehellter dicker Schicht« (unverdünnt, transparenzsteigernd behandelt), im Probenzentrifugat, im Sediment der aufgelösten Probe, im angereicherten Probengut (z.B. ▸FÜLLEBORN-Anreicherung), direkt im Analabstrich (mittels Cellophanklebestreifens, cellophanbedeckten Glasstabes, Spezialstempels) bzw. in Kulturprobe aus dem verdächtigen Material. E worm egg or helminth egg determination.

**Wurmfortsatz|entzündung:** ▸Appendicitis. E appendicitis.

**Wurm|ileus:** Obturationsileus durch Eingeweidewürmer (z.B. ▸Askaridenileus). E verminous ileus.

**Wurm|krankheit:** ▸Helminthiasis. E helminthiasis. – **W. der Bergleute:** die – gemäß BKVO – entschädigungspflichtige ▸Ancylostomiasis. E mine workers' h.

**Wurm|kur:** systematische Anw. von ▸Anthelminthika (z.B. ▸Bandwurmmittel) zur Entwurmung bei ▸Helminthiasis, meist kombiniert mit diätetischen u. Abführmaßnahmen. E anthelmintic therapy.

**Wurm|störung:** Kleinhirn-W., s.u. zerebellares ▸Mittelliniensyndrom. E vermis dysfunction.

**Wurst|vergiftung:** Lebensmittelvergiftung durch Verzehr bakteriell verunreinigter Wurstwaren; i.e.S. (»Allantiasis«) der ▸Botulismus. E sausage poisoning.

**Wurzel:** ▸Radix, s.a. ▸Radik..., *pharmaz* ▸Rhizoma, ▸Tuber. E root.

**Wurzel|behandlung:** medikamentöse u./oder mechanische Behandlung der Zahnmarkhöhle, von »direkter Überkappung« durch Abdecken des akzidentell eröffneten Pulpencavums mit dentinregenerierenden Substanzen bis zur Exstirpation des Pulpengewebes u. Abfüllen des Hohlraums mit nicht resorbierbaren Substanzen. E endodontic treatment. – **W., operative:** ▸Wurzelspitzenresektion.

**Wurzel|dekompression:** bei ▸Wurzelsyndrom operative Beseitigung der Spinalnervenwurzelkompression; z.B. durch op. Entfernung eines Bandscheibenvorfalls. E root decompression.

**Wurzel|durchschneidung:** ▸Radikulotomie. E rhizotomy.

**Wurzel|erkrankung:** *Zahnmedizin* ▸Periodontitis, ▸Granuloma apicale. E endodontic disease.

**Wurzel|fäden:** ▸Fila radicularia; s.a. ▸Wurzelzellen. E root filaments.

**Wurzel|füllung:** *Zahnmedizin* die Wurzelbehandlung abschließendes »Abfüllen« des Zahnwurzelkanals von der eröffneten Pulpenkammer aus mit plastischen, dann erstarrenden Füllmaterialien. E root-filling. – **W., retrograde:** die Wurzelspitzenresektion abschließende W. vom Wurzelspitzenstumpf aus. E retrofilling.

**Wurzel|füßer:** ▸Rhizopoda.

**Wurzel|granulom:** Wurzelspitzengranulom (▸Granuloma apicale). E apical granuloma.

**Wurzelhaut|entzündung:** Entzündung des ▸Periodontiums, ▸Periodontitis; i.w.S. auch die Entzündung des Weichgewebes zwischen Zahnwurzel u. Kieferknochen, ▸Parodontitis. E periodontitis, parodontitis.

**Wurzel|kanal:** ▸Canalis radicis dentis. E root canal.

**Wurzel|kompressionssyndrom:** durch mechanischen Druck auf die Spinalnervenwurzel ausgelöstes Krankheitsgeschehen. S.a. ▸Bandscheibensyndrom. E radicular compression syndrome. – **W., lumbales:** Schmerzen im Bereich der Lendenwirbelsäule mit Ausstrahlung in das Bein, hervorgerufen durch meist degenerative Veränderungen der unteren lumbalen Bewegungssegmente. Häufigste Ursache für das ▸Ischiassyndrom; z.T. auch mit diesem gleichgesetzt. ***Ätiol.:*** diskogen (Bandscheibenprolaps oder -protrusion), laterale ▸Spinalkanalstenose, Postdiskotomiesyndrom (postoperative Narben im Bereich des Wirbelkanals); selten Entzündungen, Traumen oder Tumoren. Die mechan. Bedrängung führt zu entzündl. Schwellung der Nervenwurzel mit epiduralem Venenstau u. Verengung des Raumes im Wirbelkanal mit entsprechender Symptomatik. ***Ther.:*** zunächst v.a. konservativ (Analgetika, Injektionen, Bewegungstherapie, Stufenlagerung); bei längerem Verlauf oder bei Kaudasyndrom, progredienter Lähmung, starken anhaltenden Schmerzen bei Prolaps, erheblicher Gehbehinderung u./oder Schmerzen bei Spinalkanalstenose chirurg. Verfahren (Chemonukleolyse, perkutane [Laser-]Nucleotomie, offene [mikrochirurg.] Operation). E lumbal r.c.s. – **W., vertebrokardiales:** vorderes ▸Brustwandsyndrom. E neurocirculatory anterior chest syndrome.

**Wurzel|neuralgie,** Radikulalgie: ▸Neuralgie (z.B. Ischialgie) durch Irritation der hinteren Spinalnervenwurzel; die Schmerzen strahlen segmentär in zugehörige Dermatome aus, sind bei Tabes dorsalis lanzinierend. E radiculalgia, radicular neuralgia.

**Wurzel|neuritis,** Radikuloneuritis: ▸Neuritis der Spinalnervenwurzel. Führt zu segmentgebundenen sensiblen bzw. motorischen Ausfällen (Hyp-, Anästhesie, Lähmung; auch Reflexanomalien); s.a. ▸GUILLAIN-BARRÉ-Syndrom. – I.w.S. auch die Neuropathien u. unsystemischen Polyneuropathien infolge Irritation dieser Wurzeln (▸Wurzelsyndrom). E radiculoneuritis.

**Wurzel|scheide:** je eine äußere u. innere epitheliale Scheide der Haarwurzel; ▸Haar (dort Abb.). E root sheath.

**Wurzel|(spitzen)granulom:** ▸Granuloma apicale. E apical granuloma.

**Wurzel|spitzen|resektion:** *Zahnmedizin* als ▸Radikaloperation bei chronischer granulierender ▸Parodontitis die nach Schleimhautaufklappung u. Kiefertrepanation erfolgende Entfernung der Zahnwurzelspitze (Apex radicis dentis) samt umgebendem Wurzelspitzengranulom, abschließend retrograde ▸Wurzelfüllung (falls nicht bereits präoperativ von der Zahnhöhle aus durchgeführt). E apicoectomy.

**Wurzel|symptome:** aus der Irritation (z. B. durch Kompression bei Bandscheibenprolaps) oder Entzündung (Radikulitis) bzw. sonstigen krankhaften Veränderungen der Spinalnervenwurzel (s. a. ▸Radikuloneuritis) resultierende Störungen der segmentalen Motorik, Sensibilität u./oder der Reflexe, aus deren Gesamtheit ein mehr oder minder charakteristisches ▸Wurzelsyndrom resultiert. E radicular symptoms.

**Wurzel|syndrom:** s. u. ▸Wurzelsymptom; typisch z. B. als ▸Zervikal-, ▸Zervikobrachialsyndrom, zervikale Migräne, ▸Lendenwirbelsäulensyndrom, ▸Kaudasyndrom; s. a. ▸Wurzelkompressionssyndrom. E radicular syndrome, radiculopathy.

**Wurzel|zellen:** *Anatomie* die Cellulae radiculares anteriores (Motoneurone des Vorderhorns des Rückenmarks, Seitenhornzellen des Sympathikus) u. posteriores (Spinalganglienzellen, sympath. Seitenhornzellen), deren Neuriten die vordere bzw. hintere Spinalnervenwurzel bilden. E root cells.

**Wurzel|zement:** *Zahnmedizin* ▸Cementum. E cement.

**Wustmann-Bügel** (Otto W., 1896–1971, dt. Chirurg): Doppeldrahtspannbügel für Druckarthrodese.

**Wut: 1)** *Pathologie* die Wutkrankheit = Tollwut; ▸Lyssa; unterschieden als »rasende« u. als »stille« Wut. E rage, rabies. **2)** Wutanfall (plötzlicher, fortschreitender Erregungszustand). E frenzy, fury.

**Wut|krämpfe:** respiratorische ▸Affektkrämpfe.

**Wyburn-Mason-Syndrom:** ▸Bonnet-Dechaume-Blanc-Syndrom.

**Wyeomya-Virus:** von Anopheles übertragenes ARBO-Virus der Bunyaviridae in Süd-, Zentralamerika. Erreger einer akuten fieberhaften Erkrankung beim Menschen.

**Wyman-Zeichen:** *Röntgenologie* Rechtsverdrängung der Magenblase u. deutliche Zähnelung der großen Kurvatur als Hinweis auf ▸Milzruptur.

**Wymer-Operation** (Immo W., 1888–1970, Chirurg, München): Korrektur eines ▸Hallux valgus durch Abtragen der sog. Exostosen, Schleimbeutelexstirpation, Verlängerung der Extensor-hallucis-longus-Sehne, Stellungskorrektur, raffende Naht der eröffneten Gelenkkapsel.

# X

**X: 1)** Kurzzeichen für *orthop* Valgusstellung, *radiol* Exposition(sleistung), *biochem* **X**anthin, *bakt* **X**-Bazillus, *genet* **X**-Chromosom (s.a. ▸MARTIN-BELL-Syndrom = fragiles X); *chem* ein nicht definierter Teil einer Verbindung. **2)** röm. Zahlzeichen »10«; z.B. *serol* Faktor X, *anat* Nervus X (= Vagus), *neur* Th X.

**x:** Kurzzeichen für *mathem* Unbekannte einer Gleichung, ▸**x**-Achse, *kard* **x**-Welle (im ▸Venenpuls), *genet* Grundzahl von Chromosomen eines genetisch vollständ., haploiden Satzes im polyploiden Karyotyp.

**X; χ:** griech. Buchstabe »Chi«.

**x-Achse,** Abszisse: im sog. kartesischen Koordinatensystem die waagerechte Achse. **E** x-axis, abscissa.

**xanth...:** Wortteil »gelb«.

**Xanth|elạsma:** rötliche oder strohgelbe, bis fingernagelgroße, z.T. streifenförmige, scharf begrenzte Einlagerungen in der Haut; flach erhaben (**X. planum**), ganz selten höher (**X. tuberosum**). Häufig Symptom einer Fettstoffwechselstörung (Hypercholesterinämie, Diabetes mellitus). Am häufigsten an den Lidern (X. palpebrarum, Abb.), v.a. am inneren Augenwinkel. **E** xanthelasma.

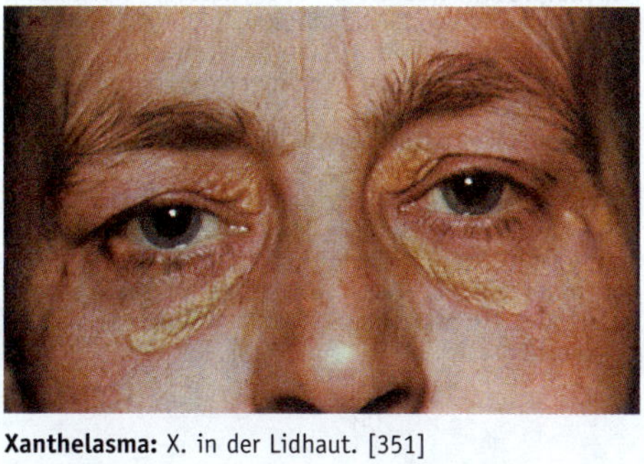

**Xanthelasma:** X. in der Lidhaut. [351]

**Xanthẹn,** Dibenzopyran: zu Xanthon oxidierbare heterozykl. Verbindung (s. Formel). Grundsubstanz anticholinergisch wirksamer Pharmaka u. der **Xanthenfarbstoffe** (Fluorescein, Eosin- u. Rhodaminfarbstoffe, Pyronine etc.). **E** xanthene.

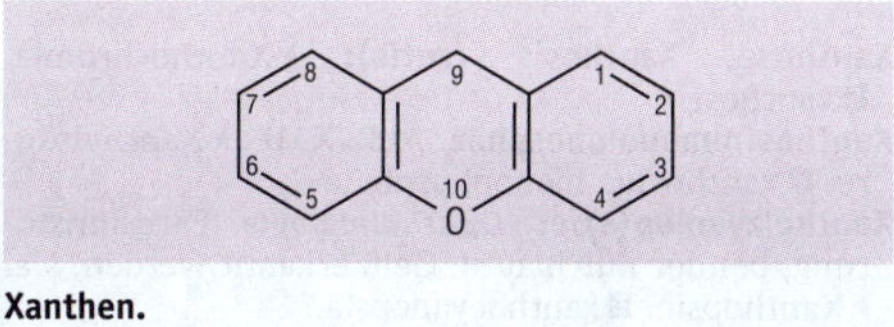


**Xanthen.**

**Xanthịn,** Abk. X, 2,6-Dihydroxypurin, $C_5H_4N_4O_2$, Harnoxid: (WÖHLER u. LIEBIG 1838) ein Abbauprodukt der Purinbasen vom Typ Hydroxypurin. Nucleosid- u. Nucleotid-Baustein (▸Xanthylsäure); wichtiges Zwischenprodukt im Purin- u. Nucleinbasenstoffwechsel, Vorstufe der durch ▸Xanthinoxidase gebildeten Harnsäure. Erhöhte Serumkonzentration bei Erkrankungen mit Zellzerfall (z.B. Leukämie). **E** xanthine.

**Xanthịnderivate:** die N-methylierten Derivate Coffein, Theobromin, Theophyllin. **E** xanthine derivates.

**Xanthịn|oxidase,** SCHARDINGER-Enzym, Abk. XOD: Fe- u. Mo-haltige, aerobe Dehydrogenase vom Typ Flavoprotein-Enzym (FAD). Eines der »gelben Fermente« mit der allg. Reaktion: Xanthin + $H_2O$ + $O_2$ = Urat + $H_2O_2$ (Hypoxanthin → Xanthin; s.a. Formel). Reagiert als Elektronendonator unspezifisch (z.T. herkunftsabhängig) mit Aldehyden, Azapurinen, Purin- u. Pyrimidin-Derivaten etc., wobei $O_2$ als Elektronenakzeptor ersetzbar ist durch Cytochrome, heterozykl. Verbindungen u. Farbstoffe (z.B. Methylenblau) etc. Wichtiges Enzym im ▸Purinstoffwechsel (s.a. ▸Hyperurikämie). Wird angereichert in Leber u. Darmmukosa; ist auch in Milch vorhanden. Bei enzymopath. Defekt resultiert ▸Xanthinurie. **E** xanthine oxidase.

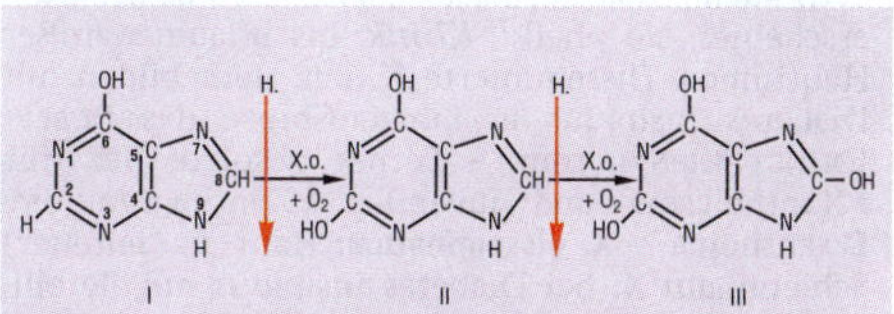


Enzymatischer Abbau von Hypoxanthin (I) und Xanthin (II) zu Harnsäure (III) durch Xanthinoxidase (X.o.)   H. → = Hemmung durch Xanthinoxidasehemmer

**Xanthinoxidase.**

**Xanthinoxidasehemmer:** bei ▸Hyperurikämie als ▸Urikostatikum genutzter Hemmstoff der ▸Xanthinoxidase. ***Wirkst.:*** Allopurinol. **E** xanthine oxidase inhibitor.

**Xanthin|steine:** *Urologie* hellgelbe, röntgenneg. Harnkonkremente mit glatter bis leicht rauer Oberfläche (zugehör. Harnkristalle wetzsteinförmig, farblos, lösl. in Ammoniak, unlösl. in Essigsäure) aus ▸Xanthin. **E** xanthic calculi.

**Xanthin|uriẹ:** (DENT u. PHILPOT 1954) angeborener Enzymdefekt des Purinstoffwechsels mit stark reduzierter Aktivität der Xanthinoxidase. Dadurch erhöhte renale Ausscheidung von Xanthin (statt 6–13 bis zu 170 mg/24 Std.) u. Hypoxanthin, evtl. mit Konkrementbildung u. selten kristallinen Ablagerungen in der Muskulatur. Außerdem erhebl. Hyperurikämie u. Hyperurikurie (2–12 mg/24 Std.). **E** xanthinuria.

**xantho...:** Wortteil »gelb«.

**Xantho|chromiẹ: 1)** *Neurologie* ▸Liquorxanthochromie. **E** xanthochromia. **2)** Xanthosis: *Dermatologie* rötlich gelbe Färbung der Haut (bes. im Rete epidermale u. Stratum corneum der Handteller, Fußsohlen und Nasolabialfalten), weniger der Schleimhäute (Zungenunterseite, Konjunktiven) infolge reichl. Langzeitaufnahme von Carotinoiden (medikamentös, aus Karotten, Blutorangen, Tomaten, Mangofrüchten etc.) u. anderen Lipochromen. **E** xanthosis.

**Xantho|dermie,** Flavedo: ▸Xanthochromie der Haut, auch i.S. des Subikterus (z.B. bei fam. Cholämie). E xanthoderma.

**Xanth|odontie:** *Zahnmedizin* gelbl.-bräunl. Verfärbung der Zähne durch Tetracyclin-Ablagerung (in der Mineralisationsperiode) nach Medikation bei der graviden Mutter oder beim jungen Kind. DD gegen andersartige Dyschromie: gelbl. Fluoreszenz im UV-Licht, spektrometr. Max. bei 270 µm. E xanthodontia.

**Xantho|fibrom,** Fibroxanthom: ▸Histiozytom. E xanthofibroma.

**Xantho|fibro|sarkom:** bösartiges fibröses Histiozytom mit fetthaltigen Xanthomzellen. E xanthofibrosarcoma.

**Xantho|granulom:** fibröses Histiozytom mit den gewebl. Merkmalen des Granuloms u. des Xanthoms. ***Vork.:*** v.a. in Retroperitonealraum, Mesenterium, Nieren, Mediastinum u. Lungen. E xanthogranuloma. – **X., juveniles:** generalisierte makulopapulöse Hautinfiltrate (bis pfenniggroß). Umwandlung in weiche, später gelbrotbraune Knoten. Nach Monaten bis Jahren Zurückbildung mit zentraler Eindellung u. Schorfauflagerung. Schubweises Auftreten v.a. bei Säuglingen. ***Vork.:*** v.a. an behaartem Kopf, Gesicht, Hals, Stamm, Extremitäten, selten inneren Organen (Lunge, Hoden); häufig mit Augenbeteiligung (Glaukom, Blutung in Vorderkammer). E juvenile x. – **X., nekrobiotisches:** rötlich-gelbliche Knoten u. Plaques, v.a. periorbital bei älteren Menschen. Häufig bei monoklonaler IgG-Paraproteinämie.

**Xanthom(a):** gutartiger Tumor aus Fibroblasten, Reticulinfasern u. Histiozyten. Wird bei stärkerem Bindegewebsgehalt als Xanthofibrom oder Fibroxanthom (▸Histiozytom) bezeichnet. ***Diagn.:*** (histol.) Zellen enthalten schaumiges Zytoplasma, bei entspr. Stoffwechselstörung Lipoidtröpfchen, evtl. auch Cholesterinester. Nach Lipoidextraktion erscheinen sie »hell«. ***Klinik:*** bis pflaumengroßer Hauttumor. Disseminierte X. der Haut bilden mit Diabetes insipidus u. Lungenfibrose das PUSEY-JOHNSTONE-Syndrom. – Ferner obsolete Bez. für ▸Xanthelasma und juveniles ▸Xanthogranulom. E xanthoma. – **X. disseminatum:** Haut- u. (seltener) Schleimhaut-X. bei Diabetes insipidus mit Beteiligung innerer Organe. Auftr. bei Kindern u. Jugendlichen. – **X. eruptivum:** bei Hyperlipidämien auftretende hellgelbe Knoten; oft mit entzündlichem Randsaum. – **X. palmare:** gelblich, streifige Verfärbung der Handinnenflächen bei Hyperlipidämien. – **X. tendinosum et articulare:** Sehnen-X. an Achilles-, Patellar- u. Fingerstrecksehnen. – **X. tuberosum:** rundl., gut abgegrenzte Tumoren mit glänzend-glatter Oberfläche. ***Ätiol.:*** zumeist eruptives Aufschießen bei Fettstoffwechselstörungen (Hyperlipid-, Hypercholesterinämie). ***Klinik:*** rötl. oder gelbl., bis erbsgroße Tumoren, z. T. plaqueartig konfluierend. Verteilung seitensymmetr. an Gesäß, Ellbogen, Knien, Fingerstreckseiten u. -furchen, Pubes, auch submammär u. an der Mundschleimhaut. E tuberous x. – **X. verruciforme:** seltene warzenförmige X. der Mundschleimhaut.

**Xantho|matose:** disseminierte, klein- u. großknotig aggregierte Xanthome in Haut (hier einschl. Xanthelasmen), Schleimhäuten u. Sehnenscheiden. ***Ätiol.:*** z.T. essentiell, v.a. aber bei Hypercholesterin- u. Hyperlip(o)idämie; ferner bei den **Xanthomatose-Syndromen** (s. Tab.). – Auch weniger korrekte Bez. für die ▸Xanthochromie. E xanthomatosis.

**Xantho|monas:** *Bakteriologie* ▸Stenotrophomonas.

**Xantho|phyll,** Lutein: (BERZELIUS 1837) neben Carotin in allen Chlorophyll-halt. u. niederen Pflanzen, im Eidotter etc. frei oder verestert vork. Carotinoid; macht auch ca. 3 % der gelben Serumpigmente aus. E xanthophyll.

**Xantho|proteine:** Proteine, die Tyrosin, Tryptophan u./oder Phenylalanin enthalten; im Serum erhöht v.a. bei Nierenerkrankungen. E xanthoproteins.

| **hypercholesterinämische Formen** |
|---|
| essentielle fam. Hypercholesterinämie Typ II |
| Epithelioma atheromatoides cysticum (BROOKE) |
| sek. Hypercholesterinämie u. Hyperlipidämie (bei Lebererkrankungen, Pankreatitis, Hämochromatose, Nephrose, Myxödem, Psoriasis, nach schwerer Op. etc.) |
| BÜRGER-GRÜTZ-Syndrom |
| biliäre xanthomatöse Leberzirrhose |
| **normocholesterinämische Formen** |
| HAND-SCHÜLLER-CHRISTIAN-Syndrom |
| ABT-LETTERER-SIWE-Syndrom |
| VAN-BOGAERT-SCHERER-EPSTEIN-Syndrom |
| WHIPPLE-Krankheit |
| osteokutaneohypophysäres Syndrom |
| eosinophiles Granulom |
| sek. Xanthomatose in entzündl. Gewebe oder Tumor |
| juveniles Xanthogranulom |
| TEUTSCHLÄNDER-Syndrom (auch hypercholesterinämische Formen) |
| FRANÇOIS-Syndrom |
| Hyalinosis cutis et mucosae (URBACH-WIETHE-Krankheit) |
| idiopath. Fettleber |
| idiopath. familiäre Hyperlipämie |

**Xanthomatose:** Einteilung der X-Syndrome. [321]

**Xantho|protein-Reaktion:** dauerhafte Gelbfärbung natürlicher Eiweiße (in Serum, Liquor, Haut) bei Einwirkung von konz. $HNO_3$ (Nitrierung der aromat. Aminosäuren Tyrosin, Tryptophan u. Phenylalanin). E xanthoprotein reaction.

**Xanth|op(s)ie,** Gelbsehen: Sehstörung mit gelblicher Tönung aller gesehenen Gegenstände (Chromatopsie); v.a. bei bestimmten Vergiftungen (z.B. Pikrinsäure, Santonin, Herzglykoside), Leberfunktionsstörung (mit Ikterus). E xanthopsia, yellow vision.

**Xantho|pterin:** (H. WIELAND 1925) ein Folsäure-Derivat; als Uropterin aus Harn isoliert (Formel). E xanthopterin.

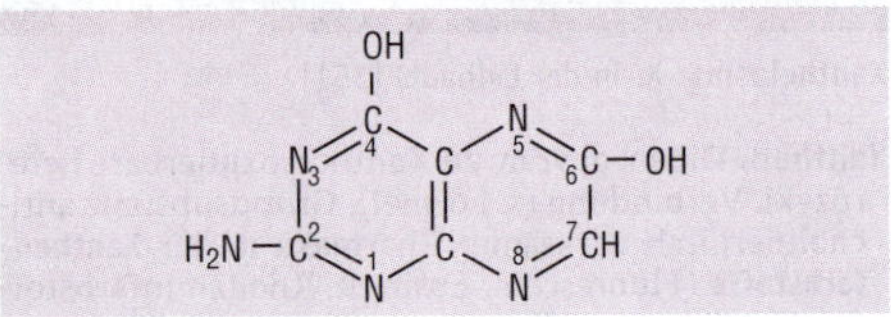


**Xanthopterin.**

**Xanthose, Xanthosis (cutis):** ▸Xanthochromie. E xanthosis.

**Xanthosin|mono|phosphat,** Abk. XMP: ▸Xanthylsäure. E xanthosine monophosphate.

**Xantho|zyan|op(s)ie:** *Ophthalmologie* Farbsinnstörung, bei der nur Blau u. Gelb erkannt werden; s.a. ▸Xanthopsie. E xanthocyanopsia.

**Xanthuren|azid|urie:** vermehrte Ausscheidung von ▸Xanthurensäure im Harn.

**Xanthuren|säure:** der Kynurensäure eng verwandtes Abbauprodukt im Tryptophan-Stoffwechsel (Formel). Tritt bei Vitamin-$B_6$-Mangel infolge Coenzyminsuffizienz (»Abbauenzymblock«) sowie bei der autosomal-rezessiv erblichen Xanthurenazidurie ver-

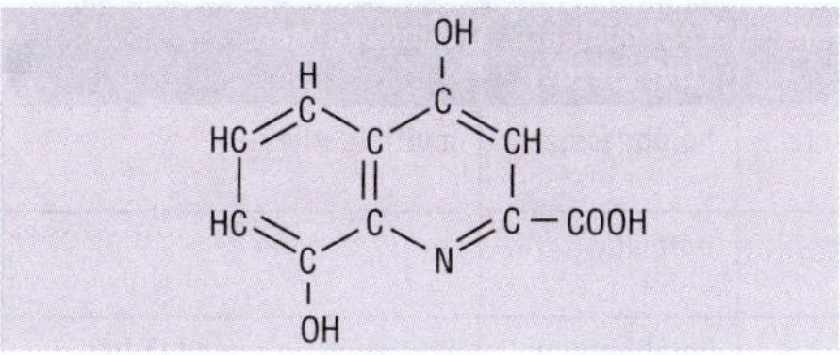


**Xanthurensäure.**

mehrt im Harn auf; s.a. ▶Tryptophan-Test (2). 🅴 xanthurenic acid.

**Xanthydrol:** 9-Xanthenol, leicht oxidables Kristallpulver; ***Anw.*** zur chem. (u. histol.) Bestimmung von Harnstoff (»FOSSE-Reagens«: in stark essigsaurer Lösung unlöslicher Niederschlag von kristallinem Dixanthylharnstoff), DDT u. Digitalisglykosiden.

**Xanthyl|säure,** Xanthosin-5'-phosphat, Abk. XMP: ein Purinmononucleotid (Formel), Zwischenprodukt der Biosynthese von GMP u. IMP. S.a. ▶Purinstoffwechsel (dort Schema). 🅴 xanthylic acid, xanthosine monophosphate.

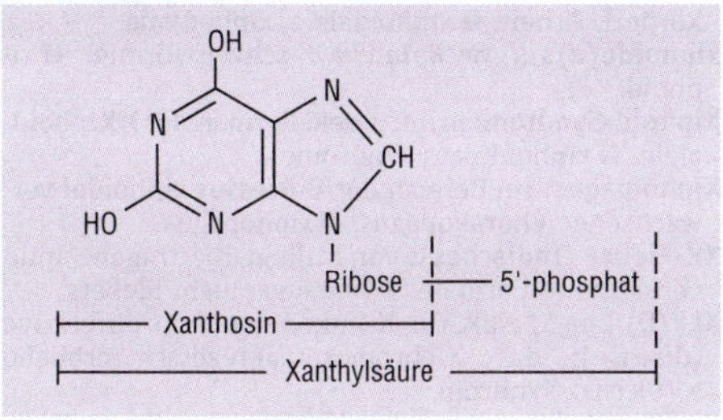


**Xanthylsäure.**

**Xantinol|nicotinạt:** nicotinsaures Theophyllin-Derivat; ***Anw.*** als ▶Lipidsenker u. durchblutungsförderndes Mittel. 🅴 xanthinol nicotinate.

**X-Arm:** *Orthopädie* ▶Cubitus valgus.

**X-Bazillus: 1)** Proteus X 19: s.u. ▶WEIL-FELIX-Reaktion. **2)** ▶Shigella flexneri Serotyp X.

**X-Bein:** *Orthopädie* ▶Genu valgum. 🅴 knock-knee.

**X-Chromatịn:** ▶BARR-Körper. 🅴 sex chromatin, Barr body.

**X-Chromosom:** (WILSON 1909) das bei genotypisch getrenntgeschlechtl., diploiden Organismen mit ♂ Heterogametie (z.B. Mensch) in beiden Geschlechtern, in genotypisch getrenntgeschlechtl., haploiden Organismen nur im ♀ Geschlecht vorhandene Gonosom; s.a. ▶XX-XY-Mechanismus, ▶Chromosom. – Das X-Chr. des Menschen ist Träger vollwertiger Kopplungsgruppen. 🅴 X chromosome.

**X-chromosomal:** s.u. ▶Erbgang. 🅴 X-linked.

**Xe:** *Chemie* Symbol für ▶Xenon.

**xẹno...:** Wortteil »fremd«, »Fremder«, »Gast«.

**Xẹno|antigen:** artfremdes Antigen bzw. speziesverschiedenes Antigen. 🅴 xenogen(e)ic antigen.

**Xẹno|antikörper:** ▶Heteroantikörper. 🅴 xenogen(e)ic antibody.

**Xeno|biotica, -biotika:** für ein best. Ökosystem von Natur aus fremde Substanzen; z.B. die in der Umwelt des Menschen vork. luft- u./oder wasserverunreinigenden Substanzen (z.B. Schädlingsbekämpfungsmittel, Arzneistoffe, Kosmetika etc.). 🅴 xenobiotics.

**Xeno|diagnostik:** (BRUMPT 1914) Nachweis (bzw. Ausschluss) einer latenten Infektion anhand der sich im Zwischenwirt (Überträger) nach dessen »Infektion« (Saugenlassen am Kranken oder künstl. Einbringen verdächtigen Materials) weiter entwickelnden u./oder vermehrenden Erreger (die mikroskopisch oder durch Tierversuch nachgewiesen werden); insbes. bei CHAGAS-Krankheit u. Rickettsiosen (s.a. ▶Läusetest). 🅴 xenodiagnosis.

**xenogen(etisch):** von artfremder Herkunft (früher: heterolog), exogen. 🅴 xenogenous, xenogen(e)ic. – **x. Antigen:** ▶Xenoantigen. – **x. Transplantat:** ▶Heterotransplantat, s.a. ▶Transplantation.

**Xẹnon,** Abk. Xe: (RAMSAY 1898) Edelgaselement mit Atomgew. 131,30 u. OZ 54; Isotope: $^{124}Xe$, $^{126}Xe$, $^{128-132}Xe$, $^{134}Xe$, $^{136}Xe$; Fp. –111,8 °C (760 Torr), Kp. –108,1 °C, krit. Temp. +16,6 °C, krit. Druck 58,2 atm; 0-wertig; farb-, geruch-, geschmacklos, chemisch inert. Natürliches Vork. in der Atmosphäre (0,000 008 Vol.-%), in Spuren in Erd-, Quell- u. Grubengasen. Verwendung als Füllgas für Glühlampen, Zählrohre, flüssig für sog. Blasenkammern (z.B. WILSON-Kammer); ***Anw. nuklearmed*** v.a. der radioakt. Isotope $^{133}Xe$ (HWZ 5,294 Tage; $\beta^-$ 0,346 MeV, $\gamma$ 0,081 MeV), $^{131m}Xe$ (HWZ 12 Tage) u. $^{133m}Xe$ (HWZ 2,26 Tage) in der Radiospirometrie (s.a. ▶Lungenszintigraphie), zur Gewebsclearance (Xe-133-Clearance), Durchblutungsbestimmung im Gehirn (nach Inj. in die Karotis), ferner in Muskulatur, Niere, Leber, Herz (= präkordiale Xe-Clearance, v.a. als Erfolgskontrolle nach Koronaroperation), in gelöster Form (Fettemulsion) neuerdings als intravenöses Narkosemittel mit hervorragender Steuerbarkeit. 🅴 xenon.

**Xenon-133-Clearance:** s.u. ▶Xenon.

**Xẹno|parasitismus:** eine nur zeitweise parasitäre Lebensweise, abhängig von best. Voraussetzungen beim Parasiten oder beim Wirt. – Die Bez. »Xenosit« wird sowohl für den periodisch parasitierenden Schmarotzer als auch für den Hilfswirt gebraucht. 🅴 xenoparasitism.

**Xeno|plastik:** *Chirurgie* plastische Op. mit xenogenem (= heterologem) Material (s.a. ▶Heterotransplantat, s.a. ▶Transplantation). 🅴 xenoplasty.

**Xeno|psylla:** Floh-Gattung [Aphaniptera], Ektoparasiten bei Ratten. Als wichtigste Überträger der Beulenpest durch ▶Yersinia pestis in Siedlungen die Arten **X. astia, X. brasiliẹnsis** u. der »trop. Rattenfloh« **X. chẹopis** (»Pestfloh«; auch wichtigster Vektor von Rickettsia mooseri, dem Erreger des murinen Fleckfiebers).

**Xeno|sịt:** s.u. ▶Xenoparasitismus. 🅴 xenoparasite.

**Xeno|test:** s.u. ▶Xenodiagnostik.

**Xeno|trans|plantat:** ▶Heterotransplantat (s.a. ▶Transplantation). 🅴 xenograft, heterograft.

**xer(o)...:** Wortteil »trocken«.

**Xerasịe: 1)** abnorme Trockenheit der Kopfhaare (z.B. bei Xerodermie). 🅴 xerasia. **2)** ▶Xerorrhinie.

**Xero|dẹrma:** ▶Xerodermie. 🅴 xeroderma. – **X. pigmentọsum (Kaposi),** Atrophoderma pi. (CROCKER), Lioderma essentiale (AUSPITZ), Lichtschrumpfhaut (HOFFMANN): (1882) autosomal-rezessiv vererbte Lichtüberempfindlichkeit der Haut mit atrophisierender Poikilodermie u. multipler Keratose, schließlich auch gut- u. bösartige Hautneoplasmen. ***Ätiol.:*** angeborener DNS-Reparaturdefekt nach UV-Schädigung. ***Klinik:*** Die Heterogenität des Krankheitsbilds äußert sich in verschied. klinischen Krankheitsgruppen (Tab.). ***Prophyl.*** u. ***Ther.:*** Lichtschutz.

**Xero|dermịe,** Xerosis cutis: trockene, etwas stärker gefurchte, evtl. diskret schuppende Haut; z.B. bei Ichthyosis simplex, Hyperparathyreoidismus, SJÖGREN-Syndrom, im Alter, bei Vitamin-A-Mangel, allg. Austrocknung, in den Tropen bei Lepra, Pellagra, Onchozerkose; s.a. ▶Xeroderma pigmentosum. 🅴 xeroderma, xerosis.

**Xero(mammo)graphie:** s.u. ▶Xeroradiographie. 🅴 xeromammography.

**Xer|ophthalmịe:** Trockenheit des äußeren Auges als Hauptsymptom (zus. mit Hemeralopie) des Vitamin-A-Mangels oder als Trachomfolge. ***Klinik:*** Lidbindehaut glanzlos mit weißl. Flecken (BITOT-Fl.), bei Xerosis squamosa mit psoriasiformem Elastizitätsverlust u. Faltenbildung u. evtl. Verödung der Konjunktivalsäcke; Hornhautoberfläche diffus matt u. bei offener Lidspalte sofort trocken, behaftet mit zähem, reichlich Xerosebakterien enthaltendem

| Gruppen | später Haut-Ca. | neurol. Störungen | UV-Toleranz | Endonuclease (UV-spezif.) | Bemerkungen |
|---|---|---|---|---|---|
| 1. unkompliziertes X. p. | + | – | herabgesetzt | herabgesetzt | multiple Allelie? |
| 2. spez. Xeroderma-Fälle | + | – | normal | normal | |
| 3. DE-SANCTIS-CACCHIONE-Syndrom | + | ++ | herabgesetzt | herabgesetzt | Kompensation mit (1) in hybridisierten zweikern. Zellen |
| 4. pigmentiertes Xerodermoid | + | – | herabgesetzt | normal | mögl. Defekt im »postreplicational repair«? |
| 5. aktin. Hautschäden | + | – | ? | normal | |

**Xeroderma pigmentosum.** [247]

Sekret (Xerosekeratitis). ***Kompl.:*** Gefahr der Keratomalazie u. Erblindung. E xerophthalmia.

**Xero|radio|graphịe, Xero|röntgeno|graphịe:** *Röntgenologie* (1947/48) elektrostat. Aufnahmeverfahren (mit »trockener« Bildherstellung), bei dem in einer max. 60 Min. vor der Exposition gleichmäßig positiv aufgeladenen dünnen Selenschicht (auf Al-Unterlage, in lichtdichter Kassette) durch die absorbierte – u. partiell entladene – Strahlung ein dem Dosisrelief entsprechendes elektrostat. Ladungsbild entsteht, das durch Bestäuben mit ebenfalls aufgeladenem »Bildpulver« (meist blau) als Positiv- oder Negativbild sichtbar gemacht u., auf Papier übertragen, durch Erhitzen fixiert wird (Anschmelzen oder Absinkenlassen in Kunststoffschicht). ***Vorteile:*** Wiederbenutzung der Platte nach Säuberung u. »Entspannung«, gutes Auflösungsvermögen, großer Objektumfang u. Belichtungsspielraum, Konturenverstärkung, Auflichtbetrachtung; ***Nachteile:*** u.a. »Auslöschphänomen« feinster Strukturen in Nachbarschaft grober, »Bildnivellierung« im Bereich großflächiger Kontrastdifferenzen, im Allg. höhere Strahlenbelastung. Bisher bewährte ***Anw.*** v.a. als ▸Mammographie (WOLFE, LUTTERBECK 1972), Extremitätenangiographie. E xeroradiography.

**Xero(r)rhinịe,** Xerasie: Trockenheit der Nasenschleimhaut; i.e.S. die Rhinitis sicca anterior (z.B. als atrophische Form – neben spezif. Veränderungen – bei Lungentuberkulose).

**Xeros|algịe:** bei ▸Kausalgie brennende Schmerzen durch Berührung mit trockenem oder rauem Gegenstand oder bei Austrocknen der Haut.

**Xerọse, Xerosis:** abnorme Trockenheit oberflächlicher Gewebe, z.B. des Auges (▸Xerophthalmie), der Haut (▸Xerodermie), der Schleimhäute des Mundes (▸Xerostomie), der oberen Luftwege, der Harnblase, der Scheide (bei Hormonstörungen, chronischer u. seniler Kolpitis). E xerosis.

**Xerose|bakterien:** ▸Corynebacterium xerosis.

**Xerose|keratịtis,** Keratitis xerotica: trockene, epidermisartige Kornea bei mangelndem Lidschluss; s.a. ▸Xerophthalmie. E xerotic keratitis.

**Xero|stomịe:** Trockenheit der Mundschleimhaut bei ▸Hyposalivation oder ▸Aptyalismus. Als Extremform die ZAGARI-Krankheit mit Einrissen (evtl. Lippenrhagaden), fest haftenden Schleimfetzen, Heiserkeit; z.B. nach Atropin-Medikation, bei allg. Dehydratation (Schwitzen, Erbrechen, Diarrhöen, Fieber), SJÖGREN-Syndrom, im Senium. E xerostomia.

**xerọticus, xerotisch** *(latein.):* mit trockener Oberfläche i.S. der ▸Xerose. E xerotic.

**X-Fuß:** *Orthopädie* ▸Knickfuß. E talipes valgus.

**X-Großzehe:** *Orthopädie* ▸Hallux valgus.

**Xg-System:** Blutgruppensystem mit X-chromosomalem Erbgang. E Xg blood group.

**X-Hüfte:** *Orthopädie* ▸Coxa valga.

**Xipamid:** ein ▸Benzothiadiazin-Derivat; Saluretikum. E xipamide.

**Xiphoịd:** Kurzform für ▸Processus xiphoideus. E xiphoid.

**Xiph(oid)algịe:** Schmerzen am unteren Brustbeinende (Proc. xiphoideus), z.B. bei chron.-entzündl. Reizzustand durch die ständige Zugbeanspruchung (Schulter- u. Brustmuskulatur) des Brustbeins bei körperl. Arbeit. E xiphoidalgia, xiphodynia.

**xiphoịde(u)s** *(griech./latein.):* schwertförmig. E xiphoid.

**Xiphoịd-Syndrom:** prim. u. sek. Formen der ▸Xiphoidalgie. E xiphoid pain syndrome.

**Xipho|pạgus:** im Bereich der Processus xiphoidei verwachsener Thorakopagus. E xiphopagus.

**XK-Fieber (Indisches):** von Milben übertragene, mild verlaufende Form des ▸Tsutsugamushi-Fiebers.

**XLP(D)** *(engl.)* Abk. für **X**-linked **l**ympho**p**roliferative (**d**isease): das X-chromosomal-rezessiv erbliche ▸PURTILO-Syndrom.

**Xm:** am X-Chromosom lokalisiertes Gen für die Ausbildung einer erbl. $\alpha_2$-Makroglobulin-Serumgruppe.

**XMP:** Abk. für **X**anthosin**m**ono**p**hosphat, ▸Xanthylsäure.

**X-Protein:** (SEIDEL u. M. 1973) chemisch u. immunol. abnormes Plasma-Lipoprotein »LP-X«, das außer bei angeborenem LCAT-Mangel nur bei intra- oder extrahepat. Cholestase vorkommt (u. zum Anstieg der LDL-Fraktion führt) u. sich im sog. LP-X-Test aufgrund seiner abnormen elektrophoret. Mobilität in Agar nachweisen lässt. E lipoprotein-X.

**X-Stämme:** *Bakteriologie* s.u. ▸WEIL-FELIX-Reaktion. E x-strains.

**X-Strahlen:** ursprüngliche Bez. für die ▸Röntgenstrahlen. E x-rays.

**X0-Syndrom,** X-Null-Sy.: ▸ULLRICH-TURNER-Syndrom. E X0 syndrome.

**3-X-Syndrom,** Triplo-X-Sy., XXX-Sy., »Superfemale«-Sy.: (P. A. JACOBS u. M. 1959) gonosomales ▸Trisomie-Syndrom; betroffene ♀ weisen im Zellkern 3 X-Chromosomen auf. ***Klinik:*** normaler ♀ Phänotyp, oft fertil, gelegentl. Störung der intellektuellen Entwicklung. S.a. ▸Intersexualität. E triple-X syndrome.

**4-X-Syndrom,** Tetra-X-Sy.: »Superfemale-Sy.« bei 4facher Polysomie des X-Chromosoms (48,XXXX); Symptome wie bei 5-X-Syndrom. E tetra-X syndrome.

**5-X-Syndrom,** Penta-X-Sy.: (KESAREE u. WOOLEY 1963) »Superfemale-Sy.« bei 5facher Polysomie des X-Chromosoms (49,XXXXX); im Gegensatz zum 3-X-Syndrom gehäuft geistige Behinderung u. Minderwuchs mit multiplen Dysmorphien (Hypertelorismus, nach oben außen verlaufende Lidachse, Kurzhals). E penta-X syndrome.

**XTC:** ▸Ecstasy.

**XTE-Syndrom:** (MOYNAHAN 1970) Ektodermaldysplasie mit **X**eroderma, Klumpfuß (**T**alipes) u. Zahnschmelzdefekten (engl.: **e**namel defect).

**x-Welle:** s.u. ▸Jugularis-, ▸Venenpuls (dort Abb.). E x wave.

**XX:** *Genetik* ♀ Chromosomenkonstellation; s.u. ▸XX-XY-Mechanismus.

**XX-Mann:** Bez. für Individuum mit ♂ Genitale u. Phänotyp bei Karyotyp 46,XX; beruht wahrsch. auf Genaustausch zwischen X- u. Y-Chromosom.

**XXX:** s.u. ▸3-X-Syndrom. Analog: **XXXX:** ▸4-X-, **XXXXX:** ▸5-X-Syndrom.

**XX-XY-Mechanismus:** die 2 koordinierten zytogenet. Vorgänge, die die ▸Geschlechtsentwicklung von Organismen mit ♂ Heterogametie bestimmen: Reduktionsteilungen des ♂ Elternteils liefern je 50 % Spermien mit X- u. mit Y-Chromosom, die des ♀ nur Eizellen mit X-Chromosom; im 2. Schritt entstehen durch Befruchtung dieser einheitl. Eizellen durch ein X- bzw. Y-übertragendes Spermium je 50 % ♀ (XX-) oder ♂ (XY-)Nachkommen.

**XXY:** ebenso **XXXY** und **XXXXY**, die Karyotypen (Grundtyp: 47,XXY) des ▸KLINEFELTER-Syndroms. S.a. ▸Intersexualität. E XXY syndrome.

**XXYY:** Karyotyp der 1960 von MULDAL u. OCKEY beschriebenen Form des KLINEFELTER-Syndroms; s.a. ▸XYY-Syndrom.

**XY:** *Genetik* ♂ Chromosomenkonstellation; s.u. ▸XX-XY-Mechanismus.

**XY-Gonaden|dys|genesie:** ▸SWYER-Syndrom.

**Xyl(o)...:** Wortteil »Holz«.

**Xylan,** Holzgummi, Hemicellulose A: v.a. aus D-Xylose-Einheiten aufgebautes Polysaccharid (Pentosan-Typ) im pflanzl. Stützgewebe. E xylan.

**Xylit(ol),** Pentinol: intermediär vork. Pentose-Derivat. Diätet. ***Anw.*** als nicht vergärbares Kohlenhydrat (Diabetiker-Zucker); bewirkt keine wesentl. Erhöhung des Blutzuckerspiegels, verursacht keine Karies. E xylitol, pentitol.

**Xylol,** Dimethylbenzol: brennbare, nicht mit Wasser mischbare organ. Flüssigkeit (Gemisch der 3 Isomere o-, m- u. p-X.). ***Anw.*** u.a. als Lösungs-, Verdünnungs-, Einbettungsmittel; *MAK:* 100 ml/m³ = ppm bzw. 440 mg/m³. E xylene, xylol.

**Xylometazolin:** ein α-Sympathomimetikum (▸Imidazolidin); ***Anw.*** als Vasokonstriktor v.a. in Nasentropfen. E xylometazoline.

**Xylose,** $C_5H_{10}O_5$, D-Xylose, Holzzucker: v.a. im ▸Xylan polysaccharidisch vork. Monosaccharid (Aldopentose-Typ). S.a. ▸Pentosurie. E xylose.

**Xylose-(Toleranz-)Test,** FISHBERG-FRIEDFELD-Test, CLARK-Test: (1932 bzw. 1962) Prüfung der Kohlenhydrat-Resorptionskapazität des Dünndarms bei intakter Nierenfunktion anhand der 5-Std.-Harnwerte (photometr. Bestimmung n. ROE u. RICE) nach oraler Belastung mit 5 oder 25 g Xylose. Pathologisch bei ▸Malabsorption (v.a. idiopath. Steatorrhö, alle Sprue-Formen). E xylose tolerance test.

**Xylulose:** Metabolit im Glucuronsäureabbau; eine Ketopentose (D- u. L-Form). E xylulose.

**Xysma:** flockige Bestandteile der Fäzes bei Diarrhö. E xysma.

**Xyster** *(griech. = Schaber):* ▸Raspatorium. E xyster.

**XY-Turner-Phänotyp:** ▸NOONAN-Syndrom.

**XYY-Syndrom,** YY-Syndrom: seltene »Supermaskulinität« bei Geschlechtschromosomen-Polymorphie mit doppeltem Y (auch XXYY bis XXXXXXYY). ***Klinik:*** klin. Bild sehr variabel; schlanker Hochwuchs (lange Extremitäten), Intelligenz z.T. in der unteren Norm, Neigung zu sozialer Auffälligkeit u. Kriminalität, Hypogonadismus. E XYY syndrome, XYY-supermales.

**X-Zehe:** *Orthopädie* Valgusstellung einer Zehe; meist als ▸Hallux valgus.

**X-Zone:** *Zoologie* juxtamedulläre Zone in der Nebenniere der Maus mit unregelmäßig angeordneten Zellen, die kleiner sind als die der Zona fasciculata.

# Y

**Y:** Kurzzeichen für *chem* Yttrium; *biochem* Tyrosin (im Ein-Buchstaben-Code), *bakt* Yersinia, *genet* Y-Chromosom. – **Y, umgekehrtes:** *Radiologie* s.u. ▸TNI.

**y:** *Kardiologie* s.u. ▸Venenpuls; *mathem* s.u. ▸y-Achse.

**Y...:** s.a. ▸J..., ▸I...

**Yaba-Virus:** Virus der Familie Poxviridae (▸Pockenviren), das beim Affen benigne Histiozytome hervorruft.

**y-Achse,** Ordinate: im sog. kartesischen Koordinatensystem die vertikale Achse. E y-axis, ordinate.

**YAG:** s.u. ▸Neodym-YAG.

**Yakée:** Rindenharz aus den Myristaceen Virola Calophylla, V. calophylloidea u. V. elongata. Verw. als Schnupfpulver mit halluzinogener Wirkung.

**Y-Anastomose:** *Chirurgie* die ▸Gastroenterostomia ypsiloniformis (n. WÖLFLER, ROUX 1897). E Y-anastomosis.

**Yangtse(tal)-Fieber:** ▸Katayama-Krankheit. E Yangtze (Valley) fever.

**Yaws** *(afrikan. = Himbeere):* ▸Frambösie. E yaws.

**Yb:** *Chemie* Symbol für ▸Ytterbium. E Yb.

**Y-Band:** *Anatomie* ▸Ligamentum iliofemorale. E Y ligament.

**Y-Chromatin:** das – im Ruhekern fluoreszenzmikroskopisch nachweisbare – Ch. des ▸Y-Chromosoms. E Y chromatin.

**Y-Chromosom:** (WILSON 1909) das bei genotypisch getrenntgeschlechtl., diploiden Organismen mit ♂ Heterogametie (z.B. Mensch) sowie bei genotypisch getrenntgeschlechtl. haploiden Organismen nur im ♂ Geschlecht vorhandene Gonosom; s.a. ▸X-Chromosom, ▸XX-XY-Mechanismus. E Y chromosome.

**yellow** *(engl.):* gelb. – **y. fever:** ▸Gelbfieber. – **y. nail syndrome,** Syndrom der gelben Fingernägel: Nageldystrophie mit Gelbfärbung bei angeborener Hypoplasie des Lymphgefäßsystems sowie Bronchiektasen mit chronischer Bronchitis.

**Yerba-Beule:** in Paraguay (Paraná-Gebiet) im Anschluss an Verletzungen auftretende 1–2 cm große, geschwürig zerfallende Weichteilknoten.

**Yersin-Bazillus** (ALEXANDRE EMILE JEAN Y., 1863–1943, franz. Bakteriologe u. Tropenarzt, Vietnam): ▸Yersinia pestis. E Yersinia pestis, plague bacillus.

**Yersinia:** kurze, gramnegative Stäbchenbakterien der Familie Enterobacteriaceae. – **Y. enterocolitica (Malassez-Vignal):** Erreger der ▸Yersiniosen. – **Y. pestis,** Pasteurella pestis: gramneg., unbewegl., aerobes Stäbchen, einzeln, kurzkettig oder in Haufen, mit ausgeprägtem Pleomorphismus im Bubo und auf 3%igem Salzagar; Erreger der Pest, durch Rattenfloh von Nagetieren, insbes. Ratten, übertragen. – **Y. pseudo|tuberculosis,** Pasteurella ps.: gramneg., aerobes Stäbchen mit peritricher Begeißelung; Erreger einer Zoonose (v.a. bei Nagern, Vögeln); s.a. ▸Yersiniosen.

**Yersiniosen:** durch Yersinia enterocolitica (v.a. Serogruppen 03, 05, 08 u. 09), gelegentl. auch durch Yersinia pseudotuberculosis (Serotyp I) verursachte Infektionskrankheit, bei Kindern u. Jugendl. v.a. mit Gastroenterokolitis (auch ulzerös), Adenitis mesenterica (mit dem Bild der ▸Pseudoappendizitis), bei Erwachsenen v.a. mit Erythema nodosum, Polyarthritis (genet. Disposition bei HLA-B27), Septikämie (evtl. Leberabszesse). ***Ther.:*** Antibiotika. E yersinioses.

**YF** *(engl.)* Abk. für yellow fever: ▸Gelbfieber.

**Y-Fraktur:** Knochenbruch mit Y- bis T-förmigem Verlauf des Frakturspaltes (im Röntgenbild); i.e.S. die suprakondyläre ▸Humerusfraktur mit Abbruch beider Knorren. E Y-fracture.

**Y-Fuge, Y-Knorpel:** *Anatomie* Y-förmige Knorpelfuge, mit der am kindl. Skelett die 3 getrennt angelegten Beckenknochen im Bereich der Hüftpfanne vereinigt sind (Abb.). Schließt sich mit beginnender Pubertät (oder später). E Y cartilage.

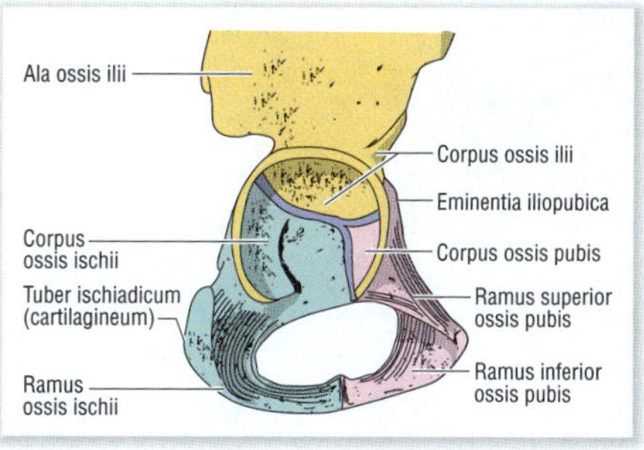


**Y-Fuge:** Knorpelfuge bei etwa 6-jährigem Kind. [494]

**Yin und Yang:** in der chinesischen Philosophie (s.a. ▸Traditionelle Chinesische Medizin) die beiden Kräfte des Ursprungs aller Wesen und Dinge, die sich in ihrem Wechselspiel selbst erzeugen und ineinander verwandeln; als Dualität aller Dinge stehen sie für das Kalte und das Warme, das Dunkle und Helle, das Passive und Aktive, für Materie und Energie, für Ordnung und Chaos; gelten als relative Faktoren im dynamischen Prozess.

**Yoga** *(Sanskrit = Anschirrung),* Joga: psychophysiologisches Trainingssystem mit dem Ziel der Vereinigung des individuellen mit dem universellen Geist mit Hilfe von Körper- bzw. Meditationsübungen. Wird auch ohne spirituellen Gehalt im Rahmen psychotherapeutischer Techniken genutzt (in stark vereinfachter Form z.B. als autogenes Training). S.a. ▸Entspannungsverfahren. E yoga.

**Yohimbin,** $C_{21}H_{26}N_2O_3$: Indol-Alkaloid in Rauwolfia-Spezies, Hauptwirkstoff der Yohimbe-Rinde; ▸Alpharezeptorenblocker. ***Anw.*** bei erektiler Dysfunktion. E yohimbine.

**Yopo:** Samen aus Piptadenia peregrina u. P. cobubrina (auf Trinidad wachsende Bäume); werden zu Schnupfpulver mit halluzinogener Wirkung verarbeitet.

**Yoshida-Sarkom** (TOMIZO Y., 1903–1973, japan. Onkologe): 1943 bei Ratten durch o-Aminoazotoluol u. Kaliumarsenit induziertes – transplantables – Retikulosarkom; solide u. Aszitesform. E Yoshida's sarcoma.

**Young-Ester:** ▸Fructose-1,6-diphosphat. E Harden-Young ester.

**Young-Prinzip** (THOMAS Y., 1773–1829, Arzt u. Physiker, London): Lichtstrahlen, die sich kreuzen oder überlagern, interferieren miteinander, wodurch sich die Intensitätswerte teils addieren, teils subtrahieren. E Young's rule.

**Young-Syndrom:** Azoospermie infolge Verstopfung des Nebenhodens durch zähes Sekret; gleichzeitig chronische Infekte der Lungen u. Nebenhöhlen.

**Youssef-Syndrom:** Harninkontinenz u. menstruelle Hämaturie bei Uterus-Blasen-Fistel nach Schnittentbindung. E Youssef's syndrome, postcesarean menouria.

**ypsiloni|formis** *(latein.):* Y-förmig. E Y-shaped.

**Y-Schnitt:** *Chirurgie* s.u. ▸V-Y-Plastik. – *Geburtshilfe* Muttermundinzision mit Y-förmigem Schnitt. E Y-incision.

**2-Y-Syndrom:** *Genetik* ▸XYY-Syndrom.

**Y-Tal, Y-Abfall:** *Kardiologie* s.u. ▸Venenpuls. E Y descent.

**Ytterbium,** Abk. Yb: *Chemie* Schwermetallelement der Lanthaniden-Gruppe (Seltenerdmetall); Atomgewicht 173,04; OZ 70; Isotope: $^{168, 170-174, 176}Yb$; 3-, seltener 2-wertig. E ytterbium.

**Ytter-Erden:** Yttrium, Europium, Gadolinium, Terbium, Ytterbium u.a. enthaltende Mineralien, die zus. mit den »Cerit-Erden« die Seltenerdmetall-Gruppe bilden.

**Yttrium,** Abk. Y: Leichtmetallelement (Seltenerdmetall) mit Atomgew. 88,905 u. OZ 39; 3wertig; chemisch reagibel. Von den Isotopen ($^{86}Y$, $^{88-93}Y$) finden Anw. der γ-Strahler $^{87}Y$ (HWZ 80 h; Muttersubstanz des $^{87m}Sr$, s.a. ▸Strontium) u. der β-Strahler $^{90}Y$ (HWZ 64,5 h; $E_{max}$ 2,26 MeV) als Chlorid, Fluorid, Hydroxid, v.a. für die intraperitoneale u. -pleurale Strahlentherapie. E yttrium.

**Yudin(-Papo)-Operation** (SERGEJ SERGEJEWITSCH Y., 1891–1954, Chirurg, Moskau): Speiseröhrenersatz durch »Jejunalplastik« als Y-Schlinge mit laterolateraler Ösophagojejuno- u. terminolat. Jejunojejunostomie.

**Yvin-Syndrom:** mit Platyspondylie kombinierte Osteopoikilie des Femurs.

**Y-V-Plastik:** Hautplastik mit Y-förmiger Inzision u. nachfolg. Verziehen des triangulären Zipfels an das untere Ende des vertikalen Schenkels (dadurch V-Form). E Y-V-plasty.

**YY-Mann, YY-Syndrom:** *Genetik* das (seltene) ▸XYY-Syndrom.

# Z

**Z:** Kurzzeichen für *physik* Impedanz, *chem* Ordnungszahl, *biochem* Pyrrolidoncarbonsäure am Anfang einer Peptidkette mit blockiertem N-Terminus, *genet* ▸*Z-Chromosom; s. a.* ▸*Zeta-.*

**Zach-Einbettung:** *Histologie* Gewebeeinbettung entwässerter Blöcke in Methanol-Celloidin, danach Härten in Chloroform-Alkohol u. Aufhellen in (Alkohol-)Terpentinöl.

**Zacke:** mehr oder weniger spitzer Ausschlag einer bioelektrischen oder sonstigen Aktionskurve; i.e.S. die ▸P-, ▸Q-, ▸R-, ▸S- u. ▸T-Zacke des EKG; s.a. ▸Welle, ▸Spike. E peak, spike.

**Zacken|sehen:** Flimmerskotom mit farbigen Zickzacklinien; oft Vorbote eines Migräneanfalls. E teichopsia.

**Zähl|kammer:** flache Glaskammer von definierter Tiefe u. mit graduierter Unterteilung der Bodenfläche (»Zählnetz«). Dient zur mikroskopischen Auszählung korpuskulärer Bestandteile einer Flüssigkeitsprobe, z.B. der Blutkörperchen (▸Hämozytometer). Die ermittelte Zahl erlaubt unter Bezug auf das bekannte Kammervolumen u. den Grad der Probenverdünnung die Bestimmung der Einzelelemente pro Volumeneinheit. Bekannte Modelle nach ▸Thoma-Zeiss, ▸Bürker, ▸Neubauer, ▸Türk, ▸Schilling, ▸Fuchs-Rosenthal (s.a. Abb.). S.a. ▸Zählokular. E counting chamber.

**Zähl|okular:** spezielles Mikroskop-Okular für die ▸Zellzählung in der ▸Zählkammer; z.B. nach Sahli mit in 16, nach Metz mit in 4 gleiche Quadrate unterteiltem Quadratfeld. E counting ocular.

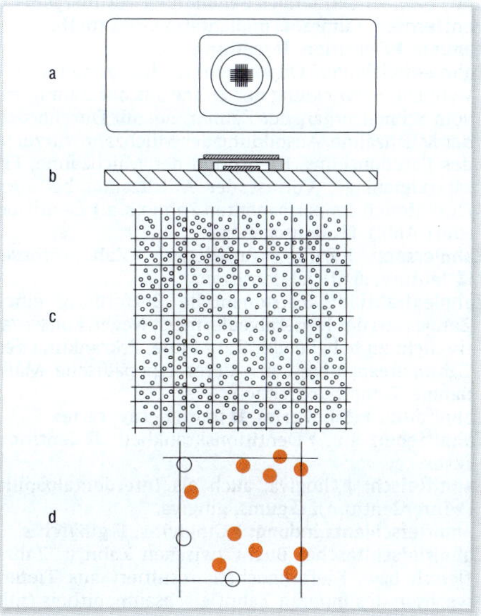


**Zählkammer:** Blutkörperchen-Zählung; a) in der Aufsicht ohne Deckglas; b) im Längsschnitt mit Deckglas; c) Bild der gefüllten Kammer unter dem Mikroskop; d) Auszählung der Erythrozyten (nur die rot markierten Zellen). [15] [208]

**Zähl|rate:** *Nuklearmedizin* ▸Impulsrate (pro vorgewählter Zeiteinheit). E pulse rate.

**Zähl|rohr:** Gerät für Nachweis, Analyse ionisierender Strahlung; z.B. das ▸Geiger-Müller-Rohr. E counter tube.

**Zähl|störung:** ▸Akalkulie.

**Zähl|zwang,** Arithmomanie: neurotisches Zwangsphänomen (▸Anankasmus) mit unwiderstehlichem Drang, die Gegenstände der Umgebung zu zählen. Die Zwangausübung wird als unsinnig erkannt, dient jedoch der Angstabwehr. Bei Nichtausführen tritt die Angst auf. Häufige Zwangsform. E counting compulsion, arithmomania.

**Zähne:** ▸Dentes; s.a. ▸Dens, ▸Zahn. E teeth.

**Zähne|knirschen:** ▸Bruxomanie. E grinding of teeth, bruxism.

**zäkal:** das ▸Zäkum betreffend. E cecal.

**Zäko|kolon:** der Blinddarm (Caecum) samt angrenzendem Colon ascendens. E cecocolon.

**Zäko|megalie:** Erweiterung (z.B. Typhlektasie) u./oder Verlängerung des Zäkums, z.B. bei Caecum mobile. E cecomegaly.

**Zäko|pexie:** operative Befestigung eines Caecum mobile an der hinteren Bauchwand. E cecopexy.

**Zäko|stomie:** ▸Kolostomie im Bereich des Blinddarms; meist als zeitlich begrenzte (= temporäre), prophylaktische oder therapeutische ▸Zäkumfistel, z.B. vor einer Dickdarm- = ▸Kolonresektion, oder – als Entlastungsfistel – bei Kotstauung infolge eines Dickdarmtumors bzw. bei akutem Obturationsileus; auch zur Spülbehandlung bei Colitis ulcerosa. E cecostomy.

**Zäko|tomie:** operative Eröffnung des Zäkums. E cecotomy.

**Zäkum:** der Blinddarm (▸Caecum); s.a. ▸Zäko..., ▸Typhl(o)... E cecum.

**Zäkum|blase:** aus Zäkum gebildete ▸Ersatzblase; i.e.S. als ▸Ureterozäkozystoplastik. E cecocystoplasty.

**Zäkum|entzündung:** ▸Typhlitis. E cecal inflammation, cecocolitis.

**Zäkum|fistel:** innere oder äußere ▸Darmfistel im Bereich des Blinddarms (Caecum). E cecal fistula. – **Z., künstliche:** ▸Zäkostomie. E cecostomy.

**Zäkum|karzinom:** Dickdarmkarzinom (▸Darmkarzinom) im Bereich des Zäkums. Bricht frühzeitig in die Nachbarschaft ein. E cecum carcinoma.

**Zäpfchen: 1)** *Pharmazie* ▸Suppositorium. E suppository. **2)** *Anatomie* ▸Uvula (Gaumen-Z.); s.a. ▸Kio..., ▸Staphylo... E uvula.

**Zärulein:** ▸Caerulein. E cerulein.

**Zärulo|plasmin:** *Biochemie* ▸Coeruloplasmin. E ceruloplasmin.

**Zärul|opie,** Caerolopsia: Farbsinnstörung, bei der nur Blau erkannt werden kann. S.a. ▸Xanthopsie, ▸Xanthozyanopsie.

**Zäsaren|hals:** ▸Cäsarenhals.

**Zäsium:** ▸Cäsium. E cesium.

**Zafirlukast:** ein ▸Leukotrien-Rezeptor-Antagonist; *Anw.* als Antiasthmatikum. E zafirlukast.

**Zahn:** das Einzelelement des Gebisses, ▸Dens, Abb. – S.a. ▸Zahn..., ▸Dental..., ▸Odont... Farbliche, numerische etc. Anomalien s.u. ▸Chlorodontie, ▸Erythrodontie, ▸Melanodontie, An- bzw. ▸Hypodontie, ▸Gebiss. E tooth. – **Z., künstlicher:** aus keramischen Massen oder Kunststoff (»Mineral-« bzw. »Kunststoff-Z.«) hergestellte Nachbildung der natürlichen Zahnkrone (in verschiedenen Farb- u. Formnuancen). Wird z.B. mittels Stift in der Restwurzel bzw. in der Prothesenbasis befestigt (in Letzterer z.B. auch durch Anpolymerisieren). E artificial t. – **Z., verlagerter:** zurückgehaltener (= retinierter; ▸Retention) oder infolge Missverhältnisses zwischen Summe der Zahnbreiten u. Kiefergröße falsch im Kiefer liegender oder sich nicht richtig einstellender Zahn (s.a. ▸impaktiert). E impacted t.

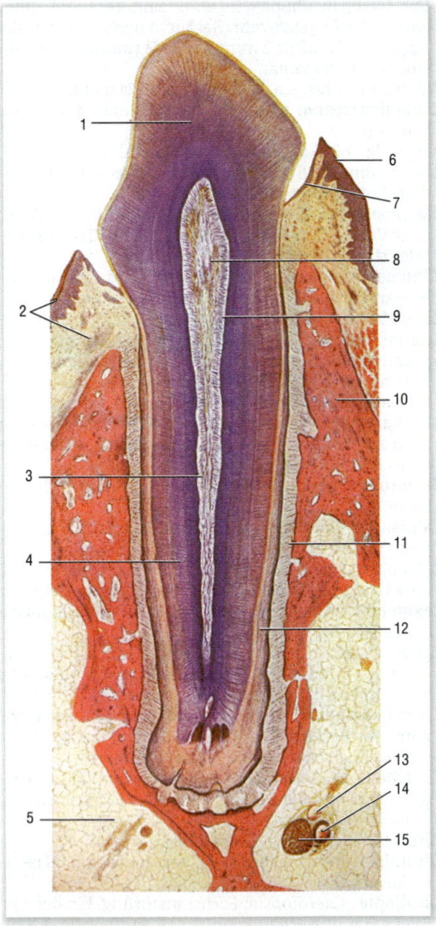


**Zahn:** 1 = Kronendentin, 2 = Zahnfleisch, 3 = Blutgefäße, 4 = Wurzeldentin, 5 = Fettmark, 6 = Limbus, 7 = inneres Saumepithel, 8 = Zahnpulpa, 9 = Odontoblasten, 10 = Alveolarknochen, 11 = Peridontium, 12 = Zement, 13 = Vene, 14 = Arterie, 15 = Nerv. [497]

**Zahn** (FRIEDRICH W. Z., 1845–1904, Pathologe, Genf). – **Z.-Furchen:** Furchung der oberen Leberfläche als Folge hypertropher Zwerchfellzacken (z.B. bei chronisch erschwerter Ausatmung). E Zahn's grooves. – **Z.-Infarkt:** keilförmiger, einem hämorrhagischen Infarkt ähnlicher (jedoch ohne Nekrose) Leberbezirk als Folge des Verschlusses eines Pfortaderastes bei gleichzeitig vermindertem Leberarteriendruck (Abb.), z.B. infolge Kreislaufinsuffizienz (dadurch Rückstrom von Lebervenenblut in den Ischämiebereich). E Z.'s infarct. – **Z.-Linien:** zarte quere Oberflächenriffelung intravital entstandener Thromben (im Gegensatz zum glatten Leichengerinnsel). E Z.'s lines. – **Z.-Tasche:** taschenförmige Aussackung des Herzkammerendokards; als hämodynamisch bedingte Bildung, z.B. bei Aortenstenose, Aortenklappeninsuffizienz.

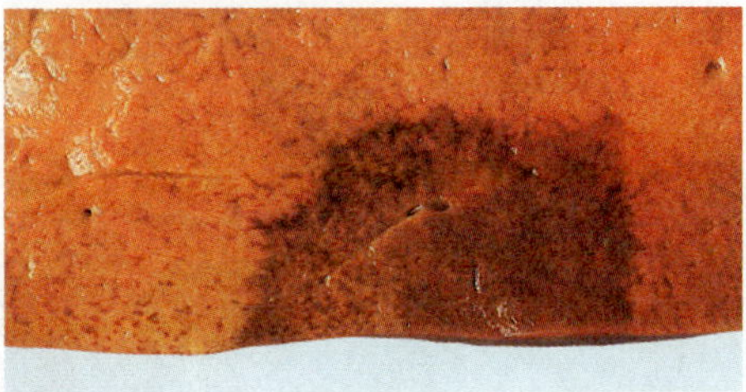

**Zahn-Infarkt:** Schnittfläche eines Leberpräparates. [178]

**Zạhn|abszess:** ▸Granuloma apicale, parodontaler ▸Abszess. E dental abscess, tooth a.

**Zạhn|alveolen:** ▸Alveoli dentales; s.a. ▸Peri-, ▸Parodontitis. E tooth sockets, dental alveoli.

**Zạhn|anlage:** Vorstufe des Zahnes; besteht aus dem ektodermalen Schmelzorgan, der mesektodermalen Zahnpapille und dem mesektodermalen Zahnsäckchen. E dental germ.

**Zahn|bein:** ▸Dentin.

**Zahn|belag:** grauweiße, schmierige Auflagerung auf der freiliegenden Zahnoberfläche; besteht aus Sekreten u. Zellen der Mundhöhle, Nahrungsresten, Mikroorganismen, ist sehr wahrscheinlich Karies begünstigend. – S.a. ▸Mutan. E dental plaque.

**Zạhn|bettschwund:** Schwund des ▸Parodontiums, ▸Parodontose. E periodontosis.

**Zahn|bogen:** ▸Arcus alveolaris. E dental arch.

**Zahn|durchbruch:** ▸Dentition. E eruption of a tooth, dentition.

**Zạhn|dys|plasie:** durch Erbanlage, Keimschädigung oder Wachstumsstörung bedingte Fehlform des Zahnes. Betrifft Zahnkrone u./oder -wurzel, Schmelz, Dentin u./oder Zement. – S.a. ▸Dentinogenesis imperfecta, ▸Dentalfluorose, ▸HUTCHINSON-Trias. E tooth dysplasia.

**Zạhn|einpflanzung:** die ▸Implantation bzw. Reimplantation eines ausgeschlagenen (s.a. ▸Zahnluxation) bzw. zu extraoraler Behandlung vorübergehend entfernten Zahnes. E implantation of a tooth.

**Zahnen:** ▸Dentition. E teething.

**Zạhn|entwicklung,** Odontogenese: die formale u. gewebliche Entwicklung der Zähne aus der Zahnleiste vom Schmelzorgan, der Zahnkrone, mit Durchbruch der Milchzähne, Ausbildung der Milchzahnwurzel u. des Parodontiums, Resorption der Milchzähne, Ersatzzahnanlage, Verlust der Milchzähne bis zum Durchbruch der permanenten Zähne; s.a. ▸Dentition (dort Abb.). E odontogenesis.

**Zạhn|ersatz:** ▸Zahn, künstlicher; ▸Zahnprothese. E denture, artificial dentition.

**Zạhn|extraktion:** instrumentelle Entfernung eines Zahnes aus der Kieferalveole; meist wegen konservativ nicht zu behebender Zahnfäule, Erkrankung des Zahnhalteapparates, als kieferorthopädische Maßnahme. E tooth extraction.

**Zahn|fäule:** ▸Zahnkaries. E tooth decay, caries.

**Zahn|fieber:** s.u. ▸Dentitionskrankheit. E dentition fever.

**Zahn|fleisch:** ▸Gingiva; auch als Interdentalpapille (▸Interdentium). E gums, gingiva.

**Zạhn|fleisch|entzündung:** ▸Gingivitis. E gingivitis.

**Zạhn|fleisch|tasche:** Bucht zwischen Zahn u. Zahnfleisch bzw. Kieferknochen; resultiert aus Tieferwachsen des inneren Zahnfleischsaumepithels (mit Sichablösen von der Zahnwand) bei entzündlichen ▸Parodontopathien. Folgen: Zahnsteinbildung an der Zementoberfläche, Besiedlung durch Anaerobier, Entzündung (bis Abszess). E gingival pocket, periodontal p.

**Zahn|formel:** ▸Gebissformel. E dental formula.
**Zahn|füllung:** ▸Füllung. E (dental) filling.
**Zahn|granulom:** ▸Granuloma apicale. E dental granuloma.
**Zahn|hals|karies:** ▸Zahnkaries am Schmelz-Zement-Übergang; wird begünstigt durch Gingivitis-bedingten Zahnbelag. E dental root caries.
**Zahn|halteapparat:** ▸Parodontium. E periodontium.
**Zahn|hartsubstanz:** Zahnbein (▸Dentin), ▸Zahnschmelz, ▸Cementum. E hard tooth structure.
**Zahn|karies:** Zahnfäule; Zerstörung der Zahnhartsubstanzen durch ein nicht gegebenes Gleichgewicht zwischen Demineralisation u. Remineralisation des Zahnschmelzes in Anwesenheit Säure bildender Bakterien, die der Schmelzoberfläche anhaften. Substrat für die Säurebildung sind Kohlenhydrate, v.a. Zucker. Begünstigt wird die Z. v.a. durch mangelhafte Mundhygiene u. die Entstehung von ▸Plaque. Daneben spielen die Struktur der Hartsubstanzen, die Speichelzusammensetzung u. die Art der Bakterienstämme eine Rolle. Prädilektionsstellen sind für die Zahnreinigung schwer zugängliche Bereiche (Fissuren, Zwischenräume, Füllungs- u. Kronenränder). Die Z. beginnt am Schmelz oder – bei freiliegendem Zahnhals – am Zement; schreitet bei Nichtbehandlung zur Dentinkaries, evtl. Pulpitis fort; führt zu Defekten (▸Kavität) u. Teil- oder Totalverlust des Zahnes. – Die erbliche Disposition ergibt sich u.a. aus der für die Z. wichtigen, genetisch festgelegten (polygenen, z.B. X-chromosomalen) Zahnform. – S.a. ▸Zahnhalskaries. E dental caries.

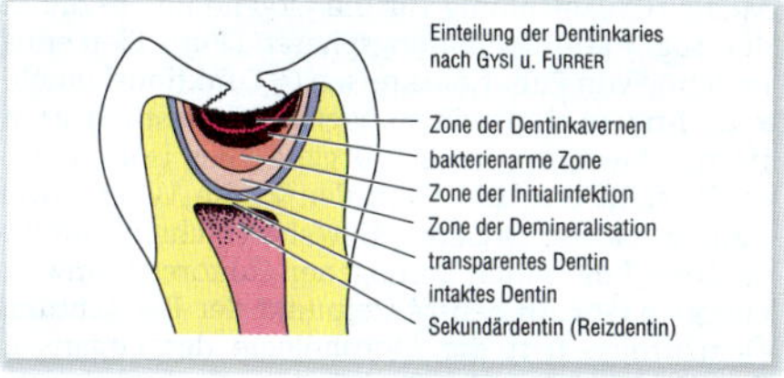


**Zahnkaries.**

**Zahn|keim:** in Entwicklung befindlicher, noch nicht durchgebrochener Zahn. Seine Entzündung (metastatisch oder aus der Umgebung übergreifend) führt zu Sequestrierung u. Ausstoßung. E tooth germ.
**Zahn|krone:** ▸Corona dentis; s.a. ▸Krone, künstlicher ▸Zahn. E tooth crown.
**Zahn|leiste,** dentogingivale Leiste: *Embryologie* vom Mundhöhlenepithel in das Mesoderm einwachsender Epithelstrang, von dem aus sich die epithelialen Zahnanlagen (Schmelz u. Schmelzoberhäutchen) bilden werden (6. Fetalwoche). E dental ridge.
**Zahn|luxation:** passive Bewegung des Zahnes in der Alveole; i.e.S. die traumatische Lockerung (evtl. kombiniert mit Wurzelfraktur). E displacement of a tooth. – **Z., komplette:** Z. mit Herauslösen des Zahnes aus dem Kieferverband. – **Z., zentrale:** Z. in Form der Impression in den Kiefer (»Intrusion«); beim Milchgebiss oft zu Schädigung des Zahnkeims des bleibenden Zahnes führend.
**Zahn|oberhäutchen:** ▸Cuticula dentalis; s.a. ▸Zahnschmelz. E dental cuticle.
**Zahn|organ:** ▸Odontium. E tooth structure.
**Zahn|papille:** ▸Papilla dentalis. E dentinal papilla.
**Zahn|prothese:** s.u. ▸Prothese; s.a. ▸Total-, ▸Teilprothese. E dental prosthesis.
**Zahn|pulpa:** das Zahnmark, ▸Pulpa dentis; s.a. ▸Pulpa... E dental pulp.
**Zahn|rad|phänomen:** *Neurologie* durch erhöhten Muskeltonus bedingtes ruckart. (»sakkadierendes«) Nachgeben einer passiv bewegten Gliedmaße (Störung der reziproken Antagonisteninnervation) bei extrapyramidalen Krankheiten (v.a. Parkinsonismus). E cogwheel phenomenon.
**Zahn|regulierung:** kieferorthopädische Behandlung von Zahnstellungs- u. Kieferanomalien; ▸Zahnverschiebung. E regulation of teeth, orthodontic treatment.
**Zahn|säckchen, -follikel:** *Embryologie* bindegewebige Schicht, die das Schmelzorgan u. die Zahnpapille umgibt. Ihre Zellenlagen (Lamina cemento-, osteo- u. periodontoblastica) dringen zwischen Schmelzepithelscheide u. Wurzeldentin vor, u. ihre Zellen werden zu Zemento-, Osteo- u. Fibroblasten (Letztere für das Periodontium). E dental sac, dental follicle.
**Zahn|schema,** Gebissschema: graphische oder numerische Darstellung der Zähne, spiegelbildlich (vom Betrachter aus gesehen). **1)** nach ZSIGMONDY (1861):

| oben rechts | oben links |
|---|---|
| 8 7 6 5 4 3 2 1 | 1 2 3 4 5 6 7 8 |
| 8 7 6 5 4 3 2 1 | 1 2 3 4 5 6 7 8 |

**Zahnschema.**

| | bleibendes Gebiss | | |
|---|---|---|---|
| | Kennziffer 1 | Kennziffer 2 | |
| rechts | 18 17 16 15 14 13 12 11 | 21 22 23 24 25 26 27 28 | links |
| | 48 47 46 45 44 43 42 41 | 31 32 33 34 35 36 37 38 | |
| | Kennziffer 4 | Kennziffer 3 | |
| | **Milchgebiss** | | |
| | Kennziffer 5 | Kennziffer 6 | |
| rechts | 55 54 53 52 51 | 61 62 63 64 65 | links |
| | 85 84 83 82 81 | 71 72 73 74 75 | |
| | Kennziffer 8 | Kennziffer 7 | |

**Zahnschema:** FDI-Schema.

Bei Einzelzähnen wird der Quadrant durch einen Haken bezeichnet; Milchzähne werden entsprechend durch römische Ziffern angegeben. **2)** nach HADERUP (1887): Mesial neben die Zahnzahl kommt im Oberkiefer ein +, im Unterkiefer ein – (z.B. 4–). **3)** amerikanisches System: Durchnummerieren der Zähne im Uhrzeigersinn von 1 bis 32, oben rechts beginnend, Milchzähne erhalten in alphabetischer Reihenfolge die Buchstaben A bis T. **4)** FDI (**F**édération **D**entaire **I**nternationale): Jeder Quadrant hat eine Kennziffer, jeder Zahn eine Zahl entsprechend seiner Stellung (Schema, einzeln auszusprechen; z.B. 26, zwei-sechs = 1. Molar oben links). E dental formula.
**Zahn|schmelz,** Enamelum, Substantia adamantina: das mantelförmig die Zahnkrone umgebende durchsichtige »Email« (härtestes Körpergewebe); besteht zu ca. 98 % aus mikrokristallinen (Hydroxylapatit mit eingebauten Carbonaten; Spuren von Mg, Na, K, F) u. aus keratinähnlichen Substanzen. Wird von Adamantoblasten der Schmelzglocke gebildet. Seine radiär angeordneten Prismen sind von einer organischen Scheide umhüllt u. untereinander verbunden durch Kittsubstanz. Die Oberfläche ist – wie alle frei in die Mundhöhle ragenden Zahnbereiche – bedeckt vom Zahnoberhäutchen (das exogen aus dem Mundmilieu gebildet wird). E enamel.
**Zahn|status:** im ▸Zahnschema erfolgende schriftliche Darstellung des gegenwärtigen Zustandes (»Status praesens«) eines Gebisses. Umfasst Angaben über Zahnbestand, Füllungen, Kronen, Stiftzähne, Brückenglieder (ggf. auch Zahnlockerung, -steinansatz, -vitalität). E dental chart.

**Zahn|stein:** den Zähnen aufsitzende harte Ablagerung der Calciumsalze des Speichels, vermengt mit Nahrungsresten, Mikroorganismen. Begünstigt, am Zahnfleischsaum (= supragingival) gelegen, die Entwicklung der Zahnkaries. – In Zahnfleischtaschen gelegener Z. stammt v.a. aus Parodontitis-bedingten Absonderungen. E dental calculus, tartar.

**Zahn|tumoren:** s.u. ▸Ameloblastom, ▸Odontom. E tumors of dental origin.

**Zahn|verschiebung:** physiologische, krankhafte oder iatrogene Positionsveränderung der Zähne. In der Kieferorthopädie als »bodily movement« (engl. = körperliche Bewegung) des Zahnes mitsamt seinem Schwerpunkt oder als »tipping« (engl. = kippende Bewegung) der Zahnkrone um seinen Schwerpunkt bezeichnet; s.a. ▸Zahnregulierung. E tooth movement, tooth shifting.

**Zahn|wechsel:** ▸Dentitio. E rotation of tooth.

**Zahn|wurzel:** ▸Radix dentis; s.a. ▸Wurzel... E dental root.

**Zahn|zement:** **1)** *Anatomie* ▸Cementum; s.a. ▸Zemento... E cementum. **2)** ▸Zement. E dental cement.

**Zahn|zyste:** von Zahn(anlagen) ausgehende ▸Kieferzyste (als follikuläre, parodontale, radikuläre ▸Zyste). E dental cyst.

**Zahorsky-Krankheit** (JOHN Z., 1871–1963, amerikan. Kinderarzt): **1)** ▸Exanthema subitum. **2)** ▸Angina herpetica. E Zahorsky's syndrome.

**Zalcitabin:** eine ▸antiretrovirale Substanz (▸Reverse-Transkriptase-Hemmer).

**Zaleplon:** benzodiazepinähnliches Arzneimittel mit kurzer HWZ, das selektiv an den Benzodiazepin-1-Rezeptor bindet; ***Anw.*** als Hypnotikum bei Einschlafstörungen; ***NW:*** Kopfschmerzen. E zaleplon.

**zAMP:** Abk. für zyklisches ▸**A**denosin**m**ono**p**hosphat. E cAMP.

**Zanamivir:** ein Virostatikum; ▸Neuraminidase-Hemmer; inhalative ***Anw.*** bei Influenza A u. B. E zanamivir.

**Zange:** zangenartiges Instrument mit je nach Verwendungszweck verschieden geformten Branchen (= Maulteilen), z.B. als Biopsie-, Hohlmeißel-, Fremdkörper-, Uterus-, Steinfass-, Zahnzange. – Auch Kurzbez. für die »Entbindungs-« oder »Geburtszange« bzw. für die ▸Zangenentbindung (»Forceps«). Das Instrument besteht aus 2 spiegelbildlich geformten »Löffeln«, an denen unterschieden werden das Blatt (wird in den Geburtskanal eingeführt; besitzt eine Kopf-, z.T. auch ▸Beckenkrümmung), das Spitzende (zeigt beim Anlegen zum Führungspunkt), der Hals mit »Schloss« (gebildet von einem Stift oder Knopf am linken u. einem entsprechenden Ausschnitt am rechten Löffel; s.a. ▸Junctura, ▸Englisches Schloss) u. der Griff (evtl. mit Zughaken; z.B. die ZWEIFEL-Z.). Modelle z.B. nach ▸NAEGELE, ▸KJELLAND. E forceps.

**Zange-Kindler-Syndrom** (JOH. Z., 1880–1969, HNO-Arzt, Graz, Jena; WERNER K.): Liquorblockade in der Cisterna magna (meist bei raumforderndem Prozess in der hinteren Schädelgrube). ***Klinik:*** Hinterkopfschmerz, CHEYNE-STOKES-Atmung, Opisthotonus, Erbrechen, Ataxie, Adiadochokinese. Die Subokzipitalpunktion erbringt keinen Liquor (▸Punctio sicca) u. ist mit hohem Risiko belastet. E cisternal block syndrome, c. pressure cone.

**Zangemeister-Handgriff** (WILHELM Z., 1871–1930, Frauenarzt, Königsberg, Marburg): der sog. 5. LEOPOLD-Handgriff; an der horizontal gelagerten Gebärenden Auflegen der einen Geburtshelferhand auf die Symphyse, der anderen auf den kindlichen Kopf, um aus dem Niveauunterschied beider Handrücken ein Missverhältnis zwischen Kopf u. mütterlichem Becken zu erkennen (Gleichstand spricht für leicht verengtes Becken). E Zangemeister's maneuver.

**Zangen|arm:** zangenförmig umgestalteter Unterarmstumpf; i.e.S. der ▸KRUKENBERG-Arm.

**Zangen|biss:** gerader Biss, Kantenbiss, Labidodontie: der natürliche Biss, wobei die inzisalen = Schneidkanten der Frontzähne in Okklusionsstellung aufeinander zu stehen kommen. E edge-to-edge bite, centric occlusion.

**Zangen|entbindung, -geburt:** Geburtsbeendigung mit Hilfe der geburtshilflichen ▸Zange unter Nachahmung des natürlichen Geburtsmechanismus: Zug in Richtung der Griffe bis zum Erscheinen der Leitstelle in der Scham, dann Heben der Griffe zum Herumleiten (»Rotation«) des Kopfes um die Symphyse. S.a. Abb. Vorbedingungen: vollständige Eröffnung des Muttermundes, nicht zu enger Beckenausgang, erfolgter Blasensprung, lebendes Kind, zangengerechter Stand des Kopfes (mindestens in das kleine Becken eingetreten) u. leere Blase. Ist nur noch als Beckenausgangszange üblich (auch bei Beckenendlagen: Beckenendzange). – S.a. ▸Vakuumextraktor, ▸SCANZONI-Manöver. E forceps delivery.

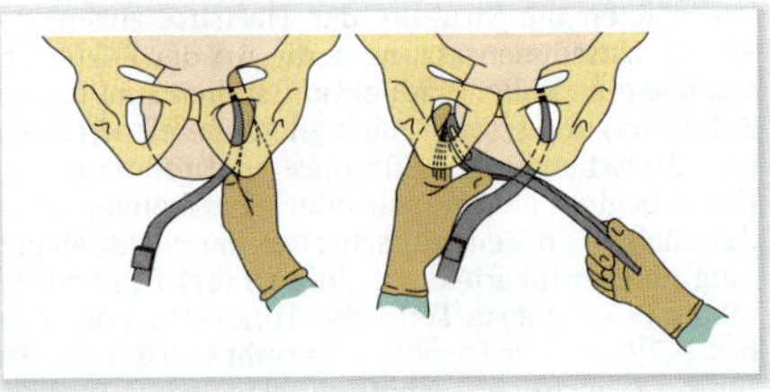

**Zangenentbindung:** Anlegen der Geburtszange. [71]

**Zang-Fu-Organe:** in der ▸Traditionellen Chinesischen Medizin Bezeichnung für die Organe mit Bezug zu den sog. ▸Fünf Wandlungsphasen (Fünf Elemente) im Sinne von Funktionskreisen (= Funktionskomplexen). Anders als der Organbegriff der westlich orientierten Medizin, der die Organe eher isoliert darstellt, stellt die Lehre von den Z. die Wechselwirkung zwischen Organen, Gewebeschichten, Sinnesorganen, Emotionen, pathogenen Faktoren (Umweltenergien) etc. in den Mittelpunkt der Betrachtung. Demzufolge tritt die Morphologie des Organs in den Hintergrund, die Funktion u. der funktionelle Zusammenhang sind von primärer Bedeutung.

**Zapfen:** *Anatomie* ▸Zapfenzelle. E retinal cone.

**Zapfen|sehen,** photopisches Sehen: das Tages- oder Helligkeitssehen als Leistung der Zapfenzellen bei Beleuchtungsstärke > 0,02–0,05 Lux. Nach der ▸Dreifarbentheorie des ▸Farbensehens zerlegen die in den Außengliedern der 3 verschiedenen Zapfenarten befindlichen 3 verschiedenen photosensiblen Substanzen (= ▸Photopigmente; s.a. ▸Jodopsin) das Licht entsprechend ihren unterschiedlichen Lichtabsorptionsmaxima (440, 540 u. 570 nm) in die 3 Mischfarben Purpurrot, Blaugrün u. Blauviolett, aus denen – als den Primärfarben der Theorie – alle für den Menschen erkennbaren Farbnuancen erzeugt werden können, u. zwar durch Rekombinati-

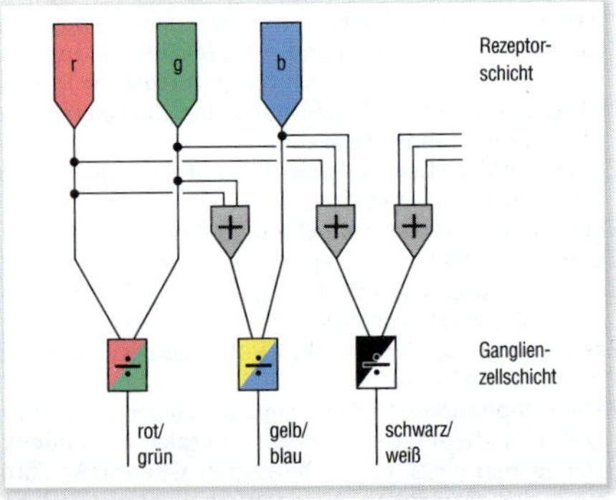


**Zapfensehen:** Verschaltung der Netzhautneurone (schemat.). [181]

on der ausgelösten neuronalen Signale, gestützt auf die in der Ganglienzellschicht der Netzhaut aufgrund der inhibitorischen u. exzitatorischen Verschaltung der verschiedenen Zapfen erfolgenden Ermittlung der Gegenfarbenwerte. Als Gegenfarben gelten gemäß der sich auf die Phänomene Sukzessiv- u. ▸Simultankontrast stützenden ▸Gegenfarbentheorie des Farbensehens die Farben spektrales Rot/Grün u. Gelb/Blau; die im jeweiligen Paar überwiegende Farbe wird empfunden; gleichwertige Mischung im Paar ergibt – wie auch Schwarzweiß-Mischung – »unfarbig« (= grau). E photopic vision.

**Zapfen|zahn:** *Pathologie* ▸Dens emboliformis. E pegshaped tooth.

**Zapfen|zelle,** Cellula optica coniformis: Sinneszelle des Neuroepithels der Netzhaut des Menschen (s.a. ▸Photorezeptoren). Diese Zellen (insgesamt als »Zapfenapparat« bezeichnet) sind in geringerer Zahl als die ▸Stäbchen vorhanden, am dichtesten in der Fovea centralis; vermitteln – mit erheblich schnellerer Reaktion (aber höherer Reizschwelle) als die Stäbchenzellen – das scharfe Helligkeitssehen (▸Zapfensehen) u. das Farbensehen; ragen mit ihrem kegelförmigen, Membranscheiben enthaltenden Außenglied in das Pigmentepithel; das anschließende Innenglied (aus Ellipsoid u. Myoid bestehend) enthält zahlreiche Mitochondrien u. setzt sich – jenseits der Membrana limitans externa – in den in der äußeren Körnerschicht gelegenen Zellkörper (mit lockerem Kern) fort, von dem aus ein dünner Fortsatz in die äußere retikuläre Schicht (»Netzschicht«) geht zur synaptischen Verbindung mit bipolaren Ganglienzellen; s.a. Abb. E cone cell (of retina).

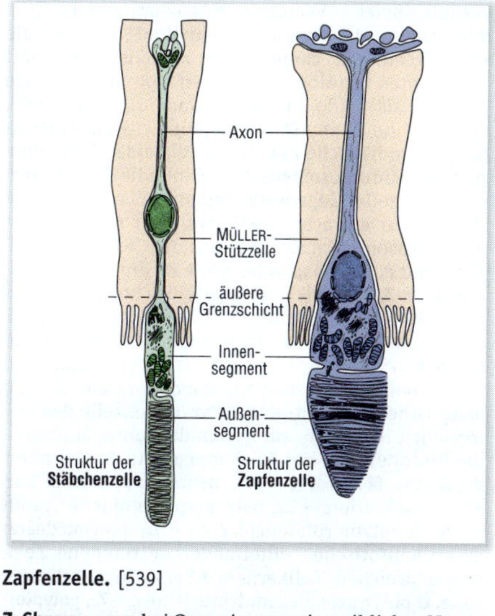


**Zapfenzelle.** [539]

**Z-Chromosom:** bei Organismen mit weiblicher Heterogametie das in beiden Geschlechtern vorhandene – somit dem X bei männl. Heterogametie entsprechende – Geschlechtschromosom (Konstellation ZZ = ♂, WZ = ♀ [W = W-Chromosom]). E Z chromosome.

**Z-DNS:** Konformationsvariante der ▸Desoxyribonucleinsäure mit unterschiedlicher Nucleinbasenkonformation der Nucleotide; dadurch ist negative Verdrillung bevorzugt. E Z-DNA.

**Zea mays:** ▸Mais.

**Zea|xanthin:** ▸Carotinoid (Dihydroxy-β-carotin) in Maiskörnern (Zea mays) u. Eidotter. E zeaxanthin.

**Zecken,** Ixodides: Blut saugende, durch ihren Biss zahlreiche Krankheiten übertragende Parasiten (weltweit über 800 bekannte Arten, s.a. Abb.). In Mitteleuropa werden v.a. die ▸Lyme-Borreliose u. die Frühsommermeningoenzephalitis übertragen (meist durch Ixodes ricinus = Holzbock). Z. sind eine Unterordnung der Acarina, von den übrigen ▸Milben unterschieden durch die Anordnung der stechend-saugenden Mundwerkzeuge am Kopf = ▸Capitulum (Rüssel: halbrinnenförmiges Hypostom, bedeckt von hakenbewehrten, stabförmigen Cheliceren; außen Kiefertaster = Pedipalpen), ein Geruchsorgan an den Vorderbeinen (HALLER-Organ) u. die Größe (bis zu 3 cm). Der Körper ist von Chitinplatten bzw. einer lederartigen Hülle bedeckt. Die Entwicklung aus dem Ei erfolgt über ein 6-beiniges Larven- u. ein 8-beiniges Nymphenstadium. 2 Familien: ▸Argasidae (»Lederzecken«; ▸Ornithodorus) u. Ixodidae (»Schildzecken«; ▸Ixodes, ▸Rhipicephalus, ▸Dermacentor, ▸Haemaphysalis, ▸Amblyomma). Reservoir: Erdeichhörnchen, Hund, Opossum, Rind, Ziege, Reh, Maus, Vögel etc. E ticks.

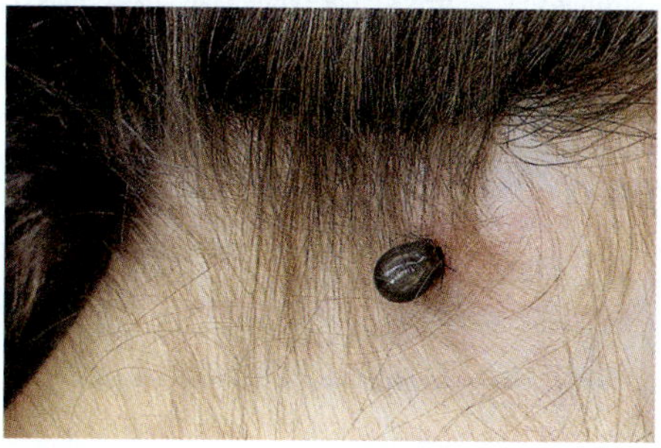

**Zecken:** mit Blut vollgesogener Parasit. [89]

**Zecken|enzephalitis:** durch Zeckenbiss übertragene Enzephalitis; i.e.S. die Nordasiatische (= Russische) u. die Zentraleuropäische (▸Frühjahr-Sommer-Enzephalitis). ***Prophyl.:*** Schutzimpfung in gefährdeten Gebieten. E tick-borne encephalitis.

**Zecken|fleckfieber:** durch Zecken übertragene Rickettsiosen. E tick-borne spotted fever.

**Zecken|lähmung:** durch Zeckengift bedingte, einige Tage nach Zeckenbiss auftretende schlaffe Lähmung der Gliedmaßen, evtl. auch Blasen-, Mastdarminkontinenz, sowie Hypo- bis Areflexie, Schwindel, Erbrechen u. Lichtscheu, evtl. Tod durch Atemlähmung. In Frage kommen Ixodes ricinus u. I. holocyclus (Australien), I. pilosus, Haemaphysalis sulcata u. Rhipicephalus simus (Südafrika), Dermacentor variabilis (Amerika); s.a. ▸Lyme-Krankheit. E tick paralysis.

**Zecken|rückfall|fieber:** durch Zecken übertragenes ▸Rückfallfieber. E tick-borne relapsing fever.

**Zedern(holz)öl:** das z.B. für Immersionsmikroskopie benutzte ▸Oleum Ligni Cedri. E cedar oil.

**Zehen:** ▸Digiti pedis, ▸Hallux. E toes.

**Zehen|ballen:** von Zehengrundgelenken, örtlichen Muskeln und Unterhautfettpolster aufgeworfener querer Wulst vorn an der Fußsohle; an der Großzehe relativ stärker. E ball of toe.

**Zehen|brand:** Gangrän der Zehen infolge arterieller Durchblutungsstörung der unteren Gliedmaßen; v.a. bei Diabetes mellitus, als Raucherbein. E gangrene of toes.

**Zehen|reflexe:** die als ▸Pyramidenzeichen zu wertenden krankhaften Reflexe mit Zehenbeugung, v.a. ▸BABINSKI-, evtl. ▸GORDON-, ▸PUUSEPP-Reflex, ▸OPPENHEIM-, ▸(V.-)STRÜMPELL-Zeichen, ▸Plantarmuskelreflex. E Babinski's sign and variants.

**Zehntage|fieber:** von Hundezecken (▸Zecken) übertragene Rickettsiose in Südafrika. 10-tägige Fieberperiode mit Geschwürsbildung und Lymphadenitis an der Bissstelle, makulopapulösem Exanthem, Nackensteifigkeit. E ten-day fever.

**Zehr|flechte:** ▸Lupus vulgaris.

**Zehr|rose:** ▸Lupus erythematodes disseminatus.

**Zeichen: 1)** *Klinik* Krankheitszeichen, ▸Symptom; s.a. ▸Phänomen, ▸Signum. **2)** *Kybernetik* eine feste Bit-Kombination (Buchstabe, Ziffern) als Symbol für eine Informationsmenge. E sign.

**Zeichen|lehre:** *Klinik* ▸Semiotik; s.a. ▸Symptomato-, ▸Phänomenologie. E sem(e)iotics.
**Zeichen|sprache:** als sog. Taubstummensprache die Daktylophasie. S.a. ▸Gebärdensprache. E sign language.
**Zeichnen:** *Geburtshilfe* leichte, durch kleinste Muttermundeinrisse bedingte Blutung aus der Gebärmutter in der ▸Eröffnungsperiode. E spotting. – **Z., erstes:** Z. zu Geburtsbeginn (bei beginnender Eröffnung).
**Zeigefinger|daumen:** aus dem Zeigefinger (▸Index) gebildeter Ersatzdaumen (▸Daumenersatz). E index pollicization.
**Zeige|versuch:** *Neurologie* s.u. ▸BÁRÁNY, ▸(V.)-GRAEFE. E pointing test.
**Ze|in:** minderwertiges pflanzl. Eiweiß (Prolamin-Gruppe), v.a. im Kleber von Mais (Zea mays), *Anw.* u.a. als Lebensmittelüberzug. E zein.
**Zeis-(Lidrand-)Drüsen** (EDUARD Z., 1807–1868, Chirurg, Marburg, Dresden): die Haarbalgdrüsen der Wimpern; s.a. ▸Hordeolum. E Zeis' glands.
**Zeiss-Schlinge(nsonde)** (LUDWIG Z., 1900–1958, Urologe, Bad Wildungen): Ureterkatheter mit Perlonfaden an der Spitze, die – zwecks Harnleitersteinentfernung – durch Zug am Faden zur Schlinge umgebildet wird (Abb.). E Zeiss' loop.

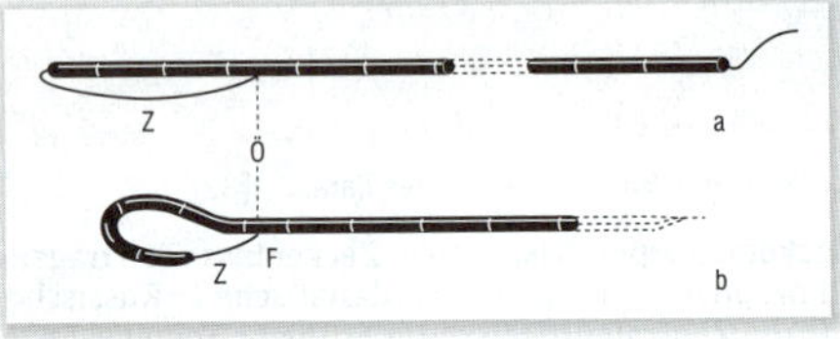


**Zeiss-Schlinge(nsonde):** geöffnet (a) bzw. kurz vor dem Schluss (b). **F:** Fußpunkt, an den die Sondenspitze herangezogen wird; **Ö:** seitliche Sondenöffnung; **Z:** Zugfaden. [350]

**Zeiss(-Thoma)-Zählkammer:** s.u. ▸THOMA. E Zeiss-Thoma counting chamber.
**Zeit:** *Physik* Dimension des Nacheinander, der Dauer. – SI-Basiseinheit der seit 1967 international gültigen Atomzeit (AT) ist die ▸Sekunde. E time.
**Zeit|bewusstsein:** das Erleben der Gegenwartsdauer als durchfließendes Stadium zwischen Vergangenheit u. Zukunft. Ist geknüpft an ein funktionierendes Gedächtnis, das die Erinnerungen mit den Wahrnehmungen u. Gedanken der Gegenwart verknüpft. Wird beeinflusst von Vigilanz sowie der Menge u. Bewertung der Erlebnisinhalte (bei Interesse Zeitraffung, bei Langeweile Zeitdehnung). Krankhafte Störungen äußern sich u.a. in Zeitlupenphänomen (scheinbare Dehnung; z.B. bei Depression), Zeitrafferphänomen (z.B. bei Manie, Vergiftungen), »Stillstehen der Zeit« (z.B. bei akuten schizophrenen Zuständen). S.a. ▸Zeitgitterstörung. E awareness of time.
**Zeit|gitter|störung:** Verlust der korrekten zeitlichen Ordnung des Erinnerungsgefüges, z.B. bei KORSAKOW-Syndrom, fortgeschrittener ALZHEIMER-Demenz, amnestischem ▸Durchgangssyndrom. E confusion of the sense of time, chronotaraxis.
**Zeit|volumen:** *Physiologie* ▸Herzzeitvolumen. – Ferner als Stromzeitvolumen das Durchströmungsvolumen/Zeit von Organen. E volume in a given time (e.g. cardiac output).
**-zele,** -cele, -kele: Wortteil »Hernie«, »Prolaps, »Zyste« (z.B. ▸Entero-, ▸Zystozele).
**Zell-:** s.a. ▸Cyt(o)-, ▸Zyt(o)-, ▸Zellular-.
**Zell|aggregation:** *Hämatologie* ▸Agglomeration. E cell aggregation.
**Zell|antigene:** antigene Bestandteile der Zelle, v.a. der Zelloberfläche, des ▸Zellkerns, der Zellmembran; s.a. ▸Oberflächenantigene, ▸Bakterienantigene. E cellular antigens.
**Zell|atmung:** innere ▸Atmung. E cell respiration.
**Zell|atypie:** *Pathologie* s.u. ▸Atypie. E cellular atypia.
**Zell|auswanderung:** ▸Emigration, ▸Diapedese; s.a. ▸Migrations...
**Zell|brücke:** *Histologie* ▸Desmosom, ▸Schlussleiste. E cellular bridge.
**Zell|chemie,** Zytochemie: ▸Topochemie der Zelle unter Anw. bio- u. histochemischer Methoden. E cytochemistry.
**Zell|diagnostik:** ▸Zytodiagnostik. E cell diagnosis.
**Zelle,** Cellula: *Biologie* die kleinste lebensfähige Einheit des Tier- u. Pflanzenreiches; ein sich selbst regulierendes offenes, mit seiner Umgebung durch permanenten Stoffaustausch in einem Fließgleichgewicht stehendes System mit eigenem Stoffwechsel, Vermehrungsfähigkeit (▸Zellteilung, ▸Zellzyklus) u. gerichteter Erregbarkeit. Ihr Leib (▸Zytosoma) ist umgeben von der ▸Zellmembran (bei Bakterien auch von einer ▸Zellwand). Das Innere besteht aus ▸Zytoplasma (Ort des Glucosestoffwechsels u. der Fettsäuresynthese [in verschiedenen Kompartimenten]) u. ▸Organellen (s.a. Abb.); u. zwar ▸Zellkern, ▸Mitochondrien, ▸Lysosomen, ▸Microbodies, ▸Ribosomen (bzw. ▸Polyribosomen), ▸endoplasmatisches Retikulum, ▸GOLGI-Apparat, ▸Zentriolen, ▸Mikrotubuli, ferner aus ▸paraplasmatischen Einschlüssen. Als spezialisierte Z. (z.B. A-, B-Zelle usw.) besitzt sie weitere Strukturen, z.B. Fortsätze (▸Axon, ▸Dendrit), Fibrillen (▸Neuro-, ▸Myofibrillen), oder verliert einige (z.B. Kern-, Ribosomen-, Mitochondrien-Verlust bei Erythrozyten). – Die Kern-Plasma-Relation liegt normal bei 1:7 bis 1:10. Die Zellbezeichnung erfolgt nach Gewebe, Funktion, Formabweichungen etc. (z.B. Epithel-, Bindegewebs-, Nerven-, Blutzelle [»Blutkörperchen«], Haupt-, Beleg-, Wander-, ▸Assoziationszelle [s.a. ▸Interneuron], Riesen-, Epitheloid-, Sichelzelle etc.). E cell. – **Z., chromo|phile:** »farbliebende«, mit bestimmten histolog. Farbstoffen typisch anfärbbare Z., z.B. als azido-, baso-, eosino- u. neutrophile, chromaffine Z. etc. E chromophilic c. – **Z., dendritische:** ▸dendritische Zellen. – **Z., diploide:** Z. mit doppeltem ▸Chromosomensatz (▸Diploidie), die normale Körperzelle; Gegensatz: haploide Z. u. polyploide Z. (mit nur einfachem [▸Gamet] oder mit mehr als 2 Chromosomensätzen; ▸Haploidie, ▸Polyploidie). E diploid c. – **Z., haploide:** s.u. ▸Z., diploide. E haploid c. – **Z., mono|klonale:** jede Tochterzelle eines ▸Zellklons. E monoclonal c. – **Z., mono|nukleäre:** Z. mit einem einzigen u. ungelappten Zellkern (▸Monozyt, ▸Lymphozyt) im Gegensatz zur polynukleären u. zur polymorphkernigen. E mononuclear c. – **Z., motorische:** die multipolare Pyramidenzelle der motorischen Hirnrinde am Pyramidenbahnursprung u. die Motoneurone des Rückenmarks u. der Hirnnervenkerne. E motor c. – **Z., neurosekretorische:** s.u. ▸Neurosekretion. – **Z., poly|morph|kernige:** ▸Granulozyt. E polymorphonuclear c. – **Z., poly|nukleäre:** durch amitotische Zellteilungen entstandene Zelle mit zahlreichen Zellkernen; ▸Synzytium, ▸Riesenzelle. E polynuclear c., multinucleate c. – **Z., polyploide:** s.u. ▸Z., diploide. E polyploid c. – **Z., sensible, Z. sensorische:** Z. im Dienste der Sinnessysteme. Die pseudounipolare Z. des Ganglion spinale u. trigeminale, die bipolare Z. des Ganglion spirale u. Ggl. vestibulare, der Retina, Riechschleimhaut sowie zugehörige Hirnrindenzellen. E sensory c.
**Zell|einschluss:** ▸Inklusion, ▸Paraplasma, ▸Einschlusskörperchen. E cellular inclusion.
**Zell|elektrophorese:** die auf Elektronegativität der Zelloberfläche basierende Wanderung freier oder aus dem Verband isolierter Zellen im elektrischen Feld in Richtung Anode. E cell electrophoresis. – **Z., analytische:** Z. (im Zytopherometer) zur Messung der Wanderungsgeschwindigkeit, z.B. von Blutzellen (das resultierende ▸Hämozytopherogramm zeigt z.B. eine Beschleunigung bei bösartiger Erkrankung u. bei verstärkter Hämopoese). E analytical c. e. – **Z., präparative:** trägerfreie Ablenkungselektrophorese

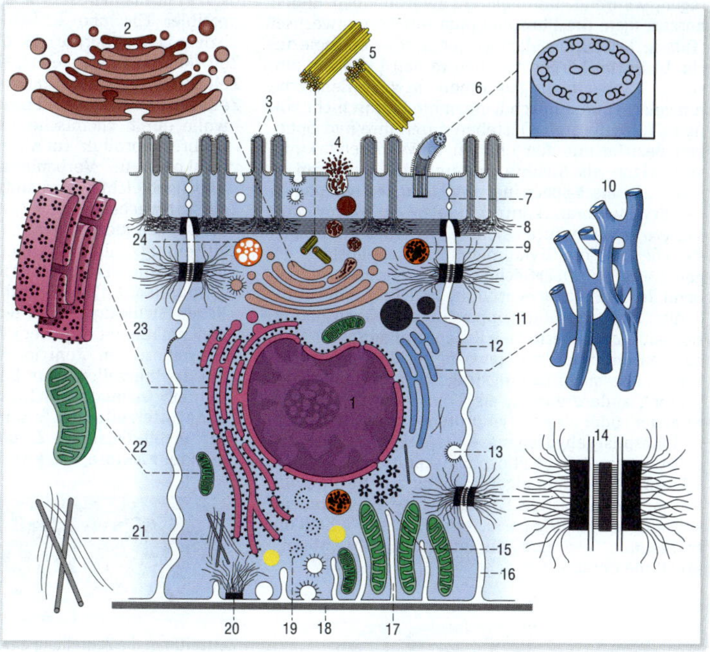


**Zelle:** schematische Darstellung einer Epithelzelle mit den wichtigsten Organellen u. typischen Oberflächendifferenzierungen. Einige der Zellbestandteile, die im Schnittpräparat zweidimensional erscheinen, sind zum besseren Verständnis dreidimensional u. vergrößert herausgezeichnet. 1 Kern mit Hetero- (dunkel) u. Euchromatin (heller) sowie Nucleolus; 2 Golgi-Apparat; 3 Mikrovilli (mit Glykokalix); 4 Sekretgranulum (mit Exozytose); 5 Zentriolen; 6 Kinozilie; 7 Zonula occludens; 8 terminales Netz mit Zonula adhaerens; 9 Lysosom; 10 glattes endoplasmatisches Retikulum (glattes ER); 11 Peroxisom (ein Zytosom); 12 Verbindung (»gap junction«); 13 klathrinbedeckte Endozytosefigur; 14 Desmosom; 15 Glykogen; 16 Interzellularspalt; 17 Einfaltung des basalen Labyrinths; 18 Lamina densa der Basallamina; 19 Polysomen; 20 Hemidesmosom; 21 Mikrotubuli u. Keratinfilamente; 22 Mitochondrium; 23 raues endoplasmatisches Retikulum (raues ER); 24 multivesikulärer Körper. [498]

zur Auftrennung von Zellgemischen. – S.a. ▸Zellfraktionierung. E free-flow c. e.

**Zellen|lehre:** ▸Zytologie. E cytology.

**Zẹll|enzyme:** an die Zellstrukturen (z.B. an die ▸Zellmembran) gebundene oder in Zytoplasma gelöste Enzyme (»Endoenzyme«). Letztere werden bei Zellschädigung freigesetzt u. sind dann im Blut nachweisbar (▸Enzymmuster; s.a. ▸Myokardinfarkt, ▸Zellkernenzyme). E cellular enzymes.

**Zẹll|farbstoff:** *Zytologie* ▸Pigment. E cytopigment.

**Zẹll|faser:** ▸Tonofibrille. E cell fiber, tonofibril.

**Zẹll|fluoro|chromierung, intravitale:** der Gewinnung von Zellabstrichen bzw. der Punktionsbiopsie vorangestellte Verabfolgung eines Fluoreszenzfarbstoffes (der z.B. Tumorzellen eine intensive körnige Fluoreszenz verleiht). S.a. ▸Vitalfärbung.

**Zẹll|fraktionator:** Gerät zur Auftrennung vitaler Zellen nach Fluoreszenz (▸Fluorochromierung), Lichtstreuungs- und Lichtabsorptionsdaten (gewonnen durch ▸Laser-Bestrahlung der mittels Düse getrennten Teilchen der Probe u. ausgewertet von einem sortierenden Prozessrechner). Bei anderen Systemen ist auch die Trennung nach Zellvolumen möglich. E cell sorter.

**Zẹll|fraktionierung:** Auftrennung von Zellgemischen nach Zellgröße (z.B. durch Säulenchromatographie), -schwere (durch differentielle Zentrifugation; z.B. mit Zellseparator), -dichte (z.B. Dichtegradienten-Sedimentation), optischen Eigenschaften (▸Zellfraktionator), bioelektrischen Oberflächeneigenschaften (▸Zellelektrophorese). E cell fractionation.

**Zẹll|fusionierung:** Zellverschmelzung; s.a. ▸Synzytium, ▸Zellhybridisierung. E cell fusion.

**Zẹll|gewebs|entzündung:** ▸Cellulitis, ▸Abszess, ▸Phlegmone, ▸Panaritium.

**Zẹll|hybridisierung:** Bildung vegetativer Hybriden (Hybridzellen, Zellchimären, »Cybride«) durch Kerntransplantation oder Verschmelzung zweier verschiedener Zellen; s.a. ▸Hybridom. E cell hybridization.

**Zẹll|kern,** Karyon, Nucleus: die größte Organelle der ▸Zelle der Eukaryoten; ist gegen das ▸Zytoplasma abgegrenzt durch die ▸Kernmembran (poröse, Stoffaustausch ermöglichende Doppelmembran). Der Z. enthält in seiner Matrix (▸Karyoplasma, ▸Karyolymphe) Erbgut in Form der ▸Desoxyribonucleinsäure (die bei der ▸Mitose u. ▸Meiose als sichtbare ▸Chromosomen erkennbar wird [s.a. ▸Chromatin]) u. das Kernkörperchen (▸Nucleolus). Besteht zu 75 % aus Eiweißkörpern (Nucleoproteine; u.a. an DNS gebunden, darunter ▸Histone, u. frei als Enzyme [▸Polymerasen, z.B. Replicase, Transcriptase; ferner für ATP-, NAD-Synthese]; in Spermazellen Protamine). Die Proteine können u.U. Bildung antinukleärer ▸Autoantikörper hervorrufen. – Regelwidrigkeiten bezüglich Form, Größe etc. kommen vor (▸Kernatypie, ▸Kernanomalie). – S.a. ▸Kern..., ▸Karyo..., ▸Nucl(eo)..., ▸Nukl(eo)... E (cell) nucleus.

**Zẹllkern|äquivalent:** ▸Nucleoid. E cell nucleus equivalent.

**Zẹllkern|enzyme:** s.u. ▸Zellkern.

**Zẹll|klon, -stamm:** eine genetisch einheitliche, aus einer bestimmten Zelle durch mitotische Zellteilungen hervorgegangene Zellpopulation (▸Klon). S.a. ▸monoklonal, ▸Zell-Linie, ▸Selektionstheorie. E clone.

**Zẹllkontakt|gebilde:** **1)** ▸Desmosom, ▸Macula adhaerens, ▸Zonula adhaerens. **2)** ▸Synapse.

**Zẹll|kultur:** ▸Kultur lebender, sich durch Mitose vermehrender Zellen (primär als Einzelzellen oder aus Zellverbänden) unter sterilen Bedingungen in geeigneten Nährmedien; für ▸Zellhybridisierung, Viruszüchtung, Produktion von monoklonalen Antikörpern. E cell culture.

**Zẹll-Linie:** die nach der ersten Passage in einem Kulturgefäß aus Zellen der primären Zellkultur (»Primärkultur«) hervorgegangenen Zellen; wird bei Bestätigung ihrer unbegrenzten Kultivierbarkeit in Nachfolgekulturen (Subkultivierbarkeit) als Dauer-Zell-Linie bezeichnet; s.a. ▸Zellkultur. E cell line.

**Zẹll|membran,** Plasmalemm: die jede tierische Zelle umgebende u. deren inneres Milieu aufrechterhaltende, elastisch verformbare, lichtmikroskopisch nicht erfassbare Membran (Abb.). Bestandteile: **a)** Lipide, v.a. Phosphatide, Cholesterin, Glykolipide, deren polare, hydrophile Enden in die wässrige Phase ragen, während die apolaren, hydrophoben Enden herausragen; die Phospholipide mit Phasenwechsel (flüssig, kristallin, gelartig), gehemmt von Cholesterin. **b)** Eiweißkörper; tauchen in den Lipidfilm ein, sind z.T. aber mehr zur Innen- bzw. Außenfläche hin gelagert oder durchdringen die Lipidschicht völlig (= Tunnelproteine), stehen durch ihre hydrophoben Bezirke mit den Lipiden in Wechselwirkung; verfestigen als Strukturproteine die Membran u. sind, z.B. als ▸Spectrine, ▸Actin u. ▸Glykophorin der Ery-Membran, kontraktil; als – an ▸Neuraminsäure u. ▸Sialinsäure reiche – Glykoproteine ragen sie, wie auch die Glykolipide (v.a. Ganglioside), gegen die äußere Oberfläche vor u. bestimmen weitgehend deren Elektronegativität, sind Träger der Antigenität (z.B. als ▸Blutgruppensubstanz, Transplantationsantigene), besitzen ▸Rezeptoreigenschaft (z.B. der Neuraminsäurerest der Ganglioside als ▸Virusrezeptor, aber auch Ladungsträger; s.a. ▸Membranrezeptor); andere wirken als Transportproteine (s.a. ▸Carrier) oder als ▸Enzymproteine (z.B. Glyceraldehydphosphatdehydrogenase = GADP, ▸Aldolase, Pyruvatkinase = ▸PK, ▸Phosphoglyceratkinase = PGK). – Besondere Membrangebilde sind z.B. ▸Mikrovilli, ▸Pseudopodien-artige Fortsätze bzw. Membraneinstülpungen (für Phago- u. ▸Pinozytose), ▸Zellkontaktgebilde. – S.a. ▸Zellmembran..., ▸Membran... E cell membrane.

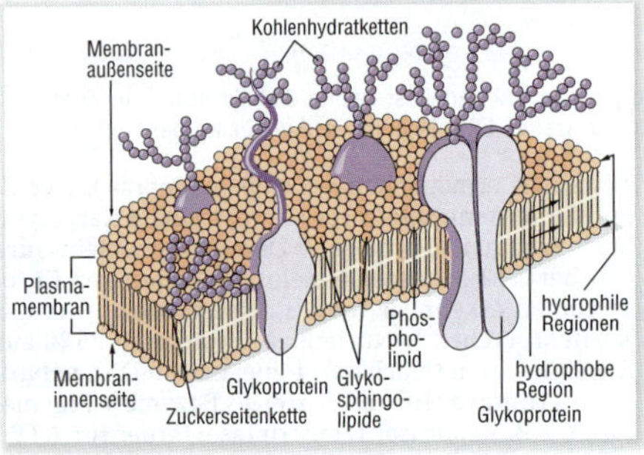


**Zellmembran:** Modell der biologischen Zellmembran (nach KARLSON 1984). [294]

**Zẹllmembran|erregung:** *Physiologie* ▸Depolarisation, ▸Erregung (2). E depolarization.
**Zẹllmembran|potential:** *Physiologie* ▸Membranpotential. E membrane potential.
**Zẹll|migration:** Wanderung von Körperzellen, allgemein infolge ▸Chemotaxis; z.B. das Auswandern (Emigration) aus der Blutbahn bzw. das Einwandern (Immigration) von ▸Phagozyten in einen Entzündungsherd; ferner die embryonalen Zellbewegungen als Gestaltungsbewegungen (z.B. Invagination bei Bildung der ▸Gastrula); auch als Eiwanderung, ▸Spermienmotilität. E cell migration.
**Zello...:** *Chemie* s.u. ▸Cello...
**Zello|idịn:** ▸Celloidin. E celloidin.
**Zẹll|organelle:** ▸Organell; s.a. ▸Zelle. E cell organelle.
**Zẹll|packungs|volumen:** ▸Hämatokrit. E packed cell volume (PCV), hematocrit.
**Zẹll|plasma:** ▸Zytoplasma. E cytoplasm.
**Zẹll|polymorphie:** Vielgestaltigkeit der Zellen eines Zellverbandes; u.U. Hinweis auf Malignität; s.a. ▸Anisozytose. E polymorphism of cells.
**Zẹll|proliferation:** Zellwucherung; Überwiegen der Zellvermehrungs- über die -verlustrate; z.B. bei Regeneration, Entzündung. E cell proliferation.
**Zẹll|rezeptor:** ▸Membranrezeptor, z.B. als Virus-, Toxin-, Antigenrezeptor. E cell receptor.
**Zẹll|separator:** Gerät (Zentrifuge) zur kontinuierlichen Trennung einzelner Zellfraktionen aus dem Blut des beidarmig angeschlossenen Spenders (u. zur Retransfusion der übrigen Blutbestandteile); s.a. ▸Plasmapherese; v.a. zur Gewinnung HLA-kompatibler Thrombo- u. Leukozyten (▸Thrombozyto- bzw. ▸Leukopherese). E cell separator.
**Zẹll|skelett:** ▸Zytoskelett. E cytoskeleton.
**Zẹll|sorter:** ▸Zellfraktionator. E cell sorter.
**Zellstoff:** ▸Cellulose. – Ferner aus Holz, Stroh, Baumwolle durch chemische Aufbereitung gewonnenes Halbfertigprodukt für die Herstellung von Zellwolle (Viskose) u. Verbandmaterial (als ligninfreier »hochgebleichter Verbandzellstoff«). E cellulose.
**Zẹll|stoffwechsel:** s.u. ▸Zelle (u. bei deren Organellen). E cell metabolism.
**Zẹll|teilung:** Bildung zweier Tochterzellen aus einer Mutterzelle; erfolgt unter identischer Verdoppelung (Reduplikation) aller für die Vererbung verantwortlichen Strukturen u. unter streng oder annähernd gleichmäßiger (= äqualer) Verteilung der Organellen (Chromosomen, Zentriolen bzw. Plastiden etc.) auf die Tochterzellen (nur bei Keimzellenbildung gerichtet = inäqual); Abschluss durch Durchschnürung der Mutterzelle oder Bildung einer Trennungsstruktur. E cell division. – **Z., direkte:** ▸Amitose. – **Z., indirekte:** ▸Mitose; s.a. ▸Meiose, ▸Zellzyklus.

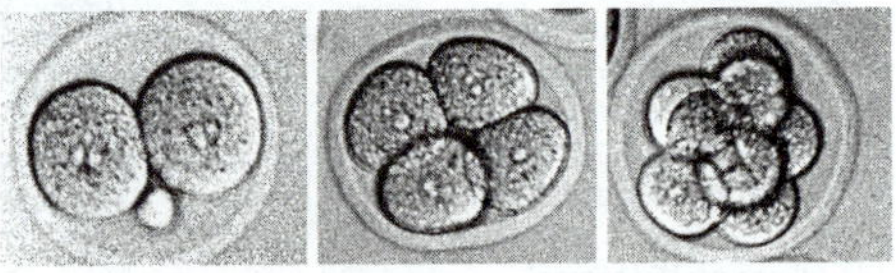

**Zellteilung:** die Zellteilung eines Mäuseembryos in vitro; **a)** 2-Zell-Stadium mit einzelnem Polkörperchen, **b)** 4-Zell-Stadium, **c)** 8-Zell-Stadium. Die Zona pellucida ist noch intakt (Original: M. MOLLS, München). [27]

**Zẹll|teilungs|index:** Prozent- oder Promillezahl der Zellen einer Zellpopulation, die sich zum Beobachtungszeitpunkt in Teilung befinden. E mitotic index.
**Zẹll|therapie:** ▸Frischzellentherapie. E cellular therapy.
**Zẹll|tod:** ▸Nekrose der Zelle; als ▸Zytolyse oder ▸Zytorrhexis; als sog. **programmierter Z.:** ▸Apoptose. – S.a. ▸Anoxie (dort Schema). E cell death.
**Zẹll|trümmer:** ▸Detritus. E cell detritus.
**zellulär,** cellularis: eine Zelle betreffend, zellvermittelt. E cellular. – **z. Immunität:** zellvermittelte ▸Immunität. E c. immunity, cell-mediated immunity.
**Zellulạr|pathologie:** auf der ▸VIRCHOW-Zellenlehre basierende Krankheitslehre, der zufolge – in der Konzeption des Organismus als »Zellenstaat« (mit gegenseitiger Abhängigkeit u. Zusammenarbeit) – die Ursache jeder Krankheit in einer Störung der einzelnen Zellen zu suchen ist; s.a. ▸Humoralpathologie. E cellular pathology.
**Zellulạr|therapie:** ▸Frischzellentherapie. E cellular therapy.
**Zellulasen:** ▸Cellulasen. E cellulases.
**zellulipetạl:** zur Zelle hinführend, -leitend. E cellulipetal.
**Zellulịtis:** Zellgewebsentzündung; ▸Cellulitis.
**Zellulo...:** *Chemie* s.u. ▸Cellulo...
**Zẹll|umbildung:** *Pathologie* ▸Metaplasie. E cytometaplasia.
**Zẹll|verband:** kleinere, organisierte Zellpopulation; *patho* abgegrenzte Gruppe bösartiger Zellen in einer Gewebsflüssigkeit (»Plaque«, »Plaquard«) oder bei infiltrierendem Wachstum (»Cluster«).
**Zẹll|vermehrungs|rate, -teilungsrate:** die – allgemein fast konstante – prozentuale Zellvermehrung eines Gewebes pro Zeiteinheit. S.a. ▸Zellproliferation. E cell division rate.
**zellvermittelte Immunität:** s.u. ▸Immunität. E cell-mediated immunity.
**Zẹll|volumen|spektrometer:** ▸Partikelzählgerät, das mit einem Impulshöhenanalysator ausgestattet ist und die Darstellung von Volumenverteilungskurven von Zellsuspensionen ermöglicht. E cell volume analyzer.

**Zell|wachstum:** die vom Genom gesteuerte Volumenzunahme u. Reifung (Differenzierung) der Zelle bis zur art- u. gewebscharakteristischen Endgröße mit gesetzmäß. Kern-Plasma-Relation. E cell growth.

**Zell|wand:** bei Bakterien die der Zellmembran außen anliegende Schicht (mit ▸Murein-Polymeren etc.); nach ihrer enzymatischen Auflösung verbleibt der sog. ▸Protoplast (= membranöse ▸Zelle). – S. a. ▸Bakterienantigene (dort Abb.). E cell wall.

**Zellweger-Syndrom** (HANS Z., 1909–1990, schweiz.-amerikan. Kinderarzt, Iowa City), zerebro-hepato-renales Syndrom, Abk. ZHR: eine Kombination von Hirnfehlbildungen (mit Schädel-, Gesichtsanomalien), Lebervergrößerung (mit Ikterus, Hypothrombinämie) u. polyzystischen Nieren. Ursache ist eine autosomal-rezessiv erbliche Störung der Peroxisomen-Bildung. E Zellweger syndrome.

**Zell|zählung:** s. u. ▸Zählkammer, ▸Partikelzählgerät, ▸Zellvolumenspektrometer. E cell count(ing).

**Zell|zyklus:** der Lebenszyklus einer Zelle; mit – sehr langer – ▸Interphase (unterteilt in Stadien $G_1$, S u. $G_2$ [G für engl. **g**ap = Lücke, d. h. keine DNS-Replikation; S für **S**ynthese]) u. mit M-Phase (▸**M**itose; mit 5 Unterphasen; s. a. ▸Meiose, Abb.). – Zellen mit nicht mehr vorhandener Teilungsfähigkeit (z. B. Nervenzellen) befinden sich stets in der $G_1$-Phase (dann mit $G_0$ bezeichnet). ▸Zytostatika u. ionisierende Strahlen greifen je nach Wirkmechanismus in bestimmte Phasen ein. E cell cycle.

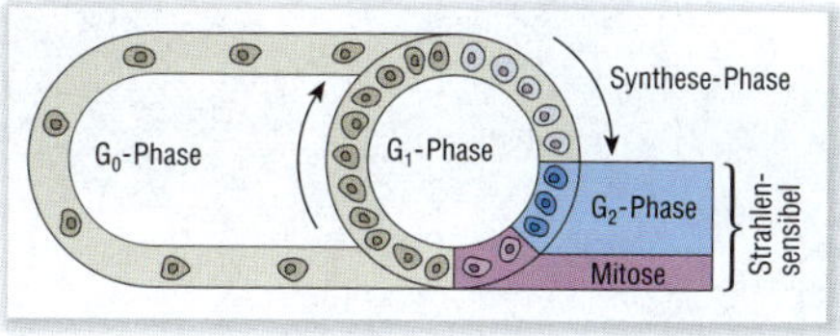


**Zellzyklus:** Ablauf u. Strahlenempfindlichkeit der einzelnen Zyklusphasen. $G_0$ + $G_1$ + S + $G_2$ = Interphase oder Intermitosephase, Mitose = Zellteilungsphase. [260]

**Zelo|somie:** vordere Rumpfspalte mit Eingeweideektopie, meist auch mit weiteren Fehlbildungen von Rumpf, Gliedmaßen u. inneren Organen. E celosomia.

**Zelo|tomie:** die ▸Herniotomie i. e. S. (nicht als Plastik). E celotomy.

**Zement: 1)** *Histologie* ▸Cementum (äußerste Schicht, die die Zahnwurzel als Teil des Parodontiums bedeckt). E cement(um). **2)** *Zahnmedizin* in der Zahnmedizin gebräuchliche Präparate als **a)** Zahnzement zum Ersatz fehlender Zahnsubstanz zur freien Mundhöhle hin; **b)** als temporäres Füllungsmaterial zum Schutz für Dentin u. Pulpa; **c)** als Unterfüllungszement, um die Pulpa gegen schädliche Einflüsse chemischer oder temperaturleitender Art durch definitive Füllungsmaterialien zum Zahnersatz abzuschirmen, mit haftvermittelnder Wirkung. E dental cement. **3)** *Technik* ▸Zementstaub.

**Zementitis:** Nekrose des Zahnzementes infolge Wurzelhautentzündung. E cementitis.

**Zement|karies:** Zahnkaries des Wurzelzementes. E root caries.

**Zemento|blast:** Zahnzement (▸Cementum) bildende Bindegewebszelle; ein Osteoblast mit Ursprung im Zahnsäckchen. E cementoblast.

**Zemento|blastom:** Geschwulst des Keimgewebes der Zahnwurzelhaut (▸Zementoblast). – S. a. ▸Zementom. E cementoblastoma.

**Zementom:** ein nach abgeschlossener Zahnbildung entstandenes ▸Zementoblastom im Zahnwurzelspitzengebiet. E cementoma.

**Zement|staub:** Mischung von Kalk mit Tonerde, Kieselsäure u. Eisenoxid (z. T. auch Quarzsand, Thomasschlackenmehl) als Baumaterial. Verursacht u. U. Hauterkrankungen (»Zementdermatose«; als Ätzgeschwüre, Ekzem), Lungenfibrose mit Asthma, ▸Zementstaublunge sowie durch seinen Chromatgehalt eine Chromallergie (Berufskrankheit bei Maurern). E cement dust.

**Zement|staub|lunge:** ▸Pneumokoniose v. a. durch Quarzmehl-haltigen ▸Zementstaub; eine Mischstaubsilikose. E cement worker's lung.

**Zen...:** s. a. ▸Cen..., ▸Ken...

**Zenker** (FRIEDR. A. RITTER VON Z., 1825–1898, Pathologe, Dresden, Erlangen). – **Z.-Degeneration:** wachsartige ▸Degeneration. E Zenker's degeneration. – **Z.-Divertikel:** Pulsionsdivertikel der Hinterwand des ▸Hypopharynx dicht oberhalb des Ösophagusmundes; oft mit ▸LAIMER-Dreieck. S. a. ▸Ösophagusdivertikel. E Z.'s diverticulum.

**Zentesimalpotenz:** Verdünnung eines homöopathischen Arzneimittels in der C-Potenz, s. a. ▸Potenzierung.

**Zenti...:** Maßeinheiten-Präfix (Kurzzeichen: c) mit der Bedeutung des $10^{-2}$fachen (= $^1/_{100}$).

**Zentimeter-Gramm-Sekunden-System:** ▸CGS-System. E C. G. S. system.

**Zentimeter|wellen:** ▸Mikrowellen mit λ 1–10 cm (= ca. $10^{10}$ Hz).

**zentr...:** s. a. ▸centr...

**zentral,** centralis: im Mittel-, Kernpunkt gelegen; *anat* das Zentralnervensystem betreffend. E central. – **z. Höhlengrau:** *Anatomie* ▸Substantia grisea centralis. E c. periaqueductal gray. – **z. Venendruck,** Abk. ZVD: der Blutdruck in beiden Hohlvenen u. den Venae brachiocephalica u. subclavia; entspricht weitgehend dem im re. Herzvorhof. Ist erhöht z. B. bei verminderter Herzleistung, Hypervolämie, Hindernis in der zentralen Strombahn, erniedrigt bei Hypovolämie (bei hämorrhagischem ▸Schock). Messung erfolgt »blutig« über zentralen Venenkatheter (z. B. Kavakatheter) mit angeschlossenem Manometer (d. h. Ablesen der Höhe der Flüssigkeitssäule über dem mittels Thoraxschublehre bestimmten Nullpunkt [Bezugspunkt; liegt etwa bei $^2/_5$ des Thoraxdurchmessers unterhalb des Brustbeins]). E c. venous pressure, Abk. CVP.

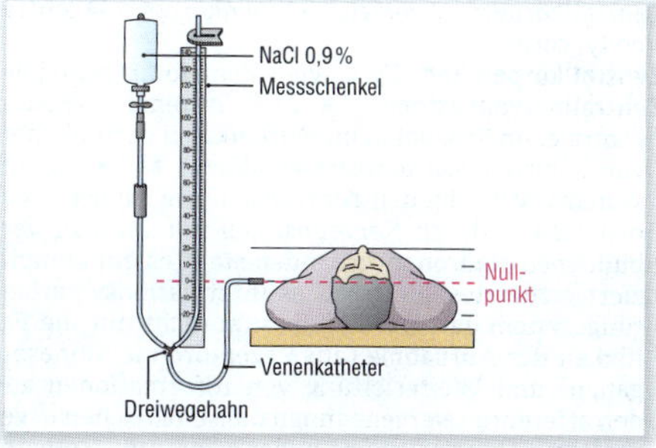


**zentraler Venendruck:** Messeinrichtung. [366]

**Zentral|arterienverschluss:** eine plötzliche (embolische oder thrombot.) Lichtungsverlegung der ▸Arteria centralis retinae mit schlagartiger, irreversibler Erblindung dieses Auges. Charakterist. Fundusbild: milchige Netzhauttrübung mit kirschrotem Fleck in der Makula, fadendünne Netzhautarterien mit fragmentierter Blutsäule (Abb.). E central retinal artery occlusion.

**Zentraleuropäische (Frühsommer-, Zecken-)Enzephalitis:** Meningoenzephalitis durch ein ▸Flavivirus der Familie ▸Togaviridae (Überträger: Ixodes ricinus). Gleicht klinisch der Russ. ▸Frühjahr-Sommer-Enzephalitis, verläuft aber milder. E Central European encephalitis (CEE).

**Zentral|fibrillen: 1)** die den Achsenfaden (Axonema) des ▸Spermiums (dort Abb.) im Haupt- u. Mittelstück der Geißel umgebenden, regelmäßig angeordneten Längsfibrillen als Organellen für den Geißel-

Z

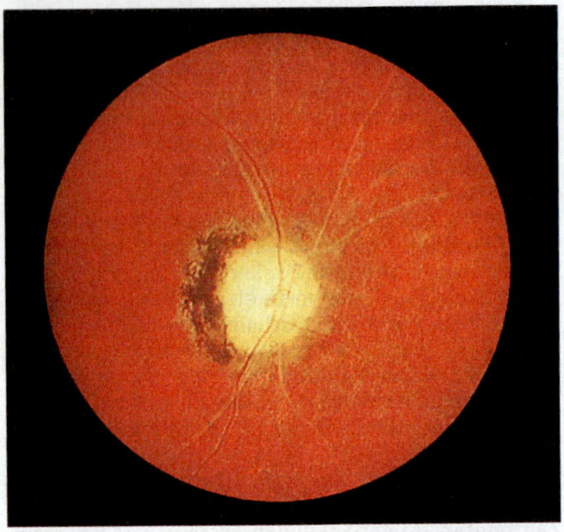

**Zentralarterienverschluss:** Augenhintergrund mit retinaler Optikusatrophie. [437]

schlag. **2)** zentrale Myofibrillenbündel der Muskelfaser; sind bei der – dominant erblichen – **Zentralfibrillenmyopathie** (central core disease; eine Form der Myatonia congenita) verändert, u. zwar bei gleichzeitiger Muskelfaserverdickung. E central cores.

**Zentrạl|furche:** ▸ROLANDO-Fissur. E central sulcus.

**Zentrạl|ganglion: 1)** jedes der ▸Basalganglien. E basal ganglion. **2)** ▸Ganglion coeliacum. E celiac g.

**Zentralisation des Kreislaufs:** in der Klassifikation des ▸Schocks nach DUESBERG-SCHRÖDER der Spannungskollaps: das 1., aus Volumenmangel oder (bakterio)toxischer Wirkung resultierende, einem kompensierten ▸Schock entsprechende Stadium; mit Engstellung der ▸Widerstandsgefäße als Sicherungsmaßnahme für die Durchblutung lebenswichtiger Organe. E centralization of the circulation.

**Zentrạl|kanal:** ▸Canalis centralis (des Rückenmarks). E central canal of the spinal cord.

**Zentrạl|körper:** *Virologie* ▸Innenkörper. E central body, core.

**Zentrạl|körperchen:** *Zytologie* ▸Zentriol. E centriole.

**Zentrạl|nervensystem,** Abk. ZNS, Systema nervosum centrale: im Schädel u. im Wirbelkanal befindlicher, von Gehirn u. Rückenmark gebildeter Teil ▸Nervensystems. Mit seinen in Zentren u. Kerngruppen organisierten u. durch Nervenbahnen miteinander verbundenen Neuronenverbänden stellt es ein kompliziert vernetztes, biologisches Informationsverarbeitungssystem dar. Das ZNS besitzt nicht nur die Fähigkeit der Aufnahme (aus Rezeptoren u. Sinnesorganen) und Weiterleitung von Informationen aus den afferenten Nervenbahnen des somatischen u. vegetativen Nervensystems u. der efferenten, somatomotorischen und vegetativen Steuerung, sondern auch die Fähigkeit zur kurz- u. langfristigen Speicherung der Information (Gedächtnis). Durch Zusammenwirken von Zentren der allgemeinen Aktivierung der Großhirnrinde, der spezifischen afferenten Projektionssysteme, der biolog. Motivationen u. der Emotionen kommt es zu einer Art von innerem Modell, das Vorgänge außerhalb des ZNS (im übrigen Organismus u. der Umwelt) darstellt. Wichtige Elementartätigkeiten des ZNS sind die unbedingten u. die bedingten Reflexe, wobei Letztere die Funktionstüchtigkeit der Großhirnrinde voraussetzen. Durch die Verbindung zu den endokrinen Drüsen (über das Zwischenhirn-Hypophysen-System) stellt das ZNS auch die übergeordnete Integrationsstation für das Endokrinium dar. E central nervous system, CNS.

**zentralnervös:** das Zentralnervensystem (ZNS) betreffend, ZNS-bedingt. E central nervous.

**Zentrạl|reflex:** *Ophthalmologie* ▸Makulareflex.

**Zentrạl|skotom:** ▸Skotom im Netzhautmittenbereich; bei Erkrankung des Sehnervs oder der Makula. E central scotoma.

**Zentrạl|spindel:** der sich in der Prophase der Zellteilung aus Mikrotubuli der auseinander rückenden, aber verbunden bleibenden ▸Zentriolen bildende spindelförmige Faserkörper (Mitosespindel), auf dem in der Prometaphase die Chromosomen u. in der Anaphase die Chromatiden mittels Zugfasern bewegt werden. E central spindle.

**Zentral|star:** angeborene Katarakt in Linsenmitte. E central cataract.

**Zentrạl|strahl,** Hauptstrahl: *Röntgenologie* der Röntgenstrahl vom Mittelpunkt des Brennflecks senkrecht zur Röhrenachse im Zentrum des Nutzstrahlenbündels. E central beam, central ray.

**Zentrạl|vene:** ▸Vena centralis, z.B. des Leberläppchens, der Netzhaut. E central retinal vein.

**Zentral|venen|thrombose:** Thrombose der Netzhautzentralvene. Fundusbild: dicke, geschlängelte Netzhautvenen, flächenhafte oder streifige Blutungen (Apoplexia retinae), später weißliche Degenerationsherde, Papillenödem, Sekundärglaukom (Abb.). E central venous thrombosis.

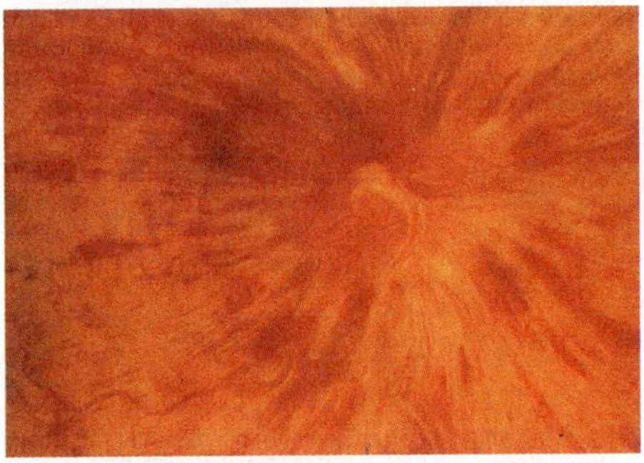

**Zentralvenenthrombose:** nach einer frischen Thrombose zeigt der Augenhintergrund eine unscharf begrenzte Papille u. radiäre Blutungen (rechtes Auge). [437]

**Zentrạl|windung:** ▸Gyrus pre- bzw. postcentralis (= vordere bzw. hintere Z.). E central gyrus.

**zentr|enzephạles System:** das limbische System, Teile des Orbitalhirns u. der Hirnstamm als primäre Antriebs-, Entscheidungszentren des Gehirns. E centrencephalic system.

**zentri|fugạl:** vom Zentrum bzw. ZNS wegführend. E centrifugal. – **z. Nerven:** vom ZNS peripherwärts leitende (= efferente), für Efferenzen zuständige, d.h. motorische oder sekretorische Nerven. E c. nerves.

**Zentri|fugation:** Auftrennung suspendierter Teilchen mit Hilfe der Zentrifugalkraft. Die Geschwindigkeit der Sedimentation der Einzelkomponenten hängt ab von der Teilchen- u. Flüssigkeitsdichte bzw. der Teilchenform u. -größe u. der Flüssigkeitsviskosität. E centrifugation. – **Z., differentielle:** bezüglich Dauer u. g-Zahl (Fallbeschleunigungszahl = 9,81 $ms^{-2}$) variierte Z. zur Auftrennung gleichmäßig im Medium verteilter Komponenten (Teilchen) aufgrund unterschiedlicher Sedimentationsgeschwindigkeit.

**Zentrifuge:** (Trenn-)Schleuder; ein sich in einer Kammer zwecks mechanischer Trennung von Partikel-Flüssigkeits-Gemischen mittels Zentrifugalkraft schnell drehender Rotor (Metallkörper) mit Behältnis für die Aufnahme des durch ▸Zentrifugation zu trennenden Gemisches. – In der Biologie u. Medizin als Vollmantel-Z. die Z. nach dem Prinzip der Sedimentation; als kleine »Labor-Z.« (bis 5000 Umdrehungen/Min. [UpM]), mittelgroße »Kühl-Z.« (bis 20 000 UpM; mit elektrisch gekühlter Rotorkammer), große Ultrazentrifuge (bis 100 000 UpM; mit Vakuumpumpe u. Kühleinrichtung). E centrifuge.

**Zen|tri|ol,** Zentralkörperchen, Centriolum: ein sich in der Interphase spontan verdoppelndes (= autoreduplikatives) zylinderförmiges, meist zweiteiliges (=▸Diplosom), aus Mikrotubuli bestehendes Zellorganell im ▸Zentroplasma (mit dem zusammen es das ▸Zytozentrum bzw. ▸Zentrosom bildet). Zu Beginn der ▸Mitose wandert je 1 Zentriol(enpaar) in Richtung der gegenüberliegenden Zellpole unter Bildung der Polstrahlung (=▸Aster); besteht aus ▸Mikrotubuli. In der Mitose ist das Z. Ansatzpunkt der polaren Fasern des ▸Spindelapparates. – Beim ▸Spermium Entwicklung zu dessen Kopfscheibe bzw. Querscheibe (von der der Achsenfaden ausgeht). E centriole.

**zentri|petal:** zum Zentrum bzw. ZNS hinführend. Ggs. ▸zentrifugal. E centripetal. – **z. Nerven:** in Richtung ZNS leitende (= afferente), für ▸Afferenzen zuständige, d.h. sensible bzw. sensorische Nerven. E c. nerves.

**Zentro|blast:** unreife B-Lymphozyten-Vorstufe in Keimzentren der Lymphknoten; Kern relativ hell (weniger dicht), Zellleib relativ groß; s.a. ▸Zentrozyt. E centroblast.

**zentroblastisches Lymphom:** ein ▸Non-HODGKIN-Lymphom. E centroblastic lymphoma.

**zentroblastisch-zentrozytisches Lymphom:** ein follikuläres ▸Non-HODGKIN-Lymphom der B-Zell-Reihe, früher auch als ▸BRILL-SYMMERS-Syndrom bezeichnet.

**Zentro|blastom:** von ▸Zentroblasten gebildetes (= zentroblastisches) Lymphom, s.a. ▸Non-HODGKIN-Lymphome. E centroblastic lymphoma.

**Zentro|mer,** Kinetochor: Körperchen als Bewegungszentrum an der Einschnürung des Chromosoms (zwischen dessen beiden Armen am Verbindungspunkt der ▸Chromatiden). Besteht aus 2 Kinetomeren (Ansatzstellen der Spindelfasern in der Meta- u. Anaphase von Mitose u. Meiose). Ihre Duplikation u. Trennung erfolgen zeitgleich mit den benachbarten Chromomeren. E centromere.

**Zentro|plasma,** Zentrosphäre: *Zytologie* in der Interphase der Tierzelle die die beiden Zentriolen umschließende hellere Plasmazone. S.a. ▸Zytozentrum. E centroplasm, centrosphere.

**Zentro|som: 1)** ▸Zentriol. E centriole. **2)** das Mikrozentrum, bestehend aus Zentriol u. Zentroplasma. E centrosome.

**Zentro|sphäre:** ▸Zentroplasma. E centrosphere.

**Zentro|zyt:** der aus dem ▸Zentroblasten hervorgehende B-Lymphozyt der Keimzentren der Lymphknoten mit gekerbtem Zellkern. E centrocyte, cleaved cell.

**zentrozytisches Lymphom:** ein ▸Non-HODGKIN-Lymphom. E centrocytic lymphoma.

**Zen|trum:** *Anatomie* von Nervenzellen gebildete Funktionseinheit im Nervensystem für die Aufnahme der von afferenten Leitungsbahnen zugeleiteten Erregungen (sog. Projektionszentrum), evtl. auch für deren Verarbeitung zu – über efferente Bahnen geleiteten – Antworten (▸Reflexzentrum), im autonomen Nervensystem auch für spontane Erregungsbildung (Erregungsbildungszentrum, ▸Reizbildungszentrum); s.a. ▸Centrum. E center. – **Z., akustisches:** ▸Hörzentrum. E auditory c. – **Z., kortikales:** Hirnrindenfeld, s.u. ▸Hirnrindenkarte. E cortical c. – **Z., motorisches:** motorischer ▸Kortex; s.a. ▸Koordination, motorische. E motor c. – **Z., sensibles:** die ▸Körperfühlsphäre; s.a. somatosensibler ▸Kortex. E somatosensory c.

**Zentrum-Ecken-Winkel:** *Orthopädie* ▸CE-Winkel. E center-edge angle.

**Zentrum-Kollum-Diaphysen-Winkel:** *Orthopädie* der ▸CCD-Winkel.

**Zeph|algie:** ▸Kopfschmerz; s.a. ▸Cephalaea. E cephalalgia, headache.

**zephal(o)...:** Wortteil »Kopf«; s.a. ▸cephal(o)..., ▸kephal(o)...

**Zephalo|poly|syn|daktylie:** ▸GREIG-Zephalopolysyndaktylie.

**Zephalosporine:** ▸Cephalosporine.

**Zephalo|zele:** ▸Enzephalozele. E cephalocele.

**Zephalo|zentese:** Einstich in das Gehirn; z.B. Balken-, Zuckerstich; s.a. ▸Hirnpunktion. E cephalocentesis.

**Zer:** *Chemie* ▸Cerium. E cerium.

**Zer|amid:** ▸Ceramid; s.a. ▸Ganglioside. E ceramide.

**Zera|sin:** s.u. ▸Cerebrosid. E cerasine.

**zerebellar,** cerebellaris: das Kleinhirn (▸Cerebellum) betreffend. E cerebellar. – **z. Ektopie:** ▸ARNOLD-CHIARI-Syndrom. – **z. Symptome:** ▸Kleinhirnzeichen. E c. signs, c. symptoms.

**Zerebellitis:** Entzündung von Kleinhirngewebe. E cerebellitis.

**Zerebellum:** ▸Cerebellum; s.a. ▸Kleinhirn... E cerebellum.

**zere|bral,** cerebralis: das Gehirn, i.e.S. das ▸Großhirn (= Cerebrum) betreffend; s.a. ▸Zerebral..., ▸Hirn... E cerebral. – **z. Ischämie:** ▸Hirnischämie. E c. ischemia.

**Zerebral|arterien|sklerose, zerebrale Gefäßsklerose:** die ▸Arteriosklerose der Hirngefäße u. ihre Folgezustände (z.B. ▸Apoplexie, ▸Enzephalomalazie, ▸Hirnatrophie). Führt z.B. zu Schwindel, Leistungsminderung, ▸Pseudobulbärparalyse, ▸Parkinsonismus, Persönlichkeitsabbau, ▸Demenz, ▸Durchgangssyndromen. E cerebral arteriosclerosis.

**Zere|bral|koma:** Coma cerebrale, s.u. ▸Coma. E cerebral coma.

**Zere|bralparese, infantile,** zerebrale Kinderlähmung: Störung der sensomotorischen Funktion als Folge eines intrauterin (z.B. durch infektiöse Embryofetopathie), während der Geburt (z.B. Asphyxie) oder im Neugeborenenalter (z.B. Kernikterus) durchgemachten Schädigung des Zentralnervensystems. Häufigkeit: 0,2–0,3 % aller Kinder. ***Einteilung u. Klinik:*** Unterschieden werden je nach Lokalisation des Schadens im Gehirn folgende Formen: a) spastische Hemiplegie (= Halbseitenlähmung), b) spastische Diplegie (▸LITTLE-Syndrom; v.a. Beine u. Rücken gelähmt), c) spastische Tetraplegie (= »doppelseitige Halbseitenlähmung«), d) Athetosis duplex (Unmöglichkeit, gezielte Bewegungen durchzuführen), e) Dystonie (Muskeltonusstörungen: Hypertonus wechselt mit Atonie [▸FOERSTER-Syndrom]), f) Ataxie-Syndrom (Balance-Störungen, Tremor, Nystagmus). – Oft sind weitere Symptome feststellbar: Sprach-, Perzeptions-, Seh- u. Hörstörungen; geistige Retardierung; Krampfbereitschaft (Mehrfachbehinderung). ***Ther.:*** frühkindliche physiother. Entwicklungsbehandlung, wobei verschiedene Methoden gebräuchlich sind (z.B. nach BOBATH, VOJTA, PETO, KABAT u. anderen). E infantile cerebral palsy.

**Zerebral|sklerose:** ▸Hirnsklerose; s.a. ▸Zerebralarteriensklerose. E cerebral sclerosis.

**Zerebral|syndrom:** zerebrales ▸Allgemeinsyndrom. E cerebral syndrome, organic brain s.

**zerebro...:** *anat* Wortteil »Großhirn« (▸Cerebrum, ▸Telencephalon, ▸Gehirn); *biochem* s.u. ▸Cerebro...

**zerebro-hepato-renales Syndrom:** ▸ZELLWEGER-Syndrom. E cerebrohepatorenal syndrome.

**Zerebro|lyse,** Kortikolyse: operative Ablösung eines umschriebenen Hirnrindenbezirks bei Hirnnarbenentfernung. S.a. ▸Undercutting. E cerebrolysis.

**Zere|brose:** ▸Galaktose. E cerebrose.

**Zerebrosid:** ▸Cerebrosid.

**zerebro|spinal,** cerebrospinalis: Hirn u. Rückenmark betreffend. E cerebrospinal.

**zerebrovaskulär:** die Hirnblutgefäße betreffend. E cerebrovascular. – **z. Insuffizienz:** s.u. ▸Durchblutungsstörung, zerebrale. E c. insufficiency.

**Zere|brum:** ▸Cerebrum, ▸Großhirn. E cerebrum.

**zerfahrene Stühle:** ungeformte, »zerhackte« Stühle; bei exkretorischer Pankreasinsuffizienz, Säuglingsdyspepsie etc.

**Zerfahrenheit:** Auflösung des logischen Gedankenzusammenhanges (Extrem: Beschränkung auf Gedankenbruchstücke); typisches Symptom schizophrener Störungen. E confusion, incoherence.

**Zerfalls|kette, -reihe:** die sich bei ▶radioaktivem Zerfall langlebiger Muttersubstanzen ergebende Folge der radioaktiven Nuclide. E decay chain.

**Zerfalls|koma:** das endogene, »echte« ▶Leberkoma (im Gegensatz zum Leberausfalls- u. [»falschen«] ▶Elektrolytkoma, periodischen portokavalen Stupor), v.a. infolge akuter (nekrotisierender) Hepatitis, Pilzvergiftung. ***Klinik:*** Fötor, Rubinikterus, Lacklippen, akut auftretende Spidernävi (▶Naevi aranei), Palmarerythem, Flapping-Tremor, Kreislaufhypotonie, Tachykardie, hohe Bilirubin- u. Transaminasenwerte. E hepatic coma.

**Zerfalls|konstante:** *Physik* die Konstante λ in der Zerfallsgleichung. Ist ein Maß für die Wahrscheinlichkeit, dass sich ein bestimmter radioaktiver Kern innerhalb 1 Sek. umwandelt (1/λ = mittlere Lebensdauer der Kerne). E decay constant.

$$N_t = N_0 \cdot e^{-\lambda t}$$

**Zerfallskonstante:** $N_0$, $N_t$: die zur Zeit t = 0 vorhandene bzw. die nach t verbliebene Anzahl radioaktiver Kerne.

**Zerfalls|rate:** die in einem radioaktiven Nuclid pro Zeiteinheit umgewandelte Anzahl der Kerne.

**Zerfalls|reihe:** ▶Zerfallskette.

**Zerkarie:** Schwanzlarve, ▶Cercaria. E cercaria.

**Zerkarien|dermatitis:** ▶Schistosomendermatitis. E cercaria dermatitis.

**Zerklage:** ▶Cerclage. E cerclage.

**Zerkomonade:** ▶Cercomonas. E cercomonads.

**Zerkospor(i)ose:** ▶Cercosporosis. E cercosporiosis.

**Zeroid...:** s.u. ▶Ceroid...

**Zerr|sichtigkeit:** ▶Astigmatismus; s.a. ▶Kamptopsie.

**Zerrung:** ▶Distorsion. E distorsion, strain.

**Zer|setzung:** *Pathologie* ▶Autolyse u. ▶Einschmelzung von Zellen, Geweben; evtl. mit Bakterienbeteiligung. E decomposition, disintegration.

**Zer|streuung:** *Physik* ▶Dispersion. E dispersion.

**Zer|streuungs|glas, -linse:** ▶Konkavlinse (zur ▶Myopie-Korrektur). E dispersion lens.

**Zer|stückelung:** ▶Morcellement, ▶Embryotomie. E dismemberment.

**Zertation:** das »Sichdurchsetzen« der verschiedenen Gametensorten; i.e.S. als Z. der das Chromatin von X- oder Y-Chromosomen enthaltenden Spermien nach der Ejakulation; die kleineren Y-Spermien sind beweglicher als die größeren X-Spermien. E certation.

**Zerumen,** Cerumen: das Ohrenschmalz als gelblichbräunliche, fett. Absonderung der Glandulae ceruminosae des äußeren Gehörgangs. E earwax, cerumen.

**Zeruminal|pfropf:** Ansammlung von ▶Zerumen (mit abgeschilferten Epithelien vermengt) im äußeren Gehörgang. Bei vollständigem Gangverschluss Schwerhörigkeit, bei Trommelfellkontakt evtl. reflektorischer Schwindel, pulsierende Ohrgeräusche. E impacted cerumen.

**zervikal,** cervicalis: den Hals bzw. Halsteil eines Organs (▶Cervix) betreffend; s.a. ▶Zervikal..., ▶Zervix..., ▶Hals... E cervical. – **z. Hand-Arm-Typ:** ▶Schulter-Arm-Syndrom. E shoulder-arm syndrome. – **z. Plattenepitheldysplasie:** ▶CIN.

**Zervikal|gan|glion:** ▶Ganglion cervicale. E cervical ganglion.

**Zervikal|kanal:** ▶Canalis cervicis uteri. E cervical canal.

**Zervikal|migräne:** ▶Bärtschi-Rochaix-Syndrom. E cervical migraine.

**Zervikal|plexus:** ▶Plexus cervicalis. E cervical plexus.

**Zervikal|schleim:** ▶Zervixschleim. E cervical mucus.

**Zervikal|segmente:** die 8 Segmente des Halsmarks (= Pars cervicalis medullae spinalis); i.w.S. die von diesen innervierten ▶Dermatome. E cervical segments.

**Zervikal|spondylose:** Spondylopathie der Halswirbelsäule; i.e.S. die ▶Spondylosis uncovertebralis (mit Zervikal-, Zervikobrachial- u. zervikozephalem Syndrom). E cervical spondylosis.

**Zervikal|syndrom,** Halswirbelsäulen-Syndrom: durch Halswirbelsäulenerkrankungen, -verletzungen bzw. ▶HWS-Distorsion bedingtes ▶Vertebralsyndrom. Als akutes (durch Bandscheibenprolaps, Subluxation der Atlantookzipitalgelenke), v.a. aber als chronisches Z., u. zwar als neuroradikuläres Z. (mit Spinalnervenwurzelreizung; bei Schwäche der WS-Bänder u. sekundärer Osteophytenbildung), als funikuläres Z. (mit Irritation von Rückenmarksträngen; führt zu dumpfen Schmerzen in der unteren Körperhälfte, evtl. Beinschwäche, Blasenstörungen), als muskulotendinotisches Z. (bei Reizzustand örtlicher Muskelansätze), als vegetativ-vaskuläres Z. (▶Zervikobrachialsyndrom). Nach dem Irritationsort bezeichnet z.B. als C8-Syndrom (Reizung der Spinalwurzel $C_8$; führt zu ellenseitiger Funktionsstörung der kleinen Muskeln u. Sensibilitätsstörung). E cervical syndrome. – **Z., rheumatisches:** Z. infolge Perispondylitis der HWS. – **Z., sympathisches hinteres:** ▶Barré-Liéou-Syndrom.

**Zerviko|brachial|syndrom:** neuralgiform-neurovaskuläres, d.h. durch Nervenreizzustände u. Durchblutungsstörungen, evtl. auch Lähmungen im Hals-Schulter-Arm-Bereich gekennzeichnetes ▶Zervikalsyndrom infolge Irritation/Schädigung des Plexus cervicalis/brachialis u. der örtlichen Blutgefäße (einschließlich ihrer sympathischen Geflechte); z.B. das Horner-, Erb-, Kofferath-, Duchenne-Erb-, Quadranten-Syndrom. S.a. ▶Armplexuslähmung, untere. E cervicobrachial syndrome.

**zerviko|dermo|reno|genitale Dysplasie:** (Goeminne) X-chromosomal erbliche Krankheit mit muskulärem Schiefhals, Plagiozephalie, Spontankeloiden, Pigmentnävi, einseitigem Nierenparenchymschwund mit Hypertonie u. Pyelonephritis, Kryptorchismus. E cervico-dermo-reno-genital dysplasia.

**Zerviko|pexie:** *Gynäkologie* operative Fixierung der Cervix uteri bei Scheiden- oder Gebärmuttersenkung durch Vernähen der vaginal durchtrennten Parametrien auf der Zervixvorderwand. E cervicopexy.

**Zerviko|skopie:** die Endoskopie des Gebärmutterhalses. E cervicoscopy.

**Zervix:** Hals, Halsteil (▶Cervix); i.e.S. der Gebärmutterhals, ▶Cervix uteri; s.a. ▶Zervik..., ▶Kollum... E cervix. – **Z., rigide,** zervikale Dystokie: Ringfaserstarre des äußeren Muttermundes (mit nachfolgendem Ödem) zu Geburtsbeginn als ▶Weichteilschwierigkeit. E cervical dystocia.

**Zervix|amputation:** operative Teilentfernung des – evtl. elongierten – Gebärmutterhalses (meist als Portioamputation), z.B. zur Bereinigung von Schleimhautunregelmäßigkeiten (s.a. ▶Konisation) oder als Teilvorgang einer Prolaps-Operation (z.B. der ▶Manchester-Operation). E amputation of the cervix.

**Zervix|atresie:** ▶Gynatresie im Bereich des Zervikalkanals; angeboren oder infolge postoperativer Verklebungen, bei seniler Atrophie. S.a. ▶Konglutination. E cervical atresia.

**Zervix|cerclage:** operative Faden-, Bandumschlingung der Cervix uteri bei Zervixinsuffizienz. E cervical cerclage.

**Zervix|dilatation:** die physiologische, wehenbedingte Erweiterung bzw. die künstliche Aufdehnung des Zervikalkanals (Letztere z.B. durch ▶Bougie = **Zervixdilatator** [z.B. ▶Hegar-Stift], Laminariastift, Muttermundinzision). E dilatation of the cervix.

**Zervix|dysplasie:** ▶CIN. E cervical dysplasia.

**Zervix|erosion:** *Gynäkologie* Portioerosion; als geburtstraumatische ▶Erosio vera traumatica oder – meist – als Erosio falsa s. simplex (= Ektopia portionis). E cervical erosion.

**Zervix|faktor:** in der funktionellen Zervixdiagnostik (Bestimmung der präovulatorischen Phase bzw. des Ovulationstermins) die zyklusabhängigen Zeichen im Bereich der Cervix uteri, u. zwar Veränderungen des ▸ Zervixschleims sowie die präovulatorisch zunehmende Muttermundweite. E cervical factor. – **Z., pathologischer: 1)** präovulatorisch trüber, nicht spinnbarer, nicht farnartig auskristallisierender Zervixschleim, fungiert als Spermienbarriere. **2)** Ausbleiben der präovulatorischen Muttermund-Erweiterung infolge mangelnder Östrogenproduktion. – S. a. ▸ Postkoital-, ▸ Kurzrok-Miller-Test. E pathologic c. f.

**Zervix|höhlenkarzinom:** das tiefe Zervixkarzinom (= zentrales Wandkarzinom) als Sonderform des ▸ Kollumkarzinoms oberhalb des – klinisch oft lange unauffälligen – äußeren Muttermundes. E endocervical carcinoma.

**Zervix|insuffizienz:** Schwäche des Gebärmutter-Verschlussmechanismus mit Gefahr der vorzeitigen Zervixeröffnung u. damit eines ▸ Aborts. Wird korrigiert durch ▸ Isthmorrhaphie (außerhalb der Schwangerschaft), ▸ Zervixcerclage. E cervical incompetence.

**Zervix|kappe:** *Gynäkologie* Okklusivpessar als Portiobedeckung (Portiokappe). E cervical cap.

**Zervix|karzinom:** ▸ Kollumkarzinom, ▸ Zervixhöhlenkarzinom. E cervical carcinoma.

**Zervix|konisation:** *Gynäkologie* ▸ Konisation. E conization of the cervix.

**Zervix|pfeiler:** vom zentralen Bindegewebsgrundstock ausgehender, frontal zum Gebärmutterhals verlaufender Bindegewebspfeiler (= ▸ Ligamentum cardinale = Lig transversum colli = Mackenrodt-Band). E cardinal ligament.

**Zervix|plastik,** Hysterotracheloplastik: operative Wiederherstellung normaler anatom. Verhältnisse im Gebärmutterhals. E cervical plasty.

**Zervix|plazenta:** *Gynäkologie* Placenta praevia mit Sitz auch in der Cervix uteri. E cervical placenta.

**Zervix|polyp:** breitbasiger oder gestielter (evtl. bis in die Vulva ragender) ▸ Polyp der Zervixschleimhaut (Abb.), evtl. auch der Zervixmuskularis (Zervixmyom). Kann Zusatzblutungen verursachen. Bedarf der Abklärung (Ausschluss eines Malignoms). E cervical polyp.

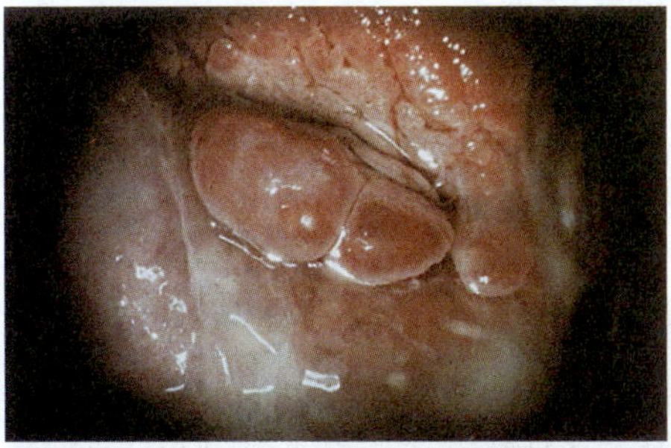

**Zervixpolyp:** Spekulumbefund. [359]

**Zervix|riss:** vom äußeren Muttermund ausgehender – meist geburtstraumat. – Einriss der Cervix uteri; s. a. ▸ Emmet-Riss. Bei seitlicher Lage Gefahr der Verletzung der Arteria uterina oder ihrer Äste. E cervical tear.

**Zervix|schleim:** von Zylinderzellen des Endometriums des Gebärmutterhalses unter Einfluss der Ovarialhormone gebildete schleimige alkal. Absonderung. Wird kurz vor dem Eisprung (präovulatorisch) unter Einfluss des zu diesem Zeitpunkt in der Wirkung vorherrschenden Follikelhormons in maximaler Menge produziert u. ist dann glasklar, fadenziehend (»spinnbar«) u. für Spermien am besten durchgängig. S. a. ▸ Farnkrautphänomen, ▸ Spinnbarkeitstest, ▸ Zervixfaktor. E cervical mucus.

**Zervix-Score** *(engl.): Gynäkologie* auf die Zervixfaktoren gerichtete Untersuchung zur indirekten Erfassung des Zeitpunktes der ▸ Ovulation.

**Zervix|stumpf:** *Gynäkologie* der nach supravaginaler Uterusamputation verbleibende Gebärmutterhalsteil mit der Portio. – S. a. ▸ Stumpfkarzinom. E cervical stump.

**Zervix|umschlingung:** ▸ Zervixcerclage.

**Zervizitis:** *Gynäkologie* ▸ Endometritis cervicis. E cervicitis.

**Zestoden:** die Bandwürmer, ▸ Cestoda; s. a. ▸ Wurmeier (dort Abb.). E cestodes.

**Zeta-Wellen:** im EEG Serien langsamer (1,5/Sek.) Wellen mit steilem Anstieg in sägezahnförmigem Muster. E zeta waves.

**Zetazismus:** das »Z« betreffende Stammelfehler; Form der ▸ Dyslalie.

**Zetyl|alkohol:** ▸ Cetylalkohol. E cetyl alcohol.

**Zetyl|säure:** ▸ Palmitinsäure. E hexadecanoic acid.

**Zeugmato|graphie:** ▸ Kernspinresonanztomographie. E zeumatography.

**Zeugungs|fähigkeit:** ▸ Potentia generandi; s. a. ▸ Impotenz (Impotentia generandi). E procreative capacity, fertility.

**Zeugungs|organe:** ▸ Genitalapparat. E reproductive organs.

**ZE-Virus,** Abk. für Zeckenenzephalitis: Virus der Zeckenenzephalitis = ▸ Früh(jahr)-Sommer-(Meningo-)Enzephalitis; heute als FSME- oder TBE-Virus bezeichnet.

**ZHR:** s. u. ▸ Zellweger-Syndrom.

**zibo...:** Wortteil »Speise«.

**Zickzack|schnitt:** *Chirurgie* **1)** ▸ Wechselschnitt. **2)** Serie Z-förmiger Operationsschnitte, z. B. bei Syndaktylie-Korrektur. E Z-plasty, zig-zag incision.

**Zidovudin,** 3'-Azido-3'-desoxythymidin, Azidothymidin, Abk. AZT: vom Thymidin abgeleitete ▸ antiretrovirale Substanz; ***Anw.*** bei ▸ AIDS. ***Wirkung:*** hemmt kompetitiv die reverse Transcriptase des HIV. E zidovudine.

**Ziegel|mehl|sediment,** Sedimentum lateritium: das durch Urinpigmente rötliche Harnsediment aus harnsauren Salzen (▸ Urate). Ist amorph, körnig-klumpig, löst sich bei Erwärmen u. bei Alkalizusatz auf. E brickdust deposit, lateritious sediment.

**Ziegen|meckern: 1)** *Pulmologie* ▸ Ägophonie. E egobronchophony. **2)** *Pädiatrie* dem Ziegenmeckern ähnliche Stimmenäußerung beim ▸ Hyperexzitabilitätssyndrom.

**Ziegenmilch|anämie:** megaloblastische Anämie beim Säugling infolge ausschließlicher Ernährung mit Ziegenmilch u. daraus resultierendem Mangel an Vitamin $B_{12}$ u. Folsäure. E goat's milk anemia.

**Ziegen|peter:** *Pathologie* ▸ Mumps.

**Ziehen(-Schwalbe-Oppenheim)-Syndrom** (Georg Th. Z., 1862–1950, Psychiater, Utrecht, Halle): ▸ Torsionsdystonie. E Ziehen-Oppenheim disease.

**Ziehl-Neelsen-Färbung** (Franz Z., 1857–1926, Neurologe, Lübeck; Friedr. K. A. N., 1854–1894, Pathologe, Dresden): *Bakteriologie* Standardfärbemethode für säurefeste Stäbchen (v. a. Mycobacterium tuberculosis). Erhitzen des getrockneten u. fixierten Aus-

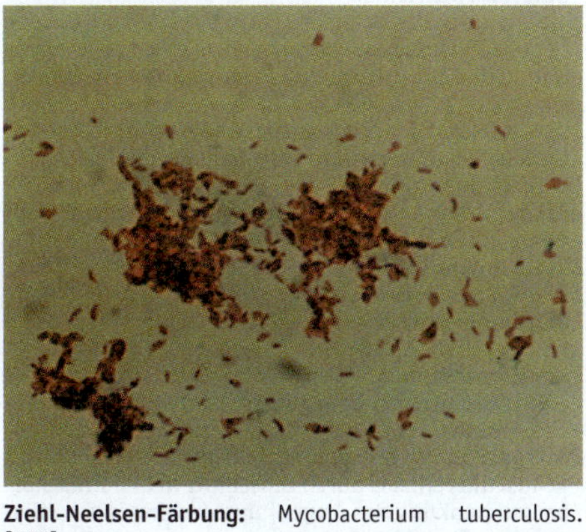

**Ziehl-Neelsen-Färbung:** Mycobacterium tuberculosis. [479]

Z

strichs mit Dampf, Behandlung mit Z.-N.-Lösung (10 Vol.-% gesättigte alkohol. Fuchsin-Lsg. [basisch] u. 4,5 Vol.-% verflüssigtes Phenol in Aqua dest.), Waschen mit kalter 1%iger Schwefelsäure-Lsg., Nachfärben (▸Kontrastfärbung) mit 1%iger wäßr. Methylenblau-Lsg. Resultat: Mykobakterien rot, Begleitorganismen blau; s.a. Abb. E Ziehl-Neelsen acid fast stain.

**Ziel|aufnahme:** gezielte Röntgenaufnahme eines auf dem Monitor der Bildverstärker-Fernsehkette als diagnostisch wertvoll erkannten u. für die Aufnahme ausgeblendeten Bildteiles. E spotfilm.

**Ziel|bewegung:** s.u. ▸Zielmotorik. E directed movement.

**Ziel|diagnostik:** die sich auf bestimmte Gegebenheiten stützende, auf eine bestimmte Krankheit zielende ▸Diagnostik.

**Ziel|gerät:** **1)** für ▸stereotaktische Operationen notwendiges, durch röntgenpositive Haltebügel am Kopf zu befestigendes Gerät, das das Heranführen des Schneidgerätes, einer Kanüle, Elektrode, eines Nuclidträgers an einen bestimmten Punkt des Gehirns ermöglicht; z.B. nach Riechert-Mundinger, Schaltenbrand.. E target device, stereotaxic apparatus. **2)** Röntgengerät für Durchleuchtung u. – daran gekoppelt – Anfertigung von Zielaufnahmen. E spotfilm device, spotfilmer.

**Ziel|motorik:** ▸Willkürmotorik für zielhafte (auf Erreichen eines bestimmten Punktes gerichtete) Bewegungen = Zielbewegungen. Setzt Intaktheit der ▸Stützmotorik u. des die zeitliche Koordination der Bewegungsphasen sichernden Regelkreises Großhirn–Kleinhirn voraus. Ausführung obliegt den schnellen ▸Zuckungsfasern. E directed motility.

**Ziel|zelle,** Targetzelle: Zelle mit einem spezifischen, auf bestimmten Oberflächeneigenschaften (z.B. Rezeptor, Antigen) basierenden Angriffspunkt, z.B. für Viren, T-Lymphozyten, Antikörper. E target cell.

**Ziemnowicz-Schraubendrainage:** Liquorableitung in das Knochenmark des 1. u. 2. Lendenwirbels über eingesetzte Hohlschrauben mit seitlichen Löchern; bei ▸Hydrocephalus communicans. E Ziemnowicz shunt.

**Zieve-Syndrom** (Leslie Z., geb. 1915, US-amerikan. Internist): akute hämolytische Anämie u. Pankreatitis mit cholestatischer Fettleber (u. mit von Gelbsucht begleiteter Hepatose) oder mit Leberzirrhose u. Hyperlipidämie beim Alkoholiker. E Zieve's syndrome.

**Ziffern|alexie:** ▸Alexie i.S. der Unfähigkeit, Ziffern bzw. Zahlen zu erkennen; bei Schädigung des Gyrus angularis. E alexia for numbers.

**Zigaretten...:** *Toxikologie* s.u. ▸Nicotin..., ▸Raucherschäden, ▸Tabakvergiftung.

**Zigaretten|drain:** zigarettendünnes Drainagerohr; mit Gaze umwickelt als ▸Penrose-Drain. E cigarette drain.

**zikatriziell:** narbig, durch eine Narbe (▸Cicatrix) bedingt. E cicatricial.

**ziliar,** ciliaris: die Wimpern (▸Cilia) bzw. das ▸Corpus ciliare (Ziliarkörper) betreffend. E ciliary. – **z. Injektion:** Ziliarhyperämie, s.u. ▸Gefäßinjektion. E c. injection.

**Ziliar|drüse:** die das ▸Kammerwasser produzierende Gefäßschicht (Stratum vasculosum) des Ziliarkörpers. E ciliary gland.

**Ziliar|epithel:** Netzhautepithel des Ziliarkörpers, ▸Pars ciliaris retinae. E ciliary epithelium of retina.

**Ziliar|ganglion:** ▸Ganglion ciliare. E ciliary ganglion.

**Ziliar|körper:** ▸Corpus ciliare. E ciliary body.

**Ziliarkörper|entzündung:** ▸Cyclitis; s.a. ▸Zyklokeratitis. E cyclitis.

**Ziliarkörper|tumor:** Ringsarkom des Ziliarkörpers (führt bei diffus ringförmigem Wachstum frühzeitig zu Glaukom). E tumor of the ciliary body.

**Ziliarmuskel|durchtrennung:** Durchtrennung des ▸Musculus ciliaris durch Einschnitt in den Ziliarkörper zur Senkung des Augeninnendruckes; s.a. ▸Ziliarotomie. E cyclotomy.

**Ziliarmuskel|lähmung,** Zykloplegie: ▸Akkommodationslähmung. E cycloplegia.

**Ziliarmuskeltonikum:** auf den ▸Musculus ciliaris einwirkendes Mittel zur Verbesserung der ▸Akkommodation; ***Wirkst.:*** z.B. Digitalin.

**Ziliar|nerven:** ▸Nervi ciliares. E ciliary nerves.

**Ziliar|neuralgie:** ▸Neuralgie der Ziliarnerven; in Augapfel u. Orbita, evtl. in die Umgebung ausstrahlende Schmerzen, z.B. bei ▸Horton-Syndrom. – Als Nasoziliarneuralgie das ▸Charlin-Syndrom. E ciliary neuralgia.

**Ziliaro|tomie:** operative Durchtrennung des Plexus ciliaris bei durch ▸Ziliarmuskeldurchtrennung nicht beeinflussbarem Glaukom. S.a. ▸Zyklodialyse. E ciliarotomy.

**Ziliar|reflex:** die physiologische ▸Miosis bei der Akkommodation. E ciliary reflex.

**Ziliaten:** Wimperntierchen. E ciliates.

**Zilie:** Wimper, Flimmerhaar (▸Cilia). E cilium.

**Zili|ektomie:** operative Entfernung **1)** des Ziliarkörpers oder -muskels bzw. **2)** des Lidrandteiles, in dem die Haarbälge der Augenwimpern liegen (u. in den die Moll- u. Zeis-Drüsen münden). – Auch Entfernung einzelner Haarbälge falsch stehender Wimpern. E ciliectomy.

**Zilien|dys|kinesie:** ▸Kartagener-Syndrom ohne Situs inversus. E immotile cilia syndrome.

**ZIM:** Abk. für zytoimmunologisches Monitoring.

**Zimmerlin-Typ:** *Neurologie* skapulohumerale Form der erblichen ▸Dystrophia musculorum progressiva. E Zimmerlin's atrophy.

**Zimmer|pflege,** Einzelpflege: stationäres Pflegesystem, bei dem jeweils ein Zimmer als Pflegeeinheit betrachtet und der Pat. von einer Pflegekraft verantwortlich versorgt wird. ***Vorteile:*** enger Kontakt zum Pat., gute Überwachungsmöglichkeit, Einsparen langer Wege. Form der Bezugspflege (▸Pflege, patientenzentrierte).

**Zincum:** ▸Zink. E zinc. – **Z. dijod|para|phenol|sulfonicum, Z. sozojodolicum:** ein kristallines Zinksalz. Antiseptisch u. antiparasitär wirkendes Hautmittel.

**Zingiber officinale,** Ingwer: zur Familie der Zingiberaceae zählendes Gewächs. – Der Wurzelstock (Rhizoma Zingiberis) enthält ätherisches Öl (Gingeröl), Scharfstoffe wie Gingerole. ***Anw.:*** in spezieller Aufbereitung nachweislich wirksam bei dyspeptischen Beschwerden und Appetitlosigkeit; auch zur Prophylaxe der Reisekrankheit (s.a. ▸ginger paralysis). E ginger.

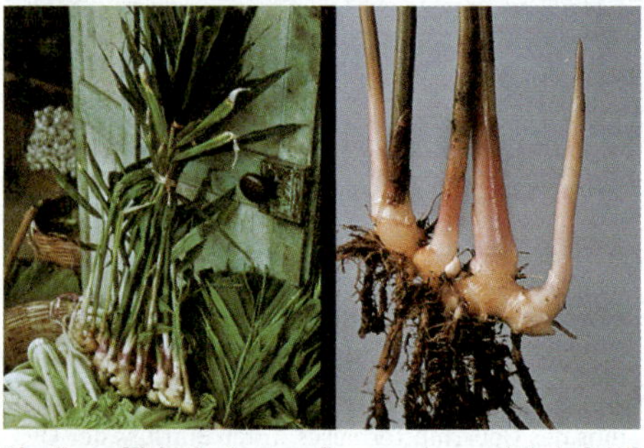

**Zingiber officinale:** Ingwerpflanze und -wurzelstock. [448]

**Zingul|ektomie:** operative Teilentfernung des ▸Gyrus cinguli als ▸psychochirurgischer Eingriff, v.a. bei Epilepsie. E cingulectomy.

**Zingulo|tomie:** elektrokaustische Durchtrennung des Gyrus cinguli (u. damit des Cingulums) bei schweren Psychosen. E cingulotomy.

**Zink,** Zincum, Abk. Zn: »unedles« Schwermetall mit Atomgew. 65,37 u. OZ 30; 2-wertig. Natürliche Isotope: $^{64}$Zn, $^{66-68}$Zn, $^{70}$Zn sowie – radioaktiv – $^{63}$Zn u. $^{65}$Zn (beide β-, γ-Strahler; HWZ 38 m bzw. 245 d). – Essentielles Spurenelement für alle Lebewesen, beim Menschen wichtig für Wachstum u. Reifung, Kohlenhydrat-, Lipid-, Protein-, Porphyrin-, DNS-, RNS- u. Hormon-Stoffwechsel (im Insulin enthalten), Säure-, Basen-, Enzym-Haushalt (als Metalloprotein, Aktivator). Der Bedarf (10–15 mg/d) wird im Allgemeinen durch die Nahrung gedeckt. – Zinkmangel bewirkt u.a. Kleinwuchs, Hypogonadismus, Milz-, Lebervergrößerung, Hyperkeratosen, Dermatitis, Anorexie; wirkt sich u.U. negativ aus auf nephrotisches Syndrom, Mukoviszidose, Zöliakie, Leberzirrhose, Leukose, regionale Enteritis, Immundefekte; Zn-Substitution kann mit Zn-Salzen, z.B. Zn-Aspartat, -Gluconat, -Orotat, -Sulfat erfolgen. Der Zinkgehalt im ▶Blutplasma (dort Tab.) ist erhöht z.B. bei Hyperthyreose, essentieller Hypertonie, Polyzythämie, Perniziosa, erniedrigt bei Diabetes, atrophischer Leberzirrhose, Infekten, Myokardinfarkt. Im Blut gebunden als wasserlösliche Proteinkomplexe (davon sind die mit $\alpha_2$-Makroglobulin, Transferrin, Porphyrinen u. IgG wichtig für den Zn-Austausch). – *toxik* Während reines metallisches Zn praktisch ungiftig ist, tritt akute Vergiftung auf z.B. nach Einatmen von Zinkdampf bei Schmelzarbeiten (▶Gießfieber) oder von Zinkoxid, früher nach Resorption zur Wundbehandlung verwendeten Zinkchlorids, nach Aufnahme von Zn-Acetat mit sauren Speisen aus Zinkgefäßen; ***Klinik*** (außer möglicher Verätzung): metallischer Geschmack, Speichelfluss, Übelkeit, Erbrechen, Kopfschmerzen, Hyperperistaltik (Leibschmerzen, Durchfälle), beschleunigte Atmung, Kreislaufschwäche (bis Schock), Delir, Koma. – S.a. ▶Zink... E zinc.

**Zinkaspartat; Zinkchlorid; Zinkgluconat; Zinkhistidinat:** Zink-Verbindung zur Substitutions-Ther. E zinc aspartate, zinc chloride, zinc gluconate, zinc histidine.

**Zinkleim|verband:** halb steifer – an empfindl. Hautstellen gepolsterter – Kompressionsverband aus handelsüblichen Zinkleimbinden oder aus Mullbinden, die nach Anlegen mit erwärmter Gelatina Zinci bestrichen werden (»**gestrichener Z.**«). – Bei Unterschenkelvarikose (auch als UNNA-Pastenschuh) u. -thrombose. E Unna's paste dressing.

**Zink|mangel:** s.u. ▶Zink. E zinc deficiency.

**Zinkoxid,** ZnO: wenig lösliches, schwach alkal. Pulver (bei hohen Temperaturen verdampfend, sublimierend [Flores Zinci]). *pharm* ***Anw. u. Wirkung:*** in Zinkpaste, -salbe, -schüttelmixtur u. anderen Hautmitteln (auf der Haut gut deckend, austrocknend, adstringierend, entzündungswidrig), als ZnO-Kautschuk-Pflaster (Collemplastrum Zinci), als bakteriostatisch, anästhesierend u. antiphlogistisch wirksamer Zusatz in zahnmedizinischen Mitteln. E zinc oxide.

**Zink|paste,** Pasta Zinci: Salbe mit ▶Zinkoxid. E zinc (oxide) paste.

**Zink|salbe,** Unguentum Zinci: Externum aus Zinkoxid u. Wollwachsalkoholsalbe (1+9). E zinc (oxide) ointment.

**Zink|staublunge:** seltene, gutartige Pneumokoniose durch Zink- u. Zinkoxidstaub.

**Zinksulfat:** Zink-Verbindung; ***Anw.*** zur Substitutions-Ther., als Adstringens u. Wundbehandlungsmittel. E zinc sulfate.

**Zink|vergiftung:** s.u. ▶Zink (*toxik*). E zinc poisoning.

**Zinn,** Stannum, Abk. Sn: 2- u. 4-wertiges Schwermetallelement; Atomgew. 118,69, OZ 50; Isotope: $^{112}$Sn, $^{114-120}$Sn, $^{122}$Sn u. – radioaktiv – $^{124}$Sn (HWZ 1,510$^{7}$a). – *toxik* Als reines Metall praktisch ungiftig; Konzentrationen von mehr als 250 mg/kg gelten als gesundheitsschädlich (giftig eher durch z.B. Pb-, As-Verunreinigungen); anorganische Sn-Verbindungen außer Zinnhydrid ($SnH_4$) wenig toxisch; organische Sn-Verbindungen z.T. sehr giftig (z.B. sind Tetramethyl- u. Tetraäthylverbindungen zentrale Nervengifte; verursachen Hirnödem mit Hirndruck, Krämpfe, Atem-Kreislauf-Depression; durch ein Diäthylzinndijodid-Präparat [15 mg; Stalinon®] gegen Furunkulose sind 1954 in Frankreich 110 Todesfälle aufgetreten); s.a. ▶Gießfieber, ▶Zinn... E tin.

**Zinn|staublunge,** Stannose: gutartige Metallstaublunge nach chronischer Inhalation von Zinn, Zinnoxydul u. -oxid (SnO bzw. $SnO_2$), v.a. in der Glasindustrie. E stannosis.

**Zinn-Zone** (JOHANN GOTTF. Z., 1727–1759, Anatom, Botaniker, Göttingen): ▶Zonula ciliaris (Zinni). E Zinn's zonule.

**Zinsser** (1) FERDINAND Z., 1865–1952, Hautarzt, Leipzig, Bern, Köln; 2) HANS Z., 1878–1940, Bakteriologe, Harvard). – **Z.-Brill-Krankheit** (HANS Z.): s.u. ▶BRILL... E Brill-Zinsser disease. – **Z.-Castañeda-Vakzine** (HANS Z.; M. R. CAST.; mexikan. Virologe): ein mexikan. Fleckfieberimpfstoff (mittels Rickettsia mooseri u. prowazeki gewonnen). – **Z.(-Engman-Cole)-Syndrom** (FERDINAND Z.), Polydysplasia ectodermica: X-chromosomal dominant erbliche, im 10.–15. Lj. manifeste, fortschreitende Meso- u. ▶Ektodermaldysplasie mit Hautveränderungen in Form von Hyperkeratosen u. Poikilodermie-artigen Pigmentierungen, Leukoplakien, palmoplantarer Hyperhidrosis sowie mit Nagelwuchsstörungen, Verlegung der Tränenpunkte; evtl. – konstitutionelle – Agranulozytose oder Panmyelophthise mit thrombopen. Purpura, Hypogenitalismus. Bei Männern erheblich häufiger beobachtet. E congenital dyskeratosis.

**Zipper|lein:** ▶Podagra.

**Ziprasidon:** ein atypisches ▶Neuroleptikum; ***NW:*** u.a. ▶QT-Verlängerung; ***Kontraind.:*** dekompensierte Herzinsuffizienz, Herzrhythmusstörungen. E ziprasidone.

**Zirbel|(drüse):** ▶Corpus pineale; s.a. ▶Epiphysen..., ▶Hyperpinealismus, ▶Acervulus. E pineal body.

**Zirbel|drüsen|tumor:** ▶Pinealom. E pineal tumor.

**zirka|dianer Rhythmus,** 24-Stunden-Rhythmus: endogen gesteuerte, sämtliche biologischen Funktionen betreffende Rhythmizität, die durch die Tagesschwankungen geophysikalischer Umweltfaktoren i.S. von Zeitgeberwirkungen synchronisiert wird (normalerweise synchron mit dem Tag-Nacht-Wechsel). Funktioniert auch bei Ausschaltung aller Zeitinformation zunächst unverändert; ist geprägt durch Wendestunden (gegen 3 bzw. 15 Uhr) mit stärkstem Parasympathiko- bzw. Sympathikotonus, vormittäglichem Aufwärmungsaffekt (Frische- u. Wachheitsgefühl; mit Anstieg der Kern- u. Absinken der Gliedmaßentemperatur), abendlichem Entwärmungsaffekt (Gefühl wohliger Behaglichkeit u. Schläfrigkeit; mit Sinken der Kerntemperatur); s.a. Abb. E circadian rhythm.

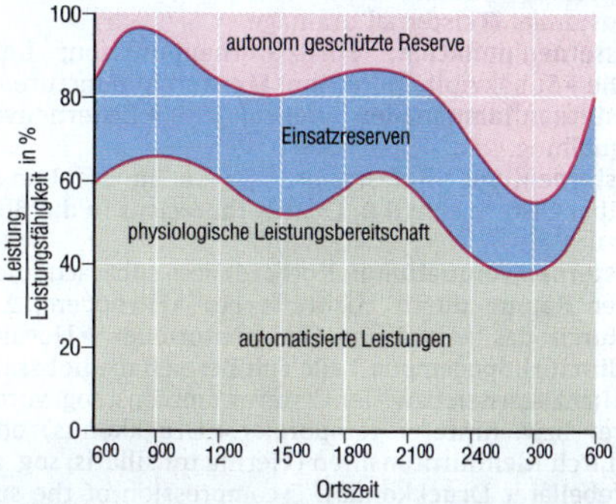


**zirkadianer Rhythmus:** Tagesperiodik der Leistungsbereitschaft (nach GRAF). [469]

**Zirkel|schnitt:** *Chirurgie* die Gliedmaße kreisförmig umfahrender Amputationsschnitt. E circular incision.

**Zirkon(ium),** Abk. Zr: 2- bis 4-wertiges Schwermetallelement; Atomgew. 91,22, OZ 40; Isotopen: $^{90-92}$Zr, $^{96}$Zr. Verwendet in elektrisch, thermisch u. mechanisch hoch beanspruchten Geräten, für chirurgische Instrumente u. Ersatzteile (z.B. Schädelplatten), in Gasentladungslampen (weißes Licht; bis > 9000 sb); Zr-Phosphat dient als Absorbens für ▸Hämodialyse. E zirconium.

**zirkul|är,** circularis: kreisförmig. E circular. – **z. Psychose:** ▸manisch-depressive Erkrankung; i.e.S. eine mit besonders häufigem Wechsel beider Phasen u. nur kurzem oder fehlendem Intervall. E circular psychosis, manic-depressive p.

**Zirkulär|verband:** Bindenverband aus einfachen Kreisgängen (Zirkeltouren). E circular bandage.

**Zirkulation:** kreisende Bewegung, *physiol, kard* als ▸Blutkreislauf (s.a. ▸Mikrozirkulation). E circulation. – **Z., extrakorporale:** extrakorporaler ▸Kreislauf. E extracorporeal c. – **Z., gekreuzte:** *Chirurgie* s.u. ▸LILLEHEI. E crossed c.

**Zirkulations|störung:** Blutkreislaufstörung, i.e.S. als ▸Regulationsstörung. E circulatory disturbance.

**zirkum|skript:** umschrieben, begrenzt. S.a. ▸diffus. E circumscript.

**Zirkum|zision:** operative Umschneidung durch einen ▸Zirkelschnitt; i.e.S. die – aus rituellen oder hygienisch-prophylaktischen Gründen vorgenommene – Beschneidung (Vorhaut- = Präputiumumschneidung u. deren teilweise Entfernung). E circumcision.

**zir|rhös:** ▸zirrhotisch.

**Zirrhose:** ▸Cirrhosis; s.a. ▸Leberzirrhose. E cirrhosis.

**Zir|rhose|anämie:** ▸Anämie bei ▸Leberzirrhose, u. zwar entweder makrozytär (»Zirrhoseperniziosa«) oder hypo- bis aplastisch (durch Hyperspleniusmus?).

**Zir|rhose|enzephalopathie,** hepatische Enzephalopathie: Hirnveränderungen bei ▸Leberzirrhose. Anfangs Gliose ohne sichtbare Funktionsstörung; später leichte ▸Psychosyndrome mit Bewegungsarmut, Amimie, Zittern, Lidflattern, Myoklonien, Parästhesien; schließlich – bei Versagen des Pfortaderkreislaufs – portalsystemische Enzephalopathie (▸Encephalopathia hepatica) durch Ammoniak-Eiweiß-Vergiftung (Stupor, zwanghaftes Schlafbedürfnis, Muskelatrophie, Flapping-Tremor, Stand-, Gangunsicherheit, Polyneuropathie). E hepatic encephalopathy.

**Zirrhose|perniziosa:** s.u. ▸Zirrhoseanämie.

**zir|rhotisch:** bindegewebig verhärtet (▸Cirrhosis). E cirrhotic.

**Zirs...:** Wortteil »Varizen« (▸Cirs...).

**zirzinär,** circinatus: kreisförmig. E circinate.

**Zis|terne:** ▸Cisterna. – Ferner Hohlräume des ▸endoplasmatischen Retikulums. E cistern.

**Zisternen|block:** ▸ZANGE-KINDLER-Syndrom. E cisternal block.

**Zisternen|drainage:** bei Zisternenblock Liquorableitung aus Hirnzisternen/-ventrikeln; s.a. ▸Ventrikulostomie. E cisternal drainage.

**Zisternen|punktion:** Hirnzisternenpunktion; i.e.S. die ▸Subokzipitalpunktion. E cisternal puncture.

**Zisternen|tamponade:** *Neurologie* ▸Zisternenverquellung.

**Zisternen|typ:** Metastasierung (v.a. in die Lunge) über Cisterna chyli u. Ductus thoracicus in die Blutbahn.

**Zisternen|verquellung:** Kompression subarachnoidaler Räume durch Hirnteile bei ▸Hirnödem; z.B. durch das Mittelhirn (bei tentorieller ▸Hernie), durch Hippocampus-Teile (im Bereich mediobasaler Hirnzisternen bzw. der Cisterna ambiens; sog. vorderer bzw. hinterer temporaler ▸Druckkonus) oder durch Kleinhirntonsillen (Hernia tonsillaris; sog. zerebellarer Druckkonus). E compression of the subarachnoid cisterns.

**Zisterno|graphie:** Röntgenkontrastdarstellung der Hirnzisternen nach Injektion eines positiven oder negativen Kontrastmittels in die Liquorräume; veraltete Methode. E cisternography.

**Zisterno|stomie:** ▸Zisternendrainage. E cisternostomy.

**Zisterno|szintigraphie:** ▸Liquorraumszintigraphie. E radionuclid cisternography.

**Zistron:** *Genetik* ▸Cistron. E cistron.

**Zitr...:** *Biochemie* s.u. ▸Citr...

**Zitronen|säure:** ▸Citronensäure. E citric acid.

**Zitronen|säure|zyklus:** ▸Citratzyklus. E citric acid cycle.

**Zitter|lähmung:** ▸PARKINSON-Krankheit, ▸Paralysis agitans juvenilis. E shaking palsy.

**Zittern:** ▸Tremor; s.a. ▸faszikuläre Zuckungen. E trembling, tremor.

**Zitwer:** Curcuma zedoaria.

**Z-Linie:** **1)** Zickzacklinie (▸Ora serrata) als Grenze zwischen Plattenepithel der Speiseröhre u. Zylinderepithel der Kardia. **2)** ▸Z-Streifen. E Z band, Z disk.

**ZMV:** Abk. für Zytomegalievirus (s.u. ▸Zytomegalie). E CMV.

**Zn:** Symbol für ▸Zink. E Zn.

**ZNS:** Abk. für ▸Zentralnervensystem. E CNS. – **ZNS-Atrophien, systematische:** Krankheiten mit Atrophie bestimmter ZNS-Bahnen u. -Gebiete; z.B. als Gehirnerkrankungen die ▸PICK-Krankheit (mit Stirnhirnatrophie), ▸Chorea HUNTINGTON (Striatumatrophie), ▸Paralysis agitans (Nucleus-niger-Atrophie); als Rückenmarkserkrankungen (s.a. Abb.) die spastische ▸Spinalparalyse (bei Atrophie der Pyramidenbahn; Abb. I), die nukleäre ▸Muskelatrophie (Abb. II), die amyotrophische ▸Lateralsklerose (Abb. III), ▸FRIEDREICH-Ataxie (Abb. IV), neurale ▸Muskelatrophie (Abb. V).

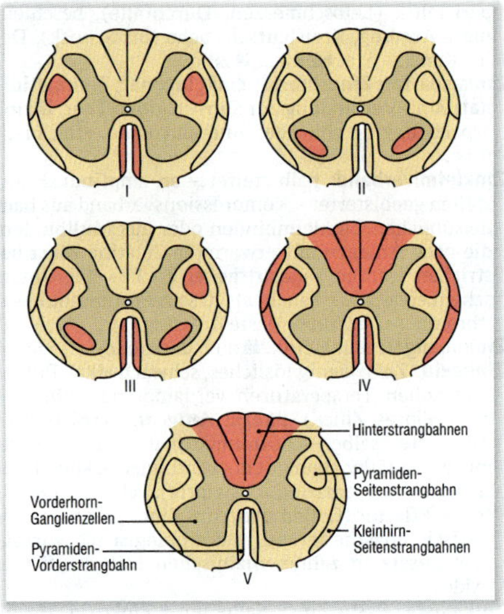


**ZNS-Atrophien, systematische:** Markierung anhand von Bahnen des Rückenmarks.

**Zo:** Abk. für ▸Zorubicin.

**Zoedler-Band:** Polyester-Netzband, das um die Harnröhre geschlungen und oberhalb der Symphyse fixiert wird; Schlingensuspensionsplastik bei Harninkontinenz der Frau; s.a. ▸TVT-Band.

**zökal:** ▸zäkal. Analog: Zökum (▸Zäkum). S.a. ▸Zäko... E cecal.

**Zöl...** *(griech. koilia):* Wortteil »Bauch(höhle)«, ▸Coel..., ▸Koil...

**Zöliaka,** Arteria coeliaca: der ▸Truncus coeliacus. E celiac artery.

**Zöliakie,** (GEE-)HERTER-HEUBNER-Syndrom, glutenbedingte Enteropathie: meist bereits im Kleinkindalter manifeste chronische Verdauungsinsuffizienz infolge Unverträglichkeit von ▸Gliadin (Kleberproteine von Weizen, Hafer, Roggen). Form der einheimischen ▸Sprue (mit Dünndarmzottenatrophie u. ▸Malabsorption). ***Klinik:*** Symptome treten ab Zufütterung von Getreideprodukten auf (2. Lebenshalbjahr); großer Bauch, Appetitlosigkeit, weinerliches Verhalten, voluminöse übel riechende Stühle, fehlende Gewichtszunahme, Vitaminmangel, Steatorrhö, Exsikkose, Azidose. ***Diagn.:*** Nachweis der Resorptionsstörung durch Xylose-Test, Erhöhung der Gliadin-Antikörper im Serum, Glutenbelastungsprobe, Zottenatrophie im Dünndarmsaugbiopsat. ***Ther.:*** glutenfreie Diät, dann günstige Prognose. Es besteht aber erhöhtes Risiko zur Entwicklung eines Dünndarmmalignoms. E celiac disease, nontropical sprue.

**Zöliako|graphie:** selektive ▸Angiographie des Truncus coeliacus (= Zöliaka) durch direkte Kontrastmittel-Injektion in den Gefäßstamm über einen retrograd (▸Seldinger-Technik) in die Aorta eingeführten, im Truncus coeliacus einhakenden Gefäßkatheter; bei Misslingen der direkten Trunkuskatheterisierung Anw. der Olin-Tip-Okklusion möglich (Verschluss der Katheterspitzenöffnung durch einen Spezialmandrin, so dass das Kontrastmittel durch seitliche Katheteraugen an u. in die Trunkusmündung gelangt). E celiacography, celiac arthrography.

**Zölia|kus:** *Anatomie* ▸Truncus bzw. ▸Plexus coeliacus (= ▸Solarplexus); s.a. ▸Zöliako...

**Zölio|skopie:** Endoskopie einer Körperhöhle, i.e.S. die ▸Laparo- u. ▸Kuldoskopie. E celioscopy.

**Zölio|tomie:** ▸Laparotomie; i.e.S. (*gyn*) die ▸Kolpozöliotomie = Coeliotomia vaginalis. E celiotomy.

**Zölio|zentese:** Bauchhöhlenpunktion. E celiocentesis.

**Zölom,** Coeloma: die sekundäre embryonale Leibeshöhle; die zunächst im Kopfbereich auftretende, sich von der Herzgegend kaudalwärts ausdehnende, größtenteils (bis zum Nabelvenenbereich) paarige Höhle als Produkt der Spaltbildung in den Seitenplatten des Mesoderms, aus der die Perikardhöhle (▸Pericardium), die paarige ▸Pleurahöhle u. die Peritonealhöhle (▸Cavitas peritonealis) hervorgehen. Ihre äußere Wandung, die Somatopleura, liefert im Bauchbereich Gonaden (s.a. ▸Keimbahn) u. das Interrenalorgan bzw. die ▸Nebennierenrinde, ihre innere, die Viszeropleura, wird zum viszeralen Blatt des Brust- bzw. Bauchfells (▸Pleura, ▸Peritoneum). Ist ebenso wie die primäre Leibeshöhle (das ▸Archenteron) ausgekleidet von einschicht. Epithel (s.a. ▸Mesothel). E celom, coelom.

**Zölo|schisis:** angeborene ▸Bauchspalte. E celoschisis.

**Zölo|sit:** ▸Darmparasit. E celozoic parasite.

**zön...:** Wortteil »gemeinsam«.

**Zön|ästhesie:** das auf dem unbewussten Registrieren propriozeptiver Empfindungen im Eingeweidebereich basierende, eng mit der Körperfühlsphäre verknüpfte Gefühl für die eigene körperliche Existenz = »vitale Leibempfindung« (allgemein als mehr oder minder vorhandenes Wohlbehagen). E cenesthesia.

**zön|ästhetische Halluzination:** Leibhalluzination (s.a. ▸Zönästhesie); v.a. bei Schizophrenie, z.B. als Gefühl, innerlich zu verbrennen. E cenesthetic hallucinations.

**zöno|zytisch:** »höhlenzellig«; bezeichnet Organismen, deren mehrkernige Zellen unseptiert in einer von der Zellwand gebildeten Höhle liegen; z.B. bei Pilzen. E cenocytic.

**Zön|urose:** ▸Coenurosis. E coenurosis, gid.

**Zoepffel-Ödem:** reversibles Speichelödem der Bauchspeicheldrüse bei interstitieller Pankreatitis.

**Zörulo...:** ▸Caerulo..., ▸Coerulo...

**Zohlen-Zeichen:** typischer retropatellarer Patellaverschiebe- bzw. -anpressschmerz bei ▸Chondromalacia patellae.

**Zoledronsäure:** ein ▸Bisphosphonat; ***Anw.*** bei tumorbedingter Hyperkalzämie. E zoledronate.

**Zollinger-Ellison(-Strøm)-Syndrom** (Robert M. Z., 1903–1992, Edwin H. E.; US-amerikan. Chirurg bzw. Arzt): gut- oder meistens bösartiges Neoplasma (Adenom bzw. Karzinom) mit vermehrter Gastrinproduktion (Gastrinom). In ca. 60 % Ursprung im Pankreas. ***Klinik:*** Typisch sind in schneller Folge auftretende, z.T. atypisch gelegene peptische Geschwüre (außer an Magen u. Duodenum auch an Speiseröhre, Jejunum) mit Perforationstendenz. Ursache ist eine massive Hyperazidität des Magensaftes v.a. aufgrund einer Steigerung der basalen Säureproduktion. Ferner evtl. Durchfälle mit Fettstühlen, Mineral- u. Flüssigkeitsverlusten. Vielfach tritt gleichzeitig eine multiple endokrine Adenopathie (▸MEN) auf. ***Ther.:*** Tumorresektion mit kurativem Ziel (falls keine Metastasen); medikamentöse Säureblockade. – Eine Hyperplasie der Gastrin produzierenden Zellen des Magenantrums mit etwa gleicher Symptomatik wird als »Typ I« oder Polak-Syndrom abgegrenzt. E Zollinger-Ellison syndrome.

**Zolmitriptan:** ein Serotonin-Agonist (▸5-$HT_1$-Agonist); ***Anw.*** im Migräneanfall. E zolmitriptan.

**Zolpidem:** Schlafmittel (Imidazopyridin-Derivat) mit Wirkung an GABAergen Rezeptoren. E zolpidem.

**Zomo|therapie** (*griech. zomos = Fleischbrühe*): diätetische Behandlung unter Bevorzugung von Fleischextrakt, -brühe. E zomotherapy.

**Zona** (*griech. zone = Gürtel*): **1)** *Anatomie* Bezirk, Gegend (s.a. ▸Zone, ▸Zonula, ▸Stratum). E zone, zona. – **Z. basalis:** das kurz als Basalis bezeichnete Stratum basale endometriale, die Regenerationszone für die menstruell weitgehend abgestoßene Gebärmutterschleimhaut; s.a. ▸Funktionalis. – **Z. dermatica:** Zone verdünnter Haut über einer Myelomeningozele, u. zwar rund um die **Z. epithelioserosa** (veränderte Hirnhäute). – **Z. fasciculata:** Bündelschicht; dickste Schicht der Nebennierenrinde (deren Mittelschicht; zwischen Z. glomerulosa u. reticularis); strahlenförmig angeordnete Stränge großer, lipidreicher, epithelialer Zellen (Abb.); sondert Glucocorticoide u. Androgene ab. – **Z. gelatinosa:** im Rückenmark der an das Hinterhorn anschließende Ursprungsbereich der hinteren Spinalnervenwurzel; enthält Zellen des Eigenapparates. Wichtiger Umschaltbereich der Schmerzimpulsleitung. – **Z. glomerulosa:** Knäuelschicht; die Außenschicht der Nebennierenrinde (über der Z. fasciculata); eosinophile, epitheloide Zellhaufen, -stränge mit weiten Kapillaren; sondert Mineralocorticoide ab. E glomerular z. – **Z. haemorrhoidalis:** oberster Abschnitt des Afterkanals (der Bereich der Columnae u. der Sinus anales [= Analkrypten]); ringförmig umgeben vom M. sphincter ani internus, durchsetzt vom Plexus venosus rectalis; garantiert als Element des Kontinenzorgans den auch gasdichten Verschluss des Kanals; s.a. ▸Zona intermedia. – **Z. incerta:** Schicht grauer Substanz an der Thalamusunterseite; strahlt in Thalamus, zentrales Höhlengrau ein. – **Z. intermedia: a)** als »weiße Z.« die mittlere Afterkanalzone zwischen Z. haemorrhoidalis u. cutanea (Hautzone); mit unverhorntem Plattenepithel (analog dem Lippenrot); sehr schmerzempfindlich; **b)** die Pars intermedia des ▸Hypophysenmittellappens. – **Z. nigra:** die dorsale, schwarze Zone der Substantia nigra; mit melanotisches Pigment enthaltenden Zellen(gruppen, die bei postenzephalitischem Parkinsonismus in bestimmter Reihenfolge erkranken, bei echter Paralysis agitans aber nur teilweise). S.a. ▸Zona rubra. – **Z. pellucida:** vom Epithel des Sekundärfollikels des Eierstocks auf die Eizelle (Ovocytus) ausgeschiedene, von Mikrovilli der inneren Follikelepithel-

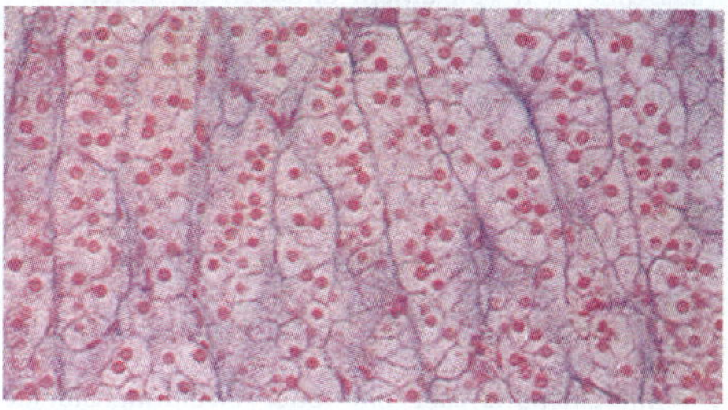

**Zona fasciculata:** Zone der Nebennierenrinde mit strahlenförmig angeordneten Strängen (Histologie). [472]

Z

schicht durchdrungene, an Glykosaminoglykanen reiche Eihülle = Oolemm. E pellucid zone. – **Z. reticularis: a)** Innenschicht der Nebennierenrinde, mit Bälkchennetz-bildenden, glykoproteinreichen, eosinophilen Zellen; bildet gleiche Hormone wie die darüber liegende Z. fasciculata; **b) Z. rubra:** die ventrale, gelbrote u. faserreiche (daher Z. reticularis) Schicht der Substantia nigra; erkrankt bei HALLERVORDEN-SPATZ-Syndrom zusammen mit dem Pallidum (an das sie heranreicht). E reticular z. – **Z. ru|bra:** s. u. ▸Z. reticularis. – **Z. spongiosa:** auf die Z. gelatinosa folgende Spitzenschicht des Rückenmarkhinterhorns. – **Z. terminalis:** LISSAUER-Randzone; an die Z. spongiosa anschließender kleiner Bezirk weißer Substanz als Umhüllung der grauen RM-Substanz zwischen Hinter- u. Vorderseitenstrang; gehört dem Eigenapparat des RM an; setzt sich in die Medulla oblongata fort (enthält dort Fasern der absteigenden Trigeminuswurzel). E Lissauer's marginal z. **2) Z. ignea:** *Dermatologie* Gürtelrose (▸Zoster); als **Z. oph|thalmica** der ▸Zoster ophthalmicus, als **Z. otica** der ▸Zoster oticus. E herpes zoster.

**Zon|ästhesie:** *Neurologie* ▸Gürtelgefühl. E zonesthesia, girdle sensation.

**zonal(is):** gürtelförmig. E zonal.

**Zondek-Reaktion** (BERNHARD Z., 1891–1966, Frauenarzt, Berlin, Jerusalem, New York): s. u. ▸ASCHHEIM-Z. E Zondek-Aschheim test.

**Zone:** ▸Zona. Auch Bez. für umschriebene, morphologisch, funktionell, pathogenetisch etc. relevante Körper-, Organ- oder Gewebebezirke; z. B. Triggerzone, erogene Z., reflexogene Z. E zone. – **Z., autonome:** ausschließlich von einem einzigen sensiblen Nerv versorgter Hautbezirk; im Gegensatz zur auch von Nachbarnerven versorgten Mischzone = ▸Subsidiärzone. E area of a single sensory nerve. – **Z., perinukleäre:** den Zellkern umgebende klare, nicht anfärbbare Plasmazone, v. a. bei Lymphozyten u. Plasmazellen. – **Z. X:** Nebennierenrindenbereich, in dem – bereits frühembryonal – ▸Androgene in Form von ▸17-Ketosteroiden gebildet werden. E X zone, androgenic z.

**Zonen|agglutination:** s. u. ▸Zonenreaktion. E zone agglutination.

**Zonen|elektrophorese:** ein- oder zweidimensionale Trägerelektrophorese, bei der die aufgetrennten Fraktionen im Trägermaterial als Querzonen auftreten (sind färberisch darstellbar oder eluierbar). E zone electrophoresis.

**Zonen|hemmungs|phänomen:** *Immunologie* ▸Prozonenphänomen. E prozone phenomenon.

**Zonen|reaktion:** durch ▸Antigen-Antikörper-Reaktion bedingte Agglutination, Präzipitation etc. nur in Zonen optimaler Konzentration (Äquivalenzbereich) der Reaktionspartner. E zoning.

**Zono|graphie:** *Röntgenologie* ein Schichtverfahren mit größerer Schichtdicke (= Dickschichttomographie) bei geringerer Verwischungsunschärfe. *Anw.:* wegen relativ kurzer Belichtungszeiten früher v. a. bei Säuglingen u. Kindern, ferner als ▸Urotomographie. E zonography.

**Zonula** *(latein.):* kleine gürtelförmige Zone. E zonule, zonula. – **Z. adhaerens:** Haftzone; elektronenmikroskopisch erkennbare, gürtelförmig die Zelle umfassende Filamente entlang interzellulären Spalten; Abb. E intermediate junction. – **Z. ciliaris:** Strahlenzone; der von kollagenen Fasern (= Fibrae zonulares) der Fortsätze des Strahlenkörpers (Corpus ciliare) gebildete Aufhängeapparat der Augenlinse; die Fasern strahlen in die Linsenvorder- u. -hinterkapsel ein u. werden bei Spannungszunahme meridionaler Ziliarmuskelfasern (= ▸BRÜCKE-Muskel) entspannt: Linsenkrümmung nimmt – unterstützt durch Kontraktion zirkulärer Ziliarmuskelfasern (= MUELLER-Muskel) – zu. Zwischen den Fasern befinden sich Spalten = Spatia zonularia. E ciliary zonule. – **Z. occludens:** gürtelförmig die Zelle umgreifender, elektronenmikroskopisch erkennbarer Verschmelzungsbereich äußerer Lamellen der Zellmembran für die Zellhaftung an interzellulären Spalten; s. a. Abb. E tight junction. – **Z. Zinnii:** ▸Zonula ciliaris. E Zinn's zonule.

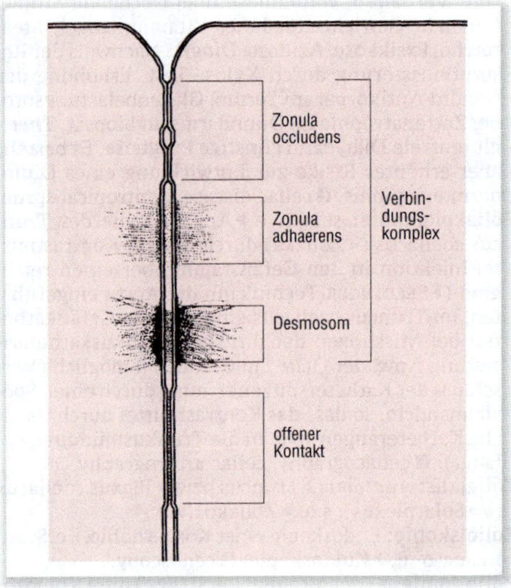


**Zonula:** schematische Darstellung der Zellverbindungen. [539]

**Zonu(lo)lyse:** enzymatische Auflösung der Zonula-ciliaris-Fasern bei der Kataraktoperation, z. B. mittels α-Chymotrypsin für die Kryoextraktion der Augenlinse. E zonu(lo)lysis.

**Zonulo|tomie:** operative Zonulafaserndurchtrennung i. S. der ▸Zonulolyse. E zonulotomy.

**Zoo|anthropo|nosen,** Anthropozoonosen: bei Tier u. Mensch vorkommende Infektions- oder Invasionskrankheiten; i. e. S. die vom Tier auf den Menschen übertragenen (s. a. ▸Zoonosen); z. B. Tollwut, Katzenkratzkrankheit, Maul- u. Klauenseuche, Ornithose, Milzbrand, Salmonellose, Tuberkulose, Erysipeloid, Listeriose, Tularämie, Leptospirosen, Mikrosporie, Trichophytie, Fasciolosis u. andere Wurmkrankheiten. E anthropozoonosis.

**Zoo|erastie:** ▸Sodomie, ▸Zoophilie. E zooerasthia.

**Zoo|flagellata:** ▸Flagellaten mit tierischer Ernährung. Humanmedizinisch wichtig: Protomonadina (darunter ▸Trypanosoma, ▸Leishmania), Polymastigina (▸Giardia lamblia, ▸Chilomastix, ▸Trichomonas).

**Zoo|kinase:** ▸Glutathion (als Aktivator von Gewebsproteasen). E zookinase.

**Zoo|nosen:** Tierseuchen; i. e. S. Oberbegriff für Zooanthropo- u. Anthropozoonosen (d. h. für Krankheiten, die vom Tier auf den Menschen u. umgekehrt übertragen werden = Diplonosen). E zoonoses.

**Zoo|parasiten:** in Vorkommen u. Lebensweise an Tiere gebundene ▸Parasiten. E zooparasites.

**Zoo|philie:** *Psychologie* **1)** krankhaft übertriebene Liebe zu allen oder nur bestimmten Tieren. E zoophilia. **2) Zoophilia erotica:** sexuelle Erregung durch Anblick u. Berühren von Tieren als Fetischismus (Objekt ist das Tierfell). – Bei gleichzeitigen sexuellen Praktiken mit dem Tier als »Zooerastie«. E erotic zoophilism.

**Zo|opsie:** *Psychologie* optische Halluzination in Gestalt von Tieren (z. B. weiße Mäuse); Vorkommen besonders beim ▸Alkoholdelir. E zoopsia.

**Zoo|spermie:** Vorhandensein beweglicher, d. h. lebensfähiger Spermien im ▸Sperma. E zoospermia.

**Zoo|sterine:** ▸Sterine tierischer Herkunft; z. B. Cholesterin, Gallensäuren, Bufadienolide (Krötengifte). E zoosterols.

**Zoo|toxine:** Gifte tierischer Herkunft. E zootoxins.

**Zopiclon:** Schlafmittel (Cyclopyrrolon-Derivat) mit Wirkung an GABAergen Rezeptoren. E zopiclone.

**Zorubicin,** Rubidazon, Abk. Zo: zytostatisch wirksames ▶Antibiotikum (obsolet).

**Zoster,** Herpes zoster, Zona, Gürtelrose: akute Hautkrankheit als Rezidiv (Reaktivierung des Virus) bzw. Reininfektion einer Infektion mit ▶Varicella-Zoster-Virus bei verminderter Immunität (z.B. maligne Erkrankungen, immunsuppressive Therapie, aber auch natürliches Nachlassen der Immunität im Alter). ***Klinik:*** Auftreten meist in Form eines einseitigen, auf das Versorgungsgebiet eines Spinalnervs beschränkten bläschenförmigen Ausschlags (▶Exanthem) auf rotem Grund, hervorgerufen durch Befall des entsprechenden Spinalganglions. Begleitet von gel. äußerst schmerzhaften Neuralgien des betroffenen Bereichs, die z.T. – wie auch Fieber, Appetitlosigkeit, Gliederschmerzen u. Brennen am Ort des späteren Auftretens – als Vorboten (Prodromi) vorkommen, aber auch noch nach Abklingen der Hauterscheinungen bestehen bleiben können. Am häufigsten im Brustkorb- (Z. intercostalis; s. Abb.) u. Lendenbereich sowie als Z. ophthalmicus u. Z. oticus. ***Kompl.:*** z.B. Zoster-▶Encephalitis mit diskreten lymphozytären Infiltraten, Zoster-▶Meningitis (durch Übergreifen von den Ganglien auf die ▶Meningen), Zoster-▶Myelitis infolge Übergreifens auf das Rückenmark. E herpes zoster, zoster, zona, shingles. –

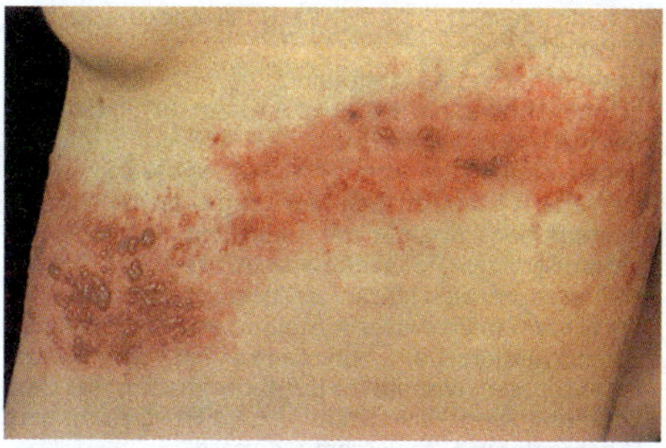

**Zoster:** thorakaler Herpes zoster (H. Rasokat, Universität Köln). [87]

**Z. corneae:** s.u. ▶Z. ophthalmicus. – **Z. du|plex:** beidseitiger Z. – **Z. gangraenosus:** Z. mit gangränösem Blasengrund. – **Z. generalisatus:** Z., der nach meist zunächst segmentärer Form die ganze Körperdecke u. die inneren Organe einschließlich des Gehirns erfasst; bei zu Kachexie führenden Krankheiten sowie unter immunsuppressiver u. zytostatischer Therapie. E generalized h. z. – **Z. haemorrhagicus:** Z. mit blutigem Blaseninhalt. E hemorrhagic h. z. – **Z. ne|croticans:** Schwerstform des Z. mit dunkelbraunrotem Schorf nach Nekrotisierung des Blasengrundes. – **Z. ophthalmicus:** Z. des 1. Trigeminusastes (Ramus ophthalmicus). Beginnt mit heftigen, halbseitigen Kopfschmerzen u. prallem Lidödem; nach etwa 1 Wo. Bläschenausschlag an Stirn, Nasenwurzel, behaarter Kopfhaut; oft auch Konjunktivitis, Hornhautbeteiligung (= Z. corneae; mit Hornhautödem, -hypästhesie, Keratitis mit Bläschen- und – hartnäckiger – Geschwürsbildung, Hornhauttrübungen); ungünstigenfalls Iritis/Zyklitis mit Steigerung des Augendrucks, Optikusneuritis. E gasserian ganglionitis. – **Z. oticus:** Z. mit Ausbreitung im Gebiet der Hirnnerven VII u. VIII (evtl. auch V, IX u. X); mit typischen Schmerzen, Bläschen im Ohr- u. angrenzenden Gesichtsbereich, evtl. auf Gaumen, Zunge übergreifend; oft auch Hör-, Vestibularis-, Geschmacksstörung, Fazialislähmung, Trigeminusausfälle. E Ramsay Hunt syndrome. – **Z., symptomatischer:** Z. bei Leukämie, Karzinom etc. E symptomatic h. z.

**Zoster|enzephalitis:** s.u. ▶Zoster. E (herpes) zoster encephalitis.

**Zoster-Immunglobulin:** Immunglobulin gegen Herpes zoster zur passiven Immunisierung, v.a. bei Windpocken-gefährdeten Kindern. E varicella-zoster immunoglobulin.

**Zoster|körperchen:** ▶Lipschütz-Körperchen. E Lipschütz bodies.

**Zoster|meningitis, -myelitis:** bei Zoster auftretende Meningitis, s.u. ▶Zoster.

**Zoster|virus:** ▶Varicella-Zoster-Virus.

**Zotepin:** ein trizyklisches ▶Neuroleptikum. E zotepine.

**Zotten:** *Anatomie* ▶Villi; s.a. ▶Mikrovilli. E villi.

**Zotten|atrophie:** **1)** Atrophie der ▶Villi intestinales des Dünndarms, z.B. bei ▶Zöliakie. **2)** physiologischer Untergang der Zotten des Chorion laeve. E villous atrophy.

**Zotten|gelenk:** Gelenk mit Vergrößerung der Synovialzotten.

**Zotten|haut:** *Embryologie* ▶Chorion.

**Zotten|herz:** ▶Cor villosum. E hairy heart.

**Zotten|karzinom:** ▶Carcinoma villosum (z.B. als relativ langsam wachsendes Z. der Harnblase). E villous carcinoma. – **Z., fetales:** ▶Chorionepitheliom.

**Zotten|motorik:** rhythmische (3–4/Min.), vom ▶Plexus submucosus regulierte Verkürzung (bzw. Verlängerung) der Darmzotten; führt zum Auspressen des Zotteninhaltes (▶Darmresorption) in die ableitenden Lymph- u. Blutgefäße. Wird ausgelöst durch mechanische u. chem. Schleimhautreizung u. ▶Villikinin.

**Zotten|plazenta:** die ▶Plazentaform des Menschen; mit zottenartigen Chorionausstülpungen (Abb.), die in den großen, einheitlichen, von Trophoblastgewebe ausgekleideten, intervillösen Blutraum hineinragen, in dem das mütterl. Blut kreist (▶Zottenpuls). E villous placenta.

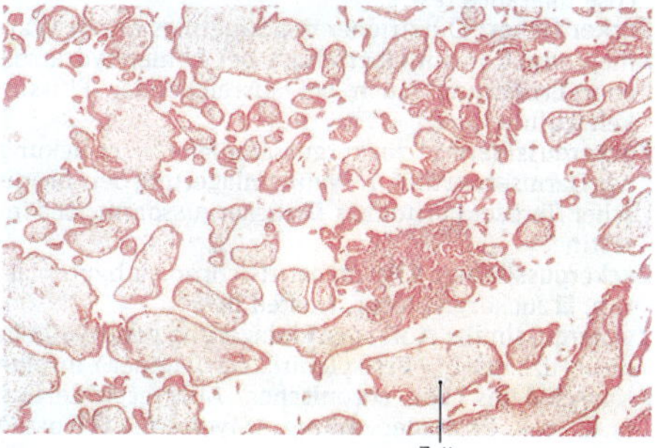


**Zottenplazenta:** Anschnitte verschieden großer Zotten aus einer reifen Plazenta (mikrosk. Präparat). [497]

**Zotten|polyp:** s.u. ▶Zottentumor. E villous polyp.

**Zotten|puls:** rhythmische Erweiterungen der Plazentazottengefäße, die zusammen mit dem arteriovenösen Druckgradienten der Uterusgefäße u. Tonusschwankungen des Myometriums die – träge – Blutströmung im Labyrinth der ▶Zottenplazenta gewährleisten. E villous pulsation.

**Zotten|tumor:** papilläre Geschwulst ▶Neoplasma); i.e.S. der papilläre Polyp (s.a. ▶Papillom [breitbasig als Zottenadenom des Dickdarms]). E villous tumor.

**ZPI,** Abk. für Zink-Protamin-Insulin: *Pharmazie* s.u. ▶Protamin, ▶Insulinpräparate. E zinc protamin insulin.

**Z-Plastik:** **1)** Hautplastik durch Z-förmiges (evtl. mehrfaches) Einschneiden der Haut, v.a. einer verziehenden Hautnarbe (s. Abb.). E Z-plasty. **2)** eine Form der Sehnenverlängerung (z.B. als ▶Achillotenotomie).

**Zr:** *Chemie* Symbol für ▶**Zirkonium.**

**Zsigmondy** (Richard A. Z., 1865–1929, Chemiker, Göttingen; 1925 Nobelpreis für Chemie). – **Z.-Brown-Bewegung:** die Brown-Molekularbewegung. E Zsigmondy-Brown movement. – **Z.-Filter:** ein bakteriendichtes Ultramembranfilter aus Cellulose(acetat).

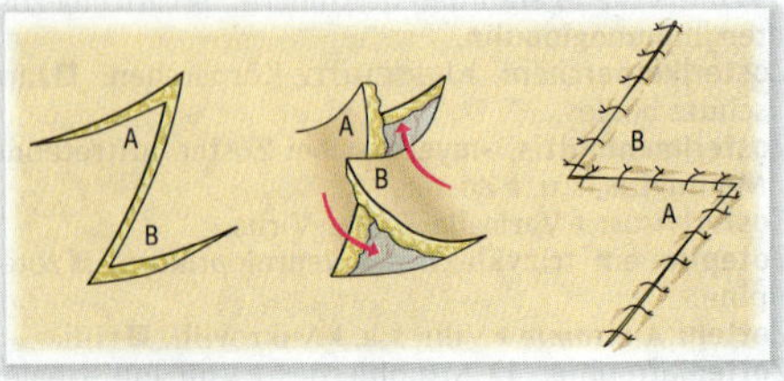


**Z-Plastik:** Schnittführung u. Naht. [39]

**Z-Streifen,** Abk. für Zwischenstreifen, Telophragma: schmaler, anisotroper Querstreifen der ▸Myofibrille (dort Abb.) der Skelettmuskelfaser; halbiert den isotropen I-Streifen. E Z disk, Z line, Z band.

**Zubereitung:** *Pharmazie* pharmazeutisches Präparat, Rezeptur. E preparation.

**Zucker:** Rohr- u. Rübenzucker, i.w.S. Bez. für ▸Kohlenhydrate, v.a. für Mono-, ▸Oligosaccharide; s.a. ▸HAWORTH-Formel, ▸Glucose, Blut-, ▸Harnzucker, ▸Saccharum, ▸Glykoside. E sugar.

**Zucker|alkohole:** Polyalkohole, entstanden durch Reduktion der Aldehyd- oder Ketogruppe von Monosacchariden; z.B. ▸Sorbit, ▸Mannitol, ▸Xylit. E sugar alcohols.

**Zucker|ausscheidung, renale:** ▸Glucosurie. E renal sugar excretion.

**Zucker|austauschstoffe:** ▸Zuckeralkohole, ▸Fructose. S.a. ▸Süßstoffe. E sugar substitutes.

**Zucker|belastung:** s.u. ▸Blutzuckerbelastungsprobe, ▸Galaktosetoleranztest, ▸Glucosetoleranztest; auch als Fructosebelastung. E carbohydrate loading, glucose tolerance test.

**Zucker|fieber:** Durstfieber des Säuglings durch Wärmeproduktion im Überschuss bei kohlenhydratreicher Ernährung (auch bei ausreichender Flüssigkeitszufuhr).

**Zuckerguss|darm:** zuckergussähnliche Verdickung der Darmserosa durch Hyalineinlagerung bei chronischer fibröser Peritonitis. E zuckergussdarm, iced intestine.

**Zuckerguss|leber:** ▸Perihepatitis chronica hyperplastica. E zuckergussleber, frosted liver.

**Zuckerguss|milz:** Auf- oder Einlagerung von Hyalin in die Milzkapsel (= Perisplenitis cartilaginea) infolge Kapselödems bei chronischer Milzvergrößerung (z.B. bei Pfortaderstauung, Myelose). E frosted spleen.

**Zuckerguss|wirbelsäule:** ▸Hyperostosis vertebralis ankylosans, ▸Spondylosis hyperostotica.

**Zucker|harnruhr:** ▸Diabetes mellitus.

**Zucker-Indikator-Nährböden:** Zuckernährböden mit Zusatz eines pH-Indikators zur Prüfung des – am Farbumschlag erkennbaren – Vergärungsvermögens von Mikroorganismen; z.B. ▸»bunte Reihe«. E sugar-indicator culture medium.

**Zuckerkandl-Organ** (EMIL Z., 1849–1910, Anatom, Graz, Wien): sympathisches (chromaffines) ▸Paraganglion am Arteria-mesenterica-inferior-Abgang. E organ of Zuckerkandl.

**Zucker|krankheit:** ▸Diabetes mellitus.

**Zucker|nährböden:** indikatorfreie Nährböden mit Zusatz eines Zuckers zur Prüfung des Vergärungsvermögens von Mikroorganismen, deren Wachstum durch die üblichen pH-Indikatoren beeinträchtigt wird. Bestimmung der pH-Veränderungen erfolgt mittels Elektrode, pH-Meter, Indikatorzugabe. E sugar culture medium.

**Zucker-Pepton-Agar:** ▸SABOURAUD-Nährboden. E sugar-peptone agar.

**Zucker|probe: 1)** Glucose- u. Fructosenachweise; z.B. als Reduktionsprobe nach ▸HAGEDORN-JENSEN, CRECELIUS-SEIFERT (s.u. ▸Blutzucker) oder durch Polarimetrie. E sugar test. **2)** ▸Zuckerbelastung(sproben).

**Zucker|rohr|fieber:** eine ▸Leptospirose in Australien. E (sugar) cane fever.

**Zucker|schwelle:** die Nierenschwelle für ▸Glucose (normal bei ca. 150 mg/dl = 8,33 mmol/l). E glucose threshold.

**Zucker|spiegel,** Blutzuckerspiegel: s.u. ▸Blutzucker. E glucose level, blood sugar l.

**Zucker|vergärung:** *Bakteriologie* s.u. ▸Zucker-Indikator-, ▸Zuckernährböden; s.a. ▸bunte Reihe. E sugar fermentation.

**Zucker|zentrum:** in der Medulla oblongata ein definierter Bereich mit dort vom zentralen Höhlengrau zum Rückenmark ziehenden Nervenbahnen, deren Reizung zu verstärkter ▸Adrenalinausschüttung u. zu krankhaftem Blutzuckeranstieg (▸Hyperglykämie) führt. E glycogenic center.

**Zuckung:** *Physiologie* Muskelkontraktion mit – im Unterschied zum ▸Tetanus – nachfolgender Erschlaffung. E twitch(ing). – **Z., faszikuläre:** s.u. ▸faszikulär. E fasciculation.

**Zuckungs|fasern – Z., langsame:** die längeren, kräftig roten (myoglobinreichen), sich langsamer kontrahierenden, weniger ermüdbaren Muskelfasern für die Stützmotorik (»Tonusfasern«). E twitching fibers. – **Z., schnelle:** die im Dienste der ▸Zielmotorik stehenden, sich besonders schnell zusammenziehenden u. schnell erschlaffenden (u. ermüdenden), blassen (myoglobinarmen, rosafarbenen), kräftigen, kurzen ▸Muskelfasern.

**Zuckungs|gesetz:** s.u. ▸PFLÜGER-Zuckungsgesetz. E Pflüger's law.

**Zuckungs|kurve:** ▸Myogramm.

**Zuclopenthixol:** ein ▸Neuroleptikum (Thioxanthen-Derivat). E zuclopenthixol.

**Zuelzer-Kaplan-Syndrom** (WOLF Z., 1909–1987, Arzt, Detroit): **1)** fam. nichtsphärozytäre, normochrome, hämolytische Anämie mit Gelbsucht, Leber-, Milzvergrößerung, Schädelhyperostose (»erblicher ▸Bürstenschädel«), Kraniostenose. **2)** chronische hypochrome, mikrozytäre ▸Anämie mit Mikrosphärozyten, Targetzellen, Fragmentozyten, gesteigerter Erythropoese, basophilen Ery-Einschlüssen. Bei Genkopplung von Thalassämie u. ▸Hb-C-Krankheit. E hemoglobin C-thalassemia disease.

**Züngel|krampf:** s.u. ▸Zungenkrampf. E trombone tongue.

**zuführend:** *Anatomie* ▸afferens, ▸afferent. E afferent. – **z. Darmschlinge:** der orale Schenkel einer Darmanastomose, i.e.S. der einer Gastroenterostomie. – S.a. ▸Syndrom der zuführenden Schlinge. E a. (bowel) loop.

**Zu|fütterung:** ▸Beikost.

**Zug|gurtung:** Osteosyntheseform, meist mittels Drahtschlingen (i.w.S. auch mit Platten möglich), bei der die Bruchenden formgerecht gegeneinander

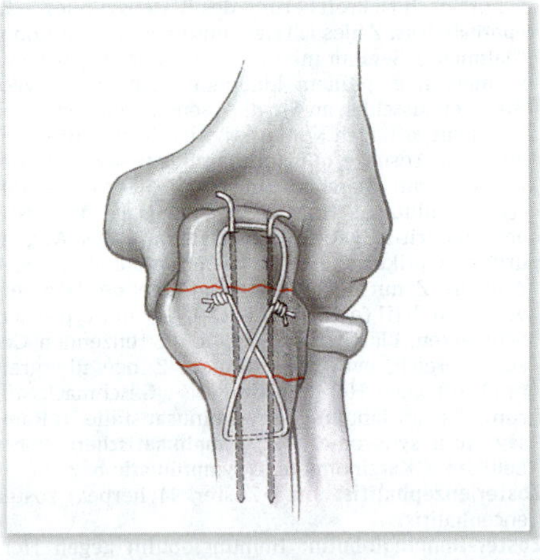

**Zuggurtung:** Anwendung bei einer Olekranonfraktur. [211]

gedrückt werden (Abb.); s.a. ▸ Osteosynthese. E tension banding.

**Zug|salbe:** durch Hautreizung eine örtliche Mehrdurchblutung (▸ Hyperämie) u. dadurch die abgrenzenden Entzündungsvorgänge z.B. eines Furunkels begünstigende (= »zusammenziehende«) Salbe. E blistering ointment.

**Zug|verband: 1)** ▸ Extensionsverband. E traction bandage. **2)** Verband mit Zugsalbe.

**Zunge:** ▸ Lingua; s.a. ▸ Glosso..., ▸ Zungen... E tongue. – **Z., angewachsene:** ▸ Ankyloglosson. E adherent t., tongue-tie. – **Z., belegte:** s.u. ▸ Zungenbelag. E coated t. – **Z., rote:** ▸ Zungenröte. E red t. – **Z., verbrannte:** s.u. ▸ Zungenbelag. E burned t.

**Zungen|abszess,** Glossitis parenchymatosa: abszedierende ▸ Glossitis; z.B. nach Zungenverletzung oder durch Übergreifen von den Tonsillen, vom Mundboden. E lingual abscess.

**Zungen|atrophie (glatte):** Abflachung der Zungenpapillen mit Verlust der Sekundärpapillen; z.B. als ▸ MÖLLER-HUNTER-Glossitis, bei Eisenmangelanämie, Achylie. E bald tongue.

**Zungen|bälge:** *Anatomie* ▸ Folliculi linguales. E lingual follicles.

**Zungen|bändchen:** ▸ Frenulum linguae. E frenulum of tongue.

**Zungen|bein:** ▸ Os hyoideum. E hyoid (bone).

**Zungen|belag:** meist grauweißlicher Belag des Zungenrückens. Besteht aus Speiseresten, verhornten Spitzen der Sekundärpapillen, Leukozyten u. Bakterien. ***Ätiol.:*** entsteht infolge ungenügender mechan. Reinigung beim Kauakt. Tritt z.B. auf bei ungenügender Nahrungsaufnahme, Breikost, Stomatitis; bräunlicher Z. (»verbrannte Zunge«) bei Urämie, Bauchtyphus. E coating of tongue, furring of t.

**Zungen|biss:** Bissverletzung der Zunge nach epileptischem oder eklampt. Anfall mit Masseterkrampf. E tongue bite.

**Zungen|brennen:** ▸ Glossodynie. E glossopyrosis.

**Zungendiagnostik:** spezielle Methode der ▸ Traditionellen Chinesischen Medizin bzw. ▸ Akupunktur zur Krankheitserkennung anhand der Beurteilung der Zunge; begutachtet werden Form, Größe und Bewegung der Zunge, Farbe des Zungenkörpers, Beschaffenheit und Farbe des Zungenbelags, Feuchtigkeit und Organareale auf der Zunge (in der Modellvorstellung der TCM projizieren sich die Organe auf Zungenabschnitte). Soll auch sichere Hinweise auf die Reaktionslage des Körpers geben.

**Zungen|entzündung:** ▸ Glossitis. E glossitis.

**Zungen|grund:** der papillenfreie, Zungenbälge tragende rückwärtige Abschnitt der Zungenoberfläche vom Sulcus terminalis bis zur Epiglottis; s.a. ▸ Radix linguae, ▸ Tonsilla lingualis. E root of tongue.

**Zungen|grundstruma:** ektopisches Schilddrüsengewebe in der Umgebung des Foramen caecum, dem Mündungsort des embryonalen Ductus thyroglossalis. E lingual goiter.

**Zungen|hypertrophie:** ▸ Makroglossie. Ggs.: **Zungenhypotrophie:** ▸ Mikroglossie.

**Zungen|karzinom:** ▸ Plattenepithelkarzinom der Zunge, überwiegend bei Männern. Lokalisation meist am Zungenrand, seltener am Zungenrücken oder Zungengrund (s.a. ▸ Kopf-Hals-Tumoren). ***Ätiol.:*** Risikofaktoren sind chron. Entzündung, straffe Narben, Leukoplakie, Tabakkonsum (Pfeifenraucher!), humane Papillomaviren (HPV). ***Klinik:*** harte Knoten oder strangförmige Verhärtungen, später tiefe Ulzerationen. E carcinoma of the tongue.

**Zungen-Kiefer-Reflex:** ▸ Kiefer-Öffnungsreflex.

**Zungen|krampf:** Krampf der Zungenmuskulatur; tonisch, mit Anpressen an den harten Gaumen, oder klonisch, mit abwechselndem Herausstrecken u. Einziehen (= Züngelkrampf), z.B. bei Chorea, Epilepsie. E glossospasm.

**Zungen|lähmung,** Glossoplegie: s.u. ▸ Nervus hypoglossus. E glossoplegia.

**Zungen|muskulatur:** die dreidimensional verflochtenen autochthonen (= Intrinsic-Z.; formverändernd) bzw. in die Zunge einstrahlenden (= Extrinsic-Z.; lageverändernd) Muskeln; die Musculi longitudinalis superior u. inferior, transversus linguae, verticalis linguae bzw. Mm. genio-, stylo-, hyo- u. palatoglossus. E tongue muscles.

**Zungen|papillen:** ▸ Papillae linguales. E lingual papillae.

**Zungen|phänomen:** (SCHULTZ) durch Beklopfen auslösbare Dellen- u. Wulstbildung der Zungenoberfläche bei Myotonia congenita, Tetanie. E tongue phenomenon, Schultz' sign.

**Zungen|röte:** abnorm intensiv rote Zunge, u. zwar mit Papillenatrophie (▸ MÖLLER-HUNTER-Glossitis) oder mit Schwellung der Zungenpapillen (▸ Erdbeerzunge) oder ohne Papillenveränderungen (z.B. bei Leberzirrhose, Vitamin-$B_2$-Mangel [▸ Magenta-Zunge]); leuchtend rot bei Polyzythämie. E red tongue (e.g. magenta t.; strawberry t.).

**Zungen|struma:** ▸ Zungengrundstruma.

**Zungen|syphilis:** Zungenveränderungen bei Syphilis. Im Stadium I rundlicher Herd mit »wie mit dem Rasiermesser abgetragenen« Papillen; in II Schleimhautsyphilid mit glatten, evtl. Erosionen aufweisenden Papeln (»Schildkrötenrücken-«, »Zuckerplätzchenzunge«); in III Gummen (Glossitis gummosa u. diffusa) mit Ausheilung als ▸ Lingua lobata. E syphilis of the tongue.

**Zungen|tonsille:** ▸ Tonsilla lingualis. E lingual tonsil.

**Zungen|wogen:** faszikuläre oder fibrilläre Zuckungen der Zungenmuskulatur; meist bei vegetativer Dystonie; bei Schädigung motorischer Hirnnervenkerne (N. hypoglossus), Bulbärparalyse, amyotrophische Lateralsklerose. E (pseudo-)fasciculation of the lingual musculature.

**Zungen|wurm:** ▸ Linguatula.

**Zungen|wurzel:** ▸ Radix linguae; s.a. ▸ Zungengrund... E root of tongue.

**Zungen|zange:** Zange zum Vorziehen, Festhalten der Zunge. Branchen mit gezähnter Spitze. E tongue forceps.

**Zungen|zyste:** ▸ Ranula. E lingual cyst.

**Zurechnungs|fähigkeit:** ▸ Schuldfähigkeit. E competency.

**Zurückbleiben (körperliches u. geistig-seelisches):** ▸ Retardierung. E retardation.

**Zusammen...:** ▸ Syn..., ▸ Kon...

**Zusammen|ballung: 1)** *Immunologie* ▸ Agglutination. E agglutination. **2)** *Hämatologie* ▸ Agglomeration. E aggregation.

**Zusatzbezeichnung:** in der Weiterbildungsordnung der Ärztekammern verankerte Bezeichnung für ein spezielle, dem Arztberuf zugeordnete Tätigkeit in einem Fachgebiet, die den Abschluss einer zusätzlichen Ausbildung voraussetzt u. die eine besondere Befähigung zur Ausübung der betreffenden Tätigkeit feststellt; berechtigt zum besonderen Hinweis auf Praxisschild u. Briefkopf, z.B. Naturheilverfahren, spezielle Schmerztherapie, Allergologie; wird in der novellierten Weiterbildungsordnung als Bereich bezeichnet.

**Zusatz|blutung:** Blutung (▸ Metrorrhagie) außerhalb der Menstruation, z.B. ▸ Mittelblutung.

**Zusatzstoffe:** Lebensmitteln bzw. Arzneimitteln zugesetzte Fremdstoffe, z.B. Farbstoffe (für »Schönung«), Konservierungsmittel; ferner Mineralstoffe, Spurenelemente, Vitamine, Aminosäuren etc. E food additives.

**Zustands|diagnose:** die sich bei Berücksichtigung der bekannten Krankheitsentwicklung aus dem gegenwärtigen Symptomenbild ergebende ▸ Diagnose. – Bei Neugeborenen z.T. auf klassifizierende Schemata (z.B. APGAR-Schema) gestützt.

**ZVD:** Abk. für ▸ zentraler Venendruck. E CVP.

**ZVK,** Abk. für zentraler Venenkatheter: in die Vena jugularis oder Vena subclavia eingeführter Katheter zur Messung des zentralen Venendrucks. S.a. ▸Venenkatheter.

**Zwahlen-Syndrom:** ▸Dysostosis mandibulofacialis.

**Zwang – Z., äußerer:** körperliche (physische) oder psychische Nötigung. S.a. ▸Zwangsbehandlung. E restraint. – **Z., innerer:** das Beherrschtwerden von Impulsen, Gedanken oder Handlungen, die einem selbst als nicht gemäß u. unsinnig erscheinen, (auto)aggressiven oder sexuellen Charakter haben u. meist von ängstlichem Gefühl der Bedrohung (»Zwangsangst«) begleitet sind. Im Gegensatz zum ▸Wahn ist das Bewusstsein des Fremdartigen u. Absurden der Erscheinung stets erhalten. S.a. ▸Zwangs... E compulsion.

**zwang|haft:** *Psychologie* einem inneren ▸Zwang folgend. E anancastic, obsessive, compulsive.

**Zwangs|affekt:** wissenschaftlich nicht korrekte Bez. für pathologisches Lachen u. Weinen (sog. Zwangslachen, -weinen; scheinbar affektive Äußerungen ohne entsprechende Gefühlsgrundlage). E compulsive affect.

**Zwangs|angst:** s.u. ▸Zwang.

**Zwangs|befürchtung:** *Psychologie* ▸Phobie.

**Zwangs|behandlung:** Behandlung eines Erkrankten gegen seinen Willen. In Deutschland nur ausnahmsweise zulässig, z.B. im Rahmen der Seuchenbekämpfung (u.U. mit Zwangseinweisung, -isolierung). E compulsory treatment.

**Zwangs|ernährung:** erzwungene künstliche Ernährung; im Allg. als Sondenernährung. E forced feeding.

**Zwangs|gähnen:** s.u. ▸Gähnen. E yawning spasm.

**Zwangs|greifen:** *Neurologie* bei Berühren der Hohlhand zwangsartiger Faustschluss mit Festhalten des berührenden Gegenstandes; pathologischer Greifreflex bei Stirnhirn- u. EPS-Schädigung. E grasp reflex.

**Zwangs|haltung:** durch Schmerz oder hirnorganisch (v.a. extrapyramidal) bedingte Haltungsanomalie. E forced attitude.

**Zwangs|handlung:** *Psychologie* ▸Anankasmus; z.B. Zähl-, Waschzwang. E compulsive act.

**Zwangs|lachen:** s.u. ▸Zwangsaffekt. E compulsive laughter.

**Zwangs|mimik:** *Neurologie* bei organischer Hirnerkrankung (z.B. Bulbärparalyse, Parkinsonismus, Zerebralsklerose) die Mimik im Zusammenhang mit enthemmungsbedingtem Zwangsaffekt (jedoch ohne die Symptomatik inneren Zwanges). E forced facial expression.

**Zwangs|neurose:** ▸Neurose mit Zwängen als Hauptsymptome. Beginn oft schon in der Kindheit, meist aber im Adoleszentenalter; häufig als »zwangsneurotisches Organsyndrom« (SCHWIDDER): Obstipation, Schlafstörung, Kopfschmerzen, Herzbeschwerden, Atemstörung. – Nach S. FREUD Folge eines Konfliktes, durch den die geistig-seelische Energie gleichzeitig mobilisiert u. blockiert wird; die Symptome sind Kompromisse zwischen Triebwünschen, vom Über-Ich geforderter Sühne u. verkleideten Ersatzbefriedigungen. In der neueren Psychoanalyse ist die anankastische Persönlichkeit wesentlicher als die Symptome, die Behandlung erfolgt v.a. psychotherapeutisch mittels lerntheoretisch konditionierter Reaktionen auf Angst. E compulsive neurosis.

**Zwangs|polyurie:** vermehrte Ausscheidung eines wenig konzentrierten (»niedrig gestellten«) Harns als Versuch des Organismus, die anfallenden harnpflichtigen Stoffe trotz ungenügender Konzentrationsfähigkeit der Niere auszuscheiden; z.B. in der polyurischen Phase der ▸Schockniere. E forced polyuria.

**Zwangs|psychose:** wissenschaftlich unkorrekte Bez. für ▸Psychose (z.B. Schizophrenie) mit Auftreten von Zwängen (▸Anankasmus). E compulsive insanity.

**Zwangs|schnappen:** durch Bestreichen der Lippen ausgelöstes zwanghaftes Zuschnappen als Enthemmungsphänomen (s.a. ▸Einstellmechanismus) bei Stirnhirnprozess. E disinhibitory bite reflex.

**Zwangs|unterbringung:** die in § 1906 BGB geregelte Unterbringung in der geschlossenen Abteilung eines Krankenhauses gegen den Willen des Patienten bei angenommener Selbst- oder Fremdgefährdung. Normalerweise ist für jede Z. die Genehmigung des Vormundschaftsgerichtes erforderlich. Diese ist wiederum von einem psychiatrischen Gutachten abhängig. Ohne entsprechende Genehmigung ist eine Z. nur zulässig, wenn ein Aufschub mit Gefahr für den Betroffenen oder seine Umgebung verbunden ist. Allerdings sollte der Arzt anschließend sofort das Vormundschaftsgericht einschalten, um eventuellen Sanktionen vorzubeugen.

**Zwangs|weinen:** s.u. ▸Zwangsaffekt. E compulsive crying.

**Zweck|psychose:** ▸GANSER-Syndrom. E nonsense syndrome.

**zwei...:** s.a. ▸bi..., ▸di..., ▸Doppel...

**zweibasig:** s.u. ▸Säure. E dibasic.

**Zweidrittel|milch:** Milchmischung aus $^2/_3$ Kuhmilch u. $^1/_3$ Wasser für die künstliche Säuglingsernährung; angereichert mit Kohlenhydraten (7–8 %; 4–5 % Zucker, 2–3 % Polysaccharide).

**zweieiig,** dizygot: *Genetik* aus 2 Zygoten hervorgegangen; z.B. z. ▸Zwillinge. E dizygotic.

**Zweifarben|nährböden:** *Bakteriologie* ▸Zucker-Indikator-Nährböden zur Prüfung mehrerer Zuckerspaltungsvorgänge; z.B. für ▸TPE-Diagnostik. E two-color culture medium.

**Zweifel** (1) ERWIN Z., geb. 1885, Frauenarzt, München; 2) PAUL Z., 1848–1927, Geburtshelfer, Leipzig, Erlangen). – **Z.-Handgriff** (PAUL Z.): beidhändiges Zusammen- u. Gegeneinanderdrücken des Gebärmutterkörpers u. -halses zur Stillung einer atonischen Nachblutung; Abb. E Zweifel's maneuver. – **Z.-Zange** (ERWIN Z.): Geburtszange mit minimaler Beckenkrümmung u. gegeneinander verschiebbaren Löffeln mit Zughaken (»Achsenzugzange«). E Zweifel's forceps.

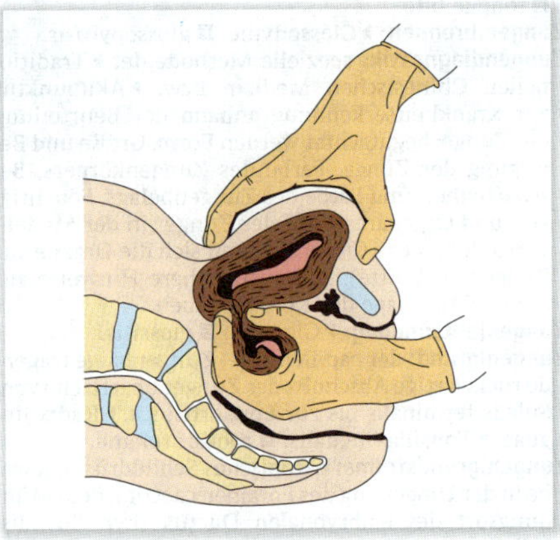

**Zweifel-Handgriff.** [475]

**Zweig:** *Anatomie* ▸Ramus. E branch, ramus.

**Zwei|geschlechtigkeit:** ▸Hermaphroditismus. E hermaphroditism.

**Zwei|gläser|probe:** *Urologie* Urinuntersuchung, bei welcher die 1. Urinportion diagnostisch den unteren (Harnröhre), die 2. den oberen Harnwegen (Niere, Harnleiter, Blase) zugeordnet wird. E two-glass test.

**Zwei|höhlen|operation:** Op. mit gleichzeitigem Vorgehen in 2 Körperhöhlen; z.B. Thorakolaparotomie.

**Zwei|hügel:** das jeweils vordere bzw. hintere Paar der Vierhügelplatte (▸Lamina tectalis).

**Zwei-Kompartiment-Modell:** Modell für die Beschreibung der Arzneimittelkonzentration in einem aus

2 Verteilungsräumen (▸Kompartimenten) bestehenden biologischen System. Es ermöglicht – bei Berücksichtigung des wechselseitigen Austausches zwischen den Räumen – die mathematische Formulierung des Blutkonzentrationsverhaltens über die Zeit bei einer intravenösen u. extravasalen Anw. E two-compartment model.

**Zwei|phasen|methode:** *Gynäkologie* orale ▸Kontrazeption mit Östrogengaben in der 1., Östrogen- u. Gestagengaben in der 2. Zyklusphase (sog. Sequenzpräparate); s. a. ▸Ovulationshemmer. E biphasic method.

**Zweiphasenpräparat,** Sequenzpräparat: s. u. ▸Ovulationshemmer.

**Zweisprung-Bypass:** ▸Hitchhike-Bypass.

**Zwei|stärken|glas:** ▸Bifokalglas. E bifocal lens.

**Zwei|strang|helix:** Doppelhelix (s. u. ▸WATSON-CRICK-Modell). E Watson-Crick helix.

**Zweistufenpräparat:** s. u. ▸Ovulationshemmer.

**Zweistufen|test:** ▸MASTER-Test. E two-step test.

**zweiter:** secundus; s. a. ▸Zweit..., ▸Sekund..., ▸Deuter... E second.

**Zweit|gebärende,** Secundipara: Frau, die zum 2. Mal ein lebensfähiges Kind gebiert. E secundipara, para II.

**Zweit|impfung:** ▸Revakzination; s. a. ▸Booster-Effekt. E revaccination.

**zweizeitig:** in 2 zeitlich getrennten Phasen vorgehend; z. B. zweizeitige Operation.

**Zwei|zellenbad:** hydroelektrisches Bad (niederfrequenter Gleichstrom) unter Verwendung von 2 Arm- oder Fußbadewannen, jeweils als mono- oder bipolares Bad. E two-cell bath.

**Zwerch|fell:** Atemmuskel zwischen Brust- u. Bauchhöhle, ▸Diaphragma; s. a. ▸Phreno..., ▸Zwerchfell... E diaphragm, midriff.

**Zwerchfell|atmung:** der durch Zwerchfellkontraktion zustande kommende Anteil an der Einatmung (etwa $^2/_3$ des Atemvolumens). Die – seitlich besonders ausgeprägte – Zwerchfellbewegung führt v. a. durch Erweiterung der Phrenikokostalwinkel zur Vergrößerung des Brustkorbinnenraumes. Sie ist abgeschwächt bei Zwerchfellhochstand, -tiefstand, -lähmung, bei Tonussteigerung (Status asthmaticus, Tetanus) u. -minderung (Pleuritis diaphragmatica, Relaxatio diaphragmatica). Die Aufwärtsbewegung bei Ausatmung erfolgt unter Beteiligung der Bauchpresse (daher die Zweitbezeichnung »Bauchatmung«, die v. a. benutzt wird bei Überwiegen der Z. über die ▸Thorakalatmung). E diaphragmatic respiration.

**Zwerchfell|bewegung:** s. u. ▸Zwerchfellatmung. E diaphragmatic motion. – **Z., paradoxe:** *Röntgenologie* ▸KIENBÖCK-Zeichen.

**Zwerchfell|defekt:** große Lücke im Zwerchfell infolge ungenügender Verkleinerung bzw. Aufdehnung natürlicher ▸Zwerchfellspalten (u. meist kompliziert durch Baucheingeweidevorfall in den Brustkorb i. S. einer falschen Hernie) bzw. infolge Verletzung (Zwerchfelleinriss) oder eitriger Entzündung mit Einschmelzung (z. B. subphrenischer Abszess, Pleuraempyem). E diaphragmatic defect.

**Zwerchfell|entzündung:** ▸Diaphragmitis. E diaphragm(at)itis.

**Zwerchfell|hernie,** Hernia diaphragmatica: Bruch, d. h. Vorwölbungen des Bauchfells als Bruchsack in den Pleuraraum mit Inhalt von Baucheingeweiden oder Netz, an Lücken zwischen Zwerchfellursprüngen sowie an Durchtrittsstellen von Nerven, Gefäßen u. Speiseröhre. Bei manchen Z. Gefahr der Einklemmung. ***Formen:*** kostovertebrale H. (▸BOCHDALEK-Hernie) am Trigonum lumbocostale, sternokostale H. (MORGAGNI- bzw. LARREY-Hernie); ▸Hiatushernie, Gleithernie, paraösophageale H. E diaphragmatic hernia, diaphragmatocele, h. of diaphragm.

**Zwerchfell|hochstand:** Stand der Zwerchfellkuppe bei Atemmittellage oberhalb der hinteren Bereiche der 10. Rippe. Einseitig z. B. bei Zwerchfelllähmung, ▸Relaxatio diaphragmatica u. gleichseitigen Lungen-Pleura-Erkrankungen (z. B. Atelektase, Schrumpfung, nach Lungenresektion), doppelseitig z. B. bei Adipositas, im letzten Schwangerschaftsdrittel, bei raumforderndem Prozess im oberen Bauchhöhlenbereich. Führt zu Einschränkung der Zwerchfellatmung, breitem u. tiefem Thorax, Aortenkonfiguration des Herzens. E diaphragmatic elevation.

**Zwerchfell|krampf:** Krampf der Zwerchfellmuskulatur; tonisch z. B. bei Tetanus, klonisch bei ▸Singultus. E phrenospasm.

**Zwerchfell-Lähmung:** angeborene oder erworbene (krankhafte oder artifizielle), teilweise oder vollständige, dauerhafte oder vorübergehende, zentrale (z. B. bei Poliomyelitis) oder periphere (bei Phrenikuslähmung, nach Phrenikusausschaltung, -exhairese) Lähmung des ▸Diaphragmas. ***Klinik:*** fehlende oder paradoxe (▸KIENBÖCK-Zeichen) Bewegung, ▸Zwerchfellhochstand, evtl. fortschreitende Muskelatrophie. E phrenoplegia.

**Zwerchfell-Rippen-Winkel:** ▸Recessus costodiaphragmaticus. E costodiaphragmatic angle.

**Zwerchfell|spalten:** **1)** *Anatomie* physiologische Diaphragmaspalten für den Durchtritt von Gefäßen u. Nerven sowie der Speiseröhre: Trigonum lumbo- u. sternocostale, ▸Hiatus aorticus, ▸Foramen venae cavae, Schlitze im Crus mediale (für N. splanchnicus major, V. azygos bzw. hemiazygos) u. laterale (für N. splanchnicus minor) u. zwischen beiden Zwerchfellschenkeln (für Grenzstrang des Sympathikus), ▸Hiatus oesophageus (für Speiseröhre u. N. vagus). E openings in the diaphragm. **2)** *Pathologie* ▸Zwerchfelldefekt.

**Zwerchfell|tiefstand:** Stand der Zwerchfellkuppen bei Atemmittellage unterhalb der hinteren Bereiche der 10. Rippe. Einseitig z. B. bei einer ausatmungsbehindernden Ventilstenose großer Bronchien (einschließlich Fremdkörperaspiration), doppelseitig (u. mit abgeflachten Kuppen, eingeschränkter Bewegung), konstitutionell bei allgemeiner Asthenie, bei chronischem Bronchialasthma u. chron. Emphysem. E phrenoptosis.

**Zwerchfell|zeichen:** *Pulmologie* ▸LITTEN-Phänomen; s. a. ▸HITZENBERGER-Schnupfversuch, ▸MÜLLER-Atemversuch. E Litten's diaphragm sign.

**Zwerch|sack:** sanduhrähnliches Gebilde mit 2 über einen engen Zwischenteil miteinander verbundenen Hohlräumen, z. B. als bilokuläre Hernie, bilokuläres ▸Hygrom. E bicameral sac.

**Zwerch|sack|tumor:** ▸Sanduhrgeschwulst. E hourglass tumor.

**Zwerg|bandwurm:** ▸Hymenolepis nana. E dwarf tapeworm.

**Zwerg|darmegel:** Heterophyes heterophyes (s. u. ▸Heterophyiasis). E dwarf fluke.

**Zwerg|fadenwurm:** ▸Strongyloides stercoralis. E dwarf threadworm.

**Zwerg|flechte:** *Dermatologie* obsoleter Begriff für ▸Erythrasma. E erythrasma.

**Zwerg|niere:** *Pathologie* ▸Nierenhypoplasie. E contracted kidney.

**Zwerg|ventrikel:** ▸Mikroventrikulie. E microventricle.

**Zwerg|wuchs,** Nanosomie: früher gebräuchliche Bez. für eine Gruppe vielfältiger Wachstumsstörungen mit ▸Minderwuchs, d. h. mit Unterschreiten des regelrechten chronologischen Alters durch das Längenalter um > % (s. a. ▸Kleinwuchs). E nanosomia, nanism, dwarfism.

**Zwielicht:** gleichzeitige Beleuchtung durch 2 verschiedenfarbige Lichtquellen (v. a. kurzwelliges Tages- u. mehr gelbliches Glühlampenlicht); stört die Farbempfindung des Auges. E twilight.

**Zwiemilch|ernährung:** *Pädiatrie* Ernährung des Säuglings mit Muttermilch u. einer Tiermilchmischung.

**Zwillinge,** Gemini, Gemelli: 2 sich gleichzeitig in der Gebärmutter entwickelnde Keimlinge. Haben je 1 eigenes Chorion u. Amnion (= dichorisch-diamniotische Z.), bei sehr nahen Einbettungs- = Nidationsstel-

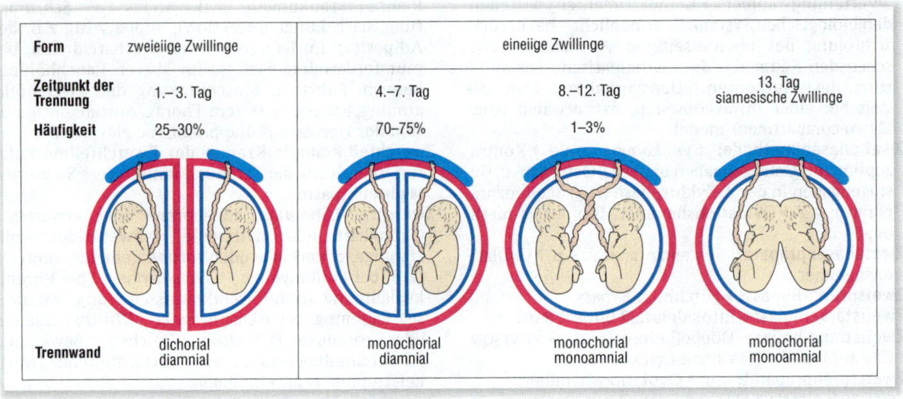


**Zwillinge:** Zwillingsschwangerschaft. Zweieiige Zwillinge entstehen aus der unabhängigen Befruchtung zweier Eizellen durch zwei Spermien. Durch ein Auseinanderfallen der befruchteten Zygote entstehen eineiige Zwillinge. Geschieht diese Trennung frühzeitig (3.–7. Tag), bildet jeder Embryo seine eigene Fruchthöhle aus, weshalb die Trennwand aus zwei Chorion- u. zwei Amnionblättern besteht. Die Trennwand besteht aus zwei Amnionblättern, wenn das Auseinanderfallen der Zygote nach Bildung des gemeinsamen Chorions geschieht (8.–12. Tag). Ein Auseinanderweichen nach dem 13. Tag führt zu einer gemeinsamen Eihöhle. [53]

len evtl. ein gemeinsames Chorion u. 2 Amnien (= monochorisch-diamniotische Z.), bei Atrophie verklebter Eihäute evtl. nur 1 gemeinsames Chorion u. Amnion (monochorisch-monoamniotische Z.). – S. a. Abb., ▸Zwillings... E twins. – **Z., ein|eiige,** Abk. **EZ:** von 1 Zygote abstammende, erbgleiche u. gleichgeschlechtige Z. (= monozygotische = monovuläre = identische Z.), wobei die Zygotenteilung in 2 Keime im Blastomeren-, Blastozysten- oder Keimschildstadium zustande kommt (eine der Früchte evtl. aber nur teilausgebildet wird = »parasitärer Z.«). S. a. ▸Doppelfehlbildung. E monovular t., monozygotic t., true t. – **Z., fusionierte:** ▸siamesische Zwillinge. – **Z., zwei|eiige,** Abk. **ZZ:** von 2 Zygoten abstammende, daher erbverschiedene, einander nicht »wie ein Ei dem anderen« ähnelnde Z. (= dizygote = hetero- oder binovuläre = dissimiläre Z.), die gleich- oder verschiedengeschlechtig (»Pärchen-Z.«, PZ) sind; beide Eizellen entstammen entweder einem einzigen Eifollikel oder verschiedenen Follikeln eines oder beider Eierstöcke; s. a. ▸Superfetatio, ▸Superfecundatio. E binovular t., dizygotic t., fraternal t.

**Zwillinger-Typ:** Typ III des Diskrepanztyps im EKG (mit tiefem S in II. u. III. Ableitung): $T_I$ kleiner als $T_{III}$; spricht – v. a. bei negativem T in $V_{4-6}$ – für Vorderwandinfarkt.

**Zwillings|dis|ruptions-Sequenz:** nach Absterben eines Zwillings während der Schwangerschaft auftretende Schädigung des zweiten (bei gemeinsamer Plazenta); Ursachen sind Gewebsuntergang, Embolien, intravasale Gerinnung u. Fibrinolyse. E twin disruption sequence.

**Zwillings|forschung,** Geminologie: Teilgebiet der Humangenetik, das sich mit vergleichenden Untersuchungen von Serien ein- u. zweieiiger Zwillinge im Hinblick auf erbliche u. umweltbedingte (= peristatische) Bedingtheit der körperlichen u. geistig-seelischen Merkmale befasst (»Zwillingsmethode«). Ein wesentlicher Einfluss eines Erbfaktors auf ein Merkmal ist dann anzunehmen, wenn die Übereinstimmung (»Konkordanz«) bei eineiigen Zwillingen deutlich größer ist als bei zweieiigen; der Einfluss ist quantitativ messbar als »Erblichkeitsindex« (resultierend aus dem Vergleich der Paarkorrelation von ein- u. zweieiigen Zwillingen [EZ bzw. ZZ]: er beträgt bei völliger Konkordanz 1, bei ZZ-Partnern stets < 1 [Merkmale von gleicher Diskordanz wie bei normalen Geschwistern]). E gemellology.

**Zwillings|geburt:** der in ca. 50 % spontane u. normale ▸Partus bei Zwillingsschwangerschaft; evtl. – infolge primärer Wehenschwäche – leicht verlängerte Eröffnungsperiode für den ersten Zwilling; erfordert nach dessen Geburt immer auch gebärmutterseitige Nabelschnurunterbindung. Die Geburt des 2. Zwillings erfolgt nach etwa 30-minütiger Wehenpause; bei Verzögerung ist eine ▸Vakuumextraktion oder – bei Steißlage – eine manuelle Extraktion oder eine Spekulumentbindung notwendig. Die Nachgeburt wird meist erst nach Geburt beider Früchte ausgestoßen. S. a. ▸Zwillingskollision. E twin-birth.

**Zwillings|kollision:** gegenseitige Behinderung der Zwillinge unter der Geburt. E twin collision.

**Zwillings|schwangerschaft:** Gravidität mit 2 Früchten (evtl. ektopisch bei Extrauteringravidität). Führt zu Überdehnung des Bauchraumes, Druck auf Nachbarorgane, Zwerchfellhochstand, Stauungsödemen an Bauchdecke u. unteren Gliedmaßen, evtl. zu Varizenbildung; erhöhte Eklampsiegefahr. Verdachtszeichen: Leibesumfang > 100 cm, übernormaler Fundushochstand, Tastnachweis vieler kleiner u. dreier großer Teile (meist 2 Köpfe, 1 Steiß), viele u. lebhafte Kindsbewegungen gleichzeitig an verschiedenen Stellen; sichere Zeichen: Ultraschallbild, Herztöne ungleicher Frequenz, im EKG 2 fetale Herzaktionen u. Röntgenbild. – S. a. ▸Zwillingsgeburt. E twin pregnancy.

**Zwillings|transfusions|syndrom:** ▸fetofetale Transfusion.

**Zwirn:** *Chirurgie* reißfestes, nichtresorbierbares Nahtmaterial aus gedrehten (u. gefärbten) Seiden-, Leinen-, Kunstfaserfäden; v. a. für auf Zug beanspruchte Nähte. Fäden sind zur Vermeidung einer Fremdkörperreaktion nach ca. 8 Tagen zu ziehen. E thread.

**Zwischen...:** s. a. ▸Inter...

**Zwischen|blutung:** *Gynäkologie* ▸Mittelblutung. E intermenstrual bleeding.

**Zwischen|gelenk|stück:** Wirbelbogenabschnitt zwischen oberem u. unterem Gelenkfortsatz. Prädilektionsstelle für Spaltbildung (▸Spondylolyse, ▸Spondylisthesis).

**Zwischen|hirn:** ▸Diencephalon. E diencephalon.

**Zwischenhirn-Hypo|physen-System:** Bez. für den funktionellen Zusammenhang zwischen Kerngebieten des ▸Hypothalamus u. verschiedenen Zellarten des ▸Hypophysenvorderlappens sowie des Hinterlappens. Das neurohormonale System besteht aus den »hypophysären« Kernen des ▸Hypothalamus (Bildungsort der ▸Hypothalamushormone des Hinterlappens sowie der Releasing- u. Release-inhibiting-Hormone), dem Pfortadersystem u. aus den zugehörigen Hypophysenstrukturen. S. a. Abb. E hypothalamohypophyseal system.

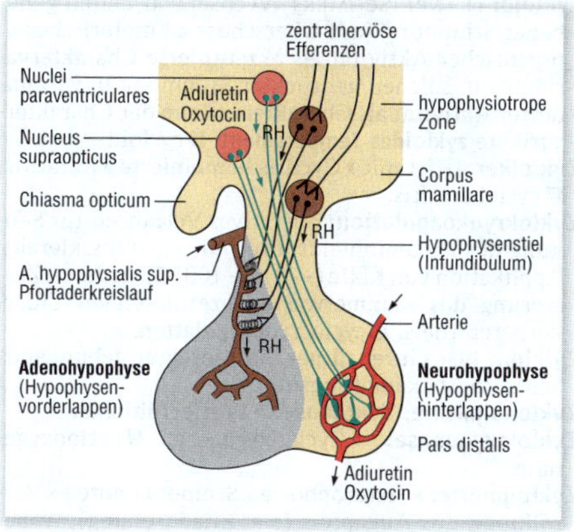


**Zwischenhirn-Hypophysen-System:** Hormonbildungsorte u. Transportwege. [462]

**Zwịschenhirn|syndrome:** Syndrome bei verletzungs-, entzündungs-, neoplasmabedingter Störung des Zwischenhirns (▶Diencephalon); – s.a. ▶Mediansyndrom. – ***Klinik:*** Polyurie u. Polydipsie (neurohormonaler Diabetes insipidus), Hyperglykämie, Hyperthermie, Hypertonie, Leukozytose u. Polyglobulie, Labilität des Hormon- u. Wasserhaushalts (u. des Körpergewichts), periodische, dranghafte Hyperkinesien im Wechsel mit Depressionen, Schlaf-Wach-Umkehr, stark wechselnde Libido, evtl. Demenz. E diencephalic syndrome(s). – **Z., angeborenes:** ▶Berardinelli-Syndrom. E congenital d. s. – **Z., enzephalographisches:** ▶neuroradiologisches Basalganglienssyndrom.

**Zwịschen|katalysatoren:** *Biochemie* die ▶Redoxkatalysatoren des Zwischen- = Intermediärstoffwechsels, v.a. ▶Oxidoreductasen, ▶Cytochrome.

**Zwịschen|kiefer:** Os incisivum. E incisive bone.

**zwischen|molekulare Kräfte:** ▶(van-der-)Waals-Kräfte.

**Zwịschen|neuron:** ▶Interneuron. E interneuron.

**Zwịschen|rippenraum:** ▶Spatium intercostale. E intercostal space.

**Zwischen|stoffwechsel:** ▶Intermediärstoffwechsel. E intermediary metabolism.

**Zwischen|strecke:** *Kardiologie* S-T-Strecke des EKG. E intermediate segment.

**Zwischen|substanz: 1)** *Histologie* ▶Interzellularsubstanz. E intercellular substance. **2)** *Biochemie* ▶Intermediärprodukt; – s.a. ▶Metabolit. E intermediate substance.

**Zwịschen|typ:** *Kardiologie* Mitteltyp (s.u. ▶Positionstyp). E intermediate electrical position.

**Zwischen|welle:** *Neurologie* obsolete Bez. für ▶Theta-Welle (des EEG). E theta wave.

**Zwịschen|wirbel|gelenke:** ▶Articulationes zygapophysiales.

**Zwịschen|wirbel|scheibe:** ▶Discus intervertebralis; s.a. ▶Bandscheiben... E intervertebral disk.

**Zwịschen|wirt:** tierischer Organismus, der bestimmten Entwicklungsstadien (Larve, Jugendform) heteroxener Parasiten als zusätzl. Wirt dient, z.B. für weitere Metamorphose, Vermehrung. Einige Parasiten haben auch mehrere solcher Wirte. E intermediate host.

**Zwịschen|zelle:** interstitielle Zelle, i.e.S. die ▶Hodenzwischenzelle (Leydig) u. die interstitielle ▶Eierstockzelle. E interstitial cell.

**Zwịschen|zellen-stimulierendes Hormon:** ▶luteinisierendes Hormon. E interstitial cell-stimulating hormone.

**Zwịschenzell|gewebe:** interstitielles ▶Bindegewebe. E interstitial tissue.

**Zwitter,** Hermaphrodit: s.u. ▶Hermaphroditismus; s.a. ▶Intersexualität. E hermaphrodite. – **Z., falscher:** ▶Pseudohermaphroditismus. E false h.

**Zwölffinger|darm:** ▶Duodenum; s.a. ▶Duoden...

**Zwölffinger|darm|geschwür:** ▶Ulcus duodeni. E duodenal ulcer.

**Zyan|op(s)ịe:** *Ophthalmologie* Blausehen; Chromatopsie, bei der alle Gegenstände bläulich erscheinen; häufig nach Star-Operation. E cyanopsia.

**Zyanọse,** Cyanose, Blausucht: bläuliche Verfärbung der Haut, Schleimhäute u. Fingernägel infolge Zunahme des Anteils an reduziertem ▶Hämoglobin im Kapillarblut (> 50 g/l; Sauerstoffdefizit > 6,7 Vol.-%). Äußeres Zeichen der Sauerstoffuntersättigung des Blutes bei äußerer Hypoxie, Gasaustauschstörungen der Lungen bzw. mangelnder Durchblutung der Gewebe bei den verschiedensten Herz-Kreislauf-Störungen. Klinisch abzugrenzen ist die arterielle von der venösen Z. Des Weiteren müssen unterschieden werden: Farbänderungen der Haut durch Methämoglobin, Sulfhämoglobin; Pseudozyanose infolge abnormer Pigmentierung. E cyanosis. – **Z., autotoxische:** ▶Stokvis-Talma-Syndrom. E autotoxic c., enterogenous c. – **Z., dissoziierte:** an den einzelnen Körperpartien unterschiedliche Z., z.B. eine Z. der Beine u. des li. Armes bei der Aortenisthmusstenose mit offenem Ductus arteriosus. E dissociated c. – **Z., gelbe:** s.u. ▶gelb. E jaundice c. – **Z., graue:** zentrale Z. mit grauem Kolorit. E gray c. – **Z., periphere:** Z. der Kreislaufperipherie bei ▶Ischämie (z.B. bei Endangiitis obliterans) oder venöser Stase (z.B. bei Varikose, Thrombose, Einflussstauung) oder deren Kombination; s.a. ▶Akrocyanosis, ▶Z., dissoziierte; gleichzeitig meist kühle Haut. E peripheral c. – **Z., schwarze:** tiefe Z. bei ▶Pulmonalsklerose. E black c. – **Z., zentrale:** Z. mit allgemeiner ▶Hypoxie bei Gasaustauschstörung in der Lunge (= »pulmonale Z.«), bei zentralem Rechts-links-Shunt (s.a. ▶Mischzyanose), bei vermindertem Sauerstoff-Partialdruck der Atemluft, bei Herzinsuffizienz u./oder Kreislaufversagen (▶Schock, ▶Myokardinfarkt; meist als graue Z.); Haut relativ wärmer als bei peripherer Z.; bei Chronizität häufig auch Trommelschlägelfinger, -zehen, Uhrglasnägel, Polyglobulie. Angeboren v.a. bei Methämoglobinämie, einschlägigen Herzfehlern (»blue baby«). E central c.

**zyanotisch:** mit Zyanose einhergehend. E cyanotic.

**Zyg|apọphysis:** ▶Processus articularis der Wirbel. E zygapophysis, articular process.

**Zygọma:** Jochbogen; s.a. ▶zygomaticus. E zygoma.

**zygomạticus** *(latein.):* zum Jochbogen gehörend, z.B. ▶Os zygomaticum (Jochbein). E zygomatic.

**zygomạtisch:** ▶zygomaticus. E zygomatic. – **z. Falte:** doppelte bis mehrfache Hautfalte vom Jochbogen zum Mundwinkel (evtl. in Kinnfurche übergehend). Nach Lombroso ein Degenerationszeichen; ferner beim chronisch Magenkranken.

**Zygomatị(zị)tis:** Osteomyelitis des Jochbogens (mit Weichteilschwellung; evtl. bis in die Schläfengegend); isoliert oder nach Mastoiditis; evtl. eitrig einschmelzend (»Jochbogenabszess«).

**Zygo|myzẹten, -mycetes, -mycetales:** eine Unterklasse der Phykomyzeten; mit den Ordnungen Entomophthorales (z.B. Entomophthora, Basidiobolus) u. Mucorales (Mucor, Rhizopus, Rhizomucor, Absidia). Die Sporen verschmelzen, nach Sporangienkontakt, jochförmig (Zygosporen).

**Zygo|spọren:** s.u. ▶Zygomyzeten. E zygospores.

**Zygo|tạ̈n:** Prophasestadium der 1. meiotischen Teilung (▶Meiose); homologe Chromosomen sind noch nicht in ganzer Länge gepaart. E zygotene.

**Zygọte:** aus der Vereinigung zweier Gameten hervorgehende (meist diploide) Zellen; i.w.S. das aus ihr entstehende Individuum. E zygote.

**zy|kl(o)...:** Wortteil »Kreis«, »kreisförmig«, »Ziliarkörper«; s.a. ▶cycl(o)...; s.a. ▶zyklisch.

**Zykla|mạt:** ▶Natriumcyclamat. E cyclamate.

**Zykl|ektomịe:** operative Teilentfernung des Ziliarkörpers, z.B. bei Iristumor. E cyclectomy.

**Zykl|enzephalịe:** angeborene Verschmelzung beider Großhirnhemisphären (Seiten- u. III. Ventrikel bilden gemeinsamen Liquorraum). E cyclencephaly.

Z

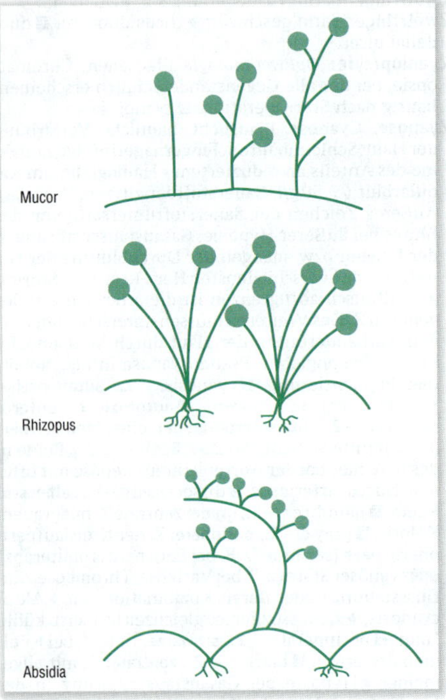


**Zygomyzeten:** Differenzierungsmerkmale. [352]

**zyklisch: 1)** einen ▸Zyklus betreffend, periodisch auftretend. E cyclic. – **z. Irresein:** obsolete Bez. für ▸manisch-depressive Erkrankung. E bipolar disorder. **2)** *Chemie* eine Ringverbindung (**zyklische Verbindung**) betreffend, deren Strukturformel zumindest eine geschlossene Ringstruktur, z.B. einen Benzolring, aufweist (s.a. ▸heterozyklisch); z.B. z. ▸Adenosinmonophosphat. E c. compound.

**Zy|klitis:** ▸Cyclitis. E cyclitis. – **Z., heterochrome:** ▸FUCHS-Heterochromie. E heterochromic c.

**Zyklo-AMP:** zyklisches ▸Adenosinmonophosphat. E cyclic AMP.

**Zy|klo|dialyse:** die operative Ziliarkörperablösung von der Sklera zur Kammerwasserableitung aus der vorderen Augenkammer in den Suprachoroidalraum bei Glaukom. E cyclodialysis.

**Zy|klo|diathermie:** *Ophthalmologie* Stichelung des Ziliarkörpers; führt zu dessen teilweiser Verödung u. damit zu verminderter Kammerwasserbildung; bei fortgeschrittenem Glaukom. E cyclodiathermy.

**Zyklo|duktion:** Ein- oder Auswärtsrollung des Auges um die a.-p. Achse (▸Intorsion, ▸Extorsion); ferner die horizontale Bewegung des Auges um die vertikale Z-Achse, kombiniert mit einer vertikalen um die horizontale X-Achse: als Dextro- bzw. Lävosupraduktion Wendung u. Hebung nach rechts bzw. links, als Dextro- bzw. ▸Lävoinfraduktion Wendung u. gleichzeitige Senkung nach rechts bzw. links. E cycloduction.

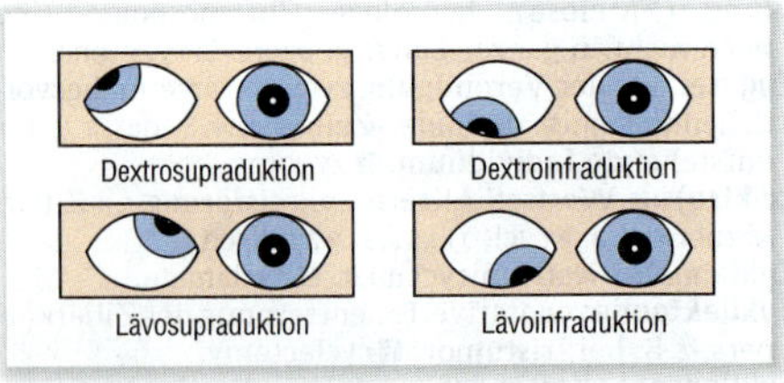


**Zykloduktion:** mit Drehbewegungen um die a.-p. Achse kombinierte Bewegungen des Auges. [9]

**zykloid:** (E. KRETSCHMER) Wechsel von Zeiten gehobener Stimmung (mit Überschuss an motorischer u. psychischer Aktivität als akzentuierte Charaktervariante) u. solchen gedrückter Stimmung u. verminderter Aktivität als Charakteristikum der Charaktervariante **zykloides Temperament.** E cycloid.

**Zyklo|keratitis:** mit ▸Cyclitis kombinierte ▸Keratitis. E cyclokeratitis.

**Zyklokryokoagulation:** operatives Verfahren zur Senkung des Augeninnendruckes mittels transskleraler Applikation von Kälte (−70 bis −100 °C), dadurch Zerstörung des Kammerwasser-sezernierenden Ziliarkörperepithels. E cyclocryocoagulation.

**Zy|klon:** blausäurehaltiges, an Kieselgur gebundenes Schädlingsbekämpfungsmittel.

**Zyklono|pathie, Zyklonose:** ▸Wetterfühligkeit.

**Zyklo|oxygenase:** ▸Cyclooxygenase. E cyclooxygenase.

**Zyklo|phorie:** ▸Heterophorie i.S. einer latenten »Verrollung« des Augapfels (s.a. ▸Raddrehung), wobei der vertikale Hornhautmeridian oben nasen- oder schläfenwärts abweicht (= In- bzw. ▸Exzyklophorie). Tritt auf bei höherem Astigmatismus mit schräger Achse sowie bei Lähmung, Spasmus oder abnormem Ansatzpunkt der die Rotation bewirkenden Augenmuskeln. S.a. ▸Zyklotropie. E cyclophoria.

**Zyklophotokoagulation:** operatives Verfahren zur Senkung des Augeninnendruckes durch Zerstörung des Kammerwasser-sezernierenden Ziliarkörperepithels mittels Laser (Diodenlaser, Neodym-YAG-Laser). Entweder als **transsklerale Z.** ohne Bulbusöffnung von außen, oder als **Endo-Z.** von innen in Kombination mit Vitrektomie. E cyclophotocoagulation.

**Zyklo|phrenie:** ▸manisch-depressive Erkrankung. E cyclophrenia.

**Zy|klopie:** *Pathologie* Gesichtsschädel-Hirn-Fehlbildung mit nur einem etwa in Gegend der Nasenwurzel gelegenen Auge (meist auch mit rüsselförmigem Nasenrudiment [Proboscis nasalis], evtl. oberhalb des Auges) u. kleiner oder fehlender Mundspalte. E cyclopia. – **Z.-Arrhin|enzephalie-Syndrom:** Zyklopie mit Hirnfehlbildung i.S. der Arrhinenzephalie (mit Fehlbildung der Seitenventrikel).

**Zyklo|plegie:** selten für ▸Akkommodationslähmung. E cycloplegia.

**Zyklo|spasmus:** ▸Akkommodationskrampf. E cyclospasm.

**zyklo|thym:** (E. KRETSCHMER) mit Eigenschaften bzw. Symptomen der Zyklothymie. E cyclothymic.

**Zyklo|thymie: 1) zyklothymes Temperament:** (E. KRETSCHMER) besondere Temperamentsform, v.a. bei Pyknikern. Kennzeichen: sinnfrohe Harmonie mit der sozialen Umwelt, Weltoffenheit, soziale Kontaktfähigkeit, expansiver Tätigkeitsdrang u. Realismus, Schwanken der Stimmung zwischen Heiterkeit (Hypomanie) u. Traurigkeit; psychomotorisches Tempo schnell u. beweglich oder aber langsam u. behäbig. **2)** (K. SCHNEIDER) ▸manisch-depressive Erkrankung. E cyclothymia.

**Zyklo|tomie:** operative Ziliarmuskeldurchtrennung. E cyclotomy.

**Zyklo|tron:** *Physik* Beschleuniger für positiv geladene Teilchen (Protonen, Deuteronen, α-Teilchen). Er besteht aus 2 D-förmigen, in einer Vakuumkammer befindlichen Umlaufkammern als Elektroden eines hochfrequenten elektrischen Feldes. Die Teilchen laufen unter Einfluss eines magnetischen Feldes auf halbkreisförmigen Bahnen von zunehmendem Durchmesser um u. treten jeweils nach halbem Umlauf aus der einen in die andere Umlaufkammer über, wodurch sie beschleunigt werden u. hohe kinetische Energien gewinnen. – Medizinische Anw. zur Erzeugung kurzlebiger Radioisotope, zur Neutronentherapie, Aktivierungsanalyse. E cyclotron.

**Zyklo|tropie,** Strabismus rotatorius: Schielstellung mit Drehung eines Auges um eine anterior-posteriore Achse i.S. der In- bzw. ▸Extorsion (oberes Ende des vertikalen Augapfelmeridians nasen- bzw. schläfenwärts). Tritt auf bei Verletzung der schrägen Augenmuskeln sowie – zusammen mit Seiten- u. Höhenabweichungen – bei bestimmten Schielformen; s.a. ▸Zyklophorie. E cyclotropia.

**Zyklo|vergenz:** Rollbewegung beider Augen um die anterior-posteriore Achse mit Konvergenz (= pos. Z. = Inzyklovergenz = ▸Konklination) oder Divergenz der vertikalen Hornhautmeridiane (= neg. Z. = Exzyklovergenz = ▸Disklination). E cyclovergence.

**Zyklo|zephalie:** ▸Zyklopie. E cyclocephaly.

**Zyklus: 1)** *Biologie* gesetzmäßig-stetiger, sich kreisförmig schließender Verlauf von Ereignissen. E cycle. – **Z., vegetativer:** die umweltgesteuerte Rhythmik vegetativer Funktionen im ▸zirkadianen Rhythmus. **2) Z., menstrueller, weiblicher Z.:** ▸Menstruationszyklus, ▸Genitalzyklus. S.a. ▸Zyklusstörungen. E menstrual c., female c. – **Z., an|ovulatorischer:** s.u. ▸anovulatorisch. E anovulatory c. – **Z., ovulatorischer:** biphasischer Z. (mit ▸Ovulation). E ovulatory c. – **Z., tubarer:** die zyklusbedingten Eileiterveränderungen, u. zwar stärkere Motilität in der Follikelphase, Sekretionsmerkmale des Epithels in der Gelbkörperphase. – **Z., uteriner:** ▸Menstruationszyklus; typisch auch die Kontraktionsbereitschaft des Myometriums in der ▸Follikelphase u. fehlende Ansprechbarkeit auf kontraktile Reize in der ▸Lutealphase. – **Z., vaginaler:** ▸Vaginalzyklus. – **Z., zervikaler:** zyklusbedingte Zervixveränderungen; Spinnbarkeit u. Farnkrautphänomen in der Follikelphase, Sekreteindickung u. -trübung in der Gelbkörperphase; s.a. ▸Zervixfaktor.

**zyklusgerechte Hormonbehandlung:** die einen normalen Menstruationszyklus bezweckende Verabfolgung ausreichender Östrogen- u. Gestagendosen in einer dem natürlichen Zyklus entsprechenden zeitlichen Verteilung. E cyclic hormone therapy.

**Zyklus|störungen:** Störungen des ▸Menstruationszyklus; als Rhythmus- = Tempoanomalien die Oligomenorrhö bzw. Polymenorrhö, als Intensitätsstörungen = Typusanomalien die Hypo- bzw. Hypermenorrhö; ferner Zusatzblutungen im biphasischen Zyklus (prämenstruelle Frühblutung bei Corpus-luteum-Insuffizienz, postmenstruelle Spätblutung bei verzögerter Gelbkörperrückbildung), Mittel- u. Zwischenblutung; als dysfunktionelle Blutung, Follikelpersistenzblutung, ▸Amenorrhö, anovulatorischer Zyklus. E menstrual disorders.

**Zylinder: 1)** ▸Harnzylinder; s.a. ▸Zylindroid. E urinary cast. **2)** ▸Zylinderglas. E cylinder.

**Zylinder|epithel:** Epithel aus hohen Zellen (= »hochprismatisches E.«); u. zwar als **einschichtiges Z.** (Zellen in einer Schicht nebeneinander; z.B. im Stratum basale der Epidermis; im Magen-Darm-Kanal, s.a. Abb.), **mehrschichtiges Z.** (mit sich gegenseitig verformenden Zellen in 2–3 Schichten übereinander; z.B. im Bindehautsack, in der ♂Harnröhre), **mehrzeiliges Z.** (mit unterschiedlicher Höhe der – nicht immer die Oberfläche erreichenden – Zellen u. verschiedener Höhenlage der Zellkerne; z.B. im Samenleiter, in den Atemwegen). E columnar epithelium.

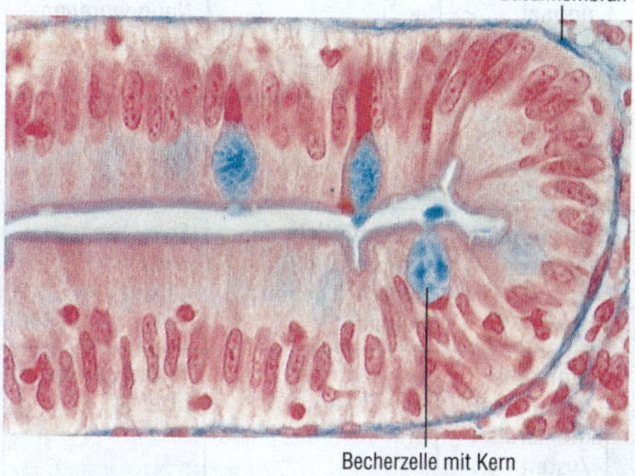


**Zylinderepithel:** einschichtiges Z. des Dünndarms (Histologie). [497]

**Zylinder|epithelzyste:** flüssigkeitsgefüllte Z. an Penis (Vorhaut) oder Klitoris.

**Zylinder|glas:** ▸Zylinderlinse als Brillenglas.

**Zylinder|linse:** optische Linse mit Zylinderflächen (evtl. mit 1 Zylinder- u. 1 Kugelfläche: »Plan-Z.«), d.h. mit 2 senkrecht aufeinander stehenden Hauptschnitten stärkster bzw. schwächster Brechkraft; die Vereinigung der gebrochenen Lichtstrahlen erfolgt in 2 voneinander entfernten, senkrecht aufeinander stehenden Brennlinien. Dient u.a. als Zylinderglas zur Korrektur des Astigmatismus. E cylindrical lens.

**Zylin|dro|id,** Pseudozylinder: *Urologie* Schleimzylinder u. harnzylinderähnliche Leukozytenzusammenballungen; nicht pathognomonisch. E cylindroid.

**Zylin|drom,** Spiegler-Tumor, Endothelioma cutis, Naevus epithelioma-cylindromatus: meist multipel auftretender (= Zylindromatose), runder, hautfarben bis rötlicher Tumor v.a. im Bereich der Kopfhaut mit spiegelnder, unbehaarter Oberfläche. Sehr großes Z.: ▸Turban-Tumor; maligne Entartung extrem selten. Früher wurde das ▸Carcinoma adenoides cysticum als Z. bezeichnet. E cylindroma.

**Zylindro|matose:** s.u. ▸Zylindrom.

**Zylin|dru|rie:** Ausscheidung von ▸Harnzylindern. E cylindruria.

**Zymase:** historische Bez. für ein Kohlenhydrate vergärendes (glykolytisches) Enzymgemisch in zellfreiem Hefepresssaft. E zymase.

**zymisch:** Enzymtätigkeit (i.e.S. Gärung) betreffend bzw. durch sie entstanden. E zymic.

**Zymo|gen,** Enzymogen, Proenzym: Sammelbez. für inaktive Enzymvorstufen (z.B. ▸Trypsinogen). Werden durch ▸Kinasen, das Enzym selbst oder chemische Verbindungen in die aktive Form übergeführt. Liegen z.T. in Körnchenform vor, z.B. in exkretorischen Zellen der Speichel- u. der Magenschleimhautdrüsen. E zymogen.

**zymogen:** Gärung bewirkend. E zymogenic.

**Zymo|gramm:** durch Zonenelektrophorese gewonnener Sammelbefund der enzymatischen Aktivitäten eines biol. Untersuchungsmaterials. E zymogram.

**Zymo|nema:** alter Gattungsname von Hefen. – **Z. alvarez-sotoi:** ▸Candida albicans.

**Zymo|nematose:** ältere Bez. für die – durch Zymonema = ▸Blastomyces brasiliensis hervorgerufene – ▸Blastomykose. E zymonematosis.

**Zymo|plastin:** ▸Thromboplastin.

**Zymo|sterin:** ein Zwischenprodukt der Biosynthese von ▸Cholesterin. E zymosterol.

**zymotisch:** ▸zymisch. E zymotic.

**Zyn(o)...:** s.u. ▸Kyn(o)...

**zyst...:** Wortteil »(Harn-)Blase«, »Zyste«; s.a. ▸cyst...

**Zyst|adeno|karzinom:** ▸Cystadenocarcinoma.

**Zyst|adenom:** ▸Cystadenoma. E cystadenoma.

**Zyst|algie:** *Urologie* Blasenneuralgie. – Als selbstständiges Krankheitsbild die funktionelle ödematöse Zervikozystalgie v.a. älterer Frauen mit Symptomen der Blasenneurose, z.T. mit Blasenhalspolypen. E cystalgia.

**Zysta|thionin...:** ▸Cystathionin...

**Zys|te: 1) Kystom:** *Pathologie* durch eine Gewebskapsel abgeschlossener, ein- oder mehrkammeriger Gewebshohlraum mit dünn- oder dickflüssigem Inhalt; als echte Zyste ausgekleidet mit Epithel. Angeboren infolge Gewebsfehlentwicklung (Dysontogenie, ▸Hamartie), z.B. als ▸Dermoidzyste, ▸branchiogene Zyste, Vaginalzyste (u.a. als Rest des Müller- oder Gartner-Ganges); erworben, z.B. durch Sekretverhaltung (▸Retentionszyste; z.B. Atherom, Mukozele, Follikelzyste), krankhafte Absonderung (▸Exsudationszyste; z.B. Hydrozele), verletzungsbedingte Epitheleinsenkung (= traumatische Z.). E cyst. – **Z., echte:** ▸Zyste. E true c. – **Z., falsche:** zystisches Gebilde mit primär nur bindegewebiger Kapsel ohne Epithelauskleidung; z.B. als Erweichungszyste (u.a. nach

Hirnerweichung); ferner durch zystische Umwandlung entzündlichen Granulationsgewebes sowie bei Parasitenbefall (z.B. Echinokokkuszyste); s.a. zyst. ▸Degeneration, ▸Zystenleber, ▸Zystenlunge usw. – **Z., radikuläre: a)** in die Zahnwurzelspitze ragende Z. aus Resten der Zahnanlage; **b)** Wurzelzyste nach Tod der Zahnpulpa u. Infektion der Zahnwurzelumgebung; ist epithelisiert, enthält Flüssigkeit mit Cholesterin, Eiter, ist evtl. von Granulationsgewebe umgeben; wahrscheinlich durch Einschmelzung entstanden unter Beteiligung der MALASSEZ-Epithelreste; nach Entfernen des Zahnes: Residualzyste; s.a. ▸Kieferzyste. E radicular c., radiculodental c. **2)** *Parasitologie* Protozoenzyste. E cyst.

**Zys|tein:** ▸Cystein.

**Zyst|ektasie:** **1)** *Urologie* Ausweitung der Harnblase durch Wandüberdehnung, v.a. bei mechanischem Hindernis im Blasenhals; s.a. ▸Blasenatonie, ▸Megazystis. E cystectasia, cystectasy. **2)** ▸Cholezystektasie. E cholecystectasia.

**Zyst|ektomie:** **1)** *Urologie* operative Entfernung der Harnblase, z.B. bei bösartigem Tumor, Beutelblase; abschließend (oder vorbereitend) Harnleiter-Darm-Anastomosierung. – **Z., erweiterte:** Z. unter Mitentfernung der Prostata u. Samenblasen bzw. – bei ♀ – der Harnröhre u. teilweise der Scheide; evtl. mit En-bloc-Entfernung der regionären Lymphknoten. – **Z., partielle:** Teilentfernung der Harnblase, z.B. als Trigonum-Entfernung. **2)** *Ophthalmologie* op. Abtragen eines Teiles der Vorderwand der Linsenkapsel bei der Starextraktion. **3)** *Chirurgie, Zahnmedizin* operative Entfernung einer Zyste; ferner die ▸Cholezystektomie. E cystectomy.

**Zysten|drainage:** Palliativoperation einer Zyste durch Drainage; als innere Drainage durch Zystenanastomose, z.B. als Zystogastrostomie. E drainage of a cyst.

**Zysten|hygrom:** ▸Hygroma cysticum. E cystic hygroma.

**Zysten|kropf:** zystische ▸Struma colloides. E colloid cystic goiter.

**Zysten|leber:** die – meist erbliche – angeborene »polyzystische Leber« infolge Fehlentwicklung intrahepatischer Gallengänge in den Portalfeldern; auch solitäre Formen (s.a. ▸Leberzyste). Häufig mit gleichen Veränderungen in Nieren, Pankreas vergesellschaftet. E polycystic liver.

**Zysten|lunge:** polyzystische ▸Lunge; i.e.S. die ▸Wabenlunge bzw. – als besonders großzystische Form – die ▸Sacklunge, kleinzystisch als Schwammlunge. E polycystic lung.

**Zysten|mamma:** ▸Mastopathie. – Auch Zystadenome der Brustdrüse (z.B. als angeborene Fehlbildung). E cystic breast.

**Zysten|niere:** polyzystische Degeneration der Nieren, fast immer doppelseitig. Durchsetzung des gesamten Nierenparenchyms mit multiplen millimeter- bis zentimetergroßen Zysten (s. Abb.), nicht selten vergesellschaftet mit Zystenbildung in anderen Organen, z.B. Leber, Pankreas, Milz. Familiäre Häufungen (evtl. erblich). ***Formen:*** kleinzystische Degeneration (Schwammniere oder Honigwabenniere bei Neugeborenen, die nicht lebensfähig sind); bei Erwachsenen großblasige Zystennieren, die im mittleren Lebensalter zu Niereninsuffizienz führen (Größerwerden des Zystendrucks auf Nierenparenchym, Abflussbehinderung oder bis ans Lebensende unbemerkt bleiben können); einzelne große Nierenzysten (Solitärzysten) in sonst gesunden Nieren. S.a. Tab. E polycystic kidney.

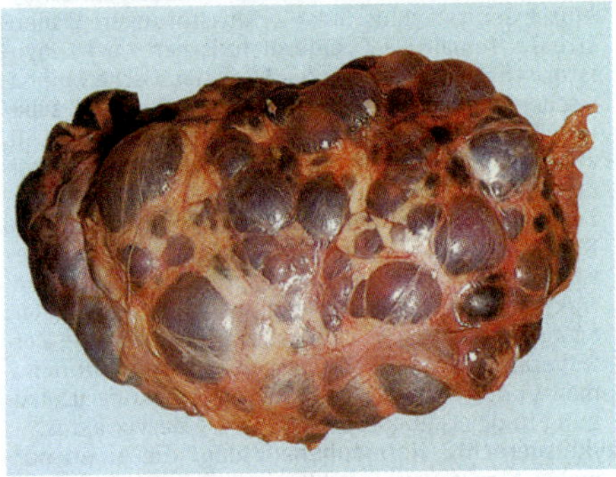

**Zystenniere.** [178]

**Zysten|pankreas:** s.u. ▸Pankreaszyste, ▸Mukoviszidose.

**Zyst|enzephalie:** höchstgradiger Hydrozephalus mit nur noch schmalem Hirnrindensaum u. durchscheinendem »Ballonschädel«; im Extremfall als ▸Hydranenzephalie.

**Zystiko|tomie:** operative Eröffnung des Ductus cysticus. E cysticotomy.

**Zys|tikus:** ▸Ductus cysticus. E cystic duct.

**Zystikus|stein:** Gallenstein im ▸Ductus cysticus. E cystic duct stone.

**Zystikus|verschluss:** Gallengangsverschluss im Zystikusbereich; s.a. ▸Gallenblasenempyem, ▸Gallenblasenhydrops. Führt bei Steinleiden (Cholelithiasis) zu Steinkolik. E cystic duct occlusion.

**Zystin...:** s.u. ▸Cystin...

**zystisch:** in Form einer Zyste, mit Zystenbildung einhergehend; z.B. zystische Degeneration, z. Pankreasfibrose. E cystic.

**Zystitis, Cystitis:** akute oder chronische, unspezifische oder spezifische Entzündung der Harnblasenschleimhaut, evtl. mit Beteiligung tieferer Wand-

| Zystenniere vom Typ | Befall | Nierengröße | Größe der Nierenzysten | Glomeruli | Gallengangzysten | Überlebenszeit |
|---|---|---|---|---|---|---|
| I | beiderseits | vergrößert bis stark vergrößert | gleichmäßig weite Zysten (12 mm) | normal | + | Neugeborenenperiode |
| II | beiderseits, einseitig oder partiell | vergrößert oder verkleinert | unterschiedlich große Zysten | vermindert und abnormal | – | Erwachsenenalter |
| III | meist bilateral | vergrößert | unterschiedlich große, z.T. sehr weite Zysten | glomeruläre Zysten | gelegentlich, dann aber nur in umschriebenen Arealen | Erwachsenenalter |
| IV | beiderseits | verkleinert | kleine Zysten, subkapsulär gelegen | Glomeruli vermindert, glomeruläre Zysten | – | Erwachsenenalter |

**Zystenniere:** Einteilung (nach OSATHANONDH u. POTTER).

schichten u. des paravesikalen Bindegewebes u. des Peritonealüberzuges (= Para- bzw. Perizystitis). ***Ätiol.:*** Infektionsweg: urethrogen aszendierend (z.B. bei Gonorrhö, nach Harnblasenkatheterismus), deszendierend (bei Pyelonephritis, Erregerausscheidung durch die Niere), hämatogen-lymphogen (bei Fokalinfekt, Parametritis etc.). Die Entwicklung wird begünstigt durch Kälteschäden, Fremdkörper, Harnstauung; Erreger: meist Escherichia coli, seltener Staphylo-, Strepto-, Gonokokken, Mykobakterien, Trichomonaden. ***Klinik:*** Kardinalsymptome sind ▶Pollakisurie, ▶Strangurie, evtl. Bakteri-, Py-, Hämaturie. E cystitis. – **C. acuta:** meist infektiöse (primäre oder sek. Form), aber auch allergische oder strahlenbedingte (= radiogene) Z. (Letztere evtl. als Blasenfrüh-, -spätreaktion) mit Rötung (evtl. auch petechialer Blutung) u. ödematöser Schwellung der Blasenmukosa, v.a. des Blasenhalses, Trigonums u. der Blasenrückwand, gefolgt von Epithelabschilferung (bei der leichtesten Form, dem Desquamationskatarrh = **C. catarrhalis**, als Hauptsymptom), Leukozytenauswanderung, (Mikro-)Hämaturie; meist rasch abklingend, evtl. aber zu Beginn schwerere Zystitisformen. E acute catarrhal c. – **C. chronica:** langzeitig u. in Schüben (= rezidivierend) verlaufende Z., meist auch tiefere Schichten der Blase betreffend; z.B. bei chronischer Harnstauung, Pyelonephritis. Schleimhaut samtartig verdickt, evtl. mit Blutextravasaten, Pigmentierungen, Belägen, Geschwüren, Leukoplakien. Evtl. zu Schrumpfblase führend. E chronic c. – **C. colli,** Zystokollitis: Z. des Blasenhalses, i.e.S. der Trigonumspitze (= Uvula vesicae). – **C. cystica:** chronische Z. (v.a. an Trigonum, Harnleitermündung) mit Zystenbildungen in der Schleimhaut. – **C. emphysematosa:** Z. mit Bildung von Gaszysten in der Schleimhaut (meist in Lymphgefäßen), v.a. durch $CO_2$ bildende Colibazillen u. Gasbranderreger. – **C. fibrinosa:** Z. mit Bildung von Fibrinmembranen über geschwürig veränderter Schleimhaut. – **C. follicularis:** C. nodularis. – **C. gangraenosa:** Z. mit Ablösung nekrotischer Schleimhautlappen u. tieferer (Hinter-)Wandschichten infolge schwerer örtlicher Zirkulationsstörung, Verätzung, schwerer Allgemeininfektion; evtl. kompliziert durch Blutung, Blasentamponade; später evtl. Schrumpfblase, Pyelonephritis. – **C. granularis:** Z. mit Granulationsbildungen in Geschwürsbereichen, z.B. bei Blasentuberkulose. – **C. haemorrhagica:** Z. mit petechialen oder diffusen Blutungen u. Ekchymosen; evtl. mit Hämaturie; z.B. infolge chemischer Reizung, nach Strahlentherapie (v.a. mit Kobalt); als Nebenwirkung einer Zytostatikatherapie (z.B. Cyclophosphamid). – **C. intermuralis, C. interstitialis:** Z. mit kleinzelliger Infiltration der Schleimhaut u. Blasenwandmuskulatur u. nachfolgender Wandverhärtung durch Bindegewebswucherung (Schrumpfblasenbildung). E interstitial c. – **C. nodularis:** Z. mit Knötchenbildung durch lymphatische Herde. – **C. phlegmonosa:** fortschreitend alle Wandschichten durchdringende u. zu deren Einschmelzung führende Z., häufig auch mit Beteiligung paravesikaler Strukturen u. des Bauchfells (»Panzystitis«); Perforationsgefahr! – **C. proliferans:** Z. mit ungleichmäßig verteilten granulomatösen Wucherungen u. Beteiligung tiefer Wandschichten. – **C. (pseudo) membranacea:** Z. mit Nekrotisierung auch tieferer Wandschichten u. Bildung lockerer oder fest haftender, durch Inkrustation mit harnsauren Salzen gelblich verfärbter Schorfe (C. incrustans), blutiger Infiltration u. – nach Membranlösung – flächenhafter Geschwürbildung. – **Z., radiogene:** Z. als Strahlenschaden; s.a. ▶C. acuta. – **C. simplex:** C. acuta. – **C. trigoni:** akute oder chronische Z. des Blasendreiecks, z.B. als Begleitzystitis bei Harnretention. – **C. tuberculosa:** Blasentuberkulose; zumeist an den Harnleitermündungen beginnend. – **C. vegetans:** Z. als umschriebene, gutart. Neoplasie (meist papillär oder polypös).

**Zysti|tom:** *Ophthalmologie* die sog. Kapselfliete als Instrument für die Linsenkapselinzision (= **Zystitomie**). E cystitome.

**Zysti|zerkose,** Cysticercosis: Befall durch Finnen von Taenia solium (▶Cysticercus cellulosae), selten durch Taenia saginata oder einen anderen »Blasenwurm«. Die Übertragung erfolgt durch Schmierinfektion oder infizierte Nahrung; bei Bandwurmträgern auch durch erbrochenen Darminhalt (durch – infolge Magenverdauung der Proglottiden – frei werdende Onkosphären); ferner diaplazentar. – ***Klinik*** (oft fehlend): organspezifische Zeichen sowie rheumatoide Beschwerden, Knotenbildungen v.a. in Bindegewebe u. Skelettmuskeln, aber auch in Auge (Exophthalmus, Iritis, evtl. sichtbare Finnenblase in vorderer Augenkammer), Myokard u. Großhirn (führt zu Paralyse, Ataxie, Schwindel, epileptiformen Anfällen; evtl. Störung bis Block der Liquorzirkulation). E cysticercosis.

**Zysti|zerkus:** ▶Cysticercus. E bladder worm.

**Zysti|zitis:** Entzündung des Ductus cysticus. E cystic duct inflammation.

**zysto...:** Wortteil »Blase«, »Harnblase« (▶Blasen...).

**Zyst|odynie:** Harnblasenschmerz; s.a. ▶Zystalgie. E cystodynia.

**Zysto|entero|zele:** ▶Hernie mit Anteilen von Harnblase u. Darm als Bruchsackinhalt. E cystoenterocele.

**Zysto|fibromatose:** Vorkommen zahlreicher zystischer Fibrome; i.e.S. die fibröse Knochendysplasie (▶Jaffé-Lichtenstein-Uehlinger-Syndrom). E cystofibromatosis.

**Zysto|graphie:** *Röntgenologie* Kontrastdarstellung der Harnblase nach Einbringen eines negativen oder pos. Kontrastmittels mittels Harnblasenkatheter in die entleerte Blase. Das Kontrastbild (**Zystogramm**) dient der Diagnostik von z.B. Megazystis, Schrumpfblase, Tumoren, vesikoureteralem Reflux. – Modifiziert als Miktions-, Rücklauf-, Urethrozystographie. – Nutzbar auch das Zystogramm im Rahmen der Ausscheidungsurographie. E cystography.

**zystoid:** *Pathologie* zystenähnlich, -artig (auch i.S. der Pseudozyste). E cystoid.

**Zystom,** Kystom: ▶Cystoma. E cystoma.

**Zysto(mano)meter:** *Urologie* Gerät (Manometer u. Registrierteil) für die Messung des Blaseninnendruckes (▶Zystometrie bzw. ▶Zystotonometrie). – Modell mit fortlaufender Registrierung mittels Kathodenoszillometer als ▶Elektrozystometer. E cystometer.

**Zysto|metrie:** *Urologie* Messen **a)** der ▶Blasenkapazität durch Bestimmung der einen zwanghaften Harndrang auslösenden Füllungsmenge (als »effektive Kapazität« die minus Restharn) bzw. **b)** des Blaseninnendruckes (▶Zystotonometrie) mittels Zystomanometer; auch die Bestimmung der sog. ▶Compliance (gegen Ende der muskulären Phase) als Parameter für den Wandtonus der Harnblase (Abb.). Ferner – als Röntgenzystometrie (nach Kontrastmittelfüllung der Harnblase) – Röntgenaufnahmen u./oder -durchleuchtungen in regelmäß. Abständen, z.B. zum Studium des vesiko-ureteralen Refluxes. E cystometry.

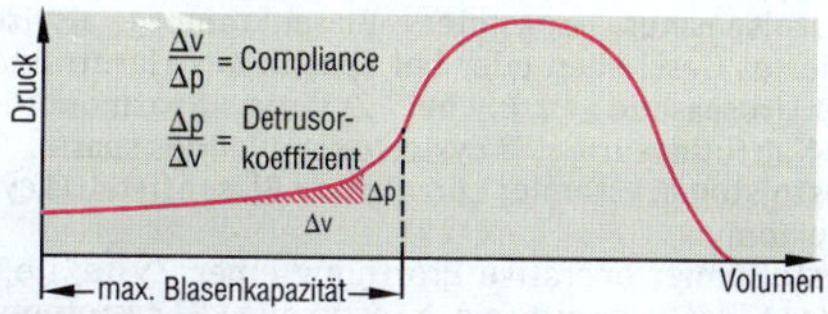


**Zystometrie:** Messparameter. [468]

**Zysto|punktur:** *Urologie* ▶Blasenpunktion. – Auch Sticheröffnung einer Zyste. E bladder puncture.

**Zysto|pyelitis:** gleichzeitige oder nachgeordnete, auf- oder absteigende Entzündung der Harnblase u. des Nierenbeckens (s.a. ▶Zystitis, ▶Pyelitis, ▶Pyelozystitis); oft mit Beteiligung des Nierenparenchyms (= Zystopyelonephritis). E cystopyelitis.

**Zysto|pyelo|nephritis:** s.u. ▸Zystopyelitis. E cystopyelonephritis.

**Zysto(r)|rhagie:** Blutung der Harnblase, z.B. bei Blasentumoren, Verletzungen etc. E cystorrhagia.

**Zysto|schisis:** *Pathologie* ▸Blasenspalte, ▸Blasenekstrophie. E bladder exstrophy.

**Zysto|skop,** Blasenspiegel: *Urologie* Endoskop für die Besichtigung des Harnblaseninnern (▸Zystoskopie), in besonderer Ausführung auch des Blasenhalsabschnitts; neuerdings auch als Laser-Z. mit der Möglichkeit der transurethralen Tumorresektion. Besteht aus einem katheterartigen Schaft (metallischer Hohlzylinder), einem optischen System (Objektiv u. vergrößerndes Okular) u. einer Lichtquelle (heute meist Kaltlicht) im Schnabelteil (s.a. Abb.). Standard-Modelle: a) einfaches Untersuchungs- oder Übersichts-Z.: Optik mit dem Schaft starr verbunden, ohne Spülvorrichtung; für Blasenübersicht u. Chromozystoskopie. – b) Untersuchungs-Spül-Z.: Schaft mit Ventilverschluss, herausnehmbarem opt. System u. Spülvorrichtung mit Zweiwegehahn, um während des Beobachtens die Blase entleeren u. füllen zu können. – c) Universal-Z.: Kombinations-Z. mit Kegelverschluss, Wechselspülung, Führungsschienen für Harnleiterkatheter u. für Zusatzinstrumente für endovesikale Operationen (»Operations-Z.«; mit relativ großkalibrigem Schaft; s.a. ▸Resektoskop); notwendig u.a. für retrograde Pyelographie, Ureterkatheterismus, Steinextraktion. – d) Urethro-Z. (»Blasenhalsgerät«); mit Geradeausoptik, Schaftgraduierung (für Prostata-Messung); s.a. ▸Zystourethroskopie. – Ferner Säuglings- u. Kinder-Z. (kleinkalibriges Übersichts-Z.; für Kinder auch Harnleiter-Z.), doppelläufiges Ureter-Z. (für beidseit. Ureterkatheterismus); Photo-Z. (mit bes. lichtstarker Optik, Speziallampe u. -transformator, Spiegelreflex-Zwischenstück, vollautomat. Aufsatzkamera), Film- u. Fernseh-Z. E cystoscope.

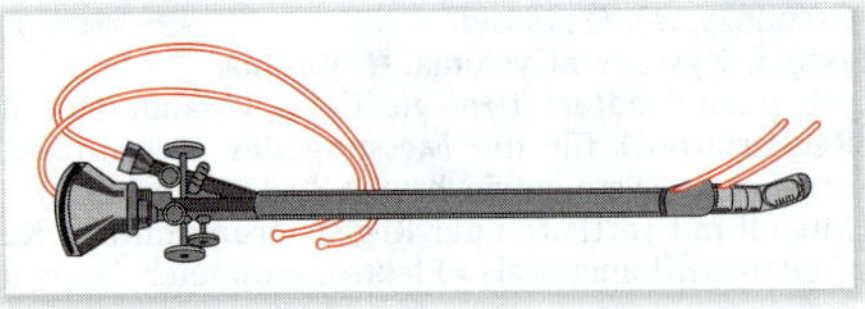

**Zystoskop:** doppelläufiges Ureterzystoskop. [111]

**Zysto|skopie,** Blasenspiegelung: Endoskopie der – mit Wasser gefüllten u. entfalteten – Harnblase mittels Zystoskop für diagnostische u. therapeutische Zwecke; d.h. z.B. für Inspektion, Blauprobe, Biopsie, Blasenhalsmessung, Ureterkatheterismus (u. retrograde Pyelographie) bzw. für Nierenbeckenspülung, Harnleiterdehnung, Schlingenkatheteranwendung, Applikation von Radionucliden, operative Eingriffe (z.B. Tumorexzision, Elektro- bzw. Laserkoagulation u. Resektion, Stein- u. Fremdkörperentfernung, Elektroresektion eines Blasenhalsadenoms). E cystoscopy.

**Zysto|spasmus, -spasmie:** »Blasenkrampf«; als isoliertes Geschehen oder bei Spastik des Harntraktes (▸Urospasmie); z.B. bei Zystitis, Spasmophilie, »Kaltfußdysurie«. E cystospasm, bladder spasm.

**Zysto|stoma, -stomie:** künstliche ▸Blasenfistel. E cystostomy.

**Zysto|tomie:** operative Eröffnung einer Zyste; i.e.S. der ▸Blasenschnitt (s.a. ▸Sectio alta). E cystotomy.

**Zysto|tonometrie,** Blasendruckmessung: Messung des Harnblaseninnendrucks mit dem ▸Zystomanometer zur Prüfung des Innervationszustandes u. der Austreibungsfähigkeit. Der Ruhe- u. Basistonus beträgt normal etwa 20 bzw. (♀) 10, der ▸Miktionsdruck 70–75 bzw. 60 mmHg (Druckanomalien einzelner Phasen der Miktion sind diagnostische Parameter z.B. für Blasenatonie, Überlaufblase, Blasenautonomie). E cystotonometry.

**Zysto|urethro|graphie:** *Röntgenologie* ▸Urethrozystographie (s.a. ▸Zystographie); i.e.S. die Miktions-Z. = MZU (mit Erstellung eines Miktionsurogramms). E cystourethrography.

**Zysto|urethro|skopie,** Panendoskopie: *Urologie* beim ♂ die Inspektion der inneren Harnröhrenmündung (»Blasenhals«) u. der Gebilde der hinteren Harnröhre (Prostata, Samenhügel) in Ergänzung einer ▸Zystoskopie; erfolgt mit spez. Zystoskop (Urethrozystoskop). E cystourethroscopy.

**Zysto|volumetrie:** *Urologie* ▸Zystometrie zur Bestimmung des Harnblasenvolumens. E cystovolumetry.

**Zysto|zele,** Blasenhernie, -bruch: Vorfall (Prolaps) der Harnblase in einen Bruchsack (bei Leisten-, Schenkelhernie); i.e.S. die vaginale Z. E cystocele. – **Z., vaginale:** Einstülpung der Harnblase in die vordere Scheidenwand (evtl. mit Vorfall bis in den Scheideneingang u. weiter); meist als Sekundärgeschehen bei Scheiden-, Uterusprolaps. Führt zu Stressinkontinenz, Blasenentleerungsstörung, Zystitis; s.a. Abb.

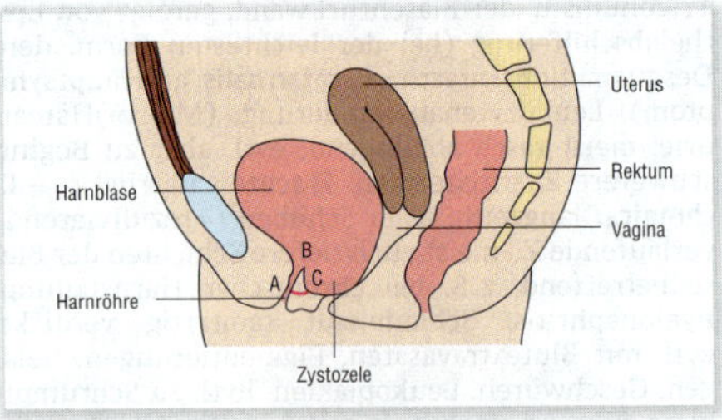


**Zystozele:** A–B–C = spitzer Winkel (gebildet durch die Hinterwand der Harnröhre u. Vorderwand der Harnblase). [292]

**Zytidin:** ▸Cytidin. E cytidine.

**zytoalbuminäre Dissoziation:** albuminozytologische ▸Dissoziation.

**Zyto|architektonik:** *Anatomie* Topographie der Großhirnrinde (▸Kortex) nach Verteilung u. Struktur der – in horizontalen Schichten angeordneten – Nervenzellen; mit Aufteilung in sog. Rindenfelder (▸Area), die entsprechend dem vorherrschenden Zelltyp u./oder mit Ziffern (▸»Hirnrindenkarte«) bezeichnet werden. – Der Begriff gilt sinngemäß auch für andere Organe, Gewebe. E cytoarchitecture.

**Zyto|blast: 1)** *Zytologie* ▸Zellkern. E cytoblast. **2)** *Embryologie* ▸Zytotrophoblast.

**Zyto|blas|tom:** *Pathologie* ▸Meristom. E meristoma.

**zyto|chemische Verfahren:** Anw. chemischer u. – insbesondere – enzymatischer Reaktionen zur Identifizierung bestimmter Zellen in histologischen Präparaten, v.a. im Knochenmarkausstrich, z.B. in der Diagnostik von Leukämien, Neoplasmen. Stützt sich z.B. auf Phosphatase-, Peroxidase-, Naphthylacetatesterase-, Chloracetatesterase-Färbung, PAS-Reaktion, Eisenfärbung. E cytochemical techniques.

**Zyto|chrom:** ▸Cytochrom. E cytochrome.

**Zyto|diagnostik:** mikroskopische Untersuchung von Zell(verbänd)en im Abstrich-, Punktionsmaterial von Körpergeweben (s.a. ▸Biopsie, Feinnadelbiopsie) bzw. im Zellausstrich von Körperflüssigkeiten (z.B. Aszites, Pleuraerguss, Abdominallavage, Mammasekret) zum Nachweis krankhafter Zellmerkmale, z.B. als Hinweis auf ein Malignom (z.B. ▸Papanicolaou-Abstrich) oder als ▸Tzanck-Test; s.a. ▸Barr-Kernanalyse. E cytodiagnosis. – **Z., exfoliative:** Z. anhand abgeschilferter Zellen, z.B. im Harn bei Ureterkarzinom. E exfoliative c.

**Zyto|fluoro|metrie:** *Histochemie* Messung der Fluoreszenz von Zellbestandteilen mittels Fluorophotometer. E cytofluorometry.

**Zyto|genetik:** Zweig der ▸Genetik, der sich mit den kausalen Beziehungen zwischen den rein phänomenologischen Vererbungserscheinungen u. den Strukturen, Verteilungsvorgängen u. Veränderungen der erbguttragenden Organellen befasst. E cytogenetics.

**zyto|genetisch:** auf die Zytogenetik bezüglich. E cytogenetic. – **z. Geschlechtsdetermination:** chromosomale ▸Geschlechtsbestimmung.

**Zyto|histologie:** mikroskopische Untersuchung der Zellen eines Gewebegeschabsels mit histologischen Methoden (Abzentrifugieren, Sedimentfixierung, Einbetten, Färbung der Schnitte). E cytohistology.

**zyto|hormonale Funktionsdiagnostik:** *Gynäkologie* Zytodiagnostik anhand der Beurteilung des auf Sexualhormone mit typischen morphologischen Veränderungen reagierenden Scheidenepithels, z.B. – unter Mitbeachtung des Zervixfaktors – zur Abklärung von Zyklusstörungen (v.a. Amenorrhöen) bzw. zur Austestung von Hormonen. – **a)** Bei wachsendem Follikel mit entsprechender Östrogenbildung (sowie auch bei exogener Östrogenzufuhr) erfolgt Epithelproliferation (▸Proliferationsphase) mit Höhenzunahme, vermehrter Enzymaktivität u. Wassereinlagerung; der Scheidenabstrich enthält infolge vermehrter Abschilferung vorwiegend Oberflächenzellen (40–80 %; azidophil, einzeln liegend, mit kleinem pyknot. Kern), dagegen – mit zunehmender Östrogenwirkung – immer seltener Zellen der mittleren oder basalen Schicht (basophil, kleiner, mit größerem Kern) u. Leukozyten; die Angabe des Ausmaßes der Proliferation erfolgt als Karyopyknose-Index oder nach dem SCHMITT-Schema. – **b)** Unter Progesteron erfolgen Vergrößerung u. verminderte Anfärbbarkeit der Kerne, Kleinerwerden der – in Haufen zusammenliegenden – Zellen (Ränder gefaltet) u. cyanophil-blaue Anfärbbarkeit; Zahl der Leukos nimmt zu. – **c)** Unter Androgenwirkung nur »mittlere Proliferation« bis in die Intermediärzellenschicht, ohne wesentliche Beteiligung der Oberflächenzellen. E cytohormonal functional diagnosis.

**Zyto|keratin|filamente:** ▸Cytokeratinfilamente.

**Zytokine:** Oberbegriff für zahlreiche körpereigene Substanzen (Peptide), die von aktivierten T-Zellen u. anderen Zellen während der natürlichen u. spezifischen Immunantwort freigesetzt werden. ***Funktion:*** Die Z. haben vielfältige, v.a. proinflammatorische, immunregulatorische u. die Hämatopoese (Entzündungszellen) steuernde Funktionen; sie sind wichtig für Reparaturmechanismen von Gewebeschäden u. wirken für viele Zellen als Wachstumsfaktoren; s.a. Schema. ***Wirkst.:*** Zu den Z. gehören u.a. ▸Interleukine (IL), ▸Interferone, Wachstumsfaktoren (v.a. GM-CSF, G-CSF; s.u. ▸CSF), ▸Monokine, chemotaktische Peptide. Zunehmende therap. ***Anw.:*** z.B. G-CSF bei Knochenmarkaplasie infolge Chemotherapie, Interferone (IFN-α) bei Haarzellenleukämie u. Tumoren. E cytokines.

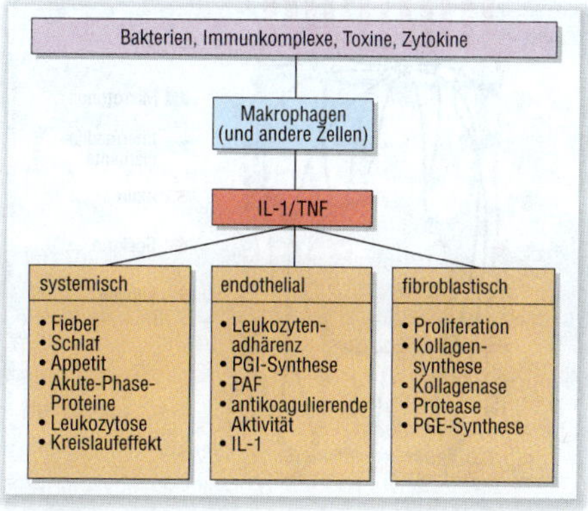


**Zytokine:** Entstehung u. Wirkung von IL-1 u. TNF (nach COTRAN et al. 1989). [53]

**Zyto|kinese:** bei der Mitose die im Anschluss an die Karyokinese eintretende eigentliche Zellteilung (Auftrennung des Zellleibs). E cytokinesis.

**Zytokin|sturm:** durch einen entzündlichen Reiz (z.B. Infektion, traumatischer Gewebsuntergang, Transfusionszwischenfall) hervorgerufene Ausschüttung großer Mengen an proinflammatorischen ▸Zytokinen in einer sich selbst steigernden Kaskadenreaktion. E cytokine storm.

**Zyto|lemm:** äußere Zellmembran = Plasmalemm. E plasmalemma.

**Zyto|logie,** Zellenlehre: die Wissenschaft u. Lehre vom Bau u. von den Funktionen der Zelle. – Auch Jargonbez. für ▸Zytodiagnostik. E cytology.

**Zyto|lyse:** Zelltod, bei dem die Zelle durch Einwirkung hydrolytischer Enzyme (= lysosomale Enzyme bei der Auto-, Lysine bei der Heterolyse) weitgehend aufgelöst wird. S.a. ▸Zytorrhexis, ▸Hämolyse. E cytolysis.

**Zyto|lysin:** zytotoxischer Antikörper. E cytolysin.

**Zyto|megalie(-Syndrom),** zytomegale Einschlusskörperkrankheit, Cytomegalia infantum: eine intrauterin (durch diaplazentare Infektion), aber auch nach der Geburt auftretende Virusinfektion v.a. des frühen Kindesalters, bei der große intranukleäre Einschlusskörper in Epithelzellen auftreten. Erreger ist das **Z.-Virus** der ▸Herpes-Gruppe (»cytomegalic inclusion disease virus«, »giant-cell pneumonia virus«), das dem Herpesvirus hominis morphologisch ähnlich u. gegen große Kälte u. Äther empfindlich ist, bei 56 °C in 10–20 Min. inaktiviert wird u. die Bildung neutralisierender u. Komplement bindender Antikörper hervorruft. Je nach Hauptlokalisation werden ein (spino)zerebraler, hepatischer, gastrointestinaler, pulmonaler, Speicheldrüsen- u. ein generalisierter Typ unterschieden. ***Klinik:*** Die vorgeburtliche Erkrankung (WYATT-Syndrom) ist asymptomatisch oder führt zu Frühabort, intrauterinem Fruchttod oder zu generalisierter Z.-Infektion, Enzephalitis mit nachfolgenden Verkalkungen im Gehirn, Krämpfen, Lähmungen, Oligophrenie, Mikrozephalie, zu Hepatosplenomegalie ohne oder mit Gelbsucht (▸Icterus neonatorum gravis; u.a. mit Erythroblastämie, thrombopenischer Purpura), zu Diarrhöen, zu Herdpneumonien. Außerdem evtl. Mikrophthalmus, Optikusatrophie, Katarakt, Amaurose. Nach der Geburt erworbene Erkrankungen (u.a. durch Bluttransfusion, Transplantation) können asymptomatisch verlaufen oder mit den beschriebenen Symptomen, v.a. als leichte Hepatitis, Lymphadenitis oder ähnlich der ▸Mononucleosis infectiosa, mit Fieberschüben, als Parotitis, akute Panuveitis bis hin zur Panophthalmie; bei HIV-positiven Pat. häufig eine Zytomegalie-Virus-Retinitis. Heilung meist in ca. 3 Wochen ohne Folgen. ***Diagn.*** s. Tab. ***Ther.:*** Ganciclovir, Foscarnet. E cytomegalic inclusion disease, CID.

**Zyto|megalie-Virus:** s.u. ▸Zytomegalie(-Syndrom). E cytomegalovirus.

**Zyto|metrie:** Messung der Zellgröße(n) mittels Messokulars, durch ▸Zytophotometrie oder als Durch-

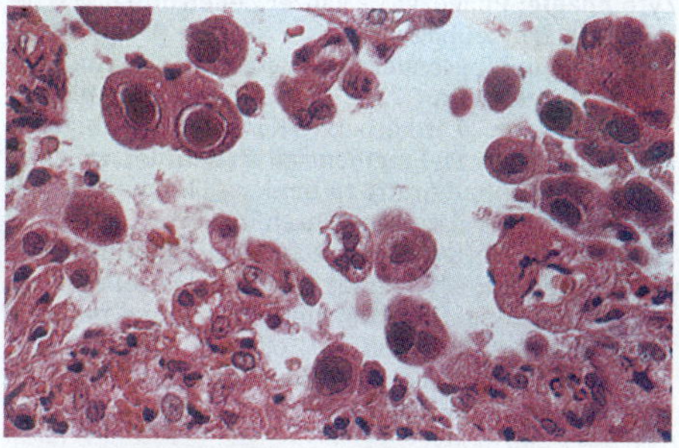

**Zytomegalie(-Syndrom):** Zytomegalie-Virus-Infektion der Lunge bei AIDS. Multiple zytomegale Zellen mit homogenen Kerneinschlüssen (R. FISCHER, Universität Köln). [83]

Z

| | |
|---|---|
| **Histologie** | Leber, Niere, Lunge (Speicheldrüsen) u. andere Organe |
| **Zytologie** | Urin, Einschlusskörperchen in Epithelzellen, besonders bei Kindern bis zu 3 Monaten, Speichel |
| **Immunfluoreszenz** | spezifische intranukleäre u. intrazytoplasmatische Einschlüsse in Gewebeschnitten |
| **Virusanzüchtung** | in Gewebekulturen aus Urin, Rachenabstrichen, Lymphozyten, Zervixsekret, Biopsie- u. Nekropsiematerial (Sperma, Muttermilch) |
| **Hybridisationsverfahren** | Trennung der zellulären u. viralen DNS |
| **serologischer Antikörpernachweis** | Komplementbindungsreaktion (KBR), passive Hämagglutination, Immunfluoreszenz, Neutralisationstest in Gewebekulturen, Bestimmung der IgM-Antikörper bei Verdacht auf aktive Infektion |

**Zytomegalie(-Syndrom):** Diagnostik. [179]

fluss-Z. z.B. mit einem entsprechend ausgestatteten ▸Partikelzählgerät. E cytometry.

**Zyto|mykọse, retikuloendotheliale:** ▸Histoplasmose; eine intrazelluläre Mykose des ▸retikulohistiozytären Systems (RES) mit Beteiligung des lymphat. Gewebes u. zahlreicher Eingeweide. E disseminated histoplasmosis.

**zyto|pạthisch, zytopathogen:** zellschädigend. E cytopathic, cytopathogenetic. – **z. Effekt**, Abk. CPE: die schädliche Wirkung auf die Gestalt, den Stoffwechsel u. die genetische Funktion von Zellen; z.B. durch Erreger, ionisierende Strahlen, chemische Substanzen. – **z. Stoffe:** Zellgifte; s.a. ▸zytotoxisch.

**Zyto|pathologie̱:** Zellpathologie; stützt sich auf elektronenmikroskopische u. zytophotometrische Untersuchung erkrankter Zellen. E cytopathology.

**Zyto|pẹm|psis:** Energie verbrauchender, v.a. für große Moleküle geeigneter Passagemechanismus durch die Zelle. Hierbei durchqueren Pinozytose-Bläschen die Zelle u. verschmelzen – in Umkehr ihres Entstehungsmodus – mit der gegenüberliegenden Zellmembran, wonach sie ihren Inhalt in den extrazellulären Raum abgeben. Dient der Durchschleusung (z.B. in Nierentubuli) sowie der transendothelialen Ernährung bzw. dem Stoffaustausch zwischen Blut u. Gefäßwand. E cytopempsis.

**Zyto|penie̱:** *Hämatologie* Zellzahlverminderung (im peripheren Blut), z.B. ▸Erythro-, ▸Leuko-, ▸Granulo-, ▸Lympho-, ▸Mono-, ▸Thrombozytopenie. E cytopenia.

**Zyto|phagie̱:** Phagozytose ganzer Zellen durch Makrophagen. E cytophagy.

**zyto|phịl:** mit besonderer Zuneigung (Affinität) zu Zellen (»zellaffin«); s.a. ▸zytotrop. E cytophilic. – **z. Antikörper:** Antikörper (AK) mit der Fähigkeit, sich über sein Fc-Fragment an Zellen der gleichen oder einer fremden Art zu binden (= homo- bzw. heterozytotroper AK), um danach über den Fab-Anteil mit einem Antigen (AG) zu reagieren; beim Menschen der IgE-AK: bindet sich an Mastzellen (löst bei AG-AK-Reaktion Histamin-Freisetzung mit anaphylaktischer Reaktion aus) oder an Makrophagen (»armierte« M.; nachweisbar durch Rosettentest; verantwortlich für die ▸Prausnitz-Küstner-Reaktion). E c. antibody.

**Zyto|photo|metrie̱,** Mikrospektrophotometrie: quantitative »Mikrobild-Analyse« von Zellen u. Zellbestandteilen durch Messung der Lichtdurchlässigkeit bzw. -dichte des mikroskopischen Präparates mittels Photozelle. – Das Gerät (»Zytophotometer«) ist kombinierbar mit (UV-Scanning-)Mikroskop, Prozessrechner etc. E cytophotometry.

**Zyto|plạsma,** Zellplasma: das Protoplasma der Zelle (in der Elektronenmikroskopie bezeichnet als ▸Hyaloplasma, in der Biochemie als Zytosol, in den Muskelzellen als Sarkoplasma); ist durchsetzt von Zellorganellen, Neuro-, Tono-, Myofibrillen (s.a. ▸Zytosoma). Ist der Ort des Glucosestoffwechsels (Glykogensynthese u. -speicherung; oxidativer u. anaerober Abbau durch Pentosephosphatzyklus bzw. durch Glykolyse), der Fettsäuresynthese, Porphyrinbiosynthese, der Aktivierung von Aminosäuren u. deren Übertragung auf die tRNS, des Abbaus von Aminosäuren u. Pyrimidinen; steht in lebhaftem Stoffaustausch (meist über Carrier) mit den Mitochondrien. – Ist beteiligt (zusammen mit der Zellmembran) an der Bildung von Pseudopodien, Mikrovilli etc. E cytoplasm.

**zyto|plasmatisch:** das ▸Zytoplasma betreffend. E cytoplasmic.

**Zyto|plast:** Zelle, deren Kern künstlich entfernt wurde. – Der isolierte Kern (»Karyoplast«) wird z.B. zur Kerntransplantation (s.a. ▸Zellhybridisierung) verwendet. E cytoplast.

**Zytoprotektiva:** zellschützende Substanzen, die z.B. zur Verringerung der NW bei Chemother. eingesetzt werden. ***Wirkst. u. Anw.:*** z.B. Amifostin (ein ▸Radioprotector), ▸Mesna (Schutz vor Urotoxizität bei Ther. mit Oxazaphosphorinen wie z.B. Cyclophosphamid). E cytoprotectors.

**Zytor|rhẹxis:** Zellzerfall in Trümmer als Form des Zelltodes; s.a. ▸Zytolyse. E cytorrhexis.

**Zytor|rhyse:** »Zellschrumpfung« durch Wasserausstrom; s.a. ▸Stechapfelform.

**Zyto|sin:** ▸Cytosin. E cytosine.

**Zyto|skelẹtt,** Zellskelett, Cytoskeleton: Stütz- u. Bewegungsapparat im Zytoplasma aller eukaryotischen Zellen; besteht aus verschiedenen Systemen von Strukturproteinen mit der gemeinsamen Fähigkeit zur Selbstassoziation, d.h. durch Aneinanderlagerung (Polymerisation) von Proteinuntereinheiten dünne Proteinfasern (Filamente) u. feine, das Zytoplasma strukturierende Netzwerke zu bilden. Unterschieden werden 3 zytoplasmatische Filamentsysteme (Mikrotubulus-, Intermediär-, Aktinfilamentsysteme) u. 2 membrangebundene Filamentnetzwerke (Spektrin-, Laminsystem); Abb. Die Filamentsysteme sind u.a. beteiligt am Substrat- u. Informationstransport in/durch die Zelle; es bestehen Verbindungen zu anderen Zellstrukturen u. unter den verschiedenen Filamentsystemen untereinander; das Z. bestimmt

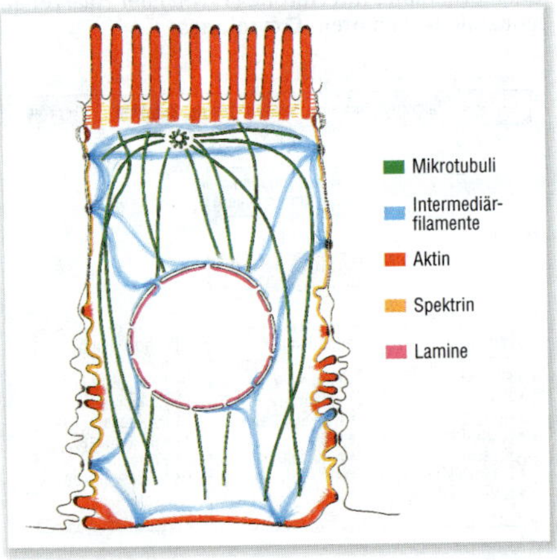


**Zytoskelett:** schemat. Aufbau am Beispiel der Darmepithelzelle. [27]

die Form und mechanische Festigkeit der Zelle; es unterliegt bei Zellwachstum, -teilung u. -differenzierung Veränderungen u. wird ständig erneuert. E cytoskeleton.

**Zyto|skopie:** ▸Zytodiagnostik. E cytoscopy.

**Zyto|sol:** s. u. ▸Zytoplasma. E cytosol.

**Zyto|so|ma,** Zellkörper: die extranukleären Zellbestandteile (Zytoplasma u. Organellen) mit Ausnahme der Zellfortsätze; bei der Nervenzelle als ▸Perikaryon bezeichnet. E cytosome.

**Zytostatika:** Substanzen, die den Eintritt der Kern- u./oder Plasmateilung (Karyo- bzw. Zytokinese) verhindern oder erheblich verzögern bzw. deren Ablauf unterbrechen, stören. ***Wirkung:*** Sie greifen entweder in die Reduplikation oder Transkription der DNS oder in die Ausbildung u. Trennung deren Trägerstrukturen ein u. führen zu teilungsstörenden Chromosomenaberrationen oder unterdrücken die Ausbildung bzw. stören die Funktion des Spindelapparates (u. sind fast stets mutagen). I. w. S. auch Substanzen, die die Bereitstellung der für die Nucleoproteinsynthese oder die Spindelfunktion notwend. Energie verhindern. Die ***Einteilung*** erfolgt i. d. R. aufgrund des Wirkmechanismus in ▸Antimetaboliten, ▸Alkylanzien, zytostatisch wirkende ▸Antibiotika, ▸Mitosehemmer, Platinverbindungen. S. a. ▸Polychemotherapie, ▸Zellzyklus. Typische ***NW*** vieler Zytostatika sind Übelkeit u. Erbrechen, die mit ▸5-$HT_3$-Antagonisten behandelbar sind. E cytostatics.

**zyto|toxisch:** zytolytisch, zellvergiftend, -schädigend (s. a. ▸zytopathogen); z. B. z. ▸Antikörper. E cytotoxic. – **z. Faktor:** das von aktivierten T-Lymphozyten freigesetzte, auf Zielzellen toxisch wirkende ▸Lymphokin. – **z. Zellen:** immunkompetente Zellen, die ohne Komplement über direkten Kontakt zur Zytolyse bestimmter Zielzellen führen. Es sind dies außer sensibilisierten T-Lymphozyten v. a. K-(= **K**iller-) Lymphozyten oder NK-(= **n**atürliche **K**iller-)Lymphozyten, Monozyten u. Makrophagen (sie binden mittels Rezeptor das Fc-Fragment nichtzytophiler IgG-Antikörper [AK], nachdem diese zuvor ein Antigen gebunden haben = »AK-abhängige Zytotoxizität«) sowie »aktivierte« Makrophagen (die Aktivierung erfolgt durch den Kontakt mit dem von aktivierten T-Lymphozyten produzierten Makrophagen aktivierenden Faktor). E c. cells.

**Zyto|toxizität:** die Zytolyse von Zielzellen mit bestimmtem Oberflächenantigen (zelleigen, z. B. als Transplantations-AG, oder zellfremd, z. B. passiv adsorbierte Viren oder Medikamente) durch zytotoxische Zellen oder Antikörper. E cytotoxicity.

**Zytotoxizitäts|test:** in der Transplantations- u. Tumorimmunologie der In-vitro-Nachweis einer zellulären u./oder humoralen Immunreaktion an bestimmten Zielzellen. Der Z. ist positiv, wenn bei Inkubation einer bestimmten Zellsuspension mit zugesetzten Immunzellen u./oder Antikörpern (u. Komplement) eine Zytolyse auftritt; s. a. ▸HLA-System, ▸TERASAKI-Test. E cytotoxicity test.

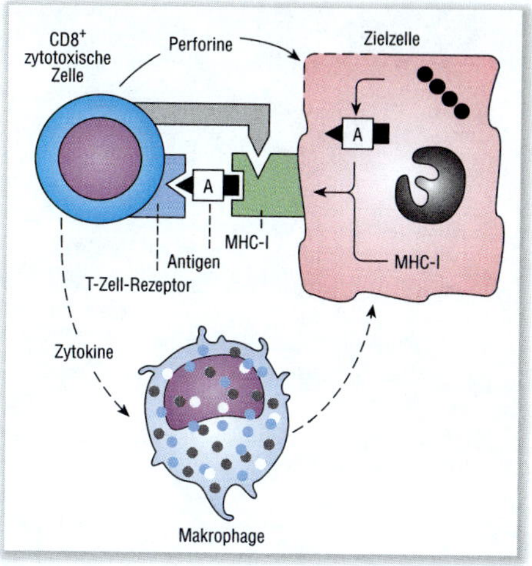


**Zytotoxizität:** zellvermittelte Zytolyse. Nach Erkennung einer »fremden« Zielzelle werden lysosomale Enzyme aus der zytotoxischen Zelle (auch NK-Zelle) freigesetzt. Die sog. Perforine führen zur Ausbildung von Poren u. zum Zelltod der Zielzelle. Gleichzeitig werden über Zytokine gewebsständige Makrophagen aktiviert, die die zerstörten Zielzellen phagozytieren. [53]

**zyto|trop:** auf Zellen gerichtet; s. a. ▸zytophil, ▸Zytotropismus. E cytotropic.

**Zyto|tropho|blast:** *Embryologie* der seinen zellulären Aufbau behaltende, zum Inneren der Blastozyste gerichtete Teil des ▸Trophoblasten (verschwindet nach dem 4.–5. Fetalmonat fast völlig); s. a. ▸Synzytiotrophoblast. Besteht aus Zellen fetaler Herkunft (LANGHANS-Zellen des Zottenüberzugs, Zellen der Haftzottenenden) u. aus – wahrscheinlich mütterlichen – Zellen der Trophoblastschale, der Zellinseln u. Plazentasepten. E cytotrophoblast.

**Zyto|tropismus:** *Biologie* Affinität zu lebenden Zellen, i. w. S. auch die Abhängigkeit von diesen (z. B. die der Viren bei der Vermehrung). E cytotropism.

**Zyto|zentrum,** Mikrozentrum, Cytocentrum: die aus ▸Zentriol u. ▸Zentroplasma bestehende Funktionseinheit der Zelle. E cytocentrum.

**Zyto|zidie:** Zellabtötung (z. B. durch Zellgifte); s. a. ▸Bakterizidie.

# @*

**Abortenbogen:** ▸Arcus aortae.
**Alkoholtenor:** ▸Alkoholtremor.
**Ameisenhaufen:** ▸Ameisenlaufen.
**Angora pectoris:** ▸Angina pectoris.
**Aorten|boten:** ▸Arcus aortae.
**Appetizitis:** ▸Appendizitis.
**Arena nuda:** ▸Area nuda.
**Balkanrippe,** Balkangrippe: ▸Q-Fieber.
**Balladonna:** ▸Atropa Belladonna.
**Beinmaus:** ▸Gelenkkörper, freier.
**Bewegungsapart:** ▸Bewegungsapparat.
**Bindegewege:** ▸Bindegewebe.
**Bindengewebe:** ▸Bindegewebe.
**Boeck-Karkheit:** ▸Boeck-Krankheit.
**Brustmuksel:** ▸Musculus pectoralis.
**Brutdrüse:** ▸Glandula mammaria.
**Buffomedil:** Buflomedil.
**Canadiasis:** ▸Candidamycosis.
**Christa iliaca:** crista iliaca.
**chronisch-konstruktive Perikarditis:** ▸Pericarditis constrictiva.
**Dachdecke:** ▸Bauchdecke.
**Darmverfall:** ▸Darmvorfall.
**Dickdarmzotteln:** s.u. ▸Mikrovilli.
**Durchsuchung, internistische:** s.u. ▸Untersuchung, ärztliche.
**Dünndarmzoten:** ▸Villi intestinales.
**Elektrokonfesion:** ▸Elektrokonversion.
**Elektrotyte:** ▸Elektrolyte.
**endoktrine Zelle:** s.u. ▸endokrine Organe.
**Fellsichtigkeit:** ▸Fehlsichtigkeit.
**Genialorgane:** ▸Geschlechtsorgane.
**Gerichtskrampf:** ▸Gesichtskrampf.
**Gesinnungsfaktoren:** ▸Gerinnungsfaktoren.
**Gewerbsmakrophage:** ▸Gewebsmakrophage.
**Hämoblogin:** ▸Hämoglobin.
**Hasenfemdkörper:** ▸Nasenfremdkörper.
**Heimschädigung:** ▸Keimschädigung.
**Herzkrankgefäße:** ▸Herzkranzgefäße.
**Herzrohr:** ▸Herzohr.
**immunsubversiv:** s.u. ▸Immunsuppressiva.
**Injektionskrankheit:** ▸Infektionskrankheit.
**kardiopulmoanal:** ▸kardiopulmonal.
**Kaumsukel:** ▸Kaumuskulatur.
**Kehlkropfmuskulatur:** s.u. ▸Larynx.
**Knochenbällchen:** s.u. ▸Ossificatio.
**knöcherne Paella:** ▸Patella.
**Langhans-EKG:** ▸Langzeit-EKG.
**Leidsymptom:** ▸Leitsymptom.
**Lungeneislauf:** ▸Lungenkreislauf.
**Lymphkonten:** ▸Lymphknoten.
**Maokarditis:** Myokarditis.
**Molikulargewicht:** ▸Molekulargewicht.
**monosynoptisch:** s.u. ▸monosynaptischer Reflex.
**Mr. Crohn:** ▸Crohn-Krankheit.
**Muskultur:** ▸Muskulatur.
**Nabelbiopsie:** Nadelbiopsie.
**Neuralwurst:** ▸Neuralwulst.
**Neurodermiten:** Neurodermitiker, s.u. ▸Ekzem, atopisches.
**Oberhenkel:** ▸Oberschenkel.
**Pilca duodenalis:** ▸Plica duodenalis.
**Primäraffäre:** ▸Primäraffekt.
**Prostglandine:** ▸Prostaglandine.
**Reitgase:** ▸Reizgase.
**Restaurationstrakt:** ▸Respirationstrakt.
**Sägling:** ▸Säugling.
**schändliche Wirkung:** ▸Nebenwirkung.
**Schamzelle:** ▸Schaumzelle.
**Schandoperation:** ▸Shuntoperation.
**Schlüsselbeinarie:** ▸Arteria subclavia.
**Schulddrüse:** ▸Schilddrüse.
**Speicheldüsen:** ▸Speicheldrüsen.
**Spiralanästhesie:** ▸Spinalanästhesie.
**Spiralnerven:** ▸Spinalnerven.
**Streicheldrüsen:** ▸Speicheldrüsen.
**Tarnsport:** ▸Transport, aktiver.
**Tauben|zucker:** ▸Glucose.
**Venenventrikel:** ▸Venenwinkel.
**zytoplasmanisch:** ▸zytoplasmatisch.

* Gefunden und gesammelt von A. Gattnarzik, München.

# Anhang

# Medizinische Schreibregelhilfen

## Allgemeine Schreibregeln, Phonetik, Silbentrennung, Grammatik und Wortbildung

Die aus v. a. lateinischen u. griechischen, aber auch aus arabischen und anderen orientalischen sowie neusprachl. Wörtern u. Wortstämmen gebildeten Termini u. die anatom. Nomina werden **lateinisch geschrieben**. Das klass. Alphabet ist hierfür erweitert durch die Buchstaben **j** (für den als i geschriebenen Doppellaut »ij«, z. B. in major, jejunum), **k** und **z** (für das griech. Kappa u. Zeta[1] u. das **z** neuzeitl. Sprachen [verwendet z. B. in **k**eratoma, a**z**ygos, a**z**otaemia]), **y** und **w** (z. B. **y**psiloniformis, **W**uchereria); **t** steht für Tau, **th** für Theta, **rh** für anlautendes, **rrh** für zw. 2 Vokalen gelegenes Rho. **Der Anfangsbuchstabe** des Terminus wird in der Regel im klin. Gebrauch groß geschrieben (im Allgemeinen – wenn auch nicht einheitlich – auch der der anatom. Nomina), der der zugehör. Attribute klein (in der vorliegenden Abhandlung bei der Besprechung der Grammatik Kleinschreibung). **Aussprache:** **c**[1] wird wie **k** ausgesprochen, wenn vor den »dunklen« Vokalen a, o, u, au oder einem Konsonanten stehend (z. B. in **c**arpus, **c**orpus **c**uneis, **c**auda, **c**rista), dagegen wie **z**[1], wenn darauf die »hellen« Vokale e, i, y, ae[2], oe folgen (z. B. in **c**entrum, **c**isterna, **c**ylindroma, **c**aecum, **c**oeloma); **-tia**, **-tio** u. **-tium** werden wie **zia**, **zio** u. **zium** ausgesprochen (z. B. in distan**tia**, praesenta**tio**, parodon**tium**), **v** wie **w** (z. B. in **v**ena, **v**as, **v**igilantia).

Die **Betonung** der lateinischen u. griechischen Fachwörter (im vorliegenden Lexikon einheitlich, d. h. auch für Längen durch einen Punkt unter dem Vokal bzw. zwischen dem Doppellaut-Vokal angegeben) richtet sich nach der Qualität der vorletzten Silbe und liegt bei mehrsilbigen Wörtern nie auf der letzten. **Zweisilbige** Wörter werden meist auf der 1. Silbe betont (z. B. ramus, nervus, limen). Für **drei- u. mehrsilbige** Wörter gilt: Die Betonung geht maximal auf die drittletzte Silbe zurück. Lange vorletzte Silben (mit natürlich oder durch die Position[3] langem Vokal) werden betont (z. B. Lentigo, peritoneum/lemniscus, erector, adnexus). Bei kurzer vorletzter Silbe stets Betonung der drittletzten (d. h. bei einer auf einen Vokal auslaufenden 2. Silbe, der eine mit Vokal anlautende letzte folgt, z. B. in au**re**us, nicht jedoch bei natürlich langem auslautendem Vokal, z. B. einem aus einem Diphthong abgeleiteten wie in peritoneum; ferner bei der in der Fußnote[3] über Positionslänge gegebenen Situation am Ende der vorletzten Silbe).

Bei der **Silbentrennung** wird **st** meist getrennt. Eine Trennung zwischen Verschluss- u. Fließlauten (s. Fußnote[3]) erfolgt nur dann, wenn sie an der Verbindungsstelle (Wortfuge) eines Kompositums notwendig wird (z. B. in ab-latio, ab-rasio). Ein solitärer Konsonant zwischen 2 Vokalen gehört ebenso wie der letzte von mehreren zwischen 2 Vokalen stehenden bei Trennung zur nachfolgenden Silbe (aber auch hier gilt, dass Verschluss- u. nachfolgender Fließlaut [s. [3]] nicht getrennt werden, z. B. pe-**tr**ificus).

**Wortbildung.** Der – im Gegensatz zum Substantivattribut stets mit großem Anfangsbuchstaben geschriebene – **Terminus** ist eine meist zwei- oder mehrgliedrige Zusammensetzung oder eine durch Voransetzung eines, evtl. auch mehrerer Präfixe[4] u./oder durch Anhängen eines Suffixes[5] gebildete Ableitung (in der Klinik bevorzugt griech. Wörter). Er stellt eine keinem Bedeutungswandel unterliegende, unumkehrbare, neue begriffl. Einheit dar. Die Zusammensetzung (**Kompositum**; bei Benutzung von Wortstämmen aus zwei oder mehr Sprachen = **Hybrid**) besteht aus dem vorangesetzten, untergeordneten, einem Attribut, Objekt oder anderen Satzteil entsprechenden **Bestimmungswort** (ein Nennwort oder unflektierbare Partikel wie Konjunktionen, Adverbien, Präpositionen; bedeutungdeterminierend, possessiv, merkmalbeschreibend) u. dem nachfolgenden, übergeordneten **Grundwort** (Substantiv, Adjektiv, Partizip), das die Wortart, den Numerus u. Kasus bestimmt. Die Verbindung der Wortteile erfolgt durch **Bindevokale** (allgemein durch **i** bei lateinischen, durch **o** bei griechischen Komposita bzw. griechisch-lateinischen Hybriden [z. B. oss**i**ficans/laparotomia/ven**o**tomia]) oder – zw. Vokalen – durch **s** als Fugen- oder **Gleitlaut** bzw. durch **Assimilation** (d. h. Angleichung des auslautenden Konsonanten einer Präposition an den anlautenden des Grundwortes; z. B. bei **ad** zu af-, ag-, al-, ar-, as-; bei **ex** zu ef-; bei **in** zu im-; bei **sub** zu suf-; bei **syn** zu sym-). Gelegentlich – in den **Kopulativa** – sind die Teile einer Zusammensetzung gleichrangig. – Ergänzt werden diese Begriffe durch – mit Ausnahme von Eigennamen stets mit kleinen Anfangsbuchstaben geschriebene – Attribute (Beiwörter); das sind die Adjektiva, Genitive von Substantiven, an Präpositionen gebundene Substantiva, im Kasus des Hauptbegriffes stehende (= **Apposition**) oder – selten – im Ablativ gebrauchte, evtl. durch Adj. oder Präpositionen ergänzte Substantiva, mit deren Hilfe Gegensatzpaare abgegrenzt, Zustände angegeben, Art, Sitz, Ausdehnung, Qualität, Besonderheiten, physiologische, biochemische etc. Gesichtspunkte eines Geschehens präzisiert werden (z. B. Ulcus ***pepticum*** = mit *Verdauungswirkung* zusammenhängendes Geschwür; Arteria ***gastrica*** = *Magen*schlagader; Ulcus ***ventriculi*** = *Magen*geschwür; Ulcus ***ad pylorum*** = *pylorusnahes* Geschwür; Musculus *sphincter* = *Schließ*muskel; Partus ***conduplicato corpore*** = Geburt ***mit gedoppeltem*** = taschenmesserartig zusammengeklapptem *Körper*). Das Attribut wird evtl. durch Anhängen eines weiteren oder mehrerer Attribute in seiner Bedeutung eingeengt, z. B. Arteria gastrica *sinistra* = *li.* Magenschlagader; Luxatio pedis *sub talo* = Verrenkung des Fußes mit *Skelettverschiebung unter dem Sprungbein.*

Die im **Terminus benutzten Nennwörter** (Substantiva, Adjektiva, Pronomina, z. Z. auch die Numeralia) u. Partizipien werden entsprechend den grammat. Notwendigkeiten dekliniert. Nominativ, Genitiv, Dativ u. Akkusativ werden entsprechend dem Deutschen gebraucht, der Ablativ dient der Bezeichnung von Trennungen oder eines Mittels, Gebrauchs bzw. der Zeit. Nach dem Stammauslaut als Kennlaut werden die Substantiva in 5 Deklinationsgruppen eingeordnet, in die a-, o-, i-, u- u. e-Deklination (1. – 5. Deklination; die 3. ist unterteilt: umfasst neben i-Stämmen konsonant. Stämme). Kasus, Numerus u. Genus sind durch charak-

---

1 K- und Z-Schreibung entsprechend den Ausspracheregeln für das latein. **c** (s. oben, Abschnitt Aussprache). In gleicher Weise (nach denselben Grundsätzen) **k** u. **z** für das latein. **c** auch bei Übernahme der Termini in die deutsche Sprache möglich u. verbreitet.

2 Gemäß den Regeln der IANC (der Internationalen Kommission für die anatom. Nomenklatur) durch e zu ersetzen; so z.B. esophagus statt **oe**sophagus, gluteus statt glut**ae**us.

3 Positonslänge liegt vor, wenn auf einem – selbst evtl. kurzen – Vokal 2 oder mehr Konsonanten oder ein x folgen. Keine Positionslänge ist gegeben, wenn die bd. oder die letzten Konsonanten ein Verschlusslaut mit nachfolgendem Fliesslaut sind, also auf ein **b, p, d, t, g, k, c, q, ph, th** ein **r** oder **l** folgt, z.B. in quadru**pl**ex (= vierfach), Gona**gr**a (= Gichtbeschwerden im Knie).

4 **Präfixe:** Vorsilben bzw. Vorsatzwörter: meist Präpositionen, Adverbien u. unselbstständige Verhältniswörter: als qualitativ, zeitlich, räumlich abgrenzender Wortteil (i. S. eines Bestimmungswortes), s. a. nachfolgende Zusammenstellung.

5 **Suffixe:** Nachsilben bzw. Anhängewörter, z.B. Intensivierungs- oder Diminutiv-Endungen oder – Aussehen, Gestalt, Art, Zugehörigkeit definierende – Adjektiva bzw. Substantiva (Adjektiv- oder Substantivsuffixe); oft i. S. eines Grundwortes, s. a. nachfolgende Zusammenstellung.

terist. Endungen definiert. Artikel gibt es keine. Manche Substantiva kommen nur in der Mehrzahl vor (Pluralia tantum: z. B. fauces, nares, viscera; ursprünglich auch renes [= Nieren], phrenes [= Zwerchfell]). Allgemein gilt für alle Deklinationen: Dativ- u. Ablativ-Form des Plurals sind gleich, ebenso Nominativ und Akkusativ der Neutra im Singular u. Plural. Nach der **1. Deklination** werden dekliniert Substantiva mit der Endung **-a**, **-ia** (den grammat. Geschlecht nach Feminina; z. B. lamina, stria), ferner Adjektiva u. Partizipien mit der Endung **-a** (z. B. libera, nigra, aperta); außerdem die Wörter griech. Ursprungs auf **-e** und **-as** (Feminina; z. B. acne, nome, menarche, psoas) u. auf **-es** (Maskulina; z. B. ascites, diabetes: Endungsabweichungen s. Deklinationstabelle). Nach der **2. Deklination** dekliniert man Wörter auf **-us** u. **-er** (allgemein latein. Maskulina, z. B. musculus, puer, faber [Ausnahmen: Feminina sind diameter sowie Derivate des Femininums humus = Erde, z. B. bolus = Ton]). Diesem Schema folgen ferner Adjektiva u. Partizipien mit den Endungen **-us** u. **-um** u. Adjektiva auf **-er**: Letztere kommen – wie die gleich auslautenden Substantiva – mit u. ohne e-Schwund vor (z. B. ruber, rubri ... bzw. asper, asperi ...). Schließlich werden danach dekliniert Substantiva (Neutra), Adjektiva (Positiv, Superlativ) u. Perfekt-Partizipien auf **-us**, **-ium**, griech. Lehnwörter (u. Eigennamen) auf **-os** u. **-eus** (allgem. Maskulina; z. B. colpos [oder kolpos], epistropheus [jetzt axis]) u. **-on** [Neutra, z. B. colon, olecranon, epiploon; Abweichungen d. Endung s. Tabelle).

In der **3. (gemischten) Deklination** werden unterschieden die konsonantische sowie die reine u. gemischte i-Form, charakterisiert durch die Endungen **-e**, **-a**, **-um** bzw. **-i**, **-ia**, **-ium** (in der Mischform **-e**, **-ia**, **-um**; mit Akkusativ auf **-im** oder **-em**) in den Fällen Ablativ Singular, Nominativ Plural (der Neutra) u. Genitiv Plural. Bei den nach der **konsonantischen Form** deklinierten Wörtern endet der Wortstamm mit Konsonanten; der Nominativ Singular hat oft keine Endung, evtl. nur ein **s** an den Stamm angehängt. Die **maskulinen** Substantiva enden auf **-en** (-enis[6] oder -inis; z. B. lien, ren/pecten), **-er** (-[e]ris; z. B. vomer; venter), **-or** (-oris; z. B. dilatator, liquor), **-ex** (-icis; z. B. cortex, apex, obex); ferner gehören hierzu dens, mons, pons, lapis u. griech. Lehnwörter mit Endung **-as** (-antis; z. B. atlas), **-ax** (-acis; z. B. thorax), **-en** (-enis; z. B. splen, lichen), **-er** (-eris; z. B. ureter, sphincter, cremaster, gaster), **-es** (-etis; z. B. herpes), **-ps** (-pis; z. B. cyclop, hydrops, forceps), **-yx** (-ycis; z. B. calyx), **Feminina** dieser Deklination enden auf **-o** (-inis; z. B. origo, imago), **-io** (-ionis; z. B. formatio, inscriptio) oder mit einem **s** (-tis oder -is; z. B. frons, pars, lens) oder aber mit **-as** (-atis; z. B. tuberositas), **-es** (-etis oder -itis; z. B. paries), **-is** (-idis; z. B. hydatis, pyramis, carotis, glottis), **-us** (-udis; z. B. incus) sowie auf **-x**, **-ix**, **-yx** (-icis oder -ygis; z. B. fornix, cervix, helix/coccyx). Hierher gehören auch die Komposita bzw. mit den Suffixen (Endungen) **-itis** u. **-osis** versehenen Wörter sowie aus dem Griechischen stammende Wörter mit Endung **-is** (-ios oder -eos; z. B. epi- u. hypophysis, aponeurosis). **Neutra** dieser Form enden auf **-men** (-minis; z. B. abdomen, culmen, foramen), **-ur** (-uris; z. B. femur), **-us** (-eris/-oris/-uris; z. B. glomus; pectus, corpus; crus), **-ut** (-itis; z. B. caput, occiput) oder mit den Konsonanten **c**, **r** oder **s** (z. B. lac, lactis/cor, cordis/vas, vasis). Hinzu kommen griech. Lehnwörter mit Endung **-as** (-atis; z. B. pancreas), **-a** (-atis; z. B. systema), **-oma** (-omatis; z. B. carcinoma, sarcoma). – Außerdem dekliniert man hiernach die **Komparative der Adjektiva**, einige wenige Positive von Adjektiva (z. B. pauper) u. einige aus orient. Sprachen stammende Begriffe wie Alcohol, Elixir.

Die reine **i-Form der 3. Deklination** wird angewendet bei zweisilb. femininen, im Nominativ u. Genitiv gleich langen Substantiven, die auf -is (-is) enden (z. B. febris, turris), ferner zur Deklination des **Positivs der Adjektiva** (hier Akkusativendung -em) u. für die Neutra mit Endung auf **-e**, **-al**, **-ar** (z. B. declive/animal/hepar, calcar). Die **Mischform d. 3. Deklination** (Endungstyp **-e**, **-ia**, **-ium**) wird für zweisilbige, im Nominativ u. Genitiv Singular gleich lange Wörter mit der Endung **-es** (-is) oder **-is** (-is) u. Akkusativ-Bildung auf **-em** verwendet.

Nach der **4. Deklination** werden gebeugt die Wörter mit Endung **-us** (-us; durchweg Maskulina [Ausnahme das Femininum manus], z. B. visus, aditus) u. die Neutra auf Endung **-u** (-us; z. B. genu).

Der **5. Deklination** werden die – fast ausschließlich femininen – Wörter mit Endung **-ies** (-iei) zugeordnet (Maskulina sind dies [= Tag] u. meridies [Mittag]).

Über das **Geschlecht** der terminologisch genutzten Substantiva geben – soweit es nicht das natürl. Geschlecht ist – die bei der Besprechung der Deklination gemachten Ausführungen Auskunft (s. die typ. Endungen).

Die durchweg nachgestellten **Adjektiva** werden als Attribute verwendet, in der substantivierten Form aber auch als Jargon-Termini (z. B. Mukosa). Geschlecht, Fall u. Zahl entsprechen dem zugehör. Substantiv. Je nach Endung werden sie nach der 1. u. 2. (Endung auf -us u. -er = maskulin, auf -a feminin, auf -um sächlich) sowie nach der i-Form der 3. Deklination gebeugt. In letzterer gibt es Formen mit 1 oder 2 Endungen (z. B. fugax, biceps, celer/brevis – breve: mitis – mite). Die **Komparative** – mit den dem Wortstamm angehängten Endungen -ior (maskulin u. feminin) und -ius (Neutrum) – werden nach der konsonantischen Form der 3. Deklination gebeugt; die Ablativ-Endung lautet auf -e (nur nachklassisch evtl. auf -i). Der **Superlativ** ist gekennzeichnet durch die Endungen -issimus, -a, -um/-illimus, -a, -um/-errimus, -a, -um. Die Beugung erfolgt nach d. 1./2. Deklination. Unregelmäßig. Bildungen (Positiv u. Superlativ nachfolgend nur in der männl. Form zitiert): magnus – major, majus – maximus/parvus – minor, minus – minimus/bonus – melior, melius – optimus/malus – peior, peius – pessimus; ferner ohne Positiv-Form inferior, inferius – infimus bzw. imus/exterior, exterius – extremus/ulterior, ulterius – ultimus/posterior, posterius – postremus/anterior, anterius/proprior, proprius – proximus.

Die **Partizipien** haben je nach Konjugation in der Präsens-Form die Endungen -ans, -ens, -iens (-antis, -entis, -ientis) u. werden nach der gemischten i-Form der 3. Deklination gebeugt. Die Ablativ-Endung lautet auf -e bei Anwendung als Partizip im eigentl. Sinne, auf -i dagegen bei adjektivischer Anwendung. Die Perfekt-Formen (Endung -atus, -etus, -itus im Maskulinum) werden nach der 1. bzw. 2. Deklination gebeugt.

**Zahlwörter** (Numeralia) werden nur z. T. gebeugt, z. B. unus, -a, -um (eins, einer [unius, uno bzw. unae usw.]), duo, duae, duo (zwei [duorum, -arum, -orum, duobus, duabus, duobus usw.]) nach der 1./2., tres, tria (drei) nach 3. Deklination.

[6] In runder Klammer stets angegeben die Genitiv-Endung.

## Schema der lateinischen Deklinationen[7]

| Deklination | | | Nominativ | Genitiv | Dativ | Akkusativ | Ablativ | Bemerkung |
|---|---|---|---|---|---|---|---|---|
| 1. | F | Sing. | al-a | -ae | -ae | -am | -ā | gilt auch für gleichauslaut. Adj. u. Perf.-Part. |
| | | Plur. | al-ae | -ārum | -is | -as | -is | |
| | | Sing. | -arch-ē<br>ascit-ēs<br>pso-as | -es<br>-ae<br>-ae | -ae<br>usw. …<br>usw. … | -en | -ē | Wörter griech. Ursprungs |
| 2. | M | Sing. | disc-us | -i | -o | -um | -o | auch Adj. u. Perf.-Part. gleicher Endung |
| | | Plur. | disc-i | -ōrum | -is | -ōs | -is | |
| | N | Sing. | antr-um | -i | -o | -um | -o | |
| | | Plur. | antr-a | -ōrum | -is | -a | -is | |
| | | Sing. | fab-er<br>pu-er | fabr-i<br>puer-i | -o<br>-o | -um<br>-um | -o<br>-o | auch f. Adj. gleicher Endung mit u. ohne e-Schwund |
| | | Plur. | fabr-i<br>puer-i | -ōrum<br>-ōrum | -is<br>-is | -ōs<br>-ōs | -is<br>-is | |
| | M, N | Sing.<br>Sing. | arthr-os<br>chori-on | -i<br>-i | -o<br>-o | -um<br>-on | -o<br>-o | griech. Lehnwörter; Plural normal |
| 3. | M, F, N | Sing. | rubor<br>ulcus | rubor-is<br>ulcer-is | -i<br>-i | -em<br>ulcus | -e<br>-e | konsonant. Form (f. alle Geschlechter) |
| | M, F, N | Plur. | rubor-es<br>ulcer-a | -um<br>-um | -ibus<br>-ibus | -ēs<br>-a | -ibus<br>-ibus | auch für Komparative, griech. Lehnwörter |
| | F | Sing. | turr-is | -is | -i | -im | -i | i-Form; auch für die Positiva der Adj. der 3. Deklination, Neutra auf -e, -al, -ar |
| | N | Sing | mare | mar-is | -i | mare | -i | |
| | | Plur. | mar-ia | -ium | -ibus | -ia | -ibus | |
| | F | Sing. | navis | nav-is | -i | -em | -s | Mischform, auch für Präs.-Part. |
| | | Plur. | nav-es | -ium | -ibus | -ēs | -ibus | |
| 4. | M | Sing. | adit-us | -ūs | -ui | -um | -ū | es gibt nur wenige Feminina, z.B. manus |
| | | Plur. | adit-ūs | -uum | -ibus | -ūs | -ibus | |
| | N | Sing. | gen-u | -ūs | -ui | -u | -ū | |
| | | | gen-ua | -uum | -ibus | -ua | -ibus | |
| 5. | F | Sing. | faci-ēs | -ei | -ei | -em | -ie | grammat. Geschlecht fast stets feminin |
| | | | faci-ēs | -ērum | -ēbus | -ēs | -ēbus | |

[7] Endungslängen markiert durch Strich über Vokalen. Ausgänge (scheinbare Endungen) halbfett (das sind die scheinbaren, auf den Wortstock folgenden »Endungen«; Wortstamm mit Stammauslaut: ändert sich nicht; ist – außer im Nominativ – stets gleich). – M, F, N = Maskulinum, Femininum, Neutrum. – Adj. = Adjektiv, -e. – Perf.-Part., Präs.-Part. = Partizip Perfekt bzw. Präsens.

## Zusammenstellung häufig gebrauchter Präfixe

**(Vorsilben, Vorsatzwörter) latein. (l) u. griech. (g) Ursprungs**

| | | |
|---|---|---|
| a- | l = | weg (▸ab) |
| | g = | Alpha privativum (Verneinung) |
| ab- | l = | von, ab-, weg- |
| abs- | l = | assimiliertes ab- |
| acc- | l = | assimiliertes ad- |
| ad- | l = | zu, nach, bis (zu) |
| aff- | l = | assimiliertes ad- |
| ag- | l = | assimiliertes ad- |
| akantho- | g = | spitz |
| akro- | g = | an den Enden |
| aktino- | g = | strahlig, Strahlen- |
| allo- | g = | (körper)fremd, anders, aus unbelebtem Stoff |
| ambi- | l = | beid- (▸amphi-) |
| amblyo- | g = | stumpf, schwach |
| amphi- | g = | beid (▸ambi-), ringsum |
| an- | g = | Alpha privativum (▸a-) |
| ana- | g = | hinauf- |
| andro- | g = | männlich |
| aniso- | g = | ungleich |
| ankylo- | g = | gekrümmt |
| ante- | l = | vor (▸pro-) |
| anti- | g = | gegen (▸contra-) |
| ap- | l = | assimiliertes ad- |
| ar- | l = | assimiliertes ad- |
| argyro- | g = | Silber... |
| as- | l = | assimiliertes ad- |
| auto- | g = | selbst, eigen |
| bary- | g = | schwer |
| bathy- | g = | tief |
| bio- | g = | Lebens- |
| brachy- | g = | kurz |
| brady- | g = | langsam |
| chloro- | g = | (blass)grünlich |
| chromo- | g = | farbig, Farb- |
| circa- | l = | um- (zeitlich) |
| circum- | l = | (rings)herum (peri-, amphi-) |
| cis- | l = | diesseitig |
| col-, com-, con- | l = | assimiliertes com = cum (sym-) |
| contra- | l = | gegen(über) (▸anti-) |
| de- | l = | von...weg, herab- |
| des- | l = | de vor Vokalen |
| di- | g = | de vor Vokalen |
| dia- | g = | durch-, zwischen- |
| dis- | l = | auseinander, entzwei |
| | g = | zweimal, doppelt |
| dolicho- | g = | schmal |
| dys- | g = | miss-, un-, schwierig |
| e- | l = | aus (▸ex-) |
| eff- | l = | assimiliertes ex- |
| ek(to)- | g = | draußen (▸extra-) |
| em-, en- | g = | hinein, innen (▸in-, intra-) |
| enantio- | g = | spiegelbildlich |
| en(do)-, en(to)- | g = | innerhalb, binnen (▸intra-, in-) |
| eph-, epi- | g = | darauf, über...hin (▸super-, supra-) |
| eu- | g = | gut |
| ex- | l = | aus, heraus |
| exo-, extra- | g =, l | außen, außerhalb |
| glyko- | g = | süß |
| gynaeko- | g = | weiblich, bei der Frau |
| haph- | g = | Greifen, Berührung |
| haplo- | g = | einfach |
| helio- | g = | Sonnen- |
| hemi- | g = | halb (▸semi-) |
| hetero- | g = | verschieden; s.a. xeno- |
| hidro- | g = | Schweiß- |
| hoio- | g = | ganz |
| homoio- | g = | ähnlich, gleichartig |
| hygro- | g = | feucht, Flüssigkeits- |
| hyper- | g = | über(mäßig), Überfluss (▸super-) |
| hypno- | g = | Schlaf- |
| hypselo- | g = | hoch hinauf |
| iatro- | g = | ärztlich |
| idio- | g = | eigen(tümlich) |
| im-, in- | l = | innen-, hinein- (▸endo-); sog. in privativum (▸an-) |
| infra- | l = | unter(halb); (▸sub-, hypo-) |
| inter- | l = | zwischen (▸dia-) |
| intra- | l = | innerhalb (▸endo-) |
| intro- | l = | hinein (▸em-, en-) |
| iso- | g = | gleich(artig), Zwillings- |
| juxta- | l = | nahe...bei, neben (▸para-) |
| kako- | g = | hässlich |
| kalo- | g = | schön |
| kata- | g = | hinab (▸de-) |
| kerato- | g = | Horn- |
| koilo- | g = | hohl |
| kryo- | g = | Kälte-, Frost- |
| krypto- | g = | verborgen |
| leio- | g = | glatt |
| lepto- | g = | dünn |
| leuko- | g = | weiß |
| lipo- | g = | Fett- |
| litho- | g = | Stein- |
| makro- | g = | groß |
| mega(lo)- | g = | groß |
| meio- | g = | kleiner, weniger |
| melano- | g = | schwarz |
| meso- | g = | mitten |
| meta- | g = | danach (▸post-) auf „ortho“ folgend |
| mikro- | g = | klein |
| mono- | g = | einzeln, allein |
| myo- | g = | Muskel- |
| myxo- | g = | Schleim- |
| neo- | g = | neu |
| nulli- | l = | kein |
| ob- | l = | gegen (...hin), nach...hin |
| oc-, of-, op- | l = | assimiliertes ob- |
| oligo- | g = | wenig, selten, gering |
| onko- | g = | Geschwulst-; Haken (uncus) |
| opto- | g = | Seh-, Gesichts- |
| ortho- | g = | richtig, gerade |
| oxy- | g = | scharf, spitz |
| opistho- | g = | rückwärts (▸retro-) |
| pachy- | g = | dick |
| palaeo- | g = | alt |
| para- | g = | neben, entlang; auf „meta“ folgend, „ortho“ gegenüber |
| pel- | l = | assimiliertes per- |
| penta- | g = | fünf |

| | | |
|---|---|---|
| per- | l = | durch, hindurch; übermäßig (▶dia-; hyper-) |
| peri- | g = | (her)um (▶circum-) |
| phaeo- | g = | braun |
| physo- | g = | Luft- |
| phyto- | g = | Pflanzen- |
| plagio- | g = | schief |
| platy- | g = | flach, platt |
| pleio- | g = | mehr |
| plesio- | g = | nahe |
| pneum- | g = | Atem-, Luft- |
| poikilo- | g = | mannigfaltig, bunt |
| polio- | g = | grau |
| pollakis- | g = | oft |
| poly- | g = | viel |
| post- | l = | hinter-, nachher (▶meta-) |
| prae- | l = | vor (▶pro-) |
| praeter- | l = | außer-, entgegen |
| pro- | g = | vor (räumlich, zeitlich; ▶prae-) |
| | l = | für |
| pros- | g = | hinzu (▶ad-) |
| proso- | g = | vorwärts |
| prot(o)- | g = | vorderster, erster, wichtigster |
| pseudo- | g = | falsch, scheinbar |
| psychro- | g = | Kälte- |
| ptyalo- | g = | Speichel- |
| pyo- | g = | Eiter- |
| re- | l = | zurück, wi(e)der- |
| retro- | l = | zurück-, hinter (▶opistho-) |
| rhodo- | g = | rot |
| sapro- | g = | faulig |
| schizo- | g = | Spalt- |
| se- | l = | ab-, auseinander- (▶dia-) |
| semi- | l = | halb |
| sesqui- | l = | anderthalbfach |
| sklero- | g = | hart |
| steato- | g = | Fett- (▶lipo-) |
| steno- | g = | eng, schmal |
| stheno- | g = | kräftig |
| sub- | l = | minder-, unter (▶hypo-) |
| super- | l = | über(mäßig) (▶hyper-) |
| supra- | l = | oberhalb |
| sym- } syn- | g = | mit (▶con-) |
| tele- | g = | fern |
| tetra- | g = | vier |
| thermo- | g = | Wärme- |
| thymo- | g = | Seelen-, Gemüts- |
| trit- | g = | dritt- |
| xantho- | g = | gelb |
| xeno- | g = | fremd, artfremd |
| xero- | g = | trocken |
| zyano- | g = | bläulich |
| zymo- | g = | Ferment- |
| zyto- | g = | Zell- |

## Abkürzungen, Kurzzeichen

**(Soweit hier und im Rechtschreib-Duden nicht aufgeführt, dem lexikalischen Teil zu entnehmen)**

a – Jahr (»annus«)
A.; Aa. – Arteria; Arteriae
Abb. – Abbildung
Abk. – Abkürzung
Abltg. – Ableitung
Ätiol. – Ätiologie
Ät.path. – Ätiopathogenese
allerg – Allergologie
allg. – allgemein
amerik(an). – amerikanisch (e, er)
Amp. – Ampulle
anästh – Anästhesiologie
anat – Anatomie
anat. – anatomisch
androl – Andrologie
angeb. – angeboren
angiol – Angiologie
ant. – anterior
anthrop – Anthropologie
Anw. – Anwendung
a.p. – anterior-posterior
asc. – ascendens
Atomgew. – Atomgewicht
a.v. – arteriovenös
av., Av- – atrioventrikulär
AZ – Allgemeinzustand

Bac. – Bacillus
bakt – Bakteriologie
bakt. – bakteriell
baln – Balneologie
Baz. – Bazillus
bds. – beiderseits, -seitig
Begr. – Begriff
bes. – besonders, besondere(r)
best. – bestimmt
Bez. – Bezeichnung
bez. – bezeichnen, -net
biochem – Biochemie
biol – Biologie
biol. – biologisch
BK – Berufskrankheit
BKS – Blutkörperchensenkung (sreaktion)
BSG – Blutkörperchensenkungsgeschwindigkeit
BTM – Betäubungsmittel
BW – Brustwirbel
BWK – Brustwirbelkörper
BWS – Brustwirbelsäule
bzgl. – bezüglich
bzw. – beziehungsweise

C – Zervikalsegment
ca. – zirka
Ca. – Karzinom
chem – Chemie
chir – Chirurgie
CT – Computer-Tomogramm

d – Tag (»dies«)
D – Dorsal (= Thorakal)-segment
D. – Dichte
DD – Differentialdiagnose(n), -diagnostik
def. – deformans
dent – Zahnmedizin
derm – Dermatologie
dermatol. – dermatologisch
desc. – descendens
d.h. – das heißt
Di – Diphtherie
diät – Diätetik
diagnost, – Diagnostik,
Diagn. – Diagnose
Dil.; dil. – Dilution; dilutus
dist. – distal(is)
DNA; DNS – Desoxyribonucleinsäure
dors. – dorsal(is)
dptr – Dioptrie
Drag. – Dragée(s)
dt(sch). – deutsch
Durchf. – Durchführung

EDV – elektronische Datenverarbeitung
EEG – Elektroenzephalogramm
EKG – Elektrokardiogramm
Einh. – Einheit
Einw. – Einwohner
embryol – Embryologie
embryol. – embryologisch
EMG – Elektromyogramm
endokrin – Endokrinologie
endokrin(ol). – endokrinologisch
engl. – englisch
enterol – Enterologie
entom – Entomologie
entspr. – entsprechend, entspricht
enzym – Enzymologie
epidem – Epidemiologie
Erkr. – Erkrankung
Ery – Erythrozyt(en)
etc. – et cetera
evtl. – eventell
ext. – externus
EZ – Ernährungszustand

f., ff. – folgende
F. – Fließ- oder Schmelzpunkt
Flor. – Flores
Fol. – Folia
For. – Foramen
forens – Gerichtsmedizin
franz(s). – französisch
front – frontal(is)
Funkt. – Funktion

G.; Ggl. – Ganglion
gastroenterol – Gastroenterologie
gastro (entero)l. – gastro(entero) logisch
geburtsh – Geburtshilfe, geburtshilflich
gebr. – gebräuchlich
genet, genet. – Genetik, genetisch
Ggs. – Gegensatz
Gl(l). – Glandula(e)
gr., griech. – griechisch
gyn – Gynäkologie
gynäkol. – gynäkologisch

h – Stunde (»hora«)
hämat – Hämatologie
helminth – Helminthologie
hepat – Hepatologie
Herstg. – Herstellung
histol – Histologie
histol. – histologisch
histor – Medizingeschichte
histotechn – Histotechnik
HNO – Hals-Nasen-Ohren-Heilkunde
hom – Homöopathie
HW – Halswirbel
HWK – Halswirbelkörper
HWS – Halswirbelsäule
hyg – Hygiene

i.a. – intraarteriell
i.c. – intrakutan
ICR – Interkostalraum
IE, iE – Internat. Einheit
i.e.S. – im eigentl. Sinn, im engeren Sinn
Ig – Immunglobulin
i.m. – intramuskulär
immun – Immunologie
Ind. – Indikation
inf. – inferior
Innerv. – Innervation
int. – internus
I.P. – isoelektrischer Punkt
i.p. – intraperitoneal
i.u. – intrauterin
IUB, IUPAC – International Union of Biochemistry bzw. of Pure and Applied Chemistry
i.v. – intravenös
i.w.S. – im weiteren Sinn

Jh. – Jahrhundert
Jz. – Jahrzehnt

kard – Kardiologie
kardiol. – kardiologisch
KBR – Komplementbindungsreaktion
Klassifik. – Klassifikation
klin – Klinik; klinisch
KM – Kontrastmittel; Knochenmark
Kompl. – Komplikation(en)
Kontraind. – Kontraindikation(en)

| | |
|---|---|
| Konz. | – Konzentration |
| Kp. | – Siedepunkt |
| kybern | – Kybernetik |
| L | – Lumbalsegment |
| LA | – Lebensalter |
| labor | – Labormedizin |
| laryng | – Laryngologie |
| lat. | – lateral(is) |
| latein. | – lateinisch |
| Leuko(s) | – Leukozyt(en) |
| Lhj. | – Lebenshalbjahr |
| li. | – links |
| Lig(g). | – Ligamentum, -ta |
| Liq. | – Liquor |
| Lj. | – Lebensjahr |
| Ljz. | – Lebensjahrzehnt |
| LK | – Lymphknoten |
| Lsg. | – Lösung |
| LW(K) | – Lendenwirbel(körper) |
| LWS | – Lendenwirbelsäule |
| M. | – Musculus |
| maj. | – major |
| MAK | – maximale Arbeitsplatzkonzentration |
| mathe(m) | – Mathematik |
| max. | – maximal, maximus |
| med. | – medial(is) |
| MG | – Molekulargewicht |
| mgl. | – möglich |
| mhd. | – mittelhochdeutsch |
| mikrob | – Mikrobiologie |
| Min., min | – Minute |
| min. | – minimal, minor |
| Mm. | – Musculi, Muskeln |
| mol. | – molar |
| Mol. | – Molekül |
| Mol.gew. | – Molekulargewicht |
| Mon. | – Monat |
| mykol | – Mykologie |
| n | – normal (chem.) |
| N. | – Nervus |
| neg. | – negativ |
| nephr(ol) | – Nephrologie |
| Neugeb. | – Neugeborenes |
| neurochir | – Neurochirurgie |
| neur(ol) | – Neurologie |
| neurophys(iol) | – Neurophysiologie |
| Nn. | – Nervi |
| nukl(earmed) | – Nuklearmedizin |
| NW | – Neben wirkung(en) |
| O'... | – Ober... |
| o.a. | – oder andere(s) |
| o.ä. | – oder ähnliche(s) |
| o.B. | – ohne (pathol.) Befund |
| österreich. | – österreichisch |
| Op. | – Operation(s...) |
| op. | – operativ |
| ophth | – Ophthalmologie |
| opt | – Optik |
| orthodont | – Orthodontie |
| orthop | – Orthopädie |
| otol | – Otologie |
| OZ | – Ordnungszahl |
| p.a. | – posterior-anterior |
| päd | – Pädiatrie |
| parasitol | – Parasitologie |
| Pat. | – Patient(en) |
| path, Patho(l). | – Pathologie |
| path(o). | – pathologisch |
| path.anat. | – pathol.-anatomisch |
| Pathogen. | – Pathogenese |
| Patho-phys(iol). | – Pathophysiologie |
| pharm(ak) | – Pharmakologie |
| pharm(az) | – Pharmazie |
| physik | – Physik |
| physik. | – physikalisch |
| physiol | – Physiologie |
| physiotherap | – Physiotherapie |
| physiotherap. | – physiotherapeutisch |
| Pl. | – Plexus |
| Plur. | – Plural |
| Plv. | – Pulvis, Pulver |
| pneum(ol) | – Pneumologie |
| pos. | – positiv |
| post. | – posterior |
| ppm | – parts per million |
| Präp. | – Präparat |
| Proc. | – Processus |
| Progn. | – Prognose |
| Prophyl. | – Prophylaxe |
| protozool | – Protozoologie |
| prox. | – proximal(is) |
| psych | – Psychologie |
| psych(iatr) | – Psychiatrie |
| pulm(ol) | – Pulmologie |
| qual. | – qualitativ |
| quant. | – quantitativ |
| quart. | – quartär |
| R | – Röntgen (Einh.) |
| R. | – Ramus |
| ® | – Handelsname |
| Rad. | – Radix |
| radiol | – Radiologie |
| re. | – rechts |
| rel. | – relativ |
| rhin | – Rhinologie |
| Rhiz. | – Rhizoma |
| RKM | – Röntgenkontrastmittel |
| R(r)öntg. | – Röntgen (untersuchung) |
| röntg | – röntgenologisch |
| RR | – Blutdruck (nach RIVA-ROCCI) |
| Rr. | – Rami |
| s | – Sekunde |
| s. | – sive, seu (latein. = oder) |
| S | – Sakralsegment |
| s.a. | – siehe auch |
| s.c. | – subkutan |
| sec, Sek. | – Sekunde |
| serol | – Serologie |
| sin. | – sinister |
| Sing. | – Singular |
| spez. | – speziell |
| spezif. | – spezifisch |
| statist | – Statistik |
| Std. | – Stunde |
| s.u. | – siehe unter |
| subsp. | – Subspecies |
| sup. | – superior |
| SW | – Sakralwirbel |
| Sy(ndr). | – Syndrom |
| Sympt. | – Symptom(e) |
| T. | – Teil(e) |
| Tab. | – Tabelle |
| tbc. | – tuberculosus |
| Tbc, Tbk | – Tuberkulose |
| tbk. | – tuberkulös |
| Tbl. | – Tablette |
| Tct. | – Tinctura |
| Temp. | – Temperatur |
| Tg. | – Tag(e) |
| Th | – Thorakal(wirbel) |
| therap, Ther. | – Therapie |
| therap. | – therapeutisch |
| toxik | – Toxikologie |
| Tr. | – Tractus, Truncus |
| Trit. | – Trituratio |
| u. | – und |
| U'... | – Unter... |
| u.a. | – unter anderem |
| u.a.m. | – und andere(s) mehr |
| u.M. | – und Mitarbeiter |
| U/min | – Umdrehungen pro Minute |
| urol | – Urologie |
| Urspr. | – Ursprung |
| u.U. | – unter Umständen |
| u.v.m. | – und viele(s) mehr |
| V. | – Vena |
| v.a. | – vor allem |
| var. | – Varietas |
| ven. | – venös |
| vener(ol) | – Venerologie |
| ventr. | – ventral(is) |
| Verw. | – Verwendung |
| vet | – Veterinärmedizin |
| virol | – Virologie |
| virol. | – virologisch |
| VO | – Verordnung |
| Vork. | – Vorkommen |
| vork. | – vorkommend |
| vorw. | – vorwiegend |
| Vv. | – Venae, Venen |
| WHO | – Weltgesundheitsorganisation |
| Wirkst. | – Wirkstoffe |
| WK | – Wirbelkörper |
| Wkg. | – Wirkung |
| Wo. | – Woche(n) |
| WS | – Wirbelsäule |
| z.B. | – zum Beispiel |
| zeitgen. | – zeitgenössisch |
| ZNS | – Zentralnervensystem |
| zool | – Zoologie |
| z.T. | – zum Teil |
| Zus. | – Zusammensetzung |
| zytol | – Zytologie |
| zytol. | – zytologisch |
| zzt. | – zur Zeit |

# Medizinische Arbeitshilfen

## Inkubationszeiten

| | |
|---|---|
| Adenoviren-Infektionen | 4/7 – 11 Tg |
| Amoebiasis (Amöbenruhr) | 1 – 3 Wo |
| Anthrax ▸ Milzbrand | |
| Aspergillose | Tg – Wo, abhängig von äußeren Faktoren |
| Balantidiasis | unsicher |
| BANG-Krankheit | 5 – 30 Tg; evtl. Monate |
| Bartonellose | 15 – 40 Tg |
| Bazillenruhr ▸ Dysenterie | |
| Blastomykose, Nordamerik. | 1 – 4 Wo |
| Brucellosis ▸ BANG-Krankheit | |
| Botulismus | 6 – 72 Std (max. 14 Tg) |
| Candidosis | 2 Tg (n. Überschreiten d. Toleranzgrenze) |
| CHAGAS-Krankheit | 5 – 14 Tg |
| Cholera asiatica | Stunden – 5 Tg |
| Choriomeningitis lymphocytaria | 5 – 10 Tg |
| Coxsackie-Viren-Infektionen | 2 – 14 Tg |
| Dengue-Fieber | 2 – 8 Tg |
| Dermatophytien | 3 – 16 Tg |
| Diphtherie | 2 – 5 Tg |
| Donovanosis ▸ Granuloma venereum | |
| Dysenterie | 1 – 7 Tg |
| Dyspepsie-Coli-Enteritis | 3 – 12 Tg |
| Einschlusskörperchenkonjunktivitis beim Neugeborenen/Erwachsenen (Chlamydien) | 5 – 10 Tg/ 7 – 19 Tg |
| Encephalitis epidemica | 2 – 10 Tg |
| Erysipeloid ▸ Rotlauf | |
| Erythema infectiosum | 7 – 14 Tg |
| Exanthema subitum | 3 – 17 Tg |
| Fleckfieber, klassisches | 10 – 14 Tg |
| Fleckfieber, murines | 6 – 14 Tg |
| Fleckfieber, Felsengebirgsfieber | 3 – 12 Tg |
| Frambösie | einige Wo |
| Fünftagefieber ▸ Wolhyn. Fieber | |
| Gelbfieber | 3 – 6 Tg |
| GILCHRIST-Krankheit ▸ Blastomykose, Nordamerik. | |
| Gonorrhö | 2 – 5 Tg |
| Granuloma venereum (im Amerikanischen G. inguinale) | 7 – 28 Tg |

| | |
|---|---|
| Hepatitis ▸ Virushepatitis | |
| Herpangina | 2 – 6 Tg |
| Histoplasmose | 5 – 10 Tg |
| Influenza | wenige Std – 3 Tg |
| Kala-Azar | wenige Wo – Monate |
| Katzenkratzkrankheit:<br>bis Primäraffekt<br>bis Lymphadenitis | <br>3 – 20 Tg<br>weitere 10 – 30 Tg |
| Keuchhusten | 7 – 21 Tg |
| Kokzidioidomykose | wenige Tg – 3 Wo |
| Kokzidiose | 6 – 10 Tg |
| Lambliasis | 6 – 15 Tg |
| Leishmaniasis ▸ Kala-Azar | |
| Leishmaniasis, kutane | 14 – 21 Tg (evtl. Monate) |
| Lepra | Monate – Jahre |
| Leptospirosen (s.a. ▸ WEIL-Krankheit) | 2 – 30 Tg |
| Lymphopathia venerea | 7 – 35 Tg |
| Malaria:<br>M. quartana (Malariae-Malaria)<br>M. tertiana (Vivax-Malaria)<br>M. tropica (Falciparum-Malaria)<br>Ovale-Malaria | <br>15 Tg – Jahre<br>8 – 27 Tg (evtl. Monate)<br>8 – 25 Tg<br>4 – 15 Tg |
| Masern | 7 – 14 Tg |
| Maul- u. Klauenseuche | 3 – 6 Tg |
| Meningitis epidemica (s.a. ▸ Choriomeningitis) | 1 –4 Tg |
| Milzbrand | 2 – 5 Tg |
| Mononukleose, infektiöse | 7 – 21 Tg; bis 7 Wo |
| Mumps | 12 – 25 Tg |
| Mykoplasma-Pneumonie | 12 – 14, evtl. 21 Tg |
| Ornithose | 7 – 14 Tg |
| Pappataci-Fieber | 3 – 6 Tg |
| Parainfluenza (typenverschieden) | 1 – 5 Tg |
| Paratrachom ▸ Einschlusskörperchenkonjunktivitis | |
| Paratyphus | 1 – 10 Tg |
| Parotitis epidemica ▸ Mumps | |
| Pertussis ▸ Keuchhusten | |
| PFEIFFER-Drüsenfieber ▸ Mononukleose | |
| Pest | 3 – 5 (evtl. 10) Tg |
| Pferdeenzephalomyelitis (WEE) | 5 –10 Tg |

| | |
|---|---|
| Pocken ▸ Variola | |
| Poliomyelitis acuta anterior | 7 – 14 Tg |
| Psittakose | 7 – 14 Tg |
| Q-Fieber (Coxiellosis) | 14 – 21 Tg |
| Rabies ▸ Tollwut | |
| Rattenbisskrankheit:<br>Sodoku<br><br>Haverhill-Fieber<br>(Streptobacillus moniliformis) | <br>2 – 12 Tg;<br>evtl. Wochen<br>1 – 22 Tg |
| REITER-Krankheit | 6 – 10 Tg;<br>evtl. länger |
| Rifttalfieber | 5 – 6 Tg |
| Röteln | 14 – 21 Tg |
| Roseola infantum<br>▸ Exanthema subitum | |
| Rotlauf | 1 – 5 Tg |
| Rotz | 4 – 8 Tg |
| Rückfallfieber | 5 – 7 Tg |
| Ruhr ▸ Dysenterie, Amoebiasis | |
| SARS | 2 – 7 Tg |
| Scharlach | 2 – 5 Tg |
| Schlafkrankheit | 14 – 21 Tg |
| Sodoku ▸ Rattenbisskrankheit | |
| Sporotrichose | 1 Wo u. länger |
| Synzytialviren-Infektion, respirator. (Schnupfen bzw. Bronchiolitis) | 5 Tg |
| Syphilis | 14 – 28 Tg |

| | |
|---|---|
| Tetanus | 2 – 50 u. mehr (meist 5 –10) Tg |
| Tollwut | 10 – 60 Tg;<br>max. 2 Jahre |
| Toxoplasmose | 3 Tg (oft aber primäre Latenz) |
| Trachom | 5 – 7 Tg (bei künstl. Infektion) |
| Trichomoniasis | 4 – 7, max. 50 Tg |
| Trypanosomiasis ▸ Schlaf-, CHAGAS-Krankheit | |
| Tsutsugamushi-Fieber | 6 – 21 Tg |
| Typhus abdominalis | 7 – 14 Tg |
| Ulcus molle | 1 – 2 Tg |
| Variola, Variola vera (Pocken) | 4 – 18 Tg |
| Variola minor (Alastrim) | 14 – 15 Tg |
| Varizellen | 10 – 21 Tg |
| Virusgrippe ▸ Influenza | |
| Virushepatitis<br>Hepatitis-A-Virus<br>Hepatitis-B-Virus<br>Hepatitis-C-Virus<br>Hepatitis-E-Virus | <br>7 – 21 Tg<br>4 – 12 Wo<br>4 – 25 Wo<br>2 – 5 Wo |
| Viruspneumonie | 1 – 5 Tg |
| Virusschnupfen | 1 – 4 Tg |
| WEIL-Krankheit | 2 – 20 Tg |
| Windpocken ▸ Varizellen | |
| Wundstarrkrampf ▸ Tetanus | |
| Zeckenbissfieber<br>Indisch-Afrikan.<br>Nordasiat. | <br>5 – 7 Tg<br>2 – 7 Tg |

## Symbole des Internationalen Einheitensystems

einschließlich der Symbole der älteren (nicht dem System zugehörigen) Einheiten (Symbole für dezimale Vielfache und Teile hier kursiv); weitere Tabellen sind beim Stichwort SI-Einheiten im lexikalischen Teil zu finden.

A: Ampere
a: Atto
at: technische Atmosphäre
atm: physikalische Atmosphäre
bar: Bar
Bq: Becquerel
C: Coulomb
°C: Grad Celsius
c: Zenti
cal: Kalorie, kleine
cd: Candela
Ci: Curie
d: Tag = dies
d: Dezi
da: Deka
dyn: Dyn
eV: Elektronenvolt
F: Farad
f: Femto
G: Giga (im CGS-System Symbol für Gauß = magnetische Flussdichte ó Tesla)
°: Grad
g: Gramm
gon: Gon
Gy: Gray
H: Henry
h: Stunde = hora
Hz: Hertz
J: Joule
K: Kelvin
k: Kilo
kcal: Kilokalorie
kg: Kilogramm
kPa: Kilopascal
lm: Lumen
lx: Lux
m: Meter
m: Milli
µ: Mikro
Mg: Megagramm
min: Minute
mol: Mol
N: Newton
n: Nano
p: Piko
p: Pond
Pa: Pascal
rad: Radiant
rd: rad
rem: Rem
S: Siemens
s: Sekunde
sr: Steradiant
Sv: Sievert
T: Tera
T: Tesla
t: Tonne
V: Volt
W: Watt
Wb: Weber
Ω: Ohm

## Umrechnungsfaktoren für SI-Einheiten

(F I für alte in neue Einheit, F II [= Ziffernfolge der rel. Atom- bzw. Molekülmasse] für neue in alte Einheit; dabei ist die Umrechnung mg ↔ µmol identisch mit g ↔ mmol, µg ↔ nmol, ng ↔ pmol)

| | | F I | F II |
|---|---|---|---|
| Acetaldehyd | (mg ↔ µmol) | 22,7 | 0,0441 |
| Acetessigsäure | (mg ↔ µmol) | 9,795 | 0,1021 |
| Acetoin | (mg ↔ µmol) | 11,35 | 0,0881 |
| Aceton | (mg ↔ µmol) | 17,22 | 0,0581 |
| Acetonitril | (mg ↔ µmol) | 24,36 | 0,0411 |
| Acetylcholin | (mg ↔ µmol) | 6,127 | 0,1632 |
| Acetylhexosamin | (mg ↔ µmol) | 4,521 | 0,2212 |
| Acetylhistamin | (mg ↔ µmol) | 6,528 | 0,1532 |
| Acetylneuraminsäure | (mg ↔ µmol) | 3,233 | 0,3093 |
| ACTH | (mg ↔ µmol) | 0,2202 | 4,5413 |
| Adenin | (mg ↔ µmol) | 7,4 | 0,1351 |
| Adenosindiphosphat (ADP) | (mg ↔ µmol) | 2,341 | 0,4272 |
| Adenosinmonophosphat (AMP) | (mg ↔ µmol) | 2,88 | 0,3472 |
| Adenosintriphosphat (ATP) | (mg ↔ µmol) | 1,972 | 0,5071 |
| Adipinsäure | (mg ↔ µmol) | 6,843 | 0,1461 |
| Adrenalin | (µg ↔ nmol)! | 5,458 | 0,1832 |
| Äpfelsäure | (mg ↔ µmol) | 7,458 | 0,1341 |
| Äthanolamin | (mg ↔ µmol) | 16,37 | 0,0611 |
| Äthylalkohol | (mg ↔ µmol) | 21,71 | 0,0461 |
| Ätiocholanolon | (mg ↔ µmol) | 3,443 | 0,2904 |
| Alanin | (mg ↔ µmol) | 11,22 | 0,0891 |
| Albumine | (g% ↔ µmol/l)! | 144,9 | 0,0069 |
| Aldosteron | (µg ↔ nmol)! | 2,774 | 0,3605 |
| Allantoin | (mg ↔ µmol) | 6,324 | 0,1581 |
| Allobarbital | (mg ↔ µmol) | 4,803 | 0,2082 |
| Allotetrahydrocortison | (mg ↔ µmol) | 2,744 | 0,3644 |
| Aluminium | (mg ↔ µmol) | 37,06 | 0,0269 |
| Aminobenzoesäure | (mg ↔ µmol) | 7,292 | 0,1371 |
| Amino(iso)buttersäure | (mg ↔ µmol) | 9,697 | 0,1031 |
| 5-Aminolävulinsäure | (mg ↔ µmol) | 7,626 | 0,1311 |
| Ammoniak | (mg ↔ µmol) | 58,72 | 0,0170 |
| Amobarbital | (mg ↔ µmol) | 4,419 | 0,2263 |
| Androstendion | (mg ↔ µmol) | 3,491 | 0,2865 |
| Androsteron | (mg ↔ µmol) | 3,443 | 0,2904 |
| Anserin | (mg ↔ µmol) | 4,162 | 0,2403 |
| Aprobarbital | (mg ↔ µmol) | 4,757 | 0,2102 |
| Arabinose | (mg ↔ µmol) | 6,661 | 0,1501 |
| Arachidonsäure | (mg ↔ µmol) | 3,284 | 0,3045 |
| Arbeit, Energie | (kpm ↔ J)! | 9,807 | 0,102 |
| Arginin | (mg ↔ µmol) | 5,741 | 0,1742 |
| Arsen | (mg ↔ µmol) | 13,35 | 0,0749 |
| Asparagin | (mg ↔ µmol) | 7,569 | 0,1321 |
| Asparaginsäure | (mg ↔ µmol) | 7,513 | 0,1331 |
| Barbital | (mg ↔ µmol) | 5,429 | 0,1842 |
| Bernsteinsäure | (mg ↔ µmol) | 8,468 | 0,1181 |
| Bicarbonat | (Vol.-% ↔ mmol/l)! | 0,4492 | 2,226 |
| Bilirubin | (mg ↔ µmol) | 1,710 | 0,5847 |
| Biotin | (mg ↔ µmol) | 4,093 | 0,2443 |
| Blei | (mg ↔ µmol) | 4,826 | 0,2072 |
| Blutdruck | (mmHg ↔ kPa)! | 0,1333 | 7,501 |
| Bor | (mg ↔ µmol) | 92,51 | 0,0108 |
| Brenztraubensäure (Pyruvat) | (mg ↔ µmol) | 11,36 | 0,0880 |
| Brom | (mg ↔ µmol) | 12,52 | 0,0799 |
| Bromsulfonphthalein | (mg ↔ µmol) | 1,193 | 0,8382 |
| Bufotenin | (mg ↔ µmol) | 4,896 | 0,2042 |
| Butalbital | (mg ↔ µmol) | 4,459 | 0,2243 |
| Butylenglykol | (mg ↔ µmol) | 11,1 | 0,0901 |
| Caeruloplasmin | (mg ↔ µmol)! | 6,25 | 0,16 |
| Calcium | (mg ↔ µmol) | 24,95 | 0,0401 |
| Carnitin | (mg ↔ µmol) | 6,203 | 0,1612 |
| Carnosin | (mg ↔ µmol) | 4,42 | 0,2262 |
| Carotine | (mg ↔ µmol) | 1,863 | 0,5369 |
| Chenodesoxycholsäure | (mg ↔ µmol) | 2,547 | 0,3926 |
| Chlorid | (mg ↔ µmol) | 28,21 | 0,0354 |
| Cholesterin | (mg ↔ µmol) | 2,586 | 0,3867 |
| Cholin | (mg ↔ µmol) | 8,252 | 0,1212 |
| Cholsäure | (mg ↔ µmol) | 2,448 | 0,4085 |
| Citrullin | (mg ↔ µmol) | 5,708 | 0,1752 |
| Clearance | (ml/min ↔ ml/s)! | 0,0167 | 60 |
| Cobalt | (mg ↔ µmol) | 16,97 | 0,0589 |
| Corticosteron | (mg ↔ µmol) | 2,886 | 0,3465 |
| Cortisol | (mg ↔ µmol) | 2,759 | 0,3625 |
| Cortison | (mg ↔ µmol) | 2,774 | 0,3605 |
| Creatin | (mg ↔ µmol) | 7,626 | 0,1311 |
| Creatinin | (mg ↔ µmol) | 8,840 | 0,1131 |
| Cresol | (mg ↔ µmol) | 9,247 | 0,1081 |
| Curie | (µCi ↔ kBq)! | 37 | 0,0270 |
| Cyanid | (mg ↔ µmol) | 38,43 | 0,0260 |
| Cystamin | (mg ↔ µmol) | 6,566 | 0,1523 |
| Cystathionin | (mg ↔ µmol) | 4,499 | 0,2223 |
| Cystin | (mg ↔ µmol) | 4,161 | 0,2403 |

| | | F I | F II |
|---|---|---|---|
| Deoxycorticosteron | (mg ↔ µmol) | 3,026 | 0,3305 |
| Diäthylbarbitursäure | (mg ↔ µmol) | 5,429 | 0,1842 |
| Digoxin | (ng/ml ↔ nmol/l)! | 1,28 | 0,781 |
| Dihydroxyaceton | (mg ↔ µmol) | 11,1 | 0,0901 |
| Dihydroxyphenylessigsäure | (mg ↔ µmol) | 5,947 | 0,1682 |
| Dimethylamin | (mg ↔ µmol) | 22,18 | 0,0451 |
| Dimethyltryptamin | (mg ↔ µmol) | 5,313 | 0,1882 |
| Dopa | (mg ↔ µmol) | 5,071 | 0,1972 |
| Dopamin | (mg ↔ µmol) | 6,528 | 0,1532 |
| Eisen | (mg ↔ µmol) | 17,91 | 0,0558 |
| Enzyme | (U ↔ nkat)! | 16,67 | 0,06 |
| Epitestosteron | (mg ↔ µmol) | 3,467 | 0,2884 |
| Ergothionein | (mg ↔ µmol) | 4,361 | 0,2293 |
| Fettsäuren | (mg ↔ µmol) | 3,54 | 0,2825 |
| Fibrinogen | (mg ↔ mmol)! | 2,941 | 0,34 |
| Fluor | (mg ↔ µmol) | 52,63 | 0,0190 |
| Folsäure | (mg ↔ µmol) | 2,265 | 0,4414 |
| Frequenz | (l/min ↔ Hz)! | 0,0167 | 60 |
| Fructose | (mg ↔ µmol) | 5,551 | 0,1802 |
| Fucose | (mg ↔ µmol) | 6,092 | 0,1641 |
| Furandicarboxylsäure | (mg ↔ µmol) | 6,406 | 0,1561 |
| Galaktose | (mg ↔ µmol) | 5,551 | 0,1802 |
| Gallensäure | (mg ↔ µmol) | 2,547 | 0,3926 |
| Glucose | (mg ↔ µmol) | 5,551 | 0,1802 |
| Glucuronsäure | (mg ↔ µmol) | 5,151 | 0,1941 |
| Glutamin | (mg ↔ µmol) | 6,842 | 0,1462 |
| Glutaminsäure | (mg ↔ µmol) | 6,797 | 0,1471 |
| Glutarsäure | (mg ↔ µmol) | 7,568 | 0,1321 |
| Glutathion | (mg ↔ µmol) | 3,254 | 0,3073 |
| Glycerin | (mg ↔ µmol) | 10,86 | 0,0921 |
| Glycin | (mg ↔ µmol) | 13,32 | 0,0751 |
| Glyoxylsäure | (mg ↔ µmol) | 13,51 | 0,0740 |
| Grundumsatz | (kcal/m²h (mg ↔ J/m²s)! | 1,163 | 0,8598 |
| Guanidin | (mg ↔ µmol) | 16,93 | 0,0591 |
| Guanidinoessigsäure | (mg ↔ µmol) | 8,539 | 0,1171 |
| Guanosintriphosphat | (mg ↔ µmol) | 1,911 | 0,5233 |
| Hämiglobin, Hämoglobin | (g% ↔ mmol/l)! | 0,6206 | 1,611 |
| Haptoglobin | (mg ↔ µmol) | 0,0117 | 85,470 |
| Harnsäure | (mg ↔ µmol) | 5,948 | 0,168 |
| Harnstoff | (mg ↔ µmol) | 16,65 | 0,0601 |
| Hexosamin | (mg ↔ µmol) | 5,581 | 0,1792 |
| Hippursäure | (mg ↔ µmol) | 5,581 | 0,1792 |
| Histamin | (mg ↔ µmol) | 8,997 | 0,1111 |
| Histidin | (mg ↔ µmol) | 6,445 | 0,1552 |
| Homogentisinsäure | (mg ↔ µmol) | 5,947 | 0,1682 |
| Homovanillinsäure | (mg ↔ µmol) | 5,489 | 0,1822 |
| β-Hydroxybuttersäure | (mg ↔ µmol) | 9,606 | 0,1041 |
| 17-Hydroxycorticosteroide | (mg ↔ µmol) | 2,759 | 0,3625 |
| 5-Hydroxyindolessigsäure | (mg ↔ µmol) | 5,230 | 0,1912 |
| Hydroxyprogesteron | (mg ↔ µmol) | 3,026 | 0,3305 |
| Hydroxyprolin | (mg ↔ µmol) | 7,626 | 0,1311 |
| Hypoxanthin | (mg ↔ µmol) | 7,347 | 0,1361 |
| Imidazolmilchsäure | (mg ↔ µmol) | 6,404 | 0,1562 |
| Indikan | (mg ↔ µmol) | 3,979 | 0,2513 |
| Indolylessigsäure | (mg ↔ µmol) | 5,708 | 0,1752 |
| Inosin | (mg ↔ µmol) | 3,728 | 0,2682 |
| Inosintriphosphat | (mg ↔ µmol) | 1,968 | 0,5081 |
| Inosit | (mg ↔ µmol) | 5,551 | 0,1801 |
| Insulin (Mensch) | (mg ↔ µmol) | 0,172 | 5,8139 |
| Isoleucin | (mg ↔ µmol) | 7,624 | 0,1312 |
| Jod | (mg ↔ µmol) | 7,88 | 0,1269 |
| Kalium | (mg ↔ µmol) | 25,57 | 0,0391 |
| Kalorie | (kcal ↔ kJ)! | 4,1868 | 0,2388 |
| Ketoglutarsäure | (mg ↔ µmol) | 6,845 | 0,1461 |
| Ketoisovaleriansäure | (mg ↔ µmol) | 8,611 | 0,1161 |
| Ketonkörper | (mg ↔ µmol) | 17,22 | 0,0581 |
| 17-Ketosteroide | (mg ↔ µmol) | 3,467 | 0,2884 |
| Kieselsäure | (mg ↔ µmol) | 16,64 | 0,0601 |
| Kohlendioxid | (mg ↔ µmol) | 22,72 | 0,0440 |
| Kohlenmonoxid | (mg ↔ µmol) | 35,7 | 0,0280 |
| Koproporphyrine | (mg ↔ µmol) | 1,527 | 0,6547 |
| Kupfer | (mg ↔ µmol) | 15,74 | 0,0635 |
| Kynurenin | (mg ↔ µmol) | 4,803 | 0,2082 |
| Kynurensäure | (mg ↔ µmol) | 5,286 | 0,1892 |
| Lactose | (mg ↔ µmol) | 2,921 | 0,3423 |
| Lecithin | (mg ↔ µmol) | 1,475 | 0,6780 |
| Leistung | (PS ↔ kW)! | 0,735 | 1,36 |
| Leucin | (mg ↔ µmol) | 7,624 | 0,1312 |
| Linolensäure | (mg ↔ µmol) | 3,591 | 0,2785 |
| Linolsäure | (mg ↔ µmol) | 3,566 | 0,2804 |
| Liponsäure | (mg ↔ µmol) | 4,847 | 0,2063 |
| Lithium | (mg ↔ µmol) | 144,1 | 0,0069 |
| Lithocholsäure | (mg ↔ µmol) | 2,655 | 0,3766 |
| Lysin | (mg ↔ µmol) | 6,84 | 0,1462 |
| Magnesium | (mg ↔ µmol) | 41,14 | 0,0243 |
| Mandelsäure | (mg ↔ µmol) | 6,572 | 0,1522 |
| Mangan | (mg ↔ µmol) | 18,2 | 0,0549 |
| Mesoinosit | (mg ↔ µmol) | 5,551 | 0,1801 |
| Metadrenalin, Metanephrin | (mg ↔ µmol) | 5,07 | 0,1972 |
| Methionin | (mg ↔ µmol) | 6,702 | 0,1492 |
| Methoxytryptamin | (mg ↔ µmol) | 5,149 | 0,1942 |
| Methylamin | (mg ↔ µmol) | 32,2 | 0,0311 |
| Methylhistidin | (mg ↔ µmol) | 5,911 | 0,1692 |
| Methylhypoxanthin | (mg ↔ µmol) | 6,66 | 0,1502 |
| Methylmalonsäure | (mg ↔ µmol) | 8,468 | 0,1181 |
| Methylnicotinamid | (mg ↔ µmol) | 7,291 | 0,1372 |
| Milchsäure (Lactat) | (mg ↔ µmol) | 11,1 | 0,0901 |
| Molybdän | (mg ↔ µmol) | 10,42 | 0,0960 |
| Myoglobin | (mg ↔ µmol) | 0,0585 | 17,0999 |
| Natrium | (mg ↔ µmol) | 43,5 | 0,0229 |
| Nickel | (mg ↔ µmol) | 17,03 | 0,0587 |
| Nicotinamidadenindinucleotid (NAD+) | (mg ↔ µmol) | 1,507 | 0,6636 |
| Nicotinamidadenindinucleotidphosphat (NADP+) | (mg ↔ µmol) | 1,345 | 0,7435 |
| Nicotinsäure | (mg ↔ µmol) | 8,122 | 0,1231 |
| Nitrat | (mg ↔ µmol) | 16,13 | 0,0620 |
| Nitrit | (mg ↔ µmol) | 21,73 | 0,0460 |
| Noradrenalin | (mg ↔ µmol) | 5,911 | 0,1692 |
| Normetadrenalin | (mg ↔ µmol) | 5,458 | 0,1832 |

| | | F I | F II |
|---|---|---|---|
| Östradiol | (µg ↔ nmol)! | 3,671 | 0,2724 |
| Östriol | (mg ↔ µmol) | 3,468 | 0,2884 |
| Östron | (mg ↔ µmol) | 3,699 | 0,2704 |
| Ornithin | (mg ↔ µmol) | 7,567 | 0,1322 |
| Orotsäure | (mg ↔ µmol) | 6,406 | 0,1561 |
| Oxalessigsäure | (mg ↔ µmol) | 7,572 | 0,1321 |
| Oxalsäure | (mg ↔ µmol) | 11,11 | 0,09 |
| Pantothensäure | (mg ↔ µmol) | 4,561 | 0,2193 |
| Paraaminohippursäure | (mg/min)<br>(mg ↔ µmol/s)! | 0,0858 | 11,65 |
| Paraminobenzoesäure | (mg ↔ µmol) | 7,292 | 0,1371 |
| $pCO_2$, $pO_2$ | (mmHg ↔ kPa)! | 0,1333 | 7,501 |
| Pentobarbital | (mg ↔ µmol) | 4,419 | 0,2263 |
| Phenacetin | (mg ↔ µmol) | 5,58 | 0,1792 |
| Phenobarbital | (mg ↔ µmol) | 4,306 | 0,2322 |
| Phenol | (mg ↔ µmol) | 10,63 | 0,0941 |
| Phenolsulfonphthalein | (mg ↔ µmol) | 2,822 | 0,3544 |
| Phenylalanin | (mg ↔ µmol) | 6,054 | 0,1652 |
| Phenylbrenztraubensäure | (mg ↔ µmol) | 6,091 | 0,1642 |
| Phosphatide (Phospholipide) | (mg ↔ µmol) | 1,292 | 0,774 |
| Phosphor, Phosphate | (g ↔ mmol)! | 32,29 | 0,0310 |
| Piperidin | (mg ↔ µmol) | 11,74 | 0,0852 |
| Porphobilinogen | (mg ↔ µmol) | 4,42 | 0,2262 |
| Prednisolon | (mg ↔ µmol) | 2,774 | 0,3605 |
| Prednison | (mg ↔ µmol) | 2,79 | 0,3584 |
| Pregnandiol | (mg ↔ µmol) | 3,12 | 0,3205 |
| Pregnanolon | (mg ↔ µmol) | 3,14 | 0,3185 |
| Pregnantriol | (mg ↔ µmol) | 2,972 | 0,3365 |
| Progesteron | (mg ↔ µmol) | 3,18 | 0,3145 |
| Prolin | (mg ↔ µmol) | 8,686 | 0,1151 |
| Prostaglandin $E_1$ | (mg ↔ µmol) | 2,821 | 0,3545 |
| Prostaglandin $E_2$ | (mg ↔ µmol) | 2,873 | 0,3481 |
| Prostaglandin $E_3$ | (mg ↔ µmol) | 2,853 | 0,3505 |
| Prostaglandin $F_1\alpha$ | (mg ↔ µmol) | 2,813 | 0,3555 |
| Prostaglandin $F_2\alpha$ | (mg ↔ µmol) | 2,829 | 0,3535 |
| Prostaglandin $F_3\alpha$ | (mg ↔ µmol) | 2,845 | 0,3515 |
| Protoporphyrin | (mg ↔ µmol) | 1,778 | 0,5624 |
| Pyridoxalphosphat | (mg ↔ µmol) | 4,046 | 0,2472 |
| Pyridoxsäure | (mg ↔ µmol) | 5,459 | 0,1832 |
| Pyrocatechol | (mg ↔ µmol) | 9,082 | 0,1101 |
| Pyrophosphat | (mg ↔ µmol) | 5,749 | 0,1739 |
| Quecksilber | (mg ↔ µmol) | 4,985 | 0,2006 |
| Rad (Energiedosis) | (rd ↔ Gy)! | 0,01 | 100 |
| Rem (Äquivalentdosis) | (rem ↔ J/kg)! | 0,01 | 100 |
| Rhodanid | (mg ↔ µmol) | 17,22 | 0,0581 |
| Ribose | (mg ↔ µmol) | 6,661 | 0,1501 |
| Ribosyluracil (Uridin) | (mg ↔ µmol) | 4,095 | 0,2442 |
| Ribulose | (mg ↔ µmol) | 6,661 | 0,1501 |
| Röntgen | (R → mC/kg)! | 0,258 | 3,876 |
| Rubidium | (mg ↔ µmol) | 11,7 | 0,0855 |
| Saccharose | (mg ↔ µmol) | 2,921 | 0,3423 |
| Salicylsäure | (mg ↔ µmol) | 7,24 | 0,1381 |
| Schwefel | (mg ↔ µmol) | 31,19 | 0,3206 |
| Secobarbital | (mg ↔ µmol) | 4,197 | 0,2383 |
| Sedoheptulose | (mg ↔ µmol) | 4,758 | 0,2102 |
| Selen | (mg ↔ µmol) | 12,66 | 0,0790 |
| Serin | (mg ↔ µmol) | 9,516 | 0,1051 |
| Serotonin | (mg ↔ µmol) | 0,5675 | 1,7621 |
| Sorbit | (mg ↔ µmol) | 5,489 | 0,1822 |
| Spermidin | (mg ↔ µmol) | 6,885 | 0,1452 |
| Spermin | (mg ↔ µmol) | 4,942 | 0,2023 |
| Stercobilinogen | (mg ↔ µmol) | 1,676 | 0,5967 |
| Stickstoff | (mg ↔ µmol) | 71,39 | 0,0140 |
| Sulfamethoxazol | (mg ↔ µmol) | 3,948 | 0,2533 |
| Sulfat | (mg ↔ µmol) | 10,41 | 0,0961 |
| Taurin | (mg ↔ µmol) | 7,99 | 0,1252 |
| Testosteron | (µg ↔ nmol)! | 3,467 | 0,2884 |
| Tetrahydrocortisol | (mg ↔ µmol) | 2,729 | 0,3664 |
| Tetrahydrocortison | (mg ↔ µmol) | 2,744 | 0,3644 |
| Threonin | (mg ↔ µmol) | 8,395 | 0,1191 |
| Thyroxin | (mg ↔ µmol) | 1,287 | 0,7769 |
| Triglyceride (Neutralfett) | (mg ↔ µmol) | 1,129 | 0,8854 |
| Trijodthyronin | (mg ↔ µmol) | 1,536 | 0,6510 |
| Tryptamin | (mg ↔ µmol) | 6,241 | 0,1602 |
| Tryptophan | (mg ↔ µmol) | 4,896 | 0,2042 |
| Tyrosin | (mg ↔ µmol) | 5,519 | 0,1812 |
| Uridin | (mg ↔ µmol) | 4,095 | 0,2442 |
| Uridinomonophosphat | (mg ↔ µmol) | 3,085 | 0,3241 |
| Urobilinogen | (mg ↔ µmol) | 1,687 | 0,5927 |
| Urocaninsäure | (mg ↔ µmol) | 7,24 | 0,1381 |
| Uroporphyrine | (µg ↔ nmol)! | 1,204 | 0,8308 |
| Valin | (mg ↔ µmol) | 8,536 | 0,1172 |
| Vanillinmandelsäure | (mg ↔ µmol) | 5,046 | 0,1982 |
| Vanillinsäure | (mg ↔ µmol) | 5,947 | 0,1682 |
| Vanillylamin | (mg ↔ µmol) | 6,529 | 0,1532 |
| Vitamin A | (mg ↔ µmol) | 3,491 | 0,2865 |
| Vit. $B_1$ (Thiamin, Aneurin) | (mg ↔ µmol) | 2,965 | 0,3373 |
| Vit. $B_2$ (Ribo-, Lactoflavin) | (mg ↔ µmol) | 2,657 | 0,3764 |
| Vit. $B_6$ (Pyridoxin, Adermin) | (mg ↔ µmol) | 5,911 | 0,1692 |
| Vit. $B_{12}$ | (mg ↔ µmol) | 0,7378 | 1,355 |
| Vit. C | (mg ↔ µmol) | 5,678 | 0,176 |
| Vit. $D_2$ (Ergocalciferol) | (mg ↔ µmol) | 2,521 | 0,3967 |
| Vit. D3 (Cholecalciferol) | (mg ↔ µmol) | 2,6 | 0,3846 |
| Vit. E (α-Tokopherol) | (mg ↔ µmol) | 2,322 | 0,4307 |
| Vit. E (β-, γ-Tokopherol) | (mg ↔ µmol) | 2,4 | 0,4167 |
| Xanthin | (mg ↔ µmol) | 6,574 | 0,1521 |
| Xanthurensäure | (mg ↔ µmol) | 4,874 | 0,2052 |
| Xylose | (g ↔ mmol)! | 6,661 | 0,1501 |
| Xylulose | (mg ↔ µmol) | 6,661 | 0,1501 |
| Zinn | (mg ↔ µmol) | 8,425 | 0,1187 |
| Zink | (mg ↔ µmol) | 15,3 | 0,0654 |
| Zitronensäure | (mg ↔ µmol) | 5,205 | 0,1921 |

## Ordnungszahlen *(Ordinalia)*

| *lateinisch* | | *griechisch* (männl. Formen) |
|---|---|---|
| primus, -a, -um | 1. | protos |
| secundus, -a, -um | 2. | deuteros |
| tertius, -a, -um | 3. | tritos |
| quartus, -a, -um | 4. | tetartos |
| quintus, -a, -um | 5. | pemptos |
| decimus, -a, -um | 10. | dekatos |
| vicesimus, -a, -um | 20. | eikostos |
| centesimus, -a, -um | 100. | hekatostos |
| millesimus, -a, -um | 1000. | chiliostos |

## Lateinische Grundzahlen von 1–2000

| | | |
|---|---|---|
| 1 | I | unus, -a, -um |
| 2 | II | duo, ae, -o |
| 3 | III | tres, tres, tria |
| 4 | IV | quattuor |
| 5 | V | quinique |
| 6 | VI | sex |
| 7 | VII | septem |
| 8 | VIII | octo |
| 9 | IX | novem |
| 10 | X | decem |
| 11 | XI | undecim |
| 12 | XII | duodecim |
| 13 | XIII | tredecim |
| 14 | XIV | quattuordecim |
| 15 | XV | quindecim |
| 16 | XVI | sedecim |
| 17 | XVII | septendecim |
| 18 | XVIII | duodeviginti |
| 19 | XIX | undeviginti |
| 20 | XX | viginti |
| 21 | XXI | viginti unus |
| 22 | XXII | viginti duo |
| 28 | XXVIII | duodetriginta |
| 29 | XXIX | undetriginta |
| 30 | XXX | triginta |
| 40 | XL | quadraginta |
| 50 | L | quinquaginta |
| 60 | LX | sexaginta |
| 70 | LXX | septuaginta |
| 80 | LXXX | octoginta |
| 90 | XC | nonaginta |
| 91 | XCI | nonaginta unus |
| 92 | XCII | nonaginta duo |
| 98 | XCVIII | duodecentum |
| 99 | IC | undecentum |
| 100 | C | centum |
| 101 | CI | centum unus |
| 102 | CII | centum duo |
| 200 | CC | ducenti, -ae, -a |
| 300 | CCC | trecenti |
| 400 | CD | quadrigenti |
| 500 | D | quingenti |
| 600 | DC | sescenti |
| 700 | DCC | septingenti |
| 800 | DCCC | octingenti |
| 900 | CM | nongenti |
| 1000 | M | mille, milia |
| 2000 | MM | duo milia |

Die lateinischen Zahlenzeichen für 5, 10, 50, 100, 500 u. 1000 sind wahrscheinlich aus griech. Buchstaben entstanden:
Φ (ph) in der Form Φ (K) = M für 1000 (nicht Abk. von mille); D = D für 500 (die Hälfte von Φ); Θ (th) = C für 100 (nicht Abk. von centum); Ψ (ps) = L für 50; X (ch) für 10; v = V für 5 (die Hälfte von X [X]).

## Zahladverbien und Vervielfältigungszahlen

| *lateinisch* | | *griechisch* | |
|---|---|---|---|
| semel | einmal | dis | zweimal |
| bis | zweimal | tris | dreimal |
| ter | dreimal | tetra(kis) | viermal |
| quater | viermal | pentakis | fünfmal |
| quinquies | fünfmal | haplo- | einfach |
| simplex | einfach | diplo- | doppel |
| duplex | zweifach | triplo- | dreifach |
| triplex | dreifach | | |
| quadruplex | vierfach | | |
| quincuplex | fünffach | | |
| decemplex | zehnfach | | |

## Griechische Grundzahlen von 1–10

| | | | |
|---|---|---|---|
| heis, mia, hen | = 1 | hex | = 6 |
| dyo | = 2 | hepta | = 7 |
| treis, tria | = 3 | okto | = 8 |
| tettares, tettara | = 4 | ennea | = 9 |
| pente | = 5 | deka | = 10 |

## Griechisches Alphabet

| klein | groß | Name | Lautwert |
|---|---|---|---|
| α | Α | Alpha | a |
| β | Β | Beta | b |
| γ | Γ | Gamma | g |
| δ | Δ | Delta | d |
| ε | Ε | Epsilon | e |
| ζ | Ζ | Zeta | z |
| η | Η | Eta | e |
| θ | Θ | Theta | th |
| ι | Ι | Jota | i |
| κ | Κ | Kappa | k |
| λ | Λ | Lambda | l |
| μ | Μ | My | m |
| ν | Ν | Ny | n |
| ξ | Ξ | Xi (Ksi) | x |
| ο | Ο | Omikron | o |
| π | Π | Pi | p |
| ρ | Ρ | Rho | r |
| σ | Σ | Sigma | s |
| ς | | Schluss-sigma | s |
| τ | Τ | Tau | t |
| υ | Υ | Ypsilon | y |
| φ | Φ | Phi | ph |
| χ | Χ | Chi | ch |
| ψ | Ψ | Psi | ps |
| ω | Ω | Omega | o |

# Grundlagen der klassischen Akupunktur

von Carl-Hermann Hempen

Unter Akupunktur versteht man eine spezifische Behandlung bestimmter Hautareale unter Verwendung von Nadelstichen (*acus* = lat. Nadel; *pungere* = lat. stechen). Diese Therapieform ist in Jahrtausenden in China entwickelt worden. Die genaue chinesische Bezeichnung lautet »*zhenjiu*«, was bedeutet, dass man sowohl mit der Nadel (*zhen*) als auch mit der Erwärmung durch abbrennende Beifußkegel oder -zigarren (*jiu*), auch Moxibustion genannt, diese Orte reizt. Die Übersetzung dieser Therapieform lautet also Acu-Moxi-Therapie. Die Hautareale, welche sich zur Behandlung spezifischer Erkrankungen besonders eignen, wurden über mehrere Jahrtausende erfasst. Einen vorläufigen Abschluss fand die Zusammenstellung im 17. Jahrhundert mit der Beschreibung von 361 klassischen Punkten, davon 309 paarigen. Diese »Punkte«, Orte auf der Haut, heißen im Chinesischen »*shuxue*« (lat. *foramen*), wobei »*shu*« die Bedeutung von induzieren, beeinflussen hat und »*xue*« die Bedeutung von Öffnung, Höhlung, Vertiefung. Eine genauere Zuordnung dieser Punkte zu anatomischen Strukturen bzw. zu naturwissenschaftlich (mit den Mitteln der modernen Physiologie bzw. Diagnostik) fassbaren Funktionseinheiten wurde noch nicht vorgenommen. Vielfach wird aber eine Beziehung zum körpereigenen Endorphinsystem bzw. zu den HEAD-Zonen diskutiert.

## 1. Das energetische System

Durch diese *foramina* (Akupunkturpunkte) kann man also aufgrund ihrer Eigenschaft als »Öffnung« auf ein dahinterliegendes System *induktiven* Einfluss ausüben. Seit Jahrtausenden wurde ein »Energie-führendes« System, das durch die Akupunkturpunkte (*foramina*) erreichbar ist, nicht nur als Notwendigkeit postuliert, sondern immer wieder klinisch erprobt.
Die fließende »Energie« im geforderten System wird in ihrem aktiven Aspekt in der chinesischen Medizin als »*qi*«, in ihrem stofflichen Aspekt als »*xue*« bezeichnet. Das »*qi*« zu erreichen und zu beeinflussen ist das Ziel des Akupunkteurs.
Die das »*qi*« führenden Bahnen werden Leitbahnen (chin. *jing-luo*, lat. *sin-arterien*) oder auch Meridiane genannt.

## 2. Das physiologische Modell

Nach den Vorstellungen der chinesischen Pathologie traditioneller Prägung werden alle Lebensäußerungen des Menschen (körperliche, psychische, emotionelle, funktionelle) in einer differenzierten und sinnfälligen Weise 5 verschiedenen Funktionsbereichen (lat. orbes) zugeordnet, welche teilweise mit Organbezeichnungen etikettenhaft belegt sind. So spricht man von einem:

- Funktionsbereich Leber (*orbis hepaticus*)
- Funktionsbereich Herz (*orbis cardialis et pericardialis*)
- Funktionsbereich Milz »Mitte« (*orbis lienalis*)
- Funktionsbereich Lunge (*orbis pulmonalis*)
- Funktionsbereich Niere (*orbis renalis*).

Alle klinischen Daten, sowohl physiologische wie pathologische, die nach den Regeln der chinesischen Diagnostik erhoben werden, können diesen einzelnen Bereichen zugeordnet werden und erfahren dadurch eine spezifische Wertung.
Weiterhin zeigen alle Leitbahnen bei einer Affektion ein spezifisches pathologisches Bild, wobei neben der Topographie auch funktionelle generalisierte Störungen eine Rolle spielen können.
Die krankhafte Entgleisung der Funktionslage in einem Bereich (*orbis*) kann in unterschiedliche Richtungen weisen. Die chinesische Diagnostik spricht von Leitkriterien, wobei folgende Qualitäten unterschieden werden:

- eine **Verminderung oder Erhöhung der Dynamik** in einem Bereich (*algor-* oder *calor*-Zeichen)
- die **Eindringtiefe** eines krankhaften Prozesses (*species-* oder *intima*-Zeichen)
- die **relative Stärke** einer von außen eingedrungenen Schädigung oder die **relative Schwäche** der »Konstitution« (*repletio-* oder *inanitas*-Zeichen).

Die Schädigung des Systems kann sowohl auf äußere (Agenzien) wie auch auf innere Faktoren (Emotionen) zurückzuführen sein. Beispielhaft für äußere Agenzien sind »Wind«-Erkrankungen (*ventus*) und »Feuchtigkeits«-Erkrankungen (*humor*), wobei die chinesische Pathologie diese Begriffe klinisch genau definiert. Eine Entsprechung in den Begriffen der westlichen Pathophysiologie gibt es bisher nicht.

## 3. Das Leitbahnsystem

Das Leitungssystem wird auch mit einem wasserführenden Kanalsystem verglichen. Dieses Leitbahnsystem wird rhythmisch pulsierend im Brustbereich beginnend mit »*qi*« versorgt, welches zirkulierend in 12 Abschnitten durch dieses System bewegt wird. Nach der Topographie, ob an der Innen- oder Außenseite liegend, werden die Leitbahnen als *Yin* (innen) oder *Yang* (außen) gekennzeichnet. Ein Zyklus hat folgenden Verlauf:

- von der Brust zur Hand, Arminnenseite (Yin)
- von der Hand zum Kopf, Armaußenseite (Yang)
- vom Kopf zum Fuß, Rumpf-Beinaußenseite (Yang)
- vom Fuß zur Brust, Beininnenseite (Yin).

Nacheinander werden 3 derartige Zyklen auf nahezu parallelen Bahnen durchflossen, woraus sich (3 × 4 Abschnitte) die 12 Hauptleitbahnen ergeben. Nur diese Hauptleitbahnen (*cardinales*) sind über die oben beschriebenen Akupunkturpunkte (*foramina*) erreichbar. Erweitert wird dieses energetische Hauptverkehrsnetz durch eine enger werdende Vernetzung mit
8 unpaarigen Leitbahnen,
15 Netzbahnen sowie
12 Muskelleitbahnen.
Lediglich 2 unpaarige Leitbahnen, die in der Körpermedianen liegende »Leitbahn der Steuerung« (chin. *dumo*, lat. *sin-arteria regens*) am Rücken liegend, und die »Aufnehmende Leitbahn« (chin. *renmo*, lat. *sin-arteria respondens*) über die Bauchseite ziehend, weisen eigene *foramina* auf.
Klassischerweise erhalten sämtliche Hauptleitbahnen eine abgestufte Qualifizierung nach *Yin* und *Yang*. Aufgrund klinischer Erfahrungen läßt sich jedoch weiterhin eine Zuordnung zu den einzelnen Funktionsbereichen durchführen. Die Yin-Leitbahnen des Armes weisen eine besondere Affinität zu den Funktionsbereichen auf, deren anatomisches Substrat in der oberen Körperhälfte zu finden ist, nämlich den *orbes cardialis, pulmonalis* und *pericardialis*. Die Yin-Leitbahnen des Beines zeigen einen Bezug zu den *orbes hepaticus, lienalis* et *renalis*. Die Yang-Leitbahnen sind entsprechend dem zyklischen Verlauf jeweils als Außenbereich den Yin-Funktionsbereichen angegliedert. (Beispiel: cardinalis lienalis [Yin] ist gekoppelt mit der cardinalis stomachi (Yang); cardinalis pulmonalis [Yin] ist gekoppelt mit der cardinalis intestini crassi [Dickdarm] [Yang]. So besteht der 1. Zyklus aus den 4 Leitbahnen:

- cardinalis pulmonalis (Yin der Hand)
- cardinalis intestini crassi (Yang der Hand)
- cardinalis stomachi (Yang des Beines)
- cardinalis lienalis (Yin des Beines).

## 4. Die Ordnung der Punkte

Auf allen Hauptleitbahnen finden sich Akupunkturpunkte (*foramina*) gleicher Qualitäten. Dadurch erhält das System der »parallelen Bahnen« eine zusätzliche Struktur und somit alle Akupunkturpunkte eine praktikable Ordnung. Bei gleich qualifizierten *foramina* spricht man auch von funktionellen Kategorien (weil nach Funktionsgruppen geordnet). So gibt es:
- Einflusspunkte (Induktorien) des Rückens für jeden Funktionsbereich einen paravertebral gelegenen Akupunkturpunkt
- Sammlungspunkte auf der Bauchseite ebenfalls für jeden Funktionsbereich einen
- Anknüpfungspunkte (Nexorien), welche eine Querverbindung zwischen 2 gekoppelten Leitbahnen herstellen
- Spaltpunkte (Rimica), welche auf jeder Leitbahn für deren Durchgängigkeit sorgen
- Punkte, an denen auf das »Ursprungs-qi« einer jeden Leitbahn Einfluss genommen werden kann (*foramen qi originalis*)
- 5 Einflusspunkte (*quinque inductoria*) diese finden sich distal von Ellbogen und Knie auf jeder Leitbahn.

## 5. Beschreibungsmuster der Akupunkturpunkte (*foramina*)

Eingebettet in das energetische Entsprechungssystem unterliegt jeder Akupunkturpunkt einem festen Muster, das insbesondere auch seine therapeutische Bedeutung wiedergibt.
- Name, welcher oft seine klinische Bedeutung andeutet
- Topographie
- Leitbahnzugehörigkeit, welche angibt, auf welcher Leitbahn der Punkt liegt, und damit auch eine klinische Aussage macht
- spezielle Qualifikationen: ob der Punkt zu einer oder mehreren funktionellen Kategorien gehört
- Wirkung: die wichtigste Aussage über jeden Punkt: hier wird ausgesagt, in welcher Richtung seine therapeutische Wirkung gemäß einer chinesischen Diagnose zielt
- Befunde und Indikationen, klinische beispielhafte Angaben, die den Einsatz dieses Punktes rechtfertigen (jedoch nicht zu verwechseln mit seiner Wirkung)
- Kombinationen (therapeutisch bewährte) mit anderen Punkten
- Behandlungstechnik, wie zu nadeln ist, wann »gemoxt« werden sollte etc.

## 6. Therapie

Nach traditioneller Lehre werden zur Reizung der Akupunkturpunkte in erster Linie Stahl-Nadeln benutzt, wobei die Modalität und Stichtiefe sowohl von der Topographie des Punktes als auch vom gewünschten therapeutischen Effekt abhängen. Bei Letzterem gilt es hauptsächlich zu unterscheiden, ob der Therapeut eine sogenannte zerstreuende Wirkung (*dispulsive*, das Energiepotential mindernde Therapie) beabsichtigt oder im Gegenteil eine ergänzende (*suppletive*, Energie zuführende) Therapie.
Eine bestimmte Form der Mehrung von Energie, nämlich von aktiver, wärmender, ist die Behandlung mit abbrennendem Beifußkraut, als Zigarren oder als Kegel, auch Moxibustion genannt (japanisch *mogusa* für das chinesische *jiu*). Trotz wichtiger klassischer Regeln in der Therapie ist jedem Therapeuten ein großer Freiheitsraum gegeben, so z. B. ob er wenige oder viele Nadeln verwendet, paarig oder einseitig therapiert etc.
In neuerer Zeit werden zur Reizung der Punkte Methoden wie Laser-Technik, elektrische Reizung von Nadeln, Injektionen diverser Pharmaka in die Akupunkturpunkte und anderes versucht. Auch hat man neben den klassischen 361 Punkten zunehmend »Neupunkte« oder Punkte außerhalb der Leitbahnen mit in die therapeutische Erweiterung eingebaut. Inzwischen zählt man über 2000 nicht systematische Punkte.

## Ohrakupunktur (*Aurikulo-Medizin*)

Die Ohrakupunktur ist wahrscheinlich westlichen oder arabischen Ursprungs und hat in den letzten Jahren in Westeuropa sehr an Bedeutung gewonnen.
Obwohl ohne historischen Bezug zur traditionellen chinesischen Medizin und der Acu-Moxi-Therapie, wird sie auch in China angewandt.
Nach klassischer Vorstellung entspricht das Ohr dabei dem Modell eines auf dem Kopf stehenden Fetus, wobei die Helix als die nach außen gekrümmte Wirbelsäule anzusehen ist. Organe und einzelne Körperabschnitte projizieren sich so auf die Ohrmuschel und werden einer Stimulation durch Nadeln etc. zugänglich.
Anwendungsgebiete der Ohrakupunktur sind vor allem Störungen des Bewegungsapparates (z. B. Ischialgien) und Schmerzzustände funktioneller Art sowie Migräne; s.a. Stichwort Ohrakupunktur im Textteil, dort Abb.

## Darstellung der Hauptleitbahnen mit je 2 Beispielen von Akupunkturpunkten (*foramina*)

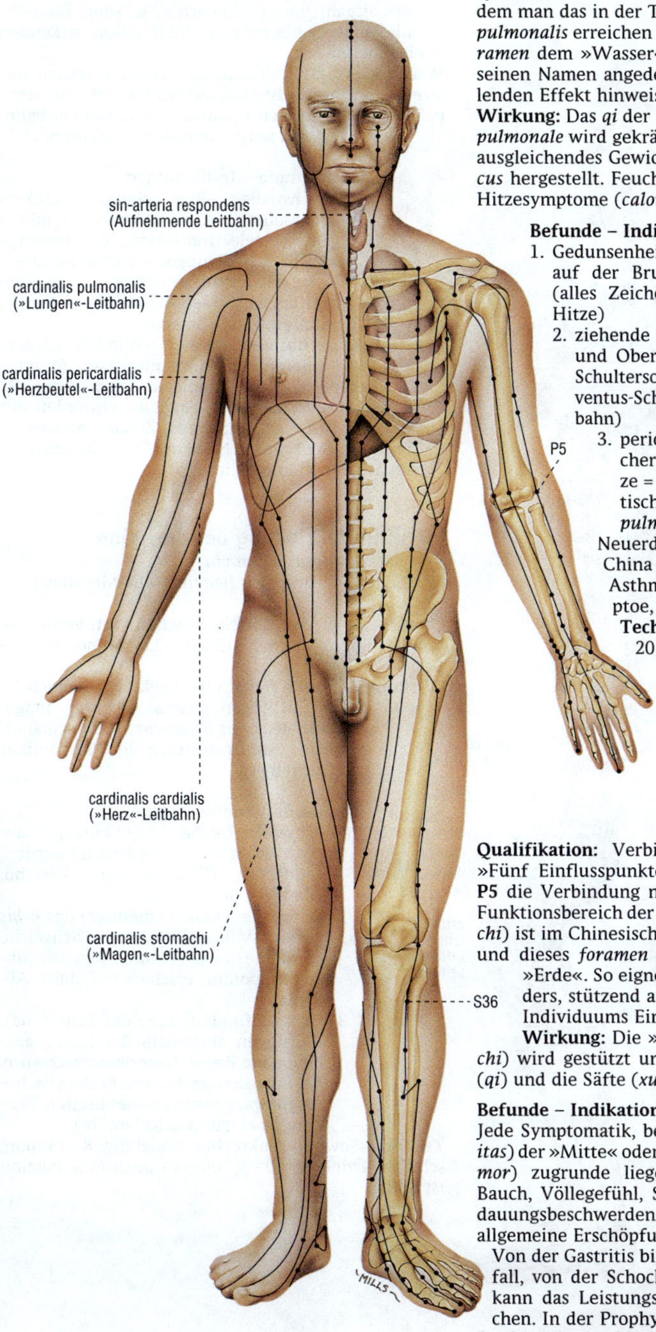


### P5 »Moorsee am Fußpunkt«

(lat. *lacus pedalis*)
Leitbahn: *cardinalis pulmonalis*
(Lungen-Meridian)

**Qualifikation:** Verbindungspunkt der Leitbahn, von dem man das in der Tiefe liegende Substrat des *orbis pulmonalis* erreichen kann. Außerdem wird dieses *foramen* dem »Wasser« zugeordnet, was schon durch seinen Namen angedeutet wird und auf seinen kühlenden Effekt hinweist.
**Wirkung:** Das *qi* der »Mitte« wird stabilisiert, das *qi pulmonale* wird gekräftigt; auf diese Weise wird sein ausgleichendes Gewicht gegenüber dem *orbis hepaticus* hergestellt. Feuchtigkeit (*humor*) wird beseitigt, Hitzesymptome (*calor*) werden gekühlt.

**Befunde – Indikationen:**
1. Gedunsenheit, Tympanie, Völlegefühl, Druck auf der Brust, asthmatische Beschwerden (alles Zeichen für *calor humidus*, feuchte Hitze)
2. ziehende wandernde Schmerzen in Brust und Oberarm, häufiges Niesen, Unruhe, Schulterschmerzen, Tennisellbogen (Wind ventus-Schädigungen im Verlauf der Leitbahn)
3. periodisches Fieber, Husten, gelblicher Auswurf, Weinerlichkeit (Hitze = *calor*-Befunde bei einer energetischen Schwäche [*inanitas*] im *orbis pulmonalis*)

Neuerdings findet dieses *foramen* in China auch Verwendung bei Husten, Asthma, Pneumonie, Pleuritis, Hämoptoe, Halsschwellung
**Technik:** Nadelung senkrecht 10 bis 20 mm; Moxibustion möglich.

### S36 »Dritter Weiler am Fuß«

(lat. *vicus tertius pedis*)
Leitbahn: *cardinalis stomachi*
(Magen-Meridian)

**Qualifikation:** Verbindungspunkt (also einer der »Fünf Einflusspunkte« der Leitbahn), der wie bei **P5** die Verbindung nach innen herstellt. Der ganze Funktionsbereich der »Mitte« (*orbes lienalis et stomachi*) ist im Chinesischen als »Erd-Phase« qualifiziert, und dieses *foramen* hat einen betonten Bezug zur »Erde«. So eignet sich dieser Punkt ganz besonders, stützend auf diesen zentralen Bereich des Individuums Einfluss zu nehmen.
**Wirkung:** Die »Mitte« (*orbes lienalis et stomachi*) wird gestützt und reguliert, die aktive Energie (*qi*) und die Säfte (*xue*) werden harmonisiert.

**Befunde – Indikationen:**
Jede Symptomatik, bei der Schwäche-Zeichen (*inanitas*) der »Mitte« oder Feuchtigkeits-Belastungen (*humor*) zugrunde liegen, wie: Spannungsgefühl im Bauch, Völlegefühl, Schmerzen im Oberbauch, Verdauungsbeschwerden, Gedunsenheit, Ödemneigung, allgemeine Erschöpfungszeichen.
Von der Gastritis bis zum allgemeinen Leistungsabfall, von der Schocksymptomatik bis zum Asthma kann das Leistungsspektrum dieses *foramens* reichen. In der Prophylaxe gilt die Behandlung dieses Punktes als eine klassische Maßnahme, wobei die Annahme Vorrang hat, dass hiermit die erworbene Konstitution nachhaltig gestützt werden kann.
Aus diesen Gründen zählt dieses *foramen* zu den am häufigsten verwendeten Akupunkturpunkten.
**Technik:** Senkrechte und schräge Nadelung 15–40 mm; Moxibustion ist möglich und besonders bei der selbstdurchgeführten Prophylaxe üblich.

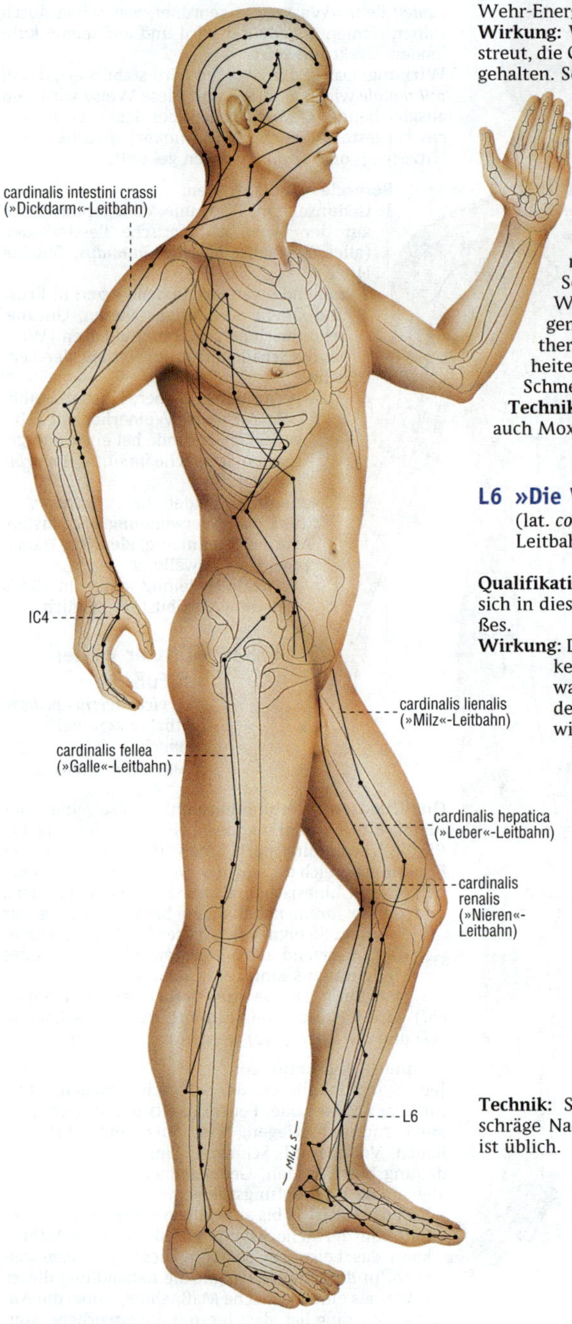


## IC4 »Vereinte Täler«

(lat. *valles coniunctae*)
Leitbahn: *cardinalis intestini crassi*
(Dickdarm-Meridian)

**Qualifikation:** Es ist der Ort, an dem man das »Ur-*qi*« dieser Leitbahn unmittelbar erreichen kann. Das »Ur-*qi*« dieses Bereiches entspricht der außen wirkenden Wehr-Energie.

**Wirkung:** Wind-Schädigungen (*ventus*) werden zerstreut, die Oberfläche (*species*) wird gelöst, also offen gehalten. Schmerz wird gelindert, und das Leitbahnsystem wird durchgängig gehalten.

**Befunde – Indikationen:**
Frühstadien eines grippalen Infektes oder einer Erkältungskrankheit bilden eine ideale Indikation, da derartige »Wind-Schädigungen« durch die Oberfläche wieder ausgetrieben werden können. Kopfschmerzen, schweißloses Fieber, Schnupfen, Halsschmerzen.

Weiterhin werden auch »Wind-Schädigungen« inneren Ursprungs mit diesem *foramen* therapiert, wie: Hemiplegie, Exanthemkrankheiten, Facialisparese, Augenbeschwerden mit Schmerzen, Kopfschmerzen, Zahnschmerzen.

**Technik:** Senkrechte Nadelung 10 – 20 mm, aber auch Moxibustion möglich.

## L6 »Die Verbindung der drei Yin«

(lat. *copulatio trium yin*)
Leitbahn: *cardinalis lienalis* (Milz-Meridian)

**Qualifikation:** Wie der Name schon sagt, verbinden sich in diesem *foramen* die 3 Yin-Leitbahnen des Fußes.

**Wirkung:** Der *orbis lienalis* wird gekräftigt, Feuchtigkeits-Belastungen (*humor*) werden umgewandelt, der *orbis hepaticus* wird entspannt, der *orbis renalis* gestützt; der Säfteumlauf wird gesteigert.

**Befunde – Indikationen:**

1. Schwäche-Zeichen (*inanitas*) der »Mitte«, wie: Unterleibsbeschwerden, Müdigkeit, Gliederschwere, Diarrhö, Übelkeit, Brechdurchfall
2. Schwäche-Zeichen (*inanitas*) des *orbis renalis:* Miktionsstörungen, Schwäche der Beine und der Lenden, Regelstörungen, Impotenz, erschwerte Geburt, Abortus
3. Hitze-Befunde (*calor*) der Säfte (*xue*): Blutungen außerhalb der Regel, ausbleibende Regel, Unterleibsgeschwüre Bei Prozessen im kleinen Becken ist dieses *foramen* wegen seines breiten Wirkungsspektrums sehr bewährt.

**Technik:** Sowohl senkrechte Nadelung 8 – 15 mm, schräge Nadelung 20 – 30 mm als auch Moxibustion ist üblich.

## T5 »Äußeres Passtor«

(lat. *clusa externa*)
Leitbahn: *cardinalis tricalorii*
(3-Erwärmer-Meridian)

**Qualifikation:** Verknüpfungspunkt der Leitbahn, über den eine Querverbindung zur gekoppelten Leitbahn (in diesem Falle *cardinalis pericardialis*) hergestellt wird. Außerdem kann man über dieses *foramen* eine sogenannte »Unpaarige Leitbahn« (in diesem Fall das »Haltenetz des Yang«) stimulierend beeinflussen.
**Wirkung:** Die Oberfläche wird geöffnet, Hitze-(= *calor*)Schädigungen werden zerstreut, das Leitbahnsystem wird durchgängig gemacht, Blockaden des *qi* werden beseitigt.

**Befunde – Indikationen:**
1. Kopfschmerzen, Tinnitus, Taubheit, Ohrenschmerz, Paresen im Gesichtsbereich
2. Schmerzen in den Fingern, Verspannungen des Ellbogengelenks
3. Fieber, Grippe, Parotitis, Bauchschmerzen, Enuresis

**Technik:** Nadelung 5 bis 15 mm; auch Moxibustion möglich.

## V40 »Mitte des Staugewässers«

(lat. *medium lacunae*)
Leitbahn:
*cardinalis vesicalis*
(Blasen-Meridian)

**Qualifikation:** Verbindungspunkt (also einer der »Fünf Einflusspunkte« der Leitbahn), der wie S36 die Verbindung nach innen herstellt. Dieses *foramen* wirkt auf den Leitbahnverlauf und so auf den gesamten Rücken.
**Wirkung:** Die *orbes renalis* und *hepaticus* werden gestützt und reguliert, das Yang wird gebändigt, Hitze-Befunde (*Calor*) werden gekühlt, Knie und Lenden werden gestärkt.

**Befunde – Indikationen:**
1. Fieber ohne Schweiß, Brechdurchfälle, Enuresis
2. Paresen, spastische Lähmungen, Schmerzen und Schwellungen der Lenden und Beine, Ohnmacht
3. Schwäche (*inanitas*) des *orbis renalis:* Schwitzen bei leichtesten Anstrengungen und im Schlaf, Wechselfieber, Geschwüre auf dem Rücken
4. Rückenschmerzen, Verrenkungen, Kniegelenksentzündung

**Technik:** Eine senkrechte Nadelung von 10–20 mm ist üblich, bei akuten Lumbalbefunden ist auch eine blutige Nadelung sinnvoll, um gestaute Energiebeträge auszuleiten.

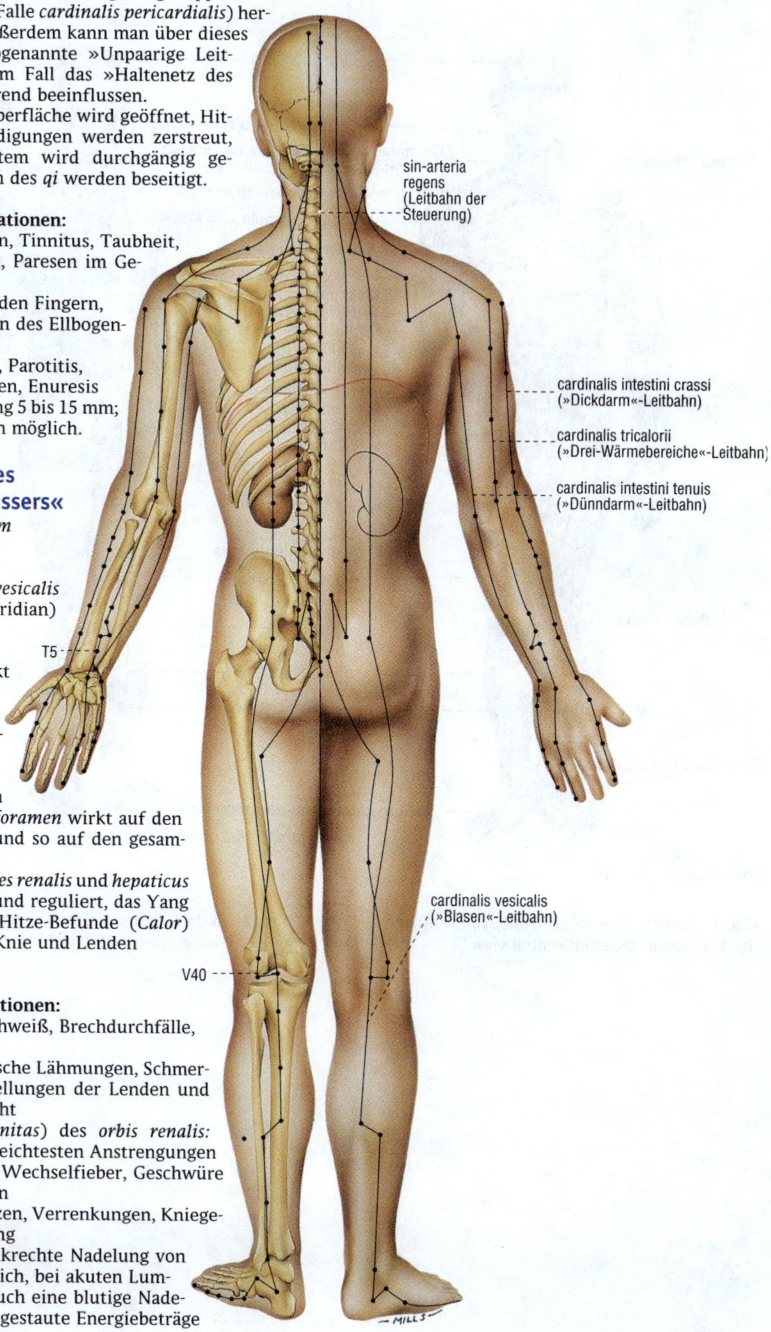

## Tafel 1/Table 1

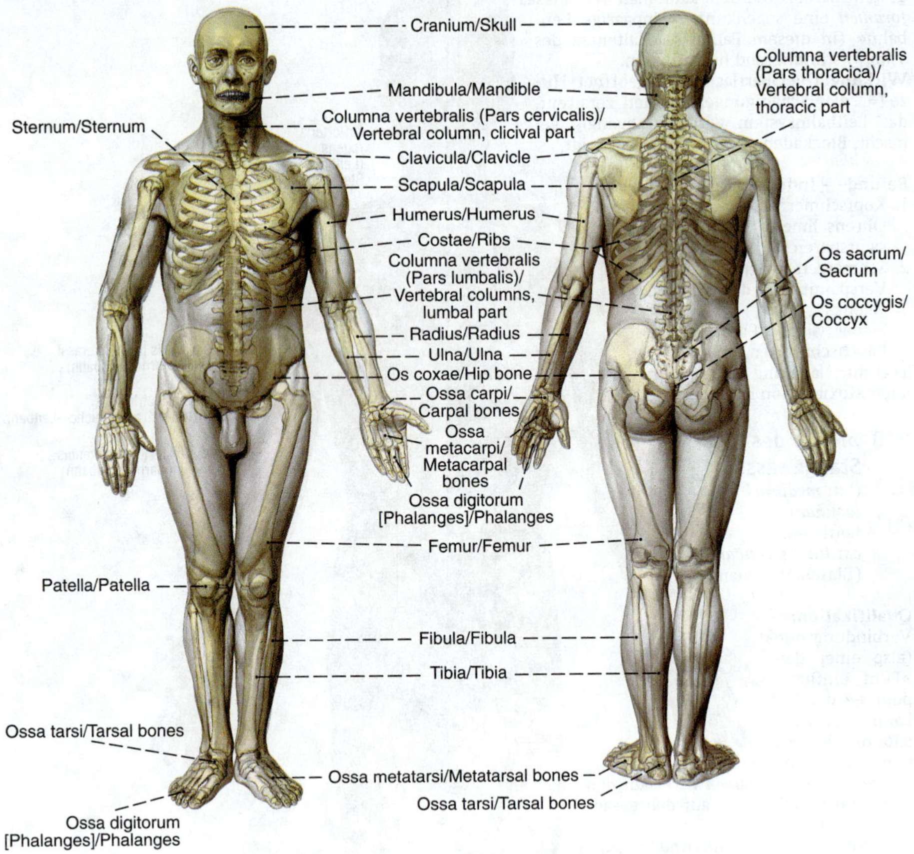


**Abb. 1** Skelett, Systema skeletale; von ventral.
**Fig. 1** Human skeleton; ventral view.

**Abb. 2** Skelett, Systema skeletale; von dorsal.
**Fig. 2** Human skeleton; dorsal view.

## Tafel 2/Table 2

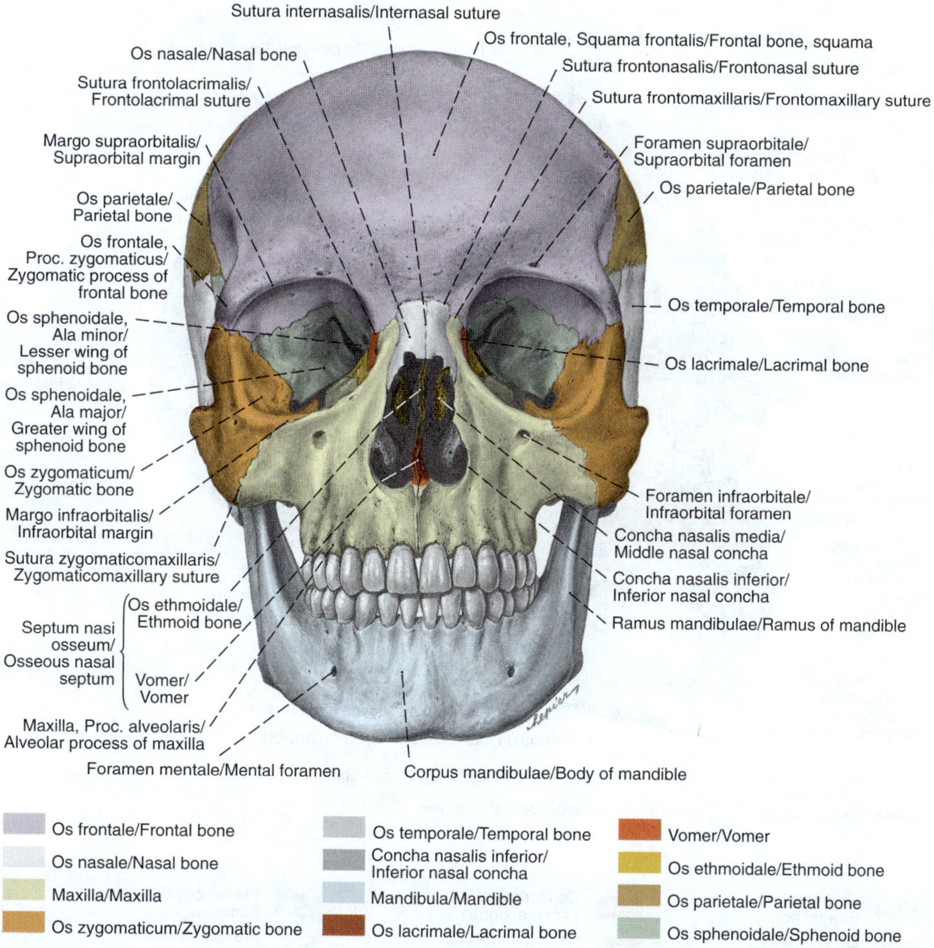


**Abb. 3** Schädel, Cranium; von vorne.
**Fig. 3** The skull; anterior view.

## Tafel 3/Table 3

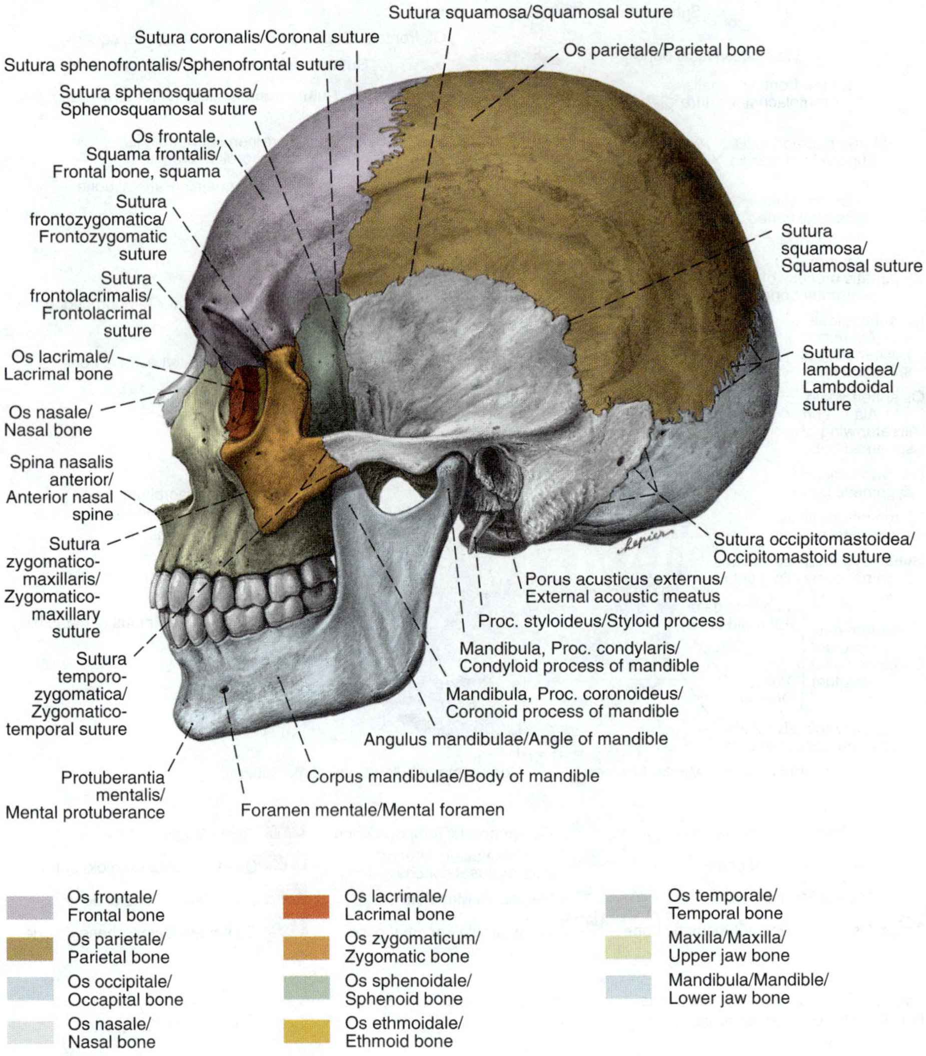


**Abb. 4** Schädel, Cranium; von lateral.
**Fig. 4** The skull; lateral view.

## Tafel 4/Table 4

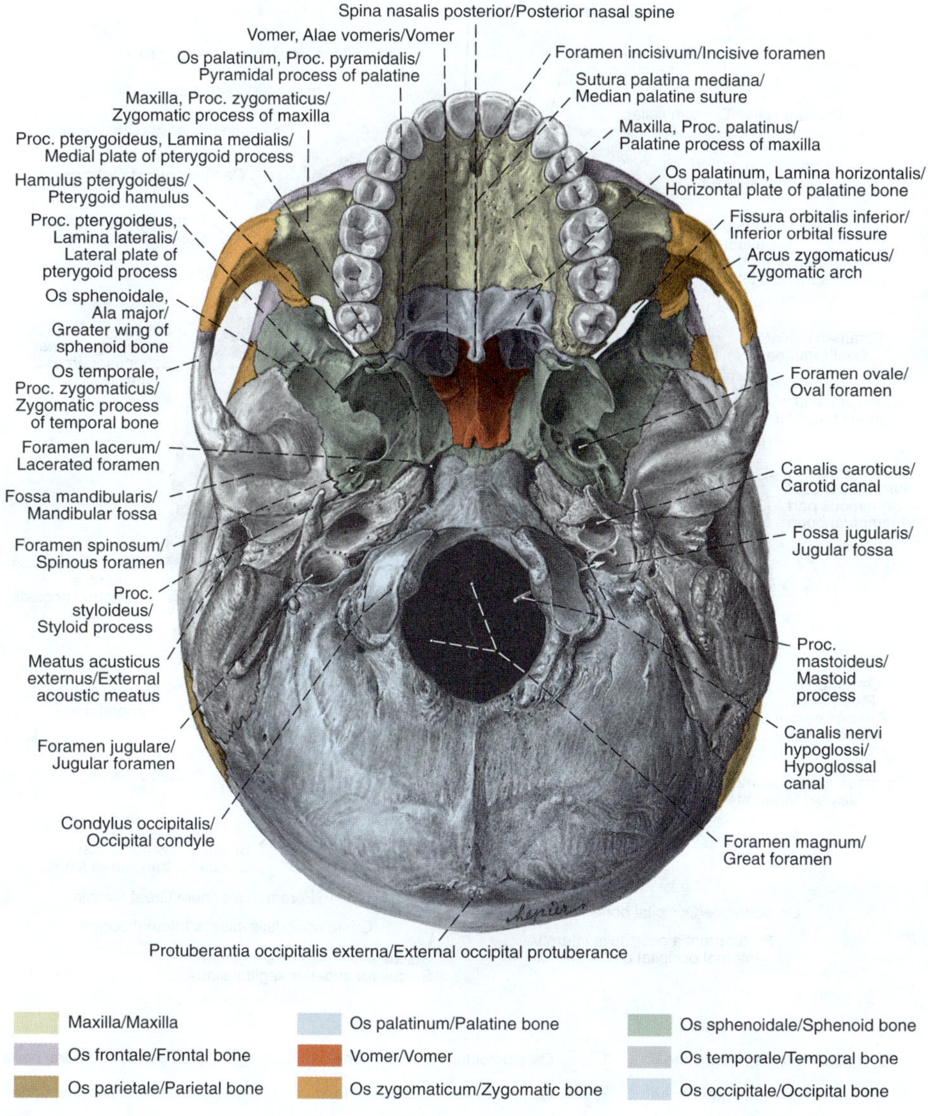


**Abb. 5** Äußere Schädelbasis, Basis cranii externa; Pfeil im linken Canalis nervi hypoglossi; von unten.
**Fig. 5** Exterior of the base of the skull; inferior view; the arrow is in the hypoglossal canal.

## Tafel 5/Table 5

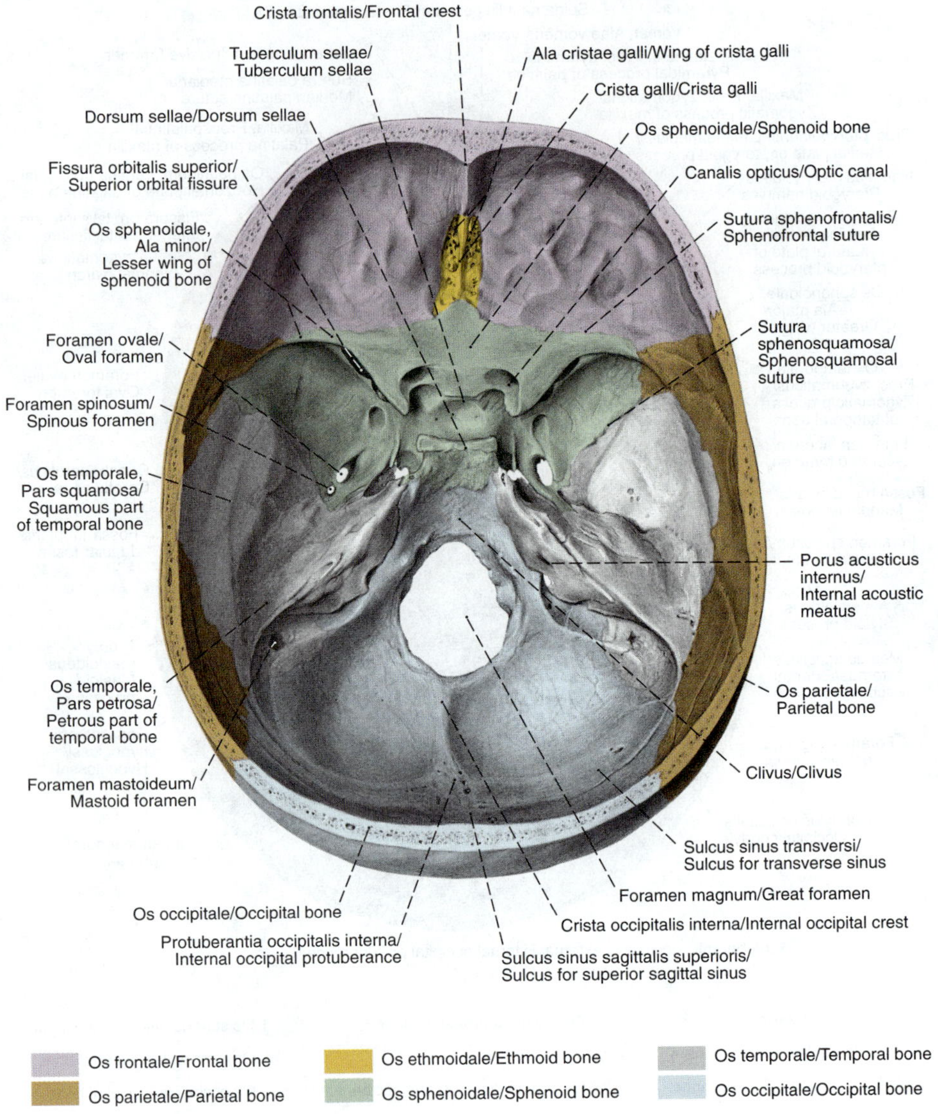


**Abb. 6** Innere Schädelbasis, Basis cranii interna; von oben.
**Fig. 6** Interior of the base of the skull; superior view.

# Tafel 6/Table 6

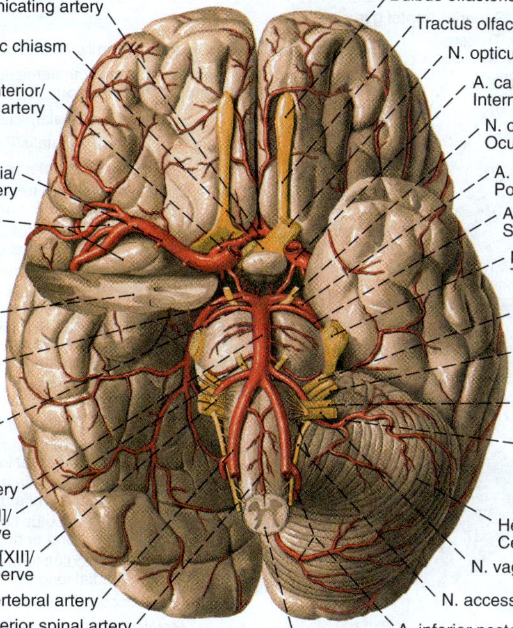


**Abb. 7** Arterien des Gehirns und Hirnnerven; nach teilweiser Abtragung des Temporallappens; von unten.
**Fig. 7** Arteries at the base of the brain and cranial nerves; the anterior position of the temporal lobe has been partly removed.

## Tafel 7/Table 7

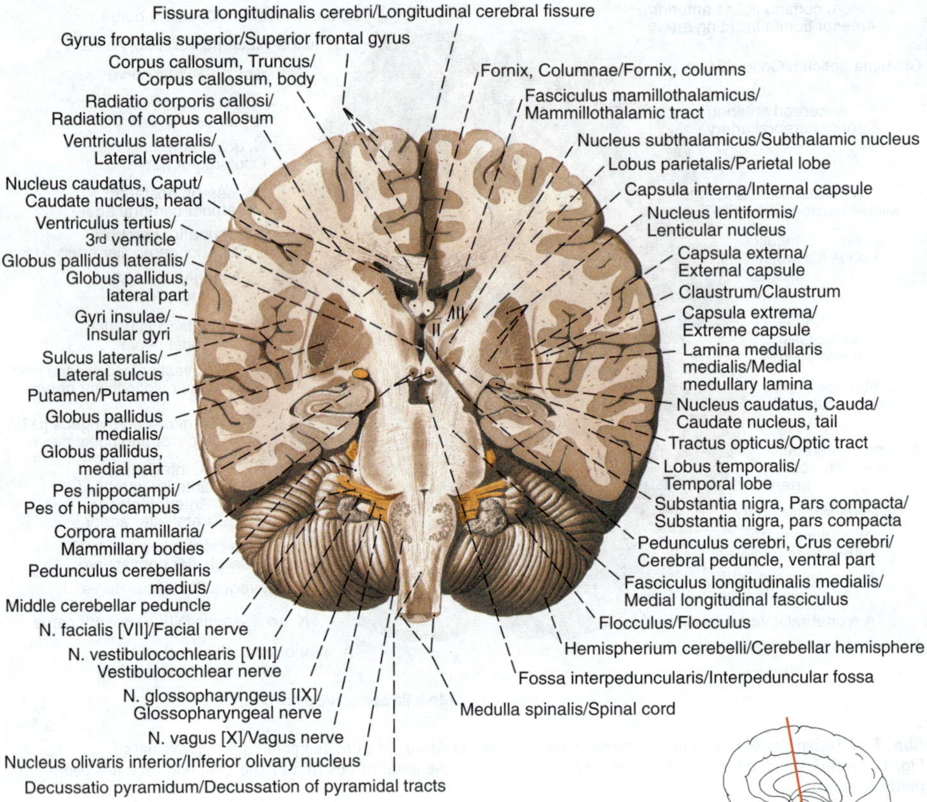


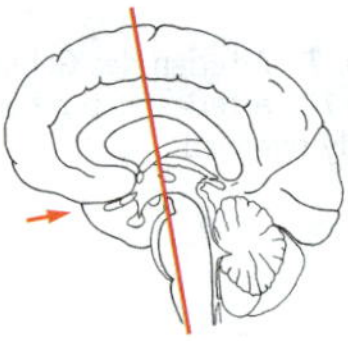

I–III = Thalamuskerne, Nuclei thalami/Thalamic nuclei:
I = Nuclei mediani/medial nuclei
II = Nuclei anteriores/anterior nuclei
III = Nuclei ventrales/ventral nuclei

**Abb. 8** Pyramidenbahn, Tractus pyramidalis, und Basalganglien, Nuclei basales; schräger Stufenschnitt durch den hinteren Schenkel der inneren Kapsel, die Großhirnstiele und das verlängerte Mark; von vorne.
**Fig. 8** Pyramidal tract and basal nuclei. Section through the brain parallel to the cerebral peduncles, viewed from anterior.

# Tafel 8/Table 8

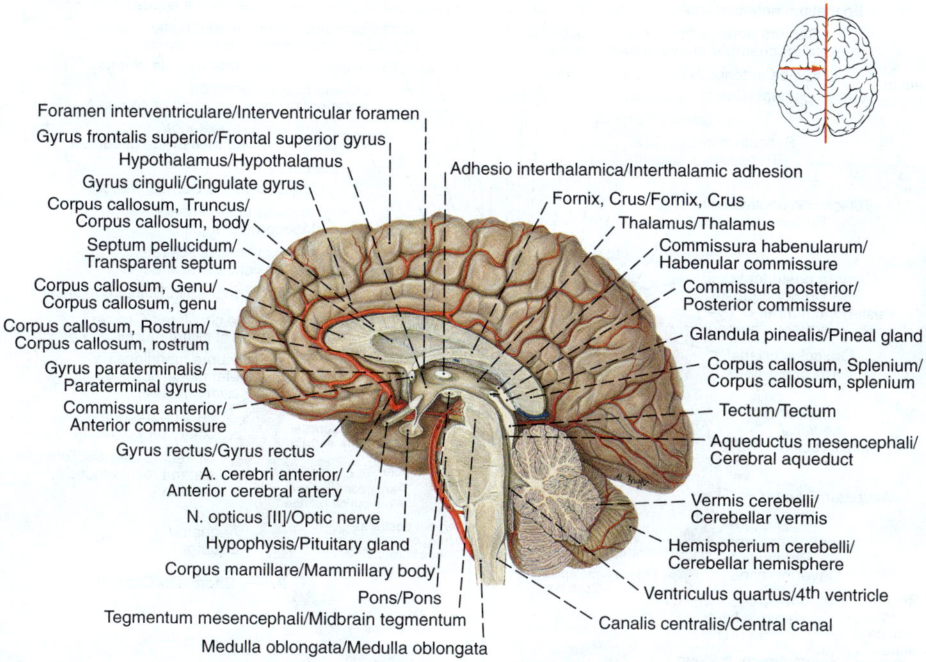


**Abb. 9** Gehirn, Encephalon; Medianschnitt; von links.
**Fig. 9** Midsagittal section through the brain. Medial aspect of the right half of the brain.

## Tafel 9/Table 9

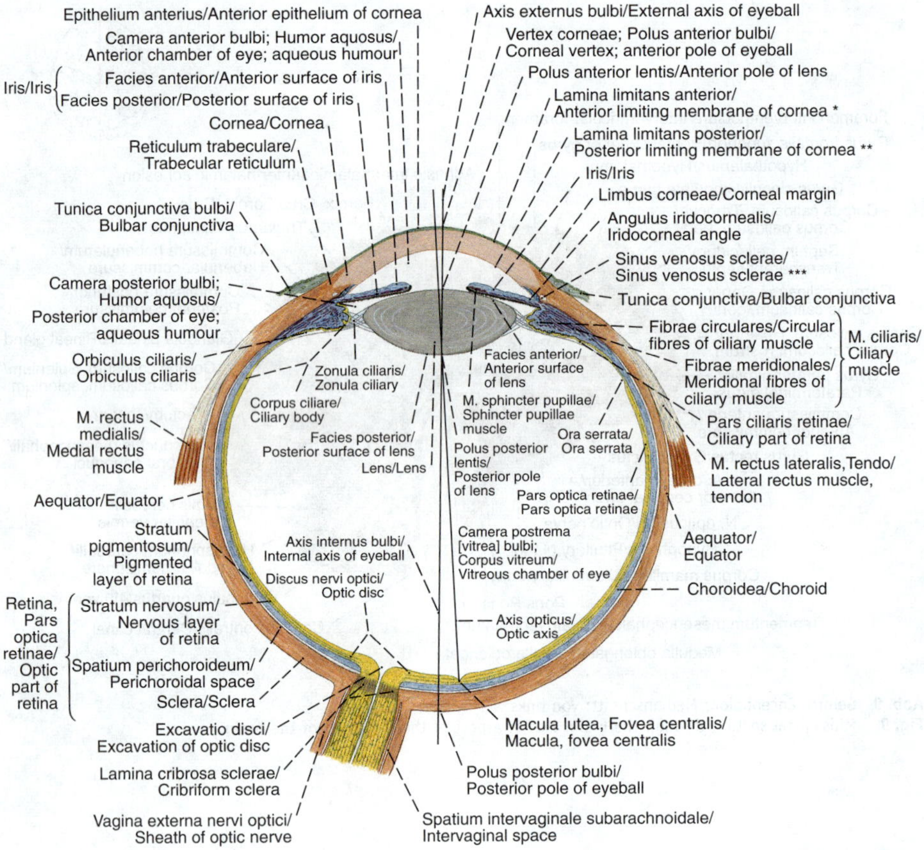


* BOWMANsche Membran/BOWMAN's membrane
** DESCEMETsche Membran/DESCEMET's membrane
*** SCHLEMMscher Kanal/SCHLEMM's canal

**Abb. 10** Augapfel, Bulbus oculi; schematisierter Horizontalschnitt in Höhe des Abgangs des Sehnervs.
**Fig. 10** Schematic horizontal section through the right eyeball at the level of the optic nerve and disc.

## Tafel 10/Table 10

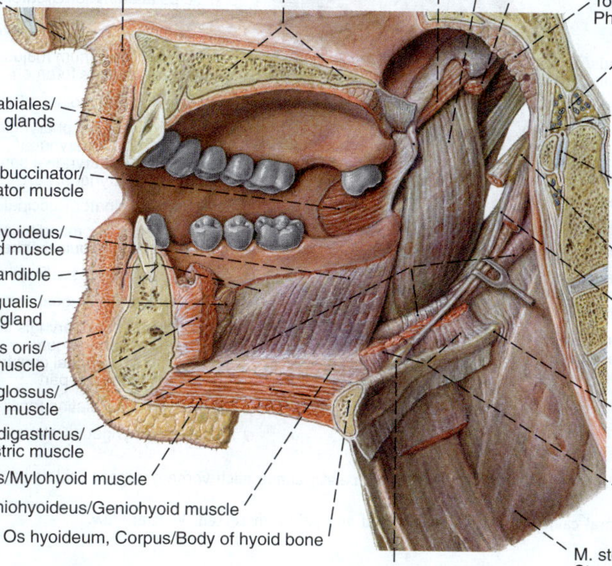


**Abb. 11** Mundhöhle, Cavitas oris; Paramedianschnitt; nach Entfernung von Rachen und Kehlkopf; von medial.
**Fig. 11** Oral cavity; paramedian sagittal section with pharynx and larynx removed; medial view.



Anhang

## Tafel 11/Table 11

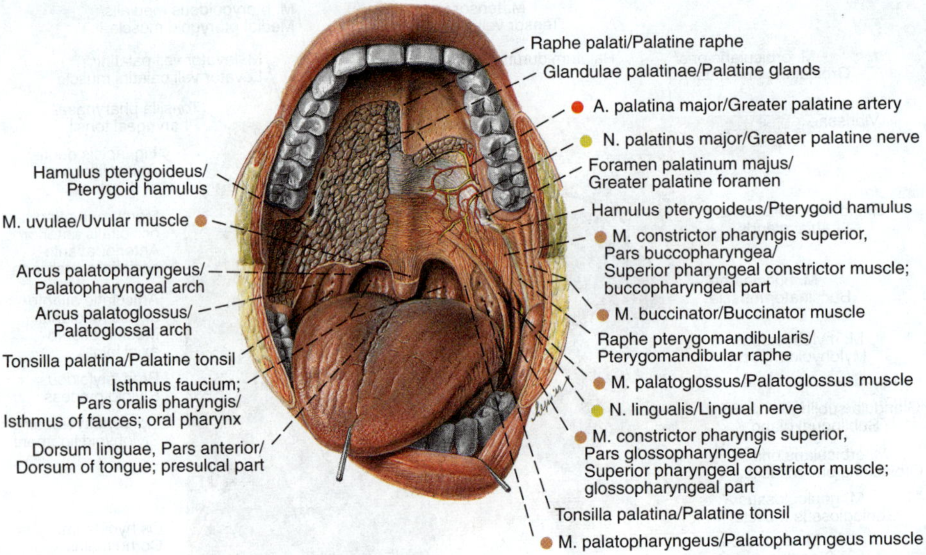


**Abb. 12** Mundhöhle, Cavitas oris; Gaumenmuskeln, Mm. palati; Zunge nach vorne gezogen; Schleimhaut am Gaumen; von ventral.
**Fig. 12** View into the oral cavity with tongue retracted and palate dissected. Ventral view.

# Tafel 12/Table 12

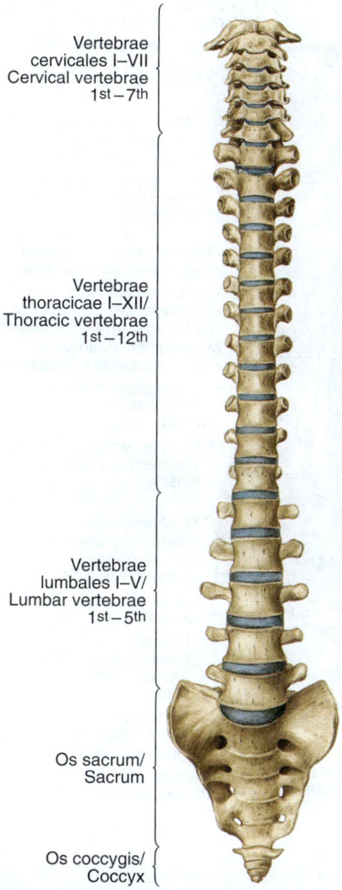


**Abb. 13** Wirbelsäule, Columna vertebralis; Zwischenwirbelscheiben blau dargestellt; von ventral.
**Fig. 13** The vertebral column; Intervertebral discs in blue colour; ventral view.

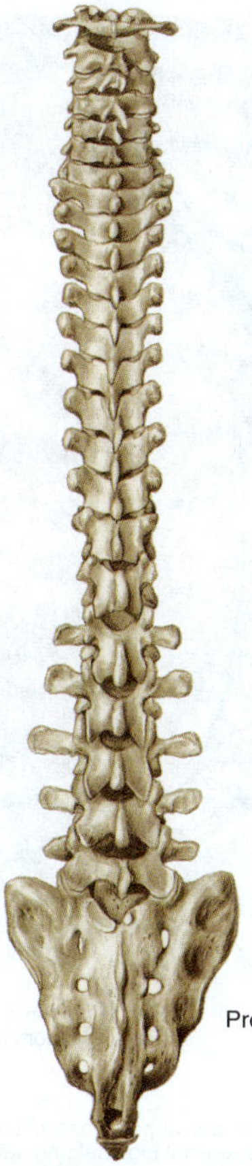

**Abb. 14** Wirbelsäule, Columna vertebralis; von dorsal.
**Fig. 14** The vertebral column; dorsal view.

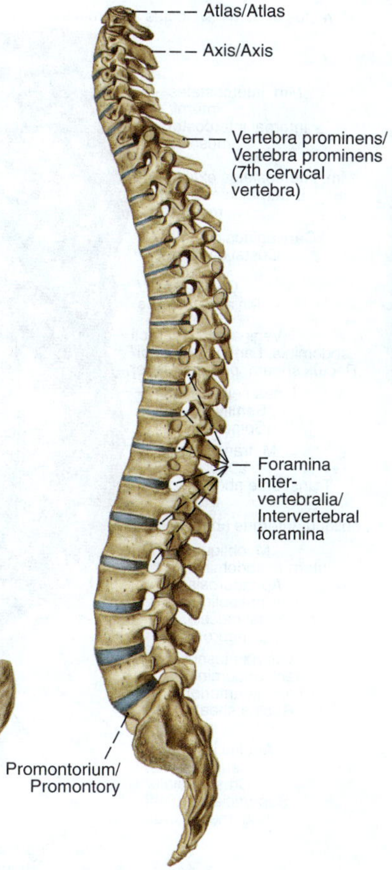


**Abb. 15** Wirbelsäule, Columna vertebralis; Zwischenwirbelscheiben blau dargestellt; von lateral.
**Fig. 15** The vertebral column; Intervertebral discs in blue colour; lateral view.

## Tafel 13/Table 13

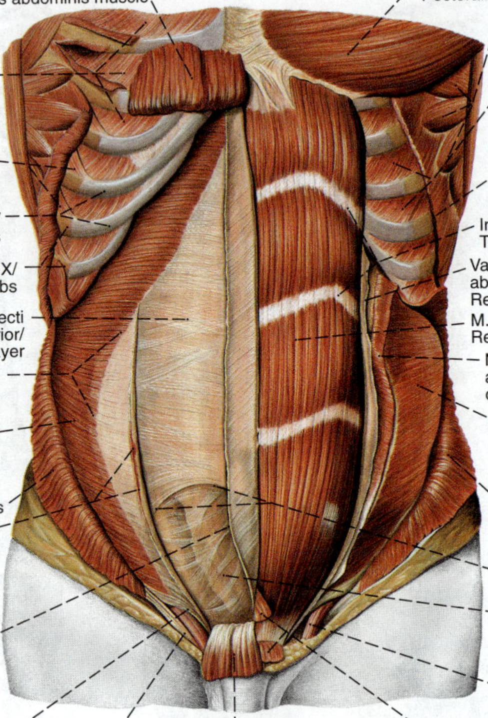


**Abb. 16** Bauchmuskeln, Mm. abdominis; von vorne.
**Fig. 16** Abdominal muscles; on the right side of the figure, the left pyramidalis muscle has been sectioned. On the left side of the figure, the right rectus abdominis and internal oblique abdominal muscles have been resected to display the right transverse abdominal muscle and the posterior layer of the rectus sheath with the arcuate line. Ventral view.

## Tafel 14/Table 14

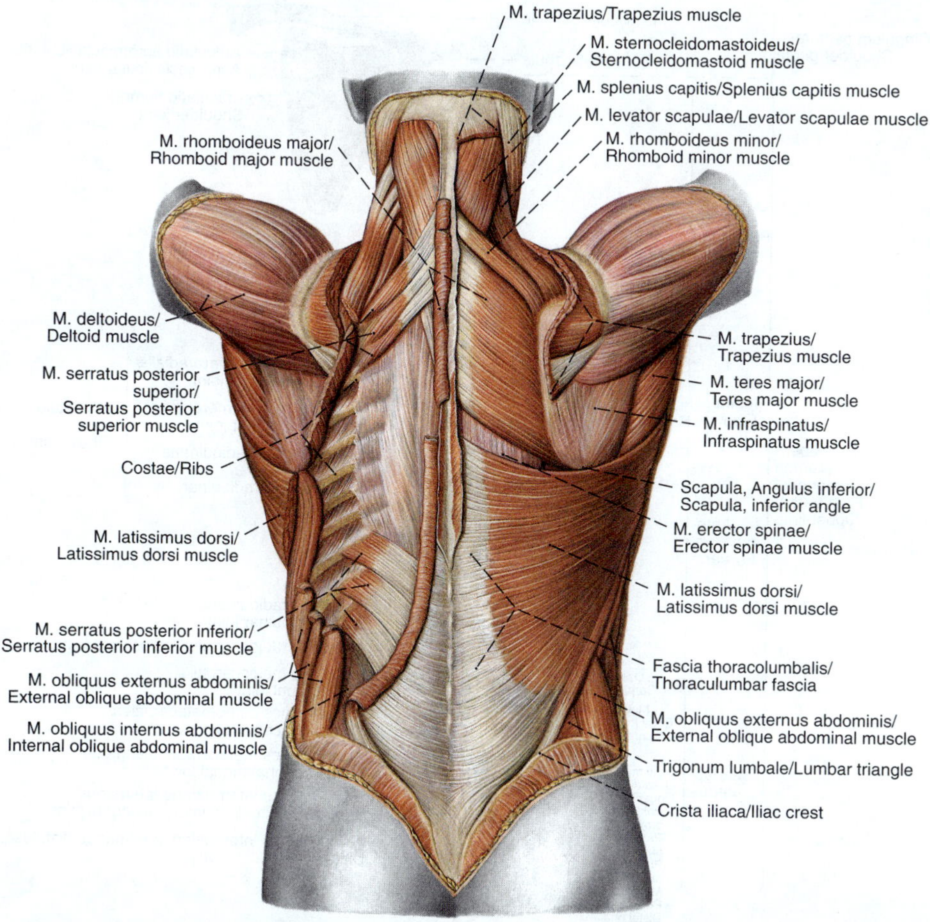


**Abb. 17** Rückenmuskeln, Mm. doris, nach weitgehender Abtragung der oberflächlichen Muskeln auf der linken Seite; von dorsal.
**Fig. 17** Muscles of the back; intermediate layer; dorsal view.

## Tafel 15/Table 15

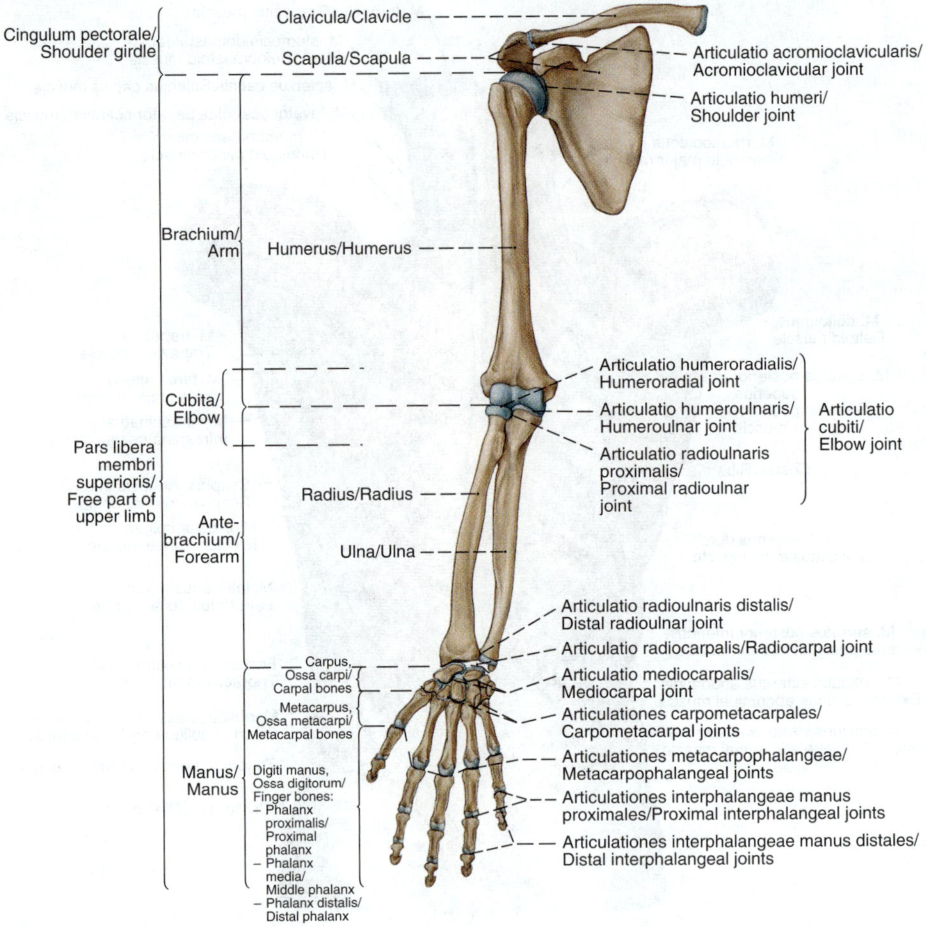


**Abb. 18** Obere Gliedmaße, Membrum superius; von vorne (re).
**Fig. 18** Shoulder girdle and arm; Skeleton of right shoulder and arm; anterior view.

# Tafel 16/Table 16

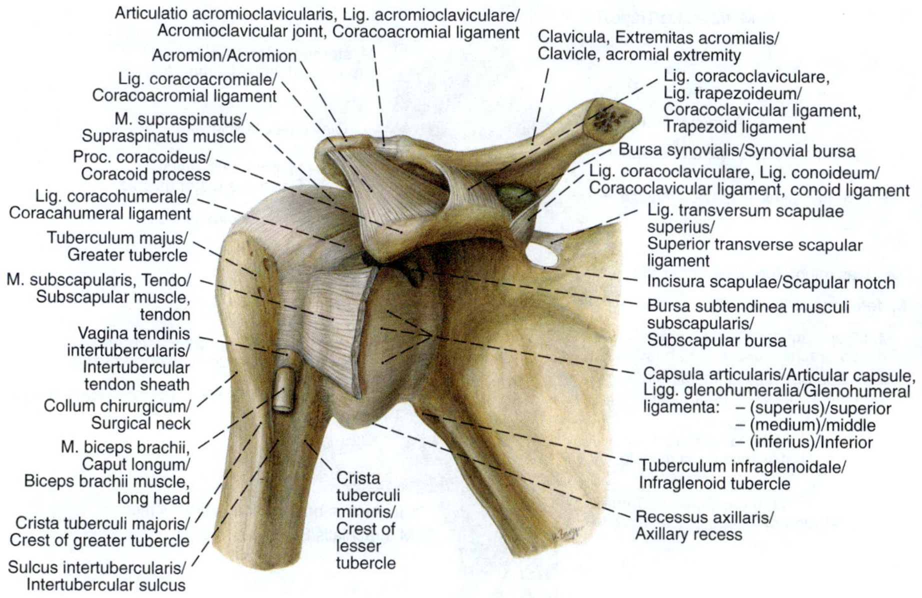


**Abb. 19** Schultergelenk, Articulatio humeri; von vorne (re).
**Fig. 19** Right shoulder joint and acromioclavicular joint. Anterior view.

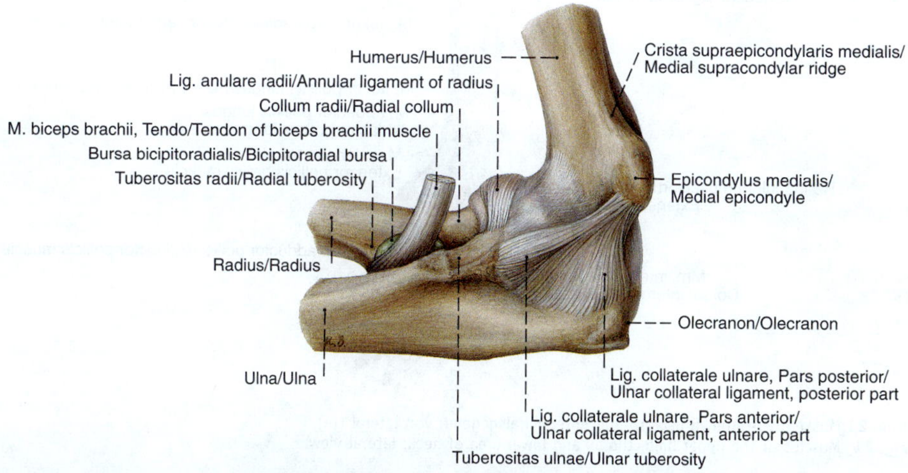


**Abb. 20** Ellbogengelenk, Articulatio cubiti; Flexion 90°, Supination 90°; von medial (re).
**Fig. 20** The right elbow joint; flexion 90°, supination 90°; medial view.

## Tafel 17/Table 17

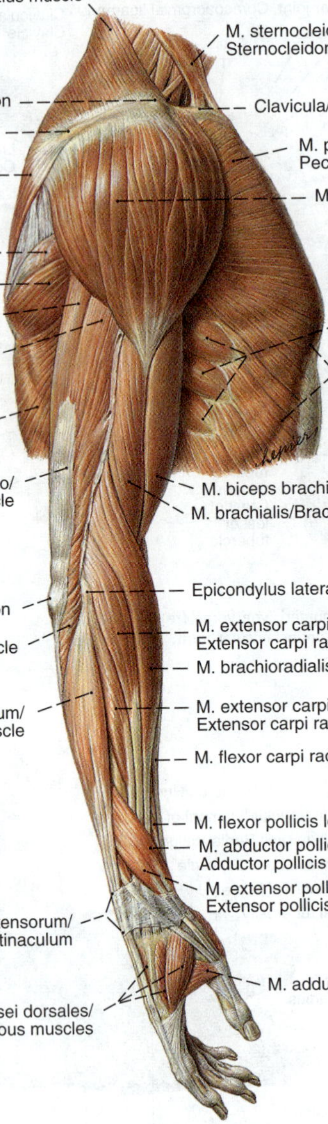


**Abb. 21** Muskeln von Arm, Brustkorb und unterer Halsgegend; von lateral (re).
**Fig. 21** Muscles of the upper limb, thorax and lower area of neck; lateral view.

## Tafel 18/Table 18

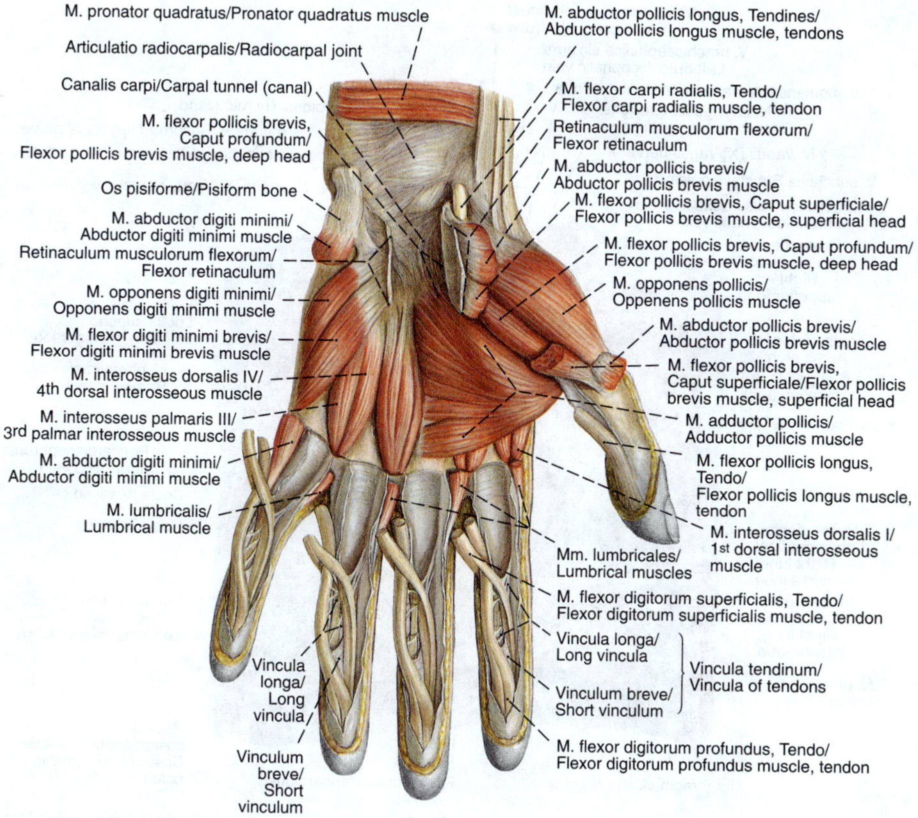


**Abb. 22** Muskeln der Hand; tiefe Schicht nach Abtragung des oberflächlichen und des tiefen Fingerbeugers sowie einiger Thenar- und Hypothenarmuskeln; von palmar (li).

**Fig. 22** Muscles of the hand; deep layer of the palm of the left hand; the flexor tendons of the fingers have been removed; palmar view.

## Tafel 19/Table 19

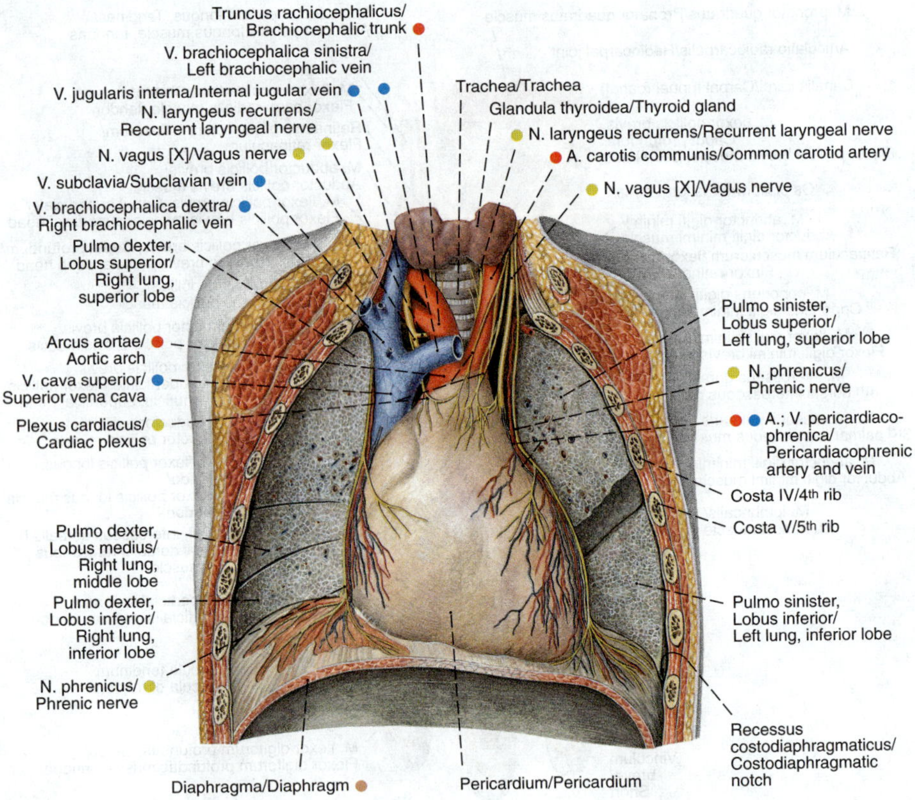


**Abb. 23** Brusthöhe, Cavitas thoracis, eines Erwachsenen; vordere Brustwand entfernt; rechte und linke Lunge in der Frontalebene durchgeschnitten; von ventral.

**Fig. 23** Thoracic viscera of an adult after removal of the anterior thoracic wall; frontal section of right and left lung; ventral view.

## Tafel 20/Table 20

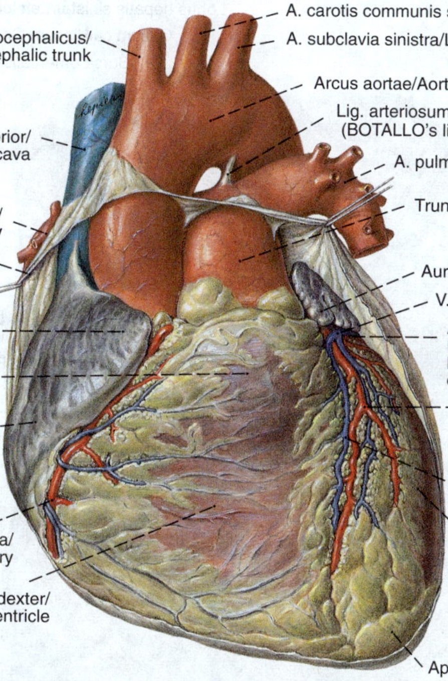


**Abb. 24** Herz, Cor; größere Äste der Herzkranzgefäße freipräpariert; von ventral.
**Fig. 24** The heart and trunks of the great vessels; anterior view.

# Tafel 21/Table 21

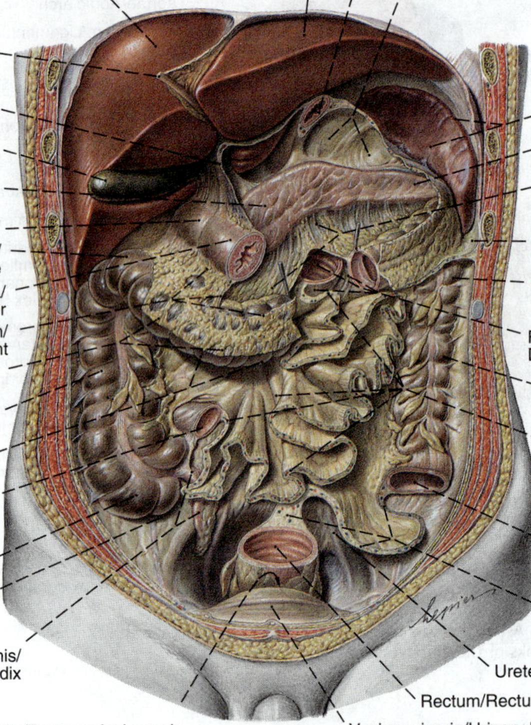


**Abb. 25** Lage der Baucheingeweide, Situs viscerum; Magen entfernt; Bursa omentalis mit allen Recessus einsehbar.
**Fig. 25** Position of the abdominal viscera; The stomach was removed, exposing the entire omental bursa.

## Tafel 22/Table 22

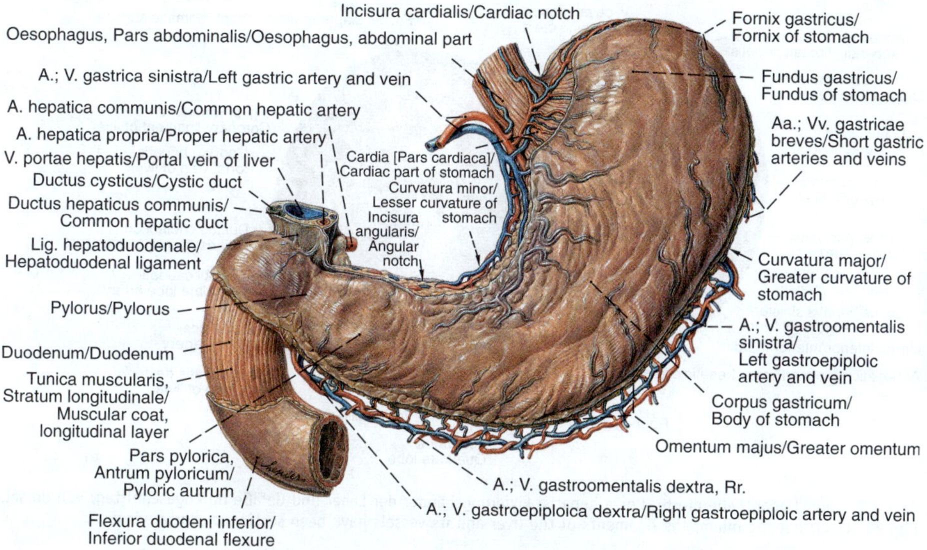


**Abb. 26** Magen, Gaster; Zwölffingerdam, Duodenum; Teile des Peritoneums entfernt; von ventral.
**Fig. 26** The stomach with duodenum; peritoneum partly removed; ventral view.

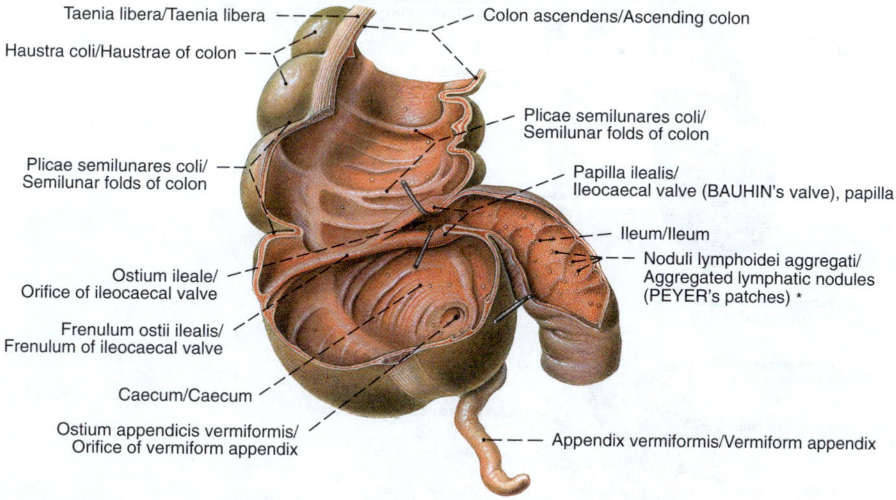


* PEYERsche Platten/PEYER's patches

**Abb. 27** Aufsteigender Dickdarm, Colon ascendens; Blinddarm, Caecum; Wurmfortsatz, Appendix vermiformis; von ventral.
**Fig. 27** The lower part of ascending colon; caecum, vermiform appendix and the terminal part of the ileum; ventral view.

# Tafel 23/Table 23

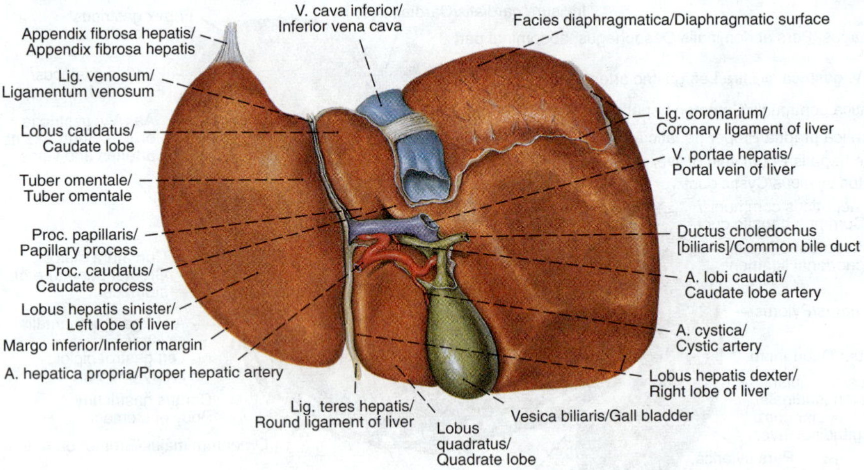


**Abb. 28** Leber, Hepar; Leberpforte, Porta hepatis; Fixierungsbänder der Leber und Gefäße durchgeschnitten; von dorsal.
**Fig. 28** Liver; hepatic hilum; the ligaments of the liver and its vessels have been sectioned; dorsal view.

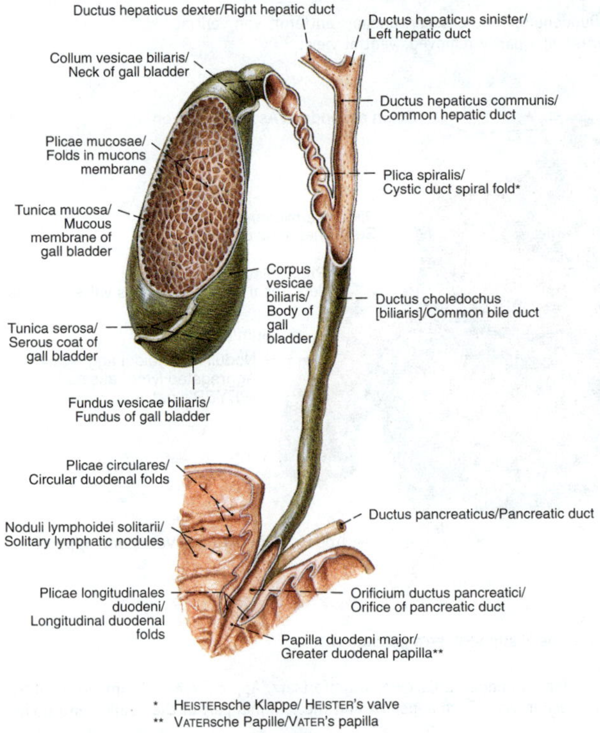


**Abb. 29** Gallenblase, Vesica biliaris [fellea], Gallengänge; von ventral.
**Fig. 29** The gall bladder and biliary duct system.

## Tafel 24/Table 24

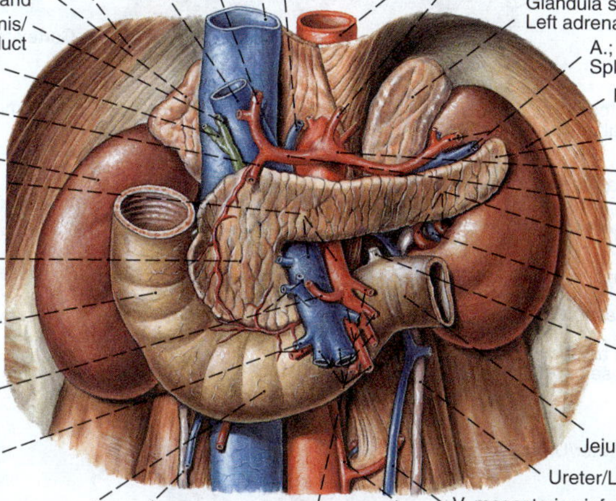


**Abb. 30** Retroperitoneale Organe und Gefäße des Oberbauchs; von ventral. Lymphknoten sind nicht gezeichnet.
**Fig. 30** The retroperitoneal organs of the upper abdomen; ventral view. Lymphatic nodes not shown.

## Tafel 25/Table 25

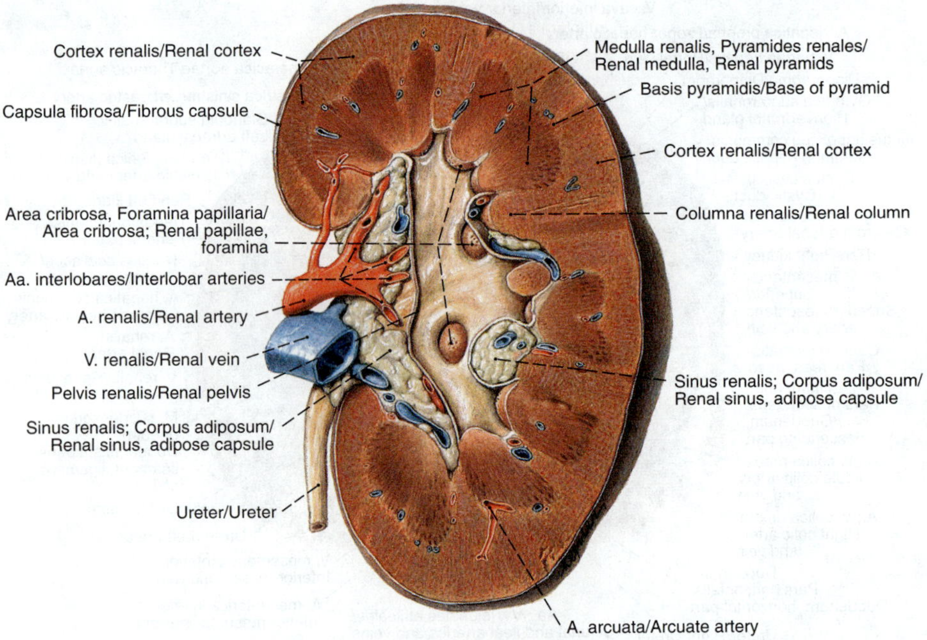


**Abb. 31** Niere, Ren [Nephros]; schräger, vertikaler Halbierungsschnitt mit Eröffnung des Nierenbeckens; von ventral (li).
**Fig. 31** Frontal hemisection of the left kidney; the renal pelvis is partly opened; ventral view.

## Tafel 26/Table 26

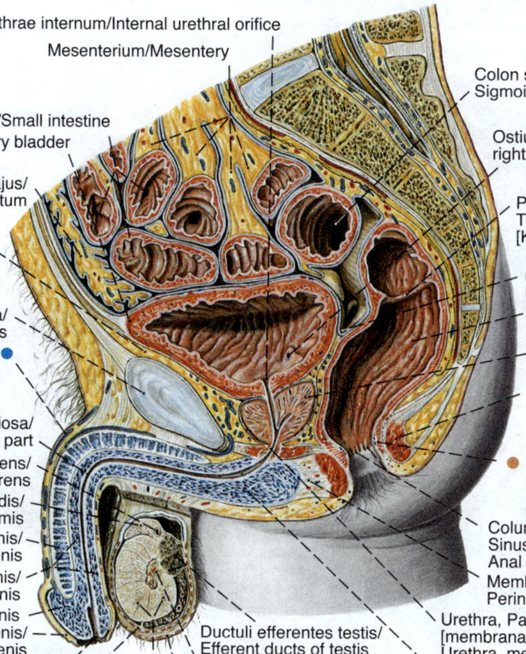


* KOHLRAUSCHsche Falte/KOHLRAUSCH's fold

**Abb. 32** Becken, Pelvis, beim Mann; Medianschnitt; von lateral (re).
**Fig. 32** Median section through the male pelvis; paramedian section of the scrotum; view from left side.

## Tafel 27/Table 27

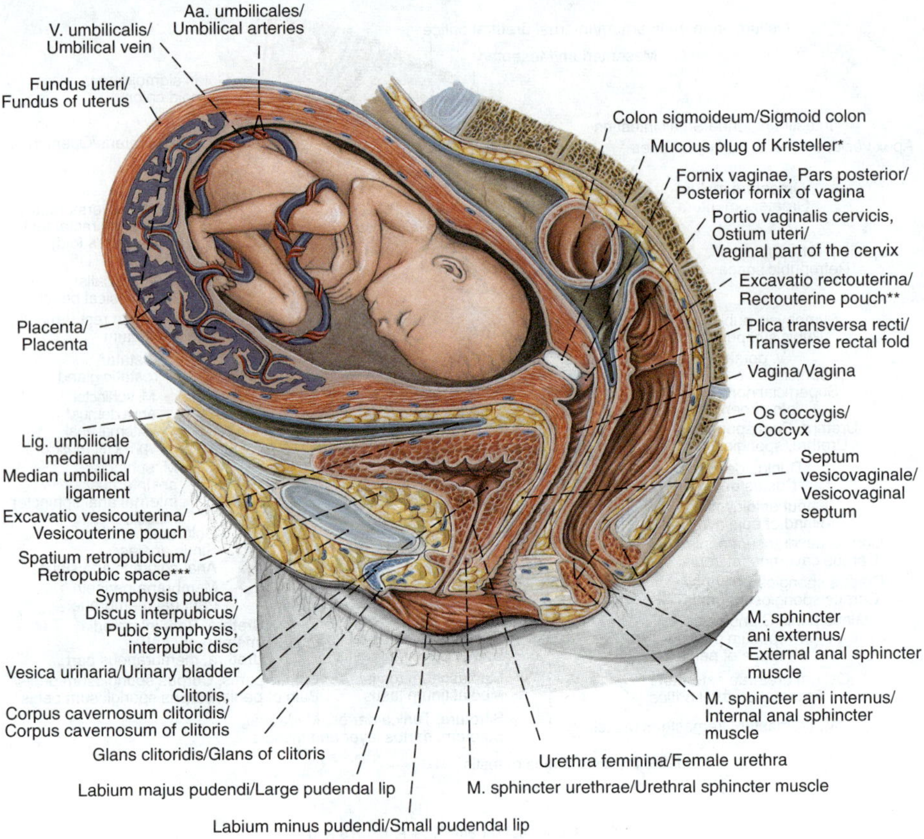


* Kritellerscher Schleimpfropf im Zervikalkanal des Uterus
** Douglasscher Raum
*** Retziusscher Raum

**Abb. 33** Gebärmutter, Uterus, mit Fetus; von lateral (li). Die Uteruswand ist am Ende der Schwangerschaft noch dünner.
**Fig. 33** Uterus with foetus; lateral view. The wall of the uterus is extremely thin at the end of pregnancy.

## Tafel 28/Table 28

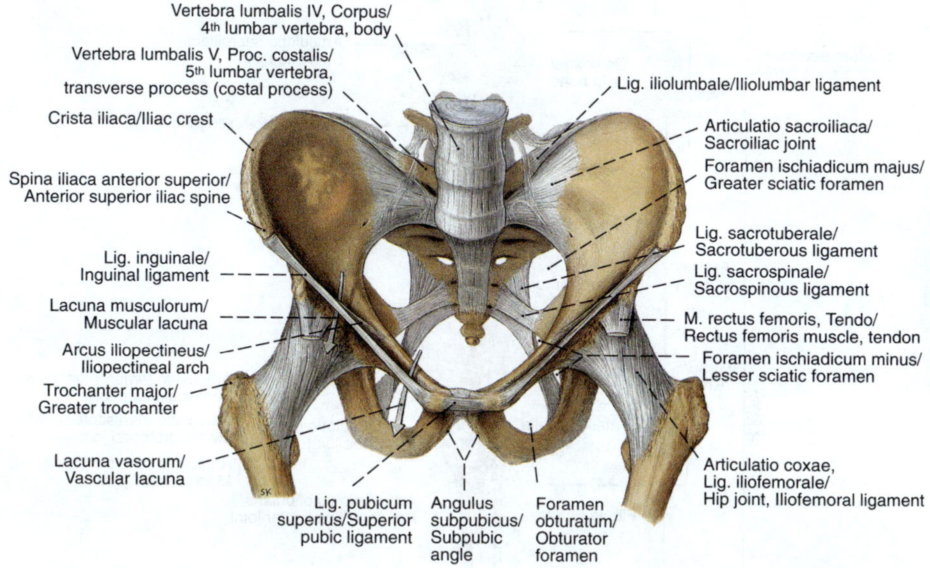


**Abb. 34** Knochenverbindungen des Beckens, Juncturae cinguli pelvici, und des lumbosakralen Übergangs, Articulatio lumbosacralis, beim Mann; von vorne oben.
**Fig. 34** The male pelvis; articulations of the pelvic girdle and the hip joints and associated ligaments; ventro cranial view.

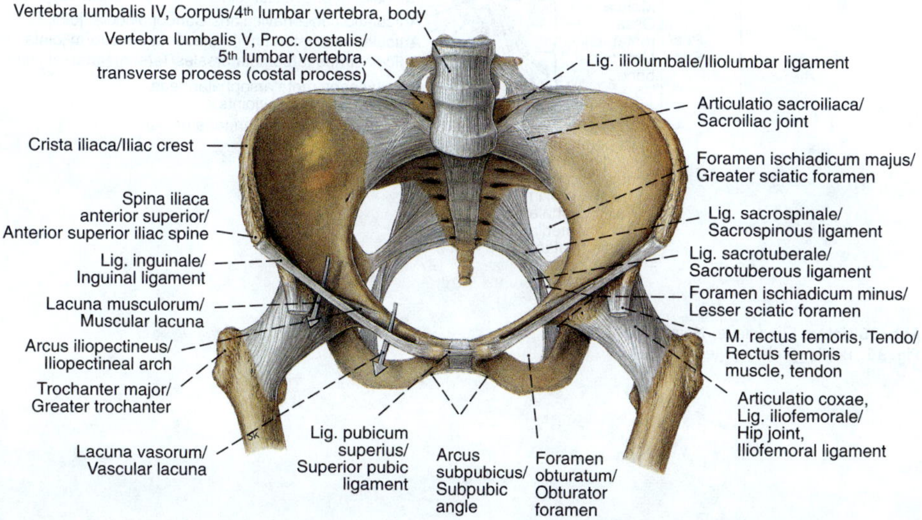


**Abb. 35** Knochenverbindungen des Beckens, Juncturae cinguli pelvici, und des lumbosakralen Übergangs, Articulatio lumbosacralis, bei der Frau; von vorne oben.
**Fig. 35** The female pelvis; articulations of the pelvic girdle and the hip joints and associated ligaments; ventrocranial view.

## Tafel 29/Table 29

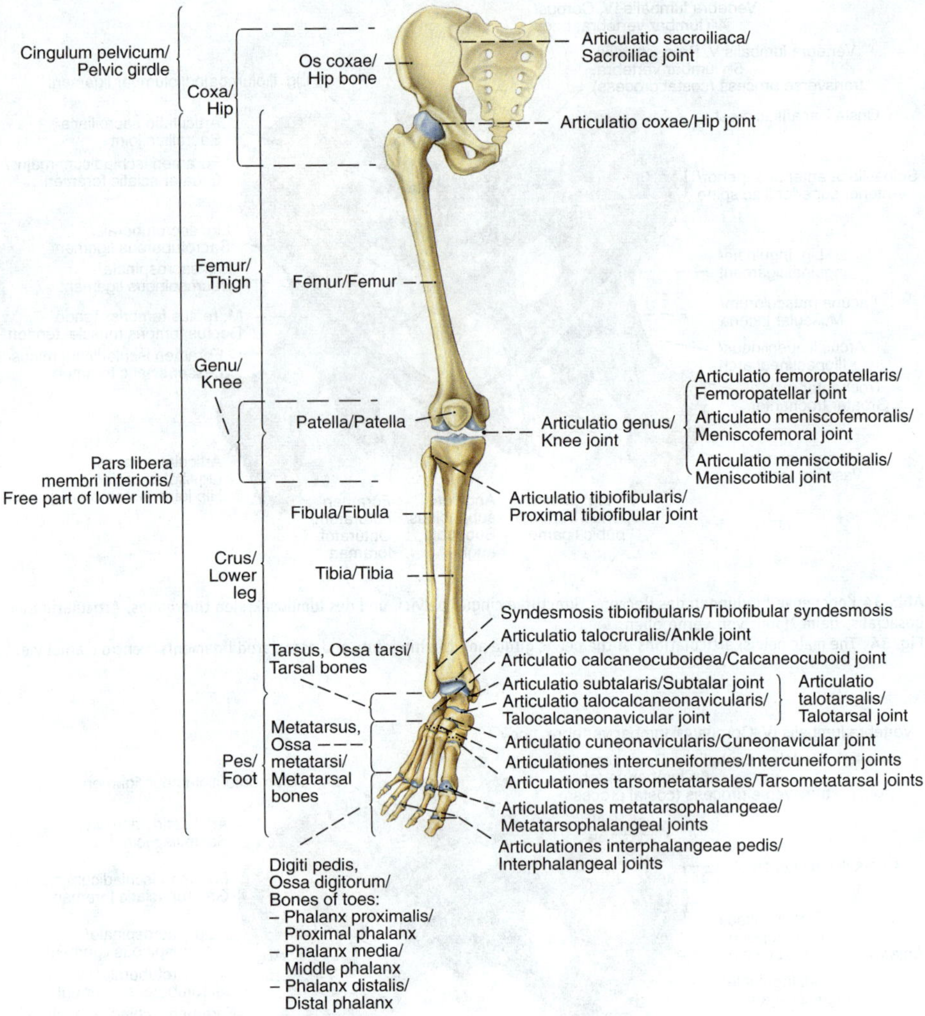


**Abb. 36** Untere Gliedmaße, Membrum inferius.
**Fig. 36** Pelvic girdle and leg.

# Tafel 30/Table 30

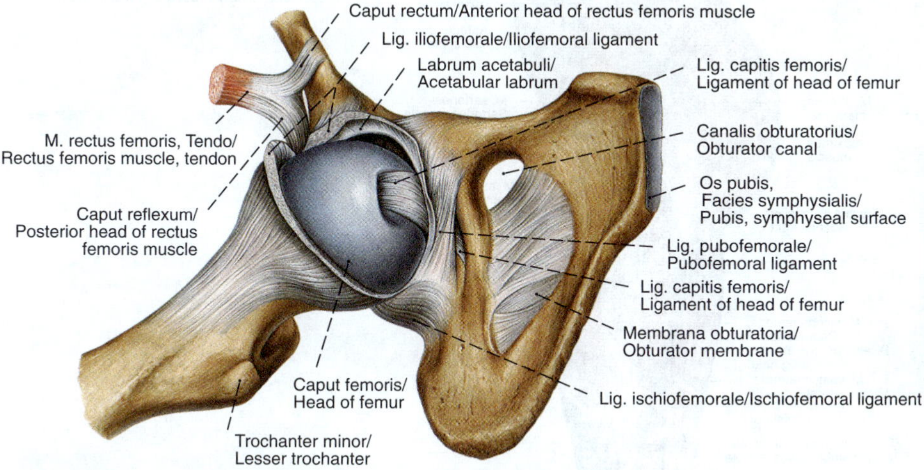


**Abb. 37** Hüftgelenk, Articulatio coxae; nach Eröffnung der Gelenkkapsel; von lateral distal (re).
**Fig. 37** Right hip joint after opening the anterior aspect of the articular capsule; lateral view.

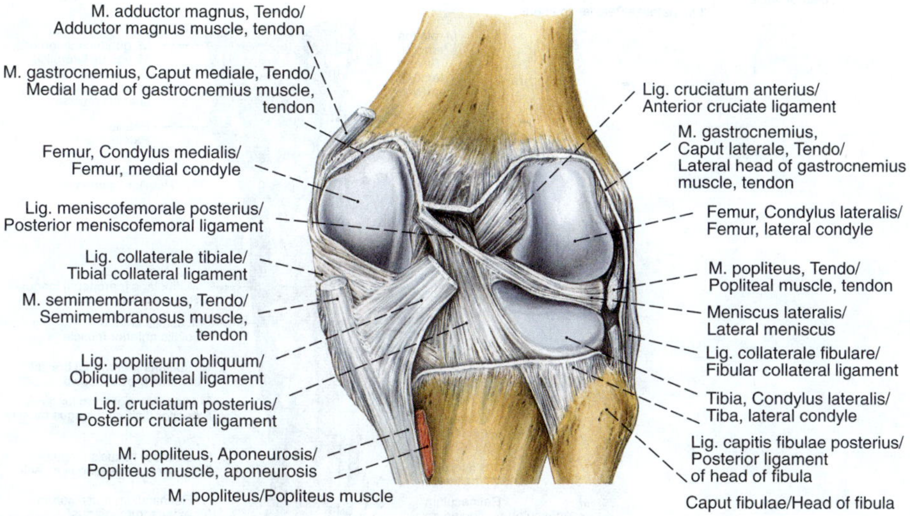


**Abb. 38** Kniegelenk, Articulatio genus; nach Freilegung der Kreuzbänder und der Menisci; von hinten (re).
**Fig. 38** Right knee joint after removal of the joint capsule; posterial view.



Anhang

## Tafel 31/Table 31

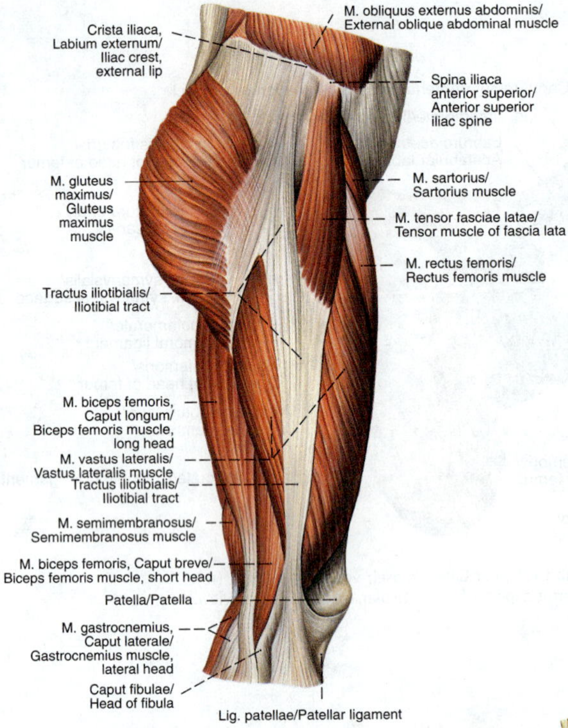


**Abb. 39** Muskeln des Oberschenkels und der Hüfte; von lateral (re).

**Fig. 39** Superficial layer of the right gluteal and thigh muscles; lateral view.

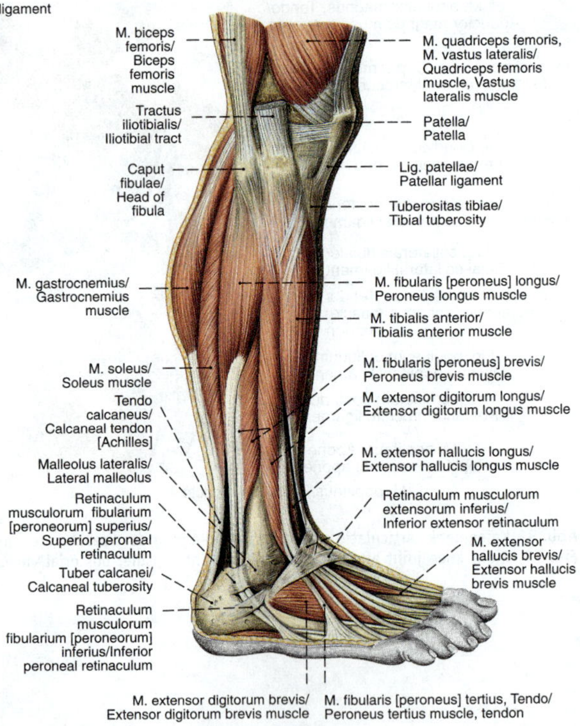


**Abb. 40** Muskeln des Unterschenkels und des Fußes; von lateral (re).

**Fig. 40** Muscles of the lateral compartment of the right leg.

## Tafel 32/Table 32

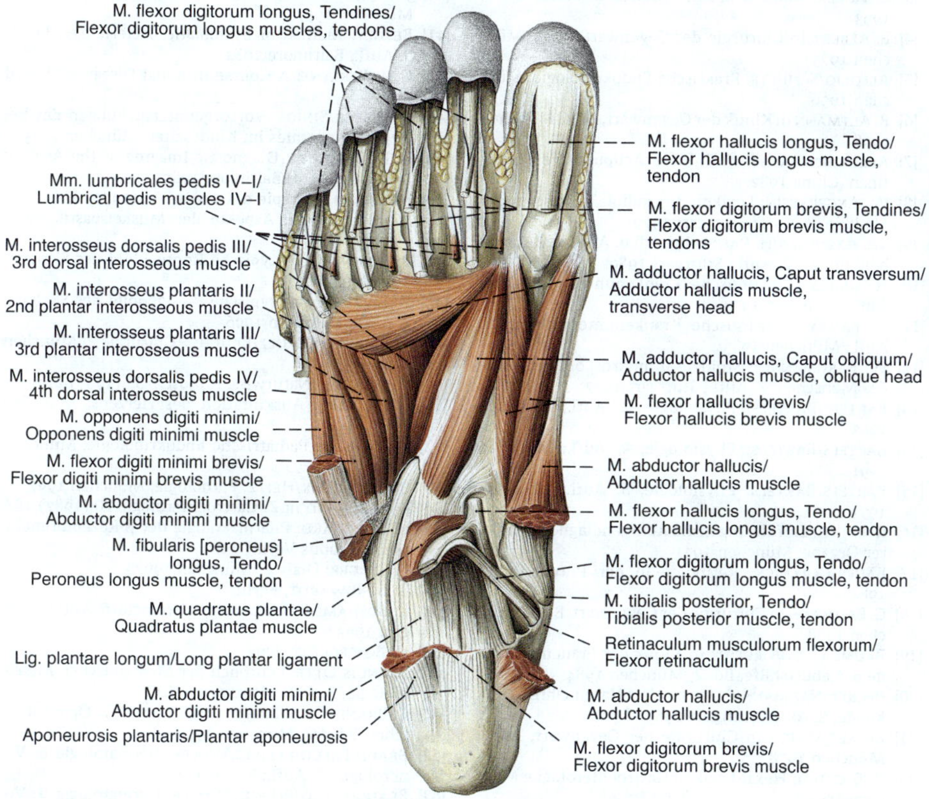


**Abb. 41** Muskeln des Fußes; von plantar (re).
**Fig. 41** Plantar muscles of the right foot.

# Quellenverzeichnis der Abbildungen, Schemata und Tabellen


[1] ADAC – Das Lexikon der Gesundheit; München 1996
[2] O. ADAM in Med. Klin. 78 (1983) 186
[3] G. ADLER: Morbus Crohn – Colitis ulcerosa; Berlin 1993
[4] E. ALBERT in Chirurgie der Gegenwart, Bd. 5; München 1975
[5] ALLOLIO/SCHULTE: Praktische Endokrinologie; München 1996
[6] R. ALTMANN in Klinik der Gegenwart, Bd. 6; München 1958
[7] Anatomical Atlas of Chinese Acupuncture Points; Jinan, China 1982
[8] W. ANGERSTEIN: Lexikon der radiol. Technik in der Medizin, 3. Aufl.; Stuttgart 1979
[9] TH. AXENFELD/H. PAU: Lehrbuch u. Atlas der Augenheilkunde, 12. Aufl.; Stuttgart 1980
[10] H. BAILEY: Chirurgische Krankenuntersuchung, 6. Aufl.; München 1974
[11] H. BAILEY: Chirurgische Krankenuntersuchung, 7. Aufl.; München 1983
[12] W. BARGMANN: Histologie u. mikroskop. Anatomie des Menschen, 7. Aufl.; Stuttgart 1977
[13] BARTELS/BARTELS: Physiologie, 2. Aufl.; München 1983
[14] BARTELS/BARTELS: Physiologie, 4. Aufl.; München 1991
[15] BARTELS/BARTELS: Physiologie, 5. Aufl.; München 1995
[16] R. BAUER: Einführung in die Röntgendiagnostik innerer Organe; München 1971
[17] BAUER/GOLLNICK: Retinoide in der Praxis; Berlin 1984
[18] G. BAUMANN in Chirurgie der Gegenwart, Bd. 5; München 1978
[19] BAUMGARTEN/CRETIUS in Klinik der Frauenheilkunde u. Geburtshilfe, Bd. 2; München 1984
[20] BECKER/NAUMANN/PFALTZ: Hals-Nasen-Ohren-Heilkunde, 2. Aufl.; Stuttgart 1983
[21] BECKER/WITTE in Chirurgie der Gegenwart, Bd. 5; München 1978
[22] K. BECKH in Hexal Lexikon Gastroenterologie; München 1995
[23] H. BEGEMANN: Praktische Hämatologie, 8. Aufl.; Stuttgart 1982
[24] G. v. BÉKÉSY in Naturwiss. Rundsch. 17 (1964) 209
[25] H.G. BENDER in Klinik der Frauenheilkunde u. Geburtshilfe, Bd. 7; München 1981
[26] A. BENNINGHOFF: Anatomie, Bd. 1, 14. Aufl.; München 1985
[27] A. BENNINGHOFF: Anatomie, Bd. 1, 15. Aufl.; München 1994
[28] A. BENNINGHOFF: Anatomie, Bd. 2, 13./14. Aufl.; München 1985
[29] A. BENNINGHOFF: Anatomie, Bd. 2, 15. Aufl.; München 1994
[30] A. BENNINGHOFF: Anatomie, Bd. 3, 13./14. Aufl.; München 1985
[31] BENNINGHOFF/GOERTTLER: Lehrbuch der Anatomie des Menschen, Bd. 1, 10. Aufl.; München 1968
[32] BENNINGHOFF/GOERTTLER: Lehrbuch der Anatomie des Menschen, Bd. 2, 12. Aufl.; München 1979
[33] BENNINGHOFF/GOERTTLER: Lehrbuch der Anatomie des Menschen, Bd. 3, 8. Aufl.; München 1967
[34] BENNINGHOFF/GOERTTLER: Lehrbuch der Anatomie des Menschen, Bd. 3, 11/12. Aufl.; München 1979
[35] BENZER/FREY/HÜGIN/MAYRHOFER: Anästhesiologie, Intensivmedizin u. Reanimation, 5. Aufl.; Berlin 1982
[36] R. BERCHTOLD in Chirurgie der Gegenwart, Bd. 2; München 1977
[37] BERCHTOLD/HAMELMANN/PEIPER: Arbeitsbuch Chirurgie, Bd. 1; München 1982
[38] BERCHTOLD/HAMELMANN/PEIPER: Chirurgie, 2. Aufl.; München 1990
[39] BERCHTOLD/HAMELMANN/PEIPER/TRENTZ: Chirurgie, 3. Aufl.; München 1994
[40] BEREND/DÖNHARDT in Klinik der Gegenwart, Bd. 4; München 1957
[41] BERGEY: Manual of Systematic Bacteriology, Bd. 1, 9. Aufl.; Baltimore 1984
[42] G.M. BERLYNE: A Course in Renal Diseases; Oxford 1968
[43] BERNBECK/SINIOS: Vorsorgeuntersuchungen des Bewegungsapparates im Kindesalter; München 1975
[44] T. H. BERQUIST: Diagnostic Imaging of the Acutely Injured Patient; Baltimore 1985
[45] BIEMER in Therapie d. Gegenw. 11 (1977) 874
[46] W. BIRKMAYER: Aspekte der Muskelspastik; Bern 1972
[47] R. BIRKNER: Das typische Röntgenbild des Skeletts; München 1977
[48] R. BIRKNER: Das typische Röntgenbild des Skeletts; 3. Aufl.; München 1996
[49] BLIEMEISTER/BROLL/BRUCH: Chirurgie; München 1996
[50] K. BLOCH in Naturwiss. Rundsch. 33 (1980) 213
[51] H. BLÖMER: Auskultation des Herzens; München 1967
[52] W. BLUNCK: Pädiatrische Endokrinologie; München 1977
[53] BÖCKER/DENK/HEITZ: Pathologie; München 1997
[54] F. BORCHARD in Z. Gastroenterologie 20 (1982) 187
[55] U. BORCHARD: Pharmakologie der β-Rezeptorenblocker; Aesopus Verlag 1983
[56] L. BORGER: Dialyse; München 1997
[57] G. BORGWARDT, Berlin
[58] K. BOSHAMER: Lehrbuch der Urologie, 6. Aufl.; Stuttgart 1963
[59] H. BOSSECKERT, Jena
[60] BRANDIS/OTTE: Lehrbuch der Medizinischen Mikrobiologie, 5. Aufl.; Stuttgart 1984
[61] G. BRANDT in B. BREITNER: Chirurgische Operationslehre, Bd. 4/2; München 1959
[62] BRAUN-FALCO/PLEWIG/WOLFF: Dermatologie u. Venerologie, 3. Aufl.; Berlin 1984
[63] BRAUN-FALCO/PLEWIG/WOLFF: Dermatologie u. Venerologie, 4. Aufl.; Berlin 1996
[64] BREGULLA/OBER in Chirurgie der Gegenwart, Bd. 1; München 1974
[65] B. BREITNER: Chirurgische Operationslehre, Bd.IV: J. R. SIEWERT: Chirurgie des Abdomens 2, 2. Aufl.; München 1989
[66] B. BREITNER: Chirurgische Operationslehre, Bd. VII: H.-P. BRUCH: Chirurgie der Körperoberfläche, 2. Aufl.; München 1997
[67] B. BREITNER: Chirurgische Operationslehre, Bd. XII: W. LAND: Transplantationschirurgie, 2. Aufl.; München 1996
[68] F. BROSER: Topische u. klinische Diagnostik neurologischer Krankheiten, 2. Aufl.; München 1981
[69] W.L. BRÜCKNER: Gerinnungsfaktor XIII; München 1983
[70] W. BRÜHL: Leber- u. Gallenwegserkrankungen, 2. Aufl.; Stuttgart 1967
[71] P. BSTEH: Fibel der praktischen Geburtshilfe, 3. Aufl.; München 1978
[72] F. BÜCHNER: Allgemeine Pathologie u. Ätiologie, 6. Aufl.; München 1975
[73] BÜCHNER/GRUNDMANN: Spezielle Pathologie, Bd. 1, 5. Aufl.; München 1975
[74] BÜCHNER/GRUNDMANN: Spezielle Pathologie, Bd. 2, 5. Aufl.; München 1974
[75] BULL/GANZER/GRÜNTZIG/SCHIRMER: Der Schädelbruch; München 1987
[76] BULL/GANZER/GRÜNTZIG/SCHIRMER: Traumatologie des Hirn- u. Gesichtsschädels, 2. Aufl.; München 1989

[77] BUNDSCHUH/SCHNEEWEISS: Immunologie, 2. Aufl.; Stuttgart 1979
[78] H. BURCHARDI: Akute Notfälle, 2. Aufl.; Stuttgart 1985
[79] BUSHE/GLEES: Chirurgie des Gehirns u. Rückenmarks im Kinder- u. Jugendalter; Stuttgart 1968
[80] CARL/WANNER in Chirurgie der Gegenwart, Bd. 6; München 1978
[81] G. CHAPCHAL: Orthopädische Krankenuntersuchung, 2. Aufl.; Enke 1971
[82] CHEN/KUREA/MACLAREN in Degroot and Jameson: The Autoimmune Polyglandular syndromes; Endocrinology; Volume 1
[83] CHRISTOPHERS/STÄNDER: Praxis der Haut- u. Geschlechtskrankheiten, 4. Aufl.; München 1986
[84] H. CHÜDEN: Impedanz-Hörprüfung; München 1978
[85] M. CLARA: Das Nervensystem des Menschen, 3. Aufl.; Leipzig 1959
[86] M. CLARA: Entwicklungsgeschichte des Menschen, 6. Aufl.; Leipzig 1966
[87] CLASSEN/DIEHL/KOCHSIEK: Innere Medizin; München 1991
[88] CLASSEN/DIEHL/KOCHSIEK: Innere Medizin; 3. Aufl.; München 1994
[89] CLASSEN/DIEHL/KOCH/KOCHSIEK/PONGRATZ/SCRIBA: Differentialdiagnose; München 1998
[90] CLASSEN/PHILLIP in Handbuch der Inneren Medizin, Bd. 3/2, 5. Aufl.; Berlin 1974
[91] v. CRIEGERN in Med. Klin. 74 (1979) 1013
[92] T. A. CRON, S. OSSWALD, M. BORGGREFE in Schweiz Med Wochensch 1988; 128: 1965
[93] DAVIDSON/HYDE/SITTMAN: Intensivkurs: Biochemie; München 1996
[94] DAVISON/NEALE: Klinische Psychologie, 3. Aufl.; München 1988
[95] H. U. DEBRUNNER: Orthopädisches Diagnostikum, 4. Aufl.; Stuttgart 1982
[96] H. F. DECKART, Berlin
[97] DEETJEN/SPECKMANN: Physiologie; München 1992
[98] DEETJEN/SPECKMANN: Physiologie; 2. Aufl.; München 1994
[99] DELBRÜCK/HAUPT: Rehabilitationsmedizin; München 1996
[100] L. DEMLING: Der kranke Magen; München 1970
[101] Deutsche Gesellschaft für innere Medizin in Zusammenarbeit mit dem Berufsverband Deutscher Internisten: Rationelle Diagnostik u. Therapie in der Inneren Medizin; München 1997
[102] Deutscher Ärztekalender 1981; München
[103] H. G. DIEROFF: Lärmschwerhörigkeit, 2. Aufl.; München 1979
[104] C. DIETSCHI in Chirurgie der Gegenwart, Bd. 5; München 1979
[105] W. DIHLMANN: Das Baastrup-Syndrom. In: W. DIHLMANN (Hrsg.): Gelenke – Wirbelverbindungen. Klinische Radiologie. 2. Aufl.; Stuttgart 1982
[106] DILLING/MOMBOUR/SCHMIDT: Internationale Klassifikation psychischer Störungen (ICD-10); Bern 1991
[107] DIXON in Selecta 12 (1979) 1096
[108] W. DOBERAUER: Scriptum Geriatricum; München 1975
[109] DÖDERLEIN/BREITNER in Klinik der Frauenheilkunde u. Geburtshilfe, Bd. 1; München 1964
[110] DÖDERLEIN/BREITNER in Klinik der Frauenheilkunde u. Geburtshilfe, Bd. 1; München 1971
[111] DÖDERLEIN/MESTWERDT/GÖLTNER: Gynäkologie u. Geburtshilfe; München 1973
[112] G. DÖRING in Klinik der Frauenheilkunde u. Geburtshilfe, Bd. 3; München 1965
[113] G. DÖRING in Klinik der Frauenheilkunde u. Geburtshilfe, Bd. 5; München 1983
[114] G. W. DOMINOK, Cottbus
[115] Werkfoto Fa. Dornier
[116] DREYLING ET AL in Rationelle Diagnostik u. Therapie, Lieferung 13, München 2002
[117] J. T. DUNN, G. A. MEDEIROS-NETO: Endemic Goiter and Cretinism – continuing threats to the world health; Scientific Publication, Pan american Health Organization, WHO, Publication No. 292; 1974
[118] DURRER/SCHUILLENBURG/WELLENS in Am. J. Cardiol. 25 (1970) 690
[119] D. EBERHAGEN in Deutscher Ärztekalender 1981; München
[120] D. EBERHAGEN: Klinische Chemie u. Hämatologie, 3. Aufl.; München 1973
[121] ECKERT/HÄRING/SATTER/ZWANK: Fibrinklebung; München 1986
[122] FANCONI/WALLGREN: Lehrbuch der Pädiatrie, 8. Aufl.; Basel 1967
[123] FEIGE/REMPEN/WÜRFEL/CAFFIER/JAWNY: Frauenheilkunde; München 1997
[124] H. FENEIS: Anatomische Bildnomenklatur, 5. Aufl.; Stuttgart 1982
[125] H. FERNER: Grundriß der Entwicklungsgeschichte des Menschen, 10. Aufl.; München 1967
[126] J. FISCHER: Taschenbuch der Onkologie; München 1983
[127] I. FLEHMING in Materia Medica Nordmark 22 (1970)
[128] FORTH/HENSCHLER/RUMMEL: Pharmakologie u. Toxikologie, 5. Aufl.; Mannheim 1987
[129] FORTH/HENSCHLER/RUMMEL: Pharmakologie u. Toxikologie, 7. Aufl.; Heidelberg 1996
[130] FREYBERGER/STIEGLITZ: Kompendium der Psychiatrie u. Psychotherapie, 10. Aufl.; Basel 1996
[131] G.G. FRÖSNER in Med. Klin. 77 (1982) 236
[132] FROWEIN/HARRER: Vegetativ-endokrine Diagnostik; München 1957
[133] FÜLGRAF/PALM: Pharmakotherapie/Klinische Pharmakologie, 9. Aufl.; Stuttgart 1995
[134] J. FÜSGEN: Der ältere Patient, 2. Aufl.; München 1996
[135] H. GÄNSHIRT: Der Hirnkreislauf; Stuttgart 1972
[136] GALL/HOHENBERGER: Aktuelle Chirurgie; München 1984
[137] GARRÉ/STICH/BAUER: Lehrbuch der Chirurgie, 14./15. Aufl.; Berlin 1949
[138] GAUER/KRAMER/JUNG: Physiologie des Menschen, Bd. 1; München 1972
[139] GAUER/KRAMER/JUNG: Physiologie des Menschen, Bd. 2; München 1971
[140] GAUER/KRAMER/JUNG: Physiologie des Menschen, Bd. 3; München 1972
[141] GAUER/KRAMER/JUNG: Physiologie des Menschen, Bd. 4, 2. Aufl.; München 1975
[142] GAUER/KRAMER/JUNG: Physiologie des Menschen, Bd. 5, 2. Aufl.; München 1977
[143] GAUER/KRAMER/JUNG: Physiologie des Menschen, Bd. 6, 2. Aufl.; München 1975
[144] GAUER/KRAMER/JUNG: Physiologie des Menschen, Bd. 7, 3. Aufl.; München 1976
[145] GAUER/KRAMER/JUNG: Physiologie des Menschen, Bd. 8, 2. Aufl.; München 1977
[146] GAUER/KRAMER/JUNG: Physiologie des Menschen, Bd. 9, 2. Aufl.; München 1978
[147] GAUER/KRAMER/JUNG: Physiologie des Menschen, Bd. 10, 3. Aufl.; München 1980
[148] GAUER/KRAMER/JUNG: Physiologie des Menschen, Bd. 11; München 1972
[149] GAUER/KRAMER/JUNG: Physiologie des Menschen, Bd. 12; München 1972
[150] GAUER/KRAMER/JUNG: Physiologie des Menschen, Bd. 13; München 1978
[151] GAUER/KRAMER/JUNG: Physiologie des Menschen, Bd. 14; München 1976
[152] GAUER/KRAMER/JUNG: Physiologie des Menschen, Bd. 18; München 1977
[153] GEIGY/HERWIG: Erreger u. Überträger tropischer Krankheiten; Basel
[154] P. GEORGI: Infektionskrankheiten für Heilpraktiker; München 1998
[155] W.H. GERLICH in Internist 26 (1985) 63
[156] W. GEROK (Hrsg.): Hepatologie (Innere Medizin der Gegenwart, Bd. 1); München 1987
[157] GEROK/BLUM: Hepatologie, 2. Aufl.; München 1995
[158] GEROK/HARTMANN/PFREUNDSCHUH/PHILIPP/SCHUSTER/SEYBRECHT (Hrsg.): Klinik der Gegenwart (Handbuch der Medizin im Lose-Blatt-System), 2 Bde.; München

[159] GITTER/HEILMEYER: Taschenbuch klinischer Funktionsprüfungen; Stuttgart 1963
[160] C. GOECKE: Arbeitsbuch Gynäkologie; München 1983
[161] C. GOECKE: Arbeitsbuch Geburtshilfe; München 1981
[162] C. GOECKE: Kleine Gynäkologie; München 1972
[163] GÖLZ/MAYR/BAUER: HIV u. AIDS, 2. Aufl.; München 1995
[164] K. GOLENHOFEN: Original-Prüfungsfragen mit Kommentar GK1, 3. Aufl.; Weinheim 1985
[165] K. GOLENHOFEN: Physiologie; München 1997
[166] G. GORETZKI: Physik u. Strahlenkunde, 3. Aufl.; München 1984
[167] GOTTRON/SCHÖNFELD: Dermatologie u. Venerologie, Bd. 4; Stuttgart 1960
[168] GRAF/MÜLLER in Med. Klin. 72 (1977) 1942
[169] GREMMEL/WENDHAUSEN: Computer-unterstützte Bestrahlungsplanung; München 1985
[170] J. GREVEN in Med. Klin. 74 (1979) 591
[171] H. E. GREWE: Dringliche Chirurgie beim Säugling u. Kind; Stuttgart 1959
[172] J. GRIFKA: Naturheilverfahren; München 1995
[173] GRILLE/JOHNSEN/KOLENDA in Med. Klin. 74 (1979) 55
[174] M. GROB: Lehrbuch der Kinderchirurgie; Stuttgart 1957
[175] F. GROSSE-BROCKHOFF: Pathologische Physiologie, 2. Aufl.; Berlin 1969
[176] K.D. GROSSER: Kardiologische Erkrankungen; München 1985
[177] E. GRUNDMANN: Spezielle Pathologie, 7. Aufl.; München 1986
[178] E. GRUNDMANN: Spezielle Pathologie, Farbatlas; München 1986
[179] GSELL/KRECH/MOHR: Fortschritte in der klinischen Virologie; München 1986
[180] GÜRTLER/HÖNIGHAUS: Infektionsrisiko u. Inaktivierung von Erregern in Blut- u. Plasmakomponenten in Die gelben Hefte 37 (1997) 149–160
[181] J. HAASE: Arbeitsbuch Physiologie, Bd. 3, 2. Aufl.; München 1984
[182] M. H. HABER u. a. (Hrsg.): Farbatlas mikroskopischer Harnanalytik; München 1983 (© 1981 American Society of Clinical Pathologists, Inc.)
[183] A. HABERMEHL in Dt. Ärztebl. 6 (1978) 307
[184] HABERMEHL/GRAUL in Dt. Ärztebl. 79 (1982) 17
[185] W. HADORN: Vom Symptom zur Diagnose, 3. Aufl.; Basel 1965
[186] H. P. von HAHN: Das biologische Altern; Kurzmonographien Sandoz 24; Nürnberg 1979
[187] B. HAID in B. BREITNER: Chirurgische Operationslehre, Bd. 1; München 1967
[188] E. HALBERSTADT (Hrsg.): Frühgeburt, Mehrlingsschwangerschaft (Klinik der Frauenheilkunde u. Geburtshilfe, Bd. 6), 2. Aufl.; München 1987
[189] HANSEN/SCHLIACK: Segmentale Innervation; Stuttgart 1968
[190] V. D. HARDT in Med. Klin. 74 (1979) 1024
[191] HARTEL/PETERMANN in Dt. Ärztebl. 42 (1978) 2432
[192] T.U. HAUSAMEN: Erkrankungen des Verdauungstraktes; München 1984
[193] D. HAUSBRANDT/V. MÜLLER in Chirurgische Praxis 27 (1980) 721
[194] HEBERER/KÖLE/TSCHERNE: Chirurgie, 5. Aufl.; 1986
[195] HEBERER/RAU/LÖHR: Aorta u. große Arterien; Berlin 1966
[196] HECKER/DAUM/MAIER in B. BREITNER: Chirurgische Operationslehre, Bd. 2; München 1970
[197] F. HECKNER: Praktikum der mikroskopischen Hämatologie, 6. Aufl.; München 1986
[198] F. HECKNER: Praktikum der mikroskopischen Hämatologie, 7. Aufl.; München 1991
[199] F. HECKNER: Praktikum der mikroskopischen Hämatologie, 9. Aufl.; München 1997
[200] E. HEIDEMANN: Therapieschemata: Onkologie u. Hämatologie, 3. Aufl.; München 1996
[201] P. HEINRICH, Magdeburg
[202] P. HEINRICH: Gefäßchirurgie; München 1976
[203] S. HELDENSTEDT in Chirurgie der Gegenwart, Bd. 2; München 1974
[204] HELLIGE/SPIECKERMANN in Med. Prax. 80 (1985) 43
[205] HELLNER/NISSEN/VOSSSCHULTE: Lehrbuch der Chirurgie, 5. Aufl.; Stuttgart 1967
[206] HEMPEL/BAUR: Regionalanästhesie für Schulter, Arm u. Hand; München 1982
[207] HENNEMANN/VOSS: Hämatologische Erkrankungen; München 1981
[208] N. HENNING: Klinische Laboratoriumsdiagnostik, 3. Aufl.; München 1966
[209] HEPP/SCHEIDEL: Nahtmaterialien u. Nahttechniken in der operativen Gynäkologie; München 1985
[210] H.-J. HERMANN: Nuklearmedizin; München 1982
[211] P. HERTEL (Hrsg.): Traumatologie 3. Schulter u. obere Extremität (Chirurgische Operationslehre, Bd. X), 2. Aufl.; München 1991
[212] HERTLE/POHL: Urologische Therapie; München 1993
[213] Hexagon (Roche) 13, Nr. 5 (1985) 17
[214] Hexal Lexikon Neurologie; München 1995
[215] Hexal Lexikon Onkologie; München 1996
[216] Hexal Lexikon Orthopädie/Rheumatologie; München 1992
[217] HEYLL: Definitionen CFS in Med. Klinik 92 (1997) 221-227 (Nr. 4)
[218] HICKL/RIEGEL: Angewandte Perinatologie; München 1974
[219] HÖRMANN/LEMTIS in Klinik der Frauenheilkunde u. Geburtshilfe, Bd. 3; München 1969
[220] HOHMANN/HACKENBROCH/LINDEMANN: Handbuch der Orthopädie, Bd. 1; Stuttgart 1957
[221] HOHMANN/HACKENBROCH/LINDEMANN: Handbuch der Orthopädie, Bd. 2; Stuttgart 1958
[222] HOHMANN/HACKENBROCH/LINDEMANN: Handbuch der Orthopädie, Bd. 4/1; Stuttgart 1961
[223] F. HOLLE: Spezielle Magenchirurgie; Berlin 1968
[224] HOLLE/SONNTAG: Grundriß der gesamten Chirurgie, 7. Aufl., 2. Teil; Berlin 1960
[225] HOLLENDER/LEHNERT/WANKE: Akute Pankreatitis; München 1983
[226] A. M. HOLSCHNEIDER: Elektromanometrie des Enddarms, 2. Aufl.; München 1983
[227] M. HOLZMANN: Klinische Elektrokardiographie, 5. Aufl.; Stuttgart 1965
[228] J.H. HOLZNER: Arbeitsbuch Pathologie, Bd. 1, 3. Aufl.; München 1980
[229] J.H. HOLZNER: Arbeitsbuch Pathologie, Bd. 1, 4. Aufl.; München 1984
[230] J.H. HOLZNER: Arbeitsbuch Pathologie, Bd. 2, 4. Aufl.; München 1985
[231] J.H. HOLZNER: Arbeitsbuch Pathologie, Bd. 3, 4. Aufl.; München 1985
[232] H. H. HORCH (Hrsg.): Mund-Kiefer-Gesichtschirurgie (Praxis der Zahnheilkunde, Bd. 10/1), 2. Aufl.; München 1990
[233] HORSTKOTTE/LOOGEN: Erworbene Herzklappenfehler; München 1987
[234] M.C. HORZINEK: Kompendium der allgemeinen Virologie, 2. Aufl.; Berlin 1985
[235] K. HRUBY: Kurze Augenheilkunde, 5. Aufl.; München 1979
[236] HUSSLEIN/SEIDL in Klinik der Frauenheilkunde u. Geburtshilfe, Bd. 2; München 1980
[237] IGGO/MUIR: The structure and function of a slowly adapting touch corpuscle in hairy skin in J. Physiol. (Lond.) 200 (1969) 763-796
[238] JACOBI/LOEWENECK in Klinik der Gegenwart, Bd. 2; München 1959
[239] L. JÄGER: Klinische Immunologie u. Allergologie, TeilI; Stuttgart 1976
[240] JAHNA/WITTICH: Konservative Methoden in der Frakturbehandlung; München 1985
[241] J. JAHNECKE in Med. Klin. 61 (1966) 1035
[242] JANKE/DICKERSCHEID: Handbuch der mikrobiologischen Laboratoriumstechnik; Dresden 1967
[243] JAUK/SPITZAUER: Klinische Chemie; München 1988
[244] JAWETZ/MELNICK/ADELBERG: Medizinische Mikrobiologie, 5. Aufl.; Berlin 1980

[245] J. JAWNY: persönliche Mitteilung 1998
[246] JOHANNSEN/BONCK: Integriertes Sicherheitssystem für Arzneimittel aus Plasma in Die gelben Hefte 37 (1997) 161–171
[247] E.G. JUNG in Hautarzt 24 (1973) 177
[248] G. JUNG: Dermatologie; Stuttgart 1989
[249] R. JUNG in Handbuch der inneren Medizin, Bd. 5/I, 4. Aufl.; Berlin 1953
[250] JUNGERMANN/MÖHLER: Biochemie; Berlin 1984
[251] H. JUNGHANNS in Klinik der Gegenwart, Bd. 9; München 1982
[252] H. JUNGHANNS: Nomenclatura Columnae Vertebralis; Stuttgart 1977
[253] F.K. JUNKER: Kontaktlinsen, 2. Aufl.; München 1985
[254] J. Jusatz (Südasien-Institut der Univ. Heidelberg)
[255] G. KAISER: Die angeborene Hüftluxation; Jena 1958
[256] KALK/WILDHIRT in Klinik der Gegenwart Bd. 7; München 1958
[257] P. KARLSON: Kurzes Lehrbuch der Biochemie, 12. Aufl.; Stuttgart 1984
[258] KARLSON/GEROK/GROSS: Pathobiochemie, 2. Aufl.; Stuttgart 1982
[259] H. KASPER: Ernährungsmedizin u. Diätetik, 5. Aufl.; München 1985
[260] KAUFFMANN/MOSER/SAUER: Radiologie; München 1996
[261] E.W. KECK: Kardiologie, 4. Aufl.; München 1989
[262] W.-D. KEIDEL: Kurzgefaßtes Lehrbuch der Physiologie, 6. Aufl.; Stuttgart 1985
[263] KELLER/WISKOTT: Lehrbuch der Kinderheilkunde, 5. Aufl.; Stuttgart 1984
[264] KESSEL/GUTTMANN/MAURER: Neuro-Traumatologie, Bd. 1; München 1969
[265] KETTLER/CROZIER/METZLER: Analgesie in der Anästhesie; München 1986
[266] KIRSCHNER/GULEKE/ZENKER: Allgemeine u. spezielle Operationslehre, Bd. 1/I, 2. Aufl.; Berlin 1958
[267] KIRSCHNER/GULEKE/ZENKER: Allgemeine u. spezielle Operationslehre, Bd. 1/II, 2. Aufl; Berlin 1958
[268] KIRSCHNICK/WALD: Pflegeleitfaden; München 1997
[269] D. KLAUS: Nephrologische Erkrankungen; München 1983
[270] KLEMM in Med. Klin. 64 (1969) 870
[271] H. KLEPZIG in Med. Klin. 73 (1978) 299
[272] G. KLIMA: Schilddrüsen-Sonographie; München 1989
[273] Klinik der Frauenheilkunde u. Geburtshilfe, Band 4: KÜNZEL/WULF: Schwangerschaft I, 3. Aufl.; München 1992
[274] Klinik der Frauenheilkunde u. Geburtshilfe, Band 6: KÜNZEL/WULF: Geburt I, 3. Aufl.; München 1996
[275] Klinik der Frauenheilkunde u. Geburtshilfe, Band 10: H. SCHMIDT-MATTHIESEN: Allg. gynäkologische Onkologie, 3. Aufl.; München 1991
[276] Klinik der Frauenheilkunde u. Geburtshilfe, Band 12: G. BASTERT: Spezielle gynäkologische Onkologie II, 3. Aufl.; München 1996
[277] Klinikleitfaden Dermatologie, 2. Aufl.; München 2003
[278] KLINNER/REICHART in Chirurgie der Gegenwart, Bd. 3; München 1977
[279] G. KNAPPE
[280] KÖHLER/ZIMMER: Grenzen des Normalen u. Anfänge des Pathologischen im Röntgenbilde der Skelette; Stuttgart 1956
[281] E. KÖHNLEIN: Eingriffe bei Handverletzungen; München 1981
[282] E. KOCHS, C. KRIER et al.: Anästhesiologie; Stuttgart 2001
[283] KOSLOWSKI/IRMER/BUSHE: Lehrbuch der Chirurgie, 2. Aufl.; Stuttgart 1982
[284] G.M. KOSTNER in Intern. Welt 4 (1981) 311
[285] K. KRAMER: Arbeitsbuch Physiologie; München 1980
[286] KRAUSS/WEBER: Zoonosen; Köln 1986
[287] D. KREBS (Hrsg.): Reproduktion. Störungen in der Frühgravidität (Klinik der Frauenheilkunde u. Geburtshilfe, Bd. 3), 2. Aufl.; München 1985
[288] H.A. KREBS in Naturwiss. Rundsch. 14 (1961) 85
[289] H. KREMER: Sonographische Diagnostik innerer Erkrankungen; München 1982
[290] H. KREMER: Sonographische Diagnostik innerer Erkrankungen; 3. Aufl.; München 1988
[291] KREMER/DOBRINSKI: Sonographische Diagnostik, 4. Aufl.; München 1994
[292] KREMLING/LUTZEYER/HEINTZ: Gynäkologische Urologie u. Nephrologie, 2. Aufl.; München 1982
[293] V. KRSTI'C: Die Gewebe des Menschen u. der Säugetiere; Berlin 1978
[294] F. KRÜCK: Pathophysiologie, Pathobiochemie. 2. Aufl.; München 1994
[295] KRÜCK/KAUFMANN/BÜNTE/GLADTKE/TÖLLE (Hrsg.): Therapie-Handbuch, 3. Aufl.; München 1989
[296] U. KRÜGER
[297] KRUPP/SWEET/JAWETZ/BIGLIERI: Physician's Handbook, 14. Aufl.; Los Altos 1966
[298] KUEMMERLE/GARRET/SPITZY: Klinische Pharmakologie u. Pharmakotherapie, 3. Aufl.; München 1976
[299] KÜNZEL/WULF in Klinik der Frauenheilkunde u. Geburtshilfe, Bd. 5, 2. Aufl.; München 1986
[300] KÜNZEL/WULF: Frühgeburt; München 1997
[301] J. KUGLER: Elektroencephalographie in Klinik u. Praxis, 2. Aufl.; Stuttgart 1966
[302] E. KUNTZ: Die Pleuraergüsse; München 1968
[303] H. KUNZ in B. BREITNER: Chirurgische Operationslehre, Bd. 3; München 1957
[304] D. KUTTER: Schnelltests in der klinischen Diagnostik, 2. Aufl.; München 1983
[305] LABENZ/MÜLLER-LISSNER in Deutsche Medizinische Wochenschrift 122 (1997)
[306] M. LAFRENZ, Rostock
[307] LANDOIS/ROSEMANN: Lehrbuch der Physiologie des Menschen, Bd. 1, 28. Aufl.; München 1960
[308] LANDOIS/ROSEMANN: Lehrbuch der Physiologie des Menschen, Bd. 2, 28. Aufl.; München 1962
[309] LANDTHALER/TILGEN/BRAUN//FALCO: Malignes Melanom in: Therapie-Handbuch (Stand Mai 1994); München 1994
[310] LANGE/MERTELSMANN: Blutstammzelltransplantation in DMW 5, 122. Jahrg. (1997)
[311] J. LANGMAN: Medizinische Embryologie, 7. Aufl.; Stuttgart 1985
[312] R. LANZ in Chirurgie der Gegenwart, Bd. 4a; München 1976
[313] LANZ/WACHSMUTH: Praktische Anatomie, Bd. 1/3, 2. Aufl.; Berlin 1959
[314] R. LARSEN: Anästhesie; München 1985
[315] R. LARSEN: Anästhesie; 5. Aufl. München 1995
[316] CH. LAURITZEN in Klinik der Frauenheilkunde u. Geburtshilfe, Bd. 5; München 1982
[317] P. LAWIN: Praxis der Intensivbehandlung, 4. Aufl.; Stuttgart 1981
[318] K.M. LEHMANN: Einführung in die Zahnersatzkunde, 5. Aufl.; München 1985
[319] LEIBER/OLBERT: Die klinischen Eponyme; München 1968
[320] LEIBER/OLBRICH: Die klinischen Syndrome, 5. Aufl.; München 1972
[321] LEIBER/OLBRICH: Die klinischen Syndrome, 6. Aufl.; München 1981
[322] LEIBER: Die klinischen Syndrome, Hrsg. von ADLER/BURG/KUNZE/PONGRATZ/SCHINZEL/SPRANGER, 8. Aufl.; München 1996
[323] LEMMERZ/SCHMIDT/KRANEMANN: Die Deutung des EKG, 3. Aufl.; Karlsruhe 1966
[324] J. LEONHARDT: Histologie u. Zytologie des Menschen; Stuttgart 1967
[325] K. LEWIT: Manuelle Medizin, 4. Aufl.; München 1984
[326] Lexikon Angiologie/Kardiologie; München 1992
[327] Werkfoto Fa. Lilly, Bad Homburg
[328] K. LINDNER: Lehrbuch der Augenheilkunde; München 1952
[329] H. LIPPERT: Anatomie, 4. Aufl.; München 1983
[330] H. LIPPERT: Lehrbuch der Anatomie, 2. Aufl.; München 1990
[331] H. LIPPERT: SI-Einheiten in der Medizin, 2. Aufl.; München 1978

[332] I. LITTMANN: Bauchchirurgie; Stuttgart 1969
[333] LÖFFLER/PETRIDES/WEISS/HARPER: Physiologische Chemie, 3. Aufl.; Berlin 1985
[334] V. v. LOEWENICH: Das gesunde u. das kranke Neugeborene. In: KÄSER/FRIEDBERG/OBER/THOMSEN/ZANDER (Hrsg.): Gynäkologie u. Geburtshilfe, Band II/2, Schwangerschaft u. Geburt; Stuttgart 1981
[335] LOHMANN/SCHUBERT/SCHUBERT: Symptome u. Diagnostik innerer Krankheiten, 3. Aufl.; München 1984
[336] K. LÜDERS in Med. Klin. Prax. 78 (1983) 706
[337] LUDIN/TACKMANN: Polyneuropathien; Stuttgart 1984
[338] LUGER/GSCHNAIT: Dermatologische Onkologie; München 1983
[339] H. LULLIES: Medizin von heute – Physiologie I; Troponwerke; Köln 1963
[340] LUST/PFAUNDLER: Pädiatrische Diagnostik u. Therapie, 29. Aufl.; München 1997
[341] F. LYNEN in Naturwiss. Rundsch. 20 (1967) 231
[342] Z. MACEK: Neurologie in der ärztl. Praxis; München 1970
[343] B.CH. MANEGOLD in B. BREITNER: Chirurgische Operationslehre, Bd. 1; München 1982
[344] M. MANEKE in Klinik der Gegenwart, Bd. 4; München 1957
[345] H. MARTIN et al. in Klinik der Gegenwart, Bd. 3; München 1977
[346] H. MARTIUS: Die geburtshilflichen Operationen, 9. Aufl.; Stuttgart 1962
[347] H. MARTIUS: Lehrbuch der Geburtshilfe, 6. Aufl.; Stuttgart 1964
[348] H. MATHIES in Hexal Lexikon Orthopädie/Rheumatologie, München 1992
[349] H. MATHIES: Leitfaden für Diagnose u. Therapie rheumatischer Erkrankungen; Basel 1984
[350] W. MAUERMAYER in Chirurgie der Gegenwart, Bd. 6; München 1976
[351] G. MEHRLE: Augenheilkunde für Krankenpflegeberufe, 5. Aufl.; München 1991
[352] MEINHOF/SEELIGER/WEGMANN/SCHÖNFELD: Systemische Mykosen; Basel 1982
[353] MENKE: Handbuch Medizintechnik; Landsberg
[354] H.-J.MERKER: Morphologie der Mikrozirkulation; Wiesbaden
[355] H.-J. MERTÉ: Augenärztl. Fortbildung, Bd. 1/1; München 1972
[356] H.-J. MERTÉ: Augenärztl. Fortbildung, Bd. 1/2; München 1972
[357] H.-J. MERTÉ: Augenärztl. Fortbildung, Bd. 5/1; München 1977
[358] G. MESTWERDT in Klinik der Frauenheilkunde u. Geburtshilfe, Bd. 5; München 1978
[359] W. MESTWERDT in Klinik der Frauenheilkunde u. Geburtshilfe, Bd. 8, 2. Aufl.; München 1988
[360] O. METZ in Kinderärztl. Praxis 53 (1985) 259
[361] MEYER-BURG et al.: Die kranke Gallenblase; München 1974
[362] MIEHLKE/AROLD/CHILLA/EVERS/HAUBRICH/SCHÄTZLE: Arbeitsbuch HNO; München 1980
[363] MISCHO-KELLING/ZEIDLER: Innere Medizin u. Krankenpflege; München 1989
[364] F. MÖRL: Lehrbuch der Unfallchirurgie; Berlin 1964
[365] MSD-Manual der Diagnostik u. Therapie, 5. Aufl.; München 1993
[366] S. MÜLLER: Hexal Memomed; München 1998
[367] MÜLLER/ALLGÖWER/SCHNEIDER/WILLENEGGER: Manual der Osteosynthese, 2. Aufl.; Berlin 1977
[368] MÜLLER/SEIFERT: Taschenbuch der medizinisch-klinischen Diagnostik, 70. Aufl.; München 1975
[369] MÜLLER/SEIFERT: Taschenbuch der medizinisch-klinischen Diagnostik, 71. Aufl.; München 1985
[370] CHR. MUELLER-ECKHARDT: Laboratoriumsblätter Blutgruppenserologie; Behringwerke Frankfurt
[371] H. MÜLLER-VAHL u. H. SCHLIACK in Dt. Ärztebl. 82 (1985) 2630
[372] K. MÜTZE: ABC der Optik; Hanau 1961
[373] MUMENTHALER/SCHLIACK: Läsionen peripherer Nerven, 4. Aufl.; Stuttgart 1982
[374] MURKEN/CLEVE: Humangenetik, 2. Aufl.; Stuttgart 1979
[375] W. W. MUSHIN: Thoraxanästhesie; Berlin 1967
[376] E. MUTSCHLER: Arzneimittelwirkungen, 7. Aufl.; Stuttgart 1996
[377] W. NAGL: Chromosomen, 2. Aufl.; Berlin 1980
[378] NASEMANN/SAUERBREY: Lehrbuch der Hautkrankheiten u. venerischen Infektionen, 4. Aufl.; Berlin 1981
[379] K. NEUBERT in Z. Anat. 114 (1950)
[380] NEUMEISTER/WINKLHOFER: Medizinische Mikrobiologie; Bad Wörishofen 1997
[381] OBERDISSE/KLEIN/REINWEIN: Die Krankheiten der Schilddrüse, 2. Aufl.; Stuttgart 1980
[382] Nuklearmedizin 38. Jg. Heft 6a/99; S 215 ff
[383] A. OBERNIEDERMAYR: Lehrbuch der Chirurgie u. Orthopädie des Kindesalters, Bd. 2/II; Berlin 1959
[384] S. OCHOA in Naturwiss. Rundsch. 29 (1976) 181
[385] CH. OPITZ
[386] J.E. OSTADAL: Biopsie u. Punktion, 2. Aufl.; München 1974
[387] P. OSTENDORF (Hrsg.): Hämatologie (Innere Medizin der Gegenwart, Bd. 8); München 1990
[388] OSTENDORF/SEEBER: Hämatologie – Onkologie; München 1997
[389] OSTLER/DAWSON/OKUMOTO: Color Atlas of Infectious and Inflammatory Diseases of the External Eye; München 1987
[390] G. PAAL: Therapie der Hirndurchblutungsstörungen; Weinheim 1984
[391] E. PERNKOPF: Atlas der topographischen u. angewandten Anatomie des Menschen, Bd. 2, 3. Aufl.; München 1989
[392] E. PERNKOPF: Topographische Anatomie des Menschen, Bd. 3; München 1952
[393] E. PERNKOPF: Topographische Anatomie des Menschen, Bd. 4/1; München 1957
[394] H.-H. PETER (Hrsg.): Klinische Immunologie (Innere Medizin der Gegenwart, Bd. 9); München 1991
[395] PETER/PICHLER: Klinische Immunologie, 2. Aufl.; München 1996
[396] F. PETERS: Gutartige Erkrankungen der Brust; München 1992
[397] PFANNENSTIEL: Diagnostik von Schilddrüsenerkrankungen, 2. Aufl.; Dietzenbach-Steinberg 1977
[398] PFANNENSTIEL/BIELER in Klinik der Gegenwart, Bd. 2; München 1982
[399] V. PFEIL; ST. GRÄFIN u. A. GRAF; Jena
[400] H. PICHLMAIER in Chirurgie der Gegenwart, Bd. 1; München 1973
[401] R. PICKARDT, München
[402] V.G. PIEKARSKI: Medizin. Parasitologie in Tafeln, 2. Aufl.; Berlin 1973
[403] PITZEN/RÖSSLER: Kurzgefaßtes Lehrbuch der Orthopädie, 15. Aufl.; München 1984
[404] PITZEN/RÖSSLER: Kurzgefaßtes Lehrbuch der Orthopädie, 16. Aufl.; München 1989
[405] D. PONGRATZ: Klinische Neurologie (Innere Medizin der Gegenwart, Bd. 12); München 1992
[406] A. PONSOLD: Lehrbuch der Gerichtlichen Medizin, 3. Aufl.; Stuttgart 1967
[407] Werkfoto Fa. Produkte für Medizin GmbH, Köln
[408] PRONDZYNSKI/LUTTMANN: Immunbiologische Informationen in Die gelben Hefte 1 (1997) 9
[409] G. RASSNER: Atlas der Dermatologie u. Venerologie, 2. Aufl.; München 1983
[410] G. RASSNER: Dermatologie. Lehrbuch u. Atlas, 5. Aufl.; München 1997
[411] RASSNER/STEINERT: Dermatologie. Lehrbuch u. Atlas, 4. Aufl.; München 1992
[412] Rationelle Diagnostik u. Therapie in der Inneren Medizin, Hrsg. Dt. Gesellschaft für Innere Medizin in Zusammenarbeit mit dem Berufsverband Dt. Internisten und CLASSEN/DIERKESMANN/HEIMPEL/KALDEN/KOCH/MEYER/SPENGEL/ZIEGLER, fortl. aktualisierte Loseblattausgabe; München
[413] nach REICHART/JAMIESON: Heart and heart lung transplantation – orthotopic and heterotopic techniques; Percha 1990

[414] REICHEL/ULMER in Klinik der Gegenwart, Bd. 10; München 1974
[415] M. REIFFERSCHEID: Chirurgie, 4. Aufl.; Stuttgart 1977
[416] R. REINER: Antibiotica u. ausgewählte Chemotherapeutica; Stuttgart 1974
[417] G. REISS: Bildbeiträge zu H. Lippert: Anatomie, Text u. Atlas, 5. Aufl.; München 1989
[418] W. REMMELE: Pathologie, Bd. 3; Berlin 1984
[419] W. REMMELE: Pathologie, Bd. 4; Berlin 1984
[420] H. RENZ-POLSTER, J. BRAUN: Basislehrbuch Innere Medizin; München, 2000
[421] K. RICHTER in Klinik der Frauenheilkunde u. Geburtshilfe, Bd. 8; München 1971
[422] W. RICHTER, Berlin
[423] RIECKEN et al. in Klinik der Gegenwart, Bd. 10; München 1978
[424] G. RIECKER in Handbuch der inneren Medizin, Bd. 9/II, 5. Aufl.; Berlin 1984
[425] G. RIECKER: Klinische Kardiologie, 2. Aufl.; Berlin 1982
[426] RIEGER/MICHAELIS/GREEN: A Glossary of Genetics and Cytogenetics, 4. Aufl.; Berlin 1976
[427] H. RIETH: Hefe – Mykosen; München 1979
[428] J. RING: Angewandte Allergologie, 2. Aufl.; München 1992
[429] RÖSSLER/RÜTHER: Orthopädie, 17. Aufl.; München 1997
[430] Fa. Rüsch, Rommelshausen
[431] E.W. RUSSI in Schweiz. Rundschau Med. (Praxis) 74 (1985) 207
[432] nach P. SAFAR: Wiederbelebung-Herz-Lunge-Gehirn; Stuttgart 1984
[433] R. SAUER: Strahlentherapie u. Onkologie für Technische Assistenten in der Medizin, 2. Aufl.; München 1993
[434] R. SAUER: Strahlentherapie u. Onkologie für Technische Assistenten in der Medizin, 3. Aufl.; München 1997
[435] SAUER/WILMANNS: Internistische Therapie maligner Erkrankungen, 2. Aufl.; München 1985
[436] SAUER/WILMANNS: Internistische Therapie maligner Erkrankungen, 3. Aufl.; München 1991
[437] SAUTTER/STRAUB/TURSS/ROSSMANN: Atlas des Augenhintergrundes, 3. Aufl.; München 1984
[438] M. SCHALDACH in ZfA 58 (1982) 1042
[439] R. SCHANDRY: Psychophysiologie; München 1981
[440] A. SCHARMANN: Arbeitsbuch Physik; München 1981
[441] A. SCHAUB: Grundrisse der Elektrocardiographie, Documenta Geigy
[442] G. SCHEIBE: Grundlagen der praktischen Chirurgie; München 1975
[443] W. SCHEID: Lehrbuch der Neurologie, 5. Aufl.; Stuttgart 1983
[444] F. P. N. SCHENNETTEN: EKG-Taschenbuch, 2. Aufl.; München 1975
[445] G. SCHETTLER: Innere Medizin, 6. Aufl.; Stuttgart 1984
[446] SCHIEBLER/SCHMIDT: Lehrbuch der gesamten Anatomie des Menschen, 3. Aufl.; Berlin 1983
[447] H. SCHIENBEIN: Einführung in die Kieferorthopädie, 2. Aufl.; München 1982
[448] H. SCHILCHER; Immenstadt/Allgäu
[449] SCHILDBERG/SPELSBERG/VOGEL in Chirurgie der Gegenwart, Bd. 4; München 1975
[450] SCHILLER/COCKEL/HUNT: Farbatlas der gastrointestinalen Endoskopie; München 1987
[451] W. SCHINK in Chirurgie der Gegenwart, Bd. 4a; München 1977
[452] H. R. SCHINZ et al.: Lehrbuch der Röntgendiagnostik, 5. Aufl.; Stuttgart 1952
[453] M. SCHIRMER: Einführung in die Neurochirurgie, 6. Aufl.; München 1984
[454] M. SCHIRMER: Einführung in die Neurochirurgie, 7. Aufl.; München 1989
[455] M. SCHIRMER: Neurochirurgie, 8. Aufl.; München 1994
[456] TH. SCHLOTE, Tübingen
[457] SCHLUNGBAUM/LANGE: Der röntgendiagnostische Arbeitsplatz; München 1985
[458] E. u. F.W. SCHMIDT: Grundfragen der Enzymdiagnostik; Mannheim 1970
[459] H. SCHMIDT-MATTHIESEN (Hrsg.): Allgemeine gynäkologische Onkologie (Klinik der Frauenheilkunde u. Geburtshilfe, Bd. 10), 3. Aufl.; München 1991
[460] H. SCHMIDT-MATTHIESEN (Hrsg.) Spezielle gynäkologische Onkologie I (Klinik der Frauenheilkunde u. Geburtshilfe, Bd. 11), 3. Aufl.; 1991
[461] SCHMIDT-MATTHIESEN/BASTERT: Gynäkologische Onkologie, 5. Aufl.; Stuttgart 1995
[462] SCHMIDT/THEWS: Physiologie des Menschen, 22. Aufl.; Berlin 1985
[463] J. SCHMIDTKE in Med. Klin. 71 (1976) 1351
[464] SCHNITZLEIN/MURTAGH: Imaging Anatomy of the Head and Spine, 2. Aufl.; München 1990
[465] A. SCHREY: Die koronare Herzkrankheit, 3. Aufl.; München 1983
[466] SCHRÖDER/OPPERMANN: Pädiatrische Sonographie; München 1997
[467] K.H. SCHÜTTE: Biologie der Spurenelemente; München 1965
[468] W. SCHÜTZ in Med. Klin. 74 (1979) 1053
[469] SCHÜTZ/CASPERS/SPECKMANN: Physiologie, 16. Aufl.; München 1982
[470] SCHÜTZ/ROTHSCHUH: Bau u. Funktionen des menschlichen Körpers, 17. Aufl.; München 1982
[471] E.-G. SCHULTZE: Meeresheilkunde; München 1973
[472] SCHULTZE/ASMUS/BARON: CT Thorax u. Abdomen; München 1992
[473] SCHULZ/STOBBE: Grundlagen u. Klinik innerer Erkrankungen; Leipzig 1969
[474] K. SCHWARTZ in Recherche 9 (1978) 683
[475] A. W. SCHWENZER in Klinik der Frauenheilkunde u. Geburtshilfe, Bd. 4; München 1971
[476] W. SEBENING in BIER/BRAUN/KÜMMELL: Chirurgische Operationslehre, Bd. 3, 6. Aufl.; München 1964
[477] SEELICH/GRÜNDIG: Arbeitsbuch Chemie, Bd. 1, 6. Aufl.; München 1983
[478] H.P.R. SEELIGER: Taschenbuch der medizinischen Bakteriologie; München 1978
[479] SEELIGER/SCHRÖTER: Medizinische Mikrobiologie, 2. Aufl.; München 1990
[480] P. SEFRIN: Notfalltherapie im Rettungsdienst, 3. Aufl.; München 1985
[481] SEITZ/AMREICH: Biologie u. Pathologie des Weibes, Bd. 1/I, 2. Aufl.; München 1953
[482] Sertürner Arzneimittel GmbH; Berlin
[483] W. SIEGENTHALER: Klinische Pathophysiologie, 5. Aufl.; Stuttgart 1982
[484] SIEWERT/ROSSETTI in Chirurgie der Gegenwart, Bd. 2; München 1974
[485] SIGLE/SCHMIDT in Chirurgie der Gegenwart, Bd. 6; München 1976
[486] O. SIMON: Das Elektroenzephalogramm; München 1977
[487] SIMON/STILLE: Antibiotika-Therapie in Klinik u. Praxis, 6. Aufl.; Stuttgart 1985
[488] J. SKRZYPCZAK
[489] C.-S. SO in Med. Klin. 72, 1977 (Tafeln)
[490] C.-S. SO in Selecta 24 (1973) 2370
[491] C.-S. SO: Der Herzinfarkt im Elektrokardiogramm; München 1972
[492] C.-S. SO: Elektrokardiographie; München 1983
[493] J. SOBOTTA: Atlas der Anatomie des Menschen, Bd. 1, 18. Aufl.; München 1982
[494] J. SOBOTTA: Atlas der Anatomie des Menschen, Bd. 2, 18. Aufl.; München 1982
[495] J. SOBOTTA: Atlas der Anatomie des Menschen, Bd. 2, 19. Aufl.; München 1988
[496] SOBOTTA/BECHER: Atlas der Anatomie des Menschen, Bd. 2, 16. Aufl.; München 1965
[497] SOBOTTA/HAMMERSEN: Histologie, 3. Aufl.; München 1985
[498] SOBOTTA: Histologie, Hrsg. von U. WELSCH, 5. Aufl.; München 1997
[499] J. SÖLDNER

[500] K. H. SOMMER in Klinik der Frauenheilkunde u. Geburtshilfe, Bd. 4; München 1971
[501] SPECKMANN/WITTKOWSKI: Bau u. Funktionen des menschlichen Körpers, 18. Aufl.; München 1994
[502] SPIEKER/BARENBROCK/RAHN in Fortschritte der Medizin 32 (1996) 426
[503] W. STAEHLER: Klinik u. Praxis der Urologie, Bd. 1; Stuttgart 1959
[504] H. STAMM: Schwangerschaft, Geburt, Wochenbett; München 1983
[505] D. STARCK: Embryologie, 2. Aufl.; Stuttgart 1965
[506] W.-J. STELTER et al. in Chirurgie der Gegenwart, Bd. 7; München 1981
[507] H. STERZ: Kardiologische Diagnostik; München 1966
[508] H. STICKL in Klinik der Gegenwart, Bd. 10; München 1985
[509] STINGL/BSTEH: Frauenheilkunde u. Geburtshilfe, 5. Aufl.; München 1980
[510] H. STOBBE, Berlin
[511] W. STRAUB: Augenspiegelkurs, 3. Aufl.; München 1984
[512] R. STROHAL: Manuelle Therapie bei Wirbelsäulenerkrankungen, 2. Aufl.; München 1976
[513] C. STRUVE: Sonographie des Abdomens, 5. Aufl.; München 1994
[514] G. STÜTTGEN: Die normale u. pathologische Physiologie der Haut; Stuttgart 1965
[515] SZAKAL/GIERINGER/KOSCO/TEW: Isolated dendritic cells: cytochemical antigen localization. Nomarski, SEM, and TEM morphology in J. Immunol. 134 (1985) 1349-1359
[516] TAPPEINER/WOLFF: Zoster, Bd. 10; Jena 1968
[517] Therapie-Handbuch, Hrsg. von DOMSCHKE/HOHENBERGER/MEINERTZ/REINHARDT/TÖLLE/WILMANNS, 4., fortlaufend aktualisierte Aufl.; München
[518] L. THOMAS: Eiweiß-Elektrophorese; München 1981
[519] S. TINSCHERT
[520] G. TÖNDURY: Angewandte u. topographische Anatomie, 3. Aufl.; Stuttgart 1965
[521] TH. V. UEXKÜLL: Lehrbuch der Psychosomatischen Medizin, 5. Aufl.; München 1996
[522] UHLICH/BUCHBORN in Klinik der Gegenwart, Bd. 10; München 1974
[523] E. ULLRICH
[524] Universitätsklinik für Dermatologie u. Venerologie, Lehrsammlung, Rostock
[525] M. URBAN
[526] K.-O. VORLAENDER: Immunologie; Stuttgart 1980
[527] K.-O. VORLAENDER: Immunologie; 2. Aufl.; Stuttgart 1983
[528] K.-O. VORLAENDER: Praxis der Immunologie; Stuttgart 1976
[529] VOSBERG in Dtsch. Med. Wschr. 107 (1982) 5
[530] M. VOẞ
[531] VOSSSCHULTE/KÜMMERLE/PEIPER/WELLER: Lehrbuch der Chirurgie, 7. Aufl.; Stuttgart 1982
[532] G. WANGERIN: Notfälle in der Zahnmedizin, Wandtafel; München 1991
[533] WANKE/MAATZ/JUNGE/LENTZ: Knochenbrüche u. Verrenkungen, 2. Aufl.; München 1967
[534] M.H. WEBER in Klinik der Gegenwart, Bd. 3; München 1982
[535] WEH/FRAHM in Dtsch. Med. Wschr. 110 (1985) 188
[536] WEH/SIEBER: Pflegequalität; München 1995
[537] WELLER/SCHMELZEISEN in Chirurgie der Gegenwart, Bd. 4; München 1974
[538] J. WERNER: Biomathematik u. Medizinische Statistik, 2. Aufl.; München 1992
[539] WHEATER/BURKITT/DANIELS: Funktionelle Histologie; München 1979
[540] WHEATER/BURKITT/DANIELS: Funktionelle Histologie; 2. Aufl.; München 1987
[541] L. WICKE: Atlas der Röntgenanatomie, 3. Aufl.; München 1985
[542] L. WICKE: Röntgen-Anatomie, 5. Aufl.; München 1995
[543] G.H. WILLITAL: Definitive chirurgische Erstversorgung, 4. Aufl.; München 1982
[544] WIRTZFELD/BAEDEKER: Rhythmusstörungen des Herzens, 2. Aufl.; München 1976
[545] F. WOITINAS: Blutungs- u. Thrombosekrankheiten; München 1983
[546] WOLFF/JAKSE: Das prostataspezifische Antigen in DMW, 121 Jg., Nr. 48, 1996
[547] WOLFF/WEIHRAUCH: Internistische Therapie, 6. Aufl.; München 1986
[548] WOLFF/WEIHRAUCH: Internistische Therapie 1996/1997, 11. Aufl.; München 1996
[549] P. WUTZLER
[550] R.S.YALOW in Naturwiss. Rundsch. 32 (1979) 217
[551] ZANDER/BALTZER: Erkrankungen der Vulva; München 1986
[552] F. ZASTROW in Der Chirurg 48 (1977) 626
[553] ZEECK/SCHRÖDER/KRONE: Arbeitsbuch Chemie, Bd. 2, 2. Aufl.; München 1983
[554] ZETKIN/SCHALDACH, Lexikon der Medizin, 16. Aufl.
[555] H.-K. ZINSER in Klinik der Frauenheilkunde u. Geburtshilfe, Bd. 1; München 1973
[556] R. X. ZITTEL: Differentialdiagnose chirurgischer Erkrankungen; München 1968